GOODMAN & GILMAN

Pharmakologische Grundlagen der Arzneimitteltherapie

GEWÄHRLEISTUNGSHINWEIS
Die Medizin ist eine Wissenschaft, die ständig im Wandel begriffen ist. So, wie neue Forschungsergebnisse und klinische Erfahrung unser Wissen erweitern, müssen sich auch Behandlung und medikamentöse Therapie verändern. Die Autoren und der Verlag, die dieses Buch herausgebracht haben, beziehen ihr Wissen aus Quellen, von denen angenommen werden kann, daß sie verläßliche Anstrengungen machen, vollständige und zum Zeitpunkt der Publikation mit der Lehrmeinung übereinstimmende Informationen zu liefern. Mit Hinblick auf die Möglichkeit menschlichen Irrtums oder Veränderungen im Bereich der medizinischen Wissenschaft garantieren weder die Autoren noch der Verleger noch irgendein anderer Beteiligter, der an der Vorbereitung oder Veröffentlichung dieses Werkes beteiligt war, daß die enthaltenen Informationen in jeder Hinsicht genau oder vollständig sind, und sie sind in keiner Weise verantwortlich für allfällige Irrtümer, Auslassungen oder Ergebnisse, für die die Anwendung dieser Informationen verantwortlich sein könnte. Den Lesern wird daher nahegelegt, die hier enthaltenen Informationen mit anderen Quellen zu vergleichen. Zum Beispiel und im besonderen sind die Leser angehalten, die Produktinformation am Beipackzettel jedes Medikaments, das sie zu verabreichen beabsichtigen, zu überprüfen, um sicher zu gehen, daß die Angaben in diesem Buch korrekt sind und daß nicht Änderungen bezüglich empfohlener Dosierung oder Kontraindikationen bei der Anwendung eingetreten sind. Diese Empfehlung ist besonders wichtig bei der Verordnung neuer oder selten verwendeter Medikamente.

GOODMAN & GILMAN

Pharmakologische Grundlagen der Arzneimitteltherapie

Übersetzung der 9. Auflage

Editors-in-Chief

Joel G. Hardman, PhD
Professor of Pharmacology
Associate Vice-Chancellor for Health Affairs
Vanderbilt University School of Medicine
Nashville, Tennessee

Lee E. Limbird, PhD
Professor and Chair
Department of Pharmacology
Vanderbilt University School of Medicine
Nashville, Tennessee

Consulting Editor

Alfred Goodman Gilman, MD, PhD, DSc (Hon)
Raymond and Ellen Willie Professor of Molecular
Neuropharmacology, Regental Professor and Chairman,
Department of Pharmacology, University of Texas
Southwestern Medical Center, Dallas, Texas

Editors

Perry B. Molinoff, MD
A. N. Richards Professor and Chairman
Department of Pharmacology
University of Pennsylvania School of Medicine
Philadelphia, Pennsylvania
Current Position:
Vice-President, CNS Drug Discovery
Bristol-Myers Squibb, Wallingford, Connecticut

Raymond W. Ruddon, MD, PhD
Eppley Professor of Oncology
Director, Eppley Cancer Center
University of Nebraska Medical Center, Omaha, Nebraska

Abbildungen von Edna Kunkel

Deutsche Ausgabe herausgegeben von

Peter Dominiak

Sebastian Harder

Martin Paul

Thomas Unger

McGraw-Hill International (UK) Ltd.

London • New York • San Francisco • St. Louis • Auckland • Bogota • Caracas • Lisbon • Madrid • Mexico City • Milan • Montreal • New Delhi • San Juan • Singapore • Sydney • Tokyo • Toronto

Titel der Originalausgabe:
Goodman & Gilman's The Pharmacological Basis of Therapeutics
Ninth edition
Joel G. Hardman, Lee E. Limbird, Perry B. Molinoff, Raymond W. Ruddon, Alfred Goodman Gilman

Copyright der Originalausgabe:
© 1996 by The McGraw-Hill Companies Inc., New York

Copyright © 1998 der deutschen Ausgabe:
McGraw-Hill International (UK) Ltd.
Shoppenhangers Road
Maidenhead, Berkshire
SL6-2QL England

McGraw-Hill
A Division of The McGraw-Hill Companies

The McGraw-Hill Publishing Company - Regional Office for Germany, Austria and Switzerland
Emil-von-Behring-Strasse 2
D-60439 Frankfurt am Main, Deutschland
Tel. 069-580105; Fax 069-5801102

Die Wiedergabe von Gebrauchsnahmen, Handelsnahmen, Warenbezeichnung usw. in diesem Buch berechtigt auch ohne besondere Kennzeichen nicht zu der Annahme, daß solche Namen im Sinne der Warenzeichen- und Markenschutz-Gesetzgebung als frei zu betrachten wären und daher von jedermann benutzt werden dürften.

Alle Rechte sind vorbehalten. Kein Teil dieses Buches darf ohne schriftliche Genehmingung des Verlages in irgendeiner Form – durch Übersetzung, Photokopie, Entnahme von Tabellen und Abbildungen, Mikroverfilmung oder irgendein anderes Verfahren – reproduziert oder in eine von Maschinen, insbesondere von Datenverarbeitungsmaschinen, verwendbare Sprache übertragen oder übertragen oder übersetzt werden.

Redaktionelle Verantwortung: Sandra Fabiani

Herstellungsleitung: Gino La Rosa

Lektorat: Dr. rer. nat. Renate Bonifer, IMK Institut für Medizin und Kommunikation AG, Basel, Schweiz

Satz: La Linotipo S.r.l., Parma, Italien

Druck: Legoprint S.r.l., Lavis (TN), Italien

Die Deutsche Bibliothek - CIP-Einheitsaufnahme:
Goodman & Gilman pharmakologische Grundlagen der Arzneimitteltherapie / Joel G. Hardman ... [Dt. Ausg. hrsg. von Peter Dominiak ... Übers. Holger Bohnemeier ...] - Frankfurt am Main: McGraw-Hill, 1998
Einheitsacht.: Goodman & Gilman's the pharmacological basis of therapeutics <dt.>
ISBN 3-89028-850-2

ISBN 3-89028-850-2
Printed in Italy

Herausgeber und Übersetzer der deutschen Ausgabe:

Herausgeber:

Prof. Dr. med. Peter Dominiak
Institut für Experimentelle und Klinische
Pharmakologie und Toxikologie
Medizinische Universität zu Lübeck
Lübeck, Deutschland

PD Dr. med. Sebastian Harder
Institut für Klinische Pharmakologie
Johann Wolfgang Goethe-Universität
Frankfurt am Main, Deutschland

Prof. Dr. med. Martin Paul
Institut für Klinische Pharmakologie
und Toxikologie
Universitätsklinikum Benjamin Franklin
Freie Universität Berlin
Berlin, Deutschland

Prof. Dr. med. Thomas Unger
Institut für Pharmakologie
Christian-Albrechts-Universität zu Kiel
Kiel, Deutschland

Übersetzer:

Dr. med. Holger Bohnemeier
Institut für Klinische Pharmakologie
und Toxikologie
Universitätsklinikum Benjamin Franklin
Freie Universität Berlin
Berlin, Deutschland
(Kapitel 39, 52, 55, 57, 59, 62)

Dr. med. Stephan Brecht
Institut für Pharmakologie
Christian-Albrechts-Universität zu Kiel
Kiel, Deutschland
(Kapitel 13)

Dr. med. Helga Christoffel
Institut für Pharmakologie
Christian-Albrechts-Universität zu Kiel
Kiel, Deutschland
(Kapitel 24)

Julian Chun
Institut für Experimentelle und Klinische
Pharmakologie und Toxikologie
Medizinische Universität zu Lübeck
Lübeck, Deutschland
(Kapitel 8, 9)

Dr. Corina Cosma
Paul-Ehrlich-Institut
Langen, Deutschland
(Kapitel 40, 41, 50)

Dr. med. Andreas Dendorfer
Institut für Experimentelle und Klinische
Pharmakologie und Toxikologie
Medizinische Universität zu Lübeck
Lübeck, Deutschland
(Kapitel 33, 34, 36)

Dr. Martin Dill
Institut für Klinische Pharmakologie
Johann Wolfgang Goethe-Universität
Frankfurt am Main, Deutschland
(Anhang I)

Jürgen Groda
Institut für Klinische Pharmakologie
Johann Wolfgang Goethe-Universität
Frankfurt am Main, Deutschland
(Kapitel 44, 45, 46, 48, 49)

Dr. Anne Hegerfeldt
Institut für Chemie
Universität Greifswald
Greifswald, Deutschland
(Kapitel 1, 42, 54, 66, 67)

Dr. med. Christine Keussen
Christian-Albrechts-Universität zu Kiel
Kiel, Deutschland
(Kapitel 38)

Dr. med. Reinhold Kreutz
Institut für Klinische Pharmakologie
und Toxikologie
Universitätsklinikum Benjamin Franklin
Freie Universität Berlin
Berlin, Deutschland
(Kapitel 56, 60, 61)

Dr. med. Erhard Lang
Neurochirurgische Universitätsklinik
Christian-Albrechts-Universität zu Kiel
Kiel, Deutschland
(Kapitel 16, 17, 18, 19, 20, 21)

Dr. Kirstin Mielke
Institut für Pharmakologie
Christian-Albrechts-Universität zu Kiel
Kiel, Deutschland
(Kapitel 12)

Dr. med. Hans-Dieter Orzechowski
Institut für Klinische Pharmakologie
und Toxikologie
Universitätsklinikum Benjamin Franklin
Freie Universität Berlin
Berlin, Deutschland
(Kapitel 51, 58, 64, 65)

Dr. rer. nat. Walter Raasch
Institut für Experimentelle und Klinische
Pharmakologie und Toxikologie
Medizinische Universität zu Lübeck
Lübeck, Deutschland
(Kapitel 25, 27, 28, 32)

Sven Rogge
Institut für Experimentelle und Klinische
Pharmakologie und Toxikologie
Medizinische Universität zu Lübeck
Lübeck, Deutschland
(Kapitel 26, 35)

Dr. Heiner Schäfer
Christian-Albrechts-Universität zu Kiel
Kiel, Deutschland
(Kapitel 22, 63)

Ulrich Schäfer
Institut für Experimentelle und Klinische
Pharmakologie und Toxikologie
Medizinische Universität zu Lübeck
Lübeck, Deutschland
(Kapitel 10)

Dr. Frank Schmitz
Christian-Albrechts-Universität zu Kiel
Kiel, Deutschland
(Kapitel 37)

Dr. med. Heidi Schmitz
Christian-Albrechts-Universität zu Kiel
Kiel, Deutschland
(Kapitel 37)

Dr. med. Eckart Schott
Institut für Klinische Pharmakologie und
Toxikologie
Universitätklinikum Benjamin Franklin
Freie Universität Berlin
Berlin, Deutschland
(Kapitel 5, Anhang II)

Helmut Seebeck
Marienkrankenhaus
Frankfurt am Main, Deutschland
(Kapitel 14)

Dr. med. Jörg Seebeck
Institut für Pharmakologie
Christian-Albrechts-Universität zu Kiel
Kiel, Deutschland
(Kapitel 15, Sachwortverzeichnis)

Dr. med. Susanne Seebeck
Institut für Pharmakologie
Christian-Albrechts-Universität zu Kiel
Kiel, Deutschland
(Kapitel 14)

Dr. med. Erhard Siegel
Christian-Albrechts-Universität zu Kiel
Kiel, Deutschland
(Kapitel 23)

Dr. med. Carsten Slotty
Institut für Experimentelle und Klinische
Pharmakologie und Toxikologie
Medizinische Universität zu Lübeck
Lübeck, Deutschland
(Kapitel 11)

Dr. Corinna Volz-Zang
Institut für Klinische Pharmakologie
Johann Wolfgang Goethe-Universität
Frankfurt am Main, Deutschland
(Kapitel 29, 30, 31, 43, 47, 53)

Dr. med. Philipp von Bismarck
Institut für Experimentelle und Klinische
Pharmakologie und Toxikologie
Medizinische Universität zu Lübeck
Lübeck, Deutschland
(Kapitel 2, 3, 4, 6, 7)

Weitere Mitarbeiter:

Anhang I überarbeitet und ergänzt von:

Dr. med. Jochen Schwalbe
Steinbach/Taunus, Deutschland

Prof. Dr. A. Horst Staib
Institut für Klinische Pharmakologie
Johann Wolfgang Goethe-Universität
Frankfurt am Main, Deutschland

Anhang III erstellt von:

Christopher Schwartz
Institut für Experimentelle und Klinische
Pharmakologie und Toxikologie
Medizinische Universität zu Lübeck
Lübeck, Deutschland

*Anhang IV und Anhang V wurden von
den Herausgebern der deutschen
Ausgabe erstellt.*

INHALTSVERZEICHNIS

Autoren	XXIII
Berater	XXVI
Vorwort zur neunten Auflage	XXVII
Vorwort zur ersten Ausgabe	XXVIII
Vorwort zur ersten deutschen Ausgabe	XXIX

TEIL I – ALLGEMEINE GRUNDLAGEN

Einführung   1
Leslie Z. Benet

1. Pharmakokinetik. Resorption, Verteilung und Elimination von Arzneimitteln   3
Leslie Z. Benet, Deanna L. Kroetz und Lewis B. Sheiner

Physikalisch-chemische Faktoren beim Transport von Arzneimitteln durch Membranen	3
Arzneimittelresorption, Bioverfügbarkeit und Applikationsweisen	4
Die Verteilung von Arzneimitteln	9
Die Biotransformation von Arzneimitteln	12
Die Exkretion von Arzneimitteln	17
Klinische Pharmakokinetik	18

2. Pharmakodynamik. Wirkmechanismus von Arzneimitteln und Dosis-Wirkungsbeziehungen   31
Elliott M. Ross

Wirkmechanismen von Pharmaka	31
Quantifizierung von Pharmakon-Rezeptorwechselwirkungen und induziertem Effekt	40
Ausblick	44

3. Therapieprinzipien   47
Alan S. Nies und Stephen P. Spielberg

Therapie als Wissenschaft	47
Individualisierte Arzneimitteltherapie	50
Unerwünschte Wirkungen und Arzneistofftoxizität	64
Führer durch den „Therapeutischen Dschungel"	67
Informationsquellen über Arzneistoffe	68

4. Grundlagen der Toxikologie und Behandlung von Vergiftungen   71
Curtis D. Klaassen

Grundlagen der Toxikologie	71
Dosis-Wirkungsbeziehungen	72
Risiko	72
Das Spektrum unerwünschter Effekte	73
Beschreibende Untersuchungen auf Toxizität an Versuchstieren	77

Inzidenz akuter Vergiftungen	78
Hauptinformationsquellen der Toxikologie	79
Prävention und Behandlung von Vergiftungen	79

5. Gentherapie 85
Stephen L. Eck und James M. Wilson

Möglichkeiten der Gentherapie	85
Technologien des *in vivo* Gentransfers	91
Klinische Ansätze zur Behandlung ausgewählter Erkrankungen mittels Gentherapie	101
Ausblick	108

TEIL II – MEDIKAMENTE MIT WIRKUNG AUF SYNAPSEN UND VERBINDUNGEN ZU NERVENENDORGANEN

6. Neuronale Übertragung (Neurotransmission). Das autonome und somatomotorische Nervensystem 113
Robert J. Lefkowitz, Brian B. Hoffman und Palmer Taylor

Anatomie und allgemeine Funktion des autonomen und somatomotorischen Nervensystems	113
Neurotransmission	117
Zusammenhang zwischen den neuronalen und endokrinen Systemen	140
Pharmakologische Überlegungen	140
Andere autonome Neurotransmitter	143

7. Agonisten und Antagonisten an muskarinischen Rezeptoren 149
Joan Heller Brown und Palmer Taylor

I. Agonisten an muskarinischen Rezeptoren	149
Cholinester	149
Natürliche cholinomimetische Alkaloide und ihre synthetischen Analoga	154
II. Muskarinische Rezeptor-Antagonisten	156
Atropin, Scopolamin und verwandte Belladonna-Alkaloide	158
Pharmakologische Eigenschaften	159
Synthetische und halbsynthetische Ersatzstoffe für Belladonna-Alkaloide	163
Therapeutische Verwendung muskarinischer Rezeptor-Antagonisten	166
Ausblick	168

8. Cholinesterase-Inhibitoren 171
Palmer Taylor

Pharmakologische Eigenschaften	176
Toxikologie	180
Therapeutischer Einsatz	182

9. Substanzen, die an der neuromuskulären Endplatte und autonomen Ganglien wirken 187
Palmer Taylor

Die nikotinische cholinerge Rezeptor (Cholinozeptor)	187
Neuromuskulär blockierende Substanzen	188
Ganglionäre Neurotransmission	200
Ganglionär stimulierende Substanzen	201
Ganglionär blockierende Substanzen	203

10. Katecholamine, Sympathomimetika und Adrenozeptor-Antagonisten — 207
Brian B. Hoffman und Robert J. Lefkowitz

I. Katecholamine und sympathomimetische Substanzen	207
Endogene Katecholamine	212
β-Adrenozeptor-Agonisten	219
$α_1$-Selektive Adrenozeptor-Agonisten	224
$α_2$-Selektive Adrenozeptor-Agonisten	225
Andere Adrenozeptor-Agonisten	227
Therapeutische Verwendung sympathomimetischer Stoffe	230
II. Adrenozeptor-Antagonisten	233
α-Adrenozeptor-Antagonisten	233
β-Adrenozeptor-Antagonisten	241
Nicht-selektive Adrenozeptor-Antagonisten	245
$β_1$-Selektive Adrenozeptor-Antagonisten	247
Nebenwirkungen und Vorsichtsmaßnahmen	248
Therapeutischer Einsatz	249
Ausblick	251

11. Agonisten und Antagonisten am 5-Hydroxytryptamin-(Serotonin)-Rezeptor — 259
Elaine Sanders-Bush und Steven E. Mayer

Physiologische Funktionen von Serotonin	260
5-HT-Rezeptor-Agonisten und -Antagonisten	268
Ausblick	271

TEIL III – MEDIKAMENTE MIT WIRKUNG AUF DAS ZENTRALE NERVENSYSTEM

12. Neurotransmission und das zentrale Nervensystem — 277
Floyd E. Bloom

Organisationsprinzipien des Gehirns	277
Integrierte chemische Kommunikation im ZNS	281
Neurotransmitter, Neurohormone und Neuromodulatoren:	
Gegensätzliche Prinzipien der neuronalen Regulation	285
Zentrale Neurotransmitter	287
Wirkungen von Medikamenten im ZNS	297
Ausblick	299

13. Geschichte und Prinzipien der Anästhesiologie — 305
Sean K. Kennedy und David E. Longnecker

Geschichte der chirurgischen Anästhesie	305
Anwendungsprinzipien allgemeiner Anästhetika	307

14. Allgemeinanästhetika — 319
Bryan E. Marshall und David E. Longnecker

I. Inhalationsanästhetika	319
Halothan	320
Enfluran	326
Isofluran	328
Desfluran	330

Andere halogenierte Anästhetika	331
Lachgas	331
II. Intravenöse Anästhetika	333
Barbiturate	334
Benzodiazepine	336
Etomidat	337
Opioid-Analgetika	337
Neuroleptika-Opioid-Kombinationen	338
Ketamin	339
Propofol	340
α_2-Agonisten	341

15. Lokalanästhetika — 345
William Catterall und Kenneth Mackie

Einführung in die Lokalanästhetika	345
Kokain	352
Lidocain	353
Bupivacain	353
Andere synthetische Lokalanästhetika	353
Lokalanästhetika für die ausschliessliche Anwendung in der Ophthalmologie	355
Tetrodotoxin und Saxitoxin	355
Klinische Anwendungen der Lokalanästhetika	355

16. Die therapeutischen Gase. Sauerstoff, Kohlenstoffdioxid, Stickstoffdioxid, Helium und Wasserdampf — 363
Roderic G. Eckenhoff und David E. Longnecker

Sauerstoff	363
Kohlendioxid	369
Stickstoffoxid	370
Helium	371
Wasserdampf	372

17. Hypnotika und Sedativa; Äthanol — 375
William R. Hobbs, Theodore W. Rall und Todd A. Verdoorn

Benzodiazepine	376
Barbiturate	387
Verschiedene sedierend-hypnotisch wirkende Substanzen	394
Therapie der Insomnie	397
Äthanol	400
Ausblick	407

18. Medikamente und die Behandlung psychiatrischer Erkrankungen. Psychosen und Angsterkrankungen — 411
Ross J. Baldessarini

Einleitung: Psychopharmakologie	411
I. Substanzen zur Behandlung von Psychosen	414
Trizyklische antipsychotische Substanzen	414
Die medikamentöse Behandlung von Psychosen	430
Verschiedene medizinische Verwendungen neuroleptischer Medikamente	433
II. Medikamente zur Behandlung der Angsterkrankungen	433
Benzodiazepine	434
Andere Sedativa zur Angstbehandlung	438
Ausblick	439

19. Medikamente und die Behandlung psychiatrischer Erkrankungen. Depression und Manie 445
Ross J. Baldessarini

Antidepressiva 446
Antimanische stimmungsstabilisierende Stoffe 461
Die medikamentöse Behandlung der Gemütserkrankungen 464
Ausblick 468

20. Wirksame Medikamente zur Behandlung der Epilepsie 475
James O. McNamara

Terminologie und Klassifikation der epileptischen Anfälle 475
Formen und Entstehungsmechanismen von Krampfanfällen und
    Wirkmechanismen der Antikonvulsiva 477
Antiepileptika: Allgemeines 481
Hydantoine 482
Antikonvulsive Barbiturate 485
Deoxybarbiturate 487
Iminostilbene 488
Succinimide 490
Valproinsäure 491
Oxazolidindione 492
Benzodiazepine 493
Andere antikonvulsive Substanzen 495
Prinzipien der Epilepsiebehandlung und Auswahl der Medikamente 497
Ausblick 500

21. Substanzen für die Behandlung der Migräne 503
Stephen J. Peroutka

Theorien der Migränepathogenese 503
Die Migränebehandlung 504
Substanzen für die akute Behandlung der mittelschweren und schweren
    Migräne 507
Substanzen für die prophylaktische Behandlung der schweren Migräne 515
Ausblick 517

22. Behandlung degenerativer Erkrankungen des zentralen Nervensystems 521
David G. Standaert und Anne B. Young

Selektive Schädigung und neuroprotektive Strategien 521
Parkinsonsche Krankheit 523
Morbus Alzheimer 531
Huntingtonsche Krankheit 532
Amyotrophe Lateralsklerose 534
Ausblick 535

23. Opioidanalgetika 539
Terry Reisine und Gavril Pasternak

Morphine und verwandte Opioid-Agonisten 544
Levorphanol und verwandte Substanzen 557
Meperidin und verwandte Substanzen 557
Fentanyl 560
Methadon und seine Derivate 560
Propoxyphen 561

Opioide mit unterschiedlicher Wirkung: kombinierte Agonisten/Antagonisten und partielle Agonisten	562
Opioid-Antagonisten	565
Zentral wirksame Antitussiva	567
Ausblick	568

24. Drogenabhängigkeit und Drogenmißbrauch 573
Charles P. O'Brien

Körperliche und psychische Abhängigkeit	573
Klinische Probleme	578
Behandlung von Drogenmißbrauch und Drogenabhängigkeit	592

TEIL IV – AUTAKOIDE: ARZNEIMITTELTHERAPIE DER ENTZÜNDUNGEN

Einleitung 595
William E. Serafin und Kenneth S. Babe, Jr.

25. Histamin, Bradykinin und ihre Antagonisten 597
Kenneth S. Babe, Jr. und William E. Serafin

Histamin	597
H_1-Rezeptor-Antagonisten	603
Pharmakologische Eigenschaften	603
H_3-Rezeptor-Agonisten und -Antagonisten	608
Bradykinin, Kallidin und ihre Antagonisten	609
Ausblick	613

26. Von Lipiden abgeleitete Autakoide. Eicosanoide und Plättchen aktivierender Faktor 617
William B. Campbell und Perry V. Halushka

Eicosanoide	617
Plättchen aktivierender Faktor	627
Ausblick	630

27. Analgetische, antipyretische und antiphlogistische Substanzen und Arzneistoffe zur Behandlung der Gicht 633
Paul A. Insel

Nicht-steroidale entzündungshemmende Substanzen (NSA)	633
Salicylate	640
p-Aminophenol-Derivate: Paracetamol	647
Indometacin, Sulindac und Etodolac	649
Anthranilsäurederivate (Fenamate)	652
Tolmetin, Ketorolac und Diclofenac	653
Propionsäurederivate	654
Piroxicam	658
Pyrazolonderivate	659
Pyrazolderivate	661
Antagonisten der Leukotrienbildung und deren Wirkung	662
Gold	663
Weitere Arzneistoffe zur Behandlung der rheumatoiden Arthritis	665
Arzneistoffe zur Behandlung der Gicht	666

Urikosurika	669
Behandlung der Gicht und Hyperurikämie	672
Ausblick	673

28. Medikamente zur Behandlung von Asthma 677
William E. Serafin

Asthma ist eine überwiegend entzündliche Erkrankung	677
Behandlung von Asthma	678
Methylxanthine	691
Ausblick	697

TEIL V – MEDIKAMENTE MIT RENALER UND KARDIOVASKULÄRER WIRKUNG

29. Diuretika 705
Edwin K. Jackson

Renale Anatomie und Physiologie	705
Prinzipien der Wirkungsmechanismen der Diuretika	711
Carboanhydrasehemmer	711
Osmotische Diuretika	715
Inhibitoren des $Na^+/K^+/2Cl^-$-Symports (Schleifendiuretika; *high ceiling* Diuretika)	717
Inhibitoren des Na^+/Cl^--Symports (Thiazid- und thiazidähnliche Diuretika)	721
Inhibitoren der renalen epithelialen Na^+-Kanäle (K^+-sparende Diuretika)	725
Antagonisten der Mineralkortikoid-Rezeptoren (Aldosteron-Antagonisten, K^+-sparende Diuretika)	727
Mechanismen der Ödementstehung und die Rolle der Diuretika in der klinischen Medizin	729
Ausblick	732

30. Vasopressin und andere Substanzen, die die renale Wasserausscheidung kontrollieren 735
Edwin K. Jackson

Einführung zu Vasopressin	735
Chemie der Vasopressinrezeptor-Agonisten und -Antagonisten	735
Physiologie des Vasopressins	736
Pharmakologie des Vasopressins	741
Krankheiten, die das Vasopressinsystem betreffen	745
Klinische Pharmakologie der Vasopressinpeptide	745
Ausblick	749

31. Renin und Angiotensin 753
Edwin K. Jackson und James C. Garrison

Das Renin-Angiotensin-System	753
Inhibitoren des Renin-Angiotensin-Systems	763
Ausblick	774

32. Medikamente zur Behandlung der Myokardischämien 781
Rose Marie Robertson und David Robertson

Organische Nitrate	782
Ca^{2+}-Antagonisten	789

β-Adrenozeptor-Antagonisten 796
Plättchenaggregationshemmer und antithrombotisch wirksame Substanzen 798
Ausblick 798

33. Blutdrucksenkende Substanzen und Pharmakotherapie der Hypertonie 803
John A. Oates

Diuretika 804
Sympatholytika 809
Vasodilatatoren 819
Ca^{2+}-Kanalblocker 825
Ausblick 830

34. Pharmakotherapie der Herzinsuffizienz 835
Ralph A. Kelly und Thomas W. Smith

Herzglykoside 835
Diuretika 847
Vasodilatoren 850
Hydralazin 855
Phosphodiesterase-Inhibitoren 859
Ausblick 862

35. Antiarrhythmika 867
Dan M. Roden

Grundzüge der Elektrophysiologie des Herzens 867
Mechanismen der Herzrhythmusstörungen 871
Wirkmechanismen von Anriarrhythmika 875
Prinzipien im klinischen Gebrauch von Antiarrhythmika 884
Antiarrhythmika 888
Ausblick 899

36. Substanzen zur Behandlung von Hyperlipoproteinämien 903
Joseph L. Witztum

Physiologie des Lipoproteintransports 903
Ursachen der Hyperlipoproteinämien 906
Hyperlipoproteinämie und Atherosklerose 907
Ein praxisorientierter Ansatz zur Behandlung von Hyperlipoproteinämien 909
Substanzen zur Reduktion der Lipoprotein-Plasmaspiegel 912
Ausblick 923

TEIL VI – MEDIKAMENTE MIT GASTROINTESTINALER WIRKUNG

37. Medikamente zur Kontrolle der Azidität des Magens und die Behandlung peptischer Ulzera 929
Laurence L. Brunton

H_2-Histaminrezeptor-Antagonisten 931
Inhibitoren der H^+/K^+-ATPase 935
Eradikation von *Helicobacter pylori* 937

Antazida	938
Sucralfat	941
Prostaglandinanaloga	941
Muskarinische Antagonisten	942
Carbenoxolon	942
Förderer der Gastrinsekretion: Gastrin und seine Analoga	942
Ausblick	943

38. Medikamente, die den gastrointestinalen Wasserhaushalt und die Motilität beeinflussen; Erbrechen und Antiemetika; Gallensäuren und Pankreasenzyme   945
Laurence L. Brunton

Allgemeine Überlegungen	946
Laxanzien	947
Antidiarrhoika	953
Antiemetika und Prokinetika	955
Gallensäuren	961
Pankreasenzyme	963
Ausblick	963

TEIL VII – MEDIKAMENTE MIT WIRKUNG AUF DIE UTERUSMOTILITÄT

39. Gebärmutterkontrahierende und -relaxierende Wirkstoffe   967
Cornelia R. Graves

Oxytocin	968
Prostaglandine	970
Ergotalkaloide	971
Klinische Anwendung von Arzneimitteln, die die Motilität der Gebärmutter fördern	972
Klinische Anwendung von Arzneimitteln, die die Gebärmuttermotilität hemmen	974
Ausblick	976

TEIL VIII – CHEMOTHERAPIE PARASITÄRER INFEKTIONEN

Einleitung   979
James W. Tracy und Leslie T. Webster, Jr.

40. Arzneimittel zur Behandlung von Protozoen-Infektionen. Malaria   987
James W. Tracy und Leslie T. Webster, Jr.

Biologie der Malaria-Infektion	987
Klassifizierung der Arzneimittel gegen Malaria	988
Erworbene Resistenzen gegen Malariamittel	989
Chloroguanid	994
Diaminopyrimidine	995
Halofantrin	996
Mefloquin	997
Primaquin	999

Chinin	1001
Antibakterielle Wirkstoffe in der Malaria-Therapie	1003
Richtlinien zur Prophylaxe und Chemotherapie der Malaria	1004
Ausblick	1005

41. Chemotherapie bei Protozoen-Infektionen (Fortsetzung). Trypanosomiasis, Leishmaniosen, Amöbiasis, Giardiasis, Trichomoniasis und andere Protozonen-Infektionen 1009
Cornelia R. Graves

Einführung über protozoale Erkrankungen des Menschen	1009
Atovaquon	1011
Chloroquin	1013
Diloxanid	1013
Eflornithin	1013
Emetin und Dehydroemetin	1015
8-Hydroxychinoline	1015
Melarsoprol	1015
Metronidazol	1017
Nifurtimox	1019
Pentamidin	1021
Quinacrin	1023
Natrium-Stiboglukonat	1023
Suramin	1024
Antibiotika mit Anti-Protozoen-Wirkung	1026
Ausblick	1026

42. Chemotherapie bei Wurmerkrankungen 1031
James W. Tracy und Leslie T. Webster, Jr.

Die Behandlung von Wurmerkrankungen	1031
Cestodes (Bandwürmer)	1033
Anthelminthische Arzneimittel	1034
Ausblick	1045

TEIL IX – CHEMOTHERAPIE MIKROBIELLER ERKRANKUNGEN

43. Antibiotika. Grundlagen 1051
Henry F. Chambers und Merle A. Sande

HIV-Therapie	1071

44. Antimikrobielle Wirkstoffe (Fortsetzung). Sulfonamide, Trimethoprim-Sulfamethoxazol, Chinolone und Harnwegstherapeutika 1079
Gerald L. Mandell und William A. Petri, Jr.

Sulfonamide	1079
Wirkung auf mikrobielle Erreger	1079
Die Chinolone	1087
Antiseptika und Analgetika zur Behandlung von Harnwegsinfektionen	1091
Ausblick	1092

45. Antimikrobielle Wirkstoffe (Fortsetzung). Penicilline, Cephalosporine und andere β-Lactam-Antibiotika 1097
Gerald L. Mandell und William A. Petri, Jr.

Die Penicilline	1097
Die Cephalosporine	1113
Andere β-Lactam-Antibiotika	1120
β-Lactamase-Inhibitoren	1121
Ausblick	1121

46. Antimikrobielle Wirkstoffe (Fortsetzung). Aminoglykoside 1125
Henry F. Chambers und Merle A. Sande

Resorption, Verteilung und Exkretion der Aminoglykoside	1130
Unerwünschte Wirkungen der Aminoglykoside	1132
Streptomycin	1135
Gentamicin	1136
Tobramycin	1137
Amikacin	1138
Netilmicin	1138
Kanamycin	1138
Neomycin	1139

47. Antimikrobielle Chemotherapeutika (Fortsetzung). Tetracycline, Chloramphenicol, Erythromycin und verschiedene andere antimikrobielle Chemotherapeutika 1145
Joan E. Kapusnik-Uner, Merle A. Sande und Henry F. Chambers

Tetracycline	1145
Chloramphenicol	1152
Makrolide (Erythromycin, Clarithromycin und Azithromycin)	1157
Clindamycin	1162
Spectinomycin	1164
Polymyxin B und Colistin	1165
Vancomycin	1165
Teicoplanin	1168
Bacitracin	1168
Ausblick	1169

48. Antimikrobielle Wirkstoffe (Fortsetzung). Chemotherapeutika zur Behandlung der Tuberkulose, bei Infektionen durch den *Mycobacterium-avium*-Komplex und bei Lepra 1175
Gerald L. Mandell und William A. Petri, Jr.

I. Antituberkulotika	1175
Isoniazid	1175
Rifampicin	1179
Ethambutol	1181
Streptomycin	1182
Pyrazinamid	1183
Ethionamid	1183
Aminosalicylsäure	1184
Cycloserin	1185
Chemotherapie der Tuberkulose	1186
II. Pharmaka zur Behandlung von Erkrankungen durch den *Mycobacterium-avium*-Komplex	1188
Rifabutin	1188
Makrolide	1188
Chinolone	1189
Clofazimin	1189

Amikacin	1189
Chemotherapie bei Infektionen durch den *Mycobacterium-avium*-Komplex	1189
III. Pharmaka zur Behandlung der Lepra	1190
Sulfone	1190
Rifampicin	1191
Chemotherapie der Lepra	1192
Ausblick	1192

49. Antimikrobielle Wirkstoffe (Fortsetzung). Antimykotika — 1195
John E. Bennet

Systemische Antimykotika	1195
Topische Antimykotika	1204

50. Antimikrobielle Wirkstoffe (Fortsetzung). Antivirale Wirkstoffe — 1211
Frederick G. Hayden

Wirkstoffe gegen Herpesviren	1212
Antiretrovirale Agenzien	1223
Andere antivirale Agenzien	1230
Neue Medikamente in der klinischen Entwirklung	1235
Ausblick	1236

TEIL X – CHEMOTHERAPIE MALIGNER ERKRANKUNGEN

Einleitung — 1245
Paul Calabresi und Bruce A. Chabner

51. Zytostatika — 1253
Bruce A. Chabner, Carmen J. Allegra, Gregory A. Curt und Paul Calabresi

I. Alkylanzien	1253
Stickstofflostverbindungen	1258
Ethylenimine und Methylmelamine	1261
Alkylsulfonate	1261
Nitrosoharnstoffe	1262
Triazene	1263
II. Antimetabolite	1263
Folsäure-Analoga	1263
Pyrimidin-Analoga	1268
Purinanaloga	1273
III. Naturstoffe	1278
Mitosehemmstoffe	1278
Epipodophyllotoxine	1282
Antibiotika	1283
Enzyme	1289
IV. Verschiedene Wirkstoffe	1290
Platinkomplexverbindungen	1290
V. Hormone und verwandte Wirkstoffe	1294
Nebennierenrindensteroide	1294
Aminoglutethimid	1294
Gestagene	1295
Östrogene und Androgene	1295
Antiöstrogene	1296
Gonadotropin-Releasing-Hormon-Analoga	1297

Nicht-steroidale Antiandrogene	1297
Modulatoren der biologischen Antwort	1298
Ausblick	1299

TEIL XI – MEDIKAMENTE MIT IMMUNMODULATORISCHE WIRKUNG

52. Immunmodulatoren: Immunsupprimierende Substanzen und Immunstimulanzien — 1311
Robert B. Diasio und Albert F. LoBuglio

Die Immunantwort	1311
Immunsuppression	1312
Spezifisch immunsupprimierende Wirkstoffe	1315
Immunstimulanzien	1324
Ausblick	1326

TEIL XII – ARZNEIMITTEL MIT WIRKUNG AUF DAS BLUT UND DIE BLUTBILDENDEN ORGANE

53. Hämatopoetische Wirkstoffe und Vitamine — 1331
Robert S. Hillman

I. Hämatopoetische Wachstumsfaktoren	1331
Erythropoetin	1332
Myeloische Wachstumsfaktoren	1335
II. Bei Eisenmangelanämien und anderen hypochromen Anämien wirksame Stoffe	1337
Eisen und Eisensalze	1337
Kupfer	1346
Pyridoxin	1346
Riboflavin	1347
III. Vitamin B_{12}, Folsäure und die Behandlung megaloblastärer Anämien	1347
Vitamin B_{12}	1349
Folsäure	1353
Ausblick	1357

54. Antikoagulanzien, Thrombolytika und Hemmstoffe der Thrombozytenfunktion — 1361
Philip W. Majerus, George J. Broze Jr., Joseph P. Miletich und Douglas M. Tollefsen

Überblick über die Hämostase	1361
Heparin	1363
Orale Antikoagulanzien	1367
Thrombolytika	1372
Hemmstoffe der Plättchenfunktion	1374
Therapeutische Anwendungen von Antikoagulanzien, Thrombolytika und Hemmstoffen der Plättchenfunktion	1375
Ausblick	1379

TEIL XIII – HORMONE UND IHRE ANTAGONISTEN

55. Hormone der Adenohypophyse und ihre hypothalamischen Releasingfaktoren 1385
Mario Ascoli und Deborah L. Segaloff

Wachstumshormon	1385
Wachstumshormon-Releasinghormon (GHRH)	1390
Somatostatin	1390
Prolaktin	1392
Gonadotrope Hormone	1394
Gonadotropin-Releasinghormon	1399
Ausblick	1402

56. Schilddrüsenhormone und Thyreostatika 1405
Alan P. Farwell und Lewis E. Braverman

Schilddrüse und Schilddrüsenhormone	1405
Thyreostatika und andere Hemmstoffe der Schilddrüsenfunktion	1420

57. Östrogene und Gestagene 1433
Cynthia L. Williams und George M. Stancel

Östrogene	1434
Antiöstrogene	1446
Gestagene	1448
Antigestagene	1452
Hormonelle Kontrazeptiva	1454
Ausblick	1460

58. Androgene 1465
Jean D. Wilson

Antiandrogene	1477
Kontrazeptiva für den Mann	1479

59. Adrenokortikotropes Hormon; Nebennierenrindensteroide und deren synthetische Analoga; Hemmstoffe der Synthese und Wirkungen der Nebennierenrindenhormone 1483
Bernard P. Schimmer und Keith L. Parker

Adrenokortikotropes Hormon (ACTH; Kortikotropin)	1483
Nebennierenrindensteroide	1488
Hemmung der Biosynthese und der Wirkungen von Nebennierenrindensteroiden	1506
Antiglukokortikoide	1507
Ausblick	1507

60. Insulin, orale Antidiabetika und die Pharmakologie des endokrinen Pankreas 1511
Stephen N. Davis und Daryl K. Granner

Insulin	1511
Orale Antiadiabetika	1531
Glukagon	1535
Somatostatin	1537
Diazoxid	1537

61. Mineralisation und Knochenstoffwechsel beeinflussende Substanzen. Kalzium, Phosphat, Parathormon, Vitamin D, Kalzitonin und andere Verbindungen 1543
Robert Marcus

Kalzium	1543
Phosphat	1549
Parathormon (PTH)	1550
Vitamin D	1554
Kalzitonin	1561
Biphosphonate	1563
Fluorid	1564
Osteoporose	1565

TEIL XIV – VITAMINE

Einführung 1573
Robert Marcus und Ann M. Coulston

62. Wasserlösliche Vitamine. Vitamin-B-Komplex und Ascorbinsäure 1579
Robert Marcus und Ann M. Coulston

I. Der Vitamin-B-Komplex	1579
Thiamin	1579
Riboflavin	1582
Nikotinsäure	1583
Pyridoxin	1586
Pantothensäure	1587
Biotin	1588
Cholin	1589
Inositol	1590
Carnitin	1591
II. Ascorbinsäure (Vitamin C)	1593

63. Fettlösliche Vitamine. Vitamin A, K und E 1597
Robert Marcus und Ann M. Coulston

Vitamin A	1597
Vitamin K	1607
Vitamin E	1610
Ausblick	1613

TEIL XV – DERMATOLOGIE

64. Pharmakologie der Haut 1619
Cynthia A. Guzzo, Gerald S. Lazarus und Victoria P. Werth

Glukokortikoide	1621
Retinoide	1623
Zytotoxische und immunsuppressive Wirkstoffe	1627
Dapson und Sulfasalazin	1629
Antimalariamittel	1629
Antimikrobielle Wirkstoffe	1630
Antihistaminika	1633
Topische Antipsoriatika	1633
Photochemotherapie	1634

Sonnenschutzmittel	1637
Verschiedene Wirkstoffe	1638
Ausblick	1639

TEIL XVI – OPHTHALMOLOGIE

65. Pharmakologie des Auges — 1645
Sayoko E. Moroi und Paul R. Lichter

Übersicht über Anatomie, Physiologie und Biochemie des Auges	1645
Pharmakokinetik und Toxikologie therapeutischer Wirkstoffe am Auge	1651
Therapeutische und diagnostische Anwendungen von Pharmaka in der Ophthalmologie	1654
Ausblick	1667

TEIL XVII – TOXIKOLOGIE

66. Schwermetalle und Schwermetall-Antagonisten — 1673
Curtis D. Klaassen

Blei	1674
Quecksilber	1679
Arsen	1683
Kadmium	1686
Eisen	1689
Radioaktive Schwermetalle	1689
Schwermetall-Antagonisten	1689

67. Nichtmetallische Umweltgifte. Luftschadstoffe, Lösungsmittel, Dämpfe und Pestizide — 1697
Curtis D. Klaassen

Luftschadstoffe	1697
Lösungsmittel und Dämpfe	1703
Pestizide	1708

ANHANG

I. Grundsätze der Verschreibung von Arzneimitteln und Hinweise zur Patienten-Compliance — AI-1
Leslie Z. Benet

II. Erstellung und Optimierung von Dosierungsschemata; Pharmakokinetische Daten — AII-1
Leslie Z. Benet, Svein Øie, Janice B. Schwartz

III. Medikamentenliste — AIII-1

IV. Anschriften der pharmakologischen und toxikologischen Institute — AIV-1

V. Wichtige Internet-Adressen — AV-1

Sachwortverzeichnis — S-1

AUTOREN*

Allegra, Carmen J., M.D. [51]
Chief, NCI-Navy Medical Oncology Branch, National Naval Medicine Center, National Cancer Institute, Bethesda, Maryland

Ascoli, Mario, Ph.D. [55]
Professor of Pharmacology, University of Iowa College of Medicine, Iowa City, Iowa

Babe, Kenneth S., Jr., M.D. [25]
Fellow, Division of Allergy and Immunology, Department of Medicine, Vanderbilt University, Nashville, Tennessee

Baldessarini, Ross J., M.D. [18, 19]
Professor of Psychiatry and in Neuroscience, Harvard Medical School; Program Director, Mailman Research Center, McLean Division of Massachusetts General Hospital, Belmont, Massachusetts

Benet, Leslie Z., Ph.D. [1, App. I, App. II]
Professor and Chair, Department of Pharmacy, University of California, School of Pharmacy, San Francisco, California

Bennett, John E., M.D. [49]
Head, Clinical Mycology Section, National Institutes of Health, Bethesda, Maryland

Bloom, Floyd E., M.D. [12]
Chair, Department of Neuropharmacology, The Scripps Research Institute, La Jolla, California

Braverman, Lewis E., M.D. [56]
Professor of Medicine, and Director, Division of Endocrinology, University of Massachusetts Medical Center, Worcester, Massachusetts

Brown, Joan Heller, Ph.D. [7]
Professor of Pharmacology, School of Medicine, University of California, San Diego, La Jolla, California

Broze, George J., Jr., M.D. [54]
Professor of Medicine, Cell Biology, and Physiology, Division of Hematology, The Jewish Hospital at Washington University Medical Center, St. Louis, Missouri

Brunton, Laurence L., Ph.D. [37, 38]
Associate Professor of Pharmacology and Medicine, School of Medicin University of California, San Diego, La Jolla, California

Calabresi, Paul, M.D. [51]
Professor and Chairman, Emeritus, Department of Medicine, Brown University, Providence, Rhode Island

Campbell, William B., Ph.D. [26]
Professor and Chair, Department of Pharmacology and Toxicology, Medical College of Wisconsin, Milwaukee, Wisconsin

Catterall, William A., Ph.D. [15]
Professor and Chair, Department of Pharmacology, University of Washington, Seattle, Washington

Chabner, Bruce A., M.D. [51]
Chief, Hematology and Medical Oncology, Massachusetts General Hospital, Boston, Massachusetts

Chambers, Henry F., M.D. [43, 46, 47]
Associate Professor, Chief of Infectious Diseases, Division of Infectious Diseases, University of California School of Medicine, San Francisco, California

Coulston, Ann M., M.S., R.D. [62, 63]
Senior Research Dietitian, Clinical Research Center, Stanford University Medical Center, Stanford, California

Curt, Gregory A., M.D. [51]
Clinical Director, National Cancer Institute, National Institutes of Health Clinical Center, Bethesda, Maryland

Davis, Stephen N., M.D. [60]
Associate Professor of Medicine and Molecular Physiology and Biophysics, Vanderbilt University School of Medicine, Nashville, Tennessee

Diasio, Robert B., M.D. [52]
Professor and Chairman, Department of Pharmacology and Toxicology, and Director, Division of Clinical Pharmacology, University of Alabama, Birmingham, Alabama

Eck, Stephen L., M.D., Ph.D. [5]
Ann B. Young Assistant Professor of Cancer Research, University of Pennsylvania School of Medicine, Philadelphia, Pennsylvania

Eckenhoff, Roderic G., M.D. [16]
Associate Professor of Anesthesia and Physiology, University of Pennsylvania School of Medicine, Philadelphia, Pennsylvania

Farwell, Alan P., M.D. [56]
Assistant Professor of Medicine, Division of Endocrinology, University of Massachusetts Medical Center, Worcester, Massachusetts

Garrison, James C., Ph.D. [31]
Professor and Chair, Department of Pharmacology, University of Virginia Health Sciences Center, Charlottesville, Virginia

Granner, Daryl K., M.D. [60]
Professor and Chair, Department of Molecular Physiology and Biophysics, and Professor of Medicine, Vanderbilt University School of Medicine, Nashville, Tennessee

Graves, Cornelia R., M.D. [39]
Assistant Professor of Obstetrics and Gynecology, Vanderbilt University School of Medicine, Nashville, Tennessee

---

* Die Angaben in Klammern nennen die jeweiligen Kapitel.

Guzzo, Cynthia, M.D. [64]
Director, Psoriasis Treatment Program, and Sandra Lazarus Assistant Professor of Dermatology, University of Pennsylvania School of Medicine, Philadelphia, Pennsylvania

Halushka, Perry V., M.D., Ph.D. [26]
Professor of Pharmacology and Medicine, Medical University of South Carolina, Charleston, South Carolina

Hayden, Frederick G., M.D. [50]
Stuart S. Richardson Professor of Clinical Virology, and Professor of Internal Medicine and Pathology, University of Virginia Health Sciences Center, Charlottesville, Virginia.

Hillman, Robert S., M.D. [53]
Chairman, Department of Medicine, Maine Medical Center, Portland, Maine

Hobbs, William R., M.D. [17]
Professor of Psychiatric Medicine, University of Virginia Health Sciences Center, Charlottesville, Virginia

Hoffman, Brian B., M.D. [6, 10]
Professor of Medicine, Stanford University School of Medicine and Veteran Affairs Health Care System, Palo Alto, California

Insel, Paul A., M.D. [27]
Professor of Pharmacology and Medicine, School of Medicine, University of California, San Diego, La Jolla, California

Jackson, Edwin K., Ph.D. [29-31]
Professor of Pharmacology and Medicine, University of Pittsburgh Medical Center, Pittsburgh, Pennsylvania

Kapusnik-Uner, Joan E., Pharm. D. [47]
Associate Clinical Professor, University of California School of Pharmacy, San Francisco, California

Kelly, Ralph A., M.D. [34]
Assistant Professor of Medicine, Harvard Medical School, and Associate Physician, Cardiovascular Division, Brigham and Women's Hospital, Boston, Massachusetts

Kennedy, Sean K., M.D. [13]
Associate Professor of Anesthesia, Medical Director of Operating Rooms, Department of Anesthesia, University of Pennsylvania School of Medicine, Philadelphia, Pennsylvania

Klaassen, Curtis D., Ph.D. [4, 66, 67]
Professor of Pharmacology and Toxicology, University of Kansas Medical Center, Kansas City, Kansas

Kroetz, Deanna L., Ph.D. [1]
Assistant Professor, Pharmacy and Pharmaceutical Chemistry, School of Pharmacy, University of California, San Francisco, California

Lazarus, Gerald S., M.D. [64]
Dean, School of Medicine, and Professor of Dermatology and Biological Chemistry, University of California School of Medicine, Davis, California

Lefkowitz, Robert J., M.D. [6, 10]
Investigator, Howard Hughes Medical Institute, and James B. Duke Professor of Medicine and Professor of Biochemistry, Duke University Medical Center, Durham, North Carolina

Lichter, Paul R., M.D. [65]
F. Bruce Fralick Professor of Ophthalmology, and Chairman, Department of Ophthamology, University of Michigan, W.K. Kellogg Eye Center, Ann Arbor, Michigan

LoBuglio, Albert F., M.D. [52]
Director, Comprehensive Cancer Center, and Professor of Medicine, University of Alabama, Birmingham, Alabama

Longnecker, David E., M.D. [13, 14, 16]
Robert Dunning Dripps Professor and Chair, Department of Anesthesia, University of Pennsylvania School of Medicine, Philadelphia, Pennsylvania

Mackie, Kenneth, M.D. [15]
Assistant Professor of Anesthesiology, and Adjunct Assistant Professor of Physiology and Biophysics, University of Washington, Seattle, Washington

Majerus, Philip W., M.D. [54]
Professor of Medicine and Biochemistry and Molecular Biophysics, Division of Hematology, Washington University School of Medicine, St. Louis, Missouri

Mandell, Gerald L., M.D. [44, 45, 48]
Owen R. Cheatham Professor of the Sciences, Professor of Medicine, and Chief, Division of Infectious Diseases, University of Virginia Health Sciences Center, Charlottesville, Virginia

Marcus, Robert, M.D. [61-63]
Professor of Medicine, Stanford University School of Medicine, Stanford, and Director, Aging Study Unit, Geriatrics Research, Education, and Clinical Center, Veterans Administration Medical Center, Palo Alto, California

Marshall, Bryan E., M.D. [14]
Horatio C. Wood Professor, and Director, Center for Anesthesia Research, Department of Anesthesia, University of Pennsylvania School of Medicine, Philadelphia, Pennsylvania

Mayer, Steven E., Ph.D. [11]
Research Professor of Pharmacology, Vanderbilt University School of Medicine, Nashville, Tennessee

McNamara, James O., M.D. [20]
Carl R. Deane Professor of Neuroscience, and Professor of Medicine, Neurobiology, and Pharmacology, Duke University Medical Center and Durham Veterans Affairs Medical Center, Durham, North Carolina

Miletich, Joseph P., M.D., Ph.D. [54]
Professor of Medicine and Pathology, Division of Laboratory Medicine, Washington University School of Medicine, St. Louis, Missouri

Moroi, Sayoko E., M.D., Ph.D. [65]
Assistant Professor of Ophthalmology, University of Michigan, W.K. Kellogg Eye Center, Ann Arbor, Michigan

Nies, Alan S., M.D. [3]
Executive Director, Clinical Pharmacology, Merck Research Laboratories, Rahway, New Jersey

O'Brien, Charles P., M.D., Ph.D. [24]
Chief of Psychiatry, Veterans Administration Medical Center, and Professor and Vice-Chairman of Psychiatry, University of Pennsylvania School of Medicine, Philadelphia, Pennsylvania

Oates, John A., M.D. [33]
Professor and Chairman, Department of Medicine, and Professor of Pharmacology, Vanderbilt University School of Medicine, Nashville, Tennessee

Øie, Svein, Ph.D. [App. II]
Professor, Pharmacy and Pharmaceutical Chemistry, University of California School of Pharmacy, San Francisco, California

Parker, Keith L., M.D., Ph.D. [59]
Assistant Investigator, Howard Hughes Medical Institute, and Associate Professor of Medicine and Pharmacology, Duke University Medical Center, Durham, North Carolina

Pasternak, Gavril W., M.D., Ph.D. [23]
Member, Department of Neurology, Memorial Sloan-Kettering Cancer Center, and Professor of Neurology and Neuroscience and Pharmacology, Cornell University Medical College, New York, New York

Peroutka, Stephen J., M.D., Ph.D. [21]
Director of Neuroscience, Palo Alto Institute for Molecular Medicine, Palo Alto, California

Petri, William A., Jr., M.D., Ph.D. [44, 45, 48]
Associate Professor of Internal Medicine, Pathology, and Microbiology, University of Virginia Health Sciences Center, Charlottesville, Virgin

Rall, Theodore W., Ph.D., D. Med (Hon.) [17]
Emeritus Professor of Pharmacology, University of Virginia Health Sciences Center, Charlottesville, Virginia

Reisine, Terry, Ph.D. [23]
Professor of Pharmacology and Psychiatry, University of Pennsylvania School of Medicine, Philadelphia, Pennsylvania

Robertson, David, M.D. [32]
Professor of Medicine, Pharmacology, and Neurology, Vanderbilt University School of Medicine, Nashville, Tennessee

Robertson, Rose Marie, M.D. [32]
Professor of Medicine, Vanderbilt University School of Medicine, Nashville, Tennessee

Roden, Dan M., M.D. [35]
Director, Division of Clinical Pharmacology, and Professor of Medicine and Pharmacology, Vanderbilt University School of Medicine, Nashville, Tennessee

Ross, Elliott M., Ph.D. [2]
Professor of Pharmacology, University of Texas Southwestern Medical Center, Dallas, Texas

Sande, Merle A., M.D. [43, 46, 47]
Chief, Medical Service, San Francisco General Hospital, and Professor of Medicine, University of California School of Medicine, San Francisco, California

Sanders-Bush, Elaine, Ph.D. [11]
Professor of Pharmacology and Psychiatry, Vanderbilt University School of Medicine, Nashville, Tennessee

Schimmer, Bernard P., Ph.D. [59]
Professor of Medical Research and Pharmacology, Banting and Best Department of Medical Research, University of Toronto, Toronto, Ontario, Canada

Schwartz, Janice B., M.D. [App. II]
Professor of Medicine, and Chief of Clinical Pharmacology and Geriatrics, Northwestern University Medical School, Chicago, Illinois

Segaloff, Deborah L., Ph.D. [55]
Associate Professor of Physiology and Biophysics, University of Iowa College of Medicine, Iowa City, Iowa

Serafin, William E., M.D. [25, 28]
Assistant Professor of Medicine and Pharmacology, Vanderbilt University School of Medicine, Nashville, Tennessee

Sheiner, Lewis B., M.D. [1]
Professor, Laboratory Medicine, Medicine, and Pharmacy, University of California Schools of Medicine and Pharmacy, San Francisco, California

Smith, Thomas W., M.D. [34]
Professor of Medicine, Harvard Medical School, and Chief, Cardiovascular Division, Brigham and Women's Hospital, Boston, Massachusetts

Spielberg, Stephen P., M.D., Ph.D. [3]
Executive Director, Strategic Operations and Exploratory Biochemical Toxicology, Merck Research Laboratories, Blue Bell, Pennsylvania

Stancel, George M., Ph.D. [57]
Professor and Chair, Department of Pharmacology, University of Texas Medical School, Houston, Texas

Standaert, David G., M.D., Ph.D. [22]
Assistant Professor of Neurology, Harvard Medical School and Massachusetts General Hospital, Boston, Massachusetts

Taylor, Palmer, Ph.D. [6-9]
Sandra and Monroe Trout Professor and Chair, Department of Pharmacology, School of Medicine, University of California, San Diego, La Jolla, California

Tollefsen, Douglas M., M.D., Ph.D. [54]
Professor of Medicine, Division of Hematology, Washington University School of Medicine, St. Louis, Missouri

Tracy, James W., Ph.D. [40-42]
Professor of Comparative Biosciences and Pharmacology, University of Wisconsin, Madison, Wisconsin

Verdoorn, Todd A., Ph.D. [17]
Assistant Professor of Pharmacology, Vanderbilt University School of Medicine, Nashville, Tennessee

Webster, Leslie T., Jr., M.D., Sc.D. (Hon.) [40-42]
John H. Hord Professor of Pharmacology, Emeritus, Case Western Reserve University School of Medicine, and Professor, Rainbow Babies and Children's Hospital, Department of Pediatrics, Cleveland, Ohio

Werth, Victoria P., M.D. [64]
Assistant Professor of Dermatology and Medicine, University of Pennsylvania School of Medicine, and Chief of Dermatology, Philadelphia Veterans Administration Medical Center, Philadelphia, Pennsylvania

Williams, Cynthia L., Ph.D. [57]
Assistant Professor of Pharmacology, University of Texas Medical School, Houston, Texas

Wilson, James M., M.D., Ph.D. [5]
Director, Institute for Human Gene Therapy, University of Pennsylvania School of Medicine, Philadelphia, Pennsylvania

Wilson, Jean D., M.D. [58]
Professor of Internal Medicine, University of Texas Southwestern Medical Center, Dallas, Texas

Witztum, Joseph L., M.D. [36]
Professor of Medicine, School of Medicine, University of California, San Diego, La Jolla, California

Young, Anne B., M.D., Ph.D. [22]
Julieanne Dorn Professor of Neurology, Harvard, Medical School and Chief, Neurology Service, Massachusetts General Hospital, Boston, Massachusetts

BERATER

Ärzte

George R. Avant, M.D.
Matthew D. Breyer, M.D.
Kenneth L. Brigham, M.D.
Amy S. Chomsky, M.D.
Terence S. Dermody, M.D.
Jayant K. Deshpande, M.D.
Michael P. Diamond, M.D.
Philip A. Edelman, M.D.
Stephen S. Entman, M.D.
Gerald M. Fenichel, M.D.
Alfred L. George, M.D.

Fayez K. Ghishan, M.D.
Kenneth R. Hande, M.D.
Raymond C. Harris, Jr., M.D.
Jeffrey T. Holt, M.D.
Lloyd E. King, Jr., M.D., Ph.D.
Mark J. Koury, M.D.
William J. Kovacs, M.D.
Christopher D. Lind, M.D.
Rodney A. Lorenz, M.D.
Mark A. Magnuson, M.D.
Peter R. Martin, M.D.

James M. May, M.D.
Jason D. Morrow, M.D.
John J. Murray, M.D., Ph.D.
Kathleen M. Neuzil, M.D.
James C. Reynolds, M.D.
L. Jackson Roberts II, M.D.
David Robertson, M.D.
Charles B. Rush, M.D.
Richard C. Shelton, M.D.
Joseph D. Tobias, M.D.
Ronald G. Wiley, M.D., Ph.D.

Pharmazeuten

Jeffrey F. Binkley, Pharm.D., BCNSP
Joseph F. Bonfiglio, Jr., Ph.D.
Hope E. Campbell, Pharm.D.
Christi C. Capers, Pharm.D.

David M. DiPersio, Pharm.D.
David F. Gregory, D.Ph.
Forrest A. Hawkins, D.Ph.
Philip E. Johnston, Pharm.D.

James A. Koestner, Pharm. D.
James R. Knight, M.S., D.Ph.
Johnna B. Oleis, D.Ph.

VORWORT ZUR NEUNTEN AUFLAGE

Die neunte Auflage des *Goodman and Gilman's The Pharmacological Basis of Therapeutics* ist die erste, die nicht Wort für Wort von einem Mitglied der Familie Goodman oder Gilman herausgegeben wurde.

Trotzdem haben die drei Ziele, die die Herausgeber der ersten Ausgabe als Ansporn für ein solches Buch in ihrem Vorwort genannt hatten, auch uns in unserem Bemühen bestärkt, eine völlig neue Ausgabe vorzulegen: die Verbindung der Pharmakologie mit verwandten medizinischen Wissenschaften, die neue Interpretation der Wirkungen und Verwendungen von Pharmaka unter dem Gesichtspunkt wichtiger Fortschritte in der Medizin und die Betonung angewandter Pharmakodynamik bei der Therapie.

Um diese Ziele zu erreichen, wurden in der vorliegenden Ausgabe einige Änderungen vorgenommen. So wurde zum Beispiel jedes Kapitel von mindestens einem Arzt und einem Apotheker kritisch durchgesehen, die als Experten auf dem jeweiligen Gebiet gelten. Diese Ärzte und Apotheker, denen die Herausgeber sehr dankbar sind, sind im Anschluß an die Autorenliste aufgeführt. Jedes Kapitel beginnt mit einer Synopse, die die Verbindung des jeweiligen Kapitels mit anderen Abschnitten des Buches herstellen soll, in denen komplementäre Informationen besprochen werden. Die sich stetig beschleunigende Geschwindigkeit, mit der neue Erkenntnisse gewonnen werden, hat uns dazu veranlaßt, am Ende der meisten Kapitel einen Ausblick anzufügen. In diesen Abschnitten werden neue Konzepte der Pharmakotherapie, die sich in der frühen klinischen Erprobung befinden, ausführlich beschrieben, um dem Leser die Literatursuche zu erleichtern und seine Kenntnisse auf den neuesten Stand zu bringen, bis die zehnte Ausgabe erscheinen wird.

Etliche neue Kapitel wurden aufgenommen. So wurde im Abschnitt „Allgemeine Grundlagen" (Teil I) ein Kapitel über die Grundlagen der Gentherapie aufgenommen. Es bleibt offen, ob die Gentherapie letztendlich all das erreichen wird, was man sich von ihr erhofft. Trotzdem erlaubt die klinische Anwendung der Gentherapie Einsichten in die molekularen Grundlagen von Krankheiten in einer Weise, die weder im Tierversuch noch an gesunden Probanden gewonnen werden können. Die Identifizierung verschiedener Serotoninrezeptorsubtypen und die Bedeutung verschiedener Subtypen im ZNS und Gastrointestinaltrakt ermutigte uns, ein neues Kapitel über Serotoninrezeptor-Agonisten und -Antagonisten aufzunehmen. Wir haben auch neue Kapitel über die Behandlung der Migräne und der Augenerkrankungen eingeführt. Wie in vorausgegangenen Ausgaben liegt ein besonderer Schwerpunkt in jedem Kapitel auf dem therapeutischen Fortschritt, der durch neue Arzneistoffe, die sich auf dem Markt und noch in der Forschung befinden, gegeben ist. Die pharmakokinetischen Daten umfassen 335 Substanzen, von denen 91 neu sind.

Wir danken unseren Mitherausgebern Dr. Perry B. Molinoff und Dr. Raymond W. Ruddon, deren besondere Kenntnis und Ratschläge für diese Ausgabe eine unentbehrliche Hilfestellung waren. Wir sind selbstverständlich allen, die zu dieser Auflage beigetragen haben, zu großem Dank verpflichtet, besonders denjenigen, die ihre Kapitel pünktlich oder sogar vorzeitig abgeliefert haben. Zusätzlich zu den Herausgebern und allen anderen Helfern spielten drei andere Personen wichtige Rollen bei der Fertigstellung dieser Ausgabe. Edna M. Kunkel war zugleich Graphikerin und Verlagsassistentin und wurde dabei von Jane C. Almon unterstützt. Dr. Lauralea Edwards war unermüdlich in ihren Bemühungen, die Literaturzitate und die Genauigkeit der pharmazeutischen Information sicherzustellen. Dabei war es besonders mühsam, für Substanzen, die in den USA während der Herstellung des Buchs neu zugelassen wurden, und für Substanzen, die in anderen Ländern auf dem Markt sind, Referenzen zu finden. Ohne die unermüdliche und professionelle Arbeit dieser drei Personen wäre die rechtzeitige Fertigstellung dieser Ausgabe nicht möglich gewesen. Wir danken auch Martin Wonsiewicz und Peter McCurdy von McGraw Hill für ihre Ermutigungen und Bemühungen sowie ihren Einsatz bei der endgültige Fertigstellung des Werkes.

Schließlich sind wir unserem beratenden Herausgeber, Dr. Alfred Goodman Gilman, für seine Begeisterung, sein großes Wissen und seine Aufmunterung sowie für seine Freundschaft zu aufrichtigem Dank verpflichtet. Wir waren und sind uns der großen Herausforderung bewußt, ein derartiges Werk herauszugeben. Unter diesem Eindruck ist uns umso stärker bewußt geworden, wieviel wir Dr. Gilman, dem Herausgeber der vorangegangenen Ausgaben verdanken, daß er uns mit der neuen Edition betraut hat. Diese neunte Ausgabe ist Dr. Alfred Goodman Gilman gewidmet, in dem Wissen um seinen Beitrag für diese und die vorausgegangenen Ausgaben und um seinen Beitrag für die Pharmakologie und die Wissenschaft im allgemeinen zu würdigen.

Nashville, Tennessee
18. Oktober 1995

Joel G. Hardman
Lee E. Limbird

VORWORT ZUR ERSTEN AUSGABE

Drei Ziele haben uns beim Verfassen dieses Buches geleitet: die Verbindung zwischen der Pharmakologie und verwandten wissenschaftlichen Disziplinen auf dem Gebiet der Medizin, die neue Interpretation von Wirkungen und der Einsatz von Pharmaka unter dem Gesichtspunkt wichtiger Fortschritte in der Medizin und die Betonung der angewandten Pharmakodynamik für die Therapie.

Obwohl die Pharmakologie eine medizinische Grundlagenwissenschaften von eigener Bedeutung ist, macht sie sich gleichermassen die Erkenntnisse und Techniken vieler medizinischer Disziplinen – klinischer wie präklinischer – zu eigen wie sie zu diesen beiträgt. Darum ist das Herstellen der Verbindung zwischen rein pharmakologischer Information und der Medizin unentbehrlich für die angemessene Vermittlung pharmakologischen Wissens an Studenten und Ärzte.

Sie bedient sich dazu Grundlagen und Techniken vieler medizinischer Disziplinen aus dem präklinischen und klinischen Bereich. Deshalb ist der Zusammenhang zwischen rein pharmakologischer Information und Medizin insgesamt notwendig, um Studierenden und Ärzten eine richtige Darstellung der Pharmakologie zu geben. Darüber hinaus ist die Neu-Interpretation von Wirkungen und Verwendungen gut etablierter Therapeutika im Lichte aktueller Fortschritte in den medizinischen Wissenschaften eine genauso wichtige Funktion eines modernen Lehrbuches der Pharmakologie wie die Beschreibung neuer Substanzen. In vielen Fällen erfordern solche Neu-Interpretationen eine radikale Abkehr von akzeptierten, aber überholten Konzepten der Pharmakawirkungen. Wie der Titel des Buchs vermuten läßt, liegt der Schwerpunkt letztlich auf der klinischen Anwendung. Das ist deshalb wichtig, weil Studierende der Medizin im Fach Pharmakologie Kenntnisse über die Wirkungen und Anwendungen von Pharmaka in der Prävention und Behandlung einer Erkrankung erwerben müssen. Jedoch sind pharmakologische Ergebnisse *per se* für die Studierenden wertlos, wenn sie nicht auf die praktische Medizin anwendbar sind. Dieses Buch wurde auch für den praktischen Arzt geschrieben, um es ihm zu ermöglichen, hinsichtlich aktueller Fortschritte in der Therapie auf dem neuesten Stand zu sein und sich Grundlagenwissen für den rationalen Gebrauch von Pharmaka in der täglichen Praxis anzueignen.

Die Kriterien für die Auswahl der Literatur bedürfen eines Kommentars. Es ist offensichtlich unklug, wenn nicht gar unmöglich, jede Aussage durch ein Zitat zu untermauern. Deswegen wurde Artikeln mit Übersichtscharakter gegenüber solchen bevorzugt, die neue Pharmaka beschreiben oder Originalarbeiten auf kontroversen Gebieten darstellen. In den meisten Fällen wurden nur neueste Forschungsergebnisse zitiert. Um den Gebrauch der Literatur zu erleichtern, wurden hauptsächlich englischsprachige Artikel zitiert.

Die Autoren sind vielen Kollegen der Yale University School of Medicine für ihre Hilfestellung und Kritik zu Dank verpflichtet. Sie sind besonders Professor Henry Gray Barbour dankbar, dessen immerwährende Ermutigung und Hilfe von unschätzbarem Wert waren.

New Haven, Connecticut
20. November 1940

Louis S. Goodman
Alfred Gilman

VORWORT ZUR ERSTEN DEUTSCHEN AUSGABE

Viele gute Gründe sprechen dafür, die aktuelle, neunte Auflage des wohl bekanntesten Lehrbuchs der Pharmakologie, *Goodman & Gilman The Pharmacological Basis of Therapeutics*, in deutscher Sprache herauszubringen. Schliesslich gilt dieses Buch seit langer Zeit uneingeschränkt als die „Bibel" der Pharmakologie.

Treffender kann man kaum zum Ausdruck bringen, daß man auf allen Teilgebieten der Pharmakologie – seien es allgemeine, spezielle oder klinische Pharmakologie – kompetente und erschöpfende Antworten auf alle Fragen erhält. So informiert der *Goodman & Gilman* über molekulare Wirkungsmechanismen ebenso wie über die Geschichte einer Substanz und informiert neben präklinischen Wirkungen auch über die Dosierung der Therapeutika bei bestimmten Erkrankungen des Menschen. Damit ist es das einzige Lehrbuch der Pharmakologie, das komplett über die experimentelle und klinische Pharmakologie informiert und die Arzneimitteltoxikologie nicht ausspart. Der interessierte Leser kann sich übersichtlich und detailliert informieren.

Der amerikanische Arzneimittelmarkt unterscheidet sind in mancher Hinsicht deutlich von dem unseren. Manche Substanzen, die in den USA eine bedeutende Rolle spielen, sind bei uns nicht gelistet, aber auch der umgekehrte Fall trifft zu. Außerdem werden Zulassung, Verkauf und Arzneimittelrecht hierzulande anders gehandhabt als in Amerika. Diesen Unterschieden trägt die deutsche Ausgabe Rechnung.

Der deutsche *Goodman & Gilman* ist nicht nur eine Übersetzung aus dem Amerikanischen, sondern eine echte Bearbeitung für die hiesigen Verhältnisse. So werden Substanzen, die in der Originalausgabe nicht erwähnt sind, in Deutschland aber verschrieben werden, jeweils in einer in den Text eingefügten Anmerkung des Herausgebers besprochen. Außerdem werden in speziellen Anhängen die Grundsätze der Verschreibung in Deutschland erläutert und alle im Buch erwähnten Substanzen mit den Handelsnamen der Originalpräparate aufgelistet. Zusätzlich enthält die vorliegende, deutschsprachige Ausgabe zusätzliche Literaturhinweise, eine Adressliste pharmakologischer und toxikologischer Institute in Deutschland, Österreich und der Schweiz sowie eine Aufstellung wichtiger Internet-Adressen.

Wir dürfen Ihnen damit ein umfassendes deutschsprachiges Lehrbuch der gesamten Pharmakologie vorlegen, das schon seit vielen Jahren internationale Wertschätzung erfährt. Wir wünschen den Studierenden gleichermaßen wie den Ärzten und Hochschullehrern viel Freude beim Verwenden des *Goodman & Gilman*. Für kritische Kommentare sind die Herausgeber sehr dankbar.

Dem Verlag sei für die Realisierung des Werkes gedankt und dafür, daß er den deutschen *Goodman & Gilman* durch eine vernünftige Preisgestaltung einem breiten Interessentenkreis zugänglich macht.

Peter Dominiak
Sebastian Harder
Martin Paul
Thomas Unger

TEIL I ALLGEMEINE GRUNDLAGEN

EINFÜHRUNG

Leslie Z. Benet

Die *Pharmakologie* umfaßt in ihrer Gesamtheit das Wissen über Geschichte, Ursprung, physikalische und chemische Eigenheiten, Zusammensetzung, biochemische und physiologische Wirkungen, Wirkmechanismen, Resorption, Verteilung, Biotransformation und Exkretion sowie therapeutische und andere Anwendungen von Arzneimitteln. Da der Begriff *Arzneimittel* im weiteren Sinne alle chemischen Substanzen beinhaltet, die biologische Prozesse beeinflussen können, befaßt sich die Pharmakologie mit einem sehr breiten Themengebiet.

Für Ärzte oder Medizinstudenten stellt sich die Pharmakologie jedoch meist weniger umfassend als in der eingangs gegebenen Definition dar. Das Interesse des Arztes richtet sich zunächst primär auf Wirkstoffe, die zur Vorbeugung, Diagnose oder Behandlung von Erkrankungen geeignet sind. In diesem Kontext kann das Studium der Pharmakologie solcher Arzneimittel durchaus auf jene Aspekte beschränkt werden, die die Grundlage für deren zweckmäßige klinische Anwendung bilden. Desweiteren interessiert sich der Arzt für chemische Wirkstoffe, die zwar nicht therapeutisch einsetzbar sind, jedoch häufig für Vergiftungen im häuslichen oder industriellen Bereich oder für Umweltvergiftungen verantwortlich sind. Es ist durchaus vertretbar, das Studium dieser Substanzen auf die allgemeinen Grundlagen der Vorbeugung, Erkennung und Behandlung solcher Vergiftungen zu begrenzen. Zu guter Letzt kommt allen im Gesundheitswesen tätigen Personen eine besondere Verantwortung bei der Bekämpfung des gesellschaftlichen Problems des Medikamenten- und Drogenmißbrauchs zu.

Die in diesem Kapitel kurz zusammengefaßten pharmakologischen Grundbegriffe betreffen die Charakterisierung, die Bewertung und den Vergleich von Arzneimitteln. Das Verständnis dieser allgemeinen Prinzipien ist die unabdingbare Grundlage für das weiterführende Studium einzelner Arzneimittel. Die Beziehung der Dosis, in der ein Arzneimittel einem Patienten verabreicht wird und dessen Wirksamkeit bei der Behandlung der jeweiligen Krankheit sind Gegenstand zweier grundlegender Wissensgebiete der Pharmakologie: *Pharmakokinetik* und *Pharmakodynamik*. Vereinfacht können diese Begriffe definiert werden als „was macht der Körper mit dem Arzneimittel" (Pharmakokinetik) bzw. „was macht das Arzneimittel mit dem Körper" (Pharmakodynamik).

Die *Pharmakokinetik* (Kapitel 1) beschäftigt sich mit *Resorption*, *Verteilung*, *Biotransformation* und *Exkretion* der Arzneimittel. Diese Faktoren bestimmen gemeinsam mit der verabreichten Dosis die Konzentration eines Arzneimittels am Wirkort und somit die Intensität der Wirkung als Funktion der Zeit. Zum Verständnis dieses wichtigen Aspekts der Pharmakologie ist es notwendig, Erkenntnisse aus unterschiedlichen Wissensgebieten anzuwenden, insbesondere grundlegende Prinzipien der Biochemie und Enzymologie sowie die physikalischen und chemischen Grundlagen des aktiven und passiven Transports und der Verteilung von Substanzen durch biologische Membranen, sei es von kleinen Molekülen oder von Wirkstoffen mit Proteinstruktur.

Das Studium der biochemischen und physiologischen *Effekte* der Arzneimittel und ihrer *Wirkungsmechanismen* wird als *Pharmakodynamik* bezeichnet (Kapitel 2). Die Pharmakodynamik bedient sich sowohl der Erkenntnisse als auch der experimentellen Methodik von Physiologie, Biochemie, Zell- und Molekularbiologie, Mikrobiologie, Immunologie, Genetik und Pathologie, wobei sich das Augenmerk auf die Charakteristika der Arzneimittel richtet. Wie bereits der Name andeutet, handelt es sich um ein sehr dynamisches Forschungsgebiet. Der Student, der lediglich die pharmakodynamischen Eigenschaften einzelner Arzneimittel auswendig lernt, vergibt sich tiefere Einblicke in ein Feld, das wie kaum ein anderes die unterschiedlichen Teilgebiete der vorklinischen Medizin integriert. So kann man beispielsweise die Wirkungen von Saluretika nur dann richtig verstehen, wenn man die grundlegenden Prinzipien der Nierenphysiologie ebenso berücksichtigt wie die der Pathogenese von Ödemen. Andererseits kann das Studium der Pharmakokinetik und

Pharmakodynamik von Saluretika auch seinerseits wichtige Erkenntnisse über die normale und pathologische Physiologie der Niere liefern.

Verständlicherweise sind für den Arzt in der Praxis vor allem die Wirkungen von Arzneimitteln auf den Menschen von Interesse. Diese Betonung der *klinischen Pharmakologie* ist durchaus gerechtfertigt, da die Effekte vieler Wirkstoffe bei verschiedenen Tierarten signifikant variieren und darüber hinaus auch durch die jeweilige Krankheit weiter modifiziert werden können. Außerdem läßt sich die Wirkung bestimmter Arzneimittel, wie z. B. solcher, die psychische Stimmungen und Verhalten beeinflussen, nur unmittelbar am Menschen studieren. Die pharmakologische Forschung am Menschen wird allerdings durch technische, rechtliche und ethische Grenzen und Maßstäbe limitiert. Daher basiert die Entscheidung für oder gegen die Anwendung eines Arzneimittels zumeist auch teilweise auf Erkenntnissen, die in pharmakologischen Untersuchungen an Tieren gewonnen wurden. Eine gewisse Kenntnis der Tierpharmakologie und der vergleichenden Pharmakologie kann hilfreich sein, um zu entscheiden, ob bestimmte, für ein Arzneimittel angegebene, jedoch nur im Tierversuch festgestellte Eigenschaften auch auf die Therapie des Menschen übertragbar sind.

Die *Pharmakotherapie* (Kapitel 3) befaßt sich mit der Anwendung von Arzneimitteln bei der Vorbeugung und Behandlung von Krankheiten. Viele Arzneimittel stimulieren oder hemmen in hinreichend reproduzierbarer Weise biochemische oder physiologische Funktionen des menschlichen Organismus. Durch diese Eigenschaft sind sie zur Behandlung bzw. Linderung von Symptomen geeignet oder im Idealfall in der Lage, den Krankeitsverlauf positiv zu verändern. Umgekehrt sind die Chemotherapeutika gerade deshalb therapeutisch nutzbar, weil sie nur eine minimale Wirkung auf den menschlichen Organismus haben, jedoch bestimmte pathogene Zellen oder Organismen effektiv zerstören oder töten können.

Ob ein Arzneimittel therapeutisch zweckmäßig ist, hängt entscheidend davon ab, ob es in der Lage ist, die erwünschte Wirkung zu erzeugen und zugleich unerwünschte Nebenwirkungen im tolerierbaren Rahmen zu halten. Für den an der therapeutischen Anwendung interessierten Kliniker ist darum die Selektivität der Wirkung eines der wichtigsten Charakteristika eines Arzneimittels. Die Arzneimitteltherapie basiert auf der Korrelation der Wirkungen des Arzneimittels mit den physiologischen, biochemischen, mikrobiologischen, immunologischen und verhaltensmäßigen Aspekten der Krankheit.

Außerdem ist es möglich, daß die Krankheit ihrerseits die pharmkokinetischen Eigenschaften des Arzneimittels modifiziert, indem sie dessen Resorption in das Kreislaufsystem und/oder dessen Verteilung und Ausscheidung beeinflußt.

Die *Toxikologie* (Kapitel 4) ist jenes Teilgebiet der Pharmakologie, das sich mit den unerwünschten Nebenwirkungen der Arzneimittel befaßt. Sie beschäftigt sich jedoch nicht nur mit den therapeutisch verwendeten Arzneimitteln, sondern darüber hinaus auch mit einer Vielzahl anderer chemischer Substanzen, die für Vergiftungen im Haushalt, am Arbeitsplatz oder der Umwelt verantwortlich sein können. Die Nebenwirkungen eines in der Therapie eingesetzten Wirkstoffs sind integraler Bestandteil der speziellen Pharmakologie dieses Stoffes. Die toxischen Wirkungen anderer chemischer Substanzen sind ein solch weites Feld, daß der Kliniker normalerweise gezwungen ist, seine Aufmerksamkeit auf die allgemeinen Prinzipien der Vorbeugung, Erkennung und Behandlung von Vergiftungen zu konzentrieren.

Bei den meisten traditionell gebräuchlichen Arzneistoffen handelt es sich um kleine Moleküle mit Molekulargewichten von einigen hundert Dalton. Darüber hinaus werden seit langem einige natürliche menschliche oder tierische Hormone verwandt. Im Zuge der großen Fortschritte in der Molekular- und Zellbiologie wurde es im Laufe des letzten Jahrzehnts möglich, daß eine Vielzahl von Protein- und Peptid-Wirkstoffen für die klinische Verwendung zugelassen werden konnten. Diese Therapien erreichen eine Besserung des Krankheitsverlaufs auf der Basis spezifischer Interaktionen des Wirkstoffes mit einem bestimmten Rezeptor oder Enzym. Gegenwärtig wird bereits die Möglichkeit erwogen, defekte Rezeptoren (oder Gene) direkt durch spezifische Wirkstoffe zu ersetzen oder im Rahmen einer Gentherapie (Kapitel 5) Wirkstoffe zu applizieren, die es dem Patienten erlauben, die nötigen therapeutischen Proteine selbst zu produzieren. Das Aufkommen der Gentherapie basiert auf der Prämisse, daß eine genetisch bedingte Erkrankung am besten durch eine auf das mutierte Gen selbst zielende Therapie zu behandeln sei. Dies erfordert einen direkten Angriff auf die mutierten Gene mit dem Ziel, defekte Gene durch normal funktionierende zu ersetzen bzw. zu ergänzen. Dabei stellt die Pharmakokinetik dieser neuen gentherapeutischen Ansätze, insbesondere der Transport des „Wirkstoffs" zum Wirk- bzw. Funktionsort, eine schwierige Hürde dar. Die Gentherapie hat ihre eigenen speziellen Methoden, viele davon basieren ihrerseits auf genetischen Prozessen wie der Aufnahme von Vektoren zur Einschleusung des Gens in die Zielzelle.

1 PHARMAKOKINETIK
Resorption, Verteilung und Elimination von Arzneimitteln

Leslie Z. Benet, Deanna L. Kroetz und Lewis B. Sheiner

Um seine charakteristischen Wirkungen zu entfalten, muß ein Arzneimittel in ausreichender Konzentration an seinem Wirkort vorliegen. Zwar sind die erreichten Konzentrationen offensichtlich von der verabreichten Menge des Medikaments abhängig, doch sie werden ebenfalls von Ausmaß und Geschwindigkeit der Resorption, Verteilung, der Bindung oder Lokalisierung im Gewebe, der Biotransformation und der Ausscheidung bestimmt. Diese Faktoren sind in Abbildung 1.1 dargestellt.

PHYSIKALISCH-CHEMISCHE FAKTOREN BEIM TRANSPORT VON ARZNEIMITTELN DURCH MEMBRANEN

Bei der Resorption, Verteilung, Biotransformation und Ausscheidung muß ein Arzneimittel jedesmal Zellmembranen passieren. Im folgenden werden daher die Mechanismen dargestellt, mit deren Hilfe Arzneimittel Membranen durchqueren, sowie die physikalisch-chemischen Eigenschaften von Molekülen und Membranen, die diesen Transport beeinflussen. Wichtige Eigenschaften eines Arzneimittels sind Größe und Form der Moleküle, Löslichkeit am Ort der Resorption, Ionisierungsgrad sowie die relative Lipidlöslichkeit seiner ionisierten und nichtionisierten Formen.

Beim Eindringen in eine Zelle muß ein Arzneimittel die Zellwand durchqueren. Weitere Hindernisse für die Bewegung von Arzneimitteln können einschichtige Darmepithel) oder mehrschichtige (Haut) Epithelzellschichten sein. Trotz dieser strukturellen Unterschiede gibt es viele Gemeinsamkeiten zwischen Diffusion und Transport von Arzneimitteln über diese verschiedenen Grenzen hinweg, da Arzneimittel im allgemeinen Zellen eher durchqueren als zwischen ihnen hindurch zu wandern. Die Zellmembran stellt also eine gemeinsame Barriere dar.

Zellmembranen Das Plasmalemm besteht aus einer bimolekularen Schicht polarer Lipide, deren Kohlenwasserstoffketten zur Bildung einer fortlaufenden hydrophoben Phase nach innen und deren hydrophile Köpfe nach außen gerichtet sind. Einzelne Lipidmoleküle in diesem Bilayer können sich seitwärts bewegen, was der Membran Fluidität, Biegsamkeit, einen hohen elektrischen Widerstand und eine relative Impermeabilität gegen stark polaren Moleküle verleiht. In den Bilayer eingebettete Membranproteine dienen als Rezeptoren zur Auslösung von elektrischen oder chemischen Signalleitungen und bieten selektive Ziele für die Wirkung von Medikamenten.

Passive Vorgänge Arzneimittel durchqueren Membranen entweder durch passive Vorgänge oder durch Mechanismen, die eine aktive Mitwirkung von Membranbestandteilen erfordern. Im ersten Fall dringt das Arzneimittelmolekül dank seiner Löslichkeit in den Lipid-Bilayer meist durch passive Diffusion entlang eines Konzentrationsgradienten in die Zelle ein. Solch ein Transfer ist der Größe des Konzentrationsgradienten entlang der Membran und dem Lipid/Wasser-Verteilungskoeffizienten des Medikaments direkt proportional. Je größer der Verteilungskoeffizient, desto höher die Konzentration des Arzneimittels in der Membran und desto schneller seine Diffusion. Nachdem ein Steady state (Fließgleichgewicht) erreicht ist, ist die Konzentration des ungebundenen Arzneimittels auf beiden Seiten der Membran gleich, wenn es sich bei dem Medikament um einen Nichtelektrolyten handelt. Für ionische Verbindungen hängen die Gleichgewichtskonzentrationen von den pH-Unterschieden auf beiden Seiten der Membran ab, die den Ionisierungszustand des Moleküls auf jeder Seite der Membran beeinflussen können, und von dem elektrochemischen Gradienten für das Ion. Die meisten biologischen Membranen sind für Wasser relativ durchlässig, entweder durch Diffusion oder durch ein Strömen, das aus hydrostatischen oder osmotischen Differenzen zwischen beiden Seiten der Membran resultiert. Ein solcher Fluß von Wasser kann kleine, wasserlösliche Substanzen mit sich führen. Die meisten Zellmembranen erlauben über diesen Mechanismus nur den Durchtritt von Wasser, Harnstoff und anderen kleinen, wasserlöslichen Molekülen. Substanzen passieren die Zellmembran in der Regel nicht, wenn ihr Molekulargewicht mehr als 100–200 Da beträgt.

Obwohl man vermuten würde, daß die meisten anorganischen Ionen klein genug seien, um die Membran durchdringen zu können, ist der Radius der hydratisierten Ionen doch relativ groß. Der Konzentrationsgradient vieler anorganischer Ionen wird zum großen Teil durch aktiven Transport bestimmt (z. B. Na^+ und K^+). Das transmembranöse Potential bestimmt häufig die Verteilung anderer Ionen (z. B. Chlorid) zwischen beiden Seiten der Membran. Für einzelne Ionen selektive Kanäle werden häufig so gesteuert, daß sie die Regulierung spezifischer

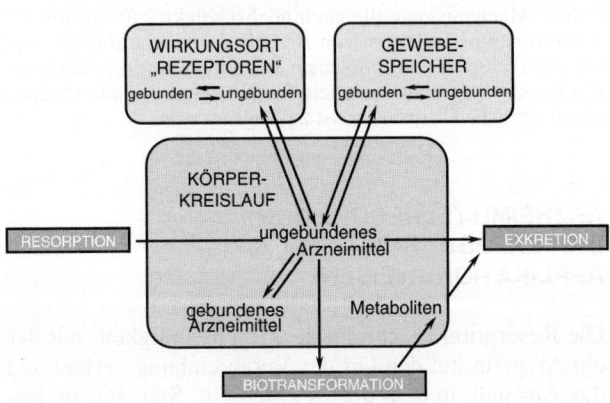

Abbildung 1.1 Schematische Darstellung der Wechselbeziehung zwischen Resorption, Verteilung, Bindung, Biotransformation und Exkretion eines Arzneimittels und seiner Konzentration am Wirkungsort. Mögliche Verteilung und Bindung von Metaboliten sind nicht dargestellt.

Ionenflüsse ermöglichen. Solche Mechanismen sind bei der Erzeugung von Aktionspotentialen in Nerven und Muskeln (siehe Kapitel 6) und bei der transmembranösen Signaltransduktion (siehe Kapitel 2) von Bedeutung.

Schwache Elektrolyte und pH-Einfluß Die meisten Arzneimittel sind schwache Säuren oder Basen, die in Lösung sowohl in nichtionisierter wie auch ionisierter Form vorliegen. Die nichtionisierten Moleküle sind meist lipidlöslich und können durch die Zellmembran diffundieren. Im Gegensatz dazu vermögen die ionisierten Moleküle die Lipidmembran aufgrund ihrer geringen Lipidlöslichkeit meist nicht zu durchdringen.

Aus diesem Grund wird die transmembranöse Verteilung eines schwachen Elektrolyten in der Regel von seinem pK_a-Wert und dem pH-Gradienten an der Membran bestimmt. Abbildung 1.2 verdeutlicht die Auswirkungen des pH-Wertes auf die Verteilung von Medikamenten, dargestellt ist die Verteilung einer schwachen Säure (pK_a = 4,4) zwischen Plasma (pH = 7,4) und Magensaft (pH = 1,4). Es wird angenommen, daß die Magenschleimhaut sich wie eine einfache Lipidbarriere verhält, die nur für die lipidlösliche, nichtionisierte Form der Säure durchlässig ist. Das Verhältnis von nichtionisiertem zu ionisiertem Medikament bei einem beliebigen pH-Wert läßt sich aus der Henderson-Hasselbalch-Gleichung errechnen. So beträgt das Verhältnis von nichtionisiertem zu ionisiertem Medikament im Plasma 1:1000; im Magensaft beträgt das Verhältnis 1:0,001. Diese Werte sind in Abbildung 1.2 in Klammern angegeben. Das gesamte Konzentrationsverhältnis zwischen Plasma und Magensaft betrüge daher 1000:1, wenn ein solches System ein Steady state erreichen würde. Für eine schwache Base mit einem pK_a-Wert von 4,4 ($BH^+ \rightleftarrows B + H^+$) wäre das Verhältnis umgekehrt, wie auch die breiten horizontalen Pfeile in Abbildung 1.2, welche auf die bei jedem pH-Wert vorherrschende Form weisen. Diese Überlegungen haben Bedeutung für die Resorption und Ausscheidung von Arzneimitteln, wie unten näher erläutert werden

wird. Die Einstellung von Konzentrationsgradienten von schwachen Elektrolyten an Membranen mittels eines pH-Gradienten ist ein rein physikalischer Vorgang und erfordert kein aktives Transportsystem. Man benötigt nur eine Membran, die vorzugsweise für nur eine Form des schwachen Elektrolyten permeabel ist, und einen pH-Gradienten entlang der Membran. Die Einstellung eines pH-Gradienten ist jedoch ein aktiver Vorgang.

Der Massenfluß durch interzelluläre Poren ist der Hauptmechanismus für die Passage durch die meisten Kapillarendothelmembranen; eine wichtige Ausnahme stellt das Zentralnervensystem (ZNS; siehe unten) dar. Diese Interzellularspalten sind groß genug, so daß die Diffusion in die meisten Kapillaren durch den Blutfluß begrenzt wird und nicht durch die Lipidlöslichkeit der Medikamente oder durch pH-Gradienten. Dies ist ein wichtiger Faktor bei der Filtration durch glomeruläre Membranen in der Niere (s. u.). Zonulae occludentes sind typisch für die Kapillaren des ZNS und eine Vielzahl von Epithelgeweben. Folglich ist die interzelluläre Diffusion begrenzt. Mit der Arzneimittelresorption in Verbindung gebracht hat man auch die Pinozytose, die Bildung und den Transport von Vesikeln durch Zellmembranen. Die quantitative Bedeutung von Pinozytose kann jedoch wahrscheinlich vernachlässigt werden.

Carrier gesteuerter Membrantransport Obwohl die passive Diffusion durch den Bilayer bei der Resorption und Verteilung von Arzneimitteln überwiegt, können aktivere und selektivere Mechanismen auch eine wichtige Rolle spielen. Der aktive Transport einiger Arzneimittel kommt an Neuronenmembranen, im Plexus choroideus, in den Tubuluszellen der Niere und in Hepatozyten vor. Die Merkmale des aktiven Transports – Selektivität, kompetitive Hemmung durch verwandte Verbindungen, Energiebedarf, Sättigungsvermögen und die Bewegung gegen einen elektrochemischen Gradienten – können für den Wirkungsmechanismus von Arzneimitteln, die aktivem Transport unterliegen oder den aktiven Transport von natürlichen Metaboliten oder Neurotransmittern stören, von Bedeutung sein. Die Bezeichnung „*erleichterte Diffusion*" beschreibt einen durch Carrier gesteuerten Vorgang, bei dem keine Energie zugeführt wird und die Bewegung der fraglichen Substanz deshalb nicht gegen einen elektrochemischen Gradienten verlaufen kann. Solche Mechanismen, die auch höchst selektiv für bestimmte Konformationsstrukturen von Arzneimitteln sein können, sind für den Transport von endogenen Verbindungen notwendig, deren Durchtrittsgeschwindigkeit durch biologische Membranen durch einfache Diffusion sonst zu langsam wäre.

ARZNEIMITTELRESORPTION, BIOVERFÜGBARKEIT UND APPLIKATIONSWEISEN

Die Resorption beschreibt die Geschwindigkeit, mit der ein Arzneimittel den Ort der Verabreichung verläßt und das Ausmaß, in dem dieses geschieht. Statt für die Resorption interessiert sich der Kliniker jedoch vornehmlich für einen Parameter, der *Bioverfügbarkeit* genannt wird. Die Bioverfügbarkeit gibt das Ausmaß an, in dem ein Arzneimittel seinen Wirkungsort *oder* eine biologische Flüssigkeit (z. B. Blut, Liquor, Urin), mit deren Hilfe

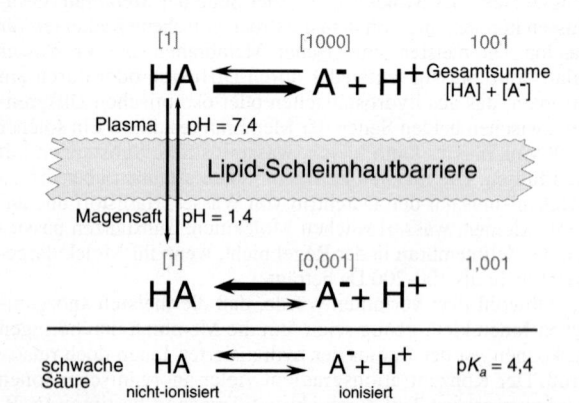

Abbildung 1.2 Einfluß des pH-Wertes auf die Verteilung einer schwachen Säure zwischen Plasma und Magensaft, die durch eine Lipidschranke getrennt sind.

das Arzneimittel an seinen Wirkungsort gelangen kann, erreicht. So muß zum Beispiel ein Arzneimittel, das aus Magen und Darm resorbiert wird, erst die Leber passieren, bevor es in den Körperkreislauf gelangt. Wenn das Arzneimittel in der Leber metabolisiert oder über die Galle ausgeschieden wird, so wird ein Teil des aktiven Arzneimittels inaktiviert oder umgeleitet, bevor es in den großen Kreislauf eintreten und an seine Wirkungsorte verteilt werden kann. Wenn das Abbau- oder Ausscheidungsvermögen der Leber für den fraglichen Wirkstoff groß ist, wird die Bioverfügbarkeit erheblich verringert (der sogenannte *first pass effect*). Diese Abnahme an Bioverfügbarkeit ist vom anatomischen Ort abhängig, von welchem aus die Resorption erfolgt (z. B. Mundhöhle, Duodenum, Rektum). Andere anatomische, physiologische und pathologische Faktoren können die Bioverfügbarkeit beeinflussen (siehe unten), und der Wahl des Weges, auf dem das Medikament verabreicht werden soll, liegt das Verständnis dieser Bedingungen zugrunde. Außerdem können Faktoren, welche die Resorption eines Arzneimittels beeinflussen, auch seine Bioverfügbarkeit verändern.

Faktoren, welche die Resorption verändern Zusätzlich zu den physikalisch-chemischen Faktoren, die den Transport durch Membranen beeinflussen, wirken viele andere Variablen auf die Resorption von Arzneimitteln ein. Die Resorption hängt, unabhängig vom Ort, von der Löslichkeit des Arzneimittels ab. In wässriger Lösung verabreichte Arzneimittel werden schneller resorbiert als solche in öliger Lösung, in Suspension oder in fester Form, da sie sich leichter mit der wässrigen Phase am Resorptionsort vermischen. Für in fester Form verabreichte Medikamente stellt unter Umständen die Auflösungsgeschwindigkeit (Dissolution) den begrenzenden Faktor bei der Resorption dar. Lokale Bedingungen am Resorptionsort verändern die Löslichkeit, besonders im Magen-Darm-Trakt. Ein übliches Beispiel eines solchen Medikaments ist die Acetylsalicylsäure, die im sauren Mageninhalt relativ unlöslich ist. Die Konzentration eines Arzneimittels beeinflußt die Resorptionsgeschwindigkeit. Arzneimittel, die am Ort der Verabreichung in Lösungen mit hoher Konzentration eingeführt werden, werden schneller resorbiert als Arzneimittel in Lösungen mit niedriger Konzentration. Auch die Zirkulation am und zum Resorptionsort beeinflußt die Arzneimittelresorption. Erhöhte Durchblutung, die durch Massage oder die lokale Applikation von Wärme erreicht werden kann, beschleunigt die Arzneimittelresorption, eine durch Vasokonstriktoren, Schock oder andere Krankheitsfaktoren hervorgerufene Verringerung der Durchblutung kann die Resorption verlangsamen. Die Fläche des Resorptionsortes zählt zu den wichtigeren Faktoren, welche die Geschwindigkeit der Arzneimittelresorption bestimmen. Von großen Oberflächen wie dem Alveolarepithel der Lunge, der Darmschleimhaut, oder, nach großflächiger Applikation, der Haut, werden Arzneimittel sehr rasch resorbiert. Die resorbierende Oberfläche wird zum großen Teil durch den Weg der Verabreichung bestimmt.

Jeder dieser Faktoren, ob einzeln oder in Verbindung mit anderen, kann starke Auswirkungen auf die klinische Wirksamkeit oder Toxizität eines Arzneimittels haben.

Enterale (orale) versus parenterale Verabreichung
Oft besteht eine Auswahlmöglichkeit hinsichtlich der Applikationsweise bzw. des Administrationsweges eines Arzneistoffes. Einige Eigenschaften der wichtigsten Administrationswege, welche zu einer systemischen Wirkung eines Arzneimittels führen sollen, werden in Tabelle 1.1 verglichen.

Die orale Einnahme ist die häufigste Methode der Arzneimittelverabreichung. Es ist auch die ungefährlichste, praktischste und wirtschaftlichste Methode. Zu den Nachteilen des oralen Weges gehören die Nichtresorbierbarkeit einiger Arzneimittel aufgrund ihrer physikalischen Eigenschaften (z. B. Polarität), Erbrechen infolge einer Reizung der gastrointestinalen Schleimhaut, Zerstörung einiger Medikamente durch Verdauungsenzyme oder durch niedrigen Magen-pH, ungleichmäßige Resorption oder Weiterbewegung z. B. einer Tablette bei Anwesenheit von Nahrung oder anderen Arzneimitteln sowie die Notwendigkeit der Kooperation des Patienten. Außerdem können Arzneimittel im Magen-Darm-Trakt durch Enzyme der Schleimhaut, der Darmflora oder der Leber abgebaut werden, bevor sie in den Körperkreislauf gelangen.

Die parenterale Injektion von Arzneimitteln hat einige deutliche Vorteile gegenüber der oralen Verabreichung. In einigen Fällen ist die parenterale Gabe notwendig, damit das Arzneimittel überhaupt in der aktiven Form resorbiert werden kann. Die Verfügbarkeit des Arzneimittels ist meist schneller und kalkulierbarer, als wenn es oral gegeben wird. Daher kann die Effektivdosis genauer gewählt werden. Die parenterale Verabreichung ist besonders nützlich bei der Notfallbehandlung. Wenn ein Patient bewußtlos oder nicht kooperativ ist oder oral verabreichte Wirkstoffe wieder erbricht, kann eine parenterale Behandlung notwendig werden. Die Injektion von Arzneimitteln hat jedoch auch Nachteile. Aseptische Bedingungen müssen eingehalten werden, bei intendierter intramuskulärer oder subkutaner Gabe können unbeabsichtigt intravaskuläre Injektionen vorkommen, die Injektion kann von Schmerzen begleitet werden, und eine Selbstmedikation ist mit Ausnahme von subkutaner Injektion nicht möglich. Auch die Kosten (Spritze, Nadeln) müssen berücksichtigt werden.

Orale Einnahme Die Resorption aus dem Magen-Darm-Trakt hängt von allgemeingültigen Faktoren ab, z. B. der Resorptionsoberfläche, dem Blutfluß zum Resorptionsort, dem physikalischen Zustand des Arzneimittels und seiner Konzentration am Resorptionsort. Da ein Großteil der Arzneimittelresorption aus dem Magen-Darm-Trakt auf passiven Vorgängen basiert, ist die Resorption begünstigt, wenn das Arzneimittel in einer nichtionisierten, lipophilen Form vorliegt. Daher könnte man die optimale Resorption einer schwachen Säure in der sauren Umgebung des Magens erwarten, während die Resorption von Basen im relativ alkalischen Dünndarm

Tabelle 1.1 Einige Eigenschaften häufiger Verabreichungswege von Arzneimitteln*

WEG	RESORPTIONSMUSTER	BESONDERE ANWENDUNGEN	EINSCHRÄNKUNGEN UND VORSICHTSMASSNAHMEN
intravenös	Umgehung der Resorption möglicherweise sofortige Wirkung	wertvoll für den Einsatz bei Notfällen erlaubt Titration der Dosierung meist erforderlich bei höher molekularen Arzneimitteln z. B. mit Protein- und Peptidstruktur geeignet für große Volumina und für Reizstoffe, wenn sie verdünnt sind	erhöhtes Risiko unerwarteter schädlicher Nebenwirkungen Die Lösungen müssen in der Regel *langsam* injiziert werden. nicht geeignet für ölige Lösungen oder unlösliche Stoffe
subkutan	aus wäßriger Lösung unverzüglich aus Depotpräparaten langsam und anhaltend	geeignet für einige unlösliche Suspensionen und zur Implantierung fester Pellets	nicht geeignet für große Volumina möglicherweise Schmerzen oder Nekrose durch Reizstoffe
intramuskulär	aus wäßriger Lösung prompt aus Depotpräparaten langsam und anhaltend	geeignet für mittlere Volumina, ölige Trägerstoffe und einige Reizstoffe	ausgeschlossen während einer Behandlung mit Antikoagulanzien kann die Auswertung bestimmter diagnostischer Tests stören (z. B. Kreatinkinase)
orale Einnahme	variabel; hängt von vielen Faktoren ab (s. Text)	am praktischsten und preiswertesten; meist weniger gefährlich	erfordert die Kooperation des Patienten Verfügbarkeit möglicherweise ungleichmäßig und unvollständig bei Arzneimitteln, die schlecht löslich sind, langsam resorbiert werden, instabil sind oder in beträchtlichem Ausmaß von Leber und/oder Darm metabolisiert werden.

*siehe Text für ausführlichere Diskussion und weitere Wege.

begünstigt sein dürfte. Es wäre jedoch eine grobe Vereinfachung, das Konzept der pH-Verteilung, wie es in Abbildung 1.2 vorgestellt wurde, auf den Vergleich zwischen zwei so verschiedenen biologischen Membranen wie den Epithelgeweben des Magens und des Darms zu übertragen. Der Magen ist mit einer dicken, schleimbeschichteten Membran ausgekleidet, die eine kleine Oberfläche und einen hohen elektrischen Widerstand hat. Der Magen hat im wesentlichen eine verdauende Funktion. Im Gegensatz dazu hat das Darmepithel eine äußerst große Oberfläche; es ist dünn, hat einen geringen elektrischen Widerstand und seine Hauptfunktion besteht in der Nährstoffresorption. Folglich erhöht jeder Faktor, der die Magenentleerung beschleunigt, wahrscheinlich auch die Geschwindigkeit der Arzneimittelresorption, während jeder die Magenentleerung verlangsamende Faktor wahrscheinlich den gegenteiligen Effekt hat, unabhängig von den Eigenschaften des Arzneimittels. Die experimentellen Daten, die aus der klassischen Arbeit von Brodie (1964) und neueren Studien zu ersehen sind, sind alle mit dem folgenden Schluß vereinbar: Die nichtionisierte Form eines Arzneimittels wird an jeder beliebigen Stelle des Magen-Darm-Trakts schneller resorbiert als die ionisierte Form. Die Resorptionsgeschwindigkeit eines Arzneimittels aus dem Darm ist jedoch größer als die aus dem Magen, sogar wenn das Arzneimittel im Darm vorwiegend ionisiert und im Magen größtenteils nichtionisiert vorliegt.

Manchmal werden Arzneimittel, die durch den Magensaft zerstört werden oder Magenreizungen hervorrufen, in Arzneiformen mit einem Überzug verabreicht, der die Auflösung im sauren Mageninhalt verhindert. Einige dieser beschichteten Zubereitungen eines Arzneimittels können jedoch auch der Auflösung im Darm widerstehen, und unter Umständen wird nur sehr wenig von dem Arzneimittel resorbiert.

Präparate mit kontrollierter Wirkstoff-Freigabe Die Resorptionsgeschwindigkeit eines Arzneimittels, das als Tablette oder andere feste orale Arzneiform verabreicht wird, hängt zum Teil von der Auflösungsgeschwindigkeit in den gastrointestinalen Flüssigkeiten ab. Dieser Faktor ist die Grundlage für sogenannte Retard-Präparate (*controlled-release* [CR] Präparate), die darauf ausgelegt sind, eine langsame, gleichförmige Resorption des Arzneimittels über einen Zeitraum von acht Stunden oder mehr zu bewirken. Potentielle Vorteile solcher Präparate sind die verringerte Häufigkeit, mit der das Arzneimittel im Vergleich zu herkömmlichen Arzneiformen verabreicht werden muß (z. B. einmal täglich statt dreimal täglich, möglicherweise mit verbesserter Befolgung der Einnahmevorschrift durch den Patienten), die Aufrechterhaltung einer therapeutischen Wirkung über Nacht sowie die verringerte Inzidenz und/oder Intensität unerwünschter Nebenwirkungen durch die Vermeidung von Konzentrationsspitzen, die nach der Verabreichung von schnellfreisetzenden, sogenannten *immediate-release* (IR) Arzneiformen oft auftreten.

Viele CR-Präparate erfüllen diese theoretischen Erwartungen. Der Kliniker muß sich jedoch über einige Nachteile dieser Produkte im klaren sein. Im allgemeinen ist die interindividuelle Variabilität der systemischen Arzneimittelkonzentration bei den CR-Arzneiformen größer als bei denen mit sofortiger Wirkstofffreigabe. Bei Dauergabe finden sich bei optimalen CR-Präparaten in etwa gleiche Tal-Spiegel (die Arzneistoffkonzentrationen im Steady state unmittelbar vor Einnahme der nächsten Einzeldosis) wie bei IR-Präparaten, obwohl die Einnahmefrequenz niedriger ist. Es besteht aber die Möglichkeit, daß die CR-Arzneiform versagt und es zu einem sogenannten *dose-dumping* mit konsekutiven Überdosiserscheinungen kommt, da die auf einmal eingenommene Gesamtdosis des Arzneimittels unter Umständen das mehrfache der in herkömmlichen IR-Präparaten enthaltenen Menge beträgt. *Controlled-release* Arzneiformen eignen sich am besten für Arzneimittel mit kurzen Halbwertszeiten (weniger als vier Stunden). Sogenannte *controlled-release* Arzneiformen werden aber auch manchmal für Arzneimittel mit langen Halbwertszeiten (mehr als zwölf Stunden) entwickelt. Diese meist teureren Produkte sollten nur verschrieben werden, falls spezifische Vorteile nachgewiesen werden konnten.

Sublinguale Verabreichung Die Resorption über die Mundschleimhaut ist trotz der relativ kleinen Oberfläche für manche Arzneimittel von besonderer Bedeutung. Glyceroltrinitrat (GTN) ist zum Beispiel wirksam, wenn nach Zerbeißen einer Kapsel der Inhalt unter der Zunge zurückgehalten wird, weil es nichtionisch ist und eine sehr hohe Lipidlöslichkeit besitzt. Aus diesem Grund wird das Medikament sehr rasch resorbiert. GTN ist auch sehr potent. Relativ wenige Moleküle müssen resorbiert werden, um die therapeutische Wirkung hervorzurufen. Da der venöse Abfluß aus dem Mund zur Vena cava superior geht, ist das Arzneimittel auch vor der schnellen First-pass-Metabolisierung in der Leber geschützt. Die hepatische First-pass-Metabolisierung reicht aus, um nach der Einnahme der herkömmlichen Tablette oder Kapsel das Erscheinen von aktivem GTN im Körperkreislauf zu unterbinden.

Rektale Verabreichung Der rektale Weg ist oft nützlich, wenn die orale Einnahme aufgrund von Erbrechen ausgeschlossen oder der Patient bewußtlos ist. Ungefähr 50% des aus dem Rektum resorbierten Arzneimittels umgeht die Leber. Das Potential der hepatischen First-pass-Metabolisierung ist deshalb geringer als bei einer oralen Dosis. Die rektale Resorption ist jedoch oft ungleichmäßig und unvollständig, und viele Arzneimittel verursachen Reizungen der Rektumschleimhaut.

Parenterale Injektion Die parenterale Verabreichung erfolgt hauptsächlich über den intravenösen, den subkutanen oder den intramuskulären Weg. Die Resorption aus subkutanen und intramuskulären Injektionsorten erfolgt durch einfache Diffusion entlang des Gradienten vom Arzneimitteldepot zum Plasma. Die Geschwindigkeit wird durch die Oberfläche der resorbierenden Kapillarmembranen und durch die Löslichkeit des Stoffes in der interstitiellen Flüssigkeit begrenzt. Relativ große wasserhaltige Kanäle in der Endothelmembran erklären die wahllose, von ihrer jeweiligen Lipidlöslichkeit unabhängige Diffusion von Molekülen. Größere Moleküle wie z. B. Proteine gelangen langsam über die lymphatischen Kanäle in den Blutkreislauf.

Alle Arzneimittel, die dem Körperkreislauf auf jeglichem Wege – mit Ausnahme der intraarteriellen Route – zugeführt werden, sind einer möglichen First-pass-Elimination in der Lunge unterworfen, bevor sie in den Rest des Körpers verteilt werden. Für eine Reihe von Wirkstoffen dient die Lunge als temporärer Clearance-Bereich, besonders für Arzneimittel, bei denen es sich um schwache Basen handelt, oder die beim pH des Blutes nichtionisiert vorliegen, anscheinend durch ihre Verteilung ins Fett. Die Lungen dienen ebenfalls als Filter für teilchenförmige Stoffe, die intravenös gegeben werden können, und natürlich bieten sie einen Eliminationsweg für flüchtige Substanzen, die abgeatmet werden.

Intravenös Die an der Resorption beteiligten Faktoren kann man durch die intravenöse Injektion von Arzneimitteln in wässriger Lösung umgehen, und die erwünschte Konzentration eines Arzneimittels im Blut wird mit einer Genauigkeit und Unverzüglichkeit erreicht, die keine andere Methode ermöglicht. In einigen Fällen wie z. B. bei der Einleitung einer Narkose wird die Dosis des Arzneimittels nicht vorher festgesetzt, sondern je nach Reaktion des Patienten angepaßt. Auch lokal irritierende Lösungen können nur auf diesem Wege gegeben werden, da die Wände der Blutgefäße relativ unempfindlich sind und das Arzneimittel bei langsamer Injektion durch das Blut stark verdünnt wird. Trotzdem muß bei peripheren Venen mit Phlebitiden gerechnet werden.

Wie dieser Weg der Verabreichung seine Vorzüge hat, so hat er auch Nachteile. Mit einer gewissen Wahrscheinlichkeit können toxische Reaktionen auftreten, da sowohl im Plasma wie auch im Gewebe schnell hohe Konzentrationen des Arzneimittels erreicht werden. Ist das Arzneimittel einmal injiziert, gibt es kein Zurück mehr. Wiederholte intravenöse Injektionen sind nur möglich, wenn eine Vene offen gehalten werden kann. Arzneimittel in einem öligen Medium oder solche, die Blutbestandteile ausfällen oder Erythrozyten hämolysieren, sollten nicht intravenös verabreicht werden. Intravenöse Injektionen müssen in der Regel langsam und unter einer Überwachung der Reaktionen des Patienten durchgeführt werden.

Subkutan Oft spritzt man ein Arzneimittel subkutan. Man kann diese Methode nur bei Arzneimitteln anwenden, die das Gewebe nicht reizen. Andernfalls können starke Schmerzen, Nekrosen und Verschorfung auftreten. Die Resorptionsgeschwindigkeit nach einer subkutanen Injektion ist oft konstant und langsam genug, um für eine anhaltende Wirkung zu sorgen. Außerdem kann sie variiert werden. Die Resorptionsgeschwindigkeit einer Suspension unlöslichen Insulins ist langsamer im Vergleich zu der einer löslichen Zubereitung des Hormons. Die Zugabe eines Vasokonstriktors zu der Lösung eines Arzneimittels, das subkutan injiziert werden soll, verlangsamt ebenfalls dessen Resorption. Die Resorption von Arzneimitteln, die in fester Pelletform unter die Haut gesetzt werden, geschieht langsam über Wochen oder Monate. Einige Hormone werden auf diese Art und Weise wirksam verabreicht.

Intramuskulär Arzneimittel in wässriger Lösung werden, in Abhängigkeit von der Geschwindigkeit des

Blutflusses zum Injektionsort, nach der intramuskulären Injektion ziemlich schnell resorbiert. Jogger, die sich Insulin in den Oberschenkel spritzen, erleben unter Umständen einen jähen Abfall der Blutzuckerkonzentration, die nach der Injektion in den Arm oder die Bauchwand nicht beobachtet wird, da Laufen den Blutfluß zum Bein beträchtlich erhöht. Im allgemeinen ist die Resorptionsgeschwindigkeit nach der Injektion einer wässrigen Lösung in den M. deltoideus oder den M. vastus lateralis höher als bei einer Injektion in den M. gluteus maximus. Besonders bei Frauen ist die Resorptionsgeschwindigkeit nach der Injektion in den Gluteus maximus geringer. Dieser Unterschied wird auf die unterschiedliche Verteilung von subkutanem Fettgewebe bei Männern und Frauen zurückgeführt, da Fettgewebe relativ schlecht durchblutet wird. Sehr fettleibige oder abgemagerte Patienten weisen ungewöhnliche Resorptionsmuster nach einer intramuskulären oder subkutanen Injektion auf. Eine sehr langsame, gleichförmige Resorption aus dem intramuskulären Injektionsort tritt auf, wenn das Arzneimittel in Öl gelöst oder als Suspension in verschiedenen anderen Trägern für intrakorporale Medikamentendepots injiziert wird. Penicillin wird oft auf diese Weise verabreicht. Stoffe, die zu stark reizen, um subkutan injiziert zu werden, können manchmal intramuskulär gegeben werden.

Intraarteriell Gelegentlich wird ein Medikament direkt in eine Arterie injiziert, um seine Wirkung auf ein bestimmtes Gewebe oder Organ zu begrenzen. Dieses Vorgehen ist jedoch von zweifelhaftem therapeutischen Wert (Ausnahme: regionale Chemotherapie). Diagnostische Wirkstoffe (z. B. Kontrastmittel) werden manchmal auf diesem Weg verabreicht. Die intraarterielle Injektion erfordert große Sorgfalt und sollte nur von Experten vorgenommen werden. Die First-pass- und Reinigungswirkung der Lunge stehen nicht zur Verfügung, wenn Arzneimittel auf diesem Wege verabreicht werden. Versehentliche intraarterielle Injektion von reizenden oder toxischen Wirkstoffen können zu Nekrosen in dem abhängig durchblutetem Gewebe (z. B. Hand) führen.

Intrathekal Oft verhindern oder verlangsamen die Blut-Hirn-Schranke und die Blut-Liquor-Schranke den Eintritt von Arzneimitteln ins ZNS. Deshalb werden Arzneimittel manchmal direkt in den Subarachnoidalraum des Rückenmarks injiziert, wenn schnelle und lokale Wirkungen von Medikamenten auf die Meningen oder das Zentralnervensystem erwünscht sind wie z. B. im Falle einer Spinalanästhesie oder bei akuten ZNS-Infektionen.

Intraperitoneal Die Bauchfellhöhle bietet eine große Resorptionsoberfläche, durch die Arzneimittel schnell in die Zirkulation eintreten, hauptsächlich jedoch über die Vena portae. Daher sind Verluste durch First-pass-Metabolisierung in der Leber möglich. Die intraperitoneale Injektion ist im Labor ein übliches Vorgehen, doch klinisch wird sie selten verwendet. Das Risiko, eine Infektion oder Adhäsion hervorzurufen, ist zu groß, um die routinemäßige Anwendung dieses Weges beim Menschen zu rechtfertigen.

Pulmonale Resorption Gasförmige und flüchtige Arzneimittel können eingeatmet und über das Lungenepithel und die Schleimhäute der Atemwege resorbiert werden. Aufgrund der großen Oberfläche findet der Eintritt in den Blutkreislauf auf diesem Wege rasch statt. Die Gesetze, welche die Resorption und Ausscheidung von Anästhetika und anderen therapeutischen Gasen bestimmen, werden in den Kapiteln 13, 14 und 16 besprochen.

Außerdem können Lösungen von Arzneimitteln zerstäubt und die feinen Tropfen in Luft als Aerosol eingeatmet werden. Vorteile sind die fast sofortige Resorption des Arzneimittels ins Blut, die Vermeidung von Verlusten durch First-pass-Metabolisierung in der Leber und, im Fall einer Lungenerkrankung, die lokale Applikation des Arzneimittels am gewünschten Wirkungsort. Auf diese Weise können Medikamente zum Beispiel bei der Behandlung von Bronchialasthma gegeben werden (s. Kapitel 28). Die wesentlichen Nachteile sind die schlechte Regulierbarkeit der Dosis, die Beschwerlichkeit der Verabreichungsmethode und die Tatsache, daß viele gasförmige und flüchtige Arzneimittel eine Reizung des Lungenepithels hervorrufen können.

Die pulmonale Resorption ist ein wichtiger Eintrittsweg für bestimmte Mittel, die mißbräuchlich eingenommen werden, sowie für toxische, in der Umwelt vorkommende Stoffe mit unterschiedlicher Zusammensetzung und physikochemischen Eigenschaften (siehe Abschnitt XVII). Nach der Inhalation können sowohl örtliche wie auch systemische Reaktionen auf Allergene auftreten.

Topische Anwendung ***Schleimhäute*** Auf die Schleimhäute der Augenbindehaut, des Nasenrachenraumes, des Oropharynx, der Vagina, des Kolons, der Harnröhre und der Harnblase werden Arzneimittel hauptsächlich ihrer lokalen Wirkungen wegen aufgetragen. Gelegentlich ist auch die systemische Resorption das Ziel wie z. B. die Applikation von antidiuretischem Hormon (ADH) auf die Nasenschleimhaut. Lokalanästhetika, die aufgetragen werden, um eine örtliche Wirkung zu erzielen, können unter Umständen so rasch resorbiert werden, daß sie zu systemischer Toxizität führen.

Haut Nur wenige Arzneimittel durchdringen die intakte Haut. Bei denjenigen, die doch eindringen, verhält sich die Resorption proportional zur Größe der Oberfläche, auf die sie aufgetragen wurden, und zu ihrer Lipidlöslichkeit, denn die Epidermis verhält sich wie eine Lipidschranke (siehe Kapitel 64). Die Dermis ist jedoch für viele gelöste Substanzen leicht zu durchdringen; aus diesem Grunde erfolgt die systemische Resorption von Arzneimitteln viel leichter durch abgeschürfte, verbrannte oder bloßgelegte Haut. Auch Entzündungen oder andere Bedingungen, welche die kutane Durchblutung erhöhen, verbessern die Resorption. Manchmal werden toxische Wirkungen durch die Resorption äußerst lipidlöslicher Substanzen durch die Haut ausgelöst (z. B. eines lipidlöslichen Insektizids in einem organischen Lösungsmittel). Die Resorption durch die Haut kann verstärkt werden, indem man das Arzneimittel in einem öligen Träger aufschlämmt und die entstehende Zubereitung in die Haut einreibt. Diese Verabreichungsmethode ist unter der Bezeichnung *Inunktion* bekannt. Da hydratisierte Haut durchlässiger ist als trockene, kann die Arzneiform abgewandelt werden, oder man verwendet einen Okklusionsverband, um die Resorption zu erleichtern. Topische *controlled-release* Pflaster sind jüngste Neuerungen. Klebt man ein scopolaminhaltiges Pflaster hinter das Ohr, wo die Körpertemperatur und die Durchblutung die Resorption verstärken, so wird genug von dem Arzneimittel an den Körperkreislauf abgegeben, um den Träger z. B. vor einer Reisekrankheit (Kinetose) zu schützen. Die transdermale Substitution von Östrogen ermöglicht niedrige Erhaltungsdosen von Östradiol, während gleichzeitig die hohen Konzentrationen der Stoffwechselprodukte des Östrons minimiert werden, die man nach der oralen Verabreichung von Östrogen beobachtet.

Auge Topisch angewandte Ophthalmika werden in erster Linie ihrer örtlichen Wirkungen wegen eingesetzt (siehe Kapitel 65). Eine systemische Resorption, die aus dem Abfluß durch den Canalis nasolacrimalis resultiert, ist in der Regel unerwünscht. Zusätzlich unterliegen Arzneimittel, die nach einem solchen Abfluß resorbiert werden, keiner hepatischen First-pass-Elimination. Aus diesem Grund können unerwünschte systemische pharmakologische Wirkungen auftreten, wenn z. B. β-Adrenozeptor-Antagonisten in Form von Augentropfen verabreicht werden. Die lokalen Wirkungen bedürfen meist der Resorption des Arzneimittels durch die Hornhaut. Eine Infektion oder Verletzung der Hornhaut führt deshalb unter Umständen zu einer schnelleren Resorption. Augenmedikamente, die zu einer protahierten Wirkung führen (z. B. Suspensionen und Salben), stellen nützliche Erweiterungen der ophthalmischen Therapie dar. Unlängst entwickelte Inserts (in die Hornhaut implantierte Reservoirs) sorgen für eine kontinuierliche Abgabe geringer Arzneimittelmengen. Sehr wenig geht durch Abfluß verloren; so werden die systemischen Nebenwirkungen minimiert.

Bioäquivalenz Arzneimittelprodukte werden als pharmazeutische Äquivalente angesehen, wenn sie dieselben aktiven Inhaltsstoffe enthalten und in Stärke oder Konzentration, Arzneiform und Weg der Verabreichung identisch sind. Zwei pharmazeutisch äquivalente Arzneimittelprodukte werden als bioäquivalent betrachtet, wenn sich Geschwindigkeit und Ausmaß der Bioverfügbarkeit des aktiven Inhaltsstoffes bei den beiden Produkten unter geeigneten Testbedingungen nicht wesentlich voneinander unterscheiden. In der Vergangenheit traten bei Arzneiformen eines Medikaments von verschiedenen Herstellern und sogar bei verschiedenen Zubereitungschargen von einem einzigen Hersteller Unterschiede in der Bioverfügbarkeit auf. Solche Unterschiede fand man in erster Linie unter den oralen Arzneiformen schlecht löslicher Medikamente, die nur langsam resorbiert werden. Sie resultierten aus Abweichungen in Kristallform, Teilchengröße oder anderen physikalischen Eigenschaften des Arzneimittels, die bei der Zubereitung und Herstellung der Präparate keiner strengen Kontrolle unterliegen. Diese Faktoren beeinflussen den Zerfall der Arzneiform und die Auflösung des Medikaments und demzufolge auch Geschwindigkeit und Ausmaß der Arzneimittelresorption.

Die potentielle Inäquivalenz verschiedener Arzneimittelpräparate gab Anlaß zur Sorge. Strengere Überwachungsvorschriften haben dafür gesorgt, daß Bioinäquivalenz zwischen zugelassenen Arzneimittelprodukten nur noch in wenigen Fällen nachgewiesen werden konnte, wenn überhaupt. Die Bedeutung möglicher Bioäquivalenz von Arzneimittelpräparaten wird eingehender im Zusammenhang mit der Nomenklatur von Arzneimitteln und der Wahl einer Medikamentenbezeichnung beim Ausstellen von Rezepten besprochen (s. Anhang I).

DIE VERTEILUNG VON ARZNEIMITTELN

Nachdem ein Medikament in den Blutkreislauf durch Resorption oder Injektion gelangt ist, kann es sich in interstitielle oder zelluläre Flüssigkeiten verteilen. In dem Verteilungsmuster spiegeln sich gewisse physiologische Faktoren und physikalisch-chemische Eigenschaften von Arzneimitteln. Man kann eine Anfangsphase erkennen, die durch das Herzzeitvolumen und die örtliche Durchblutung bestimmt ist. Herz, Leber, Niere, Gehirn und andere gut durchblutete Organe nehmen in den ersten Minuten nach der Resorption den größten Teil eines Arzneimittels auf. Die Beförderung des Arzneimittels in das Muskelgewebe, einen Großteil der Eingeweide, die Haut und das Fettgewebe erfolgt langsamer, und es kann einige Minuten oder Stunden dauern, bis ein Gleichgewicht (Steady state) erreicht ist. Eine zweite Phase der Verteilung des Arzneimittels kann daher von der ersten unterschieden werden. Sie wird ebenfalls von der Durchblutung begrenzt und betrifft einen weit größeren Teil der Körpermasse als die erste. Die Verteilungsmuster der Durchblutung werden überlagert von Faktoren, welche die Geschwindigkeit bestimmen, mit der Arzneimittel ins Gewebe diffundieren. Die Diffusion in den Interstitialraum tritt aufgrund der hohen Permeabilität der Kapillarendothelmembranen rasch ein (außer im Gehirn). Lipidunlösliche Arzneimittel, die Membranen nur schlecht durchdringen, sind hinsichtlich ihrer Verteilung und damit auch ihrer potentiellen Wirkungsorte eingeschränkt. Die Verteilung kann auch durch Bindung des Arzneimittels an Plasmaproteine begrenzt werden, insbesondere durch die Bindung an Albumin für saure Arzneimittel und an das sogenannte saure α_1-Glykoprotein (AGP) für basische Stoffe. Ein Wirkstoff, der in beträchtlichem Ausmaße und sehr fest gebunden ist, hat begrenzten Zugang zu zellulären Wirkungsorten und wird unter Umständen langsam metabolisiert und eliminiert. Arzneimittel können sich aufgrund von pH-Gradienten, der Bindung an intrazelluläre Bestandteile oder der Verteilung ins Fett in größeren Konzentrationen im Gewebe ansammeln als erwartet.

Ein in einem bestimmten Gewebe angereichertes Arzneimittel kann als Reservoir dienen, das eine Verlängerung der Arzneimittelwirkung in demselben Gewebe oder an einem entfernten, durch die Zirkulation zugänglichen Ort bewirkt. Ein Beispiel, an dem viele von diesen Faktoren zu sehen sind, ist die Anwendung des intravenösen Anästhetikums Thiopental, einem äußerst lipidlöslichen Arzneimittel. Weil der Blutfluß zum Gehirn so groß ist, erreicht das Arzneimittel seine maximale Konzentration im Gehirn innerhalb von einer Minute nach der intravenösen Injektion. Nachdem die Injektion beendet ist, diffundiert Thiopental in andere Gewebe, z. B. in die Muskeln, und die Plasmakonzentration sinkt. Die Konzentration des Arzneimittels im Gehirn verhält sich ebenso wie die im Plasma, da das Arzneimittel nur in geringem Maße an Gehirngewebe gebunden wird. Daher ist das Einsetzen der Anästhesie sehr rasch, ihr Ende jedoch auch. Beide hängen direkt mit der Arzneimittelkonzentration im Gehirn zusammen. Eine dritte Phase der Verteilung ist bei diesem Arzneimittel eine Folge der langsamen, durch den Blutfluß begrenzten Aufnahme in das Fettgewebe. Bei der Verabreichung sukzessiver Dosen von Thiopental findet eine Akkumulation des Arzneimittels im Fett und in anderen Geweben statt, die große Mengen der Verbindung einlagern können. Diese können dann zum Speicher werden für die Aufrechterhaltung von Plasmakonzentrationen und damit auch der Konzentrationen im Gehirn am oder oberhalb des Schwellenwertes für die Anästhesie. Daher kann ein Arzneimittel, das aufgrund einer raschen Umverteilung an Orte, an denen der Wirkstoff keine pharmakologische Wirkung hat, eigentlich kurzwirkend ist, zu einem langwirkenden Stoff werden, wenn diese Reservoirs gefüllt sind und die Beendigung der Wirkung des Arzneimittels nur noch von der Biotransformation und Ausscheidung abhängt (s. Benet, 1978).

Da der pH-Unterschied zwischen intrazellulären und extrazellulären Flüssigkeiten gering ist (7,0 gegen 7,4), kann sich nur ein relativ schwacher Arzneimittelkonzentrationsgradient an der Zellmembran ausbilden. Schwache Basen reichern sich im Inneren von Zellen an. Die Konzentration von schwachen Säuren dagegen ist in den Zellen geringfügig geringer als in extrazellulären Flüssigkeiten. Eine Erniedrigung des extrazellulären pH erhöht die intrazelluläre Konzentration von schwachen Säuren und verringert die von schwachen Basen, vorausgesetzt, daß der intrazelluläre pH sich nicht ebenfalls ändert und die pH-Änderung nicht gleichzeitig die Bindung, Biotransformation oder die Ausscheidung des Arzneimittels beeinflußt. Eine Erhöhung des pH-Wertes hat umgekehrte Auswirkungen (siehe Abbildung 1.2).

Zentrales Nervensystem und Liquor cerebrospinalis Die Verteilung von Arzneimitteln in den Liquor cerebrospinalis und den Extrazellularraum des ZNS ist begrenzt. Eine ähnliche Restriktion gilt für das Magen-Darm-Epithel. Die Endothelzellen der Kapillaren im Gehirn unterscheiden sich von ihren Pendants in den meisten Geweben durch das Fehlen von interzellulären Poren und Pinozytosebläschen. Es liegen überwiegend Zonulae occludentes vor, und der wasserhaltige Massenfluß ist dadurch stark eingeschränkt. Dies ist nicht auf ZNS-Kapillaren beschränkt (Zonulae occludentes gibt es auch in vielen Muskelkapillaren). Wahrscheinlich trägt die einzigartige Anordnung der perikapillären Gliazellen auch zu der langsamen Diffusion von organischen Säuren und Basen in das ZNS bei. Die Arzneimittelmoleküle müssen vermutlich nicht nur die Endothelmembranen, sondern auch die perivaskulären Zellmembranen durchqueren, bevor sie Neuronen oder andere Zielzellen im ZNS erreichen können. Die Permeation von äußerst lipidlöslichen Arzneimitteln in das ZNS wird durch die zerebrale Durchblutung begrenzt. Die Diffusionsgeschwindigkeit ins ZNS von Arzneimitteln mit zunehmender Polarität ist der Lipidlöslichkeit der nichtionisierten Form proportional.

Stark ionisierte Wirkstoffe wie z. B. quartäre Amine sind normalerweise nicht in der Lage, aus dem Blutkreislauf in das ZNS einzudringen. Außerdem werden organische Ionen am Plexus choroideus durch ähnliche Transportprozesse wie in den renalen Tubuli aus dem Liquor cerebrospinalis ins Blut ausgeschieden. Lipidlösliche Substanzen verlassen das Gehirn über Diffusion durch die Kapillaren und die Blut-Plexus-choroideus Schranke. Unabhängig von Lipidlöslichkeit und Molekülgröße treten Arzneimittel und endogene Stoffwechselprodukte auch mit dem Massenfluß des Liquor cerebrospinalis durch die Arachnoidalzotten aus.

Die Blut-Hirn-Schranke ist insofern anpassungsfähig, als daß der Ausschluß von Arzneimitteln und anderen Xenobiotika (d.h. körperfremde, exogene Substanzen) wie Penicillin oder Tubocurarin das ZNS vor stark toxischen Wirkungen schützt. Die Schranke ist jedoch nicht absolut undurchdringlich. In sehr großen Dosen kann Penicillin zu plötzlichen Krampfanfällen führen, eine Meningitis oder Enzephalitis erhöht die örtliche Permeabilität. Methoden, mit denen man die Permeabilität der Blut-Hirn-Schranke erhöhen kann, sind potentiell bei der Verbesserung der Wirksamkeit von Chemotherapeutika von Bedeutung, die zur Behandlung von Infektionen oder Tumoren im Gehirn eingesetzt werden.

Medikamentenreservoirs Wie schon erwähnt wurde, sind die Körperräume, in denen ein Medikament sich ansammelt, potentielle Speicher für das Arzneimittel. Wenn das gespeicherte Arzneimittel mit dem im Plasma im Gleichgewicht steht und mit sinkender Plasmakonzentration freigesetzt wird, wird die Konzentration des Arzneimittels im Plasma und an seinem Wirkungsort aufrechterhalten, und die pharmakologischen Wirkungen halten länger an. Wenn das Reservoir eine große Kapazität hat und sich schnell füllt, ändert es die Verteilung des Arzneimittels dergestalt, daß anfänglich große Mengen des Medikaments erforderlich sind, um eine therapeutisch wirksame Konzentration im Zielorgan zu erreichen.

Plasmaproteine Viele Arzneimittel werden an Plasmaproteine gebunden, saure Medikamente meist an Plasmaalbumin und basische an AGP. Die Bindung an andere Plasmaproteine findet im allgemeinen in weitaus geringerem Ausmaße statt. Die Bindung ist für gewöhnlich reversibel; gelegentlich werden reaktive Arzneimittel, wie z. B. alkylierende Agenzien, kovalent gebunden.

Der Bruchteil der Gesamtarzneimittelmenge im Plasma, der gebunden wird, wird von der Konzentration des Arzneimittels, seiner Affinität zu den Bindungsstellen sowie der Anzahl der Bindungsstellen bestimmt. Man benutzt einfache Massenwirkungsgleichungen, um die freien und gebundenen Konzentrationen zu beschreiben (s. Kapitel 2). Bei niedrigen Arzneimittelkonzentrationen (kleiner als die Dissoziationskonstante der Bindung an das Plasmaprotein) hängt der Anteil des gebundenen Arzneimittels von der Menge an Bindungsstellen (Konzentration des Proteins im Plasma) und der Dissoziationskonstante ab. Bei hohen Arzneimittelkonzentrationen (größer als die Dissoziationskonstante) ist der Anteil des gebundenen Medikaments von der Anzahl der Bindungsstellen (pro Proteinmolekül) und der Arzneimittelkonzentration abhängig. Daher treffen Aussagen, daß ein bestimmtes Arzneimittel zu einem bestimmten Grad gebunden sei, nur für einen begrenzten Konzentrationsbereich zu. Die in Anhang II aufgeführten Prozentzahlen beziehen sich nur auf den therapeutischen Konzentrationsbereich eines jeden Arzneimittels.

Die Bindung eines Arzneimittels an Plasmaproteine begrenzt seine Konzentration im Gewebe und an seinem Wirkungsort, da nur das ungebundene Arzneimittel über die Membran hinweg im Gleichgewicht steht. Die Bindung begrenzt auch die glomeruläre Filtration des Arzneimittels, da dieser Vorgang die Konzentration des freien Arzneimittels im Plasma nicht sofort verändert (Wasser wird auch filtriert). Die Bindung an Plasmaprotein schränkt jedoch die renaltubuläre Sekretion oder die Biotransformation nicht generell ein, da diese Vorgänge zuerst die Konzentration des freien Arzneimittels senken, worauf rasch die Dissoziation des Arzneimittel-Protein-Komplexes erfolgt, um das Gleichgewicht zwischen gebundenem und freiem Wirkstoff zu erhalten. Wenn ein Arzneimittel rasch transportiert oder metabolisiert wird und seine auf der Grundlage des freien Arzneimittels berechnete Clearance den Plasmafluß durch das Organ (z. B.

Niere oder Leber) überschreitet, kann die Bindung des Arzneimittels an Plasmaproteine auch als Transportmechanismus verstanden werden, der durch Arzneimitteltransport an Eliminationsorte die Arzneimittelelimination fördert.

Da die Bindung von Arzneimitteln an Plasmaproteine eher nicht-selektiv geschieht, können viele Arzneimittel mit ähnlichen physikalisch-chemischen Eigenschaften miteinander und mit endogenen Substanzen um diese Bindungsstellen konkurrieren. Zum Beispiel weiß man, daß die Verdrängung von freiem Bilirubin aus der Bindung an Albumin durch Sulfonamide und andere organische Anionen das Risiko der Bilirubinencephalopathie beim Neugeborenen erhöht. Die Bedeutung von Interaktionen, die auf einer Konkurrenz von Arzneimitteln um Protein-Bindungsstellen basiert, ist in der Vergangenheit überbetont worden. Da Reaktionen auf Arzneimittel – sowohl wirksame wie auch toxische – von den Konzentrationen des ungebundenen Arzneimittels abhängen, verändern sich die Steady-state-Konzentrationen ungebundener Arzneimittel nur dann, wenn sich entweder die Arzneimittelzufuhr (Dosierungsrate) oder die Clearance des freien Arzneimittels verändert (siehe Gleichung 1.1 und die Erläuterungen später in diesem Kapitel). Daher sind die Steady-state-Konzentrationen des freien Arzneimittels vom Ausmaß der Proteinbindung unabhängig. Für Arzneimittel von geringer therapeutischer Breite könnte eine vorübergehende Änderung der Konzentration des freien Arzneimittels, welche direkt nach der Dosis eines Verdrängungsmittels auftritt, Anlaß zur Sorge geben. Ein häufigeres Problem, das aus der Konkurrenz von Arzneimitteln um Plasmaprotein-Bindungsstellen resultiert, ist die falsche Interpretation der im Plasma gemessenen Arzneimittelkonzentrationen, da die meisten Nachweisverfahren das freie Arzneimittel nicht vom gebundenen unterscheiden.

Zelluläre Reservoirs Viele Arzneimittel reichern sich im Muskelgewebe und anderen Zellen in höheren Konzentrationen an als in extrazellulären Flüssigkeiten. Ist die intrazelluläre Konzentration hoch und die Bindung reversibel, kann das betroffene Gewebe einen ansehnlichen Arzneimittelspeicher darstellen, insbesondere dann, wenn das Gewebe einen großen Teil der Körpermasse ausmacht. Bei der längerdauernden Verabreichung des Antimalariamittels Quinacrin kann z. B. die Konzentration des Arzneimittels in der Leber einige tausendmal höher sein als im Plasma. Die Anreicherung in der Zelle kann durch aktiven Transport oder, was häufiger ist, durch Bindung erfolgen. Die Bindung von Arzneimitteln an Gewebe geschieht normalerweise an Proteine, Phospholipide oder Nukleoproteine und ist in der Regel reversibel.

Fett als Reservoir Viele lipidlösliche Arzneimittel werden gespeichert, indem sie physikalisch in neutralem Fett gelöst werden. Bei adipösen Personen kann der Fettgehalt des Körpers bis zu 50% betragen, und sogar beim Verhungern macht es noch 10% des Körpergewichtes aus. Aus diesem Grund kann Fett als wichtiges Reservoir für lipidlösliche Arzneimittel dienen. So können sich zum Beispiel bis zu 70% des sehr gut lipidlöslichen Barbiturats Thiopental drei Stunden nach der Verabreichung im Körperfett befinden. Das Fettgewebe ist ein ziemlich dauerhaftes Reservoir, da die Durchblutung relativ gering ist.

Knochen Tetracyclin-Antibiotika (und andere Stoffe, die mit zweiwertigen Metallionen Chelatkomplexe bilden) und Schwermetalle können sich im Knochen durch Adsorption an die Oberfläche der Knochenkristalle ansammeln, wo sie dann schließlich ins Kristallgitter eingebaut werden. Das Knochengewebe kann zu einem Reservoir für die langsame Freisetzung von Giftstoffen wie Blei oder Radium ins Blut werden; ihre Wirkungen können so auch noch lange nach dem Ende der Exposition andauern. Die örtliche Zerstörung des Knochenmarks kann auch zu verringerter Durchblutung und einer Verlängerung des Speichereffektes führen, da der Giftstoff von der Zirkulation abgeschlossen wird; dies kann die direkte lokale Schädigung des Knochens noch verstärken. Es entsteht ein Circulus vitiosus: je mehr man dem Giftstoff ausgesetzt ist, desto langsamer ist die Eliminationsgeschwindigkeit.

Transzelluläre Reservoirs Arzneimittel durchqueren auch Epithelzellen und können in transzellulären Flüssigkeiten akkumulieren. Das wichtigste transzelluläre Reservoir ist der Magen-Darm-Trakt. Schwache Basen gehen passiv aus dem Blut in den Magen über und sammeln sich dort an, da zwischen den beiden Flüssigkeiten ein großes pH-Differential besteht. Einige Arzneimittel werden in aktiver Form oder als Konjugat, das im Darm hydrolysiert werden kann, über die Galle abgesondert. In diesen Fällen, und wenn ein oral verabreichtes Medikament nur langsam resorbiert wird, dient der Magen-Darm-Trakt als Arzneimittelreservoir.

In anderen transzellulären Flüssigkeiten, darunter der Liquor cerebrospinalis, das Kammerwasser, die Endolymphe und Gelenkflüssigkeiten, sammeln sich im allgemeinen keine wesentlichen Gesamtmengen von Arzneimitteln an.

Umverteilung Das Ende einer Arzneimittelwirkung wird in der Regel durch Biotransformation und Ausscheidung herbeigeführt, doch es kann auch aus der Umverteilung eines Arzneimittels von seinem Wirkungsort an andere Gewebe oder Orte resultieren. Die Umverteilung ist im wesentlichen dann ein Faktor bei der Beendigung von Arzneimittelwirkungen, wenn ein sehr gut lipidlösliches Arzneimittel, das auf das Gehirn oder das Herz-Kreislauf-System wirkt, rasch durch intravenöse Injektion oder Inhalation verabreicht wird. Die an der Umverteilung beteiligten Faktoren sind bereits oben besprochen worden.

Diaplazentare Übertragung Der potentielle Transfer von Arzneimitteln über die Plazenta ist von Bedeutung, da Arzneimittel feto- oder embryotoxisch sein können. Werden sie unmittelbar vor der Geburt verabreicht, können sie auch schädliche Auswirkungen auf das Neugeborene haben. Arzneimittel durchqueren die Plazenta im wesentlichen durch einfache Diffusion. Lipidlösliche, nichtionisierte Arzneimittel treten leicht vom mütterlichen Kreislauf in das fetale Blut ein. Am geringsten ist der Übertritt bei Arzneimitteln mit einem hohen Dissoziationsgrad oder geringer Lipidlöslichkeit. Die Annahme einer Plazenta-Schranke für Arzneimittel ist zu allgemein, und man muß davon ausgehen, daß der Fetus – zumindest zu einem gewissen Grad – im wesentlichen allen Arzneimitteln ausgesetzt ist, welche die Mutter einnimmt.

DIE BIOTRANSFORMATION VON ARZNEIMITTELN

Die lipophilen Eigenschaften von Arzneimitteln, welche die Passage durch biologische Membranen und den anschließenden Zugang zum Wirkungsort fördern, behindern gleichzeitig die Elimination aus dem Körper. Die renale Ausscheidung von unveränderten Arzneimitteln spielt in der Gesamtelimination der meisten therapeutischen Wirkstoffe nur eine bescheidene Rolle, da die durch den Glomerulus gefilterten lipophilen Verbindungen größtenteils durch die Tubulusmembranen rückresorbiert werden. Die Biotransformation von Arzneimitteln und anderen Xenobiotika zu hydrophileren Stoffwechselprodukten ist daher für die Beendigung ihrer biologischen Aktivität und der Elimination dieser Verbindungen aus dem Körper notwendig. In der Regel führen Reaktionen der Biotransformation zu polaren, inaktiven Metaboliten, die leicht aus dem Körper ausgeschieden werden. In einigen Fällen können jedoch auch Stoffwechselprodukte mit starker biologischer Wirkung oder toxischen Eigenschaften entstehen. Die folgende Diskussion konzentriert sich auf die Biotransformation von Arzneimitteln, doch sie ist auch allgemein auf die Metabolisierung aller Xenobiotika wie auch einer Anzahl endogener Verbindungen anwendbar, darunter Steroide, Vitamine und Fettsäuren.

Phase-I- und Phase-II-Biotransformationen Biotransformationsreaktionen von Arzneimitteln werden entweder als Funktionalisierungsreaktionen (Phase I) oder als Biosynthesereaktionen (Phase II) klassifiziert. Die Reaktionen der Phase I führen eine funktionelle Gruppe in die Stammverbindung ein oder legen sie an der Stammverbindung frei. Die Reaktionen der Phase I führen in der Regel zum Verlust der pharmakologischen Wirkung, obwohl es auch Beispiele gibt, in denen die Wirkung bewahrt oder verstärkt wird. In seltenen Fällen geht die Metabolisierung mit einer veränderten pharmakologischen Wirkung einher. Prodrugs sind pharmakologisch inaktive Verbindungen, die darauf ausgelegt sind, die Menge der aktiven Form, die den Wirkungsort erreicht, zu maximieren. Inaktive Prodrugs werden rasch zu biologisch aktiven Stoffwechselprodukten umgewandelt, oft durch die Hydrolyse einer Ester- oder Amidbindung. Falls sie nicht rasch an den Urin abgegeben werden, können die Produkte der Phase-I-Biotransformation dann mit endogenen Verbindungen zu sehr gut wasserlöslichen Konjugaten reagieren.

Die Konjugationsreaktionen der Phase II führen zu der Ausbildung einer kovalenten Bindung zwischen einer funktionellen Gruppe der Stammverbindung und Glukuronsäure, Sulfat, Glutathion, Aminosäuren, oder Acetat. Diese äußerst polaren Konjugate sind in der Regel inaktiv und werden rasch über den Urin und die Faeces ausgeschieden. Ein Beispiel eines aktiven Konjugats ist das Glukuronid-Stoffwechselprodukt von Morphin, welches ein stärkeres Analgetikum ist als die Ausgangsverbindung. Bei höher molekularen Konjugaten, die über die Galle ausgeschieden werden, kommt es zur enzymatischen Spaltung der konjugierten Bindung durch die Mikroflora des Darms und der erneuten Freisetzung der Ausgangsverbindung in den Körperkreislauf. Zusammen mit diesem Phänomen der enterohepatischen Rezirkulation kann eine verzögerte Elimination des Arzneimittels aus dem Körper und eine Verlängerung der Wirkung auftreten.

Ort der Biotransformation Die metabolische Umwandlung von Arzneimitteln verläuft im allgemeinen enzymatisch. Die an der Biotransformation von Arzneimitteln beteiligten Enzyme sind hauptsächlich in der Leber lokalisiert, obwohl jedes bisher untersuchte Gewebe eine gewisse metabolische Aktivität aufweist. Andere Organe mit einem bedeutenden metabolischen Leistungsvermögen sind unter anderem die Nieren, der Magen-Darm-Trakt, die Haut und die Lunge. Nach der nicht-parenteralen Verabreichung eines Medikaments kann ein beträchtlicher Teil davon entweder in der Leber oder im Darm metabolisch inaktiviert werden, bevor es in den Körperkreislauf gelangt. Diese First-pass-Metabolisierung schränkt die Verfügbarkeit von Arzneimitteln, die stark metabolisiert werden, nach einer oralen Gabe beträchtlich ein. Innerhalb einer bestimmten Zelle findet man die größte Aktivität der Metabolisierung von Arzneimitteln im endoplasmatischen Retikulum und im Zytosol, obwohl die Biotransformation von Arzneimitteln auch in den Mitochondrien, der Kernmembran und der Zellmembran stattfinden kann. Bei der Homogenisierung und Differentialzentrifugation von Geweben zerfällt das endoplasmatische Retikulum, und Bruchstücke der Membran bilden Mikrovesikel, die als Mikrosome bezeichnet werden. Die für die Metabolisierung von Medikamenten verantwortlichen Enzyme im endoplasmatischen Retikulum werden daher oft zu den mikrosomalen Enzymen gezählt. Die an der Phase I beteiligten Enzymsysteme sind in erster Linie im endoplasmatischen Retikulum lokalisiert, während die Konjugations-Enzymsysteme der Phase II sich hauptsächlich im Zytosol befinden. Oft werden Arzneimittel, die durch eine Reaktion der Phase I im endoplasmatischen Retikulum biotransformiert wurden, im Zytosol derselben Zelle konjugiert.

Das Cytochrom-P450-Monoxigenasesystem Die Cytochrom-P450-Enzymfamilie ist der wichtigste Katalysator von Reaktionen bei der Biotransformation von Arzneimitteln. Seit ihrer Entstehung vor mehr als 3,5 Milliarden Jahren haben sich unterschiedliche Formen der Cytochrom-P450-Genfamilie entwickelt, um die Metabolisierung einer wachsenden Anzahl von Chemikalien in der Umwelt, Lebensmitteltoxinen und Arzneimitteln bewältigen zu können. Die daraus resultierende Klasse von Enzymen katalysiert viele verschiedene Oxidations- und Reduktionsreaktionen und ist gegenüber einer chemisch diversen Gruppe von Substraten aktiv. Cytochrom-P450-Enzyme sind hämhaltige Membranproteine, die im glatten endoplasmatischen Retikulum zahlreicher Gewebearten zu finden sind. Diese Hämoproteine sind eng mit einem zweiten Membranprotein, der NADPH-Cytochrom-P450-Reduktase, assoziiert, und zwar in einem Verhältnis von ungefähr zehn Molekülen von Cytochrom-P450 pro Molekül Reduktase. Die Flavoprotein-Reduktase enthält äquimolare Mengen an Flavinmononukleotid und Flavinadenindinukleotid und ist die Quelle für eines oder beide der für die Oxidationsreaktion benötigten Elektronen. Die Wechselwirkung zwischen den Cytochrom-P450- und den Reduktaseproteinen wird durch den Lipidbilayer erleichtert, in den sie eingebettet sind.

Die durch das mikrosomale Monoxygenasesystem katalysierten Oxidationsreaktionen benötigen das Cytochrom-P450-Hämoprotein, NADPH-Cytochrom-P450-Reduktase, NADPH und molekularen Sauerstoff. Die mehrstufige Oxidationsreaktion ist in Abbildung 1.3 schematisch dargestellt. Das Xenobiotikum reagiert mit der oxidierten (Fe^{3+}) Form von Cytochrom-P450 zu einem Enzym-Substrat-Komplex. Die Cytochrom-P450-Reduktase nimmt ein Elektron von NADPH auf, welches wiederum den oxidierten Komplex aus Cytochrom-P450 und dem Xenobiotikum reduziert. Der reduzierte (Fe^{2+}) Cytochrom-P450-Substrat-Komplex reagiert dann mit dem molekularen Sauerstoff und einem zweiten Elektron von NADPH, das durch dieselbe Flavoprotein-Reduktase geliefert wurde, zu einer aktivierten Sauerstoffart. In den letzten Schritten wird ein Sauerstoffatom als H_2O freigesetzt, und das zweite Sauerstoffatom wird an das Substrat abgegeben. Nach der Freisetzung des oxidierten Substrats wird das oxidierte P450-Enzym regeneriert. Zu den oxidativen Biotransformationen, die durch Cytochrom-P450-Monoxygenasen katalysiert werden, gehören die Aromaten- und die Seitenketten-Hydroxylierung, die N-, O- und S-Desalkylierung, die N-Oxidation, die Sulfoxidation, die N-Hydroxylierung, die Desaminierung, die Dehalogenierung und die Desulfurierung. Viele Reduktionsreaktionen werden ebenfalls durch Cytochrom-P450-Enzyme katalysiert, in der Regel unter niedriger Sauerstoffspannung. Das einzige gemeinsame Strukturmerkmal der diversen Gruppe von Xenobiotika, die durch Cytochrom-P450-Enzyme oxidiert werden, ist die gute Lipidlöslichkeit. Einzelheiten und Beispiele der durch Cytochrom-P450 katalysierten Biotransformationen sind in Tabelle 1.2 aufgeführt.

Bislang sind zwölf Cytochrom-P450-Genfamilien des Menschen identifiziert worden, und oft existiert eine Reihe von unterschiedlichen Cytochrom-P450-Enzymen in ein und derselben Zelle. Ein Standard-Klassifizierungssystem für die Cytochrom-P450-Multigenfamilie basiert auf der Ähnlichkeit in der Abfolge der einzelnen Proteine. Mitglieder einer bestimmten Genfamilie besitzen eine Übereinstimmung von Aminosäuresequenzen >40%. Eine Cytochrom-P450-Familie ist jeweils weiter in Unterfamilien aufgeteilt, so daß die Proteinabfolgen innerhalb derselben Unterfamilie zu >55% identisch sind. Die Cytochrom-P450 1-, 2- und 3-Familien (*CYP1*, *CYP2* und *CYP3*) kodieren die Enzyme, die an der Mehrzahl aller Biotransformationsreaktionen von Arzneimitteln beteiligt sind, während die Genprodukte der übrigen Cytochrom-P450-Familien für die Metabolisierung von endogenen Verbindungen wie z. B. den Steroiden und Fettsäuren wichtig sind. Die relative Beteiligung der wichtigsten menschlichen Cytochrom-P450-Enzyme an der Metabolisierung von Arzneimitteln ist in Abbildung 1.4 dargestellt. Infolge der relativ niedrigen Substratspezifität der Cytochrom-P450-Proteine können zwei oder mehr Enzyme oft dieselbe Biotransformationsreaktion katalysieren. CYP3A4 ist an der Biotransformation der Mehrheit aller Arzneimittel beteiligt und wird in signifikanten Konzentrationen extrahepatisch exprimiert. Man weiß heute, daß die Metabolisierung durch CYP3A4 im Magen-Darm-Trakt in beträchtlichem Maße zu der schlechten oralen Verfügbarkeit vieler Arzneimittel beiträgt.

Hydrolasen Die Reaktionen der wichtigsten Hydrolasen sind in Tabelle 1.2 aufgeführt. Eine Reihe nichtspezifischer Esterasen und Amidasen sind beim Menschen im endoplasmatischen Retikulum der Leber, des Darms, des Gehirns und anderer Gewebe identifiziert worden. Die nach der Hydrolyse von Estern und Amiden freiliegenden Alkohol- und Amingruppen sind geeignete Substrate für Konjugationsreaktionen. Die mikrosomale Epoxid-Hydrolase kommt im endoplasmatischen Retikulum von fast allen Geweben vor und steht den Cytochrom-P450-Enzymen sehr nahe. Die Epoxid-Hydrolase wird in der Regel als

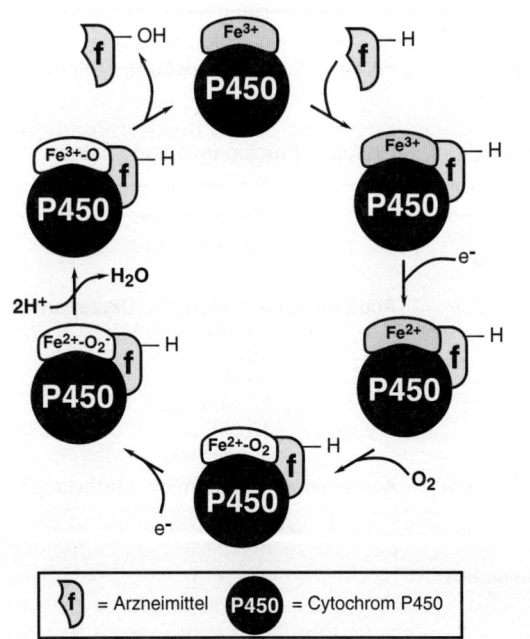

Abbildung 1.3 Cytochrom-P450-Mechanismus der Sauerstoffaktivierung und Arzneimitteloxidation. Das Hämeisen am aktiven Zentrum ist als Fe dargestellt. Die Elektronen werden von NADPH über die Cytochrom-P450-Reduktase geliefert.

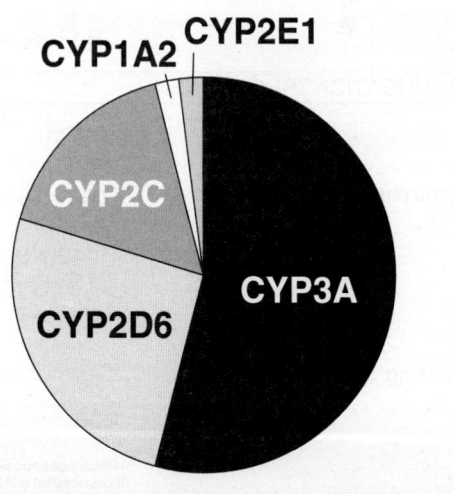

Abbildung 1.4 Arzneimittelanteil, der von den wichtigsten Cytochrom-P450-Enzymen metabolisiert wird. Schätzungen basieren auf einer Zusammenstellung von Veröffentlichungen. In vielen Fällen wird ein einziges Arzneimittel zu mehreren Kategorien gezählt. Der Wert für die CYP2C-Metabolisierung beinhaltet die Metabolisierung durch CYP2C9, CYP2C10, CYP2C18 und CYP2C19.

Tabelle 1.2 Wichtige Biotransformationsreaktionen von Arzneimitteln

Reaktion		Beispiele
I. OXIDATIONSREAKTIONEN		
N-Dealkylierung	$RNHCH_3 \rightarrow RNH_2 + CH_2O$	Imipramin, Diazepam, Codein, Erythromycin, Morphin, Tamoxifen, Theophyllin
O-Alkylierung	$ROCH_3 \rightarrow ROH + CH_2O$	Codein, Indometacin, Dextromethorphan
aliphatische Hydroxylierung	$RCH_2CH_3 \rightarrow RCH(OH)CH_3$	Tolbutamid, Ibuprofen, Pentobarbital, Meprobamat, Ciclosporin, Midazolam
aromatische Hydroxylierung	Ph → Arenoxid → Ph-OH	5,5-Diphenylhydantoin, Phenobarbital, Propanolol, Phenylbutazon, Ethinylestradiol
N-Oxidation	$RNH_2 \rightarrow RNHOH$	Chlorpheniramin, Dapson
	$R_1R_2NH \rightarrow R_1R_2N-OH$	Guanethidin, Chinidin, Acetaminophen
S-Oxidation	$R_1R_2S \rightarrow R_1R_2S=O$	Cimetidin, Chlorpromazin, Thioridazin
Desaminierung	$RCHCH_3(NH_2) \rightarrow R-C(OH)(CH_3)(NH_2) \rightarrow R-C(O)-CH_3 + NH_2$	Diazepam, Amphetamin
II. HYDROLYSEREAKTIONEN		
	$R_1COOR_2 \rightarrow R_1COOH + R_2OH$	Procain, Acetylsalicylsäure, Clofibrat
	$R_1CONR_2 \rightarrow R_1COOH + R_2NH_2$	Lidocain, Procainamid, Indometacin
III. KONJUGATIONSREAKTIONEN		
Glukuronidierung	UDP-Glukuronsäure + R-OH → Glukuronid-O-R + UDP	Acetaminophen, Morphin, Diazepam
Sulfatierung	ROH + 3'-Phosphoadenosin-5'-phosphosulfat (PAPS) → R-O-SO$_2$-OH + 3'-Phosphoadenosin-5'-phosphat	Acetaminophen, Steroide, Methyldopa
Acetylierung	Acetyl-Coenzym A (CoAS-CO-CH$_3$) + RNH$_2$ → RNH-CO-CH$_3$ + CoA-SH	Sulfonamide, Isoniazid, Dapson, Clonazepam

Entgiftungsenzym betrachtet, das aus Cytochrom-P450-Oxidationsreaktionen entstandene, äußerst reaktive Arenoxide zu inaktiven, wasserlöslichen Transdihydrodiol-Metaboliten hydrolysiert. Proteasen und Peptidasen kommen weit verbreitet in vielen Geweben vor und sind an der Biotransformation von Polypeptid-Arzneimitteln beteiligt. Mit dem zunehmenden Interesse an der therapeutischen Anwendung von Proteinen und Polypeptiden haben diese enzymatischen Reaktionen eine größere Bedeutung gewonnen. Der Transport solcher Arzneimittel durch biologische Membranen erfordert die Hemmung dieser Enzyme oder die Maskierung ihrer Substrate.

Konjugationsreaktionen Das Kennzeichen von Phase-II-Konjugationsreaktionen ist ihr Energiebedarf. Die Glukonidierung ist quantitativ die wichtigste Konjugationsreaktion. Die Uridindiphosphat-Glukuronosyltransferasen (UDP-Glukuronosyltransferasen) katalysieren die Abgabe von aktivierten Glukuronsäure-Molekülen an aromatische und aliphatische Alkohole, Carbonsäuren, Amine und freie Sulfhydrylgruppen von sowohl exogenen wie auch endogenen Verbindungen, so daß O-, N- und S-Glukuronid-Konjugate entstehen. Die erhöhte Wasserlöslichkeit der Glukuronid-Konjugate erleichtert ihre Elimination über den Urin oder die Galle. Anders als die meisten Phase-II-Reaktionen, die zytosolischer Art sind, handelt es sich bei den UDP-Glukuronosyltransferasen um mikrosomale Enzyme. Ihre Lokalisierung in der mikrosomalen Membran ermöglicht den direkten Zugang zu den in der Phase I gebildeten Stoffwechselprodukten. Zusätzlich zu den hohen Expressionsgraden in der Leber kommen die UDP-Glukuronosyltransferasen auch in Niere, Darm, Gehirn und Haut vor. Die Sulfatierung ist ebenfalls eine wichtige Konjugationsreaktion für Hydroxylgruppen. Die zytosolischen Sulfotransferasen katalysieren die Übertragung von anorganischem Schwefel von dem aktivierten 3'-Phosphoadenosin-5'-phosphosulfat-Donatormolekül an die Hydroxylgruppen von Phenolen und aliphatischen Alkoholen. Die relative Leistungsfähigkeit und Affinität der Glukuronosyltransferasen und der Sulfotransferasen führen bei niedrigen Dosen zu der Bildung von phenolhaltigen Sulfat-Konjugaten, doch bei hohen Dosen entstehen bevorzugt Glukuronid-Konjugate. Eine Familie von N-Acetyltransferasen ist für die Acetylierung von Aminen, Hydrazinen und Sulfonamiden verantwortlich. Im Gegensatz zu den meisten Arzneimittel-Konjugaten sind acetylierte Metabolite oft weniger wasserlöslich als die Ausgangsverbindung, eine Eigenschaft, die ihre Elimination aus dem Körper verzögert. Die Konjugation von elektrophilen Metaboliten von Xenobiotika mit dem Tripeptidglutathion stellt einen der wichtigsten Entgiftungswege für Arzneimittel und Karzinogene dar (siehe Commandeur et al., 1995). Die Glutathion-S-Transferasen, die diese Reaktionen katalysieren, sind Mitglieder einer Multigenfamilie und werden in fast allen Geweben exprimiert. Glutathion-Konjugate werden zu Cystein-Derivaten gespalten und anschließend durch eine Reihe von Enzymen, die hauptsächlich in der Niere lokalisiert sind, zu N-Acetylcystein-Konjugaten acetyliert, die gemeinsam als Mercaptursäuren bezeichnet werden. Die über den Urin ausgeschiedenen Stoffwechselendprodukte sind Mercaptursäurederivate. Eine Methylierung und die Konjugation mit den Aminosäuren Glycin, Glutamin und Taurin ist bei Medikamenten eher selten, stellt jedoch für endogene Verbindungen eine wichtige Reaktion dar.

Einflüsse auf die Biotransformation von Arzneimitteln An der Regulierung von Reaktionen bei der Biotransformation von Arzneimitteln sind genetische und physiologische Faktoren sowie Umwelteinflüsse beteiligt. Die wichtigsten Faktoren sind genetisch bestimmte Polymorphismen bei Oxidations- und Konjugationsreaktionen von Arzneimitteln, die gleichzeitige Einnahme von anderen Medikamenten, die Belastung durch Umweltschadstoffe und industrielle Chemikalien, Krankheit, Status und Alter. Diese Faktoren hat man bislang für verringerte Wirksamkeit, verlängerte pharmakologische Effekte und erhöhte Toxizität verantwortlich gemacht.

Induktion Eine verstärkte Synthese von *de novo* Cytochrom-P450-Protein tritt bei der Belastung durch bestimmte Arzneimittel und Umweltschadstoffe auf. Diese Enzyminduktion führt zu einer erhöhten Biotransformationsgeschwindigkeit und einer entsprechenden Abnahme der Verfügbarkeit des Ausgangsmedikaments. Bei Arzneimitteln, die zu reaktiven Formen metabolisiert werden, kann eine Induktion mit erhöhter Toxizität einhergehen. In einigen Fällen kann eine bestimmte Verbindung sowohl die Biotransformation anderer Verbindungen wie auch ihre eigene Metabolisierung induzieren. Ein gut charakterisiertes Beispiel dieser sogenannten Autoinduktion ist das Antikonvulsivum Carbamazepin.

In der Regel sind die Induktoren für eine bestimmte Cytochrom-P450-Familie spezifisch, obwohl innerhalb einer Familie strukturell unterschiedliche Chemikalien ähnliche Auswirkungen haben können. So führt zum Beispiel die Belastung durch polycyclische aromatische Kohlenwasserstoffe aus industriellen Verunreinigungen, Zigarettenrauch sowie auf Holzkohle gegrilltem Fleisch sowohl in der Leber wie auch extrahepatisch zu einer auffälligen Induktion der CYP1A-Familie. Zu den Prototyp-Induktoren anderer Cytochrom-P450-Enzyme gehören Glukokortikoide und Antikonvulsiva für CYP3A4 sowie Isoniazid, Aceton und chronischer Alkoholkonsum für CYP2E1. Viele Induktoren der Cytochrom-P450-Enzyme induzieren auch Enzyme, die an Phase-II-Biotransformationen beteiligt sind, wie z. B. die Glukuronosyltransferasen und die Glutathiontransferasen.

Hemmung Eine Hemmung der an der Biotransformation von Arzneimitteln beteiligten Enzyme führt zu erhöhten Konzentrationen der Ausgangsverbindung, verlängerten pharmakologischen Effekten und einer erhöhten Inzidenz von arzneimittelinduzierter Toxizität. Konkurrenz von zwei oder mehr Medikamenten um das aktive Zentrum desselben Enzyms kann in Abhängigkeit von den relativen Konzentrationen der Substrate und ihrer Affinitäten zu dem Enzym zu einer Abnahme der Metabolisierung einer dieser Wirkstoffe führen. Die Hemmung von *CYP2D6* durch Chinidin ist ein klinisch bedeutsames Beispiel einer kompetitiven Hemmung. Cimetidin und Ketoconazol hemmen die oxidative Metabolisierung von Arzneimitteln durch die Bildung eines festen Komplexes mit dem Häm-Eisen von Cytochrom-P450. Im Fall der Makrolid-Antibiotika wie z. B. Erythromycin und Troleandomycin ist ein Stoffwechselprodukt dieser Verbindungen die hämbindende Form. Suizid-Inaktivatoren von Cytochrom-P450-Enzymen bewirken die Zerstörung von Häm. Secobarbital und synthetische Steroide wie z. B. Norethindron und Ethinylestradiol sind Beispiele für solche Suizid-Inaktivatoren. Ein häufiger Hemmungsmechanismus bei einigen Enzymen der Phase II ist die Entziehung notwendiger Kofaktoren.

Genetische Polymorphismen Genetische Unterschiede in der Fähigkeit von Individuen, ein Arzneimittel auf einem bestimmten Weg zu metabolisieren, sind ein wichtiger Faktor, der zu den großen interindividuellen Unterschieden bei der Biotransformation innerhalb einer Population beiträgt. Phänotypische Unterschiede in der Arzneimittelmenge, die auf einem polymorph gesteuerten Weg ausgeschieden wird, begründen die Einteilung von Individuen in schnelle oder langsame Metabolisierer. Vielfach hat die reduzierte Metabolisierung eines Arzneimittels auf einem polymorphen Weg zu einer erhöhten Inzidenz von unerwarteten schädlichen Nebenwirkungen bei der Population der langsamen Metabolisierer geführt. Alle Hauptstörungen der arzneimittelmetabolisierenden Aktivität werden als autosomal-rezessive Merkmale vererbt.

Der erste genetische Polymorphismus dieser Art, der mit der Biotransformation von Arzneimitteln zusammenhängt, wurde vor mehr als 30 Jahren für die N-Acetylierung von Isoniazid beschrieben. Andere Arzneimittel mit signifikanter Metabolisierung über einen polymorphen N-Acetylierungsweg sind Procainamid, Hydralazin, Dapson und Koffein. Biochemische und molekulare Untersuchungen stützen nun die Annahme, daß erniedrigte Konzentrationen an funktionellen Proteinen in der Leber von langsamen Acetylierern infolge von Translationsänderungen auftreten. Die Inzidenz des Phänotyps des langsamen Acetylierers beträgt bei schwarzen und weißen Amerikanern ungefähr 50%, bei Nordeuropäern 60 - 70%, und nur 5 - 10% bei Personen asiatischer Abstammung. Erste epidemiologische Studien legen einen Zusammenhang zwischen dem Phänotyp des langsamen Acetylierers und der Inzidenz von Blasenkarzinomen einerseits sowie einen Zusammenhang zwischen dem Phänotyp des raschen Acetylierers und der Inzidenz von kolorektalen Karzinomen andererseits nahe.

Die genetischen Polymorphismen, die am häufigsten bei der oxidativen Metabolisierung von Arzneimitteln auftreten, sind der Debrisoquin- und der Mephenytoin-Polymorphismus. Eine Störung der Debrisoquinhydroxylase-Aktivität bei einer Subpopulation spiegelt eine Mutation (oder mehrere) im CYP2D6-Gen wider, die entweder zu abgeschnittenen Proteinen oder Proteinen mit veränderter enzymatischer Aktivität führen. Der Phänotyp eines Individuums hinsichtlich des CYP2D6-Metabolisierungsstatus kann durch die Verabreichung einer Einzeldosis von Debrisoquin und eine anschließende Messung des Verhältnisses von unverändertem Arzneimittel zu 4-Hydroxydebrisoquin im Urin festgestellt werden. Umfangreiche Studien zur Bestimmung des CYP2D6-Phänotyps deuten auf eine Inzidenz des langsam metabolisierenden Phänotyps von 5 - 10% bei Weißen und ungefähr 1% bei Asiaten hin. Heute kann bei 95% der Bevölkerung aus einer einzigen Blutprobe durch Genotypisierung der CYP2D6-Phänotyp korrekt vorhergesagt werden. Eine wachsende Zahl von Herz-Kreislauf-Mitteln, psychotropen Wirkstoffen und Morphin-Derivaten sind heute als CYP2D6-Substrate identifiziert. Der verringerte Abbau von Encainid, Flecainid, Metoprolol und Perphenazin bei langsamen Metabolisierern von Debrisoquin geht offenbar mit einer erhöhten Inzidenz von unerwarteten schädlichen Nebenwirkungen einher. Zusammenhänge zwischen einem schnell metabolisierenden CYP2D6-Phänotyp und der Inzidenz von Lungen- und Blasenkarzinomen bleiben umstritten. Ein genetischer Polymorphismus wurde auch für die stereoselektive Hydroxylierung von S-Mephenytoin in der 4'-Position beschrieben. Schlechte Metabolisierer der 4'-Hydroxylierung von S-Mephenytoin machen 3 - 5% der weißen Bevölkerung und 20% der Asiaten aus. Omeprazol und andere Protonenpumpenblocker sind Substrate für dieses Cytochrom-P450-Enzym. Der Hauptdefekt, der für den Phänotyp der schlechten Metabolisierer von S-Mephenytoin verantwortlich ist, ist die Mutation eines einzigen Basenpaares in *CYP2C19*, die eine abweichende Schnittstelle bewirkt und ein vorzeitiges Stoppcodon einführt, was zur Translation eines verkürzten und inaktiven CYP2C19-Proteins führt.

Krankheit Eine Beeinträchtigung der normalen Leberfunktion bei Patienten mit Hepatitis, Alkoholleber, Fettleber, biliärer Leberzirrhose und primären Leberzellkarzinomen kann potentiell zu Veränderungen bei der Biotransformation von Arzneimitteln in der Leber führen. Das Ausmaß, in dem die hepatische Monoxygenase-Aktivität und die hepatische Elimination gesenkt werden, hängt von der Schwere der Leberschädigung ab. Eine verringerte hepatische Biotransformation z. B. von Tolbutamid, Diazepam und Morphin bei Patienten mit Leberfunktionsstörungen führt zu verstärkten pharmakologischen Wirkungen. Eine durch Herzinsuffizienz oder β-Adrenozeptorenblockade bedingte Verminderung der Durchblutung der Leber kann ebenfalls die Geschwindigkeit der hepatischen Biotransformation beeinflussen. Die Metabolisierung von Arzneimitteln mit einem hohen hepatischen Extraktionsquotienten wird von der Leberdurchblutung begrenzt. Für solche Arzneimittel würde ein verringerter hepatischer Blutfluß zu einer Abnahme der Biotransformations- und der Clearance-Geschwindigkeit des Ausgangsmedikaments und daher zu einer verlängerten Wirkung führen. Beispiele für Arzneimitteln mit einem hohen Extraktionsquotienten, deren Elimination sich wahrscheinlich mit der hepatischen Durchblutung ändern würde, sind unter anderem Lidocain, Propanolol, Verapamil und Amitriptylin.

Alter und Geschlecht Funktionelle Cytochrom-P450-Enzyme können schon relativ früh in der fetalen Entwicklung festgestellt werden, obwohl die Geschwindigkeiten der oxidativen Metabolisierung geringer sind als nach der Geburt. Die Bedeutung der einzelnen Cytochrom-P450-Enzyme bei fetalen Biotransformationsreaktionen ist noch nicht beschrieben worden. Daß die CYP3A-Familie bei fetalen Biotransformationen eine Rolle spielt, legt jedoch die Anwesenheit eines einzigartigen Cytochrom-P450-Enzyms nahe, nämlich des CYP3A7, das ausschließlich im Fetus exprimiert wird. Die Glukuronidierung, Sulfatierung, Glutathion-Konjugation und Epoxid-Hydrolysierung sind ebenfalls in niedrigen Konzentrationen im Fetus aktiv. Neugeborene sind in der Lage, die meisten Biotransformationsreaktionen der Phase I wirksam zu katalysieren, obwohl die Geschwindigkeit dieser Reaktionen normalerweise geringer ist als bei Erwachsenen. Eine deutliche Beeinträchtigung der Bilirubin-Glukuronidierung bei der Geburt trägt zur Hyperbilirubinämie bei Neugeborenen bei. Die Enzymsysteme der Phase I und der Phase II beginnen nach den ersten beiden Lebenswochen allmählich zu reifen, obwohl das Entwicklungsmuster für die unterschiedlichen Enzyme variabel ist.

In der Regel führt der altersbedingte Rückgang von Lebermasse, Leberenzymaktivität und Leberdurchblutung bei älteren Menschen zu einer Abnahme der gesamten metabolischen Leistungsfähigkeit der Leber. Eine verringerte hepatische Biotransformation von Arzneimitteln mit einem großen hepatischen Extraktionsquotienten wird bei älteren Menschen infolge der geringeren Leberdurchblutung angenommen, obwohl die große interindividuelle Variabilität bei alters- und krankheitsbedingten Veränderungen der Organfunktion solche Verallgemeinerungen schwierig macht. Es ist jedoch bemerkenswert, daß eine altersbedingte Abnahme der hepatischen Biotransformation hauptsächlich mit dem Cytochrom-P450-Monoxygenasesystem verknüpft ist, während andere Abbauwege nicht in auffälliger Weise vom Alter beeinflußt werden. Klinische Berichte einer bei Frauen im Verhältnis zu Männern verringerten Oxidation von Östrogenen und Benzodiazepinen legen die Vermutung nahe, daß geschlechtsbedingte Unterschiede bei der Biotransformation von Arzneimitteln auch bei der pharmakologischen und toxischen Reaktion auf bestimmte Arzneimittel eine Rolle spielen könnten. Zu diesem Zeitpunkt wären jedoch Verallgemeinerungen über solche geschlechtsspezifischen Unterschiede bei der Metabolisierung von Arzneimitteln noch verfrüht.

Metabolische Wechselwirkungen von Arzneimitteln Die gleichzeitige Verabreichung von zwei oder mehr Medikamenten hat oft eine Veränderung in der Clearance einer dieser Wirkstoffe zur Folge. Obwohl Wechselwirkungen zwischen Arzneimitteln auch zu Veränderungen bei der Resorption, der Proteinbindung und der Ausscheidung über den Urin führen können, sind die Auswirkungen auf die Biotransformation jedoch im allgemeinen deutlicher ausgeprägt. Die Metabolisierung betreffende Wechselwirkungen von Arzneimitteln treten größtenteils bei der Phase-I-Metabolisierung durch das Cytochrom-P450-Enzymsystem auf. Arzneimittel, die von demselben Enzym metabolisiert werden, interagieren miteinander kompetitiv um eine Bindungsstelle am Enzym, wodurch sich die Abbaugeschwindigkeit des Medikaments mit der kleineren Affinität verringert. Wenn der betroffene Weg eine der wichtigsten Eliminationsrouten für das Arzneimittel darstellt, sind erhöhte Plasmakonzentrationen des Ausgangsmedikaments und verlängerte oder verstärkte pharmakologische Effekte möglich. In vielen Fällen wird die kompetitive Hemmung der Metabolisierung über den einen Weg durch eine kompensierende Erhöhung der Biotransformation über andere Wege maskiert. Makrolid-Antibiotika und Antimyotika vom Azol-Typ hemmen die Elimination einer Reihe von Arzneimittel durch Konkurrenz um CYP3A4. Die Hemmung der CYP3A4-gesteuerten Metabolisierung von Warfarin, Carbamazepin, Ciclosporin und Midazolam durch Erythromycin kann zu toxischen Konzentrationen des Ausgangsmedikaments führen. Die Hemmung der Biotransformation von Phenytoin durch Dicumarol geht oft mit Ataxie und Benommenheit einher. Während unsere Kenntnisse über die einzelnen, für spezifische Abbauwege verantwortlichen Cytochrom-P450-Enzyme weiter zunehmen, wird es möglich werden, die Wahrscheinlichkeit der schädlichen Nebenwirkungen einer Therapie mit mehreren Arzneimitteln gleichzeitig besser abzuschätzen. Klinisch bedeutsame Wechselwirkungen zwischen Arzneimitteln treten auch bei anderen Enzymen der Phase I auf, darunter Epoxidhydrolase und Xanthinoxidase. Die gleichzeitige Verabreichung der Antikonvulsiva Valproinsäure und Carbamazepin führt zu erhöhten Plasmakonzentrationen eines pharmakologisch aktiven Stoffwechselprodukts von Carbamazepin, Carbamazepin-10,11-epoxid, mit gleichzeitig auftretenden neurotoxischen Symptomen. Die Wechselwirkung zwischen Carbamazepin und Valproinsäure erklärt sich durch die starke hemmende Wirkung von Valproinsäure auf die mikrosomale Epoxidhydrolase, die zu einer verringerten Clearance von Carbamazepin-10,11-epoxid führt.

Wechselwirkungen zwischen Arzneimitteln können auch auftreten, wenn ein Arzneimittel die Metabolisierung eines zweiten Arzneimittels induziert. In diesem Fall wird die Clearance des Arzneimittels erhöht und die pharmakologische Wirkung verringert. Die Barbiturate sind als Induktoren der Metabolisierung einer Anzahl von Arzneimitteln, darunter Chlorpromazin, Doxorubicin, Östradiol und Phenytoin, bekannt. Rifampicin ist ein potenter Induktor sowohl des intestinalen wie auch des hepatischen CYP3A4 und führt zu beträchtlichen Erhöhungen bei der Clearance von Kortikosteroiden, Ciclosporin, oralen Kontrazeptiva, Chinidin, Diazepam, Warfarin und Digitalisglykosiden. In vielen Fällen muß die Dosierung des betroffenen Arzneimittels während einer Rifampicin-Therapie erhöht werden, um die therapeutischen Wirkungen aufrecht zu erhalten. Die Sicherheit oraler Kontrazeptiva ist unter Rifampicin nicht gewährleistet.

DIE EXKRETION VON ARZNEIMITTELN

Arzneimittel werden entweder unverändert oder als Metabolite aus dem Körper ausgeschieden. Mit Ausnahme der Lunge eliminieren die Ausscheidungsorgane polare Verbindungen auf effizientere Weise als Substanzen mit einer hohen Lipidlöslichkeit. Lipidlösliche Stoffe werden daher nicht leicht eliminiert, bis sie zu Verbindungen mit höherer Polarität metabolisiert worden sind.

Die Niere ist das wichtigste Organ für die Elimination von Arzneimitteln und ihren Stoffwechselprodukten. Über die Faeces ausgeschiedene Substanzen sind hauptsächlich nicht-resorbierte oral eingenommene Medikamente oder Stoffwechselprodukte, die an die Galle abgesondert und aus dem Darmtrakt nicht rückresorbiert wurden. Die Ausscheidung von Arzneimitteln über die Muttermilch ist von Bedeutung, aber nicht wegen der eliminierten Mengen, sondern weil die ausgeschiedenen Arzneimittel potentielle Quellen unerwünschter pharmakologischer Auswirkungen auf den Säugling darstellen. Die Ausscheidung über die Lunge ist in erster Linie für die Elimination von Anästhesiegasen und -dämpfen wichtig (siehe Kapitel 13, 14 und 16). Gelegentlich werden auch kleine Mengen anderer Arzneimittel oder Stoffwechselprodukte auf diesem Weg ausgeschieden.

Renale Exkretion An der Ausscheidung von Arzneimitteln und Metaboliten über den Urin sind drei Vorgänge beteiligt: die glomeruläre Filtration, die aktive tubuläre Sekretion und die passive tubuläre Rückresorption.

Die Menge eines Arzneimittels, die durch Filtration ins Tubuluslumen eintritt, hängt von seiner Plasmaproteinbindung und seiner glomerulären Filtrationsrate ab. Im proximalen Nierentubulus werden dem Glomerulusfiltrat durch aktive, über Carrier vermittelte tubuläre Sekretion bestimmte organische Anionen und Kationen hinzugefügt. Viele organische Säuren (wie z. B. Penicillin) und Stoffwechselprodukte (wie die Glukuronide) werden über dasselbe System transportiert, das natürlich vorkommende Stoffe, wie z. B. Harnsäure, absondert; organische Basen, wie z. B. Tetraethylammonium werden über ein anderes System transportiert, das Cholin, Histamin und andere endogene Basen sezerniert. Die Carrier-Systeme sind relativ unselektiv, und organische Ionen mit ähnlicher Ladung konkurrieren um den Transport. Beide Transportsysteme können auch in beide Richtungen verlaufen, und zumindest einige Arzneimittel werden sowohl sezerniert wie auch aktiv rückresorbiert. Der Transport der meisten exogenen Ionen geschieht jedoch überwiegend durch Sekretion. Das beste Beispiel des bidirektionalen tubulären Transports einer endogenen organischen Säure ist die Harnsäure.

In den proximalen und distalen Tubuli erfahren die nichtionisierten Formen schwacher Säuren und Basen eine passive Netto-Rückresorption. Der Konzentrationsgradient für die Rückdiffusion wird durch die Rückresorption von Na$^+$ und anderen anorganischen Ionen erzeugt. Da die Tubuluszellen für die ionisierte Form schwacher Elektrolyte weniger durchlässig sind, ist die passive Rückresorption dieser Substanzen pH-abhängig. Wird der tubuläre Urin alkalischer gemacht, werden die schwachen Säuren schneller ausgeschieden, im wesentlichen weil sie stärker ionisiert sind und die passive Rückresorption verringert wird. Wenn der tubuläre Urin saurer gemacht wird, wird die Ausscheidung von schwachen Säuren vermindert. Alkalisierung und Ansäuerung des Urins haben einen umgekehrten Effekt auf die Ausscheidung von schwachen Basen. Bei der Behandlung einer Arzneimittelvergiftung kann die Ausscheidung einiger Arzneimittel durch eine entsprechende Alkalisierung oder Ansäuerung des Urins beschleunigt werden. Ob die Änderung des Urin-pHs zu einer bedeutenden Änderung der Arzneimittelelimination führt, hängt von dem Ausmaß und der Persistenz der pH-Änderung und von dem Beitrag der pH-abhängigen passiven Rückresorption zur Gesamtelimination des Arzneimittels ab. Der Effekt ist am größten für schwache Säuren und Basen mit pK_a-Werten im Bereich des Urin-pHs (5 bis 8). Die Alkalisierung des Urins kann jedoch auch bei einer relativ starken Säure eine Erhöhung der Ausscheidung um das vier- bis sechsfache bewirken, wenn der pH-Wert im Urin sich von 6,4 auf 8,0 erhöht. Der Anteil des nichtionisierten Arzneimittels würde von 1% auf 0,04% sinken.

Biliäre und fäkale Exkretion Viele in der Leber gebildeten Stoffwechselprodukte von Arzneimitteln werden über die Galle in den Darmtrakt abgesondert. Diese Metaboliten können über die Faeces ausgeschieden werden; häufiger werden sie jedoch ins Blut rückresorbiert und schließlich über den Urin ausgeschieden. Sowohl organische Anionen, darunter auch die Glukuronide, wie auch organische Kationen werden aktiv von Carrier-Systemen in die Galle transportiert, die denen ähneln, die diese Substanzen durch die Nierentubuli transportieren. Beide Transportsysteme sind nicht-selektiv, und Ionen gleicher Ladung können um den Transport konkurrieren. Steroide und verwandte Stoffe werden von einem dritten Carrier-System in die Galle transportiert. Die Effektivität der Leber als Ausscheidungsorgan für Glukuronid-Konjugate wird durch deren enzymatische Hydrolyse nach der Vermischung der Galle mit dem Inhalt des Dünndarm stark eingeschränkt, und das Ausgangsmedikament kann über den Darm rückresorbiert werden. Auf diese Weise können Verbindungen beträchtlicher enterohepatischer Kreislaufführung unterliegen, bevor sie schließlich von der Niere ausgeschieden werden.

Andere Ausscheidungswege Die Ausscheidung von Arzneimitteln über Schweiß, Speichel und Tränen ist quantitativ nicht von Bedeutung. Die Elimination über diese Wege hängt in erster Linie von der Diffusion der nichtionisierten, lipidlöslichen Form des Arzneimittels durch die Epithelzellen der Drüsen ab und ist pH-abhängig. Über den Speichel ausgeschiedene Arzneimittel gelangen in den Mund, wo sie meist hinuntergeschluckt werden. Die Konzentration einiger Arzneimittel im Speichel entspricht der im Plasma. Der Speichel kann daher dann für die Bestimmung von Arzneimittelkonzentrationen eine brauchbare Alternative sein, wenn eine Blutentnahme schwierig oder unpraktisch ist. Dieselben Grundsätze gelten für die Ausscheidung von Arzneimitteln über die Muttermilch. Da Milch saurer ist als Plasma, können sich basische Verbindungen in dieser Flüssigkeit geringfügig anreichern. Dagegen ist die Konzentration von sauren Verbindungen in der Milch niedriger als im Plasma. Nicht-Elektrolyte wie z. B. Äthanol und Harnstoff treten leicht in die Muttermilch ein und erreichen, unabhängig vom pH der Milch, dieselben Konzentrationen wie im Plasma.

Zwar ist die Ausscheidung über Haare und Haut quantitativ gesehen ebenfalls unbedeutend, doch empfindliche Verfahren für den Nachweis von toxischen Metallen haben forensische Bedeutung. Arsen in Napoleons Haar, das man 150 Jahre nach seinem Tod nachgewiesen hat, warf durchaus interessante Fragen darüber auf, wie er gestorben ist und durch wen. Mozarts manisches Verhalten während der Arbeit an seinem letzten großen Werk, dem Requiem, könnte auf eine Quecksilbervergiftung zurückzuführen sein: Spuren dieses Metalls wurden in seinem Haar gefunden.

KLINISCHE PHARMAKOKINETIK

Es ist ein Paradigma der sogenannten klinischen Pharmakokinetik, daß ein Zusammenhang zwischen der pharmakologischen oder toxischen Reaktion auf ein Arzneimittel und der meßbaren Konzentration des Arzneimittels (z. B. im Blut) besteht. Dieses konnte für viele Arzneimittel nachgewiesen werden (s. Anhang II), obwohl für andere Arzneimittel offenbar bisher kein eindeutiger oder einfacher Zusammenhang zwischen pharmakologischem Effekt und Konzentration im Plasma gefunden wurde. In den meisten Fällen ist, wie in Abbildung 1.1 dargestellt, die Arzneimittelkonzentration im Körperkreislauf mit der Konzentration des Arzneimittels an seinen Wirkungsorten verknüpft. Bei dem daraus resultierenden pharmakologischen Effekt kann es sich um den erwünschten klinischen Effekt handeln, eine toxische Wirkung oder in manchen Fällen auch um einen Effekt, der weder mit der Wirksamkeit noch mit der Toxizität zusammenhängt. Die klinische Pharmakokinetik versucht sowohl einen quantitativen Zusammenhang zwischen Dosis und Wirkung herzustellen wie auch den Rahmen für die Interpretation der Messungen von Arzneimittelkonzentrationen in biologischen Flüssigkeiten zu schaffen. Die Bedeutung der

Pharmakokinetik bei der Patientenbetreuung liegt in der Verbesserung der Wirksamkeit, die durch die Anwendung ihrer Grundsätze bei der Auswahl und Modifizierung von Dosierungsplänen erreicht werden kann.

Die verschiedenen physiologischen und pathophysiologischen Variablen, welche eine effektive Dosis bei individuellen Patienten bestimmen, tun dies oft infolge der Modifizierung pharmakokinetischer Parameter. Die drei wichtigsten Parameter sind die *Clearance*, ein Maß für das Vermögen des Körpers, Arzneimittel zu eliminieren, das *Verteilungsvolumen*, ein Maß für den (scheinbaren) Raum im Körper, der das Arzneimittel enthält und die *Bioverfügbarkeit*, der Anteil des Arzneimittels, der als solches in den Körperkreislauf aufgenommen wird. Weniger bedeutend sind die *Geschwindigkeiten* von Resorption und Verteilung.

Clearance

Die Clearance ist die wichtigste Größe, die bei der Erstellung eines rationellen Therapieplanes für die langfristige Verabreichung von Medikamenten zu berücksichtigen ist. In der Regel will der Kliniker die Steady-state-Konzentrationen eines Arzneimittels innerhalb eines bekannten therapeutischen Bereichs aufrechterhalten (siehe Anhang II). Nimmt man vollständige Bioverfügbarkeit an, wird der Steady state erreicht, wenn die Geschwindigkeit der Arzneimittelelimination gleich der Geschwindigkeit der Arzneimittelverabreichung ist:

$$\text{Dosierungsrate} = CL \cdot C_{ss} \quad (1.1)$$

wobei CL die Clearance und C_{ss} die Steady-state-Konzentration des Arzneimittels ist. Ist daher die gewünschte Steady-state-Konzentration bekannt, so bestimmt die Clearance des Arzneimittels durch den Patienten die Geschwindigkeit (Dosierungsrate), mit der das Arzneimittel verabreicht werden sollte.

Der Begriff der Clearance ist in der klinischen Pharmakokinetik äußerst nützlich, denn die Clearance eines bestimmten Arzneimittels ist in der Regel innerhalb des klinisch vorkommenden Konzentrationsbereiches konstant. Das gilt, weil Systeme für die Elimination von Arzneimitteln meist nicht abgesättigt sind und die *absolute* Eliminationsgeschwindigkeit des Arzneimittels im Grunde linear von der Plasmakonzentration abhängt. Anders ausgedrückt: Die Elimination der meisten Arzneimittel gehorcht einer Kinetik erster Ordnung – eine gleichbleibende *Fraktion* des Arzneimittels wird pro Zeiteinheit eliminiert. Wenn die Mechanismen für die Elimination eines bestimmten Arzneimittels den Sättigungspunkt erreichen, liegt eine Kinetik nullter Ordnung vor – eine gleichbleibende *Menge* des Arzneimittels wird pro Zeiteinheit eliminiert. Unter solchen Umständen wird die Clearance veränderbar. Die Grundsätze der Arzneimittel-Clearance sind ähnlich wie die der Nierenphysiologie, wo z. B. die Kreatininclearance als die Eliminationsgeschwindigkeit des Kreatinins über den Urin im Verhältnis zu seiner Plasmakonzentration definiert ist. Am einfachsten läßt sich die Clearance eines Arzneimittels als die Geschwindigkeit der Elimination über alle Wege ausdrücken, normalisiert gegen die Arzneimittelkonzentration C in einer biologischen Flüssigkeit:

$$CL = \text{Eliminationsgeschwindigkeit}/C \quad (1.2)$$

Man sollte beachten, daß Clearance nicht die Arzneimittelmenge angibt, die entfernt wird, sondern das Volumen der biologischen Flüssigkeit (wie z. B. Blut oder Plasma), das gänzlich von Arzneimittel befreit werden müßte, um eine Elimination zu bewirken. Die Clearance wird als Volumen pro Zeiteinheit ausgedrückt. Ferner wird die Clearance meist definiert als Blutclearance (CL_b), Plasma-Clearance (CL_p) oder als Clearance, die auf der Konzentration des ungebundenen oder freien Arzneimittels basiert (CL_u), je nachdem, welche Konzentration gemessen wurde (C_b, C_p oder C_u).

Die Clearance über verschiedene Ausscheidungsorgane verhält sich additiv. Die Arzneimittelelimination kann durch Vorgänge erfolgen, die in der Niere, der Leber und anderen Organen ablaufen. Die Division der Geschwindigkeit der Elimination von jedem Organ durch eine Arzneimittelkonzentration (z. B. die Plasmakonzentration) ergibt die jeweilige Clearance durch das fragliche Organ (siehe auch Formel 1.2). Aufaddiert ergeben diese einzelnen Clearances die gesamte systemische Clearance:

$$CL_{renal} + CL_{hepatisch} + CL_{andere} = CL_{systemisch} \quad (1.3)$$

Zu anderen Wegen der Elimination könnte man die Elimination über den Speichel oder den Schweiß, die Verteilung in die Eingeweide und die Metabolisierung an anderen Orten zählen.

Die gesamte systemische Clearance im Steady state kann mit Hilfe von Gleichung 1.1 bestimmt werden. Für eine Einzeldosis eines Arzneimittels mit vollständiger Bioverfügbarkeit und einer Eliminationskinetik erster Ordnung kann die totale systemische Clearance aus der Gesamtmenge von Arzneistoff im Körper (d.h. die gegebene Dosis) und dem Integral von Gleichung 1.2 über die Zeit erhalten werden.

$$CL = \text{Dosis}/AUC \quad (1.4)$$

wobei AUC die Gesamtfläche unter der Kurve ist, welche die Arzneimittelkonzentration im Körperkreislauf in Abhängigkeit von der Zeit (von null bis unendlich) beschreibt.

Beispiele In Anhang II wird die Plasma-Clearance für Cefalexin mit 4,3 ml $\cdot$ min^{-1} $\cdot$ kg^{-1} angegeben, wobei 91% des Arzneimittels unverändert über den Urin ausgeschieden werden. Bei einem 70 kg schweren Mann würde die Gesamtkörper-Clearance aus dem Plasma 300 ml/min betragen, wobei die renale Clearance für 91% dieser Elimination verantwortlich ist. Mit anderen Worten: die Niere ist in der Lage, Cefalexin mit einer solchen Geschwindigkeit auszuscheiden, daß ungefähr 273 ml Plasma pro Minute von Arzneimittel befreit würden. Da man die Clearance bei einem stabilen Patienten in der Regel als konstant annimmt, hängt die Gesamtgeschwindigkeit der Elimination von Cefalexin von der Arzneimittelkonzentration im Plasma ab (Gleichung 1.2). Propanolol wird mit einer Geschwindigkeit von 12 ml $\cdot$ min^{-1} $\cdot$ kg^{-1} (oder 840 ml/min bei einem 70 kg schwerem Mann) entfernt, fast ausschließlich durch die Leber. Die Leber kann also pro Minute die Arzneimittelmenge entfernen, die in 840 ml Plasma enthalten ist. Von den in Anhang II aufgelisteten Arzneimitteln hat Labetalol einen der höchsten Werte für die Plasma-Clearance – 1750 ml/min. Dieser Wert überschreitet die Geschwindigkeit des Plasmaflusses (und die des Blutflusses) zur Leber, dem wichtigsten Organ für die Elimination dieses Arzneimittels. Da Labetalol jedoch leicht in die roten Blutkörperchen eindringt (C_{ery}/C_p = 1,8), ist die Arzneimittelmenge, die tatsächlich zum Ausscheidungsorgan transportiert wird, um ein beträchtliches Maß größer, als man von der Messung seiner Konzentration im Plasma her vermuten würde. Die Beziehung zwischen Plasma-Clearance und Blutclearance im Steady state wird durch folgende Gleichung gegeben:

$$\frac{CL_p}{CL_b} = \frac{C_b}{C_p} = 1 + H\left(\frac{C_{ery}}{C_p} - 1\right) \quad (1.5)$$

Man kann die Clearance von Labetalol aus dem Vollblut anhand dieser Gleichung ermitteln, indem man den Quotienten von Konzentration in den roten Blutzellen zu Plasmakonzentration (1,8) und den Durchschnittswert für den Hämatokrit (H = 0,45) einsetzt. Die Clearance von Labetalol, gemessen bezüglich seiner Konzentration im Blut, beträgt in Wirklichkeit 1290 ml/min, ein mit der Leberdurchblutung vereinbarer Wert. Die Plasma-Clearance kann also Werte annehmen, die nicht „physiologisch" sind. Ein Arzneimittel mit äußerst geringen Konzentrationen im Plasma, das sich in den Erythrozyten ansammelt (z. B. Mecamylamin) kann eine Plasma-Clearance von mehreren Litern pro Minute aufweisen. Benutzt man jedoch die Konzentration im Blut zur Bestimmung der Clearance, so ist die maximal mögliche Clearance gleich der Summe der Blutflüsse zu den verschiedenen Ausscheidungsorganen.

Wie bereits erwähnt wurde, ist die Clearance der meisten Arzneimittel über den im klinischen Rahmen angetroffenen Konzentrationsbereich in Plasma oder Blut konstant. Das heißt, daß die Elimination nicht gesättigt und die Eliminationsgeschwindigkeit des Arzneimittels seiner Konzentration direkt proportional ist (Gleichung 1.2). Bei Arzneimitteln, deren Elimination dosisabhängig ist oder ein Sättigungsvermögen aufweist, ändert sich die Clearance mit der Arzneimittelkonzentration, oft nach der folgenden Gleichung:

Gesamte Plasma-Clearance = $V_m/(K_m + C_p)$ (1.6)

wo K_m für die Plasmakonzentration steht, bei der die Hälfte der maximalen Eliminationsgeschwindigkeit erreicht ist (in Einheiten von Masse/Volumen), und V_m die maximale Eliminationsgeschwindigkeit (in Einheiten von Masse/Zeit) ist. Diese Gleichung ist der Michaelis-Menten-Gleichung für die Enzymkinetik analog. Die Erstellung von Dosierungsplänen für solche Arzneimittel ist ein wenig komplizierter (siehe unten).

Eine weitere Definition der Clearance ist nützlich, um die Auswirkungen von pathologischen und physiologischen Variablen auf die Arzneimittelelimination, insbesondere hinsichtlich eines bestimmten Organs, zu verstehen. Die Geschwindigkeit der Elimination eines Arzneimittels durch ein bestimmtes Organ kann über den Blutfluß zu dem Organ und die Arzneimittelkonzentration im Blut definiert werden. Die Geschwindigkeit, mit der ein Arzneimittel dem Organ angeboten wird, ist das Produkt aus Blutfluß (Q) und der arteriellen Arzneimittelkonzentration (C_A), und die Austrittsgeschwindigkeit des Arzneimittels aus dem Organ ist das Produkt aus Blutfluß und der venösen Arzneimittelkonzentration (C_V). Die Differenz zwischen diesen Geschwindigkeiten im Steady state ist die Geschwindigkeit der Arzneimittelelimination:

Eliminationsgeschwindigkeit = $Q \cdot C_A - Q \cdot C_V$
$$= Q(C_A - C_V) \quad (1.7)$$

Teilt man Gleichung 1.7 durch die Konzentration des in das Ausscheidungsorgan eintretenden Arzneimittels, C_A, so erhält man einen Ausdruck für die Clearance des Arzneimittels durch das fragliche Organ:

$$CL_{Organ} = Q\left(\frac{C_A - C_V}{C_A}\right) = Q \cdot E \quad (1.8)$$

Der Ausdruck $(C_A - C_V)/C_A$ in Gleichung 1.8 wird auch als Extraktionsquotient des Arzneimittels (E) bezeichnet.

Hepatische Clearance Die in Gleichung 1.8 entwickelten Begriffe sind von einiger Bedeutung für Arzneimittel, die von der Leber eliminiert werden. Betrachten wir ein Arzneimittel, das durch hepatische Vorgänge – Biotransformation und/oder Exkretion des unveränderten Arzneimittels über die Galle – wirksam aus dem Blut entfernt wird. In diesem Fall ist die Arzneimittelkonzentration in dem aus der Leber austretenden Blut niedrig, der Extraktionsquotient nähert sich Eins, und die Clearance des Arzneimittels aus dem Blut wird durch den hepatischen Blutfluß begrenzt. Die Eliminationsgeschwindigkeit von Arzneimitteln, die effizient durch die Leber entfernt werden (z. B. Arzneimittel in Anhang II mit Clearance-Werten größer als 6 ml · min^{-1} · kg^{-1} wie Chlorpromazin, Diltiazem, Imipramin, Lidocain, Morphin und Propanolol) wird nicht durch intrahepatische Vorgänge begrenzt, sondern durch die Geschwindigkeit, mit der die Arzneimittel im Blut zu den Eliminationsorten in der Leber transportiert werden können.

Diese Prozesse können noch komplexer betrachtet werden. So berücksichtigen die oben eingeführten Gleichungen z. B. weder die Bindung von Arzneimitteln an Bestandteile von Blut oder Gewebe, noch erlauben sie eine Abschätzung der intrinsischen Fähigkeit der Leber, ein Arzneimittel in Abwesenheit der durch den Blutfluß auferlegten Beschränkungen zu eliminieren. Für eine Anzahl von Modellen der hepatischen Elimination hat man Erweiterungen der Beziehungen in Gleichung 1.8 vorgeschlagen, um Ausdrücke für die Proteinbindung und die intrinsische Clearance mit einzubeziehen (siehe Roberts et al., 1988). Alle diese Modelle lassen darauf schließen, daß, wenn das Metabolisierungsvermögen des Ausscheidungsorgans im Verhältnis zur Anlieferungsgeschwindigkeit des Arzneimittels groß ist, die Clearance sich der Organperfusion annähern wird. Ist umgekehrt das Metabolisierungsvermögen klein im Vergleich zur Anlieferungsgeschwindigkeit des Arzneimittels, so verhält sich die Clearance der Fraktion des ungebundenen Arzneimittels im Blut und der intrinsischen Clearance proportional. Das Erkennen dieser Zusammenhänge ermöglicht ein besseres Verständnis einer Reihe möglicherweise verwirrender Versuchsergebnisse. So können zum Beispiel Enzyminduktion oder Lebererkrankung die Geschwindigkeit der Arzneimittelmetabolisierung in einem isolierten hepatischen mikrosomalen Enzymsystem verändern, nicht jedoch die Clearance in dem ganzen Tier. Bei Arzneimitteln mit einem hohen Extraktionsquotienten wird die Clearance durch den Blutfluß beschränkt, und Änderungen der intrinsischen Clearance infolge von Enzyminduktion oder Lebererkrankung sollte nur geringe Auswirkungen haben. In ähnlicher Weise sollten Veränderungen bei der Proteinbindung infolge von Erkrankung oder Wechselwirkungen durch kompetitive Bindung bei Arzneimitteln mit einem hohen Extraktionsquotienten nur geringe Auswirkungen haben. Im Gegensatz dazu beeinflussen Veränderungen der intrinsischen Clearance und der Proteinbindung die Clearance von Arzneimitteln mit kleinen Extraktionsquotienten. Veränderungen in der Durchblutung sollten jedoch wenig Auswirkung haben.

Renale Clearance Die renale Clearance eines Arzneimittels führt zu seinem Auftreten als solches im Urin. Veränderungen der pharmakokinetischen Eigenschaften von Arzneimitteln, die Nierenerkrankungen zuzuschreiben sind, können auch mit Hilfe von Clearance-Begriffen erklärt werden. Die Filtration, die aktive Sekretion und die Rückresorption sind Prozesse, die auch hier zur Komplexität der Arzneimittelausscheidung beitragen. Die Filtrationsrate eines Arzneimittels hängt von dem Flüssigkeitsvolumen ab, das im Glomerulus filtriert wird, und von der Konzentration des ungebundenen Arzneimittels, da an Protein gebundenes Arzneimittel nicht filtriert wird. Die Geschwindigkeit der Sekretion des Arzneimittels durch die Niere hängt von dem Verhältnis ab, in dem das Arzneimittel an am aktiven Transport beteiligte Proteine bzw. an Plasmaproteine gebunden ist, von dem Sättigungsgrad dieser Carrier-Moleküle, von der Transportgeschwindigkeit des Arzneimittels durch die Tubulusmembran und von der Anlieferungsgeschwindigkeit des Arzneimittels an den Sekretionsort. Der Einfluß von Veränderungen bei der Proteinbindung, dem Blutfluß und der Anzahl an funktionellen Nephronen ist den obigen Beispielen für die hepatische Elimination analog.

Verteilung

Verteilungsvolumen Das Volumen ist ein zweiter grundlegender Parameter, der für das Verständnis der Arzneimittelverteilung nützlich ist. Das Verteilungsvolumen (V) setzt die Arzneimittelmenge im Körper in Beziehung zu der Arzneimittelkonzentration in Blut oder Plasma (C), je nachdem, welche Flüssigkeit gemessen wurde. Dieses Volumen bezeichnet nicht unbedingt ein feststellbares physiologisches Volumen, sondern nur das Flüssigkeitsvolumen, das erforderlich wäre, um das ganze Arzneimittel im Körper in derselben Konzentration wie im Blut oder Plasma zu enthalten:

V = Menge an Arzneimittel im Körper/C (1.9)

Das Plasmavolumen eines typischen 70 kg schweren Mannes beträgt 3 Liter, das Blutvolumen ungefähr 5,5 Liter, das Volumen der Extrazellulärflüssigkeit außerhalb des Plasma ungefähr 12 Liter und das des Ganzkörperwassers ca. 42 Liter. Viele Arzneimittel weisen jedoch Verteilungsvolumina auf, die diesen Wert bei weitem überschreiten. Befänden sich zum Beispiel 500 µg Digoxin im Körper einer 70 kg schweren Testperson, würde man eine Plasmakonzentration von ca. 0,7 ng/ml beobachten. Teilt man die Arzneimittelmenge im Körper durch die Plasmakonzentration, so erhält man für Digoxin ein Verteilungsvolumen von ungefähr 700 Litern, oder eines Wertes, der zehnmal höher ist als das Gesamtkörpervolumen eines 70 kg schweren Mannes. Tatsächlich verteilt sich Digoxin, das relativ hydrophob ist, vorzugsweise ins Muskel- und Fettgewebe und an seine spezifischen Rezeptoren, wodurch nur eine sehr kleine Arzneimittelmenge im Plasma verbleibt. Bei Arzneimitteln, die in beträchtlichem Maße an Plasmaproteine, nicht jedoch an Gewebebestandteile gebunden sind, nähert sich das Verteilungsvolumen an das Plasmavolumen an. Im Gegensatz dazu haben einige Arzneimittel, obwohl ein Großteil des Arzneimittels im Kreislauf an Albumin gebunden ist, hohe Verteilungsvolumina, weil sie auch anderswo sequestriert sind.

Das Verteilungsvolumen kann in Abhängigkeit vom pK_a-Wert des Arzneimittels, vom Ausmaß der Plasmaproteinbindung, vom Verteilungskoeffizienten des Arzneimittels ins Fett, vom Ausmaß der Bindung an andere Gewebe usw. beträchtlich variieren. Wie zu erwarten, kann sich das Verteilungsvolumen eines bestimmten Arzneimittels daher in Abhängigkeit von Alter, Geschlecht, Krankheit und Körperzusammensetzung des Patienten verändern.

Verschiedene Volumenbezeichnungen werden für gewöhnlich zur Beschreibung der Arzneimittelverteilung benutzt; sie sind auf verschiedenen Wegen abgeleitet. Das in Gleichung 1.9 definierte Verteilungsvolumen betrachtet den Körper als ein einziges, homogenes Kompartiment. In diesem Einkompartimentmodell gelangen alle verabreichten Arzneimittel direkt in ein zentrales Kompartiment, und die Verteilung des Arzneimittels erfolgt unverzüglich durch das ganze Volumen (V). Die Arzneimittel-Clearance aus diesem Kompartiment geschieht nach einem Geschwindigkeitsgesetz erster Ordnung, wie in Gleichung 1.2 definiert; d.h. die pro Zeiteinheit eliminierte Arzneimittelmenge hängt von der Menge (Konzentration) des Arzneimittels in dem Körper-Kompartiment ab. Abbildung 1.5, A und Gleichung 1.10 beschreiben die Abnahme der Plasmakonzentration mit der Zeit für ein in dieses Kompartiment eingebrachtes Arzneimittel.

$C = (\text{Dosis}/V) \cdot exp(-kt)$ (1.10)

wobei k die Geschwindigkeitskonstante für die Elimination des Arzneimittels aus dem Kompartiment ist. Diese Geschwindigkeitskonstante ist der Halbwertszeit des Arzneimittels umgekehrt proportional ($k = 0{,}693/t_{1/2}$).

Für die meisten Arzneimittel beschreibt das oben besprochene idealisierte Einkompartimentmodell nicht den ganzen zeitlichen Verlauf der Plasmakonzentration. Das heißt, bestimmte Gewebereservoirs können vom zentralen Kompartiment unterschieden werden, und die Arzneimittelkonzentration scheint auf eine Weise abzunehmen, die durch multiple Exponentialausdrücke beschrieben werden können (s. Abbildung 1.5, B).

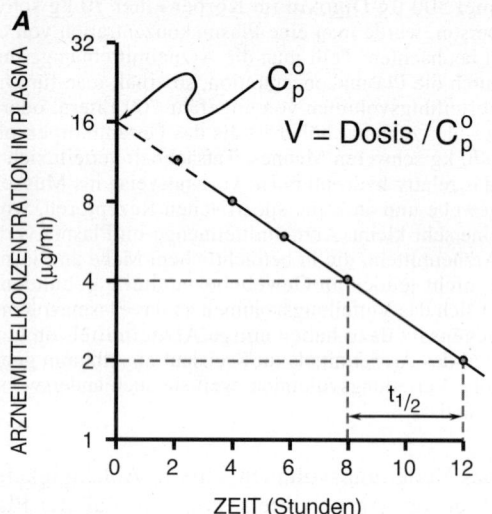

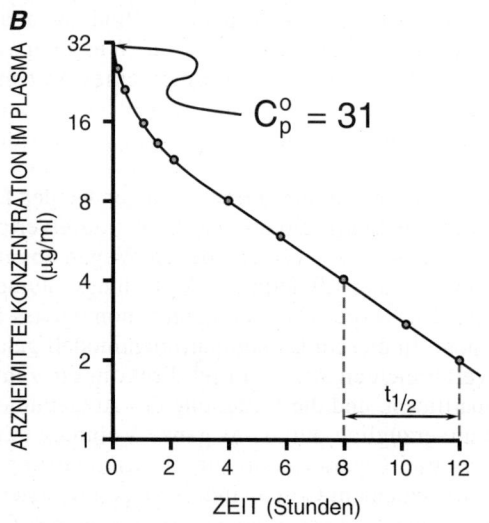

Abbildung 1.5 Plasmakonzentration-Zeit-Kurven nach der intravenösen Verabreichung eines Arzneimittels an einen 70 kg schweren Mann.
A. In diesem Beispiel wurden die Arzneimittelkonzentrationen im Plasma erst ab 2 Stunden nach der Verabreichung der Dosis gemessen. Das halblogarithmische Diagramm der Plasmakonzentration gegen die Zeit läßt darauf schließen, daß das Arzneimittel durch einen Vorgang erster Ordnung (Gleichung 1.10) mit einer Halbwertszeit von vier Stunden ($k = 0{,}693/t_{1/2} = 0{,}173\ h^{-1}$) aus einem einzigen Kompartiment eliminiert wird. Das Verteilungsvolumen (V) kann aus dem durch Extrapolation auf $t = 0$ erhaltenen Wert für C_p^o bestimmt werden (*C_p^o = µg/ml). Das Verteilungsvolumen (Gleichung 1.9) für das Einkompartimentmodell beträgt 31,3 Liter oder 0,45 Liter/kg (V = Dosis/C_p^o). *Die Clearance für dieses Arzneimittel beträgt 92 ml/min; für ein Einkompartimentmodell gilt $CL = k \cdot V$.
B. Stichprobenentnahmen direkt nach der Gabe bis zur zweiten Stunde vor dem Ablauf von zwei Stunden zeigen, daß das Arzneimittel in der Tat einer multiexponentiellen Kinetik gehorcht. Die begrenzende Verteilungshalbwertszeit beträgt 4 Stunden, die Clearance 103 ml/min (Gleichung 1.4), $V_{Fläche}$ 28 Liter (Gleichung 1.11) und V_{ss} 25.4 Liter. Das anfängliche oder „zentrale" Verteilungsvolumen des Arzneimittels (V_1 = Dosis/C_p^{o*}) beträgt 16,1 Liter. Das ausgewählte Beispiel zeigt, daß eine multikompartimentelle Kinetik übersehen werden kann, wenn die frühe Probenentnahme versäumt wird. In diesem speziellen Fall entsteht nur ein Fehler von 10% bei der Abschätzung der Clearance, wenn das multikompartimentelle Verhalten vernachlässigt wird. Bei vielen Arzneimitteln kann man eine multikompartimentelle Kinetik über beträchtliche Zeitspannen beobachten. Die Nicht-Berücksichtigung der Verteilungsphase kann daher zu signifikanten Fehlern bei Schätzungen der Clearance und bei der Vorhersage der richtigen Dosierung führen.

Geschwindigkeit der Arzneimittelverteilung Der multi-exponentielle Abfall, den man für ein Arzneimittel beobachtet, das nach einer Kinetik erster Ordnung aus dem Körper eliminiert wird, resultiert aus den verschiedenen Geschwindigkeiten, mit denen das Arzneimittel mit den verschiedenen Gewebereservoirs ins Gleichgewicht gelangt. Die Geschwindigkeit der Gleichgewichtseinstellung hängt ab von dem Verhältnis der Perfusion des Gewebes zur Verteilung des Arzneimittels ins Gewebe. In vielen Fällen wird die Gleichgewichtseinstellung in Geweben mit einem ähnlichen Perfusion/Verteilungs-Quotienten im wesentlichen überall mit der gleichen Geschwindigkeit stattfinden, so daß nur eine Verteilungsphase (rascher anfänglicher Konzentrationsabfall, wie in Abbildung 1.5, B) zu erkennen ist. Es ist, als ob das Arzneimittel von einem „zentralen" Volumen aus Plasma- und Gewebespeichern ausgeht, die mit ihm in raschem Gleichgewicht stehen, und sich in ein „Endvolumen" verteilt. Zu diesem Zeitpunkt nehmen die Plasmakonzentrationen bei logarithmischer Auftragung linear mit der Geschwindigkeit k ab (siehe Abbildung 1.5, B).

Wenn das Muster oder das Verhältnis der Blutflüsse zu den verschiedenen Organen sich innerhalb eines Individuums verändert oder zwischen Individuen unterscheidet, verändert sich auch die Geschwindigkeit der Arzneimittelverteilung in die Gewebe. Veränderungen in der Durchblutung können jedoch auch dazu führen, daß die Gleichgewichtseinstellung in bestimmten Geweben, die vorher dem „zentralen" Volumen angehörten, nun langsam genug stattfindet, daß diese Gewebe nur noch im „Endvolumen" erscheinen. Das bedeutet, daß sich zentrale Volumina bei Krankheitszuständen, die eine veränderte örtliche Durchblutung verursachen, scheinbar verändern. Nach einer intravenösen Bolusinjektion können die Arzneimittelkonzentrationen im Plasma bei Individuen mit schlechter Perfusion (z. B. Schock) höher sein, als sie es bei besserer Durchblutung wären. Diese höheren systemischen Konzentrationen können ihrerseits zu höheren Konzentrationen (und stärkeren Wirkungen) in Geweben wie Gehirn oder Herz führen, deren ohnehin meist starke Perfusion durch den veränderten hämodynamischen Zustand nicht gesenkt wurde. Daher kann die Wirkung eines Arzneimittels an verschiedenen Wirkungsorten je nach Perfusion dieser Orte variabel sein.

Verteilungsvolumen bei Multikompartiment-Verteilung Zwei unterschiedliche Ausdrücke werden zur Bezeichnung der Volumenverteilung von Arzneimitteln mit mehrfach exponentiellem Abfall verwendet. Der erste, bezeichnet als $V_{Fläche}$, wird berechnet als Quotient aus Clearance und der Geschwindigkeit der Konzentrationsabnahme während der terminalen Eliminationsphase (Endphase) (bei logarithmischer Auftragung der Konzentrationswerte vs. Zeit):

$$V_{Fläche} = \frac{CL}{k} = \frac{Dosis}{k \cdot AUC} \qquad (1.11)$$

Die Berechnung dieses Parameters ist unkompliziert, und das Volumen kann nach der Verabreichung einer Einzeldosis des

Medikaments über intravenöse oder enterale Wege (wo die verwendete Dosis um die Bioverfügbarkeit korrigiert werden muß) bestimmt werden. Ein anderes Multikompartiment-Verteilungsvolumen ist unter Umständen jedoch nützlicher, insbesondere wenn die Auswirkungen von Krankheitszuständen auf die Pharmakokinetik ermittelt werden soll. Das Verteilungsvolumen im Steady state (V_{ss}) entspricht dem Volumen, in dem ein Arzneimittel im Steady state scheinbar verteilt wäre, wenn das Arzneimittel in diesem ganzen Volumen in derselben Konzentration vorläge wie in der gemessenen Flüssigkeit (Plasma oder Blut). Nach einer intravenösen Verabreichung ist die Berechnung von V_{ss} komplizierter als Gleichung 1.11 doch immer noch durchführbar (Benet und Galeazzi, 1979). Nach einer enteralen Gabe ist die Abschätzung von V_{ss} schwieriger. Obwohl $V_{Fläche}$ ein praktischer und leicht zu berechnender Parameter ist, variiert er, wenn die Geschwindigkeitskonstante für die Arzneimittelelimination sich verändert, auch wenn keine Veränderung des Verteilungsvolumens aufgetreten ist. Das liegt daran, daß die Grenzgeschwindigkeit der Abnahme der Arzneimittelkonzentration in Blut oder Plasma nicht nur von der Clearance, sondern auch von den Verteilungsgeschwindigkeiten des Arzneimittels zwischen dem zentralen und dem Endvolumen abhängt. Bei V_{ss} tritt dieser Nachteil nicht auf. Benutzt man die Pharmakokinetik, um die Dosierung von Arzneimitteln zu entscheiden, sind die Unterschiede zwischen $V_{Fläche}$ und V_{ss} meist nicht klinisch signifikant. Beide sind, je nach Angaben in der Literatur, in der Tabelle pharmakokinetischer Daten in Anhang II aufgeführt.

Halbwertszeit

Die Halbwertszeit ($t_{1/2}$) ist die Zeit, in der die Plasmakonzentration oder die Arzneimittelmenge im Körper um 50% verringert wird. Für den leichtesten Fall, das Einkompartimentmodell (Abbildung 1.5, A), kann die Halbwertszeit leicht bestimmt und dazu verwendet werden, Entscheidungen über die Dosierung von Arzneimitteln zu treffen. Wie in Abbildung 1.5, B dargestellt, folgen Arzneimittelkonzentrationen im Plasma jedoch häufig einem multi-exponentiellen Abfall. Es lassen sich daher zwei oder mehr Halbwertszeiten berechnen.

In der Vergangenheit entsprach die üblicherweise angegebene Halbwertszeit der terminalen logarithmisch-linearen Phase der Elimination. Mit zunehmend empfindlicheren analytischen Methoden schienen die immer geringeren Konzentrationen immer längere Halbwertszeiten zu ergeben. Für Gentamicin beobachtete man zum Beispiel eine terminale Halbwertszeit von 53 Stunden (im Gegensatz zu dem Wert von zwei bis drei Stunden in Anhang II), und ein enterohepatischer Kreislauf ist wahrscheinlich für die terminale Halbwertszeit von 120 Stunden von Indometacin verantwortlich (verglichen mit der Halbwertszeit von 2,4 Stunden, die in Anhang II aufgeführt ist). Die Bedeutung einer bestimmten Halbwertszeit kann hinsichtlich des Anteils von Clearance und Verteilungsvolumen definiert werden, die mit jeder Halbwertszeit verknüpft sind, und danach, ob die Plasmakonzentrationen oder die Arzneimittelmengen im Körper einem pharmakodynamischen Effekt (erwünscht oder toxisch) korreliert sind. Die Halbwertszeiten, die für jedes Arzneimittel in Anhang II angegeben sind, stellen die jeweils klinisch relevanteste Halbwertszeit dar.

Frühe Studien der pharmakokinetischen Eigenschaften von Arzneimitteln bei Erkrankungen wurden dadurch beeinträchtigt, daß sie sich auf die Halbwertszeit als alleiniges Maß für die Veränderung der Arzneimittelverteilung stützten. Erst kürzlich hat man erkannt, daß die Halbwertszeit ein abgeleiteter Parameter ist, der sich sowohl in Abhängigkeit von der Clearance wie auch vom Verteilungsvolumen verändert. Eine brauchbare, annähernd genaue Beziehung zwischen der klinisch relevanten Halbwertszeit, der Clearance und dem Verteilungsvolumen im Steady state gibt folgende Gleichung:

$$t_{1/2} \cong 0{,}693 \cdot V_{ss}/CL \tag{1.12}$$

Die Clearance ist das Maß für das Vermögen des Körpers, ein Arzneimittel zu eliminieren. Die Ausscheidungsorgane können ein Arzneimittel jedoch nur aus solchem Blut oder Plasma entfernen, mit dem sie in direktem Kontakt stehen. Während die Clearance zum Beispiel infolge einer Erkrankung abnimmt, müßte sich die Halbwertszeit allen Erwartungen nach erhöhen. Diese Wechselbeziehung trifft jedoch nur dann genau zu, wenn die Krankheit das Verteilungsvolumen nicht verändert. Die Halbwertszeit von Diazepam erhöht sich zum Beispiel mit zunehmendem Alter. Es ist jedoch nicht die Clearance, die sich in Abhängigkeit vom Alter ändert, sondern das Verteilungsvolumen (Klotz et al., 1975). Auf ähnliche Weise können Veränderungen bei der Proteinbindung des Arzneimittels sowohl seine Clearance wie auch sein Verteilungsvolumen beeinflussen, was zu schwer einzuschätzenden Veränderungen in der Halbwertszeit in Abhängigkeit von Erkrankungen führen kann. Die Halbwertszeit von Tolbutamid nimmt zum Beispiel bei Patienten mit akuter Virushepatitis ab, genau das Gegenteil von dem, was man erwarten könnte. Die Krankheit scheint die Proteinbindung sowohl im Plasma wie auch im Gewebe zu verändern, was zwar nicht zu einer Änderung des Verteilungsvolumens, wohl aber zu einer Erhöhung der totalen Clearance führt, da das ungebundene Arzneimittel in höheren Konzentrationen vorliegt und rascher ausgeschieden wird (Williams et al., 1977).

Obwohl unter Umständen ein schlechter Index für die Arzneimittelelimination, ist die Halbwertszeit ein guter Anhaltspunkt dafür, wieviel Zeit nach dem Beginn eines Dosierungsplanes zur Erreichung eines Steady state erforderlich ist (d.h., vier Halbwertszeiten, um ca. 94% eines Steady state-Spiegels zu erreichen), wieviel Zeit bis zur Entfernung des Arzneimittels aus dem Körper vergeht, und ebenfalls für die Abschätzung des geeigneten Dosierungsintervalles (siehe unten).

Steady state Gleichung 1.1 zeigt an, daß bei konstanter Verabreichungsgeschwindigkeit eines Arzneimittels mit der Zeit ein Steady state erreicht wird. Zu diesem Zeitpunkt entspricht die Arzneimittelelimination (das Produkt aus Clearance und Konzentration; Gleichung 1.2) der Geschwindigkeit der Arzneimittelzufuhr. Diese Vorstellung erstreckt sich auch auf die periodische Gabe (z. B. 250 mg eines Medikaments alle acht Stunden). Während eines jeden Intervalls zwischen den Gaben steigt und sinkt die Konzentration des Arzneimittels. Im

Steady state wiederholt sich der ganze Zyklus jedesmal genau gleich. Gleichung 1.1 trifft auch für die periodische Gabe zu, doch die beschreibt nun die durchschnittliche Arzneimittelkonzentration in einem Intervall zwischen zwei Dosen. Das Steady-state-Prinzip ist in Abbildung 1.6 dargestellt.

Ausmaß und Geschwindigkeit der Verfügbarkeit

Bioverfügbarkeit Man muß unterscheiden zwischen Geschwindigkeit und Ausmaß der Arzneimittelresorption und der Menge, die letztendlich den Körperkreislauf erreicht (wie oben bereits erwähnt). Die Arzneimittelmenge, die den Körperkreislauf erreicht, kann als Fraktion F der Dosis ausgedrückt werden, sie wird oft als Bioverfügbarkeit bezeichnet. Gründe für eine unvollständige Resorption sind bereits oben diskutiert worden. Wenn das Arzneimittel in der Leber metabolisiert oder über die Galle ausgeschieden wird, wird, wie bereits erwähnt, ebenfalls ein Teil des aktiven, aus dem Magen-Darm-Trakt resorbierten Arzneimittels durch die Leber inaktiviert, bevor es in den Körperkreislauf eintreten und an seine Wirkungsorte verteilt werden kann.

Kennt man den Extraktionsquotienten (E) eines Arzneimittels in der Leber (s. Gleichung 1.8), kann man die maximale orale Verfügbarkeit (F_{max}) vorhersagen, unter der Annahme, daß die hepatische Elimination nach Vorgängen erster Ordnung abläuft:

$$F_{max} = 1 - E = 1 - (CL_{hepatisch}/Q_{hepatisch}) \qquad (1.13)$$

Daher wird bei einer im Verhältnis zur hepatischen Durchblutung großen hepatischen Blutclearance des Arzneimittels das Ausmaß der Verfügbarkeit nach der oralen Gabe gering sein (z. B. Lidocain). Diese Abnahme der Verfügbarkeit hängt vom physiologischen Ort ab, an dem die Resorption stattfindet.

Werden Arzneimittel über einen Weg verabreicht, auf dem sie First-pass-Verlusten ausgesetzt sind, müssen die bereits eingeführten Gleichungen, welche die *Dosis* oder *Dosierungsrate* enthalten (Gleichungen 1.1, 1.4, 1.10 und 1.11), auch die Bioverfügbarkeit F berücksichtigen, so daß man die tatsächlich verfügbare Dosis oder Dosierungsrate benutzt. F stellt hierbei die Fraktion der Gesamtdosis dar, die systemisch verfügbar ist, die Zahlenwerte liegen daher zwischen 0 und 1. Gleichung 1.1 wird z. B. folgendermaßen verändert:

$$F \cdot \text{Dosierungsrate} = CL \cdot C_{ss} \qquad (1.14)$$

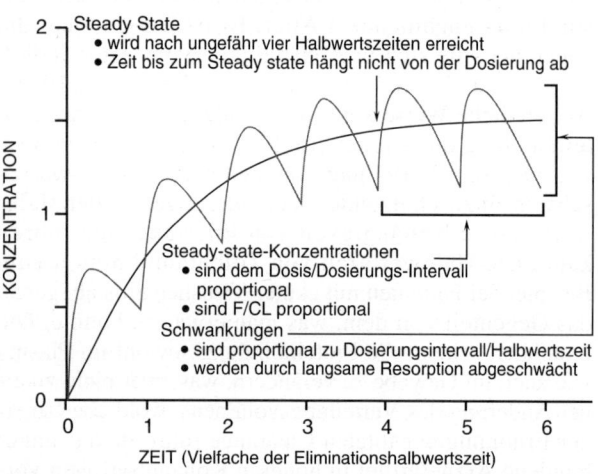

Abbildung 1.6 Grundlegende pharmakokinetische Beziehungen bei der wiederholten Gabe von Arzneimitteln.
Die blaue Linie stellt den Verlauf der Arzneimittelakkumulation während der wiederholten Verabreichung eines Arzneimittels in Intervallen dar, die seiner Eliminationshalbwertszeit entsprechen, wenn die Arzneimittelresorption zehnmal schneller ist als die Elimination. Mit zunehmender relativer Resorption nähern sich die maximalen Konzentrationen im Steady state an 2 an und die minimalen an 1. Die schwarze Linie zeigt den Verlauf während der Verabreichung einer gleichwertigen Dosis durch kontinuierliche intravenöse Infusion. Die Kurven basieren auf dem Einkompartimentmodell.
Die durchschnittliche Konzentration ($\bar{C}_{ss}$) im Steady state während der periodischen Gabe von Arzneimitteln:

$$\bar{C}_{ss} = \frac{F \cdot \text{Dosis}}{CL \cdot T}$$

wobei F = Bioverfügbarkeit der Dosis (als Funktion der Dosis, Wert zwischen 0 und 1) und T = Dosierungsintervall (Zeit). Durch Einsetzen der Infusionsrate für $F \cdot Dosis/T$ wird die Formel gleich Gleichung 1.1 und ergibt die während einer kontinuierlichen intravenösen Infusion im Steady state aufrechterhaltene Konzentration.

Resorptionsgeschwindigkeit Zwar beeinflußt die Geschwindigkeit der Arzneimittelresorption die durchschnittliche Steady-state-Konzentration des Arzneimittels im Plasma im allgemeinen nicht, sie kann trotzdem Bedeutung für die Arzneimitteltherapie haben. Wenn das Arzneimittel sehr rasch resorbiert wird (z. B. nach intravenöser Bolusinjektion) und ein kleines zentrales Volumen hat, ist die Arzneimittelkonzentration anfangs hoch. Dann wird sie fallen, während das Arzneimittel sich in sein (größeres) Endvolumen verteilt (s. Abbildung 1.5, B). Wird dasselbe Arzneimittel langsamer resorbiert (z. B. durch eine langsame Infusion), findet die Verteilung noch während der Verabreichung statt, und die Spitzenkonzentrationen liegen niedriger und treten später auf. Ein bestimmtes Arzneimittel kann an verschiedenen Orten im Körper erwünschte wie auch unerwünschte Wirkungen hervorrufen, und die Verteilungsgeschwindigkeiten des Arzneimittels an diese Orte sind unter Umständen nicht gleich. Die relative Intensität dieser verschiedenen Wirkungen eines Arzneimittels kann sich daher verändern, wenn die Geschwindigkeit der Zufuhr geändert wird.

Nichtlineare Pharmakokinetik

In der Pharmakokinetik tritt eine Nichtlinearität (d.h. Veränderung von Parametern wie Clearance, Verteilungsvolumen und

Halbwertszeit in Abhängigkeit von der Dosis oder der Arzneimittelkonzentration) meist infolge von Sättigung der Proteinbindung, hepatischer Metabolisierung oder von aktivem renalen Transport des Arzneimittels auf.

Sättigung der Proteinbindung Mit zunehmender molarer Konzentration eines Arzneimittels muß sich schließlich auch die Fraktion des ungebundenen Arzneimittels erhöhen (weil alle Bindungsstellen abgesättigt werden). Das tritt meist nur dann auf, wenn die Arzneimittelkonzentrationen im Plasma im Bereich von einigen zehn bis hundert Mikrogramm pro Milliliter liegen. Bei einem Arzneimittel, das von der Leber mit einem kleinen Extraktionsquotienten metabolisiert wird, führt eine Sättigung der Plasmaproteinbindung bei gleichzeitig zunehmender Arzneimittelkonzentration zu einer Erhöhung von V und der Clearance, die Halbwertszeit bleibt so unter Umständen konstant (siehe Gleichung 1.12). Für ein solches Arzneimittel steigt C_{ss} nicht linear mit zunehmender Verabreichungsgeschwindigkeit des Arzneimittels. Bei Arzneimitteln mit einem hohen Extraktionsquotienten kann sich C_{ss} zu der Geschwindigkeit der Arzneimittelzufuhr linear proportional verhalten. In diesem Fall würde sich die hepatische Clearance nicht ändern, und die Zunahme von V würde die Halbwertszeit der Ausscheidung erhöhen, weil dadurch der Anteil des gesamten Arzneimittels im Körper, der pro Zeiteinheit an die Leber geliefert wird, gesenkt wird. Die meisten Arzneimittel liegen zwischen diesen beiden Extremen, und die Auswirkungen nichtlinearer Proteinbindung sind unter Umständen schwierig vorherzusagen.

Sättigung der Metabolisierung In diesem Fall beschreibt in der Regel die Michaelis-Menten-Gleichung (Gleichung 1.6) die Nichtlinearität. Ohne Zweifel kann man alle aktiven Vorgänge absättigen, doch sie werden linear erscheinen, wenn die in der Praxis vorkommenden Werte für die Arzneimittelkonzentration viel kleiner sind als K_m. Wenn sie K_m überschreiten, beobachtet man eine nichtlineare Kinetik. Die Hauptfolgen einer Sättigung der Metabolisierung sind genau das Gegenteil der Folgen einer Sättigung der Proteinbindung. Liegen beide Bedingungen gleichzeitig vor, können sich ihre Effekte gleichsam gegenseitig aufheben, woraus eine überraschend lineare Kinetik resultieren kann; dies tritt z. B. über einen bestimmten Konzentrationsbereich bei der Salicylsäure auf.

Das Sättigungsvermögen der Metabolisierung bewirkt, daß die First-pass-Metabolisierung geringer ist als erwartet (höheres F), und die anteilige Erhöhung von C_{ss} ist größer als die entsprechende anteilige Erhöhung der Geschwindigkeit der Arzneimittelzufuhr. Letzteres sieht man am leichtesten, wenn man Gleichung 1.6 in Gleichung 1.1 einsetzt und nach der Steady-state-Konzentration auflöst:

$$C_{ss} = \frac{\text{Dosierungsrate} \cdot K_m}{v_m - \text{Dosierungsrate}} \qquad (1.15)$$

Wenn die Dosierungsrate sich der maximalen Eliminationsgeschwindigkeit (v_m) annähert, geht der Nenner von Gleichung 1.15 gegen null, und C_{ss} nimmt unproportional stark zu. Glücklicherweise sollte die Sättigung der Metabolisierung keine Auswirkungen auf das Verteilungsvolumen haben. So nimmt mit sinkender Clearance die scheinbare Halbwertszeit für die Elimination zu, und die Annäherung an den (unverhältnismäßigen) neuen Steady state ist langsam. Die Regel „vier Halbwertszeiten bis zum Steady state" läßt sich im normalen Bereich klinischer Konzentrationen jedoch nicht auf Arzneimittel mit nichtlinearer Metabolisierung anwenden.

Phenytoin ist ein gutes Beispiel für ein Arzneimittel, dessen Metabolisierung innerhalb des therapeutischen Konzentrationsbereiches abgesättigt wird (s. Anhang II). K_m liegt typischerweise am unteren Ende des therapeutischen Bereiches (K_m = 5 bis 10 mg pro Liter). Bei einigen Individuen, besonders bei Kindern, liegt K_m unter Umständen nur bei 1 mg pro Liter. Wenn bei einem solchen Individuum die Zielkonzentration 15 mg pro Liter beträgt und diese bei einer Dosierungsrate von 300 mg pro Tag erreicht wird, so ergibt sich aus Gleichung 1 - 15 für v_m 320 mg pro Tag. Bei einem solchen Patienten führt eine Dosis, die 10% unter dem Optimum liegt (d.h. 270 mg pro Tag), zu einem C_{ss}-Wert von 5 mg pro Liter, also weit unter dem erwünschten Wert. Umgekehrt überschreitet eine Dosis, die 10% über dem Optimum liegt (330 mg pro Tag) die metabolische Kapazität (um 10 mg pro Tag) und bewirkt ein langes und langsames, dennoch stetiges Ansteigen der Konzentration, bis Toxizität auftritt. Die Dosierung kann nicht präzise gesteuert werden (weniger als 10% Abweichung). Daher ist bei Patienten, bei denen die Zielkonzentration für Phenytoin mehr als zehnmal größer ist als der individuelle K_m-Wert, ein Schwanken zwischen unwirksamer Therapie und Toxizität fast nicht zu vermeiden.

Erstellung und Optimierung von Dosierungsplänen

Zu Beginn einer Langzeittherapie muß eine pharmakodynamische Frage gestellt werden: Welches Ausmaß an Arzneimittelwirkung ist erwünscht, und welches kann man überhaupt erreichen? Wenn eine Wirkung des Arzneimittels leicht gemessen werden kann (z. B. der Blutdruck), kann dies zur Einstellung der Dosierung benutzt werden. Ein empirisches Verfahren zur Annäherung an die optimale Dosierung ist sowohl praktisch wie auch vernünftig. Aber auch in diesem idealen Fall treten gewisse quantitative Probleme auf, z. B. wie häufig die Dosierung geändert werden muß und um wieviel. Diese Fragen können meist mit einfachen Faustregeln beantwortet werden, die auf bereits diskutierten Grundsätzen beruhen (z. B. die Dosis nie um mehr als 50% ändern, und wenigstens drei bis vier Halbwertszeiten verstreichen lassen bis zur nächsten Dosisänderung). Andererseits besitzen einige Arzneimittel nur eine geringe dosisabhängige Toxizität, und in der Regel ist die maximale Effektivität erwünscht. Bei diesen Arzneimitteln werden Dosen, die weit über dem erforderlichen Durchschnitt liegen, sowohl die Wirksamkeit garantieren (falls dies möglich ist) wie auch die Wirkung verlängern. Eine solche „Maximaldosis-Strategie" wird typischerweise bei Penicillinpräparaten und den meisten β-Adrenozeptorenblockern angewendet.

Zielkonzentration Bei einigen Arzneimitteln lassen sich die Wirkungen nur schwer messen (oder das Arzneimittel wird zur Prophylaxe gegeben), Toxizität und/oder ausbleibende Wirksamkeit sind potentielle Risiken, und/oder die therapeutische Breite ist schmal. Unter diesen Umständen müssen Dosen sorgfältig titriert werden, und bei Verfügbarkeit eines entsprechenden Nachweisverfahrens für das Arzneimittel kann ein sogenanntes Therapeutisches Drug Monitoring (TDM) durchgeführt werden (siehe unten). Man wählt eine erwünschte Steady-state-Konzentration (Zielkonzentration) des Arzneimittels (meist im Plasma) und berechnet eine Dosierung, von der man annimmt, daß sie diesen Wert erfüllen wird. Die Arzneimittelkonzentration wird nachfolgend gemessen, und die Dosierung wird bei Bedarf angepaßt, um das Ziel besser zu erreichen (s. auch Kapitel 3).

Um diese Strategie anwenden zu können, muß die therapeutische Zielstellung in Form eines erwünschten Bereiches für den C_{ss}-Wert definiert werden, der oft auch therapeutischer Bereich genannt wird. Bei Arzneimitteln, für die dies möglich ist, z. B. Theophyllin und Digoxin, scheint die untere Grenze des therapeutischen Bereiches ungefähr der Arzneimittelkonzentration zu entsprechen, die ca. die Hälfte der größtmöglichen therapeutischen Wirkung hat. Die obere Grenze des therapeutischen Bereichs (bei Arzneimitteln, die eine solche Grenze besitzen) wird von der Toxizität, nicht von der Wirksamkeit festgesetzt. In der Regel wird die obere Grenze so bestimmt, daß bei nicht mehr als 5 - 10% der Patienten eine toxische Wirkung auftritt. Bei einigen Arzneimitteln kann dies bedeuten, daß die obere Grenze nicht mehr als das zweifache der unteren Grenze beträgt. Natürlich können diese Zahlenwerte stark variieren, und einigen Patienten können auch von Arzneimittelkonzentrationen, welche den therapeutischen Bereich überschreiten, durchaus profitieren, während andere bereits bei viel niedrigeren Werten toxische Symptome aufweisen. Ohne spezifischere Informationen wird jedoch in der Regel die Mitte des therapeutischen Bereiches als Zielkonzentration gewählt.

Erhaltungsdosis In den meisten klinischen Situationen werden Arzneimittel als Serie wiederholter Dosen oder als ständige Infusion verabreicht, um im Plasma eine Steady-state-Konzentration des Arzneimittels innerhalb eines bestimmten therapeutischen Bereiches aufrechtzuerhalten. Die Berechnung der richtigen Erhaltungsdosis ist daher ein Grundziel. Um die gewählte Steady-state- oder Zielkonzentration aufrechtzuerhalten, wird die Dosisrate des Arzneimittels so eingestellt, daß die Geschwindigkeit der Zufuhr gleich der Ausscheidungsgeschwindigkeit ist. Diese Beziehung wurde bereits in den Gleichungen 1.1 und 1.14 definiert und wird hier bezüglich der erwünschten Zielkonzentration ausgedrückt:

Dosierungsrate = Ziel · CL/F (1.16)

Wenn der Kliniker die erwünschte Plasmakonzentration des Arzneimittels auswählt und die Clearance und Bioverfügbarkeit des Arzneimittels für einen bestimmten Patienten kennt, lassen sich die Dosis und Dosierungsintervall korrekt berechnen.

Beispiel Für die Linderung von akutem Bronchialasthma bei einem 68 kg schweren Patienten wünscht man eine Steady-state-Plasmakonzentration von Theophyllin von 15 mg pro Liter. Wenn der Patient nicht raucht und keine weiteren Erkrankungen aufweist, kann man die in Anhang II angegebene mittlere Clearance verwenden, also 0,65 ml · min^{-1} · kg^{-1}. Da das Arzneimittel als intravenöse Infusion gegeben werden soll, gilt $F = 1$:

Dosierungsrate = Ziel · CL/F
= 15 μg/ml · 0,65 ml · min^{-1} · kg^{-1}
= 9,75 μg · min^{-1} · kg^{-1}
= 40 mg/h für einen 68 kg schweren Patienten

Da fast alle intravenösen Zubereitungen von Theophyllin als das Ethylendiaminsalz (Aminophyllin) erhältlich sind, welches 85% Theophyllin enthält, beträgt die Infusionsgeschwindigkeit 47 mg Aminophyllin pro Stunde [(40 mg pro Stunde)/(0,85)].

Dosierungsintervall bei intermittierender Gabe In der Regel sind große Schwankungen in der Arzneimittelkonzentration zwischen den Gaben nicht vorteilhaft. Erfolgten die Resorption und die Verteilung unverzüglich, so würden die Schwankungen in der Arzneimittelkonzentration zwischen den Gaben ausschließlich von der Eliminationshalbwertszeit des Arzneimittels bestimmt. Wäre das gewählte Dosierungsintervall (T) gleich der Halbwertszeit, läge die Gesamtschwankung zwischen Maxima und Minima um den Faktor 2, eine in der Regel tolerierbare Schwankung.

Pharmakodynamische Überlegungen modifizieren dies. Ist ein Arzneimittel relativ ungiftig, so daß ein Vielfaches der für die Therapie notwendigen Konzentration leicht toleriert werden kann, kann die Maximaldosis-Strategie angewendet werden, und das Dosierungsintervall kann aus praktischen Gründen viel länger als die Eliminationshalbwertszeit sein. Die Halbwertszeit von Penicillin G beträgt weniger als eine Stunde, doch oft wird es in sehr großen Dosen alle sechs oder zwölf Stunden gegeben.

Für einige Arzneimittel mit einem engen therapeutischen Bereich kann die Abschätzung der maximalen und minimalen Konzentrationen, die für ein bestimmtes Dosierungsintervall auftreten, von Bedeutung sein. Die minimale Steady-state-Konzentration $C_{ss,min}$ kann mit Hilfe von Gleichung 1.17 hinreichend genau ermittelt werden:

$$C_{ss,min} = \frac{F \cdot Dosis / V_{ss}}{1 - exp(-kT)} \cdot exp(-kT) \quad (1.17)$$

k ist 0,693 geteilt durch die klinisch relevante Plasmahalbwertszeit, und T ist das Dosierungsintervall. Der Ausdruck $exp(-kT)$ ist der Bruchteil der letzten Dosis (um die Bioverfügbarkeit F korrigiert), die am Ende eines Dosierungsintervalles im Körper verbleibt.

Bei Arzneimitteln, die einer multiexponentiellen Kinetik gehorchen und oral verabreicht werden, umfaßt die Abschätzung der maximalen Steady-state-Konzentration $C_{ss,max}$ einen komplizierten Satz exponentieller Konstanten für die Verteilung und die Resorption. Ohne Berücksichtigung dieser Ausdrücke kann man leicht eine maximale Steady-state-Konzentration vorhersagen, indem man den Ausdruck $exp(-kT)$ im Zähler von Gleichung 1.17 wegläßt (siehe Gleichung 1.18, unten). Wegen dieser Näherung wird die mit Hilfe von Gleichung 1.18 vorausgesagte maximale Konzentration größer sein als die tatsächlich beobachtete.

Beispiel Bei der Linderung des akuten Asthmaanfalles des bereits diskutierten Patienten möchte der Kliniker unter Umständen durch orale Gaben in Zeitabständen von sechs, acht oder zwölf Stunden die Plasmakonzentration von Theophyllin bei 15 mg pro Liter konstant halten. Die korrekte Geschwindigkeit für die Verabreichung des Arzneimittels beträgt, unabhängig von Überlegungen betreffs des Dosierungsintervalls, für diesen Patienten 40 mg pro Stunde (wie oben berechnet), da die Verfügbarkeit von Theophyllin aus einer oralen Dosis 100% beträgt. Die angemessenen periodischen Dosen wären also 240 mg alle sechs Stunden, 320 mg alle acht Stunden oder 480 mg alle zwölf Stunden. Alle diese Pläne ergäben dieselbe Durchschnittskonzentration von 15 mg pro Liter, es bestünden jedoch verschiedene maximale und minimale Konzentrationen. Für ein zwölfstündiges Dosierungsintervall würden die folgenden maximalen und minimalen Konzentrationen vorausgesagt:

$$C_{ss,max} = \frac{F \cdot \text{Dosis}/V_{ss}}{1 - exp(-kT)}$$

$$= \frac{480 \text{ mg}/34 \text{ Liter}}{0.65} = 21.7 \text{ mg}/\text{Liter} \quad (1.18)$$

$$C_{ss,min} = C_{ss,max} \cdot exp(-kT)$$

$$= (21.7 \text{ mg}/\text{Liter}) \cdot (0.35) = 7.6 \text{ mg}/\text{Liter} \quad (1.19)$$

Die Berechnungen in Gleichungen 1.18 und 1.19 wurden unter folgenden Annahmen durchgeführt: es werden alle zwölf Stunden orale 480-mg-Dosen von einem Arzneimittel mit einer Halbwertszeit von acht Stunden (k = 0,693/8 h = 0,0866 h⁻¹) gegeben, das Verteilungsvolumen beträgt 0,5 Liter/kg (V_{ss} = 34 Liter bei einem 68 kg schweren Patienten), und die orale Verfügbarkeit ist gleich 1. Da die vorhergesagt minimale Konzentration mit 7,6 mg pro Liter unter die vorgeschlagene Effektivkonzentration fällt, und die vorhergesagte maximale Konzentration über dem zur Vermeidung von Toxizität angegebenen Wert (siehe Anhang II) liegt, ist die Wahl eines zwölfstündigen Dosierungsintervalles vermutlich unangebracht. Eine bessere Wahl wären 320 mg alle acht Stunden oder 240 mg alle sechs Stunden. Natürlich muß der Kliniker abwägen zwischen dem Problem der Befolgung von Therapieplänen bei häufiger Gabe und dem Problem der Zeitspannen, in denen der Patient unter Umständen zu hohen oder zu niedrigen Arzneimittelkonzentrationen ausgesetzt ist.

Initialdosis Die „Initialdosis" (manchmal auch Aufsättigungsdosis genannt) ist eine Dosis oder eine Serie von Dosen, die zu Therapiebeginn gegeben wird mit dem Bestreben, die Zielkonzentration rasch zu erreichen. Die richtige Größenordnung für die Inititaldosis ist:

Initialdosis = Ziel $C_p \cdot V_{ss}/F$ \quad (1.20)

Eine Initialdosis ist z. B. wünschenswert, wenn die Zeit, die zur Erreichung eines Steady state durch Verabreichung des Arzneimittels mit konstanter Geschwindigkeit erforderlich ist (vier Halbwertszeiten) im Verhältnis zu den zeitlichen Anforderungen der zu behandelnden Erkrankung relativ lang ist. Zum Beispiel beträgt die Halbwertszeit von Lidocain meist mehr als eine Stunde. Herzrhythmusstörungen nach einem Myokardinfarkt können jedoch lebensgefährlich sein, und man kann nicht vier bis sechs Stunden warten, bis durch Infusion des Arzneimittels mit einer zur Erhaltung dieser Konzentration erforderlichen Geschwindigkeit eine therapeutische Konzentration von Lidocain erreicht ist. Daher ist die Verwendung einer Initialdosis Lidocain (z. B. als Bolus verabreicht) auf der kardiologischen Intensivstation Standard.

Die Verwendung einer Initialdosis hat jedoch auch Nachteile. Erstens kann ein besonders empfindliches Individuum plötzlich einer toxischen Konzentration eines Arzneimittels ausgesetzt werden. Sollte die erreichte Konzentration zu hoch sein und das betreffende Arzneimittel eine lange Halbwertszeit haben, wird es längere Zeit dauern, bis eventuell toxische Effekte abklingen. Initialdosen sind häufig hoch und werden als intravenöser Bolus verabreicht. Dies kann besonders gefährlich sein, wenn die toxischen Effekte infolge von Arzneimittelwirkungen an Orten auftreten, die in einem raschen Gleichgewicht mit dem Plasma stehen.

Individualisierung der Dosierung Um einen rationellen Dosierungsplan erstellen zu können, muß der Kliniker F, CL, V_{ss} und $t_{1/2}$ kennen und einiges Wissen über die Resorptions- und Verteilungsgeschwindigkeit des Arzneimittels besitzen. Außerdem muß er abschätzen, welche Änderungen dieser Parameter bei einem bestimmten Patienten zu erwarten sind. Die üblichen Werte für die wichtigen Parameter sowie Korrekturen, die durch Krankheit oder andere Umstände notwendig sein können, sind in Anhang II angegeben. Es gibt jedoch auch zwischen normalen Individuen schwer vorherzusagende Schwankungen. Bei vielen Arzneimitteln beträgt eine Standardabweichung der für F, CL und V_{ss} beobachteten Werte 20%, 50% und 30% (in der Reihenfolge). Das bedeutet, daß zu ungefähr 95% der Zeit der erreichte C_{ss}-Wert zwischen 35% und 270% der Zielkonzentration liegen kann; das ist ein unannehmbar breiter Bereich für ein Arzneimittel mit einem kleinen therapeutischen Index. Werden die C_p-Werte gemessen, kann man Werte für F, CL und V_{ss} direkt abschätzen, was eine genauere Anpassung des Dosierungsplanes ermöglicht. Solche eine Messung und Anpassung sind für viele Arzneimittel mit kleinen therapeutischen Indizes (z. B. Herzglykoside, Antiarrhythmika, Antikonvulsiva, Theophyllin und andere) gut geeignet.

Therapeutisches Monitoring von Arzneimitteln (TDM)

Die wichtigste Verwendung der (im Steady state) gemessenen Arzneimittelkonzentrationen besteht darin, die Abschätzung des CL/F-Wertes für den individuellen Patienten zu verbessern (mit Hilfe von 1.14, die wie folgt umgestellt wurde):

CL/F (Patient) = Dosierungsrate/C_{ss} (gemessen) \quad (1.21)

Die neue Schätzung von CL/F kann in Gleichung 1.16 dazu benutzt werden, die Erhaltungsdosis so anzupassen, daß die erwünschte Zielkonzentration erreicht wird.

Gewisse praktische Einzelheiten und Fallstricke des TDM von Arzneimitteln sollten bedacht werden. Das betrifft als erstes den Zeitpunkt der Probenentnahme für eine Messung der Arzneimittelkonzentration. Wann im Verlauf eines Dosierungsintervalles sollten, bei intermittierender Gabe, Proben entnommen werden? Man muß zwischen zwei Verwendungen der gemessenen Arzneimittelkonzentrationen unterscheiden, um die möglichen Antworten zu verstehen. Eine Arzneimittelkonzentration, die in einer zu einem beliebigen Zeitpunkt des Dosierungsintervalles entnommenen Probe gemessen wird, liefert Informationen, die bei der Bestimmung der Arzneimitteltoxizität von Nutzen sein können (z. B. bei fraglichen Symptomen einer Überdosierung). Dies ist die Art des therapeutischen Monitoring von Arzneimitteln. Es sollte jedoch betont werden, daß eine gemessene Arzneimittelkonzentration aufgrund der interindividuell unterschiedlichen Empfindlichkeit gegenüber Arzneimitteln nur eingeschränkt zu interpretieren ist. Wenn fragliche toxische Symptome auftreten, ist die Arzneimittelkonzentration nur eine Information von vielen, die dem Kliniker Aufschluß geben können.

Veränderungen in den Wirkungen von Arzneimitteln können (z. B. aufgrund einer langsamen Verteilungsgeschwindigkeit oder pharmakodynamischer Faktoren) im Verhältnis zu Veränderungen in der Plasmakonzentration verzögert auftreten. Kurz nach einer oralen Gabe überschreiten Digoxinkonzentrationen zum Beispiel regelmäßig 2 ng/ml (ein potentiell toxischer Wert), doch diese Spitzenkonzentrationen verursachen keine Toxizität; sie treten sogar weit vor den maximalen Effekten auf. So können Arzneimittelkonzentrationen in Proben, die kurz nach der Gabe einer Dosis entnommenen wurden, wenig aufschlußreich oder sogar irreführend sein.

Wenn Arzneimittelkonzentrationen zur Erstellung von Dosierungsplänen genutzt werden, sind Proben, die kurz nach der Verabreichung einer Dosis entnommen wurden, fast immer irreführend. Eine Probenentnahme im Steady state soll der Modifizierung des geschätzten CL/F-Wertes und so der Dosiswahl dienen. Frühe postresorptive Konzentrationen (z. B. 10 - 60 Minuten nach Gabe) spiegeln nicht die Clearance wider. Sie werden in erster Linie von der Resorptionsgeschwindigkeit, dem zentralen (anstatt dem Steady state) Verteilungsvolumen und der Verteilungsgeschwindigkeit bestimmt. Dies alles sind pharmakokinetische Eigenschaften, die für die Wahl einer langfristigen Erhaltungsdosis so gut wie nicht von Bedeutung sind. Ist der Zweck der Messung die Einstellung der Dosierung, sollte die Probe ausreichend lange nach der vorangegangenen Dosis entnommen werden – die Faustregel sagt, kurz vor der nächsten angesetzten Dosis, wenn die Konzentration ein Minimum erreicht hat (sogenannter Talspiegel). Es gibt eine Ausnahme von diesem Verfahren: einige Arzneimittel werden zwischen den Dosen fast vollständig eliminiert und wirken nur im ersten Teil jedes Dosierungsintervalles. Wenn es bei solchen Arzneimitteln fraglich ist, ob wirksame Konzentrationen erreicht werden, kann eine kurz nach einer Gabe entnommene Probe nützlich sein. Besteht jedoch zusätzlich der Verdacht, daß geringe Clearance (wie bei Nierenversagen) zu einer Kumulation des Arzneimittels führen könnte, werden kurz vor der nächsten Dosis gemessene Konzentrationen eine solche Kumulation aufzeigen, und sie sind zu diesem Zweck erheblich nützlicher als Kenntnis der maximalen Konzentration. Für solche Arzneimittel (z. B. Aminoglykoside) wird daher die Bestimmung sowohl der maximalen wie auch der minimalen Konzentrationen empfohlen.

Ein zweiter wichtiger Aspekt des Timings der Probenentnahme liegt im Abstand zum Beginn der Erhaltungsdosen. Bei konstanter Dosierung wird das Steady state erst nach vier Halbwertszeiten erreicht. Entnimmt man die Probe zu schnell nach Beginn der Dosierung, spiegelt sie die Clearance nicht korrekt wider. Wartet man bei potentiell toxischen Stoffen jedoch bis zur sicheren Einstellung des Steady state, kann der Schaden schon angerichtet sein. Es können einige einfache Richtlinien angeboten werden. Wenn es wichtig ist, die Konzentrationen sorgfältig zu überwachen, kann man die erste Probe nach zwei Halbwertszeiten (wie für den Patienten berechnet und erwartet) entnehmen, in der Annahme, daß keine Initialdosis gegeben wurde. Überschreitet die Konzentration jetzt bereits 90% der letztendlich erwarteten Steady-state-Konzentration, sollte die Dosierungsrate um die Hälfte herabgesetzt, eine weitere Probe nach zwei weiteren (angenommenen) Halbwertszeiten entnommen und die Dosierung erneut halbiert werden, falls die Probe über dem Zielwert liegt. Ist die erste Konzentration nicht zu hoch, fährt man mit der ursprünglichen Dosierungsrate fort; sogar wenn die Konzentration kleiner als erwartet ist, kann man meist die Erreichung des Steady state in weiteren zwei geschätzten Halbwertszeiten abwarten und die Dosierung dann wie oben beschrieben anpassen.

Bei intermittierender Gabe gibt es ein drittes Problem hinsichtlich des Zeitpunktes, an dem die Proben zur Bestimmung der Arzneimittelkonzentration entnommen werden. Wenn die Probe, wie empfohlen, gerade vor der nächsten Dosis entnommen wird, wird die Konzentration statt des Durchschnittswertes einen minimalen Wert erreicht haben. Die geschätzte Durchschnittskonzentration kann jedoch, wie bereits besprochen, mit Hilfe von Gleichung 1.14 berechnet werden.

Wenn ein Arzneimittel einer Kinetik erster Ordnung folgt, hängen die durchschnittliche, die maximale und die minimale Konzentration im Steady state linear mit der Dosis und der Dosierungsrate zusammen (s. Gleichung 1.14, -17 und -18). Das Verhältnis zwischen gemessener und erwünschter Konzentration kann daher zur Anpassung der Dosis benutzt werden:

$$\frac{C_{ss} \text{ (gemessen)}}{C_{ss} \text{ (erwünscht)}} = \frac{\text{Dosis (vorher)}}{\text{Dosis (neu)}} \qquad (1.22)$$

Schließlich können für einige Arzneimittel mit besonders schwieriger Handhabung Computerprogramme bei der Erstellung von Dosierungsplänen hilfreich sein. Solche Programme, welche die gemessenen Arzneimittelkonzentrationen und individuelle Faktoren, wie sie z. B. in Anhang II aufgelistet sind, berücksichtigen, sind in zunehmendem Maße erhältlich (Gabrielsson und Weiner, 1994).

LITERATUR

Benet, L.Z. Effect of route of administration and distribution on drug action. *J. Pharmacokinet. Biopharm.*, **1978**, *6*:559—585.

Benet, L.Z., and Galeazzi, R.L. Noncompartmental determination of the steady-state volume of distribution. *J. Pharm. Sci.*, **1979**, *68*:1071—1074.

Brodie, B.B. Physiochemical factors in drug absorption. In, *Absorption and Distribution of Drugs*. (Binns, T.B., ed.) The Williams & Wilkins Co., Baltimore, **1964**, pp 16-48.

Klotz, U., Avant, G.R., Hoyumpa, A., Schenker, S., and Wilkinson, G.R. The effects of age and liver disease on the disposition and elimination of diazepam in adult man. *J. Clin. Invest.*, **1975**, *55*:347—359.

Roberts, M.S., Donaldson, J.D., and Rowland, M. Models of hepatic elimination: comparison of stochastic models to describe residence time distributions and to predict the influence of drug distribution, enzyme heterogeneity, and systemic recycling on hepatic elimination. *J. Pharmacokinet. Biopharm.*, **1988**, *16*:41—83.

Williams, R.L., Blaschke, T.F., Meffin, P.J., Melmon, K.L., and Rowland, M. Influence of acute viral hepatitis on disposition and plasma binding of tolbutamide. *Clin. Pharmacol. Ther.*, **1977**, *21*:301—309.

Monographien und Übersichtsartikel

Benet, L.Z., Massoud, N., and Gambertoglio, J.G. (eds.). *Pharmacokinetic Basis for Drug Treatment*. Raven Press, New York, **1984**.

Commandeur, J.N.M., Stijntjes, G.J., and Vermeulen, N.P.E. Enzymes and transport systems involved in the formation and disposition of the glutathione S-conjugates: role in bioactivation and detoxification mechanisms of xenobiotics. *Pharmacol. Rev.*, **1995**, *47*:271—330.

Evans, W.E., Schentag, J.J., and Jusko, W.J. (eds.). *Applied Pharmacokinetics: Principles of Therapeutic Drug Monitoring*, 3rd ed. Applied Therapeutics, Inc., Vancouver, WA, **1992**.

Gabrielsson, J., and Weiner, D. *Pharmacokinetic/Pharmacodynamic Data Analysis: Concepts and Applications*. Swedish Pharmaceutical Press, Stockholm, **1994**.

Gibaldi, M., and Perrier, D. *Pharmacokinetics*, 2nd ed. Marcel Dekker, Inc., New York, **1982**.

Goldstein, A., Aronow, L., and Kalman, S.M. *Principles of Drug Action: The Basis of Pharmacology*, 2nd ed. John Wiley & Sons, Inc., New York, **1974**.

Lennard, M.S. Genetically determined adverse drug reactions involving metabolism. *Drug Safety*, **1993**, *9*:60-77.

Melmon, K.L., Morrelli, H.F., Hoffman, B.B., and Nierenberg, D.W. (eds.). *Clinical Pharmacology: Basic Principles in Therapeutics*, 3rd ed. McGraw-Hill, Inc., New York, **1992**.

Mitchell, J.R., and Horning, M.G. (eds.). *Drug Metabolism and Drug Toxicity*. Raven Press, New York, **1984**.

Nelson, D.R., Kamataki, T., Waxman, D.J., Guengerich, F.P., Estabrook, R.W., Feyereisen, R., Gonzalez, F.J., Coon, M.J., Gunsalus, I.C., Gotoh, O., Okuda, K., and Nebert, D.W. The P450 superfamily: update on new sequences, gene mapping, accession numbers, early trivial names of enzymes, and nomenclature. *DNA Cell Biol.*, **1993**, *12*:1—51.

Rowland, M., and Tozer, T.N. *Clinical Pharmacokinetics: Concepts and Applications*, 3rd ed. Lea & Febiger, Philadelphia, **1995**.

Wagner, J.G. *Pharmacokinetics for the Pharmaceutical Scientist*. Technomic, Inc., Lancaster, PA, **1993**.

Wrighton, S.A., and Stevens, J.C. The human hepatic cytochromes P450 involved in drug metabolism. *Crit. Rev. Toxicol.*, **1992**, *22*:1—21.

Yacobi, A., Skelly, J.P., Shah, V.P., and Benet, L.Z. (eds.) *Integration of Pharmacokinetics, Pharmacodynamics and Toxicokinetics in Rational Drug Development*. Plenum, New York, **1993**.

2 PHARMAKODYNAMIK
Wirkmechanismus von Arzneimitteln und Dosis-Wirkungsbeziehungen

Elliott M. Ross

Dieses Kapitel ist eine Einführung in den Begriff des Rezeptors. Die strukturellen und funktionellen Rezeptorfamilien werden besprochen sowie die Interaktionen zwischen den verschiedenen nachgeschalteten Signalwegen, die nach Besetzung des Rezeptors mit einem Pharmakon aktiviert werden. Die einführenden Betrachtungen werden vertieft anhand von Abschnitten, die ausführlich die Strukturen und Funktionen der Rezeptoren für verschiedene Pharmakongruppen darstellen. In der letzten Hälfte des Kapitels wird die historische Entwicklung der Rezeptortheorie beschrieben, und es werden Möglichkeiten zur Quantifizierung von Rezeptoraktivitäten, die durch Bindung eines Agonisten oder Antagonisten moduliert werden können, vorgestellt. Die funktionelle Bedeutung von partiellen Agonisten und inversen Antagonisten wird ebenfalls beschrieben als Einleitung für die gezielte Neuentwicklung von Arzneistoffen mit unterschiedlichen Wirkeigenschaften durch klassische oder neue, kombinierte Verfahrenstechniken.

Die Pharmakodynamik beschreibt die biochemischen und physiologischen Wirkungen von Arzneistoffen einschließlich ihrer Wirkmechanismen. Die Untersuchung von Effekten beinhaltet die Beschreibung der chemischen oder physikalischen Wechselwirkungen zwischen der wirksamen Substanz und der Zielzelle. Dies beinhaltet auch die Charakterisierung der für eine Pharmakonwirkung notwendigen Zwischenreaktionen. Solch eine komplette Analyse stellt die Grundlage sowohl für einen rationellen therapeutischen Einsatz von Arzneistoffen als auch für die Entwicklung neuer und verbesserter Pharmaka dar. Grundlagenforschung in der Pharmakodynamik bietet darüber hinaus einen gründlichen Einblick in biochemische und physiologische Regulationsmechanismen.

WIRKMECHANISMEN VON PHARMAKA

Die Wirkungen der meisten Pharmaka resultieren aus ihrer Interaktion mit Makromolekülen des Organismus. Solche Wechselwirkungen verändern bestehende Funktionen dieses Moleküles, wodurch dann die für das Pharmakon charakteristischen biochemischen und physiologischen Veränderungen ausgelöst werden. Diese Theorie – inzwischen eindeutig – ist ursprünglich auf die experimentellen Arbeiten von Ehrlich und Langley während des späten neunzehnten und frühen zwanzigsten Jahrhunderts zurückzuführen. Ehrlich wurde auf diese Theorie durch den hohen Grad an chemischen Spezifitäten für antiparasitäre und toxische Effekte synthetischer organischer Substanzen aufmerksam. Langley entdeckte, daß das südamerikanische Pfeilgift Curare eine hemmende Wirkung auf die nikotininduzierte Muskelkontraktion, nicht jedoch auf die durch elektrischen Reiz induzierte Muskelkontraktion besaß.

Der Begriff Rezeptor wurde also geprägt, um die Komponente des Organismus zu beschreiben, mit der die chemische Substanz vermutlich reagierte. Die Überzeugung, daß jede makromolekulare Komponente mit funktioneller Bedeutung als Rezeptor für ein Pharmakon fungieren kann, korreliert mit zahlreichen Beobachtungen. So kann eine Substanz potentiell die Intensität einer Körperfunktion beeinflussen. Andererseits weiß man, daß ein Arzneistoff keine völlig neuen Effekte schafft, sondern bestehende Funktionen moduliert.

Arzneistoffrezeptoren

Zahlenmäßig bilden Proteine die wichtigste Klasse von Rezeptoren. Dazu gehören Rezeptoren für Hormone, Wachstumsfaktoren, Neurotransmitter und Enzyme, die bei der Metabolisierung oder der Signaltransduktion eine Rolle spielen (z. B. Dihydrofolatreduktase, Acetylcholinesterase). Weiterhin zählen dazu Proteine, die an Transportprozessen beteiligt sind (z. B. Na^+/K^+-ATPase), oder Proteine, die strukturellen Funktionen dienen (z. B. Tubulin). Es können jedoch auch spezifische Bindungseigenschaften anderer zellulärer Moleküle genutzt werden. So stellen auch Nukleinsäuren wichtige Rezeptoren dar, speziell für Chemotherapeutika bei der Behandlung onkologischer Erkrankungen.

Eine besonders wichtige Gruppe von Pharmakonrezeptoren sind Proteine, die physiologischerweise endogen regulierenden Substanzen als Rezeptoren dienen (z. B. Hormonen und Neurotransmittern). Viele Arzneistoffe wirken über derartige physiologische Rezeptoren. Es entsteht dabei häufig eine besonders selektive Wirkung, da physiologische Rezeptoren in der Lage sind, Signalmoleküle mit hoher Selektivität zu erkennen. Arzneistoffe, die an physiologische Rezeptoren binden und dadurch eine dem endogenen Liganden komplementäre Wirkung induzieren, werden Agonisten genannt. Andere Pharmaka besetzen den physiologischen Rezeptor, indem sie mit dem endogenen Liganden um seine Bindungsstelle konkurrieren, ohne dadurch eine ihm komplementäre Wirkung auszulösen. Solche Pharmaka, die ihrerseits keine intrinsische regulatorische Aktivität besitzen, aber ihre Wirkung durch Hemmung der Wirkung von Agonisten (z. B. durch Konkurrenz an Agonistenbindungsstellen) hervorrufen, werden Antagonisten genannt. Auf dieser Grundlage gibt es weitere Möglichkeiten, Pharmaka in Untergruppen einzuteilen. So werden

Arzneimittel, die die Wirkung eines Agonisten nur teilweise imitieren, zu den partiellen Agonisten gezählt. Substanzen, die eine agonistenunabhängige Konformationsänderung und eine daraus resultierende Aktivierung des Rezeptors hemmen, zählen zu den negativen Antagonisten oder inversen Agonisten (siehe unter „Quantifizierung von Pharmakon-Rezeptor-Wechselwirkungen und induziertem Effekt").

An der Reaktion zwischen Pharmakon und Rezeptor können prinzipiell verschiedene Bindungen wie ionische Bindungen, Wasserstoffbrückenbindungen, van der Waals-Kräfte oder kovalente Bindungen beteiligt sein. Meistens sind zur Bildung eines Pharmakon-Rezeptorkomplexes mehrere dieser Bindungen notwendig. Ist die Bindung kovalent, so ist die Arzneimittelwirkung häufig, aber nicht zwingend verlängert. Nichtkovalente Pharmakon-Rezeptorbindungen mit hoher Affinität scheinen ebenfalls irreversibel zu sein.

Struktur-Wirkungsbeziehung und Entwicklung von Arzneimitteln Durch die chemische Struktur eines Pharmakons wird seine Affinität zum Rezeptor und seine intrinsische Aktivität bestimmt. Diese Beziehung ist fast immer zu beobachten. Relativ geringe Veränderungen am Molekül des Pharmakons führen zu verhältnismäßig großen Veränderungen seiner pharmakologischen Eigenschaften.

Die Ausnutzung von Struktur-Wirkungsbeziehungen hat in vielen Fällen zur Synthese von wertvollen therapeutischen Substanzen geführt. Weil Änderungen der Molekülkonfiguration nicht unbedingt zu einer gleichförmigen Veränderung aller Wirkungen und Effekte der Substanz führen, ist es manchmal möglich, eine verwandte Substanz mit einer optimierten Ratio von therapeutischer zu toxischer Wirkung zu entwickeln. Es kann so auch die Selektivität eines Pharmakons für verschiedene Zelltypen bzw. Gewebe oder die Sekundärecharakteristika gegenüber der Ursprungssubstanz verändert werden. So wurden durch gezielte Modifizierung der chemischen Molekülstruktur von Hormonen oder Neurotransmittern therapeutisch nützliche Antagonisten entwickelt. Geringe Veränderungen der Molekülstruktur können jedoch auch entscheidende Veränderungen der pharmakokinetischen Eigenschaften eines Pharmakons nach sich ziehen.

Bei hinreichender Information sowohl über die molekulare Struktur als auch die pharmakologische Aktivität einer relativ großen Gruppe verwandter pharmakologisch wirksamer Substanzen sollte es möglich sein, die strukturellen Eigenschaften (Größe und Form des Moleküles, Position und Orientierung geladener Gruppen, Lokalisation von Wasserstoffbrückenbindungen usw.) zu identifizieren, die für einen optimalen Effekt am Rezeptor notwendig sind. Neueste Fortschritte in der computerisierten Chemie haben durch Strukturanalysen von organischen Substanzen sowie biochemischen Messungen der Primäreffekte von Arzneistoffen an ihrem Rezeptor die Kenntnisse über Struktur-Wirkungsbeziehungen erweitert. Dies hat zu entscheidenden Fortschritten in der Pharmakonentwicklung beigetragen (Kuntz, 1992; Schreiber, 1992). Durch präzise und quantitative Korrelation der pharmakologischen Aktivität von Arzneistoffen mit ihrer molekularen Struktur (Molekülform sowie Lokalisation und Orientierung chemisch interaktiver Gruppen auf der Molekületoberfläche) ist es möglich, die Molekülstruktur im Bereich der Bindungsstelle am Rezeptor gezielt anzupassen. So kann man bereits vorhandene Pharmaka optimieren oder Arzneistoffe mit verbesserter Selektivität, Affinität oder regulatorischer Wirkung am Rezeptor neu entwickeln. Diese Überlegungen erlauben eine computergestützte Suche in chemischen Bibliotheken, über die passende Substanzen aufgrund ihrer dreidimensionalen Molekülstruktur einem Rezeptor und einem erwünschten Effekt zugeordnet werden können. Ähnliche, auf der molekularen Struktur basierende Überlegungen können genutzt werden, um die pharmakokinetischen Eigenschaften eines Arzneistoffes zu verbessern (siehe Kapitel 1).

Neueste Untersuchungen, bei denen die molekulare Struktur von Rezeptoren sowie von Pharmakon-Rezeptorkomplexen auf atomarer Ebene durch Röntgen-Kristallographie oder nuklearer Magnetresonanz-Spektroskopie (NMR) bestimmt wird, sind sogar noch hilfreicher bei der Entwicklung neuer Liganden. Ist die Molekülstruktur des Rezeptors unbekannt, so ist es häufig möglich, die Molekülstruktur des vom Rezeptor gebundenen Pharmakons zu bestimmen, um so eine spiegelbildliche Vorstellung von der Struktur der Rezeptorbindungsstelle zu erhalten. Die Möglichkeit der Klonierung und Expression von cDNAs, welche weniger für regulatorische Proteine verschlüsseln, sowie der zunehmende Erfolg bei der Kristallisation von membrangebundenen Proteinen, bietet eine gute Grundlage für die Pharmakonentwicklung, basierend auf einer detaillierten Kenntnis der Pharmakonbindungsstellen und der Konformationsänderung des Rezeptors nach Bildung des Pharmakon-Rezeptorkomplexes.

Aber auch Fortschritte in der Molekularbiologie, die zur Strukturveränderung neuer Arzneimittel motivierten, haben eine sehr effiziente, wenn auch auf Zufall beruhende Suche nach neuen Arzneistoffen hervorgebracht. Dabei werden durch chemische Synthese oder gentechnisch manipulierte Mikroorganismen große Arzneimittelbanken zufällig synthetisierter Chemikalien hergestellt. Durch gentechnische Veränderungen von Säugetierzellen oder Mikroorganismen exprimieren diese einen Rezeptor von therapeutischem Interesse und sind mit der entsprechenden biochemischen Maschinerie ausgerüstet, die zur Messung einer Rezeptorantwort notwendig ist. Mit Hilfe dieser Zellen werden die Arzneimittelbanken dann nach entsprechend wirksamen Substanzen durchsucht. Derart entwickelte Substanzen können aufgrund ihrer bekannten Struktur-Wirkungsbeziehung mit randomisierten Screeningverfahren modifiziert und verbessert werden.

Zelluläre Ebene pharmakologischer Wirkmechanismen
Der Angriffspunkt eines Pharmakons und das Ausmaß seiner Wirkung werden bestimmt durch die Lokalisation und die funktionelle Kapazität des spezifischen Rezeptors, mit dem das Pharmakon interagiert, sowie der Pharmakonkonzentration, der ein Rezeptor ausgesetzt ist. Daher ist die selektive Lokalisation einer Pharmakonwirkung innerhalb eines Organismus nicht unbedingt abhängig von einer selektiven Verteilung des Pharmakons.

Wenn ein Pharmakon an einen Rezeptor bindet und dabei an vielen verschiedenen Zellen einen gleichsinnigen Effekt auslöst, so wird die Pharmakonwirkung im Organismus weit verbreitet sein. Handelt es sich dabei um die Beeinflussung vitaler Funktionen, so kann die Behandlung mit einem solchen Pharmakon schwierig oder lebensbedrohlich sein. Trotzdem kann ein solches Pharmakon klinisch bedeutsam sein. Digitalisglykoside z. B., Arzneistoffe mit großer Bedeutung für die Behandlung der Herzinsuffizienz, sind potente Inhibitoren eines Ionentransportprozesses, der eine vitale Bedeutung für die meisten Zellen hat. Dadurch verursachen Digitalisglykoside eine entsprechend hohe Toxizität und ihre therapeutische Breite ist gefährlich klein. Andere Beispiele könnten besonders aus dem Bereich der Chemotherapie genannt werden.

Bindet ein Pharmakon an einen Rezeptor, der nur von wenigen speziell differenzierten Zellen exprimiert wird, so zeigt das Pharmakon eine ausgeprägt spezifische Wirkung. Idealerweise würde ein derartiges Pharmakon seine therapeutische Wirkung über einen solchen Mechanismus auslösen. Die unerwünschten Wirkungen könnten minimal werden, eine eventuelle Toxizität jedoch nicht. Beeinflußt das Pharmakon bei hoher Spezifität nämlich hochdifferenzierte Zellen mit lebenswichtiger Funktion, so könnte der Einsatz des Arzneimittels entsprechend gefährlich sein. Einige der lebensgefährlichsten, bekannten Substanzen (z. B. Botulismustoxin) weisen eine derartige Spezifität und Toxizität auf. Zu beachten ist auch, daß die primäre Wirkung eines Pharmakons lokalisiert sein kann, während seine physiologischen Effekte u. U. sehr komplex sein können.

Rezeptoren physiologischer Transmitter

Jedes zelluläre Makromolekül, das durch Bindung einer Substanz den biochemischen oder physiologischen Zustand einer Zelle verändert, wurde mit dem Begriff Rezeptor bezeichnet. Unter den wichtigsten Pharmakarezeptoren sind es zelluläre Proteine, die endogenen regulativen Substanzen, insbesondere Hormonen, Wachstumsfaktoren, Neurotransmittern und Autakoiden als Rezeptor dienen. Die Funktion solcher physiologischer Rezeptoren ist es, den entsprechenden endogenen Liganden zu binden und dieses endogene Signal in biochemische Reaktionen umzusetzen, um sich dadurch an der Regulation primär physiologischer Vorgänge zu beteiligen.

Die Identifizierung einer Doppelfunktion des Rezeptors, der Ligandenbindung und der Auslösung einer Reaktion führte zu der Annahme von verschiedenen funktionellen Domänen innerhalb des Rezeptormoleküles: eine Ligandenbindungsdomäne und eine Reaktionsdomäne. Diese Theorie kann zur Erklärung vielfältiger möglicher Effekte einer Pharmakon-Rezeptorinteraktion herangezogen werden. So existieren einerseits verschiedene Rezeptoren, die nach Bindung völlig unterschiedlicher Liganden vergleichbare biochemische Reaktionen und Effekte auslösen, andererseits kann die Bindung einer einzigen Substanz an verschiedene Rezeptoren unterschiedliche Effekte auslösen. Tatsächlich erlaubt die Aufklärung der Molekularstruktur gut charakterisierter Rezeptoren häufig die Identifizierung dieser speziellen Domänen innerhalb der primären Aminosäuresequenz oder der dreidimensionalen Struktur des Proteins.

Die regulativen Effekte eines Rezeptors können direkt auf das entsprechende zelluläre Zielprotein (Effektor) übertragen werden oder über eine Reihe von Intermediärmolekülen (Mediatoren) mit dem Zielprotein gekoppelt sein. Der Rezeptor, Effektor und alle dazugehörigen Mediatoren werden als Rezeptor-Effektor-System oder Signaltransduktionsweg bezeichnet. Selbst das Effektorprotein ist häufig nicht die entgültige Komponente, die durch den Pharmakon-Rezeptorkomplex beeinflußt wird. Es induziert häufig die Synthese oder Freisetzung eines weiteren Signalmoleküles, das als „Second messenger" bekannt ist, gewöhnlich ein Metabolit mit geringer Molekülmasse oder auch ein Ion.

Rezeptoren (sowie ihre assoziierten Effektor- und Mediator-Proteine) agieren häufig auch als Bindeglied zwischen verschiedenen extrazellulären Informationen, indem sie die Signale unterschiedlicher Liganden miteinander und mit metabolischen Aktivitäten der Zelle koordinieren. Diese integrative Funktion wird besonders deutlich, wenn man bedenkt, daß verschiedene Rezeptoren, aktiviert durch eine große Anzahl chemisch unterschiedlicher Liganden, ihren regulativen Effekt über nur relativ wenige biochemische Mechanismen auslösen, und daß diese wenigen Reaktionen teilweise auch noch gleiche Elemente teilen.

Eine wichtige Eigenschaft physiologischer Rezeptoren, die sie ebenfalls zu hervorragenden Angriffspunkten von Arzneistoffen macht, ist ihre katalytische Wirkung und die hierdurch entstehende Verstärkung biochemischer Signale. Ihre katalytische Natur ist eindeutig, wenn der Rezeptor selbst ein Enzym ist, aber formell sind alle physiologischen Rezeptoren Katalysatoren. Öffnet z. B. ein einzelnes Ligandenmolekül durch seine Bindung an einen Rezeptor einen Ionenkanal, so gelangen viele Ionen durch diesen Kanal. Ähnlich bindet ein einzelnes Steroidhormonmolekül an seinen Rezeptor und initiiert dadurch die Transkription vieler Kopien von spezifischen mRNAs, die umgekehrt Anstoß geben können für zahlreiche Kopien eines einzelnen Proteines.

Physiologische Rezeptoren: strukturelle und funktionelle Familien Das Wissen und unser Verständnis von einer Reihe physiologischer Rezeptoren sowie ihrer Funktion und der entsprechenden zugrundeliegenden biochemischen Mechanismen hat sich im letzten Jahrzehnt enorm erweitert. Klonierungstechniken haben sowohl völlig neue Rezeptoren (und entsprechende Liganden) als auch eine Reihe von Isoformen bereits bekannter Rezeptoren identifiziert. So existieren nun Datenbanken, die ausschließlich nach ihren molekularen Strukturen für eine Klasse von Rezeptoren sortiert vorliegen. Mitglieder verschiedener Rezeptorklassen mitsamt ihrer vielen assoziierten Mediator- und Effektoproteine wurden isoliert und ihre grundlegenden Wirkmechanismen bis in kleinste biochemische Details erforscht. Durch entsprechende molekulargenetische Arbeitstechniken können Zellen dazu gebracht werden, einen definierten Rezeptor mitsamt seinen Transduktionsmechanismen und Effekten zu exprimieren. Diese Mechanismen können dann in Zellkulturen untersucht werden. Alternativ können die einzelnen Elemente dieses Systems nach Expression in geeigneten Zellen (Bakterien, Hefen usw.) auch isoliert werden.

Rezeptoren physiologischer Transmitter können entsprechend ihrer Wirkmechanismen verschiedenen Klassen zugeordnet werden. Mit Ausnahme von Proteinkinasen teilen Rezeptoren der gleichen Klasse auch auffällig viele Übereinstimmungen in ihrer Molekülstruktur. Diese Übereinstimmungen und die Ergebnisse ausgiebiger biochemischer und genetischer Studien haben die Theorie der Zwei-Domänen-Molekülstruktur weiter in den Vordergrund gestellt als zu erwarten war. So kennt man zumindest ansatzweise zu jeder Rezeptorklasse die molekulare Struktur der Ligandendomäne sowie der Reaktionsdomäne und hat ein Verständnis von der durch die Ligandenbindung induzierten Konformationsänderung der Molekularstruktur des Rezeptors und der konsekutiven Veränderung seiner regulativen Aktivität. Für die einzelne Zielzelle hat die geringe Zahl an möglichen Wirkmechanismen und Molekularstrukturen entscheidende Folgen sowohl für die Verarbeitung unterschiedlicher Signale von Rezeptoren für unterschiedliche Liganden als auch für die Regulation unterschiedlicher Rezeptoren sowie ihrer Rezeptor-Effektorsysteme. Es erleichtert jedoch den Überblick über mögliche Signaltransduktionswege spezieller Gewebe, bei unterschiedlichen pathophysiologischen Vorgängen oder beim Einsatz von Arzneistoffen. In Abbildung 2.1 sind verschiedene Rezeptor-Familien und ihre Mediator- und Effektorsysteme dargestellt.

Rezeptoren als Enzyme: Rezeptorproteinkinasen Rezeptoren für Peptidhormone, die das Zellwachstum, die Zelldifferenzierung und die Zellentwicklung (und manchmal auch akute metabolische Aktivität) steuern, sind häufig an die Plasmamembran gebundene Proteinkinasen. Sie wirken über eine Phosphorylierung des Zielproteins (Fantl et al., 1993). Diese Zielproteine können Enzyme (andere Kinasen eingeschlossen), regulatorisch wirksame Proteine oder Strukturproteine sein. Ihre Phosphorylierung kann entweder ihre eigene Aktivität verändern oder ihre Interaktion mit anderen regulatorisch wirksamen Proteinen oder Effektoren beeinflussen. Viele Rezeptorproteinkinasen können spezifische Tyrosinreste des Zielproteins phosphorylieren. Einige wenige phosphorylieren auch Serin- oder Threoninreste. Zu den Rezeptoren mit Tyrosinproteinkinaseaktivität gehören die Rezeptoren für Insulin, der *epidermal growth factor* (EGF), der *platelet derived growth factor* (PDGF) sowie verschiedene Lymphokine. Isoformen des Rezeptors für den *transforming growth factor* (TGF-β) zeigen dagegen Serin/Threonin-Proteinkinaseaktivität. Diese Rezeptorkinasen werden durch definierte Domänen des Rezeptormoleküls gebildet, die sich teilweise durch ihre relative Anordnung zur Plasmamembran voneinander unterscheiden. Die extrazelluläre hormonbindende Domäne ist mit der katalytisch aktiven intrazellulären Domäne, der Proteinkinase, über eine relativ kurze Sequenz hydrophober Aminosäurereste, welche die Plasmamembran durchzieht, verbunden. Einige Mitglieder aus der Klasse der Rezeptorkinasen sind Monomere, während andere aus nicht identischen Untereinheiten zusammen gesetzt sind. Aufgrund von Homologien unter den Proteinkinasedomänen innerhalb dieser Familien sind aus verschiedenen intrazellulären (katalytischen) und extrazellulären (hormonbindenden) Regionen des Rezeptors aktive Chimären der Rezeptoren synthetisiert worden. Diese Chimären weisen entsprechend ihrer Herkunft eine Spezifität für verschiedene Hormone und Substrate auf. Wesentlichen Hinweisen aus der Literatur zur Folge ist eine Oligomerisierung von Tyrosinkinaserezeptoren der entscheidende Schritt ihrer Aktivierung und Beeinflussung von zellulären Funktionen.

Eine andere Klasse von Rezeptoren, die ebenfalls funktionell Proteinkinasen darstellen, besitzt die oben beschriebenen Molekülstrukturen in modifizierter Form. Andere sind lediglich mit Proteinkinasen assoziierte Rezeptoren. Ihnen fehlt die intra-

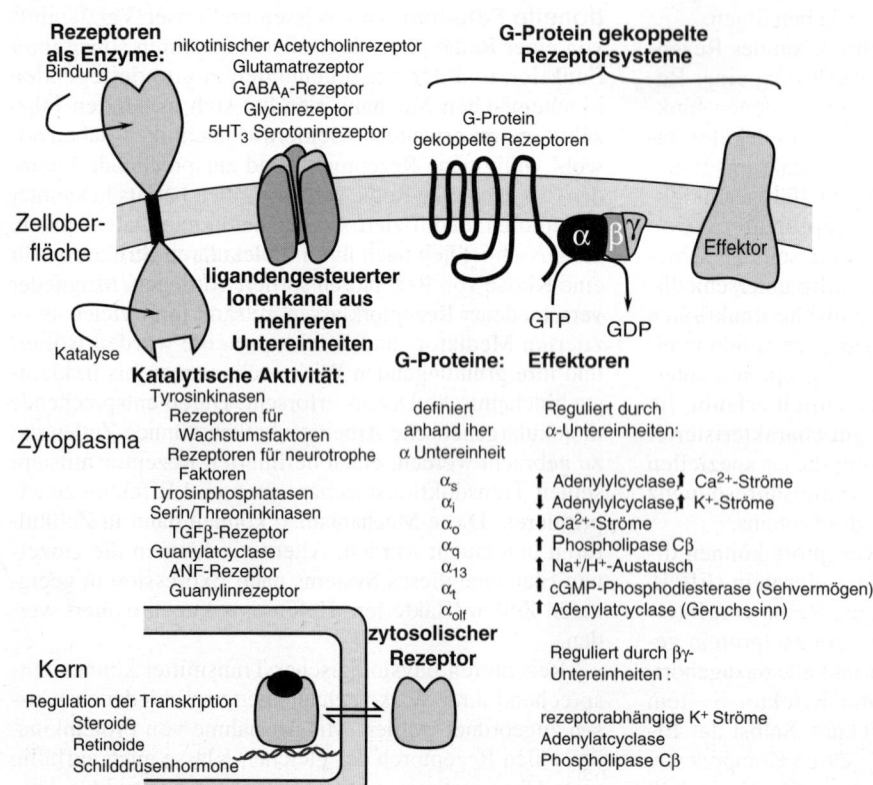

Abbildung 2.1 Strukturen physiologischer Rezeptoren und ihre Beziehungen zur Signaltransduktion. Schematische Darstellung der vielfältigen Kontrollmechanismen zellulärer Funktionen durch Rezeptoren für endogene Substanzen, die an der Zelloberfläche oder dem Zellkern angreifen.

zelluläre enzymatische Molekülregion. Bei Aktivierung durch einen Agonisten binden und/oder aktivieren sie unabhängige, entweder an die Plasmamembran angelagerte oder zytosolische Proteinkinasen. Zu dieser Klasse von Rezeptoren, die eine Tyrosinphosphorylierung induzieren, gehören einige Rezeptoren für neurotrope Peptide und die Mehrfachuntereinheiten von Antigenrezeptoren auf T- und B-Lymphozyten. So gibt es deutliche Hinweise darauf, daß an dem Einfluß von Antigenrezeptoren auf die Zellaktivität auch Tyrosin-Proteinphosphatasen beteiligt sind. Es ist durchaus wahrscheinlich, daß auch weitere Rezeptoren, die scheinbar keine intrazellulär gelegene Effektordomäne besitzen, andere zytoplasmatische Effektorproteine zur Signaltransduktion verwenden.

Rezeptoren mit anderen enzymatischen Aktivitäten
Die eben beschriebenen Domänen der Rezeptoren, die als Proteinkinasen der Zelloberfläche fungieren, sind in anderen Rezeptoren so verändert, daß ganz andere biochemische Reaktionen zur Signaltransduktion ausgelöst werden. Die intrazelluläre Domäne des Rezeptors für das *atrial natriuretic peptide* (ANP) sowie das Peptid Guanylin ist keine Proteinkinase, sondern eine Guanylatcyclase, welche die Synthese des intrazellulären Second messengers zyklisches GMP (cGMP; Chinkers und Garbers, 1991) katalysiert. Pheromonrezeptoren bei wirbellosen Tieren sind ebenfalls Rezeptoren mit Guanylatcyclase-Aktivität. Weitere Variationen von Enzymen an diesen transmembranären Domänen sind durchaus möglich.

Eine Klasse von Protein-Tyrosinphosphatasen verfügt über extrazelluläre Domänen, deren Aminosäuresequenz an die von zellulären Adhäsionsmolekülen erinnert (Walton and Dixon, 1993). Obwohl die extrazellulären Liganden dieser Phosphatasen noch unbekannt sind, ist die Bedeutung ihrer enzymatischen Aktivität in vielen genetischen und biochemischen Experimenten an diversen Zelltypen nachgewiesen worden.

Ionenkanäle Rezeptoren für etliche Neurotransmitter sind als agonisteninduzierte, ionenselektive Kanäle in der Plasmamembran ausgeprägt. Sie werden ligandengesteuerte Ionenkanäle genannt und übermitteln ihr Signal durch Veränderung des Membranpotentials oder durch Veränderungen intrazellulärer Ionenzusammensetzungen (Hall, 1992). Zu dieser Gruppe gehören der nikotinische cholinerge Rezeptor, der GABA$_A$-Rezeptor für γ-Aminobuttersäure sowie die Rezeptoren für Glutamat, Aspartat und Glycin (siehe auch Kapitel 7, 9 und 12). Diese Membranproteine bestehen alle aus mehreren Untereinheiten, von denen jede die gesamte Plasmamembran durchzieht. Die differenzierte Anordnung dieser Untereinheiten zueinander innerhalb der Membran scheint den Kanal zu charakterisieren. Allosterische Substanzen, welche die Öffnungswahrscheinlichkeit solcher Kanäle beeinflussen, haben therapeutische Bedeutung, da sie entscheidende pharmakologische Effekte auslösen. So verstärken z. B. Benzodiazepine allosterisch den Cl$^-$-Transport durch den GABA$_A$-Rezeptor (siehe auch Kapitel 17 und 19).

G-Protein gekoppelte Rezeptoren Viele Rezeptoren der Plasmamembran regulieren spezielle Effektorproteine über eine Gruppe von GTP bindenden Proteinen, bekannt als G-Proteine (Ross 1992). Biogene Amine, Eikosanoide und viele Peptidhormone vermitteln ihre Information über G-Protein gekoppelte Rezeptoren. Rezeptoren dieser Klasse induzieren bei Aktivierung die Bindung von GTP an spezifische G-Proteine. Die Bindung von GTP aktiviert das G-Protein und kann dann weitere spezifische Effektorsysteme beeinflussen. Zu diesen Effektorsystemen gehören wiederum Enzyme wie die Adenylatcyclase, die Phospholipasen A$_2$, C und D, selektive Kanalproteine für Ca^{2+}, K$^+$ oder Na$^+$ sowie bestimmte Transportproteine. Jede individuelle Zelle kann viele unterschiedliche dieser G-Proteine exprimieren. Jedes dieser Proteine kann über verschiedene Rezeptoren unterschiedliche weitere Effektoren mit einer charakteristischen Selektivität aktivieren. G-Proteingekoppelte Rezeptoren und G-Proteine selbst bilden verschiedene Klassen homologer Proteine. Die Rezeptoren sind hydrophobe Proteine, welche die Plasmamembran in Form von sieben α-Helices durchziehen. Die Bindungsstelle für kleine Liganden kann wie eine Tasche durch die gebündelten membranständigen Helices gebildet werden, aber zur Bindung von negativ geladenen Liganden wie Glutamat oder Peptidhormonen sind solide extrazelluläre Moleküldomänen Voraussetzung. Die Rezeptoren interagieren mit den G-Proteinen an der zytoplasmatischen Seite der Plasmamembran. Es sind bereits definierte und spezifische Regionen der G-Protein gekoppelten Rezeptoren bekannt, die für die Regulation und Selektivität der G-Proteine untereinander verantwortlich sind.

Die G-Proteine sind an die zytoplasmatische Seite der Zellmembran gebunden. Es sind heterotrimere Moleküle (sie sind in eine α-, β- und γ-Untereinheit aufgeteilt) und ihre Klassifizierung beruht auf den verschiedenen α-Untereinheiten. Diese Polypeptide haben sehr ähnliche Domänen, an die Guaninnukleotide binden, sowie bestimmte Domänen zur Interaktion des Rezeptors mit dem Effektor. Ist das System inaktiv, so ist GDP an die α-Untereinheit gebunden (Abbildung 2.2). Ein Agonist-Rezeptorkomplex induziert die Bindung von GTP an die α-Untereinheit teilweise durch Dissoziation des gebundenen GDP. Die Bindung von GTP aktiviert die α-Untereinheit, so daß der α-GTP-Komplex von der βγ-Untereinheit dissoziiert und mit dem entsprechenden membrangebundenen Effektor reagiert. Die βγ-Untereinheit kann unabhängig von dem α-GTP-Komplex oder parallel zu diesem ebenfalls mit Effektorproteinen interagieren und deren Aktivität beeinflussen (Clapham und Neer, 1993). Durch Hydrolyse von GTP zu GDP über eine intrinsische GTPase der α-Untereinheit und eine daraus resultierende Reassoziation der α-Untereinheit mit den Untereinheiten β und γ wird eine derartige Signaltransduktion beendet. So dienen G-Proteine als Regulationsmoleküle, die eine Information über die α-Untereinheit und die βγ-Untereinheit in zwei weiterführende Signalwege aufteilen können. Dieser Mechanismus wird durch den Rezeptor gestartet und inaktiviert sich selbst innerhalb von wenigen Sekunden. Es bleibt Zeit genug für eine erhebliche Verstärkung eines durch den Agonist-Rezeptorkomplex ausgelösten Signals.

Besitzt eine Zelle mehrere Rezeptoren, die den gleichen Effektor regulieren oder gemeinsame Signaltransduktionswege

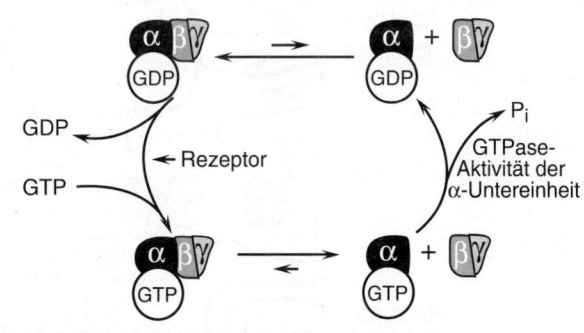

Abbildung 2.2 Regulatorische zyklische Reaktionen, die an der G-Protein vermittelten Signaltransduktion beteiligt sind. Eine Aktivierung von Effektoren über GTP bindende Proteine wird gleichzeitig durch einen GTPasezyklus als auch durch einen Assoziations-/Dissoziationszyklus reguliert. Die GTP-bindende α-Untereinheit aktiviert nur einige wenige Reaktionen. Die Freisetzung der βγ-Untereinheit nach Aktivierung des Gα induziert eine Regulation gemeinsamer oder unterschiedlicher Effektoren durch die βγ-Untereinheiten.

nutzen, so kann eine Vielzahl extrazellulärer Informationen zu einem gemeinsamen intrazellulären Signal zusammengefaßt werden. G-Protein gekoppelte Rezeptor-Effektorsysteme sind sowohl mit einer derartigen integrativen Funktion als auch mit der Möglichkeit versehen, extrazelluläre Information an zwei unterschiedliche Effektoren bzw. Signaltransduktionswege weiter zu geben (siehe Abbildung 2.3 und vergleiche mit folgender Diskussion in diesem Kapitel). Es ist nicht ungewöhnlich, wenn mehrere Rezeptoren einer einzelnen Zelle ein einziges G-Protein aktivieren. Viele Agonisten können die Adenylatcyclase über ein einzelnes G-Protein, bekannt als G_s, stimulieren. Andererseits ist ein einziger Rezeptor auch in der Lage, mehrere G-Proteine zu regulieren. So kann ein einzelner Thrombinrezeptor die Hemmung der Adenylatcyclase sowie eine Aktivierung der Phospholipase C durch Interaktion mit mindestens zwei verschiedenen G-Proteinen induzieren. In ähnlicher Weise kann ein G-Protein verschiedene Effektoren aktivieren. So scheint das G-Protein gekoppelte Rezeptor-Effektorsystem ein komplexes Netzwerk divergenter und konvergenter Interaktionen darzustellen, das eine außerordentlich vielfältige Regulation der Zellfunktion erlaubt (Ross 1992).

Transkriptionsfaktoren Rezeptoren für Steroidhormone, Schilddrüsenhormone, Vitamin D und Retinoide sind lösliche, DNA-bindende Proteine, welche die Transkription spezifischer Gene regulieren (Evans, 1988; Mangelsdorf et al.,1994). Sie gehören zu einer großen Klasse von Transkriptionsfaktoren, die durch Phosphorylierung, über eine Interaktion mit anderen Proteinen oder durch Bindung von Metaboliten oder zellulären Liganden mit regulativer Funktion gesteuert werden. Diese Rezeptoren agieren als Dimere, einige als Einzeldimere, andere als Heterodimere, mit homologen zellulären Proteinen. Sie können durch Oligomerisierung höherer Ordnung mit anderen Molekülen in ihrer regulativen Funktion beeinflußt werden. Sie sind eindeutige Beispiele für den Zusammenhang zwischen Molekülstruktur und Wirkmechanismus, teilweise weil sie aus drei großen, voneinander unabhängigen Domänen zusammengesetzt sind. Die Region, die am nächsten zum Carboxylgruppenende des Proteins liegt, bindet das Hormon und scheint eine hemmende regulatorische Rolle zu übernehmen. Die Entfernung dieser Domäne hinterläßt nämlich ein aktives Fragment, das in seiner Aktivität, die Transkription zu regulieren, dem intakten Hormon-Rezeptorkomplex nahezu entspricht. Die Bindung des Hormons scheint eine Aufhebung dieses hemmenden Einflusses zu bewirken. Die zentrale Region des Rezeptors scheint für die Bindung an spezifische Regionen der nukleären DNA verantwortlich zu sein und aktiviert oder hemmt die Transkription von benachbarten Genen. Diese regulatorischen Regionen der DNA sind ebenfalls rezeptorspezifisch: Die Sequenz einer „für ein Glukokortikoid verantwortlichen" DNA-Bindungsstelle ähnelt mit nur leichter Variation der Sequenz des für das entsprechende Glukokortikoid verantwortlichen Gens. Die Funktion der Region am Aminogruppenende des Rezeptorproteins ist bisher weniger gut verstanden. Ein Verlust dieser Region vermindert jedoch die regulatorische Aktivität des Rezeptors. DNA-bindende Rezeptoren der gleichen Klasse haben ähnliche Aminosäuresequenzen in ihrer DNA-bindenden Domäne, weniger Übereinstimmungen in der hormonbindenden Domäne und kaum Ähnlichkeiten am Aminogruppenende des Moleküls. Die Aktivität jeder Domäne ist stereotypisch und weitgehend unabhängig voneinander. Dies konnte durch die Synthese von chimären Rezeptoren nachgewiesen werden. Letztere hatten eine für den ursprünglichen Rezeptor, der diese Domäne enthält, charakteristische Bindungsaktivität für Hormone sowie eine charakteristische Aktivität für die Regulation der DNA.

Zytoplasmatische Second messenger Physiologische Information wird innerhalb der Zelle auch durch die Interaktion von Second-messenger-Molekülen unterein-

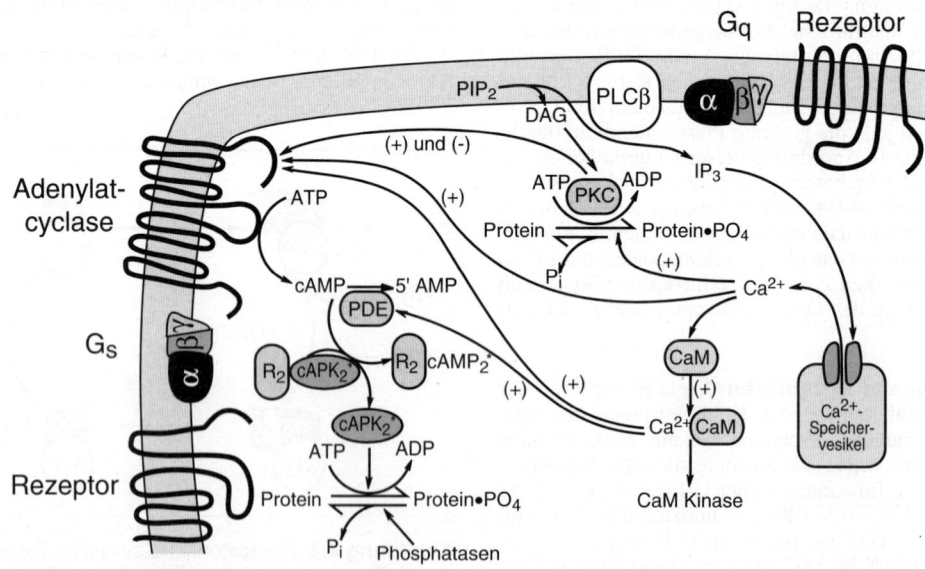

Abbildung 2.3 Wechselwirkungen zwischen den Second-messenger-Molekülen cAMP und Ca^{2+}.
Über die Second-messenger zyklisches AMP (cAMP) und Ca^{2+} werden regulatorische Impulse, die an der Zelloberfläche ankommen, innerhalb der Zelle weitergeleitet und verteilt. Es kommt so zu einer Verstärkung des initialen Signals, und es entstehen Möglichkeiten für synergistische oder antagonistische Regulationsmechanismen anderer Signaltransduktionswege. PIP_2: Phosphatidylinositol-4,5-biphosphat; DAG: Diacylglycerol; IP_3: 1,4,5-Inositoltriphosphat; CaM: Calmodulin; R_2: regulatorische Untereinheit der cAMP-abhängigen Proteinkinase; $cAPK_2$: katalytische Untereinheit der cAMP-abhängigen Proteinkinase; PKC: Proteinkinase C, aktivierbar durch DAG und Ca^{2+}.

ander verbunden. Bisher sind nur relativ wenige zytoplasmatische Second messenger bekannt. Sie werden bei der Transduktion vieler verschiedener Signale und Informationen synthetisiert und freigesetzt. Second messenger beeinflussen sich gegenseitig sowohl direkt durch Interaktion mit dem Stoffwechsel des jeweils anderen Second-messenger-Moleküls als auch indirekt durch Angriff an denselben intrazellulären Zielproteinen. Diese zunächst verwirrend erscheinenden Regulationswege erlauben der Zelle auf einen Agonisten einzeln oder in Kombination mit einer Reihe von Second-messenger-Molekülen und biochemischen Reaktionen zu antworten (siehe Abbildung 2.3).

Zyklisches AMP (cAMP), der als erstes entdeckte Second messenger, wird nach Aktivierung diverser Rezeptoren durch die Adenylatcyclase synthetisiert. Die Stimulation der cAMP-Synthese wird über G_s vermittelt, während für die Hemmung der Synthese ein oder mehrere, dem G-Protein nahe verwandte Proteine, verantwortlich sind, die G_i's genannt werden. Es existieren mindestens zehn verschiedene gewebespezifische Isoformen der Adenylatcyclase, jedes mit einer eigenen regulatorischen Wirksamkeit (Taussig et al.,1994). Einige Isoformen der Adenylatcyclase werden durch die $\beta\gamma$-Untereinheit des G-Proteins gehemmt, was bedeutet, daß neben der Aktivierung der G_i-Proteine auch andere G-Proteine zur Hemmung der Cyclaseaktivität in der Lage sind. Andere Isoformen werden dagegen durch die $\beta\gamma$-Untereinheit des G-Proteins stimuliert, allerdings ist dies abhängig von einer gleichzeitigen Stimulation durch die α-Untereinheit des G_s-Proteins. Wiederum andere Isoformen werden durch Ca^{2+} oder den Ca^{2+}-Calmodulinkomplex aktiviert. Letztendlich besitzt jedes Isoenzym ein eigenes Muster der Stimulierung oder Hemmung über eine Phosphorylierung oder andere regulatorische Einflüsse, wodurch der Zielzelle, die zur Synthese dieser Isoformen in der Lage ist, eine weite Bandbreite an regulatorischen Möglichkeiten zur Verfügung steht.

Die Hydrolyse von cAMP wird durch verschiedene Phosphodiesterasen katalysiert (Strada und Hidaka, 1992). Die endgültige Beseitigung von cAMP aus der Zelle wird durch mindestens einen regulierten aktiven Transportprozeß vollzogen. In den meisten Fällen, bei denen zahlreiche intrazelluläre Proteine durch Phosphorylierung katalysiert werden, spielt cAMP eine entscheidende Rolle, indem es ein cAMP-abhängiges Protein aktiviert (siehe Edelmann et al., 1987). In mindestens einem Fall, bei der Geruchsempfindung, vermittelt cAMP Signale und Information durch direkte Bindung und allosterische Aktivierung eines ligandenabhängigen Na^+-Kanals.

Die zytoplasmatische Ca^{2+}-Konzentration, ein weiterer ubiquitär vorkommender Second messenger, wird sowohl durch verschiedene Ca^{2+}-spezifische Ionenkanäle in der Plasmamembran als auch durch die Freisetzung aus intrazellulären Ca^{2+}-Speichern reguliert. Ca^{2+}-Kanäle werden durch Depolarisation des Ruhemembranpotentials, durch Phosphorylierung über ein cAMP-abhängiges Protein, durch G_s, durch K^+ sowie durch Ca^{2+} selbst geöffnet.

Andere G-Proteine (G_i und G_o) hemmen dagegen die Öffnung dieses Kanals. Mehrere dieser Mediatoren können dabei auf einen Kanal Einfluß haben.

Die Freisetzung von Ca^{2+} aus intrazellulären Speichern wird, soweit bis jetzt bekannt, durch einen anderen Second messenger, nämlich Inositol-1,4,5-Triphosphat (IP_3) vermittelt. IP_3 entsteht durch die Hydrolyse des Membranlipids Phosphatidylinositol-4,5-biphosphat (PIP_2). Diese Reaktion wird durch die Phospholipase C (PLC, siehe Abbildung 2.3) katalysiert. Die drei Klassen der PLC's mit jeweils mehreren homologen Molekülen spielen bei drei verschiedenen Signaltransduktionwegen eine Rolle. Die PLC-β-Moleküle (PLC-α gibt es nicht) werden durch ein G-Protein aus der G_q-Familie stimuliert. Einige andere aus dieser Gruppe werden jedoch auch durch die $\beta\gamma$-Untereinheiten des G-Proteins aktiviert. Die PLC-γ-Moleküle werden durch Phosphorylierung eines Tyrosinrestes und so über eine rezeptoraktivierte Tyrosinkinase-Kaskade der Zelloberfläche stimuliert. Regulationsmechanismen der PLC-δ-Moleküle sind derzeit nicht bekannt (Rhee and Choi, 1992).

Ca^{2+} reguliert zelluläre Aktivitäten durch Interaktion mit verschiedenen Mediatorproteinen. Wichtige Beispiele hierfür sind die Proteinkinase C und Calmodulin (Berridge, 1993). Die Proteinkinase C wiederum katalysiert, wie die cAMP-abhängige Proteinkinase, die Reaktion zahlreicher Substrate einschließlich mehrerer Proteine, die ihrerseits wieder in weitere Signaltransduktionswege eingebunden sind. Die Aktivierung der Proteinkinase C durch Ca^{2+} wird durch Diacylglycerol potenziert. Diacylglycerol entsteht als zweiter Second messenger bei der durch die Phospholipase C katalysierten Reaktion von PIP_2 zu IP_3. Die Bandbreite der regulatorischen Aktivität von Calmodulin ist ebenfalls sehr groß. Anhand der beiden Beispiele, zyklisches AMP und Ca^{2+}, kann man die Komplexität der zellulären Regulationsmöglichkeiten und Signaltransduktionswege, wie sie in der Abbildung 2.3 dargestellt sind, besser abschätzen.

Regulation von Rezeptoren

Es ist wichtig zu wissen, daß Rezeptoren nicht nur dazu da sind, die Regulation von physiologischen und biochemischen Funktionen anzukurbeln, sondern daß sie selbst Ziel vielfältiger Regulationmechanismen sind. So führt zum Beispiel die kontinuierliche Stimulation eines Rezeptors mit einem Agonisten gewöhnlich in ein Stadium der Desensibilisierung (auch als Refraktärität oder Downregulation bezeichnet), so daß der Effekt bei gleichbleibender kontinuierlicher oder intermittierender Konzentration des Pharmakons abgeschwächt wird (siehe Abbildung 2.4). Dieses Phänomen hat entscheidende therapeutische Bedeutung. Als Beispiel soll hier eine abgeschwächte bronchodilatatorische Reaktion nach wiederholter Gabe eines β-Adrenozeptoragonisten im Rahmen einer Asthmatherapie erwähnt werden (siehe Kapitel 10).

Viele Mechanismen tragen zu verschiedenen Typen der Desensibilisierung bei (siehe Perkins et al., 1990). In

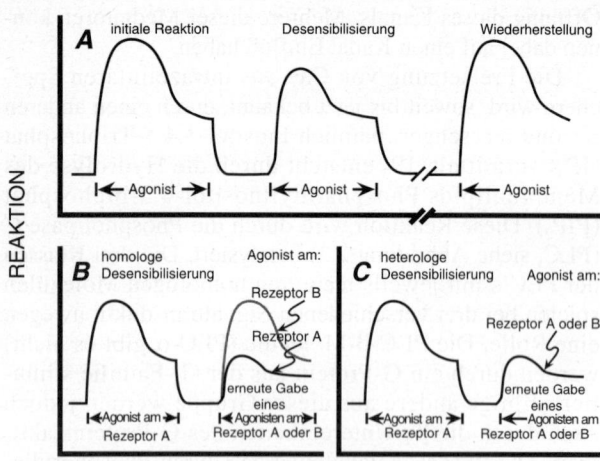

Abbildung 2.4 Desensibilisierung als Reaktion auf einen Agonisten. **A**. Nach Exposition mit einem Agonisten entsteht eine *initiale Reaktion*, die gewöhnlich einen Peak darstellt. Sie sinkt dann auf ein kontinuierliches, unter der maximalen Reaktion liegendes, Plateau ab. Wird die Exposition mit dem Pharmakon nur für einen kurzen Zeitraum unterbrochen, so bleibt der Zustand der *Desensibilisierung* erhalten, so daß eine erneute Gabe des Agonisten ebenfalls nur eine abgeschwächte Reaktion zur Folge hat. Eine Unterbrechung der Exposition für einen längeren Zeitraum erlaubt der Zelle, ihre vollständige Reaktionskapazität zu „erneuern", und es kommt gewöhnlich zu einer *Wiederherstellung* der vollständigen Reaktion. (**B** und **C**) Eine Desensibilisierung kann *homolog* sein (**B**), wenn die Reaktion nur über die Stimulation eines Rezeptors vermittelt wird, oder *heterolog* (**C**), wenn die Reaktion über mehrere Rezeptoren oder einen Signaltransduktionsweg, der mehreren Rezeptoren gemeinsam ist, vermittelt wird.

einigen Fällen wird nur das Signal eines aktivierten Rezeptors abgeschwächt, ein Vorgang der als homologe Desensibilisierung bekannt ist. Dies kann eine kovalente Modifikation (z. B. eine Phosphorylierung) des Rezeptormoleküls, eine Zerstörung des Rezeptors oder eine Neuanordnung innerhalb der Zelle beinhalten. Die Rezeptorsynthese ist ebenfalls eine Stellgröße innerhalb von Rückkopplungsmechanismen von Rezeptoren. Bei der heterologen Desensibilisierung wird die Aktivität von Rezeptoren, die verschiedene Hormone binden, aber über den gleichen Signaltransduktionsweg ihre Information weitergeben, durch kontinuierliche Stimulation nur eines dieser Rezeptoren abgeschwächt. Dies kann Folge von Veränderungen an jedem der Rezeptoren über gemeinsame Rückkoppelungsmechanismen sein oder über Effekte bzw. Signale, die an einem gemeinsamen Punkt des Signaltransduktionswegs jenseits des Rezeptors entstehen, reguliert werden. Wirkmechanismen der homologen und heterologen Desensibilisierung von spezifischen Rezeptoren und Signaltransduktionswegen werden in den folgenden Kapiteln ausführlicher zusammen mit den individuellen Rezeptorklassen besprochen.

Also kann man annehmen, daß Hyperreagibilität und gesteigerte Sensitivität nach Stimulation mit einem Agonisten häufig nach Beendigung einer chronischen Rezeptorstimulation beobachtet wird. Dies kann z. B. nach einer Langzeittherapie mit β-Adrenozeptor-Antagonisten wie z. B. Propanolol auftreten (siehe Kapitel 10). In einigen Fällen kommt es durch zusätzliche Rezeptorsynthese auch zur Supersensitivität.

Erkrankungen aufgrund von Rezeptordysfunktionen
Neben der großen Variabilität zwischen allen Individuen bezüglich ihrer Reaktion auf Pharmaka (siehe Kapitel 3) gibt es einige spezielle Erkrankungen, die aufgrund einer Fehlfunktion von Rezeptoren oder des Rezeptor-Effektorsystems entstehen. Der Verlust oder das Fehlen eines Rezeptors innerhalb eines hoch spezialisierten Signaltransduktionssystems kann eine Erkrankung mit relativ umschriebenen phänotypischen Merkmalen verursachen. So entsteht z. B. durch einen genetisch determinierten Defekt des Androgenrezeptors das Krankheitsbild der testikulären Feminisierung (Griffin and Wilson, 1989). Defekte weit verbreiteter Signaltransduktionssysteme können dagegen mehrere und unterschiedliche Symptome zur Folge haben. So z. B. bei der Myasthenia gravis oder einigen Formen des Diabetes mellitus mit Insulinresistenz, die durch Zerstörung nikotinischer cholinerger Rezeptoren bzw. von Insulinrezeptoren als Folge autoimmunologischer Erkrankung entstehen. Ein Defekt an einer Stelle des Signaltransduktionsweges, der durch viele Rezeptoren aktiviert wird, kann eine generalisierte Endokrinopathie verursachen. Ein heterozygot vererbter Defekt des G_s-Proteins, des G-Proteins, das in allen Zellen die Adenylatcyclase aktiviert, verursacht multiple endokrinologische Erkrankungen. Diese Erkrankung wird als Pseudohypoparathyreodismus 1a bezeichnet (Spiegel, 1989). Ein homozygoter Defekt des G_s-Proteines würde vermutlich einen Letalfaktor darstellen.

Die Expression von veränderten oder falschen Rezeptoren, Mediatorproteinen oder Effektoren kann potentiell eine gesteigerte oder verminderte Sensitivität oder andere unerwünschte Reaktionen zur Folge haben. Besonders interessant und bedeutsam ist vor allem die Expression veränderter Rezeptoren als Produkte von Onkogenen, die für die Transformation von regelrecht differenzierten zu malignen Zellen verantwortlich sind. Praktisch jedes signalgebende System hat ein onkogenes Potential. Das Produkt des erbA Onkogens ist eine veränderte Form des Rezeptors für Schilddrüsenhormone, der aufgrund des Verlustes seiner ligandenbindenden Domäne wesentlich aktiver ist (Evans, 1988). Die aktiven Proteinprodukte der Onkogene ros und erbB sind unkontrollierte Formen der Rezeptoren für Insulin und den *epidermal growth factor*, beide bekannt für ihre zellproliferierende Wirkung (Yarden and Ullrich, 1988). Das mas-Onkogen (Young et al., 1986) verschlüsselt einen G-Protein gekoppelten Rezeptor, vermutlich einen Rezeptor für ein Peptidhormon. Eine verstärkte Aktivierung G-Protein gekoppelter Rezeptoren aufgrund von kleinsten Mutationen des Rezeptormoleküls ist Ursache für die Retinitis pigmentosa, die Pubertas praecox sowie den malignen Hyperthyreoidismus (zusammengefaßt in Clapham, 1993). G-Proteine können selbst eine onkogene Wirkung haben, wenn sie aufgrund einer Mutation entweder überexprimiert werden oder eine gesteigerte Aktivität aufweisen (Lyons et al., 1990).

Entdeckung und Charakterisierung von Rezeptoren durch Bindungsstudien Erfolgreiche quantitative Messungen zur Identifikation, Isolierung und Charakterisierung von Rezeptoren arbeiten mit hochspezifischen radioaktiven Liganden (Limbird, 1995). Bindungassays erlauben direkte Untersuchungen über Bindungseigenschaften von Rezeptoren und machen Rückschlüsse von Beobachtungen über rezeptorferne physiologische Effekte unnötig. Derartige Rückschlüsse können häufig nur vage sein, da der beobachtete Effekt meist viele Signalschritte von dem eigentlich zu untersuchenden Rezeptor entfernt liegt, und so aufgrund vielfältiger Einflüsse auf dem Weg vom Rezeptor zum beobachteten Effekt verfälscht werden kann. Direkte Messungen von Rezeptoren und die Analyse ihrer Bindungseigenschaften und Wirkmechanismen haben viele Erkenntnisse über die Wirkung von Rezeptoren, ihre Pathophysiologie und therapeutische Möglichkeiten hervorgebracht. So ist es z. B. möglich, die molekularen Ursachen vieler Erkrankungen, bei denen Rezeptordysfunktion eine Rolle spielt, zu beurteilen (s.o.).

Klassifikation von Rezeptoren und Pharmakonwirkungen

Ursprünglich sind Arzneimittelrezeptoren primär aufgrund der Wirkung und den relativen Wirkstärken selektiver Agonisten und Antagonisten identifiziert und klassifiziert worden. Zum Beispiel nennt man die durch Acetylcholin ausgelösten Effekte, die durch das Alkaloid Muskarin imitiert und selektiv durch Atropin antagonisiert werden, muskarinische Wirkungen. Andere Wirkeigenschaften von Acetylcholin, die durch Nikotin imitiert werden und nicht ohne weiteres durch Atropin antagonisiert, aber selektiv durch andere Substanzen (z. B. Tubocurarin) geblockt werden können, heißen nikotinische Wirkungen. Folglich sagt man, daß diese beiden cholinergen Wirkungen über muskarinische bzw. nikotinische Rezeptoren vermittelt werden. Eine derartige Klassifikation von Rezeptoren stützt die übereinstimmende Meinung, daß zwei verschiedene Rezeptoren an derartigen Effekten beteiligt sind. Obwohl diese Sichtweise wenig zur Aufklärung des Wirkmechanismus von Arzneistoffen beiträgt, bietet diese Kategorisierung eine brauchbare Basis für die Zusammenfassung von Arzneimittelwirkungen. Die Feststellung, daß ein Pharmakon einen spezialisierten Rezeptortyp aktiviert, ist eine vereinfachte Zusammenfassung seines Wirkspektrums sowie des Wirkspektrums der Substanzen, die in der Lage sind dieses Pharmakon zu antagonisieren. Ähnlich bestimmt die Feststellung, daß eine Substanz einen bestimmten Rezeptor blockiert, die antagonisierenden Substanzen und den Wirkort. Dennoch sollte bedacht werden, daß sich die Genauigkeit dieser Feststellung verändert, sobald zusätzliche Rezeptorsubtypen identifiziert oder zusätzliche Pharmakonwirkungen oder Nebenwirkungen aufgedeckt werden.

Bedeutung von Rezeptorsubtypen Mit Zunahme der Vielfalt und Selektivität von Arzneistoffen wurde deutlich, daß es innerhalb bereits gut definierter und charakterisierter Rezeptorklassen viele verschiedene Rezeptorsubtypen gibt. Darüber hinaus sind durch molekulare Klonierungstechniken verschiedene Rezeptorarten in nah verwandte Subtypen differenziert worden. Außerdem konnte gezeigt werden, daß einige Rezeptorsubtypen im Laufe der Zellentwicklung unterschiedlich exprimiert werden. Das Wissen um Rezeptorsubtypen ist für den Wissenschaftler und Kliniker, denen an einer Manipulation des Rezeptors gelegen ist, von großem Interesse.

Die bereits oben erwähnten nikotinischen cholinergen Rezeptoren an Ganglienzellen des autonomen Nervensystems einerseits und an der somatischen neuromuskulären Endplatte weisen deutliche Unterschiede in ihrem Liganden-Bindungsverhalten sowie in ihren funktionellen Eigenschaften auf. Diese Unterschiede werden für den therapeutischen Einsatz genutzt. So werden Antagonisten verwendet, die hauptsächlich an den nikotinischen Rezeptoren von Ganglienzellen binden, um so den Blutdruck zu beeinflussen ohne gleichzeitig die neuromuskuläre Übertragung an der Skelettmuskulatur zu hemmen. Tubocurarin und verwandte Substanzen sind dazu ein entgegengesetztes Beispiel. Ihre Fähigkeit, die Wirkung von Acetylcholin zu antagonisieren ist relativ streng auf die Rezeptoren an der neuromuskulären Endplatte beschränkt (siehe Kapitel 9). Diese Subtypen nikotinischer Rezeptoren sowie auch Subtypen von z. B. β-Adrenozeptoren (siehe Kapitel 10), hat man sich ähnlich den gewebespezifischen Isoenzymen eines bestimmten Enzyms vorzustellen.

Obwohl der Wirkmechanismus einiger Rezeptorsubtypen ähnlich sein kann, und sie sich nur leicht in ihrer Kinetik oder ihrer regulatorischen Aktivität voneinander unterscheiden, gibt es andere Rezeptorsubtypen, die fundamentale Unterschiede in ihrer biochemischen und zellulären regulatorischen Aktivität aufweisen. Hierzu gehören z. B. die α_1- und α_2-Adrenozeptoren sowie die M_1- und M_2-muskarinischen cholinergen Rezeptoren. Obwohl alle vier Rezeptorsubtypen G-Protein gekoppelt sind, induzieren die α_1-adrenergen und M_1- (und M_3-) muskarinischen Rezeptoren ein Ca^{2+}-Signal über Gq, während die α_2-adrenergen und M_2- (und M_4-) muskarinischen Rezeptoren andere Mediatoren über Gi und ein weiteres GTP-bindendes Protein, G_o (siehe Kapitel 7 und 10), regulieren. Aufgrund der unterschiedlichen Expression von Rezeptorsubtypen kann ein einziger Agonist an spezifischen Zellen oder Geweben unterschiedliche Effekte auslösen.

Exprimiert eine Gewebeart bzw. eine Zelle mehr als nur einen einzelnen Rezeptorsubtypen oder ist nur ein Pharmakon mit unzureichender Selektivität verfügbar, so sind zur Identifikation eines spezifischen Signals, das durch einen bestimmten Rezeptor ausgelöst wird, eindeutigere Untersuchungen notwendig. Hierzu gehört unter anderem die Expression geklonter cDNA für den betreffenden Rezeptor in einer geeigneten Zelle, an der seine Signalaktivitäten detailliert untersucht werden können. Außerdem zählt dazu die Expression und Isolierung eines rekombinanten Rezeptors für die direkte biochemische Analyse seiner Funktion oder die Verwendung von Antisense-Strategien, um zu ermitteln, welcher Signaltransduktionsweg für welchen Agonisteneffekt notwendig ist.

Die Entdeckung zahlloser Rezeptorsubtypen mit Hilfe von Klonierungstechniken wirft die Frage nach ihrer Bedeutung auf. Besonders wenn ihre Signalmechanismen sowie ihre Spezifität für endogene Liganden sich nicht voneinander unterscheiden. Vielleicht erleichtert die Vielfalt genetisch determinierter Möglichkeiten eine unabhängigere, zellspezifischere und entsprechend der Zellentwicklung kontrollierte Expression von Rezeptoren. Es können von der Zelle Rezeptorsubtypen entsprechend den verschiedenen Anforderungen des Organismus zu unterschiedlichen Entwicklungsstadien exprimiert werden. Unabhängig von ihrem Wirkmechanismus hat die Klassifikation von Rezeptoren die Entwicklung zahlreicher therapeutischer Substanzen, die selektiv für spezifische Rezeptorklassen oder Rezeptorsubtypen sind, erleichtert. Solch eine Neuentwicklung von Arzneistoffen hat dem Kliniker Substanzen mit einem verbesserten Nutzen-Risikoverhältnis an die Hand gegeben.

Rezeptorunabhängige Wirkmechanismen von Arzneistoffen

Bleibt die Definition von Rezeptoren auf Makromoleküle beschränkt, so wirken viele Pharmaka nicht durch Bindung an einen Rezeptor. Verschiedene Pharmaka reagieren nämlich mit spezifischen kleinen Molekülen oder Ionen, die physiologischer- oder unphysiologischerweise im Körper vorkommen. Ein Beispiel ist die therapeutische Neutralisation der Magensäure durch basische Substanzen (Antazida). Ein anderes Beispiel ist die Verwendung von Mesna, ein freier Radikalenfänger, der schnell über die Niere eliminiert wird und reaktive Metaboliten einiger Chemotherapeutika zur Behandlung onkologischer Erkrankungen bindet, und so deren Nebenwirkung auf die ableitenden Harnwege minimiert (siehe Kapitel 51). Andere Substanzen wirken mehr aufgrund von Wechselwirkungen als über klassische chemische Reaktionswege. Derartige Wechselwirkungen benötigen keine höheren chemischen Strukturen. So können z. B. bestimmte, relativ einfache Verbindungen wie Mannitol in genügend hoher Konzentration verwendet werden, um die Osmolarität verschiedener Körperflüssigkeiten zu verändern und dadurch eine optimierte Wasserverteilung im Organismus zu erreichen (siehe Kapitel 29). Abhängig von der Substanz sowie der Applikationsform kann hierdurch die Diurese verstärkt, ein laxierender Effekt ausgelöst oder das zirkulierende Volumen im Gefäßbett erhöht werden. Auch bei der Ausschwemmung zerebraler Ödeme kann dieser Wirkmechanismus hilfreich sein.

Andere Pharmaka, die in ihrer Struktur natürlich vorkommenden Chemikalien ähneln, können in zelluläre Komponenten aufgenommen werden und dadurch deren Funktion verändern. Diese Eigenschaft wird im englischen Sprachraum als *counterfeit incorporation mechanism* (nachgeahmter Inkorporationsmechanismus) bezeichnet. So werden z. B. Analoga von Pyrimidin und Purin, die in Nukleinsäuren aufgenommen werden, als Chemotherapeutika in der Onkologie sowie der Behandlung viraler Erkrankungen eingesetzt (siehe Kapitel 50 und 51).

QUANTIFIZIERUNG VON PHARMAKON-REZEPTORWECHSELWIRKUNGEN UND INDUZIERTEM EFFEKT

Schon 1878, noch bevor Langley den Begriff *receptive substance* prägte, äußerte er die Vermutung, daß die Bindung zwischen Pharmakon und Zelle, durch die die Wirkung eines Pharmakons vermittelt wird, dem Massenwirkungsgesetz folgt. Dieser Gedanke wurde von A. J. Clark in den zwanziger Jahren (siehe die 1933 veröffentlichte Monographie) aufgenommen und ist bis heute Grundlage für das Verständnis der Wirkmechanismen von Arzneistoffen.

Es stellen sich zahlreiche Fragen nach der Relation zwischen der Konzentration des Pharmakon-Rezeptorkomplexes und dem Ausmaß der beobachteten Wirkung, sobald man eine Pharmakon-Rezeptorwechselwirkung über die initiale Bindung des Pharmakons an den Rezeptor hinaus betrachtet. In der klassischen, von Clark geprägten Rezeptortheorie wird angenommen, daß der Effekt eines Pharmakons sich proportional zu der vom Pharmakon besetzten Rezeptoranzahl verhält und daß bei Besetzung aller Rezeptoren ein maximaler Effekt induziert wird. Während diese Annahme in begrenztem Maße gilt, gibt es jedoch auch Ausnahmen. Folglich führte Ariens (1954) den Begriff der *intrinsischen Aktivität* (oder α, eine „Proportionalitätskonstante") ein, um die Beziehung zwischen dem Effekt E, induziert durch ein Pharmakon P und der Konzentration des Pharmakon-Rezeptorkomplexes: $E = \alpha \times [PR]$ zu beschreiben. Diese Beziehung ist aber auch für die ungewöhnliche Situation geeignet, daß einige Pharmaka trotz maximaler Besetzung des Rezeptors keine maximale Wirkung induzieren. Stephenson (1956) führte dann die Konzentrations-Wirkungsbeziehung ein, indem er versuchte, eine Erklärung für die nichtlinearen Beziehungen zwischen der Besetzung eines Rezeptors durch ein Pharmakon und seiner Wirkung zu finden sowie die Fähigkeit einer Gruppe von Agonisten zu erklären, die gleiche Wirkungen durch Besetzung verschiedener Anteile einer Rezeptorpopulation auslösen. Diese Erklärung setzt eine Pharmakoneigenschaft voraus, die Stephenson *Effektivität* nannte. Nach Stephenson ist die Antwort A eines bestimmten Gewebes eine Funktion des Stimulus S, der auf das Gewebe einwirkt: $A = f(S)$ und $S = ey$, wobei e = Effektivität und y = relative Rezeptorbesetzung ist. Verschiedene Arzneimittelwirkungen in unterschiedlichen Geweben resultieren demnach aus den Arzneistoffeigenschaften, den Eigenschaften ihres Rezeptors sowie den Gewebeeigenschaften bzw. der Rezeptordichte und dem Verhältnis zwischen der Rezeptorbesetzung zur Pharmakonwirkung. Heutzutage sind die Begriffe *intrinsische Aktivität* und *Effektivität* gewöhnlich untereinander austauschbar und stellen Synonyme dar. Obwohl die mathematische Beschreibung von Dosis-Wirkungsbeziehungen den molekularen Wirkmechanismus nicht widerspiegelt, tragen die zugrundeliegenden Überlegungen zum Verständnis der Beziehungen zwischen Arzneistoffkonzentration und der am Zielorgan induzierten therapeutischen Wirkung bei.

Nimmt man an, daß ein Agonist mit einem Rezeptor reversibel interagiert und daß daraus ein Effekt resultiert, der in seiner Größe proportional zur der Zahl an besetzten Rezeptoren ist, und daß ein maximaler Effekt erreicht werden kann, wenn alle Rezeptoren besetzt sind (wie in dem ursprünglichen Modell von A. J. Clark), dann gilt folgendes Reaktionsschema:

$$\text{Pharmakon } (P) + \text{Rezeptor } (R) \underset{k_2}{\overset{k_1}{\rightleftarrows}} PR \rightarrow \text{Effekt} \qquad (2.1)$$

Die Beziehung zwischen Effekt und Konzentration eines freien Pharmakons kann durch folgendes Modell einfach beschrieben werden:

$$\text{Effekt} = \frac{\text{maximaler Effekt} \cdot [P]}{K_D + [P]} \qquad (2.2)$$

wobei $[P]$ für die Konzentration des freien Pharmakons und K_D (gleich mit k_2/k_1) für die Dissoziationskonstante des Pharmakon-Rezeptorkomplexes steht. Der Anteil der Rezeptoren, die durch ein Pharmakon besetzt sind, ist gleich $[P]/(K_D+[P])$. Diese Gleichung beschreibt eine einfache hyperbolische Funktion und ist der Michaelis-Menten-Gleichung analog, die eingesetzt wird, um Interaktionen zwischen Enzymen und Substraten, bei denen kein Produkt entsteht, zu beschreiben (Abbildung 2.5, *A*). Die Abbildung beschreibt die *Potenz* eines Pharmakons, d. h. die Abhängigkeit der Pharmakonwirkung von der Pharmakonkonzentration. Es ist allgemein gebräuchlich, die Pharmakonwirkung gegen log[*P*] aufzutragen. So kann ein weiter Konzentrationsbereich angegeben werden und die Potenz verschiedener Arzneistoffe einfach miteinander verglichen werden. In diesen Fällen ist das Ergebnis eine sigmoidale logarithmische Dosis-Wirkungskurve, vermutlich die hilfreichste graphische Darstellung zur Beschreibung der Intensität einer Arzneimittelwirkung (Abbildung 2.5, *B*). Diese Darstellung erlaubt ebenso einen Vergleich relativer Potenzen und Wirkungen von Agonisten (Abbildung 2.5, *C*). Ist die Beziehung zwischen Rezeptorbesetzung und Wirkung linear wie in dem Modell von A. J. Clark, so ist die Konzentration, bei der das Pharmakon eine halbmaximale Wirkung auslöst, seine EC_{50}, gleich seiner K_D. Trotzdem kommt es, wie weiter oben bereits erwähnt, häufig zu einer Verstärkung des Informationssignals auf dem Weg von der Rezeptorbesetzung zur endgültigen Pharmakonwirkung, so daß die EC_{50} der Pharmakonwirkung wesentlich weiter nach links verschoben ist als die K_D für die Rezeptorbesetzung (Abbildung 2.5, *D*).

Wie bereits dargestellt, binden *Antagonisten* an den Rezeptor oder an Elemente des Signaltransduktionswegs und hemmen dadurch die Wirkung eines Agonisten ohne dabei, nach der klassischen Definition, selbst einen Effekt auszulösen. Kann die Hemmung durch Steigerung der Agonistenkonzentration aufgehoben werden bis die ursprüngliche maximale Wirkung wieder erreicht ist, so handelt es sich um einen *kompetitiven* oder *überwindbaren* Antagonisten. Diese Art der Hemmung wird gewöhnlich bei Antagonisten, die reversibel an den Rezeptor binden, beobachtet. Nach der Terminologie von Stephenson hätte ein klassischer kompetitiver Antagonist eine Effektivität von Null. Da die maximale Wirkung wieder bei ausreichender Agonistenkonzentration erreicht werden kann, verschiebt sich die Dosis-Wirkungskurve für den Agonisten unter Anwesenheit eines kompetitiven Antagonisten nach rechts (Abbildung 2.6, *A*). Die Maximalwirkung ist unverändert, aber der Agonist scheint weniger potent zu sein.

Die parallele Rechtsverschiebung der Konzentrations-Wirkungskurve eines Agonisten in Anwesenheit steigender Konzentrationen eines entsprechenden Antagonisten (Abbildung 2.6, *B*) bietet eine weitere Möglichkeit der Charakterisierung der Eigenschaften eines Antagonisten unter physiologischen Bedingungen. So kann das Verhältnis der Agonistenkonzentrationen, die unter An- und Abwesenheit steigender Konzentrationen eines Antagonisten die gleiche Wirkung induzieren, berechnet werden. Diese als Konzentrationsverhältnis (*dose ratio*) bezeichneten Werte können nun als log(*Konzentrationsverhältnis* – 1) gegen *log[Antagonistenkonzentration]* aufgetragen werden. An dem Punkt, an dem diese Kurve die X-Achse schneidet (y = 0), kann nun die K_D des Antagonisten am Rezeptor abgelesen werden (Abbildung 2.6, *C*). Diese als Schild-Regression bezeichnete Beziehung bietet weitere Möglichkeiten, die Wechselwirkung des Antagonisten am Rezeptor zu beurteilen. Bindet ein kompetitiver Antagonist an eine einzige Rezeptorsubpopulation ohne wirklich selbst eine Wirkung auszulösen, ergibt die Steigung der Geraden in der Schild-Regression einen Wert von 1. Wechselwirkungen eines Antagonisten mit mehreren Rezeptorsubtypen unterschiedlicher Affinität für den Antagonisten und Agonisten sowie anderen als kompetitiven oder vollständig reversiblen Eigenschaften ergeben komplexere Graphen in der Schild-Regression, die eine Steigung ungleich 1 aufweisen oder auch nichtlinear sein können (Schild, 1957; Kenakin et al., 1992). Auf diese Weise berechnete Dissoziationskonstanten (K_D) eines einzigen Antagoni-

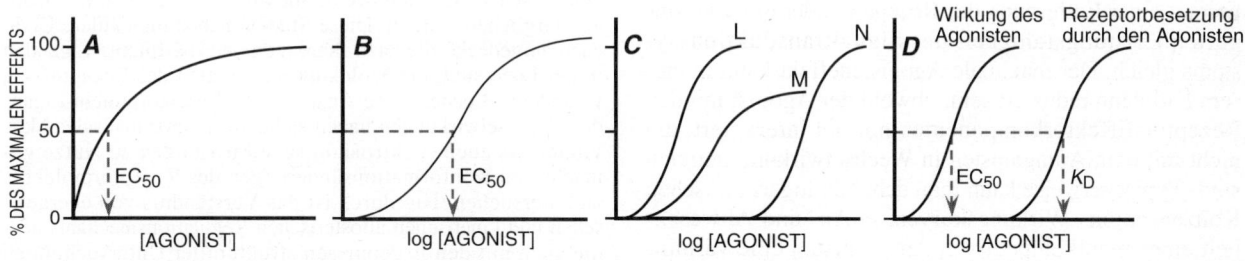

Abbildung 2.5 Wechselwirkungen von Agonisten mit biologischen Rezeptoren.
A. Im einfachsten Fall folgt die Besetzung des Rezeptors mit einem Agonisten dem Massenwirkungsgesetz. Das Verhältnis zwischen der Agonistenkonzentration (*Linearskala*) und der Reaktion wird dann durch eine hyperbole Funktion wiedergegeben. **B**. Wird die Reaktion gegen log[Agonist] aufgetragen, so wird das Verhältnis zwischen der Rezeptorbesetzung und der Reaktion durch eine sigmoidale Funktion beschrieben. Unter der Bedingung fehlender negativer oder positiver Einflüsse kommt es ungefähr über einen Bereich der 100fachen Agonistenkonzentration zu einer 10%igen bis 90%igen Reaktion, welche ihren „Mittelpunkt" bei der EC_{50} des Agonisten hat. **C**. Agonisten unterscheiden sich bezüglich ihrer *Potenz* und *Effektivität*. Der Wert der EC_{50} gibt die Agonistenkonzentration wieder, bei der eine halbmaximale Reaktion ausgelöst wird. Das Pharmakon *L* ist potenter als die Pharmaka *M* und *N*; die Pharmaka *L* und *N* sind effektiver als der *partielle Agonist*, Pharmakon *M*. **D**. Da die Rezeptorbesetzung nicht immer direkt mit der Reaktion korreliert ist, und es zwischen der Rezeptorbesetzung, der Effektoraktivität und der endgültigen Reaktion zu einer Signalverstärkung kommt, liegt die Dosis-*Wirkungs*kurve meistens weiter links als die Rezeptor-*Besetzungs*beziehung.

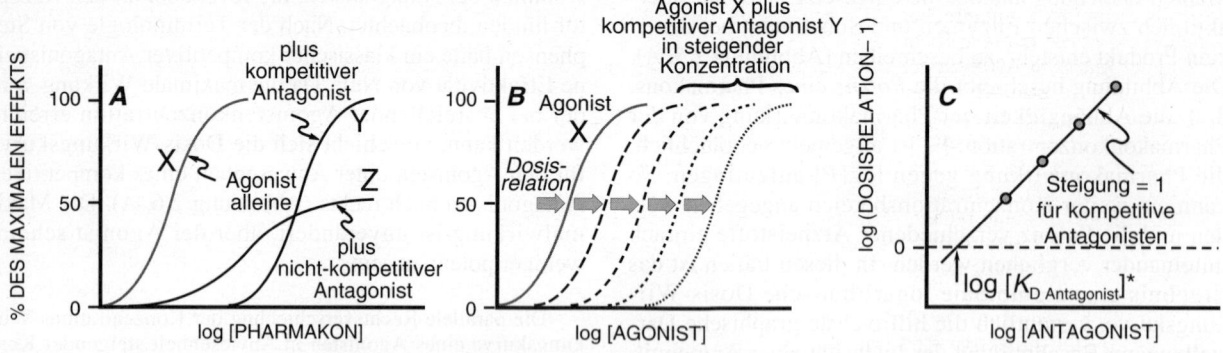

Abbildung 2.6 Wirkungshemmung durch Blockade mit einem Antagonisten.
A. Logarithmische Dosis-Wirkungskurven für einen Agonisten in Abwesenheit (X) und Anwesenheit eines kompetitiven (Y) oder nichtkompetitiven (Z) Antagonisten. **B.** Die Induktion einer Reaktion durch einen Agonisten in Anwesenheit steigender Konzentrationen eines kompetitiven Antagonisten ergibt eine Serie paralleler rechtsverschobener Dosis-Wirkungskurven. Die *Dosisrelation* beschreibt das Verhältnis der Agonistenkonzentrationen (oder Dosis), die benötigt werden, um in An- und Abwesenheit eines Angonisten die gleiche Reaktion zu induzieren. **C.** Die Schild-Regression erlaubt eine direkte Bestimmung der K_D eines kompetitiven Antagonisten bezüglich der Rezeptorbesetzung und der konsekutiven Wirkungshemmung. Ist die Steigung einer Schild-Regression ≠ 1,0, so ist entweder das Pharmakon kein kompetitiver Antagonist oder experimentelle Bedingungen limitieren die Interpretation und der Wert für x bei y = 0 hat keine thermodynamische Bedeutung (siehe Kenakin et al., 1992).

sten sollten sich, in Kombination mit unterschiedlichen Agonisten, die an den gleichen Rezeptor binden, nicht voneinander unterscheiden.

Ein nicht kompetitiver Antagonist hemmt in jeder Agonistenkonzentration die entsprechende maximale Wirkung an einem entsprechenden Rezeptor. Dies kann auf irreversiblen Wechselwirkungen mit dem Rezeptormolekül, aus denen eine verminderte Agonistenbindung resultiert, beruhen. Aber auch reversible und irreversible Wechselwirkungen des Antagonisten mit einzelnen Komponenten des Signaltransduktionswegs können die Wirkung eines Agonisten-Rezeptorkomplexes abschwächen oder gar vollkommen blockieren. Dies kommt einer Entfernung des Rezeptors oder einer verringerten Leistungsfähigkeit des Signaltransduktionssystems gleich. Der maximale Agonisteneffekt kann in diesem Fall dann reduziert sein, obwohl der Agonist mit den Rezeptor-Effektorkomponenten normal interagiert, die nicht mit dem Antagonisten in Wechselwirkung getreten sind. Typischerweise kann man daher an logarithmischen Konzentrations-Wirkungskurven, in An- und Abwesenheit eines nichtkompetitiven Antagonisten eine verminderte Effektivität des Agonisten ablesen, während die Potenz des Agonisten gleich bleibt (Abbildung 2.6, A).

Man kann Antagonisten klassifizieren, indem man sie in reversibel und irreversibel wirkende Substanzen einteilt. Bindet der Antagonist an der aktiven Bindungsstelle für den Agonisten, so wird ein reversibler Antagonist kompetitiv sein, während eine irreversible Substanz ein nichtkompetitiver Antagonist sein wird. Tritt der Antagonist jedoch mit anderen Regionen des Rezeptormoleküls in Wechselwirkung, so kann diese einfache Schlußfolgerung nicht mehr angewandt werden, und es kann zu jeder funktionell möglichen Veränderung der Agonistenwirkung kommen.

Wie kommt es, daß eine von zwei Substanzen, die beide an dem gleichen Rezeptor und an derselben Bindungsstelle angreifen, eine agonistische Wirkung hat, während die zweite Substanz keine Wirkung auslöst, also wie ein Antagonist wirkt? Diese zentrale Frage der Pharmakodynamik ist ebenfalls entscheidend für das Verständnis der Zusammenhänge zwischen der Molekülstruktur von Proteinen und der Wechselwirkung zwischen Rezeptor- und Ligandenmolekülen. Eine Antwort erhält man von zwei unterschiedlichen, aber komplementären experimentellen Untersuchungen. Einerseits sind im Rahmen struktureller biophysikalischer Untersuchungen die aktiven und inaktiven Molekülstrukturen, deren Aktivität durch Bindung regulatorischer Liganden beeinflußt wird, definiert und miteinander verglichen worden. Diese Studien haben molekulare Ursachen aufgedeckt, die dazu führen, daß nur bestimmte Liganden in der Lage sind, die Molekülkonformation des Rezeptors zu verändern. Biochemische Analysen der Rezeptorprotein-Liganden-Wechselwirkungen haben sich sowohl enzymatische Aktivitäten als auch spektroskopische Messungen zu Nutze gemacht, um Konformationsänderungen des Rezeptormoleküls zu untersuchen. Hierdurch ist das Verständnis von energetischen und kinetischen allosterischen Regulationsmechanismen, die auch mit den Ergebnissen struktureller Untersuchungen übereinstimmen, deutlich erweitert worden.

Angenommen, ein Rezeptor hat definitionsgemäß mindestens zwei aktive Molekülkonformationen: eine aktive (a) und eine inaktive (i).

$$\begin{array}{ccc} R_i & \rightleftharpoons & R_a \\ \updownarrow & & \updownarrow \\ P \cdot R_i & \rightleftharpoons & P \cdot R_a \end{array}$$

Diese Möglichkeiten können dem Offen-Zustand und Geschlossen-Zustand eines Ionenkanals, dem aktiven oder inaktiven Zustand einer Proteintyrosin-Kinase oder der Fähigkeit bzw. Unfähigkeit eines Rezeptors, eine G-Protein gekoppelte Reaktion auszulösen, entsprechen. Das *Ausmaß*, in der diese Gleichung in eine bestimmte Richtung verändert wird, wird dabei von der *relativen* Affinität des Pharmakons zu den beiden möglichen Konformationen bestimmt (Abbildung 2.7). Kommt das System in ein Gleichgewicht, bei dem der inaktive Zustand des Rezeptors in Abwesenheit des Pharmakons dominiert, so wird das entsprechende, vom Rezeptor ausgehende basale Signal relativ gering sein. In diesem Fall wird die Anwesenheit eines Pharmakons, das eine höhere Affinität für den aktiven als für den inaktiven Zustand des Rezeptormoleküls hat, das Gleichgewicht in Richtung des aktiven Rezeptorzustands verschieben und so den Rezeptor stimulieren. Solch ein Pharmakon stellt einen Agonisten dar. Ein voller Agonist ist ausreichend selektiv für die aktive Konformation des Rezeptormoleküls, so daß der Agonist bei ausreichender Konzentration alle vorhandenen Rezeptormoleküle aktivieren kann (z. B. Substanz *A* in Abbildung 2.7). Bindet eine andere, aber strukturanaloge Substanz (wie Substanz *P* in Abbildung 2.7) an die gleiche Bindungsstelle des Rezeptormoleküls, aber mit einer geringfügig höheren Affinität für R_a als für R_i, dann kann die resultierende Wirkstärke dieser Substanz geringer sein, auch wenn genügend hohe Konzentrationen am Rezeptor vorliegen. Ein Pharmakon, das eine derartige mittlere Wirkstärke besitzt, wird als partieller Agonist bezeichnet. *Partielle Agonisten* existieren nicht nur hypothetisch. Sie kommen häufig vor und wurden bereits von Ariens und Stephenson beschrieben.

Ein Pharmakon, das dieselbe Affinität zu beiden Aktivitätszuständen des Rezeptormoleküls hat, wird das Aktivitätsgleichgewicht nicht verändern und wirkt als kompetitiver Antagonist, in Abbildung 2.7 als Substanz *C* dargestellt. Ein partieller Agonist kann genauso als Antagonist wirken. Bindet eine derartige Substanz nämlich an den Rezeptor (und induziert dabei eine submaximale Wirkung), dann besetzt sie die Rezeptorbindungsstellen in Bezug auf den vollen Agonisten kompetitiv. Aufgrund dieses kompetitiven Verhaltens muß nämlich eine höhere Konzentration des vollen Agonisten eingesetzt werden, um einen maximalen Effekt zu erzielen. Ein Pharmakon mit einer vorzugsweisen Affinität an R_i wird einen dem Agonisten entgegengesetzten Effekt auslösen und ist ein Beispiel dafür, daß sogenannte *negative Antagonisten* oder *inverse Agonisten* existieren (siehe Kapitel 11 und 17). Diese Substanzen haben analoge Eigenschaften zu der Substanz *N* in Abbildung 2.7. Liegt jedoch ein *bestehendes* Aktivitätsgleichgewicht weit in Richtung R_i, wird ein negativer Antagonismus relativ selten zu beobachten sein und muß von einem einfachen kompetitiven Antagonismus unterschieden werden. Sorgfältige biochemische Untersuchungen über Rezeptor-Pharmakonwechselwirkungen, kombiniert mit der Analyse von Rezeptoren, bei denen das intrinsische R_a/R_i-Gleichgewicht durch Mutation verändert wurde, stützen dieses Gedankenmodell der Pharmakonwirkungen. Obwohl die komplette mathematische Beschreibung dieses Modells sehr komplex sein kann (Taylor und Insel, 1990), ist es auf experimentelle Versuchsergebnisse mit Hilfe geeigneter computergestützter Auswertverfahren relativ einfach anwendbar. Zusätzlich eröffnet sich die Möglichkeit, Substanzen zu entwickeln, die eine hemmende Wirkung auf agonistenunabhängige Aktivitäten von Rezeptoren haben, also auf Rezeptoren, die hyperreaktiv im sogenannten basalen Zustand sind. Im Gegensatz hierzu können aber auch Substanzen entwickelt werden, die Rezeptoraktivitäten hemmen, welche erst durch eine hohe Agonistenkonzentration ausgelöst werden.

Wie bereits oben erwähnt, werden die Begriffe *intrinsische Aktivität* und *Effektivität* verwendet, um Eigenschaften von Arzneistoffen, die an derselben Rezeptorbindungsstelle binden, aber nicht die gleiche maximale Wirkung verursachen, zu beschreiben. Zur Vereinfachung kann die Effektivität eines vollen Agonisten gleich 1 gesetzt werden, die eines Antagonisten gleich 0 und die eines partiellen Agonisten auf einen Wert zwischen 0 und 1. Der relative Effekt ist dann gleich dem Produkt aus der relativen Rezeptorbesetzung und der relativen Effektivität. Stephenson erkannte als erster, daß diese beiden Variablen des Pharmakoneffektes von molekularen Eigenschaften des Rezeptors sowie von den Konzentrationen und Wechselwirkungen der Transduktions- und Effektorproteine abhängig sind. Beide Variablen stellen auch nur unter definierten und kontrollierten Bedingungen eine konstante Größe dar. Sie unterscheiden sich in unterschiedlichen Geweben und verändern sich, sobald verschiedene Effekte untersucht werden. Trotzdem macht man sich beide Parameter bei der Auswertung sowie dem Vergleich der therapeutischen Effektivität vieler Arzneistoffe zu Nutze. Letztlich sollte noch erwähnt werden, daß der Gebrauch des Begriffes *Effektivität* manchmal verwirrend sein kann. Denn während ein kompetitiver Antagonist in dem Sinne keine Effektivität hat, weil er nicht als Signal zur Auslösung einer Reihe von Effekten dient, kann er trotzdem eine entscheidende klinisch therapeutische Bedeutung bzw. *klinische Effektivität* haben, wenn er beim Menschen als Blocker agonistischer Wirkungen eingesetzt wird.

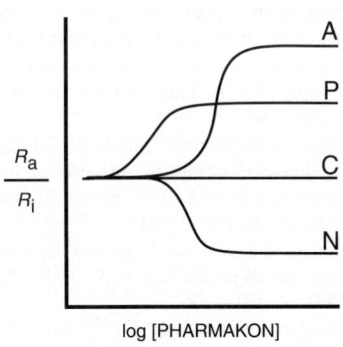

Abbildung 2.7 Ein Arbeitsmodell für rezeptorvermittelte Reaktionen. Der Effekt eines Pharmakons auf das Konzentrationsverhältnis zwei verschiedener hypothetischer Zustandsformen eines Rezeptors, R_a (aktiv) und R_i (inaktiv), die sich in einem Gleichgewicht befinden, $R_a \leftrightarrow R_i$. Wie bereits im Text diskutiert wurde, wird die relative Verteilung des Rezeptors zwischen diesen zwei Zustandsformen durch den Agonisten (*A*), den partiellen Agonisten (*P*), den kompetitiven Antagonisten (*C*) und den negativen Antagonisten (*N*), auch bekannt als inverser Antagonist, in unterschiedlicher Weise beeinflußt.

Selbst wenn die Wirkung des Agonisten auf molekularer Ebene am Rezeptor proportional zu seiner Effektivität und der Zahl besetzter Rezeptorbindungsstellen ist, werden die Effekte und Reaktionen zwischen nachfolgenden Mediatoren im Signaltransduktionsweg immer eine aussagekräftige quantitative Interpretation der dosisabhängigen Wirkung erschweren. Während z. B. die Besetzung einer bestimmten Mindestanzahl an Rezeptoren durch einen Agonisten eine hierzu proportionale Wirkung induziert, wird ein späterer Schritt des Signaltransduktionsweges bei zunehmender Aktivierung durch den Agonisten limitierend sein. Eine weitere Rezeptorbesetzung wird dann zu keinen zusätzlichen Effekten führen. Trägt man in diesem Fall die Pharmakonwirkung gegen den Logarithmus der Pharmakonkonzentration auf, so wird diese Kurve weiter nach links verschoben sein als eine Kurve für die relative Bindung des Pharmakons an den Rezeptor. Die Potenz des Pharmakons wird größer sein als aufgrund der Affinität zu erwarten war (Abbildung 2.5, *D*). Diese Beziehung, in der offensichtlich eine maximale Effektivität bereits bei Besetzung einer relativ geringen Rezeptoranzahl ausgelöst wird, wird durch das Konzept der *Ersatzrezeptoren* erklärt. In diesen Fällen kann eine bestimmte Anzahl von Rezeptoren verloren gehen (z. B. durch Besetzung mit einem irreversiblen Antagonisten), ohne daß es zu einer Verminderung des maximal beobachteten Effektes kommt. Man beachte jedoch, daß die Existenz von Ersatzrezeptoren keinen molekularen Überschuß an Rezeptoren gegenüber Effektor- oder Mediatorproteinen darstellen muß. Ersatzrezeptoren findet man regelmäßig, wenn ein Rezeptor mehr katalytische als stöchiometrische Funktion hat. Für die Rezeptoren, die als Tyrosinkinasen interagieren, können einige wenige durch einen Agonisten besetzte und so aktivierte Rezeptoren ausreichen, um die Phosphorylierung einer großen Anzahl von Substratproteinen aufrecht zu erhalten. Ähnlich kann in einigen Fällen ein einziger aktivierter G-Protein gekoppelter Rezeptor die Aktivierung hunderter von G-Proteinmolekülen ermöglichen.

Da zelluläre Signaltransduktionswege so konstruiert sind, daß sie eine Vielzahl stimulatorischer und inhibitorischer Signale verstärken oder miteinander verknüpfen, sollte es nicht überraschen, daß das Ergebnis pharmakologischer Interventionen generell eine komplexe Folgeerscheinung eines proximal aktivierten Pharmakon-Rezeptorkomplexes ist. Es können so mathematische Modelle mit zunehmender Komplexität aufgestellt werden, um alle Phänomene dieser Systeme zu beschreiben. Die Analyse der molekularen Reaktionen auf dem Weg vom Rezeptor zur Wirkung eines Pharmakons ist jedoch ein fruchtbarerer Ansatz zur Aufdeckung neuer Angriffspunkte einer pharmakologischen Therapie.

AUSBLICK

Die fortschreitende Identifizierung und Erweiterung molekularer Rezeptorklassen, vereint mit der zunehmenden detaillierten Aufklärung ihrer Wirkmechanismen, schafft neue therapeutische Möglichkeiten. Gerade durch eine zunehmende Kenntnis und ein erweitertes Verständnis von zellulären Signaltransduktionswegen werden neue Angriffspunkte für spezifische Hemm- oder Aktivierungsmöglichkeiten auf zelluläre Funktionen aufgedeckt. Diese zahlreichen möglichen Ziele für Arzneistoffe, gekoppelt mit einem enormen Potential an Synthesemöglichkeiten für neue Moleküle durch kombinierte chemische Verfahren (Alper, 1994) oder rekombinante DNA-Strategien, versprechen eine neues Zeitalter, geprägt von einer großen Vielfalt und Spezifität therapeutischer Interventionsmöglichkeiten.

LITERATUR

Alper, J. Drug discovery on the assembly line. *Science*, **1994**, *264:*1399—1401.

Ariëns, E.J. Affinity and intrinsic activity in the theory of competitive inhibition. I. Problems and theory. *Arch. Int. Pharmacodyn.*, **1954**, *99:*32—49.

Berridge, M.J. Inositol trisphosphate and calcium signalling. *Nature*, **1993**, *361:*315—325.

Chinkers, M., and Garbers, D.L. Signal transduction by guanylyl cyclases. *Annu. Rev. Biochem.*, **1991**, *60:*553—575.

Clapham, D.E. Mutations in G protein-linked receptors: novel insights on disease. *Cell*, **1993**, *75:*1237—1239.

Clapham, D.E., and Neer, E.J. New roles for G protein βγ-dimers in transmembrane signalling. *Nature*, **1993**, *365:*403—406.

Clark, A.J. *The Mode of Action of Drugs on Cells*. E. Arnold and Co., London, **1933**.

Edelman, A.M., Blumenthal, D.K., and Krebs, E.G. Protein serine/threonine kinases. *Annu. Rev. Biochem.*, **1987**, *56:*567—613.

Evans, R.M. The steroid and thyroid hormone receptor superfamily. *Science*, **1988**, *240:*889—895.

Fantl, W.J., Johnson, D. E., and Williams, L.T. Signalling by receptor tyrosine kinases. *Annu. Rev. Biochem.*, **1993**, *62:*453—481.

Griffin, J.E., McPhaul, M.J., Russell, D.W., and Wilson, J.D. The androgen resistance syndromes. In, *The Metabolic and Molecular Bases of Inherited Disease*, 7th ed. (Scriver, C.R., Beaudet, A.L., Sly, W.L., and Valle, D., eds.) McGraw-Hill, New York, **1995**, pp. 2967—2998.

Hall, Z.W. Ion channels. In, *An Introduction to Molecular Neurobiology*. (Z.W. Hall, ed.) Sinauer Associates, Inc., MA, **1992**, pp. 81—118.

Kenakin, T.P., Bond, R.A., and Bonner, T.I. Definition of pharmacological receptors. *Pharmacol. Rev.*, **1992**, *44:*351—362.

Kuntz, I.D. Structure-based strategies for drug design and discovery. *Science*, **1992**, *257:*1078—1082.

Limbird, L.E. *Cell Surface Receptors: A Short Course on Theory and Method*, 2d ed. M. Nijhoff, Boston, **1995.**

Lyons, J., Landis, C.A., Harsh, G., Vallar, L., Grünewald, K., Feichtinger, H., Duh, A.Y., Clark, O.H., Kawasaki, E., Bourne, H.R., and McCormick, F. Two G protein oncogenes in human endocrine tumors. *Science*, **1990**, *249:*655—659.

Mangelsdorf, D.J., Umesono, K., and Evans, R.M. The retinoid receptors. In: *The Retinoids: Biology, Chemistry, and Medicine*, 2d ed. (Sporn, M.B., Roberts, A.B., and Goodman, D.S., eds.) Raven Press, New York, **1994**, pp. 319—349.

Perkins, J.P., Hausdorff, W.P., and Lefkowitz, R.J. Mechanisms of ligand-induced desensitization of β-adrenergic receptors. In: *The β-Adrenergic Receptors*. (J.P. Perkins, ed.) The Humana Press, Clifton, NJ, **1991**, pp. 73—124.

Rhee, S.G., and Choi, K.D. Multiple forms of phospholipase C isozymes and their activation mechanisms. In: *Advances in Second Messenger and Phosphoprotein Research*. (J.W. Putney, Jr., ed.) Raven Press, New York, **1992**, vol. 26, pp. 35—61.

Ross, E.M. G proteins and receptors in neuronal signaling. In: *An Introduction to Molecular Neurobiology*. (Z.W. Hall, ed.) Sinauer Associates, MA, **1992**, pp. 181—206.

Schild, H.O. Drug antagonism and pAx. *Pharmacol. Rev.*, **1957**, *9:*242—246.

Schreiber, S.L. Using the principles of organic chemistry to explore cell biology. *Chem. & Eng. News*, 1992, *70*(43):22—32.

Spiegel, A.M., and Weinstein, L.S. Pseudohypoparathyroidism. In, *The Metabolic and Molecular Bases of Inherited Disease*. 7th ed. (Scriver, C.R., Beaudet, A.L., Sly, W.L., and Valle, D., eds.) McGraw-Hill, New York, **1995**, pp. 3073—3089.

Stephenson, R.P. A modification of receptor theory. *Br. J. Pharmacol.*, **1956**, *11:*379—393.

Strada, S.J., and Hidaka, H. Advances in second messenger and phosphoprotein research. In, *The Biology of Cyclic Nucleotide Phosphodiesterases*, Volume 25. Raven Press, New York, **1992**.

Taussig, R., and Gilman, A.G. Mammalian membrane-bound adenylyl cyclases. *J. Biol. Chem.*, **1995,** *270:*1—4.

Taylor, P., and Insel, P.A. Molecular basis of pharmacologic selectivity. In, *Principles of Drug Action: The Basis of Pharmacology*, 3rd ed. (Pratt, W.B., and Taylor, P., eds.) Churchill Livingstone, New York, **1990,** pp. 1—102.

Walton, K.M., and Dixon, J.E. Protein tyrosine phosphatases. *Annu. Rev. Biochem.*, **1993,** *62:*101—120.

Weber, G. *Protein Interactions.* Chapman & Hall, New York, NY, **1992.**

Wyman, J., and Gill, S.J. *Binding and Linkage. Functional Chemistry of Biological Macromolecules.* University Science Books, Mill Valley, CA, **1990.**

Yarden, Y., and Ulrich, A. Growth factor receptor tyrosine kinases. *Annu. Rev. Biochem.*, **1988,** 57:443—478.

Young, D., Waitches, G., Birchmeier, C., Fasano, O., and Wigler, M. Isolation and characterization of a new cellular oncogene encoding a protein with multiple potential transmembrane domains. *Cell,* **1986,** *45:*711—719.

3 THERAPIEPRINZIPIEN

Alan S. Nies und Stephen P. Spielberg

Gesetze zur Kontrolle der Arzneistoffentwicklung haben während des letzten Jahrhunderts bei neuen Medikamenten eine entsprechende Sicherheit und Effektivität gewährleistet. Eine hundertprozentige Sicherheit oder Effektivität eines Pharmakons für einen einzelnen Patienten ist jedoch nie gegeben. Denn alle Patienten reagieren auf Arzneistoffe unterschiedlich und jede therapeutische Intervention muß als ein Experiment angesehen werden, in dem eine Hypothese überprüft werden soll. Die wissenschaftliche Grundlage einer derartigen Hypothese beruht dabei auf den Ergebnissen kontrollierter klinischer Studien im Rahmen der Pharmakonentwicklung sowie auf Erfahrungen während des klinischen Einsatzes. Gut definierte Behandlungsziele müssen vor jeder Therapie festgelegt werden. Dies kann die Behandlung klinischer Symptome wie Fieber und Schmerz sein oder eine Beeinflussung von Surrogatparametern wie die Reduktion des Cholesterinspiegels im Blut oder die Senkung des Blutdrucks. Beide sind mit dem klinischen Verlauf einer Erkrankung korreliert. Die individuelle Anpassung einer Pharmakotherapie auf den einzelnen Patienten erfordert ein grundlegendes Verständnis der Pharmakokinetik und Pharmakodynamik. Viele Faktoren können die Wirkung eines Arzneistoffs auf den Patienten beeinflussen. Hierzu gehört das Alter des Patienten, Erkrankungen von Organen, die für die Ausscheidung des Pharmakons sorgen (Niere, Leber), die parallele Anwendung anderer Arzneistoffe, Nahrung, Chemikalien (Wechselwirkungen mit dem Pharmakon), vorausgegangene Behandlungen mit dem gleichen oder ähnlichen Substanzen (Toleranz) sowie eine Vielzahl genetisch determinierter Faktoren, die die Kinetik und Toxizität eines Pharmakons beeinflussen (Pharmakogenetik). Für eine begrenzte Zahl von Arzneistoffen kann das Monitoring ihrer Plasmakonzentrationen notwendig sein, um eine sich verändernde Pharmakokinetik zu erfassen. Die Erfassung pharmakodynamischer Veränderungen bedarf unter Berücksichtigung des zuvor festgelegten Therapieziels und der dabei zu erduldenden Nebenwirkungen einer ständigen Kontrolle der Arzneimittelwirkung auf den Patienten. Einige unerwünschte Effekte beruhen auf einer Ausweitung der pharmakologischen Wirkungen der Substanz, die häufig durch eine individuelle Anpassung der Pharmakotherapie vermieden werden können. Trotzdem kann es noch zu ernsthaften Zwischenfällen kommen, die auf Wechselwirkungen des Pharmakons mit unterschiedlichen patientenspezifischen Faktoren zurückzuführen sind. Wenn ein Medikament erstmals auf den Markt kommt, wurde es zuvor nur an einer begrenzten Anzahl gut ausgesuchter Patienten getestet. Unerwünschte Wirkungen, die mit einer Häufigkeit von 1‰ auftreten, können bis zur Freigabe auf dem Markt unentdeckt bleiben, und sehr seltene Arzneistoffwirkungen können über viele Jahre des klinischen Einsatzes hinweg unerkannt bleiben. Es obliegt somit der Verantwortung aller im Gesundheitswesen Tätigen, die Wirkungen eines Pharmakons während des klinischen Einsatzes genau zu beobachten und alle mit einer Arzneimitteltherapie im Zusammenhang stehenden ernsthaften Zwischenfälle an die zuständigen Behörden (in Deutschland: Arzneimittelkommission der Deutschen Ärzteschaft, Paul-Ehrlich-Institut (PEI) und/oder BfArM [Bundesinstitut für Arzneimittel und Medizinprodukte]; in den USA: FDA, Anm. d. Hrsg.) und die herstellenden Pharmafirmen zu melden. In Zukunft wird es vielleicht möglich sein, genetische wie auch umweltbedingte Ursachen seltener, unerwünschter Arzneistoffwirkungen aufzudecken. Anhand entsprechender Screeningmethoden könnte ein individuelles Risiko für derartige unerwünschte Arzneistoffwirkungen ermittelt werden. Dies würde zu einer umfassenderen Sicherheit pharmakologischer Therapiemaßnahmen beitragen.

THERAPIE ALS WISSENSCHAFT

Vor über einem Jahrhundert hatte Claude Bernard Kriterien zur Erhebung valider Daten und Ergebnisse innerhalb der experimentellen Medizin formuliert. Die Umsetzung dieser Kriterien auf Arzneistoffe und die Entscheidungsprozesse innerhalb pharmakologischer Therapiemaßnahmen erfolgt bis heute nur langsam und widersprüchlich. Obwohl diagnostische Fragestellungen in der Medizin mit wissenschaftlicher Spitzfindigkeit gelöst werden, beruhen therapeutische Entscheidungen noch immer auf traditionellen Verfahrensweisen und subjektiven Eindrücken. In den letzten drei Jahrzehnten wurden die Prinzipien humaner Experimente definiert, und die Möglichkeiten zur Auswertung der Ergebnisse therapeutischer Interventionen sind so weit fortgeschritten, daß es als absolut unethisch angesehen werden muß, Heilkunde bei irgendeinem Patienten, sei es bei einer direkten (Erwachsener oder Kind) oder indirekten (das Ungeborene) Arzneistoffbehandlung, als *Kunst* und nicht als *Wissenschaft* zu betreiben. Die Pharmakotherapie muß heute vielmehr von der objektiven Bewertung und der Berücksichtigung angemessener, grundlegender und sachlich richtiger Kenntnisse beherrscht werden.

Denkbare Grenzen der Pharmakotherapie als Wissenschaft
Die Ansicht, daß pathophysiologische Zustände und Wirkungen von Arzneistoffen zu viele unkontrollierbare Variablen beinhalten, behinderte die Fortentwicklung der Heilkunde zu einer Wissenschaft. Aufgrund dieser Ansicht wären wissenschaftliche Methoden

zur Untersuchung pharmakologischer Therapien nicht möglich. Tatsächlich ist die Heilkunde aber innerhalb der Patientenbetreuung der Bereich, der am besten für das Sammeln nützlicher Daten zugänglich ist, da sie eine Intervention erlaubt, deren Auswirkungen danach beobachtet werden können. Man weiß inzwischen zu schätzen, daß klinische Symptome definiert, beschrieben und mit einiger Sicherheit auch quantifiziert werden können. Der Zugang zu komplexen klinischen Daten wurde von Feinstein (1983) hervorragend diskutiert.

Ein weiteres Hindernis für die Anerkennung der Heilkunde als Wissenschaft war das Vertrauen auf traditionelle diagnostische Zeichen einer Erkrankung. Dies führte dazu, daß der Arzt eine Erkrankung mehr als statisch, denn als dynamisch ansah und Patienten mit dem gleichen pathophysiologischen „Zeichen" nicht als heterogene, sondern als eine homogene Population betrachtete. Eine Krankheit wurde so zu einer Entität, auch wenn Informationen zur Pathogenese nicht vorlagen. Wenn Erkrankungen nicht als dynamische Prozesse angesehen werden, werden „standardisierte" Therapien mit „standardisierten" Dosierungen an der Tagesordnung sein. Therapeutische Entscheidungen würden dadurch in einem engen Rahmen vorgegeben sein. Statt dessen ist eine Haltung notwendig, die den Arzt für die Erkennung und Kompensation sich verändernder pathophysiologischer Vorgänge verantwortlich macht, die dem fortschreitenden Krankheitsprozeß zugrunde liegen. Der Begriff *Myokardinfarkt* bezeichnet z. B. eine umschriebene Zerstörung myokardialer Zellen aufgrund einer Unterbrechung der kontinuierlichen Blutzufuhr. Trotzdem müssen bei der Wahl einer adäquaten Therapie verschiedene vegetative, hämodynamische und elektrophysiologische Variablen, die sich in Abhängigkeit von Zeitpunkt, Größe und Lokalisation des Infarktes verändern, berücksichtigt werden. Wird all diesen Variablen bei der Planung der Therapiestrategie nicht Rechnung getragen, kann dies bei manchen Patienten eine ineffektive Behandlung zur Folge haben, während andere einer vielleicht vermeidbaren Toxizität ausgesetzt werden. Die Diagnose oder Hinweise auf eine Erkrankung oder ein Syndrom weisen gewöhnlich auf ein ganzes Spektrum möglicher Ursachen und Folgen hin. Therapiebezogene Experimente, in denen bekannte, die Prognose beeinflussende Variablen nicht standardisiert wurden, liefern Ergebnisse, die nicht zu interpretieren sind.

Eine dritte gedankliche Barriere war die falsche Annahme, daß empirisch erhobene Daten nutzlos seien, weil sie nicht durch Anwendung wissenschaftlicher Methoden erhoben wurden. Empirie wird häufig als eine Vorgehensweise in der Medizin definiert, die auf bloßen Erfahrungswerten und ohne Berücksichtigung wissenschaftlicher Erkenntnisse oder grundlegendem Wissen beruht. Die Begriffe dieser Definition sind jedoch irreführend. Empirische Beobachtungen müssen nicht wissenschaftlich falsch sein. Durch den klinisch tätigen Arzt, der sorgfältige und kontrollierte Beobachtungen über die Folgen einer therapeutischen Intervention macht, können therapeutische Konzepte verbessert werden. Auch wenn die pathophysiologischen Mechanismen einer Krankheit und ihre Wechselwirkungen mit den entsprechenden Medikamenten nicht verstanden werden, sind Erfahrungen aus vorangegangenen Therapien dennoch wichtig für alle weiteren therapeutischen Entscheidungen. Oft entspringt die primäre Idee, daß ein Pharmakon in einer bestimmten Situation hilfreich sein könnte, auf der Basis sorgfältiger empirischer Beobachtungen, die mit einer Substanz gemacht wurden, die für eine andere Indikation angewandt wurde. So haben bereits viele sorgfältige empirische Beobachtungen zu einem neuen Einsatz von Arzneistoffen geführt. Dazu gehört z. B. der Einsatz von Penicillamin bei der Arthritis, die Verwendung von Lidocain zur Behandlung kardialer Arrhythmien oder von Propanolol und Clonidin zur Therapie der Hypertonie. Umgekehrt führt Empirie ohne Einsatz angemessener Beobachtungsmethoden und statistischer Verfahren häufig zu nicht validen und irreführenden Ergebnissen.

Klinische Studien Die Anwendung wissenschaftlicher Methoden der experimentellen Heilkunde wird in gut organisierten und sorgfältig durchgeführten klinischen Studien beispielhaft dargestellt. Klinische Studien sind für jeden Arzt Grundlage für therapeutische Entscheidungen, und es ist daher unabdingbar, daß er die Ergebnisse und Schlußfolgerungen einer solchen Studie kritisch beurteilen kann. Um die Wahrscheinlichkeit, verwertbare Informationen aus den Experimenten zu erhalten, zu optimieren, muß der Hintergrund einer Studie definiert und eine homogene Patientengruppe mit entsprechender Kontrollgruppe ausgesucht werden. Außerdem sind sinnvolle und sensitive Anzeichen für die Beobachtung des Pharmakoneffektes zu wählen, und diese müssen in Zahlenwerte und stichhaltige Schlußfolgerungen umgesetzt werden. Das *sine qua non* einer jeden klinischen Studie ist ihre Überwachung. Viele verschiedene Kontrollmöglichkeiten sind möglich und der Begriff *kontrollierte, klinische Studie* ist nicht gleichbedeutend mit dem Begriff eines *randomisierten, doppelblinden Verfahrens*. Die Auswahl der richtigen Kontrollgruppe ist für die Brauchbarkeit eines Experiments genauso wichtig wie die Auswahl der experimentellen Gruppe. Obwohl die randomisierte, doppelblinde, kontrollierte Studie die beste Möglichkeit zur Vermeidung von Ungleichheiten und zur Verteilung unbekannter Variablen zwischen der „Behandlungs-" und „Kontroll-"Gruppe ist, stellt sie nicht notwendigerweise die optimale Verfahrensweise für alle Studien dar. So kann es unmöglich sein, dieses Verfahren zur Untersuchung selten auftretender Erkrankungen an Patienten anzuwenden, die per Gesetz, aus ethischen Gründen oder beidem nicht untersucht werden können (z. B. Kinder, Feten oder einige Patienten mit psychiatrischen Erkrankungen). Das gilt auch für Erkrankungen mit tödlichen Folgen (z. B. Tollwut), bei denen historische Fälle als Kontrolle dienen müssen.

An die Durchführung einer klinischen Studie, in der die relative Wirkung verschiedener therapeutischer Substanzen miteinander verglichen wird, werden mehrere Anforderungen gestellt:

1. Es müssen *spezifische, klinisch relevante und quantifizierbare Folgen* einer Therapie erfaßbar sein. Hierzu können auch subjektive Einschätzungen gehören. Sie sind wichtig für die Beurteilung, ob eine Therapie das Wohlergehen eines Patienten verbessert. Die Lebensqualität kann durch den Studienteilnehmer bestimmt werden, um dann objektiv tabellarisch sortiert in die Bewertung einer Therapie zum Wohlbefinden des Patienten mit einbezogen zu werden (Guyatt et al., 1993). Wann immer möglich, sollten als Beurteilungskriterien gut definierte klinische Endpunkte wie z. B. die Überlebensrate oder eine Schmerzbeurteilung anstelle indirekter oder „stellvertretender" Merkmale (Surrogate) verwendet werden (Temple, 1993; Nowak, 1994). Ein Surrogat ist das Ergebnis eines klinischen Tests oder einer Laboruntersuchung, das mit dem klinischen Verlauf der Erkrankung korreliert. Blutdruck, Plasma-Cholesterinspiegel, Anzahl der CD4-Lymphozyten bei dem Syndrom der erworbenen Immunschwäche (AIDS) und vorzeitige Ventrikelkomplexe sind Beispiele für Surrogatmarker, die als Beurteilungskriterien in klinischen Studien verwendet wurden. Obwohl Surrogate zur Reduktion der Studiendauer und der Stichprobengröße beitragen, können die Ergebnisse derartiger Arzneimittelprüfungen irreführend sein, wie sich bei der Studie „Cardiac Arrhythmia Supression Trial (CAST)" gezeigt hat (Echt et al., 1991). In der CAST-Studie verhinderten die Antiarrhythmika Encainid, Flecainid und Moricizin bei Patienten nach Herzinfarkt wirksam das Auftreten von ventrikulären Arrhythmien (Surrogat-Marker), die Mortalität wurde dagegen durch diese Pharmaka erhöht. Die eigentliche Untersuchung der Effektivität eines Pharmakons muß auf dem klinischen Verlauf beruhen.
2. *Die Genauigkeit der Diagnose* und die Schwere der Erkrankung müssen in den gegenübergestellten Gruppen vergleichbar sein. Anderenfalls kann es zu falsch-positiven oder falsch-negativen Ergebnissen kommen.
3. Die Dosierungen der Arzneistoffe und eine individuelle Anpassung müssen so gewählt werden, daß die relative Effektivität bei äquivalenter Toxizität oder die relative Toxizität bei äquivalenter Effektivität miteinander verglichen werden können.
4. *Plazeboeffekte*, die bei einem hohen Prozentsatz von Patienten vorkommen, können viele Studien verfälschen, besonders die, die auf subjektiven Bewertungen beruhen. In Kontrollen muß dem Plazeboeffekt Rechnung getragen werden.
5. Die *Compliance* für eine experimentelle Therapie sollte ermittelt werden, bevor die Teilnehmer der Versuchs- oder Kontrollgruppe zugeordnet werden. Das Einnahmeverhalten der teilnehmenden Patienten sollte im Verlauf der Studie kontrolliert werden. Fehlende Compliance, auch wenn sie auf beide Gruppen zufällig verteilt ist, kann fälschlich niedrige Ergebnisse bezüglich des wahren Therapieerfolges oder der Toxizität einer speziellen Behandlung erzeugen.
6. Die *Gruppengröße* sollte vor Beginn der Studie festgelegt werden, um die Wahrscheinlichkeit zu erhöhen, einen statistisch signifikanten Effekt, falls er existieren sollte, nachzuweisen. Abhängig von Faktoren wie der allgemeinen Prognose und Variabilität einer Erkrankung sowie der zu erwartenden Verbesserungen oder der Toxizität einer neuen Behandlung werden große Patientenkollektive benötigt. Anderenfalls ist die Wahrscheinlichkeit eines falsch-negativen Ergebnisses recht hoch (z. B. könnten so statistisch signifikante Unterschiede nicht erreicht werden, obwohl tatsächlich Unterschiede bestehen).
7. *Ethische Gesichtspunkte* müssen der wichtigste Parameter bei der Auswahl der Kontrollen sein und sollten exakt festgelegt werden (Passamani, 1991). Zum Beispiel ist in Studien, in denen es um die Behandlung lebensbedrohlicher Erkrankungen geht, für die es bereits eine effektive Therapie gibt, die Verwendung einer Plazebogruppe unethisch. Eine neue Therapie muß in diesen Fällen mit bestehenden „Standardtherapien" verglichen werden (Byar et al., 1990).

Die Ergebnisse klinischer Studien über neue Pharmaka oder eine erweiterte Indikation bereits bekannter Substanzen sind für die Beurteilung der zu erwartenden Pharmakonwirkung bei ihrer Verwendung in einer Arztpraxis nur begrenzt brauchbar (Feinstein, 1994). Bei der Auswahl von Patienten für eine Studie werden solche mit Begleiterkrankungen meistens nicht berücksichtigt. Derartige Studien untersuchen meist den Effekt von einem oder zwei Arzneistoffen und nicht von mehreren, wie sie häufig verschrieben oder unter Aufsicht eines Arztes von einzelnen Patienten eingenommen werden. Klinische Studien werden mit einer relativ kleinen Patientengruppe und über einen kürzeren Zeitraum durchgeführt als es im medizinischen Alltag nötig ist. Außerdem kann im Vergleich zur alltäglichen Praxis die Compliance der Teilnehmer besser kontrolliert werden. Diese Faktoren lassen einige unausweichliche Schlußfolgerungen zu:

1. Selbst wenn die Ergebnisse einer validen klinischen Studie über ein Pharmakon vollständig erklärbar sind, kann der behandelnde Arzt nur eine Hypothese aufstellen, welchen Effekt ein Pharmakon auf einen speziellen Patienten haben könnte. Der Arzt führt auf der Grundlage der Studienergebnisse mit jedem Patienten ein Experiment durch. Er ist während der von ihm angeordneten Therapie für die Erkennung zu erwartender oder nicht zu erwartender Effekte verantwortlich und muß diese Effekte bei ihrem Auftreten unspezifischen oder spezifischen Arzneimitteleffekten zuordnen. Wird ein erwarteter Effekt in der klinischen Studie nicht beobachtet, so kann er immer noch während des klinischen Alltags auftreten. Die Hälfte oder sogar mehr an erwünschten oder unerwünschten Arzneimittelwirkungen, die im Verlauf einer vorangegangenen Studie nicht aufgedeckt wurden, sind erst durch den behandelnden Arzt beobachtet und gemeldet worden.
2. Tritt ein erwarteter Effekt eines Pharmakons bei einem Patienten nicht auf, so bedeutet das nicht, daß dieser Effekt bei diesem oder auch anderen Patienten nicht auftreten kann. Viele Faktoren eines individuellen Patienten können zur verminderten Effektivität eines Pharmakons beitragen. Dazu gehören z. B. eine Fehldiagnose, eine mangelnde Compliance des Patienten für die Therapie, eine fehlerhafte Dosierung oder ein falsches Dosierungsintervall, das gleichzeitige Auftreten einer bisher nicht diagnostizierten Erkrankung, die den Behandlungsverlauf beeinflußt, die Einnahme anderer Pharmaka, welche mit den primären Arzneistoffen in Wechselwirkung treten und ihre Effektivität teilweise oder ganz hemmen, bisher nicht erkannte genetische Variablen oder Umweltfaktoren, die einen Einfluß auf den Krankheitsverlauf oder die Pharmakonwirkung haben oder die nicht bekannte Therapie eines anderen Arztes, der sich ebenfalls um diesen Patienten kümmert. Stellt sich andererseits eine Therapie als effektiv und nebenwirkungsarm heraus, so sollte der behandelnde Arzt nicht alle Verbesserungen auf das gewählte Therapieregime zurückführen, noch soll-

te eine Verschlechterung des Zustands des Patienten ausschließlich mit einem natürlichen Krankheitsverlauf erklärt werden. Tritt ein erwarteter, unerwünschter oder toxischer Effekt bei einem bestimmten Patienten nicht auf, so muß mit diesem trotzdem bei allen weiteren Patienten gerechnet werden. Ärzte, die sich bei ihrer Entscheidung über die Verwendung eines Pharmakons nur auf ihre eigenen Erfahrungen mit dieser Substanz verlassen, setzen ihre Patienten einem unangemessenen und nicht kalkulierbaren Risiko aus. Nur weil z. B. ein Arzt den Fall einer durch Chloramphenicol induzierten aplastischen Anämie noch nicht erlebt hat, heißt das nicht, daß es diese Nebenwirkung des Medikaments nicht gibt. Das Pharmakon sollte trotzdem nur bei bestehender Indikation eingesetzt werden.
3. Eine rationale Therapie ist eine Therapie, die auf Beobachtungen basiert, die kritisch erhoben wurden. Die individuelle Behandlung eines Patienten wissenschaftlich anzugehen ist nicht weniger sinnvoll, als die wissenschaftliche Untersuchung einer Therapie innerhalb einer Studie. In beiden Fällen ist es der Patient, dem dieses nutzt. Dies könnte durch eine randomisierte und kontrollierte Studie für jeden Patienten mit stabilen klinischen Symptomen realisiert werden. Hierdurch kann eine spezifische Therapie mit ungewisser Effektivität mit einer Plazebo- oder Alternativtherapie im Doppelblindverfahren mit gut definierten Endpunkten, die jedem individuellen Patienten angepaßt sind, verglichen werden. Das Ergebnis einer solchen „n von 1"-Studie ist uneingeschränkt auf den speziellen Patienten aber auf keinen weiteren Patienten übertragbar (Guyatt et al., 1986).

INDIVIDUALISIERTE ARZNEIMITTELTHERAPIE

Wie bereits angedeutet, sollte die Therapie nicht nur innerhalb der Entwicklung und Testung neuer pharmakologischer Substanzen an Versuchstieren und Menschen als eine Wissenschaft angesehen werden. Dies gilt genauso für die individuelle Behandlung jedes einzelnen Patienten. Ärzte jeder Couleur haben längst erkannt und berücksichtigen, daß die individuellen Patienten eine große Bandbreite möglicher Reaktionen auf ein und dasselbe Pharmakon oder dieselbe Behandlungsmethode aufweisen. Bei der Aufklärung der Ursachen, die einer derartigen Variabilität zugrunde liegen, sind große Fortschritte gemacht worden. Die wichtigsten Punkte sind in Abbildung 3.1 dargestellt, die zugrundeliegenden Mechanismen als Ursachen dieser Variabilität wurden in den Kapiteln 1 und 2 abgehandelt. Die folgende Besprechung beschäftigt sich mit entsprechend entwickelten Verfahrensweisen, um mit diesen Variabilitäten im klinischen Alltag umgehen zu können (siehe auch Anhang II).

Pharmakokinetische Betrachtungen

Bei der Auswahl eines Arzneimittels müssen interindividuelle und intraindividuelle Reaktionen auf ein Pharmakon in Betracht gezogen werden. Für ein spezielles Pharmakon kann es zwischen verschiedenen Individuen

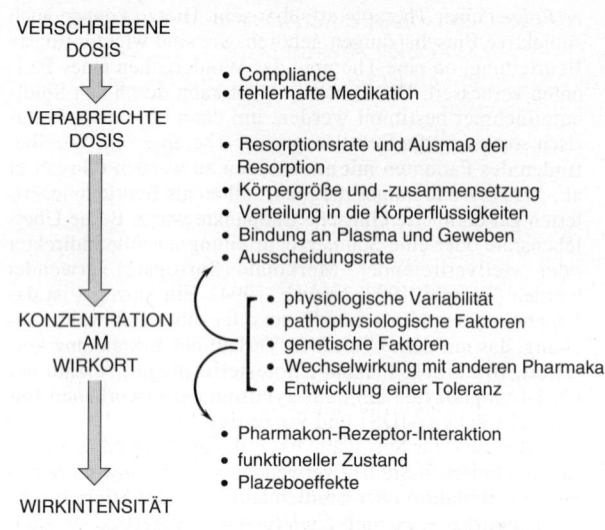

Abbildung 3.1 Faktoren, die die Beziehung zwischen verschriebener Dosis und Arzneistoffeffekt beschreiben (modifiziert nach Koch-Weser, 1972).

große Abweichungen der pharmakokinetischen Eigenschaften geben. Bei einigen Arzneistoffen trägt dies zu mehr als der Hälfte aller Variabilitäten des Pharmakoneffektes bei. Die relative Bedeutung dieser vielen Faktoren, die derartige Unterschiede verursachen, hängt teilweise von dem entsprechenden Pharmakon selbst sowie seinem möglichen Eliminationsweg ab. Pharmaka, die primär unverändert über die Niere ausgeschieden werden, werden bei Patienten mit ähnlicher renaler Funktion gewöhnlich ohne größere Unterschiede ausgeschieden, als Medikamente, die über eine Metabolisierung inaktiviert werden. Von den Arzneistoffen, die hauptsächlich metabolisiert werden, zeigen die Substanzen mit einer hohen metabolischen Clearance und einem hohen First-pass-Metabolismus deutliche Unterschiede in ihrer Bioverfügbarkeit, während Substanzen mit einer niedrigeren Biotransformation die größten Variationen in ihrer Eliminationsrate zwischen verschiedenen Individuen aufweisen. Untersuchungen an ein- und zweieiigen Zwillingen haben gezeigt, daß der Genotyp die Metabolisierungsrate und somit interindividuelle Unterschiede entscheidend beeinflußt (Penno und Vesell, 1983). Für viele Pharmaka sind physiologische und pathophysiologische Veränderungen der Organfunktionen entscheidend für ihre Eliminationsrate. So ist z. B. die Ausscheidung von Digoxin und Gentamycin von der glomerulären Filtrationsrate abhängig, wohingegen die Elimination von Lidocain und Propranolol primär von der Durchblutung der Leber abhängig ist. Erkrankungen der Nieren und der Leber beeinträchtigen somit die Elimination und erhöhen die Variabilität der Ausscheidung eines Pharmakons. In diesen Fällen kann die Spiegelbestimmung eines Pharmakons in entsprechenden Körperflüssigkeiten für eine individuelle Anpassung der Pharmakotherapie notwendig sein. Da ein fortgeschrittenes Alter und Erkrankungen der Nieren sowie der Leber ebenfalls die Reaktion des Zielorgans (z. B. das Gehirn) auf eine Arzneitherapie verändern, sollte der behandelnde Arzt immer die Möglichkeit einer Anpassung in den Bereich therapeutischer Konzentrationen bedenken.

Eine Spiegelbestimmung sollte jedoch nicht nur deshalb durchgeführt werden, weil zufällig eine Methode dazu verfügbar ist. Es sind mehr Möglichkeiten zur Bestimmung von Arzneistoffspiegeln auf dem Markt, als wirklich notwendig. Die Bestimmung von Pharmakonkonzentrationen im Blut, Serum oder Plasma ist nur dann sinnvoll, wenn entsprechende Kriterien erfüllt sind:

1. Es muß eine nachgewiesene Beziehung zwischen der Pharmakonkonzentration im Blut und dem eventuellen, erwünschten therapeutischen Effekt und/oder einer zu vermeidenden toxischen Wirkung bestehen.
2. Die Elimination des Pharmakons sollte eine große interindividuelle Variabilität (aber nur eine geringe Variabilität für jeden individuellen Patienten) aufweisen. Andernfalls könnte die Plasmakonzentration der Substanz allein über die Dosierung ermittelt werden.
3. Es muß schwierig sein, erwünschte und unerwünschte Effekte des Pharmakons zu erfassen. Wann immer der klinische Effekt oder bereits geringe toxische Wirkungen ohne großen Aufwand meßbar sind (z. B. der Einfluß eines Pharmakons auf den Blutdruck), sollten diese Verfahren bei der Entscheidung über eine eventuelle Korrektur der Pharmakondosierung vorgezogen werden. In bestimmten Situationen ist die Messung oder Erfassung einiger pharmakologischer Effekte jedoch nicht einfach. So ist z. B. die Wirkung von Li^+ bei manisch-depressiven Psychosen verzögert und schwierig meßbar. Bei einigen anderen Arzneistoffen sind erste toxische Anzeichen dagegen bereits sehr bedrohlich (z. B., digitalisinduzierte Arrhythmien oder durch Theophyllin induzierte Krämpfe). Dieses trifft auch für eine Reihe von Chemotherapeutika innerhalb onkologischer Therapieprotokolle zu. Andere Arzneistoffe (z. B. Antiarrhythmika) produzieren toxische Effekte, die den Symptomen oder Zeichen der zu behandelnden Krankheit sehr ähnlich sind. Viele Arzneistoffe werden prophylaktisch gegen plötzlich auftretende, bedrohliche Krankheitszustände verordnet, hierzu gehören Antikonvulsiva und Antiarrhythmika. In diesen Fällen erfolgt die Einstellung auf einen entsprechenden Arzneistoff mit Hilfe von Plasmaspiegelbestimmungen.
4. Die für einen therapeutischen Effekt notwendige Pharmakonkonzentration sollte nahe der Konzentration liegen, die eine wesentliche toxische Wirkung hervorruft (siehe unten). Ist dies nicht der Fall, so kann dem Patienten einfach die höchste Dosierung, die für die Therapie einer Erkrankung notwendig ist, verordnet werden. So wird gewöhnlich mit Penicillin verfahren. Überschneidet sich jedoch die Konzentrations-Wirkungsbeziehung für die erwünschten und unerwünschten Effekte eines Pharmakons wie bei Theophyllin, so kann eine Plasmaspiegelbestimmung des Pharmakons für die Optimierung der Dosierung hilfreich sein. Alle vier genannten Kriterien sollten zutreffen, wenn die Spiegelbestimmung eines Pharmakons für die Wahl einer optimalen Dosierung von entscheidendem Nutzen sein soll. Die Kenntnis von Arzneistoffkonzentrationen in Plasma oder Urin ist besonders hilfreich bei ausbleibendem therapeutischem Erfolg aufgrund einer mangelnden Compliance während einer Arzneitherapie. Auch die Identifizierung von Patienten mit einer unerwarteten und extremen Ausscheidungsrate für ein Pharmakon wird damit erleichtert.

Verfahren zur Bestimmung der Konzentration von Arzneistoffen, die dem Arzt bei der Einstellung einer erwünschten Blut- oder Plasmakonzentration helfen (z. B. für eine „Zieldosierung"), sind ein weiteres Beispiel für die Beurteilung eines Therapieziels anhand zweitrangiger oder Surrogatendpunkte anstelle der eigentlichen klinischen Endpunkte. Hilfs- bzw. Ersatzkriterien können jedoch auch auf andere Weise genutzt werden. So können sie Indikator für einen notwendigen Wechsel der pharmakologischen Arzneitherapie sein. Die Messung der Pharmakonkonzentration im Plasma und/oder die Messung einer oder mehrerer pharmakologischer Effekte des Arzneistoffes können einen möglichen ausbleibenden Therapieerfolg aufdecken. Andere wichtige Punkte bezüglich der Messung und Interpretation pharmakologischer Spiegelbestimmungen werden in Kapitel 1 und Anhang II besprochen.

Pharmakodynamische Betrachtungen

Trotz Einstellung auf einen entsprechend angestrebten Plasmaspiegel bleiben beträchtliche interindividuelle Reaktionsunterschiede auf Pharmaka bestehen. Bei einigen Arzneistoffen tragen diese pharmakodynamischen Unterschiede beträchtlich zur Gesamtvariabilität der möglichen Pharmakonreaktionen zwischen Patienten bei. Wie bereits in Kapitel 2 besprochen, kann die Beziehung zwischen der Pharmakonkonzentration und dem Ausmaß des beobachteten Effektes recht komplex sein, selbst wenn die Reaktion auf eine Substanz an vereinfachten Versuchsmodellen *in vitro* untersucht wird und typische sigmoidale Konzentrations-Wirkungskurven ermittelt werden können (siehe Abbildung 2-5). Werden Patienten jedoch mit einem Pharmakon behandelt, so entsteht keine einfache und charakteristische Beziehung zwischen der Pharmakonkonzentration im Plasma und dem gemessenen Effekt. Die Konzentrations-Wirkungskurve kann nach oben oder unten konkav verlaufen, linear oder sigmoidal sein oder ein umgekehrtes U darstellen. Die Konzentrations-Wirkungsbeziehung kann sogar verzerrt sein, wenn die gemessene Wirkung des Pharmakons aus mehreren Pharmakoneffekten resultiert wie z. B. die Veränderung des Blutdrucks eine Folge veränderter kardialer, vaskulärer und reflektorischer Bedingungen ist. Durch Betrachtung jedes einzelnen Effektes kann eine derartige, kombinierte Konzentrations-Wirkungskurve vereinfacht werden. Diese vereinfachten Konzentrations-Wirkungskurven haben, unabhängig von ihrer genauen Form, vier charakteristische Variablen: Potenz, Steigung, eine maximale Wirksamkeit und individuelle Variation. Dies ist in Abbildung 3.2 für eine gewöhnliche, sigmoidale, logarithmische Dosis-Wirkungskurve dargestellt.

Potenz Die Projektion der Konzentrations-Wirkungskurve auf die Konzentrationsachse (X-Achse) ist Ausdruck für die Potenz des Pharmakons. Obwohl die Potenz häufig auf die für einen erwünschten Effekt eingesetzte Dosis bezogen wird, ist es korrekter, die Potenz auf die Plasmakonzentration zu beziehen, um einen besseren Vergleich zu isolierten Systemen *in vitro* zu haben und um nicht berechenbare pharmakokinetische Variablen zu vermeiden. Obwohl die Potenz offensichtlich einen Einfluß auf die Pharmakondosierung hat, ist sie während der klinischen Verwendung einer Substanz *für sich alleine* relativ unbedeutend, solange die benötigte Dosis ohne Probleme gegeben werden kann. Die Behauptung, Pharmaka mit einer höheren Potenz seien hochwertigere therapeutische Substanzen, ist nicht gerechtfertigt. Wird jedoch ein Arzneistoff transdermal appliziert, so sind hochpotente Substanzen gefragt, da die Resorptionskapazität der Haut begrenzt ist.

Maximale Wirksamkeit Die maximale Wirkung, die durch ein Pharmakon induziert werden kann, entspricht ihrer *maximalen* oder *klinischen Effektivität* (welche der in Kapitel 2 besprochenen *Effektivität* gleicht, aber nicht genau dasselbe darstellt). Die maximale Wirksamkeit einer Substanz ist abhängig von ihren Qualitäten sowie den Eigenschaften des entsprechenden Rezeptor-Effektor-Systems und wird durch das Plateau der Konzentrations-Wirkungskurve wiedergegeben. Im klinischen Alltag kann jedoch die Dosis eines eingesetzten Arzneimittels durch unerwünschte Effekte limitiert sein, so daß die eigentlich maximale Wirkung gar nicht erreicht werden kann. Die maximale Wirksamkeit hat im Gegensatz zur Potenz eine wesentlich größere klinische Bedeutung. Die beiden Arzneistoffeigenschaften stehen nicht in einer Beziehung zueinander und sollten nicht verwechselt werden. Obwohl z. B. einige Thiaziddiuretika eine vergleichbare oder höhere Potenz als Schleifendiuretika besitzen, ist die maximale Wirksamkeit von Furosemid beträchtlich höher.

Steigung Die Steigung der Konzentrations-Wirkungskurve spiegelt den Wirkmechanismus eines Pharmakons wider, ebenso wie die Form der Kurve, die die Bindung des Pharmakons an seinen Rezeptor beschreibt (siehe Kapitel 2). Die Steilheit der Kurve gibt den für einen klinisch sinnvollen Effekt notwendigen Dosisbereich vor. Neben dieser Tatsache hat die Steigung der Konzentrations-Wirkungskurve mehr theoretische als praktische Hintergründe.

Biologische Variabilität Verschiedene Individuen unterscheiden sich in ihrem Reaktionsausmaß auf die gleiche Konzentration eines einzigen oder ähnlicher Pharmaka, auch wenn eine entsprechende Korrektur für Unterschiede in der Potenz, der maximalen Wirksamkeit und der Steigung vorgenommen wurden. Tatsächlich muß ein einzelnes Individuum nicht immer in gleicher Art und Weise auf die gleiche Konzentration eines Pharmakons reagieren. Eine Konzentrations-Wirkungskurve ist nur auf ein einzelnes oder durchschnittliches Individuum zu einer bestimmten Zeit anwendbar. Die sich kreuzenden Klammern in der Abbildung 3.2 deuten an, daß eine Wirkung mit variierender Intensität in verschiedenen Individuen bei einer definierten Pharmakonkonzentration auftritt oder daß mehrere unterschiedliche Pharmakonkonzentrationen notwendig sind, um bei allen Patienten eine Wirkung mit definierter Intensität zu erzielen.

Es wurde bereits versucht, eine individuelle „Sensitivität" für ein Pharmakon in einer bestimmten klinischen Situation zu definieren und zu messen. Man kennt inzwischen auch einige Faktoren, von denen die Sensitivität eines Pharmakons, das auf einen spezifischen Rezeptor wirkt, abhängt. So kann z. B. sowohl durch pathophysiologische Zustände (z. B. bei Thyreotoxikose oder Herzinsuffizienz) als auch durch vorangegangene Einnahme von β-Adrenozeptor-Agonisten oder -Antagonisten, die die Anzahl von β-Adrenozeptoren und/oder ihre Kopplung an die entsprechenden Effektoren verändern, eine veränderte Wirkung von β-Adrenozeptor-Agonisten entstehen (Caron und Leftkowitz, 1993; Carpene et al., 1993; Collins et al., 1992). Rezeptoren sind keine statischen Elemente der Zelle. Sie unterliegen dynamischen Veränderungen, die sowohl durch endogene als auch durch exogene Faktoren beeinflußt werden.

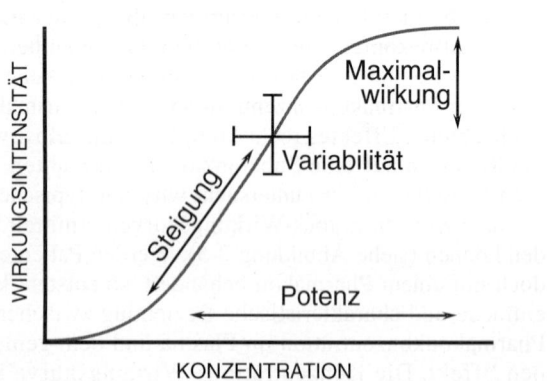

Abbildung 3.2 Die logarithmische Konzentrations-Wirkungsbeziehung.
Dargestellt ist eine repräsentative logarithmische Konzentrations-Wirkungskurve mit ihren vier charakteristischen Variablen. Hier wird die Wirkung als eine Funktion der steigenden Pharmakonkonzentration im Plasma gemessen. Ähnliche Verhältnisse können auch als Funktion der verabreichten Dosis aufgetragen werden. Diese Kurven werden dann als Dosis-Wirkungskurven bezeichnet (weitere Diskussion im Text).

Konzentrations-Prozent- oder Häufigkeits-Konzentrations-Wirkungskurven Die Konzentration eines Pharmakons, die bei einem Patienten eine definierte Wirkung hervorruft, wird als *individuelle effektive Konzentration* bezeichnet. Sie stellt eine *absolute* Größe dar, da die definierte Wirkung entweder eintritt oder ausbleibt. Individuelle effektive Konzentrationen sind gewöhnlich einfach logarithmisch verteilt, was bedeutet, daß durch Auftragen der logarithmischen Konzentration gegen die Anzahl an Patienten, bei denen die spezielle Wirkung auftritt, eine Normalverteilungskurve entsteht (Abbildung 3.3, A). Eine kumulative Häufigkeitsverteilung von Individuen, bei denen der Pharmakoneffekt als Funktion der Pharmakonkonzentration auftritt, ist eine *Konzentrations-Prozentkurve* oder eine *Häufigkeits-Konzentrations-Wirkungskurve*. Diese Kurven ähneln der oben besprochenen sigmoidalen Konzentrations-Wirkungskurve (Abbildung 3.2), wobei die Steigung der Konzentrations-Prozentkurve eher die Variabilität der Pharmakodynamik innerhalb einer Population darstellt, als den Konzentrationsbereich für minimale bis maximale Wirkintensität eines Pharmakons bei einem individuellen Patienten.

Die Dosis eines Pharmakons, die benötigt wird, um bei 50% der Population einen definierten Effekt oder eine Wirkung hervorzurufen, ist die *mittlere effektive Dosis*, abgekürzt als ED_{50} (Abbildung 3.3, B). In präklinischen Arzneimittelstudien wird die *mittlere letale Dosis* anhand von Tierversuchen ermittelt und mit LD_{50} abgekürzt. Das Verhältnis der LD_{50} zur ED_{50} gibt den *therapeutischen Index an* und stellt ein Maß für die *Selektivität* eines Pharmakons für seine erwünschten Effekte dar. Um den klinischen therapeutischen Index zu ermitteln, kann in klinischen Studien die Dosis oder besser die Konzentration eines Pharmakons, bei der toxische Wirkungen auftreten, mit Konzentrationen verglichen werden, die für einen erwünschten Effekt in einer untersuchten Population notwendig sind. Trotzdem überschneidet sich die Konzentration oder Dosis eines Pharmakons, die notwendig ist, um einen therapeutischen Effekt zu erzielen, gewöhnlich mit der Konzentration, die bei einem Teil der Population bereits eine toxische Wirkung zeigt. Dies ist mit großen pharmakodynamischen Variationen in einer Population zu erklären und kommt auch bei Arzneistoffen mit einem großen therapeutischen Index vor. Genauso müssen die Konzentrations-Prozentkurven für die erwünschte Wirkung und den toxischen Effekt nicht parallel verlaufen, was ein weiteres Problem für die Bestimmung und Interpretation des therapeutischen Index bei Patienten darstellt. Letztendlich gibt es nämlich *keinen Arzneistoff, der nur einen einzigen Effekt induziert*. Der therapeutische Index eines Pharmakons wird immer variieren, abhängig von dem zu beobachtenden Effekt. So werden z. B. bei 50% der Population wesentlich geringere Dosierungen an Codein zur Unterdrückung eines Hustenreizes benötigt, als zur Behandlung von Schmerzen, und so ist der Sicherheitsbereich, die Selektivität oder der therapeutische Index für Codein als Antitussivum wesentlich größer als für Codein als Analgetikum.

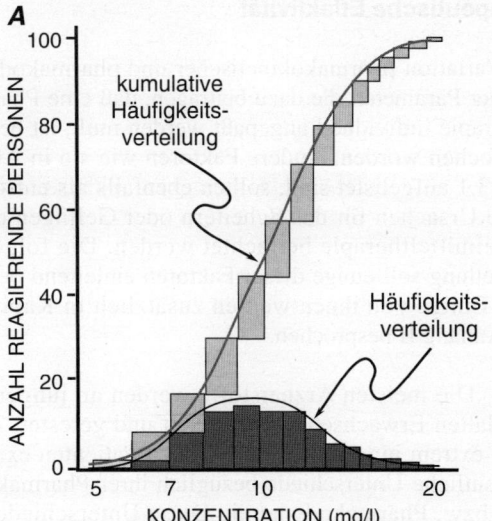

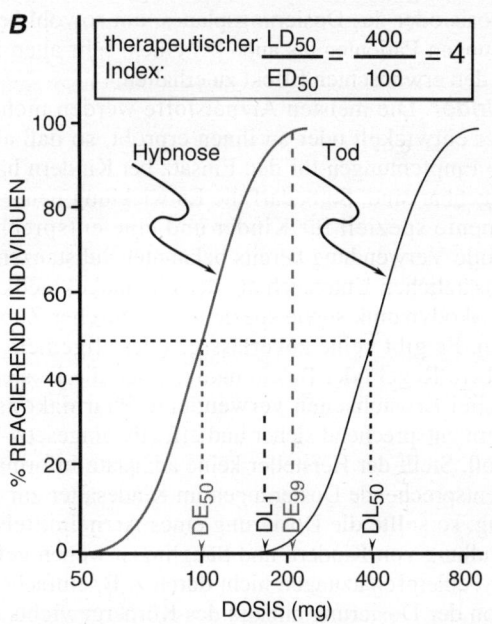

Abbildung 3.3 Häufigkeits-Verteilungskurven und Häufigkeits-Konzentrations-Wirkungs- und Dosis-Wirkungskurven.
A. *Häufigkeits-Verteilungskurven.* In einem Experiment mit 100 Probanden wurde für jeden Probanden die individuelle Plasmakonzentration ermittelt, die ein definiertes Reaktionsausmaß hervorruft. Nach Auftragen der Probandenanzahl gegen jede Konzentration ergibt sich eine lognormale Häufigkeitsverteilung (schwarze Säulen). Die grauen Säulen verdeutlichen, daß die Summation der Häufigkeits-Normalverteilungen eine kumulative Häufigkeitsverteilung ergibt – eine sigmoidale Kurve, die eine Häufigkeits-Konzentrations-Wirkungskurve darstellt.
B. *Häufigkeits-Dosis-Wirkungskurven.* Versuchstieren wurden verschiedene Dosen eines sedativ und hypnotisch wirksamen Pharmakons injiziert, die Reaktionen wurden registriert und graphisch dargestellt. Die Kalkulation des therapeutischen Index, das Verhältnis der LD_{50} zur ED_{50}, ist ein Maß dafür, wie selektiv ein Pharmakon im Verhältnis zu seinen toxischen Effekten die therapeutisch erwünschten Wirkungen hervorruft (siehe Text für zusätzliche Erklärungen).

Andere Faktoren mit Einfluß auf die therapeutische Effektivität

Die Variation pharmakokinetischer und pharmakodynamischer Parameter, die dazu beitragen, daß eine Pharmakotherapie individuell angepaßt werden muß, ist bereits besprochen worden. Andere Faktoren wie sie in Abbildung 3.1 aufgelistet sind, sollten ebenfalls als entscheidende Ursachen für das Scheitern oder Gelingen einer Arzneimitteltherapie betrachtet werden. Die folgende Darstellung soll einige dieser Faktoren einleitend behandeln. Einige von ihnen werden zusätzlich in Kapitel 1 und Anhang II besprochen.

Alter Die meisten Arzneistoffe werden an jungen bis mittelalten Erwachsenen entwickelt und getestet. Zwischen extrem jungen und extrem alten Patienten existieren deutliche Unterschiede bezüglich ihrer Pharmakokinetik bzw. Pharmakodynamik. Diese Unterschiede bewirken eine grundlegende Veränderung bzw. Anpassung der Dosis oder des Dosierungsplanes, um sowohl bei einem jungen Patienten als auch bei einem sehr alten Patienten den erwünschten Effekt zu erhalten.

Kinder Die meisten Arzneistoffe werden nicht für Kinder entwickelt oder an ihnen erprobt, so daß allgemeine Empfehlungen für den Einsatz bei Kindern häufig unbrauchbar sind. So bedarf die Entwicklung neuer Medikamente speziell für Kinder und eine entsprechend sinnvolle Verwendung bereits bekannter Substanzen, einer zusätzlichen Untersuchung der Pharmakokinetik und Pharmakodynamik sowie spezieller galenischer Zubereitungen. Es gibt keine zuverlässige oder allgemein verwendbare Regel oder Bestimmung, wann die Dosierung eines bei Erwachsenen verwendeten Pharmakons bei Kindern entsprechend sicher und effektiv eingesetzt werden soll. Stellt der Hersteller keine adäquate Information über entsprechende Dosierungen im Kindesalter zur Verfügung, so sollte die Dosierung eines Arzneimittels zur Behandlung von Kindern und Säuglingen wegen gefährlicher Fehleinschätzungen nicht durch z. B. einfache Reduktion der Dosierung anhand des Körpergewichts oder der Körperoberfläche vorgenommen werden. Gewöhnlich ist die Eliminierung von Pharmaka (hepatisch oder renal) nämlich bei Neugeborenen und insbesondere auch bei frühgeborenen Kindern eingeschränkt. Aufgrund der besonderen Physiologie im Neugeborenenalter ist es in der Vergangenheit bereits zu folgenreichen therapeutischen Fehlern gekommen wie z. B. *gray baby syndrome* (durch mangelhafte Glukuronidierung von Chloramphenicol mit Akkumulation der Substanz) und der sulfonamidinduzierte Kernikterus (Verdrängung von Bilirubin aus der Plasmaeiweißbindung bei erhöhter physiologischer Bilirubinkonzentration durch den Abbau fetaler Erythrozyten, einer verminderten Bilirubinkonjugation, einer Azidose, und einer unreifen Blut-Hirn-Schranke). Sorgfältige pharmakokinetische Studien an Neugeborenen und ein ausführliches Arzneimittelmonitoring während der klinischen Verwendung haben zu wertvollen neuen Erkenntnissen und zur Entwicklung der Pharmakologie im Neugeborenenalter geführt, die zu sichereren therapeutischen Möglichkeiten führten.

Mechanismen der Eliminierung von Arzneistoffen verändern sich innerhalb der ersten fünf Lebensjahre und können unter anderem durch die Induktion arzneimittelmetabolisierender Enzyme (z. B. durch Behandlung mit Phenobarbital) beeinflußt werden. Das exakte Entwicklungsmuster der meisten Isoenzyme für Cytochrom P450 ist nicht präzise aufgearbeitet worden. Für CYP1A2 sind in Studien mit Koffein als Modellsubstrat verschiedene Entwicklungsstadien, wie in Abbildung 3.4 dargestellt, erarbeitet worden (Lambert et al., 1986). Derartige Veränderungen der Ausscheidungskinetik während der kindlichen Entwicklung treffen für viele Substanzen (Theophyllin, Antikonvulsiva) zu. Sie unterliegen im Neugeborenenalter einer begrenzten metabolischen Clearance, die erst im Verlauf des ersten Lebensjahres heranreift (allerdings mit beträchtlichen Unterschieden sowohl interindividuell als auch innerhalb der verschiedenen Metabolisierungsschritte) und erreicht schließlich gewichtsbezogene Clearancewerte, welche die von Erwachsenen überschreiten. Während der Pubertät setzt dann eine Reduktion der Clearancewerte, bei Mädchen früher als bei Jungen, bis auf entsprechende Werte für Erwachsene ein. Die Faktoren, die derartige entwicklungsabhängige Veränderungen regulieren, sind bisher nicht sicher bekannt. Die Eliminationsmöglichkeiten anderer Arzneistoffe verändern sich während der kindlichen Entwicklung vermutlich auf ganz andere Art und Weise. Es ist jedoch entscheidend, daß zu Zeiten physiologischer Veränderungen (Frühgeborenes, Neugeborenes, Pubertät) entscheidende pharmakokinetische Veränderungen auftreten können und daß die Wahrscheinlichkeit von Abweichungen zu diesen Zeiten am größten ist (intraindividuell über die Zeit und interindividuell). Dies führt dazu, daß pharmakologische Substanzen in ihrer Dosierung entsprechend angepaßt werden müssen. Unter der Therapie mit Arzneistoffen, die nur einen geringen therapeutischen Index aufweisen, ist ein Monitoring der Plasmakonzentrationen notwendig, damit eine entsprechende Sicherheit

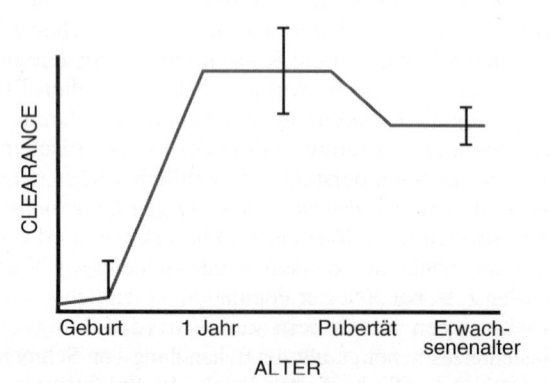

Abbildung 3.4 Repräsentative entwicklungsabhängige Veränderungen der Arzneistoff-Clearance.

und Effektivität der Arzneitherapie realisiert werden kann. Die Pharmakokinetik einer Substanz bei einem Neugeborenen kann sich bereits bis zu seinem siebten Lebenstag stark verändert haben und gewichtsbezogene Dosierungen, die für ein zehn Jahre altes Kind angemessen sind, können bei demselben Patienten im Alter von 14 Jahren bereits zu einer Überdosierung führen.

Pharmakodynamische Unterschiede zwischen Kindern und Erwachsenen haben zu unerwarteten Abweichungen innerhalb der Therapieergebnisse und entgegengesetzten Effekten geführt. Während z. B. Antihistaminika und Barbiturate den erwachsenen Patienten gewöhnlich sedieren, induzieren diese Pharmaka bei vielen Kindern eine „Hyperaktivität". Von besonderer Bedeutung sind Arzneistoffe mit einer Auswirkung auf die physische und geistige Entwicklung, besonders wenn sie chronisch angewendet werden. Eine chronische Therapie mit Phenobarbital kann einen signifikanten Effekt auf die Lernfähigkeit und das Verhalten von Kindern haben. Tetracycline werden in sich entwickelnden Zähnen abgelagert und führen zu einer irreversiblen Verfärbung der Zähne. Alle Nebenwirkungen einer chronischen Glukokortikoidtherapie bei Erwachsenen treten auch bei Kindern auf, wobei es durch diese Therapie zusätzlich noch zu einer Hemmung des Wachstums kommt. Kinder haben jedoch nicht immer ein erhöhtes Risiko für unerwünschte Pharmakonwirkungen. Während junge Kinder z. B. gegenüber Erwachsenen ein sehr hohes Risiko für eine hepatotoxische Wirkung durch Valproat haben, ist das Risiko einer Hepatotoxizität durch Isoniazid für Kinder wesentlich geringer.

Pädiatrische Zubereitungen für alte und neue Arzneistoffe bleiben ein Problem für den praktisch tätigen Therapeuten. Während die Toxizität von Zusatzstoffen, die zur Verabreichung der wirksamen Substanz notwendig sind, zu einem Gesetz über die Reinheit der Nahrung und von Arzneistoffen im Jahre 1938 (Diethylenglykol-Toxizität im Sulfonamidsaft) sowie unlängst 1980 geführt hatte, wurde das „Atemnotsyndrom" bei Neugeborenen durch übermäßige Verabreichung von Arzneistoffen, die mit Benzylalkohol haltbar gemacht wurden, induziert. Für die intravenöse Verabreichung von Medikamenten sind die Formulierungen der entsprechenden auf dem Markt befindlichen Substanzen viel zu konzentriert, um sie für entsprechend geringe Dosierungen zu verwenden, wie sie bei der Behandlung von Neugeborenen benötigt werden. Die Zubereitungen von Arzneistoffen zur oralen Applikation sind häufig aufgrund möglicher Nebenwirkungen durch Geschmacks- und Farbstoffe problematisch. Unterschiedliche Applikationsformen für die gleiche Substanz, speziell für die pädiatrische Anwendung wie Sirup und Kautabletten sind äquivalent in bezug auf ihre Bioverfügbarkeit, werden aber von jedem einzelnen Patient unterschiedlich angenommen.

Der alte Mensch Im fortgeschrittenen Alter kommt es zu allmählichen Veränderungen der Kinetik und Wirkungen eines Pharmakons, die eine größere interindividuelle Variabilität der für einen therapeutischen Effekt benötigten Dosis zur Folge haben. Die pharmakokinetischen Veränderungen entstehen durch eine veränderte Zusammensetzung der Körpermasse und der Funktion der arzneistoffeliminierenden Organe. Die Reduktion der fettfreien Körpermasse, des Serumalbumins und des Gesamtkörperwassers und die Zunahme des prozentualen Anteils des Fettgehaltes führen abhängig von ihrer Fettlöslichkeit sowie ihrer Proteinbindung zu einer veränderten Verteilung von Arzneistoffen. Die Clearance vieler Arzneistoffe ist im Alter reduziert. Die renale Funktion ist in unterschiedlichem Ausmaß bis auf 50% der Nierenfunktion eines jungen Erwachsenen herabgesetzt. Der Blutfluß durch die Leber und die Funktion einiger pharmakonabbauenden Enzyme ist bei alten Menschen ebenfalls reduziert, diese Veränderungen variieren jedoch sehr stark. Die Aktivität der Cytochrom-P450-Enzyme ist gewöhnlich vermindert, während Konjugationsmechanismen noch relativ gut erhalten sind. Die Eliminationshalbwertszeit von Arzneistoffen ist aufgrund eines scheinbaren größeren Verteilungsvolumens (von fettlöslichen Arzneistoffen) und/oder einer Reduktion der renalen oder metabolischen Arzneistoffclearance häufig verlängert.

Aber auch Veränderungen pharmakodynamischer Mechanismen müssen bei einer Arzneitherapie alter Menschen bedacht werden. Pharmaka, die eine Dämpfung des zentralen Nervensystems verursachen, zeigen bei jeder Plasmakonzentration eine verstärkte Wirkung. Physiologische Veränderungen und Verlust von homöostatischen Adaptationsmöglichkeiten führen zu einer erhöhten Empfindlichkeit von Nebenwirkungen wie z. B. eine Hypotension unter der Behandlung mit Psychopharmaka oder Blutungszwischenfälle bei Einnahme von Antikoagulanzien. Dies kann auch dann auftreten, wenn die Dosierung eines Arzneimittels der altersveränderten Kinetik entsprechend angepaßt wurde.

Der Anteil alter und sehr alter Menschen in unserer Bevölkerung steigt stetig an. Diese alten Menschen sind häufiger krank als junge Menschen und verbrauchen einen unproportional hohen Anteil an verschreibungspflichtigen und nicht verschreibungspflichtigen (OTC) Arzneimitteln. Diese Tatsachen sowie die im Alter vorkommenden pharmakokinetischen und pharmakodynamischen Veränderungen machen die Gruppe alter Menschen anfällig für ernsthafte Nebenwirkungen und Arzneimittelwechselwirkungen. Solche Patienten sollten Pharmaka nur nach definierter Indikationsstellung und in der geringst möglichen effektiven Dosierung erhalten. Vorher definierte Behandlungsziele, ein angemessenes Arzneistoffmonitoring, eine gute Aufarbeitung und Dokumentation der Medikamentenanamnese der Patienten sowie das Absetzen von Pharmaka, die den erwünschten therapeutischen Effekt nicht erfüllen oder die nicht länger notwendig sind, wären Maßnahmen, die den Gesundheitszustand alter Menschen in der Bevölkerung bereits stark verbessern würden.

Wechselwirkungen von Arzneistoffen Häufig ist die gleichzeitige Verwendung mehrerer Arzneistoffe gleichzeitig zum Erreichen eines erwünschten therapeutischen

Ziels oder der Behandlung gleichzeitig auftretender Erkrankungen notwendig. Es gibt hierzu reichlich Beispiele, und die Auswahl von Arzneistoffen, die gleichzeitig verwendet werden, sollte auf vernünftigen pharmakologischen Grundsätzen basieren. Eine pharmakologische Behandlung der Hypertonie mit einer Monosubstanz ist nur bei einem sehr geringen Anteil der Patienten effektiv. Zur Therapie der Herzinsuffizienz ist häufig die gleichzeitige Gabe eines Diuretikums mit einem Vasodilatator und/oder Herzglykosiden notwendig, um eine angemessene kardiale Auswurfleistung zu erzielen und die Entwicklung von Ödemen zu verhindern. Multiple Arzneimittelgaben bei der Chemotherapie onkologischer Erkrankungen und zur Behandlung bestimmter Infektionskrankheiten sind die Regel. Gewöhnlich soll in diesen Fällen die therapeutische Effektivität verbessert werden und die Entstehung maligner Zellen oder von Mikroorganismen, die resistent gegen die Wirkung verfügbarer Pharmaka sind, verhindert werden. Verschreibt ein Arzt mehrere Arzneistoffe gleichzeitig, muß er wissen, ob es durch die Behandlung eines bestimmten Patienten mit einer speziellen Pharmakakombination zu Interaktionen kommen kann. Wenn er solche Kombinationen nutzt, muß er Kenntnisse über Wechselwirkungen besitzen, die den Therapieeffekt verbessern und wissen, wie er negative Folgen verhindert, wenn die Arzneistoffwechselwirkung unerwünscht ist.

Bei einer *potentiellen Arzneistoffwechselwirkung* kann ein Pharmakon die Wirkung eines anderen, gleichzeitig gegebenen Medikaments abschwächen. Als Nettoeffekt kann man eine verstärkte oder abgeschwächte Wirkung eines der beiden Pharmaka oder die Entstehung eines neuen Effekts, der durch keines der beiden Pharmaka alleine verursacht wird, beobachten.

Die Häufigkeit, mit der signifikante Verbesserungen oder Verschlechterungen einer Pharmakotherapie durch Arzneistoffwechselwirkungen auftreten, ist nicht bekannt. Übersichten über Ergebnisse aus *in vitro* Untersuchungen, Tierstudien und aus Falldemonstrationen sagen eine Frequenz an Arzneistoffwechselwirkungen voraus, die höher liegt, als aktuell beobachtet werden kann. Auch wenn derartige Berichte zu einer Skepsis gegenüber der allgemeinen Bedeutung von Arzneistoffwechselwirkungen beigetragen haben, können auch Arzneistoffwechselwirkungen auftreten, die eine entscheidende klinische Bedeutung haben. Der behandelnde Arzt muß sich über das mögliche Auftreten dieser Wechselwirkungen bewußt sein. Die geschätzte Inzidenz klinisch bedeutsamer Arzneistoffwechselwirkungen reicht von 3 - 5% bei Patienten, die nur wenige Arzneistoffe verschrieben bekommen, aber bis zu 20% bei Patienten, die 10 - 20 verschiedene Arzneistoffe erhalten. Da die meisten der in einem Krankenhaus behandelten Patienten mindestens sechs verschiedene Arzneistoffe erhalten, haben Arzneistoffwechselwirkungen eine entscheidende Bedeutung. Das Erkennen günstiger Effekte und die Diagnose sowie Verhinderung unerwünschter Wirkungen aufgrund von Arzneistoffwechselwirkungen bedarf einer umfassenden Kenntnis der beabsichtigten und möglichen Effekte verordneter Pharmaka. Außerdem müssen Symptome, die aufgrund von Arzneistoffwechselwirkungen auftreten, von typischen Symptomen der zu behandelnden Erkrankung abgegrenzt werden, und der Patient muß während der Therapie adäquat überwacht werden. Bei einer automatischen Überwachung und Kontrolle der Arzneistoffverordnungen durch Apotheken, sowohl im Krankenhaus als auch ambulant, kann der Arzt entlastet werden, sich sehr viele potentielle Arzneistoffwechselwirkungen zu merken. Trotzdem ist das Wissen um mögliche Wirkmechanismen von Interaktionen für den behandelnden Arzt die einzige Möglichkeit, neu aufgetauchte Effekte systematisch zu analysieren und zuzuordnen. So obliegt es bei der Planung eines Therapiekonzepts dem Arzt, grundlegende Prinzipien über Arzneistoffwechselwirkungen zu kennen. In diesem Buch werden derartige Wechselwirkungen jeweils für die einzelnen Arzneistoffe besprochen.

Interaktionen können pharmakokinetischer (Veränderung der Resorption, Verteilung oder Elimination eines Pharmakons durch ein anderes) oder auch pharmakodynamischer (z. B. Wechselwirkungen zwischen zwei Agonisten und Antagonisten an einem Pharmakonrezeptor) Natur sein. Die wichtigsten unerwünschten Arzneistoffwechselwirkungen kommen bei Arzneistoffen mit gefährlicher Toxizität und einem geringen therapeutischen Index vor, so daß relativ geringe Veränderungen der Arzneistoffwirkungen entscheidende unerwünschte Folgen haben. Außerdem haben Arzneistoffwechselwirkungen eine klinische Bedeutung, wenn dadurch die Erkrankung unzureichend therapiert wird und für den Patienten ernsthafte und lebensgefährliche Folgen entstehen.

Pharmakokinetische Arzneistoffwechselwirkungen Pharmaka können an jedem Punkt der Resorption, der Verteilung, des Metabolismus oder der Ausscheidung interagieren. Die Folge kann eine erhöhte oder erniedrigte Konzentration des Pharmakons am entsprechenden Wirkort sein. Da jedes Individuum verschieden auf ein Pharmakon reagiert, ist das Ausmaß einer Arzneistoffwechselwirkung bezüglich pharmakokinetischer Variablen nicht immer vorhersagbar, kann aber durchaus stark ausgeprägt sein.

Die Freisetzung eines Pharmakons in den Blutkreislauf kann durch physikochemische Wechselwirkungen, die noch vor der Resorption ablaufen, verändert werden. So kann es z. B. in einer intravenös zu verabreichenden Flüssigkeit zu einer Interaktion zwischen zwei Arzneistoffen kommen, die deren Löslichkeit so verändert, daß beide sichtbar oder auch unbemerkt ausfallen. Im Darm können Pharmaka mit Metallionen Chelate bilden oder an medizinische Harze adsorbiert werden. So bilden Ca^{2+} und andere Metallionen, die in Antazida vorkommen, Chelate mit Tetracyclinen. Solch ein Komplex wird nicht resorbiert. Cholestyramin bindet und hemmt die Resorption von Thyroxin, Herzglykosiden, Warfarin, Kortikosteroiden und auch von weiteren Arzneistoffen. Die Resorptionsquote kann durch Pharmaka, die die Darmmotilität beeinflussen, verändert werden. Dieser Mechanismus hat gewöhnlich nur eine geringe klinische Konsequenz. Interaktionen innerhalb des Darms können indirekt und komplex sein. Antibiotika, die die gastrointestinale Besiedlung mit Mikroorganismen verändern, reduzieren unter anderem auch die bakterielle Synthese von Vitamin K, so daß es bei Behandlung mit oralen Antikoagulanzien, die kompetitiv zu Vitamin K sind, zu einer verstärkten Wirkung kommt. Wird ein Pharmakon durch im Gastrointestinaltrakt vorkommende Mikroorganismen metabolisiert, so kann eine antibiotische Therapie zu einer verstärkten Resorption dieses Antibiotikums beitragen, wie für einige Patienten unter Digoxin-Therapie nachgewiesen wurde (Lindenbaum et al., 1981).

Viele Pharmaka sind weitgehend an Plasmaalbumin (saure Substanzen) oder α_1-saures Glykoprotein (basische Substanzen) gebunden. Gewöhnlich induziert nur die ungebundene freie Substanz einen Effekt oder verteilt sich in verschiedene Gewebe. So ist zu erwarten, daß es über die Verdrängung eines Pharmakons aus seiner Bindung durch eine andere Substanz zu einer veränderten Wirkung dieses Pharmakons kommt. Obwohl derartige Mechanismen vorkommen, haben solche Wechselwirkungen nur selten klinische Bedeutung. Man kann das mit einer schnellen Verteilung des verdrängten Pharmakons ins Gewebe erklären. Je größer das Verteilungsvolumen eines Pharmakons, desto weniger steigt die Konzentration an freiem Pharmakon im Plasma an. Weiterhin steht nach Verdrängung eines Pharmakons aus seiner Bindung vermehrt freie Substanz zur Metabolisierung und Ausscheidung zur Verfügung. So ist es eventuell möglich, daß der Clearanceprozeß des Organismus die Konzentration des in der Blutbahn frei vorkommenden Pharmakons auf einem vor der Verdrängung bestehenden Niveau hält. Die Folgen einer derartigen Arzneistoffwechselwirkung sind deshalb gewöhnlich sehr gering, vorübergehend, und bleiben meist unbemerkt. Es ist jedoch das Verhältnis an frei vorkommender Pharmakonkonzentration zur gesamten Pharmakonkonzentration (gebunden plus frei) verändert. Wird bei einer Bestimmung der Plasmakonzentration eines Pharmakons die gesamte Pharmakonkonzentration gemessen, so muß dies bei der Interpretation der Ergebnisse berücksichtigt werden.

Einige Arzneistoffe werden aktiv an ihren Wirkort transportiert. So hemmen z. B. die antihypertensiven Substanzen Guanethidin und Guanadrel nach aktivem Transport in adrenerge Neurone über den Noradrenalin-Aufnahmemechanismus das sympathische Nervensystem. Eine Hemmung dieses neuronalen Transportsystems durch trizyklische Antidepressiva und einige sympathomimetische Amine wirkt dieser sympathischen Blockade und damit dem antihypertensiven Effekt von Guanethidin und Guanadrel entgegen.

Wechselwirkungen, die den Metabolismus von Arzneistoffen betreffen, können über eine Hemmung oder Induktion der Verstoffwechselung des Pharmakons die verfügbare Menge eines Pharmakons erhöhen oder senken (siehe auch Kapitel 1). Derartige Wechselwirkungen können zwischen verschiedenen gleichzeitig verabreichten Arzneistoffen oder zwischen Arzneistoffen und Substanzen aus der Nahrung (z. B. Naringenin im Grapefruchtsaft [ein CYP3A4 Hemmer]) oder andere Chemikalien (z. B. Alkohol oder andere organische Substanzen [Induktion von CYP2E1], Zigarettenrauch, polychlorierte Biphenyle [Induktoren von CYP1A2]) entstehen. Bei allen oral verabreichten Arzneistoffen ist der Effekt einer Enzyminduktion oder Enzymhemmung sehr wahrscheinlich, weil alle resorbierten Stoffe die Leber passieren müssen, bevor sie den Systemkreislauf erreichen. Selbst bei Medikamenten, deren Elimination hauptsächlich von der hepatischen Durchblutung abhängt (z. B. Propranolol), wird die Menge des Pharmakons, die bei der ersten Leberpassage einer Metabolisierung entkommen, durch Enzyminduktion oder Hemmung beeinflußt. Beispiele für Arzneistoffe, die durch Enzyminduktion beeinflußt werden, sind orale Antikoagulanzien, Chinidine, Kortikosteroide, niedrig dosierte Östrogene als Kontrazeptiva, Theophyllin, Mexiletin, Methadon und einige β-Blocker. Die Kenntnis spezifischer Metabolisierungswege für Arzneistoffe und molekularer Mechanismen der Enzyminduktion kann bei der Planung von Studien über mögliche Arzneistoffwechselwirkungen sehr hilfreich sein. Wird in einer *in vitro* Studie eine Substanz entdeckt, die durch CYP3A4 metabolisiert wird, so kann die Suche nach potentiellen signifikanten klinischen Wechselwirkungen auf gebräuchliche Pharmaka, die entweder dieses Enzym hemmen (z. B. Ketoconazol) oder induzieren (z. B. Rifampicin) beschränkt werden. Das durch eine kombinierte Behandlung mit Terfenadin und Ketoconazol getriggerte Auftreten von Arrhythmien ist ein erst kürzlich aufgetretenes Beispiel für den Nutzen derartiger Untersuchungen. Bei dieser Wechselwirkung hemmt Ketoconazol die Metabolisierung von Terfenadin (durch CYP3A4) zu seinem aktiven Metaboliten, was zu hohen Konzentrationen an nicht metabolisiertem Terfenadin führt (Peck et al., 1993), das dann toxisch wirkt.

Die Fähigkeit eines Pharmakons, die renale Ausscheidung eines anderen Pharmakons zu hemmen, ist abhängig von Wechselwirkungen am aktiven Transport. Viele der beobachteten Wechselwirkungen finden am Anionentransporter statt. So hemmt z. B. Probenecid die Ausscheidung von Penicillin und verursacht dadurch den erwünschten Effekt einer erhöhten Plasmakonzentration und einer verlängerten Halbwertszeit des Antibiotikums. Ähnlich wird die renale Elimination von Methotrexat durch Probenecid, Salicylate und Phenylbutazon gehemmt. In diesem Fall resultiert jedoch aus dieser Interaktion eine erhöhte Toxizität von Methotrexat. Zu den Interaktionen an Kompartimenten, die für den Transport basischer Substanzen verantwortlich sind, gehört die Hemmung der Ausscheidung von Procainamid durch Cimetidin und Amiodaron. Wechselwirkungen an einer bisher unbekannten Stelle des tubulären Systems verursachen eine Hemmung der Ausscheidung von Digoxin durch Chinidin, Verapamil und Amiodaron. Die Ausscheidung von Li^+ schließlich kann durch Pharmaka verändert werden, die die Fähigkeit des proximalen Tubulus beeinflussen, die Rückresorption von Na^+ zu induzieren. So wird durch Diuretika, die eine Volumenreduktion verursachen und durch nichtsteroidale Antiphlogistika, welche die Na^+-Rückresorption am proximalen Tubulus verstärken, die Ausscheidung von Li^+ reduziert und die Plasma-Li^+-Konzentration erhöht.

Pharmakodynamische Arzneistoffwechselwirkungen Es gibt zahllose Beispiele für Pharmaka, die an einem gemeinsamen Rezeptor interagieren oder die additive oder inhibitorische Effekte haben, die auf Wirkungen an verschiedenen Angriffspunkten eines Organs zurückzuführen sind. Derartige Wechselwirkungen werden in diesem Buch öfters beschrieben. Die vielfältigen Wirkungen vieler Pharmaka werden häufig übersehen. So sind Phenothiazine effektive α-Adrenozeptor-Antagonisten und viele Antihistaminika und trizyklische Antidepressiva potente Antagonisten an muskarinischen Rezeptoren. Diese „Neben-"Effekte von Pharmaka können Grundlage von Arzneistoffwechselwirkungen sein.

Andere Wechselwirkungen augenscheinlich pharmakodynamischer Herkunft sind bisher nur wenig verstanden oder werden indirekt vermittelt. Halogenierte Kohlenwasserstoffe wie z. B. Anästhetika sensibilisieren das Myokard für arrhythmogene Wirkungen von Katecholaminen. Dieser Effekt kann durch eine Wirkung am Signaltransduktionsweg vom Adrenozeptor zum Effektor zustande kommen. Details sind jedoch nicht bekannt. Die auffällige Wechselwirkung zwischen Meperidin und Monoaminoxidase-Inhibitoren, durch die Krampfanfälle und eine Hyperthermie ausgelöst werden können, kann mit einer übermäßigen Konzentration an erregenden Neurotransmittern zusammenhängen. Der zugrundeliegende Mechanismus ist jedoch noch nicht aufgedeckt.

Einige Pharmaka können auch das normale „innere Milieu" verändern und dadurch die Wirkung eines anderen Arzneistoffes verstärken bzw. abschwächen. Ein bekanntes Beispiel dafür ist die Verstärkung des toxischen Effektes von Digoxin über eine durch Diuretika induzierte Hypokaliämie.

Zusammenfassung: Arzneistoffwechselwirkungen Arzneistoffwechselwirkungen sind nur einige von vielen in diesem Kapitel diskutierten Faktoren, welche die Reaktion eines Patienten auf eine Pharmakotherapie beeinflussen. Die Hauptaufgabe des Arztes ist es, eine Arzneistoffwechselwirkung und ihr Ausmaß zu diagnostizieren. Werden unerwartete Effekte beobachtet, sollte unter anderem auch an eine Arzneistoffwechselwirkung gedacht werden. Eine sorgfältige Anamnese über eingenommene Arzneistoffe ist besonders wichtig, weil Patienten zum Teil nicht verschreibungspflichtige Pharmaka einnehmen, weil andere Ärzte bereits ein Medikament verschrieben haben oder Patienten Medikamente einnehmen, die für andere Patienten verordnet wurden. Grundlegende Veränderungen des therapeutischen Konzepts müssen vorsichtig vorgenommen werden und Arzneistoffe sollten abgesetzt werden, wenn sie nicht mehr notwendig sind. Wird eine Wechselwirkung entdeckt, können die einzelnen verantwortlichen Substanzen häufig effektiver über eine Anpassung der Dosierung oder andere therapeutische Veränderungen eingesetzt werden.

Fixe Kombinationspräparate Durch die gleichzeitige Anwendung von zwei oder mehreren Arzneistoffen wird die individuelle Anpassung einer Pharmakotherapie komplex. Die Dosierung jedes Arzneimittels soll so gewählt werden, daß ein optimaler Effekt erreicht wird. Eine entsprechende Compliance ist hier besonders wichtig, sie ist bei der Anwendung mehrerer Arzneistoffe jedoch schwierig zu erreichen. Um diesem Problem zu begegnen, gibt es viele Fixkombinationen auf dem Markt. Eine Verschreibung derartiger Kombinationen ist nur vorteilhaft, wenn das Verhältnis der festen Dosierungen den Bedürfnissen des individuellen Patienten entspricht.

In den Vereinigten Staaten (und in deutschsprachigen Ländern, Anm. d. Hrsg.) werden Fixkombinationen als „neue Pharmaka" angesehen und müssen von der FDA (Food and Drug Administration, in Deutschland von BfArM [Anm. d. Hrsg.]) genehmigt werden, bevor sie auf den Markt kommen dürfen, auch wenn die jeweiligen therapeutischen Substanzen einzeln für eine gleichzeitige Behandlung verfügbar sind. Für eine Genehmigung müssen bestimmte Bedingungen erfüllt sein. Die Wirkung beider Substanzen muß einen verbesserten therapeutischen Effekt erzielen als eine Substanz allein (z. B. die Kombination mehrerer Antihypertensiva) oder ein Kombinationspartner muß die Inzidenz unerwünschter Wirkungen des anderen Partners reduzieren (z. B. ein Diuretikum, das zu Kaliumverlusten führt, muß mit einem kaliumsparenden Diuretikum kombiniert werden).

Plazebowirkungen Die Nettowirkung einer Pharmakotherapie ist die Summe aus der pharmakologischen Wirkung eines Arzneimittels und den unspezifischen Plazeboeffekten der Therapie an sich. Obwohl ein Plazeboeffekt speziell für Substanzen ohne pharmakologische Wirkung, unter dem Vorwand einer echten Therapie verabreicht, nachgewiesen werden konnte, kommt er auch bei Behandlung mit pharmakologisch wirksamen Substanzen vor.

Plazeboeffekte basieren unter anderem auf einer Arzt-Patienten-Beziehung, der Einsicht des Patienten für eine Therapie und der mentalen Verfassung, die sowohl durch den Arzt als auch durch die Therapie beeinflußt wird. Das Ausmaß und die Art und Weise von Plazeboeffekten unterscheiden sich beträchtlich zwischen verschiedenen Patienten als auch intraindividuell zu verschiedenen Zeitpunkten. Plazebowirkungen sind Ausdruck der Stimmung eines Patienten, aber auch anderer subjektiver oder objektiver Effekte, die unter willkürlicher oder unwillkürlicher Kontrolle stehen. Sie können vorteilhaft aber auch unvorteilhaft für das therapeutische Ziel sein. Ist ein Plazeboeffekt vorteilhaft, so unterstützt er den pharmakologischen Effekt einer Substanz und kann sogar der entscheidende Faktor für den Erfolg oder Mißerfolg einer Pharmakotherapie sein.

Ein Plazebo (in diesem Zusammenhang besser als *Scheinmedikation* bezeichnet) ist ein unentbehrlicher Faktor in einer kontrollierten klinischen Studie. Im Gegensatz dazu spielt ein Plazebo nur eine begrenzte Rolle in der alltäglichen Routine der praktischen Medizin. Eine gute Arzt-Patienten-Beziehung ist der Verwendung eines Plazebos generell vorzuziehen, um einen für die eigentliche Pharmakotherapie positiven Effekt zu erzielen. Das Ausbleiben oder ein Persistieren von Symptomen nach Verabreichung eines Plazebos ist kein verläßlicher Hinweis auf die „psychogene" oder „somatische" Ursache bestimmter Symptome.

Toleranz Toleranz kann bei vielen Arzneimitteln, besonders bei Opioiden, verschiedenen zentralnervös dämpfenden Substanzen und organischen Nitraten auftreten. In diesem Fall kann sich eine *Kreuztoleranz* gegenüber verschiedenen Effekten verwandter Substanzen entwickeln, besonders bei Substanzen, die am gleichen Rezeptor angreifen. Um den erwünschten pharmakologischen Effekt weiter zu erzielen, muß die Dosierung solcher Substanzen erhöht werden. Da sich eine Toleranz gewöhnlich nicht für alle Effekte eines Pharmakons entwickelt, kann sich auch der therapeutische Index vermindern. Andererseits kann es jedoch auch zur Entwicklung einer Toleranz gegenüber unerwünschten Wirkungen eines Pharmakons mit konsekutiver Erhöhung des therapeutischen Index kommen (z. B. die Toleranzentwicklung von Phenobarbital bezüglich der sedativen Wirkung, wenn es als Antikonvulsivum eingesetzt wird).

Die Mechanismen der Toleranzentwicklung kennt man bisher nur teilweise. Bei Tieren kommt es häufig zu einer Toleranz aufgrund einer Induktion der Synthese von hepatischen mikrosomalen Enzymen, die an der Biotransformation des entsprechenden Pharmakons beteiligt sind. Die mögliche Bedeutung einer derartigen *Arzneistoffdisposition* oder *pharmakokinetischen* Toleranz während einer chronischen Medikation beim Menschen ist von zunehmendem Interesse bei wissenschaftlichen Untersuchungen. Der entscheidendste Faktor, der an einer Toleranzentwicklung von Opioiden, Barbituraten, Äthanol und organischen Nitraten beteiligt ist, beruht auf einer Art Adaptation auf zellulärer Ebene. Er wird als *pharmakodynamische Toleranz* bezeichnet und viele Mechanismen sind daran beteiligt. Tachyphylaxie, wie sie bei histaminfreisetzenden Substanzen und sympathomimetischen Substanzen, die indirekt über eine Freisetzung von Noradrenalin wirken, vorkommt, stellt eine Verarmung an verfügbaren Mediatoren dar. Andere Mechanismen können ebenso dazu beitragen. Toleranz wird detaillierter in Kapitel 24 besprochen.

Genetische Faktoren Die Variabilität pharmakologischer Wirkungen wird hauptsächlich durch genetische Faktoren bestimmt. Sie tragen zu einer Reihe auffälliger quantitativer und qualitativer Unterschiede pharmakologischer Wirkungen bei. Grundlegende Prinzipien der Humangenetik bestimmen die Genorte, die Proteine kodieren, die pharmakologische Substanzen beeinflussen wie z. B. Enzyme der Arzneistoffmetabolisierung, Transportproteine oder Rezeptoren. So gibt es (1) gewöhnliche, allele Unterschiede. (2) Es existieren häufig verschiedene unterschiedliche Allele an einem bestimmten Genort. (3) Einige Allele sind ohne funktionelle Konsequenz „stumm", während andere entscheidende Auswirkungen auf den Effekt exogener Substanzen haben können. (4) Die Genfrequenzen für verschiedene Allele unterscheiden sich wahrscheinlich zwischen verschiedenen menschlichen Populationen, was darauf hindeutet, daß Informationen über Pharmakokinetik und Arzneistoffsicherheit nur mit Vorsicht von einer auf eine andere Population übertragen werden können. (5) Einige Varianten eines Alleles, die mit einer Häufigkeit von mindesten 1% auftreten, werden als „Polymorphismen" bezeichnet, während weniger häufigere Varianten als „seltene angeborene metabolische Störungen" angesehen werden. Hieraus resultierende pharmakogenetische Veränderungen sind: (1) Eine veränderte Elimination eines Pharmakons bei Patienten, die die Substanz nicht metabolisieren können, kann eine „funktionelle Überdosierung" zur Folge haben; (2) die Unfähigkeit, ein sogenanntes „Prodrug" zu seinem aktiven Metaboliten zu metabolisieren; (3) eine veränderte Pharmakodynamik (z. B. eine hämolytische Anämie aufgrund eines Glukose-6-Phosphatdehydrogenase-Mangels); (4) lebensbedrohliche Arzneistoffreaktionen wie eine aplastische Anämie oder eine Hepatotoxizität.

Die Klasse der Cytochrom-P450-Enzyme ist ausgiebig auf pharmakogenetische Varianten hin untersucht worden (Nelson et al., 1993). So haben z. B. Abweichungen des CYP2D6-Enzyms (bei ca 3 - 10% innerhalb verschiedener Populationen) eine mangelhafte Metabolisierung verschiedener Substanzen zur Folge. Bei einigen dieser Pharmaka, wie z. B. bei trizyklischen Antidepressiva, kann es im Fall einer Behandlung von Patienten mit einem CYP2D6-Defekt durch eine Akkumulation der Substanz schon bei einer „Standarddosis" zu toxischen Effekten kommen. Bei anderen Pharmaka ist dagegen aufgrund eines sehr breiten therapeutischen Index (z. B. Dextromethorphan) oder aufgrund mehrerer alternativer Metabilisierungswege, die zu einer Elimination des Pharmakons (z. B. Propranolol) beitragen, keine Anpassung der Dosierung notwendig.

Während der Entwicklung eines Pharmakons müssen die Substanzen *in vitro* an menschlichen Gewebepräparationen oder unter rekombinant exprimierten menschlichen Cytochrom-P450-Enzymen untersucht werden, um festzustellen, ob pharmakogenetische Polymorphismen an der Metabolisierung eines Pharmakons beteiligt sind. Anhand von Untersuchungen mit Einzeldosierungen an Patienten mit genotypisch unterschiedlichen Polymorphismen kann geklärt werden, ob hieraus eine klinisch relevante Veränderung der Arzneistoffeffekte resultiert. Soll die Pharmakogenetik eine klinische Bedeutung erlangen, so müssen molekulare Untersuchungsmechanismen zur Aufdeckung pharmakogenetischer Varianten in klinischen Routinelaboratorien durchführbar sein. So kann der behandelnde Arzt individuelle Therapieentscheidungen und Dosierungen, basierend auf den für jeden einzelnen Patienten spezifischen Eigenschaften der Metabolisierung eines Pharmakons, vornehmen. Korreliert eine relativ seltene aber gefährliche unerwünschte Arzneistoffreaktion (z. B. ein Risiko von 1/5000 für eine Hepatotoxizität) mit einem pharmakogenetischen Polymorphismus, könnte ein derartiges „Prä-Screening" die Gefahr für einen individuellen Patienten, aber auch für die gesamte Bevölkerung abschwächen.

Möglichkeiten der Individualisierung

Sobald feststeht, daß eine Arzneitherapie zur Behandlung bestimmter Symptome oder für den Verlauf einer Erkrankung notwendig ist, muß der Arzt zwei Entscheidungen treffen: Die erste ist qualitativ (die Wahl eines bestimmten Arzneimittels), die zweite ist quantitativ (die Wahl eines Dosierungsschemas). Eine optimale Behandlung kann dabei nur erzielt werden, wenn der behandelnde Arzt die Ursachen der Variabilität von Arzneimittelwirkungen kennt. Ein Dosierungsplan sollte auf entsprechend guten Informationen über die Diagnose, Stadium und Schwere der Erkrankung, eventuell gleichzeitig bestehenden Erkrankungen oder parallel durchgeführten Arzneimittelbehandlungen basieren. Außerdem sollten zuvor definierte Behandlungsziele oder Grenzen möglicher toxischer Effekte festgelegt werden. Können objektive Ziele einer Pharmakotherapie nicht vor Therapiebeginn festgelegt werden, so kann daraus eine uneffektive Therapie resultieren, die dann über einen längeren Zeitraum, durchgeführt werden muß, als notwendig gewesen wäre, es sei denn, daß Nebenwirkungen bereits zu einem vorzeitigen Therapieende zwingen.

Die meisten Entscheidungen im klinischen Alltag bezüglich der Wahl eines Pharmakons beruhen auf dem Vertrauen des Arztes, daß die richtige Diagnose gestellt ist und daß das Ausmaß und die Schwere einer Erkrankung korrekt eingeschätzt wurden. Auf Grundlagen der zutreffendsten Informationen muß der Arzt eine Arznei aus einer Gruppe entsprechend angemessener alternativer Substanzen auswählen. Diese Entscheidung hängt wiederum von vielen anderen Faktoren ab, so auch von Kosten-Nutzen-Analysen diagnostischer Untersuchungen. Außerdem muß sie auf der Verfügbarkeit und entsprechenden Spezifität alternativer Therapiemöglichkeiten beruhen und die Möglichkeit einer zukünftigen Reduktion teurer Gesundheitsfürsorge beinhalten. Ein initialer Dosierungsplan hängt, wenn möglich, von einer Abschätzung der individuellen, auf einen speziellen Patienten bezogenen, pharmakokinetischen Eigenschaften eines Pharmakons ab. Hierzu ist die Kenntnis der Variablen, die die Eigenschaften bestimmter Substanzen vermutlich beeinflussen, notwendig. Diese Variablen sind bereits weiter oben diskutiert worden (siehe Abbildung 3.1 und Anhang II). Eine spätere Korrektur der Dosierung eines Pharmakons kann nach Bestimmung der Plasmakonzentration in einigen Fällen vorgenommen werden, muß letztendlich aber darauf basieren, ob die Effektivität des angestrebten Behandlungsregimes entweder ohne Nebenwirkungen oder mit akzeptablen toxischen Wirkungen erreicht werden kann.

Es wurde bereits weiter oben erwähnt, daß jeder therapeutische Plan als Experiment angesehen werden sollte. Daher müssen alle Überlegungen, die für eine klinische Studie angestellt werden, auch auf den Therapieplan eines einzelnen Patienten übertragen werden. Von äußerster Wichtigkeit ist die Definition spezifischer Therapieziele sowie die Möglichkeit zu messen, ob sie erreicht wurden oder nicht. Wann immer möglich, sollten objektive Endpunkte so gut wie möglich mit dem klinischen Therapieziel übereinstimmen (z. B. Abnahme eines Tumorvolumens oder Eradikation eines Infektionserregers). Viele klinische Therapieziele sind jedoch schwierig zu erfassen (wie z. B. Vermeidung von kardiovaskulären Komplikationen bei Hypertonie oder Diabetes mellitus). In diesen Fällen sollten Surrogatmarker verwendet werden wie Blutdrucksenkung oder Reduzierung von Glukose und Cholesterin im Plasma. Die Verwendung derartiger indirekter klinischer Zeichen basiert auf (in klinischen Studien) nachgewiesenen oder vermuteten Korrelationen zwischen den Surrogatmarkern und einer eindeutigen klinischen Verbesserung durch eine Therapie. In vielen Fällen wird jedoch die Korrelation entsprechender Surrogate wie z. B. die Reduktion eines erhöhten Cholesterinspiegels im Plasma durch Pharmaka, die Eliminierung asymptomatischer ventrikulärer Arrhythmien oder die Veränderung der CD4-Lymphozyten-Anzahl bei AIDS, mit dem endgültigen und angestrebten klinischen Ziel kontrovers diskutiert.

Der Wert und Nutzen jedes Therapiekonzepts muß während der Therapie in bestimmten Abständen immer wieder neu beurteilt werden. Der Nutzen eines Therapiekonzepts kann ungefähr abgeschätzt werden, indem man die Therapieerfolge und die möglichen Gefahren einer nicht angewendeten Therapie im Verhältnis zu der Summe aller Therapienebenwirkungen beurteilt. Eine weitere gebräuchliche Möglichkeit zur Abschätzung des Nutzens einer Therapie ist die Darstellung der Nutzen-Risiko-Relation (die Beziehung zwischen Effektivität und toxischen Wirkungen eines Pharmakons). Eine definitive Aussage über den Nutzen eines Pharmakons ist jedoch nicht einfach. Trotzdem muß sowohl für den Arzt als auch für den Patienten eine Vorstellung von dem Wert einer Arzneitherapie gegeben sein. Das Wissen um die Nützlichkeit eines eingesetzten Arzneiregimes kann ein kritischer Faktor sein, wenn von dem Patienten während einer Langzeittherapie eine anhaltende Compliance erwartet wird oder der Arzt die Beendigung einer nur mäßig effektiven und risikoreichen Therapie logisch begründen muß. Es ist daran zu denken, daß der Arzt, der Patient und die Familie des Patienten verschiedene Auffassungen von der Nützlichkeit einer Pharmakotherapie haben. In einer Studie über eine antihypertensive Therapie, in der von den Ärzten bei allen Patienten eine Verbesserung bestätigt wurde, beurteilten nur 48% der Patienten ihren Gesundheitszustand als verbessert, während 8% sogar eine Verschlechterung angaben. Verwandte meinten, daß sich nur 1% der Patienten entsprechend gebessert hätten, während die anderen 99% nur Nebenwirkungen der Therapie bestätigten (Jachuck et al., 1982).

ARZNEIMITTELZULASSUNG UND ENTWICKLUNG

Arzneimittelzulassung Die Geschichte der Entwicklung der Arzneimittelzulassung in den Vereinigten Staaten verdeutlicht, daß die Regierungen der meisten Länder sich an diesem Prozeß beteiligen, um einen gewissen Grad an Effektivität und Sicherheit an medizinisch verwendeten Substanzen sicherzustellen. Das erste Gesetz, das Bundesgesetz über Nahrungsmittel und Arzneistoffe von 1906 (The Federal Food and Drug Act of 1906) enthielt Bestimmungen über den zwischenstaatlichen Transport von Fälschungen oder sogenannten *no name* Nahrungsartikeln und Arzneistoffen. Es gab damals noch keine Vorschriften über die Wirksamkeit und Sicherheit von Arzneistoffen. Nach dem Tod von 100 Kindern durch den Verkauf einer Sulfonamidlösung in Diethylenglykol, einem ausgezeichneten, aber hochgiftigen Lösungsmittel, wurde das Bundesgesetz 1938 erneuert. Das verbesserte Gesetz, mit dessen Ausführung die FDA beauftragt wurde, befaßte sich primär mit einer verläßlichen Etikettierung und der Sicherheit von Arzneistoffen. Es wurden Untersuchungen über die Toxizität eines Pharmakons gefordert, und bevor ein Arzneistoff beworben und verkauft werden durfte, mußte er als neue pharmakologische Substanz (*new drug application*; NDA) anerkannt sein. Trotzdem war kein Wirkungsnachweis der Arzneistoffe gefordert. Andererseits waren jedoch übertriebene Forderungen bezüglich der Indikationen für eine Arzneitherapie üblich. Die Arzneistoffe konnten ohne Anerkennung durch die FDA direkt aus dem Labor zur klinischen Testung gelangen.

In dieser relativ entspannten Atmosphäre lebte die Grundlagenforschung und die klinisch pharmakologische Forschung sowohl in industriellen als auch in akademischen Laboratorien auf. Das Ergebnis war eine Flut neuer Arzneistoffe, von der Laienpresse „Wundermedizin" genannt, für die Behandlung sowohl infektiöser als auch organischer Erkrankungen. Da eine Effektivität nicht streng definiert war, konnten einige therapeutische Forderungen nicht durch entsprechende Daten belegt werden. Von einem Nutzen-Risiko-Verhältnis wurde selten gesprochen, aber dies kam in einer dramatischen Art und Weise in den frühen sechziger Jahren auf. Zu dieser Zeit wurde Thalidomid, ein Schlafmittel, das keine offensichtlichen Vorteile gegenüber Arzneistoffen aus der gleichen Klasse aufwies, in Europa eingeführt. Nach kurzer Zeit wurde deutlich, daß es zur Erhöhung der Inzidenz eines relativ seltenen Geburtsfehlers, der Phokomelie kam. Es wurden bald epidemische Ausmaße erreicht, und retrospektive epidemiologische Untersuchungen machten Thalidomid, im ersten Trimenon einer Schwangerschaft eingenommen, hierfür verantwortlich. Dieser dramatische Fall der Teratogenität eines nicht notwendigen Medikamentes hatte weltweite Folgen. In den Vereinigten Staaten hatte dieses die Harris-Kefauver-Änderungsanträge zu dem 1962 erlassenen Gesetz über Nahrungsmittel, Arzneistoffe und Kosmetika zur Folge.

Die Harris-Kefauver-Änderungsanträge stellen eine gültige Gesetzgebung dar. Sie fordern eine ausreichende pharmakologische und toxikologische Untersuchung an Tieren, bevor ein Arzneistoff am Menschen untersucht werden darf. Die Ergebnisse derartiger Untersuchungen müssen vor Beginn einer klinischen Studie bei der FDA in Form eines Antrages auf einen neu zu untersuchenden Arzneistoff (*investigational new drug*; IND) eingereicht werden. Um hilfreiche Daten für die Anwendung eines neuen Arzneistoffes zu erhalten, wurden drei Phasen der klinischen Prüfungen (siehe unten) eingeführt. Für Arzneistoffe, die nach 1962 eingeführt wurden, wurde ein Nachweis über ihre Effektivität gefordert, der als relative Sicherheit im Sinne eines Nutzen-Risiko-Verhältnisses für die zu behandelnde Erkrankung angesehen wurde. Die Änderungsanträge aus dem Jahr 1962 forderten vom Hersteller den Nachweis einer Effektivität von Substanzen, die zwischen 1938 und 1962 auf dem Markt zugelassen wurden.

Die Bestimmungen der Harris-Kefauver-Änderungsanträge vergrößerten die Zeit- und Kostenfaktoren, die für die Vermarktung eines Arzneistoffes notwendig waren. Die FDA kann jedoch, auch wenn das Gesetz für sie eine entsprechende Reaktion innerhalb von sechs Monaten vorsieht, einen Antrag auf ein NDA mit der Auflage, weiterführende Grundlagenforschung und klinische Untersuchungen durchzuführen, an den Antragsteller zurücksenden, so daß für die Anerkennung eines NDAs zwei bis drei Jahre vergehen können. Die gesamte Zeitspanne für die Entwicklung eines Pharmakons über den Antrag auf ein IND bis zur endgültigen Zulassung liegt im Mittel zwischen acht und neun Jahren (Dimasi et al., 1994). Hierdurch haben sich die Reibungspunkte zwischen der FDA, die zum Schutz der allgemeinen Öffentlichkeit handelt, und pharmazeutischen Unternehmen, die eine Vermarktung von effektiven und profitversprechenden Arzneistoffen anstreben, vergrößert. Aber auch praktisch tätige Ärzte haben der FDA vorgeworfen, die Anerkennung von neuen Arzneistoffen zu verzögern, wohingegen einige Interessengruppen der Arzneistoffkonsumenten den Rückruf von Arzneistoffen forderten, die scheinbar nur bei der Behandlung entsprechend ausgewählter und geeigneter Patienten eine entscheidende Rolle spielen. In diesem Klima hat die FDA die schwierige Aufgabe, entsprechende Forderungen nach einer Sicherheit für neue Pharmaka mit den Bedürfnissen der Bevölkerung nach rechtzeitig verfügbaren, aber auch entsprechend wirksamen Arzneistoffen miteinander zu vereinbaren. Dieses Dilemma ist erst kürzlich wieder deutlich geworden, als Forderungen von AIDS-Patienten nach neuen und effektiven Therapiestrategien laut wurden. Als Reaktion auf die Forderungen von Patienten mit AIDS und anderen lebensbedrohlichen Erkrankungen ist die FDA flexibler geworden (Young et al., 1988). Zuerst sind von der FDA neue Bestimmungen über den „Umgang" mit einem IND geschaffen worden, die zulassen, daß Patienten mit lebensbedrohlichen Erkrankungen, für die es noch keine zufriedenstellende alternative Therapieform gibt, ein Pharmakon auch schon vor der Zulassung erhalten dürfen, sobald es Hinweise auf eine entsprechende Effektivität ohne beträchtliche toxische Wirkungen gibt (Abbildung 3.5). Zweitens ist von der FDA eine Prioritätenliste erstellt worden, um die Überprüfung von Arzneistoffen, die für die Behandlung von lebensbedrohlichen Erkrankungen vorgesehen sind, zu beschleunigen. Vom Kongreß ist eine drug user fee (Arzneieinnahmegebühr) erlassen worden, die von der pharmazeutischen Industrie an die FDA gezahlt werden muß, um damit entsprechendes Personal, das für die Beschleunigung des Überprüfungsprosses notwendig ist, zu finanzieren. Letztendlich wird die FDA aktiver in den Prozeß der Arzneistoffentwicklung eingebunden, um damit die Anerkennung von Arzneistoffen, die für die Behandlung lebensbedrohlicher und die Gesundheit stark beeinträchtigender Erkrankungen gedacht sind, zu beschleunigen. Von der Zusammenarbeit mit der pharmazeutischen Industrie während der Zeit der klinischen Entwicklung eines Pharmakons erhofft sich die FDA eine Reduktion der Zeitspanne vom Antrag auf ein IND bis zur Zulassung eines NDA. Dieser Zulassungsprozeß soll begleitet werden von gut durchdachten, konzentrierten klinischen Studien mit validen übergeordneten Markern oder klinischen Zeichen, die nicht auf einer Überlebensrate oder einer unwiderruflichen Morbidität beruhen. So sollten schon zu einem früheren Zeitpunkt während der Entwicklungsphase ausreichend Daten für eine Nutzen-Risiko-Analyse zur Verfügung stehen und mögliche Entscheidungen für eine eventuelle Verbesserung getroffen werden können. In einigen Fällen kann dieses System die Notwendigkeit einer Phase-III-Prüfung vor der Zulassung reduzieren oder widerlegen. An dieses beschleunigte Entwicklungsverfahren sollte, wenn erforderlich, die Möglichkeit gekoppelt sein, die Abgabe an spezielle Fachärzte und Einrichtungen zu beschränken oder gar zu stoppen, um nachträgliche Studien über noch offen gebliebene Fragen über das Risiko, den Nutzen und den optimalen Einsatz des Pharmakons zu untersuchen. Sind Postmarketing-Studien inadäquat oder decken sie einen mangelhaften Sicherheitsgrad oder einen fehlenden klinischen Nutzen auf, so kann die Zulassung für dieses Pharmakon zurückgezogen werden (21 C:F.R.§§314.510 bis 314530). Diese neue Initiative der FDA basiert auf der Annahme, daß die Gesellschaft bereit ist, eventuell unbekannte Risiken von Arzneistoffen, die für den Einsatz bei lebensgefährlichen oder die Lebensqualität stark mindernden Erkrankungen gedacht sind, zu akzeptieren. Es gibt jedoch auch Stimmen, die sich beunruhigt darüber äußern, daß derartige Kurzschlüsse innerhalb der Arzneistoffzulassung die Entwicklung von Arzneistoffen ohne ausreichende Information über das Ausmaß ihres Nutzens und die Möglichkeiten eines sinnvollen klinischen Einsatzes begünstigen könnten (Stolly, 1993). Solange jedoch für den Patienten eine gewisse Sicherheit gewährleistet bleibt, können die neuen Möglichkeiten einer beschleunigten Arzneistoffentwicklung für Patienten mit derartigen Erkrankungen nur vorteilhaft sein.

Das Nahrungsmittel-, Arzneistoff- und Kosmetikgesetz enthält eine scheinbar widersprüchliche Anweisung an die FDA, die beinhaltet, daß sich die FDA nicht in die praktischen medizinischen Entscheidungen einmischen darf. So kann ein neuer Arzneistoff vermarktet werden, wenn bei akzeptabler Toxizität eine Effektivität nachgewiesen werden konnte. Es obliegt dann dem Arzt, über eine entsprechend angemessene Verwendung zu entscheiden. Der Arzt muß dabei jedoch bedenken, daß der Einsatz eines neuen Pharmakons aufgrund der relativ geringen Erfahrungen über seine Wirkungen risikoreicher ist. Bisher gibt es noch keinen praktikablen Ansatz, das Wissen über ein Pharmakon vor seiner Vermarktung entscheidend zu verbessern. Eine systematische Methode der Überwachung eines Pharmakons nach seiner Zulassung auf dem Markt ist eine unerläßliche Bedingung für eine schnelle Optimierung des Einsatzes einer Substanz.

Bevor ein Pharmakon vermarktet wird, muß eine Packungsbeilage für den behandelnden Arzt angefertigt werden. Dies ist ein Erfolg aus der Zusammenarbeit der FDA und der pharmazeutischen Industrie. Diese Beilage enthält gewöhnlich pharmakologische Basisinformation, aber auch essentielle klinische Informationen bezüglich anerkannter Indikationen, Kontraindikationen, Vorsichtsmaßnahmen, Warnungen, unerwünschter Wirkungen, gebräuchlicher Dosierungen und verfügbarer Formulierungen. Der Inhalt entsprechenden Werbematerials darf von diesen Informationen der Beilage nicht abweichen.

Arzneistoffentwicklung Abgesehen von Diskussionen um die Zulassungsverzögerung von Arzneistoffen (Kaitin et al.,1994) und von Situationen, in denen die Regierung in Entscheidungsprozesse der Medizin eingreift, sehen die meisten Ärzte keine Veranlassung, sich mit dem Entwicklungsprozeß von Arzneistoffen zu beschäftigen. Dennoch ist ein Verständnis dieses Prozesses notwendig, um das Nutzen-Risiko-Verhältnis eines Arzneistoffes abschätzen zu können und um die Grenzen der Interpretation von Daten zu kennen, die eine Effektivität und Sicherheit eines auf dem Markt befindlichen Pharmakons belegen sollen.

Wird ein Antrag auf ein IND gestellt und erreicht die Substanz ein Stadium, in dem sie am Menschen getestet wird, so sind seine pharmakokinetischen, pharmakodynamischen und toxischen Eigenschaften bereits in vitro und an verschiedenen Tierarten in Übereinstimmung mit den Bestimmungen und Richtlinien der FDA untersucht worden. Obwohl die Bedeutung vieler dieser Forderungen innerhalb der präklinischen Testungen eindeutig ist wie z. B. ein Screening auf Organtoxizität und eine Charakterisierung der dosisabhängigen Wirkung, ist die Bedeutung anderer Forderungen, besonders aufgrund bekannter Variationen zwischen verschiedenen Arten in ihrer Reaktion auf eine pharmakologische Substanz, umstritten. Auch wenn sich viele der präklinischen Untersuchungen nicht bewährt haben, einen beim Menschen zu erwartenden Effekt vorherzusagen, ist interessanterweise das Risiko, das durch diese indirekten Untersuchungen eines neuen Arzneistoffes entsteht, überraschend gering.

In den Vereinigten Staaten müssen Arzneimittelstudien am Menschen generell drei Phasen durchlaufen, die abgeschlossen sein müssen, bevor ein NDA zur Begutachtung bei der FDA zugelassen werden kann; dies ist in Abbildung 3.5 dargestellt. Obwohl die Abschätzung des von einer Substanz ausgehenden

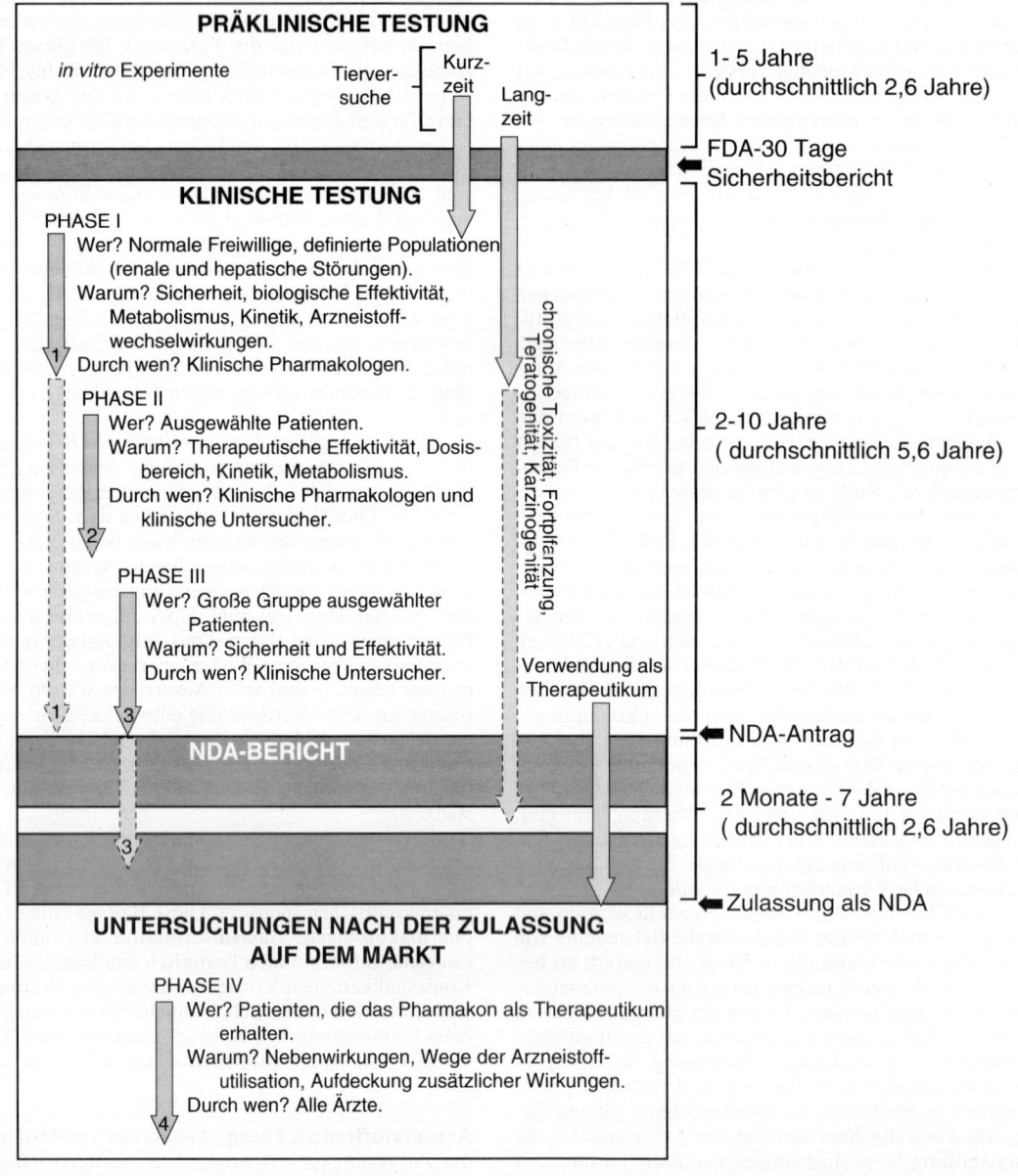

Abbildung 3.5 Die Phasen der Arzneistoffentwicklung in den Vereinigten Staaten (siehe Smith, 1978; Kaitlin et al., 1987; Young et al., 1988).

Risikos die Hauptintention solcher Studien darstellt, ist dies wesentlich schwieriger als eine Beurteilung der Arzneistoffeffektivität in bestimmten klinischen Situationen. Gewöhnlich erhalten ca. 500 - 3000 sorgfältig ausgesuchte Patienten während der Phase III einer klinischen Studie einen neuen Arzneistoff. Ungeachtet der möglichen und notwendigen Dauer einer Arzneitherapie in der Praxis, werden höchstens ein paar hundert Probanden über einen Zeitraum von mehr als drei bis sechs Monaten getestet. So werden in der Phase III einer klinischen Studie nur die eindeutigsten und naheliegendsten Risiken erfaßt, die ziemlich bald nach Behandlungsbeginn auftreten, sofern sie mit einer Wahrscheinlichkeit von weniger als 1/100 Behandlungen auftreten. Medizinisch bedeutende Risiken, die mit einer Wahrscheinlichkeit von 1/1000 Behandlungen auftreten, können bis zur endgültigen Freigabe auf dem Markt unentdeckt bleiben. Es ist somit wahrscheinlich, daß einige der Nebenwirkungen und auch nützliche Effekte eines Arzneistoffes erst im Verlauf einer breiten Anwendung entdeckt werden. Gleiches trifft noch vielmehr für die meisten Arzneiwirkungen bei Kindern und Feten zu, da experimentelle Studien an Kindern und Feten vor einer Zulassung auf dem Markt nur sehr zurückhaltend durchgeführt werden. Aus diesen Gründen haben viele Staaten (einschließlich den USA) systematische Methoden entwickelt, um die Wirkungen und Effekte der bereits auf dem Markt zugelassenen Arzneistoffe zu überwachen (McDevitt und Mac Donald, 1991; Kessler, 1993; siehe auch unten).

Zulassungsverfahren und Stufenplan in Deutschland (Anm. d. Hrsg.)

Arzneimittel nehmen im Gegensatz zu anderen Handelsgütern eine Sonderstellung ein, weil

- im allgemeinen der Arzt (seltener der Apotheker) über die Auswahl des beim Patienten anzuwendenden Arzneimittels (Präparates) entscheidet,
- in der Regel weder für den Patienten noch für den Arzt eine kurzfristige Beurteilung eines Medikamentes in seinem möglichen Nutzen oder Gefahrenpotential möglich ist,
- wegen der biologisch-individuellen Wirkung der Arzneimittel am Patienten sowohl die erwünschten als auch die unerwünschten Arzneimittelwirkungen (UAW) im Einzelfall schwer vorhersagbar und meist nur auf der Basis von Erkenntnissen über große Zahlen behandelter Patienten statistisch abschätzbar sind,
- das Risiko für den einzelnen Patienten sowohl bei mangelnder Wirksamkeit eines Medikaments als auch bei schwerwiegenden oder häufig auftretenden UAW zu groß wäre, als daß man es der Patientenerfahrung überlassen könnte, den Markt zu regulieren.

Daher hat der Staat in seinem Arzneimittelgesetz (AMG) den Vertrieb von Fertigarzneimitteln an eine Zulassung gebunden, die dem pharmazeutischen Unternehmer auf Antrag erteilt werden kann. Das Bundesinstitut für Arzneimittel und Medizinprodukte (BfArM) und das Paul-Ehrlich-Institut (PEI) beurteilen Anträge auf Zulassungsgenehmigung (Vor-Markt-Kontrolle) und überwachen den Markt, so daß nur Fertigarzneimittel mit einem vertretbaren Nutzen-Risiko-Verhältnis auf dem Markt bleiben (Nach-Markt-Kontrolle). Der formale Weg der Regulation von Arzneimitteln zur Risikominderung besteht in einem zweistufigen „Stufenplanverfahren".

Aufgrund der zunehmenden Vereinheitlichung des europäischen Arzneimittelmarktes ist die Bundesrepublik Deutschland in ihren Entscheidungen über Arzneimittel nur noch begrenzt unabhängig. Arzneimittelzulassungen werden teilweise im Zusammenwirken zwischen EU-Ländern erteilt. In diesen Fällen sind die Zulassungen einheitlich und können nur in einem Gemeinschaftsverfahren wieder geändert werden. Formaljuristisch verbindliche Entscheidungen trifft die europäische Kommission, die wissenschaftlich beraten wird durch den Arzneispezialitätenausschuß (Commitee for Proprietary Medicinal Products, CPMP), in dem für Arzneimittelangelegenheiten kompetente Delegierte der EU-Mitgliedstaaten, in der Regel insbesondere die Leiter der Arzneibehörden, und bei Bedarf weitere Experten vertreten sind. Die Organisation der CPMP-Sitzungen sowie die Steuerung der Arzneimittelzulassung und der Verfahren zur klinischen Sicherheit zugelassener Arzneimittel (sog. Pharmakovigilanz) ist Aufgabe der Europäischen Arzneimittelagentur in London (European Medicines Evaluation Agency, EMEA).

Die Arzneimittelzulassung in der Bundesrepublik Deutschland erfolgt auf der Grundlage schriftlicher Informationen zu pharmazeutischen, pharmakologisch-toxikologischen, klinischen und formalen Aspekten (in einem sog. Dossier). Bei der Zulassung eines Arzneimittels liegen einige hundert bis ca. zweitausend Berichte über behandelte Patienten vor, wobei die erforderliche Anzahl und die Behandlungsdauer von der Häufigkeit der Krankheit und ihrer Chronizität abhängen. Mit dem „Zulassungsbescheid" werden als „Zulassungsstatus" eines Arzneimittels die Zusammensetzung, das Herstellverfahren, die Beschriftung der Behältnisse und der Packung sowie die Gebrauchs- und die Fachinformation festgelegt. Mit den Zulassungsverfahren im EU-Rahmen gibt es erste Erfahrungen. Das nationale Verfahren gilt seit 1978 und wurde bisher auf ca. 30% der etwa 50 000 auf dem Markt befindlichen Arzneimittel angewandt. Der größere Teil unserer Arzneimittel „gilt" nur als zugelassen und wird auf Antrag schrittweise einem „Nachzulassungsverfahren" unterworfen.

Eine einmal erteilte Zulassung oder Registrierung kann in großen Teilen durch Anzeige oder auf begründeten Antrag in dem Sinne geändert werden, daß der Text der Produktionsinformation erweitert oder umformuliert wird. Die Aufnahme zusätzlicher Indikationen erfordert allerdings eine Neuzulassung.

Nach der Zulassung werden die Arzneimittel meist unter weniger gut definierten und kontrollierten Bedingungen angewendet als vor der Zulassung. Dabei können seltenere, bis dahin unbekannte UAW offenbar werden und die Häufigkeit der bekannten UAW sich als höher erweisen als bisher angenommen. Die wichtigste Erkenntnisgrundlage dafür sind Beobachtungen von UAW durch Ärzte, die gehalten sind, diese der Arzneimittelkommission der deutschen Ärzteschaft oder dem pharmazeutischen Unternehmer oder der Bundesoberbehörde mitzuteilen. Solche „Spontanmeldungen" (von denen das BfArM und das PEI derzeit insgesamt ca. 80 000 pro Jahr zu etwa gleichen Teilen aus dem In- und Ausland erhalten, das BfArM davon ca. 95%), aber auch klinische Studien nach der Zulassung (sog. Phase-IV-Studien) und in der Literatur publizierte Untersuchungen können die Bewertungsgrundlagen für ein Arzneimittel verändern, so daß dessen Zulassungsstatus dem Stand der wissenschaftlichen Erkenntnis angepaßt werden muß. Vom pharmazeutischen Unternehmer benannte „Stufenplanbeauftragte" sind für die systematische Sammlung der Informationen über mögliche von den Arzneimitteln ausgehende Gefahren und für die sich daraus ergebenden Konsequenzen verantwortlich. Den Bundesober- und Landesbehörden kommt dabei eine Aufsichtspflicht zu. Werden zu einem Arzneimittel Risikoaspekte bekannt, zu denen vom Hersteller noch keine ausreichenden Maßnahmen eingeleitet wurden, so eröffnet die Bundesoberbehörde das im § 63 des AMG festgelegte „Stufenplanverfahren" und informiert darüber andere Behörden, Fachkreise und Industrieverbände.

Haben die Risikoinformationen vorerst nur Hinweischarakter, so wird mit „Stufe I" des Verfahrens begonnen. Können die pharmazeutischen Unternehmer der Risikovermutung entweder in ihrer Erwiderung überzeugende Argumente entgegensetzen oder durch eigenes Handeln ausreichend Rechnung tragen, so wird das Stufenplanverfahren hier beendet. Andernfalls eröffnet die Bundesoberbehörde die „Stufe II" des Verfahrens, indem sie selbst konkrete Konsequenzen zur Risikominderung ankündigt und begründet und den pharmazeutischen Unternehmen Gelegenheit zur Stellungnahme gibt. Eingriffskriterium ist nach dem AMG der sog. „begründete Verdacht", daß Arzneimittel „bei bestimmungsgemäßem Gebrauch schädliche Wirkungen haben, die über ein nach den Erkenntnissen der medizinischen Wissenschaft vertretbares Maß hinausgehen".

Der Katalog möglicher Maßnahmen besteht in

- einfachen Änderungen der Produktionsinformation im Sinne der Aufnahme von Informationen zu neu bekanntgewordenen Risiken,
- der Anordnung bestimmter Herstellungsverfahren oder
- weiteren Untersuchungen zur Risikoabklärung,
- der vorübergehenden Aussetzung oder
- dem Widerruf der Zulassung.

Die Bundesoberbehörde ordnet die bei Einbeziehung aller Argumente aus der Diskussion von ihr für erforderlich gehaltenen Maßnahmen in einem Bescheid an. Hiergegen können die pharmazeutischen Unternehmer der Bundesoberbehörde gegenüber widersprechen und, bei Erfolglosigkeit des Widerspruchs, vor Gericht Klage erheben. Bei Arzneimitteln, die im Zusammenwirken von mehreren EU-Staaten zugelassen worden sind, wird über risikomindernde Maßnahmen in einem entsprechenden EU-Verfahren entschieden.

Quelle: Arzneiverordnungen; herausgegeben von den Mitgliedern der Arzneimittelkommission der deutschen Ärzteschaft, 18. Aufl. 1997.

UNERWÜNSCHTE WIRKUNGEN UND ARZNEISTOFFTOXIZITÄT

Jedes Pharmakon, so trivial seine therapeutische Wirkung auch sein mag, kann potentielle Schäden anrichten. Unerwünschte Wirkungen sind der Preis einer modernen Arzneitherapie. Obwohl es der FDA obliegt, sicherzustellen, daß Arzneistoffe sicher und effektiv sind, sind beide Begriffe nur relativ. Der angestrebte Nutzen jeder therapeutischen Entscheidung muß den potentiellen Risiken gegenübergestellt werden. Patienten sind sich mehr als Ärzte nicht darüber im klaren wie begrenzt die Möglichkeiten sind, selbst relativ gewöhnliche Risiken eines neuen Pharmakons während der Entwicklungsphase vor der Zulassung auf dem Markt zu definieren. Da die zu beurteilenden Pharmaka unter mehr oder weniger kontrollierten und gut definierten Umständen während der Arzneistoffentwicklung nur an ein paar tausend Probanden untersucht werden, können unerwünschte Effekte, die mit einer Häufigkeit von 1/1000 Patienten auftreten, bis zur Vermarktung unerkannt bleiben. Eine Überwachung der Arzneimittelanwendung nach Zulassung auf dem Markt ist daher unbedingt notwendig, um seltenere aber entscheidende Nebenwirkungen aufzudecken.

Auf dem Wirkmechanismus eines Pharmakons beruhende Nebenwirkungen (Ausweitung der zugrundliegenden pharmakologischen Wirkung eines Pharmakons) können durch präklinische und klinische Studien relativ leicht vorhergesagt werden. Für „idiosynkratische" Nebenwirkungen, die auf einer Wechselwirkung des Pharmakons mit individuellen Faktoren des Patienten basieren und die nicht mit der eigentlichen grundlegenden Wirkung des Pharmakons zusammenhängen, lassen sich Untersuchungen, anhand derer die Sicherheit eines Pharmakons sowohl in präklinischen als auch in klinischen Studien abgeschätzt werden soll, nur schwierig gestalten. Das relativ seltene Auftreten schwerer „idiosynkratischer" Reaktionen (z. B. schwere dermatologische, hämatologische und hepatische Schädigungen) kann anhand von epidemiologischen Untersuchungen abgeschätzt werden. Es ist außerdem klar, daß ein Populationsrisiko von 1/1000 nicht gleichmäßig über die Bevölkerung verteilt ist. Einige Patienten haben aufgrund individueller genetischer und durch die Umgebung vorgegebener Faktoren ein besonders hohes Risiko, während alle übrigen Mitglieder der Bevölkerung ein niedriges oder gar kein Risiko tragen. Im Gegensatz zu der menschlichen Heterogenität, die Grundlage für „idiosynkratische" Risiken ist, limitiert das standardisierte Vorgehen bei der Arzneistoffentwicklung, insbesondere der Versuch einer präklinischen Abschätzung von Arzneisicherheit anhand von gesunden Inzuchtstämmen in einer bestimmten Umgebung bei definierter Nahrungszufuhr und festgelegten vorhersagbaren Bedingungen, die Identifizierung derartiger idiosynkratischer Risiken beim Menschen. Ein Verständnis der genetischen und der durch die Umwelt bedingten Faktoren als Basis „idiosynkratischer" Ereignisse trägt mehr zu einer individuellen als zu einer auf die Gesamtbevölkerung bezogenen Risikoabschätzung und somit auch zu einer allumfassenderen Sicherheit einer Arzneitherapie bei.

Aufdeckung von Nebenwirkungen nach der Arzneistoffzulassung Es gibt mehrere Methoden zur Erfassung von Nebenwirkungen nach der Zulassung eines Pharmakons auf dem Arzneimittelmarkt, aber es kommt nach wie vor zu Diskussionen über die am besten geeignete und wirkungsvollste Methode. Formelle Methoden zur Abschätzung des Ausmaßes einer Arzneimittelnebenwirkung sind Follow-up- oder Kohortenstudien an Patienten, die ein Arzneimittel erhielten sowie Fall-Kontroll-Studien, in denen das Potential eines Arzneistoffes, bestimmte Erkrankungen auszulösen, ermittelt wird. Anhand von Kohortenstudien kann die Inzidenz, mit der eine Arzneimittelnebenwirkung auftritt, bestimmt werden. Seltene unerwünschte Effekte bleiben aufgrund praktischer Ursachen jedoch verborgen. Um im Vergleich zu Untersuchungen, die vor der Marktzulassung durchgeführt werden, entscheidende Vorteile zu haben, müssen in einer Kohortenstudie mindestens 10 000 Patienten mit einem Arzneistoff behandelt werden, um mit 95%iger Sicherheit einen Effekt aufzudecken, der mit einer Wahrscheinlichkeit von 1/3 300 auftritt. Ein derartiger Effekt kann jedoch nur dann mit einer entsprechenden Arzneimittelbehandlung in Zusammenhang gebracht werden, wenn er nicht spontan in einer Kontrollgruppe auftaucht. Taucht die Nebenwirkung zufällig in der Kontrollgruppe auf, müssen nachfolgend wesentlich mehr Patienten und Kontrollen untersucht werden, um das verwendete Pharmakon mit dieser Nebenwirkung in Verbindung bringen zu können (Strom und Tugwell, 1990). In Fallkontrollstudien können dagegen seltenere Arzneimittelnebenwirkungen aufgedeckt werden. Es kann jedoch schwierig sein, eine entsprechende Kontrollgruppe zusammenzustellen (Feinstein und Horwitz, 1988), und in einer Fallkontrollstudie kann auch nicht die Inzidenz einer Nebenwirkung ermittelt werden. Weiterhin muß bereits ein Verdacht gegen ein Arzneimittel vorliegen, Ursache für einen pathologischen Zustand zu sein, um mit der Durchführung einer Fallkontrollstudie beginnen zu können.

Die Auswirkungen von Arzneimittelnebenwirkungen eines auf dem Markt befindlichen Pharmakons sind schwierig zu bemessen. So wurde geschätzt, daß 3 - 5% aller Krankenhauseinweisungen aufgrund von Nebenwirkungen zustande kommen, das sind 300 000 Krankenhauseinweisungen pro Jahr in den Vereinigten Staaten. Wird ein Patient im Krankenhaus behandelt, so wird er mit einer Wahrscheinlichkeit von 30% an den Folgen einer Arzneimittelnebenwirkung leiden. Das Risiko für das Auftreten einer Nebenwirkung beträgt dabei für jede einzelne Pharmakotherapie 5%. Die Wahrscheinlichkeit für eine lebensbedrohliche Nebenwirkung beträgt für jeden stationär behandelten Patienten 3% und tritt mit einer Wahrscheinlichkeit von 0,4% bei jeder Arzneitherapie auf (Jick, 1984). Arzneimittelnebenwirkungen sind somit die häufigste Ursache für iatrogen verursachte Erkrankungen (Leape et al., 1991).

Aufgrund der Unzulänglichkeiten sowohl von Kohorten- als auch Fallkontrollstudien müssen andere Möglichkeiten zur Erfassung von Arzneimittelnebenwirkungen genutzt werden. Spontane Berichte über Nebenwirkungen haben sich als relativ effektive und frühe Hinweise auf mögliche unerwünschte Arzneimittelwirkungen herausgestellt. Es ist die einzige praktikable Möglichkeit, seltene Zwischenfälle, Nebenwirkungen, die erst nach einer langen Einnahmedauer auftreten, verzögert auftretende Nebenwirkungen sowie viele Arzneimittelwechselwirkungen aufzudecken. In den letzten Jahren sind beträchtliche Anstrengungen unternommen worden, um dieses Informationssystem zu verbessern (z.B. MEDWatch in den USA) (Kessler, 1993). Gegenüber einer gesetzlich vorgeschriebenen Meldepflicht wie sie in England, Kanada, Neuseeland, Dänemark und Schweden üblich, ist das auf Freiwilligkeit beruhende Meldesystem der Vereinten Staaten nur mangelhaft (Rogers et al., 1988). Die meisten Ärzte fühlen sich dazu verpflichtet, Arzneimittelnebenwirkungen zu diagnostizieren, aber nur die wenigsten melden diese. Viele Ärzte wissen gar nicht, daß es bei der FDA ein Meldesystem für Arzneimittelnebenwirkungen gibt, obwohl hierüber wiederholt in den wichtigsten medizinischen Fachzeitschriften berichtet wurde.

Die wichtigsten spontanen Meldungen betreffen ernsthafte Zwischenfälle, unabhängig davon, ob sie bereits beschrieben sind oder nicht. Meldungen über neu auf dem Markt zugelassene Arzneimittel (innerhalb der letzten drei Jahre) sind die entscheidendsten, auch wenn es dem Arzt nicht gelingt, einem speziellen Arzneimittel die ursächliche Rolle zuzuschreiben. Eine der wichtigsten Aufgaben dieses Meldesystems ist die Bereitstellung von frühen Warnsignalen unerwarteter Arzneimittelnebenwirkungen, die dann eingehender systematisch untersucht werden können. Dieses System liefert jedoch auch Informationen über Veränderungen der Ausprägung und der Häufigkeit von Arzneimittelnebenwirkungen, die aufgrund des regulären Alterungsprozesses der Bevölkerung auftreten, durch Veränderungen des eigentlichen Krankheitsprozesses verursacht sind oder aufgrund der Verschreibung eines neuen oder mehrerer Arzneimittel gleichzeitig entstehen. Die primären Informationsquellen für Berichte über Nebenwirkungen sind verantwortlich und wachsam arbeitende Ärzte; weitere potentielle und brauchbare Informationsquellen sind Schwestern, Apotheker und Medizinstudenten. Zusätzlich werden krankenhauseigene Apotheken, Interessengruppen verschiedener Therapieformen und qualitätssichernde Ausschüsse regelmäßig damit beauftragt, Nebenwirkungen bei stationär behandelten Patienten zu beobachten und zu erfassen. Die Berichte dieser Gruppen sind an die FDA weiterzuleiten. Die unkomplizierten Formulare für eine Meldung über Arzneimittelnebenwirkungen sind jetzt einfach bei der *Physicians' Desk Reference* und der *AMA Drug Evaluations* zu erhalten und werden mindestens einmal im Jahr im Rahmen des *FDA Drug Bulletin* an alle Ärzte verschickt. Formulare können auch 24 Stunden am Tag an allen sieben Tagen einer Woche telefonisch unter (800)-FDA-1088 angefordert werden (Kessler, 1993). Zusätzlich können Gesundheitsbeauftragte die pharmazeutische Industrie kontaktieren, die gesetzlich dazu verpflichtet ist, entsprechende Meldungen in Zusammenarbeit mit der FDA zu archivieren.

Spontanerfassung von unerwünschten Arzneimittelwirkungen in Deutschland (Anm. d. Hrsg.)

Schon Anfang der 60iger Jahre sammelte, analysierte und bewertete die Arzneimittelkommission der deutschen Ärzteschaft (AkdÄ) Verdachtsfälle zu unerwünschten Arzneimittelwirkungen (UAW). Heute sind nach dem Arzneimittelgesetz die beiden Bundesoberbehörden, das Bundesinstitut für Arzneimittel und Medizinprodukte (BfArM) und das Paul-Ehrlich-Institut (PEI), für die zentrale Erfassung von Nebenwirkungen, Interaktionen und Wechselwirkungen von Arzneimitteln verantwortlich.

Das Bundesministerium für Gesundheit (vorgesetztes Ministerium der beiden Bundesoberbehörden) erläßt eine allgemeine Verwaltungsvorschrift zur Beobachtung, Sammlung und Auswertung von Arzneimittelrisiken (Stufenplan) nach § 63 des Arzneimittelgesetzes. Zweck dieser allgemeinen Verwaltungsvorschrift ist die Regelung der Erfassung von Arzneimittelrisiken durch die zuständige Bundesbehörde und die Zusammenarbeit mit beteiligten Behörden, Stellen und der pharmazeutischen Industrie. Eine analoge Vereinbarung wird mit dem Paul-Ehrlich-Institut, zuständig für Arzneimittel aus dem Bereich Blut und Blutprodukte sowie Impfstoffe, angestrebt.

Der AkdÄ gehen jährlich etwa 1 900 Berichte direkt aus der Ärzteschaft zu. Sie werden von Ärzten gemeldet, denen sie bei ihrer Verordnungstätigkeit bekannt werden. Die eingehenden Verdachtsfälle zu den UAW werden in der Geschäftsstelle der AkdA besprochen und bearbeitet. Die Ärzte werden kurzfristig über den Eingang ihrer UAW-Berichte informiert. Schwerwiegende oder anderweitig bedeutende UAW werden einem Fachmitglied der AkdÄ zur Erarbeitung einer Stellungnahme vorgelegt, die dann an den berichtenden Arzt weitergeleitet wird.

Ein wichtiges Ziel ist in der Erhöhung der Meldefrequenz zu sehen. Zahlreiche Ärzte kommen ihrer Verpflichtung nach der Berufsordnung für die deutschen Ärzte – aus welchen Gründen auch immer – nicht nach.

Beide Bundesoberbehörden erhalten nicht nur von der AkdÄ Verdachtsfälle zu den UAW. Die größte Anzahl der Berichte erhalten sie über die pharmazeutischen Hersteller, die nach dem Arzneimittelgesetz verpflichtet sind, derartige Berichte bei den Ärzten in Klinik und Praxis aufzunehmen und weiterzugeben. Ärzte melden auch direkt an die beiden Bundesoberbehörden.

Auf der Grundlage einer Vereinbarung zwischen Bundesärztekammer und BfArM existiert eine gemeinsame Datenbank zu den UAW zwischen der AkdÄ und dem Bundesinstitut. Eine ähnliche Vereinbarung wird mit dem Paul-Ehrlich-Institut angestrebt. Die AkdÄ erhält alle dem Bundesinstitut zukommenden Verdachtsfälle zu den UAW in EDV-technischer Form und kann sie durch ein selbst erstelltes, innovatives und leistungsfähiges Datenverwaltungs und Rechercheprogramm (System Phoenix) auswerten

Ziele der Spontanerfassung von UAW Diese sind: die Erfassung von seltenen UAW, von Spätreaktionen sowie die Erfassung von Patienten mit besonderen Risiken und von Interaktionen. Die so gewonnenen Informationen dürfen jedoch nicht überbewertet werden, da es sich um eine explorative Auswertung handelt, die mögliche Zusammenhänge zwischen einem Arzneimittel und einer UAW aufzeigt. Die Methode des spontanen Meldesystems erlaubt es nicht, Inzidenzen zu berechnen. Jedoch kann man mit diesen Daten sogenannte Nebenwirkungsprofile, die den Vergleich des Nebenwirkungsspektrum von Wirkstoffen oder Wirkstoffgruppen ermöglichen, erstellen.

Nur ausnahmsweise kann eine strenge Kausalität zwischen der Anwendung eines Arzneimittels und einer UAW bewiesen werden. Das spontane Meldesystem dient eher als an Hypothesengenerator; die Hypothesen müssen anschließend durch klinische Studien bestätigt werden. Trotzdem handelt es sich bei der Spontanerfassung von UAW um ein sinnvolles und effektives System zur Früherkennung insbesondere von seltenen oder neuen UAW. So konnte die AkdÄ mit Hilfe dieses Meldesystem u.a. an der Entdeckung und Aufklärung zahlreicher Arzneimittelkrisiken mitwirken.

Qualitätssicherung der Arzneimitteltherapie Die AkdÄ kann die Ärzte auch zukünftig nur über neue und unerwartete UAW oder über die Zunahme bereits bekannter UAW informieren, wenn Ärzte der Verpflichtung gemäß der Berufsordung mit größerer Ernsthaftigkeit nachkommen. Neben der Auswertung eines jeden Falles spielt die Anzahl von Berichten im spontanen Meldesystem für die Erkennung von Trends eine wesentliche Rolle. Es muß der Ärzteschaft in Praxis und Klinik bewußt sein, daß das Berichten von UAW im Rahmen der Arzneimitteltherapie eine qualitätssichernde Maßnahme darstellt, die gleichzeitig auch unabdingbare Grundlage für die

> Vervollständigung unseres Wissens auf dem Gebiet der Arzneimittelsicherheit ist. Für die AkdÄ bleibt es die Verpflichtung, die Ärztschaft auch künftig über die aus diesen Berichten gewonnenen Erkenntnisse u.a. durch Publikation von Bekanntgaben und Mitteilungen im „Deutschen Ärzteblatt" oder durch das Informationsheft „Ärzneiverordnung in der Praxis" zu informieren.
>
> Quelle: Arzneiverordnungen; herausgegeben von den Mitgliedern der Arzneimittelkommission der deutschen Ärzteschaft, 18. Aufl. 1997.

FÜHRER DURCH DEN „THERAPEUTISCHEN DSCHUNGEL"

Eine Flut an neuen Arzneimitteln hat in den letzten Jahren zu einer entscheidenden Verbesserung von Therapiemöglichkeiten beigetragen. Aber es sind daraus auch zahlreiche Probleme gleichen Ausmaßes entstanden. Der Begriff „therapeutischer Dschungel" steht für die Ähnlichkeit einer überwältigenden Anzahl von Arzneistoffen, die durch die Nomenklatur entstandenen Verwirrungen und eine damit verbundene Unsicherheit über die Bedeutung vieler dieser Arzneistoffe. Eine Reduktion der auf dem Markt befindlichen verwandten Substanzen und Arzneistoffkombinationen und eine Verbesserung der Werbequalität sind wichtige Punkte, die zu einer Lichtung des „therapeutischen Dschungels" beitragen können. Ärzte können ebenfalls zu einer Verbesserung beitragen, indem sie, wann immer angebracht, sowohl im Unterricht als auch bei der praktischen Anwendung, anstelle der Markenbezeichnungen für Arzneimittel deren internationalen Freinamen verwenden. Aber auch eine entsprechend kritische Haltung gegenüber neuen Arzneistoffen sowie die Kenntnis und Beachtung pharmakologischer Information aus verläßlicher Quelle könnte hierzu beitragen. Am wichtigsten ist jedoch, daß der Umgang mit Arzneistoffen auf pharmakologischen Grundlagen basiert.

Arzneistoffnomenklatur Die Existenz mehrerer Namen für jede Wirksubstanz hat, selbst wenn die Anzahl der Namen auf ein Minimum reduziert wird, zu einer beklagenswerten und verwirrenden Situation der Arzneimittelnomenklatur geführt. Neben der rein formalen *chemischen* Bezeichnung erhält ein Arzneistoff durch die pharmazeutische Industrie gewöhnlich einen *Codenamen*. Erscheint ein Arzneistoff vielversprechend zu sein und plant ein pharmazeutisches Unternehmen diesen auf dem Markt einzuführen, so erhält er einen Namen, dessen Verwendung auf die Vereinigten Staaten beschränkt ist (*United States Adopted Name*, USAN). Dieser Name wird durch den USAN-Rat vergeben, der gemeinsam durch die American Medical Association, die American Pharmaceutical Association sowie die United States Pharmacopeial Convention Inc. finanziert wird. Dieser *von der Markenbezeichnung abweichende* Name wird häufig auch als *Generikum* bezeichnet. Dieses hat sich sehr stark eingebürgert, sollten jedoch korrekterweise gemäß der Definition für die Bezeichnung verschiedener Klassen pharmazeutischer Substanzen reserviert sein wie z. B. Sulfonamide oder Sympathomimetika. Ist das Pharmakon im *Arzneibuch der Vereinigten Staaten* zugelassen (United States Pharmacopeia; siehe unten), wird der USAN zum *offiziellen* Namen. Trotzdem kann sich bei älteren Arzneistoffen der Arzneistoffname und der offizielle Name voneinander unterscheiden. Weiterhin kann ein Arzneistoff von der pharmazeutischen Industrie mit einer *Markenbezeichnung* oder einem *Warenzeichen* benannt werden. Vermarkten mehrere Firmen diesen Arzneistoff, so kann er verschiedene Markenbezeichnungen tragen. Werden Kombinationspräparate dieses Arzneistoffs mit anderen Substanzen auf dem Markt angeboten, so kann jedes dieser Kombinationspräparate wiederum eine eigene Markenbezeichnung tragen.

> In Deutschland und Europa ist dies durch das Deutsche Arzneibuch (DAB 98), bzw. das Europäische Arzneibuch (EAB 98) geregelt. Arzneistoffnamen sind auch im Index Nominum, International Drug Directory 92/93, Medpharm Verlag, gelistet (Anm. d. Hrsg.).

Weltweit gibt es zunehmende Bestrebungen, gleichen pharmakologischen Substanzen möglichst gleiche Namen zu geben. Bei neuen Arzneistoffen wird in anderen Ländern gewöhnlich der USAN als Generikum übernommen, das trifft jedoch nicht für ältere Arzneistoffe zu. Internationale Übereinstimmungen für Arzneistoffnamen werden durch die WHO (World Health Organisation) sowie die zuständigen Gesundheitsorganisationen der kooperierenden Länder vermittelt.

Eine weitere Ursache für Verwirrung und Vieldeutigkeit ist die Bezeichnung der stereochemischen Anordnungen innerhalb des Arzneistoffnamens. Der Freiname enthält normalerweise (mit einigen Ausnahmen wie Levodopa und Dextroamphetamin) keinen Hinweis auf die Stereochemie der Substanz. Selbst der durch den USAN-Rat angegebene chemische Name ist häufig vieldeutig. Ärzte und andere medizinische Wissenschaftler kennen die Stereoisomerie von pharmakologischen Substanzen häufig nicht, und das wird auch so bleiben bis die Nomenklatur der Arzneistoffnamen Informationen über die Stereoisomerie enthält (Gal, 1988).

Der Freiname oder der offizielle Name sollten wann immer möglich verwendet werden. Das wurde in diesem Buch eingehalten. Die Verwendung des Freinamens ist eindeutig weniger verwirrend, wenn der Arzneistoff unter verschiedenen Markenbezeichnungen zu erhalten ist, und wenn der Freiname bereits die pharmakologische Klasse des Arzneimittels beschreibt.

Das Gesetz über den Preiswettbewerb bei Arzneistoffen und die Wahrung von Patentfristen aus dem Jahr 1984 (The Drug Price Competition and Patent Restoration Act of 1984) erlaubte mehrere Versionen des Generikums von Arzneistoffen mit Markenzeichen und einer Freigabe auf dem Markt. Verordnet der Arzt einen Arzneistoff, so stellt sich die Frage, ob der Freiname oder die Markenbezeichnung verwendet werden soll. Der Apotheker kann ein äquivalentes Präparat abgeben, solange der Arzt nicht angibt, daß kein äquivalenter Arzneistoff abgegeben werden soll oder er die herstellende pharmazeutische Firma auf dem Rezept angibt. In Anbetracht der oben diskutierten Argumente für eine individuellere Arzneimitteltherapie ist es verständlich, daß ein Arzt, der die Dosierung eines Arzneimittels für eine chronische Behandlung vorsichtig an die Bedürfnisse eines Patienten angepaßt hat, gerne auch über die Herkunft des Pharmakons, das der Patient erhalten soll, entscheiden möchte (Strom, 1987).

Abhängig von einigen Faktoren wie der Verwendungshäufigkeit von Arzneistoffen, die nur von einer pharmazeutischen Firma angeboten werden, der Sorgfalt, mit der ein Rezept ausgefüllt wird und der Handelsspanne des Apothekers, scheint es so, als ob die Einsparungen für die öffentlichen Arzneimittelkosten bei Verschreibung ausschließlich des billigsten Arzneistoffpräparates ungefähr 5% betragen (siehe Trout und Lee, 1981). Selbstverständlich können Einsparungen in individuellen Fällen wesentlich effektiver sein. Andererseits werden die niedrigeren Kosten von Generikapräparaten des Großhandels manchmal nicht auf den Verbraucher weitergegeben (Bloom et al., 1986). Viel wichtiger ist, daß bei einer Arzneimittelverschreibung die Verwendung des Generikums dazu führen kann, daß der Patient ein Präparat minderer Qualität oder mit einer unsichereren Bioverfügbarkeit erhalten kann. Das Ausbleiben eines therapeutischen Erfolges aufgrund einer verminderten Bioverfügbarkeit ist bereits beschrieben worden (Hendels et al., 1993). Um das zu vermeiden, hat die FDA Standards für die Bioverfügbarkeit erstellt und Information über die Austauschbarkeit von Arzneimitteln zusammengestellt. Diese werden jährlich veröffentlicht (*Approved Drug Products with Therapeutic Equivalence Evaluations*). Wegen möglicher Kosteneinsparungen für einen individuellen Patienten und für eine bessere Orientierung im „therapeutischen Dschungel", sollte der Freiname bzw. das Generikum bei der Verschreibung verwendet werden. Ausnahmen sollten Arzneistoffe mit einem niedrigen therapeutischen Index sein sowie auf dem Markt befindliche Substanzen, für die Unterschiede bezüglich ihrer Bioverfügbarkeit bekannt sind (Hendels et al., 1993).

Die Verwendung von Prototypen Es ist offensichtlich entscheidend für den Arzt, sich mit den pharmakologischen Eigenschaften eines Arzneimittels richtig vertraut zu machen bevor er die Substanz anwendet. Konsequenterweise wird es dem Patienten von Nutzen sein, wenn der Arzt den Versuch meidet, das für ein entsprechendes Therapieregime notwendige Pharmakon aus vielen verschiedenen Arzneistoffen auszuwählen. Der Bedarf an therapeutischen Substanzen, die ein Arzt benötigt, kann bei vollständiger Kenntnis über ein oder zwei Arzneistoffe aus einer therapeutischen Kategorie gedeckt werden. Es ist augenscheinlich, daß eine kleinere Anzahl an Arzneimitteln effektiver eingesetzt werden kann. Erfordert es die klinische Situation, daß ein Arzneistoff eingesetzt werden muß, den der Arzt nur selten verwendet, so sollte sie oder er sich verpflichtet fühlen, etwas über die Effekte dieser Substanz zu lernen, die Substanz mit großer Vorsicht anzuwenden und entsprechende Methoden für die Überwachung der pharmakologischen Effekte einzusetzen.

Aus didaktischen Gründen wird in diesem Buch die Verwirrung, die aus dem Durcheinander an ähnlichen Substanzen entsteht, reduziert, indem das Hauptaugenmerk auf den jeweiligen Prototyp der pharmakologischen Substanzklasse gelegt wird. Ein im Unterricht gut zu vermittelnder Prototyp einer Substanzklasse ist meistens die Substanz, die am wahrscheinlichsten im klinischen Alltag verwendet wird. Dieses trifft jedoch nicht immer zu. Ein bestimmter Arzneistoff kann Prototyp bleiben, auch wenn eine neue verwandte Substanz eine größere klinische Bedeutung hat, weil diese ursprüngliche Substanz häufig bekannter ist und die gesamte Substanzklasse besser repräsentiert.

Einstellung gegenüber neuen Arzneistoffen Eine vernünftige Einstellung gegenüber neuen Arzneistoffen ist in dem Sprichwort zusammengefaßt, das dem Arzt rät, niemals „der Erste zu sein, der ein neues Medikament verwendet, noch der Letzte, der ein Altes verwirft". Nur ein kleiner Anteil an neuen Arzneistoffe hat einen signifikanten therapeutischen Vorteil. Auf die begrenzte Verfügbarkeit von Information über die Toxizität und Effektivität eines Arzneistoffes zum Zeitpunkt seiner Zulassung wurde bereits oben nachdrücklich eingegangen. Dies gilt besonders bei einem Vergleich mit älteren Arzneistoffen aus der gleichen Substanzklasse. Trotzdem besteht, basierend auf den wichtigen Erfolgen der letzten 50 Jahre, die Verpflichtung, mit den entscheidenden Fortschritten der Pharmakothcrapic Schritt zu halten.

INFORMATIONSQUELLEN ÜBER ARZNEISTOFFE

Ärzte benötigen objektive, gut strukturierte und zusammengefaßte Informationen über Arzneistoffe. Unter den Informationsquellen befinden sich Lehrbücher der Pharmakologie und über pharmakologische Therapieprinzipien, führende medizinische Zeitschriften, Arzneistoffkompendien, fachbezogene Fortbildung sowie Werbetexte. Trotz dieser Fülle an Information bestehen Meinungsbildner darauf, daß die meisten praktisch tätigen Ärzte nicht dazu in der Lage sind, sich die objektiven und wertfreien Daten, die für eine rationale Therapie notwendig sind, herauszufiltern (Woosley, 1994).

Abhängig von ihrem Ziel und Umfang bieten pharmakologische Lehrbücher (in unterschiedlichem Ausmaß) Informationen über grundlegende pharmakologische Prinzipien, kritische Bewertungen nützlicher Klassen therapeutischer Substanzen sowie detaillierte Beschreibungen spezieller Arzneistoffe oder ihrer Prototypen, die als Bezugsstandard für die Bewertung neuer Arzneistoffe dienen. Zusätzlich wird die Pharmakodynamik mit pathophysiologischen Mechanismen korreliert. Therapiemöglichkeiten sind in praktisch jedem Lehrbuch der Medizin berücksichtigt, allerdings häufig nur sehr oberflächlich.

Die Informationsquelle, die am häufigsten von Ärzten genutzt wird, ist ein Überblick aus der Industrie, der *Physicians' Desk Reference* (PDR). Die Hersteller der auf dem Markt befindlichen Produkte unterstützen dieses Buch. Es enthält keine vergleichenden Daten über die Effektivität, Sicherheit oder Kosten von Arzneistoffen. Die Information ist identisch mit der Information auf den Beipackzetteln in den Arzneimittelpackungen, die sich hauptsächlich aus den Ergebnissen der Phase-III-Testung rekrutieren. Der hauptsächliche Wert dieser Informationen besteht somit darin, daß sie den Anwender über von der FDA zugelassene Indikationsbereiche informieren.

Es existieren allerdings noch verschiedene andere, kostengünstige und vorurteilsfreie Informationsquellen über die klinische Verwendung von Arzneimitteln, die dem von der Industrie unterstützten PDR vorgezogen werden sollten. Sie berücksichtigen alle, daß eine legitimierte ärztliche Verwendung eines Arzneimittels bei einem individuellen Patienten nicht durch die Informationen des von der FDA anerkannten Beipackzettels beschränkt ist. Das 1980 veröffentlichte Werk *United States Pharmacopeia Dispensing Information* (USPDI) erscheint in zwei verschiedenen Bänden. Der eine, *Drug Information for the Health Care Professional*, enthält Einzeldarstellungen der Arzneistoffe, einschließlich der entscheidenden, praktisch klinischen Informationen und trägt so zu einer Minimierung der Risiken und einer besseren Ausnutzung der Vorteile von Arzneistoffen bei. Monographien zu den Arzneistoffen werden von Mitarbeitern des USP entworfen und von beratenden Ausschüssen oder anderen Rezensenten korrigiert. Der Band *Advice for the Patient*, in Laiensprache verfaßt, soll in schriftlicher Form die mündlichen Erklärungen und Beschreibungen des Arztes für den Patienten noch einmal erklären und verständlich machen. Beide Bände werden regelmäßig veröffentlicht. *AMA Drug Evaluations* wurde von der Abteilung für Arzneistoffe der American Medical Association, unterstützt von der American Society for Clinical Pharmacology and Therapeutics, zusammengestellt. Es enthält allgemeine Informationen über die Verwendung von Arzneistoffen in speziellen Situationen (wie z. B. der Pädiatrie, der Geriatrie, bei einer renaler Insuffizienz usw.) und vermittelt übereinstimmende Meinungen über eine effektive klinische Verwendung therapeutischer Substanzen. *Facts and Comparisons* wird ebenfalls von pharmakologischen Organisationen verfaßt und erscheint monatlich. Die Information innerhalb einer Monographie über einen Arzneistoff ist in standardisierter Form dargestellt und enthält von der FDA anerkannte Informationen, die durch allgemeine Daten aus der biomedizinischen Litaratur ergänzt sind. Eine nützliche Besonderheit ist eine komprimierte Liste von Arzneimitteln mit einem „Kostenindex", einer Auflistung der durchschnittlichen Handelspreise für äquivalente Mengen ähnlicher oder identischer Arzneistoffe. Viele der erschienenen Bände erhält man auf Diskette oder auf CD-ROM für den Computer.

Industrielle Werbung in Form von zugesandten Broschüren, Werbung innerhalb von Zeitschriften, Aussendungen, professionellen Zusammenfassungen oder Stellungnahmen von verantwortlichen Personen oder Repräsentanten der pharmazeutischen Industrie soll mehr überzeugend als belehrend sein. Die pharmazeutische Industrie kann nicht, soll nicht und beabsichtigt auch nicht, die Verantwortung für die Fortbildung von Ärzten über die Verwendung von Arzneistoffen zu übernehmen.

Es werden regelmäßig über 1500 Zeitschriften in den Vereinigten Staaten veröffentlicht. Von zwei bis drei Dutzend Veröffentlichungen, von denen zusätzlich 70 000 Kopien existieren, werden die meisten jedoch kostenlos an Ärzte verschickt. Dies wird von der pharmazeutischen Industrie finanziert. Zusätzlich werden spezielle Beilagen in einigen kritisch rezensierten Zeitschriften ausschließlich von der jeweiligen pharmazeutischen Firma unterstützt, deren Produkte hauptsächlich vertreten und beschrieben werden. Objektive Zeitschriften, die nicht von der pharmazeutischen Industrie unterstützt werden sind das Journal *Clinical Pharmacology and Therapeutics*, das Originalartikel über die Wirkungen und Effekte von Arzneistoffen auf den Menschen enthält, und *Drugs*, das aktuelle Informationen über spezielle Arzneistoffe und Arzneistoffklassen veröffentlicht. Die Zeitschriften *New England Journal of Medicine, Annals of Internal Medicine, Journal of American Medical Association, Archives of Internal Medicine, British Medical Journal, Lancet* und *Postgraduate Medicine* veröffentlichen die neusten Berichte und Artikel über therapeutische Möglichkeiten. Die Zeitschrift *The Medical Letter* ist eine objektive Zusammenfassung wissenschaftlicher Berichte und Bewertungen der Sicherheit, Effektivität sowie des rationalen Einsatzes von Arzneistoffen in Form eines zweiwöchentlich erscheinenden Rundschreibens.

The United States Pharmacopeia (USP) und *The National Formulary* (NF) wurden als offizielle Kompendien durch das Bundesgesetz über Nahrungsmittel und Arzneistoffe von 1906 (Federal Food and Drug Act of 1906) anerkannt. Die zugelassenen therapeutischen Substanzen, die in den Vereinigten Staaten in der praktischen Medizin verwendet werden, werden in diesen Werken beschrieben und unter Berücksichtigung ihres Ursprungs, ihrer Chemie, ihren physikalischen Eigenschaften, der Untersuchungen auf Identität und Reinheit, ihrer Nachweismöglichkeiten und Aufbewahrungsbestimmungen näher erläutert. Beide dieser offiziellen Kompendien erscheinen nun auch in einem Band.

> In Deutschland sind das Deutsche Arzneibuch (DAB 98) und das Europäische Arzneibuch (EAB 98) anerkannt (Anm. d. Hrsg.).

LITERATUR

Bloom, B.S., Wierz, D.J., and Pauley, M.D. Cost and price of comparable branded and generic pharmaceuticals. *J.A.M.A.,* **1986,** *256:*2523-2530.

Carpene, C., Galitsky, J., Collon, P., Esclapez, F., Dauzats, M., and Lafontan, M. Desensitization of *beta*-1 and *beta*-2, but not *beta*-3, adrenoceptor-mediated lipolytic responses of adipocytes after long-term norepinephrine infusion. *J. Phamacol. Exp. Ther,* **1993,** *265:*237-247.

DiMasi, J.A., Seibring, M.A., and Lasagna, L. New drug development in the United States from 1963 to1992. *Clin. Pharmacol. Ther.,* **1994,** *55:*609-622.

Echt, D.S., Liebson, P.R., Mitchell, L.B., Peters, R.W., Obias-Manno, D., Barker, A.H., Arensberg, D., Baker, A., Friedman, L., Greene, H.L., Huther, M.L., and Richardson, D.W. Mortality and morbidity in patients receiving encainide, flecainide, or placebo. The Cardiac Arrhythmia Suppression Trial. *N. Engl. J. Med,* **1991,** *324:*781-788.

Feinstein, A.R. An additional basic science for clinical medicine. *Ann. Intern. Med.,* **1983,** *99:*393-397, 544-SS0, 705-712, 843-848.

Guyatt, G., Sackett, D., Taylor, D.W., Chong, J., Roberts, R., and Pugsley, S. Determining optimal therapy–randomized trials in individual patients. *N. Engl. J. Med.,* **1986,** *314:*889-892.

Jachuck, S.J., Brierley, H., Jachuck, S., and Wilcox, P.M. The effect of hypotensive drugs on the quality of life. *J.R. Coll. Cen. Pract.,* **1982,** *32:*103-105.

Kaitin, K.I., Manocchia, M., Seibring, M., and Lasagna, L. The new drug approvals of 1990, 1991, and 1992: trends in drug development. *J. Clin. Pharmacol.,* **1994,** *34:* 120-127.

Lambert, G.H., Flores, C., Schoeller, D.A., and Kotake, A.N. The effect of age, gender, and sexual maturation on the caffeine breath test. *Dev. Pharmacol. Ther.,* **1986,** *9:*375-388.

Leape, L.L., Brennan, T.A., Laird, N., Lawthers, A.G., Localio, A.R., Barnes, B.A., Hebert, L., Newhouse, J.P., Weiler, P.C., and Hiatt, H. The nature of adverse events in hospitalized patients. Results of the Harvard medical practice study. *N. Engl. J. Med.,* **1991,** *324:*377-384.

Lindenbaum, J., Rund, D.G., Butler, V.P., Tse-Eng, D., and Saha, J.R. Inactivation of digoxin by the gut flora: reversal by antibiotic therapy. *N. Engl. J. Med.,* **1981,** *305:*789-794.

Penno, M.B., and Vesell, E.S. Monogenic control of variations in antipyrine metabolite formation. *J. Clin. Invest.,* **1983,** *71:*1698-1709.

Rogers. A.S., Israel, E., Smith, C.R., Levine, D., McBean, A.M., Valente, C., and Faich, G. Physician knowledge, attitudes, and behavior related to reporting adverse drug events. *Arch. Intern. Med.,* **1988,** *148:* 1596-1600.

Young, F.E., Norris, J.A., Levitt, J.A., and Nightingale, S.L. The FDA's new procedures for the use of investigational drugs in treatment. *J.A.M.A.,* **1988,** *259:*2267-2270.

Monographien und Übersichtsartikel

Byar, D.P., Schoenfeld, D.A., Green, S.B., Amato, D.A., Davis, R., De Gruttola, V., Finkelstein, D.M., Gatsonis, C., Gelber, R.D., Lagakos, S., Leflkopoulou, M., Tsiatis, A.A., Zelen, M., Peto, J., Freedman, L.S., Gail, M., Simon, R., Ellenber, S.S., Anderson, J.R., Collins, R., Peto, R., and Peto, T. Design considerations for AIDS trials. *N. Engl. J. Med.,* **1990,** *323:*1343-1348.

Caron, M.G., and Lefkowitz, R.J. Catecholamine receptors: structure, function, and regulation. *Rec. Prog. Horm. Res.,* **1993,** *48:*277-290.

Collins, S., Caron, M.G., and Lefkowitz, R.J. From ligand binding to gene expression: new insights into the regulation of G-protein-coupled receptors. *Trends Biochem. Sci.,* **1992,** *17:*37-39.

Feinstein, A.R. *Clinical Judgment* revisited: the distraction of quantitative models. *Ann. Intern. Med.,* **1994,** *120:*799-805.

Feinstein, A.R., and Horwitz, R.I. Choosing cases and controls: the clinical epidemiology of "clinical investigation." *J. Clin. Invest.,* **1988,** *81:* 1-5

Gal, J. Stereoisomerism and drug nomenclature. *Clin. Pharmacol. Ther.,* 1988, *44:*251-253.

Guyatt, G.H., Feeny, D.H., and Patrick, D.L. Measuring health-related quality of life. *Ann. Int Med.,* **1993,** *118:*622-629.

Hendeles, L., Hockhaus, G., and Kazerounian, S. Generic and alternative brand-name pharmaceutical equivalents: select with caution. *Am. J. Hosp. Pharm.,* **1993,** *50:*323-329.

Jick, H. Adverse drug reactions: the magnitude of the problem. *J. Allergy Clin. Immunol.,* **1984,** *74:*555-557.

Kaitin, K.I., Richard, B.W., and Lasagna, L. Trends in drug development: the 1985-86 new drug approvals. *J. Clin. Pharmacol.,* **1987,** *27:*542-548.

Kessler, D.A. Introducing MEDWatch. A new approach to reporting medication and device adverse effects and product problems. *J.A.M.A.,* **1993,** *269:*2765-2768.

Koch-Weser, J. Serum drug concentrations as therapeutic guides. *N. Engl. J. Med.,* **1972,** *287:*227-231.

McDevitt, D.G. and MacDonald, T.M. Post-marketing drug surveillance—How far have we got? *Q. J. Med.,* **1991,** *78:*1-3.

Nelson, D.R., Kamataki, T., Waxman, D.J., Guengerich, F.P, Estabrook, R.W., Fegerelsen, R., Gonzalez, FJ., Coon, M.J., Gunsalus, I.C., Gotoh, O., Okuda, K., and Nebert, D. The P450 superfamily: update on new sequences, gene mapping, accession number, early trivial names of enzymes, and nomenclature. *DNA Cell Biol.,* **1993,** *12:*1-51.

Nowak. R. Problems in clinical trials go far beyond misconduct. *Science,* **1994,** *264:*1538-1541.

Passamani, E. Clinical trials—are they ethical? *N. Engl. J. Med.,* **1991,** *324:* 1589-1592.

Peck, C.C. Understanding consequences of concurrent therapies. *J.A.M.A.,* **1993,** *269:*1550-1552.

Smith, W.M. Drug choice in disease states. In, *Clinical Pharmacology: Basic Principles in Therapeutics,* 2nd ed. (Melmon, K.L., and Morelli, H.F., eds.) Macmillan Publishing Co., New York, **1978,** pp. 3-24.

Stolley, P.D. The hazards of misguided compassion. *Ann Intern. Med.,* **1993,** *118:*822-823.

Strom, B.L., and Tugwell, P. Pharmacoepidemiology: current status, prospects, and problems. *Ann. Intern. Med.,* **1990,** *113:* 179-181.

Temple, R. Trends in pharmaceutical development. *Drug Inf. J.,* **1993,** *27:*355-366.

Trout, M.E., and Lee, A.M. Generic substitution: a boon or a bane to the physician and the consumer? In, *Drug Therapeutics: Concepts for Physicians.* (Melmon, K.L., ed.) Elsevier North-Holland, Inc., New York, **1981.**

Woosley, R.L. Centers for education and research in therapeutics. *Clin. Pharmacol. Ther.,* **1994,** *55:*249-255

4 GRUNDLAGEN DER TOXIKOLOGIE UND BEHANDLUNG VON VERGIFTUNGEN

Curtis D. Klaassen

Chemische Substanzen, die zu Arzneistoffen entwickelt werden, müssen eine entsprechende Effektivität und Sicherheit haben. Unglücklicherweise haben jedoch auch alle chemischen Substanzen das Potential, unerwünschte Effekte auszulösen. So ist es bei der Entwicklung von Arzneistoffen notwendig, chemische Substanzen zu verwenden, bei denen zwischen der Dosierung, die für den erwünschten (therapeutischen) Effekt notwendig ist und der Dosierung, bei der bereits unerwünschte (toxische) Effekte zu erwarten sind, ein ausreichend großer Sicherheitsspielraum besteht. Für einige Arzneistoffe ist dieser Sicherheitsspielraum sehr klein, und manche Patienten nehmen absichtlich eine Substanz in einer Überdosierung ein. Entsprechend häufig sind toxische Wirkungen durch Arzneistoffe zu beobachten.

Der behandelnde Arzt muß sich folglich darüber im klaren sein, daß Symptome eines Patienten Folge einer Exposition mit chemischen Substanzen, einem Arzneistoff oder einer anderen Chemikalie sein können. In diesem Kapitel werden die Mechanismen, über die chemische Substanzen toxische Wirkungen entfalten, dargestellt und die hauptsächlichen Strategien zur Behandlung einer Vergiftung zusammengefaßt.

GRUNDLAGEN DER TOXIKOLOGIE

Die *Toxikologie* ist die Lehre von den schädlichen Wirkungen chemischer Substanzen auf den lebenden Organismus. Das Fachgebiet wird häufig in mehrere Subdisziplinen unterteilt. Der *deskriptive Toxikologe* führt toxikologische Untersuchungen (siehe unten) durch, um anhand der gewonnenen Information das Risiko einer chemischen Substanz für den Menschen und die Umwelt abschätzen zu können. Der *mechanistische Toxikologe* versucht, schädliche Wirkungen von Chemikalien auf den lebenden Organismus aufzudecken. Solche Untersuchungen sind wiederum notwendig für die Etablierung von Testverfahren, anhand derer ein eventuelles Risiko von chemischen Substanzen vorhergesagt werden kann. Außerdem sind sie hilfreich bei der Suche nach sicheren chemischen Substanzen und sind Grundlage für eine rationale Behandlung manifester Intoxikationen. Der *verordnende Toxikologe* urteilt darüber, welches Risiko für eine toxische Wirkung von einer chemischen Substanz ausgeht, und ob dies bei einem Einsatz als therapeutische Substanz tragbar ist.

Die Food and Drug Administration (FDA) reguliert den Umgang mit Arzneistoffen, Medizinprodukten, Kosmetika und Lebensmittelzusatzstoffen, die sich im zwischenstaatlichen Handel befinden. Bei Lebensmittelzusatzstoffen versucht die FDA Grenzen festzulegen, für die bei lebenslanger täglicher Aufnahme (*acceptable daily intake*, ADI) kein Risiko für schädliche Wirkungen besteht. Eine andere Behörde, die Environmental Protection Agency (EPA), erläßt Bestimmungen über Pestizide, toxische Chemikalien, gefährliche Abfälle und schädliche Verschmutzungen von Gewässern und Luft. Eine weitere Verwaltungseinrichtung, die Occupational Safety and Health Administration (OSHA), überwacht die Sicherheitsvorschriften, die vom Arbeitgeber bezüglich der Arbeitsbedingungen für Arbeitnehmer einzuhalten sind. Der Arbeitgeber ist dazu verpflichtet, die Konzentration jeder chemischen Substanz in der Luft unter einem entsprechenden Grenzwert (*threshold limit value*, TLV) zu halten. Die Consumer Products Safety Commission kontrolliert alle im Handel befindlichen Artikel, die für den Haushalt, in Schulen oder als Freizeitartikel gedacht sind ausgenommen der Produkte, die bereits den Bestimmungen der FDA und EPA unterliegen.

> In Deutschland wurden etliche Gesetze und Verordnungen erlassen, die den Umgang mit Chemikalien regeln.
> So existiert eine Berufskrankheitenverordnung (BeKV), die auf der Reichsversicherungsordnung (RVO) beruht, außerdem hat die Bundesregierung in der Gefahrstoffverordnung technische Regeln für Gefahrstoffe (TRGS) erlassen.
> Die *maximale Arbeitsplatzkonzentration* (MAK) gibt Grenzwerte äußerer Fremdstoffbelastungen in der Luft an, und die *biologischen Arbeitsstoff-Toleranzwerte* (BAT) regeln die Fremdstoffbelastungen in Harn und Blut.
> Für krebserzeugende und erbgutverändernde Arbeitsstoffe wurden *Technische Richtkonzentrationen* (TRK) erarbeitet. *Expositionsäquivalente für krebserzeugende Arbeitsstoffe* (EKA) geben an, welche innere Belastung sich bei ausschließlich inhalativer Stoffaufnahme ergeben würde.

Zwei spezialisierte Bereiche der Toxikologie sind besonders wichtig für die Medizin. Die *forensische Toxikologie* arbeitet mit analytischen Methoden, beschäftigt sich mit den Grundlagen der Toxikologie und betrachtet dabei hauptsächlich gerichtsmedizinische Aspekte von chemischen Substanzen. Der forensisch arbeitende Toxikologe beteiligt sich bei einigen Todesfällen an den Untersuchungen zur Todesursache. Innerhalb der *klinischen Toxikologie* werden Erkrankungen oder pathophysiologische Zustände untersucht, die durch toxische Substanzen verursacht werden oder eindeutig mit diesen in Verbindung gebracht werden müssen. Der klinische Toxikologe behandelt Patienten, die durch einen Arzneistoff oder andere Chemikalien vergiftet wurden und entwickelt neue Methoden für die Diagnose und Behandlung derartiger Intoxikationen.

Der Arzt muß zwischen Anzeichen und Symptomen einer Intoxikation unterscheiden, die durch Umweltgifte oder Medikamente verursacht wurden. Viele unerwünschte Effekte von Arzneimitteln ähneln in ihrer Symptomatik jedoch organischen Erkrankungen. Um derartige klinische Probleme zu erkennen und um sie entsprechend bewältigen zu können, müssen die Grundlagen der Toxikologie bekannt und verstanden sein.

DOSIS-WIRKUNGSBEZIEHUNGEN

Die Bewertung von Dosis-Wirkungs- oder Dosis-Effekt-Beziehungen hat für den Toxikologen entscheidende Bedeutung. Für ein einzelnes *Individuum* kann eine graduelle Dosis-Wirkungsbeziehung erstellt werden, während für die *Gesamtbevölkerung* Dosis-Häufigkeitsbeziehungen vorliegen (siehe Kapitel 3). Arzneistoffe in ansteigender Dosierung, nicht-kumulativ gegeben, induzieren mit zunehmender Dosis eine Reaktion ansteigenden Ausmaßes. In einer Dosis-Häufigkeitsbeziehung erhöht sich bei steigender Dosierung der prozentuale Anteil der Individuen, die eine Reaktion auf ein Pharmakon zeigen. Diese Beziehung beruht auf Häufigkeiten, da eine definierte Reaktion bei einer bestimmten Anzahl von Individuen entweder auftritt oder ausbleibt (siehe Abbildung 3-3). Derartige Dosis-Häufigkeitsbeziehungen sind sehr wichtig in der Toxikologie und werden verwendet, um die *mittlere letale Dosis* (LD_{50}) eines Arzneistoffes oder einer chemischen Substanz zu ermitteln.

Die LD_{50} wird experimentell ermittelt. Die zu untersuchende Substanz wird im letalen Dosisbereich in verschiedenen Dosierungen (gewöhnlich vier bis fünf) an Mäuse oder Ratten (oral oder intraperitoneal) gegeben (Abbildung 4.1, A). Um die gewonnenen Daten linear darzustellen, kann die Anzahl an reagierenden Tieren (Tod) als *Abweichung vom Mittelwert* bzw. als *Probits* (Probits ist eine Abkürzung für *probability units* = Wahrscheinlichkeits-Einheit) aufgetragen werden. Eine Probiteinheit ist ein Maß für die Abweichung vom Median. Der 50% Wert entspricht definitionsgemäß dem Probitwert 5, und da eine Probiteinheit der einfachen Standardabweichung entspricht, steht ein Probitwert von 4 für 16% und von 6 für 84% der untersuchten Individuen. Wird die Konzentration einer Substanz logarithmisch und die prozentuale Häufigkeit der reagierenden Individuen einer Gruppe in Probiteinheiten aufgetragen, so ergibt sich eine Gerade (Abbildung 4.1, B). Die LD_{50} entspricht nun der Dosierung der untersuchten Substanz, die eine Probiteinheit von 5 (50% Mortalität) ergibt. Die Steigung dieser Dosis-Wirkungsbeziehung ist ebenfalls von Bedeutung. Die LD_{50} der beiden in Abbildung 4.1 gewählten Substanzen ist die gleiche (10mg/kg). Die Steigungen der beiden Dosis-Wirkungs-Kurven sind jedoch sehr unterschiedlich. Bei einer Dosierung, die einer halben LD_{50} entspricht, würden bei Gabe von Substanz B weniger als 5% sterben, während bei Gabe von Substanz A bereits 30% der Tiere sterben.

Diese Häufigkeitsbeziehung oder auch Alles-oder-Nichts-Reaktion ist nicht begrenzt auf die Letalität. Wie bereits in Kapitel 3 dargestellt, können ähnliche Dosis-Wirkungs-Kurven für jeden Effekt einer chemischen Substanz erstellt werden.

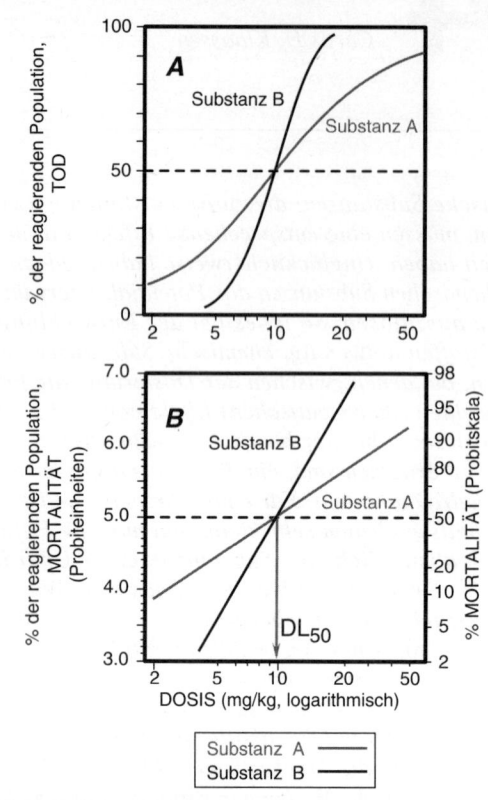

Abbildung 4.1 Dosis-Wirkungsbeziehung.
A. Die toxische Antwort auf eine chemische Substanz wird in mehreren Dosen innerhalb des letalen oder toxischen Intervalls gemessen. Der Wendepunkt der Kurve, der den Prozentanteil der auf eine Dosis reagierenden Population darstellt, ist die LD_{50}, oder die Konzentration des Medikaments, die für 50% der Population tödlich ist. **B.** Eine lineare Transformation der Daten von A wird erhalten, wenn der Logarithmus der angewandten Dosis gegen den Prozentsatz der getöteten Population in Probiteinheiten aufgetragen wird.

RISIKO

Es gibt deutliche Unterschiede in der LD_{50} verschiedener chemischer Substanzen. Einige haben bereits bei Dosierungen von einem Bruchteil eines Mikrogramms tödliche Folgen (LD_{50} für Botulinustoxin: 10 pg/kg); andere können dagegen in Dosierungen von mehreren Gramm oder darüber hinaus verhältnismäßig harmlos sein. Aus Gründen der Praktikabilität wird die Toxizität einer Substanz anhand der Substratmenge, die eingesetzt werden muß, um eine tödliche Wirkung zu erzielen, beurteilt. Trotzdem ist es oft nicht einfach, zwischen toxischen und nichttoxischen chemischen Substanzen zu unterscheiden. Paracelsus (1493-1541) bemerkte bereits: „Alle Substanzen sind Gifte, es gibt keine, die nicht giftig sind. Die entsprechende Dosierung macht den Unterschied zwischen einem Gift und einem Heilmittel aus." Obwohl die Bevölkerung vom Toxikologen eine Einteilung aller chemischer Substanzen in toxische oder nichttoxische Substanzen erwartet, ist dies nicht möglich. Von vorrangigem Interesse sollte nämlich das Risiko sein, mit dem die Einnahme einer chemischen Substanz verbunden ist. Soll das Risiko einer Substanz abgeschätzt werden, so müssen auch die schädlichen Effekte dieser Substanz berücksichtigt werden, die bereits schon bei vorgeschriebener Dosierung und Indikation auftreten. Abhängig von der Verwendung und der Verfügbarkeit einer chemischen Substanz im Organismus kann eine stark toxische Substanz letztendlich weniger schädlich sein als eine relativ gering toxische Substanz.

Potentielle Gefahren von chemischen Substanzen, die im Tierversuch als kanzerogen erkannt wurden, finden heutzutage besondere Beachtung. Bei den meisten dieser Substanzen ist nicht bekannt, ob sie auch beim Menschen ein Tumorwachstum induzieren können. Für die gesetzgebenden Behörden besteht bereits ein potentielles karzinogenes Risiko, wenn eine von drei Untersuchungen positiv ausfällt. Für Lebensmittelzusätze hat die FDA gesetzlich erzwungen (*delany amendment*), daß keine Substanz, die am Menschen oder an Versuchstieren karzinogen wirkt, in Lebensmitteln enthalten sein darf. Bei Arzneistoffen wägt die FDA zwischen dem relativen Risiko und den Vorteilen einer Substanz für den Patienten ab. So ist es unwahrscheinlich, daß die FDA einen Arzneistoff, der bei Versuchstieren Tumoren induziert hat, für den Einsatz bei einem relativ geringfügigen Leiden zulassen wird. Es ist jedoch möglich, daß die gleiche Substanz für die Behandlung ernsthafter Erkrankungen eine Zulassung erhält. So sind die meisten Chemotherapeutika, die zur Behandlung von onkologischen Erkrankungen eingesetzt werden, chemische Substanzen mit kanzerogener Wirkung.

Bestimmungen der EPA über in der Umwelt vorkommende kanzerogene Substanzen versuchen, die lebenslängliche Exposition mit einer chemischen Substanz soweit zu begrenzen, daß das Risiko einer onkologischen Erkrankung durch diese Substanz kleiner als 1/1 000 000 beträgt. Um eine tägliche tolerierbare Exposition für den Menschen zu ermitteln, werden anhand mathematischer Modelle durch Extrapolation aus den Dosierungen einer chemischen Substanz, die bei Tierversuchen (meist bei 20-30%) ein Tumorwachstum induzieren, die Dosierungen errechnet, die in nur einem von einer Million Fällen kanzerogen wirken. Dies sind vorsichtige Schätzungen, und sie werden als angemessener Schutz vor unkalkulierbar hohen Risiken durch Exposition mit potentiellen Karzinogenen angesehen.

Akute und chronische Exposition Effekte nach einer akuten Exposition mit einer chemischen Substanz unterscheiden sich häufig von den Effekten, die bei subakuter oder chronischer Exposition auftreten. Zu einer akuten Exposition kommt es, wenn eine Substanz in einer bestimmten Dosierung einmalig verabreicht wird. Eine chronische Exposition entsteht dagegen durch kleine Mengen einer Substanz über einen langen Zeitraum. Dies führt häufig zu einer allmählichen Akkumulation der Substanz im Organismus. Derartige *kumulative* toxische Wirkungen haben aufgrund der Exposition mit verschiedenen in geringer Konzentration in der Umwelt vorkommenden, natürlichen und synthetischen Substanzen eine zunehmende Bedeutung.

DAS SPEKTRUM UNERWÜNSCHTER EFFEKTE

Das Spektrum der durch chemische Substanzen ausgelösten unerwünschten Wirkungen kann sehr groß und schlecht zu definieren sein (siehe Abbildung 4.2). Als Therapeutikum induziert ein Arzneimittel typischerweise mehrere Effekte, von denen aber gewöhnlich nur einer den primären therapeutischen Absichten entspricht. Die meisten anderen Wirkungen werden bezüglich der therapeutischen Indikation als *unerwünschte Effekte* angesehen. *Nebenwirkungen* von Arzneistoffen wie z. B. ein trockener Mund bei Behandlung mit einem trizyklischen Antidepressivum sind nicht schädlich. Eine Einteilung *toxischer* Reaktionen anhand ihrer zugrunde liegenden Wirkmechanismen ist Voraussetzung, wenn derartige Reaktionen verhindert werden sollen und Grundlage für eine rationale und erfolgreiche Behandlung von toxischen Reaktionen.

Zusammenhang zwischen der chemischen Konformation und der toxischen Wirkung eines Arzneistoffes Die an den Patienten verabreichte Muttersubstanz hat häufig die entscheidende chemische Form, die für den erwünschten therapeutischen Effekt notwendig ist. Genauso kann auch die Toxizität eines Arzneistoffes auf den schädigenden Eigenschaften der Muttersubstanz beruhen. Die toxische Wirkung (genau wie die therapeutischen Effekte) eines Arzneistoffes und anderer chemischer Substanzen kann jedoch auch erst nach einer Umwandlung bzw. Metabolisierung durch Enzyme, Licht oder reaktive Sauerstoffradikale entstehen.

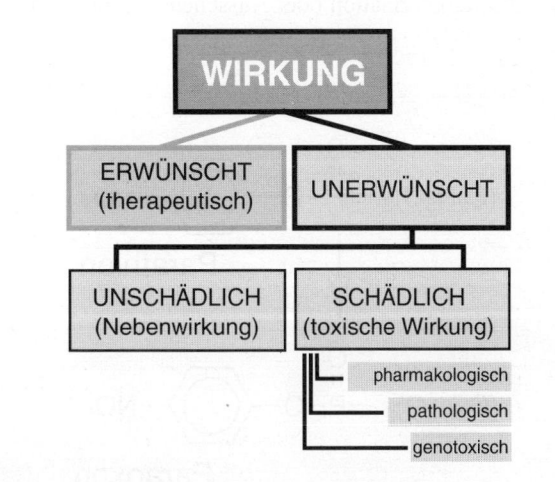

Abbildung 4.2 Klassifikation der Wirkung chemischer Substanzen.

Toxische Metaboliten Die Toxizität vieler chemischer Substanzen beruht auf ihren jeweiligen Metaboliten. Die meisten Insektizide aus der Klasse der Alkylphosphate werden durch das Cytochrom-P450-System zu ihren toxischen Metaboliten transformiert. So wird z. B. Parathion zu Paraoxon verstoffwechselt (siehe Abbildung 4.3). Paraoxon ist ein stabiler Metabolit, der an die Cholinesterase bindet und sie dadurch hemmt. Einige Metaboliten von Arzneimitteln sind chemisch instabil, sie werden als reaktive Intermediärsubstanzen bezeichnet. Ein Beispiel für eine toxische *reaktive Intermediärsubstanz* ist der Metabolit von Paracetamol (siehe Abbildung 4.4). Diese Substanz ist sehr reaktiv und bindet an nukleophile Substanzen wie Glutathion. Ist der zelluläre Glutathionvorrat erschöpft, dann bindet die Substanz an andere zelluläre Makromoleküle, der Mechanismus, über den Paracetamol Leberzellen schädigt. Sowohl Parathion als auch Paracetamol haben eine erhöhte toxische Wirkung unter gesteigerter Aktivität der P450-Enzyme wie z. B. nach Äthanol- oder Phenobarbitalexposition, da diese Enzyme für die Entstehung der toxischen Abbauprodukte verantwortlich sind (siehe Kapitel 1).

Toxische Reaktionen Die toxischen Wirkungen von Arzneimitteln können in pharmakologische, pathologische und genotoxische (Veränderung der DNA) Wirkungen eingeteilt werden. Ihr Auftreten bzw. ihre Intensität hängt, zumindestens über einen bestimmten Bereich, von ihrer Konzentration im Organismus ab. Ein Beispiel für eine pharmakologische Toxizität ist eine übermäßige Depression des zentralen Nervensystems (ZNS) durch Barbiturate. Ein Beispiel für eine pathologische Wirkung ist die Hepatotoxizität von Paracetamol. Die Induktion von Neoplasmen durch Stickstoff-Lost ist ein Beispiel für eine genotoxische Wirkung. Übersteigt die Konzentration einer chemischen Substanz im Gewebe nicht einen kritischen Grenzwert, dann ist die toxische Reaktion meist reversibel. Die pharmakologischen Wirkungen verschwinden gewöhnlich, wenn die Gewebekonzentration eines Arzneistoffes oder einer chemischen Substanz durch Biotransformation oder Ausscheidung aus dem Or-

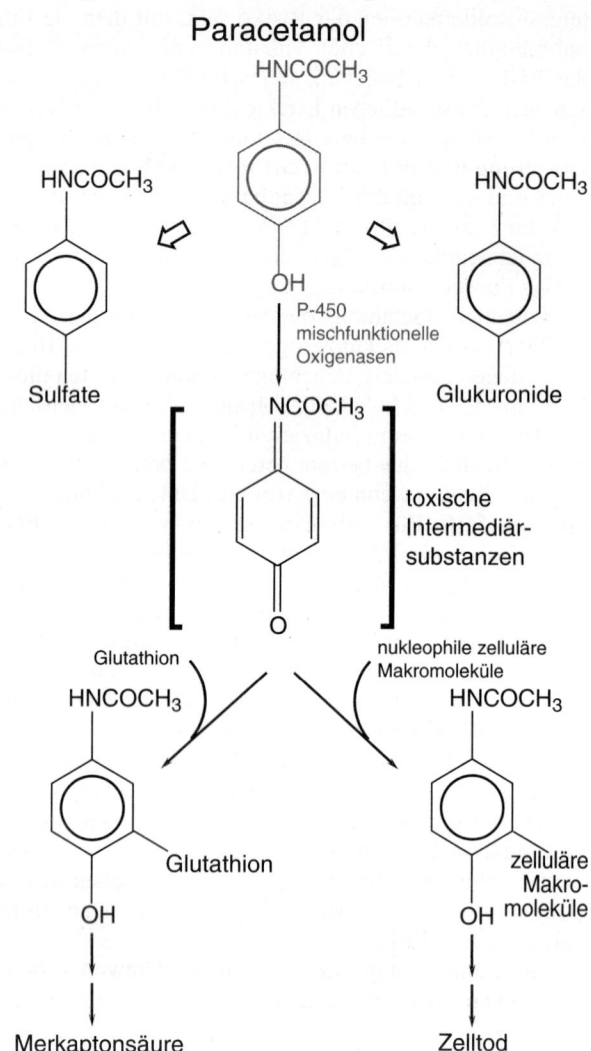

Abbildung 4.4 Metabolismus von Paracetamol.

ganismus absinkt. Pathologische oder genotoxische Effekte sind eventuell reversibel. Kommt es zu einer sehr ausgeprägten toxischen Reaktion, dann kann diese innerhalb kurzer Zeit den Tod des Organismus zur Folge haben. Wird eine subtile Schädigung der DNA nicht repariert, kann bei Versuchstieren in wenigen Monaten oder auch einigen Jahren und beim Menschen innerhalb eines Jahrzehnts oder länger ein Neoplasma auftreten.

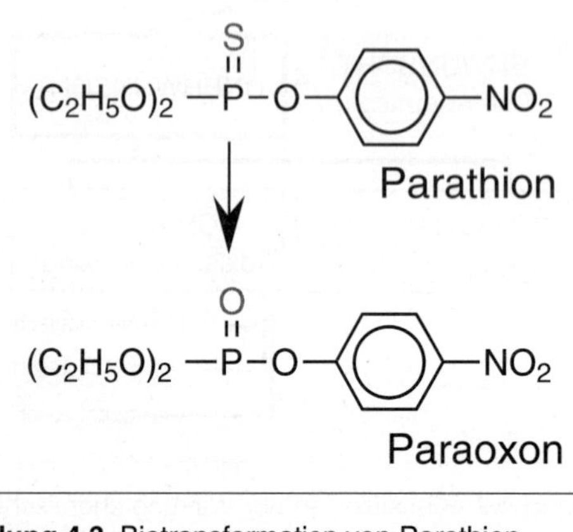

Phototoxische oder photoallergische Reaktionen Viele chemische Substanzen werden erst über enzymatische Reaktionen zu ihren toxischen Metaboliten umgewandelt. Einige Substanzen können durch ultraviolettes Licht und/oder sichtbare Strahlung in der Haut aktiviert werden. Bei der als Photoallergie bekannten Reaktion resorbiert ein Arzneistoff wie z. B. Sulfonamid Strahlung und wird dadurch zu einer Substanz umgewandelt, die ein größeres allergisches Potential hat als die ursprüngliche unveränderte Substanz. Das klinische Erscheinungsbild kann sich von einer akuten Urtikaria, die sich schon einige Minuten nach Exposition mit Sonnenlicht

Abbildung 4.3 Biotransformation von Parathion.

entwickeln kann, bis zu ekzematösen und papulösen Läsionen, die erst nach mindestens 24 Stunden auftreten, erstrecken. Im Gegensatz zu photoallergischen Reaktionen haben phototoxische Reaktionen keine immunologische Komponente. Arzneistoffe, die entweder lokal von der Haut resorbiert werden oder über den Systemkreislauf in die Haut gelangen, können dort potentielle Reaktionspartner photochemischer Reaktionen sein. Dies hat direkt entweder eine chemisch induzierte photosensitive Reaktion oder die Verstärkung physiologischer Wirkungen des Sonnenlichtes zur Folge. Tetrazykline, Sulfonamide, Chlorpromazin und Nalidixinsäure sind Beispiele für phototoxische Substanzen. Solange es nicht zu einer Sonnenlichtexposition kommt, sind diese Substanzen für die Haut unschädlich.

Reaktive Sauerstoffspezies Paraquat ist ein Herbizid, das eine schwere Schädigung des Lungengewebes verursachen kann. Paraquat selbst und seine Metaboliten sind jedoch nicht toxisch. Vielmehr kommt eine Toxizität durch reaktive Sauerstoffspezies zustande, die durch Reduktion von Paraquat und Übertragung eines Elektrons auf Sauerstoff entstehen (siehe Abbildung 4.5).

Lokale und systemische Toxizität Eine lokale Toxizität tritt an der Stelle auf, an der die toxische Substanz mit dem biologischen System zum ersten Mal in Kontakt tritt. Lokal schädigende Wirkungen können durch Ingestion einer ätzenden oder Inhalation einer reizenden Substanz entstehen. Eine systemische Toxizität setzt die Resorption und Verteilung der toxischen Substanz voraus. Die meisten Substanzen, mit Ausnahme von hochreaktiven Chemikalien, verursachen systemische toxische Wirkungen. Lokale bzw. systemische Wirkungen schließen sich jedoch nicht gegenseitig aus. Tetraethylblei z. B. verursacht bei Hautkontakt schwere dermale Gewebeschäden und hat nach Resorption in den Systemkreislauf toxische Wirkungen auf das ZNS.

Die meisten systemisch wirkenden toxischen Substanzen schädigen vorwiegend nur ein oder wenige Organe. Das betroffene Organ ist dabei nicht notwendigerweise das Organ, in dem die Substanz akkumuliert. Blei wird z. B. im Knochen abgelagert, seine hauptsächlich toxische Wirkung hat es jedoch auf Weichteilgewebe. DDT (Chlorphenotan) reichert sich im Fettgewebe an, ohne es zu schädigen.

Das ZNS ist bei einer systemischen Toxizität regelmäßig mit betroffen, da viele Substanzen, die andernorts entscheidende Reaktionen hervorrufen, meist auch das Gehirn beeinträchtigen. Die danach am häufigsten betroffenen Organsysteme bei systemischer Toxizität sind Blut und hämatopoetisches System, viszerale Organe wie Leber, Niere und Lunge aber auch die Haut. Die Muskulatur und das Knochengewebe sind weniger häufig involviert. Bei Substanzen, die hauptsächlich eine lokale Reaktion auslösen, hängt die Häufigkeit beteiligter Organe entscheidend von der Eintrittspforte ab (Haut, Gastrointestinaltrakt, Respirationstrakt).

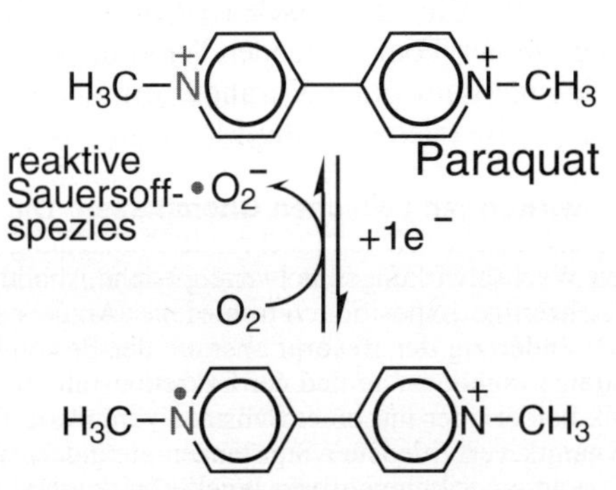

Reversible und irreversible toxische Wirkungen Die Wirkung eines Arzneistoffes auf den Menschen sollte wenn möglich immer reversibel sein. Ansonsten hätte die Substanz eine toxische Wirkung, die verhindert werden muß. Schädigt eine chemische Substanz ein Gewebe, so wird es entscheidend von der Regenerationskapazität des Gewebes abhängig sein, ob die Wirkung dieser Substanz reversibel ist oder nicht. Schädigende Wirkungen auf ein Gewebe wie die Leber, die eine große Regenerationskapazität hat, sind gewöhnlich reversibel. Schäden am ZNS sind weitestgehend irreversibel, da sich die hoch differenzierten Neuronen des Gehirns nicht teilen und regenerieren können.

Verzögerte Toxizität Die meisten toxischen Effekte von Arzneistoffen treten innerhalb einer vorhersagbaren Zeitspanne (gewöhnlich kurz) nach ihrer Verabreichung auf. Das ist allerdings nicht immer der Fall. So kann z. B. eine durch Chloramphenicol induzierte aplastische Anämie noch mehrere Wochen nach Absetzen der Substanz auftreten. Karzinogene Effekte nach Exposition mit einer entsprechenden chemischen Substanz treten gewöhnlich mit einer langen Latenzzeit auf, und es können 20 bis 30 Jahre vergehen, bevor ein Tumor diagnostiziert werden kann. Derartig verzögerte Wirkungen können während einer angemessenen initialen Untersuchung und Testung von Arzneistoffen nicht ausreichend erfaßt werden. Es besteht daher ein dringender Bedarf an verläßlichen Untersuchungen und kurzdauernden Tests, anhand derer toxikologische Effekte und systematische Überlebensraten für Langzeiteffekte zugelassener Arzneistoffe und anderer Chemikalien vorhergesagt werden können (siehe Kapitel 3).

Chemische Kanzerogene Chemische Kanzerogene können in zwei Klassen eingeteilt werden, *genotoxische* Substanzen und *nicht-genotoxische* Substanzen. Im Gegensatz zu nicht-genotoxischen Kanzerogenen interagieren genotoxische Kanzerogene mit der DNA. Die chemische Kanzerogenese ist ein mehrstufiger Prozeß. Die meisten genotoxischen Kanzerogene sind selbst nicht reaktiv (*Prokanzerogene* oder *Folgekanzerogene*), werden aber im Organismus zu den eigentlich kanzerogen wirkenden Substanzen verstoffwechselt (*primary* oder *ultimate carcinogenes*). Über Cytochrom-P450-abhängige Monooxygenasen des endoplasmatischen Retikulums wird das Prokanzerogen häufig zu reaktiven elektrophilen Intermediärsubstanzen verstoffwechselt. Die Interaktion dieser reaktiven Intermediärsubstanzen mit nukleophilen Bereichen der DNA kann eine Mutation hervorrufen. Derartige Interaktionen einer kanzerogen wirkenden Substanz mit der DNA einer Zelle können der initiale Schritt der chemischen Kanzerogenese sein. Sind Mechanismen der DNA-Reparatur intakt, dann kann das ursprüngliche DNA-Molekül wiederhergestellt werden. Wenn nicht, so kann die transformierte Zelle durch ungehemmtes Wachstum zu einem Tumor heranwachsen und klinisch symptomatisch werden.

Durch nicht-genotoxische Kanzerogene, auch Promotoren genannt, wird keine Tumorgenese induziert. Diese Substanzen potenzieren jedoch den Effekt von genotoxischen Kanzerogenen. Unter Promotion versteht man die Initiierung von Wachstum und Entwicklung sogenannter schlafender oder latenter Tumorzellen. Die Zeitspanne von der Initiierung bis zur Entstehung eines Tumors hängt vermutlich von dem Vorhandensein derartiger Promotoren ab. Die Latenzzeit vieler Tumoren beträgt 15 bis 45 Jahre. Um zu untersuchen, ob eine chemische Substanz po-

Abbildung 4.5 Biotransformation von Paraquat.

tentiell eine kanzerogene Wirkung auf den Menschen ausübt, werden zwei unterschiedliche Testverfahren durchgeführt. Da viele Kanzerogene auch Mutagene sind, wird untersucht, ob eine chemische Substanz ein mutagenes Potential hat. Derartige Untersuchungen werden meistens unter *in vitro* Bedingungen durchgeführt wie z. B. der Ames-Test an *Salmonella typhimurium* (Ames et al., 1975). Dieser Test kann innerhalb weniger Tage durchgeführt werden, und es können genotoxische Substanzen, aber keine Promotoren aufgedeckt werden. In anderen Untersuchungen werden Versuchstiere (Ratten und Mäuse) während ihrer gesamten Lebenszeit mit chemischen Substanzen in hoher Dosierungen gefüttert. Anschließend werden an jedem Tier aus Autopsien histopathologische Untersuchungen durchgeführt. Die Inzidenz von Tumoren bei Kontrolltieren und den Tieren, die mit einer entsprechenden Substanz gefüttert wurden, werden miteinander verglichen, um zu erkennen, ob eine Substanz die Inzidenz für Tumoren erhöht. In einer derartigen Untersuchung können sowohl potentielle Promotoren als auch potentiell genotoxische Substanzen entdeckt werden.

Allergische Reaktionen Eine durch *chemische Substanzen ausgelöste Allergie* ist eine Nebenwirkung, die einer vorausgegangenen Sensibilisierung durch ein spezielles oder auch nur strukturell ähnliches chemisches Agens bedarf. Derartige Reaktionen werden über das Immunsystem vermittelt und häufig mit den Begriffen *Hypersensitivität* und *Arzneimittelallergie* beschrieben.

Niedermolekulare chemische Substanzen oder ihre Metaboliten agieren häufig als Haptene, binden an endogene Proteine und werden so zu antigen wirksamen Komplexen. Diese Antigene induzieren gewöhnlich mit einer Latenz von mindestens ein bis zwei Wochen die Synthese von Antikörpern. Bei einem erneuten Kontakt der Substanz mit dem Organismus kommt es zu einer Antigen-Antikörper-Reaktion, die die typischen klinischen Zeichen einer Allergie hervorruft.

Allergische Reaktionen sind, basierend auf den beteiligten immunologischen Mechanismen, in vier grundlegende Reaktionstypen aufgeteilt worden (Coombs und Gell, 1975). Die Typ-I- oder anaphylaktische Reaktion wird beim Menschen durch Antikörper der Klasse IgE vermittelt. Das Fc-Ende des IgE-Moleküls bindet an Rezeptoren von Mastzellen und basophilen Granulozyten. Bindet der Fab-Teil des Antikörpermoleküls dann ein Antigen, so kommt es zur Freisetzung verschiedener Mediatoren (Histamin, Leukotriene, Prostaglandine), über die eine Vasodilatation, eine Ödembildung und verschiedene Entzündungsprozesse ausgelöst werden können. Die allergische Reaktion vom Typ-I läuft hauptsächlich in Geweben des Gastrointestinaltrakts (Lebensmittelallergien), der Haut (Urtikaria und atopisches Ekzem) und den Gefäßen (anaphylaktischer Schock) ab. Dieser immunologische Reaktionstyp läuft bei erneutem Kontakt mit einem Antigen, gegen das der Organismus im voraus sensibilisiert wurde, sehr schnell ab und wird als *Reaktion vom Soforttyp* bezeichnet.

Allergische Reaktionen vom Typ-II oder zytolytische Reaktionen werden sowohl durch IgG-als auch durch IgM-Antikörper vermittelt und zeichnen sich gewöhnlich durch eine Aktivierung des Komplementsystems aus. Von diesen Reaktionen sind hauptsächlich Zellen des Kreislaufsystems betroffen. Beispiele für eine allergische Reaktion vom Typ-II sind eine durch Penicillin ausgelöste hämolytische Anämie, eine durch Methyldopa induzierte autoimmunologische hämolytische Anämie, eine durch Chinidin ausgelöste thrombozytopenische Purpura, eine sulfonamidinduzierte Granulozytopenie und ein durch Hydralazin oder Procainamid ausgelöster Lupus erythematodes. Glücklicherweise sind all diese pathologischen Zustände nach Absetzen der auslösenden Substanz reversibel.

Typ-III- oder Arthus-Reaktionen werden hauptsächlich durch IgG vermittelt. Der Reaktionsmechanismus besteht aus einer Komplexbildung zwischen Antigen und Antikörper mit einer konsekutiven Aktivierung des Komplementsystems. Die Komplexe werden am Gefäßendothel abgelagert, wo dann ein destruierender Entzündungsprozeß, die *Serumkrankheit*, abläuft. Dieser Mechanismus unterscheidet sich insofern von der Typ-II-Reaktion, als daß hierbei der Entzündungsprozeß durch Antikörper gegen Gewebeantigene induziert wird. Zu den klinischen Symptomen der Serumkrankheit gehören urtikarielle Hauterscheinungen, Arthralgien oder auch Arthritiden, eine Lymphadenopathie und Fieber. Diese klinischen Zeichen halten über sechs bis zwölf Tage an und verschwinden nach Absetzen der auslösenden Substanz. Zahlreiche Arzneistoffe wie Sulfonamide, Penicilline, bestimmte Antikonvulsiva und Jodide können eine Serumkrankheit auslösen. Das Stevens-Johnson Syndrom, das durch Sulfonamide verursacht werden kann, ist eine wesentlich gefährlichere Form der Immunvaskulitiden. Zu den Symptomen dieser allergischen Reaktionen gehören das Erythema multiforme, Arthritis, Nephritis, ZNS Erkrankungen und auch eine Myokarditis.

Die Typ-IV-Reaktion oder Hypersensitivitätsreaktion vom verzögerten Typ wird durch sensibilisierte T-Lymphozyten und Makrophagen vermittelt. Haben die sensibilisierten Zellen Kontakt mit dem entsprechenden Antigen, so wird durch Synthese und Freisetzung von Lymphokinen eine Ansammlung neutrophiler Granulozyten und Makrophagen induziert und eine Entzündungsreaktion ausgelöst. Beispiel für eine Typ-IV-Reaktion oder Hypersensitivität vom verzögerten Typ ist eine durch das Gift des Efeu ausgelöste Kontaktdermatitis.

Idiosynkratische Reaktionen (angeborene Überempfindlichkeitsreaktionen) *Idiosynkrasie* ist definiert als eine abnorme, genetisch determinierte Reaktion des Organismus auf chemische Substanzen. Die zu beobachtenden Auswirkungen sind bei allen betroffenen Individuen qualitativ ähnlich. Eine idiosynkratische Reaktion kann extrem sensitiv für niedrige Dosierungen oder extrem insensitiv gegenüber hohen Dosierungen einer Substanz sein. Unter der schwarzen Bevölkerung entwickeln z. B. viele männliche Individuen (ungefähr 10%) eine schwere hämolytische Anämie bei Einnahme von Primaquin. Diese Individuen haben einen Defekt der erythrozytären Glukose-6-phosphat-Dehydrogenase (siehe Kapitel 40). Eine genetisch determinierte Resistenz gegenüber der antikoagulierenden Wirkung von Warfarin beruht dagegen auf einer Veränderung der Vitamin K Epoxidreduktase (siehe Kapitel 54).

Wechselwirkungen zwischen Chemikalien Die Existenz zahlloser chemischer Noxen macht eine Betrachtung ihrer potentiellen Wechselwirkungen notwendig (siehe Abbildung 4.6). Eine gleichzeitige Exposition verschiedener Arzneistoffe kann durch Veränderung der Resorptionsrate, der Proteinbindung, der Biotransformationsrate und der Exkretionsrate die Pharmakokinetik beider oder nur einer Substanz verändern. Die Pharmakodynamik verschiedener Substanzen verändert sich dagegen aufgrund einer kompetitiven Wechselwirkung verschiedener Substanzen am Rezeptor. So wird z. B. Atropin bei der Behandlung einer Alkylphosphatvergiftung verwendet, da es cho-

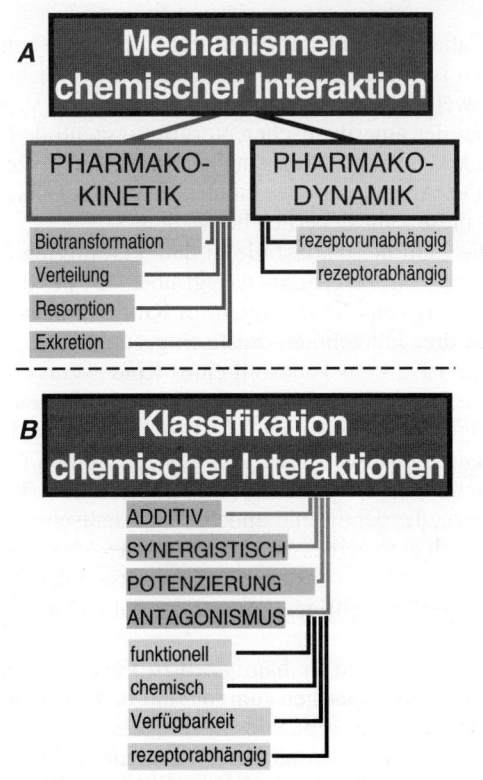

Abbildung 4.6 Mechanismen und Klassifikation chemischer Wechselwirkungen.

linerge muskarinische Rezeptoren blockiert. Eine übermäßige Stimulation dieser Rezeptoren durch Acetylcholin nach Hemmung der Acetylcholinesteraseaktivität durch das Insektizid wird dadurch verhindert. Haben jedoch zwei Arzneistoffe verschiedene Wirkmechanismen, so kann es auch zu rezeptorunabhängigen pharmakodynamischen Arzneistoffwechselwirkungen kommen. So kann es z. B. bei gleichzeitiger Gabe von Acetylsalicylsäure und Heparin zu unerwarteten Blutungskomplikationen kommen. Das Ausmaß einer Reaktion bei gleichzeitiger Anwendung zweier Arzneistoffe kann somit gleich, größer oder weniger als die Summe beider individueller Reaktionen sein.

Es gibt zahlreiche Begriffe, die pharmakologische und toxikologische Wechselwirkungen beschreiben (siehe Abbildung 4.6). Eine *additive* Wirkung besagt, daß die Wirkung bei gleichzeitiger Gabe von zwei Substanzen gleich der Summe der Wirkungen ist, die bei der Gabe jeder Substanz einzeln erreicht wird. Eine additive Wirkung kommt am häufigsten vor. Von einer *synergistischen* Wirkung wird gesprochen, wenn die Wirkung bei gleichzeitiger Gabe zweier Substanzen größer ist als die Summe der Einzelwirkungen bei Gabe jeder einzelnen Substanz. So haben z. B. Tetrachlorkohlenstoff und Äthanol, die beide hepatotoxisch sind, bei gleichzeitiger Anwendung eine wesentlich stärkere Leberzellschädigung zur Folge als aufgrund einer rein rechnerischen Summation ihrer individuellen toxischen Effekte zu erwarten wäre. Wird die Wirkung einer toxischen Substanz bei simultaner Anwendung mit einer nichttoxischen Substanz verstärkt, so spricht man von einer *Potenzierung*. Isopropanol alleine verabreicht ist nicht hepatotoxisch. Die Substanz trägt jedoch zu einer beträchtlichen Steigerung der hepatotoxischen Wirkung von Tetrachlorkohlenstoff bei. *Antagonismus* beschreibt die hemmende Wirkung einer chemischen Substanz auf die Wirkung einer anderen. Antagonistisch wirkende Substanzen werden häufig als Antidot verwendet. Zu einem *funktionellen* oder *physiologischen Antagonismus* kommt es, wenn zwei Substanzen auf den selben physiologischen Mechanismus entgegengesetzte Auswirkungen haben. Dieses Prinzip wird z. B. bei schweren Intoxikationen, die durch eine deutliche Hypotension charakterisiert sind, angewandt. Zur Aufrechterhaltung der Durchblutung vitaler Organe wird in diesen Fällen Dopamin intravenös verabreicht. *Chemischer Antagonismus* oder Inaktivierung ist eine Reaktion zwischen zwei Chemikalien, bei der es zu einer Neutralisation ihrer Wirkungen kommt. So kann z. B. Dimercaprol (BAL) einen Chelatkomplex mit verschiedenen Metallionen bilden und so deren Toxizität senken (siehe Kapitel 66). Ein weiterer antagonistischer Effekt kann aufgrund einer veränderten Verfügbarkeit einer Substanz (durch Veränderung der Resorption, Biotransformation, Verteilung oder Exkretion) entstehen, so daß weniger Substanzmenge das entsprechende Zielorgan erreicht oder sein Verbleiben dort reduziert ist (siehe unten). Ein *Antagonismus* am *Rezeptor* einer chemischen Substanz hemmt einen Agonisten durch einen entsprechenden Antagonisten, der am selben Rezeptor angreift. So wird z. B. der Antagonist Naloxon verwendet, um die atemdepressive Wirkung von Opioiden zu antagonisieren (siehe Kapitel 23).

BESCHREIBENDE UNTERSUCHUNGEN AUF TOXIZITÄT AN VERSUCHSTIEREN

Deskriptive Toxizitätstests bei Versuchstieren basieren auf zwei Grundvoraussetzungen. Erstens, die an Versuchstieren induzierte Wirkung durch chemische Substanzen muß bei entsprechender Eignung auf toxische Wirkungen am Menschen übertragbar sein. Bei Berechnungen auf der Basis von Dosis pro Einheiten Körperoberfläche tritt ein toxischer Effekt beim Menschen im gleichen Konzentrationsbereich auf wie beim Versuchstier. Bei Berechnung auf der Basis des Körpergewichtes kommt es beim Menschen schneller als beim Versuchstier zu schädlichen Wirkungen. Derartige Informationen werden benötigt, um die richtige Dosierung für die Substanz, die in einer klinischen Studie untersucht werden soll, auswählen zu können. Außerdem werden sie verwendet, wenn die Grenze einer zulässigen Exposition mit einer Umweltnoxe festgelegt werden soll.

Die zweite Grundvoraussetzung besteht darin, daß die Exposition von Versuchstieren mit toxischen Substanzen in hohen Dosierungen eine notwendige und valide Methode ist, um mögliche Gefahren für den Menschen bei der Gabe der gleichen Substanz in wesentlich geringerer Dosierung aufzudecken. Dieser Grundsatz basiert auf Dosis-Häufigkeitsbeziehungen. Aus Gründen der Praktikabilität ist jedoch die Anzahl der untersuchten Versuchstiere innerhalb einer Studie mit einer bestimmten toxischen Substanz immer kleiner als die Population, die einem potentiellen Risiko durch diese Substanz ausgesetzt ist. Dieses bedeutet z. B., daß bei einer Inzidenz von 0,01% in einer Population von 250 Millionen Menschen ernsthafte Nebenwirkungen (wie die Induktion von Tumoren) bei 25 000 Patienten auftreten. Eine derartige Inzidenz ist inakzeptabel hoch. Um jedoch experimentell eine Inzidenz von 0,01% zu erhalten, müßte ungefähr ein Minimum von 30 000 Versuchstieren untersucht werden. Um also ein entsprechendes Risiko für niedrige Dosierungen zu ermitteln, müssen hohe Dosierungen an relativ kleinen Gruppen untersucht werden. Die Aussagekraft von Informationen, die aufgrund derartiger Rückschlüsse gewonnen werden, ist entsprechend kritisch zu hinterfragen.

Wird eine chemische Substanz auf ihre Toxizität hin untersucht, so wird zunächst die LD_{50} an zwei verschiedenen Tierarten unter zwei verschiedenen Bedingungen bezüglich der Darreichungsform ermittelt. Eine dieser Darreichungsformen entspricht der zu erwartenden Exposition des Menschen mit der entsprechenden Substanz. Die Anzahl der Tiere, die innerhalb von 14 Tagen nach einer Einzeldosis sterben, wird festgehalten. Weiterhin werden Vergiftungssymtome, Lethargie, Veränderungen im Verhalten und die Morbidität der Versuchstiere dokumentiert.

Die chemische Substanz wird anschließend subakut, gewöhnlich über 90 Tage, auf ihre Toxizität untersucht. Diese Untersuchungen werden meistens an zwei verschiedenen Tierarten in mindestens drei verschiedenen Dosierungen unter den Bedingungen, die einer geplanten Anwendung oder zu erwartenden Exposition entsprechen, durchgeführt. Während der Versuchsdauer werden zahlreiche Parameter überwacht und am Ende werden die Organe und Gewebe von einem Pathologen untersucht.

Langzeitstudien oder Untersuchungen auf chronische Exposition werden an Versuchstieren durchgeführt, sobald klinische Studien beginnen (siehe Kapitel 3). Bei Arzneimitteln hängt die Expositionsdauer von dem geplanten klinischen Einsatz der Substanz ab. Wird der Arzneistoff nur über einen kurzen Zeitraum angewendet wie z. B. ein Antibiotikum, so wird eine Exposition der Versuchstiere mit dieser Substanz über sechs Monate ausreichend sein. Soll ein Arzneistoff am Menschen über einen längeren Zeitraum angewendet werden, so kann es sein, daß Tierversuche mit einer Expositionsdauer von bis zu 2 Jahren durchgeführt werden müssen.

Zur Untersuchung des kanzerogenen Potentials einer Substanz sind Versuche mit einer permanenten Expositionsdauer nötig. Diese Untersuchungen werden gewöhnlich an Ratten und Mäusen in einem Zeitraum durchgeführt, der der mittleren Lebenszeit dieser Tierarten entspricht. In weiteren Tierversuchen werden chemische Substanzen auf ihre Teratogenität (Potential zur Auslösung kongenitaler Malformationen), eine perinatale oder postnatale Toxizität sowie eine eventuelle Auswirkung auf die Fertilität untersucht. Teratogenitätsstudien werden durchgeführt, indem zu untersuchende Arzneistoffe trächtigen Ratten oder Kaninchen während der Phase der Organogenese gegeben werden.

Neben den Langzeitstudien zum karzinogenen oder teratogenen Potential werden Arzneistoffe auch auf ihre *Mutagenität* untersucht. Der bekannteste Test, der für diesen Zweck derzeit zur Verfügung steht, ist der von Ames und seinen Kollegen (Ames et al., 1975) entwickelte reverse Mutationstest. Dabei wird eine Kultur von *Salmonella typhimurium* verwendet, die eine Mutante des Gens für das Enzym Phosphoribosyl-Adenosin-Triphosphat-Synthase (ATP) enthält. Dieses Enzym wird für die Histidinsynthese benötigt. In einem histidindefizienten Medium kommt es zu keinem Wachstum der Bakterienkultur, solange es nicht zu einer umgekehrten Mutation des entsprechenden Gens kommt. Da viele chemische Substanzen kein mutagenes oder teratogenes Potential haben, solange sie nicht durch das endoplasmatische Retikulum dazu aktiviert worden sind, werden gewöhnlich Mikrosomen aus der Rattenleber zu dem Medium aus Bakterien und Arzneistoff gegeben. Der Ames-Test ist schnell durchzuführen und hat eine entsprechende Sensitivität. Trotzdem ist umstritten, ob die Ergebnisse dieses Tests über ein potentielles kanzerogenes Potential einer Substanz auf den Menschen übertragen werden dürfen. Dies wird auch weiterhin Grundlage für kritische Diskussionen sein.

INZIDENZ AKUTER VERGIFTUNGEN

Die wahre Inzidenz an Vergiftungen in den Vereinigten Staaten ist nicht bekannt, aber im Jahre 1992 sind ungefähr zwei Millionen spontane Meldungen von Vergiftungen bei der amerikanischen Vergiftungszentrale („American Association of Poisson Control Centers") eingegangen. Die Anzahl der tatsächlichen Vergiftungsfälle übersteigt diese Zahl sicherlich bei weitem.

Die Zahl der Todesfälle in den Vereinigten Staaten aufgrund von Vergiftungen liegt über 700 pro Jahr. Die Häufigkeit von Vergiftungen im Kindesalter ist in den letzten drei Jahrzehnten drastisch gesunken. So ist z. B. im Jahr 1992 kein Todesfall eines Kindes durch Acetylsalicylsäure bekannt geworden, während in den frühen sechziger Jahren ungefähr 140 Todesfälle gemeldet wurden. Diese positive Entwicklung ist vermutlich Folge einer sichereren Verpackung von Arzneistoffen, Trockenreinigern, Terpentin und anderen Haushaltschemikalien. Aber auch eine verbesserte medizinische Aufklärung und Fürsorge sowie ein gesteigertes Bewußtsein der Bevölkerung gegenüber giftigen Substanzen haben hierzu beigetragen.

Substanzen, die am häufigsten zu Vergiftungserscheinungen beim Menschen führen, sind in Tabelle 4.1 aufgelistet. Zwei der drei Substanzklassen, die beim Menschen am häufigsten zu einer Vergiftung führen, sind keine Arzneistoffe, sondern Kosmetika und Reinigungsmittel. Auch wenn die meisten Arzneistoffe nicht zu den Chemikalien zählen, die am häufigsten eine Vergiftung beim Menschen verursachen, gehören sie jedoch zu den wichtigsten vier Substanzklassen, die zu einer Vergiftung mit Todesfolge führen (Tabelle 4.2). Zu den Personen, die an einer Vergiftung versterben, gehören hauptsächlich Erwachsene, wobei die Vergiftungen meistens durch eine absichtliche und nicht durch eine akzidentelle Sub-

Tabelle 4.1 Substanzen, die beim Menschen am häufigsten eine Vergiftung verursachen

SUBSTANZ	ANZAHL	%*
Reinigungsmittel	196 022	10,5
Analgetika	178 284	9,6
Kosmetika	153 721	8,2
Arzneimittel gegen Husten und Erkältungen	107 980	5,8
Pflanzen	106 939	5,7
Bisse/Vergiftungen	74 906	4,0
Pestizide (einschließlich Rodentizide)	70 687	3,8
Topisch anwendbare Arzneimittel	70 458	3,8
Kohlenwasserstoffe	64 041	3,4
Fremdkörper	63 297	3,4
Antibiotika	63 025	3,4
Sedativa/Hypnotika/Antipsychotika	58 582	3,1
Chemikalien	52 499	2,8
Nahrungsmittel	50 511	2,7
Alkohol	50 276	2,7
Vitamine	43 187	2,3

* Die prozentualen Angaben beruhen auf der Gesamtanzahl bekannter Ingestionen einer Substanz und nicht auf der Gesamtanzahl exponierter Personen.
QUELLE: Aus Litovitz et al., 1992, mit freundlicher Genehmigung des *American Journal of Emergency Medicine*.

Tabelle 4.2 Stoffklassen mit der höchsten Anzahl an Todesfällen

STOFFKLASSE	ANZAHL	% ALLER EXPOSITIONEN IN DER STOFFKLASSE
Antidepressiva	194	0,497
Analgetika	186	0,104
Stimulanzien und Drogen	81	0,364
Kardiovaskuläre Arzneistoffe	80	0,301
Alkohol/Glykol	59	0,117
Gase und Rauch	42	0,144
Arzneistoffe für eine Asthmatherapie	35	0,198
Chemikalien	24	0,046
Pestizide	20	0,028
Reinigungsmittel	19	0,010
Antikonvulsiva	18	0,150

QUELLE: Aus Litovitz et al., 1992, mit freundlicher Genehmigung des *American Journal of Emergency Medicine*.

stanzaufnahme verursacht wurden. Unter den gemeldeten Vergiftungsfällen zählen zu 59% Kinder unter sechs Jahren. Unter den Fällen einer Vergiftung mit tödlichem Ausgang kommen Kinder dieser Altersgruppe nur zu 16% vor. Kinder zwischen einem und zwei Jahren haben die höchste Inzidenz für akzidentelle Vergiftungen. Glücklicherweise sind die meisten der für diese kleinen Kinder erreichbaren Substanzen nicht hochgiftig. Zu den häufigsten Ursachen pädiatrischer Vergiftungsfälle zählen Eisen und Pestizide.

HAUPTINFORMATIONSQUELLEN DER TOXIKOLOGIE

Pharmakologische Lehrbücher sind gute Nachschlagewerke für die Behandlung von Arzneistoffvergiftungen. Sie bieten allerdings wenig Informationen über Vergiftungen durch andere Chemikalien. Zusätzliche Informationen über Arzneistoffe und andere chemische Substanzen können in verschiedenen anderen Büchern über Vergiftungen gefunden werden (siehe Ellenhorn und Barceloux, 1988; Goldfrank et al.,1990; Haddad und Winchester, 1990; Amdur et al., 1991; Klaassen und Eaton, 1991).

> Deutschsprachige Nachschlagewerke sind Marquardt und Schäfer *Lehrbuch der Toxikologie*, Wissenschaftsverlag (1994) oder Velvart *Toxikologie der Haushaltsprodukte*, H. Huber Verlag (1981) oder Arolt et al., *Akute Vergiftungen in der ärztlichen Praxis und auf der Intensivstation*, Forum Medizin (1990) (Anm. d. Hrsg.).

Eine besonders nützliches Nachschlagewerk für die Behandlung von Vergiftungen durch kommerzielle Produkte ist das Buch *Clinical Toxicology of Commercial Products*, herausgegeben von Gosselin und Mitarbeitern (1984). Dieses Buch enthält sieben Abschnitte. In einem Abschnitt sind über 17 500 Handelsnamen von Produkten aufgelistet, die akzidentell oder mit Selbsttötungsabsicht aufgenommen werden. Es sind die Hersteller und Inhaltsstoffe jedes kommerziellen Produktes genannt, und es wird auf Komponenten, die im Verdacht stehen, einen potentiell schädigenden Effekt auszulösen, hingewiesen. Ein bekanntes Computerprogramm über toxische Substanzen ist der Poisindex (Micromedex, Inc., Denver, Colorado).

Es gibt ungefähr 120 Vergiftungszentralen in den Vereinigten Staaten, die von der Food and Drug Administration's Poisoning Surveillance and Epidemiology Branch koordiniert und verwaltet werden. Außerdem gibt es 34 regionale Vergiftungszentralen, die von der American Association of Poison Control Centers gegründet wurden. Per Telefon kann bei diesen Zentren wertvolle Information erfragt werden.

> Auch in Deutschland geben Informations- und Behandlungszentren für Vergiftungen kompetente Auskünfte rund um die Uhr (Anm. d. Hrsg.).

PRÄVENTION UND BEHANDLUNG VON VERGIFTUNGEN

Viele akute Vergiftungen durch Arzneistoffe könnten verhindert werden, wenn der behandelnde Arzt allgemeinverständliche Anweisungen über die Aufbewahrung von Arzneistoffen und anderer chemischer Substanzen geben würde und der Patient bzw. Eltern von Patienten diese Empfehlungen befolgen würden. Derartige Verhaltensmaßregeln sind so gut bekannt, daß sie hier nicht nochmals wiederholt werden sollen.

Aus klinischer Sicht können alle toxischen Substanzen in zwei Klassen eingeteilt werden: Eine Substanzklasse, für die eine spezifische Therapie und Antidots vorhanden sind und eine andere, für die es keine spezifische Therapie gibt. Für die große Mehrheit an Arzneistoffen und anderer Chemikalien gibt es keine spezifische Therapie und als einzige Strategie bleibt in diesen Fällen eine symptomatische Therapie und die Unterstützung vitaler Funktionen.

Eine unterstützende Therapie wie auch bei anderen medizinischen Notfällen ist ein wichtiger Bestandteil innerhalb der Behandlung von Arzneistoffvergiftungen. Das Sprichwort, „behandle den Patienten und nicht das Gift" bleibt das grundlegendste und wichtigste Prinzip der klinischen Toxikologie. Die Aufrechterhaltung vitaler Funktionen hat hierbei Vorrang. Eine fortlaufende Beobachtung und Beurteilung vitaler Zeichen und wichtiger Reflexe helfen das Fortschreiten einer Vergiftung, den Therapieerfolg und den Bedarf eventueller zusätzlicher Maßnahmen zu erkennen. Diese Maßnahmen machen häufig eine Hospitalisierung notwendig. Die in Tabelle 4.3 dargestellte Klassifizierung dient häufig der Abschätzung des ZNS-Vergiftungsgrades. Eine Behandlung mit hohen Dosen eines Stimulans oder eines Sedativums kann häufig mehr Schaden anrichten als die eigentliche Vergiftung. Chemische Antidots sollten überlegt

Tabelle 4.3 Anzeichen und Symptome einer ZNS-Vergiftung

VERGIFTUNGS-GRADE	CHARAKTERISTIKA
Aktivitätshemmer	
0	Patient schläft, kann aber geweckt werden und beantwortet Fragen
I	Halbkomatös, reagiert auf Schmerzreiz, Reflexe erhalten
II	Komatös, keine Reaktion auf Schmerzreize, Atmung und Kreislauf unbeeinträchtigt, die meisten Reflexe sind auslösbar
III	Komatös, die meisten oder alle Reflexe sind nicht auslösbar, weiterhin keine Beeinträchtigung von Atmung und Kreislauf
IV	Komatös, Reflexe nicht auslösbar, Atemdepression mit Cyanose oder Kreislaufversagen und Schock oder beides
Stimulanzien	
I	Unruhe, Reizbarkeit, Schlaflosigkeit, Tremor, Hyperreflexie, Schwitzen, Mydriasis, Flush
II	Verwirrung, Hyperaktivität, Hypertonie, Tachypnoe, Tachykardie, Extrasystolie, Schwitzen, Mydriasis, Flush, mildes Fieber
III	Delirium, Manie, Autoaggression, starke Hypertonie, Tachykardie, Arrhythmie, Fieber
IV	Wie III mit Krämpfen, Koma und Kreislaufkollaps

eingesetzt werden, heroische Maßnahmen sind selten notwendig.

Die Behandlung einer akuten Vergiftung muß sofort vorgenommen werden. Das erste Ziel ist eine Stabilisierung der Vitalfunktionen, sofern eine Beeinträchtigung droht. Als zweites stehen Bemühungen im Vordergrund, die Konzentration des Giftes in entscheidenden Geweben so niedrig wie möglich zu halten, indem die Resorption verhindert und die Elimination verstärkt wird. An dritter Stelle steht die Behandlung der pharmakologischen und toxikologischen Effekte.

Verhinderung einer weiteren Resorption giftiger Substanzen

Erbrechen Obwohl die Induktion von Erbrechen nach oraler Aufnahme der meisten giftigen Substanzen indiziert ist, stellt diese Maßnahme in bestimmten Situationen eine Kontraindikation dar. (1) Hat der Patient ein ätzendes Gift wie eine starke Säure oder Lauge (z. B. Reinigungsmittel) geschluckt, erhöht induziertes Erbrechen die Gefahr einer Magenperforation oder das Fortschreiten ösophagealer Nekrosen. (2) Befindet sich der Patient im Koma, Delirium oder stuporösen Zustand, kann es beim Erbrechen zur Aspiration von Mageninhalt kommen. (3) Hat der Patient eine Substanz eingenommen, die auf das ZNS stimulierend wirkt, so kann der Vorgang des Erbrechens einen Krampfanfall bahnen. (4) Bei Ingestion von Erdöldestillaten (z. B. Kerosin, Benzin oder Möbelpolituren auf der Basis von Erdöl) können regurgitierte Kohlenwasserstoffe leicht aspiriert werden und eine chemische Pneumonie induzieren (Ervin, 1983). Im Gegensatz dazu sollte ein induziertes Erbrechen immer in Erwägung gezogen werden, wenn die verschluckte Lösung potentiell gefährliche Substanzen wie z. B. Pestizide enthält.

Von den verschiedenen Erdöldestillaten geht eine sehr unterschiedliche Gefahr für eine durch Kohlenwasserstoffe induzierte Pneumonie (ein akuter hämorrhagischer und nekrotisierender Prozeß) aus. Gewöhnlich ist die Gefahr einer Pneumonie, die von verschiedenen Kohlenwasserstoffverbindungen ausgeht, umgekehrt proportional zu der Viskosität des Agens: Ist die Viskosität hoch wie bei Ölen oder Fetten, so ist das Risiko begrenzt. Ist die Viskosität jedoch niedrig wie bei flüssigen Möbelpolituren auf der Basis von Mineralöl, so ist das Risiko einer Aspiration hoch.

Erbrechen kann durch Berührung der hinteren Rachenwand mechanisch ausgelöst werden. Die Methode ist jedoch nicht so effektiv wie die Gabe von Ipecacuanha oder Apomorphin.

Ipecacuanha Das beste Emetikum im Haushalt ist Ipecacuanha-Sirup (nicht Flüssigextrakt von Ipecacuanha, der 14fach potenter ist und zu unkontrollierbaren Situationen führen kann). Ipecacuanha-Sirup ist als Flüssigkeit rezeptfrei in einer Menge von einer halben und einer Unze (ungefähr 15 bis 30 ml) erhältlich. Der Sirup kann oral verabreicht werden. Es dauert anschließend 15 bis 30 Minuten, bis Erbrechen ausgelöst wird, eine Zeitspanne, in der gewöhnlich auch eine adäquate Magenlavage durchgeführt wird. Die orale Dosis beträgt für Kinder von sechs Monaten bis zwölf Jahren 5 ml, während ältere Kinder und Erwachsene 30 ml erhalten. Da es zu keinem Erbrechen kommt, wenn der Magen leer ist, sollte nach der Einnahme von Ipecacuanha etwas Wasser zum Trinken gegeben werden.

> In Deutschland wird Sirupus ipecacuanhae rezepturmässig nur in Apotheken angefertigt (Anm. d. Hrsg.).

Die emetische Wirkung von Ipecacuanha beruht auf einem lokal reizenden Effekt auf den Gastrointestinaltrakt und seiner Wirkung auf die Chemorezeptoren-Triggerzone (CTZ) in der Area postrema der Medulla. Ipecacuanha hat sogar eine emetische Wirkung, wenn antiemetische Substanzen (wie Phenothiazine) eingenommen wurden (Thoman und Verhulst, 1966). Dies kommt vermutlich aufgrund des direkten Effektes auf den Gastrointestinaltrakt zustande. Kohle sollte nicht gleichzeitig mit Ipecacuanha gegeben werden, da es Ipecacuanha adsorbiert und so dessen emetische Wirkung vermindert. Ipecacuanha hat jedoch auch eine toxische Wirkung auf das Herz, da die Substanz Emetin enthält. Dies spielt jedoch bei Dosierungen, die zum Auslösen von Erbrechen notwendig sind, keine Rolle (Manno und Manno, 1977). Induziert Ipecacuanha kein Erbrechen, sollte es durch eine Magenspülung entfernt werden. Ein chronischer Abusus von Ipecacuanha zur Gewichtsreduktion kann eine Kardiomyopathie und auch Kammerflimmern bis hin zum Tod zur Folge haben.

Apomorphin Apomorphin induziert über eine Stimulation der CTZ (Chemorezeptoren-Triggerzone) Erbrechen. Der Arzneistoff ist in Flüssigkeiten instabil und muß direkt vor der Anwendung gelöst werden, wodurch eine schnelle Verfügbarkeit häufig nicht gegeben ist. Außerdem hat Apomorphin keine orale Wirkung und die Substanz muß parenteral, gewöhnlich subkutan (6 mg bei Erwachsenen und 0,06 mg/kg bei Kindern verabreicht werden, Goldfrank et al., 1990). Ein Vorteil der Substanz ist jedoch, daß Apomorphin auch an nichtkooperative Patienten gegeben werden kann und innerhalb von 3 bis 5 Minuten Erbrechen induziert. Da Apomorphin eine Ateminsuffizienz verursacht, sollten Patienten mit einer Vergiftung durch zentral dämpfende Substanzen oder ateminsuffiziente Patienten nicht mit Apomorphin behandelt werden. Ateminsuffizienz und Erbrechen nach Gabe von Apomorphin können mit einem Opioidantagonisten behoben werden, was gewöhnlich jedoch nicht notwendig ist.

> Apomorphin ist als Fertigarzneimittel in Deutschland nicht verfügbar und muss deshalb für die Apotheke rezeptiert werden (Anm. d. Hrsg.).

Magenspülung Eine Magenspülung wird durchgeführt, indem ein Schlauch in den Magen eingeführt wird, über den dann der Magen mit Wasser, physiologischer Kochsalzlösung oder halbnormaler Kochsalzlösung gespült wird, um eine noch nicht resorbierte Substanz zu entfernen. Diese Maßnahme sollte so schnell wie möglich durchgeführt werden, möglichst bevor vitale Funktionen beeinträchtigt sind, oder nachdem diese durch entsprechende Maßnahmen stabilisiert wurden. Eine Magenspülung hat noch bis zu sechs Stunden nach einer Ingestion einen Sinn. In Fällen, in denen mit einer verzögerten Magenentleerung zu rechnen ist, kann eine Spülung des Magens auch noch bis zu 24 Stunden nach der Aufnahme der Noxe effektiv sein. Die Kontraindikationen sind in der Regel die gleichen wie für das induzierte Erbrechen. Im Gegensatz hierzu kann eine Magenspülung jedoch auch bei Patienten angewendet werden, die hysterisch, komatös oder auf eine andere Art nichtkooperativ sind.

Die einzige Ausrüstung, die für eine Magenspülung benötigt wird, ist ein Schlauch und eine Spritze. Der Durchmesser des Schlauchs sollte so groß wie möglich sein, so daß die Waschflüssigkeit, Nahrungsmittel und die giftige Substanz (ob Kapseln, Pillen oder als Flüssigkeit) den Schlauch nicht verstopfen und die Lavage schnell beendet werden kann. Bei Erwachsenen sollte ein Schlauchdurchmesser von 36 French oder mehr, und bei Kindern von 24 French oder mehr verwendet werden. Eine orogastrale Lavage sollte immer einer nasogastralen Lavage vorgezogen werden, da hierbei immer ein größerer Schlauch verwendet werden kann. Ist der Patient komatös oder hatte bzw. hat einen Krampfanfall oder ist der Schluckreflex unvollständig, sollte ein endotrachealer Tubus mit aufblasbarem Cuff positioniert werden, um eine Aspiration zu vermeiden. Während der Lavage sollte der Patient aufgrund der Asymmetrie des Magens auf die linke Seite gelegt werden, mit dem Gesicht über das Ende der Untersuchungsliege hinaus nach unten gerichtet. Wenn möglich sollte der Fußteil des Tisches angehoben werden. Hierdurch kann die Gefahr einer eventuellen Aspiration vermindert werden.

Der Mageninhalt sollte mit einer Spülspritze aspiriert und für eine chemische Analyse asserviert werden. Anschließend kann der Magen mit einer Salzlösung gespült werden. Bei sehr kleinen Kindern ist eine Salzlösung aufgrund der Gefahr einer Wasserintoxikation sicherer. Diese manifestiert sich in tonisch klonischen Krämpfen und einem Koma (Arena 1975). Es sollten nur kleine Volumina (120-300 ml) der Lavageflüssigkeit in den Magen gegeben werden, so daß die toxische Substanz nicht weiter in das Intestinum verschoben wird. Eine Lavage sollte so oft wiederholt werden, bis die zurücklaufende Spülflüssigkeit klar ist. Hierzu sind gewöhnlich ungefähr 10 bis 12 Spülvorgänge und 1,5 bis 4 Liter Spülflüssigkeit notwendig. Ist die Magenspülung beendet, so sollte der Magen leer gelassen oder ein Antidot über den Spülschlauch gegeben werden. In den Fällen, in denen kein spezifisches Antidot gegen die entsprechende Noxe vorliegt, empfiehlt sich die Gabe einer Suspension, die zu gleichen Teilen aus Aktivkohle und einem Abführmittel besteht.

Chemische Adsorption Aktivkohle bindet Arzneistoffe und chemische Substanzen sehr stark an der Oberfläche der Kohlepartikel und hemmt dadurch deren Resorption und Toxizität. Eine effektive Adsorption hängt von der Zeitspanne ab, die seit der Ingestion verstrichen ist sowie von der Dosierung der Kohle. Man sollte versuchen, ein Kohle-Arzneistoff-Verhältnis von mindestens 10:1 zu erreichen. Aktivkohle kann auch den enterohepatischen Kreislauf von Arzneistoffen unterbrechen, und so die Nettodiffusion der Substanz aus der Blutbahn in das Intestinum erhöhen (Levy, 1982). So konnte z. B. gezeigt werden, daß durch fortlaufende Gabe von Aktivkohle die Elimination von Theophyllin und Phenobarbital gesteigert werden kann (Berg et al., 1982; Berlinger et al., 1983).

Im letzten Jahrzehnt ist bei der Behandlung von Vergiftungen zunehmend Aktivkohle verwendet worden und entsprechend weniger Ipecacuanha zur Induktion von Erbrechen. In Studien an Patienten, die eine Überdosis einer Substanz eingenommen hatten als auch am normalen Probanden, konnte kein Vorteil für die alleinige Behandlung mit Ipecacuanha plus Aktivkohle oder einer Lavage plus Aktivkohle gegenüber einer alleinigen Behandlung mit Aktivkohle nachgewiesen werden. (Neuvonen et al., 1983; Curtis et al., 1984; Kulig et al., 1985; Albertson et al., 1989).

Es werden mindestens 50 g Aktivkohle (10 gehäufte Eßlöffel) auf ein Glas Wasser gegeben. Das Gemisch wird dann oral oder manchmal auch über einen Magenschlauch verabreicht. Da die meisten giftigen Substanzen sich nicht wieder von der Aktivkohle lösen, solange ausreichend Kohle vorhanden ist, muß die Kohle mit dem adsorbierten Gift nicht aktiv wieder aus dem Gastrointestinaltrakt entfernt werden. Wie bereits erwähnt, sollte Aktivkohle nicht zusammen mit Ipecacuanha verwendet werden. Spezifische Antidots können ebenfalls durch Kohle adsorbiert werden und so an Effektivität verlieren.

Es besteht ein Unterschied zwischen Aktivkohle und dem sogenannten „Universalantidot", das aus zwei Teilen verbranntem Toast (keine Aktivkohle), einem Teil Gerbsäure (starker Tee) und einem Teil Magnesiumoxid besteht. Dieses „Universalantidot" hat praktisch keinen Effekt.

Wie bereits beschrieben, unterbricht ein Adsorbat im Intestinum den enterohepatischen Kreislauf von toxischen Substanzen und verstärkt dadurch seine Ausscheidung. Aktivkohle unterbricht den enterohepatischen Kreislauf von Arzneistoffen wie trizyklischen Antidepressiva und Glutethimid. Ein nicht resorbierbares Polythiolharz wurde verwendet, um eine Vergiftung mit Methylquecksilber zu behandeln. Es bindet in die Galle ausgeschiedenes Quecksilber (siehe Kapitel 66). Cholestyramin beschleunigt die Ausscheidung von Herzglykosiden auf ähnliche Weise.

Chemische Inaktivierung Antidots verändern die Eigenschaften von giftigen Substanzen, indem sie die toxische Wirkung abschwächen oder ihre Resorption verhindern. So kann eine Vergiftung durch Formaldehyd mit Ammoniak behandelt werden. Es kommt hierbei zur Bildung von Hexamethylentetramin (Goldstein et al., 1974). Natriumformaldehydsulfoxylat verwandelt Quecksilberionen in weniger lösliches Quecksilbermetall (Gosselin et al., 1984); Natriumbicarbonat verwandelt Eisenionen zu Eisencarbonat, das wesentlich schlechter resorbiert wird. Trotzdem werden chemische Inaktivierungsmechanismen heutzutage selten genutzt, da wertvolle Zeit verloren werden könnte und mit induziertem Erbrechen oder einer Magenspülung schneller und effektiver eingegriffen werden kann.

In der Vergangenheit war die Neutralisation chemischer Substanzen eine gängige Methode bei der Behandlung von Vergiftungen durch Säuren oder Laugen. So wurden Weinessig, Orangensaft oder Zitronensaft nach einer Ingestion von Laugen eingesetzt, und verschiedene Antazida wurden zur Behandlung von Verätzungen durch Säuren empfohlen. Die Verwendung neutralisierender Substanzen wird jedoch sehr kritisiert, da durch den Mechanismus der Neutralisation extreme Wärme entstehen kann. Kohlendioxid, das bei Behandlung einer Säureingestion mittels Bicarbonat entsteht, kann eine Magendehnung bis zu einer Perforation verursachen. Die Therapie der Wahl bei Ingestion von Säuren oder Laugen besteht in einer Dilution mit Wasser oder Milch. Ähnlich sollten auch Säure- oder Laugenverätzungen der Haut initial mit reichlich Wasser behandelt werden.

Ausscheidung über den Darm Die Verwendung osmotisch wirkender Laxanzien ist in einer verminderten Resorption und beschleunigten Passage der toxischen Substanz durch den Gastrointestinaltrakt begründet. Wenn überhaupt, gibt es nur wenig Information aus klinischen Studien über die Effektivität von Laxanzien für die Behandlung von Vergiftungen. Laxanzien werden generell als schadlos angesehen, solange die Noxe nicht bereits die Schleimhaut des Gastrointestinaltraktes verletzt hat. Laxanzien sind indiziert bei einer Intoxikation durch Arzneistoffe in Tablettenform mit magensaftresistenter Schicht und wenn der Zeitpunkt der Ingestion länger als eine Stunde zurückliegt. Eine weitere Indikation ist die Vergiftung mit flüchtigen Kohlenwasserstoffen (Rumack und Lovejoy, 1985). Bevorzugte Substanzen, die schnell wirken und gewöhnlich eine geringe eigene Toxizität aufweisen, sind Natriumsulfat, Magnesiumsulfat oder Sorbitol. Magnesiumsulfat sollte jedoch nicht bei Patienten mit Nierenversagen oder einer zu erwartenden Niereninsuffizienz verwendet werden, während Na^+-haltige Laxanzien bei Patienten mit kongestiver Herzinsuffizienz zu meiden sind.

Inhalation und Exposition der Haut mit Giften Wurde eine giftige Substanz inhaliert, so sollte der Patient als erstes aus dem Bereich der Expositionsquelle heraus gebracht werden. Ähnlich sollte auch die Haut nach Kontakt mit einem Gift zuerst sorgfältig mit Wasser gewaschen werden. Kontaminierte Kleidung muß entfernt werden. Bei Einwirkung einer chemischen Substanz auf das Auge müssen alle initialen Bemühungen prompt und schnell erfolgen. Intensives Spülen des betroffenen Auges über 15 Minuten mit Wasser steht hierbei an erster Stelle und sollte sofort erfolgen.

Beschleunigte Elimination des Giftes

Biotransformation Ist eine chemische Substanz erst einmal resorbiert, können manchmal noch Verfahren angewandt werden, die zu einer schnelleren Ausscheidung der Substanz aus dem Organismus führen. Manche Arzneimittel werden durch das Cytochrom-P450-System des endoplasmatischen Retikulums der Leber verstoffwechselt. Teile dieses Systems können durch andere Substanzen zu einer höheren Aktivität induziert werden (siehe Kapitel 1). Die Induktion dieser oxidativen Enzyme ist jedoch mit einer zu großen Latenz (Tage) behaftet, als daß dieser Mechanismus bei einer akuten Vergiftung vieler Substanzen genutzt werden könnte.

Zahlreiche Substanzen entwickeln jedoch erst eine Toxizität, nachdem sie zu einer stärker toxischen Substanz metabolisiert wurden. Die Hemmung der Biotransformation derartiger Substanzen sollte folglich eine verminderte Toxizität zur Folge haben.

So wird z. B. Äthanol verwendet, um die Umwandlung von Methanol über die Alkoholdehydrogenase zu seinem hochgiftigen Metaboliten, der Ameisensäure, zu hemmen (siehe Kapitel 67). Wie bereits vorher in diesem Kapitel diskutiert, wird Paracetamol durch das Cytochrom-P450 zu einem elektrophilen Metaboliten verstoffwechselt, der wiederum durch Glutathion, einer zellulären nukleophilen Substanz, entgiftet wird. Paracetamol selbst hat keine hepatotoxische Wirkung, solange der zelluläre Vorrat an Glutathion nicht erschöpft ist. Tritt dieser Fall ein, dann bindet der reaktive Metabolit an essentielle zelluläre Bauteile der Hepatozyten, was ein Absterben der Zelle zur Folge hat. Das Lebergewebe kann geschützt werden, indem ein entsprechender zellulärer Glutathionspiegel durch Gabe von N-Acetylcystein aufrecht erhalten wird.

Einige Arzneistoffe werden durch Konjugation mit Glukuronsäure oder Sulfat entgiftet, bevor sie aus dem Organismus ausgeschieden werden. Die Verfügbarkeit endogener Cosubstrate für diese Konjugation können die Eliminierungsrate entsprechend limitieren. Dies ist der Fall bei der Entgiftung von Paracetamol (Hjelle et al., 1985). Sobald es möglich sein wird solche Substanzen (Cosubstrate) dem Organismus nach ihrem Verbrauch wieder zuzuführen, stehen neue Methoden zur Behandlung einiger Vergiftungen zur Verfügung. Ähnlich kann die Detoxikation von Cyanid über eine Umwandlung in Thiocyanat durch Gabe von Thiosulfat beschleunigt werden (siehe Kapitel 67).

Ausscheidung über die Galle Über die Leber bzw. die Galle werden viele Arzneistoffe oder für den Organismus fremde chemische Substanzen ausgeschieden. Es ist jedoch wenig über effektive Methoden zur Beschleunigung dieser biliären Exkretion von Xenobiotika bekannt. Dieses wäre für eine Therapie akuter Vergiftungen sehr hilfreich. Induktoren mikrosomaler Enzyme beschleunigen die biliäre Exkretion einiger Xenobiotika, ihr Wirkeintritt ist jedoch viel zu langsam (Klaassen und Watkins, 1984).

Ausscheidung über den Urin Viele Arzneistoffe und giftige Substanzen werden nach glomerulärer Filtration und aktiver tubulärer Sekretion über den Urin ausgeschieden (siehe Kapitel 1). Sie können jedoch auch in die Blutbahn rückresorbiert werden. Wenn sie in einer fettlöslichen Form vorliegen, können sie durch die Tubuluswand diffundieren oder es existiert ein aktiver Transportmechanismus.

Es gibt keine Möglichkeit, den aktiven Transport von Giften in den Urin zu beschleunigen. Auch eine vermehrte glomeruläre Filtration ist keine praktikable Möglichkeit der beschleunigten Elimination chemischer Substanzen. Es kann jedoch die passive Rückresorption aus dem Tubulussystem beeinflußt werden. Diuretika vermindern eine Rückresorption durch Senkung des Konzentrationsgradienten zwischen dem Tubuluslumen und der Tubuluszelle für den betreffenden Arzneistoff sowie über eine erhöhte Flußrate im Tubulussystem. Am häufigsten wird Furosemid verwendet, aber es kommen auch osmotische Diuretika zum Einsatz (siehe Kapitel 29). Eine forcierte Diurese sollte jedoch besonders bei Patienten mit renalen, kardialen oder pulmonalen Problemen vorsichtig angewandt werden.

Nicht-ionisierte Verbindungen werden wesentlich schneller rückresorbiert als ionisierte, polare Substanzen. Somit kann eine Verschiebung von der nicht-ionisierten in die ionisierte Form einer Substanz durch pH-Veränderungen der Tubulusflüssigkeit die Elimination der Substanz beschleunigen (siehe Kapitel 1). Saure Substanzen wie Phenobarbital und Salicylate werden bei alkalischem Urin wesentlich schneller ausgeschieden als in saurem Urin. Der Effekt eines erhöhten Urinflusses sowie einer Alkalisierung des Urins zur Eliminierung von Phenobarbital ist in Abbildung 4.7 dargestellt. Zur Alkalisierung des Urins wird parenteral Natriumbicarbonat verabreicht. Eine renale Eliminierung basischer Arzneistoffe wie Amphetamin kann theoretisch durch eine Ansäuerung des Urins beschleunigt werden. Eine Ansäuerung kann durch Gabe von Ammoniumchlorid oder Ascorbinsäure erreicht werden. Die Exkretion einer sauren Substanz über den Urin ist besonders abhängig von Veränderungen des Urin-pH, wenn die pK_a der Substanz in einem Bereich zwischen 3,0 bis 7,5 liegt. Für basische Substanzen liegt dieser Bereich zwischen 7,5 und 10,5.

Dialyse Hämodialyse und Hämoperfusion finden bei der Behandlung von Vergiftungen mit Chemikalien nur begrenzten Einsatz. Trotzdem können diese Methoden in bestimmten Situationen lebensrettend sein. Der Nutzen einer Dialyse hängt von dem Verhältnis der Giftmenge im Blut zum totalen Körpergewicht ab. Hat das Gift nämlich ein zu großes Verteilungsvolumen im Organismus wie das für trizyklische Antidepressiva der Fall ist, so enthält das Plasma zu wenig Substanz, als daß eine Elimination durch eine Dialyse effektiv wäre. Eine weitgehende Bindung der Substanz an Plasmaproteine vermindert ebenfalls die Effektivität einer Dialyse. Die Eliminierungskinetik einer toxischen Substanz durch Dialyse hängt auch von der Dissoziationsgeschwindigkeit der

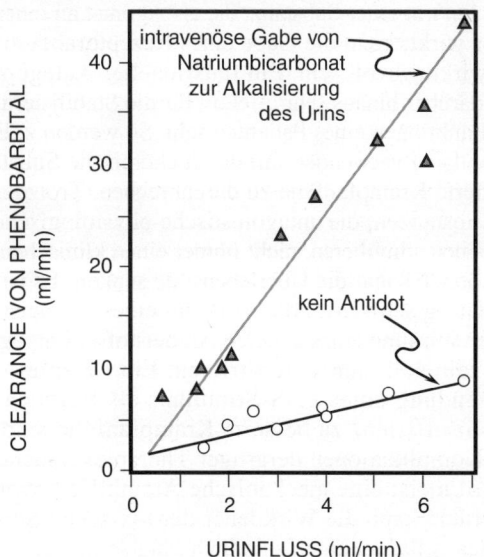

Abbildung 4.7 Relation der renalen Clearance von Phenobarbital am Hund zum Urin-pH und dem Urinfluß. Die als Kreise dargestellten Werte wurden aus Experimenten gewonnen, in denen eine Diurese durch orale Gabe von Wasser oder intravenöse Gabe von Na_2SO_4 bei einem Urin-pH unter 7,0 induziert wurde. Die als Dreiecke dargestellten Werte sind aus Experimenten, in denen $NaHCO_3$ intravenös verabreicht wurde und bei denen der Urin-pH zwischen 7,8 und 8,0 lag (nach Waddell und Butler, 1957, mit freundlicher Genehmigung des *Journal of Clinical Investigation*.)

Substanz von Bindungsstellen im Gewebe ab. Diese ist für einige Stoffe stark verzögert.

Obwohl eine Peritonealdialyse nur einen geringen personellen Aufwand verursacht und sofort nach Aufnahme des Patienten im Krankenhaus durchgeführt werden kann, ist sie nicht ausreichend effektiv, um für die Behandlung akuter Vergiftungen angewandt zu werden. Eine Hämodialyse (extrakorporale Dialyse) ist wesentlich effektiver als eine Peritonealdialyse und kann bei einigen wenigen lebensgefährlichen Vergiftungen wie z. B. mit Methanol, Äthylen, Glykol und Salicylaten, notwendig sein.

Die Passage von Blut durch eine Säule aus Kohle oder adsorbierenden Harzen (Hämoperfusion) ist eine Technik für die extrakorporale Eliminierung von Giftstoffen (Winchester, 1983). Aufgrund der hohen Kapazität der Säulenmaterialien zur Adsorption und ihrer hohen Affinität können auch einige Substanzen, die an Plasmaproteine gebunden sind, aus dem Blut entfernt werden. Eine grundlegende Nebenwirkung der Hämoperfusion ist eine Senkung der Thrombozytenanzahl im Blut.

Antagonismus oder chemische Inaktivierung resorbierter Gifte

Ein funktioneller und pharmakologischer Antagonismus der Wirkungen resorbierter toxischer Substanz ist weiter oben diskutiert worden. Kommt es zur Intoxikation eines Patienten mit einer Substanz, die als Agonist an einem Rezeptor wirkt, kann die Gabe eines Rezeptorantagonisten sehr wirkungsvoll sein. Ein funktioneller Antagonismus kann darüber hinaus sehr effektiv für die Stabilisierung vitaler Funktionen eines Patienten sein. So werden z. B. Antikonvulsiva verwendet, um durch chemische Substanzen induzierte Krampfanfälle zu durchbrechen. Trotzdem haben Substanzen, die antagonistische physiologische Mechanismen stimulieren, nicht immer einen klinischen Wert und können sogar die Überlebensrate senken. Es ist nämlich häufig schwierig, die Wirkung eines Arzneistoffes, die der Wirkung eines anderen Arzneistoffes entgegengesetzt sein soll, genau zu titrieren. Ein Beispiel ist die Verwendung eines ZNS-Stimulans als Versuch, eine Ateminsuffizienz zu bessern. Krampfanfälle sind typische Komplikationen derartiger Therapieversuche, und es wird meist eine mechanische Atemhilfe bevorzugt. Außerdem kann die Wirkdauer der toxischen Substanz und des Antidots unterschiedlich lang sein, was manchmal zu einer Intoxikation durch das Antidot führen kann.

Spezifische chemische Antagonisten von toxischen Substanzen wie Opioidantagonisten (siehe Kapitel 23) und Atropin bei einem durch Pestizide verursachten Überangebot an Acetylcholin (Kapitel 7) sind sehr wertvoll. Derartige Antagonisten stehen unglücklicherweise jedoch selten zur Verfügung. Ein weiteres Beispiel für derartige Wirkmechanismen stellen chelatbildende Substanzen mit einer hohen Selektivität für bestimmte Metallionen dar (siehe Kapitel 66). Antikörper machen die Herstellung spezifischer Antidots für eine große Zahl bekannter Gifte und Arzneistoffe, mit denen regelmäßig Mißbrauch betrieben wird, möglich. Ein erwähnenswertes Beispiel ist die Verwendung von isolierten Digoxin spezifischen Fab-Antikörperfragmenten bei der Behandlung schwerer Digoxinvergiftungen (Smith et al., 1982, siehe auch Kapitel 34). Auch die Entwicklung humaner monoklonaler Antikörper gegen spezifische Toxine hat einen Stellenwert innerhalb der Behandlung von Vergiftungen.

LITERATUR

Albertson, T.E., Derlet, R.W., Foulke, G.E., Minguillon, M.C., and Tharratt, S.R. Superiority of activated charcoal alone compared with ipecac and activated charcoal in the treatment of acute toxic ingestions. *Ann. Emerg. Med.*, **1989**, *18*:56—59.

Ames, B.N., McCann, J., and Yamasaki, E. Methods for detecting carcinogens and mutagens with the *Salmonella*/mammalian microsome mutagenicity test. *Mutat. Res.*, **1975**, *31*:347—364.

Berg, M.J., Berlinger, W.G., Goldberg, J.J., Spector, R., and Johnson, G.F. Acceleration of the body clearance of phenobarbital by oral activated charcoal. *N. Engl. J. Med.*, **1982**, *307*:642—644.

Berlinger, W.G., Spector, R., Goldberg, M.J., Johnson, G.F., Quee, C.K., and Berg, M.J. Enhancement of theophylline clearance by oral activated charcoal. *Clin. Pharmacol. Ther.*, **1983**, *33*:351—354.

Black, M. Acetaminophen hepatotoxicity. *Gastroenterology*, **1980**, *78*:382—392.

Curtis, R.A., Barone, J., and Giacona, N. Efficacy of ipecac and activated charcoal/cathartic; prevention of salicylate absorption in a simulated overdose. *Arch. Intern. Med.*, **1984**, *144*:48—52.

Hjelle, J.J., Hazelton, G.A., and Klaassen, C.D. Acetaminophen decreases adenosine 3'-phosphate 5'-phosphosulfate and uridine diphosphoglucuronic acid in liver. *Drug Metab. Dispos.*, **1985**, *13*:35—41.

Kulig, K.W., Bar-Or, D., Cantrill, S.V., Rosen, P., and Rumack, B.H. Management of acutely poisoned patients without gastric emptying. *Ann. Emerg. Med.*, **1985**, *14*:562—567.

Levy, G. Gastrointestinal clearance of drugs with activated charcoal. *N. Engl. J. Med.*, **1982**, *307*:676—677.

Litovitz, T.L., Holm, K.C., Clancy, C., Schmitz, B.F., Clark, L.R., and Oderda, G.M. 1992 Annual Report of the American Association of Poison Control Centers Toxic Exposure Surveillance System. *Am. J. Emerg. Med.*, **1993**, *11*:494—555.

Neuvonen, P.J., Vartiainen, M., and Tokola, O. Comparison of activated charcoal and ipecac syrup in prevention of drug absorption. *Eur. J. Clin. Pharmacol.*, **1983**, *24*:557—562.

Smith, T.W., Butler, V.P., Jr., Haber, E., Fozzard, H., Marcus, F.I., Bremner, W.F., Schulman, I.C., and Phillips, A. Treatment of life-threatening digitalis intoxication with digoxin-specific Fab antibody fragments. *N. Engl. J. Med.*, **1982**, *307*:1357—1362.

Thoman, M.E., and Verhulst, H.L. Ipecac syrup in antiemetic ingestion. *J.A.M.A.*, **1966**, *196*:433—434.

Waddell, W.J., and Butler, T.C. The distribution and excretion of phenobarbital. *J. Clin. Invest.*, **1957**, *36*:1217—1226.

Monographien und Übersichtsartikel

Amdur, M., Doull, J., and Klaassen, C.D., eds. *Casarett and Doull's Toxicology: The Basic Science of Poisons*, 4th ed. McGraw-Hill, New York, **1991**.

Arena, J.M. Poisoning and its treatment. In, *Pediatric Therapy*, 5th ed. (Shirkey, H.C., ed.) C. V. Mosby Co., St. Louis, **1975**, pp. 101—136.

Coombs, R.R.A., and Gell, P.G.H. Classification of allergic reactions responsible for clinical hypersensitivity and disease. In, *Clinical Aspects of Immunology*. (Gell, P.G.H., Coombs, R.R.A., and Lachmann, P.J., eds.) Blackwell Scientific Publications, Oxford, **1975**, p. 761.

Ellenhorn, M.J., and Barceloux, D.G. *Medical Toxicology*. Elsevier-North Holland, Inc., New York, 1988.

Ervin, M.E. Petroleum distillates and turpentine. In, *Clinical Management of Poisoning and Drug Overdose*. (Haddad, L.M., and Winchester, J.F., eds.) W.B. Saunders Co., Philadelphia, **1983**, pp. 771—779.

Goldfrank, L.R., Flomenbaum, N.E., Lewin, N.A., Weisman, R.S., and Howland, M.A. *Goldfrank's Toxicologic Emergencies*, 4th ed. Appleton and Lange, Norwalk, Conn., **1990**.

Goldstein, A., Aronow, L., and Kalman, S.M. *Principles of Drug Action: The Basis of Pharmacology*, 2nd ed. John Wiley & Sons, New York, **1974**.

Gosselin, R.E., Smith, R.P., and Hodge, H.C. *Clinical Toxicology of Commercial Products*, 5th ed. The Williams & Wilkins Co., Baltimore, **1984**.

Haddad, L.M., and Winchester, J.F., eds. *Clinical Management of Poisoning and Drug Overdose*, 2nd ed. W.B. Saunders Co., Philadelphia, **1990**.

Klaassen, C.D., and Eaton, D.L. Principles of toxicology. In, *Casarett and Doull's Toxicology: The Basic Science of Poisons*, 4th ed. (Amdur, M., Doull, J., and Klaassen, C.D., eds.) McGraw-Hill, Inc., New York, **1991**, pp. 12—49.

Klaassen, C.D., and Watkins, J.B., III. Mechanisms of bile formation, hepatic uptake, and biliary excretion. *Pharmacol. Rev.*, **1984**, *36*:1—67.

Manno, B.R., and Manno, J.E. Toxicology of ipecac: a review. *Clin. Toxicol.*, **1977**, *10*:221—242.

Rumack, B.H., and Lovejoy, F.H., Jr. Clinical toxicology. In, *Casarett and Doull's Toxicology: The Basic Science of Poisons*, 3rd ed. (Klaassen, C.D., Amdur, M.O., and Doull, J., eds.) Macmillan Publishing Co., New York, **1985**.

Winchester, J.F. Active methods for detoxification: oral sorbents, forced diuresis, hemoperfusion, and hemodialysis. In, *Clinical Management of Poisoning and Drug Overdose*. (Haddad, L.M., and Winchester, J.F., eds.) W.B. Saunders Co., Philadelphia, **1983**, pp. 154—169.

5 GENTHERAPIE

Stephen L. Eck und James M. Wilson

Fortschritte in der molekularen und zellulären Biologie haben zur Identifizierung von Proteinen geführt, die verschiedene Krankheitsprozesse mediieren. DNA-Technologien ermöglichen Zugang zu den Genen, die diese Vorgänge kontrollieren. Sowohl Größe und Komplexität als auch der fehlende zelluläre Zugang dieser Proteine machen deren Anwendung oder Modifikation mit herkömmlichen pharmakologischen Ansätzen unmöglich. Gentherapie kann diese Schranken durch das selektive Einführen von rekombinanter DNA in Gewebe überwinden, so daß die Synthese des biologisch aktiven Proteins in denjenigen Zellen erfolgen kann, deren Funktion verändert werden soll. Daher ist die Einschleusung von rekombinanter DNA ein zentrales Thema aller gentherapeutischen Ansätze. Eine Vielzahl von DNA-Vektoren wurde entwickelt. Dabei macht man sich Mechanismen zu Nutze, denen der virale Lebenszyklus zugrunde liegt, oder die auf der Ummantelung mit Liposomen, direkter Injektion oder der Komplexbildung mit Transportproteinen beruhen. Obwohl Gentherapie zunächst für die Behandlung angeborener Ein-Gen-Defekte erforscht wurde, sind mittlerweile auch Anwendungen bei erworbenen Krankheiten beschrieben, darunter Krebs, kardiovaskuläre Erkrankungen und Infektionen. Dieses Kapitel stellt eine Einführung dar, die die therapeutischen Möglichkeiten und Strategien beschreibt, die versuchen, Gentherapie zur Behandlung dieser verschiedenen Krankheiten zu nutzen.

MÖGLICHKEITEN DER GENTHERAPIE

Der therapeutische Gentransfer ist kein neues Konzept (Wolff und Lederberg, 1994). Mehr als zwanzig Jahre bevor der erste Gentransfer unter klinischen Bedingungen stattfand, spekulierte Edward Tatum bereits: „Wir können sogar optimistisch sein, auf lange Sicht eine Therapie zu finden, die die Isolierung oder das Design, die Synthese und die Einführung von neuen Genen in defekte Zellen eines bestimmten Organs nutzt" (Tatum, 1966). Die Behandlung menschlicher Krankheiten durch Gentherapie wurde zunächst als Möglichkeit zur Behandlung von Krankheiten gesehen, die auf Defekte einzelner Gene zurückzuführen sind. Angeborene Erkrankungen umfassen ein großes Spektrum von Krankheiten, bei denen der Defekt eines Gens zum Fehlen eines bestimmten Proteins oder zur Synthese eines defekten Proteins führt. In beiden Fällen kann das Fehlen des normalen Proteins zu einer Vielzahl von klinischen Manifestationen führen, die von der strukturellen und enzymatischen Rolle abhängig sind, die das Protein normalerweise in der Zelle spielt. Die Ausprägung solcher Defekte kann von milden Symptomen, die keine Behandlung erfordern (z. B. Farbenblindheit), bis zu lebensbedrohlichen Krankheiten (z. B. Haemophilie, Mukoviszidose) reichen. Diese verschiedenen Krankheiten sind im allgemeinen mit herkömmlichen pharmakologischen Methoden nur unzureichend zu behandeln. Eine Therapie, die auf den Ersatz des fehlenden oder defekten Proteins zielt (wie der Ersatz von Faktor VIII bei der Haemophilie, Transfusionen bei Sichelzellanämie und die Gabe von Adenosindesaminase beim *severe combined immunodeficiency syndrome*) steht nur für einen kleinen Teil der betreffenden Krankheiten zur Verfügung. Außerdem sind diese Therapieformen nur teilweise ausreichend, um die Krankheitssymptome zu lindern, und sie sind häufig von beträchtlichen Nebenwirkungen begleitet. Für die meisten genetischen Erkrankungen ist die therapeutische Substitution des fehlenden Proteins nicht möglich, da es sich um komplexe und instabile Proteine handelt und die Einschleusung des Proteins in ein spezifisches subzelluläres Kompartiment nötig wäre (z. B. Expression an der Zelloberfläche, lysosomale Lokalisation etc.). In einigen Fällen wurde die Transplantation des am stärksten betroffen Organs durchgeführt (z. B. Knochenmarkstransplantation bei Sichelzellanämie oder Lebertransplantation bei Hyperlipidämien), aber auch dieses Vorgehen wird durch fehlende Spenderorgane und Nebenwirkungen limitiert, die sich aus der Immunsuppression ergeben, die notwendig ist, um die Abstoßung körperfremden Gewebes zu verhindern.

Die Möglichkeit, den betroffenen Geweben eine normale Kopie des defekten Gens zur Verfügung zu stellen, würde das Problem umgehen, komplexe Proteine einschleusen zu müssen, da das Protein von den Zellen selbst synthetisiert werden könnte, die dabei den normalen zellulären Syntheseweg benutzen könnten. Obwohl das defekte Gen in allen Zellen eines Organismus mit einer angeborenen Erkrankung vorhanden ist, exprimieren tatsächlich nur einige wenige Gewebe das Gen und sind daher betroffen. Defekte in Genen, die in allen Zellen des Körper aktiv sind (sogenannte *housekeeping* Gene), resultieren meist in so schweren Defekten, daß keine embryonale Entwicklung erfolgt. Die begrenzte Anzahl von Geweben, die normalerweise bei angeborenen Erkrankungen betroffen sind, verringert die Anforderungen an eine effektive Gentherapie, da eine funktionelle Kopie des Gens nur denjenigen Geweben zur Verfügung gestellt werden muß, die es tatsächlich benötigen. Daher ist das Ziel der Gentherapie, den Defekt nur in einem Teil des Körpers genetisch zu korrigieren. Da dieser Ansatz nicht darauf abzielt, das genetische Material der für die Reproduktion notwendigen Organe zu verändern, verhindert er nicht die Weitergabe des genetischen Defekts an die Nachkommen. Er kann aber dennoch ein wichtiges Werkzeug darstellen, um die metabolischen Auswirkungen für das behandelte Individuum zu lindern oder aufzuheben. Die Möglichkeit, mit dem therapeutischen Gen auf ein spezielles Gewebe zu zielen, ist ein Gebiet, das für alle Bereiche der Gentherapie von ungeheurem Interesse ist. Außerdem würden Nebenwirkungen, die durch ektope Genexpression in Zellen auftreten, die keine Zielzellen sind, verhindert werden, wenn es möglich wäre, den Gentransfer gezielt auf die am meisten betroffenen Organe zu richten. Wie bei anderen pharmakologischen Substanzen vermindert die Möglichkeit der gezielten Behandlung bestimmter Zellen das effektive Verteilungsvolumen und die Menge der Substanz, mit der der Gentransfer durchgeführt wird. Solche zellspezifischen Vektoren sind derzeit weder für konventionelle Medikamente noch für genetisches Material verfügbar, aber es ist zu erwarten, daß das explosionsartige Zunehmen des Interesses für Gentherapie zur Entwicklung von neuen Methoden führen wird, die sowohl für die Einschleusung von DNA als auch von konventionellen Medikamenten geeignet sein werden. Es werden Methoden zur Einschleusung von DNA entwickelt, die verschiedenste chemische, physikalische oder biologische Agenzien verwenden.

Das erste Gentransfer-Experiment am Menschen begann 1989 mit einer Studie, bei der Lymphozyten markiert wurden. Obwohl die initale Studie keinen therapeutischen Nutzen erbrachte, konnte sie zeigen, daß Gentransfer sicher durchgeführt werden kann und gab Einblick in viele der technischen Schwierigkeiten der Gentherapie am Menschen (Rosenberg et al. 1990). Lymphozyten waren ein naheliegendes Ziel für initiale Versuche mit der Gentherapie, das sie leicht isoliert und *ex vivo* manipuliert werden können. Die Gewebsspezifität kann durch Entfernung und Manipulation der Empfängerzellen erzielt werden und nicht durch ein spezielles Design des Vektorsystems, das zu erzielen bislang schwierig geblieben ist. Lymphozyten waren auch attraktiv, weil sie den zellulären Lokus zahlreicher angeborener und erworbener Erkrankungen (z. B. *severe combined immunodeficiency*, HIV-Infektion, *graft versus host disease* und eine Anzahl maligner Erkrankungen) darstellen. Zusätzlich zur einfachen Isolation kann erwartet werden, daß Lymphozyten nach der Rückkehr in den Empfänger lange vital bleiben und damit einen bleibenden Nutzen bei chronischen Krankheiten darstellen könnten. So stellt der Gentransfer in Lymphozyten ein wichtiges Modell für gentherapeutisches Vorgehen dar, und es wird weiter an seiner Entwicklung für verschiedene Krankheiten gearbeitet. Im September 1990 begann die erste Studie, die Gentherapie mit einem therapeutischen Ziel beim Menschen untersuchte. Am National Institute of Health erfolgte der *ex vivo* Gentransfer des Adenosindesaminase (ADA) Gens in Lymphozyten eines Kindes, das eine normalerweise tödliche Defizienz dieses Enzyms aufwies (Anderson et al. 1990). Die Ergebnisse dieser Studie, die bislang noch nicht detailliert veröffentlicht sind, waren ermutigend und haben zur Entwicklung zahlreicher neuer Studien zur Gentherapie geführt.

Die Mehrzahl der Gentherapie-Studien, die zur Zeit durchgeführt werden, befassen sich mit der Behandlung erworbener Erkrankungen wie AIDS, malignen Erkrankungen und kardiovaskulären Erkrankungen anstelle von Erkrankungen, die auf einen einzelnen Gendefekt zurückzuführen sind (Tabelle 5.1). Die Anwendung der Gentherapie für erworbene Krankheiten ist aus zahlreichen Gründen schneller vorangeschritten als die Anwendungen für einzelne Gendefekte. Der Hauptgrund ist, daß es bislang nicht gelungen ist, die langfristige Genexpression (Monate bis Jahre) zu erzielen, die erforderlich wäre, um genetische Erkrankungen zu behandeln. Das Vorhandensein einer großen Anzahl von Patienten mit schweren und unmittelbar lebensbedrohlichen erworbenen Erkrankungen (vor allen Dingen Krebs und AIDS) stellt einen klinischen Rahmen dar, in dem es notwendig ist, neue Strategien für den Gentransfer zu entwickeln, die möglicherweise später zur Behandlung angeborener Erkrankungen genutzt werden können. Im Gegensatz zu den angeborenen Erkrankungen, bei denen ein einziger genetischer Defekt nachgewiesen wurde, ist bei den meisten Anwendungen der Gentherapie für erworbene Krankheiten die molekulare Grundlage der Erkrankung weniger gut untersucht. Daher wird hier weniger versucht, den zugrunde liegenden Defekt zu beheben, als vielmehr neue molekulare Funktionen hinzuzufügen, die es ermöglichen, den Verlauf der Krankheit zu beeinflussen oder eine bestehende Funktion zu blockieren.

Allgemeine Überlegungen zur Gentherapie

Angeborene Erkrankungen Um eine bestehende Defizienz endgültig beheben zu können, ist neben dem Einfügen eines neuen Gens auch erforderlich, daß es in einer ausreichenden Anzahl von Zellen vorhanden ist, um einen therapeutischen Nutzen zu erzielen. Die Menge an Protein, die nötig ist, um den Defekt zu beheben, ist bei verschiedenenen genetischen Erkrankungen unterschiedlich. Häufig kann man sie aus klinischen Beobachtungen ableiten, die die Relation zwischen der Schwere des Krankheitsbildes und der Schwere des Defektes in Betracht ziehen. Das gilt etwa für die Haemophilien, bei denen die Schwere der Blutungen sich proportional zum Ausmaß der Defizienz verhält. Bei anderen Krankheiten wie der Mukoviszidose sind solche Abschätzungen nicht möglich. Hier kennt man die Menge des *cystic fibrosis transport regulator* (CFTR) Proteins nicht, die in Zellen des Respirationstrakts und anderen epithelialen Zellen notwendig ist, um einen therapeutischen Nutzen zu erzielen. Bei dieser Krankheit korreliert die Schwere der Symptome mit dem Typ des genetischen Defekts und nicht mit der Höhe der Proteinsynthese. Diese Umstände bekommen noch mehr Bedeutung, wenn die Genexpression in einem System therapeutisch hochreguliert ist. Ein Beispiel sind die Thalassämien, die sich aus einem Defekt in der Synthese entweder der α- oder der β-Kette des Hämoglobins ableiten. Exzessive Produktion einer der beiden Untereinheiten durch ein unreguliertes therapeutisches Gen könnte genauso verhängnisvoll sein wie die Krankheit selbst.

Erworbene Krankheiten Mechanistisch gesehen kann Gentherapie für erworbene Krankheiten potentiell fle-

KAPITEL 5 GENTHERAPIE

Tabelle 5.1 Gentherapeutische Studien, die vom beratenden Gremium für rekombinante DNA des Nationalen Gesundheitsinstituts der USA (NIH) genehmigt wurden*

TITEL DER STUDIE	LEITER DER STUDIE	DATUM DER GENEHMIGUNG
Gene Therapy of Patient with Advanced Cancer Using Tumor Infiltration Lymphocytes Transduced with the Gene Coding for Tumor Necrosis Factor.	S.A. Rosenberg	7/31/90
Immunization of Cancer Patients Using Autologous Cancer Cells Modified by Insertion of the Gene for Tumor Necrosis Factor (TNF).	S.A. Rosenberg	10/7/91
Immunization of Cancer Patients Using Autologous Cancer Cells Modified by Insertion of the Gene for Interleukin-2 (IL-2).	S.A. Rosenberg	10/7/91
Ex vivo Gene Therapy of Familial Hypercholesterolemia.	J.M. Wilson	10/8/91
Treatment of Severe Combined Immune Deficiency (SCID) Due to Adenosine Deaminase (ADA) Deficiency with Autologous Lymphocytes Transduced with the Human ADA Gene: An Experimental Study.	R.M. Blaese	2/10/92
Immunotherapy of Malignancy by in vivo Gene Transfer into Tumors.	G.J. Nabel	2/10/92
Gene Transfer for the Treatment of Cancer.	S.M. Freeman	2/10/92
Gene Therapy for the Treatment of Recurrent Glioblastoma Multiforme with in vivo Tumor Transduction with the Herpes Simplex-Thymidine Kinase Gene/Ganciclovir System.	K.W. Culver	3/1/92
A Phase I Study, in Cystic Fibrosis Patients, of the Safety, Toxicity, and Biological Efficacy of a Single Administration of a Replication Deficient, Recombinant Adenovirus Carrying the cDNA of the Normal Human Cystic Fibrosis Transmembrane Conductance Regulator Gene in the Lung.	R.G. Crystal	5/17/92
Phase I Study of Cytokine-Gene Modified Autologous Neuroblastoma Cells for Treatment of Relapsed/Refractory Neuroblastoma.	M.K. Brenner	6/1/92
Gene Therapy for the Treatment of Brain Tumors Using Intra-Tumoral Transduction with the Thymidine Kinase Gene and Intravenous Ganciclovir.	E. Oldfield	6/1/92
Immunization with HLA-A2 Matched Allogeneic Melanoma Cells that Secrete Interleukin-2 in Patients with Metastatic Melanoma.	B. Gansbacher	6/2/92
Immunization with Interleukin-2 Secreting Allogeneic HLA-A2 Matched Renal Cell Carcinoma Cells in Patients with Advanced Renal Cell Carcinoma.	B. Gansbacher	6/2/92
Clinical Protocol for Modification of Oncogene and Tumor Suppressor Gene Expression in Non-Small Cell Lung Cancer (NSCLC).	J.A. Roth	9/15/92
Gene Therapy of Cancer: A Pilot Study of IL-4 Gene Modified Antitumor Vaccines.	M.T. Lotze	9/15/92
Gene Therapy of Cystic Fibrosis Lung Diseases Using E1 Deleted Adenoviruses: A Phase I Trial.	J.M. Wilson	12/3/92
Cystic Fibrosis Gene Therapy Using an Adenovirus Vector: In vivo Safety and Efficacy in Nasal Epithelium.	M.J. Welsh	12/4/92
Phase I Study of Non-Replicating Autologous Tumor Cell Injections Using Cells Prepared With or Without Granulocyte-Macrophage Colony Stimulating Factor Gene Transduction in Patients with Metastatic Renal Cell Carcinoma.	J. Simons	3/1/93
Administration of Neomycin Resistance Gene Marked EBV Specific Cytotoxic T Lymphocytes to Recipients of Mismatched-Related or Phenotypically Similar Unrelated Donor Marrow Grafts.	H.E. Heslop	3/2/93
A Phase I Study of Gene Therapy of Cystic Fibrosis Utilizing a Replication Deficient Recombinant Adenovirus Vector to Deliver the Human Cystic Fibrosis Transmembrane Conductance Regulator cDNA to the Airways.	R.W. Wilmott	3/2/93
Gene Therapy for Cystic Fibrosis Using E1 Deleted Adenovirus: A Phase I Trial in the Nasal Cavity.	R.C. Boucher	3/2/93
A Phase I Trial of Human Gamma Interferon-Transduced Autologous Tumor Cells in Patients With Disseminated Malignant Melanoma.	H.F. Seigler	6/7/93
Use of Safety-Modified Retroviruses to Introduce Chemotherapy Resistance Sequences into Normal Hematopoietic Cells for Chemoprotection During the Therapy of Ovarian Cancer: A Pilot Trial.	A.B. Deisseroth	6/7/93
Immunotherapy for Cancer by Direct Gene Transfer into Tumors.	G.J. Nabel	6/7/93
Gene Therapy for Gaucher Disease: Ex vivo Gene Transfer and Autologous Transplantation of CD34+ Cells.	J.A. Barranger	6/7/93
Retroviral Mediated Transfer of the cDNA for Human Glucocerebrosidase into Hematopoietic Stem Cells of Patients with Gaucher Disease.	S. Karlsson	6/7/93
A Preliminary Study to Evaluate the Safety and Biologic Effects of Murine Retroviral Vector Encoding HIV-1 Genes [HIV-IT(V)] in Asymptomatic Subjects Infected with HIV-1.	J.E. Galpin	6/7/93

* Die hier aufgelisteten Studien wurden bis August 1994 genehmigt. Detaillierte Protokolle dieser Studien sind in der monatlich erscheinenden Zeitschrift Human Gene Therapy veröffentlicht. *(Fortsetzung)*

Tabelle 5.1 Gentherapeutische Studien, die vom beratenden Gremium für rekombinante DNA des Nationalen Gesundheitsinstituts der USA (NIH) genehmigt wurden* *(Fortsetzung)*

TITEL DER STUDIE	LEITER DER STUDIE	DATUM DER GENEHMIGUNG
A Molecular Genetic Intervention for AIDS–Effects of a Transdominant Negative Form of Rev.	G.J. Nabel	6/7/93
Gene Therapy for the Treatment of Recurrent Pediatric Malignant Astrocytomas with in vivo Tumor Transduction with the Herpes Simplex–Thymidine Kinase Gene.	C. Raffel	6/8/93
Human MDR Gene Transfer in Patients with Advanced Cancer.	C. Hesdorffer	6/8/93
Gene Therapy for Human Brain Tumors Using Episome-Based Antisense cDNA Transcription of Insulin-Like Growth Factor I.	J. Ilan	6/8/93
Immunization of Malignant Melanoma Patients with Interleukin 2–Secreting Melanoma Cells Expressing Defined Allogeneic Histocompatibility Antigens.	T.K. Das Gupta	9/10/93
Retroviral Mediated Transfer of the Human Multi-Drug Resistance Gene (MDR-1) into Hematopoietic Stem Cells During Autologous Transplantation after Intensive Chemotherapy for Breast Cancer.	J. O'Shaughnessy	9/9/93
Gene Therapy for Recurrent Pediatric Brain Tumors.	L.E. Kun	9/9/93
A Phase I Clinical Trial to Evaluate the Safety and Effects in HIV-1 Infected Humans of Autologous Lymphocytes Transduced with a Ribozyme that Cleaves HIV-1 RNA.	F. Wong-Staal	9/10/93
Genetically Engineered Autologous Tumor Vaccines Producing Interleukin-2 for the Treatment of Metastatic Melanoma.	J.S. Economou	9/10/93
Intrathecal Gene Therapy for the Treatment of Leptomeningeal Carcinomatosis.	E.H. Oldfield	12/2/93
Injection of Colon Carcinoma Patients with Autologous Irradiated Tumor Cells and Fibroblasts Genetically Modified to Secrete Interleukin-2.	R.E. Sobol	12/2/93
Retrovirus-Mediated Transfer of the cDNA for Human Glucocerebrosidase into Peripheral Blood Repopulating Cells of Patients with Gaucher's Disease.	F. Schuening	12/2/93
An Open Label, Phase I/II Clinical Trial to Evaluate the Safety and Biological Activity of HIV-IT (V) (HIV-1 IIBenv/Retroviral Vector) in HIV-1 Infected Subjects.	R. Haubrich	12/3/92
A Phase I Trial of B7-Transfected Lethally Irradiated Allogeneic Melanoma Cell Lines to Induce Cell Mediated Immunity Against Tumor-Associated Antigens Presented by HLA-A1 in Patients with Stage IV Melanoma.	M. Sznol	12/3/93
Phase I Study of Immunotherapy of Advanced Colorectal Carcinoma by Direct Gene Transfer into Hepatic Metastases.	J. Rubin	12/3/93
Adoptive Immunotherapy of Melanoma with Activated Lymph Node Cells Primed *in vivo* with Autologous Tumor Cells Transducted with the IL-4 Gene.	A.E. Chang	12/3/93
Gene Therapy for Cystic Fibrosis Using Cationic Liposome Mediated Gene Transfer: A Phase I Trial of Safety and Efficacy in the Nasal Airway.	E.J. Sorscher	12/3/93
Adenovirus-Mediated Gene Transfer of CFTR to the Nasal Epithelium and Maxillary Sinus of Patients with Cystic Fibrosis.	M.J. Welsh	12/3/93
A Phase I Study of Immunization with Gamma Interferon Transduced Neuroblastoma Cells.	J. Rosenblatt	3/3/94
A Phase I/II Pilot Study of the Safety of the Adoptive Transfer of Syngeneic Gene-Modified Cytotoxic T-Lymphocytes in HIV-Infected Identical Twins.	R. Walker	3/3/94
Expression of an Exogenously Administered Human Alpha-1-Antitrypsin Gene in the Respiratory Tract of Humans.	K. Brigham	3/3/94
Phase I Study of Immunotherapy for Metastatic Renal Cell Carcinoma by Direct Gene Transfer into Metastatic Lesions.	N. Vogelzang	3/4/94
Phase I Study of Immunotherapy of Malignant Melanoma by Direct Gene Transfer.	E. Hersh	3/4/94
Phase I Trial of a Polynucleotide Augmented Anti-Tumor Immunization of Human Carcinoembryonic Antigen in Patients with Metastatic Colorectal Cancer.	D. Curiel	6/9/94
Clinical Trial to Assess the Safety, Feasibility, and Efficacy of Transferring a Potentially Anti-arthritic Cytokine Gene to Human Joints with Rheumatoid Arthritis.	C.H. Evans	6/9/94
Use of Safety-Modified Retroviruses to Introduce Chemotherapy Resistance Sequences into Normal Hematopoietic Cells for Chemoprotection During the Theraphy of Breast Cancer: A Pilot Trial.	A. Deisseroth	6/9/94

* Die hier aufgelisteten Studien wurden bis August 1994 genehmigt. Detaillierte Protokolle dieser Studien sind in der monatlich erscheinenden Zeitschrift *Human Gene Therapy* veröffentlicht.

(Fortsetzung)

Tabelle 5.1 Gentherapeutische Studien, die vom beratenden Gremium für rekombinante DNA des Nationalen Gesundheitsinstituts der USA (NIH) genehmigt wurden* *(Fortsetzung)*

TITEL DER STUDIE	LEITER DER STUDIE	DATUM DER GENEHMIGUNG
Retroviral Mediated Gene Transfer of the Fanconi Anemia Complementation Group C Gene to Hematopoietic Progenitors of Group C Patients.	J.M. Liu	6/9/94
Clinical Protocol for Modification of Tumor Suppressor Gene Expression and Induction of Apoptosis in Non-Small Cell Lung Cancer (NSCLC) with an Adenovirus Vector Expressing Wildtype p53 and Cisplatin.	J.A. Roth	6/10/94
Infection of Glioblastoma Patients with Tumor Cells Genetically Modified to Secrete Interleukin-2 (IL-2): A phase I Study.	R.E. Sobol	6/10/94
IL-2 Gene Therapy Using Direct Injection of Tumor with Genetically Engineered Autologous Fibroblasts.	M.T. Lotze	6/10/94
Phase I/II Study of Autologous Human GM-CSF Gene Transduced Prostate Cancer Vaccines in Patients with Metastatic Prostate Carcinoma.	J. Simons	8/3/94

* Die hier aufgelisteten Studien wurden bis August 1994 genehmigt. Detaillierte Protokolle dieser Studien sind in der monatlich erscheinenden Zeitschrift *Human Gene Therapy* veröffentlicht.

xibler sein als für angeborenen Störungen, zumindest was die eingebrachte DNA betrifft. Bei angeborenen Erkrankungen ist typischerweise ein einzelnes Gen, das die Störung verursacht, das Ziel der Intervention. Im Gegensatz dazu kann bei erworbenen Erkrankungen entweder ein Gen, das direkt zu der Störung beiträgt, oder ein Gen, das unabhängige biochemische Vorgänge regelt, Ziel der Intervention sein. Die Vielfalt der Ansätze, um erworbene Störungen zu behandeln, wird bei den Strategien zur Gentherapie von AIDS und verschiedenen malignen Erkrankungen deutlich. Die Behandlung der HIV-Infektion kann potentiell bei der Unterbrechung viraler Prozesse beginnen, die direkt zur Pathogenese von AIDS beitragen. Das kann durch verschiedene Ansätze erreicht werden, wie durch die Insertion eines Gens, das *antisense* mRNA produziert, die Benutzung von katalytischer RNA (Ribozyme) oder dominant negativen Proteinmutanten.

Impfung Das Gebiet der durch Gentransfer vermittelten Impfungen expandiert schnell. Solche Impfungen können für infektiöse und nicht-infektiöse Krankheiten zur Anwendung kommen.

Impfung gegen nicht-infektiöse Krankheiten Gentherapeutische Ansätze für neoplastische Krankheiten schließen Anstrengungen ein, eine Immunantwort gegen Tumorzellen zu provozieren. Die Idee, daß Tumorzellen benutzt werden können, um eine Immunantwort gegen einen Tumor hervorzurufen, ist in seltenen klinischen Beobachtungen von spontanen Tumorregressionen begründet, außerdem in der Beobachtung, daß manche Tumore in immunkompromittierten Individuen häufiger sind und darin, daß eine Reihe von tumorassoziierten Antigenen in vielen verschiedenen Tumoren entdeckt wurde. Die vorgeschlagenen Strategien zielen auf eine Transfektion autologer Tumorzellen (oder von tumorinfiltrierenden Lymphozyten), die so manipuliert werden, daß sie ein spezifisches Zytokin sezernieren (z. B. Tumor Nekrose Faktor, Interleukin-2, Interleukin-4, Interferon γ etc.), außerdem auf die Expression von starken Antigenen in Tumorzellen, die zur Abstoßung führen (z. B. allogene *major histocompatibility* oder MHC-Moleküle), weiter auf die Expression von lymphozytenkostimulierenden Faktoren in Tumorzellen (z. B. B7-1). Einige dieser Ansätze haben die Stufe der klinischen Erprobung erreicht, aber die Ergebnisse von diesen Phase-I-Studien sind limitiert und unzureichend, um die therapeutische Effizienz beurteilen zu können (eine Übersicht zu diesem Gebiet findet sich bei Nabel et al. 1994).

Impfung gegen infektiöse Krankheiten Der Nutzen gentherapeutischer Ansätze, die Immunität gegenüber infektiösen Erregern zu stimulieren, wird ebenfalls untersucht. Die Einschleusung von DNA-Sequenzen, die für Schlüsselantigene pathogenetischer Organismen kodieren (Untereinheitsvakzine), würde eine zelluläre Synthese und Präsentation dieser Antigene erlauben, die der physiologischen Präsentation während einer Infektion ähnlich wäre, aber nicht das Risiko der Exposition gegenüber dem pathogenetischen Organismus trägt. Das könnte sich besonders bei der Entwicklung eines Impfstoffes gegen HIV als wichtig erweisen, bei dem die Sicherheitsbedenken gegenüber einem lebenden, attenuierten HIV-Vakzin beträchtlich sind.

Hindernisse bei der Entwicklung von gentherapeutischen Methoden

Mit jeder Entdeckung neuer zellulärer Prozesse steigt die Anzahl der möglichen Applikationen für Gentransfer-Technologien. Zur Zeit sind jedoch unsere Möglichkeiten, klinisch effektive Therapien aus wissenschaftlich begründeten Modellen abzuleiten durch zahlreiche Probleme beschränkt, die, zu einem gewissen Ausmaß, alle gentherapeutischen Bemühungen betreffen. Soweit vorauszusehen ist, werden gentherapeutische Konzepte zunächst auf somatische Zellen beschränkt bleiben, also die Keimbahnzellen ausschließen. Die Erforschung der Möglichkeiten, Zellen eines bestimmten Gewebes gezielt mit einem DNA-Vektor zu erreichen, ist ein Feld, das intensiv untersucht wurde. Wenn das Gen erst transfiziert ist, wird die Frage der Dauer der Expression des Transgens wichtig. Schließlich muß der DNA-Vektor selbst in Hinsicht auf seine potentielle Schädlichkeit untersucht werden.

DNA-Applikation und Pharmakokinetik Die Applikation exogener DNA und ihre Prozessierung durch Zielzellen erfordert die Einführung neuer pharmakokinetischer Paradigmen, die über diejenigen hinausgehen, die auf konventionelle Arzneimittel, wie wir sie heute benutzen, angewendet werden (siehe Kapitel 1). Für den *in vivo* Gentransfer muß man sowohl das Schicksal des DNA-Vektors selbst (Verteilungsvolumen, Gewebeverteilung etc.) als auch die Konsequenzen beachten, die sich aus veränderter Genexpression und Proteinfunktion ergeben. Es wurde ein Multikompartiment-Modell entwickelt, um diese Vorgänge quantitativ zu beschreiben (Ledley und Ledley, 1994). Zu den Prozessen, die beachtet werden müssen, gehören die Verteilung des DNA-Vektors nach der *in vivo* Applikation, der Anteil des Vektors, der von den Zielzellen tatsächlich aufgenommen wird, die Verteilung des genetischen Materials in den Zell-Organellen, die Geschwindigkeit der Degradation der DNA, die Menge der synthetisierten mRNA, die Stabilität der produzierten mRNA, die Menge und Stabilität des synthetisierten Proteins und die subzellulläre Verteilung bzw. das Sekretionsverhalten des produzierten Proteins. Obwohl dieser Tatsache bislang wenig Beachtung geschenkt wurde, ist denkbar, daß jeder dieser Vorgänge beim Design eines Gentransfervektors einbezogen werden kann, so daß es möglich wäre, für die jeweiligen Erfordernisse der zu behandelnden Krankheit ein spezifisches Gentransfersystem maßzuschneidern.

Dauer der Expression des transfizierten Gens Die Dauer, für die ein transfiziertes Gen tatsächlich funktionell aktiv ist, ist von ungeheurer Bedeutung. Bei der Behandlung angeborener Erkrankungen wäre eine stabile Expression über Jahre wünschenswert. Im Gegensatz dazu könnte bei der Behandlung maligner Erkrankungen die dauerhafte Produktion des therapeutischen Proteins nachteilige Auswirkungen haben. Bisher konnte keine der bei Menschen durchgeführten Studien eine dauerhafte Expression des Gens nachweisen, was allerdings zu gleichen Teilen an der kurzen Nachbeobachtungszeit wie am Studiendesign liegt. Vektoren, die die transfizierte DNA in die Chromosomen der Empfängerzellen einbauen, haben das größte Potential, zu einer langandauernden Expression zu führen. Zu diesen Vektoren mit integrativer Funktion gehören die retroviralen und die adeno-assoziierten Vektoren. Die Integration der transgenen DNA in die DNA der Empfängerzelle garantiert allerdings nicht die dauerhafte Expression des Gens. Die Produktion des vorgesehenen Proteins kann vielmehr durch Inaktivierung des transgenen Promotors abnehmen, obwohl die DNA weiterhin vorhanden ist. Unter anderen Umständen kann der Verlust der Transgen-Expression der transfizierten Zellen durch Immunprozesse des Empfängers ausgelöst werden (eine detaillierte Diskussion dazu findet sich bei Jolly, 1994).

Unerwünschte Wirkungen der heterologen Gen-Expression Zusätzlich zu den Faktoren, die den Gentransfer und die Expression limitieren, gibt es eine wachsende Anzahl von möglichen unerwünschten Wirkungen, die sich aus einem erfolgreichen Gentransfer ergeben können. Wie bei jedem neuen Medikament ist es unmöglich, diese unerwünschten Wirkungen vorherzusagen, solange keine größere klinische Erfahrung vorliegt. Trotzdem können einige spezifische unerwünschte Wirkungen vorhergesagt werden, die vom verwendeten Transgen unabhängig sind. Da es in den meisten Fällen durch den Gentransfer zur Synthese eines neuen Proteins kommt, muß die Möglichkeit einer Immunantwort in Betracht gezogen werden. Eine schwere Immunantwort könnte ein sezerniertes Produkt inaktivieren (wie es bei Patienten mit Haemophilie passiert, die eine Substitution mit Faktor VIII erhalten) oder zu einer Autoimmunantwort gegen transfiziertes Gewebe führen. Unter bestimmten Bedingungen könnte auch der DNA-Vektor selbst immunogen sein, wie es für Adenoviren als Vektor nachgewiesen wurde. Eine Immunantwort gegen den Vektor könnte eine wiederholte Anwendung verhindern oder die Dauer des erzielten Effekts reduzieren.

Ebenso können pathologische Prozesse durch die Replikation des viralen Vektors ausgelöst werden. Deshalb wurden große Anstrengungen unternommen, um virale Vektoren zu konstruieren, die nicht in der Lage sind, in den Zielzellen zu replizieren (sogenannte replikationsdefiziente Viren). Das wurde durch die Deletion von speziellen viralen Genen erreicht, die für die Replikation notwendig sind (Miller et al., 1993, siehe dazu auch die Legenden zu Abb. 5.1 und 5.2). Um das Virus produzieren zu können, muß es *in vitro* in speziellen Zellen herangezogen werden, die diejenigen Funktionen substituieren, die aus dem Virus entfernt wurden. Mit dieser Methode wurden replikationsdefiziente Retroviren, Adenoviren, adeno-assoziierte Viren und Herpesviren hergestellt. Dieser Ansatz verhindert aber nicht in allen Situationen vollständig die Fähigkeit des Virus zur Replikation. Das Virus kann die Replikationsdefizienz durch Aktivierung von noch nicht identifizierten Faktoren der Wirtszelle oder durch Rekombination mit Wildtyp-Virus umgehen. Zum Glück wurden solche Ereignisse bislang nicht beschrieben, allerdings ist die Erfahrung mit Patienten noch limitiert.

Ethische Fragen

Wie bei jeder neuen Technologie wurde der Frage nach ethischen Problemen der Gentherapie große Beachtung geschenkt. Viele dieser Probleme sind allen neuen und teuren Formen medizinischer Therapie gemeinsam, wie die Frage, wem eine solche Therapie offenstehen soll und wer für die Kosten aufkommt. Die Erkenntnis, daß diese Technologie auch für die genetische Manipulation von Keimbahnzellen genutzt werden könnte, hat ebenfalls eine starke Diskussion ausgelöst (Neel, 1993). Außerdem besteht die Besorgnis, daß die Möglichkeit besteht, daß die Technik des Gentransfers für nicht-medizinische Anwendungen, wie etwa kosmetische Zwecke, genutzt werden könnte. Obwohl diese Punkte voraussichtlich weiterhin Anlaß zu Diskussionen geben werden, betreffen sie doch Entwicklungen, die – zur Zeit – sehr unwahrscheinlich sind. Zum Beispiel würde die Manipulation von Keimbahnzellen mit dem Zweck, weitere Generationen von betroffenen Kindern zu vermeiden, eine „prophylaktische" Behandlung potentieller Eltern erfordern. Da die Wahrscheinlichkeit, ein betroffenes Kind zu bekommen in der großen Mehrzahl der Fälle entweder 1 zu 2 (bei autosomal dominanten Krankheiten) oder 1 zu 4 (bei autosomal rezessiven Krankheiten) ist, eine Behandlung aber weder ohne Risiko noch zu 100% effektiv sein wird, ist es unwahrscheinlich, daß betroffene Eltern einem solchen Procedere zustimmen würden. Sogar wenn es die Möglichkeit gäbe, während der *in vitro* Fertilisation ein neues Gen einzuschleusen, wäre es unwahrscheinlich, daß es für mehr als eine Generation persistieren würde. Das neue Gen müßte in dasselbe Chromosom eingesetzt werden (die Wahrscheinlichkeit dafür ist 1 zu 23), außerdem in unmittelbare Nähe des defekten Gens (die Wahrscheinlichkeit dafür beträgt 1 zu 100), damit das neue Gen eng an das defekte Gen gekoppelt wäre. Die Bedenken, es könnten auch normale Charakteristika verändert werden, sind noch weiter hergeholt, denn wir haben nur eine sehr primitive Vorstellung von den vielen Faktoren, die das Aussehen, die Persönlichkeit, die Intelligenz und körperliche Leistungsmerkmale regeln und von ihrer genetischen Verteilung.

TECHNOLOGIEN DES *IN VIVO* GENTRANSFERS

Ein idealer Vektor zum Transfer von DNA sollte einen großen Spielraum für die Größe der eingefügten DNA aufweisen, sollte in konzentrierter Form erhältlich sein, sollte einfach herzustellen sein, sollte zellspezifischen Transfer erlauben, sollte eine Replikation der DNA unmöglich machen, sollte eine langfristige Genexpression ermöglichen und sollte ungiftig und nicht immunogen sein. Ein solches DNA-Transfersystem existiert allerdings nicht, und keines der gebräuchlichen Transfersysteme für eine *in vivo* Applikation ist perfekt bezüglich eines der geforderten Punkte. Bis 1995 sind drei Gentransfersysteme (retrovirale Vektoren, adenovirale Vektoren, Liposomen) in Gentherapiestudien am Menschen verwendet worden, die gesamte klinische Erfahrung beschränkt sich auf wenige hundert Patienten weltweit. Daher wird die folgende Diskussion eher konzeptionelle Strategien erörtern und Punkte behandeln, die einer Verbesserung bedürfen, als klinische Erfahrungen hervorheben.

Virale Vektoren

Der natürliche Lebenszyklus von Viren, deren Wirte Säugetiere sind, macht sie zu einem logischen Ausgangspunkt für die Entwicklung von therapeutischen Gentransfer-Vehikeln, da alle Viren während der Infektion exogenes genetisches Material transferrieren und exprimieren. Im einfachsten Modell besteht ein Virus aus genetischem Material, das in einer Kapsel eingeschlossen ist, die von den Zielzellen aufgenommen werden kann. Dort kommt es zur Expression der vom Virus kodierten Gene. Will man Viren als Vektoren benutzen, müssen zahlreiche virale Funktionen verändert werden. Als Minimum muß das Virus replikationsdefizient gemacht werden, um eine unkontrollierte Ausbreitung des Transgens zu vermeiden. Außerdem muß ein gewisser Teil des eigenen genetischen Materials entfernt werden, um Platz für die Insertion des Transgens zu schaffen. Darüber hinaus sind je nach Virus spezifische Veränderungen erforderlich. Virale Vektoren wurden extensiv für die präklinische Forschung benutzt und stellen die Basis für die meisten klinischen Gentherapiestudien dar, die derzeit durchgeführt werden.

Retroviren Retroviren wurden bisher am häufigsten klinisch eingesetzt, sie schaffen die Voraussetzung für eine langdauernde Genexpression eines stabil integrierten Transgens. Sie besitzen keine irrelevanten und potentiell immunogenen Proteine, und es gibt keine vorbestehende Immunität des Empfängers gegenüber dem Vektor. Ihre Applikation ist allerdings auf sich teilende Zellen beschränkt. Ihre Herstellung in großen Mengen ist technisch möglich, wenn auch die Purifikation und Konzentration problematisch sein kann, da das Virus relativ instabil ist. Es wurden zahlreiche Sicherheitsbedenken geltend gemacht, die durch die klinische Erfahrung nicht bestätigt wurden.

Erstmals wurde 1981 über Retroviren zur Anwendung beim Gentransfer berichtet, die erste klinische Studie, die Retroviren nutzte, fand 1989 statt (Rosenberg et al., 1990). Retroviren enthalten ein RNA-Genom, das in eine Schutzhülle (*envelope*) verpackt ist, die aus Membrananteilen der Wirtszelle und viralen Proteinen besteht. Um seine Gene zu exprimieren, muß das Retrovirus sein RNA-Genom (einen sogenannten positiven Strang) revers transkribieren und damit in doppelsträngige DNA umschreiben, die dann in die DNA der Wirtszelle integriert wird. Dieser Prozeß wird durch die Enzyme reverse Transkriptase und Integrase ermöglicht, die im retroviralen Partikel enthalten sind. Das integrierte Provirus ist in der Lage, die zelluläre Maschinerie zu nutzen, um die Transkription der viralen mRNAs und die darauffolgende Prozessierung sowie die Translation in virale Proteine durchzuführen. Das Virus schließt seinen Lebenszyklus, indem es neue Positiv-Strang-RNA synthetisiert, wobei es das integrierte Provirus als Vorlage benutzt. Ein Verpackungssignal (Ψ) innerhalb der RNA vermittelt die Organisation von viraler genomischer RNA und Proteinen zu Partikeln, die dann von der Zelloberfläche knospen.

Entwicklung retroviraler Vektoren Die genomische Organisation von Retroviren ist einfach. Diese Eigenschaft erleichtert die Manipulation, um sie in Vektoren umzuwandeln, die man zur Gentherapie nutzen kann. Am häufigsten werden das Mäuse-Leukämievirus und seine Abkömmlinge als retrovirale Vektoren benutzt (Miller et al., 1993). Retrovirale Vektoren werden ausgehend von der Provirusform konstruiert. Die *gag*, *pol* und *env* Gene werden entfernt, um Platz für die Gene zu schaffen, die von therapeutischem Interesse sind und um die replikative Funktion des Virus zu eliminieren (siehe Abb. 5.1 für einen Überblick zur Strategie). In den retroviralen Vektor können bis zu 8 kb (Kilobasen) der heterologen DNA inkorporiert werden. Da das Virus nicht mehr für virale mRNAs ko-

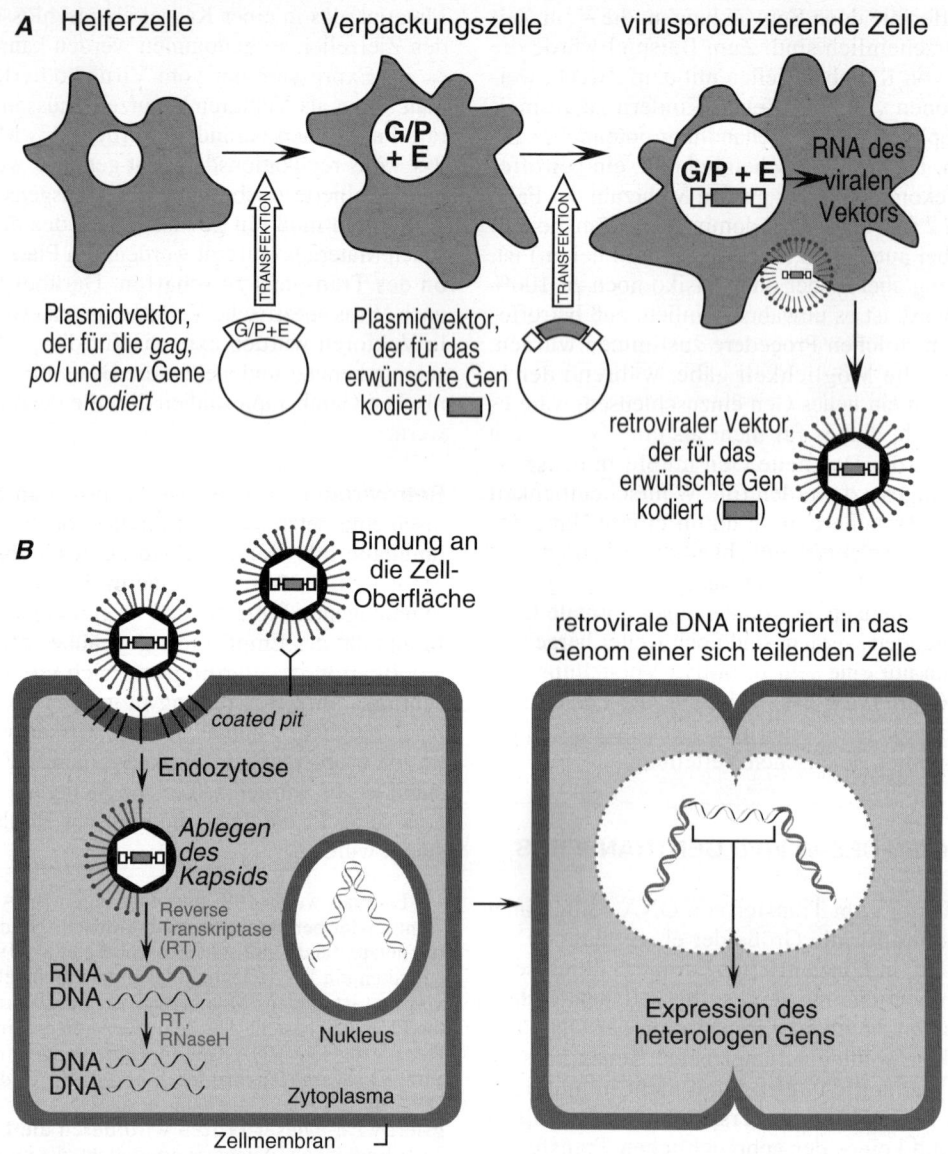

Abbildung 5.1 Retrovirus vermittelter Gentransfer.
A. Zusammenfassende Strategie der Produktion von Retroviren. Replikationsdefiziente Retroviren werden in einer Helferzelle hergestellt, die so manipuliert ist, daß sie virale Funktionen zur Verfügung stellen kann, die aus dem Virus entfernt wurden. Die *gag* (G), *pol* (P) und *env* (E) DNA-Sequenzen werden in Plasmide kloniert, die dann in die Helferzellen transfiziert werden, die dadurch zu Verpackungszellen werden. Verpackungszellen sind in der Lage, die für die Replikation notwendigen *gag*, *pol* und *env* Proteine zu synthetisieren. Dann wird ein Plasmid, das die rekombinante provirale DNA, nicht aber die *gag*, *pol* und *env* Gene enthält, in die Verpackungszelle transfiziert, die dadurch zur virusproduzierenden Zelle wird. Sie enthält die gesamte zelluläre Maschinerie, die notwendig ist, um das rekombinante Retrovirus zu produzieren, das dann ins Kulturmedium sezerniert wird. Nur die rekombinante provirale DNA wird in das Retrovirus verpackt. Da das rekombinante Retrovirus nicht die *gag*, *pol* und *env* Gene enthält, können von diesem rekombinanten Virus infizierte Zellen keine zusätzlichen Virionen produzieren.
B. Expression des gewünschten Gens in einer Zielzelle nach dem durch Retrovirus vermittelten Gentransfer.

diert (die kodierenden Sequenzen werden vollständig entfernt), können vom rekombinanten Virus keine viralen Proteine hergestellt werden. Damit sind auch alle vom Virus kodierten Antigene entfernt, die zu einer potentiellen Immunantwort gegenüber der transfizierten Zelle führen könnten. Mit dem Gen, das therapeutisch interessant ist, werden häufig Gene für Antibiotika-Resistenzen in das rekombinante Provirus eingeführt, um die virusbeladenen Zellen *ex vivo* selektionieren zu können. Zwei Beispiele für Gene, die in retrovirale Vektoren eingeführt werden, die zu gentherapeutischen Versuchen genutzt werden sollen, sind das bakterielle Aminoglykosid-3'-Phosphotransferase-Gen, das Resistenzen gegenüber Kanamycin, Neomycin und Geneticin vermittelt und das Gen für Hygromycin-B-Phosphotransferase, das die Resistenz gegenüber Hygromycin vermittelt. Die Anwesenheit eines Gens, das Antibiotikaresistenz vermittelt, erleichtert die Isolation des rekombinanten Provirus und die darauffolgende Titerbestimmung. Sequenzen mit Promotor- und Verstärker(*enhancer*)-Funktion können ebenfalls in das Transgen eingebaut werden, um seine Expression effektiver zu machen und gegebenenfalls eine gewebsspezifische Expression nach der Applikation *in vivo* zu erzielen. Alternativ kann die Promotor/Enhancer-Funktion benutzt werden, die das Virus in seinem *long terminal repeat* trägt.

Verpackungszellinien Da diejenigen Gene aus dem Virus entfernt wurden, die für virale Strukturproteine und Proteine, die die Replikation bewerkstelligen, kodieren, können diese Viren nur in speziell dafür hergestellten Verpackungszellinien produziert werden, die in der Lage sind, diese Proteine zur Verfügung zu stellen (siehe Abb. 5.1). Am besten stellt man eine solche Zellinie her, indem man die deletierten viralen Gene *gag*, *pol* und *env* stabil so in die Zellen einführt, daß sich jedes von ihnen auf einem anderen Chromosom innerhalb der Verpackungszelle befindet. Diese Strategie stellt sicher, daß eine Rekombination dieser Gene sehr unwahrscheinlich ist. Ohne das Vorliegen einer solchen Rekombination ist es der Zelle unmöglich, intakte virale RNA herzustellen, die in ein replikationskompetentes Virus verpackt werden könnte. Die Verpackungszellinie wird benutzt, um eine Zellinie herzustellen, die Retroviren produziert, die selbst replikationsdefizient sind und das zusätzliche Gen enthalten. Das geschieht, indem die rekombinante Provirus-DNA in die Verpackungszellinie eingebracht wird. Die rekombinante Provirus-DNA wird in Form eines Plasmids übertragen, das die Sequenzen der *long terminal repeats* trägt, die einen kleinen Teil des *gag* Gens flankiert, das wiederum die Verpackungssequenz und das hinzugefügte Gen enthält. Dieses Konstrukt wird mit einer beliebigen der verfügbaren Transfektionsmethoden (Elektroporation, Kalzium-Präzipitation etc.) in die Verpackungszellinie eingeschleust. Es wurden zahlreiche Versionen dieses Basisprotokolls verwendet, um die Wahrscheinlichkeit zu vermindern, mit der Rekombinationen auftreten, die zur Bildung von replikationskompetenten Viren führen (Jolly, 1994). Weitere Modifikationen wurden durchgeführt, um das Spektrum der Wirtszellen des Virus zu verändern. Diese Zellspezifität wird vor allen Dingen durch das Hüllprotein(*env*)-Gen kodiert. Das Hüllprotein des Moloney Mäuse-Leukämievirus ist ecotrop, das bedeutet, daß die Infektion auf die Individuen einer bestimmten Art beschränkt ist, in diesem Fall der Maus. Ein Hüllprotein, das eine größere Anzahl von Arten infizieren kann, ist das Genprodukt des *env* Gens des 4070A-Subtyps des Mäuse-Leukämievirus. Dieses *env* Gen ist amphotrop, das heißt, daß es zur Infektion von Zellen des Menschen, der Maus und anderer Säugetiere führen kann. Ebenso gibt es *env* Gene, die das Spektrum infizierbarer Zellen auf Zellen von Nicht-Säugern ausdehnen. Versuche, neue Liganden in das Hüllprotein einzubauen, hatten wenig Erfolg, da die so entstandenen Viren nur niedrige Titer ergaben. Trotzdem ist die Möglichkeit, das Virus durch Manipulation der molekularen Struktur für bestimmte Zellen spezifisch zu machen, eines der Ziele der Zukunft, dem weiterhin viel Aufmerksamkeit zukommen wird.

Klinische Anwendung von Retroviren Klinische Anwendung von Retroviren wurde bislang in drei Formen durchgeführt: *Ex vivo* Transfektion von Zellen, die dem Patienten vorher entnommen wurden, direkte Injektion von Retroviren und Anwendung von Zellen, die Retroviren produzieren.

Ex vivo **Gentransfer** Der *ex vivo* Ansatz ist der gebräuchlichste für klinische Studien am Menschen. Obwohl dieser Ansatz die aufwendige Isolation und Kultivierung der Zellen des Patienten in Zellkultur erfordert, hat er den Vorteil, daß das Ausmaß des Gentransfers genau festgelegt und auf eine spezifische Zellpopulation beschränkt werden kann. Außerdem kann ein gutes Verhältnis von Viren zu Zielzellen erreicht und so die Transfektionseffizienz gesteigert werden. Dieses Modell wurde genutzt, um Lymphozyten zu modifizieren (Anderson et al., 1990, Rosenberg et al., 1990, Culver et al., 1991), ebenso hämatopoetische Zellen (Nienhuis et al., 1991), zur Behandlung der Adenosindesaminase-Defizienz (Anderson, 1990), zur Behandlung der Hyperlipidämie (Grossman, 1994) (siehe Abb. 5.4) und um immunmodulatorische Substanzen in Tumorzellen zu exprimieren (Lotze, 1992, Lotze, 1993, Lotze, 1994). Natürlich sind nicht alle denkbaren Krankheiten einem Ansatz mit *ex vivo* Gentransfer zugänglich, da die Entnahme und Kultivierung von Zellen des Patienten unter Umständen technisch nicht möglich ist. In solchen Situationen ist die direkte Applikation des Virus *in vivo* notwendig.

In vivo **Gentransfer** Zur Zeit werden Retroviren als potentielle Vektoren zur Behandlung von Gehirntumoren getestet, die in vielen Fällen schwer zugänglich sind. Dabei ist die Eigenschaft von Retroviren, nur sich teilende Zellen (also Tumorzellen) zu transfizieren und postmitotische Zellen (normales Parenchym) unberührt zu lassen potentiell von besonderem Vorteil. Obwohl die direkte stereotaktische Injektion von rekombinanten Retroviren in das Zielgewebe möglich ist, ist die Effizienz des Gentransfers im allgemeinen sehr niedrig.

Es gibt verschiedene Gründe, die zu dieser niedrigen Effizienz des retroviralen Gentransfers *in vivo* beitragen. Verglichen mit anderen Vektoren sind Präparationen von Retroviren relativ wenig konzentriert, nämlich typischerweise zwischen 10^6 und 10^8 Plaque formende Einheiten pro Milliliter. Weiterhin kann das Virus nur sich teilende Zellen transfizieren, während die Anzahl der Zellen des Zielgewebes, die sich zwischen Injektion und Verschwinden des Virus tatsächlich teilen, möglicherweise klein ist. So kann auch mit einem großen Überschuß von Viren nur ein kleiner Teil der Zellen des Zielgewebes transfiziert werden. Um diesen Schwierigkeiten zu begegnen, schlugen Oldfield und Mitarbeiter (1993) vor, mittels stereotaktischer Injektion virusproduzierende Zellen direkt in das Tumorgewebe von Patienten mit Hirntumoren zu injizieren. Ihre Hypothese war, daß die murine virusproduzierende Zelle im Hirntumor für einige Tage am Leben bleiben würde und über diesen Zeitraum Retroviren produzieren würde, die in der Lage wären, das umliegende Tumorgewebe zu transfizieren. Derzeit werden Studien durchgeführt, in denen bei einer limitierten Anzahl von Patienten Virus verwendet wird, das für das Thymidinkinasegen des *Herpes-simplex*-Virus kodiert. Dieses Gen macht die Zellen empfindlich gegenüber systemisch appliziertem Ganciclovir, das durch die Thymidinkinase in einen toxischen Metaboliten umgewandelt wird. Bevor dieser Ansatz weitere Verbreitung finden kann, müssen allerdings zahlreiche Fragen geklärt werden. Das Ausmaß, in dem das Virus von den virusproduzierenden Zellen zu den umgebenden Zellen diffundiert, ist bislang nicht ausreichend quantifiziert. Wenn das Areal der transfizierten Tumorzellen klein ist, könnten mikroskopische Bereiche von Tumorzellnestern, die normales Hirngewebe infiltrieren, unbehandelt bleiben. Auch ist nicht bekannt, ob eine Immunantwort gegen die xenogene virusproduzierende Zellinie eine wiederholte Behandlung ausschließen würde. Diese Frage ist besonders wichtig, da sich während des Zeitraums, in dem Viren produziert werden, vermutlich nicht alle Tumorzellen teilen und somit der Infektion durch das Retrovirus entgehen. So könnten mehrere Behandlungszyklen notwendig sein, um den Tumor komplett zu vernichten, genau wie es in der konventionellen Chemotherapie notwendig ist. Die Ergebnisse der Studien, die derzeit durchgeführt oder geplant werden, werden Aufschluß über diese Fragen geben.

Sicherheitsaspekte retroviraler Strategien Die Benutzung von Retroviren hat eine Reihe wichtiger Fragen bezüglich der Sicherheit aufgebracht. Eines der Hauptbedenken ist, daß

Retroviren mutagen sein könnten, da sie ihr genetisches Material in das Chromosom der Zielzellen integrieren (was Retroviren attraktiv für die Langzeit-Expression eines Gens macht) und dieser Vorgang nahezu an zufälliger Stelle im Genom erfolgt. Zum Beispiel könnten unerwünschte Mutationen enstehen, wenn die Insertion der retroviralen DNA die Funktion eines Gens verändert, das das Wachstum der Zelle reguliert. Obwohl replikationskompetente Retroviren das Potential zur Mutagenese haben, wurde dieser Vorgang bislang bei replikationsdefizienten Retroviren, die zum Gentransfer genutzt werden, nicht beobachtet. Zudem wurde ein solcher Vorgang auch bei den bislang durchgeführten Studien an Patienten nicht beobachtet. Allerdings ist die Anzahl der bislang behandelten Patienten zu klein und die Beobachtungszeit zu kurz, als daß abschließende Beurteilungen getroffen werden könnten.

Der Nachweis, daß retrovirale Agenzien frei von replikationskompetenten Viren sind, ist von allergrößter Bedeutung. Replikationskompetente Viren können durch zahlreiche Vorgänge entstehen. Wie schon erwähnt, ist die Möglichkeit einer Rekombination mit dem Genom der Verpackungszellinien hinreichend unwahrscheinlich. Möglich wäre allerdings die Rekombination mit dem Genom anderer Retroviren. Es existieren homologe endogene Sequenzen in den Maus-Zellinien, die benutzt werden, um Verpackungszellinien herzustellen. Daher wurde vorgeschlagen, Verpackungszellinien von Zellen des Hundes oder des Menschen abzuleiten, die nicht solche endogenen Sequenzen enthalten (Jolly, 1994). Rekombination mit retroviralen Sequenzen in den Zielzellen ist theoretisch möglich. Murine Wildtyp-Retroviren, von denen Vektoren abgeleitet werden, infizieren menschliche Zellen nicht. Daher ist es unwahrscheinlich, daß Wildtyp-Viren die gleiche Zielzelle infizieren und durch eine Rekombination zur Wiederherstellung eines replikationskompetenten Virus führen könnten. Allerdings enthalten alle humanen Gewebe endogene Retroviren (HERV-K Retroviren), die eine niedrige Homologie mit den retroviralen Vektoren aufweisen. Es ist unwahrscheinlich, daß eine solche Rekombiantion mit einer genügenden Frequenz auftreten könnte, um zu klinisch signifikanten unerwünschten Wirkungen zu führen. Letztlich wird aber erst die Analyse der klinischen Erfahrungen Aufschluß über die Sicherheit dieser und anderer Vektoren geben und ihre Sicherheit gegen den therapeutischen Nutzen aufgewogen werden können.

Adenoviren Es sind mehr als 40 Serotypen humaner Adenoviren bekannt, und zahlreiche Adenoviren von Tieren sind in unterschiedlichem Ausmaß charakterisiert. Das klinische Spektrum humaner adenoviraler Infektionen ist genau untersucht (siehe Horwitz, 1990). Infektionen der Atemwege sind häufig und bei normalen Patienten selbstlimitierend. Gastrointestinale und Harnwegsinfektionen, sowie Hepatiden und ZNS-Infektionen treten sporadisch auf. Die meisten, wenn nicht alle Erwachsenen waren gegenüber Adenoviren exponiert und sind seropositiv für Antikörper gegen Adenoviren, wenn eine genügend sensitive Methode gewählt wird. In den Vereinigten Staaten werden Rekruten der Armee mit einem polyvalenten Serum geimpft, um Ausbrüche von Infektionen des Respirationstrakts zu verhindern (Rubin und Rorke, 1994). Im Gegensatz zu den Retroviren besitzen diese größeren Viren ein doppelsträngiges DNA-Genom und replizieren unabhängig von ihrer Wirtszelle.

Adenovirale Vektoren besitzen einige Eigenschaften, die ermutigen, sie für die klinische Nutzung weiter zu entwickeln. Sie können eine Vielzahl menschlicher Gewebe infizieren, darunter Respirationsepithel, vaskuläres Endothel, Herzmuskel sowie Skelettmuskel, peripheres und zentrales Nervengewebe, Hepatozyten, exokrines Pankreas und viele Tumortypen. Sowohl in sich teilenden als auch in ruhenden Zellen können außerordentlich hohe Transfektionseffizienzen und Expressionswerte erzielt werden. Verschiedene Applikationswege stehen zur Verfügung, darunter intravenöse, intrabiliäre, intraperitoneale, intravesikuläre, intrakranielle und intrathekale Injektion, zudem die direkte Injektion in das Parenchym des Zielorgans. Bislang ist es nicht gelungen, Adenoviren so zu modifizieren, daß ein gewebespezifischer Vektor entsteht. Die große Anzahl der zur Auswahl stehenden Applikationswege ermöglicht aber eine gewisse Einschränkung auf ein Zielgewebe, die durch die anatomischen Schranken gegeben wird.

Die einzigen bislang mit adenoviralen Vektoren durchgeführten klinischen Studien sind die für Patienten mit Mukoviszidose, bei denen die rekombinanten Viren als Aerosol in den Respirationstrakt eingebracht werden. In naher Zukunft werden wahrscheinlich auch Studien beginnen, bei denen Adenoviren direkt in die Leber appliziert werden, um verschiedene angeborene Defekte sowie verschiedene Tumore zu behandeln (siehe Ohno et al., 1994, Kozarsky et al., 1994 als zwei Beispiele für gentherapeutische Ansätze, die Adenoviren nutzen).

Die Struktur des Genoms der Adenoviren ist komplexer als die der Retroviren. Das adenovirale Genom kodiert für etwa 15 Proteine. Eine Infektion findet dann statt, wenn das Faserprotein, das am icosahedralen Kapsid angeheftet ist, einen Rezeptor auf der Zelloberfläche bindet. Anschließend interagieren Peptidsequenzen aus der Pentonbasis des Kapsids mit den Rezeptordomänen der Integrine ($\alpha_3\beta_3$ oder $\alpha_3\beta_5$) auf der Zelloberfläche. Das führt zur Internalisation des Virus durch Endozytose, während der das Viruspartikel beginnt, sich in seine Bestandteile aufzuspalten. Das Virus kann dem Endosom entkommen, bevor dies mit einem Lysosom fusioniert und somit einer Degradation entgehen. Das Virusgenom ist nun in der Lage, in den Nukleus vorzudringen und dort mit der Transkription viraler mRNA zu beginnen, ohne daß eine Zellteilung erfolgen müßte. Obwohl eine Integration der viralen DNA ins Genom des Wirts möglich ist, wenn eine hohe Viruszahl auf sich teilende Zellen trifft, ist das ein seltener Vorgang, der keine wesentliche Rolle für die Nutzung der Adenoviren spielt. Die Expression und Replikation der viralen Gene erfolgt geordnet und wird durch die E1A und E1B-Gene gesteuert, die sich in der 5'-Region des adenoviralen Genoms befinden. Die Gene E1A und E1B wirken in *trans* auf die Transkription vieler der stromabwärts gelegen viralen Gene (siehe Horwitz, 1990).

Da die E1-Gene eng mit der Replikation des Virus verbunden sind, macht eine Entfernung dieser Gene das Virus replikationsdefizient oder zumindest zu einer Mutante, deren Replikation stark eingeschränkt ist. Wegen der Komplexität des Virus ist es schwierig, sämtliche viralen Gene zu entfernen, wie es bei Retroviren vorgenommen wird. Die Expression adenoviraler Gene bei den derzeit gebräuchlichen Vektoren führt zu einer zellulären und humoralen Immunantwort des Wirtsorganismus gegen das rekombinante Adenovirus. Unter bestimmten Umständen schränkt das die Anwendungsmöglichkeiten dieses Vektors beträchtlich ein, sowohl wegen der Immunantwort des Empfängerorganismus gegen das Virus als auch wegen einer eventuellen mehrfachen Anwendung des Vektors.

Entwicklung von adenoviralen Vektoren für die Gentherapie Obwohl eine Anzahl verschiedener adenoviraler Serotypen bekannt ist, wurden hauptsächlich die Serotypen 2 und 5 für die Entwicklung von Vektoren genutzt. Bei der Konstruktion adenoviraler Vektoren kann man einem von mehreren generellen Ansätzen folgen. Ein schematisches Diagramm der grundlegenden Vorgänge, die bei der Entwicklung adenoviraler Vektoren zu beachten sind, ist in der Abbildung 5.2 dargestellt. Bett und Kollegen (1994) haben ein adenovirales Vektorsystem vom Serotyp 5 abgeleitet, das auf bakteriellen Plasmiden beruht, die das adenovirale Genom mit Deletion der Regionen E1 und E3 tragen. Die Deletion von E1 macht das Virus replikationsdefizient. Zusätzlich ist die E3-Region ganz oder teilweise deletiert. Sie ist für die Funktion des Virus nicht essentiell, durch ihre Entfernung wird Platz für die Einfügung von DNA geschaffen. Die erwünschten Gene können dann in die deletierten Regionen kloniert und der Vektor in Bakterien vermehrt werden. Die gereinigte DNA wird dann in 293-Zellen transfiziert, eine humane Nephroblastom-Zellinie. 293-Zellen sind transformiert und dadurch in der Lage, E1-Proteine zu produzieren und sie in *trans* für die Produktion E1-defizienter Viren zur Verfügung zu stellen. Das Virus kann aus 293-Zellen isoliert und durch Verdünnung in Plaque-Assays gereinigt werden (Graham und Prevek, 1991). Eine alternative Strategie ist die Herstellung eines Plasmids, das das erwünschte Gen trägt, das von adenoviralen DNA-Sequenzen flankiert wird. Ko-Transfektion dieses Vektors mit adenoviraler DNA, die in bestimmten Regionen deletiert ist (etwa der E3-Region), in 293-Zellen führt zur Produktion von Adenoviren, in denen das Transgen die E1-Region durch homologe Rekombination ersetzt. Diese Methode wird im Detail in Abbildung 5.2 erläutert. Es kann also entweder direkte Klonierung oder homologe Rekombination genutzt werden, um E1-deletierte, replikationsdefiziente Adenoviren herzustellen.

Durch Kultivierung in 293-Zellen können große Mengen des rekombinanten Adenovirus hergestellt weren. Das Virus wird dann isoliert, indem die Zellen lysiert und das Viruslysat durch Zentrifugation im Caesiumchlorid-Gradienten gewonnen wird. Dabei wird das Virus zwar nicht von anderen Bestandteilen der Zellkultur getrennt, aber in hohen Titern (über 10^{13} Partikel pro ml) konzentriert. Das gereinigte Virus ist in verschiedenen wässrigen Puffern bemerkenswert stabil und kann für längere Zeit eingefroren werden, ohne an Aktivität zu verlieren.

Dauer der Expression des Transgens Bislang wird die Anwendung von adenoviralen Vektoren durch die kurze Expressionsdauer limitiert. Dazu tragen mehrere Faktoren bei, darunter die Elimination infizierter Zellen durch zytotoxische T-Zellen und andere Entzündungszellen (Yang et al., 1994) und Verlust des episomalen Vektors durch Verdünnung bei der Teilung infizierter Zellen. Der erste Punkt wird vermutlich durch die Konstruktion neuer, weniger immunogener Vektoren zu verbessern sein. Vektoren, die temperatursensitive Mutationen in der E2-Region tragen, sind deutlich weniger immunogen und führen zu einer verlängerten Gen-Expression (Engelhardt et al., 1994). Auch eine Deletion der E4-Region könnte zu einer Verminderung der Immunantwort gegenüber transfizierten Zellen führen (Armentano et al.,1994). Neue Generationen von adenoviralen Vektoren mit zusätzlichen Modifikationen und die Nutzung nicht-humaner Adenoviren könnten den Gebrauch adenoviraler Vektoren weiter verbessern. Die Tatsache, daß das adenovirale Genom episomal vorliegt, limitiert aber die Dauer der Expression in allen sich teilenden Zellen wie Knochenmarkszellen oder Epithelzellen. Da eine Teilung der Zielzelle nach der Infektion nicht zu einer Replikation des Transgens führt, werden Tochterzellen immer weniger und schließlich gar keine Kopien des Transgens mehr besitzen. Zwar findet eine Integration des adenoviralen Vektors statt, aber mit einer zu niedrigen Frequenz, um einen nutzbaren Effekt zu zeigen.

Sicherheitsaspekte adenoviraler Strategien Die zur Zeit durchgeführten klinischen Studien werden voraussichtlich Aufschluß über die Sicherheit adenoviraler Vektoren geben. Die wichtigsten unerwünschten Wirkungen sind durch die Immunantwort des Empfänger-Organismus gegen adenovirale Proteine bedingt, Komplikationen, die durch die zukünftigen Generationen adenoviraler Vektoren vermieden werden könnten. Es gibt aber auch dahingehende Bedenken, daß eine geringe Replikation der Viren stattfinden könnte, obwohl die dafür wichtigen Gene entfernt wurden. Da Infektionen mit Wildtyp-Adenoviren äußerst häufig sind, besteht die Möglichkeit, daß Wildtyp-Virus mit replikationsdefizientem Virus rekombinieren könnte und dabei replikationskompetente, rekombinante Viren entstehen. Obwohl dies in den laufenden Studien bei Mukoviszidose-Patienten nicht beobachtet wurde, bestehen diese Bedenken dennoch. Zusätzlich mehren sich die Hinweise, daß es Zellen gibt, die Funktionen besitzen, die homolog zu E1A sind und dadurch eine Umgebung schaffen können, die eine Virusreplikation erlaubt. Da eine generelle Immunität von Empfängerorganismen gegenüber Adenoviren besteht, ist allerdings nicht anzunehmen, daß dies zu einer schwerwiegenden Infektion führen würde. Falls allerdings zukünftige adenovirale Vektoren einer Immunantwort besser ausweichen könnten, würde hier ein ernstzunehmendes Problem entstehen.

Adeno-assoziiertes Virus Adeno-assoziierte Viren (AAV) scheinen einige der wünschenswerten Eigenschaften von Adenoviren und Retroviren zu haben, ohne aber einige der potentiell limitierenden Eigenschaften für die Gentherapie mitzubringen (Kotin, 1994). Diese einsträngigen nicht-autonomen DNA-Parvoviren sind in der Lage, effizient ins Genom eines breiten Spektrums von Zielzellen zu integrieren. Die Integration des Wildtyp-Virus erfolgt selektiv im Chromosom 19 (19q13.3qter) oder zeigt zumindest eine große Vorliebe für diesen Ort. Obwohl sie überall in der Natur vorkommen, konnte bislang nicht gezeigt werden, daß AAV bei Menschen eine Krankheit auslösen, ebenso führen sie bei infizierten menschlichen Individuen nicht zu einer Immunantwort. AAV ist ein hüllenloses Virus, das gegenüber einer Reihe von chemischen und physikalischen Manipulationen stabil ist und daher gereinigt, konzentriert und über längere Zeit gelagert werden kann.

Im Augenblick wird die Nutzung von AAV als Vektor dadurch erschwert, daß es schwierig ist, große Mengen des Virus herzustellen und, weit wichtiger, durch das fehlende Verständnis der Biologie des rekombinanten Virus. Zum Beispiel ist noch völlig ungeklärt, ob rekombinante Viren in der Lage sind, nicht-replizierende Zellen zu infizieren und in ihr Genom zu integrieren, was eine der wichtigen Eigenschaften des Wildtyp-Virus ist, die zu seiner Erforschung für die Gentherapie führte. In menschlichen Individuen gibt es bislang wenig Erfahrung mit diesen neuen Vektoren. Das beratende Gremium für rekombinante DNA des Nationalen Gesundheitsinstituts der USA hat die erste Studie zu Behandlung von Patienten mit Mukoviszidose mit AAV-Vektoren zugelassen. Diese Studie könnte Aufschluß über die Dauer der Expression nach AAV-mediiertem Gentransfer in ausdifferenzierten Epithelzellen des Respirationstraktes geben.

Der Lebenszyklus von AAV besteht aus zwei Phasen. In Abwesenheit des Helfervirus (Adenovirus) infiziert das Wildtyp-Virus die Wirtszelle, integriert in das Wirtsgenom und bleibt dort für lange Zeit latent. In Gegenwart von Adenoviren beginnt die lytische Phase des Lebenszyklus. Sie ist abhängig von der Expression früher adenoviraler Gene und führt zur akti-

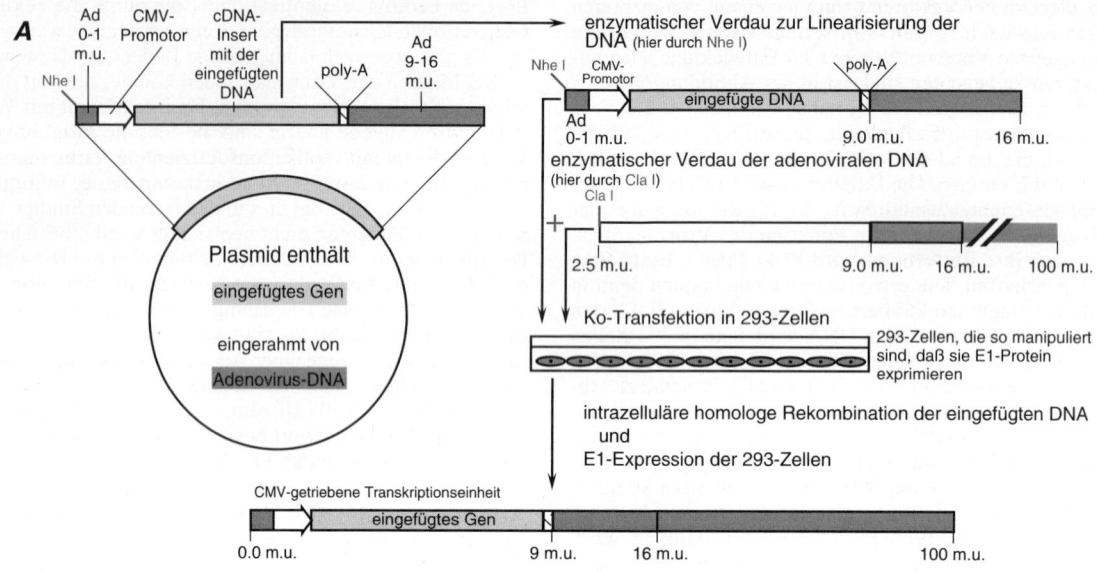

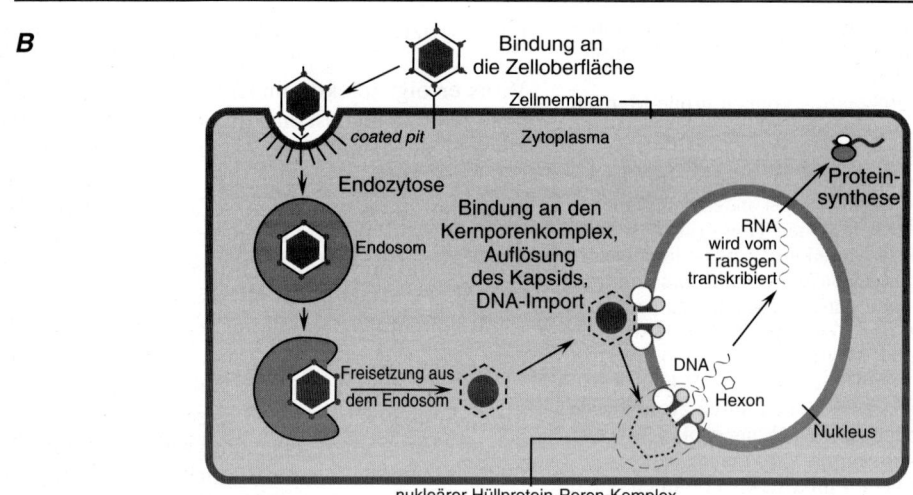

Abbildung 5.2 Adenovirus vermittelter Gentransfer.
A. *Konstruktion eines zur Manipulation von Zellen geeigneten Adenovirus.* Strategie der Präparation von rekombinantem Adenovirus durch homologe Rekombination. Rekombinante Adenoviren, die ein zusätzliches, neu eingefügtes Gen enthalten, können durch Klonierung des betreffenden Gens (in hellgrau gezeichnet) in ein Plasmid produziert werden. Dieses Gen wird von einer Promotor-Sequenz (z. B. dem CMV-Promotor) und von adenoviralen Sequenzen (in grau gezeichnet) eingerahmt. Das hier gezeigte Beispiel geht auf ein Adenovirus des Subtyps 5 zurück. Die DNA des Adenovirus 5 ist in 100 „Karten"-Einheiten (m.u. für *map unit*; jede dieser Einheiten umfaßt 360 Basenpaare) unterteilt. Es werden Deletionen in der adenoviralen DNA zur Entfernung von E1 (1 bis 9,2 m.u.) und E3 (78,4 bis 84,3 m.u.) durchgeführt, die die Möglichkeit der autonomen Replikation vermindern und Platz für das einzufügende Gen schaffen. Die homologe Rekombination findet zwischen der Plasmid-DNA und der genomischen DNA des Adenovirus statt und resultiert in dem rekombinanten Virus. Da das Transgen die E1-Region des Adenovirus ersetzt, ist das Adenovirus nicht in der Lage, in anderen Zellen als denjenigen zu replizieren, die so verändert wurden, daß sie E1-Genprodukte herstellen, etwa in der hier gezeigten humanen Nierenblastom-Zellinie 293.
Nach der Linearisierung des Plasmids durch den Verdau mit einer Endonuklease (z. B. Nhe I, wie hier gezeigt) wird das Plasmid, das für das Transgen kodiert, zusammen mit adenoviraler genomischer DNA transfiziert, von der das 5'-Ende entfernt wurde (z. B. durch Verdau mit der Cla I Endonuklease bei AD 2,5 m.u.), um weiterhin eine autonome Replikation des Adenovirus zu verhindern bis die homologe Rekombination stattfindet, was hier am Beispiel der 293-Zellen gezeigt ist.
B. *Adenovirus vermittelte Infektion von Zielzellen.* Expression des eingefügten Gens in Zielzellen nach erfolgtem adenoviralen Gentransfer. Ein rekombinantes Adenovirus bindet an spezifische Rezeptoren auf der Oberfläche von Zielzellen und wird durch Endozytose aufgenommen. Virale Proteine fördern die Freisetzung des Virus aus dem Endosom, bevor es zur Verschmelzung des Endosoms mit einem Lysosom und zur Destruktion des Endosoms kommt. Die adenovirale DNA wird von den viralen Proteinen befreit und gelangt zum Zellkern, wo neue mRNA synthetisiert wird. Die vom Adenovirus kodierte DNA inklusive des Transgens wird nicht in das Genom der Wirtszelle integriert (*modifiziert nach Greber et al., 1993, mit freundlicher Erlaubnis*).

ven Replikation von AAV. Die Struktur des AAV-Genoms besteht aus zwei *open reading frames* (sie heißen *rep* und *cap*), die von invertierten *long terminal repeats* (ITR) flankiert werden. Die *rep* Region kodiert für vier Proteine, die die virale Replikation, Transkription der viralen DNA und eine Endonukleasefunktion für die Integration ins Wirtsgenom vermitteln. Die *rep* Gene sind die einzigen AAV-Gene, die für die virale Replikation notwendig sind. Die *cap* Sequenz kodiert für Strukturproteine, die die virale Hülle formen. Die ITR enthalten die viralen Ausgangspunkte für die Replikation und Verpackungssignale und nehmen an der Integration des Virusgenoms teil. Die Funktion dieser Proteine und die Biologie des Virus wurden hauptsächlich an Wildtyp-Viren untersucht (siehe Kotin, 1994). Rekombinante, replikationsdefiziente Viren, die für den Gentransfer entwickelt wurden, enthalten keine *rep* und *cap* Gene. Die rekombinanten Viren sind weniger gut untersucht, und es ist nicht geklärt, ob sie die Eigenschaften der Wildtyp-Viren beibehalten haben (wie die ortsspezifische Integration in eine nicht-replizierende Zelle).

Die Herstellung von AAV in großen Mengen erfordert wesentlich größeren Aufwand als die Herstellung von Adenoviren oder Retroviren. Replikationsdefiziente AAV können hergestellt werden, indem alle für die AAV-Replikation notwendigen Elemente separat in permissive Zellinien (typischerweise 293-Zellen) transfiziert werden. Bei der am häufigsten angewendeten Methode wird Plasmid-DNA, die die *rep* und *cap* Gene unter der Kontrolle von AAV-Promotoren aber ohne die ITR trägt in 293-Zellen transfiziert. Zur gleichen Zeit wird ein Konstrukt transfiziert, das das „zu verpackende" Gen (Promotor, Verstärker, Transgen, Polyadenylationssignal) flankiert von den ITR trägt. Die Infektion mit Adenoviren stellt Helferfunktionen zur Verfügung, die die Synthese von *rep* Proteinen induziert, die wiederum in *trans* die Synthese von Kapsidproteinen aktiviert. Das zwischen den ITR liegende Transgen wird dann in Viruspartikel verpackt, die durch Zentrifugation in einem Caesiumchlorid-Gradienten isoliert werden können. Bei diesem Ansatz ist wichtig, daß das Plasmid, das die ITR trägt (ITR+, in diesem Fall das Plasmid, das das Transgen trägt) und das Plasmid ohne die ITR (ITR-, in diesem Fall das Plasmid, das für *rep* und *cap* kodiert) wenig Sequenzhomologien aufweisen, um die Wahrscheinlichkeit von Rekombinationen zu vermindern, die zur Entstehung von Wildtyp-Virus führen würden. Man ist dabei, verbesserte Systeme für die Produktion von AAV zu schaffen, darunter die Verwendung einer Zellinie, die *rep* und *cap* Funktionen zur Verfügung stellt. Das würde nicht nur das Transfektionsschema wesentlich vereinfachen, sondern auch *rep* und *cap* Proteine in größeren Mengen zur Verfügung stellen und so zu einer höheren Virusausbeute führen.

Vaccinia-Virus-Vektoren (Pockenviren) Die umfangreiche klinische Erfahrung mit Vaccinia-Impfstoffen und ihre unkomplizierte Manipulation haben zu Bemühungen geführt, Vektoren für die Gentherapie von Pockenviren abzuleiten (Moss und Flexner, 1987; Moss, 1990). Vaccinia-Viren sind große DNA-Viren, die im Zytoplasma infizierter Zellen replizieren. Wie Adenoviren können auch sie sowohl sich teilende als auch ruhende Zellen verschiedenster Gewebe infizieren und zur kurzzeitigen Expression eines Gens ohne Integration des genetischen Materials führen. Rekombinantes Virus kann hergestellt werden, indem das Transgen in ein vom Vaccinia-Virus abgeleitetes Plasmid kloniert und diese DNA in vaccinia-infizierte Zellen transfiziert wird. Homologe Rekombination führt dann zur Entstehung des rekombinanten Virus, das durch Plaque-Assays aufgereinigt werden kann. So können große Mengen von Viren produziert und über längere Zeit stabil gelagert werden. Vaccinia-Viren können viel größere DNA-Fragmente beherbergen als Retroviren, Adenoviren oder AAV-Vektoren. Außerdem ist die Entstehung von neuen Virus-Typen durch Rekombination unwahrscheinlich, da Wildtyp-Virus in der Natur nicht mehr vorkommt. Ein schwerwiegendes Problem dieses Vektorsystems ist allerdings, daß die 150 bis 200 vom Virus kodierten Proteine zu einer Immunreaktion des Empfängers führen. Dadurch wird wahrscheinlich die mehrfache Anwendung unmöglich. Ein weiteres Problem ist die Replikation des Virus. In immundefizienten Empfängern führt das Virus zu einer erheblichen Morbidität. Diese Probleme könnten allerdings durch neuere Generationen von Vaccinia-Vektoren überwunden werden. Bis zum heutigen Zeitpunkt wurden Vaccinia-Viren nicht für klinische Studien am Menschen verwendet, obwohl sie als Vektor für eine Impfung nützlich sein könnten.

Herpes-simplex-Virus-Typ1-Vektoren Das Herpes-simplex-Virus ist ein großes (152 kb) doppelsträngiges DNA-Virus, das im Zellkern infizierter Zellen repliziert. Es hat ein breites Spektrum von Wirtszellen und kann sich teilende wie ruhende Zellen infizieren, außerdem kann es in nicht-integriertem Zustand persistieren. Durch homologe Rekombination können große Fragmente fremder DNA in das virale Genom eingefügt werden, und die rekombinanten Viren können durch Plaque-Assays aus *trans*-komplementierenden Zellen (IE+) gereinigt werden. Diese Vorteile werden durch die Schwierigkeit relativiert, virale Präparationen herzustellen, die vollständig frei von replikationskompetenten Viren sind und durch das Auftreten einer Immunreaktion gegen virale Proteine, die eine direkte Zytotoxizität aufweisen. Trotz dieser wesentlichen Einschränkungen besteht ein großes Interesse an der Herstellung nutzbarer vom Herpes-simplex-Virus abgeleiteter Vektoren, hauptsächlich wegen der Möglichkeit, große DNA-Fragmente einzufügen (20 bis 30 kb), der Möglichkeit, Stammlösungen mit hoher Titerzahl zu gewinnen und des Neurotropismus des Virus (siehe bei Kennedy und Steiner, 1993).

Durch Deletion des viralen Thymidinkinase-Gens ist das Virus in Zellen, die eine niedrige endogene Thymidinkinase-Aktivität besitzen replikationsdefizient (dazu zählen ausdifferenzierte, postmitotische Zellen). Im Gegensatz dazu besitzen sich aktiv teilende Zellen (z. B. Tumorzellen) eine ausreichende Thymidinkinase-Aktivität, um eine Replikation des Thymidinkinase negativen Herpes-Virus zu erlauben. Diese Art von Vektor könnte sich zur Therapie von Hirntumoren eignen, da er selektiv die Tumorzellen, nicht aber die Neurone transfizieren würde. Da eine Replikation des Vektors erfolgt, kann eine systemische Ausbreitung des viralen Vektors erfolgen. Dieses Risiko ist aber in immunkompetenten Individuen gering, da die Immunantwort die Ausbreitung des Virus verhindern würde. Die Anwendung von Herpes-simplex-Viren in immunkompromitierten Patienten, zu denen einige Krebspatienten gehören, könnte allerdings problematisch sein (siehe bei Valyi-Nagy et al., 1994).

Andere virale Vektoren Der Bedarf nach einem gewebsspezifischen Gentransfersystem hat zur Untersuchung verschiedener anderer Viren als Vektor geführt, darunter HIV, das MVM-Parvovirus der Maus, Hepatitis-B-Virus und das Influenzavirus. Diese und andere Viren könnten aufgrund spezieller Aspekte ihres Lebenszyklus Bedeutung erlangen, die in einer Gewebespezifität oder anderen einzigartigen Eigenschaften resultieren, die sie für spezielle Krankheiten besonders geeignet machen würden.

Vergleich der Eigenschaften viraler Vektoren für die Gentherapie Boviatsis und Kollegen (1994) haben kürzlich den Nutzen von rekombinanten Retroviren, Adenoviren und Herpesviren als Vektor in einem Rattenmodell für Hirntumoren getestet. Dabei haben sie ein Gen benutzt, das für die bakterielle β-Galaktosidase kodiert, einem Indikator-Gen für erfolgreichen Gentransfer. Obwohl sie keine definitive Antwort auf die Frage geben konnten, welches der am besten geeignete Vektor ist, konnten sie dennoch einige wesentliche Unterschiede beobachten. Nach der direkten Applikation in die Läsion führten Retroviren und Herpesviren zur selektiven Transfektion der Tumorzellen gegenüber Neuronen und anderen endogenen Zellen des Gehirns. Im Gegensatz dazu transfizierten Adenoviren den Tumor genauso wie das umliegende Parenchym. Im Fall der Retroviren resultiert die Selektivität für den Tumor aus der Notwendigkeit, daß zu transfizierende Zellen sich teilen müssen, damit eine Integration und Expression erfolgen kann. Im Fall des Herpesvirus bedingt die differenzielle Expression der Thymidinkinase in Tumorzellen (hoch) gegenüber dem normalen Parenchym (sehr niedrig) die Selektivität. Das Adenovirus zeigte wenig Selektivität für bestimmte Zellen; falls überhaupt eine Präferenz für Tumorzellen vorgelegen hat, ist sie am ehesten durch den Ort der Injektion (nämlich in das Tumorgewebe hinein) zu verstehen. Eine weitere wichtige Beobachtung war das unterschiedliche Ausmaß von Entzündung und Nekrose, das der Transfektion folgte. Der retrovirale Vektor induzierte keine signifikante Entzündungsreaktion, die Reaktion, die durch das Adenovirus ausgelöst wurde, war minimal. Im Gegensatz dazu wurden nach dem Herpes-simplex-Virus vermittelten Gentransfer prominente entzündliche Infiltrate beobachtet. Obwohl diese Studie zeigte, daß das Herpesvirus eine wichtige Rolle bei der Behandlung von Hirntumoren spielen könnte, ist die klinische Anwendung eines solchen Vektors vermutlich problematisch. So sind weitere Maßnahmen erforderlich, um die Replikation dieses Virus, das von einem menschlichen Pathogen abgeleitet wird, zu kontrollieren, und die Konsequenzen, die sich aus der schweren Entzündungsreaktion ergeben, müssen weiter untersucht werden. Weiterhin stellen Boviatsis und Kollegen (1994) fest, daß wenig über die Latenz dieses Vektors bekannt ist, so daß die Möglichkeit besteht, daß eine Reaktivierung durch Rekombination mit Wildtyp-Virus (der Thymidinkinase positiv ist) erfolgen könnte.

Nicht-virale Transfektionsstrategien

Wegen der potentiellen Einschränkungen der viralen Vektoren haben Wissenschaftler die Anwendung nicht-viraler Agenzien erforscht, um die zelluläre Aufnahme von exogener DNA zu vermitteln. Diese DNA-Transfektionsvektoren werden von bekannten Komponenten abgeleitet, es handelt sich um nicht-komplexierte DNA, DNA-Liposomen-Komplexe, DNA-Protein-Komplexe und DNA-beschichtete Goldpartikel. Daher ist ihre Zusammensetzung wohldefiniert, was sie von komplexen viralen Systemen unterscheidet. Außerdem ist ihre Herstellung meist einfacher als die von Viren und umgeht häufig die Notwendigkeit der Herstellung in Zellkultur.

Gereinigte unkomplexierte DNA Überraschenderweise führt die direkte Injektion von gereinigter DNA (oder mRNA) in Gewebe zu transienter Genexpression. Das wurde in Muskelgewebe dokumentiert, hier ist die direkte Injektion von gereinigter DNA äußerst effektiv. Wolff et al. (1990) zeigten, daß die direkte Injektion von gereinigter DNA oder mRNA, die für ein Reportergen kodiert, in den M. quadriceps der Maus zur Genexpression führt. Die Injektion von DNA führte zu längerer Genexpression (das Genprodukt wurde noch nach 60 Tagen nachgewiesen) als die Injektion von mRNA (die Expression begann nach 18 Stunden nachzulassen). Die DNA persistiert vermutlich als nicht-integriertes Plasmid und nicht in integrierter Form. Der direkte Vergleich von retroviralem und adenoviralem Transfer mit direkt injizierter DNA zeigte, daß alle drei Systeme in regenerierendem Muskel (induziert durch Cardiotoxin) effizienter waren als in ausgewachsenem normalem Mausmuskel. In regenerierendem Muskelgewebe waren die drei Systeme gleich effizient, wie durch die Auszählung der Muskelfasern, die das Transgen exprimierten, gezeigt werden konnte. Überraschenderweise war in ausgewachsenem Muskel die direkte Injektion von DNA beiden viralen Systemen überlegen (Davis et al., 1993). Zusätzlich wurde nach der direkten Injektion von DNA keine Entzündungsreaktion beobachtet, während beide virale Vektoren zu einer leichten Entzündungsreaktion führten. Bis heute konnte allerdings diese Effizienz der direkten Injektion von DNA nur für Skelettmuskel und Herzmuskel gezeigt werden. Sie könnte von bestimmten einzigartigen Eigenschaften der Muskelfasern abhängig sein.

DNA-beschichtete Goldpartikel Plasmid-DNA kann auf Goldpartikeln (Durchmesser etwa 1 μm) fixiert werden, die dann in oberflächliche Zellen „geschossen" werden. Die DNA wird auf die Goldpartikel kopräzipitiert und dann von einer mylaren Scheibe beschleunigt, wobei entweder ein elektrischer Impuls oder unter Druck stehendes Gas als Antrieb genutzt werden. Diese sogenannte Gen-Pistole kann benutzt werden, um DNA-beschichtete Partikel in oberflächliche Zellen der Haut (Epidermis) oder Hauttumore (malignes Melanom) zu schießen. Eine Genexpression wird nur für wenige Tage beobachtet, was allerdings eher eine Eigenschaft der transfizierten Zellen (Epidermiszellen, die abgeschilfert werden) als eine Eigenschaft der Methode ist. In Tiermodellen ist der Gentransfer mit dieser Gen-Pistole äußerst effizient (Fynan et al., 1993). Der Transfer mit der Gen-Pistole ist ideal für genvermittelte Impfungen, weil hier eine kurze Expression des Antigens ausreicht, um eine Immunisierung zu erreichen.

Wegen der geringen Eindringtiefe dieses Verfahrens ist es allerdings auf oberflächliche Zellen limitiert, die direkt erreicht werden können. Weiterhin ist die Epidermis reich an Antigen präsentierenden Zellen und daher ein bevorzugtes Gewebe, um eine Impfung durchzuführen. Durch die einfache Handhabung, Sicherheit und die unkomplizierte Präparation des DNA-Vektors ist diese Methode für die breite Anwendung wesentlich besser geeignet als virale DNA-Transfersysteme.

Liposomen Liposomen sind umfangreich genutzt worden, um experimentell Medikamente in das Innere von

Zellen einzuschleusen. Der theoretische Hintergrund dieser Methode ist, daß durch die Ummantelung von hydrophilen Molekülen mit hydrophoben Molekülen das Durchdringen von Stoffen durch die Zellmembran erleichtert wird, für die ansonsten die Zellmembran undurchlässig wäre. Zu den Vorteilen dieser Methode gehört die Möglichkeit, Substanzen gezielt in ein intrazelluläres Kompartiment einzuschleusen und die Toxizität zu vermindern.

Die grundlegende Herausforderung bei der *in vivo* Gentherapie ist, ein Transgen, also ein großes hydrophiles Molekül, durch die Plasmamembran hindurch und bis zum Zellkern zu schleusen, wo es die Transkriptionmaschinerie der Zelle erreichen kann. Die Einschleusung von DNA mittels Liposomen scheint für diesen Zweck gut geeignet zu sein, obwohl bislang der Beweis aussteht, daß die Effizienz dieses Systems so gut ist wie erhofft.

Liposomen sind entweder ein- oder multilamelläre Sphären, die aus verschiedensten Lipiden hergestellt werden. Ihre Struktur wird sowohl durch die Wahl der Lipide als auch durch den Herstellungsprozeß beeinflußt. Proteine und andere Substanzen können in die Lipidmembran inkorporiert werden. Aus praktischen Gründen unterteilt man Liposomen in anionische und kationische, je nachdem, ob ihre Netto-Ladung negativ oder positiv ist.

Anionische Liposomen Der erste *in vivo* Transfer von Genen, bei dem Liposomen benutzt wurden, wurde von Nicolau und Kollegen (1983) durchgeführt, die ein DNA-Transgen, das für Insulin kodierte, in anionische Liposomen verpackten und in Ratten injizierten. Die transfizierten Ratten hatten erhöhte Blut-Insulinspiegel und erniedrigte Blut-Glukosespiegel.

Trotz dieses frühen Erfolges gibt es beträchtliche Hindernisse beim Gebrauch von anionischen Liposomen für den Gentransfer. Werden sie intravenös appliziert, dringen sie bevorzugt in Zellen des retikuloendothelialen Systems der Leber ein, so daß sie zur Transfektion anderer Zellen nur wenig geeignet sind. Da die Substanz, die in die Zellen eingeschleust werden soll, vollständig vom Liposom verpackt sein muß, ist der Herstellungsprozeß kompliziert. Außerdem sind die meisten DNA-Konstrukte, die für Transfektionen genutzt werden, relativ groß im Verhältnis zum Liposom, so daß die Effizienz einer Verpackung so klein ist, daß sie eine praktische Applikation weitgehend ausschließt.

In die äußere Lipidschicht der Liposomen können verschiedene Proteine eingefügt werden, um ihre Eigenschaften *in vivo* zu verändern, etwa, um eine zellspezifische Transfektion zu erzielen. Mit diesem Ansatz kann erreicht werden, daß intravenös applizierte Liposomen nicht vom retikuloendothelialen System aufgenommen werden. Proteinliganden oder Antikörper gegen Oberflächenmoleküle von Zellen, die in die Oberfläche des Liposoms eingefügt werden, können Liposomen auf spezifische Rezeptoren auf der Oberfläche von bestimmten Zellen programmieren (Wu und Wu, 1987). Obwohl diese Strategien vielversprechend sind, sind sie bislang nicht erfolgreich für die Gentherapie genutzt worden.

Kationische Liposomen Felgner und Kollegen synthetisierten 1987 kationische Liposomen und zeigten, daß sie Nukleinsäuren (die anionisch sind) schnell und effizient durch elektrostatische Interaktion binden. Dafür genügt die einfache Inkubation von Liposomen und Nukleinsäuren bei Raumtemperatur für kurze Zeit. Die mit den Liposomen komplexierte DNA oder RNA dringt *in vitro* ohne erkennbare Schädigung in die Zellen ein. Abbildung 5.3 zeigt ein Diagramm mit dem vermutlichen Mechanismus, über den der Gentransfer mit kationischen Liposomen funktioniert.

In vivo unterscheiden sich die Eigenschaften der kationischen Liposomen wesentlich von denen der anionischen Liposomen. Intravasale Applikation von kationischen Liposomen führt zur Expression des Transgens in den meisten Organen, wenn die Liposomen in den afferenten Schenkel der Blutversorgung injiziert werden. Zusätzlich können die DNA-Liposomen-Komplexe durch Injektion oder als Aerosol in die Atemwege eingebracht werden, um als Zielorgan das Bronchialepithel zu erreichen. In Tierexperimenten fand sich kein Anhalt für eine Toxizität der intravenösen oder intrabronchialen Applikation (Brigham et al., 1989).

Kationische Liposomen wurden für den Transfer von DNA in verschiedenen *in vivo* Modellen benutzt. Nabel und Kollegen (1994) brachten die DNA eines fremden Histokompatibilitätsgens durch direkte Injektion eines Plasmid-Liposomen-Komplexes in einen Tumor ein und fanden ein verzögertes Tumorwachstum im Mausmodell. Hyde und Mitarbeiter (1993) zeigten, daß der Gentransfer mit Komplexen aus kationischen Liposomen und DNA die CFTR-abhängige, cAMP-stimulierte Chloridleitfähigkeit in transgenen Mäusen mit einer Nullmutation für CFTR normalisieren konnte. Kaninchen, denen das Gen für die frühen Enzyme der Prostanoidsynthese (Prostaglandinsynthase) in Form eines Plasmid-kationisches-Liposom-Komplexes intravenös appliziert wurde, produzierten verstärkt vom Endothel abstammende Prostanoide in ihren Lungen. Das schützte die Lungen der transfizierten Tiere vor den Effekten der Endotoxinämie (Conary et al., 1994).

Tabelle 5.1 listet therapeutische Ziele bei frühen Ansätzen zur Applikation am Menschen auf, die Liposomen-DNA-Komplexe zum Gentransfer nutzten, darunter die Einschleusung eines fremden Histokompatibilitätsgens in Tumore, Einschleusung des humanen α_1-Antitrypsin-Gens in die nasale Mukosa von Patienten mit α_1-Antitrypsinmangel, ebenso das Einbringen dieses Gens in Subsegmente der Lunge mittels Bronchoskopie sowie die Einschleusung des CFTR-Gens in die nasale Mukosa von Patienten mit Mukoviszidose.

Zum jetzigen Zeitpunkt bietet der Gentransfer mit Liposomen eine nicht-toxische, nicht-immunogene Möglichkeit des Transfers von DNA in eine Vielzahl von Organen. Gegenwärtig wird der Nutzen dieses Systems durch die Effizienz limitiert, die niedriger ist, als bei viralen Systemen, allerdings versprechen neuere Generationen von Liposomen bessere Transfektionseffizienz und veränderte physikalische Eigenschaften, wie eine höhere Konzentration der Komplexe, ohne daß es zur Ausfällung von Makroaggregaten kommt. Die Anwendung von Liposomen für die Gentherapie wird sicherlich weiterhin zunehmen, wenn bessere Reagenzien entwickelt werden, insbesondere solche, die eine gezielte Transfektion bestimmter Zellen ermöglichen.

DNA-Protein-Konjugate Verschiedene Gruppen haben zellspezifische DNA-Transfersysteme entwickelt, die spezielle Rezeptoren auf der Zelloberfläche der Zielzelle nutzen (Michael und Curiel, 1994). Durch die Konjugation eines Liganden für solch einen Rezeptor an die Transgen-DNA wird der Komplex aus Ligand und DNA spezifisch von den Zielzellen erkannt und internalisiert (Wu und Wu, 1987). Diese Vektoren aus molekularen Konjugaten bieten damit die Möglichkeit des zellspezifischen Transfers ohne die mit dem viralen Transfer verbundenen Probleme, wie Replikation, Immunogenität der viralen Proteine oder die Gefahr der Rekombination. Die frühen Modelle konzentrierten sich auf die Suche nach einem Verfahren, die DNA mittels eines Polykations, eines Antigen/Antikörper-Komplexes oder eines Biotin-Streptavidin-Linkers an den Liganden zu koppeln. Häufig wird hierzu Poly-L-Lysin (PLL) verwendet, ein Polykation, das durch chemisches *cross linking* leicht an eine Vielzahl von Proteinen gekoppelt werden kann. Wenn der Komplex aus PLL und Ligand mit DNA gemischt wird, kommt es zur Formation von makromolekularen Komplexen, in denen die DNA elektrostatisch an das PLL-Ligand-Konjugat gebunden wird. Diese toroiden Komplexe mit einem Durchmesser von 50-100 nm präsentieren dem Rezeptor auf der Zelloberfläche den Liganden und werden effizient endozytiert. Das Potential dieser Ligand mediierten Methode wurde anhand des Transferrinrezeptors (Zenke, 1990), des Asialo-Orosomukoid-Rezeptors (Wu und Wu, 1987) und von Zelloberflächen-Kohlenwasserstoffen (Batra et al., 1994) demonstriert. Von besonderem Interesse ist der Asialo-Orosomukoid-Rezeptor, da er nahezu selektiv auf Hepatozyten vorkommt und daher die Möglichkeit eröffnet, einen selektiven Transfer in Leberzellen zu erzielen.

Die ersten DNA-Ligand-Komplexe waren allerdings ineffizient, da ein Großteil des endozytierten Komplexes in das lysosomale Kompartiment gelangt und dort schnell degradiert wird. Obwohl zahlreiche Agenzien (z. B. Chloroquin) benutzt wurden, um die lysosomale Degradation zu verhindern, ist die Effizienz nach wie vor niedrig, wenn man sie mit anderen DNA-Transfermethoden vergleicht. Eine effektivere Methode ist, die Funktion von Adenoviren auszunutzen, aus dem Lysosom zu entkommen. Wie weiter oben bereits beschrieben, entkommen Adenoviren durch bestimmte Proteine des Kapsids den Endosomen vor deren Verschmelzung mit Lysosomen. Obwohl die Zugabe von inaktivierten Adenoviren theoretisch ausreichend wäre, um der lysosomalen Degradation zu entgehen, ist die Konzentration von Adenoviren, die notwendig wäre, um eine Ko-Lokalisation von Virus und DNA-Protein-Komplex in dasselbe Endosom zu erreichen, so hoch, daß es zum Auftreten von zytopathischen Effekten durch das Adenovirus käme. Als Konsequenz daraus wurden physikalische Verbindungen zwischen dem Adenovirus und dem DNA-Ligand-Komplex geschaffen, die für die simultane Aufnahme in ein Endosom sorgen und damit die Menge an Adenovirus reduzieren, die notwendig ist, um ein Entkommen vor der lysosomalen Degradation zu ermöglichen (siehe Fisher und Wilson, 1994).

Es gibt zwei generelle Prinzipien, um Komplexe zwischen Adenoviren und DNA-Ligand-Komplexen zu bilden. Poly-L-Lysin kann mittels eines wasserlöslichen Carbodiimids kovalent an gereinigte adenovirale Partikel gebunden werden. Sie werden dann mit den Asialo-Orosomukoid-Rezeptor-Poly-L-Lysin-DNA-Toroiden gemischt und bilden Cluster aus icosahedralen adenoviralen Partikeln und Toroiden. Die Größe dieser Konjugate variiert von kleinen Clustern (<200 nm), in denen einzelne Toroide an zwei adenovirale Partikel gebunden sind bis zu großen Clustern (200 bis 300 nm), die mehr als ein Dutzend viraler Partikel und Toroide enthalten. Die Größe der Komplexe wird durch die Menge des an die viralen Partikel gebundenen Poly-L-Lysins bestimmt. Diese Komplexe erreichen eine bessere hepatozytenspezifische Transfektionseffizienz bei niedrigeren Viruskonzentrationen als Mischungen aus ungekoppelten Toroiden und Adenoviren (siehe Cristiano et al., 1993).

Diese Technologie kann noch weiter verbessert werden, indem man die Oberfläche von Adenoviren mit dem DNA-Ligand-Komplex beschichtet und so ein ummanteltes Adenovirus erhält, im Gegensatz zu den Seit-zu-Seit-Konjugaten (Virus-Toroid-Virus), die oben beschrieben wurden (Fisher und Wilson, 1994). So werden einzelne virale Partikel geschaffen, die ihre Fähigkeit, aus dem Endosom zu entkommen, behalten, mit DNA ummantelt sind und den Asialo-Orosomukoid-Rezeptor auf der Oberfläche tragen. Diese kleineren Partikel (<100 nm) haben noch eine gewisse Fähigkeit, den adenoviralen Rezeptor zu erkennen und über ihn aufgenommen zu werden, wie es auch für die größeren Cluster der Fall ist. Durch ihre geringere Größe sind sie aber besser in der Lage, das fenestrierte Endothel der Leber zu passieren. Die Benutzung zweier verschiedener Reportergene, eines in der Plasmid-DNA, das andere im adenoviralen Genom, ermöglichte die simultane Analyse der viralen Infektiösität und der Effizienz des Transfers des Plasmids. Durch die Reduktion der Menge des verwendeten Adenovirus kann die virusinduzierte Toxizität im wesentlichen eliminiert werden. Das Vorhandensein zweier verschiedener Rezeptoren für dieses System (des Rezeptors des spezifischen Liganden und des Rezeptors für das Adenovirus) vermindert allerdings die Zellspezifität dieses Systems. Der Weg über den Adenovirus-Rezeptor kann durch die Benutzung von Antikörpern gegen adenovirales Faserprotein als Verbindung zur DNA

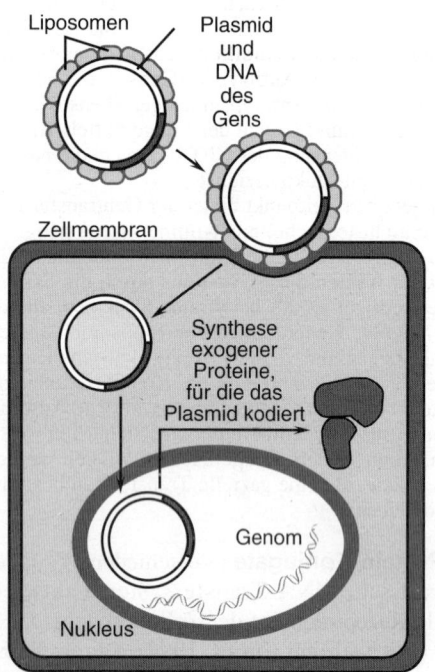

Abbildung 5.3 Gentransfer durch kationische Liposomen. Schematische Darstellung der Hypothese, wie kationische Liposomen den Gentransfer in Zellen vermitteln. Über die tatsächliche Form des Liposomen-DNA-Komplexes ist wenig bekannt. Ebenso müssen die Vorgänge, die die Aufnahme in die Zelle und den Transport zum Kern bewirken noch erforscht werden. Die zirkuläre Plasmid-DNA integriert nicht in das Genom der Wirtszelle und repliziert in Säugerzellen nicht. Daher ist die Transgen-Expression episomaler Natur.

blockiert werden (Michael und Curiel, 1994), da durch den Antikörper die Fähigkeit des Adenovirus, an seinen Rezeptor zu binden, aufgehoben wird, ohne aber seine Eigenschaft zu mindern, aus dem Endosom zu entkommen. Weitere Verfeinerungen, wie der Gebrauch von gereinigten adenoviralen Proteinen, die für das Verlassen des Endosoms notwendig sind, anstelle von intakten Adenoviren, sollten in der Lage sein, dieses DNA-Transfermodell weiter zu verbessern (Seth, 1994).

KLINISCHE ANSÄTZE ZUR BEHANDLUNG AUSGEWÄHLTER ERKRANKUNGEN MITTELS GENTHERAPIE

Organspezifische Gentherapie

Leber Der Gentransfer in die Leber als Zielorgan hat sich als wichtiges Modell zur Behandlung von angeborenen und erworbenen Krankheiten erwiesen. Die Leber kann von verschiedensten metabolischen, infektiösen und neoplastischen Erkrankungen befallen werden, für die sich spezifische molekulare Behandlungsansätze denken lassen. Zum Beispiel könnte die Gentherapie genutzt werden, um Interferon-α zur Behandlung einer Hepatitis B in Leberzellen einzuschleusen, zytotoxische Therapie könnte zur Behandlung des Hepatozellulären Karzinoms genutzt werden oder ein fehlendes Gen zur Behandlung einer angeborenen metabolischen Störung transfiziert werden. Die Möglichkeit von solchen Therapieansätzen wird erst dann gegeben sein, wenn verschiedene Methoden es ermöglichen, einen leberspezifischen Gentransfer durchzuführen. Molekulare Konjugate, adenovirale Vektoren, Liposomen und retrovirale Vektoren sind genutzt worden, um Gentransfer in Hepatozyten durchzuführen. Für einen *in vivo* Gentransfer kann die Leber durch verschiedene Zugänge erreicht werden, nämlich durch direkte Injektion, intravenöse und intrabiliäre Applikation. *Ex vivo* Strategien können durch eine Leberteilresektion, Isolation der Hepatozyten und Transfektion *in vitro* verwirklicht werden. Die genetisch veränderten Zellen könnten dann reimplantiert werden.

Familiäre Hypercholesterinämie Patienten mit familiärer Hypercholesterinämie haben eine angeborene Defizienz für den Low-density-Lipoprotein(LDL)-Rezeptor und entwickeln als Konsequenz extrem hohe Cholesterin-Plasmawerte und als Folge daraus eine Arteriosklerose schon im Kindesalter (siehe Kapitel 36). Der genetische Defekt manifestiert sich im Unvermögen der Leber, LDL aus dem Blut aufzunehmen, so daß LDL-Plasmaspiegel einen guten Anhalt für die Schwere der Krankheit geben. Obwohl klassische pharmakologische Therapien einen begrenzten Erfolg bringen, kann die Leberdysfunktion letztlich nur durch orthotope Lebertransplantation korrigiert werden. Eine Transplantation führt zur Normalisierung der Blutfette und zur Verlangsamung der Arteriosklerose. Diese klinischen Beobachtungen legen nahe, daß ein Ansatz, die Leber genetisch so zu manipulieren, daß sie wieder LDL-Rezeptoren exprimiert, zu einem ähnlichen Erfolg führen würde. Das Watanabe-Kaninchen mit einer angeborenen Hyperlipidämie wurde als Tiermodell benutzt, um zu zeigen, daß eine solche Strategie tatsächlich zu einer dauerhaften Verminderung des Plasma-LDL-Spiegels führt (siehe Abb. 5.4) (Chowdhury et al.,

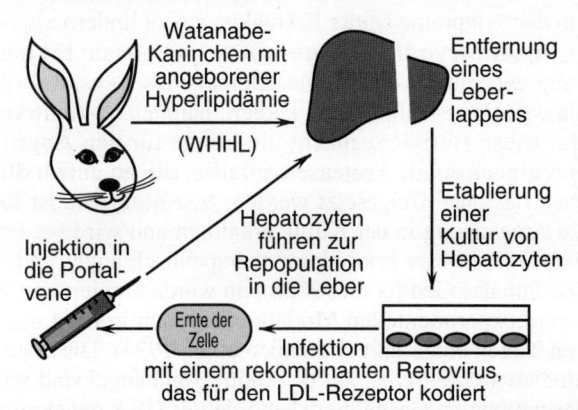

Abbildung 5.4 Tiermodell des retroviralen *ex vivo* Gentransfers des Gens für den Low-density-Lipoprotein(LDL)-Rezeptor.
Das Watanabe-Kaninchen mit angeborener Hyperlipidämie (WHHL) ist ein ideales Tiermodell des angeborenen LDL-Rezeptor-Mangels. Da diesen Tieren der normalerweise von Leberzellen exprimierte LDL-Rezeptor fehlt, entwickeln sie eine rasch progrediente Arteriosklerose. In diesem Modell wird die Durchführbarkeit eines retroviralen *ex vivo* Gentransfers demonstriert. Während einer partiellen Hepatektomie wird bis zu einem Drittel der Leber entfernt. Die resezierte Leber wird *ex vivo* mit Enzymen perfundiert, um die Hepatozyten zu vereinzeln, die dann in Zellkultur genommen und dort mit dem Retrovirus inkubiert werden, das für den LDL-Rezeptor kodiert. Hepatozyten, die das Gen stabil integriert haben, werden durch die Portalvene zurück in die Leber injiziert, wo sie sich wieder ansiedeln. Dieses Verfahren wurde mittlerweile auch bei Menschen mit dem gleichen Krankheitsbild durchgeführt.

1991). Mittlerweile sind einige Patienten in eine klinische Studie eingeschlossen worden, die einen *ex vivo* Ansatz zum DNA-Transfer nutzt, bei dem Leberzellen, die durch eine Leberteilresektion gewonnen werden, mit einem Retrovirus transfiziert werden (Grossman et al., 1994). Diese Studie belegte die Durchführbarkeit, Sicherheit und die potentielle Effizienz des *ex vivo* Gentransfers in Hepatozyten.

Der Erfolg des DNA-Transfers in Hepatozyten wird letztlich von verschiedenen Faktoren abhängen, die bislang wenig erforscht sind. Insbesondere über die Generationszeit von Hepatozyten und deren Auswirkung auf die Stabilität der Genexpression ist wenig bekannt. Bislang wurde keine Immunantwort gegen transfizierte Hepatozyten beobachtet, die ein potentielles Problem aller gentherapeutischer Bemühungen darstellt. Das Potential des eingefügten Proteins, als Neoantigen wirksam zu werden, könnte je nach Art der Defizienz und des eingefügten Proteins unterschiedlich sein und außerdem von der Tatsache abhängen, ob ein komplettes Fehlen oder eine Defizienz vorgelegen hatte, die zur Expression eines fehlerhaften Proteins geführt hatte. Die oben zitierte Studie (Grossman et al., 1994) ist das erste Beispiel für die langdauernde metabolische Korrektur eines genetischen Defekts. Der *ex vivo* Gentransfer wird voraussichtlich in der Zukunft durch *in vivo* Transfektion ersetzt werden, sobald die Probleme der Effizienz, Persistenz und Immunogenität der Vektoren gelöst sind.

Lunge Die beiden häufigsten angeborenen Lungenerkrankungen sind das Emphysem, das aufgrund eines Mangels an α_1-Antitrypsin entsteht und die Mukoviszidose. Es wurden gentherapeutische Ansätze entwickelt, um die Symptome beider Erkrankungen zu lindern.

α₁-Antitrypsin-Mangel Diese pulmonale Erkrankung entsteht als Folge eines Defekts des Gens, das für die wichtigste Antiprotease kodiert, nämlich α₁-Antitrypsin. Diese Defizienz macht die Lunge für den Angriff durch neutrophile Proteasen anfällig, die an entzündlichen Läsionen freigesetzt werden. α₁-Antitrypsin ist für die Anwendung in der Klinik erhältlich und wird bei Patienten mit dieser Erkrankung therapeutisch angewendet. Das humane Gen für dieses Protein wurde kloniert und in einem experimentellen Modell erfolgreich in die Lunge von Tieren eingeführt (Canonico et al., 1994). Die ersten Studien an Menschen mit α₁-Antitrypsinmangel sind von der nationalen Gesundheitsbehörde der USA genehmigt worden (siehe Tabelle 5.1).

Mukoviszidose Mukoviszidose (Zystische Fibrose) ist die häufigste angeborene Erkrankung der kaukasischen Bevölkerung. Da Morbidität und Mortalität hauptsächlich auf die Manifestation der Erkrankung in der Lunge zurückzuführen sind, handelt es sich um ein ideales Modell für die Gentherapie einer angeborenen Lungenerkrankung. *Ex vivo* Strategien sind keine Option für Erkrankungen der Lunge, da die Entfernung und Reimplantation von Zellen der Atemwege für eine mögliche Therapie technisch nicht durchzuführen sind. Da die Zielzellen in den Atemwegen eine sehr lange Generationszeit haben, ist der retrovirale Transfer, der replizierende Zellen erfordert, sehr wenig effizient. Im Gegensatz dazu sind Adenoviren die idealen Vektoren für diese Applikation, da sie einen natürlichen Tropismus für respiratorisches Epithel besitzen. Ein wichtiges Problem des adenoviralen Transfers ist allerdings die transiente Expression des Transgens und die Unsicherheit, ob die gegen das Virus gerichtete Immunreaktion eine wiederholte Anwendung zulassen würde. Zusätzlich könnten neutrophile Granulozyten und die Schleimproduktion die Effizienz des Gentransfers vermindern. Trotzdem wurden große Anstrengungen unternommen, um einen adenoviralen Vektor zu entwickeln, der für die *in vivo* Transfektion von respiratorischen Epithelien geeignet ist.

Es wurden Studien an Menschen durchgeführt, bei denen ein Adenovirus, das für den *cystic fibrosis transport regulator* (CFTR) kodierte, in die Nasenschleimhaut von Patienten mit Mukoviszidose appliziert wurde (Zabner et al., 1993). Schon bei kleinen Dosen wurde eine Normalisierung der Chloridleitfähigkeit beobachtet. Der im Augenblick größte Nachteil von Adenoviren ist die durch virale Proteine ausgelöste Immunantwort. Da der Vektor einen Großteil des Genoms des Wildtyp-Virus enthält, wurde bei einer Vielzahl von Tiermodellen und bei Patienten eine Entzündungsreaktion beobachtet, die gegen von Adenoviren transfizierte Zellen gerichtet ist. Obwohl das Virus durch die Deletion von bestimmten Genen so verändert wurde, daß es replikationsdefizient ist, kommt es dennoch zur Synthese immunogener viraler Proteine durch die Wirtszelle. Neuere Entwicklungen von adenoviralen Vektoren könnten dieses Problem lösen, indem sie die Expression viraler Proteine vermindern. Engelhardt und Kollegen (1994) konnten zeigen, daß Veränderungen im adenoviralen Genom zusätzlich zur Deletion von E1 und E3 zur Verminderung der Entzündungsreaktion nach dem Gentransfer führen. In das adenovirale Genom wurde eine temperatursensitive E2-Mutante (ts 125) eingebracht, die bervorzugt bei 32 °C aktiv ist, so daß eine Infektion bei 39 °C dazu führt, daß das mutierte E2-Protein weniger aktiv ist und so weniger zur *trans*-Aktivierung von stromabwärts gelegenen adenoviralen Genen führt, die wahrscheinlich für die Auslösung der Immunantwort verantwortlich sind. Dieses Virus kann in permissiven Zellen *in vitro* bei 32 °C propagiert und dann benutzt werden, um Zellen bei 37 °C zu transfizieren. Nach der *in vivo* Transfektion ist das Virus replikationsdefizient (durch die E1-Deletion) und produziert bei der erhöhten Körpertemperatur weniger adenovirale Proteine. Das Resultat ist eine längere Expressionsdauer und eine geringere Entzündungsreaktion. Eine weitere Verbesserung von adenoviralen Vektoren ist zu erwarten, darunter Mutanten, in denen die gesamte E4-Region oder ein Teil davon deletiert ist.

Zum jetzigen Zeitpunkt ist die Anzahl der Patienten, die in allen gentherapeutischen Studien bei Mukoviszidose behandelt wurden zu klein, um endgültige Schlüsse über die Effizienz zu ziehen. Immerhin haben diese Studien dazu beigetragen, die Grundlagen der Applikation von genetischem Material in die Atemwege zu erhellen. Neuere Generationen von Transfersystemen, wie die oben erwähnten adeno-assoziierten Viren und Liposomen werden voraussichtlich wesentliche Verbesserungen bringen, nicht nur für die Behandlung der Mukoviszidose, sondern für eine ganze Anzahl von Lungenerkrankungen.

Blutgefäße Das Kreislaufsystem war Ziel von zahlreichen Gentransferstudien, die zeigen konnten, daß der Gentransfer auch in diesem Organ einen potentiellen Nutzen besitzt. Sowohl die Endothelzellen, die die Gefäße auskleiden, als auch die darunter liegenden glatten Muskelzellen sind von Interesse, da sie eine Rolle bei der Entstehung der Arteriosklerose spielen und da sie benutzt werden könnten, um transgene Produkte in die Blutbahn zu sezernieren. Die genetische Manipulation dieser Zellen könnte dazu beitragen, die Entstehung der Arteriosklerose zu beeinflussen oder zu verhindern oder vasodilatatorische oder antikoagulatorische Substanzen lokal zu exprimieren.

Ex vivo **Strategien** Die ersten Versuche konzentrierten sich auf Methoden des *ex vivo* Gentransfers. Wilson et al. (1989) konnten zeigen, daß es möglich ist, Endothelzellen des Kaninchens *in vitro* mit einem retroviralen Vektor zu transfizieren und sie dann auf einer Dacron-Gefäßprothese anzusiedeln und in Hundearterien zu implantieren. So konnte eine Expression des Transgens für mehr als fünf Wochen beobachtet werden. In einer anderen Studie wurden Endothelzellen des Yucatan-Schweines *in vitro* mit einem retroviralen Vektor transfiziert und dann mit einem speziellen Doppelballonkatheter in das Gefäß zurück implantiert. Durch die Absperrung des Blutstroms in einem denudierten Arterienbereich wird mit Hilfe dieses Katheters ein geschütztes Areal geschaffen, in dem die modifizierten Endothelzellen Gelegenheit haben, sich wieder an der Gefäßwand anzulagern (Nabel et al., 1989).

In vivo **Strategien** *In vivo* Strategien benötigen nicht die vorherige Isolation von Zellen. Für eine therapeutische Applikation wie die Behandlung der Arteriosklerose werden solche *in vivo* Modelle notwendig sein. Ein erfolgreicher *in vivo* Gentransfer konnte mit Hilfe des Doppelballonkatheters durchgeführt werden, indem das DNA-Transfersystem in den geschützten Bereich des temporär okkludierten Gefäßes zwischen den Ballons appliziert wurde. Sowohl Retroviren als auch Adenoviren und Liposomen wurden benutzt, um mit dieser Methode einen Bereich des Blutgefäßes selektiv zu transfizieren.

Arteriosklerose Es wurde eine große Anzahl von Genen

in der Arterienwand exprimiert, sei es, um einen nutzbaren klinischen Ansatz zu finden oder um Untersuchungen zur Pathogenese der Arteriosklerose durchzuführen. Die Proliferation vaskulärer Zellen und die Ablagerung extrazellulärer Matrix führen zur arteriosklerotischen Verengung des Blutgefäßes. Faktoren, die zu diesem Vorgang beitragen, können durch Überexpression ihrer Gene in der Gefäßwand untersucht werden. So führt z. B. die Überexpression von saurem *fibroblast growth factor* (FGF) in der Arterienwand durch die Proliferation von glatten Muskelzellen zur Verdickung der Arterienwand (Intimahyperplasie) (Nabel, et al., 1993c). Zusätzlich bildeten sich durch Wachstum und Migration von Endothelzellen neue Blutgefäße innerhalb der Arterienwand. Im Gegensatz dazu führte die ektope Überexpression von TGF-β1 in der Arterienwand zur Ablagerung von extrazellulärer Matrix und zur Verdickung der Intima (Nabel et al., 1993a). Gentransfer des Gens für *platelet derived growth factor B* führte ebenfalls zur Intimahyperplasie (Nabel et al., 1993b). Die bei diesen Experimenten hervorgerufenen Veränderungen in der Arterienwand gleichen den Veränderungen, wie sie in arteriosklerotisch veränderten Gefäßen gefunden werden. So stellt der *in vivo* Gentransfer ein wichtiges Instrument bei der Untersuchung von Faktoren dar, die eine Rolle in komplexen pathogenetischen Mechanismen spielen.

Autoimmun-Vaskulitis Um ein Modell für eine andere vaskuläre Erkrankung, die Autoimmun-Vaskulitis, zu etablieren, wurde ein fremdes Histokompatibilitätsgen mittels Liposomen in die Arterienwand eingeschleust. Am Ort des Gentransfers entstand eine fokale Immunantwort, die histologisch dem Bild bei der Takayasu-Arteriitis glich (Nabel et al., 1992). Diese Experimente zeigen, daß Modelle menschlicher Erkrankungen geschaffen werden können, indem spezifische molekulare Veränderungen in die Arterienwand eingeführt werden. Sie könnten wichtige Hinweise geben, mit welchen Mitteln man die pathogenetischen Prozesse unterbrechen und die Progression der Krankheit verhindern könnte.

Prävention der Restenose Zusätzlich zu den Bemühungen, den Prozeß zu verstehen, durch den vaskuläre Erkrankungen entstehen, wurden auch gentherapeutische Ansätze entwickelt, um diese Erkrankungen zu behandeln. So können z. B. arteriosklerotisch veränderte Arterien häufig durch Ballon-Angioplastie behandelt werden. Dabei wird das verengte Gefäß mittels Katheter durch die Insertion und Dilatation eines Ballons mechanisch geweitet. Obwohl diese Behandlung für viele Patienten einen langanhaltenden Nutzen erbringt, ist sie doch mit einer hohen Rate von Wiederverschlüssen (Restenose) kurz nach der Behandlung behaftet. Ein Grund für das Auftreten dieser Restenose ist die unkontrollierte Proliferation von glatten Muskelzellen. Die Introduktion eines adenoviralen Vektors, der für Thymidinkinase kodiert, gefolgt von der systemischen Applikation von Ganciclovir, konnte in einem Tiermodell der Restenose die arterielle Hyperplasie verhindern (Ohno et al, 1994).

Gentherapie bei Krebs

Es wurden zahlreiche Strategien für eine Gentherapie von Krebserkrankungen entwickelt, die sich auf spezielle molekulare Ziele richten, die in Krebszellen gefunden werden. Aktivierte Proto-Onkogene oder Mutationen in Tumorsuppressorgenen werden häufig in Tumorzellen gefunden. So werden z. B. in Bronchialkarzinomen Mutationen im Kirsten-ras-Onkogen gefunden, die mit dem Gebrauch von Tabak assoziiert sind und möglicherweise das Tumorwachstum fördern. Außerdem werden in menschlichen Tumoren häufig Mutationen in Tumorsuppressorgenen gefunden. Das p53-Gen, das für das nukleäre p53-Protein kodiert, dessen Aufgabe die Regulation des Zellwachstums ist, ist das in Tumorzellen am häufigsten veränderte Gen. Defekte in der Funktion dieses Suppressorgens und seines Genprodukts führen zu unkontrollierter Proliferation.

Obwohl Prozesse, die das Zellwachstum regulieren, eine fundamentale Bedeutung für die Tumorprogression haben, sind sie mit den bislang zur Verfügung stehenden Mitteln der Gentherapie nur schwierig zu beeinflussen. Bestimmte Onkogene, wie das Kirsten-ras-Onkogen, sind zwar häufig, aber längst nicht immer in Tumoren zu finden, selbst wenn diese den gleichen histologischen Typ zeigen. Außerdem müßte die Blockierung eines bestimmten Onkogens oder die Wiederherstellung der Funktion eines Tumorsuppressorgens in allen Zellen eines Tumors erfolgen, da sich unbehandelte Zellen schnell zu einem neuen Tumor entwickeln würden. Da die Morbidität und Mortalität der meisten Tumoren auf die metastatische Aussaat zurückzuführen ist, müßten also nicht nur alle Zellen des Tumors, sondern auch alle verstreuten Zellen in verschiedenen Organen (Knochen, Leber, Lunge, Gehirn, etc.) erreicht werden. Zusätzlich handelt es sich bei vielen Läsionen um mikroskopisch kleine Absiedlungen, die mit den derzeitigen diagnostischen Möglichkeiten nicht erfaßt werden. Das erschwert die Analyse der Effizienz des Gentransfers, da während der Langzeit-Nachbeobachtung nicht zwischen einem Versagen der Therapie und einem der vielen anderen Prozesse unterschieden werden kann, die zu einem Rezidiv führen.

Viele Tumore erwerben eine Reihe von genetischen Defekten während der Tumorprogression. Außerdem gibt es einige Tumore, die durch das Hinzugewinnen einer neuen Eigenschaft entstehen, nicht etwa durch den Verlust einer Funktion, so daß zu ihrer Behandlung die Abschaltung dieser Funktion notwendig wäre. Ein Beispiel hierfür ist die chronisch myeloische Leukämie, die durch die Expression eines neuen chimären Genprodukts entsteht.

Da die gegenwärtig zur Auswahl stehenden Methoden des Gentransfers nicht in der Lage sind, *in vivo* eine ausreichend hohe Transfektionseffizienz zu erzielen, wurden alternative Strategien entwickelt, die keiner 100%igen Transfektionseffizienz bedürfen. Es gibt zwei wesentliche Strategien, die auch wirksam sein könnten, wenn nur ein kleiner Teil der Tumorzellen transfiziert wird: (1) zellspezifischer Suizid, der durch die Synthese eines toxischen Metaboliten ausgelöst wird, der sich im Tumor ausbreitet und (2) Induktion einer Immunantwort gegen die Tumorzellen durch ektope Expression von Zytokinen oder anderer Aktivatoren des Immunsystems.

Zellspezifischer Suizid Eine attraktive Strategie, um einen künstlichen Unterschied zwischen normalem und neoplastischem Gewebe zu schaffen, ist die dahingehende Manipulation einer Zelle, daß sie eine inaktive Vorstufe eines Medikaments in einen toxischen Metaboliten umwandelt. Das kann erreicht werden, indem ein Gen exprimiert wird, das der Zelle einen dominant negativ selektionierbaren Phänotyp verleiht, etwa zum Absterben derjenigen Zellen führt, die ein metabolisierendes Enzym exprimieren. Es gibt verschiedene Enzyme, die diese Funktion erfüllen können, typischerweise töten sie Zellen durch die Umwandlung eines relativ untoxischen Medikaments in einen toxischen Metaboliten (Tabelle 5.2). Eine bessere Selektivität für Tumorzellen kann dann erreicht werden, wenn das entsprechende Gen im Empfängerorganismus nicht vorkommt (z. B. das HSV-Thymidinkinasegen).

Die Insertion des HSV-Thymidinkinasegens (HSV-TK) in maligne Zellen und die systemische Applikation von Ganciclovir wurde zum Prototyp eines Systems zur Gentherapie mittels eines Enzym-Prodrug-Konzepts. Viele Gruppen konnten zeigen, daß die Expression von HSV-TK den transfizierten Zellen einen negativ selektionierbaren Phänotyp verleiht, und zwar sowohl *in vitro* als auch *in vivo*.

Moolten zeigte 1986 *in vitro* die erworbene Sensitivität gegenüber Ganciclovir in einer Sarkomzellinie, die mit einem Retrovirus transfiziert wurde, das HSV-TK exprimiert. Die transfizierten Sarkomzellen waren gegenüber Ganciclovir 200- bis 1000mal empfindlicher als nicht-transfizierte Tumorzellen. Diese Befunde wurden in zahlreichen Modellen reproduziert, die sich von Tumoren des Menschen oder denen von Nagetieren ableiten, darunter Lungenkrebs, Mesotheliom, Hepatozelluläres Karzinom, Leukämie, Melanom und ZNS-Tumore. Die Effizienz dieses Systems unterscheidet sich je nach untersuchtem Modell beträchtlich und ist von einer Anzahl von Faktoren abhängig. Dazu zählen der verwendete Promotor, das verwendete Zellsystem und die Effizienz der Transfektion.

Die tumorvernichtende Aktivität des HSV-TK/Ganciclovir-Systems beruht auf mehreren Faktoren. In sich teilenden Zellen inhibiert das phosphorylierte Ganciclovir die DNA-Synthese. Dieser Effekt beschränkt sich nicht auf die transfizierten Zellen, sondern betrifft auch die benachbarten Zellen. Dieses Phänomen, das wahrscheinlich auf verschiedenen Faktoren beruht, wird als „*bystander* Effekt" bezeichnet. Es wurde in verschiedenen Tumoren gefunden, darunter ZNS-Tumore (Freeman et al., 1993). Als ein möglicher Mechanismus wird der Transfer des phosphorylierten Ganciclovirs zwischen den Zellen über *gap junctions* diskutiert, ebenso die Phagozytose von apoptotischen Vesikeln, die aus sterbenden Zellen entstehen und Ganciclovirphosphat enthalten, durch benachbarte Zellen. Außerdem könnten immunmediierte Prozesse für das Absterben benachbarter, nicht-transfizierter Zellen wichtig sein. Bei der Untersuchung von experimentellen Hirntumoren bei Nagetieren wurde nach der durch TK vermittelten Abtötung von Hirntumorzellen eine gegen den Tumor gerichtete Immunaktivität gefunden. Es muß aber noch gezeigt werden, ob diese Immunität TK-abhängig ist oder auf die uneinheitliche Immunogenität der Tumorzellen zurückzuführen ist (Barba et al., 1994).

Seit kurzem werden auch Adenoviren für den Transfer von HSV-TK benutzt. Chen et al. (1994a) konnten die Regression von experimentellen Glioblastomen nach dem *in vivo* Gentransfer mittels Adenoviren und nachfolgender Ganciclovirgabe zeigen. Allerdings konnte dieser Ansatz die eingepflanzten Tumore nicht vollständig eliminieren. Die Transfektion von Tumorzellen, die nahe an der Injektionsstelle lagen, war vollständiger als die von Zellen, die weiter entfernt lagen, wie sich aus der Analyse von parallel durchgeführten Experimenten mit Markergenen zeigte. Außerdem entkamen diese weiter entfernten Zellen der Ganciclovirtoxizität, eine Beobachtung, die der verwendeten Hirntumor-Zellinie zugeschrieben wurde, da sie nur eine geringe Anzahl von *gap junctions* aufweist. Diese Probleme könnten in der Klinik durch besser lokalisierte Injektionen aufgrund besserer Planung (MRT, PET-Studien) der stereotaktischen Eingriffe behoben werden.

Andere Strategien konzentrierten sich auf die Möglichkeit, Gene in Tumore einzuschleusen, die eine Immunantwort gegen den Tumor stimulieren. Obwohl es auch das Argument gibt, Tumorwachstum würde als Antwort auf eine Immunstimulation erfolgen, gibt es wenige Daten, die diese Hypothese unterstützen. Vielmehr gibt es eine wachsende Zahl von Argumenten dafür, daß Tumorzellen eine Reihe von spezifischen Antigenen exprimieren, die vom Immunsystem erkannt werden können.

Ektope Expression von Zytokinen Für eine Vielzahl von Zytokinen konnte gezeigt werden, daß sie das Tumorwachstum verlangsamen, wenn sie ektop in Tumorzellen oder in ihrer unmittelbaren Umgebung exprimiert werden (Tepper und Mule, 1994). Tumorzellen, die bestimmte Zytokine exprimieren, bilden weniger häufig Tumore, wenn sie in Tiere der gleichen Gattung implantiert werden, obwohl ihr Wachstumsverhalten *in vitro* unverändert ist, eine Beobachtung, die nahe legt, daß bestimmte Funktionen des Empfängers durch die Zytokine aktiviert werden und das Tumorwachstum verhindern. Manche immunstimulatorischen Stoffe verändert zwar initial das Wachstum des Tumors nicht, induzieren aber einen Schutz vor Tumorwachstum, wenn der Organismus später mit Wildtyp-Tumorzellen konfrontiert wird. Es ist offensichtlich, daß je nach angewendetem Zytokin eine Vielzahl verschiedener Immunantworten von transfizierten Tumorzellen ausgelöst werden kann. So führt zum Beispiel die Sekretion von Interleukin-4 (IL-4) von Tumorzellen zu einer starken lokalen Entzündungsreaktion, hat aber keinen Einfluß auf weiter entfernte Tumorzellen oder später applizierte Tumorzellen. Im Gegensatz dazu hat *granulocyte-macrophage colony stimulating factor* (GM-CSF) wenig Einfluß auf die Tumorentstehung, induziert aber eine starke Anti-Tumor-Immunität (Dranoff et al., 1993). In vielen Fällen werden durch die Expression immunmodulatorischer Substanzen verschiedene Immunantworten ausgelöst. Das gilt z. B. für Tumore, die Interleukin-2 exprimieren und die durch T-Lymphozyten, aktivierte Makrophagen, natürliche Killerzellen, Neutrophile und Eosinophile infiltriert werden. Zusätzlich kann dasselbe Zytokin in unterschiedlichen Tumoren unterschiedliche Wirkungen haben. So kann z. B. Interleukin-6 direkt antiproliferative Eigenschaften haben und natürliche Killerzellen rekrutieren oder als autokriner Wachstumsfaktor fungieren, abhängig davon, welcher Tumor untersucht wird. In vielen Fällen ist es schwierig, die durch das Zytokin ausgelösten Effekte von den Effekten zu unterscheiden, die sekundär durch die anderen Immuneffektorzellen bedingt werden. Das hat zu einem eher empirischen Ausprobieren verschiedener auf Zytokinen basierender gentherapeutischer Ansätze geführt. Für alle der im folgenden genannten Zytokine wurde das Potential zur Tumordestruktion

Tabelle 5.2 Enzym-Prodrug-Kombinationen für gentherapeutische Ansätze bei Krebs.

GEN	PRODRUG
HSV Thymidinkinase (HSV-TK)	Ganciclovir Aciclovir
VSV Thymidinkinase	Ara-M
Desoxycytidinkinase	Ara-C Fludarabin 2-Chlorodesoxyadenosin Difluordesoxycytidin
Cytosindesaminase	5-Fluorcytidin
Nukleosidphosphorylase*	MeP-dR

* Nukleosidphosphorylase wird vom DeoD-Gen von E. coli kodiert, das bei dieser therapeutischen Strategie benutzt wurde.
Abkürzungen: HSV: Herpes simplex Virus; VSV: Vesikuläre-Stomatitis-Virus; Ara-C: Cytosin-Arabinosid oder Cytarabin; Ara-M: 6-Methoxypurin-Arabinosid; MeP-dR: 6-Methylpurin-2'-Desoxyribosid.

durch Immunvorgänge in Modellsystemen nachgewiesen: Interleukin-1, -2, -4, -6, -7, -12, Tumor Nekrose Faktor-α (TNF-α), Interferon-γ, G-CSF, GM-CSF, lymphozytenkostimulierende Moleküle. Von den genannten haben Interleukin-2, Interleukin-4, TNF-α, Interferon-γ und GM-CSF Eingang in klinische Studien gefunden, bei denen Tumorzellen so manipuliert wurden, daß sie diese Zytokine produzieren (Tepper und Mule, 1994, siehe auch Kapitel 52).

Verstärkung der Immunität Es wurden auch andere Konzepte entwickelt, die die Verstärkung der Immunantwort gegen Krebszellen zum Ziel haben. Ein solcher Ansatz ist die Expression stark immunogener Moleküle auf der Zelloberfläche von Tumorzellen, wie z. B. die Expression allotypischer MHC-Moleküle. Als Alternative zur Expression exogener Abstoßungsantigene können Tumorzellen auch so verändert werden, daß die endogenen, nur schwach immunogenen tumor-assoziierten Antigene zu einer stärkeren Immunantwort führen. Es ist seit langem bekannt, daß stimulatorische Mechanismen zusätzlich zum T-Zell-Rezeptor benötigt werden, um eine Aktivierung von T-Zellen zu bewirken (siehe Kapitel 52). Die Moleküle B7-1 und B7-2 stimulieren einen solchen Mechanismus. Die B7-Moleküle, die normalerweise nur von antigenpräsentierenden Zellen und anderen spezialisierten Immuneffektorzellen exprimiert werden, aktivieren spezielle Rezeptoren auf der Oberfläche von T-Zellen (CD 28 und CTLA-4), während das Antigen an den T-Zell-Rezeptor bindet. Daraufhin erfolgt die Aktivierung und Proliferation von T-Zellen sowie die Sekretion von Zytokinen, die zur Errichtung einer Immunität gegen den Tumor führen können. Die Abwesenheit eines kostimulierenden Faktors während der T-Zell-Aktivierung bleibt nicht folgenlos, vielmehr kann sie nicht nur zur fehlenden Aktivierung der T-Lymphozyten führen, sondern sogar zur spezifischen Anergie gegenüber dem Tumor (siehe Kapitel 52). Daher sollte man erwarten, daß das Vor-handensein von Antigenen in Tumoren eher zu einer Immuntoleranz als zu einer Immunantwort führt, wenn nicht gleichzeitig kostimulatorische Vorgänge stattfinden. Tatsächlich ist das bei den meisten Tumoren der Fall, die wachsen, ohne daß es zu einer relevanten Immunreaktion kommt. Wenn einige der Tumorzellen mit kostimulatorischen Molekülen versehen werden, findet hingegen eine effiziente T-Zell-Aktivierung statt. Das konnte durch die ektope Expression von B7 in Tumorzellen demonstriert werden, die dann benutzt wurden, um eine Immunantwort gegen die parentale Zellinie auszulösen.

Verschiedene Gruppen haben diesen experimentellen Ansatz benutzt und damit gezeigt, daß Tumore, die eine B7-abhängige Fähigkeit zur Kostimulation besitzen in der Lage sind, das Immunsystem des Wirtsorganismus zu aktivieren und die Tumorzellen zu erkennen und abzutöten. Chen et al. (1994b) ko-exprimierten B7 und das E7-Abstoßungsantigen des humanen Papillomvirus in K1735-Zellen, einer Zellinie aus Melanomzellen der Maus. Wenn diese Zellen (E7+B7+) in Mäuse des gleichen genetischen Hintergrundes injiziert wurden, lösten sie eine B7-abhängige Immunantwort aus, die in einer Tumorregression resultierte. Im Gegensatz dazu lösten E7+B7– Zellen keine Immunantwort gegen den Tumor aus. Weiterhin waren Mäuse, die einmal mit E7+B7+ Zellen sensibilisiert waren, in der Lage, später injizierte E7+B7– Tumorzellen abzustoßen. Allerdings waren diese Tiere nicht in der Lage, den parentalen Tumor abzustoßen, der E7– war. Diese Studie zeigte darüber hinaus, daß CD8+, aber nicht CD4+ Zellen für die Abstoßung notwendig sind.

Eine ähnliche Studie von Li et al. (1994) legte nahe, daß sowohl CD8+, als auch CD4+ Zellen an der Immunantwort beteiligt sind. Hierbei wurde eine Tumorzellinie transfiziert, die sowohl MHC-Moleküle der Klasse I als auch der Klasse II exprimiert, so daß sie sowohl B7-1, als auch p97-Antigen exprimiert. Vom p97-Antigen ist bekannt, daß es äußerst immunogen ist und die Produktion von für dieses Antigen spezifischen CD4+ Zellen stimuliert. Wenn B7 mit p97 ko-exprimiert wurde, stimulierte es die Expansion von CD8+ zytotoxischen T-Zellen und von CD4+ Lymphozyten. Außerdem waren beide Zelltypen notwendig, um bereits bestehende Tumorknoten zu eliminieren, auch wenn CD8+ Zellen die wichtigeren Effektorzellen waren. Die klinische Erfahrung zeigt deutlich, daß das Vorhandensein von tumor-assoziierten Antigenen allein nicht ausreicht, um eine Immunantwort auszulösen. Die Schlußfolgerung aus diesen Ergebnissen ist, daß es möglich sein könnte, die Ineffektivität von Tumorantigenen dadurch zu überwinden, daß man Tumorzellen so manipuliert, daß sie B7 exprimieren. In diesem wie auch in anderen Experimenten trug das Vorhandensein von MHCII-Molekülen auf der Oberfläche von Tumorzellen zusätzlich zum Vorhandensein von MHCI zur Immunantwort bei, insbesondere zur CD4+ Komponente der Immunantwort. Da die meisten humanen Tumore keine MHCII-Moleküle exprimieren, ist es möglich, daß zur Auslösung einer CD4+ Immunantwort zusätzliche Maßnahmen zur Überexpression von B7 erforderlich sind. So könnte die Stimulation durch Zytokine zu diesem Effekt führen.

Die oben genannten Studien wurden mit dem Molekül durchgeführt, das jetzt B7-1 genannt wird. Weitere Experimente haben gezeigt, daß andere Moleküle (B7-2 und vermutlich auch andere) in der Lage sind, die gleichen T-Zell-Rezeptoren zu binden wie B7-1 (CD-28 und CTLA-4) und damit ko-stimulatorische Mechanismen zur T-Zell-Aktivierung auszulösen. Man ist gerade erst dabei, die unterschiedlichen Rollen dieser ähnlichen Liganden zu verstehen. Der zeitliche Verlauf und die relative Höhe ihrer Expression sind unterschiedlich, genau wie die Möglichkeiten der differentiellen Stimulation durch die gleichen Faktoren. Eine ähnlich komplexe Situation stellt sich für die B7-Rezeptoren CD 28 und CTLA-4 dar. Bislang ist noch unbekannt, welches der B7-Moleküle den besten Zugang zur Induktion einer Immunität gegen Tumorzellen ermöglicht, obwohl das Verständnis über die differentielle Rolle der Rezeptormoleküle und ihre Bedeutung für die normale Funktion des Immunsystems wächst (in Kapitel 52 wird ein Überblick über die zellulären Mechanismen der Immunverstärkung und -suppression gegeben).

Die T-Zell-Aktivierung, die einerseits vom T-Zell-Rezeptor und ko-stimulatorischen Mechanismen abhängig ist, kann auch durch zusätzliche Mechanismen unterstützt werden, die normalerweise von den antigenpräsentierenden Zellen ausgelöst werden. So wird Interleukin-12 (IL-12) von antigenpräsentierenden Zellen sezerniert und entfaltet seine Wirkung durch Bindung an einen spezifischen Rezeptor, der auf T-Zellen und natürlichen Killerzellen vorhanden ist. IL-12 induziert die Produktion von Interferon-γ und verstärkt die zytotoxische T-Zell-Funktion. In einem Tumormodell der Maus verzögerte IL-12, das in der unmittelbaren Umgebung von sich entwickelnden Tumorknoten produziert wurde, die Ausbildung makroskopischer Tumorknoten. Allerdings führte IL-12 in diesem Modell nicht zu einer Immunität gegenüber dem Tumor, die Ausbildung des Tumors wurde nur verzögert, aber nicht verhindert. Interessanterweise war die ansonsten nur schwach immunogene Melanomzellinie BL-6, die von der Zellinie B16 abstammt, in der Lage, eine T-Zell-Antwort auszulösen, wenn dieses exogene Zytokin zugesetzt wurde. Andere Gruppen haben gezeigt, daß mit dem B7-1-Gen transfizierte B16-Tumorzellinien nicht in der Lage waren, eine Immunantwort auszulösen. Die Tatsache, daß IL-12 eine Immunantwort in einer Situation auslösen kann, in der B7-1 das nicht vermag, gibt einen Anhaltspunkt dafür, daß diese beiden immunmodulatorischen Moleküle unterschiedliche Funktionen aktivieren. Kürzlich wurde gezeigt, daß IL-12 und B7-1 synergistisch auf die T-Zell-Proliferation und die Produktion von Zytokinen (Interferon-γ und TNF-α) wirken (siehe Kapitel 52).

Bislang sind sicher nicht alle Hindernisse bei der Entwicklung von Impfstoffen gegen Tumore erkannt. Immuntoleranz gegenüber Tumorzellen kann durch verschiedene Mechanismen entstehen, darunter die Sekretion von immunsuppressiven Molekülen durch den Tumor (z. B. TGF-β). So sind andere Ansätze nötig, um das Problem der Immuntoleranz zu lösen. Trotzdem stellt die ektope Expression von Genen in Tumorzellen eine flexibel anzuwendende und potentiell äußerst wirksame Methode dar, die vermutlich eine wesentliche Verbesserung gegenüber der derzeitigen systemischen Applikation antineoplastischer Medikamente darstellen wird (siehe Kapitel 51).

Gentransfer in hämatopoetische Stammzellen

Für eine Reihe von angeborenen und erworbenen Krankheiten werden gentherapeutische Ansätze diskutiert. Darunter sind angeborene Erkrankungen in Zellen, die im Knochenmark entstehen (z. B. Sichelzellanämie, Thalassämien, chronisch granulomatöse Erkrankungen und Erkrankungen der Lymphozyten), aber auch erworbene Erkrankungen, bei denen die Zellen, die dem Knochenmark entstammen, sekundär befallen werden (z. B. AIDS und die durch eine Chemotherapie induzierte Myelosuppression). Das dauernd vorhandene Potential der Stammzellen zur Repopulation macht diese außerdem zu einem potentiellen Ziel für die Produktion und Sekretion von Proteinen, die normalerweise von nicht-hämatopoetischen Zellen hergestellt werden (z. B. Gerinnungsfaktoren). Die Entwicklung der Knochenmarkstransplantation macht die Entwicklung solcher Ansätze zu einem vorrangigen Ziel. Die wachsende Zahl derjenigen Erkrankungen, die durch Knochenmarkstransplantation behandelt werden können, macht deutlich, wie wichtig die Korrektur von Fehlern in den Stammzellen wäre. So kann zum Beispiel die β-Thalassämie (ein angeborener Defekt der Hämoglobinsynthese) durch Transplantation des Knochenmarks eines normalen Donors geheilt werden. Das äquivalente Vorgehen mittels Gentherapie wäre die Korrektur des Defekts im eigenen Knochenmark im Gegensatz zur Substitution mit fremdem Knochenmark. Da Knochenmark auf einfache Weise entnommen und wieder re-implantiert werden kann, stellt es ein ideales Ziel für *ex vivo* Strategien der Gentherapie dar. Das Ziel eines solchen Ansatzes wäre die Transfektion eines Gens in Stammzellen, die dann das Knochenmark wieder besiedeln würden und dort für die selektive Expression des Transgens in einer speziellen hämatopoetischen Zellinie sorgen würden.

Immundefekte Die Gentherapie kann für eine Reihe von Immundefekten therapeutische Ansätze liefern. Wie schon früher erwähnt, war die erste durch Gentherapie behandelte Krankheit eine Form der Immundefizienz (*severe combined immunodeficiency*), die durch das Fehlen des Enzyms Adenosindesaminase (ADA) entsteht. Bei Kindern, die unter dieser Krankheit leiden, kommt es zur Akkumulation von Desoxyadenosintriphosphat, das toxisch für Lymphozyten ist. Die Patienten leiden unter rezidivierenden lebensbedrohlichen Infektionen, da sie einen Defekt der zellulären und humoralen Immunantwort aufweisen. Die derzeitig beste Therapie ist die Knochenmarkstransplantation von HLA-kompatiblen Verwandten. Bei Patienten, bei denen kein solcher Donor vorhanden ist, wird die weniger wirksame intravenöse Substitution von ADA durchgeführt. Obwohl die erste durchgeführte gentherapeutische Studie zu einer klinischen Verbesserung führte, konnte sie doch nicht zur dauerhaften Heilung führen. Die ersten Patienten mußten wiederholt mittels Gentransfer in periphere Lymphozyten behandelt werden, die durch Separation gewonnen wurden. Ein bevorzugter Ansatz wäre die Insertion des ADA-Gens in eine pluripotente hämatopoetische Stammzelle, die das Immunsystem mit dem kompletten Repertoire von Immunzellen rekonstituieren könnte. Solche Ansätze befinden sich in der Entwicklungsphase. Vor kurzem konnte gezeigt werden, daß es bei Rhesusaffen möglich ist, eine langandauernde Korrektur der ADA-Defizienz zu erzielen, wenn auch mit niedrigen Spiegeln des Proteins (Van Beusechem et al., 1992; Bodine et al., 1993).

Die Defizienz der Leukozytenadhäsion (LAD) ist eine weitere angeborene Erkrankung, die auf einer fehlerhafte Funktion von Leukozyten beruht. Patienten mit dieser Erkrankungen besitzen kein Oberflächen-Glykoprotein, das die Zell-Zell-Interaktionen vermittelt, die für die Immunantwort notwendig sind. Krauss et al. (1991)

haben eine auf retroviralem Transfer beruhende Strategie zur Behandlung dieser Erkrankung entwickelt.

Lysosomale Speicherkrankheiten Lysososmale Speichererkrankungen resultieren aus der Akkumulation von zellulärem Material in Lysosomen, das nicht degradiert werden kann oder von degradiertem Material, das nicht weiter prozessiert werden kann. Beim Menschen und bei Tieren sind über 50 solcher Störungen bekannt. Bei diesen Krankheiten führt das Fehlen eines speziellen lysosomalen Enzyms, das den Abbau von Glykolipiden und Sphingolipiden katalysiert, zu einer Vergrößerung und Vermehrung der Lysosomen und zu einer Störung der zellulären Funktion. Die rezessiv vererbte Gaucher-Erkrankung ist ein typisches Beispiel einer solchen Erkrankung. Aufgrund der Defizienz für Glukocerebrosidase akkumuliert Glukosylceramid, ein Lipid, in den Makrophagen betroffener Individuen. Daraus resultiert die Vergrößerung von Leber und Milz, Destruktion des Knochens und verschiedene Störungen des ZNS. Es sind verschiedene genetische Defekte für dieses Krankheitsbild bekannt, und es besteht eine beträchtliche Variation der klinischen Erscheinung innerhalb eines Genotyps (siehe Neufeld et al., 1991).

Die Beobachtung, daß erkrankte Fibroblasten eines Patienten mit diesem Kranheitsbild durch Ko-Kultur mit gesunden Zellen, die das Enzym sezernieren, „therapiert" werden können, führte zur Entwicklung der Therapie mittels Substitution. Obwohl die intravenöse Applikation des fehlenden Enzyms nicht zu einer wesentlichen Besserung der Symptome führte, konnte gezeigt werden, daß betroffene Zellen in der Lage sind, das exogene Enzym aufzunehmen. Alternativ kann die Transplantation von normalen Knochenmarkszellen bei einem Teil der betroffenen Patienten zu einer erheblichen Verbesserung der Symptomatik führen. Die transplantierten hämatopoetischen Zellen sind in der Lage, das fehlende Enzym in die betroffenen Gewebe zu verteilen. Zellen, die das Enzym produzieren, können es durch endozytosevermittelte Vorgänge oder durch direkten Zellkontakt an betroffene Zellen weitergeben. Dieses Potential des Zell-Zell-Transfers durch rezeptorvermittelte Endozytose wurde in einer Reihe von Tiermodellen nachgewiesen, darunter ein Maus-Modell der β-Glukuronidase-Defizienz (Bou-Gharios et al., 1993) und ein Katzen-Modell der α-Mannosidose (Walkley et al., 1994). Obwohl die Knochenmarkstransplantation unter bestimmten Umständen von therapeutischem Nutzen sein kann, sind ihre Möglichkeiten durch das Fehlen einer ausreichenden Anzahl von Spendern und durch die Risiken der Immunsuppression, die bei einer allogenen Knochenmarkstransplantation auftreten, limitiert. Gentherapeutische Ansätze, die diese Probleme überwinden könnten, befinden sich in der Entwicklung. Durch die dahingehende Veränderung von Knochenmarkszellen des Patienten, daß sie das gewünschte Enzym produzieren, könnten die Leukozyten des Patienten selbst das normale Enzym an die betroffenene Gewebe verteilen. In einem der vorgeschlagenen Modelle soll Knochenmark des Patienten entnommen und das korrigierte Gen *in vitro* in die Zellen eingefügt werden. Reinfusion der Zellen würde dann zu einer langandauernden Substitution des Enzyms führen, ohne daß eine Immunsuppression erforderlich wäre. Verschiedene Arbeitsgruppen haben gezeigt, daß der retrovirale Transfer von Genen in Knochenmarkszellen von Menschen und Tieren möglich ist und daß dadurch eine langanhaltende Produktion des erwünschten Enzyms erzielt werden kann.

Resistenzgene gegen bestimmte Medikamente zur Behandlung von Krebs Für eine Anzahl von chemotherapeutisch genutzten Substanzen sind die Mechanismen bekannt, durch die maligne Zellen den zytotoxischen Effekten des Medikaments entgehen können. Dazu gehört die Fähigkeit von Zellen, Gene zu exprimieren, deren Produkt in der Lage ist, diese Medikamente zu inaktivieren oder zu eliminieren (siehe Kapitel 51). Obwohl diese Gene im Augenblick ein schwerwiegendes Hindernis bei der Krebstherapie darstellen und die Effektivität von chemotherapeutischen Therapien limitieren, ist denkbar, daß sie in Zukunft mit entgegengesetztem Ziel genutzt werden könnten, nämlich, indem normales Gewebe mit ihrer Hilfe vor den toxischen Effekten der Chemotherapie geschützt werden könnte. Ein Gen hat in diesem Zusammenhang besondere Bedeutung erlangt, nämlich das *multidrug resistance gene* (MDR-1), das für das *multidrug transport protein* kodiert (das auch als P-Glykoprotein bekannt ist). Dieses transmembrane Molekül kann eine Reihe von Chemotherapeutika (z. B. Adriamycin, Vinca-Alkaloide, Epipodo-Phyllotoxine, Taxol) aus der Zelle herauspumpen und sie dadurch vor deren zytotoxischen Effekten zu schützen (Gottesman et al., 1994). Bei vielen Tumoren besteht ein Dosis-Wirkungsverhältnis, derart, daß höhere Dosen einer Chemotherapie zu stärkerer Tumorregression und verbesserter Überlebenszeit führen (siehe Kapitel 51). Am besten ist das für den Hodenkrebs bekannt, bei dem eine hohe Heilungsrate erzielt werden kann, wenn die Therapie aggressiv genug ist. Leider verhindern die toxischen Effekte auf normales Gewebe, vor allem das Knochenmark, die Anwendung höherer Dosen von zytotoxischen Substanzen. Um dieses Problem zu lösen, wurde die Kombination einer autologen Knochenmarkstransplantation mit hochdosierten Chemotherapien eingeführt. So kann bei einigen Tumoren (z. B. Mammakarzinom, Hodenkrebs) ein Rezidiv durch die Entnahme von nicht befallenem Knochenmark vor einer hochdosierten Chemotherapie behandelt werden. Das eingefrorene Knochenmark wird nach der Chemotherapie re-infundiert, um den Patienten vor den Komplikationen der Ablation des Knochenmarks durch die Chemotherapie zu bewahren. Die beschriebene Therapie mit der autologen Knochenmarkstransplantation ist mittlerweile die Standardtherapie für die Behandlung des Rezidivs beim Hodenkrebs. In Anlehnung an dieses Konzept wurden gentherapeutische Behandlungsmöglichkeiten vorgeschlagen, bei denen das MDR-1-Gen benutzt würde, um das Knochenmark resistent gegenüber den toxischen Effekten der Chemotherapie zu machen. (Gottesman et al., 1994).

Obwohl der Gentransfer in hämatopoetische Stammzellen nur in wenigen Zellen zur Transgen-Expression führt, könnten sukzessive Zyklen der Chemotherapie zu einer Anreicherung von transfizierten Zellen führen. Dieser Ansatz könnte bei solchen Tumoren sinnvoll angewendet werden, die eine steile Dosis-Wirkungskurve der Chemotherapie aufweisen und bei denen die Knochenmarksdepression der limitierende Faktor ist.

Gentherapie bei infektiösen Erkrankungen

Das Versagen konventioneller Antiobiotika bei der effektiven Behandlung von Pathogenen, insbesondere des HI-Virus und das Vorhandensein von spezifischen molekularen Strukturen in diesen Pathogenen haben zur Entwicklung von gentherapeutischen Ansätzen zur Behandlung von infektiösen Erkrankungen geführt.

AIDS Nabel et al. (1994) und Malim et al. (1992) haben eine dominant negative Mutante eines Proteins benutzt, um einen gentherapeutischen Ansatz zur Behandlung von AIDS zu verwirklichen. Das vom HI-Virus produzierte *rev*-Protein ist ein regulatorisches Protein, das für die virale Replikation notwendig ist. Es bindet an ein spezifisches virales RNA-Motiv (das *rev response element*, RRE) und führt so zur Synthese neuer viraler Proteine. Studien in experimentellen Modellen konnten zeigen, daß HIV-infizierte Zellen, denen ein defektes *rev* Gen eingepflanzt wurde, auch ein verändertes *rev*-Protein exprimieren. Dieses Protein, das Rev M10 genannt wird, bindet zwar das gleiche Motiv wie das normale *rev*-Protein, ist aber nicht in der Lage, die Synthese viraler Proteine zu induzieren. Als Konsequenz hemmt Rev M10 kompetitiv die Aktivität des normalen *rev*-Proteins und führt so zur verminderten Replikation des HI-Virus.

Immunisierung Bei einem völlig anderen Ansatz wird der Gentransfer genutzt, um die Synthese eines Antikörpers mit prädeterminierter Antigenspezifität zu exprimieren. Dadurch würde die Unsicherheit umgangen, daß es als Antwort auf einen Impfstoff zu variablen und unvorhersagbaren Antworten kommt (speziell bei immunkompromittierten Patienten). Außerdem könnte die Synthese des Antikörpers auf einen bestimmten Lokus beschränkt werden. Chen et al. (1994b) haben vor kurzem einen einkettigen Antikörper beschrieben, der spezifisch für das gp120 HIV-Protein ist und der mittels Gentransfer appliziert werden kann. Sie zeigten, daß humane CD4+ Lymphozyten damit so transfiziert werden können, daß sie diesen Antikörper intrazellulär produzieren und daß dadurch die zytopathische Formation von Synzytien und die HIV-1-Produktion vermindert, wenn auch nicht vollständig aufgehoben werden kann.

AUSBLICK

Humane Gentherapie bietet, obwohl sie zu Zeit noch in den Kinderschuhen steckt, das Potential für große Fortschritte bei der Prävention und Behandlung von unzähligen Krankheiten. Gentherapie führt ein vollkommen neues Paradigma für die Therapie von Krankheiten ein, die auf dem Fehlen oder dem Defekt eines Gens beruhen, egal ob angeboren oder erworben. Außerdem ist es wahrscheinlich, daß diese Therapieform auch für die Behandlung von Krankheiten weiterentwickelt werden kann, die nicht auf genetischen Defekten beruhen, bei denen aber die gewebsspezifische Expression eines Proteins einen therapeutischen Nutzen erbringt. Die Identifikation von neuen Genen, die mit speziellen Krankheiten assoziiert sind, wird das Spektrum der behandelbaren Krankheiten erweitern. Im Augenblick wird die Anwendung der Gentherapie allerdings eher durch das Fehlen geeigneter Transfektionssysteme limitiert als durch das Fehlen von identifizierten Gendefekten, die ein Ziel für die Gentherapie darstellen könnten. Durch das zunehmende Interesse an dieser Frage und die verstärkte Forschungsarbeit auf diesem Gebiet ist anzunehmen, daß in kürze bessere Vektorsysteme zur Verfügung stehen werden. Außerdem ist anzunehmen, daß das bessere Verständnis der pathophysiologischen Prozesse zu physiologisch sinnvollen Interventionen führen wird. So ist zu hoffen, daß die zunehmende Zusammenarbeit zwischen Ärzten, Molekularbiologen und Zellbiologen zur Entwicklung von integrierten Ansätzen für diese neue Art der Therapie führen wird.

LITERATUR

Anderson, W.F., Blaese, R.M., and Culver, K. The ADA human gene therapy protocol. *Hum. Gene Ther.*, **1990**, *1*:331—341.

Armentano, D., Sookdeo, C., White, G., Giuggio, V., Souza, D., Couture, L., Cardona, L., Vincent, K., Wadsworth, S., and Smith, A. Second generation adenovirus vectors for cystic fibrosis gene therapy. *J. Cell Biochem. Suppl.*, **1994**, *18A*:222.

Barba, D., Hardin, J., Sadelain, M., and Gage, F.H. Development of anti-tumor immunity following thymidine kinase—mediated killing of experimental brain tumors. *Proc. Natl. Acad. Sci. U.S.A.*, **1994**, *91*:4348—4352.

Batra, R.K., Wang-Johanning, F., Wagner, E., Garver, R.I., and Curiel, D.T. Receptor-mediated gene delivery employing lectin-binding specificity. *Gene Therapy*, **1994**, *1*:255—260.

Bett, A.J., Haddara, W., Prevec, L., and Graham, F.L. An efficient and flexible system for construction of adenovirus vectors with insertions or deletions in early regions 1 and 3. *Proc. Natl. Acad. Sci. U.S.A.*, **1994**, *91*:8802—8806.

Bodine, D.M., Moritz, T., Donahue, R.E., Luskey, B.D., Kessler, S.W., Martin, D.I.K., Orkin, S.H., Nienhuis, A.W., and Williams, D.A. Long-term *in vivo* expression of a murine adenosine deaminase gene in Rhesus monkey hematopoietic cells of multiple lineages after retroviral mediated gene transfer into CD34+ bone marrow cells. *Blood*, **1993**, *82*:1975—1980.

Bou-Gharios, G., Adams, G., Pace, P., Warden, P., and Olsen, I. Correction of a lysosomal deficiency by contact-mediated enzyme transfer after bone marrow transplantation. *Transplantation*, **1993**, *56*:991—996.

Boviatsis, E.J., Chase, M., Wei, M.X., Tamiya, T., Hurford, R.K., Jr., Kowall, N.W., Tepper, R.I., Breakefield, X.O., and Chiocca, E.A. Gene transfer into experimental brain tumors mediated by adenovirus, herpes simplex virus, and retrovirus vectors. *Hum. Gene Ther.*, **1994**, *5*:183—191.

Brigham, K., Meyrick, B., Christman, B., Magnuson, M., King, G., and Berry, L., *In vivo* transfection of murine lungs with a functioning prokaryotic gene using a liposome vehicle. *Am. J. Med. Sci.*, **1989**, *298*:278—281.

Canonico, A.E., Conary, J.T., Meyrick, B.O., and Brigham, K.L. Aerosol and intravenous transfection of human α1-antitrypsin gene to lungs of rabbits. *Am. J. Resp. Cell. Mol. Biol.*, **1994**, *10*:24—29.

Chen, S.-H., Shine, H.D., Goodman, J.C., Grossman, R.G., and Woo, S.L. Gene therapy for brain tumors: regression of experimental gliomas by adenovirus-mediated gene transfer *in vivo*. *Proc. Natl. Acad. Sci. U.S.A.*, **1994a**, *91*:3054—3057.

Chen, S.-Y., Bagley, J., and Marasco, W.A. Intracellular antibodies as a new class of therapeutic molecules for gene therapy. *Hum. Gene Ther.*, **1994b**, *5*:595—601.

Chowdhury, J.R., Grossman, M., Gupta, S., Chowdhury, N.R., Baker, J.R., Jr., and Wilson, J.M. Long-term improvement of hypercholesterolemia after *ex vivo* gene therapy in LDL-R-deficient rabbits. *Science*, **1991**, *254*:1802—1805.

Conary, J.T., Parker, R.E., Christman, B.W., Faulks, R.D., King, G.A., Meyrick, B.O., and Brigham, K.L. Protection of rabbit lungs from endotoxin injury by *in vivo* hyperexpression of the prostglandin G/H synthase gene. *J. Clin. Invest.*, **1994**, *93*:1834—1840.

Cristiano, R.J., Smith, L.C., Kay, M.A., Brinkley, B.R., and Woo, S.L.C. Hepatic gene therapy: efficient gene delivery and expression in primary hepatocytes utilizing a conjugated adenovirus-DNA complex. *Proc. Natl. Acad. Sci. USA*, **1993**, *90*:11548—11552.

Culver, K.W., Anderson, W.F., and Blaese, R.M. Lymphocyte gene therapy. *Hum. Gene Ther.*, **1991**, *2*:107—109.

Davis, H.L., Demeneix, B.A., Quantin, B., Coulombe, J., and Whalen, R.G. Plasmid DNA is superior to viral vectors for direct gene transfer into adult mouse skeletal muscle. *Hum. Gene Ther.*, **1993**, *4*:733—740.

Dranoff, G., Jaffee, E., Lazenby, A., Golumbek, P., Levitsky, H., Brose, K., Jackson, V., Hamada, H., Pardoll, D., and Mulligan, R.C. Vaccination with irradiated tumor cells engineered to secrete murine granulocyte-macrophage colony-stimulating factor stimulates potent, specific, and long-lasting anti-tumor immunity. *Proc. Natl. Acad. Sci. U.S.A.*, **1993**, *90*:3539—3543.

Engelhardt, J.F., Litzky, L., and Wilson, J.M. Prolonged transgene expression in cotton rat lung with recombinant adenovirus defective in E2a. *Human Gene Therapy*, **1994**, *5*:1217—1229.

Felgner, P., Gadek, T., Holm, M., Roman, R., Chan, H.W., Wenz, M., Northrop, J.P., Ringold, G.M., and Danielsen, M. Lipofection: a highly efficient, lipid-mediated DNA transfection procedure. *Proc. Natl. Acad. Sci. U.S.A.*, **1987**, *84*:7413—7417.

Fisher, K.J., and Wilson, J.M. Biochemical and functional analysis of an adenovirus-based ligand complex for gene transfer. *Biochem. J.*, **1994**, *299*:49—58.

Freeman, S.M., Abboud, C.N., Whartenby, K.A., Packman, C.H., Koeplin, D.S., Moolten, F.L., and Abraham, G.N. The "bystander effect": tumor regression when a fraction of the tumor mass is genetically modified. *Cancer Res.*, **1993**, *53*:5274—5283.

Fynan, E.F., Webster, R.G., Fuller, D.H., Haynes, J.R., Santoro, J.C., and Robinson, H.L. DNA vaccines: protective immunizations by parenteral, mucosal, and gene-gun inoculations. *Proc. Natl. Acad. Sci. U.S.A.*, **1993**, *90*:11478—11482.

Gottesman, M.M., Germann, U.A., Aksentijevich, I., Sugimoto, Y., Cardarelli, C.O., and Pastan, I. Gene transfer of drug resistance genes: implications for cancer therapy. *Ann. N.Y. Acad. Sci.*, **1994**, *716*:126—138.

Graham, F.L., and Prevek, L. Manipulation of adenoviral vectors. In, *Methods in Molecular Biology: Gene Transfer and Expression Protocols*. The Humana Press, Inc., Clifton, NJ, **1991**, pp. 109—128.

Greber, U.F., Willetts, M., Webster, P., and Helenius, A. Stepwise dismantling of adenovirus 2 during entry into cells. *Cell*, **1993**, *75*:477—486.

Grossman, M., Raper, S.E., Kozarsky, K., Stein, E.A., Engelhardt, J.F., Muller, D., Lupien, P.J., and Wilson, J.M. Successful *ex vivo* gene therapy directed to liver in a patient with familial hypercholesterolaemia. *Nat. Genet.*, **1994**, *6*:335—341.

Horwitz, M.S. Adenoviruses. In *Virology*, 2nd ed. Raven Press, New York, **1990**, pp. 1723—1740.

Hyde, S.C., Gill, D.R., Higgins, C.F., and Trezise, A.E.O. Correction of the ion transport defect in cystic fibrosis transgenic mice by gene therapy. *Nature*, **1993**, *362*:250—255.

Jolly, D. Viral vector systems for gene therapy. *Cancer Gene Therapy*, **1994**, *1*:51—64.

Kennedy, P.G.E., and Steiner, I. The use of herpes simplex virus vectors for gene therapy in neurological diseases. *Q. J. Med.*, **1993**, *86*:697—702.

Kotin, R.M. Prospects for the use of adeno-associated virus as a vector for human gene therapy. *Hum. Gene Ther.*, **1994**, *5*:793—801.

Kozarsky, K.F., McKinley, D.R., Austin, L.L., Raper, S.E., StratfordPerricaudet, L.D., and Wilson, J.M. *In vivo* correction of low density lipoprotein receptor deficiency in the Watanabe heritable hyperlipidemic rabbit with recombinant adenoviruses. *J. Biol. Chem.*, **1994**, *269*:13695—13702.

Krauss, J.C., Bond, L.M., Todd, R.F.I., and Wilson, J.M. Expression of retroviral transduced human CD18 in murine cells: an *in vitro* model of gene therapy for leukocyte adhesion deficiency. *Hum. Gene Ther.*, **1991**, *2*:221—228.

Ledley, T.S., and Ledley, F.D. Multicompartment, numerical model of cellular events in the pharmacokinetics of gene therapies. *Hum. Gene Ther.*, **1994**, *5*:679—691.

Li, Y., McGowan, P., Hellstrom, I., Hellstrom, K.E., and Chen, L. Co-stimulation of tumor-reactive CD4+ and CD8+ T lymphocytes by B7, a natural ligand for CD28, can be used to treat established mouse melanoma. *J. Immunol.*, **1994**, *153*:421—428.

Lotze, M.T. Transplantation and adoptive cellular therapy of cancer: the role of T-cell growth-factors. *Cell Transplant.*, **1993**, *2*:33—47.

Lotze, M.T., and Rubin, J.T. Gene therapy of cancer: a pilot study of IL-4-gene-modified fibroblasts admixed with autologous tumor to elicit an immune response. *Hum. Gene Ther.*, **1994**, *5*:41—55.

Lotze, M.T., and Rubin, J.T. The treatment of patients with melanoma using interleukin-2, interleukin-4 and tumor infiltrating lymphocytes. *Hum. Gene Ther.*, **1992**, *3*:167—177.

Malim, M.H., Freimuth, W.W., Liu, J., Boyle, T.J., Lyerly, H.K., Cullen, B.R., and Nabel, G.J. Stable expression of transdominant Rev protein in human T cells inhibits human immunodeficiency virus replication. *J. Exp. Med.*, **1992**, *176*:1197—1201.

Michael, S.I., and Curiel, D.T. Strategies to achieve targeted gene delivery via the receptor-mediated endocytosis pathway. *Gene Therapy*, **1994**, *1*:223—232.

Miller, A.D., Miller, D.G., Garcia, J.V., and Lynch, C.M. Use of retroviral vectors for gene transfer and expression. *Methods Enzymol.*, **1993**, *217*:581—599.

Moolten, F.L. Tumor chemosensitivity conferred by inserted herpes thymidine kinase genes: paradigm for a prospective cancer control strategy. *Cancer Res.*, **1986**, *46*:5276—5281.

Moss, B. Poxviridae and their replication. In, *Virology*. Raven Press, New York, **1990**, pp. 2079—2111.

Moss, B., and Flexner, C. Vaccinia virus expression vectors. *Annu. Rev. Immunol.*, **1987**, *5*:305—324.

Nabel, E.G., Plautz, G., Boyce, F.M., Stanley, J.C., and Nabel, G.J. Recombinant gene expression *in vivo* within endothelial cells of the arterial wall. *Science*, **1989**, *244*:1342—1344.

Nabel, E.G., Plautz, G., and Nabel, G.J. Transduction of a foreign histocompatibility gene into the arterial wall induces vasculitis. *Proc. Natl. Acad. Sci., U.S.A.*, **1992**, *89*:5157—5161.

Nabel, E.G., Plautz, G.E., and Nabel, G.J. Recombinant growth factor gene expression in vascular cells *in vivo*. *Ann. N.Y. Acad. Sci.*, **1994a**, *714*:247—252.

Nabel, E.G., Shum, L., Pompili, V.J., Yang, Z.Y., San, H., Shu, H.B., Liptay, S., Gold, L., Gordon, D., Derynck, R., and Nabel, G.J. Direct transfer of transforming growth factor beta 1 gene into arteries stimulates fibrocellular hyperplasia. *Proc. Natl. Acad. Sci. U.S.A.*, **1993a**, *90*:107759—107763.

Nabel, E.G., Yang, Z., Liptay, S., San, H., Gordon, D., Haudenschild, C.C., and Nabel, G.J. Recombinant platelet-derived growth factor B gene expression in porcine arteries induces intimal hyperplasia *in vivo*. *J. Clin. Invest.*, **1993b**, *91*:1822—1829.

Nabel, E.G., Yang, Z.Y., Plautz, G., Forough, R., Zhan, X., Haudenschild, C.C., Maciag, T., and Nabel, G.J. Recombinant fibroblast growth factor-1 promotes intimal hyperplasia and angiogenesis in arteries *in vivo*. *Nature*, **1993c**, *362*:844—846.

Nabel, G.J., Fox, B.A., Felgner, P., Shu, S., and Cho, K. Immunotherapy for cancer by direct gene transfer into tumors. *Hum. Gene Ther.*, **1994b**, *5*:57—77.

Nabel, G.J., Fox, B.A., Post, L., Thompson, C.B., and Woffendin, C. A molecular genetic intervention for AIDS—effects of a transdominant negative form of Rev. *Hum. Gene Ther.*, **1994**, *5*:79—92.

Neel, J.V. Germ-line gene therapy: another view. *Hum. Gene Ther.*, **1993**, *4*:127—128.

Neufeld, E.F. Lysosomal storage diseases. *Annu. Rev. Biochem.*, **1991**, *60*:257—280.

Nicolau, C., Le Pape, A., Soriano, P., Fargette, F., and Juhel, M-F. *In vivo* expression of rat insulin after intravenous administration of the liposome-entrapped gene for rat insulin I. *Proc. Natl. Acad. Sci. U.S.A.*, **1983**, *80*:1068—1072.

Nienhuis, A.W., McDonagh, K.T., and Bodine, D.M. Gene transfer into hematopoietic stem cells. *Cancer*, **1991**, *67*:2700—2704.

Ohno, T., Gordon, D., San, H., Pompili, V.J., Imperiale, M.J., Nabel, G.J., and Nabel, E.G. Gene therapy for vascular smooth muscle cell proliferation after arterial injury. *Science*, **1994**, *265*:781—784.

Oldfield, E.H., Ram, Z., Culver, K.W., Blaese, R.M., DeVroom, H.L., and Anderson, W.F. Gene therapy for the treatment of brain tumors using intra-tumoral transduction with the thymidine kinase gene and intravenous ganciclovir. *Hum. Gene Ther.*, **1993**, *4*:39—69.

Rosenberg, S.A., Aebersold, P., Cornetta, K., Kasid, A., Morgan, R.A., Moen, R., Karson, E.M., Lotze, M.T., Yang, J.C., Topalian, S.L., Merino, M.J., Culver, K., Miller, A.D., Blaese, R.M., and Anderson, W.F. Gene transfer into humans: immunotherapy of patients with advanced melanoma, using tumor-infiltrating lymphocytes modified by retroviral gene transduction. *N. Engl. J. Med.*, **1990**, *323*:570—578.

Rubin, B.A., and Rorke, L.B. Adenovirus vaccines. In, *Vaccines*, 2nd ed. W.B. Saunders, Philadelphia, **1994**, pp. 474—502.

Seth, P. Adenovirus-dependent release of choline from plasma membrane vesicles at an acidic pH is mediated by the penton base protein. *J. Virol.*, **1994**, *68*:1204—1206.

Tatum, E.L. Molecular biology, nucleic acids and the future of medicine. *Perspect. Biol. Med.*, **1966**, *10*:19—32.

Tepper, R.I., and Mule, J.J. Experimental and clinical studies of cytokine gene-modified tumor cells. *Hum. Gene Ther.*, **1994**, *5*:153—164.

Valyi-Nagy, T., Gesser, R.M., Raengsakulrach, B., Deshmane, S.L., Randazzo, B.P., Dillner, A.J., and Fraser, N.W. A thymidine kinase-negative HSV-1 strain establishes a persistent infection in SCID mice that features uncontrolled peripheral replication but only marginal nervous system involvement. *Virology*, **1994**, *199*:484—490.

Le van Beusechem, V.W., Kukler, A., Heidt, P.J., and Valerio, D. Long-term expression of human adenosine deaminase in rhesus monkeys transplanted with retrovirus-infected bone-marrow cells. *Proc. Natl. Acad. Sci. U.S.A.*, **1992**, *89*:7640—7644.

Walkley, S.U., Thrall, M.A., Dobrenis, K., Huang, M., March, P.A., Siegel, D.A., and Wurzelmann, S. Bone marrow transplantation corrects the enzyme defect in neurons of the central nervous system in a lysosomal storage disease. *Proc. Natl. Acad. Sci. U.S.A.*, **1994**, *91*:2970—2974.

Wilson, J.M., Birinyi, L.K., Salomon, R.N., Libby, P., Callow, A.D., and Mulligan, R.C. Implantation of vascular grafts lined with genetically modified endothelial cells. *Science*, **1989**, *244*:1344—1346.

Wolff, J.A., and Lederberg, J. An early history of gene transfer and therapy. *Hum. Gene Ther.*, **1994**, *5*:469—480.

Wolff, J.A., Malone, R.W., Williams, P., Chong, W., Acsadi, G., Jani, A., and Felgner, P.L. Direct gene transfer into mouse muscle *in vivo*. *Science*, **1990**, *247*:1465—1468.

Wu, G.Y., and Wu, C.H. Receptor-mediated *in vitro* gene transformation by a soluble DNA carrier system. *J. Biol. Chem.*, **1987**, *262*:4429—4432.

Yang, Y., Nunes, F.A., Berencsi, K., Furth, E.E., Gönczöl, E., and Wilson, J.M. Cellular immunity to viral antigens limits E1-deleted adenoviruses for gene therapy. *Proc. Natl. Acad. Sci. U.S.A.*, **1994**, *91*:4407—4411.

Zabner, J., Couture, L.A., Gregory, R.J., Graham, S.M., Smith, A.E., and Welsh, M.J. Adenovirus-mediated gene transfer transiently corrects the chloride transport defect in nasal epithelia of patients with cystic fibrosis. *Cell*, **1993**, *75*:207—216.

Zenke, M., Steinlein, P., Wagner, E., Cotten, M., Beug, H., and Birnstiel, M.L. Receptor-mediated endocytosis of transferrin-polycation conjugates: an effective way to introduce DNA into hematopoietic cells. *Proc. Natl. Acad. Sci. U.S.A.*, **1990**, *87*:3655—3659.

TEIL II MEDIKAMENTE MIT WIRKUNG AUF SYNAPSEN UND VERBINDUNGEN ZU NERVENENDORGANEN

6 NEURONALE ÜBERTRAGUNG (NEUROTRANSMISSION)
Das autonome und somatomotorische Nervensystem

Robert J. Lefkowitz, Brian B. Hoffman und Palmer Taylor

Die Theorie der neurohumoralen Übertragung wurde vor ungefähr 90 Jahren experimentell bewiesen (siehe von Euler, 1981). Weiterführende Untersuchungen während der folgenden Jahre trugen zu seiner allgemeinen Akzeptanz bei. Die Informationsübertragung an neuronalen Synapsen und Verbindungen eines Nerven zu seinem Endorgan erfolgt mittels chemischer Substanzen, bekannt als neurohumorale Transmitter oder einfacher Neurotransmitter. Die Wirkungen vieler Arzneistoffe, die einen Einfluß auf die glatte Muskulatur, die Herzmuskulatur und Drüsen haben, imitieren oder modifizieren die Effekte der Neurotransmitter, die von autonomen Nervenfasern entweder an Ganglien- oder Effektorzellen freigesetzt werden. Die Arzneistoffwirkungen können so erklärt und eingeteilt werden.

Die meisten allgemeinen Prinzipien der Physiologie und Pharmakologie des peripheren autonomen Nervensystems und seiner Zielorgane treffen mit einigen Unterschieden auch auf die neuromuskuläre Endplatte sowie auf das zentrale Nervensystem (ZNS) zu. Tatsächlich hat die Erforschung der neuronalen Übertragung im ZNS entscheidend von der Beschreibung dieser Prozesse in der Peripherie profitiert (siehe Kapitel 12). Sowohl im ZNS als auch in der Peripherie sind spezielle Mechanismen der Synthese, Speicherung, Freisetzung, Metabolisierung und Erkennung von Transmittern bekannt. Diese Mechanismen bestimmen die Wirkung entscheidender autonomer Transmitter wie Acetylcholin und Noradrenalin.

Für die Untersuchung der pharmakologischen Wirkungen von Arzneistoffen auf das autonome Nervensystem ist ein eindeutiges Verständnis der Anatomie und Physiologie dieses Systems notwendig. Der Effekt einer auf das autonome Nervensystem wirkenden Substanz auf verschiedene Organe des Körpers kann häufig vorhergesagt werden, wenn die Reaktionen auf einen neuronalen Impuls, der das jeweilige Organ erreicht, bekannt sind. In diesem Kapitel werden die Anatomie, die Biochemie und Physiologie des autonomen und somatomotorischen Nervensystems beschrieben. Dabei wird besonders auf die Angriffspunkte der Arzneistoffe, die in Kapitel 7, 8, 9 und 10 diskutiert werden, eingegangen.

ANATOMIE UND ALLGEMEINE FUNKTION DES AUTONOMEN UND SOMATOMOTORISCHEN NERVENSYSTEMS

Das autonome Nervensystem wird auch das viszerale, vegetative oder unwillkürliche Nervensystem genannt. In der Peripherie zählen dazu Nerven, Ganglien und Geflechte (Plexus), die das Herz, Blutgefäße, Drüsen oder viszerale Organe sowie die glatte Muskulatur innervieren. Es ist somit im Körper weit verzweigt und reguliert autonome Funktionen, die ohne bewußte Kontrolle ablaufen.

Unterschiede zwischen autonomen und somatischen Nerven Die efferenten Nerven des unwillkürlichen Systems versorgen alle innervierten Strukturen des Körpers mit Ausnahme der Skelettmuskulatur, die durch somatische Nerven versorgt wird. Die am weitesten distal gelegene synaptische Verbindung des autonomen Reflexbogens liegt in Ganglien, die bereits außerhalb des Rückenmarkes lokalisiert sind. Diese Ganglien sind kleine, aber komplexe Strukturen, die axodentritische Synapsen zwischen präganglionären und postganglionären Nervenzellen enthalten. Somatische Nerven haben kein peripheres Ganglion, und ihre Synapsen liegen noch im Rückenmark. Viele autonome Nerven bilden größere periphere Geflechte. Derartige Nervennetze werden nicht von somatischen Nerven gebildet. Während Motoneurone der Skelettmuskulatur myelinisiert sind, besitzen Axone postganglionärer autonomer Nerven keine Myelinschicht. Werden spinale efferente Nervenfasern unterbrochen, so fehlt den entsprechenden von diesen Fasern innervierten Skelettmuskeln der myogene Tonus. Sie sind gelähmt und atrophieren, wohingegen die glatte Muskulatur und Drüsen unabhängig von einer intakten Innervation gewöhnlich einen gewissen Grad an spontaner Aktivität behalten.

Viszerale afferente Fasern Die afferenten Fasern viszeraler Strukturen stellen die erste Verbindung im Reflexbogen des autonomen Nervensystems dar. Mit einigen speziellen Ausnahmen wie lokalen Axonreflexen werden die meisten viszeralen Reflexe über das zentrale Nervensystem (ZNS) vermittelt. Die afferenten Nervenfasern sind größtenteils nicht myelinisiert und verlaufen zum Rückenmark über den N. vagus, N.pelvicus, N.splanchnicus und andere autonome Nerven. So sind z. B. 4/5 der Fasern des N. vagus sensorische Nervenfasern. Andere autonome Nervenfasern von Blutgefäßen der Skelettmuskulatur und von bestimmten Strukturen der Haut verlaufen in somatischen Nerven. Die Perikaryen der viszeralen afferenten Nervenfasern liegen im Ganglion der dorsalen Spinalwurzel und in korrespondierenden sensorischen Ganglien bestimmter kranialer Nerven wie dem Ganglion nodosum des Nervus vagus. Der efferente Schenkel des autonomen Reflexbogens wird im nächsten Abschnitt erläutert.

Die Aufgabe afferenter autonomer Nervenfasern besteht in einer Weiterleitung viszeraler Empfindungen (einschließlich Schmerz und Ausstrahlungsschmerz). Sie sind an vasomotorischen, respiratorischen und viszerosomatischen Reflexen sowie an der Regulation voneinander abhängiger viszeraler Aktivitäten beteiligt. Impulse, die von Pressorezeptoren des Glomus caroticus und aus dem Aortenbogen sowie von Chemorezeptoren der Glomera carotica und aortica weitergeleitet werden, sind Beispiele für das afferente autonome System. Dieses System hat eine entscheidende Bedeutung für die reflektorische Kontrolle von Blutdruck, Herzfrequenz und Atmung. Die entsprechenden afferenten Nervenfasern verlaufen im Nervus glossopharyngeus und Nervus vagus zur Medulla oblongata des Hirnstamms.

Neurotransmitter, die die Information von sensorischen Nervenfasern weiterleiten, sind bisher nicht eindeutig charakterisiert worden. Substanz P kommt jedoch in afferenten sensorischen Nervenfasern, in Ganglien der dorsalen Rückenmarkswurzel und im Hinterhorn des Rückenmarks vor. Dieses Peptid ist ein entscheidender Neurotransmitter, der Informationen peripherer nozizeptiver Stimuli an das Rückenmark und übergeordnete Strukturen weiterleitet. Andere neuroaktive Peptide einschließlich Somatostatin (Vasoaktives Intestinales Polypeptid) (VIP) und Cholecystokinin sind ebenfalls in sensorischen Neuronen nachgewiesen worden (Hökfelt et al., 1989; Elfin et al., 1993). Eines oder mehrere dieser Peptide spielen eine Rolle bei der Übertragung von afferenten Impulsen autonomer Strukturen. Enkephaline, die sich in Interneuronen des dorsalen Rückenmarks (innerhalb eines Bereiches, der Substantia gelatinosa genannt wird) befinden, haben einen antinozizeptiven Effekt. Dieser scheint durch präsynaptische und postsynaptische Aktivitäten zu entstehen und hemmt die Freisetzung von Substanz P sowie die Aktivität von Nervenzellen, die Informationen vom Rückenmark an übergeordnete Strukturen des ZNS übermitteln.

Zentrale autonome Verbindungen Es existieren vermutlich keine reinen autonomen oder somatischen Integrationszentren, vielmehr kommt es zu ausgeprägten Überlappungen. Somatische Antworten werden immer von viszeralen Antworten begleitet und umgekehrt. Autonome Reflexe können auf der Höhe des Rückenmarks ausgelöst werden. Sie können gut an despinalisierten Tieren, aber auch an Menschen nachgewiesen werden und manifestieren sich in Schwitzen, Blutdruckschwankungen, vasomotorischen Reaktionen bei Temperaturschwankungen und einer Reflexentleerung der Blase, des Rektums und der Samenblase (Vesicula seminalis). Oberhalb der Rückenmarksebene kommt es zu einer ausgeprägten zentralen Verästelung des autonomen Nervensystems. Die integrative Funktion der Medulla oblongata bei der Kontrolle der Atmung ist z. B. gut bekannt. Der Hypothalamus und der Nucleus tractus solitarii werden als die hauptsächlichen Orte mit integrativer Funktion für das autonome Nervensystem angesehen. Dazu gehören die Regulation der Körpertemperatur, des Wasserhaushalts, des Kohlenstoff- und Fettstoffwechsels, des Blutdrucks, von Emotionen, Schlaf, der Atmung und sexueller Reaktionen. Informationen und Signale aus der Peripherie erreichen diese Zentren über das Rückenmark und die Medulla oblongata. Andere Signale kommen aus dem limbischen System, dem Neostriatum, dem Kortex und in geringerem Ausmaß auch aus höheren Gehirnzentren. Eine Stimulation der Kerne des Hypothalamus und des Nucleus tractus solitarii hat eine Aktivierung bulbospinaler Reflexbahnen und eine Hormonfreisetzung zur Folge, über die autonome und motorische Reaktionen des Organismus reguliert werden (Andresen und Kunze, 1994; Loewy und Spyer, 1990; siehe auch Kapitel 12). In den hinteren und seitlichen Kernen des Hypothalamus werden hauptsächlich sympathische Nervenfasern verknüpft, während parasympathische Funktionen nachweislich in Kernen der medialen Zone, in der Region des Tuber cinereus und durch vordere Kerngebiete miteinander verbunden werden.

Anteile des peripheren autonomen Systems Das autonome Nervensystem besteht auf der efferenten Seite aus zwei großen Anteilen: aus (1) *sympathischen Nervenfasern*, die im Thorakolumbalbereich das Rückenmark verlassen und aus (2) *parasympathischen Nervenfasern*, die aus kranialen und sakralen Rückenmarksanteilen austreten. Für ein besseres Verständnis der Arzneistoffwirkungen auf das autonome Nervensystem soll hier ein kurzer Überblick über die anatomischen Verhältnisse gegeben werden.

Eine Gliederung der wesentlichen Anteile des peripheren autonomen Nervensystems ist schematisch in Abbildung 6.1 dargestellt. Der Neurotransmitter aller präganglionären Nervenfasern, aller postganglionären parasympathischen und einiger postganglionärer sympathischer Fasern ist *Acetylcholin* (ACh), worauf jedoch noch später genauer eingegangen wird. Diese sogenannten cholinergen Fasern werden blau dargestellt. Zu den *adrenergen Nervenfasern*, die rot dargestellt sind, gehört die Mehrzahl aller postganglionären sympathischen Neuronen. Hier ist *Noradrenalin* der Transmitter (Levarterenol). Wie bereits oben erwähnt, sind Transmitter der grün dargestellten Neurone noch nicht eindeutig identifiziert. Substanz P und Glutamat kommen in Frage, da sie beide in hohen Konzentrationen in dorsalen Abschnitten des Rückenmarks zu finden sind. Die Begriffe *cholinerg* und *adrenerg* sind ursprünglich von Dale (1954) geprägt worden, um Neuronen zu beschreiben, die jeweils ACh oder Noradrenalin freisetzen.

Sympathisches Nervensystem Die Perikarien, aus denen die präganglionären Fasern dieses Abschnitts des Nervensystems entspringen, liegen hauptsächlich in intermediolateralen Abschnitten der Columna lateralis des Rückenmarks und reichen vom ersten thorakalen bis zum zweiten oder dritten lumbalen Segment. Diese Zellen entsenden Axone über die ventrale Wurzel und die Synapsen zu Neuronen in parasympathischen Ganglien außerhalb des Rückenmarks. Aus topographischer Sicht lassen sich drei verschiedene sympathische Gangliengruppen unterscheiden: paravertebrale, prävertebrale und terminale Ganglien.

Es gibt 22 Paare paravertebraler sympathischer Ganglien, die auf beiden Seiten des Rückenmarks verteilt liegen und die laterale Ganglienkette (den Grenzstrang) bilden. Die Ganglien sind untereinander über Nervenfaserbündel und mit den Spinalnerven über Rami communicantes verbunden. Die weißen Anteile dieser Nervenäste kommen nur an den Austrittsstellen der thorakolumbalen Segmente vor. In ihnen verlaufen präganglionäre myelinisierte Fasern, die im Rückenmark entspringen und dieses über die ventrale Wurzel verlassen. Die grauen Anteile der Rami communicantes entspringen den Ganglien und enthalten postganglionäre Fasern, die zurück zum Rückenmark verlaufen, um dort zur Versorgung von Schweißdrüsen, pilomotorischer Muskeln und Blutgefäßen der Skelettmuskulatur und der Haut erneut aufgeteilt zu werden. Die prävertebralen Ganglien liegen im Abdomen und Becken vor der knöchernen Wirbelsäule und bestehen aus dem Ganglion coeliacum (solaris), mesentericum superius, aorticorenalis und mesentericum inferius. Terminale Ganglien gibt es nur wenige. Sie liegen in unmittelbarer Nähe der Organe, die sie innervieren, und zu ihnen zählen Ganglien, die mit der Blase und dem Rektum verbunden sind sowie zervikale Ganglien im Halsbereich. Zusätzlich existieren gerade in der thorakolumbalen Region noch kleine zwischengelagerte Ganglien, die außerhalb des eigentlichen Grenzstrangs lokalisiert sind. Sie kommen in unterschiedlicher Anzahl und Lokalisation vor und liegen in der Regel in der Nähe der Rami communicantes und der ventralen Spinalwurzeln.

Präganglionäre Fasern, die im Rückenmark entspringen, können synaptische Verbindungen mit Neuronen aus mehr als nur einem sympathischen Ganglion ausbilden. Die übergeord-

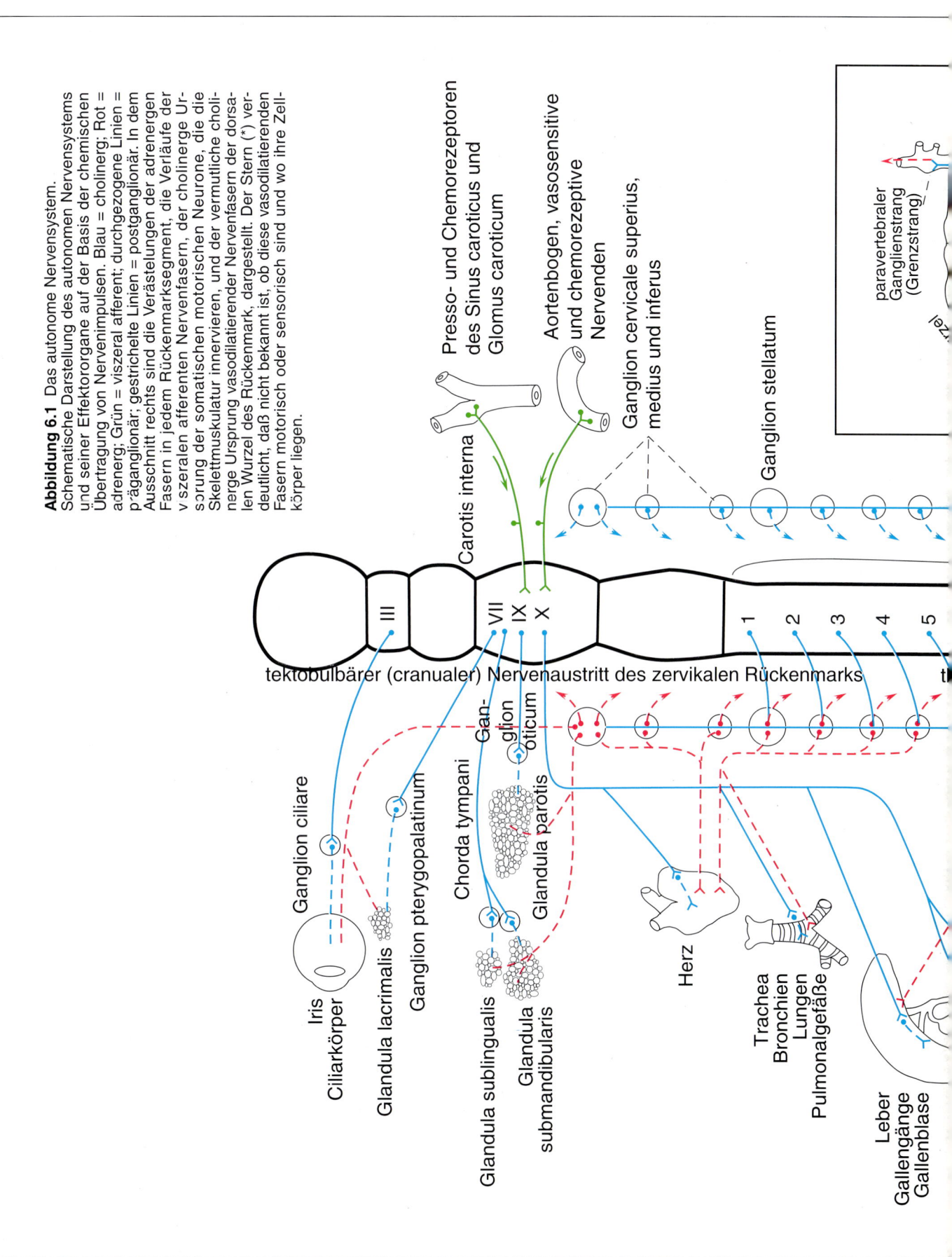

Abbildung 6.1 Das autonome Nervensystem. Schematische Darstellung des autonomen Nervensystems und seiner Effektororgane auf der Basis der chemischen Übertragung von Nervenimpulsen. Blau = cholinerg; Rot = adrenerg; Grün = viszeral afferent; durchgezogene Linien = präganglionär; gestrichelte Linien = postganglionär. In dem Ausschnitt rechts sind die Verästelungen der adrenergen Fasern in jedem Rückenmarkssegment, die Verläufe der v szeralen afferenten Nervenfasern, der cholinerge Ursprung der somatischen motorischen Neurone, die die Skelettmuskulatur innervieren, und der vermutliche cholinerge Ursprung vasodilatierender Nervenfasern der dorsalen Wurzel des Rückenmark, dargestellt. Der Stern (*) verdeutlicht, daß nicht bekannt ist, ob diese vasodilatierenden Fasern motorisch oder sensorisch sind und wo ihre Zellkörper liegen.

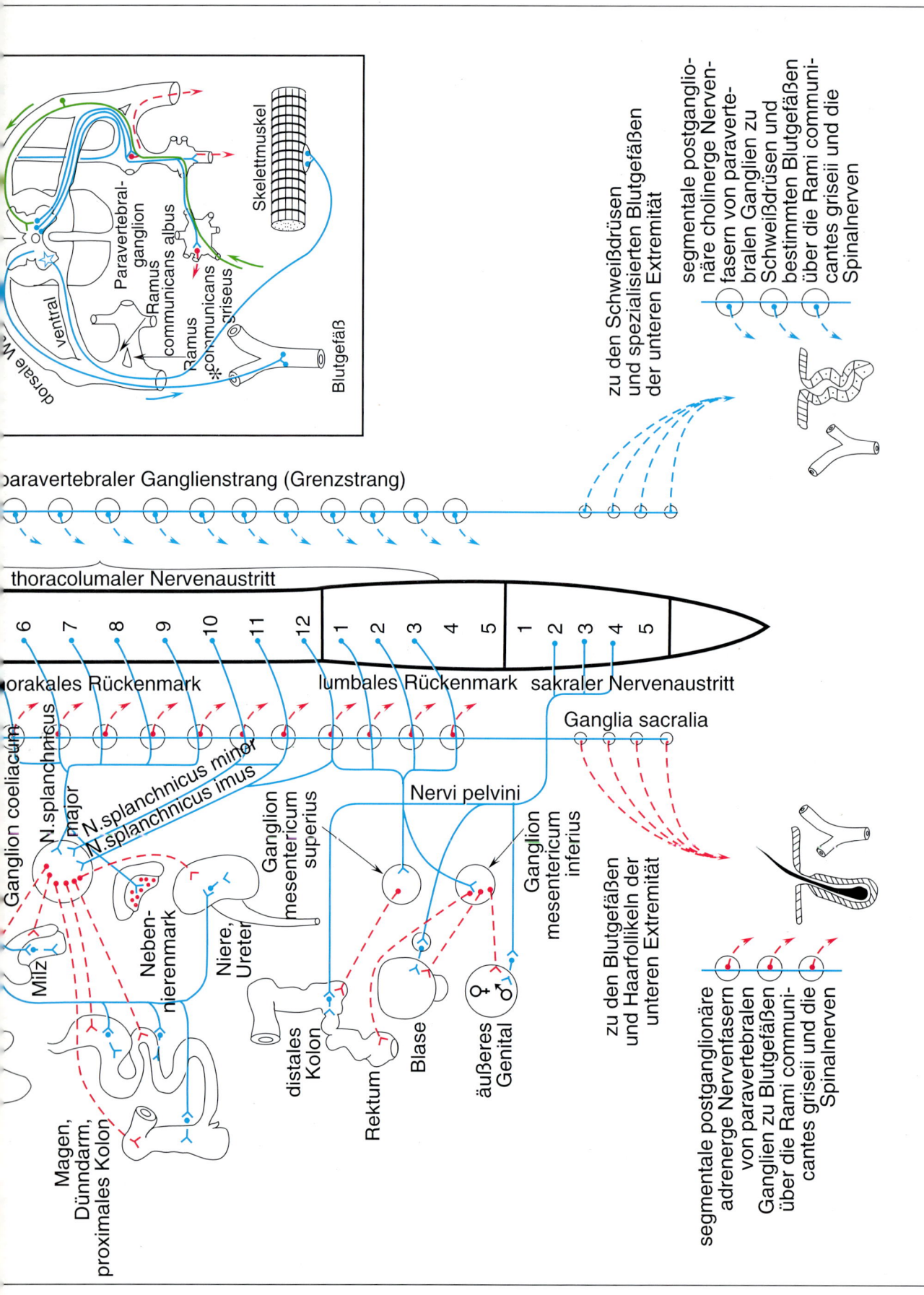

neten Ganglien müssen außerdem nicht unbedingt in der Höhe des ursprünglichen Rückenmarksegments liegen, an dem die präganglionären Fasern entspringen. Viele der präganglionären Fasern vom fünften bis zum letzten thorakalen Segment passieren die paravertebralen Ganglien und bilden die Nervi splanchnici. Die meisten Fasern der Nervi splanchnici haben keine synaptische Verbindung, bis sie das Ganglion coeliacum erreichen; andere innervieren direkt das Nebennierenmark (siehe unten).

Postganglionäre Fasern, die die sympathischen Ganglien verlassen, innervieren viszerale Strukturen im Thorax, Abdomen, Kopf und Hals. Der Körperstamm und die Extremitäten werden wie bereits besprochen über sympathische Nervenfasern, die in den Spinalnerven verlaufen, versorgt. Die prävertebralen Ganglien enthalten Perikarien, deren Axone Drüsen und die glatte Gefäßmuskulatur der abdominellen und pelvinen Eingeweide versorgen. Viele der oberen thorakalen sympathischen Fasern aus vertebralen Ganglien bilden terminale Nervengeflechte wie den kardialen, ösophagealen und pulmonalen Plexus. Die sympathische Innervation im Kopf- und Halsbereich (Vasomotorik, Dilatation der Pupillen, Sekretion, Pilomotorik) verläuft über den sympathischen Hals-Nervenstrang und seine drei Ganglien. Alle postganglionären Nervenfasern dieses Nervenstrangs haben ihren Zellkern in einem dieser drei Ganglien. Alle präganglionären Fasern stammen aus den oberen thorakalen Segmenten des Rückenmarks. Oberhalb des höchsten thorakalen Segments verläßt keine sympathische Faser mehr das ZNS.

Das Nebennierenmark und andere chromaffine Gewebe sind von ihrer Embryonalentwicklung und Anatomie her mit sympathischen Ganglien verwandt. Sie stammen alle von der Neuralleiste ab. Das Nebennierenmark unterscheidet sich von sympathischen Ganglien insofern, als die Zellen beim Menschen und anderen Spezies Adrenalin freisetzen, wogegen Noradrenalin aus postganglionären sympathischen Nervenfasern freigesetzt wird. Die chromaffinen Zellen des Nebennierenmarks werden durch typische präganglionäre Fasern innerviert, die Acetycholin freisetzen.

Parasympathisches Nervensystem Das parasympathische Nervensystem besteht aus präganglionären Nervenfasern, die aus drei verschiedenen Bereichen des ZNS stammen, sowie den dazugehörigen postganglionären Fasern. Die zentralen Ursprünge sind das Mittelhirn, die Medulla oblongata und der sakrale Anteil des Rückenmarks. Aus dem Mittelhirn bzw. dem Tectum mesencephali austretende Nervenfasern stammen aus dem Edinger-Westphal-Kern des dritten Hirnnerven und ziehen zum Ganglion ciliare in der Orbita. Parasympathische Fasern des siebten, neunten und zehnten Hirnnerven stammen aus der Medulla oblongata. Die Fasern des siebten Hirnnerven, des Nervus facialis, bilden die Chorda tympani und versorgen die Ganglien, die auf der Glandula submaxillaris und sublingualis liegen. Sie bilden ebenfalls den größeren, oberflächlicher verlaufenden Nervus petrosus, der das Ganglion sphenopalatinum versorgt. Die autonomen Anteile des neunten Hirnnerven, des Nervus glossopharyngeus innervieren das Ganglion oticum. Postganglionäre Fasern dieser Ganglien versorgen den Musculus sphincter pupillae, den Ciliarmuskel und die Speichel- und Tränendrüsen sowie muköse Drüsen von Nase, Mund und Rachen. Diese Fasern enthalten auch Nervenfortsätze, die eine vasodilatatorische Wirkung auf die Gefäße der genannten Organe haben. Der zehnte Hirnnerv oder Nervus vagus stammt aus der Medulla und enthält präganglionäre Fasern, von denen die meisten ohne synaptische Umschaltung die vielen kleinen Ganglien erreichen, die auf oder in den Eingeweiden des Thorax oder Abdomens liegen. In der Wand des Intestinaltraktes enden die vagalen Nervenfasern an Ganglienzellen des Plexus Auerbach und Plexus Meissner. Die präganglionären Fasern sind somit sehr lang, während die postganglionären Fasern ausgesprochen kurz sind. Zusätzlich enthält der Nervus vagus eine wesentlich größere Anzahl afferenter Nervenfasern (aber scheinbar keine Schmerzfasern), die von den Eingeweiden zur Medulla ziehen. Die Perikarien dieser Fasern liegen hauptsächlich im Ganglion nodosum.

Zu dem sakralen Anteil des Parasympathicus gehören Axone von Zellen des zweiten, dritten und vierten Segments des sakralen Rückenmarks. Sie bilden mit ihren präganglionären Fasern die pelvinen Nerven (Nervi erigentes). Sie haben synaptische Verbindungen zu parasympathischen Ganglien in der Nähe oder in der Blase, dem Rektum und den Sexualorganen. Vagale und sakrale parasympathische Nerven enthalten wie in Abbildung 6.1 dargestellt motorische und sekretorische Fasern für thorakale, abdominale und pelvine Organe.

Unterschiede zwischen sympathischen, parasympathischen und motorischen Nerven Das sympathische Nervensystem ist auf seine Endorgane im gesamten Organismus verteilt, während die Verbreitung des parasympathischen Nervensystems wesentlich begrenzter ist. Die sympathischen Nervenfasern verzweigen sich auch zu einem wesentlich größeren Anteil. Eine präganglionäre sympathische Faser kann eine beträchtliche Strecke des sympathischen Nervenstranges überwinden und einige Ganglien passieren, bevor sie über eine Synapse mit postganglionären Neuronen verbunden wird. Die Nervenendigungen dieser Fasern können mit einer großen Anzahl postganglionärer Neuronen Kontakt aufnehmen. In einigen Ganglien kann das Verhältnis präganglionärer Fasern zu postganglionären Neuronen 1:20 oder auch mehr betragen. Auf diese Art und Weise kommt eine diffuse Verbreitung sympathischer Signale zustande. Zusätzlich kommt es auch noch zu einer Überlappung synaptischer Innervationen, so daß eine Ganglienzelle von mehreren präganglionären Nervenfasern versorgt werden kann.

Die terminalen Ganglien innerhalb des parasympathischen Nervensystems befinden sich entweder in der Nähe oder in den innervierten Organen. So kommt ein wesentlich gezielterer Einfluß des parasympathischen Nervensystems zustande. Für einige Organe wurde ein Verhältnis von präganglionären zu postganglionären Fasern von 1:1 angenommen. Das Verhältnis vagaler Nervenfasern zu Ganglienzellen im Plexus Auerbach beträgt jedoch 1:8000. Somit trifft dieser Unterschied zwischen den beiden Nervensystemen nicht in allen Bereichen zu.

Die Perikarien somatischer Motoneurone befinden sich im Vorderhorn des Rückenmarks. Ihre Axone teilen sich in zahlreiche Äste auf, von denen jeder eine einzelne Muskelfaser innerviert. So kann ein Motoneuron mehr als 100 Muskelfasern innervieren, die dadurch zu einer motorischen Einheit zusammengefaßt werden. An jeder neuromuskulären Verbindung oder motorischen Endplatte verliert das axonale Nervenende seine Myelinschicht und bildet eine Endauftreibung, die direkt einem spezialisierten Teil der Muskelzellmembran anliegt. In der Nervenendigung sammeln sich Mitochondrien und verschiedene synaptische Vesikel. Durch trophische Einflüsse des Nerven werden nämlich die Zellkerne von Skelettmuskelzellen, die in unmittelbarer Nähe der Synapse liegen, dazu befähigt, spezifische Gene zu aktivieren, die spezifischen Proteine für die Bildung von Synapsen exprimieren (Hall und Sanes, 1993).

Einzelheiten der Innervation Die Enden postganglionärer autonomer Nervenfasern an der glatten Muskulatur und an Drüsen bilden ausgiebige Geflechte oder ein terminales Netzwerk (Terminalretikulum). Das Terminalretikulum (im amerikanischen Sprachgebrauch manchmal auch als *autonomic ground plexus* bezeichnet) besteht aus der endgültigen Aufzweigung postganglionärer sympathischer (adrenerger), parasympathischer (cholinerger) und viszeraler efferenter Fasern. Umhüllt sind all diese Fasern mit einer regelmäßig unterbrochenen, aus Begleit- oder Schwannschen Zellen bestehenden Schicht. An den Unterbrechungen dieser Nervenscheide sind Varikositäten der efferenten Nervenfasern, die mit Vesikeln angefüllt sind, entdeckt worden. Derartige Varikositäten kommen wiederholt, aber in unterschiedlichen Abständen, entlang der sich aufspaltenden Axone vor.

Zwischen den Fasern der glatten Muskulatur kommen an Kontaktstellen zwischen ihren Plasmamembranen sogenannte protoplasmatische Brücken vor. Man schreibt ihnen eine unmittelbare Impulsweiterleitung, ohne Inanspruchnahme chemischer Transmissionsvorgänge, von Zelle zu Zelle zu. Die Strukturen sind in unterschiedlicher Weise als Nexus, Caveolae oder *tight junctions* bezeichnet worden. Sie befähigen die glatte Muskelfaser als Einheit oder Synzytium zu fungieren.

Sympathische Ganglien sind sowohl aus anatomischer wie auch aus pharmakologischer Sicht extrem komplex aufgebaut (siehe Kapitel 9). Die präganglionären Fasern verlieren ihre Myelinschicht und teilen sich wiederholt in eine große Anzahl von Nervenendfasern auf, deren Durchmesser zwischen 0,1 und 0,3 µm liegt. Ausgenommen an Orten eines synaptischen Kontaktes behalten sie ihre Schicht (bestehend aus Satellitenzellen) bei. Die weitaus größte Zahl an Synapsen ist axodendritisch. Scheinbar hat ein bestimmtes axonales Nervenende synaptische Verbindungen an mehreren Stellen eines oder mehrerer dendritischer Fortsätze.

Reaktionen von Effektororganen auf Impulse autonomer Nerven Aus der Reaktion verschiedener Effektororgane, die auf Impulse autonomer Nerven hin ausgelöst werden und der Kenntnis um einen intrinsischen autonomen Tonus kann man die Wirkung von Arzneistoffen, die die Aktivität dieser Nerven nachahmen oder hemmen, ableiten. Parasympathische oder sympathische Neurotransmitter können meistens als physiologische oder funktionelle Antagonisten angesehen werden. Hemmt ein Neurotransmitter eine spezielle physiologische Funktion, so verstärkt ein anderer die Funktion gewöhnlich wieder. Die meisten Eingeweide werden durch beide Anteile des autonomen Nervensystems innerviert. Das jeweilige Aktivitätsniveau zu jedem beliebigen Zeitpunkt spiegelt den integrativen Einfluß beider Komponenten wieder. Aufgrund des herkömmlichen Konzepts eines Antagonismus zwischen den beiden Anteilen des autonomen Nervensystems kann ihre Auswirkung auf bestimmte Strukturen entweder diskret und unabhängig oder integriert und abhängig voneinander sein. Die Auswirkungen einer sympathischen und parasympathischen Aktivierung auf das Herz oder die Iris sind z. B. antagonistisch. Ihre Auswirkungen auf das männliche Geschlechtsorgan sind komplementär und ermöglichen die Sexualfunktion dieser Organe. Der periphere Gefäßwiderstand wird hauptsächlich, aber nicht ausschließlich, über eine sympathische Regulation der arteriolären Gefäßwiderstände eingestellt. Die Wirkungen einer Stimulation des sympathischen (adrenergen) oder parasympathischen (cholinergen) Nervensystems auf verschiedene Organe, viszerale Strukturen und Effektorzellen sind in Tabelle 6.1 zusammengefaßt.

Allgemeine Funktionen des autonomen Nervensystems Die integrativen Funktionen des autonomen Nervensystems sind von vitaler Bedeutung für den Organismus. Gewöhnlich reguliert das autonome Nervensystem die Funktion von Strukturen, deren Aktivität nicht der willkürlichen Kontrolle unterliegt und die unbewußt abläuft. So werden Atmung, Kreislauf, Körpertemperatur, Stoffwechsel, Schwitzen, und die Sekretion bestimmter endokriner Drüsen teilweise oder vollständig durch das autonome Nervensystem reguliert. Wie bereits Claude Bernard (1878-1879) und Walter Cannon (1929, 1932) hervorhoben, ist die Konstanz des inneren Milieus weitestgehend abhängig vom vegetativen oder autonomen Nervensystem.

Das sympathische und parasympathische Nervensystem übernimmt entgegengesetzte Funktionen bei der Regulation des inneren Milieus. Unter kontrollierten Bedingungen ist das sympathische System und das assoziierte Nebennierenmark nicht unbedingt lebenswichtig. Unter Stress-Bedingungen hätte das Fehlen sympathoadrenerger Funktionen jedoch entscheidende Folgen. Die Körpertemperatur könnte bei Änderungen der Umgebungstemperatur nicht konstant gehalten werden, die Glukosekonzentration im Blut könnte bei erhöhtem Bedarf nicht ansteigen. Die Kompensationsfähigkeit des Gefäßsystems bei Hämorrhagien, Sauerstoffmangel, Erregungszuständen und körperlicher Arbeit würde fehlen. Es würde schneller zu einer Ermüdung des Organismus kommen, sympathische Einflüsse innerhalb instinktiver Reaktionen infolge von Schreck und Gefahr würden fehlen und darüber hinaus würden sich noch viele andere ernsthafte Defizite innerhalb der protektiven Kräfte des Organismus bemerkbar machen.

Das sympathische Nervensystem besitzt normalerweise eine kontinuierliche Aktivität. Der Grad der Aktivität ist von Augenblick zu Augenblick und von Organ zu Organ unterschiedlich. In dieser Weise sind Anpassungen an eine sich kontinuierlich verändernde Umgebung möglich. Das sympathoadrenerge System kann auch als Einheit aufgefaßt werden. Dies kommt besonders in Situationen von Wut bzw. Zorn und Angst vor, bei denen durch das sympathische Nervensystem beeinflußte Strukturen des gesamten Körpers gleichzeitig aktiv sind. Die Herzfrequenz wird gesteigert, der systemische Blutdruck steigt, rote Blutzellen werden aus der Milz in die Blutbahn ausgeschwemmt (bei bestimmten Spezies), die Durchblutung der Haut und der Eingeweide wird zu Gunsten der Durchblutung der Skelettmuskulatur gedrosselt, die Blutglukosekonzentration wird angehoben, die Bronchiolen und Pupillen dilatieren, und global gesehen ist der gesamte Organismus besser vorbereitet auf „Kampf oder Flucht". Die meisten Effekte entstehen oder werden verstärkt durch die Wirkung von Adrenalin, das aus dem Nebennierenmark freigesetzt wird (siehe unten). Zusätzlich gelangen Signale in höhere Zentren des Gehirns, damit eine bewußte Reaktion möglich wird und der Vorgang in das Gedächtnis aufgenommen werden kann.

Das parasympathische Nervensystem hat dagegen eine diskrete und lokalisierte Aktivität. Es ist unter Bedingungen einer minimalen körperlichen Aktivität an der Erhaltung von Energie und der Aufrechterhaltung von Organfunktionen beteiligt. Über das parasympathische Nervensystem wird die Herzfrequenz und der systemische Blutdruck reduziert, die Motilität und die Sekretionsfähigkeit des Gastrointestinaltraktes stimuliert, die Resorption von Nahrungsstoffen unterstützt, die Retina vor zuviel Lichteinfall bewahrt und die Blase sowie das Rektum entleert.

NEUROTRANSMISSION

Nervenimpulse induzieren über die Freisetzung spezifischer chemischer Neurotransmitter eine Reaktion an der glatten Muskulatur, der Herz- und Skelettmuskulatur, an exokrinen Drüsen und postsynaptischen Neuronen. Die an diesem Mechanismus beteiligten Vorgänge und Beobachtungen werden hier detailliert dargestellt, da das Konzept der chemischen Übertragung von Nervenimpulsen entscheidend für unser Verständnis über Wirkmechanismen von Arzneistoffen ist, die dieses System beeinflussen.

Historische Aspekte

Die ersten konkreten Äußerungen über einen neurohumoralen Mechanismus wurden direkt am Anfang dieses Jahrhunderts gemacht. Lewandowsky (1898) und Langley (1901) bemerkten unabhängig voneinander, daß zwischen der Injektion von Extrakten der Nebenniere und einer Stimulation sympathischer Nerven ein Zusammenhang besteht. Ein paar Jahre später (1905) bekräftigte T.R. Elliott diese Vermutungen noch während seiner Studienzeit bei Langley in Cambridge, England, und postulierte, daß durch einen sympathischen Nervenimpuls, sobald er die Effektorzelle erreicht, eine adrenalinähnliche Substanz in kleinsten Mengen freigesetzt wird. Er betrachtete diese Substanz als den chemischen Schritt innerhalb des Mechanismus der Übertragung von Nervenimpulsen. Er bemerkte ebenfalls, daß ein Effektororgan auch noch lange nach einer Degeneration sympathischer Nerven, in charakteristischer Weise auf das Hormon des Nebennierenmarks reagiert. 1905 vermutete Langley, daß Effektorzellen exzitatorische oder inhibitorische „rezeptive Strukturen" haben könnten, und daß die Reaktion auf Adrenalin davon abhängt, welche dieser beiden Strukturen vorhanden ist. Dixon war 1907 von der übereinstimmenden Wirkung des Alkaloids Muskarin und der Reaktion auf vagale Stimulation so beeindruckt, daß er auf die entscheidende Idee kam, daß der Nervus vagus eine muskarinähnliche Substanz freisetzt, die als chemischer Transmitter seiner elektrischen Impulse agiert. Im selben Jahr beschrieb Reid Hunt die Wirkungen von Acetylcholin und anderen Cholinestern. 1914 untersuchte Dale eingehend die pharmakologischen Eigenschaften von Acetylcholin und unterschied zwischen nikotinischen und muskarinischen Effekten. Er war von der Genauigkeit, mit der diese Substanz die Reaktion auf Stimulation parasympathischer Nerven nachahmte, so beeindruckt, daß er den Begriff *parasympathomimetisch* einführte, um diesen Effekt zu beschreiben. Dale bemerkte auch, daß der Effekt dieser Substanz nur für einen kurzen Zeitraum anhielt und vermutete, daß ACh schnell durch eine Esterase im Gewebe in Essigsäure und Cholin gespalten wird, und hierdurch die Wirkung beendet wird.

Die Untersuchungen von Otto Loewi begannen 1921 und lieferten einen ersten direkten Beweise dafür, daß eine chemische Übertragung von Nervenimpulsen über eine Freisetzung spezifischer chemischer Substanzen zustande kommt. Loewi stimulierte den Nervus vagus eines perfundierten Froschherzens (Donator) und stimulierte ein zweites Froschherz (Rezeptor) als Testorgan mit dem Perfusat. Das mit dem Perfusat stimulierte Herz reagierte mit kurzer Verzögerung in gleicher Weise wie das über den Nervus vagus stimulierte Herz. Es war somit nachgewiesen, daß durch das erste Herz eine Substanz freigesetzt wird, die die Schlagfrequenz des zweiten Herzens herabsetzte. Loewi nannte diese Substanz *Vagusstoff* (amerik. *vagus-substance*, Parasympathin). Im folgenden konnten Loewi und Navratil (1962) nachweisen, daß diese Substanz mit ACh identisch ist. Loewi fand auch heraus, daß eine die Herzfrequenz beschleunigende Substanz, die Adrenalin ähnlich war und die er *Acceleranstoff* nannte, in das Perfusat freigesetzt wurde. Dies trat ein, sobald die Aktivität der sympathischen Fasern des N. vagus vom Frosch, eines gemischten Nervens, über die Aktivität der inhibitorischen Fasern dominierte. Loewis Beobachtungen konnten letztendlich bestätigt werden und fanden allgemeine Anerkennung. Der Beweis, daß die kardiale Vagus-Substanz auch bei Säugetieren ACh ist, wurde 1933 von Feldberg und Krayer erbracht. Neben der Transmitterfunktion von ACh an allen postganglionären parasympathischen Fasern und einigen postganglionären sympathischen Fasern, die die Schweißdrüsen innervieren und vasodilatierenden sympathischen Fasern, konnte für ACh auch eine Transmitterfunktion bei drei verschiedenen anderen Nerven nachgewiesen werden: Bei präganglionären Fasern sowohl des parasympathischen als auch des sympathischen Nervensystems, bei der Übertragung von motorischen Nerven auf die Skelettmuskulatur und bestimmten Neuronen innerhalb des ZNS.

Im gleichen Jahr, in dem Loewi seine Entdeckungen machte, berichteten Cannon und Uridil (1921), daß die Stimulation hepatischer Nerven zur Freisetzung einer adrenalinähnlichen Substanz führte, durch die der systemische Blutdruck und die Herzfrequenz gesteigert wurden. In weiteren Experimenten konnte bestätigt werden, daß diese Substanz dem chemischen Mediator entspricht, der durch einen sympathischen Nervenimpuls an der Verbindung zum Effektororgan des Nerven freigesetzt wird. Cannon nannte diese Substanz Sympathin. In vielen seiner pharmakologischen und chemischen Eigenschaften war Sympathin dem Adrenalin sehr ähnlich. In einigen entscheidenden Punkten unterschieden sich beide Substanzen jedoch voneinander. Wird Adrenalin in den Organismus injiziert, so hat es sowohl aktivierende als auch hemmende Einflüsse. Es steigert die Herzfrequenz und dilatiert bestimmte Gefäßstromgebiete, während es andere konstringiert. Im Gegensatz dazu war der exzitatorische Effekt von Sympathin nicht von einer Dilatation bestimmter Gefäßstromgebiete begleitet, was zu einem deutlicheren Anstieg des peripheren Widerstands und diastolischen Blutdrucks führte. Schon 1910 bemerkten Barger und Dale, daß der Effekt einer Stimulation sympathischer Nerven besser durch eine Injektion mit primären sympathomimetischen Aminen als durch Adrenalin oder andere sekundäre Amine reproduziert werden konnte. Es wurde zunehmend die Vermutung geäußert, daß Sympathin demethyliertes Adrenalin (Noradrena-

Tabelle 6.1 Reaktionen von Effektororganen auf Impulse autonomer Nerven

	Adrenerge Impulse [1]		Cholinerge Impulse [1]
Effektororgane	REZEPTOR-TYP [2]	REAKTION [3]	REAKTION [3]
Auge			
M. dilatator pupillae, Iris	α_1	Kontraktion (Mydriasis) ++	–
M. sphincter pupillae, Iris	–	–	Kontraktion (Miosis) +++
M. ciliaris	β_2	Relaxation auf Fernsicht +	Kontraktion für Nahsicht +++
Herz [4]			
SA-Knoten	β_1, β_2	Anstieg der Herzfrequenz;	Abnahme der Herzfrequenz; vagale Hemmung+++
Vorhof	β_1, β_2	Zunahme von Kontraktilität und Leitungsgeschwindigkeit ++	Abnahme der Kontraktilität und Verkürzung der AP-Dauer ++
AV-Knoten	β_1, β_2	Zunahme von Automatie und Leitungsgeschwindigkeit ++	verminderte Leitungsgeschwindigkeit, AV-Block +++
His-Purkinje-Fasern	β_1, β_2	Zunahme von Automatie und Leitungsgeschwindigkeit +++	geringfügige Effekte
Ventrikel	β_1, β_2	Zunahme von Kontraktilität, Leitungsgeschwindigkeit, Automatie und der Frequenz autonomer Schrittmacher +++	geringe Abnahme der Kontraktilität
Arteriolen			
koronar	$\alpha_1, \alpha_2; \beta_2$	Konstriktion +; Dilatation [5] ++	Konstriktion +
Haut und Schleimhaut	α_1, α_2	Konstriktion +++	Dilatation [6]
Skelettmuskel	$\alpha; \beta_2$	Konstriktion ++; Dilatation [5,7] ++	Dilatation [8] +
zerebral	α_1	Konstriktion (gering)	Dilatation [6]
pulmonal	$\alpha_1; \beta_2$	Konstriktion +; Dilatation [5]	Dilatation [6]
abdominale Organe	$\alpha_1; \beta_2$	Konstriktion +++; Dilatation [7] +	–
Speicheldrüsen	α_1, α_2	Konstriktion +++	Dilatation ++
renal	$\alpha_1, \alpha_2; \beta_1, \beta_2$	Konstriktion +++; Dilatation [7] +	–
Venen (systemisch)	$\alpha_1, \alpha_2; \beta_2$	Konstriktion ++; Dilatation ++	–
Lunge			
Tracheal- und Bronchialmuskulatur	β_2	Relaxation +	Kontraktion ++
Bronchialdrüsen	$\alpha_1; \beta_2$	verminderte Sekretion; vermehrte Sekretion	Stimulation +++
Magen			
Motilität und Tonus	$\alpha_1, \alpha_2; \beta_2$	vermindert (normalerweise) [9] +	verstärkt bzw. erhöht +++
Sphinkter	α_1	Kontraktion (normalerweise) +	Relaxation (normalerweise) +
Sekretion		Hemmung (?)	Stimulation +++
Intestinum			
Motilität und Tonus	$\alpha_1, \alpha_2; \beta_1, \beta_2$	vermindert [9] +	verstärkt bzw. erhöht +++
Sphinkter	α_1	Kontraktion (normalerweise) +	Relaxation (normalerweise) +
Sekretion	α_2	Hemmung	Stimulation ++
Gallenblase und Gallengänge	β_2	Relaxation +	Kontraktion +
Niere			
Reninsekretion	$\alpha_1; \beta_1$	Hemmung +; Stimulation ++	–
Blase			
Detrusor	β_2	Relaxation (normalerweise) +	Kontraktion +++
Trigonum und Sphinkter	α_1	Kontraktion ++	Relaxation ++
Ureter			
Motilität und Tonus	α_1	verstärkt	verstärkt (?)

(Fortsetzung)

Tabelle 6.1 Reaktionen von Effektororganen auf Impulse autonomer Nerven *(Fortsetzung)*

Effektororgane	Adrenerge Impulse [1] REZEPTOR-TYP[2]	Adrenerge Impulse [1] REAKTION[3]	Cholinerge Impulse [1] REAKTION[3]
Uterus	α_1; β_2	Schwangerschaft: Kontraktion (α_1); Relaxation (β_2) keine Schwangerschaft: Relaxation (β_2)	variabel[10]
Männliche Geschlechtsorgane	α_1	Ejakulation ++	Erektion +++
Haut			
pilomotorische Muskulatur	α_1	Kontraktion ++	–
Schweißdrüsen	α_1	lokale Sekretion[11] +	generalisierte Sekretion +++
Milzkapsel	α_1; β_2	Kontraktion +++; Relaxation +	–
Nebennierenmark		–	Sekretion von Adrenalin und Noradrenalin (primär nikotinisch und sekundär muskarinisch)
Skelettmuskel	β_2	erhöhte Kontraktilität; Glykogenolyse; K⁺-Aufnahme	–
Leber	α_1; β_2	Glykogenolyse und Glukoneogenese[12] +++	–
Pankreas			
Acini	α	verminderte Sekretion+	Sekretion ++
Inselzellen (β-Zellen)	α_2	verminderte Sekretion +++	–
	β_2	vermehrte Sekretion +	
Fettgewebszellen	α_2; β_1 (β_3)	Lipolyse[12] +++ (Thermogenese)	–
Speicheldrüsen	α_1	K⁺- und Wassersekretion +	K⁺- und Wassersekretion +++
	β	Amylasesekretion +	
Tränendrüsen	α	Sekretion +	Sekretion +++
Nasopharyngeale Drüsen		–	Sekretion ++
Zirbeldrüse	β	Melatoninsynthese	–
Hypophysenhinterlappen	β_1	Sekretion von Antidiuretischem Hormon	–

[1] Die verschiedenen anatomischen Gruppen adrenerger und cholinerger Nervenfasern sind in Abbildung 6.1 jeweils in rot und blau dargestellt. Bei unbekannter funktioneller Innervation ist ein Strich eingetragen. Subtypen muskarinischer Rezeptoren werden nicht aufgelistet: Die meisten Drüsen sowie die glatte Muskulatur haben scheinbar mehrere Subtypen, während am Herzen hauptsächlich M_2-cholinerge Rezeptoren vorkommen.
[2] Dort, wo kein Rezeptortyp eingetragen ist, liegt keine einheitliche Information vor.
[3] Die Reaktionen werden mit einem + bis zu drei +++ versehen, um in etwa zu verdeutlichen, welche Bedeutung adrenerge und cholinerge Nervenimpulse für die Kontrolle der verschiedenen aufgelisteten Organe und Funktionen haben.
[4] Obwohl davon ausgegangen worden war, daß am menschlichen Herzen β_1-Adrenozeptoren überwiegen, konnte kürzlich eine Beteiligung von β_2-Adrenozeptoren nachgewiesen werden.
[5] Aufgrund metabolischer autoregulatorischer Phänomene überwiegt in situ eine Dilatation.
[6] Eine durch das cholinerge System ausgelöste Dilatation ist hierbei von fraglicher physiologischer Signifikanz.
[7] Unter normalen, physiologischen Bedingungen im entsprechenden Konzentrationsbereich von zirkulierendem Adrenalin überwiegt in Blutgefäßen des Skelettmuskels und der Leber eine durch β-Adrenozeptoren stimulierte Reaktion (Vasodilatation), in Blutgefäßen anderer abdomineller Organe eine durch α-Rezeptoren stimulierte Reaktion (Vasokonstriktion). Renale Gefäße und Gefäße des Mesenteriums besitzen außerdem noch spezifische dopaminerge Rezeptoren, deren Aktivierung eine Vasodilatation verursacht (siehe Übersichtsartikel von Goldberg et al., 1978).
[8] Am Skelettmuskel verursacht das sympathische cholinerge System eine Vasodilatation, dieses spielt aber bei den meisten physiologischen Reaktionen keine Rolle.
[9] Es scheint, als ob adrenerge Nervenfasern an hemmenden β-Adrenozeptoren von glatten Muskelfasern und an hemmenden α-Rezeptoren von parasympathischen cholinergen (exitatorischen) Ganglienzellen des Plexus Auerbach enden.
[10] Eine Reaktion des Uterus scheint vom Menstruationszyklus, von der Menge an zirkulierendem Östrogen und Progesteron sowie anderen Faktoren abhängig zu sein.
[11] Handinnenfläche und einige andere Lokalisationen („adrenerges Schwitzen").
[12] Es gibt signifikante speziesabhängige Unterschiede zwischen dem Rezeptortyp, der bestimmte metabolische Reaktionen vermittelt; Reaktionen auf α- und β-Stimulation sind am Menschen nicht untersucht worden. Es wurde ein β_3-Adrenozeptor kloniert, von dem vermutet wird, daß er bei einigen Spezies eine Lipolyse und/oder Thermogenese in Fettzellen vermittelt.

lin) sein könnte. Aber ein definitiver Beweis dafür, daß Noradrenalin der Mediator sympathischer Nerven sei, konnte nicht erbracht werden, bis spezifische Assays für den Nachweis kleiner Mengen sympathomimetischer Amine in Gewebeextrakten und Körperflüssigkeiten entwickelt wurden. 1946 entdeckte von Euler, daß die sympathomimetische Substanz aus hoch konzentrierten Nervenextrakten der Milz von Rindern in allen untersuchten Kriterien Noradrenalin sehr ähnlich war. Es ist inzwischen eindeutig bekannt, daß Noradrenalin die überwiegende sympathomimetische Substanz an postganglionären sympathischen Nerven von Säugetieren darstellt und daß es der adrenerge Mediator ist, der bei ihrer Stimulation freigesetzt wird. Noradrenalin, sein unmittelbarer Vorläufer Dopamin und Adrenalin fungieren aber auch als Neurotransmitter im ZNS (siehe Kapitel 12).

Beweise der neurohumoralen Übertragung

Das Konzept der neurohumoralen Übertragung oder chemischen Erregungsübertragung wurde primär entwickelt, um Beobachtungen einer Erregungsübertragung von Nervenimpulsen von postganglionären autonomen Fasern auf Effektorzellen zu erklären. Zu den grundlegenden Beweisen, die dieses Konzept belegen, gehört (1) der Nachweis einer physiologisch aktiven Substanz und die für ihre Synthese notwendigen Enzyme in den entsprechenden Geweben, (2) die Isolierung der Substanz aus dem Perfusat einer innervierten Struktur unter den Bedingungen einer Nervenstimulation, aber nicht (oder nur in sehr geringem Ausmaß) ohne Stimulation der Nerven, (3) der Nachweis, daß die Substanz die gleichen Effekte induziert wie eine Stimulation der Nerven, und (4) der Nachweis, daß die Effekte durch eine Nervenstimulation und die Wirkungen der in Frage kommenden Substanz durch verschiedene Pharmaka, gewöhnlich Antagonisten, in gleicher Weise moduliert werden.

Aus verschiedenen Gründen war die chemische gegenüber der elektrischen Erregungsübertragung an Ganglien und neuromuskulären Verbindungen eine Zeit lang nicht allgemein akzeptiert. Dazu gehörte (1) die extrem schnelle Erregungsübertragung wie sie bei der Erregungsübertragung auf autonome Effektoren nicht beobachtet werden konnte und (2) die Diskrepanzen zwischen der Menge an vermutlichem Transmitter, ACh, die während einer Nervenstimulation freigesetzt wurde und der Menge, die benötigt wurde um eine charakteristische Reaktion auszulösen. Beide Einwände konnten durch die modernen Techniken zur Untersuchung intrazellulärer Vorgänge und der mikroiontophoretischen Applikation von Arzneistoffen widerlegt werden.

Im Rahmen der Erregungsübertragung an peripheren und zentralnervösen Systemen ging man davon aus, daß jedes Neuron nur eine einzige Transmittersubstanz enthät. Es wurden jedoch verschiedene Peptide wie Enkephaline, Substanz P, Neuropeptid Y, VIP und Somatostatin sowie Purine wie ATP oder Adenosin in Nervenendigungen nachgewiesen. Diese Substanzen können sowohl die Nervenendigungen als auch postsynaptische Zellen depolarisieren oder hyperpolarisieren. Weiterhin zeigen Ergebnisse aus histochemischen, immunozytochemischen und autoradiographischen Studien, daß sich eine oder mehrere dieser Substanzen in der gleichen Zelle befinden, die einen der klassischen biogenen Amine als Neurotransmitter enthalten (Bartfai et al., 1988). Enkephaline können so z. B. in postganglionären sympathischen Neuronen und chromaffinen Zellen des Nebennierenmarks nachgewiesen werden. VIP kommt selektiv in peripheren cholinergen Neuronen vor, die exokrine Drüsen innervieren und Neuropeptid Y wird in sympathischen Nervenendigungen gefunden. Diese Beobachtungen legen nahe, daß in vielen Situationen einer synaptischen Erregungsübertragung mehr als nur ein Neurotransmitter freigesetzt wird.

Ablauf einer neuronalen Erregungsübertragung

Die Sequenz der bei einer neuronalen Erregungsübertragung ablaufenden Reaktionen ist von besonderem pharmakologischen Interesse seitdem bekannt ist, daß der Wirkmechanismus einer Reihe von Arzneistoffen mit bestimmten Reaktionsschritten der Neurotransmission im Zusammenhang steht. Der Begriff *Fortleitung* ist reserviert für die Passage eines Impulses entlang einer Nervenfaser oder einer Muskelfaser, während *Übertragung* die Passage eines Impulses an einer Synapse oder auf ein Nervenendorgan beschreibt. Mit Ausnahme von Lokalanästhetika verändern nur wenige Arzneistoffe in üblichen therapeutischen Dosierungen die axonale Fortleitung. Daher wird dieser Mechanismus nur kurz beschrieben.

Axonale Reizleitung Die gegenwärtigen Kenntnisse von der axonalen Reizleitung stammen hauptsächlich aus den Untersuchungen von Hodgkin und Huxley (1952).

In Ruhe besteht an der Membran eines typischen Säugetieraxons eine Spannung von ungefähr 70mV, wobei die negative Ladung nach innen gerichtet ist. Dieses Ruhepotential ist im weitesten Sinn ein Diffusionspotential, das hauptsächlich auf einer vierzigfach höheren K^+-Konzentration im Axoplasma gegenüber der extrazellulären Flüssigkeit und einer relativ hohen Leitfähigkeit der ruhenden Axonmembran für dieses Ion beruht. Na^+ und Cl^- kommen in der Extrazellulärflüssigkeit in einer höheren Konzentration vor, als im Axoplasma, die Axonmembran hat in Ruhe jedoch nur eine geringe Leitfähigkeit für diese Ionen. Sie tragen daher wenig zu einem Ruhemembranpotential bei. Die Ionengradienten werden durch einen energieabhängigen aktiven Transport oder Pumpmechanismus aufrecht erhalten. An diesem Transportprozeß ist eine Adenosintriphosphatase (ATPase) beteiligt, die durch Na^+ an der inneren und K^+ an der äußeren Membranoberfläche aktiviert wird (siehe Armstrong, 1992; Hill, 1992).

Als Reaktion nach Depolarisation auf ein Schwellenpotential, wird an einem Punkt der Membran ein Aktionspotential oder ein Nervenimpuls ausgelöst. Die initiale Phase des Aktionspotentials beruht auf einem sehr schnellen Anstieg der Na^+-Leitfähigkeit über spannungsabhängige Na^+-Kanäle. Dies resultiert in einem Na^+-Einwärtsstrom und einer raschen Depolarisation des Ruhepotentials bis zu einer Potentialumkehr (positive overshoot). Die zweite Phase kommt durch eine schnelle Inaktivierung der Na^+-Kanäle und eine verzögerte Öffnung von K^+-Kanälen zustande. Ein hieraus resultierender K^+-Ausstrom wirkt einer weiteren Depolarisation entgegen. An der Inaktivierung von Ionenkanälen scheint eine spannungsabhängige Konformationsänderung beteiligt zu sein, bei der eine hydrophobe Peptidschleife in physiologischer Weise einen offenen Kanal auf der zytoplasmatischen Seite verschließt. Für einen axonalen Transport haben Ca^{2+}-Kanäle keine Bedeutung, aber in anderen Geweben (z.B dem Herzen) hat ein Ca^{2+}-Einstrom eine prolongierte Depolarisation und somit eine Verlängerung des Aktionspotentials zur Folge. Dieser Ca^{2+}-Einstrom hat auch Signalfunktion für bestimmte intrazelluläre Reaktionen (Hille, 1992; Catterall, 1992; siehe auch Kapitel 2 und 12).

Diese transmembranösen Ionenströme haben zirkuläre lokale Ströme um das Axon herum zur Folge. Durch diese lokalisierten Veränderungen des Membranpotentials werden angrenzende ruhende Ionenkanäle des Axons aktiviert, und es kommt zu einer Erregung angrenzender Gebiete der Axonmembran. Hierdurch kommt es zu einer Ausbreitung des Aktionspotentials entlang des Axons, ohne daß es an Aktivität abnimmt. Die Membranregion, an der gerade ein Aktionspotential abgelaufen ist, bleibt für einen kurzen Moment refraktär. An myelinisierten Fasern ändert sich die Leitfähigkeit der Membran nur an den Ranvier-Schnürringen, wodurch eine schnellere, oder auch saltatorische Fortleitung gewährleistet ist. Tetrodotoxin, das Gift des Kugelfischs, und Saxitoxin, eine nah verwandte Substanz, die in einigen Schalentieren vorkommt, blockieren selektiv die axonale Fortleitung. Dies kommt durch ihre hemmende Wirkung auf die spannungsabhängigen Na^+-Kanäle zustande, wodurch die erhöhte Na^+-Leitfähigkeit während der Anstiegsphase des Aktionspotentials blockiert ist. Im Gegensatz dazu induziert Batrachotoxin, ein extrem potentes Steroidalkaloid, das von einer südamerikanischen Froschart produziert wird, eine anhaltende Depolarisation durch eine selektive Erhöhung der Leitfähigkeit von Na^+-Kanälen für Na^+ und verursacht so eine Lähmung. Das Gift des Skorpions besteht aus Peptiden, die ebenfalls eine anhaltende Depolarisation induzieren. Ihr Wirkmechanismus besteht jedoch in einer Hemmung der inaktivierenden Prozesse (siehe Catterall, 1992). Na^+- und Ca^{2+}-Kanäle werden detaillierter in Kapitel 15, 32 und 35 beschrieben.

Erregungsübertragung an neuronalen Verbindungen Kommt ein Aktionspotential am Ende eines Axons an, so werden eine Reihe von Reaktionen ausgelöst, die ihrerseits die Übertragung eines exzitatorischen oder inhibitorischen Impulses an einer Synapse oder an Verbindungsstellen zu Nervenendorganen auslösen (siehe Review von Eccles, 1973). Diese Reaktionen laufen (siehe Abbildung 6.2) folgendermaßen ab.

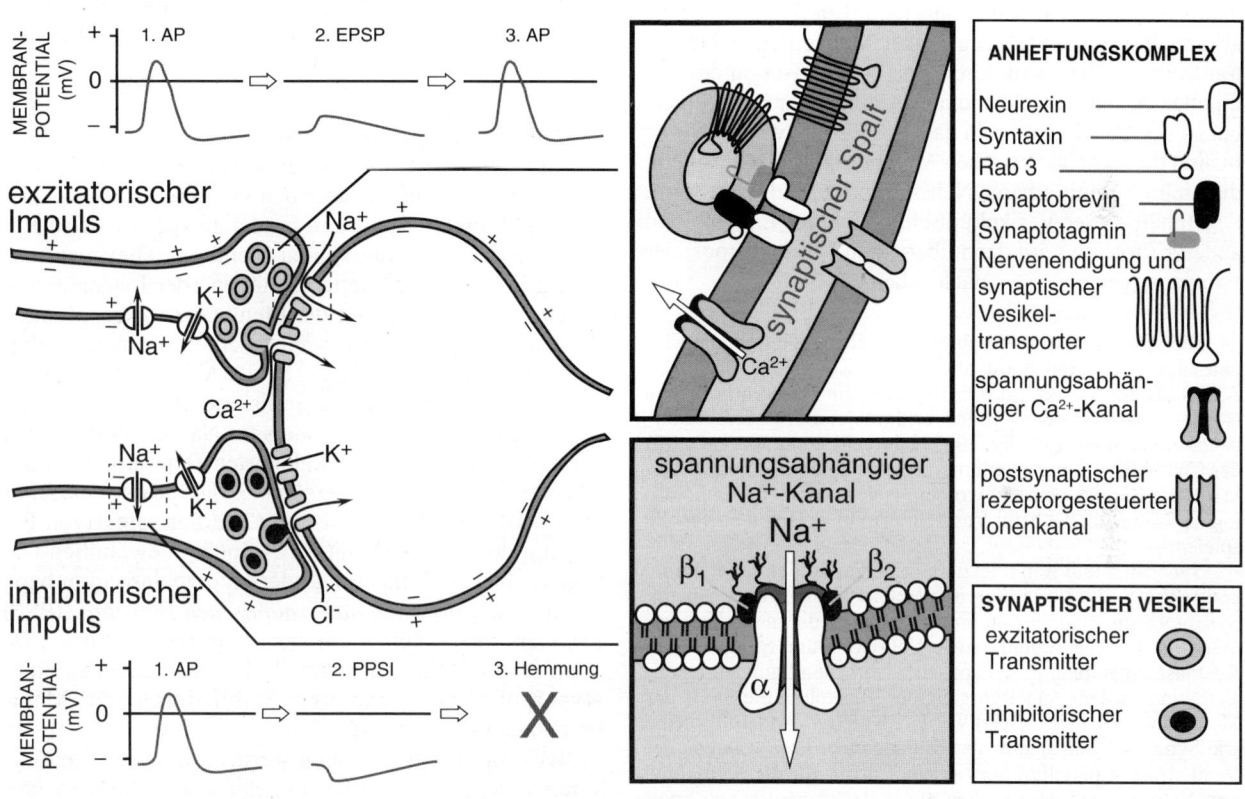

Abbildung 6.2 Mechanismen der exzitatorischen und inhibitorischen Übertragung neuronaler Impulse.
1. Das neuronale Aktionspotential (AP) besteht aus einer vorübergehenden, sich selbst fortpflanzenden Ladungsumkehr der axonalen Membran. Das Ruhemembranpotential, E_i, nähert sich von einem negativen Potential aus einem Nullpotential und nimmt ein leicht positives Potential an. Diese Veränderungen kommen hauptsächlich durch eine erhöhte Na^+-Leitfähigkeit zustande. Nach Erhöhung der K^+-Leitfähigkeit stellt sich anschließend wieder das Ruhepotential ein. Erreicht das Aktionspotential die präsynaptische Nervenendigung, so induziert es die Freisetzung eines exzitatorischen oder inhibitorischen Transmitters. Die Depolarisation der Nervenendigung und der Einstrom von Ca^{2+} lösen die Anheftung und Fusion der synaptischen Vesikel mit der Membran der Nervenendigung aus. Es werden angeheftete und mit der Membran fusionierte Vesikel dargestellt. **2.** Nach Bindung der exzitatorischen Transmitter an postsynaptische Rezeptoren wird eine lokalisierte Depolarisation induziert, das exzitatorische postsynaptische Potential (EPSP). Diese Ladungsverschiebungen kommen über eine veränderte Leitfähigkeit für Kationen, hauptsächlich Na^+, zustande. Der inhibitorische Transmitter verursacht eine selektive Erhöhung der Leitfähigkeit für K^+ oder Cl^-. Dies resultiert in einer lokalisierten Hyperpolarisation, dem inhibitorischen postsynaptischen Potential (IPSP). **3.** Durch das EPSP wird ein fortgeleitetes AP im postsynaptischen Neuron ausgelöst; dieses kann jedoch auch durch die Hyperpolarisation eines gleichzeitig eintreffenden IPSP verhindert werden. Die Transmitterkonzentration wird im synaptischen Spalt durch enzymatischen Abbau, durch Wiederaufnahme in die präsynaptische Nervenendigung oder benachbarte Gliazellen oder durch Diffusion reduziert (modifiziert nach Eccles, 1964, 1973; Katz, 1966; Catterall, 1992; Jann und Südhof, 1994).

1. *Speicherung und Freisetzung von Transmittern*
Die nicht aus Peptiden bestehenden Neurotransmitter (kleine Moleküle) werden hauptsächlich in der Region der axonalen Endigung synthetisiert und dort in synaptischen Vesikeln gespeichert. Neurotransmitter, die aus Peptiden bestehen (oder deren Vorläufer Peptide sind), können in hoher Dichte in Kernvesikeln gefunden werden, die von ihrem Syntheseort im Perikaryon entlang des Axons transportiert werden. Im Ruhezustand der Membran kommt es zu einer reduzierten Freisetzung geringer Transmittermengen, wodurch eine elektrische Reaktion an der postjunktionalen Membran (Miniatur-Endplattenpotential, miniature end-plate potentials, MEPPS) induziert wird, die mit einer Aufrechterhaltung der physiologischen Reaktionsfähigkeit des Effektororgans assoziiert ist (siehe Katz, 1969). Ein geringes Ausmaß spontaner Aktivität an einer motorischen Einheit des Skelettmuskels ist von besonderer Bedeutung, da dem Skelettmuskel dann der ihm eigene Ruhetonus fehlt. Ein Aktionspotential induziert die Freisetzung großer Mengen eines Neurotransmitters. Dies wird durch eine Depolarisation des terminalen Axons ausgelöst; ein entscheidender Schritt hierbei ist der Ca^{2+}-Einstrom in das Axoplasma, wodurch eine Fusion der axoplasmatischen Membran mit den Vesikeln, die sich in unmittelbarer Nähe befinden, induziert wird. Der Inhalt dieser Vesikel einschließlich der Enzyme und anderer Proteine wird dann über einen Mechanismus, der *Exozytose* genannt wird, nach außen entleert.

Die präsynaptische Membran kann als eine autonome Einheit angesehen werden, die alle nötigen Komponenten für das Anheften der Vesikel, die Exozytose, die Neusynthese von Neurotransmittern oder ihrer Vorläufer und die Membranerneuerung beinhaltet (Kelly, 1993; Jahn und Südhof, 1994). Mit der Charakterisierung beteiligter Proteine sind neue Fortschritte in diesem Bereich gemacht worden; viele von ihnen sind homolog zu Proteinen, die beim Vesikeltransport in Hefen eine Rolle spielen.

Synapsine und Rab3, letzteres ein Protein der *ras*-Familie, kontrollieren die Verteilung und Mobilisierung von Vesikeln. Synaptotagmin und Synaptobrevin (VAMP), die in der Vesikelmembran lokalisiert sind, sowie Neurexine und Syntaxine, in der Plasmamembran präsynaptischer Nervenendigungen lokalisiert, sind an dem Anheftvorgang der Vesikel an die Stelle der Membran, an der sie entleert werden, beteiligt. Andere Proteine wie Synaptophysin sind an der Bildung einer Pore während der Vesikelfusion beteiligt. Spezifische Carrier für die Aufnahme von Neurotransmittern stellen die in den synaptischen Spalt freigesetzten Transmitter wieder zur Verfügung oder sind, wie im Fall von Cholin, für die Transmittermetaboliten verantwortlich. Anschließend wird der Transmitter durch Transportproteine, die in den Vesikeln lokalisiert sind, konzentriert. Wie später noch diskutiert wird, sind über natürlich vorkommende Toxine, die die Transmitterfreisetzung hemmen oder induzieren, diese Proteine als potentielle Angriffspunkte aufgedeckt worden.

Eine Reihe chemischer Substanzen hemmt die neuronal vermittelte Freisetzung von entweder Noradrenalin oder ACh über eine Interaktion mit Rezeptoren an entsprechenden Nervenendigungen. Noradrenalin ist in der Lage, mit präsynaptischen $α_2$-Adrenozeptoren (*Autorezeptoren* genannt) zu interagieren und die neuronal vermittelte Freisetzung von Noradrenalin zu hemmen. Die Gabe von $α_2$-Adrenozeptor-Antagonisten verursacht eine deutliche Erhöhung der Noradrenalinfreisetzung. In analoger Weise wird die durch neuronale Impulse induzierte Freisetzung von ACh aus cholinergen Neuronen durch $α_2$-Adrenozeptor-Agonisten gehemmt. Umgekehrt ist die Stimulation präsynaptischer $β_2$-Adrenozeptoren mit einer mäßig verstärkten Noradrenalinfreisetzung assoziiert. Adenosin, Dopamin, Acetylcholin, Prostaglandine und Enkephaline hemmen alle eine neuronal induzierte Noradrenalinfreisetzung über eine Interaktion mit spezifischen präsynaptischen Rezeptoren (siehe Starke, 1987; Langer und Lehmann, 1988). Diese Rezeptoren vermitteln ihren modulierenden Effekt teilweise über eine Hemmung der Funktion von präjunktionalen Ca^{2+}-Kanälen (Tsien et al., 1988).

Präsynaptische muskarinische Rezeptoren existieren auch an cholinergen Synapsen. Über diese Rezeptoren wird eine Hemmung der induzierten ACh-Freisetzung vermittelt. Hierüber wird bei repetitiver Stimulation die ACh-Freisetzung reduziert. Die induzierte Freisetzung von ACh wird über eine Hemmung der Acetylcholinesterase (AChE) blockiert und durch Antagonisten muskarinischer Rezeptoren verstärkt (Wesler, 1992; siehe Kapitel 7 und 8). Präsynaptische muskarinische Rezeptoren beeinflussen auch die Freisetzung von Noradrenalin aus adrenergen Neuronen im Myokard und in Gefäßen. Sie konnten jedoch nicht in somatischen Motoneuronen nachgewiesen werden. Werden präsynaptische nikotinische Rezeptoren an Motoneuronen stimuliert, kommt es typischerweise zu einer erhöhten Transmitterfreisetzung (Bowman et al., 1990).

2. *Besetzung postjunktionaler Rezeptoren mit Transmittern und Induktion postjunktionaler Potentiale* Der Transmitter diffundiert über den synaptischen Spalt oder den junktionalen Spalt und bindet an spezialisierte Rezeptoren der postjunktionalen Membran. Dies resultiert häufig in einer lokalisierten Erhöhung der Ionenpermeabilität bzw. Leitfähigkeit der Membran. Mit bestimmten Ausnahmen, die unten erwähnt werden, kann es zu drei verschiedenen Veränderungen der Membranpermeabilität kommen: (1) einer generalisierten Permeabilitätserhöhung für Kationen (besonders für Na^+ und gelegentlich für Ca^{2+}), was zu einer lokalisierten Depolarisation der Membran führt bzw. ein *exzitatorisches postsynaptisches Potential* (EPSP) auslöst und (2) einer selektiven Erhöhung der Permeabilität für Anionen, gewöhnlich Cl^-, was in einer Stabilisierung oder Hyperpolarisation bzw. einem *inhibitorischen postsynaptischen Potential* (IPSP) resultiert oder (3) einer erhöhten Leitfähigkeit für K^+. Da dann K^+ die Zelle vermehrt verläßt, kommt es zu einer Hyperpolarisation und einer Stabilisierung des Membranpotentials (einem IPSP).

Es sollte hervorgehoben werden, daß die Potentialveränderungen, die mit einem EPSP oder IPSP assoziiert sind, hauptsächlich durch passive Ionenströme entlang ihres Konzentrationsgradienten zustande kommen. Die Veränderungen der Kanalpermeabilitäten, über die dann die Potentialveränderungen verursacht werden, unterliegen jedoch einer spezifischen Regulation durch spezialisierte postjunktionale Rezeptoren für den Neurotransmitter, der diese Reaktion ursprünglich ausgelöst hat (siehe Kapitel 2 und in diesem Kapitel). Unter normalen Bedingungen können diese Rezeptoren auf der Oberfläche der Effektorzelle lokalisiert sein wie an der neuromuskulären Verbindung der Skelettmuskulatur oder anderen abgesonderten Synapsen beobachtet werden konnte. Die Rezeptoren können aber auch wie an glatten Muskelzellen gleichmäßiger verteilt sein.

Über Mikroelektroden, die mit der Zelloberfläche eine Verbindung mit hohem Widerstand (*high resistance seals*) eingehen, können elektrische Vorgänge, die mit einzelnen neurotransmitterabhängigen Kanälen assoziiert sind, gemessen werden (siehe Hille, 1992). In Anwesenheit des entsprechenden Neurotransmitters öffnet der Kanal sehr rasch, so daß er durch eine hohe Leitfähigkeit charakterisiert ist. Bevor er sich wieder verschließt, behält er diesen Zustand für einige Millisekunden bei. Als Folge dieser Kanalöffnung und nachfolgendem Verschluß kann eine kurze rechteckige Stromkurve beobachtet werden. Die Summe all dieser mikroskopischen elektrophysiologischen Abläufe ergeben das EPSP. Abgestufte Reaktionen auf einen Neurotransmitter hängen normalerweise eher mit der Frequenz der Offenzustände eines Kanals als mit dem Ausmaß des Offenzustands oder der Dauer des Offenzustands zusammen. Ligandenabhängige Ionen-Kanäle mit hoher Leitfähigkeit existieren normalerweise für Na^+ oder Cl^-. K^+ und Ca^{2+} spielen seltener eine Rolle. Die oben erwähnten ligandenabhängigen Kanäle gehören zu einer großen Proteinfamilie, zu der auch die nikotinischen Rezeptoren sowie die Rezeptoren für Glutamat gehören. Sie leiten hauptsächlich Na^+, verursachen eine Depolarisation und sind exzitatorisch. Weiterhin gehören zu dieser Klasse die Rezeptoren für Gamma-Aminobuttersäure und Glycin. Diese leiten Cl^-, verursachen eine Hyperpolarisation und sind inhibitorisch. Neurotransmitter können jedoch auch indirekt die Permeabilität von Kanälen für K^+ und Ca^{2+} modulieren. In diesen Fällen sind der Rezeptor und der Kanal verschiedene Proteine und die Information zwischen beiden Proteinen wird über ein G-Protein ausgetauscht (siehe Kapitel 2). Der Wirkmechanismus anderer Rezeptoren für Neurotransmitter besteht nicht notwendigerweise in einer Veränderung des Membranpotentials, sondern in einer Beeinflussung der Synthese von intrazellulären Second Messengern. Das am besten bekannte Beispiel eines durch einen Rezeptor kontrollierten Second-messenger-Systems ist die Aktivierung oder Hemmung der Adenylatcyclase und die Erhöhung der intrazellulären Ca^{2+}-Konzentration durch Ca^{2+}-Freisetzung aus intrazellulären Speichern über Inositoltriphosphat (siehe Kapitel 2).

3. *Auslösung postjunktionaler Aktivitäten* Erreicht ein EPSP einen bestimmten Schwellenwert, löst es ein fortlaufendes Aktionspotential im postsynaptischen Neuron aus oder initiiert ein muskuläres Aktionspotential am Skelett- oder Herzmuskel. In glatten Muskelzellen, in denen sich fortpflanzende Impulse minimal sind, kann ein EPSP zu einer erhöhten Frequenz an spontanen Depolarisationen führen und den muskulären Tonus erhöhen. In Drüsenzellen wird dagegen eine Sekretion ausgelöst. Ein IPSP, das in Neuronen und Zellen der glatten Muskulatur, aber nicht in Zellen der Skelettmuskulatur vorkommt, können exzitatorische Potentiale, die von anderen neuronalen Quellen am selben Ort und zur gleichen Zeit ausgelöst werden, ausgleichen. Ob sich ein fortlaufender Impuls oder eine andere Reaktion entwickelt, hängt somit von der Summe aller Potentialveränderungen ab.

4. *Inaktivierung oder Verteilung von Neurotransmittern* Wenn neuronale Impulse mit einer Frequenz von mehreren hundert pro Sekunde an einer Verbindungsstelle übertragen werden können, ist es offensichtlich, daß es zu einer effektiven Inaktivierung des Neurotransmitters nach jedem Impuls kommen muß. An den meisten cholinergen Verbindungen, die eine rasche Übertragung neuronaler Impulse gewährleisten, sind dazu hohe und lokalisierte Konzentrationen an AChE verfügbar. Unter Bedingungen einer gehemmten AChE-Aktivität ist die Eliminierung des Transmitters ausschließlich von der Diffusion abhängig. Unter diesen Bedingungen ist die Wirkung des freigesetzten Acetylcholins potenziert und verlängert.

Es ist unwahrscheinlich, daß Enzyme an einer direkten und schnellen Beendigung der Wirkung adrenerger Transmitter unmittelbar am Rezeptor beteiligt sind. Der Wirkverlust kommt vermutlich sowohl durch einfache Diffusion als auch über eine Wiederaufnahme eines Großteils des freigesetzten Noradrenalin in das Axonende zustande (siehe Iversen, 1975). Eine Beendigung der Wirkung von Aminosäuren, die als Transmitter fungieren, kommt durch einen aktiven Transport in Neuronen und umliegende Gliazellen zustande. Peptidische Transmitter werden durch verschiedene Peptidasen hydrolysiert und über Diffusion verteilt. Spezifischere Mechanismen der Wiederaufnahme konnten für diese Substanzen nicht nachgewiesen werden.

5. *Elektrophysiologisch unabhängige Funktionen* Eine kontinuierliche Freisetzung von Neurotransmittern in Mengen, die nicht ausreichen, um eine postjunktionale Reaktion auszulösen, ist vermutlich entscheidend für die Kontrolle der Aktivität von Neurotransmittern innerhalb des synaptischen Spalts. Die Aktivität und der Umsatz an Enzymen, die an der Synthese und Inaktivierung von Neurotransmittern beteiligt sind, die Dichte prä- und postsynaptischer Rezeptoren und andere Charakteristika einer Synapse werden vermutlich durch trophische Aktivitäten der Neurotransmitter oder anderer Substanzen, die vom Neuron oder der Zielzelle freigesetzt werden, kontrolliert (Hall und Sanes, 1993).

Cholinerge Erregungsübertragung

Zwei Enzyme, die Cholin-Acetyl-Transferase und die Acetylcholinesterase (AChE) sind jeweils an der Synthese und dem Abbau von ACh beteiligt.

Cholin-Acetyltransferase Die Cholin-Acetyltransferase katalysiert den letzten Syntheseschritt zu ACh, die Acetylierung von Cholin mit Acetyl-Coenzym-A (CoA; siehe Parsons et al., 1993). Durch molekulare Klonierung ist die Primärstruktur der Cholin-Acetyltransferase bekannt, und über eine immunhistochemische Lokalisierung des Enzyms konnten cholinerge Axone und Perikaryen identifiziert werden.

Das an dieser Reaktion beteiligte Acetyl-CoA entsteht aus der mehrschrittigen Pyruvatdehydrogenasereaktion oder wird durch die Essigsäure-Thiokinase, die die Reaktion von Acetat mit Adenosintriphosphat (ATP) zu einem enzymgebundenen Acyladenylat (Acetyl-AMP) katalysiert, synthetisiert. In Anwesenheit von CoA läuft die Transacetylierung und Synthese von Acetyl-CoA ab.

Die Cholin-Acetyltransferase wird wie alle anderen Proteinstrukturen des Neurons im Perikaryon synthetisiert und dann entlang des gesamten Axons bis zum axonalen Ende transportiert. Die synaptischen Vesikel scheinen an diesen Nervenendigungen zu entstehen. Die axonalen Enden enthalten eine große

Zahl an Mitochondrien, in denen Acetyl-CoA synthetisiert wird. Cholin wird über einen aktiven Transportmechanismus aus der extrazellulären Flüssigkeit in das Axoplasma aufgenommen. Der endgültige Syntheseschritt läuft innerhalb des Zytoplasmas ab. Der größte Anteil des synthetisierten Acetylcholins wird dann in den synaptischen Vesikel sequestriert. Obwohl es ausreichend potente Inhibitoren der Cholin-Acetyltransferase gibt, finden sie keine therapeutische Verwendung. Dieses beruht zum Teil darauf, daß die Cholinaufnahme den entscheidenden limitierenden Schritt der ACh-Synthese darstellt.

Der Transport von Cholin aus dem Plasma in das Neuron ist von verschiedenen Transportsystemen mit hoher und niedriger Affinität abhängig. An cholinergen Neuronen kommt ein Transportsystem mit hoher Affinität (K_m = 1-5 µM) vor. Es ist abhängig von der extrazellulären Na^+-Konzentration und kann durch Hemicholin gehemmt werden. Dieses System ist vermutlich verantwortlich für den Transport von Cholin in cholinerge Nervenenden. Ein großer Teil dieses Cholins entsteht aus der Hydrolyse von ACh durch die AChE. Die Plasmakonzentrationen für Cholin liegen ungefähr bei 10 µM. So ist die Verfügbarkeit von Cholin für die Neuronen nicht durch die Cholinkonzentration limitiert, jedenfalls in der Peripherie (wo kein Transport von Cholin über die Blut-Hirn-Schranke notwendig ist).

Nach seiner Synthese wird ACh in die synaptischen Vesikel transportiert und dort gespeichert. Vesamicol verhindert diesen Transport. Der Arzneistoff blockiert eine induzierte ACh-Freisetzung ohne dabei den Ca^{2+}-Einstrom in die Nervenendigung, den Cholintransport oder die ACh-Synthese zu beeinflussen.

Acetylcholinesterase Damit ACh bei peripherer Übertragung neuronaler Impulse als Neurotransmitter fungieren kann, muß der Ester entfernt oder inaktiviert werden. Diese Vorgänge sind limitiert durch die zeitlichen Charakteristika, mit denen Reaktionen an viszeralen neuroeffektorischen Verbindungen, motorischen Endplatten und verschiedenen Neuronenarten ablaufen. An der neuromuskulären Endplatte muß der Mediator von der Synapse fast sofort (mit „blitzartiger Schnelle" wie Dale sich ausdrückte) entfernt werden. Anhand neuer biophysikalischer Untersuchungsmethoden konnte belegt werden, daß die Zeit, die für eine Hydrolyse von ACh benötigt wird, weniger als eine Millisekunde beträgt. Cholin hat nur das 10^{-3}- bis 10^{-5}-fache der Potenz, die ACh besitzt.

Die Acetylcholinesterase kommt in cholinergen Neuronen (Dendriten, Perikaryen und Axonen) und in der Nähe von cholinergen Synapsen sowie anderen Geweben vor. An neuromuskulären Endplatten kommt sie in sehr hoher Konzentration vor. Die Hydrolyse von ACh läuft in der unmittelbaren Nachbarschaft der Nervenendigungen ab. Butyrylcholinesterase (BuChE, auch bekannt als Cholinesterase, ChE oder Pseudo-ChE) kommt in verschiedenen Arten von Glia- und Satellitenzellen vor, aber nur in begrenztem Ausmaße in neuronalen Strukturen des zentralen und peripheren Nervensystems. Das Enzym kommt primär im Plasma und in der Leber vor und seine vermutliche physiologische Funktion besteht in der Spaltung von aufgenommenen pflanzlichen Estern. Das Verhältnis von AChE zu BuChE verändert sich grundlegend während der Entwicklung des Nervensystems. Die zwei Proteine werden durch zwei separate Gene kodiert. AChE und BuChE unterscheiden sich typischerweise durch ihre relative Hydrolysierungsrate von ACh und Butyrylcholin und durch die Wirkung selektiver Inhibitoren (Taylor und Radic, 1994; siehe auch Kapitel 8). Nahezu alle pharmakologischen Effekte von Anti-ChE Substanzen beruhen auf einer Hemmung von AChE mit konsekutiver Akkumulation von endogenem ACh im Organismus.

An der motorischen Endplatte des Skelettmuskels ist der Großteil der AChE an der Oberfläche und in Einstülpungen der postjunktionalen Membran lokalisiert. Das Enzym ist für eine rasche ACh-Hydrolyse nach Entstehung eines Endplattenpotentials (EPP) entsprechend strategisch lokalisiert. Es existieren unterschiedliche molekulare Formen des Enzyms, und es sind Aktivitäten des Enzyms an der präsynaptischen und postsynaptischen Membran und der Basallamina der neuromuskulären Endplatte zu beobachten. Beide, sowohl Nerv als auch Muskel, sind dazu in der Lage, die AChE zu synthetisieren. In der Synapse vorkommende AChE wird somit von beiden Geweben synthetisiert.

Speicherung und Freisetzung von Acetylcholin

Fatt und Katz führten (1952) Messungen an der motorischen Endplatte des Skelettmuskels durch und beobachteten ein zufälliges Auftreten kleiner (0,1 bis 3,0 mV) und spontaner Depolarisationen mit einer Frequenz von ungefähr eins pro Sekunde. Das Ausmaß dieser Miniaturendplattenpotentiale (MEPPs) liegt weit unter dem Schwellenwert, der erreicht werden muß, um ein muskuläres Aktionspotential auszulösen. Anhand der Verstärkung dieser Potentiale durch Neostigmin (eine Anti-ChE Substanz) und ihrer Hemmung durch Tubocurarin (ein Nikotin-Rezeptor-Antagonist) ist zu ersehen, daß sie durch Freisetzung von ACh entstehen. Die Beobachtungen lassen die Hypothese zu, daß ACh aus Endigungen von Motoneuronen in konstanten geringen Mengen freigesetzt wird. Das mögliche morphologische Korrelat einer Freisetzung geringer Mengen von Acetycholin wurde kurze Zeit später in Form von synaptischen Vesikeln entdeckt (De Robertis und Bennett, 1955). Die Speicherung und Freisetzung von ACh ist am besten an der motorischen Endplatte untersucht. Nichtsdestotrotz sind die meisten der an diesem Ort beschriebenen Reaktionsprinzipien auch auf andere Stellen der cholinergen Erregungsübertragung und in vielerlei Hinsicht auch auf nicht-cholinerge Übertragungswege übertragbar (siehe Hille, 1992; Hall und Sanes, 1993).

Erreicht ein Aktionspotential das Ende eines motorischen Nerven, kommt es zu einer synchronen Freisetzung von 100 oder mehr Quanten (oder Vesikeln) ACh (Katz und Miledi, 1965). Eine Depolarisation der Nervenendigung induziert nämlich einen Ca^{2+}-Einstrom über spannungsabhängige Kanäle. Dieser Einstrom bahnt in gewisser Weise die Fusion axonaler und vesikulärer Membranen an aktiven Membranzonen, was in einer Ausschüttung des Vesikelinhaltes resultiert. Ca^{2+}-Ionophore, die zu einem Ca^{2+}-Einstrom in Nervenendigungen führen, stimulieren ebenfalls die ACh-Freisetzung.

Schätzungen über den ACh-Gehalt der synaptischen Vesikel reichen von 1000 bis zu über 50000 Molekülen pro Vesikel und es wurde eine Vesikelanzahl von 300000 oder mehr Vesikeln pro einer einzelnen Motoneuronendigung kalkuliert. Zusätzlich gibt es eine unbekannte, aber vermutlich signifikante Menge an ACh im extravesikulären Zytoplasma. Messungen der elektrischen Reaktionen, die mit der Öffnung eines einzelnen Kanals an der motorischen Endplatte unter kontinuierlicher ACh-Applikation assoziiert sind, haben eine Abschätzung der durch ein einzelnes ACh-Molekül induzierten Potentialveränderungen (3×10^{-7} V) möglich gemacht. Derartige Kalkulationen zeigen, daß sogar die Menge der geringsten Schätzung über den ACh-Gehalt eines Vesikels (1000 Moleküle) ausreicht, um Potentiale vom Ausmaß der MEPPs auszulösen (Katz und Miledi, 1972).

Die Freisetzung von ACh und anderen Neurotransmittern an der präjunktionalen Membran über Exozytose wird durch das Toxin von *Clostridium* gehemmt. Einige der potentesten bekannten Toxine werden von diesem Mikroorganismus synthetisiert. Clostridiumtoxine hemmen Synaptobrevin und verwandte Enzyme in der Nervenendigung. Aufgrund der größeren Untereinheit des heterodimeren Toxins kommt eine Spezifität dieser Toxine für verschiedene Nerven zustande. Diese Untereinheit bindet an Oberflächenproteine der Nerven, bevor sie aufgenommen werden. Nach der Aufnahme ist die kleinere Untereinheit dazu in der Lage, Synaptobrevin oder andere Zielproteine zu lysieren. Botulinustoxin bindet an Endigungen cholinerger Motoneurone und führt zu einer schlaffen Lähmung. Tetanustoxin, ebenfalls von Clostridien synthetisiert, bindet selektiv an spinale Neurone, wird von ihnen aufgenommen, blockiert dort die Glycinfreisetzung und verursacht spastische Lähmungen. Ist das Toxin erst einmal in eine Zelle aufgenommen worden, so fungiert die größere Untereinheit als selektive Zn^{2+}-abhängige Protease und hydrolysiert das Zielprotein. Das Toxin des Giftes einer Spinne, der schwarzen Witwe (α-Latrotoxin), induziert eine massive Vesikelentleerung, vermutlich durch Bindung an Neurexin auf der neuronalen Membran (Jahn und Südhof, 1994).

Charakteristika der cholinergen Übertragung an verschiedenen Orten

Aufgrund der oben angestellten Vergleiche ist offensichtlich, daß es in Hinblick auf die Architektur und Feinstruktur, die Verteilung der AChE und von Rezeptoren sowie zeitliche Faktoren physiologischer Reaktionsabläufe entscheidende Unterschiede zwischen verschiedenen neuronalen Verbindungsstellen mit cholinerger Übertragung gibt. Am Skelettmuskel z. B. bedecken die Verbindungsstellen einen kleinen und diskreten Anteil der Oberfläche einer einzelnen Faser und sind relativ isoliert von denen an benachbarten Muskelfasern. Im Ganglion cervicale superius sind ungefähr 100 000 Ganglienzellen auf einem Volumen von wenigen Kubikmillimetern verpackt, und sowohl die präsynaptischen als auch die postsynaptischen neuronalen Fortsätze bilden ein komplexes Netzwerk. Es ist daher zu erwarten, daß spezifische Charakteristika der cholinergen Übertragung sich an verschiedenen Angriffspunkten stark voneinander unterscheiden.

Skelettmuskel Die elektrische Stimulation eines Motoneurons führt im perfundierten Muskel zu einer Freisetzung von ACh. Eine intraarterielle Injektion von ACh induziert eine Muskelkontraktion, die der nach elektrischer Stimulation des Motoneurons ähnlich ist. Die zur Induktion eines EPPs notwendige Menge an ACh (10^{-17} mol) nach mikroiontophoretischen Applikation an einer motorischen Endplatte einer Muskelfaser des Diaphragmas der Ratte entspricht der Menge, die in jeder Muskelfaser nach Stimulation des Nervus phrenicus nachgewiesen werden kann (Krnjevic und Mitchell, 1961).

Trifft ACh auf die sogenannten nikotinischen Rezeptoren auf der externen Oberfläche der postjunktionalen Membran, so kommt es zu einer sofortigen und deutlichen Permeabilitätserhöhung für Kationen. Nach Aktivierung des Rezeptors durch ACh öffnet sich sein intrinsischer Kanal für ungefähr eine Millisekunde. Während dieser Zeitspanne passieren ungefähr 50 000 Na^+-Ionen den Kanal (Katz und Miledi, 1972). Dieser Prozeß ist die Basis für ein lokalisiertes depolarisierendes EPP an der motorischen Endplatte, das dann das muskuläre Aktionspotential triggert. Diese Reaktion wiederum hat eine Kontraktion des Muskels zur Folge. Weitere Details über diese Vorgänge und ihre Modifikationsmöglichkeiten durch Substanzen, die eine neuromuskuläre Blockade verursachen, sind in Kapitel 9 dargestellt.

Nach Durchtrennung oder Degeneration des motorischen Nerven eines Skelettmuskels oder der postganglionären Nervenfaser zu einem autonomen Nervenendorgan kommt es zu einer deutlichen Reduktion der notwendigen Schwellendosis, um eine Reaktion hervorzurufen sowohl für den Transmitter als auch für bestimmte andere Arzneistoffe. Es besteht nun die Situation einer *Denervierung* oder *Hypersensitivität*. Im Skelettmuskel ist diese Veränderung mit einer Ausbreitung der Rezeptormoleküle von der Endplattenregion auf benachbarte Bereiche der sarkoplasmatischen Membran vergesellschaftet. Dies kann eventuell die gesamte Oberfläche der Muskelfaser betreffen. Während des Embryonenstadiums haben Muskelzellen, bevor eine Innervation ausgebildet ist, eine ähnliche uniforme Sensitivität auf Acetylcholin. Somit unterdrückt eine intakte Innervation die Expression des Rezeptors über den Zellkern, der in extrajunktionalen Bereichen der Muskelfaser liegt (Hall und Sanes, 1993).

Endorgane autonomer Nerven Die Stimulation oder Hemmung von Zellen in Endorganen autonomer Nerven wird über eine Aktivierung muskarinischer cholinerger Rezeptoren (siehe unten) verursacht. In diesem Fall ist der Effektor über ein G-Protein mit dem Rezeptor gekoppelt (siehe Kapitel 2). Im Gegensatz zum Skelettmuskel und zu Neuronen haben die glatte Muskel und das kardiale Reizleitungssystem (SA-Knoten, Vorhof, AV-Knoten und His-Purkinje-Fasern) normalerweise eine sowohl elektrische als auch mechanische intrinsische Aktivität, die durch Nervenimpulse modifiziert, aber nicht initiiert wird. Unter basalen Bedingungen kommt es in der glatten Muskulatur zu Depolarisationswellen oder Spikes, die wesentlich langsamer als ein Aktionspotential am Axon einer Nervenzelle oder an der Skelettmuskulatur von Zelle zu Zelle fortlaufen. Die Spikes entstehen offensichtlich durch rhythmische Schwankungen des Ruhemembranpotentials. In der glatten Muskulatur des Intestinums wechselt der Ort einer derartigen Schrittmacheraktivität ständig. Im Herzen aber entstehen spontane Depolarisationen normalerweise nur im Sinusknoten, auch wenn sie unter bestimmten Umständen von jedem Punkt des Reizleitungssystems ausgehen können (siehe Kapitel 35).

Stimuliert man einen isolierten intestinalen Muskel mit ACh (0,1 - 1,0 µM) so kommt es zu einer Abnahme des Ruhepotentials (bzw. das Membranpotential wird weniger negativ) und einer Zunahme der Spike-Frequenz, was mit einem Anstieg der Muskelspannung verbunden ist. Der erste Schritt dieses durch ACh ausgelösten und über muskarinische Rezeptoren vermittelten Effekts ist vermutlich eine partielle Depolarisation der Zellmembran. Dies kommt über eine erhöhte Leitfähigkeit für Natrium und in einigen Fällen für Kalzium zustande. ACh kann aber auch noch an einigen glatten Muskeln eine Kontraktion induzieren, wenn die Membran durch hohe K^+-Konzentrationen komplett depolarisiert wurde, vorausgesetzt, es liegt eine ausreichend hohe Ca^{2+}-Konzentration vor. Somit scheint ACh dazu in der Lage zu sein, entsprechende Ionenflüsse über die Membran zu stimulieren und/oder über eine intrazelluläre Ca^{2+}-Freisetzung eine Kontraktion zu induzieren.

Die Stimulation cholinerger Nervenfasern oder eine direkte Applikation von ACh hat am kardialen Reizleitungssystem, besonders am Sinusknoten und AV-Knoten eine hemmende Wirkung zur Folge, die mit einer Hyperpolarisation der Membran und einer deutlichen Reduktion der Depolarisationsfrequenz einher geht. Diese Effekte sind jedenfalls zum Teil Folge eines selektiven Anstiegs der Leitfähigkeit für K^+ (Hille, 1992).

Autonome Ganglien Die grundlegenden Abläufe einer cholinergen Übertragung von Nervenimpulsen in autonomen Ganglien sind denen bei Übertragungsvorgängen an neuromuskulären Endplatten des Skelettmuskels gleich. Ganglienzellen können durch Injektion sehr kleiner Mengen von Acetylcholin entladen werden. Die initiale Depolarisation resultiert aus einer Aktivierung nikotinischer cholinerger Rezeptoren, die Liganden abhängige Kationenkanäle darstellen und Eigenschaften haben, die denen an neuromuskulären Verbindungsstellen vorkommenden Rezeptoren ähnlich sind.

Die Übertragung neuronaler Impulse in Ganglien ist ein hoch komplexer Mechanismus. Mehrere sekundäre Transmitter oder modulatorische Substanzen verstärken oder schwächen die Sensitivität einer postganglionären Zelle auf ACh. Diese Sensitivität scheint mit dem Membranpotential postsynaptischer Perikaryen oder ihrer Dendritenäste in Zusammenhang zu stehen. Die Übertragung neuronaler Impulse in Ganglien wird in Kapitel 9 detaillierter dargestellt.

Wirkung von Acetylcholin auf präjunktionale Angriffspunkte Die mögliche Beteiligung präjunktionaler cholinozeptiver Strukturen bei cholinerger als auch nichtcholinerger Übertragung von Nervenimpulsen und an der Wirkung verschiedener Arzneistoffe hat viel Aufmerksamkeit gefunden. Obwohl eine cholinerge Innervation von Blutgefäßen in nur begrenztem Ausmaße vorkommt, scheint es an sympathischen vasokonstriktorischen Nerven präjunktionale cholinerg muskarinische Rezeptoren zu geben (Steinsland et al., 1973). Ihre physiologische Rolle ist nicht geklärt, aber ihre Aktivierung verursacht eine Hemmung der neuronal vermittelten Noradrenalinfreisetzung (siehe Kapitel 7). Da ACh schnell durch lokale und zirkulierende Esterasen hydrolysiert wird, ist es unwahrscheinlich, daß es wie Adrenalin als zirkulierendes Hormon eine Rolle spielt.

Eine durch Cholinester induzierte Vasodilatation hat vielerlei Ursachen. Hiezu gehören präjunktionale inhibitorische Synapsen auf sympathischen Nervenfasern und hemmende cholinerge Rezeptoren in der Gefäßmuskulatur, die nicht innerviert ist. Eine vasodilatierende Wirkung von ACh an isolierten Gefäßen hat ein intaktes Endothel zur Voraussetzung. Eine Aktivierung muskarinischer Rezeptoren führt nämlich zur Freisetzung einer vasodilatierenden Substanz (endothelium derived relaxing factor, EDRF oder Stickoxid, NO), die zur glatten Gefäßmuskulatur diffundieren kann und dort eine Relaxation induziert (siehe unten, siehe auch Furchgott, 1984).

Cholinozeptoren und Signaltransduktion Sir Henry Dale bemerkte, daß verschiedene Ester des Cholins eine Reaktion auslösten, die der von Nikotin oder Muskarin, abhängig von der pharmakologischen Zubereitung, gleich war (Dale, 1914). Genauso konnte an den Organen, die von dem kraniosakralen Anteil des autonomen Nervensystems innerviert werden, ein Zusammenhang zwischen den Muskarineffekten und den Reaktionen einer Nervenstimulation beobachtet werden. So vermutete Dale, daß ACh ein Neurotransmitter autonomer Nerven ist. Er bemerkte weiterhin, daß diese Substanz zwei verschiedene Effekte hat, die er nikotinische Wirkung (*nikotinisch*) und muskarinische Wirkung (*muskarinisch*) nannte.

Die Fähigkeit von Tubocurarin und Atropin, jeweils die nikotinischen und muskarinischen Effekte von ACh zu hemmen, war ein weiterer Hinweis für die Existenz zweier unterschiedlicher Cholinozeptoren. Obwohl Dale nur Zugang zu den ungereinigten pflanzlichen Alkaloiden von *Amanita muscaria* und *Nicotiana tabacum* hatte und deren Struktur bis dahin unbekannt war, wurde diese Klassifikation als primäre Unterteilung beibehalten. So hat sie auch die Entdeckung mehrerer definierter Untergruppen nikotinischer und muskarinischer Rezeptoren überdauert.

Obwohl ACh und verschiedene andere Verbindungen sowohl nikotinische als auch muskarinische Rezeptoren stimulieren können, gibt es eine große Anzahl anderer Agonisten und Antagonisten, die selektiv an einem der beiden hauptsächlichen Rezeptortypen wirken, was ihre sehr unterschiedlichen Eigenschaften hervorhebt. ACh selbst ist ein sehr variables Molekül, und indirekte Hinweise lassen vermuten, daß die Konformation des Neurotransmitters bei der Bindung an nikotinische oder muskarinische Rezeptoren unterschiedlich ist.

Nikotinische Rezeptoren sind ligandenabhängige Ionenkanäle, und ihre Aktivierung hat immer eine rasche (Millisekunden) Permeabilitätserhöhung der Zelle für Na^+ und Ca^{2+} zur Folge. Es kommt konsekutiv zu einer Depolarisation und Exzitation der Zelle. Im Gegensatz dazu gehören muskarinische Rezeptoren der sogenannten G-Protein-gekoppelten Rezeptorfamilie an. Reaktionen auf muskarinische Agonisten laufen langsamer ab. Sie können entweder exzitatorisch oder inhibitorisch sein und sind nicht notwendigerweise an eine Veränderung der Ionenpermeabilität gebunden.

Die Primärstrukturen verschiedener Spezies nikotinischer (Numa et al., 1983) und muskarinischer (Kubo et al., 1986) Rezeptoren konnten von der Sequenz ihrer jeweiligen Gene abgeleitet werden. Daß diese beiden Rezeptortypen zu zwei unterschiedlichen Proteinfamilien gehören ist nicht überraschend, wenn man retrospektiv ihre spezifischen chemischen Unterschiede und unterschiedlichen Funktionen betrachtet.

Die nikotinischen Rezeptoren kommen als pentamere Anordnungen in einer bis vier verschiedenen Untereinheiten vor, die in ihrer Sequenz homolog sind. Die unterschiedlichen Untereinheiten sind so angeordnet, daß sie nach innen einen Kanal bilden. Eine mit α bezeichnete Untereinheit kommt in mindestens zwei Kopien vor und an der Berührungstelle dieser α-Untereinheit mit einer benachbarten Untereinheit werden die vielen Bindungsstellen für ACh gebildet. Jede der Untereinheiten durchstößt die Membran mehrfach. Durch jeweils eine α-helikale membrandurchziehende Sequenz jeder Untereinheit wird das Kanalbündel gebildet (Changeux, 1993, siehe Kapitel 9 und 12).

Muskarinische Rezeptoren gehören zu der Superfamilie von Rezeptorproteinen, deren Funktion durch eine Interaktion mit G-Proteinen zustande kommt. Die einer Kopplung von muskarinischen Rezeptoren an G-Proteine zugrundeliegenden Mechanismen, und die Charakteristika der Strukturen, die die Liganden binden können, werden im Kapitel 2 und 7 beschrieben.

Untergruppen nikotinischer Rezeptoren Aufgrund der unterschiedlichen Effekte von bestimmten

Agonisten und Antagonisten, die am nikotinischen Rezeptor der Skelettmuskulatur und an Ganglien wirken, war schon früh abzuleiten, daß nicht alle nikotinischen Rezeptoren gleich sein können. Die Heterogenität dieser Rezeptorklasse konnte anhand von molekularen Klonierungstechniken aufgedeckt werden. So hat z. B. der muskuläre Rezeptor vier verschiedene Untereinheiten in einem pentameren Komplex ($\alpha_2\beta\delta\gamma$ oder $\alpha_2\beta\delta\epsilon$). Bei Embryonen oder an denervierten Muskelzellen wird hauptsächlich die γ-Untereinheit gefunden. Diese wird in einem erwachsenen Organismus und am innervierten Muskel durch die β-Untereinheit ersetzt. Diese molekularen Unterschiede sind Ursache für leichte Abweichungen in der Selektivität der Rezeptoren für verschiedene Liganden. Eine größere Bedeutung könnten die verschiedenen Rezeptoruntereinheiten jedoch auch für die Exprimierungsrate des Rezeptors oder seiner Gewebelokalisation haben. Im ZNS kommen nikotinische Rezeptoren ebenfalls als pentamere Moleküle vor. Aufgrund der Unterschiede zwischen neuronalen nikotinischen Rezeptoruntereinheiten sind diese in α- und β-Untereinheiten eingeteilt worden. Das Nervensystem des Säugetiers hat acht α-Untereinheiten (α_2-α_9) und vier β-Untereinheiten (β_2-β_5). Wenn auch nicht alle Kombinationen der α- und β-Untereinheiten eine funktionelle Bedeutung haben, ergeben die Kombinationen aus α- und β-Untereinheiten eine genügend große Gruppe funktioneller Rezeptoren, als daß alle Subtypen unter einer pharmakologischen Klassifizierung zusammengefaßt werden könnten. Die Unterschiede zwischen den pharmakologischen Rezeptoren sind in Tabelle 6.2 aufgelistet. Struktur, Funktion und Untergruppen nikotinischer Rezeptoren werden detailliert in Kapitel 9 beschrieben.

Untergruppen muskarinischer Rezeptoren Anhand molekularer Klonierungstechniken sind fünf Untergruppen muskarinischer Cholinozeptoren ermittelt worde. Ähnlich der verschiedenen nikotinischen Rezeptoren sind diese Untergruppen unterschiedlich anatomisch lokalisiert und haben unterschiedliche chemische Eigenschaften. Anders als nikotinische Rezeptoren vermitteln muskarinische Rezeptoren ihren Effekt über zwei unterschiedliche Signaltransduktionssysteme, an denen verschiedene Second messenger beteiligt sind (siehe unten und Tabelle 6.2)

Bis zur Untersuchung der pharmakologischen Eigenschaften von Pirenzepin in den späten siebziger Jahren war nicht bekannt, daß unterschiedliche muskarinische Rezeptoren existieren. Unter der großen Anzahl muskarinischer Antagonisten, die über Jahrzehnte untersucht wurden, hatte Pirenzepin als einzige Substanz eine hemmende Wirkung auf die Sekretion der Magensäure, und zwar in Konzentrationen, in denen andere Effekte muskarinischer Agonisten noch unbeeinflußt blieben. Diese Beobachtung und nachfolgende Untersuchungen mit anderen Agonisten und Antagonisten, gefolgt von einem raschen Fortschritt bei der Klonierung von cDNA, die für muskarinische Rezeptoren kodiert, hat zur Identifizierung von fünf verschiedenen Untergruppen muskarinischer Rezeptoren geführt. Basierend auf pharmakologischen Eigenschaften sind sie mit M_1 bis M_5 bezeichnet worden. Diese Klassifizierung korreliert mit der Einteilung von m_1 bis m_5, die durch molekulare Klonierungstechniken vorgenommen wurde (Bonner 1989, siehe auch Kapitel 7).

M_1-Rezeptoren kommen in Ganglien und verschiedenen sekretorischen Drüsen vor. M_2-Rezeptoren kommen hauptsächlich am Myokard vor, können aber auch in der glatten Muskulatur gefunden werden. M_3- und M_4-Rezeptoren sind in der glatten Muskulatur und in sekretorischen Drüsen lokalisiert. Alle fünf Untergruppen kommen auch im ZNS vor. Verschiedene Gewebe können auch unterschiedliche Untergruppen muskarinischer Rezeptoren enthalten. Die Komplexität der muskarinischen Übertragung neuronaler Impulse vergrößert sich noch durch die Anwesenheit parasympathischer Ganglien im Gewebe.

Die basalen Effekte muskarinischer Rezeptoren werden durch eine Wechselwirkung mit Molekülen der Familie der G-Proteine und damit über G-Protein-induzierte Veränderungen der Funktion bestimmter membrangebundener Effektormoleküle vermittelt. Die Untergruppen M_1, M_3 und M_5 aktivieren das G-Protein $G_{q/11}$, das die Aktivität der Phospholipase C stimuliert. Dies resultiert in einer sofortigen Hydrolyse von Phosphatidylinositol-Polyphosphaten (die Bestandteil der Plasmamembran sind) zu Inositol-Polyphosphaten. Einige Isomere der Inositol-Polyphosphate (hauptsächlich Inositol-1,4,5-Triphosphat) induzieren eine intrazelluläre Ca^{2+}-Freisetzung aus Speichern des endoplasmatischen Retikulums. Hierüber vermitteln diese Rezeptoren Ca^{2+}-abhängige Phänomene wie die Kontraktion der glatten Muskulatur oder eine Sekretion (siehe Kapitel 2, siehe auch Berridge, 1993). Das zweite Produkt der von der Phospholipase C katalysierten Reaktion, Diacylglycerol, aktiviert die Proteinkinase (in Verbindung mit Ca^{2+}). Dieser Reaktionsweg innerhalb der Signaltransduktion spielt eine Rolle bei der Modulation der Funktion und in einer späteren Phase der funktionellen Reaktion (Nishizuka, 1992; Tanaka und Nishizuka, 1994).

Ein zweiter Signaltransduktionsweg, über den eine Reaktion muskarinischer Agonisten vermittelt wird, wird über eine Stimulation von M_2- und M_2-Rezeptoren aktiviert. Diese Rezeptoren interagieren mit bestimmten G-Proteinen (im einzelnen mit G_i und G_o). Dieses führt zu einer Hemmung der Adenylatcyclase, einer Aktivierung rezeptorabhängiger K^+-Kanäle (z. B. am Herzen) und in bestimmten Zellen zu einer Unterdrückung der Aktivität spannungsabhängiger Ca^{2+}-Kanäle (siehe Kapitel 2). Die funktionelle Bedeutung derartiger Effekte ist besonders im Myokard deutlich, wo negativ chronotrope und inotrope Effekte von Acetylcholin durch eine Hemmung der Adenylatcyclase und eine Aktivierung der Leitfähigkeit für K^+ zustande kommen.

Andere zelluläre Reaktionen wie die Freisetzung von Arachidonsäure oder eine Aktivierung der Guanylatcyclase können ebenfalls durch eine Aktivierung muskarinischer Rezeptoren vermittelt sein. Typischerweise laufen derartige Reaktionen jedoch sekundär nach der Synthese anderer Mediatoren ab.

Adrenerge Transmission und Übertragung

Unter dieser Überschrift werden Noradrenalin, der Transmitter der meisten sympathischen postganglionären Nervenfasern und bestimmter Bereiche des ZNS, *Dopamin*, hauptsächlicher Transmitter des extrapyramidalen Systems bei Säugern und mehrerer mesokortikaler und mesolimbischer neuronaler Signalwege als auch Adrenalin, hauptsächliches Hormon des Nebennierenmarks, zusammengefaßt.

In den letzten Jahren hat sich viel Information über Katecholamine und verwandte Substanzen angesammelt,

Tabelle 6.2 Charakteristika der Subtypen der Cholinozeptoren*

REZEPTOR	AGONISTEN	ANTAGONISTEN	GEWEBE	REAKTIONEN	MOLEKULARER MECHANISMUS
Nikotinisch Muskel (N_M)	Phenyltrimethyl-ammonium	Tubocurarin Elapid α-Neurotoxine (α-Bungarotoxin)	neuromuskuläre Endplatte	Depolarisation der Endplatte, Kontraktion des Skelettmuskels	Öffnen von Kationen-Kanälen an N_M-Rezeptoren. Zusammensetzung aus: $α_1$, $β_1$, $δ$, $γ$ oder $ε$?
neuronal (N_N)	Dimethylphenyl-piperazin Zytisin, Epibatidin[1]	Trimethaphan	autonome Ganglien	Depolarisation und Aktivierung postganglionärer Neurone	Öffnen von Kationen-Kanälen in N_N-Rezeptoren. Zusammensetzung aus: $α_2$ bis $α_9$, $β_2$ bis $β_4$
			Nebennierenmark	Sekretion von Katecholaminen	
			ZNS	nicht definiert	
Muskarinisch M_1	Oxotremorin McN-A-343[1]	Atropin Pirenzepin[1]	autonome Ganglien	Depolarisation (spätes EPSP)	Stimulation der PLC über $G_{q/11}$ mit Bildung von IP_3 und DAG, Erhöhung der intrazellulären Ca^{2+}-Konzentration
			ZNS	nicht definiert	
M_2	–	AF-DX 116[1]	Herz Sinusknoten	verlangsamte spontane Depolarisation; Hyperpolarisation	Aktivierung von K^+-Kanälen durch $βγ$-Untereinheiten von G_i; Hemmung der Adenylatcyclase über G_i
			Vorhof	verkürzte Aktionspotentialdauer; verminderte Kontraktionskraft	
			AV-Knoten	verminderte Überleitungsgeschwindigkeit	
			Ventrikel	leichte Minderung der Kontraktionskraft	
M_3	–	Hexahydro-siladifenidol[1]	glatte Muskulatur	Kontraktion[3]	ähnlich wie M_2
			sekretorische Drüsen	vermehrte Sekretion	
M_4	–	Himbacin	–	–	ähnlich wie M_2
M_5	–	–	–	–	ähnlich wie M_1

* Abkürzungen: Exzitatorisches postsynaptisches Potential: EPSP; Phospholipase C: PLC; Inositol-1,4,5-triphosphat: IP_3; Diacylglycerol: DAG.
[1] Bezeichnet Substanzen mit höherer Selektivität.
[2] Im ZNS sind alle bekannten Untergruppen der muskarinischen Rezeptoren vorhanden.
[3] An Sphinkteren des harnableitenden Systems und im Gastrointestinaltrakt kommt es zur Relaxation. Dies könnte jedoch Folge einer Freisetzung von Peptiden aus intrinsischen Ganglien oder parasympathischen Nerven sein. Eine Vasodilatation ist Folge der Freisetzung von Substanzen aus dem Endothel.

teilweise aufgrund der Bedeutung von Wechselwirkungen zwischen endogenen Katecholaminen und zahlreichen Arzneistoffen, die zur Behandlung der Hypertonie, psychischer Erkrankungen und zahlreicher anderer Krankheiten angewandt werden. Die Details dieser Wechselwirkungen und der eigentlichen pharmakologischen Eigenschaften sympathomimetischer Amine sind in nachfolgenden Kapiteln zu finden. Die grundlegenden physiologischen, biochemischen und pharmakologischen Merkmale werden in diesem Kapitel abgehandelt.

Synthese, Speicherung und Freisetzung von Katecholaminen *Synthese* Die Synthese von Adrenalin aus Tyrosin wie in Abbildung 6.3 dargestellt, wurde 1939 von Blaschko erarbeitet. Die beteiligten Enzyme wurden identifiziert, geklont und charakterisiert (Nagatsu, 1991). Es ist wichtig zu betonen, daß diese Enzyme nicht vollständig spezifisch sind. Folglich haben sie auch auf andere endogene Substanzen und auf bestimmte Arzneistoffe ähnliche Wirkungen. So entsteht z. B. 5-Hydroxytryptamin (5-HT, Serotonin) über die Aromatische-l-Aminosäure-Decarboxylase (oder Dopadecarboxylase) aus 5-Hydroxy-l-Tryptophan. Die Dopadecarboxylase überführt ebenfalls Dopa in Dopamin und Methyldopa wird zu α-Methyldopamin, das wiederum durch die Dopamin-β-Hydroxylase in den falschen Transmitter α-Methylnoradrenalin umgewandelt wird.

Die Hydroxylierung von Tyrosin wird generell als der limitierende Schritt der Katecholamin-Biosynthese angesehen (Zigmond et al., 1989). Die Tyrosinhydroxylase wird nach Stimulation eines adrenergen Nerven oder des Nebennierenmarks aktiviert. Das Enzym ist Substrat der cAMP-abhängigen und Ca^{2+}-calmodulinsensitiven Proteinkinase und der Proteinkinase C. Die durch eine Kinase katalysierte Phosphorylierung kann mit einer erhöhten Hydroxylaseaktivität vergesellschaftet sein (Zigmond et al., 1989; Daubner et al., 1992). Dies ist ein wichtiger Mechanismus einer akuten Steigerung der Katecholaminbiosynthese als Reaktion auf verstärkte Nervenstimulation. Diese beiden Mechanismen tragen außerdem dazu bei, daß der Katecholamingehalt nach vermehrter Freisetzung des Transmitters aufrecht erhalten wird. Außerdem ist die Tyrosinhydroxylase Ziel eines Feedback-Mechanismus für Katecholamine.

Gegenwärtige Kenntnisse von den Synthesemechanismen auf zellulärer Ebene sowie der Speicherung und Freisetzung von Katecholaminen stammen aus Untersuchungen an sowohl adrenerg innervierten Organen als auch Nebennierenmarksgewebe. Nahezu der gesamte Noradrenalingehalt der zuvor genannten Organe ist auf postganglionäre sympathische Fasern beschränkt. Innerhalb von einigen Tagen ist es nicht mehr nachweisbar, wenn man die Nerven durchtrennt. Im Nebennierenmark werden Katecholamine in chromaffinen Granula gespeichert (Winkler et al., 1986). Diese Vesikel enthalten extrem hohe Konzentrationen an Katecholaminen (ungefähr 21% des Trockengewichtes), Ascorbinsäure und ATP wie auch spezifische Proteine wie Chromaganin, das Enzym Dopamin-β-Hydroxylase (DBH) und Peptide einschließlich Enkephalin und Neuropeptid Y. In sympathischen Nervenendigungen befinden sich zwei unterschiedliche Arten Speichervesikel: Große dichte Kernvesikel, die mit chromaffinen Granula korrespondieren und kleine dichte Kernvesikel, die Noradrenalin, ATP und die membrangebundene Dopamin-β-Hydroxylase enthalten.

Die Hauptcharakteristika der Synthese, Speicherung und Freisetzung von Katecholaminen sowie entsprechende Modifikationen durch Arzneistoffe sind in Abbildung 6.4 zusammengefaßt. Im Fall der adrenergen Neurone werden die an der Synthese von Noradrenalin beteiligten Enzyme in den Perikaryen der Neurone synthetisiert und entlang der Axone bis zu ihrem Ende transportiert. Im Verlauf der Synthese (siehe Abbildung 6.3) findet die Hydroxylierung von Tyrosin zu Dopa und die Decarboxylierung von Dopa zu Dopamin im Zytoplasma statt. Ungefähr die Hälfte des im Zytoplasma synthetisierten Dopamins wird dann aktiv in die DBH-reichen Speichervesikel aufgenommen, wo es dann zu Noradrenalin umgewandelt wird. Das übrige Dopamin, das nicht in die Vesikel mit aufgenommen wird, wird zu 3,4-Dihydroxyphenylessigsäure (DOPAC) desaminiert und anschließend zu Homovanillinmandelsäure (HVA) O-methyliert. Das Nebennierenmark hat zwei unterschiedliche katecholaminhaltige Zellarten: solche, die Noradrenalin enthalten und solche, die primär Adrenalin gespeichert haben. Letztere Zellpopulation enthält das

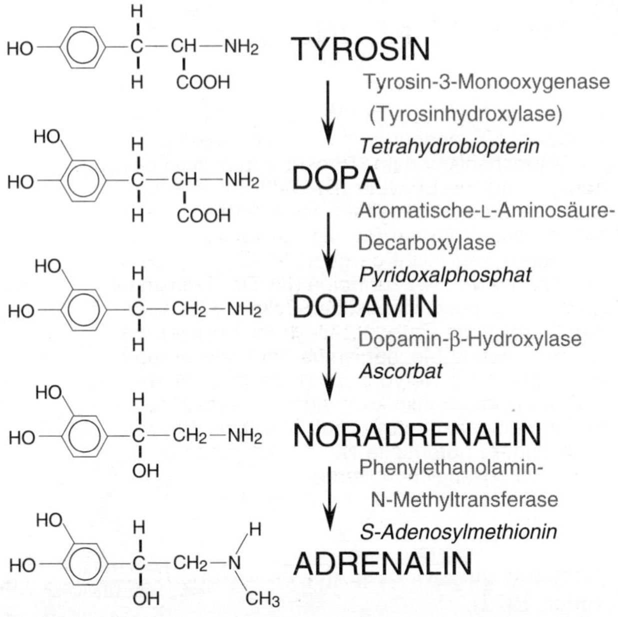

Abbildung 6.3 Enzymatische Syntheseschritte von Dopamin, Noradrenalin und Adrenalin. Die beteiligten Enzyme sind blau dargestellt, essentielle Kofaktoren kursiv. Der letzte Syntheseschritt findet nur im Nebennierenmark und in einigen adrenalinhaltigen neuronalen Strukturen des Hirnstamms statt.

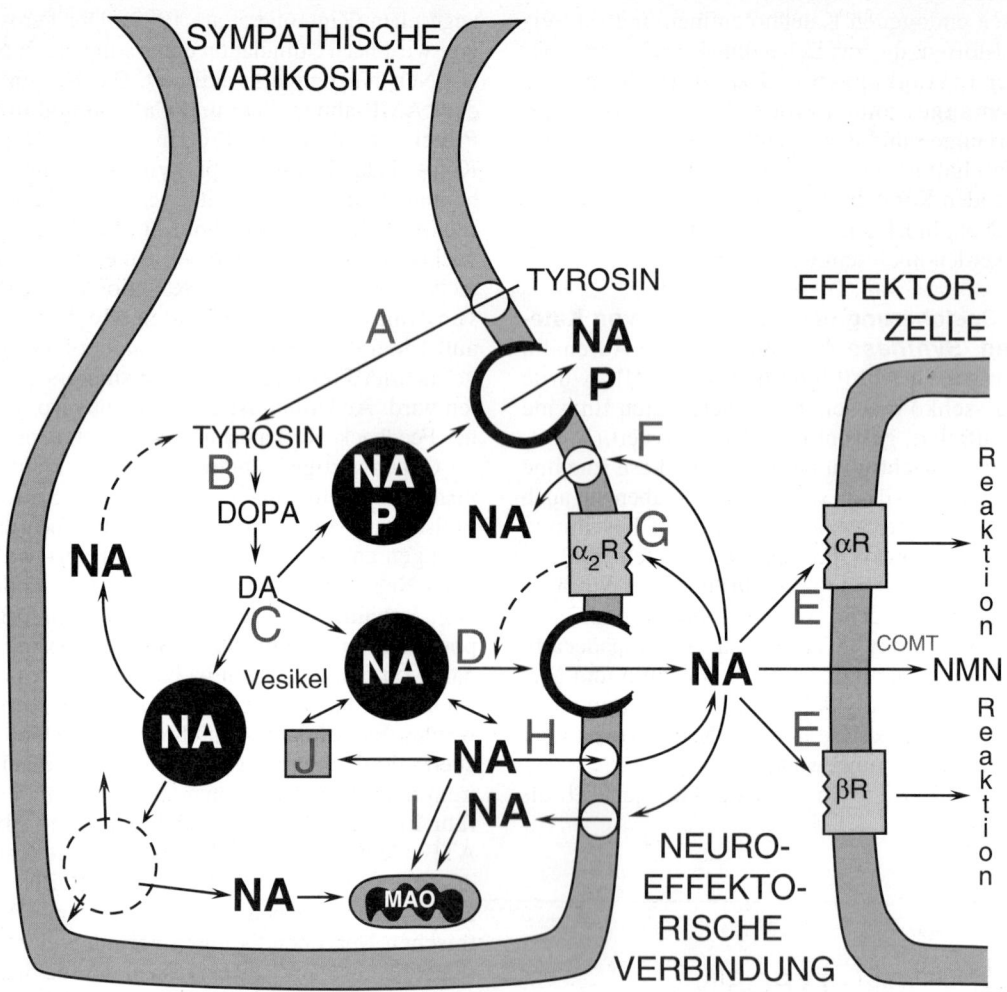

Abbildung 6.4 Angriffspunkte von Arzneistoffen innerhalb der Synthese, der Wirkung und dem Metabolismus von Noradrenalin an sympathischen Neuroeffektor-Verbindungen. In diesem Modell einer sympathischen Neuroeffektor-Verbindung laufen folgende Mechanismen ab. Tyrosin wird aktiv in das Axoplasma transportiert (A) und wird dann über zytoplasmatische Enzyme (B) erst zu DOPA und dann zu Dopamin (DA) umgewandelt. Dopamin wird in Vesikel der Varikosität transportiert, wo dann die Synthese und Speicherung von Noradrenalin (NA) stattfindet (C). Im Rahmen eines Aktionspotentials kommt es zu einem Ca^{2+}-Einstrom in die Nervenendigung (nicht dargestellt). Dies hat eine Fusion der Vesikel mit der Plasmamembran und eine Exozytose von NA zur Folge (D). Der Transmitter aktiviert dann α- und β-Adrenozeptoren an der Membran der postsynaptischen Zelle (E). In diese Zelle gelangtes NA (*uptake-2*), wird vermutlich schnell durch die Catechol-O-Methyltransferase (COMT) zu Normetanephrin (NMN) abgebaut. Der entscheidende Mechanismus der Inaktivierung von NA im synaptischen Spalt ist die aktive Wiederaufnahme in die Nervenzelle (*uptake-1*) und ihre Speichervesikel (F). Das im synaptischen Spalt befindliche Noradrenalin kann auch präsynaptische $α_2$-Adrenozeptoren aktivieren (G) und zu einer Hemmung der exozytotischen Noradrenalinfreisetzung beitragen (gestrichelte Linie). Es können auch andere potentielle Neurotransmitter [z. B. ATP und Peptide (P)] in den gleichen oder in anderen Vesikeln gespeichert werden.

Enzym Phenylethanolamin-N-Methyltransferase. In diesen Zellen verläßt das in den Granula gebildet Noradrenalin diese zellulären Strukturen vermutlich per diffusionem und wird im Zytoplasma zu Adrenalin methyliert. Adrenalin wird dann erneut in die chromaffinen Granula aufgenommen, wo es bis zu seiner Freisetzung gespeichert vorliegt. Bei erwachsenen Individuen macht Adrenalin 80% des Katecholamingehaltes des Nebennierenmarks aus, während der Rest Noradrenalin ist (von Euler, 1972).

Einer der hauptsächlichen Kontrollfaktoren der Adrenalinsynthese und so der bei einer Freisetzung aus dem Nebennierenmark verfügbaren gespeicherten Menge ist die Konzentration an freigesetzten Glukokortikoiden aus der Nebennierenrinde. Diese Hormone werden in hoher Konzentration durch das portale Gefäßsystem der Nebenniere direkt zu den chromaffinen Zellen des Nebennierenmarks transportiert, wo sie die Synthese der Phenyl-Ethanolamin-N-Methyltransferase induzieren (siehe Abbildung 6.3). Es wird aber auch die Aktivität sowohl der Tyrosinhydroxylase als auch der DBH im Nebennierenmark stimuliert (Carroll et al., 1991; Viskupic et al., 1994). So führt jede Streßsituation, die lange genug anhält, um eine vermehrte Sekretion von Kortikotropin zu induzieren, zu einer Freisetzung entsprechender Hormone aus der Nebennierenrinde (hauptsächlich Kortisol) als auch des Nebennierenmarks (Adrenalin).

Dieser Zusammenhang ist nur bei bestimmten Säugetieren zu beobachten. Dazu gehört jedoch auch der Mensch, bei dem die chromaffinen Zellen des Nebennierenmarks vollständig von den steroidsezernierenden Zellen der Rinde umhüllt sind. Beim Hundshai z. B., bei dem die chromaffinen Zellen und Steroid sezernierende Zellen unabhängig voneinander in nicht zusammenhängenden Drüsen lokalisiert sind, wird kein Adrenalin gebildet.

Zusätzlich zu der oben erwähnten Neusynthese existiert ein zweiter Mechanismus, der für die Wiederauffüllung des gespeicherten Noradrenalins in den terminalen Abschnitten der adrenergen Nervenfasern verantwortlich ist. Es ist die Wiederaufnahme des zuvor in die extrazelluläre Flüssigkeit freigesetzten Noradrenalins über einen aktiven Transport. Dieser Prozeß ist in den meisten Organen für die Beendigung der durch adrenerge Nervenimpulse induzierten Effekte verantwortlich. An Blutgefäßen und in Geweben mit einem breiten synaptischen Spalt ist die Wiederaufnahme von freigesetztem Noradrenalin weniger bedeutend. An diesen Stellen wird ein relativ großer Anteil des freigesetzten Neurotransmitters durch eine extraneurale Aufnahme (siehe unten) in Kombination mit einem enzymatischen Abbau und Diffusion inaktiviert. Um eine Wiederaufnahme von Noradrenalin in adrenerge Nervenendigungen und eine Aufrechterhaltung des Konzentrationsgradienten für Noradrenalin innerhalb der Vesikel aufrecht zu erhalten, sind mindestens zwei verschiedene carrierabhängige Transportsysteme involviert: einer für den Transport aus der extrazellulären Flüssigkeit über die axoplasmatische Membran in das Zytoplasma und der andere für die Aufnahme in die Speichervesikel aus dem Zytoplasma.

Speicherung von Katecholaminen Damit eine kontrollierte Freisetzung gewährleistet ist, sind Katecholamine in Vesikeln gespeichert. Durch diese Speicherung wird eine intraneurale Metabolisierung dieser Transmitter und eine Diffusion aus der Zelle heraus in die extrazelluläre Flüssigkeit verhindert. Der Amintransport wurde bereits ausgiebig beschrieben (Schuldiner, 1994). Die Aufnahme von Katecholaminen und ATP in isolierte chromaffine Granula scheint vom pH und von einem Potentialgradienten abhängig zu sein, der durch eine ATP-abhängige Protonentranslokase aufrecht gehalten wird (Winkler et al., 1986). Für jedes aufgenommene Aminmolekül werden zwei H^+-Ionen ausgeschleust (Brownstein und Hoffman, 1994). Diese Transporter von Monoaminen sind relativ unspezifisch und fähig z. B. Dopamin, Noradrenalin, Adrenalin und Serotonin zu transportieren. Auch Meta-Iodbencylguanidin, das klinisch zur Diagnose von Tumoren aus chromaffinen Zellen genutzt wird, ist ein Substrat dieses Transportsystems (Schuldiner, 1994). Reserpin ist ein Arzneistoff, der den Monoamintransport in diese Vesikel hemmt. Über diesen Mechanismus kommt es letztendlich zu einer Entleerung von Katecholaminen innerhalb der sympathischen Nervenendigungen und dem Hirngewebe. Anhand molekularer Klonierungstechniken sind einige an diesem Transportmechanismus beteiligte cDNAs identifiziert worden. Diese cDNAs verschlüsseln Proteine mit zwölf vermeintlichen transmembranösen Domänen, die strukturelle Homologien zu anderen Transportproteinen aufweisen wie z. B. bakteriellen Transportsystemen, die an einer Resistenzentwicklung gegenüber Arzneistoffen beteiligt sind (Schuldiner, 1994).

Werden Katecholamine wie Noradrenalin in die Blutbahn von Versuchstieren injiziert, so reichern sie sich schnell in Geweben mit ausgeprägter sympathischer Innervation wie z. B. dem Herzen und der Milz an. Markierte Katecholamine werden in sympathischen Nervenendigungen konzentriert, und die Aufnahme in das Gewebe verschwindet nach Denervierung (Übersicht bei Brownstein und Hoffman, 1994). Diese und andere Hinweise deuten darauf hin, daß in der Plasmamembran sympathischer Neurone Transportsysteme vorhanden sind, die dazu in der Lage sind, Katecholamine aufzunehmen. Der Amintransport durch die Axoplasmamembran ist Na^+-abhängig und kann selektiv durch verschiedene Arzneistoffe gehemmt werden. Dazu gehören Kokain und trizyklische Antidepressiva wie z. B. Imipramin. Dieses Transportsystem hat eine hohe Affinität für Noradrenalin und eine etwas geringere Affinität für Adrenalin. Der synthetische β-Adrenozeptor-Agonist, Isoproterenol ist jedoch kein Substrat dieses Systems. Der neuronale Aufnahmeprozeß wurde als *uptake-1* bezeichnet (Iversen, 1975). Durch eine Isolierung von Proteinen und anhand von Klonierungstechniken mit Proteinexpression ist eine Anzahl an hochspezifischen Transportproteinen für Neurotransmitter identifiziert worden. So sind z. B. Transportproteine mit hoher Affinität für Dopamin, Noradrenalin, Serotonin und mehrere Aminosäuretransmitter identifiziert worden (Amara und Kuhar, 1993; Brownstein und Hoffman, 1994). Diese Transportproteine gehören zu einer großen Proteinfamilie, die gemeinsame strukturelle Charakteristika haben, besonders die vermeintlichen zwölf transmembranösen Helices. Die Transportproteine der Plasmamembran scheinen für eine Aufnahme in die Vesikel eine Substratspezifität zu besitzen. Tatsächlich können diese Transportsysteme als Ziel („Rezeptoren") für spezifische Arzneistoffe wie Kokain (Dopamintransport) oder Fluoxetin (Serotonintransport) angesehen werden.

Bestimmte sympathomimetische Arzneistoffe (z. B. Ephedrin, Tyramin) haben eine indirekte Wirkung, hauptsächlich über eine Verdrängung von Noradrenalin aus Speicherplätzen und Bindungsstellen der Nervenendigungen in die extrazelluläre Flüssigkeit, wodurch der freigesetzte endogene Transmitter an Rezeptoren der Effektorzelle angreifen kann. Der Wirkmechanismus, über den indirekt sympathomimetisch wirkende Amine Noradrenalin aus den Nervenendigungen freisetzen, ist sehr komplex. All diese Substanzen sind Substrat des Transportmechanismus *uptake-1*. Nach ihrem Transport über die neuronale Membran und ihrer Freisetzung in das Axoplasma stellen sie an der inneren Oberfläche der Membran Carrier für einen Auswärtstransport von Noradrenalin (erleichterte Austauschdiffusion) zur Verfügung. Zusätzlich sind diese Amine dazu in der Lage, das in den Vesikeln gespeicherte Noradrenalin zu mobilisieren, indem sie mit dem Aufnahmemechanismus in die Vesikel kompetitiv in Wechselwirkung treten. Reserpin, eine Substanz, die die Noradrenalin-Speichervesikel entleert, hemmt diesen Aufnahmemechanismus ebenfalls, gelangt aber im Gegensatz zu den indirekt sympathomimetisch wirkenden Aminen durch passive Diffusion über die axonale Membran in die adrenerge Nervenendigung (Bönisch und Trendelenburg, 1988).

Dieser Wirkmechanismus der indirekt sympathomimetischen Amine ist mit dem Phänomen der *Tachyphylaxie* assoziiert. So kommt es z. B. bei einer wiederholten Gabe von Tyramin zu einer rasch abnehmenden Effektivität, wohingegen eine wiederholte Verabreichung von Noradrenalin keine reduzierte Effektivität zur Folge hat, aber die Tachyphylaxie von Tyramin mindert. Obwohl diese Phänomene bisher nicht zufriedenstellend erklärbar sind, sind einige Hypothesen aufgestellt worden. Eine mögliche Erklärung für die Tachyphylaxie von Tyramin und ähnlich wirkender Sympathomimetika ist, daß der Pool des zur Verfügung stehenden Neurotransmitters für eine Verdrängung durch diese Substanzen im Vergleich zur Gesamtmenge an gespeichertem Neurotransmitter in der sympathischen Nervenendigung relativ klein ist. Von diesem Pool wird angenommen, daß er in unmittelbarer Nachbarschaft der Plasmamembran liegt, und daß Noradrenalin aus diesen Vesikeln bei wiederholter Gabe eines weniger potenten Amins durch ein solches ersetzt werden kann. Auf jeden Fall ist eine Neurotransmitterfreisetzung durch Verdrängung nicht mit einer Freisetzung der Dopamin-β-Hydroxylase vergesellschaftet und benötigt kein extrazelluläres Ca^{2+}. Somit kann angenommen werden, daß an diesen Prozessen keine Exozytose beteiligt ist.

Es existiert ebenfalls ein extraneurales Amintransportsystem. Es wird *uptake-2* genannt und hat eine geringe Affinität für Noradrenalin, eine etwas höhere Affinität für Adrenalin und eine noch höhere Affinität für Isoproterenol. Dieser Aufnahmemechanismus ist ubiquitär und kommt in glialen, hepatischen, myokardialen und anderen Zellen vor. Der *uptake-2* wird nicht durch Imipramin oder Kokain gehemmt. Dieser Mechanismus hat vermutlich eine relativ geringe physiologische Bedeutung, es sei denn, der neuronale Aufnahmemechanismus ist blockiert (Iversen,1975; Trendelenburg, 1980). Er könnte jedoch von größerer Relevanz für die Beseitigung zirkulierender Katecholamine sein, als für die Aufnahme von Aminen, die aus adrenergen Nervenendigungen freigesetzt wurden.

Freisetzung von Katecholaminen Die vollständige Reaktionskette, über die Nervenimpulse eine Freisetzung von Noradrenalin aus adrenergen Nervenfasern induzieren, ist nicht bekannt. Im Nebennierenmark ist der auslösende Faktor eine Freisetzung von ACh aus präganglionären Nervenfasern und seine Interaktion mit nikotinischen Rezeptoren auf den chromaffinen Zellen, wodurch an diesen eine lokalisierte Depolarisation induziert wird. Im folgenden kommt es zu Ca^{2+}-Einstrom in diese Zelle. Dies hat eine Freisetzung des Granulainhaltes durch Exozytose zur Folge. Zu den freigesetzten Substanzen gehört Adrenalin, ATP, einige neuroaktive Peptide oder ihre Vorläufer, Chromagranin und DBH (Winkler et al., 1986). Der Einstrom von Ca^{2+} spielt ebenfalls eine essentielle Rolle bei der Kopplung von Nervenimpulsen, einer Membrandepolarisation und einer Öffnung spannungsabhängiger Ca^{2+}-Kanäle mit der Freisetzung von Noradrenalin an adrenergen Nervenendigungen. Eine erhöhte Aktivität des sympathischen Nervensystems ist mit einer erhöhten Konzentration an DBH als auch Chromaganin im zirkulierenden Blutkreislauf vergesellschaftet. Dies stützt die Vermutung, daß an dem Prozeß der Transmitterfreisetzung nach adrenerger Nervenstimulation auch eine Exozytose beteiligt ist.

Adrenerge Fasern sind in der Lage, auch in Phasen anhaltender Stimulation eine Freisetzung von Noradrenalin aufrecht zu halten, ohne daß es dabei zu einer Erschöpfung der Transmitterreserven kommt. Dieses setzt jedoch voraus, daß die Synthese und Aufnahme des Transmitters unbeeinträchtigt ist. Um einem erhöhten Bedarf an Noradrenalin beggegnen zu können, müssen regulatorische Mechanismen aktiviert werden, zu denen auch eine Aktivierung der Tyrosinhydroxylase und Dopamin-β-Hydroxylase gehört (siehe oben).

Beendigung der Wirkung von Katecholaminen Die Aktivität von Noradrenalin und Adrenalin wird beendet durch (1) Wiederaufnahme in Nervenendigungen, (2) Dilution durch Diffusion aus dem synaptischen Spalt und Aufnahme in extraneurale Strukturen und (3) metabolische Transformation. Für die initialen Schritte der metabolischen Transformation von Katecholaminen sind zwei Enzyme wichtig. Die Monoaminooxidase (MAO) und die Catechol-O-Methyltransferase (COMT; siehe Axelrod, 1966; Kopin, 1972). Trotzdem ist erwiesen, daß ein wirksamer und effektiver enzymatischer Stoffwechselweg wie er durch die AChE dargestellt wird im adrenergen Nervensystem fehlt. Die Bedeutung des neuronalen Mechanismus der Wiederaufnahme von Katecholaminen ist an der Tatsache abzuschätzen, daß Hemmer dieses Mechanismus (z. B. Kokain, Imipramin) die Effekte der Neurotransmitter potenzieren. Hemmer der MAO oder COMT haben dagegen nur einen geringen Effekt. Trotzdem werden innerhalb der Nervenendigungen freigesetzte Transmitter durch die MAO metabolisiert. Die COMT spielt hauptsächlich in der Leber bei der Metabolisierung zirkulierender endogener und exogener Katecholamine eine Rolle.

Die MAO und COMT kommen im Organismus einschließlich des Gehirns weit verbreitet vor. Die höchste Konzentration ist jeweils in der Leber und den Nieren zu finden. In adrenergen Neuronen gibt es jedoch nur wenig bis gar keine COMT. Es gibt deutliche Unterschiede bezüglich der zytologischen Lokalisation der beiden Enzyme. Während die MAO hauptsächlich mit der äußeren Oberfläche von Mitochondrien einschließlich der Mitochondrien in adrenergen Nervenenden assoziiert ist, ist die COMT hauptsächlich im Zytoplasma lokalisiert. Diese Faktoren sind wichtig sowohl für die Bestimmung der primären Stoffwechselwege, die durch Katecholamine unter bestimmten Umständen induziert werden, als auch für die Erklärung der Effekte bestimmter Arzneistoffe. Es wurden in stark variierendem Ausmaß in verschiedenen Zellen des ZNS und peripheren Geweben zwei verschiedene Isoenzyme der MAO gefunden. Für beide Isoenzyme sind selektive Inhibitoren verfügbar (siehe Kapitel 9).

Ein Großteil des in die Blutbahn gelangten Adrenalins und Noradrenalins aus dem Nebennierenmark, nach Freisetzung über Exozytose aus adrenergen Nervenfasern oder nach exogener Gabe, wird durch COMT jeweils zu Metanephrin und Normetanephrin methyliert (Abbildung 6.5). Noradrenalin, das durch Arzneistoffe wie Reserpin intraneural freigesetzt wird, wird initial durch die MAO zu 3,4-Dihydroxy-Phenylglykolaldehyd (DOPGAL; siehe Abbildung 6.5) desaminiert. Der Aldehyd wird durch eine Aldehydreduktase zu 3,4-Dihydroxy-phenylethylenglykol (DOPEG) reduziert oder durch eine Aldehyddehydrogenase zu 3,4-Dihydroxymandelsäure (DOMA) oxidiert. 3-Methoxy-4-hydroxymandelsäure (allgemein aber unkorrekterweise Vanillinmandelsäure genannt [VMA]) ist der Hauptmetabolit beim Abbau von Katecholaminen, der im Urin ausgeschieden wird. Das entsprechende Produkt des Dopaminabbaus, das in der Seitenkette keine Hydroxylgruppe enthält, ist Homovanillinsäure. Andere metabolische Reaktionen sind in Abbildung 6.5 beschrieben. Zur Diagnose des Phäochromozytoms, eines katecholaminfreisetzenden Tumors des Nebennierenmarks, ist die Messung der Konzentration von

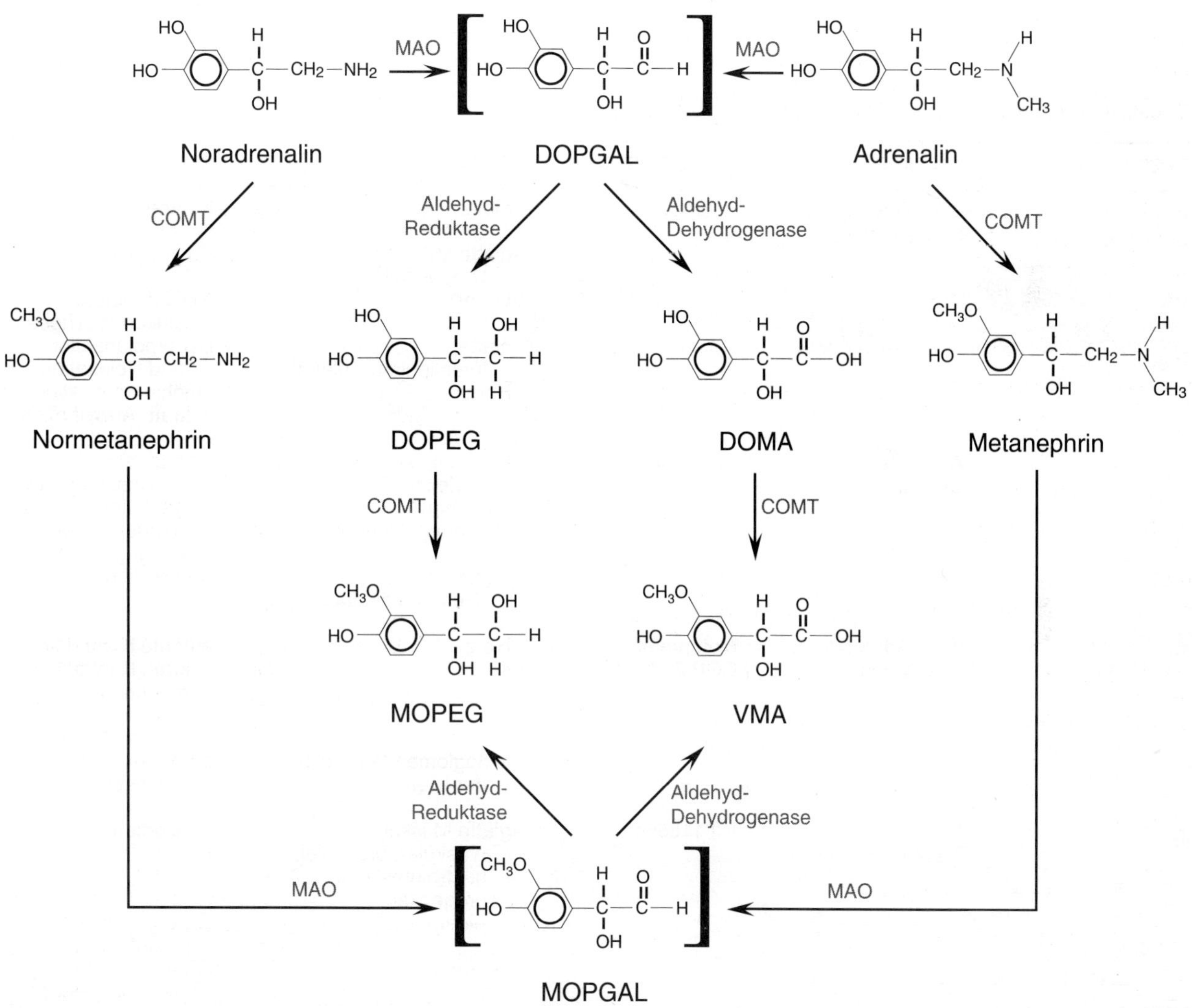

Abbildung 6.5 Metabolisierung von Katecholaminen. Sowohl Noradrenalin als auch Adrenalin werden zunächst über die Monaminoxidase (MAO) zu 3,4-Dihydroxyphenylglykolaldehyd (DOPGAL) abgebaut und dann entweder reduziert zu 3,4-Dihydroxyphenylethylenglykol (DOPEG) oder zu 3,4-Dihydroxymandelsäure (DOMA) oxidiert. Alternativ können die Substanzen durch die Catechol-O-Methyltransferase (COMT) zu jeweils Normetanephrin und Metanephrin methyliert werden. Ein Großteil der Reaktionsprodukte dieser Metabolisierungswege werden dann durch andere Enzyme zu den hauptsächlichen exkretorischen Produkten, 3-Methoxy-4-hydroxyphenylethylenglykol (MOPEG oder MHPG) und 3-Methoxy-4-hydroxymandelsäure (VMA) verstoffwechselt. Frei vorkommendes MOPEG wird größtenteils zu VMA umgewandelt. Glykol und in einigem Ausmaß auch O-methyliertes Amin und die Katecholamine können zu korrespondierenden Sulfaten oder Glukuroniden konjugiert werden (modifiziert nach Axelrod, 1966; und anderen).

Katecholaminen und ihrer Metaboliten im Blut und Urin eine hilfreiche Methode.

Hemmer der MAO (z. B. Pargylin, Nialamid) können im Gehirn und anderen Geweben zu einer erhöhten Konzentration an Noradrenalin, Dopamin und 5-HT führen. Diese Wirkung ist mit einer Vielfalt pharmakologischer Effekte assoziiert. Eine Hemmung der COMT hat keine auffallende pharmakologische Wirkung zur Folge.

Klassifikation der Adrenozeptoren Entscheidend für das Verständnis der auffallend unterschiedlichen Effekte von Katecholaminen und verwandten sympathomimetischen Substanzen sind Kenntnisse über die Klassifikation und die Eigenschaften der verschiedenen Typen der Adrenozeptoren. Die Aufklärung der Charakteristika dieser Rezeptoren und der von ihnen kontrollierten biochemischen und physiologischen Mechanismen hat unser Verständnis von scheinbar widersprüchlichen und variablen Katecholamineffekten in verschiedenen Organen verbessert. Obwohl sie strukturell verwandt sind (siehe unten), regulieren die verschiedenen Adrenozeptoren unterschiedliche physiologische Prozesse, indem sie die Synthese oder die Freisetzung einer Reihe von Second messengern kontrollieren (siehe Tabelle 6.3 und 6.4).

Ahlquist (1948) war der Erste, der davon ausging, daß mehr als nur ein Adrenozeptor existiert. Seine Hypothese basierte auf Untersuchungen über die Fähigkeit von Adrenalin, Noradrenalin und anderen verwandten Substanzen, verschiedene physiologische Prozesse zu regulieren. Es war bekannt, daß diese Substanzen abhän-

Tabelle 6.3 Charakteristika der Untergruppen der Adrenozeptoren[1]

REZEPTOR	AGONISTEN	ANTAGONISTEN	GEWEBE	REAKTIONEN
α_1[2]	Adr $\geq$ NA $\gg$ Iso Phenylephrin	Prazosin	glatte Gefäßmuskulatur	Kontraktion
			glatte Muskulatur des Urogenitaltraktes	Kontraktion
			Leber[3]	Glykogenolyse; Glukoneogenese
			glatte Intestinalmuskulatur	Hyperpolarisation und Relaxation
			Herz	erhöhte Kontraktionskraft; Arrhythmien
α_2[2]	Adr $\geq$ NA $\gg$ Iso Clonidin	Yohimbin	Inselzellen des Pankreas (β Zellen)	verminderte Insulinsekretion
			Plättchen	Aggregation
			Nervenendigungen	verminderte Freisetzung von NA
			glatte Gefäßmuskulatur	Kontraktion
β_1	Iso > Adr = NA Dobutamin	Metoprolol CGP 20712A	Herz	erhöhte Kontraktionskraft, Kontraktionsrate und Leitungsgeschwindigkeit des AV-Knoten
			juxtaglomeruläre Zellen der Niere	erhöhte Reninsekretion
β_2	Iso > Adr $\gg$ NA Terbutalin	ICI 118551	glatte Muskel (vaskulär, bronchial, gastrointestinal, urogenital)	Relaxation
			Skelettmuskel	Glykogenolyse, K^+-Aufnahme
			Leber[3]	Glykogenolyse; Glukoneogenese
β_3[4]	Iso = NE > Epi BRL 37344	ICI 118551 CGP 20712A	Fettgewebe	Lipolyse

[1] In dieser Tabelle sind Beispiele für Arzneistoffe angegeben, die auf Adrenozeptoren wirken sowie für Lokalisationen von Untergruppen von Adrenozeptoren. Abkürzungen: Adrenalin (Adr); Noradrenalin (NA); Isoproterenol (Iso).
[2] Es sind mindestens drei Untergruppen der α_1- und α_2-Adrenozeptoren bekannt, aber Unterschiede in ihrem Wirkmechanismus und ihrer Gewebelokalisation sind nicht eindeutig nachgewiesen.
[3] Bei einigen Arten (z. B. der Ratte) werden metabolische Reaktionen in der Leber durch α_1-Adrenozeptoren vermittelt, wohingegen bei anderen (z. B. beim Hund) hauptsächlich β_2-Adrenozeptoren involviert sind. Beim Menschen scheinen jedoch beide Rezeptorsubtypen an einer Reaktion beteiligt zu sein.
[4] Metabolische Reaktionen in Fettgewebszellen und bestimmten anderen Geweben mit atypischen pharmakologischen Charakteristika können durch diesen Rezeptorsubtyp vermittelt werden. Die meisten Antagonisten von β-Adrenozeptoren (einschließlich Propanolol) hemmen diese Reaktion nicht.

gig vom Ort, der Dosierung oder der Substanz, die gewählt wurde, entweder eine Kontraktion oder eine Relaxation der glatten Muskulatur induzierten. So war z. B. Noradrenalin bekannt als eine Substanz, die starke exzitatorische Aktivitäten und entsprechend geringe inhibitorische Effekte auf den glatten Muskel ausübt. Isoproterenol dagegen hatte eine umgekehrte Wirkung. Adrenalin besitzt sowohl eine exzitatorische wie auch inhibitorische Wirkung auf den glatten Muskel. Ahlquist schlug daher für die Rezeptoren der glatten Muskulatur, an denen Katecholamine jeweils exzitatorische oder inhibitorische Reaktionen verursachen, eine Bezeichnung mit α und β vor. Eine Ausnahme stellt der Darm dar, der durch Aktivierung von entweder α- oder β-Adrenozeptoren relaxiert wird. Die Reihenfolge der Potenz von Agonisten lautet: Isoproterenol > Adrenalin > Noradrenalin für β-Adrenozeptoren und Adrenalin > Noradrenalin >> Isoproterenol für α-Adrenozeptoren (siehe Tabelle 6.3). Diese initiale Klassifizierung Adrenozeptoren konnte durch die Entdeckung bestätigt werden, daß bestimmte Antagonisten den durch einen Nervenimpuls und durch sympathomimetische Substanzen an α-Adrenozeptoren (z. B. Phenoxybenzamin) ausgelösten Effekt selektiv blockieren, während andere eine selektive β-Adrenozeptorblockade verursachen (z. B. Propranolol).

Die β-Adrenozeptoren wurden dann später weiter unterteilt in β_1 (wie sie z. B. im Myokard vorkommen) und β_2 (im glatten Muskel und an den meisten anderen Orten), da Adrenalin und Noradrenalin prinzipiell an den zuerstgenannten Subtypen eine gleiche Wirksamkeit haben, wohingegen Adrenalin an den zuletzt genannten Subtypen eine 10 - 50fach stärkere Wirkung als Noradrenalin hat. Im folgenden wurden Antagonisten entwickelt, die jeweils für β_1 und β_2 selektiv sind (siehe Kapitel 10). In letzter Zeit konnte ein humanes Gen isoliert werden, das sogar für einen dritten β-Adrenozeptor (als β_3 bezeichnet) kodiert (Emorine et al., 1989; Granneman et al., 1991). Da die β_3-Adrenozeptoren ungefähr zehnmal sensitiver für Noradrenalin als für Adrenalin sind und eine relativ hohe Resistenz gegenüber der blockierenden Wirkung von Antagonisten wie Propranolol haben, kann es sein, daß dieser Rezeptor Reaktionen auf Katecholamine an Orten mit „atypischen" pharmakologischen Eigenschaften (z. B. dem Fettgewebe) vermittelt. Die Rolle des Rezeptors bei der Regulation der Lipolyse beim Menschen bleibt jedoch ungewiß (Rosenbaum et al., 1993; Krief et al., 1993; Lönnqvist et al., 1993).

Es soll auch auf die Heterogenität der α-Adrenozeptoren eingegangen werden. Ein initialer Unterschied basierte auf funktionellen und anatomischen Überlegungen, als man bemerkte, daß Noradrenalin und andere α-Adrenozeptoren-Agonisten die Freisetzung von Noradrenalin aus neuronalen Zellen hemmen können (siehe Starke, 1987; siehe auch Abbildung 6.4). Die Menge an freigesetztem Noradrenalin nach Stimulation eines sympathischen Nerven wird in Anwesenheit bestimmter α-Adrenozeptor-Antagonisten tatsächlich bei jedem Nervenimpuls deutlich reduziert. Dieser inhibitorische Rückkopplungsmechanismus von Noradrenalin auf seine Freisetzung aus Nervenendigungen wird durch α-Adrenozeptoren vermittelt, die sich pharmakologisch von den klassischen postsynaptischen α-Adrenozeptoren unterscheiden. Entsprechend wurden diese präsynaptischen α-Adrenozeptoren mit α_2 bezeichnet, während die postsynaptischen „exzitatorischen" α-Adrenozeptoren mit α_1 gekennzeichnet wurden (siehe Langer und Lehmann, 1988). Substanzen wie Clonidin sind potentere Agonisten an α_2- als an α_1-Adrenozeptoren. Im Gegensatz dazu aktivieren Phenylephrin und Methoxamin selektiv postsynaptische α_1-Adrenozeptoren. Auch wenn es wenig Hinweise darauf gibt, daß α_1-Adrenozeptoren eine präsynaptische Wirkung im autonomen Nervensystem haben, ist inzwischen bekannt, daß α_2-Adrenozeptoren auch an postsynaptischen und nicht-synaptischen Membranen verschiedener Gewebe vorkommen. So ist z. B. die Stimulation postjunktionaler α_1-Adrenozeptoren im Gehirn mit verminderten sympa-

Tabelle 6.4 Adrenozeptoren und ihre Effektorsysteme

ADRENOZEPTOR	G-PROTEIN	BEISPIELE FÜR EINIGE BIOCHEMISCHE EFFEKTOREN
β_1	G_s	↑ Adenylatcyclase ↑ L-Typ-Ca^{2+}-Kanäle
β_2	G_s	↑ Adenylatcyclase
β_3	G_s	↑ Adenylatcyclase
α_1-Subtypen	G_q G_q G_q, G_i/G_o G_q	↑ Phospholipase C ↑ Phospholipase D ↑ Phospholipase A_2 ?↑ Ca^{2+}-Kanäle
α_2-Subtypen	$G_{1, 2 \text{ oder } 3}$ G_i ($\beta\gamma$ Untereinheiten) G_o ?$G_{i/o}$	↓ Adenylatcyclase ↑ K^+-Kanäle ↓ Ca^{2+}-Kanäle (L- und N-Typ) ↑ PLC, PLA_2

thischen Nervenimpulsen aus dem ZNS vergesellschaftet und scheint für die signifikante Komponente des antihypertensiven Effekts von Arzneistoffen wie Clonidin verantwortlich zu sein (siehe Kapitel 10). So wurde das auf anatomischen Betrachtungen basierende Konzept von präjunktionalen α_2- und postjunktionalen α_1-Adrenozeptoren im Hinblick auf eine pharmakologische und funktionelle Klassifikation verworfen (siehe Tabelle 6.3).

Neue Erkenntnisse weisen darauf hin, daß es noch weitere Heterogenitäten von α_1- und α_2-Adrenozeptoren gibt (α_{1A}, α_{1B} und α_{1D}; siehe Tabelle 6.5). Erst kürzlich durchgeführte Untersuchungen konnten Unterschiede in der Gewebeverteilung zwischen den Subtypen nachweisen. Trotz dieser Erkenntnisse konnten einheitliche funktionelle Eigenschaften der verschiedenen α_1-Adrenozeptorensubtypen nicht nachgewiesen werden. Von den α_2-Adrenozeptoren sind drei unterschiedliche Subtypen gekloned worden (α_{2A}, α_{2B}, α_{2C}; Tabelle 6.5). Die Verteilung von α_2-Adrenozeptoren weist im Gehirn ein abweichendes Muster auf, und es scheint so, als ob der α_{2A}-Subtyp den präsynaptischen Autorezeptor repräsentiert (Aantaa et al., 1995).

Molekulare Grundlagen der Funktion der Adrenozeptoren Die Reaktion, die durch Aktivierung aller Subtypen von Adrenozeptoren ausgelöst wird, scheint durch eine G-Protein-induzierte Synthese von Second messengern und eine Aktivierung von Ionenkanälen vermittelt zu werden. Wie bereits in Kapitel 2 diskutiert wurde, gehören zu diesem System drei interagierende Proteine - der Rezeptor, das verbindende G-Protein und effektorische Enzyme oder Ionen-Kanäle. Die Signalwege überschneiden sich weitgehend mit denen, die für muskarinische Rezeptoren besprochen wurden und sind in Tabelle 6.4 zusammengefaßt.

Struktur der Adrenozeptoren Die Adrenozeptoren bilden eine Familie nah verwandter Proteine. Sie sind aber sowohl strukturell als auch funktionell verwandt mit Rezeptoren, die eine große Vielfalt anderer Hormone und Neurotransmitter mit G-Proteinen-gekoppelter Wirkung binden. Zu dieser großen Familie an Rezeptoren gehören die muskarinischen Cholinozeptoren und sogar die visuellen Photorezeptoren, das Rhodopsin (Dohlman et al., 1991; Strader et al., 1994; siehe Kapitel 2). Anhand von Liganden-Bindungsstudien, zielgerichteter Markierung und Mutagenese konnte gezeigt werden, daß die unveränderte Struktur der Proteinregion, die die Membran durchquert, eine entscheidende Rolle bei der Bindung des Liganden spielt (Strader et al., 1994; Hutchins, 1994). Es scheint so, als ob diese Regionen eine ligandenbindende Molekültasche bilden, die analog zu der Proteinstruktur des Rhodopsins dem Retinal ist, die die photosensible Membran durchzieht und die kovalent angelagerten Chromophore aufnimmt. Anhand von Modellen über die molekulare Struktur stellt man sich vor, daß die Katecholamine entweder waagerecht (Strader et al., 1994) oder senkrecht (Hutchins, 1994) in der Doppelschicht des Proteins gelagert werden.

β-Adrenozeptoren Die drei β-Adrenozeptoren teilen innerhalb der vermuteten Proteindomänen, die die Membran durchziehen und an denen die Ligandenbindungsstellen für Adrenalin und Noradrenalin zu finden sind, ungefähr 60% der Aminosäuresequenzen. Basierend auf Ergebnissen aus Versuchen mit gezielter Mutagenese (Strader et al., 1994; Ostrowski et al., 1992) konnten individuelle Aminosäuren in den β_2-Adrenozeptoren identifiziert werden, die mit den jeweiligen funktionellen Gruppen der Moleküle von Katecholaminagonisten interagieren. So bildet die protonierte Aminogruppe

Tabelle 6.5 Subtypen von α-Adrenozeptoren

PHARMAKOLOGISCHE SUBTYPEN	GENE LOKALISIERT AUF MENSCHLICHEN CHROMOSOMEN	SELEKTIVE AGONISTEN	SELEKTIVE ANTAGONISTEN	GEWEBE-LOKALISATION
α_{1A}	8	–	5-Methylurapidil, (+)-Niguldipin	Herz, Leber, Kleinhirn, Hirnrinde, Prostata, Lunge, Vas deferens
α_{1B}	5	–	WB4101 (niedrige Affinität)	Niere, Milz, Aorta, Lunge, Hirnrinde
α_{1D}	20	–	–	Aorta, Hirnrinde, Prostata, Hippocampus
α_{2A}	10	Oxymetazolin	–	Plättchen, Hirnrinde, Locus ceruleus, Rückenmark
α_{2B}	2	–	Prazosin*; ARC 239**	Leber, Niere
α_{2C}	4	–	Prazosin*; ARC 239**	Hirnrinde

* Prazosin ist ebenfalls ein nicht-selektiver Antagonist an α_1-Adrenozeptoren.
** ARC 239 blockiert den α_{2B}-Subtyp mit höherer Potenz als den α_{2C}-Subtyp.

des Liganden eine ionische Bindung mit der sauren Aminosäure Asp[113] in der dritten transmembranären Proteindomäne. Dieser Asp-Rest ist in allen biogenen Amin-Rezeptoren enthalten (bzw. allen adrenergen, dopaminergen, muskarinischen, cholinergen und serotonergen Rezeptoren). Interessanterweise ist im Rhodopsin das Retinal in der Helix 7 kovalent an Lys[296] gebunden, das vermutliche Gegenion zu dieser Schiffschen Base wird aber durch die Seitenkette von Glu[113] gestellt, das sich auf einer helikalen Windung über der Position von Asp[113] der Helix 3 des β-Adrenozeptors befindet. Für andere Reste der transmembranären Rezeptordomänen konnte nachgewiesen werden, daß sie teilweise an antagonistischen Wechselwirkungen beteiligt sind. So scheint z. B. Asn[312] auf der Helix 7 mit dem Sauerstoff der Phenoxygruppe, der in vielen der potenten β-Adrenozeptoren-Antagonisten vorkommt, zu interagieren.

Alle β-Adrenozeptoren stimulieren die Adenylatcyclase über eine Wechselwirkung mit G_s (siehe Kapitel 2; siehe auch Taussig und Gilman, 1995). So führt die Rezeptorstimulation zu einer Akkumulation von zyklischem AMP, einer Aktivierung der cAMP abhängigen Proteinkinase und einer Phosphorylierung zahlreicher zellulärer Proteine, deren Funktion hierüber beeinflußt wird (siehe unten). Zusätzlich induziert G_s eine erhöhte Aktivität spannungsabhängiger Ca^{2+}-Kanäle der Plasmamembran von Skelettmuskelzellen und kardialen Myozyten (Brown und Birnbaumer, 1988). Diese Wirkung stellt einen zusätzlichen Regulationsmechanismus der Funktion dieser Gewebe dar.

Die cAMP-abhängige Proteinkinase wird generell als der hauptsächliche intrazelluläre Rezeptor für zyklisches AMP angesehen. Sie stellt ein Tetramer (R_2C_2) dar, das aus zwei regulatorischen (R) und zwei katalytischen (C) Untereinheiten besteht. Eine Bindung von zyklischem AMP verursacht eine Dissoziation der regulatorischen Untereinheiten als Folge einer 10 000 - 100 000 fachen Verminderung der Affinität von R zu C und eine Aktivierung der katalytischen Untereinheiten (Taylor et al., 1992; Francis und Corbin, 1994). Eine Phosphorylierung verschiedener zellulärer Proteine verursacht dann Reaktionen, die für eine Aktivierung von β-Adrenozeptoren charakteristisch sind. Läßt der entsprechende Stimulus nach, wird die Dephosphorylierung der verschiedenen Proteinsubstrate durch die Phosphoprotein-Phosphatase katalysiert.

Ein gut untersuchtes Beispiel für diesen Mechanismus ist die Aktivierung der Glykogen-Phosphorylase, dem Enzym, das den limitierenden Schritt der Glykogenolyse, die Bildung von Glukose-1-Phosphat aus Glykogen, katalysiert. Die Aktivierung selbst ist das Ergebnis einer ganzen Kaskade von Phosphorylierungsreaktionen. Die cAMP-abhängige Proteinkinase katalysiert die Phosphorylierung der Phosphorylase-Kinase, wodurch letztere aktiviert wird. Die Phosphorylase-Kinase phosphoryliert und aktiviert dann die Phosphorylase. Durch diesen fortlaufenden Phosphorylierungsprozeß kommt eine beträchtliche Verstärkung des initialen Signals zustande. So müssen nur wenige Rezeptoren stimuliert werden, um in kurzer Zeit eine große Anzahl an Phosphorylase-Molekülen zu aktivieren.

Parallel zur Aktivierung der hepatischen Glykogen-Phosphorylase katalysiert die cAMP-abhängige Proteinkinase die Phosphorylierung und Inaktivierung eines anderen Enzyms, der Glykogen-Synthase, die die Übertragung von Glykosyleinheiten der UDP-Glukose auf Glykogen katalysiert. Durch diese Reaktion wird die Nettosyntheserate von Glykogen aus Glukose reduziert. Die Summe der durch zyklisches AMP gleichzeitig induzierten Effekte, eine verstärkte Umwandlung von Glykogen zu Glukose und eine verminderte Synthese von Glykogen aus Glukose resultiert so in einer vermehrten Glukosefreisetzung aus der Leber.

Ähnliche Effekte führen im Fettgewebe zu einer Aktivierung der Triglyceridlipase und einer gesteigerten Freisetzung von freien Fettsäuren. Die Lipase wird durch eine Phosphorylierung über die cAMP-abhängige Phosphorylierungskinase aktiviert. Über diesen Mechanismus induzieren Katecholamine ein vermehrtes Substratangebot für den oxidativen Metabolismus.

Am Herzen hat die Stimulation von β-Adrenozeptoren einen positiv inotropen und chronotropen Effekt. Nach β-adrenerger Stimulation kann eine erhöhte intrazelluläre Konzentration an zyklischem AMP und eine vermehrte Phosphorylierung von Proteinen wie Troponin und Phospholamban beobachtet werden. Auch wenn dieser Phosphorylierungsvorgang scheinbar einen Einfluß auf die Aktivität und die Verteilung von zellulärem Ca^{2+} hat, können auch andere Mechanismen an dieser inotropen Reaktion wie z. B. eine direkte Aktivierung spannungsabhängiger Ca^{2+}-Kanäle durch G_s beteiligt sein.

α-Adrenozeptoren Es wurden sechs verschiedene Gene für α-Adrenozeptoren gekloniert, drei $α_1$-Gene ($α_{1A}$, $α_{1B}$, $α_{1D}$; Ford et al., 1994) und drei $α_2$-Gene ($α_{2A}$, $α_{2B}$, $α_{2C}$; Bylund, 1992). Alle ihre Aminosäuresequenzen passen zu dem anerkannten Modell der sieben Transmembran-Domänen, G-Protein gekoppelten Proteine. Die grundlegenden strukturellen Charakteristika und ihre Bedeutung für den Vorgang der Ligandenbindung und die Aktivierung von G-Proteinen sind nicht so eingehend untersucht worden wie für β-Adrenozeptoren. Sie scheinen jedoch mit den Mechanismen und Zusammenhängen von β-Adrenozeptoren, wie sie in Kapitel 2 und weiter oben in diesem Kapitel dargestellt wurden, übereinzustimmen. Die Aminosäurereste innerhalb der Transmembran-Domänen der drei $α_1$-Adrenozeptoren sind zu ungefähr 75% identisch. Dieses trifft auch auf die drei $α_2$-Adrenozeptoren zu. Die Übereinstimmungen zwischen den Subtypen $α_1$ und $α_2$ sind jedoch nicht größer als die zwischen den Subtypen α und β (ca. 30% - 40%).

$α_2$-Adrenozeptoren Wie in Tabelle 6.4 dargestellt, sind $α_2$-Adrenozeptoren mit mehreren verschiedenen Effektoren verbunden (Aantaa et al., 1995; Lomasney et al., 1991; Bylund, 1992). Als erstes wurde eine Hemmung der Adenylatcyclase-Aktivität entdeckt. In einigen Systemen wird das Enzym durch $α_2$-Adrenozeptoren aber stimuliert, entweder über die Untereinheit βγ des G_i (Adenylatcyclase Typ II und IV) oder durch eine schwache direkte Stimulation des G_s. Die physiologische Signifikanz des letzteren Mechanismus ist jedoch bis jetzt nicht ganz klar. $α_2$-Adrenozeptoren aktivieren G-Protein-abhängige K^+-Kanäle, was zu einer Hyperpolarisation der entsprechenden Membran führt. In einigen Fällen (z. B. cholinergen Neuronen des Plexus myentericus kann dieser Prozeß Ca^{2+}-abhängig sein, wohingegen er in anderen Fällen (z. B. muskarinische Cholinozeptoren in Vorhofmyozyten) nicht Ca^{2+}-abhängig ist und aus einer direkten G-Protein-vermittelten Verbindung der Rezeptoren mit K^+-Kanälen resultiert. $α_2$-Adrenozeptoren können auch spannungsabhängige Ca^{2+}-Kanäle hemmen. Dies wird über Go-Proteine vermittelt. Andere Second-messenger-Systeme, die mit einer $α_2$-Adrenozeptor-Aktivierung vergesellschaftet sind, beinhalten eine Beschleunigung des Na^+/H^+-Austauschs, eine Stimulation der Phospholipase-C-$β_2$-Aktivität und eine Mobilisierung von Arachidonsäure, eine vermehrte Polyphoshoinositolhydrolyse und eine erhöhte intrazelluläre Verfügbarkeit von Ca^{2+}. Letzterer Mechanismus ist beteiligt an einer durch $α_2$-agonisteninduzierten Kontraktion der glatten Muskulatur. Auch wenn $α_2$-Adrenozeptoren zahlreiche verschiedene Signaltransduktionswege aktivieren können, gibt es für viele physiologische Prozesse noch keine eindeutige Information über die Bedeutung, die diese Signaltransduktionswege für solche Prozesse haben (Limbird, 1988).

$α_1$-Adrenozeptoren Die Stimulation $α_1$-Adrenozeptoren hat einen Effekt auf mindestens vier Effektorsysteme (Lomasney et al., 1991; Bylund, 1992). Der primäre Schritt der Signaltransduktion ist eine Mobilisierung von intrazellulärem Ca^{2+} aus endoplasmatischen Speichern. Diese Zunahme an intrazellulärem Ca^{2+} scheint aus einer Aktivierung der Phospholipase-C-β-Isoform über die Gq-Familie der G-Proteine zu resultieren. Die Hydrolyse des membrangebundenen Polyphoshoinositols über die Phospholipase C hat die Synthese von zwei Second messengern zur Folge: Diacylglycerol (DAG) und Inositol-1,4,5-triphosphat (IP3). IP3 stimuliert über einen spezifischen rezeptorvermittelten Prozeß die Freisetzung von Ca^{2+} aus intrazellulären Speichern, während DAG ein potenter Aktivator der Proteinkinase C ist (Berridge, 1993; siehe Kapitel 2). Ein weiterer entscheidender Effekt nach Rezeptoraktivierung besteht aus der Regulation mehrerer Proteinkinasen. Neben der Proteinkinase C, die durch Ca^{2+} und Diacylglycerol aktiviert wird, gehört dazu eine Gruppe Ca^{2+}- und calmodulinsensitiver Proteinkinasen (Tanaka und Nishizuka, 1994; Schulman et al.,1992; Nishizuka, 1992). $α_1$-Adrenozeptoren beeinflussen bei einigen Arten z. B. die hepatische Glykogenolyse. Dieses resultiert aus einer Aktivierung der Phosphorylase-Kinase über das mobilisierte Ca^{2+}. Parallel dazu kommt es zu einer gleichsinnigen Reaktion, der Hemmung der Glykogensynthase über eine Proteinkinase C vermittelte Phosphorylierung. Die Proteinkinase C phosphoryliert viele Substrate einschließlich Membranproteine wie Kanäle, Pumpen und Ionenaustausch-Proteine (z. B. die Ca^{2+}-Transport ATPase). Diese Effekte haben vermutlich regulatorische Einflüsse auf die Leitfähigkeit für verschiedene Ionen.

Eine $α_1$-Adrenozeptorstimulation der Phospholipase A_2 führt zu einer Freisetzung von Arachidonsäure, die dann über die Cyclooxygenase und Lipooxygenase zu den jeweiligen bioaktiven Prostaglandinen und Leukotrienen metabolisiert wird (siehe Kapitel 26). Eine Stimulation der Phospholipase A_2 Aktivität durch verschiedene Agonisten (einschließlich der Wirkung von Adrenalin an $α_1$-Adrenozeptoren) kommt in vielen Geweben und Zelllinien vor. Diese Tatsache legt eine physiologische Bedeutung dieses Effektors nahe. Die Phospholipase D hydrolysiert Phosphatidylcholin zu Phosphatidsäure (PA). Obwohl PA selbst über eine Freisetzung von Ca^{2+} aus intrazellulären Speichern als Second messenger fungieren könnte, wird die Substanz zu dem Second messenger DAG abgebaut. Neuere Studien haben gezeigt, daß die Phospholipase D ein Effektor des ADP-ribosylierenden Faktors (ARF) ist, was darauf hindeutet, daß die Phospholipase D eine Rolle bei membranassoziierten Prozessen spielt. Letztlich gibt es aus der glatten Gefäßmuskulatur Hinweise dafür, daß $α_1$-Adrenozeptoren in der Lage sind, über G-Proteine Ca^{2+}-Kanäle zu regulieren.

In den meisten glatten Muskeln verursacht eine erhöhte intrazelluläre Ca^{2+}-Konzentration letztendlich über eine Aktivierung Ca^{2+}-sensitiver Proteinkinasen wie der Calmodulin-abhängigen Myosin-Leichtkettenkinase eine Kontraktion. Eine Phosphorylierung der leichten Kette des Myosins ist mit der Entwicklung einer Muskelspannung assoziiert (Stull et al., 1990). Im Gegensatz dazu verursacht eine Erhöhung der Ca^{2+}-Konzentration nach Stimulation von $α_1$-Adrenozeptoren an glatten Gefäßmuskelzellen des Gastrointestinaltraktes über eine Aktivierung Ca^{2+}-abhängiger K^+-Kanäle eine Hyperpolarisation und Relaxation der Zellen (siehe Bolton et al., 1990; McDonald et al., 1994).

Lokalisation von Adrenozeptoren Die präsynaptisch lokalisierten $α_2$- und $β_2$-Adrenozeptoren erfüllen eine wichtige Aufgabe bei der Regulation der Neurotransmitterfreisetzung aus sympathischen Nervenendigungen. Über präsynaptische $α_2$-Adrenozeptoren wird im zentralen und peripheren Nervensystem vermutlich auch die Freisetzung anderer Neurotransmitter als Noradrenalin gehemmt. Sowohl $α_2$- als auch $β_2$-Adrenozeptoren sind auch auf der postsynaptischen Membran zu finden, so z. B. bei vielen neuronalen Zellen im Gehirn. In peripheren Geweben kommen postsynaptische $α_2$-Adrenozeptoren an vaskulären und anderen glatten Muskelzellen (wo sie eine Kontraktion vermitteln), an Fettzellen und vielen verschiedenen sekretorischen epithelialen Zellen (intestinal, renal, endokrin) vor. Postsynaptische $β_2$-Adrenozeptoren können am Myokard (wo sie eine Kontraktion vermitteln) und an vaskulären und anderen glatten Muskelzellen (wo sie eine Relaxation vermitteln) gefunden werden. Sowohl $α_2$- als auch $β_2$-Adrenozeptoren können an Orten lokalisiert sein, die von der eigentlichen Noradrenalin freisetzenden Nervenendigung relativ weit entfernt liegen. Derartige außerhalb der Verbindungsstellen von Nervenfasern zu ihren Effektoren liegende Rezeptoren können an glatten Gefäßmuskelzellen und Blutzellen (Plättchen und Leukozyten) angetroffen werden. Sie werden hauptsächlich durch zirkulierende Katecholamine insbesondere durch Adrenalin stimuliert.

Im Gegensatz dazu sind $α_1$- und $β_1$-Adrenozeptoren in den peripheren Zielorganen hauptsächlich in unmittelbarer Nachbarschaft der adrenergen Nervenendigungen lokalisiert, so daß sie während der Stimulation der entsprechenden Nerven aktiviert werden. Diese Rezeptoren sind im Gehirn des Säugetiers ebenfalls weit verbreitet.

Die zelluläre Verteilung der drei $α_1$- und $α_2$-Adrenozeptor-Subtypen ist bisher noch nicht vollständig bekannt. Neuste Ergebnisse aus Studien mittels in situ Hybridisierung von Rezeptor-mRNA und spezifischen Antikörpern gegen die Rezeptorsubtypen weisen darauf hin, daß $α_2$-Adrenozeptoren im Gehirn sowohl prä- als auch postsynaptisch vorkommen, und daß dieser Rezeptorsubtyp als präsynaptischer Autorezeptor an zentralen noradrenergen Neuronen fungiert (Aantaa et al., 1995).

Wirkverlust von Katecholaminen Nach Exposition katecholaminsensitiver Zellen mit Adrenozeptor-Agonisten kommt es zu einer zunehmende Abschwächung ihrer Reaktionskapazität auf derartige Substanzen. Dieses Phänomen wird in unterschiedlicher Weise *Wirkverlust* (im amerikanischen Sprachgebrauch *refractoriness*), *Desensibilisierung* oder *Tachyphylaxie* genannt und ist ein entscheidender Limitierungsfaktor der therapeutischen Effektivität und der Wirkdauer von Katecholaminen und anderen Substanzen (siehe Kapitel 2). Obwohl die Beschreibung derartiger adaptiver Veränderungen gut bekannt ist, sind die auslösenden Mechanismen bisher nur unvollständig verstanden. Sie sind besonders ausgiebig in Zellen untersucht worden, die nach Stimulation von β-Adrenozeptoragonisten eine cAMP-Synthese stimulieren.

Es gibt Hinweise darauf, daß eine Reaktivität auf Pharmaka an vielen Angriffspunkten reguliert werden kann. Dazu gehören die Rezeptoren, G-Proteine, die Adenylatcyclase und Phosphodiesterasen zyklischer Nukleotide (Benovic et al., 1988). Die Art und Weise des Wirkverlustes hängt davon ab, in welchem Ausmaß diese verschiedenen Komponenten modifiziert werden. In einigen Fällen, besonders wenn der Rezeptor selbst verändert wird, kann der Wirkverlust auf die Aktivität von β-Adrenozeptor-Agonisten beschränkt sein. Dies wird häufig als homologe Desensibilisierung bezeichnet. In anderen Fällen kann die Stimulation durch β-Adrenozeptor-Agonisten eine Abschwächung der Reaktivität einer großen Anzahl rezeptorabhängiger Stimulatoren der cAMP-Synthese zur Folge haben. Obwohl eine derartig heterologe Desensibilisierung das Ergebnis von Veränderungen am Rezeptor sein kann, ist häufig auch eine Veränderung weiter distal gelegener Elemente des Signaltransduktionsweges involviert.

Die agonistenstimulierte Rezeptorphosphorylierung ist einer der wichtigsten Mechanismen, über den es zu einer raschen Regulation der Funktion von β-Adrenozeptoren kommt. Hieraus resultiert bei weiterer Stimulation eine verminderte Katecholaminsensitivität. Die Rezeptoren können durch mehrere unterschiedliche Proteinkinasen phosphoryliert werden. Das Endergebnis ist jedoch in allen Fällen das gleiche, eine verminderte Kopplung an das G-Protein Gs und eine verminderte Stimulation der Adenylatcyclase.

Mechanismen der heterologen Desensibilisierung Eine Proteinkinase, die G_s gekoppelte Rezeptoren phosphoryliert, ist die cAMP abhängige Proteinkinase (PKA). Diese Kinase wird über eine Aktivierung der Adenylatcyclase nach Stimulation von β-Adrenozeptoren und einer konsekutiven Erhöhung des intrazellulären cAMP-Spiegels stimuliert. Durch Phosphorylierung und Desensibilisierung des Rezeptors, der für ihre Synthese verantwortlich ist, macht diese Kinase eine negative Rückkopplungsschleife möglich (Hausdorff et al., 1990). Die Angriffspunkte der PKA, Phosphorylierung am β$_2$-Adrenozeptor, konnten am distalen Anteil der dritten zytoplasmatischen Schleife und dem proximalen Anteil des Carboxylrests am zytoplasmatischen Ende des Rezeptors lokalisiert werden. Bei einer heterologen Desensibilisierung wird parallel dazu der Rest der dritten zytoplasmatischen Schleife phosphoryliert (Clark et al., 1989; bezeichnet mit P2, siehe Abbildung 6.6). Durch die Phosphorylierung kommt es vermutlich zu einer Konformationsänderung des Rezeptors, wodurch eine Kopplung an das G-Protein G_s verhindert wird (siehe Abbildung 6.6).

Mechanismen der homologen Desensibilisierung Die rezeptorselektive Proteinkinase, die β-Adrenozeptorkinase (βARK), phosphoryliert den Rezeptor nur, wenn er gerade mit einem Agonisten besetzt ist (Benovic et al., 1986). βARK gehört zu einer Gruppe von mindestens sechs G-Protein-gekoppelten Rezeptorkinasen (GRKs), die an der Phosphorylierung und Regulation einer großen Anzahl G-Protein-gekoppelter Rezeptoren beteiligt zu sein scheinen (Inglese et al., 1993). So wird z. B. der Rezeptor für sichtbares Licht, Rhodopsin, durch ein verwandtes Enzym, die Rhodopsinkinase reguliert. Wird der β-Adrenozeptor durch einen Agonisten aktiviert, so interagiert er mit dem G-Protein G_s und dissoziiert in die α- und die βγ-Untereinheit (siehe Kapitel 2). Der βγ-Komplex, der über eine Lipidgruppe (Geranylgeranyl) an die Plasmamembran gebunden ist, scheint die Assoziation der βAGK mit der Plasmamembran zu begünstigen oder zu stabilisieren. Dieser Vorgang erleichtert die Phosphorylierung des mit einem Agonisten besetzten und aktivierten Rezeptors an mehreren Serinresten, die in der Nähe der Carboxylgruppe des zytoplasmatischen Endes

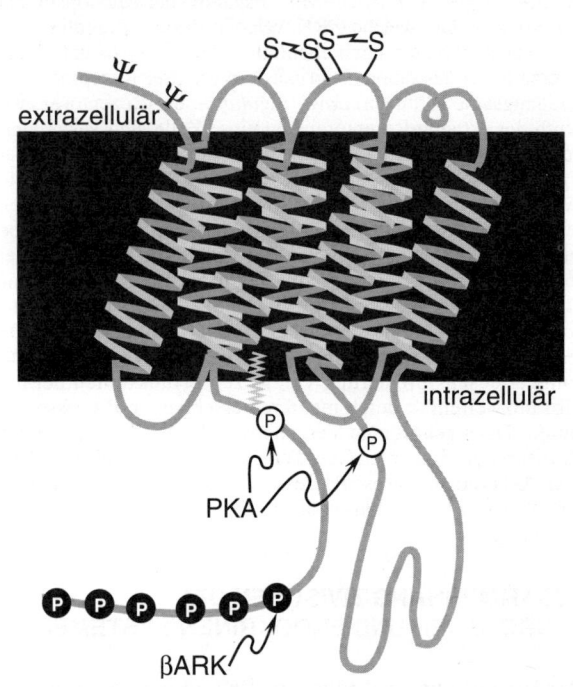

Abbildung 6.6 Phosphorylierung an β$_2$-Adrenozeptoren. Auf der extrazellulären Seite dieses Rezeptormodells wird durch S-S die vermutliche Disulfidbrücke an zwei extrazellulären Schleifen dargestellt. Zum Aminogruppenende hin befinden sich die beiden übereinstimmenden Orte der N-gekoppelten Glykolysierung (Ψ). Auf der zytoplasmatischen Seite dieses Modells befinden sich die Molekülregionen, an denen es zu einer Phosphorylierung durch die cAMP abhängige Proteinkinase (PKA; dargestellt als P in einem leeren Kreis) und die β-adrenerge Rezeptorkinase (βARK; dargestellt als P in einem schwarzen Kreis) kommt. Nach einer Phosphorylierung am C-terminalen Ende des β-Adrenozeptors über die βARK kommt es zu einer Bindung von β-Arrestin und einer Unterbrechung der funktionellen Verbindung zwischen dem β-Adrenozeptor und G_s. Über eine Phosphorylierung von P durch cAMP-abhängige Proteinkinasen wird eine heterologe Desensibilisierung des Rezeptors induziert. Die „Zickzacklinie" soll die Molekülregion des β$_2$-Adrenozeptors verdeutlichen, die kovalent an Cys-341 gebunden ist (modifiziert nach Collins et al., 1992, mit Erlaubnis).

des Rezeptors lokalisiert sind (Abbildung 6.6). Anders als die Situation bei PKA-vermittelter Rezeptorphosphorylierung ist diese kovalente Modifikation des Rezeptors durch βARK allein nicht ausreichend, um eine vollständige Desensibilisierung seiner Funktion zu erreichen. Vielmehr muß eine zweite Reaktion ablaufen, in der ein hemmendes Protein an den phosphorylierten Rezeptor bindet und über stereochemische Mechanismen die Kopplung an das Gs verhindert. Dieses Protein, β-Arrestin, gehört zu einer Proteinfamilie, die diese Funktion an verschiedenen Rezeptorsystemen erfüllt (Lohse et al., 1990). Das homologe Protein im visuellen System wird Arrestin genannt. Das Arrestin-Protein bindet wesentlich schneller an die durch GRK phosphorylierte Form des Rezeptors als an die nicht-phosphorylierte Form. Weil nur die durch einen Agonisten besetzte, „aktivierte" Form des β-Adrenozeptors oder anderer Rezeptoren ein Substrat für die GRKs darstellen, machen diese Enzyme einen Mechanismus der homologen oder agonistenspezifischen

Desensibilisierung möglich. Mit Ausnahme der Rhodopsinkinase ist nicht sicher, welche GRK welchen Rezeptor reguliert.

Agonisten begünstigen ebenfalls eine rasche (Minuten) und reversible Sequestration (Internalisierung) ihrer Rezeptoren und eine langsame (Stunden) *down regulation* der Rezeptoren, wodurch die aktuelle Rezeptoranzahl einer Zelle sich vermindert. Der Mechanismus der Rezeptorsequestration ist nicht vollständig verstanden. Quantitativ gesehen muß sie nicht zu den Mechanismen, die einer Desensibilisierung zugrunde liegen, gehören, besonders weil es auf dem Weg von der Rezeptorbesetzung bis zur endgültigen cAMP-vermittelten Reaktion zu einer ausgeprägten Verstärkung des ursprünglichen Signals kommt. Nichtsdestoweniger gibt es Hinweise darauf, daß dieser Prozeß zu einer Dephosphorylierung und Aufhebung der Desensibilisierung führt. Eine *down regulation* trägt zu einer Langzeitdesensibilisierung von Rezeptorfunktionen bei und wird unzweifelhaft durch mehrere verschiedene Prozesse vermittelt. Dazu gehört eine Veränderung der Rate des Rezeptorturnovers, der Rezeptor-Gen-Transkription und des Rezeptor-mRNA-Turnovers. Diese Prozesse sind komplex und bisher nur wenig verstanden (Collins et al., 1992).

ZUSAMMENHANG ZWISCHEN DEN NEURONALEN UND ENDOKRINEN SYSTEMEN

Die Vorstellung, daß Flüssigkeiten an bestimmten Stellen sezerniert werden, um an anderen Orten des Organismus zu wirken, findet sich bereits bei Aristoteles. Nach neuzeitlichen Begriffen impliziert die Theorie der neurohumoralen Übertragung schon durch seinen Namen mindestens eine Übereinstimmung zwischen dem neuronalen und endokrinen System. Inzwischen sollte jedoch klar sein, daß die Übereinstimmungen besonders im Hinblick auf das autonome Nervensystem wesentlich tiefgreifender sind. Das autonome Nervensystem ist innerhalb der Regulation der Homöostase für eine schnelle Anpassung gegenüber Veränderungen der gesamten Umwelt verantwortlich. Diese Anpassungsvorgänge werden an ganglionären Synapsen und postganglionären Nervenendigungen über eine Freisetzung chemischer Substanzen, die eine vorübergehende Wirkung am unmittelbaren Ort ihrer Freisetzung haben, beeinflußt. Im Gegensatz dazu besteht das endokrine System aus langsameren Regulationsmechanismen und allgemeineren Adaptationsvorgängen. Es setzt Hormone in den systemischen Kreislauf frei, die an verschiedenen, weit verteilten Orten über Minuten bis Stunden oder Tage wirken. Beide Systeme sind übergeordnet zentral im Hypothalamus vertreten, wo sie miteinander und mit subkortikalen, kortikalen und spinalen Einflüssen verknüpft werden. So kann man sagen, daß die neurohumorale Theorie ein Einheitskonzept der Funktionen des neuronalen und endokrinen Systems bietet, bei dem Unterschiede größtenteils nur für die Distanz, die freigesetzte Mediatoren überwinden müssen, bestehen.

PHARMAKOLOGISCHE ÜBERLEGUNGEN

In den vorangegangenen Abschnitten sind zahlreiche Hinweise auf Arzneistoffwirkungen enthalten, um physiologische Mechanismen aufzuschlüsseln und zu erläutern. Dieser Abschnitt enthält eine Klassifikation von Arzneistoffen, die auf der Ebene der neuronalen Übertragung auf das periphere Nervensystem und seine Effektororgane wirken. In den nachfolgenden Kapiteln und überall im Text wird die systematische Pharmakologie wichtiger Mitglieder jeder dieser Klassen beschrieben.

Jeder Schritt der neuronalen Übertragung (siehe Abbildung 6.2) stellt einen potentiellen Angriffspunkt für therapeutische Interventionen dar. Dies ist dargestellt in dem Diagramm der adrenergen Nervenendigung und ihrer postjunktionalen Membran (Abbildung 6.4). Arzneistoffe mit Effekten auf Reaktionen, die an jedem Schritt einer Übertragung von Nervenimpulsen sowohl an cholinergen als auch adrenergen Verbindungen beteiligt sind, sind in Tabelle 6.6 zusammengefaßt, in der repräsentative Substanzen aufgelistet sind, die über weiter unten beschriebene Mechanismen wirken.

Interferenz mit der Synthese und Freisetzung von Transmittern *Cholinerg* Hemicholin (HC-3), eine synthetische Verbindung, blockiert das Transportsystem, über das Cholin in der cholinergen Nervenendigung akkumuliert und limitiert so die Synthese des Acetylcholinvorrats, der für eine Freisetzung zu Verfügung steht (Birks und MacIntosh, 1957). Vesamicol hemmt den Transport von ACh in seine Speichervesikel und verhindert dadurch dessen Freisetzung. Der Angriffspunkt an der präsynaptischen Nervenendigung, über den eine ACh-Freisetzung durch Botulinustoxin blockiert wird, wurde bereits besprochen. Der Tod tritt gewöhnlich aufgrund einer Atemlähmung ein. Botulinustoxin wird jedoch für die Behandlung von Muskeldystonien, Paralysen und bestimmten pathophysiologischen ophthalmologischen Zuständen, die mit Spasmen der Augenmuskeln einhergehen, lokal injiziert (siehe Kapitel 65).

Adrenerg α-Methyltyrosin (Metyrosin) hemmt die Synthese von Noradrenalin über eine Hemmung der Tyrosinhydroxylase, dem Enzym, das den limitierenden Schritt der Noradrenalinbiosynthese katalysiert. Auf der anderen Seite wird Methyldopa, ein Hemmer der aromatischen L-Aminosäure-Decarboxylase wie Dopamin selbst, nacheinander in seiner Seitenkette decarboxyliert und hydroxyliert und wird so zu dem vermeintlichen „falschen Transmitter" α-Methylnoradrenalin. Bretylium und Guanethidin wirken über eine Hemmung der durch einen Nervenimpuls ausgelösten Noradrenalinfreisetzung. Trotzdem sind Guanethidin und Bretylium dazu in der Lage, vorübergehend die Freisetzung von Noradrenalin durch eine Verdrängung des Amins aus seinen Speichervesikeln zu stimulieren. Guanethidin bewirkt außerdem eine teilweise Entleerung der Gewebespeicher für Katecholamine über eine Hemmung des vesikulären Amintransportsystems.

Stimulation der Transmitterfreisetzung *Cholinerg* Die Fähigkeit cholinerger Substanzen zur Freisetzung von ACh ist begrenzt, vermutlich weil ACh und andere

Tabelle 6.6 Wirkungen repräsentativer Substanzen an peripheren cholinergen und adrenergen Synapsen und neuronalen Verbindungsstellen

WIRKMECHANISMUS	SYSTEM	SUBSTANZEN	EFFEKT
1. Interferenz mit der Transmittersynthese	cholinerg	Cholinacetyltransferase-Inhibitor	minimale Freisetzung von ACh
	adrenerg	α-Methyltyrosin	Entleerung der Noradrenalinspeicher
2. Metabolismus über den gleichen Stoffwechselweg als Vorstufe des Transmitters	adrenerg	Methyldopa	Verdrängung von Noradrenalin durch einen falschen Transmitter (α-Methylnoradrenalin)
3. Blockade von Transportsystemen an der Membran der Nervenendigung	adrenerg	Kokain, Imipramin	Akkumulation von Noradrenalin am Rezeptor
	cholinerg	Vesamicol Hemicholin	Blockade der Cholinaufnahme mit der Folge einer Verarmung der ACh-Speicher
4. Blockade von Transportsystemen an der Membran von Speichergranula	adrenerg	Reserpin	Zerstörung der Noradrenalinspeicher durch mitochondriale MAO
	cholinerg	Vesamicol	Blockierung der ACh-Speicherung
5. Verdrängung des Transmitters aus dem axonalen Ende	cholinerg	Gift der Schwarzen Witwe (Spinne)	cholinomimetisch gefolgt von anticholinerg
	adrenerg	Amphetamin, Tyramin	sympathomimetisch
6. Hemmung der Transmitterfreisetzung	cholinerg	Botulinustoxin	anticholinerg
	adrenerg	Bretylium, Guanethidin	antiadrenerg
7. Nachahmung des Transmitters am postsynaptischen Rezeptor	cholinerg muskarinisch nikotinisch	Muskarin, Metacholin Nikotin	cholinomimetisch cholinomimetisch
	adrenerg α_1 α_2 $\beta_{1,2}$ β_1 β_2	Phenylephrin Clonidin Isoproterenol Dobutamin Terbutalin	sympathomimetisch sympathomimetisch (peripher) verminderte sympathische zentrale Impulse nicht-selektiv β-sympathomimetisch selektive kardiale Stimulation selektive Hemmung der Kontraktion von glatten Muskeln
8. Blockade des endogenen Transmitters am postsynaptischen Rezeptor	cholinerg muskarinisch nikotinisch, N_M nikotinisch, N_N	Atropin Tubocurarin Trimethaphan	muskarinische Blockade neuromuskuläre Blockade Blockade von Ganglien
	adrenerg α $\beta_{1,2}$ β_1	Phenoxybenzamin Propranolol Metoprolol	α-adrenerge Blockade β-adrenerge BLockade selektive adrenerge Blockade (kardial)
9. Hemmung des enzymatischen Transmitterabbaus	cholinerg	Anti-ChE-Substanzen (Physostigmin, Diisopropylphosphorofluoridat [DFP])	cholinomimetisch
	adrenerg	MAO-Hemmer (Pargylin, Nialamid, Tranylcypromin)	geringer direkter Effekt auf eine Reaktion durch Noradrenalin oder sympathischen Stimulus; Potenzierung von Tyramin

Abkürzungen: MAO: Monoaminoxidase; ACh: Acetylcholin.

cholinomimetische Substanzen quartäre Ammoniumverbindungen sind und nicht besonders leicht über die axonale Membran in die Nervenendigung hinein gelangen können. Das Gift einer Spinne, der schwarzen Witwe, ist jedoch bekannt für seine transiente ACh freisetzende Wirkung.

Adrenerg Es wurden bereits einige Substanzen, die die Freisetzung von adrenergen Mediatoren stimulieren, besprochen. Betrachtet man die Rate und Dauer einer durch einen Arzneistoff induzierten Freisetzung von Noradrenalin aus adrenergen Nervenendigungen, kann einer von zwei entgegengesetzten Effekten dominieren. So verursachen Tyramin, Ephedrin, Amphetamin und verwandte Substanzen eine relativ rasche und kurzanhaltende Freisetzung des Transmitters und induzieren hierdurch einen sympathomimetischen Effekt. Auf der anderen Seite führt Reserpin über eine Hemmung der vesikulären Aufnahme von Aminen zu einer langsamen und prolongierten Entleerung von adrenergen Speichervesikeln an adrenergen Transmittern. Diese werden dann hauptsächlich durch die intraneuronale MAO metabolisiert. Hieraus resultiert eine verminderte Verfügbarkeit der Transmittersubstanz, was äquivalent zu einer adrenergen Blockade ist. Reserpin verursacht auch eine Freisetzung von Serotonin, Dopamin und verwandten Substanzen (bisher nicht identifizierten Aminen) aus zentralen und peripheren Orten. Ein Großteil seiner Wirkung kann Folge einer Verarmung an anderen Transmittern als Noradrenalin sein.

Es gibt Beschreibungen eines Syndroms, das durch einen angeborenen Fehler der Dopamin-β-Hydroxylase gekennzeichnet ist. Dieses Syndrom macht sich durch Fehlen von Noradrenalin und Adrenalin, erhöhte Konzentrationen an Dopamin, intakte afferente Fasern und cholinerge Innervation der Barorezeptoren bemerkbar sowie eine nicht nachweisbare niedrige Plasmaaktivität der Dopamin-β-Hydroxylase (Man in't Veld et al., 1987; Biaggioni und Robertson, 1987). Die Patienten haben schwere lageabhängige Hypotensionen, die noch von anderen Symptomen begleitet werden. Mit Dihydroxyphenylserin (L-DOPS) konnten diese lageabhängigen Hypotensionen bei dieser seltenen Erkrankung verbessert werden. Diese therapeutische Intervention macht sich zu Nutzen, daß die aromatische L-Aminosäure-Decarboxylase nicht spezifisch ist und so auch in Abwesenheit der Dopamin-β-Hydroxylase Noradrenalin direkt aus dieser Substanz synthetisiert (Man in't Veld et al., 1988; Robertson et al., 1991).

Wirkung von Agonisten und Antagonisten an Rezeptoren **Cholinerg** Die nikotinischen Rezeptoren autonomer Ganglienzellen und an Skelettmuskelzellen sind nicht identisch. Sie reagieren unterschiedlich auf bestimmte stimulierende und hemmende Substanzen, und sie bestehen aus verschiedenen Kombinationen an polypeptidischen Untereinheiten (siehe Tabelle 6.2). Dimethylphenylpiperazin (DMPP) und Phenyltrimethylammonium (PTMA) sind jeweils selektive Stimulanzien autonomer Ganglienzellen und muskulärer Endplatten im Skelettmuskel. Tetraethylammonium, Trimethaphan und Hexamethonium sind relativ selektive Hemmstoffe an Ganglien. Obwohl Tubocurarin zu einer effektiven Blockade der motorischen Endplatte und autonomer Ganglien führt, dominiert der Effekt an der zuerst genannten Stelle. Decamethonium, eine depolarisierende Substanz, führt zu einer selektiven neuromuskulären Blockade. Der Vorgang einer Übertragung von Nervenimpulsen ist an autonomen Ganglien und im Nebennierenmark durch die Anwesenheit muskarinischer Rezeptoren, neben den hauptsächlich vorkommenden nikotinischen Rezeptoren, sehr komplex (siehe Kapitel 9).

Verschiedene Toxine aus Schlangengiften haben im cholinergen Nervensystem einen hohen Grad an Spezifität. Die α-Neurotoxine interagieren mit agonistischen Bindungsstellen am nikotinischen Rezeptor. Innerhalb dieser Gruppe hat α-Bungarotoxin eine Selektivität für Muskelrezeptoren und interagiert nur mit bestimmten neuronalen Rezeptoren, die eine $α_7$-Untereinheit enthalten. β-Bungarotoxin oder neuronales Bungarotoxin hat eine hemmende Wirkung auf einen großen Bereich neuronaler Rezeptoren. Eine zweite Gruppe von Toxinen (Fasciculine) hemmen die AChE. Eine dritte Gruppe, die als muskarinische Toxine bezeichnet werden (MT1 - MT4), sind muskarinische Agonisten.

Muskarinische Rezeptoren, die die Wirkung von ACh an autonomen Effektorzellen vermitteln, können inzwischen in fünf Subklassen unterteilt werden. Atropin blockiert an allen muskarinischen Rezeptoren die Reaktion von ACh und verwandten cholinomimetischen Substanzen unabhängig davon, ob die Substanzen exzitatorisch wie im Intestinum oder inhibitorisch wie am Herzen sind. Neuere muskarinische Agonisten, Pirenzepin für M_1 und AF-DX 116 für M_2 und Hexahydrosiladifenidol für M_3 haben eine Selektivität wie Blocker muskarinischer Rezeptoren. Im Fall von Pirenzepin reicht diese Selektivität aus, um als nützliche Substanz bei der Behandlung peptischer Ulcera verwendet zu werden (siehe Kapitel 37).

Adrenerg Es existiert eine große Anzahl synthetischer Verbindungen, die in ihrer Struktur Ähnlichkeiten zu natürlich vorkommenden Katecholaminen haben und mit α- oder β-Adrenozeptoren oder auch beiden interagieren und sympathomimetische Effekte induzieren (siehe Kapitel 10). Phenylephrin wirkt selektiv an Orten mit $α_1$-Adrenozeptoren, während Clonidin ein selektiver $α_2$-Adrenozeptoragonist ist. Isoproterenol entwickelt agonistische Aktivitäten sowohl an $β_1$- als auch an $β_2$-Adrenozeptoren. Die Gabe von Dobutamin führt hauptsächlich zu einer Stimulation von kardialen $β_1$-Adrenozeptoren. Terbutalin ist ein Beispiel für einen Arzneistoff mit einer relativ selektiven Wirkung auf $β_2$-Adrenozeptoren. Die Substanz verursacht eine effektive Bronchodilatation und hat dabei nur minimale Effekte auf das Herz. Die Hauptcharakteristika einer adrenergen Blockade einschließlich der Selektivität verschiedener blockierender Substanzen für α- und β-Adrenozeptoren wurden bereits erwähnt (siehe auch Kapitel 10). Hier sei noch einmal wiederholt, daß eine partielle Differenzierung der Wirkungen an β$_1$- und β$_2$-Adrenozeptoren erzielt werden konnte. Ein Beispiel hierfür ist Metoprolol, das die Wirkung von Katecholaminen am Herzen blockiert, ohne dabei eine antagonistische Wirkung in äquivalentem Ausmaß auf das Bronchialsystem zu haben. Prazosin und Yohimbin sind stellvertretend für jeweils α$_1$- und α$_2$-Adrenozeptor-Antagonisten. Verschiedene wichtige Arzneistoffe, die eine Freisetzung von Noradrenalin induzieren oder die Entleerung des gespeicherten Transmitters zur Folge haben, ähneln in ihrer Wirkung Agonisten oder Antagonisten postjunktionaler Rezeptoren (z. B. Tyramin oder Reserpin).

Interferenz mit dem Abbau des Transmitters *Cholinerg* Die Anti-ChE-Substanzen (Kapitel 8) bilden eine große Gruppe von Verbindungen, deren primäre Wirkung eine Hemmung der AChE mit der Konsequenz einer Akkumulation von endogenem ACh darstellt. Eine Akkumulation von ACh verursacht eine Depolarisation an der neuromuskulären Endplatte und eine schlaffe Lähmung. Am postganglionären muskarinischen Effektor kommt es entweder zu einer exzessiven Stimulation, was eine Kontraktion und Sekretion zur Folge hätte, oder zu einer Hemmung, die über eine Hyperpolarisation vermittelt würde. An Ganglien kann eine Depolarisation und vermehrte Übertragung neuronaler Impulse beobachtet werden.

Adrenerg Die Wiederaufnahme von Noradrenalin in adrenerge Nervenendigungen ist vermutlich der wichtigste limitierende Mechanismus seiner Wirkung. Eine Interferenz mit diesem Prozeß ist Grundlage der potenzierenden Wirkung von Kokain auf einen adrenergen Nervenimpuls oder eine Katecholamingabe. Es wird außerdem diskutiert, ob die antidepressive Wirkung und einige Nebenwirkungen von Imipramin und verwandten Substanzen aufgrund ähnlicher Effekte an adrenergen Synapsen im ZNS (siehe Kapitel 19) zustande kommen. Inhibitoren der COMT wie Pyrogallol und Tropolon induzieren nur eine leichte Verstärkung der Katecholaminaktivität, wohingegen MAO-Inhibitoren wie Tranylcypromin den Effekt von Tyramin potenzieren.

ANDERE AUTONOME NEUROTRANSMITTER

In den letzten Jahren hat es zahlreiche Hinweise darauf gegeben, daß sowohl im zentralen als auch peripheren Nervensystem die Mehrheit der Nervenzellen mehr als nur eine Substanz mit einer potentiellen oder nachgewiesenen Aktivität an relevanten postjunktionalen Membranen beinhalten (siehe Bartfai et al., 1988; Elfin et al., 1993; siehe auch Kapitel 12). In einigen Fällen, speziell an peripheren Strukturen, konnte demonstriert werden, daß sich zwei oder mehr dieser Substanzen in individuellen Nervenendigungen befinden und nach Nervenstimulation simultan freigesetzt werden. Obwohl die anatomische Trennung der parasympathischen und sympathischen Komponenten des autonomen Nervensystems und die Wirkungen von ACh und Noradrenalin (ihrer primären Neurotransmitter) immer noch den wesentlichen Rahmen einer Untersuchung autonomer Funktionen darstellt, modulieren oder vermitteln eine Menge anderer chemischer Botenstoffe wie Purine, Eicosanoide und Peptide die Reaktionen nach Stimulation präganglionärer Neuronen des autonomen Nervensystems. Eine erweiterte Sichtweise autonomer Übertragungen von neuronalen Impulsen schließt somit Fälle ein, in denen andere Substanzen als ACh oder Noradrenalin freigesetzt werden und als Kotransmitter, Neuromodulatoren oder sogar primäre Transmitter fungieren können. Darüber hinaus wird jedoch auch klar, daß von Strukturen, die durch das autonome Nervensystem innerviert werden, chemische Botenstoffe synthetisiert werden können, die die Reaktionen einer autonomen Nervenstimulation ganz oder teilweise vermitteln. Die Substanzen können in „lokalen" Neuronen synthetisiert werden wie in enterischen Neuronen des Gastrointestinaltraktes, in Interneuronen der Ganglien, in Zellen, die sich in unmittelbarer Nachbarschaft zu den entsprechenden Zielstrukturen befinden, in Endothelzellen der Gefäße oder in parakrinen Zellen des Gastrointestinaltrakts.

Ein Beweis für eine Cotransmission oder eine sogenannte nichtadrenerge, nichtcholinerge Übertragung innerhalb des autonomen Nervensystems muß folgende Überlegungen mit einbeziehen: (1) Alle oder ein Teil der Reaktionen nach Stimulation präganglionärer und postganglionärer Nerven oder auf Feldstimulation von Zielstrukturen bleiben auch in Anwesenheit maximaler Konzentrationen von Hemmstoffen des muskarinischen oder adrenergen Systems bestehen. (2) Die entsprechende Substanz ist innerhalb der Nervenfasern des Nerven, der das Zielorgan versorgt, nachweisbar. (3) Die Substanz kann nach elektrischer Stimulation im venösen Abflußgebiet oder in der Perfusionsflüssigkeit nachgewiesen werden. Eine derartige Freisetzung kann häufig mit Tetrodotoxin blockiert werden. (4) Effekte einer elektrischen Stimulation können durch Gabe der Substanz imitiert werden und werden in Anwesenheit spezifischer Antagonisten (oder Antikörper) gehemmt. Sind derartige Antagonisten nicht verfügbar, ist auch mit einer selektiven Desensibilisierung durch vorausgehende Exposition mit dieser Substanz zu rechnen. Ein Reihe von Problemen erschweren die Interpretation derartiger experimenteller Beweise. Es ist besonders schwierig nachzuweisen, daß eine Substanz, die alle aufgelisteten Kriterien erfüllt, auch tatsächlich innerhalb des autonomen Nervensystems gebildet wird. In einigen Fällen kann nachgewiesen werden, daß diese Substanzen aus sensorischen Nervenfasern, intrinsischen Neuronen oder sogar aus Blutgefäßen stammen. Zusätzlich kann auch ein entscheidender Synergismus zwischen der Substanz und bekannten oder unbekannten Transmittern bestehen (Bartfai et al., 1988). Letztendlich sollte bedacht werden, daß vermeintliche Cotransmitter bei der neuronalen Impulsübertragung primär eine trophische Funktion zur Aufrechterhaltung der synaptischen Verbindung oder der Expression eines bestimmten Rezeptors haben könnten.

Es ist schon lange bekannt, daß sowohl ATP als auch

ACh in cholinergen Vesikeln vorkommen (Dowdall et al., 1974), und daß ATP und Katecholamine zusammen in Speichergranula von Nerven und Zellen des Nebennierenmarks gefunden werden (siehe oben). ATP wird zusammen mit den jeweiligen Transmittern freigesetzt und unter bestimmten Umständen haben seine Metaboliten oder ATP selbst eine signifikante Funktion bei der synaptischen Übertragung (siehe unten). Zunehmende Beachtung erhielt erst kürzlich die rasch anwachsenden Liste von Peptiden, die im Nebennierenmark, Nervenfasern oder Ganglien des autonomen Nervensystems zu finden sind. Zu dieser Liste gehören Enkephaline, Substanz P, Gonadotropin-Releasing-Hormon, Cholecystokinin, Kalzitonin-Gene-Related-Peptid, Galanin, Vasoaktives-Intestinales Peptid (VIP) und Neuropeptid Y (NPY) (Elfvin et al., 1993; Mione et al., 1990; Lindh und Hökfelt, 1990). Bewiesen ist eine Transmitterfunktion innerhalb des autonomen Nervensystems für VIP und NPY. Weitere Diskussionen konzentrieren sich auf diese Peptide und ATP.

Kotransmission im autonomen Nervensystem Sowohl Noradrenalin als auch ATP verursachen eine Exzitation, wenn sie aus bestimmten adrenergen Nervenendigungen wie am Vas deferens und dem Gefäßsystem freigesetzt werden. Die Reaktion auf ATP setzt schnell ein, während die Reaktion auf Noradrenalin langsam abläuft (Sneddon und Westfall, 1984). Sympathektomie und Substanzen, die eine Transmitterverarmung an adrenergen Neuronen verursachen wie Reserpin, eliminieren beide Reaktionsphasen. Dies spricht für eine Speicherung beider Substanzen in einer Vesikelpopulation. In anderen Fällen hat die Metabolisierung von ATP zu Adenosin im extrazellulären synaptischen Spalt eine wichtige modulatorische Funktion. Es gibt außerdem Hinweise darauf, daß Adenosin eine hemmende Wirkung auf die Noradrenalin-Transmitterfreisetzung hat und die Gabe eines Adenosinrezeptoren-Antagonisten wie Theophyllin hat eine erhöhte Konzentration an Noradrenalin und Dopamin-β-Hydroxylase im Blutkreislauf zur Folge.

Die wegweisenden Untersuchungen von Hökfelt und seinen Mitarbeitern (Lundberg et al., 1979), die eine Existenz von VIP und ACh in peripheren autonomen Neuronen demonstrierten, weckten das Interesse an möglichen peptidischen Cotransmittern im autonomen Nervensystem. In nachfolgenden Untersuchungen konnte eine regelmäßige Assoziation dieser beiden Substanzen in autonomen Nervenfasern bestätigt werden einschließlich parasympathischer Fasern mit einer Innervation von Gefäßen und exokrinen Drüsen sowie cholinerger sympathischer Neurone mit einer Innervation von Schweißdrüsen (Lindh und Hökfelt, 1990). Die Rolle von VIP bei der parasympathischen Nervenimpulsübertragung ist besonders ausgiebig an der Regulation von Speicheldrüsen untersucht worden. Zu den Hinweisen für eine Cotransmission gehört die Freisetzung von VIP nach Stimulation der Chorda tympani und eine inkomplette Hemmung der Vasodilatation durch Atropin bei erhöhter Stimulationsfrequenz. Letztere Beobachtung könnte auf eine unabhängige Freisetzung beider Substanzen hinweisen, was mit dem histochemischen Nachweis zweier verschiedener Speichervesikelpopulationen für ACh und VIP übereinstimmt. Für die Stimulation einer Vasodilatation und Sekretion konnte eine synergistische Wirkung beider Transmitter beobachtet werden. Eine Beteiligung von VIP an parasympathischen Reaktionen in der Trachea und im Gastrointestinaltrakt ist möglich. In letzterem scheint VIP an einer Relaxation von Sphinkteren beteiligt zu sein (siehe Fahrenkrug, 1989).

Die Proteinfamilie, zu denen das Neuropeptid Y gehört, ist im zentralen und peripheren Nervensystem weit verbreitet und besteht aus drei Mitgliedern: NPY, pankreatisches Polypeptid und Peptid YY. Im ZNS ist die Funktion des NPY mit der Aufnahme von Nahrung und Wasser, mit der Regulation der Stimmung und zentralen autonomen Regulationsmechanismen verbunden. In der Peripherie wird NPY in großen Vesikeln innerhalb sympathischer Nervenfasern gefunden und ist an der Aufrechterhaltung des Gefäßtonus beteiligt. Es hat eine potente und prolongierte vasokonstriktorische Wirkung, wobei kleine Blutgefäße sensitiver sind. Mit Noradrenalin zusammen scheint das Peptid eine synergistische Wirkung zu besitzen. NPY und Noradrenalin werden gleichzeitig freigesetzt, obwohl bei einer niederfrequenten Stimulation hauptsächlich Noradrenalin freigesetzt wird. Es wurden viele Subgruppen des NPY-Rezeptors identifiziert und geklont. Ein Effekt nach Rezeptorstimulation scheint immer über G-Proteine vermittelt zu werden (Grundemar und Hokanson, 1994; Wahlestedt und Reis, 1993).

Nicht-adrenerge und nicht-cholinerge Übertragung durch Purine und Stickoxid Die glatte Muskulatur vieler Gewebe, die durch das autonome Nervensystem innerviert wird, relaxiert nach Stimulation über Feldelektroden. Da regelmäßig die Beobachtung gemacht wird, daß in Anwesenheit adrenerger und muskarinisch cholinerger Antagonisten diese Reaktion nicht abgeschwächt wird, gilt dies als Hinweis auf die Existenz einer nicht-adrenergen und nicht-cholinergen Übertragung im autonomen Nervensystem.

Burnstock (1969, 1986) hatte eine Menge Hinweise zusammengetragen, die die Existenz sogenannter purinerger Nerven im Gastrointestinaltrakt und bestimmten Blutgefäßen belegten. ATP erfüllte alle oben erwähnten Kriterien eines Transmitters. Unter bestimmten Voraussetzungen können sogar primäre sensorische Axone wichtige ATP-Quellen sein. Obwohl aus dem freigesetzten ATP über Ektoenzyme Adenosin gebildet wird, scheint es eine modulatorische Funktion über eine Rückkopplungshemmung der Transmitterfreisetzung zu haben.

Adenosin gelangt über einen Transportmechanismus aus dem Zellzytoplasma und aktiviert extrazelluläre Rezeptoren an benachbarten Zellen. Eine effiziente Aufnahme von Adenosin durch zelluläre Transportsysteme und eine rasche Metabolisierung zu Inosin oder zu Adenin-Nukleotiden trägt zu seinem schnellen Abbau bei. Bekannt sind auch mehrere Inhibitoren des Adenosintransports und -metabolismus, die die extrazelluläre Adenosin- und ATP-Konzentration beeinflussen (Stone, 1991).

Die purinergen Rezeptoren auf der Zelloberfläche können in Adenosin (A oder P_1) und ATP (P_2) Rezeptoren unterteilt werden. Methylxanthine wie Koffein und Theophyllin blockieren hauptsächlich Adenosinrezeptoren (siehe Kapitel 28). Im Gehirn, peripheren Geweben und zirkulierenden Blutzellen sind viele Subgruppen dieses Rezeptors zu finden. Sie vermitteln typischerweise ihre Reaktion über G-Proteine obwohl der P_{2x}-Rezeptor ein Ionenkanal ist (Stone, 1991; Fredholm et al., 1994).

Wie unten diskutiert wird, ist Stickoxid als wichtiger potenter nicht-adrenerger, nicht-cholinerger Neurotransmitter identifiziert worden wie z. B. bei vaskulären Reaktionen.

Modulation vaskulärer Reaktionen auf Faktoren, die vom Endothel gebildet werden (*endothelium derived relaxing factors*)

Furchgott und Zawadski demonstrierten, daß ein intaktes Endothel Voraussetzung für eine durch Acetylcholin induzierte Vasodilatation ist (siehe Furchgott, 1984). Diese innere Zellschicht der Blutgefäße ist bekannt für ihre modulierende Wirkung, die sie auf die autonom und humoral kontrollierte Kontraktilität von Blutgefäßen hat. Als Reaktion auf zahlreiche vasoaktive Substanzen und sogar auf physikalische Stimuli setzen die Endothelzellen kurzlebige Vasodilatatoren und, weniger gewöhnlich, vasokonstriktorische Substanzen frei. Sie werden als *endothelium derived relaxing factors* (EDRF) und *endothelium derived contracting factors* (EDCF) bezeichnet. Substanzen, die bei Entzündungsprozessen oder bei der Aggregation von Plättchen freigesetzt werden wie Serotonin, Histamin, Bradykinin, Purine und Thrombin vermitteln ihre volle oder auch nur partielle Wirkung über die Stimulation einer EDRF-Freisetzung. Vom Endothel abhängige Relaxationsmechanismen sind in zahlreichen Gefäßbetten einschließlich der koronaren Strombahn von Bedeutung (Moncada et al., 1991). Eine Aktivierung spezifischer Rezeptoren auf Endothelzellen hat eine Freisetzung des EDRF, der vermutlich Stickoxid ist, zur Folge. Stickoxid diffundiert sofort zu den darunterliegenden glatten Muskelzellen und induziert eine Relaxation der glatten Gefäßmuskulatur über eine Aktivierung der Guanylatcyclase, was eine Erhöhung der cGMP Konzentration zu Folge hat. Nitrovasodilatatoren, die eingesetzt werden, um einen erhöhten Blutdruck zu senken oder bei der Behandlung der ischämischen Herzerkrankung Verwendung finden, haben vermutlich einen ähnlichen Wirkmechanismus (siehe Kapitel 32). Es konnte auch gezeigt werden, daß Stickoxid von bestimmten Nerven, die die Blutgefäße innervieren, freigesetzt wird.

Erst kürzlich ist deutlich geworden, daß eine Veränderung der Freisetzung und Wirkung von Stickoxid für eine Reihe pathophysiologischer Zustände wie der Atherosklerose Bedeutung hat. Darüber hinaus gibt es Hinweise darauf, daß eine Hypotension bei einer Endotoxämie oder bei einer durch Zytokine induzierten Hypotension jedenfalls teilweise durch Induktion einer gesteigerten EDRF- Freisetzung zustande kommt. So ist es konsequenterweise möglich, daß eine erhöhte Freisetzung von EDRF eine signifikante pathophysiologische Rolle beim septischen Schock spielt. Stickoxid wird über die Stickoxidsynthase aus L-Arginin und molekularem Sauerstoff synthetisiert. Es gibt mindestens drei verschiedene Formen dieses Enzyms (Bredt und Snyder, 1994). Eine stellt eine konstitutive Form dar, sie kommt in Endothelzellen vor und setzt nach einem Rezeptor-vermittelten Anstieg der intrazellulären Kalziumkonzentration kurz anhaltend Stickoxid frei (Lamas et al., 1992). Eine zweite Form ist verantwortlich für eine kalziumabhängige Freisetzung aus Neuronen. Die dritte Form der Stickoxid-Synthase wird nach einer Zellaktivierung über Zytokine und bakterielle Endotoxine induziert. Wird diese erst einmal exprimiert, so synthetisiert sie über einen langen Zeitraum Stickoxid (Moncada et al., 1991). Diese Ca^{2+}-unabhängige Form mit hoher Syntheserate ist verantwortlich für die oben erwähnten toxischen Wirkungen von Stickoxid. Glukokortikoide hemmen die Exprimierung der induzierbaren, aber nicht der konstitutiven Stickoxidsynthase in vaskulären Endothelzellen. Es sind jedoch auch noch andere vom Endothel synthetisierte und freigesetzte Faktoren an einer Vasodilatation und Hyperpolarisation glatter Muskelzellen beteiligt.

Eine vollständige Kontraktion an zerebralen Gefäßen erfordert ebenfalls ein intaktes Endothel. Ein Familie von Peptiden, genannt Endotheline, werden in vaskulären Endothelzellen gespeichert. Ihre Freisetzung und Diffusion an die glatte Gefäßmuskulatur induziert über eine Stimulation von Endothelinrezeptoren eine Kontraktion. Endotheline tragen so zu einer Aufrechterhaltung einer Gefäßhomöostase bei, indem sie eine dem Stickstoff entgegengesetzte Reaktion induzieren (Rubanyi und Polokoff, 1994). Superoxide verursachen ebenfalls eine Vasokonstriktion und wirken teilweise über eine Antagonisierung des Stickoxideffekts.

LITERATUR

Ahlquist, R.P. A study of the adrenotropic receptors. *Am. J. Physiol.*, **1948**, *153*:586—600.

Benovic, J.L., Strasser, R.H., Caron, M.G., and Lefkowitz, R.J. β-adrenergic receptor kinase: identification of a novel protein kinase that phosphorylates the agonist-occupied form of the receptor. *Proc. Natl. Acad. Sci. U.S.A.*, **1986**, *83*:2797—2801.

Biaggioni, I., and Robertson, D. Endogenous restoration of noradrenaline by precursor therapy in dopamine-beta-hydroxylase deficiency. *Lancet*, **1987**, *2*:1170—1172.

Bönisch, H., and Trendelenburg, U. The mechanism of action of indirectly acting sympathomimetic amines. In, *Catecholamines* I. (Trendelenburg, U., and Weiner, N., eds.) *Handbook of Experimental Pharmacology*, Vol. 90. Springer-Verlag, Berlin, **1988**, pp. 247—277.

Cannon, W.B., and Uridil, J.E. Studies on conditions of activity in endocrine glands. VIII. Some effects on the denervated heart of stimulating the nerves of the liver. *Am. J. Physiol.*, **1921**, *58*:353—354.

Carroll, J.M., Evinger, M.J., Goodman, H.M., and Joh, T.H. Differential and coordinate regulation of TH and PNMT mRNAs in chromaffin cell cultures by second messenger system activation and steroid treatment. *J. Mol. Neurosci.*, **1991**, *3*:75—83.

Dale, H.H. The action of certain esters and ethers of choline, and their relation to muscarine. *J. Pharmacol. Exp. Ther.*, **1914**, *6*:147—190.

Daubner, S.C., Lauriano, C., Haycock, J.W., and Fitzpatrick, P.F. Site-directed mutagenesis of serine 40 of rat tyrosine hydroxylase. Effects of dopamine and cAMP-dependent phosphorylation on enzyme activity. *J. Biol. Chem.*, **1992**, *267*:12639—12646.

De Robertis, E.D., and Bennett, H.S. Some features of the submicroscopic morphology of synapses in frog and earthworm. *J. Biophys. Biochem. Cytol.*, **1955**, *1*:47—58.

Dowdall, M.J., Boyne, A.F., and Whittaker, V.P. Adenosine triphosphate, a constituent of cholinergic synaptic vesicles. *Biochem. J.*, **1974**, *140*:1—12.

Emorine, L.J., Marullo, S., Briend-Sutren, M.-M., Patey, G., Tate, K., Delavier-Klutchko, C., and Strosberg, A.D. Molecular characterization of the human β_3-adrenergic receptor. *Science*, **1989**, *245*:1118—1121.

Fatt, P., and Katz, B. Spontaneous subthreshold activity at motor nerve endings. *J. Physiol. (Lond.)*, **1952**, *117*:109—128.

Granneman J.G., Lahners K.N., and Chaudhry A. Characterization of the human β_3-adrenergic receptor gene. *Mol. Pharmacol.*, **1993**, *44*:264—270.

Hodgkin, A.L., and Huxley, A.F. A quantitative description of membrane current and its application to conduction and excitation in nerve. *J. Physiol. (Lond.)*, **1952**, *117*:500—544.

Hökfelt, T. Coexistence of peptides with classical neurotransmitters. *Experientia [Suppl.]*, **1989**, *56*:154—179.

Inglese, J., Freedman, N.J., Koch, W.J., and Lefkowitz, R.J. Structure and mechanism of the G protein-coupled receptor kinases. *J. Biol. Chem.*, **1993**, *268*:23735—23738

Katz, B., and Miledi, R. The measurement of synaptic delay, and the time course of acetylcholine release at the neuromuscular junction. *Proc. R. Soc. Lond. [Biol.]*, **1965**, *161*:483—495.

Katz, B., and Miledi, R. The statistical nature of the acetylcholine potential and its molecular components. *J. Physiol. (Lond.)*, **1972**, *224*:665—699.

Krief, S., Lönnqvist, F., Raimbault, S., Baude, B., Van Spronsen, A., Arner, P., Strosberg, A.D., Ricquier, D., and Emorine, L.J. Tissue distribution of β_3-adrenergic receptor mRNA in man. *J. Clin. Invest.*, **1993**, *91*:344—349.

Krnjević, K., and Mitchell, J.F. The release of acetylcholine in the isolated rat diaphragm. *J. Physiol. (Lond.)*, **1961**, *155*:246—262.

Kubo, T., Fukuda, K., Mikami, A., Maeda, A., Takahashi, H., Mishina, M., Haga, T., Haga, K., Ichiyama, A., Kangawa, K., Kojima, M., Matsuo, H., Hirose, T., and Numa, S. Cloning, sequencing and expression of complementary DNA encoding the muscarinic acetylcholine receptor. *Nature*, **1986**, *323*:411—416.

Lamas, S., Marsden, P.A., Li, G.K., Tempst, P., and Michel, T. Endothelial nitric oxide synthase: molecular cloning and characterization of a distinct constitutive enzyme isoform. *Proc. Natl. Acad. Sci. U.S.A.*, **1992**, *89*:6348—6352.

Lands, A.M., Arnold, A., McAuliff, J.P., Luduena, F.P., and Brown, T.G., Jr. Differentiation of receptor systems activated by sympathomimetic amines. *Nature*, **1967**, *214*:597—598.

Langley, J.N. Observations on the physiological action of extracts of the supra-renal bodies. *J. Physiol. (Lond.)*, **1901**, *27*:237—256.

Lewandowsky, M. Ueber eine Wirkung des Nebennieren-extractes auf das Auge. *Zentralbl. Physiol.*, **1898**, *12*:599—600.

Loewi, O., and Navratil, E. Über humorale Übertragbarkeit der Herznervenwirkung. X. Mitteilung. Über das Schicksal des Vagusstoff. *Pflügers Arch. Gesamte Physiol.*, **1926**, *214*:678—688.

Lohse, M.J., Benovic, J.L., Codina, J., Caron, M.G., and Lefkowitz, R.J. β-Arrestin: a protein that regulates β-adrenergic receptor function. *Science*, **1990**, *248*:1547—1550.

Lönnqvist, F., Krief, S., Strosberg, A.D., Nyberg, B., Emorine, L.J., and Arner, P. Evidence for a functional β_3-adrenoceptor in man. *Br. J. Pharmacol.*, **1993**, *110*:929—936.

Lundberg, J.M., Hökfelt, T., Schultzberg, M., Uvnäs-Wallensten, K.,
Köhler, C., and Said, S. I. Occurrence of vasoactive intestinal polypeptide (VIP)-like immunoreactivity in certain cholinergic neurons of the cat: evidence from combined immunohistochemistry and acetylcholinesterase staining. *Neuroscience*, **1979**, *4*:1539—1559.

Man in 't Veld, A.J., Boomsma, F., Moleman, P., and Schalekamp, M.A. D.H. Congenital dopamine-beta-hydroxylase deficiency. A novel orthostatic syndrome. *Lancet*, **1987**, *1*:183—187.

Rosenbaum, M., Malbon, C.C., Hirsch, J., and Leibel, R.L. Lack of β_3-adrenergic effect on lipolysis in human subcutaneous adipose tissue. *J. Clin. Endocrinol. Metab.*, **1993**, *77*:352—355.

Sneddon, P., and Westfall, D.P. Pharmacological evidence that adenosine trisphosphate and noradrenalin are cotransmitters in the guinea pig vas deferens. *J. Physiol. (Lond.)*, **1984**, *347*:561—580.

Steinsland, O.S., Furchgott, R.F., and Kirpekar, S.M. Inhibition of adrenergic neurotransmission by parasympathomimetics in the rabbit ear artery. *J. Pharmacol. Exp. Ther.*, **1973**, *184*:346—356.

Viskupic, E., Kvetnansky, R., Sabban, E.L., Fukuhara, K., Weise, V.K., Kopin, I.J. and Schwartz, J.P. Increase in rat adrenal phenylethanolamine N-methyltransferase mRNA level caused by immobilization stress depends on intact pituitary-adrenocortical axis. *J. Neurochem.*, **1994**, *63*:808—814.

Monographien und Übersichtsartikel

Aantaa, R., Mariamaki A., and Scheinin, M. Subtypes of α_2-adrenoceptors. *Ann. Med.*, **1995**, in press.

Amara, S.G., and Kuhar, M.J. Neurotransmitter transporters: recent progress. *Annu. Rev. Neurosci.*, **1993**, *16*:73—93.

Andresen, M.C., and Kunze, D.L. Nucleus tractus solitarius—gateway to neural circulatory control. *Annu. Rev. Physiol.*, **1994**, *56*:93—116.

Armstrong, C.M. Voltage-dependent ion channels and their gating. *Physiol. Rev.*, **1992**, *72 Suppl. 4*:S5—S13.

Axelrod, J. Methylation reactions in the formation and metabolism of catecholamines and other biogenic amines. *Pharmacol. Rev.*, **1966**, *18*:95—113.

Bartfai, T., Iverfeldt, K., Fisone, G., and Serfozo, P. Regulation of the release of coexisting neurotransmitters. *Annu. Rev. Pharmacol. Toxicol.*, **1988**, *28*:285—310.

Benovic, J.L., Bouvier, M., Caron, M.G., and Lefkowitz, R.J. Regulation of adenylyl cyclase—coupled β-adrenergic receptors. *Annu. Rev. Cell Biol.*, **1988**, *4*:405—428.

Bernard, C. *Leçons sur les phénomènes de la vie communs aux animaux et aux végétaux.* Baillière, Paris, **1878—1879**. (Two volumes.)

Berridge, M.J. Inositol trisphosphate and calcium signalling. *Nature*, **1993**, *361*:315—325.

Birks, R.I., and MacIntosh, F.C. Acetylcholine metabolism at nerve-endings. *Br. Med. Bull.*, **1957**, *13*:157—161.

Bolton, T.B., Beech, D.J., and Prestwich, S.A. Voltage and receptor gated channels. *Prog. Clin. Biol. Res.*, **1990**, *327*:229—243.

Bonner, T.I. The molecular basis of muscarinic receptor diversity. *Trends Neurosci.*, **1989**, *12*:148—151.

Bowman, W.C., Prior, C., and Marshall, I.G. Presynaptic receptors in the neuromuscular junction. *Ann. N.Y. Acad. Sci.*, **1990**, *604*:69—81.

Bredt, D.S., and Snyder, S.H. Nitric oxide: a physiologic messenger molecule. *Ann. Rev. Biochem.*, **1994**, *63*:175—195.

Brown, A.M., and Birnbaumer, L. Direct G protein gating of ion channels. *Am. J. Physiol.*, **1988**, *254*:H401—H410.

Brownstein, M.J., and Hoffman, B.J. Neurotransmitter transporters. *Recent Prog. Horm. Res.*, **1994**, *49*:27—42.

Burnstock, G. Evolution of the autonomic innervation of visceral and cardiovascular systems in vertebrates. *Pharmacol. Rev.*, **1969**, *21*:247—324.

Burnstock, G. The changing face of autonomic neurotransmission. *Acta Physiol. Scand.*, **1986**, *126*:67—91.

Bylund, D.B. Subtypes of α_1- and α_2-adrenergic receptors. *FASEB J.*, **1992**, *6*:832—839

Cannon, W. B. Organization for physiological homeostasis. *Physiol. Rev.*, **1929**, *9*:399—431.

Cannon, W.B. *The Wisdom of the Body*. W. W. Norton & Co., Inc., New York, **1932**.

Catterall, W.A. Cellular and molecular biology of voltage-gated sodium channels. Physiol. Rev., 1992, 72 Suppl. 4:S15—S48.

Changeux, J-P. Chemical signalling in the brain. *Sci. Am.*, **1993**, *269*:58—62.

Clark, R.B., Friedman, J., Dixon, R.A.F., and Strader, C.D. Identification of a specific site required for rapid heterologous desensitization of the β-adrenergic receptor by cAMP-dependent protein kinase. *Mol. Pharmacol.*, **1989**, *36*:343—348.

Collins, S., Caron, M.G., and Lefkowitz, R.J. From ligand binding to gene expression: new insights into the regulation of G protein—coupled receptors. *Trends Biochem. Sci.*, **1992**, *17*:37—39.

Dale, H.H. The beginnings and the prospects of neurohumoral transmission. *Pharmacol. Rev.*, **1954**, *6*:7—13.

Dohlman, H.G., Thorner, J., Caron, M.G., and Lefkowitz, R.J. Model systems for the study of seven-transmembrane-segment receptors. *Annu. Rev. Biochem.*, **1991**, *60*:653—688

Eccles, J.C. *The Physiology of Synapses*. Springer-Verlag, Berlin; Academic Press, Inc., New York, **1964**.

Eccles, J.C. *The Understanding of the Brain*. McGraw-Hill Book Co., New York, **1973**.

Elfvin, L.-G., Lindh, B., and Hökfelt, T. The chemical neuroanatomy of sympathetic ganglia. *Annu. Rev. Neurosci.*, **1993**, *16*:471—507.

Fahrenkrug, J. VIP and autonomic neurotransmission. *Pharmacol. Ther.*, **1989**, *41*:515—534.

Ford, A.P.D.W., Williams, T.J., Blue, D.R., and Clarke, D.E. α_1-Adrenoceptor classification: sharpening Occam's razor. *Trends Pharmacol. Sci.*, **1994**, *15*:167—170.

Francis, S.H., and Corbin, J.D. Structure and function of cyclic nucleotide-dependent protein kinases. *Annu. Rev. Physiol.*, **1994**, *56*:237—272.

Fredholm, B.B., Abbracchio, M.P., Burnstock, G., Daly, J.W., Harden, T.K., Jacobson, K.A., Leff, P., and Williams, M. Nomenclature and classification of purinoreceptors. *Pharmacol. Rev.*, **1994**, *46*:143—156.

Furchgott, R.F. The role of endothelium in the responses of vascular smooth muscle to drugs. *Annu. Rev. Pharmacol. Toxicol.*, **1984**, *24*:175—197.

Goldberg, L.I., Volkman, P.H., and Kohli, J.D. A comparison of the vascular dopamine receptor with other dopamine receptors. *Annu. Rev. Pharmacol. Toxicol.*, **1978**, *18*:57—79.

Grundemar, L., and Håkanson, R. Neuropeptide Y effector systems: perspectives for drug development. *Trends Pharmacol. Sci.*, **1994**, *15*:153—159.

Hall, Z.W., and Sanes, J.R. Synaptic structure and development: the neuromuscular junction. *Cell*, **1993**, *72 Suppl.*:99—121.

Hausdorff, W.P., Caron, M.G., and Lefkowitz, R.J. Turning off the signal: desensitization of β-adrenergic receptor function. *FASEB J.*, **1990**, *4*:2881—2889.

Hille, B. *Ionic Channels of Excitable Membranes*. 2nd ed. Sinauer Associates, Sunderland, Mass., **1992**.

Hutchins, C. Three-dimensional models of the D1 and D2 dopamine receptors. *Endocr. J.*, **1994**, *2*:7—23.

Iversen, L.L. Uptake processes for biogenic amines. In, *Handbook of Psychopharmacology*, Vol. 3. (Iversen, L.L., Iversen, S.D., and Snyder, S.H., eds.) Plenum Press, New York, **1975**, pp. 381—442.

Jahn, R., and Südhof, T.C. Synaptic vesicles and exocytosis. *Annu. Rev. Neurosci.*, **1994**, *17*:219—246.

Katz, B. *Nerve, Muscle, and Synapse*. McGraw-Hill Book Co., New York **1966**.

Katz, B. *The Release of Neural Transmitter Substances*. Charles C Thomas, Publisher, Springfield, Ill., **1969**.

Kelly, R.B. Storage and release of neurotransmitters. *Cell/Neuron*, **1993**, *72 Suppl.*:43—53.

Kopin, I.J. Metabolic degradation of catecholamines. The relative importance of different pathways under physiological conditions and after administration of drugs. In, *Catecholamines*. (Blaschko, H.K.F., and Muscholl, E., eds.) *Handbuch der Experimentellen Pharmakologie*, Vol. 33. Springer-Verlag, Berlin, **1972**, pp. 271—282.

Langer, S.Z., and Lehmann, J. Presynaptic receptors on catecholamine neurons. In, *Catecholamines* I. (Trendelenburg, U., and Weiner, N., eds.) *Handbook of Experimental Pharmacology*, Vol. 90. Springer-Verlag, Berlin, **1988**, pp. 419—507.

Limbird, L.E. Receptors linked to inhibition of adenylate cyclase: additional signaling mechanisms. *FASEB J.*, **1988**, *2*:2686—2695.

Lindh, B., and Hökfelt, T. Structural and functional aspects of acetylcholine peptide coexistence in the autonomic nervous system. *Prog. Brain Res.*, **1990**, *84*:175—191.

Lomasney, J.W., Cotecchia, S., Lefkowitz, R.J., and Caron, M.G. Molecular biology of α-adrenergic receptors: implications for receptor classification and for structure-function relationships. *Biochem. Biophys. Acta.*, **1991**, *1095*:127—139.

Loewy, A.D., and Spyer, K.M. (eds.) *Central Regulation of Autonomic Functions*. Oxford University Press, New York, **1990**.

Man in 't Veld, A., Boomsma, F., Lenders, J., Meiracker, A.v.d., Julien, C., Tulen, J., Moleman, P., Thien T., Lamberts, S., and Schalekamp, M. Patients with congenital dopamine β-hydroxylase deficiency. A lesson in catecholamine physiology. *Am. J. Hypertens.*, **1988**, *1*:231—238.

McDonald, T.F., Pelzer, S., Trautwein, W., and Pelzer, D.J. Regulation and modulation of calcium channels in cardiac, skeletal and smooth muscle cells. *Physiol. Rev.*, **1994**, *74*:365—507.

Mione, M.C., Ralevic, V., and Burnstock, G. Peptides and vasomotor mechanisms. *Pharmacol. Ther.*, **1990**, *46*:429—468.

Moncada, S., Palmer, R.M.J., and Higgs, E.A. Nitric oxide: physiology, pathophysiology and pharmacology. *Pharmacol Rev.*, **1991**, *43*:109—142.

Nagatsu T. Genes for human catecholamine-synthesizing enzymes. *Neurosci. Res.*, **1991**, *12*:315—345.

Nishizuka Y. Intracellular signaling by hydrolysis of phospholipids and activation of protein kinase C. *Science*, **1992**, *258*: 607—614.

Numa, S., Noda, M., Takahashi, H., Tanabe, T., Toyosoto, M., Furatani, Y., and Kikyotani, S. Molecular structure of the nicotinic acetylcholine receptor. *Cold Spring Harb. Symp. Quant. Biol.*, **1983**, *48 Part 1*:57—69.

Ostrowski, J., Kjelsberg, M.A., Caron, M.G., and Lefkowitz, R.J. Mutagenesis of the β_2-adrenergic receptor: How structure elucidates function. *Annu. Rev. Pharmacol. Toxicol.*, **1992**, *32*:167—183.

Parsons, S.M., Prior, C., and Marshall, I.G. Acetylcholine transport, storage, and release. *Int. Rev. Neurobiol.*, **1993**, *35*:279—390.

Robertson, D., Haile, V., Perry, S.E., Robertson R.M., Phillips J.A., III, and Biaggioni, I. Dopamine β-hydroxylase deficiency. A genetic disorder of cardiovascular regulation. *Hypertension*, **1991**, *18*:1—8.

Rubanyi, G.M., and Polohoff, M.A. Endothelins: molecular biology, biochemistry, pharmacology, physiology and pathophysiology. *Pharmacol. Rev.*, **1994**, *46*:325—415.

Schuldiner S. Molecular glimpse of vesicular monoamine transporters. *J. Neurochem.*, **1994**, *62*:2067—2078.

Schulman, H., Hanson, P.I., and Meyer, T. Decoding calcium signals by multifunctional CaM kinase. *Cell Calcium*, **1992**, *13*:401—411.

Starke, K. Presynaptic α-autoreceptors. *Rev. Physiol. Biochem. Pharmacol.*, **1987**, *107*:73—146.

Stone, T. (editor). *Adenosine in the Nervous System*. Academic Press, London, **1991**.

Strader, C.D., Fong, T.M., Tota, M.R., Underwood, D., and Dixon, R.A. Structure and function of G protein—coupled receptors. *Annu. Rev. Biochem.*, **1994**, *63*:101—132.

Stull, J.T., Bowman, B.F., Gallagher, P.J., Herring, B.P., Hsu, L.C.,

Kamm, K.E., Kubota, Y., Leachman, S.A., Sweeney, H.L., and Tansey, M.G. Myosin phosphorylation in smooth and skeletal muscles: regulation and function. *Prog. Clin. Biol. Res.*, **1990**, *327*:107—126.

Tanaka, C., and Nishizuka, Y. The protein kinase C family for neuronal signaling. *Annu. Rev. Neurosci.*, **1994**, *17*:551—567.

Taussig, R., and Gilman, A.G. Mammalian membrane-bound adenylyl cyclase. *J. Biol. Chem.*, **1995**, *270*:1—4.

Taylor, P., and Radić, Z. The cholinesterases: from genes to proteins. *Annu. Rev. Pharmacol. Toxicol.*, **1994**, *34*:281—320.

Taylor, S.S., Knighton, D.R., Zheng, J., Ten Eyck, L.F., and Sowadski, J.M. Structural framework for the protein kinase family. *Annu. Rev. Cell. Biol.*, **1992**, *8*:429—462.

Trendelenburg, U. A kinetic analysis of the extraneuronal uptake and metabolism of catecholamines. *Rev. Physiol. Biochem. Pharmacol.*, **1980**, *87*:33—115.

Tsien, R.W., Lipscombe, D., Madison, D.V., Bley, K.R., and Fox, A.P. Multiple types of neuronal calcium channels and their selective modulation. *Trends Neurosci.*, **1988**, *11*:431—438.

von Euler, U.S. Synthesis, uptake and storage of catecholamines in adrenergic nerves. The effects of drugs. In, Catecholamines. (Blaschko, H., and Muscholl, E., eds.) *Handbuch der Experimentellen Pharmakologie*, Vol. 33. Springer-Verlag, Berlin, **1972**, pp. 186—230.

von Euler, U.S. Historical perspective: growth and impact of the concept of chemical neurotransmission. In, *Chemical Neurotransmission—75 Years*. (Stjärne, L., Hedqvist, P., Lagercrantz, H., and Wennmalm, Å., eds.) Academic Press, Ltd., London, **1981**, pp. 3—12.

Wahlestedt, C., and Reis, D.J. Neuropeptide Y-related peptides and their receptors—-are the receptors potential therapeutic drug targets? *Annu. Rev. Pharmacol. Toxicol.*, **1993**, *33*:309—352.

Wessler, I. Acetylcholine at motor nerves; storage, release and presynaptic modulation by autoreceptors and adrenoreceptors. *Int. Rev. Neurobiol.*, **1992**, *34*: 283—384.

Winkler, H., Apps, D.K., and Fischer-Colbrie, R. The molecular function of adrenal chromaffin granules: established facts and unresolved topics. *Neuroscience*, **1986**, *18*:261—290.

Zigmond, R.E., Schwarzschild, M.A., and Rittenhouse, A.R. Acute regulation of tyrosine hydroxylase by nerve activity and by neurotransmitters via phosphorylation. *Ann. Rev. Neurosci.*, **1989**, *12*:415—461.

7 AGONISTEN UND ANTAGONISTEN AN MUSKARINISCHEN REZEPTOREN

Joan Heller Brown und Palmer Taylor

Acetylcholin ist im zentralen und peripheren Nervensystem der endogene Neurotransmitter an cholinergen Synapsen und Verbindungen zu neuronalen Effektororganen. Die Wirkung von Acetylcholin wird über nikotinische und muskarinische Cholinozeptoren vermittelt. Diese aktivieren Signaltransduktionswege über unterschiedliche Regulationsmechanismen. Muskarinische Rezeptoren kommen hauptsächlich an autonomen Effektorzellen vor, die durch postganglionäre parasympathische Nerven innerviert werden. Der Begriff parasympathomimetisch bezieht sich auf die Wirkungen von Agonisten an diesen Rezeptoren. Muskarinische Rezeptoren kommen auch im Gehirn und in neuronalen Ganglien, aber auch an einigen anderen Zellarten vor, die wie die Zellen der Blutgefäße nur wenig oder gar keine cholinerge Innervation haben. Cholinerge Agonisten ahmen die Wirkung von Acetylcholin in diesen Geweben und Zellen nach.

Im ersten Abschnitt dieses Kapitels werden die pharmakologischen Eigenschaften und therapeutischen Einsatzmöglichkeiten von Agonisten an muskarinischen Rezeptoren einschließlich der natürlich vorkommenden cholinomimetischen Alkaloide beschrieben. Viele dieser Substanzen weisen Kreuzreaktionen auf und wirken auf nikotinische und auf muskarinische Rezeptoren. Gewöhnlich haben diese Agonisten nur eine geringe Selektivität für die verschiedenen Subtypen muskarinischer Rezeptoren, die weiter unten beschrieben werden. Die klinische Verwendung von Agonisten an muskarinischen Rezeptoren, vornehmlich bei Erkrankungen des Gastrointestinaltrakts und in der Ophthalmologie, wird in diesem Kapitel und in den Kapiteln 37, 38 und 65 diskutiert. Der letzte Abschnitt dieses Kapitels handelt von Antagonisten muskarinischer Rezeptoren. Diese Arzneistoffe hemmen die Wirkung von Acetylcholin auf Effektororgane des autonomen Nervensystems, die durch postganglionäre cholinerge Nerven innerviert werden. Außerdem hemmen sie die Wirkung von Acetylcholin an prä- und postsynaptischen muskarinischen Rezeptoren auf Neuronen, an muskarinischen Rezeptoren in Ganglien und auch an Stellen, an denen eine cholinerge Innervation fehlt. Abgesehen von quartären Ammoniumverbindungen sind die Antagonisten an muskarinischen Rezeptoren im Vergleich zu nikotinischen Rezeptoren hoch selektiv. Eine zunehmende Zahl an Antagonisten weist eine Selektivität für bestimmte Subtypen muskarinischer Rezeptoren auf. Bei diesen Substanzen kann davon ausgegangen werden, daß sie nur ganz bestimmte Reaktionen auf Acetylcholin blockieren, und daß so unerwünschte Nebenwirkungen minimiert werden. Antagonisten muskarinischer Rezeptoren finden eine therapeutische Verwendung bei Erkrankungen des Gastrointestinaltrakts (siehe auch Kapitel 37 und 38), bestimmten pathophysiologischen Zuständen des Respirationstrakts, den Kinetosen, dem Parkinsonsyndrom (siehe auch Kapitel 22) und Vergiftungen mit Cholinesterasehemmstoffen (siehe Kapitel 8). Ihre Verwendung in der Ophthalmologie wird vollständig in Kapitel 65 besprochen.

I. Agonisten an muskarinischen Rezeptoren

Agonisten muskarinischer Cholinozeptoren können in zwei Gruppen aufgeteilt werden: (1) Acetylcholin und verschiedene Cholinester und (2) die natürlich vorkommenden cholinomimetischen Alkaloide (besonders Pilocarpin, Muskarin und Arecolin) sowie verwandte synthetische Substanzen. Zusätzlich haben aber auch Cholinesterase-Hemmstoffe (Kapitel 8) und ganglienstimulierende Substanzen (Kapitel 9) eine parasympathomimetische Wirkung. Ihre hauptsächliche Wirkung kann indirekt sein und entsteht nicht an postganglionären cholinergen Effektororganen.

CHOLINESTER

Acetylcholin (ACh) hat praktisch keine therapeutische Verwendung, da es eine sehr diffuse Wirkung entfaltet und rasch sowohl durch die Acetylcholinesterase (AChE) als auch durch die Plasma-Butyrylcholinesterase hydrolisiert wird. Deshalb wird auch schon länger versucht, Derivate des Acetylcholins mit einer höheren Selektivität und einer verlängerten Wirkdauer zu synthetisieren.

Geschichte ACh wurde zuerst von Baeyer im Jahre 1867 synthetisiert. Untersuchungen, die zu einer Identifikation als neurohumoraler Transmitter führten, werden in Kapitel 6 beschrieben.

Von den vielen hundert synthetischen Cholinderivaten, die untersucht wurden, haben nur Methacholin, Carbachol und Bethanechol klinische Bedeutung. Die Strukturen dieser Substanzen werden in Abbildung 7.1 gezeigt. Methacholin, das β-Methyl-Analogon von ACh wurde von Hunt und Taveau bereits 1911 untersucht. Carbachol, der Carbamylester des Cholins, und sein β-Methyl-Analogon Bethanechol wurden um 1930 synthetisiert und untersucht.

Wirkmechanismus Der Wirkmechanismus von endogenem ACh an der postjunktionalen Membran von Effektorzellen oder Neuronen, die zu den vier Klassen cholinerger Synapsen gehören, werden in Kapitel 6 besprochen. Zum besseren Verständnis werden sie hier nochmals kurz vorgestellt. Diese Synapsen kommen an (1) autonomen Effektororganen vor, die durch postgang-

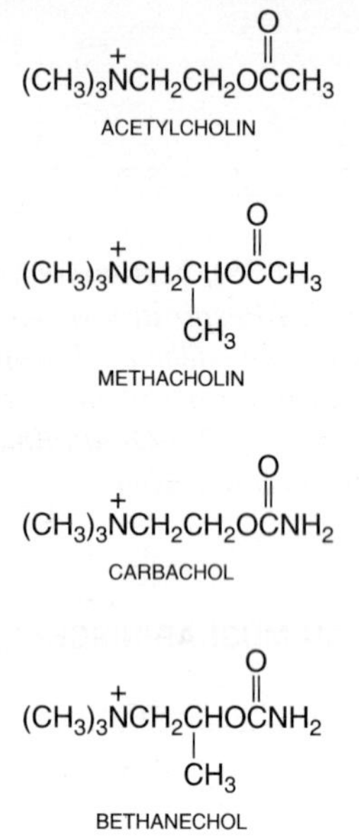

$(CH_3)_3\overset{+}{N}CH_2CH_2O\overset{O}{\overset{\|}{C}}CH_3$
ACETYLCHOLIN

$(CH_3)_3\overset{+}{N}CH_2\underset{\underset{CH_3}{|}}{CH}O\overset{O}{\overset{\|}{C}}CH_3$
METHACHOLIN

$(CH_3)_3\overset{+}{N}CH_2CH_2O\overset{O}{\overset{\|}{C}}NH_2$
CARBACHOL

$(CH_3)_3\overset{+}{N}CH_2\underset{\underset{CH_3}{|}}{CH}O\overset{O}{\overset{\|}{C}}NH_2$
BETHANECHOL

Abbildung 7.1 Strukturformeln von Acetylcholin und klinisch angewandten Cholinestern.

lionäre parasympathische Nervenfasern innerviert werden, (2) in sympathischen und parasympathischen Ganglienzellen und Zellen des Nebennierenmarks, die durch präganglionäre autonome Nervenfasern innerviert werden, (3) an motorischen Endplatten des Skelettmuskels, die durch somatische Motoneurone innerviert werden und (4) an bestimmten Synapsen im zentralen Nervensystem. Zusätzlich wirkt ACh noch an präsynaptischen Rezeptoren im peripheren und zentralen Nervensystem. Wird ACh systemisch verabreicht, kann es potentiell an all diesen Angriffspunkten wirken. Als quartäre Ammoniumverbindung ist seine Penetration in das ZNS jedoch limitiert und die Butyrylcholinesterase im Plasma reduziert die Konzentration an ACh, die in Bereiche mit niedrigem Blutfluß gelangt.

Muskarin wurde ursprünglich als Substanz mit einer relativ selektiven Wirkung an autonomen Effektororganen charakterisiert, die qualitativ den Wirkungen von ACh entsprach. Daher werden Wirkungen von ACh und verwandten Substanzen an diesen Organen als *muskarinische* Wirkungen bezeichnet. Entsprechend sind die muskarinischen oder parasympathomimetischen Wirkungen von Arzneistoffen, die in diesem Kapitel berücksichtigt werden, praktisch äquivalent mit den Effekten von postganglionären parasympathischen Nervenimpulsen, wie sie in Tabelle 6.1 aufgelistet sind. Die klassischen muskarinischen Agonisten sind in ihrer Wirkung mit einer begrenzten Selektivität für das eine oder andere Organsystem hauptsächlich durch quantitative Unterschiede gekennzeichnet. Muskarinische Rezeptoren kommen auch an Ganglienzellen und im Nebennierenmark vor. Man nimmt an, daß eine Stimulation muskarinischer Rezeptoren an Ganglien und dem Nebennierenmark nikotinische Nervenstimuli moduliert. Alle durch ACh und verwandte Substanzen induzierten Wirkungen können durch Atropin geblockt werden. Die *nikotinischen* Wirkungen cholinerger Agonisten ähneln einer initialen Stimulation und, bei hohen Dosierungen häufig, einer Blockade von autonomen Ganglienzellen und neuromuskulären Verbindungen. Die gesamten Wirkungen sind vergleichbar mit denen von Nikotin.

Eigenschaften und Subtypen muskarinischer Rezeptoren Muskarinische Rezeptoren wurden ursprünglich in der Peripherie und im ZNS anhand von Untersuchungen zellulärer und gewebespezifischer Reaktionen charakterisiert. Die unterschiedlichen Wirkungen zweier muskarinischer Agonisten, Bethanechol und McN-A-343 auf den Tonus des unteren Ösophagussphinkters hatten eine primäre Unterteilung muskarinischer Rezeptoren in M_1 (ganglionär) und M_2 (Effektorzellen) zur Folge (Goyal, 1988; siehe auch Kapitel 6). Die Ursache der Selektivität dieser Agonisten ist nicht sicher bekannt, zumal es keinen Beweis dafür gibt, daß Agonisten zwischen den Subtypen muskarinischer Rezeptoren unterscheiden (siehe Caulfield, 1993). In Bindungsstudien mit Radioliganden konnte jedoch mehr als nur eine einzelne Bindungsstelle nachgewiesen werden (Hammer et al., 1980). Speziell für den muskarinischen Antagonisten Pirenzepin konnte gezeigt werden, daß die Substanz mit einer hohen Affinität an Membranen des zerebralen Cortex und sympathischer Ganglien (M_1) bindet, aber eine niedrige Affinität für die Herzmuskulatur, glatte Muskulatur und verschiedene Drüsen hat. Diese Ergebnisse erklären, warum Pirenzepin die Eigenschaft besitzt, agonisteninduzierte Reaktionen zu hemmen, die durch muskarinische Rezeptoren in sympathischen und myenterischen Ganglien vermittelt werden, und zwar in Konzentrationen, die wesentlich niedriger sind als die, die benötigt werden, um in verschiedenen Effektororganen die Reaktionen einer direkten Rezeptorstimulation zu blockieren. Inzwischen sind neuere Antagonisten verfügbar, die eine bessere Unterscheidbarkeit zwischen den verschiedenen Subtypen muskarinischer Rezeptoren aufweisen. Methoctramin hat z. B. im Verhältnis zu M_3-muskarinischen Rezeptoren eine höhere Selektivität gegenüber kardialen M_2-muskarinischen Rezeptoren, während Hexahydrosiladifenidol eine relativ höhere Selektivität für M_3-Rezeptoren in Drüsen und glatten Muskeln aufweist als für M_2-Rezeptoren (siehe Melchiorre et al., 1990; Ladinsky et al., Symposium, 1988)

Über eine Klonierung von cDNAs, die für muskarinische Rezeptoren kodieren, sind bisher fünf verschiedene Genprodukte identifiziert worden (siehe Bonner et al., 1987 und Kapitel 6). Werden diese cDNAs in Zellen exprimiert, so korrespondieren die Eigenschaften von vier der fünf exprimierten Rezeptoren, die mit m_1 bis m_5 bezeichnet werden, mit denen, die pharmakologisch definiert werden können und mit M_1, M_2, M_3 und M_4 bezeichnet werden (Dorje et al., 1991; und siehe Caulfield, 1993). Der Zusammenhang zwischen dem Genprodukt m_5 und pharmakologisch definierten Rezeptoren muß noch aufgeklärt werden.

Alle Subtypen muskarinischer Rezeptoren interagieren mit Proteinen aus der Gruppe der Guaninnukleotid bindenden Regulationsproteine (G-Proteine), die eine Reihe von Effektorproteinen innerhalb der Zelle regulieren (siehe Kapitel 2). Durch Mutagenese und Studien an Chimären der Rezeptorsubtypen wurden Regionen innerhalb der Rezeptoren identifiziert, die spezifisch für die Bindung an G-Proteine verantwortlich sind. Besonders eine Region am Carboxylgruppenende der dritten intrazellulären Schleife des Rezeptors scheint für die spezifische Eigenschaft einer G-Proteinbindung mitverantwortlich zu sein und weist zwischen den Rezeptoren m_1, m_3 und m_5 sowie den Rezeptoren m_2 und m_4 einen hohen Grad an Homologien auf (siehe Wess, 1993; Caulfield, 1993). Obwohl keine absolute Selektivität besteht, verursacht eine Stimulation von M$_1$- oder M$_3$-Rezeptoren eine Hydrolyse von Polyphosphoinositiden und eine Mobilisierung von intrazellulärem Ca^{2+} als Folge einer Interaktion mit einem G-Protein (G$_q$), das die Phospholipase C aktiviert (siehe Kapitel 6). Dies resultiert wiederum, entweder direkt oder infolge einer Phosphorylierung von Zielproteinen, in einer Reihe von Ca^{2+}-vermittelten Vorgängen. Im Gegensatz dazu wird durch eine Aktivierung von M$_2$- und M$_4$-muskarinischen Rezeptoren die Adenylatcyclase gehemmt, und es werden spezifische Ionenkanäle reguliert (z. B. erhöhte Leitfähigkeit für K$^+$ in Vorhofmyozyten). Derartige Reaktionen werden über Untereinheiten vermittelt, die von pertussistoxininsensitiven G-Proteinen (G$_i$ und G$_0$) freigesetzt werden. Diese G-Proteine unterscheiden sich von den G-Proteinen, die in M$_1$- und M$_3$- rezeptorvermittelte Prozesse involviert sind (siehe Kapitel 2 und 12).

Struktur-Aktivitätsbeziehung Die Struktur-Aktivitätsbeziehung cholinerger Agonisten wurde bereits detailliert beschrieben (Bebbington und Brimblecombe, 1965). Somit wird hier nur auf Arzneistoffe eingegangen, die von therapeutischem Nutzen sind.

Acetyl-β-methylcholin (Methacholin) unterscheidet sich von ACh hauptsächlich in seiner verlängerten Wirkdauer und höheren Selektivität. Seine Wirkung ist prolongierter, da es durch die AChE mit einer beträchtlich geringeren Rate hydrolysiert wird und nahezu vollständig resistent ist gegenüber einer Hydrolyse durch nichtspezifische Cholinesterasen oder die Butyrylcholinesterase. Eine Selektivität besteht insofern, als daß es eine leicht nikotinische und prädominierend muskarinische Aktivität besitzt. Letztere Aktivität ist im kardiovaskulären System am ausgeprägtesten (Tabelle 7.1).

Carbachol und Bethanechol sind nicht-substituierte Carbamoylester, sie weisen eine Resistenz gegenüber der AChE und unspezifischen Cholinesterasen auf. Ihre Halbwertszeit ist somit ausreichend lang, so daß sie auch in Gebiete mit niedrigem Blutfluß verteilt werden. Bethanechol hat hauptsächlich muskarinische Wirkungen, während beide Arzneistoffe mit einer gewissen Selektivität einen Einfluß auf die Motilität des Gastrointestinaltrakts und der Blase haben. Carbachol hat hauptsächlich eine nikotinische Aktivität, besonders an autonomen Ganglien. Es ist wahrscheinlich, daß sowohl seine periphere Aktivität als auch seine Aktivität an Ganglien, jedenfalls zum Teil, auf der Freisetzung von endogenem ACh aus Nervenenden cholinerger Fasern beruht.

Pharmakologische Eigenschaften

Kardiovaskuläres System ACh hat vier Hauptwirkungen auf das kardiovaskuläre System: Vasodilatation, Senkung der Herzfrequenz (negativ chronotroper Effekt), Abnahme der Leitungsgeschwindigkeit an spezialisierten Geweben des Sinusknotens (SA) und AV-Knotens (AV) (negativ dromotroper Effekt) und Abschwächung der Kontraktionskraft (negativ inotroper Effekt). Letzterer ist für die Ventrikelmuskulatur von geringerer Bedeutung als für die Vorhofmuskulatur. Einige der oben erwähnten direkten Effekte von Acetylcholin werden durch den Barorezeptorenreflex und andere Reflexe überspielt.

Obwohl ACh selten systemisch als Arzneistoff verabreicht wird, ist es wichtig, seine kardialen Wirkungen zu kennen, denn cholinerge vagale Impulse sind an der Wirkung von Herzglykosiden, antiarrhythmischen Substanzen und vielen anderen Arzneistoffen als auch nach efferenter Stimulation der Eingeweide während chirurgischer Interventionen beteiligt. Eine intravenöse Injektion einer kleinen Dosis ACh führt infolge einer generalisierten Vasodilatation zu einem vorübergehenden Abfall des systemischen Blutdrucks, der gewöhnlich von einer Reflextachykardie begleitet wird. Eine sehr viel höhere Dosierung muß angewendet werden, um eine Bradykardie oder einen AV-Block über eine direkte Wirkung von ACh am Herzen zu induzieren. Werden hohe Dosierungen an ACh nach vorheriger Gabe von Atropin injiziert, so kann ein Anstieg des systemischen Blutdrucks beobachtet werden. Dieser Blutdruckanstieg wird durch eine Stimulation der Freisetzung von Katecholaminen aus dem Nebennierenmark und eine Aktivierung sympathischer Ganglien verursacht.

ACh induziert eine Dilatation von nahezu allen Gefäßbetten einschließlich dem pulmonalen und koronaren Gefäßbett. Eine Vasodilatation von Koronargefäßen kann durch kardiovaskuläre Reflexe oder über eine direkte elektrische Stimulation des Nervus vagus induziert werden (Feigl, 1975). Bei der Regulation des koronaren Blutflusses spielt jedoch im Vergleich zu den Auswirkungen der lokalen O$_2$-Spannung und den metabolischen autoregulatorischen Faktoren wie Adenosin weder ein parasympathisch vasodilatatorischer noch ein sympathisch konstriktorischer Gefäßmuskeltonus eine entscheidende Rolle (Berne und Levy, 1992).

Eine durch Cholinester induzierte Vasodilatation kommt über eine Stimulation muskarinischer Rezeptoren, hauptsächlich von M$_3$-Rezeptoren (Bruning et al.,

Tabelle 7.1 Pharmakologische Eigenschaften von Cholinestern

CHOLIN-ESTER	METABOLISIERUNG DURCH CHOLINESTERASE	PHARMAKOLOGISCHE WIRKUNGEN					Niko-tinisch
		Muskarinisch					
		KARDIO-VASKULÄR	GASTRO-INTESTI-NAL	BLASE	AUGE (LOKAL)	ANTAGONISMUS DURCH ATROPIN	
Acetylcholin	+++	++	++	++	+	+++	++
Methacholin	+	+++	++	++	+	+++	+
Carbachol	−	+	+++	+++	++	+	+++
Bethanechol	−	±	+++	+++	++	+++	−

1994), zustande, obwohl die meisten Blutgefäße offensichtlich keine cholinerge Innervation besitzen. Die für eine Relaxation verantwortlichen Rezeptoren sind auf den Endothelzellen der Gefäße lokalisiert. Werden diese Rezeptoren stimuliert, so setzt die Endothelzelle den *endothelium derived relaxing factor* oder Stickoxid frei (Moncada et al., 1991). Dieser diffundiert zu den benachbarten glatten Muskelzellen und induziert an diesen eine Relaxation (Furchgott, 1984; siehe Kapitel 6). Eine Vasodilatation kann auch Folge einer gehemmten Noradrenalinfreisetzung aus adrenergen Nervenendigungen sein. Ist das Endothel defekt, kann ACh direkt auf der glatten Gefäßmuskelzelle Rezeptoren stimulieren und dadurch eine Vasokonstriktion verursachen.

Eine cholinerge Stimulation hat über direkte Einflüsse und über eine Hemmung adrenerger Aktivitäten eine Beeinflussung kardialer Funktionen zur Folge. Letzterer Effekt hängt somit von dem auf das Herz einwirkenden Sympathikotonus ab. Da cholinerge parasympathische Fasern den Sinusknoten, AV-Knoten und die Vorhofmuskulatur versorgen, haben cholinerge Impulse eine entscheidende Bedeutung für die meisten Typen kardialer Zellen. Die cholinerge Innervation des ventrikulären Myokards ist jedoch spärlich und die parasympathischen Nervenfasern enden hauptsächlich in dem Herzgewebe, das für die Reizleitung spezialisiert ist wie den Purkinjefasern (Kent et al., 1974; Levy und Schwartz, 1994).

Im Sinusknoten wird jeder normale kardiale Impuls durch eine spontane Depolarisation der Schrittmacherzellen initiiert (siehe Kapitel 35). Ab einem kritischen Niveau – dem Schwellenpotential – löst diese Depolarisation ein Aktionspotential aus. Das Aktionspotential wird entlang der Muskelfasern des Vorhofs zum AV-Knoten geleitet und von dort über die Purkinjefasern in den Ventrikel. ACh senkt die Herzfrequenz über eine Verminderung der Frequenz spontaner diastolischer Depolarisationen (der Schrittmacherströme) und über eine Verstärkung der repolarisierenden Ströme am Sinusknoten. Dieser Effekt verzögert die Überschreitung des Schwellenpotentials und die hieraus resultierenden Reaktionen des kardialen Erregungszyklus (DiFrancesco, 1993).

An der Vorhofmuskulatur vermindert ACh die Kontraktionskraft. Außerdem verkürzt es die Dauer des Aktionspotentials und die effektive Refraktärperiode. Die Leitungsgeschwindigkeit im normalen Vorhof kann entweder unbeeinflußt bleiben oder erhöht sein. Die Erhöhung kommt durch eine Aktivierung zusätzlicher Na^+-Kanäle zustande, als Reaktion auf die durch ACh induzierte Hyperpolarisation. Auf einer Kombination dieser Faktoren beruht das durch vagale Impulse gebahnte bzw. induzierte Vorhofflattern oder Vorhofflimmern, das an ektopen Erregungsbildungszentren entstehen kann. Im Gegensatz dazu senkt ACh die Leitungsgeschwindigkeit und verlängert die Refraktärperiode besonders am AV-Knoten und in geringerem Ausmaße auch an den Purkinjefasern. Die Abnahme der Leitungsgeschwindigkeit im AV-Knoten ist gewöhnlich für einen kompletten AV-Block verantwortlich, wenn große Mengen eines cholinergen Agonisten systemisch verabreicht werden. Unter den Bedingungen eines erhöhten vagalen Tonus, ein Zustand, der durch Herzglykoside verursacht wird, verringert eine verlängerte Refraktärperiode die Häufigkeit, mit der aberrante atriale Impulse auf den Ventrikel übergeleitet werden und senkt so die Ventrikelfrequenz bei Vorhofflattern oder Vorhofflimmern.

Auch am Ventrikel hat ACh sowohl bei einer Freisetzung durch vagale Stimuli und bei einer direkten Applikation einen negativ inotropen Effekt, der im Vergleich zum Vorhof jedoch wesentlich geringer ausfällt. Der Effekt ist offensichtlicher, wenn die Kontraktilität gerade durch adrenerge Stimulation verstärkt wird (siehe Higgins et al., 1973; Levy und Schwartz, 1994). Eine Automatie der Purkinjefasern wird unterdrückt und der Schwellenwert für Kammerflimmern wird erhöht (Kent et al., 1974; Kent und Epstein, 1976). Sympathische und vagale Nervenendigung liegen in unmittelbarer Nähe, und muskarinische Rezeptoren scheinen sowohl an präsynaptischen als auch an postsynaptischen Membranen vorzukommen (siehe Wellstein und Pitschner, 1988). Die Hemmung der adrenergen Stimulation des Herzens basiert auf der Fähigkeit von ACh, myokardiale Reaktionen auf Katecholamine zu verändern oder zu unterdrücken sowie auf der Fähigkeit, die Freisetzung von Noradrenalin aus sympathischen Nervenendigungen zu hemmen. Der zuerst genannte Effekt kann mit einer hemmenden Wirkung auf die Adenylatcyclaseaktivität nach Stimulation muskarinischer Rezeptoren und mit einer Aktivierung gegenregulatorischer Prozesse wie der Aktivierung von rezeptorabhängigen K^+-Strömen erklärt werden.

Eine Hypotension und Bradykardie, wie sie durch kontinuierliche Infusion von Methacholin in hohen Dosen induziert wird, ist identisch mit den Effekten, die durch ACh ausgelöst werden, wobei jedoch nur ein 1/200 der Dosierung benötigt wird. Nach einer subkutanen Dosis von 20 mg kommt es zu einem vorübergehenden Abfall des systemischen Blutdrucks und einer kompensatorischen Tachykardie. Die kardiovaskulären Effekte von Carbachol und Bethanechol sind üblicherweise in einer normalen subkutanen oder oralen Dosis weniger auffällig, haben dabei jedoch einen Einfluß auf den gastrointestinalen und harnableitenden Trakt. Der kardiovaskuläre Effekt besteht generell aus einem leichten und vorübergehenden Abfall des diastolischen Drucks, der von einer milden Reflextachykardie begleitet wird.

Ein erhöhter Vagotonus scheint nach einem akuten Herzinfarkt einen protektiven Effekt zu haben. Der myokardiale O_2-Verbrauch wird reduziert, und es treten seltener Arrhythmien auf. Diese Tatsache macht eine potentielle Verwendung von M_2-selektiven Agonisten bei der Behandlung myokardialer Ischämien möglich (De Ferrari et al., 1994).

Gastrointestinaltrakt Alle Verbindungen dieser Substanzklasse sind in der Lage, das Ausmaß und die Amplitude einer Muskelkontraktion sowie die peristaltische Aktivität des Magens und des Intestinums zu erhöhen als auch eine verstärkte sekretorische Aktivität des Gastrointestinaltrakts zu induzieren. Eine erhöhte Motilität kann mit Symptomen wie Übelkeit, Aufstoßen, Erbrechen, intestinalen Krämpfen und Defäkationen einhergehen.

Harntrakt Carbachol und Bethanechol haben im Gegensatz zu ACh und Methacholin einen sehr selektiven stimulierenden Effekt auf den Harntrakt und auf den Gastrointestinaltrakt. Die Cholinester erhöhen die Peristaltik des Ureters, induzieren eine Kontraktion des M. detrusor der Blase, erhöhen den maximalen willkürlichen Entleerungsdruck und vermindern die Kapazität der Blase. Zusätzlich relaxiert das Trigonum und der äußere Blasensphinkter. Bei einer experimentellen Läsion des Rückenmarks oder der Sakralwurzeln an Tieren führen diese Arzneistoffe zu einer zufriedenstellenden Entleerung der neurogenen Blase.

Gemischte Effekte ACh und seine verwandten Substanzen stimulieren die Sekretion aller Drüsen, die parasympathisch innerviert werden einschließlich der Tränen-, Tracheobronchial-, Speichel-, Verdauungsdrüsen sowie der exokrinen Schweißdrüsen. Die Effekte auf das respiratorische System (neben einer erhöhten Sekretion tracheobronchialer Drüsen) bestehen in einer Bronchokonstriktion und einer Stimulation der Chemorezeptoren in den Karotiden und Glomera aortica. Lokal induzieren die Substanzen am Auge eine Miosis (siehe Kapitel 65).

Die Effekte von ACh an autonomen Ganglien und neuromuskulären Verbindungen des Skelettmuskels werden in Kapitel 9 beschrieben. Muskarinische Rezeptoren kommen auch an präsynaptischen Membranen vor und hemmen, wenn sie stimuliert werden, die Freisetzung von Noradrenalin oder ACh (siehe Kapitel 6).

Synergismus und Antagonismus ACh und Methacholin werden durch die AChE hydrolysiert, und ihre Wirkung kann entscheidend durch vorangegangene Behandlung mit Acetylcholinesterasehemmern verstärkt werden. Diese Substanzen haben mit stabilen Analoga - Carbachol und Bethanechol - nur additive Effekte.

Die muskarinische Wirkung aller Arzneistoffe aus dieser Substanzklasse wird selektiv durch Atropin über eine kompetitive Besetzung cholinerger Rezeptoren auf den autonomen Effektorzellen und muskarinischer Rezeptoren an autonomen Ganglienzellen gehemmt. Die nikotinischen Wirkungen von ACh und seinen Derivaten an autonomen Ganglien können durch Hexamethonium und verwandte Pharmaka gehemmt werden. Ihre Wirkung an der neuromuskulären Endplatte wird durch Tubocurarin und andere kompetitiv wirkende Substanzen blockiert.

Therapeutische Verwendung

Bethanecholchlorid (*Carbamylmethylcholinchlorid*) ist in Tablettenform und als Lösung zur parenteralen Anwendung erhältlich und wird zur Stimulation besonders der Blasenmuskulatur sowie der glatten Muskulatur des Gastrointestinaltrakts verwendet. Alternativ zu Pilocarpin kann es auch als Stimulans der Speichelproduktion angewandt werden. Aufgrund einer relativ hohen nikotinischen Wirkkomponente an autonomen Ganglien wird Carbachol normalerweise nicht eingesetzt. *Methacholin* oder andere cholinerge Agonisten werden praktisch nicht mehr als Vasodilatatoren oder kardial vagomimetische Substanzen verwendet, da ihre Reaktionsintensität teilweise unkalkulierbar ist. Methacholinchlorid (Acetyl-β-methylcholinchlorid) kann nach wie vor noch für diagnostische Untersuchungen auf eine bronchiale Hyperreaktivität oder bei Asthmabeschwerden eingesetzt werden.

Gastrointestinale Erkrankungen Bethanechol ist wirksam in Situationen einer postoperativen Darmatonie und einer gastralen Atonie sowie bei einer Retention von Mageninhalt oder einer Gastroparese. Eine orale Verabreichung wird bevorzugt; die gewöhnliche Dosierung liegt bei 10 - 20 mg drei bis vier mal täglich. Bethanechol wird in Fällen einer inkompletten Retention oral vor jeder Hauptmahlzeit eingenommen. Besteht jedoch eine komplette Magenretention und gelangt kein Speisebrei in das Duodenum, so ist eine subkutane Applikation notwendig, da der Arzneistoff dann nicht adäquat von der Magenschleimhaut resorbiert werden kann. Bethanechol wurde ebenfalls eingesetzt, um Patienten mit einer sekundären Ileumadynamie infolge bestimmter Vergiftungen zu helfen. Um den Abgang von Darmgasen zu erleichtern, kann es notwendig sein, ein Darmrohr zu legen. Das Pharmakon ist aber auch hilfreich bei bestimmten Patienten mit einem Megakolon congenitale.

In einigen Studien konnte für Bethanechol ein positiver Effekt bei der Behandlung des Ösophagus-Reflux nachgewiesen werden (Thanik et al., 1982). Neben einer Erhöhung des Drucks im unteren Ösophagussphinkter und einer Motilitätszunahme des Ösophagus, wurde der Säurereflux in den Ösophagus vermindert. Eine symptomatische Verbesserung korrelierte jedoch nicht notwendigerweise mit diesen Parametern. Ein Einsatz dieser Substanz bei dieser Erkrankung sowie der Gastroparese ist inzwischen jedoch abgelöst worden durch eine Behandlung mit prokinetischen Substanzen, die eine kombinierte cholinerg agonistische und dopaminerg antagonistische Aktivität aufweisen (*Metoclopramid*), oder auch mit Serotoninagonisten (*Cisaprid*) (siehe Kapitel 38). Letztere Substanz scheint auch hilfreich bei Motilitätsstörungen des unteren Gastrointestinaltrakts zu sein (Longo und Vernaca, 1993).

Erkrankungen der Blase Bethanechol kann hilfreich sein bei der Behandlung einer Harnretention und einer Blasenentleerungsstörung ohne organische Obstruktion sowie bei postoperativer und postpartaler Harnretention und in bestimmten Fällen einer chronisch myogenen oder neurogenen hypotonen Blase (Wein, 1991). Der Ausflußwiderstand des inneren Sphinkters soll durch eine zusätzliche Behandlung mit α-adrenergen Antagonisten gesenkt werden können (siehe Kapitel 10). Bethanechol kann nach einer Spinalverletzung zu einer Verstärkung der Kontraktion des M. detrusor vesicae beitragen, sofern der Blasenreflex noch intakt ist, und die Substanz scheint auch bei der Behandlung einer partiellen sensorischen oder motorischen Paralyse der Blase positive Effekte zu haben. Eine Katheterisierung kann damit häufig vermieden werden. Bei einer akuten Retention werden 2,5 mg des Arzneistoffs subkutan injiziert. Dies kann, wenn notwendig, in der gleichen Dosierung nach 15 - 30 Minuten wiederholt werden. Der Magen sollte zum Zeitpunkt der Injektion leer sein. In chronischen Fällen können 10 - 50 mg der Substanz zwei bis vier mal täglich oral zusammen mit den Mahlzeiten, um Übelkeit und Erbrechen zu vermeiden, gegeben werden, bis es zu einer willkürlichen oder automatischen Blasenentleerung kommt. Die Behandlung mit Bethanechol sollte dann langsam reduziert werden. Eine zu hohe Dosierung hat Störungen der Synergien der Mm. detrusor vesicae und sphincter vesicae zur Folge.

Xerostomie Bei der Behandlung von Fehlfunktionen der Speicheldrüsen stellen Bethanechol und Methacholin, oral gegeben, eine Alternative zu Pilocarpin dar (Epstein et al., 1994).

Verwendung in der Ophthalmologie Eine Verwendung dieser Substanzen in der Augenheilkunde wird in Kapitel 65 besprochen.

Vorsichtsmaßregeln, Toxizität und Kontraindikationen
ACh und seine Agonisten sollten zur Induktion systemischer Effekte nur oral oder subkutan verabreicht werden. Die Substanzen können jedoch auch lokal am Auge angewandt werden. Werden sie intravenös oder intramuskulär verabreicht, so verlieren sie ihre relativ selektive Wirkung, und die Inzidenz und das Ausmaß toxischer Nebenwirkungen ist stark erhöht. Sollten ernsthafte toxische Reaktionen durch eine Behandlung mit diesen Arzneistoffen auftreten, so kann Atropinsulfat (0,5 - 1,0 mg) subkutan oder intravenös verabreicht werden. Adrenalin (0,3 - 1,0 mg, subkutan oder intramuskulär) hat ebenfalls einen Stellenwert bei der Behandlung schwerer kardiovaskulärer oder bronchokonstriktorischer Reaktionen.

Zu den wichtigsten Kontraindikationen einer Verwendung von Cholinestern zählen Asthma bronchiale, Hyperthyreose, Koronarinsuffizienz und das peptische Ulkus. Ihre bronchokonstriktorische Wirkung kann einen Asthmaanfall auslösen und hyperthyreote Patienten können Vorhofflimmern entwickeln. Eine durch diese Substanzen induzierte Hypotension kann einen reduzierten koronaren Blutfluß besonders dann zur Folge haben, wenn dieser bereits beeinträchtigt ist. Für Bethanechol sind unerwünschte kardiovaskuläre Effekte weniger wahrscheinlich als für andere Cholinester. Eine durch Cholinester stimulierte Sekretion von Magensäure kann die Symptomatik peptischer Ulcera verschlechtern. Andere unerwünschte Wirkungen von Cholinozeptor-Agonisten sind Flush, Schwitzen, abdominelle Krämpfe, Aufstoßen, ein Druckgefühl in der Blase, Schwierigkeiten bei der visuellen Akkommodation, Kopfschmerzen und eine vermehrte Salivation.

NATÜRLICHE CHOLINOMIMETISCHE ALKALOIDE UND IHRE SYNTHETISCHEN ANALOGA

Die drei hauptsächlichen, natürlich vorkommenden Alkaloide in dieser Substanzklasse – *Pilocarpin*, *Muskarin* und *Arecolin* – besitzen die gleichen grundlegenden Wirkmechanismen wie die oben besprochenen Cholinester. Muskarin wirkt nahezu ausschließlich an muskarinischen Rezeptoren, deren Klassifikation auf dieser Tatsache beruht. Arecolin wirkt auch an nikotinischen Rezeptoren. Pilocarpin hat eine dominierende muskarinische Wirkung, verursacht aber abweichende kardiovaskuläre Reaktionen, wobei die Schweißdrüsen besonders sensitiv für diesen Arzneistoff sind. Obwohl diese natürlich vorkommenden Alkaloide als pharmakologische Substanzen von großem Wert sind, ist die gegenwärtige klinische Verwendung weitestgehend beschränkt auf die Verwendung von Pilocarpin als Sialagogum und Mioticum (siehe Kapitel 65). Die Entdeckung der verschiedenen Subtypen muskarinischer Rezeptoren und die Aufklärung ihrer Gewebeverteilung hat das Interesse an synthetischen Analoga, die muskarinische Agonisten mit einer gesteigerten peripheren Gewebeselektivität darstellen, erneut geweckt.

Geschichte und Herkunft Pilocarpin ist das Hauptalkaloid aus den Blättern der südamerikanischen Staude aus der Gattung *Pilocarpus*. Obwohl die Eingeborenen schon lange wußten, daß durch Kauen der Blätter der *Pilocarpus*-Pflanze eine Salivation verursacht wurde, stammen die ersten Experimente mit dieser Substanz vermutlich von 1874 und wurden durch den brasilianischen Arzt Coutinhou durchgeführt. Das Alkaloid wurde 1875 isoliert und kurze Zeit später wurde durch Weber die Wirkung von Pilocarpin auf die Pupille sowie die Schweiß- und Speicheldrüsen beschrieben.

Die giftige Wirkung bestimmter Pilzarten ist bereits seit der Antike bekannt, aber es dauerte bis zur Isolierung des Alkaloids Muskarin aus *Amanita muscaria* durch Schmiedeberg, bis die Eigenschaften systematisch untersucht werden konnten. Die Rolle, die Muskarin bei der Entwicklung der neurohumoralen Theorie spielte, wurde bereits in Kapitel 6 geschildert.

Arecolin ist das Hauptalkaloid der Arecea- oder Betelnuß, des Samens der *Areca catechu*. Die rötliche Betelnuß wurde in früheren Zeiten von Eingeborenen des indischen Subkontinents und dem östlichen Indien als Euphorikum in einer kaubaren Mischung eingenommen. Diese Mischung war als Betel bekannt und besteht aus einer Nuß, Kalk und Blättern des Betelpfeffers (*Piper betle*), einer klimmenden Pfefferart.

Struktur-Wirkungsbeziehung Die muskarinischen Alkaloide weisen große Unterschiede, aber auch interessante Zusammenhänge bezüglich ihrer Strukturen auf (Abbildung 7.2). Arecolin und Pilocarpin sind tertiäre Amine. Muskarin, eine quartäre Ammoniumverbindung, wird in begrenzterem Ausmaß resorbiert. *Oxotremorin* ist eine synthetische Verbindung, die für Untersuchungszwecke verwendet wird. Peripher wirkt es als muskarinischer Agonist oder in niedrigen Konzentrationen als partieller Agonist. Zu seinen parkinsonähnlichen zentralen Effekten gehören der Tremor, eine Ataxie und eine Spastik, die vermutlich durch eine Aktivierung muskarinischer Rezeptoren in den Basalganglien und anderswo entstehen (Cho et al., 1962). Die chemischen und pharmakologischen Eigenschaften vieler natürlicher und synthetischer muskarinischer Verbindungen sind von Bebbington und Brimblecombe zusammengefaßt worden (1965).

McN-A-343 (siehe Abbildung 7.2) stimuliert mit einer gewissen Selektivität M_1-Rezeptoren. Nach systemischer Injektion von McN-A-343 erhöhen sich Blutdruck und peripherer Gefäßwiderstand als Folge einer Stimulation sympathischer Ganglien bei fehlender Stimulation kardialer und vaskulärer postganglionärer muskarinischer Rezeptoren (siehe Roszkowski, 1961). McN-A-343 stimuliert außerdem muskarinische Rezeptoren inhibitorischer Neurone im Plexus myentericus (Symposium, 1988).

Agonisten mit einer funktionellen Selektivität für M_1- gegenüber M_2-Rezeptoren befinden sich mit dem Ziel einer Behandlung von Symptomen des intellektuellen Abbaus, wie er bei der Alzheimerschen Erkrankung vorkommt, bereits in klinischen Studien. Die möglichen Vorteile eines subtypenselektiven Agonisten liegt in einer Stimulation postsynaptischer M_1-Rezeptoren im ZNS, ohne gleichzeitige Stimulation präsynaptischer M_2-Rezeptoren, die die Freisetzung von endogenem ACh hemmen.

Pharmakologische Eigenschaften

Glatte Muskulatur Wird Pilocarpin lokal am Auge angewandt, so induziert es eine Verengung der Pupille, einen Akkommodationsspasmus und eine vorübergehende Erhöhung des intraokulären Drucks, der von einem anhaltenden Druckabfall gefolgt wird. Eine Miosis kann für mehrere Stunden bis zu einem Tag bestehen bleiben, während der Effekt auf die Akkomodation nach ungefähr zwei Stunden vorüber ist (siehe auch Kapitel 65). Die muskarinischen Alkaloide stimulieren die glat-

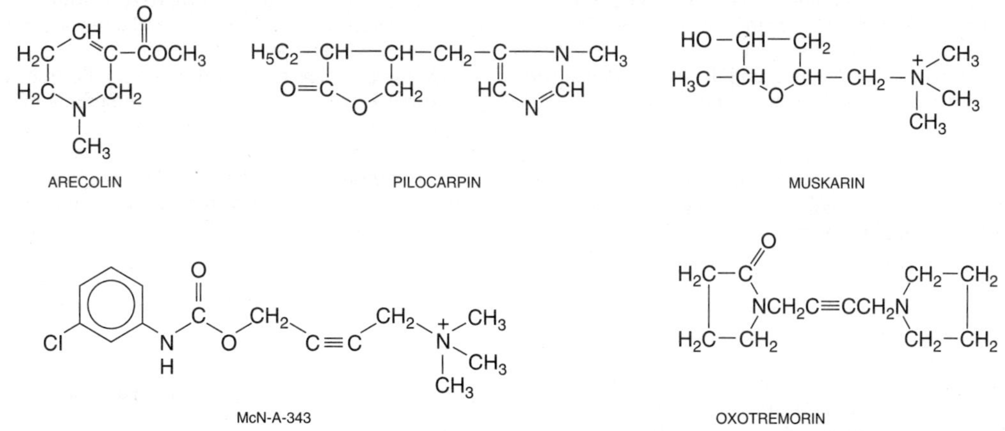

Abbildung 7.2 Strukturformeln der natürlichen cholinomimetischen Alkaloide und der synthetischen Analoga.

te Muskulatur des Intestinaltrakts und induzieren so einen erhöhten Tonus und eine vermehrte Motilität. Hohe Dosierungen verursachen starke Spasmen und Tenesmen. Die Bronchialmuskulatur wird ebenfalls stimuliert. Patienten, die an Asthma bronchiale leiden, reagieren gewöhnlich mit einer Reduktion der Vitalkapazität, und es können typische Asthmaanfälle ausgelöst werden. Pilocarpin und Muskarin erhöhen auch den Tonus und die Motilität des Ureters, der Blase, der Gallenblase und des Gallengangs.

Exokrine Drüsen Pilocarpin (10 - 15 mg subkutan) verursacht beim Menschen eine ausgeprägte Diaphorese; es können dabei zwei bis drei Liter Schweiß produziert werden. Auch die Speichelproduktion nimmt auffallend zu. Bei einer oralen Aufnahme von Pilocarpin scheint eine eher kontinuierliche Speichelproduktion verursacht zu werden. Muskarin und Arecolin sind ebenfalls potente diaphoretische Substanzen. Begleitende Nebenwirkungen können Schluckauf, Salivation, Übelkeit, Erbrechen, ein Schwächegefühl und gelegentlich auch ein Kreislaufkollaps sein. Diese Alkaloide stimulieren auch die Tränendrüsen, die Magendrüsen, die pankreatischen und intestinalen Drüsen sowie die mukösen Drüsen des Respirationstrakts.

Kardiovaskuläres System Die wichtigsten kardiovaskulären Effekte, die bei verschiedenen Arten nach intravenöser Injektion einer sehr geringen Dosis (0,01 - 0,03 µg/kg) Muskarin auftreten, sind ein auffälliger Abfall des Blutdrucks und eine Abnahme oder sogar eine kurze vorübergehende Pause der Herzfrequenz. Eine intravenöse Injektion von 0,1 mg/kg Pilocarpin verursacht einen passageren Abfall des Blutdrucks. Wird jedoch vorher in angemessener Dosierung ein Blocker nikotinischer Rezeptoren gegeben, so induziert Pilocarpin einen deutlichen Anstieg des Blutdrucks. Blutdrucksenkende als auch blutdrucksteigernde Reaktionen können durch Atropin gehemmt werden; letztere Reaktion kann auch durch α-Adrenozeptor-Antagonisten gehemmt werden. Dieser kardiovaskuläre Effekt von Pilocarpin ist bisher nicht vollständig erklärbar könnte aber durch eine Stimulation ganglionärer Zellen und Zellen des Nebennierenmarks entstehen.

Zentralnervöses System Die intravenöse Injektion von Pilocarpin, Muskarin und Arecolin in relativ geringen Dosierungen verursacht bei Katzen eine charakteristische cortikale Arousal- oder Aktivierungsreaktion, die der Reaktion nach Injektion von Cholinesterasehemmern oder durch elektrische Stimulation der Formatio reticularis im Hirnstamm sehr ähnlich ist. Die durch all diese Substanzen verursachte Arousalreaktion kann durch Atropin und verwandte Substanzen reduziert oder vollständig gehemmt werden (siehe Krnjevic, 1974).

Therapeutischer Einsatz

Zur Behandlung einer Xerostomie wie sie bei einer Bestrahlungstherapie im Kopf und Halsbereich oder beim Sjögren Syndrom auftreten kann, wird Pilocarpin oral in einer Dosierung von 5 - 10 mg verabreicht. Das Sjögren Syndrom ist eine Autoimmunerkrankung, die hauptsächlich bei Frauen vorkommt. Es kommt zu einer gestörten und verminderten Sekretion besonders der Speicheldrüsen (Johnson et al., 1993; Fox et al., 1991). Vorausgesetzt, daß das Parenchym der Speicheldrüsen noch eine Restfunktion besitzt, kann durch eine verstärkte Speichelsekretion eine Erleichterung des Schluckvorgangs und eine subjektive Verbesserung der Befeuchtung der Mundhöhle erreicht werden. Die Nebenwirkungen entsprechen den typischen Reaktionen einer cholinergen Stimulation, wobei am häufigsten über Schwitzen geklagt wird. Bethanechol ist eine alternative, oral zu verabreichende Substanz, die wie von einigen Patienten empfunden wird, eine geringere diaphoretische Wirkung hat.

Pilocarpin wird auch zur Behandlung eines Glaukoms verwendet. Die Substanz wird dazu in einer 0,5% - 4,0% Lösung in das Auge gegeben. Die Lösung ist mit einer Konzentration von bis zu 10% erhältlich. Pilocarpin wird meistens besser vertragen als die Cholinesterasehemmer und die Substanz stellt das Standardcholinergicum bei der Behandlung des Engwinkelglaukoms dar. Eine Reduktion des Augeninnendrucks ist innerhalb von wenigen Minuten erreicht und hält für vier bis acht Stunden an. Die Verwendung von Pilocarpin alleine oder in Kombination mit anderen Substanzen bei Erkrankungen des Auges wird in Kapitel 65 besprochen. Die Induktion einer Miosis durch Pilocarpin ist hilfreich bei der Behandlung einer durch Atropin verursachten Mydriasis. Neben der Mydriasis wird Pilocarpin auch bei Adhäsionen zwischen der Iris und der Linse eingesetzt.

Toxikologie

Eine Vergiftung mit Pilocarpin, Muskarin oder Arecolin ist hauptsächlich durch die übersteigerten unterschiedlichen parasympathomimetischen Effekte charakterisiert. Die Symptome sind denen bei Verzehr von Pilzen der Gattung *Inocybe* (siehe unten) sehr ähnlich. Die Behandlung besteht in einer parenteralen Gabe von Atropin in einer Dosierung, bei der eine Passage der Blut-Hirnschranke gewährleistet ist und aus Maßnahmen, die zur Aufrechterhalung der Atmung und des Kreislaufs sowie zur Behandlung eines Lungenödems notwendig sind.

Pilvergiftung (Myzetismus) Pilzvergiftungen sind schon seit Jahrhunderten bekannt. Dem griechischen Dichter Euripides (fünftes Jahrhundert v.Chr.) wird nachgesagt, er habe seine Frau und drei Kinder dadurch verloren. Da es derzeit sehr populär ist, wild wachsende Pilze zu verzehren, ist die Zahl an Pilzvergiftungen in den letzten Jahren angestiegen. In verschiedenen Pilzarten sind zahlreiche Gifte enthalten, wobei in unterschiedlichen Arten der gleichen Pilzgattung auch verschiedene Toxine enthalten sein können.

Obwohl Muskarin aus dem Pilz *Amanita muscaria* isoliert wurde, ist der Muskaringehalt dieses Pilzes so gering (ungefähr 0,003%), daß es für die hauptsächlichen Vergiftungserscheinungen, die durch diesen Pilz entstehen, nicht verantwortlich sein kann. Wesentlich höhere Muskarinkonzentrationen kommen in den verschiedenen Arten von *Inocybe* und *Clitocybe* vor. Die durch Muskarin verursachten Vergiftungssymptome entwickeln sich rasch, innerhalb von 30 - 60 Minuten nach der Aufnahme. Dazu gehören Speichel und Tränenfluß, Übelkeit, Erbrechen, Kopfschmerzen, Sehstörungen, abdominelle Koliken, Diarrhoe, Bronchospasmus, Bradykardie, Hypotension und Schock. Eine Behandlung mit Atropin (1 - 2 mg intramuskulär alle 30 Minuten) stellt eine sehr effektive Behandlung dieser Symptome dar (Köppel, 1993).

Vergiftungserscheinungen durch *A. muscaria* und verwandte *Amanita*-Arten entstehen durch die neurologischen und halluzinogenen Effekte von Muscimol, Ibotensäure und anderen Isoxazolderivaten. Diese Substanzen stimulieren exzitatorische und inhibitorische Aminosäurerezeptoren. Zu den Symptomen gehören eine erhöhte Erregbarkeit, Ruhelosigkeit, Ataxie, Halluzinationen und Delirium mit Somnolenz bis hin zur Sedation. Eine Therapie besteht hauptsächlich aus unterstützenden Maßnahmen. Benzodiazepine sind indiziert, wenn eine Exzitation überwiegt, wohingegen Atropin häufig zu einer Exazerbation eines Deliriums führen kann.

Pilze der Gattungen *Psilocybe* und *Panaeolus* enthalten Psilocybin und tryptaminverwandte Substanzen. Sie verursachen ebenfalls kurz anhaltende Halluzinationen. *Gyromitra*-Arten (falsche Morchel) verursachen gastrointestinale Störungen und eine verspätet auftretende Hepatotoxizität. Die giftige Substanz dabei ist Acetaldehydmethylformylhydrazon, das im Organismus zu reaktivem Hydrazin umgewandelt wird. Obwohl von Folgen eines Leber- und Nierenversagens berichtet wird, kommen diese bei derartigen Vergiftungen seltener vor als bei den weiter unten beschriebenen Vergiftungen mit amatoxinhaltigen Pilzen (Michelot und Toth, 1991).

Die gefährlichste Form einer Pilzvergiftung wird durch *Amanita phalloides* oder andere *Amanita*-, *Leptiota*- und *Galerina*-Arten verursacht (Goldfrank, 1994). Diese Pilzarten sind für über 90% der Vergiftungen mit tödlichem Ausgang verantwortlich. Eine Aufnahme von weniger als 50 g *A. phalloides* kann tödliche Folgen haben. Die hauptsächlichen Toxine sind die Amatoxine (α- und β-Amanitin), eine Gruppe zyklischer Octapeptide, die die RNA-Polymerase II inhibieren und so die mRNA-Synthese blockieren. Dadurch sterben hauptsächlich Zellen der gastrointestinalen Mukosa, der Leber und Niere ab. Initiale Symptome, so vorhanden, bleiben häufig unbemerkt und sind auf andere Toxine zurückzuführen. Hierzu gehören eine Diarrhoe und abdominelle Krämpfe. Nach einem symptomfreien Intervall von bis zu 24 Stunden kommt es zu Symptomen einer Funktionseinschränkung von Niere und Leber. Der Tod tritt innerhalb von vier bis sieben Tagen aufgrund von Leber- und Nierenversagens ein (Goldfrank, 1994). Eine Behandlung kann größtenteils nur unterstützend sein. Penicillin, α-Liponsäure, Silibinin können effektive Antidote sein. Beweise dafür basieren jedoch weitestgehend auf anekdotischen Untersuchungen (Köppel, 1993).

Da die Schwere der Vergiftung und die Behandlungsstrategien einer Pilzvergiftung von der entsprechenden Pilzart abhängen, sollte eine genaue Identifizierung der aufgenommenen Pilze vorgenommen werden. Häufig kommt es zu einer verspäteten Symptomatik, so daß eine Magenspülung und die Gabe von Aktivkohle nur noch von begrenztem Wert sind. Regionale Vergiftungszentralen verfügen in den Vereinigten Staaten (wie auch in Deutschland, Anm. d. Hrsg.) über aktuelle Informationen über die Inzidenz von Vergiftungen in verschiedenen Regionen und über Behandlungsmaßnahmen.

II. MUSKARINISCHE REZEPTOR-ANTAGONISTEN

Zu der Arzneistoffklasse, hier als Antagonisten muskarinischer Rezeptoren bezeichnet, gehört als bekanntestes Mitglied *Atropin*, aber auch eine Anzahl anderer Substanzen, von denen die meisten qualitativ ähnliche Effekte auslösen. Antagonisten muskarinischer Rezeptoren hemmen die Wirkung von ACh über eine Blockierung seiner Bindung an muskarinische Cholinozeptoren neuroeffektorischer Verbindungen zu glatten Muskelzellen, Kardiomyozyten und Drüsenzellen; in peripheren Ganglien und im zentralen Nervensystem. Im allgemeinen haben Antagonisten muskarinischer Rezeptoren nur eine schwach hemmende Wirkung auf die Effekte, die durch eine Bindung von ACh an nikotinischen Rezeptoren induziert wird. So verursacht Atropin nur in relativ hohen Dosierungen an autonomen Ganglien, an denen eine Übertragung von Nervenimpulsen primär durch eine Wirkung von ACh an nikotinischen Rezeptoren vermittelt wird, eine partielle Blockierung. An der neuromuskulären Endplatte, an der die Rezeptoren hauptsächlich oder ausschließlich nikotinisch sind, werden extrem hohe Dosierungen von Atropin oder verwandten Substanzen benötigt, um überhaupt einen gewissen Grad einer Blockierung zu erzielen. Dagegen haben quartäre Ammoniumanaloga des Atropins und verwandte Verbindungen gewöhnlich einen ausgeprägteren blockierenden Effekt auf nikotinische Rezeptoren. Konsequenterweise ist die Wahrscheinlichkeit größer, daß diese Substanzen in Dosierungen, die für eine Blockade muskarinischer Rezeptoren notwendig sind, schon mit ganglionären oder neuromuskulären Übertragungsprozessen von Nervenimpulsen interferieren. Im ZNS kommt eine hauptsächlich nikotinische cholinerge Nervenimpulsübertragung im Rückenmark vor, während sie in subkortikalen und kortikalen Ebenen des Gehirns sowohl muskarinischer als auch nikotinischer Natur zu sein scheint (siehe Kapitel 12). In autoradiographischen Studien konnte nachgewiesen werden, daß muskarinische Rezeptoren innerhalb des menschlichen Gehirns weit verteilt sind. Neuere Untersuchungen, in denen spezifische Antikörper gegen Subtypen muskarinischer Rezeptoren eingesetzt wurden, demonstrierten eine getrennte Lokalisation dieser Subtypen innerhalb verschiedener Gehirnregionen (Levey in Symposium, 1993; Yasuda et al., 1993). In therapeutischen Do-

Tabelle 7.2 Dosisabhängige Wirkung von Atropin

DOSIS	EFFEKT
0,5 mg	leichte Bradykardie; etwas Mundtrockenheit; Hemmung der Schweißdrüsenaktivität
1,0 mg	deutliche Mundtrockenheit; Durst; Tachykardie, manchmal nach initialer Bradykardie; mäßige Pupillen-Dilatation
2,0 mg	ausgeprägte Tachykardie; Palpitationen; ausgeprägte Mundtrockenheit; dilatierte Pupillen; etwas verschwommenes Sehen bei der Nah-Akkommodation
5,0 mg	alle oben aufgeführten Symptome etwas ausgeprägter; Schwierigkeiten beim Schlucken und Sprechen; Ruhelosigkeit und Schwäche; Kopfschmerzen; trockene, heiße Haut; Schwierigkeiten bei der Blasenentleerung; reduzierte intestinale Peristaltik
10,0 mg und mehr	alle oben angeführten Symptome, aber wesentlich ausgeprägter; schneller und schwacher Puls; praktisch vollständig dilatierte Pupillen; sehr verschwommenes Sehen; Flush der Haut, heiß, trocken und scharlachfarben; Ataxie, Ruhelosigkeit und Aufregung; Halluzinationen und Delirium; Koma

sierungen sind vermutlich viele oder die meisten Effekte der mit Atropin verwandten Arzneistoffe auf das ZNS auf eine Blockade zentraler muskarinischer Rezeptoren zurückzuführen. In hohen oder toxischen Dosierungen haben Atropin und verwandte Substanzen gewöhnlich zunächst einen zentral stimulierenden Effekt, der dann von einer Phase der Depression gefolgt wird. Da quartäre Verbindungen die Blut-Hirnschranke nur schwer passieren, haben Antagonisten dieser Substanzklasse nur schwache oder gar keine Effekte auf das ZNS.

Die parasympathischen neuroeffektorischen Verbindungen verschiedener Organe sind in ihrer Sensitivität für Antagonisten an muskarinischen Rezeptoren nicht miteinander vergleichbar (siehe Tabelle 7.2). Eine Abnahme der Sekretion aus Speicheldrüsen und Bronchialdrüsen sowie der Schweißdrüsen wird von Antagonisten an muskarinischen Rezeptoren bereits in niedrigen Dosierungen induziert. Bei etwas höheren Dosierungen kommt es zu einer Dilatation der Pupillen, einer Akkommodationshemmung der Linsen auf Nahsicht, und es werden vagale Einflüsse auf das Herz blockiert, so daß die Herzfrequenz ansteigt. Noch höhere Dosierungen hemmen die parasympathische Kontrolle der Blase und des Gastrointestinaltrakts, wodurch die Blasenentleerung gehemmt wird und der Tonus sowie die Motilität des Darms reduziert werden. Zur Hemmung der Magensekretion und Motilität sind wiederum höhere Dosierungen erforderlich. Somit kommt es durch Atropin und die meisten verwandten Antagonisten an muskarinischen Rezeptoren in Dosierungen, die den Tonus des Gastrointestinaltrakt vermindern und eine Magensaftsekretion senken, nahezu ausnahmslos zu einer verminderten Speichelsekretion, und Störungen der visuellen Akkommodation und der Blasenentleerung. Diese Hierachie relativer Sensitivitäten ist vermutlich keine Folge der verschiedenen Affinitäten von Atropin für muskarinische Rezeptoren in diesen Regionen, da Atropin keine Selektivität gegenüber den verschiedenen Subtypen muskarinischer Rezeptoren aufweist. Wesentlich wahrscheinlicher ist, daß das Ausmaß, in dem die Funktion verschiedener Endorgane durch parasympathische Impulse reguliert wird und die Beteiligung intramuraler Neuronen und Reflexe eine derartige Selektivität bestimmen.

Die meisten Wirkungen und Effekte klinisch verfügbarer Antagonisten an muskarinischen Rezeptoren unterscheiden sich nur quantitativ von denen, die durch Atropin verursacht werden. Daher wird Atropin weiter unten als Prototyp dieser Substanzklasse detailliert betrachtet. Die unterschiedlichen Subtypen muskarinischer Rezeptoren kommen jedoch sowohl im ZNS als auch in peripheren Organen vor (siehe vorangegangener Text über Subtypen muskarinischer Rezeptoren als auch Kapitel 6; siehe auch Symposium, 1988, 1993, 1995). Kein einziger Antagonist einschließlich Pirenzepin ist vollständig selektiv (bzw. hat eine bestimmte Affinität gegenüber einem von allen Rezeptorsubtypen). Um zu definieren, welcher Subtyp in einem Gewebe vorhanden oder für eine Reaktion verantwortlich ist, sind Bindungskonstanten für verschiedene Antagonisten notwendig (siehe Caulfield, 1993). Erst kürzlich erzielte Fortschritte im Verständnis der molekularen Struktur muskarinischer Rezeptoren könnten jedoch eine zukünftige Entwicklung von Antagonisten an muskarinischen Rezeptoren mit einer ausgeprägteren Selektivität erleichtern.

Geschichte Die natürlich vorkommenden Antagonisten an muskarinischen Rezeptoren sind Alkaloide der Tollkirsche. Die bedeutendsten sind Atropin und Scopolamin. Präparationen der Tollkirsche sind den Hindus aus der Antike bekannt gewesen und sind von Ärzten über viele Jahrhunderte hinweg verwendet worden. Während der Zeit des Römischen Reichs und des Mittelalters wurde das tödliche Nachtschattengewächs regelmäßig verwendet, um obskure und anhaltende Vergiftungserscheinungen zu erzeugen. Dies veranlaßte Linnaeus, den Strauch *Atropa belladonna* nach Atropos, der ältesten der drei griechischen Schicksalsgöttinnen, zu benennen, die den Lebensfaden abschneidet. Der Name *Belladonna* kommt von der vermeintlichen Verwendung dieser Präparation durch italienische Frauen mit der Absicht, ihre Pupillen zu erweitern. Modephotographen sollen heutzutage diesen Kunstgriff immer noch anwenden, um einen entsprechenden Effekt zu erzeugen. Um asthmatische Beschwerden zu behandeln, wurden in Indien die Blätter und Wurzeln der Pflanze *Jimsonweed* verbrannt und der Rauch inhaliert. Britische Kolonialisten beobachteten dieses Ritual und führten die Belladonna-Alkaloide in der westlichen Medizin im frühen 18. Jahrhundert ein.

Ausführliche Untersuchungen über die Wirkungen von Belladonna-Alkaloiden liegen seit der Isolierung von Atropin in reiner Form durch Mein im Jahre 1831 vor. Im Jahr 1867 zeigten Bezold und Bloebaum, daß Atropin die kardialen Wirkungen blockiert, die durch eine vagale Stimulation ausgelöst werden. Fünf Jahre später fand Heidenhain heraus, daß die Substanz eine durch Stimulation der Chorda tympani stimulierte Speichelsekretion hemmt. Es sind viele halbsynthetische Verwandte des Belladonna-Alkaloids (gewöhnlich quartäre Ammoniumderivate) und eine große Zahl synthetischer Antagonisten für muskarinische Rezeptoren entwickelt worden. Es war primär beabsichtigt, die Aktivität des Gastrointestinaltrakts zu beeinflussen, ohne dabei Mundtrockenheit oder Dilatation der Pupillen zu verursachen.

ATROPIN, SCOPOLAMIN UND VERWANDTE BELLADONNA-ALKALOIDE

Herkunft und Mitglieder Die Belladonna-Arzneistoffe sind in der Natur weit verbreitete Substanzen. Sie kommen besonders bei Arten der Pflanzenfamilie Solanaceae vor. In *Atropa belladonna*, dem tödlichen Nachtschattengewächs, ist hauptsächlich das Alkaloid Atropin (*dl*-Hyoscyamin; siehe unten) enthalten. Das gleiche Alkaloid kommt auch in *Datura stramonium*, bekannt als *Jamestown* oder *Jimsonweed*, *Stinkweed*, Stechapfel oder Teufelsapfel vor. Das Alkaloid Scopolamin (Hyoscin) wird hauptsächlich in dem Strauch *Hyoscyamus niger* (*henbane*) und *Scopolia carniolica* gefunden.

Chemie Atropin und Scopolamin sind organische Ester, die aus einer Kombination aromatischer Säuren, der Tropasäure, und komplexen organischen Basen, entweder Tropin (Tropanol) oder Scopin bestehen. Scopin unterscheidet sich von Tropin nur darin, daß es eine Sauerstoffverbindung zwischen den Kohlenstoffatomen besitzt, die in der Abbildung 7.3 mit 6 und 7 bezeichnet sind. Homatropin ist eine synthetische Verbindung, bei der die Base Tropin mit Mandelsäure verbunden ist. Die korrespondierenden quartären Ammoniumderivate, die durch eine Addition einer zweiten Methylgruppe zu Nitrogen modifiziert wurden, sind Methylatropinnitrat, Methylscopolaminbromid und Homatropinmethylbromid.

Struktur-Wirkungsbeziehung Voraussetzung für die antimuskarinische Wirkung von Atropin ist der intakte Ester aus Tropin und Tropasäure, da weder die freie Säure noch die Base antimuskarinische Wirkungen entfalten. Ein weiterer entscheidender Faktor für die Aktivität ist die Anwesenheit einer freien OH-Gruppe im Säureanteil des Esters. Eine Substitution der Tropasäure durch andere aromatische Säuren modifiziert die antimuskarinische Aktivität, aber beseitigt sie nicht notwendigerweise. Werden quartäre Ammoniumderivate von Atropin und Scopolamin parenteral verabreicht, haben sie gewöhnlich an muskarinischen und ganglionären Rezeptoren eine potentere blockierende Aktivität als ihre ursprünglichen Verbindungen. Diesen Substanzen fehlt ein Effekt auf das ZNS, da sie in nur sehr geringen Mengen in das Gehirngewebe gelangen. Nach oraler Gabe werden die Substanzen wie auch andere quartäre Ammoniumverbindungen nur schlecht und unzuverlässig resorbiert (Ali-Melkkila et al., 1993).

Sowohl Tropasäure als auch Mandelsäure haben ein asymmetrisches Kohlenstoffatom (in der Abbildung 7.3 als fettgedrucktes C dargestellt). Scopolamin besteht aus l-Hyoscin und die Substanz ist wesentlich aktiver als das d-Hyoscin. Nach seiner Extraktion besteht das Racemat Atropin zu gleichen Teilen aus einer Mischung des *d*- und *l*-Hyoscyamins, die antimuskarinische Wirkung kommt jedoch nur durch die natürlich vorkommende *l*-Form zustande.

Wirkmechanismus Atropin und verwandte Substanzen zeigen gegenüber der Wirkung von ACh und anderen muskarinischen Agonisten einen kompetitiven Antagonismus. Sie konkurrieren mit diesen Agonisten um die gemeinsame Bindungsstelle an muskarinischen Rezeptoren (Yamamura und Snyder, 1974). Die Bindungsstelle für kompetitive Antagonisten und Acetylcholin liegt in einer Molekülspalte des Rezeptors, von der man glaubt, daß sie durch verschiedene transmembranöse Helices des Rezeptors gebildet wird. Es wird davon ausgegangen, daß bei allen fünf Subtypen muskarinischer Rezeptoren eine Aminosäure an der dritten transmembranären Schleife eine ionische Bindung mit dem kationischen quartären Stickstoff des Acetylcholins eingeht. Anhand von in vitro Mutagenese konnte nachgewiesen werden, daß dieser Mechanismus auch für die Bindung eines Antagonisten am Rezeptor verantwortlich ist (siehe Caulfield, 1993). Da der Antagonismus durch Atropin kompetitiv ist, kann er durchbrochen werden, wenn die Konzentration von ACh am Rezeptor des Effektororgans ausreichend hoch ist. Es werden alle muskarinischen Rezeptoren in exokrinen Drüsen, der glatten und kardialen Muskulatur, in Ganglien und intramuralen Neuronen durch Atropin blockiert. Antagonisten muskarinischer Rezeptoren hemmen den Effekt einer Stimulation postganglionärer cholinerger Nerven weniger prompt als sie den Effekt einer Injektion von Cholinestern hemmen. Der Unterschied kann dadurch zustande kommen, daß ACh aus den cholinergen Nervenendigungen so dicht neben den Rezeptoren freigesetzt wird, daß es zu sehr hohen Transmitterkonzentrationen im synaptischen Spalt und am Rezeptor kommt. Außerdem können Diffusion und andere Faktoren die an diesen Rezeptoren erreichbare Antagonistenkonzentration limitieren.

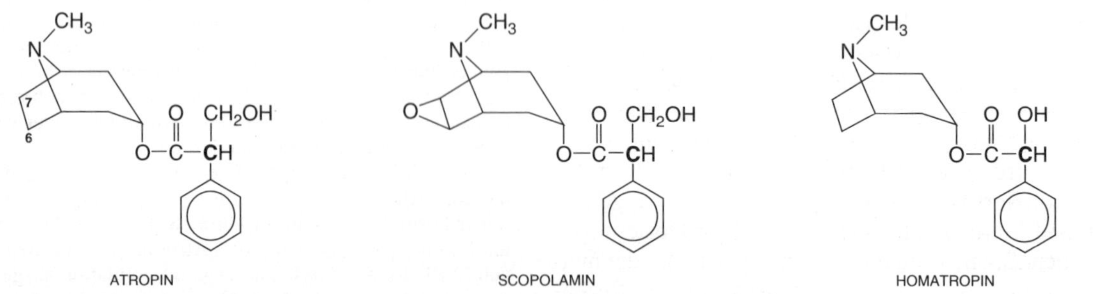

Abbildung 7.3 Strukturformeln von Atropin, Scopolamin und Homatropin.

PHARMAKOLOGISCHE EIGENSCHAFTEN

Atropin und Scopolamin unterscheiden sich quantitativ in ihrer antimuskarinischen Wirkung, besonders aber in ihren Effekten auf das ZNS. Atropin hat in klinisch angewandten Dosierungen nahezu keine nachweisbare Wirkung auf das ZNS. Im Gegensatz dazu hat Scopolamin in niedrigen therapeutischen Dosierungen prominente zentrale Effekte. Grundlage dieser Unterschiede ist vermutlich die höhere Permeationsrate für Scopolamin in das Hirngewebe über die Blut-Hirn-Schranke. Aufgrund der limitierten Effekte von Atropin auf das ZNS wird die Substanz dem Scopolamin meistens vorgezogen.

Zentrales Nervensystem Über eine Stimulation der Medulla oblongata und höherer zerebraler Zentren verursacht Atropin in therapeutischen Dosierungen (0,5 - 1,0 mg) eine schwache vagale Exzitation. In toxischen Konzentrationen kommt es zu einer zunehmenden zentralen Exzitation mit Ruhelosigkeit, Erregbarkeit, Desorientiertheit, Halluzination oder sogar Delirium (siehe Diskussion der Atropinvergiftung). In noch höheren Dosierungen wird die Stimulation durch eine Depression des ZNS abgelöst, was nach einem Zeitraum der Paralyse und eines Komas, einen Kreislaufkollaps und eine Ateminsuffizienz zur Folge hat.

Scopolamin verursacht in therapeutischen Dosierungen normalerweise eine Dämpfung der ZNS-Aktivitäten, was sich in Somnolenz, Amnesie, Müdigkeit und traumlosem Schlaf mit einer Reduktion des REM-Schlafs (REM; *rapid eye movement*) widerspiegelt. Es verursacht außerdem Euphorie und ist daher auch für Abusus anfällig. Scopolamin wurde früher aufgrund dieser dämpfenden und amnestischen Effekte als Zusatz zu Anästhetika oder für eine entsprechende Prämedikation verwendet. Bei starken Schmerzen kann die gleiche Dosis Scopolamin jedoch gelegentlich auch Erregung, Ruhelosigkeit, Halluzinationen und Delirium verursachen. Diese exzitatorischen Effekte, die denen von Atropin sehr ähnlich sind, kommen nach hohen Dosen Scopolamin regelmäßig vor.

Andere Effekte Belladonna-Alkaloide und verwandte Antagonisten an muskarinischen Rezeptoren sind lange zur Behandlung des M. Parkinson eingesetzt worden. Die Substanzen können sehr effektiv neben der empfohlenen Therapie mit Levodopa eingesetzt werden (siehe Kapitel 22). Antagonisten muskarinischer Rezeptoren werden auch bei der Behandlung extrapyramidaler Symptome verwendet, die unter der Therapie mit antipsychotischen Arzneistoffen auftreten (siehe Kapitel 18). Bestimmte antipsychotische Arzneistoffe (z. B. Thioridazin), die ebenfalls Antagonisten muskarinischer Rezeptoren sind, verursachen schwache extrapyramidale Nebenwirkungen. Mit Scopolamin können Kinetosen sehr effektiv behandelt werden. Dies ist entweder mit einer Wirkung auf den Cortex oder weiter peripher auf den Vestibularapparat zu erklären. Bei der Behandlung einer Kinetose ist die Verwendung von Scopolamin in Form eines transdermalen Pflasters indiziert.

Ganglien und autonome Nerven Eine cholinerge Übertragung neuronaler Impulse an autonomen Ganglien wird über eine Aktivierung nikotinischer Cholinozeptoren vermittelt, was die Auslösung eines Aktionspotentials zur Folge hat (siehe Kapitel 6 und 9). In sympathischen Ganglien verursachen Cholinozeptor-Agonisten außerdem langsame exzitatorische postsynaptische Potentiale, die über postganglionäre muskarinische M_1-Cholinozeptoren vermittelt werden. Diese Reaktion ist teilweise pirenzepinsensitiv. Eine exzitatorische Reaktion wird auch über pirenzepinsensitive muskarinische Rezeptoren in parasympathischen Ganglien des Plexus myentericus vermittelt. Das Ausmaß, mit dem langsame exzitatorische Reaktionen in der Lage sind, eine Nervenimpulsübertragung an Ganglien zu beeinflussen, ist schwierig abzuschätzen. Der Effekt von Pirenzepin auf die Reaktion der Endorgane macht eine modulatorische Funktion ganglionärer M_1-Rezeptoren jedoch wahrscheinlich (siehe Caulfield, 1993).

Pirenzepin hemmt in Dosierungen, in denen nur ein schwacher Einfluß auf die Speichelsekretion und die Herzfrequenz besteht, die Magensäuresekretion. Da die muskarinischen Rezeptoren auf den Parietalzellen anscheinend keine hohe Affinität für Pirenzepin haben, wird angenommen, daß der M_1-Rezeptor, der für die Kontrolle der Magensäurekonzentration verantwortlich ist, in intramuralen Ganglien lokalisiert ist (siehe Goyal, 1988). Es scheint so, als ob der Effekt von Pirenzepin (eine Relaxationshemmung des unteren Ösophagussphinkters) ebenfalls auf einer Blockade ganglionärer Rezeptoren (eher als der an neuroeffektorischen Verbindungen) beruht. Es gibt Hinweise dafür, daß postganglionäre Neurone in der Lunge und am Herzen ebenfalls physiologische Wirkorte bestimmter Antagonisten muskarinischer Rezeptoren sein können. (Barnes in Symposium, 1993; Wellstein und Pitschner, 1988).

Muskarinische Rezeptoren sind an sympathischen und parasympathischen Nervenendigung vorhanden. Eine Blockade dieser präsynaptischen Rezeptoren erhöht gewöhnlich die Transmitterfreisetzung. Zu diesen präsynaptischen Rezeptoren existieren verschiedene Subtypen. Nichtselektive Antagonisten an muskarinischen Rezeptoren können diese Rezeptoren blockieren, so die ACh-Freisetzung erhöhen und den Effekt einer postsynaptischen Rezeptorblockade teilweise aufheben.

Da Antagonisten an muskarinischen Rezeptoren die Aktivität ganglionärer und postganglionärer Rezeptoren beeinflussen können, ist die endgültige Reaktion des Endorgans auf eine Blockade muskarinischer Rezeptoren schwierig vorherzusagen. So kann eine gleichzeitige Hemmung ganglionärer oder präsynaptischer Rezeptoren paradoxe Effekte hervorrufen, während eine direkte Blockade an neuroeffektorischen Organen vorhersagbar nur die normalen Auswirkungen einer Innervation durch das parasympathische Nervensystem antagonisiert.

Auge Antagonisten an muskarinischen Rezeptoren hemmen die Wirkung einer cholinergen Stimulation auf den M. sphincter pupillae der Iris und den M. ciliaris der Linse (siehe Kapitel 65). Dadurch entsteht eine Dilatation der Pupille (Mydriasis) und eine Akkommodationslähmung (Cycloplegie). Die ausgeprägte Dilatation der Pupille hat eine Lichtscheu zur Folge: Die Linse ist auf Fernsicht fixiert, nahe Objekte verschwimmen, und Gegenstände erscheinen kleiner als sie tatsächlich sind. Der normale Lichtreflex und die Konvergenzreaktion der Pupille sind ebenfalls gehemmt. Diese Effekte treten entweder nach systemischer oder auch nach lokaler Gabe der Alkaloide auf. Atropin in einer normalen systemischen Dosierung (0,6 mg) hat jedoch nur einen geringen Effekt auf das Auge. Im Gegensatz dazu verursacht die gleiche Dosis Scopolamin eine deutliche Mydriasis und einen Verlust der Akkommodationsfähigkeit. Eine lokale Gabe von Atropin und Scopolamin bewirkt am Auge Effekte von beträchtlicher Dauer. Es kann sieben bis zwölf Tage dauern, bis die Akkommodationsfähigkeit und die Pupillenreflexe wieder vollständig hergestellt sind. Die als Mydriatikum verwendeten Antagonisten an muskarinischen Rezeptoren unterscheiden sich von den sympathomimetischen Arzneistoffen dahingehend, daß diese eine Dilatation der Pupille ohne Verlust der Akkommodationsfähigkeit verursachen. Ausreichende Konzentrationen von Pilocarpin, Cholinestern, Physostigmin und Isoflurophat (DFP) können die Effekte von Atropin am Auge teilweise oder vollständig aufheben.

Systemisch verabreichte Antagonisten muskarinischer Rezeptoren zeigen nur einen geringen Effekt auf den intraokulären Druck. Patienten mit einem Engwinkelglaukom sind davon jedoch ausgenommen. Bei diesen Patienten kann es nämlich gelegentlich zu einem gefährlichen Druckanstieg kommen. Zu einem Anstieg des Drucks kommt es bei einer engen vorderen Augenkammer, wenn die Iris den Abfluß des Kammerwassers in die Trabekel verhindert. Durch Antagonisten an muskarinischen Rezeptoren kann bei nichtdiagnostizierten Fällen einer derartig seltenen Kombination so ein erster Anfall gebahnt werden. Bei Patienten mit einem Offenwinkelglaukom ist ein derartig akuter Anstieg des Augeninnendrucks ungewöhnlich. Atropinähnliche Arzneistoffe können unter diesen Bedingungen normalerweise ohne Risiko verwendet werden, besonders wenn der Patient adäquat mit einem entsprechenden Miotikum behandelt wird.

Kardiovaskuläres System *Herz* Die Hauptwirkung von Atropin auf das Herz besteht in einer Veränderung der Herzfrequenz. Obwohl die dominierende Reaktion eine Tachykardie ist, kommt es bei den durchschnittlichen, klinisch eingesetzten Dosierungen (0,4 - 0,6 mg) häufig zu einem transienten Abfall der Herzfrequenz. Die Frequenzabnahme ist selten markant, ungefähr vier bis acht Schläge pro Minute, und tritt bei schneller intravenöser Injektion gewöhnlich nicht auf. Es kommt zu keinen begleitenden Veränderungen des Blutdrucks oder der kardialen Auswurfleistung. Man hatte angenommen, daß dieser paradoxe Effekt auf einer zentralen vagalen Stimulation beruht. Eine Bradykardie konnte jedoch auch bei Antagonisten muskarinischer Rezeptoren beobachtet werden, die nicht sofort die Blut-Hirnschranke passieren. Kürzlich durchgeführte Untersuchungen am Menschen zeigen, daß Pirenzepin bei der Senkung der Herzfrequenz äquipotent zu Atropin ist. Wird die Substanz primär gegeben, so kann jede weitere Abnahme der Herzfrequenz durch Atropin verhindert werden. An diesen Ergebnissen ist zu erkennen, daß die Verminderung der Herzfrequenz möglicherweise aus einer Blockade von M1-Rezeptoren an postganglionären parasympathischen Neuronen resultiert, wodurch der inhibitorische Effekt auf die Transmitterfreisetzung über bereits in den synaptischen Spalt freigesetztes ACh vermindert wird (Wellstein und Pitschner, 1988).

Höhere Atropindosierungen verursachen eine zunehmende Tachykardie über eine Hemmung vagaler Effekte, die über M_2-Rezeptoren Schrittmacherzellen des Sinusknotens beeinflussen. Wird einem jungen Menschen Atropin in einer Dosierung von 2 mg intramuskulär gegeben, erhöht sich die Ruheherzfrequenz um ungefähr 35 - 40 Schläge pro Minute. Eine bereits maximal stimulierte Herzfrequenz (z. B. als Reaktion auf körperliche Anstrengung) bleibt durch Atropin unbeeinflußt. Dieser Atropineffekt ist bei jungen gesunden Erwachsenen, die einen sehr hohen Vagotonus haben, am eindeutigsten. Bei Kindern und alten Menschen kann selbst nach hohen Dosen Atropin ein Anstieg der Herzfrequenz ausbleiben. Durch Atropin werden häufig auch kardiale Arrhythmien induziert, allerdings ohne signifikante kardiovaskuläre Symptome.

Mit Scopolamin in niedrigen Dosierungen (0,1 - 0,2 mg) kann eine deutlichere Bradykardie erzielt werden als mit Atropin. Unter höheren Dosierungen kommt es zu einer initialen Akzeleration der Herzfrequenz. Dieser Effekt ist jedoch kurzlebig und wird innerhalb von 30 Minuten von einem Abfall auf Ausgangswerte oder einer Bradykardie gefolgt. So hat Scopolamin in einer Dosierung, die für eine Wirkung am Auge notwendig ist, bis auf eine kurze initiale Phase, keine Akzeleration der Herzfrequenz zur Folge. Bei Atropin werden Effekte am Auge dagegen von einer Tachykardie begleitet.

Mit Atropin lassen sich in einer angemessenen Dosierung vagale Reflexe durchbrechen, die eine Bradykardie oder sogar Asystolie verursachen können. Hierzu zählt z. B. die Inhalation reizender Dämpfe, eine Stimulation des Sinus caroticus, Druck auf die Augäpfel, peritoneale Reize oder die Injektion eines Kontrastfarbstoffes während einer Herzkatheteruntersuchung. Die Substanz verhindert oder beendet sofort eine durch Cholinester, Acetylcholinesterase-Inhibitoren oder andere parasympathomimetische Arzneistoffe induzierte Bradykardie oder Asystolie und kann bei einer Asystolie, die nach elektrischer Stimulation des Nervus vagus auftreten kann, eingesetzt werden.

Die Hemmung des vagalen Einflusses auf das Herz durch Atropin begünstigt außerdem die AV-Überleitung. Atropin vermindert die funktionelle Refraktärperiode des AV-Knotens und erhöht bei Patienten mit Vorhofflimmern oder Flattern die Kammerfrequenz. In Fällen einer sekundären Überleitungsstörung dritten Grades (z. B. AV-Block vom Typ Wenckebach), in denen eine vagale Aktivität den ätiologischen Faktor darstellt (wie bei einer Digitalisintoxikation), kann Atropin den Grad der Überleitungsstörung vermindern. Bei einzelnen Patienten mit einem kompletten Überleitungsblock kann der ventrikuläre Ersatzrhythmus durch Atropin akzeleriert werden; bei anderen wird er stabilisiert. Atropin und Scopolamin können im frühen Stadium eines Herzinfarkts zu einer Verbesserung des klinischen Zustands des Patienten beitragen, indem sie eine eventuelle Bradykardie oder einen AV-Block beseitigen.

Kreislauf Eine durch Cholinester verursachte periphere Vasodilatation mit starkem Abfall des Blutdrucks kann durch Atropin in üblicher Dosierung vollständig antagonisiert werden. Atropin alleine hat dagegen nur einen geringen und vorübergehenden Effekt auf die Blutgefäße und den systemischen Blutdruck. Das ist auch zu erwarten, da die meisten Gefäßregionen vermutlich keine signifikante cholinerge Innervation besitzen. Außerdem scheinen die cholinergen sympathischen vasodilatierenden Nervenfasern, die die Gefäße des Skelettmuskels innervieren, in keinem bedeutenden Ausmaß an der normalen Regulation des Gefäßtonus beteiligt zu sein.

Atropin induziert in toxischen Dosierungen und gelegentlich auch in therapeutischen Mengen die Dilatation kutaner Gefäße, besonders in Bereichen, die eine extreme Flushreaktion zeigen können (Atropinflush). Dieser Effekt kann einen kompensatorischen Mechanismus darstellen, über den eine Abstrahlung von Wärme ermöglicht wird, wenn über eine, durch Atropin gehemmte, Schweißdrüsenfunktion ein Anstieg der Körpertemperatur induziert wird. Der Mechanismus, über den diese abnorme Gefäßreaktion zustande kommt, ist nicht bekannt.

Respirationstrakt Das parasympathische Nervensystem spielt eine entscheidende Rolle bei der Regulation des glatten Muskeltonus des Bronchialsystems. Diverse Stimuli verursachen eine erhöhte parasympathische Aktivität und induzieren hierüber eine Bronchokonstriktion. Vagale Nervenfasern haben synaptische Verbindungen mit parasympathischen Ganglien in der Wand der Luftwege, die sie über M_1-muskarinische Rezeptoren aktivieren. Kurze postganglionäre Nervenfasern setzen Acetylcholin frei, das dann über M_3-muskarinische Rezeptoren an der glatten Muskulatur des Respirationstrakts wirkt. Die submukösen Drüsen werden ebenfalls durch parasympathische Neuronen innerviert, sie haben hauptsächlich M_3-Rezeptoren (siehe Barnes in Symposium, 1993). Obwohl anticholinerge Substanzen noch vor der Entdeckung von Adrenalin in den zwanziger Jahren eine breite Verwendung als Bronchodilatatoren hatten, wurden sie anschließend durch adrenerge Substanzen und Methylxanthine ersetzt. Erst nach Einführung von Ipratropiumbromid zur Behandlung von Erkrankungen des Respirationstrakts wurde die anticholinerge Therapie wieder aufgenommen (siehe Symposium, 1987; Gross, 1988; Chapman, 1990).

Die Belladonna-Alkaloide hemmen die Sekretion der Nasen- und Mundschleimhaut sowie im Pharynx und in den Bronchien. Sie führen hierüber zu einer Austrocknung der Schleimhäute des Respirationstrakts. Dieser Effekt ist besonders ausgeprägt bei einer exzessiv stimulierten Sekretion und ist Grundlage einer Verwendung von Atropin und Scopolamin bei der Prämedikation vor einer Narkose. Diese Substanzen können das Auftreten eines Laryngospasmus während einer Allgemeinnarkose verhindern. Das scheint auf einer Hemmung der Sekretion im Respirationstrakt, über die ein Laryngospasmusreflex gebahnt werden kann, zu beruhen. Eine verminderte Sekretion muköser Drüsen und eine Hemmung der mukoziliären Clearance ist jedoch bei Patienten mit Atemwegserkrankungen eine unerwünschte Nebenwirkung.

Muskarinische Antagonisten sind besonders effektiv bei einer durch parasympathomimetische Arzneistoffe wie Methylcholin und Cholinesterasehemmer induzierten Bronchokonstriktion. Sie antagonisieren teilweise auch eine durch Histamin, Bradykinin oder Prostaglandin $F_{2\alpha}$ induzierte Bronchokonstriktion. Dies spiegelt eine eventuelle Beteiligung parasympathischer Efferenzen an den bronchialen Effekten dieser Substanzen wider. Hemmende Effekte auf direkte bronchokonstriktorische Wirkungen der inflammatorischen Mediatoren, die während eines Asthmaanfalls freigesetzt werden, sind Grundlage einer Verwendung anticholinerger Substanzen neben β-Adrenozeptor-Agonisten bei der Behandlung dieser Erkrankung (Gross, 1988; siehe auch Kapitel 28).

Gastrointestinaltrakt Antagonisten muskarinischer Rezeptoren werden aufgrund ihrer Wirkung am Magen und im Intestinum als Spasmolytika bei gastrointestinalen Erkrankungen und bei der Behandlung des peptischen Ulkus verwendet. Obwohl Atropin die Wirkungen von ACh (und anderen parasympathomimetischen Arzneistoffen) auf den Gastrointestinaltrakt komplett antagonisieren kann, hemmt es die Effekte vagaler Impulse nur teilweise. Dieser Unterschied ist besonders deutlich für die Wirkung von Atropin auf die Motilität des Darms zu beobachten. Präganglionäre vagale Nervenfasern innervieren den Darm nicht nur über synaptische Verbindungen mit postganglionären cholinergen Fasern sondern auch über ein Netzwerk nichtcholinerger intramuraler Neurone. Diese Neuronen, die den intramuralen Plexus bilden, haben zahlreiche Neurotransmitter einschließlich 5-Hydroxytryptamin und Dopamin. Da Atropin in therapeutischen Dosierungen die Wirkung gastrointestinaler Hormone oder nichtcholinerger neurohumoraler Transmitter nicht hemmen kann, kann eine Freisetzung dieser Substanzen aus intramuralen Neuronen nach wie vor die Motilität des Darmes beeinflussen. Während eine vagale Aktivität Einfluß auf die Gastrin-induzierte Histaminfreisetzung und die Sekretion der Magensäure hat, kann die Aktivität von Gastrin selbst ähnlich unabhängig vom vagalen Tonus sein. Die H_2-selektiven Histaminrezeptor Antagonisten und M_1-selektiven Antagonisten muskarinischer Rezeptoren haben Atropin und andere nichtselektive Antagonisten als Hemmer der Säuresekretion verdrängt (siehe Kapitel 37).

Sekretion Die Speichelsekretion wird durch Antagonisten an muskarinischen Rezeptoren besonders sensitiv gehemmt. Durch diese Substanzen kann eine reichliche und wässrige, parasympathisch induzierte Sekretion vollständig blockiert werden. Der Mund wird trocken, Schluck- und Sprechakt können erschwert sein.

Antagonisten muskarinischer Rezeptoren reduzieren auch die Magensekretion. Eine Sekretion während der cephalischen Phase und der Nüchternphase wird durch muskarinische Rezeptor-Antagonisten deutlich reduziert. Im Gegensatz dazu wird eine Sekretion während der intestinalen Phase nur partiell gehemmt. Die Säurekonzentration ist nicht notwendigerweise niedriger, da die $H_2CO_3^-$-Sekretion im gleichen Ausmaß wie die H^+-Sekretion blockiert wird. Die Magenzellen, die Mucin und proteolytische Enzyme sezernieren, stehen mehr unter dem direkten Einfluß des Nervus vagus als das für die säureproduzierenden Zellen der Fall ist. Atropin vermindert daher hauptsächlich deren sekretorische Funktion.

Motilität Die Belladonna-Alkaloide beeinflussen die Motilität des Gastrointestinaltrakts. Dies spiegelt die Tatsache wider, daß die Darmmotorik hauptsächlich durch das parasympathische Nervensystem kontrolliert wird. Das sympathische Nervensystem spielt bei der physiologischen Kontrolle von Tonus und Motilität dagegen eine untergeordnete Rolle. Die parasympathischen Nerven verstärken den Tonus und die Motilität und relaxieren die Sphinkter, wodurch eine Passage des Chymus durch den Darm ermöglicht wird. Das Intestinum hat jedoch ein komplexes System intramuraler Nervengeflechte, die unabhängig von der parasympathischen Kontrolle einen regulativen Einfluß auf die Motilität haben. Impulse aus dem ZNS modulieren nur die Effekte intrinsischer Reflexe. Einige der Endneuronen des intramuralen Plexus sind cholinerge exzitatorische Nervenzellen. Andere sind nichtcholinerge Neuronen, die biogene Amine, Peptide und andere Neurotransmitter enthalten.

Sowohl bei gesunden Menschen als auch bei Patienten mit gastrointestinalen Erkrankungen hat Atropin in hohen therapeutischen Dosierungen eine deutliche und anhaltend hemmende Wirkung auf die motorische Aktivität des Magens, Dünndarms, Jejunums, Ileums und Kolons. Es kommt dabei zu einer Abnahme des Tonus sowie der Amplitude und Frequenz peristaltischer Kontraktionen. Um derartige Effekte zu erzielen, sind relativ hohe Dosierungen nötig. Dies beruht vermutlich auf einer gleichzeitigen Hemmung muskarinischer Rezeptoren im Plexus myentericus, wodurch Effekte ausgelöst werden können, die denen einer Blockade von Rezeptoren an den glatten Gefäßmuskelzellen entgegengesetzt sein können. Atropin ist ein effektives Antidot bei der Behandlung einer gastrointestinalen Hyperperistaltik, die durch parasympathomimetische Arzneistoffe und Cholinesterase Hemmstoffe ausgelöst wird

Sonstige glatte Muskulatur *Harntrakt* Untersuchungen mittels intravenöser Urographie am Menschen zeigen, daß Atropin (1,2 mg intravenös) Nierenbecken, Nierenkelche, Ureter und Blase dilatiert. Außerdem kommt es zu einer verbesserten Darstellung der Nieren während dieser Untersuchung. Atropin vermindert den physiologischen Tonus und die Kontraktionsamplitude des Ureters und der Blase und antagonisiert häufig eine durch Arzneistoffe induzierte Tonuserhöhung des Ureters.

Gallenwege Atropin hat beim Menschen eine leicht spasmolytische Wirkung auf die Gallenblase und die Gallengänge. Dieser Effekt ist jedoch gewöhnlich nicht ausreichend, um einen starken, durch Opioide induzierten Spasmus und Druckanstieg im Gallengangsystem zu antagonisieren oder diesem vorzubeugen. In dieser Hinsicht sind Nitrate effektiver als Atropin. Beim Menschen hat Atropin dagegen keinen vergleichbaren Effekt auf den Sphinktermechanismus des Ductus choledochus. Nach voheriger Gabe von Atropin kommt es nach einer fettreichen Mahlzeit nur zu einer verzögerten Gallenblasenentleerung. Es gibt wenig Grundlagen für eine ausschließliche Verwendung von Atropin als Spasmolytikum der Gallenwege.

Uterus Die glatte Muskulatur des Uterus wird durch parasympathische Fasern innerviert. Eine Innervation mit cholinergen Nervenfasern hat bezüglich der Uteruskontraktion jedoch unterschiedliche Auswirkungen. Daher haben Atropin und Scopolamin auch nur einen vernachlässigbar geringen Effekt auf den menschlichen Uterus. Obwohl das Pharmakon die plazentare Schranke überwindet, wird der Fetus nicht nachteilig beeinflußt, und die Atmung des Neugeborenen ist nicht beeinträchtigt.

Schweißdrüsen und Temperatur Atropin oder Scopolamin hemmen bereits in geringen Dosen die Aktivität der Schweißdrüsen. Die Haut wird trocken und es kommt zu einem Anstieg der Hauttemperatur. Das Schwitzen kann sogar soweit unterdrückt werden, daß die Körpertemperatur ansteigt. Nachweisbar kommt dies jedoch nur bei sehr hohen Dosen oder bei hoher Umgebungstemperatur vor. Die anhydrotische Wirkung von Atropin und die Stimulation der Schweißdrüsen durch muskarinische Agonisten schien viele Jahre lang eine pharmakologische Abnormalität zu sein, da die Schweißdrüsen nur durch Nerven versorgt werden, die anatomisch sympathischen Nervenfasern entsprechen. Die postganglionären Nervenfasern sind jedoch hauptsächlich cholinerg.

Bei Säuglingen und Kleinkindern können moderate Dosen eines Belladonna-Alkaloides Fieber induzieren. Vergiftungen bei Säuglingen mit Atropin können Temperaturen von 43°C und mehr verursachen. Die Unterdrückung des Schwitzens ist zweifellos ein entscheidender Faktor bei der Entstehung von Fieber, besonders wenn die Umgebungstemperatur hoch ist.

Resorption, Metabolismus und Exkretion Die Belladonna-Alkaloide werden rasch aus dem Gastrointestinaltrakt resorbiert. Aber auch bei einer lokalen Gabe auf die Schleimhäute gelangen die Substanzen in den Systemkreislauf. Die Resorption von der intakten Haut ist limitiert, obwohl es in retroaurikulären Hautbezirken zu einer effektiven Resorption kommt. Die Resorption in den Systemkreislauf nach Inhalation von muskarinischen Rezeptor-Antagonisten ist minimal. Die quartären Ammoniumderivate der Belladonna-Alkaloide werden nach oraler Aufnahme nur eingeschränkt resorbiert (Ali-Melkkila et al., 1993); trotzdem können einige dieser Verbindungen bei lokaler Anwendung am Auge eine Mydriasis und Cycloplegie verursachen. Atropin hat eine Halbwertszeit von ungefähr 4 Stunden; es unterliegt zur Hälfte einer hepatischen Metabolisierung, die verbleibende Substanz wird unverändert über die Nieren ausgeschieden. Atropin kann in Spuren in verschiedenen Sekreten einschließlich der Muttermilch nachgewiesen werden.

Vergiftungen durch muskarinische Rezeptor-Antagonisten und andere anticholinerge Pharmaka Die absichtliche oder akzidentelle Aufnahme von Belladonna-Alkaloiden oder anderen Substanzen mit atropinähnlichen Eigenschaften ist eine der Hauptursachen von Vergiftungen. Viele H_1-Histaminrezeptorenblocker wie Phenothiazine und trizyklische Antidepressiva haben auch eine blockierende Wirkung auf muskarinische Rezeptoren und führen in ausreichender Dosierung zu Syndromen, die Merkmale einer Atropinvergiftung aufweisen.

Unter den trizyklischen Antidepressiva sind *Protriptylin* und *Amitriptylin* die potentesten Antagonisten muskarinischer Rezeptoren. Sie besitzen ungefähr ein Zehntel der Rezeptoraffinität von Atropin. Da therapeutische Dosierungen dieser Arzneistoffe jedoch beträchtlich höher liegen als eine effektive Dosis Atropin, können häufig klinisch relevante antimuskarinische Effekte beobachtet werden (siehe Kapitel 19). Patienten, die mit Antidepressiva behandelt werden und die aus suizidaler Absicht eine Überdosis einnehmen, sind ebenfalls einer entsprechenden Gefahr ausgesetzt. Glücklicherweise haben neuere Antidepressiva und Hemmer der selektiven Serotoninwiederaufnahme eine wesentlich geringere anticholinerge Wirkung (Cusack et al., 1994).

Bei Säuglingen und Kleinkindern kommt es durch atropinartige Arzneistoffe besonders schnell zu toxischen Effekten. So kommt es bei Kindern in vielen Fällen auch schon nach konjunktivaler Gabe atropinartiger Arzneistoffe, mit dem Ziel einer Beeinflussung der Refraktion oder anderer Effekte am Auge, zu toxischen Wirkungen. Zu einer Resorption in den Systemkreislauf kommt es entweder aus der Nasenschleimhaut, wenn das Pharmakon den Ductus nasolacrimalis passiert hat oder aus dem Intestinaltrakt, nachdem die Substanz verschluckt wurde. Bei Erwachsenen sind nach Gabe atropinhaltiger Augentropfen ein Delirium und toxische Psychosen ohne übermäßig periphere Manifestationen beobachtet worden. Eine Vergiftung mit Diphenoxylat-Atropin, das zur Behandlung einer Diarrhoe eingesetzt wird, ist in der Literatur mehrfach beschrieben worden. Das Auftreten einer toxischen Psychose, besonders bei Kindern und älteren Menschen ist von transdermalen Präparationen, die zur Behandlung von Kinetosen eingesetzt werden, berichtet worden (Wilkinson, 1987; Ziskind, 1988). Kinder sind durch schwere Intoxikationen gefährdet, wenn sie Beeren oder Samen verschlucken, die Belladonna-Alkaloide enthalten. Berichte über Vergiftungen durch Stramonium, die auf Tee aus dem Samen des Stechapfels zurückgeführt wurden, reichen für die Vereinigten Staaten zurück bis in das Jahr 1676 und sind in einer früheren Ausgabe dieses Lehrbuchs beschrieben worden. Heutzutage sind Vergiftungen durch eine Ingestion oder das Rauchen von Stechapfel nichts ungewöhnliches.

Todesfälle nach einer Intoxikation mit Atropin oder Scopolamin sind selten, kommen aber manchmal bei Kindern vor, bei denen eine Dosis von weniger als 10 mg schon tödliche Folgen haben kann. Idiosynkratische Reaktionen kommen bei Scopolamin häufiger vor als bei Atropin und manchmal können auch schon angemessene therapeutische Dosierungen alarmierende Reaktionen hervorrufen. Homatropinmethylbromid hat nur ein Fünfzigstel der Toxizität von Atropin und wird in Dosierungen, die weit über einer therapeutischen Dosis liegen, gut vertragen. In Tabelle 7.2 sind die Dosierungen für Atropin, bei denen unerwünschte Effekte ausgelöst werden, aufgelistet. In Fällen einer fulminanten Atropinvergiftung können die Vergiftungserscheinungen über 24 Stunden und länger persistieren. Zusätzlich zu den in Tabelle 7.2 aufgelisteten Symptomen kann es auch zu Krampfanfällen kommen. Eine Kreislaufdepression oder ein Kollaps des Systemkreislaufs kommt vermutlich nur in Fällen einer schweren Vergiftung vor. Es kommt dann zu einem Abfall des Blutdrucks, der Patient wird ateminsuffizient und nach einer Phase der Paralyse und des Komas tritt der Tod ein.

Die Diagnose einer Atropinvergiftung kann anhand einer ubiquitären Paralyse aller parasympathisch innervierten Organe gestellt werden. Zur Bestätigung kann eine intramuskuläre Injektion von 1 mg des Cholinesterase-Hemmers Physostigmin vorgenommen werden. Kommt es nicht zu den typischen Symptomen wie Schwitzen, Salivation und intestinaler Hyperaktivität, ist eine Vergiftung mit Atropin oder verwandten Substanzen nahezu sicher.

Hat eine Vergiftung auf oralem Wege stattgefunden, sollten ohne Verzögerung Maßnahmen ergriffen werden, die die intestinale Resorption limitieren. Physostigmin ist besonders für eine symptomatische Therapie geeignet. Nach einer langsamen Injektion von 1 - 4 mg Physostigmin (bei Kinder 0,5 mg) kommt es zu einem raschen Abklingen der Symptome, die bei hohen Dosen Atropin auftreten wie Delirium und Koma. Da Physostigmin relativ schnell metabolisiert wird, kann es vorkommen, daß der Patient nach ein bis zwei Stunden erneut in ein Koma fällt und es sind repititive Gaben notwendig. Liegt eine deutliche Exzitation vor und ist keine spezifische Therapie verfügbar, so ist Diazepam der geeignetste Arzneistoff, um eine Sedierung zu erreichen sowie zur Prävention eines Krampfanfalls. Es sollten jedoch hohe Dosen vermieden werden, da der zentral dämpfende Effekt von Diazepam mit einem verzögert auftretenden zentral dämpfenden Effekt durch die Atropinvergiftung zusammentreffen kann. Phenothiazin sollte nicht eingesetzt werden, da seine antimuskarinische Wirkung möglicherweise die toxischen Effekte verstärken kann. Eine externe Atemhilfe kann notwendig werden. Besonders bei Kindern können Eiskissen und Alkoholschwämme hilfreiche Adjuvantien zur Reduktion der Körpertemperatur sein.

SYNTHETISCHE UND HALBSYNTHETISCHE ERSATZSTOFFE FÜR BELLADONNA-ALKALOIDE

Quartäre Ammoniumverbindungen als muskarinische Rezeptor-Antagonisten

Bezüglich ihrer pharmakologischen Eigenschaften weisen die quartären Antagonisten muskarinischer Rezeptoren im Vergleich zu den Belladonna-Alkaloiden zahlreiche Unterschiede auf. Verbindungen mit quartären Ammoniumstrukturen werden nach oraler Aufnahme nur in geringem und unzureichenden Ausmaß resorbiert (Ali-Melkkila et al., 1993). Die Penetration der Konjunktiven ist ebenfalls nur gering, so daß die meisten quartären Ammoniumverbindungen in der Ophthalmologie nur von geringer Bedeutung sind. Da diese Substanzen die Blut-Hirnschranke nur eingeschränkt passieren können, fehlen generell zentrale Effekte. Quartäre Ammoniumverbindungen haben üblicherweise eine prolongierte Wirkung als die Belladonna-Alkaloide; über ihre Metabolisierung im Organismus und ihre Exkretion ist nur wenig bekannt. Da für quartäre Ammoniumverbindungen das Verhältnis der Ganglienblockade (nikotinisch) zur Blockade muskarinischer Rezeptoren größer ist als für tertiäre Amine, kann es zu Nebenwirkungen wie Impotenz oder orthostatischer Hypotonie kommen, die auf Ganglienblockade zurückzuführen sind. Vergiftung mit quartären Ammoniumverbindungen als Antagonisten muskarinischer Rezeptoren kann auch eine Curare ähnliche neuromuskuläre Blockade verursachen, was zu einer Paralyse der Atemmuskulatur führt.

Klinisch entsteht der Eindruck, daß die quartären Ammoniumverbindungen einen verhältnismäßig größeren Einfluß auf die Aktivität des Gastrointestinaltrakts haben, und daß konsequenterweise die Dosis, die notwendig ist, um gastrointestinale Erkrankungen zu behandeln, etwas besser toleriert wird als bei anderen Arzneistoffen dieser Klasse. Dieser Effekt wurde der zusätzlichen Eigenschaft einer Ganglienblockade zugeschrieben. Wie Atropin, haben die meisten dieser Substanzen jedoch nur in den Dosierungen einen Einfluß auf die Magensaftsekretion und Motilität des Gastrointestinaltrakts, die auch signifikante Nebenwirkungen aufgrund einer Blockade muskarinischer und anderer Rezeptoren verursachen.

Ipratropium *Ipratropiumbromid* ist eine quartäre Ammoniumverbindung, die durch eine zusätzliche Isopropylgruppe am N-Atom des Atropin charakterisiert ist. In

Europa ist noch eine vergleichbare Substanz, *Oxitropiumbromid*, erhältlich. Dieses ist eine quartäre Ammoniumverbindung von Scopolamin, die durch eine zusätzliche Ethylgruppe charakterisiert ist. Das neuste und selektiv auf die Bronchien wirkende Mitglied dieser Familie ist *Tiotropiumbromid*. Es hat eine längere Wirkdauer und befindet sich derzeit in klinischer Prüfung (Disse et al., in Symposium, 1993; Maesen et al., 1993). Die Struktur von Ipratropium und Tiotropium ist hier dargestellt.

> Tiotropium ist in Deutschland nicht erhältlich (Anm. d. Hrsg.).

IPRATROPIUM

TIOTROPIUM

Pharmakologische Eigenschaften Es existieren bereits ausführliche Zusammenfassungen der pharmakologischen Eigenschaften von Ipratropiumbromid (siehe Symposium, 1986, 1987; Gross, 1988). Bei oraler Verabreichung hat Ipratropiumbromid die gleichen Wirkungen wie Atropin. Hierzu gehört eine Bronchodilatation, eine Tachykardie und eine Hemmung der Speichelsekretion. Obwohl Ipratropium hierbei etwas potenter wirkt als Atropin, hat es keine der erwünschten zentralen Effekte und besitzt, ähnlich wie andere quartäre Ammonium-Antagonisten an muskarinischen Rezeptoren, einen größeren inhibitorischen Effekt auf die Nervenimpulsübertragung an Ganglien. Eine unerwartete, aber therapeutisch entscheidende Eigenschaft von Ipratropium ist im Gegensatz zu den hemmenden Wirkungen von Atropin ein verhältnismäßig gering hemmender Effekt auf die mukoziliäre Clearance des Bronchialsystems. Dieser Unterschied besteht sowohl bei lokaler als auch parenteraler Gabe und ist bisher nicht erklärbar (siehe Gross, 1988). Ipratropiumbromid hat bei Patienten mit Atemwegserkrankungen somit den entscheidenden Vorteil, daß es zu keiner vermehrten Ansammlung von Sekreten im unteren Respirationstrakt kommt und eine mit Atropin vergesellschaftete Antagonisierung der durch β-Adrenozeptor-Agonisten induzierten mukoziliären Clearance vermieden wird.

Wird Ipratropium als Lösung inhaliert, ist seine Wirkung auf den Oropharynx und die Luftwege beschränkt. Selbst in Mengen, die weit über der benötigten Dosierung liegen, kommt es nur zu geringen oder gar keinen Veränderungen der Herzfrequenz, des Blutdrucks, der Blasenfunktion, des intraokulären Drucks oder des Pupillendurchmessers. Diese Selektivität beruht auf einer unzureichenden Resorption des Arzneistoffs aus dem Respirationstrakt oder dem Gastrointestinaltrakt. Das Ausmaß der durch Ipratropium induzierten Bronchodilatation scheint von dem Niveau des parasympathischen Tonus und dem durch verschiedene Stimuli reflektorisch aktivierten Ausmaß cholinerger Signalwege abhängig zu sein. Bei gesunden Probanden bewirkt die Inhalation von Ipratropiumbromid praktisch eine vollständige Protektion gegenüber der bronchokonstriktorischen Reaktion nach Inhalation von Substanzen wie Schwefeldioxid, Ozon, vernebelter Zitronensäure oder Zigarettenrauch. Patienten mit einem Asthma bronchiale und nachgewiesener Hyperreagibilität sind hierdurch nur in geringerem Ausmaß vor einer bronchokonstriktorischen Reaktion geschützt. Obwohl Ipratropium bei Patienten mit Asthma bronchiale eine deutliche Reduktion der Sensitivität für Methacholin verursacht, wird durch die Substanz nur eine mäßige Hemmung der Reaktion auf Histamin, Bradykinin oder Prostaglandin $F_{2\alpha}$ erreicht und es entsteht nur ein geringer Schutz gegenüber der bronchokonstriktorischen Wirkung von 5-HT oder Leukotrienen. Ipratropium wird klinisch hauptsächlich bei der Behandlung chronisch obstruktiver Lungenerkrankungen eingesetzt; bei den meisten Patienten mit Asthma bronchiale ist es weniger effektiv (siehe Gross, 1988; Chapman, 1990). Die therapeutische Verwendung wird in Kapitel 28 besprochen.

Resorption, Metabolismus und Exkretion Bei Inhalation von Ipratropium wird weniger als 1% der Substanz systemisch resorbiert. Wie bei den meisten Arzneistoffen, die als Aerosol verabreicht werden, werden ungefähr 90% der Substanz verschluckt; der größte Teil des Arzneistoffs wird dabei nicht resorbiert und erscheint in den Faeces. Ein geringer Anteil der Substanz, der resorbiert wird, wird aus dem Plasma mit einer Halbwertszeit von ungefähr drei Stunden eliminiert. Nach einer Inhalation entwickelt sich die maximale Wirkung innerhalb von 30 - 90 Minuten. Signifikante Effekte können über mehr als vier Stunden persistieren. Die pharmakokinetischen Eigenschaften von Ipratropiumbromid sind in zahlreichen oben zitierten Zusammenfassungen und Symposien beschrieben worden. Tiotropium hat wie Ipratropium nur minimale systemische Effekte, da seine quartäre Struktur eine Resorption über die Mukosa des Respirations- und Gastrointestinaltrakts limitiert. Außerdem dissoziiert Tiotropium extrem langsam von den muskarinischen Rezeptoren, was eine lange Halbwertszeit des gebundenen Komplexes zur Folge hat (Barnes in Symposium, 1995). Dies manifestiert sich in einer prolongierten und persistierenden bronchodilatatorischen Wirkung.

Methylscopolamin *Methylscopolaminbromid* ist ein quartäres Ammoniumderivat von Scopolamin, wodurch der Substanz die zentrale Wirkung von Scopolamin fehlt. Es ist weniger potent als Atropin und wird nur schlecht resorbiert. Seine Wirkung hält jedoch länger an. Die Wirkung einer üblichen oralen Dosis (2,5 mg) hält über sechs bis acht Stunden an. Seine Verwendung ist hauptsächlich auf die Behandlung gastrointestinaler Erkrankungen beschränkt.

Homatropinmethylbromid Homatropinmethylbromid ist ein quartäres Derivat von Homatropin. Es ist in seiner antimuskarinischen Wirkung weniger potent als Atropin, hat aber die vierfache Potenz eines Ganglienblockers. Es ist in einigen Kombinationspräparaten enthalten und soll bei gastrointestinalen Spasmen hilfreich sein.

Methanthelin *Methanthelinbromid* unterscheidet sich gegenüber Atropin in seinem Verhältnis von ganglienblockierender zu antimuskarinischer Wirkung; Strukturformel:

METHANTHELIN

Hohe Dosierungen können Impotenz verursachen, ein Effekt, der mit rein antimuskarinischen Substanzen nur selten auftritt und ein Hinweis für die ganglienblockierende Wirkung dieser Substanz ist. In toxischen Dosierungen kann eine Lähmung der Atmung über eine neuromuskuläre Blockade hervorgerufen werden. Auch wenn die Substanz nur zu einem geringen Prozentsatz in das Gehirn gelangt, können Symptome wie Unruhe, Euphorie, Müdigkeit oder sehr selten auch Phasen einer akuten Psychose beobachtet werden. Die Wirkdauer von Methanthelin ist etwas länger als die von Atropin. In therapeutischen Dosen (50 - 100 mg) ist die Substanz bis zu sechs Stunden wirksam. Eine weitere toxische Manifestation, die jedoch unabhängig von der Rezeptorblockade ist, ist das gelegentliche Auftreten von Hautausschlägen einschließlich einer Dermatitis exfoliativa.

Propanthelin *Propanthelinbromid* ist Methanthelin chemisch sehr ähnlich (Isopropylgruppen ersetzen die Ethylsubstituenten am quartären Stickstoffatom). Seine pharmakologischen Eigenschaften sind dem Methanthelin ebenfalls sehr ähnlich, wobei die Substanz jedoch zwei bis viermal so potent ist. Es ist einer der synthetischen Antagonisten an muskarinischen Rezeptoren, der eine breite Verwendung erfährt. Sehr hohe Dosierungen blockieren die neuromuskuläre Verbindung an der Skelettmuskulatur. Die übliche, klinisch angewandte Dosierung (15 mg) ist über sechs Stunden wirksam.

Propanthelin ist in Deutschland nicht erhältlich (Anm. d. Hrsg.).

Andere Verbindungen Weitere Substanzen dieser Klasse sind *Anisotropinmethylbromid*, *Clidiniumbromid* (auch in Kombination mit Chlordiazepoxid und andere), *Glykopyrrolat* (auch zur parenteralen Verwendung mit Anästhetika), *Isopropamidiodid*, *Mepenzolatbromid* und *Tridihexethylchlorid*. Nicht in den Vereinigten Staaten erhältlich ist *Hexozykliummethylsulfat*. Ihre Strukturformeln kommen in früheren Ausgaben dieses Lehrbuches vor. Viele dieser Pharmaka, genau so wie die Belladonna-Alkaloide, kommen in zahlreichen Kombinationspräparaten vor, die auch Sedativa und in einigen Fällen andere Substanzen enthalten.

Tertiäre Amine als Antagonisten an muskarinischen Rezeptoren

Einige dieser Substanzen sind hilfreiche Therapeutika in der Ophthalmologie. Zu dieser Kategorie gehören *Homatropinhydrobromid* (ein halbsynthetisches Derivat von Atropin; siehe Abbildung 7.3), *Cyclopentolathydrochlorid* und *Tropicamid*. Diese Substanzen werden dem Atropin oder Scopolamin vorgezogen, da sie eine kürzere Wirkdauer besitzen. Zusätzliche Informationen über die ophthalmologischen Eigenschaften und Zusammensetzung dieser und anderer Arzneistoffe sind in Kapitel 65 beschrieben.

Tertiäre Amine als Antagonisten muskarinischer Rezeptoren gelangen in das ZNS und stellen daher anticholinerge Arzneistoffe dar, mit denen das Parkinsonsyndrom und extrapyramidale Nebenwirkungen antipsychotischer Substanzen behandelt werden können. Spezifische Substanzen, die primär in diesen Fällen eingesetzt werden, sind Benztropinmesylat und Trihexyphenidylhydrochlorid. Diese Arzneistoffe werden in Kapitel 22 besprochen.

Aufgrund ihrer spasmolytischen Aktivität werden folgende tertiäre Amine eingesetzt: *Dicyclominhydrochlorid*, *Oxyphenzykliminhydrochlorid*, *Flavoxathydrochlorid* und *Oxybutynin*. Die beiden letzten Substanzen sind besonders bei urologischen Erkrankungen indiziert. All diese Substanzen haben einen unspezifischen, direkt relaxierenden Effekt auf die glatte Muskulatur. In therapeutischen Dosen antagonisieren sie Spasmen des Gastrointestinaltrakts, der Gallenwege, des Ureters und Uterus. Charakteristische atropinähnliche Effekte auf die Speicheldrüsen und das Auge können nach Oxybutynin beobachtet werden.

Selektive Antagonisten an muskarinischen Rezeptoren

Pirenzepin ist ein trizyklischer Arzneistoff, der strukturelle Ähnlichkeiten mit Imipramin hat. Pirenzepin wirkt im Vergleich zu M_2- und M_3- Rezeptoren relativ selektiv auf M_1-Rezeptoren (siehe Dorje et al., 1991; Caulfield, 1993). Telenzepin ist ein Analogon zu Pirenzepin. Die Substanz hat eine höhere Potenz und eine vergleichbare Selektivität für M_1-muskarinische Rezeptoren. Beide Substanzen werden in Europa, Japan und Kanada, aber derzeit nicht in den Vereinigten Staaten zur Behandlung des peptischen Ulkus eingesetzt. Pirenzepin verursacht in therapeutischen Dosierungen relativ selten Mundtrockenheit oder eine Akkommodationsstörung. Zentrale Effekte treten aufgrund der geringen Fettlöslichkeit der Substanz und einer limitierten Penetration in das ZNS nicht auf. In einigen Studien über die Behandlung chronisch obstruktiver Bronchitiden konnte für Pirenzepin und Telenzepin eine entsprechende therapeutische Bedeutung nachgewiesen werden. Dieser Effekt ist vermutlich mit einer Antagonisierung vagal stimulierter Bronchokonstriktionen zu erklären (Cazzola et al., 1990). Es wird davon ausgegangen, daß der M_1-Rezeptor-Antagonismus sich sowohl im Gastrointestinaltrakt als auch in den Luftwegen an Rezeptoren von Ganglien abspielt.

AF-DX 116 ist ein Analogon zu Pirenzepin, das sich in seinen pharmakologischen Eigenschaften deutlich von diesem unterscheidet. AF-DX 116 hat seine höchste Affinität an kardialen (M_2) muskarinischen Rezeptoren. Die Substanz hat auch beim Menschen eine kardioselektive Wirkung und befindet sich in Studien für den Einsatz bei bradykarden Arrhythmien (Schulte et al., 1991). Im folgenden sind die Strukturen von Pirenzepin und AF-DX 116 dargestellt.

PIRENZEPIN

AF-DX 116

Methoctramin (siehe unten) hat eine höhere Potenz für kardiale M_2-Rezeptoren als AF-DX 116 und ist im Verhältnis zu M_3-Rezeptoren hoch selektiv für M_2-Rezetoren (Melchiorre, 1990). Ein Derivat, *Tripitamin*, hat den Vorteil, daß es zusätzlich zwischen M_2- und M_4-muskarinischen Rezeptoren unterscheidet (Maggio et al., 1994).

METHOCTRAMIN

Hexahydrosiladifenidol und 4-DAMP sind, basierend auf Untersuchungen, die mit Hilfe einer Expression klonierter Rezeptoren an CHO-Zellen durchgeführt wurden, die Substanzen mit der höchsten Selektivität für M_3-Rezeptoren (Dorje et al., 1991; siehe Caulfield, 1993).

Himbacin ist die Substanz, die am besten zur Bestimmung von M_4-muskarinischen Rezeptorsubtypen eingesetzt werden kann. Die anderen oben aufgelisteten Substanzen einschließlich Pirenzepin, unterscheiden den M_4-Rezeptor nicht von dem Subtyp, für den sie ansonsten selektiv sind (siehe Caulfield, 1993).

> Methoctramin, Hexahydrosiladifenol und Himbacin sind in Deutschland nicht erhältlich (Anm. d. Hrsg.).

THERAPEUTISCHE VERWENDUNG MUSKARINISCHER REZEPTOR-ANTAGONISTEN

Muskarin-Rezeptor-Antagonisten wurden bereits unter verschiedenen klinischen Bedingungen eingesetzt. Eine der wichtigsten Anwendungen war dabei, Effekte zu hemmen, die vom parasympathischen Nervensystem induziert wurden. Eine Therapie mit nichtselektiven Substanzen ist häufig jedoch dadurch limitiert, daß erwünschte therapeutische Reaktionen nicht ohne begleitende Nebenwirkungen erzielt werden können. Letztere sind gewöhnlich nicht gefährlich, aber störend genug, um die Compliance des Patienten zu mindern, besonders während einer Dauertherapie.

Üblicherweise werden die synthetischen Belladonna-Derivate häufiger verwendet als die natürlich vorkommenden Alkaloide, obwohl diese Präferenz nicht immer durch klinische Beweise gestützt wird. Subtypenselektive Antagonisten muskarinischer Rezeptoren, die in Zukunft vermutlich verfügbar sein werden, stellen eine vielversprechende Möglichkeit der Behandlung spezifischer klinischer Symptome dar.

Gastrointestinaltrakt Antagonisten muskarinischer Rezeptoren waren einmal die am meisten verwendeten Substanzen bei der Behandlung des peptischen Ulkus. Obwohl diese Substanzen die Magenmotilität und die Magensäuresekretion reduzieren, verursachten sie in den dazu notwendigen Dosierungen entscheidende Nebenwirkungen wie Mundtrockenheit, Akkomodationslähmungen, Lichtscheu und Miktionsstörungen. Entsprechend niedrig war die Patientencompliance, wenn die Symptome peptischer Ulcera im Rahmen einer Langzeitbehandlung mit diesen Substanzen behandelt wurden.

Die Therapie des peptischen Ulkus wurde durch die Verwendung von Histamin-(H_2)-Rezeptor-Antagonisten und Protonenpumpenhemmern deutlich verbessert (siehe Kapitel 37). Diese Substanzen verursachen nur wenig Nebenwirkungen und sie werden generell als die Arzneistoffe der Wahl für eine Hemmung der Magensäuresekretion angesehen. Kürzlich wurde Pirenzepin als potentielles Therapeutikum für die Behandlung des Ulkus entwickelt. Aufgrund seiner Selektivität für M_1-muskarinische Rezeptoren, ist Pirenzepin eine deutliche Verbesserung gegenüber Atropin. Für gegenwärtige Überlegungen ist es jedoch entscheidender, die Effektivität und die Nebenwirkungen dieser Substanz mit denen von H_2-Rezeptor-Antagonisten zu vergleichen.

In den meisten Studien konnte gezeigt werden, daß es unter Pirenzepin (100 - 150 mg pro Tag) ungefähr zur gleichen Heilungsrate von Duodenalulcera kam wie unter den H_2-Blockern Cimetidin oder Ranitidin; die Substanz scheint aber auch im Sinne einer Prävention vor rezidivierenden Ulcera effektiv zu sein. Ähnliche Ergebnisse konnten für die Behandlung von Magen-Ulcera gewonnen werden, obwohl hierüber viel weniger Daten vorliegen. Unter der Therapie mit Pirenzepin kam es bei 14 % der Patienten zu Mundtrockenheit und bei 2% - 5% zu Akkommodationsstörungen. Diese Nebenwirkungen machten jedoch in weniger als 1% der Patienten ein Absetzen des Arzneistoffs notwendig. Untersuchungen an Menschen haben gezeigt, daß Pirenzepin eine durch neuronale Stimuli induzierte Magensäuresekretion stärker hemmt als eine, die durch Agonisten muskarinischer Rezeptoren induziert wurde. Dieses ist ein zusätzlicher Hinweis auf die bereits postulierte Lokalisation der M_1-Rezeptoren an Ganglienzellen. Die therapeutische Effektivität und die pharmakologischen Eigenschaften von Pirenzepin sind von Carmine und Brogden (1985) zusammengefaßt worden.

Die Belladonna-Alkaloide und ihre synthetischen Substitute wurden ebenfalls verordnet und bei einer Reihe von Symptomen, bei denen vermutlich oder bekanntermaßen ein erhöhter Tonus („Spastik") oder eine Motilitätsstörung des Gastrointestinaltraktes beteiligt sind, empfohlen. In maximal tolerierten Dosierungen eingesetzt, reduzieren diese Substanzen den Tonus und die Motilität, und man nimmt an, daß sie effektiv sind, wenn die in Frage kommenden Symptome tatsächlich auf einer exzessiven Kontraktion der glatten Muskulatur beruhen. Dies wird jedoch auch häufig bezweifelt. Antagonisten muskarinischer Rezeptoren werden allgemein verwendet, um das Syndrom des Colon irritabile zu behandeln. Es ist fraglich, ob diese Arzneistoffe in tolerierten Dosierungen bei dieser Erkrankung effektiver sind als ein Plazebo, und es werden mit dem Ziel einer höheren Selektivität M_3-selektive Antagonisten entwickelt (Wallis in Symposium, 1995).

Eine intestinale Hypermotilität und eine zunehmende Stuhlfrequenz unter einer antihypertensiven Therapie mit Substanzen wie Guanethidin können gut mit atropinähnlichen Arzneistoffen kontrolliert werden. Eine manchmal mit Reizzuständen des unteren Kolons einhergehende Diarrhoe wie z. B. bei einer milden Dysenterie oder einer Divertikulitis kann mit einer derartigen Therapie positiv beeinflußt werden. Symptome, wie sie bei schwereren Erkrankungen wie z. B. einer Salmonellen-Dysenterie, einer Colitis ulcerosa und regionalen Enteritiden auftreten, sprechen jedoch nur schwach auf diese Behandlung an.

Die Belladonna-Alkaloide und ihre synthetischen Substitute sind sehr effektive Hemmstoffe einer exzessiven Speichelsekretion, wie sie bei einer Schwermetallvergiftung oder dem Parkinsonsyndrom vorkommen. Sie können auch hilfreich eingesetzt werden, wenn die Speichelsekretion bei Patienten, die aufgrund einer Ösophagusobstruktion durch Tumoren oder Strikturen nicht schlucken können, blockiert werden soll. Die Dosierung muß dabei sorgfältig angepaßt werden, um die Speichelsekretion nicht soweit zu reduzieren, daß die Mundtrockenheit zum Problem wird.

Verwendung in der Ophthalmologie Auf das Auge limitierte Effekte können durch eine lokale Gabe von muskarinischen Rezeptor-Antagonisten erzielt werden. Die Substanzen induzieren eine Mydriasis und eine Akkommodationslähmung. Die Akkommodationslähmung tritt nicht ohne eine Mydriasis auf und erfordert höhere Konzentrationen oder die anhaltende Applikation einer entsprechenden Substanz. Eine Mydriasis ist häufig für eine gründliche Untersuchung der Retina und Pupille notwendig und ist als therapeutische Maßnahme bei einer Iridocyclitis und Keratitis induziert. Die Belladonna-Mydriatica können abwechselnd mit einem Mioticum verwendet werden, um Adhäsionen zwischen Linse und Iris zu verhindern oder wieder zu lösen. Eine vollständige Akkommodationslähmung kann notwendig sein für die Behandlung einer Iridocyclitis und einer Choroiditis sowie bei einer genauen Messung von Refraktionsanomalien. Unter Bedingungen, in denen eine komplette Akkommodationslähmung notwendig ist, werden Substanzen wie Atropin oder Scopolamin, die eine höhere Effektivität haben, Arzneistoffen wie Cyclopentolat und Tropicamid vorgezogen. Einzelheiten zu den üblicherweise verwendeten Arzneistoffen sowie Angaben zu ihrer Wirkdauer werden in Kapitel 65 besprochen.

Respirationstrakt Atropin und andere Belladonna-Alkaloide und ihre Derivate vermindern die Sekretion sowohl im oberen als auch im unteren Respirationstrakt. Im Nasopharynx schafft dieser Effekt eine Erleichterung der Symptome, die mit einer akuten Rhinitis, einer Koryza oder Heuschnupfen assoziiert sind, auch wenn eine derartige Therapie nicht den Verlauf dieser Erkrankungen beeinflußt. Es ist wahrscheinlich, daß die Effektivität von Antihistaminika, die in Erkältungsmixturen enthalten sind, primär aufgrund ihrer antimuskarinischen Eigenschaften zustande kommt, ausgenommen der Erkrankungen mit einer allergischen Genese.

Die Belladonna-Alkaloide induzieren eine Dilatation der Bronchien und wurden früher als Heilmittel bei Asthma bronchiale eingesetzt. Sie scheinen einen nützlichen Effekt zu haben, wenn die Obstruktion der Luftwege mit einer chronischen Bronchitis oder einem Emphysem assoziiert ist. Die meisten Antagonisten muskarinischer Rezeptoren reduzieren bei systemischer Gabe jedoch das Volumen des Bronchialsekrets, was in einer reduzierten Wäßrigkeit und einer konsekutiven Eindickung des verbleibenden Sekrets resultiert. Dieses viskose Material ist schwierig aus dem Bronchialbaum zu entfernen und seine Anwesenheit kann zu ernsthaften Obstruktionen der Luftwege führen und für Infektionen prädisponierend sein.

Ipratropiumbromid hat im Gegensatz zu Atropin und anderen muskarinischen Antagonisten keine Nebenwirkung auf die mukoziliäre Clearance. So kann seine anticholinerge Eigenschaft bei der Behandlung reversibler Atemwegserkrankungen sicherer ausgenutzt werden. Bei der Behandlung von Patienten mit einer chronisch obstruktiven Lungenerkrankung (bei denen der cholinerge Tonus häufig die einzige reversible Komponente darstellt), ist Ipratropiumbromid häufig wesentlich effektiver als β-Adrenozeptor-Agonisten. Bei der Therapie des Asthma bronchiale (einem Zustand, bei dem andere Bronchokonstriktoren produziert werden) ist der Einsatz von Ipratropiumbromid im Vergleich zu β-Adrenozeptor-Agonisten jedoch weniger effektiv (Chapman, 1990). Ipratropium kann als Bronchodilator bei einer akuten Exazerbation eines Asthma bronchiale hilfreich sein, sollte aber immer in Kombination mit einem β-Adrenozeptor-Agonisten kombiniert werden. Die therapeutische Verwendung von Ipratropiumbromid wird in Kapitel 28 eingehender besprochen.

Kardiovaskuläres System Die kardiovaskulären Effekte von Antagonisten muskarinischer Rezeptoren sind nur begrenzt klinisch nutzbar. Die Substanzen werden im allgemeinen zur kurzzeitigen Intervention auf Intensivstationen für koronarkranke Patienten eingesetzt. Bei einem Kreislaufkollaps nach unangemessener Behandlung mit einem Cholinester oder einem Cholinesterasehemmer ist Atropin das geeignetste spezifische Antidot. Die Substanz wird zur Antagonisierung einer Reflexbradykardie eingesetzt.

Atropin hat jedoch einen Stellenwert bei der initialen Behandlung eines akuten Herzinfarkts, wenn es aufgrund eines exzessiven vagalen Tonus zu einer Sinus- oder AV-Knoten Bradykardie kommt. Eine Sinusbradykardie ist eine der häufigsten Arrhythmien beim Herzinfarkt, besonders wenn die untere oder hintere Herzwand betroffen ist. Einige experimentelle und klinische Hinweise deuten darauf hin, daß durch eine Bradykardie die Infarktgröße begrenzt wird, und daß das ischämische Myokard vor ventrikulären Arrhythmien und Kammerflimmern bewahrt wird (De Ferrari et al., 1994). Andererseits kann es durch schwere Bradykardie zu einer hypotonen Kreislaufstimulation kommen und bei Patienten mit einem sehr ausgeprägten Vagotonus kann sich ein AV-Block entwickeln. In diesen Fällen kann Atropin eine weitere Verschlechterung des klinischen Zustandes verhindern, indem die Herzfrequenz wieder auf ein Level angehoben wird, bei dem eine adäquate Hämodynamik gewährleistet ist, oder indem ein AV-Block durchbrochen wird. Die Dosis muß gut angepaßt werden. Zu niedrige Dosierungen können eine paradoxe Bradykardie auslösen (siehe oben), während zu hohe Dosen eine Tachykardie verursachen, die über einen erhöhten Sauerstoffbedarf zu einer Vergrößerung der Infarktgröße beitragen können.

Gelegentlich ist Atropin auch ein hilfreiches Therapeutikum bei schweren Bradykardien und Synkopen, die mit einer Hyperreaktivität des Sinus caroticus vergesellschaftet sind. Der Arzneistoff hat nur wenig Einfluß auf die meisten ventrikulären Rhythmen. Bei einigen Patienten verhindert Atropin vorzeitige ventrikuläre Kontraktionen, die im Zusammenhang mit sehr niedrigen Herzfrequenzen auftreten können. Auch der Grad eines AV-Blocks wird, wenn ein erhöhter vagaler Tonus an dieser Überleitungsstörung beteiligt ist, durch Atropin vermindert wie z. B. bei einem durch Digitalis induzierten AV-Block zweiten Grades. Aus diagnostischen Gründen wird Atropin zur Abschätzung der autonomen Kontrolle der Sinus- und AV-Knotenfunktion eingesetzt.

Zentrales Nervensystem Über viele Jahre waren die Belladonna-Alkaloide und nachfolgend die synthetischen Derivate, die tertiären Amine, die einzigen nützlichen Arzneistoffe zur Behandlung des Parkinsonsyndroms. Inzwischen besteht die Therapie der Wahl aus Levodopa oder Levodopa in Kombination mit Carbidopa. Es kann jedoch bei einigen Patienten eine alternative oder parallele Therapie mit muskarinischen Rezeptor-Antagonisten notwendig sein (siehe Kapitel 22). Zentral wirkende Substanzen wie Benztropin haben gezeigt, daß sie bei Patienten, die mit antipsychotischen Substanzen behandelt werden, die Dystonie und parkinsonähnliche Symptome mildern (Arane et al., 1988; siehe auch Kapitel 18). Die Gabe einer geringen Dosis des Muskarinrezeptor-Antagonisten Tropicamid in die Augen eines Patienten, bei dem eine Alzheimersche Erkrankung vermutet wird, soll eine deutlich hypersensitive Pupillendilatation verursachen (Scinto et al., 1994). Dieses bisher nicht erklärbare aber als potentielle nichtinvasive Screeningmethode verwendbare Phänomen könnte ein Hinweis darauf sein, daß Veränderungen der Rezeptorsensitivitäten mit dieser Erkrankung vergesellschaftet sein könnten.

Die Belladonna-Alkaloide gehörten zu den ersten Arzneistoffen, die zur Behandlung von Kinetosen, besonders der Reisekrankheit eingesetzt wurden. Scopolamin ist das effektivste Pharmakon zur Prophylaxe bei kurzzeitiger (vier bis sechs Stunden) aber auch langzeitiger, vermutlich mehrere Tage, Exposition mit Beschleunigung. Alle Substanzen, die zur Behandlung von Kinetosen eingesetzt werden, sollten prophylaktisch gegeben werden. Sie sind wesentlich ineffektiver, wenn die Symptome wie Übelkeit und Erbrechen bereits bestehen. Eine Präparation von Scopolamin zur transdermalen Anwendung hat gezeigt, daß es sehr effektiv die Entstehung von Kinetosen verhindert. Die Substanz ist in einem mehrschichtigen Pflaster enthalten, das retroaurikulär in der Region des Mastoids aufgeklebt wird. Besonders in diesem Bereich ist die Resorption der Wirksubstanz sehr effizient. Wird der Arzneistoff mindestens vier Stunden vor dem Zeitpunkt appliziert, zu dem ein antiemetischer Effekt benötigt wird, so kann von einer maximalen Wirkung ausgegangen werden. Das Medikament hat eine Wirkdauer von ungefähr 72 Stunden. Während dieser Zeit werden ungefähr 0,5 mg Scopolamin freigesetzt. Es kommt regelmäßig zu einer Mundtrockenheit, manchmal zu Schläfrigkeit, während eine Akkommodationslähmung nur bei einigen wenigen Patienten vorkommt. In seltenen Fällen soll es auch mal zu ernsthaften psychotischen Reaktionen gekommen sein (Wilkinson, 1987; Ziskind, 1988).

Die Verwendung von Scopolamin in bestimmten Situationen als Tranquilizer oder zur Induktion einer Amnesie ist rückläufig. Gibt man Scopolamin bei Schmerzen oder starken Ängsten als alleiniges Therapeutikum, so können hierdurch unkontrollierte Verhaltensweisen ausgelöst werden.

Verwendung in der Anästhesiologie Die Belladonna-Alkaloide wurden üblicherweise verwendet, um eine durch die gängigen Anästhetika induzierte und übersteigerte Salivation und Sekretion im Respirationstrakt zu antagonisieren. Eine begleitende bronchodilatatorische Wirkung war dabei ebenfalls erwünscht. Eine zunehmende Verwendung von weniger reizenden Anästhetika hat eine Verwendung von muskarinischen Rezeptor-Antagonisten inzwischen jedoch überflüssig gemacht. Scopolamin kann jedoch auch die Wirkung eines Tranquilizers haben und trägt zu einer Amnesie bei. Atropin wird gewöhnlich gegeben, um vagale Reflexe zu verhindern, die bei chirurgischen Interventionen an viszeralen Organen auftreten können. Atropin wird außerdem in Kombination mit Neostigmin verwendet, um hierdurch die parasympathomimetischen Effekte dieser Substanz zu antagonisieren, wenn sie als Antidot einer Muskelrelaxation nach einem chirurgischen Eingriff eingesetzt werden muß (siehe Kapitel 9). Es sind dabei jedoch schon schwere kardiale Arrhythmien aufgetreten, vermutlich aufgrund initialer Bradykardien, die durch Atropin in Kombination mit den cholinomimetischen Effekten von Neostigmin induziert wurden.

Urogenitaltrakt Atropin ist häufig bei der Behandlung von Nierenkoliken in Kombination mit Opioiden in der Hoffnung gegeben worden, daß hierdurch die glatte Muskulatur des Ureters relaxiert wird. Die Substanz spielt jedoch wie bei Gallenkoliken keine große Rolle bei der Schmerzbekämpfung. Die Belladonna-Alkaloide und verschiedene synthetische Derivate verringern jedoch über eine Antagonisierung der parasympathischen Blasenkontrolle den intravesikulären Druck, erhöhen die Kapazität und reduzieren die Frequenz der Blasenkontraktion. Die parasympathische Blockade ist im Vergleich zu anderen Organen weniger vollständig. Dieser Mechanismus ist aber Grundlage für den Einsatz der Substanzen bei Kindern mit einer Enuresis, besonders wenn eine zunehmende Vergrößerung der Blasenkapazität eine Rolle spielt. Er spielt eine Rolle bei der Reduktion der Miktionsfrequenz im Rahmen einer spastischen Paraplegie und der Erhöhung der Blasenkapazität, wenn nach chronischer Reizung eine hypertone Blasenmuskulatur vorliegt (Wein, 1991). Keiner der Antagonisten muskarinischer Rezeptoren ist jedoch für einen dieser pathophysiologischen Zustände zum hauptsächlichen Therapeutikum geworden. Oxybutynin, welches verglichen mit Atropin relativ wenig anticholinerge aber dafür höhere spasmolytische Wirkungen hat, scheint effektiv bei der Behandlung einer Reihe von Blasenerkrankungen (Kirkali und Whitaker, 1987) zu sein.

Vergiftungen durch Cholinesterasehemmer und Pilze
Die Verwendung von Atropin in hohen Dosen bei einer Vergiftung mit den insektizidwirkenden Cholineserasehemmern, den Organophosphaten wird in Kapitel 8 besprochen. Atropin kann ebenfalls eingesetzt werden zur Antagonisierung der parasympathomimetischen Effekte von Neostigmin oder anderer Cholinesterasehemmer, die zur Behandlung der Myasthenia gravis eingesetzt werden. Es interferiert nicht mit den erwünschten Effekten an der motorischen Endplatte des Skelettmuskels und ist besonders hilfreich in der Anfangsphase der Erkrankung, bevor sich eine Toleranz gegen muskarinische Nebenwirkungen entwickelt hat.

Wie bereits besprochen, ist Atropin zur Behandlung der Symptome einer Pilzvergiftung sinnvoll, wenn diese durch das cholinomimetische Alkaloid Muskarin, das nur in bestimmten Pilzen vorkommt, verursacht werden.

AUSBLICK

Die Klonierung von cDNAs, die für die fünf verschiedenen muskarinischen Rezeptorsubtypen kodieren, hat die Entwicklung subtypenselektiver Substanzen gebahnt. Agonisten muskarinischer Rezeptoren mit einer funktionellen Selektivität befinden sich derzeitig in klinischen Studien zur Behandlung von Symptomen der Alzheimer Erkrankung, die mit einer Reduktion intellektueller Leistungen einhergehen. Diese Substanzen haben nicht den unerwünschten Effekt, daß sie über eine gleichzeitige Stimulation präsynaptischer muskarinischer Rezeptoren die endogene Freisetzung von Acetylcholin hemmen. Ähnlich vielversprechend scheinen subtypenselektive Antagonisten muskarinischer Rezeptoren für verschiedene andere therapeutische Anforderungen zu sein wie z. B. als Bronchodilatator oder bei der Behandlung des Colon irritabile.

LITERATUR

Ali-Melkkila, A., Kanto, J., and Iisalo, E. Pharmacokinetics and related pharmacodynamics of anticholinergic drugs. *Acta Anesthesiol. Scand.*, **1993**, *37*: 633—642.

Arana, G.W., Goff, D.C., Baldessarini, R.J., and Keepers, G.A. Efficacy of anticholinergic prophylaxis for neuroleptic-induced acute dystonia. *Am. J. Psychiatry*, **1988**, *145*: 993—996.

Bonner, T.I., Buckley, N.J., Young, A.C., and Brann, M.R. Identification of a family of muscarinic receptor genes. *Science*, **1987**, *237*: 527—531.

Bruning, T.A., Hendriks, M.G.C., Chang, P.C., Kuypers, E.A.P., and van Zwieten, P.A. In vivo characterization of vasodilating muscarinic-receptor subtypes in humans. *Circ. Res.*, **1994**, *74*: 912—919.

Cazzola, M., D'Amato, G., Guidetti, E., Staudinger, H., Steinijans, V.W., and Kilian, U. An M_1-selective muscarinic receptor antagonist telenzepine improves lung function in patients with chronic obstructive bronchitis. *Pulm. Pharmacol.*, **1990**, *3*: 185—189.

Chapman, K.R. The role of anticholinergic bronchodilators in adult asthma and chronic obstructive pulmonary disease. *Lung*, **1990**, *168 Suppl.*: 295—303.

Cho, A.K., Haslett, W.L., and Jenden, D.J. The peripheral actions of oxotremorine, a metabolite of tremorine. *J. Pharmacol. Exp. Ther.*, **1962**, *138*: 249—257.

Cusack, B., Nelson, A., and Richelson, E. Binding of antidepressants to human brain receptors: focus on newer generation compounds. *Psychopharmacology*, **1994**, *114*: 559—565.

Dorje, F., Wess, J., Lambrecht, G., Tacke, R., Mutschler, E., and Brann, M.R. Antagonist binding profiles of five cloned human muscarinic receptor subtypes. *J. Pharmacol. Exp. Ther.*, **1991**, *256*: 727—733.

Epstein, J.B., Burchell, J.L., Emerton, S., Le, N.D., and Silverman, S. Jr. A clinical trial of bethanechol in patients with xerostomia after radiation therapy. A pilot study. *Oral Surg. Oral Med. Oral Pathol.*, **1994**, *77*: 610—614.

Feigl, E.O. Reflex parasympathetic coronary vasodilation elicited from cardiac receptors in the dog. *Circ. Res.*, **1975**, *37*: 175—182.

Fox, P.C., Atkinson, J.C., Macynski, A.A., Wolff, A., Kung, D.S., Valdez, I.H., Jackson, W., Dalapenha, R.A., Shiroky, J., and Baum, B.J. Pilocarpine treatment of salivary gland hypofunction and dry mouth (xerostomia). *Arch. Intern. Med.*, **1991**, *151*: 1149—1152.

Hammer, R., Berrie, C.P., Birdsall, N.J., Burgen, A.S.V., and Hulme, E.C. Pirenzepine distinguishes between different subclasses of muscarinic receptors. *Nature*, **1980**, *283*: 90—92.

Johnson, J.T., Ferretti, G.A., Nethery, W.J., Valdez, I.H., Fox, P.C., Ng, D., Muscoplat, C.C., and Gallagher, S.C. Oral pilocarpine for post-irradiation xerostomia in patients with head and neck cancer. *N. Engl. J. Med.*, **1993**, *329*: 390—395.

Kent, K.M., and Epstein, S.E. Neural basis for the genesis and control of arrhythmias associated with myocardial infarction. *Cardiology*, **1976**, *61*: 61—74.

Kent, K.M., Epstein, S.E., Cooper, T., and Jacobwitz, D.M. Cholinergic innervation of the canine and human ventricular conducting system. Anatomic and electrophysiologic correlations. *Circulation*, **1974**, *50*: 948—955.

Kirkali, Z., and Whitaker, R.H. The use of oxybutynin in urological practice. *Int. Urol. Nephrol.*, **1987**, *19*: 385—391.

Maesen, F.P.V., Smeets, J.J., Costongs, M.A.L., Wald, F.D.M., and Cornelissen, P.J.G. Ba 679 Br, a new long-acting antimuscarinic bronchodilator: a pilot dose-escalation study in COPD. *Eur. Respir. J.*, **1993**, *6*: 1031—1036.

Maggio, R., Barbier, P., Bolognesi, M.L., Minarini, A., Tedeschi, D., and Melchiorre, C. Binding profile of the selective muscarinic receptor antagonist tripitramine. *Eur. J. Pharmacol.*, **1994**, *268*: 459—462.

Roszkowski, A.P. An unusual type of ganglionic stimulant. *J. Pharmacol. Exp. Ther.*, **1961**, *132*: 156—170.

Schulte, B., Volz-Zang, C., Mutschler, E., Horne, C., Palm, D., Wellstein, A., and Pitschner, H.F. AF-DX 116, a cardioselective muscarinic antagonist in humans: pharmacodynamic and pharmacokinetic properties. *Clin. Pharmacol. Ther.*, **1991**, *50*: 372—378.

Scinto, L.F.M., Daffner, K.R., Dressler, D., Ransil, B.I., Rentz, D., Weintraub, S., Mesulam, M., and Potter, H. A potential noninvasive neurobiological test for Alzheimer's disease. *Science*, **1994**, *266*: 1051—1054.

Thanik, K., Chey, W.K., Shak, A., Hamilton, D., and Nadelson, N. Bethanechol or cimetidine in the treatment of symptomatic reflex esophagitis. A double-blind control study. *Arch. Intern. Med.*, **1982**, *142*: 1479—1481.

Wellstein, A., and Pitschner, H.F. Complex dose-response curves of atropine in man explained by different functions of M_1 and M_2 cholinoceptors. *Naunyn Schmiedebergs Arch. Pharmacol.*, **1988**, *338*: 19—27.

Wilkinson, J.A. Side effects of transdermal scopolamine. *J. Emerg. Med.*, **1987**, *5*: 389—392.

Yamamura, H.I., and Snyder, S.H. Muscarinic cholinergic receptor binding in the longitudinal muscle of the guinea pig ileum with [^{3}H]quinuclidinyl benzilate. *Mol. Pharmacol.*, **1974**, *10*: 861—867.

Yasuda, R.P., Ciesla, W., Flores, L.R., Wall, S.J., Li, M., Satkus, S.A., Weisstein, J.S., Spagnola, B.V., and Wolfe, B.B. Development of antisera selective for M_4 and M_5 muscarinic cholinergic receptors: distribution of M_4 and M_5 receptors in rat brain. *Mol. Pharmacol.*, **1993**, *43*: 149—157.

Ziskind, A.A. Transdermal scopolamine-induced psychosis. *Postgrad. Med.*, **1988**, *84*: 73—76.

Monographien und Übersichtsartikel

Bebbington, A., and Brimblecombe, R.W. Muscarinic receptors in the peripheral and central nervous systems. *Adv. Drug Res.*, **1965**, *2*: 143—172.

Berne, R.M., and Levy, M.N. *Cardiovascular Physiology*, 6th ed. Mosby-Yearbook, St. Louis, **1992**.

Carmine, A.A., and Brogden, R.N. Pirenzepine: a review of its pharmacodynamic and pharmacokinetic properties and therapeutic efficacy in peptic ulcer disease and other allied diseases. *Drugs*, **1985**, *30*: 85—126.

Caulfield, M.P. Muscarinic receptors–characterization, coupling and function. *Pharmacol. Ther.*, **1993**, *58*: 319—379.

De Ferrari, G.M., Vanoli, E., and Schwartz, P.J. Vagal activity and ventricular fibrillation. In, *Vagal Control of the Heart: Experimental Basis and Clinical Implications*. (Levy, M.N., and Schwartz, P.J., eds.) Futura Publishing Co., Armonk, NY, **1994**, pp. 613—636.

DiFrancesco, D. Pacemaker mechanisms in cardiac tissue. *Annu. Rev. Physiol.*, **1993**, *55*: 455—472.

Furchgott, R.F. The role of endothelium in the responses of vascular smooth muscle to drugs. *Annu. Rev. Pharmacol. Toxicol.*, **1984**, *24*: 175—197.

Goldfrank, L.R. In, *Toxicologic Emergencies*. (Goldfrank, L.R., Flomenbaum, N.E., Lewin, N.A., Weisman, R.S., Howland, M.A., and Hoffman, R.S. eds.) Appleton and Lange, Norwalk, Connecticut, **1994**.

Goyal, R.K. Identification, localization and classification of muscarinic receptor subtypes in the gut. *Life Sci.*, **1988**, *43*: 2209—2220.

Gross, N.J. Ipratropium bromide. *N. Engl. J. Med.*, **1988**, *319*: 486—494.

Higgins, C.B., Vatner, S.F., and Braunwald, E. Parasympathetic control of the heart. *Pharmacol. Rev.*, **1973**, *25*: 119—155.

Köppel, C. Clinical sympatomatology and management of mushroom poisoning. *Toxicon*, **1993**, *31*: 1513—1540.

Krnjević, K. Chemical nature of synaptic transmission in vertebrates. *Physiol. Rev.*, **1974**, *54*: 418—540.

Levy, M.N., and Schwartz, P.J., eds. *Vagal Control of the Heart: Experimental Basis and Clinical Implications*. Futura Publishing Co., Armonk, NY, **1994**.

Longo, W.E., and Vernaca, A.M., II. Prokinetic agents for lower gastrointestinal motility disorders. *Dis. Colon Rectum*, **1993**, *36*: 696—708.

Melchiorre, C. Polymethylene tetraamines: a novel class of cardioselective M_2-antagonists. *Med. Res. Rev.*, **1990**, *10*: 327—349.

Michelot, D., and Toth, B. Poisoning by *Gyromitra esculenta*–a review. *J. Appl. Toxicol.*, **1991**, *11*: 235—243.

Moncada, S., Palmer, R.M.J., and Higgs, E.A. Nitric oxide: physiology, pathophysiology and pharmacology. *Pharmacol. Rev.*, **1991**, *43*: 109—142.

Symposium. (Various authors). Anticholinergic therapy–the state of the art. (Higenbottam, T.W., Hoffbrand, B.I., Howell, J.B.L., and Morgan, S.A., eds.) *Postgrad. Med. J.*, **1987**, *63 Suppl. 1*: 1—86.

Symposium. (Various authors). Cholinergic pathway in obstructive airways disease. (Bergofsky, E.H., ed.) *Am. J. Med.*, **1986**, *81 Suppl. 5A*: 1—102.

Symposium. (Various authors). Subtypes of muscarinic receptors III. (Levine, R.R., Birdsall, N.J.M., North, R.A., Holman, M., Watanabe, A., and Iverson, L.L., eds.) *Trends Pharmacol. Sci.*, **1988**, *Suppl.*: 1—93.

Symposium. (Various authors). Subtypes of muscarinic receptors V. (Levine, R.R., and Birdsall, N.J.M., eds.) *Life Sci.*, **1993**, *52*: 405—597.

Symposium. (Various authors). Subtypes of muscarinic receptors VI. (Levine, R.R., ed.) *Life Sci.*, **1995**, *56*: 801—1002.

Wein, A.J. Practical uropharmacology. *Urol. Clin. North Am.*, **1991**, *18*: 269—281.

Wess, J. Molecular basis of muscarinic acetylcholine receptor function. *Trends Pharmacol. Sci.*, **1993**, *14*: 308—313.

8 CHOLINESTERASE-INHIBITOREN
Palmer Taylor

Dieses Kapitel handelt von Substanzen, die die Lebensdauer von Acetylcholin nach Freisetzung aus cholinergen Nervenendigungen verlängern. Diese Substanzen hemmen die Acetylcholinesterase, die sich vor allem in der Nähe von Synapsen befindet und für die rasche Hydrolyse von Acetylcholin verantwortlich ist. Der therapeutische Nutzen solcher Cholinesterase-Inhibitoren liegt in der Behandlung des Glaukoms und anderen ophthalmologischen Erkrankungen (siehe auch Kapitel 65), in der Verbesserung der gastrointestinalen und Blasenmotilität (siehe auch Kapitel 38) und in der Beeinflussung der Aktivität der neuromuskulären Endplatte der Skelettmuskulatur wie es z. B. bei der Myasthenia gravis erwünscht ist. Die Behandlung des Morbus Alzheimer mit Cholinesterase-Inhibitoren kann ein sich neu entwickelndes Anwendungsgebiet dieser Medikamentenklasse darstellen (siehe auch Kapitel 22). Die Antidottherapie der toxischen Effekte der Cholinesterase-Inhibitoren, die auch als Insektizide und chemische Kampfstoffe eingesetzt werden, hat die Blockade einer exzessiven Stimulierung durch Acetylcholin sowie die Reaktivierung des gehemmten Enzyms zum Ziel. In Kapitel 7 und 9 wird die Änderung der Aktivität cholinerger Synapsen durch Aktivierung oder Blockade muskarinischer oder nikotinischer cholinerger Rezeptoren besprochen.

Die Rolle der Acetylcholinesterase (AChE) bei Beendigung der Acetylcholinwirkung (ACh) an Verbindungsstellen verschiedener cholinerger Nervenendigungen mit ihren Zielorganen oder an postsynaptischen Stellen wird in Kapitel 6 besprochen. Stoffe, welche die AChE hemmen, werden als *Cholinesterase-Hemmstoffe* bezeichnet (anti-ChE). Sie führen zu einer Kumulation von Acetylcholin an cholinergen Rezeptoren. Dadurch sind sie in der Lage, denselben Effekt wie eine übermäßige Stimulation cholinerger Rezeptoren durch das zentrale und periphere Nervensystem hervorzurufen. Mit Hinblick auf die weit verbreitete Verteilung cholinerger Neurone ist es nicht verwunderlich, daß die Gruppe der Cholinesterase-Hemmstoffe auch ein breites Anwendungsgebiet in Form toxischer Substanzen, als landwirtschaftlich genutzte Insektizide und als Nervengas für einen potentiellen chemischen Krieg findet. Trotzdem werden viele Substanzen dieser Gruppe auch therapeutisch eingesetzt. Weitere Substanzen sind im Zulassungsverfahren oder befinden sich in klinischer Erprobung zur Behandlung des Morbus Alzheimer.

Vor dem zweiten Weltkrieg waren im allgemeinen nur die „reversiblen" Cholinesterase-Hemmstoffe bekannt, mit Physostigmin als prominentestem Beispiel. Kurz vor und während des zweiten Weltkriegs wurde hauptsächlich durch Schrader von der I.G.-Farbenindustrie eine vergleichbare, neue Klasse hochgiftiger Substanzen, die Organphosphate, entwickelt. Zuerst wurden sie als landwirtschaftliche Insektizide, später dann als potentielle chemische Waffen genutzt. Die extrem hohe Toxizität dieser Stoffe läßt sich auf deren „irreversible" Inaktivierung der AChE zurückführen. Daraus resultiert die langanhaltende, hemmende Wirkung. Da die pharmakologische Wirkweise beider Klassen von Cholinesterase-Inhibitoren qualitativ ähnlich ist, werden sie hier als eine gemeinsame Gruppe besprochen. Bestimmte Wirkungen der Cholinesterasehemmer und ihre Interaktionen mit anderen Stoffen an autonomen Ganglien und der neuromuskulären Verbindung werden in Kapitel 9 besprochen.

Geschichte *Physostigmin*, auch *Eserin* genannt, ist ein Alkaloid, das aus der Calabar- oder Ordeal-Bohne, dem getrockneten, reifen Samen von *Physostigma venenosum* Balfour gewonnen wird. Sie ist eine immergrüne Pflanze und wächst im tropischen Westafrika. Die Calabar-Bohne, auch als Esére-Nuß, Spaltnuß oder Bohne der Etu Esére bezeichnet, wurde früher von westafrikanischen Eingeborenen-Volksstämmen als „Gottesurteilsgift" bei magischen Ritualen verwendet.

Die Calabar-Bohne wurde im Jahre 1840 vom britischen Arzt Daniell, der in Calabar stationiert war, nach England gebracht. Die ersten Untersuchungen der pharmakologischen Eigenschaften wurden von Christionson (1855), Fraser (1863) und Argyll-Robertson (1863) durchgeführt. Im Jahre 1864 wurde von Jobst und Hesse das reine Alkaloid isoliert und *Physostigmin* genannt. Therapeutisch wurde diese Substanz erstmalig im Jahre 1877 von Laqueur zur Behandlung des Glaukoms eingesetzt, auch heute noch eines der klinischen Anwendungsgebiete. Interessante Beiträge zur Geschichte des Physostigmins wurden von Karczmar (1970) und Holmstedt (1972) publiziert.

Als Ergebnis der Grundlagenforschung von Stedmann (1929a, 1929b) und Mitarbeitern, die den chemischen Hintergrund der Physostigminaktivität aufgeklärt haben, begannen andere mit systematischen Untersuchungen einer Reihe substituierter Phenylester der Alkylcarbamate. *Neostigmin*, ein sehr vielversprechendes Mitglied dieser Familie, wurde 1931 aufgrund seiner stimulierenden Wirkung auf den Verdauungstrakt mit in die Therapie aufgenommen. Später wurde berichtet, daß Neostigmin auch in der symptomatischen Behandlung der Myasthenia gravis wirksam ist.

Bemerkenswerterweise wurde der erste Bericht über die Synthese einer hochpotenten Verbindung aus der Reihe der Organophosphor-Cholinesterase-Inhibitoren, Tetraethylpyrophosphat (TEPP), 1854 von Clermont, zehn Jahre vor der Isolation von Physostigmin, veröffentlicht. Noch erstaunlicher ist die Tatsache, daß der Untersucher die Geschmacksprobung dieser Substanz überlebte. Bereits einige Tropfen können tödlich sein. Moderne Untersuchungen der Organophosphorverbindungen stammen aus der Veröffentlichung von Lange und Krüger aus dem Jahre 1932. Sie handelt von der Synthese von Dimethyl- und Diethylphosphorofluoridaten. Die Aussage der Autoren, daß die Inhalation dieser Verbindungen ein anhaltendes Erstickungsgefühl und einen verschwommenen Blick verursachten, veranlaßte Schrader entscheidend dazu, diese Gruppe auf die insektizide Wirkung hin zu untersuchen.

Nach Synthese von ungefähr 2000 Verbindungen definierte Schrader (1952) die strukturellen Voraussetzungen für eine insektizide Wirkung (wie sich später herausstellte auch für die anti-ChE Wirkung) (siehe unten; Gallo und Lawryk, 1991). Das *Parathion* (eine Phosphorschwefelverbindung), ein Derivat aus dieser frühen Serie, wurde später zu dem am häufigsten eingesetzten Insektizid der Substanzgruppe. *Malathion*, das auch weit verbreitet genutzt wird, besitzt wie das Parathion eine P=S Doppelbindung. Vor und während des zweiten Weltkriegs richteten sich die Bemühungen in Schraders Arbeitsgruppe auf die Entwicklung chemischer Waffen. Die erfolgreiche Synthese von Verbindungen mit noch erheblich größerer Toxizität als Parathion wie *Sarin*, *Soman* und *Tabun* wurde von der deutschen Regierung geheim gehalten. Wissenschaftler der alliierten Länder folgten ebenfalls unter der Führung von Lange und Krüger auf der Suche nach möglichen toxischen Verbindungen. McCombie und Saunders (1946) synthetisierten Diisopropylphosphorofluoridat (Diisopropylfluorophosphat; DFP). Diese Substanz wurde zu der von britischen und amerikanischen Wissenschaftlern am ausgiebigsten erforschten organophosphorische Verbindung.

In den 50er Jahren wurde eine Reihe von heterozyklischen, aromatischen und Naphthyl-Carbamaten synthetisiert mit einem hohen Grad an selektiver Toxizität gegenüber Insekten und mit potenter Cholinesterase-Hemmung. Zu den zur Zeit eingesetzten Insektiziden gehören 1-Naphthyl-N-methylcarbamat (*Carbaril* oder *Carbaryl*) und *2-Isopropoxyphenyl-N-methylcarbamat* (siehe Baron, 1991).

Struktur der Acetylcholinesterase Die AChE läßt sich in zwei große Gruppen, je nach molekularer Form, einteilen: die einfachen homomerischen Oligomere katalytischer Untereinheiten (z. B. Monomere, Dimere und Tetramere) sowie heteromerische Verknüpfungen katalytischer mit strukturellen Untereinheiten (Massoulie et al., 1993; Taylor und Radic, 1994). Die homomerische Form befindet sich als lösliche Struktur in der Zelle. Sie ist wahrscheinlich für den Transport nach außen bestimmt oder mit der äußeren Zellmembran durch entweder eine intrinsische hydrophobe Aminosäurensequenz oder aber mit einem angehängtem Glykophospholipid verknüpft. Eine heterologe Form stellt das Tetramer katalytischer Untereinheiten dar, die über Disulfid-Verbindungen mit einer 20000 Da lipidgebundenen Untereinheit verknüpft sind. Diese ist ähnlich wie die glykophospholipidverknüpfte Form an der äußeren Oberfläche der Membran lokalisiert. Die andere besteht aus Tetrameren katalytischen Untereinheiten, die über ein Disulfid mit jeder der drei Ketten zu einer Kollagen ähnlichen strukturellen Untereinheit verknüpft sind (Massoulie et al., 1993; Taylor und Radic, 1994). Diese molekulare Struktur mit einer molekularen Masse von fast 106 Da ist mit der äußeren Basallamina der Synapse verbunden. Sie ist in den Verbindungsgegenden mit der Skelettmuskulatur lokalisiert und dort reichlich vorhanden.

Durch Aminosäuresequenzierung und molekulares Klonieren wurde gezeigt, daß ein einziges Gen die Säugetier-Acetylcholinesterase kodiert. Es finden sich jedoch viele Genprodukte. Diese Vielfalt entsteht aus einer unterschiedlichen Modifizierung der mRNA. Die verschiedenen Formen unterscheiden sich nur in ihren Carboxylenden und zeigen eine identische Spezifität gegenüber Inhibitoren (Schumacher et al., 1986; Gibney et al., 1988).

Ein anderes, strukturell ähnliches Gen kodiert die Butyrylcholinesterase, die in der Leber synthetisiert wird und hauptsächlich im Plasma vorkommt (Lockridge et al. 1987). Die Cholinesterasen bilden eine Superfamilie von Proteinen, zu der auch viele Esterasen gehören, weitere Hydrolasen, die nicht im Nervensystem vorkommen, sowie überraschenderweise Proteine ohne Hydrolaseaktivität wie Thyreoglobulin und weitere Mitglieder der Tactin- und Neuroligin-Proteinfamilien (Taylor und Radic, 1994).

Die dreidimensionale Struktur von Acetylcholin zeigt, daß das aktive Zentrum fast zentrosymmetrisch zu den einzelnen Untereinheiten und auf dem Grund einer schmalen Tasche in ca. 20 Å Tiefe liegt (Sussman et al., 1991). Auf dem Boden dieser Tasche liegen die Reste der katalytischen Triade: Serin 203, Histidin 447 und Glutamat 334 (Abbildung 8.1). Die katalytische Wirkweise ähnelt der anderer Hydrolasen. Die Hydroxylgruppe von Serin wird über ein Ladesystem als hoch nukleophil wiedergegeben. Dies geschieht unter Einbeziehung der Carboxylgruppe des Glutamat, der Imidazolgruppe des Histidin und der Hydroxylgruppe des Serin (Abbildung 8.2, A).

Während der enzymatischen Attacke des Esters wird ein tetrahedrisches Zwischenprodukt zwischen Enzym und Ester gebildet (Abbildung 8.2, B). Dieses zerfällt unter gleichzeitiger Freisetzung von Cholin zu einer Acetyl-Enzym-Verbindung (Abbildung 8.2, C). Die Acetyl-Enzym-Verbindung reagiert empfindlich auf eine Hydrolyse und resultiert in der Bildung von Acetat und aktivem Enzym.(Abbildung 8.2, D; siehe Froede und Wilson, 1971; Rosenberry, 1975). AChE ist als eines der effizientesten Enzyme bekannt. Es ist in der Lage, 6×10^5 Moleküle Acetylcholin pro Molekül Enzym in einer Minute zu hydrolysieren. Dies entspricht einem turnover von 150 Mikrosekunden.

Wirkmechanismus der Cholinesterase-Inhibitoren
Die Wirkmechanismen der drei Gruppen von Cholinesterase-Inhibitoren mit jeweils charakteristischen Substanzen sind auch in der Abbildung 8.2 (E-L) dargestellt.

Drei verschiedene Gebiete der Acetylcholinesterase formen die Bindungsstellen für hemmende Liganden und bilden die Grundlage für Unterschiede in der Spezifität für Acetylcholinesterase und Butyrylcholinesterase: die Acyltasche des aktiven Zentrums, die choline Untereinheit des aktiven Zentrums sowie die periphere anionische Einheit (Taylor und Radic, 1994). Reversibel wirksame Inhibitoren wie *Edrophonium* und Tacrin binden an die choline Untereinheit in der Nachbarschaft von Tryptophan 86 und Glutamat 202 (Harel et al., 1993) (Abbildung 8.2, E). Aufgrund der reversiblen Acetylcholinbindung und der schnellen renalen Elimination nach systemischer Gabe besitzt Edrophonium eine nur kurze Wirkdauer. *Tacrin* ist stärker hydrophob, passiert die Blut-Hirnschranke besser und verfügt über eine längere Wirkdauer.

Weitere reversible Inhibitoren wie *Propidium* und das peptidische Toxin *Fasciculin* binden an die periphere anionische Einheit der Acetylcholinesterase. Diese Einheit ist am Rande der Tasche lokalisiert und wird durch Tryptophan 286 und Tyrosin 72 und 124 markiert (Abbildung 8.1).

Stoffe, die wie Physostigmin und Neostigmin eine Carbamylesterbindung besitzen, werden ebenfalls von der Acetylcholinesterase hydrolysiert, allerdings erheblich langsamer als Acetylcholin. Sowohl das quartäre Amin Neostigmin als auch das tertiäre Amin Physostigmin liegen bei physiologischem pH-Wert als Kationen vor. Sie dienen als alternative Substrate, die über eine ähnliche Bindungsorientierung wie Acetylcholin verfügen (siehe Abbildung 8.2, F. G). Nach Angriff auf das aktive Zentrum von Serin ensteht das carbamylierte Enzym. Der carbamylierte Bereich liegt innerhalb der Acyltasche, begrenzt von Phenylalanin 295 und 297. Im Gegensatz zu den acetylierten Enzymen sind die methylcarbamylierten AChE oder die dimethylcarbamylierten AChE sehr viel stabiler ($t_{1/2}$ für die Hydrolyse von dimethylcarbamylierten Enzymen beträgt 15 - 30 Minuten; siehe Abbildung 8.2, H). Die Zerlegung des Enzyms in seine carbamylierte Form schließt daher die enzymkatalysierte Hydrolyse von Acetylcholin über einen längeren Zeitraum aus. *In vivo* beträgt die Zeitdauer der Hemmung durch carbamylierte Substanzen drei bis vier Stunden.

Die organophosphorischen Inhibitoren wie *Diisopropylfluorphosphat* (DFP) dienen in Wahrheit als Hemisubstrate, da

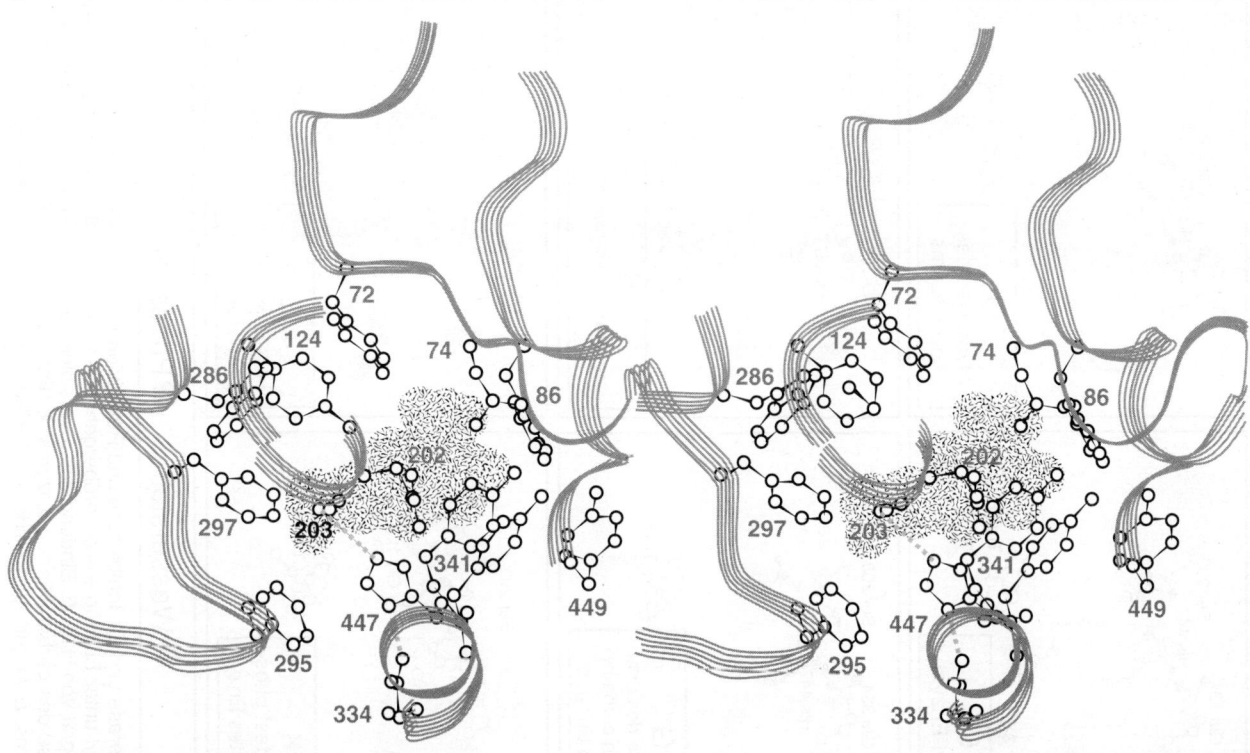

Abbildung 8.1 Dreidimensionale Ansicht des aktiven Zentrums der Acetylcholinesterase von Säugetieren. Die gebundene Acetylcholinesterase ist durch die gepunkteten Strukturen, welche die van-der-Waals-Kräfte markieren, gekennzeichnet. Die Enzymstruktur wurde entsprechend der Acetylcholinesterase von *Torpedo* modelliert (Sussmann et al., 1991). Dies geschieht unter Hinzufügen einer Aminosäurenseitenkette, die sich bei Säugetierenzymen am Amidskelett, durch die Schleifen dargestellt, befindet (Taylor und Radic, 1994). Dazu zählen: die Seitenketten (a) der katalytischen Triade, Glu_{334}, His_{447}, Ser_{203} (Wasserstoffbrückenbindungen sind mit gepunkteten Linien gekennzeichnet), (b) die Acyltasche Phe_{295} und Phe_{297}, (c) die choline Untereinheit Trp_{86}, Glu_{202} und Tyr_{337} und (d) die peripheren Stellen Trp_{286}, Tyr_{72}, Tyr_{124} und Asp_{74}. Tyrosin 341 und 0449 werden desweiteren aus dem aktiven Zentrum entfernt, sie tragen wahrscheinlich aber zur Stabilisierung bestimmter Liganden mit bei. Die katalytische Triade, choline Untereinheit und Acyltasche befinden sich an der Basis des Zentrums, während sich die periphere Stelle an der Oberkante der Tasche befindet. Die Tasche ist 18 - 20 Å tief und zentrosymmetrisch zur Untereinheit hin angeordnet.

sich die daraus resultierende Verbindung mit dem phosphorylierten oder phosphonylierten Serin am aktivem Zentrum als sehr stabil erweist (siehe Abbildung 8.2, I, J, K). Die organophosphorischen Inhibitoren sind tetrahedrisch konfiguriert, sie ähneln damit dem Übergangsstadium der Carboxylesterhydrolyse. Ähnlich wie bei den Carboxylestern bindet der phosphorylierte Sauerstoff innerhalb der Oxyanionlücke des aktiven Zentrums, aber bei diesen Inhibitoren ist die sich abtrennende Gruppe auf Öffnung der Tasche hin gerichtet. Falls die Alkylgruppen der phosphorylierten Enzyme Ethyl- oder Methylgruppen sind, dauert die spontane Regeneration zu aktiven Enzymen mehrere Stunden. Sekundäre (wie bei DFP) oder tertiäre Alkylgruppen steigern die Stabilität der phosphorylierten Enzyme, so daß eine signifikante Regeneration der aktiven Enzyme nicht beobachtet wird. Daher ist die Rückkehr der AChE-Aktivität von der Synthese neuer Enzyme abhängig. Die Stabilität der phosphorylierten Enzyme wird weiterhin durch das „Altern" gesteigert, das aus dem Verlust einer der Alkylgruppen resultiert (siehe Abbildung 8.2K; siehe auch Aldrige, 1976).

Im Hinblick auf den vorhergehenden Abschnitt soll nochmals darauf hingewiesen werden, daß die Begriffe „reversibel" und „irreversibel", wie sie für die carbamylierten Ester und organophosphorischen Cholinesterasehemmer verwendet werden, nur quantitative Unterschiede im Sinne der Deacylierung der acylierten Enzyme beschreiben. Beide chemischen Klassen reagieren kovalent mit dem Enzym in der grundsätzlich selben Art wie das Acetylcholin.

Wirkung am Zielorgan Die charakteristische pharmakologische Wirkungsweise der Cholinesterase-Hemmstoffe ist von der Unterdrückung der Hydrolyse von Acetylcholin durch Acetylcholinesterasen im Bereich der cholinergen Übertragungsstellen gekennzeichnet. Der Transmitter akkumuliert und die Antwort auf ACh, das entweder durch cholinerge Impulse oder spontan aus Nervenendigungen freigesetzt wird, ist gesteigert. Praktisch alle akuten Wirkungen organophosphorischer Substanzen wie DFP lassen sich bei gemäßigter Dosierung durch diesen Wirkmechanismus erklären. Zum Beispiel wird die charakteristische Miosis am Auge, nach lokaler Applikation von DFP, bei einer chronischen post-

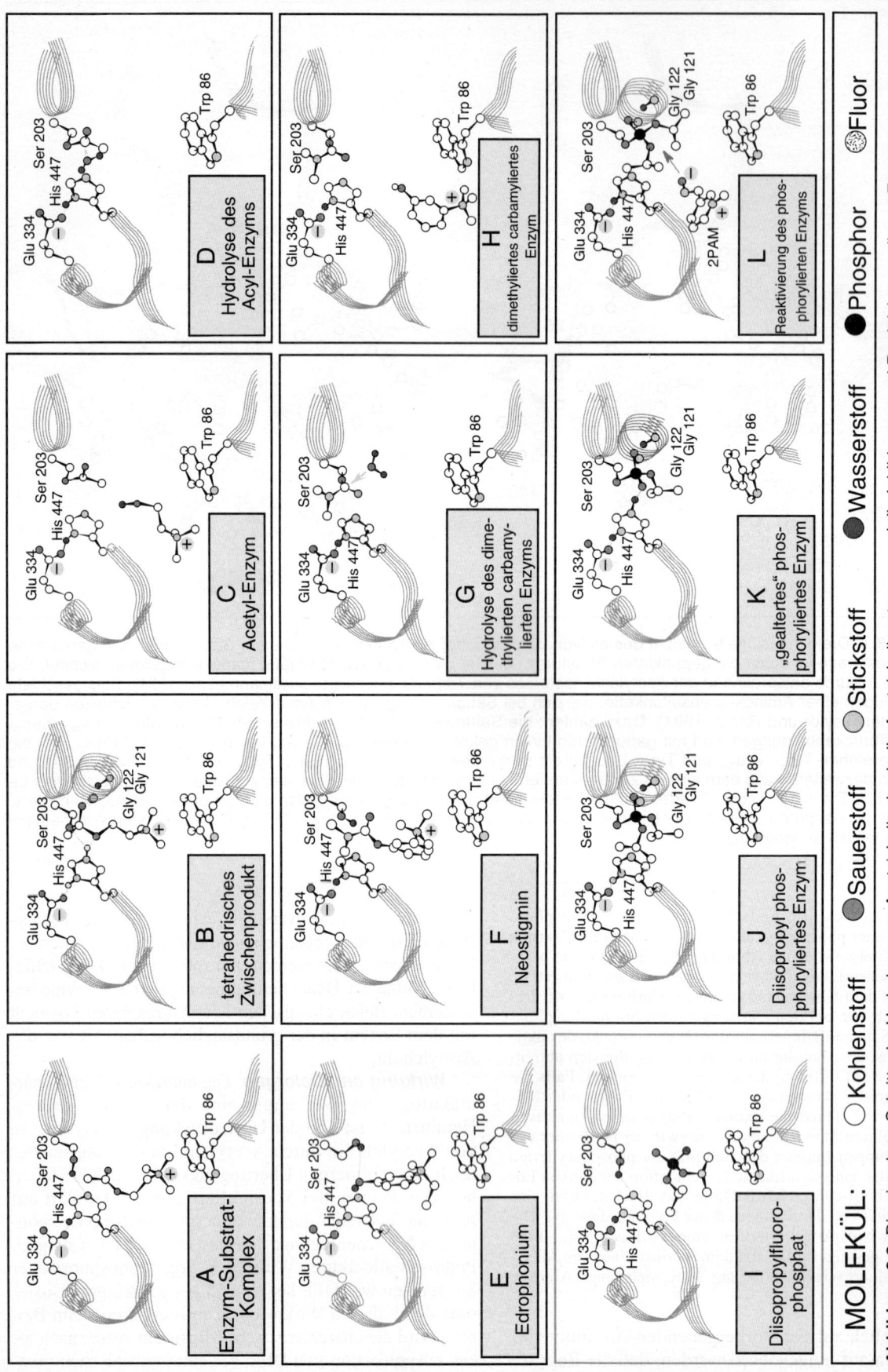

Abbildung 8.2 Die einzelnen Schritte der Hydrolyse von Acetylcholin durch die Acetylcholinesterase und die Inhibierung und Reaktivierung dieses Enzyms. Die gezeigten Schritte sind: **A.** Bindung des Substrats Acetylcholin. **B.** Angriff des Serinhydroxyl unter Bildung eines vorübergehenden tetrahedrischen Zwischenprodukts. **C.** Abspaltung von Cholin und Bildung des Acetylenzyms. **D.** Deacylierung des Enzyms nach Angriff von H_2O. **E.** Bindung des reversiblen Inhibitors Edrophonium am aktiven Zentrum. **F.** Bindung von Neostigmin. **G.** Formation des carbamylierten Enzyms. **H.** Hydrolyse des carbamylierten Enzyms. **I.** Bindung von Diisopropylfluorophosphat. **J.** Formation des phosphorylierten Enzyms. **K.** Formation des „gealterten" phosphorylierten Enzyms. **L.** Angriff von Pralidoxim (2-PAM) zur Regeneration des aktiven Enzyms.

ganglionären Denervation des Auges nicht beobachtet. Es ist dort keine Quelle zur Freisetzung von endogenem Acetylcholin mehr vorhanden. Die speziellen Folgen einer gesteigerten Acetylcholinkonzentration an der motorischen Endplatte werden weiter unten besprochen.

Unter den klassischen Acetylcholinesterase-Hemmern stimuliert Physostigmin, ein tertiäres Amin, an einer bestimmten Position auch nikotinische Rezeptoren, obwohl die Bedeutsamkeit am intakten Tier noch nicht geklärt worden ist (Maelicke et al., 1993). Die Cholinesterase-Hemmer mit quartärer Ammoniumstruktur wirken alle zusätzlich auch direkt an einigen cholinergen Rezeptorstellen, entweder als Agonisten oder Antagonisten. Die Wirkung von Neostigmin am Rückenmark und der neuromuskulären Endplatte basiert auf einer Kombination aus Cholinesterase inhibitorischer Aktivität und einer direkten cholinergen Stimulation.

Chemie und Struktur-Wirkungsbeziehungen Die Struktur-Wirkungsbeziehungen der Cholinesterase-Hemmer wurden intensiv untersucht (Long, 1963; Usdin, 1970). Hier werden nur Substanzen von allgemeiner therapeutischer und pharmakologischer Bedeutung besprochen.

„Reversible" Carbamat-Inhibitoren Die Substanzen dieser Klasse mit therapeutischer Bedeutung sind in Abbildung 8.3 dargestellt. Frühe Studien von Stedman (1929a,1929b) zeigten, daß der entscheidende Teil des Physostigminmoleküls das methylierte Carbamat eines einfachen substituierten Phenolrings war. Das quartäre Ammoniumderivat Neostigmin ist eine Substanz mit größerer Stabilität und gleicher oder gar gesteigerter Wirkstärke. Pyridostigmin ist ein naher Verwandter und wird auch zur Behandlung der Myasthenia gravis eingesetzt. Analoga des Neostigmins ohne Carbamylgruppe wie Edrophonium sind weniger potent und zählen zu den kürzer wirksamen Cholinesterase-Inhibitoren.

Die Verbindung zweier quartärer Ammonium-Kerne kann zu einem Anstieg der Wirkstärke und Wirkdauer von Cholinesterase-Inhibitoren führen. Ein solches Beispiel stellt die miotisch wirksame Substanz *Demecarium* dar, die grundsätzlich aus zwei Neostigminmolekülen besteht. Sie sind über eine Serie von zehn Methylengruppen verbunden. Die zweite quartäre Gruppe überträgt auf diese Wechselbeziehung zusätzliche Stabilität, indem sie an die negativ geladene Seitenkette in der Nähe des Rands der Tasche bindet. Eine weitere Klasse *bis*-quartärer Substanzen wird durch das *Ambenonium* repräsentiert, das zur Behandlung der Myasthenia gravis eingesetzt wird. Ambenonium bindet nicht kovalent an die AChE sondern reversibel mit hoher Affinität.

> Edrophonium, Demecarium und Ambenonium sind in Deutschland nicht erhältlich (Anm. d. Hrsg.).

Das Insektizid *Carbaril* (Carbaryl), das in vielen Produkten für den Garten vorkommt, hemmt die Cholinesterase auf die gleiche Art wie andere Carbamyl-Inhibitoren. Die Anzeichen und Symptome einer Vergiftung ähneln sehr denen der Organphosphate (Baron, 1991). Nach Aufnahme über die Haut zeigt Carbaril eine sehr geringe Toxizität. In einigen Ländern wird es oberflächlich zur Behandlung von Kopfläusen angewendet.

Mehrere Analoga von Carbaril werden in der Landwirtschaft und als Garteninsektizide eingesetzt und verfügen über vergleichbare inhibitorische Eigenschaften (siehe Baron, 1991). Trotzdem sind nicht alle Carbamate, die im Gartenbereich eingesetzt werden, Cholinesterase-Inhibitoren. Die Dithiocarbamate wirken fungizid.

Organophosphorverbindungen Die allgemeine Formel dieser Gruppe von Cholinesterase-Inhibitoren ist in Abbil-

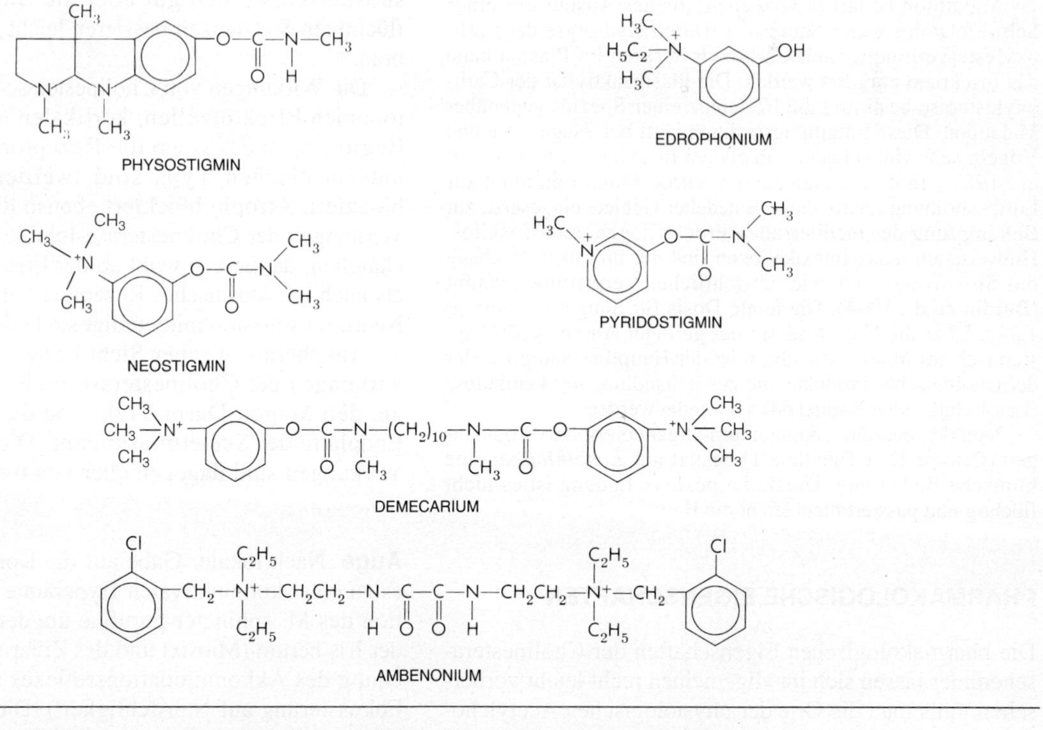

Abbildung 8.3 Typische Vertreter „reversibler", klinisch verwendeter Cholinesterase-Inhibitoren.

dung 8.1 dargestellt. Eine Vielzahl von Substituenten sind möglich: R_1 und R_2 können eine Alkyl-, Alkoxy-, Aryloxy-, Amido-, Mercaptan- oder andere Gruppe darstellen. Das X steht für die abzutrennende Gruppe, die konjugierte Base einer schwachen Säure, und man findet sie als Halid-, Cyanid-, Thiocyanid-, Phenoxy-, Thiophenoxy-, Phosphat-, Thiocholin- oder als carboxylierte Gruppe. Eine Zusammenstellung organophosphorischer Substanzen und ihrer Toxizität findet man bei Gallo und Lawryk (1991).

DFP stellt die wahrscheinlich am ausgiebigsten untersuchte Substanz seiner Gruppe aufgrund toxikologischer Untersuchungen während des zweiten Weltkriegs dar. Durch eine Alkyl-Phosphorylierung bewirkt es eine nahezu irreversible Inaktivierung von AChE und anderen Esterasen. Die gute Lipidlöslichkeit, das niedrige Molekulargewicht und die Flüchtigkeit begünstigen die Inhalation, transdermale Resorption und Penetration in das zentrale Nervensystem (ZNS).

Die Nervengase Tabun, Sarin und Soman zählen zu den am stärksten wirksamen, synthetisch toxischen Substanzen. Bereits Dosierungen unterhalb des Milligrammbereichs führen bei Labortieren zum Tod.

Aufgrund seiner geringen Flüchtigkeit und Stabilität in wäßrigen Lösungen fand Parathion als Insektizid eine weit verbreitete Anwendung. Wegen der akuten und chronischen Toxizität wurde der landwirtschaftliche Gebrauch in den Vereinigten Staaten und in anderen Ländern eingeschränkt. Weniger gefährliche Substanzen werden heute gerne im Haus- und Gartenbereich eingesetzt. Parathion selbst verhält sich bei der *in vitro* Hemmung der AChE mit *Paraoxon* als aktivem Metabolit inaktiv. Die Substitution von Sauerstoff durch Schwefel findet hauptsächlich in der Leber durch mischfunktionale Oxygenasen statt. Diese Reaktion findet auch in Insekten statt, manchmal sogar mit einer noch größeren Wirkfähigkeit. Parathion ist wahrscheinlich für mehr unbeabsichtigte Vergiftungen und Todesfälle verantwortlich als jede andere Organophosphorsubstanz. Weitere Insektizide mit Phosphorschwefelstruktur finden eine weite Verbreitung im Haus-, Garten- und landwirtschaftlichen Bereich. Dazu zählt auch das *Dimpylat* (Diazinon), *Fenthion* und *Chlorpyrifos*.

Malathion bedarf *in vivo* ebenfalls des Austauschs eines Schwefelatoms gegen Sauerstoff. Durch Hydrolyse der Carboxylesterverbindung mit Carboxylesterasen im Plasma kann das Insektizid entgiftet werden. Die Plasmaaktivität der Carboxylesterase bestimmt die Resistenz einer Spezies gegenüber Malathion. Diese Entgiftungsreaktion läuft bei Säugetieren und Vögeln sehr viel schneller ab als bei Insekten (siehe Costa et al., 1987). In den letzten Jahren wurde Malathion auch zur Luftbesprühung relativ dicht besiedelter Gebiete eingesetzt, zur Bekämpfung der mediterranen Fruchtfliegen und Moskitos. Hinweise auf akute Intoxikationen sind nur im Zusammenhang mit Suizidversuchen oder absichtlicher Vergiftung bekannt (Bardin et al., 1994). Die letale Dosis für Säugetiere beträgt 1g/kg. Über die Haut wird ein nur geringer Anteil (<10%) systemisch resorbiert. Malathion ist der Hauptbestandteil vieler dermatologischer Produkte, die zur Behandlung der Pedikulose (Lausbefall; siehe Kapitel 64) verwendet werden.

Von den quartären Ammonium-Organophosphorverbindungen (Gruppe E in Tabelle 8.1) besitzt nur *Echothiophat* eine klinische Bedeutung. Durch die positive Ladung ist es nicht flüchtig und passiert nicht leicht die Haut.

PHARMAKOLOGISCHE EIGENSCHAFTEN

Die pharmakologischen Eigenschaften der Cholinesterasehemmer lassen sich im allgemeinen recht leicht vorhersehen, falls man die Orte der physiologischen Acetylcholinfreisetzung durch Nervenimpulse, das Ausmaß der Nervenimpulsaktivität und die entsprechenden Antworten der Zielorgane auf Acetylcholin kennt (siehe Kapitel 6). Die Cholinesterase-Inhibitoren können folgende Effekte auslösen: (1) Auslösung muskarinischer Rezeptorantworten an autonomen Zielorganen, (2) Stimulation mit nachfolgender Unterdrückung oder Lähmung aller autonomer Ganglien und der Skelettmuskulatur (nikotinische Wirkung) sowie (3) Stimulation mit gelegentlich nachfolgender Unterdrückung cholinerger Rezeptoren im ZNS. Die meisten dieser Wirkungen können nach Gabe toxischer oder letaler Dosierungen von Cholinesterase-Inhibitoren beobachtet werden (siehe unten). Jedoch bei niedrigeren, vor allem therapeutisch genutzten Dosierungen, werden einige modifizierende Faktoren bedeutsam. Verbindungen wie das Parathion werden nach systemischer Verteilung in ihrer Toxizität gesteigert. Dies geschieht in Folge einer Konversion zur aktiven Form, dem Paraoxon. Im allgemeinen passieren Verbindungen mit einer quartären Ammoniumgruppe nicht leicht Zellmembranen. Die Cholinesterase-Inhibitoren dieser Klasse werden nur schlecht aus dem Magen-Darm-Trakt und von der Haut resorbiert. In mäßiger Dosierung gelangen sie nicht über die Blut-Hirn-Schranke ins ZNS. Auf der anderen Seite wirken diese Verbindungen relativ selektiv an der neuromuskulären Endplatte der Skelettmuskulatur, sie wirken sowohl als Cholinesterase-Inhibitoren als auch als direkte Agonisten. Sie haben eine vergleichsweise geringe Wirkung an autonomen Zielorganen. Die ganglionären Wirkungen sind im allgemeinen mittelstark ausgeprägt. Im Gegensatz dazu werden die mehr lipidlöslichen Substanzen gut nach oraler Gabe resorbiert und wirken sowohl an peripheren als auch an zentralen cholinergen Rezeptoren. Die lipidlöslichen Organophosphorsubstanzen werden gut über die Haut resorbiert, die flüchtigen Substanzen passieren leicht die Alveolarmembran.

Die Wirkungen von Cholinesterase-Inhibitoren an autonomen Effektorzellen, kortikalen und subkortikalen Regionen im ZNS, wo die Rezeptoren hauptsächlich muskarinischen Typs sind, werden durch Atropin blockiert. Atropin blockiert ebenso die exzitatorischen Wirkungen der Cholinesterase-Inhibitoren auf autonome Ganglien, da diese sowohl an der Erregung nikotinischer als auch muskarinischer Rezeptoren an der ganglionären Neurotransmission mitbeteiligt sind (siehe Kapitel 9).

Aus therapeutischer Sicht beziehen sich die Hauptwirkungen der Cholinesterase-Inhibitoren auf das Auge, den Magen-Darm-Trakt und die neuromuskuläre Endplatte der Skelettmuskulatur. Die meisten anderen Wirkungen sind dagegen eher von toxikologischem Interesse.

Auge Nach lokaler Gabe auf die Konjunktiven kommt es zu einer konjunktivalen Hyperämie und zur Konstriktion des M. sphincter pupillae um den pupillären Rand der Iris herum (Miosis) und des Ziliarmuskels (Unterbrechung des Akkommodationsreflexes mit resultierender Fokussierung auf Nahsichtigkeit). Die Miosis tritt nach einigen Minuten auf, erreicht ihre maximale Ausprägung

KAPITEL 8 CHOLINESTERASE-INHIBITOREN

Tabelle 8.1 Chemische Einteilung repräsentativer Organophosphorverbindungen, die von besonderem pharmakologischen oder toxikologischen Interesse sind.

Grundformel (Schrader, 1952)

$$\begin{array}{c} R_1 \diagdown \diagup O \\ P \\ R_2 \diagup \diagdown X \end{array}$$

Gruppe A: X = Halogen, Cyanid oder Thiocyanat; Gruppe B: X = Alkylthio, Arylthio, Alkoxy oder Aryloxy; Gruppe C: Thiol- oder Thionophosphor-Verbindungen; Gruppe D: Pyrophosphate und ähnliche Verbindungen; Gruppe E: quartäre Ammoniumverbindungen

GRUPPE	STRUKTUR-FORMELN	ALLGEMEINE, CHEMISCHE UND WEITERE NAMEN	KOMMENTARE
A	i-C_3H_7O, i-C_3H_7O, P(=O)F	DFP; Isofluorophosphat, Diisopropyl-fluorophosphat	potenter, irreversibler Inaktivator
	$(CH_3)_2N$, C_2H_5O, P(=O)CN	Tabun Ethyl-N-dimethylphosphor-amidocyanid	extrem giftiges „Nervengas"
	i-C_3H_7O, CH_3, P(=O)F	Sarin Isopropylmethyl-phosphonofluorid	extrem giftiges „Nervengas"
	$(CH_3)_3C$-$CH(CH_3)$-O, CH_3, P(=O)F	Soman Pinacolylmethylphosphono-fluorid	extrem giftiges „Nervengas"
B	C_2H_5O, C_2H_5O, P(=O)-O-C_6H_4-NO_2	Paraoxon, E 600 O,O-Diethyl-O-(4-nitrophenyl)--phosphat	aktiver Metabolit von Parathion
C	C_2H_5O, C_2H_5O, P(=S)-O-C_6H_4-NO_2	Parathion, O,O-Diethyl-O-(4-nitrophenyl)-phosphorothioat	wird als landwirtschaftliches Insektizid verwendet; zahlreiche versehentliche Vergiftungen
	CH_3O, CH_3O, P(=S)-O-$C_6H_3(CH_3)(SCH_3)$	Fenthion O,O-Dimethyl-O-4-methylthio--m-tolyl-phosphorothioat	hoch lipidlösliches Insektizid; Verwendung in der Landwirtschaft
	C_2H_5O, C_2H_5O, P(=S)-O-pyrimidinyl	Dimpylat, Diazinon O,O-Diethyl-2-isopropyl-6--methyl-4-pyrimidinyl-phosphorothioat	Insektizid, das im Gartenbereich und in der Landwirtschaft weitverbreitet ist
	CH_3O, CH_3O, P(=S)-S-$CH(COOC_2H_5)CH_2COOC_2H_5$	Malathion O,O-Dimethyl-S-(1,2-dicarbethoxyethyl)-phosphorodithioat	weitverbreitetes Insektizid mit größerer Sicherheit als Parathion oder andere Substanzen, da in höheren Organismen eine rasche Entgiftung erfolgt
D	$(C_2H_5O)_2P(=O)$-O-$P(=O)(OC_2H_5)_2$	TEPP Tetraethylpyrophosphat	altes Insektizid
E	C_2H_5O, C_2H_5O, P(=O)-$SCH_2CH_2\overset{+}{N}(CH_3)_3$ I^-	Echothiophat, MI-217, Diethoxyphosphinylthio-cholinjodid	extrem potentes Cholinderivat; Anwendung zur Behandlung des Glaukoms, relativ stabil in wäßriger Lösung

nach 30 Minuten und kann bis zu mehreren Stunden oder gar Tage andauern. Obwohl die Pupille nur noch stecknadelkopfgroß sein kann, kontrahiert sie sich sogar noch weiter, wenn sie Licht ausgesetzt wird. Der Akkommodationsblock dauert nicht so lange an und löst sich meist vor Beendigung der Miosis auf. Ein erhöhter Augeninnendruck, falls vorhanden, sinkt durch den erleichterten Kammerwasserabfluß in der Regel ab (siehe Kapitel 65).

Magen-Darm-Trakt Die Wirkungen verschiedener Cholinesterasehemmer auf den Magen-Darm-Trakt sind nicht zu unterscheiden. Beim Menschen fördert Neostigmin die Magenkontraktion und Magensäuresekretion. Die Substanz neigt dazu, die durch Atropin hervorgerufene Unterdrückung des Magentonus und der Motilität zu antagonisieren. Eine durch Morphin ausgelöste Stimulation wird verstärkt. Nach beidseitiger Vagotomie wird die Wirkung von Neostigmin auf die Magenmotilität erheblich reduziert. Neostigmin stimuliert den unteren Anteil des Ösophagus. Bei Patienten mit ausgeprägter Achalasie und Dilatation des Ösophagus kann das Medikament zu einem erwünschten Anstieg des Tonus und der Peristaltik führen.

Neostigmin steigert die motorische Aktivität von Dünn- und Dickdarm, insbesondere das Kolon wird stimuliert. So kann eine Atonie beseitigt oder verhindert werden. Die propulsiven Wellen werden in Amplitude und Frequenz gesteigert, dadurch wird der Weitertransport von Darminhalt verbessert. Die gesamte Wirkung der Cholinesterase-Inhibitoren bezüglich der Magen-Darm-Motilität stellt wahrscheinlich eine Kombination von Effekten sowohl an Ganglienzellen des Auerbach'schen Plexus als auch der glatten Muskelfasern dar. Dieser Effekt wird insbesondere durch die Zurückhaltung von ACh hervorgerufen, das sonst von prä- und postganglionären Fasern ausgeschüttet wird (siehe Kapitel 38).

Neuromuskuläre Endplatte Die meisten Wirkungen von potenten Cholinesterase-Inhibitoren auf die Skelettmuskulatur lassen sich über eine Hemmung der AChE an neuromuskulären Verbindungen gut erklären. Allerdings existieren auch Hinweise für eine zusätzliche direkte Wirkung von Neostigmin und anderen Cholinesterasehemmern mit quartärer Ammoniumstruktur auf die Skelettmuskulatur. Zum Beispiel ruft die intraarterielle Injektion von Neostigmin in einem chronisch denervierten Muskel oder in einem normal innervierten Muskel, in dem durch vorherige Gabe von DFP praktisch alle Acetylcholinesterasen inaktiviert worden sind, eine sofortige Kontraktion aus. Bei Physostigmin ist dies nicht der Fall.

Für gewöhnlich genügt ein einziger Nervenimpuls in einem Ast eines terminalen Motoraxons, um ausreichend Acetylcholin für eine lokalisierte Depolarisation (Endplattenpotential) freizusetzen. Letzteres wiederum erreicht die erforderliche Größe, um nun ein Muskelaktionspotential zu beginnen. Das freigesetzte Acetylcholin wird von Acetylcholinesterasen so schnell hydrolysiert, daß die Lebensdauer des freien Acetylcholins innerhalb der Synapsen (~ 200 Mikrosekunden) kürzer ist als das Abklingen des Endplattenpotentials oder der Refraktärzeit des Muskels. Aus diesem Grund führt jeder Nervenimpuls zu einer eigenen Depolarisationswelle. Nach Hemmung der AChE verlängert sich die Verfügbarkeit von Acetylcholin innerhalb der Synapsen: Dadurch wird eine erneute Bindung des Transmitters an mehreren Rezeptoren möglich. Die aufeinanderfolgende Stimulation benachbarter Rezeptoren führt zu einer Verlängerung der Abklingzeit des Endplattenpotentials. Die durch einzelne Nervenimpulse freigesetzten Quanten bleiben nicht mehr länger isoliert. Durch diesen Vorgang wird die Synchronisierung zwischen Endplatten-Depolarisationen und Entwicklung der Aktionspotentiale gestört. Folglich lassen sich asynchrone Erregungen und Fibrillationen der Muskelfasern beobachten. Bei einer ausreichenden Hemmung der AChE überwiegt die Depolarisation der Endplatte und infolgedessen folgt eine Blockade (siehe Kapitel 9). Wenn Acetylcholin verlängert im synaptischen Spalt verbleibt, kann es auch zu einer Depolarisation des terminalen Axons kommen. Daraus resultiert eine antidrome Erregung des Motoneurons. Dieser Effekt trägt zu den Faszikulationen bei, die die gesamte motorische Einheit miteinbeziehen. Dies resultiert entweder aus einer direkten Wirkung an präjunktionalen Stellen oder aus einer Freisetzung von K^+ in die Synapse.

Die Cholinesterase-Inhibitoren kehren den Antagonismus der kompetitiven neuromuskulär blockierenden Substanzen um. Neostigmin wirkt für gewöhnlich nicht bei einer durch Succinylcholin ausgelösten Lähmung der Skelettmuskulatur, da diese Substanz zu einer neuromuskulären Blockade über Depolarisation führt. Jedoch kann oft eine partielle Umkehr erreicht werden, wenn die Wirkdauer von Succinylcholin verlängert ist und der Phase II Block in Erscheinung tritt (Futter et al., 1983; siehe Kapitel 9).

Weitere Angriffspunkte Zu den sekretorischen Drüsen, die durch postganglionäre cholinerge Fasern innerviert werden, gehören bronchiale, gastrale (antrale G-Zellen) und intestinale Zellen, Tränen-, Speichel- und Schweißzellen sowie azinäre Pankreasdrüsen. Geringe Dosierungen der Cholinesterase-Inhibitoren führen im allgemeinen zu einer vermehrten sekretorischen Antwort nach Nervenstimulation, höhere Dosierungen steigern dagegen die basale Sekretionsrate.

Cholinesterase-Hemmer bewirken eine Kontraktion glatter Muskelfasern der Bronchiolen und Harnleiter. In den Harnleitern läßt sich eine gesteigerte peristaltische Aktivität nachweisen.

Die kardiovaskulären Auswirkungen der Cholinesterase-Hemmer sind komplex, da sie sowohl ganglionäre als auch postganglionäre Effekte des kumulierten Acetylcholins an Herz und Gefäßen bewirken. Der aus einer peripheren Kumulation von Acetylcholin auf das Herz entstandene vorherrschende Effekt besteht in einer Bradykardie, die zu einer Verringerung des Herzzeitvolumens führt. Höhere Dosierungen bewirken einen Blutdruckabfall, oftmals als Folge einer Wirkung der Cholinesteraseinhibitoren auf medulläre vasomotorische Zentren im ZNS.

Cholinesterase-Inhibitoren steigern die vagalen Einflüsse auf das Herz. Daraus resultiert eine verkürzte effektive Refraktärzeit der Vorhofmuskelfasern und eine verlängerte Refraktär- und Überleitungszeit im Sinus- und AV-Knoten. Die Blutgefäße werden für gewöhnlich dilatiert, obwohl die koronare und pulmonale Durchblutung eine entgegengesetzte Antwort zeigen kann. Auf ganglionärer Ebene wirkt vermehrtes Acetylcholin an nikotinischen Rezeptoren initial erregend, aber bei höheren Konzentrationen folgt eine ganglionäre Blockade als Ergebnis einer andauernden Depolarisation der Zellmembran. Die erregende Wirkung auf parasympathische Ganglienzellen könnte zu einer Vergrößerung des verminderten Herzzeitvolumens führen. Dagegen könnte das Gegenteil aus der Wirkung von Acetylcholin an sympathischen Ganglien resultieren. An medullären vasomotorischen und kardialen Zentren bewirkt Acetylcholin zunächst eine Erregung, die von einer Hemmung gefolgt wird. Alle diese Wirkungen werden durch eine Hypoxämie kompliziert, die über die bronchokonstriktorische und sekretorische Wirkung des vermehrten Acetylcholingehalts in den Atemwegen zustande kommt. Die Hypoxämie wiederum verstärkt den sympathischen Tonus und die durch Acetylcholin induzierte Freisetzung von Adrenalin aus dem Nebennierenmark. Daher ist es nicht verwunderlich, daß bei einer schwerwiegenden Vergiftung mit Cholinesterase-Inhibitoren ein Anstieg der Herzfrequenz beobachtet wird.

Die Effekte von Cholinesterase-Inhibitoren auf das ZNS sind ebenfalls von einer Stimulation oder Freisetzung aus verschiedenen Arealen gekennzeichnet, die dann von einer Unterdrückung oder Lähmung nach höheren Dosierungen gefolgt werden. Die Hypoxämie stellt möglicherweise den Hauptfaktor der ZNS-Depression dar, die bei hohen Dosierungen von Cholinesterase-Inhibitoren auftritt. Die stimulierenden Effekte werden durch Atropin antagonisiert, obgleich dies nicht so komplett erfolgt wie für muskarinische Effekte an peripheren autonomen Effektorstellen.

Resorption, Metabolismus und Exkretion Physostigmin wird leicht aus dem Magen-Darm-Trakt, subkutanen Geweben und über Schleimhäute aufgenommen. Die konjunktivale Gabe von Lösungen dieses Medikaments kann zu systemischen Wirkungen führen, wenn keine entsprechenden Präventivmaßnahmen, die eine Aufnahme über die nasale Mukosa unterbinden (z. B. Druck auf den inneren Kantus), zuvor ergriffen worden sind. Das Alkaloid wird zum größten Teil im Körper abgebaut, hauptsächlich durch hydrolytische Spaltung durch Plasma-Esterasen. Die renale Elimination spielt bei der Ausscheidung eine nur geringe Rolle. Der Mensch baut eine subkutan verabreichte Dosierung von 1 mg Physostigmin innerhalb von zwei Stunden zum größten Teil ab.

Neostigmin und verwandte Substanzen mit quartärer Ammoniumstruktur werden nur schlecht nach oraler Applikation resorbiert. Daher werden erheblich größere Dosierungen als bei einer parenteralen Gabe benötigt. So beträgt die parenteral wirksame Dosierung 0,5 - 2 mg, wogegen die entsprechende orale Dosierung 15 - 30 mg oder sogar mehr betragen kann. Hohe, oral gegebene Dosierungen können daher toxisch wirken, falls aus irgendeinem Grund die intestinale Resorption verbessert sein sollte. Neostigmin wird durch Plasma-Esterasen abgebaut, und die quartären Alkohole mit ihren Vorläuferverbindungen werden über den Urin ausgeschieden. Die Halbwertszeit dieser Substanz beträgt nur ein bis zwei Stunden. Pyridostigmin und seine quartären Alkohole sind die ebenfalls vorherrschenden Substanzen, die im Urin nach Gabe dieses Medikaments beim Menschen gefunden werden (Cohan et al., 1976, siehe Anhang 2).

Die im allgemeinen verwendeten Organophosphor-Cholinesterase-Inhibitoren sind mit bestimmten Ausnahmen (z. B. Echothiophat) hoch fettlösliche Flüssigkeiten. Viele von ihnen weisen hohe Dampfdrücke auf. Die weniger volatilen Substanzen, die häufig als landwirtschaftliche Insektizide Verwendung finden (z. B. Parathion, Fenthion, Diazinon, Malathion), werden gewöhnlich als Nebel oder Aerosole versprüht, die aus an feine inerte Partikel gehefete Organophosphorverbindungen bestehen. Folglich werden diese Verbindungen über praktisch alle Aufnahmewege schnell resorbiert inklusive Magen-Darm-Trakt, Haut- und Schleimhäuten, nach Kontakt mit Feuchtigkeit sowie nach Inhalation über die Lunge.

Nach Resorption werden die Organophosphorverbindungen fast ausschließlich als Hydrolyseprodukte über den Urin ausgeschieden. Die Plasma- und Gewebe-Esterasen sind für die Hydrolyse zu den korrespondierenden Phosphor- und Phosphionsäuren verantwortlich. Allerdings sind auch einige oxidative Enzyme in den Metabolismus einiger Organophosphorverbindungen miteingebunden. Cytochrom P450 ist zum Beispiel für die Konversion von Phosphorothioestern mit P=S Bindung zu Phosphoraten mit P=O Bindung und daraus resultierender Aktivierung verantwortlich. Diese mischfunktionellen Oxidasen spielen ebenfalls eine Rolle bei der Deaktivierung bestimmter Organophosphorsubstanzen.

Die Organophosphor-Substanzen werden im Körper durch eine Gruppe von Enzymen, die als A-Esterasen oder Paraoxonasen bekannt sind, hydrolysiert. Diese Enzyme werden in der Leber und im Plasma gefunden. Sie hydrolysieren eine große Anzahl an Organophosphorsubstanzen (Paraoxon, DFP, TEPP, Chlorpyrifosoxon, Tabun, Sarin) durch Abspaltung des Phosphoresters oder Anhydrierung der P-F- oder P-CN-Bindungen. Die Paraoxonasen sind in ihrer Struktur nicht mit den Cholinesterasen verwandt und scheinen keine stabilen Zwischenprodukte gemeinsam mit Organophosphaten zu bilden (Adkins et al., 1993; Humbert et al., 1993). Ein genetischer Polymorphismus (Arg 192Gln) bestimmt die menschliche Paraoxon-Umbaurate und die Empfindlichkeit für eine Paraoxon-Vergiftung. Für verschiedene Tierarten existieren große Variationen der Paraoxonaseaktivität.

Zusätzlich werden die plasmatischen und hepatischen Carboxylesterasen (Aliesterasen) durch Organophosphorverbindungen irreversibel gehemmt. Ihre Auffangkapazität für Organophosphate kann eine partielle Protektion der Acetylcholinesterase im ZNS leisten. Carboxylesterasen katalysieren ebenso die Hydrolyse von Malathion und anderen Organophosphorverbindungen mit Carboxylesterbindungen und führen zu weniger aktiven oder inaktiven Substanzen. Da Carboxylesterasen durch Organophosphate inhibiert werden, kann eine Vergiftung nach Exposition zweier Organophosphor-Insektizide synergistisch wirken.

TOXIKOLOGIE

Die toxikologischen Aspekte der Cholinesterase-Inhibitoren sind für den Arzt von praktischer Bedeutung. Zusätzlich zu den vielen Fällen ungewollter Vergiftungen im Rahmen des Gebrauchs und der Herstellung von Organophosphorverbindungen als landwirtschaftliche Insektizide werden diese Substanzen oftmals für Mord und Selbstmord verwendet. Dies liegt vor allem an den leichten Zugangsmöglichkeiten. Organophosphorverbindungen sind für 80% aller im Zusammenhang mit Pestiziden stehenden Krankenhauseinweisungen verantwortlich. Die Weltgesundheitsorganisation (WHO) führt Pestizidvergiftungen als ein globales Problem an, mit den meisten Vergiftungen in den entwickelten Ländern (Bardni et al., 1994). Eine berufliche Exposition erfolgt meistens über die Haut und Atemwege, während eine orale Aufnahme zumeist bei nicht beruflichen Vergiftungen anzutreffen ist.

Akute Intoxikation Die Auswirkungen einer akuten Intoxikation durch Cholinesterase-Inhibitoren werden durch muskarinische und nikotinische Zeichen und Symptome bestimmt. Zusätzlich treten zentralnervöse Symptome auf, außer bei Substanzen mit sehr geringer Lipidlöslichkeit. Lokale Effekte entstehen durch die Wirkung von Dämpfen und Aerosolen an den Kontaktstellen mit den Augen oder den Atemwegen. Nach einer flüssigen Kontamination kommt es ebenfalls zu lokaler Resorption über die Haut oder Schleimhäute, dazu zählt auch der Magen-Darm-Trakt. Systemische Effekte treten innerhalb von Minuten nach Inhalation des Dampfes oder Aerosols auf. Im Gegensatz dazu verzögert sich der Beginn der Symptomatik nach gastrointestinaler und perkutaner Aufnahme. Die Dauer der Effekte wird im wesentlichen durch die Eigenschaften der Substanz bestimmt wie: Lipidlöslichkeit, ob sie aktiviert werden muß, Stabilität der Organophosphor-AChE-Bindung, und ob eine „Alterung" phosphorylierter Enzyme stattgefunden hat.

Nach lokalem Kontakt zu Dämpfen oder Aerosolen oder nach ihrer Inhalation treten im allgemeinen zunächst okuläre und respiratorische Effekte auf. Zu den okulären Effekten zählen ausgeprägte Miosis, Augenschmerzen, konjunktivale Kongestion, herabgesetztes Sehvermögen, Ziliarmuskelspasmen und Schmerzen der Augenbraue. Bei akuter systemischer Aufnahme muß eine Miosis nicht unbedingt zu erkennen sein, da es in Folge des Blutdruckabfalls zu einer verstärkten sympathischen Reaktion kommt. Zusätzlich zum Schnupfen und Hyperämie im oberen Respirationstrakt bestehen die respiratorischen Auswirkungen in einer „Versteifung" der Brust mit giemender Atmung, die aus der Kombination von Bronchokonstriktion und gesteigerter bronchialer Sekretion entsteht. Nach oraler Aufnahme entstehen am frühesten gastrointestinale Symptome wie Appetitlosigkeit, Nausea und Erbrechen, abdominale Krämpfe und Diarrhoe. Bei perkutaner Aufnahme einer Flüssigkeit kommt es gewöhnlich zuerst zu lokalisiertem Schwitzen und Muskelfaszikulationen in der unmittelbaren Nachbarschaft. Weitere muskarinische Wirkungen schließen die im Abschnitt „pharmakologische Eigenschaften" diskutierten mit ein. Eine ernsthafte Intoxikation ist durch extremen Speichelfluß, ungewollte Defäkation und Miktion, Schwitzen, Tränenfluß, Peniserektion, Bradykardie und Blutdruckabfall gekennzeichnet.

Die nikotinischen Wirkungen auf die neuromuskuläre Endplatte der Skelettmuskulatur bestehen in der Regel in Ermüdbarkeit und allgemeiner Schwäche, unfreiwilligen Zuckungen, vereinzelten Faszikulationen und möglicherweise in einer ausgeprägten Schwäche und Lähmung. Die schwerwiegendste Komplikation der neuromuskulären Wirkungen stellt die Lähmung der Atemmuskulatur dar.

Zu dem weiten Spektrum zentralnervöser Effekte zählen Konfusion, Ataxie, verwaschene Sprache, Verlust von Reflexen, Cheyne-Stokes-Atmung, generalisierte Konvulsionen, Koma und eine zentrale Atemlähmung. Durch Aktionen an vasomotorischen und anderen kardiovaskulären Zentren im Hirnstamm kommt es zur Hypotonie.

Die Zeitdauer bis zum Tod nach einer einmaligen akuten Exposition kann zwischen weniger als fünf Minuten und bis zu fast 24 Stunden variieren, abhängig von Dosierung, Aufnahmeweg, Substanz und weiteren Faktoren. Die primäre Todesursache stellt dabei ein Versagen der Atmung dar, in der Regel begleitet von einer sekundären kardiovaskulären Komponente. Zum Versagen der Respiration tragen muskarinische, nikotinische und zentrale Effekte mit bei. Dazu zählen Laryngospasmus, Bronchokonstriktion, gesteigerte Tracheobronchial- und Speichelsekretion, eingeschränkte Kontrolle über das Zwerchfell und der Interkostalmuskulatur sowie eine zentrale Atemdepression. Der Blutdruck kann auf alarmierend niedrige Werte abfallen, und kardiale Unregelmäßigkeiten treten auf. Die Effekte sind gewöhnlich durch eine Hypoxämie bedingt und können oftmals durch eine assistierte pulmonale Ventilation beseitigt werden.

Symptome von mittellanger Dauer, die bei Patienten mit einem verringerten Gehalt an Blut-Cholinesterase einige Tage andauern können, sind beschrieben worden (Marrs, 1993; DeBleeker et al., 1991). Akkumulierte Organophosphorsubstanzen können sich nur langsam aus ihren Bindungsstellen lösen, von denen aus sie dann in den systemischen Kreislauf sequestriert werden.

Diagnose und Behandlung Die Diagnose einer schwerwiegenden, akuten Intoxikation mit Cholinesterase-Inhibitoren kann recht einfach aus der Anamnese mit der Exposition und den charakteristischen Symptomen und Zeichen gestellt werden. Bei verdächtigen Fällen mit milderem Verlauf oder chronischer Intoxikation kann die Diagnose in der Regel nach Bestimmung der AChE-Aktivität in Erythrozyten und im Plasma gesichert werden. Obgleich die Aktivität in der Normalbevölkerung recht stark variieren kann, liegt sie jedoch gewöhnlich weit unter dem normalen Bereich, bis überhaupt klinische Symptome auftreten.

Die Behandlung ist sowohl spezifisch als auch sehr effektiv. Atropin, in ausreichend hoher Dosierung eingesetzt (siehe unten), antagonisiert wirkungsvoll die Effekte an muskarinischen Rezeptoren. Dazu zählt die gesteigerte Tracheobronchial- und Speichelsekretion, Bronchokonstriktion, Bradykardie und zu einem gewissen Anteil die peripheren ganglionären und zentralen Effekte. Um entsprechende Atropinkonzentrationen im ZNS zu erzielen, müssen größere Dosierungen eingesetzt werden. Atropin hat auf die periphere neuromuskuläre Aktivierung und die nachfolgende Lähmung praktisch keine Wirkung. Sowohl die letztgenannte Wirkung der Cholinesterase-Inhibitoren als auch alle anderen peripheren Effekte können mittels *Pralidoxim*, einem Reaktivator der Cholinesterase, der weiter unten genau besprochen wird, wieder aufgehoben werden.

Bei moderater oder ernsthafter Intoxikation mit Organophosphor-Cholinesterase-Inhibitoren beträgt die empfohlene Pralidoxim-Dosierung für einen Erwachsenen 1 - 2 g intravenös, verabreicht innerhalb von mindestens fünf Minuten. Wenn sich der Schwächezustand nicht bessert oder innerhalb von 20 bis 60 Minuten wieder auftritt, kann eine erneute Dosierung verabreicht werden. Eine frühzeitige Behandlung ist sehr wichtig, um sicherzustellen, daß das Oxim die phosphorylierte AChE erreicht, solange sie noch reaktiviert werden kann. Viele Alkylphosphate sind extrem fettlöslich. Falls bereits eine ausgeprägte Umverteilung ins Körperfett stattgefunden haben sollte, kann sich der Beginn einer Intoxikation verzögern, und es können auch wieder Symptome nach einer anfänglichen Behandlung auftreten. In manchen Fällen ist es notwendig gewesen, eine Therapie mit Atropin und Pralidoxim über mehrere Wochen fortzuführen.

Zusätzlich sind bestimmte, allgemein unterstützende Maßnahmen sehr wichtig. Dazu zählen (1) Beendigung der Exposition, indem der Patient in Sicherheit gebracht wird oder mit einer Gasmaske versorgt wird, falls die Atmosphäre kontaminiert bleibt, Entkleiden und Zerstörung kontaminierter Kleidung, gründliche Reinigung kontaminierter Haut und Schleimhäute mit Wasser oder eine Magenspülung, (2) die Sicherung freier Atemwege, einschließlich endobronchialer Aspirationsprophylaxe, (3) künstliche Beatmung (falls notwendig), (4) die Gabe von Sauerstoff, (5) die Behandlung anhaltender Konvulsionen mit Diazepam (5 - 10 mg intravenös) oder Natrium-Thiopental (2,5%ige Lösung, intravenös) sowie (6) eine Schockbehandlung (siehe Wills, 1970; Marrs, 1993; Bardin et al., 1994).

Atropin sollte in Dosierungen gegeben werden, die in der Lage sind, die Blut-Hirn-Schranke zu passieren. Nach einer initialen Injektion von 2 - 4 mg, die möglichst intravenös oder ansonsten intramuskulär gegeben werden sollte, sollten 2 mg alle fünf bis zehn Minuten verabreicht werden, bis sämtliche muskarinischen Symptome verschwunden sind, wieder auftreten oder Anzeichen einer Atropinvergiftung erkennbar werden. Am ersten Tag können so mehr als 200 mg benötigt werden. Ein leichter Grad der Atropinblockade sollte dann für 48 Stunden oder solange Symptome bestehen aufrecht erhalten bleiben. Obgleich AChE-Reaktivatoren von großem Nutzen in der Therapie der Cholinesterase-Hemmer-Intoxikation (siehe unten) sein können, muß ihre Anwendung jedoch als Ergänzung zur Atropingabe gesehen werden.

Cholinesterase-Reaktivatoren Obwohl der phosphorylierte, esteratische Anteil der AChE einer langsamen oder kaum wahrnehmbaren hydrolytischen Regeneration unterliegt, entdeckte Wilson (1951), daß nukleophile Substanzen wie Hydroxylamin (NH_2OH), Hydroxaminsäuren (RCONH-OH) und Oxime (RCH=NOH) das Enzym schneller reaktivieren als eine spontane Hydrolyse. Daraus schloß er, daß eine selektive Reaktivierung über ein auf diesen Bereich gerichtetes Nukleophil gelingen könnte. Dabei würde durch die Interaktion eines quartären Stickstoffs mit der negativen Unterseite des aktiven Zentrums das Nukleophil zu einer engen Nachbarschaft mit dem Phosphor gelangen. Dieses Ziel wurde zu einem bemerkenswerten Grad durch Wilson und Ginsburg mit der Substanz Pyridin-2-aldoxim-methylchlorid (2-PAM, Pralidoxim; siehe Abbildung 8.2L und unten) erreicht. Die Reaktivierung dieser Substanz gelingt millionenfach schneller als für Hydroxylamin. Das Oxim ist nach proximal ausgerichtet und bewirkt den nukleophilen Angriff auf Phosphor. Das Oximphosphat wird abgespalten und läßt das regenerierte Enzym zurück (Wilson 1959).

Pralidoxim ist in Deutschland nicht im Handel (Anm. d. Hrsg.).

Von einigen *bis*-quartären Oximen wurde nachfolgend gezeigt, daß sie sogar noch potenter als Reaktivatoren und als Antidote für Nervengasvergiftungen sind. Ein Beispiel stellt das *Obidoximchlorid* dar. Die Strukturformeln von Pralidoxim und Obidoxim sehen wie folgt aus:

PRALIDOXIM (2-PAM)   OBIDOXIM

Die Geschwindigkeit der Reaktivierung phosphorylierter AChE durch Oxime hängt in der Regel von der Art der Phosphorylgruppe ab und gleicht in ihrer Reihenfolge der einer spontanen hydrolytischen Reaktivierung. Diese lautet: Dimethylphosphoryl-AChE > Diethylphosphoryl-AChE > Diisopropylphosphoryl-AChE und so weiter. Desweiteren können phosphorylierte AChE einem recht schnellen „Alterungsprozeß" unterliegen, so daß sie innerhalb eines Zeitraums von Minuten bis Stunden komplett resistent für Reaktivatoren werden. Das „Altern" stellt wahrscheinlich den Verlust einer Alkoxygruppe dar, wodurch eine weitaus stabilere Monoalkyl- oder Monoalkoxy-Phosphoryl-AChE entsteht (Fleischer und Harris, 1965; siehe Abbildung 8.2, K). Organophosphor-Verbindungen mit tertiärer Alkoxygruppe sind dem „Alterungsprozeß" im Vergleich zu ihren sekundären oder primären Abkömmlingen vermehrt ausgesetzt (Aldrige, 1976). Die Oxime sind nicht wirksam, um die Toxizität der schneller hydrolysierenden carbamylierten Ester zu antagonisieren. Da Pralidoxim selbst über eine schwache inhibitorische Aktivität auf Cholinesterase verfügt, werden diese Substanzen nicht zur Therapie einer Überdosierung mit Neostigmin oder Physostigmin empfohlen und sind bei Carbarilvergiftungen kontraindiziert.

Pharmakologie, Toxikologie und Disposition Die *in vivo* Reaktivierung von Oximen und Hydroxamsäuren ist im Bereich neuromuskulärer Verbindungsstellen der Skelettmuskulatur besonders stark ausgeprägt. Nach Gabe von Organophosphorverbindungen in einer Dosierung, die zu einer kompletten Blockade der Neurotransmission führt, kann durch die intravenöse Gabe von Oximen die Ansprechbarkeit eines motorischen Nervs auf Stimulation innerhalb von wenigen Minuten wieder hergestellt werden. Diese antidoten Wirkungen sind an autonomen Effektorzellen weniger ausgeprägt und im ZNS ohne Bedeutung.

Hohe Dosierungen von Pralidoxim und verwandten Substanzen können selbst zu einer neuromuskulären Blockade sowie weiteren Effekten einschließlich einer Inhibierung der AChE führen. Bei Einsatz klinisch empfohlener Dosierungen, 1 - 2 g intravenös, sind diese Wirkungen allerdings nur minimal ausgeprägt. Falls Pralidoxim intravenös mit einer Geschwindigkeit schneller als 500 mg pro Minute infundiert wird, kann es zu leichter Schwäche, verschwommener Sicht, Doppelbildern, Schwindel, Kopfschmerzen, Nausea und Tachykardie kommen.

Die Gruppe der Oxime wird zum größten Teil in der Leber metabolisiert, die Abbauprodukte werden dann renal ausgeschieden.

Chronische Neurotoxizität von Organophosphorsubstanzen Bestimmte fluoridenthaltende Alkylphosphor-Cholinesterase-Hemmstoffe (z. B. DFP, Mipafox) besitzen mit den Triarylphosphaten (*Triorthocresylphosphat* (TOCP) als klassisches Beispiel) die gemeinsame Eigenschaft der Induktion einer verzögerten Neurotoxizität. Dieses Syndrom erlangte erstmals weitverbreitete Aufmerksamkeit, nachdem gezeigt werden konnte, daß TOCP, eine Fälschung des jamaikanischen Ingwers, für den Ausbruch tausender Fälle von Lähmungen in den USA während der Prohibition verantwortlich war.

Das klinische Bild ist von einer ernsten Polyneuritis geprägt, die bereits einige Tage nach einmaligem Kontakt mit der toxischen Verbindung auftritt. Sie manifestiert sich zunächst mit leichten sensorischen Störungen, Ataxie, Schwäche, und leichter Ermüdbarkeit der Beine, die von herabgesetzten Sehnenreflexen und dem Auftreten von Muskelzuckungen, Faszikulationen und Neigung zu Palpation begleitet wird. In ernsten Fällen kann sich die Schwäche zu einer schlaffen Lähmung weiterentwickeln, die im weiteren Verlauf über Wochen oder Monate oftmals zu einer spastischen Lähmung mit gesteigerten Reflexen fortschreitet. In dieser Zeit nimmt die Muskelmasse stark ab. Eine Erholung nimmt mehrere Jahre in Anspruch und kann inkomplett sein.

Da lediglich bestimmte Triarylphosphate und fluorenthaltende Alkylphosphate die ausgeprägte Neigung besitzen, eine verzögerte Neurotoxizität zu vermitteln, scheint dies nicht von einer Hemmung der AChE oder anderen Cholinesterasen abzuhängen. Der Schaden auf pathologischer Ebene wurde am genauesten für Hühner untersucht und ist durch axonale Schwellung, Segmentation und möglichen Abbau zu granulärer Debris charakterisiert. Die ausgeprägte Demyelinisierung entsteht wohl sekundär zu den vorher erwähnten axonalen Veränderungen. Gewisse Hinweise deuten auf die Hemmung einer anderen Esterase hin, die auch, entsprechend ihrer Verbindung zu den Schäden, als *neurotoxische Esterase* bezeichnet wird (De Bleeker et al., 1991; Johnson, 1993). Für letztere ist keine spezifische Therapie bekannt. Nach Langzeitbehandlungen mit Organophosphaten unter experimentellen Bedingungen sind generalisierte nekrotische Läsionen und Veränderungen der Endplattenzytostruktur gefunden worden (Dettbarn, 1984; DeBleeker et al, 1991).

THERAPEUTISCHER EINSATZ

Obwohl Cholinesterase-Inhibitoren zur Behandlung einer großen Vielzahl von Erkrankungen empfohlen werden, haben sie sich zur Therapie in hauptsächlich vier Bereichen etabliert: Atonie des Intestinaltrakts und der Harnblase, Glaukom, Myasthenia gravis und Beendigung der Wirkung neuromuskulär blockierender Substanzen (siehe Kapitel 9). Physostigmin wird ebenfalls sinnvoll zur Behandlung einer Atropinintoxikation (siehe unten) sowie bei Vergiftung mit Phenothiazinen und trizyklischen Antidepressiva (Kapitel 18 und 19) verwendet. Es ist auch zur Behandlung von Friedreich-Ataxie oder anderen vererbten Ataxien indiziert. Edrophonium kann zur Beendigung von Attacken paroxysmaler supraventrikulärer Tachykardien verwendet werden.

Verfügbare therapeutische Substanzen Die Verbindungen, die hier nun beschrieben werden, finden in den USA als Cholinesterasehemmer und Cholinesterasereaktivatoren einen weitverbreiteten Einsatz. Substanzen, die nur in der Augenheilkunde zur Anwendung kommen, werden im Kapitel 65 beschrieben. Die üblichen Dosierungen und Verabreichungswege werden bei der Diskussion der therapeutischen Gabe dieser Stoffe dargestellt (siehe unten).

Physostigminsalicylat steht als Injektion zur Verfügung. *Physostigminsulfat Augensalbe* und *Physostigminsalicylat Augentropfen* stehen ebenso zur Verfügung. *Pyridostigminbromid* gibt es als orale oder parenterale Form. *Neostigminbromid* steht als orale Form zur Verfügung. *Neostigminmethylsulfat* wird zur parenteralen Anwendung angeboten. *Ambenoniumchlorid* steht als orale Form zur Verfügung. *Edrophoniumchlorid* wird zur parenteralen Anwendung verkauft. Tacrin steht zur oralen Anwendung zur Verfügung. 100 mg *Tacrin* HCl ist genauso wirksam wie 80 mg der Base.

Pralidoximchlorid ist zur Zeit der einzige verfügbare AChE-Reaktivator, der sowohl in oraler als auch parenteraler Form zu erhalten ist. Zu den weiteren AChE-Reaktivatoren, die allerdings zur Zeit in den USA nicht erhältlich sind, zählen Substanzen wie *Obidoximchlorid*, sein Analogon *Trimedoximbromid* (TMB-4) und *Diacetylmonoxim*. Die beiden erstgenannten Substanzen sind stärker wirksam als Pralidoxim, während *Diacetylmonoxim* in der Lage ist, die Blut-Hirn-Schranke zu passieren.

Ambeniumchlorid, Edrophoniumchlorid, Pralidoximchlorid, Trimedoximbromid und Diacetylmonoxim sind in Deutschland nicht im Handel (Anm. d. Hrsg.).

Paralytischer Ileus und Harnblasenatonie Zur Behandlung dieser beiden Erkrankungen ist Neostigmin von den Cholinesterase-Inhibitoren generell am besten geeignet. Direkte parasympathomimetische Substanzen, in Kapitel 7 besprochen, werden für die gleichen Zwecke verwendet.

Neostigmin wird zur Erleichterung der Symptomatik bei gebähtem Abdomen verschiedener internistischer und chirurgischer Erkrankungen gegeben. Eine übliche subkutane Dosierung von Neostigminmethylsulfat beträgt 0,5 mg, die je nach Bedarf gegeben wird. Die peristaltische Aktivität setzt bei parenteraler Gabe nach 10 - 30 Minuten wieder ein, wogegen bei oraler Applikation von Neostigminbromid (15 - 30 mg) zwei bis vier Stunden vergehen können. Ein Darmrohr sollte verwendet werden, um den Gasabgang zu erleichtern, und es kann ein kleiner tiefer Einlauf zur erleichterten Defäkation notwendig werden. Beim Vorliegen einer Obstruktion des Intestinums oder der Harnblase, bei Peritonitis, bei fraglicher Vitalität des Darms oder falls die Darmfunktion infolge einer entzündlichen Erkrankung gestört ist, sollte diese Substanz nicht verwendet werden. Weitere unterstützende Maßnahmen schließen Intubation und Absaugen mit ein.

Wenn Neostigmin zur Behandlung einer Atonie des M. detrusor der Harnblase eingesetzt wird, so wird die postoperative Dysurie gelindert und das Zeitintervall zwischen Operation und spontanem Wasserlassen verkürzt. Das Medikament wird dabei in der gleichen Dosierung und Art gegeben wie bei einem paralytischen Ileus.

Glaukom und weitere ophthalmologische Indikationen
Das Glaukom stellt einen Komplex von Erkrankungen dar, der hauptsächlich durch einen Anstieg des intraokulären Drucks gekennzeichnet ist. Wenn dies ausreichend lange bei hohem Druck andauert, kommt es zu einem Schaden der Optikuspapille an der Verbindungsstelle des N. opticus und der Retina, ein irreversibler Sehverlust kann die Folge sein. Unter den drei Glaukomarten, primär, sekundär und angeboren, können Cholinesterase-Inhibitoren recht erfolgreich zur Behandlung des primären und bestimmten Formen des sekundären Glaukoms (z. B. aphakisches Glaukom, nach Kataraktextraktion) eingesetzt werden. Die angeborene Form spricht auf kaum eine Therapieform an mit Ausnahme chirurgischer Maßnahmen. Das primäre Glaukom wird in einen Engwinkel- (akute Stauung) und einen Weitwinkeltyp (chronisch einfach) unterteilt, je nach Konfiguration des Winkels der vorderen Kammer, in der die Rückresorption des Kammerwassers erfolgt.

Das Engwinkel-Glaukom ist fast immer ein medizinischer Notfall, wobei die Substanzen zur Kontrolle der akuten Attacke essentiell sind. Das langfristige Management erfordert oftmals einen chirurgischen Eingriff (z. B. periphere oder komplette Iridektomie). Das Weitwinkel-Glaukom beginnt dagegen sehr langsam, kaum spürbar und ist im allgemeinen einer chirurgischen Therapie nicht zugänglich. Bei diesem Typ ist die Kontrolle des intraokulären Drucks von einer kontinuierlichen medikamentösen Therapie abhängig.

Da Cholinozeptor-Agonisten und Cholinesterasehemmer ebenfalls die Akkommodation unterdrücken, rufen diese Substanzen, wenn sie ins Auge gegeben werden, eine vorübergehende verschwommene Sicht, bei Einstellung auf Weitsicht, hervor.

Der Akkommodationsblock tritt normalerweise nach Gabe relativ hoher Dosierungen auf. Bei langfristiger Gabe cholinerger Agonisten und Cholinesterase-Inhibitoren schwächen sich diese Symptome ab.

Cholinesterase-Inhibitoren werden lokal zur Behandlung einer Vielzahl weiterer ophthalmologischer Erkrankungen einschließlich der Akkommodations-Esotropie und der auf die extraokuläre und Augenlidmuskulatur begrenzten Myasthenia gravis verabreicht. Das Adie-Syndrom (oder tonische Pupille) entsteht aus einer Dysfunktion des Ziliarkörpers, eventuell aufgrund einer lokalen Nervendegeneration. Von niedrigen Konzentrationen an Physostigmin wurde berichtet, daß es die bei dieser Erkrankung auftretenden Schmerzen und die verschwommene Sicht verbessert. Abwechselnd eingesetzt mit einer mydriatisch wirksamen Substanz wie Atropin haben sich kurzwirksame Cholinesterase-Inhibitoren als nützlich erwiesen, Adhäsionen zwischen Iris und Linse oder Kornea aufzubrechen (für die komplette Darstellung des Nutzen der Cholinesterase-Inhibitoren in der Augenheilkunde siehe Kapitel 65).

Myasthenia gravis Die Myasthenia gravis ist eine neuromuskuläre Erkrankung, charakterisiert durch Schwäche und ausgeprägte Ermüdbarkeit der Skelettmuskulatur (siehe Drachmann, 1994). Es treten häufig Verschlechterungen und partielle Remissionen auf. Jolly (1895) beobachete Ähnlichkeiten zwischen den Symptomen einer Myasthenia gravis und einer Curare-Vergiftung von Tieren und spekulierte, daß Physostigmin, bekannt als Curare-Antagonist, von therapeutischem Nutzen sein könnte. Es vergingen 40 Jahre, ehe sein Vorschlag in systematischen Studien untersucht wurde (Walker, 1934).

Der Defekt bei der Myasthenia gravis liegt in der synaptischen Übertragung an der neuromuskulären Endplatte. Wenn ein motorischer Nerv eines gesunden Individuums mit einer Frequenz von 25 Hz stimuliert wird, werden die elektrischen und mechanischen Antworten gut gestützt. Es existiert ein geeigneter Sicherheitsabstand zur Aufrechterhaltung der neuromuskulären Übertragung. Die initialen Antworten eines Patienten mit Myasthenia gravis können normal ausfallen, sie nehmen allerdings rasch ab. Dies erklärt die Schwierigkeit, eine freiwillige Muskelaktivität auch über einen längeren Zeitraum aufrechtzuhalten.

Die relative Bedeutung präjunktionaler und postjunktionaler Defekte bei Myasthenia gravis war lange Gegenstand erheblicher Debatten, bis Patrick und Lindström (1973) entdeckten, daß Kaninchen, die mit aus elektrischen Aalen aufgereinigten nikotinischen Rezeptoren immunisiert worden waren, langsam Muskelschwäche und Atemschwierigkeiten entwickelten, die der Symptomatik bei Myasthenia gravis ähnelten. Die Kaninchen zeigten auch verminderte Antworten auf sich wiederholende Nervenstimulationen, gesteigerte Empfindlichkeit für Curare sowie eine symptomatische und elektrophysiologische Verbesserung der neuromuskulären Übertragung nach Gabe von Cholinesterase-Inhibitoren. Obgleich diese experimentelle, allergische Form der Myasthenia gravis und die natürlich auftretende Erkrankung sich zum Teil unterscheiden, folgte nach dieser bedeutsamen Entwicklung eines Tiermodells eine intensive Untersuchung der Fragestellung, ob die natürliche Erkrankung eine Autoimmunantwort in Bezug auf den ACh-Rezeptor darstellt. Bei Patienten mit Myasthenia gravis wurden bald darauf gegen Rezeptoren gerichtete Antikörper identifiziert (Almon et al., 1974). Im Serum erkrankter Patienten lassen sich heute in 90% der Fälle an Rezeptoren bindende Antikörper finden. Das klinische Bild des Patienten korreliert aber nicht genau mit der Höhe des Antikörper-Titers (Lindstöm et al., 1976; Drachmann et al., 1982). Unter Einsatz von Schlangen-α-Neurotoxin, das mit hoher Affinität an nikotinische Rezeptoren bindet (siehe Kapitel 9), konnten Fambrough und Mitarbeiter (1973) eine Reduktion der Rezeptorenzahl von 70 - 90% pro Endplatte bei Patienten mit Myasthenia gravis diagnostizieren.

Myasthenia gravis ist durch eine Autoimmunantwort, die sich primär gegen ACh-Rezeptoren der postjunktionalen Endplatte richtet, gekennzeichnet. Antikörper, die auch im Plasma vorhanden sind, reduzieren die Anzahl der entweder durch Toxin-Bindungsassays oder elektrophysiologischen Messungen der Acetylcholin-Empfindlichkeit detektierbaren Rezeptoren (Drachmann, 1994). Durch die Autoimmunreaktion wird der Abbau von Rezeptoren gefördert (Drachmann et al., 1982). Auf der posynaptischen Membran sind Immunkomplexe gemeinsam mit ultrastrukturellen Abnormalitäten im synaptischen Spalt entdeckt worden. Letzteres scheint eine komplementvermittelte Lyse junktionaler Auffaltungen der Endplatte zu sein. Eine verwandte Krankheit, das Lambert-Eaton-Syndrom, beeinträchtigt ebenfalls die neuromuskuläre Übertragung. In diesem Fall sind die Antikörper gegen Ca^{2+}-Kanäle gerichtet, die für die präsynaptische Freisetzung von ACh notwendig sind (Kim und Neher, 1988).

Für eine Subgruppe von 10% der Patienten mit myasthenischem Syndrom liegt der Muskelschwäche eher eine angeborene als autoimmune Genese zugrunde. Die Charakterisierung genetischer und biochemischer Basen der angeborenen Form hat erbracht, daß Mutationen des Acetylcholinrezeptors auftreten, welche die Ligandenbindung und die Kinetik der Kanalöffnung beeinflussen (Engel, 1994). Weitere Mutationen treten als Mängel in Form einer Acetylcholinesterase auf, die einen kollagenartigen Endteil enthält (Camp et al., 1995). Wie erwartet, setzt bei myasthenischen Patienten keine subjektive Besserung nach Gabe von Cholinesterase-Inhibitoren (siehe unten) bei einem Acetylcholinesterasemangel der Endplatte ein.

Diagnose Obwohl die Diagnose der Myasthenia gravis in der Regel aus der Anamnese, Zeichen und Symptomen getroffen wird, kann die Unterscheidung von bestimmten neurasthenischen, infektiösen, endokrinen, neoplastischen und degenerativen Erkrankungen eine Herausforderung darstellen. Die Myasthenia gravis stellt jedoch die einzige Erkrankung dar, bei der die vorher erwähnten Mängel durch Cholinesterase-Inhibitoren massiv gebessert werden. Der Edrophonium-Test zur Beurteilung einer möglichen Myasthenia gravis wird durch eine schnelle intravenöse Injektion von 2 mg Edrophoniumchlorid ausgeführt, die 45 Sekunden später, falls kein Effekt nach der ersten Dosierung auftritt, von weiteren 8 mg gefolgt wird. Eine positive Antwort besteht in einer vorübergehenden Verbesserung der Kraft, die nicht von Faszikulationen der Zunge begleitet werden (dies geschieht im allgemeinen bei nicht myasthenischen Patienten).

Eine Überdosis von Cholinesterase-Inhibitoren führt zu einer cholinergen Krise. Dieser Zustand ist durch eine ausgeprägte Muskelschwäche infolge generalisierter Depolarisation der motorischen Endplatte charakterisiert. Weitere Merkmale entstehen aus einer übermäßigen Stimulation muskarinischer Rezeptoren. Die aus dem Depolarisationsblock resultierende Lähmung kann einer myasthenischen Schwäche ähneln, die sich bei ungenügender inhibitorischer Mediation der Cholinesterase bemerkbar macht. Die Bedeutung der praktischen Unterscheidung liegt auf der Hand, da die erste Bedingung mit einem Zurückhalten, die Zweite dagegen mit einer Gabe von Cholinesterase-Inhibitoren behandelt wird. Wenn der Edrophonium-Test sorgfältig durchgeführt wird, mit einer auf 2 mg begrenzten Dosierung und den Möglichkeiten einer sofortigen respiratorischen Wiederbelebung, so zeigt eine weitere Kraftminderung eine cholinerge Krise an, während eine Verbesserung eine myasthenisch bedingte Schwäche anzeigt. Atropinsulfat, 0,4 - 0,6 mg intravenös oder auch mehr, sollte sofort gegeben werden, sobald eine ernsthafte muskarinische Reaktion einsetzt (für vollständige Details, siehe Ossermann et al., 1972; Drachmann, 1994).

Obwohl der Provokationstest mit 0,5 mg Tubocurarin zur Induktion einer Muskelschwäche benutzt wurde, um die Diagnose zu bestätigen, ist dieser Test gefährlich. Heutzutage ist die Detektion von Antikörpern, die sich gegen Rezeptoren richten, weit verbreitet.

Behandlung Neostigmin, Pyridostigmin und Ambenonium zählen zu den üblicherweise eingesetzten Medikamenten bei der symptomatischen Behandlung der Myasthenia gravis. Sie alle können die Reaktion eines myasthenischen Muskels auf sich wiederholende Nervenimpulse verbessern, primär über eine Konservierung von endogenem Acetylcholin. Bei gleicher ACh-Freisetzung werden Rezeptoren eines größeren Querschnitts der Endplatte wahrscheinlich stimulationsauslösenden Konzentrationen von ACh ausgesetzt.

Sobald die Diagnose Myasthenia gravis gesichert ist, kann die optimale einmalige orale Dosierung des Cholinesterase-Inhibitors empirisch bestimmt werden. Es werden Grundwerte für die Griffstärke, Vitalkapazität und eine Vielzahl weiterer Symptome und Zeichen aufgezeichnet, welche die Stärke unterschiedlicher Muskelgruppen repräsentieren. Der Patient erhält dann eine orale Dosis Neostigmin (7,5 - 15 mg), Pyridostigmin (30 - 60 mg) und Ambenonium (2,5 - 5 mg). Die Verbesserung der Muskelkraft sowie weitere Veränderungen der Zeichen und Symptome werden in häufigen Abständen so lange überprüft, bis sie zum Ausgangswert zurückgekehrt sind. Nach einer Stunde oder länger im Grundzustand wird die 1,5fache der ersten Dosierung gegeben und die gleichen Beobachtungen wie zuvor durchgeführt. Dieses Schema wird solange fortgesetzt, mit jeweiliger Steigerung der Dosierung um die Hälfte der Ausgangsmenge, bis eine optimale Antwort erreicht wird. Das Ergebnis kann durch den Edrophonium-Test bestätigt werden. Falls die Dosierung angemessen oder zu groß sein sollte, wird keine weitere Veränderung oder Abnahme der Muskelkraft beobachtet. Eine optimale orale Einzeldosis kann zwischen der Ausgangsmenge (siehe oben) und dem Fünffachen davon liegen.

Die Wirkdauer dieser Medikamente ist so charakterisiert, daß der erforderliche Zeitabstand zwischen einzelnen oralen Gaben, um einen sinnvollen, gleichmäßigen Wirkspiegel zu gewährleisten, für Neostigmin zwei bis vier Stunden, für Pyridostigmin drei bis sechs Stunden und für Ambenonium drei bis acht Stunden beträgt. Die erforderlichen Mengen variieren allerdings von Tag zu Tag, körperlichem oder emotionalem Streß sowie interkurrenten Infektionen und Menstruation, die für gewöhnlich eine Steigerung der Frequenz oder der Dosis nötig machen. Zusätzlich können unvorhergesehene Verschlechterungen oder Remissionen des myasthenischen Zustands Anpassungen in der Dosierung nach oben oder unten notwendig machen. Obwohl sich alle Patienten mit Myasthenia gravis regelmäßig ärztlichen Kontrolluntersuchungen unterziehen sollten, können es die meisten lernen, die Dosierungen den sich ändernden Bedürfnissen anzupassen. Pyridostigmin ist in retardierter Tablettenform mit einer Menge von 180 mg erhältlich, wovon 60 mg sofort und 120 mg über einen Zeitraum von mehreren Stunden freigesetzt werden. Diese Formulierung ist sinnvoll, um erforderliche Wirkspiegel über 6- bis 8-Stunden-Perioden aufrechtzuhalten, sollte aber der Schlafenszeit vorbehalten bleiben. Die muskarinischen kardiovaskulären und gastrointestinalen Nebenwirkungen der Cholinesterase-Inhibitoren können normalerweise durch Atropin oder andere anticholinerge Substanzen kontrolliert werden (Kapitel 7). Man sollte sich aber bewußt sein, daß anticholinerge Medikamente die Nebenwirkungen einer Überdosis von Cholinesterase-Inhibitoren maskieren. Bei den meisten Patienten entwickelt sich möglicherweise auf die muskarinischen Wirkungen eine Toleranz, so daß keine anticholinergen Medikamente mehr notwendig werden. Eine Vielzahl von Substanzen einschließlich cuarareartiger Stoffe, bestimmter Antibiotika und Allgemeinanästhetika interagieren mit der neuromuskulären Transmission (siehe Kapitel 9). Ihre Abgabe an Patienten mit Myasthenia gravis ist ohne geeignete Anpassung in der Dosierung der Cholinesterase-Inhibitoren oder entsprechenden Vorsichtsmaßnahmen gefährlich.

In den Fällen, wo selbst die Gabe optimal dosierter Cholinesterase-Inhibitoren keine annähernd normale motorische Aktivität liefert, sollten weitere therapeutische Maßnahmen in Erwägung gezogen werden. Kontrollierte Studien haben gezeigt, daß Kortikosteroide eine klinische Besserung bei einem hohen Prozentsatz von Patienten erbringen. Falls allerdings die Behandlung mit Kortikosteroiden über einen längeren Zeitraum fortgeführt wird, können mit einer hohen Inzidenz Nebenwirkungen auftreten (siehe Kapitel 59). Eine stufenweise Reduktion der Erhaltungsdosis und sich abwechselnde Tagesdosierungen kurzwirksamer Steroide werden verwendet, um die Nebenwirkungen zu minimieren. Zu Beginn einer Steroidbehandlung verstärkt sich die Muskelschwäche. Die Menge an Cholinesterase-Inhibitoren kann aber reduziert werden, sobald sich der Zustand des Patienten im Verlauf der kontinuierlichen Steroidbehandlung bessert (Drachmann, 1994). Bei weiter fortgeschrittenen Fällen hat sich der Einsatz weiterer Immunsuppressiva wie Azathioprin und Ciclosporin als sinnvoll erwiesen.

Eine Thymektomie sollte bei Myasthenia gravis erwogen werden, falls ein Thymom vorliegt oder die Krankheit durch Cholinesterase-Inhibitoren und Steroide nicht ausreichend kontrolliert werden kann. Die relativen Risiken und der Nutzen eines solchen chirurgischen Eingriffs gegenüber einer Behandlung mit Cholinesterase-Inhibitoren und Steroiden müssen für jeden Patienten individuell abgewogen werden. Da der Thymus über myoidale Zellen mit nikotinischen Rezeptoren verfügt (Schluep et al. 1987), und der größere Anteil der Patienten Abnormalitäten aufweist, kann der Thymus eventuell für die initiale Pathogenese verantwortlich sein. Er stellt ebenso die Quelle autoreaktiver T-Helfer-Zellen dar. Der Thymus wird allerdings nicht zur Aufrechterhaltung dieser Funktion benötigt.

In Übereinstimmung mit der Theorie einer autoimmunen Genese der Myasthenia gravis wurde bei Patienten, die trotz Thymektomie und Behandlung mit Cholinesterase-Inhibitoren und Steroiden symptomatisch geblieben sind, mit Erfolg eine Plasmapherese durchgeführt (Drachmann, 1994). Die Erholung der Muskelkraft korreliert mit der Abnahme der gegen nikotinisch cholinerge Rezeptoren gerichteten Antikörper-Titer.

Prophylaxe einer Vergiftung mit Cholinesterase-Hemmern Tierexperimentelle Untersuchungen konnten zeigen, daß eine Vorbehandlung mit Pyridostigmin die verminderte Kapazität und Mortalität bei Vergiftungen mit nerventoxischen Substanzen reduziert. Die erste, in großem Ausmaß durchgeführte Gabe von Pyridostigmin, erfolgte 1990 während des Golfkriegs in Erwartung eines Giftgaseinsatzes. Bei Gabe einer oralen Dosierung von 30 mg alle acht Stunden lag die Inzidenz von Nebenwirkungen bei 1%. Bei weniger als 0,1% der Individuen traten so schwere Nebenwirkungen auf, daß die Medikation trotz der militärischen Lage abgesetzt werden mußte (Keeler et al.1991). Pyridostigmin in dieser Dosierung soll die peripheren Auswirkungen einer akuten Cholinesterase-Hemmung durch Alkyl-Phosphate unterdrücken, die Blut-Hirn-Schranke soll es nicht passieren.

Intoxikation mit anticholinergen Substanzen Viele der peripheren und zentralen Vergiftungserscheinungen durch Atropin und verwandte antimuskarinische Substanzen (siehe Kapitel 7) können durch die intravenöse Gabe von Physostigmin revidiert werden. Eine Vielzahl weiterer Medikamente wie Phenothiazine, Antihistaminika und trizyklische Antidepressiva besitzen eine sowohl zentrale als auch periphere anticholinerge Aktivität. Physostigminsalizylat kann hier nützlich in der Umkehr des anticholinergen Syndroms sein, das durch Überdosierung oder ungewöhnliche Reaktion auf eine dieser Substanzen entsteht (Nilson 1982). Die Wirksamkeit von Physostigmin als Antidot anticholinerger Effekte ist eindeutig belegt. Andere toxische Effekte der trizyklischen Antidepressiva und Phenothiazine jedoch (siehe Kapitel 18 und 19) wie ventrikuläre Leitungsstörungen und ventrikuläre Arrhythmien werden nicht umgekehrt. Zusätzlich kann diese Substanz sogar noch Krämpfe verursachen, daher muß der für gewöhnlich geringe Nutzen sorgfältig gegen die Risiken abgewogen werden. Die erste intravenöse oder intramuskuläre Dosierung beträgt 2 mg, weitere Dosierungen werden nach Bedarf gegeben. Als tertiäres Amin passiert Physostigmin die Blut-Hirn-Schranke, im Gegensatz zu den quartären Cholinesterase-Inhibitoren. Der Einsatz solcher Substanzen zur Umkehr der Wirkungen kompetetiver neuromuskulär blockierender Substanzen wird in Kapitel 9 besprochen.

Morbus Alzheimer Bei Patienten mit fortgeschrittener Demenz vom Typ Alzheimer wurde ein Mangel strukturell intakter cholinerger Neurone, die vor allem aus subkortikalen Regionen stammen wie dem Nucleus basalis Maynert gefunden (Katzmann und Jackson, 1991). Analog der Kriterien anderer degenerativer ZNS-Erkrankungen (Kapitel 22) wurde eine Therapieform, die in einer Steigerung des Gehalts cholinerger Neurotransmitter im zentralen Nervensystem besteht, untersucht. Tacrin (Tetrahydroaminoacridin) ist der am ausgiebigsten für einen möglichen Ersatz untersuchte Cholinesterase-Inhibitor. Mehr als 2000 Patienten mit M. Alzheimer sind in multizentrischen Studien untersucht worden. Auf Grundlage dieser noch nicht vollständigen Studien wurde Tacrin 1993 in den USA von der FDA für den klinischen Einsatz leichter bis mittelschwerer Zustände der Alzheimer Demenz zugelassen.

In Studien, welche die kognitiven Fähigkeiten behandelter versus Plazebogruppen verglichen, wurden Dosierungen von bis zu 160 mg über einen Zeitraum von zwei bis zu zwölf Monaten eingesetzt (Knapp et al., 1994; Maltby et al., 1994). Die deutlichsten Ergebnisse erbrachten Verbesserungen bei 15 bis 30% der Patienten. Diese wurden mit der „Mini-Mental-Status"-Untersuchung, der M. Alzheimer Beurteilungsskala und subjektiven Endpunkten der Studienbetreuer gemessen. Es wird geschätzt, daß diese Verbesserung der Umkehr einer Verschlechterung kognitiver funktionaler Fähigkeiten über den Zeitraum von sechs Monaten entspricht. Die Besserung kognitiver Fähigkeiten war im Vergleich zur Orientierung deutlicher ausgeprägt. Da Tacrin allerdings den neurodegenerativen Prozeß nicht zu beeinflussen scheint, schreitet die Degeneration weiter voran. Bei einer Demenz vom Nicht-Alzheimer-Typ und zur Kontrolle von Verhaltensänderungen, die bei weiter fortgeschrittenen Stadien auftreten, bringt Tacrin keinen Nutzen. Für solche Bedingungen ist der Einsatz nicht zugelassen.

Infolge der schwer zu berechnenden Reaktionen und der hohen Rate an Nebenwirkungen (siehe unten) sollte die Dosierung durch Austitration ermittelt werden. Begonnen wird mit täglich 40 mg, die über die Mahlzeiten verteilt gegeben werden. Wenn nach vier bis sechs Wochen keine klinische Reaktion beobachtet wird und die Leberfunktion unter wöchentlicher Kontrolle der Transaminasen normal bleibt, kann die Dosierung in 40 mg Schritten erhöht werden.

Die häufigste und wichtigste Nebenwirkung der Tacrin-Therapie stellt eine Hepatotoxizität dar. Zirka 30% der Patienten, die niedrig dosiertes Tacrin erhalten, zeigen einen Anstieg der Alanintransferase um mehr als den dreifachen Wert. Dieser Anstieg wird innerhalb der ersten drei Monate der Behandlung beobachtet. Nach Absetzen der Medikation kommt es in 90% zu einer Normalisierung der Leberfunktionswerte. Bei einigen Patienten konnte eine erneute Gabe der Medikation nach Normalisierung der Leberwerte erfolgreich durchgeführt werden. Die anderen Nebenwirkungen entsprechen denen der typischen Acetylcholinesterasehemmstoffen.

Nach oraler Gabe zeigt Tacrin eine relativ niedrige Bioverfügbarkeit infolge eines First-pass-Metabolismus. Die höchsten Konzentrationen werden nach zwei Stunden erreicht, die Eliminationshalbwertszeit beträgt ca. drei Stunden. Die Blut-Hirn-Schranke wird leicht passiert, und die Substanz verbleibt lange Zeit im zentralen Nervensystem.

Obwohl Tacrin die zur Zeit einzige Therapiemöglichkeit beim M. Alzheimer darstellt muß bedacht werden, daß auch geeignete Patienten nicht entscheidend von dieser Therapie profitieren. Das Dosierungsschema, die wöchentliche Kontrolle der Alaninaminotransferase sowie die cholinergen Nebenwirkungen erfordern vom behandelnden Arzt eine fundierte Übersicht.

Mitte des Jahres 1994 befanden sich mindestens zwölf weitere Cholinesterase-Inhibitoren in verschiedenen Phasen klinischer Studien in der Behandlung der Alzheimerschen Erkrankung (Giacobini und Cuadra, 1994). Eine dieser Substanzen ist das *Metrofinat*, das bei einem großen Patientengut zur Behandlung der Schistosomiasis verwendet wird (siehe Kapitel 40). Die therapeutischen Strategien mit den neuen Substanzen zielen auf eine Maximierung des Verhältnisses zentraler zu peripherer Cholinesterase-Inhibitoren ab sowie auf die Verwendung der Kombination von Cholinesterase-Inhibitoren gemeinsam mit selektiven cholinergen Agonisten und Antagonisten.

LITERATUR

Adkins, S., Gan, K.N., Mody, M., La Du, B.N. Molecular basis for the polymorphic forms of human serum paraoxonase/arylesterase: glutamine or arginine at position 191, for the respective A or B allozymes. *Am. J. Hum. Genet.*, **1993**, *52*:598—608.

Almon, R.R., Andrew, C.G., and Appel, S.H. Serum globulin in myasthenia gravis: inhibition of α-bungarotoxin binding to acetylcholine receptors. *Science*, **1974**, *186*:55—57.

Argyll-Robertson, D. The Calabar bean as a new agent in ophthalmic practice. *Edinb. Med. J.*, **1863**, *8*:815—820.

Camp, S., Bon, S., Li, Y., Getman, D.K., Engel, A.G., Massoulie, J., and Taylor, P. Patients with congenital myasthenia associated with endplate acetylcholinesterase deficiency show normal sequence, mRNA splicing, and assembly of catalytic subunits. *J. Clin. Invest.*, **1995**, *95*: 333—340.

Christioson, R. On the properties of the ordeal bean of Old Calabar. *Mon. J. Med. (Lond.)*, **1855**, *20*:193—204.

Cohan, S.L., Pohlmann, J.L.W., Mikszewki, J., and O'Doherty, D.S. The pharmacokinetics of pyridostigmine. *Neurology*, **1976**, *26*:536—539.

Drachman, D.B., Adams, R.N., Josifek, L.F., and Self, S.G. Functional activities of autoantibodies to acetylcholine receptors and the clinical severity of myasthenia gravis. *N. Engl. J. Med.*, **1982**, *307*:769—775.

Fambrough, D.M., Drachman, D.B., and Satyamurti, S. Neuromuscular junction in myasthenia gravis: decreased acetylcholine receptors. *Science*, **1973**, *182*:293—295.

Fleisher, J.H., and Harris, L.W. Dealkylation as a mechanism for aging of cholinesterase after poisoning with pinacolyl methylphosphonofluoridate. *Biochem. Pharmacol.*, **1965**, *14*:641—650.

Fraser, T.R. On the characters, actions and therapeutical uses of the ordeal bean of Calabar (*Physostigma venenosum*, Balfour). *Edinb. Med. J.*, **1863**, *9*:36—56, 123—132, 235—248.

Futter, M.E., Donati, F., Sadikot, A.S., and Bevan, D.R. Neostigmine antagonism of succinylcholine phase II block: a comparison with pancuronium. *Can. Anaesth. Soc. J.*, **1983**, *30*:575—580.

Gibney, G., MacPhee-Quigley, K., Thompson, B., Vedvick, T., Low, M.G., Taylor, S.S., and Taylor, P. Divergence in primary structure between the molecular forms of acetylcholinesterase. *J. Biol. Chem.*, **1988**, *263*:1140—1145.

Harel, M., Schalk, I., Ehret-Sabatier, L., Bouet, F., Goeldner, M., Hirth, C., Axelsen, P.H., Silman, I., and Sussman, J.L. Quaternary ligand binding to aromatic residues in the active-site gorge of acetylcholinesterase. *Proc. Natl. Acad. Sci. U.S.A.*, **1993**, *90*: 9031—9035.

Jolly, F. Pseudoparalysis myasthenica. *Neurol. Zentralbl.*, **1895**, *14*:34.

Keeler, J.R., Hurst, C.G., and Dunn, M.A. Pyridostigmine used as a nerve agent pretreatment under wartime conditions. *JAMA*, **1991**, *266*: 693—695.

Kim, Y.I., and Neher, E. IgG from patients with Lambert-Eaton syndrome blocks voltage-dependent calcium channels. *Science*, **1988**, *239*: 405—408.

Knapp, M.J., Knopman, D.S., Solomon, P.R., Pendlebury, W.W., Davis, C.S., and Gracon, S.I. A 30-week randomized controlled trial of high-dose tacrine in patients with Alzheimer's disease. The Tacrine Study Group. *JAMA*, **1994**, *271*: 985—991.

Lindstrom, J.M., Seybold, M.E., Lennon, V.A., Whittingham, S., and Duane, D.D. Antibody to acetylcholine receptor in myasthenia gravis: prevalence, clinical correlates and diagnostic value. *Neurology*, **1976**, *26*: 1054—1059.

Lockridge, O., Bartels, C.F., Vaughan, T.A., Wong, C.K., Norton, S.E., and Johnson, L.L. Complete amino acid sequence of human serum cholinesterase. *J. Biol. Chem.*, **1987**, *262*:549—557.

Maltby, N., Broe, G.A., Creasey, H., Jorm, A.F., Christensen, H., and Brooks, W.S. Efficacy of tacrine and lecithin in mild to moderate Alzheimer's disease: double blind trial. *Br. Med. J.*, **1994**, *308*: 879—883.

McCombie, H., and Saunders, B.C. Alkyl fluorophosphonates: preparation and physiological properties. *Nature*, **1946**, *157*:287—289.

Nilsson, E. Physostigmine treatment in various drug-induced intoxications. *Ann. Clin. Res.*, **1982**, *14*:165—172.

Patrick, J., and Lindstrom, J. Autoimmune response to acetylcholine receptor. *Science*, **1973**, *180*:871—872.

Schluep, M., Wilcox, N., Vincent, A., Dhoot, G.K., and Newson-Davis, J. Acetylcholine receptors in human thymic myoid cells in situ: an immunohistological study. *Ann. Neurol.*, **1987**, *22*:212—222.

Schumacher, M., Camp, S., Maulet, Y., Newton, M., MacPhee-Quigley, K., Taylor, S.S., Friedmann, T., and Taylor, P. Primary structure of *Torpedo californica* acetylcholinesterase deduced from its cDNA sequence. *Nature*, **1986**, *319*:407—409.

Stedman, E., III. Studies on the relationship between chemical constitution and physiological action. Part II. The miotic activity of urethanes derived from the isomeric hydroxybenzyldimethylamines. *Biochem. J.*, **1929a**, *23*:17—24.

Stedman, E. Chemical constitution and miotic action. *Am. J. Physiol.*, **1929b**, *90*:528—529.

Sussman, J.L., Harel, M., Frolow, F., Oefner, C., Goldman, A., Toker, L., and Silman, I. Atomic structure of acetylcholinesterase from *Torpedo californica*: a prototypic acetylcholine-binding protein. *Science*, **1991**, *253*:872—879.

Walker, M.B. Treatment of myasthenia gravis with physostigmine. *Lancet*, **1934**, *1*:1200—1201.

Wilson, I.B., Acetylcholinesterase. XI. Reversibility of tetraethyl pyrophosphate inhibition. *J. Biol. Chem.*, **1951**, *190*:111—117.

Monographien und Übersichtsartikel

Aldridge, W.N. Survey of major points of interest about reactions of cholinesterases. *Croat. Chem. Acta*, **1976**, *47*:225—233.

Bardin, P.G., van Eeden, S.F., Moolman, J.A., Foden, A.P., and Joubert, J.R. Organophosphate and carbamate poisoning. *Arch. Intern. Med.*, **1994**, *154*:1433—1441.

Baron, R.L. Carbamate insecticides. In, *Handbook of Pesticide Toxicology*, Vol. 3. (Hayes, W.J., Jr., and Laws, E.R., Jr., eds.) Academic Press, San Diego, **1991**, pp. 1125—1190.

Costa, L.G., Galli, C.L., and Murphy, S. D. (eds.). *Toxicology of Pesticides: Experimental, Clinical, and Regulatory Perspectives. NATO Advanced Study Institute Series H*, Vol. 13. Springer-Verlag, Berlin, **1987**.

De Bleeker, J.L., De Reuck, J.L., and Willems, J.L. Neurological aspects of organophosphate poisoning. *Clin. Neurol. Neurosurg.*, **1992**, *94*: 93—103.

Dettbarn, W.D. Pesticide induced muscle necrosis: mechanisms and prevention. *Fundam. Appl. Toxicol.*, **1984**, *4*:S18—S26.

Drachman, D.B. Myasthenia gravis. *N. Engl. J. Med.*, **1994**, *330*: 1797—1810.

Engel, A.G. Congenital myasthenic syndromes, *Neurol. Clin.*, **1994**, *12*: 401—437.

Froede, H.C., and Wilson, I.B. Acetylcholinesterase. In, *The Enzymes*, Vol. 5. (Boyer, P.D., ed.) Academic Press, Inc., New York, **1971**, pp. 87—114.

Gallo, M.A., and Lawryk, N.J. Organic phosphorus pesticides. In, *Handbook of Pesticide Toxicology*, Vol. 2. (Hayes, W.J., Jr., and Laws, E.R., Jr. eds.) Academic Press, San Diego, **1991**, pp. 917—1123.

Giacobini, E., and Cuadra, C. Second and third generation cholinesterase inhibitors: from preclinical studies to clinical efficacy. In, *Alzheimer Disease: Therapeutic Strategies*. (Giacobini, E., and Becker, R.E., eds.) Birkhauser, Boston, **1994**, pp. 155—171.

Holmstedt, B. The ordeal bean of Old Calabar: the pageant of *Physostigma venenosum* in medicine. In, Plants in the Development of Modern Medicine. (Swain, T., ed.) Harvard University Press, Cambridge, Mass., **1972**, pp. 303—360.

Humbert, R., Adler, D.A., Disteche, C.M., Hassett, C., Omiecinski, C.J., and Furlong, C.E. The molecular basis of the human serum paraoxonase activity polymorphism. *Nat. Genet.*, **1993**, *3*:73—76.

Johnson, M.K. Symposium introduction: retrospect and prospects for neuropathy target esterase (NTE) and the delayed polyneuropathy (OPIDP) induced by some organophosphorus esters. *Chem. Biol. Interact.*, **1993**, *87*:339—346.

Karczmar, A.G. History of the research with anticholinesterase agents. In, *Anticholinesterase Agents*, Vol. 1. *International Encyclopedia of Pharmacology and Therapeutics*, Sect. 13. (Karczmar, A.G., ed.) Pergamon Press, Ltd., Oxford, **1970**, pp. 1—44.

Katzman, R., and Jackson, J.E. Alzheimer disease: basic and clinical advances. *J. Am. Geriatr. Soc.*, **1991**, *39*:516—525.

Long, J.P. Structure-activity relationships of the reversible anticholinesterase agents. In, *Cholinesterases and Anticholinesterase Agents*. (Koelle, G.B., ed.) *Handbuch der Experimentellen Pharmakologie*, Vol. 15. Springer-Verlag, Berlin, **1963**, pp. 374—427.

Maelicke, A., Coban, T., Schrattenholz, A., Schroder, B., Reinhardt-Maelicke, S., Storch, A., Godovac-Zimmermann, J., Methfessel, C., Pereira, E.F., and Albuquerque, E.X. Physostigmine and neuromuscular transmission. *Ann. N.Y. Acad. Sci.*, **1993**, *681*:140—154.

Marrs, T.C. Organophosphate poisoning. *Pharmacol. Ther.*, **1993**, *58*: 51—66.

Massoulié, J., Pezzementi, L., Bon, S., Krejci, E., and Vallette, F.M. Molecular and cellular biology of cholinesterases. *Prog. Neurobiol.*, **1993**, *41*:31—91.

Osserman, K.E., Foldes, F.F., and Genkins, G. Myasthenia gravis. In, *Neuromuscular Blocking and Stimulating Agents*, Vol. 11. *International Encyclopedia of Pharmacology and Therapeutics*, Sect. 14. (Cheymol, J., ed.) Pergamon Press, Ltd., Oxford, **1972**, pp. 561—618.

Rosenberry, T.L. Acetylcholinesterase. *Adv. Enzymol. Relat. Areas Mol. Biol.*, **1975**, *43*: 103—218.

Schrader, G. *Die Entwicklung neuer Insektizide auf Grundlage von Organischen Fluor- und Phosphorverbindungen*. Monographie No. 62. Verlag Chemie, Weinheim, **1952**.

Taylor, P., and Radić, Z. The cholinesterases: from genes to proteins. *Annu. Rev. Pharmacol. Toxicol.*, **1994**, *34*:281—320.

Usdin, E. Reactions of cholinesterases with substrates, inhibitors and reactivators. In, *Anticholinesterase Agents*, Vol. 1. *International Encyclopedia of Pharmacology and Therapeutics*, Sect. 13. (Karczmar, A.G., ed.) Pergamon Press, Ltd., Oxford, **1970**, pp. 47—354.

Wills, J.H. Toxicity of anticholinesterases and treatment of poisoning. In, *Anticholinesterase Agents*, Vol. 1. *International Encyclopedia of Pharmacology and Therapeutics*, Sect. 13. (Karczmar, A.G., ed.) Pergamon Press, Ltd., Oxford, **1970**, pp. 355—471.

Wilson, I.B. Molecular complementarity and antidotes for alkyl phosphate poisoning. *Fed. Proc.*, **1959**, *18*:752—758.

9 SUBSTANZEN, DIE AN DER NEUROMUSKULÄREN ENDPLATTE UND AUTONOMEN GANGLIEN WIRKEN

Palmer Taylor

Der nikotinische Cholinozeptor ist bei der neuronalen Übertragung an der neuromuskulären Endplatte, autonomen Ganglien und weiteren zentralnervösen Strukturen beteiligt. Dieses Kapitel beschäftigt sich mit Agonisten und Antagonisten des nikotinischen Cholinozeptors. Weiterhin wird auf die klinische Anwendung dieser Effekte an der neuromuskulären Endplatte und den autonomen Ganglien eingegangen. Der Abschnitt verschafft einen Überblick über die Struktur sowohl des nikotinischen Cholinozeptors als auch der verschiedenen Angriffspunkte der Substanzen, die an der neuromuskulären Endplatte wirksam sind. Eine Vielzahl unterschiedlicher neuromuskulär blockierender Substanzen mit verschiedenen chemischen und pharmakokinetischen Eigenschaften wurden entwickelt. Diese Stoffe, insbesondere Succinylcholin, werden in der Anästhesie zur Muskelrelaxation eingesetzt (siehe Kapitel 14). Zunächst werden hier die Mechanismen der ganglionären neuronalen Übertragung erläutert, um dann die pharmakologischen Eigenschaften von Nikotin, einer ganglionär stimulierenden Substanz, zu besprechen. Die suchterzeugenden Eigenschaften von Nikotin und die Möglichkeiten des Nikotinentzugs werden in Kapitel 24 diskutiert. Die Anwendung ganglionär blockierender Substanzen zur Behandlung der Hypertonie wurden durch bessere neue Antihypertensiva stark eingeschränkt (siehe Kapitel 33). Eine Ausnahme stellt die initiale Senkung des Blutdrucks bei Patienten mit akutem Aneurysma dissecans der Aorta dar.

Der Hauptwirkmechanismus dieser unterschiedlichen Substanzen, mit Angriffspunkt an der neuromuskulären Endplatte der Skelettmuskulatur und/oder den autonomen Ganglien, besteht in einer Unterbrechung oder Nachahmung der Übertragung von nervalen Impulsen. Diese Substanzen können zu einer Gruppe zusammengefaßt werden, da sie über eine gemeinsame Rezeptorfamilie, die *nikotinischen Cholinozeptoren*, wirken. Diese Rezeptoren werden sowohl durch den natürlichen Transmitter Acetylcholin (ACh) als auch durch das Alkaloid Nikotin erregt. Es existieren bestimmte Subtypen des nikotinischen Rezeptors an der neuromuskulären Endplatte und den Ganglien, die durch unterschiedlich wirksame pharmakologische Substanzen gekennzeichnet werden können. Je nachdem, ob eine Depolarisation der motorischen Endplatte ausgelöst wird oder nicht, werden neuromuskulär blockierende Substanzen ihrem Wirkmechanismus nach unterschieden. Man differenziert *kompetitive (stabilisierende)* Substanzen mit Curare als klassischem Beispiel von *depolarisierenden* Substanzen wie Succinylcholin. Die kompetitiven und depolarisierenden Substanzen werden zur Muskelrelaxation während einer Narkose eingesetzt. Ganglionär wirksame Substanzen entfalten ihre Wirkung durch Stimulation oder Blockade der postganglionären nikotinischen Rezeptoren.

DER NIKOTINISCHE CHOLINERGE REZEPTOR (CHOLINOZEPTOR)

Das Wirkprinzip des nikotinischen Cholinozeptors, bei dem ACh einerseits als Initiator des Endplattenpotentials (EPP) der Muskulatur fungiert, andererseits das exzitatorische postsynaptische Potential (EPSP) des Nerven überträgt, ist in Kapitel 6 beschrieben. Klassische Untersuchungen zu den Wirkungen von Curare und Nikotin ließen ihn bereits vor einem Jahrhundert zum Prototypen eines pharmakologischen Rezeptors werden. Durch das Ausnutzen spezieller Weiterentwicklungen auf dem Gebiet der neuronalen Übertragung konnten in den letzten 25 Jahren periphere und später auch zentrale nikotinische Rezeptoren isoliert und charakterisiert werden. Diese Errungenschaften stellen Meilensteine der Entwicklung der molekularen Pharmakologie dar.

Die elektrischen Organe der im Wasser lebenden Arten *Elektrophorus* und insbesondere *Torpedo* sind reichlich mit nikotinischen Rezeptoren versehen. Embryologisch leiten sich diese elektrischen Organe von myoidalem Gewebe ab. Im Gegensatz jedoch zur Skelettmuskulatur ist ein bedeutender Anteil (30 - 40%) der Membranoberfläche erregbar und enthält Cholinozeptoren. Bei der Skelettmuskulatur von Wirbeltieren beträgt dagegen der Anteil motorischer Endplatten auf der Zelloberfläche 0,1% oder weniger. Durch die Entdeckung eines scheinbar irreversiblen Antagonismus des α-Toxins aus dem Gift der Vielbindenkraits, *Bungarus multicinctus* oder der Kobra *Naja naja* (Chang et Lee, 1963) an der neuromuskulären Endplatte standen geeignete Marker zur Identifizierung des Rezeptors zur Verfügung. Die α-Toxine sind Peptide mit einer Masse von 7600 und können mit Radioisotopen markiert werden. Die Wechselwirkungen der Toxine mit dem Cholinozeptor wurden zunächst für eine *in vitro* Identifikation durch Changeux und Kollegen 1970 genutzt (siehe Changeux, 1993). Das α-Toxin besitzt eine extrem hohe Affinität bei langsamer Dissoziationsrate vom Rezeptor, dennoch handelt es sich um eine nicht kovalente Bindung. Sowohl *in situ* als auch *in vitro* verhält es sich als hochaffiner Antagonist.

Die Aufreinigung des Rezeptors von *Torpedo* führte schließlich zur Isolierung komplementärer DNA (cDNA), die alle Untereinheiten kodiert. Diese cDNA wiederum ermöglichte die Klonierung der Gene der Rezeptoruntereinheiten der Neurone und Muskulatur von Säugetieren (Numa et al. 1983). Daraufhin wurden vergleichbare Sequenzen und Strukturen der nikotinischen Rezeptorfamilie untersucht und verschiedene Subtypen identifiziert. Desweiteren sind Forscher in der Lage gewesen, funktionelle Eigenschaften mit Details der Primärstruktur des Rezeptors zu korrelieren. Dies wurde durch gleichzeitiges Exprimieren der Gene gezeigt, die in der Lage sind, bestimmte Untereinheiten im zellulären System zu kodieren, gemeinsam mit der Bestimmung ihrer Bindung sowie der Aufzeichnung der elektrophysiologischen Effekte, die durch Aktivierung mittels Agonisten am nikotinischen Rezeptor hervorgerufen werden.

Struktur des nikotinischen Rezeptors Der nikotinische Rezeptor des elektrischen Organs und der Wirbeltier-Skelettmuskulatur ist ein Pentamer, bestehend aus vier verschiedenen Untereinheiten (α, β, γ, δ), deren stöchiometrisches Verhältnis 2:1:1:1 beträgt. In der reifen motorischen Endplatte wird die γ-Untereinheit durch ε ersetzt. Daraus resultieren leicht veränderte biophysikalische Eigenschaften. Die einzelnen Untereinheiten zeigen eine zu ungefähr 40% identische Aminosäuresequenz. Dies legt die Entstehung aus einem gemeinsamen Primordialgen nahe (Numa et al. 1983).

Der nikotinische Rezeptor wurde zum Prototypen der ligandengesteuerten Ionenkanäle. Dazu gehören auch die Rezeptoren der exzitatorischen Aminosäuren (Glutamat und Aspartat), die inhibitorischen Aminosäuren (GABA und Glycin) und bestimmte Serotonin-Rezeptoren (5-HT$_3$). Sie alle sind homolog in ihrer Sequenz, von denen die Rezeptoren der inhibitorischen Aminosäuren und der 5-HT$_3$-Rezeptor die größte Ähnlichkeit zum nikotinischen Rezeptor aufweisen. Die Rezeptoren der exzitatorischen Aminosäuren unterscheiden sich dagegen strukturell. Die Topographie und Anordnung der Untereinheiten differiert von der typischen Struktur des nikotinischen Rezeptors. Alle ligandengesteuerten Ionenkanäle sind Oligomere, am wahrscheinlichsten Pentamere, die aus verschiedenen Untereinheiten bestehen. Die Erkennungsstellen der Liganden befinden sich dabei am N-terminalen Ende. Am Ende der Carboxylgruppe befinden sich mehrere membranüberspannende Domänen (Abb. 9.1).

Jede der Untereinheiten innerhalb des nikotinischen Cholinozeptors verfügt über einen extrazellulären und intrazellulären Kontakt auf der postsynaptischen Membran. Die Untereinheiten sind dabei so angeordnet, daß sie einen intern lokalisierten Kanal, vergleichbar den Blütenblättern einer Lilie, begrenzen (Unwin, 1993; Changeux 1993). Der Rezeptor besteht aus einem asymmetrischen Molekül (14 nm x 8 nm) von 250 kDa mit dem Hauptanteil an den nicht-membranüberspannenden Domänen der extrazellulären Oberfläche. Die Rezeptorendichte im Bereich der Synapse (z. B. die motorische Endplatte der Skelettmuskulatur und die zentrale Oberfläche des elektrischen Organs) ist sehr hoch (10 000 μm^2). Diese Rezeptoranordnung ermöglichte eine Bildanalyse der molekularen Struktur bei einer Auflösung von ca. 10 Å (Unwin, 1993; siehe Abbildung 9.1).

So wie bei anderen Proteinen, wo kooperative Bindungen und ihre funktionelle Antwort deutlich sind, befinden sich die Bindungsstellen an den Berührungspunkten der Untereinheiten. Von den fünf möglichen Berührungspunkten zeigen allerdings nur zwei, αγ und αδ, in der Muskulatur die Fähigkeit, Liganden zu binden. Die Bindung eines Agonisten, reversiblen kompetitiven Antagonisten und des *elapid α toxin* schließen sich gegenseitig aus und scheinen sich überlappende Rezeptoroberflächen zu benötigen. Die gleichzeitige Bindung von zwei Molekülen Acetylcholin wird zur Öffnung des Ionenkanals benötigt.

Messungen der Membranleitfähigkeit zeigen die raschen Ionenbewegungen (5 x 10^7 Ionen/Sekunde), die eher einen Fluß durch einen geöffneten Kanal nahelegen als einen rotierenden Ionencarrier. Des weiteren zeigte sich eine agonistenvermittelte Veränderung der Ionenpermeabilität (zunächst der Einwärtsstrom von Na$^+$ und dann Ca^{2+}) durch einen intrinsischen Kationenkanal innerhalb der Rezeptorstruktur. Die Bindungsstelle des Agonisten ist eng an einen Ionenkanal gekoppelt. Die Bindung von zwei Molekülen eines Agonisten bewirkt über eine rasche Konformationsänderung die Öffnung des Kanals. Einzelheiten zur Kinetik der Öffnung eines Kanals konnte man mittels der *patch-clamp* Technik studieren, die eine Unterscheidung zwischen Öffnen und Schließen eines einzelnen Rezeptormoleküls ermöglicht (Sakmann, 1992).

Durch Klonierung homologer Sequenzen konnten Forscher die kodierenden Gene des nikotinischen Rezeptors für höhere Wirbeltiere identifizieren, was zunächst für die Muskulatur, später auch für Neuronen gelang. Neuronale nikotinische Rezeptoren der Ganglien und des zentralen Nervensystems (ZNS) kommen als Pentamere vor, die aus einer, zwei oder mehreren Untereinheiten bestehen. Obwohl nur eine einzige Untereinheit des Typen der Sequenz α (bezeichnet als α$_1$) neben β, d, γ und ε in großer Menge auf Muskelgewebe vorkommt, existieren in neuronalem Gewebe mindestens acht α-Subtypen (α$_2$ bis α$_9$) und drei non-α-Typen (bezeichnet als β$_2$ bis β$_4$). Nicht alle Permutationen von α und β führen zu einem auch funktionell relevanten Rezeptor. Dennoch ist die Vielfalt in der Zusammenstellung der Untereinheiten so groß, daß sie die Möglichkeit zur Unterscheidung einzelner Subtypen auf Grundlage verschiedener Ligandenselektivitäten übersteigt. Neuronale nikotinische Rezeptoren existieren prä- und postsynaptisch mit verschiedener Selektivität für Na$^+$ und Ca^{2+}-Ionen. Dies legt nahe, daß diese Rezeptoren weitere Funktionen neben der schnellen Signaltransduktion innehaben.

NEUROMUSKULÄR BLOCKIERENDE SUBSTANZEN

Geschichte, Ursprung und Chemie *Curare* ist eine Artbezeichnung verschiedener, in Südamerika verwendeter Pfeilgifte. Dieser Stoff kann auf eine lange romantische Geschichte zurückblicken. Indianer, die am Amazonas, Orinoco und weiteren Gegenden des südamerikanischen Kontinents lebten, nutzten seit Jahrhunderten diese Substanz bei der Jagd wilder Tiere. Der Tod tritt dabei durch Lähmung der Skelettmuskulatur ein. Die Präparation von Curare war dabei lange Zeit von einem Mysterium umgeben und wurde innerhalb eines Stammes nur von Medizinmann zu Medizinmann weitergegeben. Bereits kurz nach der Entdeckung des amerikanischen Kontinents begannen sich Sir Walter Raleigh und weitere Entdecker und Botaniker für Curare zu interessieren. Im späten 16. Jahrhundert gelangten erstmals Proben zur Untersuchung der nativen Präparation nach Europa. Die Pionierarbeit des Entdeckers und Wissenschaftlers von Humboldt 1805 führte zu einer intensiven Forschung über die pflanzlichen Herkunft von Curare. Das in den Gebieten des östlichen Amazonas verwendete Curare wird aus verschiedenen Gattungen der Froschart *Strychnos* gewonnen. Die meisten der untersuchten südamerikanischen *Strychnos* Arten enthalten zum größten Teil quartäre neuromuskulär blockierende Alkaloide. Dagegen finden sich bei den asiatischen, afrikanischen und australischen Arten fast nur tertiäre, strychninartige Alkaloide.

Curare war ein wichtiges Hilfsmittel, das Claude Bernard zur Demonstration der besonderen Nerven-Muskel-Beziehung nutzte (Bernard, 1856). Die moderne klinische Verwendung der Curare-Effekte begann 1932, als West hochgereinigte Anteile bei Patienten mit Tetanus und spastischen Erkrankungen einsetzte.

Die Forschung auf dem Curare-Gebiet wurde entscheidend durch die Arbeit von Gill (1940) beschleunigt. Nach langem und genauem Studium der nativen Aufbereitungsmethoden brachte er eine ausreichende Menge der reinen Substanz in die USA, um dort weitere chemische und pharmakologische Untersuchungen durchzuführen. Die erste Anwendung von Curare als Muskelrelaxans während einer Allgemeinanästhesie wurde von Griffith und Johnson (1942) berichtet. Der entscheidende Vorteil, den gewünschten Grad einer Muskelrelaxation zu erzielen, ohne dabei gefährlich hohe Konzentrationen eines Anästhetikums zu verwenden, wurde im Verlauf der nächsten Dekade erkannt.

Die faszinierende Geschichte von Curare mit den Berichten der ersten Reisenden, die komplexen Probleme der bei Identifi-

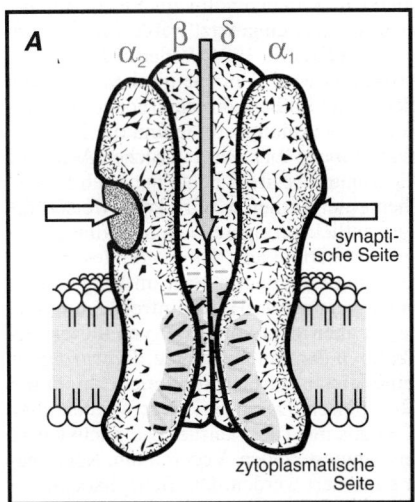
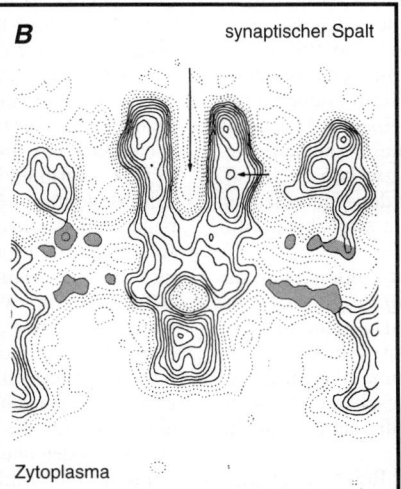
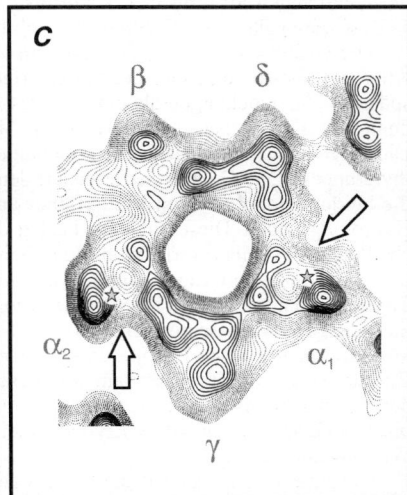
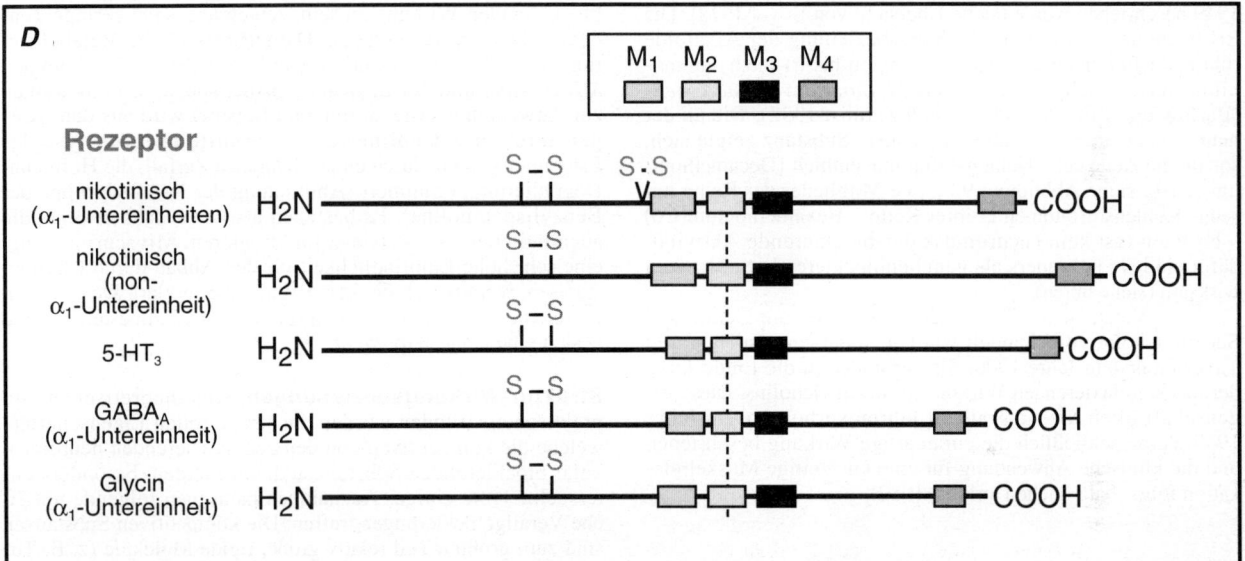

Abbildung 9.1 Die molekulare Struktur des nikotinischen Cholinozeptors. Die molekulare Rezeptorstruktur wird im Text beschrieben.
A. Longitudinale Ansicht nach Entfernung der γ-Untereinheit. Es konnte gezeigt werden, daß sich die verbleibenden Untergruppen, zwei α-Einheiten, eine β- und eine γ-Einheit, um einen inneren Kanal mit Vorhof anlagern und tief in der doppelschichtigen Membran lokalisiert sind. Leicht gekrümmte Ausläufer der α-Helices bilden die Perimeter des Kanals und entstammen der M_2-Region der linearen Sequenz (siehe Bild D). Acetylcholinbindungsstellen, durch Pfeile markiert, finden sich an den αγ- und an den (nicht sichtbaren) αδ-Berührungspunkten. Die Bilder B und C zeigen die Daten, auf denen die Struktur basiert. Bild D zeigt die ähnlichen Sequenzen der Liganden gesteuerten Ionenkanäle. **B.** Longitudinale Ansicht der Elektronendichte eines Rezeptormoleküls, verdichtet in einer tubulären Membran. Die Pfeile zeigen die Eintrittstelle an der synaptischen Oberfläche in Richtung zur Pore und der Bindungsstellen für Agonisten. Die zusätzliche Dichte der zytoplasmatischen Region unterhalb des Rezeptors resultiert aus einem Ankerprotein, das mit dem Rezeptor verknüpft ist. **C.** Querschnitt eines Bildes, das aus 30 Å oberhalb der Membranebene aufgenommenen Elektronenverdichtungen rekonstruiert wurde. Die pseudofünffache Symmetrie ist dabei klar zu erkennen. Die Pfeile zeigen auf die vermutlichen Eintrittstellen der Liganden (Acetylcholin), die zu den Bindungsstellen führen und mit dem Stern gekennzeichnet sind. $α_1$ und $α_2$ sind auf diesem Bild in ihrer Sequenz identisch. Die Abschriften zeigen, daß sich α-Untereinheiten innerhalb des Pentamers befinden. **D.** Für jeden Rezeptor befindet sich die N-terminale Region mit mehr als 200 Aminosäuren im Bereich der extrazellulären Oberfläche. Daran schließen sich dann vier hydrophobe Areale an, welche die Membran (M_1-M_4) überspannen. Das kleine Carboxylende bleibt dabei auf der extrazellulären Oberfläche. Die M_2-Region besteht aus einer α-helikalen Struktur, M_2-Abschnitte jeder einzelnen Untereinheit des pentameren Rezeptors begrenzen die innere Öffnung des Rezeptors. In der α-Untereinheit des nikotinischen Rezeptors finden sich zwei Disulfidschleifen an den Positionen 128 bis 142 sowie 192 bis 193. Der Bereich von 128 bis 142 bleibt für die gesamte Rezeptorfamilie konstant, während der Bereich des benachbarten Cysteins 192 bis 193 die α-Untereinheiten von β, γ, δ und ε unterscheidet (mit Erlaubnis adaptiert nach Unwin 1993).

zierung der pflanzlichen Quelle, Nomenklatur und Auflösung der chemischen Struktur des Alkaloids Curare ist bei Bovet 1972 sowie in älteren Auflagen dieses Lehrbuchs dargestellt.

Die Grundstruktur von Tubocurarin wurde erstmals von King 1935 bestimmt. Eines der Stickstoffatome erwies sich in späteren Untersuchungen als ein tertiäres Amin (siehe Abbildung 9.2). Ein synthetisches Derivat, das Metocurin (früher als Dimethyl-Tubocurarin bezeichnet), enthält drei zusätzliche Methylgruppen. Eine Gruppe quaternisiert den zweiten Stickstoff, die beiden anderen bilden Methyläther an den phenolischen Hydroxylgruppen. Diese Substanz besitzt die zwei- bis dreifache Potenz des Tubocurarin beim Menschen.

Die potenteste Gruppe aller Curare Alkaloide stellen die Toxiferine dar, gewonnen aus *Strychnos toxifera*. Ein halbsynthetisches Derivat, Alcuroniumchlorid (N,N'-Diallylnortoxiferiniumdichlorid), ist in Europa und andernorts im klinischen Einsatz weit verbreitet. Die Samen der Bäume und Sträucher der Gattung *Erythrina*, weit verbreitet in tropischen und subtropischen Gegenden, enthalten Erythroidine, die curareähnliche Wirkungen besitzen.

Gallamin ist eine der Substanzen aus der Reihe der synthetischen Derivate für Curare, die von Bovet und Mitarbeitern 1949 beschrieben wurde (siehe Übersicht von Bovet 1972). Die Erforschung der Struktur-Wirkungsbeziehung der Alkaloide führte zur Entwicklung der Polymethylen-bis-tri-methylammonium-Serie (auch bezeichnet als *Methoniumverbindungen*) (Barlow und Ing, 1948; Paton und Zaimis, 1952). Die an der neuromuskulären Endplatte wirksamste Substanz zeigte sich, sobald die Kette zehn Kohlenstoffatome enthielt [Decamethonium (C10), siehe Abbildung 9.2]. Die Mitglieder der Reihe mit sechs Kohlenstoffatomen in ihrer Kette – Hexamethonium(C6) – besitzen fast keine neuromuskulär-blockierende Aktivität, dafür sind sie besonders als ganglienblockierende Substanzen wirksam (siehe unten).

Erste Versuche mit Tieren, die gemeinsam mit Curare und Succinylcholin vorbehandelt wurden, stammen von Hunt und Taveau aus dem Jahre 1906. Sie verhinderten die Entdeckung der muskelrelaxierenden Wirkungen Succinylcholins. Diese Eigenschaft blieb für mehr als 40 Jahren verborgen. Im Jahre 1949 wurde schließlich die curareartige Wirkung beschrieben und die klinische Anwendung für eine kurzzeitige Muskelrelaxation folgte bald (siehe Dorkins, 1982).

Eigenschaften neuromuskulär blockierender Substanzen

Succinylcholin ist zur Zeit die einzige depolarisierende Substanz, die im klinischen Alltag verwendet wird. Dagegen existiert eine Vielzahl von kompetitiven oder nicht-depolarisierenden Muskelrelaxanzien (siehe Abbildung 9.2). Die therapeutische Auswahl sollte dabei unter Berücksichtigung des pharmakokinetischen Wirkprofils und in Übereinstimmung mit der Dauer des Eingriffs erfolgen, so daß kardiovaskuläre und andere Nebenwirkungen minimiert werden (siehe Abbildung 9.1). Zwei allgemeine Einteilungen haben sich als sinnvoll erwiesen, da sie zwischen Nebenwirkungen und pharmakokinetischen Eigenschaften unterscheiden. Die erste bezieht sich auf die Dauer der Medikamentenwirkung und wird in lang-, mittel-, und kurzwirksam unterteilt. Die durch *d-Tubocurarin*, *Metocurin* und *Pancuronium* erzielte langanhaltende Blockierung ist mit dem Problem einer langsamen kompletten Wirkumkehr nach einem chirurgischen Eingriff behaftet. Diese führte zur Entwicklung von Wirkstoffen mit einer mittleren Wirkdauer wie *Vecuronium*, *Atracurium* und *Mivacurium* mit einer kurzen Wirkdauer. Die langwirkenden Substanzen sind oftmals potenter und werden daher in niedrigeren Konzentrationen eingesetzt. Durch die Notwendigkeit, diese Substanzen in niedriger Konzentration einzusetzen, verzögert sich allerdings die Dauer bis zum Wirkeintritt. *Rocuronium* ist ein neues Agens mit mittellanger Wirkdauer und einem raschen Wirkeintritt, der dem des Succinylcholins ähnelt. Es kann alternativ zu Succinycholin zur Relaxation der Laryngeal- und Kiefermuskulatur eingesetzt werden und die tracheale Intubation erleichtern (Bevan, 1994; Pollard 1994).

Die zweite Klassifikation wird vom chemischen Ursprung der Substanzen abgeleitet und schließt die natürlichen Alkaloide oder ihre Verwandten, die Aminosteroide und die Benzylisochinoline mit ein (siehe Tabelle 9.1). Die natürlichen Alkaloide *d*-Tubocurarin und Alcuronium besitzen heute nur noch historische Bedeutung. Neben einer kürzeren Wirkdauer weisen die neueren Substanzen wesentlich geringere Nebenwirkungen auf (hauptsächlich ganglionäre Blockade, Blockade des N. Vagus und Histaminfreisetzung). Metocurin zeigt im Vergleich zu *d*-Tubocurarin zwar eine verringerte Histaminfreisetzung und ganglionäre Blockade, ist aber nicht völlig frei von diesen Nebenwirkungen. Der Prototyp der Aminosteroide, *Pancuronium*, bewirkt praktisch keine Histaminfreisetzung mehr, blockiert aber muskarinische Rezeptoren. Daraus resultiert vornehmlich eine Blockade des N. Vagus mit Tachykardie. Die Tachykardie konnte bei den neueren Aminosteroiden, Vecuronium, Rocuronium und Pipcuronium eliminiert werden. Die Benzylisochinoline scheinen frei von einer vagolytischen und ganglionär blockierenden Wirkung zu sein, zeigen aber eine geringe Tendenz, Histamin freizusetzen. Die ungewöhnliche Metabolisierung der Substanz Atracurium und ihrer neueren Nachkommen *Mivacurium* und *Doxacurium* eröffnet spezielle Indikationen zur Anwendung. Atracurium zum Beispiel wird aus dem Körper durch eine Cholinesterase vermittelte Hydrolyse des Esteranteils sowie durch einen spontanen Zerfall, die Hofmann-Degradierung, eliminiert (Abtrennung der N-Alkylgruppe der Benzylisochinoline). Es bestehen also zwei Abbauwege, die auch bei Niereninsuffizienz funktionieren. Mivacurium zeigt eine sehr hohe Empfindlichkeit für den Abbau durch Cholinesterasen, woraus sich die kurze Wirkdauer erklärt. Doxacurium ist zu einem großen Teil unempfindlich für Cholinesterasen und besitzt eine lange *Wirkdauer*.

Struktur-Wirkungsbeziehungen Aus theoretischen und praktischen Gründen wurden die strukturellen Eigenschaften, welche die kompetitiven von den depolarisierenden neuromuskulär blockierenden Substanzen unterscheiden, besonders untersucht. Trotz einiger Ausnahmen kann man folgende nützliche Verallgemeinerungen treffen: Die kompetitiven Substanzen sind zum größten Teil relativ große, rigide Moleküle (z. B. Tubocurarin, Toxiferin, Benzylisochinolin, Aminosteroide wie Pancuronium). Im Gegensatz dazu sind depolarisierende Substanzen (z. B. Decamethonium, Succinylcholin) mit einer im allgemeinen flexiblen Struktur versehen, die eine freie Drehung um die Bindungsstellen ermöglicht (siehe Abbildung 9.2; siehe auch Bovet, 1972). Während der Abstand zwischen den einzelnen quartären Gruppen innerhalb der flexiblen depolarisierenden Substanzen bis zum maximalen Bindungsabstand variiert (1,45 nm für Decamethonium), beträgt der Bindungsabstand innerhalb der steifen kompetitiven Blocker 1,0 ± 0,1 nm, solange die Ladung nicht delokalisiert ist. *l*-Tubocurarin ist bedeutend weniger potent als *d*-Tubocurarin. Während die beiden Enantiomere ähnliche Abstände zwischen den Stickstoffatomen aufweisen, besitzt nur das D-Isomer eine Anordnung aller hydrophilen Gruppen auf der Oberfläche.

Bezüglich der funktionellen Beziehungen zwischen Curare und ACh fokussiert sich das Hauptinteresse auf die Rolle der quartären Ammoniumgruppe. Viele gut bekannte Stoffe (z. B. Atropin, Chinin) erfahren einen deutlichen Anstieg ihrer neuromuskulär blockierenden Potenz, sobald sie ein quartäres Stickstoffatom besitzen. Auf der anderen Seite blockieren auch viele nicht-quartäre Ammoniumverbindungen die neuromuskuläre Endplatte (z. B. Nikotin, β-Erythrodin). Die neuromuskulär blockierende Aktivität des β-Erythrodin wird durch ein quartäres Stickstoffatom aufgehoben.

Kompetitive Substanzen

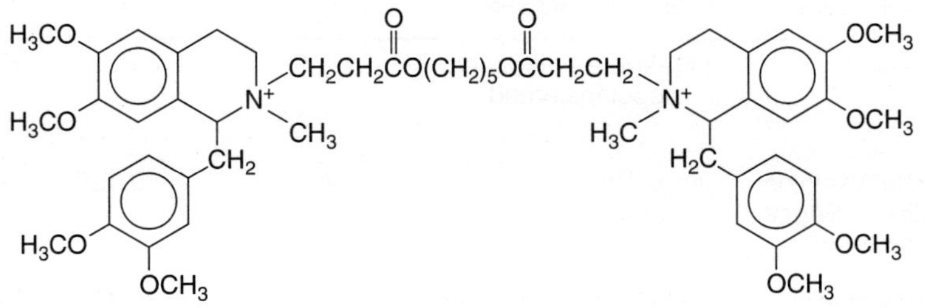

ATRACURIUM

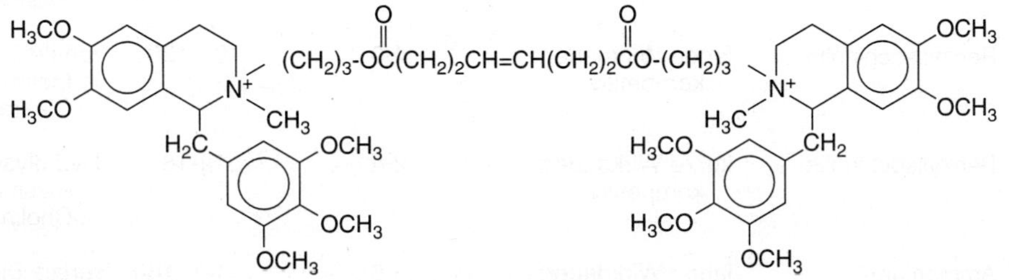

MIVACURIUM

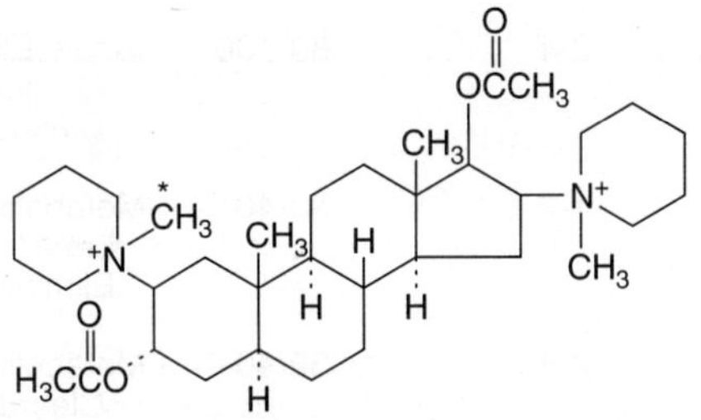

PANCURONIUM

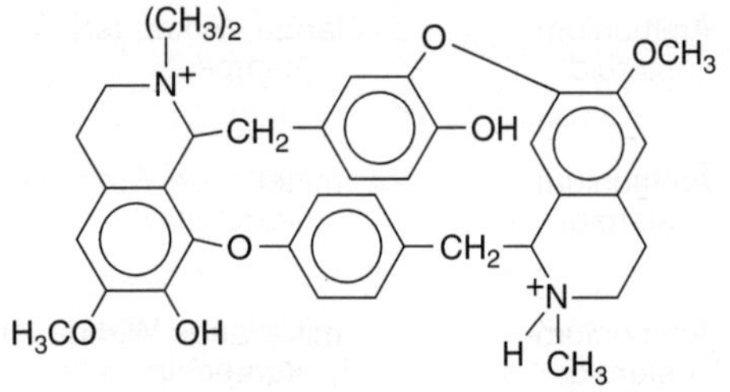

TUBOCURARIN

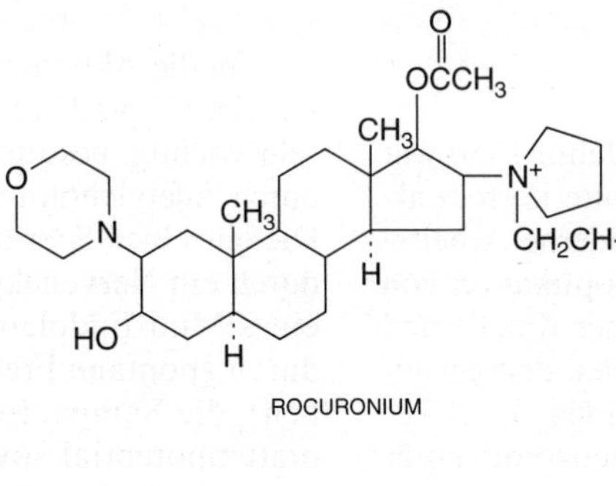

ROCURONIUM

Depolarisierende Substanzen

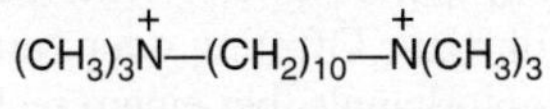

DECAMETHONIUM

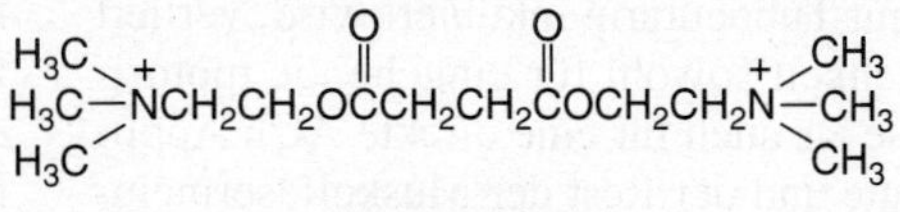

SUCCINYLCHOLIN

Abbildung 9.2 Strukturformeln wichtiger neuromuskulär blockierender Substanzen. (* Die Methylgruppe fehlt bei Vecuronium).

Tabelle 9.1 Einteilung neuromuskulär blockierender Substanzen

SUBSTANZ	CHEMISCHE EINTEILUNG	PHARMAKOLOGISCHE EIGENSCHAFTEN	BEGINN DER WIRKUNG, min	WIRKDAUER, min	ELIMINATIONSWEGE
Succinylcholin	Dicholinester	ultrakurze Wirkdauer; depolarisierend	1-1,5	6-8	Hydrolyse durch Plasma-Cholinesterasen
d-Tubocurarin	natürliche Alkaloide (zyklische Benzylisochinoline)	lange Wirkdauer; kompetitiv	4-6	80-120	renale Elimination, Clearance über die Leber
Atracurium	Benzylisochinolin	mittellange Wirkdauer; kompetitiv	2-4	30-40	Hofmannsche Degradierung, Hydrolyse durch Plasma-Cholinesterasen
Doxacurium	Benzylisochinolin	lange Wirkdauer; kompetitiv	4-6	90-120	renale Elimination, Metabolismus und Clearance in der Leber
Mivacurium	Benzylisochinolin	kurze Wirkdauer; kompetitiv	2-4	12-18	Hydrolyse durch Plasma-Cholinesterasen
Pancuronium	Ammoniumsteroid	lange Wirkdauer; kompetitiv	4-6	120-180	renale Elimination, Metabolismus und Clearance in der Leber
Pipecuronium	Ammoniumsteroid	lange Wirkdauer; kompetitiv	2-4	80-100	renale Elimination, Metabolismus und Clearance in der Leber
Rocuronium	Ammoniumsteroid	mittellange Wirkdauer; kompetitiv	1-2	30-40	Metabolismus in der Leber und renale Elimination
Vecuronium	Ammoniumsteroid	mittellange Wirkdauer; kompetitiv	2-4	30-40	Metabolismus und Clearance in der Leber; renale Elimination

Pharmakologische Eigenschaften

Skelettmuskulatur Claude Barnard im Jahre 1850 war der erste, der die neuromuskuläre Endplatte korrekt als Wirkort von Curare beschrieb. Durch moderne Arbeitsmethoden wie mikroiontophoretischer Applikation von Substanzen, *patch-clamp* Analyse einzelner Kanäle und intrazellulärer Aufzeichnung ist es gelungen, den genauen zellulären Wirkort und Wirkmechanismus von *d*-Tubocurarin und weiteren kompetitiven neuromuskulär blockierenden Substanzen zu identifizieren. Kurz zusammengefaßt bindet Tubocurarin am postjunktionalen nikotinischen Rezeptor und blockiert somit kompetitiv die Reizübertragung durch ACh. Wenn eine isolierte Muskelfaserendplatte mit Tubocurarin inkubiert wird, verliert sie ihre Empfindlichkeit sowohl für eingehende motorische Nervenimpulse als auch für eine direkte ACh Applikation. Die Endplatte und der Rest der Muskelfasermembran behalten dabei allerdings ihre normale Empfindlichkeit für eine K^+-Depolarisation und die Muskelfaser bleibt in der Lage, eine direkte elektrische Stimulation adäquat zu beantworten.

Um die Aktion eines Antagonisten an der neuromuskulären Verbindung beurteilen zu können, ist es zunächst sehr wichtig, bestimmte Details der Rezeptoraktivierung durch Acetylcholin und andere Agonisten zu verstehen. Die einzelnen Schritte zur Freisetzung von Acetylcholin durch ein Nervenaktionspotential mit der Entwicklung eines Mini-Endplattenpotentials (MEPPs; Ströme, die durch spontane Freisetzung von Acetylcholin entstehen), die Summation zu einem postjunktionalen Endplattenpotential sowie das Triggern eines Muskelaktionspotentials mit nachfolgender Kontraktion sind in Kapitel 6 beschrieben. Biophysikalische Experimente haben gezeigt, daß der grundlegende Mechanismus, der durch Acetylcholin oder andere Agonisten hervorgerufen wird, einem „Alles-oder-Nichts-Prinzip" unterworfen ist. Dies führt zur Öffnung oder zum Verschluß eines einzelnen Rezeptorkanals, bei einem rechteckigen Wellenimpuls und einer durchschnittlichen Leitfähigkeit von 20 - 30 pS und bei geöffnetem Kanal. Die Dauer ist exponentiell verteilt, bei einer Dauer von ungefähr 1 ms. Die *Dauer* der Kanalöffnungszeit ist dabei weit mehr abhängig von der Art des Agonisten als von der Größe der Leitfähigkeit eines geöffneten Kanals (siehe Sakmann, 1992).

Der Wirkmechanismus einer ansteigenden Konzentration des kompetitiven Antagonisten Tubocurarin besteht in einer Verkleinerung der Amplitude des postjunktionalen Endplattenpotentials. Die Amplitude kann dabei auf weniger als 70% des Ausgangswertes absinken, so daß kein Muskelaktionspotential mehr entstehen kann. Dies stellt einen Sicherheitsfaktor bei der neuromuskulären Übertragung dar. Die weitere Analyse zum Antagonismus von Tubocurarin an einem einzelnen Kanal ergab, daß die Häufigkeit einer Kanalöffnung reduziert werden konnte, aber Leitfähigkeit und Öffnungsdauer nicht beeinflußt wurden (Katz und Miledi 1978). Dieses Verhalten entspricht genau den Eigenschaften eines kompetitiven Antagonisten. Bei höherer Konzentration von Curare und anderen kompetitiven Antagonisten kommt es zu einer direkten Kanalblockade, die sich als unabhängig vom Agonisten erweist. Das Ausmaß der Inhibierung ist dabei abhängig vom Membranpotential (Colquhoun et al., 1979).

Die Abklingzeit eines MEPP entspricht der einer mittleren Kanalöffnungszeit (1 - 2 ms). MEPPs sind die Folge einer spontanen Freisetzung eines oder mehrerer Quanten von Acetylcholin ($\sim 10^4$ Moleküle). Ein einzelnes Molekül Acetylcholin im synaptischen Spalt kann nur kurzfristig einen Rezeptor aktivieren und ist nicht in der Lage, an mehrere Rezeptoren nacheinander zu binden, um mehrere Kanäle zu aktivieren, da zuvor eine Hydrolyse durch Acetylcholinesterasen erfolgt. Die Konzentration des aus Nervenendigungen freigesetzten ungebundenen Acetylcholin im synaptischen Spalt nimmt dabei schneller ab als die Abklingzeit des Endplattenpotentials.

Wenn Anticholinesterasen (Cholinesterase-Inhibitoren) eingesetzt werden, verlängert sich das EPP (oder Endplattenstrom) auf bis zu 25 - 30 ms. Dies ist ein Hinweis auf eine erneute Bindung des Transmitters an benachbarte Rezeptoren, bevor es zu einer Abdiffusion aus der Synapse kommt. Es ist daher nicht verwunderlich, daß sich Cholinesterase-Inhibitoren und Tubocurain kompetitiv zueinander verhalten, da eine verlängerte Verweildauer von Acetylcholin im synaptischen Spalt eine erneute Besetzung von Rezeptoren gegenüber Tubocurarin bewirkt.

Auf der Ebene der einzelnen Rezeptormoleküle wird eine gleichzeitige Bindung zweier Agonisten an der $\alpha\gamma$- und $\alpha\delta$-Untereinheit benötigt, um eine Aktivierung auszulösen. Die Aktivierung erfolgt dabei durch positive Kooperation innerhalb eines kleinen Konzentrationsbereichs (Changeux 1993; Sine und Claudio, 1991). Obwohl sich sowohl zwei kompetitive Antagonisten als auch Schlangen-α-Toxinmoleküle an der Agonistenbindungsstelle jedes Rezeptormoleküls anlagern können, reicht bereits ein Molekül eines Antagonisten aus, um die korrekte Funktion zu unterdrücken (Taylor et al., 1983).

Depolarisierende Substanzen wie Decamethonium und Succinylcholin wirken über einen unterschiedlichen Mechanismus. Ähnlich wie Acetylcholin bewirken sie eine Membrandepolarisation initial über die Öffnung von Kanälen. Sie verbleiben jedoch länger an der neuromuskulären Verbindung, da sie zunächst nicht durch Acetylcholinesterasen abgebaut werden. Die Dauer der Depolarisation ist verlängert, und es entsteht eine kurze Phase sich wiederholender Exzitationen, die kurzfristige Muskelfaszikulationen auslösen können. Auf diese Initialphase folgt eine Blockade der neuromuskulären Übertragung mit konsekutiver schlaffer Muskellähmung, weil sich freigesetztes Acetylcholin an Rezeptoren mit bereits depolarisierter Endplatte anlegt. Der vorübergehende Anstieg von Acetylcholin führt zu einer *Veränderung* des Endplattenpotentials und triggert das Aktionspotential. Die genaue Reihenfolge der Exzitation und Depression variiert dabei sowohl bei verschiedenen Arten aber auch innerhalb verschiedener Muskeln einer Art. Beim Menschen werden zunächst sich wiederholende Exzitationen (Faszikulationen) beobachtet, gefolgt von einer Blockade der Übertragung mit neuromuskulärer Paralyse. Jedoch auch diese Abfolge wird durch die gleichzeitige Verabreichung von anästhetischen Substanzen, Muskeltyp und dem Zeitraum zwischen der Gabe der Substanz beeinflußt. Die verschiedenen Charakteristika einer depolarisierenden und kompetitiven Blockade sind in Tabelle 9.2 aufgelistet.

Die unterschiedlichen Merkmale der neuromuskulären Blockade durch depolarisierende Substanzen lassen sich zum Teil durch die Entdeckungen von Burns und Paton (1951) erklären. Im Gegensatz zur stabilisierenden Wirkung von Tubocurarin an der motorischen Endplatte bewirkt Decamethonium eine sofortige und anhaltende Depolarisation sowohl der Endplatte als auch der direkt angrenzenden sarkoplasmatischen Membranen. Sehr ähnliche Ergebnisse werden erzielt, wenn hohe Dosierungen Acetylcholin gemeinsam mit Cholinesterase-Inhibitoren eingesetzt werden. Daher nahm man an, daß die neuromuskuläre Blockade, infolge der Unfähigkeit depolarisierter Anteile inner- und außerhalb der Endplatte ein Muskelaktionspotential zu entwickeln, die Antwort einer fortgesetzten Endplatten-Depolarisation selbst darstellt. Allerdings konnte diese Theorie nicht alle nachfolgenden Beobachtungen erklären (siehe unten).

Viele der in Tabelle 9.2 aufgeführten Charakteristika beziehen sich auf den Menschen. Für unterschiedliche Muskelgruppen anderer Arten wurde bei Einsatz von Decamethonium und Succinycholin eine Muskelblockade beobachtet, die bestimmte Merkmale einer depolarisierenden und kompetitiven Blockade vereint, aber auch Eigenschaften, die unter keiner der beiden Kategorien einzuordnen sind. Zaimis (1976) beschrieb diese Beobachtung als dualen Mechanismus. In solchen Fällen bewirken die depolarisierenden Substanzen zunächst jene charakteristischen Faszikulationen und eine Potenzierung der maximalen Zuckung, die dann von einer raschen neuromuskulären Blockade abgelöst wird. Diese Blockade kann durch den Einsatz von Cholinesterase-Inhibitoren noch weiter verstärkt werden. Nach Beginn der Blockade jedoch findet sich eine nur schwach unterstützte Antwort auf eine tetanische Stimulation des motorischen Nerven, eine Verstärkung der Blockade durch Tubocurarin und die bekannte Umkehrung durch Cholinesterase-Inhibitoren.

Diese dualen Wirkungen der depolarisierenden Substanzen kann man auch an intrazellulären Messungen des Membranpotentials erkennen. Falls ein Agonist kontinuierlich verabreicht wird, folgt der initialen Depolarisation eine graduale Repolarisation. Die zweite Phase, die Repolarisation, ähnelt dabei einer Rezeptordesensibilisierung (Katz und Thesleff, 1957).

Die meisten der früheren Beobachtungen, die am Menschen gewonnen wurden, deuteten darauf hin, daß Decamethonium und Succinycholin nur einen Depolarisationsblock hervorrufen, wobei Cholinesterase-Inhibitoren die Wirkung potenzieren. Allerdings wird auch oftmals von einem dualen Block typischen Verhalten unter klinischen Bedingungen berichtet. In Abhängigkeit ansteigender Konzentrationen von Succinylcholin

Tabelle 9.2 Vergleich kompetitiv (d-Tubocurarin) und depolarisierend (Decamethonium) wirkender blockierender Substanzen*

	d-TUBOCURARIN	DECAMETHONIUM (c10)
Wirkung, wenn Tubocurarinchlorid zuvor verabreicht wurde	additiv	antagonistisch
Wirkung, wenn Decamethonium zuvor verabreicht wurde	kein Effekt oder Antagonismus	leichte Tachyphylaxie, kann auch additiv wirksam werden
Wirkung auf die Blockade bei Gabe von Cholinesterase-Inhibitoren	Umkehr der Blockade	kein Antagonismus
Wirkung auf die motorische Endplatte	Anstieg der Reizschwelle für Acetylcholin, keine Depolarisation	partielle, anhaltende Depolarisation
initial exzitatorischer Effekt an der quergestreiften Muskulatur	keine	vorübergehende Faszikulationen
Charakter der Muskelantwort nach indirekter tetanischer Stimulation während einer *partiellen* Blockade	schwach unterstützte Kontraktion	gut gestützte Kontraktion
Wirkung von KCl oder tetanischem Reiz auf die Blockade	vorübergehende Umkehr der Blockade	kein Antagonismus
Wirkung eines auf die Endplatte geleiteten Stroms: – Kathode – Anode	verringerte Lähmung intensivierte Lähmung	intensivierte Lähmung verringerte Lähmung
Wirkung auf denervierte Säugetiermuskulatur	vorübergehende Fibrillation	Kontraktur

* Basierend auf Daten von Paton und Zaimis, 1952; Zaimis, 1976.

und zunehmender Zeitdauer ensteht aus einem depolarisierenden langsam ein nicht depolarisierender Muskelblock, *Phase-I-* und *Phase-II*-Block (Durant und Katz 1982). Die Art der neuromuskulären Blockade, die durch depolarisierende Substanzen beim narkotisierten Patienten hervorgerufen wird, scheint zumindest zum Teil von dem verwendeten Anästhetikum abzuhängen. Fluorierte Kohlenwasserstoffe könnten besser geeignet sein, die Empfindlichkeit der motorische Endplatte nach verlängertem Gebrauch von Succinylcholin oder Decamethonium wieder zu steigern (siehe Zaimis, 1976; Fogdall und Miller, 1975).

In der Anfangsphase, nach Applikation depolarisierender Substanzen, kommt es zu einer Öffnung der Kanäle, was durch die statistische Analyse der Fluktuationen der Muskel EPPs gemessen werden kann. Die Wahrscheinlichkeit einer Kanalöffnung steht in Verbindung mit der Rezeptorbindung der jeweiligen Substanz und ist für Decamethonium geringer als für Acetylcholin (Katz und Miledi, 1973). Aufgrund der geringeren Wahrscheinlichkeit einer Kanalöffnung wird Decamethonium auch als partieller Agonist an der Endplatte bezeichnet. Höhere Konzentrationen von Decamethonium blockieren auch direkt den Kanal und interagieren mit der Ionenpermeabilität (Adams und Sakmann, 1978). Tatsächlich kann dieses Verhalten bei hohen Konzentrationen auch für viele weitere nikotinische Agonisten und Antagonisten beobachtet werden.

Obwohl die Faszikulationen ebenfalls über Stimulation präjunktionaler motorischer Nervenendigungen durch depolarisierende Substanzen zustande kommen könnten, die zu einer konsekutiven antidromen Erregung der motorischen Einheit führt (Riker, 1975), liegt der primäre Wirkort der depolarisierenden und nicht depolarisierenden Substanzen an der postjunktionalen Membran. Kompetitive Substanzen können auch signifikante präsynaptische Wirkungen induzieren, falls eine sich wiederholende, hochfrequente Stimulation erfolgt. Es hat sich gezeigt, daß präjunktionale nikotinische Rezeptoren an der Mobilisierung und Acetylcholinfreisetzung aus der Nervenendigung mitbeteiligt sind (Bowman et al. 1990; Van der Kloot und Molgo, 1994).

Viele weitere Stoffe und Toxine unterbrechen die neuromuskuläre Übertragung durch andere Mechanismen, wie Interaktionen bei der Synthese und Freisetzung von Acetylcholin (siehe Van der Kloot und Molgo, 1994; siehe auch Kapitel 6). Sie werden klinisch allerdings meistens nicht genutzt. Eine Ausnahme stellt das Botulinustoxin dar, das zur Therapie des Blepharospasmus und Strabismus (siehe Kapitel 6 und 65) lokal in die Orbitamuskulatur appliziert wird. Durch diese Behandlung wird eine langanhaltende Unterbrechung der neuromuskulären Übertragung und eine Reduktion spastischer Augenbewegungen erzielt. Eine weitere Ausnahme stellt *Dantrolen* dar, das zur Behandlung der malignen Hyperthermie eingesetzt wird und die sarkoplasmatische Ca^{2+}-Freisetzung unterbindet (siehe unten). Die Wirkorte und die Beziehungen zwischen den einzelnen Substanzen, die als pharmakologische Hilfsmittel dienen, sind in der Abbildung 9.3 festgehalten.

Folge und Merkmale der Paralyse (Lähmung)

Durch Injektion einer geeigneten Menge an Tubocurarin wird beim Menschen eine rasche Muskelrelaxation erzielt. Die motorische Schwäche verstärkt sich zu einer kompletten schlaffen Lähmung. Dabei sind kleine, sich schnell bewegende Muskelgruppen wie die Augenmus-

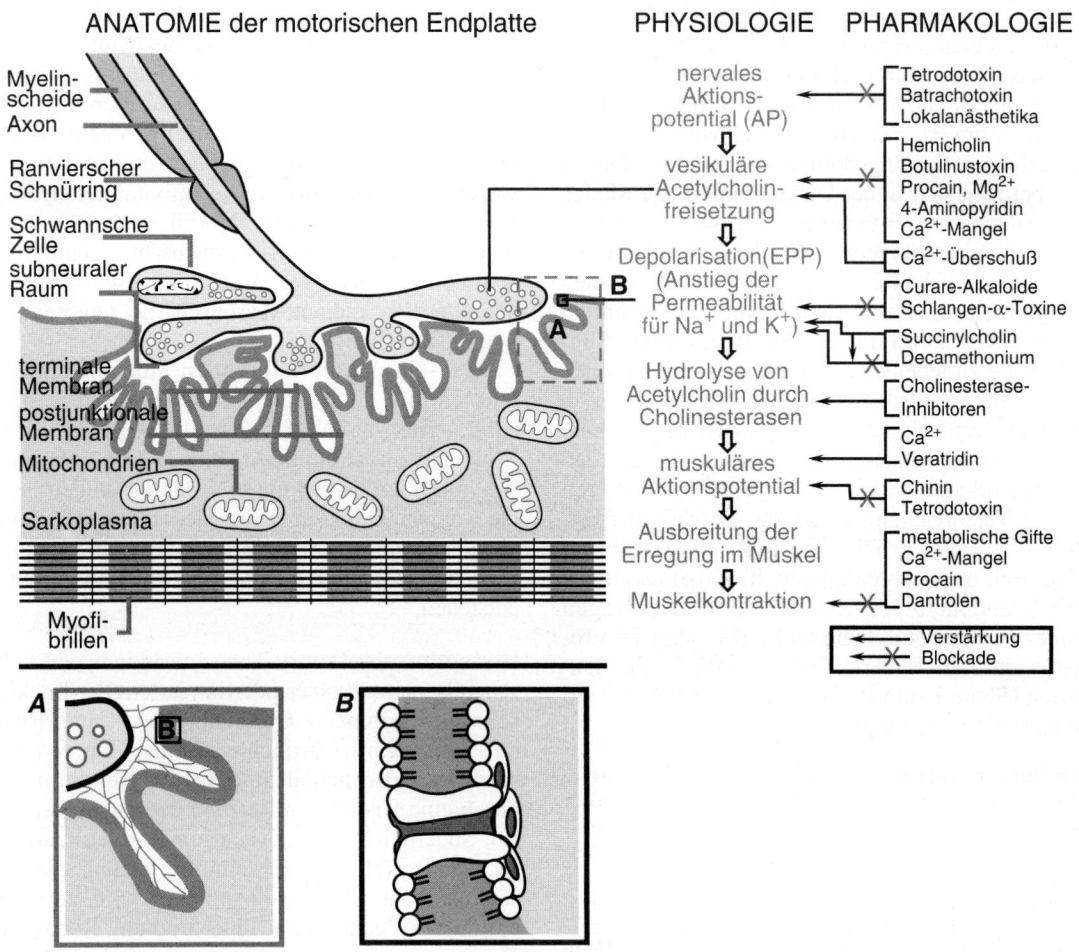

Abbildung 9.3 Die Angriffspunkte von Substanzen an der neuromuskulären Verbindung und benachbarten Strukturen. Links wird die Anatomie der motorischen Endplatte gezeigt. Die Abfolge der Ereignisse von der Acetylcholinfreisetzung durch ein Aktionspotential bis hin zur Kontraktion der Muskelfaser sind in der mittleren Spalte aufgelistet. Eine genauere Beschreibung erfolgt in Kapitel 6. Die Möglichkeiten zur Modifikation dieses Vorgangs mittels unterschiedlicher Substanzen sind auf der rechten Seite dargestellt. Der mit einem X gekennzeichnete Pfeil steht für Inhibierung oder Blockade, ein nicht markierter Pfeil dagegen steht für Verstärkung oder Aktivierung. Die kleinen Kästen stellen Vergrößerungen der markierten Areale dar. Die stärkste Vergrößerung zeigt den Rezeptor innerhalb der doppelschichtigen postsynaptischen Membran. Eine detailliertere Darstellung des Rezeptors erfolgt in Abbildung 9.1.

kulatur früher betroffen als die der Extremitäten, Nacken und Stamm. Zuletzt wird die Interkostalmuskulatur und schließlich das Zwerchfell gelähmt, die Atmung sistiert. Die Rückkehr der Funktion erfolgt üblicherweise in umgekehrter Reihenfolge mit dem Zwerchfell als erster Muskelgruppe, die ihre Funktion wieder aufnimmt (siehe Bevan, 1994; Feldmann und Fauvel, 1994).

Depolarisierende Substanzen wie Succinylcholin bewirken vor einer Muskellähmung oftmals vorübergehende Faszikulationen, die vor allem über der Brust und dem Abdomen beobachtet werden. Diese Faszikulationen werden jedoch am bereits narkotisierten Patienten seltener gesehen. Mit Fortschreiten der Muskelrelaxation werden die Hals-, Arm- und Beinmuskulatur gelähmt, wogegen die Gesichts-, Kau-, Zungen-, Pharynx- und Larynxmuskulatur nur eine leichte Lähmung zeigen. Zu diesem Zeitpunkt ist die Lähmung der Atemmuskulatur nicht ausgeprägt und die Vitalkapazität um nur 25% verkleinert.

Nach einer einmaligen intravenösen Applikation von 10 - 30 mg Succinylcholin setzt eine kurze Muskelfaszikulation ein. Die Muskelrelaxation beginnt innerhalb einer Minute, erreicht die maximale Wirkstärke nach zwei Minuten und klingt regelhaft innerhalb von fünf Minuten ab. Zum Zeitpunkt des maximalen Effekts beobachtet man in der Regel eine kurze Apnoephase. Um die Muskelrelaxation über einen längeren Zeitraum aufrechtzuerhalten, kann man entweder wiederholte Injektionen nach entsprechenden Zeitintervallen oder eine kontinuierliche intravenöse Infusion verabreichen. Nach Infusionsende klingen die Wirkungen der Substanz aufgrund einer schnellen Hydrolyse durch Butyrylcholinesterasen im

Plasma und in der Leber rasch ab. Das Ausmaß der Muskelrelaxation kann innerhalb von 30 Sekunden bis einer Minute durch Veränderung der Infusionsrate gesteuert werden. Muskelkater kann nach Gabe von Succinycholin entstehen. Kleine Mengen kompetitiver Substanzen werden verwendet, um Faszikulationen und Muskelschmerzen nach Gabe von Succinycholin zu vermindern. Dieses Verfahren befindet sich in der Diskussion, da die Menge der depolarisierenden Substanz gesteigert werden muß.

Während einer verlängerten Depolarisation verlieren Muskelzellen signifikante Mengen an K^+ und nehmen Na^+, Cl^- und Ca^{2+} auf. Bei Patienten mit ausgedehntem Weichteilschaden kann der K^+-Ausstrom unter Succinylcholingabe zu lebensbedrohlichen Komplikationen führen. Die lebensbedrohlichen Komplikationen von Succinylcholin werden später noch genauer besprochen, es soll aber bereits hier darauf hingewiesen werden, daß viele Kontraindikationen für Succinylcholin existieren oder aber die Verabreichung wegen der Gefahr einer Hyperkaliämie nur unter großer Vorsicht erfolgen sollte. Dies ist der Fall bei Verbrennungen, Trauma, nichttraumatischer Rhabdomyolyse, Rückenmarksverletzungen mit Paraplegie oder Tetraplegie und muskulärer Dystrophie. Der Wechsel in der Art der Blockade bei einer langen Infusion (Phase I zum Phase II Block) stellt eine zusätzliche Komplikationsmöglichkeit dar.

Zentrales Nervensystem Tubocurarin und andere quartäre neuromuskulär blockierende Substanzen sind bei intravenöser Applikation in üblicher Dosierung praktisch frei von zentralnervösen Wirkungen, da sie nicht in der Lage sind, die Blut-Hirn-Schranke zu passieren.

Das aussagekräftigste Experiment zur Klärung der Frage, ob Curare in klinisch gebräuchlichen Dosierungen zentrale Funktionen signifikant beeinflußt oder nicht, wurde von Smith und Mitarbeitern (1947) durchgeführt. Im Selbstversuch ließ sich Smith (ein Anästhesist) die zweieinhalbfache Menge der zur Lähmung aller Skelettmuskeln notwendigen Dosis Tubocurarin intravenös applizieren. Für einen ausreichenden O_2-Austausch wurde durch künstliche Beatmung gesorgt. Zu keiner Zeit ergab sich dabei ein Hinweis auf einen Bewußtseinsverlust, Verlust der Wahrnehmung, Analgesie oder Störung spezieller Sinne. Trotz einer adäquat kontrollierten künstlichen Beatmung wurde Luftnot verspürt. Die Ansammlung unverschluckten Speichels im Pharynx rief ein Erstickungsgefühl hervor. Das Experiment war also insgesamt sehr unangenehm. Folglich ruft intravenös verabreichtes Tubocurarin, selbst in hohen Dosierungen, keine signifikanten zentral stimulierenden, hemmenden oder analgetischen Effekte am Menschen hervor. Die alleinige Wirkung während einer Narkose besteht in der peripheren Muskelrelaxation.

Autonome Ganglien und muskarinische Angriffspunkte Neuromuskulär blockierende Substanzen weisen unterschiedliche Potenzen bei der ganglionären Blockade auf. Genau wie an der motorischen Endplatte kann die ganglionäre Blockade durch Tubocurarin und andere stabilisierende Substanzen durch Cholinesterase-Inhibitoren aufgehoben werden. An Ganglien jedoch wird der Antagonismus durch die zusätzliche Wirkung endogenen Acetylcholins an muskarinischen Rezeptoren der Ganglienzellen verstärkt.

Bei klinisch verwendeten Dosierungen von Tubocurarin kommt es wahrscheinlich zu einer Teilblockade sowohl der autonomen Ganglien als auch des Nebennierenmarks. Es resultiert ein Abfall des Blutdrucks und eine Tachykardie. Pancuronium und Metocurin zeigen bei gebräuchlichen klinischen Dosierungen eine geringere ganglionäre Blockade. Atracurium, Vecuronium, Doxacurium, Pipecuronium, Mivacurium und Rocuronium weisen eine noch größere Selektivität auf (Bevan, 1994; Pollard, 1994). Der Erhalt kardiovaskulärer Reflexe ist unter Narkosebedingungen erwünscht. Vecuronium besitzt eine hohe vagolytische Wirkung, die sehr wahrscheinlich auf einer Blockade muskarinischer Rezeptoren beruht. Es kommt zur Tachykardie.

Bei den depolarisierenden Substanzen führt Succinylcholin, eingesetzt in muskelrelaxierender Dosierung, selten zu Wirkungen, die auf eine ganglionäre Blockade zurückzuführen sind. Jedoch werden auch gelegentlich kardiovaskuläre Nebenwirkungen beobachtet, die wahrscheinlich in Folge wiederkehrender Stimulation vagaler (manifestiert als Bradykardie) und sympathischer Ganglien (resultierend in Hypertonie und Tachykardie) entstehen.

Histaminfreisetzung Tubocurarin induziert beim Menschen bei intrakutaner oder intraarterieller Injektion typische histaminartige Quaddeln. Bestimmte Reaktionen auf Tubocurarin (Bronchospasmus, Hypotension, überschießende Bronchial- und Speichelsekretion) scheinen durch eine Histaminfreisetzung bedingt zu sein. Metocurin, Succinylcholin, Mivacurium und Atracurium verursachen ebenfalls eine Histaminfreisetzung, die allerdings, solange nicht sehr schnell appliziert wird, gering ist. Pancuronium, Vecuronium, Pipecuronium, Rocuronium und Doxacurium weisen nach intradermaler oder systemischer Injektion eine sogar noch geringere Tendenz einer Histaminfreisetzung auf (Basta, 1992; Watkins, 1994). Die Histaminfreisetzung stellt typischerweise eher eine direkte Wirkung des Muskelrelaxans auf die Mastzelle dar als eine IgE-vermittelte anaphylaktische Reaktion (Watkins, 1994).

Kardiovaskuläres System Eine rasche intravenöse Gabe großer Mengen von Tubocurarin kann beim Menschen einen rapiden und ernsthaften Abfall des Blutdrucks zur Folge haben. Die Hauptgründe der Hypotension liegen dabei in einer peripheren Vasodilatation, die durch Histaminfreisetzung und Blockade sympathischer Ganglien bedingt ist. Weitere Faktoren sind ein durch Abnahme des Skelettmuskeltonus verminderter venöser Rückstrom und herabgesetzte Atemexkursionen mit konsekutiv intermittierendem positivem Druck innerhalb der Atemwege zur Aufrechterhaltung einer adäquaten Respiration. Pancuronium ist eine besondere Substanz, da eine zu rasche Injektion möglicherweise aufgrund einer gesteigerten Herzfrequenz und einer geringen sympathischen Stimulation zu einem Blutdruckanstieg führt. Nur geringe Änderungen des Blutdrucks oder der Herzfrequenz werden bei Injektion von Atracurium, Vecuronium oder der neueren Benzylisochinoline und Aminosteroide beobachtet.

Wirkungen der neuromuskulär blockierenden Substanzen mit lebensbedrohlichen Komplikationen
Die depolarisierenden Substanzen können intrazelluläres

K⁺ freisetzen. Dies könnte ein Faktor sein, der zu einer verlängerten Apnoe bei Patienten führt, die diese Substanzen trotz eines Elektrolytungleichgewichtes erhalten (Dripps 1976). Wie bereits weiter oben angesprochen, stellt die durch Succinylcholin induzierte Hyperkaliämie eine lebensbedrohliche Komplikation dar. Solche Veränderungen der K^+-Verteilung sind zum Beispiel besonders problematisch bei Patienten mit Herzinsuffizienz, die Digitalis oder Diuretika erhalten. Aus dem gleichen Grund sollten depolarisierende blockierende Substanzen nicht oder nur unter großer Vorsicht bei Patienten mit ausgedehnten Weichteilschäden oder Verbrennungen eingesetzt werden. Oftmals sind hochdosierte kompetitiv blockierende Substanzen bei diesen Patienten angezeigt. Außerdem ist die Gabe von Succinylcholin bei Patienten mit Rhabdomyolyse, Rückenmarksverletzungen mit Paraplegie oder Tetraplegie und muskulärer Dystrophie kontraindiziert oder sollte nur unter großer Vorsicht erfolgen. Neugeborene können eine erhöhte Sensitivität für kompetitive neuromuskulär blockierende Substanzen sowie eine gewisse Unempfindlichkeit aufweisen.

Synergismen und Antagonismen Die Interaktionen zwischen kompetitiven und depolarisierenden blockierenden Substanzen sind bereits besprochen worden. Aus klinischer Sicht ergeben sich die wichtigsten pharmakologischen Wechselwirkungen dieser Substanzen mit Anästhetika zur allgemeinen Narkose, bestimmten Antibiotika, Ca^{2+}-Kanal-Blockern und Cholinesterase-Inhibitoren.

Da Cholinesterase-Inhibitoren wie *Neostigmin*, *Pyridostigmin* und *Edrophonium* endogenes Acetylcholin erhalten und auch direkt auf die neuromuskuläre Endplatte wirken, können sie ebenfalls zur Behandlung einer Tubocurarin Überdosierung oder anderen kompetitiven Blockern eingesetzt werden. Gleichzeitig mit Ende der Operation verabreichen viele Anästhesisten Neostigmin oder Edrophonium, um die Wirkung der kompetitiven Blocker umzukehren und abzuschwächen (Donati et al., 1989). Ein muskarinischer Antagonist (*Atropin* oder *Glycerolpyrrolat*) wird gleichzeitig mitverabreicht, um eine Stimulation muskarinischer Rezeptoren zu vermeiden. Die Cholinesterase-Inhibitoren verhalten sich synergistisch zu den depolarisierenden Substanzen, insbesondere in der Anfangsphase. Da sie nicht in der Lage sind, eine depolarisierende Muskelrelaxation umzukehren, sondern sogar verstärken können, ist es wichtig, die Art der Muskelblockade zu unterscheiden.

Viele *Inhalationsanästhetika* (z. B. Halothan, Isofluran und Enfluran) üben einen stabilisierenden Effekt auf die postjunktionale Membran aus und verhalten sich somit synergistisch zu den kompetitiv blockierenden Substanzen. Daraus ergibt sich, daß die Dosis dieser Stoffe bei gleichzeitigem Einsatz von Inhalationsanästhetika reduziert werden sollte (siehe Fogdall und Miller, 1975).

Antibiotika aus der Gruppe der *Aminoglykoside* unterdrücken die Acetylcholinfreisetzung aus der präganglionären Nervenendigung (durch Kompetition mit Ca^{2+}). Zu einem geringeren Ausmaß stabilisieren sie die postjunktionale Membran und bewirken somit eine neuromuskuläre Blockade. Durch Gabe von Kalziumsalzen kann die Blockade antagonisiert werden, nicht aber durch Gabe von Cholinesterase-Inhibitoren (siehe Kapitel 46). Die *Antibiotika* aus der Gruppe der *Tetrazykline* können ebenfalls eine Muskelrelaxation vermitteln, wahrscheinlich durch Chelatbildung mit Ca^{2+}. Zu den Antibiotika mit neuromuskulär blockierenden Eigenschaften mit sowohl präsynaptischer als auch postsynaptischer Wirkung zählen weiterhin Polymyxin B, Colistin, Clindamycin und Lincomycin (siehe Pollard, 1994). Ca^{2+}-*Kanalblocker* verstärken die sowohl durch kompetitive als auch depolarisierende Antagonisten hervorgerufene neuromuskuläre Blockade. Es ist noch nicht geklärt, ob es sich dabei um eine Verringerung der Ca^{2+}-abhängigen Transmitterfreisetzung aus der Nervenendigung oder aber um einen postsynaptischen Effekt handelt (Durant et al.; 1984). Wenn Patienten eines dieser Medikamente und neuromuskulär blockierende Substanzen erhalten, so sollte eine Dosisanpassung erfolgen. Falls sich die Atemfunktion nur langsam erholt, können Kalziumsalze den Prozeß der Erholung beschleunigen.

Viele weitere Substanzen zeigen deutliche Wechselwirkungen mit einer depolarisierenden oder kompetitiven neuromuskulären Blockade. Dazu gehören *Trimetaphan, Analgetika aus der Gruppe der Opioide, Procain, Lidocain, Chinidin, Phenelzin, Phenytoin, Propranolol, Magnesiumsalze, Kortikosteroide, Digitalisglykoside, Chloroquin, Katecholamine* und *Diuretika* (siehe Zaimis, 1976; Ornstein et al., 1987; Pollard 1994).

Toxikologie Zu den wichtigsten unerwünschten Wirkungen der neuromuskulär blockierenden Substanzen zählen die verlängerte Apnoephase und der kardiovaskuläre Kollaps sowie Nebenwirkungen, die im Zusammenhang mit einer Histaminfreisetzung stehen.

Eine nicht adäquate Atemfunktion in der postoperativen Phase ist allerdings nicht immer auf die Verabreichung dieser Substanzen zurückzuführen. Weiterhin stellt eine Obstruktion der Luftwege, eine herabgesetzte arterielle Kohlendioxidspannung sekundär nach Hyperventilation während der Operation, oder aber der neuromuskulär unterdrückende Effekt sehr großer Mengen von Neostigmin, das zur Umkehr einer kompetitiven Muskelblockade eingesetzt wird, Möglichkeiten einer insuffizienten Atmung dar. Direkt dazu in Bezug stehen Faktoren wie Veränderungen der Körpertemperatur, Elektrolytungleichgewicht, besonders K^+ (siehe unten), und ein herabgesetzter Gehalt an Plasma-Cholinesterase. Dies führt zu einem verringerten Abbau von Succinylcholin. Des weiteren zählen dazu eine latente Myasthenia gravis oder ein Malignom wie das kleinzellige Bronchialkarzinom (myastheniaartiges Syndrom), eine reduzierte Muskeldurchblutung mit verzögertem Abtransport der blockierend wirksamen Substanzen und eine herabgesetzte Eliminierung bei eingeschränkter Nierenfunktion. Nur mit großer Vorsicht sollen Muskelrelaxanzien daher dehydrierten oder ernsthaft erkrankten Patienten gegeben werden.

Maligne Hyperthermie Die maligne Hyperthermie ist eine autosomal dominant vererbte Erkrankung der Skelettmuskulatur. Sie stellt eine der Hauptgründe für Todesfälle unter Narkosebedingungen (siehe auch Kapitel 14) dar. Die *maligne Hyperthermie* kann durch Inhalationsanästhetika wie halogenierte Kohlenwasserstoffe und durch depolarisierende Muskelrelaxanzien wie Succinylcholin ausgelöst werden. Die maligne Hyperthermie ensteht, hervorgerufen durch einen Stimulus, durch eine überschießende Ca^{2+}-Freisetzung aus dem sarkoplasmatischen Retikulum. Die klinischen Merkmale dieser Muskelerkrankung beinhalten Hyperthermie, metabolische Azidose, Tachykardie, beschleunigten Muskelumsatz und -kontrakturen (Ellis und Heffron, 1985). Die genetische Grundlage dieser Anästhetika- und Muskelrelaxanzien induzierten Ca^{2+}-Freisetzung ist heterogen, aber viele Patienten weisen unter mehreren Mutationen am Kanal für die Ca^{2+}-Freisetzung, dem *Ryanodinrezeptor* (RyR), eine gemeinsame Veränderung auf (Mc Lennan und Phillips, 1992; Otsu et al., 1994).

Die *central core disease* (CCD), die morphologisch nach der Präsenz myofibrillärer „Kerne" bezeichnet wird, ist eine seltene vererbte Erkrankung, die eng mit der malignen Hyperthermie assoziiert ist. Neue Erkenntnisse auf klinischer und genetischer Ebene legen nahe, daß die maligne Hyperthermie und die CCD durch Variationen der Allele des *RyR*-Gens bedingt sind. Die CCD ist eine Krankheit, die sich klinisch variabel zeigt, sie induziert Hypotonie und in der Kindheit eine Schwäche der proximalen Muskulatur mit nachfolgend verzögerter motorischer Entwicklung. Patienten mit CCD sind dem Risiko der Entwicklung einer malignen Hyperthermie ausgesetzt. Daher scheint es, daß Defekte des Ryanodinrezeptors für die maligne Hyperthermiereaktion beider Abnormalitäten verantwortlich sein könnten. In der Abwesenheit von Triggersubstanzen wie Anästhetika, entstehen unterschiedliche klinische Bilder. Daraus resultiert die unterschiedliche Namensgebung (Zhang et al., 1993).

Um die *Disposition* zur Entwicklung einer malignen Hyperthermie näher zu bestimmen, wurde ein *in vitro* Kontraktionstest (IVCT) entwickelt (Europäische maligne Hyperthermie Gruppe, 1984). Der Test basiert auf einer *in vitro* Muskelkontraktion, die durch Halothan, Ryanodin und Koffein ausgelöst wird und erlaubt eine Gruppierung der Patienten in empfindlich, unempfindlich und fraglich empfindlich für die Entwicklung einer malignen Hyperthermie.

Die maligne Hyperthermie ist mit ausgedehnter Muskelrigidität und Wärmeproduktion vergesellschaftet. Es müssen rasch geeignete Maßnahmen zur Abkühlung ergriffen werden, um lebensbedrohliche Folgen zu vermeiden. Die maligne Hyperthermie sollte mit rascher Kühlung, Gabe von 100% Sauerstoff und Kontrolle der typischerweise vorhandenen Azidose behandelt werden. *Dantrolen* wird intravenös verabreicht. Es blockiert die Ca^{2+}-Freisetzung aus dem sarkoplasmatischen Retikulum, reduziert den Muskeltonus und die Wärmeproduktion (Rosenberg und Fletcher, 1987). Die abnehmende Rate lebensbedrohlicher Komplikationen bei maligner Hyperthermie innerhalb der letzten zwei Jahrzehnte läßt sich auf die von ärztlicher Seite zunehmende Aufmerksamkeit und auf die Wirksamkeit von Dantrolen zurückführen (Strazis und Fox, 1993).

Der malignen Hyperthermie ähnliche Reaktionen finden sich auch bei Patienten mit einer Vielfalt weiterer vererbbarer, die Muskulatur betreffende Syndrome, insbesondere bei der nichtdystrophischen Myotonie. Die durch Succinylcholin induzierte Massetermuskelrigidität (MMR) ist eng mit einer erhöhten malignen Hyperthermie-Empfindlichkeit (auf Basis des IVCT-Tests) vergesellschaftet. Die durch Succinylcholin induzierte Massetermuskelrigidität (MMR) kann eine tracheale Intubation unmöglich machen und somit die Kontrolle der Luftwege während der Narkose komplizieren. Da die MMR allerdings ein unspezifisches klinisches Zeichen darstellt, ist es schwer vorherzusehen, welche Patienten eine hypermetabolische Reaktion im Sinne einer malignen Hyperthermie entwickeln werden. Daher wird die Narkose normalerweise abgebrochen, sobald eine MMR auftritt. In jüngsten Studien konnte gezeigt werden, daß spezifische Mutationen auf dem Gen der α-Untereinheit des ausgereiften Na^+-Kanals für das Entstehen der MMR verantwortlich sind und schlagen einen sogenannten *restriction fragment length polymorphism assay* (RFLP) zur Identifikation vor (Vita et al., 1995).

Atemlähmung Die Therapie einer Atemlähmung, die aufgrund einer gegensätzlichen Reaktion oder Überdosierung einer neuromuskulär blockierenden Substanz entstanden ist, sollte in einer künstlichen, positiven Sauerstoffdruckbeatmung und Gewährleistung freier Atemwege bestehen. Dies sollte so lange fortgesetzt werden, bis eine normale Atemfunktion sichergestellt ist. Dies kann durch Einsatz kompetitiv blockierender Substanzen, durch Gabe von Neostigminmethylsulfat (0,5 - 2 mg, intravenös) oder Edrophonium (10 mg, intravenös, bei Bedarf wiederholt) erreicht werden (Watkins, 1994).

Therapiestrategien für weitere toxische Effekte Effektiv antagonisiert Neostigmin lediglich die durch kompetitiv hemmende Substanzen induzierte Blockade der Skelettmuskulatur. Nebenwirkungen wie Bronchospasmus und Hypotonie können verstärkt werden. Unter solchen Bedingungen kann die Gabe von sympathomimetischen Aminen zur Unterstützung des Blutdrucks notwendig werden. Atropin und Glykopyrrolat werden zur Unterdrückung einer muskarinischen Stimulation gegeben. Der Patient sollte so gelagert werden, daß der venöse Rückstrom aus der erschlafften Muskulatur erleichtert wird. Antihistaminika zeigen eindeutig günstige Effekte. Sie unterdrücken die durch Histaminfreisetzung bewirkten Effekte, insbesondere wenn sie vor der neuromuskulär blockierenden Substanz verabreicht werden.

Resorption, Metabolismus und Exkretion Neuromuskulär blockierende Substanzen mit quartärer Ammoniumstruktur werden sehr schlecht und unregelmäßig aus dem Gastrointestinaltrakt resorbiert. Diese Tatsache war bereits den südamerikanischen Indios bekannt, die das Fleisch von Wild ungestraft verzehren konnten, das mit curarevergifteten Pfeilen erlegt worden war. Nach intramuskulärer Applikation erfolgt eine recht gute Resorption. Ein rascher Wirkungsbeginn wird durch eine intravenöse Gabe erzielt, aber auch hier zeigt sich eine große Variabilität für einzelne Substanzen und Muskeltypen. Potentere Substanzen werden natürlich in einer geringeren Konzentration verabreicht. Da sie über den Extrazellulärraum zu ihrem Wirkort diffundieren, setzt die neuromuskuläre Blockade langsamer ein. Dies kann eine Einschränkung bei einer rasch erforderlichen Intubation darstellen (siehe Feldman und Fauvel, 1994).

Bei Gabe einer einzelnen mittleren Dosis Tubocurarin beginnt die Wirkung innerhalb von ca. 20 Minuten abzuklingen, Restwirkungen sind allerdings noch nach bis zu zwei Stunden oder länger zu erkennen. Die kurze Dauer der Lähmung nach initialer Gabe läßt sich auf eine Umverteilung der Substanz zurückführen. Nach wiederholter Gabe erfolgt eine Gewebeaufsättigung, und Faktoren wie Abbau und Ausscheidung beeinflußen dann direkt Wirkintensität und Wirkdauer. Bis zu zwei Drittel einer verabreichten Dosis Tubocurarin werden innerhalb von Stunden über den Urin ausgeschieden. Kleinere Mengen erscheinen in der Galle und ein variabler Anteil wird metabolisiert. Nur sehr geringe Mengen Tubocurarin passieren die Plazentaschranke.

Metocurin wird ähnlich wie Tubocurarin verteilt und eliminiert, auch die Wirkdauer ist vergleichbar. Pancuronium wird teilweise in der Leber hydroxyliert, verfügt aber über eine ähnliche Wirkdauer. Vecuronium wird zu einem deutlichen Anteil metabolisiert. Die Wirkdauer (siehe Tabelle 9.1) beträgt dabei ungefähr die Hälfte von Pancuronium aufgrund der Clearance und dem Metabolismus über die Leber. Die Substanz kumuliert auch bei mehrfacher Gabe nur gering. Langwirksame Substanzen wie Pipecuronium und Doxacurium werden verzögert über die Leber ausgeschieden. Atracurium wird mittels Butyrylcholinesterasen und spontanem Abbau zu weniger wirksamen Metaboliten umgewandelt. Diese alternativen Abbauwege sind für die, auch bei eingeschränkter Nierenfunktion nicht verlängerte Halbwertszeit verantwortlich. Daher stellt es für diese Bedingungen das Mittel der Wahl dar (Hunter, 1994). Mivacurium weist eine noch größere Empfindlichkeit für die Katalyse durch Butyrylcholinesterasen auf. Dies äußert sich in der kürzesten Wirkdauer innerhalb der Gruppe der stabilisierenden Blocker (siehe Bevan, 1994).

Die extrem kurze Wirkdauer von Succinycholin läßt sich ebenfalls durch die schnelle Hydrolyse durch Butyrylcholinesterasen in Leber und Plasma erklären. Gelegentlich tritt bei Patienten eine verlängerte Apnoephase nach Gabe von Succinycholin oder Mivacurium auf. Die meisten Patienten verfügen über eine atypische Plasmacholinesterase oder einen Enzymmangel aufgrund von Allelvariationen (McGuire et al., 1989), Leber oder Nierenerkrankung oder einer Ernährungsstörung. Bei einigen Patienten ist die enzymatische Plasmaaktivität allerdings normal (Whittaker, 1986).

Therapeutischer Einsatz

Die hauptsächliche klinische Verwendung der neuromuskulär blockierenden Substanzen ist es, als Hilfsmittel bei der Anästhesie während chirurgischer Eingriffe zur Induktion einer Muskelrelaxation vor allem im Abdominalbereich zu dienen, um die chirurgischen Manipulationen zu ermöglichen. Vor allem die Bauchwand soll entspannt werden, um operative Maßnahmen zu erleichtern. Die Muskelrelaxation ist somit nicht mehr von der Narkosetiefe abhängig, und es kann eine wesentlich flachere Narkose durchgeführt werden. Diese Situation bietet entscheidende Vorteile, da das Risiko einer respiratorischen und kardiovaskulären Komplikation damit verkleinert wird. Zudem verkürzt sich die postnarkotische Erholungsphase. Eine Muskelrelaxation erweist sich auch bei verschiedenen orthopädischen Eingriffen als wertvoll, wie z. B. bei der Korrektur von Dislokationen und der Reposition von Frakturen. Kurzwirksame neuromuskulär blockierende Substanzen werden oftmals zur Erleichterung einer endotrachealen Intubation eingesetzt. Desweiteren verwendet man sie in Kombination mit Allgemeinanästhetika zur erleichterten Laryngoskopie, Bronchoskopie und Ösophagoskopie.

Neuromuskulär blockierende Substanzen werden parenteral, fast immer intravenös appliziert. Sie stellen gefährliche Substanzen dar und sollten dem Patienten nur von Anästhesisten oder dem im Gebrauch besonders erfahrenen Arzt verabreicht werden. Die Möglichkeiten zu einer sofortigen kardiopulmonalen Reanimation müssen vorhanden sein. Genauere Informationen zur Dosierung findet man in Lehrbüchern der Anästhesie (Pollard, 1994; Savarese et al., 1994).

Messung der neuromuskulären Blockade am Menschen
Das Ausmaß einer neuromuskulären Blockade wird für gewöhnlich über eine Stimulation des N. ulnaris beurteilt. Die Reaktionen in Form zusammengesetzter Aktionspotentiale und Kontraktionen des M. adductor pollicis werden aufgezeichnet. Als am nützlichsten zur Beurteilung des Grades der Transmissionsblockade haben sich Antworten auf repetitive oder tetanische Reizungen erwiesen. Messungen einzelner Zuckungen müssen im Verhältnis zu bestimmten Kontrollwerten vor Substanzgabe gedeutet werden. Daher stellen spezielle Reizabfolgen wie z. B. „train of four" und „double burst" oder Reaktionen auf tetanische Stimulationen ein bevorzugtes Verfahren dar (Waud und Waud, 1972; Harper, 1994). Klassischerweise werden die Aufzeichnungen vom M. adductor pollicis abgeleitet. Unterschiedliche Zeitpunkte im Beginn der Blockade, Erholung von der Blockade und verschiedener intrinsischer Empfindlichkeiten zwischen dem gereizten Muskel und der Larynx-, Bauch- und der Zwerchfellmuskulatur müssen bedacht werden.

Verwendung zur Traumaprävention bei Elektroschocktherapie Eine Elektrokonvulsion bei psychiatrischen Erkrankungen wird gelegentlich durch daraus resultierenden Patiententraumata kompliziert. Die therapeutisch induzierten Krämpfe können zu Frakturen oder Dislokationen führen. Daher werden neuromuskulär blockierende Substanzen oder Thiopental eingesetzt. Der muskuläre Anteil am Krampfprozeß trägt nicht wesentlich zum therapeutischen Effekt bei. Die Kombination aus blockierender Substanz, Anästhetikum und der postiktalen Depression resultiert üblicherweise in einer Atemdepression oder einer vorübergehenden Apnoephase. Daher sollten ein endotrachealer Tubus und Sauerstoff immer zur Verfügung stehen. Sobald sich die Kiefermuskulatur nach dem Krampf entspannt hat, sollte ein oropahryngealer Tubus eingeführt und Vorkehrungen zur Vermeidung einer Aspiration von Schleim und Speichel getroffen werden. Aufgrund der kurzen Relaxationszeit wird meistens Succinylcholin oder Mivacurium verwendet. An einer Extremität kann eine Manschette angelegt werden, so daß die Substanz in diesem Bereich nicht wirksam werden kann. Eine effektive Elektroschocktherapie kann nun unter Beobachtung dieser so geschützten Muskelgruppen erfolgen.

Diagnostischer Einsatz Curare kann diagnostisch zur Detektion schmerzhafter Nervenwurzelkompressionen eingesetzt werden, die sonst durch schmerzhafte Muskelspasmen und protektive Schienung maskiert werden. Der Nutzen von Tubocurarin zur Sicherung der Diagnose einer Myasthenia gravis sowie die möglichen gefährlichen Nebenwirkungen werden in Kapitel 8 dargestellt.

GANGLIONÄRE NEUROTRANSMISSION

Die Neurotransmission an autonomen Ganglien ist bereits seit langer Zeit bekannt. Dies ist ein weitaus komplexerer Vorgang als ein einfaches Rezeptorsystem mit lediglich einem Neurotransmitter. Intrazelluläre Aufzeichnungen zeigen mindestens vier verschiedene Potentialänderungen, die durch Stimulation des präganglionären Nervs erzeugt werden (Eccles und Libet, 1961; Weight et al., 1979). Das primäre Ereignis beinhaltet eine rasche Depolarisation der postsynaptischen Membran durch Acetylcholin. Es handelt sich dabei um nikotinische Rezeptoren. Dieser Weg ist empfindlich für klassische nichtdepolarisierende Substanzen wie Hexamethonium. Der Aktivierung dieses primären Wegs folgt ein Anstieg des initialen exzitatorischen postsynaptischen Potentials (EPSP). Diese rasche Depolarisation ist primär Resultat eines Na^+- und vielleicht auch Ca^{2+}-Einwärtsstroms durch einen nikotinischen Rezeptor neuronalen Typs. In Ganglien wurden viele verschiedene Untereinheiten oder die mRNA (α_3, α_5, α_7, β_2, β_4) des nikotinischen Rezeptors identifiziert. Die verschiedenen Anordnungen der Untereinheiten, die einen pentameren Rezeptor formen, sind noch nicht gut untersucht (Sargent, 1993). Von den sekundären Wegen glaubt man, daß sie das Signal entweder verstärken oder abschwächen können.

Im postganglionären Neuron entsteht ein Aktionspotential, sobald das initiale EPSP eine bestimmte Amplitude erreicht. Bei sympathischen Ganglien von Säugetieren *in vivo* hat sich gezeigt, daß möglicherweise mehrere Synapsen erregt werden müssen, bevor es zu einer effektiven Übertragung kommt.

Die iontophoretische Applikation von Acetylcholin am Ganglion bewirkt eine Depolarisation innerhalb einer Latenzzeit von weniger als einer Millisekunde, die innerhalb von 10 - 50 Millisekunden wieder verschwindet (Ascher et al., 1979). Messungen der Leitfähigkeiten einzelner Kanäle legen nahe, daß sich die Merkmale ganglionärer nikotinischer Rezeptoren und neuromuskulärer Endplatten sehr ähneln.

Die sekundären Ereignisse oder Wege sind für Hexamethonium und andere nikotinische Antagonisten nicht empfindlich. Dazu gehören das langsame EPSP, das späte, langsame EPSP und das inhibitorische postsynaptische Potential (IPSP). Das langsame EPSP wird durch Agonisten des muskarinischen Rezeptors gebildet und durch Atropin oder selektive Antagonisten des M_1 muskarinischen Rezeptors blockiert (Libet, 1970; siehe Kapitel 7). Das langsame EPSP verfügt über eine längere Latenzzeit und dauert 30 - 60 Sekunden. Im Gegensatz dazu dauert das späte, langsame EPSP einige Minuten an und wird durch Peptide, die sich in spezifischen Ganglien befinden, initiiert (Dun, 1983). Diese Peptide werden gemeinsam mit Acetylcholin aus der gleichen Nervenendigung freigesetzt. Ihr Wirkungsbereich erstreckt sich aufgrund einer gesteigerten Stabilität im Ganglion auch auf postsynaptische Bereiche außerhalb der unmittelbaren Nachbarschaft der Nervenendigung. Das langsame EPSP resultiert aus einer verringerten K^+-Leitfähigkeit. Die K^+-Leitfähigkeit wird auch als sogenannter M-Strom bezeichnet und steuert die Empfindlichkeit der Zelle für sich wiederholende, schnell depolarisierende Ereignisse (Adams et al., 1982).

Genauso wie das langsame EPSP wird das IPSP nicht durch die klassischen ganglionär blockierenden Substanzen moduliert. Wesentliche elektrophysiologische und morphologische Befunde legen nahe, daß Katecholamine bei der Entwicklung eines IPSP mitbeteiligt sind. Dopamin und Noradrenalin bewirken eine ganglionäre Hyperpolarisation. Sowohl das IPSP als auch die durch Katecholamin induzierte Hyperpolarisation werden durch α-Adrenozeptor-Antagonisten blockiert. Das IPSP reagiert an den meisten Systemen sensibel auf eine Blockade durch Atropin und α-Adrenozeptor-Antagonisten. Daher könnte das aus den präganglionären Endigungen freigesetzte Acetylcholin an katecholaminhaltigen Interneuronen eine Freisetzung von Dopamin oder Noradrenalin bewirken. Die Katecholamine wiederum führen zur Hyperpolarisation (IPSP) der Ganglienzelle (Eccles und Libet, 1961; Liebet, 1970). Für zumindest einige Ganglien wird die muskarinische Verbindung des IPSP über M_2 muskarinische Rezeptoren vermittelt (siehe Kapitel 7). Morphologische Studien weisen auf die Existenz katecholaminhaltiger Zellen in Ganglien hin. Dieses sind dopamin- oder noradrenalinenthaltende, kleine, intensiv fluoreszierende Zellen (SIF) sowie adrenerge Nervenendigungen. Die exakten Aufgaben der SIF-Zellen und der elektrische Mechanismus des IPSP sind noch ungeklärt (Eränko et al., 1980).

Die relative Bedeutung dieser sekundären Wege, selbst die Mechanismen der modulierenden Transmitter, scheinen sich sowohl bezüglich verschiedener einzelner Ganglien als auch für parasympathische und sympathische Ganglien zu unterscheiden. Eine Vielzahl von Peptiden wie LH-releasing Hormon, Substanz P, Angiotensin, Kalzitonin, Wachstumsfaktoren (*growth factor related peptides*), vasoaktive intestinale Polypeptide, Neuropeptid Y und Enkephalin konnten in Ganglien mittels Immunofluoreszenz identifiziert werden. Sie scheinen dabei in der Nähe bestimmter Zellkörper, Nervenfasern oder SIF-Zellen lokalisiert zu sein. Nach Nervenstimulation erfolgt eine Freisetzung, es wird angenommen, daß ist das späte, langsame EPSP übertragen (Dun, 1983; Elfvin et al., 1993). Von weiteren Neurotransmittern wie 5-Hydroxytryptamin und γ-Aminobuttersäure ist bekannt, daß sie die ganglionäre Transmission modifizieren. Die genauen Details ihrer modulatorischen Wirkungsweise sind noch nicht verstanden, scheinen aber sehr eng mit dem späten langsamen EPSP und der Inhibition des M-Stroms zahlreicher Ganglien verknüpft zu sein. Es soll nochmals darauf hingewiesen werden, daß die sekundären synaptischen Vorgänge lediglich das initiale EPSP modulieren. Herkömmliche ganglionär blockierende Substanzen können die ganglionäre Übertragung vollständig unterdrücken. Das Gleiche gilt aber nicht für muskarinische Antagonisten oder α-Adrenozeptor-Agonisten (siehe Weight et al., 1979; Volle, 1980).

Substanzen, die ganglionäre Cholinozeptoren stimulieren, lassen sich in zwei große Kategorien einteilen. Zur ersten Gruppe zählen Nikotin sowie Substanzen mit nikotinischer Spezifität. An Ganglien verursachen sie einen rasch erregenden Effekt, werden durch nicht depolarisierende ganglionär blockierende Substanzen gehemmt und imitieren ein initiales EPSP. Die zweite Gruppe besteht aus Stoffen wie Muskarin, McN-A-343, Metacholin und zum Teil aus Cholinesterase-Inhibitoren. Sie zeigen einen verzögert einsetzenden erregenden Effekt, werden durch atropinartige Substanzen blockiert und imitieren das langsame EPSP.

Ganglionär blockierende Substanzen verschlechtern die Übertragung durch ihre Wirkung am primären nikotinischen Rezeptor. Auch sie können in zwei Gruppen eingeteilt werden. Zur ersten Gruppe zählen Substanzen, die zu Beginn durch eine Acetylcholin ähnliche Wirkung stimulierend an den Ganglien wirken, dann aber durch eine anhaltende Depolarisation diese blockieren (z. B. Nikotin). Langdauernde Gaben von Niktion führen also zu einer Desensibilisierung der Cholinozeptoren und einer anhaltenden Blockade (siehe Übersicht bei Volle, 1980). Die Blockade autonomer Ganglien durch Substanzen der zweiten Gruppe mit *Hexamethonium* und *Trimethaphan* als Prototypen schließt keine vorherige ganglionäre Stimulation oder Veränderungen des ganglionären Potentials mit ein. Diese Substanzen vermindern die Übertragung entweder durch Kompetition mit Acetylcholin für ganglionäre Cholinozeptoren oder durch Blockade bereits geöffneter Kanäle. Trimethaphan wirkt analog zum Wirkmechanismus von Curare an der neuromuskulären Endplatte durch Kompetition mit Acetylcholin. Hexamethonium scheint geöffnete Kanäle zu blockieren. Dies resultiert in einer verkürzten Stromflußzeit, da ein bereits geöffneter Kanal entweder verschlossen wird oder sich verschließt (Gurney und Rang, 1984). Vom Mechanismus unabhängig wird das initiale EPSP blockiert und die ganglionäre Übertragung unterbrochen.

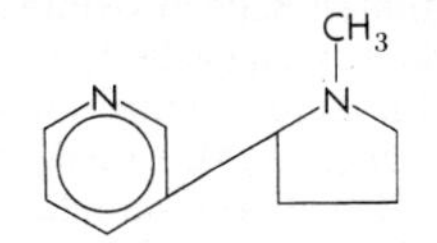

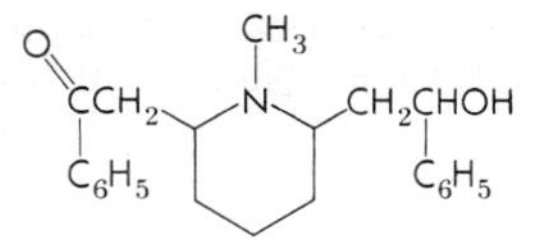

GANGLIONÄR STIMULIERENDE SUBSTANZEN

Geschichte Die zwei natürlichen Alkaloide Nikotin und Lobelin wirken primär über Stimulation autonomer Ganglien. Nikotin (siehe Abbildung 9.4) wurde erstmals aus den Blättern der Tabakpflanze gewonnen. Die ersten pharmakologischen Untersuchungen mit *Nicotiana tabacum* wurden von Posselt und Reimann 1828 sowie von Orfila 1843 mit dem Alkaloid durchgeführt. Langley und Dickinson (1989) markierten das Ganglion cervicale superior von Kaninchen mit Nikotin und zeigten, daß dies der Wirkort und nicht die prä- oder postganglionäre Nervenfaser ist. Lobelin (α-Lobelin) (siehe Abbildung 9.4) wurde erstmals durch Wieland im Jahre 1915 aus *Lobelia inflata* in kristalliner Form gewonnen. Lobelin besitzt im Organismus ähnliche Wirkungen wie Nikotin, ist aber weniger potent.

Eine Vielzahl synthetischer Stoffe verfügen über ausgeprägte Wirkungen an ganglionären Rezeptorstellen. Die Wirkungen der „onium"- Zusammensetzungen mit Tetramethylammonium (TMA) als einfachem Vorläufer wurden bis hin zu bemerkenswerten Details bereits in der zweiten Hälfte des 19. und im frühen 20. Jahrhundert erforscht. Chen und Mitarbeiter beschrieben 1951 die ganglionär stimulierenden Eigenschaften von 1,1-Dimethyl-4-phenylpiperaziniumjodid (DMPP), einem relativ spezifischen ganglionären Stimulans.

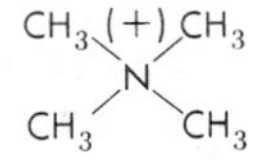

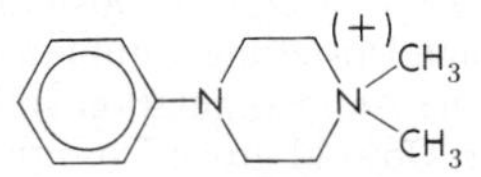

Nikotin

Nikotin ist von besonderer medizinischer Bedeutung aufgrund seiner Toxizität, seinem Vorkommen im Tabak und seines suchterzeugenden Potentials beim Nutzer. Die chronischen Nikotineffekte und die ungewollten Effekte des chronischen Tabakgebrauchs werden im Kapitel 24 besprochen.

Nikotin stellt eines der wenigen natürlichen flüssigen Alkaloide dar. Es ist eine farblose, flüssige Base (pK_a = 8,5), die sich bei Luftexposition braun verfärbt und den Tabakgeruch annimmt.

Abbildung 9.4 Ganglionäre Stimulanzien.

Pharmakologische Wirkungen Nikotin bewirkt komplexe und oftmals unvorhersehbare Veränderungen im Organismus. Dies liegt nicht nur an der Wirkung auf eine Vielzahl von neuroeffektiven und chemosensiblen Angriffspunkten, sondern auch an der Tatsache, daß Alkaloide in der Lage sind, Rezeptoren sowohl zu stimulieren als auch zu blockieren. Die resultierende Antwort eines dieser Systeme stellt also die Summe stimulatorischer und inhibitorischer Nikotineffekte dar. Zum Beispiel kann Nikotin die Herzfrequenz steigern. Das erfolgt entweder durch Aktivierung sympathischer oder aber durch Blockade parasympathischer kardialer Ganglien. Ebenfalls kann die Herzfrequenz durch Blockade sympathischer oder aber durch Aktivierung parasympathischer kardialer Ganglien gesenkt werden. Zusätzlich beeinflußt Nikotin die Herzfrequenz über Chemorezeptoren der Glomera carotica und aortica sowie medullärer Zentren. Die durch Nikotin ausgelösten Blutdruckschwankungen aktivieren kompensatorische kardiovaskuläre Reflexe und beeinflussen dadurch auch die Herzfrequenz. Schließlich setzt Nikotin noch Adrenalin aus dem Nebennierenmark frei, dieses Hormon steigert die Herzfrequenz und den Blutdruck.

Peripheres Nervensystem Die Hauptwirkung von Nikotin besteht in einer anfänglichen zeitweiligen Erregung mit nachfolgender länger andauernden Depression aller autonomer Ganglien. Kleinere Dosierungen von Nikotin stimulieren direkt die Ganglienzelle und erleichtern eine Impulsübertragung. Sobald größere Dosierungen von Nikotin appliziert werden, schlägt die anfängliche Stimulation rasch in eine Übertragungsblockade um. Am Nebennierenmark besitzt Nikotin ebenfalls eine biphasische Wirkung. Kleine Konzentrationen fördern die Freisetzung von Katecholaminen, wogegen größere Dosierungen als Antwort auf eine Stimulation des Splanchnikus-Nervengebiets die Freisetzung unterdrücken.

Nikotin bewirkt eine Katecholaminfreisetzung bei einer Vielzahl isolierter Organe. Daraus resultiert als Antwort auf Nikotingabe eine sympathomimetische Wirkung. Diese kann durch Substanzen mit bekannten Katecholamin antagonisierenden Wirkungen unterdrückt werden (siehe Kapitel 10).

Die Nikotineffekte an der neuromuskulären Endplatte ähneln denen der an Ganglien. Mit Ausnahme jedoch von Vogel- und denervierter Säugetiermuskulatur wird die erregende Phase zum großen Teil von der sich rasch entwickelnden Paralyse überdeckt. Die neuromuskuläre Blockade im späten Stadium wird durch eine Rezeptor Desensibilisierung erreicht.

Von Nikotin ist bekannt, daß es ähnlich wie Acetylcholin eine Vielzahl sensorischer Rezeptoren stimuliert. Dazu zählen Mechanorezeptoren, die auf Dehnung oder Druck der Haut, Mesenterien, Zunge, Lunge, und Magen reagieren. Des weiteren werden thermische Rezeptoren der Haut und Zunge und Schmerzrezeptoren dazugezählt. Zuvor appliziertes Hexamethonium verhindert eine Stimulation sensorischer Rezeptoren durch Nikotin. Allerdings zeigt sich, wenn überhaupt, ein nur geringer Effekt nach Aktivierung sensorischer Rezeptoren durch physiologische Stimuli.

Zentrales Nervensystem Nikotin stimuliert in bemerkenswerter Art das ZNS. Geeignete Dosierungen produzieren Tremor, leicht erhöhte Dosierungen führen nach dem Tremor zu Konvulsionen. Die Atemstimulation stellt ein besonderes Nikotinmerkmal dar. Obwohl große Dosierungen direkt an der Medulla oblongata angreifen, steigern kleine Dosierungen die Atmung reflexartig über eine Erregung von Chemorezeptoren der Glomera carotica und aortica. Nach Stimulation folgt eine Supprimierung des ZNS und der Tod resultiert aus einer Ateminsuffizienz. Sie setzt sich aus einer zentralen Lähmung sowie peripherer Blockade der Atemmuskulatur zusammen.

Nikotin und Lobelin provozieren Erbrechen über sowohl zentrale als auch periphere Mechanismen. Die zentrale Komponente des Erbrechens begründet sich auf einer Stimulation der emetisch wirksamen Chemorezeptor-Triggerzone der Area postrema im Hirnstamm. Zusätzlich aktiviert Nikotin vagale und spinale afferente Nerven, die den sensorischen Trigger des Reflexbogens beim Brechvorgang bilden.

Kardiovaskuläres System Charakteristischerweise bewirkt Nikotin beim Hund nach intravenöser Applikation einen Anstieg der Herzfrequenz und des Blutdrucks. Das letztere ist die üblicherweise am längsten andauernde Wirkung. Insgesamt bestehen die kardiovaskulären Reaktionen auf Nikotin in einer Stimulation sympathischer Ganglien und des Nebennierenmarks und einer Katecholaminfreisetzung aus Nervenendigungen. Zu der sympathomimetischen Reaktion von Nikotin trägt auch die Aktivierung der Chemorezeptoren der Glomera carotica und aortica bei, die reflexartig zu einer Vasokonstriktion, Tachykardie und erhöhtem Blutdruck führen.

Gastrointestinaltrakt Die Wirkungen dieser Substanz auf den Gastrointestinaltrakt ist hauptsächlich durch eine parasympathische Stimulation bedingt. Die kombinierte Aktivierung parasympathischer Ganglien und cholinerger Nervenendigungen bewirken am Darm eine Tonuserhöhung mit Steigerung der motorischen Aktivität. Nach erstmaligem Nikotingenuß und systemischer Aufnahme werden beim Menschen Übelkeit, Erbrechen und gelegentlich Diarrhoe beobachtet.

Exokrine Drüsen Nikotin induziert eine initiale Stimulation der Speichel- und bronchialen Sekretion, die nachfolgend unterdrückt wird. Der durch Rauchen ausgelöste Speichelfluß wird eher reflexartig durch den reizenden Rauch als durch einen systemischen Nikotineffekt ausgelöst.

Resorption, Metabolismus und Exkretion Nikotin wird gut über den Respirationstrakt, bukale Membranen und die Haut aufgenommen. Schwerwiegende Vergiftungen nach perkutaner Aufnahme sind beschrieben worden. Als relativ starke Base ist die gastrale Resorption so lange eingeschränkt, bis eine Anhebung des pH-Werts erfolgt. Die intestinale Aufnahme ist wesentlich besser. Nikotin im Kautabak hat eine längere Wirkdauer, da es langsamer als inhaliertes Nikotin resorbiert wird. Eine durchschnittliche Zigarette enthält 8 - 9 mg Nikotin, wovon ca. 1 mg systemisch wirksam wird. Die Bioverfügbarkeit kann in Abhängigkeit von Inhalations- und bestimmten Rauchtechniken um auf das Dreifache gesteigert werden (Bennowitz und Henningsfield, 1994). Um die Entzugssymptome in der Entwöhnungsphase vom Rauchen zu lindern, wurden Nikotinpflaster entwickelt, die eine relativ gleichmäßige Menge Nikotin über die Haut abgeben. Die Erfolgsquote einer erfolgreichen Tabakabstinenz wird durch begleitende Beratungen und Motivationstherapie noch gesteigert (Westman et al., 1993; siehe auch Kapitel 24).

Ungefähr 80 - 90% des Nikotins werden im Körper umgebaut. Dies geschieht zum größten Teil in der Leber, aber ebenso in Niere und Lunge. Ein signifikanter Anteil des inhalierten Nikotins wird in der Lunge metabolisiert. Dabei entsteht als Hauptmetabolit Cotinin, außerdem Nikotin-1'N-oxid und 3-Hydroxycotinin sowie in geringeren Mengen konjugierte Metaboliten (Benowitz und Jacob, 1994). Das Profil der Metaboliten und die Metabolisierungsraten scheinen sich beim Raucher und Nichtraucher zu ähneln. Die Halbwertszeit von Nikotin nach Inhalation oder parenteraler Gabe beträgt ungefähr zwei Stunden. Sowohl Nikotin als auch seine Metaboliten werden schnell renal eliminiert. Dabei ist die renale Exkretionsrate von Nikotin vom Urin pH-Wert abhängig. Die Exkretionsrate sinkt bei alkalischem pH-Wert ab. Nikotin wird ebenfalls in der Milch rauchender Frauen in der Lakatationsphase nachgewiesen. Bei starken Raucherinnen kann die Milch bis zu 0,5 mg Nikotin pro Liter enthalten.

Akute Nikotinvergiftung Ein Nikotinvergiftung kann durch versehentliche Ingestion eines Insektizidsprays mit Nikotin als wirksamer Komponente oder bei Kindern nach einer Aufnahme von Tabakprodukten entstehen. Die akut zum Tode führende Dosierung der Base beträgt für einen Erwachsenen 60 mg. Rauchtabak enthält gewöhnlicherweise 1 - 2% Nikotin. Offensichtlich wird nach oraler Tabakaufnahme die gastrale Nikotinresorption durch eine verlangsamte Magenpassage verzögert. Daher kann das durch bereits resorbiertes Nikotin ausgelöste zentrale Erbrechen die Entfernung des noch im Gastrointestinaltrakt verbliebenen Nikotins bewirken.

Die Symptome einer akuten, ernsthaften Nikotinvergiftung setzen sehr schnell ein. Dazu zählen Nausea, Speichelfluß, Bauchschmerzen, Erbrechen, Diarrhoe, Kaltschweißigkeit, Kopfschmerzen, Schwindel, gestörtes Hör- und Sehvermögen, mentale Konfusion sowie ein ausgeprägtes Schwächegefühl. Es folgen Ohnmacht und Erschöpfungszustand, der Blutdruck fällt ab, die Atmung wird erschwert. Der Puls ist schwach, schnell und unregelmäßig und ein Kollaps kann von terminalen Konvulsionen gefolgt werden. Der Tod kann innerhalb weniger Minuten durch ein Versagen der Atmung eintreten.

Therapie Mit Ipecacuanha-Sirup sollte ein Erbrechen induziert oder aber eine Magenspülung vorgenommen werden. Alkalische Lösungen sollten gemieden werden. Ein dünnflüssiger Brei aus Aktivkohle wird anschließend über einen Tubus dem Magen zugeführt. Eine Unterstützung der Atemfunktion und Schockbehandlung können notwendig werden.

Weitere ganglionär wirksame Stimulanzien

Die Stimulation von Ganglien durch Tetramethylammonium (TMA) oder 1,1-Dimethyl-4-phenylpiperaziniumjodid (DMPP) unterscheidet sich von der durch Nikotin hervorgerufenen Erregung. Nach initialer Stimulation erfolgt keine dominant blockierende Wirkung. Die stimulatorische Wirkung beruht auf einem initialen EPSP, das durch Hexamethonium geblockt werden kann. DMPP ist etwa dreifach potenter als Nikotin. Parasympathomimetische Substanzen (Muskarin, Pilocarpin und die synthetischen Cholinester) können ebenfalls Ganglien stimulieren. Diese Effekte werden zumeist jedoch durch die Stimulation neuroeffektorischer Stellen überspielt. Eine Ausnahme stellt McN-A-343 dar. Die primäre Wirkung scheint in bestimmten Geweben über M_1-muskarinische Rezeptoren vermittelt zu sein.

GANGLIONÄR BLOCKIERENDE SUBSTANZEN

Die chemische Vielfalt der Substanzen, die eine Blockade autonomer Ganglien ohne vorherige Stimulation auslösen, wird in Abbildung 9.5 gezeigt.

Geschichte und Struktur-Wirkungsbeziehung Obwohl bereits Marshall (1913), Burn und Dale (1915) die Nikotin paralysierende Wirkung von Tetramethylammonium (TMA) an Ganglien beschrieben haben, wurde TEA lange Zeit nicht beachtet. Erst Acheson und Kollegen (1946) veröffentlichen definitive Analysen zu den kardiovaskulären Effekten und Wirkungen dieser Ammoniumverbindungen an autonomen Ganglien. Sie schlugen TEA auch als Behandlungsmöglichkeit des erhöhten Blutdrucks vor. Diese *bis*-quartären Ammoniumsalze wurden unabhängig voneinander von Barlow und Ing (1948) und Paton und Zaimis (1952) entwickelt und untersucht. Den Vorläufer der ganglionär blockierenden Substanzen dieser Reihe stellt das Hexamethonium (C6) dar. Es besitzt sechs Methylgruppen, die über zwei quartäre Stickstoffatome verbunden sind (siehe Abbildung 9.5). C6 und seine Abkömmlinge C5 besitzen eine minimale neuromuskulär und muskarinisch blockierende Aktivität.

Nachfolgend wurden mehrere Serien der *bis*-quartären Ammoniumverbindungen bezüglich der ganglionär blockierenden Aktivität untersucht. Dabei stieß man auf Substanzen wie *Pentolinium*, das klinisch zur Induktion einer kontrollierten Hypotension im Rahmen einer Narkose verwendet worden ist. Triethylsulfonium besitzt ebenso wie die quartären und *bis*-quartären Ammoniumverbindungen ganglionär blockierende Wirkungen. Diese Erkenntnis führte zur Entwicklung von schwefelhaltigen ganglionär blockierenden Substanzen wie dem Trimethaphan (siehe Abbildung 9.5). Die Synthese sekundärer Amine mit ganglionär blockierenden Eigenschaften markierten den Aufbruch in die engere Chemie dieser Stoffe. Mitte der 50er Jahre wurden die pharmakologischen Eigenschaften von Mecamylamin (siehe Abbildung 9.5) dargestellt und bald darauf in die Therapie mit aufgenommen.

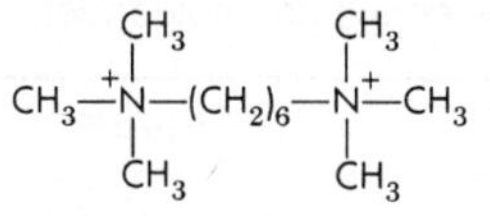

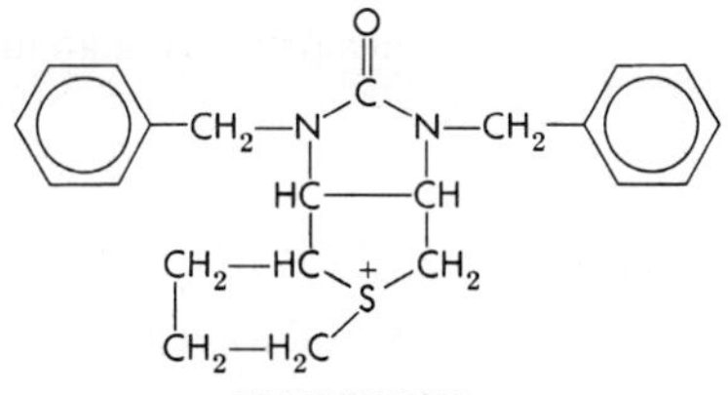

Pharmakologische Eigenschaften Fast alle physiologischen Wirkungen, die nach Gabe von ganglionär blockierenden Substanzen beobachtet werden, können auf bereits besprochene Mechanismen zurückgeführt werden. Diese Wirkungen können nach aufmerksamer Betrachtung der Abbildung 6.1 und bei Wissen um den Teil des autonomen Nervensystems, der bei der Steuerung verschiedener Organsysteme (siehe Tabelle 9.3) die dominante Rolle einnimmt, mit recht guter Genauigkeit vorhergesehen werden. Eine Blockade sympathischer Ganglien unterbricht zum Beispiel die adrenerge Steuerung der Arteriolen. Es resultiert eine Vasodilatation und Blutdruckabfall.

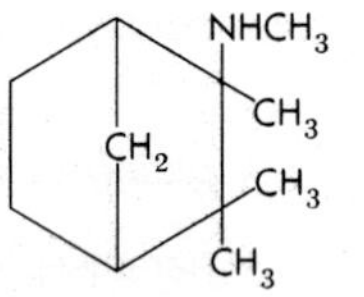

Eine generalisierte ganglionäre Blockade kann zur Atonie von Blase, Magen-Darm-Trakt, Ziliarmuskellähmung, Xerostomie, verminderter Hautatmung und posturaler Hypotension mittels Unterdrückung zirkulatorischer Reflexbögen führen. Diese Veränderungen repräsentieren für gewöhnlich die unerwünschten Merkmale einer ganglionären Blockade. Sie limitieren den therapeutischen Einsatz ganglionär blockierender Substanzen.

Kardiovaskuläres System Das Ausmaß einer Blutdrucksenkung durch ganglionäre Blockade ist zum großen Teil vom vorbestehenden Sympathikotonus abhängig. Dies wird durch die Tatsache verdeutlicht, daß der Blutdruck des liegenden,

Abbildung 9.5 Ganglionär blockierende Substanzen.

normotensiven Patienten nur minimal gesenkt wird, beim sitzenden oder stehenden Patienten kann es dagegen zu einem ausgeprägten Blutdruckabfall kommen. Die posturale Hypotension stellt eines der Hauptprobleme der mit ganglionär blockierenden Substanzen behandelten Patienten dar. Durch Muskelaktivität wird sie nur zum Teil, im Liegen vollständig kompensiert. Sympathisch vermittelte Reflexe werden unterdrückt, der durch Kälte provozierte Blutdruckanstieg (*cold pressure test*) ist vermindert.

Änderungen der Herzfrequenz nach Gabe von ganglionär blockierenden Substanzen hängen zum größten Teil vom vorbestehenden vagalen Tonus ab. Beim Menschen wird die Hypotension üblicherweise von einer milden Tachykardie begleitet und stellt ein Zeichen einer fast vollständigen ganglionären Blockade dar. Es kann jedoch bei einer initial hohen Herzfrequenz zu einem Absinken kommen.

Das Herzzeitvolumen wird bei Patienten mit normaler kardialer Funktion durch ganglionär blockierende Substanzen oftmals verringert. Dies geschieht in Folge eines verminderten venösen Rückstroms zum Herz aufgrund einer venösen Dilatation und peripherem Blutpooling. Bei Patienten mit Herzversagen führt dagegen eine ganglionäre Blockade oftmals aufgrund des verminderten peripheren Widerstands zu einem erhöhten Herzzeitvolumen. Bei Hypertonikern sinken Herzzeitvolumen, Schlagvolumen und linksventrikuläre Arbeit ab.

Trotz Verringerung des gesamten systemischen Gefäßwiderstands bei Patienten, die ganglionär blockierende Substanzen erhalten, verändern sich Blutfluß und Gefäßwiderstand je nach Gefäßstrombereich unterschiedlich. Vor allem an Händen und Füßen steigt die Hauttemperatur an, die Durchblutung der Gliedmaßen kann gesteigert sein. Bis zu einem mittleren systemischen Blutdruck von kleiner als 50 - 60 mmHg wird die zerebrale Durchblutung nur wenig beeinträchtigt. Die Durchblutung des Skelettmuskels verändert sich kaum nach Gabe einer ganglionär blockierenden Substanz, aber der renale Blutfluß und die Durchblutung des Splanchnikusgebiets ist reduziert. Der renale Gefäßwiderstand steigt, und die glomeruläre Filtrationsrate sinkt ab. Trimethaphan scheint durch direkte Mechanismen eine geringe Vasodilatation zu vermitteln.

Tabelle 9.3 Übliche Dominanz des sympathischen (adrenergen) oder parasympathischen (cholinergen) Tonus an verschiedenen Angriffspunkten mit nachfolgenden Auswirkungen einer ganglionären Blockade

ORT	VORHERRSCHENDER TONUS	EFFEKT EINER GANGLIONÄREN BLOCKADE
Arteriolen	sympathisch (adrenerg)	Vasodilatation, Anstieg der peripheren Durchblutung, Hypotonie
Venen	sympathisch (adrenerg)	Dilatation; pooling des Blutes in der Peripherie, herabgesetzter venöser Rückstrom, herabgesetztes Herz-Minuten-Volumen
Herz	parasympathisch (cholinerg)	Tachykardie
Iris	parasympathisch (cholinerg)	Mydriasis
Ziliarmuskel	parasympathisch (cholinerg)	Ziliarmuskellähmung und Fokussierung auf Weitsichtigkeit
Magen-Darm-Trakt	parasympathisch (cholinerg)	reduzierter Tonus und Motilität, Konstipation, verminderte Magen- und Pankreassekretionen
Harnblase	parasympathisch (cholinerg)	Harnretention
Speicheldrüsen	parasympathisch (cholinerg)	Xerostomie
Schweißdrüsen	sympathisch (adrenerg)	Anhidrosis

Weitere Effekte Ganglionär blockierende Substanzen vermindern im allgemeinen die Sekretionen in den Gastrointestinaltrakt und senken zudem den Tonus und die Motilität. Die Kontraktionen der Harnblase bei Miktion werden durch ganglionär blockierende Substanzen partiell oder komplett unterdrückt, daraus resultiert eine gesteigerte Blasenkapazität und eine unvollständige Entleerung. Dieser Effekt entsteht durch Blockade parasympathischer Ganglien entlang des efferenten Anteils des spinalen Miktionsreflexbogens, so daß trotz gefüllter Blase kein Harndrang entsteht. Die Erektions- und Ejakulationsfähigkeit werden beeinträchtigt. Die ganglionäre Blockade verursacht zudem eine inkomplette Mydriasis und partiellen Verlust der Akkommodationsfähigkeit als Ergebnis einer herabgesetzten Übertragung des ziliären Ganglions. Die Schweißproduktion ist vermindert.

Resorption, Metabolismus und Exkretion Die Resorption quartärer Ammonium- und Sulfoniumverbindungen aus dem enteralen System erfolgt nur unvollständig und ist nicht vorhersehbar. Dies liegt zum einen an der begrenzten Möglichkeit dieser ionisierten Substanzen, Zellmembranen zu passieren, zum anderen in der Unterdrückung der Propulsion des Dünndarms. Die Magenentleerungszeit kann dabei so verzögert sein, daß zwei oder drei Dosierungen im Magen behalten werden. Der Mageninhalt kann sich dann aber auf einmal in das Duodenum entleeren. Durch die Resorption großer Mengen angesammelter toxischer Substanzen können ernsthafte Folgen wie Hypotension und Kollaps entstehen. Obgleich die Resorption von Mecamylamin weniger unregelmäßig ist, liegt hier die Gefahr in einer reduzierten Darmaktivität bis hin zum paralytischen Ileus.

Nach Resorption bleiben die quartären Ammonium- und Sulfoniumverbindungen auf den Extrazellulärraum begrenzt und werden meist unverändert über die Niere ausgeschieden. Hohe Konzentrationen von Mecamylamin akkumulieren in Leber und Niere. Die Substanz wird langsam und unverändert über die Niere ausgeschieden und hat eine lange Wirkdauer.

Unerwünschte und schwerwiegende Reaktionen Zu den leichteren, nicht gewollten Nebenwirkungen zählt man Sehstörungen, Mundtrockenheit, konjunktivale Blutungen, Harnentleerungsstörungen, Potenzminderung, subjektives Kältegefühl, gemäßigte Konstipation, gelegentliche Diarrhoe, abdominelle Beschwerden, Anorexie, Sodbrennen, Übelkeit, Aufstoßen und ein bitterer Geschmack sowie Symptome einer posturalen Hypotension. Diese Nebenwirkungen scheinen sich allerdings bei längerer Gabe abzuschwächen. Zu den schwerwiegenderen Reaktionen zählt man ausgeprägte Hypotonie, Konstipation, Synkope, paralytischen Ileus, Harnretention und Ziliarmuskellähmung. Im Gegensatz zu den quartären ganglionär blockierenden Substanzen, die nur schwer ins ZNS gelangen, können große Mengen Mecamylamin prominente zentrale Effekte bewirken. Diese umfassen Tremor, mentale Konfusion, Krämpfe, Manie oder Depression.

Therapeutischer Einsatz Zu den ganglionär blockierenden Substanzen, die auf der therapeutischen Ebene eine Rolle spielen, zählen lediglich Mecamylamin und Trimethaphan. Sie werden in den USA eingesetzt.

Ursprünglich wurde der hauptsächliche klinische Nutzen ganglionär blockierender Substanzen in der Therapie hypertensiver kardiovaskulärer Erkrankungen gesehen. Diese Medikamente wurden aber mittlerweile durch weit verbesserte Substanzklassen für die Therapie der chronischen Hypertension und der hypertensiven Krise abgelöst (siehe Kapitel 33). Die einzige noch verbliebene Indikation liegt in der initialen Blutdrucksenkung bei Patienten mit akutem Aneurysma dissecans der Aorta. Für diese Bedingung scheinen ganglionär blockierende Substanzen ideal zu sein, da nicht nur der Blutdruck gesenkt wird, sondern auch sympathische Reflexe unterdrückt werden. Dadurch wird der Druck an der Einrißstelle gesenkt. Unter solchen Bedingungen wird Trimethaphan intravenös mit einer Geschwindigkeit von 0,3 - 3 mg pro Minute und unter häufiger Blutdruckkontrolle infundiert. Bei Abwesenheit von Symptomen oder Anzeichen einer renalen, zerebralen oder myokardialen Ischämie wird die Dosierung so lange gesteigert, bis der Blutdruck im niedrig normalen Bereich liegt. Das Verschwinden der Schmerzen markiert das Ende der Dissektion. Ein Nachteil im Gebrauch von Trimethaphan liegt in der Toleranzentwicklung innerhalb der ersten 48 Stunden nach Therapiebeginn. Zum Teil ist dies durch eine Flüssigkeitsretention bedingt. Die Wirksamkeit kann gesteigert werden, indem man das Bett so kippt, daß die Beine unterhalb der Herzebene zum Liegen kommen. Da Trimethaphan Histamin freisetzen kann, sollte es bei Patienten mit allergischer Anamnese nur vorsichtig verwendet werden.

Ein zusätzlicher therapeutisch nutzbarer Effekt liegt in der Induktion einer kontrollierten Hypotension. Ein verminderter intraoperativer Blutdruck kann erwünscht sein, um Blutungen im Operationsfeld zu minimieren, Blutverluste bei vor allem verschiedenen orthopädischen Operationen zu verringern und Operationen an Blutgefäßen zu erleichtern (Salem, 1978). Trimethaphan, als Infusion, kann auch als Alternative oder in Kombination mit Natrium-Nitroprussid gegeben werden, da einige Patienten resistent gegen Natrium-Nitroprussid sind. Trimethaphan schwächt die durch Natrium-Nitroprussid hervorgerufene sympathoadrenale Wirkung ab und reduziert somit die benötigte Dosis (Fahmy, 1985).

Darüber hinaus kann Trimethaphan zur Behandlung der autonomen Hyperreflexie verwendet werden. Dieses Syndrom wird häufig bei Patienten mit hohen Rückenmarksverletzungen gefunden und ist durch eine massive sympathische Freisetzung gekennzeichnet. Einen häufigen Reiz stellt eine Blasendistension dar. Dies ist oftmals mit einer Katheterisierung, Blasenspülung, Zystoskopie oder transurethraler Resektion assoziiert. Da eine normale zentrale Reflexinhibierung bei diesen Patienten fehlt, überwiegt der spinale Reflex. Mit ganglionär blockierenden Substanzen kann dieser Zustand erfolgreich kontrolliert werden (Basta et al., 1977).

LITERATUR

Acheson, G.H., and Moe, G.K. The action of tetraethylammonium ion on the mammalian circulation. *J. Pharmacol. Exp. Ther.*, **1946**, *87*:220—236.

Acheson, G.H., and Pereira, S.A. Blocking effect of tetraethylammonium ion on the superior cervical ganglion of the cat. *J. Pharmacol. Exp. Ther.*, **1946**, *87*:273—280.

Adams, P.R., Brown, D.A., and Constanti, A. Pharmacological inhibition of the M-current. *J. Physiol. (Lond.)*, **1982**, *332*:223—262.

Adams, P.R., and Sakmann, B. Decamethonium both opens and blocks endplate channels. *Proc. Natl. Acad. Sci. U.S.A.*, **1978**, *75*:2994—2998.

Ascher, P., Large, W.A., and Rang, H.P. Studies on the mechanism of action of acetylcholine antagonists on rat parasympathetic ganglion cells. *J. Physiol. (Lond.)*, **1979**, *295*:139—170.

Barlow, R.B., and Ing, H.R. Curare-like action of polymethylene *bis*-quaternary ammonium salts. *Br. J. Pharmacol. Chemother.*, **1948**, *3*:298—304.

Basta, J.W., Niejadlik, K., and Pallares, V. Autonomic hyperreflexia: intraoperative control with pentolinium tartrate. *Br. J. Anaesth.*, **1977**, *49*:1087—1091.

Benowitz, N.L., and Henningfield, J.E. Establishing a nicotine threshold for addiction. The implications for tobacco regulation. *New Engl. J. Med.*, **1994**, *331*:123—125.

Benowitz, N.L., and Jacob, P., III. Metabolism of nicotine to cotinine studied by a dual stable isotope method. *Clin. Pharmacol. Ther.*, **1994**, *56*:483—493.

Burn, J.H., and Dale, H.H. The action of certain quaternary ammonium bases. *J. Pharmacol. Exp. Ther.*, **1915**, *6*:417—438.

Burns, B.D., and Paton, W.D.M. Depolarization of the motor end-plate by decamethonium and acetylcholine. *J. Physiol. (Lond.)*, **1951**, *115*:41—73.

Chang, C.C., and Lee, C.Y. Isolation of neurotoxins from the venom of *Bungarus multicinctus* and their modes of neuromuscular blocking action. *Arch. Int. Pharmacodyn. Ther.*, **1963**, *144*:241—257.

Colquhoun, D., Dreyer, F., and Sheridan, R.E. The actions of tubocurarine at the frog neuromuscular junction. *J. Physiol. (Lond.)*, **1979**, *293*:247—284.

Donati, F., Smith, C.E., and Bevan, D.R. Dose-response relationships for edrophonium and neostigmine as antagonists of moderate and profound atracurium blockade. *Anesth. Analg.*, **1989**, *68*:13—19.

Durant, N.N., Nguyen, N., and Katz, R.L. Potentiation of neuromuscular blockade by verapamil. *Anesthesiology*, **1984**, *60*:298—303.

Eccles, R.M., and Libet, B. Origin and blockade of the synaptic responses of curarized sympathetic ganglia. *J. Physiol. (Lond.)*, **1961**, *157*:484—503.

Ellis, F.R., and Heffron, J.J.A. Clinical and biochemical aspects of malignant hyperthermia. In, *Recent Advances in Anaesthesia and Analgesia.* (Atkinson, R.S., and Adams, A.P., eds.) Churchill Livingstone, New York, **1985**, pp. 173—207.

European Malignant Hyperthermia Group. A protocol for investigation of malignant hyperpyrexia (MH) susceptibility. *Br. J. Anaesth.*, **1984**, *56*:1267—1271.

Fahmy, N. R. Nitroprusside vs. a nitroprusside-trimethaphan mixture for induced hypotension-hemodynamic effects and cyanide release. *Clin. Pharmacol. Ther.*, **1985**, *70*:264—270.

Fogdall, R.P., and Miller, R.D. Neuromuscular effects of enflurane, alone and combined with *d*-tubocurarine, pancuronium and succinylcholine, in man. *Anesthesiology*, **1975**, *42*:173—178.

Griffith, H.R., and Johnson, G.E. The use of curare in general anesthesia. *Anesthesiology*, **1942**, *3*:418—420.

Gurney, A.M., and Rang, H.P. The channel-blocking action of methonium compounds on rat submandibular ganglion cells. *Br. J. Pharmacol.*, **1984**, *82*:623—642.

Iaizzo, P.A., and Lehmann-Horn, F. Anesthetic complications in muscle disorders. *Anesthesiology*, **1995**, *82*:1093—1096.

Katz, B., and Miledi, R. A re-examination of curare action at the motor end plate. *Proc. R. Soc. Lond. [Biol.]*, **1978**, *203*:119—133.

Katz, B., and Thesleff, S. A study of the "desensitization" produced by acetylcholine at the motor end-plate. *J. Physiol. (Lond.)*, **1957**, *138*:63—80.

Langley, J.N., and Dickinson, W.L. On the local paralysis of peripheral ganglia, and on the connexion of different classes of nerve fibers with them. *Proc. R. Soc. Lond. [Biol.]*, **1889**, *46*:423—431.

Marshall, C.R. Studies on the pharmaceutical action of tetra-alkyl-ammonium compounds. *Trans. R. Soc. Edinb.*, **1913**, *1*:17—40.

McGuire, M.C., Nogueira, C.P., Bartels, C.F., Lightstone, H., Hajra, A., Van der Spek, A.F.L., Lockridge, O., and La Du, B.N. Identification of the structural mutation responsible for the dibucaine-resistant (atypical) variant form of human serum cholinesterase. *Proc. Natl. Acad. Sci. U.S.A.*, **1989**, *86*:953—957.

Ornstein, E., Matteo, R.S., Schwartz, A.E., Silverberg, P.A., Young, W.L., and Diaz, J. The effect of phenytoin on the magnitude and duration of neuromuscular block following atracurium or vecuronium. *Anesthesiology*, **1987**, *67*:191—196.

Otsu, K., Nishida, K., Kimura, Y., Kuzuya, T., Hori, M., Kamada, T., and Tada, M. The point mutation Arg615-Cys in the Ca^{2+} release channel of skeletal sarcoplasmic reticulum is responsible for hypersensitivity to caffeine and halothane in malignant hyperthermia. *J. Biol. Chem.*, **1994**, *269*:9413—9415.

Sine, S.M., and Claudio, T. γ- and δ-subunits regulate the affinity and cooperativity of ligand binding to the acetylcholine receptor. *J. Biol. Chem.* **1991**, *266*:19369—19377.

Smith, S.M., Brown, H.O., Toman, J.E.P., and Goodman, L.S. The lack of cerebral effects of *d*-tubocurarine. *Anesthesiology*, **1947**, *8*:1—14.

Unwin, N. Nicotinic acetylcholine receptor at 9Å resolution. *J. Mol. Biol. I*, **1993**, *229*:1101—1124.

Vita, G.M., Olckers, A., Jedlicka, A.E., George, A.L., Heiman-Patterson, T., Rosenberg, H., Fletcher, J.E., and Levitt, R.C. Masseter muscle rigidity associated with glycine-1306 to alanine mutation in the adult muscle sodium channel α-subunit gene. *Anesthesiology*, **1995**, *82*:1097—1103.

Waud, B.E., and Waud, D.R. The relation between the response to "train of four" stimulation and receptor occlusion during competitive neuromuscular block. *Anesthesiology*, **1972**, *37*:413—416.

Westman, E.C., Levin, E.D., and Rose, J.E. The nicotine patch in smoking cessation. A randomized trial with telephone counseling. *Arch. Intern. Med.*, **1993**, *153*:1917—1923.

Zhang, Y., Chen, H.S., Khanna, V.K., De Leone, S., Phillips, M.S., Schappert, K., Britt, B.A., Browell, A.K., and MacLennan, D.H. A mutation in the human ryanodine receptor gene associated with central core disease. *Nat. Genet.*, **1993**, *5*:46—49.

Monographien und Übersichtsartikel

Basta, S.J. Modulation of histamine release by neuromolecular blocking drugs. *Curr. Opin. Anaesthesiol.*, **1992**, *5*:512—566.

Bernard, C. Analyse physiologique des proprietés des systèmes musculaires et nerveux au moyen du curare. *C. R. Acad. Sci.*, **1856**, *43*:825—829.

Bevan, D.R. Newer neuromuscular blocking agents. *Pharmacol. Toxicol.*, **1994**, *74*:3—9.

Bovet, D. Synthetic inhibitors of neuromuscular transmission, chemical structures and structure activity relationships. In, *Neuromuscular Blocking and Stimulating Agents*, Vol. 1. *International Encyclopedia of Pharmacology and Therapeutics*, Sect. 14. (Cheymol, J., ed.) Pergamon Press, Ltd., Oxford, **1972**, pp. 243-294.

Bowman, W.C., Prior, C., and Marshall, I.G. Presynaptic receptors in the neuromuscular junction. *Ann. N. Y. Acad. Sci.*, **1990**, *604*:69—81.

Changeux, J.-P. Chemical signalling in the brain. *Sci. Am.*, **1993**, *269*:58—62.

Dorkins, H.R. Suxamethonium–the development of a modern drug from 1906 to the present day. *Med. Hist.*, **1982**, *26*:145—168.

Dripps, R.D. The clinician looks at neuromuscular blocking drugs. In, *Neuromuscular Junction*. (Zaimis, E., ed.) Springer-Verlag, Berlin, **1976**, pp. 583—592.

Dun, N.J. Peptide hormones and transmissions in sympathetic ganglia. In, *Autonomic Ganglia*. (Elfvin, L.-G. ed.) John Wiley & Sons, New York, **1983**, pp. 345—666.

Durant, N.N., and Katz, R.L. Suxamethonium. *Br. J. Anaesth.*, **1982**, *54*:195—208.

Elfvin, L.-G., Lindh, B., and Hokfelt, T. The chemical neuroanatomy of sympathetic ganglia. *Ann. Rev. Neurosci.*, **1993**, *16*:471—507.

Eränkö, O., Sonila, S., and Päivärinta, H. *Histochemistry and Cell Biology of Autonomic Neurons, SIF Cells and Paraneurons*. Academic Press, Inc., New York, **1980**.

Feldman, S.A., and Fauvel, N. Onset of neuromuscular block. In, *Applied Neuromuscular Pharmacology*. (Pollard, B.J., ed.) Oxford University Press, Oxford, **1994**, pp. 69—84.

Gill, R.C. *White Waters and Black Magic*. Henry Holt & Co., New York, **1940**.

Harper, N.J.N. Neuromuscular blockage: measurement and monitoring. In, *Applied Neuromuscular Pharmacology*. (Pollard, B.J., ed.) Oxford University Press, Oxford, **1994**, pp. 319—344.

Hunter, J.M. Muscle relaxants in renal disease. *Acta Anaesthesiol. Scand.*, **1994**, *102 Suppl.*:2—5.

Libet, B. Generation of slow inhibitory and excitatory postsynaptic potentials. *Fed. Proc.*, **1970**, *29*:1945—1956.

MacLennan, D.H., and Phillips, M.S. Malignant hyperthermia. *Science*, **1992**, *257*:789—794.

Numa, S., Noda, M., Takahashi, H., Tanabe, T., Toyosato, M., Furutani, Y., and Kikyotani, S. Molecular structure of the nicotinic acetylcholine receptor. *Cold Spring Harbor Symp. Quant. Biol.*, **1983**, *48*:57—69.

Paton, W.D.M., and Zaimis, E.J. The methonium compounds. *Pharmacol. Rev.*, **1952**, *4*:219—253.

Pollard, B.J. Interactions involving relaxants. In, *Applied Neuromuscular Pharmacology*. (Pollard, B.J., ed.) Oxford University Press, Oxford, **1994**, pp. 202—248.

Riker, W.F. Prejunctional effects of neuromuscular blocking and facilitatory drugs. In, *Muscle Relaxants*. (Katz, R., ed.) Excerpta Medica, Amsterdam, **1975**, pp. 59-102.

Rosenberg, H., and Fletcher, J.E. Malignant hyperthermia. In, *Muscle Relaxants: Side Effects and a Rational Approach to Selection*, (Azar, I., ed.) *Clinical Pharmacology Series*, Vol. 7. Marcel Dekker, Inc., New York, **1987**, pp. 115—148.

Sakmann, B. Elementary steps in synaptic transmission revealed by currents through single ion channels. *Science*, **1992**, *256*:503—512.

Salem, M.R. Therapeutic uses of ganglionic blocking drugs. *Int. Anesthesiol. Clin.*, **1978**, *16*:171—200.

Sargent, P.B. The diversity of neuronal nicotinic acetylcholine receptors. *Annu. Rev. Neurosci.*, **1993**, *16*:403—443.

Savarese, J.J., Miller, R.D., Lieu, C.A., and Caldwell, J.E. Pharmacology of muscle relaxants and their antagonists. In, *Anesthesia*, 4th ed. (Miller, R.D., ed.) Churchill Livingstone, New York, **1994**, pp. 417—488.

Strazis, K.P., and Fox, A.W. Malignant hyperthermia: a review of published cases. *Anesth. Analg.*, **1993**, *77*:297—304.

Taylor, P., Brown, R.D., and Johnson, D.A. The linkage between ligand occupation and response of the nicotinic acetylcholine receptor. In, *Current Topics in Membranes and Transport*, Vol. 18. (Kleinzeller, A., and Martin, B.R., eds.) Academic Press, Inc., New York, **1983**, pp. 407—444.

Van der Kloot, W., and Molgo, J. Quantal acetylcholine release at the vertebrate neuromuscular junction. *Physiol. Rev.* **1994**, *74*:899—991.

Volle, R.L. Nicotinic ganglion-stimulating agents. In, *Pharmacology of Ganglionic Transmission*. (Kharkevich, D.A., ed.) Springer-Verlag, Berlin, **1980**, pp. 281—312.

Watkins, J. Adverse reaction to neuromuscular blockers: frequency, investigation, and epidemiology. *Acta Anaesthesiol. Scand.*, **1994**, *102*:6—10.

Weight, F.F., Schulman, J.A., Smith, P.A., and Busis, N.A. Long-lasting synaptic potentials and the modulation of synaptic transmission. *Fed. Proc.*, **1979**, *38*:2084—2094.

Whittaker, M. Cholinesterase. In, *Monographs in Human Genetics*, Vol. 11. (Beckman, L., ed.) S. Karger, Basel, **1986**, p. 231.

Zaimis, E. The neuromuscular junction: area of uncertainty. In, *Neuromuscular Junction*. (Zaimis, E., ed.) Springer-Verlag, Berlin, **1976**, pp. 1-18.

10 KATECHOLAMINE, SYMPATHOMIMETIKA UND ADRENOZEPTOR-ANTAGONISTEN

Brian B. Hoffman und Robert J. Lefkowitz

Katecholamine werden aus dem sympathischen Nervensystem und dem Nebennierenmark freigesetzt. Sie sind an einer Vielzahl verschiedener physiologischer Funktionen beteiligt, insbesondere an einer gemeinsamen Reaktion gegenüber vielen verschiedenen Stressoren, die den Organismus mit seinen homöostatischen Regelkreisen bedrohen würden. Noradrenalin ist der Haupttransmitter des peripheren sympathischen Nervensystems, wogegen Adrenalin, ausgeschüttet aus dem Nebennierenmark, das wichtigste Hormon der Säugetiere ist. Eine Aktivierung des sympathischen Nervensystems resultiert aus vielen verschiedenen Stimuli, dazu gehören physische Aktivität, psychologische Belastung, Blutverlust und viele andere normale oder auf eine Krankheit bezogene Provokationen. Wegen dieser diversen Effekte, die vom sympathischen Nervensystem vermittelt und modifiziert werden, sind Substanzen mit mimetischer, abschwächender oder antagonisierender Wirkung zur Behandlung vieler Erkrankungen nützlich, wie z. B. bei Hypertonie, Herzkreislaufschock, Arrhythmien, Asthma, Migräne und anaphylaktischen Reaktionen. Einige dieser Indikationen werden in nachfolgenden Kapiteln besprochen (siehe Kapitel 21, 28, 32, 33, 34 und 35).

Viele Effekte von Agonisten oder Antagonisten, die Adrenozeptoren aktivieren bzw. inhibieren, sind mit den bekannten physiologischen Einflüssen der Katecholamine zu verstehen. Während endogene Katecholamine wie Adrenalin gelegentlich als Pharmaka verwendet werden, sind die meisten verfügbaren Agonisten Strukturanaloga von Adrenalin oder Noradrenalin. Diese synthetischen Substanzen besitzen als Pharmaka eine Vielzahl von Vorteilen, wie orale Bioverfügbarkeit, längere Wirkdauer und Selektivität für verschiedene Subtypen der Adrenozeptoren. Dies dient einer verbesserten therapeutischen Wirksamkeit und vermindert ihre nachteiligen Effekte. Die Struktur, zelluläre Funktion und die physiologischen Effekte adrenerger Agonisten und Antagonisten sind in diesem Kapitel dargestellt.

Ungeachtet der großen Anzahl verfügbarer Substanzen, die den Sympathikus modulieren und ihrer breiten therapeutischen Verwendung in vielen Bereichen besteht weiterhin großes Interesse an der Entwicklung neuer Substanzen für den experimentellen und klinischen Gebrauch. Informationen über die physiologischen Aufgaben der verschiedenen Subtypen der Adrenozeptoren in verschiedenen Organsystemen konnten nicht mit den durch molekularbiologische Techniken gewonnenen Erkenntnissen über die Expression dieser Subtypen Schritt halten. Aus der sicheren Beweisführung der Existenz dieser Subtypen als unterschiedliche Genprodukte resultierte die zwingende Verpflichtung für Arzneimittelchemiker, neue Pharmaka zu entwickeln, die nur an bestimmten Rezeptorsubtypen in spezifischen Organen oder in Regionen des zentralen Nervensystems (ZNS) ihre Wirkung entfalten. Eine solche Spezifität könnte neue therapeutische Perspektiven erschließen und die Anwendung dieser Substanzen sicherer gestalten.

Die physiologischen und metabolischen Effekte des stimulierten sympathischen Nervensystems bei Säugetieren wird normalerweise durch den Neurotransmitter Noradrenalin vermittelt, obgleich zusätzlich Kotransmitter wie Peptide an den sympathischen Effekten einen potentiellen Beitrag leisten können. Auch das stimulierte Nebennierenmark, als ein Teil der Reaktion gegenüber Streß, führt zu einer erhöhten Konzentration zirkulierenden Adrenalins. Adrenalin hat die Funktion eines Hormons und entfaltet seine Wirkung an entfernten Orten innerhalb des Kreislaufsystems. Die Wirkungsweise dieser beiden Katecholamine ist an einigen Orten ähnlich, kann andernorts aber auch deutlich differieren. Zum Beispiel erregen beide Substanzen das Myokard, jedoch dilatiert Adrenalin Gefäße im Skelettmuskel, wogegen Noradrenalin eine Konstriktion der Gefäße in Haut, Schleimhäuten und Nieren bewirkt. Dopamin ist ein drittes, natürlich vorkommendes Katecholamin. Obwohl Dopamin hauptsächlich in den Basalganglien des ZNS gefunden wird, wurden spezifische Rezeptoren für dieses Katecholamin auch andernorts im ZNS und in der Peripherie entdeckt. Die Rolle der Katecholamine innerhalb des ZNS wird genauer im Kapitel 12 und anderen beschrieben. Wie zu erwarten ist, bilden sympathomimetische Amine (natürlich vorkommende Katecholamine und Stoffe, die deren Wirkung imitieren) und Antagonisten an Adrenozeptoren (Substanzen, die den Effekt eines stimulierten Sympathikus blockieren) zwei der am häufigsten untersuchten pharmakologischen Substanzklassen.

I. Katecholamine und sympathomimetische Substanzen

Die meisten Effekte der Katecholamine und Sympathomimetika können in sieben große Gruppen eingeteilt werden: (1) Eine peripher erregende Wirkung an speziellen glatten Muskelzellen wie z. B. an Gefäßen, die die Haut versorgen, in Nieren, an Schleimhäuten und an Drüsenzellen, wie Speicheldrüsen und Schweißdrüsen; (2) eine peripher inhibitorische Wirkung an bestimmten glatten Muskelzellen, wie in der Darmwand, am Bronchialbaum und anderen versorgenden Blutgefäßen der Skelettmuskulatur; (3) eine kardiale Erregung, verantwortlich für den Anstieg der Herzfrequenz und der Kontraktionskraft; (4) Stoffwechseleffekte wie eine erhöhte Glykogenolyse in Leber und Muskulatur und eine vermehrte Freisetzung freier Fettsäuren aus dem Fettgewebe; (5) endokrine Wirkungen wie die Modulation der Sekretion von Insulin, Renin und Hypophysenhormonen; (6) ZNS-Effekte wie die Stimulation des Atemantriebs und, durch einige Substanzen bewirkt, eine Verstärkung der Wachsamkeit und der psychomotorischen Aktivität sowie eine Reduktion des Hungergefühls; (7) präsynaptische Effekte, die eine Inhibition oder erleichterte Freisetzung der Neurotransmitter Noradrenalin und Acetylcholin bewirken. Physiologischerweise ist die inhibitorische Wirkung wichtiger als die exzitatorische. Viele dieser Effekte und die Rezeptoren, die diese vermitteln, sind in Tabelle 6.1 und 6.3 zusammengefaßt. Nicht alle der sympathomimetisch wirksamen Substanzen zeigen ausnahmslos die oben beschriebenen Effekte mit gleicher Wirksamkeit. Wenn auch viele der unterschiedlichen Wirkungsweisen nur quantitativ bedingt sind, würde die Beschreibung der Effekte jeder einzelnen Substanz sich unnötig wiederholen. Darum werden die pharmakologischen Eigenschaften dieser Substanzen als Substanzklasse im Detail für den Prototyp Adrenalin beschrieben.

Die Beachtung der in diesem Kapitel beschriebenen pharmakologischen Eigenschaften dieser Stoffe ist unabdingbare Voraussetzung für das Verständnis der Klassifikation, Verteilung und Wirkungsweise der verschiedenen Adrenozeptorensubtypen (α, β) (Abbildung 10.1). Information hierzu vermittelt Kapitel 6.

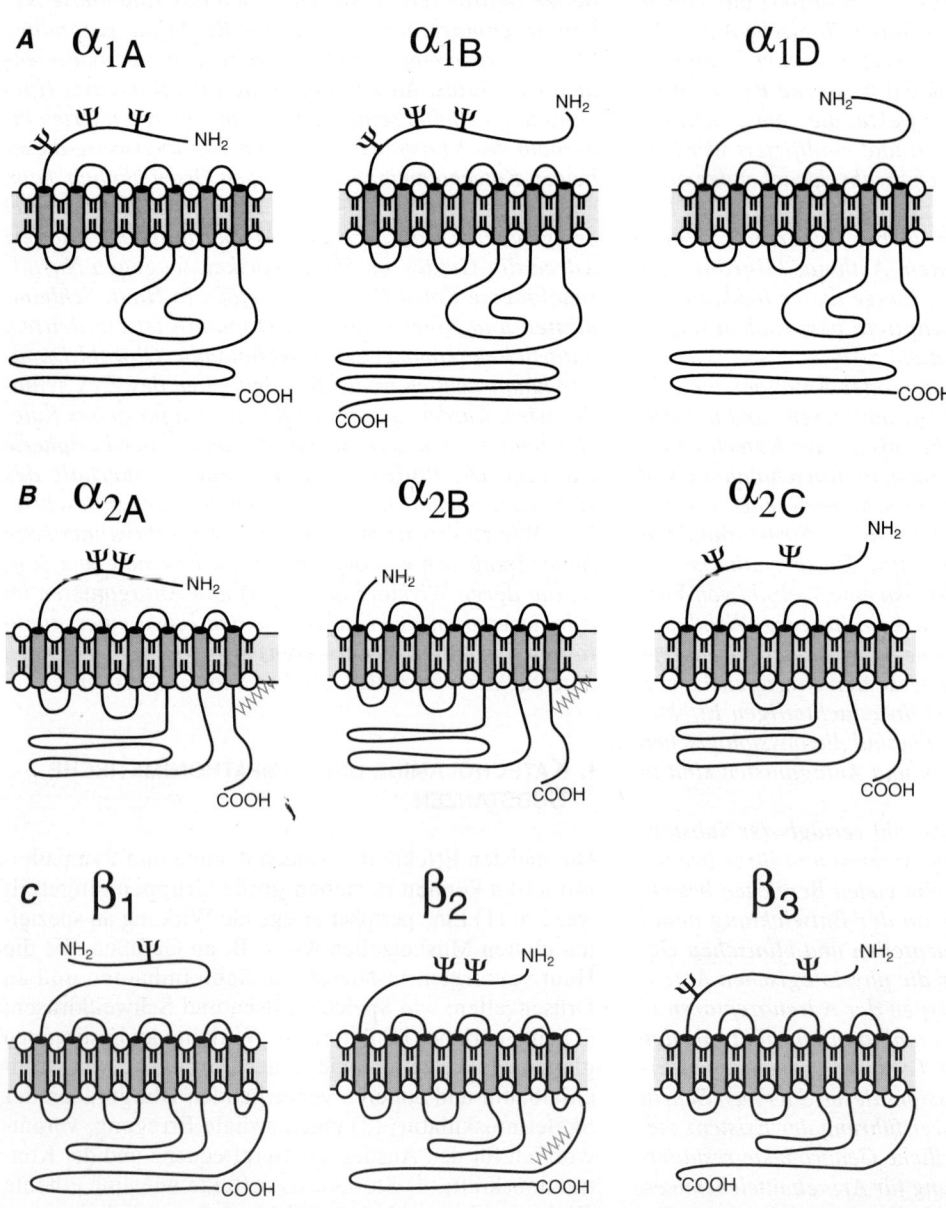

Abbildung 10.1 Subtypen der Adrenozeptoren. Es gibt drei bekannte Subtypen innerhalb jeder α_1-, α_2-, und β-Adrenozeptorengruppe. Alle β-Adrenozeptoren sind mit einer Stimulation der Adenylatcyclase-Aktivität verbunden. Genauso sind auch alle Subtypen der α_2-Rezeptoren mit dem gleichen Effektorsystem verknüpft, d. h., sie inhibieren die Aktivität der Adenylatcyclase, sie aktivieren rezeptorengesteuerte Kaliumkanäle und inhibieren spannungsabhängige Kalziumkanäle. Im Gegensatz dazu gibt es Anhaltspunkte dafür, daß die verschiedenen Subgruppen der α_1-Adrenozeptoren an unterschiedliche Effektorsysteme angeschlossen sind. Ψ zeigt die Orte einer N-Glykolisierung an; www demonstriert die Stelle einer Thio-Acylierung.

Geschichte Der pressorische Effekt adrenerger Extrakte wurde zum ersten Mal 1895 durch Oliver und Schäfer gezeigt. Der aktive Bestandteil wurde von Abel 1899 als *Adrenalin* bezeichnet und unabhängig von Stolz und Dakin (siehe Hartung, 1931) synthetisiert. Der Fortschritt unserer Erkenntnisse über Adrenalin und Noradrenalin als neurohumorale Transmitter ist in Kapitel 6 skizziert. Barger und Dale (1910) untersuchten die pharmakologische Aktivität einer großen Anzahl verwandter Amine des Adrenalins und nannten deren Eigenschaften *sympathomimetisch*. Diese wichtigen Studien bestimmten die grundsätzlichen strukturellen Voraussetzungen für die Aktivität. Erst später wurde entdeckt, daß Kokain oder chronische Denervierung von Erfolgsorganen die Antwort gegenüber Ephedrin und Tyramin vermindert, jedoch die Effekte von Adrenalin erhöht. Somit wurde verständlich, daß die Unterschiede zwischen sympathomimetischen Aminen nicht nur einfach quantitativer Art sind. Folglich wurde vorgeschlagen, daß Adrenalin direkt an der Zielzelle wirksam ist, dagegen Ephedrin und Tyramin ihre Wirkung indirekt durch Aktivierung von Nervenendigungen entfalten. Der Entdeckung, daß Reserpin zu einer Depletion von Noradrenalin im Gewebe führt (Bertler et al., 1996), folgte der Beweis, daß Tyramin und einige bestimmte andere sympathomimetischen Amine an tierischen Geweben nicht wirksam werden, wenn diese mit Reserpin vorbehandelt wurden. Beide Ergebnisse deuteten auf die Freisetzung von endogenem Noradrenalin durch diese Substanzen hin (Burn und Rand, 1958).

Chemie und Struktur-Wirkungsbeziehungen sympathomimetischer Amine β-Phenylethylamin (Tabelle 10.1) kann als Muttersubstanz der Sympathomimetika angesehen werden. Es besteht aus einem Benzolring mit einer Ethylaminseitenkette. Diese Struktur ermöglicht Substitutionen am aromatischen Ringsystem, dem α- und β-Kohlenstoffatom und an der terminalen Aminogruppe, um verschiedene Substanzen mit sympathomimetischer Aktivität zu erhalten. Noradrenalin, Adrenalin, Dopamin, Isoproterenol und einige andere Stoffe sind mit Hydroxylgruppen in Position 3 und 4 des Benzolrings substituiert. Da *o*-Dihydroxybenzol auch als Katechol bezeichnet wurde, werden sympathomimetische Amine mit dieser Hydroxylgruppensubstitution als *Katecholamine* bezeichnet.

Viele der direkt wirkenden Sympathomimetika beeinflussen sowohl α- als auch β-Adrenozeptoren, aber das Verhältnis der Aktivität variiert innerhalb eines Spektrums zwischen Substanzen, die hauptsächlich α-Wirkung (Phenylephrin) und β-Wirkung (Isoproterenol) besitzen. Trotz der Wirkungsvielfalt von sympathomimetischen Substanzen können einige Verallgemeinerungen getroffen werden (siehe Tabelle 10.1).

Trennung der aromatischen Ringstruktur und der Aminogruppe Mit Abstand die stärkste sympathomimetische Aktivität resultiert, wenn zwei Kohlenstoffatome den aromatischen Ring von der Aminogruppe trennen. Diese Regel gilt mit wenigen Ausnahmen für alle Wirkungen.

Substitutionen an der Aminogruppe Die Effekte einer Aminosubstitution sind am anschaulichsten für Katecholamine an α- und β-Adrenozeptoren. Eine Vergrößerung des Alkylsubstituenten erhöht die β-Aktivität (z. B. Isoproterenol). Noradrenalin besitzt eine eher schwache β-Aktivität. Diese Aktivität wird bei Adrenalin jedoch stark erhöht durch Hinzufügung einer Methylgruppe. Eine beachtenswerte Ausnahme bildet Phenylephrin mit seinem N-Methylsubstituenten als ein selektiver α-Agonist. β$_2$-selektive Substanzen bedürfen eines großen Aminosubstituenten, jedoch sind weitere Substitutionen notwendig, um die Selektivität für β$_2$- gegenüber β$_1$-Adrenozeptoren zu erklären. Allgemein gilt, je kleiner die Substitution der Aminogruppe ausfällt, desto höher ist die Selektivität für α-Adrenozeptoren, obwohl die N-Methylierung bei primären Aminen die Wirkstärke erhöht. Folglich ist die α-Aktivität am stärksten für Adrenalin, weniger ausgeprägt für Noradrenalin und nahezu nicht vorhanden für Isoproterenol.

Substitution am aromatischen Kern Die Stärke der α- und β-Wirkung ist abhängig von der Anwesenheit der Hydroxylgruppen in Position 3 und 4. Ist nur eine oder sind beide dieser Gruppen nicht vorhanden und bestehen keine weiteren aromatischen Substitutionen, ist die Gesamteffektivität vermindert. Darum ist Phenylephrin weniger potent an α- und β-Adrenozeptoren als Adrenalin, mit nahezu keiner Aktivität an β$_2$-Adrenozeptoren. Untersuchungen am β-Adrenozeptor deuteten darauf hin, daß die Hydroxylgruppen der Serinreste 204 und 207 wahrscheinlich mit den Hydroxylgruppen in Position 3 und 4 des Katechols Wasserstoffbrücken ausbilden (Strader et al., 1989). Vermutlich bildet Aspartat 133 einen zusätzlichen elektrostatischen Interaktionsort mit der Aminogruppe des Liganden. Da die Serinreste in der fünften und Aspartat in der dritten transmembranären Domäne lokalisiert sind, ist es wahrscheinlich, daß die Katecholamine parallel zur Ebene der Membran eine Brücke zwischen diesen zwei Domänen formieren. Ähnliche Modelle, die Dopaminrezeptoren involvieren, bieten alternative Möglichkeiten (Hutchins, 1994).

Hydroxylgruppen in Position 3 und 5 verleihen Substanzen mit großen Aminosubstituenten eine β$_2$-Adrenozeptorenselektivität. So vermitteln Metaproterenol, Terbutalin und ähnliche Substanzen eine Relaxation der Bronchialmuskulatur bei Patienten mit Asthma bronchiale und bewirken nur in einem geringeren Maße eine kardiale Stimulation im Vergleich zu nicht-selektiven Substanzen. Die Effekte der Nicht-Katecholamine sind zum Teil bedingt durch ihre Fähigkeit, Noradrenalin aus Speichern freizusetzen. Diese Substanzen verursachen Effekte, die hauptsächlich durch α- und β$_1$-Adrenozeptoren vermittelt werden, da Noradrenalin nur einen schwachen β$_2$-Agonisten darstellt. Phenylethylamine, denen die Hydroxylgruppen im Ringsystem und an der Seitenkette fehlen, wirken nahezu ausschließlich durch Freisetzung von Noradrenalin aus adrenergen Nervenendigungen.

Da durch Hinzufügung polarer Gruppen an das Phenylethylamin eine geringere Lipophilität resultiert, ist es dagegen für nichtsubstituierte oder alkylsubstituierte Stoffe leichter, die Blut-Hirn-Schranke zu überschreiten und eine höhere zentrale Wirksamkeit zu entfalten. Dadurch besitzen Ephedrin, Amphetamin und Metamphetamin eine beachtenswerte ZNS-Aktivität. Zusätzlich, wie oben erwähnt, resultiert durch die Abwesenheit polarer Hydroxylgruppen ein Verlust der direkten sympathomimetischen Aktivität.

Die Wirkdauer von Katecholaminen ist nur sehr kurz und nach oraler Verabreichung unwirksam, da sie schnell innerhalb der Darmmukosa und Leber inaktiviert werden, bevor sie in den systemischen Kreislauf gelangen (siehe Kapitel 6). Substanzen ohne eine oder beide der Hydroxylgruppensubstitutionen werden nicht durch die Katechol-O-Methyl-Transferase (COMT) beeinflußt, was ihre orale Wirksamkeit und Wirkdauer erhöht.

Auch andere Gruppen als Hydroxylgruppen wurden an den aromatischen Ring substituiert. Generell ist die α-Adrenozeptorenwirksamkeit damit reduziert und die β-Adrenozeptorenaktivität nur minimal, solche Verbindungen können sogar β-Adrenozeptoren blockieren. Zum Beispiel besitzt Methoxamin mit seinen Methoxysubstituenten an Position 2 und 5 eine hochselektive α-stimulierende Aktivität und blockiert in hohen Dosen β-Adrenozeptoren. *Albuterol*, ein β$_2$-selektiver Agonist mit einem Substituenten in Position 3, ist eine wichtige Ausnahme der allgemeinen Regel geringer β-Adrenozeptorenaktivität. Die Struktur des Albuterol ist wie folgt:

$$HO-\underset{CH_2OH}{\text{C}_6H_3}-CHOHCH_2NHC(CH_3)_3$$

ALBUTEROL

Tabelle 10.1 Chemische Strukturformeln und hauptsächlicher klinischer Einsatz der wichtigsten Sympathomimetika[†]

		β-CH	α-CH	NH	α-Adrenozeptor A N P V	β-Adrenozeptor B C U	ZNS, 0
Phenylethylamin		H	H	H			
Adrenalin	3-OH,4-OH	OH	H	CH$_3$	A, P,V	B,C	
Noradrenalin	3-OH,4-OH	OH	H	H	P		
Dopamin	3-OH,4-OH	H	H	H	P		
Dobutamin	3-OH,4-OH	H	H	1 *		C	
Colterol	3-OH,4-OH	OH	H	C(CH$_3$)$_3$		B	
Ethylnoradrenalin	3-OH,4-OH	OH	CH$_2$CH$_3$	H		B	
Isoproterenol	3-OH,4-OH	OH	H	CH(CH$_3$)$_2$		B,C	
Isoetharin	3-OH,4-OH	OH	CH$_2$CH$_3$	CH(CH$_3$)$_2$		B	
Metaproterenol	3-OH,5-OH	OH	H	CH(CH$_3$)$_2$		B	
Terbutalin	3-OH,5-OH	OH	H	C(CH$_3$)$_3$		B, U	
Metaraminol	3-OH	OH	CH$_3$	H	P		
Phenylephrin	3-OH	OH	H	CH$_3$	N,P		
Tyramin	4-OH	H	H	H			
Hydroxyamphetamin	4-OH	H	CH$_3$	H			
Ritodrin	4-OH	OH	CH$_3$	2 *		U	
Prenalterol	4-OH	OH ‡	H	-CH(CH$_3$)$_2$		C	
Methoxamin	2-OCH$_3$,5-OCH$_3$	OH	CH$_3$	H	P		
Albuterol	3-CH$_2$OH,4-OH	OH	H	C(CH$_3$)$_3$		B, U	
Amphetamin		H	CH$_3$	H			ZNS, 0
Metamphetamin		H	CH$_3$	CH$_3$			ZNS, 0
Benzamphetamin		H	CH$_3$	3 *			0
Ephedrin		OH	CH$_3$	CH$_3$	N,P	B,C	
Phenylpropanolamin		OH	CH$_3$	H	N		0
Mephentermin		H	4 *	CH$_3$	N,P		
Phentermin		H	4 *	H			0
Fenfluramin	3-CF$_3$	H	CH$_3$	C$_2$H$_5$			0
Propylhexedrin	5 *	H	CH$_3$	CH$_3$	N		
Diethylpropion			6 *				0
Phenmetrazin			7 *				0
Phendimetrazin			8 *				0

Substituenten-Nummern:
1: —CH(CH$_3$)—(CH$_2$)$_2$—⌬—OH
2: —CH$_2$—CH$_2$—⌬—OH
3: —N(CH$_3$)(CH$_2$—⌬)
4: —C(CH$_3$)$_2$—
5: Cyclohexylring
6: —C(=O)—CH(CH$_3$)—N(C$_2$H$_5$)$_2$
7: Morpholin-Ring mit CH$_3$ und NH
8: Morpholin-Ring mit CH$_3$ und N—CH$_3$

α-Wirkungen
A = allergische Reaktionen (schließt β-Wirkung mit ein)
N = Abschwellen der Nasenschleimhäute
P = Blutdrucksteigerung (kann β-Effekte mit einschließen)
V = andere Orte der lokalen Vasokonstriktion (z. B. Lokalanästhesie)

β-Wirkungen
B = Bronchodilatation
C = kardiale Wirkungen
U = Uteruswirksamkeit

ZNS = zentrales Nervensystem
0 = Appetitzügler

* Nummern die durch einen Stern gekennzeichnet sind, beziehen sich auf numerierte Substituenten in den unteren Abschnitten der Tabelle; Substituent 3 ersetzt das N-Atom, Substituent 5 steht für den Phenylring; 6, 7 und 8 sind direkt an den Phenylring als Ersatz für die Ethylamin-Seitenkette angeschlossen.
† Das α und β in der Grundstruktur bezieht sich auf die C-Atome der Ethylaminseitenkette.
‡ Prenalterol hat eine —OCH$_2$— Gruppe zwischen dem aromatischen Ring und dem mit β gekennzeichneten Kohlenstoffatom der Grundstruktur.

Substitution am α-Kohlenstoffatom Durch diese Substitution wird eine Oxidation durch die Monoaminooxidase (MAO) verhindert und die Wirkdauer der Nicht-Katecholamine deutlich verlängert, da ihr Abbau hauptsächlich von der MAO abhängig ist. Die Wirkdauer von Substanzen wie Ephedrin oder Amphetamin wird somit in Stunden und nicht in Minuten angegeben. Stoffe mit einem α-Methylsubstituenten verbleiben in den Nervenendigungen und bedingen eher eine Freisetzung von Noradrenalin aus synaptischen Speichern. Eine noch größere indirekte sympathomimetische Aktivität besitzen Substanzen wie Metaraminol.

Substitution am β-Kohlenstoffatom Hinzufügung einer Hydroxylgruppe an das β-Kohlenstoffatom vermindert generell die Wirksamkeit innerhalb des ZNS, hauptsächlich durch eine verminderte Lipidlöslichkeit dieser Substanzen. Sicher erhöht jedoch diese Substitution die agonistische Aktivität an beiden α- und β-Adrenozeptoren. Obwohl Ephedrin über eine geringere Potenz als zentrales Stimulans im Vergleich zu Metamphetamin besitzt, ist Ephedrin stärker bronchodilatorisch, blutdrucksteigernd und herzfrequenzerhöhend wirksam.

Optische Isomerie Durch Substitutionen entweder am α- oder β-Kohlenstoff erhält man optische Isomere. Linksdrehende Substitution des β-Kohlenstoffs bedingt eine größere periphere Wirksamkeit, so daß das natürlich vorkommende *l*-Ephedrin und *l*-Noradrenalin letztendlich über eine zehnfach höhere Potenz verfügen als die synthetischen *d*-Isomere. Eine generell stärkere Wirksamkeit resultiert aus einer rechtsdrehenden Substitution am α-Kohlenstoffatom. So ist *d*-Amphetamin potenter als *l*-Amphetamin, bezogen auf die zentrale, nicht aber auf die periphere Aktivität.

Physiologische Grundlagen der Adrenozeptorenfunktion

Die Wirkung von Sympathomimetika auf jede Zelle und jedes Organ wird im wesentlichen durch die Dichte und durch das Verteilungsverhältnis zwischen α- und β-Adrenozeptoren bestimmt. Zum Beispiel besitzt Noradrenalin eine nur geringe Kapazität, den bronchialen Luftstrom zu erhöhen, da die glatte Bronchialmuskulatur hauptsätzlich über $β_2$-Adrenozeptoren verfügt. Im Gegensatz hierzu sind Isoproterenol und Adrenalin potente Bronchodilatoren. Die Gefäße der Haut exprimieren nahezu ausschließlich α-Adrenozeptoren. Somit verursachen Adrenalin und Noradrenalin eine Konstriktion dieser Gefäße, wogegen Isoproterenol nur einen kleinen Effekt aufweist. Die glatte Gefäßmuskulatur der Skelettmuskel versorgenden Gefäße besitzt $β_2$- und α-Adrenozeptoren. Eine Aktivierung dieser $β_2$-Adrenozeptoren verursacht eine Vasodilatation, und eine Stimulation der α-Adrenozeptoren konstringiert diese Gefäße. Die Schwellenwertkonzentration zur Aktivierung von $β_2$-Adrenozeptoren durch Adrenalin ist geringer als die für α-Adrenozeptoren in Skelettmuskelgefäßen, werden jedoch beide Rezeptortypen durch hohe Adrenalinkonzentrationen stimuliert, so prädominiert die α-Wirkung. Adrenalin vermittelt in physiologischen Konzentrationen jedoch hauptsächlich eine Vasodilatation.

Die endgültige Wirkung von Sympathomimetika auf das Zielorgan wird nicht nur durch die direkte Wirkung dieser Substanzen bedingt, sondern auch durch die reflektorischen Homöostaseanpassungsmechanismen des Organismus beeinflußt. Einer der eindrucksvollsten Effekte vieler Sympathomimetika ist der durch vaskuläre α-Adrenozeptoren vermittelte Anstieg des Blutdrucks. Diese Stimulation löst kompensatorische Reflexe aus, vermittelt durch die Barorezeptoren des Carotissinus. Es resultiert ein verminderter Sympathotonus und eine Steigerung des Vagotonus. Beide Antworten führen zu einer Verlangsamung der Herzfrequenz. Dieser Reflexbogen ist von besonderer Bedeutung für Substanzen mit geringer direkter β-Adrenozeptorenwirkung.

Indirekt wirkende sympathomimetische Substanzen Noch vor vielen Jahren wurde vermutet, daß Sympathomimetika ihre Wirkung durch direkte Aktivierung von Adrenozeptoren entfalten. Dieser Verdacht wurde jedoch nach der Entdeckung, daß die Effekte von Tyramin und vielen anderen Nicht-Katecholaminen durch chronische postganglionäre Denervierung oder Vorbehandlung mit Kokain oder Reserpin vermindert oder gar aufgehoben wurden, verlassen. Unter solchen Bedingungen waren die Effekte exogen verabreichten Adrenalins und besonders die des Noradrenalins verstärkt. Diese Beobachtungen führten zu dem Vorschlag, daß Tyramin und verwandte Amine ihre Wirkung indirekt, durch die Aufnahme in adrenerge Nervenendigungen mit konsekutiver Verdrängung von Noradrenalin aus Speichern der synaptischen Vesikel oder extravesikulären Bindungsstellen, entfalten. Noradrenalin könnte somit aus den synaptischen Nervenendigungen freigesetzt werden und sympathomimetische Wirkungen infolge Interaktion mit Rezeptoren bewirken. Die Katecholamindepletion der Gewebespeicher nach Behandlung mit Reserpin oder nach Zerstörung der Nervenendigungen würde den fehlenden Effekt von Tyramin unter diesen Umständen erklären. In Gegenwart von Kokain ist das hochaffine neuronale Transportsystem für Katecholamine inhibiert, wodurch für Tyramin oder ähnliche Amine der Zugang in die adrenergen Nervenendigungen nicht mehr möglich ist. Somit inhibiert Kokain einerseits die Wirkung indirekter Sympathomimetika, wogegen es andererseits die Effekte direkt angreifender Substanzen potenziert, da diese normalerweise aus dem synaptischen Spalt durch ein Wiederaufnahmetransportsystem entfernt werden (siehe Kapitel 6).

Zur Abschätzung der direkten oder indirekten Wirkstärke von sympathomimetischen Substanzen wird als experimentelles Verfahren am häufigsten der Vergleich zwischen Dosis-Wirkungskurven einer Substanz an bestimmten Zielgeweben vor und nach Behandlung mit Reserpin gezogen (Trendelenburg, 1972). Solche Substanzen, deren Wirkung nach Behandlung mit Reserpin im wesentlichen unbeeinflußt bleiben, werden als direkt wirksame Sympathomimetika klassifiziert (z. B. Noradrenalin, Phenylephrin), während jene, deren Effekte aufgehoben werden, als indirekt wirkende bezeichnet werden (z. B. Tyramin). Viele Substanzen verfügen zu einem bestimmten Grad über eine residuale sympathomimetische Aktivität nach Verabreichung von Reserpin, jedoch sind höhere Konzentrationen dieser Substanzen notwendig, um vergleichbare Effekte zu erzielen. Diese Substanzen werden als gemischt wirkende sympathomimetische Amine bezeichnet. Sie verfügen sowohl über direkte als auch indirekte Aktivität. Die Größe der direkten und indirekten Wirkung kann zwischen verschiedenen Geweben und Spezies beträchtlich variieren.

Da die Effekte von Noradrenalin deutlicher über α- und β_1-Adrenozeptoren als über β_2-Adrenozeptoren vermittelt werden, besitzen Nicht-Katecholamine, die Noradrenalin freisetzen, hauptsächlich kardiale und über α-Rezeptoren vermittelte Wirkungen. Jedoch zeigen bestimmte Nicht-Katecholamine mit direkter und indirekter Wirkung an Adrenozeptoren eine deutliche β_2-Aktivität und werden wegen dieser Effekte klinisch genutzt. So zeigt Ephedrin, obwohl es zur Entfaltung einiger Effekte von der Noradrenalinfreisetzung abhängig ist, eine Verminderung des Bronchospasmus durch Wirkung an β_2-Adrenozeptoren der Bronchialmuskulatur. Noradrenalin zeigt diesen Effekt nicht. Weiterhin muß daran erinnert werden, daß manche Nicht-Katecholamine wie z. B. Phenylephrin hauptsächlich direkt an Effektorzellen wirken. Daher ist es unmöglich, exakt die charakteristischen Effekte von Nicht-Katecholaminen vorherzusagen, da sie zusätzlich auf der Basis einer Freisetzung von Noradrenalin wirken könnten.

Konzept des falschen Transmitters Wie oben angesprochen werden indirekt wirkende Amine in die adrenergen Nervenendigungen und Speichervesikel aufgenommen, wo sie Noradrenalin innerhalb des Speicherkomplexes ersetzen. Phenylethylamine, denen die β-Hydroxylgruppe fehlt, werden dort nur geringgradig zurückgehalten, jedoch β-hydroxylierte Phenylethylamine und Stoffe, die nachfolgend innerhalb der synaptischen Vesikel durch die Dopamin-β-Hydroxylase hydroxyliert werden, verbleiben in den Vesikeln für relativ lange Zeit. Diese Substanzen verursachen eine anhaltende Verminderung des Noradrenalingehaltes an funktionell bedeutenden Orten. Nach Stimulation eines Nervs wird der Inhalt einer relativ konstanten Zahl von synaptischen Vesikeln scheinbar durch Exozytose freigesetzt. Wenn diese Vesikel Phenylethylamine enthalten, die weit weniger potent als Noradrenalin sind, wird die Erregung postsynaptischer Rezeptoren abgeschwächt.

Diese Hypothese, bekannt als das *Konzept des falschen Transmitters*, ist eine mögliche Erklärung für einige Effekte der MAO-Inhibitoren. Gewöhnlich werden Phenylethylamine im Gastrointestinaltrakt durch bakterielle Tyramindecarboxylasen synthetisiert. Das auf diese Weise gebildete Tyramin wird normalerweise im Gastrointestinaltrakt und in der Leber oxidativ desaminiert, darum erreicht das Amin den systemischen Kreislauf nicht in bedeutsamen Konzentrationen. Wird jedoch ein MAO-Inhibitor verabreicht, dann kann Tyramin systemisch wirksam resorbiert und in adrenerge Nervenendigungen transportiert werden. Dort wird der Katabolismus durch die lokale Inhibition der MAO erneut verhindert. Weiterhin wird Tyramin β-hydroxyliert zu Octopamin und in dieser Form in den Vesikeln gespeichert. Dadurch wird Noradrenalin graduell verdrängt, und durch Stimulation der Nervenendigungen werden nur geringer Mengen von Noradrenalin zusammen mit einem Anteil von Octopamin freigesetzt. Das letztere Amin verfügt nur über ein geringes Vermögen α- oder β-Adrenozeptoren zu erregen. Somit resultiert eine funktionelle Beeinträchtigung der sympathischen Transmission im Verlauf einer Langzeiteinnahme von MAO-Inhibitoren.

Trotz einer solchen Beeinträchtigung können Patienten, die MAO-Hemmer erhalten haben, schwere hypertensive Krisen erleiden, wenn sie Nahrung wie Käse, Rotwein oder Bier zu sich nehmen. Diese und ähnliche Speisen, die durch Fermentation entstehen, enthalten eine große Menge an Tyramin und nur zu einem geringeren Teil andere Phenylethylamine. Da die gastrointestinale und hepatische MAO gehemmt sind, wird die große inkorporierte Menge an Tyramin schnell resorbiert und in hoher Konzentration den systemischen Kreislauf erreichen. Daraus kann eine massive und überschießende Freisetzung von Noradrenalin resultieren, und die nachfolgende Hypertension kann schwer genug sein, um einen Myokardinfarkt oder Schlaganfall zu verursachen.

ENDOGENE KATECHOLAMINE

Adrenalin

Adrenalin ist ein potentes Stimulans für α- und β-Adrenozeptoren, somit sind die Effekte am Zielorgan komplex. Die meisten in der Tabelle 6.1 aufgelisteten Effekte sind nach Adrenalininjektion zu beobachten, obwohl das Auftreten von Schwitzen, Piloerektion und Mydriasis vom physiologischen Ausgangsstatus abhängig ist. Besonders prominent sind die Wirkungen auf Herz und Gefäße und andere glatte Muskulatur.

Blutdruck Adrenalin ist eine der potentesten bekannten vasopressorischen Substanzen. Wenn eine pharmakologische Dosis schnell intravenös verabreicht wird, entsteht ein charakteristischer Blutdruckeffekt, der schnell zu einem Maximum, proportional zur Dosis, ansteigt. Der Anstieg des systolischen Drucks ist größer als der Anstieg des diastolischen Blutdrucks, so daß die Pulsdruckamplitude steigt. Wenn der Effekt nachläßt, kann der Mitteldruck auf unter den Normalwert abfallen, bevor er wieder Ausgangswerte erreicht.

Der Mechanismus des Blutdruckanstiegs durch Adrenalin besteht aus drei Komponenten: (1) einer direkten myokardialen Stimulation, die zu einer Erhöhung der ventrikulären Kontraktionskraft führt (positive Inotropie); (2) einem Anstieg der Herzfrequenz (positive Chronotropie); (3) einer Vasokonstriktion innerhalb vieler Gefäßbette, besonders an präkapillären Widerstandsgefäßen der Haut, Mukosa und Nieren, gemeinsam mit einer deutlichen Konstriktion der Venen. Die anfangs beschleunigte Herzfrequenz kann nach Erreichen des Blutdruckgipfels durch eine kompensatorische Vagusentladung deutlich abnehmen. Kleinere Dosen Adrenalin (0,1 µg/kg) können einen Blutdruckabfall verursachen. Dieser Depressoreffekt kleiner Dosen und die biphasische Antwort bei höherer Dosierung sind bedingt durch eine höhere Sensitivität gegenüber Adrenalin von vasodilatierenden β_2-Adrenozeptoren im Vergleich zu konstringierenden α-Adrenozeptoren.

Die Effekte sind etwas andersartig, wenn die Substanz durch langsame intravenöse Infusion oder mittels subkutaner Injektion verabreicht wird. Die Resorption nach subkutaner Injektion ist wegen der lokalen Vasokonstriktion verzögert. Die Effekte von Dosen im Umfang von 0,5 - 1,5 mg können durch eine intravenöse Gabe in der Größenordnung von 10 - 30 µg pro Minute verdoppelt werden. In Abhängigkeit der erhöhten Kontraktionskraft des Herzen und des ansteigenden Herzminutenvolumens (Abbildung 10.2) entsteht ein moderater Zu-

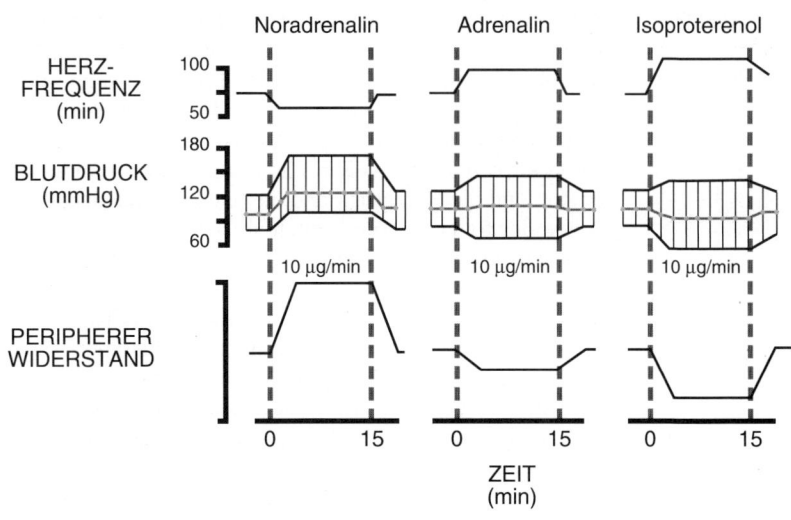

Abbildung 10.2 Wirkungen einer Noradrenalin-, Adrenalin- oder Isoproterenol-Infusion beim Menschen (modifiziert nach Allwood et al., 1963 mit freundlicher Erlaubnis).

wachs des systolischen Blutdrucks. Der abnehmende periphere Widerstand ist der dominanten Wirkung vaskulärer β_2-Adrenozeptoren in der Skelettmuskulatur zuzuordnen, da der Blutfluß hier erhöht ist. Darum nimmt als Folge normalerweise der diastolische Blutdruck ab. Da der arterielle Mitteldruck in der Regel nicht stärker ansteigt, antagonisiert der Barorezeptorenreflex nicht merklich die direkten kardialen Wirkungen. Herzfrequenz, Herzminutenvolumen, Schlagvolumen und die linksventrikuläre Arbeit pro Herzschlag sind als Folge der direkten kardialen Stimulation und eines Zuwachses des venösen Rückflusses zum Herzen erhöht, was sich in einem ansteigenden rechtsatrialen Druck widerspiegelt. Bei geringgradig höheren Infusionsdosen kann keine Veränderung oder nur ein schwacher Anstieg des peripheren Widerstands und diastolischen Blutdrucks erkennbar werden, in Abhängigkeit der Dosis und des Verhältnisses von α- und β-Antwort in verschiedenen Gefäßbetten. Zusätzlich können kompensatorische Reflexe in das Geschehen eingreifen. Die Einzeleffekte einer intravenösen Verabreichung von Adrenalin, Noradrenalin und Isoproterenol am Menschen sind verglichen in Tabelle 10.2 und Abbildung 10.2.

Gefäßwirkungen Die Hauptgefäßeffekte von Adrenalin zeigen sich an kleineren Arteriolen und präkapillären Sphinkteren, obwohl auch Venen und große Arterien auf diese Substanz reagieren. Durch die uneinheitliche Reaktion in verschiedenen Gefäßen entsteht eine beträchtliche Umverteilung des Blutflusses.

Die Injektion von Adrenalin führt zu einer deutlichen Abnahme der Hautdurchblutung, präkapillärer Gefäßkonstriktion und Verengung kleiner Venen. Die kutane Vasokonstriktion ist ein gutes Beispiel für die anschauliche Abnahme der Durchblutung von Händen und Füßen. Die durch lokal zugeführtes Adrenalin ausgelöste „sekundäre Blutstauung" in Schleimhäuten nach einer Vasokonstriktion ist wahrscheinlich eher das Resultat einer veränderten Gefäßreagibilität durch Gewebshypoxie, als einer Wirkung über β-Adrenozeptoren in Schleimhautgefäßen zuzuordnen.

Beim Menschen ist in therapeutischen Dosen der Blutfluß zur Skelettmuskulatur erhöht. Dies ist zum Teil auf eine kräftige vasodilatierende Wirkung über β_2-Adrenozeptoren zurückzuführen, die nur teilweise durch die vasokonstringierende Wirkung von α-Adrenozeptoren ausgeglichen wird. Wenn eine α-blockierende Substanz verabreicht wird, ist die Vasodilatation in der Muskulatur verstärkt, der totale periphere Widerstand vermindert, und der mittlere arterielle Blutdruck fällt (Adrenalinumkehr). Nach Gabe eines nicht-selektiven β-Adrenozeptor-Antagonisten entsteht nur eine Vasokonstriktion und die Verabreichung von Adrenalin ist assoziiert mit einem beträchtlichen Pressoreffekt. Dieser deutliche Blutdruckanstieg durch Adrenalin wird nicht verursacht in Gegenwart eines β_1-selektiven Antagonisten.

Die Wirkung von Adrenalin auf den zerebralen Kreislauf ist abhängig vom systemischen Blutdruck. In üblichen therapeutischen Dosen besitzt die Substanz keine deutlich konstringierende Wirkung. Der zerebrale Blutfluß steigt an und der zerebrovaskuläre Widerstand verändert sich nicht. Physiologisch vorteilhaft ist, daß es nicht zu einer Konstriktion im zerebralen Kreislauf als Antwort gegenüber Streß kommt. Tatsächlich scheinen autoregulatorische Mechanismen den erhöhten zerebralen Blutfluß, verursacht durch einen gestiegenen Blutdruck, zu limitieren.

Dosierungen von Adrenalin mit nur geringer Wirkung auf den mittleren arteriellen Blutdruck führen beständig zu einer Erhöhung des renalen vaskulären Widerstands und reduzieren den renalen Blutfluß bis zu 40%. Alle Abschnitte des renalen Gefäßbetts tragen zu einem erhöhten Widerstand bei. Da die glomeruläre Filtrationsrate nur leicht und variabel verändert wird, wird die Filtrationsfraktion konsekutiv gesteigert. Die Exkretion von Na^+, K^+ und Cl^- ist vermindert, das Urinvolumen kann erhöht, reduziert oder unverändert sein. Die maximale tubuläre Resorptions- und Exkretionskapazität bleiben unverändert. Als Folge einer direkten β_1-Adrenozeptorwirkung von Adrenalin im juxtaglomerulären Apparat ist die Reninsekretion gesteigert.

Tabelle 10.2 Vergleich der Wirkungen von Noradrenalin und Adrenalin nach intravenöser Infusion beim Menschen*

WIRKUNGEN	ADRENALIN	NORADRENALIN
kardial		
Herzfrequenz	+	–[†]
Schlagvolumen	++	++
Herzminutenvolumen	+++	0,–
Arrhythmieneigung	++++	++++
koronarer Blutfluß	++	++
Blutdruck		
arteriell systolisch	+++	+++
arterieller Mittelwert	+	++
arteriell diastolisch	+,0,–	++
pulmonaler Mittelwert	++	++
peripherer Kreislauf		
gesamter peripherer Widerstand	–	++
zerebraler Blutfluß	+	0,–
Muskeldurchblutung	+++	0,–
Hautdurchblutung	– –	– –
renaler Blutfluß	–	–
Splanchnicus-Blutfluß	+++	0,+
metabolische Wirkungen		
Sauerstoffverbrauch	++	0,+
Plasmaglukosespiegel	+++	0,+
Plasmalaktatspiegel	+++	0,+
Eosinophilen-Antwort	+	0
ZNS		
Atmung	+	+
subjektive Wahrnehmung	+	+

* 0,1-0,4 µg/kg/min.
ABKÜRZUNGEN: + = Anstieg; 0 = keine Veränderung; – = Abnahme; [†] = nach Atropin.
QUELLE: Nach Goldenberg et al., 1950 (mit Erlaubnis des *Archives of Internal Medicine*).

Der arterielle und pulmonale Druck steigen. Obwohl eine direkte pulmomale Vasokonstriktion resultiert, entsteht eine Umverteilung aus dem systemischen Kreislauf in die pulmonale Zirkulation, da die kräftigere Muskulatur der systemischen großen Venen zweifellos eine wichtige Rolle in der Entwicklung eines steigenden pulmonalen Drucks übernimmt. Sehr hohe Konzentrationen von Adrenalin können, ausgelöst über einen erhöhten kapillären Filtrationsdruck und „leckende" Kapillaren, zu einem pulmonalen Ödem führen.

Der koronare Blutfluß ist durch Adrenalin oder direkte kardiale sympathische Stimulation erhöht. Der steigende Fluß entsteht auch, wenn die verabreichten Dosen nicht den arteriellen Blutdruck erhöhen. Dies ist das Resultat zweier Faktoren. Der erste ist die relativ verlängerte Dauer der Diastole bei schnelleren Herzfrequenzen (siehe unten), was teilweise durch einen abnehmenden Blutfluß während der kraftvolleren Kontraktion des umgebenden Myokards und einer erhöhten mechanischen Kompression der Koronargefäße ausgeglichen wird. Weiterhin ist der diastolische Fluß erhöht, wenn der aortale Blutdruck durch Adrenalin steigt und als Folge der gesamte Koronarfluß zunehmen kann. Der zweite Faktor ist ein metabolischer Dilatatoreffekt, der durch eine größere Kontraktionskraft und den wachsenden myokardialen Sauerstoffverbrauch, in Abhängigkeit der direkten Wirkung von Adrenalin auf kardiale Myozyten, resultiert. Diese Vasodilatation wird teilweise durch Adenosin, freigesetzt aus Kardiomyozyten (siehe Berne et al., 1983), vermittelt, die die direkte Vasokonstriktion von Adrenalin über α-Adrenozeptoren in Koronargefäßen übertrifft.

Kardiale Effekte Adrenalin ist ein potentes kardiales Stimulans. Es wirkt hauptsächlich über die myokardial vorherrschenden β₁-Adrenozeptoren und die Zellen des Schrittmachers und des Erregungsleitungssystems. β₂- und α-Adrenozeptoren sind auch am Herz vorhanden, obwohl hier beträchtliche Unterschiede zwischen verschiedenen Säugern existieren. Die Herzfrequenz steigt, und der Rhythmus wird oft verändert. Die kardiale Systole ist verkürzt und kraftvoller, das Herzminutenvolumen ist erhöht, und die Herzarbeit und die Sauerstoffbereitstellung sowie der Sauerstoffverbrauch sind deutlich gesteigert. Die kardiale Effektivität (geleistete Arbeit zum Sauerstoffverbrauch) ist vermindert. Zu den direkten Adrenalineffekten zählen weiterhin eine ansteigende Kontraktionskraft, eine Beschleunigung steigender isometrischer Spannung und Relaxation, eine Verkürzung des Spannungsmaximums pro Zeiteinheit, eine erhöhte Exzitabilität, eine wachsende Zahl spontaner Schläge und eine Automatieinduktion besonderer Regionen des Herzens.

Während der Beschleunigung des Herzens verkürzt Adrenalin vorzugsweise die Systole, so daß die Dauer der Diastole sich normalerweise nicht verkürzt. Tatsächlich führt die Erregung von β-Adrenozeptoren zu einer vergleichbar steigenden Relaxation der Ventrikelmuskulatur. Adrenalin steigert die Herzfrequenz durch eine Beschleunigung der langsamen diastolischen Depolarisation von Zellen des Sinusknoten, d. h. innerhalb der Phase 4 eines Aktionspotentials (siehe Kapitel 35). Dadurch steigt das transmembranäre Potential der Schrittmacherzellen schneller bis zum Schwellenpotential an, an welchem ein Aktionspotential ausgelöst wird. Die Amplitude des Aktionspotentials und die maximale Rate der Depolarisation (Phase 0) sind zusätzlich erhöht. Eine Verschiebung des Schrittmacherortes innerhalb des Sinusknoten entsteht häufig durch eine entsprechende Aktivierung latenter Schrittmacherzellen. Innerhalb der Purkinje-Fasern beschleunigt Adrenalin zusätzlich die diastolische Depolarisation und kann so eine Aktivierung schlummernder Schrittmacherzellen verursachen. Diese Veränderungen erscheinen nicht in atrialen und ventrikulären Muskelfasern, da Adrenalin nur geringgradig innerhalb des stabilen Phase-4- Potentials nach der Repolarisation auf sie einwirkt. Werden hohe Dosen Adrenalin verabreicht, können Extrasystolen und schwere ventrikuläre Arrhythmien entstehen. Dies wird jedoch selten unter üblicher Dosierung am Menschen gesehen, jedoch können ventrikuläre Extrasystolen, Tachykardie oder auch Flimmern durch Freisetzung von endogenem Adrenalin ausgelöst werden, wenn das Herz durch einige Anästhetika oder im Falle eines Myokardinfarkts für diese Adrenalineffekte sensibilisiert wurde. Der Mechanismus dieser kardialen Arrhythmiewirkung ist nicht klar. Jedoch schützen α-Adrenozeptoren blockierende Substanzen gegen eine adrenalininduzierte Arrhythmie unter Anästhesie. Ein Teil des Schutzes entsteht durch die Verhinderung eines Blutdruckanstiegs (wodurch das Myokard für adrenalininduzierte ektope Rhythmen sensibilisiert wird).

Einige Effekte von Adrenalin am kardialen Gewebe sind größtenteils sekundär durch den Anstieg der Herzfrequenz vermittelt. Sie sind gering oder variabel, wenn die Herzfrequenz konstant gehalten wird. Zum Beispiel ist der Effekt von Adrenalin auf die Repolarisation der atrialen Muskulatur, von Purkinje-Fasern oder ventrikulärer Muskulatur gering, wenn die Herzfrequenz unverändert bleibt. Ist die Herzfrequenz erhöht, wird die Dauer eines Aktionspotentials demzufolge verkürzt und die Refraktärzeit entsprechend vermindert.

Die Erregungsüberleitung im Purkinje-System hängt von der Höhe des Membranpotentials zum Zeitpunkt der Erregung ab. Eine exzessive Absenkung des Potentials führt zu Erregungsleitungsstörungen, die von verzögerter Überleitung bis zum totalen Block reichen können. Adrenalin erhöht meistens das Membranpotential und verbessert die Überleitung von Purkinje-Fasern, die stark depolarisiert wurden.

Normalerweise verkürzt Adrenalin die Refraktärzeit des humanen AV-Knotens, obwohl manche Dosierungen über eine reflektorische vagale Entladung zu einer indirekten Verlängerung führen können. Weiterhin vermindert Adrenalin den Grad der AV-Blockierung, der durch Krankheit, Pharmaka oder vagale Stimulation verursacht sein kann. Supraventrikuläre Arrhythmien werden vermutlich durch die Kombination von Adrenalin und cholinerger Stimulation bedingt. Die Unterdrückung der Sinusfrequenz und AV-Überleitung durch vagale Entladung spielt wahrscheinlich eine Rolle in der adrenalininduzierten ventrikulären Arrhythmie, da verschiedene Substanzen, die vagale Effekte blockieren, eine Protektion vermitteln. Die Effekte von Adrenalin, die zu einer Verstärkung der kardialen Automatie mit der Wirkungsfolge einer Arrhythmie führen, werden effektiv mittels β-Adrenozeptor blockierenden Substanzen wie Propranolol antagonisiert. Jedoch existieren innerhalb der meisten Regionen des Herzens auch α_1-Adrenozeptoren, deren Aktivierung die Refraktärzeit verlängert und die myokardiale Kontraktionskraft stärkt.

Herzrhythmusstörungen wurden an Patienten nach versehentlicher intravenöser Verabreichung üblicher subkutaner Adrenalindosen beobachtet. Ventrikuläre Extrasystolen können entstehen, die nachfolgend zu einer multifokalen ventrikulären Tachykardie führen. Auch ein Lungenödem kann auftreten.

Adrenalin verkleinert die Amplitude der T-Welle im Elektrokardiogramm (EKG) bei Normalpersonen. An Tieren, die relativ hohe Dosen erhalten, werden zusätzliche Effekte an der T-Welle und der ST-Strecke beobachtet. Nach einer Verminderung der Amplitude kann die T-Welle biphasisch werden und die ST-Strecke kann entweder oberhalb oder unterhalb zur isoelektrischen Linie abweichen. Diese ST-Streckenveränderungen sind jenen ähnlich, die bei Patienten mit Angina pectoris während spontaner oder adrenalininduzierter Schmerzattacken zu sehen sind. Diese elektrischen Veränderungen wurden deshalb einer myokardialen Ischämie zugeordnet. Zusätzlich kann Adrenalin wie auch andere Katecholamine einen myokardialen Zelltod verursachen, besonders nach intravenöser Infusion.

Effekte auf die glatte Muskulatur Die Wirkungen von Adrenalin auf glatte Muskelzellen verschiedener Organe und Systeme hängt von den Adrenozeptorentypen in der Muskulatur ab. Die glatte Muskulatur des Gastrointestinaltrakts wird generell durch Adrenalin relaxiert. Dieser Effekt entsteht durch Aktivierung sowohl der α- als auch der β-Adrenozeptoren. Der intestinale Tonus, die Frequenz und Amplitude spontaner Kontraktionen sind vermindert. Normalerweise ist der Magen relaxiert und der pylorische und der iliocoecale Sphinkter angespannt, jedoch hängen diese Effekte von dem vorbestehenden Tonus ab. Ist der Tonus schon erhöht, verursacht Adrenalin eine Relaxation, ist er vermindert, folgt eine Kontraktion.

Die Wirkung von Adrenalin auf die Uterusmuskulatur variiert zwischen den Arten, der Phase des sexuellen Zyklus, dem Stadium der Schwangerschaft und der verabreichten Dosis. Adrenalin kontrahiert Streifen des Uterus von schwangeren und nicht schwangeren Frauen *in vitro* durch Interaktion mit α-Adrenozeptoren. Die Effekte von Adrenalin am humanen Uterus *in situ* differieren jedoch. Innerhalb des letzten Monats einer Schwangerschaft und während der Geburt hemmt Adrenalin den uterinen Tonus und die Wehentätigkeit. Selektive β_2-Agonisten wie Ritodrin oder Terbutalin wurden verwendet, um eine vorzeitige Geburt zu verzögern, obwohl ihre Wirksamkeit begrenzt ist (siehe Kapitel 39).

Adrenalin relaxiert den Blasendetrusor durch die Aktivierung von β-Adrenozeptoren und kontrahiert das Trigonum und die muskulären Sphinkteren über seine α-agonistische Aktivität. Daraus kann eine Verzögerung der Blasenentleerung resultieren, was zu einer Restharnbildung in der Blase beitragen kann.

Respiratorische Effekte Adrenalin bewirkt im Respirationstrakt hauptsächlich eine Relaxation der Bronchialmuskulatur. Es hat eine kräftige bronchodilatierende Wirkung, die am stärksten ausgeprägt ist, wenn die Bronchialmuskulatur bei Krankheiten wie Asthma bronchiale kontrahiert ist. Adrenalin als Antagonist besitzt gegenüber Substanzen, die eine Bronchokonstriktion hervorrufen können, einen eindrucksvollen therapeutischen Effekt.

Der günstige Effekt von Adrenalin bei Asthma könnte zusätzlich durch eine Inhibition der antigeninduzierten Freisetzung entzündlicher Mediatoren aus Mastzellen und zu einem kleineren Maße durch eine Verminderung der bronchialen Sekretion und Schwellung entstehen. Eine Hemmung der Sekretion aus Mastzellen wird über β_2-Adrenozeptoren vermittelt, wogegen die Effekte an der Mukosa über α-Adrenozeptoren übertragen werden.

Effekte im zentralen Nervensystem Durch das Unvermögen dieser eher polaren Substanz in das ZNS überzutreten, ist Adrenalin in konventioneller Dosierung kein potentes ZNS-Stimulans. Da die Substanz Unruhe, Anspannung, Kopfschmerzen und Tremor bei vielen Personen verursachen kann, könnten diese Wirkungen zum Teil durch sekundäre Effekte des Adrenalins auf das kardiovaskuläre System, die Skelettmuskulatur und den Intermediärstoffwechsel bedingt sein, so daß dies zu einer somatischen Manifestation von Angst führen könnte.

Metabolische Effekte Adrenalin hat zahlreiche wichtige Einflüsse auf Stoffwechselprozesse. Es erhöht die Konzentrationen von Glukose und Laktat im Blut über die im Kapitel 6 beschriebenen Mechanismen. Die Insulinsekretion wird über eine Interaktion mit α_2-Adrenozeptoren gehemmt und durch eine Erregung von β_2-Adrenozeptoren erhöht. Der vorherrschende Effekt unter Adrenalin ist die Hemmung. Die Glukagonsekretion wird durch Aktivierung der β-Adrenozeptoren von α-Zellen der Inselzellen des Pankreas erhöht. Adrenalin vermindert weiterhin die Aufnahme von Glukose in das periphere Gewebe, teilweise auch über seine Effekte auf die Insulinsekretion. Eine Glukosurie kommt selten vor. An der Wirkung von Adrenalin als Stimulator der Glykogenolyse in den meisten Geweben und bei den meisten Arten sind β-Adrenozeptoren involviert (siehe Kapitel 6).

Adrenalin steigert die Konzentration freier Fettsäuren im Blut durch eine Stimulation von β-Adrenozeptoren. Der Effekt ist durch die Aktivierung der Triglyceridlipase vermittelt, die den Abbau von Triglyceriden zu freien Fettsäuren und Glycerol steigert. Der kalorische Wirkungsgrad (Anstieg des Metabolismus) von Adrenalin spiegelt sich beim Menschen in einem Zuwachs von 20 - 30% des Sauerstoffverbrauches unter üblicher Dosierung wider. Dieser Effekt ist hauptsächlich einem erhöhten Abbau von Triglyzeriden des braunen Fettgewebes zuzuordnen, wodurch eine vermehrte Bereitstellung oxidierbarer Substrate resultiert (siehe Kapitel 6).

Weitere Effekte Adrenalin vermindert das zirkulierende Plasmavolumen durch eine Verschiebung proteinfreier Flüssigkeit in den Extrazellulärraum. Somit resultiert eine Aufkonzentrierung von Erythrozyten und Plasmaproteinen. Allerdings verändern übliche Dosierungen von Adrenalin unter normalen Bedingungen nicht signifikant das Plasmavolumen oder den Hämatokrit, obwohl auch in dieser Dosierung in der Gegenwart von Schock, Blutverlust, Hypotension oder Narkose über variable Effekte berichtet wurde. Adrenalin erhöht die absolute Leukozytenzahl, verursacht jedoch eine Eosinozytopenie. Seit langer Zeit ist bekannt, daß Adrenalin die Gerinnungsfähigkeit beim Tier und beim Menschen steigert, ein Effekt, der wahrscheinlich einer erhöhten Aktivität von Faktor V zuzuordnen ist.

Die Wirkung von Adrenalin auf sekretorische Drüsen ist nicht ausgeprägt. Innerhalb der meisten Drüsen wird die Sekretion inhibiert, was zum Teil auf einen reduzierten Blutfluß zurückzuführen ist, der durch eine Vasokonstriktion entsteht. Adrenalin stimuliert die Tränensekretion und die Freisetzung eines dünn-mukösen Sekretes aus Speicheldrüsen. Nach systemischer Verabreichung von Adrenalin sind die Schweißsekretion und die pilomotorische Aktivität nur minimal vorhanden, jedoch erscheinen sie nach intradermaler Injektion stark verdünnter Lösungen von Adrenalin oder Noradrenalin. Diese Effekte werden durch α-Blocker gehemmt.

Eine Mydriasis ist unter physiologischer sympathischer Stimulation leicht erkennbar, jedoch entsteht sie nicht, wenn Adrenalin in den Konjunktivalsack gesunder Augen instilliert wird. Allerdings vermindert Adrenalin sonst den intraokulären Druck unter normalen Bedingungen und bei Weitwinkelglaukomen. Der Mechanismus dieses Effekts ist nicht klar, jedoch entstehen wahrscheinlich eine verminderte Produktion von Kammerwasser und ein verbesserter Abfluß (siehe Kapitel 65).

Obwohl Adrenalin die Skelettmuskulatur nicht direkt erregt, erleichtert es die neuromuskuläre Übertragung, die sich insbesondere nach einer prolongierten schnellen Stimulation motorischer Nerven ergibt. Hinsichtlich steht im Gegensatz zur Wirkung an Nervenendigungen präsynaptischer α-Rezeptoren des autonomen Nervensystems, daß die Stimulation von α-Rezeptoren der somatischen Motorneuronen eine noch schnellere Transmitterfreisetzung verursacht, vielleicht als Folge eines erhöhten Ca^{2+}-Influxes (Bowman, 1981; Snider und Gerald, 1982). Diese Effekte könnten teilweise die Fähigkeit von Adrenalin (intraarteriell gegeben) erklären, da es einen kurzen Anstieg der motorischen Kraft an der behandelten Extremität von Patienten mit Myasthenia gravis bewirkt. Adrenalin wirkt weiterhin direkt auf weiße, schnell kontrahierende Muskelfasern, um den erregten Zustand zu prolongieren und um die Spitzenspannung zu erhöhen. Von größerer physiologischer und klinischer Bedeutung ist die Fähigkeit des Adrenalins und selektiver $β_2$-Agonisten, den erregten Zustand roter, langsam kontrahierender Säugetiermuskulatur zu verkürzen, was offensichtlich durch eine gesteigerte Sequestration zytosolischen Kalziums bewirkt wird. Dies führt zu einer inkompletten Fusion kontraktiler Ereignisse unter physiologischen Nervenstimulationsraten und zu einer Verminderung der entfalteten Spannung. Diese Effekte, zusammen mit einer β-vermittelten Steigerung der Entladung von Muskelspindeln, werden als bedeutsam in der Entstehung von Tremor angesehen, der gelegentlich begleitend unter Verwendung von adrenergen Bronchodilatoren entsteht (Bowman, 1981).

Adrenalin verursacht einen transienten Anstieg der K^+-Plasmakonzentration, hauptsächlich durch Freisetzung des Ions aus der Leber. Dieser Hyperkaliämie folgt eine prolongierte Abnahme des Plasma-K^+. Während dieser Veränderungen tritt hepatisches K^+ schnell in das Blut über und wird von der Muskulatur aufgenommen. In der Folge nimmt während der Zeit einer Hypokaliämie der K^+-Pool in der Muskulatur ab, und das K^+ wird in die Leber transferiert. $β_2$-Agonisten wie Albuterol wurden zur Behandlung der familiären hyperkäliämischen periodischen Paralyse verwendet, die durch episodische schlaffe Paresen, Hyperkaliämie und eine Depolarisation der Skelettmuskulatur charakterisiert ist. Albuterol scheint in der Lage zu sein, vermutlich durch eine Stimulation der Na^+/K^+-ATPase, die verminderte Fähigkeit der Muskulatur, K^+ zu akkumulieren und zu retinieren, zu verbessern (siehe Bowman, 1981).

Hohe Dosen oder wiederholte Gabe von Adrenalin und anderen Sympathomimetika, die Versuchstieren verabreicht werden, führen zu einer Schädigung der arteriellen Gefäßwände und des Myokards, die so schwerwiegend sein können, daß Nekrosezonen auftreten, die nicht von Myokardinfarkten zu unterscheiden sind. Der Schädigungsmechanismus ist noch nicht sicher verstanden, jedoch können α- und β-Antagonisten und Ca^{2+}-Kanalblocker eine substantielle Protektion gegenüber der Schädigung bieten. Ähnliche Läsionen entstehen bei vielen Patienten mit Phäochromozytomen oder nach länger dauernder Infusion von Noradrenalin.

Resorption, Metabolismus und Exkretion Wie oben angedeutet ist Adrenalin nicht wirksam nach oraler Verabreichung, da es schnell in der gastrointestinalen Mukosa und in der Leber konjungiert und oxidiert wird. Die Resorption aus subkutanem Fettgewebe vollzieht sich langsam, da Adrenalin lokal eine Vasokonstriktion verursacht. Die Resorption ist jedoch viel schneller nach intramuskulärer Injektion. Wenn relativ konzentrierte Lösungen (1%) vernebelt und inhaliert werden, bleiben die Wirkungen der Substanz zu einem großen Teil auf den Respirationstrakt beschränkt. Jedoch können systemische Wirkungen wie Arrhythmien auftreten, besonders wenn große Mengen verwendet werden.

Adrenalin wird im Organismus schnell inaktiviert. Die Leber, die reich an beiden Enzymen ist, die verantwortlich für den Abbau des zirkulierenden Adrenalins (COMT und MAO) sind, ist unter diesen Gesichtspunkten von besonderer Bedeutung (siehe Abbildung 6.5). Obwohl nur geringe Konzentrationen im Urin von Normalpersonen auftreten, kann der Urin von Patienten mit Phäochromozytom relativ hohe Konzentrationen an Adrenalin, Noradrenalin und deren Metaboliten enthalten.

Adrenalin ist in zahlreichen Rezepturen verfügbar, die für verschiedene klinische Indikationen und Verabreichungswege entwickelt wurden. Es existieren Injektionslösungen (üblicherweise subkutane, gelegentlich aber auch intravenöse Lösungen), Inhalationslösungen oder Lösungen zur topischen Anwendung. Einige praktische Hinweise sind es wert, genannt zu werden. Zum ersten ist Adrenalin nicht stabil in alkalischen Lösungen und weiterhin nimmt es durch Oxidation zu Adrenochrom zuerst eine rosa Farbe, dann durch Bildung von Polymeren eine braune Farbe an, wenn es Luft oder Licht ausgesetzt wird. *Adrenalin-Injektionslösungen* sind verfügbar in den Verdünnungen 1:1000 und 1:10000. Die übliche subkutane Dosis für einen Erwachsenen liegt zwischen 0,3 und 0,5 mg. Der intravenöse Verabreichungsweg wird vorsichtig verwendet, wenn eine schnelle Wirkung und ein zuverlässig einsetzender Effekt notwendig sind. Wenn die Lösung über eine Vene verabreicht wird, muß sie adäquat verdünnt sein und sehr langsam infundiert werden. Die Dosis beträgt selten mehr als 0,25 mg, mit Ausnahme des Herzstillstands, der höhere Dosierungen erfordern kann. Adrenalin-Suspensionen werden zur langsamen subkutanen Resorption verwendet und dürfen niemals intravenös infundiert werden. *Obwohl eine 1%ige (1:100) Rezeptur zur inhalativen Verabreichung verfügbar ist (in Deutschland nicht im Handel, Anm. d. Hrsg.), muß jede Vorsichtsmaßnahme getroffen werden, daß diese 1:100 Verdünnungen nicht mit 1:1000 Lösungen verwechselt werden, die zur parenteralen Verabreichung entwickelt wurden, da eine unbeabsichtigte Infusion einer 1:100 Verdünnung tödlich sein könnte.*

Toxizität, Nebenwirkungen und Kontraindikationen
Adrenalin kann Nebenwirkungen wie Furcht, Angst, Anspannung, Unruhe, pulsierende Kopfschmerzen, Tremor, Schwäche, Schwindel, Blässe, Atmungschwierigkeiten und Palpitationen verursachen. Diese Effekte nehmen in Ruhe, in ruhiger Umgebung, im Liegen und nach Sedierung ab. Hyperthyreote und hypertensive Individuen sind besonders empfänglich für diese ungünstigen und pressorischen Effekte des Adrenalins.

Schwerwiegendere Folgen schließen zentrale Blutungen und Herzrhythmusstörungen mit ein. Die Verwendung hoher Dosen oder die akzidentelle schnelle Adrenalininfusion kann durch einen rasanten Blutdruckanstieg zu einer zentralen Blutung führen. Auch nach subkutanen Dosen von 0,5 ml einer 1:1000-Verdünnung sind subarachnoidale Blutungen und Hemiplegien verursacht worden. Schnellwirkende Vasodilatatoren wie Nitrate oder Nitroprussidnatrium können diesem schnellen Druckanstieg hoher Adrenalindosen entgegenwirken. Auch α-Adrenozeptorenblocker können nützlich sein.

Ventrikuläre Arrhythmien können nach Verabreichung von Adrenalin entstehen. Die Gefahr von Kammerflimmern scheint unter Narkose mit halogenierten Kohlenwasserstoff-Anästhetika oder bei Individuen mit organischer Herzkrankheit in besonderem Maß zu bestehen. Patienten mit lange vorbestehendem Asthma bronchiale und einem hochgradigen Emphysem, die ein Alter erreicht haben, in dem degenerative Herzerkrankungen vorherrschend auftreten, dürfen Adrenalin nur unter besonderer Vorsicht erhalten. Pektanginöse Beschwerden bei Patienten mit koronarer Herzkrankheit können leicht durch Adrenalin induziert werden.

Der Einsatz von Adrenalin ist generell bei Patienten kontraindiziert, die nicht-selektive β-Adrenozeptorenblocker erhalten, da eine ungehinderte Erregung der vaskulären $α_1$-Adrenozeptoren zu schweren Hypertensionen und zu zentralen Blutungen führen kann.

Therapeutischer Einsatz Adrenalin findet eine breite klinische Verwendung. Allgemein basiert diese auf der Wirkung der Substanz an Blutgefäßen, Herz und Bronchialmuskulatur. Die häufigsten Indikationen für Adrenalin sind die Linderung von Atemnot bei Bronchialspasmen, die Schaffung einer schnellen Erleichterung bei Hypersensitivitätsreaktionen gegenüber Pharmaka und anderen Allergenen und die Verlängerung der Wirksamkeit von Lokalanästhetika. Die kardiale Wirksamkeit kann zur Wiederherstellung des Herzrhythmus bei Patienten mit Herzstillstand verschiedener Ursachen nützlich sein. Weiterhin wird es verwendet als topische hämostatische Substanz an blutenden Oberflächen wie z. B. im Mund. Eine systemische Resorption des Pharmakons kann nach Zahnbehandlungen mit Adrenalin einsetzen. Die therapeutischen Indikationen von Adrenalin werden später innerhalb dieses Kapitels unter Berücksichtigung anderer Sympathomimetika diskutiert.

Noradrenalin

Noradrenalin (levo-Arterenol, l-Noradrenalin, l-β-[3,4-Dihydroxy-phenyl]-α-aminoethanol) ist die chemische Überträgersubstanz, die bei Säugetieren aus postganglionären adrenergen Nerven freigesetzt wird. Sie unterscheidet sich von Adrenalin nur durch das Fehlen der Methylsubstitution an der Aminogruppe (siehe Tabelle 10.1). Noradrenalin bildet 10 - 20% des Katecholamingehalts des Nebennierenmarks und kann bis zu 97% bei einigen Phäochromozytomen ausmachen, die nicht das Enzym Phenylethanolamin-N-Methyltransferase exprimieren. Die Geschichte seiner Entdeckung und seine Rolle als neurohumoraler Überträgerstoff sind in Kapitel 6 beschrieben.

Pharmakologische Eigenschaften Die pharmakologischen Effekte von Noradrenalin und Adrenalin wurden extensiv *in vivo* und *in vitro* vergleichend untersucht (siehe Tabelle 10.2). Beide Substanzen sind direkte Agonisten an Effektorzellen, und ihre Wirkungen differieren hauptsächlich durch den Grad ihrer Effektivität, α- und $β_2$-Adrenozeptoren zu erregen. Sie wirken in etwa äquipotent erregend auf $β_1$-Adrenozeptoren. Noradrenalin ist ein potenter Agonist an α-Adrenozeptoren und besitzt nur relativ geringe Aktivität an $β_2$-Adrenozeptoren, allerdings ist es etwas weniger potent als Adrenalin in seiner Wirkung auf α-Adrenozeptoren der meisten Organe.

Kardiovaskuläre Wirkungen Die kardiovaskulären Wirkungen einer intravenösen Noradrenalin-Infusion von 10 µg pro Minute beim Menschen sind in Abbildung 10.2 dargestellt. Der systolische und diastolische Druck und gewöhnlich die Pulsdruckamplitude werden erhöht. Das Herzminutenvolumen wird nicht verändert oder vermindert und der gesamte periphere Widerstand wird erhöht. Kompensatorisch verlangsamt die vagale Reflexaktivität das Herz, welche die direkte akzelerierende Wirkung übertrifft, und das Schlagvolumen wird erhöht. Der periphere Gefäßwiderstand steigt in den meisten Gefäßen an, und der Blutfluß zu Niere, Leber und normalerweise in die Muskulatur wird vermindert. Die ausgeprägte Venokonstriktion trägt zu einem erhöhten gesamten peripheren Widerstand bei. Die glomeruläre

Filtrationsrate wird aufrechterhalten, es sei denn, die Abnahme des renalen Blutflußes wird deutlich erhöht. Noradrenalin konstringiert Mesenterialgefäße und vermindert den splanchnischen und hepatischen Blutfluß. Der Koronarfluß wird substantiell vermehrt, wahrscheinlich sowohl durch eine indirekt induzierte Koronardilatation, wie unter Adrenalin, als auch durch einen erhöhten Blutdruck. Jedoch können Patienten mit Prinzmetal-Angina besonders empfindlich gegenüber den α-adrenergen vasokonstringierenden Effekten des Noradrenalins, Adrenalins und sympathischer Nervenentladungen sein. Bei solchen Patienten kann endogenes oder exogenes Noradrenalin den koronaren Blutfluß reduzieren. Sie können eine Angina in Ruhe entwickeln, auch wenn das Gefäßbett relativ frei von arteriosklerotischen Läsionen ist, und die Abnahme des koronaren Blutflusses kann ausreichend stark und prolongiert sein, um einen Myokardinfarkt zu verursachen (siehe Kapitel 32).

Im Gegensatz zu Adrenalin verursachen kleine Dosen Noradrenalin keine Vasodilatation und Blutdrucksenkung, da die Blutgefäße der Skelettmuskulatur eher konstringiert als dilatiert werden. α-Adrenozeptorenblocker vermindern daher den pressorischen Effekt, führen jedoch nicht zu einem signifikanten Umkehreffekt. Das zirkulierende Blutvolumen wird durch den Verlust proteinfreier Flüssigkeit in den extrazellulären Raum, der vermutlich durch eine postkapilläre Venokonstriktion verursacht wird, vermindert. Im EKG findet sich üblicherweise eine Sinusbradykardie durch den reflektorischen Anstieg des Vagotonus, mit oder ohne Verlängerung des PR-Intervalls. Knotenrhythmus, AV-Dissoziation, Bigeminus, ventrikuläre Tachykardie und Kammerflimmern wurden zusätzlich beobachtet.

Andere Wirkungen Andere Effekte durch Noradrenalin sind beim Menschen wenig ausgeprägt. Die Substanz verursacht eine Hyperglykämie und andere metabolische Effekte ähnlich solchen, die durch Adrenalin hervorgerufen werden, jedoch werden diese nur beobachtet, wenn hohe Dosen verabreicht werden. Das bedeutet, Noradrenalin ist als „Hormon" nicht gleich effektiv wie Adrenalin. Eine intradermale Injektion in angemessener Dosierung verursacht Schwitzen, das nicht durch Atropin blockiert werden kann. Eine vermehrte Wehentätigkeit des graviden menschlichen Uterus wurde beobachtet, jedoch sind Wirkungen an anderen glatten Muskelzellen nur schwach ausgeprägt.

Resorption, Metabolismus und Exkretion Noradrenalin ist wie Adrenalin ineffektiv, wenn es oral verabreicht wird, und es wird nur schwach nach subkutaner Injektion resorbiert. Es wird schnell im Körper durch die gleichen Enzyme, die Adrenalin methylieren und oxidativ desaminieren (siehe oben), inaktiviert. Normalerweise werden kleine Mengen im Urin nachgewiesen. Die Ausscheidung kann bei Patienten mit Phäochromozytomen bedeutend vermehrt sein.

Toxizität, Nebenwirkungen und Vorsichtsmaßregeln Die unerwünschten Effekte von Noradrenalin sind jenen des Adrenalins ähnlich, jedoch sind sie üblicherweise weniger ausgeprägt und weniger häufig. Angst, Atemschwierigkeiten, das unangenehme Gefühl eines pochenden Herzschlags und vorübergehende Kopfschmerzen sind die häufigsten Wirkungen. Überdosen oder konventionelle Dosen bei hypersensitiven Personen (z. B. hyperthyreote Patienten) verursachen schwere Hypertensionen mit stärksten Kopfschmerzen, Photophobie, stechende retrosternale Schmerzen, Blässe, starke Schweißausbrüche und Erbrechen. Das Risiko von Herzrhythmusstörungen verbietet die Anwendung der Substanz unter Narkose mit Anästhetika, die die autonomen Gewebe des Herzens sensibilisieren.

Zu den Vorsichtsmaßnahmen gehört, daß Nekrosen und Gewebsdemarkierungen nicht am intravenösen Verabreichungsort durch Extravasation der Substanz entstehen. Die Infusion sollte proximal an Extremitäten, bevorzugt über lange zentrale Katheter, durchgeführt werden. Eine verschlechterte Zirkulation an der Injektionstelle mit oder ohne Extravasation von Noradrenalin kann durch Infiltration des Gebietes mit Phentolamin, einem α-Adrenozeptorantagonisten, beseitigt werden. Der Blutdruck muß häufig kontrolliert werden, besonders während der Anpassung der Infusionsrate. Normotensive Blutdruckwerte sollten nicht überschritten werden. Eine dauernde Gefahr besteht bei Verwendung von Noradrenalin im verminderten Blutfluß zu vitalen Arealen. Die Substanz sollte nicht an schwangeren Frauen wegen der kontraktilen Effekte am graviden Uterus angewendet werden.

Therapeutischer Einsatz und Bedeutung Noradrenalin (*Noradrenalinbitartrat*) hat nur eine limitierte therapeutische Bedeutung. Seine Indikation und die anderer Sympathomimetika unter Schockzuständen wird später innerhalb dieses Kapitels diskutiert. Zur Behandlung niederer Blutdrücke wird die Dosis nach den gewünschten Blutdruckwerten titriert.

Dopamin

Dopamin (3,4-Dihydroxyphenylethylamin) (Tabelle 10.1) ist die unmittelbare metabolische Vorstufe von Noradrenalin und Adrenalin. Dopamin ist ein zentraler Neurotransmitter mit besonderer Bedeutung für die Steuerung von Bewegungen (Kapitel 12, 18 und 22) und verfügt über wichtige intrinsische pharmakologische Eigenschaften. Dopamin ist ein Substrat für die MAO und die COMT und somit ineffektiv, wenn es oral verabreicht wird. Die Klassifikation der Dopaminrezeptoren ist in Kapitel 22 beschrieben.

Pharmakologische Eigenschaften *Kardiovaskuläre Effekte* Die kardiovaskulären Wirkungen von Dopamin werden durch verschiedene Rezeptortypen, die bezüglich ihrer Affinität zu Katecholaminen variieren, vermittelt (Goldberg und Rajfer, 1985). In geringeren Konzentrationen interagiert Dopamin primär mit vaskulären D_1-Rezeptoren, besonders im renalen, mesenterialen und koronaren Gefäßbett. Durch die Aktivierung der Adenylatcyclase und die Erhöhung der intrazellulären Konzentration von zyklischem AMP führt die D_1-Rezeptor-Stimulation zu einer Vasodilatation. Infusion geringer Dopamindosen verursacht einen Anstieg der glomerulären Filtrationsrate, des renalen Blutflußes und der Na^+-Exkretion. Folglich ist Dopamin besonders günstig zur Behandlung von Zuständen mit vermindertem Herzminutenvolumen in Kombination mit verschlechterter renaler Funktion wie z. B. bei kardiogenem Schock und hypovolämischem Schock.

In etwas höherer Konzentration erzeugt Dopamin durch Interaktion mit β_1-Adrenozeptoren eine positive inotrope Wirkung am Myokard. Dopamin vermittelt weiterhin eine Freisetzung von Noradrenalin aus Nervenendigungen, die zu den Effekten auf das Herz beitragen. Während einer Dopamininfusion ist eine Tachykardie weniger deutlich ausgeprägt als unter Isoproterenol (siehe unten). Dopamin erhöht normalerweise den systolischen Blutdruck und die Blutdruckamplitude und hat entweder keinen Effekt auf den diastolischen Blutdruck oder steigert ihn nur leicht. Der totale periphere Widerstand bleibt normalerweise unbeeinflußt, wenn kleine oder mittlere Dopamindosierungen verabreicht werden. Vermutlich ist diese Wirkung durch die Fähigkeit des Dopamins bedingt, den regionalen arteriellen Widerstand in den renalen und mesenterialen Gefäßen zu vermindern, während ein nur wenig bedeutsamer Anstieg in anderen Gefäßen entsteht.

In hohen Konzentrationen aktiviert Dopamin vaskuläre α_1-Adrenozeptoren und führt zu einer Vasokonstriktion. Demgemäß müssen der Blutdruck und die renale Funktion sorgfältig überwacht werden, wenn Dopamin bei lebensbedrohlichen Schockzuständen eingesetzt wird (Higgins und Chernow, 1987).

Andere Effekte Obwohl spezifische Dopaminrezeptoren im ZNS vorkommen, besitzt infundiertes Dopamin normalerweise keine zentrale Wirkung, da es nur schlecht die Blut-Hirn-Schranke passiert (Kapitel 2, 12 und 18).

Dopaminhydrochlorid wird nur intravenös eingesetzt. Die Substanz wird initial in der Größenordnung von 2 - 5 μg/kg pro Minute verabreicht. Diese Menge kann graduell auf bis zu 20 - 50 μg/kg pro Minute oder höher gesteigert werden, falls es die klinische Situation erfordert. Während der Infusion muß bei allen Patienten das Blutvolumen zeitweise bestimmt werden. Weiterhin müssen die myokardialen Funktionen, die Perfusion lebenswichtiger Organe und die Urinproduktion überprüft werden. Die meisten Patienten sollten einer Intensivüberwachung mit der Kontrolle von arteriellem und venösem Blutdruck und des EKG geführt werden. Eine Verminderung der Urinproduktion, Tachykardie und die Entstehung von Arrhythmien können eine Indikation zur Verminderung oder Beendigung der Infusion darstellen. Die Wirkdauer von Dopamin ist kurz. Daher kann man mit der Infusionsgeschwindigkeit die Intensität der Effekte kontrollieren.

Vorsichtsmaßnahmen, unerwünschte Reaktionen und Kontraindikation Bevor Dopamin Patienten im Schock verabreicht wird, sollte eine Hypovolämie durch Vollblut, Plasma oder andere geeignete Volumenersatzmittel ausgeglichen werden. Die Patienten müssen, wie oben angedeutet, überwacht werden. Unerwünschte Effekte, die auf einer Überdosis basieren, sind generell einer exzessiven Sympathikusaktivierung zuzuordnen (obwohl dies auch der Effekt eines sich verschlechternden Schockzustands sein kann). Übelkeit, Erbrechen, Tachykardie, anginöse Beschwerden, Arrhythmien, Kopfschmerz, Hypertension und eine Vasokonstriktion können während einer Dopamininfusion eintreten. Da die Substanz eine extrem kurze Plasmahalbwertszeit besitzt, verschwinden diese Effekte, wenn die Infusion verringert oder beendet wird. Selten wird der Einsatz eines kurz-wirksamen α-Adrenozeptorenblockers wie z. B. Phentolamin notwendig. Eine Extravasation großer Mengen Dopamins während einer Infusion kann Nekrosen und Gewebsabstoßungen verursachen. Falls diese Gefahr besteht, sollten lokale Infiltrationen der Region mit Phentolamin durchgeführt werden.

Die Verwendung von Dopamin sollte vermieden oder die Dosis deutlich reduziert (auf ein Zehntel oder weniger) werden, wenn der Patient einen MAO-Inhibitor erhalten hat. Eine sorgfältige Anpassung der Dosis ist zusätzlich notwendig bei Patienten, die trizyklische Antidepressiva einnehmen, da die Reaktionen sehr variabel sein können.

Therapeutischer Einsatz Dopamin (*Dopaminhydrochlorid*) ist zur Behandlung einiger Schockarten von Nutzen. Es ist besonders geeignet bei Patienten mit Oligurie und vermindertem oder normalem peripheren vaskulären Widerstand. Die Substanz ist weiterhin wertvoll zur Behandlung des kardiogenen und septischen Schocks, wie auch bei ausgeprägter Hypotension nach Entfernung eines Phäochromozytoms. Auf die Vorgehensweise bei Schock wird später innerhalb dieses Kapitels eingegangen.

Verwandte Substanzen schließen *Fenoldopam* und *Dopexamin* mit ein. Fenoldopam ist ein selektiver D_1-Rezeptoragonist, der die hämodynamischen Effekte bei Herzinsuffizienz verstärkt und den Blutdruck bei schwerer Hypertension absenkt (Elliot et al.,1990; Nichols et al., 1990). Dopexamin ist ein synthetisches, mit Dopamin verwandtes Analogon mit intrinsischer Aktivität an Dopaminrezeptoren, wie auch an β_2-Adrenozeptoren. Weitere Effekte könnten die Hemmung der Katecholaminaufnahme sein (Fitton und Benfield, 1990). In Kurzzeitstudien zeigte es günstige hämodynamische Effekte bei Patienten mit schwerer Herzinsuffizienz. Die potentielle klinische Bedeutung von Fenoldopam und Dopexamin muß noch nachgewiesen werden.

> Fenoldopam ist in Deutschland nicht im Handel (Anm. d. Hrsg.).

β-ADRENOZEPTOR-AGONISTEN

β-Adrenozeptor-Agonisten wurden nutzbringend in vielen klinischen Fachrichtungen verwandt, spielen aber heute nur noch bei der Behandlung der Bronchokonstriktion bei Patienten mit Asthma bronchiale (reversible Atemwegsobstruktion) und als kardiale Stimulanzien eine bedeutende Rolle.

Zu Beginn dieses Jahrhunderts wurde Adrenalin als erste bronchodilatorische Substanz eingesetzt. Ephedrin wurde in die westliche Medizin erst 1924 eingeführt, obwohl es in China schon mehrere tausend Jahre angewandt wurde (Chen und Schmidt,1930). Der nächste bedeutende Fortschritt war in den 40er Jahren die Entwicklung von Isoproterenol, einem β-selektiven Agonisten. Dies brachte eine Substanz zur Behandlung des Asthma bronchiale, die keine α-adrenerge Aktivität besaß. Die neuere Entwicklung von selektiven β_2-Adrenozeptor-Agonisten ergab Substanzen mit verbesserten Eigenschaften, die eine adäquate orale Bioverfügbarkeit, ein Fehlen von α-adrenerger Aktivität und verminderte unerwünschte kardiovaskuläre Effekte mit einschließen.

β-Adrenozeptor-Agonisten können zur Stimulation der Herzfrequenz und Kontraktionskraft eingesetzt werden. Der chronotrope Effekt ist zur Notfallbehandlung von Herzrhythmusstörungen wie z. B. *torsade de pointes*, Bradykardie und AV-Block nützlich, wogegen die inotrope Wirkung von Nutzen ist, wenn eine gesteigerte myokardiale Kontraktilität gewünscht wird. Die verschiedenen therapeutischen Verwendungen von β-Adrenozeptor-Agonisten werden später in diesem Kapitel diskutiert.

Isoproterenol

Isoproterenol (Isopropylarterenol, Isoprenalin, Isopropylnoradrenalin, d,l-β-[3,4-Dihydroxyphenyl]-α-isopropylaminoethanol) (siehe Tabelle 10.1) ist ein potenter, nichtselektiver β-Adrenozeptor-Agonist mit sehr geringer Affinität für α-Adrenozeptoren. Folglich besitzt Isoproterenol sehr starke Effekte an allen β-Adrenozeptoren und nahezu keine Wirkung auf α-Adrenozeptoren.

Pharmakologische Wirkungen Die kardiovaskulären Haupteffekte von Isoproterenol (im Vergleich zu Adrenalin und Noradrenalin) sind in Abbildung 10.2 dargestellt. Die intravenöse Infusion von Isoproterenol senkt in erster Linie den peripheren vaskulären Widerstand der Skelettmuskulatur, auch den innerhalb des renalen und mesenterialen Gefäßbetts. Der diastolische Druck fällt ab. Der systolische Blutdruck kann unverändert bleiben oder ansteigen, obwohl der arterielle Mitteldruck typischerweise sinkt. Das Herzminutenvolumen steigt durch die positiv chronotropen und inotropen Effekte der Substanz angesichts des verminderten peripheren vaskulären Widerstands. Die kardialen Effekte von Isoproterenol können zu Palpitationen, Sinustachykardie und schwerwiegenden Herzrhythmusstörungen führen. Hohe Isoproterenoldosen können im Tierversuch myokardiale Nekrosen verursachen.

Isoproterenol relaxiert nahezu alle Arten der glatten Muskulatur, wenn deren Tonus erhöht ist, jedoch ist diese Wirkung am deutlichsten ausgeprägt an der bronchialen und gastrointestinalen glatten Muskulatur. Es verhindert oder lindert eine Bronchokonstriktion. Seine Wirkung beim Asthma könnte zum Teil durch eine zusätzliche inhibitorische Wirkung auf die antigeninduzierte Freisetzung von Histamin und anderen inflammatorischen Mediatoren entstehen. Diese Wirkung teilen mehrere selektive β_2-Adrenozeptorstimulanzien.

Isoproterenol verursacht zu einem geringeren Grad als Adrenalin eine Hyperglykämie, was teilweise darauf beruht, daß da die Insulinsekretion durch starke β-Adrenozeptor-Aktivierung der pankreatischen Inselzellen erhöht wird. Isoproterenol und Adrenalin sind bezüglich der Stimulation der Freisetzung von freien Fettsäuren und der Energieproduktion gleich effektiv.

Resorption, Metabolismus und Exkretion Isoproterenol wird schnell resorbiert, wenn es parenteral oder als Aerosol verabreicht wird. Es wird in erster Linie in der Leber und anderen Geweben durch die COMT metabolisiert. Für die MAO ist Isoproterenol ein relativ schlechtes Substrat, und es wird nicht im gleichen Ausmaß in sympathische Neurone aufgenommen wie Adrenalin und Noradrenalin. Die Wirkdauer von Isoproterenol ist daher länger als die von Adrenalin, sie ist trotzdem kurz.

Toxizität und Nebenwirkungen Palpitationen, Tachykardie, Kopfschmerz und gerötete Haut sind häufig. Besonders bei Patienten mit vorbestehender koronarer Herzkrankheit kommen kardiale Ischämie und Herzrhythmusstörungen vor.

Indikationen Isoproterenol (*Isoproterenolhydrochlorid*) kann in Notfallsituationen bei Patienten mit Bradykardie oder AV-Block verwendet werden, um die Herzfrequenz zu beschleunigen, besonders in der Vorbereitungsphase einer Herzschrittmacherimplantation oder bei Patienten mit ventrikulären Herzrhythmustörungen wie z. B. *torsade de pointes*. Bei z. B. Asthma und Schock ist Isoproterenol größtenteils durch andere Sympathomimetika ersetzt worden (siehe unten und Kapitel 28).

Dobutamin

Dobutamin ist strukturell dem Dopamin ähnlich, besitzt jedoch einen sperrigen aromatischen Substituenten an der Aminogruppe (siehe Tabelle 10.1). Die pharmakologischen Effekte von Dobutamin werden durch direkte Interaktionen mit α- und β-Adrenozeptoren vermittelt. Seine Wirkungen scheinen nicht das Ergebnis einer Freisetzung von Noradrenalin aus sympathischen Nervenendigungen zu sein, auch werden sie nicht über Dopaminrezeptoren ausgelöst (Leier, 1983). Obwohl Dobutamin ursprünglich für einen relativ selektiven β_1-Adrenozeptoren-Agonisten gehalten wurde, ist heute klar, daß die pharmakologischen Effekte komplex sind. Dobutamin besitzt ein Asymmetriezentrum. Die beiden Enantiomere liegen zur klinischen Verwendung als Racemat vor (Ruffolo et al., 1981) Das (-)-Isomer von Dobutamin ist ein potenter Agonist an α-Adrenozeptoren und besitzt die Fähigkeit, pressorische Effekte zu verursachen (Ruffolo und Yaden, 1983). Im Gegensatz dazu ist (+)-Dobutamin ein potenter α_1-Adrenozeptor-Antagonist, der die Effekte von (-)-Dobutamin blockieren kann. Die Wirkung beider Isomere wird über β-Adrenozeptoren vermittelt. Das (+)-Isomer ist als β-Adrenozeptor-Agonist ungefähr zehnfach potenter als das (-)-Isomer. Beide scheinen vollständige Agonisten zu sein.

Kardiovaskuläre Eigenschaften Die kardiovaskulären Effekte des racemischen Dobutamins repräsentieren das Zusammenspiel der verschiedenen pharmakologischen Eigenschaften des (-)- und des (+)-Stereoisomers. Dobutamin besitzt im Vergleich zu Isoproterenol relativ stärkere inotrope als chronotrope Effekte am Herzen. Die Aufklärung dieser günstigen Selektivität ist noch nicht gelungen (Sonnenblick et al., 1979). Es könnte teilweise an der Tatsache liegen, daß der periphere Widerstand relativ unbeeinflußt bleibt. Alternativ könnten kardiale α_1-Adrenozeptoren zu dem inotropen Effekt beitragen. In äquivalenter inotroper Dosierung erhöht Dobutamin in einem geringeren Ausmaß den Automatismus im Sinusknoten als Isoproterenol. Jedoch ist die Zunahme der atrioventrikulären Überleitung und der intraventrikulären Erregungsausbreitung für beide Substanzen ähnlich (Sonnenblick et al., 1979).

Bei Tieren steigert die Verabreichung von Dobutamin in einer Dosierung von 2,5 - 15 µg pro Minute die kardiale Kontraktilität und das Herzminutenvolumen. Der gesamte periphere Widerstand wird nicht stärker beeinflußt. Die relative Konstanz des peripheren Widerstands spiegelt vermutlich die sich ausgleichenden Effekte der über α_1-Adrenozeptoren vermittelten Vasokonstriktion und der über β_2-Adrenozeptoren vermittelten Vasodilatation wider (Ruffolo, 1987). Die Herzfrequenz steigt nur gering an, wenn die Darreichungsmenge von Dobutamin weniger als 20 µg pro Minute beträgt. Nach Gabe von β-Adrenozeptorenblockern kann die Infusion von Dobutamin nicht das Herzminutenvolumen steigern, jedoch den gesamten peripheren Widerstand, was den moderaten direkten Effekt von Dobutamin an α-Adrenozeptoren der Gefäße bestätigt.

Nebenwirkungen Bei einigen Patienten steigen Blutdruck und Herzfrequenz während der Gabe von Dobutamin deutlich an. Dies kann bedeuten, daß die Infusionsgeschwindigkeit vermindert werden muß. Patienten mit einer anamnestisch vorbestehenden Hypertonie haben ein größeres Risiko für eine ausgeprägte pressorische Reaktion. Da Dobutamin die AV-Überleitung verbessert, sind Patienten mit Vorhofflimmern durch einen deutlichen Anstieg der ventrikulären Erregung gefährdet. Dagegen können Digoxin oder andere Maßnahmen notwendig werden. Bei einigen Patienten kann sich auch eine ventrikuläre Automatie entwickeln. Wie bei jeder inotrop wirksamen Substanz kann Dobutamin die Ausdehnung eines Herzinfarkts vergrößern, da der Sauerstoffbedarf erhöht wird. Dieses Risiko muß gegenüber dem klinischen Nutzen abgewogen werden. Die Wirksamkeit von Dobutamin über einen längeren Zeitraum von mehreren Tagen ist unsicher. Es könnte sich eine Toleranz entwickeln (Unverferth et al., 1980). Allerdings können intermittierende Kurzzeitinfusionen, die über den Zeitraum einiger Monate verabreicht werden, die Belastbarkeit einiger Patienten mit Herzinsuffizienz verbessern (Leier, 1983), obwohl diese Therapieform wahrscheinlich nicht die Überlebensrate steigert (Krell et al., 1986).

Therapeutischer Einsatz Dobutamin (*Dobutaminhydrochlorid*) ist indiziert für die Kurzzeitbehandlung der kardialen Dekompensation, die nach herzchirurgischen Eingriffen oder bei Patienten mit Herzinsuffizienz oder nach akutem Myokardinfarkt eintreten kann. Bei solchen Patienten erhöht Dobutamin das Herzminutenvolumen und Schlagvolumen, ohne daß die Herzfrequenz deutlich ansteigt. Veränderungen des Blutdrucks und des peripheren Widerstands sind normalerweise von untergeordneter Bedeutung, obwohl sich bei einigen Patienten deutliche Anstiege von Blutdruck und Herzfrequenz zeigen können. Der klinische Beleg der Langzeitwirksamkeit bleibt unsicher. Interessanterweise ist die Infusion von Dobutamin in Kombination mit der Echokardiographie günstig zur Beurteilung von Patienten mit koronarer Herzkrankheit (Madu et al., 1994). So kann „Streß" durch Dobutamin bei sorgfältig ausgesuchten Patienten eine kardiale Abnormität aufdecken.

Dobutamin besitzt eine Halbwertszeit von ungefähr zwei Minuten. Die Hauptmetaboliten sind Konjugate von Dobutamin und von 3-O-methyl-dobutamin. Der Eintritt der Wirkung ist schnell. Folglich ist eine Aufsättigung nicht notwendig und Konzentrationen im Steady state werden unter der Infusion in zehn Minuten nach Infusionsbeginn erreicht. Die Infusionsdosis, die benötigt wird, um das Herzminutenvolumen zu erhöhen, liegt typischerweise zwischen 2,5 und 10 µg/kg pro Minute. Gelegentlich können höhere Dosierungen benötigt werden. Geschwindigkeit und Dauer der Infusion werden durch die klinischen und hämodynamischen Wirkungen am Patienten bestimmt.

β_2-selektive Adrenozeptor-Agonisten

Einige der bedeutendsten Nebenwirkungen der β-Adrenozeptor-Agonisten in der Behandlung von Asthma werden durch die Stimulation von β_1-Adrenozeptoren des Herzens verursacht. Demzufolge wurden Substanzen mit bevorzugter Affinität für β_2-Adrenozeptoren entwickelt. Jedoch ist diese Selektivität nur relativ.

Die zweite Strategie, welche die Brauchbarkeit einiger β_2-selektiver Agonisten zur Behandlung des Asthma bronchiale erhöhte, war die strukturelle Modifikation, die zu geringerer Metabolisierungsgeschwindigkeit und höherer Bioverfügbarkeit (verglichen mit Katecholaminen) führte. Modifikationen schlossen die Plazierung der Hydroxylgruppen in Position 3 und 5 am Phenylring oder Substitution anderer Anteile für die Hydroxylgruppe in Position 3 mit ein. Dies ergab Substanzen, wie Metaproterenol, Terbutalin und Albuterol, die keine Substrate der COMT sind. Sperrige Substituenten an der Aminogruppe der Katecholamine tragen zu einer Potenz an β-Adrenozeptoren mit verminderter Aktivität an α-Adrenozeptoren und einem verminderten Metabolismus durch die MAO bei (Nelson, 1982).

Um die bevorzugte Aktivierung pulmonaler β_2-Adrenozeptoren zu steigern, wird die Substanz durch Inhalation kleiner Dosen in Aerosolen verabreicht. Dieser Anwendungsmodus führt typischerweise zu einer effektiven Aktivierung von β_2-Adrenozeptoren der Bronchien, aber nur sehr geringen systemischen Pharmakonkonzentrationen (Newhouse und Dolovich, 1986). Somit besteht ein geringeres Potential, kardiale β_1-Rezeptoren zu stimulieren oder β_2-Adrenozeptoren der Skelettmuskulatur zu erregen, die Tremor verursachen können und damit die orale Anwendbarkeit einschränken.

Die Verabreichung von β-Adrenozeptor-Agonisten als Aerosol führt typischerweise zu einem sehr schnellen therapeutischen Effekt, üblicherweise in Minuten, obwohl einige Agonisten wie z. B. Salmeterol einen verzögerten Wirkungseintritt besitzen. Während die subkutane Verabreichung ebenso eine schnelle Bronchodilatation zeigt, kann der Maximaleffekt von oral verabreichten

Substanzen um einige Stunden verzögert sein. Die Aerosoltherapie hängt von der Einbringung der Substanz in die distalen Luftwege ab. Dies wiederum hängt von der Größe der Partikel im Aerosol und respiratorischen Parametern wie inspiratorischer Flußgeschwindigkeit, Atemzugvolumen, dem Zeitvermögen die Luft anzuhalten und dem Durchmesser der Atemwege ab (Newhouse und Dolowich, 1986). Nur ungefähr 10% der inhalierten Dosis erreichen tatsächlich die Lunge, ein großer Restanteil wird verschluckt und kann zu guter Letzt resorbiert werden. Eine erfolgreiche Aerosoltherapie setzt voraus, daß jeder Patient die Technik der Substanzverabreichung beherrscht. Viele Patienten, besonders Kinder und ältere Personen, verwenden keine optimale Technik, da die Anleitung oft inadäquat ist (Kelly, 1985; Newhouse und Dolovich, 1986).

Bei der Behandlung von Asthma werden β-Adrenozeptor-Agonisten angewendet, um pulmonale Rezeptoren zu erregen, die die glatte Bronchialmuskulatur relaxieren und den Atemwegswiderstand reduzieren. Obwohl dieser Wirkungsmechanismus der therapeutische Haupteffekt dieser Substanzen bei Patienten mit Asthma zu sein scheint, deuten Beobachtungen darauf hin, daß Adrenozeptor-Agonisten ebenso die Freisetzung von Leukotrienen und Histamin aus Mastzellen des Lungengewebes verhindern (Hughes et al. 1983), die muköziliäre Funktion erhöhen, die mikrovaskuläre Permeabilität senken und möglicherweise die Phopholipase A_2 hemmen (Seale, 1988). Die relative Bedeutung dieser Wirkungen bei der Behandlung von Asthma muß noch genauer untersucht werden. Jedoch wird zunehmend deutlich, daß eine Entzündung der Luftwege direkt mit der Hyperreagibilität der Luftwege zusammenhängt (siehe Kapitel 28). Folglich könnte die Verwendung von antiinflammatorischen Substanzen wie inhalativen Steroiden von besonderer Bedeutung sein. Die Verwendung von β-Adrenozeptor-Agonisten zur Behandlung von Asthma wird in Kapitel 28 diskutiert.

Orciprenalin *Orciprenalin* gehört zusammen mit Terbutalin und Fenoterol zur Strukturklasse der Resorcinol-Bronchodilatoren, die Hydroxylgruppen in Position 3 und 5 des Phenylrings (anstatt in Position 3 und 4 des Katechols) besitzen (siehe Tabelle 10.1). Somit ist Orciprenalin resistent gegenüber einer Methylierung durch die COMT und ein wesentlicher Anteil (40%) wird nach oraler Verabreichung resorbiert. Ausgeschieden wird es hauptsächlich als Konjugat mit Glukuronsäuren. Orciprenalin wird als β$_2$-selektiv angesehen, obwohl es wahrscheinlich weniger selektiv als Albuterol oder Terbutalin ist. Die Wirkung tritt nach Inhalation innerhalb von Minuten ein und dauert einige Stunden an. Nach oraler Verabreichung ist der Wirkungseintritt verzögert, aber die Effekte bleiben über drei bis vier Stunden bestehen. Orciprenalin wird zur Langzeitbehandlung der obstruktiven Atemwegserkrankungen und des akuten Bronchospasmus verwendet (siehe Kapitel 28).

Terbutalin *Terbutalin* ist ein β$_2$-selektiver Bronchodilatator. Es enthält einen Resorcinolring und ist somit kein Substrat für die Methylierung durch die COMT. Es ist nach oraler Einnahme, subkutaner Verabreichung oder nach Inhalation wirksam. Die Wirkung wird schnell nach Inhalation oder nach parenteraler Verabreichung beobachtet. Nach Inhalation kann die Wirkung für drei bis sechs Stunden andauern. Bei oraler Einnahme kann der Wirkungseintritt um ein bis zwei Stunden verzögert einsetzen. Terbutalin wird zur Langzeittherapie der obstruktiven Atemwegserkrankungen und zur Behandlung des akuten Bronchospasmus verwendet. Weiterhin ist es zur parenteralen Notfallbehandlung des Status asthmaticus verfügbar (siehe Kapitel 28).

Salbutamol *Salbutamol* ist ein selektiver β$_2$-Adrenozeptor-Agonist mit pharmakologischen Eigenschaften und therapeutischen Indikationen ähnlich von Terbutalin. Es wird entweder durch Inhalation oder oral zur symptomatischen Beseitigung des Bronchospasmus verabreicht. Wenn es inhalativ gegeben wird, verursacht es eine deutliche Bronchodilatation innerhalb von 15 Minuten, und Effekte sind auch nach drei bis vier Stunden noch nachweisbar. Die kardiovaskulären Effekte von Salbutamol sind viel schwächer als die von Isoproterenol, wenn vergleichbare bronchodilatorische Dosierungen inhalativ verabreicht werden (Ahrens und Schmith, 1984).

Isoetharin Isoetharin war die erste Substanz mit β$_2$-Selektivität, die vielerorts zur Behandlung von Atemwegsobstruktionen verwendet wurde. Jedoch kann seine β$_2$-Adrenozeptoren-Selektivität nicht der einiger anderer Substanzen nahekommen. Obwohl es resistent gegenüber dem Metabolismus durch die MAO ist, ist es ein Katecholamin und somit ein gutes Substrat für die COMT (siehe Tabelle 10.1). Folglich wird es nur inhalativ zur Behandlung akuter Episoden mit Bronchokonstriktion verwendet.

Isoetharin ist in Deutschland nicht im Handel (Anm. d. Hrsg.).

Pirbuterol Pirbuterol ist ein relativ selektiver β$_2$-Agonist. Es ist dem Salbutamol strukturell identisch, mit Ausnahme der Substitution eines Pyridinrings anstelle des Benzenrings (Richards und Brogden, 1985).

Pirbuterolacetat ist zur inhalativen Therapie verfügbar. Die Einnahme erfolgt üblicherweise alle vier bis sechs Stunden.

Bitolterol Bitolterol ist ein neuer β$_2$-Agonist, in dem die Hydroxylgruppen im Anteil des Katechols durch Veresterung mit 4-Methylbenzoat geschützt sind. Esterasen in der Lunge und anderen Geweben hydrolysieren dieses Prodrug zur aktiven Form Colterol oder Terbutylnoradrenalin (siehe Tabelle 10.1). Ergebnisse aus tierexperimentellen Studien deuteten darauf hin, daß diese Esterasen in der Lunge in höheren Konzentrationen vorhanden sind als in Geweben wie z. B. im Herzen (Nelson, 1986; Friedel und Brogden 1988). Die Wirkdauer von Bitolterol nach Inhalation liegt zwischen drei und sechs Stunden.

Bitolterol ist in Deutschland nicht im Handel (Anm. d. Hrsg.).

Fenoterol Fenoterol ist ein β$_2$-selektiver Agonist an Adrenozeptoren. Nach Inhalation tritt der Beginn der Wirkung sofort ein und hält typischerweise für weitere zwei bis drei Stunden an.

Formoterol Formoterol ist ein langwirkender β_2-selektiver Adrenozeptor-Agonist. Eine deutliche Bronchodilatation tritt nach Inhalation einer therapeutischen Dosis innerhalb von Minuten ein, und diese Wirkung hält bis zu zwölf Stunden an (Faulds et al., 1991) Der besondere Vorteil gegenüber vielen anderen β_2-selektiven Agonisten ist die lang anhaltende Wirkdauer, die besonders günstig bei Fällen mit nächtlichem Asthma sein kann.

Procaterol Procaterol ist ein β_2-selektiver Adrenozeptor-Agonist. Nach Inhalation tritt die Wirkung sofort ein und dauert für ungefähr fünf Stunden an.

> Procaterol ist in Deutschland nicht im Handel (Anm. d. Hrsg.).

Salmeterol Salmeterol ist ein β_2-selektiver Agonist an Adrenozeptoren mit verlängerter Wirkdauer von ungefähr zwölf Stunden. Allerdings tritt die Wirkung relativ langsam nach Inhalation ein, so daß es alleine nicht geeignet ist, um Anfälle mit Bronchospasmus schnell beseitigen zu können (Lötvall und Svedmyr, 1993; Brogden und Faulds, 1991).

Ritodrin Ritodrin ist ein selektiver β_2-Adrenozeptor-Agonist, der speziell zur Uterusrelaxation entwickelt wurde. Trotzdem erinnern seine pharmakologischen Eigenschaften stark an die anderer Substanzen innerhalb dieser Gruppe. Ritodrin wird schnell, jedoch inkomplett (30%) nach oraler Einnahme resorbiert, und 90% der Substanz werden über den Urin als inaktive Konjugate ausgeschieden. Ungefähr 50% werden nach intravenöser Verabreichung unverändert ausgeschieden. Die pharmakokinetischen Eigenschaften von Ritodrin sind komplex und unvollständig definiert (Caritis, 1983).

Therapeutischer Einsatz Ritodrin wird Patientinnen intravenös verabreicht, um vorzeitig einsetzende Wehen zu hemmen. Ist dies erfolgreich, wird die orale Therapie eingeleitet. Weitere Informationen über Ritodrin und verwandte Substanzen werden in Kapitel 39 präsentiert. Obwohl Ritodrin und verwandte Substanzen die Geburt verzögern können, haben β_2-selektive Agonisten keinen klinisch signifikanten Effekt bezüglich perinataler Mortalität, dagegen können sie sogar die mütterliche Morbidität erhöhen (The Canadian Preterm Labor Investigators Group, 1992; Higby et al., 1993; Johnson, 1993).

Unerwünschte Wirkungen von β_2-selektiven Agonisten

Die bedeutenste Nebenwirkung von β-Adrenozeptor-Agonisten tritt infolge einer exzessiven Aktivierung von β-Adrenozeptoren ein. Patienten mit vorbestehenden kardiovaskulären Erkrankungen besitzen ein besonders Risiko für solche Reaktionen. Allerdings können Nebenwirkungen bei Patienten mit Lungenerkrankungen durch die inhalative Verabreichung im Vergleich zur oralen oder parenteralen Therapie stark vermindert werden.

Muskeltremor ist die häufigste Nebenwirkung von β_2-selektiven Adrenozeptor-Agonisten (Lulich et al., 1986). Üblicherweise entwickelt sich eine Toleranz gegenüber diesem Effekt. Es ist unklar, ob die Toleranz eine Desensibilisierung der β_2-Adrenozeptoren der Skelettmuskulatur oder eine Adaptation innerhalb des ZNS darstellt. Diese Nebenwirkung kann durch Beginn der oralen Therapie mit niedriger Dosierung und progressiver Steigerung der Dosis, wenn sich Toleranz gegenüber dem Tremor entwickelt hat, vermindert werden. Gefühle von Unruhe, Anspannung und Angst können die Anwendung dieser Substanzen besonders nach oraler oder parenteraler Behandlung limitieren.

Tachykardie ist ein häufiger unerwünschter Effekt von systemisch verabreichten β-Adrenozeptor-Agonisten. Die Stimulation der Herzfrequenz entsteht primär über β_1-Adrenozeptoren. Es ist unsicher, inwieweit die Frequenzzunahme auch durch kardiale β_2-Adrenozeptoren oder durch Reflexmechanismen entsteht, die sich aus der über β_2-Adrenozeptoren vermittelten peripheren Vasodilatation ableiten. Jedoch kann die Herzfrequenz sogar während eines schweren Asthmaanfalls unter Therapie mit β-Adrenozeptor-Agonisten abnehmen, vermutlich durch die Verbesserung der pulmonalen Funktion mit folgender Verminderung der endogenen sympathischen Stimulation. Bei Patienten ohne kardiale Vorerkrankung verursachen β-Adrenozeptor-Agonisten selten Arrhythmien oder myokardiale Ischämien. Allerdings besitzen Patienten mit vorbestehender koronarer Herzkrankheit oder präexistenten Herzrhythmusstörungen ein deutlich höheres Risiko. Die Gefahr von unerwünschten kardiovaskulären Wirkungen ist ebenso bei Patienten erhöht, die MAO-Inhibitoren oder trizyklische Antidepressiva einnehmen.

Der arterielle Sauerstoffpartialdruck kann sinken, wenn die Therapie bei Patienten mit akut exazerbiertem Asthma eingeleitet wurde. Dies kann durch die medikamenteninduzierte pulmonalvaskuläre Dilatation verursacht werden, die zu einem erhöhten Fehlverhältnis zwischen Ventilation und Perfusion führt. Dieser Effekt ist üblicherweise klein und vorübergehend. Die Substitution von Sauerstoff sollte, wenn nötig, erfolgen. Über schwere Lungenödeme wurde bei Frauen berichtet, die Ritodrin oder Terbutalin bei vorzeitig einsetzenden Wehen erhalten hatten.

Die Ergebnisse aus epidemiologischen Studien deuten auf den möglichen ungünstigen Zusammenhang zwischen Langzeiteinnahme von β-Adrenozeptor-Agonisten und Tod oder lebensbedrohlicher Ereignisse durch Asthma hin (Suissa et al., 1994). Da eine exakte Interpretation der Ergebnisse schwierig ist, führten diese Studien zu Diskussionen über die Rolle von β-Adrenozeptor-Agonisten in der Behandlung von chronischem Asthma. Während eine Toleranzentwicklung für diese Substanzen nicht generell nachgewiesen wurde, besteht ein gewisser Verdacht, daß die regelmäßige Einnahme von β_2-Adrenozeptor-Agonisten die bronchiale Hyperreagibilität steigert und eine Verschlechterung der Kontrolle des Asthmas verursacht (Lipworth und McDevitt, 1992). Bis zu welchem Ausmaß unerwünschte Reaktionen durch langwirkende β-Agonisten oder durch die überschießende Dosierung das Potential der Substanzen eher ungünstig beeinflußt werden könnte, ist zum jetzigen Zeitpunkt nicht bekannt. Jedoch sollte bei Patienten, die diese Substanzen regelmäßig über längere Zeiträume einnehmen müssen, einer eingehende Abwägung zusätzlicher oder alternativer Therapien wie z. B. inhalativer Kortikosteroide erfolgen.

Hohe Dosen β-Adrenozeptor-Agonisten verursachen bei Versuchstieren myokardiale Nekrosen. Wenn diese Substanzen parenteral verabreicht werden, können sie weiterhin die Plasmakonzentration von Glukose, Laktat und freien Fettsäuren erhöhen und die Konzentration von K$^+$ senken. Die Abnahme der K$^+$-Konzentration kann bei Patienten mit Herzerkrankungen dann bedeutsam sein, wenn sie gleichzeitig Herzglykoside und Diuretika einnehmen. Bei manchen diabetischen Patienten kann eine Hyperglykämie durch diese Substanzen verschlimmert werden, so daß höhere Insulindosen benötigt werden. All diese Nebenwirkungen sind weit unwahrscheinlicher nach inhalativer Therapie als nach parenteraler oder oraler Einnahme.

Die Toleranzentwicklung gegenüber β-Adrenozeptor-Agonisten wurde extensiv *in vitro* und *in vivo* untersucht (siehe Kapitel 6). Die systemische Langzeitverabreichung β-Adrenozeptor-Agonisten führt zu einer *down regulation* von β-Adrenozeptoren in einigen Geweben und zu einer verminderten pharmakologischen Ansprechbarkeit. Dies wurde bei Patienten mit Asthma demonstriert. Jedoch ist es möglich, daß eine Toleranzentwicklung bezüglich der pulmonalen Effekte kein bedeutsames klinisches Problem für einen Großteil der Asthmatiker, die sich an die empfohlenen Dosierungen für β-Adrenozeptor-Agonisten halten, darstellt (Jenne, 1982; Tattersfield, 1985).

$α_1$-SELEKTIVE ADRENOZEPTOR-AGONISTEN

Die klinischen Haupteffekte einer Zahl sympathomimetischer Substanzen werden durch Aktivierung von α-Adrenozeptoren an glatten Muskelzellen vermittelt. Der periphere vaskuläre Widerstand wird erhöht und der Blutdruck aufrechterhalten oder gesteigert. Obwohl die klinische Verwendung dieser Substanzen limitiert ist, können sie zur Behandlung einiger Patienten mit Hypotension oder Schock nützlich sein. Phenylephrin und Methoxamin sind direkt wirkende Vasokonstriktoren und selektive Aktivatoren von $α_1$-Adrenozeptoren. Mephentermin und Metaraminol wirken sowohl direkt als auch indirekt, d. h. ein Teil ihrer Wirkung wird durch Freisetzung von endogenem Noradrenalin vermittelt.

Methoxamin

Methoxamin (siehe Tabelle 10.1) ist ein relativ spezifischer $α_1$-selektiver Adrenozeptor-Agonist. Als solcher verursacht es eine dosisabhänige Steigerung des peripheren vaskulären Widerstands. Diese Substanz kann unterschiedliche intrinsische Aktivität an $α_1$-Adrenozeptoren verschiedener Gewebe aufweisen (Garcia-Sainz et al., 1985). Methoxamin aktiviert nicht β-Adrenozeptoren und verursacht auch keine Stimulation des ZNS. Allerdings verfügt Methoxamin in hohen Konzentrationen über eine geringe Fähigkeit, β-Adrenozeptoren zu blockieren. Die kardiovaskuläre Hauptantwort dieser Substanz ist der Anstieg des Blutdrucks, der mit einer Sinusbradykardie, die durch Aktivierung von vagalen Reflexen ausgelöst wird, assoziiert ist. Die Bradykardie kann größtenteils durch Atropin blockiert werden. Methoxamin kann intravenös zur Behandlung von hypotensiven Zuständen oder um Anfälle paroxysmaler Vorhoftachykardien zu beseitigen verwendet werden, besonders solche, die mit Hypotension verbunden sind. Die vagalen Reflexe, die durch diese Substanz ausgelöst werden, können erfolgreich Arrhythmien beenden, allerdings werden andere Therapien heute bevorzugt (siehe Kapitel 35).

Phenylephrin

Phenylephrin ist ein selektiver $α_1$-Agonist. Es aktiviert β-Adrenozeptoren nur in wesentlich höheren Konzentrationen. Chemisch unterscheidet sich Phenylephrin im Vergleich zu Adrenalin nur durch das Fehlen der Hydroxylgruppe in Position 4 des Benzolrings (siehe Tabelle 10.1). Die pharmakologischen Eigenschaften von Phenylephrin sind Methoxamin ähnlich. Die Substanz verursacht eine deutliche arterielle Vasokonstriktion während einer intravenösen Infusion. Phenylephrin (Phenylephrinhydrochlorid) wird weiterhin zur Abschwellung der Nasenschleimhaut und als Mydriatikum in vielen nasalen und ophthalmologischen Rezepturen verwendet (siehe Kapitel 65 für ophthalmologische Verwendungen).

Mephentermin

Mephentermin (siehe Tabelle 10.1) ist eine sympathomimetische Substanz, die sowohl direkt als auch indirekt wirkt. Sie hat viele Gemeinsamkeiten mit Ephedrin (siehe unten). Nach einer intramuskulären Injektion tritt die Wirkung sofort auf (innerhalb von 5 - 15 Minuten), und die Effekte können für einige Stunden anhalten. Da die Substanz Noradrenalin freisetzt, wird die kardiale Kontraktion verstärkt und das Herzminutenvolumen, systolischer und diastolischer Blutdruck werden gewöhnlich gesteigert. Die Veränderung der Herzfrequenz ist variabel und hängt vom Grad der vagalen Aktivität ab. Nebenwirkungen betreffen ZNS-Stimulation, exzessive Blutdruckanstiege und Arrhythmien. Mephentermin (Mephenterminsulfat) wird verwendet, um Hypotonien, die häufig begleitend bei Spinalanästhesien entstehen, zu verhindern.

Metaraminol

Metaraminol (Metaraminolbitartrat) (siehe Tabelle 10.1) ist eine sympathomimetische Substanz mit prominenten direkten Effekten an vaskulären α-Adrenozeptoren. Metaraminol ist weiterhin eine indirekt wirkende Substanz, die die Freisetzung von Noradrenalin stimulieren kann. Dieser Stoff wurde zur Behandlung hypotensiver Zustände verwendet oder um Anfälle paroxysmaler atrialer Tachykardien zu durchbrechen, besonders solche, die mit Hypotonie vergesellschaftet sind (siehe Kapitel 35, Therapie der Wahl bei Herzrhythmusstörungen).

> Methoxamin, Mephentermin und Metaraminol sind in Deutschland nicht im Handel (Anm. d. Hrsg.).

Midodrin

Midodrin, ein oral wirksamer $α_1$-Adrenozeptor-Agonist, wird in Europa verwendet. Die Substanz hat in den USA einen zu vernachlässigenden Stellenwert und wird zur begleitenden Einnahme der Therapie autonomer Dysregulationen verwendet. Die Wirkung wird durch den aktiven Konversionsmetaboliten 1-(2,5-Dimethoxyphenyl)2-aminoethanol vermittelt.

α_2-SELEKTIVE ADRENOZEPTOR-AGONISTEN

Die α_2-selektiven Agonisten werden hauptsächlich zur Behandlung der systemischen Hypertonie verwendet. Ihre Effektivität als antihypertensive Substanzen ist etwas überraschend, da viele Blutgefäße postsynaptische α_2-Adrenozeptoren enthalten, über die eine Vasokonstriktion gefördert wird. In der Tat wurde Clonidin ursprünglich als Vasokonstringens zur Abschwellung der Nasenschleimhaut entwickelt. Seine blutdrucksenkende Eigenschaft resultiert aus der Aktivierung von α_2-Adrenozeptoren der kardiovaskulären Kontrollzentren im ZNS. Eine solche Aktivierung unterdrückt den peripheren Sympathikotonus.

Clonidin

Clonidin, ein Imidazolin, wurde in den frühen 60er Jahren synthetisiert, und es zeigte sich, daß es eine Vasokonstriktion verursacht, die über α-Adrenozeptoren vermittelt wird. Als die Substanz klinisch zur topischen Schleimhautabschwellung getestet wurde, entdeckte man, daß Clonidin Hypotonie, Sedierung und Bradykardie verursachte. Die Strukturformel von Clonidin ist wie folgt:

Pharmakologische Eigenschaften Die pharmakologischen Haupteffekte umfassen Änderungen des Blutdrucks und der Herzfrequenz, obwohl diese Substanz noch über zahlreiche andere bedeutenden Wirkungen verfügt. Die intravenöse Infusion von Clonidin verursacht einen kurzzeitigen Anstieg des Blutdrucks, wahrscheinlich durch Aktivierung postsynaptischer α_2-Adrenozeptoren der glatten Gefäßmuskulatur (Kobinger, 1978). Die Affinität von Clonidin zu diesen Rezeptoren ist hoch, obwohl diese Substanz ein Partialagonist von relativ schwacher Wirkstärke an solchen Bindungsstellen ist. Der hypertensive Effekt nach parenteraler Verabreichung von Clonidin wird nach oraler Einnahme nicht beobachtet. Allerdings folgt der transienten Vasokonstriktion nach intravenöser Applikation ein längerer hypotensiver Effekt, der durch einen verminderte Weitergabe zentraler Impulse des sympathischen Nervensystems entsteht. Der genaue Mechanismus, über den Clonidin den Blutdruck zu senken vermag, ist noch nicht vollständig aufgeklärt. Die Effekte scheinen Folge einer Aktivierung von α_2-Adrenozeptoren innerhalb der unteren Hirnstammregion zu sein. Die zentralen Effekte wurde durch Infusion kleiner Mengen dieser Substanz in die Vertebralarterien oder durch direkte Injektion in die Zisterna magna gezeigt.

Auf der anderen Seite zeigten Daten, die durch Arbeiten mit dem Liganden [^{3}H]-Clonidin entstanden, daß noradrenerge, Imidazolin bevorzugende Bindungsstellen, die im Gehirn und in peripheren Geweben vorkommen, die hypotensiven Effekte von Clonidin vermitteln könnten. Diese Bindungsstellen binden jedoch keine Katecholamine und können somit nicht die zentral vermittelten hypotensiven Effekte von Noradrenalin übermitteln. Es besteht zunehmend der Verdacht, daß diese Imidazolin bevorzugenden Bindungsstellen eine neue Rezeptorfamilie repräsentieren könnten, an die Clonidin und andere Imidazoline binden können (Hamilton, 1992; Tibirica et al., 1991). Diese potentiellen Bindungsstellen könnten ein neues wichtiges Ziel für weitere Medikamentenentwicklungen sein.

Clonidin vermindert die Entladungsrate in sympathischen präganglionären Nervenfasern, im Splanchnicusgebiet und genauso in postganglionären Fasern kardialer Nerven (Langer et al., 1980). Diese Wirkungen werden durch α_2-selektive Antagonisten wie Yohimbin blockiert. Weiterhin stimuliert Clonidin den Parasympathikotonus, was zu einer verminderten Herzfrequenz infolge eines erhöhten Vagotonus und eines verminderten sympathischen Antriebs beiträgt. Zusätzlich könnten einige der antihypertensiven Effekte von Clonidin über präsynaptische α_2-Adrenozeptoren vermittelt werden, die eine Freisetzung von Noradrenalin aus peripheren Nervenendigungen unterdrücken. Clonidin vermindert die Plasmakonzentration von Noradrenalin und reduziert seine Exkretion im Urin. Auch die Plasmakonzentrationen von Renin und Aldosteron werden bei manchen Patienten mit Hypertension vermindert (Lowenthal et al.,1988).

Resorption, Metabolismus und Exkretion Clonidin wird gut nach oraler Einnahme resorbiert, und die Bioverfügbarkeit beträgt beinahe 100%. Die Plasmaspitzenkonzentration und die maximalen hypotensiven Effekte werden nach Einnahme einer oralen Dosis nach ein bis drei Stunden beobachtet. Die Eliminationshalbwertszeit von Clonidin dauert zwischen sechs und 24 Stunden, mit einem Mittelwert von zwölf Stunden (Lowenthal et al., 1988). Ungefähr die Hälfte der verabreichten Dosis kann unverändert im Urin wiedergefunden werden, und die Halbwertszeit kann bei Niereninsuffizienz ansteigen. Es besteht eine gute Korrelation zwischen der Plasmakonzentration von Clonidin und seinen pharmakologischen Effekten. Die transdermale Gabe von Clonidin über ein Pflaster bietet eine Alternative zur oralen Therapie für die kontinuierliche Verabreichung. Die Substanz wird in nahezu konstanter Rate freigesetzt. Es werden drei oder vier Tage benötigt, um eine Gleichgewichtskonzentration im Plasma zu erreichen. Nachdem das Pflaster entfernt wird, bleiben die Plasmakonzentrationen für ungefähr acht Stunden konstant und sinken dann graduell über den Zeitraum einiger Tage. Dieser Abfall ist vergesellschaftet mit einem Anstieg des Blutdrucks (Langley und Heel, 1988; Lowenthal et al., 1988).

Unerwünschte Effekte Die wichtigsten Nebenwirkungen von Clonidin sind Mundtrockenheit und Sedierung. Diese Effekte treten bei mindestens 50% aller Patienten auf und können eine Unterbrechung der Einnahme notwendig machen. Allerdings können sie in ihrer Intensität nach einigen Wochen abnehmen. Auch sexuelle Dysfunktionen können entstehen. Eine deutliche Bradykardie wird bei einigen Patienten beobachtet. Diese und einige andere Nebenwirkungen von Clonidin stehen häufig im Zusammenhang mit der Dosierung, und ihre Inzidenz kann unter transdermaler Verabreichung von Clonidin geringer sein, da antihypertensive Effekte erreicht und relativ hohe Spitzenkonzentrationen vermieden werden, die nach oraler Verabreichung der Substanz entstehen. Allerdings bedarf diese Möglichkeit weiterer Untersuchungen (Langley und Heel, 1988). Ungefähr 15 - 20% aller Patienten entwickeln eine Kontaktdermatitis unter transdermaler Therapie. Nach abruptem Absetzen einer Clonidin-Langzeittherapie können Entzugssymptome bei einigen hypertensiven Patienten entstehen (Parker und Atkinson, 1982; siehe weiterhin Kapitel 33).

Therapeutischer Einsatz Die Hauptindikation von Clonidin (Clonidinhydrochlorid) ist die Behandlung der Hypertonie (siehe Kapitel 33). Clonidin besitzt weiterhin deutliche Wirksamkeit bei der Behandlung einer Reihe anderer Erkrankungen. Die Stimulation von α_2-Adrenozeptoren innerhalb des Gastrointestinaltrakts kann die Resorption von Natriumchlorid und Wasser erhöhen und die Sekretion von Bikarbonat vermindern (Chang et al., 1986). Dies könnte erklären, warum für Clonidin eine Verbesserung der Diarrhoe bei einigen diabetischen Patienten mit autonomer Neuropathie beobachtet wurde (Fedorak et al., 1985) Clonidin ist weiterhin nützlich zur Behandlung und Vorbereitung des Narkotikaentzugs (Gold et al., 1978), des Alkoholentzugs (Bond, 1986) und des Nikotinentzugs (Glassman et al., 1988) bei abhängigen Personen (siehe Kapitel 24). Clonidin kann helfen, die unerwünschte sympathische Nervenaktivität zu verbessern, die mit dem Entzug solcher Stoffe assoziiert ist und weiterhin das Verlangen nach solchen Substanzen vermindern. Der Langzeitgewinn durch Clonidin bei diesen Fällen und bei neuropsychiatrischen Störungen muß noch untersucht werden (Bond, 1986). Vorläufige Befunde deuten darauf hin, daß Clonidin bei speziellen Patienten, die eine Anästhesie erhalten, nützlich sein könnte, da es die erforderliche Menge an Anästhetika vermindern und die hämodynamische Stabilität verstärken könnte (Flacke et al., 1987; Hayashi und Maze et al., 1993; siehe weiterhin Kapitel 14). Andere potentiell günstige Effekte von Clonidin und verwandten Pharmaka wie *Dexmedetomidin* in der Anästhesie beinhalten die präoperative Sedierung und Anxiolyse, Verminderung der Sekretion und Analgesie. Die transdermale Verabreichung von Clonidin könnte günstig sein, um die Inzidenz menopausaler Hitzewallungen zu reduzieren (Nagamani et al., 1987).

Die Akutgabe von Clonidin wurde zur Differentialdiagnostik beim Patienten mit Hypertension und Verdacht auf Phäochromozytom verwendet (siehe Kapitel 33). Bei Patienten mit essentieller Hypertonie wird die Plasmakonzentration von Noradrenalin nach Einnahme einer Einzeldosis von Clonidin deutlich vermindert. Dieser Effekt ist bei Patienten mit Phäochromozytom nicht zu beobachten (Bravo et al., 1981). Das Vermögen von Clonidin, postsynaptische α_2-Adrenozeptoren der glatten Gefäßmuskulatur zu aktivieren wurde bei einer limitierten Zahl von Patienten ausgenutzt, deren autonome Funktionsstörungen so schwer waren, daß die reflektorische sympathische Antwort beim Stehen fehlte und orthostatische Hypotensionen stark ausgeprägt waren. Da der zentrale Effekt von Clonidin bei diesen Patienten unbedeutend ist, kann diese Substanz den Blutdruck steigern und die Symptomatik der orthostatischen Hypotension verbessern (Robertson et al., 1983a).

Apraclonidin

Apraclonidin ist ein relativ selektiver α_2-Adrenozeptor-Agonist, der lokal zur Verminderung des intraokulären Druckes verwendet wird. Der Wirkungsmechanismus ist noch unklar, könnte aber einer verminderten Produktion von Kammerwasser zuzuschreiben sein (siehe Kapitel 65).

Guanfacin

Guanfacin ist ein Phenylacetylguanidinderivat. Die Strukturformel ist folgende:

GUANFACIN

Guanfacin (*Guanfacinhydrochlorid*) ist ein α_2-Adrenozeptor-Agonist, der stärker selektiv für α_2-Adrenozeptoren ist als Clonidin. Wie Clonidin vermindert Guanfacin den Blutdruck durch Aktivierung von Rezeptoren des Hirnstammes mit daraus resultierender Suppression der Aktivität des sympathischen Nervensystems (Sorkin und Heel, 1986). Die Substanz wird gut nach oraler Verabreichung resorbiert und besitzt ein großes Verteilungsvolumen (4 - 6 l/kg). Ungefähr 50% von Guanfacin erscheinen unverändert im Urin, der Rest wird metabolisiert. Die Eliminationshalbwertszeit liegt zwischen 12 und 24 Stunden. Guanfacin und Clonidin scheinen die gleiche Effektivität zur Behandlung der Hypertension zu besitzen. Auch das Spektrum der Nebenwirkungen ist ähnlich bei beiden Substanzen, obwohl gezeigt wurde, daß einige der Effekte unter Guanfacin milder und weniger häufig auftreten können (Sorkin und Heel, 1986). Ein Entzugssyndrom kann nach abrupter Unterbrechung der Guanfacineinnahme entstehen, scheint jedoch weniger häufig und milder ausgeprägt zu sein als das Entzugssyndrom, das nach dem Entzug von Clondin folgt. Ein Teil dieses Unterschieds könnte der längeren Halbwertszeit von Guanfacin zuzuordnen sein.

Guanabenz

Guanabenz (*Guanabenzacetat*) und Guanfacin sind chemisch und pharmakologisch eng miteinander verwandt. Die Strukturformel von Guanabenz ist folgende:

GUANABENZ

Guanabenz ist in Deutschland nicht im Handel (Anm. d. Hrsg.).

Guanabenz ist ein zentralwirksamer α_2-Agonist, der den Blutdruck durch einen ähnlichen Mechanismus wie bei Clonidin und Guanfacin senkt (Holmes et al., 1983). Guanabenz besitzt eine Halbwertszeit von 4 - 6 Stunden und wird extensiv durch die Leber metabolisiert. Eine Dosisanpassung kann bei Patienten mit Leberzirrhose notwendig werden. Die unerwünschten Effekte, die durch Guanabenz verursacht werden (z. B. Mundtrockenheit und Sedation) ähneln denjenigen, die unter Clonidin beobachtet werden.

Methyldopa

Methyldopa (α-Methyl-3,4-dihydroxyphenylalanin) ist eine zentral wirkende antihypertensive Substanz. Sie wird zu α-Methylnoradrenalin im Gehirn metabolisiert und senkt den Blutdruck in ähnlicher Weise wie Clonidin. Methyldopa wird im Detail in Kapitel 33 besprochen.

ANDERE ADRENOZEPTOR-AGONISTEN

Amphetamin

Amphetamin, racemisches β-Phenylisopropylamin (siehe Tabelle 10.1), besitzt zusätzlich zu den peripheren α- und β-Wirkungen, die häufig bei indirekt wirkenden Sympathomimetika sind, eine starke Aktivität als ZNS-Stimulans. Im Gegensatz zu Adrenalin ist es nach oraler Einnahme wirksam, und der Effekt dauert für einige Stunden an.

Kardiovaskuläre Wirkungen Oral verabreichtes Amphetamin erhöht den systolischen und den diastolischen Blutdruck. Die Herzfrequenz wird häufig reflektorisch reduziert. In hoher Dosierung können Herzrhythmusstörungen auftreten. Das Herzminutenvolumen wird unter therapeutischen Dosierungen nicht erhöht, und der zerebrale Blutfluß verändert sich nur gering. Das l-Isomer ist geringfügig potenter als das d-Isomer bezüglich der kardiovaskulären Wirkungen.

Glatte Muskelzellen Im allgemeinen reagieren glatte Muskelzellen bei Amphetamin wie unter anderen sympathomimetischen Aminen. Der kontraktile Effekt am Harnblasensphinkter ist besonders stark ausgeprägt, weshalb Amphetamine zur Therapie von Inkontinenz und Enuresis angewandt wurden. Gelegentlich können Algurie und Dysurie auftreten. Die gastrointestinalen Effekte von Amphetaminen sind nicht vorherzusehen. Ist die enterale Aktivität erhöht, können Amphetamine eine Ralaxation des Darmes und eine Verzögerung der Darmpassage verursachen. Wenn der Darm schon entspannt ist, kann der gegenteilige Effekt eintreten. Die Effekte am humanen Uterus variieren, jedoch entsteht gewöhnlich ein Anstieg des Tonus.

Zentrales Nervensystem Amphetamin ist eines der potentesten sympathomimetischen Amine, die das ZNS stimulieren. Es stimuliert das medulläre Atemzentrum, vermindert die Ausprägung einer Depression, die durch verschiedene Pharmaka verursacht wird, und produziert andere Symptome der ZNS-Stimulation. Es wird vermutet, daß diese Effekte durch kortikale Stimulation und vielleicht durch die Erregung des retikulären aktivierenden Systems verursacht werden. Im Gegensatz hierzu kann die Substanz die zur Krampfauslösung benötigte maximale Elektroschockdosis vermindern und die darauffolgende Zeitspanne der Depression verlängern. Zur Auslösung von exzitatorischen ZNS-Effekten ist das d-Isomer (Dextroamphetamin) drei- bis vierfach potenter als das l-Isomer.

Die psychischen Effekte hängen von der Dosierung, dem mentalen Status und der Persönlichkeit eines Individuums ab. Die Hauptwirkungen einer oralen Dosis von 10 - 30 mg beinhalten Wachheit, Aufmerksamkeit, vermindertes Müdigkeitsempfinden, Stimmungsanhebung, verstärkter Antrieb, Selbstvertrauen und das Konzentrationsvermögen sowie des öfteren Freude und Euphorie und eine Zunahme der motorischen und sprachlichen Aktivität. Die Ausführung einfacher mentaler Aufgaben wird verbessert, allerdings kann eine erhöhte Anzahl von Fehlern auftreten, obwohl die Leistungsfähigkeit zunimmt. Die körperliche Leistungsfähigkeit bei Sportlern kann zum Beispiel ansteigen, weshalb ein Abusus dieser Substanz häufig betrieben wird. Diese Wirkungen entstehen nicht immer und können durch Überdosierung oder repetitive Einnahme gegenteilig ausfallen. Längere Einnahme oder hohe Dosen sind nahezu immer von Depressionen und Müdigkeit gefolgt. Viele Personen, denen Amphetamine verabreicht wurden, entwickeln Kopfschmerzen, Palpitationen Schwindel, vasomotorische Störungen, Erregung, Verwirrung, Dysphorie, Anspannung, Delir oder Müdigkeit (siehe Kapitel 24).

Müdigkeit und Schlaf Die Vorbeugung vor und Aufhebung der Müdigkeit durch Amphetamine wurde extensiv untersucht in Laboratorien, in militärischen Feldstudien und bei Sportlern. Allgemein wird die Dauer der Leistungsfähigkeit verlängert, bevor Müdigkeit einsetzt. Die Auswirkungen von Müdigkeit werden zum Teil aufgehoben. Die deutlichste Verbesserung scheint zu resultieren, wenn die Leistungsfähigkeit durch Müdigkeit und Schlafmangel herabgesetzt ist. Eine solche Verbesserung könnte teilweise durch Modifikation einer ungünstigen Haltung gegenüber den Aufgabenstellungen erklärt werden. Amphetamine reduzieren die Häufigkeit von Konzentrationsschwächen, die nach längerem Schlafentzug mit verminderter Leistungsfähigkeit entstehen, und somit führen sie zu einer Verbesserung der Ausführung von Aufgaben, die eine anhaltende Aufmerksamkeit erfordern. Das Bedürfnis nach Schlaf kann verschoben werden, allerdings kann es nicht unbeschränkt aufgehoben werden. Wenn die Substanz nach langer Einnahme abgesetzt wird, kann das Schlafmuster bis zu zwei Monate benötigen, bis es sich normalisiert hat.

Analgesie Amphetamine und einige andere Sympathomimetika haben geringe analgetische Effekte, die jedoch nicht stark genug sind, daß sie therapeutisch genutzt werden könnten. Allerdings können Amphetamine den durch morphinartige Substanzen verursachten analgetischen Effekt verstärken (siehe Kapitel 23).

Atmung Amphetamine stimulieren das Atemzentrum, erhöhen die Atemfrequenz und die Atemzugtiefe. Bei Normalpersonen haben übliche Dosierungen der Substanz keinen merklichen Anstieg der Atemfrequenz und des Atemminutenvolumens zur Folge. Trotzdem kann bei Atemdepression die Atmung durch zentral wirksame Pharmaka wie Amphetamin stimuliert werden.

Unterdrückung des Appetits Amphetamine und ähnliche Stoffe wurden zur Behandlung der Adipositas verwendet, obwohl diese Indikation mehr als fragwürdig ist. Gewichtsabnahme bei adipösen Menschen, die mit Amphetaminen behandelt wurden, wird nahezu komplett durch verminderte Nahrungsaufnahme und nur zu einem kleinen Anteil durch einen erhöhten Metabolismus bedingt. Der Wirkort ist wahrscheinlich im lateralen hypothalamischen Hungerzentrum gelegen. Die Injektion von Amphetaminen in dieses Zentrum, nicht aber in das ventromediale Sättigungszentrum, vermindern die Nahrungsaufnahme. Die neurochemischen Wirkungsmechanismen sind unsicher, könnten aber mit einer erhöhten Freisetzung von Noradrenalin und/oder Dopamin zusammenhängen (Samanin und Garattini, 1993). Beim Menschen entwickelt sich sehr schnell eine Toleranz gegenüber der Appetitunterdrückung. Darum wird ein andauernder Gewichtsverlust nicht ohne diätetische Restriktion bei adipösen Patienten beobachtet (Silverstone, 1992; Bray, 1993).

Wirkungsweise im ZNS Amphetamine scheinen die meisten oder alle ihre Effekte im ZNS durch Freisetzung biogener Amine aus Speichern der Nervenendigungen auszuüben. Der aufputschende Effekt von Amphetaminen, die anorektische Wirkung und zumindest ein Teil der lokomotorisch stimulierenden Wirkungen, werden vermutlich durch die Freisetzung von Noradrenalin aus noradrenergen zentralen Neuronen ausgelöst. Diese Effekte können bei Versuchstieren durch Behandlung mit α-Methyltyrosin verhindert werden, einem Inhibitor der Tyrosinhydroxylase und dadurch der Synthese von Katecholaminen. Einige Aspekte der lokomotorischen Aktivität und des stereotypen Verhaltens, das durch Amphetamine induziert wird, sind wahrscheinlich Folge einer Freisetzung von Dopamin aus dopaminergen Nervenendigungen, besonders innerhalb des Neostriatums. Es werden höhere Dosen benötigt, um diese Verhaltenseffekte auszulösen, was mit der Freisetzung von Dopamin aus Gehirnschnitten oder Synaptosomen korreliert, für die gleichfalls höhere Amphetaminkonzentrationen verwendet werden müssen. Durch noch höhere Dosen von Amphetamin entstehen Wahrnehmungsstörungen und klar ersichtlich psychotisches Verhalten. Diese Effekte könnten durch Freisetzung von 5-Hydroxytryptamin (5HT) aus tryptaminergen Neuronen und von Dopamin im mesolimbischen System vermittelt sein. Weiterhin können Amphetamine direkte Effekte an zentralen 5HT-Rezeptoren ausüben (siehe Kapitel 11).

Toxizität und Nebenwirkungen Die akut toxischen Wirkungen von Amphetaminen entstehen in der Regel durch Überdosierung und sind meist in der Ausbreitung des Indikationsspektrums zu begründen. Die zentralen Effekte beinhalten häufig Unruhe, Schwindel, Tremor, Hyperreflexie, Sprachantrieb, Gespanntheit, Irritabilität, Schwäche, Schlaflosigkeit, Fieber und gelegentlich Euphorie. Verwirrung, Aggressivität, Libidoveränderungen, Angst, Delir, paranoide Halluzinationen, Panikzustände und suizidale oder homizidale Tendenzen entstehen besonders bei geisteskranken Patienten. Allerdings können diese psychotischen Wirkungen bei jedem Individuum ausgelöst werden, wenn suffiziente Mengen von Amphetaminen über längere Zeiträume eingenommen werden. Müdigkeit und Depressionen folgen üblicherweise der zentralen Stimulation. Kardiovaskuläre Effekte sind häufig und umfassen Kopfschmerzen, Frösteln, Blässe oder Erröten, Palpitationen, Herzrhythmusstörungen, Angina pectoris, Hypertension oder Hypotension und Kreislaufkollaps. Exzessives Schwitzen kann vorkommen. Symptome, die dem gastrointestinalen System zugeordnet werden können, schließen Mundtrockenheit, Metallgeschmack, Anorexie, Übelkeit, Erbrechen, Diarrhoe und abdominelle Krämpfe mit ein. Lebensgefährliche Vergiftungen enden meist mit Konvulsionen, Koma und zerebralen Blutungen als wichtigsten pathologischen Befunden.

Die toxische Dosis von Amphetaminen variiert stark. Toxische Manifestationen kommen gelegentlich als Idiosynkrasie bei so geringen Dosen wie 2 mg vor, sind aber selten bei Dosen, die weniger als 15 mg betragen. schwere Reaktionen wurden beobachtet bei 30 mg, jedoch sind solche von 400 - 500 mg nicht immer letal. Höhere Dosen können nach chronischem Gebrauch von Drogen toleriert werden.

Die Behandlung akuter Amphetaminintoxikationen kann durch Ansäuerung des Urins mit Ammoniumchlorid therapiert werden. Dies erhöht die Eliminationsrate. Sedativa können wegen der ZNS-Symptome erforderlich werden. Schwere Hypertension können die Anwendung von Nitroprussidnatrium oder einem α-Adrenozeptor-Antagonisten erfordern.

Chronische Intoxikationen mit Amphetaminen verursachen Symptome ähnlich der akuten Überdosierung, allerdings sind abnorme psychische Reaktionen häufiger. Der Gewichtsverlust kann stark ausgeprägt sein. Eine psychotische Reaktion mit lebhaften Halluzinationen und paranoiden Trugbildern, oft fehlinterpretiert als Schizophrenie, ist die häufigste schwere Auswirkung. Die Erholung erfolgt gewöhnlich sehr rasch nach Entzug der Droge, jedoch wird der Zustand chronisch. Bei solchen Personen können Amphetamine einen Beschleunigungsfaktor für den Ausbruch einer drohenden Schizophrenie darstellen.

Vom Mißbrauch von Amphetaminen zum Zweck der Überwindung von Müdigkeit und zur Energie- und Wachheitssteigerung sollte abgeraten werden. Die Substanz sollte nur unter medizinischer Überwachung eingesetzt werden. Amphetamine sind Substanzen der Liste II gemäß US-amerikanischen Bestimmungen.

> In Deutschland sind Amphetamin und Methamphetamin nicht mehr im Handel (Anm. d. Hrsg.).

Die zusätzlichen Kontraindikationen und Warnungen vor dem Gebrauch von Amphetaminen sind im allgemeinen ähnlich denen, die oben für Adrenalin beschrieben sind. Von der Anwendung ist abzuraten bei Patienten mit Anorexie, Insomnie, Asthenie, psychopathischer Persönlichkeit oder homizidalen und suizidalen Tendenzen in der Vorgeschichte.

Abhängigkeit und Toleranz Psychische Abhängigkeit entsteht oft, wenn Amphetamine oder Dextroamphetamine chronisch eingenommen werden, wie in Kapitel 24 besprochen wird. Nahezu ausnahmslos entwickelt sich eine Toleranz gegenüber dem anorektischen Effekt von Amphetaminen. Weiterhin wird oft ein steigender Bedarf höherer Dosen bei psychiatrischen Patienten beobachtet, um eine Stimmungsverbesserung aufrechtzuerhalten. Die Toleranz ist auffällig bei Individuen, die von der Substanz abhängig sind, und es wurde über tägliche Einnahmen von 1,7 g ohne krankmachende Effekte berichtet. Die Toleranzentwicklung ist nicht immer vorhanden. So wurden

Fälle mit Narkolepsie über Jahre behandelt, ohne daß eine Erhöhung der anfänglichen Dosis erforderlich wurde.

Therapeutischer Einsatz Amphetamin und Dextroamphetamin werden hauptsächlich wegen ihrer ZNS-Effekte verwendet. Dextroamphetamin (Dextroamphetaminsulfat) mit stärkerer ZNS-Wirkung und weniger peripherer Wirkung wird dem Amphetamin generell vorgezogen. Es wird verwendet bei Adipositas, Narkolepsie und hyperkinetischen Syndromen. Diese Indikationen werden später innerhalb dieses Kapitels besprochen.

Methamphetamin

Methamphetamin (Methamphetaminhydrochlorid) ist chemisch eng verwandt mit Amphetamin und Adrenalin (siehe Tabelle 10.1). Kleine Dosen haben einen starken zentral stimulierenden Effekt ohne signifikante periphere Wirkung. Etwas höhere Dosen verursachen einen anhaltenden Anstieg des systolischen und diastolischen Blutdrucks, hauptsächlich durch kardial stimulierende Wirkung. Das Herzminutenvolumen steigt, obwohl die Herzfrequenz reflexbedingt absinken kann. Bedingt durch eine Venokonstriktion kommt es zu einem Anstieg des peripheren Drucks. Diese Faktoren erhöhen den venösen Rückstrom zum Herzen und somit das Herzminutenvolumen. Der pulmonalarterielle Druck steigt wahrscheinlich durch das erhöhte Herzminutenvolumen an. Auch der renale Blutfluß ist erhöht. Methamphetamin ist ein Liste-II-Pharmakon der US-Bundesgesundheitsbehörde. Es wird prinzipiell wegen seiner zentralen Wirkungen verwendet, die stärker als die des Amphetamin sind, und die auch von schwächeren peripheren Effekten begleitet werden. Die Verwendungen werden weiter unten im Abschnitt Indikationen dieses Kapitels besprochen.

Methylphenidat

Methylphenidat ist ein Piperidinderivat, das strukturell mit Amphetamin verwandt ist und folgende Strukturformel besitzt:

METHYLPHENIDAT

Methylphenidat (*Methylphenidathydrochlorid*) ist ein mildes ZNS-Stimulans mit eher stärkeren Effekten auf die mentale als auf die motorische Aktivität. Allerdings verursachen hohe Dosen Zeichen einer generalisierten ZNS-Stimulation, die bis zu Konvulsionen führen kann. Die pharmakologischen Eigenschaften sind im Prinzip die gleichen wie die der Amphetamine. Methylphenidat teilt auch das Mißbrauchspotential der Amphetamine. Methylphenidat ist effektiv bei der Behandlung von Narkolepsie und hyperkinetischen Syndromen (siehe unten).

Methylphenidat wird nach oraler Verabreichung schnell resorbiert und erreicht nach etwa zwei Stunden Spitzenkonzentrationen im Plasma. Die Plasmahalbwertszeit beträgt ein bis drei Stunden, jedoch überschreiten die Konzentrationen im Gehirn die des Plasmas. Der Hauptmetabolit im Urin ist ein deesterifiziertes Produkt, Ritalinsäure, die 80% der Dosis ausmacht.

Pemolin

Pemolin unterscheidet sich strukturell von Methylphenidat, verursacht aber ähnliche Veränderungen der ZNS-Funktion mit minimalen kardiovaskulären Effekten. Es wird zur Behandlung des Hyperkinetischen Syndroms eingesetzt und kann wegen seiner langen Halbwertszeit nur einmal täglich verabreicht werden. Bis zur klinischen Besserung können drei bis vier Wochen Behandlung notwendig sein.

Ephedrin

Ephedrin (*Ephedrinsulfat*) ist sowohl ein α- als auch ein β-Adrenozeptor-Agonist. Zusätzlich erhöht es die Freisetzung von Noradrenalin aus den Neuronsynapsen. Ephedrin enthält zwei asymmetrische Kohlenstoffatome (siehe Tabelle 10.1). Nur *l*-Ephedrin und racemisches Ephedrin werden klinisch verwendet.

Pharmakologische Wirkungen Ephedrin enthält keinen Katecholanteil und ist nach oraler Verabreichung wirksam. Die Substanz erhöht die Herzfrequenz und das Herzminutenvolumen, und verschiedentlich steigt der periphere Widerstand an. Folglich wird durch Ephedrin der Blutdruck üblicherweise angehoben. Die Stimulation von α-Adrenozeptoren glatter Muskelzellen der Harnblasenbasis kann den Widerstand des Urinflußes erhöhen. Aktivierung von β-Adrenozeptoren in der Lunge unterstützt eine Bronchodilatation. Ephedrin ist ein potentes Stimulans des ZNS. Nach oraler Verabreichung können die Effekte der Substanz für einige Stunden anhalten. Über den Urin wird Ephedrin mit einer Halbwertszeit von drei bis sechs Stunden größtenteils unverändert ausgeschieden.

Therapeutischer Einsatz und Toxizität In der Vergangenheit wurde Ephedrin zur Therapie von Adam-Stokes-Anfällen bei AV-Block dritten Grades und als ZNS-Stimulans bei Narkolepsie und depressiven Zuständen verwendet. Es wurde durch alternative Behandlungsmethoden bei jeder dieser Störungen ersetzt. Weiterhin ist die Verwendung als Bronchodilatator bei Patienten mit Asthma bronchiale durch die Entwicklung von β$_2$-selektiven Agonisten weniger verbreitet. Ephedrin wurde zur Unterstützung bei Harninkontinenz verwendet, obwohl der Wirkungsmechanismus unklar ist. Tatsächlich kann die Substanz eine Harnverhaltung verursachen, besonders bei Männern mit Prostatahyperplasie. Weiterhin wurde Ephedrin verwendet um Hypotonien bei Spinalanästhesie zu behandeln.

Unerwünschte Wirkungen von Ephedrin schließen das Risiko von Hypertonie und Herzrhythmusstörungen, besonders nach parenteraler Verabreichung, mit ein. Insomnie ist eine häufige unerwünschte Wirkung im ZNS. Eine Tachyphylaxie kann nach repetitiven Dosen entstehen.

Andere sympathomimetische Substanzen

Einige sympathomimetischen Substanzen werden primär als Vasokonstriktoren zur lokalen Applikation an den Nasenschleimhäuten oder am Auge verwendet. Die Strukturen von *Propylhexedrin, Naphazolinhydrochlorid, Tetrahydrozolinhydrochlorid, Oxymetazolinhydrochlorid* und *Xylometazolinhydrochlorid* sind in Tabelle 10.1 und Abbildung 10.3 dargestellt. *Ethylnoradrenalinhydrochlorid* (siehe Tabelle 10.1) ist ein β-Adrenozeptor-Agonist, der als Bronchodilatator verwendet wird. Diese Substanz verfügt über zusätzliche α-Adrenozeptor-Agonistische Aktivität, wodurch eine lokale Vasokonstriktion

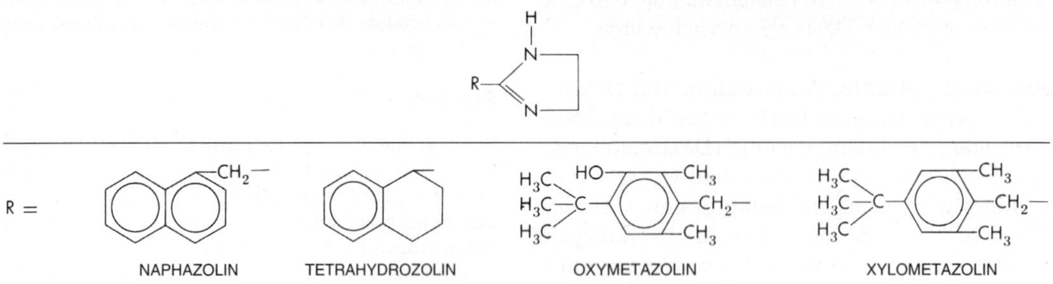

Abbildung 10.3 Chemische Struktur der Imidazolinderivate.

verursacht und somit die bronchiale Kongestion vermindert werden kann.

Phenylephrin (siehe oben), *Pseudoephedrin* (ein Stereoisomer des Ephedrin) und *Phenylpropanolamin* sind sympathomimetische Pharmaka, die am häufigsten als orale Zubereitungen zur Beseitigung nasaler Verstopfung verwendet werden. Pseudoephedrinhydrochlorid ist erhältlich in einer Vielzahl fester und flüssiger Arzneien. Phenylpropanolaminhydrochlorid teilt die gleichen pharmakologischen Eigenschaften mit Ephedrin und besitzt ungefähr die gleiche Potenz mit der Ausnahme, daß es eine geringere ZNS-Stimulation verursacht. Die Substanz ist verfügbar in Tabletten und Kapseln. Zusätzlich enthalten zahlreich gesetzlich geschützten Mixturen, die zur oralen Behandlung von nasaler und sinusoidaler Verstopfung vermarktet werden, eines dieser Sympathomimetika üblicherweise in Kombination mit einem H_1-Antihistaminikum. Ferner unterdrückt Phenylpropanolamin den Appetit über Mechanismen, die wahrscheinlich andere als die des Amphetamins sind (Wellman. 1992).

THERAPEUTISCHE VERWENDUNG SYMPATHOMIMETISCHER STOFFE

Die erfolgreichen Versuche therapeutische Stoffe zu entwickeln, die selektiv Adrenozeptoren beeinflussen und eine Vielzahl vitaler Funktionen, die durch das sympathische Nervensystem gesteuert werden, verändern, führte zu einer Substanzklasse mit einer großen Zahl wichtiger therapeutischer Anwendungen.

Schock Der Schock ist ein klinisches Syndrom, das charakterisiert ist durch inadäquate Perfusion von Geweben. Er ist normalerweise mit Hypotension und letztlich mit dem Versagen von Organsystemen assoziiert. Der Schock ist eine akut lebensbedrohliche Beeinträchtigung der Sauerstoff- und Nährstoffversorgung der Organe. Ursachen des Schocks beinhalten Hypovolämie (durch Dehydratation oder Blutverlust), kardiales Versagen (durch ausgedehnten Myokardinfarkt, schwere Herzrhythmusstörungen oder kardiale mechanische Defekte wie Ventrikelseptumdefekt), Behinderung des kardialen Auswurfs (durch pulmonale Thrombembolie, Herzbeuteltamponade oder Aortendissektion) und Dysfunktion des peripheren Kreislaufs (bei Sepsis oder Anaphylaxie) (Balakumaran und Hugenholtz, 1986). Die Behandlung des Schocks besteht sowohl aus spezifischen Versuchen, die vorliegende Pathogenese umzukehren, als auch aus unspezifischen Maßnahmen, die auf eine Korrektur der abnormen Hämodynamik abzielen. Ohne Berücksichtigung der Ätiologie führt der begleitende Abfall des Blutdrucks generell zu einer deutlichen Aktivierung des sympathischen Nervensystems. Dies wiederum bedingt eine periphere Vasokonstriktion und einen Anstieg der Geschwindigkeit und Kraft kardialer Kontraktionen. In der Anfangsphase des Schocks können diese Mechanismen den Blutdruck und die zerebrale Durchblutung aufrechterhalten, obwohl der Blutfluß zu Nieren, Haut und anderen Organen reduziert sein kann, was zu einer verminderten Harnproduktion und metabolischer Azidose führen kann (Ruffolo, 1992).

Die initiale Therapie des Schocks erfordert allgemeine lebensrettende Maßnahmen. Es ist essentiell, daß das Blutvolumen aufrecht erhalten wird, was oftmals die Überwachung der hämodynamischen Parameter erfordert. Die spezifische Therapie (z. B. Antibiotika bei Patienten mit septischem Schock) sollte sofort eingeleitet werden. Führen diese Maßnahmen nicht zu einem adäquaten therapeutischen Effekt, kann es notwendig werden, daß vasoaktive Pharmaka zur Steigerung des Blutdrucks und des Blutflusses verwendet werden müssen. Diese Therapie basiert generell empirisch auf den gemessenen hämodynamischen Wirkungen. Viele dieser pharmakologischen Vorgehensweisen, obwohl klinisch sicher ratsam, sind von unsicherer Effektivität. Adrenerge Agonisten können versuchsweise zur Steigerung der myokardialen Kontraktilität oder zur Modifikation des peripheren Widerstands verwendet werden. Im allgemeinen erhöhen β-Adrenozeptor-Agonisten die Herzfrequenz und die Kontraktionskraft, α-Adrenozeptor-Agonisten verursachen einen erhöhten peripheren vaskulären Widerstand und Dopamin unterstützt eine Dilatation des renalen und splanchnischen Gefäßbetts zusätzlich zur aktivierenden Wirkung an α- und β-Adrenozeptoren (Breslow und Ligier, 1991).

Der kardiogene Schock, verursacht durch Myokardinfarkt, hat eine schlechte Prognose. Die Therapie ist auf eine Verbesserung des peripheren Blutflusses gerichtet. Bei Zuständen schwer verminderten Herzminutenvolumens führt der Blutdruckabfall zu einer intensiven Sympathikusaktivierung und Vasokonstriktion. Dies kann das Herzminutenvolumen weiter vermindern, da das geschädigte Herz gegen einen höheren peripheren Widerstand anpumpen muß. Die medizinische Intervention zielt auf eine Optimierung des kardialen Füllungsdrucks (*preload*), der myokardialen Kontraktilität und des peripheren Widerstands. Die Vorlast kann durch Verabreichung von intravenösen Flüssigkeiten erhöht und durch Substanzen wie Nitrate und Diuretika vermindert werden. Viele sympathomimetischen Amine wurden zur Steigerung der kardialen Kontraktionskraft verwendet. Manche dieser Substanzen besitzen Nachteile. Isoproterenol ist eine stark chronotrop wirkende Substanz und kann den myokardialen Sauerstoffbedarf deutlich ansteigen lassen, Noradrenalin intensiviert die periphere Vasokonstriktion, und Adrenalin erhöht die Herzfrequenz und kann das Herz zu gefährlichen Herzrhythmusstörungen prädisponieren (Balakumaran und Hugenholtz, 1986). Dopamin ist eine effektiv inotrop wirkende Substanz, die eine geringere Herzfrequenzzunahme als unter Isoproterenol bedingt. Zusätzlich unterstützt es die Vasodilatation der Nierenarterien, was zur Sicherstellung der renalen Funktion nützlich sein kann. Wird Dopamin in hohen Dosen (mehr als 10 - 20 µg/kg pro Minute) verabreicht, verursacht es eine periphere und renale Vasokonstriktion, über Aktivierung von α-Adrenozeptoren. Dobutamin besitzt komplexe pharmakologische Wirkungen, die durch seine Stereoisomere vermittelt werden. Die klinische Wirkung des Pharmakons entsteht durch Steigerung der myokardialen Kontraktilität mit geringem Anstieg der Herzfrequenz und des peripheren Widerstands.

Bei einigen Patienten im Schock ist die Hypotonie so schwer, daß vasokonstringierende Pharmaka benötigt werden, um den Blutdruck für eine adäquate Perfusion des ZNS aufrecht zu halten (Kulka und Tryba, 1993). α-Adrenozeptor-Agonisten wie Noradrenalin, Phenylephrin, Metaraminol, Mephentermin und Methoxamin wurden zu diesem Zweck eingesetzt. Diese Vorgehensweise kann bei Patienten mit Hypotension durch Versagen des sympathischen Nervensystems vorteilhaft sein (z. B. nach Spinalanästhesie oder Verletzung). Jedoch ist bei Patienten mit anderen Schockformen wie dem kardiogenen Schock die reflektorische Vasokonstriktion häufig stark ausgeprägt, und α-Adrenozeptor-Agonisten können den Blutfluß zu Organen wie Niere oder Darm weiter beeinträchtigen und die Herzarbeit ungünstig ansteigen lassen. Tatsächlich sind vasodilatierende Substanzen wie Nitroprussidnatrium eher in der Lage, bei solchen Patienten den Blutfluß zu verbessern und die Herzarbeit durch die sinkende Nachlast zu vermindern, wenn ein notwendiger Blutdruck aufrecht erhalten werden kann.

Die hämodynamischen Abnormitäten im septischen Schock sind komplex und noch nicht vollständig verstanden. Die meisten Patienten mit septischem Schock haben zu Beginn sowohl einen verminderten oder gerade noch normalen vaskulären peripheren Widerstand, wahrscheinlich verursacht durch exzessiv endogen produziertes Stickstoffmonoxid (Moncada et al., 1991), als auch ein normales oder erhöhtes Herzminutenvolumen. Wenn das Syndrom progredient verläuft, entstehen Kardiodepression, ansteigender peripherer Widerstand und eine verschlechterte Gewebeoxigenierung (Higgins und Chernow, 1987). Die primäre Therapie des septischen Schocks sind Antibiotika. Für Glukokortikoide wurde kein nutzbringender Effekt gezeigt. Vergleichende Daten über die Wertigkeit von verschiedenen adrenergen Stoffen zur Behandlung des septischen Schocks sind begrenzt (Chernow und Roth, 1986). Die Therapie mit Substanzen wie Dopamin oder Dobutamin wird durch hämodynamische Überwachung mit individueller Therapieanpassung gesteuert, die von dem klinischen Gesamtstatus des Patienten abhängt.

Hypotonie Substanzen mit vorzugsweise α-adrenerger Aktivität können zur Steigerung des Blutdrucks bei Patienten mit vermindertem peripheren Widerstand in Situationen wie Spinalanästhesie oder Intoxikation mit antihypertensiven Substanzen verwendet werden. Allerdings ist die Hypotonie *per se* keine Indikation zur Behandlung mit diesen Substanzen, es sei denn eine inadäquate Perfusion von Organen wie Gehirn, Herz und Nieren liegt vor. Weiterhin kann der adäquate Ersatz von Flüssigkeiten oder Blut eher angebracht sein als die Pharmakotherapie bei vielen Patienten mit Hypotonie. Bei Patienten mit Spinalanästhesie, die die sympathische Innervation des Herzens unterbricht, führt die Injektion von Ephedrin sowohl zu einem Anstieg der Herzfrequenz als auch des peripheren vaskulären Widerstands. Eine Tachyphylaxie kann nach wiederholter Gabe entstehen, was die Verwendung einer direkt wirkenden Substanz erforderlich machen kann. Die orale Therapie mit Ephedrin oder Clonidin kann bei einzelnen Patienten mit chronischer orthostatischer Hypotonie bei Dysfunktion des autonomen Nervensystems wirksam sein (siehe oben).

Hypertonie Zentral wirkende α_2-Adrenozeptor-Agonisten wie Clonidin sind nützlich zur Behandlung der Hypertonie. Die Pharmakotherapie der Hypertonie ist in Kapitel 33 diskutiert.

Herzrhythmusstörungen Die Herz-Lungen-Wiederbelebung bei Patienten mit Herzstillstand durch Kammerflimmern, elektromechanischer Entkopplung oder Asystolie kann durch Pharmakotherapie erleichtert werden. Bei Patienten mit Herzstillstand ist Adrenalin eine wichtige therapeutische Substanz. Adrenalin und α-Adrenozeptor-Agonisten erhöhen den diastolischen Blutdruck und verbessern den koronaren Blutfluß (Raehl, 1987). α-Adrenozeptor-Agonisten sind hilfreich zur Sicherstellung des zerebralen Blutflusses während einer Reanimation. Die zerebralen Gefäße sind relativ insensitiv gegenüber den vasokonstringierenden Wirkungen der Katecholamine, und der Perfusionsdruck ist erhöht. Folglich begünstigt Adrenalin die Verteilung des limitierten Herzminutenvolumens während der externen Herzmassage in den zerebralen und koronaren Kreislauf. Obwohl vermutet worden war, daß die β-adrenergen Wirkungen von Adrenalin die Ansprechbarkeit des Herzens für Konversion durch Defibrillation bei Kammerflimmern erhöhen, haben Tierversuche diese Hypothese nicht bestätigt (Raehl, 1987). Die optimale Adrenalindosis bei Patienten mit Herzstillstand ist unbekannt. Die American Heart Association empfiehlt jedoch 1,0 mg Adrenalinhydrochlorid als intravenöse Injektion alle drei bis fünf Minuten bei Erwachsenen ohne Berücksichtigung des Körpergewichts. Die empfohlene Dosierung bei Kindern variiert mit dem Körpergewicht und dem Verabreichungsweg (Emergency Cardiac Care Committee and Subcommittees, American Heart Association, 1992). Sobald ein Herzrhythmus sichergestellt worden ist, kann die Behandlung von Arrhythmien, Hypotension oder Schock notwendig werden.

Bei Patienten mit paroxysmalen supraventrikulären Tachykardien, besonders bei solchen, die mit milder Hypotension assoziiert sind, kann die vorsichtige Infusion von α-Adrenozeptor-Agonisten wie Phenylephrin oder Methoxamin den Blutdruck auf ungefähr 160 mmHg anheben und so die Arrhythmie durch den steigenden vagalen Tonus beenden. Allerdings wurde diese Behandlungsmethode weitgehend durch Substanzen wie Ca^{2+}-Kanalblocker mit klinisch deutlicher AV-Knoten-Wirkung, β-Adrenozeptor-Antagonisten, Adenosin, und elektrische Kardioversion ersetzt (siehe Kapitel 35). Adrenozeptor-Agonisten wie Isoproterenol können mit Atropin als Kombinationstherapie bei Patienten mit starker Bradykardie, die hämodynamisch beeinträchtigt sind, verwendet werden. Wird eine Langzeittherapie notwendig, ist der Herzschrittmacher die Therapie der Wahl.

Herzinsuffizienz Die sympathische Stimulation der β-Adrenozeptoren des Herzens ist ein sehr wichtiger kompensatorischer Mechanismus zur Aufrechterhaltung der kardialen Funktion bei Patienten mit Herzinsuffizienz (Francis und Cohn, 1986). Befunde deuten an, daß Effekte, die über β-Adrenozeptoren vermittelt werden, im humanen insuffizienten Herzen abgeschwächt sind (Bristow et al., 1985). Die Langzeittherapie mit β-Adrenozeptor-Agonisten als inotropen Substanzen, zeigte bei der Behandlung der Herzinsuffizienz nur begrenzten Erfolg, da wahrscheinlich die Wirkung dieser Substanzen durch die Art und Weise einer Desensitivierung während kontinuierlicher Therapie abnimmt (siehe Kapitel 6). Daß eine intermittierende Infusion β-Adrenozeptor-Agonisten zu einer verbesserten kardialen Funktion führen könnte, muß weiter abgeklärt werden. Paradoxerweise ist neuerdings das Interesse an β-Adrenozeptor-Antagonisten und Substanzen wie Clonidin, die die sympathische Freisetzung unterdrücken, bei der Behandlung einzelner Patienten mit Herzinsuffizienz gestiegen. Die Vorstellung ist, die β-adrenerge Densensitivierung zu vermindern und die andauernde Stimulation des Herzens, die eine kardiale Dysfunktion potenziert, zu verringern. Die Abschätzung von Nutzen und Risiko dieser Vorgehensweise bedarf weiterer extensiver klinischer Überprüfung (für weitere Einzelheiten siehe unten).

Lokale vaskuläre Effekte von α-Adrenozeptor-Agonisten Adrenalin wird bei vielen chirurgischen Eingriffen an Nase,

Hals und Larynx zur Schleimhautabschwellung verwendet und um die Sichtverhältnisse bei Blutungen zu verbessern. Die zeitgleiche Injektion von Adrenalin mit Lokalanästhetika erhöht die Dauer der Anästhesie (siehe Kapitel 15). Die Injektion von α-Adrenozeptor-Agonisten in den Penis kann dazu beitragen, einen Priapismus zu beseitigen, was andererseits die Verwendung von α-Adrenozeptor-Antagonisten zur Behandlung der Impotenz erschweren kann. Phenylephrin und Oximetazolin sind effektive Vasokonstriktoren zur lokalen Applikation während der sinusoidalen Chirurgie (Riegel et al., 1992).

Schleimhautabschwellung der Nase α-Adrenozeptor-Agonisten werden häufig als schleimhautabschwellende Substanzen bei Patienten mit allergischer oder vasomotorischer Rhinitis, bei Patienten mit akuter Rhinitis und bei Infektionen des oberen Respirationstrakts verwendet (Empey und Medder, 1983). Diese Substanzen vermindern wahrscheinlich den Widerstand des Luftstromes durch Verminderung des nasalen Mukosavolumens. Dies kann über eine Aktivierung von α-Adrenozeptoren der venösen Kapazitätsgefäße des nasalen Gewebes, das über abschwellende Eigenschaften verfügt, entstehen (Cole et al., 1983). Die Rezeptoren, die diesen Effekt vermitteln, scheinen $α_1$-Adrenozeptoren zu sein. Interessanterweise können $α_2$-Adrenozeptoren eine Konstriktion der Arteriolen vermitteln, die die Ernährung der nasalen Mukosa bereitstellen (Andersson und Bende, 1984). Intensive Konstriktion dieser Gefäße kann strukturelle Schäden der Mukosa verursachen (DeBernardis et al., 1987). Eine wichtige Einschränkung der Therapie mit schleimhautabschwellenden Substanzen ist ihr Wirkungsverlust, eine Rebound-Hyperämie und eine Verschlechterung der Symptomatik, die häufig bei chronischer Verwendung oder nach Absetzen der Substanz entstehen. Obwohl die Wirkungsmechanismen unsicher sind, werden als Möglichkeiten eine Rezeptor-Desensitivierung und eine Mukosaschädigung diskutiert. Agonisten, die selektiv für $α_1$-Adrenozeptoren sind, könnten weniger wahrscheinlich Mukosaschädigungen verursachen (DeBernardis et al., 1987).

Zur Schleimhautabschwellung können α-Adrenozeptor-Agonisten sowohl oral als auch topisch verabreicht werden. Oral eingenommenes Ephedrin verursacht oft ZNS-Nebenwirkungen. Pseudoephedrin ist ein Stereoisomer des Ephedrins, das weniger potent Tachykardie, Blutdruckanstieg und ZNS-Stimulation als Ephedrin auslöst (Empey und Medder, 1981). Phenylpropanolamin ist dem Pseudoephedrin ähnlich. Sympathomimetische, schleimhautabschwellende Substanzen sollten nur unter großer Vorsicht bei Patienten mit Hypertension und bei Männern mit Prostatavergrößerung angewendet werden, und sie sind kontraindiziert bei Patienten, die MOA-Inhibitoren einnehmen. Zahlreiche Stoffe (siehe oben) sind zur topischen Verwendung für Patienten mit Rhinitis erhältlich. Topische Dekongestiva sind wegen ihres eher selektiven Wirkorts besonders nützlich bei akuter Rhinitis, allerdings bergen sie die Gefahr, mißbräuchlich durch Patienten eingenommen zu werden, was zu reboundartigen Verstopfungen führt. Oral gegebene Dekongestiva verursachen weniger wahrscheinlich die reboundartige Verstopfung, tragen jedoch ein größeres Risiko, unerwünschte systemische Wirkungen zu induzieren.

Asthma bronchiale Die Verwendung von adrenergen Stoffen zur Behandlung des Asthma bronchiale ist in Kapitel 28 besprochen.

Allergische Reaktionen Adrenalin ist das Mittel der Wahl, um Manifestationen ernstzunehmender akuter Hypersensitivitätsreaktionen (z. B. bei Nahrungsmitteln, Bienenstich oder Arzneimittelallergie) aufzuheben. Die subkutane Injektion von Adrenalin beseitigt schnell Juckreiz, Urtikaria und Schwellung der Lippen, Augenlider und Zunge. Die Behandlung kann lebensrettend sein, wenn ein Glottisödem die Durchgängigkeit der Luftwege bedroht, oder falls Hypotension oder Schock bei Patienten mit Anaphylaxie entstehen. Zusätzlich zu seinen kardiovaskulären Wirkungen wird vermutet, daß Adrenalin β-Adrenozeptoren aktiviert, welche die Freisetzung von Mediatoren wie Histamin oder Leukotrienen aus Mastzellen hemmen. Obwohl Glukokortikoide und Antihistaminika häufig Patienten mit schweren Hypersensitivitätsreaktionen verabreicht wird, behält Adrenalin seine therapeutische Hauptaufgabe.

Ophthalmologische Verwendungen Die Applikation verschiedener Sympathomimetika zur diagnostischen und therapeutischen ophthalmologischen Verwendung wird in Kapitel 65 diskutiert.

Narkolepsie Die Narkolepsie ist charakterisiert durch Hypersomnie, einschließlich Schlafattacken, die plötzlich bei Gelegenheiten, die normalerweise nicht zum Schlaf führen, auftreten können. Einige Patienten sprechen auf trizyklische Antidepressiva oder MAO-Inhibitoren an. Alternativ können ZNS-Stimulanzien wie Amphetamin, Dextroamphetamin oder Methamphetamin nützlich sein (Mitler et al., 1993). Die Therapie mit Amphetaminen wird durch das Mißbrauchspotential und die Wahrscheinlichkeit einer Toleranzentwicklung erschwert. Auch Depression, Irritabilität und Paranoia können vorkommen. Amphetamine können die Nachtschlafphase beeinträchtigen, was die Problematik der Verhinderung von Schlafanfällen während des Tages bei diesen Patienten verstärkt.

Gewichtsreduktion Adipositas entsteht durch die Folge einer positiven Kalorienbilanz. Eine optimale Gewichtsreduktion wird durch graduellen Anstieg des Energieverbrauchs bei körperlicher Belastung in Kombination mit Diät, um die Kalorienaufnahme zu vermindern, erreicht. Allerdings hat diese einleuchtende Vorgehensweise eine nur geringe Erfolgsrate. Folglich wurden alternative Behandlungsmethoden, die chirurgische oder medikamentöse Maßnahmen einschließen, entwickelt, um eine Gewichtsreduktion zu erreichen. Für Amphetamine wurde in frühen Studien die Gewichtsabnahme bei Patienten mit Narkolepsie gezeigt, und diese wurden dann zur Behandlung von Adipositas eingesetzt (Silverstone 1986). Die Substanz fördert die Gewichtsreduktion durch Unterdrückung des Appetits, statt den Energieverbrauch zu erhöhen. Andere anorektische Substanzen sind Methamphetamin, Dextroamphetamin, Phentermin, Benzphetamin, Phendimetrazin, Phenmetrazin, Diethylpropion, Mazindol, Fenfluramin und Phenylpropanolamin. In kontrollierten, doppelblinden Kurzzeitstudien (bis zu 20 Wochen) wurde gezeigt, daß amphetaminartige Substanzen die Gewichtsabnahme effektiver als Plazebo fördern. Die Gewichtsabnahme mit diesen Substanzen beträgt typischerweise ungefähr ein halbes Pfund pro Woche. Die Effektivität dieser Substanzen unterscheidet sich nur gering. Eine Langzeitgewichtsabnahme wurde allerdings nicht gezeigt, es sei denn, die Substanzen wurden weiter eingenommen (Bray, 1993). Zusätzlich wurden andere wichtige Fakten bis heute noch nicht geklärt. Diese beinhalten die Rekrutierung der Patienten, die durch solche Substanzen einen Vorteil erfahren könnten, oder ob die Substanz kontinuierlich oder intermittierend verabreicht werden sollte und die Dauer der Behandlung (Silverstone, 1986). Unerwünschte Nebenwirkungen schließen das Mißbrauchspotential, Gewöhnung, ernstzunehmende Verschlimmerung einer Hypertonie (obwohl tatsächlich bei einigen Patienten der Blutdruck fallen kann, vermutlich als Folge der Gewichtsabnahme), Schlafstörungen, Palpitationen, Mundtrockenheit und Depressionen (besonders unter Fenfluramin) mit ein. Diese Substanzen können als Begleitmedikation zur Behandlung der Adipositas effektiv sein. Allerdings unterstützen die vorliegenden Daten nicht die isolierte Verwendung der Substanzen, solange es kein umfassendes Konzept gibt, das körperliche Ertüchtigung und Ernährungsumstellung betont.

Aufmerksamkeitsverlust und Hyperkinetisches Syndrom
Dieses Syndrom, gewöhnlich in der Kindheit zum ersten Mal sichtbar, ist durch exzessive motorische Aktivität, Schwierigkeiten, ausdauernd aufmerksam zu sein und Impulsivität charakterisiert. Kinder mit dieser Störung sind häufig durch Schwierigkeiten in der Schule, gestörte zwischenmenschliche Beziehungen und Erregbarkeit beeinträchtigt. Ein wichtiges charakteristisches Merkmal ist ein geringer Bildungsstand. Eine wesentliche Zahl der Kinder mit diesem Syndrom besitzen Charaktereigenschaften, die (in modifizierter Form) bis in das Erwachsenenalter fortdauern (American Psychiatric Association, 1987). Bei einigen Patienten kann Verhaltenstherapie hilfreich sein.

Katecholamine könnten auf der Ebene des zerebralen Cortex in die Kontrolle von Aufmerksamkeit involviert sein. Zahlreiche Stimulanzien wurden zur Behandlung des Hyperkinetischen Syndroms herangezogen. Sie sind besonders bei moderaten bis schweren Fällen indiziert. Es wurde gezeigt, daß Dextroamphetamin effektiver als Plazebo ist (Klein et al., 1980). Auch Methylphenidat ist bei Kindern mit Hyperkinetischem Syndrom von Wirkung, obwohl für beide Substanzen nur begrenzt Informationen bezüglich der Langzeitwirksamkeit vorliegen. Die Behandlung kann mit einer Dosis von 5 mg Methylphenidat am Morgen und zum Mittagessen begonnen werden. Die Dosierung wird graduell, über einen Zeitraum von Wochen, in Abhängigkeit der Wirkung, die durch die Eltern, Lehrer und Ärzte beurteilt werden kann, angehoben. Die absolute tägliche Gesamtdosis sollte 60 mg nicht überschreiten. Wegen der kurzen Wirkdauer benötigen die meisten Kinder jeden Tag zwei bis drei Dosierungen Methylphenidat. Die zeitliche Abstimmung der Dosierung wird individuell in Abhängigkeit der Geschwindigkeit des Wirkeintritts und der Wirkdauer eingestellt. Einige Kinder sprechen auf die Therapie nicht an, und die Substanz sollte einen Monat nach Dosisanpassung abgesetzt werden. Methylphenidat und Dextroamphetamin besitzen beim Hyperkinetischen Syndrom wahrscheinlich die gleiche Effektivität und sind bevorzugte Medikamente zur Behandlung dieser Störung (Elia, 1993). Pemolin scheint weniger wirksam zu sein, obwohl es einmal täglich bei manchen Kindern angewendet werden kann (Klein et al., 1980). Potentiell unerwünschte Nebenwirkungen dieser Medikamente sind Insomnie, Abdominalschmerz, Anorexie und Gewichtsverlust, der mit vermindertem Wachstum einher gehen kann. Unbedeutendere Symptome können transient sein oder nach Dosisanpassung oder Verabreichung zu den Mahlzeiten vermindert werden. Andere Substanzen, die Anwendung fanden, sind trizyklische Antidepressiva, Neuroleptika und Clonidin (Fox und Rieder, 1993). Es liegen Befunde vor, daß stimulierende Substanzen bei Erwachsenen mit ähnlichen Störungen wirksam sind (Chiarello und Cole, 1987).

II. ADRENOZEPTOR-ANTAGONISTEN

Viele Arten von Pharmaka interferieren mit der Funktion des sympathischen Nervensystems und haben so tiefgreifende Auswirkungen auf die Physiologie der sympathisch innervierten Organe. Einige dieser Substanzen sind für die klinische Medizin von besonderer Bedeutung, insbesondere zur Behandlung kardiovaskulärer Erkrankungen. Substanzen, die als Folge sympathischer Nervenstimulation die freigesetzte Menge an Noradrenalin vermindern, wie auch Substanzen, die durch Hemmung der sympathischen Freisetzung aus dem Gehirn die sympathische Nervenaktivität hemmen, werden in Kapitel 33 diskutiert.

Der verbleibende Teil dieses Kapitels lenkt seine Aufmerksamkeit auf Substanzen, *Adrenozeptor-Antagonisten* genannt, welche die Interaktion von Noradrenalin, Adrenalin und anderen sympathomimetischen Substanzen mit Adrenozeptoren hemmen. Nahezu alle dieser Substanzen sind in ihrer Wirkung kompetitive Antagonisten an α- oder β-Adrenozeptoren. Eine Ausnahme ist Phenoxybenzamin, ein irreversibler Antagonist, der kovalent an α-Adrenozeptoren bindet. Es bestehen wichtige strukturelle Unterschiede zwischen den verschiedenen Typen der Adrenozeptoren (siehe auch Kapitel 6). Nachdem Stoffe entwickelt wurden, die unteschiedliche Affinitäten für verschiedene Rezeptoren besitzen, ist es möglich geworden, selektiv mit Wirkungen zu interferieren, die aus der Stimulation des sympathischen Nervensystems resultieren. Selektive Antagonisten, z. B. an $β_1$-Adrenozeptoren, blockieren die meisten Effekte von Adrenalin und Noradrenalin am Herzen, während sie nur geringe Wirkung auf $β_2$-Adrenozeptoren der glatten Bronchialmuskulatur haben und keine Wirkung auf Effekte, die durch $α_1$- oder $α_2$-Adrenozeptoren vermittelt werden. Detailliertes Wissen über das autonome Nervensystem und die Wirkorte der Pharmaka, die an Adrenozeptoren Effekte ausüben, ist essentiell für das Verständnis der pharmakologischen Eigenschaften und die therapeutischen Verwendungen dieser wichtigen Substanzklassen. Zusätzliches Hintergrundmaterial ist in Kapitel 6 dargestellt. Wegen ihrer einzigartigen Wirkung am ZNS werden Substanzen, die dopaminerge Rezeptoren blockieren, in Kapitel 18 berücksichtigt.

α-ADRENOZEPTOR-ANTAGONISTEN

α-Adrenozeptoren vermitteln viele bedeutende Effekte endogener Katecholamine. Effekte von klinisch besonderer Relevanz beinhalten die durch $α_1$-Adrenozeptoren ausgelöste Kontraktion arterieller und venöser glatter Muskelzellen. $α_2$-Adrenozeptoren sind in die Suppression der sympathischen Freisetzung, Steigerung des Vagotonus, Erleichterung der Plättchenaggregation, Hemmung der Freisetzung von Noradrenalin und Acetylcholin aus Nervenendigungen und an der Regulation metabolischer Effekte beteiligt. Diese Wirkungen schließen die Suppression der Insulinsekretion und die Inhibition der Lipolyse mit ein. $α_2$-Adrenozeptoren vermitteln zusätzlich die Konstriktion einiger Arterien und Venen.

α-Adrenozeptoren-Antagonisten besitzen ein bereites Spektrum pharmakologischer Spezifitäten und sind chemisch heterogen. Manche dieser Stoffe haben stark verschiedene Affinitäten für $α_1$ und $α_2$-Adrenozeptoren. Zum Beispiel wirkt Prazosin wesentlich potenter blockierend an $α_1$- als $α_2$-Adrenozeptoren (und wird als $α_1$-selektiv bezeichnet), wogegen Yohimbin $α_2$-selektiv ist. Phentolamin verfügt über ähnliche Affinität an beiden dieser Rezeptorsubtypen. Weiterhin können einige dieser Substanzen (z. B. Phenoxybenzamin) weitere Wirkungen haben, die nicht mit der Blockade von Adrenozeptoren in Verbindung stehen.

Chemie Die Strukturformeln einer Anzahl von α- Adrenozeptoren- Antagonisten sind in Abbildung 10.4 dargestellt. Obwohl

234 TEIL II MEDIKAMENTE MIT WIRKUNG AUF SYNAPSEN UND VERBINDUNGEN ZU NERVENENDORGANEN

Alkylierende Stoffe

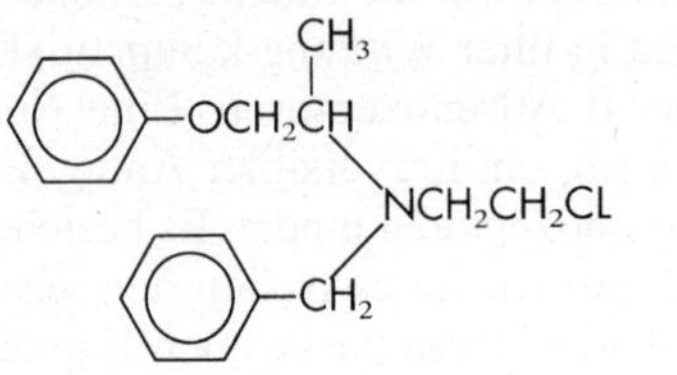

PHENOXYBENZAMIN

Imidazoline

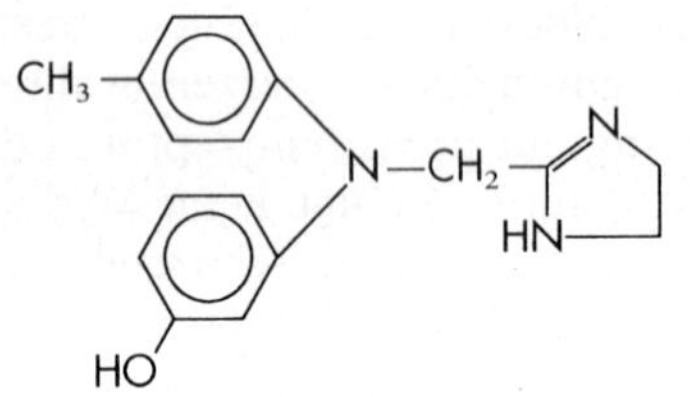

PHENTOLAMIN*

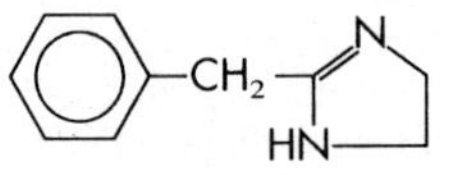

TOLAZOLIN

Piperazinyl-Chinazoline

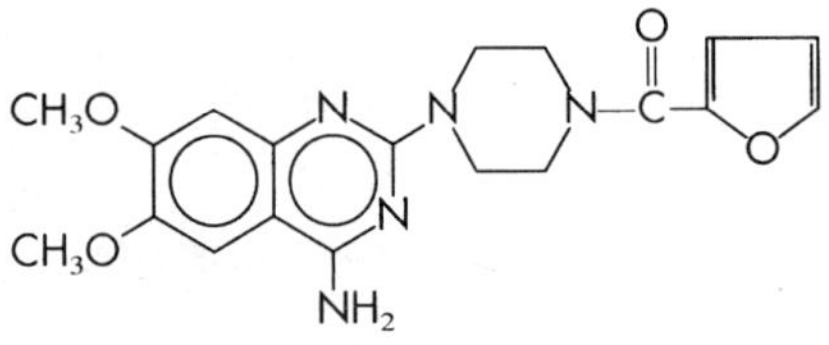

PRAZOSIN

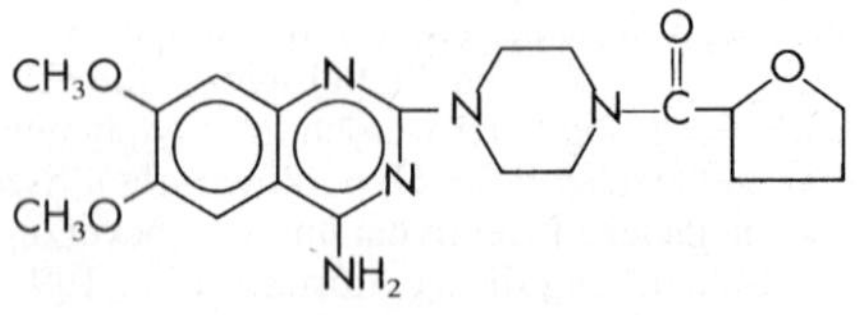

TERAZOSIN

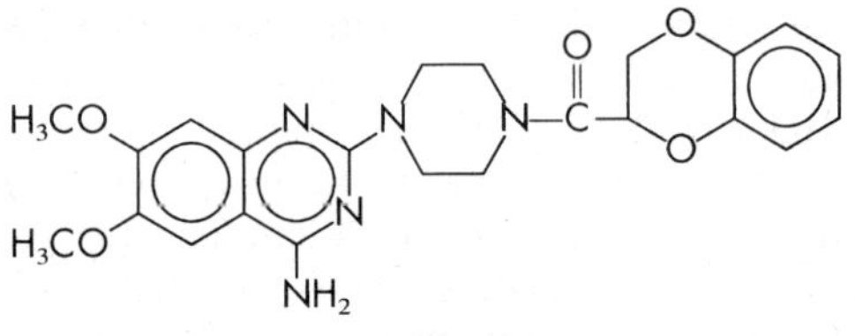

DOXAZOSIN

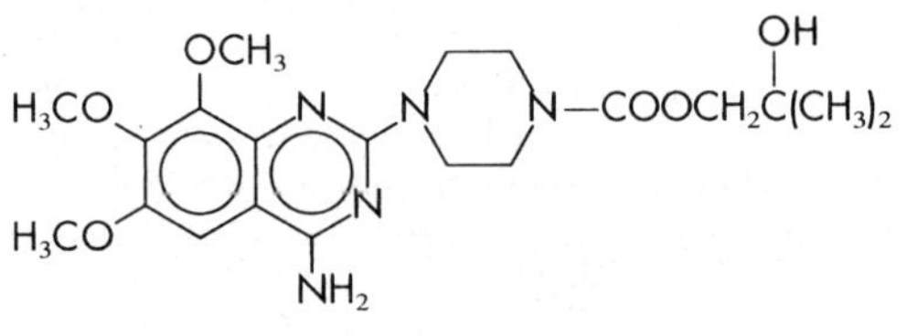

TRIMAZOSIN

Indole

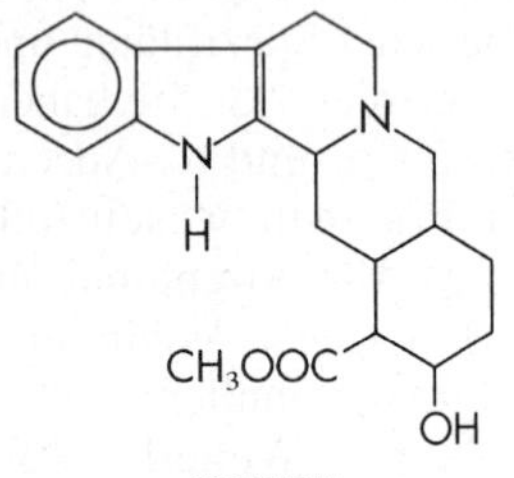

YOHIMBIN

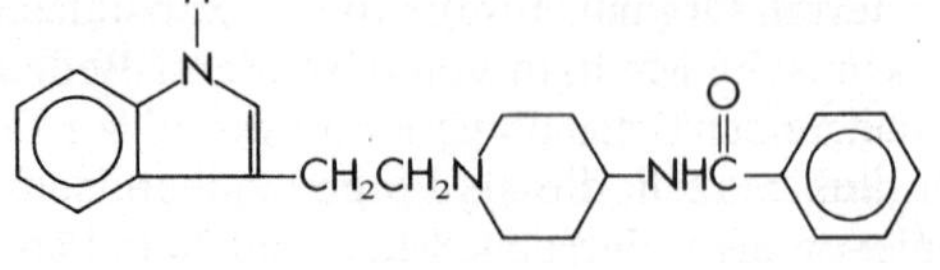

INDORAMIN

Abbildung 10.4 Strukturformeln von α-Adrenozeptor-Antagonisten.

* Phentolamin ist in Deutschland nicht mehr im Handel (Anm. d. Hrsg.).

diese Substanzen strukturell verschieden sind, können sie in vier Gruppen eingeteilt werden. β-Haloethylamin alkylierende Stoffe, Imidazolinanaloga, Piperazinyl-Chinazoline und Indolderivate.

Pharmakologische Eigenschaften

Herz-Kreislauf-System Die wichtigsten klinisch beobachtbaren Effekte von α-Adrenozeptoren-Antagonisten beziehen sich auf das kardiovaskuläre System. Involviert sind sowohl Effekte am ZNS als auch in der Peripherie, und das Ergebnis hängt von dem kardiovaskulären Zustand des Patienten zum Zeitpunkt der Substanzverabreichung und der relativen Selektivität der Substanz für α_1- oder α_2-Adrenozeptoren ab.

α_1-Adrenozeptoren-Antagonisten Die Blockade von α_1-Adrenozeptoren hemmt die durch endogene Katecholamine induzierte Vasokonstriktion. Eine Vasodilatation kann in arteriellen Widerstandsgefäßen und Venen entstehen. Das Ergebnis ist ein Abfall des Blutdrucks, da der periphere Widerstand abnimmt. Das Ausmaß dieser Wirkungen hängt von der Aktivität des sympathischen Nervensystems zum Zeitpunkt der Verabreichung des Antagonisten ab und ist somit weniger an liegenden als an stehenden Subjekten und besonders stark ausgeprägt, wenn eine Hypovolämie vorliegt. Den meisten Effekten der α_1-Adrenozeptoren-Antagonisten wirkt, bedingt durch den Abfall des Blutdrucks, der Baroreflex entgegen, der einen Anstieg der Herzfrequenz, des Herzminutenvolumens und eine Flüssigkeitsretention verursacht. Dieser Reflex wird verstärkt, wenn der Antagonist zusätzlich α_2-Adrenozeptoren an peripheren Nervenendigungen blockiert, wodurch die Freisetzung von Noradrenalin gesteigert wird und die Stimulation postsynaptischer β_1-Adrenozeptoren des Herzens und juxtaglomerulären Zellen zunimmt (Langer, 1981; Starke et al., 1989; siehe auch Kapitel 6). Obwohl auch α_1-Adrenozeptoren des Herzens eine Zunahme der Kontraktionskraft bedingen können, ist die Bedeutung ihrer Blockade beim Menschen unsicher.

Die Blockade von α_1-Adrenozeptoren hemmt auch die Vasokonstriktion und den Anstieg des Blutdrucks, der durch Verabreichung von Sympathomimetika hervorgerufen werden kann. Das Muster der Effekte hängt von dem verabreichten Agonisten ab. Pressorische Antworten von Phenylephrin können komplett unterdrückt werden; die des Noradrenalins können wegen der verbleibenden Stimulation von kardialen β_1-Adrenozeptoren nur inkomplett blockiert werden. Pressorische Wirkungen von Adrenalin können durch die Stimulation nicht blockierter β_2-Adrenozeptoren der Gefäße mit nachfolgender Vasodilatation zu vasodepressorischen Effekten führen (Adrenalinumkehreffekt).

α_2-Adrenozeptoren-Antagonisten α_2-Adrenozeptoren spielen eine wichtige Rolle bei der Regulation der peripheren und zentralen Aktivität des sympathischen Nervensystems. Wie oben beschrieben hemmt die Aktivierung präsynaptischer α_2-Adrenozeptoren die Freisetzung von Noradrenalin aus peripheren sympathischen Nervenendigungen. Die Aktivierung von α_2-Adrenozeptoren der pontomedullären Region im ZNS hemmt die Aktivität des sympathischen Nervensystems und führt zu einem Abfall des Blutdrucks. Diese Rezeptoren sind Wirkorte von Substanzen wie Clonidin. Die Blockade von α_2-Adrenozeptoren mit selektiven Antagonisten wie Yohimbin kann somit zu einem Anstieg der sympathischen Freisetzung und zu einer Potenzierung der Noradrenalinfreisetzung aus Nervenendigungen führen, wodurch als Folge über Aktivierung von α_1- und β_1-Adrenozeptoren des Herzens und der peripheren Gefäße der Blutdruck ansteigt (Goldberg und Robertson, 1983). Antagonisten, die zusätzlich α_1-Adrenozeptoren blockieren, lassen die sympathische Aktivität und die Freisetzung von Noradrenalin ähnlich effektiv ansteigen, jedoch wird ein Nettoanstieg des Blutdrucks durch Verminderung der Vasokonstriktion verhindert.

Obwohl bestimmte Gefäße α_2-Adrenozeptoren enthalten, die eine Kontraktion glatter Muskelzellen fördern, wird vermutet, daß diese Rezeptoren vorzugsweise durch zirkulierende Katecholamine stimuliert werden, wogegen α_1-Adrenozeptoren durch Noradrenalin, das aus sympathischen Nervenfasern freigesetzt wird, aktiviert werden (Davey, 1987; van Zwieten, 1988). In anderen Gefäßen unterstützen α_2-Adrenozeptoren eine Vasodilatation durch Stimulation der Freisetzung von *endothelium derived relaxing factor* (EDRF) (Moncada et al., 1991). Die physiologische Funktion vaskulärer α_2-Adrenozeptoren an der Regulation des Blutflusses innerhalb verschiedener Gefäßgebiete ist unsicher (Cubeddu, 1988). Die Wirkungen von α_2-Adrenozeptoren-Antagonisten auf das kardiovaskuläre System werden durch Effekte am ZNS und an den sympathischen Nervenendigungen dominiert.

Weitere Wirkungen von α-Adrenozeptoren-Antagonisten α-Adrenozeptoren-Antagonisten können α-Adrenozeptoren blockieren, die eine Kontraktion der glatten Muskulatur außerhalb der Gefäße vermitteln. Zum Beispiel kann die Kontraktion des Trigonum und der Sphinktermuskulatur im Bereich der Harnblasenbasis und in der Prostata gehemmt werden, was zu einem verminderten Widerstand des Harnflusses führt. Obwohl α-Adrenozeptoren die Kontraktion der glatten Bronchialmuskulatur fördern können, ist dieser Effekt nur von untergeordneter Bedeutung. Katecholamine verstärken die Ausschüttung von Glukose aus der Leber. Beim Menschen wird dieser Effekt hauptsächlich über β-Adrenozeptoren vermittelt, obwohl auch α-Adrenozeptoren hierzu beitragen können (Rosen et al., 1983). α_2-Adrenozeptoren erleichtern die Plättchenaggregation. Die *in vivo* Wirkung einer Blockade dieser Rezeptoren ist unklar. Durch Aktivierung von α_2-Adrenozeptoren der pankreatischen Inselzellen wird die Insulinsekretion supprimiert. Eine Blockade dieser Rezeptoren begünstigt die Freisetzung von Insulin (Kashiwagi et al., 1986).

Phenoxybenzamin und verwandte Haloalkylamine

Phenoxybenzamin ist ein Haloalkylamin, das α_1- und α_2-Adrenozeptoren irreversibel blockiert. Obwohl Phenoxybenzamin eine leichte Selektivität für α_1-Adrenozeptoren haben könnte, ist nicht klar, ob dies beim Menschen von Bedeutung ist.

Chemie Adrenozeptoren blockierende Substanzen vom Haloalkylamintyp sind chemisch eng verwandt mit dem Stickstofflost. Wie bei letzterem bildet das tertiäre Amin durch Abgabe von Chlorid einen Ring aus, damit ein reaktives Ethyleniminium- oder Azidiriniumion entsteht (siehe Kapitel 51). Die molekulare Konfiguration, die direkt für die Blockade verantwortlich ist, ist wahrscheinlich das hochreaktive Carboniumion, das durch Spaltung des dreigliedrigen Rings gebildet wird. Es wird vermutet, daß der Arylalkylaminanteil dieses Moleküls für die relative Wirkspezifität dieser Stoffe verantwortlich ist, da reaktive Zwischenprodukte wahrscheinlich mit Sulfhydryl-, Amino- und Carboxylgruppen in vielen Proteinen reagieren. Wegen dieser chemischen Reaktionen wird Phenoxybenzamin kovalent an α-Adrenozeptoren gebunden. Folglich ist die Rezeptorblockade irreversibel und die zelluläre Wiederherstellung für die Wirkung gegenüber α-Adrenozeptoren-Agonisten bedarf wahrscheinlich der Synthese neuer Rezeptoren.

Pharmakologische Eigenschaften Die Haupteffekte von Phenoxybenzamin entstehen durch Blockade von α-Adrenozeptoren der glatten Muskulatur. Phenoxybenzamin verursacht eine progressive Abnahme des peripheren Widerstands und einen Anstieg des Herzminutenvolumens, der teilweise durch reflektorische sympathische Nervenstimulation entsteht. Die Tachykardie kann durch vermehrte Freisetzung von Noradrenalin (wegen der α_2-Blockade) und verminderte Inaktivierung des Amins durch Inhibition der neuronalen und extraneuralen Wiederaufnahmemechanismen (siehe unten; siehe auch Kapitel 6) akzentuiert werden. Die pressorischen Effekte gegenüber exogen zugeführten Katecholaminen sind abgeschwächt. Durch Adrenalin treten hypotensive Effekte wegen der ungehinderten β Adrenozeptoren vermittelten Vasodilatation ein. Obwohl Phenoxybenzamin nur relativ geringe Effekte am liegenden normotensiven Menschen entfaltet, ist der Blutdruckabfall im Stehen durch den Antagonismus der kompensatorischen Vasokonstriktion deutlich. Zusätzlich ist auch die Reaktion auf Hypovolämie und Anästhetika induzierte Vasodilatation verschlechtert.

Phenoxybenzamin hemmt die Wiederaufnahme von Katecholaminen sowohl in adrenerge Nervenendigungen als auch in extraneurale Gewebe. Zusätzlich zur Blockade von α-Adrenozeptoren hemmen substituierte β-Haloalkylamine irreversibel die Effekte von 5-Hydroxytryptamin (5HT), Histamin und Acetylcholin. Allerdings werden etwas höhere Dosierungen von Phenoxybenzamin benötigt, um diese Effekte zu verursachen, als zur Blockade von α-Adrenozeptoren notwendig sind. Die allgemeine Pharmakologie der Haloalkylamine wurde durch Nickerson und Hollenberg (1967) und Furchgott (1972) zusammenfassend besprochen. Weiterhin können detailliertere Diskussionen in früheren Ausgaben dieses Buches gefunden werden.

Die pharmakokinetischen Eigenschaften von Phenoxybenzamin sind nicht gut verstanden. Die Halbwertszeit von Phenoxybenzamin ist wahrscheinlich kürzer als 24 Stunden. Da die Substanz jedoch irreversibel α-Adrenozeptoren inaktiviert, ist die Dauer der Wirkung nicht nur von der Anwesenheit der Substanz, sondern auch von der Geschwindigkeit der Synthese von α-Adrenozeptoren abhängig. Viele Tage können notwendig sein, bis sich die Zahl funktioneller α-Adrenozeptoren auf der Zelloberfläche normalisiert hat (Hamilton et al., 1982). Die abgeschwächten Maximaleffekte gegenüber Katecholaminen können weniger lange persistieren, da sogenannte Reserve-α_1-Adrenozeptoren in der glatten Gefäßmuskulatur vorkommen (Hamilton et al., 1983).

Therapeutischer Einsatz Eine Hauptindikation für Phenoxybenzamin (*Phenoxybenzaminhydrochlorid*) ist die Behandlung des Phäochromozytoms. Phäochromozytome sind Tumoren des Nebennierenmarks und sympathischer Neurone, die enorme Mengen von Katecholaminen in den Kreislauf sezernieren. Die häufigste Folge ist eine Hypertension, die episodisch und schwer sein kann. Der weitaus größte Anteil aller Phäochromozytome wird chirurgisch behandelt. Phenoxybenzamin wird häufig zur präoperativen Behandlung der Patienten verwendet. Die Substanz wehrt Episoden schwerer Hypertonie ab und minimiert andere unerwünschte Wirkungen der Katecholamine, wie die Verringerung des Plasmavolumens und Schädigung des Myokards. Eine konservative Vorgehensweise ist der Beginn der Therapie mit Phenoxybenzamin (in Dosierungen von 10 mg zweimal täglich) ein bis drei Wochen vor Operation. Die Dosis wird jeden weiteren Tag erhöht, bis die gewünschte Wirkung auf den Blutdruck eingetreten ist. Die Therapie kann durch orthostatische Hypotension eingeschränkt sein. Nasale Verstopfung ist eine weitere häufige Nebenwirkung. Die übliche tägliche Gesamtdosis von Phenoxybenzamin beträgt 40 - 120 mg, aufgeteilt in zwei oder drei Portionen. Manche Ärzte setzen präoperativ keine starke oder langandauernde α- Adrenozeptorenblockade ein (Boutros et al., 1990). Eine weiterführende Behandlung mit Phenoxybenzamin kann bei Patienten mit inoperablen oder malignen Phäochromozytomen notwendig werden. Bei manchen Patienten, besonders bei solchen mit malignen Erkrankungen, kann die Verabreichung von Metyrosin ein nützliches Adjuvans darstellen (Brogden et al., 1981; Perry et al., 1990). Metyrosin ist ein kompetitiver Inhibitor der Tyrosinhydroxylase, dem geschwindigkeitslimitierenden Enzym der Katecholaminbiosynthese (siehe Kapitel 6). Auch β-Adrenozeptoren-Antagonisten werden zur Behandlung des Phäochromozytoms eingesetzt, jedoch nur nach Verabreichung eines α-Blockers (siehe unten).

Phenoxybenzamin ist wirksam in der Behandlung der benignen Prostatahyperplasie. Obwohl der Chirurgie die endgültige Behandlung bleibt, kann Phenoxybenzamin bei einigen Patienten nützlich sein, die keine Kandidaten für die chirurgische Behandlung sind, da die Blockade von α_1-Adrenozeptoren in der Prostata und Harnblasenbasis sowohl die Symptomatik der Obstruktion als auch den nächtlichen Harndrang vermindern kann (Caine et al., 1981). Die übliche Dosis beträgt 10 - 20 mg pro Tag, weitaus geringer als die, die zur Behandlung des Phäochromozytoms benötigt wird. Allerdings sind Prazosin und verwandte Substanzen sicherer und die zu bevorzugende α-Adrenozeptoren-Antagonisten zur Behandlung dieser Störung (siehe unten). Phenoxybenzamin wurde auch zur Kontrolle der Manifestationen einer autonomen Hyperreflexie bei Patienten mit Rückenmarksquerschnitt verwendet (Braddom und Rocco, 1991).

Toxizität und Nebenwirkungen Die wichtigste unerwünschte Nebenwirkung von Phenoxybenzamin ist die orthostatische Hypotension. Diese wird häufig von einer Reflextachykardie und anderen Herzrhythmusstörungen begleitet. Die Hypotension kann besonders schwer bei Patienten mit Hypovolämie sein oder unter Bedingungen, die eine Vasodilatation begünstigen (Verabreichung vasodilatierender Substanzen, Belastung, Konsum von Alkohol oder großer Nahrungsmengen). Es können eine reversible Hemmung der Ejakulation und Aspermie nach einem Orgasmus vorkommen, da eine reduzierte Kontraktion der glatten Muskulatur im Vas deferens und den Ductus ejaculatorius resultiert. Phenoxybenzamin besitzt mutagene Aktivität im Ames-Test und wiederholte Verabreichung dieser Substanz verursacht an Versuchstieren peritoneale Sarkome und Lungentumoren (IARC, 1980). Die klinische Bedeutung dieser Befunde ist unbekannt.

Phentolamin und Tolazolin

Phentolamin, ein Imidazolin, ist ein kompetitiver α-Adrenozeptoren-Antagonist, der gleiche Affinität für $α_1$- und $α_2$-Adrenozeptoren besitzt. Seine Effekte auf das kardiovaskuläre System sind sehr ähnlich denen des Phenoxybenzamins. Phentolamin kann auch 5HT-Rezeptoren blockieren, und es verursacht eine Freisetzung von Histamin aus Mastzellen. Weiterhin wurde gezeigt, daß Phentolamin K^+-Kanäle blockiert (McPherson, 1993). Tolazolin ist eine verwandte, aber weniger potente Substanz. Tolazolin und Phentolamin stimulieren glatte Muskelzellen des Gastrointestinaltrakts, ein Effekt, der durch Atropin antagonisiert werden kann, und sie verstärken die gastrale Säuresekretion. Tolazolin stimuliert weiterhin die Sekretion von Speichel-, Tränen- und Schweißdrüsen.

Die pharmakokinetischen Eigenschaften von Phentolamin sind nicht bekannt, obwohl die Substanz extensiv metabolisiert wird. Tolazolin wird nach oraler Einnahme gut resorbiert und mit dem Urin ausgeschieden.

Therapeutischer Einsatz Phentolamin (*Phentolaminmesylat*) wird zur Kurzzeitbehandlung der Hypertension bei Patienten mit Phäochromozytom verwendet. Schnelle Infusionen von Phentolamin können schwere Hypotonien auslösen, und die Substanz sollte deshalb nur vorsichtig zugeführt werden. Phentolamin kann auch zur Beseitigung einer Pseudoobstruktion des Darms bei Patienten mit Phäochromozytom nützlich sein. Dieser Zustand kann durch die inhibitorische Wirkung von Katecholaminen auf die intestinale glatte Muskulatur zustande kommen. Phentolamin wurde lokal zur Abwendung dermaler Nekrosen nach unbeabsichtigter Extravasation von α-Adrenozeptoren-Agonisten verwendet. Die Substanz ist weiterhin hilfreich zur Behandlung hypertensiver Krisen, die nach abruptem Absetzen von Clonidin, oder die nach Ingestion tyraminhaltiger Nahrungsmittel unter gleichzeitiger Verwendung von nichtselektiven Inhibitoren der Monoaminooxidase, entstehen können (siehe Kapitel 18). Obwohl eine überschießende Aktivierung von α-Adrenozeptoren unter diesen Umständen für die Entwicklung einer schweren Hypertonie von großer Bedeutung ist, existieren nur wenige Informationen bezüglich der Sicherheit und Effektivität von Phentolamin zur Behandlung solcher Patienten, verglichen zu denen, die über andere antihypertensive Substanzen vorliegen. Die direkte intrakavernöse Injektion von Phentolamin (in Kombination mit Papaverin) wurde zur Therapie der männlichen sexuellen Dysfunktion vorgeschlagen (Sidi, 1988; Zentgraf et al., 1988). Die Langzeitwirksamkeit dieser Therapie ist unbekannt. Die intrakavernöse Injektion von Phentolamin kann eine orthostatische Hypotension und einen Priapismus verursachen. Eine pharmkologische Antagonisierung der medikamenteninduzierten Erektion kann durch α-Adrenozeptoren-Agonisten wie Phenylephrin erreicht werden. Die repetitive intrapenile Injektion kann fibrotische Reaktionen auslösen (Sidi, 1988). Interessanterweise existiert der vorläufige Hinweis, daß buccal oder oral verabreichtes Phentolamin bei einigen Männern mit sexueller Dysfunktion effektiv sein könnte (Zorgniotti, 1994).

Tolazolin (*Tolazolinhydrochlorid*) wurde zur Behandlung einer persistierenden pulmonalen Hypertension Neugeborener und als Hilfe zur Darstellung distaler peripherer Gefäße während einer Arteriographie verwendet (Gouyon und Francoise 1992; Wilms et al., 1993).

Toxizität und Nebenwirkungen Hypotonie ist die wichtigste unerwünschte Nebenwirkung von Phentolamin. Weiterhin kann die reflektorische kardiale Stimulation alarmierende Tachykardien, Herzrhythmusstörungen und ischämische kardiale Ereignisse einschließlich Myokardinfarkt verursachen. Die gastrointestinale Stimulation kann zu abdominellen Schmerzen, Schwindel und einer Exazerbation peptischer Ulzera führen. Phentolamin sollte nur unter besonderer Vorsicht bei Patienten mit koronarer Herzkrankheit oder einer Anamnese mit peptischen Ulcera angewendet werden.

Prazosin und verwandte Substanzen

Prazosin, der Prototyp einer Substanzfamilie, deren Mitglieder einen Piperazinyl-Chinazolin-Kern enthalten, ist ein sehr potenter und selektiver $α_1$-Adrenozeptoren-Antagonist. Seine Affinität für $α_1$-Adrenozeptoren ist ungefähr 1000fach höher als die für $α_2$-Rezeptoren. Interessanterweise ist die Substanz auch ein relativ potenter Inhibitor der zyklischen Nukleotid-Phosphodiesterase und wurde sogar ursprünglich für diese Wirkung synthetisiert (Hess, 1975). Die pharmakologischen Eigenschaften von Prazosin wurden ausgiebig charakterisiert und die Substanz wird häufig zur Behandlung der Hypertonie verwendet (siehe Kapitel 33).

Pharmakologische Eigenschaften *Prazosin* Die Hauptwirkungen von Prazosin sind die Folgen seiner Blockade von $α_1$-Adrenozeptoren in Arteriolen und Venen. Dies führt zu einer Abnahme des peripheren Widerstands und des venösen Rückstroms zum Herzen. Die Gabe von Prazosin führt gewöhnlich nicht zu einem Anstieg der Herzfrequenz, einer Reaktion, die häufig bei anderen vasodilatierenden Stoffen entsteht. Da Prazosin nur über geringe bzw. keine $α_2$-blockierende Wirkung bei klinisch verwendeten Konzentrationen besitzt, wird die Freisetzung von Noradrenalin aus sympathischen Nervenendigungen am Herzen wahrscheinlich nicht gefördert. Zusätzlich vermindert Prazosin die kardiale Vorlast und besitzt somit kaum die Tendenz, das Herzminutenvolumen und die Herzfrequenz zu steigern, im Gegensatz zu Vasodilatoren wie Hydralazin, die minimal dilatierende Wirkung an Venen entfalten. Obwohl die Kombination einer verminderten Vorlast und einer selektiven $α_1$-Adrenozeptorenblockade ausreichend sein könnte, eine leichte Reflextachykardie auszugleichen, kann Prazosin darüber hinaus im ZNS den Sympathikotonus unterdrücken (siehe Cubeddu, 1988). Prazosin kann die Barorezeptorenfunktion bei Hypertonikern unterdrücken (Sasso und O'Connor, 1982).

Prazosin (*Prazosinhydrochlorid*) wird gut nach oraler Einnahme resorbiert, und die Bioverfügbarkeit beträgt 50 - 70%. Plasmaspitzenkonzentrationen von Prazosin werden generell in ein bis drei Stunden nach einer oralen Dosis erreicht. Die Substanz wird stark an Plasmaproteine (vorzugsweise $α_1$-saures Glukoprotein) gebunden und nur 5% der Substanz zirkulieren frei. Erkrankungen, die zu Veränderungen der Konzentration dieser Plasmaproteine führen (z. B. entzündliche Prozesse), können die ungebundene Fraktion verändern (Rubin und Blaschke,

1980). Prazosin wird ausgiebig in der Leber metabolisiert, und nur geringe Mengen der unveränderten Substanz werden durch die Niere ausgeschieden. Die Plasmahalbwertszeit beträgt ungefähr zwei bis drei Stunden, und die Wirkdauer der Substanz liegt bei vier bis sechs Stunden.

Die initiale Dosis sollte 1 mg betragen, üblicherweise zur Schlafenszeit verabreicht, damit der Patient in liegender Position zumindest dem Risiko synkopaler Reaktionen, die nach der ersten Dosis von Prazosin auftreten können, entgeht. Die Therapie wird mit 1 mg täglich, aufgeteilt in zwei bis drei Dosen, begonnen und in Abhängigkeit des Blutdrucks titriert. Ein Maximaleffekt wird generell bei einer täglichen Gesamtdosis von 20 mg beobachtet. Eine retardierte Form von Prazosin ist in Entwicklung. Auch dann bliebe zu untersuchen, ob die Wirksamkeit mit eventuell verminderten unerwünschten Nebenwirkungen wie orthostatischer Hypotension weiter zu beobachten ist oder seltener auftritt.

Terazosin Terazosin (*Terazosinhydrochlorid*) ist ein nahes Strukturanalogon von Prazosin (Kyncl, 1993; Wilde et al., 1993a). Es ist weniger potent als Prazosin, besitzt aber eine hohe Spezifität für α_1-Adrenozeptoren. Der Hauptunterschied zwischen beiden Substanzen liegt in den pharmakokinetischen Eigenschaften. Terazosin ist besser wasserlöslich als Prazosin, und seine Bioverfügbarkeit ist hoch (>90%) (Cubeddu, 1988; Frishman et al., 1988). Dies kann die Titration der Substanz vereinfachen. Die Eliminationshalbwertszeit von Terazosin beträgt ungefähr zwölf Stunden und die Dauer kann sich über 18 Stunden ausdehnen. Somit kann die Substanz nur einmal täglich eingenommen werden, um eine Hypertonie bei vielen Patienten zu kontrollieren. Nur zirka 10% des Terazosins werden unverändert mit dem Urin ausgeschieden.

Doxazosin *Doxazosin* ist ein weiteres Strukturanalogon von Prazosin. Es ist ebenfalls ein hoch selektiver Antagonist für α_1-Adrenozeptoren, unterscheidet sich aber durch sein pharmakokinetisches Profil (Babamoto und Hirokawa, 1992). Die Halbwertszeit von Doxazosin beträgt 10 - 20 Stunden, und die Wirkdauer kann sich bis auf 36 Stunden erstrecken (Cubeddu, 1988). Bioverfügbarkeit und Umfang des Metabolismus von Doxazosin und Prazosin sind ähnlich. Die meisten Doxazosinmetaboliten werden über die Faeces ausgeschieden. Die hämodynamischen Effekte von Doxazosin scheinen Prazosin ähnlich zu sein. Doxazosin ist in den USA für den allgemeinen klinischen Gebrauch nicht erhältlich.

Trimazosin Bioverfügbarkeit, Plasmahalbwertszeit (drei Stunden) und Metabolismus von *Trimazosin* sind mit Prazosin vergleichbar. 1-Hydroxytrimazosin, ein Hauptmetabolit beim Menschen, kann antihypertensive Wirksamkeit besitzen, und der verzögerte Beginn der maximalen hypotensiven Wirkung von Trimazosin könnte die Geschwindigkeit des Erscheinens dieses Metaboliten widerspiegeln. Obwohl die therapeutischen Dosen von Trimazosin 10- bis 50fach höher als die des Prazosins sind, ist die Substanz hoch selektiv für α_1-Adrenozeptoren. Hohe Dosen von Trimazosin können direkt eine Vasodilatation auslösen. Trimazosin ist für den allgemeinen klinischen Gebrauch in den USA nicht erhältlich.

> Trimazosin ist in Deutschland nicht im Handel. In Deutschland ist zusätzlich zu den beschriebenen Substanzen noch Bunazosin zur Therapie der arteriellen Hypertonie zugelassen. Bunazosin leitet sich chemisch ebenfalls von Prazosin ab. Seine Wirkdauer erlaubt die einmal tägliche Gabe von 3-6 mg. Wirkmechanismus, Wirkungen und Nebenwirkungen sind mit Prazosin vergleichbar. Im Gegensatz zu den anderen Chinazolinderivaten wird Bunazosin zu etwa 50% über die Niere eliminiert. Daher ist schwere Niereninsuffizienz eine Kontraindikation (Anm. d. Hrsg.).

Nebenwirkungen Eine potentielle Hauptnebenwirkung von Prazosin und seinen Derivaten ist das Erstdosisphänomen. Eine deutliche orthostatische Hypotension und Synkopen werden gelegentlich nach 30 - 90 Minuten beobachtet, nachdem der Patient seine Erstdosis eingenommen hat. Gelegentlich sind auch synkopale Episoden bei schneller Dosissteigerung oder unter dem Zusatz einer zweiten antihypertensiven Substanz in das Behandlungsschema von Patienten, die schon hohe Prazosindosen einnahmen, eingetreten. Die Mechanismen, die für diese übersteigerten hypotensiven Effekte oder für die Toleranz gegenüber diesen Effekten verantwortlich sind, sind unklar. Eine Wirkung im ZNS, die den Sympathikotonus vermindert, könnte hierzu beitragen (siehe oben). Das Risiko eines Erstdosisphänomens wird durch die Einschränkung der Erstdosis auf 1 mg zur Schlafenszeit, durch langsame Dosissteigerung und durch vorsichtigen Einsatz weiterer antihypertensiver Substanzen minimiert. Da die orthostatische Hypotension ein Problem während der Langzeittherapie mit Prazosin oder seinen Derivaten sein kann, ist die Kontrolle des Blutdrucks im Stehen wie auch im Liegen essentiell. Unspezifische unerwünschte Nebenwirkungen wie Kopfschmerzen, Schwindel, Benommenheit und Übelkeit schränken die Therapie mit Prazosin selten ein. Obwohl nur wenig dokumentiert, scheinen die unerwünschten Nebenwirkungen der Strukturanaloga von Prazosin ähnlich denen der Muttersubstanz zu sein (Cubeddu, 1988).

Therapeutischer Einsatz Prazosin und seine Derivate wurden erfolgreich zur Behandlung der primären Hypertonie eingesetzt (siehe Kapitel 33). Der wichtigste Hauptunterschied zwischen diesen Substanzen bezieht sich auf ihre Wirkdauer und somit auf das benötigte Dosisintervall. Beträchtliches neues Interesse richtet sich auf die Verwendung von α_1-Adrenozeptoren-Antagonisten zur Behandlung der Hypertension besonders im Hinblick auf die Tendenz dieser Stoffe, die Lipidprofile und den Glukose-Insulin-Stoffwechsel bei Patienten mit Hypertonie und Arteriosklerose risiko zu verbessern (Grimm, 1991). Auch sind Katecholamine kräftige Stimulatoren der Hypertrophie vaskulärer glatter Muskelzellen, die sich via α_1-Adrenozeptoren vollzieht (Majesky et al., 1990; Okazaki et al., 1994). Zu welchem Ausmaß diese Effekte an α_1-Adrenozeptoren klinische Bedeutung für die Verminderung des Arterioskleroserisikos haben, ist unbekannt.

Herzinsuffizienz α_1-Adrenozeptoren-Antagonisten wie auch andere vasodilatierende Substanzen wurden zur Behandlung der Herzinsuffizienz angewendet. Die Kurzzeiteffekte von Prazosin bei Patienten mit Herzinsuffizienz entstehen durch Dilatation von Arterien und Venen, was zu einer Verminderung der Vorlast und der Nachlast führt (Colucci, 1982). Dies erhöht das Herzminutenvolumen und vermindert die pulmonale Stauung. Obwohl einige Studien zeigten, daß bei manchen Patienten mit Herzinsuffizienz diese therapeutischen Effekte unter fortlaufender Verabreichung von Prazosin andauerten, scheinen viele Patienten während einer Langzeittherapie tolerant zu werden (siehe Colucci, 1982; Frishman und Charlap, 1988). Es ist unsicher, ob diese Toleranz aus regulatorischen Mechanismen, die eine Retention von Salz und Wasser zur Folge haben, oder aus dem Verlust der pharmakologischen Wirkung resultiert (Vincent et al., 1992). Im Gegensatz zu Ergebnissen, die aus Studien mit Inhibitoren des Angiotensin-Konversionsenzyms oder der Kombination von Hydralazin und Nitraten gewonnen wurden, zeigte sich für Prazosin keine Lebensverlängerung bei Patienten mit Herzinsuffizienz (Cohn et al., 1986).

Benigne Prostatahyperplasie α_1-Adrenozeptoren im Trigonum der Harnblase und in der Urethra tragen zum Widerstand des Harnflusses bei. Prazosin vermindert diesen Widerstand bei einigen Patienten mit Harnblasenentleerungsstörungen, die durch prostatische Obstruktion oder durch parasympathische Denervierung nach Rückenmarksverletzungen verursacht wurde (Kirby et al., 1987; Andersson, 1988). Die Wirksamkeit und Bedeutung von α_1-Adrenozeptor-Antagonisten in der konservativen Behandlung der benignen Prostatahyperplasie wird zunehmen erkannt. Die transurethrale Prostataresektion war das anerkannte chirurgische Therapieverfahren bei Männern mit benigner Prostatahyperplasie und Symptomen der Harnobstruktion. Allerdings existieren einige ernstzunehmende potentielle Komplikationen, und die Verbesserung muß nicht dauerhaft sein. Die medikamentöse Therapie hat sich α-Adrenozeptor-Antagonisten seit vielen Jahren zunutze gemacht. Kürzlich hat sich Finasterid, eine Substanz, welche die Konversion von Testosteron zu Dihydrotesteron hemmt und das Prostatavolumen bei einigen Patienten reduzieren kann, für diese Indikation bewährt. α_1-selektive Adrenozeptoren-Antagonisten wirken bei der benignen Prostatahyperplasie durch die Relaxation der glatten Muskulatur im Harnblasenhals der Prostatakapsel und der prostatischen Urethra. Diese Substanzen verbessern schnell den Harnfluß, wogegen die Wirkungen von Finasterid typischerweise um Monate verzögert einsetzen kann. Phenoxybenzamin war der erste Adrenozeptor-Antagonist, der breit zur Behandlung der benignen Prostatahyperplasie eingesetzt wurde. Das Fehlen ausreichender Sicherheitsinformationen über diese Substanz verminderte jedoch ihre Bedeutung gegenüber den neueren, reversiblen Antagonisten. Prazosin, Terazosin und Alfuzosin wurden ausgiebig und breit bei Patienten mit benigner Prostatahyperplasie eingesetzt (Jonler et al., 1994; Lepor, 1993; Wild et al., 1993a und b; Buzelin et al., 1993). Doxazosin und Tamsulosin sind ebenfalls effektiv (Jonler et al., 1994). Terazosin ist die erste und bis jetzt der einzige α_1-Adrenozeptor-Antagonist, der sich für diese Indikation in den USA bewährt hat. Der Vergleich der Wirksamkeit jeder dieser Substanzen, besonders der Vergleich von relativen unerwünschten Nebenwirkungen wie orthostatische Hypotension, muß noch untersucht werden. Tierexperimente zeigen gewisse Hinweise zum Vergleich der Potenzen von α_1-Adrenozeptor-Antagonisten, können jedoch nicht adäquat auf die humane Prostata übertragen werden oder die klinische Wirksamkeit vorhersagen (Breslin et al., 1993). Die Art der Subtypen von α_1-Adrenozeptoren, die zu einer Kontraktion der humanen Prostata beitragen, ist unsicher. Allerdings liegen zunehmend Befunde vor, daß der vorherrschende α_1-Rezeptorsubtyp, der in der Prostata exprimiert ist, der α_{1A}-Adrenozeptor ist (Price et al., 1993; Faure et al., 1994; Forray et al., 1994). Tatsächlich lieferten auch Rezeptorbindungsstudien und die Kontraktion glatter Muskeln in der humanen Prostata Hinweise für die Bedeutung des klonierten α_{1A}-Adrenozeptors (Forray et al., 1994). Entwicklungen auf diesem Gebiet werden die Grundlage liefern, α_1-Adrenozeptoren-Antagonisten mit Spezifität für den relevanten Subtyp des α_1-Adrenozeptors in der humanen Prostata auszuwählen.

Andere Störungen Obwohl veraltete Hinweise Prazosin als nützlich zur Therapie bei Patienten mit Prinzmetal-Angina durch Koronarvasospasmus vorschlugen, mißlang in einigen kleinen kontrollierten Studien die Demonstration eines deutlichen therapeutischen Nutzens (Robertson et al., 1983b; Winniford et al., 1983). Einige Studien zeigten, daß Prazosin die Inzidenz von digitalen Vasospasmen bei Patienten mit Morbus Raynaud vermindert. Allerdings ist die relative Wirksamkeit im Vergleich mit anderen Vasodilatoren (z. B. Ca^{2+}-Kanalblocker) nicht bekannt (Surwit et al., 1984; Wollersheim et al., 1986). Prazosin könnte eine geringe Symptombesserung bei Patienten mit anderen vasospastischen Störungen bringen (Spittell und Spittell, 1992). Prazosin vermindert die durch Ligatur von Koronararterien oder Reperfusion induzierte ventrikuläre Herzrhythmusstörungen bei Versuchstieren (Sheridan et al., 1980). Die therapeutischen Möglichkeiten für diese Verwendung am Menschen ist nicht bekannt (Davey, 1986). Vermutlich könnte Prazosin durch Verminderung der Nachlast auch nützlich zur Behandlung von Patienten mit Mitral- oder Aortenklappeninsuffizienz sein. Hierzu sind noch zusätzliche Daten notwendig (Jebavy et al., 1983; Stanaszek et al., 1983).

Mutterkornalkaloide

Die Mutterkornalkaloide waren die zuerst entdeckten Adrenozeptoren blockierenden Substanzen, und die meisten Aspekte ihrer allgemeinen Pharmakologie wurden durch die klassischen Studien von Dale (1906) dargestellt. Mutterkornalkaloide weisen eine komplexe Vielfalt pharmakologischer Eigenschaften auf. In unterschiedlichem Ausmaß wirken diese Substanzen als Partialagonisten oder Antagonisten an α-adrenergen, tryptaminergen und dopaminergen Rezeptoren.

Chemie Details der Chemie der Mutterkornalkaloide sind in Kapitel 21 präsentiert. Im allgemeinen besitzen Substanzen des Ergonovintyps, denen eine Peptidseitenkette fehlt, keine α-Adrenozeptoren blockierende Aktivität. Von den natürlichen ergotaminergen Zubereitungen besitzt „Ergotoxin" die größte α-Adrenozeptoren blockierende Potenz. Ergotoxin ist eine Mischung aus drei Alkaloiden – Ergocornin, Ergocristin und Ergocryptin. Die Dihydrogenierung des Lysergsäurekerns erhöht die α-Adrenozeptoren blockierende Aktivtät und vermindert die Fähigkeit, glatte Muskulatur durch Aktivierung von tryptaminergen Rezeptoren zu stimulieren.

Pharmakologische Eigenschaften Sowohl die natürlichen als auch die dihydrogenierten Peptidalkaloide verursachen eine α-Adrenozeptorenblockade. Diese ist gegenüber einem kompetitiven Antagonisten relativ resistent, jedoch von viel kürzerer Dauer als die durch Phenoxybenzamin. Diese Substanzen sind auch effektive Antagonisten von 5HT. Obwohl die hydrogenierten Mutterkornalkaloide zu den stärksten bekannten α-Adrenozeptoren blockierenden Substanzen gehören, verhindert eine Fülle von unerwünschten Nebenwirkungen die Gabe von Dosen, die mehr als eine minimale Blockade beim Menschen verursachen können.

Die wichtigsten Wirkungen von Mutterkornalkaloiden sind durch Effekte am ZNS und die direkte Stimulation glatter Muskulatur bedingt. Letztere kann an vielen verschiedenen Organen eintreten (siehe Kapitel 21), und gerade für Dihydroergotoxin wurde beobachtet, daß es spastische Kontraktionen des Intestinums verursacht.

Die peptischen Mutterkornalkaloide können die pressorische Wirkung von Adrenalin zu einer depressorischen umwandeln. Jedoch verursachen alle natürlich vorkommenden Mutterkornalkaloide einen deutlichen Anstieg des Blutdrucks als Folge einer peripheren Vasokonstriktion, die stärker in postkapillären als in präkapillären Gefäßen ausgeprägt ist. Obwohl eine Hydrogenierung diese Wirkung vermindert, ist Dihydroergotamin trotzdem ein effektiver Vasokonstriktor. Eine konstringierende Restwirkung von Dihydroergotoxin ist gleichfalls nachweisbar. Ergotamin, Ergonovin und andere Mutterkornalkaloide können koronare Vasokonstriktionen auslösen, die oft mit ischämischen Veränderungen und pektanginösen Beschwerden bei Patienten mit koronarer Herzkrankheit assoziiert sind. Die Mutterkornalkaloide induzieren gewöhnlich eine Bradykardie, auch wenn der Blutdruck nicht angestiegen ist. Dieser Effekt entsteht hauptsächlich durch eine erhöhte vagale Aktivität, aber auch die zentrale Verminderung des Sympathikotonus und eine direkte Kardiodepression könnten beteiligt sein.

Toxizität und unerwünschte Wirkungen Übelkeit und Erbrechen limitieren die Dosis von Dihydroergotoxin am Menschen. Zu lange oder exzessive Einnahme eines der natürlichen Peptid-Mutterkornalkaloide kann eine vaskuläre Insuffizienz auslösen, die Myokardischämie und Gangrän der Extremitäten einbezieht (Galer et al., 1991). Diese Symptome können besonders dann auftreten, wenn pathologische Gefäßprozesse oder Entzündungen bereits vorhanden sind. In schweren Fällen kommt es zu sofortiger Vasokonstriktion. Es existieren bisher keine vergleichenden Studien zur Behandlung dieser sporadisch auftretenden Nebenwirkung, aber Nitroprussidnatrium scheint hier als direkter Vasodilatator besonders wirkungsvoll zu sein (Carliner et al., 1974). Die toxischen Effekte der Mutterkornalkaloide sind in Kapitel 21 detaillierter beschrieben.

Therapeutischer Einsatz und Präparationen Mutterkornalkaloide werden primär post partum zur Stimulation der Kontraktion des Uterus und zur Schmerzbeseitigung bei Migräne angewendet (Mitchell und Elbourne, 1993; Saxena und De Deyn, 1992). Jedoch konnten neuere Alternativen wie Sumatriptan, ein 5HT$_1$-Rezeptor-Agonist, aufzeigen, daß sie eine bessere Wirksamkeit und Sicherheit bei Migräne besitzen (Dechant und Clissold, 1992; siehe auch Kapitel 21). Mutterkornalkaloide wurden in vielen klinischen Bereichen eingesetzt. Diagnostisch, um die Kontraktion von Koronararterien zu stimulieren, zur vermeintlichen Steigerung der Aufmerksamkeit (Wadworth und Chrisp, 1992) und zur Behandlung orthostatischer Hypotension (Stumpf und Mitrzyk, 1994). Diese und andere Verwendungen werden in Kapitel 21 beschrieben. Die Wirkung von Bromocriptin auf die Sekretion von Prolaktin wird in Kapitel 55 beschrieben.

Weitere α-Adrenozeptoren-Antagonisten

Indoramin Indoramin ist eine selektiver, kompetitiver α$_1$-Antagonist, der zur Behandlung der Hypertonie verwendet wird. Auch ein kompetitiver Antagonismus für Histamin H$_1$- und 5HT-Rezeptoren ist bekannt (Cubeddu, 1988). Als α$_1$-selektiver Antagonist senkt Indoramin den Blutdruck mit minimaler Tachykardie. Die Substanz vermindert zusätzlich die Inzidenz von Anfällen bei Morbus Raynaud (Holmes und Sorkin, 1986).

Die Bioverfügbarkeit von Indoramin ist geringer als 30% (mit beträchtlicher Variabilität) und die Substanz unterliegt einem ausgiebigen First-pass-Metabolismus (Holmes und Sorkin, 1986; Pierce, 1990). Nur wenig unveränderte Substanz erscheint im Urin, und einige der Metaboliten können biologisch aktiv sein. Die Eliminationshalbwertszeit liegt bei ungefähr fünf Stunden. Unerwünschte Nebenwirkungen von Indoramin beinhalten Sedierung, Mundtrockenheit und Ejakulationsstörungen. Obwohl Indoramin eine effektive antihypertensive Substanz ist, besitzt es eine komplexe Pharmakokinetik und hat keinen gut definierten Stellenwert in der modernen Therapie. Indoramin ist zur Zeit in den USA nicht erhältlich.

Labetalol Labetalol, ein potenter α-Adrenozeptoren-Antagonist, blockiert zusätzlich kompetitiv β$_1$-Adrenozeptoren (siehe unten).

> Labetalol ist in Deutschland nicht im Handel (Anm. d. Hrsg.).

Ketanserin Obwohl Ketanserin als 5HT-Rezeptor-Antagonist entwickelt wurde, blockiert es zusätzlich α$_1$-Adrenozeptoren. Ketanserin wird in Kapitel 11 und 33 besprochen.

Urapidil Urapidil ist ein neuer, selektiver α$_1$-Adrenozeptoren-Antagonist, der eine unterschiedliche chemische Struktur zu Prazosin und verwandten Stoffen besitzt. Die Blockade von peripheren α$_1$-Adrenozeptoren scheint primär für die Blutdrucksenkung durch Urapidil verantwortlich zu sein, obwohl Urapidil zusätzlich am ZNS wirkt (Cubeddu, 1988; van Zwieten, 1988). Die Substanz wird extensiv metabolisiert und besitzt eine Halbwertszeit von drei Stunden. Die Bedeutung von Urapidil zur Hypertoniebehandlung muß noch ausgelotet werden. Urapidil ist zur Zeit nicht für den klinischen Einsatz in den Vereinigten Staaten erhältlich.

Alfuzosin Alfuzosin ist ein relativ neues Chinazolinderivat, das eine kompetitive, selektive α$_1$-Adrenozeptoren-Antagonisten-Wirkung besitzt (Manoury et al., 1986; Wilde et al., 1993b). Es gibt Hinweis, daß dieser Stoff eine gewisse Selektivität für urogenitale im Vergleich zu vaskulären α$_1$-Adrenozeptoren besitzen könnte (Lefevre-Borg et al., 1993.) Die Elimination dieser Substanz vollzieht sich größtenteils durch Metabolisierung. Die Muttersubstanz verfügt über eine Halbwertszeit von fünf Stunden, die in Anwesenheit von Cimetidin bei Normalpersonen nicht verlängert wird (Desager et al., 1993). In Studien mit begrenzter Teilnehmerzahl wurde vorgeschlagen, daß Alfuzosin zur Behandlung der benignen Prostatahyperplasie über eine ähnliche Wirksamkeit wie Prazosin verfügt, mit einer etwas geringeren Wahrscheinlichkeit einer Hypotonie (Scott et al., 1989; Buzelin et al., 1993). Alfuzosin besitzt blutdrucksenkende Eigenschaften bei Patienten mit Hypertension (Sega et al., 1991). In den USA ist Alfuzosin zur Zeit nicht erhältlich.

Bunazosin Bunazosin ist ein selektiver α$_1$-Adrenozeptoren-Antagonist der Chinazolin-Stoffklasse. Für Bunazosin wurde eine Blutdrucksenkung bei Patienten mit Hypertonie nachgewiesen (Harder und Thürmann, 1994). Bunazosin steht zur Zeit in den USA nicht zur Verfügung.

Tamsulosin Tamsulosin ist ein α$_1$-Adrenozeptoren-Antagonist mit Wirksamkeit bei der benignen Prostatahyperplasie (Kawabe et al., 1990). Tamsulosin ist zum klinischen Gebrauch zur Zeit in den USA nicht erhältlich.

Yohimbin Yohimbin ist ein kompetitiver Antagonist, der selektiv für α$_2$-Adrenozeptoren ist. Diese Substanz ist ein Indolalkylaminalkaloid und wird in der Rinde des Baums Pausinystalia yohimbe und in der Wurzel von Rauwolfia gefunden. Seine Struktur erinnert an die des Reserpin. Yohimbin penetriert leicht das ZNS, wo es den Anstieg von Blutdruck und Herzfrequenz verursacht. Es verstärkt zusätzlich die motorische Aktivität und induziert Tremor. Diese Wirkungen sind das Gegenteil von Clonidin, einem α$_2$-Adrenozeptoren-Agonisten (siehe Goldberg und Robertson, 1983; Grossman et al., 1993). Auch Yohimbin ist ein Antagonist für 5HT. In der Vergangenheit wurde es ausgiebig zur Behandlung männlicher sexueller Funktionsstörungen verwendet. Die Substanz verstärkt die Sexualität bei männlichen Ratten (Clark et al., 1984) und könnte bei einigen Patienten mit psychogener erektiler Dysfunktion nützlich sein (Reid et al., 1987). Einige kleine Studien legen nahe, daß Yohimbin auch zur Behandlung der diabetischen Polyneuropathie und der orthostatischen Hypotension verwendet werden könnte.

Neuroleptika Natürliche und synthetische Stoffe einiger anderer chemischer Klassen, die primär entwickelt wurden, weil sie Antagonisten an D_2-Dopaminrezeptoren sind, besitzen zusätzlich α-Adrenozeptoren blockierende Eigenschaften. Chlorpromazin, Haloperidol und andere Neuroleptika des Phenothiazin- und Butyrophenontyps verursachen eine deutliche α-Adrenozeptorenblockade bei Versuchstieren und Menschen. Chlorpromazin kann weiterhin unter geeigneten Bedingungen die Pressorwirkung von Noradrenalin verlängern, vermutlich als Folge der Fähigkeit dieser Substanz, die neuronale Wiederaufnahme des Transmitters zu blockieren. Haloperidol hemmt auch die durch Dopamin induzierte renale Vasodilatation, die nicht durch übliche α- oder β-Adrenozeptor blockierende Substanzen beeinflußt wird.

β-ADRENOZEPTOR-ANTAGONISTEN

β-Adrenozeptor-Antagonisten haben wegen ihrer Wirksamkeit bei der Behandlung von Bluthochdruck, ischämischer Herzkrankheit und gewissen Arrhythmien enorme klinische Bedeutung erfahren. Ahlquists Hypothese, daß die Wirkung von Katecholaminen durch eine Aktivierung von spezifischen α- und β-Adrenozeptoren gesteuert würden, hat den initialen Anstoß für Synthese und pharmakologische Bewertung der β-Adrenozeptoren blockierende Substanzen gegeben (siehe Kapitel 8). Die erste selektiv blockierende Substanz war Dichloroisoproterenol (Powell und Slater, 1958). Jedoch war diese ein partieller Agonist, und man dachte, daß diese Eigenschaft eine sichere klinische Anwendung ausschließen würde. Sir James Black und seine Kollegen begannen in den späten 50er Jahren ein Programm für die Weiterentwicklung solcher Substanzen. Obwohl der Nutzen ihres ersten Antagonisten, Pronethalol, durch das Entstehen von Thymustumoren bei Mäusen begrenzt war, folgte rasch Propranolol (Black und Stephenson, 1962; Black und Prichard. 1973). Propranolol ist ein kompetitiv wirkender β-Adrenozeptor-Antagonist ohne agonistische Aktivität und bleibt der Prototyp, mit dem andere β-Adrenozeptor-Antagonisten verglichen werden. Nachfolgende Bemühungen, zusätzliche Antagonisten zu entwickeln, ergaben Verbindungen, die durch folgende Eigenschaften unterschieden werden können: relative Affinität für $β_1$- und $β_2$-Adrenozeptoren, intrinsische sympathomimetische Aktivität, Blockade von α-Adrenozeptoren, unterschiedliche Lipidlöslichkeit, die Fähigkeit zur Vasodilatation und allgemeine pharmakokinetische Eigenschaften. Einige dieser Unterscheidungsmerkmale haben klinische Bedeutung, und sie verhelfen zur passenden Auswahl eines β-Adrenozeptor-Antagonisten für einen bestimmten Patienten.

Propranolol besitzt vergleichbare Affinität für $β_1$- und $β_2$-Adrenozeptoren. Somit ist es ein nicht-selektiver β-Adrenozeptor-Antagonist. Substanzen wie Metoprolol und Atenolol haben eine etwas höhere Affinität für $β_1$ als für $β_2$-Adrenozeptoren. Sie sind Beispiele für selektive $β_1$-Antagonisten, obwohl die Selektivität nicht absolut ist. Propranolol ist ein reiner Antagonist und hat keine Fähigkeit, β-Adrenozeptoren zu aktivieren. Mehrere β-Blocker (z. B. Pindolol und Acebutolol) aktivieren β-Adrenozeptoren partiell in Abwesenheit von Katecholaminen; jedoch ist die intrinsische Aktivität dieser Substanzen geringer, als die des vollen Agonisten Isoproterenol. Diese partiellen Agonisten sollen intrinsische sympathomimetische Aktivität besitzen. Beachtliche sympathomimetische Wirkungen wären kontraproduktiv für die gewünschte Wirkung eines β-Adrenozeptor-Antagonisten. Jedoch könnte eine leichte Restaktivität z. B. die ausgeprägte Bradykardie oder negative Inotropie am ruhenden Herzen verhindern. Obwohl die meisten β-Adrenozeptor-Antagonisten α-Adrenozeptoren nicht blockieren, sind Labetalol und Carvedilol Beispiele für Substanzen, die sowohl $α_1$- als auch β-Adrenozeptoren blockieren. Celiprolol ist Beispiel für eine Substanz, die einen $β_1$-selektiven Antagonisten und einen $β_2$-selektiven Agonisten darstellt und daher eine Vasodilatation fördert.

Chemie Die Strukturformeln einiger gebräuchlicher β-Adrenozeptor-Antagonisten sind in Abbildung 10.5 dargestellt. Die strukturellen Ähnlichkeiten zwischen Agonisten und Antagonisten, die an β-Adrenozeptoren wirksam werden, sind enger als die zwischen α-Adrenozeptor-Agonisten und Antagonisten. Substitution einer Isopropylgruppe oder eines anderen sperrigen Substituenten an der Aminogruppe begünstigt die Interaktion mit β-Adrenozeptoren. Es besteht eine eher große Toleranz hinsichtlich des Ursprungs des aromatischen Anteils bei nichtselektiven β-Adrenozeptor-Antagonisten; jedoch ist die strukturelle Toleranz bei $β_1$-selektiven Antagonisten weit mehr beschränkt. Der β-Adrenozeptor, wie in Abbildung 10.1 gezeigt und im Kapitel 6 diskutiert, ist ein Mitglied der G-Protein-gekoppelten Rezeptorfamilie mit sieben transmembranären Domänen. Kompetitive Antagonisten binden an den Rezeptor auf der Ebene der Membran. Eine naheliegende Vermutung wäre, daß beide, Agonist und Antagonist, an die doppelschichtige Membran binden und zwei oder mehrere der transmembranären Regionen überbrücken (siehe Kapitel 8).

Pharmakologische Eigenschaften

Wie im Falle α-Adrenozeptor blockierender Substanzen können pharmakologische Eigenschaften von β-Adrenozeptor-Antagonisten weitgehend durch Kenntnisse über die Effekte der Rezeptoren in verschiedenen Geweben und die Aktivität von sympathischen Nerven, die diese Gewebe innervieren, erklärt werden (siehe Tabelle 6.1). Zum Beispiel hat eine β-Adrenozeptorblockade wenig Einfluß auf das normale Herz eines Individuums in Ruhe, besitzt aber ausgeprägte Wirkung, wenn die sympathische Kontrolle am Herzen überwiegt, wie während Belastung und unter Streßsituationen.

Kardiovaskuläres System Die wichtigsten therapeutischen Wirkungen der β-Adrenozeptor-Antagonisten werden am kardiovaskulären System beobachtet. Es ist wichtig, diese Effekte bei normalen Personen von jenen mit kardiovaskulären Erkrankungen wie Hypertonie oder Myokardischämie zu unterscheiden.

Da Katecholamine positiv inotrope und chronotrope Wirkung besitzen, verlangsamen β-Adrenozeptor-Antagonisten die Herzfrequenz und vermindern die myokar-

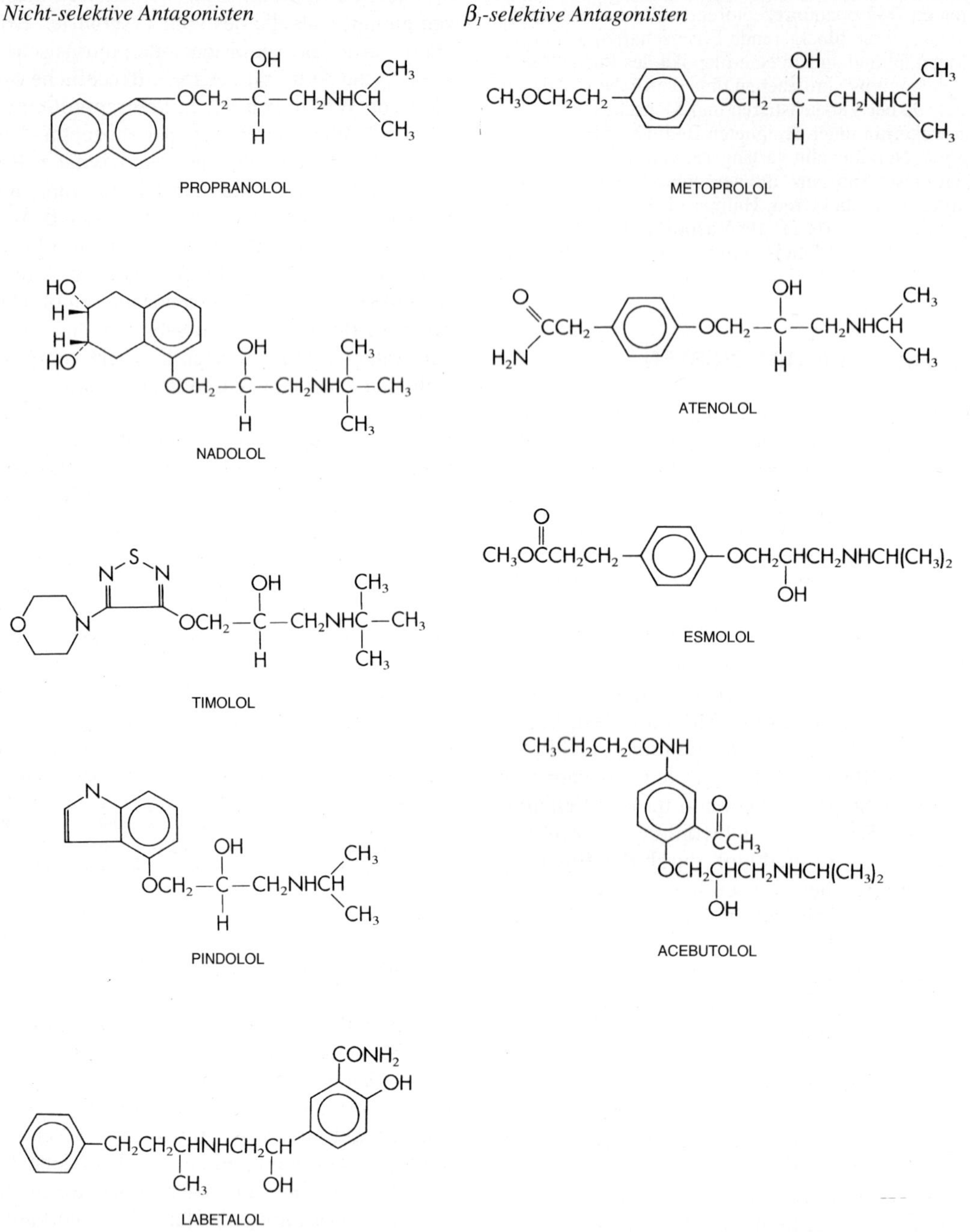

Nicht-selektive Antagonisten   *β₁-selektive Antagonisten*

PROPRANOLOL

METOPROLOL

NADOLOL

ATENOLOL

TIMOLOL

ESMOLOL

PINDOLOL

ACEBUTOLOL

LABETALOL

Abbildung 10.5 Strukturformeln von β-Adrenozeptor-Antagonisten.

diale Kontraktilität. Wenn die tonische Stimulation der β-Adrenozeptoren vermindert ist, ist dieser Effekt entsprechend moderat. Wenn jedoch das sympathische Nervensystem aktiviert ist, wie unter Belastung oder Streß, vermindern β-Adrenozeptor-Antagonisten den zu erwartenden Anstieg der Herzfrequenz. Die Kurzzeit-Anwendung von β-Adrenozeptor-Antagonisten vermindert das Herzminutenvolumen, der periphere Widerstand nimmt als Folge der Blockade vaskulärer β₂-Adrenozeptoren und kompensatorischer sympathischer Reflexe zu, die vaskuläre α-Adrenozeptoren stimulieren. Bei Langzeittherapie mit β-Adrenozeptor-Antagonisten kehrt jedoch der totale periphere Widerstand zu den Ausgangswerten zurück (Mimran und Ducailar, 1988). Substanzen, die entweder intrinsische sympathomimetische oder blockierende Aktivität besitzen, können kurzfristig den peripheren Gefäßwiderstand senken (Frishman und Weksler, 1984; Prichard, 1992).

β-Adrenozeptor-Antagonisten haben eine deutliche Wirkung auf den Herzrhythmus und die kardialen Automatismen. Obwohl vermutet wurde, daß diese Effekte ausschließlich durch die Blockade von $β_1$-Adrenozeptoren zustande kommen würden, können $β_2$-Adrenozeptoren ebenfalls an der Regulation der Herzfrequenz beim Menschen beteiligt sein (Brodde, 1988). β-Adrenozeptor-Antagonisten mindern die Sinusknotenfrequenz, setzen die Rate der spontanen Depolarisation von ektopen Schrittmachern herab, verlangsamen die Erregungsausbreitung in den Vorhöfen und die Überleitung des AV-Knotens und verlängern die funktionelle Refraktärzeit des AV-Knotens.

Obwohl eine hohe Konzentration bei mehreren β-Blockern chinidinartige Wirkung hervorruft („membranstabilisierende Aktivität") ist es zweifelhaft, ob dies bei normaler Dosierung dieser Substanzen von Bedeutung ist. Diese Wirkung kann allerdings wichtig sein, wenn eine Überdosierung vorliegt. Interessanterweise gibt es einige Hinweise, daß d-Propranolol ventrikuläre Arrhythmien unabhängig von einer β-Adrenozeptorblockade unterdrücken kann (Murray et al., 1990).

Die kardiovaskulären Wirkungen von β-Adrenozeptor-Antagonisten sind am deutlichsten während dynamischer Belastung. In Anwesenheit einer β-Adrenozeptorblockade sind die belastungsabhängige Steigerung der Herzfrequenz und die myokardiale Kontraktilität vermindert. Jedoch ist der belastungsinduzierte Anstieg des Herzminutenvolumens weniger durch einen Anstieg des Schlagvolumens hervorgerufen (Shephard, 1982, Tesch, 1985, Van Baak, 1988). Diese Effekte der β-Adrenozeptor-Antagonisten unter Belastung sind einigermaßen analog zu den Veränderungen, die beim normalen Alterungsprozeß vorkommen. Bei gesunden älteren Personen ist die katecholamininduzierte Steigerung der Herzfrequenz geringer als bei jüngeren Personen, jedoch kann der Anstieg des Herzminutenvolumens bei älteren Personen aufgrund einer Steigerung des Schlagvolumens unter Belastungen erhalten bleiben. β-Blocker neigen dazu, die Arbeitskapazität zu vermindern, wie durch ihre Effekte während intensiver Kurzzeit- oder Langzeitbelastung im Steady state beobachtet wurde (Kaiser et al.,1986). Die Belastungsauswirkung kann in einem geringeren Ausmaß durch $β_1$-selektive Stoffe als durch nicht-selektive Antagonisten beeinträchtigt sein (Tesch, 1985). Die Blockade von $β_2$-Adrenozeptoren schwächt den Anstieg des Blutflusses zu aktiven Skelettmuskeln während submaximaler Belastung ab (Van Baak,1988). Eine Blockade von β-Adrenozeptoren kann auch die katecholamininduzierte Aktivierung des Glukosestoffwechsels und die Lipolyse reduzieren.

Der Blutfluß in den Koronararterien steigt unter Belastung und Streß an, um die Stoffwechselanforderung des Herzens zu decken. Durch Steigerung von Herzfrequenz, Kontraktilität und systolischem Druck steigern Katecholamine den myokardialen Sauerstoffbedarf. Bei Patienten mit koronarer Herzkrankheit vermindert die fixierte Verengung dieser Gefäße die erwartete Flußzunahme, was zu myokardialer Ischämie führt. β-Adrenozeptor-Antagonisten vermindern die Wirkung von Katecholaminen gegenüber den Determinanten des myokardialen Sauerstoffverbrauchs. Jedoch können diese Stoffe dazu neigen, den Sauerstoffbedarf durch die Zunahme des enddiastolischen Drucks und der systolische Austreibungszeit zu erhöhen. Üblicherweise soll der Nettoeffekt dazu dienen, das Verhältnis von kardialer Sauerstoffversorgung und kardialem Sauerstoffbedarf zu verbessern. Die Belastungstoleranz ist im allgemeinen bei Patienten mit Angina pectoris, deren Belastbarkeit durch das Auftreten von Brustschmerz eingeschränkt ist, erhöht (siehe Kapitel 32).

Wirkung als Antihypertensiva β-Adrenozeptor-Antagonisten verursachen keine Blutdrucksenkung bei Patienten mit normalem Blutdruck. Bei Patienten mit erhöhtem Blutdruck senken diese Stoffe jedoch den Blutdruck. Trotz deren weitverbreitetem Gebrauch sind die Mechanismen für diesen wichtigen klinischen Effekt nicht voll verstanden. Die Freisetzung von Renin aus dem juxtaglomerulären Apparat wird durch das sympathische Nervensystem stimuliert, und dieser Effekt wird durch β-Adrenozeptor-Antagonisten blockiert (siehe Kapitel 31). Die Wirkungsbeziehung zwischen diesem Phänomen und dem Abfall des Blutdrucks ist nicht klar. Einige Forscher fanden, daß der antihypertensive Effekt von Propranolol am deutlichsten bei solchen Patienten eintritt, die erhöhte Konzentrationen an Plasmarenin im Vergleich zu Patienten mit niedrigem oder normalem Renin aufweisen. β-Adrenozeptor-Antagonisten sind aber selbst bei Patienten mit niedrigem Plasmarenin wirksam, und Pindolol ist ein wirksames Antihypertensivum mit geringer oder keiner Auswirkung auf die Plasmareninaktivität (Frishman, 1983).

Präsynaptische β-Adrenozeptoren steigern die Freisetzung von Noradrenalin aus sympathischen Neuronen, aber der Stellenwert einer verminderten Noradrenalinfreisetzung bezüglich der antihypertensiven Wirkung von β-Adrenozeptor-Antagonisten ist ungewiß. Obwohl man davon ausgeht, daß β-Blocker die Kontraktilität glatter Gefäßmuskulatur nicht vermindern, führt der Langzeiteinsatz dieser Substanzen bei hypertensiven Patienten zu einer Abnahme des peripheren vaskulären Widerstand (Man in't Veld et al., 1988). Der Mechanismus für diese wichtige Wirkung ist nicht bekannt, aber die verzögerte Verminderung des peripheren vaskulären Widerstands in Anbetracht einer andauernden Reduktion des Herzminutenvolumens scheint die antihypertensive Wirkung dieser Stoffe weitgehend zu tragen. Obwohl vermutet wurde, daß zentrale Effekte von β-Blockern auch zu dem antihypertensiven Effekten beitragen könnten, gibt es relativ wenig Hinweise, die diese Theorie stützen.

Einige β-Adrenozeptor-Antagonisten besitzen zusätzliche Wirkungen, die zu ihrem blutdrucksenkenden Effekt beitragen können. Drei Eigenschaften von einigen β-Adrenozeptor-Antagonisten wurden vorgeschlagen, die an einer peripheren Vasodilatation beteiligt sein könnten. α-Adrenozeptor-Blockade, β-Adrenozeptor-Agonismus und Mechanismen, die von Adrenozeptoren unabhängig sind (Prichard, 1992). Beispielsweise vermindern Substanzen wie Labetalol und Carvedilol, die α-Adrenozeptoren direkt blockieren, den peripheren Widerstand. Celiprolol scheint ein partieller $β_2$-Adrenozeptor-Agonist zu sein und scheint zusätzlich nicht durch Adrenozeptoren vermittelte, vasodilatierende Eigenschaften zu besitzen, die dazu beitragen, den peripheren Widerstand zu verringern (Shanks, 1991; Milne und Buckley, 1991). Die klinische Bedeutung mancher dieser relativ subtilen Unterschiede bezüglich pharmakologischer Eigenschaften beim Menschen ist ungewiß (Fitzgerald,1991).

Propranolol und andere nicht-selektive β-Adrenozeptor-Antagonisten mindern eine durch Isoproterenol bedingte Vasodilatation und verbessern den Pressoreffekt von Adrenalin. Dies ist besonders deutlich bei Patienten mit Phäochromozytom, bei denen β-Adrenozeptor-Antagonisten nur nach einer adäquaten α-Adrenozeptorblockade eingesetzt werden sollten. Diese Maßnahme verhindert eine nicht-kompensierte, α-Adrenozeptoren vermittelte Vasokonstriktion, die durch Adrenalin verursacht wird, das aus dem Tumor sezerniert wurde.

Pulmonales System Nicht-selektive β-Adrenozeptor-Antagonisten wie Propranolol blockieren $β_2$-Adrenozeptoren der glatten Bronchialmuskulatur. Dies hat bei normalen Individuen nur geringe Auswirkungen auf die Lungenfunktion. Bei Patienten mit Asthma oder chronisch obstruktiven Lungenerkrankungen jedoch, können solche Pharmaka zu lebensbedrohlichen Bronchokonstriktionen führen. Obwohl $β_1$-selektive Antagonisten oder Antagonisten mit intrinsischer sympathomimetischer Aktivität weniger als Propranolol dazu neigen, den Atemwegswiderstand bei Patienten mit Asthma zu erhöhen, sollten diese Mittel, wenn überhaupt, bei Patienten mit bronchospastischen Erkrankungen nur unter größter Vorsicht angewendet werden. Neuere Mittel wie etwa Celiprolol mit $β_1$-Adrenozeptor-Selektivität und $β_2$-Adrenozeptor-Partialagonismus bieten vielversprechende Aussichten, obwohl die klinische Erfahrung begrenzt ist (Pujet,1992).

Stoffwechseleffekte β-Adrenozeptor-Antagonisten beeinflussen den Stoffwechsel von Kohlenhydraten und Fetten. Katecholamine fördern die Glykogenolyse und mobilisieren Glukose als Reaktion auf eine Hypoglykämie. Nicht-selektive β-Blocker können hingegen die Regeneration nach einer Hypoglykämie bei insulinabhängigen Diabetikern ungünstig beeinflussen. β-Adrenozeptor-Antagonisten sollten bei Patienten mit labilem Diabetes nur unter größter Vorsicht angewendet werden. $β_1$-se-lektive Substanzen sind zu bevorzugen, da diese Substanzen weniger wahrscheinlich die Erholung nach Zuständen mit Hypoglykämie verzögern. Alle β-Blocker maskieren eine Tachykardie, die typisch für Hypoglykämie ist. Dem Patienten wird so ein wichtiges Warnzeichen vorenthalten. Obwohl die Insulinsekretion durch β-Adrenozeptor-Agonisten gesteigert wird, behindert eine β-Blockade selten die Freisetzung von Insulin.

β-Adrenozeptoren beeinflussen die Aktivierung der hormonsensitiven Lipase in Fettzellen, was zu Freisetzung von freien Fettsäuren in den Kreislauf führt. Die potentielle Rolle von $β_3$-Adrenozeptoren bezüglich der Beeinflussung dieser Folgereaktion beim Menschen ist im Kapitel 6 diskutiert. Die gesteigerte Bereitstellung von Fettsäuren ist eine wichtige Energiequelle für arbeitende Muskeln. β-Adrenozeptor-Antagonisten können die Freisetzung von freien Fettsäuren aus dem Fettgewebe vermindern. Dennoch steigern bei manchen Patienten nicht-selektive β-Blocker moderat die Plasmakonzentration von Triglyceriden und senken die der Lipoproteine mit hoher Dichte (HDL). Die Konzentrationen der Lipoproteine mit niederer Dichte (LDL) verändern sich normalerweise nicht (Miller, 1987). Obwohl die Bedeutung dieser Veränderungen nicht bekannt ist, bestehen Bedenken, daß sie unerwünschte Auswirkung haben könnten, besonders auf Patienten mit Hypertonie (Raeven und Hoffman, 1987; Rabkin, 1993). $β_1$-selektive Antagonisten und solche mit intrinsischer sympathomimetischer Aktivität besitzen geringere Einflüsse auf den Lipidstoffwechsel als nicht-selektive Antagonisten. Der Mechanismus dieser Wirkungen ist nicht klar.

β-Adrenozeptor-Agonisten vermindern die Plasmakonzentration von K^+ durch Förderung der Aufnahme des Ions vornehmlich in die Skelettmuskulatur. In Ruhe bewirkt die Infusion von Adrenalin ein Absinken der K^+-Plasmakonzentration (Brown et al.,1983). Der deutliche Adrenalinanstieg, der unter Streß entsteht (wie bei Myokardinfarkt), kann eine Hypokaliämie verursachen, die wiederum für Herzrhythmusstörungen prädisponieren kann (Struthers und Reid, 1984). Die hypokaliämische Wirkung von Adrenalin wird durch einen experimentellen Antagonisten, ICI 118551, blockiert, der eine hohe Affinität für $β_2$- und $β_3$-Adrenozeptoren hat (Brown et al., 1983; Emori-

Tabelle 10.3 Pharmakologische Eigenschaften von β-Adrenozeptor-Antagonisten

SUBSTANZEN	INTRINSISCHE SYMPATHO-MIMETISCHE AKTIVITÄT	MEMBRAN-STABILISIE-RENDE WIRKUNG	LIPIDLÖS-LICHKEIT, LOG Kp*	ORALE BIOVERFÜG-BARKEIT, %	PLASMA-HALBWERTSZEIT, STUNDEN[†]
I. Nicht-selektive β- ($β_1$ + $β_2$) Adrenozeptor-Antagonisten					
Propranolol	0	++	3,65	~25	3-5
Nadolol	0	0	0,7	~35	10-20
Timolol	0	0	2,1	~50	3-5
Pindolol	++	±	1,75	~75	3-4
Labetalol[‡]	—[‡]	±	—	~20	4-6
II. Selektive $β_1$-Adrenozeptor-Antagonisten					
Metoprolol	0	±	2,15	~40	3-4
Atenolol	0	0	0,23	~50	5-8
Esmolol	0	0	—	—	0,13
Acebutolol	+	+	1,9	~40	2-4

* Kp bezieht sich auf den Octanol-Wasser-Verteilungskoeffizienten; Propranolol und Atenolol sind jeweils die lipophilen bzw. hydrophilen Extreme.
† Die Wirkdauer ist üblicherweise länger, als durch die Plasmahalbwertszeit erwartet werden würde.
‡ Labetalol ist zusätzlich ein potenter $α_1$-Adrenozeptor-Antagonist; siehe Text für weitere Beschreibungen der einzelnen Isomere des Labetalol.
QUELLE: Basierend auf Daten in Drayer (1987), McDevitt (1987) und anderen Zitaten im Text.

ne et al., 1989). Muskelarbeit bewirkt einen Effluxanstieg von K^+ aus der Skelettmuskulatur. Katecholamine neigen dazu, den K^+-Anstieg durch Zunahme des Influxes in den Muskel zu puffern. β-blockierende Substanzen verhindern diesen Puffereffekt (Brown,1985).

Andere Effekte β-Adrenozeptor-Antagonisten blockieren katecholamininduzierten Tremor. Sie blockieren weiterhin die Hemmung der Mastzellendegranulation durch Katecholamine (siehe Kapitel 25). β-Adrenozeptor-Antagonisten können auch Auswirkungen auf die Thrombozytenfunktion haben (Frishman und Weksler, 1984).

NICHT-SELEKTIVE ADRENOZEPTOR-ANTAGONISTEN

Propranolol

Durch die umfangreiche Erfahrung, die mit Propranolol gewonnen wurde, ist Propranolol als Referenz hilfreich (Tabelle 10.3). Propranolol wirkt an $β_1$- und $β_2$-Adrenozeptoren mit gleicher Affinität, besitzt keine intrinsische sympathomimetische Aktivität und blockiert α-Adrenozeptoren nicht.

Resorption, Metabolismus und Exkretion Propranolol (*Propranololhydrochlorid*) ist sehr lipophil und wird fast vollständig nach oraler Gabe resorbiert. Jedoch wird ein großer Anteil der Substanz in der Leber durch einen First-pass-Effekt metabolisiert; nur ungefähr 25% erreichen die systemische Zirkulation. Zusätzlich besteht in der präsystemischen Clearance durch die Leber eine große interindividuelle Variationsbreite, die zu den enormen Plasmakonzentrationsschwankungen (annähernd das 20fache) nach oraler Anwendung der Substanz beiträgt und zu einer großen Spanne von Dosierungen in bezug auf die klinische Wirksamkeit führt. Das Ausmaß des hepatischen Abbaus von Propranolol nimmt mit steigender Dosierung ab. Die Bioverfügbarkeit von Propranolol kann durch gleichzeitige Nahrungsaufnahme und während Langzeitverabreichung der Substanz erhöht werden.

Propranolol besitzt ein großes Verteilungsvolumen (4 l/kg) und penetriert leicht das ZNS. Annähernd 90% der Substanz werden in der Zirkulation an Plasmaproteine gebunden. Propranolol wird extensiv metabolisiert, und die meisten Metaboliten erscheinen im Urin. Ein Produkt des hepatischen Stoffwechsels ist 4-Hydroxypropranolol, das eine geringe antagonistische Aktivität gegenüber β-Adrenozeptor besitzt.

Die Analyse der Verteilung von Propranolol, seine Leber-Clearance und seine Wirkung sind durch die Stereospezifität dieser Vorgänge kompliziert (Walle et al., 1988). Die (-)-Enantiomere von Propranolol und die anderer β-Blocker sind die aktiven Formen der Substanz. Das Enantiomer von Propranolol scheint aus dem Körper langsamer entfernt zu werden als das inaktive Enantiomer. Die Ausscheidung von Propranolol kann mit dem hepatischen Blutfluß und mit einer Lebererkrankung variieren, und sie kann sich zusätzlich unter der Anwendung anderer Substanzen, die den hepatischen Stoffwechsel beeinflussen, verändern. Die Überwachung der Plasmakonzentration von Propranolol hat wenig Anwendung gefunden, da die klinischen Endpunkte (Verminderung des Blutdrucks und der Herzfrequenz) leicht bestimmt werden können. Die Beziehung zwischen der Plasmakonzentration von Propranolol und seinen pharmakodynamischen Wirkungen sind komplex; beispielsweise dauert die antihypertensive Wirkung trotz seiner kurzen Plasmahalbwertszeit (etwa vier Stunden) ausreichend lang für eine zweimal tägliche Dosisgabe an. Ein Teil der (-)-Enantiomere des Propranolols und anderer β-Blocker wird von sympathischen Nervenendigungen aufgenommen und durch sympathische Nervenstimulation freigesetzt (Walle et al., 1988).

Eine retardierte Formulierung von Propranolol wurde entwickelt, um therapeutische Konzentrationen von Propranolol im Plasma über eine 24-Stunden-Periode aufrechtzuerhalten (Nace und Wood, 1987). Die Unterdrückung von belastungsinduzierter Tachykardie wird während des Dosierungsintervalls sichergestellt, wodurch die Patienten-Compliance verbessert werden kann.

Therapeutischer Einsatz Für die Behandlung von Hypertonie und Angina pectoris beträgt die initiale orale Dosis von Propranolol üblicherweise 40 - 80 mg pro Tag. Die Dosierung kann dann langsam gesteigert werden, bis die optimale Wirkung erreicht ist. Zur Behandlung der Angina pectoris kann bei klinischer Indikation die Dosis in Intervallen gesteigert werden, die kleiner als eine Woche sind. Bei Hochdruck kann der volle Blutdruckeffekt über mehrere Wochen ausbleiben. Üblicherweise sind die täglichen Dosierungen kleiner als 320 mg. Wenn Propranolol bei Hypertonie zweimal täglich eingenommen wird, sollte der Blutdruck kurz vor der Einnahme gemessen werden um sicher zu stellen, daß die Wirkdauer ausreichend lange anhält. Die Angemessenheit der β-Adrenozeptorblockade kann durch Überprüfung der Unterdrückung belastungsinduzierter Tachykardien ermittelt werden. Propranolol kann zur Behandlung lebensbedrohlicher Arrhythmien oder bei Patienten während einer Narkose intravenös appliziert werden. Unter diesen Umständen beträgt die übliche Dosis 1 - 3 mg, langsam verabreicht (weniger als 1 mg pro Minute), unter sorgfältigen und häufigen Blutdruckkontrollen, EKG-Kontrollen und Überprüfung der Herzfunktion. Wenn eine ausreichende Reaktion nicht eintritt, kann eine zweite Dosis nach einigen Minuten verabreicht werden. Ist eine Bradykardie ausgeprägt, sollte Atropin infundiert werden, damit die Herzfrequenz wieder gesteigert wird. Der Übergang zur oralen Anwendung sollte so bald als möglich eingeleitet werden.

Nadolol

Nadolol ist ein langwirkender Antagonist mit gleicher Affinität für $β_1$- und $β_2$-Adrenozeptoren. Ihm fehlt sowohl eine membranstabilisierende als auch intrinsische sympathomimetische Aktivität. Ein unterscheidbares Charakteristikum von Nadolol ist seine relativ lange Halbwertszeit.

Resorption, Metabolismus und Exkretion Nadolol ist stark wasserlöslich und wird unvollständig aus dem Darm resorbiert. Die Bioverfügbarkeit liegt bei 35% (Frishman, 1981). Die interindividuelle Schwankung ist geringer als bei Propranolol.

Die geringe Lipidlöslichkeit von Nadolol kann zu niedrigeren Konzentrationen im Gehirn führen als im Vergleich zu besser lipidlöslichen β-Adrenozeptor-Antagonisten. Obwohl oft diskutiert wurde, daß das Auftreten unerwünschter Effekte am ZNS unter hydrophilen Adrenozeptor-Antagonisten geringer sei, sind Daten aus kontrollierten Studien begrenzt, die diese Vermutung stützen würden. Nadolol wird nur gering metabolisiert und weitgehend unverändert mit dem Urin ausgeschieden. Die Halbwertszeit der Substanz im Plasma liegt bei etwa 20 Stunden; folglich wird es im allgemeinen einmal pro Tag verabreicht. Nadolol kann bei Patienten mit Niereninsuffizienz akkumulieren und die Dosis sollte bei solchen Personen reduziert werden.

Timolol

Timolol ist ein potenter, nicht-subtypselektiver, β-Adrenozeptor-Antagonist. Timolol besitzt keine intrinsische sympathomimetische Aktivität und keine membranstabilisierende Wirkung.

Resorption, Metabolismus und Exkretion Timolol (*Timololmaleat*) wird aus dem Gastrointestinaltrakt gut resorbiert und unterliegt einem moderaten First-pass-Metabolismus. In der Leber wird Timolol stark metabolisiert und nur eine kleine Menge unveränderte Substanz erscheint im Urin. Die Halbwertszeit im Plasma beträgt etwa vier Stunden. Interessanterweise kann die ophthalmologische Zubereitung von Timolol, die zur Behandlung des Glaukoms Verwendung findet, ausgeprägt systemisch wirksam resorbiert werden (siehe Kapitel 65). So können unerwünschte Wirkungen bei empfindlichen Patienten mit Asthma bronchiale oder Herzinsuffizienz auftreten

Pindolol

Pindolol ist ein nicht-selektiver β-Adrenozeptor-Antagonist mit intrinsischer sympathomimetischer Aktivität. Pindolol besitzt eine geringe membranstabilisierende Aktivität und ist mäßig lipidlöslich.

Obwohl nur begrenzt Daten vorliegen, können β-Blocker mit leicht partiell agonistischer Aktivität geringere Verminderungen der Ruheherzfrequenz und des Blutdrucks bewirken. Somit können solche Substanzen als Antihypertensiva bei Patienten mit reduzierter kardialer Reserve oder Bradykardieneigung bevorzugt angewendet werden. Trotzdem ist die klinische Bedeutung des partiellen Agonismus durch kontrollierte Studien nicht im einzelnen aufgezeigt worden, könnte aber bei einzelnen Patienten von Wichtigkeit sein (Fitzgerald.1993). Substanzen wie Pindolol blockieren eine belastungsinduzierte Steigerung der Herzfrequenz und des Herzminutenvolumens.

Resorption, Metabolismus und Exkretion Pindolol wird nach oraler Einnahme fast vollständig resorbiert und besitzt eine mäßig hohe Bioverfügbarkeit. Diese Eigenschaften führen zu einer Minimierung der interindividuellen Variation ihrer Plasmakonzentrationen, die nach oraler Anwendung erreicht werden. Ungefähr 50% des Pindolols werden in der Leber metabolisiert. Die Hauptmetaboliten sind hydroxylierte Derivate, die in der Folge entweder mit Glukuronsäuren oder Sulfat konjugiert werden, bevor sie renal ausgeschieden werden. Der verbleibende Anteil der Substanz wird unverändert mit dem Urin ausgeschieden. Die Plasmahalbwertszeit von Pindolol beträgt etwa vier Stunden. Die Clearance ist bei Patienten mit Niereninsuffizienz reduziert.

Labetalol

Labetalol (*Labetalolhydrochlorid*) ist Stellvertreter einer relativ neuen Klasse von Stoffen, die als kompetitive Antagonisten sowohl an α_1- als auch an β-Adrenozeptoren wirksam werden. Labetolol besitzt zwei optische Zentren, und die klinisch verwendete Zusammensetzung enthält gleiche Mengen der vier Diastereomere (Gold et al.,1982). Die pharmakologischen Eigenschaften der Substanz sind komplex, weil jedes Isomer verschiedene relative Effekte bewirkt. Die Eigenschaften der Mischung beinhalten die selektive Blockade von α_1-Adrenozeptoren (im Vergleich zum α_2-Subtyp), die Blockade von β_1- und β_2-Adrenozeptoren, die partielle agonistische Aktivität am β_2-Adrenozeptor und die Hemmung der neuronalen Aufnahme von Noradrenalin (kokainähnlicher Effekt) (siehe Kapitel 6). Die Mischung ist fünf- bis zehnfach potenter hinsichtlich der β-Adrenozeptorblockade als der gegenüber der α-Adrenozeptorblockade (siehe Blakeley und Summers, 1977; Drew et al., 1978; Gold et al., 1982).

Die pharmakologischen Wirkungen von Labetalol wurden klarer, nachdem die vier Isomere aufgetrennt und einzeln getestet wurden. Das R,R-Isomer ist als β-Adrenozeptor-Antagonist ungefähr vierfach potenter, als das racemische Labetalol und ist für den Großteil der β-Blockade, die durch die Mischung der Isomere bewirkt wird, verantwortlich. Als α-Antagonist ist das Isomer um 20% weniger potent, als das Racemat (Sybertz et al., 1981; Gold et al., 1982). Das *R,S*-Isomer besitzt fast keine α- und β-Adrenozeptor blockierende Wirkung. Das *S,R*-Isomer besitzt nahezu keine β-Adrenozeptor blockierende Aktivität, jedoch ist es als α_1-Blocker etwa fünffach potenter als das racemische Labetalol. Dem *S,S*-Isomer fehlt die β-blockierende Aktivität, und es hat als α_1-Adrenozeptor-Antagonist eine ähnliche Potenz wie racemisches Labetalol (Gold et al., 1982). Das *R,R*-Isomer besitzt etwas intrinsische sympathomimetische Aktivität an β_2-Adrenozeptoren, die zu einer Gefäßerweiterung beitragen könnte (Baum et al., 1981). Labetalol besitzt auch eine direkte vasodilatierende Kapazität (Dage und Hsieh, 1980).

Die Wirkungen von Labetalol sowohl an α_1- als auch an β-Adrenozeptoren trägt zu einer Senkung des Blutdrucks bei, wie an Patienten mit Hypertonie beobachtet wurde. Die α_1-Adrenozeptorblockade führt zur Relaxation der arteriellen glatten Muskulatur und zur Gefäßerweiterung, besonders in Orthostase. Die β_1-Blockade trägt auch zum Abfall des Blutdrucks bei, teilweise durch Blockade einer sympathischen Reflexstimulation des Herzens. Zusätzlich könnte die intrinsische sympathomimetische Aktivität von Labetalol an β_2-Adrenozeptoren zu einer Vasodilatation beitragen.

Labetalol ist als orale Formulierung zur Behandlung der chronischen Hypertonie und als intravenöse Darreichung bei hypertensiven Notfällen erhältlich (siehe Kapitel 33). Labetalol wurde mit Leberschädigung bei einer begrenzten Zahl von Patienten in Verbindung gebracht (Clark et al., 1990).

> Labetalol ist in Deutschland nicht mehr im Handel (Anm. d. Hrsg.).

Resorption, Metabolismus und Exkretion Obwohl Labetalol vollständig aus dem Darm resorbiert wird, besteht ein ausgeprägter First-pass-Metabolismus. Die Bioverfügbarkeit beträgt nur 20 - 40% und variiert stark (McNeil und Louis, 1984). Die Bioverfügbarkeit kann durch Nahrungsaufnahme gesteigert werden. Die Substanz wird rasch und weitgehend in der Leber durch oxidative Biotransformation und Glukuronidierung metabolisiert. Sehr geringe Konzentrationen an unveränderter Substanz werden im Urin gefunden. Die Geschwindigkeit der Metabolisierung von Labetalol ist empfindlich gegenüber Veränderungen des hepatischen Blutflusses. Die Eliminationshalbwertszeit der Substanz beträgt ungefähr acht Stunden. Die Halbwertszeit des *R,R*-Isomers von Labetalol beträgt etwa 15

Stunden. Labetalol stellt ein interessantes und herausforderndes Beispiel als pharmakokinetisches/pharmakodynamisches Modell dar, das auf eine Substanz angewendet werden kann, die ein Racemat aus Isomeren mit unterschiedlichen Kinetiken und pharmakologischen Wirkungen darstellt (Donnelly und Macphee, 1991).

β_1-SELEKTIVE ADRENOZEPTOR-ANTAGONISTEN

Metoprolol

Metoprolol ist ein β_1-selektiver Adrenozeptor-Antagonist ohne intrinsische sympathomimetische Aktivität.

Resorption, Metabolismus und Exkretion Metoprolol (*Metoprololtartrat*) wird nach oraler Einnahme fast vollständig resorbiert, aber seine Bioverfügbarkeit ist wegen des First-pass-Metabolismus relativ gering (etwa 40%). Die Plasmakonzentrationen des Stoffs variieren stark (bis zum 17fachen), vielleicht durch genetisch determinierte Unterschiede bezüglich der Metabolisierungsgeschwindigkeit (Benfield et al., 1986). Metoprolol wird weitgehend durch hepatische Monooxygenasen metabolisiert und nur etwa 10% der verabreichten Substanz werden unverändert im Urin gefunden. Die Halbwertszeit von Metoprolol beträgt drei bis vier Stunden.

Therapeutischer Einsatz Für die Behandlung der Hypertonie beträgt die übliche Dosis 100 mg pro Tag. Die Substanz ist gelegentlich bei einmaliger Tagesgabe wirksam, trotzdem wird sie häufig in zwei Dosen aufgeteilt. Die Dosierung kann in wöchentlichen Intervallen gesteigert werden, bis eine optimale Blutdruckreduktion erreicht ist. Wenn die Substanz nur einmal täglich eingenommen wird, ist es wichtig sicherzustellen, daß der Blutdruck über die gesamte 24-Stunden-Periode kontrolliert wird. Generell wird Metoprolol zur Behandlung einer stabilen Angina pectoris in zwei geteilten Dosen verabreicht. Konventionelle Dosisschemata für Metoprolol wurden umfassend in der Indikation für Hochdruck und ischämische Herzkrankheit erarbeitet. Erst kürzlich wurden neue Dosierungsformen entwickelt, die eine relativ konstante Wirkstoff-Freisetzung über 24 Stunden gewähren (Plosker und Clissold, 1992). Es liegen Hinweise vor, daß diese Anwendungsformen zur Behandlung der Hypertonie und Angina pectoris ähnlich wirksam sind wie konventionelle Darreichungsformen. Es ist möglich, aber bis jetzt noch nicht aufgezeigt, daß die Aufrechterhaltung klinisch wirksamer Plasmakonzentrationen innerhalb enger Grenzen die Effektivität erhöhen, bei gleichzeitiger Verminderung der Nebenwirkungen der Substanz. Zur initialen Behandlung von Patienten mit akutem Myokardinfarkt steht eine intravenöse Verabreichungsform von Metoprololtartart zur Verfügung. Bei Patienten, die die volle intravenöse Dosis nicht tolerieren, wird die orale Anwendung begonnen, sobald es die klinische Situation erlaubt. Bei Patienten mit deutlicher Intoleranz sollte die Behandlung abgebrochen werden. Metoprolol ist zur Behandlung des akuten Herzinfarkts bei Patienten mit einer Herzfrequenz von weniger als 45 Schlägen pro Minute, AV-Blocks größer als ersten Grades (P-R-Interval $\geq$ 0,24 Sekunden), systolischen Blutdrucks niedriger als 100 mmHg oder moderater bis schwerer Herzinsuffizienz kontraindiziert (siehe auch Kapitel 34).

Atenolol

Atenolol ist ein β_1-selektiver Antagonist, der keine intrinsische sympathomimetische Aktivität besitzt (Wadworth et al., 1991). Atenolol ist sehr hydrophil und scheint nur begrenzt das Gehirn zu penetrieren. Seine Halbwertszeit ist etwas länger als die von Metoprolol.

Resorption, Metabolismus und Exkretion Atenolol wird unvollständig resorbiert (etwa 50%), allerdings erreicht der größte Teil der resorbierten Menge die systemische Zirkulation. Die Plasmakonzentrationen von Atenolol variieren nur gering im Vergleich zu den meisten anderen β-Adrenozeptor-Antagonisten, und die Spitzenkonzentrationen variieren nur um das vierfache zwischen verschiedenen Patienten (Cruickshank, 1980). Die Substanz wird weitgehend unverändert mit dem Urin ausgeschieden und die Eliminationshalbwertszeit beträgt etwa fünf bis acht Stunden. Die Substanz akkumuliert bei Patienten mit Niereninsuffizienz, und die Dosierung sollte bei solchen Patienten angepaßt werden, deren Kreatinin-Clearance weniger als 35 ml/min beträgt.

Therapeutischer Einsatz Die Initialdosis von Atenolol zur Behandlung der Hypertonie beträgt 50 mg pro Tag und wird einmal am Tag verabreicht. Wird ein adäquater therapeutischer Effekt innerhalb mehrerer Wochen nicht erreicht, kann die Tagesdosis auf 100 mg erhöht werden. Eine höhere Dosierung würde kaum eine Steigerung der antihypertensiven Wirkung erbringen. Für Atenolol wurde gezeigt, daß es in Kombination mit einem Diuretikum bei älteren Patienten mit isoliert systolischer Hypertension wirksam ist.

Esmolol

Esmolol ist ein β_1-selektiver Antagonist mit sehr kurzer Wirkdauer. Wenn überhaupt, so hat es nur geringe intrinsische sympathomimetische Aktivität, und ihm fehlen membranstabilisierende Wirkungen. Esmolol wird intravenös verabreicht und nur dann angewendet, wenn eine β-Blockade von kurzer Dauer gewünscht ist oder wenn bei kritisch kranken Patienten unerwünschte Effekte von Bradykardie, Herzinsuffizienz oder Hypotonie einen raschen Abbruch der Substanz erfordern.

Resorption, Metabolismus und Exkretion Esmolol (*Esmololhydrochlorid*) besitzt eine Halbwertszeit von etwa acht Minuten und ein Verteilungsvolumen von etwa 2 l/kg (siehe Anhang II). Der Wirkstoff enthält eine Esterverbindung und wird schnell durch Esterasen in den Erythrozyten hydrolisiert. Die Halbwertszeit des Carboxysäuremetaboliten von Esmolol ist um vieles länger (vier Stunden) und kann während einer längerdauernden Esmolol-Infusion auch akkumulieren (siehe Benfield und Sorkin, 1987). Jedoch besitzt dieser Metabolit als β-Adrenozeptor-Antagonist nur eine sehr geringe Potenz (1/500 der Potenz von Esmolol; Reynolds et al.,1986) und wird mit dem Urin ausgeschieden.

Beginn und Ende einer β-Adrenozeptorblockade mit Esmolol sind rasch. Der hämodynamische Maximaleffekt tritt innerhalb von sechs bis zehn Minuten nach Verabreichung einer Initialdosis ein und innerhalb von 20 Minuten nach Beendigung der Infusion wird die β-Blockade deutlich abgeschwächt. Esmolol kann eindrucksvolle hypotensive Wirkung bei Normalpersonen haben, obwohl der Mechanismus dieser Wirkung ungewiß ist (Reilly et al.,1985).

Da Esmolol in Situationen angewendet wird, in denen ein sofortiger Eintritt der β-Adrenozeptorblockade gefordert ist, wird typischerweise ein Teil der Aufsättigungsdosis angewendet, gefolgt von einer kontinuierlichen Infusion der Substanz. Wird keine adäquate therapeutische Wirkung innerhalb von fünf Minuten beobachtet, kann die gleiche Dosis wiederholt verabreicht werden, gefolgt von einer Dauerinfusion mit Erhaltungsdosis zur Aufrechterhaltung der Wirkung. Diese Vorgehensweise, einschließlich der progressiven Steigerung der Infusionsgeschwindigkeit, kann wiederholt werden, bis der gewünschte Endpunkt erreicht ist (z. B. verringerte Herzfrequenz oder gesenkter Blutdruck).

Acebutolol

Acebutolol ist ein selektiver β_1-Adrenozeptor-Antagonist mit geringer intrinsischer sympathomimetischer Aktivität.

Resorption, Metabolismus und Exkretion Acebutolol (*Acebutololhydrochlorid*) wird gut resorbiert, aber weitgehend zu einem aktiven Metaboliten, Diacetolol, metabolisiert, der für den größten Teil der Wirkung der Substanz verantwortlich ist (Singh et al., 1985). Die Eliminationshalbwertszeit von Acebutolol liegt bei drei Stunden, jedoch beträgt die Halbwertszeit von Diacetolol acht bis zwölf Stunden und wird mit dem Urin ausgeschieden.

Therapeutischer Einsatz Die Initialdosis von Acebutolol bei Hypertonie beträgt gewöhnlich 400 mg pro Tag. Sie kann als Einzeldosis verabreicht werden, jedoch können auch zwei getrennte Dosen zur adäquaten Kontrolle des Blutdrucks benötigt werden. Optimale Ergebnisse werden mit 400 - 800 mg pro Tag erreicht (Bereich 200 - 1200 mg). Zur Behandlung von ventrikulären Herzrhythmusstörungen sollte die Substanz zweimal täglich gegeben werden.

WEITERE β-ADRENOZEPTOR-ANTAGONISTEN

Eine Vielzahl weiterer β-Adrenozeptor-Antagonisten wurde synthetisiert und in unterschiedlichem Umfang evaluiert. *Bopindolol* (nicht verfügbar in den USA), *Carteolol, Oxprenolol* und *Penbutolol* sind nicht-selektive β-Blocker mit intrinsischer sympathomimetischer Aktivität. *Carvedilol* ist ein β-Adrenozeptor- Antagonist, der auch eine periphere Vasodilatation bewirkt, die zum Teil durch eine Blockade von α_1-Adrenozeptoren vermittelt wird (McTavish et al., 1993). So sind auch *Medroxalol* und *Bucindolol* nicht-selektive β-Adrenozeptor-Blocker mit α_1-Adrenozeptor blockierender Aktivität (Rosendorff, 1993).

> Medroxalol und Bucindolol sind in Deutschland nicht im Handel (Anm. d. Hrsg.).

Levobunolol und *Metipranolol* sind nicht-selektive β-Antagonisten, die als topische Substanzen zur Behandlung des Glaukoms verwendet werden (Brooks und Gillies,1992). *Bisoprolol* und *Nebivolol* sind β_1-selektive Antagonisten ohne partielle agonistische Aktivität (Jamin et al., 1994; Van de Water et al., 1988). *Betaxolol*, ein β_1-selektiver Antagonist, ist erhältlich als ophthalmologische Zubereitung zur Behandlung des Glaukoms und in oraler Form zur Behandlung der systemischen Hypertonie. *Betaxolol* vermag weniger wahrscheinlich einen Bronchospasmus auszulösen, als die ophthalmologischen Präparate der nicht-selektiven β-Blocker Timolol und Levobunolol. Gleichfalls existieren Hinweise darauf, daß die ophthalmologische Anwendung von Carteolol wahrscheinlich weniger systemische Wirkungen entfaltet als Timolol, vermutlich wegen der intrinsischen sympathomimetischen Aktivität. Dennoch ist eine vorsichtige Überwachung erforderlich (Chrisp und Sorkin, 1992). *Celiprolol* ist ein β_1-selektiver Adrenozeptoren-Antagonist mit mildem β_2-selektivem Agonismus als auch schwachen vasodilatorischen Eigenschaften mit unklarem Mechanismus (Milne und Buckely, 1991). *Sotalol* ist ein nicht-selektiver β-Antagonist ohne membranstabilisierende Aktivität. Jedoch besitzt Sotalol antiarrhythmische Wirkungen, unabhängig von seiner Fähigkeit, β-Adrenozeptoren zu blockieren (Ritton und Sorkin, 1993; siehe Kapitel 35). *Propafenon* ist eine Na$^+$-Kanal blockierende Substanz, die zusätzlich einen β-Adrenozeptor-Antagonist darstellt (Bryson et al., 1993).

NEBENWIRKUNGEN UND VORSICHTSMASSNAHMEN

Die häufigsten Nebenwirkungen von β-Adrenozeptor-Antagonisten entstehen als pharmakologische Folge der Blockade von β-Adrenozeptoren. Ernstzunehmende Nebenwirkungen ohne Bezug zu einer β-Adrenozeptorblockade sind selten.

Kardiovaskuläres System β-Adrenozeptor-Antagonisten können bei sensiblen Patienten eine Herzinsuffizienz induzieren, da das sympathische Nervensystem die kritische Unterstützung der Herzleistung bei vielen Patienten mit eingeschränkter Myokardfunktion liefert. Darum kann eine β-Adrenozeptorblockade bei Patienten mit kompensierter Herzinsuffizienz, akutem Myokardinfarkt oder Kardiomegalie eine Herzinsuffizienz verursachen oder zur Exazerbation führen. Es ist nicht bekannt, ob unter diesen Umständen β-Adrenozeptor-Antagonisten mit intrinsischer sympathomimetischer Aktivität oder peripher vasodilatierenden Eigenschaften sicherer unter solchen Bedingungen sind. Trotzdem besteht Interesse an der Verwendung von β-Adrenozeptor-Antagonisten zur Behandlung der Herzinsuffizienz bei einigen Patienten (siehe unten).

Bradykardie ist eine normale Reaktion gegenüber einer β-Adrenozeptorblockade. Jedoch können bei Patienten mit partiellen oder kompletten atrioventrikulären Überleitungsstörungen β-Adrenozeptor-Antagonisten lebensbedrohliche Bradyarrhythmien verursachen. Besondere Vorsicht ist bei Patienten angezeigt, die andere Mittel wie Verapamil oder weitere antiarrhythmische Substanzen einnehmen, die die Sinusknotenfunktion oder die atrioventrikuläre Überleitung beeinträchtigen.

Einige Patienten klagen über kalte Extremitäten während der Einnahme von β-Adrenozeptor-Antagonisten. Die Symptomatik einer peripheren Gefäßerkrankung kann sich verschlechtern, obwohl dies nicht häufig vorkommt (Lepäntalo, 1985), oder ein Morbus Raynaud kann auftreten. Es ist nicht bekannt, ob selektive β_1-Adrenozeptor-Antagonisten, Substanzen mit intrinsischer sympathomimetischer Aktivität an β_2-Adrenozeptoren oder Substanzen, die eine blockierende α_1-Aktivität besitzen, weniger dazu neigen, eine Claudicatio intermittens zur Exazerbation zu bringen.

Eine plötzliche Unterbrechung der Einnahme von β-Adrenozeptor-Antagonisten nach Langzeitbehandlung kann zu einer Exazerbation von Angina pectoris führen und das Risiko des plötzlichen Herztods steigern. Der zugrundeliegende Mechanismus ist unsicher, es ist aber anschaulich dargestellt worden, daß eine höhere Sensitivität für β-Adrenozeptor-Agonisten bei Patienten nach abruptem Absetzen des β-Blockers besteht, die einer Langzeitbehandlung mit gewissen β-Adrenozeptor-Antagonisten unterzogen wurden. Zum Beispiel ist die chronotrope Wirkung auf Isoproterenol bei Patienten, die β-Adrenozeptor-Antagonisten erhalten, abgeschwächt. Allerdings führt ein abrupter Einnahmeabbruch von Propranolol zu hypernormaler Sensitivität gegenüber Isoproterenol. Diese erhöhte Sensitivität tritt mehrere Tage nach dem Absetzen von Propranolol auf und kann für mindestens eine Woche anhalten (Nattel et al., 1979). Eine solche Steigerung der Sensitivität kann durch Ausschleichen der Dosierung des β-Blockers über mehrere Wochen, abgeschwächt werden, bevor die Einnahme beendet wird (Rangno et al., 1982). Eine Überempfindlichkeit gegenüber Isoproterenol wurde auch nach plötzlichem Abbruch von Metoprolol nicht aber unter Pindolol beobachtet (Rangno und Langlois, 1982). Die Anzahl an β-Adrenozeptoren auf zirkulierenden Lymphozyten ist bei Patienten, die Propranolol über längere Zeit erhalten haben, erhöht. Pindolol besitzt den gegenteiligen Effekt (Hedberg et al., 1986). Eine optimale Vorgehensweise für den Abbruch einer Therapie mit β-Blockern ist nicht bekannt, jedoch es ist klug, die Dosis graduell zu vermindern und körperliche Belastung während dieser Zeit zu vermeiden.

Lungenfunktion Eine Hauptnebenwirkung von β-Adrenozeptor-Antagonisten wird durch die Blockade von $β_2$-Adrenozeptoren an der glatten Bronchialmuskulatur verursacht. Diese Rezeptoren sind besonders wichtig für die Unterstützung der Bronchodilatation bei Patienten mit bronchospastischen Erkrankungen. β-Blocker können bei solchen Patienten einen lebensbedrohlichen Anstieg des Atemwegwiderstands hervorrufen. Substanzen mit Selektivität für $β_1$-Adrenozeptoren oder solche mit intrinsischer sympathomimetischer Aktivität an $β_2$-Adrenozeptoren können weniger wahrscheinlich einen Bronchospasmus auslösen. Jedoch ist die Selektivität der verfügbaren β-Blocker für $β_1$-Adrenozeptoren nur mäßig ausgeprägt. Folglich sollten diese Substanzen, wenn möglich, bei Patienten mit Asthma bronchiale vermieden werden.

Zentrales Nervensystem Unerwünschte Nebenwirkungen von β-Adrenozeptor-Antagonisten, die mit dem ZNS in Bezug gebracht werden können, sind Müdigkeit, Schlafstörung (einschließlich Insomnie und Alpträume) und Depression (Thiessen et al., 1990). Zunehmend richtet sich das Interesse auf die Beziehung zwischen dem Auftreten dieser Effekte und der Lipophilie verschiedener β-Blocker. Jedoch hat sich keine klare Korrelation ergeben (Drayer, 1987; Gengo et al., 1987).

Stoffwechsel Wie oben beschrieben kann eine β-Adrenozeptorblockade die Wahrnehmung einer Hypoglykämie bei Patienten behindern. Sie kann auch die Regeneration von einer insulininduzierten Hypoglykämie verzögern. β-Adrenozeptor-Antagonisten sollten nur unter großer Vorsicht bei Patienten mit Diabetes angewendet werden, die zu hypoglykämischen Reaktionen neigen. $β_1$-selektive Substanzen können bei diesen Patienten bevorzugt werden. β-Adrenozeptor-Antagonisten verursachen eine erhöhte Plasmakonzentration an Triglyzeriden.

Verschiedenes Unspezifische Symptome wie Obstipation, Durchfall oder Verdauungsstörungen sind selten. Das Vorkommen von sexuellen Funktionsstörungen bei Männern mit Hypertonie, die mit β-Adrenozeptor-Antagonisten behandelt wurden, ist nicht klar definiert. Obwohl Erfahrungen über die Verwendung von β-Adrenozeptor-Antagonisten während der Schwangerschaft zunehmend vorliegen, sind Informationen über die Sicherheit dieser Substanzen während der Schwangerschaft noch begrenzt (Widerhorn et al., 1987).

Überdosierung Die Manifestation einer Vergiftung mit β-Adrenozeptor-Antagonisten hängt von den pharmakologischen Eigenschaften der aufgenommenen Substanz ab, besonders aber von ihrer $β_1$-Selektivität, der intrinsischen sympathomimetischen Aktivität und der membranstabilisierenden Eigenschaften (Frishman et al., 1984). Hypotension, Bradykardie, verlängerte AV-Überleitungszeit und verbreiterte QRS-Komplexe sind häufige Zeichen einer Überdosierung. Krampfanfälle und/oder Depression können auftreten. Eine Hypoglykämie ist selten und das Auftreten eines Bronchospasmus ist ungewöhnlich bei Abwesenheit von Lungenerkrankungen. Eine stark ausgeprägte Bradykardie sollte früh mit Atropin behandelt werden, jedoch ist ein Herzschrittmacher oft erforderlich. Hohe Dosen von Isoproterenol oder einem α-Adrenozeptor-Agonist können notwendig werden, um die Hypotension zu behandeln. Glukagon besitzt positiv chronotrope und inotrope Wirkung am Herzen, die unabhängig von den Interaktionen mit β-Adrenozeptoren ist. Der Einsatz dieser Substanz war bei einigen Patienten hilfreich.

Medikamenteninteraktionen Sowohl pharmakokinetische als auch pharmakodynamische Interaktionen wurden zwischen β-Adrenozeptor-Antagonisten und anderen Substanzen festgestellt. Aluminiumsalze, Cholestyramin, und Cholestipol können die Resorption von β-Blockern vermindern. Substanzen wie Phenytoin, Rifampicin und Phenobarbital wie auch Rauchen induzieren die hepatische enzymatische Biotransformation und können so durch ausgeprägten Metabolismus die Plasmakonzentrationen von β-Adrenozeptor-Antagonisten vermindern (z. B. Propranolol). Cimetidin und Hydralazin können die Bioverfügbarkit bei Substanzen wie Propranolol und Metoprolol durch Modifikation des hepatischen Blutflusses steigern. β-Adrenozeptor-Antagonisten können die Clearance von Lidocain verzögern.

Andere Pharmakoninteraktionen haben eine pharmakodynamische Erklärung. Zum Beispiel besitzen β-Adrenozeptor-Antagonisten und Ca^{2+}-Kanalblocker einen additiven Effekt auf das kardiale Erregungsleitungssystem. Additive Effekte auf den Blutdruck zwischen β-Blockern und anderen antihypertensiven Substanzen wurden häufig untersucht. Immerhin kann dem antihypertensiven Effekte von β-Adrenozeptor-Antagonisten durch Indometacin und andere nicht-steroidale entzündungshemmende Substanzen entgegengewirkt werden (siehe Kapitel 27).

THERAPEUTISCHER EINSATZ

Kardiovaskuläre Erkrankungen

β-Adrenozeptor-Antagonisten werden zur Behandlung der Hypertonie und Angina pectoris verwendet (siehe

Kapitel 32 und 33). Die Substanzen werden auch häufig zur Behandlung von supraventrikulären und ventrikulären Arrhythmien eingesetzt (siehe Kapitel 35).

Ein Großteil des Interesses ist auf die Verwendung von β-Adrenozeptor-Antagonisten bei der Behandlung des Myokardinfarkts und auf die Prävention von Reinfarkten bei Patienten, die einen Erstinfarkt überlebt haben, gerichtet. Einige Studien haben gezeigt, daß die intravenöse Anwendung von β-Adrenozeptor-Antagonisten wie Metoprolol oder Atenolol während der frühen Phase eines akuten Infarkts die Mortalität um etwa 10% senken kann. Der präzise Mechanismus ist nicht bekannt, die günstige Wirkung von β-Adrenozeptor-Antagonisten könnte jedoch auf einem verminderten myokardialen Sauerstoffbedarf, einer Umverteilung des myokardialen Blutflusses, einer Verminderung der Konzentration freier Fettsäuren im Plasma und einer antiarrhythmischen Wirkung beruhen. In Studien über die Sekundärprävention zeigten Propranolol, Metoprolol, Atenolol und Timolol eine Abnahme der Sterblichkeitsrate, wenn die Substanzen innerhalb einiger Wochen nach Herzinfarkt verabreicht wurden (Frishman und Lazar, 1990).

β-Adrenozeptor-Antagonisten, speziell Propranolol, werden zur Behandlung der hypertrophen obstruktiven Kardiomyopathie verwendet. Bei Patienten mit dieser Störung ist Propranolol hilfreich zur Beseitigung von Angina pectoris, Palpitationen und Synkopen. Die Wirksamkeit ist wahrscheinlich auf eine teilweise Entlastung des Druckgradienten entlang des Ausflußtrakts zu beziehen. Obwohl β-Adrenozeptor-Antagonisten eine Herzinsuffizienz bei empfindlichen Patienten hervorrufen können, können diese Substanzen dennoch nützlich zur Behandlung einer dilatativen Kardiomyopathie bei einzelnen Patienten sein. Eine Theorie, die dieser Verwendung zugrunde liegt ist, daß eine begrenzte Blockade von $β_1$-Adrenozeptoren die schädlichen Wirkungen auf die myokardiale Funktion reduziert, die durch eine gesteigerte sympathische Stimulation hervorgerufen werden, die bei Herzinsuffizienz besteht. (Bristow, 1993). Die Ergebnisse dieser Vorgehensweise werden noch in entsprechenden klinischen Studien untersucht (siehe zukünftige Perspektiven unten). Vorläufige Ergebnisse einer Zahl relativ kleiner Studien zeigen mögliche günstige Wirkungen der Langzeit-Behandlung mit β-Blockern bei Patienten mit dilatativer Kardiomyopathie. Resultate einer großen (fast 400 Patienten), randomisierten, plazebokontrollierten Studie von Patienten mit mäßig schwerer Herzinsuffizienz aufgrund einer idiopathischen dilatativen Kardiomyopathie haben gezeigt, daß die Behandlung mit anfänglich niedriger Dosierung des β-Adrenozeptor-Antagonisten Metoprolol die klinische Zustandsverschlechterung senkt und die klinischen Symptome sowie die Herzfunktion verbessert hat (Waagstein et al., 1993). Bevor diese Erkenntnisse bei ätiologisch verschiedenen Formen der Herzinsuffizienz und auch auf andere β-Adrenozeptor-Antagonisten, einschließlich jener mit intrinsischer sympathomimetischer Aktivität und gefäßerweiternden Eigenschaften angewendet werden können, sind noch weitere Studien unter kontrollierten Bedingungen erforderlich. β-Adrenozeptor-Antagonisten werden zur Behandlung von Arrhythmien bei Patienten mit Mitralklappenprolapssyndrom verwendet. Diese Substanzen können zusätzlich bei einigen Patienten mit orthostatischer Hypotension wirksam sein, obwohl der Mechanismus nicht geklärt ist.

β-Blocker werden häufig zur medizinischen Versorgung des akuten Aortenaneurysma dissecans verwendet. Der Vorteil beruht auf einer Reduktion der myokardialen Kontraktionskraft und der Kraftgeschwindigkeitsentwicklung. Nitroprussidnatrium ist eine Alternative, jedoch entsteht in Abwesenheit einer β-Adrenozeptorblockade eine unerwünschte Tachykardie. Patienten mit Marfan-Syndrom können zunehmend eine Aortendilatation entwickeln, wodurch es zu einer Aortendissektion und einer Aortenklappeninsuffizienz kommen kann, einem Hauptgrund für die verkürzte Lebenserwartung bei solchen Patienten. Es gibt Hinweise, daß chronische Behandlung mit Propranolol effektiv für eine Progressionsverlangsamung der Aortendilatation und ihrer Komplikationen bei Patienten mit Marfan-Syndrom ist (Shores et al., 1994). β-Adrenozeptor-Antagonisten werden zur Bekämpfung von Arrhythmien bei Patienten mit Phäochromozytom eingesetzt (siehe auch Kapitel 35). Jedoch ist es sehr wichtig, die Behandlung mit einem α-Adrenozeptorblocker einzuleiten, bevor ein β-Antagonist verabreicht wird. Andernfalls könnte sich eine Hypertonie durch die Aufhebung der $β_2$-Adrenozeptor vermittelten Vasodilatation verschlimmern. β-Blocker können auch die katecholamininduzierte Kardiomyopathie bei dieser Erkrankung vermindern (Rosenbaum et al., 1987). Die Behandlung der Herzinsuffizienz wird im Detail in Kapitel 34 diskutiert.

Andere Anwendungen

Viele der klinischen Symptome der Hyperthyreose erinnern an die Manifestation einer erhöhten Aktivität des sympathischen Nervensystems. Tatsächlich erhöht überschüssiges Schilddrüsenhormon die Expression von β-Adrenozeptoren auf einigen Zelltypen. β-Adrenozeptor-Antagonisten kontrollieren viele der kardiovaskulären klinischen Symptome einer Hyperthyreose und sind eine nützliche Begleitmedikation für eine zielgerichtete Therapie (Geffner und Hershman, 1992). Zusätzlich reduziert Propranolol die periphere Umwandlung von Thyroxin (T4) zu Trijodthyronin (T3), ein Effekt, der unabhängig von einer β-Blockade sein könnte. Jedoch ist bei der Behandlung von Patienten mit vergrößertem Herzen Vorsicht angebracht, da die Verwendung von β-Adrenozeptorblockern eine Herzinsuffizienz hervorrufen kann (siehe Kapitel 56 für weitere Diskussion über die Behandlung von Hyperthyreose).

Propranolol, Timolol und Metoprolol sind wirksam bei der Prophylaxe der Migräne (Tfelt-Hansen, 1986); der Mechanismus dieser Wirkung ist nicht bekannt und die Substanzen sind nicht wirksam zur Behandlung akuter Migräneanfälle (siehe Kapitel 21).

Propranolol und andere β-Blocker sind wirksam zur Kontrolle akuter Panikattacken bei Personen, deren Einsatz in der Öffentlichkeit oder in anderen Angst provozierenden Situationen verlangt wird (Lader, 1988). So werden öffentliche Redner durch prophylaktische Anwendung des Mittels beruhigt, und der Auftritt von Musikern wird verbessert (Brantigan et al., 1982). Tachykardie, Muskelzittern und andere Zeichen von erhöhter sympathischer Aktivität werden reduziert. Propranolol kann auch zur Behandlung des essentiellen Tremors hilfreich sein.

β-Adrenozeptor-Antagonisten vermindern den intraokulären Druck, wahrscheinlich durch Herabsetzung der Produktionsrate von Kammerwasser des Ziliarkörpers. Die Verwendung topisch zu verabreichender β-Blocker zur Behandlung des Glaukoms ist in Kapitel 65 diskutiert. Topisch verabreichte β-Blocker werden gewöhnlich gut toleriert, jedoch können sie systemisch resorbiert werden, was zu unerwünschten kardiovaskulären und pulmonalen Wirkungen bei empfindlichen Patienten führen kann. Die Substanzen sollten deshalb mit großer Vorsicht bei Glaukompatienten mit dem Risiko unerwünschter systemischer Nebenwirkungen durch β-Adrenozeptor-Antagonisten angewendet werden.

β-Blocker können bei Patienten, die von Alkohol entzogen werden oder bei Patienten mit Akathisie von einigem Nutzen sein. Auch gibt es Hinweise, daß diese Substanzen Varizenblutungen bei portalem Hochdruck verhindern können, zusätzliche Informationen sind dazu erforderlich.

Auswahl eines β-Adrenozeptor-Antagonisten

Die verschiedenen β-Adrenozeptor-Antagonisten, die zur Behandlung der Hypertonie und Angina pectoris verwendet werden, scheinen eine ähnliche Wirksamkeit zu besitzen. Die Auswahl der am besten geeigneten Substanz für einen bestimmten Patienten sollte sich nach den pharmakokinetischen und pharmakodynamischen Unterschieden zwischen diesen Substanzen, nach den Kosten richten und danach, ob nicht-medizinische Begleitprobleme vorliegen oder nicht. Für einige Erkrankungen (z. B. Myokardinfarkt, Migräne) sollte nicht davon ausgegangen werden, daß alle Substanzen dieser Medikamentenklasse untereinander beliebig austauschbar seien. Die geeignete Substanz sollte unter jenen ausgewählt werden, die eine dokumentierte Wirkung für die Erkrankung aufweisen. $β_1$-selektive Antagonisten sind bei Patienten mit Bronchospasmus, Diabetes mellitus, peripherer arterieller Verschlußkrankheit oder Morbus Raynaud vorzuziehen. Obwohl keine klinischen Vorteile von β-Adrenozeptor-Antagonisten mit intrinsischer sympathomimetischer Aktivität deutlich gezeigt wurden, sollten diese Substanzen bei Patienten mit Bradykardie bevorzugt werden. $β_1$-selektive Antagonisten oder Substanzen mit eigener sympathomimetischer Aktivität könnten auch bei Patienten mit Hyperlipidämie zu bevorzugen sein. Zusätzlich könnten β-Adrenozeptor-Antagonisten, die periphere Gefäße über eine $α_1$-Adrenozeptor-Blockade dilatieren, einen selektivn $β_2$-Adrenozeptor-Partialagonismus oder einige andere Mechanismen besitzen, die bei Patienten mit Hypertonie oder Herzinsuffizienz potentiell vorteilhaft sind.

AUSBLICK

Die pharmazeutische Industrie hat eine breite Palette von Stoffen erforscht und entwickelt, die Adrenozeptoren aktivieren oder hemmen. Es besteht weiterhin eine große Herausforderung, die mögliche klinische Bedeutung pharmakologischer Unterschiede unter den bereits vorhandenen Stoffen zu charakterisieren. Zusätzlich bieten neuere Entdeckungen bezüglich der Heterogenität von Rezeptorsubtypen auf molekularer Ebene zahlreiche Möglichkeiten zur gezielten Entwicklung von neuen Verbindungen mit einer Spezifität für bestimmte Subtypen.

Beachtliches Interesse erregte die Möglichkeit, daß neue $β_3$-Adrenozeptor-Agonisten vielleicht bei der Mobilisierung von Fett bei Adipositas nützlich sein könnten. Jedoch wurde die pharmakologische und klinische Relevanz dieser Hypothese noch nicht belegt. Immerhin gibt es zunehmend Hinweise darauf, daß mögliche genetische Variationen des $β_3$-Rezeptorgens an der Entstehung von Adipositas und Typ-II-Diabetes beteiligt sein könnten (Arner, 1995).

Es existiert eine Fülle von β-Adrenozeptor-Antagonisten mit umfangreichen Eigenschaften wie Selektivität für $β_1$-Adrenozeptoren, Lipophilie, Wirkdauer, partiellem Agonismus an $β_1$- oder $β_2$-Adrenozeptoren, der Fähigkeit $α_1$-Adrenozeptoren zu blockieren, wie auch einer gefäßdilatierenden von Adrenozeptoren unabhängigen Aktivität. Wie diese Stoffe sich im klinischen Vergleich hinsichtlich Wirkung und Nebenwirkung verhalten, ist nicht generell klar. Auch sollte aufgrund der vielfältigen Wirkungen einer einzigen Substanz nicht notwendigerweise gefolgert werden, daß dadurch die klinische Effektivität gesteigert würde, da bezüglich der Wirkung dieser Substanzen eine erhebliche interindividuelle Variationsbreite besteht. Während es weiterhin Möglichkeiten für die Entwicklung zusätzlicher β-Adrenozeptor-Antagonisten mit neuen Eigenschaften gibt, besteht eine beträchtliche Notwendigkeit für genaue klinische Untersuchungen, um die Vorteile (falls vorhanden) dieser kürzlich entwickelten Substanzen für unterschiedliche klinische Situationen wie koronare Herzkrankheit, Hypertonie und Herzinsuffizienz auszuwählen. Zum Beispiel wurde kürzlich für Carvedilol, einen vasodilatierenden β-Adrenozeptor-Antagonisten mit antioxidativer Wirkung, gezeigt, daß die Mortalität bei Patienten unter Standardtherapie bei Herzinsuffizienz während eines durchschnittlichen Beobachtungszeitraums von sechs Monaten um mehr als 60% gesenkt wird. Diese ausgeprägte therapeutische Wirkung unterstreicht die Bedeutung der Tatsache, daß nicht anzunehmen ist, daß Substanzen der gleichen Stoffklasse untereinander austauschbare klinische Wirksamkeit besäßen.

$α_1$-Adrenozeptor-Antagonisten gewinnen an Beliebtheit zur Behandlung der benignen Prostatahyperplasie. Wie sich Wirkung und Nebenwirkungen der verschiedenen zur Verfügung stehenden Mittel unterscheiden, muß noch gründlich untersucht werden. Studien über die Kombination von $α_1$-Adrenozeptor-Antagonisten und Finasterid bei diesen Patienten erbringen zusätzlich wichtige Information für die medikamentöse Therapie der benignen Prostatahyperplasie. Die Existenz theoretischer Vorteile von $α_1$-Adrenozeptor-Antagonisten bei Hypertonie erfordert Untersuchungen hinsichtlich günstiger Wirkungen auf die Plasmalipide und die Glukosetoleranz für klinisch signifikante Endpunkte wie Herzinfarkt und Schlaganfall. Die verschiedenen Subtypen des $α_1$-Adrenozeptors bieten eine Möglichkeit, neue Verbindungen mit möglicher Spezifität für α-Adrenozeptoren zu entwickeln, die zum Beispiel in der glatten Gefäßmuskulatur oder in der Prostata exprimiert werden.

$α_2$-Adrenozeptor-Agonisten wie Clonidin wurden hauptsächlich zur Behandlung der Hypertonie eingesetzt. Jedoch verspricht die wachsende Identifikation von $α_2$-Adrenozeptorsubtypen wie auch von Imidazolinrezeptoren die Entwicklung zunehmend spezifischerer $α_2$-Antagonisten wie Dexmedetomedin, wodurch eine Verbesserung der Sicherheit und des Wirkungsprofils für die Indikationen in der Anästhesie und Schmerztherapie abgeleitet werden könnten (siehe auch Kapitel 14). Auch wecken $α_2$-Agonisten Hoffnungen für die experimentelle

Behandlung zerebraler und myokardialer Ischämie. Der potentielle klinische Nutzen von Verbindungen wie Rilmenidin, das Selektivität für Imidazolinrezeptoren besitzt, ist bis heute noch nicht klar.

LITERATUR

Allwood, M.J., Cobbold, A.F., and Ginsberg, J. Peripheral vascular effects of noradrenaline, isopropylnoradrenaline, and dopamine. *Br. Med. Bull.*, **1963**, *19*:132—136.

Andersson, K.-E., and Bende, M. Adrenoceptors in the control of human nasal mucosal blood flow. *Ann. Otol. Rhinol. Laryngol.*, **1984**, *93*:179—182.

Barger, G., and Dale, H.H. Chemical structure and sympathomimetic action of amines. *J. Physiol. (Lond.)*, **1910**, *41*:19—59.

Baum, T.; Watkins, R.W., Sybertz, E.J., Vemulapalli, S., Pula, K.K., Eynon, E., Nelson, S., Vliet, G.V., Glennon, J., and Moran, R.M. Antihypertensive and hemodynamic actions of SCH 19927, the R,R-isomer and labetalol. *J. Pharmacol. Exp. Ther.*, **1981**, *218*:444—452.

Bertler, A., Carlsson, A., and Rosengren, E. Release by reserpine of catecholamines from rabbit hearts. *Naturwissenschaften*, **1956**, *43*:521.

Black, J.W., and Stephenson, J.S. Pharmacology of a new adrenergic beta-receptor blocking compound. *Lancet*, **1962**, *2*:311—314.

Blakeley, A.G., and Summers, R.J. The effects of labetalol (AH 5158) on adrenergic transmission in the cat spleen. *Br. J. Pharmacol.*, **1977**, *59*:643—650.

Boutros, A.R., Bravo, E.L., Zanettin, G., and Straffon, R.A. Perioperative management of 63 patients with pheochromocytoma. *Clev. Clin. J. Med.*, **1990**, *57*:613—617.

Brantigan, C.O., Brantigan, T.A., and Joseph, N. Effect of beta blockade and beta stimulation on stage fright. *Am. J. Med.*, **1982**, *72*:88—94.

Bravo, E.L., Tarazi, R.C., Fouad, R.M., Vidt, D.G., and Gifford, R.W. The clonidine suppression test: a useful aid in the diagnosis of pheochromocytoma. *N. Engl. J. Med.*, **1981**, *305*:623—626.

Breslin, D, Fields, D.W., Chou, T.C., Marion, D.N., Kane, M., Vaughan, E.D. Jr, and Felsen, D. Medical management of benign prostatic hyperplasia: a canine model comparing the *in vivo* efficacy of alpha-1 adrenergic antagonists in the prostate. *J. Urol.*, **1993**, *149*:395—399.

Brown, M.J., Brown, D.C., and Murphy, M.B. Hypokalemia from beta$_2$-receptor stimulation by circulating epinephrine. *N. Engl. J. Med.*, **1983**, *309*:1414—1419.

Burn, J.H., and Rand, M.J. The action of sympathomimetic amines in animals treated with reserpine. *J. Physiol. (Lond.)*, **1958**, *144*:314—336.

Buzelin, J.M., Hebert, M., and Blondin, P. Alpha-blocking treatment with alfuzosin in symptomatic benign prostatic hyperplasia: comparative study with prazosin. *The PRAZALF Group. Br. J. Urol.*, **1993**, *72*:922—927.

Caine, M., Perlberg, S., and Shapiro, A. Phenoxybenzamine for benign prostatic obstruction: review of 200 cases. *Urology*, **1981**, *17*:542—546.

The Canadian Preterm Labor Investigators Group. Treatment of preterm labor with the beta-adrenergic agonist ritodrine. *N. Engl. J. Med.*, **1992**, *327*:308—312.

Carliner, N.H., Denune, D.P., Finch, C.S., Jr., and Goldberg, L.I. Sodium nitroprusside treatment of ergotamine-induced peripheral ischemia. *JAMA*, **1974**, *227*:308—309.

Chang, E.B., Fedorak, R.N., and Field, M. Experimental diabetic diarrhea in rats: intestinal mucosal denervation hypersensitivity and treatment with clonidine. *Gastroenterology*, **1986**, *91*:564—569.

Clark, J.A., Zimmerman, H.J., and Tanner, L.A. Labetalol hepatotoxicity. *Ann. Intern. Med.*, **1990**, *113*:210—213.

Clark, J.T., Smith, E.R., and Davidson, J.M. Enhancement of sexual motivation in male rats by yohimbine. *Science*, **1984**, *225*:847—849.

Cohn, J. N., Archibald, D.G., Ziesche, S., Franciosa, J.A., Harston, W.E., Tristani, F.E., Dunkman, W.B., Jacobs, W., Francis, G.S., Flohr, K.H., Goldman, S., Cobb, F.R., Shah, P.M., Saunders, R., Fletcher, R.D., Loeb, H.S., Hughes, V.C., and Baker, B. The effect of vasodilator therapy on mortality in chronic congestive heart failure: results of a Veterans Administration cooperative study. *N. Engl. J. Med.*, **1986**, *314*:1547—1552.

Cole, P., Haight, J.S.J., Cooper, P.W., and Kassel, E.E. A computed tomographic study of nasal mucosa: effects of vasoactive substances. *J. Otolaryngol.*, **1983**, *12*:58—60.

Dage, R.C., and Hsieh, C.P. Direct vasodilation by labetalol in anaesthetized dogs. *Br. J. Pharmacol.*, **1980**, *702*:87—93.

DeBernardis, J.F., Winn, M., Kerkman, D.J., Kyncl, J.J., Buckner, S., and Horrom, B. A new nasal decongestant, A-57219: a comparison with oxymetazoline. *J. Pharm. Pharmacol.*, **1987**, *39*:760—763.

Desager, J.P., Harvengt, C., Bianchetti, G., and Rosenzweig, P. The effect of cimetidine on the pharmacokinetics of single oral doses of alfuzosin. *Int. J. Clin. Pharmacol. Ther. Toxicol.*, **1993**, *31*:568—571.

Drew, G.M., Hilditch, A., and Levy, G.P. Effect of labetalol on the uptake of [^{3}H]-(-)-noradrenaline into the isolated vas deferens of the rat. *Br. J. Pharmacol.*, **1978**, *63*:471—474.

Emergency Cardiac Care Committee and Subcommittees, American Heart Association. Guidelines for cardiopulmonary resuscitation and emergency cardiac care. *JAMA*, **1992**, *268*:2171—2295.

Emorine, L.J., Marullo, S., Briend-Sutren, M.-M., Patey, G., Tate, K., Delavier-Klutchko, C., and Strosberg, D. Molecular characterization of the human β_3-adrenergic receptor. *Science*, **1989**, *245*:1118—1121.

Faure, C., Pimoule, C., Vallancien, G., Langer, S.Z., and Graham, D. Identification of α_1-adrenoceptor subtypes in the human prostate. *Life Sci.*, **1994**, *54*:1595—1605.

Fedorak, R.N., Field, M., and Chang, E.B. Treatment of diabetic diarrhea with clonidine. *Ann. Intern. Med.*, **1985**, *102*:197—199.

Flacke, J.W., Bloor, B.C., Flacke, W.E., Wong, D., Dazza, S., Stead, S. W., and Laks, H. Reduced narcotic requirement by clonidine with improved hemodynamic and adrenergic stability in patients undergoing coronary bypass surgery. *Anesthesia*, **1987**, *67*:11—19.

Forray, C., Bard, J.A., Wetzel, J.M., Chiu, G., Shapiro, E., Tang, R., Lepor, H., Hartig, P.R., Weinshank, R.L., Branchek, T.A., and Gluchowski, C. The α_1-adrenergic receptor that mediates smooth muscle contraction in human prostate has the pharmacological properties of the cloned human α_{1c} subtype. *Mol. Pharmacol.*, **1994**, *45*:703—708.

Garcia-Sainz, J.A.G., Villalobos-Molina, R., Corvera, S., Huerta-Bahena, J., Tsujimoto, G., and Hoffman, B.B. Differential effects of adrenergic agonists and phorbol esters on the α_1-adrenoceptors of hepatocytes and aorta. *Eur. J. Pharmacol.*, **1985**, *112*:393—397.

Gengo, F.M., Huntoon, L., and McHugh, W.B. Lipid-soluble and water-soluble beta-blockers: comparison of the central nervous system depressant effect. *Arch. Intern. Med.*, **1987**, *147*:39—43.

Glassman, A.H., Stetner, F., Walsh, B.T., Raizman, P.S., Fleiss, J.L., Cooper, T.B., and Covey, L.S. Heavy smokers, smoking cessation, and clonidine. Results of a double-blind, randomized trial. *JAMA*, **1988**, *259*:2863—2866.

Gold, E.H., Chang, W., Cohen, M., Baum, T., Ehrreich, S., Johnson, G., Prioli, N., and Sybertz, E.J. Synthesis and comparison of some cardiovascular properties of the stereoisomers of labetalol. *J. Med. Chem.*, **1982**, *25*:1363—1370.

Gold, M.S., Redmond, D.E., and Kleber, H.D. Clonidine blocks acute opiate withdrawal symptoms. *Lancet*, **1978**, *2*:599—602.

Goldberg, L.I., and Rajfer, S. I. Dopamine receptors: applications in clinical cardiology. *Circulation*, **1985**, *72*:245—248.

Goldenberg, M., Aranow, H., Jr., Smith, A.A., and Faber, M. Pheochromocytoma and essential hypertensive vascular disease. *Arch. Intern. Med.*, **1950**, *86*:823—836.

Grossman, E., Rosenthal, T., Peleg, E., Holmes, C. and Goldstein, D.S. Oral yohimbine increases blood pressure and sympathetic nervous outflow in hypertensive patients. *J. Cardiovasc. Pharmacol.*, **1993**, *22*:22—26.

Hamilton, C., Dalrymple, H., and Reid, J. Recovery in vivo and in vitro of α-adrenoceptor responses and radioligand binding after phenoxybenzamine. *J. Cardiovasc. Pharmacol.*, **1982**, *4 Suppl. 1*:S125—S128.

Hamilton, C.A., Reid, J.L., and Sumner, D.J. Acute effects of phenoxybenzamine on α-adrenoceptor responses in vivo and in vitro: relation of in vivo pressor responses to the number of specific adrenoceptor binding sites. *J. Cardiovasc. Pharmacol.*, **1983**, *5*:868—873.

Harder, S, and Thurmann, P. Concentration/effect relationship of bunazosin, a selective $α_1$-adrenoceptor antagonist in hypertensive patients after single and multiple oral doses. *Int. J. Clin. Pharmacol. Ther.*, **1994**, *32*:38—43.

Hartung, W.H. Epinephrine and related compounds: Influence of structure on physiologic activity. *Chem. Rev.*, **1931**, *9*:389—465.

Hedberg, A., Gerber, J.G., Nies, A.S., Wolfe, B.B., and Molinoff, P.B. Effects of pindolol and propranolol on beta adrenergic receptors on human lymphocytes. *J. Pharmacol. Exp. Ther.*, **1986**, *239*:117—123.

Holmes, B., Brogden, R.N., Heel, R.C., Speight, T.M., and Avery, G.S. Guanabenz. A review of its pharmacodynamic properties and therapeutic efficacy in hypertension. *Drugs*, **1983**, *26*:212—229.

Hughes, J.M., Seale, J.P., and Temple, D.M. Effect of fenoterol on immunological release of leukotrienes and histamine from human lung in vitro: selective antagonism by β-adrenoceptor antagonists. *Eur. J. Pharmacol.*, **1983**, *95*:239—245.

Jebavy, P., Koudelkova, E., and Henzlova, M. Unloading effects of prazosin in patients with chronic aortic regurgitation. *Am. Heart J.*, **1983**, *105*:567—574.

Kaiser, P., Tesch, P.A., Frisk-Holmberg, M., Juhlin-Dannfelt, A., and Kaijser, L. Effect of beta1 and nonselective beta-blockade on work capacity and muscle metabolism. *Clin. Physiol.*, **1986**, *6*:197—207.

Kashiwagi, A., Harano, Y., Suzuki, M., Kojima, H., Harada, M., Nishio, Y., and Shigeta, Y. New $α_2$ adrenergic blocker (DG-5128) improves insulin secretion and in vivo glucose disposal in NIDDM patients. *Diabetes*, **1986**, *35*:1085—1089.

Kawabe, K., Ueno, A., Takimoto, Y., Aso, Y., and Kato, H. Use of an $α_1$-blocker, YM617, in the treatment of benign prostatic hypertrophy. YM617 Clinical Study Group. *J. Urol.*, **1990**, *144*:908—911.

Kelly, H.W. New $β_2$-adrenergic agonist aerosols. *Clin. Pharm.*, **1985**, *4*:393—403.

Kirby, R.S., Coppinger, S.W., Corcoran, M.O., Chapple, C.R., Flannigan, M., and Milroy, E.J. Prazosin in the treatment of prostatic obstruction; a placebo-controlled study. *Br. J. Urol.*, **1987**, *60*:136-142.

Lefevre-Borg, F., O'Connor, S.E., Schoemaker, H., Hicks, P.E., Lechaire, J., Gautier, E., Pierre, F., Pimoule, C, Manoury, P., and Langer, S.Z. Alfuzosin, a selective $α_1$-adrenoceptor antagonist in the lower urinary tract. *Br. J. Pharmacol.*, **1993**, *109*:1282—1289.

LepÑntalo, M. Chronic effects of labetalol, pindolol, and propranolol on calf blood flow in intermittent claudication. *Clin. Pharmacol. Ther.*, **1985**, *37*:7—12.

Majesky, M.W., Daemen, M.J.A.P., and Schwartz, S.M. $α_1$ adrenergic stimulation of platelet-derived growth factor A-chain gene expression in rat aorta. *J. Biol. Chem.*, **1990**, *265*:1082—1088.

Manoury, P.M., Binet, J.L., Dumas, A.P., Lefevre-Borg, F., and Cavero, I. Synthesis and antihypertensive activity of a series of 4-amino-6,7-dimethoxyquinazoline derivatives. *J. Med. Chem.*, **1986**, *29*:19—25.

Mitchell, G.G., and Elbourne, D.R. The Salford Third Stage Trial. Oxytocin plus ergometrine versus oxytocin alone in the active management of the third stage of labor. *Online J. Curr. Clin. Trials*, **1993**, Doc. No. 83.

Murray, K.T., Reilly, C, Koshakji, R.P, Roden, D.M., Lineberry, M.D., Wood, A.J.J., Siddoway, L.A., Barbey, J.T., and Woosley, R.L. Suppression of ventricular arrhythmias in man by d-propranolol independent of beta-adrenergic receptor blockade. *J. Clin. Invest.*, **1990**, *85*:836—842.

Nagamani, M., Kelver, M.E., and Smith, E.R. Treatment of menopausal hot flashes with transdermal administration of clonidine. *Am. J. Obstet. Gynecol.*, **1987**, *156*:561—565.

Nattel, S., Rangno, R.E., and Van Loon, G. Mechanism of propranolol withdrawal phenomena. *Circulation*, **1979**, *59*:1158—1164.

Okazaki, M., Hu, Z.-W., Fujinaga, M., and Hoffman, B.B. $α_1$ adrenergic receptor-induced c-fos gene expression in rat aorta and cultured vascular smooth muscle cells. *J. Clin. Invest.*, **1994**, *94*:210—218.

Oliver, G., and Schäfer, E.A. The physiological action of extract of the suprarenal capsules. *J. Physiol. (Lond.)*, **1895**, *18*:230—276.

Perry, R.R., Keiser, H.R., Norton, J.A., Wall, R.T., Robertson, C.N., Travis, W., Pass, H.I., Walther, M.M, and Linehan, W.M. Surgical management of pheochromocytoma with the use of metyrosine. *Ann. Surg.* **1990**, *212*:621—628.

Powell, C.E., and Slater, I.H. Blocking of inhibitory adrenergic receptors by a dichloro analog of isoproterenol. *J. Pharmacol. Exp. Ther.*, **1958**, *122*:480—488.

Price, D.T., Schwinn, D.A., Lomasney, J.W., Allen, L.F., Caron, M.G., and Lefkowitz, R.J. Identification, quantification, and localization of mRNA for three distinct $α_1$ adrenergic receptor subtypes in human prostate. *J. Urol.*, **1993**, *150*:546—551.

Pujet, J.C., Dubreuil, C., Fleury, B., Provendier, O., and Abella, M.L. Effects of celiprolol, a cardioselective beta-blocker, on respiratory function in asthmatic patients. *Eur. Respir. J.*, **1992**, *5*:196—200.

Rangno, R.E., and Langlois, S. Comparison of withdrawal phenomena after propranolol, metoprolol, and pindolol. *Am. Heart J.*, **1982**, *104*:473—478.

Rangno, R.E., Nattel, S., and Lutterodt, A. Prevention of propranolol withdrawal mechanism by prolonged small dose propranolol schedule. *Am. J. Cardiol.*, **1982**, *49*:828—833.

Reid, D., Morales, A., Harris, C., Surridge, D.H.C., Condra, M., Owen, J., and Fenemore, J. Double-blind trial of yohimbine in treatment of psychogenic impotence. *Lancet*, **1987**, *2*:421—423.

Reilly, C.S., Wood, M., Koshakji, R.P., and Wood, A.J.J. Ultra-short-acting beta-blockade: a comparison with conventional beta-blockade. *Clin. Pharmacol. Ther.*, **1985**, *38*:579—585.

Riegle, E.V., Gunter, J.B., Lusk, R.P., Muntz, H.R., and Weiss, K.L. Comparison of vasoconstrictors for functional endoscopic sinus surgery in children. *Laryngoscope*, **1992**, *102*:820—823.

Robertson, D., Goldberg, M.R., Hollister, A.S., Wade, D., and Robertson, R.M. Clonidine raises blood pressure in severe idiopathic orthostatic hypotension. *Am J. Med.*, **1983a**, *74*:193—200.

Robertson, R.M., Bernard, Y.D., Carr, R.K., and Robertson, D. Alpha-adrenergic blockade in vasotonic angina: Lack of efficacy of specific $α_1$ receptor blockade with prazosin. *J. Am. Coll. Cardiol.*, **1983b**, *2*:1146—1150.

Rosen, S.G., Clutter, W.E., Shah, S.D., Miller, J.P., Bier, D.M., and Cryer, P.E. Direct α-adrenergic stimulation of hepatic glucose production in human subjects. *Am. J. Physiol.*, **1983**, *245*:E616—E626.

Rosenbaum, J.S., Ginsburg, R., Billingham, M.E., and Hoffman, B.B. Effects of adrenergic receptor antagonists on cardiac morphological and functional alterations in rats harboring pheochromocytoma. *J. Pharmacol. Exp. Ther.*, **1987**, *241*:354—360.

Ruffolo, R.R., Jr., and Yaden, E.L. Vascular effects of the stereoisomers of dobutamine. *J. Pharmacol. Exp. Ther.*, **1983**, *224*:46—50.

Ruffolo, R.R., Jr., Spradlin, T.A., Pollock, G.D., Waddell, J.E., and Murphy, P.J. Alpha and beta adrenergic effects of the stereoisomers of dobutamine. *J. Pharmacol. Exp. Ther.*, **1981**, *219*:447—452.

Sasso, E.H., and O'Connor, D.T. Prazosin depression of baroreflex function in hypertensive man. *Eur. J. Clin. Pharmacol.*, **1982**, *22*:7—14.

Scott, M.G., Deering, A.H., McMahon, M.T., Harron, D.W., and Shanks, R.G. Haemodynamic and pharmacokinetic evaluation of alfuzocin in man. A dose ranging study and comparison with prazocin. *Eur. J. Clin. Pharmacol.*, **1989**, *37*:53—58.

Sega, R., Marazzi, M.E., Bombelli, M, Vulpis, V., Antonacci, A., Leto di Priolo, S., Pirrelli, A., and Libretti, A. Comparison of the new $α_1$-blocker alfuzosin with propranolol as first-line therapy in hypertension. *Pharmacol. Res.*, **1991**, *24*:41—52.

Sheridan, D.J., Penkoske, P.A., Sobel, B.E., and Corr, P.B. Alpha adrenergic contributions to dysrhythmia during myocardial ischemia and reperfusion in cats. *J. Clin. Invest.*, **1980**, *65*:161—171.

Shores, J., Berger, K.R., Murphy, E.A., and Pyeritz, R.E. Progression of aortic dilation and the benefit of long-term β-adrenergic blockade in Marfan's syndrome. *N. Engl. J. Med.*, **1994**, *330*:1335—1341.

Snider, R.M., and Gerald, M.C. Studies on the mechanism of (+)-amphetamine enhancement of neuromuscular transmission: muscle contraction, electrophysiological and biochemical results. *J. Pharmacol. Exp. Ther.*, **1982**, *221*:14—21.

Sonnenblick, E.H., Frishman, W.H., and LeJemtel, T.H. Dobutamine: A new synthetic cardioactive sympathetic amine. *N. Engl. J. Med.*, **1979**, *300*:17—22.

Spittell, J.A. Jr, and Spittell, P.C. Chronic pernio: another cause of blue toes. *Int. Angiol.* **1992**, *11*:46—50.

Strader, C.D., Candelore, M.R., Hill, W.S., Sigal, I.S., and Dixon, R.A.F. Identification of two serine residues involved in agonist activation of the β-adrenergic receptor. *J. Biol. Chem.*, **1989**, *264*:13572—13578.

Suissa, S., Ernst, P., Boivin, J.F., Horwitz, R.I., Habbick, B., Cockroft, D., Blais, L., McNutt, M., Buist, A.S., and Spitzer, W.O. A cohort analysis of excess mortality in asthma and the use of inhaled β-agonists. *Am. J. Respir. Crit. Care. Med.*, **1994**, *149*:604—610.

Surwit, R.S., Gilgor, R.S., Allen, L.M., and Duvic, M. A double-blind study of prazosin in the treatment of Raynaud's phenomenon in scleroderma. *Arch. Dermatol.*, **1984**, *120*:329—331.

Sybertz, E.J., Sabin, C.S., Pula, K.K., Vander Vliet, G., Glennon, J., Gold, E.H., and Baum, T. Alpha and beta adrenoceptor blocking properties of labetalol and its R,R-isomer, SCH 19927. *J. Pharmacol. Exp. Ther.*, **1981**, *218*:435—443.

Thiessen, B.Q., Wallace, S.M., Blackburn, J.L., Wilson, T.W., and Bergman, U. Increased prescribing of antidepressants subsequent to β-blocker therapy. *Arch. Intern. Med.*, **1990**, *150*:2286—2290.

Tibirica, E., Feldman, J., Mermet, C., Gonon, F., and Bousquet, P. An imidazoline-specific mechanism for the hypotensive effect of clonidine: a study with yohimbine and idazoxan. *J. Pharmacol. Exp. Ther.* **1991**, *256*:606—613.

Unverferth, D.A., Blanford, M., Kates, R.E., and Leier, C.V. Tolerance to dobutamine after a 72 hour continuous infusion. *Am. J. Med.*, **1980**, *69*:262—266.

Vincent, J., Dachman, W., Blaschke, T.F., and Hoffman, B.B. Pharmacological tolerance to α_1-adrenergic antagonism mediated by terazosin in humans. *J. Clin. Invest.*, **1992**, *90*:1763—1768.

Waagstein, F., Bristow, M.R., Swedberg, K., Camerini, F., Fowler, M.B., Silver, M.A., Gilbert, E.M., Johnson, M.R., Goss, F.G., and Hjalmarson, A. Beneficial effects of metoprolol in idiopathic dilated cardiomyopathy. Metoprolol in Dilated Cardiomyopathy (MDC) Trial Study Group. *Lancet*, **1993**, *342*:1441—1446.

Wilms, G., Stockx, L., and Baert, A.L. Optimization of distal artery opacification in peripheral arteriography: comparison between nitroglycerin, tolazoline and buflomedyl. *J. Belge Radiologie*, **1993**, *76*:311—313.

Winniford, M.D., Filipchuk, N., and Hillis, L.D. Alpha-adrenergic blockade for variant angina: a long-term, double-blind, randomized trial. *Circulation*, **1983**, *67*:1185—1188.

Wollersheim, H., Thien, T., Fennis, J., van Elteren, P., and van't Laar, A. Double-blind, placebo-controlled study of prazosin in Raynaud's phenomenon. *Clin. Pharmacol. Ther.*, **1986**, *40*:219—225.

Zorgniotti, A.W. Experience with buccal phentolamine mesylate for impotence. *Int. J. Impotence Res.*, **1994**, *6*:37—41.

Monographien und Übersichtsartikel

Ahrens, R.C., and Smith, G.D. Albuterol: an adrenergic agent for use in the treatment of asthma. Pharmacology, pharmacokinetics, and clinical use. *Pharmacotherapy*, **1984**, *4*:105—121.

American Psychiatric Association. Attention-deficit hyperactivity disorder. In, Diagnostic and Statistical Manual of Mental Disorders, 3rd ed., rev. American Psychiatric Association, Washington, D.C., **1987**, pp. 50—53.

Andersson, K.-E. Current concepts in the treatment of disorders of micturition. *Drugs*, **1988**, 35:477—494.

Arner, P. The β_3-adrenergic receptor—a cause and cure of obesity? *N. Engl. J. Med.*, **1995**, *333*:382—383.

Babamoto, K.S., and Hirokawa, W.T. Doxazosin: a new α_1-adrenergic antagonist. *Clin. Pharm.*, **1992**, *11*:415—427.

Balakumaran, K., and Hugenholtz, P.G. Cardiogenic shock. Current concepts in management. *Drugs*, **1986**, *32*:372—382.

Benfield, P., and Sorkin, E.M. Esmolol: A preliminary review of its pharmacodynamic and pharmacokinetic properties, and therapeutic efficacy. *Drugs*, **1987**, *33*:392—412.

Benfield, P., Clissold, S.P., and Brogden, R.N. Metoprolol. *Drugs*, **1986**, *31*:376—429.

Berne, R.M., Winn, H.R., Knabb, R.M., Ely, S.W., and Rubio, R. Blood flow regulation by adenosine in heart, brain, and skeletal muscle. In, *Regulatory Function of Adenosine*. (Berne, R.M., Rall, T.W., and Rubio, R., eds.) Martinus Nijhoff, Boston, **1983**, pp. 293—317.

Black, J.W., and Prichard, B.N.C. Activation and blockade of β-adrenoceptors in common cardiac disorders. *Br. Med. Bull.*, **1973**, *29*:163—167.

Bond, W.S. Psychiatric indications for clonidine: the neuropharmacologic and clinical basis. *J. Clin. Psychopharmacol.*, **1986**, *6*:81—87.

Bowman, W.C., and Anden, N.E. Effects of adrenergic activators and inhibitors on the skeletal muscles. In, *Adrenergic Activators and Inhibitors*. (Szekeres, L., ed.) Handbook of Experimental Pharmacology, Vol. 54, Pt. II. Springer-Verlag, Berlin, **1981**, pp. 47—128.

Braddom, R.L., and Rocco, J.F. Autonomic dysreflexia. A survey of current treatment. *Am. J. Phys. Med. Rehab.*, **1991**, *70*:234—241.

Bray, G.A. Use and abuse of appetite-suppressant drugs in the treatment of obesity. *Ann. Intern. Med.*, **1993**, *119*:707—713.

Breslow, M.J., and Ligier, B. Hyperadrenergic states. *Crit. Care Med.*, **1991**, *19*:1566—1579.

Bristow, M.R. Pathophysiologic and pharmacologic rationales for clinical management of chronic heart failure with beta-blocking agents. *Am. J. Cardiol.*, **1993**, *71*:12C—22C.

Bristow, M.R., Kantrowitz, N.E., Ginsburg, R., and Fowler, M.B. Beta adrenergic functions in heart muscle disease and heart failure. *J. Mol. Cell Cardiol.*, **1985**, *17 Suppl. 2*:41—52.

Brodde, O.E. The functional importance of β_1 and β_2 adrenoceptors in the human heart. *Am. J. Cardiol.*, **1988**, *62*:24C—29C.

Brogden, R.N., and Faulds, D. Salmeterol xinafoate. a review of its pharmacological properties and therapeutic potential in reversible obstructive airways disease. *Drugs*, **1991**, *42*:895—912.

Brogden, R.N., Heel, R.C., Speight, T.M., and Avery, G.S. a-Methyl-p-tyrosine: A review of its pharmacology and clinical use. *Drugs*, **1981**, *21*:81—89.

Brooks, A.M., and Gillies, W.E. Ocular beta-blockers in glaucoma management. Clinical pharmacological aspects. *Drugs Aging*, **1992**, *2*:208—221.

Brown, M.J. Hypokalemia from β_3-receptor stimulation by circulating epinephrine. *Am. J. Cardiol.*, **1985**, *56*:3D—9D.

Bryson, H.M., Palmer K.J., Langtry H.D., and Fitton A. Propafenone. A reappraisal of its pharmacology, pharmacokinetics and therapeutic use in cardiac arrhythmias. *Drugs*, **1993**, *45*:85—130.

Caritis, S.N. Treatment of preterm labour. A review of therapeutic options. *Drugs*, **1983**, *26*:243—261.

Chen, K.K., and Schmidt, C.F. Ephedrine and related substances. *Medicine (Baltimore)*, **1930**, *9*:1—117.

Chernow, B., and Roth, B.L. Pharmacologic manipulation of the peripheral vasculature in shock: Clinical and experimental approaches. *Circ. Shock*, **1986**, *18*:141—155.

Chiarello, R.J., and Cole, J.O. The use of psychostimulants in general psychiatry. *Arch. Gen. Psychiatry*, **1987**, *44*:286—295.

Chrisp, P., and Sorkin, E.M. Ocular carteolol. A review of its pharmacological properties, and therapeutic use in glaucoma and ocular hypertension. *Drugs Aging*, **1992**, *2*:58—77.

Colucci, W.S. Alpha-adrenergic receptor blockade with prazosin. Consideration of hypertension, heart failure, and potential new applications. *Ann. Intern. Med.*, **1982**, *97*:67—77.

Cruickshank, J.M. The clinical importance of cardioselectivity and lipophilicity in beta blockers. *Am. Heart J.*, **1980**, *100*:160—178.

Cubeddu, L.X. New α_1-adrenergic receptor antagonists for the treatment of hypertension: role of vascular alpha receptors in the control of peripheral resistance. *Am. Heart J.*, **1988**, *116*:133—162.

Dale, H.H. On some physiological actions of ergot. *J. Physiol. (Lond.)*, **1906**, *34*:163—206.

Davey, M.J. Alpha adrenoceptors—an overview. *J. Mol. Cell. Cardiol.*, **1986**, *18 Suppl. 5*:1—15.

Davey, M. Mechanism of alpha blockade for blood pressure control. *Am. J. Cardiol.*, **1987**, *59*:18G—28G.

Dechant, K.L., and Clissold, S.P. Sumatriptan. A review of its pharmacodynamic and pharmacokinetic properties, and therapeutic efficacy in the acute treatment of migraine and cluster headache. *Drugs*, **1992**, *43*:776—798.

Donnelly, R., and Macphee, G.J. Clinical pharmacokinetics and kinetic-dynamic relationships of dilevalol and labetalol. *Clin. Pharmacokinet.*, **1991**, *21*:95—109.

Drayer, D.E. Lipophilicity, hydrophilicity, and the central nervous system side effects of beta blockers. *Pharmacotherapy*, **1987**, *7*:87—91.

Elia, J. Drug treatment for hyperactive children. Therapeutic guidelines. *Drugs*, **1993**, *46*:863—871.

Elliott, W.J., Weber, R.R., Nelson, K.S., Oliner, C.M., Fumo, M.T., Gretler, D.D., McCray, G.R., and Murphy, M.B. Renal and hemodynamic effects of intravenous fenoldopam versus nitroprusside in severe hypertension. *Circulation*, **1990**, *81*:970—977.

Empey, D.W., and Medder, K.T. Nasal decongestants. *Drugs*, **1981**, *21*:438—443.

Faulds, D., Hollingshead, L.M., and Goa, K.L. Formoterol. A review of its pharmacological properties and therapeutic potential in reversible obstructive airways disease. *Drugs*, **1991**, *42*:115—137.

Fitton, A, and Benfield, P. Dopexamine hydrochloride. A review of its pharmacodynamic and pharmacokinetic properties and therapeutic potential in acute cardiac insufficiency. *Drugs*, **1990**, *39*:308—330.

Fitton, A., and Sorkin, E.M. Sotalol. An updated review of its pharmacological properties and therapeutic use in cardiac arrhythmias. *Drugs* **1993**, *46*:678—719.

Fitzgerald, J.D. The applied pharmacology of beta-adrenoceptor antagonist (beta blockers) in relation to clinical outcomes. *Cardiovasc. Drugs Ther.*, **1991**, *5*:561—576.

Fitzgerald, J.D. Do partial agonist beta-blockers have improved clinical utility? *Cardiovasc. Drugs Ther.*, **1993**, *7*:303—310.

Fox, A.M., and Rieder, M.J. Risks and benefits of drugs used in the management of the hyperactive child. *Drug Safety*, **1993**, *9*:38—50.

Francis, G.S., and Cohn, J.N. The autonomic nervous system in congestive heart failure. *Annu. Rev. Med.*, **1986**, *37*:235—247.

Friedel, H.A., and Brogden, R.N. Bitolterol. A preliminary review of its pharmacological properties and therapeutic efficacy in reversible obstructive airways disease. *Drugs*, **1988**, *35*:22—41.

Frishman, W.H. Nadolol: a new β-adrenoceptor antagonist. *N. Engl. J. Med.*, **1981**, 305:678—682.

Frishman, W.H. Pindolol: A new β-adrenoceptor antagonist with partial agonist activity. *N. Engl. J. Med.*, **1983**, *308*:940—944.

Frishman, W.H., and Charlap, S. α-adrenergic blockers. *Med. Clin. North Am.*, **1988**, *72*:427—440.

Frishman, W.H., Eisen, G., and Lapsker, J. Terazosin: a new long-acting α_1-adrenergic antagonist for hypertension. *Med. Clin. North Am.*, **1988**, *72*:441—448.

Frishman, W.H., Jacob, H., Eisenberg, E., and Spivack, C.R. Overdosage with beta-adrenoceptor blocking drugs: Pharmacologic considerations and clinical management. In, Clinical Pharmacology of the Beta Adrenoceptor Blocking Drugs, 2nd ed. (Frishman, W.H., ed.) Appleton-Century-Crofts, Norwalk, CT, **1984**, pp. 169—203.

Frishman, W.H., and Lazar, E.J. Reduction of mortality, sudden death and non-fatal reinfarction with beta-adrenergic blockers in survivors of acute myocardial infarction: a new hypothesis regarding the cardioprotective action of beta-adrenergic blockade. *Am. J. Cardiol.*, **1990**, *66*:66G—70G.

Frishman, W.H., and Weksler, B.B. Effects of beta-adrenoceptor blocking agents on platelet function. In, Clinical Pharmacology of the Beta Adrenoceptor Blocking Drugs, 2nd ed. (Frishman, W.H., ed.) *Appleton-Century-Crofts, Norwalk, CT*, **1984**, pp. 273—298.

Furchgott, R.F. The classification of adrenoceptors (adrenergic receptors). An evaluation from the standpoint of receptor theory. In, *Catecholamines*. (Blaschko, H., and Muscholl, E., eds.) Handbuch der Experimentellen Pharmakologie, Vol. 33. Springer-Verlag, Berlin, **1972**, pp. 283—335.

Galer, B.S., Lipton, R.B., Solomon, S., Newman, L.C., and Spierings, E.L. Myocardial ischemia related to ergot alkaloids: a case report and literature review. *Headache*, **1991**, *31*:446—450.

Geffner, D.L., and Hershman, J.M. Beta-adrenergic blockade for the treatment of hyperthyroidism. *Am. J. Med.*, **1992**, *93*:61—68.

Goldberg, M.R., and Robertson, D. Yohimbine: A pharmacological probe of the α_2-adrenoreceptor. *Pharmacol. Rev.*, **1983**, *35*:143—180.

Gouyon, J.B., and Francoise, M. Vasodilators in persistent pulmonary hypertension of the newborn: A need for optimal appraisal of efficacy. *Dev. Pharmacol. Ther.*, **1992**, *19*:62—68.

Grimm, R.H., Jr. Antihypertensive therapy: Taking lipids into consideration. *Am. Heart J.*, **1991**, *122*:910—918.

Hamilton, C.A. The role of imidazoline receptors in blood pressure regulation. *Pharmacol. Ther*, **1992**, *54*:231—248.

Hayashi, Y., and Maze, M. Alpha2 adrenoceptor agonists and anaesthesia. *Br. J. Anaesth.*, **1993**, *71*:108—118.

Hess, H.-J. Prazosin: Biochemistry and structure-activity studies. *Postgrad. Med.*, **1975**, *5 Suppl.*:9—17.

Higby, K., Xenakis, E.M., and Pauerstein, C.J. Do tocolytic agents stop preterm labor? A critical and comprehensive review of efficacy and safety. *Am. J. Obstet. Gynecol.*, **1993**, *168*:1247—1256.

Higgins, T.L., and Chernow, B. Pharmacotherapy of circulatory shock. *D.M.*, **1987**, *33*:309—361.

Holmes, B., and Sorkin, E.M. Indoramin: a review of its pharmacodynamic and pharmacokinetic properties, and therapeutic efficacy in hypertension and related vascular, cardiovascular and airway diseases. *Drugs*, **1986**, *31*:467—499.

Hutchins, C. Three-dimensional models of the D1 and D2 dopamine receptors. *Endocrine J.*, **1994**, *23*:7—23.

IARC. Phenoxybenzamine and phenoxybenzamine hydrochloride. *IARC Monogr. Eval. Carcinog. Risk Chem. Hum.*, **1980**, *24*:185—194.

Jamin P., LeCoz, F., Funck-Brentano, C., Poirier, J.M., and Jaillon, P. Relationships between acute and chronic beta-blocking effects of bisoprolol in healthy volunteers: a practical approach to predict intensity of beta-blockade. *J. Cardiovasc. Pharmacol.*, **1994**, *23*:658—663.

Jenne, J.W. Whither beta-adrenergic tachyphylaxis? *J. Allergy Clin. Immunol.*, **1982**, *70*:413—416.

Johnson, P. Suppression of preterm labour. Current concepts. *Drugs*, **1993**, *45*:684—692.

Jonler, M., Riehmann, M., and Bruskewitz, R.C. Benign prostatic hyperplasia. Current pharmacological treatment. *Drugs*, **1994**, *47*:66—81.

Klein, D.F., Gittleman, R., Quitkin, F., and Rifkin, A. Diagnosis and drug treatment of childhood disorders. In, *Diagnosis and Drug Treatment of Psychiatric Disorders: Adults and Children*, 2nd ed. The Williams & Wilkins Co., Baltimore, **1980**, pp. 590—775.

Kobinger, W. Central α-adrenergic systems as targets for hypotensive drugs. *Rev. Physiol. Biochem. Pharmacol.*, **1978**, *81*:39—100.

Krell, M.J., Kline, E.M., Bates, E.R., Hodgson, J.M., Dilworth, L.R., Lanfer, N., Vogel, R.A., and Pitt, B.A. Intermittent ambulatory dobutamine infusions in patients with severe congestive heart failure. *Am. Heart J.*, **1986**, *112*:787—791.

Kulka, P.J., and Tryba, M. Inotropic support of the critically ill patient. A review of the agents. *Drugs*, **1993**, *45*:654—667.

Kyncl, J.J. Pharmacology of terazosin: an α_1-selective blocker. *J. Clin. Pharmacol.*, **1993**, *33*:878—883.

Lader, M. Beta-adrenoceptor antagonists in neuropsychiatry: an update. *J. Clin. Psychiatry*, **1988**, *49*:213—223.

Langer, S.Z. Presynaptic regulation of the release of catecholamines. *Pharmacol. Rev.*, **1981**, *32*:337—362.

Langer, S.Z., Cavero, I., and Massingham, R. Recent developments in noradrenergic neurotransmission and its relevance to the mechanism of action of certain antihypertensive agents. *Hypertension*, **1980**, *2*:372—382.

Langley, M.S., and Heel, R.C. Transdermal clonidine: a preliminary review of its pharmacodynamic properties and therapeutic efficacy. *Drugs*, **1988**, *35*:123—142.

Leier, C.V., and Unverferth, D.V. Dobutamine. *Ann. Intern. Med.*, **1983**, *99*:490—496.

Lepor, H. Medical therapy for benign prostatic hyperplasia. *Urology*, **1993**, *42*:483—501.

Lipworth, B.J., and McDevitt, D.G. Inhaled β_2-adrenoceptor agonists in asthma: help or hindrance? *Br. J. Clin. Pharmacol.* **1992**, *33*:129—138.

Lîtvall, J., and Svedmyr, N. Salmeterol: An inhaled β_2-agonist with prolonged duration of action. *Lung*, **1993**, *171*:249—264.

Lowenthal, D.T., Matzek, K.M., and MacGregor, T.R. Clinical pharmacokinetics of clonidine. *Clin. Pharmacokinet.*, **1988**, *14*:287—310.

Lulich, K.M., Goldie, R.G., Ryan, G., and Paterson, J.W. Adverse reactions to β_2-agonist bronchodilators. *Med. Toxicol.*, **1986**, *1*:286—299.

Madu, E.C., Ahmar, W., Arthur, J., and Fraker, T.D., Jr. Clinical utility of digital dobutamine stress echocardiography in the noninvasive evaluation of coronary artery disease. *Arch. Int. Med.*, **1994**, *154*:1065—1072.

Man in't Veld, A.J., Van den Meiracker, A.H., and Schalekamp, M.A. Do beta-blockers really increase peripheral vascular resistance? Review of the literature and new observations under basal conditions. *Am. J. Hypertens.*, **1988**, *1*:91—96.

McDevitt, D.G. Comparison of pharmacokinetic properties of beta-adrenoceptor blocking drugs. *Eur. Heart J.*, **1987**, *8 Suppl. M*:9—14.

McNeil, J.J., and Louis, W.J. Clinical pharmacokinetics of labetalol. *Clin. Pharmacokinet.*, **1984**, *9*:157—167.

McPherson, G.A. Current trends in the study of potassium channel openers. *Gen. Pharmacol.*, **1993**, *24*:275—281.

McTavish, D., Campoli-Richards, D., and Sorkin, E.M. Carvedilol. A review of its pharmacodynamic and pharmacokinetic properties, and therapeutic efficacy. *Drugs* **1993**, *45*:232—258.

Miller, N.E. Effects of adrenoceptor-blocking drugs on plasma lipoprotein concentrations. *Am. J. Cardiol.*, **1987**, *60*:17E—23E.

Milne, R.J, and Buckley, M.M. Celiprolol. An updated review of its pharmacodynamic and pharmacokinetic properties, and therapeutic efficacy in cardiovascular disease. *Drugs*, **1991**, *41*:941—969.

Mimran, A., and Ducailar, G. Systemic and regional haemodynamic profile of diuretics and α- and β-blockers. A review comparing acute and chronic effects. *Drugs*, **1988**, *35 Suppl. 6*:60—69.

Mitler, M.M., Erman, M., and Hajdukovic, R. The treatment of excessive somnolence with stimulant drugs. *Sleep*, **1993**, *16*:203—206.

Moncada, S., Palmer, R.M., and Higgs, E.A. Nitric oxide: physiology, pathophysiology, and pharmacology. *Pharmacol. Rev.*, **1991**, *43*:109—142.

Nace, G.S., and Wood, A.J. Pharmacokinetics of long acting propranolol: implications for therapeutic use. *Clin. Pharmacokinet.*, **1987**, *13*:51—64.

Nelson, H.S. Beta adrenergic agonists. *Chest*, **1982**, *82*:33S—38S.

Nelson, H.S. Adrenergic therapy of bronchial asthma. *J. Allergy Clin. Immunol.*, **1986**, *77*:771—785.

Newhouse, M.T., and Dolovich, M.B. Control of asthma by aerosols. *N. Engl. J. Med.*, **1986**, *315*:870—874.

Nichols, A.J., Ruffolo, R.R., Jr, and Brooks, D.P. The pharmacology of fenoldopam. *Am. J. Hypertension*, **1990**, *3*:116S—119S.

Nickerson, M., and Hollenberg, N.K. Blockade of α-adrenergic receptors. In, *Physiological Pharmacology.*, Vol. 4. (Root, W.S., and Hofmann, F.G., eds.) Academic Press, New York, **1967**, pp. 243—305.

Parker, M., and Atkinson, J. Withdrawal syndromes following cessation of treatment with antihypertensive drugs. *Gen. Pharmacol.*, **1982**, *13*:79—85.

Pierce, D.M. A review of the clinical pharmacokinetics and metabolism of the α_1-adrenoceptor antagonist indoramin. *Xenobiotica*, **1990**, *20*:1357—1367.

Plosker, G.L., and Clissold, S.P. Controlled release metoprolol formulations. A review of their pharmacodynamic and pharmacokinetic properties, and therapeutic use in hypertension and ischaemic heart disease. *Drugs*, **1992**, *43*:382—414.

Prichard, B.N. Beta-blocking agents with vasodilating action. *J. Cardiovasc. Pharmacol.*, **1992**, *19 Suppl. 1*:S1—S4.

Rabkin, S.W. Mechanisms of action of adrenergic receptor blockers on lipids during antihypertensive drug treatment. *J. Clin. Pharmacol.*, **1993**, *33*:286—291.

Raehl, C.L. Advances in drug therapy of cardiopulmonary arrest. *Clin. Pharm.*, **1987**, *6*:118—139.

Reaven, G.M., and Hoffman, B.B. A role for insulin in the aetiology and course of hypertension? *Lancet*, **1987**, *2*:435—437.

Reynolds, R.D., Gorczynske, R.J., and Quon, C.Y. Pharmacology and pharmacokinetics of esmolol. *J. Clin. Pharmacol.*, **1986**, *26*:A3—A14.

Richards, D.M., and Brogden, R.N. Pirbuterol: a preliminary review of its pharmacological properties and therapeutic efficacy in reversible bronchospastic disease. *Drugs*, **1985**, *30*:6—21.

Rosendorff, C. Beta-blocking agents with vasodilator activity. *J. Hypertens.*, **1993**, *11*:S37—S40.

Rubin, P., and Blaschke, T. Prazosin protein binding in health and disease. *Br. J. Clin. Pharmacol.*, **1980**, *9*:177—182.

Ruffolo, R.R., Jr. Review: The pharmacology of dobutamine. *Am. J. Med. Sci.*, **1987**, *294*:244—248.

Ruffolo, R.R., Jr. Fundamentals of receptor theory: basics for shock research. *Circ. Shock*, **1992**, *37*:176—184.

Samanin, R., and Garattini, S. Neurochemical mechanisms of action of anorectic drugs. *Pharmacol. Toxicol.*, **1993**, *73*:63—68.

Saxena, V.K., and De Deyn, P.P. Ergotamine: its use in the treatment of migraine and its complications. *Acta Neurol.*, **1992**, *14*:140—146.

Seale, J.P. Whither beta-adrenoceptor agonists in the treatment of asthma? *Prog. Clin. Biol. Res.*, **1988**, *263*:367—377.

Shanks, R.G. Clinical pharmacology of vasodilatory beta-blocking drugs. *Am. Heart J.*, **1991**, *121*:1006—1011.

Shephard, R.J. *Physiology and Biochemistry of Exercise*. Praeger, New York, **1982**, pp. 228—229.

Sidi, A.A. Vasoactive intracavernous pharmacotherapy. *Urol. Clin. North Am.*, **1988**, *15*:95—101.

Silverstone, T. Clinical use of appetite suppressants. *Drug Alcohol Depend.*, **1986**, *17*:151—167.

Silverstone, T. Appetite suppressants. A review. *Drugs*, **1992**, *43*:820—836.

Singh, B.N., Thoden, W.R., and Ward, A. Acebutolol. A review of its pharmacological properties and therapeutic efficacy in hypertension, angina pectoris, and arrhythmia. *Drugs*, **1985**, *29*:531—569.

Sorkin, E.M., and Heel, R.C. Guanfacine. A review of its pharmacodynamic and pharmacokinetic properties and therapeutic efficacy in the treatment of hypertension. *Drugs*, **1986**, *31*:301—336.

Stanaszek, W.F., Kellerman, D., Brogden, R.N., and Romankiewicz, J.A. Prazosin update. A review of its pharmacological properties and therapeutic use in hypertension and congestive heart failure. *Drugs*, **1983**, *25*:339—384.

Starke, K., Gothert, M., Kilbinger, H. Modulation of neurotransmitter release by presynaptic autoreceptors. *Physiol. Rev.*, **1989**, *69*:864—989.

Struthers, A.D., and Reid, J.L. The role of adrenal medullary catecholamines in potassium homeostasis. *Clin. Sci.*, **1984**, *66*:377—382.

Stumpf, J.L., and Mitrzyk, B. Management of orthostatic hypotension. *Am. J. Hosp. Pharm.*, **1994**, *51*:648—660.

Tattersfield, A.E. Tolerance to beta-agonists. *Bull. Eur. Physiopathol. Respir.*, **1985**, *21*:1s—5s.

Tesch, P.A. Exercise performance and beta-blockade. *Sports Med.*, **1985**, *2*:389—412.

Tfelt-Hansen, P. Efficacy of beta-blockers in migraine: a critical review. *Cephalalgia*, **1986**, *6 Suppl. 5*:15—24.

Trendelenburg, U. Factors influencing the concentration of catecholamines at the receptors. In, *Catecholamines*. (Blaschko, H., and Muscholl, E., eds.) Handbuch der Experimentellen Pharmakologie, Vol. 33. Springer-Verlag, Berlin, **1972**, pp. 726—761.

Van Baak, M.A. Beta-adrenoceptor blockade and exercise: An update. *Sports Med.*, **1988**, *5*:209—225.

Van de Water, A., Janssens, W., Van Neuten, J., Xhonneux, R., De Cree, J., Verhaegen, H., Reneman, R.S., and Janssen, P.A. Pharmacological and hemodynamic profile of nebivolol, a chemically novel, potent, and selective β_1-adrenergic antagonist. *J. Cardiovasc. Pharmacol.*, **1988**, *11*:552—563.

van Zwieten, P.A. Antihypertensive drugs interacting with α- and β-adrenoceptors: a review of basic pharmacology. *Drugs*, **1988**, *35Suppl. 6*:6—19.

Wadworth, A.N., and Chrisp, P. Co-dergocrine mesylate. A review of its pharmacodynamic and pharmacokinetic properties and therapeutic use in age-related cognitive decline. *Drugs Aging*, **1992**, *2*:153—173.

Wadworth, A.N., Murdoch, D., and Brogden, R.N. Atenolol. A reappraisal of its pharmacological properties and therapeutic use in cardiovascular disorders. *Drugs*, **1991**, *42*:468—510.

Walle, T., Webb, J.G., Bagwell, E.E., Walle, U.K., Daniell, H.B., and Gaffney, T.E. Stereoselective delivery and actions of beta receptor antagonists. *Biochem. Pharmacol.*, *1988*, *37*:115—124.

Wellman, P.J. Overview of adrenergic anorectic agents. *Am. J. Clin. Nutr.* **1992**, *55*:193S—198S.

Widerhorn, J., Rubin, J.N., Frishman, W.H., and Elkayam, U. Cardiovascular drugs in pregnancy. *Cardiol. Clin.*, **1987**, *5*:651—674.

Wilde M.I., Fitton A., and Sorkin, E.M. Terazosin. A review of its pharmacodynamic and pharmacokinetic properties, and therapeutic potential in benign prostatic hyperplasia. *Drugs Aging*, **1993a**, *3*:258—277.

Wilde, M.I., Fitton, A., and McTavish, D. Alfuzosin. A review of its pharmacodynamic and pharmacokinetic properties and therapeutic potential in benign prostatic hyperplasia. *Drugs*, **1993b**, *45*:410—429.

Zentgraf, M., Baccouche, M., and Junemann, K.P. Diagnosis and therapy of erectile dysfunction using papaverine and phentolamine. *Urol. Int.*, **1988**, *43*:65—75.

11 AGONISTEN UND ANTAGONISTEN AM 5-HYDROXYTRYPTAMIN-(SEROTONIN)-REZEPTOR

Elaine Sanders-Bush und Steven E. Mayer

Dieses Kapitel behandelt die verschiedenen physiologischen Funktionen von 5-Hydroxytryptamin (5-HT, Serotonin) als Neurotransmitter im ZNS, als Regulator der Funktion glatter Muskelzellen im kardiovaskulären und gastrointestinalen System und als Regulator der Thrombozytenfunktion. Molekulares Klonieren hat eine unerwartete Vielfalt an Rezeptorsubtypen offengelegt (bis heute 15 an der Zahl), die sich strukturell in vier verschiedene Familien gliedern lassen. Drei Subtyp-Familien ($5\text{-}HT_1$, $5\text{-}HT_2$ und $5\text{-}HT_4$) sind über G-Proteine mit einer Vielzahl enzymatischer und elektrochemischer Effektorsysteme verbunden; im Gegensatz dazu dient der $5\text{-}HT_3$-Rezeptor als HT-gekoppelter Ionenkanal. Das Kapitel handelt die Agonisten und Antagonisten am 5-HT-Rezeptor einschließlich der neuen Stoffe ab, deren Entdeckung ein Erfolg auf der Suche nach subtypselektiven Substanzen mit Hilfe rekombinanter Rezeptoren ist. Experimentelle Modelle zur Erforschung komplexer Verhaltensmuster wie Zwang, Aggression, Angst, Depression und die Schlaf-Wach-Rhythmik werden ebenfalls erläutert. Für neue subtypselektive 5-HT-Agonisten konnten bereits günstige therapeutische Effekte in der Akuttherapie der Migräne (siehe auch Kapitel 21) und von Angststörungen (siehe auch Kapitel 18) demonstriert werden. Einfluß auf die Serotoninwirkung in vivo haben auch solche pharmakologischen Substanzen, die dessen Verfügbarkeit als Neurotransmitter kontrollieren, wie beispielsweise selektive Serotonin-Wiederaufnahmehemmer. Für diese Stoffe ist die günstige Wirkung in der Therapie der Depression belegt, wie in Kapitel 19 dargestellt.

Vor fast 50 Jahren wurde 5-Hydroxytryptamin als ein Effektor an verschiedenen Typen glatter Muskelzellen und darauffolgend als ein Förderer der Plättchenaggregation und als Neurotransmitter im zentralen Nervensystem (ZNS) entdeckt. 5-HT konnte in enterochromaffinen Zellen des Gastrointestinaltraktes, in Thrombozyten und in einigen Regionen des ZNS in hohen Konzentrationen nachgewiesen werden. Obwohl vermutlich an einer Reihe physiologischer Prozesse und ihrer Fehlfunktion beteiligt, bleiben die exakten Wirkmodi und Wirkorte von 5-HT oft nur unzureichend verstanden und spekulativ. Diese Unklarheit ist mehr oder weniger Folge der Vielzahl entdeckter 5-HT-Rezeptoren, deren Existenz nach pharmakologischen Tests vermutet und nach cDNA-Klonierung bestätigt wurde. Die Verfügbarkeit klonierter Rezeptoren erlaubt die Entwicklung subtypselektiver Medikamente und fördert unser Verständnis für die unterschiedlichen Wirkungen von 5-HT auf molekularer Ebene. Darüber hinaus wird unser therapeutisches Spektrum durch die Möglichkeit subtypselektiver Arzneistoffe erweitert.

Geschichte In den 30er Jahren begann Erspamer die Verteilung enterochromaffiner Zellen zu untersuchen, indem er sie selektiv mit einem Farbstoff für Indole anfärbte. Die höchsten Konzentrationen wurden in der gastrointestinalen Mukosa gefunden, gefolgt von Blutplättchen und dem ZNS. Das unbekannte Indol bekam den Namen *Enteramin* (Erspamer, 1966a,b). Page und seine Mitarbeiter an der Cleveland-Klinik waren die ersten, denen es gelang, eine von Thrombozyten im Verlauf der Blutgerinnung freigesetzte, vasokonstriktorisch wirkende Substanz zu isolieren und chemisch zu charakterisieren (Rapport et al., 1948). Diese Substanz bekam den Namen *Serotonin* (Page, 1976). Der chemische und pharmakologische Vergleich von Serotonin mit dem Indol-Enteramin, zu dessen Gewinnung 30 kg Speicheldrüsengewebe aus Tintenfischen notwendig waren, zeigte, daß beide Substanzen identisch waren. Die Darstellung der Biosynthese- und Metabolisierungswege (Udenfriend, 1959) und das klinische Interesse an den Blutdruckeffekten von 5-HT (Sjoerdsma, 1959) führten zu der Hypothese, daß die Symptome bei Patienten mit Tumoren der intestinalen enterochromaffinen Zellen (Karzinoid-Syndrom) auf einer pathologisch hohen 5-HT Produktion beruhen. Mehrere hundert Milligramm 5-HT und seiner Metaboliten können bei Patienten mit einem Karzinoid in 24 Stunden ausgeschüttet werden. Die ausgeprägte Symptomatik des 5-HT-Exzesses bei Patienten mit Karzinoidtumoren gibt einigen Aufschluß über die Wirkungen von 5-HT. Beispielsweise können diese Patienten psychotische Verhaltensweisen zeigen, die den Psychosen durch Lysergsäurediethylamid (LSD) ähneln. Mehrere tryptaminähnliche Substanzen tierischer und pflanzlicher Herkunft konnten identifiziert werden, was darauf schließen läßt, daß diese Stoffe *in vivo* synthetisiert werden können und für die auffälligen Verhaltensmuster bei Patienten mit Karzinoid verantwortlich sein könnten.

Erste Einblicke in die Wirkung von 5-HT lieferten Versuche mit Fasciola hepatica, dem großen Leberegel *Fasciola hepatica* (Mansour, 1969). 5-HT-Exposition rief beim Leberegel eine deutliche Motilitätssteigerung hervor, die mit einem Anstieg von cAMP einherging. Beide Effekte ließen sich durch LSD blockieren. Zahlreiche Studien zeigten, daß die Motilitätssteigerung durch Regulation der Glykolyse an ihrer umsatzbestimmenden Reaktion, der cAMP-abhängigen Phosphorylierung, der Phosphofruktokinase, vermittelt wird. Der hier involvierte 5-HT-Rezeptor ist im Gegensatz zu den Säugetierrezeptoren mit der Adenylatcyclase gekoppelt. Eine ähnlich detaillierte Einsicht in die Zusammenhänge der neurohumoralen Effekte von 5-HT in Säugetieren steht noch aus.

Spekulationen über die Rolle von 5-HT als Neurotransmitter gehen in die Mitte der 50er Jahre zurück (Brodie und Shore, 1957). Wie die Entdeckung von 5-HT im großen Leberegel zeigt (siehe oben), läßt sich 5-HT in der Evolution lange zurückverfolgen und ist weit verbreitet in Flora und Fauna. Dies erklärt auch die Vielzahl der verschiedenen 5-HT-Rezeptorsubtypen (Peroutka und Howell, 1994). Das Klonieren von 5-HT-Rezeptoren hat gezeigt, daß ursprünglich als subtypselektiv geltende Substanzen eine hohe Affinität zu mehreren molekular unterschiedlichen Rezeptoren haben (siehe Tabelle 11, für weitere Details über die Entdeckung und Wirkungen des 5-HT siehe Sjoerdsma und Palfreyman, 1990).

Vorkommen und Chemie 5-HT, 3-(β-aminoethyl)-5-Hydroxyindol, ist weit verbreitet in Flora und Fauna (Strukturformeln siehe Abbildung 11.1). Es konnte bei Vertebraten, Tunikaten, Mollusken, Arthropoden und Coelenteraten sowie in Nüssen und Früchten gefunden werden. Daneben ist es in dem Gift der Brennessel und von Wespen und Skorpionen nachgewiesen worden. Die zahlreichen synthetischen und natürlichen Derivate von 5-HT unterscheiden sich deutlich in ihrer peripheren und zentralen pharmakologischen Aktivität. Viele der N- und O-methylierten Indolamine wie das N,N-Dimethyltryptamin wirken halluzinogen. Aufgrund ihrer verhaltensmodifizierenden Eigenschaften und der endogenen Verfügbarkeit hielt man sie lange für körpereigene psychotomimetische Substanzen, die bei der Entstehung von Psychosen eine potentielle Rolle spielen könnten. Ein anderer naher Verwandter des 5-HT, das Melatonin (5-methoxy-N-acetyltryptamin), wird durch sequentielle N-Acetylierung und O-Methylierung synthetisiert (siehe Abbildung 11.2). Melatonin ist das Indolamin der Zirbeldrüse, dessen Synthese von exogenen Faktoren wie beispielsweise dem Umgebungslicht kontrolliert wird. Melatonin induziert die Pigmentbildung der Hautzellen und supprimiert die Ovarfunktionen. Offensichtlich spielt es ferner eine Rolle im Biorhythmus, und es erscheint vielversprechend in der Behandlung des *jet-lag* und anderer Schlafstörungen.

Synthese und Metabolismus 5-HT wird in zwei Schritten aus der essentiellen Aminosäure Tryptophan synthetisiert (siehe Abbildung 11.2). Die Tryptophanhydroxylase, eine mischfunktionelle Oxidase, die für ihre Aktivität molekularen Sauerstoff und einen reduzierten Pteridinkofaktor benötigt, ist das geschwindigkeitsbestimmende Enzym im Syntheseweg. Die Synthese beginnt mit der aktiven Aufnahme von Tryptophan im Gehirn. Obwohl die Phosphorylierung für beide Enzyme ein gängiger Mechanismus der Aktivitätsregulation ist, wird die Tryptophanhydroxylase im Gegensatz zur Tyrosinhydroxylase nicht durch das Endprodukt inhibiert. Die Tryptophanhydroxylase im Gehirn ist mit Tryptophan nicht gesättigt, so daß der Menge an verfügbarem Tryptophan auch eine umsatzbestimmende Rolle bei der 5-HT-Synthese zukommt. Tryptophan wird aktiv in das Gehirn über einen Carrier aufgenommen, der auch andere große neutrale und verzweigtkettige Aminosäuren transportiert. So wird die Tryptophanaufnahme nicht nur von dessen Konzentration im Blut bestimmt sondern auch von den Plasmakonzentrationen der Aminosäuren, die um diesen Aufnahmecarrier konkurrieren.

Das Enzym, das L-5-Hydroxytryptophan in 5-HT konvertiert, die aromaotische L-Aminosäuren-Decarboxylase, ist weit verbreitet und hat eine breite Substratspezifität. Die viel und kontrovers diskutierte Frage, ob die L-5-Hydroxytryptophan-Decarboxylase und die L-Dopa-Decarboxylase identische Enzyme sind, wurde durch cDNA-Klonierung beantwortet. Die Antwort ist, daß beide Aminosäuren vom selben Genprodukt decarboxyliert werden. Aufgrund seiner raschen Decarboxylierung wurde 5-Hydroxytryptophan bisher im Gehirn nicht nachgewiesen. Daher ist es auch nicht möglich, die Konzentration von 5-HT durch Manipulation der 5-Hydroxytryptophankonzentration zu beeinflussen.

Der Hauptmetabolisierungsweg für 5-HT erfolgt über die Monoaminoxidase (MAO) zu 5-Hydroxyindolessigsäure (5-HIAA). Hierzu sind zwei Schritte nötig (siehe Abbildung 11.2). Der Aldehyd, der von der MAO gebildet wird, wird von einem ubiquitär vorkommenden Enzym, der Aldeyddehydrogenase, zu 5-HIAA umgewandelt. Ein alternativer Abbauweg, die Reduktion des Aldehyds zu einem Alkohol, 5-Hydroxytryptophol, spielt normalerweise keine Rolle. 5-HIAA wird aktiv aus dem Gehirn ausgeschleust. Dieser Prozeß ist durch den unspezifischen Transportinhibitor Probenecid hemmbar. Da 5-HIAA fast 100% des 5-HT-Metabolismus des Gehirns repräsentiert, läßt sich der 5-HT-Umsatz gut anhand der 5-HIAA-Konzentration nach Gabe von Probenecid abschätzen. 5-HIAA aus dem zentralen und peripheren 5-HT-Umsatz wird neben kleinen Mengen 5-Hydroxytryptophol und Glukoronidkonjugaten im Urin ausgeschieden. Die täglich mit dem Urin ausgeschiedene Menge beim Erwachsenen liegt zwischen 2 mg und 10 mg. Da bei Patienten mit Karzinoid größere Mengen mit dem Urin ausgeschieden werden, ist die Konzentrationsbestimmung ein zuverlässiger diagnostischer Test bei dieser Fragestellung. Die großen Mengen an Pyridinnukleotiden und Tryptophan, die bei Patienten mit Karzinoid für die 5-HT-Synthese benötigt werden, können zu Niacin- und Tryptophanmangelerscheinungen führen. Alkoholkonsum resultiert in erhöhten NADH-Konzentrationen, wodurch vermehrt 5-Hydroxyindolacetaldehyd von der oxidativen auf die reduzierende Metabolismusroute umgeleitet wird (siehe Abbildung 11.2). Daraus resultiert eine vermehrte Exkretion von 5-Hydroxytryptophol zu Lasten der 5-HIAA-Ausscheidung.

Aufgrund ihrer unterschiedlichen Substrat- und Inhibitorselektivität lassen sich zwei Isoformen der Monoamin-Oxidase (MAO-A und -B) unterscheiden. Beiden Isoformen konnten kürzlich geklont werden, und die Eigenschaften der geklonten Enzyme decken sich mit den schon viel früher beschriebenen pharmakologischen Profilen (Shih, 1991; siehe auch Kapitel 10). MAO-A metabolisiert hauptsächlich 5-HT und Noradrenalin, *Clorgylin* ist ein spezifischer Hemmstoff des Enzyms. MAO-B bevorzugt β-Phenylethylamin und Benzylamin als Substrate, der selektive Inhibitor ist *Selegilin*. Dopamin und Tryptamin werden zu gleichen Teilen von beiden Isoformen metabolisiert. Neurone verfügen über beide Isoformen der MAO, die primär in der äußeren Membran der Mitochondrien lokalisiert sind. In Thrombozyten, die große Mengen an 5-HT enthalten, kommt überwiegend MAO-B vor.

Andere, kaum relevante Metabolisierungswege für 5-HT wie die O- oder N-Methylierung sind beschrieben worden. Die letztere Reaktion könnte zu Bildung der endogen psychotropen Substanz 5-Hydroxy-N,N-dimethyltryptamin führen (*Bufotenin*; siehe Abbildung 11.1). Wie auch immer, andere methylierte Indolamine wie N,N-Dimethyltryptamin und 5-Methoxy-N,N-dimethyltryptamin sind aufgrund ihrer weit stärkeren halluzinatorischen Wirkung eher Kanidaten für endogene Psychotomimetika.

Neben der Metabolisierung durch die MAO existiert noch ein Na$^+$-abhängiger, carriervermittelter Aufnahmemechanismus, der die 5-HT-Wirkung ebenfalls zeitlich limitiert. Dieser 5-HT-Transporter ist an der äußeren Membran serotonerger Axonendigungen (Beendigung der 5-HT-Wirkung in der Synapse) und an der äußeren Membran von Blutplättchen (5-HT-Aufnahme aus dem Blut) lokalisiert. Dieser Aufnahmemechanismus ist für die Thrombozyten die einzige Möglichkeit der Versorgung mit 5-HT, da sie nicht über die zur Synthese von 5-HT notwendigen Enzyme verfügen. Kürzlich gelang es, diesen 5-HT-Transporter neben anderen Monoamintransportern zu klonen (siehe Kapitel 12). Die Aminosäuresequenz und vermutete membrantopologische Anordnung ordnen diese Amintransporter anderen Familie zu, als die Transportproteine intrazellulärer Speicherorganellen. Darüber hinaus sind die vesikulären Transporter unspezifisch, während der 5-HT-Transporter und andere Amintransporter spezifisch arbeiten. Weder pharmakologische Studien noch cDNA-Klonierung konnten den Nachweis mehrerer verschiedener 5-HT-Transporter liefern.

PHYSIOLOGISCHE FUNKTIONEN VON SEROTONIN

Vielfältige 5-HT-Rezeptoren

Schon frühe Studien an peripheren Geweben führten zu der Hypothese, daß die vielfältigen Wirkungen von 5-HT nur durch Interaktion mit mehr als nur einem 5-HT-Re-

Tabelle 11.1 Serotoninrezeptorsubtypen

Strukturelle Familien

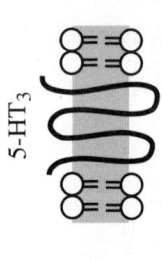
5-HT$_1$, 5-HT$_2$, 5-HT$_{4-7}$
G-Protein gekoppelter Rezeptor

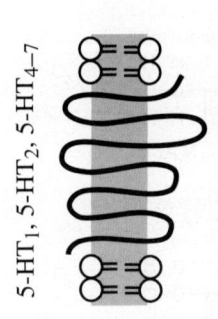
5-HT$_3$
5-HT gesteuerter Ionenkanal

SUBTYP	GENSTRUKTUR	SIGNALTRANSDUKTION	LOKALISATION	FUNKTION	SELEKTIVE AGONISTEN	SELEKTIVE ANTAGONISTEN
5-HT$_{1A}$	ohne Intron	Hemmung der AC	Raphe nuclei Hippocampus	Autorezeptor	8-OH-DPAT	WAY 100135
5-HT$_{1B}$*	ohne Intron	Hemmung der AC	Subiculum Substantia nigra	Autorezeptor	—	—
5-HT$_{1D}$	ohne Intron	Hemmung der AC	kraniale Blutgefäße	Vasokonstriktion	Sumatriptan	—
5-HT$_{1E}$	ohne Intron	Hemmung der AC	Cortex Striatum		Sumatriptan	—
5-HT$_{1F}$**	ohne Intron	Hemmung der AC	Gehirn und Peripherie	—	—	—
5-HT$_{2A}$ (D Rezeptor)	Introns	Aktivierung der PLC	Thrombozyten glatte Muskulatur zerebraler Cortex	Thrombozytenaggregation Kontraktion neuronale Erregung	α-Methyl-5-HT, DOI	Ketanserin LY53857 MDL 100,907
5-HT$_{2B}$	Introns	Aktivierung der PLC	Magenfundus	Kontraktion	α-Methyl-5-HT, DOI	LY53857
5-HT$_{2C}$	Introns	Aktivierung der PLC	Plexus chorioideus	—	α-Methyl-5-HT, DOI	LY53857 Mesulergin
5-HT$_3$ (M-Rezeptor)	Introns	ligandengesteuerter Ionenkanal	periphere Nerven Area postrema	neuronale Erregung	2-Methyl-5-HT	Ondansetron Tropisetron
5-HT$_4$	Introns	Aktivierung der AC	Hippocampus gastrointestinaler Trakt	neuronale Erregung	Renzaprid	GR 113808
5-HT$_{5A}$	Introns	unbekannt	Hippocampus	unbekannt	—	—
5-HT$_{5B}$	Introns	unbekannt			—	—
5-HT$_6$	Introns	Aktivierung der AC	Striatum	unbekannt	—	—
5-HT$_7$	Introns	Aktivierung der AC	Hypothalamus Darm	unbekannt	—	—

* auch bekannt unter 5-HT$_{1D\beta}$
** auch bekannt unter 5-HT$_{1E\beta}$
Abkürzungen: AC: Adenylatcyclase; PLC: Phospholipase; 8-OH-DPAT: 8-Hydroxy-(2-N,N-dipropylamino)-tetralin; DOI: 1-(2,5-Dimethoxy-4-iodophenyl)-isopropylamin.

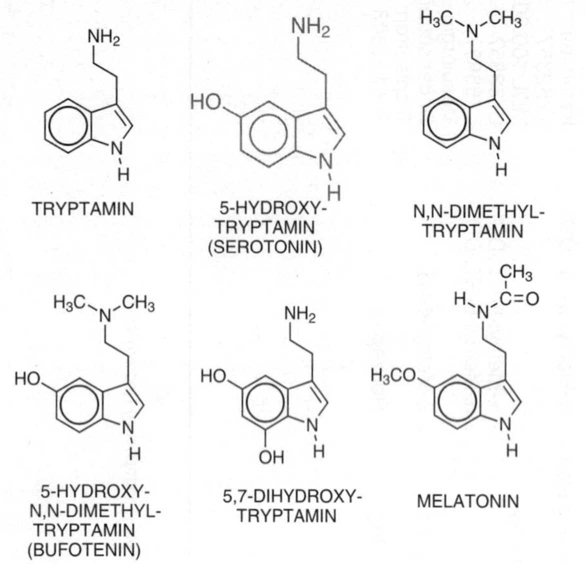

Abbildung 11.1 Strukturformeln repräsentativer Indolalkylamine.

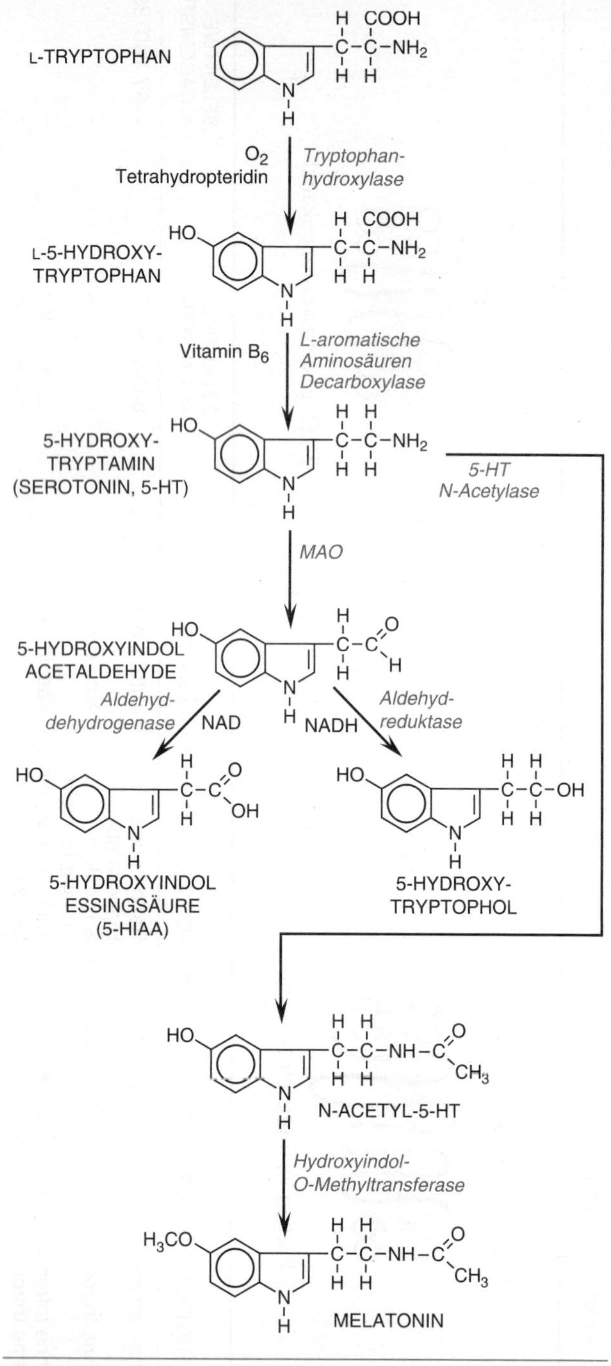

zeptorsubtyp erklärbar sind. Ausführliche pharmakologische Charakterisierung und das Klonieren der Rezeptor-DNAs haben diese Vermutungen mehrfach bestätigt. Die Vielfalt der 5-HT-Rezeptorsubtypen, die bisher kloniert werden konnte, ist einzigartig im Vergleich aller bekannten Rezeptorsubtypen für Neurotransmitter. Die 5-HT-Rezeptorsubtypen werden in unterschiedlichen, aber doch häufig überlappenden Mustern exprimiert (Palacios et al., 1990) und sind an verschiedene transmembranäre Signaltransduktionswege gekoppelt (siehe Tabelle 11.1). Vier 5-HT-Rezeptorfamilien mit definierten Funktionen, 5-HT_1 bis 5-HT_4, konnten identifiziert werden. Die 5-HT_1-, 5-HT_2- und 5-HT_{4-7}-Rezeptorfamilien gehören zur großen Familie der G-Protein-gekoppelten Rezeptoren mit einer typischen Membrantopologie, bestehend aus einem N-terminalen Ende, das über sieben transmembranäre Brückensegmente mit dem intrazellulär gelegenen C-Terminus verbunden ist (siehe Kapitel 2 und 12). Der 5-HT_3-Rezeptor ist dagegen ein ligandengesteuerter Ionenkanal für Na^+ und K^+ und in seiner Membrantopologie dem nikotinischen Cholinozeptor verwandt (siehe Kapitel 12).

Geschichte der 5-HT-Rezeptorsubtypen Erstmalig vermuteten Gaddum und Picarelli (1957) die Existenz von zwei 5-HT-Rezeptoren, die sie *M-* und *D-Subtyp* nannten. Von M-Rezeptoren wurde angenommen, daß sie auf parasympathischen Nervenendigungen lokalisiert sind und die Freisetzung von Acetylcholin steuern, während die D-Rezeptoren auf den glatten Muskelzellen vermutet wurden. Obwohl in nachfolgenden Untersuchungen sowohl an peripherem Gewebe als auch im Gehirn die Hypothese multipler 5-HT-Rezeptoren wieder-

Abbildung 11.2 Synthese und Inaktivierung von Serotonin. Synthetische Enzyme sind in grauer, Kofaktoren in schwarzer Schrift neben den Pfeilen dargestellt.

holt bestätigt werden konnte, brachten erst die Bindungsstudien mit Radioliganden von Perouka und Snyder (1979) den definitiven Beweis zweier unterschiedlicher Bindungsstellen für 5-HT. 5-HT_1-Rezeptoren hatten eine hohe Bindungsaffinität zu $[^3H]$-5-HT, während 5-HT_2-Rezeptoren eine hohe Affinität für $[^3H]$-Spiperon aufwiesen. Daraus wurde die bevorzugte Affinität als wichtigstes Kriterium für die Klassifizierung eines Rezeptors für die Zugehörigkeit zur 5-HT-Rezeptorfamilie festgelegt. Diese Klassifikation erwies sich als ungültig. Beispielsweise wurde ein im Plexus chorioideus exprimierter Rezeptor 5-HT_{1C}-Rezeptor genannt, weil er als dritter Rezeptor eine hohe Affinität zu 5-HT besitzt. Nach pharmakologischen Kriterien, dem Second-messenger-Mechanismus und der Aminosäuresequenz, gehört dieser Rezeptor jedoch eindeutig der 5-HT_2-Rezeptorfamilie an und wurde daher auch kürzlich zum 5-HT_{2C}-Rezeptor umbenannt. Die aktuelle, allgemein akzeptierte Klassifikation (Hoyer et al., 1994) beinhaltet sieben 5-HT-Rezeptorfamilien (siehe Tabelle 11.1). Es ist davon auszugehen, daß auch dieses Schema nicht entgültig ist, sondern in Zukunft mehrfachen Änderungen unterliegen wird. So gibt es beispielsweise überzeugende Hinweise dafür, daß der humane 5-$HT_{1D\beta}$-Rezeptor ein Homolog des in Nagetieren charakterisierten und geklonten 5-HT_{1B}-Rezeptors ist. Die gegenwärtige Bezeichnung für die homologen Rezeptorproteine bei verschiedenen Arten ist verwirrend und wird in Zukunft einer Überarbeitung bedürfen. Interessanterweise haben der 5-HT_{1B}-Rezeptor der Ratte und der 5-HT_{1D}-Rezeptor des Menschen eine zu 95% übereinstimmende Aminosäuresequenz, zeigen aber deutlich unterschiedliche pharmakologische Eigenschaften. Der Ratten-5-HT_{1B}-Rezeptor hat eine Affinität für β-Adrenozeptor-Antagonisten wie Pindolol und Propranolol, welche diejenigen des humanen 5-HT_{1D}-Rezeptors um das zwei- bis dreifache übertrifft. Dieser Unterschied resultiert aus dem Austausch einer einzigen Aminosäure in der siebten transmembranären Brückenregion des Rezeptors, wo das Threonin des humanen 5-HT_{1D}-Rezeptors gegen Asparagin im 5-HT_{1B}-Rezeptor der Nager ersetzt wird.

5-HT_1-Rezeptoren Alle fünf Mitglieder der 5-HT_1-Rezeptorfamilie haben einen hemmenden Einfluß auf die Adenylatcyclase. Nur ein 5-HT_1-Rezeptor, der 5-HT_{1A}-Rezeptor, öffnet einen rezeptorgekoppelten K^+-Kanal und hemmt einen spannungsabhängigen Ca^{2+}-Kanal, eine häufige Eigenschaft von Rezeptoren, die mit der pertussistoxinsensitiven G_i/G_o-Familie der G-Proteine gekoppelt sind (Limbird, 1988). Der 5-HT_{1A}-Rezeptor wurde in der Raphe und im Hirnstamm gefunden, wo er als somatodendritischer Autorezeptor auf den Zellkörpern serotonerger Neuronen lokalisiert ist (siehe Abbildung 11.3). Ein anderer Subtyp, der 5-HT_{1D}-Rezeptor (und das Homolog anderer Arten, der 5-HT_{1B}-Rezeptor) fungiert, die 5-HT-Freisetzung inhibierend, als Autorezeptor auf Axonendigungen. Der 5-HT_{1D}-Rezeptor, reichlich in der Substantia nigra und den Basalganglien exprimiert, reguliert wahrscheinlich die Depolarisationsfrequenz dopaminerger Neuronen und die Dopaminfreisetzung an Axonendigungen.

5-HT_2-Rezeptoren Die drei Subtypen der 5-HT_2-Rezeptoren sind über die Phospholipase C mit ihren zwei Second messengern Diacylglycerol (ein Aktivator der Proteinkinase C) und Inositoltriphosphat (ein intrazellulärer Ca^{2+}-Liberator) verbunden. Viele der 5-HT_2-Rezeptoren sind mit pertussistoxinresistenten G-Proteinen wie dem G_q-Protein gekoppelt. Für den 5-HT_{2A}-Rezeptor jedoch konnten, je nach Zellpräparation, Verbindungen zu beiden G-Proteinen sowohl den pertussistoxinsensitiven (G_i/G_o) als auch den resistenten (G_q, oder andere?) nachgewiesen werden. 5-HT_{2A}-Rezeptoren sind im Gehirn weit verbreitet, vor allem in der Nähe serotonerger Nervenendigungen. Eine hohe Dichte an 5-HT_{2A}-Rezeptoren konnte im präfrontalen Cortex, im Claustrum und in Thrombozyten nachgewiesen werden. 5-HT_{2A}-Rezeptoren des Magendarmtraktes sind scheinbar mit dem von Gaddum und Picarelli (1957) beschriebenen Subtyp-D-Rezeptoren identisch. 5-HT_{2B}-Rezeptoren wuden erstmals im Magenfundus nachgewiesen und konnten bislang nicht im ZNS gefunden werden. 5HT_{2C}-Rezeptoren haben eine sehr hohe Dichte im Plexus chorioideus, einer Epithelstruktur, die maßgeblich an der Synthese des Liquor cerebrospinalis beteiligt ist. Trotz der hohen Dichte der 5-HT_{2C}-Rezeptoren im Plexus chorioideus ist die Rolle dieser Rezeptoren nicht bekannt. Ein weiterer unerklärter Befund ist der hohe Expressionsgrad der 5HT_{2C}-Rezeptoren-mRNA im gesamten Gchirn, ohne eine korrespondierend hohe Dichte an 5HT_{2C}-Bindungsstellen. Bald nachdem es gelang, den 5-HT_{2C}-Rezeptor zu klonieren, berichteten Julius et al. (1989) über die ektopische Expression der Rezeptoren auf Fibroblasten, über die die Zellteilung und die maligne Entartung getriggert werden kann. Diese Ergebnisse geben Grund zu der Annahme, daß 5-HT zu seiner klassischen Aufgabe als Neurotransmitter auch eine Rolle als Wachstumsfaktor erfüllen könnte.

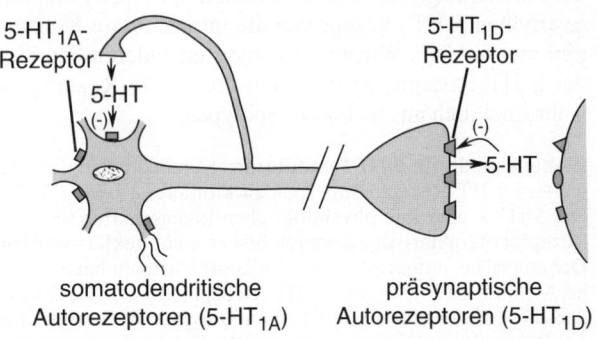

Abbildung 11.3 Zwei Klassen von 5-HT-Autorezeptoren mit unterschiedlichen Lokalisationen. Somatodendritische Autorezeptoren reduzieren die Depolarisationsfrequenz der Raphezellen, wenn sie durch freigesetztes 5-HT aus Axonkollateralen derselben oder benachbarten Neuronen aktiviert werden. Der präsynaptische Autorezeptor auf den Axonendigungen im Frontalhirn ist ein Rezeptorsubtyp mit unterschiedlichen pharmakologischen Eigenschaften und wurde als 5-HT_{1D}- (am Menschen) oder 5-HT_{1B}- (an Nagetieren) Rezeptorsubtyp klassifiziert. Dieser Rezeptor moduliert die Freisetzungsrate von 5-HT. Postsynaptische 5-HT_1-Rezeptoren sind ebenfalls dargestellt.

5-HT$_3$-Rezeptoren In seiner Eigenschaft, als ligandengebundener Ionenkanal zu operieren, ist der 5-HT$_3$-Rezeptor unter den monoaminergen Neurotransmitter gekoppelten Rezeptoren einzigartig. Der 5-HT$_3$-Rezeptor entspricht dem von Gaddum und Picarelli beschriebenen M-Rezeptor (Richardson et al., 1985). Aktivierung des 5-HT$_3$-Rezeptors führt zu einer schnellen Depolarisation durch Öffnung von Kationenkanälen. Diese Rezeptoren befinden sich an den parasympathischen Nervenendigungen des Gastrointestinaltraktes, sowohl an autochthonen als auch an vagalen Afferenzen. Im ZNS konnte im Nucleus tractus solitarii und der Area postrema eine hohe 5-HT$_3$-Rezeptordichte nachgewiesen werden. 5-HT$_3$-Rezeptoren des ZNS und Magendarmtraktes sind an der Entstehung des Brechreizes beteiligt und bilden die anatomische Basis für die antiemetische Wirkung der 5-HT$_3$-Rezeptorantagonisten. Die meisten ligandengesteuerten Ionenkanäle sind aus mehreren Untereinheiten aufgebaut. Lediglich am 5-HT$_3$-Rezeptor konnte bis zum heutigen Tag nur eine Untereinheit kloniert werden. Diese Untereinheit ist allein in der Lage, funktionelle Ionenkanäle für Kationen in Zellkulturen oder *Xenopus*-Oozyten auszubilden. Im Widerspruch dazu gibt es eindeutige pharmakologische Hinweise aus Versuchen an verschiedenen Geweben und intakten Tieren, daß auch der 5-HT$_3$-Rezeptor aus mehreren Untereinheiten besteht.

5-HT$_4$-Rezeptoren 5-HT$_4$-Rezeptoren sind im gesamten Organismus verstreut. Im ZNS wurden diese Rezeptoren an Neuronen des Colliculus superior und inferior und des Hippocampus gefunden. Im Gastrointestinaltrakt sind die 5-HT$_4$-Rezeptoren sowohl auf Neuronen (zum Beispiel Plexus myentericus) als auch auf Zellen der glatten Muskulatur und auf sekretorischen Zellen lokalisiert. Die Aufgabe des 5-HT$_4$-Rezeptors im Verdauungstrakt ist wahrscheinlich die Sekretionssteigerung und Stimulation der Peristaltik. Über eine Stimulation der Adenylatcyclase erhöhen 5-HT$_4$-Rezeptoren die intrazelluläre Konzentration an cAMP. Wie auch die meisten anderen Familien der 5-HT-Rezeptoren bestehen die 5-HT$_4$-Rezeptoren wahrscheinlich aus mehreren Subtypen.

Weitere geklonte 5-HT-Rezeptoren Kürzlich gelang, es drei weitere 5-HT-Rezeptorsubtypen zu klonieren (5-HT$_5$, 5-HT$_6$ und 5-HT$_7$), aber ihre physiologischen Eigenschaften und ihre Rezeptorcharakteristika konnten bisher nicht geklärt werden. Der atypische antipsychotische Wirkstoff Clozapin hat eine hohe Affinität zu 5-HT$_6$- und 5-HT$_7$-Rezeptoren. Der Nachweis, daß diese Eigenschaft von Clozapin die gute Wirksamkeit in der Behandlung der therapieresistenten Schizophrenie erklärt, steht noch aus.

Angriffspunkte von 5-HT

5-HT spielt eine wichtige Rolle in der Regulation der gastrointestinalen Motilität, es wird in enterochromaffinen Zellen und in Thrombozyten gespeichert. Obwohl die peripheren Speicher den überwiegenden Teil des körpereigenen 5-HT ausmachen, ist dieses Monoamin auch ein Neurotransmitter im ZNS.

Enterochromaffine Zellen Nach histologischen Kriterien zu urteilen, finden sich enterochromaffine Zellen hauptsächlich in der gastrointestinalen Mukosa mit deutlichem Schwerpunkt im Duodenum. Diese Zellen synthetisieren 5-HT aus Tryptophan und speichern es neben anderen Autacoiden wie der vasodilatatorischen Substanz P und weiteren Kininen. Die basale Freisetzung von 5-HT wird durch mechanische Wanddehnung wie z. B. durch Aufnahme von Nahrung oder hyperosmolarer Kochsalzlösung ausgelöst oder durch vagale Reizung gefördert. 5-HT hat vermutlich über das zwischen den glatten Muskelschichten gelegene myenterische Neuronengeflecht einen motilitätsfördernden Einfluß (Gershon, 1991). Die exzessive 5-HT-Sekretion neben der Sekretion anderer Autacoide aus einem malignen Karzinoid führt zu einer Vielzahl kardiovaskulärer, gastrointestinaler und neurologischer Fehlfunktionen. Zudem kann die Synthese großer Mengen von 5-HT durch Karzinoide zu einer Depletion an Tryptophan und Niacin führen (Pellagra).

Blutplättchen Blutplättchen unterscheiden sich von anderen geformten Bestandteilen des Blutes duch einen Mechanismus für die Aufnahme, die Speicherung und die endozytotische Freisetzung von 5-HT. 5-HT wird in den Blutplättchen nicht synthetisiert, sondern aus dem zirkulierenden Blut aufgenommen und in sekretorischen Granula gespeichert. Dies wird durch einen aktiven Transport ähnlich dem der Noradrenalinaufnahme durch sympathische Nervenendigungen gewährleistet (siehe Kapitel 6 und 12). Dem Na$^+$-abhängigen, transmembranären Transport in die Thrombozyten folgt die Aufnahme in *dense-core* Vesikel über einen elektrochemischen H$^+$-Ionengradient, der von einer ATPase aufgebaut wird. Blutplättchen können einen 5-HT-Gradienten von 1:1000 mit einer intrazellulären Konzentration von 0,6 M in den *dense-core* Speichervesikeln aufrechterhalten. Die Messung der Na$^+$-abhängigen 5-HT-Aufnahme ist ein sensitiver Assay zu Beurteilung der Aktivität verschiedener Wiederaufnahmehemmstoffe.

Die Hauptaufgabe der Blutplättchen ist der Verschluß von Löchern in verletzten Endothelzellen. Andererseits ist die funktionelle Integrität des Endothels für die Funktion der Plättchen unerläßlich (Furchgott und Vanhoutte, 1989). Die endotheliale Oberfläche wird ständig den Plättchen exponiert, denn der Scherstreß des zirkulierenden Blutes bedingt eine zentrifugale Anordnung der Thrombozyten (Gibbons und Dzau, 1994). Die Freisetzung des *endothelium derived relaxing factor* (EDRF, Stickstoffmonoxid und fraglich weitere Substanzen) antagonisiert die vasokonstriktorische Wirkung von Thromboxan und 5-HT (Furchgott und Vanhoutte, 1989, siehe Abbildung 11.4). Der Nettoeffekt der Plättchenaggregation wird vom funktionellen Status der Endothelfunktion entscheidend mitbestimmt (Hawiger, 1992; Ware und Heistad, 1993). Wenn Thrombozyten mit verletztem Endothel in Berührung kommen, setzen sie adhäsionsfördernde und 5-HT-freisetzende Substanzen wie ADP, Thrombin und Thromboxan A$_2$ frei (siehe Kapitel 26 und 54). Die Bindung von 5-HT an den 5-HT$_{2A}$-Rezeptor ruft eine leichte Thrombozytenaggregation hervor, die in Anwesenheit von Kollagen deutlich stärker ausfällt. Im Falle einer Endothelverletzung, die tief genug für einen Kontakt mit den glatten Muskelzellen der Gefäßwand ist, übt 5-HT einen direkt konstriktorischen Effekt aus und begünstigt so die Hämostase. Dieser Effekt wird durch lokal freigesetzte Autacoide (Thromboxan A$_2$, Kinine und vasoaktive Peptide) unterstützt. Bei Arteriosklerose wird durch die Endothelzerstörung und dem damit verbundenen Mangel an EDRF die Thrombusformation potenziert. Es entsteht so ein Circulus vitiosus, in dem 5-HT bei der Thrombusentstehung eine wichtige Rolle spielt. Außer bei der Arteriosklerose sind ähliche Mechanismen auch bei anderen Gefäßerkrankungen wie dem Morbus Raynaud und dem Koronarspasmus denkbar.

Kardiovaskuläres System Die klassische Reaktion der Blutgefäße auf 5-HT ist die Kontraktion, insbesondere im zerebralen, renalen, pulmonalen Stromgebiet sowie im Splanchnikusstromgebiet. Dieselbe Reaktion tritt in der Bronchialmuskulatur auf. 5-HT induziert außerdem verschiedenste Antworten am Herzen, die aus der Aktivierung von 5-HT-Rezeptoren und dadurch provozierten 5-HT-Reflexantworten resultieren, wie die Modifikation der autonomen Aktivität durch Stimulation oder Inhibition (Saxena und Villalon, 1990). Dadurch hat 5-HT positiv inotrope und chronotrope Effekte am Herzen, die durch die gleichzeitige Stimulation afferenter Nerven aus den Barorezeptoren und Chemorezeptoren abgeschwächt werden können. Ein Effekt an den vagalen Nervenendigungen zieht den Bezold-Jarisch-Reflex nach sich, der zu extremer Bradykardie und Hypotension führt. Die lokale Antwort der arteriellen Blutgefäße ist ebenfalls inhibitorisch als Folge der EDRF- und Prostaglandinfreisetzung und der Blockade der Noradrenalinfreisetzung aus sympathischen Nervenendigungen. Auf der anderen Seite verstärkt 5-HT die vasokonstriktorische Potenz von Noradrenalin, Angiotensin II und Histamin, was wiederum die hämostatische Kapazität von 5-HT fördert (siehe Gershon, 1991).

Gastrointestinaltrakt Die enterochromaffinen Zellen der Mukosa sind Ort der Synthese und Speicher des überwiegenden Teils des im Oganismus vorhandenen und die Quelle des zirkulierenden 5-HTs. Nach Freisetzung gelangt 5-HT über die Pfortader in die Leber, wo es rasch von der MAO-A metabolisiert wird (Gillis, 1985). Der Anteil von 5-HT, der dem Metabolismus entgeht, wird über das Endothel der Lungenkapillaren aus dem Blut aufgenommen und dann ebenfalls von der MAO inaktiviert. 5-HT reguliert nach Freisetzung durch vagale oder mechanische Reize lokal die gastrointestinale Funktion. Die Motilität der gastralen oder intestinalen glatten Muskulatur wird über mindestens sechs 5-HT-Rezeptorsubtypen (siehe Tabelle 11.2) verstärkt oder inhibiert (Dhasmana et al., 1993). Ort der stimulatorischen Antwort sind die Nervenendigungen der longitudinalen und zirkulären Darmmuskulatur (5-HT_4), die postsynaptischen Zellen der enterischen Ganglien (5-HT_3 und 5-HT_{1P}) und die Muskelzellen durch direkte Wirkungen des 5-HT (5-HT_{2A}-Rezeptoren im Darm und 5-HT_{2B}-Rezeptoren im Magenfundus). Im Ösophagus vermittelt 5-HT über 5-HT_4-Rezeptoren je nach Art eine Kontraktion oder Dilatation. Zahlreiche 5-HT_3-Rezeptoren afferenter Neuronen des Vagus und anderer Afferenzen sowie auf den enterochromaffinen Zellen spielen eine wichtige Rolle beim Erbrechen (Grunberg und Hesketh, 1993). Serotonerge Endigungen sind im Plexus myentericus beschrieben worden. Die 5-HT-Freisetzung triggert peristaltische Kontraktionen und erfolgt auf Acetylcholin, Stimulation noradrenerger Nerven, erhöhten intraluminalen Druck und pH-Senkung (Gershon, 1991).

Zentrales Nervensystem Zahlreiche Hirnfunktionen werden durch 5-HT beeinflußt. Diese sind unter anderem Schlaf, kognitive Prozesse, Sinneswahrnehmung, motorische Aktivität, Temperaturregulation, Schmerzwahrnehmung, Appetit, Sexualverhalten und Hormonfreisetzung. Vierzehn der bislang fünfzehn bekannten 5-HT-Rezeptoren konnten im Gehirn nachgewiesen werden, häufig überlappen die Expressionsgebiete. Obwohl bestimmte Muster der Rezeptorexpression auf einzelne Neurone nicht nachweisbar waren, ist es wahrscheinlich, daß mehrere Rezeptorsubtypen mit zum Teil gegensätzlichen Wirkungen auf demselben Neuron exprimiert sein können, was zu einer schier unüberschaubaren Vielfalt an Wirkungen führt.

Primär sind die Zellkörper der 5-HT-Neuronen in den Raphekerngebieten des Hirnstamms lokalisiert. Von dort aus bestehen Verbindungen in das gesamte Gehirn und Rückenmark (siehe Kapitel 12). Zur Freisetzung an Synapsen bestehen auch Hinweise auf eine Serotoninfreisetzung aus axonalen Aufftreibungen, den sogenannten *Varikositäten*, die keine direkten synaptischen Kontakte bilden (Descarries et al., 1990). Das aus den Varikositäten freigesetzte 5-HT diffundiert zu Umgebungszellen, ohne an diskreten Synapsen zu wirken. Diese nichtsynaptische Freisetzung gewährleistet einen weit verbreiteten Einfluß von 5-HT. Das geht mit der gängigen Vorstellung einher, daß 5-HT nicht nur als Neurotransmitter sondern auch als Neuromodulator wirkt (siehe Kapitel 12).

Serotonerge Nervenendigungen beinhalten alle Proteine, die zur Biosynthese von 5-HT aus Tryptophan notwendig sind (siehe Abbildung 11.2). Neusynthetisiertes 5-HT gelangt umgehend in Speichervesikel, wo es vor dem Angriff der MAO ge-

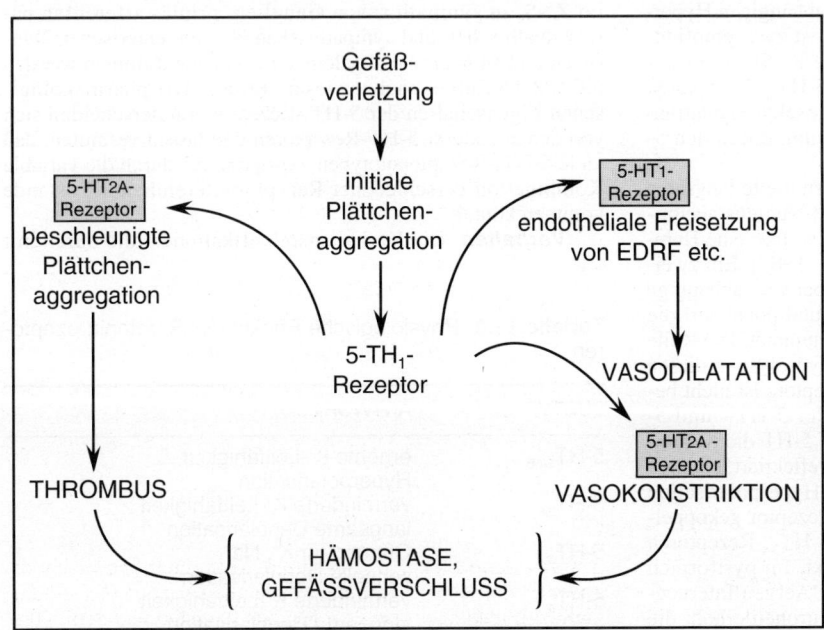

Abbildung 11.4 Schematische Darstellung der lokalen Wirkungen von 5-HT aus Blutplättchen. Die Freisetzung des in den Plättchen gespeicherten 5-HT wird durch die Aggregation getrigert. Die lokale Wirkung von 5-HT beinhaltet rückkoppelnde Wirkungen (Formveränderungen und beschleunigte Aggregation), die durch thrombozytäre 5-HT_{2A}-Rezeptoren vermittelt wird. Desweiteren kommt es zur Freisetzung des *endothelium derived relaxing factors* (EDRF) über Interaktion mit endothelialen, 5-HT_1-ähnlichen Rezeptoren und zur Kontraktion der glatten Muskulatur, die über 5-HT_{2A}-Rezeptoren vermittelt wird. Diese Einflüsse spielen zusammen mit weiteren Mediatorsystemen eine Rolle, die hier nicht dargestellt sind, und bewirken die Thrombusentstehung und Hämostase.

Tabelle 11.2 Einige Wirkungen von 5-HT im Gastrointestinaltrakt

ANGRIFFSPUNKTE	ANTWORT	REZEPTOR
enterochromaffine Zellen	Freisetzung von 5-HT	5-HT_3
	Hemmung der 5-HT-Freisetzung	5-HT_4
enterische Ganglienzellen (präsynaptisch)	Freisetzung von ACh	5-HT_4
	Hemmung der ACh-Freisetzung	5-HT_{1P}, 5-HT_{1A}
enterische Ganglienzellen (postsynaptisch)	schnelle Depolarisation	5-HT_3
	langsame Depolarisation	5-HT_{1P}
glatte Muskulatur, intestinal	Kontraktion	5-HT_{2A}
glatte Muskulatur, Magenfundus	Kontraktion	5-HT_{2B}
glatte Muskulatur, Ösophagus	Kontraktion	5-HT_4

Ach: Acetylcholin

schützt ist. Das durch Nervenimpulse freigesetzte 5-HT wird über einen Na^+-abhängigen Transporter, den 5-HT Transporter, wieder in die präsynaptische Nervenendigung aufgenommen. Die präsynaptische Wiederaufnahme ist ein hocheffizienter Mechanismus, die Wirkung des durch einen Nervenimpuls freigesetzten 5-HTs zu beenden. Das 5-HT, das der Wiederaufnahme entgeht, wird von der MAO inaktiviert, die sich sowohl im synaptischen Spalt als auch an der postsynaptischen Membran befindet.

Elektrophysiologie Die physiologische Antwort der 5-HT-Freisetzung variiert mit der Hirnregion und der involvierten neuronalen Stuktur sowie mit dem exprimierten 5-HT-Rezeptorsubtyp (für einen Überblick siehe Andrade und Chaput, 1991). 5-HT besitzt sowohl stimulatorische als auch inhibitorische Wirkungen (siehe Tabelle 11.3), die auch in derselben Präparation zu versetzten Zeitpunkten auftreten können. So ruft beispielsweise 5-HT im Hippokampus über 5-HT_{1A}-Rezeptoren eine Hyperpolarisation hervor, die von einer 5-HT_4-Rezeptor vermittelten langsamen Depolarisation gefolgt ist.

Die 5-HT_{1A}-Rezeptor induzierte Hyperpolarisation und Reduktion der Leitfähigkeit ist das Resultat einer erhöhten K^+-Leitfähigkeit. Diese Ioneneffekte, die sich durch Pertussistoxin hemmen lassen, sind von cAMP unabhängig, was darauf hindeutet, daß 5-HT_{1A}-Rezeptoren direkt über ein G_i-ähnliches G-Protein mit rezeptorabhängigen K^+-Kanälen gekoppelt sind (Andrade et al., 1986). Somatodendritische 5-HT_{1A}-Rezeptoren an Raphezellen führen ebenfalls zu einer K^+-abhängigen Hyperpolarisation. Das hier involvierte G-Protein ist zwar empfindlich auf Pertussistoxin, aber der ausgelöste K^+-Strom unterscheidet sich von dem über postsynaptische 5-HT_{1A}-Rezeptoren ausgelösten K^+-Strom im Hippokampus. Der exakte Signaltransduktionsweg der 5-HT Freisetzungshemmung durch den 5-HT_{1D}-Autorezeptor ist unbekannt.

Die über 5-HT_{2A}-Rezeptoraktivierung vermittelte langsame Depolarisation im präfrontalen Cortex, dem Nucleus accumbens und dem motorischen Facialiskern erfolgt über eine Hemmung der K^+-Leitfähigkeit (Aghajanian et al., 1987). Ein zweiter, davon getrennter Mechanismus, erhöht über Ca^{2+}-abhängige Membranströme die neuronale Exzitabilität und potenziert die Antwort auf exzitatorische Signale wie das Glutamat. Die Rolle der Signaltransduktion durch Phosphoinosithydrolyse in diesen physiologischen Wirkungen des 5-HT_{2A}-Rezeptors ist nicht belegt. Es scheint so, daß in Regionen, wo der 5-HT_1- und 5-HT_{2A}-Rezeptor koexistieren, die Antwort auf 5-HT die Kombination aus zwei gegensätzlichen Reaktionen reflektiert, nämlich der durch den 5-HT_1-Rezeptor vermittelten Hyperpolarisation und der entgegengesetzten, an den 5-HT_{2A}-Rezeptor gekoppelten langsamen Depolarisation. Werden die 5-HT_{2A}-Rezeptoren blockiert, ist die Hyperpolarisation verstärkt. Im pyriformen Cortex sind die 5-HT_{2A}-Rezeptoren auf GABAergen Interneuronen lokalisiert. Aktivierung dieser Interneuronen erhöht die GABA-Freisetzung (γ-Aminobuttersäure), wodurch sekundär die Depolarisationsrate der Pyramidenzellen reduziert wird. Für 5-HT_{2C}-Rezeptoren konnte an *Xenopus*-Oozyten, die die geklonte Rezeptor-mRNA tragen, eine Depression des K^+-Stromes gezeigt werden, im Gehirn konnte diese Wirkung bislang nicht nachvollzogen werden. Der 5-HT_4-Rezeptor, der an die Aktivierung der Adenylatcyclase gekoppelt ist, ruft ebenfalls eine langsame neuronale Depolarisation hervor, die durch Abnahme der K^+-Leitfähigkeit erreicht wird. Es ist unklar, warum zwei verschiedene 5-HT-Rezeptorfamilien über zwei voneinander getrennte Signaltransduktionswege dieselbe neurophysiologische Wirkung haben. Hinzu kommt ein weiterer Rezeptor, der 5-HT_{1P}-Rezeptor, der eine andere Art der Depolarisation vermittelt. Dieser Rezeptor, der an die Aktivierung der Adenylatcyclase gekoppelt ist, kommt ausschließlich im nervalen System des Darmes vor und besitzt ein einzigartiges pharmakologisches Profil.

Die durch den 5-HT_3-Rezeptor vermittelte schnelle Depolarisation ist Folge einer direkten Ionenkanalöffnung, die ein fester Bestandteil des Rezeptors selbst ist. Der durch den 5-HT_3-Rezeptor vermittelte Ioneneinstrom besitzt alle Charakteristika eines kationenselektiven, ligandengesteuerten Kanals. Die Membrandepolarisierung beruht auf einer simultanen Zunahme der Permeabilität für Na^+- und K^+-Ionen (Higashi und Nishi, 1982). *Patch-clamp*-Analysen haben bestätigt, daß der 5-HT_3-Rezeptor eine Rezeptorkanaleinheit darstellt, vergleichbar mit dem nikotonischen Cholinozeptor. 5-HT_3-Rezeptoren konnten im ZNS, in sympathischen Ganglien, primär afferenten parasympathischen und sympathischen Nerven, enterischen Neuronen und an neuronal abgeleiteten geklonten Zellinien wie den NG108-15-Zellen nachgewiesen werden. Die pharmakologischen Eigenschaften der 5-HT_3-Rezeptoren unterscheiden sich von denen anderer 5-HT-Rezeptoren und lassen vermuten, daß viele 5-HT_3-Rezeptorsubtypen existieren, die durch die variable Kombination verschiedener Rezeptoruntereinheiten zustande kommen könnte.

Verhalten Die Verhaltensmodifikationen, die durch mit

Tabelle 11.3 Physiologische Effekte der Serotoninrezeptoren

SUBTYP	ANTWORT
$5\text{-HT}_{1A,B}$	erhöhte K^+-Leitfähigkeit Hyperpolarisation
5-HT_{2A}	verminderte K^+-Leitfähigkeit langsame Depolarisation
5-HT_3	Öffnung für K^+, Na^+ schnelle Depolarisation
5-HT_4	verminderte K^+-Leitfähigkeit langsame Depolarisation

den 5-HT-Rezeptoren interagierenden Substanzen hervorgerufen werden, sind extrem vielfältig. Viele Verhaltensstudien an Tieren, zur Beurteilung der Einflüsse von Agonisten und Antagonisten, führten zu unterschiedlichen motorischen Antworten wie Schreckreflexen, Hinterbein- und Hüftabduktion, Kopfdrehungen oder stereotypen Bewegungswiederholungen. Operante Verhaltensmuster dienen als Modelle für die Aktivierung bestimmter 5-HT-Rezeptoren und sind für die Erforschung der verschiedenen Wirkungen zentral wirksamer Medikamente einschließlich derer, die mit 5-HT interagieren, sehr nützlich. So haben beispielsweise die Untersuchungen nach dem Wirkmechanismus der Halluzinogene in großem Umfang auf den Medikamentenvergleich zurückgegriffen (wie später diskutiert). Die folgende Darstellung ist auf Tiermodelle fokussiert, die nur unter Vorbehalt auf pathologische Gegebenheiten beim Menschen übertragbar sind, und soll keinen Versuch darstellen, die umfangreiche Literatur zu dem Thema 5-HT und Verhalten abzudecken. Exzellente Reviews hierzu, siehe: Glennon und Lucki, 1988; Zifa und Fillion, 1992 und Koek et al., 1992.

Schlaf-Wach-Rhythmik Die Kontrolle der Schlaf-Wach-Rhythmik ist das erste Verhaltensmuster, für das eine Beeinflussung durch 5-HT gezeigt werden konnte. In den späten 60er Jahren konnten zahlreiche Studien, die der Pionierarbeit an Katzen von Mouret et al. (1967) folgten, zeigen, daß eine Depletion an 5-HT duch die Gabe von *p*-Chlorophenylalanin zu Schlaflosigkeit führt, die durch die 5-HT-Vorstufe 5-Hydroxytryptophan aufgehoben werden kann. Erwartungsgemäß wird durch L-Tryptophan oder nichtselektive 5-HT-Agonisten die Einschlafdauer verkürzt und die Schlafzeit verlängert. Für 5-HT-Antagonisten ist sowohl eine Verlängerung als auch Verkürzung der Tiefschlafdauer nachgewiesen, was möglicherweise mit der Interaktion und Funktion verschiedener 5-HT-Rezeptorsubtypen zusammenhängt (für einen Überblick siehe Wasquier und Dugovic, 1990). Ein konstanter Befund sowohl an Menschen als auch an Tieren ist die Zunahme der Tiefschlafdauer nach Gabe eines selektiven 5-HT$_{2A/2C}$-Rezeptorantagonisten wie Ritanserin.

Aggression und Impulsivität Studienergebnisse an Menschen und Tieren lassen vermuten, daß 5-HT eine Schlüsselrolle in der Entstehung von Aggression und Impulsivität spielt. Mehrere Studien an Menschen berichten eine Korrelation zwischen niedrigen 5-HIAA-Konzentrationen im Liquor und gewalttätigen Suiziden, was ein Zusammenhang zu gewalttätigen, impulsiven Taten eher als zu der Suizidalität selbst darstellt (Brown und Linnoila, 1990). Wie mit so vielen Effekten von 5-HT waren pharmakologische Tierstudien zum aggressiven Verhalten unter 5-HT nicht eindeutig, obwohl ein Zusammenhang angenommen wird. Zwei kürzlich veröffentlichte genetische Studien unterstützen diese Meinung: Der 5-HT$_{1B}$-Rezeptor ist der erste 5-HT-Rezeptor, der genetisch unter dieser Fragestellung untersucht wurde, indem das 5-HT$_{1B}$-Rezeptor kodierende Gen in Mäusen untersucht wurde (Sandau et al., 1994). Die untersuchten Mäuse waren extrem aggressiv, was entweder eine Rolle des 5-HT$_{1B}$-Rezeptors in der Ausbildung zur Aggression benötigter neuronaler Pfade impliziert oder durch direkte verhaltensmodifizierende Wirkung des 5-HT$_{1B}$-Rezeptors zustande kommt. Eine kürzlich veröffentlichte genetische Studie an Menschen identifizierte eine Punktmutation im MAO-A Gen, die mit extremer Aggressivität und mentaler Retardierung assoziiert war (Brunner et al., 1993). Die zwei letztgenannten Studien geben dem Verdacht, daß 5-HT-Abnormalitäten mit aggressivem Verhalten korrelieren sind, neue Nahrung.

Angst und Depression Bei der Untersuchung der Effekte von 5-HT auf Angst und Depression an Tiermodellen konnten unterschiedliche Befunde erhoben werden, abhängig vom experimentellen Paradigma und anderen Variablen wie Spezies und Abstammungslinie. Sogar Buspiron, ein 5-HT$_{1A}$-Rezeptoragonist, der klinisch als Anxiolytikum Anwendung findet, konnte die Angst im klassischen Annäherungs-Vermeidungs-Modell, das in der Entwicklung der Benzodiazepine wegweisend war, nicht reduzieren. Buspiron und auch andere 5-HT$_{1A}$-Rezeptor-Agonisten sind aber in anderen Tiermodellen bezüglich anxiolytischer Effekte wirksam gewesen (Barrett und Vanover, 1993). Andere 5-HT-Rezeptoren wie der 5-HT$_{2A}$-, der 5-HT$_{2C}$- und der 5-HT$_3$-Rezeptor waren ebenfalls im Verdacht, die anxiolytischen Effekte der 5-HT-Agonisten zu vermitteln. Gleichzeitig vermutete man eine wichtige Rolle dieser 5-HT-Rezeptorsubtypen in der Entstehung depressiver Verhaltensweisen wie der erlernten Hilflosigkeit. Ein bemerkenswerter klinischer Befund bei depressiven Patienten ist, daß sich der therapeutische Effekt antidepressiver Substanzen durch Senkung der zerebralen 5-HT-Konzentration abrupt aufheben läßt. Dies erreicht man durch die Gabe von *p*-Chlorophenylalanin oder einer Tryptophanmangeldiät (Delgado et al., 1990). Dieser klinische Zusammenhang gibt, bei sonst wenig überzeugenden neurochemischen Ergebnissen, neue Zuversicht für die Rolle von 5-HT bei der Pathogenese der Depression (Siever et al., 1991).

Pharmakologische Manipulation der 5-HT-Konzentrationen in Geweben

Experimentell wird die Bedeutung von 5-HT untersucht, indem man versucht, die 5-HT-Konzentration im Gewebe zu verändern oder 5-HT-Rezeptoren zu blockieren. Bis vor kurzem war die Manipulation der endogenen 5-HT-Konzentration das gängigste Verfahren, da die Wirkungen der 5-HT-Antagonisten nur unzureichend verstanden waren.

Die Tryptophanhydroxylase, das geschwindigkeitsbestimmende Enzym in der 5-HT-Synthese, ist die vulnerable Stelle. Eine Diät, die arm an Tryptophan ist, führt zu einer Konzentrationsabnahme an 5-HT im Gehirn; im Gegensatz dazu wird die zerebrale 5-HT-Konzentration durch vermehrte diätetische Tryptophanaufnahme erhöht. Hinzu kommt eine Verarmung an 5-HT nach Gabe eines Tryptophanhydroxylase-Inhibitors. Der meistgebrauchte selektive Tryptophanhydroxylase-Inhibitor ist das *p*-Chlorophenylalanin, das zu einer irreversiblen Enzymhemmung führt. *p*-Chlorophenylalanin provoziert eine lang anhaltende Verarmung an 5-HT ohne die Konzentrationen der Katecholamine zu beeinflussen.

p-Chlorophenylalanin und andere halogenierte Amphetamine fördern die 5-HT-Freisetzung aus Plättchen und Nervenzellen. Der raschen Freisetzung folgt eine lange und selektive 5-HT-Verarmung im Gehirn. Die halogenierten Amphetamine sind ein gebräuchliches experimentelles Hilfmittel, und eines von ihnen, das *Fenfluramin*, findet als Appetitzügler klinische Anwendung. Wie auch immer, die Wirkungsmechanismen dieser Wirkstoffgruppe bleiben ungewiß. Der über Wochen anhaltende 5-HT-Mangel im Gehirn geht mit einem selektiven Proteinverlust in den an 5-HT mangelnden Neuronen einher (5-HT-Transporter und Tryptophanhydroxylase), was bedeutet, daß die halogenierten Amphetamine neurotoxisch sind. Trotz der lang anhaltenden biochemischen Defizite bleiben Zeichen des neuronalen Zelltodes aus. Eine andere Sustanzgruppe, die ringsubstituierten Tryptaminderivate wie das 5,7-Dihydroxytryptamin (Struktur siehe Abbildung 11.1), führen zu einer inkonstanten Degeneration der 5-HT-Neuronen. In erwachsenen Tieren zerstört 5-HT selektiv die serotonergen Axonendigungen, die intakten Zellkörper bleiben zurück und ermöglichen zum Teil eine Axonregeneration. In neugeborenen Tieren dagegen werden durch 5,7-Dihydroxytryptamin sowohl die Zellkörper als auch die Axonendigungen zerstört, was eine Regeneration unmöglich macht.

Ein weiterer, hocheffektiver Mechanismus, die synaptische Verfügbarkeit von 5-HT zu erhöhen, ist die Hemmung der präsynaptischen Reakkumulation des neuronal freigesetzten 5-HT. Selektive 5-HT-Wiederaufnahmehemmer wie *Fluoxetin* potenzieren die Wirkung des neuronal freigesetzten 5-HT. Bei der gemeinsamen Applikation mit 5-Hydroxytryptophan bewirken 5-HT-Wiederaufnahmehemmer eine heftige Aktivierung serotonerger Wirkungen. Neben anderen ist das modernste und verbreitetste Therapeutikum gegen die endogene Depression ein selektiver 5-HT-Wiederaufnahmeinhibitor (siehe Kapitel 19).

Nicht-selektive Therapeutika, die den 5-HT-Spiegel beeinflussen, sind MAO-Inhibitoren und Reserpin. MAO-Inhibitoren blockieren den Hauptabbauweg des 5-HT und erhöhen dadurch dessen Konzentration, während Reserpin die neuronalen Speicher entleert und dadurch zu einer 5-HT-Depletion führt. Diese Behandlungen ändern die 5-HT-Konzentration tiefgreifend im gesamten Organismus. Vergleichbare Veränderungen treten auch in den Konzentrationen der Katecholamine auf, so daß Reserpin und MAO Inhibitoren nur eine limitierte Brauchbarkeit als wissenschaftliches Werkzeug besitzen. Beide haben jedoch in der Therapie mentaler Störungen ihren Platz: Reserpin als Antipsychotikum (siehe Kapitel 18), und MAO-Inhibitoren als Antidepressiva (siehe Kapitel 19).

5-HT-REZEPTOR-AGONISTEN UND -ANTAGONISTEN

5-HT-Rezeptor-Agonisten

Die direkten 5-HT-Agonisten besitzen chemisch unterschiedliche Strukturen und sind pharmakologisch sehr verschieden (siehe Tabelle 11.4). In Anbetracht der Vielzahl verschiedener 5-HT-Rezeptorsubtypen ist diese Vielfalt nicht überraschend. 5-HT$_{1A}$-rezeptorselektive Agonisten haben viel zum Verständnis dieses Rezeptors beigetragen und stellen eine neue Klasse anxiolytischer Medikamente wie *Buspiron, Gepiron* und *Isaperon* dar (siehe Kapitel 18). 5-HT$_{1D}$-rezeptorselektive Agonisten wie *Sumatriptan* sind in ihrer vasokonstriktorischen Wirkung einzigartig. Sumatriptan ist das modernste und effektivste Medikament in der Behandlung akuter Migräneattacken (siehe Kapitel 21). Eine große Zahl verschiedener 5-HT-Rezeptoragonisten (z. B. *Cisaprid*) befinden sich in verschieden Entwicklungsphasen in der Therapie gastrointestinaler Störungen (siehe Kapitel 38). Diese selektiven 5-HT-Rezeptoragonisten werden in den Kapiteln ausführlicher besprochen, die sich unmittelbar mit der Behandlung der relevanten pathologischen Zusammenhänge auseinandersetzen.

D-Lysergsäurediethylamid (LSD) Unter den vielen nichtselektiven 5-HT-Agonisten ist LSD der bemerkenswerteste. Dieses Ergotderivat bewirkt tiefgreifende Änderungen im menschlichen Verhalten und ruft psychische Veränderungen und Halluzinationen schon ab einer Dosis von 1 µg/kg hervor. Dieser potente wesensändernde Effekt von LSD erklärt sowohl den Mißbrauch durch den Menschen als auch die Faszination experimenteller Wissenschaftler, die sich mit dem Wirkungsmechanismus von LSD befassen. Die chemische Struktur von LSD ist folgende:

LSD wurde 1943 von Albert Hoffmann erstmalig synthetisiert, der dessen einzigartige Wirkung entdeckte, als er versehentlich kleine Mengen der Substanz zu sich genommen hatte. Die chemische Vorstufe, die Lysergsäure, kommt in der Natur in einem Pilz vor, der auf Weizen und Roggen wächst, besitzt aber alleine noch keine halluzinatorische Potenz. LSD besitzt in seiner Struktur einen Indolalkylaminrest, und schon früh vermuteten Wissenschaftler, daß es mit 5-HT-Rezeptoren interagiert. Frühe Studien am Meerschweinchendarm zeigten, daß LSD ein potenter 5-HT-Antagonist ist. Seither wurde klar, daß LSD mit zerebralen 5-HT-Rezeptoren als Agonist interagiert. LSD ersetzt 5-HT an 5-HT$_{1A}$-Rezeptoren an Raphezellkernen und reduziert so die Depolarisationsrate serotonerger Neuronen. In der Raphe sind 5-HT und LSD gleich gut wirksam. In den serotonergen Projektionsfeldern (wie den optischen Relaisstationen) wirkt LSD weit schwächer als 5-HT (Aghajanian et al., 1987). Diese uneinheitliche Wirkung an Zellkörpern und deren Projektionsfeldern könnten die von LSD verursachten abnormalen optischen Antworten erklären. In Medikamentenuntersuchungen an einem Modell, von dem angenommen wurde, daß es die subjektiven Effekte mißbräuchlich genutzter Substanzen untersucht, schienen die stimulierenden Effekte von LSD und anderer Halluzinogene durch Aktivierung des 5-HT$_{2A}$-Rezeptors vermittelt zu sein (Glennon 1990). Im Einklang mit diesen Ergebnissen konnte die Analyse rezeptorgebundener Phosphoinositolhydrolyse zeigen, daß LSD und andere halluzinatorische Substanzen als partielle oder komplette Agonisten an 5-HT$_{2A}$- und 5-HT$_{2C}$-Rezeptoren wirken. Eine wichtige, aber bislang ungeklärte Frage ist die, ob die 5-HT$_{2C}$-agonistische Wirkkomponente etwas zu den Verhaltensänderungen beiträgt. LSD interagiert auch intensiv mit anderen 5-HT-Rezeptoren, auch mit einigen erst kürzlich geklonten, deren Funktionen bislang gar nicht bestimmt werden konnten. Die halluzinatorischen Phenylethylaminderivate wie das 1-(4-Bromo-1,5-dimethoxyphenyl)-2-aminopropan sind selektive 5-HT$_{2A/2C}$-Rezeptoragonisten. Einer der vielversprechendsten Ansätze zum Verständnis der Halluzinogene ist die kürzliche Wiederaufnahme klinischer Untersuchungen mit Halluzinogenen (Strassman et al.,

Tabelle 11.4 Serotonerge Substanzen: Hauptwirkung und klinische Anwendung

REZEPTOR	WIRKUNG	MEDIKAMENTENBEISPIELE	KLINISCHE STÖRUNG
$5\text{-}HT_{1A}$	partieller Agonist	Buspiron, Ipsaperon	Angst, Depression
$5\text{-}HT_{1D}$	Agonist	Sumatriptan	Migräne
$5\text{-}HT_{2A/2C}$	Antagonist	Methysegid, Risperidon, Ketanserin	Migräne, Depression, Schizophrenie
$5\text{-}HT_3$	Antagonist	Ondansetron	durch Chemotherapie induziertes Erbrechen
$5\text{-}HT_4$	Agonist	Cisaprid	gastrointestinale Störungen
5-HT-Transporter	Inhibitor	Fluoxetin, Sertalin	Depression, Zwangsstörungen

1994). Es wird jetzt unter Umständen möglich, am Menschen die einst am Tiermodell aufgestellten Hypothesen zu testen.

8-Hydroxy-2(N,N-dipropylamino)-tetralin (8-OH-DPAT)

Dieser selektive Prototyp eines $5\text{-}HT_{1A}$-Rezeptor-Agonisten ist als kostbares experimentelles Hilfsmittel verfügbar. Die Struktur von 8-OH-DPAT ist:

8-OH-DPAT interagiert nicht mit anderen Mitgliedern der $5\text{-}HT_1$-Rezeptorsubtypfamilie oder mit $5\text{-}HT_2$-, $5\text{-}HT_3$- oder $5\text{-}HT_4$-Rezeptoren. 8-OH-DPAT reduziert die Depolarisationsrate von Raphezellen durch Aktivierung der $5\text{-}HT_{1A}$-Autorezeptoren und inhibiert die neuronalen Entladungen in den Zielregionen (z. B. Hippocampus) durch direkte Interaktion mit postsynaptischen $5\text{-}HT_{1A}$-Rezeptoren. Eine Reihe der langkettigen Arylpiperazine wie Buspiron, Gepiron und Ipsapiron sind selektive partielle Agonisten am $5\text{-}HT_{1A}$-Rezeptor. Andere, eng verwandte Arylpiperazine wirken als $5\text{-}HT_{1A}$-Rezeptorantagonisten. Buspiron, die erste klinisch verfügbare Substanz dieser Reihe, hat begrenzten Erfolg in der Therapie von Angststörungen gezeigt. Es wurde postuliert, daß die sedativen Eigenschaften der Benzodiazepine, die Buspiron fehlen, dazu geführt haben, daß Patienten den Benzodiazepinen den Vorzug geben. Andere Arylpiperazine (Gepiron und Ipsapiron) werden für die Therapie der Depression und Angst entwickelt.

m-Chlorophenylpiperazin (mCPP)

Die *in vivo* Wirkungen von mCPP reflektieren vornehmlich die Aktivierung der $5\text{-}HT_{1B}$- und/oder $5\text{-}HT_{2A/2C}$-Rezeptoren, obwohl diese Substanz in Radioligandenbindungsstudien *in vitro* nicht subtypselektiv war. MCPP (Strukturformel siehe unten) ist ein aktiver Metabolit des Antidepressivums *Tradozon*.

mCPP ist einer der wenigen 5-HT-Agonisten, der zu klinischen Studien zugelassen ist und in zerebralen 5-HT Studien an Menschen breite Anwendung gefunden hat. Die Substanz beeinflußt eine Reihe neuroendokriner Parameter und ruft tiefgreifende Wesensveränderungen hervor, von denen die Angst ein führendes Symptom ist (Murphy, 1990). mCPP erhöht die Kortisol- und Prolaktinsekretion, wahrscheinlich durch eine Kombination aus $5\text{-}HT_1$- und $5\text{-}HT_{2A/2C}$-Aktivierung. Es erhöht auch die Wachstumshormonsekretion, dies jedoch am ehesten über einen 5-HT-unabhängigen Mechanismus. $5\text{-}HT_{2A/2C}$-Rezeptoren scheinen zumindest einen Teil der anxiogenen Effekte von mCPP zu vermitteln, da $5\text{-}HT_{2A/2C}$-Rezeptorantagonisten durch mCPP induzierte Angst abschwächen. Tierstudien lassen einen stärkeren Einfluß der $5\text{-}HT_{2C}$-Rezeptoren in dieser mCPP-Wirkung vermuten.

5-HT-Rezeptor-Antagonisten

Auch die Eigenschaften der 5-HT-Rezeptor-Antagonisten variieren breit. Ergotalkaloide und verwandte Komponenten sind nicht-spezifische 5-HT-Antagonisten, trotzdem binden einige Ergotderivate, wie das Metergolin, vorzugsweise an Mitglieder der $5\text{-}HT_2$-Rezeptorfamilie. Einige selektive $5\text{-}HT_{2A/2C}$- und $5\text{-}HT_3$-Rezeptor-Antagonisten sind erst seit kurzem verfügbar. Die Mitglieder dieser Substanzklasse besitzen deutlich voneinander abweichende chemische Strukturen ohne ein gemeinsames Strukturmerkmal, das eine Affinitätsvorhersage zuließe. *Ketanserin* ist der Prototyp des $5\text{-}HT_{2A}$-Rezeptor-Antagonisten (siehe unten). Eine große Zahl $5\text{-}HT_3$-Rezeptor-Antagonisten wird derzeit zu Behandlung gastrointestinaler Störungen untersucht (siehe Kapitel 38). *Ondansetron*, Prototyp eines $5\text{-}HT_3$-Rezeptor-Antagonisten, bewies hohe Effektivität in der Behandlung des chemotherapieinduzierten Erbrechens (Grunberg und Hesketh, 1993).

Klinische Effekte der 5-HT-assoziierten Medikamente zeigen sich oft erst nach längerer Zeit der Anwendung. Dies gilt insbesondere für Substanzen, die zur Therapie affektiver Störungen wie Angst oder Depression in Anwendung sind (siehe Kapitel 18 und 19). Dieser verspätete Wirkungseintritt hat ausgeprägtes Interesse an potentiell adaptiven Veränderungen in der Rezeptordichte und -sensitivität nach chronischer Medikamentengabe wach werden lassen. Laborstudien haben die agonistenprovozierte Rezeptorsensitivitätsabnahme und die *down*-Regulation der 5-HT-Rezeptorsubtypen zeigen können, ein kompensatorischer Mechanismus, der sich in zahlreichen

Neurotransmittersystemen nachvollziehen läßt. Ein unüblicher adaptiver Prozeß hingegen ist die antagonisteninduzierte *down*-Regulation des 5-HT$_{2C}$-Rezeptors in Ratten und Mäusen nach chronischer Therapie mit Rezeptor-Antagonisten (Sanders-Bush, 1990). Dieser bislang unbekannte Mechanismus der paradoxen 5-HT$_{2A/2C}$-Rezeptorregulation hat beträchtliches Interesse geweckt, zumal viele klinisch erfolgreiche Substanzen wie Clozapin, Ketanserin und Amitriptylin diese unübliche Eigenheit haben. Wie 5-HT$_{2C}$-Rezeptor-cDNA Studien an Zellinien gezeigt haben, besitzen diese Substanzen wie auch andere 5-HT$_{2A/2C}$-Rezeptor-Antagonisten negativ intrinsische Eigenschaften (Barker et al., 1994). Diese Eigenheit der negativ intrinsischen Aktivität ist zu den klassischen Meinungen widersprüchlich, nach denen Rezeptor-Antagonisten die Rezeptorwirkung eines Agonisten blockieren, ohne eigene Effekte zu auszuüben. Eine andere Gruppe von 5-HT$_{2A/2C}$-Rezeptor-Antagonisten wirken in klassischer Manier. Es ist nicht bekannt, ob diese verschiedenen Eigenheiten der 5-HT$_{2A/2C}$-Rezeptor-Antagonisten klinisch signifikant sind.

Ketanserin *Ketanserin* (Strukturformel siehe unten) eröffnete eine neue Ära in der 5-HT-Rezeptorpharmakologie. Ketanserin blockiert potent die 5-HT$_{2A}$-Rezeptoren, weniger potent die 5-HT$_{2C}$-Rezeptoren und hat weder einen signifikanten Effekt an den 5-HT$_3$- oder 5-HT$_4$-Rezeptoren noch an den Mitgliedern der 5-HT$_1$-Rezeptorfamilie. Es ist wichtig zu wissen, daß Ketanserin eine hohe Affinität zu α-Adrenozeptoren und zu histaminergen Rezeptoren besitzt (Janssen, 1983).

KETANSERIN

Ketanserin senkt den Bluddruck bei Patienten mit arteriellem Hochdruck in einem Ausmaß, das mit dem der β-Rezeptorantagonisten oder Diuretika vergleichbar ist.

> In Deutschland wird die blutdrucksenkende Eigenschaft eher als schwach beurteilt und Ketanserin spielt als Antihypertensivum nur eine untergeordnete Rolle (Anm. d. Hrsg.).

Das Medikament reduziert den Tonus der Kapazitäts- und Widerstandsgefäße. Diese Wirkung resultiert aus der α$_1$-Rezeptorblockade, nicht aus der Blockade der 5-HT$_{2A}$-Rezeptoren. Ketanserin inhibiert die durch 5-HT induzierte Plättchaggregation, aber vermag die durch andere Substanzen vermittelte Aggregationssteigerung nicht zu reduzieren. Ketanserin ist bislang in den Vereinigten Staaten noch nicht im Handel, ist aber in einigen europäischen Ländern verfügbar. Schwere Nebenwirkungen in der Therapie mit Ketanserin wurden bislang nicht dokumentiert.

Seine orale Bioverfügbarkeit beträgt ungefähr 50% und die Plasmahalbwertszeit liegt zwischen 12 und 25 Stunden. Es wird primär hepatisch metabolisiert.

Chemische Verwandte des Ketanserins, wie das Ritanserin, sind selektivere 5-HT$_{2A}$-Rezeptor-Antagonisten mit einer niedrigeren Afffinität an α$_1$-Adrenozeptoren. Ritanserin, wie auch die meisten anderen 5-HT$_{2A}$-Rezeptor-Antagonisten, antagonisiert auch wirksam den 5-HT$_{2C}$-Rezeptor. Die physiologische Signifikanz der 5-HT$_{2C}$-Rezeptorblockade ist nicht bekannt. MDL 100,507 ist der Prototyp einer neuen Serie potenter 5-HT$_{2A}$-Rezeptor-Antagonisten, die gegenüber dem 5-HT$_{2C}$-Rezeptor hochselektiv für den 5-HT$_{2A}$-Rezeptor sind. Erste klinische Versuche mit MDL 100,507 in der Behandlung der Schizophrenie waren vielversprechend.

Clozapin *Clozapin*, ein 5-HT$_{2A/2C}$-Rezeptorantagonist, repräsentiert eine neue Klasse atypischer antipsychotischer Medikamente mit einer, im Vergleich zu den klassischen Neuroleptika, reduzierten Inzidenz extrapyramidal motorischer Nebenwirkungen bei stärkerer Wirksamkeit in der Behandlung der Schizopreniesymptome. Clozapin hat auch eine hohe Affinität zu Dopaminrezeptorsubtypen (siehe Kapitel 18).

Risperidon Eine der modernsten Strategien im Design zusätzlicher atypischer Medikamente zur Behandlung der Schizophrenie ist es, 5-HT$_{2A/2C}$ und Dopamin D$_2$ rezeptorblockierende Wirkungen in einem Molekül zu kombinieren (Leysen et al., 1993). *Risperidon* beispielsweise ist ein starker 5-HT$_{2A}$- und D$_2$-Rezeptorantagonist. Von Risperidon wurde in niedrigen Dosen eine Abschwächung negativer Schizophreniesymptome bei gleichzeitig nur geringer Inzidenz extrapyramidal motorischer Nebenwirkungen berichtet. Extrapyramidal motorische Nebenwirkungen wurden erst in exzessiver Dosierung von mehr als 6 mg pro Tag häufig verursacht. Risperidon ist kürzlich von der amerikanischen Food and Drug Administration zur Behandlung der Schizophrenie in den USA zugelassen und ist auch in anderen Staaten für den klinischen Gebrauch verfügbar.

Methysergid *Methysergid* (1-Methyl-*d*-lyserginsäurebutanolamid) ist eine dem LSD oder Methylergonovin verwandte Substanz. Die Strukturformel ist unten gezeigt.

METHYSERGID

Methysergid blockiert die 5-HT$_{2A}$- und 5-HT$_{2C}$-Rezeptoren, aber in einigen Präparationen scheint es eine partiell agonistische Aktivität zu haben. Methysergid inhibiert die vasokonstriktorischen und pressorischen Effekte von 5-HT genauso wie die 5-HT-Wirkungen an verschiedenen Typen extravaskulärer glatter Muskulatur. Es konnte sowohl eine Blockade als auch eine Nachahmung der zentralen 5-HT-Effekte gefunden werden. Methysergid ist nicht selektiv (es interagiert auch mit 5-HT$_1$-Rezeptoren), aber sein therapeutischer Effekt resultiert primär aus einer Blockade der 5-HT$_2$-Rezeptoren. Obwohl Methysergid ein Ergotamin ist, hat es nur geringe vasokonstriktorische und wehenauslösende Aktivität.

Methysergid fand Anwendung in der prophylaktischen Behandlung der Migräne und anderer vaskulärer Kopfschmerzen einschließlich dem Horton-Syndrom (siehe Kapitel 21). Im akuten Migräneanfall bleibt es ohne Wirkung. Der protektive Effekt entwickelt sich über einen Behandlungszeitraum von ein bis zwei Tagen und verliert sich nur zögernd nach Absetzen der Medikation. Methysergid wurde auch in der Bekämpfung von Diarrhoe und Malresorption bei Patienten mit Karzinoidtumoren eingesetzt und könnte in der Behandlung des *dumping syndrome* nach Gastrektomie vorteilhaft sein. Beide Erkrankungen haben eine 5-HT-vermittelte Komponente. Dennoch ist Methysergid nicht gegen andere von Karzinoidtumoren ausgeschüttete Substanzen (z. B. Kinine) wirksam. Aus diesem Grund ist die bevorzugte Substanz zur Therapie der Malresorption bei Patienten mit Karzinoidtumoren das Somatostatinanalog *Octreotidacetat*, das die Sekretion aller von Karzinoidtumoren gebildeter Substanzen unterdrückt (siehe Kapitel 55).

Nebenwirkungen des Methysergids sind normalerweise nur mild und von kurzer Dauer, auch wenn gelegentlich die Therapie wegen schwereren Nebenwirkungen abgebrochen werden muß. Die häufigsten Nebenwirkungen sind gastrointestinale Störungen wie Sodbrennen, Diarrhoe, Krämpfe, Übelkeit und Erbrechen. Zentrale Nebenwirkungen bestehen in Schwindel, Müdigkeit, Nervosität, Schlaflosigkeit, Verwirrung, Erregung, Haluzinationen und sogar kurzdauernde psychotische Episoden. Gewichtszu- oder -abnahme können auftreten. Reaktionen passend zur vaskulären Insuffizienz sind ebenso wie Exazerbationen von Angina pectoris Anfällen beschrieben worden. Eine seltene, aber ernste Nebenwirkung bei längerer Therapiedauer ist die entzündliche Fibrose. Abhängig vom Manifestationsort verursacht diese Nebenwirkung verschiede Syndrome wie die retroperitoneale Fibrose, pleuropulmonale Fibrose und Koronar- oder Endokardfibrose. Üblicherweise ist die Fibrose nach Beendigung der Therapie reversibel, dauerhafte Herzvitien sind jedoch beschrieben worden. Wegen dieser Gefahr wird anderen Medikamenten in der prophylaktischen Therapie der Migräne der Vorzug gegeben. Bei Langzeittherapie mit Methysergid sollte die Behandlung alle sechs Monate für drei Wochen ausgesetzt werden.

Cyproheptadin Die Strukturformel von Cyproheptadin ähnelt der von Phenothiazin-Histamin-H$_1$-Antagonisten, und tatsächlich ist es ein effektiver H$_1$-Blocker. Cyproheptadin besitzt wegen seiner Fähigkeit, an 5-HT$_{2A}$-Rezeptoren zu binden, auch eine ausgeprägte 5-HT-blockierende Aktivität an glatten Muskelzellen. Zusätzlich hat es milde anticholinerge Wirkungen und besitzt eine leichte zentral sedierende Potenz.

CYPROHEPTADIN

Cyproheptadin teilt die Eigenschaften und Anwendungen anderer H$_1$-Antagonisten (siehe Kapitel 25). Es ist in der Behandlung von Hautallergien, insbesondere dem begleitenden Juckreiz, sinnvoll und nützlich beim Fieberexanthem. Bei Allergien ist die Wirkung von Cyproheptadin als ein 5-HT-Antagonist irrelevant, da die 5-HT$_{2A}$-Rezeptoren beim Menschen in das allergische Geschehen nicht involviert sind. Einige Ärzte empfehlen Cyproheptadin zur Antagonisierung der sexuellen Nebenwirkungen bei der Therapie mit selektiven 5-HT-Wiederaufnahmehemmern wie dem Fluoxetin oder Sertralin (siehe Kapitel 19). Die 5-HT-blockierende Wirkkomponente von Cyproheptadin erklärt seinen Wert in der Behandlung des Postgastrektomie *dumping syndrome*, der intestinalen Hypermotilität beim Karzinoid und in der Migräneprophylaxe. Trotzdem ist Cyproheptadin bei keiner dieser Störungen das Medikament der ersten Wahl.

Die Nebenwirkungen von Cyproheptadin ähneln denen anderer H$_1$-Antagonisten wie z. B. die Schläfrigkeit. Gewichtszunahme und vermehrtes Wachstum bei Kindern ist beobachtet worden, was einer Interferenz mit der Regulation der Wachstumshormonsekretion zugesprochen wird.

AUSBLICK

Die Existenz molekularer Reagenzien wie die cDNA-Klone, die 5-HT-Rezeptorsubtypen und 5-HT-selektive Neurotransmittertransporter kodieren (siehe Kapitel 19), wird die Entwicklung selektiverer Substanzen fördern. Es ist mittlerweile bekannt, daß die 5-HT-Rezeptorsubtypen unterschiedlicher Agonisten unabhängige Wirkungen besitzen. Darüber hinaus existieren 5-HT-Rezeptor-Antagonisten, die nur die Rezeptorbesetzung durch den Agonisten blockieren (*negativer Antagonismus*) oder solche, die neben der Blockade auch wirkungslose Rezeptorkonformationen stabilisieren (*inverser Antagonismus*). Ferner wird die Entwicklung vielleicht zukünftig eher dahin verfeinert, bestehende neuronale Aktivität an sich zu unterdrücken, als umgekehrt die Wirkung exzessiver Mengen an freigesetztem Transmitter zu blockieren. Verbesserte Versuchsmodelle zur Untersuchung komplexer Verhaltensmuster wie der Angst, der Depression, der Aggression, dem Zwang und anderen haben bereits gezeigt, welche therapeutischen Resultate mit der simultanen Blockade mehrerer Rezeptorpopulationen erreichbar sind. Die Weiterentwicklung von Tiermodellen, die Einblick in die physiologischen Mechanismen beispielsweise von Schlaf, Sexualität, Appetit, Emotionen, Sinnes- und Schmerzwahrnehmung, motorische Kontrolle und Verdauung am Menschen geben, sollten weiteres Licht in das Verständnis der involvierten Rezeptorpopulationen bringen, die dann Ziel der Behandlung von Störungen dieser komplexen Prozesse sein können.

LITERATUR

Andrade, R., Malenka, R.C., and Nicoll, R.A. A G protein couples serotonin and GABA-B receptors to the same channels in hippocampus. *Science*, **1986**, *234*:1261—1265.

Barker, E.L., Westphal, R.S., Schmidt, D., and Sanders-Bush, E. Constitutively active 5HT$_{2C}$ receptors reveal novel inverse agonist activity of receptor ligands. *J. Biol. Chem.*, **1994**, *296*: 11687—11690.

Brunner, H.C., Nelen, M., Breakefield, X.O., Ropers, H.H., and VanOost, B.A. Abnormal behavior associated with a point mutation in the structural gene for monoamine oxidase A. *Science*, **1993**, *262*: 578—580.

Delgado, P.L., Charney, D.S., Price, L.H., Aghajanian, G.K., Landis, H., and Heninger, G.R. Serotonin function and the mechanism of antidepressant action. Reversal of antidepressant-induced remission by rapid depletion of plasma tryptophan. *Arch. Gen. Psychiatry*, **1990**, *47*: 411—418.

Gaddum, J.H., and Picarelli, Z.P. Two kinds of tryptamine receptors. *Br. J. Pharmacol.*, **1957**, *12*: 323—328.

Higashi, H., and Nishi, S. 5-Hydroxytryptamine receptors of visceral primary afferent neurons on rabbit nodose ganglia. *J. Physiol.*, **1982**, *323*: 543—567.

Julius, D., Livelli, T.J., Jessell, J.M., and Axel, R. Ectopic expression of the serotonin-1c receptor and the triggering of malignant transformation. *Science*, **1989**, *244*: 1057—1062.

Mouret, J., Froment, J.L., Bobillier, P., and Jouvet, M. étude neuropharmacologique et biochemique des insomnies provoquées par la P.-chlorophÇnylalanine. *J. Physiol. (Paris)*, **1967**, *59*: 463—464.

Peroutka, S.J., and Snyder, S.H. Multiple serotonin receptors: differential binding of [^{3}H]5-hydroxytryptamine, [^{3}H]-lysergic acid diethylamide and [^{3}H]-spiroperidol. *Mol. Pharmacol.*, **1979**, *16*: 687—699.

Rapport, M.M., Green, A.A., and Page, I.H. Serum vasoconstrictor (serotonin). IV. Isolation and characterization. *J. Biol. Chem.*, **1948**, *176*: 1243—1251.

Richardson, B.P., Engel, G., Donatsch, P., and Stadler, P.A. Identification of serotonin M-receptor subtypes and their specific blockade by a new class of drugs. *Nature*, **1985**, *316*: 126—131.

Saudou, F., Amara, D.A., Dierich, A., LeMeur, M., Ramboz, S., Segu, L., Buhot, M.-C., and Hen, R. Enhanced aggressive behavior in mice lacking 5-HT$_{1B}$ receptor. *Science*, **1994**, *265*: 1875—1878.

Sjoerdsma, A. Medical progress—-serotonin. *N. Engl. J. Med.*, **1959**, *261*: 181—188.

Strassman, R.J., Qualls, C.R., Uhlenhuth, E.H., and Kellner, R. Dose-response study of N,N-dimethyltryptamine in humans. II. Subjective effects and preliminary results of a new rating scale. *Arch. Gen. Psychiatry*, **1994**, *51*: 98—108.

Monographien und Übersichtsartikel

Aghajanian, G.K., Sprouse, J.S., and Rasmussen, K. Physiology of the midbrain serotonin system. In, *Psychopharmacology: The Third Generation of Progress*. (Meltzer, H., ed.) Raven Press, New York, **1987**, pp. 141—149.

Andrade, R., and Chaput, Y. The electrophysiology of serotonin receptor subtypes. In, *Serotonin Receptor Subtypes: Basic and Clinical Aspects*. (Peroutka, S.J., ed.) [*Receptor Biochemistry and Methodology*], Vol.15. Wiley-Liss, Inc., New York, **1991**, pp. 103—124.

Barrett, J.E., and Vanover, K.E. 5-HT receptors as targets for the development of novel anxiolytic drugs: models, mechanisms and future directions. *Psychopharmacology*, **1993**, 112: 1—12.

Brodie, B.B., and Shore, P.A. A concept for a role of serotonin and norepinephrine as chemical mediators in the brain. *Ann. N.Y. Acad. Sci.*, **1957**, *66*: 631—642.

Brown, G.L., and Linnoila, M.I. CSF serotonin metabolite (5-HIAA) studies in depression, impulsivity and violence. *J. Clin. Psychiatry*, **1990**, *51 Suppl. 4*: 31—41.

Descarries, L., Audet, M.A., Doucet, G., Garcia, S., Oleskevich, S., Seguela, P., Soghomonian, J.J., and Watkins, K.C. Morphology of central serotonin neurons: brief review of quantified aspects of their distribution and ultrastructural relationships. *Ann. N.Y. Acad. Sci.*, **1990**, *600*: 81—92.

Dhasmana, K.M., Zhu, Y.N., Cruz, S.L., and Villalon, C.M. Gastrointestinal effects of 5-hydroxytryptamine and related drugs. *Life Sciences*, **1993**, *53*: 1651—1661.

Erspamer, V. (ed.). *5-Hydroxytryptamine and Related Indolealkylamines*. [*Handbuch der Experimentellen Pharmakologie*], Vol. 19. Springer-Verlag, Berlin, **1966a**.

Erspamer, V. Occurrence of indolealkylamines in nature. In, *5-Hydroxytryptamine and Related Indolealkylamines*. (Erspamer, V., ed.) [*Handbuch der Experimentellen Pharmakologie*], Vol. 19. Springer-Verlag, Berlin, **1966b**, pp. 132—181.

Furchgott, R.F., and Vanhoutte, P.M. Endothelium-derived relaxing and contracting factors. *FASEB J.*, **1989**, *3*: 2007—2018.

Gershon, M.D. Serotonin, its role and receptors in enteric neurotransmission. In, *Kynurenine and Serotonergic Pathways*. (Schwarcz, R., ed.) *Advances in Experimental Medicine and Biology*, Vol. 294. Plenum Press, New York, **1991**, pp. 221—230.

Gibbons, G.H., and Dzau, V.J. The emerging concept of vascular remodeling. *N. Engl. J. Med.*, **1994**, *330*: 1431—1438.

Gillis, C.N. Peripheral metabolism of serotonin. In, *Serotonin and the Cardiovascular System*. (Vanhoutte, P.M., ed.) Raven Press, New York, **1985**, pp. 27—42.

Glennon, R.A. Do classical hallucinogens act as 5-HT agonists or antagonists? *Neuropsychopharmacology*, **1990**, *3*: 509—517.

Glennon, R.A., and Lucki, I. Behavioral models of serotonin receptor activation. In, *The Serotonin Receptors*. (Sanders-Bush, E., ed.) The Humana Press, Clifton, N.J., **1988**, pp. 253—293.

Grunberg, S.M., and Hesketh, P.J. Control of chemotherapy-induced emesis. *N. Engl. J. Med.*, **1993**, *329*: 1790—1796.

Hawiger, J. Repertoire of platelet receptors. In, *Platelets: Receptors, Adhesion, Secretion*. (Hawiger, J., ed.) *Methods in Enzymology*, Vol. 215. Academic Press, San Diego, CA, **1992**, pp.131—136.

Hoyer, D., Clarke, D.E., Fozard, J.R., Hartig, P.R., Martin, G.R., Mylecharane, E.J., Saxena, P.R., and Humphrey, P.P.A. VII International Union of Pharmacology classification of receptors for 5-hydroxytryptamine. *Pharmacol. Rev.*, **1994**, *46*: 157—203.

Janssen, P.A.J. 5-HT$_2$ receptor blockade to study serotonin-induced pathology. *Trends Pharmacol. Sci.*, **1983**, *4*: 198—206.

Koek, W., Jackson, A., and Colpaert, F.C. Behavioral pharmacology of antagonists at 5-HT$_2$/5-HT$_1$C receptors. *Neurosci. Biobehav. Rev.*, **1992**, *16*: 95—105.

Leysen, J.E., Janssen, P.M.F., Schotte, A., Luyten, W.H.M.L., and Megens, A.A.H.P. Interaction of antipsychotic drugs with neurotransmitter receptor sites *in vitro* and *in vivo* in relation to pharmacological and clinical effects: role of 5-HT$_2$ receptors. *Psychopharmacology*, **1993**, *112*: S40—S54.

Limbird, L.E. Receptors linked to inhibition of adenylate cyclase: additional signaling mechanisms. *FASEB J.*, **1988**, *2*: 2686—2695.

Mansour, T.E. Chemotherapy of parasitic worms: new biochemical strategies. *Science*, **1979**, *205*: 462—469.

Murphy, D.L. Neuropsychiatric disorders and the multiple human brain serotonin receptor subtypes and subsystems. *Neuropsychopharmacology*, **1990**, *3*: 457—471.

Page, I.H. The discovery of serotonin. *Perspect. Biol. Med.*, **1976**, *20*: 1—8.

Palacios, J.M., Waeber, C., Hoyer, D., and Mengod, G. Distribution of serotonin receptors. *Ann. N.Y. Acad. Sci.*, **1990**, *600*: 36—52.

Peroutka, S.J., and Howell, T.A. The molecular evolution of G protein-coupled receptors: focus on 5-hydroxytryptamine receptors. *Neuropharmacology*, **1994**, *33*: 319—324.

Sanders-Bush, E. Adaptive regulation of central serotonin receptors linked to phosphoinositide hydrolysis. *Neuropsychopharmacology*, **1990**, *3*: 411—416.

Saxena, P.R., and Villalón, C.M. Cardiovascular effects of serotonin agonists and antagonists. *J. Cardiovasc. Pharmacol.*, **1990**, *15 Suppl. 7*: S17—S34.

Shih, J.C. Molecular basis of human MAO A and B. *Neuropsychopharmacology*, **1991**, *4*: 1—7.

Siever, L.J., Kahn, R.S., Lawlor, B.A., Trestman, R.L., Lawrence, T.L., and Coccaro, E.F. II. Critical issues in defining the role of serotonin in psychiatric disorders. *Pharmacol. Rev.*, **1991**, *43*: 509—525.

Sjoerdsma, A., and Palfreyman, M.G. History of serotonin and serotonin disorders. *Ann. N.Y. Acad. Sci.*, **1990**, *600*: 1—8.

Udenfriend, S. Biochemistry of serotonin and other indoleamines. *Vitam. Horm.*, **1959**, *17*: 133—151.

Wauquier, A., and Dugovic, C. Serotonin and sleep-wakefulness. *Ann. N.Y. Acad. Sci.*, **1990**, *600*: 447—459.

Ware, J.A., and Heistad, D.D. Platelet-endothelium interactions. *N. Engl. J. Med.*, **1993**, *328*: 628—635.

Zifa, E., and Fillion, G. 5-Hydroxytryptamine receptors. *Pharmacol. Rev.*, **1992**, *44*: 401—458.

TEIL III MEDIKAMENTE MIT WIRKUNG AUF DAS ZENTRALE NERVENSYSTEM

12 NEUROTRANSMISSION UND DAS ZENTRALE NERVENSYSTEM

Floyd E. Bloom

Arzneimittel, die auf das zentrale Nervensystem (ZNS) einwirken, beeinflussen das Leben des Einzelnen jeden Tag. Diese Substanzen besitzen einen unschätzbaren therapeutischen Wert, da sie spezifische physiologische und psychologische Effekte hervorrufen. Ohne allgemeine Anästhetika wäre die moderne Chirurgie nicht denkbar. Arzneimittel, die das ZNS beeinflussen, sind in der Lage Schmerz zu lindern, Fieber zu senken, unkontrollierbare Bewegungen zu unterdrücken, Schlaf zu induzieren oder den Wachzustand aufrechtzuerhalten, das Verlangen nach Nahrung zu reduzieren oder den Brechreiz zu verringern. Selektiv wirksame Arzneimittel können in der Behandlung von Angstzuständen, Manien, Depressionen oder Schizophrenie eingesetzt werden, ohne daß sie das Bewußtsein verändern (siehe Kapitel 18 und 19).

Die nicht durch einen Arzt verordnete Selbstmedikation von ZNS-aktiven Arzneimitteln ist eine weit verbreitete Praxis. Sozial akzeptierte Stimulanzien oder Beruhigungmittel erzeugen bei vielen ein Gefühl der Stabilität, Erleichterung und sogar Freude. Jedoch kann der exzessive Gebrauch von diesen oder anderen Arzneimitteln das Leben nachteilig beeinflussen, entweder über ihren unkontrollierten, zwanghaften Gebrauch, der zur physischen Abhängigkeit von diesen Arzneimitteln führt oder über toxische Nebenwirkungen, die bis zur tödlichen Überdosis reichen können (siehe Kapitel 24).

Die Einzigartigkeit von Wirkstoffen, die das ZNS und das Verhalten beeinflussen, stellt die Wissenschaftler, deren Forschungsgebiet das ZNS ist, vor eine außerordentliche wissenschaftliche Herausforderung – den Versuch, die zellulären und molekularen Grundlagen für die enorm komplexen und vielfältigen Funktionen des menschlichen Gehirns zu verstehen. Bei diesem Unterfangen haben Pharmakologen zwei Hauptziele: die Anwendung von Substanzen, um die Mechanismen im normalen ZNS aufzuklären sowie geeignete Arzneimittel zu entwickeln, die pathophysiologische Zustände im abnormen ZNS verbessern helfen.

Ansätze zur Aufklärung der Wirkorte und -mechanismen von ZNS-wirksamen Arzneimitteln erfordern das Verständnis der zellulären und molekularen Biologie des Gehirns. Obwohl das Wissen über Anatomie, Physiologie und Chemie des Nervensystens noch weit davon entfernt ist vollständig zu sein, führte die Beschleunigung interdisziplinärer Forschung auf dem Gebiet des ZNS zu bemerkenswerten Fortschritten. Dieses Kapitel stellt Richtlinien und fundamentale Prinzipien für eine umfassende Analyse von Wirkstoffen vor, die im ZNS angreifen. Spezifische therapeutische Ansätze zu neurologischen und psychiatrischen Störungen werden in den folgenden Kapiteln diskutiert (siehe Kapitel 13 bis einschließlich 24).

ORGANISATIONSPRINZIPIEN DES GEHIRNS

Das Gehirn ist eine Ansammlung miteinander verschalteter neuronaler Systeme, das die eigenen und alle anderen Aktivitäten in einer dynamischen und komplexen Art und Weise reguliert. Die grobe anatomische Einteilung kann nur eine oberflächliche Klassifizierung der Verteilung der Hirnfunktionen vermitteln.

Makrofunktionen der Hirnareale

Zerebraler Cortex Die zwei zerebralen Hemisphären bilden die größten Einheiten des Gehirns. Regionen des Cortex werden auf unterschiedliche Art und Weise eingeteilt: (1) aufgrund der Modalität der verarbeiteten Information (z. B. sensorisch, einschließlich somatosensorisch, visuell, akustisch und olfaktorisch, ebenso motorisch und assoziatorisch), (2) aufgrund der anatomischen Lage (frontal, temporal, parietal und occipital) und (3) aufgrund der geometrischen Anordnung unterschiedlicher Zelltypen in den Hauptschichten des Cortex (zytoarchitektonische Einteilung). Der zerebrale Cortex weist in einem definierten Areal ein relativ einheitliches laminares Erscheinungsbild auf. Man nimmt an, daß säulenartige Anordnungen von jeweils ca. 100 vertikal vernetzten Neuronen eine elementare Prozessoreinheit bilden. Die spezialisierten Funktionen eines kortikalen Areals entstehen aus dem Zusammenspiel dieser Einheiten durch Vernetzungen mit anderen kortikalen Regionen (kortikokortikale Systeme) oder nichtkortikalen Hirnarealen (subkortikale Syteme) (Morrison und Hof 1992). Verschiedene Anteile dieser säulenartigen, nebeneinander liegenden Prozessoreinheiten könnten funktionell, wenngleich auch vorübergehend, zusammengefaßt sein zu größeren informationsverarbeitenden Entitäten. Die Pathologie der Alzheimer-Erkrankung zum Beispiel zerstört die Integrität dieser säulenartigen Einheiten und die kortikokortikalen Vernetzungen (Morrison 1993, siehe auch Kapitel 22).

Diese säulenartigen Entitäten dienen dazu, „in Clustern vorkommende, verteilte Systeme ... zu verschalten", in denen nach Informationsverarbeitung sensorische Assoziationen schnell modifizierbar sind (Tononi et al., 1992). Kortikale Areale, die als *Assoziationsfelder* bezeichnet werden, erhalten von primärer kortikalen sensorischen Arealen Information und verarbeiten diese auf bisher ungeklärte Weise, um daraus höhere kortikale Funktionen wie z. B. abstraktes Denken, Gedächtnis oder Bewußtsein abzuleiten. Die zerebralen Cortices sorgen auch für eine übergeordnete Kontrolle des autonomen Nervensystems, die in der Integration von somatischen und vegetativen Funktionen inklusive der kardiovaskulären und gastrointestinalen Systeme besteht.

Limbisches System Das limbische System ist eine Ansammlung von Hirnarealen (Hippocampus-Formation, Amygdala-Komplex, Septum, Olfaktoriuskern, Basalganglien und einige Kerngebiete des Diencephalon), das die subkortikalen Grenzen des darunter liegenden Kerngebietes umrandet und dem eine Vielzahl von komplexen emotionalen und motivationsassoziierten Funktionen zugeordnet werden. Der Begriff Limbisches System ist umstritten, denn die einzelnen Komponenten bilden funktionell kein einheitliches System und die Grenzen dieses Systems sind willkürlich definiert. Teile des limbischen Systems sind maßgeblich für Funktionen, die präziser definierbar sind. So bilden die Basalganglien oder das Neostriatum (Nucleus caudatus, Putamen, Globus pallidus und Nucleus lentiformis) einen wichtigen Bestandteil des *extrapyramidalen motorischen Systems*. Dieses System vervollständigt die Funktion des pyramidalen (oder willkürlichen) motorischen Systems. Schaden am extrapyramidalen System unterdrückt die Fähigkeit Willkürbewegungen zu beginnen und verursacht Störungen, die durch unfreiwillige Bewegungen charakterisiert sind wie z. B. der Ruhetremor und der Rigor des Morbus Parkinson oder die unkontrollierte Extremitätenbewegung der Chorea Huntington (siehe auch Kapitel 22). In ähnlicher Weise ist der Hippocampus für die Gedächtnisbildung von Neugelerntem existentiell, da diese Funktion bei Alzheimer-Patienten verloren ist und bei diesen gleichzeitig intrinsische Strukturen des Hippocampus zerstört sind (Zola-Morgan und Squire, 1993).

Diencephalon Der *Thalamus* liegt im Zentrum des Gehirns, unterhalb des Cortex und der Basalganglien und über dem Hypothalamus. Die Neurone des Thalamus sind in unterschiedlichen Clustern oder Kernen angeordnet, die entweder paarig oder mittelständig angelegt sind. Diese Kerne agieren als Umschaltstationen zwischen aufsteigenden sensorischen Bahnen und dem Cortex, zwischen einzelnen Regionen des Thalamus und dem Hypothalamus und zwischen den Basalganglien und den Assoziationsfeldern des Cortex. Auch regulieren Thalamuskerne und die Basalganglien viszerale Funktionen: Aphagie, Adipsie und ebenso der generelle sensorische Neglect folgen auf die Zerstörung des Corpus striatum oder bestimmter Bahnen, die dort enden.

Der *Hypothalamus* ist die prinzipielle Integrationsstation des gesamten autonomen Nervensystems. Neben anderen Funktionen reguliert er die Körpertemperatur, den Wasserhaushalt, den intermediären Metabolismus, den Blutdruck, den Sexual- und Tageszyklus, die Sekretion der Adenohypophyse sowie den Schlaf und Emotionen. Neuere Fortschritte bei zytophysiologischen und chemischen Hypothalamusdissektionen haben über Verbindungen und mögliche Funktionen von individuellen Hypothalamuskernen Aufschluß gegeben (Swanson, 1986).

Mittelhirn und Hirnstamm Das *Mesencephalon*, die *Pons* und die *Medulla oblongata* verbinden die zerebralen Hemisphären und den Thalamus-Hypothalamus mit dem Rückenmark. Diese „Brückenanteile" des ZNS beinhalten sowohl die meisten Hirnnervenkerne als auch die wesentlichen auf- und absteigenden Bahnen der Cortices und des Rückenmarks. Diese Regionen enthalten auch die *Formatio reticularis*, eine wichtige, aber unvollständig charakterisierte Struktur der grauen Substanz, die periphere sensorische und motorische Ereignisse mit der höhergestellten nervalen Integration verbindet. Die Mehrzahl der Monoamine enthaltenden Neurone des Gehirns (siehe unten) ist dort lokalisiert. Zusammen repräsentieren diese Regionen das Feld der zentralen Integration für die Koordination essentieller Reflexe wie Schlucken oder Erbrechen und weiterhin solche, die das kardiovaskuläre und respiratorische System betreffen. Diese Areale enthalten auch die primäre rezeptive Region für die Informationsverarbeitung afferenter viszeraler Reize. Die Formatio reticularis ist verantwortlich für die Schlafregulation, die Weckbarkeit und den Grad der Vigilanz sowie für die Koordination der Augenbewegungen. Die Bahnen, die von der Formatio reticularis aus projizieren, wurden „unspezifisch" genannt, weil ihre Zielgebiete diffuser verteilt sind als die vieler anderer Neurone (z. B. spezifische thalamokortikale Projektionen). Jedoch innerviert das retikuläre System seine Ziele auf kohärente, funktionelle Art und Weise trotz ihrer weiten Verteilung (Foote und Aston-Jones 1994, Mesulam 1994).

Cerebellum Das Kleinhirn erhebt sich von der posterioren Pons hinter den zerebralen Hemisphären. Es ist ebenfalls vielschichtig und reichhaltig in seiner zytologischen Organisation angelegt. Die Lobuli und Foliae des Cerebellums projizieren zu tiefer gelegenen zerebellären Kernen, diese wiederum projizieren relativ selektiv zum Motorcortex (über den Thalamus) und zu Hirnstammkernen, die vestibuläre Aufgaben (Positionsstabilisierung) erfüllen. Zusätzlich zur Aufrechterhaltung des Muskeltonus der gegen die Schwerkraft wirkenden Muskulatur und der ständigen Rückkopplung während Willkürbewegungen der Extremitäten und des Stammes reguliert das Cerebellum auch viszerale Funktionen (z. B. die Herzfrequenz, besonders um den Blutfluß bei Lagewechsel aufrechtzuerhalten).

Rückenmark Das Rückenmark erstreckt sich vom kaudalen Ende der Medulla oblongata bis zu den unteren lumbalen Wirbeln. Innerhalb dieser Menge an Neuronen und Bahnen wird die sensorische Information der Haut, Muskeln, Gelenke und Viszera lokal mit Motoneuronen und primär sensorischen Zwischenneuronen koordiniert, die zu höheren Zentren projizieren und von dort Informationen erhalten. Das Rückenmark ist in anatomische Segmente unterteilt (zervikal, thorakal, lumbal und sakral), die mit den Unterteilungen der peripheren Nerven und den spinalen Kolumnen korrespondieren. Auf- und absteigende Bahnen des Rückenmarks sind in der weißen Substanz am Außenrand des Marks lokalisiert, wohingegen intersegmentale Verbindungen und synaptische Kontakte innerhalb der H-förmig angeordneten grauen Substanz im Markinneren konzentriert sind. Sensorische Information wird in das dorsale Mark geleitet, und motorische Befehle verlassen das Rückenmark durch den ventralen Anteil. Die präganglionären Neurone des autonomen Nervensystems (siehe Kapitel 6) befinden sich in den intermediolateralen Säulen der grauen Substanz. Autonome Reflexe (z. B. Wechsel der Hautdurchblutung bei Temperaturwechsel) können einfach innerhalb lokaler Segmente des Rückenmarks nachgewiesen werden, wie durch die Aufrechterhaltung dieser Reflexe nach Rückenmarksdurchtrennung gezeigt wird.

Mikroanatomie des Gehirns

Zelluläre Organisation des Gehirns Das gegenwärtige Verständnis über die zelluläre Organisation des ZNS kann einfach nach drei Hauptmustern neuronaler Verknüpfungen betrachtet werden (siehe Shepherd, 1988). Ungeachtet dessen, ob Neurone innerhalb geschichteter Strukturen operieren (so wie der Bulbus olfactorius, der zerebrale Cortex, die Hippocampus-Formation und das Cerebellum) oder in haufenartigen Gruppierungen (definierte Ansammlungen zentraler Neurone formen *Nuclei*), formen einzelne Neurone durch Muster neuronaler Erregung funktionelle Gruppen, um den Informationsfluß innerhalb und mit anderen Hirnregionen zu regulieren. *Lange, hierarchische neuronale Organisationen* werden typischerweise in primär sensorischen und motorischen Bahnen gefunden. Hier ist die Weiterleitung der Informationen streng sequentiell, und miteinander verbundene Neurone sind hierarchisch angeordnet. Primäre Rezeptoren (der Retina, des Innenohrs, des Riechepithels, der Zunge und der Haut) leiten zuerst weiter zu primären Schaltzellen, diese zu sekundären Schaltzellen und diese letztendlich zu primären sensorischen Feldern des zerebralen Cortex. Für efferente motorische Systeme besteht eine umgekehrte Reizweiterleitung mit hierarchisch absteigenden Impulsen vom motorischen Cortex zum spinalen Motoneuron. Das hierarchische Organisationsschema gewährleistet einen präzisen Informationsfluß, jedoch zu dem Preis, daß beim Ausfall eines Zwischenschrittes das ganze System ausfällt.

Lokale Kreisbahnen-Neurone etablieren ihre Verbindungen hauptsächlich in ihrer unmittelbaren Umgebung. Solche lokalen Kreisbahnen-Neurone sind häufig klein und haben wenige Fortsätze. Es wird angenommen, daß sie den Informationsfluß durch ihren kleinen räumlichen Funktionsbereich regulieren (z. B. erweitern oder verringern). In Anbetracht ihrer kurzen Axone funktionieren sie wahrscheinlich *ohne* Aktionspotentiale zu erzeugen. Diese wiederum sind Voraussetzung für eine langstreckige Signalübermittlung zwischen hierarchisch angeordneten Neuronen. Die Neurotransmitter für viele Lokalerregungsneurone in den meisten Hirnregionen wurden pharmakologisch ermittelt (siehe unten).

Unifokale divergente Erregung wird von einigen neuronalen Systemen des Hypothalamus, der Pons und des Hirnstammes eingesetzt. Von ihrer gruppierten anatomischen Lage senden diese Neurone vielarmige und divergierende Verbindungen zu vielen Zielgebieten aus. Fast ausschließlich liegen diese Zielgebiete außerhalb der Hirnregion der aussendenden Neurone. In keinem Fall erscheinen diese Zellen als sequentielle Elemente eines bekannten hierarchischen Systems. Vielmehr erscheinen sie als Lokalerregungsneurone, deren räumliche Domäne ein bis zwei Größenordnungen über der für klassisch intraregionale Interneurone liegt. Zum Beispiel projizieren Neurone des Locus coeruleus von der Pons zum Cerebellum, Rückenmark, Thalamus und einigen kortikalen Arealen, ohne daß die Funktion der Zielgebiete offensichtlich beeinträchtigt wäre, wenn diese adrenergen Projektionsfasern experimentell zerstört werden. Dies deutet darauf hin, daß die Struktur divergent und nicht hierarchisch ist. Diese Systeme könnten Verbindungen zwischen Hirnregionen vermitteln, die nur vorübergehende Integration benötigen. Viele andere langstreckig projizierende Systeme des Mittelhirns passen in dieses Organisationsschema, das weder hierarchisch noch streng lokal ist. Die Neurotransmitter für einige dieser Verbindungen sind gut charakterisiert (siehe unten), während andere noch identifiziert werden müssen.

Zellbiologie der Neurone Neurone werden auf unterschiedlichste Art und Weise eingeteilt: bezüglich ihrer Funktion (sensorisch, motorisch oder Interneuron), ihrer Lokalisation oder der Identität des Neurotransmitters, der synthetisiert und freigesetzt wird. Mikroskopische Untersuchungen konzentrieren sich auf die generelle Form und insbesondere auf die Anzahl der Verzweigungen vom Zellkörper aus. Die meisten Neurone haben ein *Axon*, um Signale zu funktionell verknüpften Zielzellen zu übermitteln. Andere Fortsätze, *Dendriten* genannt, gehen vom Nervenzellkörper aus, um synaptische Kontakte von anderen Neuronen zu erhalten. Diese Dendriten verzweigen sich mitunter in sehr komplexe Formen. Neurone weisen die zytologischen Charakteristika von hochaktiven sekretorischen Zellen auf: große Zellkerne, große rauhe und glatte endoplasmatische Retikula und häufig Gruppen von speziellen glatten endoplasmatischen Retikula (Golgi-Apparat). In diesen werden die Sekretionsprodukte der Zelle in membrangebundene Organellen zum Transport aus der Zelle über Axon oder Dendriten verpackt (Abbildung 12.1). Neurone und ihre zellulären Fortsätze sind reich an Mikrotubuli, die verlängerte Tubuli mit einem Durchmesser von ca. 24 nm darstellen. Ihre Funktion besteht darin, das verlängerte Axon und Dendriten zu stützen und den reziproken Transport von essentiellen Makromolekülen und Zellorganellen zwischen dem Zellkörper und dem entfernten Axon oder Dendriten zu ermöglichen.

Die Stellen interneuronaler Kommunikation werden *Synapsen* genannt (siehe unten). Obwohl Synapsen funktionell analog den *junctions* im somatischen motorischen und autonomen Nervensystem zu sehen sind, sind die zentralen Synapsen morphologisch charakterisiert durch verschiedene paramembranöse Depots spezifischer Proteine (essentiell für die Transmitterfreisetzung, Reaktion und Verstoffwechselung). Diese spezialisierten Stellen sind hypothetisch die aktiven Zonen, in denen die Transmitterfreisetzung und die darauf folgenden Prozesse stattfinden. Die paramembranösen Proteine bilden eine spezielle junktionale Anheftungszone, das sogenannte *Synaptolemm* (siehe Bodian 1972). Ähnlich wie periphere *junctions* sind auch zentrale Synapsen gekennzeichnet durch Ansammlungen von kleinen (500 bis 1500 Å) Organellen, sogenannten *synaptischen Vesikeln*. Die Proteine dieser Vesikel erfüllen ihre Aufgabe in der Transmitterspeicherung, dem Anheften der Vesikel an die präsynaptische Membran, spannungs- und Ca^{2+}-abhängiger Sekretion (siehe Kapitel 6) und der Wiederverwertung und Wiederaufnahme von freigesetzten Transmittern (siehe Jahn und Südhof 1994).

Beziehung der Synapsen Synaptische Arrangements im ZNS fallen unter ein weites Feld von morphologischen und funktionellen Formen, die für die daran beteiligten Zellen spezifisch sind. Viele räumliche Anordnungen sind innerhalb dieser hochindividuellen synaptischen Beziehung möglich (siehe Abb. 12.1). Die häufigste Anordnung, die zugleich typisch für hierarchische Bahnen ist, ist die axodendritische oder axosomatische. Dabei schließt das Axon der Ursprungszelle Kontakt mit dem Dendriten oder dem Zellkörper der Zielzelle. In anderen Fällen können auch Zellkontakte zwischen den Zellsomata (somasomatisch) oder den Dendriten (dendrodendritisch) auftreten. Einige Neurone der lokalen Erregung können in synaptischen Kontakt durch modifizierte Dendriten, sogenannte *Telodendriten*, treten. Diese modifizierten Dendriten können entweder präsynaptische oder postsynaptische Elemente sein. Innerhalb des Rückenmarks sind serielle axoaxonische Synapsen relativ häufig. Hier endet das Axon eines Interneurons am Ende eines Neurons der langen Bahnen bevor dieses Ende einen Dendriten im Hinterhorn kontaktiert. Viele präsynaptische Axone enthalten Ansammlungen von typischen, synaptischen Vesikeln ohne entgegenliegende spezielle Synaptolemmata (sogenannte *boutons en passant*). Transmitterfreisetzung ist an diesen Stellen nicht zu erwarten.

Die bioelektrischen Eigenschaften von Neuronen und Verbindungen im ZNS folgen im Detail den Gesetzmäßigkeiten, wie sie schon für das periphere und autonome Nervenssystem beschrieben wurden (siehe Kapitel 6), nur daß eine viel größere Variation an intrazellulären Mechanismen für das ZNS aufgezeigt wird (Bloom 1988, Llimas 1988, Nicoll 1988, Aston-Jones und Siggins 1994).

Unterstützungszellen Neurone sind nicht die einzigen Zellen im ZNS. Gemäß den meisten Einschätzungen wird die Anzahl der Neurone um Größenordnungen von der Anzahl der verschiedenen nicht-neuronalen Unterstützungszellen übertroffen (siehe Cherniak 1990). Zu den nicht-neuronalen Zellen gehören die *Makroglia*, die *Mikroglia*, Zellen der vaskulären Bestandteile (mit dem intrazerebralen Gefäßsystem aber auch den liquorbildenden Zellen der *Plexus chorioidei* innerhalb des intrazere-

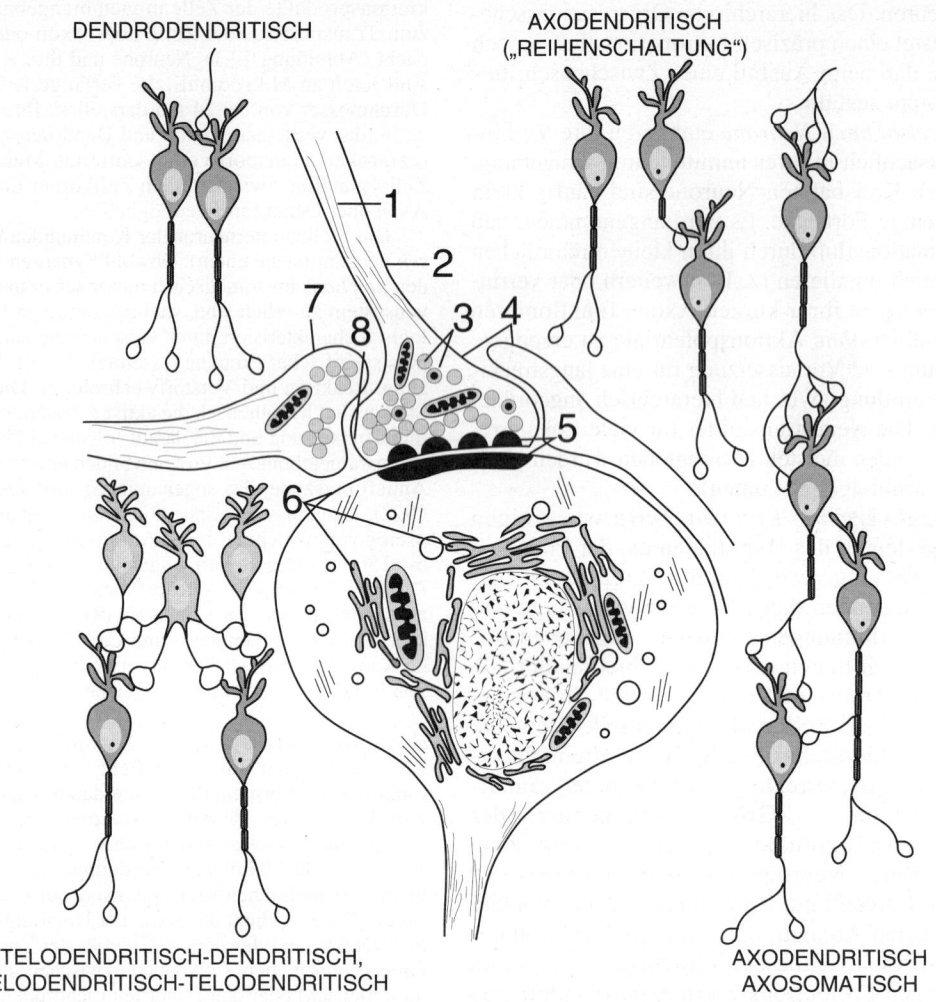

Abbildung 12.1 Pharmakosensitive Stellen der synaptischen Übertragung.
Schematische Darstellung der pharmakosensitiven Stellen in einem prototypischen Synapsenkomplex. In der Bildmitte erhält ein postsynaptisches Neuron eine somatische Synapse von einer Axonendigung (sehr stark vergrößert abgebildet). Eine axo-axonische Synapse steht in Kontakt zu dieser präsynaptischen Nervenendigung. Pharmakosensitive Stellen beinhalten: (1) Mikrotubuli, die für den bidirektionalen Transport von Makromolekülen zwischen dem neuronalen Zellkörper und distalen Fortsätzen zuständig sind, (2) elektrische Leitungsmembranen, (3) Stellen für die Synthese und Speicherung von Transmittern, (4) Stellen für die aktive Aufnahme von Transmittern durch Nervenendigungen oder Glia, (5) Stellen für die Transmitterfreisetzung, (6) postsynaptische Rezeptoren, zytoplasmatische Organellen und postsynaptische Proteine zur Expression synaptischer Aktivität und langanhaltende Vermittlung physiologischer Veränderungen, (7) präsynaptische Rezeptoren auf angrenzenden präsynaptischen Fortsätzen und (8) auf Nervenendigungen (Autorezeptoren). Um das zentrale Neuron werden weitere häufig vorkommende synaptische Beziehungen im ZNS dargestellt (abgeändert nach Bodian 1972 und Cooper et al., 1986).

bralen Ventrikelsystems) und den *Meningen*, die die Hirnoberfläche bedecken und eine liquorführende Schutzhülle darstellen. Die Makroglia stellt die meisten Unterstützungszellen. Einige dieser Zellen werden als *Astrozyten* (nicht-neuronale Zellen zwischen den Gefäßen und dem Neuron gelagert; oftmals individuelle Kompartimente von Synapsenansammlungen umgebend) kategorisiert. Astrozyten haben viele Aufgaben im Metabolismus, einschließlich der Bereitstellung von Energieträgern und dem Entfernen von exzessiv freigesetzten extrazellulären Neurotransmittern (siehe Magistretti et al., 1994). Eine weitere wichtige Kategorie der Makroglia sind die myelinproduzierenden Zellen, die *Oligodendroglia*. Myelin, das aus vie-

len Schichten von kompakter Membran besteht, isoliert lange Axonsegmente bioelektrisch und beschleunigt die Überleitungsgeschwindigkeit des Aktionspotentials. Die Mikroglia stellt eine relativ uncharakterisierte Untereinheit der Unterstützungszellen dar. Man nimmt an, daß diese Zellen mesodermalen Ursprungs sind und zur Makrophagen/Monozyten-Zellinie gehören. Einige Mikrogliazellen sind beständig ins Gehirn eingewandert, wobei zusätzliche Zellen dieser Art bei Bedarf ins Gehirn migrieren, wenn sie durch bakterielle Infektionen oder posttraumatische Entzündungsreaktionen angelockt werden. Die Entzündungsantwort des Gehirns unterscheidet sich wesentlich von anderen Geweben (siehe Anderson et al., 1992) und könnte zum Teil die einzigartige Reaktion auf Traumen erklären (siehe unten).

Blut-Hirn-Schranke Abgesehen von ungewöhnlichen Ausnahmen, wo ein Pharmakon direkt in das ZNS appliziert wird, unterscheidet sich die Blutkonzentration einer Substanz nach oraler oder parenteraler Gabe wesentlich von der Konzentration im Gehirn. Obwohl anatomisch noch nicht endgültig definiert, bildet die *Blut-Hirn-Schranke* eine wichtige Abgrenzung zwischen der Peripherie und dem ZNS in Form einer permeablen Barriere für die passive Diffusion von Substanzen aus dem Blutstrom in verschiedene Areale des ZNS (siehe Padridge 1988). Ein Beweis für die Barrierefunktion ist durch die bedeutend verringerte Verfügbarkeitsrate von Chemikalien des Blutplasmas im Gehirn gegeben (siehe auch Kapitel 1). Diese Barriere ist wesentlich schwächer ausgebildet im Hypothalamus und einigen kleinen, spezialisierten Organen entlang des dritten und vierten Ventrikels: die Eminentia mediana, die Area postrema, die Zirbeldrüse, das Subfornikale und Subkommissurale Organ. Es gibt auch kaum Hinweise auf eine Schrankenfunktion zwischen dem Kreislauf und dem Peripheren Nervensystem (z. B. sensible und autonome Nerven und Ganglien). Während für Makromoleküle erhebliche Diffusionsbeschränkungen bestehen, gibt es auch für kleine, geladene Moleküle wie zum Beispiel Neurotransmitter, ihre Vorstufen und Abbauprodukte und einige Pharmaka selektive Permeabilitätsgrenzen. Nach gegenwärtigem Verständnis bestehen diese Diffusionsbarrieren am ehesten aus einer Kombination der Verteilung gelöster Stoffe aus dem Gefäßsystem (die beherrscht wird von definierbaren Stoffeigenschaften wie Molekülgewicht, Ladung und Lipophilie) und dem (Nicht-) Vorhandensein von energieabhängigen Transportsystemen. Aktiver Transport von gewissen Stoffen kann in beide Richtungen der Barriere auftreten. Die Diffusionsbarrieren verzögern den Transport vom Gehirn zum Blut und vom Blut zum Gehirn. Das Gehirn entledigt sich der Transmittermetaboliten durch Ausscheidung in den Liquor mittels des Säuretransportsystems in den Plexus chorioidei (siehe Wood 1979). Substanzen, die kaum vom Blutstrom ins Gehirn gelangen, können durch direkte Injektion in das Liquorsystem ihren Wirkungsort erreichen. Unter gewissen Bedingungen kann es notwendig werden, die Blut-Hirn-Schranke zumindest vorübergehend zu öffnen, um bestimmten chemotherapeutischen Stoffen den Zugang zum Gehirn zu ermöglichen (zur Diskussion siehe Rapoport 1988). Auch zerebrale Ischämie und Entzündungen verändern die Blut-Hirn-Schranke, so daß Substanzen, die das gesunde Gehirn normalerweise nicht beeinflussen, eine zentrale Wirkung entfalten können.

Die Reaktion auf Schädigung: Reparatur und Plastizität im ZNS

Weil Neurone ausdifferenzierte Zellen sind, sind sie auch nach Schädigungen nicht proliferationsfähig. Infolgedessen haben Neurone andere Adaptationsmechanismen entwickelt, um nach Schädigung ihre Funktion aufrechtzuerhalten. Diese Adaptationsmechanismen statten das Gehirn mit einer bemerkenswerten Kapazität an struktureller und funktioneller Modifikationsfähigkeit bis ins Erwachsenenalter aus (siehe Yang et al., 1994) und repräsentieren wahrscheinlich auch Mechanismen, die zum Phänomen des Gedächtnisses und des Lernens gehören (siehe Kandel und O'Dell 1992, Merzenich und Sameshima 1993). Neueste Studien haben gezeigt, daß molekulare Prozesse der Gehirnentwicklung auch bei der Plastizität von Bedeutung sind, die im erwachsenen Gehirn beobachtet wird. Einige dieser Prozesse scheinen unter der Kontrolle von spezifischen neurotrophen Faktoren zu stehen (siehe Fann und Patterson 1994, Lindsay et al., 1994, Patterson 1994, siehe unten).

INTEGRIERTE CHEMISCHE KOMMUNIKATION IM ZNS

Die Fähigkeit, Informationen einer Vielzahl externer und interner Ursprünge aufeinander abzustimmen, verkörpert die Hauptaufgabe des ZNS. Dies ergibt sich aus der Notwendigkeit für einen Organismus, sich gemäß seiner Erfordernisse der Umwelt anzupassen. Diese integrativen Konzepte gehen über individuelle Transmittersysteme hinaus und heben die Wege hervor, durch die neuronale Aktivität normalerweise koordiniert wird. Nur durch ein detailliertes Wissen über diese integrativen Funktionen und ihre Fehlfunktionen in verschiedenen pathophysiologischen Zuständen können effektive und spezifische therapeutische Ansätze für neurologische und psychiatrische Störungen entwickelt werden (siehe Kapitel 18 und 19). Die Identifizierung molekularer und zellulärer Mechanismen neuronaler Integration ist eng verbunden mit klinischen Therapien, da nicht behandelbare Krankheiten sowie unerwartete Nebenwirkungen von Arzneimitteln oftmals krankheitsspezifische Mechanismen der Pathophysiologie zum Vorschein bringen. Solche Beobachtungen können Anlaß für die Suche nach neuen Mechanismen zellulärer Regulation sein. Die Fähigkeit, molekulare Prozesse sowohl mit normalen wie pathophysiologischen Verhaltensweisen in Verbindung zu bringen, liefert einen der spannendsten Aspekte moderner neuropharmakologischer Forschung. Es ist ein zentrales, der Neuropharmakologie zugrundeliegendes Konzept, daß Substanzen, die das Verhalten beeinflussen und den funktionellen Status eines Patienten mit neurologischer oder psychiatrischer Erkrankung verbessern, über die Verstärkung oder Abschwächung der Effektivität spezifischer Kombinationen von Transmitterwirkungen wirken.

Vier Strategien bilden das neurowissenschaftliche Fundament zur Erforschung neuropsychologischer Phänomene: molekulare, zelluläre, multizelluläre (oder systemische) und Verhaltensforschung. Die intensive Untersuchung der molekularen Ebene stellt den traditionellen Weg zur Charakterisierung von Substanzen dar, die das Verhalten ändern. Molekulare Entdeckungen benötigen biochemische Sonden, um die betreffenden neuronalen Wirkungsstätten und die von ihnen vermittelten Mechanismen zu identifizieren. Solche Mechanismen beinhalten: (1) Ionenkanäle, welche die Veränderungen in der Erregbarkeit, die durch Neurotransmitter induziert wird, vermitteln, (2) Rezeptoren für Neurotransmitter (siehe unten), (3) zusätzliche intramembranöse und zytoplasmatische Moleküle, die diese Rezeptoren an intrazelluläre Effektoren koppeln, welche für kurzfristige Veränderungen in der Erregbarkeit oder langfristige Regulation verantwortlich sind (über Veränderungen in der Genexpression; siehe Hyman und Nestler, 1993), (4) Transporter für die Wiederverwertung freigesetzter Neurotransmittermoleküle durch Reakkumulation in den Nervenendigungen und anschließender Speicherung in den synaptischen Vesikeln (Blakely et al., 1991; Edwards, 1992; Amara und Arriza, 1993; Kanai et al., 1993). Der Transport über die Vesikelmembran benutzt ein Transportprotein, welches sich von dem für die Wiederaufnahme in der Membran der Nervenendigungen verantwortlichen unterscheidet.

Forschung auf molekularer Ebene benötigt auch pharmakologische Werkzeuge, um die Arbeitshypothesen anderer molekularer, zellulärer und Verhaltensstrategien zu verifizieren und erlaubt zudem zu einem großen Teil die Fortsetzung der Arbeit auf genetischer Ebene. Somit können die meisten zellulären Grundphänomene von Neuronen heute in der Form solcher diskreter, molekularer Mechanismen verstanden werden. Während schon seit einiger Zeit bekannt ist, daß die Grunderregbarkeit von Neuronen über die Modifikation von Ionenkanälen erreicht wird, die von allen Neuronen in Hülle und Fülle in ihrer Plasmamembran exprimiert werden, ist es nun möglich, genau zu verstehen, wie sowohl die drei Hauptkationen, Na^+, K^+ und Ca^{2+} als auch das Cl^--Anion in ihrem Flux über hochselektive Ionenkanäle reguliert werden (siehe Abbildungen 12.2 und 12.3).

Die spannungsabhängigen Ionenkanäle (Abbildung 12.2, welche sich von den *ligand-gated*, d. h. durch Liganden gesteuerten Ionenkanälen, Abbildung 12.3, die über verschiedene Neurotransmitter reguliert werden) unterscheiden, vermitteln schnelle Änderungen in der Ionenpermeabilität, die einer schnellen Ausbreitung von Signalen entlang von Axonen und Dendriten und der Kopplung von Erregung und Sekretion der Neurotransmitter aus den präsynaptischen Vesikeln zugrunde liegt (Catterall, 1988 und 1993). Klonierung, Expression und funktionelle Studien nicht-natürlicher Modifikationen haben konzeptionelle chemische Ähnlichkeiten zwischen den Haupt-Ionenkanälen definiert (siehe Abbildung 12.2 A), in welchen die inneren membranverankerten Domänen der Na^+- und Ca^{2+}-Kanäle als vier repetitive Strukturen mit sechs transmembranen Domänen gesehen werden, während die K^+-Kanalfamilie eine größere molekulare Diversität aufweist. Ein strukturelles Modell des spannungsabhängigen K^+-Kanals, gezeigt in Abbildung 12.2 C, besteht aus Untereinheiten, die sechs transmembrane Domänen bilden. Im Gegensatz dazu behält die *inwardly rectifer* K^+-Kanalstruktur die allgemeine Konfiguration gemäß den transmembranen Domänen 5 und 6 mit der dazwischen liegenden Porenregion bei, welche nur die nach außen gerichtete Oberfläche der Membran durchdringt. Diese zwei strukturellen Kategorien von K^+-Kanälen können Hetero-Oligomere bilden, was vielfältige Möglichkeiten der Regulation durch Spannung, Neurotransmitter, Anlagerung von intrazellulären Hilfsproteinen oder post-translationalen Modifikationen ergibt (Krapivinsky et al., 1995). Strukturell definierte Kanalmoleküle können nun untersucht werden, um aufzuklären, wie Pharmaka, Toxine und experimentell erzeugte elektrische Potentiale die Erregbarkeit eines Neurons ändern und somit einer Zelle erlauben, entweder spontan aktiv zu sein oder durch die anhaltende Öffnung solcher Kanäle zu sterben (siehe Adams und Swanson, 1994; Watson und Girdlestone, 1994; siehe auch Tabelle 12.1). Innerhalb des ZNS wurden Varianten der K^+-Kanäle (der *delayed rectifer*, der Ca^{2+}-aktivierte K^+-Kanal und der nach Hyperpolarisation aktivierte K^+-Kanal) beschrieben, die über intrazelluläre Second-messenger-Systeme reguliert werden und sich unter komplexen Formen synaptischer Modulation befinden (siehe Nicoll, 1988; Watson und Girdlestone, 1994).

Die Forschung auf zellulärer Ebene klärt auf, welche spezifischen Neurone und welche von ihren naheliegendsten Verschaltungen ein Verhaltensmuster oder den Effekt einer verabreichten Substanz auf ein Verhaltensmuster oder eine andere Hirnfunktion vermitteln können. Zum Beispiel führt zelluläre Forschung auf der Ebene von Gefühlen bei Auswertung von molekularen Daten und Verhaltensweisen zu der Aufklärung derjenigen Gehirnareale, die an diesen Verhaltensänderungen beteiligt sind. Zudem vermittelt sie Anhaltspunkte über die Natur dieser Interaktionen in der Form von interneuronaler Kommunikation (z. B. Erregung, Inhibition oder komplexere Formen synaptischer Interaktion).

Ein Verstehen auf der Systemebene ist erforderlich, um die beschriebenen strukturellen und funktionellen Eigenschaften eines spezifischen zentralen Transmittersystems mit den Neuronen, die diese Neurotransmitter herstellen und freisetzen, und mit den möglichen Effekten, die diese Freisetzung auf die Verhaltensebene ausübt, zu verbinden. Während viele solcher Transmitter-Verhaltens-Verbindungen als gegeben vorausgesetzt werden, war es schwierig, die Beteiligung von speziellen transmitterdefinierten Neuronen in der Vermittlung von spezifischem Säugetierverhalten zu demonstrieren.

Forschung auf dem Gebiet des Verhaltens kann oftmals die integrativen Phänomene erhellen, die die Populationen von Neuronen verbinden (über ihre Wirkung oder empirisch definierte Wege) mit ausgedehnten spezialisierten Umkreisen, der Gesamtwirkung oder stärker verteilten „Systemen", die die physiologische Expression einer gelernten, reflektiven oder spontan erzeugten Verhaltensantwort abstimmen. Das ganze Konzept der Tiermodelle für humane psychiatrische Krankheitsbilder stützt sich auf die Annahme, daß man aus Beobachtungen von Verhalten und Physiologie (Herzfrequenz, Atmung, Fortbewegung etc.) ableiten kann, daß die durch die Tiere erfahrenen Stadien den Gefühlsstadien äquivalent sind, die von Menschen erlebt werden und vergleichbare physiologische Veränderungen hervorrufen.

Identifizierung zentraler Transmitter

Ein essentieller Schritt im Verständnis funktioneller Eigenschaften von Neurotransmittern innerhalb des Kontextes des Gehirns ist die Identifikation der Substanzen, die für spezifische interneuronale Verschaltungen Transmitter darstellen. Die Kriterien für die genaue Identifikation von zentralen Transmittern basieren auf der gleichen Information, die benutzt wurde, um die Transmitter des autonomen Nervensystems nachzuweisen (siehe Kapitel 6).

1. *Es muß nachgewiesen werden, daß der Transmitter in den präsynaptischen Endungen der Synapse und in den Neuronen, aus denen diese präsynaptischen Endigungen hervorgehen, vorhanden ist.* Eine Erweiterung dieses Kriteriums beinhaltet die Demonstration, daß die präsynaptischen Neurone die Transmittersubstanz synthetisieren und sie nicht einfach nach Akkumulation aus nicht-neuronalem Ursprung speichern. Mikroskopische Zytochemie mit Antikörpern oder *in situ* Hybridisierung, subzelluläre Fraktionierung und biochemische Analyse von Gehirngewebe sind Methoden, die hier insbesondere angewendet werden. Diese Techniken werden oftmals im Tierexperiment kombiniert mit chirurgischen oder chemischen Läsionen von präsynaptischen Neuronen und ihrer Trakte, um zu zeigen, daß die Läsion den postulierten Transmitter aus der Zielregion eliminiert. Detektion der mRNA für Rezeptoren in postsynaptischen Neuronen mit Hilfe von molekularbiologischen Methoden kann unterstützend hinzugezogen werden.

2. *Der Transmitter muß aus dem präsynaptischen Nerven in Verbindung mit präsynaptischer Nervenaktivität freigesetzt werden.* Dieses Kriterium wird am besten erfüllt durch elektrische Stimulation von Nervenbahnen *in vivo* und Sammeln des Transmitters in einer angereicherten extrazellulären Flüssigkeit innerhalb des synaptischen Zielgebiets. Um die Freisetzung eines Transmitters nachzuweisen, war früher eine Probensammlung über ein verlängertes Intervall vonnöten. Moderne Ansätze verwenden winzigste Mikrodialyse-

Ionenkanäle

A α_1-Untereinheiten der Ca^{2+}-, Na^+-Kanäle

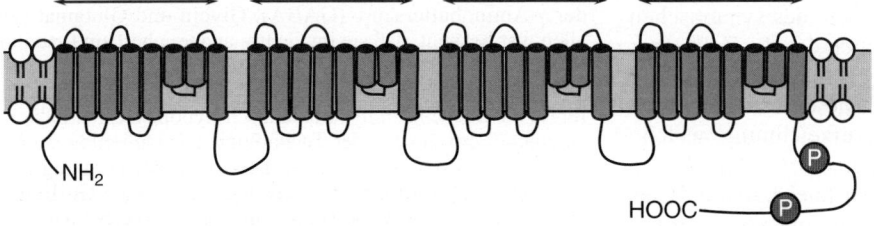

B Zusammensetzung aus Multi-Untereinheiten von Ca^{2+}-Kanälen

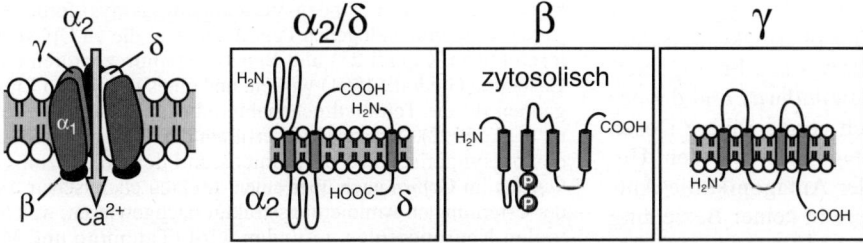

C Strukturelle Unterschiede von K^+-Kanälen

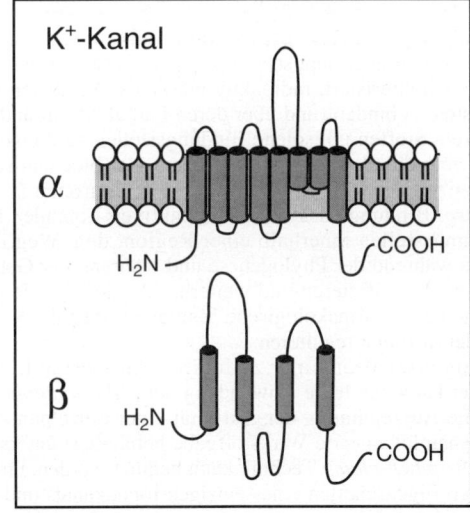
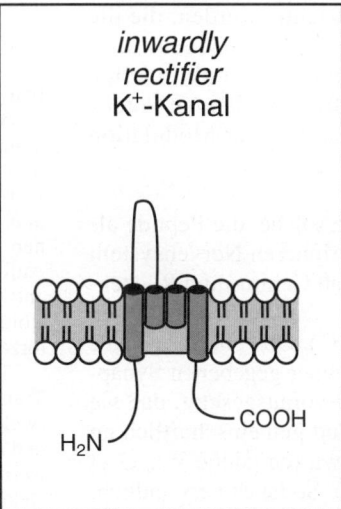

Abbildung 12.2 Die grundlegenden Molekularstrukturen der Ionenkanäle, die die neuronale Erregbarkeit im ZNS aufbauen und regulieren.
A. Die α-Untereinheiten der Ca^{2+}- und Na^+-Kanäle haben sechs transmembranöse Segmente ähnlicher Struktur gemeinsam, die sich viermal wiederholt. Hierbei trennt ein intramembranöses Segment die transmembranen Segmente 5 und 6 voneinander. **B.** Der Ca^{2+}-Kanal benötigt verschiedene kleine Hilfsproteine (α_2, β, γ und δ; siehe Isomet et al., 1994). Die α_2- und δ-Untereinheiten sind über eine Disulfidbrücke miteinander verbunden (nicht gezeigt). Regulatorische Untereinheiten existieren auch für Na^+-Kanäle. **C.** Spannungssensitive K^+-Kanäle (K_v) und die schnell aktivierbaren K^+-Kanäle (K_a) haben eine gemeinsame Domäne mit sechs transmembranösen Segmenten, die gegenwärtig in ihrer Gesamtkonfiguration von einer wiederholten Einheit innerhalb der Struktur des Ca^{2+}- und Na^+-Kanals nicht zu unterscheiden ist. Das *inwardly rectifying* K^+-Kanalprotein (K_{ir}) behält die allgemeine Konfiguration der Schleifen 5 und 6 bei. Regulatorische β-Untereinheiten können die K_v-Kanalfunktion verändern. Kanäle mit diesen zwei Molekularstrukturen können Heteromultimere formen (Krapivinsky et al., 1995).

systeme oder Mikroelektroden, die einen sensitiven Nachweis von z. B. Aminen und Aminosäure-Transmittern innerhalb räumlich und zeitlich sinnvoller Dimensionen möglich machen (siehe Finlay und Zigmond, 1994). Die Freisetzung von Transmittern kann auch *in vitro* über ionische oder elektrische Aktivierung von dünnen, mit Nervenendigungen oder subzellulären Fraktionen angereicherten Gewebeschnitten untersucht werden. Die Freisetzung aller bisher untersuchter Transmittersubstanzen einschließlich der mutmaßlichen Transmitterausschüttung aus Dendriten (Nedergaard et al., 1988) ist spannungsabhängig und benötigt den Influx von Ca^{2+} in die präsynaptische Endigung. Jedoch ist die Transmitterausschüttung relativ insensitiv gegenüber extrazellulärem Na^+ oder Tetrodoxin, das die Bewegung von Na^+ über die Membran blockiert.

3. *Im Experiment der Zielzelle appliziert, muß der Effekt eines potentiellen Transmitters mit dem Effekt eines stimulierten präsynaptischen pathway identisch sein.*

Dieses Kriterium kann leicht durch qualitativen Vergleich erfüllt werden (z. B. beide, Substanz und *pathway* inhibieren oder erregen die Zielzelle). Überzeugender ist der Beweis, daß die ionischen Leitfähigkeiten, die über den *pathway* aktiviert werden, dieselben sind, wie die, die durch den potentiellen Transmitter aktiviert werden. Das Gleichgewicht des synaptischen Potentials und des Potentials, durch das die Zelle über den potentiellen Transmitter gesteuert wird, sollte identisch sein (Werman, 1972). Diese Tests benötigen eine anhaltende intrazelluläre Aufzeichnung, welche *in vivo* vor der Entwicklung der *whole-cell-clamp*-Technik schwer zu erreichen war (siehe Aston-Jones und Siggins, 1994). Die Verwendung von Gehirnschnitten *in vitro* hat ebenfalls zur Überwindung dieser Probleme beigetragen (Lynch und Schubert, 1980; Siggins und Gruol, 1986; Llinas, 1988; Nicoll, 1988). Alternativ kann dieses Kriterium, allerdings weniger genau, durch den Nachweis der pharmakologischen Identität von Rezeptoren erfüllt werden. Im allgemeinen sollte die Wirkung über den *pathway* und die des potentiellen Transmitters durch vergleichbare Dosen der gleichen Wirksubstanz antagonisiert werden. Um überzeugend zu sein, sollte der Antagonist die Antwort des Zielneurons auf andere in keiner Beziehung zum untersuchten *pathway* stehenden oder auf chemisch verschiedene Transmitter nicht beeinflussen. Wirkungen, die qualitativ identisch sind mit denen, die der Stimulation des *pathway* folgen, sollten auch mit synthetischen Agonisten beobachtet werden, die die Wirkung des Transmitters nachahmen. Gegenwärtig basieren solche Definitionen auf der funktionellen Antwort, die erreicht wird, oder der relativen Potenz von Agonisten und Antagonisten in der Modulation dieser Antwort.

Andere Studien, insbesondere solche, die Peptide als Transmitter im zentralen und peripheren Nervensystem nachweisen, deuten darauf hin, daß Gehirn- und Rückenmarkssynapsen eine Vielzahl von Transmittersubstanzen besitzen (siehe Hökfelt et al., 1987). Obwohl der genaue Nachweis für Substanzen, die in einer gegebenen Synapse koexistieren, noch fehlt, wird vorausgesetzt, daß sie gemeinsam freigesetzt werden und gemeinschaftlich an der postsynaptischen Membran wirken (siehe Wager et al., 1993; Weisskopf et al., 1993). So ist es verständlich, daß, wenn mehr als eine Substanz die Information weitergibt, kein alleiniger Agonist oder Antagonist eine zuverlässige Nachahmung oder den totalen Antagonismus der Aktivierung eines gegebenen präsynaptischen Elements vermitteln kann.

Strategien zur Aufklärung der Transmitter im ZNS

Die Transmitter, die für eine zentrale Rolle am frühesten in Betracht gezogen wurden, waren Acetylcholin und Noradrenalin, größtenteils aufgrund ihrer nachgewiesenen Rollen im somatisch-motorischen und autonomen Nervensystem. In den sechziger Jahren wurden Serotonin, Adrenalin und Dopamin als potentielle ZNS-Transmitter erforscht. Histochemische (Dahlström und Fuxe, 1964) wie auch biochemische und pharmakologische Daten lieferten Ergebnisse, die mit der Rolle dieser Substanzen als Neurotransmitter übereinstimmten, aber eine vollständige Erfüllung aller Kriterien wurde nicht erreicht (siehe Brodie und Shore, 1957). Anfang der siebziger Jahre führte die Verfügbarkeit von selektiven und potenten Antagonisten der γ-Aminobuttersäure (GABA), Glycin und Glutamat (von allen war bekannt, daß sie im Gehirn angereichert sind) zu ihrer allgemeinen Akzeptanz als Transmittersubstanzen (Curtis et al., 1971; Otsuka, 1973; Werman et al., 1968). Zur selben Zeit führte die Suche nach hypothalamisch-hypophysealen Faktoren zu einem Fortschritt in der Technologie zur Isolierung, Aufreinigung, Sequenzierung und synthetischen Nachahmung einer wachsenden Familie von Neuropeptiden (siehe Guillemin, 1978). Diese Tatsache, gekoppelt mit der weitverbreiteten Anwendung der Immunhistochemie, unterstützte die Hypothese, daß Neuropeptide als Transmitter wirken können. Adaptation der Bioassay-Technologie aus Studien mit Hypophysensekret an andere Effektoren (wie z. B. Kontraktilität der glatten Muskulatur und später Liganden-Verdrängungsassays) förderte die Entdeckung von endogenen Peptidliganden, die an Opiatrezeptoren (siehe Kapitel 23) und Benzodiazepinrezeptoren (siehe Costa und Guidotti, 1991) wirken, und eines neuartigen Lipidliganden für die Tetrahydrocannabinoidrezeptoren (siehe Devane et al., 1992). Neuropeptide erfüllen die Transmitterkriterien des präsynaptischen Vorkommens und der Freisetzung und wurden im Gehirn auch über einen direkten chemischen Assay der C-terminalen Amidierungsstruktur nachgewiesen, welche in vielen Neuropeptiden gefunden wird (Tatemoto und Mutt, 1980). Der direkte Nachweis der im Gehirn exprimierten mRNA deutet darauf hin, daß es Tausende von im Gehirn angereicherten Genprodukten gibt, die in Betracht gezogen werden müssen (Milner und Sutcliffe, 1983; Sutcliffe, 1988).

Untersuchung von Rezeptoreigenschaften Bis vor kurzem wurden zentrale synaptische Rezeptoren entweder über ihre Fähigkeit charakterisiert, radioaktiv markierte Agonisten oder Antagonisten zu binden (und über deren Fähigkeit mit anderen unmarkierten Stoffen um solche Bindungsstellen zu konkurrieren) oder über die elektrophysiologischen oder biochemischen Konsequenzen der Rezeptoraktivierung in Neuronen *in vivo* und *in vitro*. Bindungsassays mit radioaktiven Liganden können Bindungsstellen innerhalb einer Region, dem Weg ihres Auftretens während der Phylogenese und während der Gehirnentwicklung quantifizieren und weiterhin darstellen, wie physiologische oder pharmakologische Manipulationen die Rezeptorzahl oder -affinität regulieren.

Die Eigenschaften einer zellulären Antwort auf einen Transmitter kann durch die Anwendung der *Mikroiontophorese* (welche die Aufzeichnung der Aktivität einer einzelnen Zelle und die genau lokalisierte Wirkstoffgabe beinhaltet) untersucht werden. Die *patch-clamp* Technik kann benutzt werden, um die elektrischen Eigenschaften eines einzigen Ionenkanals und ihre Regulation durch Neurotransmitter zu untersuchen. Diese direkten elektrophysiologischen Tests neuronaler Empfänglichkeit können qualitative und quantitative Informationen der Effekte einer potentiellen Transmittersubstanz vermitteln (Siggins und Gruol, 1986; Nicoll, 1988; Aston-Jones und Siggins, 1994). Rezeptoreigenschaften können auch biochemisch untersucht werden, wenn der aktivierte Rezeptor an eine enzymatische Reaktion gekoppelt ist wie z. B. der Synthese eines Secondmessenger-Moleküls.

In der gegenwärtigen Ära, in der molekularbiologische Techniken zur Identifizierung von mRNAs (oder cDNAs) der Rezeptoren für jeden im wesentlichen natürlichen Liganden, der als Neurotransmitter in Betracht gezogen wurde, herangezogen werden, ist es zur üblichen Praxis geworden, diese kodierenden Sequenzen in Testzellen zu transfizieren (Frosch-

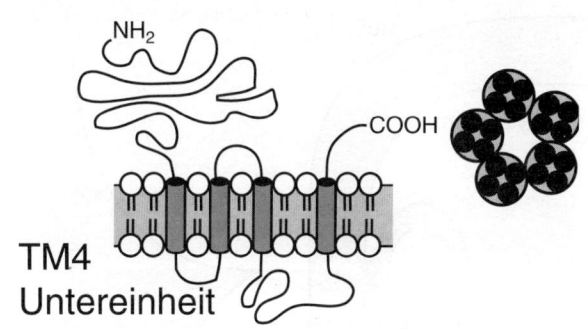

Abbildung 12.3 Ionotrophe Rezeptoren für Neurotransmitter setzen sich aus Untereinheiten mit vier transmembranären Domänen zusammen und lagern sich als Tetramere oder Pentamere zusammen (rechte Seite). Die gezeigte Struktur beschreibt wahrscheinlich den nikotinergen Rezeptor für Acetylcholin, $GABA_A$-Rezeptoren für γ-Aminobuttersäure sowie Rezeptoren für Glycin. Ionotrophe Rezeptoren für Glutamat werden jedoch möglicherweise von dieser schematischen Anordnung nicht genau wiedergegeben.

Oozyten oder Säugetierzellen) und den relativen Effekt von Liganden und deren Second-messenger-Produkten in diesen Zellen zu untersuchen. Klonierungsstudien haben zwei molekulare Hauptstrukturen (siehe Abb. 12.3 und 12.4) und eine Nebenstruktur der Transmitterrezeptoren aufgedeckt. Oligomere Ionenkanalrezeptoren, die aus multiplen Untereinheiten aufgebaut sind, haben in der Regel vier transmembranäre Domänen, die im allgemeinen aus 20 bis 25 hydrophoben Aminosäuren bestehen (siehe Abb. 12.3). Die Ionenkanalrezeptoren für Neurotransmitter besitzen Stellen für reversible Phosphorylierung durch Proteinkinasen und Phosphoproteinphosphatasen. Rezeptoren mit dieser Struktur für spannungsabhängige Kanäle sind nikotinerge Rezeptoren für Acetylcholin (siehe Kapitel 2 und 7). Die Rezeptoren für die Aminosäuren GABA, Glycin, Glutamat und Aspartat und ein Subtyp des $5-HT_3$-Rezeptors. Die zweite Hauptstruktur erscheint als G-Protein-gekoppelter Rezeptor, in dem der monomere Rezeptor sieben transmembranäre Domänen mit in der Länge variierenden intrazellulären Schleifen besitzt (siehe Abb. 12.4). Vielfältige Mutagenese-

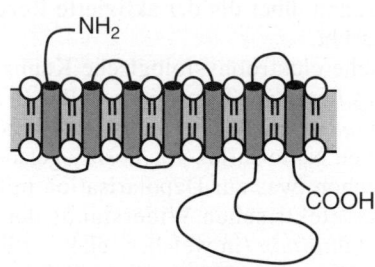

Abbildung 12.4 G-Protein-gekoppelte Rezeptoren setzen sich aus einer einzigen Untereinheit mit sieben transmembranären Domänen zusammen. Für kleine Neurotransmitter ist die Bindungsstelle innerhalb der Lipid-Doppelmembran angesiedelt. Sequenzen in der zweiten zytoplasmatischen Schleife und aus der Lipid-Doppelmembran herausragende Sequenzen an der Basis der transmembranären Domänen 5 und 6 haben Bedeutung für die agonistenvermittelte G-Protein-Kopplung (siehe Kapitel 2).

Strategien haben definiert, wie die aktivierten Rezeptoren (selbst Gegenstand reversibler Phosphorylierung an einer oder mehreren funktionell verschiedenen Stellen) mit dem heterotrimeren GTP-bindenden Proteinkomplex interagieren können, um enzymatische Effektorsysteme wie die Adenylatcyclase oder Phospholipase C oder Ionenkanäle wie spannungsabhängige Ca^{2+}-Kanäle oder rezeptorabhängige K^+-Kanäle zu aktivieren, zu inhibieren oder anderweitig zu regulieren (siehe Abb. 2.1 und den darauf bezogenen Text in Kapitel 2). G-Protein-gekoppelte Rezeptoren sind muskarinerge Rezeptoren für Acetylcholin, einem Subtyp der GABA- und Glutamatrezeptoren, und alle andere aminerge und peptiderge Rezeptoren. Eine dritte Rezeptorstruktur wird durch Zelloberflächenrezeptoren, deren zytoplasmatische Domänen katalytische Aktivität besitzen, repräsentiert (siehe Kapitel 2).

Ein weitere Gruppe von Molekülen, die innerhalb des ZNS exprimiert werden, umfaßt die Rezeptormoleküle, durch die bestimmte Aminosäuren und aminerge Transmitter nach ihrer Freisetzung über ionenabhängige Aufnahmeprozesse wiederverwendet werden (siehe Blakely et al., 1991; Amara und Arizza, 1993; Kanai et al., 1993). Diese Transporter haben alle eine Molekularstruktur ähnlich der des Glukosetransporters und überraschenderweise der der Adenylatcyclase (siehe Krupinsky et al., 1989). Ihre Fähigkeit, mit der Reakkumulation eines Transmitters nach seiner Freisetzung zu interferieren, hat bereits eine wichtige Klasse von Wirkstoffen, die in der Behandlung der Depression nützlich sind, definiert (siehe Kapitel 19). Ein klar abweichendes Transportsystem wurde für die Speicherung der Transmitter in den Vesikeln der Nervenendigungen nachgewiesen (Edwards, 1993; Kanai et al., 1993; siehe Abb. 12.5).

Die postsynaptische Empfänglichkeit von ZNS-Neuronen wird stetig über die Rezeptorzahl und die für die Erzeugung einer Antwort nötige Schwelle reguliert. Die Rezeptorzahl ist oftmals abhängig von der Konzentration des Agonisten, dem die Zielzelle ausgesetzt ist. Folglich kann ein chronischer Überschuß an Agonist zu einer reduzierten Rezeptorzahl führen (Desensitivierung oder *down-regulation*) und infolgedessen zum Rückgang der Empfänglichkeit oder zur Toleranz gegenüber dem Transmitter führen. Ein Defizit an Transmitter kann zu einem Anstieg der Rezeptorzahl und somit zu einer Überempfindlichkeit des Systems führen. Diese adaptiven Prozesse werden besonders wichtig, wenn Wirksubstanzen eingesetzt werden, um chronische Krankheiten des ZNS zu behandeln. *Bei langandauernden Behandlungsperioden kann sich der aktuelle Mechanismus, dem der therapeutische Effekt unterliegt, auffallend von dem unterscheiden, welcher wirksam ist, wenn die Substanz zum ersten Mal dem System zugeführt wird.* Ähnliche adaptive Modifikationen des neuronalen Systems können auch an präsynaptischen Orten vorkommen wie z. B. denjenigen, die für die Transmittersynthese, -speicherung, -wiederaufnahme und -freisetzung wichtig sind.

NEUROTRANSMITTER, NEUROHORMONE UND NEUROMODULATOREN: GEGENSÄTZLICHE PRINZIPIEN DER NEURONALEN REGULATION

Neurotransmitter Die Erfüllung der experimentellen Kriterien zur Identifikation von synaptischen Transmittern kann zu dem Schluß führen, daß eine Substanz, die in einem Neuron vorhanden ist, von diesem Neuron auch sezerniert wird, um Informationen an seine postsynaptische Zielzelle weiterzuleiten. Wenn für einen gegebenen definierten Effekt von Neuron A auf Zielzelle B eine Substanz in Neuron A gefunden wird oder von diesem sezerniert wird, die den Effekt von A nach B erzeugt,

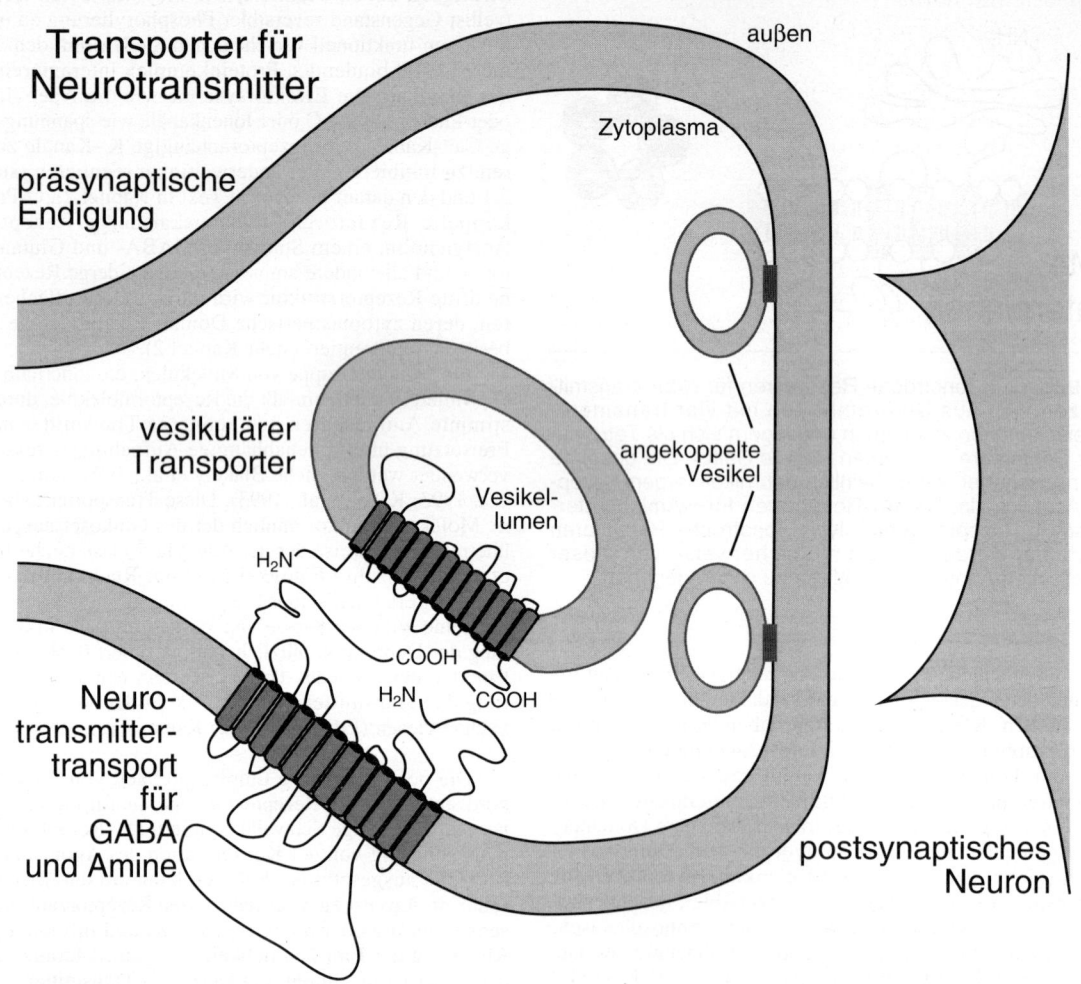

Abbildung 12.5 Strukturmodell der Transporter für Neurotransmitter. Transporter für das Recycling freigesetzter Aminosäuren oder Amintransmitter haben alle eine Struktur aus 12 transmembranären Domänen, obwohl die exakte Orientierung des Aminoterminus nicht bekannt ist. Die Transporter für Amine in der Membran synaptischer Vesikel besitzen auch eine Struktur aus zwölf transmembranären Domänen, die sich aber von der des Transporters in der Plasmamembran unterscheidet.

würde diese Substanz der Transmitter von A nach B sein. In einigen Fällen können Transmitter minimale Effekte auf bioelektrische Eigenschaften erzeugen und noch dazu biochemische Mechanismen aktivieren oder inaktivieren, die für Antworten in einem anderen Umfeld notwendig sind. Alternativ kann die Wirkung eines Transmitters im Kontext der synaptischen Ereignisse variieren – Verstärkung von Erregung oder Inhibition eher als Erzeugung direkter Erregung oder Inhibition (siehe Bourne und Nicoll, 1993). Jede chemische Substanz, die in die weite Definition eines Transmitters paßt, muß in ihrer Wirkung innerhalb des räumlichen und zeitlichen Bereichs, in dem sie auftritt, definiert werden. Die Eigenschaften eines Transmitters können nicht verallgemeinert werden, da sie von den Zellen abhängig sind, die mit dem präsynaptischen Neuron Kontakt haben, und mit deren Unterschieden in der Funktion, welche auf den Unterschieden in den postsynaptischen Rezeptoren und den Mechanismen beruhen, über die der aktivierte Rezeptor seine Funktion ausübt.

Klassische elektrophysiologische Kennzeichen der Aktion eines *bona fide* Transmitters fallen in zwei Kategorien: *Erregung* (in welcher Ionenkanäle geöffnet werden, um einen Netto-Influx von positiv geladenen Ionen zu ermöglichen, was zur Depolarisation mit einer Reduktion des elektrischen Widerstands der Membran führt) und *Inhibition* (in welcher selektive Ionenbewegungen zur Hyperpolarisation führen, also zu einer Abnahme des Membranwiderstands). Neuere Arbeiten deuten darauf hin, daß es möglicherweise viele „nicht-klassische" Transmittermechanismen gibt, die im ZNS operieren. In einigen Fällen werden weder Depolarisation noch Hyperpolarisation von einer *abnehmenden* Ionenleitfähigkeit (erhöhtem Membranwiderstand) begleitet, ebenso kann die Wirkung des Transmitters zum Schließen von Ionenkanälen (sogenannten *leak-chan-*

nels) führen, die normalerweise in einigen ruhenden Neuronen geöffnet sind (Shepherd, 1988). Für einige Transmitter, wie Monoamine und bestimmte Peptide, könnte eine „konditionierende" Wirkung involviert sein. Eine konditionierende Wirkung liegt vor, wenn eine Transmittersubstanz die Antwort eines Zielneurons auf klassische erregende oder inhibitorische Transmitter verstärken oder unterdrücken kann, während sie nur geringe oder keine Änderung im Membranpotential oder in der Ionenleitfähigkeit bei alleiniger Applikation hervorruft. Solche konditionierenden Antworten wurden als *modulatorisch* bezeichnet, und es wird vermutet, daß spezifische Kategorien von Modulation existieren (siehe Foote et al., 1983; Nicol, 1988; Aston-Jones und Sigins, 1994). Ungeachtet der Mechanismen, denen solche synaptischen Funktionen unterliegen, unterscheiden sich ihre zeitlichen und biophysikalischen Charakteristika erheblich vom schnellen *onset-offset* Typ, von dem man früher dachte, er würde alle synaptischen Ereignisse beschreiben. Diese Unterschiede haben die Frage aufgeworfen, ob Substanzen, die langsame synaptische Effekte hervorrufen, ebenfalls mit dem gleichen Terminus *Neurotransmitter* beschrieben werden sollten. Einige der alternativen Termini und die Moleküle, die sie beschreiben, verdienen eine kurze Erwähnung hinsichtlich der Mechanismen ihrer Wirkungen.

Neurohormone Peptidsezernierende Zellen im hypothalamisch-hypophysealen Bereich wurden ursprünglich als neurosekretorische Zellen beschrieben, eine Art von Neuron, die beides ist, „Fisch und Fleisch", d. h. sie erhält synaptische Informationen von anderen zentralen Neuronen und sezerniert Transmitter in die Zirkulation, die in ihrer Art mit Hormonen vergleichbar sind. Den Transmitter, der von solchen Neuronen freigesetzt wird, bezeichnet man als *Neurohormon*, d. h. eine von einem Neuron ins Blut sezernierte Substanz. Jedoch hat diese Bezeichnung viel von ihrer ursprünglichen Bedeutung verloren, da diese hypothalamischen Neurone auch traditionelle Synapsen mit zentralen Neuronen ausbilden können (Krieger et al., 1983; Swanson, 1986). Zytochemische Befunde zeigen, daß Transmission an diesen Verschaltungen von derselben Substanz vermittelt wird, die auch als Hormon aus dem Hypophysenhinterlappen sezerniert wird (z. B. Oxytocin, Arginin-Vasopressin). Die Bezeichnung *Hormon* bezieht sich daher lediglich auf den Ort der Freisetzung in der Hypophyse und beschreibt nur bedingt alle Wirkungen dieses Peptids.

Neuromodulatoren Florey (1967) benutzt den Terminus *Modulator*, um Substanzen zu beschreiben, welche die neuronale Aktivität in einer Art und Weise beeinflussen können, die sich von derjenigen der Neurotransmitter unterscheidet. Im Kontext dieser Definition ist das unverwechselbare Kennzeichen eines Modulators, daß er aus zellulären und nicht synaptischen Orten stammt und die Erregbarkeit von Nervenzellen nicht beeinflußt. Florey bezeichnete speziell Substanzen wie CO_2 und Ammonium, die in aktiven Neuronen oder Gliazellen entstehen, als potentielle Modulatoren. Ebenso könnten heute zirkulierende Steroidhormone, im Nervensystem produzierte Steroide (Coascogne et al., 1987), lokal freigesetztes Adenosin oder andere Purine und Prostaglandine sowie andere Arachidonsäure-Metabolite als Mediatoren angesehen werden.

Neuromediatoren Unter diese Überschrift fallen Substanzen, die an der Auslösung der postsynaptischen Antwort auf einen Transmitter beteiligt sind. Die besten Beispiele für solche Effekte sind die Beteiligung von Adenosin-3'5'monophosphat (zyklisches AMP), Guanosin-3'5'monophosphat (zyklisches GMP) und Inositolphosphate als Second-messenger-Moleküle an spezifischen Stellen der synaptischen Transmission (siehe Kapitel 6, 7, 10 und 11). Jedoch ist es schwierig, im Gehirn zu zeigen, daß sich eine Änderung in der Konzentration von zyklischen Nukleotiden vor dem Aufbau des synaptischen Potentials ereignet, und daß diese Änderung in der Konzentration sowohl notwendig wie ausreichend für dessen Aufbau ist. Es ist möglich, daß Änderungen in der Konzentration der Second-messenger-Moleküle stattfinden und den Aufbau eines synaptischen Potentials verstärken können. Die Aktivierung von Second-messenger-abhängigen Proteinphosphorylierungen können die Eigenschaften von Membranproteinen verändern, von denen bekannt ist, daß sie als Substrate in diesen Reaktionen dienen (Greengard, 1978; Hyman und Nestler, 1993). Diese Möglichkeiten sind besonders relevant für die Wirkung von Substanzen, die Transmittereffekte verstärken oder verringern (siehe unten).

Neurotrophe Faktoren Neurotrophe Faktoren sind Substanzen, die im ZNS von Neuronen oder auch von Astrozyten und Mikroglia oder von vorübergehend eingewanderten peripheren Entzündungs- oder Immunzellen produziert werden und den Neuronen helfen, Schäden zu reparieren. Patterson (1992, 1994) hat aufgezeigt, daß die Moleküle, die die Entwicklung von Bereichen im embryonalen Gehirn regulieren, auch die Leistung dieser Areale im adulten Gehirn über die Regulation der strukturellen Konfiguration ihrer Verbindungen beeinflussen können. Sechs Kategorien von Peptidfaktoren können auf diese Weise arbeiten: (1) die *klassischen Neurotrophine* (NGF = *nerve growth factor*, BDNF = *brain derived nerve growth factor* und die verwandten Neutrophine), (2) die *neuropoetischen Faktoren*, die auf das Gehirn und myeloische Zellen einwirken (z. B. *cholinergic differention factor* [auch *leukemia-inhibitory factor* genannt] *sweat gland factor* und die Interleukine 6 und 11), (3) *Wachstumsfaktoren* wie EGF = *epidermal growth factor*, TGF = *transforming growth factor* α und β, *glial-cell-line derived neurotrophic factor* und Activin A, (4) der Fibroblasten-Wachstumsfaktor (FGF), (5) *insulin-like-growth factor* und (6) *platelet derived growth factors* (PDGF). Substanzen, die entwickelt wurden, um die Bildung und Sekretion dieser Stoffe zu untersuchen und ihre Wirkungen nachzuahmen, könnten wertvolle Informationen für ihren Einsatz bei rehabilitativen Behandlungen liefern.

ZENTRALE NEUROTRANSMITTER

Bei der Untersuchung von Wirkungen von Substanzen auf das ZNS bezüglich der Neurotransmitter in spezifischen Arealen sollte die Aufmerksamkeit auf die allgemeinen Organisationsprinzipien von Neuronen gerichtet sein. Die Ansicht, daß Synapsen über Wirkstoffe modifizierbare Kontrollpunkte innerhalb des neuronalen Netzwerkes darstellen, benötigt eine explizite Beschreibung der Orte, an denen gegebene Neurotransmitter wirken können sowie des Grades der Spezifität, mit der solche Wirkorte beeinflußt werden können. Ein Prinzip, dem die folgende Zusammenfassung individueller Transmittersubstanzen unterliegt, ist die „chemische Spezifitätshypothese" von Dale (1935), die aussagt, daß ein gegebenes Neuron die identische Transmittersubstanz an jeder seiner synaptischen Endungen freisetzt. Angesichts sich häufender Hinweise, daß einige Neurone mehr als eine Transmittersubstanz enthalten könnten (Hökfelt et al.,

Tabelle 12.1 Überblick über die Pharmakologie der Transmitter im ZNS

TRANSMITTER	TRANSPORTER BLOCKER*	REZEPTORSUBTYPEN UND -MODELLE (IR/GPCR)	AGONISTEN	ANTAGONISTEN	EFFEKTOR-MECHANISMEN
GABA	Guvacin; Nipecotinsäure	GABA$_A$ (IR) α-, β-, γ-, δ- oder σ-Isoformen	Muscimol; Isoguvacin	Bicucullin; Picrotoxin; SR 95531	↑ Cl$^-$-Leitfähigkeit ↓ cAMP
	(β-Alanin in Gliazellen)	GABA$_B$ (GPCR)	Baclofen; 3-Aminopropyl-phosphorsäure	Saclofen; CGP35348; CGP55845	↑ K$^+$- und Ca^{2+}-Leitfähigkeit
Glycin	? Sarkosin	α- und β-Untereinheiten (IR)	β-Alanin; Taurin	Strychnin	↑ Cl$^-$-Leitfähigkeit
Glutamat Aspartat		AMPA (IR) GLU 1-4 (IR)	Quisqualat	NBQX, LY215490	↑ Na$^+$- und K$^+$-Leitfähigkeit
	—	KA (IR) GLU 5-7; KA 1,2 (IR)	Domoinsäure	MK801; AP5; LY223053	↑ Na$^+$- und K$^+$-Leitfähigkeit
		NMDA (IR) NMDA 1,2$_{A-D}$ (IR)		α-Me-4-carboxyphenylglycin	↑ Na$^+$-, K$^+$- und Ca^{2+}-Leitfähigkeit
		mGLU 1-7 (GPCR)	—	—	↓ cAMP ↑ IP$_3$/DG
Acetylcholin		nikotinerg (IR) α$_{2-4}$- und β$_{2-4}$-Isoformen		α-Bungarotoxin; Me-Lycaconitin	↑ Na$^+$-, K$^+$- und Ca^{2+}-Leitfähigkeit
	—	muskarinerg M1-4 (GPCR)	—	M1: Pirenzipin M2: Methoctramin M3: Hexahydrosiladifenidol M4: Tropicamid	M1, M3: ↑ IP$_3$/DG M2, M4: ↓ cAMP, ↑ K$^+$-Leitfähigkeit
Dopamin	Kokain; Mazindol; GBR 12-395; Nomifensin	D1-5 (GPCR)	D1: SKF38393 D2: Bromocriptin D3: 7-OH-DPAT	D1: SCH23390 D2: Sulpirid; Domperidon	D1,5: ↑ cAMP D2: ↓ cAMP, ↑K$^+$- und ↓ Ca^{2+}-Leitfähigkeit D3 + D4?
Noradrenalin	Desmethylimipramin; Mazindol; Kokain	α$_{1A-D}$ (GPCR)	α$_{1A}$: NE>EPI	WB4101	↑ IP$_3$/DG
		α$_{2A-C}$ (GPCR)	α$_{2A}$: Oxymetazolin	α$_{2A-C}$: Yohimbine α$_{2B-C}$: Prazosin	↓ cAMP, ↑ K$^+$- und ↓ Ca^{2+}-Leitfähigkeit
		β$_{1-3}$ (GPCR)	β$_1$: EPI=NE β$_2$: EPI>>NE β$_3$: NE>EPI	β$_1$: Atenolol β$_2$: Butoxamin β$_3$: BRL 37344	↑ cAMP
Serotonin	Clomipramin; Sertralin; Fluoxetin	5-HT$_{1A-F}$ (GPCR)	5-HT$_{1A}$: 8-OH-DPAT 5-HT$_{1B}$: CP93129 5-HT$_{1D}$: LY694247	5-HT$_{1A}$: WAY101135 5-HT$_{1D}$: GR127935	↓ cAMP; ↑ K$^+$-Leitfähigkeit
		5-HT$_{2A-C}$ (GPCR)	α-Me-5-HT, DOB	LY53857; Ritanserin; Mesulergin; Ketanserin	↑ IP$_3$/DG
		5-HT$_3$ (IR)	2-Me-5-HT	—	↑ Na$^+$- und K$^+$-Leitfähigkeit
		5-HT$_{4-7}$ (GPCR)	5-HT$_4$: Renzaprid		5-HT$_{4,6,7}$: ↑ cAMP

Tabelle 12.1 Überblick über die Pharmakologie der Transmitter im ZNS *(Fortsetzung)*

TRANSMITTER	TRANSPORTER BLOCKER*	REZEPTORSUBTYPEN UND -MODELLE (IR/GPCR)	AGONISTEN	ANTAGONISTEN	EFEKTOR-MECHANISMEN
Histamin		H_1 (GPCR)	2 (m-F-Phenylhistamin)	Mepyramin	↑ IP_3/DG
	–	H_2 (GPCR)	Dimaprit	Ranitidin	↑ cAMP
		H_3 (?)	R-α-Me-Histamin	Thioperamid	–
Vasopressin	–	$V_{1A,B}$ (GPCR)	–	V_{1A}: SR 49059	↑ IP_3/DG
		V2 (GPCR)	d[dArg⁸]VP	d(CH₂)₅ [dIle²Ile⁴]AVP	↑ cAMP
Oxytocin	–	(GPCR)	[Thr⁴,Gly⁷]OT	d(CH₂)₅ [Tyr(Me)², Thr⁴, Orn⁸]OT₁₋₈	↑ IP_3/DG
Tachykinine		NK1 (SP>NKA>NKB) (GPCR)	Substanz-P-Methylester	CP99994	
	–	NK2 (NKA>NKB>SP) (GPCR)	β-[Ala⁸]NKA₄₋₁₀	SR48968	↑ IP_3/DG
		NK3 (NKB>NKA>SP) (GPCR)	GR138676	[Pro⁷]NKB	
CCK		CCK_A (GPCR)	CCK8>>Gastrin=CCK4	Devazepid; Lorglumid	↑ IP_3/DG
	–	CCK_B (GPCR)	CCK8≥Gastrin=CCK4	CI988; L265260	
NPY	–	Y1 (GPCR)	[Pro³⁴]NPY	SR48692	↓ cAMP, ↓ Ca^{2+} und ↑ K^+-Leitfähigkeit
		Y2 (GPCR)	NPY₁₃₋₃₆; NPY₁₈₋₃₆	–	↓ cAMP; ↑ IP_3/DG
Neurotensin	–	(GPCR)	–	–	
Opioidpeptide		μ (β-Endorphin) (GPCR)	DAMGO, Sufentanil	CTAP	↓ cAMP,↓ Ca^{2+} und ↑ K^+-Leitfähigkeit
		δ (Met⁵-Enk) (GPCR)	DPDPE; DSBULET	ICI174864	
		κ (Dyn A) (GPCR)	U69593; CI977	nor-Binaltorphimin	
Somatostatin	–	$SRIF_{1A-C}$ (GPCR) $SRIF_{2A,B}$ (GPCR)	$SRIF_{1A}$ Seglitid	–	↓ cAMP, ↓ Ca^{2+} und ↑ K^+-Leitfähigkeit
Purine	–	P_1 ($A_{1,2a,2b,3}$) (GPCR)	A_1: N^6-Cyclopentyladenosin	8-Cyclopentyltheophyllin	↓ cAMP, ↓ Ca^{2+} und ↑ K^+-Leitfähigkeit
			A_{2a}: CGS21680	CO66713	↑ cAMP
		P_{2X} (IR)	α,β-Methylen ATP	Suramin	Ca^{2+}-, K^+- und Na^+-Leitfähigkeit
		P_{2Y} (GPCR)	ADPβF	Suramin	↑ IP_3/DG

* In einigen Fällen (z. B. Acetylcholin, Purine) haben Agenzien, die den Metabolismus des/der Transmitter inhibieren, Effekte, die denen der Inhibitoren des Transportes anderer Transmitter analog sind. CCK: Cholecystokinin; NPY: Neuropeptid Y; NK: Neurokinin; SP: Substanz P; GPCR: G-Protein-gekoppelter Rezeptor; IR: Ionotroper Rezeptor; 5-HT: 5-Hydroxytryptamin (Serotonin); NE: Noradrenalin; EPI: Adrenalin; VP: Vasopressin; AVP: Arginin-Vasopressin; OT: Oxytocin; 7-OH-DPAT: 7-hydroxy-2(di-n-propylamino) Tetralin; DOB: Dobutamin; DAMGO: D-Ala-2,Me-Phe⁴,Gly (01) 5 Enkephalin; DPDPE: [D-Pen²,D-Pen5] Enkephalin; DSBU-LET: Tyr-d-Ser-o-butyl-Gly-Phe-Leu-Thr; SRIF: Faktor, der die Freisetzung aus Somatotropin inhibiert; Mediator der Ca^{2+}-Freisetzung aus intrazellulären Speichern; DG: Diacylglycerol, Mediator der Proteinkinase-C-Aktivierung; cAMP: zyklisches AMP. Siehe Kapitel 2 für die weitere Diskussion der Mechanismen, die die Rezeptorbesetzung mit der Effektoraktivierung verknüpfen.

1980, 1987) wurde Dales Hypothese modifiziert, um zu zeigen, daß ein gegebenes Neuron den gleichen Satz von Neurotransmittern aus allen seinen Endigungen sezerniert. Jedoch könnte auch diese Theorie eine Überarbeitung benötigen. So ist es zum Beispiel nicht klar, ob ein Neuron ein Vorläuferpeptid in allen seinen synaptischen Endungen auch zum gleichen Endprodukt metabolisiert oder nicht. Tabelle 12.1 zeigt einen Überblick über die pharmakologischen Eigenschaften der Transmitter im ZNS, die bisher ausführlich untersucht worden sind. Neurotransmitter werden weiter unten in der Form von Substanzgruppen innerhalb folgender chemischer Kategorien diskutiert: Aminosäuren, Amine und Neuropeptide. Weitere Substanzen, die an der zentralen synaptischen Transmission teilnehmen können, sind Purine (wie Adenosin und ATP, siehe Williams, 1994), Stickstoffmonoxid (siehe Snyder und Dawson, 1994) und Arachidonsäurederivate (siehe Piomelli, 1994).

Aminosäuren Das ZNS enthält außerordentlich hohe Konzentrationen bestimmter Aminosäuren; diese Aminosäuren sind hochpotent in ihrer Fähigkeit die neuronale Entladung zu verändern. Anfänglich haben Physiologen diese einfachen Substanzen aufgrund ihrer allgegenwärtigen Verteilung innerhalb des Gehirns und der Beobachtung, daß sie sofortige, starke und schnell reversible aber redundante Effekte auf jedes untersuchte Neuron auslösen können, nur widerwillig als zentrale Neurotransmitter akzeptiert. Die decarboxylierten Aminosäuren produzieren eine fast universelle Exzitation und die monocarboxylierten ω-Aminosäuren (z. B. GABA, Glycin, β-Alanin, Taurin) produzieren qualitativ ähnliche und konsequente Inhibitionen (Kelley und Beart, 1975). Mit dem Aufkommen selektiver Antagonisten der Aminosäuren, der Identifizierung selektiver Rezeptoren und Rezeptorsubtypen, die ihre Effekte vermitteln, und der Entwicklung von Methoden zur Kartierung der Lokalisierung von Liganden und ihrer Rezeptoren gibt es nun ausreichende Beweise dafür, daß die Aminosäuren GABA, Glycin und Glutamat in der Tat zentrale Transmitter sind.

GABA GABA (γ-Aminobuttersäure) wurde 1950 als ein einzigartiger chemischer Bestandteil des Gehirns identifiziert, aber seine Wirksamkeit als Inhibitor wurde nicht sofort erkannt. Am Dehnungsrezeptor von Krebsen ahmt GABA die Effekte nach, die nach Stimulierung inhibitorischer Nerven beobachtet wurden. Picrotoxin antagonisiert beide, die Effekte von appliziertem GABA und Stimulierung des inhibitorischen Nerven. Kravitz und Mitarbeiter (1963) zeigten, daß GABA die einzige inhibitorische Aminosäure war, die ausschließlich in inhibitorischen Nerven von Krebsen gefunden wurde und daß die inhibitorische Potenz, für die Extrakte dieser Nerven verantwortlich waren, auf ihrem Gehalt an GABA beruhten. Die Freisetzung von GABA war korreliert mit der Frequenz der Nervenstimulation. Intrazelluläre Aufzeichnungen an Muskeln deuten darauf hin, daß die Stimulation des inhibitorischen Nerven und die Gabe von GABA identische Anstiege in der Cl⁻-Leitfähigkeit im Muskel hervorrufen. Diese Beobachtungen erfüllen vollständig die Kriterien für die Identifizierung von Transmittern (siehe Otsuka, 1973).

Diese identischen physiologischen und pharmakologischen Eigenschaften wurden später als nützliche Modelle in der Untersuchung der Rolle von GABA im Säuger-ZNS erachtet. Wesentliche Daten unterstützen die Idee, daß GABA die inhibitorischen Wirkungen von lokalen Interneuronen im Gehirn vermittelt und daß GABA auch an der präsynaptischen Inhibition innerhalb des Rückenmarks beteiligt sein kann. Mutmaßliche GABAerge inhibitorische Synapsen wurden am deutlichsten zwischen zerebellaren Purkinje-Neuronen und ihren Zielzellen im Deiterschen Kern nachgewiesen. Sie konnten auch zwischen kleinen Interneuronen und den wichtigsten *output*-Zellen des zerebellaren Cortex, Bulbus olfactorii, Nucleus cuneatus, Hippocampus und lateral septalem Kern sowie zwischen dem vestibularen Kern und den trochlearen Motoneuronen festgestellt werden. GABA vermittelt auch eine Inhibition innerhalb des zerebellaren Cortex und zwischen dem Nucleus caudatus und der Substantia nigra. GABAerge Neurone und Nervenendigungen wurden über immunzytochemische Methoden lokalisiert, die die Glutaminsäuredecarboxylase sichtbar machen, das Enzym, das die Synthese von GABA aus Glutaminsäure katalysiert, oder über *in situ* Hybridisierung der mRNA für dieses Protein. Die nützlichsten Substanzen zur Bestätigung der GABAergen Vermittlung waren *Bicucullin* und *Picrotoxin*. Viele krampfauslösende Stoffe, deren Wirkung vorher nicht erklärt werden konnte (einschließlich Penicillin und Pentylentetrazol), agieren ebenfalls als relativ selektive Antagonisten der Wirkung von GABA (Macdonald und MacLean, 1982). Nützliche therapeutische Effekte konnten jedoch über den Gebrauch von Substanzen, die GABA nachahmen (wie Muscimol), ihre aktive Wiederaufnahme inhibieren (wie z. B. 2,4-Diaminobutyrat, Nipecotinsäure und Guvacin) oder ihren *turnover* verändern (wie Aminoxyessigsäure) bisher nicht erzielt werden.

GABA ist der wichtigste inhibitorische Neurotransmitter im ZNS von Säugern. Ihre Rezeptoren wurden in zwei Haupttypen eingeteilt. Der häufiger vorkommende GABA-Rezeptorsubtyp, der GABA$_A$-Rezeptor, ist ein ligandengesteuerter Cl⁻-Ionenkanal, der nach Freisetzung von GABA aus den präsynaptischen Neuronen geöffnet wird. Ein zweiter Rezeptor, der GABA$_B$-Rezeptor, ist ein Mitglied der G-Protein gekoppelten Rezeptorfamilie und ist an beide, den biochemischen Signaltransduktionsweg und die Regulation von Ionenkanälen gekoppelt (Bonnano und Raiteri, 1993; Bowery, 1993).

Das GABA$_A$-Rezeptorprotein ist infolge seiner großen Häufigkeit und seiner Rolle in fast jedem neuronalen Areal gut charakterisiert. Der Rezeptor wurde auch häufig als Wirkungsort vieler neuroaktiver Substanzen charakterisiert (siehe Kapitel 17). Erwähnenswert in diesem Zusammenhang sind die Benzodiazepine und Barbiturate. Kürzlich wurde angedeutet, daß direkte Wechselwirkungen zwischen GABA$_A$-Rezeptoren und anästhetischen Steroiden, flüchtigen Anästhetika und Alkohol stattfinden (Franks und Lieb, 1994).

Basierend auf der Sequenzhomologie der cDNAs mit der ersten GABA$_A$-Untereinheit konnten bis heute 15 Untereinheiten kloniert werden. Zusätzlich zu diesen Untereinheiten, welche die Produkte getrennter Gene sind, wurden mRNA-Varianten durch unterschiedliches Spleißen für verschiedene Untereinheiten beschrieben. Da der GABA$_A$-Rezeptor analog zum nikotinergen Rezeptor für Acetylcholin ein pentameres Protein sein könnte, in dem die Untereinheiten sich um eine zentrale Ionenpore anordnen, können nicht alle dieser Untereinheiten Teil eines einzigen GABA$_A$-Rezeptorkomplexes sein (Wisden und Seeburg, 1992).

Viele Untersuchungen haben gezeigt, daß es multiple Subtypen von GABA$_A$-Rezeptoren im Gehirn gibt. Die Existenz von Subtypen wurde zuerst durch pharmakologische Unterschiede angedeutet. Es ist heute bekannt, daß Rezeptoren, die aus verschiedenen Untereinheiten aufgebaut sind, unterschiedliche pharmakologische Eigenschaften besitzen (Pritchett et al., 1989a), aber die gesamte Heterogenität der GABA$_A$-Rezeptorsubtypen muß noch aufgeklärt werden. Unterschiede in der anatomischen Verteilung der Untereinheiten und Unterschiede in der Expression der Gene für die einzelnen Untereinheiten im Zeitverlauf der Entwicklung deuten darauf hin, daß es wichtige funktionelle Unterschiede zwischen den Subtypen gibt.

Die Zusammensetzung des Hauptsubtyps des GABA$_A$-Rezeptors beinhaltet wenigstens drei unterschiedliche Untereinheiten – α, β und γ – aber die Stöchiometrie dieser Untereinheiten ist nicht bekannt (Pritchett et al., 1989b). Um mit Benzodiazepinen interagieren zu können, wie es von einem nativen GABA$_A$-Rezeptor erwartet wird, muß der Rezeptor jede dieser Untereinheiten beinhalten. Die Einbeziehung von in bezug auf α, β oder γ abweichenden Untereinheiten führt zu Rezeptoren mit unterschiedlichen pharmakologischen Profilen (siehe Kapitel 17).

Glycin Viele der Merkmale, die für die GABA$_A$-Rezeptorfamilie beschrieben wurden, sind auch Merkmale des inhibitorischen Glycinrezeptors, der im Gehirnstamm und Rückenmark vorkommt. Multiple Untereinheiten wurden kloniert, die sich zu einer Vielzahl verschiedener Glycinrezeptorsubtypen zusammenlagern können (Betz, 1992). Diese pharmakologischen Subtypen wurden in Gehirngewebe mit besonderen neuroanatomischen und Neuroentwicklungsprofilen nachgewiesen. Jedoch ist wie beim GABA$_A$-Rezeptor die vollständige funktionelle Bedeutung der Glycinrezeptorsubtypen nicht bekannt.

Glutamat und *Aspartat* werden in sehr hohen Konzentrationen im Gehirn gefunden, und beide Aminosäuren haben extrem starke exzitatorische Effekte auf Neurone in buchstäblich jeder Region des ZNS. Ihre weite Verbreitung führte dazu, ihre Rolle als Transmitter zunächst zu negieren, aber heute gibt es eine weite Akzeptanz der Sicht, daß Glutamat und möglicherweise Aspartat als die führenden schnellen („klassischen") exzitatorischen Neurotransmitter überall im ZNS agieren (siehe Cotman et al., 1994; Seeburg, 1993). Ferner wurden während der letzten zehn Jahre eine Reihe von Subtypen der Rezeptoren für exzitatorische Aminosäuren pharmakologisch charakterisiert, die auf der relativen Wirksamkeit synthetischer Agonisten und der Entdeckung potenter und selektiver Antagonisten basierten.

Glutamatrezeptoren werden funktionell als ligandengesteuerte Ionenkanäle („ionotrope" Rezeptoren) oder als G-Protein gekoppelte Rezeptoren („metabotrope" Rezeptoren) klassifiziert. Die metabotropen Rezeptoren koppeln über GTP-bindende Proteine an eine Vielzahl von Effektormechanismen. Die ligandengesteuerten Ionenkanäle hingegen besitzen einen integralen Ionenkanal, der selektiv Na$^+$ und in einigen Fällen Ca^{2+} befördert (Nakanishi, 1992; Seeburg, 1993; Hollmann und Heinemann, 1994). Metabotrope Rezeptoren setzen sich aus einem transmembranären Protein mit sieben Domänen zusammen, wohingegen die ligandengesteuerten Kanäle Komplexe aus multiplen Untereinheiten bilden. Weder die präzise Anzahl der Untereinheiten, die sich zusammenfinden, um einen funktionellen Glutamatrezeptor-Ionenkanal *in vivo* zu bilden, noch die Topographie jeder Untereinheit konnte bislang eindeutig festgestellt werden (Bennett und Dingledine, 1995).

Die ligandengesteuerten Ionenkanäle werden zusätzlich nach der Identität von Agonisten klassifiziert, die selektiv jeden Rezeptortyp aktivieren. Diese Rezeptoren schließen die α-Amino-3-hydroxy-5-methyl-4-isoxazol-propionsäure (AMPA), Kainat sowie N-Methyl-D-aspartat-Rezeptoren (NMDA) ein (Collingridge und Lester, 1990; Watkins et al., 1990). Eine Anzahl von selektiven Antagonisten dieser Rezeptoren steht nun zur Verfügung (Watkins et al., 1990). Im Falle der NMDA-Rezeptoren sind es nicht-kompetitive Antagonisten, die an verschiedenen Stellen des Rezeptorproteins angreifen, und kompetitive Antagonisten, die an der Glutamatbindungsstelle wirken. Zu diesen gehören ein *open*-Kanalblocker wie Phencyclidin (PCP oder „Engelsstaub"), Antagonisten wie *5,7-Dichlorokynurensäure*, die an der allosterischen Bindungsstelle für Glycin wirken, und der neue Antagonist *Ifenprodil*, der als *closed*-Kanalblocker wirken könnte. Zudem ist die Aktivität von NMDA-Rezeptoren sensitiv gegenüber dem pH-Wert und kann auch über eine Vielzahl endogener Modulatoren wie Zn^{2+}, einige Neurosteroide, Arachidonsäure, Redoxmittel und Polyamine wie Spermin moduliert werden (Übersicht bei Collingridge und Lester, 1990). In einigen Fällen sind die Effekte endogener Modulatoren und kompetitiver und nicht-kompetitiver Antagonisten selektiv für bestimmte Subtypen von NMDA-Rezeptoren, die sich aus individuellen Kombinationen von Untereinheiten zusammensetzen (Williams, 1993; Buller et al., 1994; Kohr et al., 1994; Williams et al., 1994). Multiple cDNAs für metabotrope Rezeptoren und Untereinheiten von NMDA-, AMPA- und Kainat-Rezeptoren wurden in den letzten Jahren kloniert (Nakanishi, 1992; Hollmann und Heinemann, 1994). Die Diversität der Genexpression und demgemäß der Proteinstruktur der Glutamatrezeptoren entsteht auch durch alternatives Spleißen und in einigen Fällen über den Austausch einer einzigen Base in mRNAs, die für die Rezeptoren oder Rezeptoruntereinheiten kodieren. Alternatives Spleißen wurde für metabotrope Rezeptoren und für Untereinheiten der NMDA-, AMPA- und Kainat-Rezeptoren beschrieben (Hollmann und Heinemann, 1994). Eine bemerkenswerte Form von endogener „molekularer Technik" läßt sich bei einigen Untereinheiten von AMPA- und Kainat-Rezeptoren beobachten, bei denen sich die RNA-Sequenz von der genomischen Sequenz in einem einzigen Kodon der Rezeptoruntereinheit unterscheidet und hierüber das Ausmaß der Ca^{2+}-Permeabilität des Rezeptorkanals bestimmt (Burnashev et al., 1992; Köhler et al., 1993). Dieser RNA-*editing* Prozeß tauscht eine einzige Aminosäure (aus 900) aus und bestimmt somit, ob der Rezeptorkanal Ca^{2+} transportiert. Die Glutamatrezeptorgene scheinen einzigartige Familien mit nur beschränkter Ähnlichkeit zu anderen ligandengesteuerten Kanälen wie dem nikotinergen Rezeptor für Acetylcholin zu sein oder im Fall der metabotropen Rezeptoren Ähnlichkeiten mit Mitgliedern der G-Protein gekoppelten Rezeptor-Superfamilie aufzuweisen.

AMPA- und Kainat-Rezeptoren vermitteln eine schnelle Depolarisation an den meisten glutaminergen Synapsen im Gehirn und im Rückenmark. NMDA-Rezeptoren sind auch an der normalen neuronalen Transmission beteiligt, aber die Aktivierung von NMDA-Rezeptoren ist eher mit der Induktion verschiedener Formen der synaptischen Plastizität assoziiert als mit schneller Punkt-zu-Punkt Signalweitergabe im Gehirn. AMPA- und Kainat-Rezeptoren können in vielen glutaminergen Synapsen gemeinsam vorkommen. Ein gut charakterisiertes Phänomen, bei dem NMDA-Rezeptoren eine Rolle spielen, ist die Induktion von Langzeitpotenzierung (LTP). LTP bezieht sich auf einen andauernden (Stunden bis Tage) Anstieg im Umfang der postsynaptischen Antwort auf einen präsynaptischen Stimulus einer gegebenen Stärke. Aktivierung von NMDA-Rezeptoren ist obligat für die Induktion eines Types von LTP, die sich im Hippocampus findet (Bliss und Collingridge, 1993). NMDA-Rezeptoren sind normalerweise bei ruhenden Membranpotentialen durch Mg^{2+} blockiert. Somit benötigt die Aktivierung von NMDA-Rezeptoren nicht nur die Bindung von synaptisch freigesetztem Gluatamat, sondern auch simultan die Depolarisation der postsynaptischen Membran. Dieses wird durch die Aktivierung von AMPA/Kainat-Rezeptoren an nahe gelegenen Synapsen durch gleichzeitigen Einfluß verschiedener Neurone erreicht. NMDA-Rezeptoren können somit als „Übereinstimmungs-Detektoren" funktionieren, die nur dann aktiviert werden, wenn zwei oder mehrere Neurone simultan feuern. LTP wurde als ein zelluläres Modell für einige Formen des Lernens und des Gedächtnisses vorgeschlagen. Interessanterweise können NMDA-Rezeptoren auch Langzeitdepression (LTD) an ZNS-Synapsen induzieren (Mulkey und Malenka, 1992). Es scheint, als ob die Frequenz und das Muster der synaptischen Stimulation diktiert, ob eine Synapse LTP oder LTD durchmacht (Mulkey und Malenka, 1992; Linden, 1994).

Eine nur wenige Minuten dauernde Exposition gegenüber hohen Glutamatkonzentrationen kann zum neuronalen Zelltod führen (Meldrum und Garthwaite, 1990; Olney, 1990). Die Kaskade der Ereignisse, die zum neuronalen Zelltod führen, sind getriggert von der übermäßigen Aktivierung von NMDA-Rezeptoren und Influx von Ca^{2+} in die Neurone. Dieser Prozeß wird mit dem der Neurotoxizität verglichen, welcher nach Ischämie oder Hypoglykämie im Gehirn vorkommt, wo eine massive Freisetzung und eine beeinträchtigte Wiederaufnahme von Glutamat in die Synapse zu einer übermäßigen Stimulierung von Glutamatrezeptoren und anschließend zum Zelltod führt. NMDA-Rezeptorantagonisten können den neuronalen Zelltod, der über die Aktivierung dieser Rezeptoren induziert wird, verringern oder blockieren. Es gibt ein beträchtliches therapeutisches Potential für den Einsatz von NMDA-Antagonisten als Neuroprotektoren. NMDA-Rezeptoren können auch bei der Sensitivierung für epileptische Krämpfe und das Vorkommen von Krampfaktivität involviert sein (Dingledine et al., 1990). Im Tiermodell zeigen NMDA-Rezeptorantagonisten antikonvulsive Aktivität. Sie könnten hierbei klinische Anwendung finden.

Aufgrund der weiten Verteilung von Glutamatrezeptoren im Gehirn ist es wahrscheinlich, daß diese Rezeptoren letzten Endes die Ziele für diverse therapeutische Interventionen darstellen werden. Es ist auch denkbar, daß abnormale Expression, Regulation oder Funktion von Glutamatrezeptoren an der Ätiologie einiger neurologischer Störungen beteiligt sein könnten. Eine Rolle für Glutamatrezeptoren oder verstärkte glutaminerge Transmission in der Ätiologie chronischer neurodegenerativer Erkrankungen und Schizophrenie wurde postuliert (Carlsson und Carlsson, 1990; Meldrum und Garthwaite, 1990). Fälle von Rasmussens Enzephalitis, einer Kinderkrankheit, die zu schweren Krämpfen und Demenz führt, scheinen mit Serumspiegeln von Antikörpern gegen eine Glutamatrezeptoruntereinheit zu korrelieren (Rogers et al., 1994). Somit scheint eine Autoimmunreaktion gegen einige Glutamatrezeptoren dieser Krankheit zugrundezuliegen (Rogers et al., 1994).

Acetylcholin Nachdem Acetylcholin (ACh) als Transmitter an neuromuskulären und parasympatischen Neuroeffektorverbindungen identifiziert wurde (genauso wie an der Hauptsynapse der autonomen Ganglien (siehe Kapitel 6), begann diese Substanz eine beträchtliche Aufmerksamkeit als potentieller zentraler Neurotransmitter auf sich zu ziehen. Basierend auf seiner irregulären Verteilung innerhalb des ZNS und der Beobachtung, daß peripher wirksame cholinerge Substanzen nach zentraler Gabe starke Effekte auf das Verhalten auslösen können, waren viele Forscher geneigt, die Möglichkeit in Betracht zu ziehen, daß auch ACh ein zentraler Neurotransmitter sein könnte. In den späten 50iger Jahren zeigten Eccles und Kollegen, daß die wiederkehrende Exzitation spinaler Renshaw-Neurone sensitiv gegenüber nikotinergen Antagonisten des ACh war. Es konnte gezeigt werden, daß diese Zellen auch cholinozeptiv waren. Solche Beobachtungen waren auch vereinbar mit der chemischen und funktionellen Spezifität der Hypothese von Dale, daß alle Äste eines Neurons die gleiche Transmittersubstanz freisetzen und in diesem Fall ähnliche Typen postsynaptischer Wirkung auslösen (siehe Eccles, 1964). Obwohl die Fähigkeit von ACh, neuronale Entladungen hervorzurufen, später mit einer großen Anzahl von Zellen des ZNS wiederholt wurde (siehe Shepherd, 1988), bleiben die spinalen Renshaw-Zellen der Prototyp für die zentralen nikotinergen Synapsen für ACh (siehe Wang und McCormick, 1993; Wada et al., 1988). Ein neues Interesse an selektiv wirkenden zentralen nikotinergen Substanzen könnte diese Arbeit neu beleben (Arneric et al., 1994).

In den meisten Regionen des ZNS scheinen die Effekte von ACh, die entweder über Iontophorese oder über Radioligand-Rezeptor-Verdrängungsassays (Kuhar, 1978) untersucht wurden, durch die Interaktion mit einer Mischung von nikotinergen und muskarinergen Rezeptoren ausgelöst zu werden. Verschiedene Gruppen von mutmaßlichen cholinergen Bahnen wurden zusätzlich zu denjenigen der Motoneuron-Renshaw-Zelle vorgeschlagen. Durch die Kombination von immunhistochemischen Untersuchungen der Cholinacetyltransferase (ChAT; Enzym, welches ACh synthetisiert) und Ligandenbindung oder *in situ* Hybridisierungsstudien für die Detektion von Neuronen, die die Untereinheiten der nikotinergen und muskarinergen Rezeptoren exprimieren, konnten acht Hauptgruppen von ACh-Neuronen und ihre Bahnen charakterisiert werden (Mesulam, 1994). Vier separate Gruppen von Zellkörpern, die im basalen Vorderhirn zwischen Septum und dem Basalkern von Meynert lokalisiert sind, senden zum größten Teil autonome Projektionen in den Neocortex, Hippocampus und Bulbus olfactorius. Während das Gehirn von Nagern cholinerge Neurone aufweist, die wesentlich für den Neocortex sind, können diese Neurone im Gehirn von Primaten nicht gefunden werden. Zwei Ansammlungen von cholinergen Neuronen in der oberen Pons vermitteln die größte cholinerge Innervation von Thalamus und Striatum, während cholinerge Neurone der Medulla die cholinerge Innervation von Mittelhirn und Gehirnstammregionen besorgen. Die intensiven cholinergen Projektionen zum Neocortex und Hippocampus werden atrophisch, wenn diesen Neuronen die trophischen Wachstumsfaktoren entzogen werden, die ihnen über retrograden Transport von ihren Zielneuronen zur Verfügung gestellt werden (Sofroniew et al., 1993). Derartiges ereignet sich bei der Alzheimerschen Krankheit, wenn diese Zielneurone betroffen sind, keine trophischen Wachstumsfaktoren mehr produzieren können (siehe Kapitel 22) und therapeutische Anstrengungen betrieben werden, um die noch vorhandenen cholinergen Signalwege zu bewahren.

Katecholamine Das Gehirn beinhaltet getrennte neuronale Systeme, die drei unterschiedliche Katecholamine verwenden – *Dopamin*, *Noradrenalin* und *Adrenalin*. Jedes System ist anatomisch getrennt und dient unterschiedlichen, aber ähnlichen Funktionen innerhalb des jeweiligen Innervationsfeldes. Diese Systeme wurden ausführlich mit einer Vielzahl von Techniken untersucht, und eine Fülle von Details ist mittlerweile für jedes System bekannt (Björklund und Lindvall, 1986).

Dopamin Obwohl Dopamin ursprünglich nur als ein Vorläufer von Noradrenalin betrachtet wurde, zeigten Assays unterschiedlicher Regionen des ZNS schließlich, daß die Verteilungen von Dopamin und Noradrenalin deutlich verschieden sind. Tatsächlich kommt Dopamin für mehr als die Hälfte der im Gehirn enthalten Katecholamine auf, und sehr große Mengen werden in den Basalganglien (mit Ausnahme des Nucleus caudatus), dem Nucleus accumbens, dem olfaktorischen Tuberkel, dem zentralen Nucleus der Amygdala, der Eminentia mediana und in begrenzten Feldern im frontalen Cortex gefunden. Aufgrund der Verfügbarkeit histochemischer Methoden, die alle Katecholamine nachweisen können (durch Formaldehyd- oder Glyoxylsäure induzierte Fluoreszenz; Dahlström und Fuxe, 1964) oder immunhistochemischer Methoden für Enzyme, die

die individuellen Katecholamine synthetisieren (Hökfelt et al., 1978), sind die anatomischen Verbindungen dopaminenthaltender Neurone zumindest im Nagergehirn mit einiger Genauigkeit bekannt. Diese Studien zeigen, daß dopaminerge Neurone zu drei morphologischen Klassen gehören: (1) ultrakurze Neurone innerhalb der amacrinen Zellen der Retina und periglomeruläre Zellen des Bulbus olfactorius, (2) Neurone mittlerer Länge innerhalb des tuberobasalen ventralen Hypothalamus, der die Eminentia mediana innerviert, und des Zwischenlappens der Hypophyse, incerto-hypothalamische Neurone, die den dorsalen und hinteren Hypothalamus mit den lateralen septalen Nuclei verbinden, und eine kleine Serie von Neuronen innerhalb des Perimeters des dorsalen Vaguskerns, dem Nucleus des Tractus solitarius und der grauen Substanz, und (3) lange Projektionen zwischen den größten dopaminenthaltenden Kernen in der Substantia nigra und im ventralen Tegmentum und ihren Zielen im Striatum, den limbischen Zonen des zerebralen Cortex und in anderen Hauptregionen des limbischen Systems mit Ausnahme des Hippocampus (siehe Björklund und Lindvall, 1986). Auf zellulärer Ebene hängen die Wirkungen von Dopamin von der Expression des Rezeptorsubtyps sowie dem Beitrag konvergierender Wirkungen anderer Transmitter auf dieselben Zielneurone ab.

Zwei Subtypen von Dopaminrezeptoren, D1 und D2, wurden auf der Basis von pharmakologischen und biochemischen Kriterien identifiziert (Kebabian und Calne, 1979). Die D1- und D2-Dopaminrezeptoren sind insofern pharmakologisch verschieden, daß sie unterschiedliche Affinitäten nicht nur für den endogenen Liganden Dopamin, sondern auch für verschiedene andere Verbindungen zeigen (Übersicht bei Seeman und Grigoriadis, 1987). Benzazepine einschließlich SCH 23390 binden mit hoher Affinität an D1-Rezeptoren, und Benzamide wie Sulpirid oder Racloprid sowie Butyrophenone wie Spiroperidol markieren selektiv D2-Rezeptoren. Wenigstens fünf Gene, die für Rezeptorsubtypen des Dopaminrezeptors kodieren, wurden isoliert und klassifiziert als D1-ähnlich oder D2-ähnlich entsprechend ihrer Nukleotidsequenzen und dem pharmakologischen Profil der exprimierten Proteine. Die D1-ähnlichen Rezeptoren schließen die D1-Rezeptoren (Dearry et al., 1990; Monsma et al, 1990; Sunahara et al, 1990; Zhou et al., 1990) und die D5-Rezeptoren (Sunahara et al., 1991) ein. Im Gegensatz dazu schließen die D2-ähnlichen Rezeptoren die zwei Isoformen des D2-Rezeptors ein, die sich in der Länge ihrer vorhergesagten dritten zytoplasmatischen Schleife unterscheiden und D2 kurz (D2S; Bunzow et al., 1988) und D2 lang genannt werden (D2L; Dal Toso et al., 1989; Giros et al., 1989; Grandy et al., 1989; Monsma et al., 1989) sowie die D3-Rezeptoren (Sokoloff et al., 1990) und die D4-Rezeptoren (Van Tol et al., 1991). Die D1- und D5-Rezeptoren aktivieren die Adenylatcyclase. Die D2-Rezeptoren koppeln an eine Reihe von Effektorsysteme einschließlich der Inhibition der Adenylatcyclaseaktivität, Suppression von Ca^{2+}-Strömen und Aktivierung von K^+-Strömen (zum Überblick siehe Vallar und Meldolesi, 1989). Die Effektorsysteme, an die D3- und D4-Rezeptoren koppeln, konnten noch nicht eindeutig bestimmt werden.

D2-Dopaminrezeptoren scheinen in die Pathophysiologie der Schizophrenie und der Parkinson-Krankheit verwickelt zu sein. Studien über die Inhibition der Bindung des D2-Antagonisten ^{3}H-Spiroperidol belegen (Seeman, 1987) eine Korrelation zwischen der durchschnittlichen Dosis eines Neuroleptikums und seiner Affinität für Dopaminrezeptoren im Gehirn. Obwohl die Gabe eines typischen Neuroleptikums über einen langen Zeitraum beim Menschen oder im Tierexperiment zur Entwicklung von extrapyramidalen Nebenwirkungen einschließlich parkinsonähnlicher Bewegungsstörungen und tardiver Dyskinesie führen kann (O'Dell et al., 1990), wurde berichtet, daß eine Gruppe von antipsychotischen Substanzen, die den sogenannten atypischen Neuroleptika zugeordnet werden, in der Behandlung psychiatrischer Störungen effektiv sind, während sie signifikant geringere extrapyramidale Nebenwirkungen zeigen. Typische und atypische Neuroleptika binden an D2-, D3- und D4-Rezeptoren mit einer Affinität im nanomolaren Bereich. Zusammen mit der selektiven Expression von D3-Rezeptor-mRNA im Nucleus accumbens und olfaktorischen Tuberkel und der hohen Affinität der D4-Rezeptoren für atypische Neuroleptika wie Clozapin, welches keine extrapyramidalen Nebenwirkungen hat, führten diese Beobachtungen zu der Hypothese, daß die Milderung von Psychosen durch Neuroleptika über ihre Fähigkeit, die Stimulation der D3- und/oder D4-Rezeptoren zu antagonisieren, verursacht werden könnte, während die motorische Dysfunktion, die nach lang andauernder Gabe typischer Neuroleptika beobachtet wird, durch einen Anstieg der D2-Rezeptordichte im Striatum verursacht werden könnte (Sokoloff et al., 1990).

Noradrenalin Es sind relativ große Mengen an Noradrenalin innerhalb des Hypothalamus und in bestimmten Bereichen des limbischen Systems wie im zentralen Kern der Amygdala und dem Gyrus dentatus des Hippocampus vorhanden. Jedoch ist dieses Katecholamin auch in signifikanten, aber geringeren Mengen in den meisten anderen Gehirnregionen vorhanden. Detaillierte Kartierungsstudien weisen darauf hin, daß die meisten noradrenergen Neurone entweder im Locus coeruleus der Pons oder in Neuronen des lateralen segmentalen Teils der Formatio reticularis auftreten. Von diesen Neuronen ausgehend innervieren multipel verzweigte Axone spezifische Zielzellen in einer großen Anzahl kortikaler, subkortikaler und spinomedullarer Felder (Foote et al., 1983).

Obwohl Noradrenalin als Transmitter an den Synapsen zwischen mutmaßlich noradrenergen Bahnen und einer großen Vielfalt von Zielzellen gilt, haben eine Reihe von Eigenschaften dieses biogenen Amins die entsprechende Beweisführung erschwert. In großen Teilen spiegeln diese Probleme seine „nicht-klassischen" elektrophysiologischen synaptischen Wirkungen wider, die zu „stadien-abhängigen" oder *enabling* Effekten führen. In einigen Fällen sind die pharmakologischen Eigenschaften solcher Synapsen komplex mit Hinweisen auf Vermittlung durch beide α- und β-adrenerge Rezeptoren (siehe Foote und Aston-Jones, 1994). Zum Beispiel unterdrückt die Stimulation des Locus coeruleus die spontane Aktivität von Zielneuronen im Cerebellum. Dieses ist assoziiert mit einer sich langsamen entwickelnden Hyperpolarisierung und einem Abfall der Membranleitfähigkeit. Andererseits beeinträchtigt die Aktivierung des Locus coeruleus die Erhöhung der Feuerungsraten, die durch Stimulation über exzitatorische Einflüsse auf diese Neurone produziert wird, wobei die exzitatorischen postsynaptischen Potentiale erhöht sind. Alle Konsequenzen der Aktivierung des Locus coeruleus werden nachgeahmt durch die iontophoretische Applikation von Noradrenalin und effektiv geblockt durch β-adrenerge Antagonisten. Obwohl die Mechanismen, denen diese Effekte unterliegen, noch nicht vollständig geklärt sind, gibt es überzeugende Beweise für die intrazelluläre Vermittlung durch zyklisches AMP.

Zum größten Teil sind die Effekte der Aktivierung des Locus coeruleus (oder der Applikation von Noradrenalin) auf Zielneurone im zerebrellaren Cortex oder Hippocampus denen ähnlich, die im Cerebellum selbst beobachtet werden. Jedoch wurden einige Unterschiede festgestellt, insbesondere in Studien mit hippocampalen Pyramidenzellen. Erstens scheint die noradrenalininduzierte Inhibition der Feuerung überwiegend durch α-adrenerge Rezeptoren vermittelt zu werden (siehe Siggins und Gruol, 1986). Zweitens kann die Stimulation β-adrenerger Rezeptoren die Feuerungsrate von Zielzellen, die über Stimulation durch exzitatorischen Einfluß depolarisiert wurden, ansteigen lassen (Madison und Nicoll, 1986). Der letztere Effekt resultiert aus einer durch zyklisches AMP vermittelten Inhibition von Ca^{2+}-aktivierter K^+-Leitfähigkeit und ist mit einer Verminderung der Hyperpolarisation, die der wiederholten Feuerung von Aktionspotentialen folgt, assoziiert. Die afferenten Projektionen zu Locus-coeruleus-Neuronen schließen medulläre cholinerge Neurone, opioide Peptidneurone, Raphe-(5-HT)-Neurone und kortikotropinfreisetzende Hormonneurone des Hypothalamus ein. Die letzteren liefern eine Verbindung für dieses System zu Stressreaktionen (siehe Foote und Aston-Jones, 1994).

Wie in der Peripherie konnten drei Familien von adrenergen Rezeptoren für das ZNS beschrieben werden (d. h. α_1, α_2 und β). Es existieren Subtypen von α_1-, α_2- und β-Rezeptoren. Diese Subtypen können durch die Form ihrer pharmakologischen Eigenschaften und ihrer Verteilung unterschieden werden (siehe Kapitel 10). Die drei Subtypen des β-adrenergen Rezeptors sind alle an die Stimulation der Adenylatcyclaseaktivität gekoppelt. Der kürzlich klonierte β_3-adrenerge Rezeptor ist von besonderem Interesse. Er ist hoch exprimiert im braunen Fettgewebe und könnte verantwortlich sein für die „nicht-zitternde" Thermogenese bei Nagern (siehe Emorine et al., 1994). Selbst wenn das Verhältnis von Region zu Region variiert, sind β_1-adrenerge Rezeptoren überwiegend mit Neuronen assoziiert, während β_2-adrenerge Rezeptoren eher charakteristisch für Gliazellen und vaskuläre Elemente sind.

Aufgrund eines Abfalls in der K^+-Leitfähigkeit (beides spannungssensitiv und spannungsinsensitiv) reagieren die α_1-Rezeptoren in noradrenergen Zielneuronen des Neocortex und Thalamus auf Noradrenalin mit einer prazosinsensitiven, depolarisierenden Antwort (siehe Wang und McCormick, 1993). Jedoch können α_1-Rezeptoren das zyklische AMP erhöhen, welches neocortikal als Antwort auf vasoaktive intestinale Polypeptide erzeugt wird (Magistretti et al., 1994). α_1-adrenerge Rezeptoren sind auch an die Stimulation der Phospholipase C gekoppelt, was zu einer Freisetzung von Inositoltriphosphat und Diacylglycerol führt. α_2-adrenerge Rezeptoren herrschen in noradrenergen Neuronen vor, wo sie eine hyperpolarisierende Antwort aufgrund der Erhöhung einer *inwardly rectifier* K^+-Leitfähigkeit vermitteln. Der letztere Typ der K^+-Leitfähigkeit kann auch durch andere Transmittersysteme reguliert werden (siehe Foote und Aston-Jones, 1994; siehe auch Abbildung 12.2). In kortikalen Projektionsfeldern können α_2-Rezeptoren helfen, den funktionalen altersbedingten Verfall wiederaufzuheben (Arnsten, 1993). α_2-Rezeptoren sind, ähnlich wie D2-Dopaminrezeptoren, an die Inhibition der Adenylatcyclaseaktivität gekoppelt. Ihre Effekte im ZNS lassen sich wahrscheinlich auf ihre Fähigkeit zurückführen, rezeptorassoziierte K^+-Kanäle zu aktivieren und spannungsabhängige Ca^{2+}-Kanäle zu unterdrücken, zwei Wirkungsmechanismen, die beide durch pertussistoxinsensitive G-Proteine vermittelt werden. Basierend auf Ligandenbindungsmustern und der Eigenschaften klonierter Rezeptoren wurden drei Subtypen des α_2-adrenergen Rezeptors definiert (α_{2A}, α_{2B} und α_{2C}), aber alle scheinen an vergleichbare Signalwege zu koppeln (siehe Bylund, 1993).

Adrenalin Neurone im ZNS, die Adrenalin enthalten, wurden erst nach der Entwicklung sensitiver enzymatischer Assays für Phenylethanolamin-N-methyltransferase (PNMT) und immunzytochemischer Färbemethoden für dieses Enzym entdeckt (Hökfelt et al.,1974). Neurone, die Adrenalin enthalten, werden in der medullären Formatio reticularis gefunden und bilden begrenzte Verbindungen mit einigen wenigen pontinen Kernen und Kernen des Zwischenhirns. Ihre physiologischen Eigenschaften wurden noch nicht untersucht.

5-Hydroxytryptamin (Serotonin)
Folgt man der chemischen Festlegung, daß eine biogene Substanz im Serum („Serotonin") und im Darm („Enteramin") gefunden wird, gehört 5-Hydoxytryptamin (5-HT) zu dieser Gruppe der biogenen Substanzen. Assays für diese Substanz wiesen ihre Anwesenheit im Gehirn nach (Brodie und Shore, 1957; siehe auch Kapitel 11). Seit dieser Zeit kommt den Studien über 5-HT eine zentrale Rolle in der Weiterentwicklung unseres Verständnisses der Neuropharmakologie des ZNS zu. Verschiedene zytochemische Methoden wurden benutzt, um die zentrale Anatomie 5-HT enthaltender Neurone bei mehreren Arten zu untersuchen. Tryptaminerge Neurone wurden in neun Kernen gefunden, die in oder angrenzend zu den Raphe-Regionen der Pons und im oberen Gehirnstamm liegen (Dahlström und Fuxe, 1964).

Die rostralen Raphe-Kerne innervieren Regionen des Vorderhirns, während die kaudalen Raphe-Kerne mit einigen Überschneidungen in den Gehirnstamm und das Rückenmark projizieren. Der mediane Raphe-Kern leistet einen großen Beitrag zur Innervation des limbischen Systems. Der dorsale Raphe-Kern innerviert kortikale Regionen und das Neostriatum.

Im ZNS von Säugern zeigen Zellen, die zytochemisch nachweisbar tryptaminerg beeinflußt werden, wie z. B. der suprachiasmatische Kern, das ventrolaterale Corpus geniculare, die Amygdala und der Hippocampus, eine uniforme und dichte Anlage reaktiver Endigungen.

Molekularbiologische Ansätze führten zu der Identifizierung von 14 verschiedenen 5-HT-Rezeptorsubtypen im Säuger. Diese Subtypen zeigen charakteristische an verschiedene intrazelluläre Signalkaskaden gekoppelte Ligandenbindungsprofile sowie eine subtypspezifische Verteilung innerhalb des ZNS. Sie vermitteln verschiedene Verhaltenseffekte von 5-HT. Das Verständnis der strukturellen und funktionellen Eigenschaften der zentralen Serotoninrezeptor-Superfamilie führte zum Vorschlag einer neuen Nomenklatur für 5-HT-Rezeptoren (Martin und Humphrey, 1994). Die gegenwärtige Terminologie hat die bekannten 5-HT-Rezeptoren in multiple Klassen eingruppiert: Die 5-HT_1- und 5-HT_2-Klassen der Rezeptoren sind beide G-Protein-gekoppelte Rezeptoren mit sieben transmembranären Domänen und beinhalten multiple Isoformen innerhalb jeder Klasse, während der 5-HT_3-Rezeptor ein ligandengesteuerter Ionenkanal mit strukturellen Ähnlichkeiten zur α-Untereinheit des nikotinergen Acetylcholinrezeptors ist. Die 5-HT_4-, 5-HT_5-, 5-HT_6- und 5-HT_7-Rezeptorklassen, die alle eine Topologie mit sieben transmembranären Domänen aufweisen, wurden über molekulare Klonierung identifiziert und biochemisch charakterisiert, aber sie wurden bis heute noch nicht elektrophysiologisch und funktionell untersucht. Strukturelle Unterschiede zwischen diesen Rezeptorsubtypen deuten darauf hin, daß sie Repräsentanten unterschiedlicher 5-HT-Rezeptorklassen sind (siehe Kapitel 11 für die weitere Diskussion der pharmakologischen Eigenschaften der 5-HT-Rezeptorsubtypen).

Die Teilmenge der 5-HT_1-Rezeptoren besteht aus wenigstens fünf intronlosen Rezeptorsubtypen (5-HT_{1A}, 5-HT_{1B}, 5-HT_{1C}, 5-HT_{1D}, 5-HT_{1E} und 5-HT_{1F}), die mit der Regulation der Adenylatcyklaseaktivität oder der Regulation von K^+- bzw. Ca^{2+}-Kanälen verbunden sind (Beer et al., 1993). Die 5-HT_{1A}-Rezeptoren werden in den 5-HT-Neuronen des dorsalen Raphe-Kerns stark exprimiert, wo sie, wie man annimmt, an der Temperaturregulation beteiligt sind (Gudelsky et al., 1986). Sie werden auch in Regionen des ZNS gefunden, die mit Stimmung und Angst wie dem Hippocampus und der Amygdala assoziiert sind. Aktivierung von 5-HT_{1A}-Rezeptoren führt zu einer Öffnung der *inwardly rectifier* K^+-Leitfähigkeit, welche zu einer Hyperpolarisation und neuronalen Inhibition führt. Diese Rezeptoren können über Buspiron aktiviert werden, welches in der Behandlung von Angst- und Panikzuständen eingesetzt wird (siehe Aghajanian, 1994). Die 5-HT_{1D}-Rezeptoren werden durch Sumatriptan stark aktiviert, das zur Zeit in der Akutbehandlung der Migräne verschrieben wird (Moskowitz und Cutrer, 1993).

Drei Rezeptorsubtypen bilden die 5-HT_2-Rezeptorklasse: 5-HT_{2A}, 5-HT_{2B} und 5-HT_{2C}. Im Gegensatz zu den 5-HT_1-Rezeptoren besitzen diese Rezeptoren Introne und sind alle mit der Aktivierung der Phospholipase C verbunden. Basierend auf Ligandenbindung und mRNA *in situ* Hybridisierungsmustern sind 5-HT$_{2A}$-Rezeptoren in Regionen des Vorderhirns wie Neocortex und olfaktorischen Tuberkel sowie in verschiedenen Kernen des Hirnstammes angereichert (Mengod et al, 1990). In fazialen Motoneuronen erhöht 5-HT die Erregbarkeit über zwei Mechanismen: (1) langsames Schließen ruhender K$^+$-Leitfähigkeiten und somit eine Erhöhung des Membranwiderstandes und (2) starkes, ritanserinsensitives Öffnen einer spannungssensitiven K$^+$-Leitfähigkeit, die über Hyperpolarisation aktiviert wird (Aghajanian, 1994). Im piriformen Cortex konnten Aghajanian und Kollegen eine indirekte Inhibition pyramidaler Neurone durch Aktivierung von lokalen GABA-vermittelten inhibitorischen Interneuronen beobachten, ein Effekt, der über Ritanserin blockiert wird. Im zerebralen Cortex produzieren 5-HT-Agonisten (aber nicht 5-HT selbst) eine neuronale Inhibition. Diese Inhibition könnte aber auch das Ergebnis einer Koexpression multipler 5-HT-Rezeptorsubtypen auf dem gleichen Neuron sein. Der 5-HT$_{2C}$-Rezeptor, der in Sequenz und Pharmakologie dem 5-HT$_{2A}$-Rezeptor sehr ähnlich ist, wird reichlich im Plexus chorioideus exprimiert, wo er das Transferrin (Esterle und Sanders-Bush, 1992) und die Produktion der Zerebrospinalflüssigkeit (Hung et al., 1993) reguliert.

Rezeptoren der 5-HT$_3$-Klasse wurden zuerst im peripheren autonomen Nervensystem nachgewiesen. Sie werden auch im Gehirn innerhalb der Area postrema und des Nucleus tractus solitarius exprimiert, wo sie an starke depolarisierende Antworten gekoppelt sind, die eine schnelle Desensitivierung bei andauernder 5-HT-Anwesenheit zeigen. Der 5-HT$_3$-Rezeptor führt zu erhöhten Na$^+$- und K$^+$-Strömen, scheint aber keinen Effekt auf die Ca^{2+}-Permeabilität zu haben. Auf der Verhaltensebene können die Wirkungen von 5-HT auf zentrale 5-HT$_3$-Rezeptoren zum Erbrechen und zu antinoziptiven Wirkungen führen. 5-HT$_3$-Rezeptor Antagonisten wie Ondansetron sind daher bei der Behandlung chemotherapeutisch induzierten Erbrechens nützlich (Tyers und Freeman, 1992).

Das Halluzinogen LSD ist von allen Substanzen, die mit 5-HT in erster Linie über den 5-HT$_2$-Rezeptor interagieren, die interessanteste. In ionophoretischen Tests sind beide, LSD und 5-HT, potente Inhibitoren der Feuerung von Raphe-(5-HT)-Neuronen, wohingegen LSD und andere Halluzinogene weit stärkere Stimulatoren fazialer Motoneurone sind, die Innervation aus dem Raphe erhalten. Der inhibitorische Effekt von LSD auf Raphe-Neurone bietet eine plausible Erklärung für die halluzinogenen Effekte der Droge. Sie resultieren aus der Unterdrückung der Aktivität eines Systems, das tonisch visuelle und andere sensorische Einflüsse inhibiert. Jedoch wird ein typisches LSD-induziertes Verhalten auch bei Tieren beobachtet, deren Raphe-Kern zerstört war, oder nach Blockade der 5-HT-Synthese durch *p*-Chlorophenylalanin. Ein anderer Beweis gegen diese Erklärung der LSD-induzierten Halluzinationen ist die Potenzierung des Effektes von LSD durch Gabe der Vorstufe von 5-HT, 5-Hydroxytryptophan. Eine genauere Definition der verschiedenen funktionellen Rollen der tryptaminergen Bahnen im ZNS wird von den Ergebnissen neuerer Studien erwartet, die spezifischere Wirkstoffe benutzen.

Histamin Seit vielen Jahren ist bekannt, daß Histamin und Antihistaminika, die in der Peripherie aktiv sind, signifikante Effekte auf das Verhalten von Tieren ausüben. Seit kurzer Zeit jedoch gibt es Befunde, die darauf hindeuten, daß Histamin auch ein zentraler Neurotransmitter sein könnte. Der biochemische Nachweis der Histaminsynthese in Neuronen ebenso wie der direkte zytochemische Nachweis in diesen Neuronen hat die Existenz eines histaminergen Systems im ZNS demonstriert. Die meisten dieser Neurone liegen im ventralen posterioren Hypothalamus. Sie bilden lange aufsteigende und absteigende Trakte im ganzen ZNS, wie sie auch für die charakteristischen Muster anderer aminerger Systeme typisch sind. Basierend auf den potentiellen zentralen Effekten von Histamin-Antagonisten werden dem histaminergen System Funktionen in der Regulation des Wachzustandes, der Körpertemperatur und der vaskulären Dynamik zugeordnet.

Drei Subtypen von Histaminrezeptoren wurden beschrieben: H$_1$-Rezeptoren, die am häufigsten vorkommen, sind in Gliazellen und Gefäßen wie in Neuronen lokalisiert und können über die Mobilisierung von Ca^{2+} ihre Funktion ausüben. H$_2$-Rezeptoren wirken über die Aktivierung der Adenylatcyclase und agieren unter bestimmten Umständen möglicherweise gemeinsam mit H$_1$-Rezeptoren. H$_3$-Rezeptoren, die die größte Sensitivität gegenüber Histamin aufweisen, liegen selektiv in den Basalganglien und olfaktorischen Regionen der Ratte, aber ihre Wirkungen sind noch unbekannt. Anders als für die Monoamin- und Aminosäuretransmitter scheint es für Histamin keinen aktiven Wiederaufnahmeprozess zu geben. Zudem gibt es keinen direkten Beweis für die Freisetzung von Histamin aus Neuronen weder *in vivo* noch *in vitro* (siehe Schwartz et al., 1994, für zusätzliche neue Referenzen).

Peptide In den 80iger Jahren wurden zahlreiche zum Teil neuartige Peptide im ZNS entdeckt, von denen jedes imstande ist, den einen oder anderen Aspekt neuronaler Funktion zu regulieren (siehe Guillemin, 1978; Krieger, 1983; Hökfelt et al., 1987). Zudem wurden bestimmte Peptide, von denen man annahm, daß sie auf den Darm oder endokrine Drüsen beschränkt seien, auch im ZNS gefunden. Es gibt heute relativ detailierte neuronale Karten, die die Immunreaktivität auf peptidspezifische Antisera zeigen. ZNS-Peptide können ihre Funktion allein ausüben, aber man nimmt an, daß sie haupsächlich zusammen mit koexistierenden Transmittern wirken. Einige Neurone können mehr als zwei mögliche Transmitter enthalten (siehe Hökfelt et al., 1994), die unabhängig reguliert werden können. Heutzutage gibt es wenigstens drei Sichtweisen, die helfen, das peptiderge System der Neurone zu verstehen.

Klassifikation nach Peptidfamilien Aufgrund signifikanter Homologien in Aminosäuresequenzen können Familien verwandter Moleküle definiert werden (Blundell und Humbel, 1980; Niall, 1982). Diese Familien können „angestammt" (d. h. sie haben sich auseinander entwickelt) oder „gleichzeitig" sein (d. h. sie haben sich gleichzeitig nebeneinander entwickelt). Die angestammte Verwandtschaft wird durch Peptide wie Substanz P oder die Vasopressin/Oxytocin-Familie veranschaulicht, in denen die artspezifischen Unterschiede mit geringen Variationen in der Peptidstruktur korreliert werden können. Die gleichzeitige Verwandtschaft läßt sich am besten am Beispiel der Endorphine und der Glukagon-Sekretin-Familie erläutern. In der Endorphin-„Superfamilie" existieren drei Hauptsysteme von Endorphinpeptiden (Proopiomelanocortin, Proenkephalin und Prodynorphin) in unabhängigen neuronalen Arealen (siehe Bloom, 1988). Diese Systeme entstehen aus unabhängigen, aber homologen Genen. Alle diese Peptide teilen einige Rezeptorwirkungen (ehemals allgemein klassifiziert als „opioid"), die aber nun eine fortschreitende Verfeinerung erfahren (siehe Kapitel 23). In der Glukagonfamilie werden multiple und teilweise homologe Peptide simultan in verschiedenen Zellen desselben Organismus, aber in unterschiedlichen Organsystemen gefunden: Glukagon und das vasoaktive intestinale Polypeptid (VIP) in den Inselzellen des Pankreas, Sekretin in der duodenalen Mukosa, VIP und verwandte Peptide in Darm- sowie in autonomen und zentralen Neuronen (siehe Blundell und Humbel, 1980; Magistretti et al., 1994) und der *growth hormone releasing factor* nur in zentralen Neuronen (Guillemin et al., 1982). Die allgemeine metabolische Wirkung von Peptiden dieser Familien führt zu einem erhöhtem Blutglukosespiegel. Bis zu einem gewissen Grad können angestammte und gleichzeitige Verwandtschaften nebeneinander vorkommen, da über multiple Angehörige der Substanz-P-Familie berichtet wurde (Nawa et al, 1983). Diese könnte die offenkundige Existenz einer Reihe von Rezeptoren für Substanz P erklären (Iversen et al., 1982). Zudem besitzen Säugetiere zwei ebenfalls gleichzeitig entstandene Produkte, Vasopressin und Oxytocin. Jedes hat sich herausgebildet, um unterschiedliche Funktionen auszuüben, die einst in niederen Organismen von einfachen, dieser Familie verwandten Peptiden wahrgenommen wurden.

Klassifikation anhand anatomischer Muster Einige Peptidsysteme folgen ziemlich konsequent anatomischen Vorgaben. So werden die hypothalamischen Peptide Oxytocin, Vasopressin, Proopiomelanocortin, Gonadotropin freisetzendes Hormon und Wachstumshormon freisetzendes Hormon von einer einzigen großen Ansammlung von Neuronen synthetisiert, die weitverzeigte Axone zu verschiedenen entfernten Zielen aussenden. Andere, wie die Systeme, die Somatostatin, Cholecystokinin und Enkephalin enthalten, können verschiedene Muster aufweisen, die von moderat langen, hierarchischen Verbindungen bis zu kurzaxonalen, lokalen Neuronen variieren, die weit über das gesamte Gehirn verbreitet sind (siehe Krieger, 1983).

Klassifikation durch Funktion Da fast alle Peptide zuerst auf der Basis von Bioassays identifiziert wurden, reflektieren ihre Namen diese biologisch untersuchten Funktionen (z. B. Thyrotrophin freisetzendes Hormon, vasoaktives intestinales Polypeptid). Diese Namen wurden trivial, als ubiquitäre Verteilungen und zusätzliche Funktionen entdeckt wurden. Obwohl für einige weit voneinander getrennte Neurone (und andere Zellen), die das gleiche Peptid herstellen, allgemeine integrative Rollen angenommen werden, ist eine Sichtweise die, daß jedes Peptid eine einzigartige Rolle auf zellulärer Ebene spielt. Diese wird in funktionell ähnlichen Bahnen innerhalb großer Systeme, die sich in ihren Gesamtfunktionen unterscheiden, immer wieder benutzt (siehe Bloom, 1988). Die Klonierung der bedeutensten Mitglieder der Rezeptoren für Opioidpeptide enthüllte eine unerwartete Erhaltung der Sequenzen von Rezeptoren für Somatostatin, Angiotensin und andere Peptide (siehe Uhl et al., 1994).

Vergleich mit anderen Transmittern Peptide unterscheiden sich in verschiedenen wichtigen Aspekten von den Monoamin- und Aminosäuretransmittern. Die Synthese eines Peptides findet am rauhen Endoplasmatischen Retikulum statt, wo die mRNA für das Propeptid in die Aminosäuresequenz translatiert werden kann. Das Propeptid wird in die Form aufgespalten (prozessiert), in der es sezerniert wird. Die sekretorischen Vesikel aus dem perinukleären Zytoplasma werden dann in die Nervenendigungen transportiert. Ferner wurde kein aktiver Wiederaufnahmemechanismus für Peptide beschrieben. Dieses erhöht die Abhängigkeit der Nervenendigungen von den entfernten Syntheseorten. Vielleicht am wichtigsten: Lineare Aminosäureketten können an ihrem Rezeptor viele Konformationen erfahren. Dies erschwert es, die Sequenz und ihre sterischen Beziehungen, die ausschlaggebend für ihre Aktivitäten sind, zu verstehen.

Es ist schwierig, synthetische Agonisten und Antagonisten zu entwickeln, die mit den spezifischen Rezeptoren für Peptide interagieren. Auch die Natur hatte nur begrenzten Erfolg in dieser Beziehung, da nur ein pflanzliches Alkaloid, Morphin, gefunden wurde, das selektiv an peptidergen Synapsen wirkt. Zum Glück für Pharmakologen wurde Morphin vor den Endorphinen entdeckt, sonst wäre die Entwicklung von starren Molekülen, die imstande sind, an Peptidrezeptoren zu binden, für unmöglich erachtet worden. Die kürzliche Entwicklung von Nichtpeptid-Antagonisten für u. a. Cholecystokinin (Chang und Lotti, 1986; Evans, 1986), Neurotensin (Steinberg et al., 1994) und zwei Mitglieder der Tachykininfamilie (siehe McKnight et al., 1991 und Hökfelt et al, 1994, für zusätzliche Referenzen) erweckt Hoffnung auf die Entwicklungen weiterer Agonisten und Antagonisten.

Andere regulatorische Substanzen Zusätzlich zu diesen wichtigsten Familien von Neurotransmittern können andere endogene Substanzen am regulierten Fluß von Signalen zwischen Neuronen teilhaben. Dies geschieht allerdings in einer Abfolge von Ereignissen, die sich von den konventionellen Konzepten der „Neurotransmitterfunktion" unterscheiden. Diese Substanzen haben eine große Bedeutung als regulatorische Faktoren und Ziele zukünftiger Entwicklung neuer Wirkstoffe.

Purine Neben ihrer Rolle als essentielle biochemische Anaboliten weisen Adenosinmonophosphat (AMP), Adenosintriphosphat (ATP) und freies Adenosin Funktionen als unabhängige neuronale Signalmoleküle auf (siehe Williams, 1994). Zwei große Familien purinerger Rezeptoren wurden charakterisiert. P1-Rezeptoren sind G-Protein gekoppelte Rezeptoren, die in vier Subtypen (A_1-A_4), basierend auf agonistischen Wirkungen von Adenosin eingeteilt wurden. A_1- und A_2-Rezeptoren werden durch Xanthine antagonisiert, wohingegen A_3- und A_4-Rezeptoren nicht antagonisiert werden. A_1-Rezeptoren wurden mit der Inhibition der Adenylatcyclase, der Aktivierung der K^+-Ströme und, unter bestimmten Umständen, mit der Aktivierung der Phospholipase C und der Regulation von Ionenkanälen assoziiert, während A_2-Rezeptoren die Adenylatcyclase aktivieren. Die P_2-Rezeptoren sind die Rezeptoren für ATP und verwandte Triphosphatnukleotide wie UTP. Der P_{2X}- Subtyp eines Rezeptors ist ein ligandengesteuerter Ionenkanal, während der P_{2Y}-Subtyp ein G-Protein-gekoppelter Rezeptor ist. Obwohl diese Rezeptoren im Gehirn nachgewiesen werden können, beruht das gegenwärtige Interesse eher auf pharmakologischen als auf physiologischen Beobachtungen. Adenosin kann präsynaptisch überall im Cortex und Hippocampus wirken, um die Freisetzung von Aminen und Aminosäuretransmittern zu inhibieren. Die ATP-regulierte Antwort von Neuronen wurde pharmakologisch mit einer Vielzahl suprazellulärer Funktionen einschließlich Angstzuständen, Schlaganfall und Epilepsie assoziiert (siehe Williams, 1994). Kürzlich wurde berichtet, daß endogenes Adenosin mesopontine cholinerge Neurone über Aktivierung einer *inwardly rectifier* K^+-Leitfähigkeit und einer über Hyperpolarisation aktivierbaren Leitfähigkeit inhibieren kann. Da dieser Effekt durch die Antagonisten Koffein und Theophyllin umkehrbar ist, könnte die resultierende Aufhebung der Inhibition dieser Neurone mit den aufputschenden Effekten dieser Substanzen in Zusammenhang gebracht werden (Rainnie et al., 1994).

Diffusionsfähige Mediatoren Bestimmte potente Substanzen, die unter bestimmten pharmakologischen Bedingungen aktiv sind und die möglicherweise als physiologische Regulatoren in Systemen überall im Körper verteilt vorhanden sind, werden seit kurzem auf ihre Rollen innerhalb des ZNS untersucht.

Arachidonsäure, normalerweise innerhalb der Zellmembran als Glycerolester vorhanden, kann während der Phospholipidhydrolyse freigesetzt werden (über metabolische Wege mit Beteiligung von Phospholipasen A₂, C und D). Phospholipasen werden über eine Vielzahl von Rezeptoren aktiviert. Arachidonsäure kann über drei enzymatische Hauptwege zu hochreaktiven Regulatoren umgewandelt werden (siehe Kapitel 26): *Cyclooxygenasen* (führen zu Prostaglandinen und Thromboxanen), *Lipoxygenasen* (führen zu Leukotrienen und anderen kurzlebigen Kataboliten der Eicosatetraensäuren) und *Cytochrom-P450* (das induzierbar ist, obwohl es im Gehirn basal nur gering exprimiert wird). Diese Arachidonsäure-Metabolite werden als diffusionsfähige Modulatoren des ZNS vor allem für Langzeitpotenzierung und anderen Formen der Plastizität angesehen (Piomelli, 1994).

Stickstoffmonoxid (NO) wurde vor mehr als einem Jahrzehnt als ein wichtiger Regulator der vaskulären und entzündlichen Vermittlung erkannt. In den Mittelpunkt des Interesses in bezug auf seine Rolle im ZNS geriet NO aber erst nach erfolgreicher Darstellung der Stickstoffmonoxidsynthase (NOS; Siehe Snyder und Dawson, 1994). Molekulare Klonierungsstudien haben bis heute wenigstens vier Isoformen dieses biosynthetischen Enzyms im Gehirn aufgedeckt: eine konstitutive Form, die in einigen Neuronen, kapillären Endothelzellen und Makrophagen vorkommt sowie eine induzierbare Form des Enzyms. Die Verfügbarkeit potenter Aktivatoren (z. B. Nitroprussid) und Inhibitoren (z. B. Methylarginin und Nitroarginin) von NOS führte zu Studien über die Beteiligung von Stickstoffmonoxid an einer Anzahl von Phänomenen im Gehirn einschließlich Langzeitpotenzierung, Aktivierung der Guanylatcyclase, Freisetzung von Neurotransmittern und Wiederaufnahme und Erhöhung von Glutamat-(NMDA)-Rezeptor vermittelter Neurotoxizität. Die Analyse der NO-Wirkung über Bindung an das Eisen im aktiven Zentrum des Zielenzyms führte zu der Idee, daß *Kohlenstoffmonoxid* ein zweiter, gasförmiger, labiler, diffusionsfähiger intrazellulärer Regulator zumindest für die Regulation der Guanylatcyclase in Neuronen *in vitro* sein könnte.

Zytokine Der Ausdruck *Zytokine* umfaßt eine große Familie von unterschiedlichen Polypeptid-Regulatoren, die überall im Körper von Zellen verschiedener embryonaler Herkunft produziert werden. Im allgemeinen haben diese Regulatoren vielfache Funktionen, die über Effekte unter kontrollierten Bedingungen *in vitro* nachgewiesen wurden. *In vivo* sind die Effekte von Zytokinen dafür bekannt, daß sie durch andere Zytokine moduliert werden können und daß sie ein Netzwerk mit variablen Effekten bilden, die zu synergistischen, additiven oder gegenteiligen Wirkungen führen können. Innerhalb des Immunsystems sind Makrophagen und aktivierte T-Lymphozyten die Hauptproduzenten der Zytokine Interleukin (IL)-1α, IL-1β, IL-6 und Tumornekrosefaktor-α (TNF-α). Diese Zytokine haben viel Aufmerksamkeit als Regulatoren von Entzündungen im Nervensystem (wie in frühen Stadien der Demenz, nach Infektion mit HIV; siehe Campbell et al., 1993; Toggas et al., 1994) und während der Regeneration nach traumatischen Verletzungen hervorgerufen. Die konventionelleren neuronalen und der Glia entstammenden wachstumsfördernden und wachstumshemmenden Faktoren wurden oben erwähnt. Die Tatsache, daß unter gewissen pathophysiologischen Bedingungen Neurone und Astrozyten dazu veranlaßt werden können, Zytokine und andere Wachstumsfaktoren zu exprimieren, verwischt weiter die trennende Linie zwischen Neuronen und Gliazellen.

WIRKUNGEN VON MEDIKAMENTEN IM ZNS

Spezifität und Nichtspezifität von Pharmakonwirkungen im ZNS
Die Wirkung eines Arzneimittels wird dann als spezifisch angesehen, wenn es einen identifizierbaren molekularen Mechanismus einzig an der Zielzelle bewirkt, die Rezeptoren für dieses Pharmakon trägt.

Im Gegensatz dazu ist ein Arzneimittel unspezifisch, wenn es Effekte bei vielen verschiedenen Zielzellen bewirkt und durch verschiedene molekulare Mechanismen agiert. Diese Unterscheidung ist oftmals eine Eigenart der Dosis-Wirkungsbeziehung des Pharmakons und der Zelle oder der Untersuchungsbedingungen (siehe Kapitel 3). Sogar ein Arzneimittel, das sehr spezifisch beim Einsatz niedriger Konzentrationen agiert, kann bei Hochdosierung unspezifische Effekte zeigen. Umgekehrt können generell wirksame Pharmaka nicht auf allen Ebenen des ZNS gleich wirksam sein. Zum Beispiel hätten Sedativa, Hypnotika und Anästhetika im allgemeinen nur eine sehr begrenzte Verwendung, wenn zentrale Neurone, die die Atmung und das kardiovaskuläre System kontrollieren, sensitiv gegenüber deren Wirkungen wären. Arzneimittel mit spezifischer Wirkung können andererseits unspezifische Effekte produzieren, wenn die Dosis und der Applikationsweg zu einer hohen Gewebskonzentration führt.

Pharmaka, deren Wirkungsmechanismen zur Zeit als primär generell oder unspezifisch eingestuft werden, werden danach klassifiziert, ob sie sich depressorisch oder stimulierend verhalten. Spezifisch wirkende ZNS-Pharmaka können genauer nach dem Wirkungsort und der therapeutischen Verwendung eingeteilt werden. Es darf nicht vergessen werden, daß das Fehlen offensichtlicher Verhaltenseffekte nicht die Existenz von wichtigen zentralen Wirkungen eines verwendeten Arzneimittels ausschließt. Zum Beispiel wird die Bedeutung von muskarinischen Anticholinergika auf das Verhalten von normalen Tieren eher gering sein, wohingegen diese Substanzen weite Anwendung finden in der Behandlung von Bewegungsstörungen und Kinetosen (siehe Kapitel 7).

Allgemeine (unspezifische) ZNS-Hemmer Diese Kategorie beinhaltet Anästhesiegase und -dämpfe, aliphathische Alkohole und einige hypnotisch-sedative Stoffe. Diese Arzneimittel haben gemeinsam, daß sie auf allen Ebenen des ZNS erregbare Areale unterdrücken. Dies führt zu einem Rückgang der Menge freigesetzter Transmitter nach einem neuronalen Impuls und ebenso zu einer allgemeinen Hemmung postsynaptischer Reaktionsbereitschaft und Ionenverschiebungen. Bei subanästhetischen Konzentrationen können diese Stoffe (z. B. Äthanol) relativ spezifische Effekte bei gewissen Neuronengruppen hervorrufen, die Veränderungen im Verhalten bewirken, besonders die Neigung zur Sucht (siehe Koob und Bloom 1988, siehe ebenfalls Kapitel 14, 17 und 24).

Allgemeine (unspezifische) ZNS-Stimulanzien Die Pharmaka dieser Kategorie beinhalten das Pentylentetrazol und verwandte Stoffe, die zur starken Erregung des ZNS fähig sind und Methylxanthine, die eine wesentlich schwächere stimulierende Potenz haben. Die Stimulation wird durch einen von zwei generellen Mechanismen erreicht: (1) durch Blockade der Inhibition oder (2) durch direkte Erregung der Neurone (was vermehrte Transmitterfreisetzung, prolongierte Transmitterwirkung, Empfänglichkeit der postsynaptischen Membran oder verkürzte synaptische Erholungszeit mit einbezieht).

Pharmaka, die selektiv ZNS-Funktionen modifizieren Die Stoffe dieser Gruppe können entweder Depression oder Exzitation bewirken. In einigen Fällen kann ein Arzneimittel beide Effekte gleichzeitig an verschiedenen Systemen produzieren. Einige Stoffe dieser Kategorie haben kaum Effekte auf die Stufe der Erregbarkeit in Konzentrationen, die therapeutisch eingesetzt werden. Die hauptsächlichen Stoffgruppen dieser

ZNS-Medikamente sind folgende: Antikonvulsiva, Antiparkinsonmittel, Opioide und nicht-opioide Analgetika, Appetitzügler, Antiemetika, Analgetika-Antipyretika, einige Stimulanzien, Neuroleptika (Antidepressiva, Antipsychotika und Mittel zur Maniebehandlung), Tranquilizer, Sedativa und Hypnotika.

Obwohl eine bemerkenswerte Selektivität der Wirkung besteht, beeinflußt ein Pharmakon gewöhnlich mehrere ZNS-Funktionen in unterschiedlichem Ausmaß. Wenn bei einer therapeutischen Indikation nur eine Wirkung gewünscht wird, so werden die anderen Wirkungen als Begrenzung der Selektivität angesehen (z. B. unerwünschte Nebenwirkungen). Die Spezifität einer Arzneimittelwirkung wird häufig überbewertet. Das kommt zum Teil daher, daß ein Medikament mit der Wirkung identifiziert wird, die durch die Substanzgruppenzugehörigkeit impliziert wird.

Allgemeine Charakteristika von ZNS-Medikamenten Zentral wirkenden Medikamente werden häufig zum klinischen Vorteil in Kombination eingesetzt (z. B. Anticholinergika und Levodopa bei Morbus Parkinson). Jedoch können andere Kombinationen von Medikamenten auch schädlich sein aufgrund potentiell additiver gefährlicher oder wechselseitiger antagonistischer Effekte.

Die Wirkung eines ZNS-Medikaments kommt zum physiologischen Status und zu möglichen anderen depressiven oder stimulierenden Medikamenten hinzu. Zum Beispiel sind Anästhetika bei einem übererregten Patienten weniger wirksam als bei einem normalen. Das Gegenteil trifft für Stimulanzien zu. Ganz allgemein sind die depressiven Wirkungen von Medikamenten aller Kategorien additiv (z. B. eine verhängnisvolle Kombination aus Barbituraten oder Benzodiazepinen mit Alkohol), entsprechend sind die Wirkungen der Stimulanzien. Deshalb wird die Atemdepression nach Morphingabe durch weitere Depressiva verstärkt, während stimulierende Substanzen den exzitatorischen Effekt unterstützen und Erbrechen oder Krämpfe bewirken.

Der Antagonismus zwischen Depressiva und Stimulanzien ist unterschiedlich. Einige Fälle einer echten pharmakologisch antagonistischen Wirkung von Medikamenten mit ZNS-Wirkung sind bekannt. Zum Beispiel blockieren Opioidantagonisten sehr selektiv die Wirkung von Opioidanalgetika. Jedoch ist der Antagonismus der meisten ZNS-Pharmaka gewöhnlich funktioneller Natur. Deshalb kann eine Person, die ein Medikament erhalten hat, nicht durch ein anderes vollständig zum Ausgangszustand zurückgebracht werden.

Der selektive Effekt von Medikamenten auf spezifische Neurotransmittersysteme kann additiv oder kompetitiv sein. Dieses Potential der Medikamente muß bedacht werden, wann immer solche Medikamente gleichzeitig verordnet werden. Um solche Interaktionen zu minimieren, können medikamentenfreie Intervalle notwendig werden, bevor eine Therapie umgestellt wird. Ein exzitatorischer Effekt wird häufig bei niedrigen Dosierungen einiger Depressiva beobachtet, was entweder durch Unterdrückung inhibitorischer Systeme oder einen vorübergehenden Anstieg bei der Freisetzung von exzitatorischen Transmittern bedingt wird. Beispiele dafür sind das „Exzitationsstadium" während der Einleitung einer allgemeinen Narkose und der „stimulierende" Effekt von Alkohol. Die Exzitationsphase tritt nur bei niedriger Dosierung des Depressivums in Erscheinung. Die gleichförmige Depression erfolgt später mit steigender Medikamentenkonzentration. Die exzitatorischen Effekte können durch Vorbehandlung mit depressorischen Substanzen, die ohne diese Wirkungen sind, abgeschwächt werden (z. B. Benzodiazepine bei der prä-anästhetischen Medikation). Akute, exzessive Stimulation der zerebrospinalen Achse wird normalerweise von Depression gefolgt, die zum Teil Folge der neuronalen Erschöpfung und Entleerung der Transmitterspeicher ist. Postiktale Depression addiert sich zu den Effekten depressiver Pharmaka. Akute, medikamenteninduzierte Depression wird in der Regel nicht von Stimulation gefolgt. Jedoch kann auf eine medikamenteninduzierte chronische Depression eine verlängerte Übererregung bei plötzlichem Medikamentenentzug folgen (Barbiturate, Alkohol). Dieser Typ der Übererregung kann durch das gleiche oder ein ähnliches depressiv wirkendes Medikament effektiv kontrolliert werden (siehe Kapitel 17 und 19).

Klassifikation der Interaktionen von ZNS-Medikamenten Die strukturellen und funktionellen Eigenschaften von Neuronen bilden ein Mittel, um die möglichen Stellen, an denen Medikamente im ZNS spezifisch oder allgemein interagieren, zu charakterisieren (siehe Abbildung 12.1). In diesem Schema würden Medikamente, die den neuronalen Energiemetabolismus, die Membranintegrität oder das transmembranöse Ionengleichgewicht betreffen, allgemeine agierende Komponenten darstellen. Ähnlich allgemein in der Wirkung würden auch Stoffe sein, die den bidirektionalen intrazellulären Transport betreffen (z. B. Colchizin). Solche allgemeinen Effekte können immer noch verschiedene Dosis-Wirkungsbeziehungen oder Zeit-Wirkungsbeziehungen aufweisen. Diese basieren zum Beispiel auf solchen neuronalen Eigenschaften wie Entladungsrate, Abhängigkeit des Entladungsmusters von externen Stimuli oder internen Schrittmachern, ruhenden Ionenströmen oder der Axonlänge. Wenn im Gegensatz dazu Medikamentenwirkungen auf spezifische Aspekte des Metabolismus, Funktion oder Freisetzung der Transmitter bezogen werden können, können die Wirkungsstelle, die Spezifität und der Wirkungsmechanismus eines Arzneimittels durch systematische Studien der Dosis- und Zeit-Wirkungsbeziehung definiert werden. Aus diesen Daten kann das sensitivste, schnellste oder persistierendste Ereignis identifiziert werden.

Transmitterabhängige Arzneimittelwirkungen können sinnvollerweise in *präsynaptisch* und *postsynaptisch* eingeteilt werden. Die präsynaptische Kategorie umfaßt alle Ereignisse im Perikaryon und der Nervenendigung, die die Transmittersynthese (eingeschlossen die Ansammlung von benötigten Substraten und Kofaktoren), Speicherung, Freisetzung, Wiederaufnahme und den Abbau regulieren. Transmitterkonzentrationen können durch Blockade der Synthese, der Speicherung oder einer Kombination beider Wege erniedrigt werden. Die Transmittermenge, die pro Impuls freigesetzt wird, ist im allgemeinen konstant, kann aber auch verändert werden. Die effektive Konzentration von Transmittern kann durch Hemmung der Wiederaufnahme oder Blockade der Abbauwege gesteigert werden. Der Transmitter, der an der Synapse freigesetzt wird, kann auch Wirkungen auf die eigene Nervendigung durch Interaktion mit Rezeptoren an diesen Stellen (sogenannte *Autorezeptoren*, siehe oben) haben. Aktivierung der präsynaptischen Autorezeptoren kann die Entladungsrate an Transmittern der Nervenendigung verringern und damit einen Rückkopplungsmechanismus zur Kontrolle der Transmitter im synaptischen Spalt bilden.

Die postsynaptische Kategorie umfaßt alle Ereignisse, die der Transmitterfreisetzung in der Nachbarschaft des postsynaptischen Rezeptors folgen. Hier sind insbesondere die molekularen Mechanismen zu erwähnen, durch die die Rezeptorbindung durch den Transmitter zur Veränderung der Membraneigenschaften der postsynaptischen Zelle führt (Verschiebung des Membranpotentials) sowie die andauernderen biochemischen Vorgänge wie Veränderungen der intrazellulären zyklischen Nukleotide, Proteinkinaseaktivität und verwandte Substratproteine. Direkte postsynaptische Aktivität von Medikamenten bedingt im allgemeinen eine hohe Rezeptoraffinität oder Resistenz gegenüber metabolischem Abbau. Jede dieser präsynaptischen oder postsynaptischen Aktionen ist potentiell hochspezifisch und kann auf eine einzige, chemisch definierte Subpopulation von ZNS-Zellen beschränkt betrachtet werden.

Konvergenz, Synergismus und Antagonismus als Ergebnis von Transmitterinteraktionen Ein Kennzeichen der modernen Neuropharmakologie ist die Fähigkeit, cDNA von Rezeptoren oder Rezeptoruntereinheiten zu klonieren und die Eigenschaften durch Expression in Zellen zu bestimmen, die den untersuchten Rezeptor oder die Rezeptoruntereinheit eigentlich nicht besitzen. Die Einfachheit von *in vitro* Modellen kann jedoch davon ablenken, daß im intakten ZNS ein bestimmter Neurotransmitter gleichzeitig mit allen verschiedenen Isoformen seines Rezeptors an Neuronen interagieren kann, die ihrerseits unter dem Einfluß von vielen anderen afferenten Bahnen mit deren Neurotransmittern stehen. Darum können Versuche fehlschlagen, die therapeutischen Wirkungen von Medikamenten anhand von Rezeptorwirkungen vorherzusagen. Grund dafür sind Unterschiede zwischen normalen und krankhaften Bedingungen und die Komplexität möglicher Interaktionen.

AUSBLICK

Mit der Möglichkeit zu klonieren, zu sequenzieren und Gene zu exprimieren, welche Moleküle kodieren, die jedem Schritt der Neurotransmission zugrunde liegen, bricht eine neue Ära der Medikamentenentwicklung an. Solche Studien haben schon das Auffinden neuer Rezeptorsubtypen ermöglicht, die bislang unbekannt oder mit herkömmlichen pharmakologischen Methoden unzureichend charakterisiert waren. Neuentwicklungen werden so zweifelsohne beschleunigt werden. Rezeptorheterogenität ermöglicht prinzipiell größere pharmakologische Selektivität. Durch *in situ* Hybridisierung gelingt die zweifelsfreie Lokalisierung der Expression von individuellen Rezeptorformen, immunhistochemische Methoden leisten eine präzise Rezeptorlokalisation, und die Expression des Rezeptors in Zellkultursystemen erlaubt die Charakterisierung der pharmakologischen Eigenschaften. Molekulare Modifikationen basierend auf der primären Aminosäuresequenz eines Rezeptors machen eventuell die präzise Definition der Ligandenbindungstelle möglich. Sie erlauben weiterhin die Synthese von neuen, für diese Stellen maßgeschneiderten Komponenten, besonders wenn die Röntgenstruktur des Neurotransmitter-Rezeptorprototyps zur Hilfe herangezogen werden kann. Ferner erleichtern Forschungen auf molekularer Ebene die Entwicklung von neuen Methoden zur Untersuchung der Regulation der Rezeptoranzahl und der präzisen Natur der Protein-Protein-Wechselwirkungen, durch die die Ionenkanalrezeptoren und G-Protein gekoppelten Rezeptoren ihre Effekte weitervermitteln.

Zukünftige Bemühungen um die Erklärung medikamentenvermittelter neurologischer Veränderungen werden ihren Schwerpunkt in Zukunft auf synaptische Transmitter und deren Mechanismen legen. Betrachtet man die Komplexität hirnspezifischer mRNA als maßgebliche Vergleichsbasis, dann warten noch viele Transmitterpeptide auf ihre Entdeckung. Je mehr Transmitter einschließlich mehrerer nicht-klassischer Signalmoleküle entdeckt und ihre neuronalen Systeme detektiert werden, desto mehr neue Zielzellen sind verfügbar, um singuläre oder gemeinsame Aktionsmechanismen zu untersuchen. Unter diesem Gesichtspunkt kann es nützlich sein, drei generelle Eigenschaften, durch die neuronale Systeme beschrieben werden können, zu bedenken und sie mit der Zielsetzung anzuwenden, molekulare Medikamentenaktionen mit den daraus resultierenden neurologischen und verhaltenswissenschaftlichen Effekten zu korrelieren. Eine *räumliche Domäne* beschreibt diejenigen Hirnareale oder peripheren rezeptiven Felder, die Signale an eine bestimmte Zelle senden, und diejenigen Areale, an die diese Zelle Signale aussendet. Eine *zeitliche Domäne* beschreibt die Dauer der Effekte von einer Zelle auf ihr Ziel. Eine *funktionelle Domäne* beschreibt die molekularen Mechanismen, durch die die Zelle ihr Ziel beeinflußt. Innerhalb dieser drei Domänen können Neurone durch ihre Transmitter, ihre Rezeptoren und ihre funktionelle Lokalisation beschrieben werden wie dies auch mit den mehr klassischen Kategorien sensorisch, motorisch oder interneuronal möglich ist. Bei dem Versuch, zusammenhängende Erklärungen von akuten und chronischen Medikamentenwirkungen zu liefern, müssen alle diese Eigenschaften gleichzeitig bedacht werden.

Mit Hilfe der Möglichkeiten der gegenwärtigen Forschung erscheint es wahrscheinlich, daß die molekularbiologischen Strategien, die zur Entdeckung molekularer Mechanismen, Struktursequenzen und neuer Botenstoffe geführt haben, zur Beurteilung von Veränderungen in der Genexpression bei Krankheit und zur Entwicklung neuer therapeutischer Ansätze weiterentwickelt werden können. Vorläufige Studien berichten, daß *antisense* Oligonukleotide nach ihrer intraventrikulären Applikation in Neuronen in ausreichende Mengen akkumulieren, um die Expression von Rezeptoren mit der Folge veränderter Verhaltensreaktion auf die Umwelt zu veringern (Gyurko et al., 1993, Wahlestedt et al., 1993a, Wahlestedt et al., 1993b). Zukünftige Verfeinerungen solcher Methoden sollten motivierend wirken, das Problem der Beschränkung durch die Blut-Hirn-Schranke intensiver zu erforschen (Granholm et al., 1994). Die Entwicklung von Medikamenten zur Behandlung proliferativer Erkrankungen der Monozyten kann unser Verständnis, in welchem Ausmaß solche Zellen degenerative Veränderungen innerhalb des ZNS bedingen, beträchtlich erweitern (Sipe et al., 1994). Schließlich muß es erklärtes Ziel sein, neue Wege zu finden, die genetisch übertragbaren Schädigungen bei komplexen Erkrankungen des ZNS auszumerzen.

LITERATUR

Andersson, P.-B., Perry, V.H., and Gordon, S. The acute inflammatory response to lipopolysaccharide in CNS parenchyma differs from that in other body tissues. *Neuroscience*, **1992**, *48*:169—186.

Beer, M.S., Middlemiss, D.N., and McAllister, G. 5-HT$_1$-like receptors: six down and still counting. Trends Pharmacol. Sci., 1993, 14:228—231.

Bennett, J.A., and Dingledine, R. Topology profile for a glutamate receptor: three transmembrane domains and a channel-lining reentrant membrane loop. *Neuron*, **1995**, *14*:373—384.

Betz, H. Structure and function of inhibitory glycine receptors. *Q. Rev. Biophys.*, **1992**, *25*:381—394.

Blakely, R.D., Berson, H.E., Fremeau, R.T. Jr., Caron, M.G., Peek, M.M., Prince, H.K., and Bradley, C.C. Cloning and expression of a functional serotonin transporter from rat brain. *Nature*, **1991**, *354*:66—70.

Bliss, T.V.P., and Collingridge G.L. A synaptic model of memory; long term potentiation in the hippocampus. *Nature*, **1993**, *361*:31—39.

Bonanno, G., and Raiteri, M. Multiple GABA$_B$ receptors. *Trends Pharmacol. Sci.*, **1993**, *14*:259—261.

Bowery, N.G. GABA$_B$ receptor pharmacology. *Annu. Rev. Pharmacol. Toxicol.*, **1993**, *33*:109—147.

Brodie, B.B., and Shore, P.A. A concept for a role of serotonin and norepinephrine as chemical mediators in the brain. *Ann. N.Y. Acad. Sci.*, **1957**, *66*:631—642.

Buller, A.L., Larson, H.C., Schneider, B.E., Beaton, J.A., Morrisett, R.A., and Monaghan, D.T. The molecular basis of NMDA receptor subtypes: native receptor diversity is predicted by subunit composition. *J. Neurosci.*, **1994**, *14*:5471—5484.

Bunzow, J.R., Van Tol, H.H.M., Grandy, D.K., Albert, P., Salon, J., Christie, M., Machida, C.A., Neve, K.A., and Civelli, O. Cloning and expression of a rat D2 dopamine receptor cDNA. *Nature*, **1988**, *336*:783—787.

Burnashev, N., Monyer, H., Seeberg, P.H., and Sakmann, B. Divalent ion permeability of AMPA receptor channels is dominated by the edited form of a single subunit. *Neuron*, **1992**, *8*:189—198.

Campbell, I.L., Abraham, C.R., Masliah, E., Kemper, P., Inglis, J.D., Oldstone, M.B.A., and Mucke, L. Neurologic disease induced in transgenic mice by cerebral overexpression of interleukin 6. *Proc. Natl. Acad. Sci. U.S.A.*, **1993**, *90*:10061—10065.

Carlsson, M., and Carlsson A. Interactions between glutamatergic and monoaminergic systems within the basal ganglia—-implications for schizophrenia and Parkinson's disease. *Trends Neurosci.*, **1990**, *13*: 272—276.

Chang, R.S.L., and Lotti, V.J. Biochemical and pharmacological characterization of an extremely potent and selective nonpeptide cholecystokinin antagonist. *Proc. Natl. Acad. Sci. U.S.A.*, **1986**, *83*:4923—4926.

Cherniak, C. The bounded brain: toward quantitative neuroanatomy. *J. Cog. Neurosci.*, **1990**, *2*:58—68.

Coascogne, C.L., Robel, P., Gouezou, M., Sananes, N., Baulieu, E.-E., and Waterman, M. Neurosteroids: cytochrome P-450scc in rat brain. *Science*, **1987**, *237*:1212—1215.

Collingridge, G.L., and Lester, R.A.J. Excitatory amino acid receptors in the vertebrate central nervous system. *Pharmacol. Rev.*, **1989**, *41*: 143—210.

Curtis, D.R., Duggan, A.W., Felix, D., Johnston, G.A.R., and McLennan, H. Antagonism between bicuculline and GABA in the cat brain. *Brain Res.*, **1971**, *33*:57—73.

Dahlstrom, A., and Fuxe, K. Evidence for the existence of monoamine-containing neurons in the central nervous system. I. Demonstration of monoamines in the cell bodies of brain stem neurons. *Acta Physiol. Scand.*, **1964**, *232* Suppl. *62*:1—55.

Dal Toso, R., Sommer, B., Ewert, M., Herb, A., Pritchett, D.B., Bach, A., Shivers, B.D., and Seeburg, P.H. The dopamine D2 receptor: two molecular forms generated by alternative splicing. *EMBO J.*, **1989**, *8*: 4025—4034.

Dearry, A., Gingrich, J.A., Falardeau, P., Fremeau, R.T. Jr., Bates, M.D., and Caron, M.G. Molecular cloning and expression of the gene for a human Dl dopamine receptor. *Nature*, **1990**, *347*:72—76.

Devane, W.A., Hanus, L., Breuer, A., Pertwee, R.G., Stevenson, L.A., Griffin, G., Gibson, D., Mandelbaum, A., Etinger, A., and Mechoulam, R. Isolation and structure of a brain constituent that binds to the cannabinoid receptor. *Science*, **1992**, *258*:1946—1949.

Dingledine, R., McBain, C.J., and McNamara, J.O. Excitatory amino acid receptors in epilepsy. *Trends Pharmacol. Sci.*, **1990**, *11*:334—338.

Edwards, R.H. Neural degeneration and the transport of neurotransmitters. *Ann. Neurol.*, **1993**, *34*:638—645.

Emorine, L., Blin, N., and Strosberg, A.D. The human β_3 adenoceptor: the search for a physiological function. *Trends Pharmacol. Sci.*, **1994**, *15*:3—7.

Esterle, T.M., and Sanders-Bush, E. Serotonin agonists increase transferrin levels via activation of 5-HT$_{1C}$ receptors in choroid plexus epithelium. *J. Neurosci.*, **1992**, *12*:4775—4782.

Evans, B.E., Bock, M.G., Rittle, K.E., DiPardo, R.M., Whitter, W.L., Veber, D.F., Anderson, P.S., and Freidinger, R.M. Design of potent, orally effective, nonpeptidal antagonists of the peptide hormone cholecystokinin. *Proc. Natl. Acad. Sci. U.S.A.*, **1986**, *83*:4918—4922.

Fann, M.J., and Patterson, P.H. Neuropoietic cytokines and activin A differentially regulate the phenotype of cultured sympathetic neurons. *Proc. Natl. Acad. Sci. U.S.A.*, **1994**, *91*:43—47.

Franks, N.P., and Lieb, W.R. Molecular and cellular mechanisms of general anaesthesia. *Nature*, **1994**, *367*:607—614.

Giros, B., Sokoloff, P., Martres, M.-P., Riou, J.-F., Emorine, L.J., and Schwartz, J.-C. Alternative splicing directs the expression of two D2 dopamine receptor isoforms. *Nature*, **1989**, *342*:923—926.

Grandy, D.K., Marchionni, M.A., Makam, H., Stofko, R.E., Alfano, M., Frothingham, L., Fischer, J.B., Burke-Howie, K.J., Bunzow, J.R., Server, A.C., and Civelli, O. Cloning of the cDNA and gene for a human D2 dopamine receptor. *Proc. Natl. Acad. Sci. U.S.A.*, **1989**, *86*:9762—9766.

Granholm, A.-C., Bäckman, C., Bloom, F., Ebendal, T., Gerhardt, G.A., Hoffer, B., Mackerlova, L., Olson, L., Soderstrom, S., Walus, L.R., and Friden, P.M. NGF and anti-transferrin receptor antibody conjugate: short- and long-term effects on survival of cholinergic neurons in intraocular septal transplants. *J. Pharm. Exp. Ther.*, **1994**, *268*:448—459.

Gudelsky, G.A., Koenig, J.I., and Meltzer, H.Y. Thermoregulatory responses to serotonin (5-HT) receptor stimulation in the rat. *Neuropharmacology*, **1986**, *25*:1307—1313.

Guillemin, R., Brazeau, P., Bohlen, P., Esch, F., Ling, N., and Wehrenberg, W.B. Growth hormone-releasing factor from a human pancreatic tumor that caused acromegaly. *Science*, **1982**, *218*:585—587.

Gyurko, R., Wielbo, D., and Phillips, M. I. Antisense inhibition of AT1 receptor mRNA and angiotensinogen mRNA in the brain of spontaneously hypertensive rats reduces hypertension of neurogenic origin. *Regul. Pept.*, **1993**, *49*:167—174.

Hökfelt, T., Fuxe, K., Goldstein, M., and Johansson, O. Immunohistochemical evidence for the existence of adrenaline neurons in the rat brain. *Brain Res.*, **1974**, *66*:235—251.

Hollmann, M., and Heinemann, S. Cloned glutamate receptors. *Annu. Rev. Neurosci.*, **1994**, *17*:31—108.

Hung, B.C., Loo, D.D., and Wright, E.M. Regulation of mouse choroid plexus apical Cl^- and K^+ channels by serotonin. *Brain Res.*, **1993**, *617*:285—295.

Iversen, L.L., Hanley, M.R., Sandberg, B.E., Lee, C.M., Pinnock, R.D., and Watson, S.P. Substance P receptors in the nervous system and possible receptor subtypes. *Ciba Found. Symp.*, **1982**, *91*:186—205.

Kandel, E. R., and O' Dell, T.J. Are adult learning mechanisms also used for development? *Science*, **1992**, *258*:243—245.

Kebabian, J.W., and Calne, D.B. Multiple receptors for dopamine. *Nature*, **1979**, *277*:93—96.

Köhler, N., Burnashev, N., Sakmann, B., Seeburg, P.H. Determinants of Ca^{2+} permeability in both TM1 and TM2 of high affinity kainate receptor channels: diversity by RNA editing. *Neuron*, **1993**, *10*: 491—500.

Köhr, G., Eckardt, S., Luddens, H., Monyer, H., and Seeburg, P.H. NMDA receptor channels: subunit-specific potentiation by reducing agents. *Neuron*, **1994**, *12*:1031—1040.

Krapivinsky, G., Gordon, E.A., Wickman, K., Velimirovic̀, B., Krapivinsky, L., and Clapham, D.E. The G-protein-gated atrial K^+ channel I_{KACh} is a heteromultimer of two inwardly rectifying K^+-channel proteins. *Nature*, **1995**, *374*:135-141.

Kravitz, E.A., Kuffler, S.W., and Potter, D.D. Gamma-aminobutyric acid and other blocking compounds in Crustacea. Their relative concentrations in separated motor and inhibitory axons. *J. Neurophysiol.*, **1963**, *26*:739—751.

Krupinski, J., Cousson, F., Bakalyar, H.A., Tang, W.J., Feinstein, P.G., Orth, K., Slaughter, C., Reed, R.R., and Gilman, A.G. Adenylyl cyclase amino acid sequence: possible channel- or transporter-like structure. *Science*, **1989**, *244*:1558—1564.

Linden, D.J. Long-term synaptic depression in the mammalian brain. *Neuron*, **1994**, *12*:457—472.

Macdonald, R.L., and McLean, M.J. Cellular bases of barbiturate and phenytoin anticonvulsant drug action. *Epilepsia*, **1982**, *23 Suppl. 1*:S7—S18.

Madison, D.V., and Nicoll, R.A. Cyclic adenosine 3'-5'-monophosphate mediates receptor actions of noradrenaline in rat hippocampal pyramidal cells. *J. Physiol. (Lond.)*, **1986**, *372*:245—279.

Martin, G.R., and Humphrey, P.P.A. Receptors for 5-hydroxytryptamine: current perspectives on classification and nomenclature. *Neuropharmacology*, **1994**, *33*:261—273.

McKnight, A.T., Maguire, J.J., Elliott, N.J., Fletcher, A.E., Foster, A.C., Tridgett, R., Williams, B.J., Longmore, J., and Iversen, L.L. Pharmacological specificity of novel, synthetic, cyclic peptides as antagonists at tachykinin receptors. *Br. J. Pharmacol.*, **1991**, *104*:355—360.

Meldrum, B., and Garthwaite, J. Excitatory amino acid neurotoxicity and neurodegenerative disease. *Trends Pharmacol. Sci.*, **1990**, *11*:379—387.

Mengod, G., Pompeiano, M., Martinez-Mir, M.I., and Palacios, J.M. Localization of the mRNA for the 5-HT$_2$ receptor by *in situ* hybridization histochemistry. Correlation with the distribution of receptor sites. *Brain Res.*, **1990**, *524*:139—143.

Milner, R.J., and Sutcliffe, J.G. Gene expression in rat brain. *Nucleic Acids Res.*, **1983**, *11*:5497—5520.

Monsma, F.J., Jr., Mahan, L.C., McVittie, L.D., Gerfen, C.R., and Sibley, D.R. Molecular cloning and expression of a D1 dopamine receptor linked to adenylyl cyclase activation. *Proc. Natl. Acad. Sci. U.S.A.*, **1990**, *87*:6723—6727.

Monsma, F.J., Jr., McVittie, L.D., Gerfen, C.R., Mahan, L.C., and Sibley, D.R. Multiple D2 dopamine receptors produced by alternative splicing. *Nature*, **1989**, *342*:926—929.

Moskowitz, M.A., and Cutrer, F.M. Sumatriptan: a receptor-targeted treatment for migraine. *Annu. Rev. Med.*, **1993**, *44*:145—154.

Mulkey, R.M., and Malenka, R.C. Mechanisms underlying induction of homosynaptic long-term depression in area CA1 of the hippocampus. *Neuron*, **1992**, *9*:967—975.

Nakanishi, S. Molecular diversity of glutamate receptors and implications for brain function. *Science*, **1992**, *258*:597—603.

Nawa, H., Hirose, T., Takashima, H., Inayama, S., and Nakanishi, S. Nucleotide sequences of cloned cDNAs for two types of bovine brain substance P precursor. *Nature*, **1983**, *306*:32—36.

Nedergaard, S., Bolam, J.P., and Greenfield, S.A. Facilitation of a dendritic calcium conductance by 5-hydroxytryptamine in the substantia nigra. *Nature*, **1988**, *333*:174—177.

O'Dell, S.J., La Hoste, G.J., Widmark, C.B., Shapiro, R.M., Potkin, S.G., and Marshall, J.F. Chronic treatment with clozapine or haloperidol differentially regulates dopamine and serotonin receptors in rat brain. *Synapse*, **1990**, *6*:146—153.

Olney, J.W. Excitotoxic amino acids and neuropsychiatric disorders. *Annu. Rev. Pharmacol. Toxicol.*, **1990**, *30*:47—71.

Otsuka, M. Gamma-aminobutyric acid and some other transmitter candidates in the nervous system. In, *Pharmacology and the Future of Man: Proceedings of the Fifth International Congress on Pharmacology*, Vol. 4. (Acheson, G.H., and Bloom, F.E., eds.) S. Karger, Basel, **1973**, pp. 186—201.

Pritchett, D.B., Lüddens, H., and Seeburg, P.H. Type I and type II GABA$_A$-benzodiazepine receptors produced in transfected cells. *Science*, **1989a**, *245*:1389—1392.

Pritchett, D.B., Sontheimer, H., Shivers, B.D., Ymer, S., Kettenmann, H., Schofield, P.R., and Seeburg, P.H. Importance of a novel GABA$_A$ receptor subunit for benzodiazepine pharmacology. *Nature*, **1989b**, *338*:582—585.

Rainnie, D.G., Grunze, H.C.R., McCarley, R.W., and Greene, R.W. Adenosine inhibition of mesopontine cholinergic neurons: implications for EEG arousal. *Science*, **1994**, *263*:689—692.

Rapoport, S.I. Osmotic opening of the blood-brain barrier. *Ann. Neurol.*, **1988**, *22*:677—681.

Rogers, S.W., Andrews, P.I., Gahring, L.C., Whisenand, T., Cauley, K., Crain, B., Hughes, T.E., Heinemann, S.F., and McNamara, J.O. Autoantibodies to glutamate receptor GluR3 in Rasmussen's encephalitis. *Science*, **1994**, *265*:648—651.

Seeman, P., and Grigoriadis, D. Dopamine receptors in brain and periphery. *Neurochem. Int.*, **1987**, *10*:1—25.

Seeman, P. Dopamine receptors and the dopamine hypothesis of schizophrenia. *Synapse*, **1987**, *1*:133—152.

Sipe, J.C., Romine, J.S., Koziol, J.A., McMillan, R., Zyroff, J., and Beutler, E. Cladribine in treatment of chronic progressive multiple sclerosis. *Lancet*, **1994**, *344*:9—13.

Sofroniew, M.V., Cooper, J.D., Svendsen, C.N., Crossman, P., Ip, N.Y., Lindsay, R.M., and Zafra, F. Atrophy but not death of adult septal cholinergic neurons after ablation of target capacity to produce mRNAs for NGF, BDNF and NT3. *J. Neurosci.*, **1993**, *13*:5263—5276.

Sokoloff, P., Giros, B, Martres, M.-P., Bouthenet, M.-L., and Schwartz, J.-C. Molecular cloning and characterization of a novel dopamine receptor (D3) as a target for neuroleptics. *Nature*, **1990**, *347*:146—151.

Steinberg, R., Brun, P., Fournier, M., Souilhac, J., Rodier, D., Mons, J., Terranova, J.P., Le Fur, G., and Soubrie, P. SR 48692, a non-peptide neurotensin receptor antagonist differentially affects neurotensin-induced behavior and changes in dopaminergic transmission. *Neuroscience*, **1994**, *59*:921—929.

Sunahara, R.K., Guan, H.-C., O'Dowd, B.F., Seeman, P., Laurier, L.G., Ng, G., George, S.R., Torchia, J., Van Tol, H.H.M, and Niznik, H.B. Cloning of the gene for a human dopamine D_5 receptor with higher affinity for dopamine than D_1. *Nature*, **1991**, *350*:614—619.

Sunahara, R.K., Niznik, H.B., Weiner, D.M., Stormann, T.M., Brann, M.R., Kennedy, J.L., Gelernter, J.E., Rozmahel, R., Yang, Y., Israel, Y., Seeman, P., and O'Dowd, B.F. Human dopamine Dl receptor encoded by an intronless gene on chromosome 5. *Nature*, **1990**, *347*:80—83.

Tatemoto, K., and Mutt, V. Isolation of two novel candidate hormones using a chemical method for finding naturally occurring polypeptides. *Nature*, **1980**, *285*:417—418.

Toggas, S.M., Masliah, E., Rockenstein, E.M., Rall, G.F., Abraham, C.R., and Mucke, L. Central nervous system damage produced by expression of the HIV-1 coat protein gp120 in transgenic mice. *Nature*, **1994**, *367*:188—193.

Tononi, G., Sporns, O., and Edelman, G.M. Reentry and the problem of integrating multiple cortical areas: simulation of dynamic integration in the visual system. *Cerebr. Cortex*, **1992**, *2*:310—335.

Tyers, M.B., and Freeman, A.J. Mechanism of the anti-emetic activity of 5-HT_3 receptor antagonists. *Oncology*, **1992**, *49*:263—268.

Vallar, L. and Meldolesi, J. Mechanisms of signal transduction at the dopamine D2 receptor. *Trends Pharmacol. Sci.*, **1989**, *10*:74—77.

Van Tol, H.H.M., Bunzow, J.R., Guan, H.-C., Sunahara, R.K., Seeman, P., Niznik, H.B., and Civelli, O. Cloning of the gene for a human dopamine D4 receptor with high affinity for the antipsychotic clozapine. *Nature*, **1991**, *350*:610—614.

Wada, K., Ballivet, M., Boulter, J., Connolly, J., Wada, E., Deneris, E.S., Swanson, L.W., Heinemann, S., and Patrick, J. Functional expression of a new pharmacological subtype of brain nicotinic acetylcholine receptor. *Science*, **1988**, *240*:330—332.

Wagner, J.J., Terman, G.W., and Chavkin, C. Endogenous dynorphins inhibit excitatory neurotransmission and block LTP induction in the hippocampus. *Nature*, **1993**, *363*:451—454.

Wahlestedt, C., Golanov, E., Yamamoto, S., Yee, F.; Ericson, H., Yoo, H., Inturrisi, C.E., and Reis, D.J. Antisense oligodeoxynucleotides to NMDA-R1 receptor channel protect cortical neurons from excitotoxicity and reduce focal ischemic infarctions. *Nature*, **1993a**, *363*:260—263.

Wahlestedt, C., Pich, E.M., Koob, G.F., Yee F., and Heilig, M. Modulation of anxiety and neuropeptide Y-Y1 receptors by antisense oligodeoxynucleotides. *Science*, **1993b**, *259*:528—531.

Wang, Z., and McCormick, D.A. Control of firing mode of corticotectal and corticopontine layer V burst-generating neurons by norepinephrine, acetylcholine, and 1S,3R-ACPD. *J. Neurosci.*, **1993**, *13*:2199—2216.

Watkins, J.C., Krogsgaard-Larsen, P., and Honore, T. Structure-activity relationships in the development of excitatory amino acid receptor agonists and competitive antagonists. *Trends Pharmacol. Sci.*, **1990**, *11*:25—33.

Weisskopf, M.G., Zalutsky, R.A., and Nicoll, R.A. The opioid peptide dynorphin mediates heterosynaptic depression of hippocampal mossy fiber synapses and modulates long-term potentiation. *Nature*, **1993**, *362*:423—427. [Addendum in *Nature*, **1993**, *365*:188. (Additional reference and citation of conflicting findings.)]

Werman, R. Amino acids as central transmitters. In *Neurotransmitters: Proceedings of the Association for Research in Nervous and Mental Disease*, Vol. 50. (Kopin, I.J. ed.) The Williams and Wilkins Co., Baltimore, **1972**, pp. 147—180.

Werman, R., Davidoff, R.A., and Aprison, M.H. Inhibitory action of glycine on spinal neurons in the cat. *J. Neurophysiol.*, **1968**, *31*:81—95.

Williams, K. Ifenprodil discriminates subtypes of the N-methyl-d-aspartate receptor: selectivity and mechanisms at recombinant heteromeric receptors. *Mol. Pharmacol.*, **1993**, *44*:851—859.

Williams, K., Zappia, A.M., Pritchett, D.B., Shen, Y.M., and Molinoff, P.B. Sensitivity of the N-methyl-D-aspartate receptor to polyamines is controlled by NR2 subunits. *Mol. Pharmacol.*, **1994**, *45*:803—809.

Yang, T.T., Gallen, C.C., Schwartz, B., Bloom, F.E., Ramachandran, V.S., and Cobb, S. Sensory maps in the human brain. *Nature*, **1994**, *368*: 592—593.

Zhou, Q.-Y., Grandy, D.K., Thambi, L., Kushner, J.A., Van Tol, H.H.M., Cone, R., Pribnow, D., Salon, J., Bunzow, J.R., and Civelli, O. Cloning and expression of human and rat D_1 dopamine receptors. *Nature*, **1990**, *347*:76—80.

Zola-Morgan, S., and Squire, L.R. Neuroanatomy of memory. *Annu. Rev. Neurosci.*, **1993**, *16*:547—563.

Monographien und Übersichtsartikel

Adams, M.E., and Swanson, G. Neurotoxins supplement. *Trends Neurosci.*, **1994**, *17 Suppl.*:1—31.

Aghajanian, G.K. Electrophysiology of serotonin receptor subtypes and signal transduction pathways. In, *Psychopharmacology: The Fourth Generation of Progress*. (Bloom, F.E., and Kupfer, D.J., eds.) Raven Press, New York, **1994**, pp. 451—460.

Amara, S.G., and Arriza, J.L. Neurotransmitter transporters: three distinct gene families. *Curr. Opin. Neurobiol.*, **1993** *3*:337—344.

Arneric, S.P., Sullivan, J.P., and Williams, M. Neuronal nicotinic acetylcholine receptors: novel targets for central nervous system therapeutics. In, *Psychopharmacology: The Fourth Generation of Progress*. (Bloom, F.E., and Kupfer, D.J., eds.) Raven Press, New York, **1994**, pp. 95—110.

Arnsten, A.F. Catecholamine mechanisms in age-related cognitive decline. *Neurobiol. Aging*, **1993**, *14*:639—641.

Aston-Jones, G., Siggins, G.R. Electrophysiology. In, *Psychopharmacology: The Fourth Generation of Progress*. (Bloom, F.E., and Kupfer, D.J., eds.) Raven Press, New York, **1994**, pp. 41—63.

Björklund, A., and Lindvall, O. Catecholaminergic brain stem regulatory systems. In, *Handbook of Physiology*, Vol. IV, Sect. 1. (Bloom, F.E., ed.) American Physiological Society, Bethesda, MD, **1986**, pp. 155—236.

Bloom, F.E. Neurotransmitters: past, present, and future directions. *FASEB J.*, **1988**, *2*, 32—41.

Blundell, T.L., and Humbel, R.E. Hormone families: pancreatic hormones and homologous growth factors. *Nature*, **1980**, *287*:781—786.

Bodian, D. Neuron junctions: a revolutionary decade. *Anat. Rec.*, **1972**, *174*:73—82

Bourne, H.R., and Nicoll, R. Molecular machines integrate coincident synaptic signals. *Cell*, **1993**, *72*:65S—75S.

Bylund, D.B. Subtypes of α_1- and α_2-adrenergic receptors. *FASEB J.*, **1993**, *6*:832—839.

Catterall, W.A. Structure and function of voltage-sensitive ion channels. *Science*, **1988**, *242*:50—61.

Catterall, W.A. Structure and function of voltage-gated ion channels. *Trends Neurosci.*, **1993**, *16*:500—506.

Cooper, J.R., Bloom, F.E., and Roth, R.H. *The Biochemical Basis of Neuropharmacology*, 5th ed. Oxford University Press, New York, **1986**.

Costa, E., and Guidotti, A. Diazepam binding inhibitor (DBI): a peptide with multiple biological actions. *Life Sci.*, **1991**, *49(5)*:325—344.

Cotman, C.W., Kahle, J.S., Miller, S., Ulas, J., Bridges, R.J. Excitatory amino acid neurotransmission. In, *Psychopharmacology: The Fourth Generation of Progress*. (Bloom, F.E., and Kupfer, D.J., eds.) Raven Press, New York, **1994**, pp. 75—85.

Dale, H.H. Pharmacology and nerve endings. *Proc. R. Soc. Med.*, **1935**, *28*:319—332.

Eccles, J.C. *The Physiology of Synapses*. Academic Press, Inc., New York, 1964.

Edwards, R.H. The transport of neurotransmitters into synaptic vesicles. *Curr. Opin. Neurobiol.*, **1992**, *2*:586—594.

Finlay, J.M., Zigmond, M.J. A critical analysis of neurochemical methods for monitoring transmitter dynamics in the brain. In, *Psychopharmacology: The Fourth Generation of Progress*. (Bloom, F.E., and Kupfer, D.J., eds.) Raven Press, New York, **1994**, pp. 29—40.

Florey, E. Neurotransmitters and modulators in the animal kingdom. *Fed. Proc.*, **1967**, *26*:1164—1176.

Foote, S.L., and Aston-Jones, G.S. Pharmacology and physiology of central noradrenergic systems. In, *Psychopharmacology: The Fourth Generation of Progress*. (Bloom, F.E., and Kupfer, D.J., eds.) Raven Press, New York, **1994**, pp. 335—345.

Foote, S.L., Bloom, F.E., and Aston-Jones, G. The nucleus locus coeruleus: new evidence of anatomical and physiological specificity. *Physiol. Rev.*, **1983**, *63*:844—914.

Greengard, P. *Cyclic Nucleotides, Phosphorylated Proteins, and Neuronal Function: Distinguished Lecture Series of the Society of General Physiologists*, Vol. 1. Raven Press, New York, **1978**.

Guillemin, R. Peptides in the brain: the new endocrinology of the neuron. *Science*, **1978**, *202*:390—402.

Hökfelt, T., Zhang, X., and Wiesenfeld-Halin, Z. Messenger plasticity in primary sensory neurons following axotomy and its functional implications. *Trends Neurosci.*, **1994**, *17*:22—30.

Hökfelt, T., Fuxe, K., and Oernow, B. Coexistence of neuronal messengers: new principle in chemical transmission. *Prog. Brain Res.*, **1987**, *68*:1—411.

Hökfelt, T., Johansson, O., Ljungdahl, A., Lundberg, J.M., and Schutzberg, M. Peptidergic neurons. *Nature*, **1980**, *284*:515—521.

Hîkfelt, T., Elde, R., Fuxe, K., Johansson, O., Ljungdahl, A., Goldstein, M., Luft, R., Efendic, S., Nilsson, G., Terenius, L., Ganten, D., Jeffcoate, S.L., Rehfeld, J., Said, S., Perez de la Mora, M., Possani, L., Tapia, R., Teran, L., and Palacios, R. Aminergic and peptidergic pathways in the nervous system with special reference to the hypothalamus. In, *The Hypothalamus*. (Reichlin, S., Baldessarini, R.J., and Martin, J.B., eds.) Raven Press, New York, **1978**, pp. 69—135.

Hyman, S.E. and Nestler, E.J. *The Molecular Foundations of Psychiatry*, American Psychiatric Press, Washington, D.C., **1993**.

Isom, L.L., DeJongh, K.S., and Catterall W.A. Auxiliary subunits of voltage-gated ion channels. *Neuron*, **1994**, *12*:1183—1194.

Jahn, R., and Sudhof, T.C. Synaptic vesicles and exocytosis. *Annu. Rev. Neurosci.*, **1994**, *17*:219—246.

Kanai, Y., Smith, C.P., and Hediger, M.A. The elusive transporters with a high affinity for glutamate. *Trends Neurosci.*, **1993**, *16*:365—370.

Kelly, J.S., and Beart, P.M. Amino acid receptors in CNS. II. GABA in supraspinal regions. In, *Handbook of Psychopharmacology*, Sect. I, Vol. 4. (Iversen, L.L., Iversen, S.D., and Snyder, S.H.; eds.) Plenum Press, New York, **1975**, pp. 129—209.

Koob, G.F., and Bloom, F.E. Cellular and molecular mechanisms of drug dependence. *Science*, **1988**, 242:715—723.

Krieger, D.T. Brain peptides: what, where, and why? *Science*, **1983**, 222:975—985.

Krieger, D.T., Brownstein, M.J., and Martin, J.B. (eds.). *Brain Peptides*. John Wiley & Sons, Inc., New York, **1983**.

Kuhar, M.J. Central cholinergic pathways: physiologic and pharmacologic aspects. In, *Psychopharmacology–A Generation of Progress*. (Lipton, M.A., DiMascio, A., and Killam, K.F., eds.) Raven Press, New York, **1978**, pp. 199—204.

Le Moal, M. Mesocorticolimbic dopaminergic neurons. In, *Psychopharmacology: The Fourth Generation of Progress*. (Bloom, F.E., and Kupfer, D.J., eds.) Raven Press, New York, **1994**, pp 283—294.

Lindsay, R.M., Wiegand, S.J., Altar, C.A., and DiStefano, P.S. Neurotrophic factors: from molecule to man. *Trends Neurosci.*, **1994**, *17*:182—190.

Llinas, R.R. The intrinsic electrophysiological properties of mammalian neurons: insights into central nervous system function. *Science*, **1988**, 242:1654—1664.

Lynch, G., and Schubert, P. The use of in vitro brain slices for multidisciplinary studies of synaptic function. *Annu. Rev. Neurosci.*, **1980**, *3*:1—22.

Magistretti, P.J., Pellerin, L., Martin, J.-L. Brain energy metabolism: an integrated cellular perspective. In, *Psychopharmacology: The Fourth Generation of Progress*. (Bloom, F.E., and Kupfer, D.J., eds.) Raven Press, New York, **1994**, pp. 657—670.

Merzenich, M.M., and Sameshima, K. Cortical plasticity and memory. *Curr. Opin. Neurobiol.*, **1993** *3*:187—196.

Mesulam, M.-M. Structure and function of cholinergic pathways in the cerebral cortex, limbic system, basal ganglia and thalamus of the human brain. In, *Psychopharmacology: The Fourth Generation of Progress*. (Bloom, F.E., and Kupfer, D.J., eds.) Raven Press, New York, **1994**, pp. 135—146.

Morrison, J.H. Differential vulnerability, connectivity, and cell typology. *Neurobiol. Aging*, **1993**, *14*:51—54.

Morrison, J.H., and Hof, P.R. The organization of the cerebral cortex: from molecules to circuits. *Disc. Neurosci.*, **1992**, *9*:1—80.

Niall, H.D. The evolution of peptide hormones. *Annu. Rev. Physiol.*, **1982**, *44*:615—624.

Nicoll, R.A. The coupling of neurotransmitter receptors to ion channels in the brain. *Science*, **1988**, *241*:545—551.

Pardridge, W.M. Recent advances in blood—brain barrier transport. *Annu. Rev. Pharmacol. Toxicol.*, **1988**, *28*:25—39.

Patterson, P.H. The emerging neuropoietic cytokine family: first CDF/LIF, CNTF and IL-6; next ONC, MGF, GCSF? *Curr. Opin. Neurobiol.*, **1992**, *2*:94—97.

Patterson, P.H. Neuronal growth and differentiation factors and synaptic plasticity. In, *Psychopharmacology: The Fourth Generation of Progress*. (Bloom, F.E., and Kupfer, D.J., eds.) Raven Press, New York, **1994**, pp. 619—629.

Piomelli, D. Arachidonic acid. In, *Psychopharmacology: The Fourth Generation of Progress*. (Bloom, F.E., and Kupfer, D.J., eds.) Raven Press, New York, **1994**, pp. 595—607.

Schwartz, J.-C., Arrang, J.-M.,Garbarg, M., Traiffort, E. Histamine. In, *Psychopharmacology: The Fourth Generation of Progress*. (Bloom, F.E., and Kupfer, D.J., eds.) Raven Press, New York, **1994**, pp. 397—405.

Seeburg, P. H. The molecular biology of mammalian glutamate receptor channels. *Trends Neurosci.*, **1993**, *16*:359—365.

Shepherd, G.M. *Neurobiology*, 2nd ed. Oxford University Press, New York, **1988**.

Siggins, G.R., and Gruol, D.L. Mechanisms of transmitter action in the vertebrate central nervous system. In, *Handbook of Physiology*, Vol. IV, Sect. 1.(Bloom, F.E., ed.) American Physiological Society, Bethesda, MD, **1986**, pp. 1—114.

Snyder, S.H., Dawson, T.M. Nitric oxide and related substances as neural messengers. In, *Psychopharmacology: The Fourth Generation of Progress*. (Bloom, F.E., and Kupfer, D.J., eds.) Raven Press, New York, **1994**, pp. 609—618.

Sutcliffe, J.G. mRNA in the mammalian central nervous system. *Annu. Rev. Neurosci.*, **1988**, *11*:157-198.

Swanson, L.W. Organization of mammalian neuroendocrine system. In, *Handbook of Physiology*, Vol. IV, Sect. 1. (Bloom, F.E., ed.) American Physiological Society, Bethesda, MD, **1986**, pp. 317—364.

Uhl, G.R., Childers, S., and Pasternak, G. An opiate receptor gene family reunion. *Trends Neurosci.*, **1994**, *17*(3):89—93.

Watson, S., and Girdlestone, D. TIPS Receptor and ion channel nomenclature supplement. *Trends Pharmacol. Sci.*, **1994**, *15 Suppl.*:1—51.

Williams, M. Purinoceptors in central nervous system function: targets for therapeutic intervention. In, *Psychopharmacology: The Fourth Generation of Progress*. (Bloom, F.E., and Kupfer, D.J., eds.) Raven Press, New York, **1994**, pp. 643—655.

Wisden, W., and Seeburg, P.H. $GABA_A$ receptor channels: from subunits to functional entities. *Curr. Opin. Neurobiol.*, **1992**, *2*:263—269.

Wood, J.W. (ed.). *Neurobiology of the Cerebrospinal Fluid*. Plenum Press, New York, **1979**.

13 GESCHICHTE UND PRINZIPIEN DER ANÄSTHESIOLOGIE

Sean K. Kennedy und David E. Longnecker

Vor 1846 bestand die klinische Anästhesie aus primitiven Konzepten, und chirurgische Eingriffe waren notgedrungen nur sehr beschränkt möglich. Mit Mortons öffentlicher Demonstration der Ätheranästhesie im Jahre 1846 wurde dieses Gebiet der Medizin revolutioniert. Der erste Teil dieses Kapitels verfolgt die Entwicklung der Inhalations- und Injektionsstoffe, die in das moderne Zeitalter der chirurgischen Anästhesie geführt haben. Der zweite Teil umfaßt die Prinzipien der Anwendung der allgemeinen Anästhesie mit Blickpunkt auf die Aufnahme und Verteilung von Inhalationsstoffen als eine Funktion von pharmakologischen und physiologischen Eigenschaften. Klinische Aspekte werden erörtert, eingeschlossen der Second-gas-Effekt, die Prämedikation, die Beurteilung der Anästhesietiefe und der anästhesiologischen Ausstattung. Der Wirkungsmechanismus der Allgemeinanästhetika ist immer noch ungeklärt, jedoch werden hier einige geläufige Hypothesen wiedergegeben.

GESCHICHTE DER CHIRURGISCHEN ANÄSTHESIE

Anästhesie vor 1846 Chirurgische Eingriffe waren vor 1846 unüblich. Das Verständnis der Pathophysiologie einer Erkrankung und die Folgen für die chirurgische Behandlung waren rudimentär. Die aseptische Operationstechnik und die Prävention von Wundinfektionen waren fast unbekannt. Zusätzlich war das Fehlen einer wirksamen Anästhesie ein weiteres Hemmnis. Aufgrund all dieser Faktoren wurden nur wenige Operationen mit entsprechend hoher Mortalität versucht. Die typischen chirurgischen Eingriffe dieser Zeit beschränkten sich auf Notfälle – zum Beispiel die Amputation einer Extremität wegen offener Fraktur oder die Abszeßdrainage. Feine Dissektionen und sorgfältige Techniken waren bei Patienten mit unzureichender Schmerzstillung nicht möglich.

Einige Ansätze zum Versuch der chirurgischen Schmerzstillung waren verfügbar und wurden auch tatsächlich seit dem Altertum angewandt (Übersicht bei Davison 1965). Oral eingenommene Substanzen wie Alkohol, Haschisch und Opiumderivate brachten eine gewisse Linderung. Physikalische Methoden zur Erlangung der Analgesie wie das Einpacken einer Extremität in Eis oder eine Ischämie durch Abbinden wurden gelegentlich durchgeführt. Bewußtseinsverlust, herbeigeführt durch einen Schlag auf den Kopf oder durch Strangulation, nahm den Schmerz hinweg, allerdings zu einem hohen Preis. Die gebräuchlichste Methode zur Erlangung eines relativ ruhigen Operationsfeldes war jedoch das einfache Festhalten des Patienten mit Gewalt. Kein Wunder, daß die Chirugie als letzte Therapiemöglichkeit betrachtet wurde.

Obwohl die analgetischen Eigenschaften von Distickstoffoxid (Lachgas) und Diethyläther wenigen Personen schon Jahre bekannt waren, wurden sie nicht zu medizinischen Zwecken eingesetzt (Keys 1963). Distickstoffoxid wurde von Priestly 1776 hergestellt, und 20 Jahre später beschrieben er und Humphry Davy die anästhetischen Eigenschaften (Faulconer und Keys 1965). In der Tat schlug Davy vor, daß „es wahrscheinlich zum Vorteil bei chirurgischen Operationen eingesetzt werden könnte, bei denen kein großer Blutverlust zu erwarten ist". Es vergingen weitere 20 Jahre, bevor Michael Faraday schrieb, daß die Inhalation von Diethyläther ähnliche Effekte hervorruft wie die des Distickstoffoxids. Mit Ausnahme der Inhalation bei Karnevalsfesten oder zur Erzeugung von „Hochs" oder „Ätherfröhlichkeit" wurden diese Stoffe bis zur Mitte des neunzehnten Jahrhunderts jedoch nicht am Menschen eingesetzt.

Greene (1971) legte eine Analyse für die Gründe der Einführung der Anästhesie in den 1840ern vor. Endlich war die Zeit reif, denn die Sorge um die Mitmenschen rückte, anders als im vorangegangen Jahrhundert, in den Vordergrund des Bewußtseins. „Solange noch Hexen in Salem verbrannt wurden, konnte die Anästhesie im 20 Meilen entfernten Boston nicht entdeckt werden". Während menschliche Belange sich um eine Schmerzstillung sorgten, erzielten Chemiker und Mediziner große Fortschritte, so daß chemisch reine Stoffe hergestellt und mit einem Mindestmaß an Sicherheit angewandt werden konnten. Außerdem wuchs der Forschergeist auf der Suche nach der Verbesserung menschlicher Lebensbedingungen.

Öffentliche Demonstration der Ätheranästhesie Zahnärzte waren bestimmend bei der Einführung von Diethyläther und Distickstoffoxid. Sie kamen noch häufiger als andere Ärzte täglich in Kontakt mit Patienten mit schmerzhaften Beschwerden. Es war auf einer Showbühne, als Horace Wells, ein Zahnarzt, bemerkte, daß einer der Darsteller unter dem Einfluß von Distickstoffoxid keinen Schmerz verspürte obwohl er sich selbst verletzte. Am nächsten Tage wurde Wells selbst schmerzlos ein Zahn von einem Kollegen gezogen, während er Distickstoffoxid einatmete. Kurz danach, im Jahre 1845, versuchte Wells seine Entdeckung am Massachusetts General Hospital in Boston zu demonstrieren. Leider schrie der Patient während der Operation auf, und die Demonstration wurde als Versagen gewertet.

William T. G. Morton, ein Zahnarzt (und Medizinstudent) aus Boston, war im Umgang mit Distickstoffoxid aufgrund einer früheren Begegnung mit Horace Wells vertraut. Morton erlernte die Wirkung der Ätheranästhesie, bewertete sie als vielversprechend und praktizierte damit zuerst an Tieren, dann an sich selbst. Schließlich bat er um Erlaubnis, den Gebrauch der Substanz öffentlich als chirurgische Anästhesie vorführen zu dürfen.

Die Geschichte der klassischen Demonstration im Jahre 1846 wurde unendliche Male erzählt. Der Operationsraum („Äthersaal") am Massachusetts General Hospital verbleibt als Zeuge der ersten öffentlichen Demonstration einer chirurgischen Anästhesie. In der Galerie des Saals versammelten sich skeptische Zuschauer, da sich die Neuigkeit verbreitet hatte, daß ein Medizinstudent im zweiten Ausbildungsjahr eine Methode entwickelt hatte, chirurgischen Schmerz auszuschalten. Der Patient, Gilbert Abbot, wurde hereingebracht und Dr. Warren, der Chirurg, erwartete ihn in der formellen morgendlichen Kleidung. Operationskittel, Masken, Handschuhe, chirurgische Asepsis waren zu dieser Zeit vollkommen unbekannt. Alle waren bereit, auch die starken Männer, die den zappelnden Patienten ruhig halten sollten, aber Morton erschien nicht. Nachdem fünfzehn Minuten vergangen waren und der Chirurg ungeduldig wurde, nahm er sein Skalpell und sagte zur Galerie gewandt: „Da Dr. Morton nicht erschien, nehme ich an, daß er anderweitig beschäftigt ist." Während das Auditorium lächelte und der Patient sich duckte, wandte sich der Chirurg um, um mit dem Schnitt zu beginnen. In diesem Augenblick betrat Morton den Saal. Seine Verspätung war durch die Vervollständigung eines Apparates bedingt, mit dem der Äther appliziert werden sollte. Warren trat zurück und deutete auf den auf dem Tisch festgeschnallten Patienten, indem er sagte: „Nun, Ihr Patient ist soweit." Von einem stillen und kritischen Publikum umgeben, ging Morton ruhig an die Arbeit. Nach einigen Minuten der Ätherinhalation war der Patient bewußtlos, worauf Morton aufsah und sagte: „Dr. Warren, Ihr Patient ist soweit." Die Operation begann. Der Patient zeigte keine Anzeichen von Schmerzen, dennoch war er am Leben und atmete. Die starken Männer wurden nicht benötigt. Als die Operation abgeschlossen war, wandte sich Dr. Warren an das erstaunte Publikum und sprach den bekannten Satz: „Meine Herren, das hier ist kein Humbug." Dr. Henry J. Bigelow, ein bedeutender Chirurg, der sich die Demonstration ansah, bemerkte: „Heute habe ich etwas gesehen, das um die Welt gehen wird."

Nach anfänglichem Mißtrauen verbreiteten sich die Neuigkeiten der erfolgreichen Demonstration rasch. Innerhalb eines Monats wurde Äther in anderen Städten der USA und ebenso in Großbritannien verwendet. Der Gebrauch wurde alsbald als legitime medizinische Therapie etabliert.

Die Lebenswege derjenigen, die an der Einführung der chirurgischen Anästhesie beteiligt waren, fanden keinen so erfreulichen Ausgang. Anfänglich versuchte Morton, den Gebrauch von Äther zur Anästhesie patentieren zu lassen. Als dies fehlschlug, patentierte er seine Applikationseinrichtung. Beachtliche Streitereien folgten, wer der rechtmäßige Entdecker der Anästhesie war. Morton starb als verbitterter Mann, nachdem er niemals das erhielt, was ihm seiner Meinung nach zustand.

Charles Jackson, Mortons Chemieprofessor in Harvard, brachte ebenfalls Ansprüche auf die Urheberschaft der Entdeckung vor. Er war es, der Morton vorschlug, reinen Schwefeläther zu verwenden. Jackson wurde geisteskrank, ein Schicksal, das auch Horace Wells ereilte, den Mann, der bei der öffentlichen Demonstration der Distickstoffoxidanästhesie versagt hatte. Crawford Long, ein Arzt im ländlichen Georgia, hatte die Ätheranästhesie seit 1842 angewandt, jedoch versäumt, seine Ergebnisse zu publizieren. Er überlebte in bester Verfassung, aber Morton erhält zu Recht den Verdienst der Einführung der chirurgischen Anästhesie. Ein Monument, von den Bürgern Bostons aufgestellt über dem Grab von Dr. Morton auf dem Mt. Auburn Friedhof nahe Boston, trägt folgenden Inschrift, verfasst von Dr. Jacob Bigelow:

WILLIAM T. G. MORTON

Erfinder und Entdecker der anästhetischen Inhalation.
Vor ihm war die Chirurgie zu allen Zeiten eine Qual.
Durch ihn wurde der Schmerz in der Chirurgie verhütet und ausgeschaltet.
Seit seiner Zeit hat die Wissenschaft Kontrolle über den Schmerz.

Anästhesie nach 1846 Obwohl heute kaum mehr in Gebrauch, war Äther das ideale „erste" Anästhetikum. Chemisch kann er gut in Reinform hergestellt werden. Er ist relativ leicht anzuwenden, da er bei Raumtemperatur flüssig ist, aber gut verdampft. Anders als Distickstoffoxid ist Äther stark wirksam und deshalb reichen ein paar Volumenprozent zur Anästhesie aus, ohne daß der Sauerstoff der Raumluft auf hypoxische Maße verdünnt werden muß. Er unterstützt Atmung und Kreislauf, wesentliche Eigenschaften zu einer Zeit, als die menschliche Physiologie noch nicht gut genug bekannt war, um assistierte Beatmung oder Kreislaufunterstützung zu ermöglichen. Außerdem ist Äther nicht toxisch für lebenswichtige Organe.

Das nächste Anästhetikum mit weiter Verbreitung war Chloroform. Eingeführt durch den schottischen Geburtshelfer James Simpson im Jahre 1847, wurde es ziemlich populär, vielleicht aufgrund seines angenehmeren Geruchs. Außer dieser Eigenschaft und seiner Unbrennbarkeit gab es wenig zu seinen Gunsten zu sagen (Sykes 1960). Die Substanz ist hepatotoxisch und beeinträchtigt stark das kardiovaskuläre System. Trotz der relativ hohen Inzidenz an intra- und postoperativen Todesfällen in Verbindung mit dem Gebrauch von Chloroform wurde es für ungefähr 100 Jahre besonders in Großbritannien favorisiert (Duncum 1947). Wegen der Gefahr und der Schwierigkeit in der Anwendung von Chloroform interessierten sich in der Folgezeit vornehmlich britische Ärzte für Anästhetika und ihre Anwendung.

Der Werdegang der Anästhesie in den USA war nach dem ursprünglichen Enthusiasmus durch langsame Änderungen und beschränkte Fortschritte gekennzeichnet (Vandam 1973). Trotz des relativen Bequemlichkeit, die der chriurgische Patient jetzt erfuhr (Greene 1979), wuchs die Anzahl der Operationen und das Ansehen der Chirurgie nur langsam während der 1840er und 1850er Jahre. Die chirurgische Mortalität jedoch blieb wenig verändert, da die postoperative Infektion immer noch ein ernstes Problem darstellte. Erst nach der Einführung der aseptischen Technik 20 Jahre nach der Entdeckung der Anästhesie kam die Chirurgie in Schwung.

Andere Anästhetika Distickstoffoxid wurde nach dem öffentlichen Versagen 1845 in Boston nicht mehr verwendet. Es wurde 1863 in die amerikanische zahnärztliche und chirurgische Praxis wiedereingeführt, hauptsächlich aufgrund der Bemühungen von Gardner Q. Colton, einem Schausteller, Veranstalter und teilweise ausgebildetem Arzt. Im Jahre 1868 wurde die Anwendung von Distickstoffoxid zusammen mit Sauerstoff durch den Chirurgen Edmond Andrews aus Chicago beschrieben. Bald danach waren beide Gase in Stahlbehältern verfügbar, was ihre Handhabung sehr erleichterte (Thomas 1975). Der Gebrauch von Distickstoffoxid ist auch heute noch weit verbreitet.

Die anästhetischen Eigenschaften von Cyclopropan wurden 1929 durch Zufall entdeckt, als Chemiker Verunreinigungen in einem Isomer, Propylen, analysierten (Lucas 1961). Nach umfangreicher klinischer Testung an der Universität von Wisconsin wurde die Substanz in die Praxis eingeführt. Cyclopropan war wahrscheinlich das am weitesten verbreitete allgemeine Anästhetikum für die nächsten 30 Jahre. Jedoch stieg der Bedarf nach sicheren, nichtbrennbaren Anästhetika, verursacht durch das zunehmende Risiko der Explosionsgefahr, da immer mehr elektrisches Gerät im Operationsraum verwendet wurde; also machten sich einige Arbeitsgruppen auf die Suche. Bemühungen des British Research Councils und von Chemikern der Imperial Chemical Industries (ICI) wurden mit der Entwicklung von Halothan, einem nichtbrennbaren anästhetischen Agens, das 1956 in die Praxis eingefürt wurde, von Erfolg gekrönt. Es revolutionierte die Inhalationsanästhesie. Die meisten der neueren Substanzen, halogenierte Kohlenwasserstoffe und -äther, sind Abkömmlinge des Halothans.

Die Skelettmuskelrelaxanzien (Hemmstoffe der neuromuskulären Übertragung) waren ebenfalls entdeckt und ihre pharmakologischen Eigenschaften demonstriert lange bevor sie in den klinischen Alltag Einzug fanden (McIntyre 1959, Bennett 1967). Curare in seiner unverarbeiteten Form wurde schon lange von südamerikanischen Indianern als Pfeilgift benutzt (siehe Kapitel 9). Der erste klinische Verwendungszweck erfolgte für spastische Erkrankungen, wobei Curare den Muskeltonus senkt, ohne die Atmung ausgeprägt zu beeinträchtigen. Danach wurde es benutzt, um die heftigen Muskelkontraktionen im Zusammenhang mit der Elektrokrampftherapie in der Psychiatrie zu behandeln. In den 1940ern schließlich benutzen Anästhesisten Curare, um eine Muskelrelaxation zu erreichen, die zuvor nur durch eine sehr tiefe allgemeine Narkose zu erzielen war. Während der nächsten Jahre wurden mehrere synthetische Derivate klinisch eingesetzt. Die Wichtigkeit der Muskelrelaxanzien in der anästhesiologischen Praxis kann gar nicht genug hervorgehoben werden. Ihre Verwendung schafft gute chirurgische Bedingungen bei geringer Tiefe der allgemeinen Anästhesie, die kardiovaskuläre Depression wird minimiert, und der Patient erwacht prompt nach Beendigung der Narkose.

Obwohl der Wunsch nach einem intravenös verfügbaren Anästhetikum von Seiten der Ärzte schon früh im zwanzigsten Jahrhundert aufgekommen sein dürfte, waren solche Stoffe rar und nicht zufriedenstellend. Die Lage änderte sich dramatisch 1935, als Lundy den klinischen Nutzen von Thiopental, einem schnell wirksamen Thiobarbiturat, demonstrierte. Ursprünglich wurde es als alleiniges anästhetischen Agens angewandt, aber die benötigten Dosen verursachten eine ernsthafte kardiovaskuläre, respiratorische und neuronale Depression. Thiopental wurde jedoch bereitwillig als Mittel zur schnellen Narkoseeinleitung angenommen.

Verschiedene Kombinationen von intravenösen Medikamenten unterschiedlicher Substanzklassen werden neuerdings als Anästhetika gewöhnlich zusammen mit Distickstoffoxid eingesetzt. Die Gabe von kurzwirksamen Opioiden mittels konstanter intravenöser Infusion (mit wenig oder überhaupt keinem wirksamen Inhalationsstoff) ist eine vielversprechende Entwicklung in der gegenwärtigen Praxis der Anästhesie.

ANWENDUNGSPRINZIPIEN ALLGEMEINER ANÄSTHETIKA

Aufnahme und Verteilung der Inhalationsanästhetika

Ein tragfähiges Verständnis der allgemeinen Anästhesie bedarf einer richtigen Beurteilung der pharmakologischen Eigenschaften der Stoffe, die inhaliert werden. Während der allgemeinen Anästhesie, hervorgerufen durch ein Inhalationsagens, variiert die Narkosetiefe direkt mit der Spannung des anästhetischen Agens im Gehirn. Ebenso hängt die Phase der Einleitung und Ausleitung direkt von der Phase des Spannungswechsels im Gewebe ab. Die Begriffe Spannung und Partialdruck werden synonym gebraucht. Der Partialdruck eines Anästhetikums im Gehirn nähert sich immer dem Partialdruck im arteriellen Blut an. Die Faktoren, die den Partialdruck eines Anästhesiegases im arteriellen Blut und im Gehirn bestimmen, können unter vier Aspekten betrachtet werden. (1) Konzentration des Anästhetikums im Inhalationsgas, (2) pulmonale Ventilation zur Belieferung der Lungen mit dem Anästhetikum, (3) Transport des Gases aus den Alveolen in die Lungenblutbahn und (4) Abgabe des Agens aus dem arteriellen Blut an alle Körpergewebe.

Konzentration des Anästhetikums im Einatmungsgas Der Partialdruck eines einzelnen Gases in einem Mischgas ist proportional zu seiner Konzentration, und beide Begriffe werden oftmals gleichbedeutend verwendet, wenn von Inhalationsgasen die Rede ist. Wenn ein konstanter Partialdruck eines Anästhesiegases inhaliert wird, nähert sich der Partialdruck im arteriellen Blut dem des Agens in der Einatmungsmischung an in einer Art und Weise, wie sie in Abbildung 13.1 für mehrere unter-

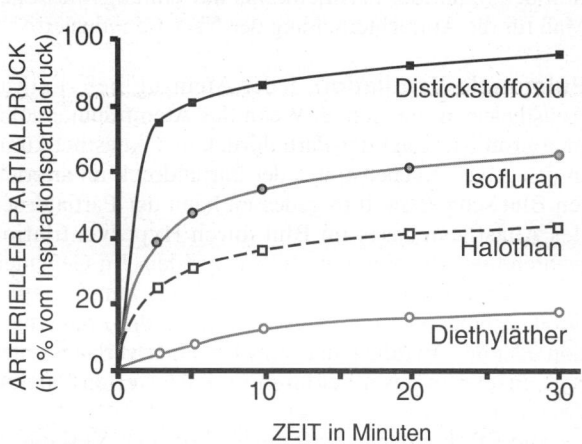

Abbildung 13.1 Die Partialdrücke von Anästhesiegasen im arteriellen Blut. Die Kurven zeigen, wie die Partialdrücke des arteriellen Blutes in Richtung der Inspirationspartialdrücke ansteigen. Der Anstieg des Partialdrucks geschieht schnell bei relativ unlöslichen Gasen und langsamer bei denen, die im Blut löslicher sind. Der Verlauf der Messungen ist dargestellt für ideale Bedingungen, wenn die Einatmungskonzentrationen und die Ventilation, das Herzminutenvolumen und die regionale Verteilung konstant im Normbereich bleiben. Tatsächlich fallen aber mit der Tiefe der Anästhesie die alveolare Ventilation und das Herzminutenvolumen ab, und die Verteilung der regionalen Zirkulation und der Stofflöslichkeit sind unterschiedlich verändert. Diese und andere Faktoren können bis zu einem Unterschied von 11% zwischen der vorausgesagten und der tatsächlichen Konzentration führen (Cowels et al. 1972). Nichtlineare Analysen wurden erarbeitet, die diese Faktoren mit einbeziehen (Smith et al. 1972, Munson et al. 1973). (Aus Dripps et al. 1988, mit freundlicher Genehmigung von W. B. Saunders Co.)

schiedliche Anästhetika dargestellt ist (der Partialdruck des eingeatmeten Dampfes oder Gases wird Inspirationspartialdruck genannt). Für Stoffe wie Distickstoffoxid erreicht der arterielle Partialdruck 90% des Inspirationspartialdruckes in ungefähr 20 Minuten. Wenn Diethyläther gegeben wird, geschieht die Annäherung an einen Steady-state viel langsamer, und 90% des Inspirationspartialdruckes würden im arteriellen Blut erst nach vielen Stunden erreicht werden. Dieser Unterschied ist durch die physikalischen Eigenschaften der beiden Stoffe bedingt (siehe unten).

In der Praxis ist der Inspirationspartialdruck selten konstant. Eine anästhesierende Konzentration einiger Stoffe kann die Atemwege bei wachen oder leicht anästhesierten Patienten reizen, so daß die Konzentration langsam gesteigert werden muß. In anderen Fällen, wo der Dampf nicht reizend wirkt, kann die Geschwindigkeit der Einleitung durch Erhöhung der Konzentration des Inhaltionsanästhetikums gesteigert werden. Anästhesierende Partialdrücke im Blut und Gewebe können so früher erreicht werden als es mit gleichbleibender Konzentration bei der Narkoseeinleitung möglich wäre. Unter dem Fortschreiten der Anästhesie wird die Konzentration des Inhaltionsanästhetikums auf ein angemessenes Maß für die Aufrechterhaltung der Narkose reduziert.

Pulmonale Ventilation Jeder Atemzug liefert etwas Anästhesiegas zur Lunge. Wenn das Atemminutenvolumen groß ist, steigt der Partialdruck des Anästhetikums in den Alveolen ebenso wie der Partialdruck im arteriellen Blut schnell an. Infolgedessen kann der Partialdruck des Anästhesiegases im Blut durch Hyperventilation während der Einleitung gesteigert werden. Im Gegenteil kann verminderte Ventilation (bedingt zum Beispiel durch Atemdepression verursacht durch die Prämedikation oder das Anästhetikum selbst) zu einer verlangsamten Austauschrate des alveolaren und arteriellen Partialdruckes führen.

Die Effekte der Atemfrequenz auf eine Verlangsamung oder Beschleunigung der Einleitung sind kurzzeitig für Gase wie Distickstoffoxid, die eine geringe Löslichkeit in Blut und Gewebe aufweisen und sich deshalb rasch angleichen. Jedoch zeigt das Respirationsvolumen einen signifikanten und prolongierten Effekt auf die Aufnahmerate der löslicheren und sich langsam angleichenden Stoffen wie z. B. Diethyläther (zur weiteren Diskussion siehe Eger 1974).

Obwohl die pulmonale Ventilation die Geschwindigkeit der Anästhesieeinleitung beeinflußt, ändert sie nicht die letztendliche Narkosetiefe. Diese hängt vom endgültigen Partialdruck des Anästhetikums im Gehirn ab, nicht vom Maß seiner Änderung.

Transport des Anästhesiegases aus den Alveolen in das Blut Die normale Alveolarmembran stellt keine Barriere für den Austausch des Anästhesiegases in beide Richtungen dar. Obwohl die Diffusion des Anästhesiegases normal sein kann, gibt es Situationen in der klinischen Anästhesie, die den effizienten Gasaustausch in das durch die Lunge fließende Blut behindern. Eine davon ist die Fehlfunktion der alveolären Ventilation, wie sie beim Lungenemphysem in Erscheinung tritt. Dort herrscht ein geringerer Partialdruck des Anästhesiegases in den minderbelüfteten Alveolen und demzufolge auch ein geringerer Partialdruck des Anästhetikums im Blut, das diese Alveolen verläßt. Der Beitrag dieses Blutes zum arteriellen Blutpool resultiert in einer Verlangsamung der Veränderungsrate des Partialdruckes des Anästhetikums im arteriellen Blut. Jedes Ungleichgewicht von Ventilation und Perfusion in der Lunge, das als Folge einer Vielzahl von Lungenerkrankungen auftreten kann, schafft einen Unterschied zwischen alveolärem und arteriellen Partialdruck des Anästhesiegases. Auch das trägt zur Verlangsamung der Einleitung oder Ausleitung der Narkose bei (siehe Eger 1974).

In der Abwesenheit von Ventilations-Perfusionsstörungen bestimmen drei Faktoren wie schnell Anästhetika vom Einatmungsgas in das Blut passieren. Diese sind (1) die Löslichkeit des Stoffes im Blut, (2) die Flußrate des Blutes durch die Lunge und (3) die Partialdrücke der Substanz im arteriellen und gemischtvenösen Blut.

Löslichkeit des Stoffes im Blut Diese wird gewöhnlich im Blut-Gas-Verteilungskoeffizienten oder λ, angegeben. Er stellt das Verhältnis der Konzentration des Anästhetikums im Blut zum Atemgas dar, wenn beide im Gleichgewicht sind (z. B. wenn der Partialdruck in beiden Phasen gleich ist). Der Blut-Gas-Verteilungskoeffizient ist mit 12 hoch für sehr lösliche Substanzen wie Methoxyfluran oder Diethyläther und andererseits mit 0,47 niedrig für relativ unlösliche Substanzen wie Distickstoffoxid. Je löslicher ein Anästhetikum im Blut ist, desto mehr davon muß im Blut aufgelöst werden, damit der Partialdruck dort spürbar ansteigt. Deshalb steigt der Partialdruck für lösliche Substanzen im Blut langsam. Der mögliche Spielraum für relativ unlösliche Gase ist gering und kann schneller aufgefüllt werden. Deshalb steigt der Partialdruck im Blut für diese Substanzen schneller.

Der Blut-Gas-Verteilungskoeffizient für die meistgebrauchten Anästhesiestoffe ist in Tabelle 14.1 widergegeben. Der Hauptpunkt der Kurven in Abbildung 13.1, der hauptsächlich durch die Löslichkeit der Agenzien bestimmt ist, ist die Höhe des Knicks oder das „Knie" in der Aufnahmekurve. Je löslicher eine eine Substanz ist (d. h. je höher λ ist), desto niedriger ist das „Knie" der Kurve und desto langsamer ist die Annäherung der Partialdrücke im Blut und Inhalationsgas.

Pulmonale Blutflußrate Der pulmonale Blutfluß (d. h. das Herzzeitvolumen) wirkt sich auf die Rate aus, nach der Anästhetika vom Alveolargas zum arteriellen Blut passieren. Eine Steigerung des pulmonalen Blutflusses verlangsamt den initialen Teil der arteriellen Partialdruckkurve. Der spätere Kurventeil hingegen holt den Verlust wieder auf mit dem Resultat, daß kaum Zeitunterschiede bestehen für die Gesamtzeit des vollständigen Angleichs (zu Begründungen für diesen Sachverhalt siehe Eger 1974).

Partialdrücke im arteriellen und gemischtvenösen Blut Nach der Aufnahme des Anästhesiegases in der Lunge zirkuliert das Blut in alle Gewebe, und das Gas wird aus dem Blut zu allen Körpergeweben transferiert. Das Blut kann sich keinem Gleichgewicht mit dem Partialdruck des Inhaltionsgases annähern, bis dieser Prozeß, der den Blutpartialdruck zu senken scheint, fast abgeschlossen ist. Das gemischtvenöse Blut, das zu den Lungen zurückfließt, beinhaltet nach jeder Körperpassage mehr Anästhesiegas. Nach ein paar Minuten Narkose nimmt der Unterschied zwischen arteriellem (oder alveolärem) und gemischtvenösem Gasdruck ständig ab. Da die Diffusionsrate über die Pulmonalmembran proportional zur arteriovenösen Differenz der Partialdrücke ist, nimmt das Volumen des zum arteriellen Blut transferierten Gases mit jeder Minute, die vergeht, ab. Deshalb steigt der arterielle Partialdruck langsamer im Schlußteil der Kurven in Abbildung 13.1.

Verlust von Anästhesiegas aus dem arteriellen Blut an die Gewebe Wenn die Inhalationsstoffe vom arteriellen Blut zu den Geweben transportiert werden, steigt der Partialdruck in den Geweben und nähert sich dem im arteriellen Blut an. Die Rate, mit der ein Gas ins

Gewebe passiert, hängt ab (1) von der Löslichkeit des Gases in den Geweben, (2) der Rate gemäß derer das Gas zu den Geweben geliefert wird (d. h. die Blutflußrate in verschiedenen Körperteilen) und (3) vom Partialdruck des Gases im arteriellen Blut und im Gewebe. Man sollte beachte, daß diese drei Faktoren, die den Transfer von Gas aus dem Blut ins Gewebe beeinflussen, denjenigen ähnlich sind, die den Transfer des Anästhetikums von der Lunge ins Blut beeinflussen, wie oben diskutiert wurde.

Löslichkeit von Gas in Geweben Diese wird angegeben als Gewebe-Blut-Verteilungskoeffizient, der vom Konzept her dem oben diskutierten Blut-Gas-Verteilungskoeffizienten vergleichbar ist. Für die meisten Anästhetika ist der Gewebe-Blut-Verteilungskoeffizient beinahe einheitlich für alle fettarmen Gewebe. Sie sind gleich löslich in den fettarmen Geweben und im Blut. Eine narkotische Konzentration im Blut oder Gewebe ist das Produkt des Partialdrucks und der Löslichkeit. Deshalb erreicht die Konzentration der meisten Anästhetika im fettarmen Gewebe, wie zum Beispiel in der grauen Substanz im Gehirn, die des Blutes, so wie der Gewebepartialdruck sich dem Blutpartialdruck annähert. Andererseits ist der Gewebe-Blut-Koeffizient für alle Anästhetika groß für Fettgewebe. Die Konzentration der Anästhetika im Fettgewebe ist zum Zeitpunkt des Gleichgewichts viel größer als im Blut (wenn der Partialdruck von Gewebe und Blut gleich sind).

Gewebelöslichkeit ist von Bedeutung bei Bestimmung des Abfalls oder des „Schwanzes", am Ende der Partialdruckkurve. Hohe Gewebelöslichkeit, besonders hohe Fettlöslichkeit, neigt zur Unterdrückung des Anstiegs am „Schwanz" der Kurve.

Gewebeblutfluß Je größer der Blutfluß zu einem Gewebe ist, desto schneller ist der Antransport von Anästhetika und desto schneller werden der Partialdruck und die Konzentration in diesem Gebiet ansteigen. Deshalb erreicht die Konzentration eines inerten Gases im Gehirn schneller diejenige des arteriellen Blutes, wenn der zerebrale Blutfluß hoch ist und langsamer, wenn der Blutfluß abnimmt.

Nur Gewebe mit hohen Blutflußraten werden schnelle Anstiege in der Konzentration des Anästhetikums aufzeigen, und nur Areale mit hohen Blutflüssen nehmen wirksame Substanzmengen während der frühen Stadien der Anästhesie auf. Weil der Blutfluß zum Fettgewebe sehr begrenzt ist, werden Anästhesiegase zum Fettgewebe so langsam angeliefert und aufgenommen, daß diese Gewebe nur nach einer beträchtlichen Zeit signifikante Mengen des Anästhetikums aufgenommen haben.

Partialdrücke in arteriellem Blut und Geweben Sobald die Gewebe Anästhetika aufnehmen, steigt der Partialdruck des Gases in Richtung desjenigen des arteriellen Blutes. Da sich die Diffusionsrate von Gasen aus dem arteriellen Blut ins Gewebe mit der Differenz des Partialdrucks verändert, steigt die Gewebekonzentration schnell in den frühen Minuten der Anästhesie. Wenn sich jedoch der Partialdruck des Gewebes dem arteriellen angleicht, verlangsamt sich die Aufnahme des Gases ins Gewebe.

Zusammenfassend läßt sich sagen, daß während der Gabe eines Anästhetikums der Partialdruck im Blut zuerst schnell, dann langsamer auf den Wert des eingeatmeten Gases steigt. Der Gewebspartialdruck steigt gleichzeitig mit und erreicht arterielle Werte. Der Partialdruck steigt am schnellsten in Geweben mit hohen Blutflußraten und bleibt beachtlich zurück in Gebieten, wo der Blutfluß gering ist.

Elimination der Inhalationsanästhetika

Die Hauptfaktoren, die die Eliminationsrate der Anästhetika beeinflussen, sind dieselben, die in der Phase der Aufnahme wichtig sind: pulmonale Ventilation, Blutfluß und Löslichkeit in Blut und Gewebe. Jedoch ist die Gabe von Anästhetika gewöhnlich längst abgeschlossen, bevor der arterielle Partialdruck den des Inspirationsgases erreicht hat und lange bevor Gewebe mit niedrigen Blutflußraten oder hoher Gaslöslichkeit Werte des Inspirationsgases erreicht haben. Sobald die Ventilation mit anästhetikumfreien Gas die Lungen auswäscht, fällt der arterielle Partialdruck zuerst ab, gefolgt vom Abfall in den Geweben. Ein Beispiel von Gewebekonzentrationen während einer 60minütigen Distickstoffoxidinhalation und einer 45minütigen Auswaschphase ist in Abbildung 13.2 dargestellt (siehe Cowles et al. 1968). Bald nachdem die Elimination beginnt, fällt der Partialdruck in Lunge und Blut sehr langsam auf niedrige (nicht-anästhetische) Werte. Wegen des hohen Blutflusses im Gehirn sinkt der Partialdruck des Anästhesiegases dort schnell. Dies trägt zum schnellen Erwachen aus der Narkose bei,

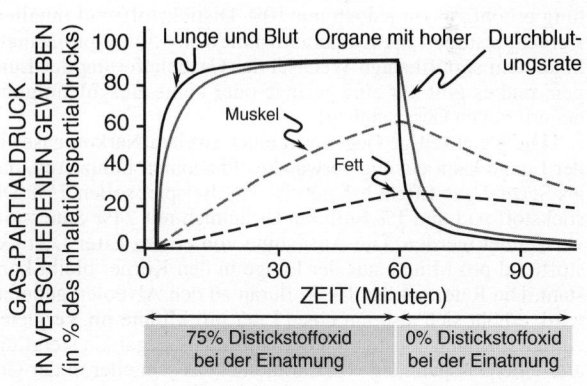

Abbildung 13.2 Gewebepartialdruck eines Anästhesiegases während der Aufnahme und Elimination. Die Kurven zeigen, wie sich der Partialdruck von Distickstoffoxid im Gewebe dem des Inspirationsgases annähert während einer 60minütigen Aufnahmephase des Anästhetikums und einer sich anschließenden 45minütigen Eliminationsphase. Zu den Organen mit hoher Durchblutungsrate gehören das Gehirn, das Herz und die Nieren. Leber und Intestinum haben niedrigere Flußraten, und ihre Partialdrücke würden zwischen denen der Organe mit hoher Durchblutungsrate und Muskel liegen (modifiziert nach Cowles et al. 1968, mit Genehmigung).

wie es relativ unlöslichen Stoffen wie Distickstoffoxid beobachtet wird. Die Substanz verbleibt für längere Zeit in Geweben mit niedriger Durchblutung, so wie Muskelgewebe, und noch länger im Fettgewebe, wo die Durchblutung sehr niedrig ist und von wo die Substanz daher nur langsam entfernt wird.

Andere Eliminationswege von Anästhetika Die narkotischen Gase werden im Körper zu einem unterschiedlichen, aber geringen Teil verstoffwechselt. Die Bedeutung der Verstoffwechselung von Anästhetika liegt weniger in der Begrenzung der Wirkung, vielmehr können Metabolite der Anästhetika verantwortlich sein für toxische Wirkungen oder Nachwirkungen.

Zusätzliche kleinere Verluste des Körpers an Narkosegasen entstehen durch Diffusion über die Haut und Schleimhaut und geringfügig durch Urinausscheidung der Substanzen oder der Abbauprodukte.

Geringe pharmakokinetische Wirkungen Geringe pharmakokinetische Effekte unterscheiden die Aufnahme, Verteilung und Ausscheidung von Gasen wie Distickstoffoxid von denen mit relativ geringerer Löslichkeit wie Stickstoff oder Helium.

Konzentrationseffekt und Second-gas-Effekt Der Konzentrationseffekt kann folgendermaßen definiert werden: Wenn höhere Konzentrationen eines Narkosegases inhaliert werden, steigt der arterielle Partialdruck nur in einem geringfügig höheren Maß als wenn eine kleinere Konzentration an Narkosegas inhaliert worden wäre (siehe Eger 1974). Man denke an einen Patienten, der 75% Distickstoffoxid und 25% Sauerstoff inhaliert. Obwohl Distickstoffoxid relativ unlöslich ist, kann die Aufnahmerate des Gases in Blut und Gewebe in den frühen Minuten der Narkose bis zu einem Liter pro Minute betragen, wenn die eingeatmete Konzentration hoch ist. Sobald dieses Gasvolumen aus den Lungen verschwindet, wird frisches Gas aus dem Atmungskreislaufsystem buchstäblich von den Lungen aufgesogen, um das aufgenommene Volumen zu ersetzen. Die Rate, zu der das Gas zur Lunge angeliefert wird, ist dann um einen Liter pro Minute größer als die Ventilationsmenge ohne diesen Effekt betragen würde. Deshalb ist die Rate des Anstiegs der Partialdruckkurve für Distickstoffoxid in der Narkoseeinleitung erhöht. Wenn jedoch nur 10% Distickstoffoxid inhaliert werden, resultiert die Körperaufnahme von 150 ml pro Minute in keinem signifikanten Wechsel der Gasbelieferung der Lungen, und es gibt nur eine geringe oder keine Beschleunigung der arteriellen Gasspannung.

Die gleichzeitige Gegenwart eines zweiten Narkosegases in der Lunge kann ein eng verwandtes Phänomen induzieren, das als Second-gas-Effekt bekannt ist. Als Beispiel sollen 75% Distickstoffoxid und 1% Enfluran zusammen mit 24% Sauerstoff verwendet werden. Die Aufnahme von einem Liter Distickstoffoxid pro Minute aus der Lunge in den Körper bleibt konstant. Die Rate, mit der 1% Enfluran zu den Alveolen geliefert wird, erhöht sich also um einen Liter pro Minute im Vergleich zu der geringen sonstigen Ventilation. Als Ergebnis steigt die arterielle Gasspannung von Enfluran etwas schneller in der Gegenwart von Distickstoffoxid an.

So kommt es, daß der Konzentrationseffekt in Abhängigkeit von der Kapazität eines leicht zu absorbierenden Gases die Aufnahme von Narkotika erleichtert. Beim Second-gas-Effekt steigert ein schnell zu absorbierendes Gas die Aufnahmerate eines zweiten Narkosegases (siehe Epstein et al. 1964).

Diffusionshypoxie Die Umkehr des Konzentrationseffektes kann auftreten, wenn die Zufuhr von Distickstoffoxid beendet wird. Die Elimination von Distickstoffoxid aus dem Blut in die Lunge kann in einer der Aufnahme gleich hohen Rate vonstatten gehen. Das zusätzlich in den Alveolen abgeatmete Gas verdünnt den verfügbaren Sauerstoff und reduziert somit die alveoläre Sauerstoffkonzentration. Dieses Phänomen ist bekannt als Diffusionshypoxie (siehe Fink 1955). Es wird in den ersten Minuten nach Beendigung der Distickstoffoxidgabe beobachtet, wenn der Patient Raumluft atmet. Die Hypoxie ist in der Regel mild und ohne klinische Bedeutung. Sie kann durch Einatmung von Sauerstoff für einige Minuten am Ende der Gabe von Anästhetika vermieden werden.

Obwohl eine Diffusionshypoxie theoretisch nach dem Absetzen aller anästhetischen Substanzen auftreten kann, ist das Ausmaß unbedeutend, außer wenn hohe Konzentrationen einer relativ löslichen Substanz wie Distickstoffoxid für eine gewisse Zeit eingeatmet worden sind. Unter diesen Umständen ist ein beachtliches Volumen eines inerten Gases im Körper gelöst (bis zu 30 Litern) und viel davon wird in den ersten Minuten nach Beendigung der Applikation über die Lunge eliminiert. Wenn geringere Konzentrationen eines Gases (z. B. 2% Halothan) inhaliert werden, sind selbst nach längerer Zeit nur einige Liter in den Körper aufgenommen worden. Wenn die Zufuhr beendet wird, reicht eine Eliminationsrate des Halothans von 100 ml pro Minute oder weniger nicht aus, um den alveolären Sauerstoff auf hypoxische Werte zu verdünnen.

Anwendung von Inhalationsanästhetika

Beatmungsgeräte Mit diesen Apparaten kann der Anästhesist definierte Mengen von Narkosegasen und Sauerstoff mittels genauer Flowmeter applizieren. Mit dem Gebrauch von speziellen Verdampfern ist es außerdem möglich, flüchtige anästhetische Flüssigkeiten dem Gasstrom beizumischen. Die Mischung aus Sauerstoff und Anästhetikum wird in den Atemkreislauf zur Respiration transportiert.

Verdampfer Flüssige anästhetische Substanzen werden durch einen Verdampfer in einen Strom aus Sauerstoff und Distickstoffoxid verdampft, der genaue Konzentrationen eines bestimmten Narkotikums liefert. Der Verdampfer ist so konstruiert, daß die anästhetische Konzentration über einem Arbeitsbereich von Gasströmen und wechselnden Temperaturen genaustens beibehalten wird.

Atemkreisläufe Die Gase und Dämpfe werden in ein System aus weitreichenden Schläuchen mit Ventilen, einem füllbaren Beutel, der ein Reservoir für das Gas bietet, und einem Absorber für das ausgeatmete Kohlendioxid eingespeist. Gase werden dem Patienten mittels einer Gesichtsmaske oder eines endotrachealen Tubus verabreicht. Zwei Typen von Gasbelieferungssystemen sind in Abbildung 13.3 dargestellt.

Low-Flow-System Unidirektionale Ventile nahe der Verbindung des Kreislaufs zum Patienten stellen sicher, daß das Gas in eine Richtung im Kreis strömt. Das ausgeatmete Kohlendioxid wird chemisch absorbiert durch ein Material wie zum Beispiel Natriumkalk. Dieses System erlaubt die Rückatmung des Exspirationsgases. Somit müssen nur geringe Mengen an Frischgas durch Flowmeter und Verdampfer zugesetzt werden, um den vom Patienten aufgenommenen Sauerstoff und das Anästhetikum zu ersetzen. Wenn größere Mengen an Frischgas zugesetzt werden, wird der Überschuß durch das Einweg-Überdruckventil eliminiert. Ein füllbarer Beutel dient als Gasreservoir, das der Patient einatmen kann. Der Beutel entleert sich teilweise bei der Inspiration und füllt sich bei der Exspiration. Der Beutel dient dem Anästhesisten auch als ein unterstützendes Kontrollmittel der Respiration, da er den Beutel komprimieren kann und damit Gas in die Lunge des Patienten pumpt. Wenn der Druck auf den Beutel aufhört, entleert sich die Lunge und der Beutel füllt sich wieder.

Anästhesie im geschlossenen Kreislauf Wenn das Überdruckventil geschlossen und der Gasstrom auf den Ausgleich der bei der Gasaufnahme benötigten Menge reduziert ist, ist das geschlossene System in einem Gleeichgewicht. Der Atembeutel entleert und füllt sich während des Atemzyklus immer mit dem

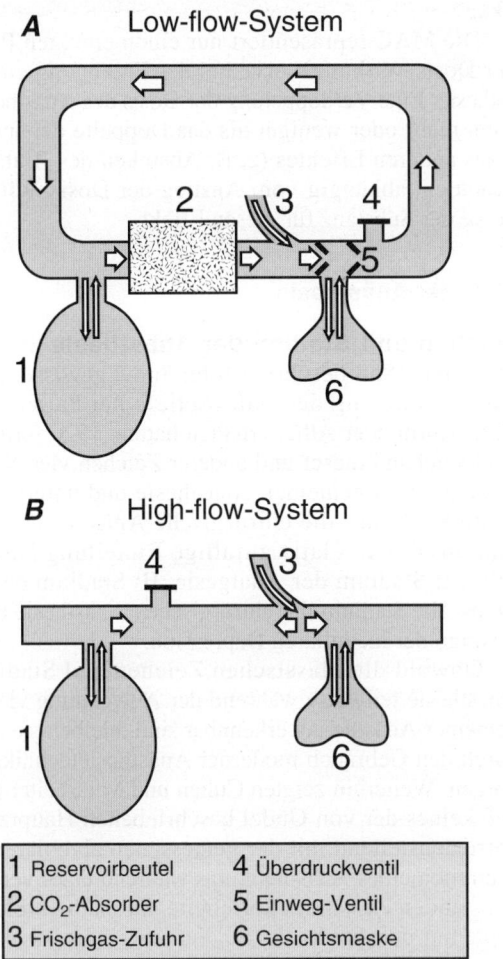

Abbildung 13.3 Gebräuchliche Belüftungssysteme für Inhalationsanästhetika. Zwei Atmungskreisläufe werden gezeigt. Sie bestehen aus einfachen Komponenten und sind in leicht unterschiedlicher Reihenfolge angeordnet.
A. Im Low-flow-System fließt das Gas in eine Richtung im Kreis, und das ausgeatmete Kohlendioxid wird chemisch absorbiert.
B. Im High-flow-System fließt der Gasstrom in zwei Richtungen. Solange der Einstrom an Frischgas ungefähr so groß ist wie das Atemminutenvolumen, wird das Kohlendioxid verdünnt und über das Überdruckventil ausgewaschen.

gleichen Volumen. Diese Technik ist bekannt als Anästhesie im geschlossenen Kreislauf. Sie ist die wirtschaftlichste Art, Inhalationsgas zu liefern und minimiert den Verlust an Wärme und Wasser aus der Lunge. Allerdings ist eine sorgfältige Kontrolle des Gasflusses und des Sauerstofftransportes vonnöten.

High-flow-System Der Zufluß an Frischgas in das System schwankt, sobald der Patient Gas aus dem Beutel inhaliert oder ausatmet. Weil die Rate des Gaszuflusses die Menge des verbrauchten Sauerstoffs und des aufgenommenen Anästhetikums übersteigt, entweicht der Überschuß an Gas durch das Einweg-Überdruckventil und nimmt das ausgeatmete Kohlendioxid mit sich.

Information über exakte Konzentrationen Mit genauen Flowmetern für Gase und zugeschalteten Verdampfern für Flüssigkeiten kann der Anästhesist exakt die Konzentration an Anästhetikum und Sauerstoff bestimmen, die dem Atemkreislauf zugeführt wird. Jedoch kommt es zur Rückatmung in Low-flow-Systemen, und die vom Patienten eingeatmete Gasmischung ist nicht dieselbe wie die zum Atemkreislauf zugeführte. Die Elimination von Stickstoff vom Patienten verdünnt die Gase im System. Auch die Befeuchtung der Gase im System verringert ihre Konzentration in gewissem Maße. Sauerstoff geht aus dem System durch metabolische Prozesse des Patienten verloren, und Anästhesiegase werden vom Patienten in unterschiedlichem Maße aufgenommen. Gleichzeitig müssen kleine Mengen an Sauerstoff und Anästhetikum dem Kreislauf zugesetzt werden. Es ist offensichtlich, daß in Low-flow-Systemen die Inhalationsgase eine Mischung an Gasen mit schwer zu beurteilender Zusammensetzung sind. Wenn die Flußrate ansteigt, ändern sich die Charakteristika des Systems und die Konzentrationen des Inhalationsgases und nähern sich denen des Frischgases, das von den Flowmetern und den Verdampfern zugeführt wird. Distickstoffoxid wird am häufigsten in High-flow-Systemen zugeführt. Der Anästhesist ist sich damit der mindestens 20% Sauerstoff- und der ungefähr 80% Einatmungskonzentration des ziemlich schwachen Anästhesiegases sicher.

Moderne Analysegeräte für Substanzen und Kapnographen erlauben eine genaue und ständige Überwachung der Konzentrationen in eingeatmeten und ausgeatmeten Gasen. Diese Technik eliminiert viel Unsicherheit über die Zufuhr an Anästhetika und ermöglicht eine genaue Beurteilung der Ventilation (P_{CO_2}) und der Tiefe der Anästhesie aus Messungen der Zusammensetzung des ausgeatmeten Gases.

Gas-, Wärme- und Wasseraustausch in Anästhesiesystemen Drei Liter Stickstoff können aus der Lunge und dem Körpergewebe in der ersten Stunde der Anästhesie eliminiert werden, wenn eine Distickstoffoxid-Sauerstoff-Mischung eingeatmet wird. Der Stickstoff muß aus dem Atemkreislauf abgesondert werden, wenn hohe Konzentrationen an Sauerstoff und Distickstoffoxid erreicht werden sollen. Anders als Kohlendioxid kann Stickstoff nicht resorbiert werden, aber er kann durch Verdünnung und Ausstoß durch das Überdruckventil abgesondert werden.

Wasserdampf und die Wärme zur Wasserverdampfung werden unter normalen Bedingungen von den Nasennebenhöhlen gewährleistet. Während der Anästhesie jedoch atmet der Patient trockenes Gas, das die Nasennebenhöhlen umgeht, durch einen oropharyngealen oder endotrachealen Tubus. Dadurch kommt es zur Kühlung und Austrocknung der endotrachealen Schleimhaut. Während der Wärme- und Wasserverlust bei einem normalen Patienten bei einer kurzen Operation toleriert werden kann, profitieren Kinder, ältere Menschen und Patienten mit der Exposition großer Oberflächen bei der Operation von einer Wasser- und Wärmekonservierung. Dies kann durch die Verwendung von Low-flow-Systemen oder durch Erwärmen und Anfeuchten des Inspirationsgases gewährleistet werden.

Dosierung und Wirkungsgrad allgemeiner Anästhetika

Allgemeinanästhetika gehören zu den gefährlichsten Medikamenten, die zur allgemeinen Anwendung zugelassen sind, weil ihr Sicherheitsbereich klein ist. Therapeutische Indizes reichen von ungefähr zwei bis vier. Das heißt, daß die Dosis, die zum Kreislaufstillstand führt, nur zwei- bis vierfach größer ist als die Dosis, die eine angemessene Anästhesie herbeiführt (Wolfson et al. 1978). Deshalb sind genaue Methoden notwendig, um die Dosis für eine Anästhetikum auszuwählen und die Narkosetiefe zu beurteilen.

Wenn eine Tablette geschluckt wird oder eine Lösung in den Muskel injiziert wird, wird die Dosis anhand der Masse des applizierten Medikaments angegeben. Wenn ein Medikament jedoch als Gas oder Dampf inhaliert wird, wird nur eine relativ geringe Menge absorbiert; ein sehr großer Anteil wird innerhalb der nächsten ein bis zwei Sekunden ausgeatmet. Da weiterhin das Gehirn der Wirkungsort für das inhalierte Anästhetikum ist und nicht die Lunge, muß das Agens zuerst zwischen Alveolen und Blut und später zwischen Blut und Gehirn aufgeteilt werden, bevor es seine Wirkung entfalten kann. Es ist schwierig, die Konzentration von allgemeinanästhetischen Substanzen im Gehirn von Versuchstieren zu bestimmen und unmöglich, sie am Menschen zu messen. Dennoch ist die Festlegung einer Dosis zur Anwendung einer allgemeinen Anästhesie unausweichlich. Anästhesisten haben deshalb ein Maß für den Wirkungsgrad einer Inhalationssubstanz akzeptiert. Es wird unter der Abkürzung MAC geführt, die für minimale alveoläre Konzentration eines Anästhetikums bei 1 Atmosphäre steht und Bewegungslosigkeit bei 50% der Patienten oder Tiere, die einem noxischen Stimulus ausgesetzt sind, erzeugt (Eger et al. 1965). Der Gebrauch der alveolären Konzentration gegenüber der Konzentration im Gehirn basiert auf folgenden Überlegungen: Die Konzentration in der Lunge kann leicht, häufig und genau gemessen werden. Nahe dem Gleichgewicht sind die Partialdrücke des Anästhetikums in der Lunge und dem Gehirn fast identisch, und ein relativ hoher Blutfluß zum Gehirn resultiert in einer schnellen Gleichgewichtseinstellung zwischen Blut und Gehirn.

Zu den Charakteristika der MAC, die sie als Maß der Dosierung und des Wirkungsgrades eines Anästhetikums empfehlen, gehören, daß die MAC unveränderlich gegen eine Reihe von noxischen Stimuli ist, daß die interindividuelle Variabilität gering ist, daß Geschlecht, Größe, Gewicht und Dauer der Narkose die MAC nicht verändern, obwohl Temperatur und Alter dies vermögen (Steven et al. 1975, Lerman et al. 1983) und daß schließlich die Dosen von anästhetischen Substanzen additiv erscheinen (z. B. die Hälfte des MAC-Wertes von einer Substanz und die Hälfte des MAC-Wertes einer anderen Substanz werden eine fehlende Bewegungsreaktion nach einem noxischen Stimulus bei 50% der getesteten Individuen erzeugen) (Cullen et al. 1969, Millar et al. 1969).

Der Anstieg der Dosis-Wirkungskurven für Inhalationsnarkotika ist steil. Obwohl deshalb nur 50% der Individuen bei der Reizantwort auf den Stimulus bei einem MAC-Wert von 1,0 nicht reagieren können, so sind doch 99% bei einer Dosis von 1,3 MAC anästhesiert (siehe deJong und Eger 1975). Die letztgenannte Konzentration ist daher die chirurgisch sinnvolle Dosis eines jeden Anästhetikums, wenn es ohne Zusätze angewandt wird. Moderne Anästhesisten neigen zur Anwendung einer „leichten" Anästhesie mit Konzentrationen des inhalierten Anästhetikums von 0,8 - 1,2 MAC in Verbindung mit einem abgewogenen Gebrauch von Injektionsnarkotika.

Die MAC repräsentiert nur einen einzigen Punkt in der Dosis-Wirkungskurve bei der Erzeugung einer Anästhesie. Eine Verdoppelung der Dosis des Anästhetikums kann mehr oder weniger als das Doppelte der Intensität eines anderen Effektes (z. B. Absinken des Blutdrucks) bedeuten, abhängig vom Anstieg der Dosis-Wirkungskurve der Substanz für diesen Effekt.

Tiefe der Anästhesie

Zeichen und Stadien der Anästhesie Zwischen 1847 und 1858 beschrieb John Snow gewisse Zeichen zur Bestimmung der Narkosetiefe bei Patienten, die Chloroform oder Äther erhalten hatten. 1920 formulierte Güdel anhand dieser und anderer Zeichen vier Narkosestadien der allgemeinen Anästhesie und unterteilte das dritte Stadium - die chirurgische Anästhesie - in vier Phasen. Diese relativ zufällige Einteilung lautet wie folgt: I: Stadium der Analgesie, II: Stadium des Deliriums, III: Stadium der chirurgischen Anästhesie und IV: Stadium der medullären Depression.

Obwohl die klassischen Zeichen und Stadien der Anästhesie teilweise während der Anwendung vieler allgemeiner Anästhetika erkennbar sind, bleiben sie oftmals durch den Gebrauch moderner Anästhesietechniken verborgen. Weiterhin zeigten Cullen und Mitarbeiter (1972), daß keines der von Güdel beschriebenen Hauptzeichen zufriedenstellend mit der gemessenen alveolären Konzentration eines Anästhetikums während eines verlängerten stabilen Zustandes korrelierte. Deshalb verbleibt bis heute nur der Ausdruck „Stadium zwei" im allgemeinen Sprachgebrauch, wo er das Stadium des Deliriums an einem teilweise anästhesierten Patienten anzeigt.

Eine praktische Annäherung an die Beurteilung der Narkosetiefe Die folgende Annäherung ist hilfreich für fast jedes allgemeine Anästhetikum. Wenn die Augenlider bei Berührung der Wimpern blinken, der Patient schluckt, die Atmung unregelmäßig bezüglich Tiefe und Frequenz ist und wenn man weiß, daß bisher keine wesentliche Menge eines Anästhetikums gegeben wurde, ist eine chirurgische Anästhesie nicht vorhanden.

Der Verlust der Augenlidreflexes und die Entwicklung einer rhythmischen Atmung zeigen den Beginn der chirurgischen Anästhesie an. Wenn der Hautschnitt am Stück durchgeführt wird, sind Anzeichen einer „leichten" Anästhesie ein Anstieg der Atemfrequenz und des Blutdrucks. Die Kiefermuskeln können sich anspannen, und selbst wenn der Mund geöffnet werden kann, kann der Versuch, einen oralen Tubus einzuführen, zu Würgereflexen, Husten, Erbrechen oder Laryngospasmus führen.

Wenn die Anästhesietiefe voranschreitet, verschwinden diese Reflexantworten nach und nach. Mit den meisten Allgemeinanästhetika bringt eine Zunahme der Narkosetiefe auch eine zunehmende Verringerung des Atemzugvolumens mit sich. Tracheales Flattern kann auftreten, wenn akzessorische Atemhilfsmuskeln ins

Spiel kommen, die Zwerchfellaktivität wird verkrampft und der untere Thorax wird eingezogen, wenn das Zwerchfell absinkt. Wenn die potenten halogenierten Substanzen angewandt werden, neigt der arterielle Blutdruck dazu, sich direkt mit der Narkosetiefe zu ändern, und ein Blutdruckabfall kann als ungenauer Index der Dosierung angesehen werden. Anzeichen, daß die Narkose „leichter" wird, sind die Tränenbildung, eine Apnoe bei peritonealer Stimulation, wachsender Widerstand der Lungen bei der Inflation und die Wiederkehr der Zeichen leichter Anästhesie, wie sie oben aufgelistet sind.

Ernsthafte Atemdepression, Apnoe, deutlicher Blutdruckabfall oder Asystolie darf als Beweis tiefer Anästhesie angesehen werden, wenn nicht andere Ursachen – zum Beispiel die Wirkung der Muskelrelaxanzien, Blutverlust und Hypoxie oder der Einfluß vagaler Reflexe – diese Befunde erklären können.

Deshalb erlaubt die Erfahrung verbunden mit der ständigen Beobachtung der Patientenreaktion auf Stimuli und auf anästhetische Substanzen eine Beurteilung der Narkosetiefe. Die Messung der Konzentration eines Anästhetikums am Ende des Atemzuges kann hilfreich sein bei der Beurteilung der Narkosetiefe, wenn Inhalationsstoffe eingesetzt werden.

Das Elektroenzephalogramm (EEG) als Index der Tiefe der allgemeinen Anästhesie Eine Reihe von Autoren haben die EEG-Veränderungen, hervorgerufen durch Inhalationsstoffe und Barbiturate, klassifiziert. Jedoch ist der Einsatz des EEG als einziger Indikator der Narkosetiefe unzuverlässig, da viele Faktoren die Aktivität des Zentralnervensystems (ZNS) beeinflussen. Hypoxie, Hyperkapnie, Hypoglykämie, Hypothermie und unzureichende zerebrale Zirkulation können das EEG nachhaltig verändern, selbst wenn zu dieser Zeit die Konzentration des Anästhetikums konstant bleibt. Außerdem, selbst wenn durch eine applizierte Substanz hervorgerufene EEG-Veränderungen mit der Konzentration im Gehirn korrelieren, haben sie doch eine große Variationsbreite, wenn verschiedene Anästhetika verglichen werden. Die mittlere Frequenz des EEGs, normal um die 10 Hz beim wachen, normalen Individuum, fällt unter 5 Hz beim anästhesierten Individuum ohne Reaktion auf Ansprache (Jessop und Jones 1992) (für eine detaillierte Darstellung dieses Sachverhalts sei der Leser verwiesen auf Clark und Rosner 1973, Rosner und Clark 1973, McDowall 1976, Levy et al. 1980, Jessop und Jones 1992). Ein anderer Versuch ist die Anwendung von auditorischen, visuellen oder peripheren elektrischen Stimulationen. Durchschnittswerte von 100 oder mehr solcher Stimulationen geben eine reproduzierbare multiphasische Wellenreaktion, deren Charakteristika mit der Narkosetiefe variieren (siehe Grundy 1983, Thornton et al. 1983).

Prä-anästhetische Medikation

Die prä-anästhetische Medikation sollte die Angst herabsetzen, ohne ausgeprägte Benommenheit zu verursachen. Sie sollte eine Amnesie bewirken, während die Kooperation vor dem Bewußtseinsverlust aufrecht erhalten wird, und sie sollte präoperativ Schmerzen lindern, soweit vorhanden. Zweitrangige Ziele sind die Reduktion des Bedarfs an Inhalationsnarkotika, die Minimierung der unerwünschten Nebenwirkungen beim Gebrauch einiger dieser Substanzen (zu nennen sind Salivation, Bradykardie, Husten und postanästhetische Übelkeit) und die Verminderung und Azidität des Mageninhalts. Zusätzlich hilft eine adäquate Prämedikation, Streßreaktionen in der perioperativen Zeitspanne zu reduzieren (Walsh et al. 1987). Die Erlangung dieser vielfältigen Ziele erfordert gewöhnlich den gleichzeitigen Einsatz von zwei oder drei Medikamenten. Die am meisten verwendeten Stoffklassen beinhalten die Sedativa-Hypnotika, anxiolytische Substanzen, Opioide, Antiemetika, Histamin(H_2)-Antagonisten, gastrokinetische und anticholinerge Substanzen. Die große Vielfalt der gebräuchlichen prä-anästhetischen Medikationsschemata belegt die fehlende Übereinkunft an optimalen Kombinationen (siehe Moyers 1989).

Sedativa-Hypnotika und anxiolytische Substanzen
Obwohl Benommenheit nicht gleichzeitig Anxiolyse bedeutet, haben die meisten Medikamente, die für die prä-anästhetische Medikation verwendet werden, beide Effekte.

Benzodiazepine Diese Medikamente wurden extensiv zur Prämedikation verwendet, und sie wurden noch nützlicher seit der Entwicklung von Substanzen mit kürzerer Wirkdauer und stärkerer amnestischer Eigenschaft. Trotz des relativen Fehlens von kardialer und respiratorischer Depression verursacht durch Benzodiazepine (siehe Kapitel 17) gibt es Berichte über Atemstillstand besonders bei älteren Patienten. Diese Stoffe sind keine Analgetika, und sie verursachen kaum Übelkeit und Erbrechen. Benzodiazepine können die Schwelle für die ZNS-Toxizität von lokalen Anästhetika anheben (de Jong und Heavner 1973). Diazepam ist am weitesten verbreitet in einer Dosierung von 5 - 10 mg; es wirkt oral. Jedoch ist Diazepam kaum in Wasser löslich und seine Absorption ist nach parenteraler Gabe unzuverlässig. Weiterhin kann das Lösungsmittel, das bei parenteralen Präparaten benutzt wird, Schmerzen und Phlebitis hervorrufen. In gebräuchlichen Dosen hat Diazepam kaum Wirkungen auf die Atmung, und es verstärkt nicht die durch Opioide verursachte atemdepressive Wirkung (Aukburg et al. 1976). Lorazepam kann entweder oral oder parenteral gegeben werden und bewirkt Amnesie bei den meisten Patienten. Das Medikament verursacht oft eine verlängerte Sedierung. Die intramuskuläre Dosierung liegt bei 0,05 mg/kg (bis zu einem Maximum von insgesamt 4 mg); sie muß spätestens zwei Stunden vor Operationsbeginn gegeben werden. Midazolam ist populär geworden aufgrund seiner Kombination von Wasserlöslichkeit, schnellem Wirkungsbeginn mit kurzer Wirkdauer und Verläßlichkeit. In der zur Prämedikation gebräuchlichen Dosierung (0,07 mg/kg, intramuskulär gegeben) bewirkt es Amnesie mit wenigen Nebenwirkungen (Fragen et al. 1983). Die mentale Funktionen normalisieren sich wieder nach vier Stunden (Reves et al. 1985). Midazolam ist deshalb sehr beliebt bei ambulanten Eingriffen oder bei der Regionalanästhesie. Es hat weiterhin minimale hämodynamische Nebenwirkungen, gewährt eine verläßliche Amnesie und reduziert die Dosis an Narkotika, die während der Operation gebraucht werden. Wenn es im Zusammenhang mit Narkotika gegeben wird, führt es zu einer Verringerung der Katecholaminfreisetzung als Antwort auf operationsbedingte Stimuli. Aus diesen Gründen wurde Midazolam ein häufig verwendetes Mittel zur Prämediaktion und eine Zugabe zu anderen Anästhetika, besonders in der Herzanästhesie (Newmann und Reves 1993). Die Entwicklung eines sicheren und effektiven Benzodiazepin-Antagonisten, Flumazenil, hat das Wirkungsspektrum von Substanzen wie Midazolam noch erweitert, da die sedative Substanz in der postoperativen Periode antagonisiert werden kann, falls eine exzessive Sedierung auftreten sollte. Lorazepam und Midozolam produzieren geringere Kumulationseffekte als Diazepam.

Barbiturate Pentobarbital und Secobarbital werden gelegentlich zur Sedierung und Lösung der Anspannung vor der Operation benutzt. Barbiturate können jedoch auch Desorientiertheit anstatt Sedierung erzeugen, wenn der Patient unter Schmerzen leidet. Pentobarbital oder Secobarbital können oral oder intramuskulär gegeben werden in Dosen von 100 - 200 mg, und bei Kindern 2 - 5 mg/kg (bis zu einem Maximum von insgesamt 100 mg). Diese Medikamente wirken kaum kardiovaskulär oder respiratorisch depressiv und erzeugen selten Übelkeit oder Erbrechen. Toleranzentwicklung gegenüber Barbituraten wird bei Patienten beobachtet, die verschiedene andere Medikamente inklusive andere Barbiturate und Alkohol eingenommen haben.

Antihistaminika Sedierung ist einer von mehreren Nebeneffekten dieser Medikamente. In der Vergangenheit war Hydroxyzin, 25 - 100 mg intramuskulär, ein weit verbreitetes Mittel zur Prämedikation. Heute werden im allgemeinen Benzodiazepine angewandt. Hydroxyzin erzeugt minimale kardiovaskuläre und respiratorische Depression, ohne die Narkose zu verlängern. Diphenhydramin (10 - 50 mg intravenös oder intramuskulär) ist ein H_1- Rezeptorblocker mit milder sedativer Wirkung, die bei einigen Patienten wünschenswert sein kann.

Phenothiazine Phenothiazine haben sedative, antiarhythmische, antihistaminische und antiemetische Eigenschaften. Sie werden gelegentlich in reduzierter Dosis mit einem Barbiturat oder Opioid kombiniert. Verlängerung des postanästhetischen Schlafes und eine größere Atemdepression sind wahrscheinlich, ein Absinken des Blutdrucks ist möglich. Der Wert der Phenothiazine für die Prämedikation muß sorgfältig abgewogen werden gegen die Nebenwirkungen. Für die Prämedikation verwendet wird Promethazin in einer intramuskulären Dosis von 20 - 40 mg.

Butyrophenone Die für die Prämedikation gebräuchliche Dosis an Droperidol beträgt 1,25 - 5 mg. Antiemetische Aktivität wird bei geringer Dosierung erreicht und eine vernünftige kardiovaskuläre Stabilität aufrecht erhalten trotz leichter α-adrenerger Blockade. Sowohl Unruhe als auch extrapyramidale Dyskinesien können besonders bei Kindern auftreten. Diesem Effekt kann man durch die Gabe von Atropin entgegenwirken. Wenn Droperidol alleine gegeben wird, kann es eine Dysphorie bei einem nach außen hin ruhigen Patienten hervorrufen. Deshalb wird es generell mit einem Sedativum oder Opioid gegeben. Butyrophenone verstärken die Wirkung von Opioiden.

Opioide Operationsbedingter Schmerz ist oftmals stark, und sogar kleinere präoperative Schmerzempfindungen sind hindernd für eine sanfte Narkoseeinleitung. Opioide werden deshalb häufig bei der Prämedikation angewandt. Der Hauptunterschied zwischen den einzelnen Opioiden, der über die Anwendung bei der Prämedikation entscheidet, ist die Wirkungsdauer (siehe Kapitel 23).

Morphin in einer Dosierung von 8 - 12 mg intramuskulär wird häufig vor der Operation gegeben, besonders dann, wenn Schmerzen vorhanden sind. Die Wirkungsdauer ist so bemessen, daß diese Dosis auch das Auftreten von Unruhe und Exzitation während der Ausleitung der allgemeinen Anästhesie minimiert. Prämedikation mit einem Opioid reduziert den Narkosemittelverbrauch der allgemeinen Anästhesie um 10 - 20%.

Leider kann Morphin unerwünschte Nebenwirkungen haben. Es verzögert oftmals die Aufwachphase, da der klinische Effekt für vier bis sechs Stunden anhält. Der stimulierende Effekt auf die glatte Muskulatur kann Spasmen der Ureteren oder des Gallenganges verursachen. Bei Asthmatikern können Atembeschwerden auftreten. Obstipation und Harnverhalt kann hinderlich sein, Übelkeit und Erbrechen sind nicht ungewöhnlich. Ein vagotonischer Effekt kann sich in einer Bradykardie äußern. Ein Blutdruckabfall kann nach dem Gebrauch von Morphin oder anderen Opioiden auftreten. Die atemdepressive Wirkung des Morphins kann den intrakraniellen Druck anheben als Resultat der Retention von Kohlendioxid und nachfolgender Vasodilatation.

Phetidin wird gewöhnlich in einer Dosierung von 50 - 100 mg intramuskulär eingesetzt. Es hat dieselben Nachteile wie Morphin, einschließlich der Atem- und Kreislaufdepression.

Fentanyl ist in manchen Fällen wegen seiner kurzen Wirkungsdauer von ein bis zwei Stunden sehr nützlich. Die gebräuchliche Dosierung ist 0,05 - 0,1 mg intramuskulär.

Antiemetika Die Folgen der prophylaktischen Antiemetikagabe (insbesondere Blutdruckabfall) sind oftmals so störend und häufig wie die emetischen Episoden selbst. Wenn jedoch ein solches Medikament für eine andere Indikation gebraucht wird, ist die zusätzliche antiemetische Wirkung ein willkommener Nutzen. Droperidol und Hydroxyzin sind manchmal nützlich wegen ihrer antiemetischen Effekte. Der Gebrauch von Propofol als Einleitungssubstanz und das nichtsteroidale antiinflammatorische Medikament Ketorolac als Ersatz für Opioide können die Inzidenz und Stärke von postoperativer Übelkeit und Erbrechen senken. Ondansetron, ein hochselektiver Serotoninantagonist, reduziert die Inzidenz von Erbrechen bei Chemotherapie und wird zusehends beliebter als perioperatives Antiemetikum.

Anticholinergika Die exzessive Schleimproduktion im Atmungstrakt, die während der Gabe von Äther auftrat, bedingte die Notwendigkeit des Gebrauchs eines Anticholinergikums vor der Operation. Mit dem Fortschritt zu weniger reizenden Anästhetika wurde die Schleimsekretion ein geringeres Problem. Im Vordergrund stand nun die Vorbeugung des vagalen Effekts, der während Narkose und Operation auftreten kann. Falls notwendig, wird die Vagusblockade unmittelbar vor dem erwarteten Stimulus durchgeführt. So erspart man dem Patienten einen ausgetrockneten Mund während der perioperativen Phase.

Atropin (siehe Kapitel 7) produziert Mundtrockenheit und Sehunschärfe innerhalb von 10 - 15 Minuten nach der intramuskulären Injektion der Standarddosis von 0,4 - 0,5 mg. Die Vagusblockade bei einer solchen Dosierung reicht nicht aus, um parasympathisch induzierte Effekte auf Herz und Kreislauf wie Blutdruckabfall und Bradykardie zu verhindern, die aus einem Anstieg des Augeninnendrucks, Zug an den Eingeweiden, Manipulation am Karotissinus oder Mehrfachinjektionen von Succinylcholin resultieren. Jedoch stellt die intravenöse Injektion einer zusätzlichen Dosis von Atropin die Herzfrequenz und den arteriellen Blutdruck prompt wieder auf Normalwerte zurück. Atropin ist kontraindiziert bei Glaukompatienten. Ein erhöhter Augeninnendruck entsteht nicht bei den empfohlenen Dosen. Der Gebrauch bei febrilen Patienten ist nicht angeraten, weil Atropin zu Hitzestau durch Schweißunterdrückung führt.

Scopolamin wird normalerweise intramuskulär in einer Dosierung von 0,4 - 0,6 mg gegeben. Es ist dem Atropin als Antisalivum überlegen aber weniger wirkungsvoll bei der Unterdrückung der Reflexbradykardie während der allgemeinen Narkose, besonders bei Kindern. Der sedative Effekt von Scopolamin ist ausgeprägter als der von Atropin. Gelegentlich werden Patienten auf Scopolamin unruhig und desorientiert, und die Inzidenz von Erregung während der Aufwachphase scheint unter der Anwendung von Scopolamin größer zu sein.

Glykopyrroniumbromid, ein langwirksames quartäres Amin, vermittelt weniger Sedation als Scopolamin und ist als Antisalivum gegenüber Atropin effektiver. Eine signifikante Tachykardie wird weniger häufig verursacht als durch Atropin, während es gleichzeitig Bradyarrhythmien wirkungsvoller hemmt (Odura 1975, Myer und Tomeldan 1979). Intraoperativ wird es intravenös in einer Dosierung von 0,1 mg (für Erwachsene) gegeben. Die Injektion kann wiederholt werden in Intervallen von zwei bis drei Minuten.

Medikamente, die das Volumen und die Azidität des Mageninhalts reduzieren Die Einführung der allgemeinen Anästhesie nimmt dem Patienten die Fähigkeit, die Atemwege zu schützen, falls eine Regurgitation von Mageninhalt erfolgen sollte. Durch Senkung des Mageninhaltsvolumen vermindert sich die Wahrscheinlichkeit der Regurgitation, und durch Anhebung des pH-Wertes über 2,5 reduziert sich der Schaden an den Lungen, falls aspiriert wird.

Histamin-H_2-Rezeptorantagonisten Cimetidin und Ranitidin blockieren selektiv H_2-Rezeptoren gegenüber Histamin. Dadurch senken sie die die Magensäureproduktion, besonders wenn diese Substanzen in der Nacht vor der Operation gegeben werden. Es gibt keinen verläßlichen Effekt auf das Volumen der Magenflüssigkeit. Ranitidin verursacht weniger kardiovaskuläre- und ZNS-spezifische Nebenwirkungen als Cimetidin (siehe Kapitel 25 und 37).

Antazida Unlösliche Antazida sind im allgemeinen effektiver in der Anhebung des gastrischen pH-Wertes als lösliche Substanzen. Sie richten jedoch größeren Schaden in der Lunge an, falls es zur Aspiration kommt. Deshalb werden lösliche Antazida wie Natriumcitrat in der Regel bevorzugt, auch wenn sie dazu tendieren, das Volumen des Mageninhalts zu steigern (siehe Kapitel 37).

Gastrokinetische Substanzen Metoclopramid ist ein dopaminerger Antagonist, der die gastrointestinale Motilität und pylorische Relaxation fördert, was die Magenentleerung beschleunigt (siehe Kapitel 38). Es berührt nicht die Säuresekretion und den pH des Magens. Natriumcitrat und Anticholinergika interferieren mit der Wirkung von Metoclopramid. Die Kombination von Metoclopramid mit einem H_2- Rezeptorantagonisten scheint den besten Schutz gegen Lungenaspiration zu bewirken.

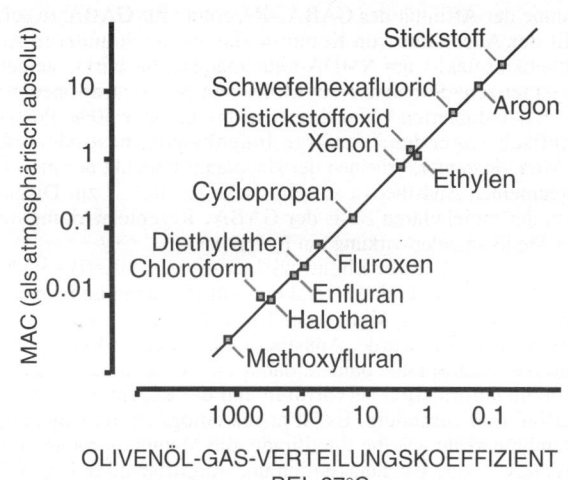

Abbildung 13.4 Korrelation der anästhetischen Potenz mit dem Olivenöl-Gas-Verteilungskoeffizienten. Die Korrelation ist gezeigt für eine Reihe von allgemeinen Anästhetika und für andere inerte Gase, die gewöhnlich nicht zur Narkose verwendet werden. Man beachte die logarithmische Skalierung und die exzellente Korrelation von Fettlöslichkeit und Wirkungspotenz über einen weiten Bereich (siehe Paton 1974) (modifiziert nach Eger et al. 1969, Miller et al. 1972 mit Genehmigung).

Molekulare Mechanismen der Wirkung allgemeiner Anästhetika

Eine Myriade von Molekülen ist in der Lage, Anästhesie zu produzieren. Dazu gehören inerte Gase (z. B. Xenon), einfache anorganische und organische Komponenten (z. B. Distickstoffoxid und Chloroform) und komplexere organische Moleküle wie (z. B. halogenierte Alkane und Äther). Dennoch gibt es immer noch keine zufriedenstellende Erklärung, wie diese Stoffe eine allgemeine Narkose erzeugen.

Die meisten Theorien der anästhetischen Wirkung basieren auf den physikochemischen Eigenschaften der anästhetischen Stoffe. Diese Hypothesen beziehen sich meistens auf den Zusammenhang der Wirkungsstärke eines Anästhetikums und dessen Löslichkeit in der Fettphase (Öl), was zuerst von Meyer (1899, 1901) und Overton (1901) gezeigt wurde. Die exakte Natur dieses Zusammenhangs ist in Abbildung 13.4 dargestellt. Dort ist der MAC-Wert für eine Reihe von Anästhetika gegen den Öl:Gas-Verteilungskoeffizienten bei 37 °C aufgetragen. Dieser fundamentale Zusammenhang, früher als wesentlich für das Verständnis der Anästhetikawirkung erachtet, kann jedoch auch nur ein zufälliges Phänomen sein.

Sowohl der Mechanismen als auch der physiologische Wirkort allgemeiner Anästhetika bleiben widersprüchlich. Laut genereller Übereinstimmung wirken Anästhetika eher durch Beeinflussung der synaptischen Übertragung als der axonalen Reizleitung. Die wahrscheinlichste Erklärung ist, daß Anästhetika prinzipiell durch Verstärkung der Neurotransmitterfreisetzung an inhibitorischen Synapsen wirken. Möglich ist jedoch auch eine Hemmung exzitatorischer Synapsen. Frühere Theorien, gestärkt durch die Meyer-Overton-Beobachtungen, konzentrierten sich auf den Anästhetikaeffekt an der Lipid-Doppelmembran. Gegenwärtige Theorien implizieren Proteine (oder den Protein-Lipid-Übergang) als Angriffspunkte, trotz der Prämisse, daß Anästhetika an hydrophoben Domänen agieren. Mehr als über den Wirkort ist dagegen über den Wirkungsmechanismus allgemeiner Anästhetika bekannt, obwohl eine vollständige Beschreibung auf molekularer Ebene noch aussteht.

Ionenkanäle, die in die Entstehung eines Aktionspotentials involviert sind, waren Ziel vieler diesbezüglicher Untersuchungen. Die meisten Anästhetika verursachen Depolarisationsverschiebungen im Gleichgewicht der Aktivationskurve des Na^+-Kanals, aber nur bei hohen, weit über den klinisch verwendeten Konzentrationen. Es ist unwahrscheinlich, daß Na^+- oder K^+-Kanäle eine wichtige Rolle bei der Anästhetikawirkung spielen. In ähnlicher Weise sind Ca^{2+}-Kanäle im allgemeinen unempfindlich gegenüber den inhibierenden Effekten flüchtiger Anästhetika. Barbiturate inhibieren Ca^{2+}-Kanäle nur in Konzentrationen, die um ein vielfaches über der zur Narkoseeinleitung gebräuchlichen liegen. Allgemein gesprochen ist es unwahrscheinlich, daß spannungsabhängige Ionenkanäle eine wichtige Rolle bei der Wirkung allgemeiner Anästhetika spielen.

Ligandenabhängige Ionenkanäle scheinen jedoch wichtiger zu sein. L-Glutamat ist der bedeutendste exzitatorische Neurotransmitter im ZNS. Unter den durch selektive Agonisten subklassifizierten Rezeptoren wird der NMDA (N-Methyl-D-aspartat)-Rezeptor selektiv durch Ketamin inhibiert (siehe Kapitel 12). Auf der anderen Seite sind Glutamatrezeptoren relativ unempfindlich gegen flüchtige Anästhetika. Nikotinische Acetylcholinrezeptoren (nAChR) verhalten sich unterschiedlich in ihrer Reaktion auf Anästhetika in klinischen Konzentrationen. Isofluran und Enfluran inhibieren den Rezeptor durch Verkürzung seiner durchschnittlichen Kanalöffnungszeit. Einige Barbiturate inhibieren den nAChR in niedriger Dosierung, während andere Barbiturate kaum Effekte zeigen. Durch eine bessere Charakterisierung des nAChR im ZNS wird die Funktion dieser Rezeptoren bei der allgemeinen Anästhesie klarer werden. Auch der $GABA_A$-Rezeptor ist wahrscheinlich an der Anästhetikawirkung beteiligt (siehe Kapitel 17).

GABA (γ-Aminobuttersäure) ist der wichtigste inhibitorische Neurotransmitter im ZNS. Flüchtige Substanzen, Barbiturate, Propofol und Alphaxalon potenzieren allesamt die

Wirkung von GABA. Der gemeinsame Nenner scheint eine Zunahme der Affinität des GABA$_A$-Rezeptors für GABA zu sein. Mit der Ausnahme von Ketamin, das ungleich anderen Anästhetika selektiv am NMDA-Glutamatrezeptor wirkt, steigern anästhetische Substanzen in klinischen Konzentrationen den GABA-induzierten Chloridionenstrom um über 50%. Postsynaptische ligandenabhängige Ionenkanäle, besonders der GABA$_A$-Rezeptor, scheinen der Hauptangriffspunkt der meisten allgemeinen Anästhetika zu sein (siehe Kapitel 17 zur Diskussion der molekularen Basis der GABA$_A$-Rezeptorwirkung und der Medikamentenwirkung am Rezeptor).

Auf molekularer Ebene wirken die Anästhetika wahrscheinlich durch direkte Interaktion mit Proteinen und weniger durch Störung der Matrix der Lipid-Doppelmembran, wie früher postuliert wurde. Anästhetika könnten an hydrophobe Taschen oder Spalten binden, damit kleine Veränderungen der Proteinkonformation hervorrufen und die Rezeptor- oder Kanalfunktion verändern. Es ist ebenso möglich, daß spezielle Membranareale wie die Randlipide, die Membranproteine umgeben, wichtige Bindungsstellen und Angriffspunkte von Anästhetika sind (zur detaillierten Übersicht der Mechanismen allgemeiner Anästhetika siehe Alifimoff und Miller 1993, Franks und Lieb 1994).

LITERATUR

Aukburg, S.J., Miller, J., and Smith, T.C. Interaction between meperidine and diazepam on the ventilatory response to carbon dioxide. *Clin. Res.*, **1976**, *24*:506a.

Bennett, A.E. How "Indian arrow poison" curare became a useful drug. *Anesthesiology*, **1967**, *28*:446—452.

Cowles, A.L., Borgstedt, H.H., and Gillies, A.J. Uptake and distribution of inhalation anesthetic agents in clinical practice. *Anesth. Analg.*, **1968**, *47*:404—414.

Cowles, A.L., Borgstedt, H.H., and Gillies, A.J. The uptake and distribution of four inhalation anesthetics in dogs. *Anesthesiology*, **1972**, *36*:558—570.

Cullen, D.J., Eger, E.I., II, Stevens, W.C., Smith, N.T., Cromwell, T.H., Cullen, B.F., Gregory, G.A., Bahlman, S.H., Dolan, W.M., Stoelting, R.K., and Fourcade, H.E. Clinical signs of anesthesia. *Anesthesiology*, **1972**, *36*:21—36.

Cullen, S.C., Eger, E.I., II, Cullen, B.F., and Gregory,P. Observations on the anesthetic effect of the combination of xenon and halothane. *Anesthesiology*, **1969**, *31*:305—309.

de Jong, R.H., and Eger, E.I., II. MAC expanded: AD$_{50}$ and AD$_{95}$ values of common inhalation anesthetics in man. *Anesthesiology*, **1975**, *42*:384—389.

de Jong, R.H., and Heavner, J.E. Diazepam and lidocaine-induced cardiovascular changes. *Anesthesiology*, **1973**, *39*:633—638.

Eger, E.I., II. (ed.). *Anesthetic Uptake and Action*. The Williams & Wilkins Co., Baltimore, **1974**.

Eger, E.I., II, Lundgren, C., Miller, S.L., and Stevens, W.C. Anesthetic potencies of sulfur hexafluoride, carbon tetrafluoride, chloroform and ETHRANE in dogs: correlation with the hydrate and lipid theories of anesthetic action. *Anesthesiology*, **1969**, *30*:129—135.

Eger, E.I., II, Saidman, L.J., and Brandstater,B. Minimum alveolar anesthetic concentration, a standard of anesthetic potency. *Anesthesiology*, **1965**, *26*:756—763.

Epstein, R.M., Rackow, H., Salanitre, E., and Wolf,G. Influence of the concentration effect on the uptake of anesthetic mixtures: the second gas effect. *Anesthesiology*, **1964**, *25*:364—371.

Fink, B.R. Diffusion anoxia. *Anesthesiology*, **1955**, *16*:511—519.

Fragen, R.J., Funk, D.I., Avram, M.J., Costello,C., and DeBruine,K. Midazolam versus hydroxyzine as intramuscular premedicant. *Can. Anaesth. Soc. J.*, **1983**, *30*:136—141.

Greene, N.M. A consideration of factors in the discovery of anaesthesia and their effects on its development. *Anesthesiology*, **1971**, *35*:515—522.

Greene, N.M. Anesthesia and the development of surgery (1846—1896). *Anesth. Analg.*, **1979**, *58*:5—12.

Jessop, J., and Jones, J.G. Evaluation of the actions of general anaesthetics in the human brain. *Gen. Pharmacol.*, **1992**, *23*:927—935.

Lerman, J., Robinson, S., Willis, M.M., and Gregory, G.A. Anesthetic requirements for halothane in young children 0—1 month and 1—6 months of age. *Anesthesiology*, **1983**, *59*:421—424.

Lucas, G.H. The discovery of cyclopropane. *Anesth. Analg.*, **1961**, *40*:15—27.

McDowall, D.G. Monitoring the brain. *Anesthesiology*, **1976**, *45*:117—134.

McIntyre, A.R. Historical background, early use and development of muscle relaxants. *Anesthesiology*, **1959**, *20*:409—415.

Meyer, H.H. Zur Theorie de Alkoholnarkose. I. Mitt. Welche Eigenschaft der Anästhetika bedingt ihre narkotische Wirkung? *Arch. Exp. Pathol. Pharmakol.*, **1899**, *42*:109.

Meyer, H.H. Zur Theorie der Alkoholnarkose. III. Mitt. Der Einfluss wechselnder Temperatur auf Wirkungsstärke und Teilungskoeffizient der Narkotika. *Ibid.*, **1901**, *46*:338.

Miller, R.D., Wahrenbrock, E.A., Schroeder, C.F., Knipstein, T.W., Eger, E.I., II, and Buechel, D.R. Ethylene-halothane anesthesia: addition or synergism? *Anesthesiology*, **1969**, *31*:301—304.

Miller, K.W., Paton, W.D.M., Smith, E.B., and Smith, R.A. Physicochemical approaches to the mode of action of general anesthetics. *Anesthesiology*, **1972**, *36*:339—351.

Moyers, J.R. Preoperative medication. In, *Clinical Anesthesia*. (Barasch, P.G., Cullen, B.F., and Stoelting, R.K., eds.) J.B. Lippincott Co., Philadelphia, **1989**, pp 485—503.

Munson, E.S., Eger, E.I., II, and Bowers, D.L. Effects of anesthetic-depressed ventilation and cardiac output on anesthetic uptake: a computer nonlinear simulation. *Anesthesiology*, **1973**, *38*:251—259.

Meyers, E.F., and Tomeldan, S.A. Glycopyrrolate compared with atropine in prevention of the oculocardiac reflex during eye-muscle surgery. *Anesthesiology*, **1979**, *51*:350—352.

Newman, M., and Reves, J.G. Pro: Midazolam is the sedative of choice to supplement narcotic anesthesia. *J. Cardiothorac. Vas. Anesth.*, **1993**, *7*:615—619.

Oduro, K.A. Glycopyrrolate metholbromide. Comparison with atropine sulfate in anaesthesia. *Can. Anaesth. Soc. J.*, **1975**, *22*:466—473.

Overton, C.E. *Studien über die Narkose; zugleich ein Beitrag zur allgemeinen Pharmakologie*. G.Fischer, Jena, **1901**.

Reves, J.G., Fragen, R.J., Vinick, H.R., and Greenblatt, D.J. Midazolam: pharmacology and uses. *Anesthesiology*, **1985**, *62*:310—324.

Rosner, B.S., and Clark, D.L. Neurophysiologic effects of general anesthetics. II. Sequential regional actions in the brain. *Anesthesiology*, **1973**, *39*:59—81.

Smith, N.T., Zwart, A., and Beneken, J.E.W. Interaction between the circulatory effects and the uptake and distribution of halothane: use of a multiple model. *Anesthesiology*, **1972**, *37*:47—58.

Stevens, W.C., Dolan, W.M., Gibbons, R.T., White, A., Eger, E.I., II, Miller, R.D., de Jong, R.H., and Elashoff, R.M. Minimum alveolar concentrations (MAC) of isoflurane with and without nitrous oxide in patients of various ages. *Anesthesiology*, **1975**, *42*:197—200.

Thornton, C., Catley, D.M., Jordan, C., Lehane, J.R., Royston, D., and Jones, J.G. Enflurane anaesthesia causes graded changes in the brainstem and early cortical auditory evoked response in man. *Br. J. Anaesth.*, **1983**, *55*:479—486.

Vandam, L.D. Early American anesthetists—the origins of professionalism in anesthesia. *Anesthesiology*, **1973**, *38*:264—274.

Walsh, J., Puig, M.M., Lovitz, M.A., and Turndorf,H. Premedication abolishes the increase in plasma beta-endorphin observed in the immediate preoperative period. *Anesthesiology*, **1987**, *66*:402—405.

Wolfson, B., Hetrick, W.D., Lake, C.L., and Siker, E.S. Anesthetic indices—further data. *Anesthesiology*, **1978**, **48**:187—190.

Monographien und Übersichtsartikel

Alifimoff, J.K., and Miller, K.W. Mechanism of action of general anesthetic agents. In, *Principles and Practice of Anesthesiology*. (Rogers, M.C., Tinker, J.H., Covino, B.G., and Longnecker, D.E., eds.) Mosby Year Book, St. Louis, **1993**, pp. 1034—1049.

Clark, D.L., and Rosner, B.S. Neurophysiologic effects of general anesthetics. I. The electroencephalogram and sensory evoked responses in man. *Anesthesiology*, **1973**, *38*:564—582.

Davison, M.H.A. *The Evolution of Anaesthesia*. The Williams & Wilkins Co., Baltimore, **1965**.

Dripps, R.D., Eckenhoff, J.E., and Vandam, L.D. *Introduction to Anesthesia: The Principles of Safe Practice*, 7th ed. W.B. Saunders Co., Philadelphia, **1988**, p. 263.

Duncum, B.M. *The Development of Inhalation Anesthesia*. Oxford University Press, New York, **1947**.

Faulconer, A., and Keys, T.E. (eds.). *Foundations of Anesthesiology*. Charles C Thomas, Publisher, Springfield, Ill., **1965**.

Franks, N.P., and Lieb, W.R. Molecular and cellular mechanisms of general anesthesia. *Nature*, **1994**, *367*:607—614.

Grundy, B.L. Intraoperative monitoring of sensory-evoked potentials. *Anesthesiology*, **1983**, *58*:72—87.

Keys, T.E. *The History of Surgical Anesthesia*. Dover Publications, Inc., New York, **1963**.

Levy, W.J., Shapiro, H.M., Maruchak, G., and Meathe, E. Automated EEG processing for intraoperative monitoring: a comparison of techniques. *Anesthesiology*, **1980**, *53*:223—236.

Paton, W.D.M. Unconventional anaesthetic molecules. In, *Molecular Mechanisms in General Anaesthesia*. (Millar, R.A., Halsey, M.J., and Sutton, J.A., eds.) Churchill-Livingstone, Ltd., London, **1974**, pp. 48—64.

Sykes, W.S. *Essays on the First Hundred Years of Anaesthesia*. E. & S. Livingstone, Edinburgh, **1960**.

Thomas, K.B. *The Development of Anaesthetic Apparatus*. Blackwell Scientific Publications, Oxford, **1975**.

14 ALLGEMEINANÄSTHETIKA

Bryan E. Marshall und David E. Longnecker

Der Zustand der Allgemeinanästhesie ist durch eine medikamenteninduzierte Abwesenheit aller Sinneswahrnehmungen gekennzeichnet. Die zur Durchführung von chirurgischen Maßnahmen geeignete Narkosetiefe kann mit einer Vielzahl von Wirkstoffen erzielt werden; diese werden entweder allein oder in Kombination eingesetzt. Die Verabreichung der Anästhetika kann über verschiedene Wege erfolgen, wobei die intravenöse oder inhalative Gabe aufgrund der besseren Steuerbarkeit der Wirkung bevorzugt wird. Die Anwendung pharmakologischer Prinzipien auf die Praxis der Anästhesie erfordert zunächst die Auswahl von geeigneten Substanzen für eine spezifische klinische Situation. Unter angemessener Berücksichtigung des Einflusses vorgegebener pathophysiologischer Gegebenheiten (z. B. Altersextreme, Begleitmedikamente usw.), wird diese Auswahl entsprechend den bekannten pharmakokinetischen und pharmakodynamischen Eigenschaften der verschiedenen Wirkstoffe getroffen. Anästhetika verändern häufig Organfunktionen, aber diese Veränderungen können je nach Substanz sehr unterschiedlich sein, so daß sich die Auswahl häufig nach diesen Nebenwirkungen richten muß. Auf den nun folgenden Seiten werden beide Aspekte der gebräuchlichen Allgemeinanästhetika diskutiert. Die Inhalationsanästhetika und die intravenösen Wirkstoffe wurden bereits an anderer Stelle des Buches beschrieben. In diesem Kapitel soll vor allem die praktische Anwendung in der Anästhesie dargestellt werden. Zu den intravenösen Wirkstoffen gehören die Barbiturate (siehe Kapitel 17), die Opioide (siehe Kapitel 18), die Ketamine, das Propofol und die α_2-Adrenozeptor-Agonisten (siehe Kapitel 10).

I. INHALATIONSANÄSTHETIKA

Ein ideales Narkosegas sollte folgende Eigenschaften haben: erstens eine schnelle und angenehme Einleitungs- und Aufwachphase, zweitens eine gute Steuerbarkeit der Narkosetiefe, drittens eine adäquate Relaxation der Skelettmuskulatur, viertens eine große Sicherheitsbreite und fünftens sollte es keine toxischen Effekte oder andere unerwünschte Eigenschaften im normalen Dosierungsbereich aufweisen. Jedoch haben die heutzutage zur Verfügung stehenden ultrakurz wirksamen potenten Opiodanalgetika, und die spezifischen Muskelrelaxanzien mit kurzer Wirkungsdauer dazu geführt, daß die Notwendigkeit des Vorhandenseins der ersten drei Eigenschaften reduziert wurde. Die Sicherheit der Inhalationsanästhetika ist inzwischen weit weniger in der Diskussion, seit man sie in sinnvoller Kombination mit intravenösen Anästhetika einsetzt und dadurch mit viel geringeren Konzentrationen auskommt. Das Auftreten unerwünschter Effekte ist daher der wichtigste Faktor in Bezug auf die Akzeptanz eines Allgemeinanästhetikums geworden.

Die derzeit gebräuchlichsten Inhalationsanästhetika sind: *Lachgas, Halothan, Enfluran, Isofluran, Sevofluran* und *Desfluran*. Sevofluran wird im klinischen Bereich besonders in Japan eingesetzt, ist aber seit kürzerer Zeit auch in Deutschland für den allgemeinen Gebrauch freigegeben. Aus Vollständigkeitsgründen wurde Sevofluran mit in die Abbildung 14.1 aufgenommen und wird kurz im letzten Abschnitt über Medikamente, die sich noch in der Austestung befinden, besprochen. Bei normalem Druck und Raumtemperatur ist die anorganische Verbindung Lachgas (N_2O) ein Gas. Die anderen vier Substanzen sind dagegen volatile organische Flüssigkeiten (Abbildung 14.1). Gewisse Unterschiede der relativen Wirkungsstärke der Inhalationsanästhetika lassen sich anhand ihrer physikalischen und chemischen Eigenschaften erklären (siehe Kapitel 13).

Wirkungsstärke Ein Maß für den Vergleich der Wirkungsstärke von Inhalationsanästhetika ist die *minimale alveoläre Konzentration* MAC (siehe Kapitel 13; und Eger, 1974). Eine Dosis von 1 MAC verhindert Bewegungen nach einer chirurgischen Inzision bei 50% der Betroffenen. Bei klinischer Anwendung sind Dosierungen in einem Bereich von 0,5 - 2,0 MAC für eine individuell angepaßte Narkose erforderlich. Wenn der Bedarf durch Krankheit oder die gleichzeitige Einnahme von anderen Medikamenten reduziert ist, kann eine Dosis unter 1 MAC ausreichend sein. Die MAC-*awake* ist die Konzentration, bei der es auf gegebene Kommandos keine angemessene Antwort mehr gibt und die außerdem mit Bewußtseinsverlust und Amnesie einhergeht (Stoelting et al. 1970). Die Einhaltung der letzteren Qualitäten ist von Bedeutung, wenn eine adjuvante Medikamentengabe die Verwendung einer deutlich reduzierten Konzentration des Inhalationsanästhetikums ermöglicht. Andere MAC-Wert-Definitionen beziehen sich auf unterschiedliche Stimuli, die jeweils bei der MAC-Angabe vermerkt sind (Zbinden et. al., 1994).

Die MAC-Werte der Inhalationsanästhetika in Tabelle 14.1 zeigen eine große Bandbreite der relativen Wirkungsstärken und deren größerer Potenz im Vergleich zum Lachgas. Die Techniken zur Verabreichung und Verdampfung von Inhalationsanästhetika wurden in Kapitel 13 beschrieben. Für jedes Inhalationsanästhetikum wurden die entsprechenden Sättigungsdrucke des Verdampfers sowie die Maximalkonzentrationen, die von einem effizient arbeitenden Verdampfer abgegeben werden können, in Tabelle 14.1 aufgelistet.

Tabelle 14.1 Eigenschaften von Inhalationsanästhetika

ANÄSTHETIKUM	MAC,* %	MAC-AWAKE, %**	DAMPFDRUCK IN mmHg bei 20°C	MAXIMALE DAMPFKONZENTRATION, (%) bei 20°C	VERTEILUNGSKOEFFIZIENTEN BEI 37°C		METABOLISIERUNGSRATE (%)
					Blut: Gas	Gehirn: Blut	
Halothan	0,75	0,41	243	32	2,3	2,9	20,0
Isofluran	1,2	0,4	250	33	1,4	2,6	0,2
Enfluran	1,6	0,4	175	23	1,8	1,4	2,4
Sevofluran	2,0	0,6	160	21	0,65	1,7	3,0
Desfluran	6,0	2,4	664	87	0,45	1,3	0,02
Lachgas	105,0***	60,0	Gas	—	0,47	1,1	0,004

* MAC = minimale alveoläre Konzentration
** MAC-awake = Konzentration, bei der die Fähigkeit, auf gegebene Kommandos zu reagieren, aufgehoben ist; korreliert auch mit Bewußtseinsverlust und Amnesie; in Deutschland nicht gebräuchlich (Anm. d. Hrsg.)
*** Ein MAC-Wert über 100% bedeutet, daß 1 MAC nur unter hyperbaren Bedingungen erreicht werden kann.

Narkoseeinleitung Keines der in Tabelle 14.1 aufgelisteten Narkosegase hat einen unangenehmen Geruch, und nur Desfluran reizt die Atemwege. Die erreichbare Narkosetiefe hängt sowohl von der relativen Wirkungsstärke als auch von der maximalen Menge des Gases, die verdampft werden kann, ab. Tabelle 14.1 illustriert die Tatsache, daß weit größere Konzentrationen an Inhalationsanästhetika als normalerweise notwendig sind, abgegeben werden können.

Die Geschwindigkeit, mit der eine Narkose eingeleitet werden kann, verhält sich umgekehrt proportional zur Löslichkeit des Gases in den meisten Körpergeweben. Dieser sogenannte Blut-Gas-Verteilungskoeffizient steht wiederum in einer Beziehung zum Fett-Gas-Verteilungskoeffizienten wie in Kapitel 13 bereits beschrieben. Je größer dieser Fett-Gas-Verteilungskoeffizient ist, desto größer ist dementsprechend die Fähigkeit des Fettgewebes, das Gas zu absorbieren, und um so langsamer wird ein Äquilibrium erreicht. Je mehr Zeit das Narkosegas zur Gleichgewichtseinstellung im Fettgewebe benötigt, desto länger dauert die Narkoseein- und -ausleitung.

Der größte Teil des vorliegenden Kapitels behandelt die pharmakologischen Eigenschaften der Inhalationsanästhetika. Ihr Einfluß auf die Funktion von Lunge, Herz und Kreislauf werden ebenso wie offensichtliche Effekte in anderen Organsystemen dargestellt. Genaue Kenntnisse dieser Eigenschaften sind für ein sicheres Management des Patienten notwendig. Obwohl die gebräuchlichen Inhalationsanästhetika im allgemeinen relativ inert und ungiftig sind, gibt es trotzdem relevante Unterschiede hinsichtlich der Metabolisierung der einzelnen Wirkstoffe. Manche der entstehenden Stoffwechselprodukte können toxische Langzeiteffekte bedingen, die nach dem Gebrauch dieser Substanzen auftreten können.

HALOTHAN

Chemie und physikalische Eigenschaften *Halothan* ist 2-Brom-2-Chlor-1,1,1-Trifluoräther (Abbildung 14.1). Mischungen von Halothan mit Luft oder Sauerstoff sind nicht brennbar oder explosiv. Der Verteilungskoeffizient und die MAC-Werte für Halothan sind in Tabelle 14.1 aufgelistet.

Mit Ausnahme von Chrom, Nickel und Titan laufen die meisten Metalle durch Halothan an oder werden korrodiert. Die Verbindung reagiert mit Gummi und einigen Kunststoffen, aber nicht mit Polyethylen.

Bei Anwendung sogenannter Low-flow-Techniken könnte also theoretisch die Löslichkeit von Halothan in Gummi die Narkoseeinleitung- und -ausleitung verzögern, als Folge der Aufnahme oder Abgabe des Gases in die Gummibestandteile des Narkosekreislaufs.

Pharmakologische Eigenschaften

Allgemeines Die allgemeinen und speziellen Eigenschaften von Halothan werden ausführlicher besprochen als die der anderen Inhalationsanästhetika, weil Halothan den Prototyp der heute gebräuchlichen Inhalationsanästhetika repräsentiert und allgemein als Vergleichsstandard verwendet wird. Halothan ist ein potentes Anästhetikum mit Eigenschaften, die einen sanften und schnellen Bewußtseinsverlust bewirken. Jedoch wird aufgrund des schnelleren Wirkungseintritts und der guten Verträglichkeit für gewöhnlich die intravenöse Thiopentaleinleitung bevorzugt. Halothan wird dann zur Aufrechterhaltung der Narkose während des chirurgischen Eingriffes verwendet. Die Erfordernisse und Begleitumstände des jeweiligen chirurgischen Eingriffes bestimmen dann weitere Vorgehensweise, z. B. ob endotracheal intubiert werden muß, ob eine Spontanatmung des Patienten ausreichend ist bzw. ob er einer manuellen oder mechanischen Beatmung bedarf und ob zusätzlich Muskelrelaxanzien und Analgetika gegeben werden müssen.

Nach seiner Einführung im Jahr 1956 basierte die klinische Beliebtheit von Halothan vornehmlich auf seiner Nichtbrennbarkeit, der leichten Steuerbarkeit der Narkosetiefe, dem guten Aufwachverhalten (weniger als eine Stunde nach Unterbrechung der Zufuhr) und dem relativ seltenen Vorkommen von toxischen Effekten. Trotzdem besitzt Halothan keine große therapeutische Breite. Eine Kreislaufdepression mit ausgeprägtem Blutdruckabfall kann leicht entstehen (Eger, 1970).

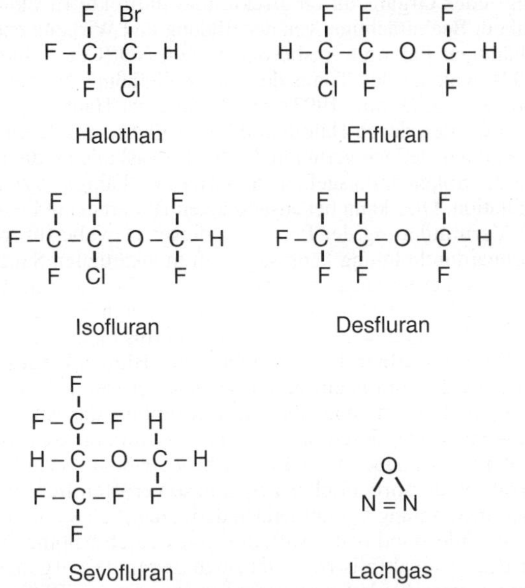

Abbildung 14.1 Strukturformeln der volatilen Allgemeinanästhetika.
Man beachte, daß alle volatilen Allgemeinanästhetika mit Ausnahme von Lachgas und Halothan Ätherverbindungen sind und daß mit fortschreitender Entwicklung der Inhalationsanästhetika verschiedene Halogene zunehmend durch Fluor ersetzt werden. Alle Strukturunterschiede gehen mit bedeutenden Veränderungen der pharmakologischen Eigenschaften einher.

sche Schmerzreize bei klinischer Narkosetiefe durch Halothan nicht völlig aufgehoben. Geeignete Reize, z. B. ein erhöhter Kohlendioxidpartialdruck oder eine chirurgische Stimulation, können eine aktive sympathische Reaktion mit Anstieg von Blutdruck, Herzfrequenz und der plasmatischen Katecholamine auslösen.

Herz Wenn eine Narkose durch die Einatmung von Halothan induziert wird, so fällt die Auswurfleistung des Herzens bei den für chirurgische Maßnahmen normalerweise notwendigen Konzentrationen (0,8 - 1,2%), um 20 - 50% (bezogen auf den Ausgangswert im Wachzustand) ab. Sowohl eine Erhöhung der Halothankonzentration, als auch ein verminderter arterieller Kohlendioxidpartialdruck bei maschineller Hyperventilation verstärken diese kardiodepressive Wirkung.

Die Kontraktilität des Myokards wird durch eine Halothannarkose beeinträchtigt (Sonntag et al. 1978). Diese kardiovas-

Die klinischen Anzeichen mit größter praktischer Bedeutung zur Abschätzung der halothaninduzierten Narkosetiefe sind der arterielle Blutdruck (fällt mit fortschreitender Narkosetiefe ab) und die Reaktionen auf chirurgische Stimuli (Puls, Blutdruck, Körperbewegungen etc.). Die Konzentration des Inhalationsanästhetikums bei der Narkoseeinleitung im eingeatmeten Gasgemisch muß allmählich mit der ansteigenden Gaskonzentration in den Alveolen während der Aufrechterhaltung der Narkose reduziert werden, um ein kontinuierliches Ansteigen der Narkosetiefe und einen damit verbundenen Abfall des Blutdruckes zu vermeiden.

Kreislauf Die Anwendung von Halothan ist durch einen dosisabhängigen Abfall des Blutdruckes charakterisiert (Abbildung 14.2). Dieser basiert auf zwei wesentlichen Effekten: Erstens kommt es zu einer direkten Myokarddepression mit einem Abfall des Herzzeitvolumens (Abbildung 14.2) und zweitens wird die normale barorezeptorvermittelte Tachykardie als Reaktion auf einen niedrigen Blutdruck unterdrückt. Bei Verwendung von Halothan und den anderen gebräuchlichen Inhalationsanästhetika kommt es unter der Narkose zu keiner vermehrten sympathoadrenergen Aktivität und keinem Anstieg der Katecholaminkonzentrationen im Blut trotz nachweisbarer kardiovaskulärer Depression (Perry et al., 1974). Jedoch ist die sympathoadrenerge Reaktion auf chirurgi-

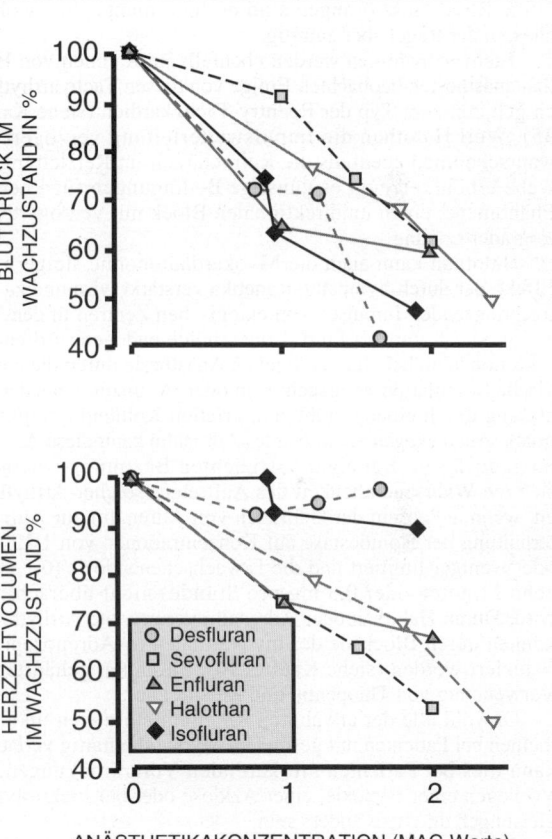

Abbildung 14.2 Einfluß der Inhalationsanästhetika auf den Kreislauf.
Alle Inhalationsanästhetika senken den systemischen Blutdruck dosisabhängig (oben). Das untere Diagramm zeigt, daß bei Isofluran und Desfluran das Herzzeitvolumen kaum beeinträchtigt wird. Dieser Befund deutet daraufhin, daß die Ursachen der Blutdruckabfälle substanzabhängig variieren. (Die vorliegenden Daten wurden mit Ausnahme von Sevofluran, das am Schweinemodell getestet wurde, am Menschen erhoben: Bahlman et al., 1972; Cromwell et al., 1971; Weiskopf et al., 1991; Calverly et al., 1978; Stevens et al., 1971; Eger et al., 1970; Weiskopf et al., 1988).

kulären Veränderungen (Hypotonie, Bradykardie, verminderte Herzauswurfleistung usw.) bewegen sich jedoch nach einer zwei bis fünf Stunden andauernden Halothannarkose wieder hin zu den Ausgangswerten. Diese Reaktion wird einer im Laufe der Zeit einsetzenden Sympathikusaktivierung zugeschrieben (Eger et al., 1970). Die negativ inotropen Effekte von Halothan werden vermutlich durch eine herabgesetzte Konzentration an intrazellulärem Ca^{2+}, welches für eine Aktivierung von Aktomyosin notwendig ist, verursacht.

Herzrhythmus Die Herzfrequenz verlangsamt sich während einer Halothannarkose. Diese Reaktion ist bedingt durch eine verminderte kardiale Sympathikusaktivität und ein entsprechendes Überwiegen des Vagotonus; dieser Effekt ist durch die Gabe von Atropin teilweise aufzuheben. Jedoch kann auch in vitro eine direkte, atropinunabhängige Verlangsamung der sinoatrialen Erregungsbildung beobachtet werden. Sowohl eine Verminderung der Phase-4-Depolarisation als auch eine Erhöhung der Erregungsschwelle für die Auslösung von Aktionspotentialen scheinen dabei beteiligt zu sein. Während einer Halothananästhesie beim Menschen kann die vagale Aktivität durch Manipulationen an den Luftwegen verstärkt werden. Eine Sinusbradykardie, ein wandernder Schrittmacher oder präexzitative Rhythmusstörungen sind deshalb nichts Ungewöhnliches, in der Regel aber gutartig.

Tachyarrhythmien werden ebenfalls im Rahmen von Halothananästhesien beobachtet. Einige von diesen Tachyarrhythmien gehören zum Typ der Reentry-Tachykardien (siehe Kapitel 35). Weil Halothan die Impulsweiterleitung verzögert und wahrscheinlich ebenfalls die Refraktärzeit im Reizleitungsgewebe erhöht, erzeugt es günstige Bedingungen für Reentry-Phänomene: einen unidirektionalen Block mit verzögerter retrograder Leitung.

Halothan kann auch die Myokardautonomie steigern, ein Effekt, der durch Sympathomimetika verstärkt wird und zu sich fortpflanzenden Impulsen von ektopischen Zentren in den Vorhöfen oder Kammern führt. Eine erhöhte endogene Adrenalinsekretion kann bei einer zu flachen Anästhesie durch die chirurgische Stimulation verursacht sein oder bei unzureichender Beatmung durch einen erhöhten arteriellen Kohlendioxidpartialdruck. Auch exogen verabreichtes Adrenalin kann diese Arrhythmien auslösen. Bei einer suffizienten Beatmung verringert sich die Wahrscheinlichkeit des Auftretens solcher Arrhythmien, wenn außerdem der Gebrauch von Adrenalin zur Aufrechterhaltung der Homöostase auf Konzentrationen von 1:100 000 oder weniger limitiert und die Erwachsenendosis (0,1 mg in zehn Minuten oder 0,3 mg pro Stunde) nicht überschritten wird. Durch Halothan oder Adrenalin verursachte Arrhythmien können durch Blockade der myokardialen α_1-Adrenozeptoren reduziert werden (siehe Kapitel 10). Sie treten gehäufter bei Verwendung von Thiopental und Ketanest auf.

Obwohl alle der erwähnten Rhythmusstörungen im allgemeinen bei Patienten mit gesundem Myokard gutartig verlaufen, kann dies bei Patienten mit kardialen Vorerkrankungen, bei Vorliegen einer Hypoxie, einer Azidose oder bei Elektrolytentgleisungen durchaus anders sein.

Barorezeptorkontrolle Frühere Arbeiten konnten zeigen, daß Halothan die afferente Entladungsaktivität der Barorezeptoren durch eine Neueinstellung auf einen tieferen Sollwert reduziert. Außerdem kann es die vasomotorische Reaktionsfähigkeit des Hirnstamms unterdrücken und damit theoretisch sympathikotone Kompensationsmechanismen vermindern. Die Auswirkungen dieser beobachteten Effekte sind jedoch nur geringfügig. Darüber hinaus zeigt Halothan nur einen kleinen Effekt auf die Reaktion präganglionärer sympathischer Neurone bei Barorezeptorstimulation (Skovsted et al., 1969). Zusammenfassend kann daher festgestellt werden, daß der Wirkort der kardiovaskulären Halothanwirkungen die Effektorzellen des Herzens sind, welche Herzfrequenz und/oder die Kontraktilität determinieren.

Organdurchblutung Halothan beeinflußt die Durchblutung jedes Organs durch direkte und indirekte Effekte. Dies schließt Beeinträchtigungen der Bildung und Wirkung endothelabhängiger Faktoren, insbesondere von NO (Greenblatt et al., 1992), welches den Tonus der glatten Gefäßmuskulatur moduliert, mit ein (Johns, 1993). Die Gefäße der Haut und des Gehirns werden durch Halothan dilatiert und damit deren Perfusion erhöht. Jedoch verlieren die zerebrovaskulären, die renalen und die Splanchnikusgefäße zum Teil ihre Fähigkeit zur Autoregulation. Dies kann bei ausgeprägten Blutdruckabfällen zu einer Verminderung der Perfusion dieser Gewebe führen. Die Koronardurchblutung kann sich dem myokardialen Sauerstoffbedarf weiterhin anpassen. Die reflektorische Vasokonstriktion in minderbelüfteten Lungenarealen wird durch Halothan aufgehoben. Hierdurch wird die pulmonale Perfusion erhöht.

Beim einzelnen Patienten kann der Blutfluß jedes dieser Organe weiterhin beeinflußt werden durch den pH-Wert, den pCO_2, die Körpertemperatur, die Konstitution, das Alter, Vorerkrankungen und durch die Interaktionen mit anderen Medikamenten. Es ist daher nicht überraschend, daß diesbezüglich eine Anzahl widersprüchlicher Ergebnisse veröffentlicht wurden. Übereinstimmung besteht jedoch darin, daß sich der totale periphere Widerstand beim Auftreten eines durch halothanbedingten Blutdruckabfalls trotz der oben genannten organspezifischen Unterschiede kaum verändert (Eger et al., 1970; Sontag et al., 1978). Vasodilatation in einigen Stromgebieten wird durch Vasokonstriktion in anderen ausgeglichen, so daß eine generalisierte periphere Vasodilatation nicht die primäre Ursache für einen Blutdruckabfall darstellt.

Atmung Spontan atmende halothananästhesierte Patienten weisen als Ausdruck einer bestehenden Atemdepression gewöhnlich einen erhöhten Kohlendioxidpartialdruck im arteriellen Blut auf (Abbildung 14.3). Außerdem kommt es zu einer steigenden Differenz zwischen dem alveolären und dem arteriellen Sauerstoffpartialdruck. Dieser Befund zeigt eine Verschlechterung des pulmonalen Gasaustausches an. Halothan beeinflußt also sowohl die Kontrolle der Atmung als auch die Effektivität des Sauerstoffaustausches. Um diese Effekte zu kompensieren, wird in der Regel eine manuell assistierte oder mechanisch kontrollierte Beatmung durchgeführt, und die dabei applizierten Sauerstoffkonzentrationen entsprechend erhöht.

Atmungskontrolle Die Atmung während Halothananästhesien ist in typischer Weise beschleunigt und oberflächlich. Das Atemminutenvolumen ist reduziert, und der arterielle Kohlendioxidpartialdruck erhöht sich von 40 auf etwa 50 mmHg. Die Stimulation des Atemantriebes durch einen Anstieg des Kohlendioxids wird durch Halothan dosisabhängig reduziert (Knill und Gelb, 1978). Obwohl die genauen Wirkungen des Anästhetikums an peripheren und zentralen Chemorezeptoren unbekannt sind, sind die veränderte Reagibilität auf Stimulation mit CO_2 und das veränderte Atmungsmuster vermutlich auf eine zentralnervöse Wirkung des Halothans zurückzuführen.

Die Reaktionsfähigkeit des gesamten Atemantriebes im Wachzustand auf eine Stimulation mit Kohlendioxid wird durch eine Denervierung peripherer Chemorezeptoren nur geringfügig beeinflußt. Deshalb ist es unwahrscheinlich, daß die atemdepressiven Effekte des Halothans durch eine Beeinflussung des Glomus caroticum hervorgerufen werden, trotz des Befundes einer direkten hemmenden Wirkung von Halothan am Glomus caroticum.

Die vermehrte Atmung als Reaktion auf eine arterielle Hypoxämie, welche über den Karotisknoten gesteuert wird,

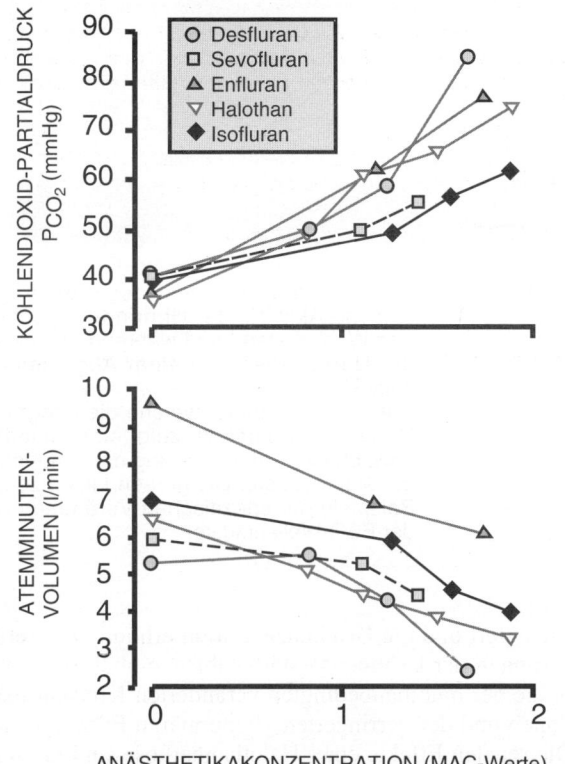

Abbildung 14.3 Effekte der Inhalationsanästhetika auf die Atmung.
Bei Spontanatmung hemmen alle Inhaltionsanästhetika das Atemminutenvolumen dosisabhängig (unteres Diagramm), was zu einem Anstieg des arteriellen Kohlendioxid-Partialdruck führt (oberes Diagramm). Die Unterschiede zwischen den einzelnen Gasen sind dabei gering (Doi et al., 1987; Lockhart et al., 1991; Munson et al., 1966; Claverly et al., 1978; Fourcade et al., 1971).

kann durch eine Denervierung und durch Halothan aufgehoben werden (Knill und Gelb, 1978). Daraus folgt, daß eine adäquate Oxygenierung während einer Narkose nicht durch Beobachtung der Atmung allein evaluiert werden kann. Halothan unterdrückt die Fähigkeit des Körpers, auf einen Kohlendioxidanstieg zu reagieren, sogar wenn das Blut hyperoxygeniert ist.

Diese Überlegungen führen zu dem Schluß, daß die halothaninduzierte Beeinträchtigung der Empfindlichkeit des Atemantriebes gegenüber Kohlendioxid auf eine Wirkung im zentralen Atemzentrum zurückzuführen ist. Inhibitorische Effekte auf Atmungsneurone des Tractus solitarius wurden bereits nachgewiesen (Tabatabai et al., 1987). Jedoch ist die verminderte Gesamtempfindlichkeit des Atemantriebes in bezug auf das Kohlendioxid größer als durch die Unterdrückung dieser nervalen Stimulation allein erklärt werden könnte (Pavlin und Hornbein, 1986).

Pulmonaler Sauerstoffaustausch Ein effizienter Sauerstoffaustausch vom alveolären Gasraum hin zum Hämoglobin in den Blutzellen der alveolären Kapillaren hängt von einem ausgewogenen Gleichgewicht zwischen der alveolären Ventilation und Perfusion ab. Dieses Gleichgewicht wird durch den Einfluß der Schwerkraft und verschiedene strukturelle mechanische Faktoren beeinflußt. Feinabstimmungen erfolgen durch Tonusveränderungen in der glatten Muskulatur der Bronchien und pulmonaler Gefäße. Alle diese Effektormechanismen können durch eine Halothananästhesie verändert werden. Der Einfluß der Schwerkraft ist selbstverständlich ein anderer, wenn sich der Patient in einer horizontalen Lage befindet, insbesondere während einer kontrollierten Beatmung mit intermittierenden positiven Beatmungsdrücken (IPPV). Halothan verändert die Bewegungen des Brustkorbes, beeinträchtigt die Funktion des Zwerchfells, ändert das Lungenvolumen, relaxiert die glatte Bronchialmuskulatur (ein erwünschter Effekt beim Asthmapatienten), verringert den mukoziliären Transport und inhibiert die pulmonale Gefäßkonstriktion bei Hypoxie. Alle diese Veränderungen führen letztendlich zu einer mehr oder weniger starken Beeinträchtigung des Sauerstoffaustausches mit einer nachweislich verstärkten Ausbildung von Atelektasen in den abhängigen Lungenarealen. Daher kommt es bei einer inhalativen Allgemeinanästhesie zu einer stärkeren Beeinträchtigung des Sauerstoffaustausches als bei einer intravenösen Anästhesie (Marshall et al., 1995).

Nervensystem Die im zerebralen Cortex durch ein fronto-okzipitales Elektroenzephalogramm (EEG) aufgezeichnete elektrische Aktivität zeigt einen mit Vertiefung der Halothannarkose fortlaufenden Ersatz der schnellen Niedervoltaktivität durch langsame Wellen mit großer Amplitude (Abbildung 14.4) Chirurgische Stimuli können dieses Muster wieder aufheben. In der Folge auftretende Aufwachreaktionen können zu traumatischen Erinnerungen an intraoperative Ereignisse führen.

Weil sich der zerebrale Blutfluß im allgemeinen während einer Halothannarkose erhöht (siehe oben), erhöht sich auch der Liquordruck; dieser Effekt kann durch Hemmung der NO-Synthase reduziert werden (Mcpherson et al., 1993). Hierdurch kann Halothan Zustände von erhöhtem intrakraniellem Druck verschlimmern. Der zerebrale Sauerstoffverbrauch wird reduziert, wobei die Versorgung des Gehirns mit Sauerstoff und Substraten ausreichend erscheint. Trotzdem können deutliche regionale Unterschiede in der Sauerstoffversorgung beobachtet werden (Eintrei et al., 1985). Nach mehreren Stunden einer Halothananästhesie nähern sich diese Veränderungen des zerebralen Blutflußes und des Stoffwechsels wieder dem Normalzustand an.

Die Wiederherstellung der Hirnfunktionen ist jedoch auch nach einer nur kurzen Halothannarkose für mehrere Stunden nicht vollständig abgeschlossen. Dieses Phänomen trägt vermutlich trotz allem nur wenig zu länger anhaltenden psychischen Beeinträchtigungen bei, welche oftmals nach großen chirurgischen Eingriffen beobachtet werden (Durchgangssyndrome). Das Auftreten von Muskelzittern in der Aufwachphase kommt gelegentlich vor und scheint einerseits durch den Wärmeverlust bedingt, andererseits aber auch Begleitphänomen der neuronalen Erholungsreaktion zu sein (Hynson et al., 1993).

Muskulatur Eine Entspannung der Skelettmuskulatur ist zur Durchführung der meisten chirurgischen Eingriffe erforderlich. Die Halothananästhesie bewirkt durch die Dämpfung zentraler Funktionen eine Entspannung der quergestreiften Muskulatur. Zudem wird eine durch nicht-depolarisierende Muskelrelaxanzien (Tubocurarin, Pancuronium etc.) ausgelöste Relaxation der Muskulatur verlängert und verstärkt (siehe Kapitel 9). Der Wirkungs-

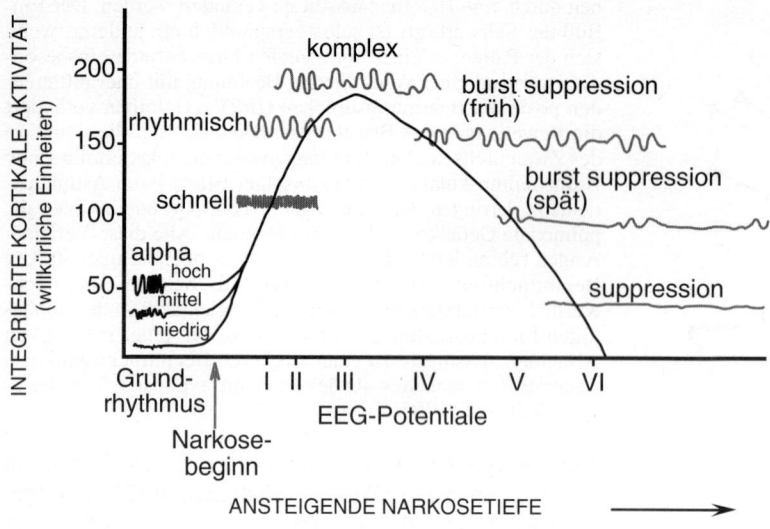

Abbildung 14.4 Elektroenzephalographische Aktivität der Hirnrinde im Schlaf- und Wachzustand und während ansteigender Narkosetiefe bei einer Allgemeinanästhesie.
Die schwarze Linie, welche die integrierte Hirnaktivität darstellt, zeigt eine bimodale (zweiphasige) Veränderung mit zunehmender Narkosetiefe. Die grauen Linien zeigen Beispiele der spezifischen Veränderungen der EEG-Wellenmuster.

mechanismus dieses Effektes ist ungeklärt, scheint aber auf einer Sensibilisierung der motorischen Endplatte gegenüber kompetitiven Muskelrelaxanzien zu beruhen.

In seltenen Fällen kann eine Narkoseeinleitung mit Halothan oder anderen halogenierten Inhalationsanästhetika eine unkontrollierte hypermetabolische Reaktion in der Skelettmuskulatur bei prädisponierten Patienten auslösen (Ording etal., 1991). Das entstehende Syndrom der malignen Hyperthermie ist gekennzeichnet durch einen schnellen Temperaturanstieg und eine massive Erhöhung des Sauerstoffverbrauchs sowie der Kohlendioxidproduktion. Ein rascher Tod ist die Folge, wenn nicht sofort die Narkosegaszufuhr unterbrochen und eine Therapie mit Dantrolen begonnen wird (siehe Kapitel 9 über die Erörterung der genetischen Defekte, die eine Prädisposition für die Maligne Hyperthermie bedingen).

Halothan relaxiert die glatte Muskulatur des Uterus. Dieser Effekt reicht aus, um während der Pränatalperiode Manipulationen am Fetus vornehmen zu können (z. B. Wendemanöver). Die durch Halothan bedingte Wehenhemmung kann den Geburtsprozess verzögern und darüber hinaus das Blutungsrisiko erhöhen. Daher sollten im Rahmen der Geburtshilfe zur Analgesie der Geburtsschmerzen andere anästhesiologische Verfahren bevorzugt werden.

Niere Halothan verursacht dosisabhängig eine Reduktion des renalen Blutflusses und der glomerulären Filtrationsrate. Bei 1 MAC betragen diese Parameter 40 - 50% des Normalzustandes (Maze et al., 1963). Diese Effekte können durch eine präoperative Volumengabe und durch Vermeidung hypotensiver Phasen abgeschwächt werden. Halothan beeinflußt unter normalen Druckverhältnissen weder die Autoregulation des renalen Blutflusses noch die Verteilung des Flusses zwischen der Nierenrinde und dem Nierenmark in besonderer Weise. Die Menge der Urinproduktion während der Narkose ist normalerweise verringert und die Urinkonzentration erhöht. Die Veränderungen der Urinmenge sind wahrscheinlich sekundäre Folge der halothanbedingten veränderten Kreislaufreaktionen und der verringerten glomerulären Filtrationsrate. Die renalen Effekte einer Halothannarkose sind rasch reversibel. Hinweise für eine postoperative Beeinträchtigung der Nierenfunktion liegen nicht vor. Gelegentlich kann es bei Patienten (meist älteren Menschen) postoperativ aufgrund einer Wasserretention zu einer Hyponatriämie und verminderter Plasmaosmolarität sowie geistiger Verwirrung kommen.

Leber und Gastrointestinaltrakt Verglichen mit älteren Substanzen (z. B. Äther und Cyclopropan), ist die Häufigkeit und Dauer des Auftretens von postoperativer Übelkeit und Erbrechen bei den heutzutage verwendeten Inhalationsanästhetika viel geringer geworden. Faktoren wie Alter, Geschlecht, Art und Dauer des chirurgischen Eingriffes, Vorerkrankungen, Allgemeinzustand und Begleitmedikation haben hierbei einen wesentlich größeren Einfluß als die Auswahl eines spezifischen Inhalationsanästhetikums. Jedoch ist die Häufigkeit von Übelkeit und Erbrechen beim Einsatz der intravenösen Anästhetika im allgemeinen noch geringer (Rabey et al. 1992).

Als Folge des reduzierten Perfusionsdruckes wird der Blutfluß im Splanchnikusgebiet und damit auch in der Leber durch Halothan passiv gesenkt. Allerdings gibt es keinen Hinweis für eine tatsächliche Ischämie. Die Leberzellfunktion wird jedoch eingeschränkt, da Halothan die Fähigkeit der mikrosomalen Enzymsysteme, Arzneistoffe zu metabolisieren, reduziert. Das Ausmaß dieser Beeinträchtigung ist vergleichbar mit der anderer Inhalationsanästhetika und bei Beendigung der Zufuhr sofort reversibel.

Hepatitis Eine Hepatitis, die in der postoperativen Periode auftritt, ist meistens auf eine Übertragung von Hepatitisviren (z. B. durch Bluttransfusionen), eine Einbeziehung der Leber in Krankheitsprozesse oder eine Leberschädigung durch hepatotoxische Medikamente zurückzuführen. Eine retrospektive Analyse der Protokolle von 850000 Anästhetikaverabreichungen ließ eine kleine Inzidenz von Lebernekrosen vermuten, bei der die oben angeführten ätiologischen Faktoren kein Rolle spielten (Subcommittee on the National Halothan Study, 1966).

Typischerweise entwickelt sich etwa zwei bis fünf Tage nach der Narkose und dem chirurgischen Eingriff Fieber, begleitet von Appetitsverlust, Übelkeit und Erbrechen. Gelegentlich tritt ein Hautausschlag auf und die Blutuntersuchungen zeigen eine Eosinophilie sowie die für eine Hepatitis charakteristischen biochemischen Veränderungen. Bei 50% der betroffenen Patienten kann es zu einem progressiven Leberversagen mit tödlicher Folge kommen. Die Häufigkeit dieses Syndroms ist gering. Sie liegt bei etwa 1:10000 Erwachsenenanästhesien und tritt bei Kindern noch wesentlich seltener auf. Da diese Form der Hepatitis meistens nach wiederholten Anästhesien mit Halothan innerhalb eines kurzen Zeitraumes beobachtet wurde, hat sich der Ausdruck Halothanhepatitis eingebürgert. Die Unvorhersehbarkeit dieses Syndroms ist der Hauptgrund dafür, daß der Gebrauch von Halothan für Narkosen bei Erwachsenen zurückgegangen ist (Elliott et al., 1993).

Eine mögliche Erklärung für die Halothanhepatitis könnte durch die Beobachtung geliefert werden, daß Halothan und alle anderen Narkosegase zumindest teilweise verstoffwechselt werden (siehe unten). Chemisch reaktionsfreudige oder immunogen wirksame Metaboliten können auf diese Weise entstehen. Ein Überangebot solcher toxischer und immunogenen Metaboliten könnte möglicherweise der pathogenetische Hauptfaktor für eine Halothanhepatitis sein.

Biotransformation Ungefähr 60 - 80% des absorbierten Halothans werden nach seiner Verabreichung unverändert in den ersten 24 Stunden durch die Ausatmungsluft eliminiert; eine kleinere Menge wird fortlaufend über mehrere Tage oder gar Wochen abgeatmet. Von dem nicht abgeatmeten Anteil werden bis zu 50% einer Biotransformation unterzogen; der Rest wird unverändert über andere Ausscheidungswege eliminiert.

Die mischfunktionellen Oxydasen oder das Cytochrom-P450-System im endoplasmatischen Retikulum der Hepatozyten sind für die Biotransformation verantwortlich. Chlor und zu einem geringeren Teil auch Brom werden vom Halothanmolekül abgespalten. Da die Bindungsenergie für C-F fast doppelt so hoch ist wie für C-Br oder C-Cl, wird kaum Fluor abgespalten. Im Urin finden sich organische fluorhaltige Verbindungen; hierbei handelt es sich zum größten Teil um Trifluoressigsäure (Sakai und Takaori, 1978). Eine Induktion des mikrosomalen Enzymsystems kann die Folge einer wiederholten Exposition gegenüber verschiedenen Medikamenten einschließlich Halothan sein. Die metabolische Eliminationsrate kann auf diese Art und Weise erheblich gesteigert werden.

Einige Autoren haben darauf hingewiesen, daß eine berufliche Exposition mit Halothan oder anderen Narkosegasen über einen längeren Zeitraum zu einer erhöhten Rate von Fehlgeburten führen kann (Vessey, 1978). Nachfolgende Studien konnten diese Hinweise auf eine mögliche teratogene oder kanzerogene Wirkung von Halothan jedoch nicht bestätigen. Zudem sind effektive Maßnahmen zur Reduktion der Umweltkontamination relativ einfach durchzuführen. Sie konnten inzwischen in fast allen Bereichen der Anästhesie realisiert werden.

Zusammenfassung *Nachteile und Einschränkungen* Die Forderungen an eine Allgemeinanästhesie für einen chirurgischen Eingriff sind Bewußtlosigkeit, Analgesie, eine Unterdrückung der viszeralen Reflexe und, je nach Bedarf, Relaxation der Muskulatur, wobei nur die erste Bedingung vollständig durch Halothan erfüllt werden kann. Die Analgesie wird meistens durch Supplementierung mit Opioiden und Lachgas (siehe Kapitel 23) erreicht. Die Muskelrelaxation kann durch spezifische Muskelrelaxanzien verstärkt werden. Die viszeralen Reflexe lassen sich mit anderen geeigneten Wirkstoffen beherrschen (z. B. Atropin bei Bradykardien oder Lokalanästhetika zur Unterdrückung von Reaktionen auf Zug an den Eingeweiden). Hypoxämien, hypotensive Phasen und vorrübergehende Arrhythmien können auftreten und gelegentlich eine Modifizierung der Anästhesietechnik erfordern. Begleitend auftretende Atemdepressionen machen in der Regel eine unterstützende Beatmung notwendig. In seltenen Fällen können lebensbedrohliche Lebernekrosen nach einer Halothanexposition auftreten.

Vorteile und Einsatzmöglichkeiten Halothan ist nicht brennbar und von moderater Wirkungsstärke. Es hat einen relativ niedrigen Blut-Gas-Verteilungskoeffizienten und eine relativ kurze Ein- und Ausleitungphase der Anästhesie. Die Narkoseeinleitung verläuft angenehm, u. a. weil es zu keiner laryngealen Irritation kommt und Bronchospasmen selten sind. Trotzdem wird vor der Applikation von Halothan meistens Thiopental injiziert, um den Schlaf herbeizuführen. Halothan ist kompatibel mit Natriumkalk und kann zusammen mit reinem Sauerstoff, wenn eine optimale Oxygenierung erwünscht wird, oder mit anderen Gasgemischen (z. B. Sauerstoff/Lachgas), verwendet werden. Halothan senkt den Blutdruck, was unter sorgfältig kontrollierten Bedingungen zur Verringerung des Blutverlustes eingesetzt werden kann. Die eigentliche kontrollierte Hypotension wird jedoch mit anderen adäquaten Wirkstoffen durchgeführt. Die durch Halothan ausgelöste Relaxation der Uterusmuskulatur kann zur Durchführung von Wendemanövern oder Extraktion des Feten genutzt werden.

Status quo Halothan erfreute sich für mehr als 25 Jahre einer breiten Beliebtheit, und es wurde in allen chirurgischen Bereichen sicher eingesetzt (Subcommittee on the National Halothane Study, 1966). Jedoch haben sowohl die nicht vorhersehbaren Fälle von Halothanhepatitiden sowie die Einführung von Enfluran, Isofluran und Desfluran als auch die heutzutage zur Verfügung stehende breite Palette an intravenösen Substanzen den Gebrauch von Halothan in den letzten Jahren drastisch sinken lassen.

ENFLURAN

Chemie und physikalische Eigenschaften *Enfluran* (Ethran) ist ein 2-Chlor-1,1,2-trifluorethyl-difluormethylether (siehe Abbildung 14.1). Es ist ein klare, farblose nichtbrennbare Flüssigkeit mit einem milden, süßlichen Geruch. Enfluran ist chemisch extrem stabil. Es reagiert nicht mit Aluminium, Zinn, Messing, Eisen oder Kupfer. Die Eigenschaften von Enfluran sind in Tabelle 14.1 aufgelistet. Enfluran ist gummilöslich (Verteilungskoeffizient = 74), und diese Eigenschaft kann wie für Halothan beschrieben die Ein- und Ausleitungszeit einer Narkose verlängern.

PHARMAKOLOGISCHE EIGENSCHAFTEN

Allgemeines Die physikalischen Eigenschaften von Enfluran garantieren, daß die Ein- und Ausleitung der Narkose sowie die Anpassungen der Narkosetiefe ausreichend schnell vonstatten gehen. Der Einsatz des Enflurans erfolgt in ähnlicher Weise wie bei Halothan. Bei Einatmung von etwa 4% Enfluran wird eine für chirurgische Maßnahmen notwendige Narkosetiefe in weniger als zehn Minuten erreicht. Ein kurzwirksames Barbiturat wird in der Regel intravenös verabreicht, um die Bewußtlosigkeit des Patienten herbeizuführen. Wie bei jedem Narkosegas nähert sich die alveoläre Konzentration im Laufe der Zeit der inspiratorische Konzentration immer mehr an, was eine fortlaufende Dosisreduktion erforderlich macht. Die Aufrechterhaltung der Narkose erfolgt mit inspiratorischen Konzentrationen von 1,5 - 3% Enfluran.

Enfluran bewirkt eine milde Stimulation der Salivation und der tracheobronchialen Sekretion; diese Effekte bereiten aber für gewöhnlich keine Probleme. Die laryngealen und pharyngealen Reflexe werden frühzeitig betäubt, und nur selten werden Exzitationsphänomene während der Einleitung beobachtet.

Die Pupillen bleiben eng, und es kommt zu keinen auffälligen Augenbewegungen. Die auftretende Atemdepression macht in der Regel eine assistierte Beatmung notwendig. Wie beim Halothan sind die nützlichsten Zeichen für das Abschätzen der Narkosetiefe die Veränderungen des arteriellen Blutdruckes und der Herzfrequenz oder die Bewegungen, welche als Reaktion auf chirurgische Schmerzreize autreten.

Kreislauf Der arterielle Blutdruck vermindert sich fortlaufend mit zunehmender Narkosetiefe durch Enfluran, in etwa im gleichen Ausmaß wie bei einer Halothannarkose (Abbildung 14.2). Die Effekte der Substanz auf den Barorezeptorreflex und die präganglionäre Sympathikusaktivität sind ebenfalls ähnlich. Die adrenerge Aktivität ist reduziert und die Katecholaminkonzentration im Blut nicht erhöht.

Myokardpräparate zeigen *in vitro* eine dosisabhängige reversible Kontraktilitätsminderung bei Anwesenheit von Enfluran ähnlich wie sie bei äquivalenten Dosen von Halothan verursacht werden (Rusy und Komai, et al., 1987). Am lebenden Tier konnten Merin und Mitarbeiter (1976) demonstrieren, daß die Herabsetzung der Myokardarbeit mit einer Verringerung des Sauerstoffverbrauchs des Herzens einhergeht. Anzeichen myokardialer Ischämien wurden nicht beobachtet.

Bezüglich ihrer Effekte auf die Durchblutung vitaler Organe besitzen die potenten volatilen Anästhetika eine Reihe feiner Unterschiede. Bradykardien kommen für gewöhnlich bei Enflurannarkosen nicht vor. Die Herzfrequenz bleibt konstant. Das Herzzeitvolumen wird nicht so stark vermindert wie zum Beispiel durch Halothan, zumindest nicht bei Konzentrationen unter 1,5 MAC. Der verringerte arterielle Blutdruck ist zum Teil auf eine größere periphere Vasodilatation zurückzuführen (Abbildung 14.2). Die Kreislaufdepression kann sich als Reaktion auf eine chirurgisch bedingte Stimulation oder eine Hyperkapnie umkehren, so daß Blutdruck und Herzzeitvolumen über das Ausgangsniveau vor dem Narkosebeginn ansteigen. Die Gabe von Ca^{2+}-Antagonisten oder β-Blockern kann den enfluranbedingten Blutdruckabfall verstärken. Dieser Effekt kann auch in Kombination mit anderen Anästhetika beobachtet werden. Bei Patienten, die diese Medikamente einnehmen, muß deshalb die Dosis der Narkosegase oftmals reduziert werden.

Herzrhythmus Neben dem nur seltenen Auftreten von Bradykardien kommt es bei Enflurananästhesien auch zu weitaus weniger Arrhythmien. Enfluran beeinflußt die Reizleitung des Herzens nicht in dem Maße wie Halothan; es kommt zu keiner Sensibilisierung des Herzens gegenüber Katecholaminen. Eine Begünstigung von Herzrhythmusstörungen in seltenen Fällen ergibt sich durch eine Hyperkapnie oder den Einsatz von Adrenalin zur Kreislaufstabilisierung bzw. zur Verlängerung der Wirkdauer von Lokalanästhetika. Trotzdem ist im Vergleich zum Halothan bei der Anwendung von Enfluran die Adrenalintoleranz erhöht.

Atmung Mit ansteigender Konzentration erzeugt Enfluran eine zunehmende atemdepressive Wirkung (Abbildung 14.3). Auf dem Niveau von 1 MAC ist die Beeinträchtigung des Atemantriebes aufgrund von Hypoxie und Hyperkapnie stärker ausgeprägt als beim Halothan (Hirshman et al., 1977). Ungeklärterweise tritt eine Tachypnoe im Vergleich zum Halothan seltener auf. In der Regel wird eine assistierte oder kontrollierte Beatmung durchgeführt. Um das Auftreten von Krampfanfällen zu verringern (siehe unten), sollten Hyperventilationen trotzdem vermieden werden. Wie bei allen Narkosegasen kann der pulmonale Sauerstoffaustausch während der Narkose beeinträchtigt sein. Zur Vermeidung von Hypoxämien insbesondere bei älteren Patienten werden inspiratorische Sauerstoffkonzentrationen von 35% und mehr appliziert. Enfluran bewirkt eine Bronchodilatation bzw. hemmt das Auftreten von Bronchokonstriktion.

Nervensystem Zu Beginn des klinischen Einsatzes von Enfluran wurden bei einem kleinen Teil der Patienten tonisch-klonische Muskelkontraktionen beobachtet (Clark und Rosner, 1973). In der Folgezeit konnte gezeigt werden, daß es bei Verwendung höherer Enflurankonzentrationen oder während einer Hypokapnie zum Auftreten eines charakteristischen EEG-Veränderungen kommt. Ein EEG-Muster mit hohen Amplituden und Frequenzen (14 - 18 Hz) schreitet zu *spike-dome*-Komplexen fort. Diese wechseln sich mit Perioden ohne elektrische Aktivität ab oder werden von kurzen Krampfpotentialen mit motorischen Bewegungen gefolgt. Zuckungen von Kiefer-, Gesichts-, Nacken- oder Extremitätenmuskulatur können beobachtet werden. Diese krampfartigen Kontraktionen sistieren spontan und sind von nur kurzer Dauer. Sie können durch Vermeidung von Hyperventilationen und zu tiefer Narkosestadien verhindert werden. Diese exzitatorischen Eigenschaften des Enflurans sind jedoch von geringer klinischer Relevanz und erhöhen das Anfallsrisiko bei Epilepsiepatienten nicht. Trotzdem sollte bei dieser Patientengruppe Enfluran eher vermieden werden.

Die übrigen Effekte des Enflurans auf das ZNS ähneln denen des Halothans. Der zerebrale Sauerstoffverbrauch ist reduziert; aufgrund einer Vasodilatation ist der zerebrale Blutfluß ebenso wie der intrakranielle Druck bei konstantem Perfusionsdruck erhöht. Diese letztgenannten Effekte sind jedoch weniger ausgeprägt als beim Halothan.

Muskulatur Die Relaxation der Skelettmuskulatur wird mit steigender Narkosetiefe verstärkt. Dieser Effekt ist im Vergleich zum Halothan größer (Rupp et al., 1985). Die durch Enfluran erzielte Muskelrelaxation kann für adominalchirurgische Eingriffe ausreichen. Durch die Kombination kompetitiver Muskelrelaxanzien mit Enfluran wird deren Wirkung verstärkt. Eine niedrig dosierte gleichzeitige Applikation dieser Substanzen ermöglicht es, die Narkose in leichteren Stadien durchzuführen. Die oben beschriebenen muskelrelaxierenden Eigenschaften von Enfluran sind durch Effekte im ZNS und an der postsynaptischen Membran der motorischen Endplatte bedingt. Sie können nicht durch Neostigmin antagonisiert werden. Das Auslösen einer malignen Hyperthermie bei prädisponierte Personen ist bei einer Anästhesie mit Enfluran ebenfalls möglich (siehe Halothan, oben und Kapitel 9).

Die Uterusmuskulatur wird durch Enfluran relaxiert, das Blutungsrisiko im Rahmen einer Geburt, einer Sectio caesaria oder einer therapeutischen Abortabrasio ist daher erhöht.

Niere Die Reduktion des renalen Blutflusses, der glomerulären Filtrationsrate und der Urinmenge während einer Enflurannarkose entspricht derjenigen einer Halothannarkose (bei gleicher Narkosetiefe). Bei einer Unterbrechung der Narkose ist dieser Effekt sofort reversibel.

Fluor ist ein Stoffwechselprodukt des Enflurans (Mazze et al., 1977; Sakai und Takaori 1978). Obwohl die bei Enfluran gemessenen Fluorplasmakonzentrationen deutlich über den Plasmakonzentrationen gemessen bei Halothannarkosen (bis zu 20 µmol) liegen, wird die Schwelle der Nephrotoxizität von >40 µmol nicht erreicht. Bei niereninsuffizienten Versuchstieren sanken die Fluorplasmaspiegel rapide, nachdem die Enfluranzufuhr unterbrochen wurde. Dieser Effekt beruht vermutlich auf der Aufnahme des Anions ins Knochengewebe. Enflurannarkosen bei Patienten mit Nierenerkrankungen sind durchführbar, solange keine Narkosen von extremer Dauer oder Tiefe angestrebt werden.

Leber und Gastrointestinaltrakt Bislang liegen keine Berichte über außergewöhnliche Effekte von Enfluran auf den Gastrointestinaltrakt vor. Die Durchblutung des Splanchnikusgebietes wird relativ zum Perfusionsdruck reduziert, wobei das Sauerstoffangebot dadurch nicht eingeschränkt ist. Übelkeit und Erbrechen werden postoperativ in ungefähr 3 - 15% der Fälle beobachtet.

Bei chirurgischen Eingriffen in Enflurannarkose konnte man während und nach der Operation eine Beeinträchtigung der Leberfunktion nachweisen. Bei freiwilligen Probanden hingegen war eine postanästhetische Beinträchtigung der Leberfunktion nicht zu beobachten. Da auf Leberzellnekrosen im Zusammenhang mit wiederholten Enflurannarkosen hingewiesen wurde, sollte bei Verdacht auf eine Sensibilisierung durch vorangegangene Enfluranapplikationen ein anderer Wirkstoff für die Anästhesie gewählt werden (siehe oben).

Biotransformation Mehr als 80% des eingeatmeten Enflurans kann unverändert über die Ausatmungsluft zurückgewonnen werden. Von der restlichen Menge werden 2 - 10% in der Leber verstoffwechselt (Carpenter et al., 1986). Dieser Anteil ist klein, da sich die Stabilität des Moleküls durch die Anwesenheit von Fluor und Chlor, die Abwesenheit von Brom und die inkorperierte Ätherbindung erhöht. Zudem ist der Fett-Gas-Verteilungskoeffizient kleiner als der von anderen halogenierten Narkosegasen. Deshalb kann sich Enfluran in der postoperativen Phase schneller aus dem Fettgewebe lösen und steht nur eine relativ kurze Zeit für den Abbau zur Verfügung. Die Metabolisierung kann durch eine Induktion der Leberenzyme gesteigert werden. Zu den bisher bekannten Metaboliten gehören Difluormethoxydifluoressigsäure und Fluoridionen. Die Bedeutung der Fluoride für die Nierenfunktion wurde bereits oben besprochen.

Zusammenfassung *Nachteile und Einschränkungen* Eine tiefe Narkose mit Enfluran wird von einer Atem- und Kreislaufdepression begleitet. Krampfpotentiale können bei höheren Enflurankonzentrationen auftreten, insbesondere dann, wenn zusätzlich eine Hypokapnie besteht. Diese Substanz sollte bei Patienten mit vorbestehenden EEG-Veränderungen oder einem Krampfleiden nicht zum Einsatz kommen. Die relaxierende Wirkung von Enfluran auf den Uterus stellt eine relative Kontraindikation für den anästhetischen Einsatz von höheren Enflurankonzentrationen während der Geburtsphase dar.

Vorteile Enfluran erlaubt zügige und sanfte Anpassungen der Narkosetiefe mit nur geringen Veränderungen der Herz- und Atemfrequenz. Obwohl Herzrhythmusstörungen, postoperatives Muskelzittern, Übelkeit und Erbrechen auftreten können, geschieht dies in einem geringeren Ausmaß als beim Halothan oder Methoxyfluran. Die Skelettmuskelrelaxation ist für manche chirurgische Maßnahmen ausreichend; die Kombination mit kompetitiven Muskelrelaxanzien erlaubt eine Dosisverringerung von Enfluran oder des eingesetzten Muskelrelaxans. Erfolgt die intravenöse Adrenalinapplikation mit den gleichen Vorsichtsmaßnahmen wie bei der Halothananästhesie beschrieben, so sind Herzrhythmusstörungen im Vergleich dazu seltener zu beobachten.

Status quo 1973 wurde Enfluran für den allgemeinen klinischen Gebrauch eingeführt. Anfangs wurde es als Ersatzanästhetikum für Halothan verwendet, um dessen wiederholten Einsatz zu vermeiden. Heutzutage findet es eine weitverbreitete Anwendung, wann immer eine Inhalationsnarkose beim Erwachsenen gewünscht wird. Bei Kinderanästhesien wird Enfluran jedoch meist nicht als primäres Anästhetikum verwendet.

ISOFLURAN

Chemie und physikalische Eigenschaften *Isofluran* ist ein 1-Chlor-2,2,2-trifluorethyl-difluormethylether (siehe Abb. 14.2). Die chemischen und physikalischen Eigenschaften von Isofluran gleichen denen seines Isomers Enfluran (siehe Tabelle 14.1). Es ist in Luft und Sauerstoff nicht brennbar. Da sein Verdampfungsdruck hoch ist, erfordert es den Einsatz eines Präzisionsverdampfers, um die exakte Kontrolle der Zufuhr zu gewährleisten.

Pharmakologische Eigenschaften

Allgemeines Die Eigenschaften des Isoflurans ermöglichen eine sanfte und schnelle Ein-und Ausleitung von Vollnarkosen. Isofluran hat einen kleineren Blut-Gas-Löslichkeitskoeffizienten als Enfluran. Es genügt daher, eine kleinere Gasmenge aus dem Narkoseverdampfer zum Patienten zu transferieren, um den gleichen Partialdruck im Blut (oder Gehirn) einstellen zukönnen. Dementsprechend können Veränderungen der Narkosetiefe mit Isofluran wesentlich schneller als mit Enfluran erreicht werden. Die Narkoseeinleitung kann in weniger als zehn Minuten durch die Einatmung einer Konzentration von 3% Isofluran in Sauerstoff erfolgen. Für die Aufrechterhaltung der Narkose wird die Isoflurankonzentration im allgemeinen auf 1,5 - 2,5% reduziert. Die Narkoseeinleitung wird für gewöhnlich durch die Injektion eines schnellwirkenden Barbiturates ergänzt (siehe Kapitel 17). Durch den Einsatz anderer adjuvanter Wirkstoffe wie Opiate, Lachgas und/oder Muskelrelaxanzien kann die zur Schaffung optimaler Operationsbedingungen erforderliche Menge des Narkosegases reduziert werden. Die seit jüngerer Zeit zu diesem Zweck verwendeten α_2-Adrenzeptor-Agonisten werden später in diesem Kapitel diskutiert.

Die klinischen Zeichen, mit deren Hilfe die Narkosetiefe abgeschätzt werden kann, beinhalten sowohl das progressive Absinken des arteriellen Blutdruckes, des Atemzugvolumens und der Atemfrequenz als auch einen Anstieg der Herzfrequenz. Während der kontrollierten Beatmung sind die Veränderungen des Blutdruckes und der Herzfrequenz sowie die Reaktionen auf chirurgisch bedingten Schmerzreize hierbei die verläßlichsten Indikatoren. Die Pupillen sind verengt, reagieren auf Licht und liefern keine brauchbaren Hinweise für die Tiefe einer Narkose durch Isofluran. Es wurden jedoch eine Reihe von Techniken eingeführt, welche auf der Analyse der elektrischen Hirnaktivität beruhen, um die Abschätzung der Narkosetiefe durch Isofluran zu erleichtern (Levy, 1994).

Kreislauf Der systemische arterielle Blutdruck fällt mit fortschreitender Narkosetiefe durch Isofluran kontinuierlich ab, ähnlich wie bei Narkosen mit Halothan oder Enfluran. Im Gegensatz zu den beiden letzteren Substanzen bleibt das Herzzeitvolumen durch Isofluran unbeeinträchtigt (Abbildung14.2). Die Ursache des Blutdruckabfalls ist eine Verminderung des peripheren Widerstandes aufgrund von Vasodilatation, insbesondere im Bereich der Haut und der Muskulatur (Stevens et al., 1971). Obwohl *in vitro* auch negativ inotrope Effekte mit Isofluran beobachtet wurden, waren diese im Vergleich zum Halothan geringer ausgeprägt. Auch war die Ca^{2+}-Konzentration in den Myozyten weniger verändert (Wheeler et al., 1994). Die Koronargefäße werden bei 1,5 MAC Isofluran maximal dilatiert. Es wird daher angenommen, daß Isofluran gegenüber Halothan und Enfluran eine größere kardiovaskuläre therapeutische Breite bietet, da der koronare Blutfluß bei verminderten myokardialen Sauerstoffverbrauch aufrecht erhalten wird. Bei einigen Patienten mit ischämischer Herzerkrankung sind jedoch bestimmte Myokardregionen mit verengten Gefäßen von der Blutversorgung über Kollateralen abhängig; die Dilatation von gesunden Koronargefäßen durch Isofluran kann die Durchblutung dieser Kollateralen im Sinne eines *steal effect* beeinträchtigen und damit eine Ischämie verstärken (Buffington et al., 1988). Solche Effekte lassen sich durch die Vermeidung von Blutdruckabfällen und Tachykardien minimieren.

Herzrhythmus Isofluran erhöht die Herzfrequenz, Herzrhythmusstörungen werden jedoch nicht verstärkt. Isofluran führt zu keiner Beeinträchtigung der Überleitung im AV-Knoten und sensibilisiert das Herz nicht für Katecholamine. Beim Gebrauch von Adrenalin zur lokalen Blutstillung wird unter Isofluran das dreifache derjenigen Menge toleriert, welche in Gegenwart von Halothan bereits rhythmogen wirkt.

Atmung Mit steigender Konzentration wird die Atmung durch Isofluran zunehmend unterdrückt. Bei der Konzentration von 1 MAC erhöht sich der arterielle Kohlendioxidpartialdruck auf etwa das gleiche Niveau wie durch Halothan (ungefähr 50 mmHg). Der Atemantrieb wird nach Stimulation durch extreme Kohlendioxidanstiege und Hypoxie relativ stärker unterdrückt als bei den anderen Narkosegasen (Hirshman et al., 1977). Die Atemdepression bei spontaner Atemtätigkeit ist durch eine Reduktion des Atemzugvolumens bei nur geringen Veränderungen der Atemfrequenz charakterisiert. Die atemdepressive Wirkung von Isofluran wird durch eine Prämedikation mit Opioiden verstärkt. Um eine extreme Hyperkapnie zu vermeiden, wird im Normalfall eine assistierte oder kontrollierte Beatmung durchgeführt.

Durch die Verminderung der pulmonalen Compliance, der funktionellen Residualkapazität und eine Hemmung reflektorischer pulmonaler Vasokonstriktionsmechanismen bei Hypoxie wird der pulmonale Gasaustausch durch sämtliche volatilen Inhalationsanästhetika eingeschränkt (Marshall et al., 1995). Isofluran kann in ähnlicher Weise wie Halothan den Tonus einer verengten Bronchialmuskulatur reduzieren. Bis zum Erreichen einer adäquaten Narkosetiefe übt Isofluran einen stimulierenden Effekt auf die Atemwegsreflexe aus, welcher zu einer gesteigerten Schleimsekretion, Husten und Laryngospasmus führen kann. Diesbezüglich hat Isofluran einen stärkeren Effekt als Enfluran und Halothan. Die Inzidenz solcher Effekte kann durch eine angemessene Prämedikation und durch die Einleitung der Narkose mit Thiopental oder einem anderen intravenösen Anästhetikum vor der Verabreichung von Isofluran deutlich reduziert werden.

Nervensystem Im Rahmen von Isoflurannarkosen erhöht sich der zerebrale Blutfluß leicht, wohingegen der Gehirnstoffwechsel im Vergleich zu Halothan geringfügiger reduziert ist. Die Hirndurchblutung bleibt gegenüber Kohlendioxidveränderungen sensibel. Zerebraler Blutfluß, Metabolismus und Hirndruck werden sowohl durch Isofluran als auch durch Hypokapnie reduziert (McPherson et al., 1989). Aus diesem Grund wird Isofluran in der Neurochirurgie bevorzugt eingesetzt (Messick et al., 1987). Desweiteren kann es einen gewissen Schutz vor hypoxämischen oder ischämischen Schäden des Gehirns bieten (Newberg und Michenfelder, 1983). Das EEG offenbart mit zunehmender Narkosetiefe fortlaufende Veränderungen (Clark und Rosner, 1973). Bei 1 MAC herrschen langsame Wellen mit erhöhter Amplitude vor. Dieses Muster nimmt bei 1,5 MAC bis auf *burst-suppression*-Niveau ab und bei 2 MAC herrscht elektrische Stille vor. Anders als bei seinem Isomer Enfluran wurde beim Isofluran keine Krampfaktivität beobachtet.

Muskulatur Isofluran reduziert die Reizantwort der Skelettmuskulatur auf eine anhaltende Nervenstimulation und verstärkt die muskelrelaxierenden Effekte sowohl von nicht-depolarisierenden als auch von depolarisierenden Muskelrelaxanzien. Es ist in dieser Hinsicht potenter als Halothan, so daß bei gleicher Narkosetiefe nur halb soviel Tubocurarin bei Verwendung von Isofluran (oder Enfluran) für eine befriedigende Muskelrelaxation benötigt wird. Dieser Effekt ist wünschenswert, da auf diese Weise die Menge anderer Wirkstoffe verringert und eine Narkose auf niedrigerem Niveau ermöglicht werden kann. Diese muskelrelaxierenden Eigenschaften des Isoflurans beruhen auf Wirkungen am ZNS und an der motorischen Endplatte, die denen des Enflurans gleichen. Zusätzlich bewirkt die verbesserte Durchblutung der Muskulatur im Rahmen einer Isoflurannarkose ein schnelleres An- und Abfluten der Muskelrelaxanzien. Wie beim Halothan und Enfluran kann eine maligne Hyperthermie auch während einer Anästhesie mit Isofluran ausgelöst werden. Ebenso wie bei den anderen Inhalationsanästhetika wird die Uterusmuskulatur durch Isofluran relaxiert. Daher wird die Anwendung bei Eingriffen, bei denen eine angemessene Uteruskontraktion zur Reduktion von Blutverlusten Vorraussetzung ist, nicht empfohlen.

Niere Wie bei allen anderen Narkosegasen tritt auch bei einer Isoflurannarkose eine Reduzierung der Nierendurchblutung, der glomeruläten Filtrationsrate und der Urinausscheidung auf. Diese Veränderungen der Nierenfunktion sind während der Aufwachphase sofort reversibel. Die Menge an Fluoridionen, die aufgrund der metabolischen Isofluranelimination ausgeschieden werden ist gering, und Nierenschäden bei ein- oder mehrmaliger Exposition wurden nicht beobachtet. Isofluran ist bei Patienten mit Nierenerkrankungen nicht kontraindiziert.

Leber und Gastrointestinaltrakt Die Inzidenz von Übelkeit und Erbrechen nach Isoflurananwendung ist ähnlich der von anderen halogenierten Narkosegasen und hängt von weiteren Faktoren ab, die bereits beim Halothan diskutiert wurden. Die Durchblutung der Leber und des Gastrointestinaltraktes wird bei einer moderaten Narkose mit Isofluran kaum verändert.

Der Blutfluß zu diesen Organen reduziert sich bei ansteigender Narkosetiefe mit abnehmendem systemischem arteriellem Blutdruck. Leberfunktionstests zeigten nur minimale Veränderungen, welche nach Beendigung der Isoflurannarkose reversibel waren. Berichte über ein Leberversagen unter der Einwirkung von Isofluran liegen bislang nicht vor. Erfahrungen mit diesem Narkosegas werden weiterhin gesammelt, wobei das begrenzte Ausmaß der Metabolisierung von Isofluran für die Hypothese spricht, daß es weniger hepatotoxisch als Halothan und Enfluran ist.

Biotransformation Nur 0,2% des vom Körper aufgenommenen Isoflurans wird metabolisiert (Holaday et al., 1975). Dies ist im Vergleich zur Metabolisierungsrate von Halothan oder Enfluran ein bemerkenswert kleiner Anteil. Die geringen Mengen von Fluor und Trifluoressigsäure, welche als Zerfallsprodukte von Isofluran entstehen, reichen nicht aus, um Zellschäden zu verursachen; dies erklärt die nicht vorhandene Nieren- und Lebertoxizität. Isofluran scheint weder mutagen, teratogen noch karzinogen zu sein (Eger et al., 1978).

Zusammenfassung *Nachteile und Einschränkungen* Isofluran hat einen stechenderen Geruch als Halothan. Deshalb werden zusätzlich intravenöse Anästhetika verabreicht, um diesen unangenehmen Nachteil auszuschalten. Eine Isoflurannarkose geht mit zunehmender Atemdepression und Blutdrucksenkung einher. Die relaxierende Wirkung auf den Uterus ist meist unerwünscht.

Vorteile Die Narkosetiefe kann mit Isofluran sehr schnell angepaßt werden. Das Herzzeitvolumen bleibt nahezu unverändert. Weiterhin kommt es zu einer allgemeinen Gefäßdilatation (inklusive der Koronarien). Herzrhythmusstörungen treten selten auf. Zur Kreislaufstabilisierung verabreichtes Adrenalin wird im Vergleich zur Halothannarkose in größeren Mengen toleriert. Isofluran potenziert die Wirkung von Muskelrelaxanzien und reduziert damit deren erforderliche Dosis. Der zerebrale Blutfluß und der Hirndruck lassen sich während einer Isoflurannarkose gut kontrollieren. Isofluran wird nur in einem minimalen Ausmaß metabolisiert. Hinweise auf nephro- oder hepatotoxische Effekte existieren nicht.

Status quo Isofluran wurde 1981 eingeführt und ist aus den oben beschriebenen Gründen das am häufigsten verwendete Inhalationsanästhetikum geworden.

DESFLURAN

Chemische und physikalische Eigenschaften

Desfluran ist ein Difluormethyl-1-fluor-2,2,2-trifluorethylether (siehe Abbildung 14.1). Desfluran ist nicht brennbar, stabil in Kohlendioxid, absorbierend und besitzt keine korrodierende Wirkung auf Metalle. Die Löslichkeit in Gummi und Kunststoffen ist klinisch nicht von Bedeutung. Der Siedepunkt von Desfluran liegt nahe der Raumtemperatur. Die Zufuhr exakter Gaskonzentrationen erfordert den Gebrauch spezieller, erwärmbarer Verdampfer zur Erzeugung reinen Gasdampfes, welcher mit geeigneten Gasen vermischt und verdünnt wird (z. B. Sauerstoff mit oder ohne Lachgas).

Pharmakologische Eigenschaften

Allgemeines Obwohl die Löslichkeit im Blut durch die Substitution des Chlormoleküls von Isofluran durch ein Fluormolekül im Desfluran bis auf Werte von Lachgas reduziert werden konnte, ist die Wirkstärke zwar geringer als die des Isoflurans, jedoch wesentlich größer als die von Lachgas (siehe unten). Das Ergebnis ist ein präzise steuerbares Narkosegas mit sehr schnellen Ein- und Ausleitungsphasen. Diese Eigenschaften machen es besonders geeignet für die expandierende ambulante Chirurgie.

Bei inhalierten Konzentrationen von mehr als 6% kann es zu Irritationen durch den stechenden Geruch mit Hustenanfällen, Luftanhalten oder Laryngospasmus kommen. Dementsprechend wird die Narkose in der Regel intravenös eingeleitet und Desfluran erst nach Sicherung der Atemwege durch die endotrachealen Intubation zugeführt. Die Eigenschaften von Desfluran erlauben die schnelle Etablierung einer Narkose. Anders als bei Halothan, Isofluran oder Enfluran erreicht die alveoläre (oder Blut-) Desflurankonzentration innerhalb von fünf Minuten 80% der vom Verdampfer zugeführten Menge. Der geringe Löslichkeitskoeffizient für Blut und Gewebe bewirkt eine schnelle Elimination von Desfluran mit der Ausatmungsluft, wenn die Gaszufuhr unterbrochen wurde. Die Patienten erwachen ungefähr doppelt so schnell wie nach einer Isoflurananwendung und sind innerhalb von fünf bis zehn Minuten nach Unterbrechung der Desfluranzufuhr in der Lage, auf Ansprache zu reagieren (Tsai et al., 1992).

Kreislauf Die Kreislaufeffekte von Desfluran ähneln denen vom Isofluran. Der arterielle Blutdruck fällt dosisabhängig ab, was hauptsächlich durch die Reduzierung des systemischen Gefäßwiderstandes bewirkt wird. Das Herzzeitvolumen bleibt hingegen unter der Voraussetzung konstant, daß keine exzessiven Dosierungen verwendet werden (Abbildung 14.2). Ein Anstieg der Herzfrequenz ist möglich, insbesondere während der Einleitung oder bei abrupten Konzentrationserhöhungen. Diese Reaktionen können mit einem erhöhten arteriellen Blutdruck und gesteigerten Plasmakatecholaminspiegeln einhergehen. Dies sind jedoch Veränderungen, die nur vorübergehend zu beobachten sind. Ebenso wie andere halogenierte Äther prädisponiert Desfluran nicht zu ventrikulären Arrhythmien.

Die Verteilung der Organdurchblutung wird während einer Desflurananästhesie nur geringfügig geändert. Bei konstantem Blutdruck bleibt auch die Durchblutung des Splanchnikusgebietes, der Nieren, des Gehirns und der Koronarien erhalten, wohingegen die Perfusion der Leber reduziert sein kann. Eine koronare Gefäßdilatation, die zu Ischämien durch einen koronaren Steal-Mechanismus führt, wurde bei Desflurananwendung im Tiermodell nicht beobachtet. Das Risiko von Patienten mit koronarer Herzkrankheit scheint durch Desfluran nicht erhöht zu sein.

Atmung Desfluran erzeugt eine ausgeprägte Atemdepression. Bei spontan atmenden Patienten erhöht sich der Kohlendioxidpartialdruck, wobei es bei einer Konzentration von 2 MAC zu Atemstillständen kommen kann. Dieser und andere Effekte von Desfluran auf die Atemfunktion ähneln denen anderer volatiler Anästhetika (Abbildung 14.3).

Nervensystem Desfluran vermindert den zerebralen Gefäßwiderstand und erniedrigt die zerebrale Stoffwechselrate. Darüber hinaus gibt es möglicherweise eine Assoziation mit einem intrakraniellen Druckanstieg. Die Autoregulation der zerebralen Gefäße wird nicht beeinträchtigt, so daß eine Reaktion auf Veränderungen der Kohlendioxidkonzentration weiterhin bestehen bleibt. Diese Desfluraneffekte ähneln denen der anderen bereits diskutierten Narkosegase. Die EEG-Veränderungen beim Desfluran sind mit denen des Isoflurans vergleichbar. Krampfpotentiale wurden nicht beobachtet.

Muskulatur Mit Desfluran läßt sich die für eine endotracheale Intubation notwendige Muskelrelaxation erzielen. Es verstärkt die Wirkung von Muskelrelaxanzien an der motorischen Endplatte. Das Auftreten von malignen Hyperthermien nach Desflurananwendung wurde beim Menschen bisher nicht beobachtet.

Niere In Übereinstimmung mit der sehr geringen metabolischen Abbaurate besitzt Desfluran keine Nephrotoxizität *in vivo*; die Fluorkonzentration im Urin ist nicht erhöht. Desfluran ist bei Patienten mit Nierenerkrankungen nicht kontraindiziert.

Leber und Gastrointestinaltrakt Desfluran kann den portalvenösen Blutfluß vermindern, doch wie bereits erwähnt, bleibt die Durchblutung von Leber und Splanchnikusgebiet auf ausreichendem Niveau. Desfluraninduzierte Leberfunktionsstörungen konnten bislang nicht beobachtet werden. Eine Kontraindikation ergibt sich daher bei Patienten mit Lebererkrankungen nicht.

Biotransformation Die chemische Struktur von Desfluran bedingt seine biologische Stabilität, und nur 0,02% der inhalierten Menge können in Form von Stoffwechselprodukten detektiert werden (meist Trifluoressigsäure). Die Biotransformation beträgt nur 10% im Vergleich zum Isofluran.

Status quo Während tiefer Narkosestadien mit Desfluran ist die Atem- und Kreislaufdepression ähnlich der von Halothan, Isofluran und Enfluran. Im Vergleich zu diesen Substanzen werden die Atemwege durch Desfluran stärker irritiert. Aufgrund der geringen Löslichkeit und der guten Wirkungsstärke von Desfluran ist jedoch eine präzisere Steuerbarkeit der verabreichten Konzentration und ein dementsprechend schnelleres Erwachen aus der Narkose möglich. Desfluran wurde insbesondere für solche Eingriffe eingeführt, bei denen ein schnelles Erwachen gefordert wird (z. B. in der ambulanten Chirurgie). Da die Eigenschaften des Desflurans Vorteile bieten, wird derzeit eine breitere Anwendung des Wirkstoffs überprüft.

ANDERE HALOGENIERTE ANÄSTHETIKA

Von den verschiedenen derzeit untersuchten Allgemeinanästhetika ist Sevofluran, welches bereits in einigen Teilen der Welt intensiv eingesetzt wird, am vielversprechendsten.

Sevofluran

Sevofluran (Fluormethyl-2,2,2-trifluor-1-(trifluormethyl)-ethylether; siehe Abbildung 14.1) ist eine nicht brennbare, nicht irritierende Substanz, deren Eigenschaften in Tabelle 14.1 aufgelistet sind. Die geringe Blut- und Gewebslöslichkeit und die große Wirkungsstärke dieser Substanz ermöglichen eine hervorragende Steuerbarkeit der Narkosetiefe sowie ein rasches Erwachen nach Beendigung der Gaszufuhr. In dieser Hinsicht und in vielen seiner pharmakologischen Eigenschaften ähnelt Sevofluran dem Desfluran (Kazama und Ikeda, 1988; Morita et al., 1994; Kikura und Ikeda, 1993). Es hat gegenüber Desfluran den Vorteil, daß es die Atemwege bei Konzentrationen über 1 MAC vergleichsweise weniger irritiert und die Herzfrequenz nicht erhöht. Sevofluran unterliegt jedoch einem mindestens 100fach höheren metabolischen Abbau als Desfluran. Ungefähr 3% des verabreichten Sevoflurans können als Metaboliten wiedergewonnen werden (in erster Linie Hexafluorisopropanol). Die Fluorkonzentrationen im Plasma und im Urin sind nach einer Applikation von Sevofluran erhöht, aber nur selten wurde die Substanz in Verbindung mit Leber- oder Nierenschäden gebracht. Zudem konnte festgestellt werden, daß Sevofluran einem Abbau in den Kohlendioxidabsorbern unterliegt. Hierbei ensteht eine ungesättigte Kohlenwasserstoffpolymerverbindung (Olefin) in Konzentrationen, die bei Ratten Nephrotoxizität besitzt. Ob diese toxische Wirkung auch beim Menschen auftritt, ist bislang nicht bekannt. Sevofluran wurde in den USA bisher nicht für den allgemeinen Gebrauch zugelassen.

> In Deutschland ist Sevofluran hingegen schon für den allgemeinen Gebrauch zugelassen worden (Anm. d. Hrsg.).

LACHGAS

Chemische und physikalische Eigenschaften *Lachgas* (Distickstoffmonoxid; N_2O; siehe Abbildung 14.1) ist ein farb-, geruch- und geschmackloses Gas. Es ist das einzige anorganische Gas, welches für die klinische Anästhesie von praktischen Nutzen ist. Es wird als eine farblose, unter Druck stehende Flüssigkeit, die sich in einem Äquilibriumzustand mit ihrer Gasphase befindet, in zylindrischen Stahlflaschen auf dem Markt angeboten. Wenn Lachgas aus den Flaschen entweicht, geht ein entsprechender Teil der in der Flasche verbleibenden flüssigen Substanzmenge in den Gaszustand über, so daß der Druck in der Stahlflasche nahezu konstant bleibt bis die gesamte Flüssigkeit verdampft ist. Die dafür notwendige Verdampfungsenergie kommt von den Flaschenwänden und aus der Umgebungsluft mit dem Ergebnis, daß sich die Flasche abkühlt. Lachgas ist schwerer als Luft. Obwohl Lachgas selbst nicht brennbar ist, fördert es Verbrennungsprozesse ebenso aktiv wie Sauerstoff bei Anwesenheit von ausreichenden Konzentrationen brennbarer Anästhetika.

Lachgas besitzt eine relativ geringe Löslichkeit in Blut. Der Blut-Gas-Verteilungskoeffizient bei 37°C ist 0,47. Die anderen Eigenschaften sind in Tabelle 14.1 aufgelistet.

Pharmakologische Eigenschaften

Allgemeines Seitdem Colton erstmals 1844 Lachgas verabreichte, durchlief es Zeiten von größerer oder geringerer Beliebtheit. Zur Zeit wird Lachgas als ein Adjuvans bei vielen Eingriffen in Vollnarkose verwendet.

Mit Lachgas läßt sich nur unter hyperbaren Bedingungen die für Operationen erforderliche Anästhesietiefe erreichen. Paul Bert demonstrierte dies im Jahre 1879 unter Verwendung von 85% Lachgas in Sauerstoff bei 1,2 Atmosphären in einer Druckkammer. Der MAC-Wert beträgt etwa 105%, wobei die individuelle Variationsbreite beträchtlich schwankt. Durch die Einatmung von 20% Lachgas läßt sich eine dem Morphium vergleichbare Analgesiequalität erzielen. Einige Patienten verlieren bereits bei Eintatmung von 30% Lachgas in Sauerstoff das Bewußtsein, die meisten jedoch erst bei einem Lachgasanteil von 80%.

Lachgas wurde bei inspiratorischen Konzentrationen von 80% und sogar darüber hinaus als ein Monoanästhetikum verwendet. Hierbei ist die Gefahr einer Hypoxie gegeben. Mononarkosen mit Lachgas werden heute nicht mehr durchgeführt, da zwischen Vermeidung hypoxiebedingter Organschäden einerseits und der Aufrechterhaltung einer ausreichenden Narkosetiefe andererseits nur eine sehr geringe therapeutischen Breite verbleibt.

Eine weitere Applikationstechnik für Lachgas, die sich eines erheblichen Erfolges erfreuen konnte, besteht in der intravenösen Schlafinduktion durch Thiopental, einer Vervollständigung der Skelettmuskelrelaxation durch Muskelrelaxanzien sowie einer Hyperventilation bis auf einen Kohlendioxidpartialdruck von ungefähr 25 mmHg.

Es wurde postuliert, daß die vollständige Paralyse der Muskulatur und die komplette Unterdrückung des Atemantriebes, welche durch diese Manöver erzielt werden können, die durch Lachgas bedingte Analgesie verstärken. Die Operationsbedingungen sind exzellent, die Organfunktionen werden nur minimal beeinträchtigt und die Aufwachzeiten sehr kurz. Jedoch gab es häufig Berichte von Patienten über Erinnerungen an Ereignisse, die sich während dieser Form der Narkose abspielten. Die Patienten sind immobilisiert und nicht in der Lage zu kommunizieren; ihre Bewußtlosigkeit kann hierbei nicht durch Supplementierung mit potenten Inhalationsanästhetika oder intravenösen Wirkstoffen wie Opioiden oder Benzodiazepinen abgesichert werden.

Der Wert des Lachgases liegt heute in seiner Verwendung als ein Adjuvans. In Gegenwart von 70% Lachgas in Sauerstoff lassen sich die Konzentrationen der potenten Inhalationsanästhetika reduzieren. Unter diesen Umständen sind Reduktionen bei den MAC-Werten von 0,75% auf 0,29% beim Halothan, von 1,68% auf 0,6% beim Enfluran, und von 1,15% auf 0,5% beim Isofluran möglich. Die geringeren Dosierungen der halogenierten Narkosegase in Kombination mit Lachgas ermöglichen eine Verminderung der Atem- und Kreislaufdepression sowie eine Verkürzung der Aufwachzeiten.

Die Aufnahme und Verteilung von Lachgas wird insbesondere von seinen physikalischen Eigenschaften bestimmt (Eger, 1974). Ein normaler Erwachsener, der mit 70% Lachgas beatmet wird, erreicht ein Äquilibrium von 90% nach ungefähr 15 Minuten. Während dieser Zeit werden etwa 10 Liter Lachgas aus dem alveolären Gasgemisch vom Körper absorbiert. Dieser Volumenaustausch ist mehr als zehnmal so groß als während einer Inhalation von 1% Halothan. Diese Aufnahme großer Lachgasmengen ist die Ursache zweier Effekte: der sogenannte Second-gas-Effekt und der Konzentrationseffekt (siehe Kapitel 13). Klinisch erweisen sich beide Effekte während der Narkoseeinleitung als nützlich, weil sie die Geschwindigkeit der Aufnahme halogenierter Inhalationsanästhetika sowie die alveoläre Sauerstoffkonzentration erhöhen und auf diese Weise die Hypoxiegefahr minimieren. Eine Umkehrung dieses Prozesses tritt aber auf, wenn die Lachgaszufuhr unterbrochen wird (siehe Kapitel 13). Wird zu abrupt mit Raumluft substituiert, so führt das schnell abflutende Lachgas aus Blut und Geweben im alveolären Gasraum zu einem vorübergehenden, substantiellen Abfall des alveolären und daraus folgend des arteriellen Sauerstoffpartialdruckes. Diesen Vorgang bezeichnet man als Diffusionshypoxie. Er kann die Ursache postoperativer Hypoxämien sein, insbesondere dann, wenn zusätzlich eine Atemdepression als Folge einer längeren Hyperventilation besteht. Solche *Diffusionshypoxien* haben eine begrenzte Zeitdauer und können durch die Verabreichung von zusätzlichem Sauerstoff während der frühen Aufwachphase vermieden werden.

Immer wenn ein lachgashaltiges Gasgemisch Patienten verabreicht wird, welche vorher Raumluft geatmet haben, findet ein Austausch zwischen Lachgas und Stickstoff statt. Da der Blut-Gas-Verteilungskoeffizient von Lachgas 34mal so groß ist wie der von Stickstoff wird sehr viel mehr Lachgas ausgetauscht. Als Folge der Applikation von Lachgas expandieren die gashaltigen Hohlräume im Körper, wenn der Stickstoff durch größere Mengen an Lachgas ersetzt wird. Solche Hohlräume können sich im Bereich eines verstopften Mittelohrs, eines Pneumothorax, in Dünndarmschlingen und in Lungen- oder Nierenzysten befinden. Sogar die Luft innerhalb des Schädels als Folge eines Pneumoenzephalogramm kann expandieren. In allen diesen Fällen kann es zu starken Druckerhöhungen und Volumenvergrößerungen führen. Folglich sollte der Einsatz von Lachgas unter solchen Bedingungen vermieden werden.

Kreislauf Lachgas wird in der Regel als eine Substanz von mehreren im Rahmen einer Allgemeinanästhesie eingesetzt. Die ausgeprägten Effekte der potenten Inhalationsanästhetika auf das kardiovaskuläre System bewirken, daß die subtileren Auswirkungen von Lachgas leicht übersehen werden können.

Supplementierung mit anderen Anästhetika Wenn bei Konstanthaltung der Narkosetiefe eine Halothannarkose durch Lachgas supplementiert wird, ist eine Pupillenerweiterung und ein Anstieg der plasmatischen Noradrenalinkonzentration zu beachten. Unter diesen Umständen steigen sowohl der arterielle Blutdruck, als auch der totale periphere Widerstand und das Herzzeitvolumen an (Hornbein et al., 1969; Smith et al., 1970). Die Vertiefung einer Halothannarkose durch die zusätzliche Verabreichung von Lachgas bewirkt eine erhöhte zerebrale Durchblutung sowie eine Minderdurchblutung der Nieren und der Organe des Splanchnikusgebietes, ohne daß es zu einer signifikanten Veränderung des arteriellen Blutdruckes kommt (Seyde et al., 1986). Lachgas vermindert die myokardiale Kontraktilität *in vitro* und erhöht die Reaktionsbereitschaft der glatten Gefäßmuskulatur gegenüber Adrenalin. Der Nettoeffekt einer Supplementierung von Halothan mit Lachgas liegt in einer substantiellen Verringerung der zur Aufrechterhaltung der Narkose benötigten Halothanmenge und einer dadurch bedingten Reduktion hypotensiver Phasen.

Die Supplementierung von Enflurannarkose durch 70% Lachgas führt zu einer Reduktion der benötigten Enflurankonzentration und zu einer ähnlichen (siehe oben) aber schwächer ausgeprägten Aktivierung des sympathischen Nervensystems (Smith et al., 1978). Die kombinierte Anwendung von Lachgas und Isofluran bei konstanter Narkosetiefe bewirkt eine schwächere Atemdepression und einen geringeren systemischen Blutdruckabfall als eine alleinige Anwendung von Isofluran. Bei Kombination mit Opioiden kommt es jedoch zu einer weiteren Verstärkung der Kreislaufdepression.

Atmung Die Auswirkungen von Lachgas auf den Atemantrieb sind relativ gering, so daß bei der Gabe von 50% Lachgas die Reaktionsfähigkeit gegenüber Kohlendioxid nur geringfügig oder überhaupt nicht beeinträchtigt ist. Bei der Kombination von Lachgas mit anderen Inhalationsanästhetika kommt es jedoch zu einer eindeutigen Verstärkung der Atemdepression (Hornbein et al., 1969). Die Reaktion auf eine Hypoxie ist bei alleiniger Gabe von 50% Lachgas bereits reduziert (Yacoub et al., 1976).

Die relativ unspezifischen Veränderungen der Atemfunktion, welche bei einer Allgemeinanästhesie zu einer Vergrößerung der Differenz zwischen der alveolären und arteriellen Sauerstoffspannung führen können, unterstreichen nochmals die Wichtigkeit einer Anhebung der inspiratorischen Sauerstoffkonzentration. Eine kontinuierliche pulsoxymetrische Messung der Sauerstoffsättigung des Hämoglobins erlaubt jedoch eine sichere individuelle Kontrolle der Gaskonzentrationen.

Effekte auf andere Organe Durch Lachgas werden keine ungünstigen Effekte auf das ZNS ausgeübt. Die Reaktionsfähigkeit der zerebralen Gefäße auf Kohlendioxid bleibt erhalten, ebenso funktioniert die zerebrale Autoregulation weiterhin, wenn sich der Perfusionsdruck in Gegenwart von 70% Lachgas ändert (Wollman et al., 1965).

Der Tonus und die Durchblutung der Skelettmuskulatur wird durch eine Anwendung von 80% Lachgas nicht verändert. Im Gegensatz zu den halogenierten Inhalationsanästhetika ist eine maligne Hyperthermie unter der Anwendung von Lachgas eher unwahrscheinlich.

Die Leber, die Nieren und der Gastrointestinaltrakt weisen mit Ausnahme der bereits beschriebenen Veränderungen der Durchblutung keine besonderen Effekte bei der Applikation von Lachgas auf. Es liegen keine Hinweise für eine Toxizität vor. Postoperative Übelkeit und Erbrechen tritt in ungefähr 15% der Fälle auf.

Die Methioninsynthetase, ein Vitamin-B12-abhängiges Enzym, wird infolge sehr langer Lachgasanwendungen inaktiviert und aufgrund der dadurch bedingten Beeinträchtigung der DNS-Synthese die Bildung von Leukozyten und Erythrozyten im Knochenmark beeinträchtigt. Diese Effekte treten aber nicht im Rahmen klinisch relevanter Operationszeiten auf (Amess et al., 1978). Die Oxidation des Kobaltatoms von Vitamin B12 durch Lachgas kann außerdem megaloblastische Veränderungen im Knochenmark sowie eine Neuropathie bei Versuchstieren verursachen (siehe Kapitel 53). Obwohl die Langzeitinhalation von Lachgas in der Schmerztherapie angewendet wurde, ist der Nutzen dieser Therapie aufgrund dieser Nebenwirkungen begrenzt. Von größerer praktischer Bedeutung sind die Auswirkungen einer niedrig dosierten Langzeitexposition von Lachgas auf das OP-Personal. Wie beim Halothan gibt es kaum konkrete Beweise für schädigende Effekte, obwohl ab Konzentrationen von 500 ppm eine milde Beeinträchtigung des ZNS feststellbar ist. Mit einfachen Maßnahmen kann jedoch eine Kontamination verhindert werden. Die Raumluft eines Operationssaales sollte nicht mehr als 50 ppm Lachgas enthalten. Eine Neuropathie ähnlich der bei Vitamin-B12-Mangel wurde bei Zahnärzten, die Lachgas zur Narkose verwendeten, beobachtet (Layzer, 1978).

Biotransformation Lachgas wird sehr schnell mit der Exspirationsluft eliminiert; ein kleiner Teil diffundiert durch die Haut. Bisher wurden keine ausreichend genauen Methoden gefunden, um festzustellen zu können, in welchem Ausmaß Lachgas einer Biotransformation unterliegt.

Zusammenfassung *Nachteile* Lachgas ist eine schwach wirkende Substanz ohne muskelrelaxierende Eigenschaften. Versuche, ausschließlich mit Lachgas eine adäquate Narkosetiefe zu erzielen, führen zu einer Hypoxie. Bei der Ausatmung großer Lachgasvolumina kann eine vorübergehende postnarkotische Hypoxie auftreten. Die Luftblasen in den geschlossenen Hohlräumen im Bereich des Abdomens, des Brustkorbes oder des Schädels können im Rahmen von Lachgasnarkosen expandieren.

Vorteile Lachgas ist nicht brennbar, nicht reizend und eine wirksame analgetische Substanz. Ein- und Ausleitung verlaufen sehr schnell und die Toxizität ist in üblichen Konzentrationen gering. Seine Hauptindikation besteht in der Supplementierung anderer spezifischer und/oder potenterer Wirkstoffe mit dem Effekt, daß diese in geringerer Dosis mit verkürzten Aufwachzeiten und verringerten Komplikationsraten eingesetzt werden können.

Status quo Lachgas wird als Monoanästhetikum intermittierend zur Analgesie bei zahnärztlichen Eingriffen und während der ersten Phase von Geburten eingesetzt. In Kombination mit anderen Medikamenten findet Lachgas eine breite Anwendung bei Allgemeinanästhesien.

II. INTRAVENÖSE ANÄSTHETIKA

Um eine ausreichende Hypnose, Analgesie, Muskelrelaxation und Kontrolle viszeraler Reflexe im Rahmen allgemeinanästhesiologischer und chirurgischer Maßnahmen gewährleisten zu können, ist eine Kombination verschiedener intravenöser Wirkstoffe mit unterschiedlichen Wirkmechanismen erforderlich. Der Einsatz intravenöser Pharmaka führt zu einer erhöhten Flexibilität und ermöglicht eine Dosisverringerung der verabreichten Inhalationsanästhetika. Hochpotente und schnell reversible Wirkstoffe erlauben eine bessere Steuerbarkeit der gewünschten Effekte. Von Bedeutung ist hierbei, daß die Eliminationsraten einiger dieser Medikamente von Umverteilungsprozessen zwischen dem Plasma und anderen Kompartimenten bestimmt werden. Ein Wirkstoff, welcher nach einer einzelnen Bolusgabe ultrakurz wirksam ist, kann eine viel langsamere Eliminationsrate haben und eine längere Wirkung über mehrere Stunden nach der Applikation aufweisen (Abbildung 14.5; Hughes et al., 1992).

In diesem Abschnitt sollen die speziellen Eigenschaften von Barbituraten, Benzodiazepinen, Opioiden, α_2-Agonisten und anderen Substanzen, die bei chirurgischen Eingriffen von Nutzen sind, besprochen werden. Eine ausführlichere Darstellung jeder dieser Substanzklassen und ihrer Anwendungsmöglichkeiten unter verschiedenen klinischen Aspekten wird an anderer Stelle des Buches präsentiert.

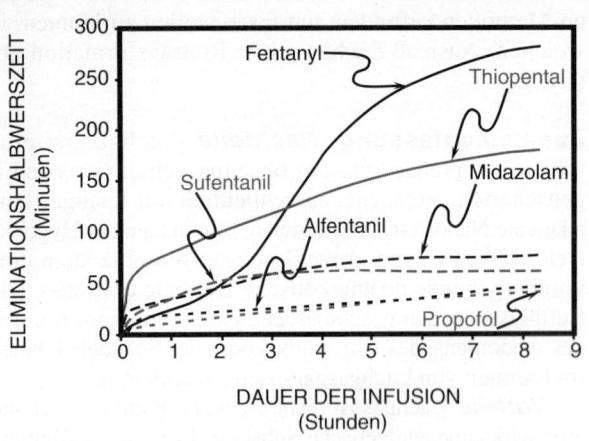

Abbildung 14.5 Auswirkungen der Infusionsdauer auf die Eliminationsrate intravenöser Anästhetika.
Die Aufwachzeiten verlängern sich bei den kurzwirksamen Wirkstoffen mit der Dauer ihrer Infusion, wobei es beachtliche Unterschiede zwischen den einzelnen Substanzen gibt. So ist beispielsweise die Aufwachzeit nach einer zweistündlichen Infusion von Fentanyl deutlich verlängert, während die kurzen Aufwachzeiten von Propofol und Alfentanil weitgehend erhalten bleiben. Die Eliminationshalbwertszeit ist die Zeit, in der die Konzentration eines Medikamentes im zentralen Kompartiment auf die Hälfte des Ausgangswertes (gemessen vom Zeitpunkt des Endes einer Infusion) abfällt (Hughes et al., 1992, mit freundlicher Genehmigung).

BARBITURATE

Ein Barbiturat mit einer den Erfordernissen der Chirurgie angepaßten Wirkungsdauer wurde mit der Einführung des *Thiopentals* durch Lundi in 1935 erstmalig verfügbar. Der Gebrauch von Thiopental bei Allgemeinanästhesien übersteigt weiterhin den aller anderen Barbiturate (siehe auch Kapitel 17). Weitere ultrakurz wirkende Barbiturate schließen *Methohexital* und *Thiamylal* ein.

Phamakologische Eigenschaften

Pharmakokinetik Nach Gabe einer einzelnen intravenösen Dosis von Thiopental-Natrium als eine 2,5%ige isotone Lösung tritt der Bewußtseinsverlust innerhalb von 10 bis 20 Sekunden entsprechend der Kreislaufzeit vom Arm bis zum Gehirn ein. Eine Steigerung der Narkosetiefe ist noch bis zu 40 Sekunden möglich. Dann vermindert sie sich fortlaufend, bis das Bewußtsein nach 20 bis 30 Minuten zurückkehrt. Dieser sequentielle Ablauf ist durch die Veränderungen der Thiopentalkonzentration an zerebralen Wirkorten bedingt; er ist die Folge der initialen Verteilung der Substanz in diesem Bereich und der darauffolgenden Umverteilung zu anderen Geweben (die Plasmahalbwertszeit während der Umverteilungsperiode liegt bei ungefähr drei Minuten). Diese Eigenschaft wird ausführlich in Kapitel 1 und 17 besprochen. Zum Zeitpunkt des Erwachens kann die Plasmakonzentration noch bei 10% vom Spitzenwert liegen. Ist eine ausreichende Mengen an Thiopental in allen Geweben vorhanden, führt die Umverteilung nicht zu einem derartig steilen Abfall der Plasmakonzentration, und die Wirkdauer verlängert sich. Im Falle einer zu großen applizierten Gesamtmenge an Thiopental kann die Aufwachphase mehrere Stunden andauern (Abbildung 14.5).

Thiopental wird langsam von der Leber metabolisiert. Obwohl dieser Faktor nicht von signifikanter Bedeutung bei der Limitierung der Narkosedauer ist, spielt er doch eine Rolle nach extremen Überdosierungen. Bei Methohexital kommt dem metabolische Abbau eine gewichtigere Bedeutung zu (Breimer, 1977). Andere Faktoren wie die Bindung von Thiopental an Plasmaproteine, Veränderungen des nichtionisierten Anteils von Thiopental nach pH-Wertverschiebungen im Blut oder Veränderungen bei der Verteilung der Durchblutung können ebenfalls die Narkosetiefe, die Aufwachzeit und die Wirkdauer beeinflussen.

Allgemeine Anästhesiewirkungen Die Effekte von Barbituraten auf das ZNS werden in Kapitel 17 besprochen. Die Anzeichen einer Narkose sind nicht besonders charakteristisch. Die Pupillen sind verengt oder normal weit, die Augäpfel fixiert und liegen meist zentral. Die Wimpern- und Kornealreflexe sind abgeschwächt und es kommt zu einer gewissen Atem- und Kreislaufdepression. Thiopental und andere Barbiturate sind jedoch schlechte Analgetika und können sogar bei Applikation einer unzureichenden Menge die Schmerzempfindlichkeit erhöhen. Unter solchen Bedingungen manifestieren sich als Reaktion auf eine chirurgische Stimulation Zeichen einer reaktiven Sympathikusaktivierung mit Tachykardie, Pupillenerweiterung, Tränen, Schwitzen, Tachypnoe, erhöhtem Blutdruck sowie Bewegungen oder Lautäußerungen.

Atmung Anders als einige Inhalationsanästhetika wirkt Thiopental nicht reizend auf den Atemtrakt. Husten, Laryngospasmus und sogar Bronchospasmus treten trotz allem mit einer gewissen Häufigkeit auf. Die Ursachen dieser Reaktionen sind unbekannt. Sie verschwinden wieder, wenn tiefere Narkosestadien erreicht werden. Die Anwesenheit von Schleim, die Einführung eines Beatmungstubus oder die partielle Obstruktion durch Weichteile können eine oder mehrere dieser Reaktionen auslösen. Moderate Thiopentaldosierungen unterdrücken diese Atemwegsreflexe nicht.

Thiopental erzeugt eine unter Umständen sehr ausgeprägte dosisabhängige Atemdepression. Sowohl die Reaktionsfähigkeit der Atmung gegenüber einem Kohlendioxidanstieg als auch die Atemantwort auf eine Hypoxie sind eingeschränkt oder gänzlich verschwunden (Hirshman et al., 1975). Nach Applikation einer zur Schlafinduktion ausreichenden Thiopentaldosis verringert sich sowohl das Atemzugvolumen als auch das Atemminutenvolumen trotz eines geringen Anstiegs der Atemfrequenz. Eine Einschränkung der funktionellen Residualkapazität, insbesondere beim Auftreten von Hustenanfällen, ist möglich (Marshall et al., 1995).

Größere Dosen von Thiopental verursachen ausgeprägtere Veränderungen, wobei die Atmung nur durch die Bewegungen des Zwerchfells aufrechterhalten bleibt. Chirurgische Manipulationen stimulieren die Atmung und können in Grenzen die Atemdepression rückgängig machen.

Kreislauf Nach der Verabreichung einer narkotischen Thiopentaldosis an gesunde Erwachsene sinkt der arterielle Blutdruck nur vorübergehend, um sich dann im allgemeinen wieder zu normalisieren. Das Herzzeitvolumen ist für gewöhnlich geringfügig vermindert, der totale periphere Widerstand konstant oder erhöht. Die Durchblutung der Haut und des Gehirns ist vermindert, die der anderen Organe bleibt im wesentlichen erhalten.

Bei einer Hämorrhagie oder anderen Zuständen von Hypovolämie, zirkulatorischer Instabilität, Sepsis, Toxämie oder Schock kann die Verabreichung einer „normalen" Thiopentaldosis zu einem schweren Blutdruckabfall, Kreislaufkollaps und Herzstillstand führen. Thiopental oder irgendein anderes Allgemeinanästhetikum sollten bei Patienten in solchen Zuständen nur mit äußerster Vorsicht verwendet werden.

Das Barorezeptorensystem wird durch Thiopental anscheinend nicht beeinflußt, jedoch ist die Aktivität des sympathischen Nervensystems reduziert. Die Konzentrationen der Katecholamine im Plasma sind nicht erhöht und eine Sensibilisierung des Herzens für Adrenalin wurde nicht beobachtet. Außer in Gegenwart einer Hyperkapnie oder arteriellen Hypoxämie treten Arrhythmien selten auf.

Die zerebrale Durchblutung und Stoffwechselrate werden durch Thiopental und andere Barbiturate verringert. Der intrakranielle Druck wird durch Barbiturate deutlich reduziert. Dieser Effekt wird klinisch im Bereich der neurochirurgischen Anästhesie oder anderen Umständen, bei denen mit einem erhöhten intrakraniellen Druck gerechnet werden muß, ausgenutzt (Shapiro, 1975). Thiopentaldosen, die ausreichen, um ein isoelektrisches EEG zu erzeugen, können das Gehirn während einer Ischämie schützen, jedoch nur, wenn nicht bereits zuvor ein Herzstillstand oder eine Kopfverletzung ein isoelektrisches EEG hervorgerufen haben.

Andere Organe Eine vorübergehende Skelettmuskelrelaxation tritt nur bei der Einleitung der Narkose auf. Thiopental hat nur geringe Effekte auf die Uteruskontraktionen, kann aber die uteroplazentare Schranke überwinden und folglich den Fetus beeinträchtigen. Eine Alteration der Leber- und Nierenfunktionen ist nur durch sehr hohe Dosen von Thiopental möglich und nur vorübergehend.

Anwendung in der Anästhesie Natriumthiopental wird intravenös verabreicht. Es kann entweder intermittierend durch einzelne Boli oder in Form einer kontinuierlichen Infusion injiziert werden. Die Anwendung einer kontinuierlichen Infusion erhöht die Wahrscheinlichkeit einer Überdosierung mit der Folge einer verlängerten Aufwachphase. Bei einer Einzelbolusgabe oder intermittierenden Injektion von Thiopental sollte die verabreichte Konzentration von 2,5% in wäßriger Lösung nicht überschritten werden. Am sichersten kann die Injektion durch Zugabe in eine laufende intravenöse Infusion (physiologische Kochsalz- oder 5%ige Glukoselösung) durchgeführt werden.

Die paravasale Injektion von Thiopenthal in Konzentrationen über 2,5% kann sehr heftige Schmerzen auslösen und zu Gewebsnekrosen führen. Noch größere Probleme bereiten die Resultate einer unbeabsichtigten intraarteriellen Injektion von konzentrierter Thiopentallösung. Das arterielle Endothel und tiefere Gewebsschichten werden sofort schwer geschädigt und eine Endarteritis ist die Folge, oft in Begleitung einer Thrombose, welche durch nachfolgende arterioläre Spasmen exazerbiert werden kann. Weiterhin wurden vaskuläre Ischämien und sogar Gangrän beobachtet. Da die Schädigung der Arterienwand unmittelbar auftritt, liegt das Ziel einer Therapie in einer Reduktion der Folgereaktionen und damit einer Eingrenzung der Läsion. Falls die Infusionskanüle sich noch *in situ* befindet, können 5 - 10 ml einer 1%igen Procainlösung dazu dienen, den Schmerz und den Arteriospasmus zu reduzieren. Heparin kann hierbei eine Thrombose verhindern (siehe Kapitel 54), und mit einer regionalen Blockade des sympathischen Nervensystems können arterielle Gefäßdilatationen induziert werden. Über dauerhafte und schwerwiegende Folgen nach intraarterieller Fehlinjektion von einer 2,5% Thiopentallösung wurde bisher nichts berichtet. Bei 1% Methohexitallösungen kommt es nicht zu diesbezüglichen Schäden.

Bei der Narkoseeinleitung erwachsener Patienten wird die übliche Vorgehensweise bestehend aus der mittelschnellen Injektion einer 50-mg-Testdosis mit anschließender Beobachtung der Reaktion sowie einer Nachinjektion der additiven Dosis von 100 - 200 mg über 20 Sekunden angewandt. Bei muskulösen, robusten Individuen können gelegentlich bis zu 500 mg notwendig sein, um den Zustand einer Vollnarkose zu induzieren. Sollte die Einleitungsdosis zu langsam injiziert worden sein, kann eine Exzitationsphase durchlaufen werden. Derartige exzitatorischen Bewegungen sind jedoch eher bei Methohexital zu beobachten. Andererseits ist das Eintreten von Atemstillständen und Blutdruckabfällen bei zu starker Narkosetiefe und schneller Wirkstoffinjektion möglich. Die adäquate Reaktion auf eine korrekt gewählte und applizierte Dosis umfaßt einen leichten Knoblauchgeschmack gefolgt von einem unterdrückten Gähnen mit anschließendem schnellen, sanften Einschlafen. Initial besteht eine vorübergehende Phase der Muskelentspannung, welche für die Durchführung von sehr kurzen Eingriffen wie für ein Repositionsmanöver ausreichen kann. Die Atemwege können dabei durch Weichteile wie zum Beispiel beim Zurückgleiten der Zunge in den Pharynxbereich verlegt werden.

Nach der Narkoseeinleitung können Wirkstoffe zur Aufrechterhaltung der Narkose gegeben werden. In der Regel handelt es sich dabei um Inhalationsanästhetika (mit oder ohne Lachgas), Opioidanalgetika oder Muskelrelaxanzien. Für kurze, wenig schmerzhafte Eingriffe sind intermittierende Thiopentalgaben in Kombination mit Lachgas ausreichend, insbesondere wenn in der Prämedikation bereits ein Analgetikum enthalten war. Eine Gesamtdosis von 1 g Thiopental sollte im allgemeinen nicht überschritten werden, um überlange Aufwachzeiten zu vermeiden. Je größer die notwendige Initialdosis von Thiopental, desto höher müssen auch die Supplementierungsdosen, sogar bei Patienten gleicher Körpergröße, gewählt werden. Bei Patienten, die eine hohe Initialdosis von Thiopental benötigen, ist ein Erwachen bei Plasmaspiegeln, die normalerweise einen Schlafzustand bewirken, möglich. Die Auswirkungen dieses akuten Toleranzphänomens, dessen Ursachen noch ungeklärt sind, spielen für die zur Einleitung und Aufrechterhaltung der Narkose benötigten Gesamtmenge an Thiopental eine wichtige Rolle.

Das Aufwachverhalten nach Thiopentalanwendung ist durch ein sanftes, schnelles Erwachen aus der Bewußtlosigkeit charakterisiert. Bei postoperativen Schmerzen kann es jedoch zu unruhigem Verhalten kommen, die Applikation von Analgetika ist in diesen Fällen empfehlenswert. Ein antianalgetischer Effekt von Thiopental bei niedrigen Plasmakonzentrationen könnte für dieses Verhalten teilweise verantwortlich sein. Postoperatives Muskelzittern kommt gehäuft vor, vermutlich um die während der Narkose und des operativen Eingriffes abgefallene Körpertemperatur durch Wärmeerzeugung zu stabilisieren. Aufgrund möglicher postoperativer hypotensiver Phasen unter der Anwendung von Thiopenthal sollten Patienten nicht zu heftig bewegt werden.

Zusammenfassung *Nachteile* Die meisten mit Thiopental assozierten Komplikationen sind als geringfügig zu erachten und können durch eine adäquate Anwendung der Substanz vermieden oder minimiert werden. Paravenöse oder intraarterielle Injektionen sollten vermieden werden. Sie sind jedoch bei Konzentrationen unter 2,5% fast immer unschädlich. Bei prädisponierten Patienten mit erhöhtem Hirndruck, penetrierenden Augenverletzungen, Racheninfektionen, instabilen Aneurysmen oder Asthma können Hustenanfälle sowie ein Laryngo- und Bronchospasmus zu ernsthaften Komplikationen führen. In all diesen Fällen sollte vor Stimulation der Atemwege eine adäqute Narkosetiefe sichergestellt werden.

Überdosierung sind bei Fehleinschätzung individueller Patientensituationen möglich. Ein spezifisches Antidot ist hierbei nicht bekannt. Hexobarbital und Methohexital sind beide für eine höhere Inzidenz von motorischen Bewegungen während der Narkoseeinleitung verantwortlich.

Eine Porphyria variegata (Südafrika) oder eine akute intermittierende Porphyrie stellen eine absolute Kontraindikation für den Einsatz von Barbituraten dar. Bei diesen beiden Porphyrieformen können Thiopental und andere Barbiturate eine umfassende Demyelinisierung am peripheren und zentralen Nervensystem sowie disseminierte Läsionen im gesamten ZNS auslösen, welche unter Umständen zu lebensbedrohlichen Schmerz- und Schwächezuständen mit Lähmungen führen. Andere Porphyrieformen stellen keine Kontraindikation für den Einsatz von Barbituraten dar. Dieser Umstand hat zu Verwirrung geführt.

Vorteile Die herausragenden Vorteile von Thiopental sind eine schnelle und angenehme Narkoseeinleitung sowie eine kurze Aufwachphase mit nur geringem Vorkommen von postanästhetischem Erbrechen oder Unruhezuständen. Die Anwendung von Methohexital ist durch eine schnellere Wiederherstellung des Bewußtseins gekennzeichnet. Diese Medikamente sind für die Einleitung von Narkosen vor der Verabreichung anderer Substanzen geeignet, oder sie können alleine für kurze, schmerzarme Eingriffe eingesetzt werden. Barbiturate eignen sich, um einen leichten Schlafzustand während einer Regionalanästhesie herbeizuführen und Unruhe- oder Krampfzuständen zu kontrollieren.

Status quo Die ultrakurz wirksamen Barbiturate spielen eine wichtige Rolle in der praktischen Anästhesie. Natriumthiopental ist und bleibt der Vergleichsstandard. Thiamylal verhält sich sehr ähnlich. Methohexital ist potenter und hat eine etwas kürzere Wirkungsdauer. Zur Induktion des Schlafes werden Allgemeinanästhesien am häufigsten mit einer Thiopentalinjektion eingeleitet, bevor die zur intraoperativen Aufrechterhaltung der Narkose notwendigen Pharmaka verabreicht werden.

BENZODIAZEPINE

Benzodiazepine wurden zuerst für die Therapie von Angstzuständen eingeführt. Eine große Anzahl dieser Verbindungen mit sedativen, anxiolytischen, antikonvulsiven und muskelrelaxierenden Eigenschaften wurden inzwischen synthetisiert (siehe Kapitel 17 und 18). Schlaf und Bewußtlosigkeit kann mit hohen Benzodiazepindosen erzeugt werden. Diazepam, Lorazepam und Midazolam sind häufig eingesetzte Mittel zur Prämedikation, zur Supplementierung, Induktion und Aufrechterhaltung von Anästhesien.

Pharmakologische Eigenschaften

Diazepam wird als Prototyp der Benzodiazepine besprochen. Ein Vergleich mit den Eigenschaften von Lorazepam und Midazolam wird an geeigneter Stelle vorgenommen.

Pharmakokinetik Nach einer intravenösen Injektion von 0,1 -1,0 mg/kg Diazepam erfolgt eine schnelle Verteilung des Wirkstoffes ins Gehirn. Im Unterschied zu Thiopental verstreichen mehrere Minuten bis zum Einsetzen der Schläfrigkeit. Die Plasmakonzentration von Diazepam nimmt mit einer Halbwertszeit von initial fünf bis zehn Minuten, bedingt durch Umverteilungsprozesse, schnell ab. Die Müdigkeit kehrt jedoch bei wieder erhöhten Plasmakonzentrationen nach sechs bis acht Stunden zurück. Dieser Effekt scheint durch eine Reabsorption aus dem Gastrointestinaltrakt nach Exkretion in die Galle bedingt zu sein. Nach der Applikation von Lorazepam setzt die Schläfrigkeit etwas langsamer, nach Midazolam hingegen schneller ein. Die Halbwertszeit für die Umverteilung von Lorazepam ist mehr als doppelt so lang wie die von Diazepam. Midazolam und sein aktiver Metabolit α-Hydroxymidazolam werden mit Halbwertszeiten von etwa drei Stunden eliminiert. Zusätzliche Information über die Pharmakokinetik dieser Substanzen wird in Kapitel 17 und im Anhang II gegeben.

Allgemeine anästhetische Wirkung *Zentrales Nervensystem* In der für eine Supplementierung oder zur

Narkoseeinleitung gebräuchlichen Dosis bewirken Benzodiazepine eine Sedierung, eine Angstreduktion und eine Amnesie bei 50% aller Patienten. Die Amnesie ist charakteristischerweise antegrad und kann bis zu sechs Stunden anhalten, mit nur geringem oder keinem retograden Effekt. Die Dämpfung der Hirnfunktionen, welche durch Benzodiazepine induziert wird, kann mit dem spezifischen Benzodiazepinantagonisten Flumazenil antagonisiert werden. Dieser steht inzwischen auch für den allgemeinen Gebrauch zur Verfügung (White et al. 1989; siehe auch Kapitel 17).

Kreislauf und Atmung Ohne die Kombination mit anderen Wirkstoffen bewirken Benzodiazepine nur eine moderate Kreislauf- und Atemdepression. Sehr hohe Dosen können einen 15 - 20%igen Abfall des systemischen Blutdruckes und des Gefäßwiderstandes auslösen. Die Veränderungen der Herzfrequenz variieren von einem mäßigen Abfall bis zu einem moderaten Anstieg. Sollte eine Tachykardie auftreten, so kann diese als kompensatorische Reaktion auf ein geringfügiges Absinken des Schlagvolumens gewertet werden und somit einen Abfall des Herzzeitvolumens begrenzen. Aufgrund der nur geringen Veränderungen im kardiovaskulären System nach Applikation dieser Wirkstoffe ist deren Einsatz bei Patienten mit Herzerkrankungen, insbesondere bei diagnostischen Eingriffen, favorisiert worden (Samuelson et al., 1981). Benzodiazepine sind weder Analgetika, noch können sie alleine eine für chirurgische Interventionen erforderliche Anästhesietiefe bewirken. Es ist daher notwendig, sie mit anderen Substanzen zu kombinieren, um eine chirurgischen Zwecken genügende Narkosetiefe mit einem Gleichgewicht aus Sedierung, Analgesie, Amnesie, Muskelrelaxation und der Aufhebung von Reflexreaktionen zu erreichen. Die gleichzeitige Kombination von Benzodiazepinen mit Opioiden kann, vermutlich aufgrund sympatholytischer Effekte, zu schwerwiegenden Kreislaufdepressionen führen. Auch die Effekte auf das respiratorische System sind nach alleiniger Applikation von Benzodiazepinen gering, können sich aber in Kombination mit Opioiden bei einer Hypoxie und Hyperkapnie zu einer ausgeprägten und langanhaltenden Atemdepression verstärken (Gross et al., 1983). Das Auftreten einer vorübergehenden Apnoe ist bei einer zu schnellen Injektion von Diazepam möglich, die Ausrüstung für eine Beatmung sollte immer verfügbar sein.

Andere Organe Diazepam verursacht weder Übelkeit, noch kann es sie verhindern. Es hat nur geringe Effekte auf renale, hepatische oder reproduktive Funktionen des Körpers. Obwohl die Substanz eine über das ZNS vermittelte Relaxation spastischer Muskulatur induziert, hat sie keine Wirkung auf die motorische Endplatte. Die Wirkungen spezifischen Muskelrelaxanzien werden weder verstärkt noch antagonisiert. Diazepam kann problemlos die Plazentabarriere durchdringen und kann folglich eine Beeinträchtigung des Feten bewirken.

Verwendung in der Anästhesie Bei alleiniger Anwendung sind Benzodiazepine dann sinnvoll, wenn bei Eingriffen keine Analgesie notwendig ist, so z. B. bei Endoskopien, Kardioversionen, Herzkathetern und verschiedenen radiologischen Untersuchungen. Diazepam (5 - 10 mg) kann zur Prämedikation oral, intramuskulär oder intravenös verabreicht werden und sollte ungefähr eine Stunde vor Operationsbeginn appliziert werden. Vorzugsweise wird es oral oder intravenös verabreicht. Die intramuskuläre Injektion von Diazepam kann schmerzhaft sein. Einige Fakten sprechen auch dafür, daß die intramuskuläre Injektion zu einer unzuverlässigen Bioverfügbarkeit führt.

Zur Einleitung einer Narkose werden Benzodiazepine intravenös verabreicht. Zur Verringerung des Injektionsschmerzes und Vermeidung einer venösen Thrombose sollte die Diazepamlösung langsam in eine laufende Infusion injiziert werden. Wichtig ist hierbei, daß die Verabreichungsgeschwindigkeit nicht zu hoch gewählt wird, um Überdosierungen bei verzögertem Wirkungseintritt zu vermeiden. Eine Dosis von 0,6 mg/kg Diazepam bei erwachsenen Patienten führt für gewöhnlich zu einer Abfolge von Müdigkeit, Amnesie und letztendlich Bewußtlosigkeit. Die Einleitung mit Midazolam oder Lorazepam verläuft ähnlich ab, bedarf aber im Vergleich zu Diazepam nur etwa eines Drittels der Dosis. Zudem wirken die beiden Substanzen weniger irritierend auf die Venen als Diazepam.

Eine spezielle Indikation für Benzodiazepine stellt die Behandlung und Prävention von Krampfanfällen dar, welche durch Lokalanästhetika während Regionalanästhesien induziert wurden. Häufig werden Benzodiazepine auch als Bestandteil einer balancierten Anästhesie verwendet und mit einer Thiopentaleinleitung, der Gabe von Muskelrelaxanzien, Analgetika sowie einem Inhalationsanästhetikum kombiniert. Eine solche Narkosetechnik bietet den Vorteil einer Dosisverringerung jedes Einzelwirkstoffes. Nebenwirkungen können auf diese Weise vermindert werden.

Status quo Benzodiazepine sind bei der Prämedikation sowie zur Einleitung und Aufrechterhaltung der Narkose von Nutzen. Midazolam wird als ein wasserlösliches Salz appliziert, dessen Injektion weder schmerzhaft noch venenreizend ist. Weiterhin verfügt Midazolam über einen kürzeren Wirkungseintritt, eine größere Potenz und eine schnellere metabolische Elimination im Vergleich zu Diazepam. Deshalb wird es bevorzugt zur Einleitung und Aufrechterhaltung von Narkosen eingesetzt. Lorazepam ist besonders geeignet, wenn eine antegrade Amnesie wünschenswert scheint.

ETOMIDAT

Etomidat ist ein potentes, ultrakurz wirkendes Nichtbarbiturat-Hypnotikum ohne analgetische Eigenschaften.

Eine intravenöse Injektion von 0,3 mg/kg Etomidat bei erwachsenen Patienten induziert einen Schlafzustand von etwa fünf Minuten. In der Regel kommt es nicht zu einer Atem- oder Kreislaufdepression, obwohl gelegentliche Blutdruckabfälle und Kohlendioxidanstiege beobachtet werden. Spontane Muskelzuckungen treten gehäuft auf und erfordern die Verabreichung zusätzlicher Wirkstoffe wie z. B. Diazepam. Eine Narkoseeinleitung mit Etomidat wird für gewöhnlich mit der Gabe von Analgetika und Muskelrelaxanzien und/oder einem potenten Inhalationsanästhetikum kombiniert. Übelkeit und Erbrechen treten oftmals während der Aufwachphase insbesondere bei der zusätzlichen Applikation von Opioiden auf. Etomidat vermag die Synthese adrenerger Steroide zu hemmen. Die Kortisolkonzentration im Plasma kann bereits nach einer einzigen Etomidatgabe vermindert sein. Bei Intensivpatienten, die über einen längeren Zeitraum mit der Substanz sediert wurden, ließ sich eine Erhöhung der Mortalitätsrate beobachten (Wagner et al., 1984).

OPIOID-ANALGETIKA

Die Pharmakologie der Opioide wird im Detail in Kapitel 23 besprochen. Die Analgetika *Morphin, Meperidin, Fentanyl, Sufentanil* und *Alfentanil* sind häufig ergänzender Bestandteil einer inhalativen oder intravenösen Allgemeinanästhesie (Shafer und Varvel, 1991). Die ungefähren intravenösen Äquivalenzdosierungen für diesen Zweck sind 1 - 2 mg Morphin, 10 - 25 mg Meperidin, 0,05 - 0,1 mg Fentanyl, 0,005 - 0,01 mg Sufentanil, und 0,15 - 0,3 mg Alfentanil. Mit diesen Dosierungen kann eine Analgesie von jeweils etwa 90, 45, 30, 15 und 20 Minuten erzeugt werden. Eine Atemdepression, ein milder Blutdruckabfall, leicht verzögertes Aufwachverhalten und eine gewisse Inzidenz an postoperativer Übelkeit und Erbrechen gehören zu den klassischen Nebenwirkungen dieser Substanzen.

Unter bestimmten Umständen werden sehr hohe Opioiddosierungen benögt, um eine Anästhesie zu erzeugen. Wird Morphium langsam intravenös in einer Dosis von 1 - 3 mg/kg über 15 bis 20 Minuten verabreicht, so induziert es eine Analgesie und Bewußtlosigkeit. Es kommt zu einer schweren Atemdepression, die eine mechanisch kontrollierte Beatmung, oftmals für einen längeren Zeitraum, erforderlich macht. Die zusätzliche Applikation von Lachgas kann die Anästhesie weiter vertiefen und die Gabe kompetitiver Muskelrelaxanzien führt zu guten Operationsbedingen. Es mag vielleicht überraschen, daß es bei derartig hohen Morphindosen zu keiner schwerwiegenden Kreislaufdepression kommt, aber ein kompensatorisches Ansteigen des Schlagvolumens und des Herzzeitvolumens sowie ein Abfall des totalen peripheren Widerstandes, besonders bei Patienten mit kardialen Vorerkrankungen sind nicht selten zu beobachten (Lowenstein et al., 1969). Nierenfunktion und Organperfusion bleiben dabei ausreichend aufrechterhalten.

Die Morphin-Lachgas-Kombination wurde häufig in der Herzchirurgie angewandt. Trotz hoher Morphindosen scheinen einige Patienten nicht ausreichend anästhesiert und reagieren mit Blutdruckanstiegen während des Eingriffs. Intraoperative Wachzustände und postoperative Erinnerungen an Erlebnisse während des Eingriffes können zu gravierenden Alpträumen und zu Psychosen führen.

Fentanyl ist 50 - 100mal potenter als Morphin. Mit der langsamen intravenösen Applikation sehr hoher Fentanyldosen (50 - 100 µg/kg) läßt sich eine ausgeprägte Analgesie und Bewußtlosigkeit induzieren. Hinsichtlich dieser Wirkungen gleichen sich Fentanyl und Morphin. Die Inzidenz unvollständiger Amnesien, sowie von Hypo- und Hypertension ist jedoch geringer als beim Morphin, ebenso ist die Dauer der Atemdepression verkürzt. Daher hat das Fentanyl und seine neueren Abkömmlinge das Morphin in der Anästhesie weitestgehend ersetzt. Meistens werden sie mit Lachgas und Muskelrelaxanzien oder kleinen Mengen an Inhalationsanästhetika kombiniert. Eine Rigidität der Atemmuskulatur kann während der Narkoseeinleitung mit hohen Opiatdosen auftreten und eine Gabe von Muskelrelaxanzien erfordern, um eine künstliche Beatmung zu ermöglichen.

Nach einer intravenösen Applikation von Fentanyl kommt es innerhalb einer Kreislaufzeit zum Wirkungseintritt. Eine schnelle Umverteilung der Substanz bedingt eine Wirkdauer von ungefähr 30 Minuten. Nach mehrmaligen Fentanylgaben oder nach Injektion einer sehr hohen Dosis kommt es jedoch zur Akkumulation, welche eine verlängerte Sedierungsphase und Atemdepression zur Folge hat (Abbildung 14.5). Fentanyl wird von der Leber metabolisiert und mit einer Halbwertszeit von 3,5 Stunden eliminiert. Die Schwankungsbreite ist hierbei groß und macht eine individuelle Titration der Dosis zur Erzielung gewünschter Effekte unbedingt erforderlich.

Alfentanil und Sufentanil sind neuere und potentere Opiatanalgetika als Morphin und Fentanyl. Die Wirkstärke von *Alfentanil* beträgt ein Drittel bis ein Viertel der von Fentanyl, die Wirkdauer ist um zwei Drittel verkürzt. Sufentanil hat eine fünf- bis zehnfach größere Wirkstärke als Fentanyl. Sogar nach Verabreichung hoher Dosen ist seine Wirkdauer nur halb so lang im vergleich zu Fentanyl (Abbildung 14.5). Alfentanil und Sufentanil können eine tiefe Analgesie und in höheren Dosierungen eine Anästhesie bei erstaunlich geringen kardiovaskulären Veränderungen induzieren. Der Wunsch nach einer Reduzierung der Dauer der künstlichen Beatmung nach herzchirurgischen Eingriffen hat zu einer gesteigerten Verwendung dieser Medikamente geführt (Hug et al., 1994). Alle genannten Opiate können während Spontanatmung zu Anstiegen des intrakraniellen Druckes führen; bei Patienten mit Schädelhirntrauma ist daher Vorsicht geboten. *Remifentanil* ist ein potentes selektives µ-Rezeptoropioid, welches sehr schnell eine intensive Analgesie erzeugt. Wie die anderen Opiate führt es zu Atempressionen, Bradykardie und Skelettmuskelrigidität. Zudem läßt sich Remifentanil durch Naloxon antagonisieren. Im Gegensatz zu anderen kurzwirksamen Opiaten enthält es eine Esterbindung und kann so durch gewebeunspezifische zirkulierende Esterasen abgebaut werden. Daher ist die Erholungszeit nach einer Remifentanilgabe extrem kurz und fast unabhängig von Infusionsdosis und Dauer (Egan et al., 1993). Zur Zeit befindet sich diese Substanz noch in der klinischen Erprobung. Sie erscheint vielversprechend für ein breites Anwendungsspektrum.

Status quo Opiatanalgetika werden bei allen Arten von Allgemeinanästhesien weitverbreitet zur Schmerzausschaltung eingesetzt. Der fachkundige intravenöse Einsatz dieser Medikamente kann bei schnellen Wirkbeginn eine Analgesie von erwünschter Wirkdauer erzeugen und somit zu einer Dosiseinsparung von anderen Allgemeinanästhetika beitragen. Bei hohen Dosierungen oder wiederholten Gaben von Opioiden zur Allgemeinanästhesie muß mit einer verlängerten Phase der Sedierung und Atemdepression gerechnet werden, was eine mechanische Beatmung notwendig machen kann. Diese Effekte lassen sich durch den Einsatz des spezifischen Opioidantagonisten Naloxon aufheben (siehe Kapitel 23). Kleine Dosen von 0,05 - 0,2 mg des Antagonisten Naloxon können wiederholt bis zum Erreichen des gewünschten Effekts appliziert werden, wobei eine vorsichtige Titration ein zu plötzliches Erwachen mit Schmerzen und Unwohlsein vermeiden kann. Die Wirkungsdauer von Naloxon beträgt 60 - 90 Minuten. Der Patient sollte weiter engmaschig überwacht werden, um das Wiederauftreten einer Atemdepression rechtzeitig zu erkennen. Naltrexon und gewisse noch in der Erforschung befindliche Opioidantagonisten besitzen eine längere Wirkdauer. Von einigen Ärzten wird der Einsatz der gemischten Opioidagonisten/antagonisten Nalbuphin oder Butorphanol für spezifische anästhesistische Zwecke bevorzugt. Die epidurale und intrathekale Anwendung der Opioidanalgetika wird in Kapitel 15 besprochen.

NEUROLEPTIKA-OPIOID-KOMBINATIONEN

Neuroleptika wie die Butyrophenonderivate von *Droperidol* erzeugen einen Zustand der Ruhe mit reduzierter motorischer Aktivität, Gleichgültigkeit und verminderter Angst. Eine Bewußtlosigkeit ergibt sich nicht zwangsläufig und die Fähigkeit von Patienten, auf Ansprache zu reagieren, kann erhalten sein. Abgesehen von seinen neuroleptischen Eigenschaften besitzt Droperidol adrenerg blockierende, antiemetische, antifibrillatorische und antikonvulsive Effekte. Eine Verstärkung der Wirkungen anderer zentral dämpfender Substanzen wurde ebenfalls beobachtet.

Bei der Kombination eines potenten Opioidanalgetikums wie Fentanyl mit Droperidol entsteht ein Zustand der *neuroleptischen Analgesie*. Hierbei sind eine Reihe diagnostischer oder kleiner chirurgische Eingriffe wie zum Beispiel Endoskopien, radiologische Untersuchungen, Verbandswechsel bei Verbrennungspatienten usw. durchführbar. Der Zustand der *Neuroleptanalgesie* kann in eine Neuroleptanästhesie übergehen, wenn die Patienten mit einem Lachgas-Sauerstoff-Gemisch im Verhältnis von 2:1 beatmet werden.

Verwendung in der Anästhesie Droperidol und Fentanyl können allein oder in Kombination angewendet werden, wobei die einzelne Dosis individuell angepaßt werden sollte. Häufiger wird aber eine vorgefertigte Mischung appliziert. Jeder Milliliter dieser Zubereitung enthält 0,05 mg Fentanylcitrat und 2,5 mg Droperidol.

Es ist sinnvoll, eine Zubereitung aus 0,1 ml/kg dieser vorgefertigten Mischung in 250 ml einer 5%igen Glukoselösung über fünf bis zehn Minuten intravenös zu infundieren. Bei einer zu langsamen Infusionsrate ist das Auftreten eines Deliriums, Unruhe und mitunter eines Laryngospasmus zu beobachten. Bei zu schneller Infusion kann es zu einer ausgeprägten Thoraxrigidität kommen, die selbst eine künstliche Beatmung unmöglich macht. Diese unerwünschte Reaktion ist durch eine sofortige intravenöse Gabe eines schnell wirkenden Muskelrelaxans wie Succinylcholin reversibel (siehe Kapitel 9). Normalerweise schläft der Patient nach etwa drei bis vier Minuten ein und atmet nur noch auf Kommando. Eine kleinere Dosis der oben genannten Kombination reicht für eine eventuell notwendige endotracheale Intubation aus, wenn zuvor Kehlkopf und Trachea durch die topische Applikation eines Lokalanästhetikums betäubt wurden.

Die Kreislaufeffekte einer Neuroleptanästhesie sind im allgemeinen nicht sehr ausgeprägt. Droperidol hat einen leichten blockierenden Effekt auf den α-Adrenorezeptor, was zu einer moderaten Blutdrucksenkung führt. Eine parasympathomimetische Wirkung von Fentanyl ist verantwortlich für die auftretende Bradykardie, welche durch die Gabe von Atropin vermieden werden kann. Der zerebrale Blutfluß und Stoffwechsel werden nicht beeinflußt. Ein erhöhter intrakranieller Druck kann gesenkt werden, vorausgesetzt der arterielle CO_2-Partialdruck ist nicht durch eine verminderte Atmung erhöht. Abrupte Veränderungen der Körperlage sollten ebenfalls vermieden werden, um überraschenden Blutdruckabfällen vorzubeugen. Abgesehen von Bradykardien sind Herzrhythmusstörungen eher selten und das Herz wird nicht für Katecholamineffekte sensibilisiert.

Im Gegensatz zu den milden Kreislaufeffekten ist die Atemdepression bei einer Neuroleptanästhesie sehr ausgeprägt (Dunbar et al., 1967). Eine assistierte oder kontrollierte Beatmung mit einem mit Sauerstoff angereicherten Gasgemisch ist notwendig.

Droperidol kann ebenso wie andere Neuroleptika ein malignes neuroleptisches Syndrom erzeugen, obwohl die Berichte über solche Fälle selten sind (siehe Kapitel 18). Droperidol hat im Vergleich zu Fentanyl eine verlängerte Wirkdauer von drei bis sechs Stunden, wohingegen die analgetischen Effekte von Fentanyl nur 30 - 60 Minuten anhalten. Nach der Einleitung einer Neuroleptanästhesie werden supplementierende Fentanyldosen (1 µg/kg) in Intervallen von 20 - 60 Minuten injiziert. Eine Indikation für eine zusätzliche Gabe ist gegeben, wenn ein Anhalt für eine gesteigerte sympathomimetische Aktivität vorliegt, wie ein Anstieg von Blutdruck, Herzfrequenz, Schwitzen und Körperbewegungen.

Aufwachphase Nach Beendigung der Lachgaszufuhr wird das Bewußtsein schnell wiedererlangt, wobei die Patienten weiterhin schläfrig und schmerzfrei bleiben, jedoch erweckbar sind. Übelkeit und Erbrechen treten bei 5 - 10% der Patienten auf. Verwirrtheit und eine verminderte geistige Leistungsfähigkeit können beobachtet werden.

Eine Atemdepression kann in der postoperativen Phase fortbestehen und drei bis vier Stunden andauern (Harper et al., 1976). Mit dem Opioidantagonisten Naloxon ist eine solche Atemdepression aufzuheben (siehe oben).

Eine Nebenwirkung von Droperidol betrifft das Auftreten von extrapyramidalen Muskelbewegungen. Ungefähr 1% der Patienten, die Droperidol erhielten, zeigten diese Nebenwirkung, welche manchmal erst mit bis zu zwölf Stunden Verzögerung nach Beendigung der Anästhesie auftreten kann. Diese Bewegungen sistieren spontan und können durch Atropin (siehe Kapitel 7) oder Benztropin (siehe Kapitel 22) unter Kontrolle gebracht werden. Bei Patienten mit Parkinsonscher Erkrankung sollte eine Neuroleptikaanalgesie nicht angewandt werden.

Status quo Neuroleptanalgesie und Neuroleptanästhesie sind einfache und sichere Methoden, obwohl die Einleitung eine längere Zeit benötigt. Die Kreislaufveränderungen sind mit Ausnahme hypervolämischer oder stark bewegter Patienten minimal. Die eintretende Atemdepression ist schwerwiegend, aber bekannt und vorhersehbar. Diese Narkosetechnik ist gut geeignet für alte, schwerkranke oder behinderte Patienten.

Die Kombination mit Muskelrelaxanzien schafft geeignete Bedingungen für alle Arten von chirurgische Eingriffen. Dennoch wird diese Technik im allgemeinen nicht bei großen chirurgischen Eingriffen gegenüber den potenten Inhalationsanästhetika bevorzugt. Eine Neuroleptanästhesie ist gut geeignet für bestimmte diagnostische Prozeduren und einige Arten von peripheren Eingriffen.

KETAMIN

Einige Arylcycloalkylamine können einen Zustand der Sedierung, Immobilität, Amnesie und ausgeprägten Analgesie induzieren. Der Begriff der *dissoziativen Anästhesie* rührt von dem besonderen Gefühl des „Losgelöstseins von der Umgebung" her, welches bei betroffenen Patienten erlebt wird. Dieser Zustand ähnelt dem der Neuroleptanalgesie, wird hierbei aber durch die Gabe nur eines einzigen Wirkstoffs hervorgerufen (Winters et al. 1972).

Phencyclidin war das erste zu diesem Zweck eingesetzte Medikament. Das gehäufte Auftreten unangenehmer Halluzinationen und psychischer Probleme führten bald zu seiner Abschaffung. Diese Effekte treten beim *Ketaminhydrochlorid* (2-[o-Chlorophenyl]-2-[methylamino]-cyclohexanonhydrochlorid), welches für intravenöse und intramuskuläre Injektionen zur Verfügung steht, weitaus seltener auf.

Anwendung in der Anästhesie Für die Einleitung einer dissoziativen Anästhesie beim Erwachsenen wird Ketamin in einer Dosierung von 1 - 4,5 mg/kg über einen Zeitraum von einer Minute verabreicht (bei intramuskulärer Injektion von 6,5 -13 mg/kg erfolgt eine vergleichbare Einleitung). Ein Gefühl der Dissoziation von der Umwelt macht sich nach 15 Sekunden bemerkbar, nach weiteren 30 Sekunden kommt es zur Bewußtlosigkeit. Schnell etabliert sich eine ausgeprägte Analgesie und Amnesie. Nach einer Einzeldosis Ketamin hält die Bewußtlosigkeit 10 - 15 Minuten an und die Analgesie persistiert für etwa 40 Minuten. Eine Amnesie kann für ein bis zwei Stunden nach der initialen Injektion fortbestehen. Bei Notwendigkeit einer länger andauernden Anästhesie ist eine Verlängerung der Narkosedauer durch die supplementären Gabe der halben Initialdosis möglich.

Der Muskeltonus kann erhöht sein und ungezielte Bewegungen können teilweise auftreten. Gelegentlich sind auch heftige und irrationale Reaktionen auf Stimuli oder Schmerzreize zu beobachten. Eine leise und beruhigende umgebende Atmosphäre ist für den Erfolg dieser Narkosetechnik von großer Bedeutung.

Die hypoxie- oder hyperkapniebedingte Stimulation des Atemantriebes wird durch eine adäquate Ketamindosis nicht ernsthaft beeinträchtigt (Hirshman et al., 1975). Die pharyngealen und laryngealen Reflexe bleiben erhalten, und es kommt trotz einer Abschwächung des Hustenreflexes üblicherweise nicht zu Obstruktionen der Atemwege. Der Atemwegswiderstand nimmt ab, so daß Bronchospasmen mit Ketanest durchbrochen werden können (Bovill et al., 1971). Der pulmonale Gefäßwiderstand bleibt unverändert und eine reflektorische hypoxiebedingte pulmonale Vasokonstriktion wird nicht inhibiert. Der arterielle Blutdruck wird durch Ketamin um bis zu 25% erhöht, auch das Herzzeitvolumen und die Frequenz steigen an. *In vitro* wird das Myokardgewebe in seiner Kontraktilität durch Ketanest beeinträchtigt. Die *in vivo* beobachtete Stimulation wird auf eine Erhöhung der Sympathikusaktivität zurückgeführt. Beim Einsatz von Ketanest zur Narkoseeinleitung bei hypovolämischen Patienten kann ein Blutdruckabfall auftreten, wobei die Inzidenz weitaus geringer als bei der Verwendung von Inhalationsanästhetika ist. Der zerebrale Blutfluß und der Stoffwechsel des Gehirns sowie der intrakranielle Druck steigen unter Ketanest an. Der Augeninnendruck bleibt unverändert.

Aufwachverhalten Anders als die Barbiturate wirkt Ketanest nicht primär im Bereich der Formatio reticularis des Hirnstammes. Es wird vermutet, daß es mit Rezeptoren (NMDA) der Großhirnrinde und des Limbischen System reagiert (Reich und Silvay, 1989). Möglicherweise ist hiermit die Erklärung für ungewöhnliche Eigenschaften von Ketamin während der Aufwachphase gegeben. Letztere kann über Stunden andauern und ist häufig von Alpträumen und sogar Halluzinationen begleitet. Teilweise wiederholen sich diese unangenehmen Erlebnisse noch nach Tagen oder Wochen. Fast die Hälfte der Erwachsenen über 30 Jahre weisen Zeichen von Unruhe und Delirium auf oder erleben visuelle Halluzinationen. Die Inzidenz dieser unangenehmen psychischen Erlebnisse ist bei Kindern unter 15 Jahre weit geringer und kann durch die vorherige Gabe eines Benzodiazepins, insbesondere durch Midazolam, weiter reduziert werden.

Status quo Vor allem in Kombination mit Diazepam kann Ketanest für eine Reihe spezieller Indikationen eine zufriedenstellende Anästhesie gewährleisten. Dieses Regime ist besonders gut geeignet für schwere Traumata, chirurgische Noteingriffe, wiederholte Verbandswechsel sowie bei radiologischen Untersuchungen bei Kindern und ist darüber hinaus für bestimmte herzchirurgische Eingriffe anwendbar.

PROPOFOL

Propofol (2,6-Diisopropylphenol) ist chemisch nicht verwandt mit anderen intravenösen Anästhetika. Bei Raumtemperatur ist es eine ölige Verbindung. Es wird als 1%ige Emulsion angeboten.

Allgemeine Wirkungen Eine intravenöse Injektion von Propofol (2 mg/kg) induziert ebenso schnell eine Anästhesie wie Thiopental. Bei der Verabreichung können Schmerzen im Bereich der Injektionsstelle auftreten, die aber nur selten eine Phlebitis oder Thrombose zur Folge haben. Die Aufrechterhaltung der Narkose kann durch eine kontinuierliche Propofolinfusion in Kombination mit Opioiden sowie einer Beatmung mit Sauerstoff/Lachgas und/oder anderen Inhalationsanästhetika erfolgen.

Propofol senkt den systemischen arteriellen Blutdruck um ungefähr 30%. Dieser Effekt entsteht vor allem durch eine periphere Vasodilatation und weniger durch eine Verringerung des Herzzeitvolumens (Rouby et al., 1991). Während der endotrachealen Intubation normalisiert sich der systemische Blutdruck wieder. Propofol verursacht keine kardialen Ischämien oder Arrhythmien, kann aber die Neigung zu Rhythmusstörungen bei Adrenalingabe verstärken.

Nach einer Narkoseeinleitung mit Propofol ist ein Atemstillstand von etwa 30 Sekunden Dauer möglich. In der Folgezeit sind das Atemzugvolumen, das Atemminutenvolumen, die funktionelle Residualkapazität sowie der Atemantrieb aufgrund eines Kohlendioxidanstieges oder einer Hypoxie reduziert (Blouin et al., 1993). Alle diese Effekte werden durch eine Prämedikation mit Opioiden noch verstärkt (Gold et al., 1987).

Die Leber- und Nierenfunktion werden durch Propofol nicht beeinträchtigt. Der zerebrale Blutfluß, der zerebrale Stoffwechsel und der intrakranielle Druck werden reduziert. Einzelne Berichte über Krampfanfälle oder ungewollte Bewegungen während der Einleitungs- oder Ausleitungsphase einer Propofolnarkose liegen vor. Interaktionen zwischen Propofol und Muskelrelaxanzien sind nicht bekannt.

Die Aufwachphase nach einer Anästhesie mit Propofol ist selbst im Anschluß an eine längere Infusionsdauer schneller als beim Thiopental (Abbildung 14.5) und durch eine schnelle postoperative Rückkehr der kognitiven Fähigkeiten gekennzeichnet. Die Inzidenz von Übelkeit, Erbrechen und Kopfschmerzen ist äußerst gering.

Status quo Nach der Freigabe von Propofol für den allgemeinen Gebrauch im Jahre 1989 wurde es weitverbreitet sowohl zur Einleitung und Aufrechterhaltung von Anästhesien als auch zur Sedierung während Regionalanästhesien und auf Intensivstationen angewendet.

α_2-AGONISTEN

Bei Clonidin, einem Antihypertensivum mit sedierenden Eigenschaften wurde beobachtet, daß es die erforderliche Dosis anästhetischen und analgetischen Medikamenten für eine Narkose zu reduzieren vermag (Kaukinen und Pyykko, 1979). Diese Wirkungen sind durch die Stimulation von α_2-Adrenorezeptoren im ZNS bedingt (siehe Kapitel 10). Eine orale Dosis Clonidin (200 - 300 µg) 90 Minuten vor einem chirurgischen Eingriff verabreicht, wirkt sedierend und angstreduzierend. Dadurch lassen sich notwendige Anästhetikadosen (Opioide oder Narkosegase) reduzieren und eine kardiovaskuläre Stabilität wird besser gewährleistet.

Eine Reihe hochselektiver, zentral wirkender α_2-Adrenorezeptoragonisten wird derzeit entwickelt. Zu diesen gehören unter anderem Azepexol und Dexmedetomidin (Dyck et al., 1993; Hayashi und Maze, 1993). Diese Wirkstoffe reduzieren nicht nur die erforderliche Anästhetikadosis in beachtlicher Weise, sondern sind sogar in der Lage, selbst eine Narkose zu induzieren. Eine schnelle intravenöse Verabreichung dieser Substanzen führt zu Bradykardie und Blutdruckabfall. Derartige Effekte lassen sich jedoch durch eine langsame intravenöse Infusion oder durch eine intramuskuläre Injektion vermeiden. Durch die Applikation einer intramuskulären Injektion von 2,5 µg/kg Dexmedetomedin zur Prämedikation ist eine Reduktion der anschließend erforderlichen Anästhetikadosis möglich. Allerdings kann hierbei auch die Inzidenz von Blutdruckabfällen zunehmen (Scheinin et al., 1993).

LITERATUR

Amess, J.A.L., Burman, J.F., Rees, G.M., Nancekievill, D.G., and Mollin, D.L. Megaloblastic haemopoiesis in patients receiving nitrous oxide. *Lancet*, **1978**, 2:339—342.

Bahlman, S.H., Eger, E.I., II, Halsey, M.J., Stevens, W.C., Shakespeare, T.F., Smith, N.T., Cromwell, T.H., and Fourcade, H. The cardiovascular effects of halothane in man during spontaneous ventilation. *Anesthesiology*, **1972**, 36:494—502

Blouin, R.T., Seifert, H.A., Babenco, H.D., Conard, P.F., and Gross, J.B. Propofol depresses the hypoxic ventilatory response during conscious sedation and isohypercapnia. *Anesthesiology*, **1993**, 79:1177—1182.

Bovill, J.G., Clarke, R.S.J., Davis, E.A., and Dundee, J.W. Some cardiovascular effects of ketamine in man. *Br. J. Pharmacol.*, **1971**, 41:411P—412P.

Breimer, D.D. Clinical pharmacokinetics of hypnotics. *Clin. Pharmacokinet.*, **1977**, 2:93—109.

Buffington C.W., Davis, K.B., Gillispie, S., and Pettinger, M. The prevalence of steal-prone coronary anatomy in patients with coronary artery disease: an analysis of the Coronary Artery Surgery Study Registry. *Anesthesiology*, **1988**, 69:721—727.

Calverley, R.K., Smith, N.T., Jones, C.W., Prys-Roberts, C., Eger, E.I., II. Ventilatory and cardiovascular effects of enflurane anesthesia during spontaneous ventilation in man. *Anesth. Analg.*, **1978**, 57:610—618.

Carpenter, R.L., Eger, E.I., II, Johnson, B.H., Unadkat, J.D., and Sheiner, L.B. The extent of metabolism of inhaled anesthetics in humans. *Anesthesiology*, **1986**, 65:201—205.

Clark, D.L., and Rosner, B.S. Neurophysiologic effects of general anesthetics. 1. The electroencephalogram and sensory evoked responses in man. *Anesthesiology*, **1973**, 38:564—582.

Cromwell, T.H., Stevens, W.C., Eger, E.I., II, Shakespeare, T.F., Halsey, M.J., Bahlman, S.H., and Fourcade, H.E. The cardiovascular effects of compound 469 (Forane) during spontaneous ventilation and CO_2 challenge in man. *Anesthesiology*, **1971**, 35:17—25.

Doi, M., and Ikeda, K. Respiratory effects of sevoflurane. *Anesth. Analg.*, **1987**, 66:241—244.

Dunbar, B.S., Ovassapian, A., Dripps, R.D., and Smith, T.C. The respiratory response to carbon dioxide during Innovar—nitrous oxide anaesthesia in man. *Br. J. Anaesth.*, **1967**, 39:861—866.

Dyck, J.B., Maze, M., Haack, C., Vuorilehto, L., and Shafer, S.L. The pharmacokinetics and hemodynamic effects of intravenous and intramuscular dexmedetomidine hydrochloride in adult human volunteers. *Anesthesiology*, **1993**, 78:813—820.

Egan, T.D., Lemmens, H.J.M., Fiset, P., Hermann, D.J., Muir, K.T., Stanski, D.R., and Shafer, S.L. The pharmacokinetics of the new short-acting opioid remifentanil (GI87084B) in healthy adult male volunteers. *Anesthesiology*, **1993**, 79:881—892.

Eger, E.I., II, Smith, N.T., Stoelting, R.K., Cullen, D.J., Kadis, L.B., and Whitcher, C.E. Cardiovascular effects of halothane in man. *Anesthesiology*, **1970**, 2:396—409.

Eger, E.I., II, White, A.E., Brown, C.L., Biava, C.G., Corbett, T.H., and Stevens, W.C. A test of carcinogenicity of enflurane, isoflurane, halothane, methoxyflurane, and nitrous oxide in mice. *Anesth. Analg.*, **1978**, 57: 678—694.

Eintrei, C., Leszniewski, W., and Carlsson, C. Local application of ^{133}Xenon for measurement of regional cerebral blood flow (rCBF) during halothane, enflurane, and isoflurane anesthesia in humans. *Anesthesiology*, **1985**, 63:391—394.

Elliott, R.H., and Strunin, L. Hepatotoxicity of volatile anaesthetics. *Br. J. Anaesth.*, **1993**, 70:339—348.

Fourcade, H.E., Stevens, W.C., Larson, C.P. Jr., Cromwell, T.H., Balman, S.H., Hickey, R.F., Halsey, M.J., and Eger, E.I., II. The ventilatory effects of Forane, a new inhaled anesthetic. *Anesthesiology*, **1971**, 35:26—31.

Gold, M.I., Abraham, E.C., and Herrington, C. A controlled investigation of propofol, thiopentone and methohexitone. *Can. J. Anaesth.*, **1987**, 34:478—483.

Greenblatt, E.P., Loeb, A.L., and Longnecker, D.E. Endothelium-dependent circulatory control—a mechanism for the differing peripheral vascular effects of isoflurane versus halothane. *Anesthesiology*, **1992**, 77:1178—1185.

Gross, J.B., Zebrowski, M.E., Carel, W.D., Gardner, S., and Smith, T.C. Time course of ventilatory depression after thiopental and midazolam in normal subjects and in patients with chronic obstructive pulmonary disease. *Anesthesiology*, **1983**, 58:540—544.

Harper, M.H., Hickey, R.F., Cromwell, T.H., and Linwood, S. The magnitude and duration of respiratory depression produced by fentanyl and fentanyl plus droperidol in man. *J. Pharmacol. Exp. Ther.*, **1976**, 199:464—468.

Hirshman, C.A., McCullough, R.E., Cohen, P.J., and Weil, J.V. Hypoxic ventilatory drive in dogs during thiopental, ketamine, or pentobarbital anesthesia. *Anesthesiology*, **1975**, 43:628—634.

Hirshman, C.A., McCullough, R.E., Cohen, P.J., and Weil, J.V. Depression of hypoxic ventilatory response by halothane, enflurane and isoflurane in dogs. *Br. J. Anaesth.*, **1977**, 49:957—963.

Holaday, D.A., Fiserova-Bergerova, V., Latto, I.P., and Zumbiel, M.A. Resistance of isoflurane to biotransformation in man. *Anesthesiology*, **1975**, 43:325—332.

Hornbein, T.F., Martin, W.E., Bonica, J.J., Freund, F.G., and Parmentier, P. Nitrous oxide effects on the circulatory and ventilatory responses to halothane. *Anesthesiology*, **1969**, 31:250—260.

Hug, C.C., Jr., Burm, A.G.L., and de Lange, S. Alfentanil pharmacokinetics in cardiac surgical patients. *Anesth. Analg.*, **1994**, 78:231—239.

Hughes, M.A., Glass, P.S.A., and Jacobs, J.R. Context-sensitive half-time in multicompartment pharmacokinetic models for intravenous anesthetic drugs. *Anesthesiology*, **1992**, 76:334—341.

Hynson, J.M., Sessler, D.I., Moayeri, A., and McGuire, J. Absence of nonshivering thermogenesis in anesthetized adult humans. *Anesthesiology*, **1993**, 79:695—703.

Johns, R.A. Endothelium, anesthetics, and vascular control. *Anesthesiology*, **1993**, 79:1381—1391.

Katoh, T., and Ikeda, K. The minimum alveolar concentration (MAC) of sevoflurane in humans. *Anesthesiology*, **1987**, *66*:301—303.

Kaukinen, S., and Pyykko, K. The potentiation of halothane anesthesia by clonidine. *Acta Anaesthesiol. Scand.*, **1979**, *23*:107—111.

Kazama T., and Ikeda, K. The comparative cardiovascular effects of sevoflurane with halothane and isoflurane in humans. *J. Anesth.* **1988**, *2*:63—68.

Kikura, M., and Ikeda, K. Comparison of effects of sevoflurane/nitrous oxide and enflurane/nitrous oxide on myocardial contractility in humans. *Anesthesiology*, **1993**, *79*:235—243.

Knill, R.L., and Gelb, A.W. Ventilatory responses to hypoxia and hypercapnia during halothane sedation and anesthesia in man. *Anesthesiology*, **1978**, *49*:244—251.

Layzer, R.B. Myeloneuropathy after prolonged exposure to nitrous oxide. *Lancet*, **1978**, *2*:1227—1230.

Lockhart, S.H., Rampil, I.J., Yasuda, N., Eger, E.II., and Weiskopf, R.B. Depression of ventilation by desflurane in humans. *Anesthesiology*, **1991**, *74*:484—488.

Lowenstein, E., Hallowell, P., Levine, F.H., Daggett, W.M., Austen, W.G. and Laver, M.B. Cardiovascular response to large doses of intravenous morphine in man. *N. Engl. J. Med.*, **1969**, *281*:1389—1393.

Mazze, R.I., Calverley, R.K., and Smith, N.T. Inorganic fluoride nephrotoxicity: prolonged enflurane and halothane anesthesia in volunteers. *Anesthesiology*, **1977**, *46*:265—271.

Mazze, R.I., Schwartz, F.D., Slocum, H.C., and Barry, K.G. Renal function during anesthesia and surgery. I. The effects of halothane anesthesia. *Anesthesiology*, **1963**, *24*:279—284.

McPherson, R.W., Briar, J.E., and Traystman, R.J. Cerebrovascular responsiveness to carbon dioxide in dogs with 1.4% and 2.87% isoflurane. *Anesthesiology*, **1989**, *70*:843—850.

McPherson, R.W., Kirsch, J.R., Moore, L.E., and Traystman, R.J. N omega nitro-l-arginine methyl ester prevents cerebral hyperemia by inhaled anesthetics in dogs. *Anesth. Analg.*, **1993**, *77*:891—897.

Merin, R.G., Kumazawa, T., and Luka, N.L. Enflurane depresses myocardial function, perfusion and metabolism in the dog. *Anesthesiology*, **1976**, *45*:501—507.

Messick, J.M., Jr., Casement, B., Sharbrough, F.W., Milde, L.N., Michenfelder, J.D., and Sundt, J.M., Jr. Correlation of regional cerebral blood flow (rCBF) with EEG changes during isoflurane anesthesia for carotid endarterectomy: critical rCBF. *Anesthesiology*, **1987**, *66*:344—349.

Morita, T., Tsukagoshi, H., Sugaya, T., Yoshikawa, D., and Fujita, T. The effects of sevoflurane are similar to those of isoflurane on the neuromuscular block produced by vecuronium. *Br. J. Anaesth.*, **1994**, *72*:465—467.

Munson, E.S., Larson, C.P. Jr., Babad, A.A., Regan, M.J., Buechel, D.R., Eger, E.I., II. The effects of halothane, fluoroxene and cyclopropane on ventilation: a comparative study in man. *Anesthesiology*, **1966**, *27*:716—728.

Navarro, R., Weiskopf, R.B., Moore, M.A., Lockhart, S., Eger, E.I., II, Koblin, D., Lu, G., and Wilson, C. Humans anesthetized with sevoflurane or isoflurane have similar arrhythmic response to epinephrine. *Anesthesiology*, **1994**, *80*:545—549.

Newberg, L.A., and Michenfelder, J.D. Cerebral protection by isoflurane during hypoxemia or ischemia. *Anesthesiology*, **1983**, *59*:29—35.

Ording, H., Hedengran, A.M., and Skovgaard, L.T. Evaluation of 119 anaesthetics received after investigation for susceptibility to malignant hyperthermia. *Acta Anaesth. Scand.*, **1991**, *35*:711—716.

Perry, L.B., Van Dyke, R.A., and Theye, R.A. Sympathoadrenal and hemodynamic effects of isoflurane, halothane, and cyclopropane in dogs. *Anesthesiology*, **1974**, *40*:465—470.

Rabey, P.G., and Smith, G. Anaesthetic factors contributing to postoperative nausea and vomiting. *Br. J. Anaesth.*, **1992**, *69*:40S—45S.

Reich, D.L., and Silvay, G. Ketamine: an update on the first twenty-five years of clinical experience. *Can. J. Anaesth.*, **1989**, *36*:186—197.

Rouby, J.J., Andreev, A., Leger, P., Arthaud, M., Landault, C., Vicaut, E., Maistre, G., Eurin, J., Gandjbakch, I., and Viars, P. Peripheral vascular effects of thiopental and propofol in humans with artificial hearts. *Anesthesiology*, **1991**, *75*:32—42.

Rupp, S.M., McChristian, J.W., and Miller, R.D. Neuromuscular effects of atracurium during halothane-nitrous oxide and enflurane-nitrous oxide anesthesia on humans. *Anesthesiology*, **1985**, *63*:16—19.

Sakai, T., and Takaori, M. Biodegradation of halothane, enflurane, and methoxyflurane. *Br. J. Anaesth.*, **1978**, *50*:785—791.

Samuelson, P.N., Reves, J.G., Kouchoukos, N.T., Smith, L.R., and Dole, K.M. Hemodynamic responses to anesthetic induction with midazolam or diazepam in patients with ischemic heart disease. *Anesth. Analg.*, **1981**, *60*:802—809.

Scheinin, H., Jaakola, M.L., Sjîvall, S., Ali-Melkkila, T., Kaukinen, S., Turunen, J., and Kanto, J. Intramuscular dexmedetomidine as premedication for general anesthesia. A comparative multicenter study. *Anesthesiology*, **1993**, *78*:1065—1075.

Seyde, W.C., Ellis, J.E., and Longnecker, D.E. The addition of nitrous oxide to halothane decreases renal and splanchnic flow and increases cerebral blood flow in rats. *Br. J. Anaesth.*, **1986**, *58*:63—68.

Shafer, S.L., and Varvel, J.R. Pharmacokinetics, pharmacodynamics, and rational opioid selection. *Anesthesiology*, **1991**, *74*:53—63.

Shapiro, H.M. Intracranial hypertension: therapeutic and anesthetic considerations. *Anesthesiology*, **1975**, *43*:445—471.

Skovsted, P., Price, M.L., and Price, H.L. The effects of halothane on arterial pressure, preganglionic sympathetic activity, and barostatic reflexes. *Anesthesiology*, **1969**, *31*:507—514.

Smith, N.T., Calverley, R.K. Prys-Roberts, C., Eger, E.I., II, and Jones, C.W. Impact of nitrous oxide on the circulation during enflurane anesthesia in man. *Anesthesiology*, **1978**, *48*:345—349.

Smith, N.T., Eger, E.I., II, Stoelting, R.K., Whayne, T.F., Cullen, D., and Kadis, L.B. The cardiovascular and sympathomimetic responses to the addition of nitrous oxide to halothane in man. *Anesthesiology*, **1970**, *32*:410—421.

Sonntag, H., Donath, U., Hillebrand, W., Merin, R.G., and Radke, J. Left ventricular function in conscious man and during halothane anesthesia. *Anesthesiology*, **1978**, *48*:320—324.

Stevens, W.C., Cromwell, T.H., Halsey, M.J., Eger, E.I., II, Shakespeare, T.F., and Bahlman, S.H. The cardiovascular effects of a new inhalation anesthetic, Forane, in human volunteers at constant arterial carbon dioxide tension. *Anesthesiology*, **1971**, *35*:8—16.

Stoelting, R.K., Longnecker, D.E., Eger, E.I., II. Minimum alveolar concentrations in man on awakening from methoxyflurane, halothane, ether and fluroxene anesthesia: MAC-Awake. *Anesthesiology*, **1970**, *35*:5—9.

Subcommittee on the National Halothane Study of the Committee on Anesthesia, National Academy of Sciences—National Research Council. Summary of the National Halothane Study. Possible association between halothane anesthesia and postoperative hepatic necrosis. *JAMA*, **1966**, *197*:775—788.

Tabatabai, M., Kitahata, L.M., Yuge, O., Matsumoto, M., and Collins, J.G. Effect of halothane on medullary inspiratory neurons of the cat. *Anesthesiology*, **1987**, *66*:176—180.

Tsai, S.K., Lee, C., Kwan, W.-F., and Chen, B.-J. Recovery of cognitive functions after anaesthesia with desflurane or isoflurane and nitrous oxide. *Br. J. Anaesth.*, **1992**, *69*:255—258.

Wagner, R.L., White, P.F., Kan, P.B., Rosenthal, M.H., and Feldman, D. Inhibition of adrenal steroidogenesis by the anesthetic etomidate. *N. Engl. J. Med.*, **1984**, *310*:1415—1421.

Weiskopf, R.B., Calahan, M.K., Eger, E.I., II, Yasuda, N., Rampil, I.J., Ionescu, P., Lockhart, S.H., Johnson, B.H., Freire, B., and Kelley, S. Cardiovascular actions of desflurane in normocarbic volunteers. *Anesth. Analg.*, **1991**, *73*:143—156.

Weiskopf, R.B., Holmes, M.A., Eger, E.I., II., Johnson, B.H., Rampil, I.J., and Brown, J.G. Cardiovascular effects of I653 in Swine. *Anesthesiology*, **1988**, *69*:303—309.

Wheeler, D.M., Katz, A., Rice, R.T., and Hansford, R.G. Volatile anesthetic effects on sarcoplasmic reticulum Ca content and sarcolemmal Ca flux in isolated rat cardiac cell suspensions. *Anesthesiology*, **1995**, *80*:372—382.

White, P.F., Shafer, A., Boyle, W.A., III, Doze, V.A., and Duncan, S. Benzodiazepine antagonism does not provoke a stress response. *Anesthesiology*, **1989**, *70*:636—639.

Wollman, H., Alexander, S.C., Cohen, P.J., Smith, T.C., Chase, P.E., and van der Molen, R.A. Cerebral circulation during general anesthesia and hyperventilation in man. Thiopental induction to nitrous oxide and *d*-tubocurarine. *Anesthesiology*, **1965**, *26*:329—334.

Yacoub, O., Doell, D., Kryger, M.H. and Anthonisen, N.R. Depression of hypoxic ventilatory response by nitrous oxide. *Anesthesiology*, **1976**, *45*:385—389.

Zbinden, A.M., Petersen-Felix, S., and Thomson, D.A. Anesthetic depth defined using multiple noxious stimuli during isoflurane/oxyen anesthesia: II. Hemodynamic Responses. *Anesthesiology*, **1994**, *80*:261—267.

Monographien und Übersichtsartikel

Eger, E.I., II. *Anesthetic Uptake and Action*. The Williams & Wilkins Co., Baltimore, **1974**.

Hayashi, Y., and Maze, M. Alpha2 adrenoceptor agonists and anesthesia. *Br. J. Anaesth.*, **1993**, *71*:108—118.

Levy, W.J. Neurophysiologic brain monitoring: Electroencephalo-graphy. In, *Anesthesia and Neurosurgery*, 3rd ed. (Cottrell, J.E., and Smith, D.S., eds.) The C.V. Mosby Co., Baltimore, **1994**, pp. 228—245.

Marshall, B.E., Hanson, C.W., and Marshall, C. Clinical physiology and pathophysiology of the respiratory system. In, *A Practice of Anaesthesia*. (Healy, D., and Cohen, P.J., eds.) Edward Arnold, London **1995**, pp. 119—145.

Michenfelder, J.D. *Anesthesia and the Brain*. Churchill Livingstone, New York, **1988**.

Pavlin, E.G., and Hornbein, T.F. Anesthesia and the control of ventilation. In, *The Respiratory System*, (Fishman, A.P., ed.) Handbook of Physiology. Sect. 3, Vol. 2. American Physiological Society, Bethesda, MD, **1986**, pp. 793—813.

Rusy, B.F., and Komai, H. Anesthetic depression of myocardial contractility: a review of the possible mechanisms. *Anesthesiology*, **1987**, *67*:745-766.

Vessy, M.P. Epidemiological studies of the occupational hazards of anaesthesia—-a review. *Anaesthesia*, **1978**, *33*:430—438.

Winters, W.D., Ferrar-Allado, T., Guzman-Flores, C., and Alcaraz, M. The cataleptic state induced by ketamine: a review of the neuropharmacology of anesthesia. *Neuropharmacology*, **1972**, *11*:303—315

15 LOKALANÄSTHETIKA

William Catterall und Kenneth Mackie

Lokalanästhetika verhindern die Entstehung von Schmerzen bzw. mindern die Stärke vorhandener Schmerzen durch eine funktionelle Unterbrechung neuronaler Leitungsbahnen. Sie binden an eine spezifische Bindungsstelle innerhalb der Pore von Natriumkanälen und verhindern somit den Fluß von Natriumionen durch den Kanal. Im allgemeinen beschränkt sich die Wirkung der Lokalanästhetika auf den Ort ihrer Applikation. Durch Diffusionsprozesse wird ihre Wirkung rasch beendet. Die chemischen und pharmakologischen Eigenschaften eines jeden Lokalanästhetikums bestimmen seine klinische Anwendung. Je nach klinischer Indikation werden Lokalanästhetika verschiedentlich appliziert: topisch, infiltrativ, zur Feld- oder Nervenblockade, intravenös-regional, spinal und epidural. In diesem Kapitel werden die Wirkmechanismen, die therapeutischen Anwendungen, die Darreichungswege und die Nebenwirkungen der einzelnen Lokalanästhetika dargestellt. Außerdem werden die frequenz- und spannungsabhängigen Eigenschaften der Lokalanästhetika diskutiert, welche auch Grundlage ihrer antiarrhythmischen Wirkungen sind (siehe hierzu Kapitel 35).

EINFÜHRUNG IN DIE LOKALANÄSTHETIKA

Die lokale Applikation adäquter Konzentrationen von Lokalanästhetika in nervales Gewebe unterdrückt die Entstehung von Aktionspotientialen und damit die neuronale Erregungsleitung. Lokalanästhetika beeinflussen sämtliche Typen von Neuronen und sind prinzipiell an jedem Ort unseres Nervensystems wirksam. Folglich erzeugt der Kontakt von Lokalanästhetika mit einem bestimmten Nerv eine sensorische und motorische Paralyse im zugehörigen Innervationsareal. Eine notwendige Voraussetzung für die klinische Nutzbarkeit der Lokalanästhetika ist die Reversibilität ihrer Wirkung. Nach Beendigung des Effektes lassen sich an Neuronen keine funktionellen oder morphologischen Schäden nachweisen.

Geschichte Die anästhetischen Eigenschaften des ersten Lokalanästhetikums Kokain wurden zufällig Ende des 19. Jahrhunderts entdeckt. Kokain ist Bestandteil des Koka-Strauches (*Erythroxylon coca*). Bestimmte Andenvölker nutzten aber schon lange vorher, durch das Kauen basischer Extrakte des Koka-Strauches, die stimulierenden und euphorisierenden Wirkungen des Kokains. Die erste Isolierung des Kokains gelang 1860 Albert Niemann. Er probiete, wie auch viele andere seiner zeitgenössischen Kollegen, die von ihm isolierte Verbindung und stellte ein Taubheitsgefühl der Zunge fest. Sigmund Freud studierte die physiologischen Wirkungen des Kokains, und Carl Koffer führte den Wirkstoff erstmalig 1884 in die klinische Praxis als einen topischen Wirkstoff in der ophthalmologischen Chirurgie ein. Kurz darauf popularisierte Halstead den Einsatz des Kokains als Infiltrationsanästhetikum. Die weite Verbreitung und der Erfolg der heute in der klinischen Praxis verwendeten Lokalanästhetika lassen sich letztlich auf diese frühen Beobachtungen zurückführen.

Chemie und Struktur-Wirkungsbeziehung Kokain ist ein Ester der Benzoesäure und des komplexen Alkohols 2-Carbomethoxy-3-hydroxy-tropan (Abbildung 15.1). Aufgrund der Toxizität und der suchterzeugenden Eigenschaften des Kokains begannen Einhorn und seine Kollegen bereits 1892 damit, synthetisch-substituierte Kokainverbindungen herzustellen. Das Resultat dieser Entwicklungsarbeit war die Entwicklung des Procains im Jahre 1950, welches für ein halbes Jahrhundert der Prototyp aller Lokalanästhetika wurde. Die heutzutage am häufigsten verwendeten Lokalanästhetika sind Procain, Lidocain, Bupivacain und Tetracain.

Abbildung 15.1 zeigt die Strukturen typischer Lokalanästhetika. Gemeinsames Strukturmerkmal dieser Lokalanästhetika ist jeweils ein hydrophiles und ein hydrophobes Ende, welche über eine dazwischenliegende Ester- oder Amidbindung miteinander verknüpft sind. Ein große Zahl von Verbindungen, die diese strukturellen Minimalanforderungen erfüllen, zeigen lokalanästhetische Eigenschaften. Die hydrophile Gruppe ist üblicherweise ein tertiäres Amin, seltener sind sekundäre Amine. Die hydrophobe Gruppe enthält immer einen aromatischen Rest. Die Natur der chemischen Verbindungsstruktur bestimmt verschiedene pharmakologischen Eigenschaften der Substanzen. Zum Beispiel werden Lokalanästhetika mit einer Esterbindung schnell durch plasmatische Esterasen aufgespalten.

Die Struktur-Wirkungsbeziehungen und die physikochemischen Eigenschaften der Lokalanästhetika wurden in der Übersichtsarbeit von Courtney und Strichartz (1987) dargestellt. Kurz zusammengefaßt führt eine Erhöhung der Hydrophobizität zur Steigerung von Potenz und Wirkdauer eines Lokalanästhetikums. Die hydrophoben Strukturanteile ermöglichen die Assoziation der Lokalanästhetika an Zellmembranen und erleichtern so das Vordringen zu Ihrem Wirkort. Darüber hinaus werden die Wirkstoffe auf diese Weise den abbauenden Enzymen in Plasma und Leber entzogen. Zusätzlich wird vermutet, daß die spezifische Bindungsstelle für Lokalanästhetika an Natriumkanälen hydrophob ist und dementsprechend lipophile Anästhetika eine erhöhte Rezeptoraffinität besitzen. Eine Steigerung der Hydrophobizität erhöht aber auch die Toxizität der Lokalanästhetika, so daß sich die therapeutische Breite dieser Substanzen mit steigender Lipophilie verringert.

Die Dissoziation der Lokalanästhetikamoleküle von ihrer Rezeptorbindungsstelle wird auch durch die Molekülgröße beeinflußt (Courtney und Strichartz, 1987). Kleinere Arzneistoffmoleküle können schneller von ihrer Rezeptorbindungsstelle „abdissoziieren". Dieses Charakteristikum ist insbesondere in Zielzellen/-geweben mit schneller Aktionspotentialfolge von Bedeutung, in denen die Lokalanästhetika während der Depolarisationsphase der Aktionspotentiale binden (assoziieren) und während der Repolarisationphase dissoziieren. Die schnelle Bindung der Lokalanästhetika während der Aktionspotentiale bedingt die Frequenz- und Spannungsabhängigkeit ihrer Wirkung (siehe unten).

Wirkmechanismus Lokalanästhetika verhindern die Entstehung und Fortleitung von Nervenimpulsen. Ihr

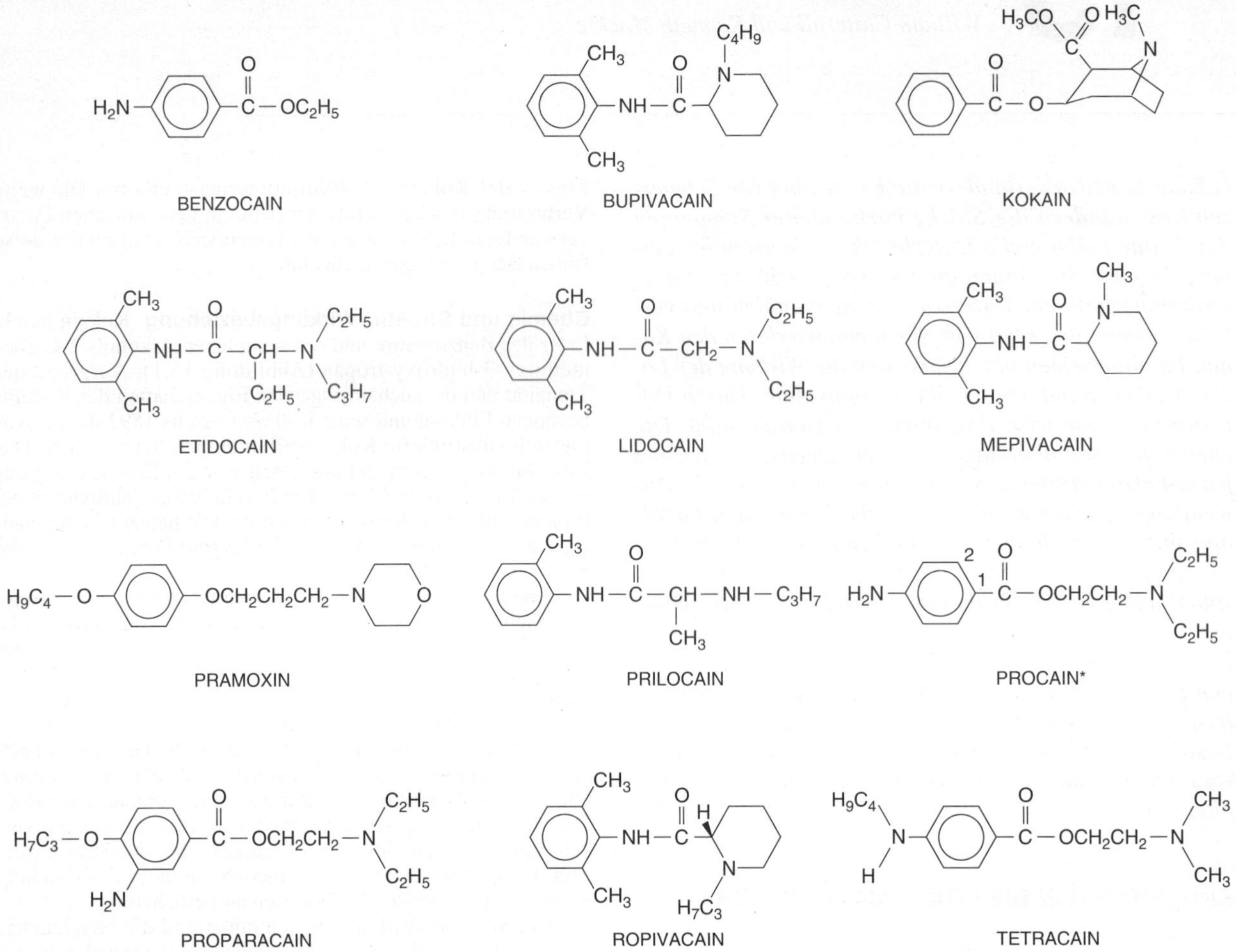

Abbildung 15.1 Strukturformeln ausgewählter Lokalanästhetika.
*Man beachte, dass sich bei Chlorprocain ein Chloratom an der Position 2 des aromatischen Procainringes befindet.

primärer Wirkort ist die Zellmembran. Die Blockierung der nervalen Leitungseigenschaften konnte an Tintenfischriesenaxonen, deren Axoplasma entfernt wurde, demonstriert werden.

Lokalanästhetika blockieren die Impulsfortleitung, indem sie eine starke Permeabilitätserhöhung für Na^+, welche als Reaktion auf eine leichte Depolarisation der Membran in erregbaren Zellen folgt, verhindern (siehe auch Kapitel 12 und Strichartz und Ritchie, 1987). Diese Wirkung der Lokalanästhetika beruht auf ihrer Interaktion mit spannungsabhängigen Na^+-Kanälen. Mit der zeitlichen Entwicklung der anästhetischen Wirkung in einem Nerv sind folgende Phänomene zu beobachten: Die Schwelle der elektrischen Erregbarkeit erhöht sich graduell, die Impulsfortleitung verlangsamt sich, und die Sicherheit der Impulsübertragung nimmt ab. Diese genannten Faktoren vermindern die Wahrscheinlichkeit der Fortleitung von Aktionspotentialen und führen letztlich zu einer Unterbrechung der Nervenleitung.

Neben den Na^+-Kanälen können Lokalanästhetika auch mit anderen Membranproteinen interagieren (siehe Butterworth und Strichartz, 1990). Insbesondere können sie K^+-Kanäle blockieren (siehe Strichartz und Ritchie, 1987). Allerdings sind hierzu deutlich höhere Konzentrationen von Lokalanästhetika erforderlich. Darüber hinaus tritt bei der Blockade der Nervenleitung nur eine geringe Änderung des Membranpotentials auf, welches sich bei einer Blockierung von Kaliumkanälen stark verändern müßte.

Quarternäre Analoga der Lokalanästhetika blockieren die Leitfähigkeit des Tintenfischriesenaxons, wenn sie direkt in dessen Intrazellularraum appliziert werden, aber sie sind relativ wirkungslos bei extrazellulärer Applikation. Diese Beobachtung legt die Vermutung nahe, daß der Wirkort der Lokalanästhetika zumindest in ihrer geladenen Form nur von der Innenseite der Zellmembran erreichbar ist (Narahashi und Frazier, 1971; Strichartz und Ritchie, 1987). Deshalb müßten extern applizierte Lokalanästhetika, um ihren Blockierungseffekt ausüben zu können, zunächst die Plasmamembran durchqueren.

Obwohl verschiedene physikochemische Modelle

vorgeschlagen wurden, um den Blockierungsmechanismus der Lokalanästhetika zu erklären (siehe Courtney und Strichartz, 1987) wird heute davon ausgegangen, daß die Hauptwirkung dieser Wirkstoffe durch ihre Interaktion mit einer oder mehreren spezifischen Bindungsstellen innerhalb des Na$^+$-Kanals verursacht wird (siehe Butterworth und Strichartz, 1990). Biochemische, biophysikalische und molekularbiologische Untersuchungen während des letzten Jahrzehnts haben zu einer schnellen Erweiterung unseres Wissens über die Struktur und die Funktion der Na$^+$-Kanäle und anderer spannungsabhängiger Kanäle geführt (siehe Catteral, 1992 und Kapitel 12). Die Na$^+$-Kanäle des Säugetierhirns sind heterotrimere Komplexe glykosylierter Proteine mit einem Gesamtmolekulargewicht von 300 kDa. Die individuellen Untereinheiten werden als α (260 kDa), β_1 (36 kDa) und β_2 (33 kDa) bezeichnet. Die großen α-Untereinheiten der Na$^+$-Kanäle beinhalten vier homologe Domänen (I - IV). Jede dieser Domänen beinhaltet sechs α-helikale transmembranäre Domänen (S1 - S6; siehe Abb. 15.2). Es wird vermutet, daß sich die Na$^+$-selektive transmembranäre Pore im Zentrum einer nahezu symmetrischen Struktur befindet, die von den vier homologen Domänen der α-Untereinheiten gebildet wird. Weiterhin wird heute davon ausgegangen, daß die Porenöffnung auf eine Konformationsänderung des Kanalproteins zurückzuführen ist, welche ihrerseits durch die spannungsabhängige Bewegung bestimmter geladener Anteile (*gating charges*) verursacht wird. Bestimmte hochgeladene Molekülabschnitte sind die Träger der *gating charges* und erfüllen die Funktion des „Spannungssensors". Diese *gating charges* sind in der vierten transmembranären alpha-helikalen Domäne (S4) der α-Untereinheiten lokalisiert. Diese S4-Helixes sind sowohl hydrophob als auch positiv geladen und enthalten an jeder dritten Position einen Lysin- oder Argininrest. Es wird postuliert, daß sich diese Molekülabschnitte senkrecht zur Membranoberfläche (dem Transmembranpotential folgend) bewegen und dadurch eine Serie von Konformationsänderungen in allen vier Domänen induzieren, die dann zur Porenöffnung führt (Catterall, 1988; Abbildung 15.2).

Die transmembranäre Pore des Na$^+$-Kanals wird umgeben von den Membranhelices S5 und S6 und den kurzen Verbindungsstücken zwischen diesen, welche als SS1 und SS2 bezeichnet werden. Die Aminosäurenreste in diesen kurzen Zwischenstücken sind die kritischen Determinanten der Na$^+$-Ionenleitfähigkeit und -selektivität des Kanals.

Nach erfolgter Öffnung wird der Na$^+$-Kanal innerhalb weniger Millisekunden durch den Verschluß eines Inaktivierungstors (*inactivation gate*) inaktiviert. Dieses funktionelle Tor wird durch eine intrazelluläre Proteinschleife gebildet, welche die homologen Domänen III und IV miteinander verbindet (Abbildung 15.2). Diese Schleife faltet sich vermutlich über die intrazelluläre Öffnung der Kanalpore während des Inaktivierungsprozesses. Es wird angenommen, daß an der inneren Öffnung der Pore des Natriumkanals eine spezifische Rezeptorregion für diese Schleife besteht.

Die für die Bindung der Lokalanästhetika wichtigen Aminosäurenreste finden sich im S6-Segment der Domäne IV (Ragsdale et al. 1994). Hydrophobe Aminosäurenreste nahe dem Zentrum und dem intrazellulären Ende des S6-Segments können vermutlich direkt mit den gebundenen Lokalanästhetika interagieren (Abbildung 15.3). Wird durch eine experimentelle Mutation nahe dem extrazellulären Ende dieses Segments eine große hydrophobe Aminosäure (Isoleucin) durch eine kleinere (Alanin) ersetzt, so ermöglicht dies den extrazellulären Zugang geladener Lokalanästhetika zu ihrem Bindungsort. Diese Beobachtungen lokalisieren die Rezeptorbindungsstelle für Lokalanästhetika innerhalb der intrazellulären Hälfte der transmembranären Pore des Natriumkanals, wobei Aminosäurenreste des S6-Segmentes der Domäne IV einen Teil zu dieser Struktur beitragen.

Frequenz- und Spannungsabhängigkeit der Lokalanästhetikawirkung Das Ausmaß einer Blockierung, die durch eine bestimmte Konzentration eines Lokalanästhetikums erreicht wird, hängt von der Art der Stimulation eines Nerven und von seinem Ruhemembranpotential ab. Das heißt, ein ruhender Nerv ist weit weniger empfindlich gegenüber der Wirkung eines Lokalanästhetikums als ein repetitiv stimulierter Nerv. Eine höhere Stimulationsfrequenz und ein positiveres Membranpotential verursachen einen höheren Blockierungsgrad. Diese frequenz- und spannungsabhängigen Effekte der Lokalanästhetika treten auf, weil die Lokalanästhetikamoleküle in ihrer geladenen Form die Bindungsstelle innerhalb des Natriumkanals nur in dessen geöffnetem Zustand erreichen können. Darüber hinaus stabilisiert das gebundene Lokalanästhetikum den inaktivierten Zustand des Na$^+$-Kanals (Courtney und Strichartz, 1987; Butterwort und Strichartz, 1990). Lokalanästhetika zeigen diese Eigenschaften in unterschiedlichem Ausmaß in Abhängigkeit von ihrem pK$_a$-Wert, ihrer Lipidlöslichkeit und ihrer Molekülgröße. Im allgemeinen wird die Frequenzabhängigkeit einer lokalanästhetischen Wirkung durch die Dissozationsrate des Wirkstoffs von seiner Bindungsstelle innerhalb der Pore des Na$^+$-Kanals bestimmt. Eine hohe Stimulationsfrequenz ist für die Wirkung der schnell-dissoziierenden Lokalanästhetika erforderlich, damit die Rate der Arzneistoffbindung während des Aktionspotentials die der Dissoziation zwischen den Aktionspotentialen übersteigt. Die Dissoziation kleiner, hydrophober Lokalanästhetikamoleküle ist relativ schnell, so daß eine hohe Stimulationsfrequenz erforderlich ist, um mit diesen Wirkstoffen einen frequenzabhängigen Block zu erzielen. Die frequenzabhängige Blockierung von Ionenkanälen ist insbesondere wichtig für den Einsatz von Lokalanästhetika in der antiarrhythmischen Therapie (siehe Kapitel 35).

Differentielle Sensitivität von Nervenfasern gegenüber der Wirkung von Lokalanästhetika Als allgemeine Regel gilt: Dünne Nervenfasern reagieren empfindlicher auf die Wirkung von Lokalanästhetika als dicke. Diese Tatsache wurde erstmalig von Gasser und

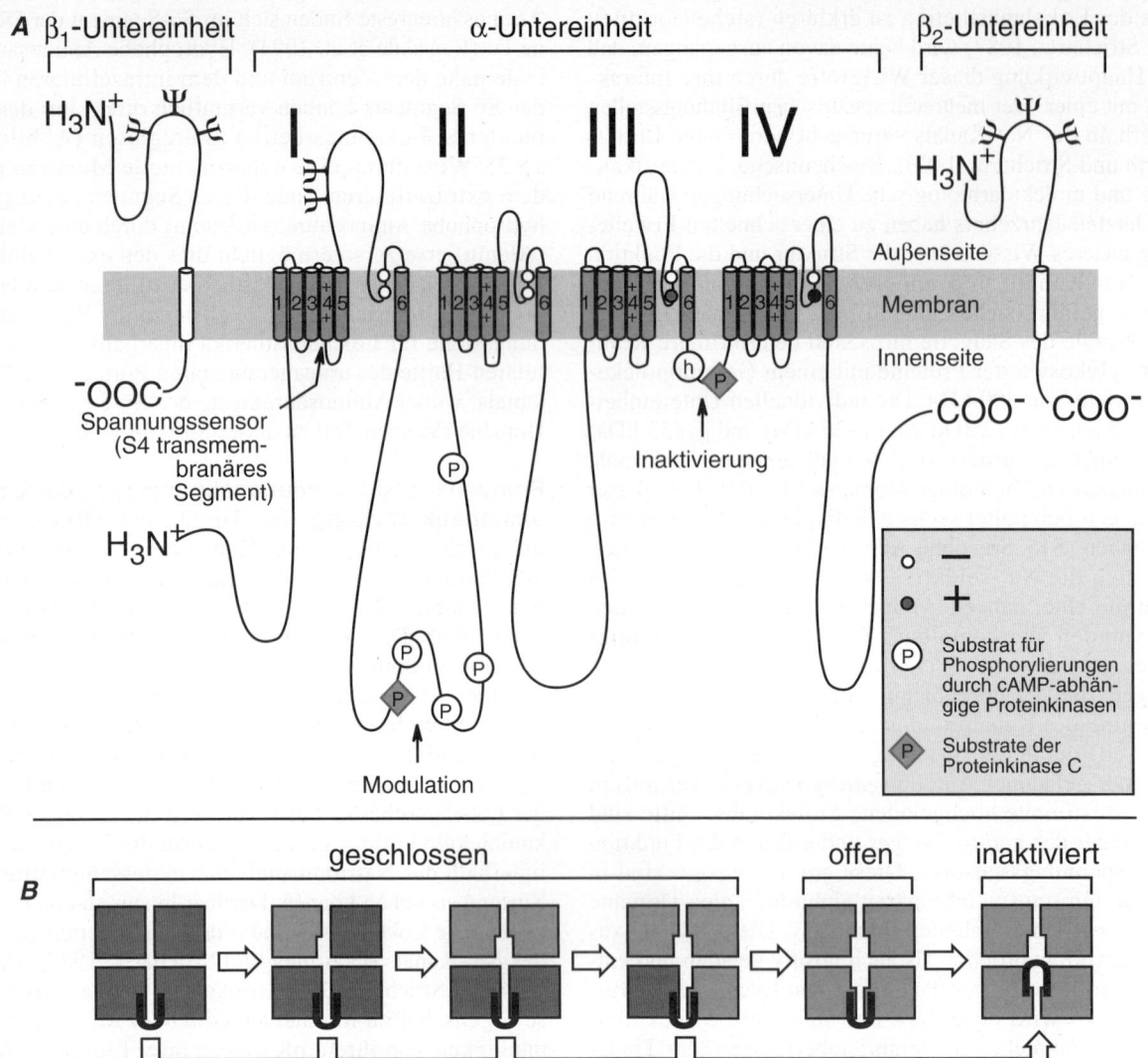

Abbildung 15.2 Struktur und Funktion spannungsabhängiger Na⁺-Kanäle.
A. Zweidimensionale Illustration der α- (Mitte), β₁- (links) und β₂- (rechts) Untereinheiten spannunsabhängiger Na⁺-Kanäle aus dem Säugetiergehirn. Die Polypeptidketten werden als durchgezogene Linie dargestellt. Die jeweilige Länge dieser Linie ist annäherungsweise proportional der tatsächlichen Länge der Polypeptidketten in den einzelnen Segmenten des Kanalproteins. Die Zylinder repräsentieren Regionen transmembranärer α-Helices. Ψ symbolisiert nachgewiesene Glykosylierungsstellen. Man beachte die repetitive Struktur der vier homologen Domänen der α-Untereinheit.
Spannungssensor. Das S4 transmembranäre Segment in jeder der homologen Domänen der α-Untereinheit fungiert als Spannungssssensor. (+) repräsentiert die positiv geladenen Aminosäurenreste in jeder dritten Position dieses Segmentes. Das elektrische Feld (innen negativ) übt eine Kraft auf diese geladenen Aminosäurereste aus, die bewirkt, daß dieser Segmentabschnitt zur Innenseite der Zellmembran gezogen wird. **Pore**. Die transmembranären Segmente S5 und S6 und die kurze membran-assoziierte Schleife zwischen diesen (Segmente SS1 und SS2, siehe Abbildung 15.3) tragen zur äußeren Begrenzung der Pore bei. Durch Aneinanderlagerung der vier homologen Domänen der α-Untereinheit entsteht ein symmetrisches Quadrat, in dessen Zentrum aus den genannten Segmenten die komplette Pore gebildet wird (siehe Abbildung B). Die durch die Kreise markierten Aminosäurenreste im Segment SS2 sind kritische Determinanten der Leitfähigkeit und der Ionenselektivität des Na⁺-Kanals und darüber hinaus Bindungsstellen der Toxine Tetrodotoxin und Saxitoxin. **Inaktivierung**. Die kurze intrazelluläre Schleife, welche die III- und IV-Domäne des Na⁺-Kanals miteinander verbindet, erfüllt die Funktion eines Inaktivierungstors (*inactivation gate*) des Na⁺-Kanals. Vermutlich legt sich diese Schleife innerhalb weniger Millisekunden nach erfolgter Kanalöffnung über die innere Porenöffnung und verschließt diese wieder. Drei hydrophobe Reste (Isoleucin, Phenylalanin, Methionin, IFM) an der Position h scheinen als „Inaktivierungspartikel" im Rahmen des Inaktivierungsprozesses in das Innere des Öffnungskanals einzudringen und dort an spezifische Rezeptoren zu binden. **Modulation**. Das Öffnen und Schließen (*gating*) des Na⁺-Kanals kann durch Proteinphosphorylierung moduliert werden. Eine Phosphorylierung des Inaktivierungstors zwischen den Domänen III und IV durch die Proteinkinase C bewirkt eine Verlangsamung des Inaktivierungsprozesses. Phosphorylierung an Stellen zwischen den Domänen I und II, entweder durch die Proteinkinase C ◇ oder eine cAMP-abhängige Proteinkinase ⓟ, reduziert die Aktivierung des Na⁺-Kanals.
B. Die vier homologen Domänen der Na⁺-Kanal-α-Untereinheit werden als quadratische Formation in Aufsichtperspektive

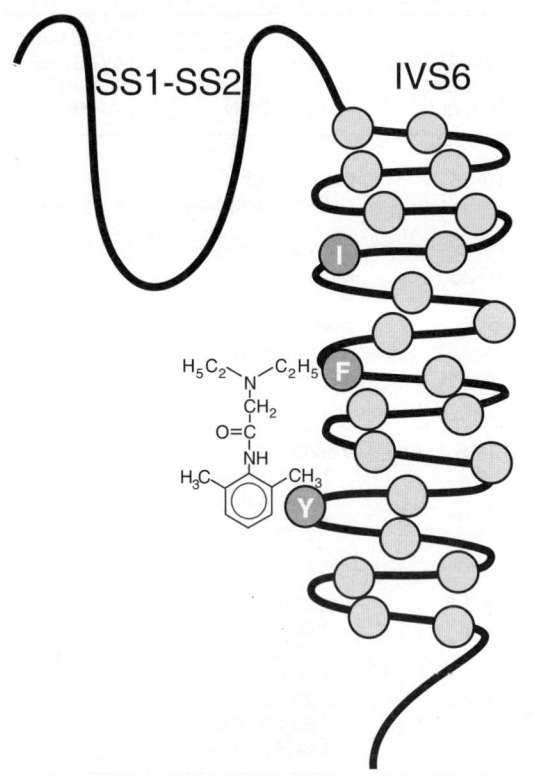

Abbildung 15.3 Die Bindungsstelle der Lokalanästhetika. Dargestellt ist das transmembranäre Segment 6 (S6) in der Domäne IV (IVS6) als Alphahelix mit den angrenzenden SS1- und SS2-Untereinheiten; letztere sind Teil der extrazellulären Porenöffnung der Na⁺-Kanäle. Jeder der Kreise repräsentiert einen Aminosäurerest des Segmentes IVS6. Die drei für die Bindung des Lokalanästhetikums kritischen Aminosäurereste sind grau hinterlegt. In der Abbildung ist das Lokalanästhetikum Lidocain gebunden an zwei Aminosäurereste, Phenylalanin (F) 1764 und Tyrosin (Y) 1771 dargestellt. Der dritte graugefärbte Rest ist Isoleucin in Position 1760. Der Ersatz dieser Aminosäure mit einem kleineren Alaninrest durch gezielte Mutationen ermöglicht es Lokalanästhetika, die gezeigte Bindungsstelle von der Außenseite der Membran zu erreichen. Es wird daher angenommen, daß diese Aminosäure die äußere Grenze der Bindungsstelle darstellt (siehe Ragsdale et al., 1994).

werden vollständiger blockiert als die größeren myelinisierten Fasern. Trotzdem zeigt das Sensitivitätsspektrum Überlappungen zwischen myelinisierten und nicht-myelinisierten Fasern, da dünne myelinisierte Fasern noch vor nicht-myelinisierte Fasern mit gleichem Durchmesser blockiert werden. Im allgemeinen werden autonome Fasern, kleine unmyelinisierte C-Fasern (vermitteln Schmerzsensationen) und kleine myelinisierte Aδ-Fasern (vermitteln Schmerz- und Temperatursensationen) eher als die dickeren myelinisierten Aγ-, Aβ- und Aα-Fasern (vermitteln Lage-, Berührungs-, Druck- und motorische Informationen) gehemmt (siehe Raymond und Gissen, 1987; Tabelle 15.1).

Dünnere Fasern werden bevorzugt blockiert, weil die kritische Länge über die sich ein Impuls passiv ausbreiten kann, hier kürzer ist. Dieser Befund steht in Beziehung zu der kürzeren Raumkonstante für die Ausbreitung von Spannungsänderungen entlang kleiner unmyelinisierter Nerven und den kürzeren Internodalabständen der kleinen myelinisierten Nervenfasern. Zu Beginn der anästhetischen Wirkung werden zunächst kleine zugängliche Abschnitte von der Anästhetikawirkung erfaßt. Anschließend breitet sich das Anästhetikum über verschiedene intrafaszikuläre Wege *per diffusionem* aus. Kleinere Fasern mit einer kürzeren kritischen Länge werden deshalb schneller durch eine lokalanästhetische Lösung blockiert. Aus denselben Gründen ist die Erholungszeit größerer Nervenfasern gegenüber kleineren Nervenfasern nach Auswaschen des Anästhetikums länger.

Zusätzlich begünstigt die Frequenzabhängigkeit der Lokalanästhetikawirkung die Blockade dünner sensorischer Fasern. Diese generieren mit hoher Frequenz lange Aktionspotentiale von bis zu 5 ms Dauer, demgegenüber generieren motorische Nervenfasern Aktionspotentiale in niedrigerer Frequenz mit nur kurzer Dauer (0,5 ms). Diese Charakteristika von sensorischen Fasern im allgemeinen und Schmerzfasern im besonderen begünstigen deren frequenzabhängige Blockierung.

Die Sensitivität einer Nervenfaser gegenüber einem Lokalanästhetikum hängt nicht immer davon ab, ob diese Faser sensorisch oder motorisch ist. So führt die Applikation eines Lokalanästhetikums an einen Muskel-Nerven-Strang zu einer Hemmung der Kontraktionsfähigkeit über eine Hemmung reflektiver Mechanismen, bevor eine Hemmung der neuronalen Erregungsleitung auftritt, und dies obwohl sowohl die afferenten muskelopropriozeptiven Fasern als auch die efferenten motorischen Fasern äquisensitiv sind. Diese beiden Fasertypen haben den gleichen Durchmesser und sind größer als motorische γ-Fasern, welche die Muskelspindeln versorgen. Die Blockade dieser kleinen motorischen γ-Fasern und nicht die Blockade der sensorischen Afferenzen ist aber für die initiale schnelle Hemmung der

Erlanger (1929) durch Experimente an myelinisierten A-Fasern nachgewiesen. Sie konnten zeigen, daß Kokain, wenn es auf einen Hautnerven appliziert wird, die δ-Wellen (von kleinen afferenten Fasern) zuerst und die α-Wellen (von dicken Nervenfasern) zuletzt inhibiert. Die kleinsten Säugetiernerven sind nicht myelinisiert und

dargestellt. Die Sequenz der Konformationsänderungen während der Aktivierung und Inaktivierung des Na⁺-Kanals sind illustriert. Infolge einer Depolarisation unterläuft jede der homologen Domänen eine Konformationsänderung, welche diese in einen aktiven Zustand überführt. Nach Aktivierung aller vier Domänen öffnet sich der Kanal. Wenige Millisekunden nach Kanalöffnung schließt sich das zwischen den Domänen III und IV lokalisierte Inaktivierungstor über der inneren Porenöffnung und verschließt diese, so daß keine weitere Ionenleitung mehr möglich ist (adaptiert nach Isom et al., 1994, mit freundlicher Erlaubnis).

Tabelle 15.1 Blockierbarkeit verschiedener Nervenfasertypen*.

LEITUNGSEIGEN-SCHAFTEN/BIO-PHYSIKALISCHE KLASSIFIKATION	ANATOMISCHE LOKALISATION	MYELINI-SIERUNG	DURCH-MESSER, μm	LEITUNGSGE-SCHWINDIG-KEIT, m/s^{-1}	FUNKTION	PHARMAKO-LOGISCHE BLOCKIER-BARKEIT
A-Fasern						
A α	Afferenzen von und Efferenzen zu Muskeln und Gelenken	Ja	6-22	10-85	Motor- und Propriozeption	+
A β						++
A γ	Efferenzen zu Muskelspindeln	Ja	3-6	15-35	Muskeltonus	++
A δ	sensorische Wurzeln und afferente periphere Nerven	Ja	1-4	5-25	Schmerz, Temperatur, Berührung	+++
B-Fasern						
	präganglionärer Sympathikus	Ja	<3	3-15	Vasomotor, Viszeromotor, Sudomotor, Pilomotor	++++
C-Fasern						
Sympathikus	postganglionärer Sympathikus	Nein	0,3-1,3	0,7-1,3	Vasomotor, Viszeromotor, Sudomotor, Pilomotor	++++
Hinterhorn	sensorische Wurzeln und afferente periphere Nerven	Nein	0,4-1,2	0,1-2,0	Schmerz, Temperatur, Berührung	++++

* Modifiziert nach Carpenter und Mackey, 1992, mit Erlaubnis.

Muskelkontraktion wichtig. In größeren gemischten Nerven sind die motorischen Fasern üblicherweise in den äußeren Bereichen lokalisiert und somit den Lokalanästhetika leichter zugänglich. Somit müßten in diesen Nerven die motorische Fasern theoretisch vor den sensorischen Faseranteilen blockiert werden.

Diese differentiellen Blockierungsraten von Nervenfasern mit unterschiedlicher Größe und Aktionspotentialfrequenz sind von beachtlicher praktischer Bedeutung, weil sich mit ihnen erklären läßt, warum Lokalanästhetika sensorische Funktionen der meisten Nervenfasern in einer vorhersagbaren Reihenfolge blockieren. Zum Glück für den Patienten ist die Schmerzwahrnehmung die erste Sinnesqualität, die durch die Einwirkung von Lokalanästhetika verschwindet, dann folgen die Empfindungen für Kälte, Wärme, Berührung, dumpfen Druck und letztlich die motorischen Funktionen. Eine starke individuelle Variabilität ist hierbei aber zu berücksichtigen.

pH-Effekte Lokalanästhetika zeigen als unprotonierte Amine nur eine geringe Löslichkeit. Deshalb werden sie meist als wasserlösliche Salze angeboten, üblicherweise als Hydrochloride. Die Hydrochloridsalze der Lokalanästhetika sind milde Säuren (der Bereich der pK_a-Werte liegt zwischen 8 - 9). Diese Eigenschaft erhöht die Stabilität der Lokalanästhetika vom Estertyp und von vasokonstriktorischen Zusatzsubstanzen. Unter den üblichen Applikationsbedingungen äquilibriert sich der pH der Anästhetikalösung rasch mit dem des extrazellulären Milieus.

Obwohl die unprotonierte Form der Lokalanästhetika notwendig für deren transmembranäre Diffusion ist, interagiert bevorzugt die kationische Form mit den Natriumkanälen. Diese Schlußfolgerung konnte aus Experimenten an anästhesierten, nicht-myelinisierten Säugetiernerven gezogen werden (Ritchie und Greengard, 1966). In diesen Experimenten konnte die Nervenleitfähigkeit in der Anwesenheit einer konstanten Lokalanästhetikamenge entweder blockiert oder wiederhergestellt werden, indem lediglich der pH-Wert der Umgebungslösung (pH 7,2 versus 9,6) verändert wurde. Die vorrangige Bedeutung dieser kationischen Form wurde auch durch Experimente von Naharashi und Kollegen klar gezeigt, indem sie Tintenfischriesenaxone entweder von innen (axoplasmatische Seite) oder außen mit Lokalanästhetika perfundierten, die entweder in ihrer tertiären oder quaternären Aminform vorlagen (Naharashi und Frazier, 1971). Allerdings besitzen beide Formen der Lokalanästhetika zumindest eine gewisse anästhetische Aktivität (Butterwort und Strichartz, 1990).

Verlängerung der Wirkdauer durch vasokonstriktorische Zusätze Die Dauer der Wirkung eines Lokalanästhetikums ist proportional zu der Zeit, in der es Kontakt mit Nervenstrukturen aufnehmen kann. Folglich führen Maßnahmen, welche diese Kontaktzeit ausdehnen, zu einer Verlängerung der Anästhesie. Kokain selbst besitzt eine vasokonstriktorische Wirkung indem es die Wirkung von Noradrenalin verstärkt (siehe Kapitel 6 und

10). Dementsprechend verlängert es auch die Dauer seiner eigenen Wirkung. Lokalanästhetikapräparationen für die klinische Anwendung enthalten häufig Zusätze von Vasokonstriktoren, üblicherweise Adrenalin. Der Vasokonstriktor erfüllt dabei eine doppelte Funktion. Zum einen konzentriert er das Lokalanästhetikum an seinem Wirkort, zum anderen verhindert er die Freisetzung in die systemische Zirkulation und vermindert so die Gefahr systemischer Nebenwirkungen. Es sollte aber beachtet werden, daß Adrenalin auch das Gefäßbett in der Skelettmuskulatur über die Interaktion mit β_2-Rezeptoren erweitern kann und deshalb potentiell die systemische Toxizität intramuskulär applizierter Lokalanästhetika erhöhen kann.

Einige Vasokonstriktoren können, sofern sie in ausreichenden Konzentrationen in die systemische Zirkulation gelangen, auch systemische Nebenwirkungen hervorrufen (siehe unten). Gelegentlich wurden auch Wundheilungsstörungen, Gewebsödeme oder Nekrosen nach Lokalanästhesien beobachtet. Diese Effekte sind möglicherweise auf sympathomimetische Eigenschaften der Vasokonstriktoren zurückzuführen, in deren Folge ein erhöhter Gewebssauerstoffverbrauch zu beobachten ist, der in Kombination mit der Vasokonstriktion eine Gewebshypoxie und damit Wundheilungsstörungen verursachen kann. Die Verwendung von Lokalanästhetika mit vasokonstriktorischen Zusätzen bei chirurgischen Eingriffen an Fingern, Händen und Füßen kann zu einer protrahierten Vasokonstriktion von Hauptarterien bei nur unzureichender Kollateralisierung führen und auf diese Weise irreversible hypoxische Gewebeschäden, Gewebsnekrosen und Gangrän auslösen.

Unerwünschte Effekte der Lokalanästhetika Zusätzlich zu der blockierenden Wirkung, die Lokalanästhetika auf die Erregungsübertragung von Axonen des peripheren Nervensystems zeigen, können Lokalanästhetika mit der Funktion aller Organe interferieren, in denen die Weiterleitung und Übertragung von Erregungen (Aktionspotentialen) von Bedeutung ist. Folglich üben Lokalanästhetika Effekte auf das zentrale Nervensystem (ZNS), autonome Ganglien, die neuromuskuläre Synapse und alle Formen der Muskulatur aus (siehe in der Übersichtsarbeit von Covino, 1987; Garfield und Gugino 1987; Gintant und Hoffmann, 1987). Die Gefahr solcher unerwünschter Effekte ist proportional zu der in die systemische Zirkulation gelangten Wirkstoffkonzentration.

Zentrales Nervensystem Nach erfolgter Aufnahme können Lokalanäshetika stimulatorische ZNS-Effekte wie initialen Tremor und Ruhelosigkeit sowie später tonisch-klonische Krämpfe hervorrufen. Im allgemeinen gilt: Je potenter das Anästhetikum ist, desto leichter können Konvulsionen ausgelöst werden. Somit kann die Gefahr des Auftretens von ZNS-Nebenwirkungen aus der Konzentration und Art eines Lokalanästhetikums im Blut prognostiziert werden. Zentralnervöse Stimulation ist gefolgt von Depression. Der Tod wird meist durch Atemdepression verursacht.

Sowohl die auftretende Stimulation als auch die anschließende Depression der zentralnervösen Aktivität ist vermutlich in beiden Fällen auf eine Hemmung neuronaler Aktivitäten zurückzuführen: Eine selektive Inhibition inhibitorischer Neurone wird für das Auftreten exzitatorischer Effekte *in vivo* verantwortlich gemacht. Eine schnelle intravenöse Administration einer toxischen Anästhetikadosis kann auch einen Tod ohne vorheriges Exzitationsstadium auslösen, da vermutlich sämtliche Neurone gleichzeitig blockiert werden. Eine kontrollierte Beatmung gehört zu den wesentlichen Punkten der Therapie in fortgeschrittenen Stadien von Lokalanästhetika-Intoxikationen. Intravenös applizierte Benzodiazepine und schnell wirksame Barbiturate sind die Arzneimittel der Wahl zur Prophylaxe und Beendigung von Konvulsionen (siehe Kapitel 17). Die Benzodiazepine können als Prämedikation vor der Anästhesie verabreicht werden.

Neben dem am häufigsten berichteten Nebenwirkungssymptom Müdigkeit, welches auf eine zentralnervöse Wirkung der Lokalanästhetika zurückzuführen ist, kann Lidocain auch Euphorie, Dysphorie und Muskelzuckungen verursachen. Darüber hinaus können sowohl Lidocain als auch Procain einen Verlust des Bewußtseins hervorrufen, der lediglich von leichten Sedierungserscheinungen angekündigt wird. Obwohl auch andere Lokalanästhetika die Stimmung und das Verhalten beeinflussen können, zeigt Kokain diesbezüglich einen ganz besonders ausgeprägten Effekt. Dieser Effekt des Kokains und sein Mißbrauchspotential werden in Kapitel 24 diskutiert.

Neuromuskuläre und ganglionäre Synapse Lokalanästhetika beeinflussen auch die Erregungsübertragung an der neuromuskulären Synapse. Procain zum Beispiel hemmt die Kontraktionsantwort der Skelettmuskulatur auf eine maximale Reizung motorischer Nerven oder auf Acetylcholin in Konzentrationen, in denen der Muskel durch direkte elektrische Stimulationen noch aktivierbar ist. Vergleichbare Effekte lassen sich in autonomen Ganglien beobachten. Diese Wirkungen lassen sich auf eine Hemmung des Ionenkanals des Acetylcholin-Rezeptors zurückführen (Neher und Steinbach 1978; Charnet et al 1990).

Kardiovaskuläres System Nach Aufnahme in die systemische Zirkulation können Lokalanästhetika kardiovaskuläre Funktionen beeinflussen (siehe Covino, 1987). Der primäre Wirkort ist hierbei das Myokard. Hier erfolgt eine Minderung der elektrischen Erregbarkeit, der Erregungsleitung und der Kontraktionskraft. Zusätzlich verursachen die meisten Lokalanästhetika eine Dilatation von Arteriolen. Diese kardiovaskulären Effekte werden üblicherweise nur beobachtet, wenn hohe Konzentrationen eines Lokalanästhetikums in die systemische Zirkulation gelangen und zentralnervöse Nebenwirkungen bereits eingetreten sind. Trotzdem dürften in seltenen Fällen Kreislaufversagen und Todesfälle wahrscheinlich durch die Interaktion von Lokalanästhetika mit kardialen Schrittmacherzentren oder durch die Auslösung plötzlicher Arrhythmien verursacht worden sein. Mit Ausnahme des Bupivacains sind ventrikuläre Tachykardien und Kammerflimmern als Reaktion auf die Applikation von Lokalanästhetika allerdings relativ seltene Ereignisse. Der Einsatz von Procain und Lidocain als Antiarrhytmika wird in Kapitel 35 diskutiert. Schließlich sollte betont werden, daß unerwünschte Nebenwirkungen der Lokalanästhetika auch durch eine unbeabsichtigte intravaskuläre Applikation verursacht sein können, insbesondere dann, wenn es sich um Präparate mit Adrenalinzusatz handelt.

Glatte Muskulatur Lokalanästhetika unterdrücken Kontraktionen des intakten Intestinaltrakts, aber auch in isolierten Dünndarmpräparaten *in vitro* (Zipf und Dittmann, 1971). Darüber hinaus relaxieren sie die glatte Bronchialmuskulatur, obwohl niedrige Konzentrationen initial eine Kontraktion erzeugen (siehe Covino, 1987). Die spinale und epidurale Anästhesie, ebenso wie die Instillation von Lokalanästhetika in die Bauchhöhle, ruft eine Paralyse des Sympathikus hervor und bewirkt so eine Tonuserhöhung der glatten Darmmuskulatur (siehe unten). Lokalanästhetika erhöhen auch den Ruhetonus der Uterusmuskulatur und mindern die Kontraktionen der isolierten humanen Uterusmuskulatur; die intrapartalen Uteruskontraktionen werden trotzdem selten direkt durch Lokalanästhetika während der Regionalanästhesie unterdrückt.

Überempfindlichkeiten (Allergien) auf Lokalanästhetika

Selten reagieren Individuen allergisch auf die Applikation von Lokalanästhetika. Die Reaktionen manifestieren sich meist als allergische Dermatitis oder als typische Asthma-Attacke (siehe Covino, 1987). Es ist wichtig, allergische Reaktionen von toxischen Nebenwirkungen zu unterscheiden. Allergings treten diese nahezu ausschließlich bei Anwendung von Lokalanästhetika vom Estertyp auf und dehnen sich häufig auf chemisch verwandte Substanzen aus. So wurden Kreuzreaktionen zwischen Procain und Tetracain beschrieben, wobei das Antigen vermutlich ein identischer Metabolit ist. Obwohl Lokalanästhetika vom Amidtyp selbst keine (bzw. sehr selten) Allergien hervorrufen, treten trotzdem häufiger allergische Reaktionen auf, ausgelöst durch Sensibilisierungen gegen in den Fertiglösungen enthaltenen Konservierungsstoffe wie z. B. Methylparaben (Covino, 1987).

Metabolismus der Lokalanästhetika

Das metabolische Schicksal der Lokalanästhetika ist von großer praktischer Relevanz, da die Toxizität der Wirkstoffe in großem Umfang von der Balance zwischen ihrer jeweiligen Resorptions- und Eliminationsrate bestimmt wird. Wie zuvor dargestellt, kann die Resorptionsrate eines Lokalanästhetikums stark durch den Zusatz von Vasokonstriktoren verringert werden. Dennoch variiert die Abbaurate der Lokalanästhetika in starkem Maße und muß deshalb für jedes Einzelpräparat evaluiert werden. Da die Toxizität eines Lokalanästhetikums von seiner freien Konzentration abhängt, vermindert dessen Bindung an plasmatische Proteine und Gewebe dessen Toxizität. So ist zum Beispiel in der intravenösen Regionalanästhesie einer Extremität über die Hälfte der initialen Anästhetikadosis noch 30 min nach Entfernung des Tourniquets im Gewebe gebunden. Auch die Lungen binden große Mengen an Lokalanästhetika (Arthur, 1987).

Einige der häufig verwendeten Lokalanästhetika (z. B. Tetracain) sind Ester. Sie werden hauptsächlich durch plasmatische Esterasen (z. B. Plasmacholinesterase) hydrolysiert und damit inaktiviert. Auch die Leber trägt zur Hydrolyse der Lokalanästhetika bei. Die Spinalflüssigkeit enhält keine Esterasen, die Lokalanästhetika abbauen. Deshalb wird die Dauer einer Spinalanästhesie durch die Aufnahme der Lokalanästhetika ins Blut bestimmt.

Die Lokalanästhetika vom Amidtyp werden im allgemeinen im Endoplasmatischen Retikulum von Leberzellen inaktiviert. Die initialen Reaktionen beinhalten eine N-Dealkylierung und eine nachfolgende Hydrolyse (Arthur, 1987). Allerdings ist beim Prilocain der erste Schritt bereits eine Hydrolyse. Es bilden sich o-Toluidin-Metaboliten, welche eine Methämoglobinämie verursachen können. Vorsicht ist geboten bei der Verwendung von Lokalanästhetika des Amidtyps bei Patienten mit eingeschränkter Leberfunktion. Die Lokalanästhetika des Amidtyps sind in hohem Maße (50 - 95%) an Plasmaproteine gebunden, insbesondere an das α_1-Glykoprotein. Viele Faktoren erhöhen die Konzentration dieses Plasmaproteins (Karzinome, Operationen, Traumata, Myokardinfarkt, Rauchen, Urämie) oder vermindern diese (orale Kontrazeptiva). Folglich kann die dem hepatischen Metabolismus zugeführte Menge des Anästhetikums und damit die systemische Toxizität in starkem Maße schwanken. Plasmaproteine sind nicht die einzige Determinante der verfügbaren Anästhetikamenge. Auch die Aufnahme in die Lunge mag eine wichtige Rolle hinsichtlich der Verteilung von Anästhetika des Amidtyps im Körper spielen (siehe Arthur, 1987).

KOKAIN

Chemie Wie in der Einleitung bereits beschrieben, kommt Kokain natürlicherweise in den Blättern des Koka-Strauches vor. Es ist ein Ester von Benzoesäure und Methylecognin. Ecognin ist eine Aminoalkoholbase, eng verwandt mit dem Tropin, dem Aminoalkohol in Atropin. Es hat dieselbe Grundstruktur wie die synthetischen Lokalanästhetika (siehe Abbildung 15.1).

Pharmakologische Wirkung und Zubereitungen Die klinisch erwünschten Wirkungen des Kokains sind die Blockade der Nervenleitung als Folge seiner lokalanästhetischen Eigenschaften und die lokale Vasokonstriktion als Folge der kokainbedingten Hemmung der neuronalen Noradrenalin-Wiederaufnahme. Die Toxizität und das Mißbrauchspotential haben die klinische Anwendung des Kokains kontinuierlich sinken lassen. Seine hohe Toxizität läßt sich auf die Hemmung der Noradrenalin-Wiederaufnahme im peripheren und zentralen Nervensystem zurückführen. Die euphorisierenden Wirkungen stehen im Zusammenhang mit der Hemmung der neuronalen Katecholamin-Wiederaufnahme, insbesondere der von Dopamin an zentralnervösen Synapsen. Andere Lokalanästhetika blockieren im Vergleich zu Kokain nicht die Wiederaufnahme von Noradrenalin, produzieren keine Sensitivierung gegenüber Katecholaminen, erzeugen keine Vasokonstriktion und verursachen keine Mydriasis. Gegenwärtig wird Kokain lediglich in der Chirurgie des oberen Respirationstrakts verwendet, da hier die Kombination dreier Eigenschaften des Kokains in einem Wirkstoff (lokale Vasokonstriktion, Anästhesie und Schrumpfung der Mukosa) von Vorteil ist. Kokainhydrochlorid wird als 1-, 4- oder 10%ige Lösung topisch appliziert. Für die meisten Anwendungen wird die 1- oder 4%ige Lösung benutzt, da mit diesen systemische Komplikationen seltener auftreten. Die ärztliche Anwendung von Kokain fällt unter das Bundesbetäubungsmittelgesetz.

LIDOCAIN

Lidocain wurde im Jahre 1948 eingeführt. Es ist heute das am häufigsten verwendete Lokalanästhetikum. Die chemische Struktur von Lidocain ist in Abbildung 15.1 dargestellt.

Pharmakologische Wirkungen Die allgemeinen pharmakologischen Wirkungen, die Lidocain mit anderen Lokalanästhetika teilt, wurden bereits beschrieben. Lidocain produziert schneller eine länger anhaltende, intensivere und ausgedehntere Anästhesie als eine gleiche Dosis an Procain. Ungleich dem Procain ist Lidocain ein Aminoethylamid und ein Prototyp der Lokalanästhetikagruppe vom Amidtyp. Es ist eine gute Option für Personen, bei denen Allergien gegen Lokalanästhetika vom Estertyp bestehen.

Resorption, Metabolismus und Exkretion Nach parenteraler Applikation und bei Gabe über die Lungen oder den Gastrointestinaltrakt wird Lidocain rasch resorbiert. Obwohl Lidocain auch ohne den Zusatz von Vasokonstriktoren wirksam ist, bewirkt der Zusatz von Vasokonstriktoren doch eine Verringerung der systemischen Toxizität. Ebenso kann durch diese Maßnahme die Wirkdauer verlängert werden. Lidocain wird in der Leber von mischfunktionellen Oxidasen dealkyliert zu Monoethyglycinxylidid und Glycinxylidid, welche weiter zu Monoethyglycin und -xylidid metabolisiert werden können. Sowohl Monoethylglycinxylidid und Glycinxylidid besitzen noch lokalanästhetische Aktivität. Menschen scheiden etwa 75% des Xylidids in Form des weiteren Metaboliten 4-Hydroxy-2,6-dimethylanilin mit dem Urin aus (siehe Arthur, 1987).

Toxizität Die Nebenwirkungen des Lidocains, welche mit steigender Dosis beobachtet werden, umfassen Müdigkeit, Tinnitus, Geschmacksmißempfindungen und Zuckungen. Bei weiterer Dosissteigerung treten Anfälle, Koma und Atemdepressionen bzw. -stillstand auf. Klinisch signifikante Korrelate einer kardiovaskulären Depression sieht man üblicherweise erst bei Konzentrationen, in denen bereits deutliche zentralnervöse Intoxikationszeichen vorliegen. Die Metabolite Monoethylglycinxylidid und Glycinxylidid tragen eventuell zur Entstehung solcher Nebenwirkungen bei.

Klinische Anwendungen Lidocain wird für einen weiten Bereich klinischer Indikationen eingesetzt. Es ist in praktisch allen Präparationen von Nutzen, in denen ein Lokalanästhetikum mittlerer Wirkdauer erforderlich ist. Lidocain wird auch als Antiarrhythmikum eingesetzt.

BUPIVACAIN

Pharmakologische Wirkungen Bupivacain wurde im Jahre 1963 eingeführt und ist ein häufig gebrauchtes Lokalanästhetikum des Amidtyps. Es gleicht strukturell dem Lidocain mit Ausnahme der amintragenden Gruppe (Butylpiperidin). Es ist ein potenter Wirkstoff, der langanhaltende Anästhesien auszulösen vermag. Seine lange Wirkdauer und seine Eigenschaft, bevorzugt sensorische und weniger stark motorische Nervenfasern zu blockieren, machten es zu einem häufig verwendeten Lokalanästhetikum in der Geburtshilfe und in der postoperativen Anästhesie. Durch die Verwendung von Verweilkathetern und damit der Möglichkeit einer kontinuierlichen Applikation kann mit Bupivacain eine effektive mehrtägige Anästhesie erreicht werden.

Toxizität Bupivacain (und Etidocain, siehe unten) sind in stärkerem Maße kardiotoxisch als äquieffektive Dosen von Lidocain. Klinisch manifestieren sich diese Nebenwirkungen als schwere ventrikuläre Arrhythmien z. B nach unbeabsichtigter intravenöser Applikation größerer Mengen an Bupivacain. Die stärkere Kardiotoxizität von Bupivacain wird möglicherweise durch eine Anzahl verschiedener Faktoren determiniert. Lidocain und Bupivacain blockieren beide spannungsabhängige Natriumkanäle in der Systole. Allerdings dissoziiert Bupivacain in der Diastole wesentlich langsamer vom Natriumkanal ab als Lidocain, so daß ein signifikanter Anteil der Na^+-Kanäle noch während der folgenden Systole durch Bupivacain blockiert ist (Clarkson und Hondeghen, 1985). Der Blockierungseffekt von Bupivacain ist folglich kumulativ und die Wirkung stärker als sich aus einem einfachen Vergleich der Potenz von Lidocain und Bupivacain vorhersagen ließe. Zumindest ein Teil der kardialen Toxizität des Bupivacains dürfte durch die Interaktion mit zentralnervösen Strukturen verursacht werden, da bereits die Injektion kleiner Mengen des Wirkstoffs in die Medulla oblongata schwere ventrikuläre Arrhythmien hervorruft (Thomas et al. 1986). Die durch Bupivacain induzierten kardiotoxischen Nebenwirkungen sind schwer zu therapieren und werden durch die häufig begleitend auftretenden Parameter Azidose, Hyperkapnie und Hypoxie noch verstärkt.

ANDERE SYNTHETISCHE LOKALANÄSTHETIKA

Die Zahl der synthetischen Lokalanästhetika ist so groß, daß es nicht sinnvoll scheint, diese alle hier im Detail darzustellen. Einige Lokalanästhetika sind zu toxisch, um sie per Injektion applizieren zu können. Ihr Einsatz beschränkt sich auf die topische Anwendung an der Haut und an den Schleimhäuten. Dennoch sind zahlreiche Lokalanästhetika für die Infiltrationsanästhesie ebenso wie für Nervenblockaden geeignet. Einige der letztgenannten Lokalanästhetika eignen sich ebenfalls für die topische Anwendung. Die Hauptkategorien der Lokalanästhetika werden im folgenden dargestellt. Hierbei werden die angewendeten Wirkstoffe in alphabetischer Reihenfolge abgehandelt.

Injektionsanästhetika

Chlorprocain Chlorprocain ist Lokalanästhetikum vom Estertyp, welches im Jahre 1952 eingeführt wurde. Chemisch ist es ein chloriniertes Derivat des Procains (Abbildung 15.1). Seine Hauptvorzüge sind ein rascher Wirkungseintritt, eine kurze Wirkdauer und eine niedrige systemische Toxizität aufgrund seiner schnellen Metabolisierung (Plasmahalbwertszeit 25 s). Der Enthusiasmus, der die Einführung der Substanz begleitete, wurde durch die Beobachtung gebremst, daß nach Applikation größerer Mengen in den Epidural- oder Subduralraum Zustände verlängerter motorischer und sensorischer Blockierung auftraten. Dieser toxische Effekt ist vermutlich auf pH-Wert-Verschiebungen und die Verwendung von Metabisulfit in früheren Präparationen zurückzuführen. Seit der ausschließlichen Verwendung von Ca-EDTA als Konservierungsmittel sind keine weiteren Berichte über neurotoxische Effekte des Chlorprocains veröffentlicht worden. Allerdings sind diese neueren Präparationen auch nicht für die intrathekale Anwendung empfohlen worden. Auch über das überdurchschnittlich häufige Auftreten muskulärer Rückenschmerzen nach intrathekaler Applikation von 2-Chlorprocain wurde berichtet (Stevens et al. 1993). Diese Rückenschmerzen lassen sich wahrscheinlich auf Tetanien der paraspinalen Muskulatur zurückführen, vermutlich in Folge eines lokalen Kalziummangels bedingt durch die Chelat-Bindung von Ca^{2+} durch den Konservierungszusatzstoff EDTA. Die Inzidenz der Rückenschmerzen scheint mit dem

Volumen der injizierten Wirkstoffmenge bzw. des zur Hautinfiltration benutzten Volumens zu korrelieren.

Etidocain Etidocain ist ein langwirksames Lokalanästhetikum vom Amidtyp, welches im Jahr 1972 eingeführt wurde (Abbildung 15.1). Sein Wirkeintritt ist schneller als der des Bupivacains und vergleichbar mit dem des Lidocains. Seine Wirkdauer entspricht der des Bupivacains. Im Vergleich zu Bupivacain blockiert Etidocain bevorzugt motorische Fasern. Deshalb eignet sich dieser Wirkstoff insbesondere bei chirurgischen Eingriffen an der Skelettmuskulatur, während seine Anwendung in der Geburtshilfe und zur postoperativen Anästhesie von begrenztem Nutzen ist.

Mepivacain Mepivacain wurde im Jahre 1957 eingeführt und ist ein Lokalanästhetikum vom Amidtyp mit mittlerer Wirkdauer (Abbildung 15.1). Seine pharmakologischen Eigenschaften sind mit denen des Lidocains vergleichbar. Mepivacain zeigt allerdings eine relativ höhere neonatale Toxizität und wird deshalb nicht zur Anästhesie in der Geburtshilfe verwendet. Die erhöhte neonatale Toxizität des Mepivacains steht nicht im Zusammenhang mit seiner langsameren Metabolisierung, wohl aber mit seiner verzögerten renalen Ausscheidung, da bei gegebenem pK_a-Wert und dem physiologisch niedrigerem neonatalem Blut-pH das Mepivacain in seiner ungeladenen Form der renalen Elimination entzogen wird (sog. „Ionenfalle"). Trotz seiner langsameren Metabolisierung im Neugeborenen scheint das Mepivacain bei Erwachsenen im Vergleich zum Lidocain eine geringfügig größere therapeutische Breite zu haben. Der Wirkeintritt des Mepivacains entspricht dem des Lidocains. Seine Wirkdauer ist in Abwesenheit eines ko-applizierten Vasokonstriktors um etwa 20% verlängert. In der topischen Anwendung ist Mepivacain nicht wirksam.

Prilocain Prilocain ist ein Lokalanästhetikum vom Amidtyp mit mittlerer Wirkdauer (Abbildung 15.1). Sein pharmakologisches Profil ähnelt dem des Lidocains. Prilocain löst keine Vasodilatation aus und kann deshalb ohne den Zusatz von Vasokonstriktoren eingesetzt werden. Das größere Verteilungsvolumen des Prilocains reduziert dessen ZNS-Toxizität und ermöglicht es, den Wirkstoff auch in der intravenösen Regionalanästhesie einzusetzen (siehe unten). Im Gegensatz zu allen anderen Lokalanästhetika kann Prilocain eine Methämoglobinämie verursachen. Diese Eigenschaft resultiert aus der Metabolisierung des aromatischen Rings zu o-Toluidin. Die Entwicklung einer Methämoglobinämie hängt von der applizierten Gesamtdosis ab und tritt in der Regel bei Konzentrationen von 8 mg/kg auf. Bei gesunden Menschen ist die Enwicklung einer Methämoglobinämie meist nicht problematisch. Falls notwendig, kann sie auch durch eine intravenöse Applikation von Methylenblau (1 - 2 mg/kg) behandelt werden. Methämoglobinämien nach Prilocain-Applikation beschränken dessen Anwendung in der Geburtsheilkunde, da es die Bewertung der Vitalität des Neugeborenen einschränkt. Darüber hinaus treten Methämoglobinämien bei Neugeboren häufiger auf, da deren Hämoglobin eine verminderte Resistenz gegenüber oxidativem Stress aufweist. Auch sind beim Neugeborenen die Enzyme, welche eine Rekonversion des Methämoglobins (wie beim Erwachsenen) ermöglichen, noch nicht ausgebildet.

Ropivacain Die kardiotoxische Wirkung des Bupivacains stimulierte die Entwicklung von Lokalanästhetika mit langer Wirkdauer aber geringerer Kardiotoxizität. Das Produkt dieser Forschunganstrengungen war das neue Aminoethylamid Ropivacain (siehe Abbildung 15.1), das S-Enatiomer von 1-Propyl-2',6'-pipecoloxylidid. Das S-Enatiomer wurde gewählt, weil das R-Isomer aller Lokalanästhetika mit einem chiralen Zentrum eine relativ höhere Toxizität aufweist. Die geringere Toxizität der S-Enationmere ist vermutlich bedingt durch deren langsamere Resorption und den damit einhergehenden niedrigeren Blutspiegeln. Ropivacain hat eine geringfügig niedrigere anästhetische Potenz als Lidocain. In zahlreichen Tiermodellen zeigte Ropivacain in äquieffektiven Dosen und im Vergleich mit Lidocain eine geringere Kardiotoxizität. In klinischen Studien konnte gezeigt werden, daß Ropivacain mit einer Wirkdauer, welche etwa der des Bupivacains entspricht, auch in der Epidural- und Regionalanästhesie verwendet werden kann. Interessanterweise scheint Ropivacain in noch stärkerem Maße als Bupivacain in seiner Wirkung motorische Fasern zu verschonen.

Procain Procain, ein Aminoester, wurde 1905 als erstes synthetisches Lokalanästhetikum entwickelt (Abbildung 15.1). Während es in früheren Zeiten sehr häufig eingesetzt wurde, wird es heute nur noch zur Infiltrationsanästhesie und gelegentlich zu diagnostischen Nervenblockaden eingesetzt. Diese Abnahme der klinischen Bedeutung des Procains beruht auf seiner geringen Potenz, seinem langsamen Wirkungseintritt und seiner kurzen Wirkdauer. Während die Toxizität des Procains relativ gering ist, wird es *in vitro* in Paraaminobenzoesäure umgewandelt, welche die Wirkung von Sulfonamiden inhibiert. Deshalb sollten höhere Konzentrationen von Procainamid nicht bei Patienten eingesetzt werden, die eine Sulfonamidtherapie erhalten.

Tetracain Tetracain ist ein langwirksames Lokalanästhetikum vom Estertyp, welches im Jahre 1932 eingeführt wurde (Abbildung 15.2). Es ist im Vergleich zum Procain signifikant potenter und hat eine längere Wirkdauer. Tetracain besitzt eine erhöhte Toxizität, da es langsamer als andere Lokalanästhetika vom Ester-Typ metabolisiert wird. Gegenwärtig wird es sehr häufig zur Spinalanästhesie angewendet, sofern eine Substanz mit längerer Wirkdauer benötigt wird. Tetracain ist auch Bestandteil einer Reihe von Präparationen zur topischen Anästhesie. Mit der Einführung des Bupivacains wurde Tetracain aufgrund seines langsamen Wirkungseintritts und seiner Toxizität nur noch selten zur peripheren Nervenblockade eingesetzt.

Lokalanästhetika zur Oberflächenanästhesie von Haut und Schleimhaut

Einige Lokalanästhetika sind zu stark reizend oder zu ineffektiv, um am Auge eingesetzt werden zu können. Trotzdem kann ein Teil dieser Wirkstoffe mit Erfolg zur Anästhesie der Haut oder von Schleimhäuten eingesetzt werden, zum Beispiel zur symptomatischen Therapie bei analem oder genitalem Pruritus sowie bei zahlreichen anderen akuten und chronischen Dermatosen. Sie werden zuweilen mit einem Glukokortikoid oder einem Antihistaminikum kombiniert und sind in zahlreichen kommerziellem Kombinationspräparaten enthalten.

Dibucain ist ein Chinolinderivat. Seine Toxizität führte zu dem Verbot der Injektionslösung auf dem US-Markt. Dessen ungeachtet erfreut sich dieses Präparat einer weiten Verbreitung außerhalb der Vereinigten Staaten als ein Spinalanästhetikum. Gegenwärtig wird der Wirkstoff auch in Form von Cremes und Salben angeboten.

Dycloninhydrochlorid zeigt einen schnellen Wirkeintritt und eine Wirkdauer, welche mit der von Procain vergleichbar ist. Es wird über die Haut und Schleimhautbarrieren resorbiert. Die Verbindung wird als 0,5- oder 1%ige Lösung zur topischen Anästhesie bei Endoskopien, gegen Schmerzen bei oraler Mukositis infolge Bestrahlung oder Chemotherapie und bei adrenogenitalen Untersuchungen eingesetzt.

Pramoxinhydrochlorid ist ein Oberflächenanästhetikum, aber kein Ester der Benzoesäure. Seine abweichende chemische Struktur (Abbildung 15-1) kann genutzt werden um allergische Kreuzreaktionen bei Patienten mit Allergien gegen Lokalanästhetika zu vermeiden. Pramoxin erzeugt eine ausreichende

Oberflächenanästhesie und wird relativ gut toleriert, wenn es auf die Haut oder Schleimhäute aufgebracht wird. Allerdings ist es zu irritativ für die Anwendung am Auge oder an der Nasenschleimhaut. Verschiedene Präparationen stehen zur Verfügung, üblicherweise als 1%ige Pramoxin-Lösungen.

Anästhetika mit geringer Löslichkeit

Einige Lokalanästhetika sind nur schlecht wasserlöslich und werden dementsprechend zu langsam resorbiert um toxische Wirkungen auszulösen. Sie können deshalb direkt auf Wunden oder ulzerierte Oberflächen aufgebracht werden, wo die Wirkstoffe lange verweilen und einen kontinuierlichen anästhetischen Effekt bewirken sollen. Chemisch sind diese Wirkstoffe Ester der Paraaminobenzoesäure ohne die terminale Aminogruppe, welche Bestandteil der zuvor beschriebenen Lokalanästhetika ist. Das wichtigste Mitglied dieser Gruppe ist das Benzocain. Benzocain ähnelt strukturell dem Procain. Die Substanz unterscheidet sich vom Procain durch das Fehlen der terminalen Diethylaminogruppe (Abbildung 15.1). Sie ist Bestandteil einer großen Anzahl zur topischen Anwendung bestimmter Präparate. Von Benzocain wurde berichtet, daß es Methämoglobinämien auslösen kann (siehe im Text unter Prilocain und Methämoglobinämien). Folglich müssen bei diesen Arzneimitteln die Dosierungsanweisungen streng befolgt werden.

LOKALANÄSTHETIKA FÜR DIE AUSSCHLIESSLICHE ANWENDUNG IN DER OPHTHALMOLOGIE

Eine vollständige Anästhesie von Cornea und Konjunktiven kann durch die topische Applikation von Lokalanästhetika erreicht werden. Leider ist die Mehrheit der zuvor beschriebenen Lokalanästhetika zu sehr reizend für die topische Anwendung am Auge. Das erste in der Ophthalmologie verwendete Lokalanästhetikum, Kokain, hat den Nachteil, eine Mydriasis zu erzeugen und Hornhauttrübungen verursachen zu können und ist deshalb nicht mehr Mittel der Wahl. Die heute am häufigsten verwendeten Verbindungen sind Proparacain und Tetracain (siehe Abbildung 15.1). Neben der Eigenschaft einer geringen Irritativität besitzt Proparacain den zusätzlichen Vorteil nur geringen antigenen Ähnlichkeit mit anderen Benzoat-Lokalanästhetika. Somit kann es gelegentlich auch bei Personen mit bestehender Allergie gegen Aminoester-Lokalanästhetika eingesetzt werden.

Bei der Anwendung in der Ophtalmologie werden die Lokalanästhetika in ausreichenden Kontrollabständen „Tropfen-für-Tropfen" appliziert, bis eine ausreichende Anästhesie erreicht ist. Die Wirkdauer wird in erster Linie durch die Vaskularisierung des Gewebes bestimmt; aus diesem Grund ist die Wirkdauer am längsten an der normalen Cornea und am kürzesten an der entzündeten Cornea. Im letzteren Fall sind wiederholte Gaben notwendig, um eine ausreichende Anästhesie zu erzielen. Die Langzeitanwendung von Lokalanästhetika am Auge geht einher mit einem verzögerten Heilungsprozess sowie einer möglichen Perforierung und Trübung des Cornealepithels und kann somit ungewollt eine Verletzung des Auges prädisponieren. Deshalb sollten diese Wirkstoffe nicht zur Selbstmedikation verschrieben werden. Bezüglich der Arzneistoff-Freisetzung, Pharmakokinetik und Fragen der Arzneimitteltoxizität in der Ophthalmologie siehe Kapitel 65.

TETRODOTOXIN UND SAXITOXIN

Die beiden genannten Toxine gehören zu den giftigsten bekannten Toxinen. Die minimale Letale Dosis beider Proteine beträgt 8 µg/kg. Tödliche menschliche Vergiftungen wurden für beide Toxine beschrieben. Tetrodotoxin wird in den Gonaden und viszeralen Organen einiger Fischarten der Gattung der *Tetraodontiformes* (zu denen der japanische Fugufisch oder Pufferfisch gehört) gefunden, darüber hinaus kommt es in der Haut einiger Molcharten aus der Familie der *Salamandridae* und des Frosches *Atelopus* (Costa Rica) vor. Saxitoxin und wahrscheinlich einige verwandte Toxine werden von den Dinoflagellaten *Gonyaulax catanella* und *Gonyaulax tamerensis* gebildet und in den Organen einiger Schellfischarten, die diese Organismen fressen, angereichert. Unter adäquaten Temperatur und Lichtverhältnissen vermehren sich die *Gonyaulax*-Arten so rasch, daß lokale Verfärbungen des Ozeanwasssers zu beobachten sind – daher der Begriff „rote Flut". Der Verzehr von Schellfischen zu diesem Zeitpunkt kann extrem gefährlich sein. Er war die Ursache für periodische Ausbrüche von Schellfischvergiftungen (siehe Kao 1972, Ritchie, 1980). Obwohl beide Toxine chemisch verschieden sind, ist ihr Wirkmechanismus identisch. In nanomolaren Konzentrationen blockieren sie in erregbaren Zellen die äußere Öffnung von Na^+-Kanälen und verhindern somit die Entstehung von Aktionspotentialen. Die Rezeptorbindungsstelle der Toxine befindet sich im SS2-Segment (siehe Abbildung 15.3) aller vier Domänen der Na^+-Kanal-α-Untereinheit (Terlau et al. 1991, Catterall 1992). Nicht alle Na^+-Kanäle sind äquisensitiv gegenüber Tetrodotoxinen: Die Na^+-Kanäle kardialer Myozyten sind resistent, ebenso exprimieren Skelettmuskelzellen nach Denervierung einen tetrodotoxininsensitiven Natriumkanal. Die für Tetrodotoxinvergiftungen typische Hypotonie ist vermutlich durch eine Hemmung vasomotorischer Nerven sowie durch eine direkte Relaxation der glatten Gefäßmuskulatur bedingt (Kao 1972). Beide Toxine verursachen den Tod durch eine Hemmung der Atemmuskulatur. Deshalb beinhaltet die Therapie schwerer Vergiftungsfälle eine künstliche Beatmung. Frühe Magenspülungen und eine den Blutdruck stabilisierende Therapie sind ebenfalls indiziert. Werden die ersten 24 Stunden nach Beginn der Vergiftungerscheinungen überlebt, so ist die Prognose gut (siehe Ogura 1971, Schantz 1971).

KLINISCHE ANWENDUNGEN DER LOKALANÄSTHETIKA

Lokalanästhesie ist der Verlust der Wahrnehmung eines Körperteils oder Areals ohne Bewußtseinsverlust und ohne den Verlust von Vitalfunktionen. Die Lokalanästhesie bietet zwei wesentliche Vorteile. Der erste ist, daß Störungen physiologischer Prozesse, wie sie durch eine Allgemeinanästhesie ausgelöst werden, vermieden werden. Der zweite ist, daß neurophysiologische Reaktionen auf Schmerz und Streßreize vorteilhaft beeinflußt werden können. Wie oben bereits diskutiert haben Lokalanästhetika das Potential, schädliche Nebenwirkungen auszulösen. Die adäquate Auswahl eines Lokalanästhetikums und dessen kritische Verwendung bestimmen letztlich die Häufigkeit und das Ausmaß solcher Nebenwirkungen. Zwischen der Menge eines intravenös injizierten Lokalanästhetikums und den maximalen Plasmakonzentrationen bei Erwachsenen zeigt sich nur eine schwache Korrelation. Der Serumspiegel hängt auch von der Art des Gewebes ab, in welches das Lokalanästhetikum injiziert wurde. Er ist am höchsten bei intrapleuralem oder interkostalem Block und und am niedrigsten bei subkutaner Infiltration. Deshalb dürfen die gegebenen Dosierungsempfehlungen nur als allgemeine Richtwerte interpretiert werden.

Gegenstand der folgenden Diskussion sind die physiologischen und pharmakologischen Wirkungen der Lokalanästhetika in Abhängigkeit von der Art ihrer Applikation. Umfangreichere Darstellungen über Anwendungen und Applikationsmöglichkeiten der Lokalanästhetika finden sich in den Standardlehrbüchern der Anästhesiologie (Cousins und Bridenbaugh, 1995).

Topische Anästhesie

Eine Anästhesie der Schleimhäute von Nase, Mund, Rachen, Tracheobronchialbaum, Ösophagus und Genito-Uretraltrakt kann durch die direkte Applikation wässriger Lösungen von Salzen zahlreicher Lokalanästhetika oder durch die Applikation von Suspensionen schlechtlöslicher Lokalanästhetika erfolgen. Tetracain (2%), Lidocain (2% oder 10%) und Kokain (1 - 4%) werden am häufigsten verwendet. Kokain wird lediglich bei Eingriffen an Nase, Nasopharynx, Mund, Rachen oder den Ohren eingesetzt. Kokain hat den einzigartigen Vorteil, sowohl eine Anästhesie als auch eine Vasokonstriktion hervorzurufen. Das „Zusammenschrumpfen" der Schleimhäute unter der Einwirkung des Kokains bietet den Vorteil, die Blutungsgefahr zu vermindern und die Übersichtlichkeit des Operationsfeldes zu erhöhen. Eine vergleichbare Vasokonstriktion kann auch durch den Zusatz geringer Mengen eines Vasokonstriktors (z. B. 0,005% Phenylephrin) erreicht werden. Die topische Applikation von Adrenalin hat keine signifikanten lokalen Effekte und verlängert aufgrund seiner Gewebepenetration die Wirkung der Lokalanästhetika an Schleimhäuten nicht. Die maximal sicheren Dosen der Lokalanästhetika in der topischen Anästhesie von gesunden 70 kg schweren Erwachsenen sind: 500 mg für Lidocain, 200 mg für Kokain und 50 mg für Tetracain.

Der anästhetische Maximaleffekt nach topischer Applikation von Kokain oder Lidocain tritt nach zwei bis fünf Minuten auf (bei Tetracain nach drei bis acht Minuten) und hält für 30 - 45 Minuten (bei Tetracain 30 - 60 Minuten) an. Die Anästhesie beschränkt sich auf die Oberfläche und ergreift keine submukösen Strukturen. Die Technik mildert weder Gelenkschmerzen noch Beschwerden, die durch die Verletzung oder Entzündung subdermaler Strukturen verursacht wurden.

Nach topischer Applikation oder Applikation auf verletzte, abgeschürfte Hautpartien werden Lokalanästhetika rasch resorbiert und in die systemische Zirkulation aufgenommen. Man muß sich deshalb darüber im klaren sein, daß topische Anästhesien immer das Risiko systemischer Intoxikationen in sich bergen. Selbst bei der Applikation von Lokalanästhetika auf die intakte Haut von Neugeborenen, um deren durch Windelunverträglichkeiten hervorgerufene Beschwerden zu lindern, wurden systemische Intoxikationserscheinungen beobachtet. Eine besonders schnelle Resorption der Lokalanästhetika findet in den Tracheobronchialwegen statt. Die Blutkonzentration nach Applikation einer identischen Menge eines Lokalanästhetikums an den Luftwegen erreicht fast die gleiche Höhe wie nach einer intravenöser Applikation. Oberflächenanästhetika zur Anwendung an Haut und Auge wurden oben dargestellt bzw. werden in den Kapiteln 64 und 65 diskutiert.

Die kürzliche Einführung einer eutektischen Mischung von Lidocain (2,5%) und Prilocain (2,5%) überbrückt die Lücke zwischen topischer und infiltrativer Anästhesie. Die Effektivität dieser Wirkstoffkombination beruht auf der Tatsache, daß der Schmelzpunkt des Mischpräparates unter demjenigen der Einzelsubstanzen liegt. Bei Raumtemperatur liegt diese Wirkstoffkombination als ein Öl vor, welches die Hautbarriere penetrieren kann. Die Creme kann in intakter Haut eine Anästhesie bis zu einer Eindringtiefe von 5 mm bewirken, wenn es an der Haut als Creme unter einem Okklusivverband bei mindestens 60minütiger Einwirkzeit eingesetzt wird. Es ist wirksam bei Eingriffen an der Haut und oberflächlichen subkutanen Strukturen (z. B. Venenpunktionen, Gewinnung von Hauttransplantaten). Die beteiligten Lokalanästhetika werden systemisch resorbiert und können auf diese Weise toxische Effekte auslösen (siehe oben). Richtlinien stehen zur Verfügung, um die maximale Crememenge, welche auf ein Hautareal definierter Größe aufgetragen werden darf, auszurechnen. Aufgrund ihrer guten Resorptionseigenschaften darf die Creme nicht an Schleimhäuten oder abradierter Haut (systemische Toxizität!) angewendet werden.

Infiltrationsanästhesie

Unter Infiltrationsanästhesie wird die direkte Injektion eines Lokalanästhetikums in ein Gewebe verstanden, ohne daß hierbei bestimmte Nerven in ihrem Verlauf gesondert berücksichtigt werden können. Mit der Infiltrationsanästhesie können gezielt oberflächliche Hautschichten ausgeschaltet werden. Es können aber auch tiefere Strukturen inklusive intraabdomineller Organe anästhesiert werden. Die Dauer einer Infiltrationsanästhesie kann durch den Zusatz von Adrenalin (5 µg/ml) zur Injektionslösung maximal verdoppelt werden. Adrenalin vermindert auch die Spitzenkonzentration des Lokalanästhetikums im Blut. Adrenalinhaltige Lösungen sollten aber unter keinen Umständen in durch Endarterien versorgten Geweben (z. B. Finger, Zehen, Nase, Ohren und Penis) eingesetzt werden, da die durch Adrenalin ausgelöste potente Vasokonstriktion eine Gewebsminderversorgung mit konsekutiver Gangränbildung verursachen kann. Aus demselben Grund sollte vermieden werden, adrenalinhaltige Lokalanästhetika-Lösungen intrakutan zu injizieren. Da Adrenalin ebenfalls resorbiert wird und in die systemische Zirkulation gelangt, sollten adrenalinhaltige Lokalanästhetika bei Personen mit verminderter Katecholamintoleranz möglichst nicht angewendet werden.

Die am häufigsten zur Infiltrationsanästhesie benutzten Lokalanästhetika sind Lidocain (0,5 - 1%), Procain (0,5 - 1%) und Bupivacain (0.125 - 0,25%). Bei Anwendungen ohne Adrenalinzusatz können bei Erwachsenen Mengen bis zu 4,5 mg/kg Lidocain, 7 mg/kg Procain oder 2 mg/kg Bupivacain appliziert werden. Diese Dosierungen können durch Adrenalinzusätze noch um etwa ein Drittel erhöht werden.

Der Vorteil der Infiltrationsanästhesie und anderer regionalanästhetischer Techniken liegt in der Möglichkeit, eine lokale Ausschaltung der Schmerzwahrnehmung zu erreichen, ohne daß andere körperliche Grundfunktionen beeinträchtigt werden. Der Hauptnachteil ist, daß relativ hohe Mengen eines Lokalanästhetikums eingesetzt werden müssen, um ein kleines Areal zu betäuben. Dieser Umstand stellt kein Problem bei kleineren chirurgischen Eingriffen dar. Bei größeren chirurgischen Eingriffen erhöht sich die benötigte Lokalanästhetikamenge so stark, daß toxische Nebenwirkungen wahrscheinlich werden. Die erforderliche Menge eines Lokalanästhetikums kann deutlich reduziert werden, wenn das zu anästhesierernde Areal durch die spezifische Blockierung des versorgenden Nerven ausgeschaltet wird. Dies kann auf verschiedenen Ebenen geschehen: subkutan, an größeren Nerven oder auf der Stufe der Spinalwurzeln.

Feldblockanästhesie

In der Feldblockanästhesie wird ein Lokalanästhetikum derartig subkutan injiziert, daß eine Region distal des Injektionsortes betäubt wird. Zum Beispiel bewirkt die subkutane Infiltration eines proximalen Areals auf der volaren Seite des Unterarms die Anästhesie eines ausgedehnten Hautareals ca. 2 - 3 cm distal der Injektionsstelle. Das gleiche Prinzip kann auch an bestimmten anderen Regionen angewendet werden, z. B. Kopfhaut, Bauchwand und an den unteren Extremitäten.

Die verwendeten Wirkstoffe und empfohlenen Dosierungen entsprechen denen der Infiltrationsanästhesie. Der Vorteil des Feldblocks ist, daß im Vergleich zur Infiltrationsanästhesie mit gleicher Menge eines Lokalanästhetikums eine relativ größere Fläche anästhesiert werden kann. Für die erfolgreiche Durchführung von Feldblockanästhesien sind selbstverständlich genaue Kenntnisse der anatomischen Strukturen Voraussetzung.

Nervenblockaden

Mit der gezielten Injektion von Lokalanästhetika in oder an periphere Nerven bzw. Nervenplexus lassen sich bei gleichbleibender Menge eines Lokalanästhetikums die zu anästhesierenden Flächen relativ erhöhen. Die Blockade gemischter peripherer Nerven und Nervenplexus bewirkt auch eine Ausschaltung somatomotorischer Nerven. Dieser Effekt ist für zahlreiche chirurgische Maßnahmen von Vorteil. Die anästhesierte Fläche beginnt etwa 2 -3 cm distal des Injektionsortes. Blockaden des Plexus brachialis sind besonders nützlich für operative Maßnahmen an der oberen Extremität und der Schulter. Interkostal-Nervblockaden führen zu einer effektiven Anästhesie und Relaxation der vorderen Bauchwand. Eine Blockierung des Plexus cervicalis ist geeignet für chirurgische Eingriffe im Halsbereich. Weiterhin wird auch die Blockade individueller Nerven an Knöcheln und Handgelenken ebenso wie die des N. medianus, N. ulnaris und die von Hirnnerven für chirurgische Eingriffe genutzt.

Der Beginn einer sensorischen Anästhesie nach nervennaher Injektion wird durch vier Faktoren determiniert: dem Abstand zwischen Injektionsstelle und Nerv, der Konzentration und dem Volumen des Lokalanästhetikums, dem Ionisierungsgrad des Lokalanästhetikums und der Zeit. Das Lokalanästhetikum wird absichtlich niemals direkt in einen Nerven appliziert, da dies schmerzhaft ist und zu Verletzungen des Nerven führen kann. Stattdessen wird das Lokalanästhetikum in geringstmöglicher Entfernung vom Nerven injiziert. Das Lokalanästhetikum erreicht dann seinen Wirkort durch Diffusion. Hierbei wird die Diffusionsrate bestimmt durch die Konzentration des Wirkstoffs, dessen Ionisierungsgrad (ein Lokalanästhetikum in ionisierter Form diffundiert langsamer), dessen Hydrophobizität und die physikalischen Charakteristika des den Nerven umgebenden Gewebes. Höhere Konzentrationen eines Lokalanästhetikums führen zu einem rascheren Wirkungseintritt. Der Vorteil der Verwendung konzentrierterer Lokalanästhetika-Lösungen geht andererseits einher mit einer erhöhten systemischen Toxizität. Zusätzlich kann es zu einer direkten Schädigung von Nerven kommen, bedingt durch die Neurotoxizität konzentrierter Lokalanästhetikalösungen. Lokalanästhetika mit niedrigerem pK_a-Wert zeigen im Vergleich zu den Wirkstoffen mit höherem pK_a-Wert einen relativ schnelleren Wirkungseintritt, da sie bei neutralem pH-Wert in stärkerem Maße in ionisiertem Zustand vorliegen. Zum Beispiel tritt die Wirkung von Lidocain innerhalb von drei Minuten ein. Fünfunddreißig Prozent des Lidocains befindet sich bei neutralem pH 7,4 in der basischen Form. Im Gegensatz hierzu benötigt Bupivacain 15 Minuten bis zum Eintritt seiner Wirkung. Nur 5 - 10% des Bupivacains befindet sich bei neutralem pH in der basischen Form. Es kann angenommen werden, daß eine Steigerung der Hydrophobizität eine bessere Gewebepenetration der Lokalanästhetika erlaubt und auf diese Weise der Wirkungseintritt schneller erfolgt. Allerdings wird sich durch eine größere Hydrophobizität auch die Bindung an Gewebslipide erhöhen. Darüber hinaus geht eine Steigerung der Hydrophobizität auch mit einer erhöhten Wirksamkeit (und Toxizität) einher. Deshalb müssen diese Wirkstoffe in niedrigerer Konzentration verwendet werden, was eine Verringerung des Diffusionsgradienten zur Folge hat. Hinsichtlich des Beginns anästhetischer Wirkungen spielen auch Gewebefaktoren eine Rolle. Im Vergleich zu isolierten Nerven kann der Bindegewebsgehalt, zum Beispiel um einen Nervenplexus herum, den Diffusionsprozess signifikant verlangsamen oder sogar komplett verhindern.

Die Dauer einer Nervenblockade wird von den physikalischen Charakteristika eines Lokalanästhetikums und der An- oder Abwesenheit von Vasokonstriktoren bestimmt. Physikalische Eigenschaften besonderer Wichtigkeit sind die Lipidlöslichkeit und die Proteinbindung. Im allgemeinen können Lokalanästhetika in drei Gruppen unterteilt werden: solche mit kurzer (20 - 45 Minuten) Wirkdauer in gemischten peripheren Nerven (z. B. Procain), solche mit mittlerer Wirkdauer (60 - 120 Minuten) wie z. B. Lidocain und Mepivacain und solche mit langer Wirkdauer (400 - 450 Minuten) wie zum Beispiel Bupivacain, Etidocain, Ropivacain und Tetracain. Die Wirkdauer von Lokalanästhetika des mittleren Typs kann durch Zugabe von Adrenalin (5 µg/ml) verlängert werden. Das Ausmaß der durch Adrenalin erreichbaren Wirkverlängerung scheint vom vasodilatatorischen Eigeneffekt des verwendeten Lokalanästhetikums abzuhängen und ist dementsprechend bei Lidocain (stärkster vasodilatatorische Eigeneffekt) am größten.

Die Gruppen von Nerven, welche bei Injektion eines Lokalanästhetikums in einen gemischten Nerv blockiert werden, hängen ab von der Konzentration des verwendeten Wirkstoffs, dem Durchmesser der Nervenfaser, dem jeweiligen Internodalabstand und der Frequenz bzw. dem Muster der Erregungsübertragung (siehe oben). Anatomische Faktoren sind von gleichwertiger Bedeutung. Gemischte periphere Nerven oder Nervenstränge bestehen aus einzelnen Nervenfasern, die von einem Epineurium umhüllt sind. Die Gefäßversorgung ist meist im Zentrum eines solchen Nervenstranges lokalisiert. Wenn ein Lokalanästhetikum in die Nähe eines solchen Nerves appliziert wird, diffundiert es, seinem Konzentrationsgradienten folgend, vom Rand zum Zentrum des Nervenstranges (DeJong 1993, Winnie et al. 1977). Folglich werden randständige Nervenfasern als erstes und zentral gelegene Fasern zuletzt blockiert. Die randständigen Fasern versorgen häufig eher proximale Muskelstränge, während die zentralen Fasern vorwiegend distale Strukturen versorgen. Ist das Volumen und die Konzentration eines Lokalanästhetikums adäquat, so können auch die innersten Faseranteile gehemmt werden. Geringere Mengen eines Lokalanästhetikums blockieren dementsprechend nur äußere, dünne und sensitive zentrale Fasern. Da der Abtransport der Lokalanästhetika primär aus den besser vaskularisierten zentralen Faseranteilen erfolgt, ist auch die Anästhesie dieser zentralen Faseranteile von kürzerer Dauer.

Die Auswahl eines Lokalanästhetikums sowie die eingesetzte Menge und Konzentration wird durch den zu anästhesierenden Nerven, die zu blockierenden Faseranteile, die erforderliche Dauer der Anästhesie und durch das Alter des Patienten und dessen Gesundheitszustand bestimmt. Für Blockaden von zwei- bis vierstündiger Dauer kann Lidocain (1 - 1,5%) nach den im Kapitel „Infiltrationsanästhesie" gegebenen Dosierungsempfehlungen appliziert werden. Mepivacain (bis zu 7 mg/kg einer 1 - 2%igen Lösung) erzeugt eine Anästhesiedauer, welche mit der von Lidocain vergleichbar ist. Bupivacain (2 - 3 mg/kg einer 0,25 - 0,375% Lösung) ist einsetzbar, wenn eine längere Wirkdauer erforderlich ist. Der Zusatz von Adrenalin (5µg/ml) verlängert die Wirkdauer und vermindert die Höhe der Spitzenplasmaspiegel der Lokalanästhetika mit mittlerer Wirkdauer.

Die im Blut erreichten Spitzenkonzentrationen eines Lokalanästhetikums nach erfolgter Injektion sind abhängig von der applizierten Menge, den physikalischen Eigenschaften des Lokalanästhetikums und von der An- oder Abwesenheit von Vasokonstriktoren. Weitere Einflußfaktoren sind die Gewebedurchblutung am Ort der Injektion und die Injektionsfläche. Diese Faktoren sind von besonderer Bedeutung für die sichere Anwendung der Nervenblockanästhesie, da die Auftretenswahrscheinlichkeit systemischer Nebenwirkungen mit der Höhe der Spitzenplasmaspiegel korreliert. Zum Beispiel liegen die Blutspitzenkonzentrationen nach Injektion von 400 mg Lidocain ohne Adrenalinzusatz nach Interkostalnervblockade im Durchschnitt bei 7 µg/ml. Wird die gleiche Menge an Lidocain für eine Blockade des Plexus brachialis benutzt, so beträgt der durchschnittliche Blutspiegel 3 µg/ml (Covino und Vassallo, 1976). Die maximal einsetzbare Menge eines Lokalanästhetikums muß deshalb an die anatomischen Gegebenheiten des Injektionsortes angepaßt werden, um die Auftretenshäufigkeit unerwünschter Nebenwirkungen zu minimieren. Durch den Zusatz von Vasokonstriktoren können die Spitzenplasmaspiegel um 20 - 30% gesenkt werden. Gleichzeitige Blockade mehrerer Nerven (z. B. bei Interkostalblockaden) oder Blockaden in gut vaskularisierten Gebieten machen eine Dosisanpassung erforderlich, da hier die Absorptionsfläche und/oder die Absorptionsrate erhöht sind.

Intravenöse Regionalanästhesie (Bierscher Block)

Die Technik der intravenösen Lokalanästhesie benutzt das Gefäßbett, um Lokalanästhetika an Nerven- und Nervenendigungen zu befördern. Zunächst wird hierzu ein Gefäß mit einer elastischen (Esmarch) Binde exsanguiniert und eine proximal angelegte Druckmanschette (Tourniquet) auf Werte von 100 - 150 mmHg über dem des systolischen Blutdrucks aufgeblasen. Die Esmarchbinde wird dann entfernt und das Lokalanästhetikum über einen zuvor gelegten Venenverweilkatheter injiziert. Typischerweise ist nach 5 - 10 Minuten eine komplette Anästhesie der entsprechenden Extremität eingetreten. Schmerzen durch das Tourniquet und die potentielle ischämische Schädigung von Nerven begrenzen die Kompressionszeit auf maximal zwei Stunden. Um den Übertritt toxischer Lokalanästhetikamengen in die systemische Zirkulation zu vermeiden, sollte das Tourniquet für eine minimale Dauer von 15 - 30 Minuten inflatiert bleiben. Für diese Technik ist Lidocain ohne Adrenalinzusatz (40 - 50 ml einer 0,5%igen Lösung; bei Kindern 0,5 ml/kg) der Wirkstoff der Wahl. Bei der Durchführung der intravenösen Regionalanästhesie an Erwachsenen sollte die applizierte Lidocainmenge 4 mg/kg nicht überschreiten. Einige wenige Kliniker bevorzugen Prilocain gegenüber Lidocain aufgrund seiner größeren therapeutischen Breite. Die Attraktivität der Methode liegt in ihrer Einfachheit. Die Hauptnachteile sind: Die Anwendung der Technik ist nur in wenigen anatomischen Regionen möglich, die Sensibilität (und damit die Empfindung von Schmerzen) kehrt rasch nach Entfernung der Tourniquets zurück, und eine vorzeitige Öffnung oder ein Versagen des Tourniquets kann zu einer systemischen Intoxikation mit Lokalanästhetika (z. B. enthalten 50 ml einer 0,5% Lidocainlösung 250 mg Lidocain) führen. Aus diesen Gründen sind Lokalanästhetika mit längerer Wirkdauer (z. B. Bupivacain und Etidocain) nicht für diese Technik zu empfehlen. Die intravenöse Lokalanästhesie wird am häufigsten für Eingriffe am Unterarm und an der Hand benutzt, kann aber für Eingriffe am Fuß und distalen Bein adaptiert werden.

Spinalanästhesie

Eine Spinalanästhesie erfolgt nach Injektion eines Lokalanästhetikum in die Zerebrospinalflüssigkeit (CSF; Liquor) im Lumbalbereich. Diese Technik wurde 1899 erstmalig von Bier am Menschen angewendet. Aus einer Reihe von Gründen ist die Spinalanästhesie heute eines der populärsten anästhesiologischen Verfahren, insbesondere weil mit dieser Technik unter Verwendung relativ kleiner Lokalanästhetikamengen und einem vernachlässigbar geringen Übertritt der Wirkstoffe ins Blut große Körperareale anästhesiert werden können. Bei den meisten Erwachsenen endet das Rückenmark über dem zweiten Lumbalwirbel. Zwischen diesem Punkt und dem Ende des Thekalsacks im Sakrum sind die lumbalen und sakralen Rückenmarkswurzeln von Liquor umspült. Es befindet sich also in diesem Bereich eine relativ große Menge an Zerebrospinalflüssigkeit, und folglich ist die direkte Traumatisierung von Nerven durch Injektionen von Arzneistoffen hier als minimal einzustufen.

Im folgenden werden kurz die physiologischen und pharmakologischen Aspekte der Spinalanästhesie diskutiert. Eine Beschreibung der technischen Durchführung sowie eine ausführlichere Diskussion der physiologischen Grundlagen der Spinalanästhesie würden den Rahmen dieses Kapitels sprengen (siehe deshalb hierzu: Greene und Brull, 1993; Cousins und Bridenbaugh, 1995).

Physiologische Effekte der Spinalanästhesie

Die meisten physiologischen Nebenwirkungen der Spinalanästhesie resultieren aus der lokalanästhetikabedingten Blockade sympathischer Fasern in den spinalen Nervenwurzeln (Sympathikusblockade). Eine gründliche Kenntnis dieser physiologischen Effekte ist Voraussetzung für die sichere Durchführung von Spinalanästhesien. Während einige Folgereaktionen der Spinalanästhesie als behandlungsbedürftige Nebenwirkungen zu betrachten sind, können sich andere durch Sympathikolyse verursachte Effekte positiv auf die Operationsbedingungen und den Zustand der Patienten auswirken. Die meisten der sympathischen Fasern verlassen das Rückenmark zwischen T1 und L2 (Kapitel 6, Abbildung 6.1). Obwohl die Injektion der Lokalanästhetika unterhalb dieses Niveaus im lumbalen Bereich des Duralsacks erfolgt, werden diese Fasern aufgrund der Ausbreitung des Lokalanästhetikums in zerebraler Richtung miterfaßt. Diese Ausbreitung in zerebraler Richtung (*cephalad spread*) ist von großer Bedeutung für die praktische Durchführung von Spinalanästhesien und wird durch eine Anzahl von Variablen beeinflußt. Die beiden wichtigsten dieser Variablen sind (Greene, 1983): die Position des Patienten und das spezifische Gewicht (Barizität) der Lokalanästhetikalösung, das heißt die Dichte dieser Lösung in Beziehung zur Dichte der Zerebrospinalflüssigkeit. Oftmals übersteigt die Höhe der Sympathikolyse die Höhe der sensorischen Anästhesie um mehrere spinale Segmente, da die präganglionären Sympathikusfasern relativ sensibler durch niedrigere Lokalanästhetikadosen inhibiert werden. Die „Nettoeffekte" dieser partiellen Sympathikolyse entstehen zum einen aus einer nicht gegenregulierten Anwort des Parasympathikus und zum anderen aus einer Gegenregulation nicht-blockierter Sympathikusanteile. Mit steigender Höhe der Sympathikolyse steigt auch das funktionelle Übergewicht des Parasympathikus, und entsprechend vermindern sich die gegenregulatorischen Komponenten aus unblockierten Sympathikusanteilen. Da die meisten Sympathikusfasern das Rückenmark auf der Höhe von T1 oder darunter verlassen, werden nur wenige zusätzliche Effekte bei zervikaler Ausdehnung der Anästhesie beobachtet. Die Folgen der Sympathikusblockade variieren zwischen den Patienten in Abhängigkeit von Lebensalter, physischer Kondition und Erkrankungsgrad. Interessanterweise zeigt eine Sympathikusblockade im Rahmen einer Spinalanästhesie bei gesunden Kindern keine Auswirkungen.

Die klinisch wichtigsten Folgeerscheinungen der Sympathikusblockade während der Spinalanästhesie betreffen das kardiovaskuläre System. Selbst bei Einsatz nur geringer Lokalanästhetikadosen wird praktisch immer eine Vasodilatation beobachtet. Die vasodilatatorischen Effekte sind ausgeprägter am venösen Schenkel des Kreislaufsystems und führen zu einer Ansammlung in den venösen Kapazitätsgefäßen. Bei gesunden Patienten und einer geringen Anästhesiehöhe wird diese Reduktion des zirkulierenden Blutvolumens gut toleriert. Mit Erhöhung des Blockade-Niveaus wirkt sich dieser Effekt stärker aus und die Rückverteilung des Blutes wird dann maßgeblich von der Schwerkraft (Lage des Patienten) beeinflußt. Unterschreitet dieser venöse Rückfluß eine kritische Grenze, sinkt die kardiale Auswurfleistung und damit die Perfusion der Organe. Die venöse Rückverteilung kann durch eine Kopftieflagerung von 10 - 15° oder durch das Anheben der Beine unterstützt werden. Erreicht die Sympathikusblockade die Segmente T1 - T4, so werden die kardialen Schrittmacherneurone, welche in diesen Segmenten lokalisiert sind, blockiert. Diese Blockade wirkt sich insbesondere für Patienten nachteilig aus, die auf eine erhöhte Herzfrequenz angewiesen sind, um ihre kardiale Auswurfleistung aufrecht erhalten zu können (z. B. bei kongestiver Herzinsuffizienz oder Hypovolämie). Darüber hinaus wird so auch ein wichtiger Kompensationsmechanismus inhibiert, der notwendig ist, um bei Vasodilatation (siehe oben) die Organperfusion zu gewährleisten. Folglich kann mit steigender Höhe der Spinalanästhesie, wenn keine entprechende

Überwachung erfolgt und keine therapeutischen Gegenmaßnahmen ergriffen werden, die Herz-Kreislauffunktion zusammenbrechen. Plötzliche Asystolien sind vermutlich die Folge einer funktionellen Unterbrechung der sympathischen Innervation des Sinusknotens bei konstanter parasympathischer Funktion (Caplan, et al. 1988). In der klinischen Praxis fungiert üblicherweise der Blutdruck als indirekter Parameter der kardialen Auswurfleistung und der Organperfusion. Eine Behandlung hypotoner Symptome wird notwendig, wenn der Blutdruck um 30% vom Ruheniveau absinkt. Ziel der Therapie ist es, die Blut- und Sauerstoffversorgung von Herz und Gehirn aufrecht zu erhalten. Therapeutische Optionen hierfür sind: Sauerstoffgabe, Flüssigkeitssubstitution und die Gabe von Vasokonstriktiva. Zur Vorbeugung von Blutdruckabfällen werden üblicherweise vor Beginn einer Spinalanästhesie 500 - 1000 ml Flüssigkeitsvolumen intravenös appliziert. Da die häufigste Ursache für Blutdruckabfälle im Rahmen von Spinalanästhesien durch ein vermehrtes venöses *pooling* in Kombination mit einer relativen Bradykardie verursacht werden, sollten die verwendeten Vasokonstriktoren insbesondere an den venösen Kapazitätsgefäßen angreifen. Aus diesem Grund ist Ephedrin (5 - 10 mg, intravenös) häufig das Mittel der Wahl. Zusätzlich zum Ephedrin werden auch direkt wirkende α_1-Adrenorezeptoragonisten (zum Beispiel Phenylephrin; siehe Kapitel 10) entweder als Bolus oder als kontinuierliche Infusion verwendet, um die negativen Folgen der Sympathikolyse zu kompensieren.

Eine positive Auswirkung der durch die Spinalanästhesie verursachten Sympathikolyse betrifft den Gastrointestinaltrakt. Sympathikusfasern aus den Segmenten T1 - L5 hemmen die intestinale Peristaltik. Dementsprechend führt eine Hemmung dieser Fasern zu einer Kontraktion der innervierten Darmabschnitte. In Kombination mit der durch Spinalanästhesie bedingten Erschlaffung der Bauchdecken sind somit für bestimmte Eingriffe am Gastrointestinaltrakt hervorragende Operationsbedingungen hergestellt. Die Auswirkungen der Spinalanästhesie am Respirationstrakt werden im wesentlichen durch eine Hemmung der quergestreiften Muskulatur verursacht. Die Paralyse der Interkostalmuskulatur behindert die Fähigkeit der Patienten zu husten und kann folglich insbesondere bei Patienten mit Emphysem oder Bronchitis zu Dyspnoe-Erscheinungen führen. Atemstillstände im Rahmen von Spinalanästhesien sind selten die Folge von Phrenikuslähmungen oder von toxischen Lokalanästhetikakonzentrationen im Liquor, sondern wesentlich häufiger durch hypotensive Ischämien der Medulla oblongata bedingt.

Pharmakologie der Spinalanästhesie Die derzeit bevorzugt zur Spinalanästhesie verwendeten Lokalanästhetika sind Lidocain, Tetracain und Bupivacain. Procain wird gelegentlich für diagnostische Blockierungen von kurzer Dauer verwendet. Die Wahl eines bestimmten Wirkstoffes wird in der Regel durch die Dauer der geplanten Anästhesie bestimmt. Im allgemeinen wird Lidocain für kurze Eingriffe, Bupivacain für mittellange und Tetracain für langdauernde Anästhesien benutzt. Wie oben erwähnt, sind die Faktoren, die die Ausbreitung des Wirkstoffs in der Zerebrospinalflüssigkeit determinieren, von größter Wichtigkeit, da von ihnen die Höhe der Blockierung abhängt. Die wichtigsten dieser Faktoren sind: die Menge des injizierten Lokalanästhetikums, dessen Konzentration und dessen spezifisches Gewicht. Auch die Geschwindigkeit der Injektion beinflußt die Höhe des Blocks ebenso wie die Lage des Patienten. Für ein bestimmtes Lokalanästhetikum läßt sich mit einiger Sicherheit durch eine langsame Steigerung der Dosis und durch Erfahrungswerte die Höhe des Blocks bestimmen. Zum Beispiel erzeugen 100 mg Lidocain, 20 mg Bupivacain oder 12 mg Tetracain in der Regel einen sensorischen T4-Block. Diesbezüglich komplettere Tabellen finden sich in den Standardlehrbüchern der Anästhesiologie. Adrenalin wird häufig als Zusatz verwendet, um die Dauer und Intensität einer Blockade zu erhöhen. Die Angaben über die Verlängerung der Wirkdauer einer Spinalanästhesie durch Adrenalin ist abhängig von der Methode, mit der die Anästhesiedauer gemessen wird. Ein gängiges Verfahren ist es, die Zeit zu bestimmen, die benötigt wird, bis die Wirkung einer Spinalanästhesie in den obersten beiden anästhesierten Dermatomen abgeklungen ist. Ein alternative Methode besteht darin, in einem bestimmten Dermatom (typischerweise L1) die Zeit bis zur Aufhebung einer zuvor gesetzten Anästhesie zu bestimmen. In den meisten Studien konnte durch den Zusatz von 200 µg Adrenalin zu Tetracain-Lösungen die Anästhesiedauer (bestimmt mit beiden Methoden) verlängert werden. Demgegenüber führt der Zusatz von Adrenalin zu Bupivacain- oder Lidocainlösungen nicht zu einer Verlängerung der mit der erstgenannten Methode bestimmten Anästhesiedauer, sondern zu einer Verlängerung des mit der zweitgenannten Methode betimmten Anästhesiezeitraums. Unter den variablen klinischen Situationen mag somit jeweils eine von beiden Meßmethoden, je nach Höhe der durchgeführten Blockade, eine größere Aussagekraft besitzen. Diese Umstände sollten bei der Zugabe von Adrenalin berücksichtigt werden. Der Mechanismus, der der Wirkungsverlängerung durch Lokalanästhetika bei der Spinalanästhesie zugrunde liegt, ist nicht klar. Es wurde die Hypothese aufgestellt, daß eine Verminderung der Rückenmarksdurchblutung, bedingt durch Vasokonstriktoren, zu einer verminderten Clearance des Lokalanästhetikums aus der Zerebrospinalflüssigkeit führt. Allerdings liegen zur Stützung dieser Hypothese bislang noch keine überzeugenden Daten vor. Für Adrenalin konnte auch gezeigt werden, daß es über α_2-Rezeptoren die spinale Nozizeption inhibieren kann. Möglicherweise trägt dieser Effekt zur Verlängerung der anästhetischen Wirkung der Lokalanästhetika bei.

Spezifisches Gewicht und Lage des Patienten Die Barizität bzw. das spezifische Gewicht einer applizierten Lokalanästhetikalösung bestimmt deren Ausbreitungsrichtung im Duralsack. Hyperbare Lösungen tendieren dazu, sich der Schwerkraft folgend abzusetzen, während hypobare Lösungen in umgekehrter Richtung wandern. Isobare Lösungen verbleiben zunächst weitgehend am Ort ihrer Injektion und diffundieren langsam in alle Richtungen. Die Berücksichtigung der Patientenposition während und nach der Durchführung der Blockade und die Wahl einer Lokalanästhetikalösung mit geeigneter Barizität sind von entscheidender Bedeutung für die erfolgreiche Durchführung einiger chirurgischer Operationsverfahren. Zum Beispiel wird ein sogenannter dorsaler „Sattelblock" (Perinealregion) am besten mit einem hyperbaren Lokalanästhetikum in sitzender Position durchgeführt. Der Patient sollte hierbei so lange in sitzender Position verharren, bis die Anästhesie ein festes Stadium erreicht hat. Auf der anderen Seite ist für einen bauchseitigen (ventralen) Sattelblock die Injektion eines hypobaren Lokalanästhetikums in Klappmesserstellung adäquat. Lidocain und Bupivacain sind sowohl als hyperbare als auch als isobare Präparationen verfügbar. Falls erforderlich, können beide Präparationen mit sterilem, konservierungsmittelfreiem Wasser gemischt werden, um hypobare Lösungen herzustellen.

Komplikationen der Spinalanästhesie Irreversible neurologische Defizite nach Spinalanästhesie sind sehr selten. Bei Verdacht auf eine solche Schädigung ist eine gründliche Evaluierung in Zusammenarbeit mit einem Neurologen erforderlich. Neurologische Folgeerscheinungen können sich sofort, aber auch erst verzögert bemerkbar machen. Mögliche Ursachen solcher Schädigungen können das Einbringen von Fremdsubstanzen (Talkum, Desinfektiva) in den Subarachnoidealraum, Infektionen, Traumata und direkte mechanische Schädigungen sein. Mit Ausnahme der Drainage von Abszessen oder Hämatomen ist eine Behandlung in der Regel erfolglos. Deshalb muß das Schwergewicht hier in der Vermeidung solcher

Schädigungen bei der Durchführung von Spinalanästhesien liegen. Auch sehr hohe Konzentrationen von Lokalanästhetika können einen irreversiblen Block auslösen. Nach Applikation einer Lokalanästhetikalösung tritt in der Regel rasch eine Verdünnung ein, so daß toxische Konzentrationsbereiche schnell verlassen werden. Dennoch kann eine 5%ige Lidocain-Lösung (180 mM) in 7,5%iger Glukose neurotoxische Effekte hervorrufen, wenn diese über einen schmalen Katheter in Areale stagnierenden Liquors injiziert wird (Rigler et al. 1991). Es wird deshalb gelegentlich empfohlen, bei Patienten mit Vorerkrankungen des Rückenmarks keine Spinalanästhesien durchzuführen. Allerdings liegen für diese Hypothese derzeit keine Beweise vor. Bei Patienten mit fortschreitenden, sich verändernden Erkankungen des Rückenmarks sollten Spinalanästhesien vermieden werden. Andererseits können bei Patienten mit fixer Schädigung des Rückenmarks Spinalanästhesien ohne Probleme durchgeführt werden.

Eine häufigere Folgeerscheinung der Spinalanästhesie ist das Auftreten sogenannter postpunktioneller Kopfschmerzen mit klassischen Symptomen. Die Inzidenz dieser Kopfschmerzen sinkt mit steigendem Lebensalter der Patienten und mit abnehmendem Durchmesser der Punktionsnadeln. Diese Kopfschmerzen werden üblicherweise konservativ (Bettruhe, Analgetika) behandelt. Ist diese Therapie erfolglos, so kann die Punktionsstelle durch einen *blood patch* verschlossen werden. Diese Prozedur ist meist erfolgreich und kann bei Erfolglosigkeit wiederholt werden. Sind die Kopfschmerzen auch nach zwei Wiederholungen nicht beseitigt, so muß die Diagnose „postpunktioneller Kopfschmerz" hinterfragt werden. Auch die intravenöse Applikation von Koffein (500 mg des Benzoatsalzes über vier Stunden) wurde zur Behandlung der Cephalgie empfohlen. Allerdings ist diese Therapie nicht so effektiv wie der *blood patch*, und ihre Wirkung hält meist nur vorübergehend an.

Evaluation der Spinalanästhesie Die Spinalanästhesie ist eine sichere und effektive Technik. Ihr therapeutischer Stellenwert ist am größten bei chirurgischen Eingriffen im unteren Bauchraum, den unteren Extremitäten und am Perineum. Sie wird oft mit einer intravenösen Therapie kombiniert, um eine ausreichende Sedation und Amnesie zu erreichen. Im Vergleich zu den Allgemeinanästhesien sind die physiologischen Beeinträchtigungen, die durch tiefe Spinalanästhesien verursacht werden, als deutlich harmloser einzustufen. Für höhere Spinalanästhesien trifft dies jedoch nicht zu. Um Operationen am mittleren und oberen Gastointestinaltrakt in Spinalanästhesie durchführen zu können, muß eine starke Sympathikolyse in Kauf genommen werden. Darüber hinaus ist es mit dieser Technik schwierig, die viszeralen Organe ausreichend zu anästhesieren. Aus diesen Gründen sollten solche Operationen unter einer Kombination von Spinal- und „leichter" Allgemeinanästhesie durchgeführt werden oder aber mittels Applikation von Allgemeinanästhetika und Muskelrelaxanzien.

Epiduralanästhesie

Bei Epiduralanästhesien wird das Lokalanästhetikum in den Epiduralraum injiziert: Der Epiduralraum wird posterior durch das Ligamentum flavum, lateral durch das spinale Periost und anterior durch die Dura begrenzt. Epiduralanästhesien werden am Hiatus sacralis (Kaudalanästhesie) sowie in den lumbalen, thorakalen und zervikalen Regionen der Wirbelsäule durchgeführt. Die gegenwärtige Popularität des Epiduralanästhesie-Verfahrens beruht auf der Anwendung spezieller Verweilkatheter, die im Epiduralraum plaziert werden können und mit deren Hilfe es möglich ist, kontinuierlich oder in Form repetitiver Boli Lokalanästhetika zu applizieren. Der primäre Wirkort epidural applizierter Lokalanästhetika sind die Spinalwurzeln. Daneben haben epidural applizierte Lokalanästhetika wahrscheinlich auch Wirkungen am Rückenmark und an paravertebralen Nerven. Die Wahl der zur Epiduralanästhesie eingesetzten Lokalanästhetika entspricht den zur Nervenblockade verwendeten Wirkstoffen.

Ähnlich wie bei der Spinalanästhesie richtet sich die Auswahl einer bestimmten Substanz nach der angestrebten Anästhesiedauer. Die Option, kurzwirksame Lokalanästhetika repetitiv über einen Verweilkatheter zu applizieren, ermöglicht die beste Kontrolle über die Dauer des Blocks. Bupivacain (0,5 oder 0,75%) sollte verwendet werden, wenn zur Durchführung chirurgischer Eingriffe eine lange Anästhesiedauer erforderlich ist. Aufgrund der erhöhten Kardiotoxizität des Bupivacains bei schwangeren Patientinnen ist die 0,75%ige Bupivacain-Lösung hier nicht indiziert. Niedrigere Konzentrationen von Bupivacain (0,25, 0,125 oder 0,0625%) mit einem Zusatz von 2 mg/ml Fentanyl werden häufig zur Analgesie im Rahmen von Geburten eingesetzt. Diese Kombination ist auch hervorragend zur Erzeugung einer postoperativen Analgesie in bestimmten klinischen Situationen geeignet. Etidocain (1% oder 1,5%) ist geeignet, um eine chirurgische Anästhesie mit langer Wirkdauer und hervorragender Muskelrelaxation zu erzeugen. Zweiprozentiges Lidocain ist das am häufigsten eingesetzte Epiduralanästhetikum mit mittlerer Halbwertszeit. Chlorprocain (2% oder 3%) stellt ein sehr schnell einsetzendes Epiduralanästhetikum mit kurzer Wirkdauer dar. Trotzdem ist die Anwendung des Chlorprocains kritisch bewertet worden, da seine unsachgemässe Applikation in den Subarachnoidalraum zu neurologischen Komplikationen führen kann. Durch den häufigen Zusatz von Adrenalin zu epidural applizierten Lokalanästhetikalösungen kann deren Wirkung verlängert und deren systemische Toxizität verringert werden. Der Zusatz von Adrenalin ermöglicht es auch, eine unbeabsichtigte intravenöse Applikation eines Lokalanästhetikums schneller zu detektieren, und er modifiziert den Grad der Sympathikolyse im Rahmen von Epiduralanästhesien.

Für jedes Lokalanästhetikum kann eine Beziehung hergestellt werden zwischen dem injizierten Volumen und der Höhe der erreichten Blockade. Beispielsweise ergibt bei 20- bis 40jährigen, gesunden, nicht-schwangeren Patientinnen jedes zusätzliche Volumen von 1 - 1,5 ml 2%igem Lidocain ein zusätzliches anästhesiertes Segment. Die benötigte Menge sinkt mit steigendem Alter. Während der Schwangerschaft und bei Kindern ist sie ebenfalls niedriger.

Die Konzentration eines Lokalanästhetikums bestimmt den Nervenfaserntyp, der blockiert wird. Die höchsten Konzentrationen werden eingesetzt, wenn sowohl Sympathikusfasern als auch somatosensorische und somatomotorische Fasern blockiert werden müssen. Mittlere Konzentrationen eines Lokalanästhetikums erlauben die Ausschaltung somatosensorischer Fasern ohne Muskelrelaxation. Niedrige Konzentrationen hingegen blockieren ausschließlich präganglionäre sympathische Fasern. Für Bupivacain liegen die Konzentrationen für die zuvor genannten drei Anwendungen bei 0,5%, 0,25% und 0,00625%. Angaben über die bei einmaliger Anwendung sicher anwendbaren Höchstdosen bestimmter Lokalanästhetika finden sich in den Abschnitten „Nervenblockanästhesie" und „Infiltrationsanästhesie" dieses Kapitels. Die erfolgreiche Durchführung von Epiduralanästhesien erfordert ein größeres Geschick als die von Spinalanästhesien. Angaben über die Durchführung von Epiduralanästhesien sowie über Volumen, Konzentrationen und Typen der angewandten Lokalanästhetika finden sich in den Standardtextbüchern der Anästhesiologie (siehe Carpenter und Mackey, 1992; Cousins und Bridenbough, 1995).

Ein bedeutsamer Unterschied zwischen der Epidural- und Spinalanästhesie ist, daß im Rahmen von Epiduralanästhesien wesentlich höhere Lokalanästhetikakonzentrationen im Blut nach Resorption aus dem Epiduralraum erreicht werden können. Nach epiduraler Injektion von 400 mg Lidocain (ohne Adrenalinzusatz) im Lumbalbereich liegen die mittleren Spitzenkonzentrationen im Blut bei 3 - 4 µg/ml. Analog hierzu betragen die durchschnittlichen Spitzenwerte im Blut nach Injektion von 150 mg Bupivacain 1 µg/ml. Der Zusatz von Adrenalin verringert diese Spitzenspiegel um etwa 25%. Die Spitzenblutspiegel sind eher eine Funktion der applizierten Gesamtmenge und weniger korreliert mit der Konzentration oder dem injizierten Volumen eines Lokalanästhetikums (Covino und Vassallo, 1976). Das Risiko einer nicht beabsichtigten intravaskulären Injektion ist bei Epiduralanästhesien nicht zu vernachlässigen, da der Epiduralraum einen ausgeprägten venösen Plexus enthält.

Ein weiterer wichtiger Unterschied zwischen der Epidural- und Spinalanästhesie ist, daß bei der Epiduralanästhesie das Niveau des sympathischen Blocks und das der sensorischen Blockade nahezu übereinstimmen – es gibt hier also keine Zone, in der ausschließlich Sympathikusfasern blockiert sind (differentielle Sympathikusblockade). Aus diesem Grund könnte gefolgert werden, daß im Rahmen epiduraler Anäshesien im Vergleich zu den Spinalanästhesien weniger kardiovaskuläre Nebenwirkungen auftreten. In der Praxis trifft dies aber nicht zu, da dieser potentielle Vorteil der Epiduralanästhesie durch die höheren systemische Belastung mit Lokalanästhetika aufgehoben wird. Diese systemische Belastung wird anschaulich, wenn Adrenalinzusätze bei der Epiduralanästhesie verwendet werden. Durch den Übertritt von Adrenalin kommt es über eine Aktivierung von β_2-adrenergen Rezeptoren zu einer Vasodilatation und einem konsekutivem Blutdruckabfall trotz parallel auftretender positiv ino- und chronotroper Wirkungen des Adrenalins (siehe Kapitel 10). Als Konsequenzen dieser Adrenalinwirkungen ist eine periphere Hyperperfusion und Hypotonie zu beobachten. Unterschiedliche kardiovaskuläre Reaktionen zwischen Spinal- und Epiduralanästhesie, bei gleicher anästhetischer Höhe, sind auch zu beobachten, wenn die Epiduralanästhesie mit einem Lokalanästhetikum (z. B. Lidocain) ohne Zusatz von Adrenalin durchgeführt wird. Möglicherweise sind diese Unterschiede durch direkte kardiale und vaskuläre Effekte des Lokalanästhetikums bedingt. Die Stärke der Unterschiede zwischen Spinal- und Epiduralanästhesie bei gleichem Ausmaß der sensorischen Anästhesie hängt auch von dem Typ des verwendeten Lokalanästhetikums ab. Zum Beispiel erscheinen lipophilere Lokalanästhetika wie das Bupivacain in geringerer Konzentration in der systemischen Zirkulation als entsprechend hydrophilere Lokalanästhetika wie zum Beispiel Lidocain.

Die systemischen Konzentrationen der Lokalanästhetika im Rahmen von Epiduralanästhesien sind insbesondere von Bedeutung, wenn diese Technik in der Geburtshilfe eingesetzt wird, da Lokalanästhetika die Plazentaschranke überwinden und im Fetus Organfunktionsstörungen verursachen können (Scanlon, 1974). Das Ausmaß dieser Nebenwirkungen ist abhängig von der Dosierung, dem Säure-Basen-Status und der Proteinbindung im mütterlichen sowie in dem fetalen Blut (Tucker et al. 1970). Darüber hinaus spielen der plazentare Blutfluß und die Löslichkeit des Wirkstoffs im fetalen Gewebe eine Rolle. Auf der Grundlage dieser Überlegungen wird Bupivacain heute in verdünnten Lösungen in der geburtshilflichen Analgesie eingesetzt.

Epidurale und intrathekale Opiatanalgesie Die Injektion kleiner Opiatmengen intrathekal oder epidural bewirkt eine segmentale Anästhesie (Yaksh und Rudy, 1976). Diese Beobachtungen führten zum klinischen Einsatz von spinal und epidural applizierten Opiaten bei chirurgischen Eingriffen und zur Minderung postoperativer und chronischer Schmerzen (Cousins und Mather, 1984). Ähnlich wie bei den Lokalanästhetika beschränkt sich die Wirkung der lokal injizierten Opioide auf sensorische Nerven, welche über die Hinterhörner in das Rückenmark eintreten. Die Aktivierung präsynaptischer Opioidrezeptoren hemmt die Freisetzung von *substance P* und anderer Neurotransmitter aus primären Afferenzen, während die Aktivierung postsynaptische Opioidrezeptoren die Aktivität einiger Neurone in den Dorsalwurzeln des Tractus spinothalamaicus inhibiert (Willcockson, et al., 1986; siehe auch Kapitel 6 und 23). Da die Erregungsleitung autonomer, sensorischer und motorischer Nerven nicht durch die spinal applizierten Opioide beeinträchtigt wird, bleiben typischerweise der Blutdruck, motorische Funktionen sowie die sensorische Wahrnehmung unbeeinflußt. Der volumeninduzierte Miktionsreflex wird durch die epidurale Opioidapplikation inhibiert, so daß vermutet werden kann, daß Opioidrezeptoren in der Funktion dieses Reflexkreises eine wichtige funktionelle Rolle spielen. Klinisch bewirkt diese Reflexhemmung eine Urinretention. Als weitere Nebenwirkungen treten bei einem Teil der Patienten Pruritus, Übelkeit und Erbrechen auf. Auch werden gelegentlich dosisabhängig verzögert eintretende Atemdepressionen und Sedierungen beobachtet, vermutlich durch eine langsame zephale Ausbreitung der Opioide.

Die alleinige spinale Applikation von Opioiden erzeugt keine ausreichende Anästhesie, um chirurgische Eingriffe durchführen zu können. Der größte therapeutische Nutzen der Opioide liegt deshalb in der postoperativen Schmerztherapie und in der Behandlung chronischer Schmerzen. Bei einigen Patienten kann durch die spinale oder epidurale Applikation von Opiaten eine exzellente Anästhesie nach thorakalen, abdominellen, pelvinen oder chirurgischen Eingriffen der unteren Extremitäten erreicht werden, ohne daß hierbei Nebenwirkungen (wie nach sytemischer Applikation hoher Opioiddosen) auftreten. Zur postoperativen Analgesie ermöglichen 0,2 - 0,5 mg spinal appliziertes Morphin eine Analgesiedauer von 8 - 16 Stunden. Wird das Morphin als kontinuierliche Infusion oder in Form repetitiver Boli über einen Epiduralkatheter appliziert, kann die Anästhesiedauer ausgedehnt werden. Verschiedene Opioide wurden schon hinsichtlich ihres Nutzens in der Epiduralanästhesie getestet. Für die repetitive epidurale Opioidtherapie werden üblicherweise Morphinboli 2 - 6 mg alle sechs Stunden appliziert. Für die Infusionstherapie wird hingegen Fentanyl (20 - 50 µg/Std.) häufig in Kombination mit Bupivacain verwendet. Bei Karzinomschmerzen kann mit Hilfe eines Epiduralkatheters eine ausreichende Analgesie für einige Monate hergestellt werden. Im Vergleich zu systemischen Morphinapplikationen wird hierbei eine wesentliche geringere Dosis für einen äquianalgetischen Effekt benötigt. Dieses Vorgehen vermindert die systemischen Nebenwirkungen, insbesondere Obstipation und Sedierung, der systemischen Opioidtherapie. Leider geht auch die epidurale Applikation von Opioiden mit einer Toleranzentwicklung einher, der mit einer adäquaten Dosiserhöhung begegnet werden sollte.

LITERATUR

Caplan, R.A., Ward, R.J., Posner, K., and Cheney, F.W. Unexpected cardiac arrest during spinal anesthesia: a closed claims analysis of predisposing factors. *Anesthesiology*, **1988**, *68*:5—11.

Catterall, W.A. Structure and function of voltage-sensitive ion channels. *Science*, **1988**, *242*:50—61.

Charnet, P., Labarca, C., Leonard, R.J., Vogelaar, N.J., Czyzyk, L., Gouin, E., Davidson, N., and Lester., H.A. An open-channel blocker interacts with adjacent turns of alpha-helices in the nicotinic acetylcholine receptor. *Neuron*, **1990**, *4*:87—95.

Clarkson, C.W., and Hondeghem, L.M. Mechanism for bupivacaine depression of cardiac conduction: fast block of sodium channels during the action potential with slow recovery from block during diastole. *Anesthesiology*, **1985**, *62*:396—405.

Cousins, M.J., and Mather, L.E. Intrathecal and epidural administration of opioids. *Anesthesiology*, **1984**, *61*:276—310.

Gasser, H.S., and Erlanger, J. The role of fiber size in the establishment of a nerve block by pressure or cocaine. *Am. J. Physiol.*, **1929**, *88*:581—591.

Narahashi, T., and Frazier, D.T. Site of action and active form of local anesthetics. *Neurosci. Res.*, **1971**, *4*:65—99.

Neher, E., and Steinbach, J.H. Local anesthetics transiently block currents through single acetylcholine receptor channels. *J. Physiol. (Lond.)*, **1978**, *277*:153—176.

Ragsdale, D.R., McPhee, J.C., Scheuer, T., and Catterall, W.A. Molecular determinants of state-dependent block of Na$^+$ channels by local anesthetics. *Science*, **1994**, *265*:1724—1728.

Rigler, M.L., Drasner, K., Krejcie, T.C., Yelich, S.J., Scholnick, F.T., DeFontes, J., and Bohner, D. Cauda equina syndrome after continuous spinal anesthesia. *Anesth. Analg.*, **1991**, *72*:275—281.

Scanlon, J.W., Brown, W.U., Jr., Weiss, J.B., and Alper, M.H. Neurobehavioral responses of newborn infants after maternal epidural anesthesia. *Anesthesiology*, **1974**, *40*:121—128.

Stevens, R.A., Urmey, W.F., Urquhart, B.L., and Kao, T.C. Back pain after epidural anesthesia with chloroprocaine. *Anesthesiology*, **1993**, *78*:492—497.

Terlau, H., Heinemann, S.H., Ståhmer, W., Pusch, M., Conti, F., Imoto, K., and Numa, S. Mapping the site of block by tetrodotoxin and saxitoxin of sodium channel II. *FEBS Lett.*, **1991**, *293*:93—96.

Thomas, R.D., Behbehani, M.M., Coyle, D.E., Denson, D.D. Cardiovascular toxicity of local anesthetics: an alternative hypothesis. *Anesth. Analg.*, **1986**, *65*:444—450.

Tucker, G.T., Boyes, R.N., Bridenbaugh, P.O., and Moore, D.C. Binding of anilide-type local anesthetics in human plasma. II. Implications in vivo, with special reference to transplacental distribution. *Anesthesiology*, **1970**, *35*:304—314.

Willcockson, W.S., Kim, J., Shin, H.K., Chung, J.M., and Willis, W.D. Actions of opioid on primate spinothalamic tract neurons. *J. Neurosci.*, **1986**, *6*:2509—2520.

Winnie, A.P., Tay, C.H., Patel, K.P., Ramanmurthy, S., and Durrani, Z. Pharmacokinetics of local anesthetics during plexus blocks. *Anesth. Analg.*, **1977**, *56*:852—861.

Yaksh, T.L., and Rudy, T.A. Analgesia mediated by a direct spinal action of narcotics. *Science*, **1976**, *192*:1357—1358.

Monographien und Übersichtsartikel

Arthur, G.R. Pharmacokinetics. In, *Local Anesthetics*. (Strichartz, G. R., ed.) *Handbook of Experimental Pharmacology*, Vol. 81. SpringerVerlag, Berlin, **1987**, pp. 165—186.

Butterworth, J.F., and Strichartz, G.R. The molecular mechanisms by which local anesthetics produce impulse blockade: a review. *Anesthesiology*, **1990**, *72*:711—734.

Carpenter, R.L., and Mackey, D.C. Local anesthetics. In, *Clinical Anesthesia*, 2nd ed. (Barash, P.G., Cullen, B.F., and Stoelting, R.K., eds.) J.B. Lippincott, Philadelphia, **1992**, pp. 509—541.

Catterall, W.A. Cellular and molecular biology of voltage-gated sodium channels. *Physiol. Rev.*, **1992**, *72*:S15—S48.

Courtney, K.R., and Strichartz, G.R. Structural elements which determine local anesthetic activity. In, *Local Anesthetics*. (Strichartz, G.R., ed.) *Handbook of Experimental Pharmacology*, Vol. 81. Springer-Verlag, Berlin, **1987**, pp. 53—94.

Cousins, M.J., and Bridenbaugh, P.O. (eds.). *Neural Blockade in Clinical Anesthesia and Management of Pain*, 3rd ed. J.B. Lippincott Co., Philadelphia, **1995**.

Covino, B.G. Toxicity and systemic effects of local anesthetic agents. In, *Local Anesthetics*. (Strichartz, G.R., ed.) *Handbook of Experimental Pharmacology*, Vol. 81. Springer-Verlag, Berlin, **1987**, pp. 187—212.

Covino, B.G., and Vassallo, H.G. *Local Anesthetics: Mechanisms of Action and Clinical Use*. Grune & Stratton, Inc., New York, **1976**.

DeJong, R.H. *Local Anesthetics*. Mosby Year Book, St. Louis, MO, **1993**.

Garfield, J.M., and Gugino, L. Central effects of local anesthetics. In, *Local Anesthetics*. (Strichartz, G.R., ed.) *Handbook of Experimental Pharmacology*, Vol. 81. Springer-Verlag, Berlin, **1987**, pp. 253—284.

Gintant, G.A., and Hoffman, B.F. The role of local anesthetic effects in the actions of antiarrhythmic drugs. In, *Local Anesthetics*. (Strichartz, G.R., ed.) *Handbook of Experimental Pharmacology*, Vol. 81. Springer-Verlag, Berlin, **1987**, pp. 213—251.

Greene, N.M. Uptake and elimination of local anesthetics during spinal anesthesia. *Anesth. Analg.*, **1983**, *62*:1013—1024.

Greene, N.M., and Brull, S.J. *Physiology of Spinal Anesthesia*, 3rd ed. The Williams & Wilkins Co., Baltimore, **1993**.

Isom, L.L., De Jongh, K.S., and Catterall, W.A. Auxiliary subunits of voltage-gated ion channels. *Neuron*, **1994**, *12*:1183—1194.

Kao, C.Y. Pharmacology of tetrodotoxin and saxitoxin. *Fed. Proc.*, **1972**, *31*:1117—1123.

Ogura, Y. Fugu (puffer-fish) poisoning and the pharmacology of crystalline tetrodotoxin poisoning. In, *Neuropoisons: Their Pathophysiological Actions*. Vol. 1, *Poisons of Animal Origin*. (Simpson, L.L., ed.) Plenum Press, New York, **1971**, pp. 139—156.

Raymond, S.A., and Gissen, A.J. Mechanism of differential nerve block. In, *Local Anesthetics*. (Strichartz, G.R., ed.) *Handbook of Experimental Pharmacology*, Vol. 81. Springer-Verlag, Berlin, **1987**, pp. 95—164.

Ritchie, J.M. Tetrodotoxin and saxitoxin and the sodium channels of excitable tissues. *Trends Pharmacol. Sci.*, **1980**, *1*:275—279.

Ritchie, J.M., and Greengard, P. On the mode of action of local anesthetics. *Annu. Rev. Pharmacol.*, **1966**, *6*:405—430.

Schantz, E.J. Paralytic shellfish poisoning and saxitoxin. In, *Neuropoisons: Their Pathophysiological Actions*. Vol. 1, *Poisons of Animal Origin*. (Simpson, L.L., ed.) Plenum Press, New York, **1971**, pp. 159—168.

Strichartz, G.R., and Ritchie, J.M. The action of local anesthetics on ion channels of excitable tissues. In, *Local Anesthetics*. (Strichartz, G.R., ed.) *Handbook of Experimental Pharmacology*, Vol. 81. SpringerVerlag, Berlin, **1987**, pp. 21—53.

Zipf, H.F., and Dittmann, E.C. General pharmacological effects of local anesthetics. In, *Local Anesthetics*, Vol. 1. *International Encyclopedia of Pharmacology and Therapeutics*, Sect. 8. (Lechat, P., ed.) Pergamon Press, Ltd., Oxford, **1971**, pp. 191—238.

DANKSAGUNG

Die Autoren möchten sich bei Drs. J. Murdoch Ritchie und Nicholas M. Greene bedanken, den Autoren dieses Kapitels in der 8. Auflage von *Goodman and Gilman: The Pharmacological Basis of Therapeutics*. Einige Passagen ihres Textes wurden in dieser Auflage übernommen.

16 DIE THERAPEUTISCHEN GASE
Sauerstoff, Kohlenstoffdioxid, Stickstoffdioxid, Helium und Wasserdampf

Roderic G. Eckenhoff und David E. Longnecker

Inhalierte nicht-anästhetische Gase, insbesondere Sauerstoff, bieten wichtige therapeutische Möglichkeiten. Die normale Oxygenierung und die physiologischen Konsequenzen des Sauerstoffentzugs sowie seiner Überdosierung werden zusammen mit den Anwendungsmöglichkeiten und seinem Monitoring vorgestellt. Darüber hinaus werden die therapeutischen Möglichkeiten und die Anwendungsmöglichkeiten von Kohlenstoffdioxid, Stickstoffoxid, Helium und Wasserdampf in diesem Kapitel diskutiert.

Die therapeutischen Gase, die in diesem Kapitel behandelt werden (darunter insbesondere Sauerstoff), sind offensichtlich nicht nur relevant für das zentrale Nervensystem. Sie werden im Teil 3 im engen Zusammenhang mit den allgemeinen Anästhetika behandelt, von denen auch viele durch Inhalation verabreicht werden.

SAUERSTOFF

Sauerstoff, Wasser und Nahrung sind von fundamentaler Bedeutung für den Organismus. Im Falle eines Entzugs eines dieser drei lebensnotwendigen Grundlagen führt der Entzug von Sauerstoff am schnellsten zum Tode. Sauerstofftherapie ist nützlich oder erforderlich für das Überleben bei vielen Erkrankungen und Vergiftungen, die die normale Oxygenierung von Blut oder Geweben verändern. Darüber hinaus hat reiner Sauerstoff, wenn er bei Drücken über einer Atmosphäre gegeben wird, einzigartige Anwendungsmöglichkeiten als Therapeutikum, aber auch verschiedene toxische Effekte.

Geschichte Kurz nach der Entdeckung des Sauerstoffs im Jahre 1772 durch Priestly und die darauffolgende Abhandlung Lavoisiers über seine Rolle bei der Atmung wurde die Sauerstofftherapie in England durch Beddoes eingeführt. Seine Publikation aus dem Jahre 1794 mit dem Titel „Considerations on the Medicinial Use and Production of Facitious Airs" kann als der Beginn der Inhalationstherapie angesehen werden. Beddoes behandelte mit übermäßigem Enthusiasmus für sein Projekt alle Arten von Krankheiten mit Sauerstoff, darunter solche verschiedenartigen Erkrankungen, wie Scrofula, Lepra und Lähmungen. Diese unkritischen Behandlungen führten natürlich zu vielen Fehlschlägen, und Beddoes starb als verzweifelter Mann. Es ist erwähnenswert, daß Beddoes Mitarbeiter, der englische Ingenieur und Erfinder der Dampfmaschine James Watt war, und sein Assistent war Sir Humphry Davy. Als Beddoes Experimente sich als erfolglos herausstellten, verließ Davy das Labor, um weitere Untersuchungen über die Eigenschaften von Stickstoffoxid vorzunehmen. Davys Beitrag zur Geschichte der Anästhesie wird im Kapitel 13 behandelt.

Es war letztendlich das Ergebnis von Pionieruntersuchungen wie jenen von Haldane, Hill, Barcroft, Krogh, L. J. Henderson und Y. Henderson, daß die Sauerstofftherapie auf eine schlüssige physiologische Basis gestellt werden konnte (Sackner, 1974). Obwohl Paul Bert im Jahre 1870 die therapeutischen Aspekte einer hyperbaren Sauerstofftherapie untersuchte und die Sauerstofftoxizität erkannte, begann die Verabreichung von Sauerstoff bei Drücken über einer Atmosphäre für therapeutische Zwecke erst in den 50er Jahren (Lambertsen et al., 1953; Boerema et al., 1960).

Normale Oxigenierung

Die Sauerstoffkaskade Sauerstoff bewegt sich in einer schrittweisen Kaskade von Partialdrücken von der eingeatmeten Luft zu den Zellen des Körpers und ihrer Mitochondrien abwärts. Luft enthält normalerweise 20,9% Sauerstoff, was (bei normalem atmosphärischen Druck) einem Partialdruck von 159 mmHg (21 kPa) entspricht. Bei der weiteren Verteilung der Luft zu den distalen Luftwegen und Alveolen verringert sich der Sauerstoffpartialdruck durch Verdünnung mit Kohlenstoffdioxid, Wasserdampf und durch Aufnahme in die Blutbahn. Falls Ventilation und Perfusion gleichmässig in der Lunge erfolgen, beträgt der geschätzte Sauerstoffpartialdruck in den Alveolen ca. 110 mmHg (14,6 kPa). Die Sauerstoffdiffusion in das Lungenkapillarblut wird durch den Gradienten zwischen dem Sauerstoffpartialdruck im gemischt-venösen Blut (Lungenarterie) und dem der alveolären Luft gesteuert. Aufgrund der erleichterten Diffusion durch eine sehr dünne alveoläre Barriere (Hemmingsen und Scholander, 1960) entspricht der P_{O_2} des pulmonalen endkapillären Blutes mit einer Abweichung von wenigen mm dem des Alveolus. Regionale Ventilations- und Perfusionsinhomogenitäten beeinflussen die Größe dieses Gradienten und somit das Maß der Äquilibration und den endkapillären P_{O_2}.

Bedingt durch eine zusätzliche kleine Menge venösen Blutes (Shuntanteil) ist der Sauerstoffpartialdruck im systemischen arteriellen Blut (Pa_{O_2}) geringfügig niedriger als der des gemischten pulmonal-kapillären Blutes. Die Diffusionsbarriere, Ventilations- und Perfusions-Inhomogenitäten und die Shuntfraktion ergeben gemeinsam die Ursache für den alveolär-arteriellen Sauerstoffgradienten, der bei Raumluftatmung normalerweise 10-12 mmHg und bei 100%iger Sauerstoffatmung 30-50 mmHg, beträgt (Clark und Lambertsen, 1971a).

Sauerstoff wird über den Kreislauf zu den Gewebskapillaren gebracht, dort folgt der Sauerstoff abermals einem Gradienten aus dem Blut in die Zelle hinein. Aufgrund dieses Verlustes auf dem Weg zu den Geweben ist der P_{O_2} des venösen Blutes ungefähr 55 mmHg geringer als der des arteriellen Blutes. Bedingt durch substantielle Diffusionsbarrieren und Sauerstoffverbrauch durch die Gewebe ist der mittlere Gewebs-P_{O_2} viel geringer als der des gemischt-venösen Blutes.

Obwohl der Sauerstoffpartialdruck am eigentlichen Ort des Sauerstoffverbrauchs - im Mitochondrium - noch nicht bekannt ist, kann die oxydative Phosphorylierung bei einem Gewebssauerstoffpartialdruck von nur wenigen mmHg einsetzen (Robiolio et al. 1989).

Blutsauerstoffgehalt Der Sauerstoff wird im Blut immer durch eine chemische Verbindung mit Hämoglobin und in einem geringeren Maße durch physiologische Lösung im Plasma transportiert. Das Maß der Sauerstoff-Hämoglobinbindung hängt vom Sauerstoffpartialdruck ab. Dieses wird durch die sigmaförmige Oxyhämoglobindissoziationskurve dargestellt (Abb. 16.1). Bei vollständiger Sättigung bindet jedes Gramm Hämoglobin ungefähr 1,3 ml Sauerstoff. Das Hämoglobin ist bei Atmung unter Normalbedingungen zu ungefähr 98% gesättigt. Dadurch kann eine Erhöhung des Sauerstoffpartialdrucks bei Atmung mit höherem Sauerstoffanteil den Blutsauerstoffgehalt nur dadurch erhöhen, daß die im Plasma gelöste Fraktion erhöht wird. Wegen der geringen Sauerstofflöslichkeit im Plasma (0,03 ml $\times$ liter^{-1} $\times$ mmHg^{-1} bei 37,0 °C) kann eine 100% Sauerstoffbeatmung den Sauerstoffgehalt im Blut nur um ungefähr 15 ml/l erhöhen, es stellt weniger als 1/3 des normalen metabolischen Bedarfs dar. Wenn jedoch in einer Überdruckkammer der eingeatmete Sauerstoffpartialdruck auf drei Atmosphären (304 kPa) erhöht wird, reicht die Menge des im Plasma gelösten Sauerstoffs aus, um sogar bei einem kompletten Hämoglobinmangel den metabolischen Bedarf zu decken.

Der Sauerstoffgehalt des gemischt-venösen Blutes ist um die Menge des metabolisch verbrauchten Sauerstoffs geringer - ungefähr 50 - 60 ml/l unter Normalbedingungen. Bei Raumluftatmung ist das venöse Hämoglobin zu ungefähr 70% mit Sauerstoff gesättigt; dieser Wert erhöht sich auf 100%, wenn der eingeatmete Sauerstoffpartialdruck auf 3 Atmosphären steigt (304 kPa). Der Verlust der Hämoglobindesaturation unter hyperbaren Bedingungen hat eine Bedeutung für den Kohlenstoffdioxidtransport (siehe unten).

Sauerstoffentzug

Die Kenntnis der Ursachen und der Wirkungen eines Sauerstoffmangels ist erforderlich, um dieses Gas sinnvoll therapeutisch nutzen zu können. Hypoxie beschreibt die unzureichende Gewebeoxygenierung. Da Hypoxie eine Vielzahl von Ursachen haben kann und weil die Therapie eng mit der Ätiologie verbunden ist, ist eine einfache Klassifizierung der Hypoxieursachen hilfreich. Drei Kategorien können hierbei beschrieben werden.

Präpulmonale Hypoxie Hypoxie kann durch eine unzureichende Sauerstoffzufuhr zu den Lungen verursacht werden. Sie kann als Folge eines unzureichenden Sauerstoffpartialdrucks infolge niedrigen barometrischen Drucks (Höhe) oder einer geringen Sauerstoffkonzentration (Verdünnung) auftreten. Unzureichende Sauerstoffzufuhr kommt jedoch häufiger durch inadäquate Ventilation durch Lungenwegsobstruktion (Laryngospasmus, Bronchospasmus), Muskelschwäche (neuromuskuläre Erkrankungen oder -Blockade) oder beeinträchtigten Atemantrieb (Erkrankungen des Zentralnervensystems, Opioide, Anästhetika) zustande.

Pulmonale Hypoxie Eine gestörte Lungenfunktion kann die Oxygenierung des Blutes beeinträchtigen, auch wenn eine normale Sauerstoffzufuhr zu den Lungen besteht. Die Ursache dafür ist letztlich ein Mißverhältnis zwischen Ventilation und Perfusion, welches Folge einer Anzahl von akuten und chronischen Lungenerkrankungen (*adult respiratory distress syndrome*, Asthma, Emphysem) sein kann. Die Veränderung der Ventilationsverteilung bei Paralyse und positiver Druckbeatmung (PEEP) stellen die häufigsten Ursachen eines erhöhten alveolär-arteriellen Gradienten bei anästhesierten Patienten dar. Andere Ursachen, die zu einer Hypoxie führen können, sind eine verbreiterte Diffusionsbarriere und intrapulmonale Shunts venösen Bluts (Fibrose, Lungenödem).

Postpulmonale Hypoxie Trotz normalem Sauerstoffpartialdrucks des arteriellen Blutes (Pao$_2$) kann eine inadäquate Sauerstoffzufuhr zu den Geweben durch ein geringes Herzzeitvolumen (Schock), Fehlverteilungen (Sepsis, Gefäßverschluß) oder durch eine unzureichende Konzentration des Sauerstoffs im arteriellen Blut (Anämie, Hämoglobinopathien, CO-Vergiftung) bedingt sein. Auch können die Gewebe nicht mehr in der Lage sein, genügend Sauerstoff zu extrahieren oder zu verwerten. Das kann durch einen ungewöhnlich hohen metabolischen Bedarf (Thyreotoxikose, Fieber) oder durch eine Störung von zellulären enzymatischen Systemen (Zyanidvergiftung) hervorgerufen werden.

Oft bestehen viele Ursachen für eine Hypoxie gleichzeitig. So kann z. B. bei einem Rauchvergiftungsopfer eine niedrige Sauerstoffkonzentration der Atemluft deshalb

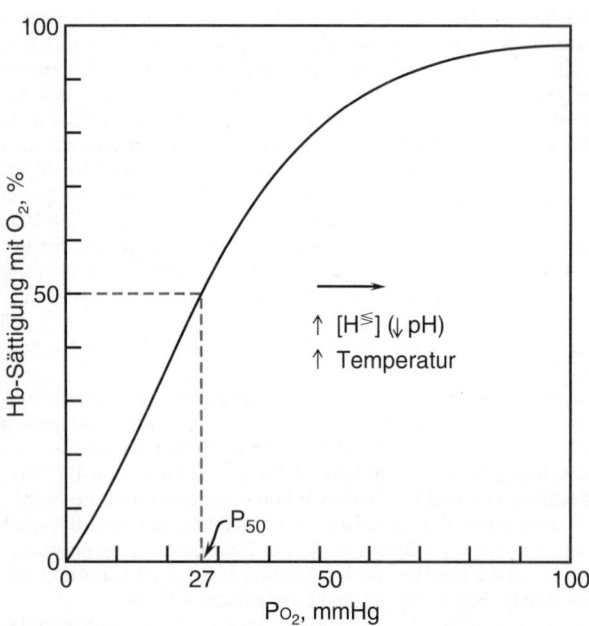

Abbildung 16.1 Oxyhämoglobin-Dissoziationskurve für Vollblut.
Es wird die Beziehung zwischen Po$_2$ und der Hämoglobinsättigung gezeigt. Die P$_{50}$, oder der Po$_2$, der zu einer 50% Sättigung führt, ist ebenso dargestellt. Eine Temperaturerhöhung oder eine pH-Abnahme (wie beim Skelettmuskel unter Belastung) hilft beim *uploading* von Sauerstoff aus Oxyhämoglobin.

vorgelegen haben, weil das Feuer den Sauerstoff verbraucht hat. Ein solcher Patient kann unter einer Verlegung der Luftwege infolge der Hitzeeinwirkung und des Ödems leiden, der Sauerstoffgehalt im Blut und die Versorgung der Gewebe kann aufgrund der CO-Vergiftung eingeschränkt sein. Ein Organ mit einer infolge einer Arteriosklerose noch gerade ausreichenden Blutzufuhr kann weiter geschädigt werden, wenn der P_{O_2} oder der Sauerstoffgehalt des arteriellen Blutes nur geringgradig erniedrigt wird.

Auswirkungen der Hypoxie *Atmung* Die Atemfrequenz und die Atemtiefe nehmen kontinuierlich während einer Hypoxie zu, weil die Chemorezeptoren der Carotiden und der Aorta stimuliert werden. Das Atemminutenvolumen verdoppelt sich nahezu, wenn Normalprobanden Luft mit einem P_{O_2} von 50 mmHg inhalieren. Die aus dieser Hyperpnoe entstehende Hypokapnie verstärkt die ventilatorische Antwort auf die Hypoxie. Vergleichbar dazu erhöht sich die ventilatorische Reaktion auf eine Hyperkapnie bei bestehender Hypoxie (Lahiri et al., 1981). Eine einfache Hypoxie führt nicht immer zur Dyspnoe, tritt aber dann ein, wenn das Atemminutenvolumen die maximale Atemkapazität erreicht. Im allgemeinen tritt eine Bewußtlosigkeit infolge einer Hypoxie mit nur geringen Warnsignalen auf.

Kardiovaskuläres System Bei einer Hypoxie erhöht sich das Herzzeitvolumen infolge der erhöhten Schlagrate und des herabgesetzten peripheren Gefäßwiderstands. Die Tachykardie ist dabei sowohl auf die Stimulation des Zentralnervensystems (Krasney und Koehler, 1977) als auch auf die Freisetzung von Katecholaminen (Cohen et al., 1967; Schwartz et al., 1981) zurückzuführen. Eine schwere Hypoxie kann auch eine Bradykardie und schließlich ein Kreislaufversagen verursachen. Die Erniedrigung des peripheren Gefäßwiderstandes, der durch Autoregulationsmechanismen vermittelt wird, geht nur selten mit Blutdruckveränderungen einher, es sei denn, die Hypoxie ist sehr ausgeprägt oder besteht sehr lange. Im Gegensatz zur systemischen Zirkulation verursacht eine Hypoxie in der pulmonalen Zirkulation eine Vasokonstriktion und möglicherweise auch eine Hypertension - sozusagen ein verlängerter Arm einer normalen, regionalen Gefäßantwort, die Ventilation mit Perfusion verbindet (sogenannte hypoxische-pulmonale Vasokonstriktion).

Zentralnervensystem Das Zentralnervensystem kann eine Hypoxie am wenigsten tolerieren. Zunächst führt eine Hypoxie zu einer eingeschränkten intellektuellen Kapazität und beeinträchtigt das Wahrnehmungsvermögen sowie psychomotorische Fähigkeiten. Dieser Zustand schreitet zur Verwirrtheit und Ruhelosigkeit fort, bis letztendlich Stupor, Koma und Tod auftreten, wenn der Pa_{O_2} unter 30 - 40 mmHg fällt. Solchen Opfern wird diese Progredienz nicht gewahr.

Zelluläre und metabolische Folgen Die Sauerstoffzufuhr zu den Mitochondrien verringert sich mit der Erniedrigung des Partialdruckgradientens über die Kapillaren zu den Geweben. Der aerobe Metabolismus sistiert bei einem mitochondrialen P_{O_2} unter 1 mmHg (130 kPa). Dabei übernimmt die weniger effiziente anaerobe Glykolyse die zelluläre Energieproduktion. Ionengradienten nehmen infolge des energieabhängigen Transportmechanismus ab, und zelluläre Funktionen (z. B. Aktionspotentiale, Sekretion), die auf die Aufrechterhaltung von Ionengradienten angewiesen sind, werden behindert. Die zellulären Na^+-, Ca^{2+}- und H^+-Konzentrationen nehmen zu, was zusammen zum Zelltod führt. Die Wiederherstellung von Perfusion und Oxygenierung vor dem hypoxischen Zelltod kann zu einer beschleunigten Form der Zellschädigung (das ischämische Reperfusions-Syndrom) führen. Letzteres soll auf der Bildung von freien Sauerstoffradikalen beruhen (McCord, 1985). Der eigentliche Mechanismus, der zum Zelltod führt und der Zeitpunkt, wann ein solcher Zustand irreversibel wird, sind im Augenblick noch nicht geklärt.

Hypoxieanpassung Langzeithypoxie führt zu adaptativen physiologischen Veränderungen. Diese konnten am gründlichsten bei Personen, die sich in großer Höhe aufhalten, untersucht werden. Sie haben mehr Lungenalveolen, erhöhte Hämoglobinkonzentrationen im Blut, erhöhte Myoglobinkonzentrationen im Sklettmuskel und zeigen eine erniedrigte ventilatorische Antwort auf Hypoxie (Cruz et al., 1980). Kurzzeitiger Aufenthalt in großen Höhen führt zu ähnlichen adaptativen Veränderungen, obwohl die genauen Mechanismen dafür noch nicht bekannt sind. Bei bestimmten Individuen führt das unvorbereitete Aussetzen in großer Höhe jedoch zu einem Syndrom mit anfänglichen Kopfschmerzen, Übelkeit, Dyspnoe und Wirklichkeitsverkennung, später dann zum Lungen- und Hirnödem (Johnson und Rock 1988). Die Mechanismen, die zu dieser akuten Höhenkrankheit führen, beruhen nicht nur auf der Hypoxie. Eine Form der Dekompressionserkrankung (siehe Hyperbare Sauerstofftherapie) kann auch zu diesem pathophysiologischen Prozeß beitragen (Levine et al., 1988). Höhenkrankheit wird initial durch Sauerstoffgabe und Abstieg in geringere Höhen oder durch eine Erhöhung des Umgebungsdrucks therapiert. Eine Diuretikabehandlung (Carboanhydrasehemmer) und Steroide können auch helfen. Dieses Syndrom kann durch einen langsamen Aufstieg zu großen Höhen vermieden werden. Zwischenzeitlich sollten Adaptationsphasen eingelegt werden. Es wurde eine Form der chronischen Höhenkrankheit beschrieben, bei der eine schwere Polyzytämie auftritt, die zu einer veränderten Blutrheologie führt. Letztere kann zum Herzversagen führen (Pugh, 1964).

Wirkungen der Sauerstoffinhalation

Das Hauptanwendungsgebiet der Sauerstoffinhalation besteht darin, die Auswirkungen einer Hypoxie zu beheben. Alle anderen Wirkungen sind für gewöhnlich von geringerer Bedeutung. Wenn jedoch Sauerstoff in übermäßigen Mengen eingeatmet wird, können Adaptation und toxische Wirkungen auftreten.

Atmung Sauerstoffinhalation mit einem Druck von einer Atmosphäre (101 kPa) oder darüber führt bei Normalprobanden zu einer geringen respiratorischen Depression, welche vermutlich durch einen Verlust von tonischer Chemorezeptoraktivität bedingt ist. Innerhalb weniger Minuten nimmt die Ventilation zu. Dieses wird durch eine paradoxe Erhöhung der CO_2-Spannung in den Geweben verursacht. Diese Erhöhung führt zu einer erhöhten Konzentration von Oxyhämoglobin im venösen Blut, der einen weniger effizienten Abtransport von CO_2 aus den Geweben verursacht (Lambertsen et al., 1953; Plewes und Farhi, 1983).

Das Bikarbonat ist eine der Transportmöglichkeiten von CO_2 im Blut. Dieser CO_2-Transport-Mechanismus ist besser, wenn ein Sauerstoffionakzeptor so z. B. das Deoxyhämoglobin (eine stärkere Base als Oxihämoglobin) verfügbar ist. Während der Inhalation von Sauerstoff bei einem hohen P_{O_2} (z. B. bei hyperbarer Oxygenierung) kann die Menge des physikalisch gelösten Sauerstoffs ausreichend sein, um den Bedarf der Gewebe zu decken. Aus diesem Grunde wird wenig oder gar kein Sauerstoff aus Oxyhämoglobin extrahiert und Deoxihämoglobin wird nicht gebildet. CO_2 wird nun weniger effizient abgepuffert und der P_{CO_2} des Gewebes steigt um mehrere mmHg an.

Hauptsächlich durch Stimulation von Chemorezeptoren in der Arteria carotis und in der Aorta wird die Ventilation bei Patienten, deren Atmungszentrum durch Langzeitretention von CO_2, Verletzungen oder Drogen eingeschränkt ist, erhalten. Dieser Mechanismus wird hinlänglich als der *hypoxische Antrieb* bezeichnet. Daher kann ein schneller Anstieg des PaO_2 bei Sauerstoffinhalation die Ventilation weitergehend beeinträchtigen, was zu einer respiratorischen Azidose führen kann. Eine sorgfältige Bemessung der Konzentration des inhalierten Sauerstoffs verbunden mit kontinuierlichem ventilatorischen oder oxymetrischen Monitoring (siehe unten) erlaubt hinreichende Oxygenierung ohne Hypoventilation.

Die Ausdehnung von schlecht ventilierten Alveolen wird zum Teil vom Stickstoffgehalt des alveolären Gasgemisches bestimmt. Sauerstoffinhalation senkt den Stickstoffgehalt der Alveolen und der Gewebe sehr schnell. Überschreitet der Sauerstoffabtransport aus den Alveolen die Zufuhr durch die Ventilation, kommt es zum alveolären Kollaps. Diese *Resorptionsatelektase* verschlechtert die Oxygenierung des Blutes durch eine Beeinflussung des Ventilations-Perfusions-Verhältnis. Dieses kann durch die Gabe von 5 - 10%igem Stickstoff in das eingeatmete Gasgemisch verhindert werden (DuBois et al., 1996).

Kardiovaskuläres System Außer der Hypoxie-Korrektur haben die physiologischen Wirkungen einer Sauerstoffinhalation nur geringe Konsequenz für das kardiovaskuläre System. Die Schlagfrequenz und das Herzzeitvolumen werden durch 100%ige Sauerstoffatmung nur leicht verringert; der Blutdruck ändert sich nur geringfügig. Der Pulmonalarteriendruck wird ebenfalls durch die Senkung des Gefäßtonus, der durch regionale alveoläre Hypoxie gesteuert wird, leicht verringert.

Metabolismus 100%ige Sauerstoffatmung führt nicht zu meßbaren Veränderungen des Sauerstoffverbrauchs, der CO_2-Produktion, des respiratorischen Quotienten oder der Glukoseverwertung.

Sauerstofftoxizität

Im Verlaufe der Evolution hat die atmosphärische Sauerstoffkonzentration zugenommen. Dieses ist das Ergebnis der hydrolytischen Freisetzung von Sauerstoff durch photosynthetische Organismen. Die Mechanismen für Energiegewinnung durch Sauerstoffverbrauch mußten mit Mechanismen zum Schutz gegen oxidative Schäden verbunden werden. Diese Schutzmechanismen bestehen aus Enzymen (Superoxiddismutase, Glutathionperoxydase, Katalase) und Reduktionsmitteln (Glutathion, Askorbat, Eisen). Diese Mechanismen reichen jedoch nicht aus, wenn die Sauerstoffkonzentration der Atemluft die der Raumluft für gewisse Zeit überschreitet (Abb. 16.2). Die Sauerstofftoxizität beruht wahrscheinlich auf der zunehmenden Produktion reaktiver Derivate wie z. B. dem Superoxydanion, atomaren Sauerstoff, dem Wasserstoffradikal und Wasserstoffperoxid (Turrens et al., 1982). Der oxidative Schaden, der durch diese Substanzen in Gang gesetzt wird, wird durch die Lipidoxidation unterhalten und umfaßt schließlich alle Zellbestandteile. Zellschaden und Zelltod sind das Resultat des Verlustes der Membranintegrität. Obwohl hohe Sauerstoffkonzentrationen allen Geweben schaden, gibt es unterschiedliche Empfindlichkeiten, die zum einen durch intrinsische Gewebseigenschaften und zum anderen durch die Sauer-

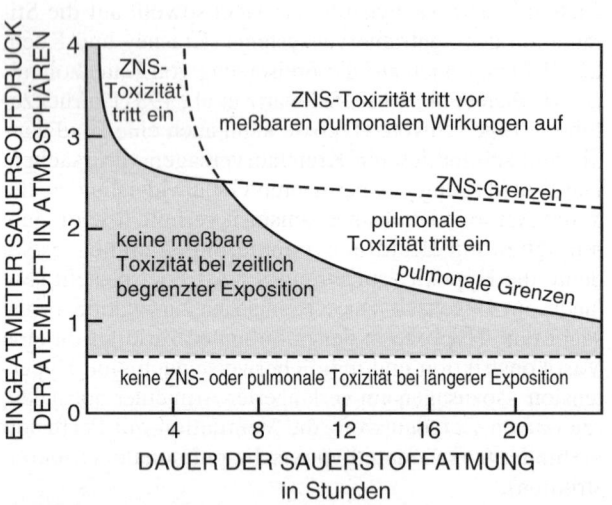

Abbildung 16.2 Sauerstofftoxizitätsgrenzen beim Menschen.
Die beiden am meisten betroffenen Gewebe sind das ZNS und die Lungen. Das Auftreten einer Toxizität hängt sowohl vom eingeatmeten Sauerstoffdruck (P_{O_2}) als auch der Dauer der Exposition ab. Die Sicherheitsspanne wird kürzer, wenn der P_{O_2} der Atemluft steigt. Unter 0,5 Atmosphären P_{O_2} scheint eine dauerhafte Sauerstoffatmung sicher zu sein; zwischen 0,5 und ca. 2 Atmosphären tritt eine pulmonale Toxizität nach verlängerter Exposition auf, es kommt aber zu keinen messbaren ZNS-Wirkungen. Über 2 Atmosphären scheint eine ZNS-Toxizität vor pulmonal meßbaren Wirkungen aufzutreten (übernommen von Lambertsen, 1978, mit Erlaubnis).

stoffkonzentration bei chronischer Exposition bestimmt werden.

Atmungstrakt Der Atmungstrakt ist dauerhaft dem höchstem P_{O_2} aller Organsysteme ausgesetzt, dabei ist es für gewöhnlich das erste System, welches die Auswirkungen der toxischen Eigenschaften zeigt. 100%ige Sauerstoffbeatmung führt schon nach sechs bis acht Stunden zu einer Verringerung der trachealen Schleimbewegung. (Sagner et al., 1975); Symptome der tracheobronchialen Irritation und ein Engegefühl im Brustkorb werden bereits nach zwölf Stunden beobachtet. Erhöhte alveoläre Permeabilität und Entzündung zeigen sich nach 17 Stunden (Davis et al., 1983). Nach 18 - 24 Stunden dauerhafter Exposition kommt es zur Einschränkung der Lungenfunktion (Clark, 1988). Obwohl Übelkeit, Erbrechen und Anorexie die wichtigsten Symptome bei Menschen darstellen, die über 24 Stunden 100%igem Sauerstoff ausgesetzt sind, überleben sie normalerweise eine Woche (Clark und Lambertsen, 1971). Der Tod wird durch ein Lungenödem und ironischerweise eine Hypoxie verursacht. Die Entwicklung und das Fortschreiten der pulmonalen Sauerstofftoxizität sind direkt korreliert mit dem Sauerstoffpartialdruck der Atemluft. Der maximale sichere Sauerstoffpartialdruck ist noch nicht bekannt. Dauerhafte Exposition bei 0,5 Atmosphären (5 kPa) führt bei Normalprobanden zu geringen Symptomen und erlaubt sowohl im Tiermodell (Cheney et al., 1980) als auch beim Menschen (Eckenhoff et al., 1987) sogar eine Erholung nach akuter pulmonaler Verletzung. Die Resorptionsatelektase (siehe oben) trägt nicht viel zur Sauerstofftoxizität bei.

Die genauen pathophysiologischen Mechanismen der pulmonalen Sauerstofftoxizität sind noch nicht gut bekannt. Das kapilläre Endothel der Lungen ist am empfindlichsten (Crapo et al., 1980). Die Endothelverletzung führt zunehmend zur Ansammlung intestitieller und alveolärer Flüssigkeit mit einer Herabsetzung der kapillären Gasaustauschfläche. Letztendlich beeinträchtigt beides den Gasaustausch. Granulozyten scheinen keine wichtige Rolle in der Pathophysiologie der Sauerstoffvergiftung zu spielen (Boyce et al., 1989).

Der Hauptbestandteil der Therapie der Sauerstofftoxizität besteht darin, den P_{O_2} der Atemluft zu senken und unterstützende Maßnahmen anzuwenden; es gibt keine besonderen pharmakologischen Ansätze. Eine Verringerung der Toxizität im Tiermodell wurde durch die parenterale Gabe von Antioxidationsenzymen erreicht, die derart entworfen waren, daß sie Zugang zum intrazellulärem Raum haben (White et al., 1989). Im Tiermodell konnte eine nennenswerte Verbesserung der Sauerstofftoleranz dadurch erzielt werden, daß die Tiere vorher hohen O_2-Konzentrationen ausgesetzt wurden (Kravetz et al., 1980; Coursin et al., 1987). Paradoxerweise kann auch eine vorherige Hypoxie die Empfindlichkeit gegenüber der pulmonalen Sauerstofftoxizität herabsetzen (Frank, 1982). In gleicher Weise kann die Sauerstofftoleranz bei einem Menschen durch dauerhafte, kurze Unterbrechungen einer Sauerstoffinhalation erhöht werden (Hendricks et al., 1977; Clark, 1988). Im Tiermodell wird diese Adaptation zusammen mit einer erhöhten Aktivität zellulärer Antioxidanzien, einer Proliferation von alveolären Typ-II-Zellen sowie mit einer erhöhten Konzentration des alveolären Surfactant beobachtet (Crapo et al., 1980; Holm et al., 1988).

Zentralnervensystem Eine ZNS-Sauerstofftoxizität kommt unter einem Sauerstoffpartialdruck von zwei Atmosphären (203 kPa) nicht vor. Letztendlich tritt solches nur bei wenigen hyperbaren Sauerstoffanwendungen auf. ZNS-Toxizität erscheint vor der pulmonalen Toxizität, wenn der Sauerstoff mit einem Partialdruck von über 2,5 Atmosphären vorliegt (siehe Abb. 16.2). Wie auch bei der pulmonalen Toxizität ist die individuelle Empfindlichkeit stark unterschiedlich (Clark, 1993). Bei diesem Syndrom kommt es zu Krampfanfällen, denen visuelle Symptome und Muskelautomatismen vorausgehen. Antrengung und Hyperkapnie beschleunigen das Auftreten dieser Symptome. Die ZNS-Toxizität ist für gewöhnlich schnell reversibel, wenn der Sauerstoffpartialdruck der Atemluft verringert wird. Andere Folgeerscheinungen wurden nicht beschrieben.

Retina In der Neonatologie führt ein erhöhter Pa_{O_2} gelegentlich zur Ausbildung einer retrolentalen Fibroplasie (Betts et al., 1977). Dieses wird als Ergebnis einer aberranten Angiogenese des sich entwickelnden Auges interpretiert (Kushner et al., 1977; Ashton, 1979). Diese Veränderungen können sich zurückbilden, aber auch zur Erblindung führen. Das Syndrom kann weitgehend durch die vorsichtige Bemessung der Sauerstoffkonzentration verhindert werden. Dabei dient die Oxymetrie zur optimalen Bestimmung der Hämoglobinsättigung (siehe unten). Sauerstoffinduzierte Retinopathien sind im Erwachsenenalter sehr selten, insbesondere nach hyperbarer Anwendung.

Anwendungsmöglichkeiten

Als komprimiertes Gas ist Sauerstoff in Stahlzylindern erhältlich; ein Reinheitsgrad von 99% wird als medizinischer Sauerstoff bezeichnet. Die meisten Krankenhäuser verfügen über Leitungssysteme, die den Sauerstoff aus einem isolierten Flüssigsauerstoff-Tank zu den Verbrauchsstellen leiten. Sauerstoffzylinder und Leitungen sind in den Vereinigten Staaten grün gekennzeichnet und verschiedenartige Anschlußsysteme sollen die Verbindung anderer Gassysteme an das Sauerstoffsystem verhindern. Mit Sauerstoffkonzentrationen, die molekulare Siebe, Membranen oder elektrochemische Technologien verwenden, kann O_2 für den Hausgebrauch in kleiner Menge hergestellt werden. Diese Systeme sind in der Lage, 30 - 95%igen Sauerstoff, abhängig von der Durchflußrate, zu produzieren. Derartige Systeme verringern das Wiederbeschaffungsproblem, welches bei komprimierten oder Flüssiggasen besteht.

Außer bei der extrakorporalen Zirkulation, wo er direkt in den extrakorporalen Blutkreislauf eingebracht wird, wird Sauerstoff durch Inhalation appliziert. Nasale Kanülen, Masken, Zelte oder Dächer sowie endotracheale Tuben können für Inhalationszwecke verwendet werden.

Nasale Kanülen Plastik oder Gummischläuche werden benutzt, um angefeuchteten Sauerstoff mit geringem Fluß

(2 - 5 l/min) durch ein oder beide Nasenöffnungen zu applizieren. Der Nasopharynx spielt hier eine Rolle und ist ein Sauerstoffreservoir, welches bei Inhalation durch Raumluft verdünnt wird. Die Sauerstoffkonzentration der Atemluft ist variabel und unvorhersehbar und hängt ab vom Atmungsmuster des Patienten (Tidalvolumen, respiratorische Flußraten, Atemfrequenz). Es liegt für gewöhnlich unter 35%.

Masken Es gibt eine Vielzahl von Masken, die sowohl den Mund als auch die Nase bedecken, und für die Sauerstoffapplikation zur Verfügung stehen. Masken, die keinen ausreichenden Durchfluß auf der Höhe der Inspiration gewährleisten, sind in der Lage, Raumluft zur Verdünnung durch Ventile zuzuführen und können durch eingebaute Reservoirs Luft während der Atmung aufnehmen. Ventile im Beatmungsbalg oder an den Rändern der Maske verhindern eine Tütenatmung. Solche Masken müssen gut angepaßt sein, um einen guten Abschluß mit dem Gesicht zu bilden. Die Funktionsfähigkeit der Ventile und des Balgs sollten regelmäßig überprüft werden. Eine gute Anpassung der Maske ist sehr wichtig, wenn sie über ein Bedarfsventil verfügt, da ein Unterdruck erzeugt werden muß, um den Sauerstofffluß zu ermöglichen. Im täglichen Gebrauch sind diese Bedarfs- oder Fliegermasken in der Lage, die höchste Sauerstoffkonzentration zu gewährleisten. Sie sind dabei jedoch die zum Langzeitgebrauch am wenigsten komfortablen Geräte. Abdichtung und Ventile sind weniger wichtig bei Masken, die einen ausreichenden maximalen inspiratorischen Fluß ermöglichen. Obwohl diese Masken in der Lage sind, hohe Flußraten durch Luftverdünnung zu gewährleisten, kann mit ihnen nur eine maximal 50%ige Sauerstoffkonzentration erzielt werden.

Zelte Eine definierte Sauerstoffkonzentration kann dauerhaft appliziert werden, wenn der inspiratorische Reserveraum vergrößert wird und dabei den gesamten Kopf z. B. mit einer Haube oder mit einer größeren Fläche wie einem Zelt umschließt. Solche Systeme sind sehr bequem und bedürfen nur geringer Kooperation von Seiten der Patienten. Die Durchflußraten sollten so gewählt werden, daß keine CO_2-Akkumulation stattfindet.

Endotracheale Tuben Ein endotrachealer Tubus, der die Luftwege dicht abschließt, ist der beste Weg, vorgegebene Sauerstoffkonzentrationen zu den Lungen zu verabreichen. Solche Tuben schließen über der Larynxöffnung (Larynxmaske) oder gegen den proximalen Tracheabaum ab (endotrachealer Tubus). Oft ist dabei eine künstliche Beatmung in Gebrauch. Solche Maßnahmen finden in der Intensivmedizin oder bei Patienten, die sich ärztlichen Eingriffen unterziehen, wobei eine Einschränkung der Beatmung möglich ist, Anwendung.

Monitoring der Oxygenierung

Monitoring und genaue Anpassung werden benötigt, um sowohl die Ziele der Sauerstofftherapie zu erreichen als auch Toxizität zu vermeiden. Obwohl die Zyanose ein wichtiges klinisches Zeichen darstellt, ist sie weder ein früher sensitiver noch ein verlässlicher Index der Oxygenierung. Zyanose tritt dann auf, wenn die Konzentration des Deoxyhämoglobin im arteriellen Blut bei 50 g/l liegt. Eine Zyanose kann dann nicht auftreten, wenn z. B. die Gewebshypoxie auf eine Anämie zurückzuführen ist. Die invasiven Möglichkeiten zur Untersuchung der Oxygenierung sind intermittierende arterielle oder gemischt-venöse Blutentnahmen (Blutgasanalysen) oder bedienen sich intraluminalen Kathetern, die kontinuierlich die Sauerstoffspannung messen können. Letztere Methode, die auf fiberoptischen Oxymetrie basiert, wird häufig für die kontinuierliche Messung der gemischt-venösen Hämoglobinsättigung als ein Index für die Gewebsextraktion von Sauerstoff, gewöhnlicherweise in der Intensivmedizin, verwendet.

Da die invasiven Methoden Nachteile haben, wurde den nicht-invasiven Methoden zur Sauerstoffspannungsmessung viel Aufmerksamkeit gewidmet. Transkutane Oxymetrie basiert auf der Diffusion von Gasen aus kutanen arteriovenösen Shunts (durch Hauterwärmung verursacht) zu einer polarographischen Elektrode, die auf die Haut geklebt wird. Transkutane Oxymetrie wird erfolgreich eingesetzt, um die Oxigenierung bei Neugeborenen zu überwachen. Die Physiologie des kutanen Gastransportes ist jedoch komplex und auch nicht vollständig bekannt. Zudem ist die Technik instabil und häufige Kalibrationen sind notwendig. Eine weit verbreitete kontinuierliche Überwachungstechnik, die Pulsoxymetrie basiert auf den unterschiedlichen Lichtabsorptionen von Oxyhämoglobin und Deoxyhämoglobin in einem pulsatilen Gewebe, was leicht erreicht werden kann wie z. B. Finger, Nase oder Ohr. Die Anwendung ist einfach und eine Kalibration in der Regel nicht notwendig. Da die Pulsoxymetrie die Hämoglobinsättigung und nicht den P_{O_2} mißt, ist sie weniger hilfreich, wenn der Pa_{O_2} den Wert überschreitet, der für eine 100%ige Hämoglobinsättigung notwendig ist. Es ist jedoch für das Monitoring adäquater Oxigenierung bei Eingriffen, die eine Sedierung oder eine Anästhesie notwendig machen, sehr hilfreich. Auch kann sie in Situationen eingesetzt werden, bei der eine genaue Titrierung der Sauerstofftherapie notwendig ist.

Therapeutische Anwendungsmöglichkeiten

Therapie der Hypoxie Wie bereits oben aufgeführt, ist der Hauptanwendungsbereich von Sauerstoff die Hypoxietherapie. Hypoxie ist jedoch in den meisten Fällen eine Manifestation einer anderen Grunderkrankung und die Sauerstofftherapie kann nur als eine symptomatische und vorübergehende Therapie aufgefaßt werden. Nur ganz selten basiert die Hypoxie auf einem primären Sauerstoffmangel der Atemluft. Aufgrund der Vielzahl der Ursachen für eine Hypoxie kann die ersatzweise Gabe des Atemgases oft nicht alleine das Problem lösen. Das Ziel sollte sein, die Ursache der Hypoxie zu beseitigen. So kann z. B. eine Erhöhung der Sauerstoffkonzentration der Atemluft nicht zu einer Verbesserung der Therapie einer obstruktiven Atemwegserkrankung führen, wenn nicht dabei auch die Obstruktion behoben wird. Die Hypoxie bei einer Anämie wird nicht auf eine normobare Sauerstoffanwendung ansprechen, wenn nicht dabei die Sauerstoffführungs- und Tragekapazität des Blutes verbessert wird. Die Hypoxie aufgrund einer pulmonalen Erkrankung kann jedoch teilweise durch die Sauerstofftherapie gelindert werden, wobei für eine definitivere Therapie der Primärerkrankung Zeit gewonnen werden kann. Somit ist die Sauerstoffanwendung eine grundlegende und wichtige Therapie bei allen Formen der Hypoxie; dabei sollte erkannt werden, daß der Erfolg der Therapie vom zugrundeliegenden pathophysiologischen Prozeß abhängig ist; auf dieser Basis kann eben auch der Therapieerfolg eingeschätzt werden.

Verringerung des Partialdruckes eines inerten Gases Das am weitesten verbreitete Gas in allen gasgefüllten natürlichen oder erworbenen Hohlräumen des Körpers ist der Stickstoff. Da der Stickstoff relativ unlöslich ist, erniedrigt eine hohe Sauerstoffkonzentration der Atemluft (und somit eine geringe Stickstoffkonzentration) schnell den gesamten Partialdruck des Stickstoffs im Körper und bildet somit die Grundlage zur Ausbildung eines Gradienten, der zum Verlust von Stickstoff in den luftgefüllten Körperhöhlen führt. Solche Hohlräume können durch intestinale Obstruktion, einen Ileus, Pneumothorax oder Luftembolus entstehen. Sauerstoffgabe bei einem Luftembolus ist sehr hilfreich, da sie auch dazu beiträgt, eine umschriebene Hypoxie distal des embolisch verschlossenen Gefäßes zu therapieren.

Die *Dekompressionserkrankung* ist ein anderes Krankheitsbild, bei welchem die Erniedrigung der Spannung des inerten

Gases im Blut und den Geweben einen erwünschten Effekt der Sauerstoffinhalation darstellt. In diesem Fall führt eine Erniedrigung der Gewebsspannung des inerten Gases vor oder während einer barometrischen Dekompression (aus hyperbaren Bedingungen oder in große Höhen) zur Reduktion der Supersaturation, die nach einer Dekompression auftritt; somit entstehen kleine Blasen. Falls Blasen in Geweben oder Gefäßen entstehen, basiert die Sauerstoffgabe auf denselben Grundlagen, die oben für die Luftembolie beschrieben wurden.

Sauerstoff zur Verdünnung Sauerstoff wird als Verdünnungs- oder Trägergas bei der Verabreichung anderer Dämpfe oder Gase insbesondere anästhetischer Substanzen verwendet. Somit wird ein doppelter Nutzen erzielt, da die Mittel der Anästhesie häufig Ventilation und systemische Zirkulation derart beeinflussen, daß ergänzend Sauerstoff appliziert werden muß, um den metabolischen Bedarf zu decken.

Hyperbare Sauerstofftherapie Die Verwendung von Sauerstoff unter hohen Drücken kommt einer echten pharmakologischen Anwendung dieses Gases nahe. Jedoch bestehen die meisten Indikationen für eine hyperbare Sauerstofftherapie darin, entweder eine generalisierte oder lokale Hypoxie zu handeln (siehe auch Thom, 1989a).

Hyperbare Sauerstofftherapie wird in einer Druckkammer praktiziert. Dabei gibt es zwei verschiedene Typen von Kammern mit einzelnen oder mehreren Therapieplätzen. Die moderne Einzelkammer besteht aus duchsichtigem Acryl, kann einen Patienten aufnehmen und wird für gewöhnlich mit Sauerstoff druckgefüllt. Der Patient hat dabei eine Maske auf. Die Mehrbettkammer ist für gewöhnlich aus Stahl und kann zwei Personen aufnehmen. Bei der Druckerhöhung atmet der Patient den Sauerstoff über eine eng anliegende Maske oder ein Kreislaufsystem. Die größere beider Behandlungskammern ist am ehesten geeignet für intensivmedizinische Patienten, die beatmet und überwacht werden und bei denen eine dauerhafte Betreuung gewährleistet sein muß. Der therapeutische Druck hängt von der Indikationsstellung ab und liegt in der Regel zwischen 2 und 6 Atmosphären. Die inhalierte Sauerstoffspannung überschreitet aber nur sehr selten 3 Atmosphären.

Die hyperbare Sauerstofftherapie hat zwei wichtige und nicht trennbare Bestandteile: erhöhter hydrostatischer Druck und erhöhte Sauerstoffspannung. Beides sind wichtige Bestandteile der Behandlung von gasbedingten Erkrankungen (Dekompressionserkrankung, Luftembolien). Der hydrostatische Druck senkt die Blasengröße, der Sauerstoff vergrößert den Gradienten zur Stickstoffelimierung und verringert die Hypoxie in weiter distal gelegenen Geweben. Die erhöhte Sauerstoffspannung ist das erste therapeutische Ziel bei den meisten Indikationen für eine hyperbare Sauerstofftherapie. So kann z. B. auch ein geringer Anstieg des P_{O_2} in ehemals ischämischen Gebieten die bakterizide Leukozytenaktivität steigern und die Angiogenese erhöhen. So stellt die wiederholte und kurze hyperbare Sauerstofftherapie einen nützlichen Bestandteil bei der Behandlung der chronischen refraktären Osteomyelitis, der Osteoradionekrose bei Trümmerverletzungen oder in der Behandlung von schlecht heilenden Haut- und Gewebstransplantationen oder Schwenkklappen dar. Darüber hinaus kann eine erhöhte Sauerstoffspannung per se bakteriostatisch sein. Die Ausbreitung einer *Clostridium-perfringens*-Infektion und die Toxinproduktion der Bakterien wird bei einer Sauerstoffspannung über 250 mmHg (33 kPa) erniedrigt. Letztendlich rechtfertigt diese Tatsache eine frühe hyperbare Sauerstofftherapie bei einer Myonekrose durch Clostridieninfektion (Gasgangrän).

Eine hyperbare Sauerstofftherapie ist darüber hinaus für bestimmte seltene Erkrankungen, die mit einer generalisierten Hypoxie einhergehen, nützlich. Bedingt durch eine hohe Affinität des CO für diese Proteine stehen bei einer CO-Vergiftung weder das Hämoglobin noch das Myoglobin zur Sauerstoffbindung zur Verfügung. Ein hoher P_{O_2} erleichtert die Sauerstoffbindung an Rezeptoren, um die er mit CO konkurriert. Letzteres ermöglicht die Wiederversorgung des Gewebes mit Sauerstoff. Eine hyperbare Sauerstofftherapie reduziert das Auftreten neurologischer Folgeerscheinungen nach CO-Vergiftung. Dieser Effekt ist unabhängig von der hyperbaren Sauerstofftherapie mit dem Ziel, die CO-Elimination zu erhöhen (Thom 1989b). Die gelegentliche hyperbare Sauerstofftherapie bei einer Zyanidvergiftung basiert auf denselben Grundlagen. Eine hyperbare Sauerstofftherapie kann auch bei einer schweren kurzen Anämie hilfreich sein, da genügend Sauerstoff bei 3 Atmosphären im Plasma gelöst werden kann, um den metabolischen Bedarf zu decken. Jedoch muß eine solche Behandlung beschränkt bleiben, da die Sauerstofftoxizität vom erhöhten P_{O_2} und nicht vom Sauerstoffgehalt des Blutes abhängt.

Hyperbare Sauerstofftherapie wurde auch schon bei solchen unterschiedlichen Erkrankungen wie Multipler Sklerose, traumatischer Rückenmarksverletzung, zerebralen Ischämien, Knochentransplantationen und Brüchen sowie Lepra eingesetzt. Jedoch unterstützen die Ergebnisse gut kontrollierter klinischer Studien eine Anwendung bei letztgenannten Erkrankungen nicht ausreichend.

KOHLENDIOXID

Am Ende des 18. Jahrhunderts endeckte Priestly das Kohlendioxid und Lavoisier beschrieb seine Bedeutung für die Atmung. Ein ganzes Jahrhundert später demonstrierte Miesher die Auswirkungen des CO_2 auf die Respiration. Dieses Gas hat eine herausragende Bedeutung für die Regulation vieler Vitalfunktionen und kleine Veränderungen des P_{CO_2} im Körper können eine Vielzahl physiologischer Effekte nach sich ziehen.

Transfer und Elimination von CO_2

Es werden ungefähr 200 ml/min CO_2 durch den Körpermetabolismus in Ruhe und bis zu 2 l/min bei schwerer körperlicher Arbeit erzeugt. Dieses Gas diffundiert schnell von den Zellen, die es produzieren, in den Blutstrom, wo es teils als Bikarbonation, teils in chemischer Verbindung mit Hämoglobin und Plasmaproteinen und zum Teil in Lösung bei einem Partialdruck von ca. 46 mmHg im gemischt-venösen Blut transportiert wird. CO_2 wird zur Lunge transportiert, wo es normalerweise mit derselben Rate, wie es produziert wird, ausgeatmet wird. Dieses führt zu einem CO_2-Partialdruck von ca. 40 mmHg in den Alveolen und im arteriellen Blut.

Wenn CO_2 eingeatmet wird oder die alveoläre Ventilation verringert ist, steigt der P_{CO_2} im arteriellen Blut und der pH-Wert fällt. Dieser pH-Abfall wird als respiratorische Azidose bezeichnet. Wenn bei einer Hyperventilation der P_{CO_2} des Blutes abfällt, steigt der pH an und eine respiratorische Alkalose entsteht. Da CO_2 leicht diffundiert, führen die P_{CO_2}- und pH-Veränderungen im Blut schnell zu einer Veränderung des intrazellulären P_{CO_2}- und pH-Wertes.

CO_2-Wirkungen

Veränderungen des P_{CO_2} und des pH-Wertes haben vielfältige Auswirkungen im Körper, insbesondere für die Atmung, die systemische Zirkulation und das ZNS. (Für eine weitergehende Erörterung dieser und anderer Effekte siehe Nun, 1993.)

Atmung CO_2 ist ein starker Stimulus für die Atmung. Eine 2%ige CO_2-Inhalation führt zu einer messbaren Erhöhung sowohl in der Frequenz als auch in der Ventilationstiefe, wobei eine 10%ige CO_2-Inhalation ein Minutenvolumen von 75 l/min bei Normalprobanden bewirken kann. Eine ventilatorische Stimulation beginnt Sekunden nach einer Inhalation niedriger CO_2-Konzentrationen und eine maximale Stimulation tritt in weniger als fünf Minuten auf (siehe Lourenco, 1976). Die Wirkungen der CO_2-Inhalation auf das respiratorische System verschwinden sehr schnell nach Absetzen.

CO_2 wirkt auf mindestens zwei Zentren, die eine ventilationsstimulierende Wirkung haben. Respiratorische Integrationsgebiete im Hirnstamm werden durch Impulse von medullären Chemorezeptoren und peripheren arteriellen Chemorezeptoren beeinflußt. Die diesem Mechanismus zugrunde liegenden Einflüsse sind vermutlich auf eine pH-Senkung zurückzuführen (siehe Neff und Talmage, 1978; Drysdale et al., 1981). Ein erhöhter P_{CO_2} verursacht Bronchodilatation, wogegen eine Hypokapnie eine Konstriktion glatter Muskulatur der Luftwege verursacht. Diese Reizantworten dürften bei der Kopplung von pulmonaler Ventilation und Perfusion eine Rolle spielen (Duane et al., 1979).

Kreislauf Die Kreislaufeffekte des CO_2 sind auf direkte lokale Einflüsse und zentral-vermittelte Effekte des vegetativen Nervensystems zurückzuführen. Der direkte CO_2-Effekt auf das Herz - herabgesetzte Kontraktilität - kommt durch pH-Veränderungen zustande (van den Bos et al., 1979). Der Herzrhythmus ist dabei nicht beeinflusst. Die direkten Wirkungen auf systemische Blutgefäße führen zu einer Vasodilatation.

CO_2 hat eine Vielzahl von Wirkungen auf das sympathische Nervensystem und führt zu einer Erhöhung der Plasmakonzentrationen von Adrenalin, Noradrenalin, Angiotensin und anderen vasoaktiven Peptiden (Staszewska-Barczak und Dusting, 1981). Eine Aktivierung des sympathischen Nervensystems führt im allgemeinen zu einem CO_2-entgegengerichteten Effekt. Der Effekt auf das sympathische Nervensystem besteht aus einer Erhöhung der kardialen Kontraktilität, der Herzfrequenz und einer Vasokonstriktion.

Entgegengerichtete lokale und sympathische Effekte bestimmen somit das Netto-Ausmaß einer systemischen Antwort auf einen CO_2-Stimulus. Die allgemeinen Auswirkungen einer CO_2-Inhalation bei Normalprobanden bestehen in einer Erhöhung des Herzzeitvolumens und der Herzfrequenz, einer Erhöhung des systolischen und diastolischen Blutdruckes und in einem Anstieg des Blutpulses. Im Gegensatz zu den CO_2-Effekten auf das Herz scheinen die lokalen Effekte auf Blutgefäße stärker ausgeprägt zu sein als die durch den Sympathikus vermittelten vasokonstriktorischen Effekte. Dabei nimmt der gesamte periphere Widerstand ab, wenn der P_{CO_2} erhöht wird. Zerebrale Blutgefässe, die nicht über eine funktionell wichtige sympathische Innervation verfügen, dilatieren bei CO_2-Inhalation. CO_2 ist ebenfalls ein starker Koronardilatator (Ely et al., 1982).

In isolierten Herzuntersuchungen erhöht CO_2 den Schwellenwert für katecholamininduzierte Arrhythmien (De Castuma et al., 1977). Unter physiologischen, nicht isolierten Bedingungen überschreiten die Katecholamine, die unter Hyperkapnie freigesetzt werden, diesen protektiven Effekt. Arrhythmien treten besonders dann auf, wenn das Myokard durch die Inhalation von halogenierten Anästhetika sensibilisiert wurde.

Weitere Effekte einer Hypokapnie auf das Kreislaufsystem beinhalten einen erniedrigten Blutdruck, eine Vasodilatation im Skeletmuskel, eine Vasokonstriktion der Haut, des Darms, des Gehirns, der Niere und des Herzens. Diese Hypokapniefolgen sind teilweise von ihrer Ätiologie abhängig. Eine künstliche Beatmung z. B. verringert das Herzzeitvolumen durch eine Erhöhung des mittleren intrathorakalen Drucks und durch eine Verringerung des venösen Rückstroms.

Zentralnervensystem Eine Hyperkapnie unterdrückt die Exzitabilität des zerebralen Cortex und erhöht den Schwellenwert für pharmakologisch oder elektrisch induzierte Krämpfe. Darüber hinaus erhöht es den Schwellenwert der Schmerzerzeugung durch einen ZNS-Mechanismus. Diese ZNS-Unterdrückung ist wichtig bei der therapeutischen CO_2-Gabe, da es eine bereits vorbestehende ZNS-Hemmung verstärken kann. Wenn jedoch hohe CO_2-Konzentrationen inhaliert werden, werden subkortikale Areale die kortikale Projektionen haben, aktiviert. Diese Aktivierung ist stärker als der dämpfende Effekt von CO_2 auf den Cortex und kann zu Krampfanfällen führen. Die Inhalation höherer CO_2-Konzentrationen (ca. 50%) führt zu deutlicher kortikaler und subkortikaler Hemmung ähnlich wie die, die durch Anästhetika hervorgerufen wird.

CO_2-Gabe

CO_2 ist in Metallflaschen als reines Gas oder als Mixtur mit Sauerstoff kommerziell erhältlich. Es wird für gewöhnlich durch eine Gesichtsmaske mit einer Konzentration von 5-10% zusammen mit Sauerstoff appliziert. Eine andere zeitlich begrenzte CO_2-Gabe kann durch Wiedereinatmen erzielt werden wie z. B. durch ein Narkosegerät, wenn der Reinigungsbehälter umgangen wird oder durch eine so einfache Maßnahme wie eine Tütenatmung.

Therapeutische Anwendungsmöglichkeiten

Die CO_2-Inhalation kann in vielen Situationen therapeutisch verwendet werden, wobei andere Behandlungsmöglichkeiten häufig effektiver sind und weniger Nachteile haben.

Anästhesie CO_2-Inhalation kann sowohl die Einleitung als auch die Ausleitung von Narkosegasen durch eine Steigerung der Ventilation und des zerebralen Blutfluß erhöhen (siehe Kapitel 13). Eine geringe respiratorische Azidose ist dabei jedoch unvermeidbar. Für die Hypokapnie mit der sie begleitenden respiratorischen Alkalose gibt es in der Anästhesie einige Anwendungsmöglichkeiten. Sie erhöht die Narkosetiefe und durch zerebrovaskuläre Kontraktion verringert sie das Gehirnvolumen geringgradig, was bei neurochirurgischen Operationen hilfreich sein kann.

Atemdepression Obwohl CO_2 die Atmung stimuliert, ist es in Situationen, wo Atemdepression zur Hyperkapnie oder Azidose führt, nicht hilfreich, da sich hieraus eine weitere Atemdepression entwickeln kann. CO_2-Inhalation ist imstande, die zerebralen Auswirkungen der Inhalation hypoxischer Gasmixturen zu antagonisieren. Wahrscheinlich wird dieses durch steigendes Atemminutenvolumen verursacht, es findet eine rechtsgerichtete Verschiebung der Oxyhämoglobindissoziationskurve statt und eine zerebrale Vasodilatation tritt ein.

Verschiedene Anwendungsmöglichkeiten CO_2-Inhalation ist eine der Behandlungsmöglichkeiten für den Singultus und wurde bereits in vielen Fällen erfolgreich eingesetzt. Ein Hörsturz kann erfolgreich durch die Inhalation einer Mixtur bestehend aus CO_2 und Sauerstoff behandelt werden. Der Effekt ist wahrscheinlich auf die verstärkte Cochlea-Durchblutung und die vermehrte Sauerstoffzufuhr zurückzuführen (Fisch, 1983). Da CO_2 löslich ist und den Verbrennungsvorgang nicht unterhält, wird CO_2 (oder Helium) oft den insufflierten Gasen in der Endoskopie zugeführt, wenn Elektrokoagulation im Einsatz ist.

STICKSTOFFOXID

Der jetzige Kenntnisstand geht davon aus, daß Stickstoffoxid (NO), ein reaktives Oxidationsprodukt des Stickstoffs, normalerweise von vielen Zellen (darunter auch Endothelzellen) produziert wird und vielfältige Funktionen, von der neuralen Übertragung bis hin zur Vasodilatation, übernimmt. Der therapeutische Anwendungsbereich extrakorporal zugeführten Stickoxids basiert auf seinen vasodilatatorischen Fähigkeiten und seiner extremen Kurzlebigkeit. Stickstoffoxid ist in der Lage, eine klinisch verwertbare Bronchodilatation herbeizuführen. Stickstoffoxid kann in niedrigen Konzentrationen (60 ppb - 60 ppm) zur selektiven pulmonalen Vasodilatation und einer Verbesserung der Oxygenierung inhaliert werden. Diese Selektivität in der pulmonalen Zirkulation beruht auf dem Inhalationsweg und der schnellen Deaktivierung durch Hämoglobin im pulmonalen Blutstrom (Rimar und Gillis, 1993), was dazu führt, daß vasoaktive Konzentrationen die systemische Zirkulation nicht erreichen. Der einzigartige Vorteil des Inhalationsweges ist die sehr gute Verteilung in gut ventilierte Lungenabschnitte; dieser Vorgang verbessert die Oxygenierung dadurch, daß das Ventilations-Perfusionsverhältnis verbessert wird. Obwohl die Anwendung noch im großen Maße experimentell stattfindet, wurde Stickstoffoxid bereits erfolgreich bei Patienten mit persistierenden fetalen Kreislaufverhältnissen, pulmonaler Hypertension infolge einer Herzfehlfunktion oder postoperativ z. B. bei Patienten mit einem *adult respiratory distress syndrome* (ARDS; Gerlach et al., 1993) eingesetzt.

Stickstoffoxid ist auch ein giftiges Oxidans. Seine pulmonale Toxizität setzt bei Konzentrationen über 50-100 ppm ein. Die US-amerikanische Occupational Safety and Health Administration begrenzt eine siebenstündige Exposition mit 50 ppm. Ein Teil dieser Toxizität kann auf seine weitere Verstoffwechslung zu Stickstoffdioxid (NO_2) zurückgeführt werden - insbesondere dann, wenn hohe Konzentrationen von Sauerstoff zugegen sind. Diese Umwandlung hängt sowohl von der Sauerstoffkonzentration als auch von der Stickstoffoxidkonzentration ab (Rossaint et al., 1993), und vollzieht sich derart schnell, daß die Mischung der Gase direkt am Patienten stattfinden sollte, vorzugsweise im inspiratorischen Schenkel des Atmungskreislaufs. Stickstoffoxid gibt es auch in einer Reihe von Verdünnungen mit verdichtetem Stickstoff, damit einer Oxidation vorgebeugt wird. Die eingeatmeten Stickstoffoxidkonzentrationen können durch chemilumineszente Detektoren überwacht werden.

HELIUM

Helium ist ein inertes Gas. Seine geringe Dichte, seine geringe Löslichkeit und seine guten Hitzeführungseigenschaften sind die Grundlagen für seine medizinische und diagnostische Verwendungsbreite. Die hohe Schallgeschwindigkeitsübertragung im Heliumgas führt zu Stimmverzerrungen, wenn es eingeatmet wird.

Geschichte und Herstellung Helium wurde 1868 spektroskopisch in der Atmosphäre der Sonne entdeckt, als eine Form der Strahlung aus dem Uranerz im Jahre 1895 und als ein Bestandteil des Erdgases im Jahre 1905. Die einzige kommerzielle Heliumquelle besteht in der Verflüssigung von Erdgas aus Lagern im Westen der Vereinigten Staaten. Es ist kommerziell in Gasflaschen erhältlich.

Applikationsformen Helium kann mit der gewünschten Sauerstoffkonzentration vermischt werden und wird über eine Maske, ein Mundstück oder einen endotrachealen Tubus appliziert. Bei manchen Anwendungsformen der hyperbaren Therapie besteht die gesamte Umgebung aus einer Mischung von Helium und Sauerstoff.

Anwendungsformen Mathewson (1982) hat die therapeutischen und diagnostischen Anwendungsmöglichkeiten des Heliums zusammengefasst. Es wird überwiegend für pulmonale Funktionstest, für die Behandlung der Atemwegsobstruktion, bei der Laserchirurgie und für ausgewählte hyperbare Anwendungsformen benutzt.

Lungenfunktionsprüfung Untersuchungen über das residuale pulmonale Volumen, die funktionale residuale Kapazität und weiterer errechneter Werte benötigen ein hochgradig diffundierbares Gas, welches löslich ist (und somit die Lunge nicht verläßt), damit seine Verdünnung durch das Gas in der Lunge gemessen werden kann. Helium ist von allen inerten Gasen am besten geeignet, diese Kriterien zu erfüllen. In der täglichen Praxis wird für gewöhnlich ein einmaliger, großer Atemzug mit einer bekannten Heliumkonzentration verabreicht, danach wird die Konzentration von Helium im gemischten ausgeatmeten Gas gemessen; die pulmonalen Volumina werden danach über entsprechende Gleichungen errechnet.

Respiratorische Obstruktionen Unter Normalbedingungen ist die pulmonale Gasströmung überwiegend laminar insbesondere in den weiter distal gelegenen Luftwegen. Jedoch führt eine erhöhte Luftströmung oder eine Atemwegsobstruktion zu einem erhöhten Anteil mit turbulentem Fluß. Helium wurde mit Verdünnung von Sauerstoff bei obstruktiven Lungenerkrankungen eingesetzt, da die Flußraten unter Turbulenzbedingungen umgekehrt proportional zur Gasdichte stehen und die Dichte von Helium erheblich geringer ist als die von Luft. So wurden in der Tat meßbare Verringerungen der Atemarbeit beschrieben, wenn eine Mixtur von Helium und Sauerstoff geatmet wurde (DeWeese et al., 1983). Es gibt jedoch drei Faktoren, die die Effektivität dieser Form der Anwendung einschränken. Erstens ist die Oxygenierung das prinzipielle Problem bei einer Atemwegsobstruktion und der geringfügige Anstieg der Durchflußrate, der mit einer Mixtur von Helium und Sauerstoff erreicht werden kann, ist nur selten in der Lage, die Oxygenierung noch weiter zu verbessern als bei reiner Sauerstoffatmung. Zweitens erhöht die notwendige Sauerstoff-Verdünnung des Heliums die Dichte der Mixtur, welche letztendlich nah an die der Raumluft heranreicht. Zuletzt ist die Viskosität des Heliums größer als die der Luft und eben diese hohe Viskosität verringert den Gasfluß, insbesondere in Regionen mit laminärem Fluß.

Laserchirurgie der Luftwege Die hohe Wärmeleitfähigkeit des Heliums ermöglicht einen sinnvollen Einsatz bei der Laserchirurgie der Luftwege. Eine bessere Wärmeleitfähigkeit weg vom Kontaktpunkt des Laserstrahls über den Luftweg reduziert die Gewebeschädigung und gleichzeitig die Wahrscheinlichkeit, daß der Entzündungspunkt von brennbaren Materialien im Luftweg erreicht wird. Es verbessert auch die Durchflußrate für Gase durch einen kleinen endotrachealen Tubus, der häufig bei solchen Eingriffen verwendet wird.

Im Gegensatz zur Erhöhung der abgestrahlten Wärme der Haut von Tauchern, die sich in einer Heliumatmosphäre befinden, vergrössert eine Inhalation von Heliummixturen den respiratorischen Wärmeverlust nicht. Weil die Atemluft immer auf Körpertemperatur erwärmt wird, ist die Wärmekapazität und nicht die Leitfähigkeit der Mixtur der entscheidende Index. Die Wärmekapazität von Helium ist niedriger als die von Luft und somit kann die Inhalation einer Helium-Sauerstoffmixtur den respiratorischen Anteil des allgemeinen Wärmeverlustes reduzieren.

Hyperbare Anwendungen Die Tiefe und die Dauer eines Tauchvorhabens werden von der Sauerstofftoxizität, der Narkosefähigkeit und der Supersaturationseigenschaften des inerten Gases beim Dekompressionsvorgang bestimmt. Sauerstofftoxizität wird bei verlängerter Exposition mit komprimierter Luft bei 5 Atmosphären oder darüber offensichtlich (Eckenhoff et al., 1987). Dieses Problem kann durch die Verdünnung von Sauerstoff mit einem inerten Gas minimiert werden. Reiner Sauerstoff wird nur selten für Tauchzwecke verwendet. Bedingt dadurch, daß Helium kein Narkosegas ist, wird es nicht zuletzt auch wegen seiner relativen Unlöslichkeit in Geweben und Körperflüssigkeiten als Verdünnungsgas sogar bei extrem hohen Drücken benutzt (Brauer und Way, 1970). Die letztgenannte Eigenschaft verringert die Menge des gelösten Heliums nach Aufenthalt in hyperbaren Umgebungen und verringert die Zeit, welche für die Dekompression erforderlich ist und somit auch die Wahrscheinlichkeit einer Blasenbildung nach Dekompression. Die geringe Dichte von Helium verringert auch die Atemarbeit in einer ansonsten dichten hyperbaren Atmosphäre.

WASSERDAMPF

Wegen seiner hohen Wasserstoffbindung hat Wasser eine grosse Verdampfungshitze, eine hohe spezifische Wärme und eine gute Fähigkeit, eine Reihe anderer Verbindungen aufzulösen oder sich mit ihnen zu vermengen. Obwohl das eingeatmete Gas normalerweise durch die zuführenden Luftwege angefeuchtet wird, kann die Verabreichung von zusätzlichem Wasserdampf eine wichtige therapeutische Maßnahme darstellen.

Eingeatmete Luft wird auf Körpertemperatur gebracht und bis zur Sättigung angefeuchtet, wenn sie den Larynx oder die obere Trachearegion erreicht. Obwohl tiefe, schnelle Atmung diese Saturationsgrenze bis in den Bereich der Lunge verlegen kann, leisten die *air-conditioning*-Funktionen der Nasenconchae und der oberen Luftwege den Großteil der Befeuchtung. Normalprobanden können eine zeitweilige Verlegung dieser Befeuchtungszone während einer endotrachealen Anästhesie bis zur tracheobronchialen Aufzweigung tolerieren (Knutzen et al., 1973). Dieses ist auch bei den Langzeitverschiebungen nach Tracheotomie möglich. Da ca. 50 mg Wasser für jeden Liter trockener, eingeatmeter Luft benötigt wird, um es bei Körpertemperatur zu saturieren, benötigen Personen, die eine überwiegend sitzende Tätigkeit verrichten, pro Tag ca. 500 ml Wasser für diesen Zweck.

Anwendungsformen von eingeatmetem Wasser Wasserdampf ist bei chronisch intubierten Patienten indiziert. Es verringert die Krustenbildung auf der respiratorischen Schleimhaut, verflüssigt zähe Sekretionen, verbessert die mukoziliäre Reinigung, schränkt den Wasserverlust des Körpers ein und hilft dabei, den Körperwärmeverlust, der durch Verdunstung in den Luftwegen entsteht, zu begrenzen. Darüber hinaus kann die Inhalation warmer, befeuchteter Gase dabei helfen, hypotherme Patienten zu erwärmen.

Wasseraerosole können anstelle von Wasserdampf benutzt werden. Sowohl kalte als auch warme Aerosole können bei Laryngitis und Krupp Linderung bringen. Aerosole ermöglichen die Applikation verschiedener Medikamente wie Bronchodilatatoren, Mukolytika, Hydroskopika, Steroiden und Antibiotika in die Luftwege.

Applikationsformen Wasser kann zur Inspiration als Dampf von Befeuchtern oder als Dampf und Wasser in Partikelform durch Aerosolerzeuger (sog. Vernebler) erzeugt werden. Destilliertes Wasser kann dabei verwendet werden; isotone Salzlösungen werden für Vernebler bevorzugt.

Obwohl der Wasserdampfgehalt des eingeatmeten Gases durch die Temperatur begrenzt wird, kann weiteres Wasser mit einem Vernebler appliziert werden. Die Fähigkeit, die Aerosolpartikelgröße zu bestimmen, erlaubt es, sie in bestimmten Stellen des Atemwegbaumes zu plazieren. Partikel, die größer als 50 µm sind, neigen dazu, sich schnell abzusetzen oder sich zu vereinen und werden nicht inhaliert. Partikel mit einer Größe zwischen 10 - 20 µm neigen dazu, sich im oberen Tracheobronchealsystem und der Trachea niederzulassen. Partikel zwischen 5 - 10 µm gehen in mittelgroßen und kleinen Bronchien nieder und die Partikel mit einer Größe zwischen 1 - 5 µm können den gesamten Weg zum Ductus alveolaris und dem Alveolus durchlaufen. Die meisten Partikel unter 1 µm werden nach Aufnahme wieder ausgeatmet. Der Aerosolniedergang ist dort erhöht, wo der Atemwegswiderstand vergrößert ist und sich Sekretansammlungen befinden (Kim et al., 1983). Unabhängig von der Partikelgröße führt eine tiefe Atmung zu einer erhöhten alveolären Passage von Tropfen, wohingegen schnelle kurze Atemzüge den Niedergang in Anteilen des oberen Respirationstrakts fördern (Stahlhofen et al., 1983).

Unerwünschte Nebenwirkungen. Hitzeschädigung durch zu heißes Atemgemisch, Volumenüberladung durch Absorption überflüssigen Wassers, sowie Husten und Bronchokonstriktion durch direkte Irritation des Bronchus durch Wassertropfen, sind die Probleme einer solchen Therapie. Die präventive Anwendung von Lidocain-Aerosol kann den Hustenreiz unterdrücken, die Gabe von Bronchodilatatoren oder Cromoglycinsäure kann die Bronchokonstriktion hemmen. Eine Hitzeschädigung ist nicht nur durch die Gastemperatur sondern auch durch die Kondensationswärme des Wassers (580 cal/g) möglich. Die Langzeitinhalation eines Aerosolzerstäubers kann zu einer Nettoaufnahme von über 500 ml Wasser pro Tag bei Erwachsenen führen und zu überproportional mehr (relativ zum Körpergewicht) bei Kindern und Kleinkindern. Befeuchtungsgeräte müssen zur Verhinderung von nosokomialen Infektionen sorgfältig gereinigt werden (siehe Brain, 1980).

LITERATUR

Ashton, N. The pathogenesis of retrolental fibroplasia. *Ophthalmology*, **1979**, *86*:1695—1699.

Bert, P. Expériencence sur l'empoisonment par l'oxygène. *Gaz. Méd. Paris*, **1873**, *28*:387.

Betts, E.K., Downes, J.J., Schaffer, D.B., and Johns, R. Retrolental fibroplasia and oxygen administration during general anesthesia. *Anesthesiology*, **1977**, *47*:518—520.

Boerema, I., Meyne, N.G., Brummelkamp, W.K., Bouma, S., Mensch, M.H., Kamermans, F., Stern Hanf, M., and van Aalderen, W. Life without blood. *J. Cardiovasc. Surg. (Torino)*, **1960**, *1*:133—146.

Boyce, N.W., Campbell, D., and Holdsworth, S.R. Granulocyte independence of pulmonary oxygen toxicity in the rat. *Exp. Lung Res.*, **1989**, *15*:491—498.

Brauer, R. W., and Way, R.O. Relative narcotic potencies of hydrogen, helium, nitrogen and their mixtures. *J. Appl. Physiol.*, **1970**, *29*:23—31.

Cheney, F.W., Huang, T.W., and Gronka, R. The effects of 50% oxygen on the resolution of pulmonary injury. *Am. Rev. Respir. Dis.*, **1980**, *122*:373—379.

Clark, J.M. Pulmonary limits of oxygen tolerance in man. *Exp. Lung Res.*, **1988**, *14*:897—910.

Clark, J.M., and Lambertsen, C.J. Alveolar—arterial O_2 differences in man at 0.2, 1.0, 2.0, and at 3.5 Ata inspired P_{O_2} *J. Appl. Physiol.*, **1971a**, *30*:753—763.

Clark, J.M., and Lambertsen, C.J. Rate of development of pulmonary O_2 toxicity in man during O_2 breathing at 2.0 Ata. *J. Appl. Physiol.*, **1971b**, *30*:739—752.

Cohen, P.J., Alexander, S.C., Smith, T.C., Reivich, M., and Wollman, H. Effects of hypoxia and normocarbia on cerebral blood flow and metabolism in conscious man. *J. Appl. Physiol.*, **1967**, *23*:183—189.

Coursin, D.B., Cihla, H.P., Will, J.A., and McCreary, J.L. Adaptation to chronic hyperoxia: biochemical effects and the response to subsequent lethal hyperoxia. *Am. Rev. Respir. Dis.*, **1987**, *135*:1002—1006.

Crapo, J.D., Barry, B.E., Foscue, H.A., and Shelburne, J. Structural and biochemical changes in rat lungs occurring during exposures to lethal and adaptive doses of oxygen. *Am. Rev. Respir. Dis.*, **1980**, *122*:123—143.

Cruz, J.C., Reeves, J.T., Grover, R.F., Maher, J.T., McCullough, R.E., Cymerman, A., and Denniston, J.C. Ventilatory acclimatization to high altitude is prevented by CO_2 breathing. *Respiration*, **1980**, *39*:121—130.

Davis, W.B., Rennard, S.I., Bitterman, P.B., and Crystal, R.G. Pulmonary oxygen toxicity: early reversible changes in human alveolar structures induced by hyperoxia. *N. Engl. J. Med.*, **1983**, *309*:878—883.

de Castuma, E.S., Mattiazzi, A.R., and Cingolani, H.E. Effect of hypercapnic acidosis on induction of arrhythmias by catecholamines in cat papillary muscles. *Arch. Int. Physiol. Biochim.*, **1977**, *85*:509—518.

DeWeese, E.L., Sullivan, T.Y., and Yu, P.L. Ventilatory and occlusion pressure responses to helium breathing. *J. Appl. Physiol.: Respirat. Environ. Exercise Physiol.*, **1983**, *54*:1525—1531.

Drysdale, D.B., Jensen, J.I., and Cunningham, D.J.C. The short-latency respiratory response to sudden withdrawal of hypercapnia and hypoxia in man. *Q. J. Exp. Physiol.*, **1981**, *66*:203—210.

Duane, S.F., Weir, E.K., Stewart, R.M., and Niewoehner, D.E. Distal airway responses to changes in oxygen and carbon dioxide tensions. *Respir. Physiol.*, **1979**, *38*:303—311.

DuBois, A.B., Turaids, T., Mammen, R.E., and Nobrega, F.T. Pulmonary atelectasis in subjects breathing oxygen at sea level or at simulated altitude. *J. Appl. Physiol.*, **1966**, *21*:828—836.

Eckenhoff, R.G., Dougherty, J.H., Jr., Messier, A.A., Osborne, S.F., and Parker, J.W. Progression of and recovery from pulmonary oxygen toxicity in humans exposed to 5 ATA air. *Aviat. Space Environ. Med.*, **1987**, *58*:658—667.

Ely, S.W., Sawyer, D.C., and Scott, J.B. Local vasoactivity of oxygen and carbon dioxide in the right coronary circulation of the dog and pig. *J. Physiol. (Lond.)*, **1982**, *332*:427—439.

Fisch, U. Management of sudden deafness. *Otolaryngol. Head Neck Surg.*, **1983**, *91*:3—8.

Frank, L. Protection from O_2 toxicity by pre-exposure to hypoxia: lung antioxidant enzyme role. *J. Appl. Physiol.: Respirat. Environ. Exercise Physiol.* **1982**, *53*:475—482.

Gerlach, H., Pappert, D., Lewandowski, K., Rossaint, R., and Falke, K.J. Long term inhalation with evaluated low doses of nitric oxide for selective improvement of oxygenation in patients with adult respiratory distress syndrome. *Intensive Care Med.*, **1993**, *19*:443—449.

Hemmingsen, A., and Scholander, P.F. Specific transport of oxygen through hemoglobin solutions. *Science*, **1960**, *132*:1379—1381.

Hendricks, P.L., Hall, D.A., Hunter, W.L., Jr., and Haley, P.J. Extension of pulmonary O_2 tolerance in men at 2 ATA by intermittent O_2 exposure. *J. Appl. Physiol.: Respirat. Environ. Exercise Physiol.*, **1977**, *42*:593—599.

Holm, B.A., Matalon, S., Finkelstein, J.N., and Notter, R.H. Type II pneumocyte changes during hyperoxic lung injury and recovery. *J. Appl. Physiol.*, **1988**, *65*:2672—2678.

Kim, C.S., Brown, L.K., Lewars, G.G., and Sackner, M.A. Deposition of aerosol particles and flow resistance in mathematical and experimental airway models. *J. Appl. Physiol.: Respirat. Environ. Exercise Physiol.*, **1983**, *55*:154—163.

Knudsen, J., Lomholt, N., and Wisborg, K. Postoperative pulmonary complications using dry and humidified anesthetic gases. *Br. J. Anaesth.*, **1973**, *45*:636—638.

Krasney, J.A., and Koehler, R.C. Influence of arterial hypoxia on cardiac and coronary dynamics in the conscious sinoaortic-denervated dog. *J. Appl. Physiol.: Respirat. Environ. Exercise Physiol.*, **1977**, *43*:1012—1018.

Kravetz, G., Fisher, A.B., and Forman, H.J. The oxygen—adapted rat model: tolerance to oxygen at 1.5 and 2 ATA. *Aviat. Space Environ. Med.*, **1980**, *51*:775—777.

Kushner, B.J., Essner, D., Cohen, I.J., and Flynn, J.T. Retrolental fibroplasia. II. Pathologic correlation. *Arch. Ophthalmol.*, **1977**, *95*:29—38.

Lahiri, S., Mokashi, A., Mulligan, E., and Nishino, T. Comparison of aortic and carotid chemoreceptor responses to hypercapnia and hypoxia. *J. Appl. Physiol.: Respirat. Environ. Exercise Physiol.*, **1981**, *51*:55—61.

Lambertsen, C.J., Kough, R.H., Cooper, D.Y., Emmel, G.L., Loeschcke, H.H., and Schmidt, C.F. Oxygen toxicity. Effects in man of oxygen inhalation at 1 and 3.5 atmospheres upon blood gas transport, cerebral circulation and cerebral metabolism. *J. Appl. Physiol.*, **1953**, *5*:471—486.

Levine, B.D., Kubo, K., Kobayashi, T., Fukushima, M., Shibamoto, T., and Ueda, G. Role of barometric pressure in pulmonary fluid balance and oxygen transport. *J. Appl. Physiol.*, **1988**, *64*:419—428.

Lourenco, R.V. Clinical methods for the study of regulation of breathing. *Chest*, **1976**, *70*:109—112.

McCord, J.M. Oxygen-derived free radicals in postischemic tissue injury. *N. Engl. J. Med.*, **1985**, *312*:159—163.

Mathewson, H.S. Helium—-who needs it? *Respir. Care*, **1982**, *27*:1400—1401.

Neff, T.A., and Talmage, P. Neuromuscular and chemical control of breathing. *Chest*, **1978**, *73*:247—308.

Plewes, J.L., and Farhi, L.E. Peripheral circulatory responses to acute hyperoxia. *Undersea Biomed. Res.*, **1983**, *10*:123—129.

Pugh, L.G.C.E. Cardiac output in muscular exercise at 5800 m (19,000 ft). *J. Appl. Physiol.*, **1964**, *19*:441—447.

Rimar, S., and Gillis, C.N. Selective pulmonary vasodilation by inhaled nitric oxide is due to hemoglobin inactivation. *Circulation*, **1993**, *88*:2884—2887.

Robiolio, M., Rumsey, W.L., and Wilson, D.F. Oxygen diffusion and mitochondrial respiration in neuroblastoma cells. *Am. J. Physiol.*, **1989**, *256*:C1207—C1213.

Rossaint, R., Pison, U., Gerlach, H., and Falke, K.J. Inhaled nitric oxide: its effects on pulmonary circulation and airway smooth muscle cells. *Eur. Heart J.*, **1993**, *14 Suppl. I*: 133—140.

Sackner, M.A. A history of oxygen usage in chronic obstructive pulmonary disease. *Am. Rev. Respir. Dis.*, **1974**, *110 Suppl.*: 25—34.

Sackner, M.A., Landa, J., Hirsch, J., and Zapata, A. Pulmonary effects of oxygen breathing. A 6-hour study in normal men. *Ann. Intern. Med.*, **1975**, *82*:40—43.

Schwartz, S., Frantz, R.A., and Shoemaker, W.C. Sequential hemodynamic and oxygen transport responses in hypovolemia, anemia, and hypoxia. *Am. J. Physiol.*, **1981**, *241*:H864—H871.

Stahlhofen, W., Gebhart, J., Heyder, J., and Scheuch, G. Deposition pattern of droplets from medical nebulizers in the human respiratory tract. *Bull. Eur. Physiopath. Respir.*, **1983**, *19*:459—463.

Staszewska-Barczak, J., and Dusting, G.J. Importance of circulating angiotensin II for elevation of arterial pressure during acute hypercapnia in anaesthetized dogs. *Clin. Exp. Pharmacol. Physiol.*, **1981**, *8*:189—201.

Turrens, J.F., Freeman, B.A., Levitt, J.G., and Crapo, J.D. The effect of hyperoxia on superoxide production by lung submitochondrial particles. *Arch. Biochem. Biophys.*, **1982**, *217*:401—410.

van den Bos, G.C., Drake, A.J., and Noble, M.I.M. The effect of carbon dioxide upon myocardial contractile performance, blood flow, and oxygen consumption. *J. Physiol. (Lond.)*, **1979**, *287*:149—161.

White, C.W., Jackson, J.H., Abuchowski, A., Kazo, G.M., Mimmack, R.F., Berger, E.M., Freeman, B.A., McCord, J.M., and Repine, J.E. Polyethylene glycol—attached antioxidant enzymes decrease pulmonary oxygen toxicity in rats. *J. Appl. Physiol.*, **1989**, *66*:584—590.

Monographien und Übersichtsartikel

Brain, J. Aerosol and humidity therapy. *Am. Rev. Respir. Dis.*, **1980**, *122*:17—21.

Clark, J.M. Oxygen toxicity. In, *The Physiology and Medicine of Diving*, 4th ed. (Bennett, P.B., and Elliott, D.H., eds.) W.B. Saunders, Philadelphia, **1993**, pp. 121—169.

Johnson, T.S., and Rock, P.B. Acute mountain sickness. *N. Engl. J. Med.*, **1988**, *319*:841—845.

Lambertsen, C.J. Effects of hyperoxia on organs and their tissues. In, *Extrapulmonary Manifestations of Respiratory Disease*. (Robin, E.D., ed.) *Lung Biology in Health and Disease*, Vol. 8. Marcel Dekker, Inc., New York, **1978**, pp. 239—303

Nunn, J.F. Carbon dioxide. In *Nunn's Applied Respiratory Physiology*, 4th ed. (Nunn, J.F., ed.) Butterworths, London, **1993**, pp. 219—246.

Thom, S.R. Hyperbaric oxygen therapy. *J. Intensive Care Med.*, **1989a**, *4*:58—74.

Thom, S.R. Smoke inhalation. *Emerg. Med. Clin. North Am.*, **1989b**, *7*:371—387.

17 HYPNOTIKA UND SEDATIVA; ÄTHANOL

William R. Hobbs, Theodore W. Rall und Todd A. Verdoorn

Eine Reihe verschiedener Substanzen kann die Funktion des zentralen Nervensystems hemmen, so daß Beruhigung oder Sedierung auftreten. Ältere Sedativa oder Hypnotika hemmen das zentrale Nervensystem (ZNS) in einer dosisabhängigen Wirkungsbeziehung. Die dabei entstehenden Stadien sind Sedierung, Schlaf, Bewußtlosigkeit, chirurgische Anästhesie, Koma und zuletzt eine tödliche Hemmung der Atmung und der kardiovaskulären Steuerung. Die ZNS-hemmenden Substanzen und auch die Barbiturate werden in diesem Kapitel abgehandelt, hinzu kommt eine Anzahl sedierend-hypnotisch wirkender Substanzen unterschiedlicher chemischer Struktur (z. B. Paraldehyd, Chloralhydrat). Gasförmige Anästhetika werden im Kapitel 14 behandelt.

Benzodiazepine, die in diesem Kapitel auch angesprochen werden, können nur begrenzt eine tiefe und unter Umständen tödliche ZNS-Hemmung verursachen. Obwohl Benzodiazepine in hohen Dosierungen ein Koma verursachen können, sind sie nicht imstande, eine chirurgische Anästhesie alleine herbeizuführen. Eine tödliche Atemwegshemmung oder ein Herz-Kreislauf-Stillstand kann kaum durch sie verursacht werden, es sei denn, andere ZNS-Hemmer werden zusätzlich benutzt. Durch diesen Sicherheitszuwachs haben Benzodiazepine die älteren Substanzen für die Behandlung der Schlaflosigkeit oder von Angstzuständen nahezu komplett ersetzt.

Sedierend-hypnotisch wirkende Substanzen, insbesondere die Benzodiazepine, werden darüber hinaus zur Sedierung und Amnesie vor oder während diagnostischer oder operativer Eingriffe verwendet. Einige andere Substanzen, besonders bestimmte Barbiturate, werden in hoher Dosierung dazu benutzt, eine chirurgische Anästhesie herbeizuführen oder zu unterhalten (siehe Kapitel 14). Einige Barbiturate und Benzodiazepine werden als Antiepileptika verwendet, (siehe auch Kapitel 20) und einige Benzodiazepine können als Muskelrelaxanzien eingesetzt werden. Die Rolle der Benzodiazepine und anderer Substanzen in der Pharmakotherapie von Angstzuständen wird in Kapitel 18 behandelt.

Aliphatische Alkohole, insbesondere Äthanol, fallen ebenfalls unter die ZNS-Hemmer. Äthanol und nichtbenzodiazepinartige, hypnotisch wirkende Verbindungen haben viele gemeinsame pharmakologische Eigenschaften. Die Nützlichkeit von Äthanol in der Behandlung der Schlaferkrankungen ist jedoch begrenzt und häufig eher therapieunterbrechend als nützlich. Dieses Kapitel behandelt insbesondere die mit der Wirkungsweise von Äthanol verbundenen Aspekte, die mit denen anderer sedativ hypnotischer Substanzen verglichen werden können. Der Abusus von Äthanol und anderer ZNS-Hemmer wird in Kapitel 24 behandelt. Ein weiterer Abschnitt behandelt die Klassifikation, Diagnose und Behandlung der Insomnie.

Ein *Sedativum* hemmt die Aktivität, bremst die Erregung und beruhigt, wohingegen ein *Hypnotikum* die Wahrnehmung einschränkt und die Einschlaf- und Durchschlafstadien derart erleichtert, daß dieser künstliche Schlaf dem natürlichen hinsichtlich seiner EEG-Charakeristika am meisten ähnelt und der Patient leicht wieder aufgeweckt werden kann. Obwohl dieser letztgenannte, durch Hypnotika induzierte Effekt häufig auch als „Hypnose" bezeichnet wird, sollte dieser Begriff nicht mit der durch suggestive Maßnahmen induzierten Hypnose gleichgesetzt werden.

Die nicht-benzodiazepinartigen Sedativa und Hypnotika gehören in eine Stoffgruppe, die das ZNS in einer wenig selektiven, dosisabhängigen Art und Weise hemmt und dabei zunächst Beruhigung und Sedierung herbeiführt, danach Schlaf (pharmakologische Hypnose), Bewußtseinsverlust, Koma, chirurgische Anästhesie und letztlich eine tödliche Hemmung der Atmung und der zerebrovaskulären Steuerung. Eine größere Anzahl von Verbindungen zeigen diese Eigenschaft. Zu ihnen gehören die Allgemeinanästhetika, aliphatische Alkohole und insbesondere Äthanol. Nur zwei Meilensteine in den Stadien der Hemmung des zentralen Nervensystems, die durch die zunehmende Konzentration dieser Substanzen verursacht werden, können ausreichend genau definiert werden: (1) Die chirurgische Anästhesie, ein Zustand, bei dem ein schmerzhafter Stimulus zu keiner Bewegungs- oder vegetativen Antwort führt (siehe Kapitel 13), und (2) der Tod, der über eine Hemmung medullärer Neurone herbeigeführt wird, bedingt durch eine Unterbrechung der Koordination der Kreislaufsteuerung und Atmung. Die Endpunkte geringerer ZNS-Hemmung sind unschärfer definiert. Es handelt sich dabei zum einen um die Einschränkung kognitiver Funktionen (auch die Reaktion auf Umgebungsreize) oder motorischer Antworten (z. B. Ataxie), zum anderen aber auch um die Einschränkung von Reflex- oder motorischen Antworten auf verschieden starke sensorische Stimuli. Andere wichtige Indizes gehemmter ZNS-Aktivität, z. B. Analgesie oder Krampfunterdrückung fallen nicht notwendigerweise in diese Abfolge. Sie können bei subanästhetischen Konzentrationen einer ZNS-hemmenden Substanz, z. B. eines Barbiturates auftreten. Sie können aber auch durch minimale Sedierung oder andere Arten der ZNS-Hemmung (Aspirin, niedrig dosierte Opioide, Phenytoin, Ethosuximid) erreicht werden.

Die Sedierung ist ein Nebeneffekt vieler Substanzen, die nicht allgemeine ZNS-Hemmer sind (z. B. Antihistaminika, Neuroleptika). Obwohl solche Substanzen das Ausmaß der ZNS-Hemmung verstärken können, führen sie zu erheblich spezifischeren therapeutischen Effekten bei Konzentrationen, die wesentlich geringer sind als solche, die eine ausgeprägte ZNS-Hemmung verursachen. Diese Substanzen können z. B. in der Abwesenheit anderer Substanzen keine chirurgische Anästhesie herbeiführen. Die benzodiazepinartigen Sedativa und Hypnotika ähneln diesen Substanzen. Obwohl bei hoher Dosierung ein Koma eintreten kann, wird weder eine chirurgische Anästhesie noch eine tödliche Intoxikation durch Benzodiazepine alleine verursacht, wenn sie nicht zusammen mit anderen ZNS-hemmenden Substanzen eingesetzt werden. Darüber hinaus können bestimmte artverwandte Substanzen diese spezifische Benzodiazepinwirkung antagonisieren, ohne daß dabei andere signifikante Wirkungen auftreten. Diese Konstellation von Eigenschaften unterscheidet die Benzodiazepine von anderen sedierend-hypnotisch wirkenden Substanzen und bietet eine erhöhte Sicherheit, was dazu geführt hat, daß Benzodiazepine in großem Maße andere Substanzen in der Behandlung von Schlafstörungen und Angsterkrankungen ersetzt haben.

Geschichte Seit der Antike wurden alkoholische Getränke und Zubereitungen, die Laudanum und verschiedene Kräuter enthielten, zur Schlafinduktion eingesetzt. Der erste Wirkstoff, der spezifisch als Sedativum eingesetzt wurde (und kurz danach auch als Hypnotikum), war das Bromid in der Mitte des 19. Jahrhunderts. Chloralhydrat, Paraldehyd, Urethan und Sulfonal wurden vor der Einführung von Barbital im Jahre 1903 und Phenobarbital im Jahre 1912 benutzt. Ihr Erfolg zog die Produktion und Austestung von über 2500 verschiedenen Barbituraten nach sich, von denen letztlich 50 kommerziell vermarktet wurden. Die Barbiturate dominierten die Szene derart, daß nur weniger als ein Dutzend anderer Sedativa und Hypnotika vor 1960 erfolgreich vermarktet werden konnten.

Die teilweise Trennung der sedierend-hypnotisch-anästhetischen von den antikonvulsiven Eigenschaften des Phenobarbitals führte vermehrt zu einer Suche nach Substanzen, die ein selektiveres Wirkungsspektrum hinsichtlich der ZNS-Funktionen aufweisen. Als Folge dieser Entwicklung wurden in den späten 30er und frühen 40er Jahren wenig sedierende Antikonvulsiva, insbesondere das Phenytoin und das Trimethadion, entwickelt (siehe Kapitel 20). Der Vormarsch von Chlorpromazin und Meprobamat in den frühen 50ern mit ihren zähmenden Wirkungen auf Tiere und die Entwicklung zunehmend ausgeklügelterer Methoden zur Klassifikation von Reizantworten bei Tiermodellen in der pharmakologischen Forschung stellten die Grundlage für die Synthese von Chlordiazepoxid durch Sternbach und die Entdeckung seines einzigartigen Wirkungsspektrums im Jahre 1957 dar (siehe Symposium,1982). Die Einführung des Chlordiazepoxid in die klinische Medizin im Jahre 1961 ging in der Ära der Benzodiazepine unter. Ungefähr 3000 Benzodiazepine wurden bisher synthetisiert, über 120 hinsichtlich ihrer biologischen Aktivität getestet, und ca. 35 sind klinisch in vielen Teilen der Welt in Gebrauch. Die meisten Benzodiazepine, die Marktfähigkeit erlangt haben, wurden aufgrund ihrer hohen angstlösenden Eigenschaft, (verglichen mit ihrer ZNS-hemmenden Wirkung) ausgewählt. Viele Benzodiazepine haben jedoch unterschiedliche sedierend-hypnotische Eigenschaften. Sie werden klinisch insbesondere verwendet, um den Schlaf zu erleichtern. Hauptsächlich wegen der besonders geringen Gefahr einer tödlichen ZNS-Hemmung haben die Benzodiazepine die Barbiturate als Sedativa und Hypnotika ersetzt.

Im letzten Jahrzehnt wurde entdeckt, daß alle klinisch verwendeten Benzodiazepine die Bindung des wichtigen inhibitorischen Neurotransmitters GABA an Untergruppen von GABA-Rezeptoren ermöglichen, die als ligandengesteuerte Chloridkanäle mit mehreren Untereinheiten vorliegen. Benzodiazepine erhöhen dabei die Ionenströme, die von GABA induziert werden. Pharmakologische Untersuchungen konnten zeigen, daß hinsichtlich der Bindungsstellen und Wirkungsweise von Benzodiazepinen eine Heterogenität besteht. Gleichzeitig haben biochemische und molekularbiologische Untersuchungen die verschiedenen Untereinheiten identifiziert, aus denen der GABA-gesteuerte Chloridkanal besteht, der in verschiedenen Neuronen vorliegt. Da die Zusammensetzung dieser Untereinheiten die verschiedenen allosterischen Modulatoren der Kanäle zu steuern scheint, entwickelt sich ein Wettlauf um die Erforschung der Substanzen mit einer Kombination benzodiazepinähnlicher Eigenschaften und selektiver Wirkungsweisen an einer oder mehreren GABA-Rezeptor-Untereinheiten. Ein Ergebnis dieser Forschung war die kürzliche Einführung von *Zolpidem*, eine von vielen Imidazopyridinverbindungen, welchs offenbar ihre sedierend-hypnotische Wirkung dadurch erlangt, daß sie mit einer Untergruppe von Benzodiazepinbindungsstellen reagiert. Untersuchungen über die Wirkungsweise vieler anderer chemischer Verbindungen werden derzeit durchgeführt.

BENZODIAZEPINE

Obwohl die derzeit in klinischem Einsatz befindlichen Benzodiazepine qualitativ gleichartige Wirkungen haben, führten wichtige quantitative Unterschiede im pharmakodynamischen Spektrum und in den pharmakokinetischen Eigenschaften zu unterschiedlichen Mustern beim therapeutischen Einsatz. Es gibt Gründe zu der Annahme, daß sich die sedierend-hypnotischen, muskelrelaxierenden, angstlösenden und antikonvulsiven Wirkungen der einzelnen Benzodiazepinen unterscheiden. Obwohl in diesem Kapitel nur die primär für die Hypnose verwendeten Benzodiazepine ausführlich behandelt werden, beschreibt es die allgemeinen Eigenschaften und die wichtigsten Unterschiede verschiedener Vertreter dieser Stoffgruppe (siehe auch Kapitel 18 und 20).

Chemie Tabelle 17.1 zeigt die Struktur der Benzodiazepine, die in den Vereinigten Staaten in Gebrauch sind und auch die einiger anderer, im weiteren beschriebener Substanzen. Das Wort *Benzodiazepin* stammt von dem Teil seiner chemischen Struktur, der als Benzenring (A) bezeichnet wird und zu einem siebenfachen Diazepinring (B) vereinigt wird. Obwohl alle wichtigen Benzodiazepine einen 5-Aryl-Substituenten (Ring C) und einen 1,4-Diazepinring aufweisen, hat es sich eingebürgert, daß die 5-Aryl-1,4-Benzodiazepine so bezeichnet werden. Unterschiedliche Modifikationen an der Struktur des Ringsystems haben verschiedene Substanzen mit ähnlichen Wirkungen hervorgebracht. Darunter fallen die 1,5-Benzodiazepine (z. B. *Clobazam*) und durch den Ersatz des fusionierten Bezenrings (A) mit heteroaromatischen Systemen das Thieno (z. B. *Brotizolam*) (siehe Fryer, in Symposium,1983). Die chemischen Eigenschaften der Substituenten an den Positionen 1 bis 3 können sich erheblich unterscheiden und aus Triazol- oder Imidazolringen, gebunden an Position 1 und 2, bestehen. Der Ersatz des Ringes C mit einer Ketoeigenschaft in der Position 5 und einem Methylsubstituenten in der Position 4 sind wichtige strukturelle Merkmale des Benzodiazepin-Antagonisten *Flumazenil* (siehe auch Haefely, 1983).

Zusätzlich zu den zahlreichen Benzodiazepin- oder Imidazolbenzodiazepinderivaten wurden viele, nicht-benzodia-

Tabelle 17.1 Benzodiazepine: Namen und Strukturformeln*

BENZODIAZEPINE	R_1	R_2	R_3	R_7	R_2'
Alprazolam	[verschmolzener Triazolring][b]		–H	–Cl	–H
Brotizolam**	[verschmolzener Triazolring][b]		–H	[Thienoring A][c]	–Cl
Clordiazepoxid[a]	(–)	–NHCH$_3$	–H	–Cl	–H
Clobazam[a,**]	–CH$_3$	=O	–H	–Cl	–H
Clonazepam	–H	=O	–H	–NO$_2$	–Cl
Clorazepat	–H	=O	–COO$^-$	–Cl	–H
Demoxepam[a,**,‡]	–H	=O	–H	–Cl	–H
Diazepam	–CH$_3$	=O	–H	–Cl	–H
Estazolam	[verschmolzener Triazolring][d]		–H	–Cl	–H
Flumazenil[a]	[verschmolzener Imidazolring][e]		–H	–F	[=O bei C$_5$][g]
Flurazepam	–CH$_2$CH$_2$N(C$_2$H$_5$)$_2$	=O	–H	–Cl	–F
Halazepam	–CH$_2$CF$_3$	=O	–H	–Cl	–H
Lorazepam	–H	=O	–OH	–Cl	–Cl
Midazolam	[verschmolzener Imidazolring][f]		–H	–Cl	–F
Nitrazepam**	–H	=O	–H	–NO$_2$	–H
Nordazepam**,§	–H	=O	–H	–Cl	–H
Oxazepam	–H	=O	–OH	–Cl	–H
Prazepam**	–CH$_2$–CH(CH$_2$CH$_2$) (Cyclopropyl)	=O	–H	–Cl	–H
Quazepam	–CH$_2$CF$_3$	=S	–H	–Cl	–F
Temazepam	–CH$_3$	=O	–OH	–Cl	–H
Triazolam	[verschmolzener Imidazolring][b]		–H	–Cl	–Cl

* Alphabetische Fußnoten beziehen sich auf Veränderungen der allgemeinen Formel; symbolische Fußnoten werden für andere Kommentare verwendet.
** Zum klinischen Einsatz in den Vereinigten Staaten nicht verwendet.
‡ Hauptmetabolit von Chlordiazepoxid.
§ Hauptmetabolit von Diazepam und anderen; wird auch als Nordiazepam und Desmethyldiazepam bezeichnet.
[a] Kein Substituent in der Position 4 außer bei Chlordiazepoxid und Demoxepam, welches N-Oxide sind; R4 ist -CH3 beim Flumazenil, wobei keine weiteren Doppelbindungen zwischen den Positionen 4 und 5 bestehen; R4 ist = O beim Clobazam, wobei die Position 4 ein C und die Position 5 ein N einnimmt.

[g] kein C-Ring.

zepinähnliche Verbindungen synthetisiert, die mit den klassischen Benzodiazepinen oder Flumazenil um unspezifische Bindungsstellen im ZNS konkurrieren (siehe Gartner et al., 1993). Dabei sind zu nennen: Mitglieder der β-Carbolingruppe (die einen Indolkern verbunden mit einem Pyridinring enthalten), Imidazolpyridine (z. B. Zolpidem, siehe unten) Imidazolpyrimidine und Imidazolchinolone sowie Cyclopyrrolone (z. B. Zopiclon).

Pharmakologische Eigenschaften

Nahezu alle Eigenschaften der Benzodiazepine kommen durch ihre Wirkung am ZNS zustande. Ihre wichtigsten Wirkungen sind: Sedierung, Hypnose, Angstlösung, Muskelrelaxierung, anterograde Amnesie und antikonvulsive Wirkung. Nur zwei Effekte dieser Substanzen scheinen von einer Wirkung auf periphere Gewebe zu stammen: (1) koronare Vasodilatation, die nach einer intravenösen Gabe therapeutischer Dosen bestimmter Benzodiazepine beobachtet wird, und (2) eine neuromuskuläre Blockade, die nur bei sehr hoher Dosierung beobachtet wird.

Eine Vielzahl benzodiazepinartiger Wirkungen wurden sowohl *in vivo* als auch *in vitro* beobachtet und zum einen als *vollständig agonistische Effekte* (streng diazepamähnliche Effekte mit relativ geringer Besetzung von Bindungsstellen) klassifiziert, zum anderen als *partiell agonistische Effekte* (wenig ausgeprägte maximale Effekte und/oder eine relativ höhere Bindungsstellenbesetzung im Vergleich zu Substanzen wie Diazepam). Einige Substanzen führen in Abwesenheit von benzodiazepinähnlichen Agonisten zu gegenteiligen Wirkungen als Diazepam, und sie werden als *inverse Agonisten* bezeichnet; *partiell inverse Agonisten* wurden ebenfalls bekannt. Der Großteil dieser Effekte kann durch den Benzodiazepin-Antagonisten Flumazenil umgekehrt oder verhindert werden. Das bedeutet, daß eine Vermittlung durch ein oder mehrere Untergruppen der Benzodiazepinbindungsstellen stattfindet. Darüber hinaus gibt es Vertreter anderer Substanzklassen, die ähnlich wie Flumazenil wirken und ausschließlich Agonisten blockieren bzw. den agonistischen Effekt umkehren.

ZNS Obwohl die Benzodiazepine auf allen Ebenen der Neuraxis wirken, sind dabei einige Strukturen mehr betroffen als andere. Die Benzodiazepine sind nicht allgemein neuronale Hemmer wie z. B. die Barbiturate. Alle Benzodiazepine haben ähnliche pharmakologische Profile. Trotzdem unterscheiden sie sich hinsichtlich ihrer Selektivität, und es existiert eine große Bandbreite im Hinblick auf ihre klinische Wirkung und den Einsatzbereich.

Wenn eine Benzodiazepindosis erhöht wird, schreitet die Sedierung in Richtung Hypnose und Stupor fort. Die klinische Literatur bezieht sich häufig auf die „anästhetischen" Wirkungen und den Gebrauch bestimmter Benzodiazepine, doch führen sie nicht zu einer echten Allgemeinanästhesie, da das Bewußtsein für gewöhnlich bestehen bleibt, und eine für chirurgische Eingriffe ausreichende Relaxation nicht erreicht wird. Bei „prä-anästhetischen" Dosierungen kommt es jedoch zu einer Amnesie für die Zeit nach der Medikamentengabe, dadurch kann die Illusion einer vorangegangenen Narkose erzeugt werden.

Da kürzlich auf molekularer Ebene viele Benzodiazepinrezeptoruntereinheiten (siehe unten) entdeckt wurden, eröffnet sich die Möglichkeit, auf dieser Ebene die angstlösenden Wirkungen von den sedierend-hypnotischen Eigenschaften zu unterscheiden. Eine genaue Eingrenzung hinsichtlich dieser Eigenschaften bleibt jedoch problematisch. Untersuchungen über Sedierung und Angst sind beim Menschen nicht einfach, und die Gültigkeit von Tiermodellen in diesem Zusammenhang ist unsicher. Das Vorhandensein verschiedener Benzodiazipinrezeptoren könnte die Vielfalt der pharmakologischen Wirkungen bei verschiedenen Arten teilweise erklären.

Tiermodelle zur Angst In Tiermodellen zur Angst wurde der Fähigkeit der Benzodiazepine, lokomotorisches, Ernährungs- und Trinkverhalten, das vorher durch neue oder adversive Stimuli unterdrückt wurde, zu erhöhen, viel Aufmerksamkeit gewidmet. Bei solchen Tests wurde das Verhalten des Tieres, welches zuvor durch Nahrung oder Wasser belohnt worden war, durch einen Elektroschock bestraft. Der Zeitraum, in welchem Schocks gegeben werden, wird durch einen auditorischen oder visuellen Reiz angezeigt. Nicht vorbehandelte Tiere unterbrechen die Aufgabe, wenn der Reiz wahrgenommen wird. Benzodiazepinagonisten eliminieren den Unterschied in den Verhaltensmustern in den Schritten mit und ohne Bestrafung in einer Dosierung, die weder die Anzahl der unbestraften Reizantworten verringert, noch zu anderen Zeichen einer gestörten motorischen Funktion führt. In gleicher Weise wiesen Ratten, die in einer unbekannten Umgebung ausgesetzt wurden, erheblich weniger Erkundungsverhalten (Neophobie) auf, wohingegen mit Benzodiazepin vorbehandelte Tiere dieses nicht taten. Opioidanalgetika und Neuroleptika (Antipsychotika) führen nicht zu einer Erhöhung unterdrückter Reizantworten, während Phenobarbital und Meprobarmat sie für gewöhnlich erhöhen. Diese Wirkung tritt jedoch nur in einer Dosierung auf, die auch spontane oder nicht-bestrafte Verhaltensmuster verringert oder eine Ataxie zur Folge hat.

Der Dosierungsunterschied der erforderlich ist, um die motorische Funktion einzuschränken und der zur Erhöhung bestrafter Verhaltensmuster führt, ist innerhalb der Benzodiazepine sehr variabel und hängt sowohl von der Art als auch vom Untersuchungsprotokoll ab. Obwohl solche Unterschiede den Verkauf mancher Benzodiazepine als selektive Sedativ-Hypnotika gefördert haben könnten, können sie nicht das Ausmaß der sedierenden Effekte der Benzodiazepinen, die als angstlösende Substanzen verkauft wurden, vorhersagen.

Benzodiazepintoleranz Tierversuche zur Benzodiazepintoleranz werden oft genannt, um den Glauben zu bestärken, daß die disinhibitorischen Benzodiazepineffekte anders sind als ihre sedierend-ataktischen Effekte. So setzt z. B. die Toleranz auf den unterdrückenden Effekt beim belohnten oder neutralen Verhaltensmuster einige Tage nach der Benzodiazepinbehandlung ein. Die disinhibitorische Medikamentenwirkung auf das bestrafte Verhalten ist anfänglich erhöht und nimmt nach drei bis vier Wochen ab (siehe File, 1985). Obwohl die meisten Patienten, die dauerhaft Benzodiazepine einnehmen, darüber berichten, daß die Schläfrigkeit nach einigen Tagen abnimmt, wird nicht beobachtet, das eine Toleranz gegenüber der Einschränkung einiger psychomotorischer Fähigkeiten wie z. B. visuelles *tracking* auftritt. Die Toleranzentwicklung der angstlösenden Effekte der Benzodiazepine wird derzeit debattiert

(Lader und File 1987). Die meisten Patienten können jedoch eine weitgehend konstante Dosierung einhalten. Dosiserniedrigungen oder -erhöhungen scheinen sich an der Problem- und Streßbewältigung zu orientieren. Trotzdem reduzieren einige Patienten nach der Streßbewältigung ihre Dosierung nicht wieder. Manche erhöhen stetig die Dosis, ohne daß dafür ein offensichtlicher Grund vorliegt. Solche Verhaltensmuster können mit der Entwicklung einer Medikamentenabhängigkeit einhergehen (siehe Woods et al., 1987, DuPont 1988).

Einige Benzodiazepine führen zur Muskelhypotonie, ohne daß sie dabei die normale Bewegung stören, manche können bei Patienten mit zerebraler Kinderlähmung zu einer Tonuserniedrigung führen. Beim Menschen gibt es jedoch nur ein begrenztes Maß an Selektivität im Vergleich zum Tiermodell. Clonazepam verursacht in nicht-sedierender Dosis eine Muskelrelaxation, die bei Diazepam und den meisten Benzodiazepinen nicht auftritt. Es kommt zur Toleranzentwicklung sowohl gegenüber den muskelrelaxierenden Wirkungen als auch den ataxischen Wirkungen dieser Substanzen.

Experimentell hemmen Benzodiazepine die Krampfaktivität, die durch Pentylentetrazol oder Picrotoxin hervorgerufen wird, jedoch werden durch Strychnin und maximale Elektoschocks induzierbare Krampfanfälle nur durch Dosierungen unterdrückt, die die lokomotorische Aktivität erheblich einschränken. *Clonazepam, Nitrazepam* und *Nordazepam* fallen in die Stoffklasse mit einer höheren selektiven antikonvulsiven Wirkung im Vergleich mit den meisten anderen Benzodiazepinen. Benzodiazepine unterdrücken auch durch Photostimulation hervorgerufene Krämpfe im Tierversuch bei Pavianen, und sie unterdrücken Alkoholentzugskrämpfe beim Menschen. Die Toleranzentwicklung des antikonvulsiven Effektes schränkt jedoch die Nützlichkeit der Benzodiazepine in der Behandlung der menschlichen Krampfleiden ein (siehe Kapitel 20).

Obwohl analgetische Benzodiazepinwirkungen im Tiermodell beobachtet wurden, kommt es beim Menschen nach intravenöser Gabe nur zu einer transienten Analgesie. In der Tat können diese Wirkungen bei der Entwicklung einer Amnesie beteiligt sein. Es ist jedoch im Gegensatz zu den Barbituraten bekannt, daß Benzodiazepine keine Hyperalgesie verursachen.

Wirkungen auf EEG und Schlafstadien Die Benzodiazepinwirkungen auf das EEG im Wachzustand ähneln denen anderer sedierend-hypnotischer Substanzen. Die Alphaaktivität ist erniedrigt, jedoch beobachtet man eine Erhöhung der niederfrequenten schnellen Aktivitäten. Es kommt zur Toleranzentwicklung dieser Wirkungen.

Die meisten Benzodiazepine erniedrigen die Schlaflatenz, insbesondere dann, wenn sie erstmalig angewendet werden. Sie verringern die Anzahl der Aufwachphasen und erniedrigen die Zeit im Stadium Null (ein Wachstadium). Die Zeit im Stadium 1 (zunehmende Müdigkeit) wird kürzer, ganz besonders gilt dies für den *slow-wave* Schlaf. (Stadium 3 und 4). Die meisten Benzodiazepine erhöhen den Abstand zwischen dem Einsetzen des „Spindelschlafs" und dem ersten Zeichen des REM-Schlafs (*repetitive eye movement*), die Gesamtzeit im REM-Schlaf ist verringert. Für gewöhnlich ist jedoch die Anzahl der REM-Zyklen erhöht, insbesondere in späteren Schlafphasen.

Trotz der Verkürzung der Phase 4 und des REM-Schlafs führt eine Benzodiazepingabe typischerweise zu einer Verlängerung des Gesamtschlafs, weil besonders eine Verlängerung des Stadiums 2 einsetzt (Hauptanteil der Nicht-REM-Schlafphase). Dieser Effekt ist bei Menschen mit der kürzesten Gesamtschlafdauer am größten. Darüber hinaus verringern sich trotz der Erhöhung der REM-Zyklen die Anzahl der Übergänge in weniger tiefe Schlafstadien (1 und 0), auch sind die Bewegungen während des Schlafes geringer. Die nächtlichen Hormonspitzen von Prolaktin und LH im Plasma bleiben unverändert. Bei dauerhafter nächtlicher Benzodiazepingabe nehmen die Auswirkungen auf die verschiedenen Schlafphasen für gewöhnlich binnen einiger Nächte ab. Bei Absetzen einer solchen Medikation kann ein Rebound der oben genannten medikamenteninduzierten Schlafphasenveränderungen auftreten, dabei kann es zu einer deutlichen Erhöhung des REM-Schlafanteils kommen (Gesamtdauer und Auftreten von REM-Phasen). Bei nicht übermäßig hoher Dosierung bemerken die Patienten jedoch nur eine Verkürzung des Schlafs und nicht eine Verschlimmerung der Insomnie.

Obwohl über unterschiedliche Wirkungsmuster der verschiedenen Benzodiazepine berichtet wird, führt ihr Einsatz zum Gefühl eines tiefen bzw. erholsamen Schlafs. Daher bleibt offen, welchen Bestandteilen des Schlafs dieses Gefühl zugeordnet werden kann. Im Endergebnis scheinen pharmakokinetische Eigenschaften einzelner Benzodiazepine viel wichtigere Faktoren hinsichtlich ihrer schlafmodulierenden Eigenschaften zu sein als ihre pharmakodynamischen Eigenschaften.

Molekulare Angriffspunkte der Benzodiazepinwirkung im ZNS Inhibitorische Neurotransmitterrezeptoren, die direkt durch die Aminosäure Gamma-Aminobuttersäure (GABA) aktiviert werden, sind die Hauptangriffspunkte der Benzodiazepine auf molekularer Ebene. Der Haupt-GABA-Rezeptortyp im Gehirn, der als $GABA_A$-Rezeptor bezeichnet wird, ist ein in die Membran integrierter Chloridkanal, der einen Großteil der schnellen, inhibitorischen Neurotransmission im ZNS steuert. $GABA_B$-Rezeptoren, die sieben membranumfassende Domänen haben und durch Bindung an G-Proteine ihre signalübertragende Funktion erlangen, werden durch Benzodiazepine nicht verändert. Nach der $GABA_A$-Rezeptor-Hypothese der Benzodiazepinwirkung binden Benzodiazepine direkt an den aus dem Rezeptor und Ionenkanal bestehenden Komplex und beeinflussen seine Aktivität über allosterische Veränderungen. Im Gegensatz zu den Barbituraten wirken Benzodiazepine nicht direkt am $GABA_A$-Rezeptor, sondern brauchen GABA um zu wirken. Biochemische und funktionelle Hinweise unterstützen diese Hypothese. Radioaktiv markierte Benzodiazepine und GABA-Analoga binden an Gehirnmembranen mit hoher (nanomolarer) Affinität. Benzodiazepine modulieren die Bindung an GABA, und GABA verändert die Benzodiazepinbindung allosterisch. Typische Benzodiazepin-Agonisten erhöhen den durch $GABA_A$-Rezeptoraktivierung erzeugten Chloridstrom und potenzieren GABA-Wirkungen im gesamten Nervensystem. Darüber hinaus können verhaltens- und elektrophysiologische Wirkungen der Benzodiazepine für gewöhnlich durch Vorbehandlung mit Antagonisten am $GABA_A$-Rezeptor (z. B. mit *Bicucullin*) verringert oder verhindert werden. Es wurden einige benzodiazepinähnliche Substanzen entdeckt, die wirksam und selektiv sowohl die hoch affine Bindung als auch die biologischen Wirkungen anderer Benzodiazepine blockieren können. Ein solcher Antagonist, *Flumazenil*, spielt klinisch eine Rolle, wenn Wirkungen einer hochdosierten Benzodiazepingabe antagonisiert werden sollen.

Der bedeutendste Hinweis darauf, daß Benzodiazepine direkt am $GABA_A$-Rezeptor wirken, stammt aus Untersuchungen auf molekularerer Ebene, wobei c-DNAs, die die Untereinheiten des $GABA_A$-Rezeptorkomplexes kodieren, kloniert wurden (Schofield et al.,1987, Pritchett et al., 1989b). Wenn die entsprechenden Untereinheiten (siehe unten) in heterologen Zellen exprimiert werden, kommt es zur Produktion von hoch affinen Benzodiazepinbindungsstellen und Rezeptoren, die durch GABA aktivierte Chloridströme steuern. Die in diesen Zellen gemessenen Ströme werden durch Benzodiazepine potenziert. Die Eigenschaften der exprimierten Rezeptoren sind denen von $GABA_A$-Rezeptoren, die im zentralen Nervensystem vorkommen, sehr ähnlich.

Der $GABA_A$-Rezeptor besteht wahrscheinlich aus einem Pentamer homologer Untereinheiten. Es existieren 14 verschiedene Untereinheiten, die entsprechend ihrer Aminosäuresequenzähnlichkeiten in vier Untergruppen zusammengefaßt wurden. Sechs α-Varianten, drei β-Varianten, drei γ-Varianten und zwei δ-Varianten wurden identifiziert. Die genaue Untereinheitenstruktur des nativen GABA-Rezeptors ist bisher nicht bekannt. Es wird aber angenommen, daß die meisten GABA-Rezeptoren einem Aufbaumuster folgen, bei dem sich eine α-, eine β- und eine γ-Untereinheit zu einem funktionellen Rezeptor verbinden, dessen Stöchiometrie im Augenblick noch nicht bekannt ist. Die Vielzahl der Untereinheiten führt wahrscheinlich zu Heterogenität der $GABA_A$-Rezeptoren und somit auch zur Heterogenität der damit verbundenen Benzodiazepinrezeptoren. Es entsteht somit die Grundlage für (1) die pharmakologische Vielfalt der Benzodiazepinrezeptoren und (2) die oben genannten, in verhaltensbiochemischen und funktionellen Studien gewonnenen Erkenntnisse.

Untersuchungen an klonierten $GABA_A$-Rezeptoren haben gezeigt, daß die Verbindung einer α-, einer β- und einer γ-Untereinheit die Mindestvoraussetzung darstellt, um eine hoch affine Benzodiazepinbindungsstelle entstehen zu lassen (Pritchett et al., 1989b). Die durch eine Kombination von α-, β oder γ-Untereinheiten gesteuerten Ströme können jedoch durch Benzodiazepine potenziert werden.

Kombinationen von α- und β-Untereinheiten führen zu funktionalen $GABA_A$-Rezeptoren. Diese stellen jedoch weder eine Bindung zu Benzodiazepinen her, noch werden sie durch Benzodiazepine potenziert. Obwohl die γ-Untereinheit offenbar zur Bildung einer „kompletten" Benzodiazepinbindungsstelle am GABA-Rezeptor vorhanden sein muß, scheint die α-Untereinheit die Pharmakologie des Benzodiazepinrezeptors zu kontrollieren. So unterscheidet sich z. B. eine Kombination mit einer $α_1$-Untereinheit pharmakologisch von einem Rezeptor mit einer $α_1$- oder $α_3$-Untereinheit (Pritchett et al. 1989a). Die Unterschiede zwischen diesen Rezeptoren erinnern an die pharmakologische Heterogenität, die bei den Studien mit radioaktiver Ligandenbindung an Gehirnmembranen entdeckt wurde. Rezeptoren, die die $α_6$-Untereinheit enthalten, binden Diazepam nicht mit hoher Affinität, scheinen aber für RO15-4513 selektiv zu sein. Letztere Substanz wurde als verhaltensmodifizierender Alkohol-Antagonist getestet (Lüddens et al., 1990).

Obwohl die Anzahl verschiedener $GABA_A$-Rezeptoren, die aus der Anordnung verschiedener Untereinheiten entstehen könnte, immens ist, wurde eine solche Spannbreite bisher in zentralen Neuronen nicht entdeckt. Das genaue Maß der $GABA_A$-Rezeptor-Heterogenität im zentralen Nervensystem und seine Rolle für die Gehirnfunktion wird derzeit untersucht, ein eindeutiger Zusammenhang mit bestimmten Verhaltensweisen oder Erkrankungen konnte bisher noch keiner speziellen $GABA_A$-Rezeptoruntereinheit zugeordnet werden.

$GABA_A$-Rezeptor vermittelte elektrische Wirkungen: in vivo Eigenschaften Die bemerkenswerte Sicherheit der Benzodiazepine kann dem selbstlimitierenden Wesen der neuronalen Depression zugeschrieben werden, welches die Freisetzung eines zu exprimierenden, endogenen, inhibitorischen Neurotransmitters voraussetzt. Während Barbiturate in niedriger Dosierung gleichartige Effekte haben, aktivieren sie in höherer Dosierung direkt auch den GABA-Rezeptor, was eine profunde ZNS-Hemmung zur Folge hat (siehe unten). Darüber hinaus kann die Fähigkeit der Benzodiazepine, unterdrückte Verhaltensmuster freizusetzen und eine Sedierung zu bewirken, teilweise dadurch erklärt werden, daß sie GABAerge Wege potenzieren, die die Entladung von Neuronen steuert, die verschiedenartige Monoamine beinhalten (siehe Kapitel 12). Es ist bekannt, daß diese Neurone eine Verhaltensaktivierung unterstützen und wichtige Mediatoren der hemmenden Wirkung von Furcht und Bestrafung auf das Verhalten darstellen. Letztlich kann die Potenzierung inhibitorisch wirkender GABAerger Verschaltungen auf verschiedenen Ebenen der Neuroaxis die Verringerung eines erhöhten Muskeltonus oder die Hemmung des Fortschreitens von Krampfaktivität erklären.

In den meisten *in vivo* oder *in situ* Studien reduziert die lokale oder systemische Benzodiazepingabe die spontane oder evozierte elektrische Aktivität von Hauptneuronen (große Neurone) in allen Gebieten des Gehirns und des Rückenmarks. Die Aktivität dieser Neurone wird teilweise durch kleine inhibitorische Interneurone (überwiegend GABAerg) gesteuert; dieser Kreislauf verfügt sowohl über einen Vorwärtskopplungs- als auch einen Rückkopplungsmechanismus (siehe Kapitel 12). Das Ausmaß der Benzodiazepinwirkungen hat eine große Spannbreite und hängt von Faktoren wie der Art der inhibitorischen Verschaltungen, der Quelle und Intensität des exzitatorischen Reizes sowie der Art und Weise, mit der eine experimentelle Manipulation durchgeführt und bewertet wird, ab. So verfügen z. B. Rückkopplungsverschaltungen häufig über kräftige inhibitorische Synapsen am Neuronkörper in der Gegend des Axons; diese Synapsen werden überwiegend durch rekurrente Verschaltungswege versorgt. Die synaptische oder exogene GABA-Applikation in dieser Region vergrößert die Chloridleitfähigkeit und verhindert eine neuronale Entladung durch das *shunting* elektrischer Ströme, die ansonsten die Membran des initialen Abschnittes depolarisiert hätten. In gleicher Weise verzögern Benzodiazepine erheblich die Zeitspanne nach einer kurzen Aktivierung rekurrenter GABAerger Verbindungen, in der weder eine spontane noch eine externe Reizung eine neuronale Entladung herbeiführen kann; dieser Effekt wird durch Bicucullin umgekehrt.

Molekulare Grundlagen der durch Benzodiazepin bedingten Steuerung $GABA_A$-Rezeptor vermittelter, elektrischer Vorgänge Elektrophysiologische *in vitro* Studien haben gezeigt, daß die durch Benzodiazepine hervorgerufene Verstärkung von GABA-induzierten Chloridströmen primär durch eine Erhöhung der Entladungsfrequenz von Chloridkanalöffnungen infolge maximaler GABA-Mengen hervorgerufen wird (Twyman et al., 1989). Eine inhibitorische synaptische Übertragung, die nach der Stimulation afferenter Fasern gemessen wird, wird durch Benzodiazepine in therapeutisch relevanter Konzentration potenziert. Auch wurde eine Verlängerung spontaner, sehr kleiner inhibitorischer postsynaptischer Ströme durch Benzodiazepine beobachtet. Obwohl sedierend wirkende Barbiturate ebenfalls solche Chloridströme verstärken können, geschieht dies dadurch, daß die Vorgänge, die die Öffnung des individuellen Kanals bestimmen, verlängert werden. Anders als die Barbiturate haben Benzodiazepine jedoch in Abwesenheit von GABA keine Auswirkungen auf die Chloridleitfähigkeit.

Eine kinetische Analyse eines einzelnen $GABA_A$-Rezeptorkanals zeigt, daß Benzodiazepine wahrscheinlich die Bindung von GABA an den Rezeptor verändern. Sie haben aber nur einen geringen Effekt auf die Kinetik der Kanalöffnung und den Kanalschluß, wenn GABA fest gebunden ist (Rogers et al., 1994). Makroskopische Messungen $GABA_A$-Rezeptor gesteuerter Ströme zeigen, daß Benzodiazepine die GABA-Konzentrations-Wirkungskurve zur linken Seite verschieben, ohne daß dabei der maximal mit GABA zu erzeugende Strom zunimmt. Im Zusammenhang mit den *in vivo* Daten stimmen diese Beobachtungen mit einem Modell überein, bei dem Benzodiazepine ihre Hauptwirkung dadurch erlangen, daß sie die Verstärkung einer durch GABA$_A$-Rezeptoren gesteuerten inhibitorischen Neurotransmission vergrößern.

Wie oben bereits erwähnt, wurde entdeckt, daß bestimmte experimentelle Benzodiazepine und weitere strukturell verwandte Verbindungen nicht nur GABA-induzierte Chloridströme reduzieren, sondern auch Konvulsionen unterhalten und *in vivo* weitere, gegensätzliche Effekte auslösen als diejenigen, die durch Benzodiazepine im klinischen Einsatz hervorgerufen werden (siehe Gardner, 1988; Gardner et al., 1993). Diese Substanzen wurden als *inverse Agonisten* an vermeintlichen Benzodiazepinrezeptoren bezeichnet. Einige andere Substanzen, besonders Flumazenil, können die Effekte klinisch eingesetzter Benzodiazepine blockieren. Zusätzlich können sie Agonisten sowohl *in vitro* als auch *in vivo* umkehren, haben dabei selbst jedoch keine eigenen meßbaren Wirkungen.

Die durch molekulare Studien gewonnenen konzeptionellen Fortschritte haben die Hypothese gestärkt, daß Benzodiazepine hauptsächlich am GABA$_A$-Rezeptor wirken. Darüber hinaus kann diese molekulare Vielfalt dabei helfen, vorangegangene Beobachtungen, die scheinbar mit dieser Hypothese nicht vereinbar waren, zu klären (für Zusammenfassungen siehe Deloray und Olson 1992; Doble und Martin 1992; Seighart 1992; Ragan et al., 1993; und Symposium 1992). Es gibt jedoch immer noch einige Beobachtungen, die nicht zwanglos mit der Hypothese in Einklang zu bringen sind, daß alle Benzodiazepinwirkungen durch den GABA$_A$-Rezeptor gesteuert werden. Geringe Benzodiazepinkonzentration haben hemmende Wirkungen auf hippocampale Neurone, die nicht durch Bicucullin oder Picrotoxin blockiert werden. (Polc, 1988). Der durch Benzodiazepine herbeigeführte Schlaf bei Ratten ist unempfindlich gegenüber Bicucullin und Picrotoxin, wird jedoch durch Flumazenil verhindert (siehe Mendelson, 1992). In höheren Konzentrationen, vergleichbar mit denen zur Hypnose und Amnesie bei einer Prämedikation oder der Dosierung, die während der Behandlung eines Status epilepticus erreicht wird, kann die Wirkungsweise der Benzodiazepine zusätzliche Mechanismen beinhalten. Dabei sind zu nennen: (1) die Hemmung der Adenosinaufnahme und die daraus resultierende Potenzierung der Wirkungsweise dieses endogenen neuronalen Hemmers (siehe Phillis und O'Regan, 1988), (2) die GABA-unabhängige Hemmung von Ca^{2+}-Strömen, (3) die Ca^{2+}-abhängige Freisetzung von Neurotransmittern und (4) die gegenüber Tetrodotoxin empfindlichen Natriumkanäle (siehe Macdonald und McLean, 1986).

Der makromolekulare Komplex, der GABA-gesteuerte Chloridkanäle enthält, kann auch die Angriffsstelle für eine Reihe von Allgemeinanästhetika, Äthanol (siehe unten) und andere Metabolite endogener Steroide darstellen (Symposium 1992). Unter den letztgenannten ist das Allopregnalonon (3α-Hydroxy-5α-dihydroprogesteron) von besonderem Interesse. Dieser Stoff, ein Metabolit des Progesterons, der im Gehirn sowohl aus Vorläufern, die in der systemischen Zirkulation vorkommen, als auch aus Vorläufern, die aus glialen Zellen stammen, synthetisiert werden kann, kann eine barbituratähnliche Wirkung mit Verstärkung GABA-induzierter Chloridströme und verstärkter Bindung von Benzodiazepinen und GABAergen Agonisten besitzen. Wie die Barbiturate aktivieren eine höhere Steroidkonzentration Chloridströme in der Abwesenheit von GABA. Diese Wirkungen treten unabhängig von einer γ-Untereinheit bei GABA-Rezeptoren auf, die in transfizierten Zellen exprimiert werden. Anders als die Barbiturate kann das Steroid exzitatorische Wirkungen nach Glutamatgabe nicht verringern (siehe unten). Diese Effekte entstehen sehr schnell und werden offensichtlich durch Interaktionen auf der Zelloberfläche gesteuert. Eine dem Allopregnanolon verwandte Substanz (Alfaxalon) wurde früher in Europa zur Anästhesieinduktion verwendet.

Atmung Hypnotisch wirkende Benzodiazepindosierungen haben keinen Einfluß auf die Atmung bei Normalprobanden. In höherer Dosierung, ähnlich wie bei einer prä-anästhetischen Medikation oder bei der Endoskopie, hemmen Benzodiazepine die alveoläre Ventilation geringgradig und verursachen eine respiratorische Azidose, die eher durch eine Verringerung des hypoxischen als des hyperkapnischen Atemantriebs bedingt ist. Diese Effekte sind bei Patienten mit einer chronischen obstruktiven Lungenerkrankung (COPD, *chronic obstructive pulmonary disease*) verstärkt, was zur alveolären Hypoxie und/oder Hyperkapnie führen kann. Diese Substanzen können eine Apnoe während der Anästhesie verursachen oder wenn sie zusammen mit Opioiden gegeben werden. Hochgradig benzodiazepinvergiftete Patienten müssen für gewöhnlich nur dann beatmet werden, wenn sie zusätzlich weitere ZNS-hemmende Substanzen, am häufigsten Alkohol, eingenommen haben.

In Gegensatz dazu können hypnotische Dosierungen von Benzodiazepinen Atmungserkrankungen dadurch verschlechtern, daß sie die Kontrolle der oberen Atemmuskulatur im Schlaf beeinträchtigen, oder den CO$_2$-abhängigen Atemantrieb verringern (siehe Guilleminault, in Symposium, 1990b). Letztgenannter Effekt kann ausreichen, um eine Hypoventilation oder eine Hypoxämie bei Patienten mit einer schweren obstruktiven Lungenerkrankung zu verursachen, obwohl Benzodiazepine in einigen Fällen den Schlaf und das Schlafmuster normalisieren können. Bei Patienten mit einer obstruktiven Schlafapnoe (OSA, *obstructive sleep apnea*) können hypnotische Benzodiazepindosierungen den Muskeltonus der oberen Atemwege reduzieren und die Auswirkungen von Apnoephasen für eine alveoläre Hypoxie, eine pulmonale Hypertension und die Ventrikellast verschlimmern. Viele Ärzte sind der Meinung, daß die Diagnose einer obstruktiven Schlafapnoe eine Kontraindikation für den Alkoholkonsum oder die Gabe von sedierend-hypnotisch wirkenden Medikamenten inklusive Benzodiazepinen darstellt. Man sollte bei Patienten, die regelmäßig schnarchen, Vorsicht walten lassen, da eine partielle Atemwegsobstruktion in Kombination mit diesen Substanzen eine obstruktive Schlafapnoe verursachen kann. Darüber hinaus können Benzodiazepine Schlafapnoe-Episoden im REM-Schlaf bei Patienten nach einem Myokardinfarkt verursachen (zusammen mit einer erniedrigten Sauerstoffsättigung) (Guilleminault, in Symposium 1990b). Die mögliche Bedeutung dieser Substanzen auf das Überleben von Patienten mit einer Herzerkrankung ist jedoch bis zum jetzigen Zeitpunkt noch nicht untersucht worden.

Kardiovaskuläres System Die kardiovaskulären Wirkungen von Benzodiazepinen sind bei Normalprobanden gering, es sei denn, es liegt eine schwere Intoxikation vor. Die unerwünschten Nebenwirkungen bei Patienten mit einer obstruktiven Schlaferkrankung oder einer Herzerkrankung wurden oben beschrieben. In prä-anästhetischer Dosierung reduzieren alle Benzodiazepine den Blutdruck und erhöhen die Herzfrequenz. Beim Einsatz von Midazolam treten diese Effekte erst nach einer Reduzierung des peripheren Widerstandes auf. Sie treten jedoch bei Diazepam nach einer Verringerung der linksventrikulären Leistung und des Auswurfvolumens auf. Diazepam erhöht den koronaren Blutfluß wahrscheinlich über einen Mechanismus, der die intestitielle Adenosinkonzentration erhöht. Die Akkumulation dieses kardial hemmenden Metabolits kann auch den negativ inotropen Effekt dieser Substanz erklären. In hoher Dosierung reduziert Midazolam sowohl den zerebralen Blutfluß als auch die Sauerstoffassimilation erheblich (Nugent et al., 1982).

Gastrointestinaltrakt Es wird von einigen Gastroenterologen angenommen, daß Benzodiazepine eine Reihe von angstbezogenen gastrointestinalen Erkrankungen verbessern können. Ausreichende Anhaltspunkte für einen direkten Wirkungsmechanismus gibt es nur wenige. Benzodiazepine schützen teilweise vor Streßulcera bei Ratten. Diazepam reduziert die nächtliche Magensekretion beim Menschen erheblich.

Resorption, Metabolismus und Exkretion Die physikochemischen und pharmakokinetischen Eigenschaften der Benzodiazepine mindern ihren klinischen Nutzen erheblich. Sie liegen in der nicht-ionisierten Form mit einem hohen Fett-Wasser-Verteilungskoeffizienten vor. Trotzdem gibt es 50fache Unterschiede hinsichtlich der Lipophilität, was auf die Polarität und Elektronegativität zahlreicher Substituenten zurückzuführen ist.

Alle Benzodiazepine mit der Ausnahme von Clorazepat werden nahezu komplett resorbiert. Clorazeptat wird schnell im Magensaft zu N-Desmethyl-diazepam (Nordazepam) decarboxyliert, welches daraufhin komplett absorbiert wird. Einige Benzodiazepine (z. B. Prazepam und Flurazepam) erreichen die systemische Zirkulation nur in Form ihrer aktiven Metabolite.

Entsprechend ihrer Eliminationshalbwertszeit können am Benzodiazepinrezeptor wirksame Verbindungen in vier Kategorien eingeteilt werden: (1) ultrakurz wirkende Benzodiazepine, (2) kurz wirkende Substanzen mit einer Halbwertszeit unter sechs Stunden, darunter fallen Triazolam, das Nicht-Benzodiazepin Zolpidem ($t_{1/2}$ ca. zwei Stunden) und Zopiclon ($t_{1/2}$ fünf bis sechs Stunden), (3) länger wirkende Substanzen mit einer Halbwertszeit von 6 - 24 Stunden (z. B. Estazolam und Temazepam) und (4) lang wirkende Substanzen mit einer Halbwertszeit über 24 Stunden wie z. B. Flurazepam und Quazepam (siehe Anhang II bzgl. Halbwertszeiten einzelner Substanzen).

Die Benzodiazepine und ihre aktiven Metabolite binden an Plasmaproteine. Das Ausmaß der Bindung korreliert streng mit der Fettlöslichkeit und beträgt zwischen 70% für Alprazolam bis nahezu 99% für Diazepam. Die Konzentration im Liquor beträgt ungefähr die der Konzentration der freien Substanz im Plasma. Obwohl eine Konkurrenz mit anderen proteingebundenen Substanzen auftreten kann, fehlt es dazu an klinisch signifikanten Fällen.

Die Plasmakonzentrationen der meisten Benzodiazepine folgen einem Muster, das einem 2-Kompartimentenmodell entspricht (siehe Kapitel 1): 3-Kompartimentenmodelle scheinen für Verbindungen mit der höchsten Fettlöslichkeit jedoch geeigneter zu sein. Dementsprechend kommt es zur schnellen Benzodiazepinaufnahme ins Gehirn und anderen sehr gut perfundierten Organen nach intravenöser Applikation (oder oraler Aufnahme einer schnell resorbierbaren Substanz). Dieser schnellen Aufnahme folgt eine Verteilungsphase in die Gewebe, die weniger gut durchblutet sind, dabei sind insbesondere Muskel- und Fettgewebe zu nennen. Die Verteilung ist am schnellsten für Substanzen mit hoher Fettlöslichkeit. Im Therapieplan zur nächtlichen Sedierung kann die Verteilungsgeschwindigkeit manchmal einen größeren Einfluß auf die Dauer der ZNS-Wirkungen haben als die Biotransformation (Dettli, in Symposium, 1986a). Die Kinetik der Diazepamverteilung und die anderer lipophiler Benzodiazepine wird durch den enterohepatischen Kreislauf verkompliziert. Die Verteilungsvolumina der Benzodiazepine sind umfangreich (siehe Anhang II) und bei älteren Patienten häufig erhöht (Twift und Stevenson, in Symposium, 1983). Sie überqueren die Plazentaschranke und werden mit der Muttermilch sezerniert.

Die Benzodiazepine werden intensiv metabolisiert, insbesondere durch verschiedene mikrosomale Leberenzymsysteme. Da aktive Metaboliten gebildet werden, die langsamer als die Muttersubstanz biotransformiert werden, hat die Wirkdauer vieler Benzodiazepine wenig gemeinsam mit der Eliminationshalbwertszeit der Substanz, die verabreicht wurde. So beträgt z. B. die Halbwertszeit des Flurazepams im Plasma zwei bis drei Stunden, aber die des aktiven Hauptmetaboliten, (N-Desalkylflurazepam) 50 Stunden und länger. Im Gegensatz dazu ist das Maß der Biotransformation der Substanzen, die durch die initiale Reaktion inaktiviert wurden, ein wichtiger Parameter für die Wirkdauer. Unter diesen Substanzen finden sich Oxazepam, Lorazepam, Temazepam, Triazolam und Midazolam. Der Benzodiazepinmetabolismus findet in drei Stufen statt. Diese Stufen und das Verhältnis zwischen Substanz und Metabolit werden in Tabelle 17.2 erläutert.

Für die Benzodiazepine, die an der Position 1 (oder 2) am Diazepamring substituiert sind, besteht die initiale und schnellste Phase des Metabolismus in einer Modifikation und/oder Entfernung des Substituenten. Mit Ausnahme von Triazolam, Alprazolam, Estazolam und Midazolam, die entweder einen gebunden Triazolo- oder Imidazoloring enthalten, sind die Entprodukte N-desalkylierte Substanzen; diese sind biologisch aktiv. Ein solcher Stoff, Nordazepam, ist ein Hauptmetabolit im Rahmen der Biotransformation von Diazepam, Clorazepat, Prazepam und Halazepam. Er wird auch aus Demoxepam, einem wichtigen Metaboliten von Chlordiazeproxid, gebildet.

Die zweite Phase des Metabolismus beinhaltet die Hydroxylierung an der Position 3 und ergibt üblicherweise ein aktives Derivat (z. B. Oxazepam aus Nordazepam). Der Umsatz dieser Reaktionen ist für gewöhnlich sehr viel niedriger als in der ersten Phase (Halbwertszeiten über 40 - 50 Stunden), so

Tabelle 17.2 Wichtige metabolische Beziehungen zwischen einigen Benzodiazepinen*

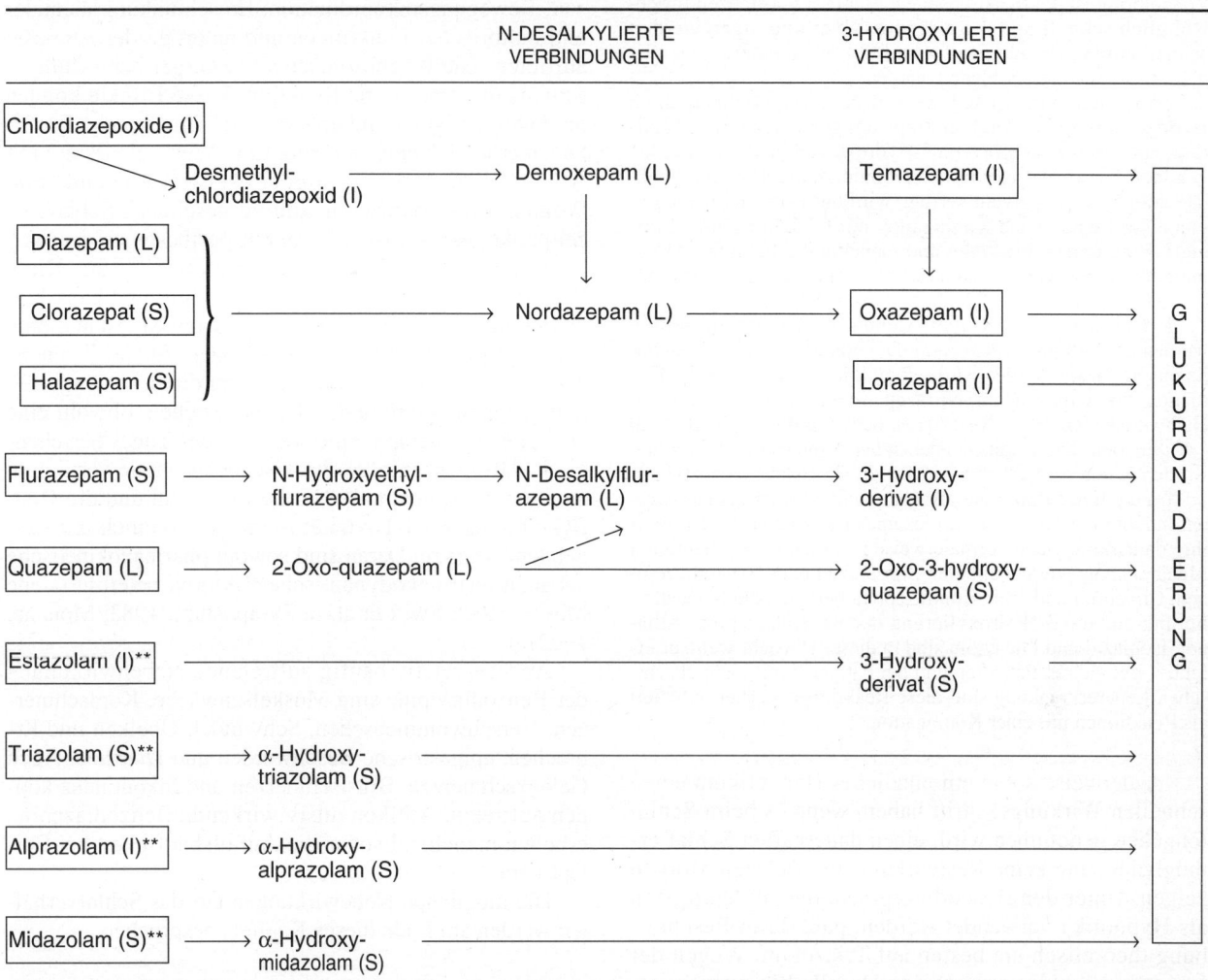

* Die eingerahmten Verbindunge sind in den Vereinigten Staaten auf dem Markt. Die ungefähre Halbwertszeit der verschiedenen Verbindungen stehen in Klammern: S (kurz-wirkend): $t_{1/2}$ <6 Stunden; I (intermediär wirkend): $t_{1/2}$ = 6 - 24 Stunden; L (lang wirkend): $t_{1/2}$ = >24 Stunden. Alle Verbindungen außer Clorazepat sind biologisch aktiv; die Aktivität von 3-Hydroxydesalkylflurazepam ist unbekannt. Clonazepam (nicht aufgeführt) ist eine N-desalkylierte Verbindung und wird hauptsächlich durch Reduktion der 7-NO_2-Gruppe in das entsprechende Amin (inaktiv) metabolisiert, danach folgt eine Acetylierung; die Halbwertszeit beträgt 20-40 Stunden.
** Siehe Text für eine Diskussion anderer Stoffwechselwege.

daß eine merkliche Akkumulation von hydroxylierten Substanzen mit intakten Substituenten in der Position 1 nicht vorkommt. Es gibt zwei wichtige Ausnahmen zu dieser Regel: (1) Kleine Mengen von Temazepin akkumulieren während der dauerhaften Gabe von Diazepam (nicht aufgeführt in Tabelle 17.2), und (2) nach einem Ersatz von Schwefel durch Sauerstoff in Quazepam wird das meiste der sich daraus ergebenen Verbindung 2-Oxoquazepam an der Position 3 langsam hydroxyliert ohne daß dabei die N-Alkyl-Gruppe entfernt wird. Es akkumulieren jedoch nur geringe Mengen des 3-Hydroxylderivates bei dauerhafter Quazepam-Anwendung, da dieser Stoff für gewöhnlich sehr schnell konjugiert wird. Im Gegensatz dazu akkumuliert das N-Desalkylflurazepam, welches über einen „kleinen" metabolischen Stoffwechselweg gebildet wird, während einer Quazepamgabe, und es trägt signifikant zum Gesamtausmaß des klinischen Effekts bei.

Die dritte Hauptmetabolismusphase besteht in der Konjugation der 3-Hydroxyl-Verbindung überwiegend mit Glukuronsäure. Die Halbwertszeit dieser Reaktionen beträgt in der Regel zwischen sechs und zwölf Stunden, wobei die Endprodukte unterschiedlich inaktiv sind. Die Konjugation ist der einzige Hauptstoffwechselvorgang für den Metabolismus, der für Oxazepam und Lorazepam zur Verfügung steht und ist der bevorzugte Stoffwechselweg für Tetrazepam infolge der langsameren Konversion dieser Substanz zu Oxazepam. Triazolam und Altrazolam werden hauptsächlich durch die initiale Hydroxylierung der Methylgruppe am eingebundenen Triazoloring metabolisiert, die Abwesenheit eines Chlorrestes im Ring C des Alprazolam verringert diese Reaktion signifikant. Die Produkte, die manchmal als *α-hydroxylierte Substanzen* bezeichnet werden, sind sehr aktiv, werden aber schnell, hauptsächlich durch Konjugation mit Glukoronsäure, metabolisiert. Dies führt dazu, daß eine kaum meßbare Akkumulation aktiver Metabolite stattfindet. Der zusammengesetzte Triazolring im Estazolam hat keine Methylgruppe und wird nur begrenzt hydroxyliert. Der Hauptmetabolismusweg beinhaltet die Bildung eines 3-Hydroxylderivates. Die entsprechenden Hydroxylderivate von Triazolam und Alprazolam werden auch in signifikantem Maß gebildet. Verglichen mit Substanzen ohne Triazoloring ist die Reaktionsrate dieser drei Substanzen für gewöhnlich schnell und die 3-Hydroxylverbindungen werden schnell konjugiert oder weiter zu Benzophenonderivaten oxidiert, bevor sie ausgeschieden werden.

Midazolam wird schnell metabolisiert, hauptsächlich durch Hydroxylierung der Methylgruppe am gebundenen Imidazolring; nur geringe Mengen von 3-Hydroxylverbindungen werden gebildet. Die α-hydroxylierte Verbindung, die über eine meßbare biologische Aktivität verfügt, wird mit einer Halbwertszeit von einer Stunde nach Konjugation mit Glukuronsäure eliminiert. Eine unterschiedliche und manchmal erhebliche Akkumulation dieses Metabolismus wurde während einer intravenösen Gabe beschrieben (Oldenhoff et al., 1988).

Die aromatischen Ringe (A und C) der Benzodiazepine werden geringfügig hydroxyliert. Der einzige wichtige Metabolismus an diesen Stellen ist die Reduktion von 7-Nitro-Substituenten von Clonazepam, Nitrazepam und Flunitrazepam; die Halbwertszeiten dieser Reaktionen betragen für gewöhnlich 20 - 40 Stunden. Die daraus entstehenden Amine sind inaktiv und werden in unterschiedlichem Maße vor der Exkretion acetyliert.

Da die Benzodiazepine offenbar nicht zu einer nennenswerten Induktion hepatischer, mikrosomaler Enzyme führen, führt ihre dauerhafte Gabe normalerweise nicht zum beschleunigten Metabolismus wie bei anderen Substanzen oder Benzodiazepinen. Cimetidin und orale Kontrazeptiva hemmen die N-Dealkylierung und die 3-Hydroxylierung der Benzodiazepine. Äthanol, Isoniazid und Phenytoin sind in dieser Hinsicht weniger effektiv. Bei älteren Patienten und bei Patienten mit einer chronischen Lebererkrankung sind diese Reaktionen stärker reduziert als Reaktionen mit einer Konjugation.

Idealerweise sollte ein nützliches Hypnotikum einen schnellen Wirkungseintritt haben, wenn es beim Schlafengehen genommen wird, einen dauerhaften Schlaf ermöglichen und keine Restwirkung am nächsten Morgen zeigen. Unter den Benzodiazepinen, die am häufigsten als Hypnotika verwendet werden, paßt diese Beschreibung theoretisch am besten auf Triazolam. Wegen der geringen Eliminationsrate von Desalkylflurazepam erscheint Flurazepam (Quazepam) ungeeignet, diesen Zweck zu erfüllen. Jedoch scheint es so zu sein, daß sich in der Praxis einige Nachteile für den Einsatz jener Substanzen ergeben haben, deren Wirkung relativ schnell nachläßt. Diese Nachteile sind unter anderem die frühmorgendliche Insomnie, über die einige Patienten berichten und die erhöhte Wahrscheinlichkeit für eine Rebound-Insomnie nach dem Absetzen (Gillin et al., 1989; Roehrs et al., in Symposium 1990b; Roth und Roehrs, 1992). Wenn die Dosierung vorsichtig gewählt wird, können Flurazepam und andere Benzodiazepine, die eine langsamere Eliminationsrate als Triazolam haben, wirksam eingesetzt werden (siehe Vogel, 1992). Die Biotransformation und die pharmakokinetischen Eigenschaften der Benzodiazepine finden sich in Übersichtsarbeiten von Bellantuono und Mitarbeitern (1980), Greenblatt (1991), Greenblatt und Wright (1993), Greenblatt et al., (1983a 1983b, 1983c, 1991), Hilbert und Battista (1991) sowie Schütz (1982).

Nebenwirkungen Zum Zeitpunkt der höchsten Plasmakonzentrationen können bei hypnotischen Dosierungen von Benzodiazepinen unterschiedlich starke Zustände von Benommenheit, Gelassenheit, erhöhter Reaktionszeit, Bewegungsinkoordination, Einschränkung mentaler und motorischer Funktionen und anterograder Amnesie auftreten. Die Kognition scheint weniger beeinflußt zu sein als die motorische Reaktion. Diese Effekte können die Fahrtüchtigkeit und andere psychomotorische Fertigkeiten erheblich einschränken. Eine Wechselwirkung mit Äthanol kann dabei besonders schwerwiegend sein. Wenn ein Benzodiazepin zum vorgesehenen Schlafenszeitpunkt gegeben wird, kann ein Fortbestehen der Wirkung während der Wachphasen unerwünscht sein. Diese Restwirkung ist eindeutig dosisabhängig und kann bisweilen hinterhältig sein, da die meisten Menschen eine derartige Einschränkung unterschätzen. Ebenso kann eine unerwünschte Wirkung in Form einer verlängerten Schläfrigkeit während des Tages bestehen, obwohl eine erfolgreiche Therapie eine während des Tages bestehende Schläfrigkeit infolge chronischer Insomnie verringern kann (siehe Dement, 1981). Das Ausmaß und die Häufigkeit einer ZNS-Toxizität nimmt gewöhnlich mit steigendem Alter zu. Daran sind sowohl pharmakokinetische als auch pharmakodynamische Faktoren beteiligt (siehe Meyer, 1982; Swift et al. in Symposium, 1983; Monane, 1992).

Andere, relativ häufig auftretende Nebenwirkungen der Benzodiazepine sind Muskelschwäche, Kopfschmerzen, Verschwommensehen, Schwindel, Übelkeit und Erbrechen, epigastrische Beschwerden und Diarrhoe. Auch Gelenkschmerzen, Brustschmerzen und Inkontinenz können auftreten. Antikonvulsiv wirkende Benzodiazepine erhöhen manchmal sogar die Anfallshäufigkeit bei Epileptikern.

Die möglichen Nebewirkungen auf das Schlafverhalten werden am Ende dieses Kapitels besprochen.

Unerwünschte psychologische Wirkungen Benzodiazepine können paradoxe Wirkungen haben. So kann z. B. Flurazepam gelegentlich das Auftreten von Alpträumen erhöhen, insbesondere innerhalb der ersten Anwendungswoche. Das gleiche gilt für Logorrhoe, Angst, Erregbarkeit, Tachykardie und Schwitzen. Ebenso wurde berichtet, daß beim Gebrauch verschiedenartiger Benzodiazepine Amnesie, Euphorie und Ruhelosigkeit, Halluzinationen und ein hypomanes Verhalten auftreten können. Bizarre, enthemmte Verhaltensmuster wurden bei einigen Anwendern bemerkt, bei anderen kann Feindseligkeit und Wut auftreten. Zusammengefaßt werden diese Reaktionen als Desinhibition oder Dyskontrolle bezeichnet. Paranoia, Depression und suizidale Gedankengänge können eine Therapie mit dieser Stoffklasse begleiten. Das Auftreten solcher paradoxer oder disinhibitorischer Reaktionen ist selten und scheint dosisabhängig aufzutreten. Aufgrung von Berichten über vermehrte Verwirrtheit und abnorme Verhaltensmuster wurde Triazolam in Großbritannien vom Markt genommen. Eine Überprüfung durch die US-amerikanische Food and Drug Administration hatte jedoch zum Ergebnis, daß Triazolam als sicher und effektiv in einer niedrigen Dosierung zwischen 0,125 - 0,25 mg bestätigt wurde. Nach der Verbannung von Triazolam in Großbritannien führte Heindmarch (1993) eine Studie bei britischen Hausärzten durch, die ihre Patienten von Triazolam auf eine Reihe anderer Hypnotika umgestellt hatten, und fand dabei heraus, daß diese Patienten nach der Umstellung noch genauso viele Nebenwirkungen hatten wie vorher. Dieser Bericht stimmt mit kontrollierten Studien überein und festigt die

Schlußfolgerungen, daß solche Reaktionen häufig auch bei jedem anderen Benzodiazepin auftreten (siehe Jonas et al., 1992; Rothschild, 1992).

Obwohl den Benzodiazepinen nachgesagt wird, daß sie nur selten einen Abusus und eine Abhängigkeit verursachen, sollte die Möglichkeit dieser Nebenwirkung bei einer Dauermedikation nicht übersehen werden. Eine geringgradige Abhängigkeit kann sich bei Patienten entwickeln, die therapeutische Dosierungen von Benzodiazepinen regelmäßig für einen langen Zeitraum erhalten. Als Entzugssymptom kann eine vorübergehende Verstärkung eben der Probleme eintreten, die ursprünglich die Indikation zur Benzodiazepintherapie waren (z. B. Insomnie, Angst). Dysphorie, Irritabilität, Schwitzen, unerfreuliche Traumerlebnisse, Tremor, Anorexie, Schwäche und Schwindel können ebenfalls auftreten. Eine langsame Dosisreduktion erscheint sinnvoll, wenn eine Therapie beendet wird. Bei konventionellen Behandlungsplänen erhöhen nur wenige Patienten ihre Dosierung ohne Aufforderung, nur wenige leiden unter einem zwanghaften Verlangen nach dem Medikamenten, wenn eine Benzodiazepintherapie beendet wird. Patienten mit einer Drogenanamnese oder einem Alkoholabusus sind am ehesten gefährdet, diese Medikation unsachgemäß einzunehmen, ein Benzodiazepinabusus kommt am häufigsten im Rahmen eines multiplen Medikamenten-Abusus vor. Davon Betroffene ziehen Benzodiazepine selten Barbituraten oder sogar Alkohol vor, sie kombinieren sie hingegen mit anderen Drogen, um die Wirkung zu verstärken (z. B. Alkohol, Opiate), oder ihre Toxizität zu verringern (z. B. Kokain). Eine hochdosierte Benzodiazepin-Dauerbehandlung kann zu schwerwiegenden Symptomen nach dem Absetzen führen. Dabei sind Agitation, Depression, Panik, Paranoia, Myalgien, Muskelzuckungen und sogar Krampfleiden und Delirium zu nennen. Die Benzodiazepinabhängigkeit und ihre Abususformen wurden von Wutz et al. (1992) sowie in einer Publikation von Dupont (1988) aufgearbeitet.

Trotz der oben genannten unerwünschten Nebenwirkungen sind die Benzodiazepine eine relativ sichere Stoffgruppe. Sogar große Mengen sind selten tödlich, es sei denn, andere Substanzen werden zusätzlich genommen. Äthanol ist ein häufiger Begleitfaktor bei Todesfällen, wo Benzodiazepine im Spiel sind, ein echtes Koma ist in Abwesenheit anderer ZNS-Hemmer sehr ungewöhnlich. Obwohl eine Benzodiazepinüberdosierung selten eine schwere kardiovaskuläre oder respiratorische Hemmung verursacht, kann eine therapeutische Dosierung bei Patienten mit einer chronisch obstruktiven Lungenerkrankung oder einer obstruktiven Schlafapnoe (siehe Diskussion der Atmungseffekte oben) selbige verstärken.

Es kann zu einer Reihe von seltenen, allergischen, hepatotoxischen und hämatologischen Reaktionen auf Benzodiazepine kommen. Diese Reaktionen wurden bei Flurazepam und Triazolam beobachtet, aber nicht bei Temazepam. Unmittelbar vor den Wehen gegebene hohe Dosierungen können beim Neugeborenen zu Hypothermie, Hypotonie und milder Atemdepression führen. Ein Abusus durch Schwangere kann zu einem Entzugssyndrom beim Neugeborenen führen.

Außer bei additiven Effekten mit anderen Sedativa oder Hypnotika gibt es nur selten klinisch wichtige pharmakodynamische Wechselwirkungen zwischen Benzodiazepinen und anderen Substanzen. Äthanol erhöht die Resorptionsrate von Benzodiazepinen und erhöht ebenfalls die damit verbundene ZNS-Hemmung. Valproat und Benzodiazepine können zusammen psychotische Zustände verursachen. Pharmakokinetische Wechselwirkungen werden oben beschrieben.

Therapiemöglichkeiten

Die Therapiemöglichkeiten und Applikationsformen der einzelnen Benzodiazepine, die zur Zeit in den Vereinigten Staaten kommerziell erhältlich sind, sind in Tabelle 17.3 zusammengefaßt. Es sollte darauf hingewiesen werden, daß die meisten Benzodiazepine untereinander ausgetauscht werden können. So wirken die meisten Benzodiazepine hypnotisch, und es kann z. B. Diazepam im Alkoholentzug verwendet werden. Im allgemeinen hängt die Therapiemöglichkeit eines vorgegebenen Benzodiazepins von seiner Halbwertszeit ab und kann die kommerziellen Indikationen manchmal gar nicht erfüllen. Benzodiazepine, die als Antikonvulsiva nützlich sind, haben eine lange Halbwertszeit. Eine schnelle Aufnahme in das Gehirn wird für eine wirksame Behandlung des Status epilepticus gefordert. Eine kurze Eliminationshalbwertszeit ist wünschenswert für Hypnotika, obwohl damit die Einschränkung eines erhöhten Abusus und die Gefahr einer schweren Entzugssymptomatik nach Absetzen einer Dauermedikation besteht. Im Gegensatz dazu sollten anxiolytische Substanzen eine lange Halbwertszeit haben, auch trotz der Einschränkung, ein neuropsychologisches Defizit durch Akkumulation zu verursachen.

Die Verwendung von Benzodiazepinen als Hypnotika und Sedativa wird weiter unten in diesem Kapitel behandelt (siehe auch Symposium, 1990b; Teboul und Chouinard, 1991; Vogel, 1992; Dement, 1992; Walsh und Engelhardt, 1992; Maczaj, 1993). Die Anwendung von Benzodiazepinen in der Therapie von Angstzuständen und als Antikonvulsivum wird in den Kapiteln 18 und 20 abgehandelt. Die Rolle als prä-anästhetische Medikation und zur Anästhesie sind in den Kapiteln 13 und 14 beschrieben worden. Der Einsatz von Benzodiazepinen als Muskelrelaxanzien ist in Kapitel 22 beschrieben.

Zolpidem *Zolpidem* ist ein Nicht-Benzodiazepin-Sedativum und -Hypnotikum, welches in den Vereinigten Staaten 1993 zugelassen wurde, nachdem es fünf Jahre lang in Europa eingesetzt worden war. Es entspricht der Gruppe der Imidazolpyridine und hat die nachfolgende chemische Struktur:

ZOLPIDEM

Obwohl die Wirkungen von Zolpidem im allgemeinen denen der Benzodiazepine ähnlich sind, hat es im Tierversuch nur eine schwache antikonvulsive Wirkung und seine stark sedierende Wirkung scheint die angstlösenden Effekte in verschiedenen Tiermodellen der Angst zu verdecken (siehe Langtry und Benfield 1990). Obwohl eine Zolpidem-Dauermedikation bei Nagetieren weder zur Toleranz gegenüber der sedierenden Wirkung führt noch Zeichen eines Entzugs nach Therapieabbruch und Flumazenil-Injektion auftraten, existieren Anhaltspunkte dafür, daß eine Toleranzentwicklung und physische Abhängigkeit bei einer Dauermedikation mit Zolpidem bei Pavianen auftritt (Griffiths et al., 1992).

Anders als die Benzodiazepine hat Zolpidem nur einen geringen Einfluß auf das Schlafmuster bei Normalprobanden.

Tabelle 17.3 Verbindungen, Verabreichung und therapeutische Einsatzmöglichkeiten von Benzodiazepinen

VERBINDUNG	APPLIKATION*	ANWENDUNGSBEISPIELE**	KOMMENTARE	$t_{1/2}$, Stunden[‡]	NORMALE SEDIEREND-HYPNOTISCHE DOSIERUNG, mg[v]
Alprazolam	oral	Angsterkrankungen, Agoraphobie	Entzugssymptome können besonders schwer sein	12±2	–
Chlordiazepoxid	oral, i.m., i.v.	Angsterkrankungen, Behandlung des Alkoholentzugs, anästhesiologische Prämedikation	Lang wirkend und selbstausschleichend infolge aktiver Metabolite	10±3,4	50-100, 1-2mal tgl.
Clonazepam	oral	Krampfleiden, begleitende Behandlung bei der akuten Manie und bestimmten Bewegungserkrankungen	Toleranzentwicklung auf antikonvulsive Eigenschaften	2,3±5	–
Clorazepat	oral	Angsterkrankungen, Krampfleiden	Prodrug; Aktivität nach Bildung von Norazepam während Resorption	2±0,9	3,75-20, 2-4mal tgl.[§]
Diazepam	oral, i.m., i.v.	Angsterkrankungen, Status epilepticus, Skelettmuskelrelaxierung, anästhesiologische Prämedikation	Benzodiazepin-Prototyp	43±13	5-10, 3-4mal tgl.[§]
Estazolam	oral	Insomnie	Enthält Triazolring; unerwünschte Wirkungen können Triazolam ähneln.	10-24	1-2
Flurazepam	oral	Insomnie	Aktive Metabolite akkumulieren bei dauerhafter Verwendung.	74±24	15-30
Halazepam	oral	Angsterkrankungen	Aktivität entsteht überwiegend durch metabolische Umwandlung in Nordazepam	14	–
Lorazepam	oral, i.m., i.v.	Angsterkrankungen, prä-anästhetische Medikation	Wird nur durch Konjugation metabolisiert.	14±5	2-4
Midazolam	i.m., i.v.	prä-anästhetische und intraoperative Medikation	Am schnellsten inaktiviertes Benzodiazepin, das für anästhetische Medikation verwendet wird.	1,9±0,6	–[¶]
Oxazepam	oral	Angsterkrankungen	Wird nur durch Konjugation metabolisiert.	8±2,4	15-30, 3-4mal tgl.[§]
Quazepam	oral	Insomnie	Aktive Metabolite akkumulieren bei dauerhafter Anwendung.	39	7,5-15
Temazepam	oral	Insomnie	Wird nur durch Konjugation metabolisiert.	11±6	7,5-30
Triazolam	oral	Insomnie	Am schnellsten inaktiviertes Benzodiazepin bei der Insomniebehandlung; kann störende tageszeitliche Nebenwirkungen haben.	2,9±1	0,125-0,25

* i.m.: intramuskuläre Injektion; i.v.: intravenöse Gabe.
** Die therapeutischen Einsatzgebiete werden beispielhaft aufgeführt, um zu betonen, daß die meisten Benzodiazepine untereinander austauschbar eingesetzt werden können. Im allgemeinen beziehen sich die therapeutischen Einsatzgebiete eines bestimmten Benzodiazepins auf seine Halbwertszeit und können unter Umständen die Indikationen, für die es vertrieben wird, nicht einhalten. Dieser Sachverhalt wird ausführlicher im Text behandelt.
[‡] Die Halbwertszeit der aktiven Metabolite kann sich unterscheiden. Siehe Anhang II für weitere Informationen.
[v] Für zusätzliche Dosierungsinformationen siehe Kapitel 14 (Anästhesie), Kapitel 18 (Angsterkrankungen) und Kapitel 20 (Krampfleiden).
[§] Als sedierend-hypnotische Substanz nur für die Behandlung des Alkoholentzugs zugelassen; die Dosierungen wären bei nicht-toleranten Patienten kleiner.
[¶] Die empfohlenen Dosierungen variieren erheblich in Abhängigkeit des spezifischen Einsatzes, des Zustands des Patienten und der gleichzeitigen Gabe anderer Substanzen.

Diese Substanz ist genauso effektiv wie die Benzodiazepine zur Schlafinduktion und zur Verlängerung der Gesamtschlafdauer bei Patienten mit Insomnie. Nach dem Absetzen von Zolpidem halten die schlaffördernden Wirkungen bis zu einer Woche an (Hermann et al., 1993). Es wurde berichtet, daß eine leichte Rebound-Insomnie in der ersten Nacht auftritt (anonym, 1993). Eine Toleranzentwicklung und physische Abhängigkeit wurden nur sehr selten unter ungewöhnlichen Umständen beobachtet (Cavallaro et al., 1993; Morselli 1993). In der Tat konnte in einer Studie gezeigt werden, daß die durch Zolpidem induzierte Verbesserung von Schlafzeiten bei Patienten mit chronischer Insomnie nach Absetzen der Medikation bis zu sechs Monate nach Therapie ohne die Zeichen eines Entzugs oder Rebounds weiter bestand (Kummer et al., 1993). Trotzdem ist zum jetzigen Zeitpunkt Zolpidem nur für eine Kurzzeitbehandlung der Insomnie zugelassen, auch wenn günstige Therapieeffekte bei einer Dauermedikation offenbar vorliegen. Im therapeutischen Dosisbereich (10 - 20 mg, 5 - 10 mg bei älteren Patienten) führt eine Zolpidem-Nachwirkung gelegentlich zu einer tageszeitlichen Sedierung oder zu einer Amnesie. Andere Nebenwirkungen (z. B. gastrointestinale Beschwerden, Schwindel) kommen selten vor. Wie Benzodiazepine führen große Überdosierungen von Zolpidem nicht zu einer schweren respiratorischen Depression. Es sei denn, andere Substanzen (z. B. Alkohol) werden zusätzlich genommen. Hypnotische Dosierungen verstärken die Hypoxie und Hyperkapnie bei Patienten mit einer obstruktiven Schlafapnoe.

Zolpidem wird schnell aus dem gastrointestinalen Trakt resorbiert und der Metabolismus bei der ersten Leberpassage ergibt eine orale Bioverfügbarkeit von 70%. Dieser Wert ist jedoch dann niedriger, wenn die Substanz zusammen mit Nahrung eingenommen wird, da dadurch die Resorption herabgesetzt wird und der hepatische Blutfluß zunimmt. Zolpidem wird nahezu komplett durch Konversion in inaktive Stoffwechselprodukte in der Leber eliminiert. Dies geschieht hauptsächlich durch Oxidation von Ethylgruppen der Phenyl- und Imidazolringe zu ihren entsprechenden Carboxylsäuren. Die Halbwertszeit im Plasma beträgt bei Menschen mit normalem hepatischen Blutfluß und normaler Leberfunktion ungefähr zwei Stunden. Dieser Wert kann sich bei Patienten mit einer Leberzirrhose verdoppeln und neigt dazu, bei älteren Patienten zuzunehmen. Eine Dosisanpassung in beiden Fällen ist häufig notwendig. Obwohl nur wenig oder gar kein unverändertes Zolpidem im Urin gefunden wird, ist die Elimination dieser Substanz langsamer bei Patienten mit einer chronischen renalen Insuffizienz, was im großen Maße auf eine Zunahme seines Verteilungsvolumens zurückgeführt werden kann.

Die Eigenschaften und therapeutischen Einsatzmöglichkeiten von Zolpidem wurden von Langtry und Benfield (1990) und von Hoehns und Perry (1993) in einer Übersichtsarbeit dargestellt.

Flumazenil *Flumazenil* ist ein Imidazolbenzodiazepin, das sich wie ein spezifischer Benzodiazepin-Antagonist verhält. Es war die erste Substanz, die in klinischen Versuchsanordnungen intensiv getestet und im Jahre 1991 für den klinischen Gebrauch freigegeben wurde. Wie bereits oben erwähnt, bindet Flumazenil mit einer hohen Affinität an Bindungsstellen, wo es kompetitiv die Bindung und allosterischen Effekte der Benzodiazepine und anderer Liganden antagonisiert. Sowohl die elektrophysiologischen- als auch die Auswirkungen auf das Verhalten von Agonisten oder inversen Antagonisten der Benzodiazepinreihe oder der β-Carboline werden antagonisiert. Im Tiermodell waren die intrinsischen pharmakologischen Wirkungen von Flumazenil gering. Wirkungen, die denen inverser Agonisten ähnelten, wurden bisweilen bei niedriger Dosierung entdeckt, während sich hingegen leichte benzodiazepinartige Eigenschaften bei hoher Dosierung ergaben. Anhaltspunkte für eine intrinsische Aktivität beim Menschen sind mit Ausnahme des mittelgradigen antikonvulsiven Effektes bei hohen Dosierungen noch unsicher. Man kann sich jedoch nicht auf die antikonvulsiven Eigenschaften beim therapeutischen Einsatz verlassen, da Flumazenil unter gewissen Bedingungen Krämpfe induzieren kann (siehe unten).

Flumazenil gibt es nur in einer Zubereitung für die intravenöse Gabe. Obwohl es schnell nach oraler Gabe resorbiert wird, erreicht nur 25% des Medikaments infolge eines hohen First-pass-Lebermetabolismus die systemische Zirkulation. Wirksame orale Dosierungen können Kopfschmerzen und Schwindel verursachen. Nach intravenöser Gabe wird Flumazenil nahezu vollständig durch den Lebermetabolismus in inaktive Produkte mit einer Halbwertszeit von ca. einer Stunde überführt. Die Dauer der klinischen Wirkung ist somit kurz und hält nur ca. 30 - 60 Minuten an.

Die Hauptindikation für den Einsatz von Flumazenil besteht in der Behandlung einer vermuteten Benzodiazipinüberdosierung und der Umkehrung sedierender Wirkungen, die durch Benzodiazepine während einer Allgemeinanästhesie oder diagnostischen und/oder therapeutischen Maßnahmen verursacht wurden. Ein mögliches Einsatzgebiet für Flumazenil in der Behandlung der portalen systemischen Enzephalopathie bei Leberversagen wird derzeit untersucht (siehe Gyr und Meyer 1991).

Die Gabe kleiner Injektionen wird einer einzigen Bolusgabe vorgezogen. Eine Gesamtdosis von 1 mg Flumazenil, die innerhalb von ein bis drei Minuten gegeben wird, reicht für gewöhnlich aus, die therapeutischen Wirkungen von Benzodiazepinen zu antagonisieren. Patienten, bei denen eine Benzodiazepinüberdosierung vermutet wird, sollten daher ausreichend auf eine Gesamtdosis von 1 - 5 mg in zwei bis zehn Minuten ansprechen. Beim Ausbleiben einer Reaktion auf 5 mg Flumazenil sollten andere Ursachen für die Sedierung erwogen werden. Ein zusätzlicher Flumazenil-Behandlungszyklus kann innerhalb von 20 - 30 Minuten notwendig werden, wenn eine erneute Sedierung auftritt. Flumazenil ist unwirksam bei Überdosierungen anderer Substanzen (Barbiturate oder trizyklische Antidepressiva), über unterschiedliche oder verspätete Wirkungen wurde bei komatösen Patienten mit einer Alkoholintoxikation berichtet. Flumazenil kann unter solchen Bedingungen Krampfanfälle verursachen. Das Krampfanfallrisiko ist bei Patienten mit einer trizyklischen Antidepressiva-Vergiftung ganz besonders hoch (Spivey, 1992). Krampfanfälle oder andere Entzugssymptome können bei Patienten ausgelöst werden, die eine Benzodiazepin-Dauermedikation einnehmen und bei denen sich eine Toleranzentwicklung und/oder eine Abhängigkeit entwickelt hat. Die Eigenschaften und therapeutischen Einsatzmöglichkeiten von Flumazenil wurden von Brogden und Goa (1988, 1991) und Warren und Hofmann (1993) zusammengefaßt.

BARBITURATE

Die Barbiturate sind schon viele Jahre als sedierend-hypnotisch wirkende Substanzen sehr beliebt. Sie sind jedoch, von ein paar besonderen Anwendungen abgesehen, zwischenzeitlich im großen Maße durch die sicheren Benzodiazepine ersetzt worden. Eine weit umfassendere Beschreibung der Barbiturate finden Sie in der *5. Ausgabe* dieses Lehrbuches.

Chemie Barbitursäure ist 2,4,6-Trioxohexahydropyrimidin. Diese Verbindung hat keine zentralhemmende Wirkung, die Anfügung einer Alkyl- oder Arylgruppe an die Position 5 führt zu sedierend-hypnotischen und anderen Eigenschaften. Die allgemeine Strukturformel der Barbiturate sowie anderer, ausgewählter Substanzen sind in Tabelle 17.4 darstellt.

Die Carbonylgruppe in der Position 2 führt zu einer Säurewirkung infolge der Laktam-Laktim-(keto-enol)-Tautomerisierung, die durch die Stellung zwischen zwei elektronegativen Amidosubstanzen begünstigt wird. Die Laktimform wird in alkalischer Lösung begünstigt, und es entstehen die Salze. Wenn am C2 der Sauerstoff durch Schwefel ersetzt wird, werden die Barbiturate bisweilen als Thiobarbiturate bezeichnet. Diese Verbindungen sind besser fettlöslich als ihre entsprechenden Oxybarbiturate. Im allgemeinen erniedrigen Strukturveränderungen, die zu einer Erhöhung der Fettlöslichkeit führen, die Wirkdauer, sie verzögern die Latenz bis zum Wirkungseintritt, beschleunigen den metabolischen Abbau und verstärken die hypnotischen Wirkungen.

Pharmakologische Eigenschaften

Die Barbiturate hemmen reversibel die Aktivität aller erregbaren Gewebe. Das ZNS ist besonders empfindlich, sogar dann, wenn Barbiturate in anästhetischer Konzentration gegeben werden, sind die direkten Wirkungen auf peripher erregbare Gewebe schwach. Es treten jedoch schwerwiegende Störungen des kardiovaskulären Systems und anderer peripherer Funktionen bei der akuten Barbituratintoxikation auf.

Zentrales Nervensystem Die Barbiturate können die gesamte Spannbreite der ZNS-Hemmung einleiten. Dabei kann sowohl eine milde Sedierung als auch eine Allgemeinnarkose erreicht werden. Der Einsatz der Barbiturate in der Allgemeinnarkose wird im Kapitel 14 behandelt. Bestimmte Barbiturate und insbesondere diejenigen, die einen 5-Phenyl-Substituenten (Phenobarbital, Mephobarbital) tragen, haben eine selektiv krampfhemmende Wirkung (siehe Kapitel 20). Die angstlösenden Eigenschaften der Barbiturate sind denen der Benzodiazepine nicht gleichwertig, insbesondere in bezug auf das Ausmaß ihrer sedierenden Wirkungen. Die Barbiturate können eine euphorisierende Wirkung haben.

Außer in bezug auf die antikonvulsiven Eigenschaften von Phenobarbital und verwandten Substanzen sind Barbiturate nur wenig selektiv, und sie haben eine geringe therapeutische Breite. Es ist daher nicht möglich, einen gewünschten Effekt herbeizuführen, ohne dabei eine ZNS-Hemmung zu verursachen. Schmerzwahrnehmung und Schmerzreaktionen sind relativ unbeeinflußt, solange das Bewußtsein erhalten bleibt. In niedriger Dosierung erhöhen die Barbiturate die Reaktion auf Schmerzreize. Somit kann nicht davon ausgegangen werden, daß sie Sedierung oder Schlaf bei moderaten Schmerzzuständen herbeiführen können. Bei manchen Individuen oder unter gewissen Umständen, wie z. B. bei Schmerzen, führen Barbiturate anstatt zu einer Sedierung zum Erregungszustand. Die Tatsache, daß solche paradoxe Erregungen auch bei anderen ZNS-Hemmern vorkommen, legt die Vermutung nahe, daß es sich hierbei um eine Hemmung inhibitorischer Zentren handelt.

Auswirkungen auf Schlafphasen Hypnotische Barbituratdosierungen erhöhen die Gesamtschlafzeit und verändern dosisabhängig die Schlafstadien. Ähnlich wie die Benzodiazepine erniedrigen Barbiturate die Schlaflatenz, die Anzahl der Aufwachphasen, die Dauer der REM-Phasen und der *slow-wave* Schlafphasen. Während wiederholter nächtlicher Anwendung kommt es zur Toleranzentwicklung innerhalb einiger Tage und die Wirkungen auf die Gesamtschlafdauer können nach zweiwöchiger Einnahme bis zu 50% verringert sein. Ein Absetzen führt zu einer Rebound-Vermehrung aller oben genannter Parameter, die durch Barbiturate erniedrigt oder verringert wurden. Die Barbiturat-Auswirkungen auf den Schlaf wurden von Kay et al., (1976) und von Mendelson et al., (1977) zusammengefaßt.

Toleranz Es kann zu einer Barbiturat-Toleranzentwicklung sowohl in pharmakodynamischer (funktioneller) als auch pharmakokinetischer Hinsicht kommen. Der erstgenannte Effekt trägt mehr zum Verlust der Wirkung bei als der letztgenannte. Wenn eine Dauermedikation langsam erhöht wird, entwickelt sich in Abhängigkeit des Dosierungsschemas eine pharmakodynamische Toleranz über Wochen und Monate. Die pharmakokinetische Toleranz erreicht ihr Maximum bereits innerhalb von Tagen (max. eine Woche). Die Toleranz in bezug auf die Stimmung, die Dämpfung und die Hypnose tritt schneller ein und ist deutlicher ausgeprägt als die gegenüber der antikonvulsiven und tödlichen Wirkung. Somit nimmt bei zunehmender Toleranz die geringe therapeutische Breite ab. Pharmakodynamische Barbiturattoleranz führt zu einer allgemeinen Toleranz gegenüber anderen ZNS-Hemmern, inklusive Äthanol.

Abusus und Abhängigkeit Wie bei anderen ZNS-Hemmern führt ein Barbituratabusus bei manchen Patienten zur Abhängigkeit. Dieser Sachverhalt wird in Kapitel 24 behandelt.

Angriffsstellen und Wirkmechanismen am ZNS Barbiturate wirken im gesamten ZNS. Nicht-anästhetische Dosierungen unterdrücken vorzugsweise polysynaptische Reizantworten. Die Bahnung wird erschwert, und die Hemmung wird verstärkt. Die Angriffsstelle der Hemmung liegt entweder postsynaptisch, wie z. B. bei kortikalen und zerebellären Pyramidenzellen und im Nucleus cuneatus, der Substantia nigra, den thalamischen Verschaltungsneuronen, oder präsynaptisch wie z. B. im Rückenmark. Eine Verstärkung der Inhibition findet überwiegend an den Synapsen statt, wo die Neurotransmission von GABA and GABA$_A$-Rezeptoren gesteuert wird.

Die Barbiturate haben mehrere spezielle Wirkungen auf die exzitatorische und inhibitorische synaptische Übertragung. Pentobarbital potenziert z. B. die durch GABA hervorgerufenen Erhöhungen der Chloridleitfähigkeit und hemmt spannungsaktivierte Ca^{2+}-Ströme in ähnlichen Konzentrationen (unter 10 µmol) in isolierten Hippocampus-Neuronen. Bei einer Dosierung über 100 µmol kommt es zur Vergrößerung der Chloridleitfähigkeit in der Abwesenheit von GABA (ffrench-Mullen et al., 1993). Hinsichtlich dieser Wirkungsweise ist Phenobarbital weniger wirksam und effizient, (+)-Pentobarbital hat diesbezüglich nur eine schwache Wirkung. Somit können die selektiveren antikonvulsiven Eigenschaften von Phenobarbital und sein größerer therapeutischer Index dadurch erklärt werden, daß es weniger tiefgreifend neuronale Funktionen hemmt als die anästhetischen Barbiturate.

Wie bereits oben im Kapitel aufgeführt, unterscheiden sich die Wirkungen der Barbiturate am GABA$_A$-Rezeptor erheblich von GABA oder Benzodiazepinen. Die Gründe dafür sind: (1) Obwohl Barbiturate auch die Bindung von GABA an GABA$_A$-Rezeptoren chloridabhängig und picrotoxinempfindlich verstärken, fördern sie eher die Bindung von Benzodiazepinen als daß sie sie verdrängen. (2) Barbiturate vergrößern GABA-induzierte Chlorideströme dadurch, daß sie die Zeiträume, in denen es zur wiederholten Kanalöffnung kommt, verlängern; im Gegensatz dazu vergrößern Benzodiazepine die Frequenz dieser Entladungen. (3) Nur α- und β- (nicht γ-) Untereinheiten sind für die Barbituratwirkung notwendig. (4) Barbituratinduzierte Erhöhungen der Chloridleitfähigkeit bleiben durch den Verlust von Tyrosin- und Threoninresten der β-Untereinheit unbeeinflußt; diese Gruppen steuern die durch Agonisten ausgelöste GABA$_A$-Rezeptorsensitivität (Armin und Weiß, 1993).

Subanästhetische Barbituratkonzentrationen können die durch Glutamat induzierte Depolarisation verringern (siehe Kapitel 12, Mcdonald und McLean, 1982). Nur die AMPA-Untereinheiten des Glutamatrezepors, die empfindlich auf Kainat oder Quisqualat sind, scheinen betroffen zu sein (Marszalec und Narahaschi, 1993). Rekombinante AMPA-Rezeptoren werden auch durch Barbiturate gehemmt. In höheren, anästhetischen Konzentrationen hemmt Pentobarbital die hochfrequenten, wiederholten Entladungen von Neuronen offensichtlich infolge einer Inhibition der Funktion spannungsabhängiger, tetrodotoxinempfindlicher Natriumkanäle. Dabei sind jedoch beide Stereoisomere gleich effektiv (Frenkel et al., 1990). In noch höherer Konzentration werden spannungsabhängige Kaliumleitfähigkeiten verringert.

Zusammengenommen können die Tatsachen, daß Barbiturate inhibitorische $GABA_A$-Rezeptoren aktivieren und exzitatorische AMPA-Rezeptoren dämpfen, die ZNS-hemmenden Wirkungen erklären. Die Wirkmechanismen der Barbiturate wurden von McDonald und McLean, (1986), Olson (1987), sowie Saunders und Hoh (1990) zusammengefaßt.

Periphere neuronale Strukturen Barbiturate hemmen selektiv die Übertragung in autonomen Ganglien und reduzieren die nikotinische Erregung durch Cholinester. Dieser Effekt kann zumindest teilweise den Blutdruckabfall bei intravenöser Oxybarbituratgabe oder bei einer Barbituratvergiftung erklären. Während einer Barbituratnarkose sind in den neuromuskulären Verbindungen der Sklettmuskulatur die hemmenden Wirkungen sowohl von Tubocurarin als auch von Decamethonium verstärkt. Dieser Wirkmechanismus wird wahrscheinlich durch die Eigenschaft der Barbiturate, in hypnotischer oder anästhetischer Konzentration den Durchfluß von Strömen durch nikotinische cholinerge Rezeptoren hemmen zu können, verursacht. Wahrscheinlich sind dabei verschiedenartige Wirkmechanismen im Spiel; für eine Stereoselektivität gibt es nur wenige Hinweise (Roth et al., 1989).

Atmung Barbiturate hemmen sowohl den Atemantrieb als auch die Zentren, die für ein rhythmisches Atemmuster zuständig sind. Der neurogene Antrieb wird durch hypnotische Dosen verringert, jedoch ist das Ausmaß nicht ausgeprägter als im natürlichen Schlaf. Der neurogene Antrieb wird jedoch bei einer Dosierung, die dreimal größer ist als diejenige, die zum Schlaf führt, eliminiert. Eine solche Dosierung hemmt auch den hypoxischen Antrieb und in geringerem Ausmaß den Antrieb über Chemorezeptoren. Bei weiterer Dosiserhöhung fällt der kraftvolle hypoxische Antrieb ebenfalls aus. Jedoch ist der Abstand zwischen einer leichten chirurgischen Narkose und einer gefährlichen Atemdepression groß genug, um den Einsatz von ultrakurz wirkenden Barbituraten als Narkosemittel unter geeigneten Vorsichtsmaßnahmen zuzulassen.

Barbiturate hemmen Schutzreflexe nur geringgradig. Dies ändert sich jedoch dann, wenn eine Vergiftung zur schweren Atemdepression führt. Husten, Niesen, Schluckauf und Laryngospasmus können bei der Verwendung von Barbituraten als intravenöses Anästhetikum auftreten. In der Tat stellt der Laryngospasmus eine der Hauptkomplikationen bei der Barbituratanästhesie dar.

Kardiovaskuläres System Wenn Barbiturate oral in sedierender oder hypnotischer Dosierung gegeben werden, haben sie keine offensichtlichen kardiovaskulären Wirkungen mit Ausnahme eines geringgradigen Blutdruckabfalls und eines Herzfrequenzabfalls, wie es auch beim normalen Schlaf vorkommt. Für gewöhnlich sind die Wirkungen einer Thiopentalnarkose auf das kardiovaskuläre System gutartig, wenn man sie mit denen flüchtiger Anästhetika vergleicht. Es tritt entweder keine Veränderung oder ein Abfall des mittleren arteriellen Blutdrucks auf. Offenbar ist ein Abfall des Auswurfvolumens für gewöhnlich ausreichend, um einen Anstieg des gesamten peripheren Widerstandes auszulösen. Dabei kommt es manchmal zu einem Anstieg der Schlagfrequenz. Kardiovaskuläre Reflexe werden durch eine partielle Hemmung ganglionischer Übertragung gestört. Dies wird am besten bei Patienten mit einer Stauungsinsuffizienz oder im hypovolämischen Schock deutlich. Ihre Schutzreflexe sind bereits in vollem Gange, wobei Barbiturate einen ausgeprägten Blutdruckabfall verursachen können. Weil Barbiturate reflexbedingte kardiovaskuläre Abgleichmechanismen im Rahmen einer Inflation der Lunge hemmen können, sollte eine *positiv-pressure-Beatmung* vorsichtig und nur dann eingesetzt werden, um Patienten in Narkose oder bei einer Barbituratvergiftung dauerhaft ausreichend beatmen zu können.

Weitere kardiovaskuläre Veränderungen, die beobachtet werden, wenn Thiopental und andere intravenöse Thiobarbiturate nach einer konventiellen prä-anästhetischen Medikation gegeben werden, sind eine Abnahme des renalen Plasmaflusses und eine Senkung des zerebralen Blutflusses verbunden mit einer Liquordrucksenkung. Obwohl kardiale Arrythmien nur unregelmäßig auftreten, kann eine intravenöse Barbituratnarkose das Auftreten ventrikulärer Arrythmien erhöhen, insbesondere dann, wenn Adrenalin und Halothan zugegen sind. Anästhetische Barbituratkonzentration haben direkte elektrophysiologische Wirkungen auf das Herz. Zusätzlich zur Natriumkanal hemmenden Wirkung inhibieren sie die Funktion mindestens zweier weiterer Kaliumkanalarten (Nattel et al., 1990; Pancrazio et al., 1993). Eine direkte Hemmung der kardialen Kontraktilität tritt jedoch nur bei einer Dosierung auf, die die Narkosewirkung um ein Vielfaches überschreitet. Dies trägt wahrscheinlich zur kardiovaskulären Hemmung im Rahmen der akuten Barbituratvergiftung bei.

Gastrointestinaltrakt Die Oxibarbiturate neigen dazu, den Tonus der gastrointestinalen Muskulatur und die Amplituden ihrer rhythmischen Kontraktionen zu verringern. Die Wirkmechanismen dafür liegen dosisabhängig zum Teil in der Peripherie und zum anderen Teil zentral. Eine hypnotische Dosierung verändert die Magenentleerungszeit bei Normalprobanden nicht signifikant. Die Linderung einer Vielzahl gastrointestinaler Symptomen durch sedierende Dosierungen ist wahrscheinlich größtenteils durch eine zentral hemmende Wirkung bedingt.

Leber Die am besten bekannten Barbituratwirkungen in der Leber sind die auf das mikrosomale medikamenten- und drogenmetabolisierende System (siehe Kapitel 1). Zunächst verbinden sich die Barbiturate mit verschiedenen Cytochrom-P450-Molekülen und stören kompetitiv die Biotransformation sowohl einiger anderer Substanzen als auch die endogener Substrate wie z. B. Steroide. Andere Substrate können reziprok die Barbituratbiotransformation hemmen. Diese Wechselwirkung kann auch dann entstehen, wenn andere Substanzen und Barbiturate durch verschiedene mikrosomale Enzymsysteme oxidiert werden.

Die dauerhafte Barbituratgabe führt zu einer nennenswerten Erhöhung des Protein- und Fettgehalts im glatten endoplasmatischen Retikulum der Leber und zu einer erhöhten Aktivität der Glukoronyltransferase und anderer Oxidasen, die Cytochrom-P450 enthalten. Die induzierende Wirkung auf diese Enzyme führt zu einem erhöhten Metabolismus einer Reihe von Medikamenten, Drogen und endogener Substanzen, Steroidhormonen, Cholesterin, Gallensalzen sowie den Vitaminen K und D. Es kommt zu einer Erhöhung des Barbituratmetabolismus, der teilweise zur Toleranzentwicklung bei Barbituraten beiträgt. Viele Sedativa-Hypnotika, zahlreiche Anästhetika und Äthanol werden durch die Induktion mikrosomaler Enzyme metabolisiert, und es kann zu einer gewissen Kreuztoleranz auf dieser Ebene kommen. Nicht alle mikrosomalen Biotransformationen von Medikamenten, Drogen und endogenen Substraten sind im gleichen Maße betroffen, aber eine einfache Faustregel besteht darin, daß sich beim Menschen bei einer maximalen Induktion der Umsatz verdoppelt. Diese Umsatzsteigerung ist nicht alleine auf die mikrosomalen Enzyme begrenzt. Man findet sie ebenfalls z. B. bei der δ-Aminoalevolinsäuresynthetase, einem mitochondrialem Enzym, sowie bei der Alkoholdehydrogenase, einem zytoplasmatischen Enzym. Die Auswirkung der Barbiturate auf die δ-Aminoalevolinsäuresynthetase (ALA) kann zu gefährlichen Verschlechterungen des Krankheitszustandes bei Patienten mit einer intermittierenden Porphyrie führen.

Niere Schwere Oligurie oder Anurie können bei einer akuten Barbituratvergiftung auftreten. Letztendlich sind sie auf die erhebliche Hypotonie zurückzuführen.

Resorption, Metabolismus und Exkretion Für eine sedierend-hypnotische Anwendung werden die Barbiturate gewöhnlich oral verabreicht (siehe Tabelle 17.4). Solche Dosierungen werden schnell und wahrscheinlich vollständig resorbiert. Ihre Natriumsalze werden noch schneller resorbiert als die entsprechenden freien Säure, insbesondere dann, wenn sie als Flüssigkeiten verabreicht werden. Der Wirkungseintritt beträgt zwischen 10 und 60 Minuten in Abhängigkeit der Substanz und der Zubereitung, er ist dann verzögert, wenn sich Nahrung im Magen befindet. Falls erforderlich, sollten intramuskuläre Injektionen von Lösungen des Natriumsalzes tief intramuskulär gegeben werden, um Schmerzen und eine mögliche Nekrosebildung, die bei der Gabe an oberflächlicher Stelle auftreten können, zu verhindern. Für manche Substanzen gibt es eine spezielle Zubereitung für die rektale Gabe. Die intravenöse Applikation bleibt gewöhnlich der Therapie des Status epilepticus (Phenobarbitalnatrium) oder der Induktion und/oder Durchführung einer Allgemeinanästhesie (z. B. Thiopental, Methohexital) vorbehalten.

Barbiturate verteilen sich schnell und überqueren die Plazentaschranke. Die gut fettlöslichen Barbiturate, ganz besonders diejenigen, die zur Anästhesie benutzt werden, werden nach intravenöser Gabe umverteilt. Ihre Aufnahme in weniger vaskularisierte Gewebe, insbesondere Muskel- und Fettgewebe, führt zu einer raschen Abnahme der Barbituratkonzentration in Plasma und im Gehirn. Bei Thiopental und Methohexital führt diese Wirkung dazu, daß Patienten nach einer Gabe einer anästhetischen Dosis innerhalb von 5 - 15 Minuten wieder erwachen.

Mit Ausnahme des weniger fettlöslichen Aprobarbitals und des Phenobarbitals werden Barbiturate nahezu vollständig in der Leber metabolisiert und/oder konjugiert. Es kommt nicht zu einer renalen Ausscheidung. Die Oxidation des Radikals in der Position 5 stellt die wichtigste Biotransformation zur Beendigung ihrer biologischen Aktivität dar. Die Oxidation führt zur Bildung von Alkoholen, Ketonen, Phenolen oder Carboxylgruppen, die im Urin als ebensolche oder als Glukuronsäurekonjugate auftreten. Manchmal stellt die N-Glykosilierung einen wichtigen metabolischen Stoffwechselweg dar. Darüber hinaus beinhaltet die Biotransformation eine N-Hydroxilierung, eine Abspaltung des Schwefels bei Thiobarbituraten zu Oxibarbituraten, eine Öffnung des Barbitursäurerings und eine N-Dealkylierung von N-Alkylbarbituraten, so daß aktive Metabolite z. B. (Mephobarbital zu Phenobarbital) gebildet werden. 25% des Phenobarbitals und nahezu das gesamte Aprobarbital werden unverändert mit dem Urin ausgeschieden. Ihre renale Ausscheidung kann durch Osmodiuretika und/oder Alkalisierung des Urins erheblich vergrößert werden.

Die metabolische Eliminierung von Barbituraten geschieht bei jungen Menschen wesentlich schneller als bei älteren Menschen und Kindern. Die Halbwertszeiten sind während der Schwangerschaft erhöht, letzteres insbesondere durch das vergrößerte Verteilungsvolumen. Chronische Lebererkrankungen, besonders eine Leberzirrhose, erhöhen die Halbwertszeit der biotransformierbaren Barbiturate. Wiederholte Gaben, insbesondere von Phenobarbital, verkürzen die Halbwertszeit jener Barbiturate, die durch eine Induktion mikrosomaler Enzyme metabolisiert werden. Die Biotransformationen und Pharmakokinetik der Barbiturate wurde von Freudenthal und Carrol (1973) und von Breimer (1977) zusammengefaßt.

Die in Tabelle 17.4 aufgeführten Halbwertszeiten zeigen, daß keines der Barbiturate, die in den Vereinigten Staaten als Schlafmittel verwendet werden, eine Eliminationshalbwertszeit zu haben scheinen, die kurz genug ist, um eine nahezu komplette Elimination in 24 Stunden zu erreichen. Jedoch wird das Verhältnis zwischen Wirkungsbeginn und Eliminationshalbwertszeit zum Teil dadurch verkompliziert, daß Enantiomere optisch aktiver Barbiturate sich sowohl hinsichtlich der biologischen Eigenschaften als auch hinsichtlich der Biotransformationsrate unterscheiden. Letzendlich kommt es bei all diesen Barbituraten nach wiederholter Gabe zu einer Akkumulation, wenn keine Dosierungsanpassung stattfindet. Darüber hinaus fördern hohe Plasmaspiegel während des Tages eine Gewöhnung und den Mißbrauch.

Unerwünschte Nebenwirkungen *Spätwirkungen*
Eine Benommenheit kann nur einige Stunden nach einer hypnotischen Barbituratdosis andauern, eine weiter anhaltende ZNS-Hemmung kann am nächsten Tag manchmal vorhanden sein. Auch wenn keine Anhaltspunkte für eine Rest- oder weiter anhaltende Hemmung bestehen, können Störungen der Stimmung, Wirklichkeitserkennung und feinmotorischer Fähigkeiten vorliegen. Es konnte z. B. gezeigt werden, daß 200 mg Secobarbital die Leistungsfähigkeit bei Flug- oder Fahruntersuchungen für 10 - 22 Stunden herabsetzt. Restsymptome können in Form von Schwindel, Übelkeit, Erbrechen, Diarrhoe und manchmal auch als Erregungszustand auftreten. Nach Anwendung kann es zu leichten Vergiftungserscheinungen und zu einer leicht euphorischen und energetischen Stimmung kommen. Später kann es nach Belastungen und Herausforderungen bei begrenzter Leistungsfähigkeit zu Gereiztheit und Wutausbrüchen kommen.

Paradoxe Erregung Bei manchen Menschen können Barbiturate wiederholt eher Erregungszustände als Depression hervorrufen. Dabei kann es unter Umständen zu vergiftungsähnlichen Zustandsbildern kommen. Diese Form der Idiosynkrasie kommt häufig bei geriatrischen und behinderten Patienten vor und tritt am häufigsten bei der Gabe von Phenobarbital und N-Methylbarbituraten auf.

Schmerz Barbiturate werden häufig für umschriebene oder diffuse myalgische, neuralgische oder arthritische Schmerzzustände verschrieben. Oftmals bleibt der erwünschte Therapieeffekt auf diese Symptome aus, dies trifft ganz besonders für psychoneurotische Patienten mit Insomnie zu. Barbiturate können zu Ruhelosigkeit, zu Erregungszuständen und sogar zum Delirium führen, wenn sie bei Schmerzzuständen gegeben werden.

Überempfindlichkeit Allergische Reaktionen treten gehäuft bei Personen auf, die zu Asthma, Urtikaria, Quincke-Ödem und ähnlichen Erkrankungen neigen. Überempfindlichkeiten dieser Art zeigen sich häufig als umschriebene Schwellungen insbesondere im Bereich der Augenlider, Wangen und Lippen sowie als Erythem. Selten kommt es zu einer unter Umständen tödlichen exfoliativen Dermatitis durch Phenobarbital. Die Hauterscheinungen können auch zusammen mit Fieber, Delirium und ausgeprägten degenerativen Veränderungen der Leber und anderer parenchymatöser Organe auftreten.

Wechselwirkungen Barbiturate können in Verbindung mit anderen ZNS-Hemmern zu einer schweren Gesamthemmung führen, wobei Äthanol am häufigsten im Spiel ist. Auch Wechselwirkungen mit Antihistaminika sind häufig. Isoniazid, Methylphenidat und Monoaminooxidasehemmer steigern ZNS-hemmende Wirkungen ebenfalls.

Barbiturate hemmen kompetitiv die Verstoffwechselung anderer Substanzen und Medikamente. Die meisten Wechselwirkungen werden jedoch durch die Induktion hepatischer, mikrosomaler Enzyme und die schnellere Ausscheidung vieler Medikamente und endogener Substanzen hervorgerufen. Der Vitamin-D- und Vitamin-K-Metabolismus wird beschleunigt, was zum einen die Knochenmineralisation stören und die Kalziumresorption von Patienten unter Phenobarbitalmedikation erniedrigen kann sowie zum anderen für die Gerinnungsstörungen bei Neugeborenen, deren Mütter Phenobarbital genommen haben, verantwortlich gemacht werden kann. Eine hepatische Enzyminduktion steigert den Metabolismus endogener Steroidhormone, was zu endokrinen Störungen führen kann. Es stört ebenso den Metabolismus oraler Kontrazeptiva, was zur ungewollten Schwangerschaft führen kann. Barbiturate induzieren die Bildung toxischer Metaboliten aus Chlorkohlenstoffanästhetika und Kohlenstofftetrachloriden in der Leber und unterhalten somit die Lipidperoxidation, was die durch oben genannte Substanzen induzierten periportalen Nekrosen der Leber begünstigen kann.

Andere unerwünschte Nebenwirkungen Da Barbiturate die Porphyrinsynthese steigern, sind sie bei Patienten mit einer akuten intermittierenden Porphyrie oder einer Porphyria variegata absolut kontraindiziert. In hypnotischen Dosierungen sind die Wirkungen der Barbiturate auf das Atemzentrum gering. Es kann jedoch bei einer pulmonalen Insuffizienz zu einer schweren respiratorischen Hemmung kommen, darum sind diese Substanzen kontraindiziert. Eine schnelle intravenöse Barbituratinjektion kann ein Herz-Kreislauf-Versagen noch vor einer Anästhesie verursachen, so daß die ZNS-Warnsignale der Narkosetiefe keine Warnung für eine drohende Vergiftung darstellen. Der Blutdruck kann auf Schockmaß fallen. Sogar langsame intravenöse Barbituratgaben verursachen häufig eine Apnoe und gelegentlich einen Laryngospasmus, Husten und andere unerwünschte respiratorische Wirkungen.

Barbituratvergiftung

Barbituratvergiftungen kommen in den letzten Jahren seltener vor, was auf den geringer werdenden Einsatz dieser Substanzen als Sedativa und Hypnotika zurückzuführen ist. Nichtsdestotrotz stellt die Barbituratvergiftung ein wichtiges klinisches Problem dar; nur in ein paar Prozent der Fälle verläuft sie tödlich. Die meisten dieser Fälle sind vorsetzliche Suizidversuche, obwohl es einige Fälle versehentlicher Vergiftungen bei Kindern oder Drogenabhängigen gibt. Die letale Barbituratdosis hängt von verschiedenen Faktoren ab, eine schwere Vergiftung wird aber dann wahrscheinlich, wenn die zehnfache hypnotische Dosierung auf einmal eingenommen wird. Im Beisein von Alkohol oder anderen, hemmenden Substanzen kann diese Schwelle erniedrigt sein.

Bei einer schweren Intoxikation ist der Patient komatös, eine Atemhemmung tritt frühzeitig auf. Das Atemmuster ist entweder niederfrequent oder schnell und flach. Eine nur oberflächliche Beobachtung der Atmung kann hinsichtlich des tatsächlichen Atemvolumens, des Ausmaßes der respiratorischen Azidose und der zerebralen Hypoxie irreführend sein. Aufgrund der Medikamentenwirkung und der Hypoxie medullärer, vasomotorischer Zentren fällt schließlich der Blutdruck ab. Die Hemmung der kardialer Kontraktilität und sympathischer Ganglien trägt dazu bei. Pulmonale Komplikationen (Atelektasen, Ödem und Bronchopneumonie) sowie ein Nierenversagen sind die Hauptbestandteile der tödlichen Komplikationen einer schweren Barbituratvergiftung.

Die optimale Behandlung einer akuten Barbituratvergiftung basiert auf allgemein unterstützenden Maßnahmen. Eine Hämodialyse oder Hämoperfusion ist nur selten erforderlich. Der Einsatz von ZNS-Stimulanzien erhöht die Mortalitätsrate. Der unten aufgeführte Behandlungsplan kann in weitgehend bei einer Vergiftung durch jedwede ZNS-Hemmer eingesetzt werden.

Die Durchgängigkeit der Luftwege, ausreichende Beatmung und eine Pneumonieprophylaxe sollten dauerhaft gewährleistet sein. Sauerstoff sollte gegeben werden. Nach entsprechenden Vorsichtsmaßnahmen zur Verhinderung einer Aspiration sollte eine Magenspülung innerhalb der ersten 24 Stunden erwogen werden, da die Barbiturate die gastrointestinale Motilität verringern. Nach der Magenspülung kann die Gabe von Aktivkohle und eines Abführmittels wie Sorbit die Halbwertszeit der weniger fettlöslichen Substanzen wie z. B. Phenobarbital verringern. Bei ausreichender renaler und kardialer Funktion sowie ausreichender Bewässerung kann eine erhöhte Diurese und eine Alkalisierung des Urins die Ausscheidung von Aprobarbital und Phenobarbital beschleunigen. Eine vorbeugende bzw. aktive Atelektasenbehandlung sollte eingeleitet werden. Eine künstliche Beatmung sollte bei entsprechender Indikation stattfinden.

Bei einer schweren akuten Barbituratvergiftung stellt das Kreislaufversagen eine Hauptgefahr dar. Oft wird der Patient bereits mit einer schweren Hypotonie oder im Schock in das Krankenhaus eingeliefert, dabei besteht häufig auch eine schwere Dehydratation. Eine Hypovolämie muß korrigiert werden, zur Blutdrucktherapie kann bei Bedarf Dopamin verwendet werden. Ein akutes Nierenversagen im Rahmen eines Schocks und einer Hypoxie ist für ein Sechstel der Todesfälle ursächlich. Im Falle eines Nierenversagens sollte eine Hämodialyse eingeleitet werden. Die Behandlung der Barbituratvergiftung wurden von Garry und Tresznesky (1983) zusammengefaßt.

Tabelle 17.4 Strukturformeln und wichtige pharmakologische Eigenschaften ausgewählter Barbiturate

ALLGEMEINE STRUKTURFORMEL:

$$\begin{array}{c} R_3 \\ | \\ N-C_2 \\ \parallel \\ (oder\ S=)^* \ O=C_2^3 \quad C_5^5 \\ | \quad \quad \diagdown \\ N-C \\ | \quad \parallel \\ H \quad O \end{array} \begin{array}{c} R_{5a} \\ R_{5b} \end{array}$$

VERBINDUNG	R_3	R_{5a}	R_{5b}	APPLIKATION[†]	HALB-WERTSZEIT, STUNDEN	THERAPEUTISCHE EINSATZMÖGLICHKEITEN	KOMMENTARE
Amobarbital	–H	–C_2H_5	–$CH_2CH_2CH(CH_3)_2$	oral, i. m., i. v.	10–40	Insomnie, präoperative Sedierung, notfallmäßige Behandlung von Krampfanfällen	Nur das Natriumsalz wird zur parenteralen Gabe verwendet.
Aprobarbital	–H	–$CH_2CH=CH_2$	–$CH(CH_3)_2$	oral	14–34	Insomnie	Wird überwiegend unverändert mit dem Urin ausgeschieden; die Alkalisierung des Urin erhöht die Ausscheidung erheblich.
Butabarbital	–H	–C_2H_5	–$CH(CH_3)CH_2CH_3$	oral	35–50	Insomnie, präoperative Sedierung	Die Wiederverteilung verkürzt die Wirkdauer einer einmaligen Dosis auf 8 Stunden.
Butalbital	–H	–$CH_2CH=CH_2$	$CH_2CH(CH_3)_2$	oral	35–88	wird in Verbindung mit analgetischen Substanzen vertrieben	Die therapeutische Wirksamkeit ist fraglich. Andere Barbiturate können die Reaktion auf Schmerzreize verstärken.
Mephobarbital	–CH_3	–C_2H_5	(phenyl)	oral	10–70	Krampfleiden, tageszeitliche Sedierung	Antikonvulsivum der 2. Wahl
Methohexital	–CH_3	–$CH_2CH=CH_2$	–$CH(CH_3)C\equiv CCH_2CH_3$	i. v.	3–5[‡]	Induktion und/oder Erhalt der Anästhesie	Nur das Natriumsalz ist verfügbar; einmalige Injektionen führen zu 5–7 minütigen Anästhesie[a].

(Fortsetzung)

Tabelle 17.4 Strukturformeln und wichtige pharmakologische Eigenschaften ausgewählter Barbiturate *(Fortsetzung)*

ALLGEMEINE STRUKTURFORMEL:

$$\begin{array}{c} R_3 \\ | \\ N-C \\ \parallel \\ (\text{oder } S=)^* \ O=C \quad C \\ | \\ N-C \\ | \\ H \quad \parallel \\ O \end{array} \begin{array}{c} O \\ \parallel \\ R_{5a} \\ R_{5b} \end{array}$$

VERBINDUNG	R_3	R_{5a}	R_{5b}	APPLIKATION†	HALB-WERTSZEIT, STUNDEN	THERAPEUTISCHE EINSATZMÖGLICHKEITEN	KOMMENTARE
Pentobarbital	–H	–C$_2$H$_5$	–CH(CH$_3$)CH$_2$CH$_2$CH$_3$	oral, i. m., i. v., rektal	15–50	Insomnie, präoperative Sedierung, notfallmäßige Krampfbehandlung	Nur das Natriumsalz wird für parenterale Gabe verwendet.
Phenobarbital	–H	–C$_2$H$_5$	–C$_6$H$_5$ (Phenyl)	oral, i. m., i. v.	80–120	Krampfleiden, Status epilepticus, tageszeitliche Sedierung	Antikonvulsivum der ersten Wahl; nur das Natriumsalz wird für die parenterale Gabe verwendet; bis zu 25% werden unverändert mit dem Urin ausgeschieden.
Secobarbital	–H	–CH$_2$CH=CH$_2$	–CH(CH$_3$)CH$_2$CH$_2$CH$_3$	oral, i. m., i. v. rektal	15–40	Insomnie, präoperative Sedierung, notfallmäßige Krampfbehandlung	Nur das Natriumsalz ist verfügbar.
Thiopental	–H	–C$_2$H$_5$	–CH(CH$_3$)CH$_2$CH$_2$CH$_3$	i. v., rektal	8–10‡	Induktion und/oder Erhalt der Anästhesie, präoperative Sedierung, notfallmäßige Krampfbehandlung	Nur das Natriumsalz ist verfügbar; einmalige Injektionen führen zur kurzdauernden Anästhesie‡.

* O außer beim Thiopental, wo es durch S ersetzt wird.
** i. m.: intramuskuläre Injektion; i. v.: intravenöse Gabe.
‡ Dieser Wert repräsentiert die terminale Halbwertszeit bei Lebermetabolismus; die Wiederverteilung nach parenteraler Gabe führt zu Wirkungen, die nur einige Minuten andauern.

Therapeutische Einsatzmöglichkeiten

Der Einsatz von Barbituraten als sedierend-hypnotische Substanzen hat enorm abgenommen. Ursächlich dafür sind: (1) ein Mangel an Spezifität zentralnervöser Wirkungen, (2) eine geringere therapeutische Breite als Benzodiazepine, (3) häufigere Toleranzentwicklung als bei Benzodiazepinen, (4) ein höheres Mißbrauchspotential und (5) die beträchtliche Anzahl von Wechselwirkungen mit anderen Substanzen. Die Haupteinsatzgebiete der einzelnen Barbiturate sind in Tabelle 17.4 aufgeführt. Wie bei Benzodiazepinen basiert die Auswahl eines Barbiturates für eine bestimmte therapeutische Indikation hauptsächlich auf pharmakokinetischen Erwägungen.

ZNS-Einsatzgebiete Obwohl die Barbiturate weitgehend von den Benzodiazepinen und anderen Substanzen beim Einsatz zur tageszeitlichen Sedierung ersetzt worden sind, gibt es Phenobarbital und Butabarbital noch als Sedativa in einer Vielzahl von Kombinationen mit fraglicher Wirksamkeit zur Behandlung funktioneller gastrointestinaler Störungen und Asthma. Es gibt sie noch in analgetischen Kombinationspräparaten, vermutlich mit kontraproduktivem Effekt. Barbiturate, insbesondere Butabarbital und Phenobarbital, werden manchmal dazu benutzt, unerwünschte ZNS-stimulierende Wirkungen verschiedener Substanzen wie z. B. Ephedrin, Dextroamphetamin und Theophyllin zu antagonisieren, obwohl ein besserer Weg darin bestünde, die Dosis anzupassen oder die Medikation auf alternative Präparate umzustellen. Phenobarbital ist weit verbreitet und wahrscheinlich das einzig wirksame Medikament für die Behandlung des Entzugs von Hypnosedativa (Martin et al., 1979).

Barbiturate werden nach wie vor in der Notfallbehandlung von Krampfanfällen verwendet, z. B. bei Tetanus, Eklampsie, Status epilepticus, intrazerebralen Blutungen und bei Vergiftungen mit krampffördernden Substanzen; die Benzodiazepine sind jedoch dafür wirksamer. Phenobarbital wird hauptsächlich wegen seiner antikonvulsiven Wirksamkeit benutzt. Nach der Gabe können jedoch 15 Minuten oder mehr verstreichen, bevor es seine Spitzenkonzentration im Gehirn erreicht. Die ultrakurz oder kurz wirkenden Barbiturate haben ein niedriges Verhältnis hinsichtlich ihrer antikonvulsiv-hypnotischen Wirkung, und diese Substanzen oder Inhalationsanästhetika werden nur dann benutzt, wenn zur Therapie anderweitig nicht kontrollierbarer Krampfanfälle eine Allgemeinnarkose erforderlich ist. Diazepam wird gewöhnlich in der notfallmäßigen Behandlung von Krämpfen benutzt. Der Gebrauch von Barbituraten für die symptomatische Therapie der Epilepsie wird in Kapitel 20 behandelt.

Ultrakurz wirkende Substanzen wie Thiopental oder Methohexital werden auch weiterhin als intravenöse Anästhetika benutzt (Kapitel 14). Bei Kindern benutzt man bisweilen Methohexidal rektal zur Anästhesieinduktion oder zur Beruhigung bei bildgebenden Untersuchungen (Manuli und Davis 1993). Kurz und ultrakurz wirkende Barbiturate werden gelegentlich unterstützend mit anderen Substanzen in der geburtshilflichen Anästhesie eingesetzt. Zahlreiche Studien konnten nicht zeigen, daß es zu einer Atemdepression bei termingerecht geborenen Kindern kommt, bei Frühgeburten besteht dieses Risiko eindeutig. Da die Wirkung auf den Fetus und das Neugeborene schwierig einzuschätzen ist, erscheint es sinnvoll, Barbiturate in der Geburtshilfe zu vermeiden.

Barbiturate werden als Diagnostika und therapienunterstützend in der Psychatrie angewendet, der Einsatz wird bisweilen auch als *Narkoanalyse* und *Narkotherapie* bezeichnet. In geringer Konzentration wird es in der Neurochirurgie direkt in die Arteria carotis injiziert, um die dominante Sprachhemisphäre zu identifizieren. Kürzlich wurde dieses Verfahren ausgeweitet, um eine weitergehende neuropsychologische Testung von Patienten vornehmen zu können, die unter einer medikamentös therapierefraktären Epilepsie leiden und Kandidaten für die Epilepsiechirurgie sind (siehe Smith und Riskin, 1991).

Anästhetische Barbituratdosierungen reduzieren das Hirnödem nach neurochirurgischen Eingriffen, Schädelhirnverletzungen oder zerebralen Ischämien und können die Infarktgröße verringern sowie die Überlebenswahrscheinlichkeit erhöhen. Allgemeinanästhetika schützen davor nicht. Ein solcher Einsatzbereich birgt jedoch große Risiken und der endgültige Nutzen wurde in Frage gestellt (siehe Shapiro 1985; Smith und Riskin, 1991).

Hepatisch metabolische Anwendungsbereiche Da die Konzentration der hepatischen Glukuronyltransferase und des bilirubinbindenden Y-Proteins durch Barbiturate erhöht werden, wurde Phenobarbital erfolgreich bei der Behandlung der Hyperbilirubinämie und des Kernikterus des Neugeborenen eingesetzt. Das nicht hemmend wirkende Barbiturat Phetharbital (N-Phenylbarbital) wirkt genauso gut. Phenobarbital kann den hepatischen Bilirubintransport bei Patienten mit einem hämolytischen Ikterus verbessern.

VERSCHIEDENE SEDIEREND-HYPNOTISCH WIRKENDE SUBSTANZEN

Im Laufe der Jahre wurden viele unterschiedliche Substanzen wegen ihrer sedierend-hypnotischer Eigenschaften verwendet. Sieben davon werden in den Vereinigten Staaten vermarktet: Paraldehyd (vor den Barbituraten auf den Markt gekommen), Chloralhydrat, Ethchlorvynol, Glutethiemid, Methyprylon, Ethinamat, und Meprobamat (kurz vor den Benzodiazepinen eingeführt). Außer Meprobamat ähneln die pharmakologischen Eigenschaften dieser Substanzen den Barbituraten: Sie haben ZNS-hemmende Eigenschaften und führen zur Hypnose bei geringer oder gar keiner Analgesie. Ihre Wirkungen auf die Schlafstadien ähneln denen der Barbiturate. Sie haben einen begrenzten therapeutischen Index und eine akute Vergiftung mit diesen Substanzen, die zur respiratorischen Hemmung und zur Hypotonie führt, wird ähnlich wie eine Barbituratvergiftung behandelt. Ihre dauerhafte Einnahme kann zur Toleranzentwicklung und physischen Abhängigkeit führen, letzlich kann die Symptomatik bei einer dauerhaften Einnahme sehr schwerwiegend und lebensbedrohlich sein. Die Eigenschaften von Meprobamat haben mit denen der Benzodiazepine einiges gemeinsam, obwohl Meprobamat ein höheres Mißbrauchspotential und weniger selektive angstlösende Wirkungen hat. Der klinische Einsatz dieser Substanzen hat zurecht deutlich nachgelassen. Nichtsdestotrotz sind einige von ihnen bei gewissen Situationen hilfreich, insbesondere bei hospitalisierten Patienten.

Die chemischen Strukturen und wichtigsten pharmakologischen Eigenschaften der oben genannten Substanzen sind in Tabelle 17.5 aufgeführt.

Paraldehyd Paraldehyd ist ein Acetaldehydpolymer. Es kann jedoch am ehesten als ein ringförmiger Polyether angesehen werden. Es hat einen starken aromatischen Geruch und einen unangenehmen Geschmack. Bei oraler Gabe wirkt es reizend auf den Hals und den Magen. Es wird nicht parenteral gegeben, da es gewebsschädigend ist. Bei rektaler Anwendung als Retentionseinlauf wird die Substanz mit Olivenöl verdünnt.

Nach oraler Gabe wird Paraldehyd schnell absorbiert und verteilt; der Schlaf setzt 10 -15 Minuten nach einer hypnotischen Dosis ein. 70 - 80% einer Dosis werden in der Leber verstoffwechselt, wahrscheinlich durch Depolymerisation zu Acetaldehyd und weiterer Oxidation zu Acetsäure, die letztlich in CO_2 und Wasser umgewandelt wird. Die restlichen 20 - 30% werden exhaliert und ergeben den starken charakteristischen Atemgeruch. Häufig beobachtete Folgeerscheinungen einer Paraldehydvergiftung sind Azidose, eine hämorrhagische Gastritis sowie verfettende Leber- und Nierenveränderungen mit einer toxischen Hepatitis und einer Nephrose.

Klinisch beschränkt sich der Paraldehydeinsatz weitgehend auf hospitalisierte Patienten und die Behandlung von Abstinenzphänomenen, insbesondere Delirium tremens und andere psychiatrische Erkrankungen mit Erregungszuständen. Individuen, die eine Paraldehydabhängigkeit entwickelt haben, können während einer Alkoholismusbehandlung mit Paraldehyd in Kontakt gekommen sein und es danach überraschenderweise trotz seines unangenehmen Geschmacks und Geruchs dem Alkohol vorgezogen haben.

Chloralhydrat Chloralhydrat wird dadurch gebildet, daß ein Wassermolekül an die Carbonylgruppe des Chlorals (2,2,2-Triachloroacetaldehyd) angefügt wird. Über seine hypnotische Anwendung hinaus wird es weiterhin zur Sedierung bei Kindern eingesetzt, die unangenehme diagnostische Untersuchungen, zahnärztliche Behandlungen sowie andere, möglicherweise unangenehme Behandlungen auf sich nehmen müssen.

Chloralhydrat wird schnell in die stoffwechselaktive Form, Trichloroäthanol (CCl_3CH_2OH) überwiegend durch die Alkoholdehydrogenase in der Leber überführt. Es kommt zu keinem wesentlichen Chloralhydratplasmaspiegel nach oraler Gabe. Daher werden seine pharmakologischen Eigenschaften durch das Trichloroäthanol verursacht. In der Tat kann letztgenanntes eine barbituratähnliche Wirkung auf $GABA_A$-Rezeptorkanäle *in vitro* verursachen. (Lovinger et al., 1993). Trichloroäthanol wird hauptsächlich mit Glukuronsäure konjugiert und das daraus resultierende Produkt (Urochoralsäure) wird überwiegend in den Urin ausgeschieden. Die Pharmakokinetiken von Chloralhydrat und Trichloroäthanol wurden durch Breimer (1977) zusammengefaßt.

Chloralhydrat reizt die Haut und die Schleimhäute. Diese reizenden Wirkungen verursachen einen unangenehmen Geschmack, ein epigastrisches Völlegefühl, Übelkeit und gelegentlich Erbrechen. All diese Nebenwirkungen treten häufiger dann auf, wenn die Substanz unzureichend verdünnt oder auf leeren Magen eingenommen wird. Unerwünschte ZNS-Wirkungen sind Schwindelgefühl, Malaise, Ataxie und Alpträume. Ein „Katergefühl" kann ebenso auftreten, obwohl es seltener auftritt als bei den meisten Barbituraten und einigen Benzodiazepinen. Manche Patienten leiden unter Nebenwirkungen des Chloralhydrats und können dabei desorientierte, zusammenhanglose und paranoidartige Verhaltensmuster zeigen. Eine akute Chloralhydratvergiftung kann einen Ikterus verursachen. Eine dauerhafte Chloralhydratmedikation kann zu einer plötzlichen akuten tödlichen Intoxikation führen. Diese Situation kann entweder durch eine Überdosis oder durch Versagen von Entgiftungsmechanismen infolge einer Leberschädigung auftreten; ein Nierenparenchymschaden kann hinzukommen. Ein schneller Entzug bei an Chloralhydrat gewöhnte Patienten kann Delirium und Krampfanfälle verursachen. Die Mortalität ohne Behandlung ist dabei hoch.

Ethchlorvynol Zusätzlich zu seinen, den Barbituraten verwandten pharmakologischen Eigenschaften wirkt Ethchlorvynol antikonvulsiv und muskelrelaxierend. Nach oraler Gabe wird Ethchlorvynol schnell resorbiert und überall verteilt. Eine 2-Kompartimentenkinetik tritt auf: Die Verteilungshalbwertszeit beträgt zwischen einer und drei Stunden und die Eliminationshalbwertszeit von 10 - 20 Stunden. Die Wirkdauer ist entsprechend kurz, und es kann zum frühmorgendlichen Erwachen nach einer Gabe zur Schlafenszeit kommen. Ungefähr 90% dieser Substanz werden letzendlich in der Leber abgebaut.

Die wichtigsten Nebenwirkungen von Ethchlorvynol sind ein pfefferminzartiger Nachgeschmack, Schwindel, Übelkeit, Erbrechen, Hypotonie und eine Gesichtstaubheit. Ein leichtes „Katergefühl" kommt relativ häufig vor. Mitunter kommt es zu einer tiefen Hypnose, Muskelschwäche und einer Synkope, die jedoch nichts mit einer ausgeprägten Hypotonie zu tun hat. Weitere patientenspezifische Wirkungen umfassen alle Übergangsformen von einer milden Stimulation bis zum Erregungszustand und zur Hysterie. Überempfindlichkeitsreaktionen sind Urtikaria, eine seltene, aber manchmal tödliche Thrombozytopenie sowie gelegentlich ein cholestatischer Ikterus. Akute Vergiftungserscheinungen ähneln denen von Barbituraten, mit Ausnahme einer schwereren Atemdepression und einer relativen Bradykardie. Ethchlorvynol kann den hepatischen Metabolismus anderer Substanzen wie z. B. den von oralen Antikoakulanzien beschleunigen und ist bei Patienten mit einer intermittierenden Porphyrie kontraindiziert.

Glutethimid Glutethimid ist ein Piperidinderivat, welches in seiner Struktur dem Methyprolon ähnelt. Glutethimid wird unregelmäßig im gastrointestinalen Trakt resorbiert. Über 95% der Substanz wird in der Leber metabolisiert. Aktive Stoffwechselprodukte, dabei besonders bemerkenswert das 4-Hydroxyglutethimid, können sich nach wiederholter Gabe und im Rahmen einer Intoxikation ansammeln.

Über die pharmakologischen Eigenschaften, die denen der Barbiturate ähneln, hinaus wirkt Glutethimid ganz besonders anticholinerg. In therapeutischer Dosierung sind giftige Nebenwirkungen selten und beinhalten ein „Katergefühl", Erregungszustände, Verschwommensehen, Magenbeschwerden, Kopfschmerzen und seltener Hautrötungen, auch eine exfoliative Dermatitis kann auftreten. Darüber hinaus kann es zur Thrombozytopenie, aplastischer Anämie und Leukopenie kommen. Die Symptome einer akuten Vergiftung ähneln denen einer akuten Barbituratvergiftung mit gelegentlich etwas geringer ausgeprägter respiratorischer Hemmung. Darüber hinaus verursacht die antimuskarinische Wirkung eine Xerostomie, einen Ileus, eine Blasenatonie, eine langdauernde Mydriasis und eine Hyperpyrexie, die noch Stunden, nachdem ein Patient das Bewußtsein wiedererlangt hat, andauern kann. Symptome, die einem Abstinenzsyndrom (Angstgefühl, Tachykardie, Fieber, tonische Muskelspastiken und generalisierte Krampfanfälle) ähneln, können gelegentlich bei Patienten mit Glutethimid-Dauermedikation in mittlerer Dosierung auftreten. Da das Glutethimid hepatische mikrosomale Enzyme induziert, kann letzteres teilweise durch einen beschleunigten Abbau der Substanz verursacht werden.

Methyprylon Methyprylon ist ein Piperidinderivat. Es wird nahezu vollständig durch den Lebermetabolismus abgebaut. Es

Tabelle 17.5 Strukturformeln und wichtige pharmakologische Eigenschaften zahlreicher sedierend-hypnotisch wirkender Substanzen

VERBINDUNG	STRUKTURFORMEL	APPLIKATION	HALB-WERTSZEIT, STUNDEN	KOMMENTARE
Paraldehyd	(Struktur: Trimer aus Acetaldehyd, 1,3,5-Trioxan mit drei CH$_3$-Gruppen)	oral, rektal	4-10	Behandlung des Delirium tremens bei hospitalisierten Patienten; wird über hepatischen Metabolismus (75%) und Exhalation (25%) eliminiert, Toxizität besteht aus Azidose, Hepatitis und Nephrose.
Chloralhydrat	$CCl_3CH(OH)_2$	oral, rektal	5-10*	Wird schnell durch die hepatische Alkohol-Dehydrogenase zu Trichloroäthanol umgewandelt, welches hauptsächlich für die Chloralhydratwirkungen verantwortlich ist; eine dauerhafte Einnahme kann einen Leberschaden verursachen; schwere Entzugssyndrome.
Ethchlorvynol	$CH_3CH_2-\underset{\underset{OH}{\|}}{C}(-C{\equiv}CH)-CH{=}CHCl$	oral	10-20†	Die Wiederverteilung verkürzt die Wirkdauer einer einmaligen Dosis auf 4-5 Stunden, was zum frühzeitigen morgendlichen Erwachen führen kann; idiosynkratische Wirkungen sind deutliche Erregungszustände, besonders bei Schmerzen.
Glutethimid	(Struktur: Piperidin-2,6-dion mit Phenyl- und Ethylsubstituent an Position 3)	oral	7-15	Besitzt besondere mmuskarinisch-cholinerge Blockadewirkungen und kann hepatische mikrosomale Enzyme induzieren; der Lebermetabolismus führt zu einigen aktiven Derivaten, besonders 4-Hydroxyglutethimid.
Methyprylon	(Struktur: Piperidin-2,4-dion mit CH$_3$ an Position 5 und zwei C$_2$H$_5$ an Position 3)	oral	3-6	Trotz relativ kurzer Halbwertszeit können die Wirkungen bis zu 8 Stunden andauern; verstärkt die Aktivität vieler hepatischer Enzymsysteme.
Ethinamat	(Struktur: Cyclohexan mit C≡CH und O-C(=O)NH$_2$ Gruppe)	oral	2-3	kurz wirkendes Hypnotikum; fragliche Wirkung
Meprobamat	$H_2N-\overset{O}{\overset{\|}{C}}-OCH_2-\underset{\underset{CH_3}{\|}}{\overset{\overset{C_3H_7}{\|}}{C}}-CH_2O-\overset{O}{\overset{\|}{C}}-NH_2$	oral	6-17	Nur für die Behandlung von Angsterkrankungen zugelassen, jedoch weit verbreitet zur nächtlichen Sedierung im Einsatz; eine Überdosierung kann eine schwere Hypotonie, Atmungshemmung und Tod verursachen.

* Wert bezieht sich auf die Eliminierung von Trichloroäthanol, auf das sich die Wirkungen zurückführen lassen.
† Dieser Wert zeigt die terminale Halbwertszeit beim Lebermetabolismus an; eine Wiederverteilung verkürzt die Wirkdauer auf weniger als 5 Stunden.

kommt zur renalen Ausscheidung sowohl des freien als auch des konjugierten Metabolits. Methyprylon stimuliert hepatische mikrosomale Enzymsysteme und die δ-ALA-Synthetase. Es sollte bei Patienten mit einer intermittierenden Porphyrie vermieden werden.

Unerwünschte Nebenwirkungen des Methyprylons treten selten auf, sie bestehen aus Katergefühl, Übelkeit, Erbrechen, Diarrhoe, Ösophagitis und Kopfschmerzen. Ein idiosynkratischer Erregungszustand kann gelegentlich auftreten. Hypotonie, Schock und Lungenödem deuten eher auf eine akute Methyprylonintoxikation hin als die Atemdepression. Das Koma kann fünf Tage lang andauern. Methyprylon ist sehr gut wasserlöslich, letzteres erleichtert seine Dialyse.

Ethinamat Ethinamat ist ein Urethanderivat. Es hat eine schnelle und kurze Wirkdauer, obwohl die Wirksamkeit der empfohlenen Dosierung zweifelhaft ist. Ethinamat wird mindestens teilweise durch die Leber ausgeschieden. Vorher kommt es zu einer Hydroxilierung des Cyclohexylrings, das Endprodukt ist konjugiert und wird als Glukuronid ausgeschieden. Die Nebenwirkungen des Ethinamats sind Übelkeit, gelegentliches Erbrechen und selten auch Hautrötungen. Persönlichkeitsbedingte Erregungszustände können insbesondere bei Kindern vorkommen. Fieber und Thrombozytopenie kommen selten vor.

Meprobamat Meprobamat ist ein bis-Carbamatester. Es wurde 1955 als Anxiolytikum eingeführt und ist nach wie vor für nichts anderes als diese Indikation in den Vereinigten Staaten zugelassen. Es gewann jedoch auch als ein Sedativum-Hypnotikum an Beliebtheit und wird hier hauptsächlich behandelt, weil es immer noch für solche Zwecke eingesetzt wird. Die Frage, ob sich die sedierenden und anxiolytischen Eigenschaften des Meprobamats unterscheiden, bleibt ungewiß, und es fehlt bis jetzt der klinische Beweis dafür, daß Meprobamat als selektives Anxiolytikum wirksam ist.

Die pharmakologischen Eigenschaften von Meprobamat ähneln denen von Benzodiazepinen in gewisser Weise. Wie auch die Benzodiazepine setzt Meprobamat im Tierversuch unterdrücktes Verhalten frei. Die Dosierung, bei der eine solche Wirkung einsetzt, schränkt die lokomotorischen Fähigkeiten nur wenig ein und verursacht keine Anästhesie, obwohl es zu einer ausgeprägten ZNS-Hemmung führen kann. Anders als Benzodiazepine kann eine Meprobamat-Überdosierung alleine eine schwere oder tödliche respiratorische Hemmung, Hypotonie, Schock und Herzversagen verursachen. Meprobamat scheint einen milden analgetischen Effekt bei Patienten mit Schmerzzuständen bei Erkrankungen des Bewegungsapparates zu haben. Es verstärkt die analgetische Wirkung anderer Substanzen.

Meprobamat wird nach oraler Gabe gut resorbiert. Ein wichtiger Aspekt einer Intoxikation ist jedoch die Bildung von Magensteinen aus unaufgelösten Meprobamat-Tabletten, daher kann eine Endoskopie erforderlich sein, um den Magenstein mechanisch zu entfernen. Ein Großteil von Meprobamat wird in der Leber hauptsächlich zu einer Seitenketten-, Hydroxyverbindung und einem Glukuronid metabolisiert. Die Ausscheidungskinetik kann von der Dosis abhängen. Die Halbwertszeit von Meprobamat kann während einer dauerhaften Gabe verlängert sein, obwohl der Stoff eine gewisse Induktion hepatisch mikrosomaler Enzyme verursachen kann.

Die Hauptnebenwirkungen der für gewöhnlich sedierenden Dosis von Meprobamat sind Müdigkeit und Ataxie. Höhere Dosierungen führen zu ausgeprägter Störung des Lernverhaltens, der motorischen Koordinationsfähigkeit sowie der Verlängerung der Reaktionszeiten. Wie die Benzodiazepine führt auch Meprobamat zu einer verstärkten ZNS-Hemmung nach Einsatz anderer Substanzen

Der Meprobamat-Abusus hat zugenommen, obwohl die Substanz klinisch seltener eingesetzt wird. Bei Patienten mit einem Drogenabusus in der Anamnese wird Meprobamat den Benzodiazepinen vorgezogen. Nach einer Langzeitmedikation führt ein schnelles Absetzen zu einem Entzugssyndrom mit Angst, Insomnie, Tremor und häufig auch Halluzinationen. Ein generalisiertes Krampfleiden tritt in ungefähr 10% der Fälle auf. Die Intensität der Symptome hängt von der eingenommenen Dosis ab.

Andere Substanzen Etomidat wird in den Vereinigten Staaten und anderen Ländern als intravenöses Anästhetikum oft in Verbindung mit Fentanyl verwendet. Weil es keine pulmonal und vaskulär hemmenden Wirkungen hat, ist es vorteilhaft, obwohl ein negativ inotroper Effekt auf das Herz besteht. Die Pharmakologie und die Einsatzmöglichkeiten in der Anästhesie werden in Kapitel 14 beschrieben. Es wird außerhalb der Vereinigten Staaten auch als eine sedierend-hypnotische Substanz auf Intensivstationen verwendet, so z. B. im Rahmen von *intermittent positive-pressure*-Beatmungen, bei der epiduralen Anästhesie und in anderen Situationen. Da es nur intravenös gegeben wird, beschränkt sich sein Einsatz auf den Krankenhausgebrauch. Ein Myoklonus, der nach einer anästhetischen Dosis häufig auftritt, tritt nach einer sedierend-hypnotischen Dosis nicht auf.

Clomethiazol besitzt sedierende, muskelrelaxierende und antikonvulsive Eigenschaften. Es wird außerhalb der Vereinigten Staaten für die Hypnose bei älteren institutionalisierten Patienten, zur prä-anästhetischen Sedierung und besonders bei der Behandlung des Äthanolentzugs eingesetzt (siehe Symposium, 1986b). Wenn es alleine verabreicht wird, hat es nur geringe Auswirkungen auf die Atmung und besitzt einen hohen therapeutischen Index. Jedoch kommen Todesfälle durch unerwünschte Kombinationswirkungen mit Äthanol relativ häufig vor.

Nicht-verschreibungspflichtige Hypnotika Eine Experten- und Beratungskommision der US-amerikanischen Food and Drug Administration (FDA) hat empfohlen, daß außer bei einigen Antihistaminika (Doxylamin, Diphenhydramin und Pyrilamin) alle vermeintlich aktiven Ingredienzen in nicht-verschreibungspflichtigen Schlafmitteln eliminiert werden sollten. Sie sind in der Behandlung von Schlaferkrankungen nicht dauerhaft effektiv, obwohl sie bei der Behandlung von allergischen Erkrankungen häufig deutliche sedierende Nebenwirkungen besitzen. Faktoren, die auch dazu beitragen, sind eine schnelle Toleranzentwicklung, eine paradoxe Stimulation und eine derzeit inadäquate Dosierungszulassung. Diese Dosierungen führen manchmal zu einer deutlich verlängerten ZNS-Hemmung während des Tages. Die Eliminationshalbwertszeit von Doxylamin beträgt z. B. ungefähr neun Stunden, Diphenhydramin, das eine Halbwertszeit von ca. vier Stunden besitzt, kann hinsichtlich der übrigen Wirkungen einen Vorteil bieten.

THERAPIE DER INSOMNIE

Die Insomnie ist eine der Hauptbeschwerden bei Hausärzten, und die Behandlung hängt stark von der richtigen Diagnosestellung ab. Es gibt eine Reihe pharmakologischer Substanzen zur Behandlung. Das „perfekte" Hypnotikum würde einen Schlaf mit einer normalen Schlafarchitektur herbeiführen und nicht zu pharmakologisch veränderten Schlafmustern führen. Es sollte keine Restwirkung mehr am nächsten Tag zeigen und weiterhin keine Wechselwirkungen mit anderen Medikamenten haben. Es sollte dauerhaft benutzt werden können, ohne daß es eine Abhängigkeit oder eine Rebound-Insomnie nach Absetzen verursacht. Regelmäßige, maßvolle körperliche Bewegung erfüllt diese Kriterien, ist alleine jedoch häufig nicht effektiv, und Patienten mit schweren Herz-Kreislauf-Erkrankungen können solche Aktivitäten manchmal nicht ausführen. Jedoch sind auch geringere Aktivitäten oft wirksam, um den Schlaf zu fördern. Obwohl die genaue Funktion des Schlafes nicht bekannt ist, führt richtiger Schlaf zur Verbesserung der tageszeitlichen Wachheit, und Hypnotika sollten sorgsam eingesetzt werden, um eine Beeinträchtigung zu vermeiden.

Die Kontroversen bei der Therapie der Insomnie beinhalten zwei Gesichtspunkte: pharmakologische und nicht-pharmakologische Behandlung sowie die Verwendung kurz- und langwirkender Hypnotika. Benzodiazepinhypnotika wurden in den letzten zehn Jahren weniger häufig verschrieben. In Großbritannien besteht eine eher konservative Haltung beim Verschreiben von Benzodiazepinen zur Angst- oder Insomniebehandlung (Livingston 1994). Walsh und Engelhard (1992) sind jedoch der Auffassung, daß dieser Rückgang der Benzodiazipinverschreibung eher auf die in Presseberichten behandelten Nebenwirkungen zurückzuführen ist als auf wissenschaftliche Daten und folgern, daß manche Patienten nicht ausreichend mit Hypnotika behandelt werden. Vielleicht in Verbindung mit dieser Diskussion hat Yeo (1994) herausgefunden, daß die Selbsteinschätzung der Benzodiazepin-Verschreibung bei Ärzten die wirklichen Verschreibungsmuster deutlich unterschätzt. Die Nebenwirkungen einer hypnotischen Medikation sollten gegen die Folgen einer chronischen Insomnie abgeschätzt werden, letzteres führte zu einer vierfachen Erhöhung schwerer Unfälle (Balter 1992).

Zwei Aspekte der Insomnietherapie werden traditionsgemäß unterschätzt. Sie beinhalten eine Suche nach spezifischen medizinischen Ursachen und die Verwendung nicht-pharmakologischer Behandlungen. Zusätzlich zu einer ausreichenden pharmakologischen Behandlung sollte die Insomnietherapie identifizierbare Ursachen korrigieren, falsche Schlafhygiene ansprechen, die Leistungsangst des Einschlafens eliminieren, die biologische Uhr so trainieren, daß das Hauptschlafbedürfnis zum Zeitpunkt des Schlafenwollens einsetzt und die Verwendung von Alkohol und frei erhältlichen Schlafmitteln einschränken (Nino-Moreia, 1992).

Kategorien der Insomnie Die US-amerikanische National Institut of Mental Health Consensus Development Conference (1984) unterteilt die Insomnie in drei Kategorien:
1. *Vorübergehende Insomnie*, die für weniger als drei Tage besteht und gewöhnlich durch kurzen, umgebungs- oder situationsbedingten Streß verursacht wird. Diese Form kann auf eine verbesserte Schlafhygiene ansprechen. Wenn Hypnotika verschrieben werden, sollten sie nur in ihrer geringsten Dosis und für zwei bis drei Nächte verschrieben werden. Wenn jedoch Benzodiazepine unmittelbar vor wichtigen Lebensabschnitten, wie z. B. Prüfungen, genommen werden, können sie die Leistungsfähigkeit herabsetzen (James und Savage, 1984).
2. *Kurzzeitinsomnie*, die zwischen drei Tagen und drei Wochen besteht und gewöhnlich aufgrund persönlicher Streßfaktoren wie z. B. Krankheit, Trauer oder Problemen am Arbeitsplatz besteht. Hierbei ist abermals die Schlafhygieneerziehung der erste Therapieschritt. Hypnotika können begleitend in den ersten sieben bis zehn Nächten gegeben werden. Sie werden am besten mit Unterbrechungen während dieser Zeit eingesetzt; dabei läßt der Patient eine Dosis nach ein oder zwei Nächten guten Schlafs aus.
3. *Langzeitinsomnie*, die länger als drei Wochen besteht; dabei kann ein spezifischer Streßfaktor nicht immer identifiziert werden. Eine umfassende medizinische Untersuchung wird bei solchen Patienten notwendig, eine komplette Schlafstudie ist jedoch nicht immer vonnöten.

Insomnie bei den wichtigsten psychiatrischen Krankheiten Insomnie, die durch die wichtigsten psychiatrischen Erkrankungen verursacht wird, spricht häufig auf eine spezifische pharmakologische Behandlung der Grunderkrankung an. Zum Beispiel wirken bei größeren depressiven Phasen mit Insomnie Medikamente wie selektive Serotonin-Wiederaufnahmehemmer, obwohl Insomnie zu ihren Nebenwirkung gehört, gewöhnlich schlafverbessernd, da sie die Grunderkrankung behandeln. Bei Patienten, deren Depression zwar auf die Serotonin-Wiederaufnahmehemmung anspricht, die aber gleichzeitig unter einer dauerhaften Insomnie als Nebenwirkung der Medikation leiden, kann der gezielte Einsatz einer abendlichen Trazodongabe sowohl den Schlaf verbessern (Nierenberg, 1994) als auch den antidepressiven Effekt der Wiederaufnahmehemmung verstärken. Ein solcher Patient sollte jedoch engmaschig hinsichtlich Priapismus, orthostatischer Hypotension und Arrhythmien überwacht werden.

Eine adäquate Kontrolle von Angstzuständen bei Patienten mit Angsterkrankungen führt häufig zu einer Reduktion der begleitenden Insomnie. Der Sedativaeinsatz bei den Angsterkrankungen nimmt ab, weil die Wirksamkeit andere Substanzen wie z. B. β-adrenerger Blocker bei der Versagensangst und Serotonin-Wiederaufnahmehemmern bei den zwanghaften Erkrankungen und vielleicht auch bei den allgemeinen Angsterkrankungen zunehmend anerkannt wird. Die schwere Insomnie von Patienten mit einer akuten Psychose bei einer Schizophrenie oder Manie spricht gewöhnlich gut auf dopaminhemmende Substanzen an. Benzodiazepine werden dabei oft begleitend gegeben, um die Agitation zu reduzieren; ihr Einsatz führt auch zur Schlafverbesserung.

Insomnie bei anderen nicht-psychiatrischen Erkrankungen Bei der Langzeitinsomnie anderer nicht-psychiatrischer Erkrankungen kann eine ausreichende Behandlung der Grunderkrankung (z. B. Stauungsinsuffizienz, Asthma oder chronisch obstruktive Lungenerkrankung) die Insomnie beheben.

Eine ausreichende Schmerztherapie bei chronischen Schmerzzuständen und auch bei terminalen Krebsschmerzen kann nicht nur die Schmerzen, sondern auch die Insomnie behandeln und Hypnotika überflüssig machen.

Viele Patienten teilen sich ihren Schlaf ganz einfach schlecht ein. Die Beachtung der Schlafhygiene, wobei die Koffeinzufuhr reduziert, Alkohol vermieden und auf ausreichende Bewegung Wert gelegt wird sowie regelmäßige Schlaf- und Wachzeiten eingehalten werden, kann häufig eine Insomnie verbessern.

Konditionierte (erlernte) Insomnie Bei Patienten, die unter keiner ernsthaften psychiatrischen oder internistischen Erkrankung leiden und die offensichtlich der Schlafhygiene nur wenig Aufmerksamkeit schenken, sollten sich die therapeutischen Bemühungen auf diesen Mißstand konzentrieren. Diese Patienten bringen ihr Schlafzimmer eher in Verbindung mit Aktivitäten des Wachzustandes als mit dem Schlaf. Bei solchen Patienten sollte das Bett nur für Sex und Schlaf benutzt werden. Andere Aktivitäten, die mit dem Wachsein verbunden sind, auch solche ruhigen Aktivitäten wie Lesen oder Fernsehen, sollten außerhalb des Schlafzimmers verrichtet werden.

Mißempfindung der Schlafstadien Einige Patienten beklagen schlechten Schlaf, obwohl sie keine objektiven polysomnographischen Anzeichen der Insomnie haben. Sie sind schwer zu behandeln. Einige Patienten sind einfach konstitutionelle Kurzschläfer, die nicht die typischen sieben oder acht Stunden

Schlaf benötigen, um leistungsfähig zu sein. Wenn dabei Wachheit, Stimmung und Funktionsfähigkeit nicht eingeschränkt sind, ist auch keine Behandlung notwendig.

Einige Patienten mit einer Schlafapnoe verlangen Schlafmittel, weil sie sich am Morgen nicht ausgeruht fühlen. Hypnotika sind für gewöhnlich bei solchen Patienten kontraindiziert. Diese Patienten profitieren von Schlafstudien über den Zeitraum einer ganzen Nacht zum Zwecke einer angemessenen Beurteilung für Behandlungsempfehlungen.

Langzeitinsomnie Nicht-pharmakologische Behandlung ist wichtig bei allen Patienten mit einer Langzeitinsomnie. Eine solche Behandlung beinhaltet eine Erziehung über die Schlafhygiene, ausreichende körperliche Bewegung (wenn möglich), Relaxationstraining und das Heranführen an Verhaltensmodifikationen wie z. B. Schlafentzug und die *stimulus control therapy*. Bei der Schlafentzugstherapie führt der Patient Buch darüber, wieviel Zeit er im Bett verbringt und verkürzt diese Zeit dann um 30 - 60 Minuten. Dadurch entsteht ein mildes Schlafdefizit, welches beim Einschlafen hilft. Bei der *stimulus control therapy* wird der Patient angewiesen, nur dann ins Bett zu gehen, wenn er müde ist, das Schlafzimmer nur für Schlaf und Sex zu benutzen und aufzustehen und das Schlafzimmer zu verlassen, wenn er nicht innerhalb von 15 - 20 Minuten einschläft, nur dann wieder ins Bett zu gehen, wenn er müde ist, jeden Morgen zur gleichen Zeit, unabhängig von der Schlafqualität in der vorangegangenen Nacht aufzustehen und Schlaf während des Tages zu vermeiden. Die nicht-pharmakologische Insomniebehandlung ist insbesondere zur Reduktion der Einschlafzeit und beim nächtlichen Wachwerden effektiv (Morin et al., 1994).

Die Nebenwirkungen der Hypnotika können ihre Wirksamkeit bei der Insomniebehandlung einschränken. Die Gabe von Hypnotika bei der Langzeittherapie ist wegen vieler Gründe problematisch. Eine Hypnotikadauertherapie führt zu einem Wirkungsverlust und kann eine Rebound-Insomnie nach Absetzen verursachen. Fast alle Hypnotika verändern die Schlafarchitektur. Die Barbiturate reduzieren den REM-Schlaf, die Benzodiazepine verringern den *slow-wave* Nicht-REM-Schlaf und in gewissem Ausmaß auch den REM-Schlaf. Obwohl die Bedeutung dieser Erkenntnisse noch unklar ist, besteht ein Konsensus, daß der *slow-wave* Schlaf insbesondere für die körperlichen Erholungsvorgänge wichtig ist. REM-Schlaf kann bei der Verinnerlichung von Gelerntem helfen. Die Blockade des *slow-wave* Schlafstadiums durch die Benzodiazepine kann ihre nachlassende Wirkung bei langer Einnahme und ebenso die nachlassende Wirksamkeit bei der Hemmung von „Schlafterror", einer Störung mit Erwachen aus dem *slow-wave* Schlaf, erklären.

Benzodiazepine führen zu kognitiven Änderungen. Lang wirksame Substanzen können Verwirrungszustände am nächsten Tag verursachen, dabei können Stürze vermehrt auftreten; kürzer wirkende Substanzen können eine Rebound-Angst am nächsten Tag verursachen. Paradoxerweise können die akuten amnestischen Wirkungen der Benzodiazepine dafür verantwortlich sein, daß Patienten über einen erholsamen Schlaf berichten. Triazolam soll kognitive Veränderungen, die die subjektive Unterscheidung zwischen Wachsein und Schlafen stören, verursachen können. (Mendelson, 1993). Anterograde Amnesie kann bei Triazolam häufiger vorkommen. Während die leistungsunterbrechenden Wirkungen von Alkohol und Diphenhydramin nach einem kurzen Schlaf verringert sind, bestehen sie bei Triazolam weiter (Roehrs et al., 1993).

Benzodiazepine können eine Schlafapnoe verschlimmern. Einige Patienten mit Hypersomnie fühlen keine Erholung nach dem nächtlichen Schlaf und verlangen so u. U. Schlaftabletten zur Verbesserung ihrer Schlafqualität. Der Konsensus besteht darin, daß Hypnotika nicht bei Patienten mit einer Schlafapnoe eingesetzt werden sollen, insbesondere dann nicht, wenn der obstruktive Typ vorliegt, weil diese Substanzen den Muskeltonus der oberen Luftwege herabsetzen und auf diese Weise hypoxisch bedingtes Erwachen verzögern (Robinson und Zwillich, 1989).

Insomnie bei älteren Patienten Ältere Menschen, wie auch sehr junge, neigen zu einem polyphasischen Schlafmuster (verschiedene tägliche Schlafepisoden). Im Gegensatz dazu gibt es das monophasische Muster, das für jüngere Erwachsene typisch ist. Zusätzlich zum nächtlichen Schlaf kann es dabei zu einem oder mehreren Schlafphasen während des Tages kommen. Dieses Muster macht die Bemessung der adäquaten Schlafzeit schwierig. Jeder, der tagsüber schläft, hat einen reduzierten nächtlichen Schlaf, ohne daß dabei tagsüber der Wachheitsgrad, unabhängig vom Alter, verringert ist. Dieses Muster wird bei „Siesta-Kulturen" offensichtlich und ist vermutlich adaptiver Natur.

Veränderungen des pharmakokinetischen Profils der Hypnotika kommen bei älteren Menschen vor, weil das Körperwasser und die Nierenfunktion verringert und das Gesamtkörperfett vermehrt ist. Diese Faktoren führen zu einer Verlängerung der Benzodiazepinhalbwertszeiten. Eine Dosierung, die zum erholsamen Schlaf und zur adäquaten tageszeitlichen Wachheit während der ersten Anwendungswoche führt, kann in der dritten Woche zur tageszeitlichen Verwirrung und zur Amnesie führen, wenn die Dosis erhöht wird, insbesondere bei langwirkenden Hypnotika. So ist z. B. ist das Benzodiazepin Diazepam hochgradig fettlöslich und wird über die Niere ausgeschieden. Da im Alter zwischen 20 und 80 Jahren das Gesamtkörperfett zunimmt und die renale Exkretion abnimmt, kann sich die Halbwertszeit einer Substanz während dieses Zeitraumes vervierfachen. Ältere Leute mit ausgefülltem Lebensinhalt und relativ unbehinderter Wachheit während des Tages können eine Insomnie beklagen, weil sie nicht so lang schlafen wie im jüngeren Alter. Der unausgewogene Hypnotikaeinsatz kann bei solchen Menschen tagsüber kognitive Störungen verursachen und somit die Lebensqualität einschränken.

Wenn ein älterer Patient Benzodiazepine für einen längeren Zeitraum eingenommen hat, sei es wegen einer tageszeitlichen Angsterkrankung oder zum Zwecke einer nächtlichen Sedierung, kann das Therapieende einen langen, umständlichen Prozeß in Gang setzen. Es kann erforderlich sein, dem Patienten seine Medikation zu belassen und sich den tagsüber auftretenden Nebenwirkungen zuzuwenden.

Behandlung von Patienten nach Hypnotika-Langzeitbehandlung Patienten, die Hypnotika über einen Zeitraum von mehreren Monaten oder sogar Jahren eingenommen haben, stellen eine spezielle Problemgruppe dar. Wenn ein Benzodiazepin regelmäßig für länger als zwei Wochen eingenommen wurde, sollte es eher langsam ausgeschlichen als abrupt abgesetzt werden. Bei manchen Patienten, die Hypnotika mit einer kurzen Halbwertszeit einnehmen, ist es leichter, zunächst auf ein Hypnotikum mit einer langen Halbwertszeit umzustellen und es danach langsam zu reduzieren. In einer Untersuchung mit neun Patienten, bei denen das Nicht-Benzodiazepin Zopiclon abrupt gegen ein Benzodiazepin für einen Monat ausgetauscht und dann abrupt abgesetzt wurde, berichteten die Patienten über einen verbesserten Schlaf während der Zopiclonbehandlung, Entzugserscheinungen traten beim Absetzen von Zopiclon nicht auf (Shapiro et al., 1993).

Entzugssymptome können bei Medikationen mit einer langen Halbwertszeit verzögert auftreten. Konsequenterweise sollten die Patienten über die Symptome einer Entzugswirkung aufgeklärt werden.

Verschreibungsrichtlinien bei der Insomniebehandlung Hypnotika, die am Benzodiazepinrezeptor angreifen (sowohl Benzodiazepin-Hypnotika wie auch die neueren Substanzen Zolpidem und Zopiclon) werden den Barbituraten vorgezogen, da sie eine größere therapeutische Breite haben, weniger toxisch bei einer Überdosierung sind, geringere Auswirkungen auf die Schlafarchitektur haben und ein geringeres Abususpotential besitzen. Benzodiazepine mit einer kürzeren Halbwertszeit werden besonders gerne bei Patienten eingesetzt, die eine Einschlafinsomnie haben, nicht unter einer signifikanten tageszeitlichen Angsterkrankung leiden und tagsüber in allen Einsatzgebieten belastbar sein müssen. Diese Benzodiazepine sind auch für ältere Menschen geeignet, weil sie das Sturzrisiko und die Atemhemmung verringern. Jedoch müssen sowohl der Patient als auch der Arzt daran denken, daß ein frühes morgendliches Wachwerden, eine tageszeitliche Rebound-Angsterkrankung und anamnestische Phasen auftreten können. Diese unerwünschten Nebenwirkungen treten bei einer höheren Benzodiazepindosierung häufiger auf.

Benzodiazepine mit einer längeren Halbwertszeit werden bevorzugt bei Patienten mit einer signifikanten tageszeitlichen Angsterkrankung eingesetzt, die eine tageszeitliche Sedierung tolerieren können, aber durch eine tageszeitliche Rebound-Angsterkrankung eingeschränkt wären. Diese Benzodiazepine sind auch bei Patienten geeignet, die wegen größerer depressiver Phasen behandelt werden, weil die kurz wirkenden Substanzen ein frühzeitliches morgendliches Erwachen verschlechtern können. Es kann jedoch bei den länger wirkenden Benzodiazepinen eine kognitive Störung am nächsten Tag oder eine verspätete tageszeitliche kognitive Einschränkung (nach zwei bis vier Wochen Behandlung) infolge einer Akkumulation bei wiederholter Gabe auftreten.

Andere Substanzen wie Barbiturate, Glutethimid und Meprobamat sollten bei der Insomniebehandlung vermieden werden. Sie haben ein hohes Mißbrauchspotential und sind bei Überdosierung gefährlich.

Wahrscheinlich ist der Alkohol das am häufigsten genutzte Hypnotikum. Alkohol, der im folgenden behandelt wird, kann die Einschlafphase verkürzen, führt dabei aber zu einer Schlaffragmentierung und kann zur Insomniebehandlung nicht empfohlen werden. Frei verkäufliche Hypnotika, die manchmal bei der Insomniebehandlung eingesetzt werden, werden hier nicht behandelt.

ÄTHANOL

Geschichte Alkoholische Getränke wurden seit jeher eingesetzt, anfänglich als fermentierte Getränke mit relativ geringem Alkoholgehalt. Als die Araber die seinerzeit neuartige Destillationstechnik im Mittelalter nach Europa brachten, hielten die Alchemisten den Alkohol für das lang gesuchte Lebenselixier. Somit wurde der Alkohol als Heilmittel für nahezu alle Erkrankungen angesehen, was durch das Wort Whisky (Gälisch: Usquebugh, „Wasser des Lebens") angezeigt wurde. Es ist heutzutage anerkannt, daß der therapeutische Nutzen des Alkohols sehr begrenzt ist, und daß die chronische Einnahme übermäßiger Mengen ein großes soziales und medizinisches Problem darstellt.

Pharmakologische Eigenschaften

ZNS Die laienhafte Öffentlichkeit betrachtet alkoholische Getränke als stimulierend, obwohl Alkohol primär ein ZNS-Hemmer ist. Obwohl neue Erkenntnisse nahelegen, daß geringe Äthanolkonzentrationen die Funktion einiger exzitatorischer neuraler Synapsen verstärken, resultiert der vermeintlich stimulierende Effekt hauptsächlich aus einer Hemmung inhibitorischer Kontrollmechanismen des Gehirns. Die ersten Hirnfunktionen, die betroffen sind, sind diejenigen die auf Lernen und auf früherer Erfahrung beruhen; Gedächtnis, Konzentration und Wahrnehmung werden eingeschränkt und gehen verloren. Das Selbstvertrauen nimmt zu, die Persönlichkeit weitet sich aus und wird ausschweifend, eine beschwingte, unkontrollierte Stimmung und Gefühlsausbrüche treten auf. Diese psychischen Veränderungen werden von sensorischen und motorischen Störungen begleitet. Bei zunehmender Intoxikation tritt eine allgemeine Einschränkung der Sinnesfunktionen auf und ein Zustand ähnlich einer Allgemeinnarkose tritt schließlich ein. Es besteht jedoch nur eine geringe Spanne zwischen der voll wirksamen chirurgischen anästhetischen Dosierung und einer Atemdepression.

Folgen der chronisch exzessiven Einnahme Chronisch exzessiver Alkoholkonsum führt direkt zu schweren neurologischen und psychischen Krankheitszuständen (Hirnschaden, Erinnerungsverlust, Schlafstörungen und Psychosen). Menschen, die regelmäßig Äthanol zu sich nehmen, haben ein erhöhtes Krampfanfallsrisiko. Darüber hinaus tragen Ernährungs- und Vitaminmangel bei falscher Ernährung oder gestörter gastrointestinaler und hepatischer Funktion bei Alkoholikern zu neuropsychiatrischen Syndromen bei, die häufig bei Alkoholikern auftreten, wie z. B. Wernike-Enzephalopathie, Korsakow-Psychose, Polyneuritis und die durch Nikotinsäuremangel entstehende Enzephalopathie (siehe Hillmann 1974).

Atmung Mittlere Alkoholmengen können beim Menschen die Atmung stimulieren oder hemmen. Der CO_2-gesteuerte Atemantrieb ist jedoch dabei immer verringert. Große Alkoholmengen (ausreichend um eine Konzentration im Blut von mehr als 400mg/dl oder darüber zu erzeugen) führen zu gefährlicher oder tödlicher Atemdepression.

Schlaf Akute oder chronische Alkoholeinnahme hat eine Reihe von Auswirkungen auf den Schlaf (siehe Mendelson 1979; Roth et al., 1985). Bei Normalpersonen führt die akute Äthanoleinnahme zur Schlafenszeit zum schnelleren Schlafeintritt, reduziert dabei den REM-Schlaf und erhöht den tiefen,

Nicht-REM-Schlaf. Die Wachzeiten während späterer Schlafstadien sind jedoch verlängert und der schnellere Schlafeintritt und andere Folgen verlieren sich bei drei oder mehr nächtlichen Einnahmen. Es kommt zu einer Rebound-Verlängerung der Wachzeiten nach Absetzen. Bei Patienten mit einer milden oder schweren obstruktiven Schlafapnoe steigert die Einnahme von Äthanol vor dem Schlafengehen dauerhaft die Häufigkeit und den Schweregrad der Apnoephasen und der damit verbundenen Hypoxie (siehe Roth et al., 1985). Bei chronischen Alkoholikern kommt es zu einer ausgeprägten Fragmentierung des Schlafs mit Unterbrechungen durch häufiges Aufwachen.

Kardiovaskuläres System Die unmittelbaren Auswirkungen von Äthanol auf den Kreislauf sind relativ gering. Der Blutdruck, das Herz-Zeitvolumen und die Kraft der myokardialen Kontraktion ändern sich nach einer mittelmäßigen Alkoholeinnahme nicht besonders. Der Puls kann steigen, was aber gewöhnlich auf eine muskuläre Aktivität oder Reflexstimulation zurückzuführen ist. Die Herz-Kreislauf-Hemmung, die bei akuten schweren Alkoholintoxikation beobachtet wird, beruht hauptsächlich auf zentral vasomotorischen Faktoren und auf der Atemhemmung. Jedoch hat eine dauerhafte und exzessive Alkoholeinnahme weitgehend irreverisible, zerstörende Wirkungen auf das Herz und ist einer der pathogenetisch wichtigsten Faktoren der Kardiomyopathie (Rubin und Urbano-Marques 1994).

Äthanol führt in moderater Dosierung zur Vasodilation besonders in Hautgefäßen und verursacht eine warme, gut durchblutete Haut. Die Vasodilatation stammt zum Teil von einer zentralen vasomotorischen Hemmung und zum Teil von einer direkt vasodilatierenden Äthanolwirkung auf Blutgefäße (Altura und Altura, 1982). Beim Menschen kommt es nicht zur günstigen Steigerung des koronaren Blutflusses. In der Tat führt Äthanol bei Menschen mit einer klassischen stabilen Angina pectoris und einer nachgewiesenen Koronararterienerkrankung zur Verringerung der Belastungsdauer, die notwendig ist, um eine Angina entstehen zu lassen, und um EKG Veränderungen, die charakteristisch für eine myokardiale Ischämie sind, zu verursachen (Regan, 1982).

Wenn Äthanol in einer Dosierung zugeführt wird, die ausreicht, eine Vasodilation im Gesicht und eine milde Vergiftung zu verursachen, entstehen keine Veränderungen des zerebralen Blutflusses oder des zerebralen Gefäßwiderstandes. Jedoch führt eine Plasmakonzentration von 300mg/dl bei einer schweren Alkoholintoxikation trotz einer reduzierten zerebralen Sauerstoffaufnahme zu einer erheblichen Zunahme des zerebralen Blutflusses und zu einer Abnahme des zerebrovaskulären Widerstandes. Dieses Muster der Äthanolauswirkungen scheint zum Teil sowohl auf regionalen Unterschieden der Gefäßeigenschaften als auch auf verschiedenen indirekten Effekte zu beruhen. Letzteres schließt die Katecholaminfreisetzung aus dem Nebennierenmark und die Fähigkeit niedriger Äthanolkonzentrationen ein, eine durch verschiedene Substanzen verursachte Vasokonstriktion zu potenzieren (siehe Pohorecky und Brick, 1988). Obwohl Vergiftungsdosierungen eine allgemeine Vasodilation verursachen können, verursachen moderate Äthanoldosierungen eine merkliche Vasokonstriktion in solch vitalen Gebieten wie Herz und Gehirn. Es gibt daher keine rationale Basis, Äthanol als Vasodilatator bei Patienten mit einer zerebrovaskulären Erkrankung einzusetzen. Darüber hinaus zeigen neuere Studien, daß die dauerhafte Einnahme größerer Äthanolmengen einen Risikofaktor für die Entwicklung eines arteriellen Hypertonus und eines Schlaganfalls darstellt (siehe Kannel, in Symposium, 1988c).

Plasmalipoproteine Im Gegensatz zu den oben beschriebenen, u. U. schwerwiegenden Auswirkungen von Äthanol auf das Herz-Kreislauf-System haben einige Studien eindeutig gezeigt, daß eine negative Beziehung zwischen der dauerhaften Einnahme kleinerer Alkoholmengen und der Inzidenz der koronaren Herzerkrankung besteht. Dieser protektive Effekt scheint deshalb einzusetzen, weil Äthanol die Konzentration von *high-density* Lipoproteinen (HDL) erhöht und die von *low-density* Lipoproteinen (LDL) im Plasma verringert (siehe Symposium 1988c). Je niedriger die Konzentration der *high-density* Lipoproteine im Blut ist, umso größer ist das Risiko einer koronaren Herzerkrankung (siehe Kapitel 36).

Skelettmuskel Obwohl geringe Äthanolmengen die Wahrnehmung von Müdigkeit herabsetzen und die körperliche Leistungsfähigkeit steigen können, führen große Mengen zu einer ZNS-Hemmung und verringern somit wieder die Leistungsfähigkeit. Solche Mengen verursachen auch einen reversiblen Muskelschaden, der durch eine deutliche Erhöhung der Kreatinin-Phosphokinaseaktivität im Plasma angezeigt wird. Die meisten chronischen Alkoholiker haben elektromyographische Veränderungen und viele zeigen Anhaltspunkte für eine Skelettmuskelmyopathie ähnlich der alkoholischen Kardiomyopathie (siehe Rubin und Urbano-Marquez, 1994).

Körpertemperatur Äthanoleinnahme verursacht ein Wärmegefühl, weil Alkohol den Blutfluß in der Haut und im Magen anregt. Es kann auch zu vermehrtem Schwitzen kommen. Wärme geht somit schneller verloren, und die Körperkerntemperatur fällt. Bei großen Alkoholmengen kommt es zu einer Hemmung der zentralen Temperatursteuermechanismen, und die Körpertemperatur sinkt weiter (siehe Pohorecky und Brick, 1988). Die körpertemperatursenkende Wirkung des Alkohols ist größer und gefährlicher bei einer niedrigen Umgebungstemperatur.

Gastrointestinaler Trakt Die Magensekretion wird ähnlich wie die Speichelsekretion normalerweise psychisch durch Alkohol stimuliert, insbesondere dann, wenn es einen Lustgewinn darstellt. Der so produzierte Magensaft hat einen hohen Säure- und einen normalen Pepsingehalt. Äthanol kann über einen Reflexbogen die Sekretion von Speichel und Magensaft durch die Reizung sensorischer Nervenendigungen in der Wangen- und Magenmukosa stimulieren. Schließlich kann Äthanol die Magensaftsekretion über eine direkte Wirkung am Magen stimulieren, wobei möglicherweise eine Gastrinfreisetzung beteiligt ist. Eine Histaminfreisetzung soll dabei auch eine Rolle spielen. Die verschiedenen psychologischen Mechanismen, die dabei ebenfalls eine Rolle spielen, werden von Glass et al. (1979) zusammengefaßt. Alkohol ist ein sehr wirksamer Reiz für die Magensaftsekretion. Der Genuß alkoholischer Getränke ist bei Patienten mit einem peptischen Magengeschwür eindeutig nicht zu empfehlen.

Wenn Alkohol im Magen in einer 10%igen Konzentration vorhanden ist, führt er zu einer magensäurereichen, aber pepsinarmen gastrischen Sekretion, es sei denn eine zusätzliche psychische Stimulation erhöht die Pepsinsekretion. Bei einer Alkoholkonzentration über 20% scheint die Magensekretion gehemmt zu sein, gleichzeitig ist die peptische Aktivität herabgesetzt. Starke alkoholische Getränke mit einer 40%igen oder höheren Konzentration wirken sehr reizend auf die Mukosa und verursachen eine Stauungshyperämie sowie eine Entzündung, wobei es zum Verlust von Plasmaproteinen in das gastrointestinale Lumen kommt. Bei einer solch hohen Konzentration verursacht Äthanol eine erosive Gastritis (siehe Lorber et al., 1974; Glass et al., 1979). Die durch Aspirin verursachte Magenschädigung wird durch Äthanol deutlich verstärkt.

Die regelmäßige Einnahme exzessiver Alkoholmengen kann zu Verstopfung oder Diarrhoe (je nach Zusammensetzung der Nahrung) oder der reizenden Wirkung bestimmter zusätzlicher

Geschmacksöle führen. Alkohol in moderaten Mengen hat keinen signifikanten Einfluss auf die Darmmotilität, wenn es jedoch zur Vergiftung kommt, führt es zum gänzlich vollständigen Verlust gastrointestinaler sekretorischer und motorischer Funktionen. Die Resorption ist verzögert, und es kann unabhängig von Reflexen durch lokale Reizung zum Pylorospasmus und zum Erbrechen kommen.

Alkohol trägt häufig zur Bildung von Läsionen im Ösophagus und Duodenum bei und ist auch ein ätiologischer Faktor für die akute und chronische Pankreatitis (Pirola und Lieber, 1974). Die Pankreatitis scheint deshalb aufzutreten, weil Äthanol nicht nur zu einer erhöhten Sekretion, sondern auch zur Obstruktion des Ductus pancreaticus führt.

Leber Die akute Alkoholeinnahme, auch in giftiger Dosierung, führt nur in geringem Maße zu einer dauerhaften Veränderung der Leberfunktion. Jedoch führt Äthanol, wenn er regelmäßig konsumiert wird, zu einer Konstellation von dosisabhängigen, schädigenden Wirkungen, die hauptsächlich durch den Metabolismus verursacht werden (siehe Lieber,1994). Obwohl eine Fehlernährung eine Leberschädigung verstärken kann, schützt ein guter Ernährungszustand nicht vor der Entwicklung einer alkoholischen Hepatitis oder ihres Fortschreitens zur Zirrhose.

Eine Leberverfettung tritt frühzeitig auf und kann auch beim Gesunden nach der Einnahme relativ geringer Alkoholmengen einsetzen. Sie tritt durch die Hemmung des Tricarboxysäurezyklus und der Fettoxidation auf. Beides ist zum Teil auf den Abbau von überschüssigem NADH zurückzuführen, welches durch die Alkoholdehydrogenase gebildet wird. Ein Teil des Alkohols wird durch mikrosomale Oxidasen unterschiedlicher Funktionen abgebaut, die durch Äthanol und andere Substanzen induziert werden. Das Endprodukt all dieser Reaktionen, Acetaldehyd, ist eine reaktive und giftige Substanz, die Komplexe mit Proteinen und anderen Substanzen bilden kann und zur Hemmung einer Reihe von Enzymen und zur Bildung immunogener Derivate führt.

Der dauerhafte Genuß übermässiger Alkoholmengen führt zu einer vermehrten Ansammlung von Aldehyden, was zum Teil auf die reduzierte Acetaldehydrogenase-Aktivität zurückgeführt werden kann. Acetaldehyd soll eine Reihe schwerwiegender Wirkungen haben: verstärkte Fettoxidation und Schädigung mitochondrialer und anderer Zellmembranen, Gluthathionmangel, Vitamin- und Spurenelementmangel (insbesondere Pyridoxin, Vitamin A, Zink und Selen) sowie verlangsamter Transport und erniedrigte Proteinsekretion durch Hemmung der Tubulinpolymerisation. Dieses Zusammenspiel kann bei der Hepatozytenvergrösserung durch Protein, Fett und Wasser, die zur Nekrose und Fibrose bei der Zirrhose beiträgt, eine Rolle spielen. Zusätzlich trägt es auch zur Entstehung einer Vielzahl metabolischer Störungen bei chronischen Alkoholikern bei. Darüber hinaus kann der chronische Alkoholabusus mit dem erhöhten Auftreten von Krebserkrankungen und einer Toxizitätssteigerung bestimmter Drogen (z. B. Paracetamol) in Verbindung gebracht und durch die Induktion mikrosomaler Oxidasen bei Glutathionverlust erklärt werden. Dieses Zusammenspiel führt zu einer vermehrten Ansammlung aktivierter Karzinogene oder giftiger Stoffwechselprodukte.

Teratogene Effekte Obwohl es bereits jahrhundertelang vermutet wurde, wurde das *fetale Alkoholsyndrom* erst relativ kürzlich umfassend entdeckt und beschrieben (siehe Beattie, in Symposium 1988c; Warren und Bast, 1988). Diese Abnormalität besteht aus (1) einer ZNS-Dysfunktion (z. B. niedriger Intelligenzquotient und Mikrocephalie), (2) langsamen Wachstum, (3) charakteristischer Zusammensetzung von Gesichtsanomalien (z. B. kurze Lidspalten, hypoplastische Oberlippe und kurze Nase) und (4) einer Reihe verschiedenartiger, mehr oder wenig deutlich ausgeprägter Mißbildungen. Diese Merkmale können wenigstens teilweise auf einen direkten inhibitorischen Äthanoleffekt auf die embryonale zelluläre Proliferation in der frühen Schwangerschaft zurückgeführt werden. Es kann auch eine selektive, fetale Fehlernährung durch eine Plazentaverletzung im Spiel sein (siehe Fischer und Karl, 1988). Zusätzlich zu ihren charakteristischen morphologischen und neurologischen Abnormalitäten haben Kinder mit einem fetalen Alkoholsyndrom eine deutlich erhöhte Empfindlichkeit gegenüber lebensgefährlichen und weniger gefährlichen Infektionskrankheiten. Sie haben eine ausgeprägte Schwäche des Immunsystems, was ihre Empfindlichkeit sehr gut erklären kann (Johnson et al., 1981).

Äthanol scheint die Hauptursache teratogen induzierter geistiger Retardierungszustände in der westlichen Welt zu sein. Auch der maßvolle Alkoholgenuß ist während der Schwangerschaft eindeutig kontraindiziert. In Abhängigkeit von der untersuchten Population beträgt die Inzidenz der vollausgeprägten fetalen Alkoholsyndrome zwischen 1/300 und 1/2000 Lebendgeburten; eines von drei Kindern alkoholkranker Mütter hat dieses Syndrom (Council Report, 1983). Die niedrigste Alkoholmenge, die mit dem fetalen Alkoholsyndrom in Verbindung gebracht werden kann, liegt bei 75 ml pro Tag (siehe Council Report, 1983). Obwohl eine untere Sicherheitsgrenze nicht eindeutig besteht, gibt es keinen Anhaltspunkt dafür, daß ein sehr geringer Alkoholgenuß (z. B. ein einziges Glas Wein täglich; 15 ml Alkohol, Olsen, 1994) unerwünschte Wirkungen hat.

Andere Folgen für den Fetus hat das exzessive Trinken (Council Report, 1983). Zum Beispiel treten Totgeburten und Spontanaborte zwei- bis dreimal häufiger bei Frauen auf, die dreimal oder öfter täglich Alkohol trinken, als bei Frauen, die weniger als einmal am Tag Alkohol trinken. Das tageszeitliche Wachverhalten und der Schlaf des Neugeborenen kann ebenfalls gestört sein.

Sexualfunktionen Es ist eine weit verbreitete Ansicht, daß Alkohol ein Aphrodisiakum ist. In der Tat wird aggressives sexuelles Verhalten häufig nach Alkoholgenuss beobachtet, normalerweise als eine Folge des Inhibitions- und Hemmungsverlustes. Es ist jedoch schon seit langem bekannt, daß der Alkoholrausch den Koitus stört. Beim Menschen haben objektive Messungen wie z. B. der Penisschwellung und des Scheidendrucks gezeigt, daß Alkohol sowohl bei Männern als auch bei Frauen signifikant das sexuelle Reaktionsvermögen reduziert (Wilson, 1977). Darüber hinaus kann der chronische Alkoholkonsum bei Männern zu Impotenz, Sterilität, Hodenatrophie und Gynäkomastie führen. Diese Feminisierung bei alkoholkranken Männern basiert auf zwei Tatsachen. Erstens führt eine alkoholinduzierte Leberschädigung zu einer Hyperöstrogenisierung und zu einer verringerten Testosteronproduktion, zweitens führt Äthanol über eine Aktivitätssteigerung der Enzyme des hepatischen endoplasmatischen Retikulums zur vermehrten metabolischen Testosteroninaktivierung

Niere Die Tatsache, daß Äthanol einen diuretischen Effekt hat, konnte durch eine Reihe von Untersuchungen etabliert werden und ist den meisten Konsumenten bekannt. Obwohl die große Flüssigkeitsmenge, die normalerweise bei alkoholischen Getränken konsumiert wird, zur Diurese beiträgt, führt der Alkohol selbst zu einer deutlichen Diurese beim Menschen durch die Hemmung der ADH-Sekretion und der daraus resultierenden geringeren renalen tubulären Wasserreabsorption. Der diuretische Effekt ist ungefähr proportional zum Blutalkoholspiegel und tritt dann ein, wenn die Konzentration ansteigt, aber nicht, wenn sie gleich bleibt oder fällt. Äthanol kann jedoch bei wiederholtem Genuß einen antidiuretischen Effekt haben (siehe Beard und Sargent, 1979, zur Zusammenfassung).

Biogene Amine Katecholamin-Blutkonzentrationen werden durch Äthanol erhöht, was hauptsächlich auf ihre Freisetzung im Nebennierenmark zurückzuführen ist. Diese erhöhte Konzentration im Kreislauf befindlicher Katecholamine kann zum Teil für die transiente Hyperglykämie, die Pupillendilatation und den geringfügigen Blutdruckanstieg verantwortlich gemacht werden, was häufig in den frühen Phasen einer Intoxikation auftritt. Im Tiermodell konnten eine Reihe von Äthanolwirkungen auf biogene Amine im ZNS gezeigt werden. Die beständigste Wirkung ist der erhöhte Noradrenalinumsatz bei steigender Alkoholkonzentration nach schneller Gabe oder während einer Langzeitgabe (siehe Pohorecky und Brick, 1988). Die Tatsache, daß *Naloxon* nicht nur die Manifestationen einer Alkoholvergiftung verhindern, sondern umkehren kann, hat einer Reihe von Spekulationen Auftrieb gegeben, die eine denkbare Verbindung zwischen der Opioid- und der Alkoholwirkung beinhalten. In der Tat wurde kürzlich Naltrexon, ein anderer Opioidantagonist, zur Behandlung des Alkoholismus als ein abstinenzförderndes Mittel eingesetzt, offenbar weil es die verstärkenden Wirkungen des Alkohols vermindern kann (siehe auch Kapitel 23 und 24).

Blut Alkohol hat eine Reihe hämatologischer Wirkungen (siehe Lindenbaum, 1974). Einige, wie z. B. sideroblastische und megaloblastische Anämien, treten auf, weil Alkohol Wechselwirkungen mit einigen Schritten im Folsäuremetabolismus und -transport hat und auch die normalen Speicher- und Freisetzungsvorgänge der Leber stört (siehe Hillman und Steinberg, 1982). Bei Abstinenz sind diese Effekte schnell reversibel. Andere Wirkungen, wie z. B. die Thrombozytopenie und die Vakuolisierung der Vorläuferzellen von Erythrozyten und Leukozyten, treten bei einer unausgewogenen Diät auf und sind das Ergebnis direkt hemmender Äthanolwirkung auf das Knochenmark. Es kommt zur Leukozytenmigrationshemmung in Entzündungsgebiete, die teilweise die schlechte Abwehrlage gegen Infektionen bei Alkoholikern erklären kann.

Wirkungsweise Viele Jahre wurde vermutet, daß Äthanol und andere aliphatische Alkohole ebenso wie Barbiturate und volatile Narkosemittel ihre ZNS-hemmende Wirkung dadurch erlangen, daß sie sich in Lipidmembranen auflösen und somit die Funktion von Ionenkanälen und anderen darin gelagerten Proteinen stören. In den vergangenen Jahren wurde das Augenmerk der Wirkung von Äthanol sowohl auf exzitatorische (Glutamat) als auch auf inhibitorische durch GABA-Aminosäure aktivierte Ionenkanäle gelenkt. Äthanol hat zusammen mit den anästhetischen Barbituraten die Fähigkeit, GABA-vermittelte synaptische Inhibition und Chloridströme zu erhöhen (siehe Ticku und Kulkarni, 1987). Solche und auch die sedierend-ataktische Wirkung von Äthanol werden durch Bicucullin, einen spezifischen Antagonist am GABAergen Rezeptor gehemmt. Sie sind nicht gut mit der Hypothese der Verflüssigung der Gesamtmembran (Huidobro-Toro et al., 1988) in Verbindung zu bringen. Obwohl Äthanol und Barbiturate glutamataktivierte Ionenströme hemmen können, wirkt Äthanol vorwiegend am NMDA-Glutamatrezeptor bei Alkoholkonzentrationen in einer gering toxischen Dosierung (siehe Weight et al., 1991; Aracava et al., 1991). Barbiturate wirken wie oben beschrieben hauptsächlich am AMPA-Glutamatrezeptor. Darüber hinaus führt die dauerhafte Äthanolgabe zur erhöhten NMDA-Rezeptorexpression (Grant et al., 1990), letzteres kann zur Hyperexizitabilität beim Entzug beitragen.

Der kürzlich entdeckte $5-HT_3$-Rezeptor ist ein exzitatorischer kationenselektiver Ionenkanal (siehe Kapitel 6 und 11); die 5-HT-Wirkungen auf diesen Rezeptor werden durch geringe Äthanolkonzentrationen potenziert. Der $5-HT_3$-Rezeptor findet sich hauptsächlich an inhibitorischen Interneuronen. Die äthanolbedingte Potenzierung an diesen Rezeptorkanälen erhöht somit die inhibitorische Wirkung dieser Interneurone.

Basierend auf verschiedenen Empfindlichkeiten bei zwei Unterarten äthanolempfindlicher Mäuse wurde eine genetische Basis für die Wirkungen von Äthanol am GABA-Rezeptor postuliert. Die empfindlichere Unterart, sogenannte „Langschläfermäuse" haben $GABA_A$-Rezeptoren, die durch Äthanol in größerem Masse potenziert werden konnten, als diejenigen der „Kurzschläfer"-Unterart. Eine neue Variante der γ-Untereinheit des $GABA_A$-Rezeptors, der bei Langschläfermäusen identifiziert werden konnte, wird durch alternatives Spleißen des mRNA-Transkripts erzeugt. Die genaue Rolle der γ-Untereinheit-Spleiß-Variante als Ursache der unterschiedlichen Äthanolempfindlichkeiten ist noch nicht geklärt, da sich rekombinante $GABA_A$-Rezeptoren, die beide Untereinheiten beinhalten, hinsichtlich ihrer Äthanolempfindlichkeit nicht unterscheiden.

Äthanolwirkungen auf andere Rezeptoren und Ionenkanäle mit Relevanz für die ZNS-Wirkung wurden ebenfalls beobachtet (siehe Nutt and Peters, 1994). Dabei kommt es besonders zur Inhibition spannungsabhängiger Kalziumkanäle des L-Typs (siehe Treistman et al., 1991). Diese Wirkungen können bei der äthanolinduzierten Inhibition der ADH-Freisetzung und der Freisetzung anderer Neurotransmitter wichtig sein. Eine weitere kürzlich vorgestellte Wirkungsweise des Äthanols beinhaltet die Adenosintransporthemmung (siehe Diamond et al., 1991). Letzteres kann zur Erhöhung der extrazellulären Adenosinkonzentration führen, die sowohl über G-Protein-gekoppelte Rezeptoren in der Zelloberfläche zur äthanolinduzierten neuronalen Depression als auch zu den vielfältigen Effekten der zellulären Regulationsvorgänge nach chronischer Äthanolexposition akut beitragen kann.

Resorption, Metabolismus und Exkretion Äthanol wird schnell aus Magen, Dünndarm und Kolon resorbiert. Die Zeit zwischen Einnahme und maximaler Blutkonzentration beträgt normalerweise 30 - 90 Minuten. Verdampfter Alkohol kann über die Lungen absorbiert werden und tödliche Vergiftungen sind infolge von Inhalation entstanden.

Viele Faktoren modifizieren die Resorption von Äthanol aus dem Magen. Zunächst ist die Resorption schnell, nimmt aber dann trotz weiterhin hoher Konzentration im Magen ab. Wenn die Magenentleerung verlängert ist, z. B. zusammen mit anderer Nahrung, ist auch die Äthanolresorption aus dem Darm verzögert. Die Resorption aus dem Dünndarm ist sehr schnell und vollständig, sie ist weitgehend unabhängig vom Vorhandensein anderer Nahrung im Magen oder Darm. In der Tat ist wahrscheinlich die Magenentleerungszeit und die darauf folgende, extrem schnelle intestinale Resorptionsphase der wichtigste Faktor für die große Spannbreite der Alkoholaufnahme bei verschiedenen Menschen unter verschiedenen Bedingungen.

Nach der Resorption wird Äthanol weitgehend einheitlich in alle Gewebe und Körperflüssigkeiten verteilt. Die Plazenta ist äthanoldurchlässig; somit kann Alkohol den fetalen Kreislauf erreichen.

Zwischen 90 - 98% des Äthanols im Körper wird vollständig oxidiert. Der Metabolismus des Alkohols unterscheidet sich von dem der meisten anderen Substanzen darin, daß die Oxidationsrate über die Zeit sehr beständig verläuft und wenig von steigenden Blutkonzentrationen erhöht wird (Kinetik nullter Ordnung). Die Menge des pro Zeiteinheit oxidierten Alkohols ist grob proportional zum Körpergewicht und zum Lebergewicht. Beim Erwachsenen beträgt die durchschnittliche Alkohol-Metabolisierungsrate 120 mg/kg/h oder ungefähr 30 ml über drei Stunden. Die Äthanoloxidation findet hauptsächlich in der Leber und überwiegend durch die Alkoholdehydrogenase statt, letztere ist ein Zink enthaltenes Enzym, das NAD als Wasserstoffakzeptor verwendet. Das Endprodukt Acetaldehyd wird in Acetyl-CoA überführt, das danach im Zitratsäurezyklus oxidiert wird oder z. B. in einer Reihe anderer metabolischer Reaktionen verstoffwechselt wird (z. B. Synthese von Cholesterol, Fettsäuren oder anderen Gewebsbestandteilen).

Wie bereits oben erwähnt, kann Äthanol durch die gemischt-funktionellen mikrosomalen Oxidasen im glatten endoplasmatischen Retikulum der Leber auch zu Acetaldehyd metabolisiert werden. Der Anteil dieses Systems am Äthanolstoffwechsel ist beim Menschen wahrscheinlich eher gering, aber sein Beitrag nimmt mit steigender Äthanolkonzentration ganz besonders bei Personen zu, die regelmäßig Alkohol trinken. Es stellt auch die Basis für die bekannten Wechselwirkungen zwischen Äthanol und den Substanzen dar, die ebenfalls in diesem System verstoffwechselt werden.

Sowohl bei der Alkoholdehydrogenase als auch der Aldehyddehydrogenase besteht ein genetischer Polymorphismus. Die Varianten haben unterschiedliche katalytische Eigenschaften und treten unterschiedlich häufig in verschiedenen Bevölkerungsgruppen auf (siehe Bosron et al., 1988). Unterschiedliche Alkohol-Metabolisierungsraten bei verschiedenen Menschen können zum Teil auf diese Tatsache zurückgeführt werden. Darüber hinaus führt ein Mangel einer der Aldehyddehydrogenasevarianten zu einer vermehrten Acetaldehydakkumulation und stärker ausgeprägten Nebenwirkungen nach akuter Alkoholeinnahme; dieser Mangel kann auch die Ursache für gehäufte Langzeitwirkungen sein.

Normalerweise entgeht 2% des eingenommenen Alkohols der Oxidation. Unter bestimmten Umständen, z. B. wenn große Mengen konsumiert werden, kann dieser Wert bis auf 10% ansteigen. Obwohl kleine Alkoholmengen in verschiedenen Sekreten entdeckt werden können, wird der Großteil des Äthanols, der der Oxidation entgeht, über die Nieren und Lungen ausgeschieden. Größtenteils ist die Urinkonzentration geringgradig höher als die im Blut, die Konzentration in der alveolären Luft beträgt nur 0,05%.

Wechselwirkungen mit anderen Substanzen Die Äthanolwirkungen werden durch andere Substanzen, die die ZNS-Funktion hemmen, verstärkt und können besonders bei Patienten, die Sedativa, Hypnotika, Antikonvulsiva, Antidepressiva, Anxiolytika, oder Analgetika wie z. B. Propoxyphene oder Opioide nehmen, verstärkt sein. Psychopharmaka sind mittlerweile so häufig im Gebrauch, daß es für den Arzt wichtig ist, Patienten, die solche Medikamente nehmen, vor den verstärkten Alkoholwirkungen und der daraus resultierenden erhöhten Gefahr beim Führen eines Autos nach Alkoholgenuß zu warnen.

Äthanol kann Wechselwirkungen mit einer Vielzahl von Substanzen dadurch haben, daß es ihren Metabolismus verändert. So verringert z. B. eine akute Alkoholeinnahme die Phenytoin-Clearance, da beide Substanzen um dasselbe hepatische mikrosomale Oxidasesystem konkurrieren. (siehe oben). Beim chronischen Trinker kommt es jedoch zur Enzyminduktion durch den Alkohol und eine Abstinenzphase führt zu einer erhöhten Phenytoin-Clearance. Bei solchen Patienten verringert sich die Halbwertszeit von Tolbutamid und wahrscheinlich auch die artverwandter Substanzen. Dieses kann zum Teil die unvorhersehbaren Schwankungen der Plasma-Glukosespiegel erklären, die aus der Kombination von Äthanol und einem oralen Zuckersenker entstehen. Wie bereits oben erwähnt, ist die Lebertoxizität von Paracetamol bei Menschen, die regelmäßig Alkohol zu sich nehmen, wahrscheinlich infolge einer erhöhten Bildung von toxischen Zwischenprodukten und dem Verlust von hepatischen Glutathion verstärkt.

Ungewöhnliche Nebenwirkungen können auftreten, wenn Alkohol zusammen mit anderen Substanzen eingenommen wird. So kann es z. B. bei Patienten, die mit Metronidazol, Cephalosporinen oder oralen Antidiabetika behandelt werden, zum Auftreten unangenehmer Symptome kommen, die denen ähnlich sind, wenn Patienten mit einer Disulfiram-Medikation Alkohol zu sich nehmen. Diese Wirkung beruht vermutlich auf der Acetaldehyddehydrogenase-Hemmung (siehe unten).

Alkoholtoleranz und Abhängigkeit Wiederholte Alkoholeinnahme führt zur Toleranzentwicklung, so daß größere Mengen konsumiert werden müssen, um die typischen Wirkungen herbeizuführen. Das Toleranzausmaß ist jedoch nicht so ausgeprägt wie bei Morphin und Nikotin. Alkoholtoleranz und Abhängigkeit werden in Kapitel 24 behandelt.

Akute Alkoholvergiftung Die charakteristischen Symptome einer Alkoholintoxikation sind gut bekannt. Trotzdem kommt es oft zur fälschlichen Diagnose des Betrunkenseins bei Patienten, die intoxikiert erscheinen, aber keinen Alkohol zu sich genommen haben. Ein diabetisches Koma kann z. B. fälschlicherweise für eine schwere Alkoholvergiftung gehalten werden. Medikamenten- und Drogenvergiftungen, Herzinfarkte und Schädelfrakturen sind offenbar häufige Gründe für diese Fehldiagnosen (siehe Morgan und Cagan, 1974). Der Atemgeruch der nicht Folge des Äthanoldampfs ist, aber infolge von Verunreinigungen alkoholischer Getränke oder anderer Gründe besteht, ist ein immer wieder auftretender, unverläßlicher Anhaltspunkt und kann häufig schwerwiegend irreführend sein. Die Alkoholkonzentration im Blut, in der Atemluft oder im Urin sollte für medizinische und juristische Zwecke bestimmt werden.

Behandlung Im allgemeinen unterscheidet sich die Behandlung der akuten Alkoholvergiftung eines somnolenten oder komatösen Patienten nicht erheblich von der Behandlung einer akuten zentralen Hemmung durch konventionelle Allgemeinanästhetika oder Hypnotika. Eine Magenspülung kann vorgenommen werden, wobei aber sorgfältig eine Aspiration des Reflux verhindert werden sollte. Da sich Alkohol frei mit Wasser vermischt, ist er ideal durch Hämodialyse zu entfernen (siehe Morgan und Cagan, 1974). Erhöhter intrakranieller Druck beim Hirnödem wird durch die üblichen medizinischen Maßnahmen wie z. B. intravenöse hypertone Lösungen behandelt.

Eine akute Alkoholintoxikation führt nicht immer zum Koma und eine Therapie ist normalerweise nicht erforderlich. Es reicht aus, zuzuwarten, während der Patient den eingenommenen Alkohol über seine Gewebe metabolisiert. Manche Menschen sind jedoch extrem gewalttätig. Sedativa und andere antipsychotische Substanzen werden zur Beruhigung solcher Patienten eingesetzt. Wenn Sedativa zur Behandlung von Patienten nach Einnahme exzessiver Mengen eines ZNS-Hemmers eingesetzt werden, sollte man große Sorgfalt walten lassen.

Alkoholkonzentration in Körperflüssigkeiten bezogen auf die Alkoholvergiftung Eine verlängerte Reaktionszeit, eine reduzierte Feinmotorik und eine gestörte Kritikfähigkeit treten bei Blut-Alkoholkonzentrationen von 20 - 30 mg/dl auf; bei einer Konzentration von 150 mg/dl sind 50% der Menschen vollständig intoxikiert. Bei tödlichem Verlauf beträgt die Durchschnittskonzentration ungefähr 400 mg/dl.

Die Bestimmung des Blut-Alkoholspiegels ist für gerichtsmedizinische Zwecke wichtig, um festzustellen, wieviel Alkohol konsumiert wurde. Die Blut-Alkoholkonzentration kann direkt bestimmt werden. Alternativ kann sie auch aus der Konzentration der ausgeatmeten Luft, die ungefähr 0,05% der Blutkonzentration beträgt, bestimmt werden; seltener wird sie auch aus dem Urin, der zirka 130% der Blutkonzentration aufweist, bestimmt.

Diagnose der Intoxikation Mit Ausnahme einiger Bundesstaaten haben fast alle amerikanischen Bundesstaaten Gesetze verabschiedet, die die Empfehlungen des National Safety Council und der American Medical Association hinsichtlich des Führens eines Fahrzeuges durch Betrunkene beinhalten. Ein Beschuldigter sollte dann als betrunken bezeichnet werden, wenn die Blutalkoholkonzentration 100 mg/dl oder mehr beträgt, jedoch nicht, wenn sie unter 50 mg/dl liegt. Blutalkoholkonzentrationen zwischen 50 und 100 mg/dl sind nicht geeignet, darüber Aufschluss zu geben, ob die Fähigkeiten einer Person durch Alkohol eingeschränkt sind. Diese Grenzen können nur dann zur der Klärung einer Schuldfrage verwendet werden, wenn andere aussagekräftige, positive Hinweise bestehen. Die Bedeutung einer solcher Gesetzgebung wird durch die Tatsache bestätigt, daß eine Durchschnittsperson mit einem Blutalkoholspiegel von 100 oder 150 mg/dl, verglichen mit nüchternen Personen, ein sieben- bis 25fach höheres Risiko hat, einen tödlichen Unfall zu erleiden.

Viele Faktoren, wie z. B. Körpergewicht und gastrointestinale Resorptionsrate, bestimmen die Blut-Alkoholkonzentration nach Einnahme einer bestimmten Alkoholmenge. Durchschnittlich führt die Einnahme von 44 g Alkohol in Form von Whisky (4 oz) auf nüchternen Magen zu einer maximalen Blutalkoholkonzentration zwischen 67 - 92 mg/dl; mit einer normalen Mahlzeit führt sie zu einer Konzentration von 30 -53 mg/dl. Die Einnahme der gleichen Alkoholmenge in Form eines normal starken Biers (1,2 l) auf nüchternen Magen führt zu einer maximalen Blutalkoholkonzentration zwischen 41 - 49 mg/dl; nach einer normalen Mahlzeit beträgt sie 23 - 29 mg/dl. Bei Patienten mit normaler Leberfunktion wird Äthanol mit einer Rate von ungefähr 120 mg/kg pro Stunde verstoffwechselt (siehe Anhang II). Manche schlagen die Faustregel vor, eine Stunde pro ein oder zwei Getränke zu warten, bevor ein Kraftfahrzeug geführt wird.

Kontraindikationen Kontraindikationen hinsichtlich des Alkoholgenusses bestehen in Anlehnung an toxikologische Erwägungen. Patienten mit einer Lebererkrankung oder gastrointestinalen Ulzera sollten keinen Alkohol zu sich nehmen. Alkohol sollte bei Patienten mit einer alkoholischen Skelettmuskel- oder kardialen Myopathie vermieden werden. Schwangere Frauen sollten Alkohol eindeutig nur maßvoll zu sich nehmen, wenn überhaupt; ehemaligen Alkoholikern sollte Alkohol für gewöhnlich verboten werden (siehe Kapitel 24). Im allgemeinen stellt der Alkoholgenuß bei jeder Krankheit eine Entscheidung dar, die der Arzt und der Patient gemeinsam und individuell entscheiden müssen.

Therapeutische Einsatzmöglichkeiten Äthanol und alkoholische Getränke werden durch Laien bei vielfältigen Befindlichkeitsstörungen eingesetzt; es existieren nur wenige echte Einsatzmöglichkeiten im Bereich der Medizin.

Externe Anwendung Äthanol ist ein ausgezeichnetes Lösungsmittel für viele Substanzen und wird häufig als Trägersubstanz für medizinische Zubereitungen eingesetzt. Äthanol ist das Lösungsmittel bei der Toxikodendrolvergiftung; ein frühzeitiges und ausgiebiges Auswaschen der betroffenen Stellen mit Alkohol kann das Ausmaß der Dermatitis verhindern oder einschränken. Alkohol kühlt die Haut beim Verdunsten, und Alkoholschwämme werden aus diesem Grund zur Fiebertherapie verwendet. Ebenso führt er zur Hautrötung und ist Bestandteil von flüssigen Einreibemitteln. In einer Volumenkonzentration zwischen 50% und 70% wird Äthanol bei bettlägrigen Patienten zum Einreiben der Haut zur Dekubitusprophylaxe verwendet. Ebenso wird Äthanol eingesetzt, um das Schwitzen zu verringern und findet als Bestandteil vieler antihydrotischer und astringenter Lotionen Anwendung. Alkohol bleibt das am weitesten verbreitete Mittel zur Hautdesinfektion.

Injektion zur Schmerztherapie Dehydrierter Alkohol kann in die nahe Umgebung von Nerven oder sympathischen Ganglien zur Therapie des Langzeitschmerzes bei Patienten mit Trigeminusneuralgie, inoperablen Karzinomen und anderen Erkrankungen injiziert werden. Epidurale, subarachnoidale und lumbale, paravertebrale Äthanolinjektionen wurden unter entsprechenden Umständen verwendet. Zum Beispiel können lumbale paravertebrale Äthanolinjektionen sympathische Ganglien ausschalten, was zur Vasodilatation, Schmerzlinderung und Heilungsförderung bei Patienten mit Gefässerkrankungen der unteren Extremitäten führt.

Systemische Anwendung Früher wurde Äthanol als Notfallmittel zur Tokolyse angewendet. Zur Zeit beschränkt sich die therapeutische Verwendung systemisch applizierten Alkohols auf die Methylalkohol- und Ethylenglykolvergiftung (siehe Kapitel 67). Dieser Einsatz basiert auf der Tatsache, daß der Metabolismus von Methanol und Ethylenglykol in ihre giftigen Stoffwechselprodukte hauptsächlich durch die Alkohol-Dehydrogenase stattfindet; dabei ist jedoch die Umsatzrate für Äthanol geringer.

Alkohol wird wegen seiner hypnotischen und antipyretischen Effekte weitverbreitet eingesetzt. Er kann jedoch, wenn er zur Schlafenszeit genommen wird, den Schlaf unterbrechen und den gewünschten Erholungseffekt verringern (siehe oben). Darüber hinaus werden alkoholische Getränke seit Generationen eingesetzt, um einen drohenden Schnupfen zu verhindern. Der größte therapeutische Nutzen einer solchen Maßnahme liegt vermutlich darin, den Patienten träge und schläfrig zu machen, worauf er im Bett bleibt. Hamburger (1936) hat humorvoll die nachfolgende Therapie, die bei den ersten Anzeichen einer Erkältung vorgenommen werden sollte aus einem alten englischen Buch zusammengestellt: „Den Hut am Bettpfahl aufhängen, so lange aus einer Whiskyflasche trinken, bis zwei Hüte daraus werden, dann ins Bett gehen und dort bleiben".

Disulfiram

Geschichte Tetraethylthiuramdisulfid (*Disulfiram*) wurde in der Gummiindustrie als Antioxidans verwendet. Arbeiter mit Disulfiramexposition entwickelten eine Äthanolüberempfindlichkeit. Zwei dänische Ärzte, die Disulfiram im Verlauf einer Untersuchung wegen seiner potentiellen antihelmintischen Wirkung eingenommen hatten und bei einer Cocktailparty krank wurden, hatten schnell erkannt, daß dieser Stoff ihre Reaktion auf Alkohol verändert hatte. Sie begannen daraufhin mit einer Reihe von pharmakologischen und klinischen Untersuchungen, die die Basis für den Einsatz von Disulfiram als Hilfsmittel für die Behandlung des chronischen Alkoholismus darstellten. Eine ähnliche Sensibilisierung wird durch verschiedene disulfiramähnliche Substanzen wie Cyanamid, den Pilz *Coprinus atramentarius*, die anti-diabetischen Sulfonylharnstoffe, Metrodinazol, einige Cephalosporine und tierische Holzkohle verursacht (siehe Kitson, 1977; Eneanya et al., 1981).

Wirkungsweise Wenn Disulfiram allein gegeben wird, ist es eine relativ ungiftige Substanz. Jedoch ändert Disulfiram den intermediären Stoffwechsel des Alkohols deutlich und führt zur fünf- bis zehnfachen Erhöhung der Blut-Acetaldehydkonzentrationen verglichen mit einer Äthanolgabe bei nicht mit Disulfiram vorbehandelten Personen. Acetaldehyd wird normalerweise aus der initialen Oxidation von Äthanol durch die Alkoholdehydrogenase in der Leber produziert. Es reichert sich nicht in den Geweben an, weil es unmittelbar nach der Bildung weiter oxidiert wird; letzteres wird hauptsächlich durch den niedrigen K_m des mitochondrialen Enzyms Aldehyddehydrogenase verursacht. Nach einer Disulfiramgabe werden jedoch die zytosolischen und mitochondrialen Formen dieses Enzyms irreversibel und unterschiedlich inaktiviert, woraufhin die Aldehydkonzentration ansteigt. Es ist unwahrscheinlich, daß Disulfiram selbst für diese Enzyminaktivierung *in vivo* verantwortlich ist. Einige aktive Metaboliten dieser Substanz, insbesondere das Diethylthiomethylcarbamat wirken selbstzerstörend als Aldehyddehydrogenase-Inhibitoren *in vitro* und erreichen signifikante Plasmakonzentrationen nach Disulfiramgabe (siehe Johansson, 1992; Petersen, 1992).

Der Alkoholgenuß bei Personen, die mit Disulfiram vorbehandelt sind, verstärkt deutlich die Zeichen und Symptome, die überwiegend einer erhöhten Acetaldehydkonzentration zugeschrieben werden können. Zusammengefasst werden sie als Acetaldehyd-Syndrom bezeichnet, und sie können tatsächlich bei Normalprobanden durch eine intravenöse Aldehydinjektion hervorgerufen werden. Innerhalb von fünf bis zehn Minuten kommt es zu einem Hitzegefühl des Gesichts, kurz danach kommt es zum Flush und einer krebsroten Verfärbung. Wenn sich die Vasodilatation über den gesamten Körper verteilt, tritt ein pulsierendes Gefühl im Hals- und Nackenbereich auf, und ein pulsierender Kopfschmerz kann einsetzen. Atemprobleme, Übelkeit, schwallartiges Erbrechen, Schwitzen, Durst, Brustschmerzen, erhebliche Hypotension, orthostatische Synkope, deutliches Unwohlsein, Schwächegefühl, Schwindel, Verschwommensehen und Verwirrtheitszustände werden beobachtet. Ein Erbleichen folgt der Gesichtsrötung und der Blutdruck kann bis zum Schock abfallen. Die geringe Menge von 7 ml Alkohol führt zu milden Symptomen bei empfindlichen Personen und der dadurch hervorgerufene Effekt dauert zwischen 30 Minuten und mehreren Stunden an. Nachdem die Symptome vorübergegangen sind, treten Erschöpfung und ein großes Schlafbedürfnis auf.

Oral gegebenes Disulfiram wird schnell in Diethyldithiocarbamat im Magen und im Blut umgewandelt (siehe unten). Diese Substanz verbindet sich intensiv mit Proteinen im Blut und Geweben. Es ist ein hervorragender Chelatbildner mit Kupfer und anderen Metallen und hemmt somit die Aktivität verschiedener metallischer Enzyme wie z. B. Dopamin-β-hydroxylase und Alkoholdehydrogenase. Letztere Wirkung kann die erhöhte Blut-Äthanolkonzentration, über die manchmal beim Einsatz von Disulfiram berichtet wird, erklären. Eine Dopamin-β-hydroxylasehemmung mit einer nachfolgenden Reduktion der Noradrenalinsynthese in sympathischen Nervenendigungen kann ursächlich für die Hypotonie, die charakteristisch für die Disulfiram-Äthanol-Reaktion ist, sein. Disulfiram und/oder seine Metaboliten können viele Enzymsysteme mit kritischen Sulfhydrylgruppen hemmen, somit besitzt es ein weites Spektrum biologischer Wirkungen. Es hemmt sympathische mikrosomale drogen- und medikamentenmetabolisierende Enzyme und stört somit den Metabolismus von Phenytoin, Chlordiazepoxid, Barbituraten und anderen Substanzen.

Resorption, Metabolismus und Exkretion Ungefähr 80% einer oralen Disulfiramdosis wird schnell vom Gastrointestinaltrakt absorbiert. Es erscheinen jedoch nur geringe Mengen von Disulfiram im Blut, weil es hauptsächlich durch das Glutationreduktase-System der Erythrozyten schnell zu Diethyldithiocarbamat reduziert wird; dieser Stoff wird auch in der sauren Umgebung des Magens gebildet und schnell aus dem Darm in Form eines stabilen Komplexes mit Kupfer resorbiert (siehe Johansson, 1992). Diethyldithiocarbamat wird weiter in der Leber metabolisiert, hauptsächlich durch Konjugation mit Glukoronsäure; es wird aber auch zu Diethyldithiomethylcarbamat durch eine S-Methyltransferase umgewandelt. Letztgenanntes wird auch von mikrosomalen Oxygenasen verarbeitet, was den aktiven Metabolit Diethylthiomethylcarbamat und seine Sulfoxide und Sulfonderivate liefert (siehe Johansson, 1992).

Toxische Reaktionen und Kontraindikationen Disulfiram selbst ist nahezu, aber nicht komplett ungiftig. Es kann akneartige Hautveränderungen, Urtikaria, Lustlosigkeit, Tremor, Unruhe, Kopfschmerzen, Schwindel, einen knoblauchähnlichen oder metallischen Geschmack und leichte gastrointestinale Störungen verursachen. Periphere Neuropathien, Psychosen und eine Acetonämie wurden ebenfalls berichtet. Eine geringe oder gar keine Hepatotoxizität tritt bei Tieren auf, die eine hohe Disulfiramdosis erhalten haben (siehe Petersen, 1992). Die Lebertoxizität von Disulfiram kann durch die Einnahme von Alkohol verstärkt werden, was zum vermehrten Auftreten einer Hepatotoxizität bei Alkoholikern beitragen kann (Iber et al., 1987). Die Nickelkonzentration im Blut kann bei einer Disulfirambehandlung zunehmen, und sie kann sich innerhalb von vier Monaten zehn- bis 20fach vergrößern (Hopfer et al., 1987). Offensichtlich bildet das Diethyldithiocarbamat einen Komplex mit Nickel und verstärkt seine Resorption. In gleicher Weise verstärkt Disulfiram die Resorption und Toxizität von Blei bei Ratten (Oskarsson et al., 1986). Da die Akkumulation dieser Metalle im Gehirn ebenso verstärkt wird, erscheint es sinnvoll, den Einsatz von Disulfiram bei Patienten zu vermeiden, bei denen eine Möglichkeit besteht, daß sie in ihrer Umgebung vorkommen. Alarmierende Reaktionen können durch die Aufnahme auch geringerer Alkoholmengen bei Personen auftreten, die mit Disulfiram behandelt werden; unerwartete und nicht erklärbare Todesfälle sind vorgekommen. Offensichtlich ist der Einsatz von Disulfiram als Therapeutikum nicht ohne Gefahren, und es sollte nur unter sorgfältiger medizinischer und pflegerischer Überwachung versucht werden. Die Patienten müssen gewarnt werden, daß sie, solange sie Disulfiram nehmen, eine Alkoholeinnahme in jedweder Form krank macht und ihr Leben gefährden kann. Patienten müssen lernen, versteckte Formen des Alkohols zu vermeiden, z. B. Soßen, fermentierte Essige, Hustensirups und sogar Aftershave-Lotions und Massagen.

Chemie Die chemische Struktur von Disulfiram und seines wichtigen aktiven Metabolits, Diethythiomethylcarbamat, sieht wie folgt aus:

C_2H_5 \\ C_2H_5 /N−C(=S)−S−S−C(=S)−N\ C_2H_5 / C_2H_5

DISULFIRAM

C_2H_5 \\ C_2H_5 /N−C(=O)−SCH$_3$

DIETHYLTHIOMETHYLCARBAMAT

Therapeutischer Einsatz Die einzige therapeutische Anwendung von Disulfiram besteht in der Behandlung des chronischen Alkoholismus. Disulfiram sollte nur durch einen Arzt angewendet werden; eine Therapie beginnt normalerweise im Krankenhaus. Das Medikament sollte niemals gegeben werden, bevor der Patient mindestens zwölf Stunden abstinent war. In der initialen Behandlungsphase wird eine maximale Dosis von 500 mg für ein bis zwei Wochen gegeben. Die Erhaltungsdosis beträgt zwischen 125 und 500 mg pro Tag in Abhängigkeit der Toleranz von Nebenwirkungen. Sofern keine Sedierung einsetzt, sollte die tägliche Dosis morgens genommen werden. Das ist der Zeitpunkt, an dem der Vorsatz, nicht mehr zu trinken, am größten ist. Infolge der langsamen Normalisierung der Aldehyddehydrogenase kann die Alkoholempfindlichkeit bis zu 14 Tage nach der letzten Disulfirameinnahme weiter bestehen.

Disulfiram ist nicht die Heilung des Alkoholismus. Es bietet dem Willigen hauptsächlich eine Stütze, durch die der aufrichtige Wille, mit dem Trinken aufzuhören, gestärkt werden kann. Der Hauptbeweggrund für seinen Einsatz besteht darin, daß die Patienten wissen, daß sie für mindestens drei oder vier Tage nach Disulfirameinnahme nicht trinken können, wenn sie die niederschlagenden Erfahrungen des Acetaldehyd-Syndroms vermeiden wollen. Andere Substanzen mit völlig unterschiedlichen Wirkungsmechanismen werden zur Zeit hinsichtlich ihrer Nützlichkeit zur Unterstützung der Abstinenz bei sich erholenden Alkoholikern untersucht. Die am meisten versprechende dieser Substanzen ist Naltrexon, ein oral wirksamer Opioidantagonist, der kürzlich in den Vereinigten Staaten zu diesem Zweck zugelassen wurde. Es konnte beobachtet werden, daß Naltrexon das Therapieversagen bei ambulant behandelten Alkoholikern verringert (Volpicelli et al., 1992). Dieser Effekt ist offenbar auf die Verringerung des euphorisierenden oder anderer positiv verstärkender Wirkungen einer Äthanoleinnahme zurückzuführen (Swift et al., 1994). Bei vorläufigen Untersuchungen hat Tiaprid (ein selektiver D2-dopaminerger Antagonist) eine Wirksamkeit zur Abstinenzverbesserung bzw. zur Reduktion des Trinkverhaltens bei Alkoholikern gezeigt; das Risiko einer tardiven Dyskinesie während einer Langzeitbehandlung wurde jedoch noch nicht bestimmt (siehe Peters und Faulds, 1994). Dieser Aspekt wird in Kapitel 24, das sich mit der Therapie des Drogenabusus beschäftigt, weiter behandelt.

AUSBLICK

Die neu entstehenden Erkenntnisse auf molekularer Ebene hinsichtlich der vielfältigen Substrukturen, die die exzitatorischen Glutamatrezeptoren und die inhibitorischen GABA-Rezeptoren bilden, eröffnen die Möglichkeiten von Untersuchungen auf zellulärer Ebene, um untereinheitsselektive Substanzen mit einer verbesserten therapeutischen Spezifität und geringsten Nebenwirkungen zu entdecken und weiterzuentwickeln. Verbesserungen bei der Insomnie-Behandlung werden sich in Zukunft nicht nur auf die Verfügbarkeit von Hypnotika mit verbesserten pharmakokinetischen und pharmakodynamischen Eigenschaften stützen, sondern auch die Möglichkeiten nicht-pharmakologischer Strategien wie z. B. Verhaltensmodifikation, verbesserte Schlafhygiene und das Vertrauen in körperliche Bewegung beinhalten.

Weitere Informationen über Schlafstörungen, Alkoholismus und Drogenabhängigkeit bietet *Harrison's Principles of Internal Medicine*, 14th ed., McGraw-Hill, 1998, deren deutsche Ausgabe 1999 erscheint.

LITERATUR

Altura, B.M., and Altura, B.T. Microvascular and vascular smooth muscle actions of ethanol, acetaldehyde, and acetate. *Fed. Proc.*, **1982**, *41*:2447—2451.

Amin, J., and Weiss, D.S. GABA$_A$ receptor needs two homologous domains of the β-subunit for activation by GABA but not by pentobarbital. *Nature*, **1993**, *366*:565—569.

Balter, M.B., and Uhlenhuth, E.H. New epidemiologic findings about insomnia and its treatment. *J. Clin. Psychiatry*, **1992**, *53 Suppl. 12*: 34—39.

Cavallaro, R., Regazzetti, M.G., Covelli, G., and Smeraldi, E. Letters to the editor: tolerance and withdrawal with zoldipem. *Lancet*, **1993**, *342*:374—375.

DeLorey, T.M., and Olsen, R.W. γ-Aminobutyric acid$_A$ receptor structure and function. *J. Biol. Chem*, **1992**, *267*:16747—16750.

Fleming, J.A.E. The difficult to treat insomniac patient. *J. Psychosom. Res.*, **1993**, *37 Suppl. 1*:45—54.

ffrench-Mullen, J.M.H., Barker, J.L., and Rogawski, M.A. Calcium current block by (−)-pentobarbital, phenobarbital, and CHEB but not (+)-pentobarbital in acutely isolated hippocampal CA1 neurons: comparison with effects on GABA-activated Cl$^-$ current. *J. Neurosci.*, **1993**, *13*:3211—3221.

Frenkel, C., Duch, D.S., and Urban, B.W. Molecular actions of pentobarbital isomers on sodium channels from human brain cortex. *Anesthesiology*, **1990**, *72*:640—649.

Grant, K.A., Valverius, P., Hudspith, M., and Tabakoff, B. Ethanol withdrawal seizures and the NMDA receptor complex. *Eur. J. Pharmacol.*, **1990**, *176*:289—296.

Griffiths, R.R., Sannerud, C.A., Ator, N.A., and Brady, J.V. Zolpidem behavioral pharmacology in baboons: self-injection, discrimination, tolerance and withdrawal. *J. Pharmacol. Exp. Ther.*, **1992**, *260*:1199—1208.

Haefely, W. Antagonists of benzodiazepines: functional aspects. *Adv. Biochem. Psychopharmacol.*, **1983**, *38*:73— 93.

Hamburger, L.P. Some minor ailments: their importance in the medical curriculum. *Yale J. Biol. Med.*, **1936**, *8*:365—386.

Herrmann, W.M., Kubicki, S.T., Boden, S., Eich, F.X., Attali, P., and Coquelin, J.P. Pilot controlled double-blind study of the hypnotic effects of zolpidem in patients with chronic "learned" insomnia: psychometric and polysomnographic evaluation. *J. Int. Med. Res.*, **1993**, *21*:306—322.

Hindmarch, I., Fairweather, D.B., and Rombaut, N. Adverse events after triazolam substitution. *Lancet*, **1993**, *341*:55.

Hopfer, S.M., Linden, J.V., Rezuke, W.N., O'Brien, J.E., Smith, L., Watters, F., and Sunderman, F.W., Jr. Increased nickel concentrations in body fluids of patients with chronic alcoholism during disulfiram therapy. *Res. Commun. Chem. Pathol. Pharmacol.*, **1987**, *55*:101—109.

Huidobro-Toro, J.P., Bleck, V., Allan, A.M., and Harris, R.A. Neurochemical actions of anesthetic drugs on the γ-aminobutyric acid receptor-chloride channel complex. *J. Pharmacol. Exp. Ther.*, **1987**, *242*:963—969.

Iber, F.L., Lee, K., Lacoursiere, R., and Fuller, R. Liver toxicity encountered in the Veterans Administration trial of disulfiram in alcoholics. *Alcoholism Clin. Exp. Res.*, **1987**, *11*:301—304.

James I. and Savage I. Beneficial effect of nadolol on anxiety-induced disturbances of performance in musicians: a comparison with diazepam and placebo. *Am. Heart J.*, **1984**, *108*:1150—1155.

Johnson, S., Knight, R., Marmar, D.J., and Steele, R.W. Immune deficiency in fetal alcohol syndrome. *Pediatr. Res.*, **1981**, *15*:908—911.

Kummer, J., Guendel, L., Linden, J., Eich, F.X., Attali, P., Coquelin, J.P., and Kyrein, H.J. Long-term polysomnographic study of the efficacy and safety of zolpidem in elderly psychiatric in-patients with insomnia. *J. Int. Med. Res.*, **1993**, *21*:171—184.

Lader, M., and File, S. The biological basis of benzodiazepine dependence. *Psychol. Med.*, **1987**, *17*:539—547.

Lovinger, D.M., Zimmerman, S.A., Levitin, M., Jones, M.V., and Harrison, N.L. Trichloroethanol potentiates synaptic transmission mediated by γ-aminobutyric acid$_A$ receptors in hippocampal neurons. *J. Pharmacol. Exp. Ther.*, **1993**, *264*:1097—1103.

Lüddens, H., Pritchett, D.B., Köhler, M., Killisch, I., Keinänen, K., Monyer, H., Sprengel, R., and Seeburg, P.H. Cerebellar GABA$_A$ receptor selective for a behavioural alcohol antagonist. *Nature*, **1990**, *346*:648—651.

Macdonald, R.L., and McLean, M.J. Cellular bases of barbiturate and phenytoin anticonvulsant drug action. *Epilepsia*, **1982**, *23 Suppl. 1*: S7—S18.

Manuli, M.A., and Davies, L. Rectal methohexital for sedation of children during imaging procedures. *Am. J. Roentgenol.*, **1993**, *160*:577—580.

Marszalec, W., and Narahashi, T. Use-dependent pentobarbital block of kainate and quisqualate currents. *Brain Res.*, **1993**, *608*:7—15.

Martin, P.R., Bhushan, C.M., Kapur, B.M., Whiteside, E.A., and Sellers, E.M. Intravenous phenobarbital therapy in barbiturate and other hypnosedative withdrawal reactions: a kinetic approach. *Clin. Pharmacol. Ther.*, **1979**, *26*:256—264.

McIntyre, T.D., Trullas, R., and Skolnick, P. Differences in the biophysical properties of the benzodiazepine/γ-aminobutyric acid receptor chloride channel complex in the long-sleep and short-sleep mouse lines. *J. Neurochem.*, **1988**, *51*:642—647.

Mendelson, W.B. Pharmacologic alteration of the perception of being awake or asleep. *Sleep*, **1993**, *16*:641—646.

Meyer, B.R. Benzodiazepines in the elderly. *Med. Clin. North Am.*, **1982**, *66*:1017—1035.

Monane, M. Insomnia in the elderly. *J. Clin. Psychiatry*, **1992**, *53 Suppl. 6*:23—28.

Morin, C.M., Culbert, J.P., and Schwartz, S.M. Nonpharmacological interventions for insomnia: a meta-analysis of treatment efficacy. *Am. J. Psychiatry*, **1994**, *151*: 1172—1180.

Morselli, P.L. Letters to the editor: zolpidem side-effects. *Lancet*, **1993**, *342*:868—869.

Nattel, S., Wang, Z.G., and Matthews, C. Direct electrophysiological actions of pentobarbital at concentrations achieved during general anesthesia. *Am. J. Physiol.*, **1990**, *259*:H1743—H1751.

Nierenberg, A.A., Adler, L.A., Peselow, E.., Zornberg, G., and Rosenthal, M. Trazodone for antidepressant-associated insomnia. *Am. J. Psychiatry*, **1994**, *151*:1069—1072.

Nugent, M., Artru, A.A., and Michenfelder, J.D. Cerebral metabolic, vascular and protective effects of midazolam maleate. Comparison to diazepam. *Anesthesiology*, **1982**, *56*:172—176.

Oldenhof, H., de Jong, M., Steenhoek, A., and Janknegt, R. Clinical pharmacokinetics of midazolam in intensive care patients, a wide interpatient variability? *Clin. Pharmacol. Ther.*, **1988**, *43*:263—269.

Olsen, J. Effects of moderate alcohol consumption during pregnancy on child development at 18 and 42 months. *Alcohol Clin. Exp. Res.*, **1994**, *18*:1109—1113.

Oskarsson, A., Olson, L., Palmer, M.R., Lind, B., Bjorklund, H., and Hoffer, B. Increased lead concentration in brain and potentiation of lead-induced neuronal depression in rats after combined treatment with lead and disulfiram. *Environ. Res.*, **1986**, *41*:623—632.

Pancrazio, J.J., Frazer, M.J., and Lynch, C., III. Barbiturate anesthetics depress the resting K$^+$ conductance of myocardium. *J. Pharmacol. Exp. Ther.*, **1993**, *265*:358—365.

Perrault, G., Morel, E., Sanger, D.J., and Zivkovic, B. Lack of tolerance and physical dependence upon repeated treatment with the novel hypnotic zolpidem. *J. Pharmacol. Exp. Ther.*, **1992**, *263*:298—303.

Polc, P. Electrophysiology of benzodiazepine receptor ligands: multiple mechanisms and sites of action. *Prog. Neurobiol.*, **1988**, *31*:349—423.

Pritchett, D.B., Lüddens, H., and Seeburg, P.H. Type I and Type II GABA$_A$-benzodiazepine receptors produced in transfected cells. *Science*, **1989a**, *245*:1389—1392.

Pritchett, D.B., Sontheimer, H., Shivers, B.D., Ymer, S., Kettenmann, H., Schofield, P.R., and Seeburg, P.H. Importance of a novel GABA$_A$ receptor subunit for benzodiazepine pharmacology. *Nature*, **1989b**, *338*:582—585.

Regan, T.J. Regional circulatory responses to alcohol and its congeners. *Fed. Proc.*, **1982**, *41*:2438—2442.

Roehrs, T., Claiborue, D., Knox, M., and Roth T. Effects of ethanol, diphenhydramine, and triazolam after a nap. *Neuropsychopharmacology*, **1993**, *9*:239—45.

Rogers, C.J., Twyman, R.E., and Macdonald, R.L. Benzodiazepine and β-carboline regulation of single GABA$_A$ receptor channels of mouse spinal neurones in culture. *J. Physiol. (Lond.)*, **1994**, *475*:69—82.

Roncari, G., Timm, U., Zell, M., Zumbrunnen, R., and Weber, W. Flumazenil kinetics in the elderly. *Eur. J. Clin. Pharmacol.*, **1993**, *45*:585-587.

Roth, S.H., Forman, S.A., Braswell, L.M., and Miller, K.W. Actions of pentobarbital enantiomers on nicotinic cholinergic receptors. *Mol. Pharmacol.*, **1989**, *36*:874—880.

Roth, T., and Roehrs, T.A. Issues in the use of benzodiazepine therapy. *J. Clin. Psychiatry*, **1992**, *53 Suppl 6*: 14-18.

Roth, T., Roehrs, T., Zorick, F., and Conway, W. Pharmacological effects of sedative-hypnotics, narcotic analgesics, and alcohol during sleep. *Med. Clin. North Am.*, **1985**, *69*:1281—1288.

Rubin, E., and Urbano-Marquez, A. Alcoholic cardiomyopathy. *Alcohol Clin. Exp. Res.*, **1994**, *18*:111—114.

Schofield, P.R., Darlison, M.G., Fujita, N., Burt, D.R., Stephenson, F.A., Rodriguez, H., Rhee, L.M., Ramachandran, J., Reale, V., Glencourse, T.A., Seeburg, P.H., and Barnard, E.A. Sequence and functional expression of the GABA$_A$ receptor shows a ligand-gated receptor super-family. *Nature*, **1987**, *328*:221—227.

Shapiro, C.M., MacFarlane, J.G., and MacLean, A.W. Alleviating sleep-related discontinuance symptoms associated with benzodiazepine withdrawal: a new approach. *J. Psychosom. Res.* **1993**, *37 Suppl. 1*:55—57.

Spivey, W.H. Flumazenil and seizures: an analysis of 43 cases. *Clin. Ther.*, **1992**, *14*:292—305.

Swift, R.M., Whelihan, W., Kuznetsov, O., Buongiorno, G., and Hsuing, H. Naltrexone-induced alterations in human ethanol intoxication. *Am. J. Psychiatry*, **1994**, *151*:1463—1467.

Twyman, R.E., Rogers, C.J., and Macdonald, R.L. Differential regulation of γ-aminobutyric acid receptor channels by diazepam and phenobarbital. *Ann. Neurol.*, **1989**, *25*:213—220.

Vogel, G. Clinical uses and advantages of low doses of benzodiazepine hypnotics. *J. Clin. Psychiatry*, **1992**, *53 Suppl. 6*:19—22.

Volpicelli, J.R., Alterman, A.I., Hayashida, M., and O'Brien, C.P. Naltrexone in the treatment of alcohol dependence. *Arch. Gen. Psychiatry*, **1992**, *49*:876—880.

Wilson, G.T. Alcohol and human sexual behavior. *Behav. Res. Ther.*, **1977**, *15*:239—252.

Yeo, G.T., de Burgh, S.P. Letton, T., Shaw, J., Donnelly, N., Swinburn, M.E., Phillips, S., Bridges-Webb, C., and Mant, A. Educational visiting and hypnosedative prescribing in general practice. *Fam. Pract.*, **1994**, *11*:57—61.

Monographien und Übersichtsartikel

Anonymous. Zolpidem for insomnia. *Med. Lett. Drugs Ther.*, **1993**, *35*:35—36.

Aracava, Y., Fróes-Ferrão, M.M., Pereira, E.F.R., and Albuquerque, E.X. Sensitivity of N-methyl-D-aspartate (NMDA) and nicotinic acetylcholine receptors to ethanol and pyrazole. *Ann. N.Y. Acad. Sci.*, **1991**, *625*:451—472.

Beard, J.D., and Sargent, W.Q. Water and electrolyte metabolism following ethanol intake and during acute withdrawal from ethanol. In, *Biochemistry and Pharmacology of Ethanol*, Vol. 2. (Majchrowicz, E., and Noble, E.P., eds.) Plenum Press, New York, **1979**, pp. 3—16.

Bellantuono, C., Reggi, V., Tognoni, G., and Garattini, S. Benzodiazepines: clinical pharmacology and therapeutic use. *Drugs*, **1980**, *19*:195—219.

Bosron, W.F., Lumeng, L., and Li, T.K. Genetic polymorphism of enzymes of alcohol metabolism and susceptibility to alcoholic liver disease. *Mol. Aspects Med.*, **1988**, *10*:147—158.

Breimer, D.D. Clinical pharmacokinetics of hypnotics. *Clin. Pharmacokinet.*, **1977**, *2*:93—109.

Brogden, R.N., and Goa, K.L. Flumazenil: a preliminary review of its benzodiazepine antagonist properties, intrinsic activity and therapeutic use. *Drugs*, **1988**, *35*:448—467.

Brogden, R.N., and Goa, K.L. Flumazenil. A reappraisal of its pharmacological properties and therapeutic efficacy as a benzodiazepine antagonist. *Drugs*, **1991**, *42*:1061—1089.

Council Report. Fetal effects of maternal alcohol use. *JAMA*, **1983**, *249*:2517—2521.

Dement, W.C. Objective measurements of daytime sleepiness and performance comparing quazepam with flurazepam in two adult populations using the Multiple Sleep Latency Test. *J. Clin. Psychiatry*, **1991**, *52 Suppl. 9*:31—37.

Dement, W.C. The proper use of sleeping pills in the primary care setting. *J. Clin. Psychiatry*, **1992**, *53 Suppl. 12*:50—56.

Diamond, I., Nagy, L., Mochly-Rosen, D., and Gordon, A. The role of adenosine and adenosine transport in ethanol-induced cellular tolerance and dependence. Possible biologic and genetic markers of alcoholism. *Ann. N.Y. Acad. Sci.*, **1991**, *625*:473—487.

Doble, A., and Martin, I.L. Multiple benzodiazepine receptors: no reason for anxiety. *Trends Pharmacol. Sci.*, **1992**, *13*:76—81.

DuPont, R.L. (ed.). Abuse of benzodiazepines: the problems and the solutions. A report of a committee of the Institute for Behavior and Health, Inc. *Am. J. Drug Alcohol Abuse*, **1988**, *14 Suppl. 1*:1—69.

Eneanya, D.I., Bianchine, J.R., Duran, D.O., and Andresen, B.D. The actions and metabolic fate of disulfiram. *Annu. Rev. Pharmacol. Toxicol.*, **1981**, *21*:575—596.

File, S.E. Tolerance to the behavioral actions of benzodiazepines. *Neurosci. Behav. Rev.*, **1985**, *9*:113—121.

Fisher, S.E., and Karl, P.I. Maternal ethanol use and selective fetal malnutrition. *Recent Dev. Alcohol.*, **1988**, *6*:277—289.

Freudenthal, R.I., and Carroll, F.I. Metabolism of certain commonly used barbiturates. *Drug Metab. Rev.*, **1973**, *2*:265—278.

Gardner, C.R. Functional *in vivo* correlates of the benzodiazepine agonist-inverse agonist continuum. *Prog. Neurobiol.*, **1988**, *31*:425—476.

Gardner, C.R., Tully, W.R., and Hedgecock, C.J. The rapidly expanding range of neuronal benzodiazepine receptor ligands. *Prog. Neurobiol.*, **1993**, *40*:1—61.

Garnier, R., Guerault, E., Muzard, D., Azoyan, P., Chaumet-Riffaud, A.E., and Efthymiou, M.L. Acute zolpidem poisoning—analysis of 344 cases. *J. Toxicol. Clin. Toxicol.*, **1994**, *32*:391—404.

Gary, N.E., and Tresznewsky, O. Clinical aspects of drug intoxication: barbiturates and a potpourri of other sedatives, hypnotics, and tranquilizers. *Heart Lung*, **1983**, *12*:122—127.

Gillin, J.C., Spinweber, C.L., and Johnson, L.C. Rebound insomnia: a critical review. *J. Clin. Psychopharmacol.*, **1989**, *9*:161—172.

Glass, G.B.J., Slomiany, B.L., and Slomiany, A. Biochemical and pathological derangements of the gastro-intestinal tract following acute and chronic digestion of ethanol. In, *Biochemistry and Pharmacology of Ethanol*, Vol. 1. (Majchrowicz, E., and Noble, E.P., eds.) Plenum Press, New York, **1979**, pp. 551—586.

Greenblatt, D.J., Divoll, M., Abernethy, D.R., Ochs, H.R., and Shader, R.I. Benzodiazepine kinetics: implications for therapeutics and pharmacogeriatrics. *Drug Metab. Rev.*, **1983a**, *14*:251—292.

Greenblatt, D.J., Divoll M., Abernethy, D.R., Ochs, H.R., and Shader, R.A. Clinical pharmacokinetics of the newer benzodiazepines. *Clin. Pharmacokinet.*, **1983b**, *8*:233—252.

Greenblatt, D.J., Harmatz, J.S., and Shader, R.I. Clinical pharmacokinetics of anxiolytics and hypnotics in the elderly. Therapeutic considerations (Part I). *Clin. Pharmacokinet.*, **1991**, *21*:165—177.

Greenblatt, D.J. Benzodiazepine hypnotics: Sorting the pharmacokinetic facts. *J. Clin. Psychiatry*, **1991**, *52 Suppl. 9*:4—10.

Greenblatt, D.J., Shader, R.I., and Abernethy, D.R. Current status of benzodiazepines. *N. Engl. J. Med.*, **1983c**, *309*:354—358, 410—416.

Greenblatt, D.J., and Wright, C.E. Clinical pharmacokinetics of alprazolam. Therapeutic implications. *Clin. Pharmacokinet.*, **1993**, *24*:453—471.

Gyr, K., and Meier, R. Flumanzenil in the treatment of portal systemic encephalopathy—an overview. *Intensive Care Med.*, **1991**, *17 Suppl. 1*:S39—S42.

Hilbert, J.M., and Battista, D. Quazepam and flurazepam: Differential pharmacokinetic and pharmacodynamic characteristics. *J. Clin. Psychiatry*, **1991**, *52 Suppl. 9*:21—26.

Hillman, R.S., and Steinberg, S.E. The effects of alcohol on folate metabolism. *Annu. Rev. Med.*, **1982**, *33*:345—354.

Hillman, R.W. Alcoholism and malnutrition. In, *The Biology of Alcoholism*. Vol. 3, *Clinical Pathology*. (Kissin, B., and Begleiter, H., eds.) Plenum Press, New York, **1974**, pp. 513—586.

Hoehns, J.D., and Perry, P.J. Zolpidem: a nonbenzodiazepine hypnotic for treatment of insomnia. *Clin. Pharm.*, **1993**, *12*:814—828.

Hoffman, E.J., and Warren, E.W. Flumazenil: a benzodiazepine antagonist. *Clin. Pharm.*, **1993**, *12*:641—656.

Johansson, B. A review of the pharmacokinetics and pharmacodynamics of disulfiram and its metabolites. *Acta Psychiatr. Scand. Suppl.*, **1992**, *369*:15—26.

Jonas, J.M., Coleman, B.S., Sheridan, A.Q., and Kalinske, R.W. Comparative clinical profiles of triazolam versus other shorter-acting hypnotics. *J. Clin. Psychiatry*, **1992**, *53 Suppl. 12*:19—31.

Kay, D.C., Blackburn, A.B., Buckingham, J.A., and Karacan, I. Human pharmacology of sleep. In, *Pharmacology of Sleep*. (Williams, R.L., and Karacan, I., eds.) John Wiley & Sons, Inc., New York, **1976**, pp. 83—210.

Kitson, T.M. The disulfiram-ethanol reaction. *J. Stud. Alcohol*, **1977**, *38*:96—113.

Langtry, H.D., and Benfield, P. Zolpidem: a review of its pharmacodynamic and pharmacokinetic properties and therapeutic potential. *Drugs*, **1990**, *40*:291—313.

Lieber, C.S. Alcohol and the liver: 1994 update. *Gastroenterology*, **1994**, *106*:1085—1105.

Lindenbaum, J. Hematologic effects of alcohol. In, *The Biology of Alcoholism*. Vol. 3, *Clinical Pathology*. (Kissin, B., and Begleiter, H., eds.) Plenum Press, New York, **1974**, pp. 461—480.

Livingston, M.G. Benzodiazepine dependence. *Br. J. Hosp. Med.*, **1994**, *51*:281—286.

Lorber, S.H., Dinoso, V.P., Jr., and Chey, W.Y. Diseases of the gastro-intestinal tract. In, *The Biology of Alcoholism*. Vol. 3, *Clinical Pathology*. (Kissin, B., and Begleiter, H., eds.) Plenum Press, New York, **1974**, pp. 339—357.

Macdonald, R.L., and McLean, M.J. Anticonvulsant drugs: mechanisms of action. *Adv. Neurol.*, **1986**, *44*:713—736.

Maczaj, M. Pharmacological treatment of insomnia. *Drugs*, **1993**, *45*:44—55.

Mendelson, W.B. Pharmacologic and electrophysiologic effects of ethanol in relation to sleep. In, *Biochemistry and Pharmacology of Ethanol*, Vol. 2. (Majchrowicz, E., and Noble, E.P., eds.) Plenum Press, New York, **1979**, pp. 467—484.

Mendelson, W.B. Neuropharmacology of sleep induction by benzodiazepines. *Crit. Rev. Neurobiol.*, **1992**, *6*:221—232.

Mendelson, W.B., Gillin, J.C., and Wyatt, R. J. *Human Sleep and Its Disorders*. Plenum Press, New York, **1977**.

Morgan, R., and Cagan, E.J. Acute alcohol intoxication, the disulfiram reaction, and methyl alcohol intoxication. In, *The Biology of Alcoholism*. Vol. 3, Clinical Pathology. (Kissin, B., and Begleiter, H., eds.) Plenum Press, New York, **1974**, pp. 163—189.

National Institute of Mental Health Consensus Development Conference. Drugs and Insomnia. The use of medications to promote sleep. *JAMA*, **1984**, *251*:2410—2414.

Nino-Murcia, G. Diagnosis and treatment of insomnia and risks associated with lack of treatment. *J. Clin. Psychiatry*, **1992**, *53 Suppl. 12*:43—47.

Nutt, D.J., and Peters, T.J. Alcohol: the drug. *British Med. Bull.*, **1994**, *50*:5—17.

Olsen, R.W. GABA-drug interactions. *Prog. Drug Res.*, **1987**, *31*:223—241.

Peters, D.H., and Faulds, D. Tiapride. A review of its pharmacology and therapeutic potential in the management of alcohol dependence syndrome. *Drugs*, **1994**, *47*:1010—1032.

Petersen, E.N. The pharmacology and toxicology of disulfiram and its metabolites. *Acta Psychiatr. Scand. Suppl.* **1992**, *369*:7—13.

Phillis, J.W., and O'Regan, M.H. The role of adenosine in the central actions of the benzodiazepines. *Prog. Neuropsychopharmacol. Biol. Psychiatry*, **1988**, *12*:389—404.

Pirola, R.C. *Drug Metabolism and Alcohol*. University Park Press, Baltimore, **1978**.

Pirola, R.C., and Lieber, C.S. Acute and chronic pancreatitis. In, *The Biology of Alcoholism*. Vol. 3, *Clinical Pathology*. (Kissin, B., and Begleiter, H., eds.) Plenum Press, New York, **1974**, pp. 359—402.

Pohorecky, L.A., and Brick, J. Pharmacology of ethanol. *Pharmacol. Ther.*, **1988**, *36*:335—427.

Ragan, C.I., McKernan, R.M., Wafford, K., and Whiting, P.J. γ-Aminobutyric acid-A (GABA-A) receptor/ion channel complex. *Biochem. Soc. Trans.*, **1993**, *21*:622—626.

Robinson, R.W., and Zwillich C.W. The effect of drugs on breathing during sleep. In, *Principles and Practice of Sleep Medicine*, (Kryger, M.H., Roth, T., Dement, W.C., eds.) W.B. Saunders, Philadelphia, **1989**.

Rothschild, A.J. Disinhibition, amnestic reactions, and other adverse reactions secondary to triazolam: a review of the literature. *J. Clin. Psychiatry*, **1992**, *53 Suppl. 12*:69—79.

Saunders, P.A., and Ho, I.K. Barbiturates and the GABA$_A$ receptor complex. *Prog. Drug Res.*, **1990**, *34*:261—286.

Schütz, H. *Benzodiazepines—A Handbook: Basic Data, Pharmacokinetics, and Comprehensive Literature*. Springer-Verlag, Berlin, **1982**.

Sieghart, W. GABA$_A$ receptors: ligand-gated Cl$^-$ ion channels modulated by multiple drug-binding sites. *Trends Pharmacol. Sci.*, **1992**, *13*:446—450.

Shapiro, H.M. Barbiturates in brain ischaemia. *Br. J. Anaesth.*, **1985**, *57*:82—95.

Smith, M.C., and Riskin, B.J. The clinical use of barbiturates in neurological disorders. *Drugs*, **1991**, *42*:365—378.

Symposium (various authors). *Pharmacology of Benzodiazepines*. (Usdin, E., Skolnick, P., Tallman, J.F., Greenblatt, O., and Paul, S.M., eds.) Macmillan Press, London, **1982**.

Symposium (various authors). *The Benzodiazepines: From Molecular Biology to Clinical Practice*. (Costa, E., ed.) Raven Press, New York, **1983**.

Symposium (various authors). Modern hypnotics and performance. (Nicholson, A, Hippius, H., Rüther, E., and Dunbar, G., eds.) *Acta Psychiatr. Scand. Suppl.*, **1986a**, *332*:3—174.

Symposium (various authors). Chlormethiazole 25 years: recent developments and historical perspectives. (Evans, J.G., Feuerlein, W., Glatt, M.M., Kanowski, S., and Scott, D.B., eds.) *Acta Psychiatr. Scand. Suppl.*, **1986b**, *329*:1—198.

Symposium (various authors). Chloride channels and their modulation by neurotransmitters and drugs. (Biggio, G., and Costa, E., eds.) *Adv. Biochem. Psychopharmacol.*, **1988a**, *45*:1—384.

Symposium (various authors). Benzodiazepine receptor ligands, memory and information processing. Psychometric, psychopharmacological and clinical issues. (Hindmarch, I., and Ott, H., eds.) *Psychopharmacol. Ser.*, **1988b**, *6*:1—317.

Symposium (various authors). Nutrition and alcohol. (Mathers, J.C., Quarterman, J., and Gurr, M.I., eds.) *Proc. Nutr. Soc.*, **1988c**, *47*:79—133.

Symposium (various authors). GABA and benzodiazepine receptor subtypes: molecular biology, pharmacology, and clinical aspects. (Biggio, G., and Costa, E., eds.) *Adv. Biochem. Psychopharmacol.*, **1990a**, *46*:1—239.

Symposium (various authors). Critical issues in the management of insomnia: investigators' report on estazolam. (Roth. T., ed.) *Am. J. Med.*, **1990b**, *88 Suppl. 3A*:1S—48S.

Symposium (various authors). GABAergic synaptic transmission: molecular, pharmacological, and clinical aspects. (Biggio, G., Concas, A., and Costa, E., eds.) *Adv. Biochem. Psychopharmacol.*, **1992**, *47*:1—460.

Teboul, E, and Chouinard, G. A guide to benzodiazepine selection. Part II: Clinical aspects. *Can. J. Psychiatry*, **1991**, *36*:62—73.

Ticku, M.K., and Kulkarni, S.K. Molecular interactions of ethanol with GABAergic system and potential of RO15-4513 as an ethanol antagonist. *Pharmacol. Biochem. Behav.*, **1988**, *30*:501—510.

Treistman, S.N., Bayley, H., Lemos, J.R., Wang, X.M., Nordmann, J.J., and Grant, A.J. Effects of ethanol on calcium channels, potassium channels, and vasopressin release. *Ann. N.Y. Acad. Sci.*, **1991**, *625*:249—263.

Walsh, J.K., and Engelhardt, C.L. Trends in the pharmacologic treatment of insomnia. *J. Clin. Psychiatry*, **1992**, *53 Suppl. 12*:10—17.

Weight, F.F., Lovinger, D.M., White, G., and Peoples, R.W. Alcohol and anesthetic actions on excitatory amino acid-activated ion channels. *Ann. N. Y. Acad. Sci.*, **1991**, *625*:97—107.

Warren, K.R., and Bast, R.J. Alcohol-related birth defects: an update. *Public Health Rep.*, **1988**, *103*:638—642.

Woods, J.H., Katz, J.L., and Winger, G. Abuse liability of benzodiazepines. *Pharmacol. Rev.*, **1987**, *39*:1—413.

Woods, J.H., Katz, J.L., and Winger, G. Benzodiazepines: use, abuse, and consequences. *Pharmacol. Rev.*, **1992**, *44*:151—347.

18 MEDIKAMENTE UND DIE BEHANDLUNG PSYCHIATRISCHER ERKRANKUNGEN
Psychosen und Angsterkrankungen

Ross J. Baldessarini

Seit den 50er Jahren sind Medikamente mit nachgewiesener Wirksamkeit für eine breite Palette schwerer psychiatrischer Erkrankungen entwickelt worden, was zur Etablierung der Fachrichtung „Psychopharmakologie" geführt hat. Die Kenntnis der Wirkungsweise solcher Stoffe hat in großem Maße die Forschung der biologischen Psychiatrie mit dem Ziel stimuliert, pathophysiologische Veränderungen zu definieren. Dieses Kapitel faßt das derzeitige Wissen der Pharmakologie über Substanzen zur Psychose- und Angstbehandlung zusammen. Antimanika sowie stimmungsstabilisierende und antidepressive Arzneimittel werden in Kapitel 19 behandelt.

Wirksame antipsychotische (neuroleptische) Stoffe beinhalten die trizyklischen Phenothiazine, die Thioxanthene und Dibenzepine, weiter die Butyrophenone und Artverwandte sowie andere heterozyklische und experimentelle Benzamide. Nahezu all diese Stoffe blockieren D2 dopaminerge Rezeptoren und inaktivieren die dopaminerge Neurotransmission im Frontalhirn; einige interagieren mit D1 dopaminergen-, 5-HT2 serotoninergen- und α-adrenergen Rezeptoren. Die kürzliche Entdeckung weiterer Dopamin-Rezeptorsubtypen kann zu neuen Entwicklungen führen. Neuroleptika sind hochgradig lipophil. Sie werden hauptsächlich durch hepatische, oxidative Mechanismen metabolisiert und können komplexe Eliminationskinetiken aufweisen. Es konnte gezeigt werden, daß diese Medikamente eine effektive palliative Behandlung von organischen oder idiopathischen psychotischen Erkrankungen mit einer akzeptablen Sicherheit und Praktikabilität bieten. Stoffe mit hoher Potenz können eher akute extrapyramidal-neurologische Wirkungen haben, und niedrigpotente Substanzen führen zu mehr sedierenden, hypotensiven und vegetativen Nebenwirkungen. Die Behandlung einer akuten psychotischen Erkrankung beinhaltet typischerweise die tägliche Dosierung bis zu dem Äquivalent von 10 - 20 mg Fluphenazin oder Haloperidol (bei einer Serumkonzentration von ca. 5 - 20 ng/ml) oder 300 - 600 mg Chlorpromazin. Höhere Dosierungen sind für gewöhnlich wirksamer, die Langzeittherapie bedarf normalerweise geringere Dosierungen, und eine Toleranz ist nahezu unbekannt. Die meisten Neuroleptika führen zu charakteristischen neurologischen Nebenwirkungen (Dystonie, Akathisie, Bradykinesie, Dyskinesie); einige atypische Stoffe (z. B. Clozapin und Risperidon in niedriger Dosierung) haben nur geringe extrapyramidale Nebenwirkungen.

Die pharmakologische Behandlung von Angsterkrankungen basiert derzeit hauptsächlich auf dem Einsatz von Benzodiazepinen als sedierend-anxiolytische Substanzen, welche die neuronale Hyperpolarisation durch den makromolekularen Komplex des Gamma-Aminobuttersäure-(GABA)-Rezeptor-Chloridkanal erleichtert. Im Gegensatz zu vielen psychotropen Stoffen werden die klinischen Wirkungen der Benzodiazepine am besten als eine Widerspiegelung ihrer frühen Resorptionsraten und Verteilungskinetiken verstanden. Potente Benzodiazepine sind sowohl bei Panik als auch bei generalisierten Angsterkrankungen wirksam. Ihr Langzeitrisiko-Nutzenverhältnis bleibt kontrovers. Serotonin $5\text{-}HT_{1A}$ partielle Agonisten wie das Buspiron haben ebenfalls nützliche anxiolytische und sonstige psychotrope Aktivitäten; dabei besteht eine geringere Wahrscheinlichkeit für eine Sedierung oder Abhängigkeit. Besondere Anwendungen der Antidepressiva bei der Behandlung schwerer Angsterkrankungen werden im folgenden Kapitel behandelt.

EINLEITUNG: PSYCHOPHARMAKOLOGIE

Der Einsatz von Medikamenten mit nachgewiesener Wirksamkeit bei psychiatrischen Erkrankungen hat sich seit Mitte der 50er Jahre ausgeweitet. Heutzutage werden ca. 10 - 15% aller Rezepte in den Vereinigten Staaten für Medikamente ausgestellt, die daraufhin abzielen, mentale Prozesse zu beeinflussen: zur Sedierung, Stimulation oder anderweitig die Stimmungslage, das Denken oder das Benehmen zu verändern. Dieses Verschreibungsmuster reflektiert sowohl das häufige Auftreten primär psychiatrischer Erkrankungen als auch die nahezu unvermeidlichen emotionalen Reaktionen bei Patienten mit organischen Leiden. Darüber hinaus modifizieren viele Substanzen, die für andere Zwecke benutzt werden, Emotionen und Kognition entweder als Teil ihrer normalen Wirkung oder als toxischer Effekt einer Überdosierung (siehe besonders Kapitel 24). Dieses und das nachfolgende Kapitel behandeln die psychotropen Stoffe, die überwiegend in der Behandlung psychiatrischer Erkrankungen benutzt werden. Die Beschäftigung mit der Chemie, der Verfügbarkeit, der Wirkung und der klinischen Pharmakologie solcher Substanzen hat zur Entwicklung einer Fachrichtung geführt, die nunmehr als *Psychopharmakologie* bekannt ist.

Psychotrope Stoffe können in vier Hauptkategorien eingeteilt werden. *Antipsychotische* oder *neuroleptische* Stoffe sind diejenigen, welche zur Behandlung schwerer psychiatrischer Erkrankungen, der Psychosen und der Manie, verwendet werden. Sie haben eine günstige Wirkung auf die Stimmung und die Gedankenwelt, bergen jedoch auch das Risiko, charakteristische Nebenwirkungen hervorzurufen, die neurologische Erkrankungen vortäuschen. *Angstlösende* und *sedierende* Stoffe, insbesondere die Benzodiazepine, sind diejenigen, welche zur medikamentösen Therapie von Angsterkrankungen benutzt werden. *Antidepressiva* (stimmungshebende Stoffe) und Antimanika als *stimmungsstabilisierende* Stoffe (ganz besonders Lithiumsalz und einige Antikonvulsiva) werden eingesetzt, um affektive oder Gemütserkrankungen und damit verbundene Zustände zu behandeln (siehe Kapitel 19).

Die Verwendung von Medikamenten zur Behandlung psychiatrischer Erkrankungen ist in letzter Zeit präziser geworden, da psychiatrische Diagnosen zunehmend Objektivität, Kohärenz und Zuverlässigkeit erlangen. Die Suche nach der biologischen Basis psychiatrischer Erkrankungen wurde durch die Erkenntnisse der Wirkungsmechanismen psychotroper Stoffe und die Entwicklung einer medizinischen Fachrichtung, die hinlänglich als *biologische Psychiatrie* bekannt ist, stimuliert (Weil-Malherbe, 1967; Baldessarini, 1996a). Die diagnostische Terminologie und die Kriterien der psychiatrischen Erkrankungen, die derzeit in den Vereinigten Staaten angewendet werden, sind im *Diagnostic and Statistical Manual of Mental Disorders der American Psychiatric Association* beschrieben (1994).

In Deutschland wird die Internationale Klassifikation psychischer Störungen (ICD 10) verwendet (Anm. d. Hrsg.).

Geschichte Die Modifikation des Verhaltens, der Stimmung und der Emotionen durch Drogen und Medikamente war schon immer ein beliebtes Thema menschlicher Tätigkeit. Die Verwendung psychoaktiver Substanzen entwickelte sich auf zwei miteinander verbundenen Wegen: zum einen der Einsatz von Drogen und Medikamenten, um normales Verhalten zu modifizieren und veränderte Wahrnehmungszustände bei religiösen, zeremoniellen oder Erholungsanlässen herbeizuführen und zum anderen ihr Einsatz, um Geisteserkrankungen zu lindern. Faszinierende Schilderungen der frühen Geschichte und Charakteristika vieler psychoaktiver Verbindungen, insbesondere jener aus natürlichen Produkten, gibt es bei Lewin (1931) und Efron et al. (1967). Im Jahre 1845 schlug Moreau vor, daß eine Haschischintoxikation eine Modellpsychose herbeiführt, die nützlich für das Studium des Wahnsinns sei. Drei Jahrzehnte später präsentierte Freud seine Kokainstudie und wies auf die Einsatzmöglichkeiten in der Pharmakotherapie hin. Kurz darauf gründete Kraepelin das erste klinisch-psychopharmakologische Laboratorium in Deutschland und studierte psychologische Effekte von Drogen und Medikamenten am Menschen. Im Jahre 1931 publizierten Sen und Bose den ersten Bericht des Einsatzes von *Rauwolfia serpentina* für die Behandlung des Wahnsinns (siehe Shore und Giachetti, 1978). Berichte über den Insulinschock, durch Pentylentetrazol induzierte Krampfanfälle und elektrokonvulsive Therapie schlossen sich 1933, 1934 und 1937 an. Behandlungen für die schwere Depression und Schizophrenie wurden somit verfügbar. Amphetamin (ein Artverwandter des Ephedrins, ein aktiver Inhaltsstoff des chinesischen Krautes Ma Huang) war die erste synthetische Droge, die zu einer Modellpsychose führte. Im Jahre 1943 nahm Hoffmann eine kleine Menge des Mutterkorn-Derivates Lysergsäurediethylamid (LSD) ein, und erlebte seine hallozinogenen Wirkungen. Sein Bericht der hohen LSD-Potenz popularisierte das Konzept, daß eine toxische Substanz oder ein metabolisches Produkt die Ursache einer Geisteserkrankung sein könnte.

Der erste moderne Bericht über die Behandlung einer psychotischen Erregung oder Manie mit Lithiumsalzen stammt von Cade (1949). Wegen Bedenken hinsichtlich der Lithiumtoxizität erlangte diese Entdeckung nur langsam Anerkennung in der medizinischen Fachwelt. Im Jahre 1950 wurde Chlorpromazin in Frankreich synthetisch hergestellt. Die Aufklärung der spezifischen Effekte des Chlorpromazins durch Laborit und Mitarbeiter (1952) und seine Anwendung bei psychiatrischen Patienten durch Delay und Deniker (1952) markierten die Anfänge der modernen Psychopharmakologie. Die Geschichte dieser revolutionären Epoche in der psychiatrischen Therapie wird von Ayd und Blackwell (1970) beschrieben. Die Bezeichnung Tranquilizer wurde in den frühen 50er Jahren durch Yonkman eingeführt, um die psychischen Effekte von Reserpin zu charakterisieren. Trotz seiner Beliebtheit ist dieser Terminus zweideutig und irreführend.

Ein Bericht von Berger (1954) über Meprobamat markiert den Beginn von Untersuchungen über moderne Sedativa mit nützlichen anxiolytischen Eigenschaften. Eine antituberkulöse Substanz (Iproniazid) wurde in den frühen 50er Jahren eingeführt und schnell als Monoamino-Oxidasehemmer und Antidepressivum charakterisiert (Kline, 1958). Im Jahre 1958 erkannte Kuhn den antidepressiven Effekt des Imipramins. Das erste der anxiolytischen Benzodiazepine, Chlordiazepoxid, wurde 1947 von Sternbach entwickelt. Im darauffolgenden Jahr entdeckte Janssen die antipsychotischen Wirkungen des Haloperidol, eines Butyrophenons (siehe Janssen, 1974), und somit wurde eine weitere Klasse antipsychotischer Stoffe verfügbar. In den 60er Jahren weitete sich die psychopharmakologische Forschung schnell aus, und neue Theorien über psychoaktive Wirkungen kamen auf. Die klinische Wirksamkeit vieler dieser Substanzen wurde während dieses Jahrzehnts etabliert.

Über viele Jahre ist die Bedeutung der biogenen Amine und ihrer Rezeptoren im ZNS für die Vermittlung der Wirkung psychotroper Substanzen untersucht und dadurch auch die Suche nach der Ursache der Geisteserkrankungen stimuliert worden. Darüber hinaus wurden die Grenzen einer psychopharmakologischen Behandlung mehr und mehr erkannt, da diese oft von eingeschränkter Wirksamkeit bei schwerer oder chronischer Geisteserkrankung ist, das Risiko schwerer Nebenwirkungen birgt und weil die Screening- und Testmethoden, die verwendet werden, um neue Substanzen zu entwickeln, begrenzt sind. Die antipsychotischen, stimmungsstabilisierenden und antidepressiven Substanzen, welche zur Behandlung der schwersten Geisteskrankheiten verwendet werden, üben eine so bedeutende Wirkung auf die Praxis der Psychiatrie und ihre Theorie aus, daß man ihre Auswirkungen mit Fug und Recht als revolutionär bezeichnen kann.

Nosologie Die verschiedenen Klassen psychotroper Stoffe sind hinsichtlich ihrer Fähigkeit selektiv, die Symptome einer psychischen Erkrankung zu modifizieren. Der optimale Einsatz dieser Substanzen bedarf somit einer Vertrautheit mit der Differentialdiagnose psychiatrischer Erkrankungen (siehe Kaplan und Sadock, 1989; American Psychiatric Association, 1994). Einige wichtige Aspekte der psychiatrischen Nosologie sind hier kurz zusammengefaßt. Weitergehende Information wird in der Diskussion der spezifischen Stoffklassen gegeben.

Grundlegende Unterschiede werden zwischen den Psychosen, den kognitiven Erkrankungen, den Stimmungserkrankungen, den Angsterkrankungen und den Persönlichkeitserkrankungen gemacht. Die Psychosen zählen zu den schwersten psychiatrischen Erkrankungen, bei denen nicht nur eine erhebliche Störung des Verhaltens besteht, sondern auch eine schwerwiegende Unfähigkeit zum kohärenten Denken sowie ein Mangel an Realitätsverständnis und von Einsicht in das Vorliegen dieser Störungen. Die Psychosen beinhalten für gewöhnlich inhaltliche Denkstörungen (*Wahnsymptome*) und abnormale Wahrnehmungen (*Halluzinationen*). Es wird vermutet, daß die psychotischen Erkrankungen eine neurobiologische Basis haben. Sie werden für gewöhnlich von den kognitiven Erkrankungsyndromen *Delir* und *Demenz* unterschieden.

Die kognitiven Erkrankungen sind im allgemeinen mit bestimmten neuropathologischen, metabolischen oder toxischen (auch drogenbedingten) Veränderungen verbunden und sind durch Verwirrtheit, Desorientierung und Erinnerungsstörungen wie auch durch Verhaltensdesorganisation charakterisiert. Im allgemeinen bleibt trotz intensiver Bemühungen, wirksame Behandlungsstrategien zu entwickeln, die Wirksamkeit der Pharmakotherapie bezüglich der wichtigsten kognitiven Einschränkung bei den Demenzen beschränkt. Dabei wurden auch Stimulanzien, sogenannte Nootropica (z. B. Piracetam), Cholinesteraseinhibitoren (Knapp et al., 1994), vermeintliche zerebrale Vasodilatatoren (z. B. Mutterkornalkaloide, Papaverin, Isoxuprine), und Kalziumkanalblocker wie das Nimodipin (siehe Kapitel 33 und 34) eingesetzt. Dieses Thema wird nicht spezifisch in diesem Kapitel behandelt. Eine Übersicht findet sich bei Baldessarini, 1996b.

Die Ätiologie anderer psychotrischer Erkrankungen bleibt unbekannt, obwohl genetische und neuronale Entwicklungssowie Umgebungsfaktoren vielfach diskutiert wurden. Repräsentative Syndrome in diesem Zusammenhang sind Schizophrenie, kurz dauernde Psychosen und Wahnerkrankungen, wobei psychotische Elemente auch bei den wichtigen Gemütserkrankungen wie besonders Manie und schwerer Depression nicht ungewöhnlich sind. Die psychotischen Erkrankungen sind durch eine Störung von Gedankenprozessen charakterisiert, dabei kommt es zu unlogischer oder hochgradig ideosynkratischer Kommunikation mit unorganisiertem oder irrationalem Verhalten und verschiedenen Ausprägungen einer veränderten Stimmungslage, welche von erregter Agitation bis zum ausgeprägten emotionalen Rückzug reichen kann. Idiopathische Psychosen, die hauptsächlich durch chronisch gestörtes Denken und einen emotionalen Rückzug charakterisiert sind, sind häufig mit Wahnvorstellungen und akustischen Halluzinationen verbunden und werden als *Schizophrenie* bezeichnet. Akute oder wiederkehrende idiopathische Psychosen, die eine nur lose Beziehung zur Schizophrenie oder den wichtigsten affektiven Störungen haben, sind ebenfalls möglich. Darüber hinaus können mehr oder weniger isoliert auftretende Wahnvorstellungen als *Wahnerkrankung* oder *Paranoia* auftreten.

Die wichtigsten Störungen der Stimmung oder des Affektes beinhalten die Syndrome der eigentlichen Depression (ehemals auch die Melancholie) und der bipolaren Erkrankungen (ehemals manisch-depressive Erkrankungen). Dabei kommt es häufig zu gestörten vegetativen Funktionen (z. B. gestörte Aktivitätszyklen, Schlaf und Appetit) und verändertem Verhalten, ebenso treten dauerhafte Stimmungsabnormalitäten (v.a. depressive Stimmung, Antriebsverminderung, Interessenverlust) auf, und es besteht ein erhöhtes Suizidrisiko. Diese Erkrankungen werden in Kapitel 19 behandelt.

Antipsychotische Substanzen sind bei vielen psychotischen Erkrankungen wirksam; sie sind *nicht* selektiv für die Schizophrenie. Ihre Wirkungen kommen einer ganzen Reihe von Erkrankungen zugute, vom postoperativen Delir, der Amphetaminintoxikation, Paranoia, Manie bis zur psychotischen Depression und können sich ebenfalls günstig bei Agitation im Rahmen der Alzheimerschen Demenz auswirken. Sie sind besonders gut wirksam bei schwerer Depression und möglicherweise auch bei anderen Erkrankungen, die durch schwere Angst oder Agitation gekennzeichnet sind, einsetzbar. Somit sind im allgemeinen die psychotropischen Medikamente nicht krankheitsspezifisch. Vielmehr bieten sie einen klinischen Nutzen bei einer Reihe von Syndromen. Wie jedoch später in diesem Kapitel gezeigt wird, sind sie für eine routinemäßige Anwendung bei den meisten Angsterkrankungen nicht indiziert.

Die weniger tiefgreifenden psychiatrischen Erkrankungen sind die Neurosen oder angst-assoziierten Erkrankungen. Obwohl das Realitätsverständnis erhalten ist, sind Leidensdruck und die Leistungseinschränkung oft besonders stark ausgeprägt. Neurosen können akut und vorübergehend oder häufiger, dauerhaft oder repetitiv auftreten. Ihre Symptome können Stimmungsschwankungen (Angst, Panik, Dysphorie), begrenzte Störungen des Denkens (Zwang, irrationale Furcht) oder des Verhaltens (zwanghafte Rituale, pseudoneurologische oder „hysterische" Konversionszeichen) beinhalten. Bei solchen Erkrankungen haben Medikamente bisweilen günstige Wirkungen. Diese basieren insbesondere darauf, daß die begleitende Angst und Depression verringert wird und somit ein umfangreiches Behandlungs- und Rehabilitationsprogramm erleichtert wird. Wegen der Nebenwirkungen der meisten verfügbaren antipsychotischen Substanzen sollte ihr Einsatz auf entsprechend schwere Erkrankungen beschränkt sein. All diese Stoffe haben nur einen begrenzten Wert bei der Behandlung der affektiven Erkrankungen, die oft einer langen Therapie bedürfen.

Andere, u. U. lebenslange Zustände, so zum Beispiel die sogenannten Persönlichkeitsstörungen, sprechen nur zum Teil auf medikamentöse Intervention an. Viele dieser Zustände beinhalten charakteristische Wesenstypen (z. B. vermeidend, paranoid, zurückgezogen, abhängig, instabil). Andere Erkrankungen beinhalten Verhaltensmuster (z. B. Alkoholabusus oder Abusus anderer Substanzen, abnormale Essensmuster, Hypochondrien, antisoziales oder anderweitig abnormales Verhalten). Bei solchen chronischen Zuständen sind Medikamente typischerweise nicht wirksam, es sei denn, Angst oder Depression treten auf. Sie können in manchen Fällen bei Bulimie oder zwanghaften Erkrankungen wirksam sein und helfen bisweilen auch bei der medizinischen Entzugsbehandlung von abhängig machenden Substanzen (siehe Kapitel 24).

Biologische Hypothesen für Geisteserkrankungen Die Einführung von relativ wirksamen und selektiven Medikamenten zur Behandlung der Schizophrenie und von manisch-depressiven Patienten in den 50er Jahren förderte die Formulierung eines biologischen Konzepts der Pathogenese dieser wichtigsten Geisteserkrankungen. Darüber hinaus wurden andere Stoffe, die einige der Symptome der schweren Geisteserkrankungen vortäuschten, entdeckt. Dabei ist LSD zu nennen, welches Halluzinationen und einen veränderten emotionalen Status verursacht sowie antihypertensive Substanzen wie das Reserpin, das eine Depression verursachen kann. Die führende Hypothese, die daraus hervorging, basierte auf der Beobachtung, daß Antidepressiva die biologische Aktivität von Monoamin-Neurotransmittern im Zentralnervensystem (ZNS) verstärken und daß antiadrenerge Verbindungen eine Depression auslösen können. Dies führte zur Spekulation, daß ein Mangel an aminerger Übertragung im ZNS ursächlich für die Depression sein könnte, oder umgekehrt, daß ein Überschuß eine Manie verursacht. Da antipsychotische Stoffe die Wirkungen von Dopamin als Neurotransmitter im Frontalhirn antagonisieren, wurde darüber hinaus vorgeschlagen, daß ein Zustand funktioneller Überaktivität von Dopamin im Limbischen System oder zerebralen Cortex bei der Schizophrenie oder der Manie besteht. Alternativ dazu könnte ein endogener psychotomimetischer Stoff entweder exklusiv oder in überschießender Menge bei psychotischen Patienten gebildet werden.

Dieser „pharmakozentrische" Zugang zur Hypothesenbildung ist nicht nur attraktiv, er hat auch durch Studien zur Wirkung antipsychotischer und antidepressiver Stoffe Unterstützung erfahren und zur Weiterentwicklung ähnlicher Stoffe beigetragen. Im Gegenzug hat die Plausibilität solcher biologischer Hypothesen das Interesse an genetischen und klinischbiochemischen Studien gefördert. Trotz intensiver Bemühungen haben jedoch Versuche, die metabolischen Veränderungen beim Menschen im Sinne dieser Hypothesen vorherzusagen, keine beständigen oder überzeugenden Ergebnisse erbracht (Baldessarini, 1996a, Meltzer und Lowy, 1987; Weil-Malherbe,

1967). Darüber hinaus haben genetische Studien gezeigt, daß Vererbung nur zu einem Teil zur Verursachung von Geisteserkrankungen beitragen kann, was weiteren Spielraum für die Umwelt- und psychologischen Hypothesen gelassen hat.

Die antipsychotischen, anxiolytischen, antimanischen und antidepressiven Medikamente haben Wirkungen auf kortikale, limbische, hypothalamische und Hirnstamm-Mechanismen, die von grundlegender Wichtigkeit für die Regulation von Wachheit, Wahrnehmung, Affekt und vegetativen Funktionen sind. Es ist sehr gut möglich, daß physiologische und pharmakologische Beeinflussungen dieser Hirnregionen wichtige Verhaltensauswirkungen und klinische Effekte haben, unabhängig von der Natur oder Ursache der fraglichen Geisteserkrankung. Der Mangel an Spezifität der meisten psychotropen Medikamente bei einer bestimmten Erkrankung reduziert die Möglichkeiten, einfach aufgrund der Wirkung des therapeutischen Agens ein bestimmtes metabolisches Korrelat einer spezifischen Erkrankung zu finden. Letztendlich bestehen erhebliche technische Probleme bei Versuchen, Veränderungen des Metabolismus und der postmortalen Chemie des menschlichen Gehirnes zu untersuchen. Dazu zählen nicht zuletzt auch Artefakte, die durch die medikamentöse Behandlung selbst verursacht werden.

Zusammenfassend kann gesagt werden, daß die verfügbare Information keine Schlußfolgerung darüber erlaubt, ob diskrete biologische Veänderungen die kritische Basis der meisten schweren Geisteserkrankungen darstellen (Delirium und Demenz nicht eingeschlossen). Die Annahme, daß eine solche Grundlage existieren muß, ist jedoch keine notwendige Voraussetzung für eine wirksame medizinische Behandlung psychiatrischer Patienten. Darüber hinaus wäre es klinisch ungeschickt, die Bedeutung psychologischer und sozialer Faktoren bei den Manifestationen der Geisteserkrankungen zu unterschätzen oder psychologische Aspekte bei der Durchführung naturwissenschaftlich orientierter Therapien zu übersehen (Baldessarini, 1994, 1996b; Janicak et al., 1993).

Identifizierung und Testung psychotroper Stoffe und Medikamente Obwohl die rationale Entwicklung und die Beurteilung der Wirksamkeit eines Medikaments schon grundsätzlich schwierig ist, sind die Probleme bei der Testung psychoaktiver Stoffe besonders groß. Die essentiellen Charakteristika von menschlichen Geisteserkrankungen können bei Tieren nicht reproduziert werden. Kognition, Kommunikation und soziale Beziehungen bei Tieren sind nur schwer mit den menschlichen zu vergleichen. Somit sind Screening-Verfahren beim Tier nur von begrenzter Nutzbarkeit bei der Entdeckung spezifischer therapeutischer Stoffe. Die moderne Pharmakologie hat viele Techniken bereitgestellt, die Wirkungen bekannter psychotroper und anderer ZNS-wirksamer Stoffe auf zellulärer und molekularer Ebene zu bestimmen. Solche Charakteristika wie die Affinität für spezifische Rezeptoren oder Transportmechanismen können zur Entdeckung neuer Substanzen führen. Es wird erwartet, daß künftige Entdeckungen neuer Substanzen sich aus dem schnellen Fortschritt bei der Identifikation neuer Untertypen bekannter Neurotransmitterrezeptoren und vieler anderer makromolekularer Angriffsstellen im Hirngewebe ergeben (Baldessarini, 1996a, 1996b). Zusätzlich wird die klinische Testung neuer Medikamente durch Gruppen-Inhomogenität und die Schwierigkeit einer validen, sensitiven Messung von Therapieeffekten gestört. Daraus resultiert, daß die Ergebnisse klinischer Untersuchungen psychotroper Stoffe oft inkonsistent und wenig aussagekräftig sind. Zusammenfassungen über Prinzipien und Probleme bei der Bewertung der Wirksamkeit und Sicherheit psychotroper Substanzen existieren (Baldessarini I. 1996b, Janicak et al., 1993).

I. Substanzen zur Behandlung von Psychosen

Mehrere Stoffklassen können zur symptomatischen Behandlung psychiatrischer Erkrankungen eingesetzt werden. Sie sind am besten zur Therapie der Schizophrenie, der manischen Phase einer manisch depressiven Erkrankungen und anderer akuter idiopathischer psychotischer Erkrankungen geeignet. Sie können ebenso alternativ zur elektrokonvulsiven Therapie (EKT) bei der schweren Depression mit psychotischen Merkmalen und bei der Behandlung von Patienten mit organischen psychotischen Erkrankungen eingesetzt werden. Wirksame antipsychotische Verbindungen sind die *Phenotiazine*, die strukturähnlichen *Thioxantene* und die heterozyklischen *Dibenzazepine*, die *Butyrophenone* (Phenylbutylpiperidine) und *Diphenylbutylpiperidine* sowie die *Indolone* und andere heterozyklische Verbindungen. Die weniger effektiven *Rauwolfia*-Alkaloide und die artverwandten aminspeicherentleerenden Stoffe sind heutzutage nur noch von historischem Interesse. Da diese chemisch uneinheitlichen Stoffe viele gemeinsame Eigenschaften haben, werden ihre Pharmakologie und ihr klinischer Einsatz gemeinsam abgehandelt. Besondere Aufmerksamkeit wird dem Chlorpromazin, dem ältesten Vertreter der Phenotiazin-Thioxanthen-Gruppe der Antipsychotika und dem Haloperidol, dem Original-Butyrophenon und Repräsentanten vieler artverwandter aromatischer Piperidinderivate, gewidmet.

Viele Patienten wurden seit der Einführung der antipsychotischen (neuroleptischen) Substanzen in den 50er Jahren behandelt. Obwohl diese Medikamente einen äußerst positiven, geradezu revolutionären Effekt auf die medizinische und psychiatrische Praxis gehabt haben, müssen ihre Einschränkungen insbesondere im Hinblick auf ihre dauerhafte Assoziation mit extrapyramidal neurologischen Wirkungen betont werden (siehe Baldessarini I., 1996b).

TRIZYKLISCHE ANTIPSYCHOTISCHE SUBSTANZEN

Antipsychotika werden hauptsächlich bei der Behandlung von Patienten mit psychotischen oder anderen schweren psychiatrischen Erkrankungen, die durch Agitation und gestörte Denkstrukturen gekennzeichnet sind, eingesetzt. Diese Stoffe haben zusätzliche Eigenschaften, die unter Umständen klinisch nützlich sind; dabei sind antiemetische und antihistaminerge Wirkungen zu nennen sowie die Fähigkeit, Analgetika, Sedativa und Allgemeinanästhetika in ihrer Wirkung zu verstärken. Viele dieser Wirkungen werden an anderer Stelle in diesem

Buch behandelt (siehe Index). Gegenwärtig sind mehr als drei Dutzend neuroleptische Medikamente bei psychiatrischen Erkrankungen weltweit im Einsatz; weitere werden hauptsächlich für andere Einsatzgebiete vermarktet. Die Bezeichnung *Neuroleptika* hat, jedenfalls in den Vereinigten Staaten, eine Assoziation mit einem relativ deutlichen, experimentellen und klinischen Antagonismus der D2-Dopaminrezeptor-Aktivität, verbunden mit einem deutlichen Risiko extrapyramidaler Nebenwirkungen, angenommen. In den vergangenen Jahren wurde die Bezeichnung *atypische Neuroleptika* benutzt, um Neuroleptika zu beschreiben, die nicht in Verbindung mit extrapyramidalen neurologischen Nebenwirkungen gebracht werden. Dabei ist *Clozapin* (siehe unten) das wichtigste Beispiel, welches für den klinischen Einsatz verfügbar ist.

Geschichte Die Geschichte der Antipsychotika ist besonders gut durch Swazey (1974) und Caldwell (1978) beschrieben worden. In den frühen 50er Jahren wurden antipsychotische Wirkungen mit Extrakten der *Rauwolfia*-Pflanze und daraufhin mit hohen Dosierungen von reinem Reserpin erzielt, welches später chemisch von Woodward hergestellt wurde. Obwohl Reserpin und ähnliche Substanzen, die ebenfalls die Fähigkeit besitzen, Monoamine aus ihren Speichern in den Neuronen zu entleeren, antipsychotische Wirkungen haben, sind diese Wirkungen relativ schwach und typischerweise mit schweren Nebenwirkungen wie Sedierung, Hypotension, Diarrhoe, Anergie und einer depressiven Stimmungslage verbunden. Somit wurde Reserpin primär als Antihypertensivum eingesetzt (siehe Kapitel 33).

Phenotiazinverbindungen wurden in Europa im späten neunzehnten Jahrhundert im Rahmen der Entwicklung von Anilinfarbstoffen, wie z. B. dem Methylenbau, hergestellt. In den späten 30er Jahren fand man heraus, daß das Phenotiazinderivat *Prometazin* antihistaminerge und sedierende Wirkungen besitzt. Versuche, die Agitation bei psychiatrischen Patienten mit Prometazin und anderen Histaminantagonisten zu behandeln, folgten in den 40er Jahren, jedoch nur mit geringem Erfolg.

Mittlerweile wurde die Fähigkeit des Promethazins, die durch Barbiturat induzierte Schlafzeit beim Nagetier zu verlängern, entdeckt, und es wurde in der klinischen Anästhesie als eine narkosepotenzierende und die autonome Regulation stabilisierende Substanz eingesetzt (Laborit et al., 1952). Diese Arbeit zog die Suche nach anderen Phenotiazinderivaten mit anästhesiefördernder Wirkung nach sich, und in den Jahren 1949 und 1950 stellte Charpentier *Chlorpromazin* synthetisch her. Kurz darauf beschrieben Laborit und Mitarbeiter die Fähigkeit dieser Substanz, Anästhetika zu potenzieren und einen „künstlichen Winterschlaf" herbeizuführen. Chlorpromazin alleine verursachte keinen Bewußtseinsverlust, reduzierte jedoch Erweckbarkeit und Beweglichkeit bei gleichzeitiger schlaffördernder Wirkung. Diese zentralen Effekte wurden kurz darauf als ataraktisch oder neuroleptisch bekannt.

Die ersten Versuche, Geisteserkrankungen mit Chlorpromazin zu behandeln, wurden in Paris im Jahre 1951 und früh im Jahre 1952 durch Paraire und Sigwald durchgeführt. 1952 wurden Deley und Deniker davon überzeugt, daß Chlorpromazin mehr als nur eine symptomatische Verbesserung von Agitation und Angst erzielte und daß es eine positive Wirkung auf psychotische Prozesse mit einer vielfältigen Symptomatologie hat. Im Jahre 1954 berichteten Lehmann und Hanrahan in Montreal, gefolgt von Winkelman in Philadelphia, erstmalig über den Einsatz von Chlorpromazin in Nordamerika bei der Behandlung psychomotorischer Erregungszustände, bei der Manie sowie bei der Schizophrenie. Klinische Studien zeigten kurz danach, daß Chlorpromazin bei der Behandlung verschiedener psychotischer Erkrankungen wirksam war.

Chemie und Struktur-Wirkungsbeziehung Dieses Thema wird an anderer Stelle im Detail behandelt (Baldessarini, 1996a). Phenothiazin hat eine 3-Ring-Struktur, bei der zwei Benzenringe durch ein Schwefel- und ein Stickstoffatom verbunden sind (siehe Tabelle 18.1). Wenn der Stickstoff in Position 10 durch ein Kohlenstoffatom mit einer Doppelbindung zur Seitenkette ersetzt wird, handelt es sich um ein Thioxanthen.

Die Substitution einer elektronenziehenden Gruppe in Position 2 verstärkt die Wirksamkeit des Phenothiazins und anderer trizyklischer Artverwandter (z. B. Chlorpromazin *versus* Promazin). Die Art des Substituenten an der Position 10 beeinflußt ebenfalls die pharmakologische Aktivität. Wie aus Tabelle 18.1 ersichtlich, können die Phenothiazine und die Thioxanthene auf der Basis dieser Substitution an dieser Stelle in drei Gruppen eingeteilt werden. Die mit einer *aliphatischen* Seitenkette beinhalten *Chlorpromazin* und *Trifluopromazin* unter den Phenothiazinen. Diese Verbindungen sind relativ gering in ihrer Potenz (aber nicht in ihrer klinischen Wirksamkeit). Zur Gruppe mit einem *Piperidinring* in der Seitenkette gehören *Thioridazin* und *Mesoridazin*. Es scheint, daß es bei dieser Substitution zu einer geringeren Inzidenz extrapyramidaler Nebenwirkungen kommt, was möglicherweise auf eine erhöhte zentrale antimuskarinische Aktivität zurückzuführen ist. Viele potente antipsychotische Phenotiazinverbindungen haben eine *Piperazin-* (oder Piperazinyl-) Gruppe in dieser Seitenkette (*Fluphenazin* und *Trifluoperazin* sind Beispiele dafür). Der Einsatz dieser potenten Verbindungen, von denen die meisten eine relativ schwache anticholinerge Wirkung haben, birgt ein größeres Risiko für extrapyramidale Nebenwirkung. Es besteht jedoch eine geringere Tendenz zur Sedierung oder zu vegetativen Nebenwirkungen wie z. B. Blutdruckabfall, es sei denn, es werden sehr hohe Dosierungen verwendet. Einige Piperazin-Phenotiazine wurden an der freien Hydroxylgruppe mit langkettigen Fettsäuren verestert, um langsam absorbierende und hydrolisierende, langwirkende, hochgradig lipophile Prodrugs zu bilden. *Fluphenazinenantat*, Decanoat und Haloperidoldecanoat sind in den Vereinigten Staaten erhältlich.

Die Thioxanthene haben ebenfalls aliphatische oder Piperazin-Substituenten. Das Chlorpromazinanalogon bei den Thioxanthenen ist das *Chlorprothixen*. Piperazilinsubstituierte Thioxanthene beinhalten *Chlopenthixol*, *Flupentihixol*, *Piflotixol* und *Thiothixen*. Alle diese Stoffe sind potente und wirksame Antipsychotika. Da Thioxanthene eine olefine Doppelbindung zwischen dem Kohlenstoffatom am Zentralring in Position 10 und der Seitenkette haben, existieren geometrische Isomere, von denen die *cis-* (oder α-) Isomere die aktiveren sind.

Die Phenothiazine und Thioxanthene, die in der Psychiatrie verwendet werden, besitzen drei Kohlenstoffatome, die zwischen der Position 10 des zentralen Rings und dem ersten Amino-Stickstoffatom der Seitenkette in dieser Position eingesetzt sind; das Amin ist immer ein tertiäres. Antihistaminische Phenothiazine (z. B. *Promethazin*) oder sehr stark anticholinerg wirkende Phenothiazine (z. B. *Ethoproazin*, *Diethazin*) haben nur 2 Kohlenstoffatome, die die Aminogruppe von der Position 10 des zentralen Rings trennen. Metabolische N-Dealkylierung der Seitenkette oder die Vergrößerung des Amino-N-Alkylsubstituenten reduzieren die Aktivität. Andere Gruppen trizyklischer, antipsychotischer Stoffe sind die *Dibenzepine*, die einen siebenteiligen Zentralring besitzen und von denen *Loxapin* (ein Dibenzoxazepin) und *Clozapin* (ein Dibenzodiazepin) in den Vereinigten Staaten verfügbar sind.

Sie stehen exemplarisch für zwei wachsende Substanzfamilien. Die *loxapinähnliche Familie* beinhaltet potente und typische neuroleptische Stoffe mit einer besonderen antidopaminergen Aktivität (*Chlothiapin*, *Metiapin*, *Loxapin*, *Zotepin* und andere). Sie besitzen eine elektronenentziehende Stelle in der Po-

Tabelle 18.1 Ausgewählte antipsychotische Substanzen: chemische Strukturen, Dosierungen, Verabreichungsformen und Nebenwirkungen*

GENERISCHER NAME		DOSIS UND VERABREICHUNG**			NEBENWIRKUNGEN		
Phenothiazine		antipsychotische orale Dosierungsspanne beim Erwachsenen, tägliche Dosierung		einmalige intramuskuläre Dosierung‡	sedierende Wirkungen	extrapyramidale Wirkungen	hypotensive Wirkungen
R_1	R_2	normal, mg	extrem⁺, mg	normal, mg			
Chlorpromazinhydrochlorid $-(CH_2)_3-N(CH_3)_2$	-Cl	200-800 O, SR, L, I, S	30-2000	25-50	+++	++	IM+++ Oral++
Mesoridazinbesylat	-SCH$_3$ ‖ O	75-300 O, L, I	30-400	25	+++	+	++
Thioridazinhydrochlorid	-SCH$_3$	150-600 O, L	20-800		+++	+	+++
Acetophenazinmaleat	-COCH$_3$	40-120 O	40-400		++	++	+
Fluphenazinhydrochlorid Fluphenazinenanthat Fluphenazindecanoat	-CF$_3$	2-20 O, L, I	0,5-30	1,25-2,5 (Decanoat oder Enanthat: 12,5-50 alle 1-4 Wochen)	+	++++	+
Perphenazin	-Cl	8-32 O, L, I	4-64	5-10	++	++	+
Trifluoperazinhydrochlorid	-CF$_3$	5-20 O, L, I	2-30	1-2	+	+++	+

Tabelle 18.1 Ausgewählte antipsychotische Substanzen: chemische Strukturen, Dosierungen, Verabreichungsformen und Nebenwirkungen* *(Fortsetzung)*

GENERISCHER NAME		DOSIS UND VERABREICHUNG**			NEBENWIRKUNGEN		
Tioxanthene		antipsychotische orale Dosierungsspanne beim Erwachsenen, tägliche Dosierung		einmalige intramuskuläre Dosierung‡	sedierende Wirkungen	extrapyramidale Wirkungen	hypotensive Wirkungen
R₁	R₂	normal, mg	extrem¥, mg	normal, mg			
Chlorprothixen $CH-(CH_2)_2-N(CH_3)_2$	–Cl	50–400 O, L, I	30–600	25–50	+++	++	++
Thiothixenhydrochlorid	–SO₂–N(CH₃)₂	5–30 O, L, I	2–30	2–4	+ bis ++	+++	++
andere heterozyklische Verbindungen							
Clozapin		150–450 O	12,5–900		+++	0	+++
Haloperidol und Haloperidoldecanoat		2–20 1–50 O, L, I	2–5	+ (Haloperidoldecanoat: 25–250 alle 2–4 Wochen)	++++	+	
Loxapinsuccinat		60–100 O, L, I	20–250	12,5–50	+	++	+
Molindonhydrochlorid		50–225 O, L	15–225		++	++	+

(Fortsetzung)

Tabelle 18.1 Ausgewählte antipsychotische Substanzen: chemische Strukturen, Dosierungen, Verabreichungsformen und Nebenwirkungen* *(Fortsetzung)*

GENERISCHER NAME	DOSIS UND VERABREICHUNG**		NEBENWIRKUNGEN		
andere heterozyklische Verbindungen (Fortsetzung)					
Pimozid	2-6	1-10	+	+++	+
		O			
Risperidon	2-8	0,25-16	++	++	+++
		O			

* Antipsychotische Substanzen, die bei Kindern unter 12 Jahren verwendet werden, sind Chlorpromazin, Chlorprotixen (> 6 Jahre), Thioridazin und Triflupromazin (unter den Substanzen mit geringer Potenz) sowie Prochlorperazin und Trifluoperazin (> 6 Jahre) (unter den Substanzen mit hoher Potenz). Haloperidol (oral) wurde auch intensiv bei Kindern eingesetzt.
** Die Verabreichungsformen sind wie folgt: I: Injektion, L: oral flüssig, O: oral fest, S: Suppositorium, SR: oral, langsame Freisetzung, IM: intramuskulär.
‡ Außer für Enanthat- und Decanoatformen von Fluphenazin und Haloperidoldecanoat kann die Dosis intramuskulär bis zu sechsstündlich bei agitierten Patienten gegeben werden. Haloperidollaktat wurde intravenös verabreicht; dies geschah jedoch nur experimentell.
¥ Extreme Dosisgrenzen werden gelegentlich vorsichtig und nur dann überschritten, wenn andere geeignete Maßnahmen versagt haben.
Nebenwirkungen: 0: nicht vorhanden, +: gering; ++: moderat, +++: mäßig hoch, ++++: hoch.

sition zwei relativ nahe zu den Stickstoffatomen der Seitenkette. Die Mitglieder der *clozapinähnliche Familie* haben entweder keinen Ringsubstituenten (z. B. ICI-204,636) oder besitzen einen elektronegativen Substituenten in Position 8, entfernt von den Stickstoffatomen der Seitenkette (z. B. Clozapin, Fluperlapin, Olanzapin und andere). Clozapinähnliche Stoffe haben eine relativ geringe Potenz, eine relativ geringe Affinität zu den meisten Dopaminrezeptoren und neigen dazu, mit verschiedenen anderen Rezeptorklassen (muskarinerge, 5-HT$_2$, α-adrenerge, H$_1$ histaminerge und andere) zu interagieren. Einige sind hochgradig antipsychotisch effektiv, sogar bei chronisch kranken Patienten, die nur schlecht auf Standardneuroleptika ansprechen. Ihre allgemeine und klinische Pharmakologie wurde durch Baldessarini und Frankenburg (1991) aufgearbeitet. Clozapin hat die Suche nach einem zusätzlichen, sicheren, „atypischen" Stoff mit antipsychotischer Aktivität und einem geringen Risiko extrapyramidal-neurologischer Nebenwirkungen stimuliert.

Die *Butyrophenon*-(Phenylbutylpiperidin)-Neuroleptika beinhalten das *Haloperidol* (Janssen, 1965). Andere, experimentell verwendete, heterozyklisch substituierte Phenylbutylpiperidine beinhalten die Spiperone. Einige dieser sehr potenten Neuroleptika werden experimentell als *radiotracer* eingesetzt sowie zur Kennzeichnung von Dopamin-D2-Rezeptoren für das klinische Hirnuntersuchungen mit bildgebenden Verfahren (Sedvall, 1992). Eine analoge Verbindung, *Droperidol* ist ein sehr kurz wirkendes, hochgradig sedierendes Neuroleptikum, welches nahezu ausschließlich in der Anästhesie oder bei psychiatrischen Notfällen eingesetzt wird. Weitere Analoga in der *Diphenylbutylpiperidin*-Reihe sind *Fluspirilen*, *Penfluridol* und *Pimozid* (Neumeyer und Booth, 1995). Sie sind potente Neuroleptika mit verlängerter Wirkung. In den Vereinigten Staaten wird Pimozid hauptsächlich bei der Behandlung des Tourette-Syndroms mit schweren Tics und ungewollten verbalen Äußerungen eingesetzt.

Einige andere Klassen heterozyklischer Verbindungen haben neuroleptische oder antipsychotische Wirkungen, jedoch sind nur zu wenige verfügbar oder hinreichend gut charakterisiert, um Schlußfolgerungen hinsichtlich ihres Struktur-Aktivität-Zusammenhangs zuzulassen (siehe Neumeyer und Booth, 1995). Unter diesen finden sich einige Indol-Verbindungen (besonders *Molindon* und *Oxypertin*). Eine andere experimentelle Verbindung, *Butaclamol*, ist pentazyklisch mit einem Dibenzepin-Herzstück. Seine aktiven (dextro-rotatorischen) und inaktiven Enantiomere werden bei der Charakterisierung der Stereochemie von Neuroleptikawirkungsstellen an Dopaminrezeptoren verwendet. Ein neues heterozyklisches Neuroleptikum, *Risperidon*, ist ein *Benzisoxazol* mit besonderer antiserotoninerger (5-HT$_2$) sowie antidopaminerger (D2) Aktivität. Risperidon kann als eine „quantitativ atypische" antipsychotische Substanz angesehen werden, was darauf zurückzuführen ist, daß seine extrapyramidalen neurologischen Nebenwirkungen begrenzt sind, wenn geringe Dosierungen verwendet werden (unter 6 mg täglich). Eine wachsende Reihe heterozyklischer Neuroleptika sind die enantiomersubstituierten *Benzamide*. Sie beinhalten die gastroenterologisch eingesetzten Substanzen Metoclopramid und Cisaprid, die sowohl antiserotoninerge als auch anti-D2-dopaminerge Wirkungen besitzen. Zusätzlich wirken einige Benzamide als selektive Antagonisten an zentralen D2-Dopaminrezeptoren wie die Butyrophenone und Artverwandte, und viele von ihnen haben neuroleptisch-antipsychotische Wirkungen. Experimentelle Beispiele beinhalten *Emonaprid, Epideprid, Ethichloprid, Racloprid, Remoxiprid* und *Sultoprid*. Sulpirid wird in anderen Ländern überwiegend als Sedativum klinisch verwendet.

Pharmakologische Eigenschaften

Die antipsychotischen Medikamente haben viele pharmakologische Wirkungen und therapeutische Einsatzgebiete gemeinsam. Chlorpromazin und Haloperidol werden für gewöhnlich als Prototypen dieser Gruppe aufgeführt. Viele antipsychotische Medikamente, insbesondere Chlorpromazin und andere Stoffe geringer Potenz, haben einen besonders sedierenden Effekt. Dieses wird besonders zu Beginn der Behandlung sichtbar, obwohl eine Toleranzentwicklung hinsichtlich dieses Effektes typisch ist. Die Sedierung kann u. U. nicht bemerkt werden, wenn sehr agitierte, antipsychotische Patienten behandelt werden. Antipsychotische Medikamente haben auch anxiolytische Effekte. Diese Stoffklasse wird jedoch nicht allgemein für derartige Zwecke benutzt, was hauptsächlich auf ihren vegetativen und neurologischen Nebenwirkungen beruht, die paradoxerweise mit schweren Angstzuständen und Ruhelosigkeit (Akathisie) einhergehen können. Das Risiko extrapyramidaler Nebenwirkungen, darunter auch eine tardive Diskynisie nach Langzeitanwendung antipsychotischer Medikamente, macht diese Substanzen weniger attraktiv als andere in der Behandlung von Angstzuständen.

Die Bezeichnung *neuroleptisch* wurde eingeführt, um den Effekt von Chlorpromazin und Reserpin bei psychiatrischen Patienten zu beschreiben, und man wollte damit die Wirkung dieser Stoffe in Gegensatz zu denen klassischer ZNS-Hemmer stellen. Die neuroleptischen Syndrome beinhalten die Hemmung spontaner Bewegungen und komplexeren Verhaltens, wohingegen spinale Reflexe und unkonditionierte schmerzvermeidende Verhaltensmuster intakt bleiben. Beim Menschen verringern neuroleptische Medikamente die Handlungsbereitschaft und die Anteilnahme an der Umgebung sowie die Manifestationen von Emotionen oder Affekt. Anfänglich kann eine Verlangsamung der Antworten auf externe Stimuli und eine eine „Verhangenheit" bestehen. Solche Patienten sind jedoch leicht aufzuwecken. Sie können direkte Fragen beantworten und behalten ihre intellektuellen Funktionen. Ataxie, unkoordinierte Bewegungen oder Dysarthrie kommen bei gewöhnlichen Dosierungen nicht vor. Typischerweise sind psychotische Patienten weniger agitiert oder zurückgezogen, autistische Patienten werden manchmal zugewandter und kommunikativer. Aggressives und impulsives Verhalten nimmt ab. Psychotische Symptome in Form von Halluzinationen und ungeordneten oder inkohärenten Gedanken verschwinden im allgemeinen stetig, normalerweise in einem Zeitraum von einigen Tagen. Die frühen klinischen Berichte über die Chlorpromazineffekte beschreiben auch neurologische Wirkungen: Bradykinesie, leichte Rigidität, einen gewissen Tremor und eine subjektiv empfundene Ruhelosigkeit (Akathisie); diese Wirkungen ähneln den Zeichen der Parkinsonschen Erkrankung.

Obwohl der ursprüngliche Einsatz der Bezeichnung *neuroleptisch* das gesamte Syndrom, welches soeben beschrieben wurde, beinhaltet und weit verbreitet als ein Synonym für *antipsychotisch* verwendet wird, besteht nun die Tendenz, die Bezeichnung *neuroleptisch* eher einzusetzen, um die neurologischen Aspekte dieses Syndroms (z. B. die parkinsonähnlichen und anderen extrapyramidalen Wirkungen) zu betonen. Alle verfügbaren antipsychotischen Medikamente wirken mit wenigen Ausnahmen wie der des Clozapins sämtlich auf Bewegung und Haltung ein und können somit als neuroleptisch bezeichnet werden. Die allgemeinere und ermutigendere Bezeichnung *antipsychotisch* ist jedoch häufiger im Einsatz und im Prinzip zu bevorzugen. Die Einführung atypischer Medikamente wie des Clozapins, die eindeutig antipsychotisch wirken und nur geringe extrapyramidale Wirkung haben, verstärken diesen Trend.

Allgemeine psycho-physiologische und Verhaltenseffekte Bei Tieren und Menschen ähneln sich die ausgeprägtesten Wirkungen typischer neuroleptischer Stoffe sehr. In geringer Dosierung ist das operante Verhalten reduziert, aber die spinalen Reflexe bleiben unverändert. Das explorative Verhalten ist verringert, und die Antworten auf eine Vielzahl von Stimuli sind geringer, langsamer und von kleinerem Ausmaß, obwohl die Fähigkeit, Stimuli zu unterscheiden, erhalten ist. Konditioniertes Vermeidungsverhalten ist selektiv gehemmt, wohingegen dieses nicht für unkonditionierte Flucht- oder Vermeidungsantworten zutrifft. Die sich hochgradig verstärkende Eigenstimulation des Tiergehirns (typischerweise untersucht mit Elektroden, die im monoaminreichen medialen Frontalhirnbündel plaziert werden) ist blockiert, obwohl die Kapazität, den stimulationsinduzierenden Hebel zu drücken, nicht verloren geht. Die Verhaltensaktivierung, die durch Umgebungsreize oder pharmakologisch stimuliert wird, ist blockiert. Die Nahrungsaufnahme ist gehemmt. Die meisten Neuroleptika hemmen die Emesis, die Hyperaktivität und die Aggression, welche durch Apomorphin oder andere dopaminerge Agonisten verursacht wird. In hoher Dosierung bewirken die meisten neuroleptischen Stoffe eine charakteristische kataplegische Immobilität, die es erlaubt, Tiere dauerhaft in abnormale Haltungen zu bringen. Der Muskeltonus ist erhöht, und eine Ptose ist typisch. Das Tier scheint indifferent auf die meisten Stimuli zu reagieren, obwohl es sich weiterhin auf schädliche oder schmerzhafte Reize zurückzieht. Es kann viele erlernte Aufgaben weiterhin durchführen, wenn es ausreichende Stimulation und Motivation erhält. Sogar sehr hohe Neuroleptikadosen führen nicht zum Koma und die letale Dosis ist extrem hoch. Eine diesbezügliche Übersicht findet sich bei Fielding und Lal (1978).

Wirkungen auf die motorische Aktivität Nahezu alle neuroleptischen Stoffe, die in der Psychiatrie verwendet werden, reduzieren die spontane motorische Aktivität bei Tier und Mensch. Die jedoch am meisten störende Wirkung dieser Substanzen beim Menschen ist die Akathisie, eine Ruhelosigkeit, die nicht ohne weiteres im Tierverhalten nachvollzogen werden kann. Die kataleptische Immobilität von Tieren, die mit Neuroleptika behandelt wurden, ähnelt der Katatonie, die bei manchen psychiatrischen Patienten sowie bei einer Reihe metabolischer und neurologischer Erkrankungen beobachtet wird. Beim Menschen werden katatone Zeichen zusammen mit anderen Merkmalen psychotischer Erkrankungen manchmal durch Antipsychotika gelindert. Jedoch kann durch diese die Rigidität und Bradykinesie, die eine Katatonie vortäuscht, besonders durch hohe Dosen der potenteren Vertreter auch ausgelöst werden und durch Entzug des auslösenden Stoffes oder durch die zusätzlich Gabe eines Antiparkinsonmittels aufgehoben werden (siehe Fielding und Lal, 1978; Janssen und Van Bever, 1978). Die Theorien, die sich mit den Mechanismen dieser extrapyramidalen Reaktionen beschäftigen sowie die Beschreibung ihrer Klinik und Behandlung finden sich weiter unten im Text.

Auswirkungen auf den Schlaf Antipsychotische Medikamente haben keine einheitliche Wirkung auf Schlafmuster. Sie neigen jedoch dazu, Schlafstörungen, die charakteristisch für viele Psychosen sind, zu normalisieren. Ihre Fähigkeit, die Effekte von Opioiden und hypnotischen Medikamenten zu verlängern und zu verstärken, scheint eher mit der sedierenden als mit der neuroleptischen Potenz eines bestimmten Stoffes einherzugehen. Somit verursachen die potenteren neuroleptischen Stoffe, die keine Schläfrigkeit verursachen, auch keine Hypnoseverstärkung, wie sie durch andere Medikamente herbeigeführt wird.

Wirkungen auf konditionierte Antworten Chlorpromazin und andere Neuroleptika schränken die Fähigkeit von Tieren ein, eine konditionierte Vermeidungsantwort auf einen erlernten sensorischen Hinweis zu geben, der den Beginn eines bestrafenden Schocks markiert, den sie vermeiden können, wenn sie sich auf einen sicheren Platz einer experimentellen Umgebung begeben. Unter dem Einfluß einer kleinen Dosierung dieser Medikamente ignorieren die Tiere das Warnsignal, versuchen jedoch, bei Applikation des Schocks zu entkommen. Allgemeine ZNS-hemmende Substanzen schränken sowohl das Vermeidungsverhalten (die konditionierte Antwort) als auch die Fluchtreaktion (die unkonditionierte Antwort) nahezu gleichmäßig ein. Dieses wird bei Neuroleptika jedoch nur dann beobachtet, wenn sie in Dosierungen gegeben werden, die zur Ataxie oder Sedierung führen. Passives Vermeidungsverhalten, welches der Immobilität bedarf, wird ebenfalls durch neuroleptische Medikamente unterdrückt. Dies steht im Gegensatz dazu, was man eigentlich von Substanzen erwarten würde, die die Lokomotion hemmen.

Da die Korrelationen zwischen antipsychotischer Wirksamkeit und konditionierten Vermeidungstests für viele Arten neuroleptischer Stoffe geeignet sind, haben sie sich zu einer wichtigen Basis für Screening-Verfahren in pharmazeutischen, psychopharmakologischen Laboratorien entwickelt. Trotz ihrer empirischen Nützlichkeit und ihrer quantiativen Charakteristika haben die Wirkungen der Neuroleptika auf konditioniertes Vermeiden keine wichtigen Einblicke in die Basis ihrer antipsychotischen Wirkungen beim Menschen geliefert. So unterliegen z. B. die Wirkungen neuroleptischer Medikamente auf das konditionierte Vermeiden einer Toleranzentwicklung und werden durch anticholinerge Stoffe blockiert, ihre klinischen antipsychotischen Wirkungen bleiben jedoch davon unberührt. Darüber hinaus legt die ganz besonders enge Korrelation zwischen den Potenzen von Medikamenten bei konditionierten Vermeidungstests und ihrer Fähigkeit, die Verhaltenswirkungen solcher dopaminerger Stoffe wie Amphetamin oder Apomorphin zu hemmen, nahe, daß solche Vermeidungstests selektiv für Medikamente mit extrapyramidalen und anderen neurologischen Wirkungen sind. Die begrenzte Fähigkeit der atypischen und vielleicht auch der selektiveren antipsychotischen Medikamente wie Clozapin oder Sulpirid, die Dopamin-Agonisten zu antagonisieren oder eine konditionierte Vermeidungsantwort bei Untersuchungen bei Tierverhalten zu blockieren, unterstützen diese Interpretation (siehe Fielding und Lal, 1978; Janssen und Van Bever, 1978).

Wirkungen auf komplexes Verhalten Antipsychotische Medikamente stören die Vigilanz von Personen, die eine Reihe von Aufgaben wie z. B. die dauerhafte Verfolgung eines Rotors oder Klopfgeschwindigkeitstests durchführen. Die Medikamente führen zu einer relativ geringen Störung beim Finger-Symbol-Ersatz, einem Test der intellektuellen Leistungsfähigkeit. Im Gegensatz dazu verursachen Barbiturate eine größere Störung beim Finger-Symbol-Ersatz als sie es bei der dauerhaften Leistungsfähigkeit und anderen Vigilanztests tun.

Wirkungen auf spezifische Areale des Nervensystems Die Wirkungen antipsychotischer Medikamente lassen sich auf allen Ebenen des Nervensystems darstellen. Obwohl die den antipsychotischen und vielen ihrer neurologischen Wirkungen zugrundeliegenden Mechanismen neuroleptischer Medikamente ungeklärt bleiben, haben sich diejenigen Theorien, die auf ihrer Fähigkeit, die Wirkungen des Dopamins als Neurotransmitter in den Basalganglien und limbischen Teilen des Frontalhirns zu antagonisieren, ganz in den Vordergrund geschoben. Sie werden durch umfangreiche Daten gestützt.

Zerebraler Cortex Da Psychosen Störungen höherer Funktionen und Gedankenprozesse beinhalten, sind die kortikalen Wirkungen antipsychotischer Medikamente von großem Interesse. Die Aufmerksamkeit wurde insbesondere auf die Wirkungen der Neuroleptika auf dopaminerge Projektionen in die präfrontalen und tieftemporalen (limbischen) Regionen des zerebralen Cortex gelenkt, ebenso auf die Tatsache, daß diese Gebiete von adaptiven Veränderungen des Dopaminmetabolismus weitgehend ausgenommen sind. Dies läßt vermuten, daß eine Toleranz hinsichtlich der Neuroleptikawirkungen besteht. Es gibt jedoch nur wenige Informationen über die spezifischen Wirkungen auf die Hirnrinde, die Licht in den Wirkungsmechanismus antipsychotischer Medikamente bringen können.

Krampfschwelle Viele neuroleptische Medikamente senken die Krampfschwelle und führen zu Entladungsmustern im EEG, die bei einem Krampfleiden auftreten. Aliphatische Phenothiazine mit geringer Potenz (wie das Chlorpromazin) scheinen dazu ganz besonders in der Lage zu sein, wohingegen die höher potenten Piperazinphenotiazine und Thioxanthene (besonders Fluphenazin und Thiothixen) weniger dazu neigen (Itil, 1978). Die Butyrophenone haben unterschiedliche und nicht vorhersagbare Wirkungen auf die Krampfaktivität; Molindon könnte dabei die geringste Aktivität besitzen. Krampfanfälle nach Gabe antipsychotischer Medikamente treten eher bei Patienten auf, die eine Epilepsie in der Anamnese haben oder bei denen eine Erkrankung vorliegt, die eine Prädisposititon für Krampfanfälle bietet. Clozapin hat jedoch ein eindeutig dosisabhängiges Potential, Krämpfe bei nicht-epileptischen Patienten zu induzieren (Baldessarini und Frankenburg, 1991). Neuroleptische Medikamente, insbesondere Clozapin und die niedrig potenten Phenotiazine und Thioxantene, sollten (wenn überhaupt) mit *äußerster Vorsicht* bei unbehandelten, epileptischen Patienten eingesetzt werden sowie bei Patienten, die sich im Entzug von zentralen Hemmern wie Alkohol, Barbituraten oder Benzodiazepinen befinden. Die meisten antipsychotischen Medikamente, ganz besonders die Piperazine, können ansonsten sicher bei Epileptikern angewendet werden, wenn moderate Dosierungen langsam gesteigert werden und wenn eine begleitende antikonsulvive Therapie gewährleistet ist (siehe Kapitel 19).

Basalganglien Weil die extrapyramidalen Wirkungen der meisten im klinischen Einsatz befindlichen antipsychotischen Medikamente ausgeprägt sind, liegt das Hauptinteresse besonders auf den Wirkungen dieser Medikamente auf die Basalganglien, besonders den Nucleus caudatus, das Putamen, den Globus pallidus und damit verbundene Kerngebiete, die wichtig für die Kontrolle der Körperhaltung und die extrapyramidalen Aspekte der Bewegung sind. Das derzeitige Verständnis der Bedeutung eines Dopaminmangels in diesen Gebieten für die Pathogenese der Parkinsonschen Erkrankung, der Nachweis, daß neuroleptische Stoffe als Antagonisten an Dopaminrezeptoren wirken, und die deutliche Ähnlichkeit der klinischen Manifestation der Parkinsonschen Erkrankung und der neurologischen Wirkungen neuroleptischer Medikamente haben gemeinsam zur Hypothesen beigetragen, daß ein Mangel dopaminerger Aktivität eine Rolle bei zumindest einigen der neuroleptisch induzierten extrapyramidalen Wirkungen spielt (Baldessarini, 1996a).

Die Hypothese, daß eine Wechselwirkung mit der Transmitterfunktion des Dopamins im Frontalhirn des Säugetiers zu den neurologischen und möglicherweise auch antipsychotischen Wirkungen der neuroleptischen Substanzen beiträgt, entstand aus der Beobachtung, daß neuroleptische Substanzen dauerhaft die Konzentration von Metaboliten des Dopamins erhöhen, jedoch verschiedene Auswirkungen auf den Metabolismus anderer Neurotransmitter zeigen. Die Bedeutung des Dopamins wurde auch durch histochemische Untersuchungen unterstrichen, die die bevorzugte Verteilung von Dopamin enthaltenen Nervenfasern zwischen dem Mittelhirn und den Basalganglien (besonders den nigrostriatalen Verbindungen) und innerhalb des Hypothalamus (siehe Kapitel 12) anzeigten. Andere dopaminenthaltende Neurone projizieren von Kernen des Tegmentums im Mittelhirn in Richtung von Regionen des Frontalhirns, welche mit dem limbischen System sowie mit temporalen und präfrontalen zerebralen, kortikalen Gebieten, die in enger Beziehung mit dem limbischen System stehen, in Verbindung gebracht werden. Ein gewissermaßen einfaches, aber attraktives Konzept entstand: Viele extrapyramidale neurologische Wirkungen der antipsychotischen Medikamente könnten durch eine antidopaminerge Wirkung in den Basalganglien vermittelt werden. Die antipsychotischen Wirkungen ihrerseits könnten durch eine Hemmung der dopaminergen Neurotransmission in limbischen, mesokortikalen und hypotalamischen Systemen vermittelt werden.

Ein Antagonismus dopaminvermittelter synaptischer Neurotransmission ist ein wichtiger Wirkmechanismus neuroleptischer Medikamente (Carlsson, 1990; Seemann, 1980). Somit steigern Medikamente mit neuroleptischen Wirkungen, nicht jedoch ihre inaktiven Artverwandten, zunächst die Produktionsrate der Dopaminmetaboliten, die Umwandlungsrate der Vorläuferaminosäure Tyrosin zu Dihydroxyphenylalanin (DOPA) und seiner Metaboliten sowie die Entladungsrate dopaminerhaltender Zellen des Mittelhirns. Diese Wirkungen wurden für gewöhnlich dahingehend interpretiert, daß sie adaptive Antworten neuronaler Systeme darstellen, um die Auswirkungen der unterbrochenen synaptischen Übertragung an dopaminergen Nervenendigungen im Frontalhirn zu reduzieren. Diese Interpretation beruht u. a. auf der Beobachtung, daß geringe Dosen neuroleptischer Medikamente Verhaltens- oder neuroendokrine Auswirkungen systemisch verabreichter oder intrazerebral injizierter dopaminerger Agonisten blockieren. Ein Beispiel dafür ist das stereotype Nageverhalten der Ratte, welches durch Apomorphin ausgelöst wird. Viele neuroleptische Substanzen (außer den Butyrophenonen, ihren Artverwandten und den Benzamiden) blockieren ebenso die Wirkungen von Agonisten auf die dopaminsensitive Adenylcyclase über D1-Dopaminrezeptoren im Frontalhirngewebe (Abbildung 18.1). Atypische antipsychotische Medikamente wie das Clozapin sind bezeichnenderweise durch ihre geringe Affinität oder schwachen Wirkungen in solchen Versuchen gekennzeichnet. Während der initiale Effekt der Neuroleptika darin besteht, D2-Rezeptoren zu blockieren und eine vermehrte Entladungs- und metabolische Aktivität in Dopaminneuronen zu stimulieren, werden diese Antworten schließlich durch eine verringerte Aktivität („Depolarisierungsinaktivierung") ersetzt, insbesondere gilt dies für die extrapyramidalen Basalganglien (Bunney et al., 1987). Die zeitliche Entwicklung dieser adaptiven Veränderungen bei der klinischen Neuroleptikagabe korreliert sehr gut mit der gradlinigen Ausbildung der Parkinsonschen Bradykinesie über Tage (Tarsy und Baldessarini, 1986).

Radioliganden-Bindungsassays für Dopaminrezeptoruntergruppen wurden benutzt, um den Wirkungsmechanismus von neuroleptischen Substanzen präziser zu definieren (siehe Civelli et al., 1993; Seemann, 1980). Die Einschätzung der klinischen Potenz der meisten Arten antipsychotischer Substanzen korreliert mit ihrer relativen Potenz *in vitro*, die Bindung dieser Liganden an D2-Dopaminrezeptoren zu hemmen (siehe Kapitel 12). Diese Korrelation wird zu einem gewissen Grad durch die Tendenz der Neuroleptika, sich in unterschiedlichen Ausmaßen im Gehirngewebe anzureichern, verschleiert (Tsuneizumi et al., 1992). Trotzdem habe nahezu alle klinisch wirksamen antipsychotischen Stoffe (mit der bemerkenswerten Ausnahme von Clozapin) eine charakteristische hohe Affinität zu D2-Rezeptoren. Obwohl einige Neuroleptika (besonders Thioxantene und Phenothiazine) mit hoher Affinität an D1-Rezeptoren binden, blocken sie auch D2-Rezeptoren und andere D2-ähnliche Rezeptoren, darunter auch die D3- und D4- Rezeptoruntergruppen (Sokolof et al., 1990; Van Tol et al., 1991). Butyrophenone und Artverwandte (z. B. Haloperidol, Pimozid, N-Methylspiperon) sowie die experimentell eingesetzten Benzamidneuroleptika (z. B. Racloprid, Remoxiprid) besitzen eine relativ hohe Selektivität als Antagonisten an D2- und D3-Dopaminrezeptoren und eine variable D4-Affinität. Die physiologischen und klinischen Konsequenzen einer selektiven D1- oder D5-Rezeptorblockade sind unklar, obwohl Benzazepine mit solchen Eigenschaften, aber offensichtlich schwacher antipsychotischer Wirkung bekannt sind (Daly und Waddington, 1992).

Sogenannte atypische antipsychotische Stoffe (mit einem geringen Risiko extrapyramidaler Nebenwirkungen) wie z. B.

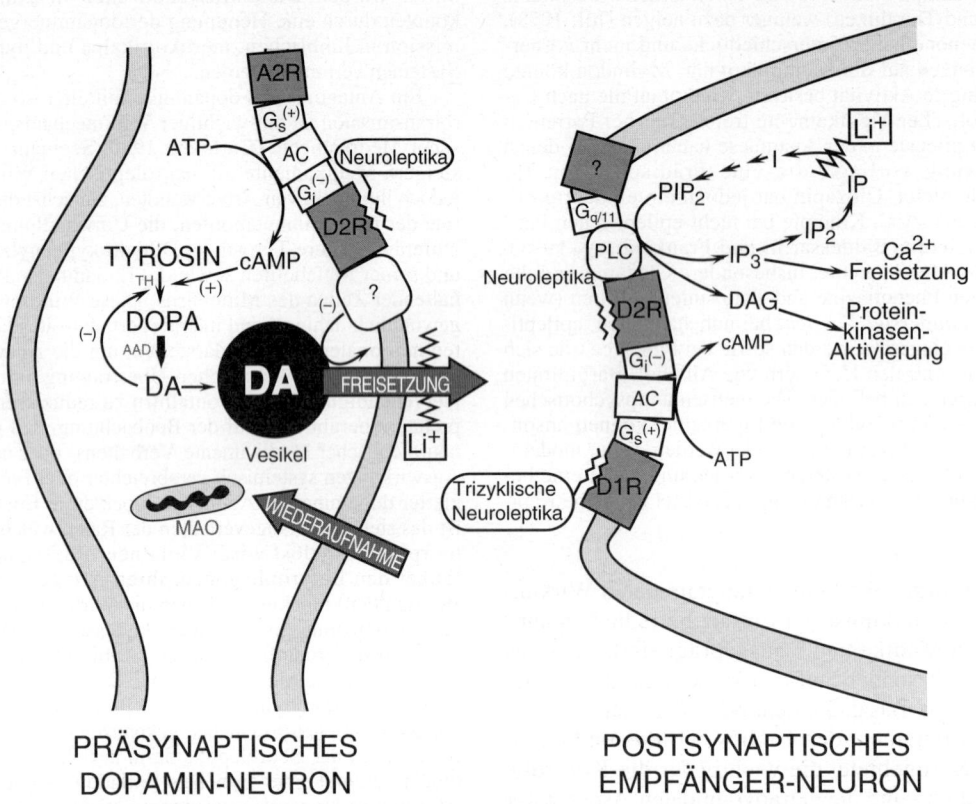

Abbildung 18.1 Wirkungsstellen von Neuroleptika und Lithium.
In *terminals* entlang der terminalen Aufzweigung von Dopamin-(DA)-Neuronen, die vom Mittelhirn auf das Frontalhirn projizieren, wird Tyrosin durch Tyrosinhydroxylase (TH) zu Dihydroxyphenylalanin (DOPA) oxidiert. Dieser Schritt begrenzt das Maß der Katecholamin-Biosynthese. Danach wird es durch die aromatische L-Aminosäure-Decarboxylase (AAD) weiter zu DA decarboxyliert und in Vesikeln gespeichert. Nach der exozytotischen Freisetzung (gehemmt durch Lithium) durch Depolarisierung in Anwesenheit von Ca^{2+} kommt es sowohl zur Interaktion von DA mit postsynaptischen Rezeptoren (R) vom D1- und D2-Typ (und strukturell ähnlichen, aber weniger prävalenten D1-ähnlichen und D2-ähnlichen Rezeptoren) als auch mit präsynaptischen D2-Autorezeptoren. Die Inaktivierung der trans-synaptischen Kommunikation erfolgt überwiegend durch den aktiven Transport (*reuptake*) von DA in präsynaptische Terminals (wird durch viele Stimulanzien gehemmt). Dabei kommt es zu einer sekundären Deaminierung durch die mitochondriale Monoamino-Oxidase (MAO). Postsynaptische D1-Rezeptoren aktivieren durch G_s-Typ-G-Proteine die Adenylcyclase (AC) und die Umwandlung von ATP in zyklisches AMP (cAMP), wohingegen D2-Rezeptoren AC durch G_i-Proteine hemmen. D2-Rezeptoren aktivieren auch rezeptorgesteuerte K^+-Kanäle und stimulieren Phospholipase-C (PLC), vermutlich durch die βγ-Untereinheiten, die aus aktiviertem G_i (siehe Kapitel 2) freigesetzt werden, um Phosphatidylinositolbisphosphat (PIP_2) in Inositoltriphosphat (IP_3) und Diacylglycerol (DAG) umzuwandeln. Dabei kommt es zur sekundären Modulation von Ca^{2+} und Proteinkinasen. Lithium hemmt die Phosphatase, die Inositol (I) aus Inositphosphat (IP) freisetzt; zusätzlich kann Lithium weitere Wirkungen besitzen. D2-Autorezeptoren unterdrücken die DA-Synthese dadurch, daß sie die Phosphorylierung der umsatzbegrenzenden TH verringern, genauso wie sie die DA-Freisetzung begrenzen (wahrscheinlich durch Modulation von Ca^{2+}- oder K^+-Strömen). Im Gegensatz dazu aktivieren präsynaptische A2-Adenosin-Rezeptoren (A2R) AC und über zyklische AMP-Produktion die TH-Aktivität. Nahezu alle neuroleptischen Substanzen blockieren D2-Rezeptoren und Autorezeptoren. Einige (besonders Thioxanthene, Phenothiazine und Clozapin) blockieren auch D1-Rezeptoren. Initial aktivieren und setzen DA-Neurone bei einer neuroleptischen Behandlung mehr DA frei. Nach wiederholter Behandlung treten sie jedoch in einen Zustand physiologischer Depolarisationsinaktivierung, die, zusätzlich zur dauerhaften Rezeptorblockade, zu einer verringerten DA-Produktion und Freisetzung führt.

Clozapin und andere Dibenzazipine haben eine geringe Affinität zu D2-Rezeptoren und nur eine geringe Neigung, extrapyramidale Nebenwirkungen zu verursachen. Sie sind jedoch aktive $α_1$-adrenerge Antagonisten wie viele andere antipsychotische Substanzen auch (Cohen und Lipinski, 1986). Diese Wirkung kann zu sedierenden und hypotensiven Nebenwirkungen beitragen oder die nützlichen psychotropen Wirkungen begleiten, obwohl eine systematische Erforschung des psychotropen Potentials von zentral aktiven anti-α-adrenergen Substanzen bisher nicht vorliegt. Viele antipsychotische Stoffe haben auch eine gewisse Affinität zu 5-HT_2-Serotoninrezeptoren. Dies trifft ganz besonders für Clozapin, Risperidon und andere, in der Entwicklung befindliche D2/5-HT_2-Antagonisten zu (Chouinard et al., 1993; Gerlach, 1991; Leysen et al., 1994; Meltzer, 1992; siehe auch Kapitel 11). Diese Beimischung moderater Affinitäten zu einigen ZNS-Rezeptortypen (auch muskarinische Acetylcholin- und H_1-Histaminrezeptoren) kann zu dem nahezu einzigartigen pharmakologischen Profil des atypischen antipsychotischen Stoffs Clozapin beitragen (Baldessarini und Frankenburg, 1991). Clozapin hat auch eine Selektivität für D4-

Dopaminrezeptoren. D3- und D4-Rezeptoren sind in den Basalganglien selten, ihre anatomische und physiologische Bedeutung im menschlichen Gehirn ist jedoch noch unzureichend definiert, und der Nachweis ihres Potentials als Ziele für neuartige antipsychotische Stoffe steht aus (Civelli et al., 1993; Gingrich und Caron, 1993; Sokoloff et al., 1990; Van Tol, et al., 1991).

So gilt nach wie vor, daß die meisten antipsychotischen Stoffe mit den Dopaminwirkungen als Neurotransmitter insbesondere an D2- und D2-ähnlichen Rezeptoren interferieren. Diese Wirkungen können gut zu den verschiedenartigen extrapyramidalen Effekten der neuroleptischen Substanzen beitragen.

Limbisches System Dopaminerge Projektionen des Mittelhirns terminieren an septalen Nuclei, dem olfaktorischen Tuberculum, der Amygdala und anderen Strukturen innerhalb der temporalen und präfrontalen Gehirnlappen. Aufgrund der oben zusammengefaßten Dopamin-Hypothese wurde den mesolimbischen und mesokortikalen Systemen als mögliche Wirkungsstelle für einige der antipsychotischen Wirkungen dieser Stoffe viel Aufmerksamkeit geschenkt. Spekulationen über die Pathophysiologie der idiopathischen Psychosen wie z. B. der Schizophrenie haben sich für viele Jahre mit dem limbischen System befaßt. Solchen Spekulationen wurde indirekte Unterstützung dadurch zuteil, daß wiederholte „natürliche Experimente" psychotische, mentale Phänomene mit Läsionen des Temporallappens und anderen Teilen des limbischen Systems in Verbindung gebracht haben (siehe Shapiro, 1993). Die Erkenntnis, daß D3-Rezeptoren vorzugsweise in limbischen Gebieten des ZNS exprimiert sind, hat zu vermehrten Anstrengungen geführt, D3-selektive Antagonisten zu finden, die ein geringeres Potential für extrapyramidale Nebenwirkungen haben.

Viele der Verhaltens-, neurophysiologischen, biochemischen und pharmakologischen Befunde hinsichtlich der Eigenschaften des dopaminergen Systems in den Basalganglien wurden auf mesolimbische und mesokortikale Gewebe ausgeweitet. Einige wichtige Wirkungen antipsychotischer Substanzen sind in extrapyramidalen und limbischen Regionen ähnlich, auch die, die mit ligandenbindenden Assays für dopaminerge Rezeptoren (Creese et al., 1978) nachgewiesen wurden. Die extrapyramidalen und antipsychotischen Wirkungen der neuroleptischen Substanzen unterscheiden sich jedoch in mancher Hinsicht: Zum Beispiel neigen einige der akuten extrapyramidalen Wirkungen neuroleptischer Medikamente dazu, im Verlauf der Zeit nachzulassen oder dann zu verschwinden, wenn gleichzeitig anticholinerge Stoffe gegeben werden. Dies ist nicht charakteristisch für die meisten ihrer antipsychotischen Wirkungen. Es muß jedoch in diesem Zusammenhang daran erinnert werden, daß verschiedene dopaminerge Systeme weder funktionell noch hinsichtlich der physiologischen Regulation ihres Ansprechens auf Medikamente identisch sind (siehe Bunney et al., 1987; Moore, 1987; Sulser und Robinson, 1978; Wolf und Roth, 1987). Obwohl anticholinerge Stoffe z. B. den durch Neuroleptika verursachten Dopamindurchsatz in den Basalganglien blockieren, scheinen sie diese Eigenschaft nicht in limbischen Regionen, die dopaminerge Nervenendigungen enthalten, zu haben. Darüber hinaus ist die Toleranzentwicklung gegenüber dem Effekt antipsychotischer Medikamente, den Dopaminumsatz zu erhöhen, in limbischen Systemen nicht so ausgeprägt wie in extrapyramidalen Gebieten. Für eine weitere Diskussion dieses Themas siehe Carlsson (1990).

Hypothalamus und endokrine Systeme Zusätzlich zu den neurologischen und antipsychotischen Wirkungen, die zum Teil durch die antidopaminergen Wirkungen neuroleptischer Substanzen vermittelt zu sein scheinen, treten endokrine Veränderungen als Resultat der Wirkungen dieser Stoffe auf den Hypothalamus oder die Hypophyse auf. Diese Veränderungen können auch Dopamin betreffen. Unter diesen Wirkungen tritt die Fähigkeit der meisten neuroleptischen Medikamente, die Prolaktinsekretion beim Menschen zu erhöhen, besonders hervor.

Die Wirkung der Neuroleptika auf die Prolaktinsekretion ist wahrscheinlich auf eine Blockade der hypophysären Wirkungen auf das tuberoinfundibuläre dopaminerge System zurückzuführen, welches vom Nucleus arcuatus des Hypothalamus auf die Eminencia mediana projiziert. Das Vorhandensein D2-dopaminerger Rezeptoren im Hypophysenvorderlappen sowie morphologische Hinweise auf eine enge Beziehung zwischen Dopamin enthaltenden neurosekretorischen Nervenendigungen in der Eminentia mediana und den kleinen Blutgefäßen des Portalvenensystems der Hypophyse unterstützt die Hypothese, daß Dopamin das die Prolaktinfreisetzung hemmende Hormon des Hypothalamus ist (siehe Ben-Jonathan, 1985; siehe auch Kapitel 55).

Die Korrelationen zwischen der Potenz neuroleptischer Medikamente, einerseits die Prolaktinsekretion zu stimulieren und andererseits das Verhalten zu ändern, sind bei vielen Arten von Neuroleptika exzellent. Clozapin ist eine Ausnahme, da es minimale Wirkungen auf Prolaktin hat (Rubin, 1987; Sachar, 1978). Die Wirkungen neuroleptischer Medikamente auf die Prolaktinsekretion treten gewöhnlich schon bei einer geringeren Dosierung als die antipsychotischen Wirkungen auf, letzteres ist möglicherweise durch Effekte außerhalb der Blut-Hirn-Schranke in der Adenohypophyse zu erklären. Bezüglich der Prolaktinfreisetzung kommt es bei antipsychotischen Medikamenten nur zu einer geringen Toleranzentwicklung, auch nach Jahren der Behandlung. Die Wirkung auf das Prolaktin ist nach Absetzen der Medikation schnell reversibel (Bitton und Schnieder, 1992). Es wird angenommen, daß die Prolaktinfreisetzung durch antipsychotische Substanzen für die Brustvergrößerung und Galaktorrhoe, die bisweilen ihren Einsatz begleiten, verantwortlich ist. Diese können manchmal sogar bei männlichen Patienten auftreten, die hohe Dosen neuroleptischer Medikamente erhalten. Weil antipsychotische Medikamente dauerhaft eingesetzt werden und somit eine langzeitige Hyperprolaktinämie verursachen, bestanden Bedenken hinsichtlich eines möglichen Beitrags zum Mammakarzinomrisiko. Es gibt jedoch keine überzeugenden Hinweise auf eine derartige Beziehung (Overall, 1978). Dennoch sollten neuroleptische und andere Stoffe, die die Prolaktinsekretion stimulieren, bei Patientinnen mit Mammakarzinom, insbesondere beim Vorliegen von Metastasen, vermieden werden. Einige Neuroleptika reduzieren die Gonadotropin-, Östrogen- und Progestinsekretion und tragen so wahrscheinlich zur Amenorrhoe bei.

Die Wirkungen der Neuroleptika auf andere hypothalamisch-neuroendokrine Funktionen sind weniger gut bekannt, obwohl bekannt ist, daß Neuroleptika die Freisetzung von Wachstumshormon hemmen und daß Chlorpromazin die Sekretion des Kortikotropin-Releasing-Hormons (CRH) reduziert, die im Rahmen einer Streßantwort auftritt. Neuroleptika stören auch die Sekretion des hypophysären Wachstumshormons. Trotzdem sind Neuroleptika nicht Mittel der Wahl für eine Akromegalietherapie, und es existieren keine Hinweise dafür, daß sie Wachstum oder Entwicklung bei Kindern verzögern. Zusätzlich kann Chlorpromazin die Sekretion neurohypophysärer Hormone verringern. Gewichtsverlust und Appetitzunahme treten bei den meisten Neuroleptika auf, insbesondere bei denen geringer Potenz. Chlorpromazin kann auch die Glukosetoleranz und die Insulinfreisetzung bis zu einem klinisch erfaßbaren Maß bei einigen „prädiabetischen" Patienten einschränken (Erle et al., 1977). Das Auftreten dieser Wirkung ist bei den anderen Neuroleptika nicht bekannt.

Zusätzlich zu den neuroendokrinen Effekten ist es möglich, daß andere vegetative Effekte antipsychotischer Medikamente durch den Hypothalamus vermittelt werden. Ein wichtiges Beispiel ist der poikilotherme Effekt des Chlorpromazins und anderer neuroleptischer Substanzen, die die körpereigene Fähigkeit zur Temperaturregelung hemmen, so daß Hypo- oder Hyperthermie abhängig von der Umgebungstemperatur auftreten können.

Hirnstamm Klinische Neuroleptikadosen haben für gewöhnlich nur geringe Wirkung auf die Atmung. Vasomotorische Reflexe, die entweder durch den Hypothalamus oder den Hirnstamm vermittelt werden, sind jedoch unter einer relativ geringen Chlorpromazindosierung gehemmt. Dieser Effekt kann an verschiedenen Stellen im Reflexbogen auftreten und zu einem zentral vermittelten Abfall des Blutdrucks führen. Sogar bei Fällen einer akuten Überdosierung in suizidaler Absicht verursachen die Phenothiazine gewöhnlich kein lebensbedrohliches Koma oder eine Hemmung der Vitalfunktionen; dies trägt viel zu ihrer Sicherheit bei.

Chemorezeptor-Triggerzone (CTZ) Die meisten Neuroleptika schützen vor den Übelkeit und Erbrechen auslösenden Wirkungen des Apomorphins und einiger Mutterkornalkaloide. Alle diese genannten Stoffe können mit zentralen dopaminergen Rezeptoren in der CTZ der Medulla interagieren. Die antiemetische Wirkung der meisten Neuroleptika tritt bei einer geringen Dosierung ein. Medikamente oder andere Stimuli, die Erbrechen durch eine Wirkung am Ganglion nodosum oder lokal im gastrointestinalen Trakt auslösen, werden durch antipsychotische Medikamente nicht antagonisiert. Potente Piperazine und Butyrophenone sind jedoch manchmal bei Übelkeit infolge vestibulärer Stimulation wirksam.

Vegetatives Nervensystem Da verschiedene antipsychotische Substanzen antagonistische Wechselwirkungen an peripheren, α-adrenergen, Serotonin-(5-HT$_2$)- und Histamin-(H$_1$)-Rezeptoren besitzen, sind ihre Wirkungen auf das vegetative Nervensystem komplex und unvorhersehbar. Antihistaminerge und antitryptaminerge Wirkungen dieser Stoffe komplizieren dieses Bild weiter. Chlorpromazin hat eine wichtige α-adrenerge antagonistische Aktivität und kann die Pressorwirkungen von Noradrenalin blockieren. Die potenten trizyklischen Piperazinneuroleptika sowie das Haloperidol und das Risperidon haben auch dann antipsychotische Wirkungen, wenn sie in geringer Dosierung verwendet werden und nur eine geringe antiadrenerge Wirkung haben.

Die hemmenden Wirkungen der antipsychotischen Medikamente auf das muskarinisch cholinerge System sind relativ schwach ausgeprägt, aber das Verschwommen-Sehen, über welches häufig beim Einsatz von Chlorpromazin berichtet wird, könnte auf eine anticholinerge Wirkung am Ziliarmuskel zurückgeführt werden. Chlorpromazin führt regelmäßig zur Miose beim Menschen: Dies kann als Folge einer α-adrenergen Blockade entstehen. Andere Phenothiazine verursachen eine Mydriasis, insbesondere Thioridazin, welches der potenteste muskarinische Antagonist in dieser Gruppe ist. Chlorpromazin kann bei mittelgradig antimuskarinischer Potenz Verstopfung und eine Herabsetzung der Magensekretion und Motilität verursachen. Weitere Manifestationen der anticholinergen Wirkungen der Phenothiazine sind eine verringerte Speichelbildung und verringertes Schwitzen. Ein akuter Harnverhalt ist ungewöhnlich, kann jedoch bei Männern mit einer Prostataerkrankung auftreten. Anticholinerge Wirkungen werden am seltensten durch die potenten Neuroleptika, u. a. Haloperidol und Risperidon ausgelöst. Die Phenothiazine hemmen die Ejakulation, ohne daß sie die Erektion stören. Thioridazin hat regelmäßig diese Wirkung, was manchmal die Akzeptanz bei männlichen Patienten einschränkt. Eine Erklärung dieser Wirkung durch eine adrenerge Blockade ist naheliegend, aber nicht belegt, zumal Thioridazid eine weniger ausgeprägte antiadrenerge Wirkung als Chlorpromazin hat.

Niere Chlorpromazin kann einen schwachen diuretischen Effekt beim Tier und beim Menschen besitzen, da es eine hemmende Wirkung auf die ADH-Sekretion (Antidiuretisches Hormon) aufweist sowie eine Wasser- und Elektrolytrückresorptionshemmung durch eine direkte Wirkung am Nierentubulus bewirken kann. Der leichte Blutdruckabfall, der in Verbindung mit Chlorpromazin auftritt, steht nicht in Verbindung mit einer signifikanten Änderung der glomerulären Filtrationsrate. In der Tat neigt der renale Blutfluß dazu, zuzunehmen.

Kardiovaskuläres System Die Chlorpromazinwirkungen auf das kardiovaskuläre System sind komplex, weil dieses Medikament sowohl direkte Wirkungen auf das Herz und die Blutgefäße als auch indirekte Wirkungen auf das ZNS und vegetative Reflexe besitzt. Chlorpromazin verursacht einen milden orthostatischen Blutdruckabfall, dabei ist der systolische Blutdruck mehr betroffen als der diastolische. Es kommt zu einer Toleranzentwicklung hinsichtlich der hypotensiven Wirkung, so daß nach einer mehrwöchigen Gabe der Blutdruck wieder auf normale Werte ansteigt. Eine gewisse orthostatische Hypotension kann jedoch dauerhaft weiterbestehen, insbesondere bei älteren Patienten (siehe Ray et al., 1987). Die Orthostase tritt häufiger bei Chlorpromazin und Thioridazid auf, weniger bei Piperazinderivaten, Haloperidol, Loxapin, Molindon oder Risperidon.

Chlorpromazin und andere Phenothiazine geringer Potenz können eine direkt negative inotrope und eine chinidinähnliche, antiarrythmische Wirkung auf das Herz haben. Als EKG-Veränderungen finden sich eine Verlängerung der Q-T- und P-R-Intervalle, eine Abrundung der T-Wellen und eine Absenkung des S-T-Segments. Insbesondere Thioridazin führt häufig zu Q-T- und T-Wellenveränderungen und kann selten zu ventrikulären Arrhythmien und zum plötzlichen Tod führen. Diese Wirkungen sind bei den potenten antipsychotischen Substanzen selten.

Leber Neben Überempfindlichkeitsreaktionen wie, z. B. eine obstruktive Ikterusform, die bisweilen nach der Verabreichung antipsychotischer Substanzen auftreten können, haben diese Medikamente charakteristischerweise keine Wirkungen auf die Leber. Sie können bei Patienten mit einer Lebererkrankung verwendet werden, dabei ist jedoch Vorsicht geboten. Da ihr Metabolismus verzögert oder verändert sein könnte, können sie eine bereits vorgeschädigte Leber zusätzlich schädigen.

Weitere pharmakologische Wirkungen Eine Wechselwirkung von antipsychotischen Medikamenten mit anderen Neurotransmittern als dem Dopamin kann zu ihren antipsychotischen und anderen Wirkungen beitragen (siehe Baldessarini, 1996b). Zum Beispiel beschleunigen viele Neuroleptika den Acetylcholinumsatz ganz besonders in den Basalganglien, letzteres kann vielleicht infolge einer Dopaminrezeptorblockade an cholinergen Neuronen auftreten. Zusätzlich besteht ja, wie bereits oben beschrieben, ein umgekehrtes Verhältnis zwischen der antimuskarinergen Potenz antipsychotischer Medikamente im Gehirn und der Wahrscheinlichkeit extrapyramidaler Wirkungen (Snyder und Yamamura, 1977). Obwohl Chlorpromazin und einige wenige andere niedrig potente Phenothiazine milde antagonistische Wirkungen an Histaminrezeptoren besitzen, haben nicht alle antipsychotischen Medikamente eine solche Wirkung. Antagonistische Wechselwirkungen sind am 5-HT-Rezeptor bekannt und schließen auch die 5-HT$_2$-Rezeptoren im Frontalhirn mit ein. Die Bedeutung dieser Wirkung ist nicht ausreichend bekannt, aber einige antipsychotische Medikamente mit einer relativ potenten und selektiven antagonistischen Wirkung an Serotonin-5HT$_2$- und D2-Dopamin-Rezeptoren (z. B. Amperozid, Clozapin, Risperidon) wurden bereits entwickelt.

Resorption, Verteilung, Metabolismus und Exkretion Einige antipsychotische Medikamente weisen unregelmäßige und unvorhersagbare Resorptionsmuster auf, insbesondere nach oraler Administration und besonders bei flüssiger Zubereitungsform. Parenterale (intramuskuläre) Gabe erhöht die Bioverfügbarkeit der aktiven Substanz um das vier- bis zehnfache. Die Medikamente sind hochgradig lipophil und membran- oder proteingebunden und reichern sich im Gehirn, der Lunge und anderen Geweben mit einer guten Blutversorgung an. Sie dringen auch in die fetale Zirkulation und die Muttermilch vor. Es ist nahezu unmöglich (und für gewöhnlich nicht erforderlich), diese Substanzen durch Dialyse zu entfernen.

Die Pharmakokinetik der antipsychotischen Medikamente zeigt ein multiphasisches Muster. Die für gewöhnlich aufgeführte Eliminationshalbwertzeit hinsichtlich der Gesamtplasmakonzentration beträgt typischerweise 20 - 40 Stunden, es kommt aber auch zu komplexen Eliminationsmustern bei einigen Substanzen, insbesondere Butyrophenonen und Artverwandten (Cohen et al., 1992). Die biologischen Wirkungen einer einzigen Gabe der meisten Neuroleptika halten für gewöhnlich 24 Stunden an. Diese Tatsache unterstützt die allgemein übliche Praxis, die gesamte Tagesdosis auf einmal zu verabreichen, wenn der Patient sich an die anfänglichen Nebenwirkungen der Substanz gewöhnt hat. Die Elimination aus dem Plasma kann sich schneller vollziehen als die Elimination aus Geweben mit einem hohen Fettgehalt und einer hohen Bindungsfähigkeit, wobei besonders das ZNS zu nennen ist. Direkte pharmakokinetische Studien darüber gibt es nur wenige, und die vorhandenen sind letztendlich nicht weiterführend (Sedvall, 1992). Die Metaboliten einiger Stoffe wurden im Urin bis zu mehreren Monaten nach Absetzen einer Medikation entdeckt. Die langsame Elimination einer solchen Medikation kann zu der typischerweise langsamen Exazerbation einer Psychose nach Absetzen der medikamentösen Behandlung beitragen. Die Depotzubereitungen, bestehend aus Estern neuroleptischer Medikamente, werden wesentlich langsamer absorbiert und eliminiert als ihre oralen Zubereitungen. Während z. B. die Hälfte einer oralen Fluphenazinhydrochloriddosis in ca. 20 Stunden eliminiert wird, beträgt die nominale Halbwertzeit des Enanthats oder Decanoatesters nach einer intramuskulären Depotinjektion zwei bis drei bzw. sieben bis zehn Tage, wobei die Gesamtclearance von Fluphenazindecanoat und die Normalisierung einer Hyperprolaktinämie nach wiederholten Gaben sechs bis acht Monate andauern kann (Sampath et al., 1992).

Die Hauptmetabolismuswege der antipsychotischen Medikamente sind oxidative Prozesse, die überwiegend durch genetisch kontrollierte, hepatische mikrosomale Oxidasen und Konjugationsprozesse vermittelt werden. Hydrophile Medikamentenmetabolite werden im Urin und zu einem gewissen Maße auch über die Galle ausgeschieden. Die meisten oxidierten Metabolite antipsychotischer Medikamente sind biologisch inaktiv, aber nicht alle (zu bemerken dabei sind 7-Hydroxychlorpromazin, Mesoridazin, einige N-demethylierte Phenothiazin- und Clozapinmetaboliten). Diese können sowohl zur biologischen Aktivität der Muttersubstanz beitragen als auch das Problem verkomplizieren, Medikamentenassays im Blut mit klinischen Wirkungen zu korrelieren. Die weniger potenten antipsychotischen Stoffe können dabei geringfügig ihren eigenen hepatischen Metabolismus aktivieren, da die Konzentrationen von Chlorpromazin und anderen Phenothiazinen im Blut nach einigen Wochen der Anwendung in derselben Dosierung niedriger als zu Beginn sind. Es ist auch möglich, daß Veränderungen der gastrointestinalen Motilität dafür teilweise verantwortlich sind. Der Fetus, das Kleinkind und ältere Menschen haben eine verringerte Kapazität, antipsychotische Stoffe zu metabolisieren und zu eliminieren. Kinder neigen hingegen dazu, diese Stoffe schneller zu metabolisieren als Erwachsene (Popper, 1987).

Die Absorption von Chlorpromazintabletten ist unregelmäßig, obwohl die Bioverfügbarkeit in gewissem Maße durch die Verwendung flüssiger Konzentrate erhöht zu sein scheint, was für viele der antipsychotischen Stoffe zutrifft. Die Spitzenkonzentration im Plasma wird innerhalb von zwei bis vier Stunden erreicht. Intramuskuläre Gabe der Substanz verhindert weitgehend den First-pass-Metabolismus in der Leber (und wahrscheinlich auch im Darm) und führt zu messbaren Plasmakonzentrationen innerhalb von 15 - 30 Minuten. Die Bioverfügbarkeit kann bei Injektionen zehnfach erhöht sein, aber die klinische Dosis ist für gewöhnlich nur drei- bis vierfach reduziert. Die gastrointestinale Chlorpromazinresorption wird durch Nahrung unvorhersehbar modifiziert und wahrscheinlich durch Antazida verringert. Es besteht eine Kontroverse darüber, ob die gleichzeitige Gabe anticholinerger Antiparkinsonmittel die intestinale Resorption einiger neuroleptischer Medikamente reduziert (Simpson et al., 1980). Chlorpromazin und andere antipsychotische Medikamente binden signifikant an Membranen und an Plasmaproteine. Typischerweise sind 85% des Medikaments im Plasma an Albumin gebunden. Die Konzentrationen einiger Neuroleptika (z. B. Haloperidol) im Gehirn können über zehnmal höher sein als die im Blut (Tsuneizumi et al., 1992), und ihr Verteilungsvolumen kann offensichtlich so hoch sein, daß es 20 Liter pro Kilogramm erreicht. Das Verschwinden von Chlorpromazin aus dem Plasma beinhaltet eine schnelle Distributionsphase ($t_{1/2}$ ca. zwei Stunden) und eine langsamere frühe Eliminationsphase ($t_{1/2}$ ca. 30 Stunden), jedoch wurden dabei hochgradig variable Werte berichtet. Die Eliminationshalbwertszeit aus dem menschlichen Gehirn ist unbekannt, sie kann jedoch durch moderne bildgebende Hirnuntersuchungen ermittelt werden (Sedvall, 1992). Die Elimination von Haloperidol aus dem menschlichen Plasma ist keine logarhitmisch-lineare Funktion, und die Halbwertszeit nimmt offenbar im Verlauf zu, so daß sehr langsame terminale Eliminationsraten ($t_{1/2}$ > eine Woche) erreicht werden können (Cohen et al., 1992).

Versuche, die Plasmakonzentration des Chlorpromazins oder seiner Metabolite mit klinischen Bezügen zu korrelieren, waren nicht sehr erfolgreich (siehe Baldessarini et al., 1988; Cooper et al., 1976). Untersuchungen haben grosse Unterschiede (wenigstens zehnfach) bei den Plasmakonzentrationen verschiedener Individuen gezeigt. Obwohl es scheint, daß Chlorpromazin-Plasmakonzentrationen unter 30 ng/ml wahrscheinlich keine adäquate antipsychotische Wirkung haben und daß Spiegel über 750 ng/ml wahrscheinlich eine nicht mehr akzeptable Toxizität aufweisen (siehe Rivera-Calimlim und Hershey, 1984), können derzeit die Plasmakonzentrationen mit der besten klinischen Wirkung nicht mit Sicherheit benannt werden.

Mindestens zehn oder zwölf Chlorpromazinmetaboliten kommen beim Menschen in messbaren Quantitäten vor (Morselli, 1977). Die quantitativ wichtigsten sind Nor$_2$-Chlorpromazin (doppelt demethyliert), Chlorophenothiazin (Entfernung der gesamten Seitenkette), Methoxy- und Hydroxyprodukte und Glukuronidkonjugate der hydroxylierten Verbindungen. Im Urin dominieren die 7-hydroxylierten und dealkylierten (Nor$_2$) Metaboliten und ihre Konjugate.

Die Thioridazin- und Fluphenazinpharmakokinetik und ihr Metabolismus ähneln denen von Chlorpromazin, aber die starke anticholinerge Thioridazidwirkung auf den Darm kann die eigene Resorption modifizieren. Wichtige Thioridazin- und Fluphenazinmetabolite sind N-demethylierte, ringhydroxlierte und S-oxidierte Produkte (Neumeyer und Booth, 1995). Die Thioridazinkonzentrationen im Plasma sind wahrscheinlich aufgrund seiner relativen Hydrophilie relativ hoch (über 100 Nanogramm pro Milliliter). Es wird vermutet, daß Mesoridazin einen wichtigen Beitrag zur neuroleptischen Thioridazinaktivität liefert.

Die Thioxanthen-Biotransformation ähnelt der des Phenothiazins, außer daß üblicherweise eine Verstoffwechselung zu Sulfoxiden stattfindet und ringhydroxilierte Produkte ungewöhnlich sind. Die Piperazinderivate der Phenothiazine und Thioxanthene werden sehr ähnlich wie Chlorpromazin verstoffwechselt, obwohl es zu einem eigenständigen Piperidinringmetabolismus kommt. Haloperidol und andere Buthyrophenone werden hauptsächlich durch eine N-Dealkylierungsreaktion metabolisiert. Die dabei übrig bleibenden Fragmente können mit Glukuronsäure konjugiert werden. Es wird angenommen, daß alle Haldolmetaboliten inaktiv sind (Forsman und Öhman, 1974), ausgenommen davon ist möglicherweise ein hydroxiliertes Produkt, welches durch eine Reduktion des Ketoelements gebildet wird, und zu Haloperidol reoxidiert werden kann (Korpi et al., 1983). Die typischen Plasmakonzentrationen, welche klinisch für Haloperidol gefunden werden, liegen zwischen 5 - 20 ng/ml; diese Spiegel korrespondieren mit einer 80 - 90%igen D2-Dopaminrezeptorbesetzung in menschlichen Basalganglien wie durch Positron-Emissions-Tomographie (PET) nachgewiesen wurde (Baldessarini et al.,1988; Wolkin et al., 1989).

Toleranz und physische Abhängigkeit Die antipsychotischen Medikamente sind nicht abhängigkeitsbildend in der Form, wie diese Bezeichnung im Kapitel 24 definiert wird. Es kann jedoch eine gewisse physische Abhängigkeit mit Malaise und Schlafschwierigkeiten auftreten, die sich über mehrere Tage nach schnellem Absetzen entwickelt.

Gegenüber den sedativen Neuroleptikawirkungen kommt es zur Toleranzentwicklung in einem Zeitraum von Tagen oder Wochen. Eine Toleranz gegenüber antipsychotischen Medikamenten und eine Kreuztoleranz innerhalb dieser Stoffgruppe kann in Verhaltens- und biochemischen Tierexperimenten gezeigt werden, insbesondere die gegenüber einer Blockade dopaminerger Rezeptoren der Basalganglien (siehe Baldessarini und Tarsy, 1979). Diese Art der Toleranz kann in limbischen und kortikalen Regionen des Frontalhirns weniger ausgeprägt sein. Ein Korrelat zur Toleranz in dopaminergen Systemen des Frontalhirns besteht bei der Entwicklung einer Überempfindlichkeit dieser Systeme nach Behandlungsabbruch, was wahrscheinlich auf Veränderungen der Rezeptoren für den Neurotransmitter beruht. Dieser Mechanismus kann das klinische Phänomen der bei Entzug entstehenden Dyskinesien (Choreoatethose beim abrupten Absetzen antipsychotischer Medikamente, besonders nach langer Anwendung hoher Dosierungen potenter Stoffe) begleiten bzw. verursachen (Baldessarini et al., 1980). Obwohl eine Kreuztoleranz für einige Wirkungen bei den neuroleptischen Medikamenten auftreten kann, treten klinische Probleme insbesondere dann auf, wenn schnelle Veränderungen von hohen Dosierungen einer Substanz zu einer anderen durchgemacht werden. Sedierung, Hypotension, andere vegetative Wirkungen oder akute extrapyramidale Reaktionen können dann auftreten.

Zubereitungen und Dosierung Da die Liste der Stoffe mit bekannter neuroleptischer oder antipsychotischer Wirkung groß ist, faßt Tabelle 18.1 nur diejenigen zusammen, welche gegenwärtig in den Vereinigten Staaten auf dem Markt sind. Einige wenige auf dem Markt befindliche Substanzen, wie Promazinhydrochlorid, Reserpin und andere *Rauwolfia*-Alkaloide, die geringere antipsychotische Wirkungen haben oder die nicht mehr allgemein bei psychiatrischen Patienten eingesetzt werden, sind nicht aufgeführt. Prochlorperazin ist als Antipsychotikum fragwürdig und führt häufig zu extrapyramidalen Nebenwirkungen. Infolgedessen wird es in der Psychiatrie nur selten angewendet, obwohl es als Antiemetikum verwendet wird. Triethylperazin, welches derzeit nur als Antiemetikum vertrieben wird, ist ein potenter dopaminerger Antagonist mit vielen neuroleptikaähnlichen Eigenschaften. In hoher Dosierung kann es eine wirksame antipsychotische Substanz sein (Rotrosen et al., 1978). In den Vereinigten Staaten sind psychotrope Substanzen, die in anderen Ländern weit verbreitet sind, nur sehr langsam angenommen worden. In anderen Ländern sind weitere Thioxanthene, Butyrophenone, Diphenylbutylpiperidine, Benzamide und lang wirksame Depotzubereitungen neuroleptischer Substanzen erhältlich.

> Zusätzliche in Deutschland auf dem Markt befindliche Substanzen sind: Benperidol, Flupentixol, Melperon, Perazin, Pipamperon, Levomepromazin, Promethazin, Sulpirid, Zotepin, Sertindol, Olanzapin (Anm. d. Hrsg.).

Toxische Reaktionen und Nebenwirkungen Die antipsychotischen Medikamente haben einen hohen therapeutischen Index und sind bemerkenswert sichere Verbindungen. Darüber hinaus besitzen die meisten Phenothiazine eine relativ flache Dosis-Wirkungskurve und können über eine breite Dosierungsspanne benutzt werden. Obwohl über vereinzelte Todesfälle durch eine Überdosierung berichtet wird, kommt dies nur selten vor, wenn der Patient medizinisch versorgt wird und wenn die Überdosierung nicht von einer Alkoholeinnahme oder der Einnahme anderer Substanzen begleitet ist. Basierend auf Daten aus Tierversuchen ist der therapeutische Index am kleinsten für Thioridazin und Chlorpromazin und hoch für die potenteren Substanzen (Janssen und Van Bever, 1978). Erwachsene Patienten haben Dosierungen von Chlorpromazin bis zu 10 g überlebt, und Todesfälle aus einer Haloperidol-Überdosierung alleine sollen nicht vorgekommen sein.

Die Nebenwirkungen sind häufig in den vielfältigen Wirkungen dieser Medikamente zu suchen. Die wichtigsten dabei sind die Wirkungen auf das ZNS, das kardiovaskuläre System, das vegetative Nervensystem und die endokrinen Funktionen. Die extrapyramidalen Wirkungen, die von großer Bedeutung sind, werden weiter unten im Detail behandelt. Andere gefährliche Wirkungen sind Krampfanfälle, Agranulozytose und eine Degeneratio pigmentosa der Retina. Alle diese Nebenwirkungen treten sehr selten auf (siehe unten).

Therapeutische Phenothiazindosen können Bewusstseinsverlust, Palpitationen und anticholinerge Wirkungen wie Nasenverstopfung, Mundtrockenheit, Verschwommensehen, Verstopfung und bei Männern mit Prostataerkrankungen einen Harnverhalt verursachen. Die störendste kardiovaskuläre Nebenwirkung ist eine orthostatische Hypotension, die zur Synkope führen kann. Ein Blutdruckabfall kommt am ehesten bei der Gabe eines Phenothiazins mit einer aliphatischen Seitenkette vor. Verwandte Substanzen vom Piperazintyp wie auch andere potente Neuroleptika verursachen häufig einen Blutdruckabfall.

Neurologische Nebenwirkungen Viele neurologische Syndrome, insbesondere das extrapyramidale motorische System betreffend, kommen nach dem Einsatz nahezu aller antipsychotischen Medikamente vor. Diese Reaktionen sind besonders während einer Behandlung mit den hochpotenten Substanzen (trizyklische Piperazine und Butyrophenone) ausgeprägt. Die Wahrscheinlichkeit akuter extrapyramidaler Nebenwirkungen beim Clozapin, Thioridazin und niedrigen Risperidondosen ist geringer. Die neurologischen Wirkungen, die im Zusammenhang mit antipsychotischen Medikamenten auftreten, wurden im Detail zusammengefasst (Baldessarini et al., 1980; Baldessarini, 1984; Kane et al., 1992; Tarsy und Baldessarini, 1986).

Sechs verschiedene Formen neurologischer Syndrome sind charakteristisch für die antipsychotischen Medikamente. Vier davon (akute Dystonie, Akathisie, Parkinsonismus und das seltene maligne neuroleptische Syndrom) treten für gewöhnlich kurz nach Gabe auf, zwei (der seltene periorale Tremor und die tardive Dyskinesie oder Dystonie) sind spät auftretende Syndrome, die sich nach längerer Behandlung manifestieren. Die klinischen

Tabelle 18.2 Neurologische Nebenwirkungen neuroleptischer Medikamente

REAKTION	MERKMALE	ZEITRAUM DES MAXIMALEN RISIKOS	WIRKMECHANISMUS	BEHANDLUNG
akute Dystonie	Spasmus der Zungen-, Gesichts-, Hals-, Rückenmuskulatur; kann Krampfanfällen ähneln; *nicht* Hysterie	1 - 5 Tage	unbekannt	Antiparkinsonmittel sind diagnostisch und kurativ*
Akathisie	motorische Ruhelosigkeit; *nicht* Angst oder „Agitation"	5 - 60 Tage	unbekannt	Verringerung der Dosis oder Substanzwechsel: Antiparkinsonmittel**, Benzodiazepine oder Propranolol[‡] können helfen
Parkinsonismus	Bradykinesie, Rigidität, variabler Tremor, Maskengesicht, schlurfender Gang	5 - 30 Tage	Dopaminantagonismus	Antiparkinsonmittel sind hilfreich**
malignes neuroleptisches Syndrom	Katatonie, Stupor, Fieber, instabiler Blutdruck, Myoglobinämie; kann tödlich enden	Wochen; kann noch Tage nach Absetzen des Neuroleptikums weiterbestehen	Dopaminantagonismus kann dazu beitragen	sofortiges Absetzen des Neuroleptikums: Dantrolen oder Bromocriptin[§] kann helfen: Antiparkinsonmittel sind nicht wirksam
perioraler Tremor (*rabbit syndrome*)	perioraler Tremor (kann eine Spätvariante des Parkinsonismus sein)	nach Monaten oder Jahren der Behandlung	unbekannt	Antiparkinsonmittel sind oft hilfreich**
tardive Dyskinesie	orofaziale Dyskinesie; weitverbreitet auch Choreoathetose oder Dystonie	nach Monaten oder Jahren einer Behandlung (verschlimmert sich beim Entzug)	Hypothese einer exzessiven Dopaminfunktion	Prävention kritisch; Behandlung unzureichend

* Viele Substanzen wurden als hilfreich bei der akuten Dystonie deklariert. Unter den häufigsten Behandlungen finden sich Diphenhydraminhydrochlorid, 25 mg oder 50 mg i.m. oder Benztropinmesylat, 1 mg oder 2 mg i.m. oder langsam i.v., gefolgt von einer oralen Medikation derselben Substanz für Tage oder manchmal auch Wochen danach.
** Für Details des Einsatzes oraler Antiparkinsonmittel siehe Text und Kapitel 22.
[‡] Propranolol ist häufig in relativ geringen Dosierungen (20 - 80 mg pro Tag) wirksam. Selektive β_1-adrenerge Rezeptorantagonisten sind wenig wirksam.
[§] Trotz des Ansprechens auf Dantrolen existiert kein Hinweis für eine Abnormalität des Ca^{2+}-Transports im Skelettmuskel. Bei zögernden neuroleptischen Wirkungen kann Bromocriptin in hoher Dosierung (10 - 40 mg pro Tag) toleriert werden.

Merkmale dieser Syndrome und die Behandlungsrichtlinien werden in Tabelle 18.2 zusammengefasst.

Akute dystone Reaktionen werden nicht selten beim Behandlungsbeginn einer antipsychotischen Medikation und Therapie beobachtet, insbesondere bei Stoffen hoher Potenz. Sie können sich als Grimassieren, Torticollis oder Blickkrampf darstellen. Diese Syndrome können als hysterische Reaktionen oder Krampfleiden verkannt werden, aber sie sprechen dramatisch auf die parenterale Gabe anticholinerger Antiparkinsonmittel an. Die orale Gabe anticholinerger Mittel kann auch einer Dystonie vorbeugen, insbesondere bei jungen männlichen Patienten, denen eine hochpotente neuroleptische Substanz verabreicht wurde (Arana et al., 1988). Auch wenn sie sehr schnell behandelt werden, sind akute dystone Reaktionen ein Horror für die Patienten. Plötzliche Todesfälle sind selten vorgekommen und können vielleicht auf die gestörte Atmung infolge der Dystonie pharyngealer, laryngealer und anderer Muskeln aufgetreten sein.

Akathisie bezieht sich auf das stark subjektive Gefühl einer Belastung oder einer Unbequemlichkeit, welches häufig in den Beinen auftritt sowie zum zwanghaften Drang führt, ständig in Bewegung zu sein und keine zielgerichteten Bewegungen ausführen zu können. Die Patienten haben das Gefühl, daß sie aufstehen und laufen oder kontinuierlich in Bewegung sein müssen, bisweilen sind sie unfähig, diesen Drang unter Kontrolle zu halten. Die Akathisie wird oft als Agitation bei psychotischen Patienten verkannt. Diese Unterscheidung ist kritisch, da die Agitation durch eine Dosiserhöhung behandelt werden kann. Weil das Ansprechen auf Antiparkinsonmittel bei einer Akathisie häufig unbefriedigend ist, bedarf die Behandlung typischerweise einer Senkung der antipsychotischen Medikationsdosis. Anxyolytische Medikamente oder moderate Propanoloidosierungen können nützlich sein (Lipinski et al., 1984). Das Akathisie-Syndrom wird häufig nicht diagnostiziert und stört oft die Akzeptanz einer neuroleptischen Behandlung.

Ein *Parkinsonsyndrom*, welches von einem idiopathischen Morbus Parkinson nicht zu unterscheiden sein kann, entwickelt sich gewöhnlich stetig unter einer antipsychotischen Medikation. Das Auftreten hängt von verschiedenen Medikamenten ab (siehe Tabelle 18.2). Klinisch besteht eine gerralisierte Verlangsamung von Willkürbewegungen (Akinesie) mit einem Maskengesicht und einer Reduktion der Armbewegungen. Dieses Syndrom entsteht charakteristischerweise stetig über Tage bis Wochen. Die offensichtlichsten Zeichen sind die Rigidität und der Tremor, der besonders die oberen Extremitäten betrifft. „Pillendreher-Bewegungen" können beobachtet werden, obwohl sie bei dem durch Neuroleptika induzierten Parkinsonsyndrom nicht so deutlich auftreten wie bei dem idiopathischen Parkinsonsyndrom. Parkinsonoide Nebenwirkungen können als Depression verkannt werden, da der regungslose Gesichtsausdruck und die verlangsamten Bewegungsmuster den Zeichen einer Depression ähneln können. Diese Wirkung wird für gewöhnlich entweder durch den Einsatz von Antiparkinsonmitteln mit anticholinergen Eigenschaften oder Amantadin behandelt (siehe Kapitel 22). Ein Einsatz von Levodopa oder Bromocriptin erhöht das Agitationsrisiko und verschlechtert die psychotische Erkrankung.

Eine seltene Erkrankung, das *maligne neuroleptische Syndrom*, ähnelt einer schweren Form des Parkinsonismus mit Katatonie, wechselnder Intensität eines groben Tremors, Zeichen einer vegetativen Instabilität (labiler Puls und labiler Blutdruck, Hyperthermie), Stupor, Erhöhung der Kreatinkinase im Plasma und manchmal Myoglobinämie. In seiner schwersten Form kann dieses Syndrom noch länger als eine Woche nach Absetzen der auslösenden Substanz weiterbestehen. Da eine hohe Mortalität (über 10%) besteht, ist eine umgehende medizinische Behandlung notwendig. Diese Reaktion tritt bei verschiedenen Arten von Neuroleptika auf, vermehrt aber dann, wenn relativ hohe Dosen der potenteren Stoffe benutzt werden, insbesondere, wenn sie parenteral gegeben werden. Außer dem sofortigen Absetzen der neuroleptischen Behandlung und einer unterstützenden Therapie ist eine spezifische Behandlung unbefriedigend. Die Gabe von Dantrolen oder des dopaminergen Agonisten Bromocriptin kann hilfreich sein (Addonizio et al., 1987; Pearlman, 1986). Obwohl Dantrolen auch dazu benutzt wird, das Syndrom der malignen Hyperthermie, welches von Allgemeinanästhetika ausgelöst werden kann, zu behandeln, steht die durch Neuroleptika induzierte Form der Katatonie und Hyperthermie wahrscheinlich in keinem Zusammenhang mit einem Defekt des Ca^{2+}-Metabolismus des Skelettmuskels (siehe Kapitel 14).

Eine seltene Bewegungserkrankung, die spät bei der Behandlung chronisch kranker Patienten mit antipsychotischen Medikamenten vorkommen kann, ist der *periorale Tremor*, der auch oft als das *rabbit syndrome* (Jus et al., 1974) bezeichnet wird. Diese Bezeichnung entstand wegen der seltsamen Bewegungen, die diesen Zustand charakterisieren. Obwohl diese Bezeichnung manchmal auf andere tarditive Dyskinesien (langsam oder schnell entwickelt) angewendet wird, ist sie gewöhnlich für choreoathetotische oder dystone Reaktionen, die nach einer langen Therapie auftreten, reserviert. Das *rabbit syndrome* hat in der Tat viele Gemeinsamkeiten mit dem Parkinsonismus, weil der Tremor ungefähr eine Frequenz von 5 - 7 Hz hat und gut auf Anticholinergika und das Absetzen des auslösenden Stoffes anspricht.

Die *tardive Dyskinesie* ist eines der spät auftretenden neurologischen Syndrome, die beim Einsatz neuroleptischer Medikamente vorkommen. Es kommt häufiger bei älteren Patienten vor, und das Risiko ist höher bei Patienten mit Gemütserkrankungen als bei Patienten mit Schizophrenie. Die Prävalenz beträgt im Durchschnitt in chronisch psychotischen Populationen 15 - 25%; die jährliche Inzidenz beträgt 3 -5 % bei einer etwas kleineren Rate spontaner Remissionen, auch bei Weiterführung der neuroleptischen Behandlung. Das Risiko ist bei Clozapin viel geringer, das Risiko anderer, kürzlich entwickelter atypischer antipsychotischer Stoffe ist nicht bekannt. Die tardive Dyskinesie ist charakterisiert durch stereotype, schmerzlose, unwillkürliche, schnelle choreoide (*tic*-ähnliche) Bewegungen des Gesichts, der Augenlider (Blinken oder Spasmus) des Munds (Grimassen), der Zunge, der Extremitäten oder des Stamms. Es kommt zu verschieden stark ausgeprägten langsameren Athetosen (drehenden Bewegungen) und dauerhaften dystonen Haltungen, die häufiger bei jungen Männern auftreten und behindernd sein können. Die späte (tardive) Entwicklung wahrscheinlich damit in Zusammenhang stehender Erkrankungen, die hauptsächlich durch Dystonie oder Akathisie (Ruhelosigkeit) gekennzeichnet sind, wird ebenfalls beobachtet. Während des Schlafs verschwinden all diese Bewegungen (wie bei vielen anderen extrapyramidalen Syndromen), ihre Intensität verändert sich im Laufe der Zeit und sie hängt vom Wachheitsgrad oder der emotionalen Störung ab. Obwohl tardive dyskinetische Bewegungen zum Teil durch den Einsatz eines potenten Neuroleptikums und u. U. mit einem dopaminspeicherentleerenden Medikament wie Reserpin oder Tetrabenazin unterdrückt werden können, bleiben solche Interventionen den besonders schweren Dyskinesien vorbehalten, insbesondere denen mit einer weiter bestehenden Psychose. Einige dyskinetische Patienten, typischerweise diejenigen mit dystonen Merkmalen, können durch den Einsatz von Clozapin, bei dem das Risiko einer tardiven Dyskinisie besonders gering ist, profitieren. Die Symptome persistieren manchmal dauerhaft nach dem Absetzen einer neuroleptischen Medikation. Häufiger verringern sie sich oder verschwinden stetig über Monate, insbesondere bei jüngeren Patienten (Gardos et al., 1994; Morgenstern und Glazer, 1993). Antiparkinsonmittel haben typischerweise einen geringen Effekt oder können die tardive Dyskinesie und andere Formen der Choreoathetose wie z. B. bei der Huntingtonschen Erkrankung verstärken, wobei bisher noch keine adäquate Behandlung gefunden wurde (Dabiri et al., 1994).

Eine etablierte Neuropathologie bei der tardiven Dyskinesie gibt es nicht und die pathophysiologische Grundlage bleibt ungewiß. Es wurde die Hypothese aufgestellt, daß dabei eine kompensatorische Zunahme der Funktion von Dopamin als Neurotransmitter in den Basalganglien eine Rolle spielen könnte. Diese Idee wird durch die Unterschiede des therapeutischen Ansprechens bei Patienten mit Parkinsonscher Erkrankung und denen mit tardiver Dyskinesie und durch die Ähnlichkeiten des Ansprechens bei Patienten mit anderen choreoathetotischen Erkrankungen wie der Huntingtonschen Erkrankung unterstützt. Somit neigen antidopaminerge Medikamente dazu, die Manifestationen einer tardiven Dyskinesie oder Huntingtonschen Erkrankung zu unterdrücken, wohingegen dopaminerge Agonisten diese Zustände verschlechtern. Im Gegensatz zum Parkinsonismus neigen antimuskarinerge Substanzen dazu, eine tardive Dyskinesie zu verschlechtern, cholinerge Stoffe sind gewöhnlich ineffektiv. Weil die Überempfindlichkeit auf dopaminerge Agonisten nicht länger als ein paar Wochen nach Kontakt mit einem Antagonisten des Transmitters weiterbesteht, spielt dieses Phänomen höchstwahrscheinlich eine Rolle bei den Varianten der tardiven Dyskinesie, die sich schnell bessern. Diese werden gewöhnlicherweise als *withdrawal-emergent Dyskinesien* (beim Entzug entstehende Dyskinesien) bezeichnet. Die theoretischen und klinischen Aspekte dieses Problems wurden im Detail an anderer Stelle zusammengefaßt (Baldessarini et al., 1980; Kane et al., 1992; Tarsy und Baldessarini, 1986).

Es ist wichtig, diejenigen neurologischen Syndrome, die die Verwendung antipsychotischer Stoffe komplizieren, zu verhindern. Man sollte hierbei bestimmten therapeutischen Richtlinien folgen. Die routinemässige Verwendung von Antiparkinsonmitteln als ein Versuch, frühe extrapyramidale Reaktionen zu vermeiden, ist normalerweise unnötig und trägt zu Komplexität, Nebenwirkungen und Kosten der Behandlung bei. Antiparkinsonmittel sollten Fällen mit deutlichen extrapyramidalen Reaktionen, die günstig auf eine solche Intervention ansprechen, vorbehalten bleiben. Während der Bedarf solcher Mittel in der Behandlung der akuten dystonen Reaktion im Laufe der Zeit für gewöhnlich abnimmt, neigen der Parkinsonismus und die Akathisie dazu, weiter zu bestehen. Der sachgerechte und konservative Einsatz antipsychotischer Medikamente bei Patienten mit chronischen oder häufig wiederauftretenden psychotischen Erkrankungen kann fast mit Gewißheit das Risiko tardiver Dyskinesien verringern. Obwohl eine Dosisverringerung eines antipsychotischen Medikaments der beste Weg ist, die neurologischen Nebenwirkungen zu minimieren, kann dies bei einem Patienten mit einer unkontrollierbaren psychotischen Erkrankung nicht immer praktiziert werden. Die beste vorbeugende Strategie besteht darin, die minimal wirksame Dosis des antipsychotischen Medikaments für eine Langzeittherapie zu verwenden und die Behandlung, sobald es sinnvoll erscheint oder dann zu beenden, wenn eine befriedigende Wirkung nicht erreicht werden kann. Der Einsatz von Clozapin und anderen neuartigen antipsychotischen Stoffen mit einem geringen Risiko extrapyramidaler Nebenwirkungen stellt eine Alternative für einige Patienten dar, insbesondere für diejenigen mit weiter bestehenden psychotischen Syndromen und einer Dyskinesie (Baldessarini und Frankenburg, 1991). Ein hohes Risiko für eine Agranulozytose besteht jedoch bei Clozapin. Diesem Risiko sollte mit einer wöchentlichen Leukozytenüberprüfung begegnet werden, um es so klein wie möglich zu halten.

Ikterus Kurz nach der Einführung des Chlorpromazins wurde bei einigen Patienten ein Ikterus beobachtet. Der Ikterus, der gewöhnlich zwischen der zweiten und vierten Behandlungswoche auftritt, ist im allgemeinen leicht, und ein Juckreiz ist selten. Diese Reaktion ist wahrscheinlich die Manifestation einer Hypersensitivität, da es zur eosinophilen Infiltration der Leber und einer Eosinophilie kommt. Dabei besteht kein Zusammenhang mit der Dosis. Eine Chlorpromazin-Desensibilisierung kann bei wiederholter Gabe auftreten, und der Ikterus kann u. U. auftreten, wenn derselbe neuroleptische Wirkstoff wieder gegeben wird. Wenn die psychiatrische Erkrankung eine dauerhafte medikamentöse Therapie bei einem Patienten mit Neuroleptika induziertem Ikterus erforderlich macht, ist es wahrscheinlich am sichersten, niedrige Dosierungen einer potenten, nicht verwandten Substanz zu verwenden.

Blutbildveränderungen Bei einer antipsychotischen Medikation kann es zur milden Leukozytose, Leukopenie und gelegentlicher Eosinophilie kommen, insbesondere bei Clozapin und seltener bei niedrig potenten Phenothiazinen. Es ist schwierig zu sagen, ob eine Leukopenie, die während einer Phenothiazingabe auftritt, den Vorboten einer drohenden Agranulozytose darstellt. Diese ernste, aber seltene Komplikation tritt bei weniger als einem von 10 000 Patienten auf, die Chlorpromazin oder andere niedrig potente Stoffe außer Clozapin erhalten. Sie verschwindet gewöhnlich innerhalb der ersten acht bis zwölf Behandlungswochen (Alvir et al.,1993). Das Auftreten einer Knochenmarksdepression, oder seltener einer Agranulozytose, ist insbesondere mit Clozapin assoziiert worden. Die Inzidenz erreicht dosisunabhängig 1% innerhalb mehrerer Behandlungsmonate. Eine engmaschige Überwachung des Patienten ist Voraussetzung für eine sichere Anwendung von Clozapin. Da Blutbildveränderungen plötzlich auftreten können, sollte unmittelbar nach dem Auftreten von Fieber, Malaise oder offensichtlichen Infektion der oberen Luftwege bei einem Patienten, der mit antipsychotischen Medikamenten behandelt wird, ein Blutbild veranlaßt werden. Das Risiko einer Agranulozytose konnte durch routinemässige wöchentliche Blutbilder bei Patienten, die mit Clozapin behandelt werden, obwohl nicht ganz eliminiert, so doch deutlich gesenkt werden.

Hautreaktionen Dermatologische Reaktionen auf Phenothiazine sind häufig. Eine Urtikaria oder Dermatitis tritt bei 5% der Patienten unter Chlorpromazin auf. Es können verschiedene Arten von Hauterkrankungen vorkommen. Überempfindlichkeitsreaktionen, die urtikariaähnlich, makulopapulär, petechial oder ödematös sein können, treten gewöhnlich zwischen der ersten und achten Behandlungswoche auf. Nach Absetzen der Medikation kommt es zur Besserung der Hauterscheinungen, und das kann nach Wiederbeginn der Therapie so bleiben. Eine Kontaktdermatitis kann bei der Handhabung mit Chlorpromazin auftreten, und es kann eine unterschiedlich ausgeprägte Kreuzempfindlichkeit mit anderen Phenothiazinen bestehen. Eine Photosensitivität, die einem schweren Sonnenbrand ähnelt, kommt vor. Ein wirksamer Sonnenschutz sollte ambulanten Patienten verschrieben werden, die während des Sommers mit Phenothiazinen behandelt werden. Eine grau-blaue Pigmentierung, die durch die Langzeitbehandlung niedrig potenter Phenothiazine in hohen Dosierungen auftreten kann, kommt bei den derzeitigen Verschreibungsmustern selten vor.

Eine epitheliale Keratopathie wird häufig bei Patienten mit einer Langzeit-Chlorpromazintherapie beobachtet, zusätzlich wurden Trübungen in der Cornea und im Linsenapparat des Auges festgestellt. In extremen Fällen können Ablagerungen in der Linse den Visus beeinträchtigen. Eine aktive Behandlung dieses Zustands (z. B. mit Penicillamin) war nicht besonders hilfreich, die Ablagerungen neigen dazu, wenn auch langsam, jedoch spontan nach Absetzen der medikamentösen Therapie zu verschwinden. Über eine pigmentöse Retinopathie wurde berichtet, insbesondere bei Thioridazindosierungen über 1000 mg pro Tag. Eine maximale tägliche Dosis von 800 mg wird derzeit empfohlen.

Wechselwirkungen mit anderen Substanzen
Die Phenothiazine und Thioxanthene, insbesondere die mit

geringer Potenz, beeinflussen die Wirkungen einer Anzahl anderer Substanzen, manchmal mit wichtigen klinischen Konsequenzen (siehe Goff und Baldessarini, 1993). Ursprünglich wurde Chlorpromazin eingeführt, um die zentral wirksamen Hemmsubstanzen in der Anaesthesiologie zu potenzieren. Diese Medikamente können Sedativa und Analgetika, die zu therapeutischen Zwecken verschrieben werden, sowie Alkohol, nicht verschreibungspflichtige Sedativa und Hypnotika, Antihistaminika und Erkältungsmedikamente stark potenzieren. Chlorpromazin verstärkt den miotischen und sedierenden Effekte des Morphins, und kann seine analgetischen Wirkungen verstärken. Darüber hinaus verstärkt diese Substanz die respiratorische Hemmung, welche durch Meperidin ausgelöst wird, erheblich, und ähnliche Effekte können bei einer gleichzeitigen Gabe anderer Opioide erwartet werden. Offensichtlich hemmen neuroleptische Substanzen die Wirkungen direkter dopaminerger Agonisten und die von Levodopa.

Andere interaktive Wirkungen können sich im kardiovaskulären System manifestieren. Chlorpromazin und einige andere antipsychotische Stoffe wie auch ihre N-demethylierten Metabolite, können die antihypertensiven Wirkungen von Guanethidin wahrscheinlich durch Blockade der Wiederaufnahme in sympathische Nerven blockieren. Bei den höher potenten antipsychotischen Stoffen, wie auch Molindon, sind diese Wirkungen weniger wahrscheinlich. Die niedrig potenten Phenothiazine können einen orthostatischen Blutdruckabfall verursachen, wahrscheinlich auf Grund ihrer α-adrenergen Blockade-Eigenschaften. Somit kann die Wechselwirkung zwischen Phenothiazinen und Antihypertensiva unvorhersehbar sein.

Thioridazin kann den inotropen Effekt von *Digitalis* durch seine chinidinähnliche Wirkung, die eine myokardiale Hemmung, eine verringerte Repolarisationseffizienz und ein erhöhtes Risiko von Tachyarrhythmien verursacht, teilweise außer Kraft setzen. Die antimuskarinischen Clozapin- und Thioridazinwirkungen können eine Tachykardie verursachen und die peripheren und zentralen Effekte (Verwirrung, Delirium) anderer anticholinerger Stoffe wie trizyklischer Antidepressiva und Antiparkinsonmittel verstärken.

Sedativa oder Antikonvulsiva (z. B. Carbamazepin, Phenobarbital, Phenytoin aber nicht Valproat), die mikrosomale medikamentenmetabolisierende Enzyme induzieren, können den Metabolismus antipsychotischer Medikamente verstärken, manchmal mit wichtigen klinischen Folgen. Im Gegensatz dazu konkurrieren Serotonin-Wiederaufnahmehemmer wie Fluoxetin (siehe Kapitel 11) um hepatische Oxidasen und können die Neuroleptikaspiegel im Blut anheben (Goff und Baldessarini, 1993).

DIE MEDIKAMENTÖSE BEHANDLUNG VON PSYCHOSEN

Die antipsychotischen Medikamente sind nicht spezifisch für die Art der Psychose, die behandelt werden soll. Sie sind eindeutig bei den akuten Psychosen unbekannter Ätiologie, der Manie, bei akuten idiopathischen Psychosen und akuten schizophrenen Exazerbationen wirksam. Die meisten kontrollierten klinischen Daten existieren für die akuten und chronischen Phasen der Schizophrenie. Zusätzlich werden antipsychotische Medikamente empirisch bei vielen anderen Erkrankungen verwendet, bei denen psychotische Symptome und schwere Agitation vorherrschen.

Die Tatsache, daß Phenothiazine und andere Neuroleptika in der Tat antipsychotisch wirken, wurde nur langsam akzeptiert. Jedoch haben viele klinische Untersuchungen und vier Jahrzehnte klinischer Erfahrung die Tatsache etabliert, daß diese Stoffe wirksam sind, daß sie besser sind als Benzodiazepine und daß sie bessere Alternativen darstellen als die elektrokonvulsive Schocktherapie oder andere medizinische und psychologische Behandlungen (siehe Baldessarini, 1984, 1996b). Die „Zielsymptome", bei denen die neuroleptischen Stoffe ganz besonders wirksam zu sein scheinen, sind Spannungsgefühle, Hyperaktivität, Streitsucht, Feindseligkeit, Halluzinationen, akuter Wahn, Insomnie, Anorexie, Selbstvernachlässigung, Negativismus und manchmal Entzug und Rückzug. Weniger wahrscheinlich sind Verbesserungen der Selbsteinsicht, Tatsachenbewertung, Gedächtnis und Orientierung. Die beste Prognose existiert bei Patienten mit einer akuten Erkrankung kurzer Dauer, die vor Erkrankungsbeginn eine relativ gesunde Persönlichkeitsstruktur hatten.

Trotz des großen Erfolgs des Einsatzes antipsychotischer Medikamente stellt ihr alleiniger Einsatz nicht die optimale Versorgung psychotischer Patienten dar. Die akute Versorgung, Schutz und Unterstützung akut psychotischer Patienten sowie die Beherrschung von Techniken, die in der Langzeitbehandlung und Rehabilitation eingesetzt werden, stellen wichtige ärztliche Fähigkeiten dar. Für detaillierte Zusammenfassungen des klinischen Einsatzes antipsychotischer Medikamente siehe Baldessarini, 1984, 1996b und Janicak et al., 1993.

Kein Medikament und keine Medikamentenkombination besitzt eine selektive Wirkung auf einen bestimmten Symptomkomplex bei einem psychotischen Patienten. Obwohl einzelne Patienten scheinbar mit einer Substanz besser auskommen als mit einer anderen, kann dieses meist nur durch „Versuch und Irrtum" ermittelt werden. Das Konzept, das gewisse Stoffe spezifisch wirksam gegen „negative" Symptome bei psychotischen Erkrankungen sind, bleibt kontrovers und eher spekulativer Natur. Im allgemeinen gilt, daß „positive" (psychotisches Denken, Wahn, Erregung, Halluzinationen) und „negative" (Apathie, emotioneller Rückzug, Mangel an sozialer Interaktion) Symptome gewöhnlich zusammen ansprechen oder gar nicht. Diese Tatsache ist für typische sowie atypische antipsychotische Medikamente gut bekannt. Es ist weiterhin bekannt, daß Clozapin eine geringere Bradykinesie und andere Parkinsonwirkungen verursacht als es die typischen Neuroleptika tun. Dieses wird manchmal klinisch als ein nützlicher Effekt bei verringerter affektiver Reaktivität interpretiert. Die stark sedierende Clozapinwirkung kann jedoch diesen Effekt wieder umkehren. Es ist wichtig, den Behandlungsplan zu vereinfachen und sicherzustellen, daß der Patient das Medikament auch bekommt. Für den Fall, daß eine ausgeprägte und gefährliche Noncompliance oder das Versagen einer oralen Behandlung vermutet wird, kann der Patient mit Fluphenazindecanoat, Haloperidoldecanoat oder anderen langwirkenden Zubereitungen behandelt werden. Da wahnhafte paranoide Patienten häufig glauben, daß die Medizin „Gift" ist, erhalten sie oft besser solche langwirkenden, injizierbaren Zubereitungen.

Da die Wahl einer antipsychotischen Medikation nicht gezielt auf der Basis der zu erwartenden therapeutischen Effekte getroffen werden kann, hängt die Wahl einer speziellen Medikation zur Behandlung oft von den Nebenwirkungen ab. Wenn ein Patient gut auf ein Medikament in der Vergangenheit angesprochen hat, sollte es wahrscheinlich wieder verwendet werden. Wenn der Patient in der Vorgeschichte eine kardiovaskuläre Erkrankung oder einen Schlaganfall aufweist und die Gefahr aufgrund einer Hypotension schwerwiegend ist, sollte ein hochpotentes Neuroleptikum in der geringsten, aber wirksamen Dosierung verwendet werden (siehe Tabelle 18.1). Wenn es wichtig erscheint, das Risiko akuter extrapyramidaler Symptome zu minimieren, sollte Thioridazid, Clozapin oder eine niedrig dosierte Risperidongabe erwogen werden. Wenn der Patient durch eine Ejakulationsstörung besondere Unannehmlichkeiten hätte oder wenn schwere Risiken kardiovaskulärer oder anderer vegetativer Toxizität bestehen würden, kann vorzugsweise ein potentes Neuroleptikum verabreicht werden. Falls sedierende Wirkungen unerwünscht sind, ist eine niedrig-potente Substanz vorzuziehen. Kleine Dosen antipsychotischer Medikamente hoher oder mittlerer Potenz können bei älteren Patienten die sichersten sein. Wenn der Patient eine eingeschränkte Nierenfunktion hat oder falls ein potentielles Ikterusrisiko vorliegt, können geringe Dosen eines hochpotenten Stoffes verwendet werden. Die Erfahrung des Arztes mit einer bestimmten Substanz kann alle anderen Erwägungen aufwiegen. Die Erfahrung beim Einsatz antipsychotischer Medikamente hängt ab von der Wahl einer adäquaten, aber nicht übermäßigen Dosis, der Kenntnis, was erwartet werden kann, und der richtigen Bewertung, wann eine Therapie gestoppt werden sollte oder die Substanzen ausgetauscht werden sollten.

Einige Patienten sprechen nicht in befriedigendem Maße auf eine antipsychotische Medikation an, und viele chronisch disorganisierte schizophrene Patienten, denen bei Episoden einer akuten Krankheitsexazerbation geholfen werden kann, können unbefriedigende Behandlungsergebnisse zwischen den akuteren Krankheitsphasen haben. Der individuelle „Nicht-Responder" kann nicht im voraus mit Gewißheit identifiziert werden, und eine kleine Gruppe von Patienten hat ein entweder schlechtes Therapieergebnis oder verschlechtert sich noch weiter unter einer Medikation. Wenn sich ein Patient nach einem Zyklus einer adäquaten Behandlung nicht verbessert und auf eine adäquate Alternativtherapie zudem nicht anspricht, sollte auch die Diagnose noch einmal überprüft werden.

Gewöhnlich bedarf es einer zwei- bis dreiwöchigen Therapie, um eindeutig positive Wirkungen bei hospitalisierten schizophrenen Patienten zu erzielen. Der maximale Nutzen bei chronisch psychotischen Patienten kann sechs Wochen bis sechs Monate auf sich warten lassen. Im Gegensatz dazu kann eine Verbesserung bei akut psychotischen Patienten innerhalb von 48 Stunden auftreten. Die aggressive Dosierung oder parenterale Gabe eines antipsychotischen Medikaments zu Beginn einer akuten Psychose hat zu keiner Verbesserung bezüglich therapeutischer Fortschritte geführt (Baldessarini et al., 1988). Sedierend wirkende oder anxiolytische Stoffe wie die Benzodiazepine können beim Beginn einer neuroleptischen Therapie für kurze Zeit verwendet werden. Sie sind nicht wirksam bei der Langzeitbehandlung chronisch psychotischer und insbesondere schizophrener Patienten. Nach dem initialen Ansprechen werden die Medikamente zusammen mit psychologischen, unterstützenden und rehabilitativen Behandlungen eingesetzt.

Es existieren keine überzeugenden Anhaltspunkte dafür, daß Kombinationen antipsychotischer Medikamente irgendeinen Vorteil bieten. Eine Kombination einer antipsychotischen Substanz mit einem Antidepressivum kann in einigen Fällen hilfreich sein, wie z. B. bei depressiven psychotischen Patienten oder bei Fällen einer agitierten *major depression* mit psychotischen Merkmalen. Jedoch ist die Hypothese, daß ein trizyklisches Antidepressivum oder ein stimulierendes Mittel die Apathie und den Rückzug bei der Schizophrenie reduzieren kann, nicht bewiesen, und die Vorstellung, daß Clozapin, Risperidon, Diphenylbutylpiperidine, Benzamide oder andere neuere Stoffe allein gegen solche „negativen" Symptome einer Schizophrenie wirken, wird nicht allgemein akzeptiert.

Die optimale Einstellung mit einem antipsychotischen Medikament bedarf einer individuellen Therapie, um die wirksamen, gut tolerablen und vom Patienten akzeptierten Dosierungen zu ermitteln. Die dosisabhängigen Zusammenhänge zwischen antipsychotischer Wirkung und neurologischen Nebenwirkungen überschneiden sich, und es kann schwierig sein, den Endpunkt eines erwünschten therapeutischen Effektes zu bestimmen. Die typische wirksame Chlorpromazindosis beträgt ungefähr 300 - 500 mg täglich; 5 - 15 mg Haloperidol täglich haben eindeutig zu erkennbaren antipsychotischen Wirkungen geführt. Solch geringe Dosierungen wie zwischen 50 - 200 mg Chlorpromazin täglich (oder 2 - 6 mg Haloperidol oder Fluphenazin pro Tag) können wirksam und von manchen Patienten besser toleriert werden, dieses trifft ganz besonders nach der anfänglichen Verbesserung akuter Symptome zu (Baldessarini et al., 1988). Die sorgfältige Beobachtung des sich ändernden Therapieansprechens ist die beste Richtlinie für die Dosierung.

Bei der Behandlung der akuten Psychosen wird die Dosierung der antipsychotischen Medikation während der ersten Behandlungstage erhöht, um eine Symptomkontrolle zu erzielen. Die Dosis wird dann gemäß des Zustandes des Patienten über mehrere Wochen adjustiert. Eine parenterale Behandlung ist manchmal bei akut agitierten Patienten angezeigt; 5 mg Haloperidol oder Fluphenazin oder vergleichbare Dosierungen einer anderen Substanz werden intramuskulär verabreicht. Der erwünschte Effekt kann für gewöhnlich durch Gabe zusätzlicher Dosen in vier- bis achtstündigen Intervallen während der ersten 24 - 72 Stunden erzielt werden, weil der Wirkungseintritt um mehrere Stunden verzögert auftreten kann. Es ist selten notwendig, mehr als 20 - 30 mg Fluphenazin oder Haloperidol (oder die entsprechende Menge einer anderen Substanz) über 24 Stunden anzuwenden. Schwere und anderweitig schlecht kontrollierte Agitationen können sicher durch eine zusätzliche Sedierung (z. B. mit einem Benzodiazepin wie Lorazepam) und unter einer kontinuierlichen Überwachung in einer sicheren Umgebung behandelt werden. Man muß auf akute dystone Reaktionen achten, die bevorzugt früh bei der aggressiven Anwendung potenter Neuroleptika auftreten. Ein Blutdruckabfall tritt am ehesten dann auf, wenn ein niedrig potenter Stoff wie z. B. Chlorpromazin in einer hohen Dosierung oder durch eine Injektion verabreicht wird. Einige antipsychotische Medikamente, so auch Fluphenazin, andere Piperazine und Haloperidol wurden in einer Dosierung von einigen 100 mg pro Tag verabreicht, ohne daß es dabei zu ernsthaften Zwischenfällen kam, obwohl solch hohe Dosierungen potenter Stoffe nicht zu signifikant oder dauerhaft besseren Behandlungsergebnissen bei akuten oder chronischen Psychosen führen. Sie können sogar schlechter antipsychotisch wirksam sein und auch ein erhöhtes Risiko neurologischer und anderer Nebenwirkungen tragen (Aubree und Lader, 1980; Baldessarini et al., 1988). Nach einer anfänglichen Stabilisierungsphase sind Therapiepläne, die auf einer einmaligen täglichen Dosis (typisch sind 5 - 10 mg Haloperidol, Fluphenazin oder ihre Äquivalente) basieren, wirksam und sicher. Dies erlaubt dann eine gewisse Auswahlmöglichkeit, wenn unerwünschte Effekte auftreten, um sie so gering wie möglich zu halten.

Tabelle 18.1 zeigt die normalen und extremen Dosierungsspielräume antipsychotischer Medikamente, die in den Vereinigten Staaten verwendet werden. Die Spannen wurden zum größten Teil bei der Behandlung schizophrener oder manischer Patienten ermittelt. Obwohl akut gestörte, stationäre Patienten oft höherer Dosierungen einer antipsychotischen Medikation bedürfen als stabile, ambulante Patienten, wurde das Konzept, daß eine niedrige oder flexible Erhaltungsdosis während der Nachbehandlung bei einem teilweise genesenen oder chronisch psychotischen Patienten ausreicht, durch mehrere ausreichend kontrollierte Untersuchungen bestätigt (Baldessarini et al., 1988; Herz et al., 1991; Kane et al.,1983).

In einer Zusammenfassung von nahezu 30 kontrollierten, prospektiven Studien, die ca. 3 500 schizophrene Patienten umfaßten, betrug die Rückfallrate bei den Patienten, denen die antipsychotische Medikation entzogen wurde und die daraufhin ein Plazebo bekamen 58%, verglichen mit nur 16% derer, die weiterhin das Verum erhielten (Baldessarini et al., 1990; Baldessarini, 1996b). Die Dosierung in chronischen Fällen kann oft bis auf 50 - 200 mg Chlorpromazin (oder sein Äquivalent) pro Tag gesenkt werden, ohne daß es zu Zeichen eines neuen Schubs kommt. Eine flexible Therapie, bei der die Dosierung den wechselnden Bedürfnissen angepasst wird, kann nützlich sein und die Inzidenz von Nebenwirkungen senken. Die dauerhafte Erhaltungstherapie kann mit Injektionen des Decanoatesters von Fluphenazin oder Haloperidol alle zwei bis vier Wochen sehr wirksam sein (Kane et al., 1983).

Die Behandlung kognitiver Erkrankungen (d.h. Delirium oder Demenz) stellt eine andere etablierte Verwendung antipsychotischer Stoffe dar. Sie können zeitweise bei der Suche nach einer spezifischen und behandelbaren strukturellen, infektiösen, metabolischen oder toxischen Ursache verabreicht werden. Sie werden manchmal längerfristig eingesetzt, wenn keine behandelbare Ursache ermittelt werden kann. Wie bereits erwähnt, existieren für solche Indikationen keine Wahlmedikamente oder eindeutig etablierte Dosierungsrichtlinien, obwohl Substanzen mit hoher Potenz bevorzugt werden (siehe Prien, 1973). Bei Patienten mit akuten „Gehirnsyndromen" ohne die Gefahr von Krampfanfällen können häufige, kleine Gaben (z. B. 2 - 6 mg) Haloperidol oder ein Piperazin zur Kontrolle der Agitation wirksam sein. Niedrig potente Substanzen sollten vermieden werden, weil sie eher zur Sedierung, Hypotension und Krampfinduktion neigen. Die Mittel mit einer zentral anticholinergen Wirkung können Verwirrtheit und Agitation verschlimmern. Die potenten antipsychotischen Medikamente haben eine viel geringere Wahrscheinlichkeit als Sedativa, zusätzlich Verwirrtheit oder Gedächtnisstörungen bei deliranten oder dementen Patienten zu verursachen.

Die Verwendung antipsychotischer Medikamente bei der Manie und der Depression ist vielfach erfolgreich. Die meisten Neuroleptika sind bei der Behandlung der Manie wirksam und werden oft zusammen beim Beginn einer Lithiumtherapie oder der Therapie mit Antikonvulsiva wie Natriumvalproat oder Carbamazepin (siehe Kapitel 19) verwendet. Es ist in der Tat oft unmöglich, einen manischen Patienten nur mit Lithium während der ersten Krankheitswoche behandeln zu wollen, wenn antipsychotische Medikamente normalerweise angezeigt sind; sedierende Dosierungen potenter anxiolytischer Stoffe können ebenso frühzeitig bei der Maniebehandlung verwendet werden. Es wurden bisher keine adäquaten Studien über mögliche langzeitpräventive Wirkungen von antipsychotischen Substanzen bei der manisch-depressiven Erkrankung durchgeführt. Neuroleptika können auch eine begrenzte Rolle bei der Behandlung der Depression spielen. Kontrollierte Studien konnten die Wirksamkeit mehrerer antipsychotischer Substanzen bei depressiven Patienten nachweisen, insbesondere bei Patienten mit starker Agitation oder psychotischem Wahn. Die zusätzliche Gabe eines Neuroleptikums zu einem Antidepressivum bei psychotischer Depression kann Behandlungsergebnisse liefern, die an die der elektrokonvulsiven Therapie heranreichen (Brotman et al.,1987; Chan et al., 1987).

Die Angsterkrankung wurde als eine mögliche Indikation für den Einsatz antipsychotischer Medikamente, besonders in niedriger Dosierung, erwogen. In Anbetracht der breiten Palette störender und schwerwiegender Nebenwirkungen ist die routinemässige Anwendung dieser Substanzen für einen solchen Zweck unangebracht. In seltenen Fällen können Patienten mit gravierender Angst, die nicht auf sedierend-anxiolytische Medikamente oder auf eine Behandlung mit antidepressiven Substanzen ansprechen, von einer kurzen Testbehandlung mit einer antipsychotischen Substanz profitieren. Diese kurze Testbehandlung ist jedoch wahrscheinlich nicht in der Lage, einem Patienten, der unter einer schweren Angsterkrankung leidet, eine langfristige Besserung zu bringen. Eine Langzeitbehandlung kann Risiken wie die Entwicklung einer tardiven Dyskinesie in sich bergen, welche den unsicheren Nutzen bei der Verwendung von Neuroleptika zur Linderung von Angstsymptomen aufwiegen.

Der Stellenwert der medikamentösen Behandlung von kindlichen Psychosen und anderen Verhaltenserkrankungen bei Kindern konnte wegen Mangels an kontrollierten Studien sowie diagnostischer Ungleichheiten bisher nicht geklärt werden. Kinder mit Krankheitsbildern, die Merkmale aufweisen, wie sie auch bei den Psychosen des Erwachsenenalters vorkommen, sowie diejenigen mit einem Tourette-Syndrom können von Neuroleptika profitieren. Niedrige Dosierungen der potenteren Substanzen werden normalerweise bevorzugt, um eine Wechselwirkung mit tageszeitlichen Aktivitäten oder schulischen Leistungen zu vermeiden (Biederman und Jellinek, 1984). Eine Aufmerksamkeitsstörung mit oder ohne Hyperaktivität (*attention deficit hyperactivity disorder*) spricht nur schlecht auf antipsychotische Medikamente, aber oft sehr gut auf bestimmte Stimulanzien an. Methylphenidat wird häufig eingesetzt, aber auch Amphetamine sind wirksam, manchmal wird Pemolin verwendet. Bei Patienten, die schlecht oder inkonstant auf Stimulanzien ansprechen oder unerwünschte Wirkungen wie Gewichtsverlust, Dysphorie oder Tics entwickeln, werden manchmal Antidepressiva verwendet. Die trizyklischen Antidepressiva sind hierbei am besten untersucht, aber auch Serotonin-Wiederaufnahmehemmer können in einigen Fällen wirksam sein (siehe Kapitel 19; Biedermann et al., 1989; Zametkin und Rapoport, 1987). Es gibt nur wenig Information über die Dosierungen antipsychotischer Substanzen bei Kindern, genauso ist die Anzahl der Medikamente, die derzeit in den Vereinigten Staaten für den Einsatz im Vorschulalter zugelassen sind, begrenzt. Die Dosierungsempfehlungen für Antipsychotika bei Schulkindern mit einer mittelschweren Agitation sind niedriger als die für akut psychotische Kinder, die Dosierungen benötigen (Gesamtmilligramm pro Tag), die denen von Erwachsenen ähneln (Baldesarini, 1996a; Biederman und Jellinek, 1984; Popper, 1987; siehe auch Tabelle 18.1). Für Chlorpromazin mit einer empfohlenen Einzeldosis von ca. 0,5 mg/kg Körpergewicht, oral in vier- bis sechsstündlichen Intervallen oder intramuskulär sechs- bis achtstündlich, gibt es die meisten Erfahrungen. Die empfohlene Höchstdosis beträgt 200 mg/Tag (oral) im Vorschulalter, 75 mg/Tag (intramuskulär) für Kinder im Alter zwischen fünf und zwölf Jahren oder mit 23 - 45 kg Körpergewicht und 40 mg/Tag (intramuskulär) bei Kindern unter fünf Jahren oder unter 23 kg Körpergewicht. Die normale Einzelgabendosis für andere Stoffe relativ niedriger Potenz sind 0,25 mg/kg für Triflupromazin, 0,25 - 0,5 mg/kg für Thioridazin, 0,5 - 1,0 mg/kg für Chlorprothixen bis zu einer Gesamtdosis von 100 mg/Tag (älter als sechs Jahre). Für die hochpotenten Neuroleptika betragen die täglichen Dosierungen für Trifluoperazin 1-15 mg (sechs bis zwölf Lebensjahre) und 1 - 30 mg (über zwölf Lebensjahre), 0,05 - 0,1 mg/kg für Fluphenazin, bis zu 10 mg (über fünf Lebensjahre) und 0,05 - 0,1 mg/kg für Perphenazin bis zu 6 mg (über ein Lebensjahr). Haloperidol und Pimozid wurden bei Kindern besonders für das Tourette-Syndrom eingesetzt. Haloperidol wird für die Anwendung bei Kindern über zwölf Jahren in einer Dosierung von 2 - 16 mg/Tag empfohlen.

Eine schlechte Toleranz gegenüber den Nebenwirkungen der antipsychotischen Medikamente begrenzt oft die Dosis, die älteren Patienten verabreicht werden kann. Man sollte vorsichtig verfahren, dabei kleine, portionsweise Dosen mittelgradig- oder hochpotenter Substanzen verwenden und davon ausgehen, daß ältere Patienten die Hälfte der Menge, die bei jungen Erwachsenen erforderlich ist, oder weniger benötigen (siehe Jenika; 1985; Raskin et al., 1981).

VERSCHIEDENE MEDIZINISCHE VERWENDUNGEN NEUROLEPTISCHER MEDIKAMENTE

Neuroleptika besitzen eine Reihe von Verwendungsmöglichkeiten zusätzlich zur Behandlung psychiatrischer Patienten. Besonders sind dabei zu nennen: die Behandlung von Übelkeit und Erbrechen, alkoholische Halluzinationen, bestimmte neuropsychiatrische Erkrankungen, die durch Bewegungsstörungen gekennzeichnet sind (bemerkenswert ist dabei das Tourette-Syndrom und die Huntingtonsche Erkrankung) und gelegentlich Juckreiz (dafür wird Trimeprazin empfohlen) sowie unstillbarer Schluckauf.

Übelkeit und Erbrechen Viele Antipsychotika können Erbrechen verschiedener Ätiologie vorbeugen, wenn sie in relativ geringer, nicht-sedierender Dosis verabreicht werden. Dieser Einsatz wird in Kapitel 38 beschrieben.

Andere neuropsychiatrische Erkrankungen Antipsychotische Medikamente sind nützlich bei der Behandlung mehrerer Syndrome mit psychiatrischen Merkmalen, die auch durch Bewegungserkrankungen gekennzeichnet sind. Diese beinhalten speziell das *Tourette-Syndrom* (gekennzeichnet durch Tics, andere unwillkürliche Bewegungen, aggressive Ausbrüche, Grunzlaute und häufig obszöne Ausrufe; siehe Shapiro et al.,1988) und die *Huntingtonsche Erkrankung* (gekennzeichnet durch schwere und fortschreitende Choreoathetose, psychiatrische Symptome und Demenz genetischer Basis; siehe Chase, 1976). Haloperidol wird derzeit als Mittel der ersten Wahl für diese Erkrankung angesehen, obwohl es wahrscheinlich nicht einzigartig hinsichtlich seiner antidyskinetischen Wirkungen ist. Pimozid, ein Diphenylbutylpiperidin, wird ebenfalls eingesetzt (typischerweise in täglichen Dosierungen zwischen 2 -10 mg). Pimodin birgt das Risiko, die kardiale Repolarisation zu stören. Es sollte abgesetzt werden, wenn das Q-T-Intervall 470 msec überschreitet, ganz besonders bei Kindern. Clonidin und bestimmte Antidepressiva können weiterhin beim Tourette-Syndrom wirksam sein (Spencer et al., 1993).

Entzugssyndrome Antipsychotische Medikamente sind *nicht* nützlich bei der Behandlung eines Opioidentzugs, und ihr Einsatz ist bei der Behandlung des Barbituratentzugs oder des Entzugs anderer Sedativa oder Alkohol kontraindiziert, weil ein hohes Krampfrisiko besteht. Sie können jedoch sicher und wirksam sein bei Psychosen in Verbindung mit chronischem Alkoholismus – insbesondere beim Syndrom, welches als *alkoholische Halluzinose* bekannt ist (siehe Kaplan und Sadock, 1989).

II. MEDIKAMENTE ZUR BEHANDLUNG DER ANGSTERKRANKUNGEN

Angst ist ein Kardinalsymptom vieler psychiatrischer Erkrankungen. Sie ist weiterhin ein nahezu unvermeidbarer Bestandteil vieler medizinscher und chirurgischer Erkrankungen. Die Angst ist in der Tat eine universelle menschliche Emotion, die mit entsprechender Furcht eng verbunden ist und häufig psychobiologisch adaptiven Zwecken dient. Eine äußerst wichtige klinische Verallgemeinerung besteht darin, daß Angst häufig eine eigenständige „Erkrankung" darstellt. Angst, die typischerweise in Beziehung zu den „psychoneurotischen" Erkrankungen steht, kann nicht zwanglos biologisch oder psychologisch erklärt werden. Die derzeitigen Hypothesen gehen von eine Überaktivität des adrenergen Systems oder der Dysregulation serotoninerger Systeme im ZNS aus (Hoehn-Saric, 1982; Gorman et al., 1987; Coplan et al., 1992). Zusätzlich stehen Angstsymptome häufig in Verbindung mit einer Depression und besonders mit dysthymen Erkrankungen (chronisch „neurotischer" Depression), Panikerkrankungen, Agoraphobie und anderen spezifischen Phobien, zwanghaften Erkrankungen, Eßstörungen und vielen Persönlichkeitserkrankungen. Manchmal ist trotz umfangreicher Untersuchung des Patienten keine behandelbare Primärerkrankung zu entdecken oder, falls sie gefunden und behandelt wird, kann es erforderlich sein, sich gleichzeitig und direkt mit dem Angstzustand zu beschäftigen. In solchen Situationen werden anxiolytische Medikationen häufig und sinnvoll verwendet (siehe Hollister et al., 1993; Janicak et al., 1993; Lader, 1994).

Derzeit stellen die Benzodiazepine die am häufigsten verwendeten anxiolytischen Stoffe bei generalisierten Angsterkrankungen dar. Einige Benzodiazepine (Alprazolam, Clonazepam und Lorazepam) sind wirksam bei schwerer Angst mit einer starken vegetativen Überaktivität (Panikerkrankung), ähnlich wirksam sind auch mehrere Antidepressiva (siehe Kapitel 19; Dubovsky, 1990; Lader, 1994; Rickels und Schweizer, 1987; Symposium 1982, 1983, 1988). Für generalisierte oder nicht spezifische Angstzustände spielt die spezifische Substanz, die zur Behandlung verwendet wird, nur eine geringe Rolle. Bei älteren Menschen oder Patienten mit eingeschränkter Leberfunktion wird derzeit Oxazepam in kleinen, aufgeteilten Dosen gerne wegen seiner kurzen Wirkung und der direkten Konjugation und Elimination verwendet. Die letztgenannten Eigenschaften besitzt auch das Lorazepam, aber nicht das Alprazolam, welches einer Ringoxidation vor der Konjugation bedarf, obwohl die Eliminationshalbwertszeit geringfügig kürzer ist als die von Lorazepam (12 vs. 14 Stunden; siehe Kapitel 17). Ambulante Patienten, die unter einer Angsterkrankung in Verbindung mit Symptomen einer Depression leiden, erhalten häufig Benzodiazepine verabreicht, obwohl ihre spezifische Wirksamkeit bei den Hauptmerkmalen der schweren, großen Depression nicht ausreichend nachgewiesen ist. Potente Benzodiazepine werden häufig bei der Kurzzeitbehandlung akut psychotischer oder manischer Patienten begleitend eingesetzt (siehe Kapitel 19; Baldessarini, 1996a).

Die besten Erfolge durch Benzodiazepine werden bei relativ akuten Angstreaktionen bei internistischen oder psychiatrischen Patienten erreicht, die entweder eine beeinflussbare Primärerkrankung oder eine primäre Angsterkrankung haben. Jedoch spricht diese Gruppe von Patienten auch gut auf Plazebo an, bei ihnen besteht die Wahrscheinlichkeit einer spontanen

Besserung. Anxiolytika werden auch bei der Behandlung der dauerhaften oder wiederauftretenden Angsterkrankungen, die mit Neurosen im Zusammenhang stehen, verwendet; es bestehen weniger eindeutige Richtlinien hinsichtlich ihres korrekten Einsatzes bei diesen Situationen. Obwohl es besorgte Stimmen hinsichtlich eines Gewöhnungspotentials und eines Sedativa-Abusus gibt, lassen andererseits einige Studien vermuten, daß Ärzte dazu neigen, konservativ zu verfahren und sogar Patienten mit einer Angsterkrankung nicht ausreichend zu behandeln. Sie können dabei entweder eine medikamentöse Therapie solange aufschieben, bis die Symptome oder die Dysfunktion schwerwiegend ist oder eine Behandlung innerhalb weniger Wochen beenden, wobei es häufig zum Wiederauftreten der Erkrankung kommt. Patienten mit einer Persönlichkeitserkrankung, einem Sedativa- oder Alkoholabusus können besonders durch eine Dosiserhöhung und eine Benzodiazepinabhängigkeit gefährdet sein. Benzodiazepine bergen das Risiko, die Kognition und erlernte motorische Funktionen einzuschränken. Dies trifft ganz besonders für ältere Patienten zu, bei denen sie eine häufige Ursache von Verwirrtheit, Delirium (manchmal als primäre Demenz verkannt) und für Stürze mit Knochenbrüchen darstellen (Ray et al.,1987). Azapirone haben ein geringeres Risiko für solche Komplikationen. Das Sterblichkeitsrisiko bei einer akuten Benzodiazepinüberdosierung ist begrenzt, wenn nicht andere Zerebrotoxine oder Alkohol im Spiel sind. Das Suizidrisiko bei Buspiron ist sehr gering. Ein besonders kontroverser Aspekt beim Einsatz von Benzodiazepinen, besonders bei denen hoher Potenz, ist die Langzeitbehandlung von Patienten mit dauerhaften oder wiederauftretenden Angstsymptomen. So scheint ein Nutzen für wenigstens mehrere Monate bei solchen Fällen zu bestehen, aber es ist unklar, in welchem Ausmaß der Langzeitnutzen von den nicht-spezifischen („Plazebo"-) Effekten nach einer Toleranzentwicklung einerseits oder der Vorbeugung damit verbundener Angst beim Entzug andererseits unterschieden werden kann (Lader, 1994). Der Status sedierend-anxiolytischer Stoffe als offiziell kontrollierte Substanzen wird in Anhang I zusammengefasst.

Sedativa mit anxiolytischen Wirkungen sind beständig unter den meistverschriebenen Medikamenten zu finden. Die korrekte generische Bezeichnung dieser Wirkgruppe ist unscharf; Bezeichnungen wie *antianxiety agents*, *Anxiolytika* und *Tranquilizer* werden derzeit verwendet. Die meisten Medikamente zur Angstbehandlung sind Sedativa oder haben viele Eigenschaften mit den traditionellen Sedativa z. B. den Barbituraten gemeinsam. Auch die Benzodiazepine haben sedierende Eigenschaften, besonders wenn sie in hoher Dosierung verabreicht werden. Die große Vielfalt der Verbindungen, welche zur Angstbehandlung eingesetzt wird, macht Generalisierungsversuche schwierig. Viele dieser Medikamente werden in anderen Kapiteln dieses Buches diskutiert (siehe Kapitel 17, 20 und 24). Dieser Abschnitt umfasst eine begrenzte Stoffgruppe, die häufig eingesetzt wird, um Angst und milde Dysphorie zu behandeln, wobei dieser Einsatz betont wird. Da die Benzodiazepine diesen Bereich dominieren, wird ihnen die meiste Aufmerksamkeit gewidmet. Mehrere Zusammenfassungen der Pharmakologie dieser Substanzen, besonders der Benzodiazepine, sind an anderer Stelle erhältlich (siehe Hollister et al., 1993; Neumeyerund Booth, 1995; Rosenbaum, 1987; Symposium, 1988; siehe auch Kapitel 17).

Geschichte Schon immer haben Menschen nach chemischen Stoffen gesucht, um die Effekte von Streß und die Gefühle von Unbehagen, Spannung, Angst und Dysphorie zu modifizieren. Viele dieser Anstrengungen haben zur Entwicklung von Substanzen geführt, die oft als Sedativa klassifiziert werden, dabei ist der einzige und am weitesten verbreitete dieser Substanzen auch einer der ältesten – Äthanol. Im vergangenen Jahrhundert wurden Bromidsalze und Verbindungen mit alkoholähnlichen Wirkungen wie Paraldehyd und Chloralhydrat in die medizinische Praxis als Sedativa eingeführt. Ihnen folgten in den frühen Jahren unseres Jahrhunderts die Barbiturate. Die Barbiturate stellten die dominierenden anxiolytischen Medikamente während der ersten Hälfte dieses Jahrhunderts dar. In den 50er Jahren entstanden jedoch Bedenken wegen ihrer Neigung, Toleranz, physische Abhängigkeit und potentiell tödliche Reaktionen während eines Entzuges auszulösen, was eine Suche nach sichereren Stoffen förderte. Verbindungen wie das Meprobamat waren die anfänglichen Ergebnisse dieser Bemühungen. Trotz der anfänglichen Beliebtheit einiger dieser Verbindungen zur tageszeitlichen Sedierung oder wegen ihrer hypnotischen Wirkungen haben sie viele der unerwünschten Wirkungen mit den Barbituraten gemeinsam, so auch eine unscharfe Trennung zwischen nützlichen anxiolytischen Wirkungen und einer excessiven Sedierung wie auch die Neigung eine physische Abhängigkeit und eine schwere akute Intoxikation bei Überdosierung zu verursachen (Greenblatt und Shader, 1971). Vor diesem Hintergrund kam es zur Entdeckung des Chlordiazepoxids in den späten 50er Jahren und zur Synthese von über 3000 Benzodiazepinen, von denen fast 50 klinisch verwendet werden. Diese Klasse von Sedativa hat sich zur dominierenden auf dem Markt und in der medizinischen Praxis entwickelt. In den letzten Jahren sind Alprazolam, Diazepam, Lorazepam und ihre Artverwandten zu den Führern bei den Verschreibungszahlen aller in der medizinischen Praxis verwendeten Medikamente aufgestiegen.

BENZODIAZEPINE

Neun Benzodiazepinderivate werden derzeit für die Behandlung der Angsterkrankungen empfohlen. In der Reihenfolge ihrer Einführung sind dies *Chlordiazepoxid*, *Diazepam*, *Oxazepam*, *Clorazepat*, *Lorazepam*, *Prazepam*, *Alprazolam* und *Halazepam*. Zusätzlich wird Clonazepam (eher bekannt für seine potenten antikonvulsiven Eigenschaften) bei der Behandlung von Panikerkrankungen (siehe Rosenbaum, 1987) eingesetzt. Obwohl die Benzodiazepine hauptsächlich zur Angstbehandlung eingesetzt werden, besitzen sie auch andere therapeutische Indikationen – bemerkenswert dabei sind Sedierung und Schlafinduktion. Obwohl andere Benzodiazepine mit einer Betonung ihrer sedierenden oder hypnotischen Wirkung angepriesen werden, bestehen nur geringe und wahrscheinlich unbedeutende Unterschiede zwischen ihnen und den neun aufgeführten Substanzen zur Angstbehandlung (siehe Greenblatt et al., 1983). Die erhältlichen Zubereitungen und Dosierungen, die für Benzodiazepine bei der Angstbehandlung empfohlen werden, sind in Tabelle 18.3 aufgeführt.

Geschichte Das erste erfolgreiche Benzodiazepin, *Chlordiazepoxid*, wurde von der Gruppe um Sternbach in den Roche Laboratorien der Firma Hoffmann-La Roche in den späten 50er Jahren entwickelt (Neumeyer und Booth, 1995). Chlordiazepoxid hat bei Tieren muskelrelaxierende und spinalreflexhemmende Eigenschaften. Es führt auch zur „Zähmung" bei Tieren in einer Dosierung, die deutlich geringer ist als diejenige, die

Tabelle 18.3 Substanzen für die Angstbehandlung: Dosierungsformen und Dosierungen

GENERISCHER NAME	DOSIERUNGSFORMEN*	NORMALE TÄGLICHE DOSIS, mg**	TÄGLICHE HÖCHSTDOSIS, mg
Benzodiazepine			
Alprazolam	O	0,75-1,5	0,5-4
Chlordiazepoxid	O, I	15-40	10-100
		25-200	25-300 (parenteral)
		(parenteral; kann in 2-4 Stunden wiederholt werden)	
Clonazepam‡	O	1,5-10	0,5-20
Clorazepat	O§	15-60	7,5-90
Diazepam	O§, I, L	4-40	2-40
		2-20	
		(parenteral; kann in 3-4 Stunden wiederholt werden)	
Halazepam	O	60-160	20-160
Lorazepam	O, I	2-6	1-10
		2-4 (parenteral)	
Oxazepam	O	30-60	30-120
Prazepam	O	20-40	10-60
atypische Substanz			
Buspiron	O	20-30	15-60

* Dosierungsformen: O: oral fest, I: Injektion, L: oral flüssig.
** Die täglichen Dosierungen werden als Gesamtmilligramm pro Tag aufgeführt. Dabei wird angenommen, daß die Dosis in zwei bis vier Portionen pro Tag aufgeteilt wird. Einmalige parenterale Dosierungen werden für Chlordiazepoxid und Diazepam aufgeführt. Alle Dosierungen sind für Erwachsene oder Jugendliche. Für Kinder zwischen sechs und zwölf Jahren kann Chlordiazepoxid in fraktionierten Dosierungen von 10 - 30 mg gegeben werden. Diazepam kann Kindern über sechs Monate in fraktionierten täglichen Dosierungen von 3 - 10 mg gegeben werden. Für jüngere Kinder lesen Sie die Herstellerangaben. Clorazepat wird nicht für Kinder unter neun Jahren empfohlen.
‡ Clonazepam wird überwiegend als Antikonvulsivum verwendet. Es wurde bei Panikerkrankungen, unterstützend bei der akuten Manie und beim Entzug von anderen Benzodiazepinen, die eine kürzere Wirkdauer haben, verwendet.
§ Clorazepat ist auch in Tablettenform mit langsamer Freisetzung, die einmal täglich genommen wird, erhältlich. Diazepam ist auch in Kapseln mit langsamer Freisetzung erhältlich.

Ataxie oder Schlaf verursacht. Diese Erkenntnisse führten zu dem ersten klinischen Versuch dieser Substanz beim Menschen, um die anxiolytischen Wirkungen zu bestimmen (siehe Symposium 1982).

Chemie Die Struktur-Aktivitätsbeziehungen der Benzodiazepine wurden von Sternbach zusammengefasst (siehe Symposium, 1982). Die Strukturen der Benzodiazepine, die häufig für die Angstbehandlung empfohlen werden, sind in Kapitel 17 aufgeführt (Abb. 17.1; siehe auch Neumeyer und Booth, 1995).

Pharmakologische Eigenschaften

Chlordiazepoxid, Diazepam und Lorazepam können als Prototypen ihrer Stoffklasse betrachtet werden.

ZNS Verhaltens- und neurophysiologische Wirkungen Die Benzodiazepinwirkungen bei der Angstreduzierung können gut und einfach im Tierversuch demonstriert werden (Eison, 1984). Bei Konflikt-Bestrafungsexperimenten reduzieren Benzodiazepine deutlich die unterdrückenden Wirkungen der Bestrafung. Positive Wirkungen in diesem experimentellen Modell werden bei Antidepressiva und Antipsychotika nicht beobachtet.

Schwierigkeiten in der Bewertung der therapeutischen Wirkungen psychotroper Substanzen beim Menschen sind bei den anxiolytischen Medikamenten infolge des Beitrages nicht pharmakologischer Faktoren bei der Angstbehandlung besonders ausgeprägt und führten zu unterschiedlichen Ergebnissen. Viele Studien haben gezeigt, daß Benzodiazepine wirksamer sind als Plazebo bei der Behandlung verschiedener Gruppen ängstlicher, neurotischer Patienten. Es wurden jedoch diesbezüglich auch negative Ergebnisse berichtet (siehe Janicak et al., 1993). Die klinische Beliebtheit dieser Medikamente ist offenbar das Ergebnis der Kombination ihrer pharmakologischen Wirkungen, ihrer relativen Sicherheit und eines besonders großen Bedarfs an diesen Substanzen sowohl von Arzt- als auch von Patientenseite.

Wie die Barbiturate hemmt Chlordiazepoxid eine EEG-Aktivierung nach Stimulation der Formatio reticularis im Hirnstamm. Benzodiazepine besitzen zentralhemmende Wirkungen auf spinale Reflexe, die zum Teil durch das retikuläre System im Hirnstamm vermittelt werden. Wie Meprobamat und die Barbiturate unterdrückt Chlordiazepoxid die Dauer einer elektrischen Entladung im limbischen System. Dabei handelt es sich um die Regio septalis, die Amygdala, den Hippocampus und den Hypothalamus. Nahezu alle Benzodiazepine setzen den Schwellenwert für zerebrale Krämpfe herauf und wirken antikonvulsiv. Clonazepam, Diazepam und Clorazepat werden klinisch zu diesem Zweck eingesetzt (siehe Kapitel 20).

Die Benzodiazepinwirkungen auf die Neurotransmission im Frontalhirn, die durch γ-Aminobuttersäure (GABA) vermittelt wird, sind von besonderem Interesse.

Eines der wichtigsten inhibitorischen Neurotransmissionssysteme des Gehirns wird von GABA$_A$-Rezeptoren und Chloridionenkanälen gesteuert (siehe Kapitel 12 und 17). Die Erforschung dieses Systems wurde durch elektrophysiologische Beobachtungen der Potenzierung der hemmenden GABA-Effekte durch Benzodiazepine (wie auch durch Alkohol und Barbiturate) und durch die Entdeckung spezifischer Bindungsstellen für Benzodiazepine in verschiedenen Hirnregionen, insbesondere im Kleinhirn, im zerebralen Cortex und im limbischen System, stimuliert (Potokar und Nutt, 1994). Es wird angenommen, daß diese Bindungsstellen in einem makromolekularen Proteinkomplex, welcher die große Familie der GABA$_A$-Rezeptoren und einen Chloridkanal beinhaltet, vorkommt (Burt und Kamatchi, 1991). Die Benzodiazepinbindung kann sowohl durch GABA als auch Chlorid moduliert werden, sogar nach intensiver Aufreinigung der Bindungsstellen. Mehrere Imidazolbenzodiazepine, die als Benzodiazepin-Antagonisten wirken (z. B. Flumazenil oder Ro-15-1788) und Carbolinverbindungen mit entgegengesetzten physiologischen Wirkungen verglichen mit denen von Benzodiazepinen [sog. inverse Agonisten, Ethyl-β-Carbolin-3-Carboxylat (β-CCE) und sein 6,7-Dimethoxyderivat (DMCM)] hemmen kompetitiv die Benzodiazepinbindung. Bei Konzentrationen im therapeutischen Bereich reduzieren die Benzodiazepine die Erregbarkeit einiger Neurone durch Wirkungen, die weder GABA noch Veränderungen der Membranpermeabilität für Cl$^-$ beinhalten. Infolgedessen könnten weitere zelluläre Mechanismen zusätzlich zur wichtigen Bahnung der GABA-vermittelten Chloridleitfähigkeit zu den Benzodiazepinwirkungen auf das Verhalten beitragen. (Siehe Burt und Kamatchi, 1991; Polc, 1988; Symposium, 1988; siehe auch Kapitel 17).

Auswirkungen auf den Schlaf Benzodiazepine können effektiv als Hypnotika in Verbindung mit ihrem Einsatz als anxiolytische Medikamente verwendet werden (Kapitel 17). Sie scheinen nur eine geringe Fähigkeit zu besitzen, den REM-Schlaf zu unterdrücken, aber sie können die tieferen Schlafphasen unterdrücken, insbesondere das Stadium 4 (wobei sie die Gesamtschlafzeit *verlängern*). Die klinische Relevanz dieser Tatsache ist nicht bekannt, aber Diazepam wurde in der Behandlung von „nächtlichem Terror", der im Schlafstadium 4 auftritt, verwendet.

Kardiovaskuläres und respiratorisches System Da die kardiovaskulären Wirkungen der Benzodiazepine gering sind, werden diese Substanzen häufig bei Patienten mit Herzerkrankungen eingesetzt. Wenn Diazepam in einer intravenösen Dosis von 5 - 10 mg verabreicht wird, verursacht es einen leichten Abfall von Atmung, Blutdruck und linksventrikulärem Auswurfvolumen. Ein Anstieg der Herzfrequenz und eine Verringerung des Herzminutenvolumens können ebenso vorkommen. Diese Wirkungen sind minimal, und es ist unwahrscheinlich, daß Benzodiazepine, die in der gewöhnlichen oralen Dosis gegeben werden, signifikant die kardiovaskuläre Funktion hemmen.

Skelettmuskel Diazepam und andere Benzodiazepine sind weit verbreitet als Muskelrelaxanzien im Einsatz, obwohl kontrollierte Studien den Vorteil von Benzodiazepinen gegenüber Plazebo oder Acetylsalicylsäure nicht eindeutig demonstrieren konnten. Nach der Gabe der meisten ZNS-Hemmer tritt eine gewisse Muskelrelaxation ein, und die Vorteile der Benzodiazepine scheinen bei oraler Gabe nur gering zu sein (siehe Kapitel 17).

Resorption, Verteilung, Metabolismus und Exkretion Prazepam, Clonazepam und Oxazepam werden relativ langsam nach oraler Gabe resorbiert. Spitzenplasmakonzentrationen können unter Umständen erst nach Stunden erreicht werden. Im Gegensatz dazu wird Diazepam schnell resorbiert. Es erreicht seine Spitzenkonzentration bei Erwachsenen in ungefähr einer Stunde und bei Kindern sogar innerhalb von 15 - 30 Minuten. Alprazolam, Chlordiazepoxid, Halazepam und Lorazepam haben mittlere Resorptionsraten. Clorazepat und Prazepam erscheinen nicht als solche im Blut. Clorazepat wird unmittelbar im gastrointestinalen Trakt decarboxyliert, und das Produkt N-Desmethyldiazepam (*Nordazepam*; *Desoxydesmoxepam*) wird schnell resorbiert. Prazepam wird ebenfalls rasch resorbiert und hauptsächlich durch die Leber zu Nordazepam umgewandelt noch bevor es den systemischen Kreislauf erreicht. Mehrere andere Benzodiazepine werden ebenso *in vivo* zu Nordazepam umgewandelt, darunter fallen Chlordiazepoxid, Diazepam und Halazepam (siehe Greenblatt et al., 1981). Mit der Ausnahme von Lorazepam kann die Benzodiazepinresorption nach intramuskulärer Injektion nicht genau vorhergesagt werden. Sie werden jedoch schnell nach sublingualer Gabe absorbiert (siehe Greenblatt et al.,1983).

Die meisten der Benzodiazepine sind im großen Maße (85 - 95%) an Plasmaproteine gebunden – ein Faktor, der die Dialysewirkung bei der Behandlung einer akuten Vergiftung beeinträchtigt. Die Volumenverteilung der meisten Benzodiazepine beträgt zwischen 1 - 3 Litern pro Kilogramm.

Die pharmakokinetischen Parameter, die für diese Stoffe geliefert werden, können oft irreführend sein, weil aktive Metaboliten mit langen Halbwertszeiten die Wirkdauer erheblich verändern können. Bemerkenswert ist, daß die Bildung des langwirksamen Nordazepams als ein aktiver Metabolit mehrerer Benzodiazepine die Dauer ihrer Wirkungen um ein Vielfaches verlängern kann. Ein besonders herausragendes Beispiel ist das (in Deutschland nicht zugelassene, Anm. d. Hrsg.). Halazepam (14 Stunden Plasmahalbwertszeit), dessen Wirkdauer weitestgehend durch seine metabolische Umwandlung zu Nordazepam bestimmt wird, welches eine Halbwertszeit von über 100 Stunden besitzt. Nordazepam wird weiter in eine andere aktive Verbindung, das Oxazepam, 3-hydroxiliert, bevor es zur Inaktivierung durch Konjugation mit Glukuronsäure kommt. Halazepam ist für den Einsatz in den Vereinigten Staaten nicht mehr verfügbar. Der Benzodiazepinmetabolismus wird weiter in Kapitel 17 beschrieben und in Tabelle 17.1 zusammengefaßt.

Die Halbwertszeiten, die normalerweise für die Eliminationsphasen der lipophilen Benzodiazepine angegeben werden, stellen die u. U. klinisch wichtige Kinetik der frühen Distributionsphase nicht adäquat dar. Zum Beispiel beträgt die Verteilungs-(alpha)-Halbwertszeit von Diazepam ungefähr eine Stunde, wohingegen die Eliminations-(beta)-Halbwertszeit initial 1,5 Tage beträgt und nach fortgesetzter Behandlung noch länger sein kann. Diazepam wird schnell resorbiert und an gut durchblutete Gewebe weiterverteilt. Darunter fällt auch das Gehirn, wo ein schneller psychotroper Effekt einsetzt. Das Medikament wird daraufhin zu weniger gut durchbluteten Geweben weiterverteilt. Infolgedessen besitzt Diazepam einen schnellen Wirkungseintritt und eine relativ kurze Wirkdauer nach einer einmaligen Gabe, wofür die Weiterverteilung aus dem Gehirn heraus verantwortlich ist, obwohl es eine lange Eliminationshalbwertszeit besitzt. Obwohl die Korrelationen zwischen Plasmakonzentrationen von Benzodiazepinen und ihrer klinischen Wirkungen begrenzt sind, führen Plasmakonzentrationen, die doppelt so groß sind wie diejenigen, die gewöhnlich als wirksam angesehen werden, zu unerwünschten Sedierungswirkungen. Aufgrunddessen sind Benzodiazepine weder wirksam noch sicher, wenn sie einmal pro Tag verabreicht werden. Sogar diejenigen mit einer relativ langen Eliminationshalbwertszeit werden am besten in zwei bis vier Portionen zur Behandlung der tageszeitlichen Angsterkrankungen gegeben, um eine frühe Intoxikation und ein späteres Wiederauftreten von Angstsymptomen oder einen milden Entzug zu verhindern.

Die Benzodiazepine stellen eine Klasse mit minimalen pharmakokinetischen Wechselwirkungen mit anderen Substanzen dar, obwohl ihr oxidativer Metabolismus durch Cimetidin, Disulfiram, Isoniazid und orale Kontrazeptiva gehemmt wird, Rifampicin scheint ihn zu beschleunigen. Bei frühreifen Neugeborenen und älteren Patienten kann die Diazepamhalbwertszeit drei- bis vierfach länger sein als bei jungen Erwachsenen, Kindern oder sogar reifen Neugeborenen. Zusätzlich verlängert eine schwere Lebererkrankung die Halbwertszeit um den Faktor zwei bis fünf. Da die Bildung von Glukoroniden nicht auf das hepatische endoplasmatische Retikulum begrenzt ist, können Oxazepam und Lorazepam für Patienten mit einer erheblich eingeschränkten Leberfunktion sicherer sein, letzteres trifft auch zu, wenn sie in kleinen, aufgeteilten Dosen verabreicht werden. Oxazepam kann infolge seiner relativ kurzen Wirkungsdauer für ältere Patienten sicherer sein. Die meisten Benzodiazepine werden nahezu vollständig im Urin und in der Form oxidierter und glukuronidkonjugierter Metabolite ausgeschieden (siehe Kapitel 17).

Die pharmakokinetischen Eigenschaften und der Metabolismus der Benzodiazepine werden von Greenblatt et al. (1981) beschrieben. (Siehe auch Symposium 1982, und Anhang II).

Toleranz und physische Abhängigkeit Wenn Benzodiazepine über längere Zeit gegeben und dann abrupt abgesetzt werden, kann es zu schweren Entzugssymptomen inklusive gelegentlicher Krampfanfälle kommen (Woods et al., 1987). Infolge ihrer langen Halbwertszeit und Umwandlung zu aktiven Metaboliten mit langer Wirkdauer können Entzug oder Abstinenzsymptome nach längerer Einnahme beim abrupten Absetzen der Medikation erst verspätet nach einer Woche auftreten, und im allgemeinen sind sie nur leicht ausgeprägt (Lader, 1994; Rickels et al., 1988; Woods et al., 1987). In den meisten Fällen entwickeln sich nach dem Ausschleichen aus normalen Dosierungen langwirkender Stoffe keine Abstinenzsyndrome. Einige Beobachtungen lassen jedoch vermuten, daß potente Benzodiazepine mit einer relativ kurzen Wirkdauer mit der Entwicklung von Angstsymptomen zwischen den Dosierungen in Verbindung stehen, und es hier auch zu Schwierigkeiten beim Absetzen der Therapie gekommen. Es ist unklar, in welchem Ausmaß diese Phänomene eine Abhängigkeit oder leichte Entzugsreaktionen repräsentieren oder aber das Wiederauftreten der primären Symptome, für welche die Behandlung ursprünglich vorgesehen war. Alprazolam und Lorazepam scheinen am häufigsten mit solchen Entzugsreaktionen in Verbindung zu stehen. Der Ersatz eines längerwirkenden Benzodiazepins (z. B. 1 mg Clonazepam für jedes 1 - 2 mg einer Alprazolam- oder Lorazepamgabe) kann zu längerdauernden anxiolytischen Wirkungen führen und einen steten Entzug erleichtern (Rosenbaum, 1987).

Toxische Reaktionen und Nebenwirkungen Die zu erwartenden Nebenwirkungen von ZNS-Hemmern in Form von Benommenheit und Ataxie sind Auswirkungen der pharmakologischen Wirkungen dieser Substanzen.

Für das Diazepam können anxiolytische Wirkungen bei Blutkonzentrationen von 300 - 400 ng/ml erwartet werden. Eine sedierende Wirkung und psychomotorische Einschränkung kann bei ähnlichen Konzentrationen einsetzen, eine allgemeine ZNS-Intoxikation kann bei Konzentrationen über 900 - 1000 ng/ml erwartet werden (Morselli, 1977). Die therapeutischen Chlordiazepoxidkonzentrationen betragen ca. 700 - 1000 ng/ml.

Eine gewisse Aggressivität und Beeinflussbarkeit sowie lebhafte oder störende Träume treten manchmal unter Benzodiazepinen auf. Zusätzlich ist der Übereinsatz aller Arten von Sedativa einer der häufigsten Ursachen reversibler Verwirrungszustände bei älteren Patienten, dabei spielen auch Benzodiazepindosierungen, die normalerweise als „niedrig" bezeichnet würden, eine Rolle.

Bei einigen Patienten kommt es zur Gewichtszunahme, die das Ergebnis eines wiedereinsetzenden Appetits sein kann. Andere toxische Reaktionen, die beim Chlordiazepoxid beobachtet werden, sind Hautrötung, Übelkeit, Kopfschmerzen, Störung sexueller Funktionen, Schwindel und Benommensein. Über Agranulozytose und hepatische Reaktionen wurde selten berichtet. Menstruationsunregelmässigkeiten sind vorgekommen, und die Ovulation kann unter einer Benzodiazepinbehandlung ausbleiben.

Benzodiazepinüberdosierungen sind relativ häufig, aber nur selten kommt es zu schweren Folgeerscheinungen, wenn nicht Drogen oder Äthanol zusätzlich genommen werden. Einige wenige Todesfälle wurden bei einer Diazepam- oder Chlordiazepoxidosierung über 700 mg berichtet. Der besondere Vorteil dieser Substanzgruppe ist ihre bemerkenswerte Sicherheitsspanne. Die Behandlung einer Überdosierung ist rein unterstützend hinsichtlich respiratorischer und kardiovaskulärer Funktionen. Die Entdeckung, daß gewisse Imidazobenzodiazepine (besonders Flumenazil) selektive, antagonistische Wirkungen gegenüber den Benzodiazepinen besitzen, könnte zur Entwicklung klinisch nützlicher Gegengifte bei einer Überdosierung führen (Brogden und Goa, 1988; siehe auch Kapitel 17).

Die Frage der teratogenen und anderer toxischer Wirkungen auf den Fetus beim Einsatz von Benzodiazepinen ist umstritten (Cziezel und Lendvay, 1987; Laegreid et al., 1992). Der weiterhin dauerhaft vorgebrachte, jedoch nach wie vor unbewiesene Einwand besteht darin, daß es zu einer leichten Erhöhung des Risikos einer Mittellinienspaltenmißbildung der Lippe oder des Gaumens käme, obwohl das diesbezügliche Risiko deutlich unter dem Gesamtrisiko angeborener Defekte (ca. 2 - 5% in der Gesamtbevölkerung) liegt und diese chirurgisch korrigiert werden können. Benzodiazepine hemmen die ZNS-Funktion beim Neugeborenen und ganz besonders bei Frühgeburten. Die Medikamentenkonzentration im Nabelblut kann die im mütterlichen Kreislauf überschreiten. Dabei ist zu berücksichtigen, daß, wie bereits erwähnt, Fetus und Neugeborenes Benzodiazepine viel schlechter verstoffwechseln können als Erwachsene. Somit kann ein intrauteriner Benzodiazepinkontakt zur Notwendigkeit einer Atmungsunterstützung nach der Geburt führen.

Wechselwirkungen mit anderen Substanzen Wechselwirkungen mit anderen Substanzen kommen bei den Benzodiazepinen nur unregelmäßig vor, und sie sind mit Ausnahme additiver Wirkungen mit anderen ZNS-Hemmern nicht signifikant. Geringfügige pharmakokinetische Wechselwirkungen sind oben bereits beschrieben worden. Starker Zigarettenkonsum kann die Wirksamkeit einer normalen Medikamentendosis verringern.

ANDERE SEDATIVA ZUR ANGSTBEHANDLUNG

Viele andere Stoffgruppen, die eine ZNS-Wirkung besitzen, wurden zur tageszeitlichen Sedierung und zur Angstbehandlung eingesetzt, aber ihr Einsatz für diese Indikationen ist nahezu vollständig obsolet. Darunter zählen die *Propanediolcarbamate* (besonders *Meprobamat* und *Tybamat*), die Barbiturate (siehe Kapitel 17) und viele andere pharmakologisch ähnliche Nichtbarbiturate.

Der Rückzug älterer Sedativa in der modernen psychiatrischen Praxis ist hauptsächlich das Ergebnis ihrer Eigenschaften, unerwünschte Sedierung oder eine offensichtliche Intoxikation in einer Dosierung, die zur Angstlinderung erforderlich ist, auszulösen. Meprobamat und die Barbiturate können mit hoher Wahrscheinlichkeit Toleranz, physische Abhängigkeit, schwere Entzugsreaktionen und lebensbedrohliche Toxizität bei einer Überdosierung verursachen.

Andere Substanzen, die zur Angstbehandlung verwendet wurden, sind bestimmte anticholinerge Stoffe und Antihistamine. Darunter befindet sich *Hydroxyzin*, ein Antihistamin, das keine wirksame anxiolytische Eigenschaft besitzt, wenn es nicht in einer Dosierung (400 mg/Tag) verabreicht wird, die eine deutliche Sedierung verursacht (Goldberg, 1984; siehe auch Kapitel 25). *Propranolol* und andere β-adrenerge Rezeptor-Antagonisten können die vegetativen Symptome, die bei spezifischen Situationsphobien auftreten, verringern, sie scheinen jedoch nicht bei der generalisierten Angst- oder Panikerkrankung wirksam zu sein. Ähnlich können andere antiadrenerge Substanzen wie auch das Clonidin die vegetativen Erscheinungsformen der Angst modifizieren. Es konnte jedoch noch nicht überzeugend gezeigt werden, daß sie zur Behandlung der schweren Angsterkrankung klinisch nützlich sind (Rickels und Schweizer, 1987; Tyrer, 1980).

Die *Azapirone* (Azaspirodcanedione), derzeit klinisch durch *Buspiron* repräsentiert, sind eine kürzlich eingeführte Stoffklasse mit günstigen Wirkungen bei Erkrankungen, die durch Angst oder Dysphorie mittleren Schweregrades gekennzeichnet sind (Tabelle 18.3).

BUSPIRON

Buspiron, welches anfänglich als ein potentiell antipsychotischer Stoff mit einer schwachen antidopaminergen Wirkung entwickelt wurde, besitzt pharmakologische Eigenschaften, die sich sowohl von denen der Neuroleptika als auch von denen der Sedativa und der Benzodiazepine unterscheiden (Rickels et al.,1988; Sussman, 1994; Yocca, 1990). Seine antidopaminergen Wirkungen sind *in vivo* begrenzt, und sie führen zu keinen klinisch auffälligen extrapyramidalen Nebenwirkungen. Buspiron interagiert nicht mit Benzodiazepinbindungsstellen oder erleichtert die GABA-Wirkung, es wirkt nicht antikonvulsiv (kann sogar leicht die Krampfschwelle herabsetzen), scheint keine Toleranz oder Entzugsreaktionen zu verursachen und hat keine Kreuztoleranz mit Benzodiazepinen und anderen Sedativa. Buspiron und einige experimentelle Artverwandte (z. B. Gepiron, Isapiron, Tiaspiron) besitzen eine selektive Affinität für Serotoninrezeptoren vom 5-HT_{1A}-Typ, an welchem sie scheinbar partielle Agonisten sind (siehe Kapitel 11).

Azapirone besitzen eine selektive Affinität zu Serotonin-5-HT_{1A}-Rezeptoren, die mit dem Radioliganden 8-Hydrox-2-(dipropylamino)-tetralin (8-OH-DPAT) identifiziert wurden, und besitzen eine geringe Affinität zu 5-HT_2-Rezeptoren. Sie sind relativ starke Agonisten für somatodendritische 5-HT_{1A}-Autorezeptoren und zeigen einen variablen postsynaptischen 5-HT_{1A}-Antagonismus. Agonistische Azapironwirkungen an präsynaptischen 5-HT_{1A}-Autorezeptoren sind eine erniedrigte Entladung von dorsalen Raphe-Serotoninneuronen und die Herabsetzung der Synthese und Freisetzung von Serotonin. Diese Wirkungen werden selektiv durch 5-HT_{1A}-Antagonisten wie Pindolol blockiert. Längerfristige antiserotoninerge Wirkungen von Azapironen können zu Anpassungsvorgängen führen, darunter auch zur Abnahme von 5-HT_2-(aber wahrscheinlich nicht 5-HT_{1A})-Rezeptoren im zerebralen Cortex.

Azapirone besitzen eine moderate Wechselwirkung mit zerebralen dopaminergen und noradrenergen Systemen und neigen dazu, den Umsatz beider Katecholamine zu erhöhen, vermutlich infolge einer Wirkung an Autorezeptoren. Sie führen nicht zur Katalepsie, können aber kataleptische Wirkungen von Neuroleptika umkehren. Sie antagonisieren einige Wirkungen kompletter Dopaminagonisten, gleichzeitig scheinen sie als Agonisten für deafferenzierte Dopaminrezeptoren zu wirken. In einer hohen Dosierung besitzen sie auch prolaktinerhöhende Wirkungen beim Tier, die jedoch bei einer moderaten klinischen Dosis nicht gefunden werden. Die Azapirone konkurrieren nicht um Benzodiazepinbindungsstellen und erleichtern nicht die GABA-Wirkung. Sie können jedoch stattdessen antagonistische Wirkungen auf die GABAerge Übertragung aufweisen, lösen dabei jedoch keine Krämpfe aus.

Ein Hauptmetabolit des Buspirons und seines Dimethylderivates *Gepiron* ist 1-(2-Pyrimidyl)-Piperazin (1-PP), welches durch Dealkylierung der Butylseitenkette an einem Piperazin-Stickstoff gebildet wird. Dieses Nebenprodukt wird im Gehirngewebe in einer viel höheren Konzentration aufgefunden als die Mutterverbindungen. Es besitzt einige pharmakologische Aktivität als Antagonist von α_2-adrenergen Rezeptoren, aber wahrscheinlich nur geringe Wirkung an serotoninergen Rezeptoren und einen begrenzten anxiolytischen Effekt. Es wird weiter zu 5-Hydroxy-1-PP oxidiert, dem Hauptmetaboliten im Urin, wobei die Hydroxylierung der Dealkylierung vorangehen kann. Buspiron hat eine schlechte Bioverfügbarkeit (5% oder geringer). Es ist weitgehend an Plasmaproteine gebunden (95%) mit einem Verteilungsvolumen von 5 l/kg, und es hat eine Eliminationshalbwertszeit von ca. 2,5 Stunden.

Buspiron besitzt günstige Wirkungen bei ängstlichen Patienten, insbesondere bei jenen mit einer generalisierten Angsterkrankung begrenzten Schweregrades (Taylor, 1988). Im Gegensatz zu potenten Benzodiazepinen und manchen Antidepressiva ist Buspiron wenig wirksam bei schweren Angstzuständen mit Panikattacken. Anders als die Antidepressiva ist es auch nicht wirksam als Monotherapeutikum bei zwanghaften Erkrankungen und bei hyperaktiven Aufmerksamkeitsstörungen, obwohl es Berichte über eine nützliche wahnlindernde Wirkung gibt, wenn Buspiron zusammen mit serotoninaktiven Antidepressiva verabreicht wird. Der Mangel an Kreuztoleranz deckt sich klinisch mit einem Mangel an Schutz gegen Angstzustände, die bei Entzugsbeginn entstehen, wenn abrupt von einer Benzodiazepinbehandlung auf eine Buspironhandlung gewechselt wird. Ein langsamer Übergang zwischen diesen Klassen von anxiolytischen Substanzen wird wahrscheinlicher toleriert (Lader und Olajide, 1987). Die zentraladrenergbahnenden Wirkungen des Buspiron im ZNS können die Entzugssymptome von Benzodiazepinen verschlechtern. Auf der anderen Seite können solche Effekte zu den klinisch beobachteten moderaten stimmungshebenden oder antidysphorischen Wirkungen von Buspiron beitragen. Unser Verständnis der Wirkungen und der besten klinischen Anwendung der Azapirone ist insgesamt noch äußerst lückenhaft, so daß zum gegenwärtigen Zeitpunkt noch keine eindeutigen Aussagen gemacht werden können.

AUSBLICK

Die wachsende Akzeptanz von Clozapin für den allgemeinen Einsatz bei der Therapie von Psychosen hat ein unerwartetes Interesse an antipsychotischen Stoffen mit einem geringen Risiko extrapyramidaler neurologischer Nebenwirkungen und einer hohen Effektivität geweckt. Clozapin dürfte in der Tat beide dieser erwünschten Eigenschaften besitzen (Baldessarini und Frankenburg, 1991; Zarate et al.,1995). Jedoch komplizieren das Krampfrisiko (bei hohen Dosierungen), Sedierung, Gewichtszunahme, Fieber, Leukopenie und eine potentiell tödliche Agranulozytose, die unter Clozapin auftreten können, seinen Einsatz und haben zu einer Suche nach sichereren Alternativen geführt. Eine Reihe von Benzepinanaloga wurde bisher klinisch untersucht. Dabei sind *Fluperlapin* (zurückgezogen wegen Leukopenie), *Olanzapin* (ein analoges Thienobenzodiazepin), *Zotepin* und *Seroquel*, (ICI-204,636) die sich in klinischer Prüfung befinden, zu nennen (Meltzer, 1992; Moore et al., 1992). Die meisten dieser Stoffe haben eine komplexe Neuropharmakologie, die der von Clozapin ähnelt inklusive der Wirkung an verschiedenen Rezeptorklassen.

Ein durch Clozapin stimulierter Ansatz besteht darin, Substanzen zu testen, die antidopaminerge und andere Wirkungen haben, insbesondere einen Antagonismus gegenüber zentralen 5-HT$_2$-Serotoninrezeptoren. Die Benzepinverbindungen, die oben erwähnt wurden, haben die Eigenschaften, die auch die Benzisoxazolrisperidone besitzen. Ihre Überlegenheit gegenüber anderen Neuroleptika ist jedoch nicht bewiesen. Das Risiko extrapyramidaler Nebenwirkungen unter Risperidon ist in einer Dosierung unter 6 mg/Tag moderat oder gering. Seine kurze Halbwertszeit macht eine potentiell problematische Dosierung in aufgeteilten täglichen Dosierungen notwendig. Amperozid und mehrere gemischte D2/5-HT$_2$-Antagonisten befinden sich derzeit in der Entwicklung (Gerlach, 1991; Meltzer, 1992).

Andere Wege zur Innovation bei der Entwicklung antipsychotischer Substanzen beinhalten Modifikationen zerebraler Dopaminfunktion, so auch der Einsatz partieller Agonisten mit bevorzugter Wirkung an präsynaptischen D2-Autorezeptoren (Baldessarini, 1996b; Melzer, 1992). Beispiele dafür sind Preclamol (S[-]-3-PPP), das Aminoergolin SDZ-MAR-327, Pramipexol (SND-919) und S(+)-11-Hydroxy-N-n-propylnoraporphin. Einige Verbindungen, die als selektive D2-Rezeptor-Antagonisten gehandelt werden, haben ein überraschend geringes Risiko extrapyramidaler Nebenwirkungen, welches jedoch möglicherweise auf Wirkungen an Serotoninrezeptoren zurückzuführen ist. Beispiele dafür sind Emonaprid, Eticloprid, Racloprid und Remoxiprid. Die Freigabe von Remoxiprid wurde wegen des allerdings seltenen Auftretens einer aplastischen Anämie verschoben. Substituierte, enantiomerische R(+)-Benzazepine zeigen eine hohe Selektivität für D1-Dopaminrezeptoren. Unter ihnen sind die experimentell eingesetzten Verbindungen SKF-83566 und SCH-23390 und ein tetrazyklisches Analogon der letzteren Substanz, das längerwirkende SCH-39166, zu nennen. Diese Substanzen sind als experimentelle Liganden nützlich, aber ihre klinischen Wirkungen sind noch nicht ausreichend getestet (Daly und Waddington, 1992; Neumeyer et al., 1992).

Schließlich hat die Entdeckung einer Reihe von Genprodukten, die offenbar neue Dopaminrezeptorsubtypen repräsentieren, die Suche nach Stoffen unterstützt, welche für diese Rezeptoren selektiv sind. Bemerkenswert dabei sind D3-Rezeptoren, die vorzugsweise im limbischen Frontalhirn verteilt sind (Baldessarini, 1996b; Civelli et al., 1993; Gingrich und Caron, 1993). Partiell D3-selektive Stoffe beinhalten mehrere Hydroxyaminotetraline (insbesondere R[+]-7-Hydroxy-N,N-dipropylaminotetralin, seine Artverwandten und ein trizyklisches Analogon PD-128,907) und Hexahydrobenzophenanthridine; weitere werden gegenwärtig entwickelt (Baldessarini, 1996b; Baldessarini et al., 1993; Waters et al., 1993; Watts et al., 1993). D4-Dopaminrezeptoren sind ebenfalls von Interesse, weil sie eine sehr geringe Prävalenz in den extrapyramidalen Basalganglien und eine Selektivität für Clozapin und S(+)-Aporphine besitzen, die möglicherweise selektive limbische Dopaminantagonisten sind (Baldessarini, 1996b; Van Tol et al., 1991).

Innovative Entwicklungen bei der Behandlung von Angsterkrankungen könnten sich aus der Extension der Benzodiazepinpharmakologie ergeben (Potokar und Nutt, 1994). Neuerliche Fortschritte im molekularen Verständnis des $GABA_A$-Rezeptor-Benzodiazepinrezeptor-Cl^--Kanals lassen erkennen, daß diese ringförmige Gruppierung von Transmembranproteinen wenigstens 16 Proteinuntereinheiten zu je fünf Gruppen besitzt (α, β, γ, δ, ρ). Es wird vermutet, daß Benzodiazepine an α-Untereinheiten und GABA an β-Untereinheiten bindet. Verschiedenartige Verbindungen dieser Untereinheiten kommen in unterschiedlichen Zellpopulationen vor (z. B. diejenigen mit Kombination von α_1, β_2, γ_2 repräsentieren den Benzodiazepinrezeptortyp I oder ω_1, welcher charakteristisch für das Kleinhirn ist, die Typen ω_2, die im ZNS weniger prävalent sind, und ω_3 kommen in peripheren Geweben inklusive der Leber vor. In Kenntnis dieser Komplexität sind Substanzen denkbar, die an die Rezeptoruntereinheiten binden und damit mit verbesserten pharmakologischen Eigenschaften regional selektiv sind (siehe auch Kapitel 17). Liganden für spezifische Benzodiazepinrezeptortypen beinhalten auch einige Nicht-Benzodiazepine. Eine dieser Substanzen, das Alpidem, ein Imidazolpyridin, ist ω_1- und ω_3- selektiv und hat anxiolytische Wirkung beim Menschen. Seine hepatische Toxizität limitiert jedoch den klinischen Einsatz. Alternativ wurden einige Benzodiazepinderivate entwickelt, die eine zentrale anti-cholecystokininerge Wirkung besitzen. Cholecystokinin ist ein mögliches biologisches Substrat der Angst, und seine Antagonisten gelten als potentiell anxiolytische Substanzen (Brown und Shaw, 1991).

Ein besonders ermutigender Ansatz besteht in der Entwicklung und der klinischen Testung von Benzodiazepinrezeptorliganden mit einer agonistischen Wirkung, die als Zwischenprodukte zwischen Agonisten wie dem Diazepam und Antagonisten wie dem Flumazenil anzusiedeln sind (siehe Kapitel 17; Browne und Shaw, 1991; Potokar und Nutt, 1994). Benzodiazepine und β-Carboline können verschiedene agonistische, teilweise agonistische, inverse agonistische (sie reduzieren die GABA-Wirkungen auf den Cl^--Influx) und antagonistische (komplette Hemmung, partielle und inverse Agonisten) Wirkungen besitzen. Einige mit einer partiell agonistischen Wirkung scheinen nützliche anxiolytische Wirkungen mit einem geringen Risiko exzessiver Sedierung und kognitiver Einschränkung, Toleranz oder Abhängigkeit zu besitzen. Alpidem ist ein ω_1- partieller Agonist. Andere Beispiele für partielle Benzodiazepin-Agonisten sind die Imidazolbenzodiazepine Bretazenil und Imidazenil. So wurde berichtet, daß Bretazenil sogar dann eine Wirkung gegen Panikattacken besitzt, wenn es unregelmäßig genommen wird. Dabei hat es nur ein geringes Abususpotential oder Abhängigkeitsrisiko. Andere partielle Agonisten, die nicht Benzodiazepinderivate sind, sind die β-Carboline Abecarnil und das heterozyklisches Pazinaclon.

Die Entwicklung mehrerer innovativer psychotroper Stoffe, von denen angenommen wird, daß sie über die serotoninerge Neurotransmission (z. B. Buspiron, Risperidon, wiederaufnahmehemmende Antidepressiva) wirken und die Erkenntnisse über eine zunehmende Zahl von Serotoninrezeptorsubtypen und Substanzen, die mit ihnen in Wechselwirkung stehen, haben die Entwicklung zusätzlicher psychotroper Substanzen unterstützt, die auf das Serotoninsystem wirken. Ein weiterer Versuch besteht darin, Azapironanaloga als $5-HT_{1A}$-Liganden zu entwickeln, darüber hinaus wird die Verwendung von $5-HT_3$-Antagonisten getestet. Einige modulieren die Dopaminsynthese und -freisetzung und lassen aus Tierversuchen eine anxiolytische Wirkung vermuten. Stoffe mit anti-$5-HT_3$-selektiver Wirkung beinhalten die Kurzzeitantiemetikaverbindung Ondansetron und das Benzamid Zacoprid. Eine Reihe weiterer Substanzen ist bislang nur einer begrenzten klinischen Testung bei psychiatrischen Erkrankungen wie Psychosen oder Angsterkrankungen unterzogen worden.

Andere Ansätze zur Pharmakotherapie der Angsterkrankungen bestanden in der Verwendung antiadrenerger Verbindungen, die normalerweise für die Hypertensionsbehandlung oder andere kardiovaskuläre Indikationen eingesetzt wurden; dabei kamen die β-adrenergen Antagonisten Propranolol und Atenolol und der α_2-Agonist Clonidin zum Einsatz (siehe Kapitel 10). Solche Verbindungen haben sich nicht als hochgradig wirksam bei schweren Angsterkrankungen herausgestellt, sie können aber vegetative Symptome situationsbezogener Phobien wie der Versagensangst modifizieren (Dubovsky, 1990; Rickels und Schweizer, 1987). Ein technischer Aspekt beim Studium der anxiolytischen Substanzen war die Einführung verschiedener neuer experimenteller Verfahren, die panikähnliche Symptome in einer kontrollierten Umgebung herbeiführen können, um neue Medikamente gegen Panikattacken auszuprobieren (Gorman et al., 1987).

Die rapide Expansion neuer makromolekularer Angriffsstellen im ZNS wird sicher in absehbarer Zukunft zu innovativen Prinzipien und Stoffen zur Behandlung der Psychosen und der Angsterkrankungen führen (Baldessarini, 1996a; Williams, 1991).

Für eine weitere Diskussion der Geisteserkrankungen, siehe *Harrison's Principles of Internal Medicine*, 14th ed., Mc Graw-Hill, New York, 1998, deren deutsche Ausgabe 1999 erscheint.

LITERATUR

Addonizio, G., Susman, V.L., and Roth, S.D. Neuroleptic malignant syndrome: review and analysis of 115 cases. *Biol. Psychiatry*, **1987**, *22*:1004—1020.

Alvir, J.M.J., Jeffrey, P.H., Lieberman, J.A., Safferman, A.Z., Schwimmer, J.L., and Schaaf, J.A. Clozapine-induced agranulocytosis: incidence and risk factors in the United States. *N. Engl. J. Med.*, **1993**, *329*:162—167.

Arana, G.W., Goff, D.C., and Baldessarini, R.J. Efficacy of anticholinergic prophylaxis of neuroleptic-induced acute dystonia. *Am. J. Psychiatry*, **1988**, *145*:993—996.

Aubree, J.C., and Lader, M.H. High and very high dosage antipsychotics: a critical review. *J. Clin. Psychiatry*, **1980**, *41*:341—350.

Baldessarini, R.J. Enhancing treatment with psychotropic medicines. *Bull. Menninger Clinic*, **1994**, *58*:224—241.

Baldessarini, R.J., Cohen, B.M., and Teicher, M.H. Significance of neuroleptic dose and plasma level in the pharmacologic treatment of psychoses. *Arch. Gen. Psychiatry*, **1988**, *45*:79—91.

Baldessarini, R.J., and Frankenburg, F.R. Clozapine—-a novel antipsychotic agent. *New Engl. J. Med.*, **1991**, *324*:746—754.

Baldessarini, R.J., Kula, N.S., McGrath, C.R., Bakthavachalam, V., Kebabian, J.W., and Neumeyer, J.L. Isomeric selectivity at dopamine D_3 receptors. *Eur. J. Pharmacol.*, **1993**, *239*:269—270.

Ben-Jonathan, N. Dopamine, a prolactin inhibiting hormone. *Endocrine Rev.*, **1985**, *6*:564—589.

Berger, F.M. The pharmacological properties of 2-methyl-2-n-propyl-1,3 propanediol dicarbamate (MILTOWN), a new interneuronal blocking agent. *J. Pharmacol. Exp. Ther.*, **1954**, *112*:413—423.

Biederman, J., Baldessarini, R.J., Wright, V., Knee, D., and Harmatz, J. A double-blind placebo-controlled study of desipramine in the treatment of attention deficit disorder: I. Efficacy. *J. Am. Acad. Child Adolesc. Psychiatry*, **1989**, *28*:777—784.

Biederman, J., and Jellinek, M.S. Psychopharmacology in children. *N. Engl. J. Med.*, **1984**, *310*:968—972.

Brogden, R.N., and Goa, K.L.: Flumazenil: preliminary review of its benzodiazepine antagonist properties, intrinsic activity, and therapeutic use. *Drugs*, **1988**, *35*:448—467.

Brotman, A.W., Falk, W.E., and Gelenberg, A.J. Pharmacologic treatment of acute depressive subtypes. In, *Psychopharmacology: The Third Generation of Progress*. (Meltzer, H.Y., ed.) Raven Press, New York, *1987*, pp. 1031—1040.

Bunney, B.S., Sesack, S.R., and Silva, N.L. Midbrain dopaminergic systems: neurophysiology and electrophysiological pharmacology. In, *Psychopharmacology: The Third Generation of Progress*. (Meltzer, H.Y., ed.) Raven Press, New York, **1987**, pp. 113—126.

Burt, D.R., and Kamatchi, G.L. $GABA_A$ receptor subtypes: from pharmacology to molecular biology. *FASEB J.*, **1991**, *5*:2916—2923.

Cade, J.F.J. Lithium salts in the treatment of psychotic excitement. *Med. J. Aust.*, **1949**, *2*:349—352.

Carlsson, A. Early psychopharmacology and the rise of modern brain research. *J. Psychopharmacology*, **1990**, *4*:120—126.

Chan, C.H., Janicak, P.G., Davis, J.M., Altman, E., Andriukaitis, S., and Hedeker, D. Response of psychotic and nonpsychotic depressed patients to tricyclic antidepressants. *J. Clin. Psychiatry*, **1987**, *48*:197—200.

Chouinard, G., Jones, B., Remington, G., Bloom, D., Addington, D., MacEwan, G.W., Labelle, A., Beauclair, L., and Arnott, W. A Canadian multicenter placebo-controlled study of fixed doses of risperidone and haloperidol in the treatment of chronic schizophrenic patients. *J. Clin. Psychopharmacology*, **1993**, *13*:25—40.

Cohen, B.M., and Lipinski, J.F. *In vivo* potencies of antipsychotic drugs in blocking alpha-1 noradrenergic and dopamine D-2 receptors: implications for drug mechanisms of action. *Life Sci.*, **1986**, *39*: 2571—2580.

Cohen, B.M., Tsuneizumi, T., Baldessarini, R.J., Campbell, A., and Babb, S.M. Differences between antipsychotic drugs in persistence of brain levels and behavioral effects. *Psychopharmacology*, **1992**, *108*: 338—344.

Coplan, J.D., Gorman, J.M., and Klein, D.F. Serotonin related functions in panic-anxiety: a critical overview. *Neuropsychopharmacology*, **1992**, *6*:189—200.

Creese, I., Burt, D.R., and Snyder, S.H. Biochemical actions of neuroleptic drugs: focus on dopamine receptor. In, *Handbook of Psychopharmacology*, vol. 10. (Iversen, L.L., Iversen, S.D., and Snyder, S.H., eds.) Plenum Press, New York, **1978**, pp. 37—89.

Czeizel, A., and Lendvay, A. Lack of teratogenic effects of benzodiazepines. *Lancet*, **1987**, *1*:628.

Dabiri, L.M., Pasta, D., Darby., J.K., and Mosbacher, D. Effectiveness of vitamin E for treatment of long-term tardive dyskinesia. *Am. J. Psychiatry*, **1994**, *151*:925—926.

Daly, S.A., and Waddington, J.L. Two directions of dopamine D1/D2 receptor interaction in studies of behavioural regulation: a finding generic to four new, selective dopamine D1 receptor antagonists. *Eur. J. Pharmacol.*, **1992**, *213*:251—258.

Delay, J., and Deniker, P. Trente-huit cas de psychoses traitées par la cure prolongée et continue de 4560 RP. Le Congräs des Al. et Neurol. de Langue Fr. In, *Compte rendu du Congrès*. Masson et Cie, Paris, **1952**.

Dubovsky, S.L. Generalized anxiety disorde: new concepts and psychopharmacologic therapies. *J. Clin. Psychiatry*, **1990**, *51 Suppl.*: 3—10.

Erle, G., Basso, M., Federspil, G., Sicolo, N., and Scandellari, C. Effect of chlorpromazine on blood glucose and plasma insulin in man. *Eur. J. Clin. Pharmacol.*, **1977**, *11*:15—18.

Forsman, A., and Öhman, R. On the pharmacokinetics of haloperidol. *Nord. Psykiatr. Tidskr.*, **1974**, *28*:441—448.

Gardos, G., Casey, D.E., Cole, J.O., Perenyi, A., Kocsis, E., Arato, M., Samson, J.A., and Conley C. Ten-year outcome in tardive dyskinesia. *Am. J. Psychiatry*, **1994**, *151*:836—841.

Gerlach, J. New antipsychotics: classification, efficacy and adverse effects. *Schizophrenia Bull.*, **1991**, *17*:289—309.

Goff, D.C., and Baldessarini, R.J. Drug interactions with antipsychotic agents. *J. Clin. Psychopharmacol*, **1993**, *13*:57—67.

Gorman, J.M., Fyer, M.R., Liebowitz, M.R., and Klein, D.F. Pharmacologic provocation of panic attacks. In, *Psychopharmacology: The Third Generation of Progress*. (Meltzer, H.Y., ed.) Raven Press, New York, **1987**, pp. 985—993.

Greenblatt, D.J., and Shader, R.I. Meprobamate: A study of irrational drug use. *Am. J. Psychiatry*, **1971**, *127*:1297—1303.

Greenblatt, D.J., Shader, R.I., and Abernethy, D.R. Drug therapy: current status of benzodiazepines. *N. Engl. J. Med.*, **1983**, 309:354—358, 410—416.

Greenblatt, D.J., Shader, R.I., Divoll, M., and Harmatz, J.S. Benzodiazepines: a summary of pharmacokinetic properties. *Br. J. Clin. Pharmacol.*, **1981**, *11 Suppl.*:11S—16S.

Herz, M.I., Glazer, W.M., Mostert, M.A., Sheard, M.A., Szymanski, H.V., Hafez, H., Mirza, M., and Vana, J. Intermittent vs. maintenance medication in schizophrenia. *Arch. Gen. Psychiatry*, **1991**, *48*:333—339.

Hoehn-Saric, R. Neurotransmitters in anxiety. *Arch. Gen. Psychiatry*, **1982**, *39*:735—742.

Janssen, P.A.J. The evolution of the butyrophenones, haloperidol and trifluperidol, from meperidine-like 4-phenylpiperidines. *Int. Rev. Neurobiol.*, **1965**, *8*:221—263.

Jus, K., Jus, A., Gautier, J., Villeneuve, A., Pires, P., Pineau, R., and Villeneuve, R. Studies of the actions of certain pharmacological agents on tardive dyskinesia and on the rabbit syndrome. *Int. J. Clin. Pharmacol. Ther. Toxicol.*, **1974**, *9*:138—145.

Kane, J.M., Rifkin, A., Woerner, M., Reardon, G., Sarantakos, S., Schiebel, D., and Ramos-Lorenzi, J. Low-dose neuroleptic treatment of outpatient schizophrenics. *Arch. Gen. Psychiatry*, **1983**, *40*:893—896.

Kline, N.S. Clinical experience with iproniazid (MARSILID). *J. Clin. Exp. Psychopathol.*, **1958**, *19 Suppl.*:72—78.

Knapp, M.J., Knopman, D.S., Solomon, P.R., Pendlebury, W.W., Davis, C.S., and Gracon, S.I. A 30-week randomized controlled trial of high-dose tacrine in patients with Alzheimer's disease. The Tacrine Study Group. *JAMA*, **1994**, *271*:985—991.

Korpi, E.R., Phelps, B.H., Granger, H., Chang, W.-H., Linnoila, M., Meek, J.L., and Wyatt, R.J. Simultaneous determination of haloperidol and its reduced metabolite in serum and plasma by isocratic liquid chromatography with electrochemical detection. *Clin. Chem.*, **1983**, *29*:624—628.

Kuhn, R. The treatment of depressive states with G22355 (imipramine hydrochloride). *Am. J. Psychiatry*, **1958**, *115*:459—464.

Laborit, H., Huguenard, P., and Alluaume, R. Un nouveau stabilisateur végétatif (LE 4560 RP). *Presse Méd.*, **1952**, *60*:206—208.

Lader, M. Benzodiazepines: a risk-benefit profile. *CNS Drugs*, **1994**, *1*:377—387.

Lader, M., and Olajide, D. A comparison of buspirone and placebo in relieving benzodiazepine withdrawal symptoms. *J. Clin. Psychopharmacol.*, **1987**, *7*:11—15.

Laegreid, L., Hagberg, G., and Lundberg, A. The effect of benzodiazepines on the fetus and the newborn. *Neuropediatrics*, **1992**, *23*:18—23.

Leysen, J.E., Janssen, P.M.F., Megens, A.A.H.P., and Schotte, A. Risperidone: a novel antipsychotic with balanced serotonin-dopamine antagonism, receptor occupancy profile, and pharmacologic activity. *J. Clin. Psychiatry*, **1994**, *55 Suppl. 5*:5—12.

Lipinski, J.F., Jr., Zubenko, G.S., Cohen, B.M., and Barreira, P.J. Propranolol in the treatment of neuroleptic-induced akathisia. *Am. J. Psychiatry*, **1984**, *141*:412—415.

Meltzer, H.Y., and Lowy, M.T. The serotonin hypothesis of depression. In, *Psychopharmacology: The Third Generation of Progress*. (Meltzer, H.Y., ed.) Raven Press, New York, **1987**, pp. 513—526.

Moore, K.E. Hypothalamic dopaminergic neuronal systems. In, *Psychopharmacology: The Third Generation of Progress*. (Meltzer, H.Y., ed.) Raven Press, New York, **1987**, pp 127—139.

Moore, N.A., Tye, N.C., Axton, M.S., and Risius, F.C. The behavioral pharmacology of olanzapine, a novel "atypical" antipsychotic agent. *J. Pharmacol. Exp. Ther.*, **1992**, *262*: 545—551.

Morgenstern, H., and Glazer, W.M. Identifying risk factors for tardive dyskinesia among long-term outpatients maintained with neuroleptic medications. *Arch. Gen. Psychiatry*, **1993**, *50*: 723—733.

Neumeyer, J.L., Kula, N.S., Baldessarini, R.J., and Baindur, N. Stereoisomeric probes for the D1 dopamine receptor: synthesis and characterization of R-(+) and S-(−) enantiomers of 3-allyl-7,8-dihydroxy-1-phenyl-2,3,4,5-tetrahydro-1H-3-benzazepine and its 6-bromo analogue. *J. Med. Chem.*, **1992**, *35*:1466—1471.

Overall, J.E. Prior psychiatric treatment and the development of breast cancer. *Arch. Gen. Psychiatry*, **1978**, *35*:898—899.

Pearlman, C.A. Neuroleptic malignant syndrome: a review of the literature. *J. Clin. Psychopharmacology*, **1986**, *6*:257—273.

Potokar, J., and Nutt, D.J. Anxiolytic potential of benzodiazepines receptor partial agonists. *CNS Drugs*, **1994**, *1*:305—315.

Ray, W.A., Griffin, M.R., Schaffner, W., Baugh, D.K., and Milton, L.J., III. Psychotropic drug use and the risk of hip fracture. *N. Engl. J. Med.*, **1987**, *316*:363—369.

Rickels, K., and Schweizer, E.E. Current pharmacotherapy of anxiety and panic. In, *Psychopharmacology: The Third Generation of Progress*. (Meltzer, H.Y., ed.) Raven Press, New York, **1987**, pp. 1193—1203.

Rickels, K., Schweizer, E., Csanalosi, I., Case, W.G., and Chung, H. Long-term treatment of anxiety and risk of withdrawal: prospective comparison of chlorazepate and buspirone. *Arch. Gen. Psychiatry*, **1988**, *45*:444—450.

Rosenbaum, J.F. (ed.) New uses for clonazepam in psychiatry: introduction and overview. *J. Clin. Psychiatry*, **1987**, *48 Suppl. 3*:1—56.

Rotrosen, J., Angrist, B. M., Gershon, S., Aronson, M., Gruen, P., Sachar, E.J., Denning, R.K., Matthysse, S., Stanley, M., and Wilk, S. Thiethylperazine: clinical antipsychotic efficacy and correlation with potency in predictive systems. *Arch. Gen. Psychiatry*, **1978**, *35*:1112—1118.

Rubin, R.T. Prolactin in schizophrenia. In, *Psychopharmacology: The Third Generation of Progress*. (Meltzer, H.Y., ed.) Raven Press, New York, **1987**, pp. 803—808.

Sachar, E.J. Neuroendocrine responses to psychotropic drugs. In, *Psychopharmacology: A Generation of Progress*. (Lipton, M.A., DiMascio, A., and Killam, K.F., eds.) Raven Press, New York, **1978**, pp. 499—507.

Sampath, G., Shah, A., Krska, J., and Soni, S.D. Neuroleptic discontinuation in the very stable schizophrenic patient: relapse rates and serum neuroleptic levels. *Hum. Psychopharmacol. Clin. Exp.*, **1992**, *7*: 255—264.

Sedvall, G. The current status of PET scanning with respect to schizophrenia. *Neuropsychopharmacology*, **1992**, *7*:41—54.

Seeman, P. Brain dopamine receptors. *Pharmacol. Rev.*, **1980**, *32*:229—313.

Shapiro, R.M. Regional neuropathology in schizophrenia: where are we? Where are we going? *Schizophrenia Res.*, **1993**, *10*:187—239.

Simpson, G.M., Cooper, T.B., Bark, N., Sud, I., and Lee, J.H. Effect of antiparkinsonian medication on plasma levels of chlorpromazine. *Arch. Gen. Psychiatry*, 1980, 37:205—208.

Snyder, S.H., and Yamamura, H.I. Antidepressants and the muscarinic acetylcholine receptor. *Arch. Gen. Psychiatry*, **1977**, *34*:236—239.

Sokoloff, P., Giros, B., Martres, M.P., Bouthenet, M.L., and Schwartz, J.C. Molecular cloning and characterization of a novel dopamine receptor (D3) as a target for neuroleptics. *Nature*, **1990**, *347*:146—151.

Spencer, T., Biederman, J., Wilens, T., Steingard, R., and Geist, D. Nortriptyline treatment of children with attention-deficit hyperactivity disorder and tic disorder or Tourette's syndrome. *J. Am. Acad. Child Adolesc. Psychiatry*, **1993**, *32*:205—210.

Sulser, F., and Robinson, S.E. Clinical implications of pharmacological differences among antipsychotic drugs (with particular emphasis on biochemical central synaptic adrenergic mechanisms). In, *Psychopharmacology: A Generation of Progress*. (Lipton, M.A., DiMascio, A., and Killam, K.F., eds.) Raven Press, New York, **1978**, pp. 943—954.

Sussman, N. The uses of buspirone in psychiatry. Symposium. Buspirone: seven year update (1993, Philadelphia, Pennsylvania). *J. Clin. Psychiatry Monogr.*, **1994**, *12*:3—21.

Taylor, D.P. Buspirone, a new approach to the treatment of anxiety. *FASEB J.*, **1988**, *2*:2445—2452.

Tsuneizumi, T., Babb, S.M., and Cohen, B.M. Drug distribution between blood and brain as a determinant of antipsychotic drug effects. *Biol. Psychiatry*, **1992**, *32*:817—824.

Tyrer, P.J. Use of β-blocking drugs in psychiatry and neurology. *Drugs*, **1980**, *20*:300—308.

Van Tol, H.H., Bunzow, J.R., Guan, H.C., Sunahara, R.K., Seeman, P.K., Niznik, H.B., and Civelli, O. Cloning of the gene for a human dopamine D4 receptor with high affinity for the antipsychotic clozapine. *Nature*, **1991**, *350*:610—614.

Waters, N., Lagerkvist, S., Lîfberg, L., Piercey, M., and Carlsson, A. The dopamine D3 receptor and autoreceptor preferring antagonists (+)-AJ76 and (+)-UH232: a microdialysis study. *Eur. J. Pharmacol.*, **1993**, *242*:151—163.

Watts, V.J., Lawler, C.P., Knoerzer, T., Mayleben, M.A., Neve, K.A., Nichols, D.E., and Mailman R.B. Hexahydrobenzo[a]phenanthridines: novel dopamine D3 receptor ligands. *Eur. J. Pharmacol.*, **1993**, *239*:271—273.

Williams, M. Challenges in the search for CNS therapeutics in the 1990s. *Curr. Opinion Ther. Patents*, **1991**, *1*:693—723.

Wolkin, A., Brodie, J.D., Barouche, F., Rotrosen, J., Wolf, A.P., Smith, M., Fowler, J., and Cooper, T.B. Dopamine receptor occupancy and plasma haloperidol levels. *Arch. Gen. Psychiatry*, **1989**, *46*:482— 484.

Yocca, F.D. Neurochemistry and neurophysiology of buspirone and gepirone: interactions at presynaptic and postsynaptic 5-HT$_{1A}$ receptors. *J. Clin. Psychopharmacology*, **1990**, *10 Suppl. 3*:6S—12S.

Zarate, C.A., Tohen, M., and Baldessarini, R.J. Clozapine therapy in severe mood disorders. *J. Clin. Psychiatry*, **1995** (in press).

Monographien und Übersichtsartikel

American Psychiatric Association. *Diagnostic and Statistical Manual of Mental Disorders: DSM-IV*, 4th ed., Revised. APA Press, Inc., Washington, D.C., **1994**.

Ayd, F.J., Jr., and Blackwell, B. (eds.). *Discoveries in Biological Psychiatry*. J. B. Lippincott Co., Philadelphia, **1970**.

Baldessarini, R.J. Antipsychotic agents. In, *The Psychiatric Therapies*. (Karasu, T.B., ed.) American Psychiatric Association, Washington, D.C., **1984b**, pp. 119—170.

Baldessarini, R.J. Fifty years of biomedical psychiatry and psychopharmacology in America. In, *Fifty Years of American Psychiatry*, (Menninger R., and Nemiah, J., eds.) American Psychiatric Press, Washington, D.C., **1996a**.

Baldessarini, R.J. *Chemotherapy in Psychiatry: Principles and Practice*, 2nd ed. Harvard University Press, Cambridge, MA, **1996b**.

Baldessarini, R.J., Cohen, B.M., and Teicher, M.H. Pharmacological treatment. In, *Schizophrenia: Treatment of Acute Psychotic Episodes*. (Levy, S.T., and Ninan, P.T., eds.) American Psychiatric Press, Washington, D.C., **1990**, pp. 61—118.

Baldessarini, R.J., Cole, J.O., Davis, J.M., Gardos, G., Simpson, G., and Tarsy, D. *Tardive Dyskinesia: A Task Force Report of the American Psychiatric Association. Task Force Report*, No. 18, American Psychiatric Association, Washington, D.C., **1980**.

Baldessarini, R.J., and Tarsy, D. Relationship of the actions of neuroleptic drugs to the pathophysiology of tardive dyskinesia. *Int. Rev. Neurobiol.*, **1979**, *21*:1—45.

Bitton, R., and Schneider, B. Endocrine, metabolic, and nutritional effects of psychotropic drugs. In, *Adverse Effects of Psychotropic Drugs*. (Kane, J.M., and Lieberman, J.A., eds.) Guilford Press, New York, **1992**, pp. 341—355.

Browne, L.J., and Shaw, K.J. New anxiolytics. *Ann. Rep. Med. Chem.* **1991**, *26*:1—10.

Caldwell, A.F. History of psychopharmacology. In, *Principles of Psychopharmacology*, 2nd ed. (Clark, W.G., and del Giudice, J., eds.) Academic Press, Inc., New York, **1978**, pp. 9—40.

Chase, T.N. Rational approaches to the pharmacotherapy of chorea. In, *The Basal Ganglia*. (Yahr, M.D., ed.) *Association for Research in Nervous and Mental Disease Research Publications*, Vol. 55. Raven Press, New York, **1976**, pp. 337—350.

Civelli, O., Bunzow, J.R., and Grandy, D.K. Molecular diversity of the dopamine receptors. *Ann. Rev. Pharmacol. Toxicol.*, **1993**, *31*: 281—307.

Cooper, T.B., Simpson, G.M., and Lee, J.H. Thymoleptic and neuroleptic drug plasma levels in psychiatry: current status. *Int. Rev. Neurobiol.*, **1976**, *19*:269—309.

Efron, D.H., Holmstedt, B., and Kline, N.S. (eds.). *Ethnopharmacologic Search for Psychoactive Drugs*. Public Health Service Publication No. 67—1645, U.S. Government Printing Office, Washington, D.C., **1967**.

Eison, M.S. Use of animal models: toward anxioselective drugs. *Psychopathology*, **1984**, *17 Suppl. 1*:37—44.

Fielding, S., and Lal, H. Behavioral actions of neuroleptics. In, *Handbook of Psychopharmacology*, vol. 10. (Iversen, L.L., Iversen, S.D., and Snyder, S.H., eds.) Plenum Press, New York, **1978**, pp. 91—128.

Gingrich, J.A., and Caron, M.G. Recent advances in the molecular biology of dopamine receptors. *Ann. Rev. Neuroscience*, **1993**, *16*:299—321.

Goldberg, H.L. Benzodiazepine and nonbenzodiazepine anxiolytics. *Psychopathology*, **1984**, *17 Suppl. 1*:45—55.

Hollister, L.E., Müller-Oerlinghausen, B., Rickels, K., and Shader, R.I. (eds.) Clinical uses of benzodiazepines. *J. Clin. Psychopharmacology*, **1993**, *13 Suppl. 1*:1—169.

Itil, T.M. Effects of psychotropic drugs on qualitatively and quantitatively analyzed human EEG. In, *Principles of Psychopharmacology*, 2nd ed. (Clark, W.G., and del Giudice, J., eds.) Academic Press, Inc., New York, **1978**, pp. 261—277.

Janicak, P.G., Davis, J.M., Preskorn, S.H., and Ayd, F.J., Jr. *Principles and Practice of Psychopharmacotherapy*. The Williams & Wilkins Co., Baltimore, **1993**.

Janssen, P.A.J. Butyrophenones and diphenylbutylpiperidines. In, *Psychopharmacological Agents*, Vol. 3. (Gordon, M., ed.) Academic Press, Inc., New York, **1974**, pp. 128—158.

Janssen, P.A.J., and Van Bever, W.F. Preclinical psychopharmacology of neuroleptics. In, *Principles of Psychopharmacology*, 2nd ed. (Clark, W.G., and del Giudice, J., eds.) Academic Press, Inc., New York, **1978**, pp. 279—295.

Jenike, M.A. *Handbook of Geriatric Psychopharmacology*. PSG Publishing Co., Littleton, MA, **1985**.

Kane, J.M., Jeste, D.V., Barnes, T.R.E., Casey, D.E., Cole, J.O., Davis, J.M., Gualtieri, C.T., Schooler, N.R., Sprague, R.L., and Wettstein, R.M. *Tardive Dyskinesia. A Task Force Report of the American Psychiatric Association*. American Psychiatric Association, Washington, D.C., **1992**.

Kaplan, H.I., and Sadock, B.J. (eds.). *Comprehensive Textbook of Psychiatry*, 5th ed. The Williams & Wilkins Co., Baltimore, **1989**.

Lewin, L. *Phantastica, Narcotic and Stimulating Drugs; Their Use and Abuse*. Berlin, **1924**, English translation, London, **1931**, E. P. Dutton & Co., New York, 1931.

Meltzer, H.Y. (ed.) *Novel Antipsychotic Drugs*. Raven Press, New York, **1992**.

Morselli, P.L. Psychotropic drugs. In, *Drug Disposition During Development*. (Morselli, P.L., ed.) Spectrum Publications, Inc., New York, **1977**, pp. 431—474.

Neumeyer, J.L., and Booth, R.G. Neuroleptics and anxiolytic agents. In, *Principles of Medicinal Chemistry*, 4th ed. (Foye, W.O., Williams, D.A., and Lemke, T.L., eds.) Williams & Wilkins, Baltimore, **1995** (in press).

Polc, P. Electrophysiology of benzodiazepine receptor ligands: multiple mechanisms and sites of action. *Prog. Neurobiol.*, **1988**, *31*:349—423.

Popper, C. (ed.). *Psychiatric Pharmacosciences of Children and Adolescents*. American Psychiatric Press, Washington, D.C., **1987**.

Prien, R.F. Chemotherapy in chronic organic brain syndrome—a review of the literature. *Psychopharmacol. Bull.*, **1973**, *9*:5—20.

Raskin, A., Robinson, D.S., and Levine, J. *Age and the Pharmacology of Psychoactive Drugs*. Elsevier-North Holland, Inc., New York, **1981**.

Rivera-Calimlim, L., and Hershey, L. Neuroleptic concentrations and clinical response. *Annu. Rev. Pharmacol. Toxicol.*, **1984**, *24*:361—386.

Shapiro, A.K., Shapiro, E.S., Young, J.G., and Feinberg, T.E. *Gilles de la Tourette Syndrome*. Raven Press, New York, **1988**.

Shore, P.A., and Giachetti, A. Reserpine: basic and clinical pharmacology. In, *Handbook of Psychopharmacology*, Vol. 10. (Iversen, L.L., Iversen, S.D., and Snyder, S.H., eds.) Plenum Press, New York, **1978**, pp. 197—219.

Swazey, J.P. *Chlorpromazine in Psychiatry: A Study in Therapeutic Innovation*. M.I.T. Press, Cambridge, MA, **1974**.

Symposium. (Various authors.) *Pharmacology of Benzodiazepines*. (Usdin, E., Skolnick, P., Tallman, J.F., Jr., Greenblatt, D., and Paul, S.M., eds.) Macmillan Press Ltd., London, **1982**.

Symposium. (Various authors.) *Anxiolytes: Neurochemical, Behavioral and Clinical Perspectives*. (Enna, S.J., Malick, J.B., and Yamamura, H.I., eds.) Raven Press, New York, **1983**.

Symposium. (Various authors.) Chloride channels and their modulation by neurotransmitters and drugs. (Biggio, G., and Costa, E., eds.) *Adv. Biochem. Psychopharmacol.*, **1988**, *45*:1—384.

Tarsy, D., and Baldessarini, R.J. Movement disorders induced by psychotherapeutic agents. Clinical features, pathophysiology, and management. In, *Movement Disorders*. (Shah, N.S., and Donald, A.G., eds.) Plenum Press, New York, **1986**, pp. 365—389.

Weil-Malherbe, H. The biochemistry of the functional psychoses. *Adv. Enzymol. Relat. Areas Mol. Biol.*, **1967**, *29*:479—553.

Wolf, M.E., and Roth, R.H. Dopamine autoreceptors. In, *Dopamine Receptors*: (Creese, I., and Fraser, C.M., eds.). *Receptor Biochemistry and Methodology*, Vol. 8. Alan R. Liss, Inc., New York, **1987**, pp. 45—96.

Woods, J.H., Katz, J.L., and Winger, G. Abuse liability of benzodiazepines. *Pharmacol. Rev.*, **1987**, *39*:251—413.

Zametkin, A.J., and Rapoport, J.L. Noradrenergic hypothesis of attention deficit disorder with hyperactivity: a critical review. In, *Psychopharmacology: The Third Generation of Progress*. (Meltzer, H.Y., ed.) Raven Press, New York, **1987**, pp. 837—842.

19 MEDIKAMENTE UND DIE BEHANDLUNG PSYCHIATRISCHER ERKRANKUNGEN
Depression und Manie

Ross J. Baldessarini

Die Behandlung der Depression basiert auf verschiedenen Gruppen antidepressiver therapeutischer Stoffe. Zum Teil beruht dies darauf, daß die klinische Depression einen Syndromkomplex mit unterschiedlich ausgeprägten Schweregraden darstellt. Die ersten Stoffe, die erfolgreich eingesetzt wurden, waren die trizyklischen Antidepressiva, die neben ihrer zu erwartenden Hauptwirkung eine Reihe neuropharmakologischer Wirkungen zusätzlich besitzen, i.e. die Hemmung der Noradrenalin- (und Serotonin-) Aufnahme in Nervenendigungen, was zu einer dauerhaften Bahnung noradrenerger und vielleicht serotoninerger Funktionen im Gehirn führen kann. Die Monoaminooxidasehemmer, die die Konzentration vieler Amine im Gehirn erhöhen, wurden bereits eingesetzt. Kürzlich wurden eine Reihe hochgradig erfolgreicher neuentwickelter Stoffe eingesetzt, darunter befinden sich mehrere Neurotransmissionsinhibitoren, die selektiv die Serotoninwiederaufnahme hemmen (siehe auch Kapitel 11).

Die Behandlung der Manie und das Wiederauftreten von Manie und Depression bei einer bipolaren Erkrankung basiert hauptsächlich auf der Verwendung von Lithium-(Li$^+$-) Salzen. Li$^+$ ist auch bei der Behandlung der bipolaren und unipolaren Depression hilfreich. Sein therapeutischer Index ist gering, so daß engmaschige Kontrollen der Plasmakonzentration für einen sicheren klinischen Einsatz erforderlich werden. Alternative oder begleitende Behandlungen bei Patienten, die auf eine Monotherapie mit Li$^+$ nur unzureichend ansprechen, sind die Antikonvulsiva Valproinsäure und Carbamazepin (siehe Kapitel 20) oder bei der akuten Manie die kurzzeitige Verabreichung potenter Benzodiazepine (siehe Kapitel 17) oder anderer Stoffe wie z. B. Neuroleptika (siehe Kapitel 18).

Die fortschreitende Entwicklung sicherer und effektiverer stimmungsverändernder Pharmaka wird die Behandlung der wichtigsten Gemütserkrankungen verbessern.

Die affektiven Erkrankungen – *major depression* und Manie (oder *bipolar manisch-depressive Erkrankung*) – sind durch Veränderungen in der Stimmungslage als die primäre klinische Manifestation gekennzeichnet. Jedes Stimmungsextrem kann mit einer Psychose in Verbindung stehen. Diese manifestiert sich als Wahndenken oder -wahrnehmung oftmals einhergehend mit der vorherrschenden Stimmungslage. Im Gegensatz dazu stehen die psychiatrischen Erkrankungen mit sekundären Gemütsveränderungen. Dasselbe trifft für viele somatische Erkrankungen zu. Diese Überschneidung von Störungen kann zu Fehlern bei der Diagnose und der klinischen Behandlung führen (American Psychiatric Association, 1994). Mit einem lebenszeitlichen Erkrankungsrisiko von über 10% in der Gesamtbevölkerung ist die grosse Depression (*major depression*) eine der häufigsten Geisteserkrankungen. Sie wird von normaler Trauer, Traurigkeit und Enttäuschung sowie Dysphorie und Demorialisierung, die häufig mit einer somatischen Erkrankung einhergehen, unterschieden. Die grosse Depression ist unterdiagnostiziert und wird häufig nicht ausreichend behandelt (Keller et al.,1982). Sie ist durch Gefühle intensiver Traurigkeit und Verzweiflung, mentale Verlangsamung und Konzentrationsverlust, Pessimismus, Agitation und Selbstabwertung gekennzeichnet. Es kommt besonders bei der schweren oder „melancholischen" Depression zu physischen Veränderungen. Dabei kann es zur Insomnie oder Hypersomnie, Anorexie und Gewichtsverlust (oder bisweilen Eßsucht), Antriebs- und Libidoverminderung und zur Störung des normalen zirkadianen Aktivitätsrhythmus, der Körpertemperatur und vieler endokriner Funktionen kommen. Bis zu 10 - 15% von Personen mit dieser Erkrankung zeigen ein suizidales Verhalten. Die Patienten sprechen häufig gut auf eine antidepressive Medikation, oder bei schweren und therapieresistenten Fällen, auf eine elektrokonvulsive Behandlung (EKT: Elektrokrampftherapie) an. Die Entscheidung, ein Antidepressivum einzusetzen, wird sowohl durch das klinische Syndrom als auch den Schweregrad und durch die patienteneigene und familiäre Vorgeschichte bestimmt. Die meisten Antidepressiva haben signifikante Wirkungen auf den Metabolismus von Monoamino-Neurotransmittern und ihre Rezeptoren, besonders Noradrenalin und Serotonin. Ihre therapeutischen Wirkungen und ihre Wirkmechanismen haben zusammen mit gewichtigen Anhaltspunkten einer genetischen Prädisposition zu der Hypothese geführt, daß die biologische Basis der wichtigsten Gemütserkrankungen eine gestörte Monoamino-Neurotransmissionsfunktion beinhaltet. Es existieren jedoch nur wenige und nicht-schlüssige direkte Anhaltspunkte für diese Betrachtungsweise (siehe Baldessarini, 1983).

Eine Manie und ein Wechsel oder eine Kombination von Manie und Depression (bipolare Störung) treten seltener auf als die nicht-bipolare große Depression. Die Manie und ihre weniger ausgeprägte Form (Hypomanie) werden mit antipsychotischen Medikamenten oder Lithiumsalzen behandelt, manchmal wird dies durch ein potentes Sedativum in der Kurzzeitbehandlung und mit Lithiumsalzen oder bestimmten Antikonvulsiva mit stimmungsstabilisierenden Eigenschaften (siehe Kapitel 18 und 20) ergänzt. Die Manie ist durch eine exzessive Stimmungssteigerung, die typischerweise mit einer Dysphorie vermischt oder durch Irritabilität gekennzeichnet ist, eine schwere Insomnie, Hyperaktivität, unkontrollierte Sprache und Aktivität sowie gestörte Selbsteinschätzung gekennzeichnet. Die richtige Auswahl einer adäquaten Behandlung von Depression und Manie werden weiter unten im Text diskutiert.

ANTIDEPRESSIVA

Imipramin, Amitriptyline, ihre N-Demethylderivate und andere ähnliche Verbindungen stellen die ersten erfolgreichen Antidepressiva dar und werden seit den frühen 60er Jahren weit verbreitet bei der Behandlung der grossen Depression verwendet. Aufgrund ihrer Strukturen (siehe Tabelle 19.1) werden sie oft als die „trizyklischen" Antidepressiva bezeichnet. Ihre Wirksamkeit bei der Linderung der grossen Depression ist gut etabliert und Hinweise für ihre Wirksamkeit bei anderen psychiatrischen Erkrankungen nehmen zu. Unmittelbar vor der Entdeckung der antidepressiven Eigenschaften des Imipramins in den späten 50er Jahren wurde die Fähigkeit von Monoaminooxidasehemmern (MAO) bekannt, und in den frühen 60er Jahren wurden beide Stoffklassen intensiv erforscht. Die frühen MAO-Inhibitoren schienen in den eingesetzten Dosierungen begrenzt wirksam zu sein und besaßen ein Toxizitätsrisiko und potentiell gefährliche Wechselwirkungen mit anderen Stoffen, was ihre Akzeptanz zugunsten der trizyklischen Substanzen einschränkte. Kürzlich, nach Jahrzehnten begrenzten Fortschritts, entwickelte man eine Reihe innovativer Antidepressiva. Die meisten wie z. B. Fluoxetin sind Inhibitoren der neuronalen Serotonininaktivierung durch aktive Wiederaufnahme- (Transport-) Hemmung (siehe Kapitel 11). Andere wie z. B. *Trazodon*, *Nefazodon* und *Bupropion* haben eine weniger gut definierte Neuropharmakologie und können als „atypisch" bezeichnet werden. Obwohl die bessere Wirksamkeit der neueren Stoffe gegenüber den älteren Substanzen noch nicht eindeutig gezeigt werden konnte, hat ihre relative Sicherheit und Verträglichkeit dazu geführt, daß sie schnell als die meist verschriebenen Antidepressiva auf dem amerikanischen Markt akzeptiert wurden.

Geschichte *Trizyklische Antidepressiva* Häfliger und Schindler synthetisierten in den späten 40er Jahren eine Reihe von über 40 Iminodibenzylderivaten, um sie als Antihistaminika, Sedativa, Analgetika und Antiparkinsonmittel einzusetzen. Einer dieser Stoffe war Imipramin, eine Dibenzazepinverbindung, die sich von den Phenothiazinen nur durch den Ersatz des Schwefels mit einer Ethylenbrücke unterscheidet. Dabei entsteht ein siebenteiliger Zentralring, der den antipsychotischen Benzazepinstoffen analog ist (siehe Kapitel 18). Nach *screening* bei Tieren wurden einige Verbindungen, darunter das Imipramin, auf der Basis ihrer sedierenden oder hypnotischen Eigenschaften für eine therapeutische Versuchsreihe ausgewählt.

Während klinischer Untersuchungen dieser Phenothiazinanaloga fand Kuhn (1958) glücklicherweise, daß Imipramin im Gegensatz zu den Phenothiazinen bei der Beruhigung agitierter psychotischer Patienten relativ ineffektiv, bei bestimmten depressiven Patienten aber besonders wirksam war. Seither haben sich eindeutige Anhaltspunkte für eine Wirksamkeit bei diesen Patienten ergeben (siehe Baldessarini, 1989; Hollister, 1978).

Monoaminooxidasehemmer Im Jahre 1951 wurden Isoniazid und sein Isopropylderivat, Iproniazid, zur Behandlung der Tuberkulose entwickelt. Dabei fand man heraus, daß Iproniazid stimmungsaufhellende Wirkungen bei Patienten mit Tuberkulose hatte. Im Jahre 1952 entdeckten Zeller und Mitarbeiter, daß Iproniazid im Gegensatz zu Isoniazid in der Lage war, das Enzym MAO zu hemmen. Nach Untersuchungen von Kline und Mitarbeitern und von Crane wurde Iproniazid bei der Behandlung depressiver Patienten verwendet. MAO-Inhibitoren hatten eine große Bedeutung in der Entwicklung der modernen biologischen Psychiatrie.

Chemie und Struktur-Aktivitätsbeziehungen *Trizyklische Antidepressiva* Die Suche nach Verbindungen, die chemisch dem Imipramin verwandt sind, hat viele Analoga hervorgebracht, die häufig klinisch in den Vereinigten Staaten eingesetzt werden. Zusätzlich zu den Dibenzazepinen, *Imipramin* und dem Sekundär-Aminanalogon (und Hauptmetabolit) *Desipramin* (genauso wie sein 3-Chloroderivat) *Clomipramin*, gibt es *Amitriptylin* und seinen N-demethylierten Metabolit *Nortriptylin* (Dibenzocycloheptadien) sowie *Doxepin* (ein Dibenzoxepin) und *Protriptylin* (ein Dibenzocycloheptatrien). Andere strukturell verwandte Stoffe sind *Trimipramin* (ein Dibenzazepin), *Maprotilin* (enthält eine zusätzliche Ethylenbindung über dem zentralen 6-Kohlenstoffring) und *Amoxapin* (ein Dibenzoxazepin mit gemischten antidepressiven und neuroleptischen Eigenschaften). Da alle diese Stoffe ein molekulares Gerüst aus drei Ringen besitzen und bei den meisten Patienten mit einer großen Depression wirksam sind, wird die triviale Bezeichnung trizyklische Antidepressiva für diese Gruppe verwendet. Diese Stoffe haben unterschiedliche Fähigkeiten, die neuronale Noradrenalin-Wiederaufnahme zu hemmen.

Die Strukturen und andere Merkmale der derzeit erhältlichen trizyklischen und anderen antidepressiven Verbindungen werden in Tabelle 19.1 aufgeführt. Obwohl die Dibenzazepine den Phenothiazinen chemisch ähnlich zu sein scheinen, verursacht die Ethylengruppe im mittleren Ring des Imipramins verschiedene stereochemische Eigenschaften und verhindert die Konjugation unter den Ringen, die bei den Phenothiazinen vorkommt. Der demethylierte Verwandte des Imipramins - Desipramin - ähnelt Imipramin als Antidepressivum, obwohl Unterschiede bestehen (siehe unten). Obwohl es zur Debatte stand, daß Desipramin die Substanz sein könnte, die für die therapeutischen Wirkungen von Imipramin verantwortlich ist, wirkt es nicht besser oder schneller als Imipramin. Die gleichen Verallgemeinerungen treffen auf den Vergleich Amitripylin und Nortriptylin zu. Die beiden zuletzt genannten Substanzen sind Strukturhomologe der Thioxanthene bei den anti-psychotischen Medikamenten (siehe Tabelle 18.1). Die Chemie und die Struktur-Aktivitätsbeziehungen der antidepressiven Stoffe werden von Nieforth und Cohen erörtert (1989).

Monoaminooxidasehemmer Die ersten MAO-Inhibitoren, die bei der Behandlung der Depression verwendet wurden, waren Derivate des Hydrazins, einer hochgradig hepatotoxischen Substanz. *Phenelzin* ist das Hydrazinanalogon des Phenethylamin, einem MAO-Substrat; *Isocarboxazid* ist ein Hydrazidderivat, das wahrscheinlich in das entsprechende Hydrazin umgewandelt werden muß, um eine dauerhafte MAO-Inhibition herbeizuführen. Daraufhin wurde entdeckt, daß Verbindungen, die nicht mit Hydrazin verwandt sind, potente MAO-Inhibitoren sind. Viele dieser Stoffe waren dem Amphetamin strukturverwandt und wurden als Versuch, die zentralstimulierenden Eigenschaften zu verstärken, synthetisiert. Die Ringbildung der Amphetaminseitenkette führte zum MAO-Inhibitor *Tranylcypromin*. Selegilin und mehrere experimentelle MAO-Inhibitoren sind *Propargylamine*, die eine Acetylenbindung besitzen.

Pharmakologische Eigenschaften

Die Kenntnis der pharmakologischen Eigenschaften der Antidepressiva ist unvollständig. Da es das älteste und

Tabelle 19.1 Antidepressiva: chemische Strukturen, Dosierung und Dosierungsformen sowie Nebenwirkungen

GENERISCHER NAME	DOSIERUNG UND DOSIERUNGSFORM			NEBENWIRKUNGEN						
	normale Dosis, mg/Tag	extreme Dosis, mg/Tag	Dosierungsform	Aminwirkungen	Sedierung	anticholinerge Wirkungen	Hypotension	kardiale Wirkungen	Krämpfe	Gewichtsverlust

Noradrenalin-Wiederaufnahmehemmer: tertiäre Amin-Trizyklide

Struktur: Dibenzo-Grundgerüst mit Substituenten R_1, R_2, R_3

	R_1	R_2	R_3								
Amitriptylin	C	H	C=CH(CH$_2$)$_2$N(CH$_3$)$_2$	100–200	25–300	O, I	NA, 5-HT	+++	+++	+++	+++	++	++
Clomipramin	C	Cl	N–(CH$_2$)$_3$N(CH$_3$)$_2$	100–200	25–250	O	NA, 5-HT	++	+++	++	+++	+++	+
Doxepin	O	H	N=CH(CH$_2$)$_2$N(CH$_3$)$_2$	100–200	25–300	O	NA, 5-HT	+++	++	+++	++	++	++
Imipramin	C	H	N–(CH$_2$)$_3$N(CH$_3$)$_2$	100–200	25–300	O, I	NA, 5-HT	++	++	++	+++	++	++
(+)-Trimipramin	C	H	N–CH$_2$CHCH$_2$N(CH$_3$)$_2$ (CH$_3$)	75–200	25–300	O	NA, 5-HT	+++	+++	++	+++	++	++

Noradrenalin-Wiederaufnahmehemmer: sekundäre Amin-Trizyklide

Amoxapin†				200–300	50–600	O	NA, DA	+	+	++	++	++	+
Desipramin				100–200	25–300	O	NA	0/+	+	+	++	+	+
Maprotilin				100–150	25–225	O	NA	++	++	++	++	+++	+

(Fortsetzung)

Tabelle 19.1 Antidepressiva: chemische Strukturen, Dosierung und Dosierungsformen sowie Nebenwirkungen *(Fortsetzung)*

GENERISCHER NAME	DOSIERUNG UND DOSIERUNGSFORM		NEBENWIRKUNGEN						
	normale Dosis, mg/Tag	extreme Dosis, mg/Tag	Dosie-rungsform	Amin-wirkungen	Sedierung	anticholinerge Wirkungen	Hypotension	kardiale Wirkungen	Krämpfe	Gewichts-verlust

	normale Dosis, mg/Tag	extreme Dosis, mg/Tag	Dosie-rungsform	Amin-wirkungen	Sedierung	anticholinerge Wirkungen	Hypotension	kardiale Wirkungen	Krämpfe	Gewichts-verlust
sekundäre Amin-Trizyklide *(Fortsetzung)*										
Nortriptylin	75-150	25-250	O	NA	+	+	+	++	+	+
Protriptylin	15-40	10-60	O	NA	0/+	++	+	+++	++	+
Serotonin-Wiederaufnahme-hemmer										
(±)-Fluoxetin	20-40	5-80	O	5-HT	0/+	0	0	0	0/+	0
Fluvoxamin	100-200	50-300	O	5-HT	0/+	0	0	0	0	0
Paroxetin	20-40	10-50	O	5-HT	0/+	0/+	0	0	0	0
Sertralin	100-150	50-200	O	5-HT	0/+	0	0	0	0	0

Serotonin-Wiederaufnahme-hemmer *(Fortsetzung)*									
(±)-Venlafaxin	75-225	25-375	O	5-HT, NA	0	0	0	0/+	?	0
atypische Antidepressiva									
Bupropion	200-300	100-450	O	DA, ?NA	0	0	0	0	++++	0
Nefazodon*	200-400	100-600	O	5-HT	+++	+	0	0/+	0	0/+
Trazodon**	150-200	50-600	O	5-HT	+++	++	0	0/+	0	+
Monoaminooxidase-Hemmer									
Phenelzin‡	30-60	15-90	O	NA, 5-HT, DA	+	+++	0	0	0	+
Tranylcypromin	20-30	10-60	O	NA, 5-HT, DA	+	++	0	0	0	+
(−)-Selegilin	10	5-20 ?5-HT	O	DA, ?NA	0	+	0	0	0	0

O: orale Tablette oder Kapsel; I: zu injizieren; NA: Noradrenalin; DA: Dopamin; 5-HT: 5-Hydroxytryptamin, Serotonin; 0: zu vernachlässigen; 0/+: minimal; +: mild; ++: moderat; +++: mittelschwer; ++++: schwer.

* Nefazodon: zusätzliche Impotenznebenwirkung (+)
** Trazodon: zusätzliche Priapismusnebenwirkung (+)

† in Deutschland wenig gebräuchlich; Anm. d. Hrsg.
‡ in Deutschland nicht gebräuchlich; Anm. d. Hrsg.

am besten untersuchte ist, kann Imipramin als Prototyp betrachtet und mit anderen Stoffen verglichen werden.

ZNS Man könnte erwarten, daß ein wirksames Antidepressivum eine stimulierende oder stimmungsaufhellende Wirkung bei gesunden Menschen besitzt. Obwohl dies bei den Inhibitoren der Monoaminooxidase (MAO) und einigen atypischen, stimulationsähnlichen Antidepressiva wie Bupropion vorkommt, trifft es für die trizyklischen Antidepressiva nicht zu.

Die Gabe therapeutischer Imipramindosierungen führt bei Normalprobanden zu Müdigkeit, Benommenheit, einem leichten Blutdruckabfall und bestimmten anticholinergen Wirkungen (z. B. Mundtrockenheit, Verschwommensehen). Man fühlt sich müde und hat Konzentrations- und Denkstörungen. Diese Wirkungen sind unangenehm und verursachen eine Dysphorie.

Im Gegensatz dazu kommt es zur Stimmungssteigerung, wenn die Substanz bei depressiven Patienten eingesetzt wird. *Die therapeutischen Wirkungen der meisten Antidepressiva treten erst ca. zwei bis drei Wochen später auf.* Aufgrund dessen werden die trizyklischen Antidepressiva nicht als Bedarfsmedikation verschrieben. Die Erklärung für ihren langsamen Wirkungseinsatz bleibt spekulativ. Kein Wirkstoff aus der Gruppe der trizyklischen Antidepressiva wirkt schneller auf die Kernsymptome einer grossen Depression als Imipramin. Beim Einsatz einiger Antidepressiva können sedierende oder anxiolytische Wirkungen (oder die stimulationsähnlichen Wirkungen anderer Stoffe) innerhalb von wenigen Behandlungstagen auftreten. Trotzdem bedarf es einiger Wochen, bis diese Stoffe klinisch bedeutsame antidepressive Wirkungen erzeugen.

Auswirkungen auf den Schlaf Die trizyklischen Antidepressiva wurden gelegentlich wegen ihrer sedierenden Eigenschaften als Hypnotika verwendet. Diese Wirkung kann bei der Initialtherapie eines depressiven Patienten, der nicht gut schläft, nützlich sein. Die imipraminähnlichen Medikamente reduzieren die Anzahl der Aufwachphasen, verlängern Phase-4-Schlaf, vergrössern die Latenz und verringern die Gesamtzeit im *rapid-eye-movement* (REM) Schlaf erheblich, der typischerweise häufiger und früher im Schlaf depressiver Patienten auftritt. In der Tat soll die Fähigkeit der trizyklischen Antidepressiva, den Beginn des REM-Schlafs in der frühen Behandlung unterdrücken zu können, ausschlaggebend dafür sein, ob eine therapeutische Wirkung später auftritt oder nicht (Kupfer et al., 1981). Amitriptylin, Clomipramin, Doxepin und Trazodon scheinen besonders sedierend zu wirken, wohingegen die meisten Sekundär-Aminantidepressiva wie Bupropion und Serotoninaufnahmehemmer wie Fluoxetin weniger in diesem Sinne wirken.

Wirkungen auf Tierverhalten Trotz seiner klinisch antidepressiven Wirkung führt Imipramin zu einer Hemmung der motorischen Aktivität bei Versuchstieren. Obwohl Imipramin die spontane motorische Aktivität bei Tieren reduziert, ist es in der Lage, eine Vielzahl von Verhaltensmustern herbeizuführen. Die Wirkungen bei Tieren, die eine stimulanzienähnliche Wirkung zu repräsentieren scheinen, beinhalten die Potenzierung der Amphetamin- und Methylphenidatwirkungen sowie die Verstärkung operanter Verhaltensmuster. Aggressives Verhalten, das durch hypothalamische Läsionen verursacht wird, kann sich verstärken; ebenso verhält sich die schockinduzierte Aggression bei Nagetieren nach längerer Imipraminbehandlung. Viele dieser Wirkungen auf das Verhalten scheinen in Verbindung mit der Potenzierung aminvermittelter (besonders noradrenerger) synaptischer Übertragung im ZNS zu stehen. Mehrere Verhaltensmodelle werden als experimentelle Screening-Methoden bei der Suche nach neuartigen Antidepressiva verwendet. Die meisten basieren auf der Fähigkeit der Antidepressiva, Tierverhalten bei Streßsituationen, die normalerweise zu einer verringerten „Verhaltensantwortbereitschaft" („erlernte Hilflosigkeit") führen, zu verstärken, z. B. bei wiederholten schmerzhaften Schocks, forciertem Schwimmen oder der Trennung von anderen Tieren. Andere Modelle bedienen sich der vermehrten Aggression gegenüber einem Eindringling oder der Veränderung dominanter Hierarchien in der Struktur von Tiergemeinschaften (siehe Henn und McKinney, 1987).

Wirkungen auf Amine im Gehirn Trizyklische Antidepressiva potenzieren die Wirkungen biogener Amine durch Blockade ihrer wichtigsten Mechanismen physiologischer Inaktivierung, dabei sind der Transport oder die Wiederaufnahme in Nervenendigungen betroffen (siehe Kapitel 6, 10 und 11). Imipramin blockiert die Noradrenalinwiederaufnahme. Imipramin und seine Analoga mit einer tertiären Aminseitenkette besitzen auch eine Wirkung auf die Serotoninwiederaufnahme, obwohl sie nur eine geringe Wirkung auf die Dopaminwiederaufnahme haben. Clomipramin, welches in den Vereinigten Staaten hauptsächlich für die Behandlung zwanghafter Erkrankungen zugelassen wurde, hat deutliche Wirkungen auf die Serotoninaufnahme. Trimipramin ist derart atypisch, daß es nur eine schwache Wirkung auf den Monoaminotransport hat. Die Sekundär-Aminanaloga des Imipramins (oder ihre N-demethylierten Metaboliten) wie das Desipramin und Nortriptylin sind potente und hochgradig selektive Hemmer der Noradrenalinwiederaufnahme. Sie unterscheiden sich von den tertiären Aminverbindungen dadurch, daß sie begrenztere anticholinerge und andere vegetative Nebenwirkungen haben (siehe Tabelle 19.1). Andere Antidepressiva besitzen wichtige Wechselwirkungen mit dem Prozess der Monoaminowiederaufnahme. Fluoxetin und andere Serotonintransportinhibitoren (siehe Tabelle 19.1) haben relativ selektive Wirkungen auf die Wiederaufnahme des Indolamids Serotonin und relativ begrenzte direkte Wirkungen an anderer Stelle wie z. B. den cholinergen und anderen Transmitterrezeptoren (Beasley et al., 1992; Koe, 1990). Venlafaxin hat sowohl auf den Serotonin- als auch den Noradrenalintransport Wirkungen. Es hat dabei eine fünffach höhere Selektivität für Serotonin, wohingegen Paroxetin eine ungefähr zehnfach höhere Selektivität für den Serotonintransport besitzt (Bolden-Watson und Richelson, 1993).

Die Hauptwirkungen des Triazolophenylpiperazin, des atypischen, sedierend antidepressiv wirkenden Trazodons und seines kürzlich eingeführten Analogons Nefazodon, sind weniger gut etabliert (Eison et al., 1990). Sie sind schwache Antagonisten bei der Serotoninwiederaufnahme. Dieser Effekt des Trazodons ist z. B. ungefähr 35mal schwächer als der des Fluoxetins und 700fach unter dem des Paroxetins (Bolden-Watson und Richelson, 1993). Trazodon und sein aktiver Metabolit m-Chlorophenylpiperazin (mCPP) besitzen Wirkungen als Agonisten an 5-HT$_1$-Serotoninrezeptoren und können indirekt die noradrenerge Übertragung erleichtern. Nefazodon besitzt einen kurzlebigen, aktiven Hydroxymetaboliten und wird zu mCPP metabolisiert. Die Neuropharmakologie der Propiophenone, des atypisch stimulierend-antidepressiv wirkenden Bupropions ist auch nur schlecht definiert (Settle, 1989). Bupropion ist selber ein sehr schwacher Hemmer der neuronalen Monoaminoaufnahme und hat eine leichte Präferenz für Dopamintransporter. Es kann jedoch *in vivo* in aktive Metaboliten mit amphetaminähnlichen Wirkungen umgewandelt werden, die sowohl die Dopamin- als auch die Noradrenalinaufnahme hemmen.

MAO-Inhibitoren bewirken dadurch eine Potenzierung einer Vielzahl von Monoaminen, daß sie ihre metabolische Deaminierung durch die mitochondriale MAO blockieren (siehe Tabelle 19.1; Murphy et al.,1987). Die meisten wirken nicht selektiv an diesen zwei Hauptenzymarten.

Die Entwicklung neuer Antidepressiva wird zum großen Teil dadurch begrenzt, daß es nicht möglich ist, antidepressive Wirkungen in präklinischen Untersuchungen im Tiermodell vorherzusagen. Die Laboruntersuchungen waren auf Modelle angewiesen, die Anhaltspunkte für eine Potenzierung der biochemischen, physiologischen oder Verhaltenswirkungen zerebraler Monoamine demonstrierten. Es ist in der Tat für eine neue Verbindung schwierig, als ein potentielles Antidepressivum in Betracht gezogen zu werden, wenn es solche Wirkungen nicht besitzt. Jedoch könnten besonders neue Stoffe, die eine Depression beim Menschen lindern können, über unerwartete Mechanismen wirken, die nicht in solchen Tiermodellen auftreten, die auf der verstärkten Funktion von Monoaminen im ZNS basieren.

Einige wenige unsichere Generalisierungen können anhand von Untersuchungen mit Tiermodellen und über klinische- und Verhaltensauswirkungen antidepressiver Substanzen gemacht werden. Erstens scheint die Blockade des Dopamintransports eher mit einer stimulierenden als mit einer antidepressiven Wirkung verbunden zu sein. Zweitens könnte die Hemmung der Serotoninaufnahme eine antidepressive Wirkung in sich bergen. Letztlich scheint die Hemmung der Noradrenalinaufnahme eine dauerhafte antidepressive Wirkung auszuüben. Jedoch dürfte die Hemmung der Noradrenalin- oder Serotoninwiederaufnahme *per se* keine ausreichende Erklärung für die antidepressiven Wirkungen dieser Stoffe darstellen (Baldessarini, 1989). Obwohl die Blockade der Aminaufnahme prompt erfolgt, bedarf das Auftreten einer antidepressiven Wirkung typischerweise einer mehrwöchigen Medikamentengabe. Es wird somit ersichtlich, daß die Potenzierung der monoaminergen Neurotransmission nur ein früher Schritt in einer möglicherweise komplexen Kaskade von Ereignissen darstellt, die letztlich zur antidepressiven Wirkung führt (Baldessarini, 1983, 1989).

Viele, aber nicht komplett in sich schlüssige experimentelle Daten zur Antidepressivawirkung haben sich angesammelt. Eine eindeutige Erklärung ihrer Wirkmechanismen steht weiterhin aus (Baldessarini, 1983, 1989; siehe Abbildung 19.1). Die Gabe eines trizyklischen Antidepressivums führt zu einer unmittelbaren Verringerung der Entladungen von Locus-caeruleus-Neuronen im Hirnstamm bei Ratten wie auch zur Verringerung der Synthese und Freisetzung von Noradrenalin. Substanzen, die hauptsächlich die Wiederaufnahme und Inaktivierung von Serotonin hemmen, führen zu ähnlichen Veränderungen in serotoninenthaltenden Raphe-Neuronen. Diese Effekte werden wahrscheinlich durch präsynaptische Autorezeptoren, besonders α$_2$-adrenerge Rezeptoren und 5-HT$_{1A/1D}$-Serotoninrezeptoren, vermittelt. Nach einer dauerhaften Imipraminbehandlung über ein bis drei Wochen gehen die neuronalen Entladungen und der Noradrenalinumsatz auf das Ausgangsmaß zurück oder überschreiten es, obwohl es zu einer unbegrenzt dauernden Hemmung der Aminwiederaufnahme kommt. Diese Anpassungsvorgänge gehen wenigstens bei Antidepressiva, die die Noradrenalinwiederaufnahme blockieren, mit einer Abnahme (*down-regulation*) und Desensibilisierung des α$_2$-Autorezeptors einher. Im Gegensatz dazu bleibt die Anzahl und Funktion von postsynaptischen α$_1$-Rezeptoren nach der Gabe der meisten Antidepressiva unbeeinflußt. Das Ansprechen auf einen α$_1$-Agonisten kann sogar vergrößert sein (Heninger und Charney, 1987). Somit können dauerhafte oder verstärkte funktionale Wirkungen, die durch postsynaptische α$_1$-Rezeptoren vermittelt werden, einen wichtigen Beitrag zur stimmungsaufhellenden Wirkung einiger Antidepressiva leisten (aber offensichtlich nicht die Serotoninwiederaufnahmehemmer). Andere zentrale adrenerge Anpassungsvorgänge können ebenso nach wiederholten antidepressiven Behandlungen entstehen. Bemerkenswert ist dabei, daß die β-Rezeptordichte und Funktion dauerhaft durch trizyklische Antidepressiva, MAO-Inhibitoren oder elektrokonvulsive Therapie verringert werden. Dieses trifft nicht dauerhaft für Inhibitoren des Serotonintransports zu (Heninger und Charney, 1987; Sulser und Mobley, 1980; Wamsley et al., 1987), jedoch können Kombinationen eines Serotonintransportinhibitors mit einem trizyklischen Antidepressivum zur schnelleren β-adrenergen Rezeptor desensibilisierenden Wirkung führen. Die pharmakodynamischen oder pharmakokinetischen Grundlagen und möglichen klinischen Bedeutungen dieser Wirkung sind jedoch nicht eindeutig. Die funktionale Bedeutung eines Verlustes des β-adrenergen Tonus, welcher durch die meisten antidepressiven Behandlungen ausgelöst wird, ist ungewiß. Es könnte letztendlich eine Anpassung darstellen, die nicht zu den antidepressiven Wirkungen beiträgt. Alternativ könnte es auch zur grösseren Aktivität in funktional verbundenen serotoninergen oder dopaminergen neuronalen Systemen beitragen. Es ist erwähnenswert, daß die Verwendung von β-adrenergen Rezeptorenblockern bei der grossen Depression nicht hilfreich ist und sogar zur Depression beitragen kann (siehe Kapitel 10).

Einige der oben zusammengefassten Anpassungsvorgänge könnten die Eigenschaften der trizyklischen Antidepressiva darstellen. Dabei sind eine moderate Affinität für α$_1$-Rezeptoren und begrenzte Wechselwirkungen an α$_2$- und β-adrenergen Rezeptoren zu nennen, die möglicherweise einen bevorzugten Noradrenalinzugriff auf die beiden zuletzt genannten Rezeptorenklassen ermöglichen (Cusack et al., 1994). Es kann auch sein, daß die längerdauernde Besetzung des Noradrenalintransporters alleine die Autorezeptorfunktion über eine allosterische Wirkung modifiziert, wie es für Serotonin-Neurone und Inhibitoren des Serotonintransports vorgeschlagen wurde (Chaput et al.,1991). Im Gegensatz dazu besitzen neuere selektive Serotoninwiederaufnahmehemmer und Bupropion eine sehr geringe Wechselwirkung mit diesen Rezeptoren (oder mit 5-HT$_1$ oder 5-HT$_2$-Serotonin-Rezeptoren), wohingegen Trazodon und Nefazodon dem Imipramin hinsichtlich seiner Wechselwirkungen mit adrenergen Rezeptoren ähneln und eine relativ hohe Affinität für Serotoninrezeptoren besitzen. Andere Wechselwirkungen der trizyklischen Antidepressiva sind bemerkenswerte antimuskarinerge und antihistaminerge Wirkungen. So besitzen z. B. Amitriptylin und Imipramin eine relativ hohe Affinität für muskarinische, α$_1$-adrenerge und H$_1$- sowie H$_2$-Histaminrezeptoren, wohingegen ihre N-demethylierten, Sekundär-Aminderivate Nortriptylin und Desipramin eine 10- bis 100fach geringere Affinität für die meisten dieser Bindungsstellen besitzen (Cusack et al., 1994).

Komplexe Veränderungen treten an Serotoninrezeptoren

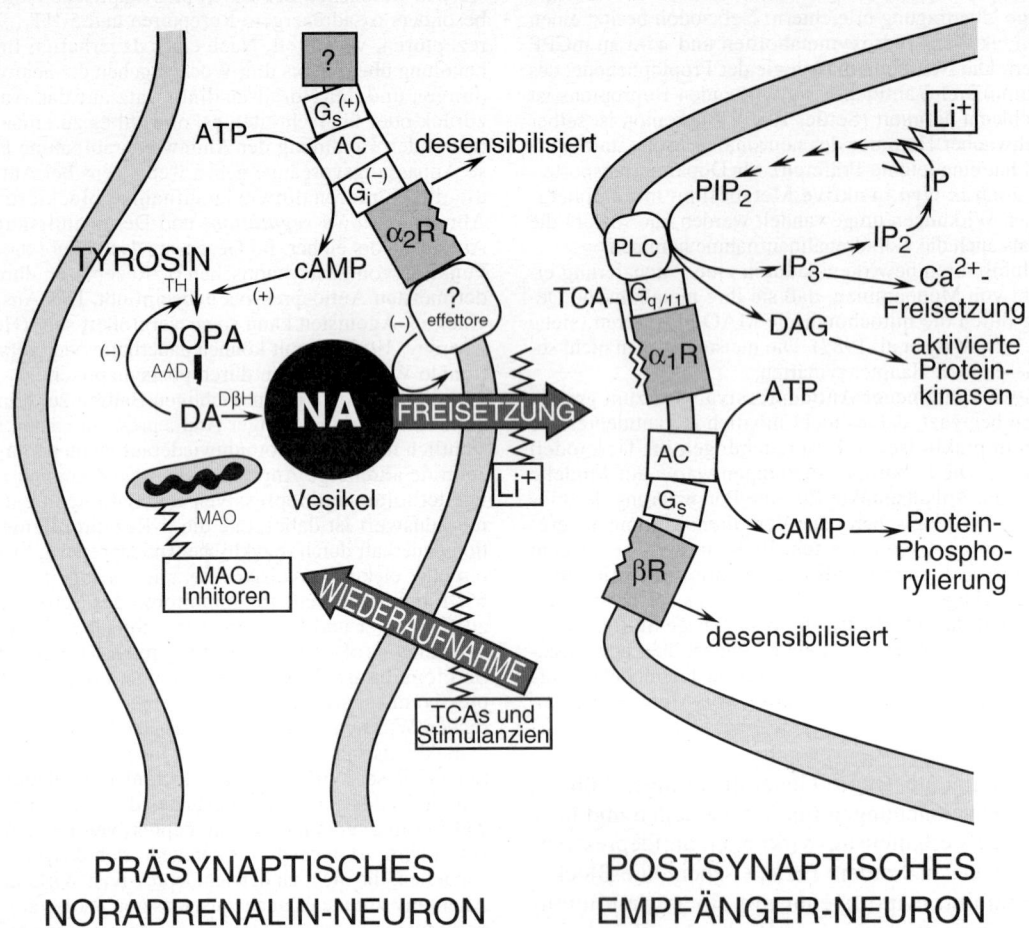

Abbildung 19.1 Wirkstellen von Antidepressiva und Lithium. In Verdickungen entlang der terminalen Aufzweigung von Noradrenalin-(NA-) Neuronen, die vom Hirnstamm in das Frontalhirn projizieren, wird Tyrosin durch die Tyrosinhydroxylase (TH) zu Dihydroxyphenylalanin (DOPA) oxidiert und danach durch die aromatische L-Aminosäure-Decarboxylase (AAD) zu Dopamin decarboxyliert und in Vesikeln gespeichert, wo die β-Oxidation durch Dopamin-β-hydroxylase (DβH) DA in NA umwandelt. Nach exozytotischer Freisetzung (Hemmung durch Lithium) durch Depolarisierung im Beisein von Ca^{2+} kommt es sowohl zur NA-Wechselwirkung mit postsynaptischen α- und β-adrenergen Rezeptor-(R-) Subtypen, als auch mit präsynaptischen $α_2$ Autorezeptoren. Die Inaktivierung erfolgt überwiegend durch aktiven Transport (Wiederaufnahme) in präsynaptische Endigungen (gehemmt durch die meisten trizyklischen Antidepressiva [TCAs] und Stimulanzien); dabei kommt es zur sekundären Deaminierung (durch mitochondriale Monoaminooxidase [MAO], die durch MAO-Inhibitoren gehemmt wird). β-adrenerge Rezeptoren aktivieren Adenylylcyclase (AC) durch G_s-Proteine, um Adenositriphosphat (ATP) in zyklisches AMP (cAMP) umzuwandeln. $α_1$-adrenerge (und andere) Rezeptoren aktivieren Phospholipase C (PLC) über zusätzliche G-Proteine, um Phosphatidylinositolbisphosphat (PIP_2) in Inositoltriphosphat (IP_3) und Diacylglycerol (DAG) umzuwandeln; dabei kommt es zur sekundären Modulation von intrazellulären Ca^{2+} und Proteinkinasen; $α_2$- Autorezeptoren modulieren die Synthese und NA-Freisetzung durch noch nicht hinreichend definierte Wirkmechanismen. Lithium hemmt die Phosphatase, die Inositol (I) aus Inositolphosphat (IP_2) freisetzt; es kann zusätzlich andere Wirkweisen haben, um den Überfluß oder die Funktion von G-Proteinen und Effektoren zu modifizieren. Initial führt die Blockade der NA-Inaktivierung durch TCAs zu einer durch $α_2$-Rezeptoren vermittelten Hemmung von Entladungsraten, metabolischer Aktivität und Transmitterfreisetzung aus NA-Neuronen; dabei geht jedoch stetig die Zahl und die Empfindlichkeit von $α_2$-Autorezeptoren verloren, wobei die präsynaptische Aktivität zurückkehrt. Postsynaptische β-Rezeptoren desensibilisieren ebenso, jedoch nicht $α_1$-Rezeptoren. Serotoninwiederaufnahmehemmer (SSRIs) besitzen analoge Wirkungen auf TCAs an serotoninenthaltenden Neuronen, TCA kann mit 5-HT-Neuronen und Rezeptoren Wechselwirkungen besitzen; siehe auch Text und Kapitel 11 und 12 für weitere Erläuterungen.

nach einer wiederholten Behandlung mit Inhibitoren der Noradrenalin- und Serotoninwiederaufnahme auf, so auch der inkonsistente Verlust von $5-HT_1$- oder $5-HT_2$-Rezeptoren im Frontalhirn. Dieses hat eine unbekannte funktionelle Bedeutung (Heninger und Charney, 1987; Wamsley et al., 1987). Postsynaptische $5-HT_{1A}$-Rezeptoren werden von Imipramin und Elektroschocks durch unbekannte Mechanismen sensibilisiert, im Gegensatz dazu werden präsynaptische 5-HT-Autorezeptoren (Typ 1A oder 1D) nach wiederholtem Kontakt mit dem Inhibitor des Serotonintransports (Paroxetin), aber nicht durch trizyklische Antidepressiva, Elektroschocks oder MAO-Inhibitoren desensibilisiert (Chaput et al., 1991). Obwohl diese Reaktionen zu einer erhöhten Empfindlichkeit gegenüber Serotonin führen können, ist es verführend zu spekulieren, daß die Erhöhung der serotoninergen Übertragung im ZNS ein wichtiges und häufiges Ergebnis infolge einer längeren Behandlung sowohl mit Inhibitoren der Serotonin- als auch Noradrenalinwiederaufnahme, MAO-Inhibitoren und vielleicht sogar elektrokonvulsiver Therapie sein könnte.

Weitere Anpassungsvorgänge an wiederholte antidepressive Therapien wurden beschrieben (Heninger und Charney, 1987). Darunter befinden sich Wirkungen auf γ-Aminobuttersäure-(GABA-) Rezeptoren unbekannter Bedeutung. Zusätzlich können trizyklische Antidepressiva D2-Dopaminautorezeptoren desensibilisieren. Wahrscheinlich geschieht dies indirekt durch eine Verstärkung dopaminerger Mechanismen im Frontalhirn, die so zur Stimmungsaufhellung und Aktivitätssteigerung beitragen können. Darüber hinaus können Veränderungen des Effektor- und Second-messenger-Systems erwartet werden. Veränderungen in der Aktivität der cAMP-abhängigen Proteinkinasen, die Bestandteile des Zellskeletts betreffen, wurden beschrieben und können als das Ergebnis veränderten neuronalen Wachstums und Aussprossens angesehen werden (Wong et al., 1991). Es können ebenfalls Veränderungen auf der Ebene der genetischen Expression, z. B. durch eine Zunahme von Glukokortikoidrezeptoren an monoaminergen Neuronen auftreten (Kitayama et al., 1988).

Vegetatives Nervensystem Es wird angenommen, daß die wichtigsten Wirkungen der trizyklischen Antidepressiva auf die Funktion des vegetativen Nervensystems auf die Hemmung des Noradrenalintransports in adrenergen Nervenendigungen und auf den Antagonismus von muskarinergen, cholinergen und α_1-adrenergen Antworten auf die vegetativen Neurotransmitter zurückzuführen sind. So z. B. sind das Verschwommensehen, die Mundtrockenheit, die Verstopfung und der Harnverhalt, die durch therapeutische Dosierungen trizyklischer Antidepressiva entstehen, anticholinerge Wirkungen. Amitriptylin verursacht häufig diese Effekte, Desipramin hingegen weniger (Blackwell et al., 1978). Die atypischen Antidepressiva Bupropion und Trazodon haben sehr schwache anticholinerge Wirkungen (siehe Cusack et al., 1994). Vegetative Veränderungen, die eine Depression begleiten, können schwierig von einigen dieser Symptome zu unterscheiden sein.

Kardiovaskuläres System In therapeutischen Dosierungen haben die trizyklischen Antidepressiva signifikante Wirkungen auf das kardiovaskuläre System. Bei einer Überdosierung können diese Wirkungen lebensbedrohlich sein (siehe Burrows et al., 1976: Cassem, 1982). Beim Menschen ist die häufigste Manifestation dieser Wirkungen eine posturale Hypotension, die zum Teil durch eine α-adrenerge Blockade verursacht wird. Eine leichte Sinustachykardie wird häufig auch beobachtet. Sie ist wahrscheinlich das Ergebnis sowohl einer Inhibition der Noradrenalinaufnahme als auch einer Blockade muskarinerger Rezeptoren. Die deutlichsten EKG-Veränderungen, die während der Verwendung von Imipramin und seiner Analoga auftreten, sind unter anderem die Inversion oder Abflachung der T-Wellen und Hinweise für eine verlängerte Leitungszeit auf allen Ebenen des intrakardialen Leitungssystems proportional zur Plasmakonzentration der Substanz, besonders wenn sie über 200 ng/ml beträgt. Bedeutsam kann auch eine direkte myokardiale Hemmung sein. Diese Wirkungen ähneln denen von Quinidin und können eine frühzeitige ventrikuläre Depolarisierung unterdrücken. Daraus folgt, daß potentiell gefährliche Ausmaße einer kardialen Hemmung dann auftreten können, wenn solche Stoffe bei einem Patienten mit einem signifikanten vorbestehenden Leitungsdefekt (z. B. ein Überleitungsblock) oder bei einem Patienten, der bereits mit einem Arrhythmikum der Klasse 1 (Na^+-Kanalblocker) behandelt wird (siehe Kapitel 35; Glassman et al., 1993). Da trizyklische Antidepressiva eine orthostatische Hypotension und in höherer Dosierung oder bei höheren Gewebskonzentrationen Arrhythmien verursachen können und unvorhersehbar mit anderen Substanzen interagieren (siehe unten), müssen sie mit grosser Vorsicht bei Patienten mit einer Herzerkrankung eingesetzt werden. Gleiches gilt für die Serotoninwiederaufnahmehemmer. Neuere Antidepressiva, unter anderem die Serotoninwiederaufnahmehemmer und die atypischen Stoffe Bupropion, Nefazodon und Trazodon besitzen minimale kardialhemmende (oder antiarrhythmische) Wirkungen. Sie haben ein geringes Risiko, eine Hypotension zu verursachen und besitzen eine breite Sicherheitsspanne bei akuter Überdosierung. Venlafaxin und besonders Bupropion können zu leichten Blutdruckanstiegen führen (Roose et al., 1991).

Trotz der offenbar relativen Sicherheit vieler neuer Antidepressiva ist die relative Wirksamkeit dieser Stoffe bei einer Depression älterer Patienten mit oder ohne kardiovaskulärer Erkrankung noch nicht gut bekannt (Spier und Frontera, 1991). Die häufige Koexistenz einer großen Depression und einer Gefäßerkrankung bei geriatrischen Populationen kann zu herausfordernden klinischen Entscheidungen führen. Eine leichte Depression kann selbstbegrenzend sein und sicher mit emotionaler Unterstützung und vielleicht einer Behandlung der Angst und Insomnie behoben werden, obwohl eine schwerere Depression zur Morbidität und Mortalität bei vorbestehender kardialer oder zerebrovaskulärer Erkrankung beitragen kann und einer aktiven pharmakologischen Intervention bedarf (siehe Glassman et al., 1993). In Abhängigkeit besserer Informationen kann es zunächst klug sein, ein atypisches Antidepressivum auszuwählen und ein trizyklisches Antidepressivum mit sekundärer Amingruppe (wie das Nortriptylin oder Desipramin) für die Patienten zurückzustellen, die auf die weniger risikoreiche Alternativen nicht ansprechen. Trizyklische Antidepressiva mit tertiärer Amingruppe (wie das Amitriptylin) werden am besten bei Älteren oder Patienten mit einer kardialen Vorgeschichte vermieden. Für einige schwer depressive, kardial vorgeschädigte Patienten, insbesondere solche mit einer deutlichen Agitation oder mit psychotischen Merkmalen, kann eine elektrokonvulsive Therapie (EKT) eine sichere und wirksame Alternative darstellen.

Besondere pharmakologische Eigenschaften von Monoaminooxidasehemmern MAO-Inhibitoren wirken hauptsächlich auf Organsysteme, die unter dem Einfluß sympathomimetischer Amine und Serotonin stehen. Diese Stoffe hindern nicht nur MAO, sondern auch andere Enzyme in gleicher Weise.

Zudem stören sie den hepatischen Metabolismus vieler anderer Substanzen. Zusätzlich nimmt man an, daß sie Wirkungen besitzen, die nicht direkt in Bezug zur Enzyminhibition stehen. MAO ist ein flavinenthaltendes Enzym, das in den mitochondrialen Membranen in Nervenendigungen, der Leber und anderen Organen gefunden wird. MAO unterscheidet sich biochemisch von anderen nichtspezifischen Aminoxidasen wie z. B. denen im Plasma. Es ist funktional eng an die Aldehydreduktase und an die Aldehyddehydrogenase gebunden, aber die Endprodukte dieser Reaktionen können in Abhängigkeit des Substrats des Gewebes Carboxylsäuren oder Alkohole sein. MAO spielt eine wichtige Rolle bei der Regulation von metabolischen Abbaus von Katecholaminen und Serotonin in neuralen Geweben oder sonstigen Zielgeweben. Die hepatische MAO hat eine kritische Abwehrrolle bei der Inaktivierung zirkulierender Monoamine oder solcher wie z. B. Tyramin, die im Darm ihren Ursprung haben und in den Portalkreislauf absorbiert werden.

Es gibt wenigstens zwei molekulare MAO-Typen, die unterschiedliche Präferenzen für Substrate und verschiedene Empfindlichkeiten gegenüber selektiven Inhibitoren besitzen. Sie wurden ursprünglich wegen ihrer Empfindlichkeit gegenüber Clorgylin und der Präferenz für Serotonin (MAO-A) sowie ihrer Empfindlichkeit gegenüber Selegilin (Deprenyl) und ihrer Präferenz für Phenylethylamine (MAO-B) definiert. Beide Arten kommen in der Leber und im Gehirn der meisten Spezies vor. Mit Ausnahme von Selegilin sind die MAO-Inhibitoren, die derzeit therapeutisch verwendet werden, nicht selektiv. Selektive MAO-A-Inhibitoren (z. B. Clorgylin) scheinen eine Wirksamkeit bei der Behandlung der grossen Depression zu haben. Alle diese Stoffe sind jedoch bisher nur auf experimenteller Basis eingesetzt worden. Selegilin wurde kürzlich für die Behandlung der Parkinsonschen Erkrankung zugelassen. Ausgangspunkt war die Vorstellung, sowohl das verbleibende Dopamin degenerierender nigrostriataler Neurone zu potenzieren als auch (theoretisch) den neuronalen Schaden infolge reaktiver Produkte des oxidativen Metabolismus von Dopamin und anderer Toxine zu reduzieren (siehe Kapitel 22). Es könnte auch nützliche psychotrope Wirkungen besitzen, obwohl seine Aktivität als ein Antidepressivum begrenzt ist und solche Wirkungen nicht dauerhaft mit MAO-B-selektiven Dosierungen beobachtet wurden (Murphy et al., 1987). Es wurden eine Reihe von experimentellen selektiven MAO-A-Inhibitoren entwickelt, deren Wirkungen schnell reversibel sind (z. B. Brofaromin, Moclobemid). Diese Stoffe scheinen klinisch wirksamer zu sein und eine weit geringere Fähigkeit zu besitzen, die Blutdruckwirkungen von Tyramin zu potenzieren als die nicht selektiven MAO-Inhibitoren (Delini-Stula et al., 1988).

Die im klinischen Einsatz befindlichen MAO-Inhibitoren sind an die Bindungsstelle gerichtete irreversible („Suizid-") Inhibitoren (Singer, in Symposium, 1979). Die Hydrazine (Phenelzin und der vermeintlich aktive Metabolit von Isocarboxazid) und die acetylenischen Stoffe (Pargylin, Clorgylin und Selegilin) greifen die flavinprostetische Gruppe nach ihrer Oxidation zu reaktiven Intermediärverbindungen durch MAO an und inaktivieren sie. Die Chemie der Cyclopropylamine (Tranylcypromin) ist weniger bekannt, sie scheint jedoch die Reaktion einer Sulfhydrylgruppe im aktiven Zentrums des Enzyms nach der Bildung eines Imins durch die MAO-Wirkung zu beinhalten. Klinisch wird die maximale Inhibition in einigen wenigen Tagen erreicht, obwohl die antidepressive Wirkung dieser Stoffe mit einer Verzögerung von zwei bis drei Wochen einsetzen kann. Es kann bis zu zwei Wochen dauern, bevor sich der Aminmetabolismus nach Absetzen der Substanz normalisiert, wahrscheinlich geschieht dies infolge der Notwendigkeit einer Enzymsynthese. Die Umkehr nach Absetzen von Tranylcypromin geschieht nur geringfügig schneller, was wahrscheinlich auf die langsame, spontane Zersetzung des Enzym-Inhibitor-Komplexes oder eine neue Enzymbildung zurückzuführen ist. Die Tranylcyprominwirkungen auf das Verhalten treten schneller auf, vermutlich infolge akuter amphetaminähnlicher, stimulierender Wirkungen.

Die Untersuchung der MAO-Aktivität beim Menschen, der diese Substanzen einnimmt, hat den Eindruck erweckt, daß günstige klinische Resultate wahrscheinlich dann auftreten, wenn MAO in Thrombozyten zu wenigstens 85% gehemmt ist (Robinson et al., 1978). Dieses Verhältnis ist für das Phenelzin am besten gesichert, aber es weist darauf hin, daß es notwendig ist, aggressive MAO-Inhibitor-Dosierungen zu verwenden, um ihre maximalen therapeutischen Möglichkeiten auszuschöpfen.

Es wurde sehr häufig angenommen, daß die Kapazität von MAO-Inhibitoren, als Antidepressiva zu wirken, die erhöhte Verfügbarkeit eines oder mehrerer Monoamine im ZNS oder im sympatischen Nervensystem darstellt, obwohl diese Annahme schwer zu beweisen ist. Ein Problem besteht darin, daß die akuten biochemischen und pharmakologischen Wirkungen von MAO-Inhibitoren ihren palliativen Wirkungen bei psychiatrischen Erkrankungen um bis zu zwei Wochen oder länger vorausgehen. Die Gründe für diese Verzögerung der therapeutischen Wirkung bleiben unbekannt, obwohl sie an den verzögerten Wirkungseintritt bei den trizyklischen Antidepressiva erinnern.

Resorption, Verteilung, Metabolismus und Exkretion Trizyklische Antidepressiva werden nach oraler Gabe relativ gut resorbiert. Obwohl sie gewöhnlich zu Anfang in aufgeteilten Mengen eingesetzt werden, erlauben ihre relativ langen Halbwertszeiten und die ziemlich breite Spanne tolerierter Spiegelkonzentrationen einen steten Übergang zu einer einzigen täglichen Dosis, die zur Schlafenszeit gegeben wird. So kann sehr sicher für Dosierungen bis zum Äquivalent von 150 mg Imipramin verfahren werden. Hohe Dosierungen dieser stark anticholinergen Stoffe können die gastrointestinale Aktivität verringern und die Magenentleerungszeit verlangsamen, was zu einer verlangsamten und fehlerhaften Absorption dieser und anderer gleichzeitig eingenommener Substanzen führen kann. Dieses kann die Behandlung einer akuten Überdosierung verkomplizieren. Plasmakonzentrationen erreichen ihren Spitzenwert innerhalb von zwei bis acht Stunden, was aber bis über zwölf Stunden verzögert sein kann. Die intramuskuläre Gabe einiger trizyklischer Antidepressiva (unter anderem Amitriptylin und Clomipramin) kann unter bestimmten Umständen, besonders bei schwer depressiven, anorektischen Patienten, die eine orale Medikation oder eine elektrokonvulsive Therapie (EKT) verweigern, angewendet werden.

Wenn sie resorbiert sind, werden diese lipophilen Substanzen großflächig verteilt. Ihre pharmakokinetischen Eigenschaften ähneln denen von Phenothiazinen. Sie sind stark an Plasmaproteine und Gewebsbestandteile gebunden. Die letztgenannte Tatsache trägt zu den grossen Verteilungsvolumina bei, die typischerweise 10 - 50 l/kg betragen. Die Plasmakonzentrationen dieser Substanzen, von denen angenommen wird, daß sie am besten zu ausreichenden antidepressiven Wirkungen führen, betragen zwischen 150 und 250 mg/ml. Toxische Wirkungen dieser Substanzen können dann erwartet werden, wenn die Plasmakonzentration über 500 ng/ml ansteigt; über 1 µg/ml kann tödlich sein (siehe Amsterdam et al., 1980; Baldessarini, 1989; De Vane, 1992).

Ob ein therapeutisches Medikamentenmonitoring bei der routinemässigen klinischen Anwendung von Antidepressiva notwendig ist, bleibt ungewiss; es wurden aber optimale Serumkonzentrationen von 50 - 150 ng/ml für Nortriptylin und 150 - 250 mg/ml für Desipramin vorgeschlagen. Die individuelle Streubreite der trizyklischen Antidepressivaspiegel nach einer bestimmten Dosis kann das 10- bis 30fache betragen und ist größtenteils auf die genetische Kontrolle der hepatischen mikrosomalen oxidativen Enzyme zurückzuführen (Sjöqvist, 1989). Vorhersehbare Beziehungen zwischen der initialen Disposition einer relativ geringen Testdosis von Nortriptylin oder Desipramin und der Dosierung, die theoretisch notwendig ist, um optimale Serumkonzentrationen zu erreichen, wurden als Leitlinie zur klinischen Dosierung beim einzelnen Patienten vorgeschlagen (Nelson et al., 1987). Serumkonzentrationen von Antidepressiva sind alleinig keine verlässlichen Prädiktoren des Verlaufs und des Langzeitergebnisses bei einer toxischen Überdosierung; und sie können irreführend sein, wenn sie post mortem für forensische Zwecke bestimmt werden (Prouty und Anderson, 1990).

Serumkonzentrationen anderer Antidepressiva, die bei einer normalen klinischen Dosis auftreten, sind wie folgt: Spiegel von Serotonintransportinhibitoren betragen zwischen 25 und 50 ng/ml für Sertralin und 30 - 100 ng/ml für Paroxetin, 100 - 300 ng/ml für Fluoxetin und den wichtigen aktiven Metaboliten Norfluoxetin. Die Bupropionsspiegel betragen typischerweise 50 - 100 ng/ml, wohingegen die für Trazodon viel höher sind und bei ca. 800 - 1600 ng/ml liegen.

Die trizyklischen Antidepressiva werden durch hepatische mikrosomale Enzyme oxidiert und daraufhin mit Glukoronsäure konjugiert. Der Hauptstoffwechsel von Imipramin führt zum aktiven Produkt Desipramin. Die Biotransformation beider Verbindungen geschieht überwiegend durch Oxidation zu 2-Hydroxymetaboliten, die eine geringe Fähigkeit behalten, die Aufnahme von Aminen zu blockieren und besonders weiterhin kardial hemmende Wirkungen haben können. Im Gegensatz dazu werden Amitriptylin (hauptsächlich demethyliert zu Nortriptylin) und Nortriptylin vorzugsweise an der Position 10 oxidiert. Die 10-Hydroxymetabolite können biologische Aktivität aufweisen. Sie sind aber weniger kardiotoxisch als die 2-Hydroxymetabolite von Imipramin oder Desipramin (Pollock und Perel, 1989). Die Konjugation der hydroxylierten Metabolite mit Glukuronsäure beendet jegliche verbliebene biologische Aktivität. Obwohl die demethylierten Metaboliten von Imipramin und Amitriptylin antidepressive Wirkung besitzen, ist es nicht bekannt, in welchem Ausmaß sie zur Aktivität der Muttersubstanz beitragen. Diese demethylierten Produkte können sich in Konzentrationen anreichern, die diejenigen ihrer Vorstufen erreichen oder sogar überschreiten. Doxepin scheint auch durch N-Demethylierung in einen aktiven Metaboliten, Nordoxepin, umgewandelt zu werden.

Es gibt wenig Information über den Metabolismus neuerer Antidepressiva beim Menschen. Amoxapin wird überwiegend zum 8-Hydroxymetabolit oxidiert. Dabei kommt es auch zur Produktion des 7-Hydroxymetaboliten, wobei der erste pharmakologisch aktiv ist. Wahrscheinlich bestehen antagonistische Wechselwirkungen mit D2-Dopaminrezeptoren. Es besteht ein Risiko extrapyramidaler Nebenwirkungen, die an diejenigen des N-Methylanalogon Loxapin, eines typischen Neuroleptikums, erinnern (siehe Kapitel 18). Trazodon wird N-desalkyliert und bildet mit *m*-Chlorophenylpiperazin (mCPP) einen aktiven Metaboliten mit serotoninerger Aktivität. Es wird angenommen, daß Bupropion aktive Metaboliten mit amphetaminähnlichen Aktivitäten hervorbringt. Die Serotoninwiederaufnahmehemmer Clomipramin, Fluoxetin, Sertralin und Venlafaxin werden alle zu Norclomipramin, Norfluoxetin, Norsertralin und Demethylvenlafaxin N-demethyliert (DeVane, 1992; van Harten, 1993). Wie auch bei den trizyklischen Antidepressiva mit tertiärer Amingruppe werden die N-demethylierten Metabolite der Serotoninwiederaufnahmehemmer langsamer eliminiert, und einige sind pharmakologisch aktiv. Norclomipramin trägt zur noradrenergen Aktivität bei. Norfluoxetin ist ein langwirkender, aktiver Inhibitor des Serotonintransports. Es konkurriert mit anderen Substanzen um hepatische Oxidasen mit dem Ergebnis, daß die Konzentrationen anderer im Kreislauf befindlicher Stoffe erhöht werden. Darunter befinden sich auch die trizyklischen Antidepressiva lange nachdem die Gabe der Muttersubstanz eingestellt wurde. Obwohl es auch relativ langsam eliminiert wird (Halbwertszeit von 60 - 70 Stunden), scheint Norsertralin begrenzte pharmakologische Aktivität oder das Risiko einer Medikamentenwechselwirkung zu haben.

Die Inaktivierung und Elimination der meisten Antidepressiva geschieht über einen Zeitraum von mehreren Tagen, dabei gibt es jedoch einige besondere Ausnahmen. Im allgemeinen haben die trizyklischen Antidepressiva mit sekundärer Amingruppe und die N-demethylierten Derivate der Serotoninwiederaufnahmehemmer Eliminationshalbwertszeiten, die zweimal so lang sind wie die der Muttersubstanz (van Harten, 1993). Trotzdem werden die meisten Trizyklika innerhalb von sieben bis zehn Tagen nahezu vollständig eliminiert. Ein ganz besonders langwirkendes trizyklisches Antidepressivum ist das Protriptylin (Halbwertszeit von ca. 80 Stunden), wohingegen die Halbwertszeit von Fluoxetin ca. 50 Stunden beträgt. Überschreitet sie bei N-demethylierten Nebenprodukten 100 (bis zu 200) Stunden, so werden mehrere Wochen für die Elimination benötigt. Die auf dem Markt befindlichen MAO-Inhibitoren binden entweder fest (Tranylcypromin) oder irreversibel (Hydrazin oder Propargylderivate wie Phenelzin und Selegilin) an den MAO-Enzym-Komplex, und die Erholung von ihren Wirkungen bedarf der Synthese neuer Enzyme innerhalb eines Zeitraums von ein bis zwei Wochen. Mehrere experimentelle MAO-A-Inhibitoren (z. B. Brofaromin, Moclobemid) sind reversibel und von kurzer Wirkung (Murphy et al., 1987). Als andere Extreme haben Bupropion (Halbwertszeit von ca. 12 Stunden), Trazodon und Venlafaxin (Halbwertszeit von ca. sechs Stunden für beide) kurze Halbwertszeiten wie auch der aktive 4-Hydroxymetabolit von Venlafaxin, O-Demethylvenlafaxin (Halbwertszeit von ca. zwölf Stunden). Nefazodon hat eine mittlere Halbwertszeit (ca. 18 Stunden), die des aktiven Hydroxymetaboliten ist jedoch kurz (ca. drei Stunden). Wie auch bei vielen anderen Substanzen werden Antidepressiva von Kindern schneller metabolisiert. Dieser Vorgang ist bei Patienten über 60 Jahren langsamer verglichen mit jungen Erwachsenen (siehe Baldessarini et al., 1995; Wilens et al., 1992). Dosierungen sollten dementsprechend eingestellt sein (siehe Baldessarini, 1996).

Die MAO-Inhibitoren werden bei oraler Gabe schnell absorbiert. Sie führen zu einer maximalen MAO-Inhibition innerhalb von fünf bis zehn Tagen. Es gibt nur wenige Informationen über ihre Pharmakokinetik. Obwohl ihre biologische Aktivität wegen ihrer charakteristischen Enzyminteraktion verlängert ist, scheint die klinische Wirkung begrenzt zu sein, wenn die entsprechende Substanz weniger als einmal pro Tag gegeben wird.

Es wird angenommen, daß die Hydrazid-MAO-Inhibitoren gespalten werden, wobei es zur Freisetzung des aktiven Produkts (z. B. Hydrazine) kommt. Sie werden überwiegend durch Acetylierung inaktiviert. Ungefähr die Hälfte der Bevölkerung in den Vereinigten Staaten und Europa (und noch mehr in bestimmten asiatischen Ländern) sind „langsame Acetylierer" von hydrazinartigen Substanzen, so auch Phenelzin, was zu den gesteigerten Wirkungen beitragen kann, die bei manchen Patienten nach einer Standarddosis Phenelzin beobachtet werden können (siehe Kapitel 1 und 4).

Toleranz und körperliche Abhängigkeit Eine gewisse Gewöhnung hinsichtlich der sedierenden und vegetativen Wirkungen scheinen sich mit der dauerhaften Verwendung von Imipramin zu entwickeln. Gelegentlich gibt es Patienten, die von trizyklischen Antidepressiva körperlich abhängig sind. Dabei kommt es beim abrupten Absetzen einer hohen Imipramindosierung zu Malaise, Kältegefühl, Katarrh und Muskelschmerzen (Shatan, 1966). Es ist daher geschickt, trizyklische Antidepressiva stetig über eine Woche oder länger auszuschleichen. Trotz dieser gelegentlichen Probleme ist es wichtig zu betonen, daß trizyklische Antidepressiva häufig über längere Zeiträume (Jahre) bei Patienten mit schweren, wiederauftretenden Depressionen eingesetzt wurden. Dabei gab es nur selten Berichte einer Gewöhnung hinsichtlich ihrer erwünschten Wirkungen (siehe Conen und Baldessarini, 1985; Frank et al., 1990). Es kann die unterschwelligere Form einer Entzugsreaktion bei mehreren psychotropen Stoffen erwartet werden, wobei ein Zeitraum mit einem Risiko für das Wiederauftreten der Erkrankung besteht. Sie kann schwerwiegender sein, als sie es bei der unbehandelten Form derselben Erkrankung zu erwarten wäre, insbesondere dann, wenn die Erhaltungsdosis abrupt abgesetzt wird. Dieses Risiko kann über mehrere Monate weiterbestehen. Hinweise für das Auftreten dieses Phänomens gibt es für Lithium bei der bipolaren Erkrankung, es kann aber auch bei Antidepressiva auftreten. Ein solches Risiko kann durch die stete Reduzierung einer Langzeitmedikation verringert werden (Suppes et al., 1993). Die dauerhafte Wirksamkeit und Stabilität während längerer Dauerbehandlungen und die Wirkungen eines schnellen Absetzens sind besser für Imipramin beschrieben als für andere Antidepressiva und stimmungsstabilisierende Medikamente.

Toxische Reaktionen und Nebenwirkungen Signifikante Nebenwirkungen von trizyklischen Antidepressiva sind relativ häufig und werden mit einer Prävalenz bis zu 5% eingeschätzt (Bryant et al., 1987; Pollack und Rosenbaum, 1987). Die meisten sind antimuskarinerge Wirkungen. Eine zerebrale Intoxikation, kardiale Toxizität und orthostatische Hypotension sind ebenfalls ernste Probleme. Klinisch manifestieren sich die antimuskarinergen Wirkungen durch Mundtrockenheit und einen sauren oder metallischen Geschmack, epigastrische Empfindungen, Verstopfung, Schwindelgefühl, Tachykardie, Palpitationen, Schleiersehen und Harnverhalt. Spezielle Vorsichtsmaßnahmen sollten bei Männern mit einer Prostatahypertrophie getroffen werden. Paradoxerweise ist übermäßiges Schwitzen eine relativ häufige Beschwerde, dessen Mechanismus nicht bekannt ist. Schwäche und Müdigkeit sind den zentralen Wirkungen dieser Stoffe zuzuschreiben. Ältere Patienten leiden häufig unter Schwindel, posturaler Hypotension, Verstopfung, verzögerter Miktion, Ödemen und Muskelzittern.

MAO-Inhibitoren können eine Sedierung oder Erregungszustände verursachen. Sie haben ein hohes Risiko, eine posturale Hypotension zu verursachen. Manchmal kommt es dabei zum dauerhaften, leichten Anstieg des diastolischen Blutdrucks. Neuere Antidepressiva haben im allgemeinen weniger oder andere Nebenwirkungen und geringere toxische Risiken als die alten Trizyklika- und MAO-Inhibitoren. Die selektiven Serotoninwiederaufnahmehemmer haben als Gruppe ein hohes Risiko, Übelkeit, Erbrechen, Kopfschmerzen und sexuelle Störungen wie Ejakulationsstörungen zu verursachen (Bergeron und Blier, 1994). Ganz besonders Fluoxetin wurde mit Agitation und Ruhelosigkeit, was einer Akathisie ähnelt, in Verbindung gebracht (siehe Kapitel 18; Hamilton und Opler, 1992). Bupropion kann stimulierend mit Agitation, Anorexie und Schlafstörungen wirken. Trazodon ist ein Sedativum, welches das Risiko trägt, ganz besonders bei älteren Menschen eine Hypotension auszulösen. Es wurde auch mit Priapismus (Lansky und Selzer, 1984) und mit ventrikulären Tachyarrhythmien in Verbindung gebracht.

Eine andere unerwünschte Wirkung antidepressiver Substanzen (und offenbar aller wirksamer Formen medizinischer Depressionsbehandlung) ist bei bestimmten Patienten ein Übergang von einer Depression in einen hypomanischen oder manischen Erregungszustand oder in einen gemischten dysphorischen agitiert-manisch-depressiven Zustand. Dieses besondere Merkmal einer bipolaren manisch-depressiven Erkrankung wird manchmal als der *switch process* (Umschaltvorgang) bezeichnet (Goodwin und Jamison, 1990). Es ist unklar, ob neuere Antidepressiva ein geringeres Risiko besitzen, diesen manischen Umschaltvorgang herbeizuführen. Klinisch wird es jedoch für das Bupropion erwartet.

Zusätzlich zu manischen Reaktionen auf Antidepressiva kommen Verwirrtheit oder Delirium häufig vor. Konzentrations- und Erinnerungsstörungen sind ebenfalls relativ häufig. Sie werden bei ungefähr 10% der behandelten Patienten beobachtet (und in über 30% bei Patienten über 50 Jahren). Diese medikamentenbezogenen Probleme werden häufig übersehen oder ganz besonders bei älteren Menschen als ein Teil der Grunderkrankung verkannt. Diese Symptome können sekundär bei zentraler anticholinerger Wirkung auftreten, besonders bei Trizyklika mit tertiärer Amingruppe wie Amitriptylin oder Doxepin. In manchen Fällen kann eine geringe Physostigmindosierung bei der Diagnose helfen (siehe Granacher und Baldessarini, 1975). Neuroleptische Stoffe mit zusätzlichen anticholinergen Wirkungen sollten vermieden werden, wenn dieses Syndrom vermutet wird. Ein leichter Tremor kommt bei ungefähr 10% der älteren Patienten vor, die eine trizyklische Substanz erhalten.

Das erhöhte Risiko tonisch-klonischer Krampfanfälle ist eine weitere toxische Wirkung von trizyklischen Antidepressiva. Dieses Risiko scheint besonders hoch zu sein bei einer Bupropiondosierung über 500 mg und bei einer Maprotilindosierung über 250 mg/Tag (Johnston et al., 1991). Desipramin dürfte eine relativ geringe Wirkung auf die Krampfschwellen haben. Bei Überdosierungen kommen Kampfanfälle ganz besonders häufig bei Amoxapin vor (siehe Tabelle 19.1; Litovitz und Troutman, 1983).

Der Akkommodationsverlust ist eine häufige ophthalmologische Nebenwirkung jeglicher stark anticholinerger Substanzen, so auch der trizyklischen Antidepressiva. Die Entwicklung eines Glaukoms, die ein potentielles Risiko darstellt, tritt jedoch selten auf. Das Risiko ist wahrscheinlich am höchsten bei älteren Patienten mit einem Engwinkelglaukom. Trizyklische Antidepressiva können bei Patienten mit einem Glaukom eingesetzt werden, vorausgesetzt daß Pilocarpin-Augentropfen oder eine äquivalente Medikation fortgesetzt wird. Die vernünftigste Antidepressivawahl bei einem solchen Fall wäre ein Inhibitor der Serotoninwiederaufnahme oder ein anderer atypischer Stoff. Unter den älteren Substanzen dürfte Desipramin relativ sicher sein.

Kardiovaskuläre Probleme sind bereits diskutiert worden (siehe Tabelle 19.1). Wenn keine kardiale Erkrankung vorbesteht, stellt die posturale Hypotension das grundlegende Problem bei imipraminähnlichen Substanzen, nach der Hypotension, die schwer ausgeprägt sein kann, dar (siehe Ray et al., 1987; Roose et al., 1987). Die posturale Hypotension ist auf einen α_1-adrenergen Rezeptorantagonismus zurückzuführen, der bei imipraminähnlichen Substanzen beobachtet wird. Es ist oft hilfreich, die Medikation auf einen Stoff mit einem geringen Risiko für eine Hypotension umzustellen wie z. B. einen Inhibitor der Serotoninwiederaufnahme. Unter den Trizyklika dürfte Nortriptylin ein besonders geringes Risiko besitzen, posturale Veränderungen auszulösen. Patienten, die ein solches Risiko tragen, sollten ebenfalls daran erinnert werden, sich langsam aus einer ruhenden Stellung zu erheben. Trizyklische Antidepressiva, besonders die tertiären Amine und Protriptylin, sollten nach einem akuten Herzinfarkt, bei Störungen der Erregungsleitung oder während einer Behandlung mit anderen kardialen Hemmern vermieden werden (siehe oben). Eine leichte Stauungsinsuffizienz und häufige kardiale Arrhythmien stellen nicht notwendigerweise Kontraindikationen für einen kurzzeitigen Einsatz von Antidepressiva dar, wenn die Depression und die damit verbundenen medizinischen Risiken schwerwiegend sind und eine entsprechende ärztliche Überwachung sichergestellt ist (siehe Glassmann et al., 1993).

Kinder scheinen ganz besonders empfindlich auf die kardiotoxischen und krampfauslösenden Wirkungen hoher Dosierungen trizyklischer Verbindungen anzusprechen (Popper, 1987). Es ist bei Kindern zu Todesfällen nach unfreiwilliger oder vorsätzlicher Überdosierung mit nur einigen 100 mg gekommen. Kinder sind in gewissem Maße durch besonders wirksame hepatische Stoffwechselvorgänge zur schnellen Elimination trizyklischer und anderer psychotroper Medikamente geschützt. Um Desipramin-Plasmakonzentrationen im Blut zu erreichen, die denen beim Erwachsenen entsprechen, kann bei Kindern eine Dosis von bis zu 5 mg/kg erforderlich sein (Wilens et al., 1992). Es wurde über plötzliche Todesfälle bei Schulkindern, die mit Desipramin in den vergangenen Jahren behandelt wurden, berichtet. Die Bedeutung dieses Zusammenhangs ist weder eindeutig medikamentenbezogen noch gesichert auf eine kardiale Dysfunktion zurückzuführen (Biedermann, 1991).

Unter den verschiedenartigen toxischen Wirkungen der trizyklischen Antidepressiva finden sich Ikterus, Leukopenie und Hautrötungen, diese treten jedoch sehr selten auf. Gewichtszunahme ist eine häufige Nebenwirkung bei den meisten Antidepressiva außer bei den Inhibitoren der Bupropion- und Serotoninwiederaufnahme (siehe Tabelle 19.1). Ein vermehrter Appetit geht gewöhnlich damit einher. Orgasmusverzögerung und -verlust wurden bei Männern und Frauen beschrieben und sind häufige Beschwerden bei Serotoninwiederaufnahmehemmern und trizyklischen Antidepressiva. Die Sicherheit von Antidepressiva während der Schwangerschaft und Stillzeit oder bei der Behandlung junger Kinder ist nicht gut etabliert. Epidemiologische Hinweise hinsichtlich der Möglichkeit teratogener Wirkungen bei trizyklischen Stoffen sind nicht überzeugend und das Risiko bei den neueren Substanzen ist unbekannt (siehe Goldberg und DiMascio, 1978). Bei einer schweren Depression während der Schwangerschaft und Stillzeit kann eine elektrokonvulsive Therapie (EKT) eine sichere und wirksame Alternative sein.

Akute trizyklische Antidepressivavergiftungen sind häufig und potentiell lebensgefährlich wie auch die Überdosierungen von MAO-Inhibitoren. Unglücklicherweise sind die meisten Substanzen, die zur Behandlung schwerer Gemütserkrankungen eingesetzt werden, potentiell tödlich in Dosierungen, die auch Patienten mit einem erhöhten Suizidrisiko verfügbar sind. Todesfälle wurden bei einer Dosierung von ca. 2000 mg Imipramin (oder das Äquivalent einer anderen Substanz) berichtet, und eine schwere Intoxikation kann bei einer Dosis über 1000 mg erwartet werden. Falls ein Patient schwer depressiv und suizidal ist, ist eine engmaschige Überwachung, bei der nur eine wöchentliche Dosis auf einmal herausgegeben wird, oder die Auswahl eines weniger tödlichen Stoffes sinnvoll. Unter anderen Umständen kann es vernünftig sein, eine Medikation, die länger als eine Woche ausreicht, herauszugeben. Dieses ist zum einen aufgrund des verzögerten Wirkungseintritts dieser Substanzen wichtig, und zum anderen dadurch bedingt, daß Patienten, die keine Medikation mehr zur Verfügung haben, einfach ihre Therapie beenden könnten.

Die Manifestationssymptome im Verlauf einer akuten Vergiftung mit einem trizyklischen Antidepressivum sind oft komplex (Nicotra et al., 1981; Boehnert und Lovejoy, 1985). Ein typisches Muster dafür ist eine kurze Erregungs- und Ruhelosigkeitsphase, bisweilen mit Myoklonus, tonisch-klonischen Krampfanfällen oder Dystonie, gefolgt von der schnellen Entwicklung eines Komas, oft mit Atmungshemmung, Hypoxie, Reflexabschwächungen, Hypothermie und Hypotension. Besonders bei Antidepressiva mit einer relativ starken muskarinergen Potenz sind anticholinerge Wirkungen ausgeprägt. Es kommt zu Mydriasis, geröteter trockener Haut und trockenen Schleimhäuten, Verlust von Darmgeräuschen, Harnverhalt, Tachykardie oder anderen kardialen Arrhythmien. In diesem kritischen Zustand muß der Patient auf einer Intensivstation mit entsprechender respiratorischer und, falls nötig, kardiovaskulärer Unterstützung behandelt werden. Eine Magenspülung wird häufig früh in der Behandlung eingesetzt. Obwohl Dialyse und Diurese bei solchen Fällen nutzlos sind, hat die Gabe von Aktivkohle zur Adsorbtion der Substanz im Darm einen gewissen Nutzen (Crome et al., 1977). Die komatöse Phase nimmt stetig ab, gewöhnlich über ein bis drei Tage in Abhängigkeit vom Schweregrad der Vergiftung. Eine Erregungs- und Deliriumphase ist daraufhin typisch, abermals mit deutlichen anticholinergen Zeichen. Auch nach Ende der deliranten Intoxikationsphase besteht das Risiko lebensbedrohlicher kardialer Arrhythmien für wenigstens mehrere Tage weiter, was eine engmaschige medizinische Überwachung notwendig macht (siehe Boehnert und Lovejoy, 1985). Die Wirksamkeit und Sicherheit verschiedener pharmakologischer Interventionen bei der Behandlung von Vergiftungen mit Trizyklika bleibt nach wie vor ungelöst. Obwohl Physostigminsalicylat manchmal dramatische Wirkungen in der Linderung vieler antimuskarinischer und neurotoxischer Merkmale dieses Syndroms hat, sollte es nicht als Ersatz für den aggressiven Einsatz anderer lebensunterstützender Maßnahmen gesehen werden (Krenzelok et al., 1981).

Die kardiale Toxizität und die Hypotension bei solchen Vergiftungen kann ganz besonders schwierig zu behandeln sein. Das Herz ist gewöhnlich hyperaktiv mit supraventrikulären Tachykardien und einem hohen *cardiac output*. Die Wirkungen dieser Substanzen auf das Hiss-Purkinje-Reizleitungssystem stellen sich über eine verlängerte QRS-Komplexdauer dar. Kardiale Glykoside und arrhythmische Substanzen wie Quinidin oder Prokainamid sind kontraindiziert, Phenytoin wurde jedoch sicher verabreicht und kann gleichzeitig nützlich zur Unterdrückung von Krampfanfällen, die häufig sind, eingesetzt werden. Zusätzlich wurden β-adrenerge Rezeptorantagonisten und Lidocain empfohlen. Diazepam wurde verwendet, um Krampfanfälle und myoklonische und dystonische Symptome einer Vergiftung mit trizyklischen Antidepressiva zu kontrollieren. Neben den Behandlungsproblemen infolge der spezifischen Wirkungen von trizyklischen Antidepressiva müssen unter Umständen Hypoxie, Hypertension oder Hypotension und eine metabolische Azidose behandelt werden. Bei hohen Konzentrationen trizyklischer Antidepressiva sind die Wirkungen von α-adrenergen Agonisten, die als Pressoren verwendet werden, unvorhersehbar und es kann schwierig sein, das intravaskuläre Volumen gut zu steuern.

Toxische Reaktionen infolge einer MAO-Inhibitor-Überdosierung können trotz der langen Verzögerung beim Auftreten therapeutischer Wirkungen innerhalb von Stunden auftreten. Die Überdosierungswirkungen sind Agitation, Halluzinationen, Hyperreflexie, Hyperpyrexie und Krampfanfälle. Sowohl Hypotension als auch Hypertension kommen vor. Die Behandlung solcher Intoxikationen stellt ein Problem dar. Konservative Behandlung ist häufig erfolgreich.

Die möglichen toxischen Wirkungen der MAO-Inhibitoren sind zahlreicher und potentiell schwerwiegender als diejenigen der meisten anderen Substanzen, die zur Behandlung psychiatrischer Patienten eingesetzt werden (Rabkin et al., 1985). Die gefährlichsten dabei sind diejenigen, die die Leber, das Gehirn und das kardiovaskuläre System betreffen. Die Hepatotoxizität scheint nicht in Verbindung mit der Dosierung oder der Therapiedauer zu stehen, ihre Inzidenz mit kürzlich verwendeten MAO-Inhibitoren ist gering. Trotzdem kann sie, wenn sie auftritt, sehr schwerwiegend sein, weil Hydrazinverbindungen einen zellulären Schaden im Leberparenchym verursachen. Dieses Problem hat zum Verzicht des Einsatzes mehrerer MAO-Inhibitoren geführt.

Exzessive zentrale Stimulierung, die zu Tremor, Insomnie und Hyperhidrose führt, kann auftreten und als Auswirkung der pharmakologischen Wirkungen betrachtet werden. Agitation und hypomanisches Verhalten können ebenso auftreten, in seltenen Fällen können Halluzinationen und Verwirrung wie auch Krampfanfälle beobachtet werden. Eine periphere Neuropathie nach dem Einsatz von Hydrazinen kann in Verbindung mit einem Pyridoxinmangel stehen.

Es kommt zur orthostatischen Hypotension, wenn die derzeit erhältlichen MAO-Inhibitoren verwendet werden (siehe Tabelle 19.1). Diesem Zustand folgt schnell eine Ruhephase, trotzdem kann eine Dosisreduktion oder ein Absetzen der Medikation erforderlich sein.

Über eine Vielzahl anderer, weniger schlimmer Nebenwirkungen wurde berichtet, unter anderem Schwindel und Drehschwindel (wahrscheinlich in Verbindung mit orthostatischer Hypotension), Kopfschmerzen, Ejakulationshemmung, Miktionsschwierigkeiten, Schwächegefühl, Müdigkeit, Mundtrockenheit, Verschwommensehen und Hautrötungen. Verstopfung kommt häufig vor, aber die Ursache dafür ist unbekannt. Besonders bei einer täglichen Dosis über 45 mg scheint Phenelzin besonders prädisponiert zu sein, solche Wirkungen auszulösen, obgleich signifikante antimuskarinische Wirkungen *in vitro* nicht entdeckt wurden.

Wechselwirkungen mit anderen Substanzen Die trizyklischen Antidepressiva besitzen mehrere klinisch wichtige Medikamentenwechselwirkungen (siehe Baldessarini, 1996; Hansten, 1985; Leipzig und Mendelowitz, 1992). Die Bindung trizyklischer Antidepressiva an Plasmaalbumin kann durch die Konkurrenz mit anderen Substanzen, unter anderem Phenytoin, Phenylbutazon, Aspirin, Aminopyrin, Scopolamin und Phenothiazinen verringert sein. Andere Wechselwirkungen, die ebenso die Wirkungen trizyklischer Antidepressiva potenzieren können, können infolge einer Wechselwirkung mit ihrem Metabolismus in der Leber entstehen. Dieser Effekt tritt bei neuroleptischen Substanzen, Methylphenidat und bestimmten Steroiden, unter anderem oralen Kontrazeptiva, auf. Im Gegensatz dazu können Barbiturate und viele Antikonvulsiva wie auch das Rauchen den hepatischen Metabolismus von Antidepressiva durch die Induktion mikrosomaler Enzymsysteme beschleunigen. Benzodiazepine haben keinen solchen Effekt. Die Neigung von Fluoxetin und vielleicht einiger anderer Antagonisten der Serotoninwiederaufnahme mit dem Metabolismus anderer Substanzen zu konkurrieren, kann zu signifikanten und potentiell gefährlichen Wechselwirkungen zwischen zwei Substanzen führen. Zum Beispiel kann bei einer Kombinationsbehandlung solcher Stoffe mit trizyklischen Antidepressiva, die manchmal als Versuch, schnellere therapeutische Wirkungen zu erzielen oder anderweitig behandlungsresistente depressive Patienten zu behandeln, gemacht wird, die Serumkonzentration der trizyklischen Substanz auf toxische Spiegel ansteigen und nach Absetzen z. B. von Fluoxetin aufgrund der verlängerten Elimination von Norfluoxetin für Tage weiterbestehen (Nelson et al., 1991). Fluoxetin und andere Serotoninwiederaufnahmehemmer, ganz besonders Paroxetin, sind potente Inhibitoren der menschlichen hepatischen mikrosomalen Oxidasen *in vitro*. In der Reihenfolge ihrer Potenz sind dies Paroxetin > Norfluoxetin > Fluoxetin > Sertralin >> Clomipramin > Citralopram (Crewe et al., 1992). *In vivo* Wirkungen wurden bei Paroxetin wie auch bei Fluoxetin gefunden, nicht aber bei Citalopram, auch Sertralin kann bei hoher Dosierung aktiv sein. Es wurde jedoch berichtet, daß es dabei weniger wahrscheinlich ist, den Plasmaspiegel von Desipramin zu erhöhen als bei Fluoxetin. Signifikante Wechselwirkungen sind bei Personen, die auf Grund ihrer mikrosomalen Oxidasesysteme relativ schnell metabolisieren, sehr wahrscheinlich. Für Kinder trifft dies vielleicht besonders zu (siehe Brosen et al., 1993; Popli et al., 1994; Preskorn et al., 1994).

Antidepressiva potenzieren die Wirkungen von Alkohol und wahrscheinlich die anderer Sedativa. Die anticholinerge Wirkung trizyklischer Antidepressiva macht es erforderlich, die Effekte zu überwachen, wenn die Substanzen zusammen mit Antiparkinsonmitteln, antipsychotischen Stoffen niedriger Potenz (besonders Clozapin und Thioridazin) oder anderen Verbindungen mit antimuskarinerger Wirkung eingesetzt werden. Die trizyklischen Antidepressiva haben signifikante und potentiell gefährliche Wechselwirkungen mit biogenen Aminen wie z. B. Noradrenalin, das normalerweise von seiner Wirkungsstelle durch neuronale Aufnahme entfernt wird. Sie blockieren jedoch die Wirkungen indirekt wirkender Amine, z. B. Tyramin, welches von sympathischen Neuronen aufgenommen werden muß, um die Noradrenalinfreisetzung zu ermöglichen. Vermutlich durch einen ähnlichen Mechanismus verhindern trizyklische Antidepressiva die Wirkung von hemmenden Stoffen an adrenergen Neuronen, so z. B. Guanethidin. Trizyklische Stoffe und Trazodon können auch die zentralvermittelte antihypertensive Wirkung von Clonidin blockieren.

Eine besonders schwere, aber seltene Wechselwirkung zwischen zwei Substanzen wurde nach der gleichzeitigen Gabe eines MAO-Inhibitors und eines trizyklischen Antidepressivums festgestellt. Das daraus entstehende Syndrom kann eine schwere ZNS-Toxizität, gekennzeichnet durch Hyperpyrexie, Krampfanfälle und Koma verursachen. Obwohl diese Reaktion selten ist, und diese zwei Klassen antidepressiver Substanzen sicher kombiniert wurden (siehe White und Simpson, 1981), sollte ein solcher Einsatz als ungewöhnlich und kontrovers betrachtet werden, da die Wechselwirkung potentiell katastrophal enden kann. Es existieren nur unzureichende Anhaltspunkte dafür, daß die Behandlung mit trizyklischen Stoffen plus MAO-Inhibitoren wirksamer ist als die aggressive Behandlung mit einer dieser Antidepressiva alleine. Trizyklische Antidepressiva können sicher bei einer elektrokonvulsiven (EKT) Therapie verwendet werden, dabei wird die Gabe vor jeder EKT-Behandlung normalerweise ausgesetzt.

Zusätzlich zu ihrer Neigung, den Metabolismus trizyklischer Antidepressiva, Neuroleptika und anderer Stoffe zu hemmen, haben Serotoninwiederaufnahmehemmer gefährliche oder sogar tödliche Wechselwirkungen mit MAO-Inhibitoren, Clopramin und Indolaminosäuren wie Tryptophan. Andere Substanzen mit serotoninpotenzierenden Eigenschaften wurden ebenfalls damit in Verbindung gebracht (z. B. Buspiron, Dextrometorphan, Fenfluramin). Das daraus entstehende Syndrom wurde als das „Serotonin-Syndrom" bezeichnet, und es besitzt viele Ähnlichkeiten mit den zerebrotoxischen Wirkungen von MAO-Inhibitoren, die mit trizyklischen Antidepressiva, Meperidin oder mit anderen Phenyl-Piperidin-Analgetika oder Pentazocin kombiniert wurden. Das Serotonin-Syndrom beinhaltet im einzelnen akathsieähnliche Ruhelosigkeit, Muskelzuckungen und Myoklonus, Hyperreflexie, Schwitzen, Erektion, Zittern und Tremor als Vorsymptom einer schwereren Intoxikation mit Krampfanfällen und Koma (Sternbach, 1991). Eine solche Reaktion ist oft selbstbegrenzend. Die potentielle Nützlichkeit von Serotonin-Antagonisten oder anderen Interventionen (Gegengifte) wurde noch nicht hinreichend untersucht. Obwohl die exzessive Aktivierung spinaler und zerebraler 5-HT_{1A}-Serotoninrezeptoren vorgeschlagen wurde, bleiben die präzise Differenzierung und die pathophysiologischen Mechanismen, die diesem toxischen Syndrom, entstehend aus der Interaktion von MAO-Inhibitoren mit trizyklischen Antidepressiva, Meperidin und serotoninpotenzierenden Stoffen zugrunde liegen, schlecht definiert. Diese Reaktionen sind nicht dieselben wie die gut bekannten hypertensiven Wechselwirkungen von MAO-Inhibitoren mit indirekten blutdrucksteigernden Phenethylaminen, z. B. Tyramin. Es ist nicht bekannt, daß neuere MAO-Inhibitoren (z. B. Selegilin, Brofaromin) in diesem Zusammenhang weniger gefährlich sind als die älteren MAO-Inhibitoren (Sternbach, 1991).

Nach der Gabe eines MAO-Inhibitors treten wichtige Veränderungen bei der körpereigenen Fähigkeit auf, endogene oder exogene biogene Amine zu verarbeiten und normal auf eine breite Palette pharmakologischer Stoffe anzusprechen (Baldessarini, 1996; Leipzig und Mendelowitz, 1992). Vorläuferstufen biogener Amine können dann deutliche Wirkungen besitzen, wenn sie nach der Gabe eines nicht-selektiven MAO-Inhibitors verabreicht werden. Somit führt die gleichzeitige Gabe von Levodopa und einem MAO-Inhibitor zur Agitation und Hypertension. Die Wirkungen sympathomimetischer Amine werden gleichzeitig dadurch potenziert, daß sie sowohl die Ausscheidung exogener sympathomimetischer Amine wie z. B. Tyramin verzögern, als auch dadurch, daß sie die Katecholaminspeicher in Nervenendigungen vergrößern. Eine ausgeprägte Potenzierung blutdrucksteigernder Medikamenten kann auftreten.

Eine hypertensive Krise ist eine schwerwiegende toxische Wirkung von MAO-Inhibitoren. Blackwell warf das Argument ein, daß bestimmte Käsesorten ein blutdrucksteigerndes Amin oder eine Substanz enthalten, die in der Lage sind, gespeicherte Katecholamine freizusetzen (siehe Ayd und Blackwell, 1970). Tyramin wurde kurz darauf mit diesem Phänomen in Verbindung gebracht. Eine durchschnittliche Portion normal alter oder länger gelagerter Käsesorten enthält genug Tyramin, um einen deutlichen Anstieg des Blutdrucks und andere kardiovaskuläre Veränderungen auszulösen. Infolge der MAO-Inhibition entziehen sich Tyramin und andere Monoamine, die sich in der Nahrung befinden oder im Darm von Bakterien gebildet werden, der oxidativen Deaminierung in der Leber und anderen Organen und setzen Katecholamine frei, die in sehr großen Mengen in Nervenendigungen und dem Nebennierenmark vorhanden sind. Mehrere Nahrungsmittel wurden mit diesem Syndrom in Verbindung gebracht. Da aber über 10 g Tyramin gebraucht werden, um eine signifikante Hypertension zu verursachen, sind die gefährlichsten Nahrungsmittel lang gelagerte Käsesorten und Hefeprodukte, die der Nahrung als Inhaltsstoffe beigemischt sind (siehe Folks, 1983). Patienten, die mit einem MAO-Inhibitor behandelt werden sowie ihre Familien sollten eine Liste von Nahrungsmitteln erhalten, die sie vermeiden sollten. Zusätzlich sollten sie gewarnt werden, *kein weiteres* Medikament ohne Erlaubnis zu verwenden.

In einigen Fällen kam es zu intrakraniellen Blutungen, die manchmal tödlich verliefen. Kopfschmerz ist ein häufiges Symptom, häufig geht Fieber mit der hypertensiven Episode einher. Meperidin sollte niemals bei solchen Kopfschmerzen verwendet werden; der Blutdruck sollte sofort gemessen werden, wenn ein Patient, der einen MAO-Inhibitor verwendet, einen heftigen pulsierenden Kopfschmerz bemerkt oder über ein Druckgefühl im Kopf berichtet. Das hypertensive Syndrom ähnelt dem eines Phäochromozytom sehr. Solche Episoden können auch dann auftreten, wenn MAO-Inhibitoren zusammen mit sympathomimetischen Aminen, Methyldopa oder Dopamin eingesetzt werden. Akute Blutdrucksteigerungen können nach der erstmaligen Einnahme von Reserpin und Stoffen wie z. B. Guanethidin, die adrenerge Neurone blockieren, auftreten, wenn sie zusammen mit einem MAO-Inhibitor gegeben werden. Es sollte bemerkt werden, daß Tranylcypromin eine solche Reaktion verursachen kann, wenn es bei noch vorhandenen Phenelzinwirkungen gegeben wird. Die Umstellung eines Patienten von einen MAO-Inhibitor auf den anderen oder auf ein trizyklisches Antidepressivum bedarf einer zweiwöchigen Umstellungsphase. Eine kurz wirkende α-adrenerg hemmende Substanz (z. B. Phentolamin, 2 - 5 mg, intravenös) oder ein Ca^{2+}-Kanalblocker wie Nifedipin wird für die Behandlung einer hypertensiven Krise empfohlen (siehe Kapitel 33).

Die tatsächliche Inzidenz schwerwiegender Nebenwirkungen ist nur schwer zu ermitteln. Es wurde geschätzt, daß 3,5 Millionen Patienten bis zum Jahre 1970 Tranylcypromin verwendet hatten. Davon erlitten 50 Personen Schlaganfälle und

15 starben. Es gibt keinen Hinweis darauf, daß die relative Inzidenz hypertensiver Krisen beim Einsatz von Tranylcypromin größer ist als bei irgendeiner anderen Substanz dieser Stoffklasse. Tranylcypromin wird jedoch nicht für den Einsatz bei über 60jährigen Patienten oder bei Patienten mit einer kardialen Vorerkrankung, einem Bluthochdruck oder mit einem erhöhten Schlaganfallsrisiko empfohlen. Es ist fraglich, ob überhaupt irgendein irreversibel wirkender MAO-A-Inhibitor bei solchen Patienten eingesetzt werden sollte.

MAO-Inhibitoren besitzen auch Wechselwirkungen mit Entgiftungsmechanismen vieler anderer Substanzen. Sie verlängern und verstärken die Wirkungen zentralhemmender Substanzen wie Allgemeinanästhetika, Sedativa, Antihistaminika, Alkohol und potente Analgetika. Zusätzlich treffen diese Wirkungen auf anticholinerge Stoffe zu, besonders diejenigen, die bei der Behandlung des Parkinsonismus verwendet werden und schließlich auch für Antidepressiva, besonders Imipramin und Amitriptylin.

Therapeutischer Einsatz Der klinische Einsatz von Antidepressiva bei depressiven Patienten wird unten diskutiert. Zusätzlich zu ihrem Einsatz bei der großen Depression im Erwachsenenalter haben die zahlreichen Antidepressiva eine breite Einsatzspanne bei mehreren anderen psychiatrischen Erkrankungen gefunden, die psychobiologisch den Gemütserkrankungen zugeordnet werden könnten. Auf der Suche nach neuen Indikationen wurden Substanzen gefunden, die weniger giftig und einfacher zu verwenden sind, und häufig sowohl von Ärzten als auch von Patienten besser angenommen werden. Sie werden derzeit zur schnellen, aber vorübergehenden Behandlung der Enuresis bei Kindern und geriatrischen Patienten eingesetzt, die Wirkungsmechanismen sind jedoch noch nicht eindeutig. Es wurde herausgefunden, daß Dosierungen in einer Größenordnung von 25 mg Imipramin zur Schlafenszeit sicher und wirksam sind. Schwere affektive Erkrankungen werden immer häufiger bei Kindern festgestellt und Antidepressiva werden vermehrt in dieser Altersgruppe eingesetzt, obwohl ein Mangel nachgewiesener Wirksamkeit antidepressiver Substanzen bei der kindlichen Depression *per se* besteht. Dies trifft sogar dann zu, wenn ausreichend hohe Dosierungen (bis zu 5 mg/kg) gegeben werden, die die Plasmakonzentrationen, die als therapeutisch beim Erwachsenen gelten, erreichen (siehe Biedermann und Jelinek, 1984; Popper, 1987; Puig-Antich, 1987).

Unter den anderen Erkrankungen, für die Antidepressiva zunehmend attraktiv wurden, findet sich die Hyperaktivitätserkrankung im Erwachsenen- und Kindesalter, wogegen Imipramin, Desipramin und Nortriptylin wirksam zu sein scheinen. Dieses gilt sogar für Fälle, die nur schlecht oder gar nicht auf die Stimulanzien angesprochen haben, die die Standardmedikation bei der Behandlung dieser Erkrankung darstellen. Die Nützlichkeit von Serotoninwiederaufnahmehemmern bei der Behandlung dieses Syndroms ist weniger eindeutig, wobei Bupropion trotz seiner Ähnlichkeit mit den Stimulanzien nur eine begrenzte Wirksamkeit zu besitzen scheint (siehe Wilens et al., 1992). Die Antidepressiva neigen dazu, eine deutlichere und dauerhaftere Verbesserung der Symptome dieser Erkrankung zu bewirken als die Stimulanzien, und sie führen auch nicht zu den abnormalen Bewegungsmustern, die manchmal beim Einsatz von Stimulanzien auftreten. In der Tat können Desipramin und Nortriptylin bei der Behandlung einer Tic-Erkrankung wirksam sein, die entweder durch den Einsatz von Stimulanzien entsteht, oder die bei Patienten mit einer Aufmerksamkeitserkrankung und einem Tourette-Syndrom entsteht (Spencer et al., 1993). In Folge der Schwierigkeiten beim Nachweis der Wirkung dieser Substanzen bei der großen kindlichen Depression und aufgrund von Berichten unerklärter Todesfälle beim Desipramineinsatz bei älteren Schulkindern ist die Zukunft des Einsatzes trizyklischer Antidepressiva bei Kindern ungewiß (Biedermann, 1991).

Antidepressiva spielen eine wichtige Rolle bei der Behandlung schwerer Angsterkrankungen, so auch beim panisch-agoraphoben Syndrom und bei zwanghaften Erkrankungen. Es konnte herausgefunden werden, daß trizyklische Antidepressiva und MAO-Inhibitoren bei Panikerkrankungen hochgradig zur Dämpfung vegetativer Paniksymptome wirksam sind, wodurch sie ein umfassendes Rehabilitationsprogramm erleichtern (siehe Kapitel 18; Nagy et al., 1993). Diese Substanzen werden auch bei der Behandlung des *post-traumatischen Streßsyndroms* eingesetzt, bei dem es zu Angst, plötzlichem Aufschrecken, schmerzhaften Erinnerungen an das Trauma und gestörtem Schlafverhalten kommt (siehe American Psychiatric Association, 1994). Imipramin und Phenelzin sind die am besten untersuchten Antidepressiva zur Behandlung der Panikerkrankung, aber andere Substanzen sind vermutlich auch wirksam, so z. B. die Serotoninwiederaufnahmehemmer, die mittlerweile die Substanz erster Wahl bei der Behandlung der zwanghaften Erkrankungen darstellen. Obwohl ihr Nutzen bisweilen begrenzt sein kann, stellen sie einen wichtigen Fortschritt bei der Behandlung dieser oftmals chronischen und bisweilen behindernden Erkrankung dar, für die sich bisher keine Einzelbehandlung als wirksam herausgestellt hat. Clomipramin wurde umfassend untersucht, um seine Wirksamkeit bei den zwanghaften Erkrankungen zu bestimmen. Andere Serotoninwiederaufnahmehemmer scheinen aber auch wirksam zu sein, und manchmal wird Buspiron zusätzlich eingesetzt (siehe Janicak et al., 1993). Bupropion ist unwirksam bei den zwanghaften Erkrankungen und kann sogar eine Panik verschlimmern.

Einige psychosomatische Erkrankungen sprechen, wenigstens teilweise, auf eine Behandlung mit trizyklischen Antidepressiva, MAO-Inhibitoren oder Serotoninwiederaufnahmehemmern an. Unter diesen Erkrankungen finden sich die *Bulimia nervosa*, aber wahrscheinlich nicht die *Anorexia nervosa*, chronische Schmerzerkrankungen, unter anderem diabetische und andere peripherneurophatische Syndrome (bei denen Trizyklika Fluoxetin überlegen sein können), und die Fibromyalgie, peptische Ulzera und das „Reizdarm-Syndrom" sowie chronische Müdigkeit, Kataplexie, Migräne und Schlafapnoe (Baldessarini, 1989, 1996; Janicak et al., 1993; Max et al., 1992). Es ist nicht sicher, ob diese Erkrankungen eine psychobiologische Beziehung zu den Gemütserkrankungen haben (Hudson und Pope, 1990).

ANTIMANISCHE STIMMUNGSSTABILISIERENDE STOFFE

Die Lithiumsalze wurden im Jahre 1949 in die Psychiatrie zur Maniebehandlung eingeführt. Sie wurden jedoch erst 1970 für diesen Zweck in den Vereinigten Staaten verwendet, was zum Teil auf den Bedenken der US-amerikanischen Ärzte hinsichtlich der Sicherheit einer solchen Behandlung beruhte, nachdem Berichte schwerer Vergiftungen mit Lithiumchlorid erschienen, bei denen es unkontrolliert als Ersatz für Natriumchlorid bei Patienten mit einer kardialen Erkrankung eingesetzt worden war. Es existieren nunmehr überzeugende Hinweise, die die Sicherheit und die Wirksamkeit von Lithiumsalzen bei der Maniebehandlung zur Prävention wiederauftretender Attacken einer manisch-depressiven Erkrankung bestätigen. In den vergangenen Jahren wurden die Grenzen und Nebenwirkungen der Lithiumsalze vermehrt zur Kenntnis genommen, und es kam zu verstärkten Bemühungen, alternative antimanische und stimmungsstabilisierende Substanzen zu entwickeln (siehe Chou, 1991; Goodwin und Jamison, 1990; Baldessarini et al., 1995, 1996). Die erfolgreichsten Alternativen oder Ergänzungen zum Lithium sind heutzutage die Antikonvulsiva Carbamazepin und Valproinsäure (McElroy und Pope, 1988; Post et al., 1992; Small, 1990; siehe Kapitel 20).

Geschichte Lithiumurat ist löslich und Lithiumsalze wurden im 19. Jahrhundert bei der Gichtbehandlung eingesetzt. Lithiumbromid wurde zu jener Zeit als Sedativum (auch zum Einsatz bei manischen Patienten) und als Antikonvulsivum verwendet. Bis zu den späten 40er Jahren, als Lithiumchlorid als Salzersatz bei Patienten mit einer kardialen oder anderen chronischen Erkrankung eingesetzt wurde, wurden die Lithiumsalze nur selten verwendet. Dieser fehlerhafte Einsatz zog eine Reihe von Berichten über schwere Vergiftungen und Todesfälle nach sich und führte zum deutlichen Verruf der Lithiumsalze innerhalb der Ärzteschaft. Auf der Suche nach toxischen Stickstoffverbindungen im Urin psychiatrischer Patienten, verabreichte Cade in Australien Meerschweinchen Lithiumsalze, um die Löslichkeit von Uraten zu vergrößern. Lithiumcarbonat machte die Tiere letargisch, woraufhin Cade im Bogenschluß Lithiumcarbonat schwer agitierten oder manischen psychiatrischen Patienten gab. Im Jahre 1949 berichtete er, daß eine solche Behandlung eine spezifische Wirkung auf die Manie zu besitzen scheint (Cade, 1949). Für eine detaillierte Abhandlung der frühen Lithiumsalzentwicklung zur psychiatrischen Therapie siehe Schou (1968), und Ayd und Blackwell (1970).

Chemie Lithium ist das leichteste der Alkalimetalle (Gruppe Ia). Die Salze dieses einwertigen Kations haben einige Merkmale gemeinsam mit Na^+ und K^+, jedoch mit keinen anderen. Li^+ kann schnell und einfach in biologischen Flüssigkeiten durch Flammenphotometrie und Atomabsorptionsspektroskopie bestimmt und gemessen werden. Spuren dieses Ions treten in tierischen Geweben auf, es hat jedoch keine bekannte physiologische Bedeutung. Es tritt in großen Mengen in manchen alkalischen Quellwässern auf. Sowohl Lithiumkarbonat als auch Lithiumcitrat sind derzeit in den Vereinigten Staaten therapeutisch im Einsatz.

Pharmakologische Eigenschaften

Therapeutische Li^+-Konzentrationen haben fast keinen bemerkenswerten psychotropen Effekt bei Normalprobanden. Es hat keine sedierende, hemmende oder euphorisierende Wirkung, und diese Merkmale unterscheiden Li^+ von anderen psychotropen Substanzen. Die allgemeine Biologie und Pharmakologie von Li^+ wurden anderswo im Detail zusammengefaßt (Jefferson et al., 1983). Die genauen Wirkmechanismen von Li^+ als stimmungsstabilisierender Substanz bleiben unbekannt, obwohl viele Wirkungen auf zellulärer Ebene festgestellt wurden. Im Gegensatz zu Na^+ und K^+ besteht ein wichtiges Merkmal von Li^+ darin, daß es nur einen relativ kleinen Verteilungsgradienten über biologische Membranen hinweg besitzt. Obwohl es Na^+ bei einem einzelnen Aktionspotential in einer Nervenzelle ersetzen kann, ist Li^+ kein adäquates Substrat für die Na^+-Pumpe, es kann kein Membranpotential unterhalten. Es ist unklar, ob wichtige Wechselwirkungen zwischen Li^+ (bei therapeutischen Konzentrationen von ca. 1 mEq/l) und dem Transport anderer einwertiger oder zweiwertiger Kationen in Nervenzellen bestehen.

Zentrales Nervensystem Zusätzlich zu den Spekulationen über veränderte Ionenkonzentrationen im ZNS wurde den Wirkungen niedriger Li^+-Verteilungsmustern auf den Metabolismus der biogenen Monoamine, die mit der Pathophysiologie der Gemütserkrankungen in Verbindung gebracht wurden, viel Aufmerksamkeit geschenkt.

Im Gehirngewebe von Tieren hemmt Li^+ bei Konzentrationen zwischen 1 und 10 mEq/l die depolarisationsinduzierte Ca^{2+}-abhängige Freisetzung von Noradrenalin und Dopamin aus Nervenendigungen, nicht aber von Serotonin (Baldessarini und Vogt, 1988). Li^+ kann sogar die Serotoninfreisetzung im Hippocampus verstärken (Triser et al., 1981). Ähnlich wie es die Amininaktivierung verstärken kann, kann es auch in gewissem Maße die Wiederaufnahme und präsynaptischen Katecholaminspeicher verändern. Das Ion hat nur geringe Wirkungen auf die katecholaminsensitive Adenylatcyclaseaktivität oder auf die Ligandenbindung an Dopamin oder adrenergen Rezeptoren im Gehirngewebe, obwohl Anhaltspunkte dafür existieren, daß Li^+ die Wirkungen rezeptorblockierender Stoffe hemmen kann, was eine Überempfindlichkeit in solchen Systemen verursacht (Bloom et al., 1983). Es wurde festgestellt, daß Li^+ hormonelle Wirkungen modifizieren kann, die durch die Adenylylcyclase oder Phospholipase C in anderen Geweben vermittelt werden (siehe Risby et al., 1991). Es existieren Anhaltspunkte dafür, daß die Li^+-Wirkungen auf die Verteilung von Na^+ Ca^{2+}, Mg^{2+} sowie auf den Glukosemetabolismus zu den therapeutischen Wirkungen beitragen. Allgemein ist die Hypothese einer transmissionsmodulierten Li^+-Wirkung intuitiv ansprechend, da sie in der Lage ist, sowohl die antimanischen als auch die stimmungsstabilisierenden Wirkungen von Li^+ zu erklären (siehe Baldessarini et al., 1995; Lachmann und Papolos, 1989; Manji et al., 1995).

Resorption, Verteilung und Exkretion Li^+ wird schnell und nahezu vollständig aus dem gastrointestinalen Trakt resorbiert. Die Resorption ist nach acht Stunden vollendet, und Spitzenplasmakonzentrationen werden zwei bis vier Stunden nach einer oralen Gabe erreicht. Lithiumcarbonat-Zubereitungen mit einer langsamen Freisetzungsrate führen zu einer langsameren Resorption und verringern frühe Plasmakonzentrationsspitzen des Ions.

Die Resorption kann jedoch unterschiedlich sein, und es kann zu vermehrten Symptomen im unteren intestinalen System kommen. Li$^+$ wird zunächst in den extrazellulären Flüssigkeiten verteilt und reichert sich dann stetig in verschiedenen Geweben an. Der Konzentrationsgradient über die Plasmamembranen hinweg ist viel geringer als der von Na$^+$ und K$^+$. Das endgültige Verteilungsvolumen (0,7 - 0,9 l/kg) reicht an das des gesamten Körperwassers heran und ist viel geringer als das der meisten anderen lipophilen und proteingebundenen psychotropen Substanzen. Die Passage durch die Blut-Hirn-Schranke ist langsam und bei Erreichung eines Steady state beträgt die Li$^+$-Konzentration im Liquor ungefähr 40 - 50 % der Plasmakonzentration. Das Ion bindet kaum an Plasmaproteine.

Ungefähr 95% einer einmaligen Li$^+$-Gabe wird im Urin ausgeschieden. Ein bis zwei Drittel einer einmaligen Dosis werden während der ersten sechs- bis zwölfstündigen Ausscheidungsphase ausgeschieden, daraufhin folgt eine langsame Ausscheidung über die nächsten 10 - 14 Tage. Die Eliminationshalbwertzeit beträgt im Mittel 20 - 24 Stunden. Bei wiederholter Gabe nimmt die Li$^+$- Ausscheidung während der ersten fünf bis sechs Tage zu, woraufhin sich ein Gleichgewicht zwischen Einnahme und Ausscheidung einstellt. Wenn eine Li$^+$-Therapie beendet wird, kommt es zuerst zu einer schnellen Phase renaler Ausscheidung, die in eine langsame, 10- bis 14tägige Phase übergeht. Da 80% des gefilterten Li$^+$ durch den proximalen Nierentubus reabsorbiert wird, beträgt die Li$^+$-Clearance der Niere ungefähr 20% des Wertes für Kreatinin, es beträgt somit 15 - 30 ml pro Minute. Dieser Wert ist bei älteren Patienten etwas geringer (10 - 15 ml pro Minute). Ein Na$^+$-Bolus führt zu einer geringen Beschleunigung der Li$^+$-Ausscheidung, aber Na$^+$-Verlust führt zu einer klinisch wichtigen Li$^+$-Retention.

Aufgrund des niedrigen therapeutischen Index von Li$^+$ (sogar nur 2 oder 3) müssen Plasma- oder Serumkonzentrationen bestimmt werden, um den sicheren Einsatz dieser Substanz zu erleichtern. Bei der Behandlung akut manischer Patienten kann eine Li$^+$-Behandlung so lange verschoben werden, bis ein gewisses Maß an Verhaltenskontrolle und metabolischer Stabilität mit antipsychotischen Substanzen, Sedativa oder Antikonvulsiva erreicht sind. Obwohl die Blut-Lithiumkonzentration normalerweise im Wellental der Schwankungen nach wiederholter Gabe gemessen wird, können die Spitzenkonzentrationen zwei- bis dreimal so hoch sein wie die Konzentrationen im Steady state. Bei Erreichen von Spitzenwerten kann eine Intoxikation auftreten (dieses kann auch dann auftreten, wenn die Konzentrationen bei morgens entnommenen Plasmaproben akzeptable Spiegel von 1mEq/l aufweisen). Eine einmalige Tagesdosierung, die zu relativ großen Plasma Li$^+$-Schwankungen führt, kann die Polyurie verringern, die manchmal bei dieser Behandlung auftritt (Hetmar et al., 1991). Nichtsdestoweniger wird aufgrund der geringen Sicherheitsspanne von Li$^+$ und infolge der kurzen Halbwertzeit nach initialer Gabe häufig eine fraktionierte Behandlung verwendet, und sogar Zubereitungen mit langsamer Freisetzung werden zweimal täglich gegeben. Trotzdem verwenden einige Ärzte eine einmalige Lithiumtagesgabe und erreichen sicher gute therapeutische Wirkungen.

Die in den Vereinigten Staaten derzeit verwendeten Zubereitungen bestehen aus Tabletten oder Lithiumkarbonatkapseln. Zubereitungen mit langsamer Lithiumkarbonatfreisetzung gibt es ebenso, es existiert auch eine flüssige Zubereitungsform, Lithiumcitrat (mit 8 mEq Li$^+$ pro 300 mg des Carbonatsalzes oder 5 ml oder 1 Eßlöffel des flüssigen Citrats). Es wurden auch andere Salze als das Carbonat verwendet; es wird jedoch bei Tabletten und Kapseln bevorzugt, weil es relativ weniger hygroskopisch und weniger reizend auf den Darm wirkt als die anderen Salze, besonders als das Chloridsalz.

Li$^+$ wird nicht hauptsächlich über die Dosierung verschrieben. Es ist stattdessen infolge seines geringen therapeutischen Index wichtig, die Ionenkonzentration im Blut zu bestimmen. Li$^+$ kann nicht mit ausreichender Sicherheit bei Patienten verwendet werden, die nicht regelmäßig untersucht werden können. Die Konzentrationen, die als wirksam und hinreichend sicher gelten, liegen zwischen 0,5 und 1,25 mEq/l. Ein Spiegel zwischen 0,9 und 1,1 mEq/l wird bei der Behandlung akut manischer oder hypomanischer Patienten bevorzugt. Etwas geringere Dosierungen (0,6 - 1,0 mEq/l) werden als ausreichend betrachtet und sie sind sicher für die Dauerbehandlung zur Prävention der wechselnd manisch-depressiven Erkrankung. Bei manchen Patienten kommt es bei Konzentration zwischen 0,5 und 0,75 mEq/l nicht zum Wiederauftreten (Maj et al., 1985, 1986). Diese Konzentrationen beziehen sich auf Serum- oder Plasmaproben, die innerhalb von 10 ± 2 Stunden nach der letzten oralen Dosis des Tages gemessen wurden. Die empfohlene Konzentration wird gewöhnlich bei einer Dosierung von 900 - 1500 mg Lithiumcarbonat pro Tag bei ambulanten Patienten und bei 1200 - 2400 mg pro Tag bei hospitalisierten manischen Patienten erreicht. Die optimale Dosierung neigt dazu, bei jüngeren und schweren Patienten größer zu sein. Es konnte herausgefunden werden, daß die Li$^+$-Serumkonzentrationen eine eindeutige Dosis-Wirkungsbeziehung zwischen 0,4 und 0,9 mEq/l aufweisen. Dabei kommt es zur begleitenden dosisabhängigen Polyurie und Tremor, die als Anhaltspunkte für das Risiko von Nebenwirkungen gelten (Maj, 1986). Diese Zusammenhänge unterstreichen den Bedarf einer einzeln angepaßten Serumspiegeltherapie, um eine günstige Risiko-Nutzenbeziehung zu erreichen.

Obwohl die Li$^+$-Pharmakokinetik sich interindividuell erheblich unterscheidet, sind Verteilungsvolumen und Clearance bei einem einzelnen Patienten relativ einheitlich. Jedoch kann auch ein gut situiertes Therapieregim durch einen vorübergehenden Na$^+$-Verlust verkompliziert werden, was im Zusammenhang mit einer anderen Erkrankung oder bei Verlusten oder Restriktionen von Flüssigkeitszufuhr und Elektrolyten auftreten kann. Starkes Schwitzen kann eine Ausnahme darstellen, weil dabei mehr Li$^+$ als Na$^+$ mit dem Schweiß ausgeschieden wird (Jefferson et al., 1982). Deshalb sollte bei Patienten, die Li$^+$ einnehmen, wenigstens gelegentlich der Plasmaspiegel kontrolliert werden. Die relativ stabile und charakteristische Pharmakokinetik des Li$^+$ bei jedem Patienten ermöglichen theoretisch, die Bedarfsdosis eines einzelnen anhand des Ergebnisses einer kleinen Lithiumcarbonat-Testdosis und der Bestimmung des Plasmaspiegel nach 24 Stunden zu ermitteln (Cooper und Simpson, 1976; Comings et al., 1993).

Der Hauptteil der renalen tubulären Li$^+$-Absorption scheint im proximalen Tubulus der Niere stattzufinden. Trotzdem kann eine Li$^+$-Retention durch jedes Diuretikum, das zum Na$^+$-Verlust führt, verursacht werden. Dabei sind besonders die Thiazide zu nennen (DePaulo et al., 1981). Die renale Ausscheidung kann durch osmotische Diuretika, Azetolamid oder Aminophyllin erhöht werden, obwohl dieses bei der Behandlung einer Li$^+$-Intoxikation wenig hilfreich ist. Triamteren kann die Li$^+$-Exkretion erhöhen und man kann annehmen, daß die Reabsorption dieses Ions im distalen Nephron erfolgt. Spironolakton erhöht jedoch nicht die Li$^+$-Ausscheidung. Einige nicht-steroidale Entzündungshemmer (z. B. Indomethazin und Phenylbutazon) können die Lithiumresorption im renalen proximalen Nierentubulus erleichtern und somit den Blutspiegel auf toxische Maße steigern (siehe DePaulo et al., 1981). Zwischen Li$^+$ und ACE-Hemmern kann es unter Umständen auch zu Wechselwirkungen kommen (siehe Kapitel 33).

Weniger als 1% einer Lithiumgabe werden über den Darm ausgeschieden, 4 - 5% gehen durch Schweiß verloren. Li$^+$ wird über den Speichel in einer Konzentration ausgeschieden, die doppelt so hoch ist wie der Plasmaspiegel. In der Tränenflüssigkeit werden Blutplasmawerte erreicht. Man kann diese Flüssigkeiten als Ersatz für eine Plasmaspiegelkonzentration benutzen, um Li^+-Konzentrationen zu überwachen (Selinger et al., 1982). Da das Ion auch in der Muttermilch ausgeschieden wird, sollten Frauen, die Lithium einnehmen, nicht stillen.

Toxische Wirkungen und Nebenwirkungen Das Auftreten einer toxischen Wirkung steht im Bezug zur Lithium-Plasmakonzentration und dem Anstieg nach Gabe. Eine akute Vergiftung ist gekennzeichnet durch Erbrechen, profuse Durchfälle, grobschlägigen Tremor, Ataxie, Koma und zerebrale Krampfanfälle. Die Symptome einer leichteren Vergiftung treten am ehesten bei der höchsten Li^+-Konzentration im Zuge der Resorption aus dem Darm auf und sind durch Übelkeit, Erbrechen, Bauchschmerzen, Diarrhoe, Sedierung und feinschlägigen Tremor gekennzeichnet. Schwerwiegendere Wirkungen betreffen das Nervensystem und sind durch Verwirrtheit, Hyperreflexie, grobschlägigen Tremor, Dysarthrie, zerebrale Krampfanfälle, Hirnnerven-Ausfälle und fokale neurologische Zeichen, bisweilen bis zum Koma und zum Tode fortschreitend, gekennzeichnet. Manchmal kann es zur irreversiblen neurologischen Schädigung kommen (Saron und Gaind, 1973). Andere toxische Wirkungen sind kardiale Arrythmien, Hypotension und Albuminurie. Unter den Nebenwirkungen, die häufig sogar bei therapeutischen Dosierungen auftreten, sind Übelkeit, Diarrhoe, Benommenheit, Polyurie, Polydipsie und Gewichtszunahme. Es soll beim Wechsel von Lithiumcarbonat auf Lithiumcitrat zu geringeren gastrointestinalen Nebenwirkungen gekommen sein.

Eine Lithiumtherapie kann anfänglich zur vermehrten Ausscheidung von 17-Hydroxykortikosteroiden, Na^+, K^+ und Wasser führen. Diese Wirkung dauert gewöhnlich nicht länger als 24 Stunden an. In den folgenden vier bis fünf Tagen normalisiert sich die K^+-Ausscheidung, es kommt zur Na^+-Retention. In manchen Fällen tritt ein prätribiales Ödem auf. Eine Na^+-Retention wird mit einer erhöhten Aldosteronesekretion in Verbindung gebracht und spricht auf Spironolakton an. Dabei kann es jedoch zum erhöhten Risiko einer Li^+-Retention und einer Plasmakonzentrationserhöhung kommen. Ödem und Na^+-Retention verschwinden häufig spontan nach einigen Tagen.

Einige wenige Patienten, die mit Li^+ behandelt werden, entwickeln eine gutartige, diffuse, nicht verhärtende Schilddrüsenvergrößerung, die an eine eingeschränkte Schilddrüsenfunktion denken läßt. Diese Wirkung kann in Zusammenhang mit einer stattgehabten Thyreoiditis stehen, besonders bei Frauen im mittleren Lebensalter. Bei Patienten, die mit Li^+ behandelt werden, ist die Aufnahme von ^{131}I durch die Schilddrüse erhöht, das an Plasmaprotein gebundene Jod und das freie Tyroxin neigen zu niedrigeren Konzentrationen. Die TSH-Sekretion kann dabei mäßig erhöht sein. Diese Wirkungen scheinen auf der Wechselwirkung mit der Tyrosin-Iodinierung und somit der Tyroxinsynthese zu beruhen. Die Patienten bleiben jedoch dabei gewöhnlich euthyreot, ein offensichtlicher Hypothyrioidismus ist selten. Bei Patienten, die eine Struma entwickeln, führt das Absetzen von Li^+ oder die Behandlung mit einem Schilddrüsenhormon dazu, daß eine weitere Vergrößerung des Organs gehemmt wird. Eine Li^+-Behandlung wurde gelegentlich mit Veränderungen im Ca^{2+}-Metabolismus in Verbindung gebracht, die denen eines Hyperparathyroidismus ähneln (Franks et al., 1982).

Unter einer Lithiumbehandlung treten Polydipsie und Polyurie auf, was gelegentlich sehr störend sein kann. Diese Nebenwirkung kann aber durch eine einmalige Tagesgabe verringert werden. Es gibt einige Fallberichte eines erworbenen nephrogenen Diabetes insipidus bei Patienten mit therapeutischen Ionen-Plasmakonzentrationen. Eine leichte Polyurie tritt typischerweise frühzeitig bei der Behandlung auf und verschwindet daraufhin. Eine später im Verlauf auftretende Polyurie ist ein Anlaß, die Nierenfunktion zu testen, die Li^+-Dosis zu reduzieren und die zusätzliche Gabe eines Tiaziddiuretikums oder einer K^+-sparenden Substanz wie z. B. Amylorid zu erwägen, um der Polyurie entgegenzuwirken (Kosten und Forrest, 1986). Die Polyurie verschwindet nach Absetzen der Li^+-Therapie. Die ursächlichen Mechanismen dafür sind vermutlich eine Hemmung der Wirkung des antidiuretischen Hormons (ADH) auf die renale Adenylatcyclase, was sich in einer ADH-Erhöhung im Blut sowie in einem Verlust des Ansprechens auf exogene antidiuretische Peptide widerspiegelt (Boton et al., 1987). Dieses führt zur Verringerung der durch ADH stimulierten renalen Wasserabsorption. Es bestehen jedoch Hinweise dafür, daß Lithium in den Stoffwechsel der cAMP-Synthese eingreift, wobei die Nierenfunktion verändert wird. Die Li^+-Wirkungen auf den Wassermetabolismus sind ausreichend vorhersehbar, um therapeutisch nützlich bei der Behandlung des Syndroms einer inadäquaten ADH-Sekretion eingesetzt zu werden. Hinweise chronisch entzündlicher Veränderungen bei Nierengewebebiopsien wurden nur bei einer geringen Zahl der Patienten beobachtet, bei denen Li^+ für eine Dauertherapie eingesetzt wurde. Aufgrund der Tatsache, daß nur sehr geringe Hinweise für eine progressive, klinisch relevante Störung der Nierenfunktion vorliegen, werden sie von den meisten Experten als zufällig bewertet. Trotzdem sollten das Plasmakreatinin und die Harnmenge im Rahmen einer Li^+-Langzeittherapie überwacht werden (Hetmar et al., 1991).

Li^+ besitzt eine schwache Wirkung auf den Kohlenhydratstoffwechsel, der dem des Insulins ähnelt. Bei Ratten verursacht Li^+ eine Erhöhung von Glykogen im Skelettmuskel, dabei kommt es zum hochgradigen Glykogenverlust der Leber.

Eine Li^+-Dauermedikation führt zur gutartigen und reversiblen T-Wellen-Depression im EKG, eine Wirkung, die nicht auf einem Na^+- oder K^+-Verlust beruht.

Li^+ verursacht EEG-Veränderungen, die durch diffuse Verlangsamung, ein erweitertes Frequenzspektrum und eine Potenzierung mit einer Disorganisation des Hintergrundrhythmus gekennzeichnet sind. Es kam zu zerebralen Krampfanfällen bei Patienten mit therapeutischen Li^+-Spiegeln. Eine Myasthenia gravis kann sich während einer Li^+-Behandlung verschlechtern (Neil et al., 1976).

Eine gutartige, dauerhafte Erhöhung polymorphkerniger Leukozyten tritt während einer Li^+-Dauerbehandlung auf und ist innerhalb einer Woche nach Therapieende reversibel.

Bei einer Li^+-Gabe können allergische Reaktionen wie Dermatitis und Vaskulitis auftreten. Die Verschlechterung einer Akne vulgaris ist ein häufiges Problem. Einige Patienten erleiden einen leichten Haarausfall.

Während der Schwangerschaft können Natriurese und eine natriumarme Diät zur mütterlichen und kindlichen Li^+-Intoxikation beitragen, während der postpartalen Diurese kann eine unter Umständen giftige Li^+-Retention bei der Mutter auftreten. Eine Li^+-Therapie während der Schwangerschaft wurde mit einer Neugeborenen-Struma, ZNS-Hemmung, Hypotonie und Herzgeräuschen in Verbindung gebracht. All diese Dinge verschwinden jedoch im Laufe der Zeit. Der Einsatz von Li^+ in der frühen Schwangerschaft wurde mit dem erhöhten Auftreten kardiovaskulärer Fehlbildungen beim Neugeborenen in Verbindung gebracht (besonders die Ebsteinsche Fehlbildung; Källén und Tandberg, 1983). Dieses Bedenken ist vermutlich übertrieben, da es auf Meldungen an Lithium-Erfassungsstellen basiert. Dem stehen besser kontrollierte epidemiologische Studien gegenüber, die darauf hinweisen, daß das Risiko einer kardiovaskulären Malformation beim Neugeborenen erheblich geringer ist als ursprünglich angenommen wurde. Es sei daran erinnert, daß das normale Risiko einer Ebsteinschen Anomalie (fehlgebildete Trikuspidalklappe, normalerweise mit einem Septumdefekt) von ca. 1 pro 20 000 Lebendgeburten auf wahrscheinlich nicht über 1 pro 5 000 ansteigen kann. Darüber hinaus ist dieser Effekt typischerweise *in utero* durch Ultraschall erkennbar und kann oft chirurgisch korrigiert werden. Im Gegensatz dazu haben die antimanischen Antikonvulsiva Valproinsäure, und vielleicht auch Carbamazepin, ein Risiko einer irreversiblen Spina bifida, was über 1 pro 100 liegen kann. Sie sind somit nicht als vernünftige Alternative einsetzbar. Um die Gefahren-Nutzenrelation von Li^+ während der Schwangerschaft auszugleichen, ist es zum einen wichtig, das Risiko einer unbehandelten manisch-depressiven Erkrankung abzuschätzen und zum anderen konservative Maßnahme wie das Abwarten bis zum Auftreten von Symptomen oder eine sichere Therapie, z. B. mit Neuroleptika oder eine elektrokonvulsive Therapie, zu erwägen.

Behandlung der Li^+-Vergiftung Es gibt kein spezifisches Gegengift bei einer Li^+-Intoxikation, die Behandlung ist eine unterstützende. Das durch schnell ansteigende Li^+-Plasmaspiegel verursachte Erbrechen kann dazu neigen, die Resorption zu begrenzen. Es kam jedoch zu Todesfällen. Es muß dringend darauf geachtet werden, daß der Patient nicht dehydriert ist und kein Na^+-Verlust vorliegt. Die Dialyse ist die wirksamste Methode, Ionen aus dem Körper zu entfernen und sollte bei schweren Vergiftungen erwogen werden, z. B. bei Patienten mit Vergiftungssymptomen oder Patienten mit Serum-Li^+-Konzentrationen über 4,0 mEq/l bei einer akuten Vergiftung oder über 1,5 mEq/l bei einer chronischen Überdosierung.

Wechselwirkungen mit anderen Substanzen Wechselwirkungen zwischen Li^+ und Diuretika wurden oben abgehandelt. Thiaziddiuretika und genauso Amylorid können den durch Li^+ ausgelösten nephrogenen Diabetes insipitus korrigieren (Boton et al., 1987). Die Li^+-Retention kann zum einen während der Gabe des leicht natriuretisch wirkenden Stoffs Amylorid als auch durch das Schleifendiuretikum Furosemid begrenzt werden. Dabei wird auch das Risiko giftiger Wirkungen einer Hypokaliämie bei exzessiv erhöhten Li^+-Spiegeln reduziert. Furosemid besitzt auch weniger Wechselwirkungen mit Li^+ als die Thiazide. Amylorid und andere diuretische Substanzen (manchmal mit verringerten Li^+-Dosierungen) wurden sicher eingesetzt, um das Syndrom eines Diabetis insipitus, der gelegentlich bei einer Li^+-Therapie auftritt, zu behandeln (Batle et al., 1985; Boton et al., 1987; siehe Kapitel 29). Li^+ wird häufig in Verbindung mit antipsychotisch, sedierend und antidepressiv wirkenden Substanzen eingesetzt. Einige Fallberichte haben die Frage aufgeworfen, ob das Risiko einer erhöhten ZNS-Toxizität bei einer Li^+-Haloperidol-Kombination besteht. Diese Erkenntnis wird jedoch durch viele Jahre an Therapieerfahrungen mit dieser Kombination nicht sicher bestätigt (siehe Tupin und Schuller, 1978). Die antipsychotischen Substanzen können Übelkeit, ein potentielles Zeichen einer Li^+-Toxizität, verhindern. Ein Harnverhalt, der infolge der anticholinergen Wirkungen der trizyklischen Antidepressiva auftreten kann, kann besonders störend bei einer Li^+-induzierten Diurese sein. Es gibt jedoch keine absolute Kontraindikation für die gleichzeitige Verwendung von Li^+ zusammen mit anderen psychotropen Substanzen. Einige nicht steroidale antiinflammatorische Substanzen können die Clearance verringern und die Li^+-Plasmakonzentration erhöhen. Diese Wechselwirkung scheint besonders stark beim Indomethazin zu sein. Es kann bei Ibuprofen und Naproxen auftreten, bei Sulindac und Aspirin ist diese Gefahr wahrscheinlich geringer (Raghbe, 1990). Schließlich können auch Substanzen, die die gastrointestinale Motilität verändern, die Muster der Li^+-Konzentration im Blut während einer Behandlung verändern. Unter diesen Umständen könnte Propanthelin, eine anticholinerge Substanz, die die tageszeitlichen Schwankungen des Li^+-Plasmaspiegels modulieren kann, vielleicht als eine Alternative zu Lithiumcarbonat-Depot-Zubereitungen klinisch eingesetzt werden (Bellibas et al., 1994).

Therapeutischer Einsatz Der Einsatz von Li^+ bei der Behandlung manisch-depressiver Erkrankungen (bipolare Erkrankungen) wird weiter unten behandelt. Eine Li^+-Behandlung sollte idealerweise nur bei Patienten mit normaler Na^+-Zufuhr und ungestörter kardialer und renaler Funktion durchgeführt werden. Gelegentlich können Patienten mit schweren Systemerkrankungen dann mit Li^+ behandelt werden, wenn die Indikationen zwingend genug sind. Die Behandlung der akuten Manie und die Prävention beim Wiederauftreten bipolarer, manische depressiver Erkrankungen bei ansonsten gesunden Erwachsenen oder Jugendlichen stellen die derzeit einzigen, durch die US-amerikanische Bundesbehörde FDA (Food and Drug Administration) zugelassenen Indikationen in den Vereinigten Staaten dar. Li^+ wird manchmal alternativ oder ergänzend zu den Antidepressiva bei einer schweren, wiederauftretenden Depression eingesetzt. Ferner kann es die antidepressive Behandlung bei einer akuten großen Depression ergänzen oder schließlich als Zweitmedikation dienen, wenn auch das späte Ansprechen auf ein Antidepressivum alleine nicht ausreicht (siehe Baldessarini und Tohen, 1988; Austin et al., 1991; Joffe et al., 1993). Die positiven Wirkungen können zusammen mit klinischen oder biologischen Merkmalen auftreten, die auch bei der bipolaren affektiven Erkrankung bestehen (siehe Goodwin and Jamison, 1990). Die zunehmende klinische Erfahrung hat Hinweise dafür ergeben, daß Li^+ bei der Behandlung der kindlichen Erkrankungen, die durch erwachsenenähnliches manisch-depressives Verhalten oder durch episodenhafte Veränderungen von Stimmung und Verhalten gekennzeichnet sind, und eine unklare Beziehung zu den bipolaren Erkrankungen des Erwachsenenalters besitzten, nützlich ist (siehe Baldessarini et al., 1995).

Li^+ wurde auch bei vielen anderen Erkrankungen mit schwankenden Verläufen eingesetzt, z. B. prämenstruelle Dysphorie, episodenhafter Alkoholabusus und episodenhafte Gewalttätigkeit (siehe Baldessarini et al., 1995). Die Hinweise für die Wirksamkeit bei den meisten dieser Erkrankungen sind nicht überzeugend, obwohl es Hinweise dafür gegeben hat, daß Patienten mit Cluster-Kopfschmerzen gelegentlich von Li^+ profitieren (Saper, 1989). Die Nebenwirkungen des Li^+-Ions wurden bei der Behandlung von Hyperthyreodismus und dem Syndrom der inadäquaten ADH-Sekretion sowie bei der Behandlung von spontanen oder medikamenteninduzierten Leukopenien, jedoch nur selten mit einem therapeutischen Nutzen, angewendet (siehe Kapitel 55 und 56).

DIE MEDIKAMENTÖSE BEHANDLUNG DER GEMÜTSERKRANKUNGEN

Die Gemütserkrankungen (*affektive Erkrankungen*) sind sowohl in der hausärztlichen als auch in der psychiatrischen Praxis häufig. Der Schweregrad dieser Erkrankungen umfaßt eine ganz besonders breite Spanne. Sie reicht von normalen Trauerreaktionen und Dysthymie bis zu schweren, handlungsunfähig machenden Reaktionen, die zum Tode führen können. Das kumulative lebenszeitliche Suizidrisiko bei den wichtigen affektiven Erkrankungen beträgt 10 - 15%. Diese Statistik zeigt aber nicht die Morbidität und die Kosten dieser notorisch unterdiagnostizierten und unterbehandelten Krankheitsgruppe. Ungefähr 1/3 - 1/4 solcher Fälle werden diagnostiziert, und ein ähnlich großer Anteil davon wird adäquat behandelt (Greenberg et al., 1993; Isaacson et al., 1992; Tint und Sorensen, 1993; Katon et al., 1992). Es ist in der Tat so, daß nicht jede menschliche Trauer, Misere und Enttäuschung eine Indikation für eine medizinische Behandlung darstellt. Sogar schwere affektive Erkrankungen besitzen ein hohes Maß spontaner Remission nach genügend langer Zeit (oft Monate). Die anidepressiven und antimanischen Substanzen sind im allgemeinen den schwereren und ansonsten handlungsunfähig machenden Gemütserkrankungen vorbehalten. Die besten Behandlungsergebnisse scheinen bei den Patienten, die eine mittelgradig schwere Krankheit mit „endogenen" oder „melancholischen" Merkmalen ohne psychotische Erscheinungsformen haben, erzielt zu werden (siehe Baldessarini, 1989, 1996; American Psychiatric Association, 1994; Peselow et al., 1992). Die Daten der klinischen Forschung, die die Wirksamkeit von Antidepressiva und Lithiumsalzen unterstützen, sind überzeugend (siehe Baldessarini, 1989, 1995; Dugan und Caillard, 1992; Janicak et al., 1993; Workman und Short, 1993; Kasper et al., 1994; Montgomery und Roberts, 1994). Letztendlich muß jedoch gesagt werden, daß es Einschränkungen bei allen Substanzen gibt, die bei der Behandlung der affektiven Erkrankungen eingesetzt werden.

Eine etwas überraschende Tatsache besteht darin, daß klinisch verwendete Antidepressiva, als eine Gruppe zusammengenommen, die inaktive Plazebogabe in nur ca. 2/3 - 3/4 aller kontrollierten Vergleiche übertreffen konnten (siehe Baldessarini, 1996; Janicak et al., 1993); dabei kommt es bei den Depressionen im Erwachsenenalter zu klinisch signifikanten Therapieerfolgen in einem ähnlich großen Verhältnis. Bei der pädiatrischen und geriatrischen Depressionsbehandlung sind die Ergebnisse weniger eindeutig. Studien bei Kindern konnten die Überlegenheit eines Medikaments über Plazebo nicht demonstrieren. Zur geriatrischen Depression gehört ein Übermaß chronischer und psychotischer Erkrankungen, die dazu neigen, weniger gut auf antidepressive Behandlung alleine anzusprechen. In Verbindung mit elektrokonvulsiver Therapie (EKT) oder bei zusätzlich neuroleptischer Behandlung oder mit Amoxapin, einem gemischt antidepressiv neuroleptisch wirkenden Stoff, können bessere Ergebnisse erzielt werden (siehe Schatzberg und Rothschild, 1992). Infolge der Aussicht auf ein nur geringes Ansprechen auf einfache antidepressive Therapie müssen Patienten mit schwerer, langer, behindernder, psychotischer, suizidaler oder bipolarer Depression intensiv und schnell medizinisch behandelt werden. Die Tatsache, daß Patienten nicht hinreichend diagnostiziert werden, stammt zum Teil von den bisweilen irreführenden Anamnesen depressiver Patienten, die nicht spezifische somatische Beschwerden, Angst oder Insomnie als Leitsymptome darstellen. Die Unterbehandlung ist zum Teil darauf zurückzuführen, daß viele Ärzte zögern, potentiell toxische oder pharmakologisch komplizierte trizyklische Antidepressiva, MAO-Inhibitoren oder Lithiumsalze zu verschreiben. Dies gilt besonders für Patienten mit anderen Begleiterkrankungen. Dieses Muster ändert sich jedoch in Anbetracht der Entwicklung weniger toxisch und besser akzeptierter neuer Antidepressiva. Darunter befinden sich die Serotoninwiederaufnahmehemmer und die atypischen Substanzen (Olfson und Klerman, 1993).

Ein anderes großes Problem beim Einsatz von Antidepressiva ist die Tatsache, daß die statistische und klinische Unterscheidung zwischen der aktiven Substanz und Plazebo schwer nachzuweisen ist, da es in 30 - 40% aller Fälle zum Ansprechen auf Plazebo kommt (Fairschild et al., 1986). Dieses Verhältnis verbessert sich dann, wenn Patienten untersucht werden, die eine mittelgradig schwere Erkrankung haben, dabei dauerhaft klassisch melancholische oder endogene Symptome aufweisen und keine psychotischen Merkmale haben oder bei denen gemischt bipolare Zustände auftreten. Der Einsatz verschiedener metabolischer, endokrinologischer oder anderer physiologischer Testverfahren, um das Ansprechen auf Antidepressiva auszutesten, liefert nur eine beschränkt aussagefähige Vorhersagewahrscheinlichkeit und einen begrenzten klinischen Nutzen (Arana et al., 1985). Diese Situation unterstützt die Bedeutung plazebokontrollierter Studien bei der Entwicklung neuer Substanzen, da Vergleiche zwischen neuen und Standardsubstanzen das Risiko bergen, eine fälschlicherweise gleiche Wirksamkeit herzuleiten. Zusätzlich besteht weiterhin ein Mangel an Information über besondere Populationen, die unter einer Depression leiden (besonders pädiatrische, geriatrische, hospitalisierte Patienten oder solche mit anderen Begleiterkrankungen und wiederauftretenden oder chronischen Verläufen), obwohl ein dringender Bedarf für solche Informationen besteht. Darüber hinaus ist das Wissen um die klinischen Dosis-Wirkungs- und Dosis-Risikobeziehungen besonders begrenzt.

Auf der Grundlage der begrenzten zur Verfügung stehenden Informationen ist es offensichtlich, daß zunehmende Dosierungen einer Standardsubstanz wie z. B. Imipramin bis 200 mg pro Tag oder darüber hinaus bei Plasmakonzentrationen über 200 ng pro ml eine deutlich bessere antidepressive Wirkung besitzen als bei niedriger Dosierung und geringen Spiegeln, sowohl bei der Kurz- als auch bei der Langzeitbehandlung. Die Toleranz kann dabei begrenzt sein und es kommt häufig zur Verweigerung einer Behandlung (siehe Mavissakalian und Perel, 1989; Simpson et al., 1976; Stewart et al., 1980). Bei ansonsten gesunden Erwachsenen, die unter einer Depression leiden, sollte dementsprechend die Dosierung darauf ausgerichtet sein, die Untergrenze von wahrscheinlich 150 mg Imipramin oder die äquivalente Tagesdosis zu überschreiten. Dieses wird typischerweise dadurch erreicht, daß man die Dosierung über mehrere Tage erhöht. Dabei sollte dann der Versuch gemacht werden, falls es toleriert wird, die Dosis zu erhöhen, wenn es nach einer mehrwöchigen Behandlung zu keinem Fortschritt gekommen ist. Obwohl manchmal erst nach vier bis acht Wochen bewertet werden kann, ob eine antidepressive Behandlung erfolgreich ist, sollten die ersten Anzeichen einer Besserung innerhalb der ersten zwei Behandlungswochen auftreten.

Zwischen den Jahren 1960 und 1990 waren die imipraminähnlichen Trizyklika die Standardantidepressiva, von denen die meiste Forschung und der größte klinische Einsatz ausging. Man tendiert jedoch derzeit in Richtung einer schnelleren Akzeptanz von neueren, weniger toxischen Serotoninwiederaufnahmehemmern und anderen atypischen Substanzen. Dies hat dazu geführt, daß sie jetzt häufiger als Trizyklika, besonders beim Vorliegen von Begleiterkrankungen oder beim Suizidrisiko, als Mittel der ersten Wahl eingesetzt werden (Baldessarini,

1996; Brown und Kahn, 1994). MAO-Inhibitoren sind häufig den Patienten vorbehalten, die auf eine intensive Behandlung mit wenigsten einer der neueren Substanzen und einem trizyklischen Standard-Antidepressivum auch dann nicht ansprechen, wenn es als Einzelsubstanz oder zusammen mit Lithium oder mit einer geringen Dosis von Schilddrüsenhormon gegeben wird, um die antidepressive Wirkung zu potenzieren (siehe Austin et al., 1991; Joffe et al., 1993; Thase et al., 1989). Auch vor dem derzeitigen Umschwenken auf die neueren Antidepressiva wurden die etwas weniger anticholinerg wirkenden Trizyklika mit sekundärer Amingruppe, besonders Nortryptilin und Desipramin, bevorzugt. Dies trifft besonders bei älteren oder bei Patienten mit Begleiterkrankungen zu. Die oben genannten Substanzen können nach wie vor als eine Alternative oder eine Therapie zweiter Wahl betrachtet werden, besonders wenn sie in mittlerer, aufgeteilter Dosierung gegeben werden (siehe Tabelle 19.1). Trotz ihrer allgemeinen Sicherheit haben die neueren Substanzen nach wie vor ihre Einschränkungen. Nebenwirkungen und Wechselwirkungen mit anderen Substanzen sind dabei zu nennen (siehe oben). Sie sind auch relativ teuer: Innerhalb einer Stoffklasse schwankt der Preis für eine Tagesdosis um den Faktor 10 (siehe Baldessarini, 1996). In der Zukunft müssen ihre relative Wirksamkeit bei den am schwersten betroffenen Patienten, jenen mit psychotischen Merkmalen und bei älteren Patienten weiter erforscht werden (Schatzberg und Rothschild, 1992).

Der Spontanverlauf einer episodischen großen Depression besteht darin, daß sechs- bis zwölfmonatliche Schwankungen auftreten können. Es besteht jedoch besonders dann ein hohes Risiko für das Wiederauftreten über mindestens mehrere Monate, wenn eine erfolgreiche antidepressive Behandlung abgesetzt wird. Das geschätzte Risiko dafür beträgt 50% innerhalb von sechs Monaten und 65 - 70% innerhalb eines Beobachtungsjahres, und es kann auf 85% nach drei Jahren ansteigen (siehe Baldessarini und Thoren, 1988). Um dieses Risiko so klein wie möglich zu halten, sollte man am besten eine antidepressive Medikation für wenigstens sechs Monate nach eindeutiger klinischer Remission weitergeben. Dabei sollten die initial gegebenen therapeutischen Dosierungen beibehalten werden, obwohl dabei die unterschiedliche Gewöhnung und Akzeptanz vieler Patienten Flexibilität erfordert. Viele Patienten mit einer Depression haben einen schwankenden Verlauf mit wiederauftretenden Symptomen, im Wellental sind die Symptome und Einschränkungen geringer. Um das Risiko des Wiederauftretens zu verringern, bedürfen sie einer Langzeitmedikation (siehe Greden, 1993; Thase, 1992). Eine solche Behandlung mit einer relativ hohen Imipramindosierung wurde bis zu füng Jahre lang ausgetestet. Dabei haben sich Hinweise dafür ergeben, daß eine frühzeitige Dosisserniedrigung zu einem erhöhten Wiederauftretensrisiko geführt hat (Frank et al., 1993; Kupfer et al., 1992; Thase, 1992). Eine begleitende Behandlung mit Lithium kann die Resultate verbessern (siehe Baldessarini und Tohen, 1988). Außer für Imipramin gibt es keine Studien über die Wirkungen bei einer dauerhaften Behandlung der wiederauftretenden großen Depression. Erkenntnisse über die Dosis-Wirkungsbeziehungen sind dabei sehr begrenzt (Frank et al., 1993). Die Entscheidung, eine unbegrenzte, dauerhafte Behandlung mit einem Antidepressivum vorzunehmen, wird durch die Anamnese hinsichtlich der Wiederauftretenshäufigkeit und von der Meinung beeinflußt, daß ältere Patienten ein höheres Wiederauftretensrisiko haben. Infolge der Hinweise dafür, daß ein schnelles Absetzen von Antidepressiva und Lithium zum frühzeitigen, übermäßigen Wiederauftreten der Krankheit führt, wird eine sehr langsame Dosisreduktion mit engmaschiger klinischer Überwachung über viele Wochen empfohlen, wenn die Therapie beendet werden sollte. Dieses trifft auch für das Absetzen einer Therapie nach einer akuten Depression zu (siehe Greden, 1993; Suppes et al., 1993).

Es existieren in der Literatur einige Fallberichte über eine mögliche Toleranz hinsichtlich der therapeutischen Antidepressivawirkungen bei chronischer Einnahme. Dieser Wirkungsverlust kann manchmal durch eine Dosiserhöhung des Antidepressivums, durch eine begrenzte zusätzliche Li^+-Gabe, vielleicht auch durch eine geringe Dosierung einer neuroleptischen Substanz, oder durch Wechsel des Antidepressivums auf eine andere Substanzklasse ausgeglichen werden (Cohen und Baldessarini, 1985).

Bis auf die wichtige Ausnahme der elektrokonvulsiven Therapie (EKT) sind andere Formen der biologischen Depressionbehandlung nicht gut etabliert oder werden nicht weiter regelmäßig eingesetzt. Die EKT bleibt die schnellste und wirksamste Behandlungsform der schweren akuten Depression und ist bei akut suizidalen Patienten manchmal lebensrettend (siehe Avery und Winokur, 1977).

Die MAO-Inhibitoren werden allgemein als die Mittel der zweiten oder dritten Wahl bei der Behandlung der schweren Depression angesehen, obwohl die Hinweise für die Wirkung adäquater Tranylcypromin- oder Phenelzindosierungen überzeugend sind. Trotz der günstigen Ergebnisse, die mit Tranylcypromin- und mit Phenelzindosierungen über 45 mg pro Tag erreicht wurden (Davis et al., 1987; Pare, 1985), schränkt die Wahrscheinlichkeit unerwünschter Reaktionen die Akzeptanz bei vielen Klinikern und Patienten ein. Trotzdem werden MAO-Inhibitoren manchmal dann eingesetzt, wenn eine intensive Behandlung mit trizyklischen Antidepressiva unzureichend war und eine elektrokonvulsive Behandlung verweigert wird. Zusätzlich zur Behandlung der typischen großen Depression besitzen MAO-Inhibitoren selektive Wirkungen bei einer Reihe anderer Erkrankungen, z. B. bei Erkrankungen mit Phobien, Angst, Panik und Dysphorie (Liebowitz et al., 1984; Pare, 1985). Ähnliche Therapieerfolge bestehen jedoch auch bei imipraminähnlichen Substanzen oder Serotoninwiederaufnahmehemmern. Infolgedessen bestehen nur begrenzte Indikationen für die MAO-Inhibitoren, sie sollten hinsichtlich ihrer möglichen Toxizität und ihren komplexen Wechselwirkungen mit vielen anderen Substanzen ausgewogen eingesetzt werden.

Innovative MAO-Inhibitoren, die selektiv auf MAO-A- und MAO-B-Enzyme wirken, sind mittlerweile erhältlich. Selegelin (R[-]-Deprenyl) wurde zur Behandlung der Parkinsonschen Erkrankung eingeführt. Es dürfte jedoch einige antidepressive bzw. andere wirksame psychotrope Eigenschaften besitzen (siehe Tabelle 19.1; Baldessarini, 1984; Mann et al., 1989). Um einen dauerhaften Therapieerfolg zu erreichen, werden jedoch Dosierungen über 10 mg wahrscheinlich notwendig, was zu einer verringerten MAO-B-Selektivität besonders bei chronischer Einnahme führen kann. Auch kann Selegelin *in vivo* zu Nebenprodukten mit amphetaminähnlicher Struktur und Neuropharmakologie umgewandelt werden. Der MAO-A-selektive Inhibitor Clorgylin ist ein wirksames Antidepressivum (siehe Baldessarini, 1984). Andere kurz wirkende MAO-A-Inhibitoren (z. B. Brofaromin, Moclobemid) scheinen dann wirksame Antidepressiva mit einem begrenzten Hypertensionsrisiko zu sein, wenn sie mit blutdrucksteigernden Aminen wie z. B. Tyramin gegeben werden.

> Bei irreversiblen MAO-Hemmern ist eine tyrosinarme Diät notwendig! (Anm. d. Hrsg.).

Stimulanzien, mit oder ohne zusätzlichen Sedativa, sind veraltete und unwirksame Behandlungen bei einer schweren Depression. Einige Kliniker finden es jedoch weiterhin nützlich und sicher, ausgewählten Patienten Stimulanzien wie Methylphenidat oder Amphetamin kurzzeitig zu geben. Darunter fallen Patienten mit milder Dysphorie, zeitweiliger Demoralisierung oder Energieverlust in Verbindung mit anderen Erkrankungen. Auch wird diese Kombination bei manchen geriatrischen Patienten verwendet. Keine dieser Indikationen wurde jedoch bisher systematisch untersucht (Chiarello und Cole, 1987).

Die moderne Behandlung der manischen, depressiven und gemischten Form bipolarer Erkrankungen wurde im Jahre 1949 durch die Einführung von Lithium revolutioniert, in den 60er Jahren erlangte es stetig weltweite Akzeptanz. Die späte offizielle Akzeptanz in den Vereinigten Staaten erlangte es 1970 nur für die Behandlung der akuten Manie, heutzutage wird es hauptsächlich zur Prävention manischer Schübe verwendet. Lithium ist bei der Behandlung der akuten Manie in hohem Maße wirksam. Es wird aber nicht als Einzelsubstanz verwendet, weil es nur einen langsamen Wirkungseintritt hat und bei hochgradig agitierten und unkooperativen manischen Patienten Schwierigkeiten beim sicheren Einsatz auftreten können. Initial wird ein Neuroleptikum oder ein potentes sedierendes Benzodiazipin (z. B. Lorazepam oder Clonazepam) eingesetzt, um die akute Agitation zu kontrollieren und eine höhere Stabilität im Elektrolyt- und Wasserhaushalt zu erzielen (siehe Kapitel 18). Danach kann Lithium sicherer für die Langzeitbehandlung der Stimmungsstabilisierung verwendet werden. Da ein hohes Risiko besteht, daß es innerhalb der ersten zwölf Monate zum Wiederauftreten oder zum Absinken in ein Depressionstief kommt, wird Lithium wie auch bei der Behandlung der akuten Phasen einer großen Depression für wenigstens mehrere Monate nach der kompletten Erholung von einer manischen Phase weiter gegeben (siehe Goodwin und Jamison, 1990; Tohen et al., 1990). Die klinische Entscheidung, eine unbegrenzte, dauerhafte Therapie zu empfehlen, basiert auf dem Ausgleich des Schweregrades und der Häufigkeit von vergangenen Zyklen einer manisch-depressiven Erkrankung, auf dem Alter und der Compliance des Patienten sowie auf dem Risiko von Nebenwirkungen dieser potentiell toxischen Substanz, die nur eine ungewöhnlich schmale Sicherheitsspanne hat (siehe Baldessarini et al., 1995).

Eine besonders schwierige klinische Herausforderung ist die sichere und wirksame Behandlung einer bipolaren Depression. Dieser Zustand wird manchmal bei gemischten, dysphorisch agitierten Stimmungslagen bei Patienten mit einer bipolaren Erkrankung fehldiagnostiziert und wird durch ein Antidepressivum unzureichend behandelt. Auch sollte eine bipolare Depression nicht nur mit einem Antidepressivum behandelt werden. Bei beiden Fällen besteht das Risiko, eine Agitation zu verschlimmern oder eine Manie auszulösen. Das Risikomaß dafür bleibt jedoch unklar, was ganz besonders für die spezifischen Antidepressiva zutrifft (siehe Ware und Goodwin, 1987). Trotzdem sind Li^+ oder andere als stimmungsstabilisierende Stoffe im Einsatz befindliche Substanzen Mittel der ersten Wahl bei der Behandlung von manischen, gemischten und depressiven Stimmungslagen bei bipolaren Erkrankungen. Ein Antidepressivum kann vorsichtig und für eine gewisse Zeit zusätzlich verwendet werden, um eine Depression zu behandeln. Ein zusätzlicher Nutzen dauerhafter Kombinationstherapie ist jedoch nicht bewiesen. Ein solches Behandlungschema birgt wahrscheinlich ein zusätzliches Risiko, die Intervalle der Stimmungsschwankungen zu verkürzen und hypomanische oder manische Phasen zu verlängern (Quitkin et al., 1981). Die richtige Wahl des Antidepressivums bei der Behandlung der bipolaren Depression bleibt sicher. Mittlere Desipramin- oder Nortriptylindosierungen wurden in der Vergangenheit verwendet. Derzeit werden die kurz wirkenden Serotoninwiederaufnahmehemmer oder Bupropion häufig benutzt, auch wenn die Forschung bisher keine eindeutigen Hinweise hinsichtlich der besten Substanz, Dosierung oder Verabreichungsintervalle finden konnte (siehe Vornberg und Pope, 1993). Einige der neueren Antidepressiva wie Bupropion sollen eine geringere Neigung besitzen, häufige Stimmungsschwankungen zu verursachen.

Der potentielle klinische Einsatz von Li^+ in der Behandlung anderer Erkrankungen als Manie oder Depression bei den bipolaren Erkrankungen I wurde oben angesprochen. Anwendungsmöglichkeiten bestehen (1) in Form einer zusätzlichen Gabe bei Patienten, die klinisch mit einer großen Depression auffällig werden und dabei nur geringe Stimmungssteigerungen oder eine Hypomanie haben (bipolare Erkrankung II) und (2) bei der zusätzlichen Gabe einer offensichtlich nicht bipolaren, wiederauftretenden großen Depression. Unter Umständen ist es bei solch unterschiedlichen Erkrankungen wie der zyklothymen Persönlichkeitsstörung dem Cluster-Kopfschmerz, schizoaffektiven und anderen antipsychotischen Erkrankungen mit affektiven Leitsymptomen nützlich. Die antimanisch wirkenden Antikonvulsiva werden auch bei denselben Erkrankungen auf empirischer Basis eingesetzt. Forschungsergebnisse, die diesen Einsatz rechtfertigen, existieren nicht.

Das Absetzen einer dauerhaften Li$^+$-Therapie scheint ein hohes Risiko für ein frühes Wiederauftreten oder suizidale Tendenzen innerhalb eines Zeitraumes von drei bis sechs Monaten zu besitzen, auch wenn die Therapie über viele Jahre erfolgreich war. Es kommt zu einem wesentlich schnelleren Wiederauftreten als beim unbehandelten Verlauf einer bipolaren Erkrankung, bei dem die Intervallänge im Durchschnitt ca. ein Jahr beträgt (Suppes et al., 1991, 1993). Dieses Risiko kann wahrscheinlich dann verringert werden, wenn Li$^+$ langsam und stetig ausgeschlichen wird und wenn es medizinisch indiziert ist (Faedda et al., 1993). Das Risiko ist auch dann besonders hoch, wenn die Medikation schnell abgesetzt oder die Dosierung während einer Dauertherapie zusammen mit anderen Substanzen wie Antipsychotika, Antidepressiva und Anxiolytika schnell verringert wird (siehe Suppes et al., 1993). Dieses Phänomen betrifft das Design und die Interpretation vieler Studien über experimentelle Therapien, bei denen eine dauerhafte medikamentöse Behandlung unterbrochen wird, um höhere gegen niedrigere Dosierungen, eine alternative Substanz oder ein Plazebo zu vergleichen (siehe Suppes et al., 1993).

In den vergangenen Jahren haben Unverträglichkeiten und mangelnde Therapieerfolge bei einer Li$^+$-Dauertherapie bei der bipolaren Erkrankung dazu geführt, daß alternative Behandlungen erwogen wurden. Die am besten etablierten sind die beiden Antikonvulsiva Carbamazepin und Valproinsäure (oder sein Natriumsalz). Beide haben antimanische und eventuell auch stimmungsstabilisierende Wirkungen. Die relevante Pharmakologie und Dosierungsempfehlungen für diese Substanzen finden sich in Kapitel 20. Die für ihre antikonvulsiven Wirkungen erforderlichen Dosierungen gelten auch als ausreichend bei der Behandlung manisch-depressiver Patienten, obwohl es bisher keine formellen Dosis-Wirkungsstudien bei psychiatrischen Patienten gibt. Aus diesem Grund sollte die Dosis so gewählt werden, daß Plasmakonzentrationen zwischen 6 und 12 µg/ml für Carbamazepin und 50 - 100 µg/ml für Valproinsäure entstehen.

Es gibt signifikante Hinweise für die kurzzeitige Wirksamkeit beider Antikonvulsiva in der Maniebehandlung (siehe Baldessarini et al., 1995; Teck et al., 1993; Westergard, 1992). Es existieren ausreichende Hinweise für die langzeitliche, stimmungsstabilisierende Wirkung von Carbamezapin, obwohl es nicht ganz so sicher ist wie für Li$^+$. Es gibt viele Langzeitstudien mit nahezu 400 Patienten, die im Durchschnitt eine zweijährige Behandlungsdauer übersehen, in denen Li$^+$ mit Carbamazepin verglichen wurde und letztendlich bei beiden die gleichen protektiven Wirkungen gefunden wurden (siehe Janicak et al., 1993; Baldessarini et al., 1995; Post et al., 1990). Es laufen derzeit kontrollierte Studien über die Langzeitwirkungen von Valproat. Zwischenzeitlich wurde über ermutigende klinische Erfahrungen berichtet (siehe Kalaprese et al., 1992). Da es ungewiß bleibt, ob die Wirkungen der Antikonvulsiva in Verbindung mit Li$^+$ bei der Langzeitbehandlung wirksam sind, wird Li$^+$ häufig mit einem Antikonvulsivum gegeben. Beim Vergleich der beiden Medikamente scheint Valproat klinisch etwas besser toleriert zu werden. Ein Unsicherheitsfaktor hinsichtlich der relativen Wirkung neuerer, vermeintlich stimmungsstabilisierender Substanzen besteht darin, daß sie häufig zusammen mit Li$^+$ oder als Einzelsubstanz bei Patienten, die nicht ausreichend auf Li$^+$ angesprochen haben, eingesetzt werden.

Andere Alternativen wurden weniger gut untersucht. Weil das sedierend und antikonvulsiv wirkende Benzodiazepin Clonazepam nützliche, kurzfristige, antimanische oder sedierende Wirkungen besitzt, werden Clonazepam und Lorazepam häufig unterstützend bei der Behandlung akuter manischer Errergungszustände eingesetzt. Es bleibt ungewiß, ob die antikonvulsiven Eigenschaften von Clonazepam in der Tat größer sind als die anderer potenter Benzodiazepine und ob solche Substanzen für die langzeitliche Stimmungsstabilisierung nützlich sind (siehe Kapitel 18; Bradwejn et al., 1990). Neuroleptika werden manchmal empirisch eingesetzt, um psychotische Merkmale bei der manisch-depressiven Erkrankung zu behandeln. Es gibt jedoch keine glaubhaften, wissenschaftlichen Beweise hinsichtlich der Langzeitwirksamkeit dieser Substanzen bei der Behandlung der Gemütserkrankungen. Das Risiko einer tardiven Dyskinesie bei diesen Syndromen kann größer sein als bei der Schizophrenie (siehe Kapitel 18). Antiadrenerge und andere hypertensive Substanzen können theoretisch eine antimanische Wirkung haben. Sowohl Clonidin und Verapamil als auch andere Ca^{2+}-Kanalblocker wurden untersucht, wobei jedoch nur ein begrenzter oder kurzer Effekt bei Clonidin vorzuliegen scheint. Der Status der Ca^{2+}-Kanalblocker bleibt unklar (siehe Dubovsky, 1993). Es existieren auch Hinweise dafür, daß hohe Thyroxingaben (250 - 500 µg pro Tag) zu einer Stimmungsstabilisierung bei einigen hochgradig instabilen Patienten mit einer bipolaren Erkrankung beitragen könnte (Baumgartner et al., 1994) obwohl weder die Wirksamkeit noch die Sicherheit einer solchen Behandlung etabliert ist und es weiterhin rein experimentell bleibt.

AUSBLICK

In Anbetracht der geringen Zahl korrekter Diagnosen und ausreichender Behandlung der wichtigsten Gemütserkrankungen und trotz der Entdeckung besser akzeptierter, neuer stimmungsverändernder Substanzen in den vergangenen Jahren, sind es die ökonomischen Bedeutungen, die für die Entwicklung zusätzlicher, verbesserter Substanzen sprechen (siehe McCombs et al., 1990). Zusätzlich zur Gruppe der Patienten mit einer großen Depression unterschiedlichen Schweregrads und Typs gibt es mehrere Gruppen von depressiven Patienten, die weiterhin inadäquat behandelt oder untersucht sind. Dabei sind junge und alte Menschen zu nennen, solche mit einer bipolaren Depression und andere mit schweren, chronischen oder psychotischen Formen der Depression. Obgleich ambulante Patienten mit einer Depression wesentlich zahlreicher vorkommen, bei denen die größte Wahrscheinlichkeit einer Verbesserung und Heilung besteht und sie somit auch den größten potentiellen Absatzmarkt darstellen, sind sie auch die Gruppe von Patienten, die am wahrscheinlichsten auf eine Plazebogabe oder eine andere nicht spezifische Behandlung ansprechen. Somit stellen sie eine besondere Herausforderung dar.

Die Haupteinschränkung beim Versuch, neue stimmungsverändernde Substanzen zu entwickeln, besteht im

Mangel an Grundlagenforschung. Das fundamentale Problem besteht im dauerhaften Mangel einer schlüssigen Pathophysiologie der großen Depression und der bipolaren Erkrankung, die trotz Jahrzehnten wichtiger und nützlicher Beiträge zur Syndrombeschreibung eine Ätiologie nicht vermitteln konnte. Die große Depression kann sehr wohl ein Spektrum von Erkrankungen repräsentieren, die hinsichtlich des Schweregrades alle Ausprägungen umfassen. Dabei kann es sich um relativ milde und selbstbegrenzende Störungen, die dem Alltagsstreß ähneln, bis hin zu außerordentlich schweren, psychotischen, handlungsunfähig machenden und bisweilen tödlichen Erkrankungen handeln. Es ist bisher nach wie vor sehr schwierig, eine stimmungsverändernde Substanz zu entwickeln, die nicht die zentrale monoaminerge synaptische Neurotransmission, besonders diejenige, die entweder durch Noradrenalin oder Serotonin vermittelt wird, stört. Diese Einschränkung behindert zum einen die Erstellung von Entwicklungskonzepten bei präklinischen Wissenschaftlern und stellt zum anderen bei industriellen Sponsoren ein praktisches Hindernis bei der Entwicklung neuer Substanzen dar.

Auf dem Hintergrund, daß ältere Konzepte doch noch weitere Innovationen liefern können, werden viele der über 125 potentiellen Antidepressiva weiterhin hinsichtlich ihrer Wechselwirkungen mit entweder noradrenergen oder serotoninergen Systemen durch bewährte Verfahren untersucht (siehe Leonard, 1994). Einige dieser Substanzen ähneln den trizyklischen Antidepressiva sehr und umfassen einige relativ selektive Inhibitoren der neuronalen Wiederaufnahme-Inaktivierung von Noradrenalin (z. B. Oxaprotilin, Levoprotelin, Lofepramin, Reboxetin). Andere Substanzen sind die Serotoninwiederaufnahmehemmer, von denen einige intensiv in klinischen Untersuchungsreihen getestet wurden (z. B. Citalopram, Tianepin). In Anbetracht der kürzlichen Einführung des gemischten 5-HT/Noradrenalin-Transportantagonisten Venlafaxin und den interessanten, günstigen Eigenschaften eines älteren, ähnlichen Stoffes, Clomipramin (siehe oben), könnte es nützlich sein, dieses Prinzip gemischter aminerger Potenzierung weiter zu untersuchen. Interessanterweise hat es, trotz eines starken initialen klinischen Interesses am Nomifensin (wegen Toxizität vom Markt genommen) und der neuerlichen, erfolgreichen Einführung von Bupropion, nur bemerkenswert geringen Fortschritt bei der Untersuchung von Substanzen gegeben, die entweder den Dopamintransport bockieren oder anderweitig zu einer dauerhaften Wirkungspotenzierung führen. Es existiert derzeit wenigstens eine experimentelle Substanz (Amfebutamon), die wie das Nomifensin, die Dopamin- und Noradrenalinwiederaufnahme zu hemmen scheint.

Andere Versuche, die zentraladrenerge Funktion zu verstärken, finden sich beim Einsatz von α_2-adrenergen Rezeptor-Antagonisten. Diese Wirkung ist eine von vielen des komplexen, atypischen Antidepressivums Mianserin. Der α_2-adrenerge Antagonist Idazoxan wurde experimentell eingesetzt, wobei sich nur eine fraglich antidepressive Wirkung ergab. Änliche Verbindungen sind Mirtazatin (bereits in Deutschland erhältlich; Anm. d. Hrsg.) und Septipilin (siehe Leonard, 1994). Direkt zentral wirkende β-adrenerge Agonisten konnten sich nicht als klinisch nützliche Antidepressiva bestätigen; direkt wirkende α_1-adrenerge Agonisten wurden nicht untersucht. Darüber hinaus wurden α_1-adrenerge Rezeptorantagonisten trotz ihrer theoretischen Plausibilität nicht ernsthaft für die Behandlung der Manie erwogen, vielleicht spielte dabei der Gedanke an eine übermäßige Sedierung oder Hypotension eine Rolle (siehe Cohen und Lipinski, 1986). Letztendlich könnte es in Anbetracht des Vormarschs von Li^+ möglich sein, neue Substanzen zu entwickeln, die direkt auf die Wirkungsmechanismen, die die Wirkungen von Neurotransmitterrezeptoren vermitteln, wirken. Es wurden z. B. Phosphodiesterase-Inhibitoren als potentielle Antidepressiva erwogen.

Das Interesse an MAO-Inhibitoren scheint kürzlich wiederaufgekommen zu sein (siehe Leonard, 1994). Die Entdeckung selektiv irreversibler („Suizid-") MAO-A-Inhibitoren (z. B. Clorgylin) mit stimmungssteigernder Wirkung wie auch die Entdeckung von MAO-B-Inhibitoren (z. B. Selegilin) mit dopaminsparender und vielleicht neuronal schützender Wirkung stellen eine potentiell wichtige Weiche in Richtung neuer psychotroper oder neurotroper Substanzen. Zusätzlich ist die Entwicklung einer zunehmenden Reihe kurz wirkender, reversibler MAO-A-Inhibitoren interessant, weil viele dieser Stoffe eine wenigstens mittelgradig antidepressive Wirkung zu besitzen scheinen und das Risiko, eine akute Hypertonie durch die Potenzierung von Pressoraminen zu verursachen, begrenzen. Unter diesen kurz wirkenden MAO-A-Inhibitoren finden sich Brofaromin, Moclobemid, Pirlindol und Toloxaton (siehe Danish University Antidepressant Group, 1993; Leonard, 1994). Ein anderes interessantes Konzept bestünde darin, ZNS-selektive MAO-Inhibitoren zu entwickeln, die die Blockade der hepatischen MAO und die Potenzierung der peripheren sympatischen Funktionen verhindern. Eine der führenden Verbindungen ist MDL-72394, ein Prodrug, das offensichtlich durch zerebrale Decarboxilierung in einen irreversiblen, zentralen MAO-A-Inhibitor umgewandelt wird.

Die zunehmende Anzahl von 5-HT-Rezeptoruntergruppen eröffnet eine Reihe von Möglichkeiten, neue Agonisten, partielle Agonisten, Antagonisten und negative Antagonisten (oder inverse Antagonisten) zu entwickeln, von denen einige stimmungsverändernd wirken (siehe Kapitel 11). Mehrere partielle Agonisten an 5-HT_{1A}- Rezeptoren wurden hinsichtlich eines potentiellen Nutzens sowohl bei der Angsterkrankung als auch bei leichteren Fällen einer gemischten Angst-Depression untersucht (siehe Kapitel 18; Dubovsky, 1994). Einige Substanzen davon besitzen antidepressive Wirkung und sind chemisch mit Buspiron verwandt wie z. B. Ipsapiron und Zolospiron. Nefazodon ist ein kürzlich eingeführter serotoninerger Stoff, der dem Trazodon ähnelt. Nefazodon scheint sowohl den 5-HT-Transport und postsynaptische 5-HT_2- Rezeptoren zu blockieren und ähnelt, bedingt durch diese Wirkungen, dem klinisch eingesetzten atypischen Antidepressivum Mianserin.

Eine weitere Annährung an die Grenzzone zwischen Angsterkrankungen und leichter Depression wird mit den Benzodiazipinen, besonders denen mit einer Triazolo- oder Pyradolostruktur wie z. B. Alprazolam, Adinazolam und Zometapin unternommen (siehe auch Kapitel 17). Substanzen aus dieser Stoffklasse und womöglich andere Benzodiazipine oder Anxiolytika scheinen nützliche Wirkungen bei einigen leichteren Formen der Depression, die sehr häufig auftreten, zu haben. Das Ausmaß, mit welchem sie eher die vermutlich fundamentalen Merkmale der klassischeren oder schweren melancholischen oder endogenen Depression verändern als sie diejenigen Symptome, die sich mit denen der Angsterkrankung überlappen, modifizieren, ist ungewiß (siehe Fawcett et al.,1987).

Die ermutigenden Ergebnisse von Carbamazepin und Valproinsäure fördern weitere Untersuchungen über weitere anticholinerge Substanzen. Besonders sind dabei diejenigen zu nennen, die über eine GABA-verstärkende Funktion wirken, das eine Schlüsselrolle als zentral inhibierender Transmitter besitzt. Bei der bipolaren Erkrankung besteht die Herausforderung darin, wirksame Antidepressiva, die keine Manie auslösen und stimmungsstabilisierende Substanzen, die dauerhaft Li$^+$ überlegen sind und eine größere Sicherheit besitzen, zu entwickeln (siehe Baldessarini et al., 1995). Solche Verbindungen werden zunehmend vorgestellt und einige andere werden entwickelt (siehe Vajda, 1992). Es handelt sich dabei um Clobazam, Gabapentin, Lamotrigin, Loreclezol, Oxcarbamazepin, Stiripentol und Vigabatrin. Ihre antimanischen oder anderen psychotropen potentiellen Wirkungen wurden noch nicht untersucht. Zusätzlich zu den Substanzen, die auf zentrale adrenerge Rezeptoren wirken, sollten antihypertensive Substanzen, besonders die Ca^{2+}-Kanalblocker, weiter als stimmungsstabilisierende Medikamente untersucht werden (siehe Dubovsky, 1993). Zuletzt sollten der verbreitete empirische Einsatz antimanisch wirkender, neuroleptischer Substanzen bei manisch-depressiven Erkrankung trotz eines Forschungsmangels hinsichtlich ihrer Langzeitwirkungen, die Entdeckung atypischer Antipsychotika mit einem geringeren Risiko tardiver Dyskinesien und anderer neurologischer Nebenwirkungen und die kürzliche Erfahrung, daß Clozapin unter Umständen eine stimmungsstabilisierende Wirkung besitzt, gemeinsam zeigen, daß besser verträgliche und sicherere antipsychotische Substanzen, die derzeit entwickelt werden, für die Behandlung der bipolaren Erkrankung erwogen werden sollten (siehe Kapitel 18; Carate et al., 1995).

Für weitere Information über die Gemütserkrankungen, siehe *Harrison's Principles of Internal Medicine*, 14th ed., McGraw-Hill, New York 1998, deren deutsche Ausgabe 1999 erscheint.

LITERATUR

Amsterdam, J., Brunswick, D., and Mendels, J. The clinical application of tricyclic antidepressant pharmacokinetics and plasma levels. *Am. J. Psychiatry*, **1980**, *137*:653—662.

Arana G.W., Baldessarini, R.J., and Ornsteen, M. The dexamethasone suppression test for diagnosis and prognosis in psychiatry. *Arch. Gen. Psychiatry*, **1985**, *42*:1193—1204.

Austin, M.-P.V., Souza, F.G.M., and Goodwin, G.M. Lithium augmentation in andepressant-resistant patients: a quantitative analysis. *Br. J. Psychiatry*, **1991**, *159*:510—514.

Avery, D., and Winokur, G. The efficacy of electroconvulsive therapy and antidepressants in depression. *Biol. Psychiatry*, **1977**, *12*:507—523.

Baldessarini, R. J. Treatment of depression by altering monoamine metabolism: precursors and metabolic inhibitors. *Psychopharmacol. Bull.*, **1984**, *20*:224—239.

Baldessarini, R.J. Current status of antidepressants: clinical pharmacology and therapy. *J. Clin. Psychiatry*, **1989**, *50*:117—126.

Baldessarini, R.J., Faedda, G.L., and Suppes, T. Treatment response in pediatric, adult, and geriatric bipolar disorder patients. In, *Bipolar Disorder Through the Life-Cycle.* (Shulman, K., Tohen, M., and Kutcher, S.P., eds.) John Wiley & Sons, New York, **1995** (in press).

Baldessarini, R.J., and Tohen, M. Is there a long-term protective effect of mood-altering agents in unipolar depressive disorder? In, *Psychopharmacology: Current Trends.* (Casey, D.E., and Christensen, A.V., eds.) Springer-Verlag, Berlin, **1988**, pp. 130—139.

Baldessarini, R.J., and Vogt, M. Release of ³H-dopamine and analogous monoamines from rat striatal tissue. *Cell. Mol. Neurobiol.*, **1988**, 8: 205—216.

Batlle, D.C., Von Riotte, A.B., Gaviria, M., and Grupp, M. Amelioration of polyuria by amiloride in patients receiving long-term lithium therapy. *N. Engl. J. Med.*, **1985**, *312*:408—414.

Baumgartner, A., Bauer, M., and Hellweg, R. Treatment of intractable non-rapid cycling bipolar affective disorder with high-dose thyroxine: an open clinical trial. *Neuropsychopharmacology*, **1994**, *10*:183—189.

Beasley, C.M., Masica, D.N., and Potvin, J.H. Fluoxetine: a review of receptor and functional effects and their clinical implications. *Psychopharmacology*, **1992**, *107*:1—10.

Bellibas, S.E., Ulker, S., Akfert, K., Tuglular, I., and Vahip, S. Lithium and anticholinergic combination to maintain a stable lithium plasma level. *Hum. Psychopharmacol. Clin. Exp.*, **1994**, 9:33—36.

Bergeron, R., and Blier, P. Cisapride for the treatment of nausea produced by selective serotonin reuptake inhibitors. *Am. J. Psychiatry*, **1994**, *151*: 1084—1086.

Biederman, J. Sudden death in children treated with a tricyclic antidepressant. *J. Am. Acad. Child Adolesc. Psychiatry*, **1991**, *30*:495—498.

Biederman, J., and Jellinek, M.S. Psychopharmacology in children. *N. Engl. J. Med.*, **1984**, *310*:968—972.

Blackwell, B., Stefopoulos, A., Enders, P., Kuzma, R., and Adolphe, A. Anticholinergic activity of two tricyclic antidepressants. *Am. J. Psychiatry*, **1978**, *135*:722—724.

Bloom, F.E., Baetge, G., Deyo, S., Ettenberg, A., Koda, L., Magistretti, P.J., Shoemaker, W.J., and Staunton, D.A. Chemical and physiological aspects of the actions of lithium and antidepressant drugs. *Neuropharmacology*, **1983**, *22*:359—365.

Boehnert, M.T., and Lovejoy, F.H., Jr. Value of the QRS duration vs. the serum drug level in predicting seizures and ventricular arrhythmias after an acute overdose of tricyclic antidepressants. *N. Engl. J. Med.*, **1985**, *313*: 474—479.

Bolden-Watson, C., and Richelson, E. Blockade by newly-developed antidepressants of biogenic amine uptake into rat brain synaptosomes. *Life Sciences*, **1993**, *52*:1023—1029.

Boton, R., Gaviria, M., and Battle, D.C. Prevalence, pathogenesis, and treatment of renal dysfunction associated with chronic lithium therapy. *Am. J. Kidney Dis.*, **1987**, *10*:329—345.

Bradwejn, J., Shriqui, C., Koszycki, D., and Meterissian, G. Double-blind comparison of the effects of clonazepam and lorazepam in acute mania. *J. Clin. Psychopharmacol.*, **1990**, *10*:403—408.

Brosen, K., Hansen, J.G., Nielsen, K.K., Sindrup, S.H., and Gram, L.F. Inhibition by paroxetine of desipramine metabolism in extensive but not in poor metabolizers of sparteine. *Eur. J. Clin. Pharmacol.*, **1993**, *44*:349—355.

Brown, W.A., and Khan, A. Which depressed patients should receive antidepressants? *CNS Drugs*, **1994**, *1*:341—347.

Bryant, S.G., Fisher, S., and Kluge, R.M. Long-term versus short-term amitriptyline side effects as measured by a postmarketing surveillance system. *J. Clin. Psychopharmacol.*, **1987**, *7*:78—82.

Burrows, G.D., Vohra, J., Hunt, D., Sloman, J.G., Scoggins, B.A., and Davies, B. Cardiac effects of different tricyclic antidepressant drugs. *Br. J. Psychiatry*, **1976**, *129*:335—341.

Cade, J.F.J. Lithium salts in the treatment of psychotic excitement. *Med. J. Aust.*, **1949**, *2*:349—352.

Calabrese, J.R., Markovitz, P.J., Kimmel, S.E., and Wagner, S.C. Spectrum of efficacy of valproate in 78 rapid-cycling bipolar patient. J. Clin. Psychopharmacol., 1992, 12:53S—56S.

Cassem, N. Cardiovascular effects of antidepressants. J. Clin. Psychiatry, 1982, 43:22—29.

Chaput, Y., de Montigny, C., and Blier, P. Presynaptic and postsynaptic modifications of the serotonin system by long-term administration of antidepressant treatments. An in vivo electrophysiologic study in the rat. Neuropsychopharmacology, 1991, 5:219—229.

Chiarello, R.J., and Cole, J.O. The use of psychostimulants in general psychiatry: a reconsideration. *Arch. Gen. Psychiatry*, **1987**, *44*:286—295.

Chou, J.C.-Y. Recent advances in treatment of acute mania. *J. Clin. Psychopharmacol.*, **1991**, *11*:3—21.

Cohen, B.M., and Baldessarini, R.J. Tolerance to the therapeutic effects of antidepressant agents. *Am. J. Psychiatry*, **1985**, *142*:489—490.

Cohen, B.M., and Lipinski, J.F., Jr. Treatment of acute psychosis with nonneuroleptic agents. *Psychosomatics*, **1986**, *27 Suppl. 1*:7—16.

Cohen, L.S., Friedman, J.M., Jefferson, J.W., Johnson, E.M., and Weiner, M.L. A reevaluation of risk of in utero exposure to lithium. *JAMA*, **1994**, *271*:146—150.

Cooper, T.B., and Simpson, G.M. The 24-hour lithium level as a prognosticator of dosage requirements: a two-year follow-up study. *Am J. Psychiatry*, **1976**, *133*:440—443.

Crewe, H.K., Lennard, M.S., Tucker, G.T., Woods, F.R., and Haddock, R.E. The effect of selective serotonin re-uptake inhibitors on cytochrome P4502D6 (CYP2D6) activity in human liver microsomes. *Brit. J. Clin. Pharmacol.*, **1992**, *34*:262—265.

Crome, P., Dawling, S., Braithwaite, R.A, Masters, J., and Walkey, R. Effect of activated charcoal on absorption of nortriptyline. *Lancet*, **1977**, *2*:1203—1205.

Cummings, M.A., Haviland, M.G., Wareham, J.G., and Fontana, L.A. A prospective clinical evaluation of an equation to predict daily lithium dose. *J. Clin. Psychiatry*, **1993**, *54*:55—58.

Cusack, B., Nelson, A., and Richelson, E. Binding of antidepressants to human brain receptors: focus on newer generation compounds. *Psychopharmacology*, **1994**, *114*:559—565.

Danish University Antidepressant Group. Moclobemide: a reversible MAO-A inhibitor showing weaker antidepressant effect than clomipramine in a controlled multicenter study. *J. Affective Disord.*, **1993**, *28*: 105—116.

Davis, J.M., Janicak, P.G., and Bruninga, K. The efficacy of MAO inhibitors in depression; a meta-analysis. *Psychiatric Ann.*, **1987**, *17*: 825—831.

Delini-Stula, A., Radeke, E., and Waldmeier, P.S. Basic and clinical aspects of the new monoamine oxidase inhibitors. In, *Psychopharmacology: Current Trends*. (Casey, D.E., and Christensen, A.V., eds.) Springer-Verlag, Berlin, **1988**, pp. 147—158.

DePaulo, J.R., Jr., Correa, E.I., and Sapir, D.G. Renal toxicity of lithium and its implications. *Johns Hopkins Med. J.*, **1981**, *149*:15—21.

DeVane, C.L. Pharmacokinetics of the selective serotonin reuptake inhibitors. *J. Clin. Psychiatry*, **1992**, *53 Suppl. 2*:13—20.

Doogan, D.P., and Caillard, V. Sertraline in the prevention of depression. *Br. J. Psychiatry*, **1992**, *160*:217—222.

Dubovsky, S.L. Calcium antagonists in manic-depressive illness. *Neuropsychobiology*, **1993**, *27*:184—192.

Dubovsky, S.L. Beyond the serotonin reuptake inibitors: rationales for the development of new serotonergic agents. *J. Clin. Psychiatry*, **1994**, *55 Suppl. 2*: 34—44.

Eison, A.S., Eison, M.S., Torrente, J.R., Wright, R.N., and Yocca, F.D. Nefazodone: preclinical pharmacology of a new antidepressant. *Psychopharmacol. Bull.*, **1990**, *26*:311—315.

Faedda, G.L., Tondo, L., Baldessarini, R.J., Suppes, T., and Tohen, M. Outcome after rapid vs. gradual discontinuation of lithium treatment in bipolar disorders. *Arch. Gen. Psychiatry*, **1993**, *50*:448—455.

Fairchild, C.J., Rush, A.J., Vasavada, N., Giles, D.E., and Khatami, M. Which depressions respond to placebo? *Psychiatry Res.*, **1986**, *18*: 217—226.

Fawcett, J., Edwards, J.H., Kravitz, H.M., and Jeffriess, H. Alprazolam: an antidepressant? Alprazolam, desipramine, and an alprazolamdesipramine combination in the treatment of adult depressed outpatients. *J. Clin. Psychopharmacol.*, **1987**, *7*:295—310.

Folks, D.G. Monoamine oxidase inhibitors: reappraisal of dietary considerations. *J. Clin. Psychopharmacol.*, **1983**, *3*:249—252.

Frank, E., Kupfer, D.J., Perel, J.M., Cornes, C., Jarrett, D.B., Mallinger, A.G., Thase, M.E., McEachran, A.B., and Grochocinski, V.J. Three-year outcomes for maintenance therapies in recurrent depression. *Arch Gen Psychiatry*, **1990**, *47*:1093—1099.

Frank, E., Kupfer, D.J., Perel, J.M., Cornes, C., Mallinger, A.G., Thase, M.E., McEachran, A.B., and Grochocinski, V.J. Comparison of full-dose vs. half-dose pharmacotherapy in the maintenance treatment of recurrent depression. *J. Affective Disord.*, **1993**, *27*:139—145.

Franks, R.D., Dubovsky, S.L., Lifshitz, M., Coen, P., Subryan, V., and Walker, S.H. Long-term lithium carbonate therapy causes hyperparathyroidism. *Arch. Gen. Psychiatry*, **1982**, *39*:1074—1077.

Glassman, A.H., Roose, S.P., and Bigger, J.T., Jr. The safety of tricyclic antidepressants in cardiac patients: risk-benefit reconsidered. *JAMA*, **1993**, *269*:2673—2675.

Goldberg, H.L., and DiMascio, A. Psychotropic drugs in pregnancy. In, Psychopharmacology: A Generation of Progress. (Lipton, M.A., DiMascio, A., and Killam, K.F., eds.) Raven Press, New York, **1978**, pp. 1047—1055.

Goodwin, F.K., and Jamison, K.R. Manic-Depressive Illness. Oxford University Press, New York, **1990**.

Granacher, R.P., and Baldessarini, R.J. Physostigmine: its use in the acute anticholinergic syndrome with antidepressant and antiparkinson drugs. *Arch. Gen. Psychiatry*, **1975**, *32*:375—380.

Greden, J.F. Antidepressant maintenance medications: when to discontinue and how to stop. *J. Clin. Psychiatry*, **1993**, *54 Suppl. 8*:39—45.

Greenberg, P.E., Stiglin, L.E., Finkelstein, S.N., and Berndt, E.R. The economic burden of depression in 1990. *J. Clin. Psychiatry*, **1993**, *54*: 405—418.

Hamilton, M.S., and Opler, L.A. Akathisia, suicidality, and fluoxetine. *J. Clin. Psychiatry*, **1992**, *53*:401—406.

Heninger, G.R., and Charney, D.S. Mechanisms of action of antidepressant treatments: implications for the etiology and treatment of depressive disorders. In, *Psychopharmacology: The Third Generation of Progress* (Meltzer, H.Y., ed.). New York, Raven Press, **1987**, pp. 535—544.

Henn, F.A., and McKinney, W.T. Animal models in psychiatry. In, *Psychopharmacology: The Third Generation of Progress* (Meltzer, H.Y., ed.). New York, Raven Press, **1987**, pp. 687—695.

Hetmar, O., Povlsen, U.J., Ladefoged, J., and Bolwig, T.G. Lithium: Long-term effects on the kidney. A prospective follow-up study ten years after kidney biopsy. *Br. J. Psychiatry*, **1991**, *158*:53—58.

Hollister, L.E. Tricyclic antidepressants. *N. Engl. J. Med.*, **1978**, *299*: 1106—1109, 1168—1172.

Hudson, J.I., and Pope, H.G., Jr. Affective spectrum disorder: does antidepressant response identify a family of disorders with a common pathophysiology? *Am. J. Psychiatry*, **1990**, *147*:552—564.

Isacsson, G., Boëthius, G., and Bergman, U. Low level of antidepressant prescription for people who later commit suicide: 15 years of experience from a population-based drug database in Sweden. *Acta Psychiatr. Scand.*, **1992**, *85*:444—448.

Jefferson, J.W., Greist, J.H., Clagnaz, P.J., Eischens, R.R., Marten, W.C., and Evenson, M.A. Effect of strenuous exercise on serum lithium level in man. *Am. J. Psychiatry*, **1982**, *139*:1593—1595.

Joffe, R.T., Singer, W., Levitt, A.J., and MacDonald, C. A placebo controlled comparison of lithium and triiodothyronine augmentation of tricyclic antidepressant in unipolar refractory depression. *Arch. Gen. Psychiatry*, **1993**, *50*:387—393.

Johnston, J.A., Lineberry, C.G., Ascher, J.A., Davidson, J., Khayrallah, M.A., Feighner, J.P., and Stark, P. A 102-center prospective study of seizure in association with bupropion. *J. Clin. Psychiatry*, **1991**, *52*:450—456.

Källén, B., and Tandberg, A. Lithium and pregnancy: a cohort study on manic-depressive women. *Acta Psychiatr. Scand.*, **1983**, *68*:134—139.

Kasper, S., Hîflich, G., Scholl, H.-P., and Möller, H.-J. Safety and antidepressant efficacy of selective serotonin re-uptake inhibitors. *Hum. Psychopharmacol. Clin. Exp.*, **1994**, *9*:1—12.

Katon, W., Von Korff M., Lin, E., Bush, T., and Ormel, J. Adequacy and duration of antidepressant treatment in primary care. *Medical Care*, **1992**, *30*:67—76.

Keck, P.E., Jr., McElroy, S.L., Tugrul, K.C., and Bennett, J.A. Valproate oral loading in the treatment of acute mania. *J. Clin. Psychiatry*, **1993**, *54*:305—308.

Keller, M.B.,, Klerman, G.L., Lavori, P.W., Fawcett, J.A., Coryell, W., and Endicott, J. Treatment received by depressed patients. *JAMA*, **1982**, *248*:1848—1855.

Kind, P., and Sorensen, J. The costs of depression. *Int. Clin. Psychopharmacol.*, **1993**, *7*:191—195.

Kitayama, I., Janson, A.M., Cintra, A., Fuxe, K., Agnati, L.F., Ogren, S.O., Harfstrand, A., Eneroth, P., and Gustafsson, J.A. Effects of chronic imipramine treatment on glucocorticoid receptor immunoreactivity in various regions of the rat brain. *J. Neural Transm.*, **1988**, *73*:191—203.

Koe, B.K. Preclinical pharmacology of sertraline: a potent and specific inhibitor of serotonin reuptake. *J. Clin. Psychiatry*, **1990**, *51 Suppl. B*:13—17.

Kosten, T.R., and Forrest, J.N. Treatment of severe lithium-induced polyuria with amiloride. *Am. J. Psychiatry*, **1986**, *143*:1563—1568.

Krenzelok, E.P.: North, D.S., and Ekins, B.R. Physostigmine's use questioned for amoxapine overdose. *Am. J. Hosp. Pharm.*, **1981**, *38*:1882— 1883.

Kuhn, R. The treatment of depressive states with G22355 (imipramine hydrochloride). *Am. J. Psychiatry*, **1958**, *115*:459—464.

Kupfer, D.J., Frank, E., Perel, J.M., Cornes, C., Mallinger, A.G., Thase, M.E., McEachran, A.B., and Grochocinski, V.J. Five-year outcome for maintenance therapies in recurrent depression. *Arch. Gen. Psychiatry*, **1992**, *49*:769—773.

Kupfer, D.J., Spiker, D.G., Coble, P.A., Neil, J.F., Ulrich, R., and Shaw, D.H. Sleep and treatment prediction in endogenous depression. *Am. J. Psychiatry*, **1981**, *138*:429—434.

Lachman, H.M., and Papolos, D.F. Abnormal signal transduction: a hypothetical model for bipolar affective disorder. *Life Sciences*, **1989**, *45*:1413—1426.

Lansky, M.R., and Selzer, J. Priapism associated with trazodone therapy: case report. *J. Clin. Psychiatry*, **1984**, *45*:232—233.

Leipzig, R.M., and Mendelowitz, A. Adverse psychotropic drug interactions. In, *Adverse Effects of Psychotropic Drugs* (Kane, J.M., and Lieberman, J.A., eds.). Guilford Press, New York, **1992**, pp 13—76.

Leonard, B.E. Biochemical strategies for the development of antidepressants. *CNS Drugs*, **1994**, *1*:285—304.

Liebowitz, M.R., Quitkin, F.M., Stewart, J.W., McGrath, P.J., Harrison, W., Rabkin, J., Tricamo, E., Markowitz, J.S., and Klein, D.F. Phenelzine v. imipramine in atypical depression. *A preliminary report. Arch. Gen. Psychiatry*, **1984**, *41*:669—677.

Litovitz, T.L., and Troutman, W.G. Amoxapine overdose: seizures and fatalities. *JAMA*, **1983**, *250*:1069—1071.

Maj, M., Arena, F., Lovero, N., Pirozzi, R., and Kemali, D. Factors associated with response to lithium prophylaxis in DSM III major depression and bipolar disorder. *Pharmacopsychiatry*, **1985**, *18*:309—313.

Maj, M., Starace, F., Nolfe, G., and Kemali, D. Minimum plasma lithium levels required for effective prophylaxis in DSM-III bipolar disorder: a prospective study. *Pharmacopsychiatry*, **1986**, *19*:420—423.

Manji, H.K., Chen, G., Shimon, H., Hsiao, J.K., Potter, W.Z., and Belmaker, R.H. Guanine nucleotide-binding proteins in bipolar affective disorder. *Arch. Gen. Psychiatry*, **1995**, *52*:135—144.

Mann, J.J., Aarons, S.F., Wilner, P.J., Keilp, J.G., Sweeney, J.A., Pearlstein, T., Frances, A.J., Kocsis, J.H., and Brown, R.P. A controlled study of the antidepressant efficacy and side effects of (—)-deprenyl. A selective monoamine oxidase inhibitor. *Arch. Gen. Psychiatry*, **1989**, *46*:45—50.

Mavissakalian, M.R., and Perel, J.M. Imipramine dose-response relationship in panic disorder with agoraphobia. Preliminary findings. *Arch. Gen. Psychiatry*, **1989**, *46*:127—131.

Max, M.B., Lynch, S.A., Muir, J., Shoaf, S.E., Smoller, B., and Dubner, R. Effects of desipramine, amitriptyline, and fluoxetine on pain in diabetic neuropathy. *N. Engl. J. Med.*, **1992**, *326*:1250—1256.

McCombs, J.S., Nichol, M.B., Stimmel, G.L., Sclar, D.A., Beasley, C.M., Jr., and Gross, L.S. The cost of antidepressant drug therapy failure: A study of antidepressant use patterns in a Medicaid population. *J. Clin. Psychiatry*, **1990**, *51 Suppl. 6*:60—69.

Montgomery, S.A., and Roberts, A. SSRIs: Well tolerated treatment for depression. *Hum. Psychopharmacol. Clin. Exp.*, **1994**, *9 Suppl 1*: S7—S10.

Murphy, D.L., Aulakh, C.S., Garrick, N.A., and Sunderland, T. Monoamine oxidase inhibitors as antidepressants. In, *Psychopharmacology: The Third Generation of Progress* (Meltzer, H.Y., ed.). New York, Raven Press, **1987**, pp. 545—552.

Nagy, L.M., Krystal, J.H., Charney, D.S., Merikangas, K.R., and Woods, S.W. Long-term outcome of panic disorder after short-term imipramine and behavioral group treatment. 2.9-year naturalistic follow-up study. *J. Clin. Psychopharmacol.*, **1993**, *13*:16—24.

Neil, J.F., Himmelhoch, J.M., and Licata, S.M. Emergence of myasthenia gravis during treatment with lithium carbonate. *Arch. Gen. Psychiatry*, **1976**, *33*:1090—1092.

Nelson, J.C., Jatlow, P.I., and Mazure, C. Rapid desipramine dose adjustment using 24-hour levels. *J. Clin. Psychopharmacol.*, **1987**, *7*:72—77.

Nelson, J.C., Mazure, C.M., Bowers, M.B., Jr., and Jatlow, P.I. A preliminary, open study of the combination of fluoxetine and desipramine for rapid treatment of major depression. *Arch. Gen. Psychiatry*, **1991**, *48*:303—307.

Nicotra, M.B., Rivera, M., Pool, J.L., and Noall, M.W. Tricyclic antidepressant overdose: clinical and pharmacologic observations. *Clin. Toxicol.*, **1981**, *18*:599—613.

Nieforth, K.A., and Cohen, M.L. Central nervous system stimulants. In, *Principles of Medicinal Chemistry*, 3rd ed. (Foye, W.O., ed.) Lea & Febiger, Philadelphia, **1989**, pp. 277—309.

Olfson, M., and Klerman, G.L. Trends in the prescription of antidepressants by office-based psychiatrists. *Am. J. Psychiatry*, **1993**, *150*:571—577.

Pare, C,M.B. The present status of monoamine oxidase inhbibitors. *Br. J. Psychiatry*, **1985**, *146*:576—584.

Peselow, E.D., Sanfilipo, M.P, Difiglia, C., and Fieve, R.R. Melancholic/endogenous depression and response to somatic treatment and placebo. *Am. J. Psychiatry*, **1992**, *149*:1324—1334.

Pollack, M.H., and Rosenbaum, J.F. Management of antidepressantinduced side effects: a practical guide for the clinician. *J. Clin. Psychiatry*, **1987**, *48*:3—8.

Pollock, B.G., and Perel, J.M. Hydroxy metabolites of tricyclic antidepressants: evaluation of relative cardiotoxicity. In, *Clinical Pharmacology in Psychiatry: from Molecular Studies to Clinical Reality* (Dahl, S.G., and Gram, L.F., eds.). Springer-Verlag, Berlin, **1989**, pp. 232—236.

Popli, A.P., Baldessarini, R.J., and Cole, J.O. Interactions of serotonin reuptake inhibitors with tricyclic antidepressants. *Arch. Gen. Psychiatry*, **1994**, *51*:666—667.

Post, R.M., Leverich, G.S., Rosoff, A.S., Altshuler, L.L. Carbamazepine prophylaxis in refractory affective disorders: a focus on long-term follow-up. *J. Clin. Psychopharmacol.*, **1990**, *10*:318—327.

Post, R.M., Weiss, S.R.B., and Chuang, D.-M. Mechanisms of action of anticonvulsants in affective disorders: comparisons with lithium. *J. Clin. Psychopharmacol.*, **1992**, *12*:23S—35S.

Preskorn, S.H., Alderman, J., Chung, M., Harrison, W., Messig, M., and Harris, S. Pharmacokinetics of desipramine coadministered with sertraline or fluoxetine. *J. Clin. Psychopharmacol.*, **1994**, *14*:90—98.

Prouty, R.W., and Anderson, W.H. The forensic science implications of site and temporal influences on postmortem blood-drug concentrations. *J. Forensic Sci.*, **1990**, *35*:243—270.

Puig-Antich, J. Affective disorders in children and adolescents: diagnostic validity and psychobiology. In, *Psychopharmacology: The Third Generation of Progress*. (Meltzer, H. Y., ed.) Raven Press, New York, **1987**, pp 843—859.

Quitkin, F.M., Kane, J.M., Rifkin, A., Ramos-Lorenzi, J.R., Saraf, K., Howard, A., and Klein, D.F. Lithium and imipramine in the prophylaxis of unipolar and bipolar II depression: a prospective, placebo controlled comparison. *Psychopharmacol. Bull.*, **1981**, *17*:142—144.

Rabkin, J.G., Quitkin, F.M., McGrath, P., Harrison, W., and Tricamo, E. Adverse reactions to monoamine oxidase inhibitors. Part II. Treatment correlates and clinical management. *J. Clin. Psychopharmacol.*, **1985**, *5*:2—9.

Ragheb, M. The clinical significance of lithium-nonsteroidal antiinflammatory drug interactions. *J. Clin. Psychopharmacol.*, **1990**, *10*: 350—354.

Ray, W.A., Griffin, M.R., Schaffner, W., Baugh, D.K., and Melton, L.J., III. Psychotropic drug use and the risk of hip fracture. *N. Engl. J. Med.*, **1987**, *316*:363—369.

Risby, E.D., Hsiao, J.K., Manji, H.K., Bitran, J., Moses, F., Zhou, D.F., and Potter, W.Z. The mechanisms of action of lithium. II. Effects on adenylate cyclase activity and beta-adrenergic receptor binding in normal subjects. *Arch. Gen. Psychiatry*, **1991**, *48*:513—524.

Robinson, D.S., Nies, A., Ravaris, C.L., Ives, J.O., and Bartlett, D. Clinical pharmacology of phenelzine. *Arch. Gen. Psychiatry*, **1978**, *35*: 629—635.

Roose, S.P., Glassman, A.H., Giardina, E.G., Walsh, B.T., Woodring, S., and Bigger, J.T. Tricyclic antidepressants in depressed patients with cardiac conduction disease. *Arch. Gen. Psychiatry*, **1987**, *44*: 273—275.

Roose, S.P., Dalack, G.W., Glassman, A.H., Woodring, S., Walsh, B.T., and Giardina, E.G.V. Cardiovascular effects of bupropion in depressed patients with heart disease. *Am. J. Psychiatry*, **1991**, *148*:512—516.

Saper, J.R. Chronic headache syndromes. *Neurol. Clin.*, **1989**, *7*:387—412.

Saran, B.M., and Gaind, R. Lithium. *Clin. Toxicol.*, **1973**, *6*:257—269.

Schatzberg, A.F., and Rothschild, A.J. Psychotic (delusional) major depression: should it be included as a distinct syndrome in DSM-IV? *Am. J. Psychiatry*, **1992**, *149*:733—745.

Schou, M. Lithium in psychiatric therapy and prophylaxis. *J. Psychiatr. Res.*, **1968**, *6*:67—95.

Selinger, D., Simmons, S., Hailer, A.W., Nurnberger, J.I., Jr., and Gershon, E.S. An effective method for measuring salivary lithium in patients on anticholinergic drugs. *Biol. Psychiatry*, **1982**, *17*:1145—1155.

Settle, E.C. Bupropion: a novel antidepressant, update 1989. *Int. Drug Ther. Newsletter*, **1989**, *24*:29—36.

Shatan, C. Withdrawal symptoms after abrupt termination of imipramine. *Can. Psychiatr. Assoc. J.*, **1966**, *11 Suppl.*:150—158.

Simpson, G.M., Lee, J.H., Cuculic, Z., and Kellner, R. Two dosages of imipramine in hospitalized endogenous and neurotic depressives. *Arch. Gen. Psychiatry*, **1976**, *33*:1093—1102.

Sjîqvist, F. Towards optimal use of tricyclic antidepressants: the new pharmacogenetics. In, *Neurochemical Pharmacology* (Costa, E., ed.). Raven Press, New York, **1989**, pp. 303—318.

Small, J.G. Anticonvulsants in affective disorders. *Psychopharmacol. Bull.*, **1990**, *26*:25—36.

Spencer, T., Biederman, J., Wilens, T., Steingard, R., and Geist, D. Nortriptyline treatment of children with attention-deficit hyperactivity disorder and tic disorder or Tourette's syndrome. *J. Am. Acad. Child Adolesc. Psychiatry*, **1993**, *32*:205—210.

Spier, S.A., and Frontera, M.A. Unexpected deaths in depressed medical inpatients treated with fluoxetine. *J. Clin. Psychiatry*, **1991**, *52*:377—382.

Sternbach, H. The serotonin syndrome. *Am. J. Psychiatry*, **1991**, *148*: 705—713.

Stewart, J.W., Quitkin, F., Fyer, A., Rifkin, A., McGrath, P., Liebowitz, M., Rosnick, L., and Klein, D.F. Efficacy of desipramine in endogenomorphically depressed patients. *J. Affective Disord.*, **1980**, *2*:165—176.

Suppes, T., Baldessarini, R.J., Faedda, G.L., and Tohen, M. Risk of recurrence following discontinuation of lithium treatment in bipolar disorder. *Arch. Gen. Psychiatry*, **1991**, *48*:1082—1088.

Suppes, T., Baldessarini, R.J., Faedda, G.L., Tondo, L., and Tohen, M. Discontinuing maintenance treatment in bipolar manic-depression: risks and implications. *Harvard Rev. Psychiatry*, **1993**, *1*:131—144.

Thase, M.E. Long-term treatments of recurrent depressive disorders. *J. Clin. Psychiatry*, **1992**, *53 Suppl. 9*. 32—44.

Thase, M.E., Kupfer, D.J., Frank, E., and Jarrett, D.B. Treatment of imipramine-resistant recurrent depression. II. An open trial of lithium augmentation. *J. Clin. Psychiatry*, **1989**, *50*:413—417.

Tohen, M., Waternaux, C.M., and Tsuang, M.T. Outcome in mania: a 4-year prospective follow-up of 75 patients using survival analysis. *Arch. Gen. Psychiatry*, **1990**, *47*:1106—1111.

Treiser, S.L., Cascio, C.S., O'Donohue, T.L., Thoa, N.B., Jacobowitz, D.M., and Kellar, K.J. Lithium increases serotonin release and decreases serotonin receptors in the hippocampus. *Science*, **1981**, *213*:1529—1531.

Tupin, J.P., and Schuller, A.B. Lithium and haloperidol incompatibility reviewed. *Psychiatr. J. Univ. Ottawa*, **1978**, *3*:245—251.

Vajda, F.J.E. New anticonvulsants. *Curr. Opinion Neurol. Neurosurg.*, **1992**, *5*:519—525.

van Harten, J. Clinical pharmacokinetics of selective serotonin reuptake inhibitors. *Clin. Pharmacokinetics*, **1993**, *24*:203—220.

Vestergaard, P. Treatment and prevention of mania: a Scandinavian perspective. *Neuropsychopharmacology*, **1992**, *7*:249—259.

Wamsley, J.K., Byerley, W.F., McCabe, R.T., McConnell, E.J., Dawson, T.M., and Grosser, B.I. Receptor alterations associated with serotonergic agents: an autoradiographic analysis. *J. Clin. Psychiatry*, **1987**, *48 Suppl.*:19—25.

Wehr, T.A., and Goodwin, F.K. Can antidepressants cause mania and worsen the course of affective illness? *Am. J. Psychiatry*, **1987**, *144*: 1403—1411.

White, K., and Simpson, G. Combined MAOI-tricyclic antidepressant treatment: a reevaluation. *J. Clin. Psychopharmacol.*, **1981**, *1*:264—282.

Wilens, T.E., Biederman, J., Baldessarini, R.J., Puopolo, P.R., and Flood, J.G. Developmental changes in serum concentrations of desipramine and 2-hydroxydesipramine during treatment with desipramine. *J. Am. Acad. Child Adolesc. Psychiatry*, **1992**, *31*: 691—698.

Wong, K.L., Bruch, R.C., and Farbman, A.I. Amitriptyline-mediated inhibition of neurite outgrowth from chick embryonic cerebral explants involves a reduction in adenylate cyclase activity. *J. Neurochem.*, **1991**, *57*:1223—1230.

Workman, E.A., and Short, D.D. Atypical antidepressants vs. imipramine in the treatment of major depression: a meta-analysis. *J. Clin. Psychiatry*, **1993**, *54*:5—12.

Zarate, C.A., Tohen, M., and Baldessarini, R.J. Clozapine therapy in severe mood disorders. *J. Clin. Psychiatry*, **1995** (in press).

Zornberg, G.L., and Pope, H.G., Jr. Treatment of depression in bipolar disorder: new directions for research. *J. Clin. Psychopharmacol.*, **1993**, *13*:397—408.

Monographien und Übersichtsartikel

American Psychiatric Association. *Diagnostic and Statistical Manual of Mental Disorders*, 4th ed., APA Press, Inc., Washington, D.C., **1994**.

Ayd, F.J., Jr., and Blackwell, B. (eds.). *Discoveries in Biological Psychiatry*. J. B. Lippincott Co., Philadelphia, **1970**.

Baldessarini, R.J. *Biomedical Aspects of Depression*. American Psychiatric Press, Inc., Washington, D.C., **1983**.

Baldessarini, R.J. *Chemotherapy in Psychiatry: Principles and Practice*, 3rd ed. Harvard University Press, **1996** (in press).

Hansten, P.D. *Drug Interactions: Clinical Significance of Drug-Drug Interactions*, 5th ed. Lea & Febiger, Philadelphia, **1985**.

Janicak, P.G., Davis, J.M., Preskorn, S.H., and Ayd, F.J., Jr. *Principles and Practice of Psychopharmacotherapy*. Williams and Wilkins, Baltimore, **1993**.

Jefferson, J.W., Greist, J.H., and Ackerman, D.L. *Lithium Encyclopedia for Clinical Practice*. Lithium Information Center, Department of Psychiatry, University of Wisconsin, Madison, **1983**.

McElroy, S.L., and Pope, H.G., Jr. *Use of Anticonvulsants in Psychiatry: Recent Advances*. Oxford Health Care, Clifton, NJ, **1988**.

Popper, C. (ed.). *Psychiatric Pharmacosciences of Children and Adolescents*. American Psychiatric Press, Washington, D.C., **1987**.

Sulser, F., and Mobley, P.L. Biochemical effects of antidepressants in animals. In, *Psychotropic Agents: Antipsychotics and Antidepressants*. (Hoffmeister, F. and Stille, G., eds.) Handbook of Experimental Pharmacology. Vol. 55, Pt. I. Springer-Verlag, Berlin, **1980**, pp. 471—490.

Symposium. (Various authors.) *Monoamine Oxidase: Structure, Function and Altered Functions*. (Singer, T.P., Von Korff, R.W., and Murphy, D.L., eds.) Academic Press, Inc., New York, **1979**.

20 WIRKSAME MEDIKAMENTE ZUR BEHANDLUNG DER EPILEPSIE

James O. McNamara

Epilepsien sind weitverbreitete und häufig schwere Erkrankungen, von denen allein in den USA 2,5 Millionen Menschen betroffen sind. Es wurden mehr als 40 verschiedene Formen der Epilepsie beschrieben. Epileptische Anfälle führen häufig zu einer vorübergehenden Bewußtseinsstörung, verbunden mit einer erhöhten Verletzungsgefahr. Nicht selten wird durch die Erkrankung auch die Wahl der beruflichen Ausbildung bzw. des Berufs eingeschränkt. Die Therapie ist insofern rein symptomatisch als daß die zugelassenen Medikamente Krampfanfälle nur unterdrücken können, nicht jedoch zu einer effektiven Anfallsprophylaxe oder Heilung führen. Die Compliance der Patienten hinsichtlich der Medikamenteneinnahme stellt wegen der einerseits notwendigen Langzeittherapie bei andererseits oftmals auftretenden unerwünschten Wirkungen vieler Medikamente ein Hauptproblem dar.

Die Wirkmechanismen der Antiepileptika können in drei Hauptkategorien eingeteilt werden. Wirkstoffe, die bei den häufigsten Formen epileptischer Anfälle, nämlich bei fokalen und sekundär generalisierten tonisch-klonischen Anfällen wirksam sind, scheinen dabei über einen von zwei Mechanismen zu wirken. Der eine beruht auf einer Unterdrückung wiederholter, anhaltender Neuronenentladungen, wobei dieser Effekt durch Aufrechterhaltung des inaktiven Zustandes spannungsaktivierter Natriumkanäle bewirkt wird. Der zweite Mechanismus scheint mit einer erhöhten, von Gamma-Aminobuttersäure (GABA) abhängigen synaptischen Inhibition zusammenzuhängen, wobei einige Wirkstoffe hierbei präsynaptisch und andere dagegen postsynaptisch angreifen. Medikamente, die bei selteneren Formen der Epilepsie wirksam sind (z. B. Absencen), unterdrücken die Aktivierung eines bestimmten spannungsabhängigen Ca^{2+}-Kanals, den sogenannten T-Typ Ca^{2+}-Kanal.

Obwohl verschiedene antiepileptische Therapien etabliert sind, werden derzeit große Anstrengungen unternommen, neue Behandlungsansätze zu entwickeln. Hierbei wird versucht, Arzneistoffe zu entwickeln, welche möglichst kausal auch bei den zellulären bzw. molekularen Ursachen der neuronalen Übererregbarkeit angreifen.

TERMINOLOGIE UND KLASSIFIKATION DER EPILEPTISCHEN ANFÄLLE

Der Begriff *zerebraler Krampfanfall* bezieht sich auf eine vorübergehende Änderung des Verhaltens von Neuronenverbänden aufgrund ungeordneter, synchroner und rhythmischer Entladungen. Der Begriff *Epilepsie* ist definiert als eine Störung der Hirnfunktion, die durch das periodische, aber nicht vorhersagbare Auftreten von Krampfanfällen charakterisiert ist. Krampfanfälle sind als „nicht-epileptisches" Ereignis aufzufassen, wenn sie in einem gesunden Gehirn durch Behandlungen wie z. B. Elektroschocks oder medikamentöse Konvulsiva ausgelöst werden, wohingegen die eigentlichen epileptischen Anfälle spontan auch ohne entsprechende Provokationen auftreten. In der Klinik gebräuchliche Medikamente unterdrücken Krampfanfälle und werden als Antikonvulsiva bzw. Antiepileptika bezeichnet. Inwieweit diese Substanzen einen präventiven Effekt auf die Entstehung von Epilepsien (Epileptogenese) haben, ist ungewiß.

Es wird angenommen, daß Krampfanfälle von der Großhirnrinde ausgehen und nicht von anderen Hirnregionen wie z. B. Thalamus, Hirnstamm oder Kleinhirn. Epileptische Anfälle werden in *fokale* Anfälle, die an einem umschriebenen Ort des Cortex entstehen, und in *generalisierte* Anfälle, die zumeist schon von Beginn an beide Hemisphären betreffen, eingeteilt (Commission, 1981). Die symptomatischen Auffälligkeiten bei einem Krampfanfall werden durch die Funktion der Cortexareale, die an der Krampfentstehung beteiligt sind, bestimmt. Ein Krampfanfall im Bereich motorischer Cortexareale ist mit klonischen Zuckungen des Körperteiles verbunden, der von dieser Cortexregion kontrolliert wird. Bei einem *einfachen* fokalen Anfall bleibt dabei das Bewußtsein erhalten. Ein *komplexer* partieller Anfall ist dagegen mit einer Bewußtseinsstörung verbunden. Die Mehrzahl der komplex partiellen Anfälle geht vom Temporallappen aus. Beispiele für *generalisierte* Epilepsien schließen Absencen, Myoklonien oder tonisch-klonische Anfälle ein. Die Form des epileptischen Anfalls ist für die Wahl eines Antiepileptikums entscheidend. Tabelle 20.1 bietet dazu eine detaillierte Aufstellung.

Neben der genannten Klassifikation der epileptischen Anfälle existiert eine Einteilung für *epileptische Syndrome*, die sich auf eine Häufung von oftmals gleichzeitig auftretenden Symptomen bezieht und Anfallstyp, Ätiologie, das Alter bei Krankheitsbeginn und andere Faktoren berücksichtigt (Commission, 1989). Mehr als 40 verschiedene epileptische Syndrome wurden beschrieben. Dabei wurden fokale und generalisierte Epilepsien unterschieden. Die fokalen Epilepsien schließen jede der in Tabelle 20.1 genannten fokalen Anfallstypen ein. Diese Formen sind für etwa 60% der Epilepsien verantwortlich. Ätiologisch liegt meistens eine Läsion im Bereich der Großhirnrinde zugrunde, wie z. B. Tumore, Hirnmißbildungen oder eine Hirnschädigung durch Trauma, einen Schlaganfall etc. Solche Läsionen können häufig in bildgebenden Verfahren wie z. B. der Magnetresonanz-Tomographie nachgewiesen werden. Seltener liegt eine ge-

Tabelle 20.1 Klassifikation epileptischer Anfälle

ANFALLSTYP	MERKMALE	KONVENTIONNELLE ANTIEPILEPTIKA	KÜRZLICH ENTWICKELTE ANTIEPILEPTIKA
Fokale Anfälle:			
einfach fokal	Diverse Manifestationen, bestimmt durch die beim Krampfanfall aktivierte Cortexregion (z. B., wenn der den linken Daumen repräsentierende Motor-Cortex betroffen ist, resultieren daraus klonische Zuckungen des linken Daumens, wenn der den linken Daumen repräsentierende somatosensorische Cortex betroffen ist, resultieren daraus Parästhesien des linken Daumens), die Dauer liegt zwischen 20 und 60 Sekunden. *Erkennungsmerkmal ist die Erhaltung des Bewußtseins.*	Carbamazepin, Phenytoin, Phenobarbital, Primidon, Valproinsäure	Gabapentin, Lamotrigin
komplex fokal	Bewußtseinstrübung, 30 Sekunden bis zwei Minuten andauernd, oft assoziiert mit Automatismen wie Schmatzen und Händeringen.	Carbamazepin, Phenobarbital, Phenytoin, Primidon, Valproinsäure	Gabapentin, Lamotrigin
fokal mit sekundär generalisierten tonisch-klonischen Anfällen	Einfacher oder komplexer fokaler Anfall geht in einen tonisch-klonischen Anfall über mit Verlust des Bewußtseins und anhaltenden Muskelkontraktionen (tonisch) am ganzen Körper gefolgt von Perioden mit Muskelkontraktionen abwechselnd mit Perioden der Relaxation (klonisch), typischerweise ein bis zwei Minuten andauernd.	Carbamazepin, Phenobarbital, Phenytoin, Primidon, Valproinsäure	Gabapentin, Lamotrigin
Generalisierte Krampfanfälle:			
Absencen	Abrupter Beginn eines Bewußtseinsverlustes einhergehend mit einem Blick ins Leere und einem plötzlichen Abbruch der gerade durchgeführten Bewegungen, typischerweise weniger als 30 Sekunden andauernd.	Clonazepam, Ethosuximid, Valproinsäure	Lamotrigin
myoklonische Anfälle	Eine kurze (vielleicht eine Sekunde), zuckende Muskelkontraktion, die auf einen Extremitätenabschnitt beschränkt sein kann oder generalisiert auftreten kann.	Valproinsäure	
tonisch-klonische Anfälle	Wie oben für fokale Anfälle mit sekundärer tonisch-klonischer Generalisierung beschrieben, mit der Ausnahme, daß kein fokaler Anfall vorausgeht.	Carbamazepin, Phenobarbital, Phenytoin, Primidon, Valproinsäure	

netische Ätiologie zugrunde. Die generalisierten Epilepsien sind am häufigsten durch einen oder mehrere der in Tabelle 20.1 genannten Anfallstypen charakterisiert und machen etwa 40% aller Epilepsien aus. Ihre Ätiologie ist meist genetischer Natur. Die häufigste generalisierte Epilepsie ist die sogenannte juvenile myoklonische Epilepsie, die etwa 10% aller epileptischen Syndrome ausmacht. Das Erkrankungsalter liegt meist im Jugendalter, und der Zustand beinhaltet typischerweise myoklonische bzw. tonisch-klonische Anfälle und häufig Absencen.

Wie die meisten der primär generalisierten Epilepsien ist die juvenile myoklonische Epilepsie eine komplexe genetische Erkrankung, die wahrscheinlich auf mehreren mutierten Genen beruht. So besteht zwar eine familiäre Häufung, aber das Vererbungsmuster folgt nicht den typischen Mendelschen Gesetzen. Bis zum heutigen Tage hat die Klassifikation der epileptischen Syndrome einen größeren Einfluß auf die klinische Einteilung und Bewertung als die Sensitivität auf bestimmte Antikonvulsiva.

FORMEN UND ENTSTEHUNGSMECHANISMEN VON KRAMPFANFÄLLEN UND WIRKMECHANISMEN DER ANTIKONVULSIVA

Fokale Krampfanfälle
Vor mehr als einem Jahrhundert hat John Hughlings Jackson, der Begründer des modernen Epilepsiekonzeptes, beschrieben, daß Anfälle durch „gelegentliche, plötzliche, exzessive, schnelle und lokale Entladungen der weißen Substanz" hervorgerufen werden, und daß sich ein generalisierter Anfall dann entwickelt, wenn normale Hirnsubstanz von der im abnormen Fokus ausgehenden Krampfaktivität infiltriert wird. Dieses aufschlußreiche Konzept bildete einen wichtigen Rahmen zur Entwicklung eines besseren Verständnisses der Mechanismen, die fokalen Krampfanfällen zugrunde liegen. Die Einführung des Elektroencephalogramms (EEG) in den 30er Jahren erlaubte das Aufzeichnen elektrischer Hirnaktivität von der Kopfhaut und zeigte bei Patienten mit Krampfanfällen, daß Epilepsien auf einer gestörten neuronalen Erregbarkeit beruhen.

Die entscheidende Rolle, die Synapsen für die Kommunikation von Neuronen im Gehirn spielen, deutete darauf hin, daß Funktionsstörungen in diesem Bereich zu Krampfanfällen führen können. Es ist denkbar, daß sowohl eine verminderte inhibitorische synaptische Aktivität oder aber eine Verstärkung der exzitatorischen synaptischen Aktivität einen Krampfanfall auslösen könnten; pharmakologische Untersuchungen bei Krampfanfällen bestätigten dieses Konzept. Die wichtigsten Neurotransmitter, die den Hauptteil an synaptischer Übertragung im Gehirn vermitteln, sind zum einen Aminosäuren und γ-Aminobuttersäure (GABA), die vor allem inhibitorisch wirken, zum anderen Glutamat, das den wichtigsten exzitatorischen Neurotransmitter darstellt (vgl. Kapitel 12). Pharmakologische Untersuchungen haben gezeigt, daß Mikroinjektionen von $GABA_A$-Rezeptor-*Antagonisten* oder aber von *Agonisten* verschiedener Glutamatrezeptorsubtypen (NMDA, AMPA oder Kainat; vgl. Kapitel 12) Krampfanfälle in Versuchstieren auslösen können. Substanzen, die eine GABA-vermittelte synaptische Inhibition verstärken können, unterdrücken dagegen Krampfanfälle in verschiedenen Systemen. Auch Glutamatrezeptor-Antagonisten unterdrücken Krampfanfälle in verschiedenen Modellen der Epilepsie, einschließlich solcher, die durch Elektroschock oder medikamentöse Konvulsiva, wie z. B. Pentylenetetrazol, ausgelöst wurden.

Diese Untersuchungen untermauerten die Hypothese, daß über eine pharmakologische Regulation der Synapsenfunktion auch die Anfallsbereitschaft beeinflußt werden kann, und sie haben damit einen nützlichen Ausgangspunkt für elektrophysiologische Studien gegeben. Fortschritte in der elektrophysiologischen Methodologie haben eine ständige Verfeinerung der Untersuchung von Anfallsmechanismen ermöglicht. So sind vom einfachen Elektroencephalogramm (EEG) über die Untersuchung von Neuronenverbänden (*field potentials*) bis hin zur Darstellung individueller Neuronen bzw. individueller Synapsen nun sogar Untersuchungen an individuellen Ionenkanälen einzelner Nervenzellen möglich. Zelluläre, elektrophysiologische Untersuchungen über ungefähr zwei Jahrzehnte seit den 1960er Jahren konzentrierten sich vor allem auf ein besseres Verständnis des Mechanismus, der dem sogenannten *depolarization shift* (DS) zugrunde liegt, der das intrazelluläre Korrelat zum sogenannten *interictal spike* (Abbildung 20.1) darstellt. Der Begriff *interictal spike* (Synonym: *between-seizures*) bezieht sich auf eine scharfe Welle, die bei Patienten mit Epilepsie im EEG abgeleitet werden kann und asymptomatisch ist, d. h. er wird von keinerlei Symptomen des Patienten begleitet. Die Identifikation der Lokalisation dieser *interictal spikes* kann auch die Bestimmung der individuellen Herdregion von Patienten ermöglichen. Der DS besteht aus einer starken Depolarisation der Nervenzelle, begleitet von einer Salve von Aktionspotentialen. In den meisten kortikalen Neuronen wird der DS durch einen starken exzitatorischen synaptischen Stromfluß erzeugt, der durch die Aktivierung spannungsabhängiger, intrinsischer Membranströme verstärkt werden kann (zusammenfassend dargestellt in Dichter und Ayala, 1987). Obwohl der Mechanismus, der dem DS zugrunde liegt, zunehmend besser verstanden wird, bleibt nach wie vor unklar, ob der *interictal spike* einen Krampfanfall auslöst, unterdrückt oder lediglich ein Epiphänomen bei bestehendem Anfallsleiden darstellt. Während diese Fragen unbeantwortet bleiben müssen, haben Untersuchungen bezüglich der Mechanismen der DS-Entstehung einen Ausgangspunkt für weitergehende Studien und für ein besseres Verständnis der zellulären Mechanismen bei Krampfanfällen gebildet.

Im letzten Jahrzehnt wurden verschiedene *in vitro* Modelle zur Untersuchung von Krampfanfällen in isolierten Hirnschnitten entwickelt, in denen noch viele der synaptischen Verbindungen erhalten sind. Elektrographische Ereignisse, die ähnliche Merkmale wie Krampfanfälle *in vivo* aufwiesen, konnten in Hippocampusschnitten mittels verschiedener Methoden, einschließlich veränderter Ionenzusammensetzungen des Inkubationsmediums der Gehirnschnitte (z. B. erniedrigtes Kalzium, Entzug von Magnesium oder erhöhtes Kalium) induziert werden (zusammengefaßt in McNamara, 1994). Die einfache Herstellung und experimentelle Reproduzierbarkeit dieser Präparationen hat viele mechanistische Untersuchungen ermöglicht. Untersuchungen an verschiedenen *in vitro* Modellen bestätigten dabei die wichtige Rolle der Synapsenfunktion für die Entstehung von Krampfanfällen, wobei sich zeigte, daß geringe (z. B. 20%) Verminderungen der inhibitorischen synaptischen Funktion eine epileptogene Wirkung besitzen können, und daß die Aktivierung exzitatorischer Synapsen für die Auslösung von Krampfanfällen entscheidend sein könnte. Darüber hinaus scheinen viele andere wichtige Faktoren eine Rolle zu spielen, die vor allem mit intrinsischen Eigenschaften von Nervenzellen zusammenhängen, z. B. mit spannungsabhängigen Ionenkanälen für K^+, Na^+ und Ca^{2+} (vergleiche Traynelis und Dingledin, 1988). Die Entschlüsselung der verschiedenen synaptischen als auch nicht-synaptischen Faktoren, die anfallsähnliche Ereignisse *in vitro* kontrollieren, bilden möglicherweise auch wichtige pharmakologische Ansatzpunkte zur Behandlung der Anfallsbereitschaft *in vivo*.

Die im letzten Absatz erwähnten Studien haben sich mit den Mechanismen der Entstehung anfallsäquivalenter Ereignisse in isolierten Hirnschnitten von Versuchstieren beschäftigt. Obwohl daraus viele wichtige Erkenntnisse gewonnen wurden, widmeten sich diese Studien nicht der Epilepsie an sich, also nicht den zellulären und molekularen Grundlagen, die für die Entwicklung und andauernde Bereitschaft für zerebrale Krampfanfälle entscheidend sind. Ein genaues Verständnis der einer andauernden Übererregbarkeit zugrundeliegenden Mechanismen, die dann Patienten gegenüber periodisch auftretenden

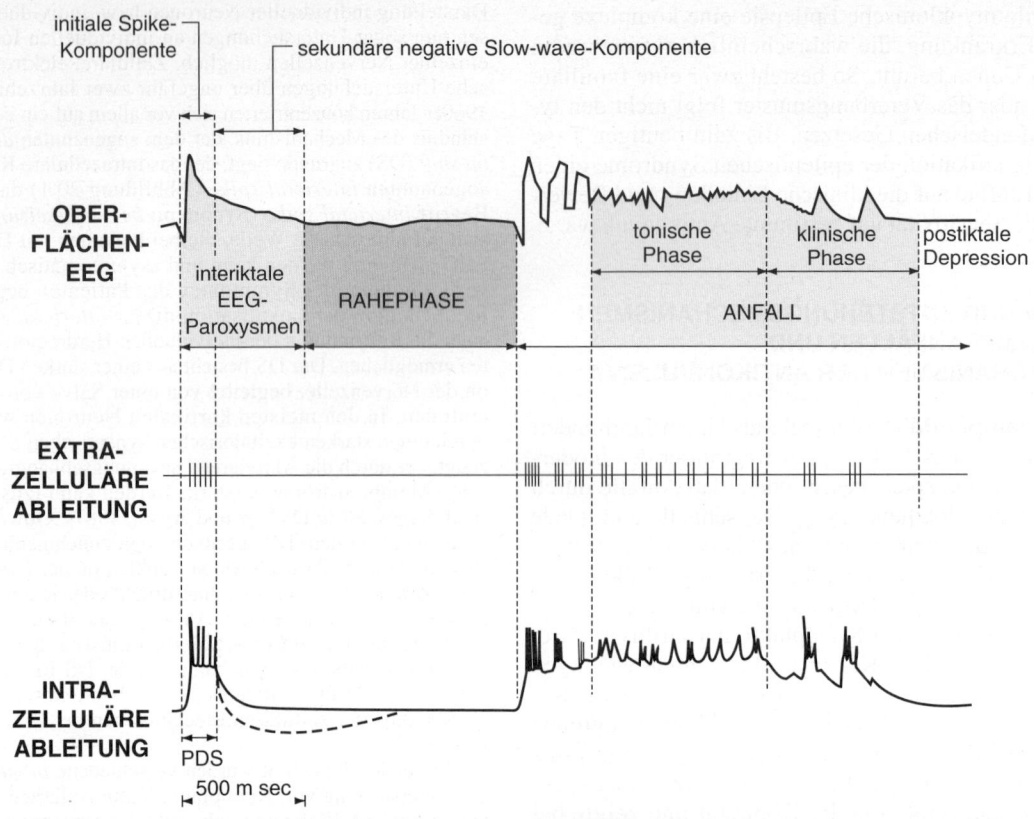

Abbildung 20.1 Zusammenhänge zwischen kortikalem EEG sowie extrazellulären und intrazellulären Ableitungen in einem Anfallsherd, induziert durch lokale Applikation einer konvulsiven Substanz in den Säuger-Cortex.
Die extrazellulären Ableitungen wurden mit Hilfe eines High-pass-Filters durchgeführt. Man beachte die Hochfrequenzentladungen des Neurons sowohl in der extrazellulären als auch intrazellulären Ableitung während des paroxysmalen Depolarisationsshifts (modifiziert von Ayala *et al.*, 1973, mit Erlaubnis).

Krampfanfällen empfänglich machen, ist die Voraussetzung zur Entwicklung rationaler Therapieansätze. Die Entwicklung von Tiermodellen für fokale Krampfanfälle hat eine Untersuchung solcher Fragestellungen ermöglicht. Das diesbezüglich beste untersuchte Tiermodell für fokale Epilepsien wird als *kindling* bezeichnet (Goddard *et al.*, 1969; McNamara *et al.*, 1993). *Kindling* beschreibt einen Prozess, bei dem die wiederholte örtliche Applikationen von subkonvulsiven elektrischen Stimulationen der Amygdala oder einer verwandten Hirnstruktur letztendlich starke fokale und auch generalisierte Krampfanfälle hervorrufen. Nach der Induktion bleibt eine solche Krampfbereitschaft bei dem Versuchstier für den Rest des Lebens bestehen. Die Bedeutung dieses Modells besteht darin, daß fokale Krampfanfälle bei einer erniedrigten Krampfschwelle mit einer Bereitschaft für länger anhaltende und weiter ausgedehnte bzw. generalisierte Anfälle einhergehen. Eine erhöhte Aktivität exzitatorischer Synapsen des NMDA-Subtyps der Glutamatrezeptoren ist ein möglicher Mechanismus, der zur andauernden Übererregbarkeit beim *kindling* beiträgt. Ein weiteres etabliertes Tiermodell für fokale Epilepsien beruht auf spontanen Krampfanfällen, die sich nach wiederholten, durch Chemokonvulsiva (z. B. Pilocarpin) induzierten Anfällen entwickeln. Ein möglicher Mechanismus für die erhöhte Anfallsbereitschaft bei diesem Modell mag mit dem andauernden Verlust inhibitorischer synaptischer Funktionen zusammenhängen, der auf dem Verlust von Neuronen zu beruhen scheint, die wiederum eine exzitatorische synaptische Wirkung auf inhibitorische Neuronen ausüben. Ein weiterer Mechanismus könnte auf der Bildung einer neuen, pathologisch kreisenden Erregung zwischen exzitatorischen Synapsen beruhen, was zu einer erhöhten Erregbarkeit und wiederholten Entladungen im Sinne eines Anfallsmusters führt. Jeder dieser Mechanismen trägt wahrscheinlich zu der erhöhten Anfallsbereitschaft bei den verschiedenen Formen der fokalen Epilepsien bei (zusammengefaßt in McNamara, 1994; Schwartzkroin, 1994).

Im letzten Jahrzehnt wurden wichtige Einblicke in die Wirkweise von Medikamenten gewonnen, die bei der fokalen Epilepsie wirksam sind (MacDonald und Kelly, 1993; Rogawski und Porter, 1990). Diese Erkenntnisse beruhen zum größten Teil auf elektrophysiologischen Untersuchungen an relativ einfachen *in vitro* Modellen, wie z. B. Primärkulturen von aus dem Gehirn isolierten Neuronen. Die experimentelle Reproduzierbarkeit und einfache Zugänglichkeit, die durch diese Modelle gegeben sind, sowie der vorsichtige Einsatz von Antikonvulsiva in klinisch relevanten Konzentrationen haben zu einem besseren Verständnis der zugrundeliegenden Mechanismen beigetragen. Obwohl es immer schwierig sein wird, letztlich zu beweisen, daß ein *in vitro* beobachteter Effekt einen notwendigen und hinreichenden Mechanismus zur Unterdrückung von Krampfanfällen *in vivo* darstellt, ist die Wahrscheinlichkeit dennoch hoch, daß die *in vitro* beobachteten, mutmaßlichen Wirkmechanismen in der Tat auch den klinisch relevanten antikonvulsiven Effekten zugrundeliegen.

Elektrophysiologische Ableitungen individueller Neurone

während eines fokalen Krampfanfalles haben gezeigt, daß es dabei zu Depolarisationen mit Entstehung hochfrequenter Aktionspotentiale kommt (siehe Abbildung 20.1). Dieses neuronale Entladungsmuster ist wiederum charakteristisch für Krampfanfälle und findet sich nicht bei physiologischer Nervenzellaktivität. Die selektive Unterdrückung dieses Entladungsmusters sollte zu einer Reduktion von Krampfanfällen mit nur minimalen unerwünschten Wirkungen führen. Carbamazepin, Lamotrigin, Phenytoin und Valproinsäure inhibieren die hochfrequenten Entladungen in Konzentrationen, die auch bei Patienten Krampfanfälle effektiv unterdrücken können (McDonald und Kelly, 1993). Es wird angenommen, daß die Unterdrückung dieser hochfrequenten Entladungen durch eine Reduktion der Reaktivierung von Na$^+$-Kanälen bewirkt wird (siehe Abbildung 20.2). Das Öffnen der Na$^+$-Kanäle in der Axonmembran während der Depolarisation ist für die Entstehung des Aktionspotentials erforderlich. Nach der Öffnung schließen sich die Ionenkanäle wieder spontan, was als Inaktivierung bezeichnet wird. Es wird angenommen, daß diese Inaktivierung der Refraktärzeit zugrunde liegt, einem Zeitabschnitt, in dem die Auslösung eines erneuten Aktionspotentials verhindert wird. Nach Erholung der Na$^+$-Kanäle aus ihrem inaktiven Zustand stehen sie für die Bildung eines neuen Aktionspotentials bereit. Da niedrigfrequente Entladungen den Na$^+$-Kanälen ausreichend Zeit zur Erholung von ihrem inaktiven Zustand erlauben, spielt die Inaktivierung keine, bzw. nur eine geringe Rolle bei niederfrequenten Entladungen. Andererseits würde eine reduzierte Reaktivierung von Na$^+$-Kanälen die Fähigkeit von Neuronen, hochfrequente Entladungen abzugeben, einschränken, ein Mechanismus, der wahrscheinlich der Wirkung von Carbamazepin, Lamotrigin, Phenytoin und Valproinsäure bei fokalen Anfällen zugrunde liegt.

Ein weiterer molekularer Mechanismus, von dem angenommen werden kann, daß er der Entstehung von Krampfanfällen zugrundeliegt, ist eine Verminderung der GABA-vermittelten synaptischen Inhibierung. Es wird angenommen, daß mehrere Medikamente Krampfanfälle über eine GABA-vermittelte synaptische Inhibition an bestimmten Stellen der Synapse un-

terdrücken (Mcdonald und Kelly, 1993). Der entscheidende postsynaptische Rezeptor für in den synaptischen Spalt freigesetztes GABA ist der GABA$_A$-Rezeptor. Die Aktivierung des GABA$_A$-Rezeptors führt zu einer Inhibition der postsynaptischen Zelle durch eine Erhöhung des Cl$^-$-Einstroms, was zu einer Hyperpolarisation des postsynaptischen Neurons führt. Klinisch relevante Konzentrationen von Benzodiazepinen und Barbituraten können eine GABA$_A$-Rezeptor vermittelte Hemmung durch unterschiedliche Wirkungen am GABA$_A$-Rezeptor verstärken (siehe Abbildung 20.3). Dieser Vorgang scheint der Wirksamkeit dieser Substanzen bei fokalen und tonisch klonischen Anfällen bei Patienten zugrundezuliegen. In höheren Dosen, die z. B. bei anhaltenden Krampfanfällen in Notfallsituationen benötigt werden, können diese Medikamente auch hochfrequente Salven von Aktionspotentialen unterdrücken. γ-Vinyl-GABA stellt ein Antikonvulsivum dar, das seine antikonvulsive Wirkung wahrscheinlich durch die irreversible Hemmung eines GABA-abbauenden Enzyms, der sogenannten GABA-Transaminase entfaltet. Es wird wahrscheinlich in Kürze in den USA für den klinischen Einsatz zur Verfügung stehen. Dabei sollten erhöhte Mengen von GABA entstehen, die in den Synapsenspalt freigesetzt werden können. Ein weiterer, dritter Mechanismus einer erhöhten GABA-vermittelten synaptischen Inhibition scheint der antiepileptischen Wirkung von Gabapentin zugrunde zu liegen. Unter bestimmten Bedingungen kann Gabapentin zu einer mehr als dreifachen Erhöhung der GABA-Freisetzung aus den präsynaptischen Endigungen führen (Honmou et al., 1995) (siehe Abbildung 20.2).

Generalisierte Epilepsien *Absencen* Im Gegensatz zu den fokalen Anfällen, die von umschriebenen Cortexregionen ausgehen, entstehen primär generalisierte Epilepsien durch entgegengesetzte Entladungen des Thalamus und Cortex (vergleiche Coulter, 1995 für eine zusammenfassende Darstellung). Von den verschiedenen Formen der generalisierten Anfälle wurden die Absencen am besten untersucht. Die auffallend synchronen Entladungen in weiten Gebieten des Neocortex bei dieser Form der generalisierten Anfälle lassen darauf schließen, daß eine Struktur im Thalamus und/oder Hirnstamm (das sogenannte „Centrencephalon") diese Anfallsentladungen synchronisiert (Penfield und Jasper, 1947). Die besondere Beachtung des Thalamus rührte aus der Beobachtung, daß niedrigfrequente Stimulationen von mittelliniennahen Thalamusstrukturen EEG-Rhythmen des Cortex hervorrufen können, die den sogenannten Spike-wave-Entladungen ähnlich waren, die für Absencen charakteristisch sind (Jasper und Droogleever-Fortuyn, 1947). Intrazerebrale Elektrodenableitungen bei Patienten konnten den Einfluß thalamischer und neocorticaler Strukturen auf die Bildung der Spike-wave-Entladungen bei Absencen demonstrieren.

Viele der strukturellen und funktionellen Eigenschaften von Thalamus und Neocortex, die zu den generalisierten Spike-wave-Entladungen führen, wurden im letzten Jahrzehnt erkannt (Coulter, 1995). Das charakteristische Merkmal von Absencen sind generalisierte Spike-wave-Entladungen mit einer Frequenz von drei pro Sekunde im EEG. Diese bilateral und synchron ableitbaren Spike-wave-Entladungen, die lokal von Elektroden sowohl im Thalamus als auch Neocortex abgeleitet werden können, stellen Oszillationen zwischen Thalamus und Neocortex dar. Ein Vergleich zwischen EEG und intrazellulären Ableitungen hat gezeigt, daß die Spikes im EEG mit der Entsendung neuronaler Aktionspotentiale assoziiert sind,

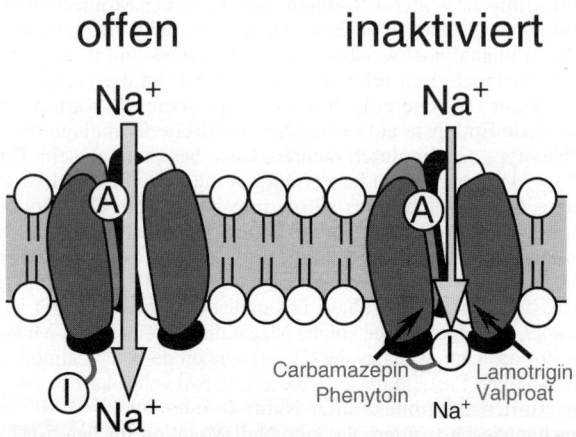

Abbildung 20.2 Durch Antiepileptika verstärkte Na$^+$-Kanal-Inaktivierung. Einige Antiepileptika (grauer Text) verlängern die Inaktivierung von Na$^+$-Kanälen, wobei sie die Fähigkeit von Neuronen, Hochfrequenz-Entladungen abzugeben, vermindern. Man beachte, daß der inaktivierte Kanal selbst offen zu bleiben scheint, aber durch das sogenannte *inactivation gate* blockiert ist (1). A: Aktivierungsweg.

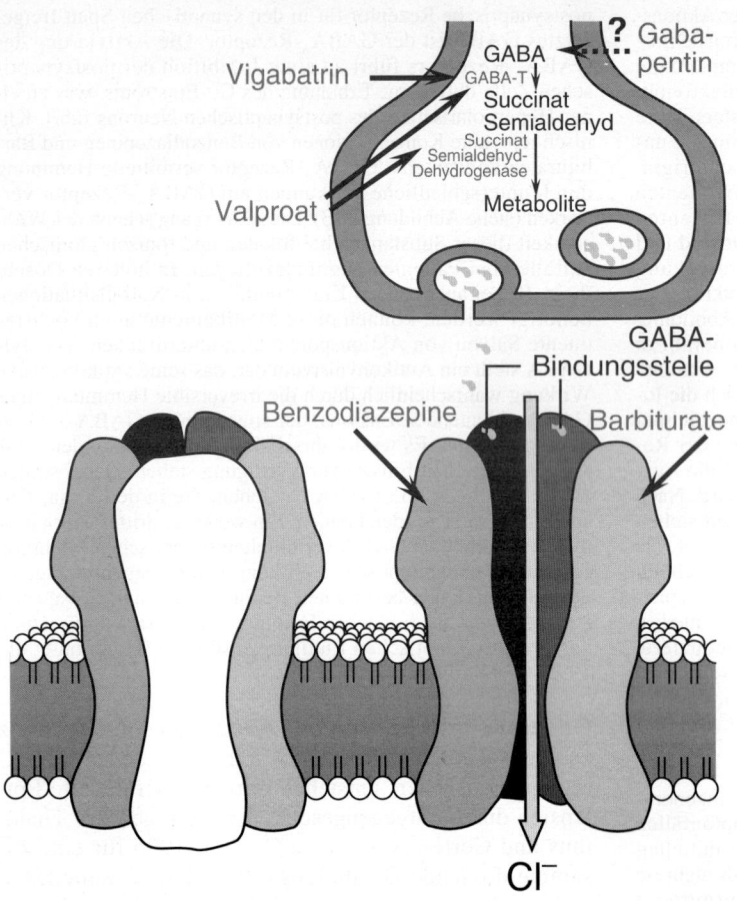

Abbildung 20.3 Verstärkung der GABAergen synaptischen Funktion. In Anwesenheit von GABA ist der GABA$_A$-Rezeptor (Struktur links) geöffnet, womit der Einstrom von Cl$^-$ möglich wird, was wiederum das Membranpotential negativiert (siehe ebenso Kapitel 17). Einige Antiepileptika (dargestellt im großgedruckten grauen Text) wirken über eine Verminderung der Metabolisierung von GABA. Andere wirken am GABA$_A$-Rezeptor, indem sie den GABA-vermittelten Cl$^-$-Einstrom verstärken. Wie im Text beschrieben, wirkt Gabapentin präsynaptisch durch Erhöhung der GABA-Freisetzung; sein molekularer Ansatzpunkt wird zur Zeit untersucht. GABA-T: GABA Transaminase.

und die anschließenden sogenannten Slow waves mit einer verlängerten Inhibition einhergehen. Diese wiederkehrenden, niederfrequenten Rhythmen beruhen auf einer Kombination verschiedener Faktoren, die auf reziproken, exzitatorischen Synapsenverbindungen zwischen Neocortex und Thalamus als auch auf intrinsische Eigenschaften von Neuronen im Thalamus zurückzuführen sind (vergleiche Coulter, 1995 für eine zusammenfassende Darstellung). Eine charakteristische Eigenschaft thalamischer Neurone, die entscheidend für die Entstehung der 3-pro-Sekunde-Spike-und-Wave-Formationen sind, beruht auf spannungsabhängigen Ca^{2+}-Strömen, dem sogenannten *low threshold T-current*. Im Gegensatz zu seinem geringen Ausmaß in den meisten Neuronen besitzt der T-current in den meisten der Thalamusneurone eine große Amplitude. In der Tat werden Salven von Aktionspotentialen in Thalamusneuronen durch eine Aktivierung des T-current hervorgerufen. Der T-current amplifiziert thalamische Oszillationen, wobei eine Oszillation einer 3-pro-Sekunde-Spike-und-Wave-Konfiguration wie bei Absencen entspricht. Entscheidend dabei ist, daß der primäre Mechanismus, über den die meisten zur Behandlung von Absencen eingesetzten Antikonvulsiva (Ethosuximid, Trimethadion, Valpoinsäure) wirken, mit einer Hemmung des T-current einhergeht (siehe Abbildung 20.4; Macdonald und Kelly, 1993). Die Inhibition spannungsabhängiger Ionenkanäle ist daher ein verbreiteter Wirkmechanismus von Antikonvulsiva, wobei Medikamente zur Behandlung fokaler Anfälle spannungsabhängige Na$^+$-Kanäle und Substanzen zur Behandlung von Absencen spannungsabhängige Ca^{2+}-Kanäle inhibieren.

Genetische Ansätze der Epilepsieforschung *Partielle Epilepsien* Die Bedeutung der Genetik bei den partiellen Epilepsien stützt sich sowohl auf Studien an Tiermodellen als auch auf klinische Untersuchungen. Nur bei einer Minderheit von Patienten mit partieller Epilepsie ist eine bekannte genetische Determinante nachweisbar. Ein interessantes und wahrscheinlich diesbezüglich relevantes Tiermodell ist die sogenannte EL-Maus, welche aufgrund einer spontanen Mutation eine partielle Epilepsie aufweist. Die genetische Grundlage dieses Phänotyps scheint durch mehrere Gene bestimmt zu sein. Eine dieser Determinanten ist vermutlich die partielle Duplikation eines Gens, welches das Kupfertransportprotein Coeruloplasmin kodiert. Im Gegensatz zu dieser spontan auftretenden Mutation, die mit Epilepsien einhergeht, erlaubt die Entwicklung der homologen Rekombination nun die Herstellung von Mäusen, in denen ein einzelnes, bekanntes Gen ausgeschaltet wird (*knock out* Maus). Eine solche Mauslinie mit einer Null-Mutation für das Gen, welches die α-Untereinheit der Ca^{2+}-Calmodulin abhängigen Proteinkinase II kodiert, entwickelt fokale Epilepsien. Epilepsien unbekannter Natur konnten auch bei Mäusen nachgewiesen werden, die eine Null-Mutation für den 5-HT$_{2C}$-Subtyp des Serotoninrezeptors aufwiesen. Noch ungeklärt ist, inwieweit die Veränderungen des Genotyps in derartig mutierten Mäusen den epileptischen Phänotyp beeinflussen können. Die Identifikation derartig mutierter Gene sollte aber die Suche nach genetischen Ursachen hierbei beschleunigen.

Die meisten partiellen Epilepsien beim Menschen scheinen die Folge fokaler Läsionen des Cortex zu sein; nur eine Minderheit der Fälle kann einer bekannten genetischen Determi-

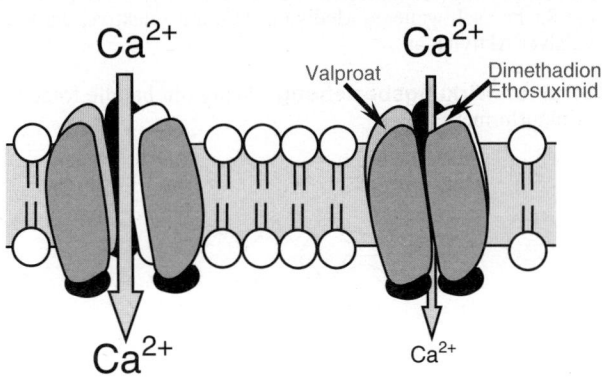

Abbildung 20.4 Durch Antiepileptika vermittelte Verminderung des Stromes durch Ca^{2+}-Kanäle vom T-Typ.
Einige Antiepileptika (im grauen Text dargestellt) vermindern den Ca^{2+}-Strom durch Ca^{2+}-Kanäle vom T-Typ (siehe ebenso Kapitel 12). Auf diese Weise verringern sie den Schrittmacherstrom, der dem thalamischen Spikes-und-Waves-Rhythmus unterliegt, wie er bei generalisierten Absencen beobachtet wird.

nante zugeordnet werden. In den letzten Jahren konnte in Stammbäumen von Familien mit partiellen Epilepsien eine Vererbung nach den Mendelschen Regeln festgestellt werden. Nach dem gegenwärtigen Erkenntnisstand betrifft dies vermutlich jedoch nur eine relativ kleine Untergruppe von Patienten mit partiellen Epilepsien. Genetische *linkage*-Analysen an Stammbäumen mit autosomal dominantem Erbgang von komplex-fokalen Epilepsien im Frontallappen lassen den Schluß auf eine Mutation eines Gens auf Chromosom 20q13.2 zu (Phillips et al., 1995). Diese Region liegt in unmittelbarer Nachbarschaft zu einem Gen, welches für das Syndrom der benignen familiären neonatalen Krampfanfälle kodiert (siehe unten). Es ist denkbar, daß einzelne Allele desselben Gens verschiedene Epilepsieformen induzieren. Durch ähnliche Studien an Stammbäumen mit autosomal dominatem Erbgang bei einfachen und komplexen partiellen Epilepsien konnte eine Mutation auf Chromosom 10q22-24 lokalisiert werden (Ottman et al., 1995). Die weitere genaue Eingrenzung dieser spezifischen Chromosomenabschnitte ist ein wichtiger Schritt auf der Suche nach den hierfür verantwortlichen Genen.

Generalisierte Epilepsien Im Gegensatz zu den fokalen Epilepsien scheinen in der Mehrzahl der Fälle der primär generalisierten Epilepsien genetische Faktoren eine wesentliche Rolle zu spielen. In Tiermodellen mit Mäusen konnten 17 spontan auftretende Single waves und damit wahrscheinlich auf einem einzelnen Gen beruhende Mutationen mit einem epileptischen Phänotyp in Zusammenhang gebracht werden. Bei mindestens vier dieser Mausstämme traten Anfälle auf, die Absencen von Patienten ähnelten. Die chromosomalen Lokalisationen der Mutationen dieser vier Mausstämme sind nicht identisch (*totterer*, Chromosom 8; *stargazer*, Chromosom 15; *mocha*, Chromosom 10 und *lethargic*, Chromosom 2). In keinem dieser Fälle konnte das verantwortliche Gen bisher identifiziert werden (Noebels, 1986).

Durch die Genanalyse einiger Patienten mit primär generalisierten Krampfanfällen konnten diesbezüglich hingen deutliche Fortschritte gemacht und die molekulare Ätiologie einer bestimmten Form menschlicher Epilepsien z. T. aufgedeckt werden. Bei der myoklonischen Epilepsie und dem *ragged red fiber disease* (MERRF), einer seltenen familiären Erkrankung mit Myopathien sowie tonisch-klonischen und myoklonischen Anfällen, konnte als Ursache eine Punktmutation in einem mitochondrialen Gen, welches eine tRNA^{lys} kodiert, nachgewiesen werden (Shoffner et al., 1990). Noch ungeklärt ist, in welcher Weise das mutierte Gen eine Epilepsie hervorruft, anzunehmen ist jedoch, daß ein Defekt in der oxidativen Phosphorylierung bei einer gestörten Mitochondrienfunktion dazu beiträgt. Eine weitere Form primär generalisierter Epilepsien, der „benigne familiäre neonatale Krampfanfall", wird ebenfalls in autosomal dominanter Form vererbt. Eine Mutation des Chromosoms 20q13.2 in dem Gen, das die α_4-Untereinheit des neuronalen nikotinischen Acetylcholinrezeptors kodiert, konnte bei von diesem Syndrom betroffenen Patienten beobachtet werden (Beck et al., 1994). Bei der am häufigsten auftretenden Form von primär generalisierten Krampfanfällen, der juvenilen myoklonischen Epilepsie, scheint es sich um eine polygenetische Erkrankung zu handeln, bei der verschiedene simultan vererbte Gene zur Expression des Phänotyps beitragen. Es bestehen Hinweise für die Lokalisation eines dieser Gene bei 6p (Greenberg et al., 1988). Im Vergleich zu den Schwierigkeiten, mutierte Gene für monogenetisch nach dem Mendelschen Erbgang vererbten Erkrankungen zu identifizieren, wird die Situation durch die Beteiligung mehrerer Gene noch weiter kompliziert.

ANTIEPILEPTIKA: ALLGEMEINES

Geschichte Phenobarbital war die erste synthetisch hergestellte organische Substanz mit antikonvulsiver Wirkung (Hauptmann, 1912). Seine sedativen Eigenschaften brachten Forscher dazu, die Effektivität von Phenobarbital in der Unterdrückung von Krampfanfällen zu testen und nachzuweisen. Als wegweisende Entdeckung entwickelten Merritt und Putnam (1938a) im Tiermodell einen Elektroschocktest, mit dem chemische Substanzen auf ihre antikonvulsive Wirksamkeit untersucht werden konnten. Dabei wurde festgestellt, daß Phenytoin Krampfanfälle unterdrückt, ohne sedative Effekte aufzuweisen. Es konnte gezeigt werden, daß Medikamente, die antikonvulsive Effekte gegen durch Elektroschock ausgelöste tonische Hinterbeinstreckkrämpfe zeigten, am Menschen ebenfalls fokale und tonisch-klonische Anfälle unterdrücken können. Ein weiterer Screeningtest, bei dem Anfälle durch Pentylenetetrazol induziert werden, wurde zur klinischen Prüfung der Wirksamkeit von Substanzen gegen Absencen verwendet. Diese Tests sind auch heute noch wertvoll. Die chemischen Zusammensetzungen der meisten vor 1965 eingeführten Medikamente waren dem Phenobarbital verwandt, einschließlich Hydantoin, Oxazolidin und Suximid. Nach 1965 wurden Benzodiazepine (Clonazepam und Clorazepat), das Iminostilben Carbamazepin, die verzweigt-kettige Carboxylsäure Valproinsäure, Phenyltriazin (Lamotrigin) und ein zyklisches Analogon von GABA (Gabapentin) eingeführt.

Therapeutische Ansätze Das ideale Antiepileptikum sollte Anfallsfreiheit ohne unerwünschte Nebenwirkungen gewährleisten. Leider versagen die zur Zeit verwendeten Wirkstoffe nicht nur in ihrer antiepileptischen Wirkung bei einigen Patienten, sondern induzieren häufig Nebenwirkungen, die sich in ihrer Ausprägung von minimalen Störungen des ZNS bis hin zum Tode der Patienten durch aplastische Anämie oder Leberversagen erstrecken. Der Arzt ist hierbei mit der Aufgabe konfrontiert, ein geeignetes Medikament bzw. eine Medikamentenkombination zu wählen, welches einerseits die Anfälle am wirksamsten unterdrückt und andererseits von einem akzeptablen Grad unerwünschter Nebenwirkungen begleitet wird. Allgemein wird angenommen, daß bei 50%

der Patienten die Anfälle völlig kontrolliert und bei weiteren 25% eine signifikante klinische Verbesserung erzielt werden kann. Die Erfolgsrate ist bei neu diagnostizierten Patienten höher und unabhängig von Faktoren wie der Form der Anfälle, der Familienanamnese oder dem Ausmaß begleitender neurologischer Defizite (Elwes *et al.*, 1984).

Um die Toxizität zu minimieren, wird gewöhnlich eine Monotherapie empfohlen (siehe Wilder, in Symposium, 1987). Sollten die Anfälle bei ausreichenden Plasmaspiegeln des initial verwendeten Medikamentes nicht kontrolliert werden können, ist zunächst die Umstellung auf ein zweites Medikament der Kombinationstherapie vorzuziehen. Bei Patienten mit verschiedenen Anfallsformen kann möglicherweise trotzdem eine Kombinationstherapie erforderlich sein.

Die Messung von Medikamentenkonzentrationen im Plasma erleichtert die Einstellung auf Antiepileptika. Besonders bei Therapiebeginn, nach Anpassung der Dosis im Falle eines Therapieversagens, beim Auftreten von toxischen Effekten oder bei der Einführung einer Kombinationstherapie ist diese Messung ratsam. Allerdings korrelieren die klinischen Effekte einiger Medikamente nicht unbedingt mit ihren Plasmakonzentrationen, so daß die empfohlenen Konzentrationen nur Richtlinien für die Therapie darstellen können. Das endgültige Therapiekonzept sollte von der klinischen Beurteilung der Wirksamkeit und Toxizität bestimmt werden.

Die allgemeinen Prinzipien der medikamentösen Therapie der Epilepsie werden weiter unten nach Diskussion der einzelnen Substanzen zusammengefaßt. Einzelheiten über die Diagnose und Therapie können in den Übersichtsartikeln und Monographien am Ende des Kapitels gefunden werden.

HYDANTOINE

Phenytoin

Phenytoin (Diphenylhydantoin) ist wirksam gegen alle Formen von partiellen und tonisch-klonischen Krampfanfällen, nicht aber gegen Absencen. Diese Substanz wurde sehr viel eingehender experimentell und klinisch ausführlicher untersucht als jedes andere Antikonvulsivum.

Geschichte Phenytoin wurde als erstes von Biltz 1908 synthetisiert, seine antikonvulsive Aktivität wurde jedoch erst im Jahre 1938 entdeckt (Merritt und Putnam, 1938a,b). Im Gegensatz zu der früheren, eher zufälligen Entdeckung der antiepileptischen Eigenschaften von Bromid und Phenobarbital, war Phenytoin das Ergebnis der Suche nach einem Wirkstoff unter den nichtsedativen, strukturell verwandten Substanzen des Phenobarbitals, der in der Lage wäre, durch Elektroschocks induzierte Krampfanfälle bei Labortieren zu unterdrücken. Es wurde noch im Jahr der Entdeckung zur symptomatischen Behandlung der Epilepsie eingeführt. Die Entdeckung des Phenytoins hatte somit eine signalgebende Bedeutung. Da diese Substanz in gewöhnlicher Dosierung keine sedative Wirkung zeigt, konnte gefolgert werden, daß antiepileptische Medikamente nicht unbedingt Schläfrigkeit hervorrufen müssen. Dies regte die Suche nach weiteren Medikamenten mit selektiver antikonvulsiver Aktivität an.

Struktur-Wirkungsbeziehung Phenytoin hat die folgende Strukturformel:

PHENYTOIN

Ein 5-Phenyl- oder anderer aromatischer Substituent scheint für die gegen generalisierte tonisch-klonische Krampfanfälle gerichtete Wirkung entscheidend zu sein. Alkylsubstituenten in Position 5 tragen zur Sedation bei, eine Eigenschaft, die dem Phenytoin fehlt. Der Kohlenstoff an Position 5 bewirkt eine Asymmetrie. Die Isomere scheinen sich jedoch nur wenig in ihrer Aktivität zu unterscheiden.

Pharmakologische Wirkungen ZNS Phenytoin besitzt antikonvulsive Eigenschaften, ohne eine generelle zentralnervöse Dämpfung zu bewirken. In toxischen Dosen kann es Exzitationssymptome induzieren, und letale Dosen können eine Form der Enthirnungsstarre hervorrufen.

Der stärkste Effekt von Phenytoin hängt mit seiner Fähigkeit zusammen, das Ausmaß maximaler, durch Elektroschock induzierter Anfälle zu modifizieren. Die charakteristische tonische Phase kann dabei komplett unterdrückt werden. Die verbleibenden klonischen Anfälle können allerdings unter Umständen verstärkt und verlängert werden. Diese anfallsmodifizierende Wirkung wird ebenso bei anderen Antiepileptika beobachtet, die bei generalisierten tonisch-klonischen Anfällen wirksam sind. Im Gegensatz dazu kann Phenytoin keine klonischen Anfälle unterdrücken, die durch Pentylenetetrazol induziert wurden. Intravenös appliziert ist eine Supression der Anfälle durch Phenytoin auch im *kindling*-Modell möglich.

Wirkmechanismen Phenytoin limitiert die sich wiederholenden Entladungen von Aktionspotentialen, die *in vitro* durch eine anhaltende Depolarisation von Rückenmarksneuronen bei der Maus hervorgerufen werden (McLean und Macdonald, 1983). Dieser Effekt ist begleitet von einer verlangsamten Erholungsphase der spannungsabhängigen Na^+-Kanäle aus ihrem inaktiven Zustand. Diese Wirkung von Phenytoin ist in der Konzentration vergleichbar mit therapeutisch wirksamen Konzentrationen im Liquor. Die gemessenen Konzentrationen korrelieren mit der Konzentration an freiem (oder ungebundenem) Phenytoin im Serum. Bei diesen Konzentrationen sind die Wirkungen an den Natriumkanälen selektiv; das bedeutet, daß keine Veränderungen der Spontanaktivität oder der Wirkung auf iontophoretisch appliziertes GABA oder Glutamat zu beobachten ist. Bei fünf- bis zehnfach erhöhten Konzentrationen treten weitere Effekte von Phenytoin auf: eine verminderte Spontanaktivität, eine erhöhte Empfindlichkeit gegenüber GABA u.a. Diesen Wirkungen mag eine nicht erwünschte Toxizität zugrunde liegen, die bei der Applikation hoher Dosen von Phenytoin zu beobachten ist.

Pharmakokinetische Eigenschaften Die pharmakokinetischen Charakteristika von Phenytoin werden entscheidend durch seine begrenzte Wasserlöslichkeit und dosisabhängige Ausscheidung bestimmt (zur Übersicht der Pharmkokinetik von Phenytoin und anderen Antiepileptika, siehe Thomson und Brodie, 1992). Der Metabolismus von Phenytoin durch mikrosomale Leberenzyme kann empfindlich durch andere Medikamente beeinflußt werden.

Phenytoin ist eine schwache Säure mit einem pK_a von 8,3. Seine Wasserlöslichkeit ist limitiert, insbesondere im Intestinaltrakt. Bei intramuskulärer Injektion fällt das Medikament an der Injektionsstelle aus und wird nur langsam und unkalkulierbar resorbiert. Deshalb sollte das Medikament niemals auf diese Weise verabreicht werden.

Die Aufnahme von Phenytoin nach oraler Gabe ist langsam, variabel und z. T. unvollständig. Es konnten signifikante Unterschiede in der Bioverfügbarkeit verschiedener oraler pharmazeutischer Präparate festgestellt werden. Nach einer einzigen Gabe von Phenytoin kann die höchste Plasmakonzentration bereits nach drei Stunden oder aber erst nach zwölf Stunden auftreten. Die langsame Resorption bei chronischer Medikation maskiert die schwankenden Medikamentenkonzentrationen zwischen den einzelnen Einnahmen. Nach Resorption verteilt sich Phenytoin schnell in alle Gewebe.

Phenytoin ist sehr stark an Plasmaproteine (über 90%), insbesondere an Albumin, gebunden. Bei Neugeborenen, bei Patienten mit Hypoalbuminämie und bei urämischen Patienten bleibt eine größere Fraktion ungebunden (siehe Anhang II). Der gebundene Anteil im Gewebe, einschließlich dem Gehirn, entspricht dem im Plasma. Obwohl das Verteilungsvolumen von Phenytoin bei 0,6 l/kg liegt, ist es ca. zehnmal größer, wenn Kalkulationen auf der Basis der ungebundenen Substanzen vorgenommen werden. Die Konzentration in der Spinalflüssigkeit ist mit dem ungebundenen Anteil im Plasma gleichzusetzen.

Weniger als 5% des Phenytoins werden nicht-metabolisiert renal ausgeschieden. Das übrige Phenytoin wird primär im endoplasmatischen Retikulum der Leber metabolisiert. Der Hauptmetabolit, das Parahydroxyphenylderivat ist inaktiv. Bei einer Einzeldosis des Medikamentes liegt der Anteil bei 60 - 70% und etwas geringer bei Dauergabe. Es wird zunächst über die Gallenflüssigkeit und anschließend über den Urin (zum größten Teil als Glukoronidid) ausgeschieden. Andere vermutlich inaktive Metaboliten sind das Dihydroxylkatechol und sein 3-Methoxylderivat, sowie das Dihydrodiol. Bei Plasmakonzentrationen unter 10 µg/ml erfolgt eine schnelle Ausscheidung. Die Halbwertszeit im Plasma liegt zwischen 6 - 24 Stunden. Bei höheren Konzentrationen erfolgt eine dosisabhängige Elimination. Die Plasmahalbwertszeit steigt mit der Konzentration, wahrscheinlich weil die Hydroxylierungsreaktion eine Sättigung erreicht oder durch die Metaboliten inhibiert wird. Bei therapeutischen Konzentrationen bewegt sich die Halbwertszeit zwischen 20 - 60 Stunden. Es wurde eine genetisch festgelegte Grenze der Metabolisierungsfähigkeit von Phenytoin festgestellt.

Toxizität Die toxischen Wirkungen von Phenytoin hängen von der Applikationsform, der Dauer der Exposition und der Dosis ab. Wird zur notfallsmäßigen Behandlung eines Status epilepticus eine übermäßige Menge an Phenytoin intravenös verabreicht, bestehen die wichtigsten toxischen Symptome in Herzrhythmusstörungen mit oder ohne begleitende Hypotension und/oder einer zentralnervösen Dämpfung. Obwohl eine kardiale Toxizität häufiger bei alten Patienten und bei Patienten mit bekannter Herzerkrankung zu beobachten ist, kann diese ebenso bei jungen und gesunden Patienten auftreten. Diese Komplikationen können dadurch vermindert werden, daß nicht mehr als 50 mg/min verabreicht werden. Eine akute orale Überdosierung äußert sich zunächst mit zellebellären und vestibulären Ausfällen, wobei hohe Dosen eine schwerwiegende Kleinhirnatrophie hervorrufen können. Die bei chronischer Medikation auftretenden toxischen Wirkungen sind ebenfalls vorwiegend dosisabhängige Kleinhirn- und vestibuläre Schädigungen, jedoch können auch andere ZNS-Strukturen betroffen sein und Änderungen des Verhaltens und eine erhöhte Anfallshäufigkeit auslösen. Gastrointestinale Symptome, Gingiva-Hyperplasien, Osteomalazien oder megaloblastische Anämien wurden ebenfalls beobachtet. Hirsutismus stellt eine unerwünschte Nebenwirkung bei jungen Frauen dar. Gewöhnlich können diese Phänomene durch eine genaue Dosisanpassung vermieden werden. Schwerwiegende Nebenwirkungen wie Haut-, Knochenmarks- und Leberveränderungen sind vermutlich als Manifestation einer Medikamentenallergie zu bewerten. Obwohl sie selten auftritt, erfordert die Medikamentenallergie das Absetzen der Substanz. In einigen Fällen wird eine geringe Erhöhung der Plasmakonzentrationen von Leberenzymen beobachtet. Da diese Veränderungen meist vorübergehend auftreten und wahrscheinlich auf eine erhöhte Synthese dieser Enzyme zurückzuführen sind, ist ein Absetzen des Medikamentes hierbei jedoch nicht erforderlich.

Die am häufigsten zu beobachtende Folge einer Phenytoinüberdosierung ist die toxische Wirkung am zentralen und peripheren Nervensystem. Symptome wie Nystagmus, Ataxie, Diplopie und Vertigo sowie andere zerebelläre und vestibuläre Erscheinungen treten häufig auf. Ebenso können Verschwommensehen, Mydriasis und eine Ophthalmoplegie auftreten. Verhaltensveränderungen schließen Hyperaktivität, Verwirrung, Stumpfsinnigkeit, Schläfrigkeit und Halluzinationen ein. Epileptische Patienten, die eine übermäßige Menge Phenytoin erhalten haben, können eine erhöhte Anfallshäufigkeit aufweisen, allerdings scheint die Inzidenz geringer zu sein als zunächst angenommen. Obwohl Phenytoin irreversible Kleinhirnschäden bei einigen Patienten hervorrufen kann, wurden ähnliche Beobachtungen auch schon vor Einführung dieser Substanz bei Epilepsie-Erkrankten beschrieben. Die beobachteten Läsionen könnte daher auch eine Folge von wiederholten Anfällen sein. Ein elektrophysiologischer Hinweis auf das Vorliegen einer peripheren Neuropathie kann bei bis zu 30% der mit Phenytoin therapierten Patienten festgestellt werden. Allerdings ist dieses Phänomen gewöhnlich klinisch nicht signifikant.

Bei ungefähr 20% aller Patienten tritt während einer Dauertherapie mit Phenytoin eine Gingivahyperplasie auf, welche die am häufigsten beobachtete Manifestation einer Phenytointoxizität bei Kindern und Jugendlichen ist. Dies scheint vor allem bei Patienten aufzutreten, die gleichzeitig eine Vergröberung der Gesichtshaut entwickeln. Diesen Hypertrophien scheint ein veränderter Kollagenstoffwechsel unter der Applikation von Phenytoin zugrundezuliegen. Zahnlose Anteile des Gaumens sind davon nicht betroffen. Das Auftreten dieser Nebenwirkung erfordert nicht unbedingt das Absetzen des Medikaments und kann durch eine gute Mundhygiene minimiert werden.

Gastrointestinale Störungen wie Nausea, Erbrechen, epigastrischer Schmerz und Anorexie können durch Phenytoineinnahme mit den Mahlzeiten oder durch die häufige Einnahmen kleinerer Dosen reduziert werden.

Eine Reihe endokriner Nebenwirkungen der Phenytointherapie konnten ebenfalls beobachtet werden. Bei Patienten mit inadäquater ADH-Sekretion wurde auf eine verminderte ADH-Freisetzung hingewiesen. Hyperglykämie und Glukosurie scheinen die Folge einer unterdrückten Insulinsekretion zu sein. Eine Osteomalazie mit Hypokalzämie und erhöhter alkalischer Phosphatase-Aktivität wird durch einen veränderten Vitamin-D-Stoffwechsel und eine gestörte intestinale Kalziumresorption hervorgerufen. Außerdem erhöht Phenytoin den Metabolismus von Vitamin K und vermindert die Konzentration Vitamin-K-abhängiger Proteine, die für einen normalen Kalziumstoffwechsel im Knochen verantwortlich sind. Dies mag erklären, warum die Osteomalazie nicht in jedem Falle durch die Gabe von Vitamin D verbessert werden kann.

Medikamentenüberempfindlichkeiten äußern sich bei 2 - 5% aller Patienten mit morbiliformen Exanthemen, können allerdings gelegentlich auch mit schweren Hautreaktionen wie z. B. dem Stevens-Johnson-Syndrom einhergehen. Selten wurden ein systemischer Lupus erythematodes und eine Leberzellnekrose mit tödlichem Ausgang beschrieben. Blutbildveränderungen sind gekennzeichnet durch eine Neutropenie und Leukopenie. Störungen der Erythropoese, Agranulozytose und eine milde Form der Thrombozytopenie wurden ebenfalls nach Applikation von Phenytoin dokumentiert. Eine aplastische Anämie wurde bei der Gabe anderer Hydantoine beobachtet. Die megaloblastische Anämie wird einer veränderten Folsäureresorption zugeschrieben, läßt sich aber vermutlich auch auf einen veränderten Folsäurestoffwechsel zurückführen. Diese Nebenwirkung ist selten und spricht gut auf die Gabe von Folsäure an. Ähnliche Effekte wurden unter der Gabe von Phenobarbital, Primidon und Mephenytoin beobachtet. Eine Lymphadenopathie, die dem Morbus Hodgkin und dem malignen Lymphom ähnelt, geht mit einer verminderten Immunoglobulin-A-(IgA)-Produktion einher. Hypoprothrombinämien und Hämorrhagien bei Neugeborenen durch Einnahme von Phenytoin während der Gravidität sind beschrieben; Vitamin K stellt hierbei eine effektive Therapie und Prophylaxe dar.

Plasmakonzentrationen Gewöhnlich wird eine gute Korrelation zwischen der Konzentration von Phenytoin im Plasma und der klinischen Wirksamkeit beobachtet. Eine Kontrolle der Anfälle kann in der Regel mit Konzentrationen über 10 µg/ml erreicht werden, während die toxischen Effekte wie Nystagmus erst bei Konzentrationen um die 20 µg/ml auftreten. Eine Ataxie ist bei 30 µg/ml nachweisbar und eine Lethargie bei ca. 40 µg/ml.

Der Anteil der Proteinbindung von Phenytoin und damit die Konzentration des ungebundenen Medikamentes im Plasma bei gleicher Gesamtkonzentration variiert individuell und kann die Interpretation der gemessenen Medikamentenkonzentration komplizieren. Da sowohl die Wirksamkeit als auch die Toxizität von der Konzentration des ungebundenen Medikamentes abhängen, kann bei einigen Patienten eine adäquate Behandlung der Anfälle ohne toxische Symptome nur dann erreicht werden, wenn die Gesamtkonzentration des Phenytoins über der allgemein angegebenen therapeutischen Konzentration liegt. Häufiger noch tritt der Zustand auf, daß Patienten aufgrund einer reduzierten Plasmaproteinbindung (z. B. bei Urämie, Hypoalbuminämie oder der gleichzeitigen Einnahme anderer Medikamente) toxische Symptome aufweisen, obwohl die totale Konzentration des Phenytoins im Plasma innerhalb der akzeptierten therapeutischen Grenzen liegt. In diesen Fällen sollte die Konzentration des freien Phenytoins als Grundlage für die Dosisanpassung bestimmt werden.

Wechselwirkungen mit anderen Medikamenten Durch die gleichzeitige Gabe von Chloramphenicol, Dicumarol, Disulfiram, Isoniazid, Cimetidin oder bestimmter Sulfonamide kann die Plasmakonzentration von Phenytoin durch eine Verminderung der Metabolisierung erhöht werden. Für andere Substanzen, die ebenfalls durch das mikrosomale Enzymsystem hydroxyliert werden, wird angenommen, daß sie eine Störung der Inaktivierung von Phenytoin hervorrufen. Eine Reihe von Substanzen, wie Sulfisoxazol, Salicylate und Tolbutamid kompetieren um die Bindungsstelle an den Plasmaproteinen. Da dies zu einem Anstieg der Metabolisierung und Elimination sowie zur Verminderung der Gesamtkonzentration des Phenytoins führen kann, wird unter Steady-state-Bedingungen im Plasma eventuell nur ein geringer Effekt auf die Konzentration der freien Substanz zu beobachten sein. Im Gegensatz dazu vermindern Valproinsäure und Phenylbutazon die Metabolisierungsrate von Phenytoin und seine Bindung an Plasmaproteine. Obwohl dieses vermutlich nur einen geringen Effekt auf die totale Plasmakonzentration hat, steigt der Anteil der ungebundenen Substanz unter Umständen erheblich an.

Carbamazepin, das die Verstoffwechselung von Phenytoin verstärkt, bewirkt einen hinreichend beschriebenen *Abfall* der Phenytoinkonzentration. Umgekehrt reduziert Phenytoin die Konzentration von Carbamazepin. Phenytoin erhöht die Elimination von Theophyllin, wobei die Plasmakonzentrationen von Phenytoin bei der gleichzeitigen Applikation beider Medikamente ebenfalls reduziert sind. Der letztere Effekt scheint auf einem erhöhten Metabolismus und/oder einer verminderten Absorption von Phenytoin zu beruhen.

Die Wechselwirkungen zwischen Phenytoin und Phenobarbital sind variabel. Phenobarbital scheint die Biotransformation von Phenytoin durch Induktion des mikrosomalen Enzymsystems in der Leber zu erhöhen. Allerdings kann ebenso die Inaktivierung, vermutlich durch eine kompetitive Hemmung, vermindert werden. Hinzu kommt, daß Phenobarbital die orale Aufnahme von Phenytoin reduziert. Umgekehrt erhöht Phenytoin teilweise die Konzentration des Phenobarbitals. Äthanol hat ähnliche gegensätzliche Wirkungen auf die Inaktivierung von Phenytoin.

Es konnte gezeigt werden, daß Phenytoin die Verstoffwechselung von Kortikosteroiden anregen und die Wirksamkeit oraler Kontrazeptiva vermindern kann. Es wird angenommen, daß der diesem Effekt zugrundeliegende Mechanismus auf der Induktion metabolischer Enzyme beruht, obwohl Phenytoin nur ein schwacher Aktivator des mikrosomalen Enzymsystems der Leber beim Menschen ist.

Therapeutische Indikation *Epilepsie* Phenytoin ist eines der weitverbreitetsten antiepileptischen Substanzen und wirksam bei fokalen und tonisch-klonischen Krampfanfällen, nicht jedoch bei Absencen. Der Gebrauch von Phenytoin und anderen Substanzen in der Therapie der Epilepsie wird am Ende dieses Kapitels ausführlich diskutiert.

Die verschiedenen Formulierungen von Phenytoin unterscheiden sich erheblich sowohl in ihrer Bioverfügbarkeit als auch in der Resorptionsrate. Patienten sollten somit durchgängig mit dem Produkt eines einzelnen Herstellers behandelt werden.

Bei der Wahl und Dosisanpassung von Phenytoin sowie der Interpretation der gemessenen Plasmakonzentrationen muß die dosisabhängige Eliminationskinetik berücksichtigt werden. Mit steigender Dosis erhöht sich auch die Plasmahalbwertszeit und die Zeit, die bis zum Erreichen der Steady-state-Phase benötigt wird. *Plasmakonzentrationen von Phenytoin steigen nicht proportional zu einer Dosissteigerung.* Bei nur geringen Veränderungen der Dosis kann die Konzentration von Phenytoin vom subtherapeutischen bis in den toxischen Bereich (z. B. 50 mg pro Tag) ansteigen.

Die initiale tägliche Dosis für Erwachsene liegt bei 5 - 6 mg/kg. Die Dosis sollte anschließend unter Kontrolle der Plasmakonzentrationen angepaßt und auf eine zur Kontrolle der Anfälle erforderliche Dosis eingestellt werden, die durch die Toxizität der Substanz limitiert wird. Dosiserhöhungen sollten bei niedriger Dosierung in einwöchigen Intervallen, und wenn die Dosis 300 mg pro Tag überschreitet, in zweiwöchigen Intervallen vorgenommen werden. Bei regelmäßiger Einnahme werden Dosen von über 600 mg pro Tag nur selten toleriert, obwohl sie bei manchen Patienten erforderlich sein können. Aufgrund der relativ langen Halbwertszeit und der langsamen Resorption ist eine einzelne tägliche Gabe für Erwachsene häufig ausreichend. Beim häufigen Auftreten gastrointestinaler Beschwerden oder bei Verabreichung schnell resorbierbarer Formulierungen sollte eine über den Tag verteilte Gabe kleinerer Dosen erfolgen. Kleine über den Tag verteilte Einzeldosen werden insbesondere auch für Kinder empfohlen (4 - 8 mg/kg pro Tag). Wenn eine hohe, orale Dosis für notwendig erachtet wird, werden mit 600 - 1000 mg bei acht- bis zwölfstündlicher Gabe bei den meisten Patienten effektive Plasmakonzentrationen innerhalb von 24 Stunden erreicht.

Intravenös verabreicht sollte eine Phenytoindosis von 50 mg/min bei Erwachsenen nicht überschritten werden. Anschließend sollte eine Kochsalzinjektion erfolgen, um lokale Venenreizungen zu vermindern, die durch die alkalische Lösung des Medikamentes hervorgerufen werden. Eine langsame Injektion wird vor allem bei älteren Patienten empfohlen. Eine Dauerinfusion scheint jedoch meist nicht ratsam. Eine hohe intravenöse Aufsättigungsdosis von 15 - 18 mg/kg ermöglicht therapeutische Konzentrationen von 20 - 30 µg/ml. Intramuskuläre Verabreichungen sind aufgrund der unberechenbaren Resorption und der Gefahr von Gewebsnekrosen an der Injektionsstelle kontraindiziert.

Andere Anwendungen Einige Fälle von Trigeminus- bzw. ähnlicher Neuralgien scheinen zwar auf Phenytoin anzusprechen, allerdings sollte hier Carbamazepin bevorzugt eingesetzt werden. Die Verwendung von Phenytoin in der Behandlung von Herzrhythmusstörungen wird im Kapitel 35 behandelt.

Andere Hydantoine

Mephenytoin Mephenytoin, 3-Methyl-5,5-phenylethylhydantoin, wird zu 5,5-Phenylethylhydantoin N-demethyliert. Bei dauerhafter Gabe von Mephenytoin bildet dieser aktive Metabolit den größten Anteil des Gesamthydantoins im Plasma und scheint zumindest teilweise für die therapeutische Wirkung und die Toxizität bei Dauergaben von Mephenytoin verantwortlich zu sein.

Pharmakologische Wirkungen und Metabolismus
Mephenytoin wirkt in den meisten Tiermodellen antikonvulsiv. Im Gegensatz zu Phenytoin antagonisiert es die Wirkungen von Pentylenetetrazol, erhöht die Krampfschwelle und wirkt sedativ. Im Vergleich mit Phenytoin wird Mephenytoin auch nach oraler Gabe schnell resorbiert. Sowohl Mephenytoin als auch sein N-demethylierter Metabolit werden durch mikrosomale Leberenzyme stereospezifisch in inaktive hydroxylierte Substanzen umgewandelt. Infolge der Hydroxylierung, Konjugation und Ausscheidung des S-Enantiomers akkumuliert das aktive R-Enantiomer 5,5-Phenylethylhydantoin im Plasma. Es ist möglich, daß die durch Mephenytoin induzierte schwere Toxizität auf der Bildung von Arenoxidzwischenprodukten beruht, die während der Hydroxylierungsreaktion entstehen.

Therapeutischer Einsatz und Toxizität Mepheny-toin wurde 1945 zur Behandlung der Epilepsie eingeführt. Sein antiepileptisches Spektrum ist dem von Phenytoin ähnlich, scheint jedoch das Auftreten von Absencen zu verstärken. Die Halbwertszeit des aktiven Metaboliten liegt bei solchen Patienten, die zuvor mit anderen Antileptika behandelt wur-den, bei 95 Stunden. Obwohl Mephenytoin weniger ausgeprägte Ataxien, Gingivahyperplasien, gastrointestinale Beschwerden oder Hirsutismus induziert als Phenytoin und eine geringere sedative Wirkung als Phenobarbital aufweist, treten häufig schwerwiegende toxische Symptome auf. Diese unerwünschten Wirkungen reichen von einem morbiliformen Ausschlag (10% der Patienten) über Fieber, Lymphadenopathien, aplastischen Anämien, Leukopenien, Panzytopenien, Agranulozytosen, Hepatotoxizität und Periarthritis nodosa bis hin zum Lupus erythematodes. Demzufolge wird Mephenytoin generell nur bei Patienten eingesetzt, bei denen nebenwirkungsärmere Substanzen entweder keinen entsprechenden Effekt zeigten oder diese nicht toleriert wurden.

Die empfohlene tägliche Dosis liegt bei 200 - 600 mg für Erwachsene und bei 100 - 400 mg für Kinder.

Ethotoin *Ethotoin* entspricht 3-Ethyl-5-Phenylhydantoin. Diese 1957 eingeführte Substanz schien eine therapeutische Wirkung in der Behandlung von komplexen fokalen als auch generalisierten tonisch-klonischen Krampfanfällen zu besitzen, bei weniger stark ausgeprägten unerwünschten Wirkungen, wie sie typischerweise unter Phenytoin zu beobachten sind. Dennoch wird es aufgrund seiner geringeren Wirksamkeit nur selten eingesetzt, zumeist als Zusatzmedikation bei der Therapie generalisierter tonisch-klonischer Krampfanfälle. Die empfohlene tägliche Dosis liegt für Erwachsene bei 2 - 3 g und sollte in vier bis sechs Einzeldosen eingenommen werden.

Hautexantheme, gastrointestinale Beschwerden und Schläfrigkeit sind die typischen unerwünschten Wirkungen von Ethotoin. Lymphadenopathien wurden ebenfalls beschrieben. Die Halbwertszeit im Plasma beträgt ca. fünf Stunden und scheint sich bei steigenden Dosen nicht zu verändern.

ANTIKONVULSIVE BARBITURATE

Auf die Pharmakologie der Barbiturate wird in Kapitel 17 eingegangen. Die Diskussion in diesem Kapitel beschränkt sich auf die beiden Barbiturate, die bei der Therapie von Epilepsien eingesetzt werden. Obwohl noch erhältlich, wurde ein drittes Barbiturat (Metharbital) fast vollständig aus dem therapeutischen Einsatz verdrängt.

Phenobarbital

Phenobarbital war das erste organische, antikonvulsiv wirksame Präparat (Hauptmann, 1912). Es besitzt eine relativ geringe Toxizität, ist kostengünstig und auch heute noch eines der effektiven und häufig verwendeten Medikamente in der Behandlung der Epilepsie.

Struktur-Wirkungsbeziehung Die Strukturformel von Phenobarbital (5-Phenyl-5-ethylbarbitursäure) ist in Tabelle 17.4 abgebildet. Die Beziehung zwischen der chemischen Struktur und der Aktivität von Barbituraten wurde intensiv untersucht. Eine maximale antikonvulsive Aktivität wurde beobachtet, wenn an Position 5 eine Phenylgruppe substituiert ist. Das 5,5-Diphenylderivat hat eine geringere antiepileptische Wirkung als Phenobarbital, allerdings weist es kaum eine hypnotisierende Wirkung auf. Im Gegensatz dazu induziert 5,5-Dibenzylbarbitursäure Krampfanfälle.

Antiepileptische Eigenschaften Die meisten Barbiturate weisen antikonvulsive Eigenschaften auf. Allerdings wird die klinische Verwendbarkeit einiger dieser Substanzen, wie z. B. des Phenobarbitals, als antiepileptische Medikamente erst dadurch bestimmt, daß sie ihre maximale antikonvulsive Wirksamkeit schon in Dosen ausüben, die unterhalb noch keinerlei hypnotisierende Wirkungen hervorrufen. Phenobarbital ist in den meisten antikonvulsiven Tests im Tiermodell aktiv, ist jedoch relativ unselektiv. Es unterdrückt tonische Hinterlaufstreckkrämpfe im Elektroschockmodell, klonische Krampfanfälle, die durch Pentylentetrazol ausgelöst werden und ist wirksam gegen Anfälle im *kindling*-Modell.

Wirkmechanismen Der Mechanismus, durch den Phenobarbital Krampfanfälle inhibiert, beruht wahrscheinlich auf der Potenzierung der synaptischen Inhibierung durch Bindung am GABA$_A$-Rezeptor. Intrazelluläre Messungen an kortikalen und spinalen Neuronen der Maus haben gezeigt, daß Phenobarbital die Antwort auf eine iontophoretische Gabe von GABA erhöht (Macdonald und Barker, 1979). Diese Wirkungen wurden bei therapeutisch relevanten Konzentrationen von Phenobarbital beobachtet. Die Analyse von einzelnen Kanälen an sogenannten *outside-out patches* aus Rückenmarksneuronen der Maus haben ergeben, daß Phenobarbital den über den GABA-Rezeptor vermittelten Strom durch Verlängerung der Salvenlänge ohne Veränderungen der Entladungsfrequenz erhöht (Twyman et al., 1989). Bei über therapeutischen Konzentrationen liegenden Spiegeln vermindert Phenobarbital außerdem die Abgabe repetitiver Entladungen. Dieser Effekt mag einigen antikonvulsiven Wirkungen bei höheren Konzentrationen des Phenobarbitals zugrunde liegen, die während der Therapie des Status epilepticus erreicht werden.

Im Gegensatz zu den sedativen Effekten sind die Mechanismen, die der antikonvulsiven Wirkung der Barbiturate zugrunde liegen, bislang nicht eindeutig geklärt. Pentobarbital unterdrückt Krampfanfälle erst in Dosen, die auch eine deutliche Sedation hervorrufen. Im Gegensatz dazu vermindert Phenobarbital Krampfanfälle bereits bei Dosen, die nur eine minimale sedative Wirkung haben. Sowohl Pentobarbital als auch Phenobarbital erhöhen GABA$_A$-Rezeptor vermittelte Ströme. Unterschiedliche Wirkungen von Pentobarbital und Phenobarbital auf GABA- und spannungsaktivierte Ca^{2+}-Kanäle können diese Beobachtung möglicherweise erklären (ffrench-Mullen *et al.*, 1993). Die maximale Wirkung von Phenobarbital, die GABA-Antwort zu erhöhen, liegt bei nur 40% des Effektes, der durch das aktive Isomer des Pentobarbitals erzeugt wird. Darüber hinaus inhibiert Pentobarbital spannungsaktivierte Ca^{2+}-Kanäle mit einer größeren Potenz als Phenobarbital (ffrench-Mullen *et al.*, 1993). Eine Konsequenz der Inhibierung dieser Ca^{2+}-Kanäle könnte die Blockade des Ca^{2+}-Einstroms in präsynaptische Nervenendigungen und die Inhibierung der Neurotransmitterfreisetzung wie z. B. Glutamat darstellen, was zu einer Nettoreduktion der exzitatorischen synaptischen Weiterleitung führte. Damit könnte die starke sedative Wirkung von Pentobarbital durch eine größere maximale Verstärkung der GABA-Antwort in Zusammenhang mit einer starken Inhibierung des Ca^{2+}-Stroms erklärt werden.

Pharmakokinetische Eigenschaften Phenobarbital wird zwar vollständig, aber nur relativ langsam oral resorbiert; nach Einzelgabe treten die höchsten Konzentrationen im Plasma nach mehreren Stunden auf. Es ist zu 40 - 60% an Plasmaproteine gebunden und findet sich in ähnlichem Ausmaß in gebundener Form im Gewebe, einschließlich dem Gehirn. Das Verteilungsvolumen beträgt ungefähr 0,5 l/kg. Der pK$_a$ von Phenobarbital liegt bei 7,3, und bis zu 25% einer Dosis wird pH-abhängig unverändert renal ausgeschieden. Die im Körper verbleibende Substanz wird durch mikrosomale Enzyme der Leber inaktiviert. Ein wesentlicher Metabolit, das Parahydroxyphenylderivat, ist inaktiv und wird teilweise über den Urin als Glukuronidkonjugat ausgeschieden. Ein weiterer wichtiger Metabolit ist das N-Glukosidderivat. Die Plasmahalbwertszeit von Phenobarbital beträgt ca. 100 Stunden bei Erwachsenen; sie ist etwas verlängert bei Neugeborenen, während sie bei Kindern verkürzt und variabler ist.

Toxizität Sedative Wirkungen sind die häufigsten unerwünschten Nebenwirkungen von Phenobarbital und treten in unterschiedlicher Ausprägung bei allen Patienten zu Beginn der Therapie auf. Allerdings entwickelt sich unter Langzeittherapie eine Toleranz. Bei sehr hohen Dosen treten Nystagmus und Ataxie auf. Phenobarbital kann Reizzustände und Hyperaktivität bei Kindern induzieren sowie Agitation und Konfusion bei älteren Patienten hervorrufen.

Ein scarlatiniformer oder morbilliformer Hautausschlag kann möglicherweise zusammen mit anderen Manifestationen einer Medikamentenallergie auftreten, und wird bei 1 - 2% der Patienten beobachtet. Eine exfoliative Dermatitis ist selten. Hypoprothrombinämien und Hämorrhagien wurden bei Neugeborenen von Müttern beobachtet, die Phenobarbital während der Schwangerschaft eingenommen hatten; in diesem Fall ist Vitamin K als Therapie oder Prophylaxe wirksam. Bei Langzeitbehandlung mit Phenobarbital können eine auf Folsäure ansprechende megaloblastische Anämie und eine durch Vitamin D therapierbare Osteomalzie auftreten. Beide Nebenwirkungen werden auch unter der Medikation mit Phenytoin beobachtet. Auf weitere Nebenwirkungen von Phenobarbital wird im Kapitel 17 eingegangen.

Plasmakonzentrationen Unter der Langzeittherapie von Phenobarbital bei Erwachsenen liegt bei einer Tagesdosis von 1 mg/kg die Plasmakonzentration im Durchschnitt bei 10 µg/ml;

bei Kindern liegt diese Konzentration zwischen 5 - 7 µg/ml, bei 1 mg/kg. Obwohl ein enger Zusammenhang zwischen der therapeutischen Wirksamkeit und den Plasmakonzentrationen des Wirkstoffes nicht nachweisbar ist, werden Plasmakonzentrationen von 10 - 35 µg/ml gewöhnlich zur Anfallskontrolle empfohlen; 15 µg/ml ist hierbei das Minimum zur Prophylaxe fibriler Krampfanfälle.

Eine Beziehung zwischen der Plasmakonzentration von Phenobarbital und dem Auftreten unerwünschter Wirkungen variiert mit der Toleranzentwicklung. Sedation, Nystagmus und Ataxie sind gewöhnlich bei Konzentrationen unter 30 µg/ml während einer Langzeittherapie nicht nachweisbar. Unerwünschte Effekte können allerdings bei Therapiebeginn oder ansteigender Dosierung für einige Tage auch bei niedrigen Konzentrationen beobachtet werden. Konzentrationen über 60 µg/ml rufen in der Regel eine schwere Intoxikation bei nicht toleranten Patienten hervor.

Da signifikante Veränderungen im Verhalten manchmal bereits nachzuweisen sind, wenn andere, offensichtliche Anzeichen einer Toxizität fehlen, sollten Patienten und inbesondere Kinder nicht über längere Zeit mit exzessiv hohen Dosen von Phenobarbital behandelt werden. Plasmakonzentrationen von Phenobarbital sollten nur dann 30 - 40 µg/ml überschreiten, wenn dieser Anstieg adäquat toleriert wird und signifikant zur Anfallskontrolle beiträgt.

Wechselwirkungen mit anderen Medikamenten Wechselwirkungen zwischen Phenobarbital und anderen Medikamenten sind in der Regel auf die Induktion des mikrosomalen Enzymsystems der Leber durch Phenobarbital zurückzuführen (siehe Kapitel 1 und 17). Die verschiedenen Wechselwirkungen mit Phenytoin wurden bereits weiter oben besprochen. Bei gleichzeitiger Gabe von Valproinsäure können die Plasmakonzentrationen von Phenobarbital bis zu 40% erhöht sein (siehe unten).

Therapeutischer Einsatz Phenobarbital ist eine wirksame Substanz gegen generalisierte tonisch-klonische und fokale Anfälle. Seine Effizienz, geringe Toxizität und geringen Kosten machen es zu einer wichtigen Substanz in der Behandlung dieser Formen von Epilepsie. Allerdings ist seine Anwendung als primäres Antikonvulsivum durch die sedative Wirkung und die Tendenz zur Induktion von Verhaltensänderungen bei Kindern eingeschränkt.

Die übliche orale tägliche Dosis liegt für Erwachsene bei 1 - 5 mg/kg (60 - 250 mg). Da die Plasmahalbwertszeit im Durchschnitt bei 100 Stunden liegt, wird die Plateauphase erst nach Wochen erreicht. Die Gabe der doppelten Dosis in den ersten vier Tagen ermöglicht ein schnelleres Erreichen einer wirksamen Plasmakonzentration; allerdings geht dies mit begleitender Sedation einher. Die übliche inititale Dosierung für Kinder liegt bei 3 - 5 mg/kg, aufgeteilt in zwei Gaben über den Tag. Die Dosis sollte anschließend erhöht oder angepaßt werden, bis eine Unterdrückung der Krampfanfälle erreicht wird oder toxische Symptome auftreten. Die Verwendung von Phenobarbital in der Therapie von Epilepsien wird am Ende dieses Kapitels weiter besprochen.

Andere Barbiturate

Mephobarbital *Mephobarbital* ist N-Methylphenobarbital. Es wird im endoplasmatischen Retikulum der Leber N-demethyliert und ein Großteil seiner Aktivität bei einer Langzeittherapie beruht auf der Akkumulation von Phenobarbital. Infolgedessen gleichen die pharmakologischen Eigenschaften, die Toxizität und die klinische Anwendung von Mephobarbital denen von Phenobarbital. Allerdings ist die Resorption von oral verabreichtem Mephobarbital in der Regel unvollständig und die empfohlene Dosis ist ungefähr doppelt so hoch wie die von Phenobarbital. Um die Dosis von Mephobarbital anzupassen, sollte eine Orientierung an der Plasmakonzentration von Phenobarbital erfolgen.

DEOXYBARBITURATE

Primidon

Primidon ist wirksam gegen fokale und tonisch-klonische Krampfanfälle.

Chemie Primidon kann als strukturverwandt mit Phenobarbital betrachtet werden, wobei der kohlenstoffhaltige Sauerstoff am Harnstoff durch zwei Wasserstoffatome ersetzt ist:

Antikonvulsive Eigenschaften Primidon ähnelt in seiner antikonvulsiven Wirksamkeit dem Phenobarbital und ist bezüglich der Antagonisierung von Krampfanfällen, die durch Phentylentetrazol induziert werden, sehr viel weniger wirksam als Phenobarbital. Die antikonvulsiven Wirkungen von Primidon werden sowohl der Substanz selbst, als auch ihren aktiven Metaboliten, insbesondere dem Phenobarbital zugeschrieben.

Pharmakokinetische Eigenschaften Primidon wird schnell und beinahe vollständig nach oraler Gabe aufgenommen, obwohl die individuellen Unterschiede groß sein können. Maximale Plasmakonzentrationen werden gewöhnlich drei Stunden nach Einnahme beobachtet. Die Plasmahalbwertszeit von Primidon ist variabel; mittlere Werte zwischen 5 - 15 Stunden wurden beobachtet.

Primidon wird in zwei aktive Metaboliten umgewandelt, Phenobarbital und Phenylethylmalonamid (PEMA). Primidon und PEMA werden nur zum geringen Teil an Plasmaproteine gebunden Im Gegensatz dazu wird Phenobarbital bis zur Hälfte gebunden. Die Halbwertszeit von PEMA beträgt 16 Stunden; sowohl PEMA als auch Phenobarbital akkumulieren während einer Langzeittherapie. Nach Beginn der Therapie mit Primidon kann das Erscheinen von Phenobarbital im Plasma um mehrere Tage verzögert sein. Ungefähr 40% des Medikaments werden unverändert renal ausgeschieden; nicht konjugiertes PEMA und zu einem geringeren Anteil Phenobarbital und seine Metaboliten bleiben zurück.

Toxizität Die häufigsten Symptome sind Sedation, Schwindel, Übelkeit, Erbrechen, Ataxie, Diplopie und Nystagmus. Nach Gabe von Primidon können Patienten zudem ein akutes Gefühl einer Intoxikation bemerken. Dies tritt auf, bevor ein signifikanter Metabolismus des Medikamentes stattfindet. Die Beziehungen zwischen den unerwünschten Wirkungen und der Dosis sind komplex, da sie sowohl durch das Medikament an sich als auch durch die zwei aktiven Metaboliten beeinflußt werden und sich unter einer Langzeittherapie eine Toleranz entwickelt. Bei Therapiebeginn können die Nebenwirkungen zum Teil stark ausgeprägt sein.

Schwerwiegende Nebenwirkungen sind relativ selten, allerdings wurden makulopapuläre und morbilliforme Hautausschläge, Leukopenien, Thrombozytopenien, ein systemischer Lupus erythematodes und eine Lymphadenopathie beschrieben. Akute psychotische Reaktionen sind ebenfalls, vor allem bei Patienten mit komplexen fokalen Anfällen, beobachtet worden. Hämorrhagien bei Neugeborenen sowie eine megaloblastische Anämie und eine Osteomalazie ähnlich denen, die bereits im Zusammenhang mit Phenytoin und Phenobarbital erwähnt wurden, können auftreten.

Plasmakonzentrationen Die Beziehung zwischen der Dosis von Primidon, der Wirkstoffkonzentration und seiner aktiven Metaboliten im Plasma zeigt eine deutliche individuelle Schwankungsbreite. Während einer Langzeittherapie liegen die Plasmakonzentrationen von Primidon und Phenobarbital im Mittel bei 1 µg/ml und 2 µg/ml bei Tagesdosen von 1 mg/kg Primidon. Die Plasmakonzentration von PEMA liegt gewöhnlich zwischen der von Primidon und Phenobarbital. Es gibt keine eindeutige Beziehung zwischen der Plasmakonzentration von Primidon oder seiner Metaboliten und der therapeutischen Wirkung. Als Anhalt gilt, daß die Dosisanpassung von Primidon sich zunächst nach der Konzentration von Phenobarbital richten sollte, wie es zuvor für die Gabe von Phenobarbital beschrieben wurde. Erst in zweiter Linie ist eine Orientierung an der Konzentration von Primidon empfehlenswert. Konzentrationen von Primidon über 10 µg/ml gehen gewöhnlich mit signifikanten Nebenwirkungen einher.

Wechselwirkungen mit anderen Medikamenten Es wurde berichtet, daß Phenytoin die Umwandlung von Primidon in Phenobarbital verstärkt. Andere Medikamentewechselwirkungen sind, ebenso wie für Phenobarbital beschrieben, zu erwarten.

Therapeutischer Einsatz Primidon wird bei generalisierten tonisch-klonischen sowie einfachen und komplexen fokalen Anfällen eingesetzt. Sein Einsatz in Kombination mit Phenobarbital ist nicht sinnvoll. Primidon ist gegen Absencen unwirksam und selten ist der Einsatz von Primidon gegen myoklonische Anfälle bei kleinen Kindern sinnvoll. Die empfohlene tägliche Dosis für Erwachsene liegt bei 750 - 1500 mg in über den Tag verteilten Dosen; für Kinder unter acht Jahren werden 10 - 25 mg/kg empfohlen. Die Therapie sollte mit einer geringeren Dosis begonnen werden (100 - 125 mg pro Tag für Erwachsene) und sollte schrittweise angepaßt werden. Eine geringere Dosierung ist möglich oder sogar erforderlich, wenn das Medikament gleichzeitig mit Phenytoin verabreicht wird. Der therapeutische Nutzen von Primidon und anderen Antiepileptika wird noch am Ende dieses Kapitels besprochen.

IMINOSTILBENE

Carbamazepin

Carbamazepin wurde 1974 in den USA als Antiepileptikum eingeführt. Seit 1960 wird es zur Therapie der Trigeminusneuralgie eingesetzt. Es wird inzwischen erwogen, es als ein Mittel der ersten Wahl zur Behandlung von fokalen und tonisch-klonischen Krampfanfällen heranzuziehen.

Chemie Carbamazepin gehört chemisch zu den trizyklischen Antidepressiva. Es ist ein Iminostilbenderivat mit einer Carbamylgruppe an Position 5; dieser Substituent ist wichtig für eine starke antikonvulsive Aktivität. Die Strukturformel von Carbamazepin sieht wie folgt aus:

CARBAMAZEPIN

Pharmakologische Wirkungen Obwohl die Wirkungen von Carbamazepin an Tieren und Menschen denen von Phenytoin ähneln, unterscheiden sich beide Wirkstoffe in einer Anzahl entscheidender Charakteristika. Ein therapeutischer Effekt von Carbamazepin konnte bei manisch-depressiven Patienten, auch in lithiumresistenten Fällen, festgestellt werden. Darüber hinaus besitzt Carbamazepin eine antidiuretische Wirkung, die z. T. mit einer verminderten Konzentration an antidiuretischem Hormon (ADH) im Plasma einhergeht. Die Ursachen der obengenannten Wirkungen des Carbamazepins sind bislang noch nicht hinreichend bekannt.

Wirkmechanismen Wie Phenytoin vermindert Carbamazepin die wiederholte Auslösung von Aktionspotentialen, die durch eine andauernde Depolarisation von Rückenmarks- und kortikalen Neuronen der Maus *in vitro* ausgelöst werden können (McLean und Macdonald, 1986b). Dies scheint durch eine verlangsamte Erholungsrate spannungsabhängiger Na^+-Kanäle aus ihrem inaktiven Zustand vermittelt zu werden. Dieser Effekt von Carbamazepin ist bei Konzentrationen zu beobachten, die mit Medikamentenspiegeln im Liquor von Patienten übereinstimmen. Bei diesen Konzentrationen sind die Wirkungen von Carbamazepin selektiv, d. h. es ist keine Wirkung auf die Spontanaktivität oder auf iontophoretisch appliziertes GABA oder Glutamat nachweisbar. Der Carbamazepinmetabolit 10,11-Epoxycarbamazepin vermindert ebenfalls anhaltende repetitive Entladungen in therapeutisch relevanten Konzentrationen, woraus geschlossen werden kann, daß dieser Metabolit auch zur antikonvulsiven Wirkung von Carbamazepin beiträgt.

Pharmakokinetische Eigenschaften Die pharmakokinetischen Eigenschaften von Carbamazepin sind komplex. Es besitzt eine geringe Wasserlöslichkeit und induziert in der Leber oxidative Enzyme, die unter anderem die Umwandlung in aktive Metaboliten beschleunigen.

Nach oraler Gabe wird Carbamazepin nur langsam und inkonstant resorbiert. Die höchsten Plasmakonzentrationen werden nach oraler Gabe gewöhnlich innerhalb von vier bis acht Stunden erreicht. Insbesondere nach der Gabe hoher Dosen ist eine Verzögerung um bis zu 24 Stunden zu beobachten Das Medikament verteilt sich schnell in alle Gewebe. 75% werden an Plasmaproteine gebunden, und die Konzentrationen im Liquor scheinen mit der Konzentration der ungebundenen Substanz im Plasma übereinzustimmen.

Beim Menschen wird Carbamazepin vorwiegend durch Umwandlung zu 10,11-Epoxid abgebaut. Dieser Metabolit ist in verschiedenen Tiermodellen so aktiv wie die Muttersubstanz. Die Konzentrationen im Plasma und Gehirn können 50% der Konzentration von Carbamazepin erreichen, insbesondere während gleichzeitiger Einnahme von Phenytoin und Phenobarbital. Das 10,11-Epoxid wird weiter zu inaktiven Verbindungen metabolisiert, die hauptsächlich als Glukuronide renal ausgeschieden werden. Carbamazepin wird außerdem durch Konjugation und Hydroxylierung abgebaut. Weniger als 3% des Medikamentes können im Urin als Muttersubstanz oder Epoxid nachgewiesen werden. Während einer Langzeittherapie liegt die Plasmahalbwertszeit von Carbamezepin im Durchschnitt zwischen 10 und 20 Stunden. Aufgrund der Induktion von metabolisierenden Enzymen ist die Halbwertszeit bei Patienten, die nur eine einzige Dosis erhalten haben, sehr viel länger. Bei Patienten, die gleichzeitig Phenobarbital oder Phenytoin erhalten, ist die mittlere Halbwertszeit auf neun bis zehn Stunden reduziert. Die Halbwertszeit des 10,11-Epoxids ist um einiges kürzer als die der Muttersubstanz.

Toxizität Eine akute Intoxikation mit Carbamazepin kann sich in Stupor oder Koma, Hyperirritabilität, Krampfanfällen oder Atemdepressionen äußern. Während einer Langzeittherapie bestehen die häufiger auftretenden unerwünschten Wirkungen in Schläfrigkeit, Schwindelgefühl, Ataxie, Diplopie und Verschwommensehen. Die Anfallsfrequenz kann insbesondere bei Überdosierung ansteigen. Weitere Nebenwirkungen bestehen in Übelkeit, Erbrechen, schweren Blutbildungsstörungen (aplastische Anämie, Agranulozytose) und Hypersensivitätsreaktionen (Dermatitis, Eosinophilie, Lymphadenopathie, Splenomegalie). Eine späte Komplikation der Carbamazepintherapie stellt die Wasserretention dar, die mit einer verminderten Osmolalität und Plasma-Na$^+$-Konzentration einhergeht und insbesondere bei älteren Patienten im Zusammenhang mit Herzerkrankungen auftritt.

Bezüglich der neurotoxischen Wirkungen von Carbamazepin kann sich eine gewisse Toleranz entwickeln, und die Symptome können durch stufenweise Erhöhung der Dosis oder Anpassung der Erhaltungsdosis minimiert werden. Unter Therapie mit Carbamazepin wurden verschiedene Leber- und Pankreasveränderungen beobachtet. Am häufigsten trat dabei bei 5 - 10% der Patienten eine vorübergehende Erhöhung der Leberenzyme im Plasma auf. Bei Therapiebeginn tritt eine vorübergehende milde Leukopenie bei 10% der Patienten auf, die sich innerhalb der ersten vier Monate unter kontinuierlicher Behandlung wieder normalisiert; eine vorübergehende Thrombozytopenie wurde ebenfalls beschrieben. Bei ungefähr 2% der Patienten wird eine persistierende Leukopenie beobachtet, die das Absetzen des Medikaments erfordert. Die anfängliche Befürchtung, daß die aplastische Anämie eine häufige Komplikation bei der Langzeittherapie mit Carbamazepin sein könnte, hat sich nicht bestätigt. In der Mehrzahl der Fälle hat die gleichzeitige Applikation von verschiedenen anderen Wirkstoffen oder das Vorhandensein einer anderen zugrundeliegenden Erkrankung den Nachweis eines Kausalzusammenhanges erschwert. Die Prävalenz der aplastischen Anämie liegt unter der Therapie mit Carbamazepin bei einem von 200 000 Patienten. Es ist ungeklärt, ob engmaschige hämatologische Kontrollen der Entwicklung einer irreversiblen aplastischen Anämie vorbeugen können. Obwohl Carbamazepin bei Ratten karzinogen wirkt, ist eine Karzinogenität beim Menschen nicht bekannt. Die Induktion fetaler Fehlbildungen bei Gabe in der Schwangerschaft wird weiter unten besprochen.

Plasmakonzentrationen Es besteht keine direkte Beziehung zwischen der Carbamazepindosis und der Medikamentenkonzentration im Plasma. 6 - 12 µg/ml werden als therapeutische Konzentration angegeben, obwohl erhebliche Abweichungen auftreten können. Nebenwirkungen, die das ZNS betreffen, sind bei Konzentrationen über 9 µg/ml häufig zu beobachten.

Wechselwirkungen mit anderen Medikamenten Phenobarbital, Phenytoin und Valproinsäure können den Abbau von Carbamazepin erhöhen. Carbamazepin scheint die Biotransformation von Phenytoin ebenso wie die Umwandlung von Primidon zu Phenobarbital zu verstärken. Durch Gabe von Carbamazepin kann die Konzentration von Valproinsäure bei gleichzeitiger Einnahme gesenkt werden. Carbamazepin reduziert sowohl die Plasmakonzentration als auch die therapeutische Wirksamkeit von Haloperidol. Der Metabolismus von Carbamazepin kann durch Propoxyphen und Erythromycin inhibiert werden.

Therapeutischer Einsatz Carbamazepin wird bei Patienten mit generalisierten tonisch-klonischen sowie einfachen und komplexen fokalen Anfällen eingesetzt. Dabei sollten die renale und hepatische Funktion sowie die hämatologischen Parameter kontrolliert werden. Der therapeutische Einsatz von Carbamazepin wird am Ende dieses Kapitels weiter besprochen.

Carbamazepin wurde von Blom in den frühen 60er Jahren eingeführt und ist heute das vorrangig eingesetzte Medikament zur Behandlung von Trigeminus- und Glossopharyngeusneuralgien. Es ist außerdem wirksam bei stechenden tabetischen Schmerzen. Die meisten Patienten mit Neuralgien profitieren zu Beginn von der Therapie, aber nur 70% sind anhaltend schmerzfrei. Bei 5 - 20% der Patienten mußte die Medikation aufgrund unerwünschter Wirkungen abgebrochen werden. Die therapeutisch wirksamen Plasmakonzentrationen für die antiepileptische Therapie dienen auch als Anhaltspunkt für den Einsatz bei Neuralgien. Eine begleitende Medikation mit Phenytoin kann sinnvoll sein, wenn Carbamaezpin allein nicht ausreichend wirksam ist. Carbamazepin hat darüber hinaus Anwendung in der Behandlung von bipolaren affektiven Störungen gefunden, worauf in Kapitel 19 weiter eingegangen wird.

Die Behandlung der Epilepsie wird gewöhnlich mit einer Dosis von 200 mg zweimal täglich begonnen, um die Nebenwirkungen gering zu halten. Anschließend wird die Dosis stufenweise auf 600 - 1200 mg pro Tag für Erwachsene und 20 - 30 mg/kg für Kinder erhöht. Gewöhnlich wird eine Aufteilung der täglichen Gesamtdosis in drei bis vier Einzeldosen empfohlen, um Schwankungen der Plasmakonzentrationen zu minimieren.

Die Therapie der Trigeminusnneuralgie wird in der Regel mit einer Dosis von 200 mg pro Tag begonnen; anschließend wird die Dosis stufenweise erhöht, je nach Bedarf bis zu einer Dosis von 1200 mg pro Tag, sofern dies toleriert wird.

SUCCINIMIDE

Ethosuximid

Die Succinimide sind aus einer systematischen Suche nach effektiven, aber weniger toxischen Medikamenten als die Oxazolidineodine zur Behandlung von Absencen entstanden. *Ethosuximid* ist ein Mittel der ersten Wahl für diese Form der Epilepsie.

Struktur-Wirkungsbeziehung Ethosuximid hat die folgende Strukturformel:

ETHOSUXIMID

Die Beziehung zwischen Struktur und Wirkung der Succinimide deckt sich mit der anderer Antikonvulsiva. Methsuximid und Phensuximid, die einen Phenylsubstituenten enthalten, sind wirksamer gegen maximale Elektroschockepilepsien. Keine dieser beiden Substanzen befindet sich gegenwärtig im allgemeinen Gebrauch. Eine Beschreibung ihrer Eigenschaften kann in älteren Auflagen dieses Buches gefunden werden. Das alkylsubstituierte Ethosuximid stellt das wirksamste Succinimid bei durch Pentylentetrazol induzierten Krampfanfällen dar und wirkt darüber hinaus am selektivsten in der klinischen Behandlung von Absencen.

Pharmakologische Wirkungen Das antikonvulsive Wirkspektrum von Ethosuximid bei Tieren ähnelt denen von Trimethadion. Die auffallendste Eigenschaft beider Substanzen in nicht toxischen Dosen ist der Schutz gegen klonische, durch Pentylentetrazol induzierte Krampfanfälle. In nicht toxischen Dosen ist Ethosuximid jedoch nicht in der Lage, durch Elektroschock ausgelöste tonische Hinterlaufstreckkrämpfe oder *kindling*-Anfälle zu inhibieren. Dieses Wirkprofil korreliert mit der Wirksamkeit gegen Absencen bei Patienten.

Wirkmechanismus Ethosuximid reduziert *low-threshold* Ca^{2+}-Ströme (T-current) in thalamischen Neuronen (Coulter et al., 1989). Der Thalamus spielt eine wichtige Rolle bei der Entstehung der für Absencen typischen 3-Hz-Spike-wave-Konfigurationen. Neuronen im Thalamus weisen einen T-current-Spike mit hoher Amplitude auf, dem Salven von Aktionspotentialen zugrunde liegen, die vermutlich auch eine wichtige Rolle bei der Entstehung der oszillatorischen thalamischen Aktivität wie der 3-Hz-Spike-wave-Aktivität spielen. In klinisch relevanten Konzentrationen kann Ethosuximid den T-current ventrobasaler thalamischer Neuronen von Ratten und Meerschweinchen inhibieren, wie *voltage-clamp*-Analysen an isolierten Neuronen dieser Tiere zeigten. Ethosuximid kann diesen Strom reduzieren, ohne die Spannungsabhängigkeit der Steady-state-Inaktivierung oder die Erholungszeit aus dem Inaktivitätsstadium zu verändern. Succinimidderivate mit konvulsiven Eigenschaften können dagegen diesen Strom nicht hemmen. In klinisch relevanten Dosen kann Ethosuximid wiederholte, andauernde Entladungen nicht inhibieren und auch die Wirkung von GABA wird nicht verstärkt. Die gegenwärtig verfügbaren Daten stehen daher im Einklang mit der Auffassung, daß die Inhibition des T-current den Mechanismus darstellt, über den Ethosuximid Absencen unterdrückt.

Pharmakokinetische Eigenschaften Nach einmaliger oraler Gabe findet eine vollständige Resorption von Ethosuximid statt und maximale Plasmakonzentrationen können innerhalb von drei Stunden nach Einnahme nachgewiesen werden. Ethosuximid wird in einem hohen Maße an Plasmaproteine gebunden; bei Langzeittherapie sind die Konzentrationen im Liquor mit denen im Plasma vergleichbar. Das Verteilungsvolumen beträgt im Durchschnitt 0,7 l/kg.

Beim Menschen werden 25% der Substanz nicht-metabolisiert renal ausgeschieden. Der Rest wird von mikrosomalen Enzymen der Leber metabolisiert. Den Hauptmetaboliten stellt ein Hydroxyethylderivat dar, zu dem etwa 40% der verabreichten Dosis umgewandelt werden und der als inaktiver Metabolit oder als Glukuronid im Urin ausgeschieden wird. Weitere Metabolite schließen andere hydroxylierte Produkte ein. Die Plasmahalbwertszeit von Ethosuximid beträgt zwischen 40 und 50 Stunden bei Erwachsenen und etwa 30 Stunden bei Kindern.

Toxizität Die häufigsten dosisabhängigen unerwünschten Wirkungen sind gastrointestinale Beschwerden (Übelkeit, Erbrechen und Gewichtsverlust) sowie zentralnervöse Störungen (Schwindel, Müdigkeit, Euphorie, Kopfschmerzen und Singultus). Bezüglich dieser Nebenwirkungen entwickelt sich eine gewisse Toleranz. Parkinsonähnliche Symptome und Photophobien wurden darüber hinaus beschrieben. Unruhezustände, Agitiertheit, Angstzustände, aggressives Verhalten, Konzentrationsstörungen und andere Verhaltensauffälligkeiten sind vorwiegend bei Patienten mit vorbestehenden psychiatrischen Störungen aufgetreten.

Urtikaria, andere Hautreaktionen, einschließlich des Stevens-Johnson-Syndroms und systemischen Lupus erythematodes sowie Eosinophilien, Leukopenien, Thrombozytopenien, Panzytopenien und aplastische Anämien sind ebenfalls mit diesem Medikament assoziiert. Trotz kontinuierlicher Gabe des Medikamentes kann eine Leukopenie als nur passageres Ereignis auftreten, obwohl mehrere Todesfälle auf eine Knochenmarksdepression zurückgeführt werden konnten. Nephrotoxizität oder Hepatotoxizität wurden nicht beschrieben.

Plasmakonzentrationen Bei einer Langzeittherapie betragen die Plasmakonzentrationen von Ethosuximid etwa 2 µg/ml bei einer täglichen Dosis von 1 mg/kg. Aufgrund einer hohen Variabilität lassen sich jedoch die Plasmakonzentrationen nicht genau vorhersagen. Das Plateau nach Aufsättigung wird bei Kindern innerhalb von vier bis sechs Tagen erreicht, bei Erwachsenen ist eine längere Einnahme erforderlich. Eine Plasmakonzentration von 40 - 100 µg/ml ist für eine ausreichende Therapie von Absencen bei den meisten Patienten erforderlich. Ein Zusammenhang zwischen der Plasmakonzentration und unerwünschten Wirkungen wurde bislang nicht nachgewiesen. Konzentrationen von bis zu 160 µg/ml wurden ohne erhebliche Toxizität toleriert.

Therapeutischer Einsatz Ethosuximid ist bei Absencen wirksamer als Trimethadion und birgt ein geringes Risiko schwerer unerwünschter Wirkungen. Es stellt damit ein wichtiges Medikament zur Behandlung dieser Form der Epilepsie dar.

Eine initiale Dosis von 250 mg bei Kindern (drei bis sechs Jahre) und 500 mg bei älteren Kindern und Erwachsenen wird um weitere Gaben von 250 mg in wöchentlichen Abständen erhöht, bis die Epilepsie ausreichend beherrscht wird oder Zeichen der Toxizität auftreten. Eine Aufteilung in mehrere Einzeldosen ist gelegentlich erforderlich, sollten Übelkeit oder Schwindel bei Gaben von Einzeldosen auftreten. Die Erhaltungsdosis beträgt in der Regel 20 mg/kg pro Tag. Erhöhte Vorsicht ist geboten, sollten die täglichen Dosen 1500 mg bei Erwachsenen oder 750 - 1000 mg bei Kindern übersteigen. Der Einsatz von Ethosuximid und anderen Antikonvulsiva wird am Ende des Kapitels noch im einzelnen diskutiert.

VALPROINSÄURE

Valproinsäure wurde nach mehr als einem Jahrzehnt des Einsatzes in Europa auch in den Vereinigten Staaten 1978 freigegeben. Die antikonvulsiven Eigenschaften von Valproat wurden im Rahmen seines Gebrauchs als Trägersubstanz für andere Verbindungen entdeckt, die im Hinblick auf antikonvulsive Eigenschaften untersucht wurden.

Chemie Valproinsäure (n-Dipropylazetatsäure) ist eine einfache verzweigt-kettige Carbonsäure; die Strukturformel sieht wie folgt aus:

$$\begin{matrix} CH_3CH_2CH_2 \\ \end{matrix} \!\! CHCOOH$$

VALPROINSÄURE

Bestimmte andere verzweigt-kettige Carbonsäuren besitzen eine ähnliche Potenz wie Valproinsäure, durch Pentylentetrazol induzierte Krampfanfälle zu antagonisieren. Erhöht man allerdings die Anzahl der Kohlenstoffatome auf neun, entwickelt die Substanz starke sedative Eigenschaften. Geradkettige Säuren haben eine nur geringe oder keine Aktivität. Das primäre Amid der Valproinsäure besitzt etwa die doppelte Potenz der Muttersubstanz.

Pharmakologische Wirkungen Valproinsäure unterscheidet sich deutlich von Phenytoin oder Ethosuximid hinsichtlich der Anfallsunterdrückung in einer Vielzahl von Modellen. Ähnlich wie Phenytoin und Carbamazepin inhibiert Valproat tonische Hinterlaufstreckkrämpfe unter maximalen Elektroschockanfällen als auch *kindling*-Anfällen in Dosen, die keine Toxizität verursachen. Vergleichbar mit Ethosuximid unterdrückt Valproinsäure in subtoxischen Dosen klonische, motorische Anfälle, die durch Pentylentetrazol induziert werden. Seine Effizienz in verschiedenen Modellen spiegelt sich in der Wirksamkeit gegen Absencen und gegen partielle und generalisierte tonisch-klonische Krampfanfälle bei Patienten wider.

Wirkmechanismus Valproinsäure wirkt an isolierten Neuronen ähnlich wie Phenytoin und Ethosuximid. In therapeutisch relevanten Konzentrationen inhibiert Valproat anhaltende repetitive Entladungen, die durch Depolarisation kortikaler und spinaler Neurone der Maus induziert werden (McLean und Macdonald, 1986a). Die Wirkung ist vergleichbar mit der von Phenytoin und Carbamazepin und scheint durch eine verlängerte Erholungsphase der spannungsabhängigen Natriumkanäle aus ihrem inaktiven Zustand vermittelt zu sein. Valproinsäure hat keinen Einfluß auf die neuronale Antwort nach iontophoretisch appliziertem GABA. In Neuronen, die von einer bestimmten Region, dem Ganglion nodosum, isoliert wurden, verursacht Valproat geringe Änderungen der *low threshold* (T) Ca^{2+}-Ströme (Kelly et al., 1990) in zwar klinisch relevanten, aber geringgradig höheren Konzentrationen als zur Unterdrückung der anhaltenden repetitiven Entladungen erforderlich sind; diese Wirkung auf die T-Ströme ist vergleichbar mit der Wirkung von Ethosuximid auf thalamische Neurone (Coulter et al., 1989). Zusammengenommen scheint die imitierende Wirkung auf repetitive Entladungen bzw. die Unterdrückung der T-Ströme zu der Effektivität von Valproinsäure bei fokalen und tonisch-klonischen Anfällen bzw. bei Absencen beizutragen.

Ein weiterer potentieller Mechanismus, der zur antikonvulsiven Wirksamkeit von Valproinsäure beiträgt, beruht auf der Metabolisierung von GABA. Obwohl Valproinsäure keine Wirkung auf eine GABA-induzierte Antwort hat, erhöht es die Konzentration von GABA, die aus dem Gehirn von Tieren nach Gabe des Medikaments gewonnen werden kann. *In vitro* stimuliert Valproinsäure die Aktivität des GABA-synthetisierenden Enzyms, Glutamatdecarboxylase (Phillips und Fowler, 1982), und inhibiert Enzyme, die GABA degradieren, wie GABA-Transaminase und Succinylsemialdehyd-Dehydrogenase (Chapman et al., 1982). Bis jetzt konnte aber eine eindeutige Beziehung zwischen den erhöhten GABA-Spiegeln und der antikonvulsiven Wirkung von Valproinsäure nicht nachgewiesen werden.

Pharmakokinetische Eigenschaften Valproinsäure wird nach oraler Gabe schnell und vollständig resorbiert. Die höchsten Plasmakonzentrationen werden nach ein bis vier Stunden beobachtet, allerdings können diese mehrere Stunden verspätet auftreten, wenn das Medikament als säurefeste Tablette verabreicht oder mit den Mahlzeiten eingenommen wird. Das Verteilungsvolumen für Valproat liegt bei 0,2 l/kg. Das Ausmaß der Plasmaproteinbindung beträgt in der Regel 90%, aber der Anteil der gebundenen Fraktion sinkt mit dem Anstieg der totalen Konzentration an Valproat innerhalb der therapeutischen Breite. Obwohl die Konzentrationen von Valproat im Liquor im Gleichgewicht mit der Menge des ungebundenen Medikamentes im Blut zu sein scheinen, gibt es Hinweise für einen carriervermittelten Transport von Valproat sowohl in als auch aus dem Liquor.

Es wird so gut wie kein Valproat unverändert renal oder enteral ausgeschieden. In therapeutischen Dosen verabreicht, wird fast der gesamte Anteil des Medikamentes in den Konjugatester der Glukuronsäure umgewandelt, während der Rest über mitochondriale Enzyme abgebaut wird (sowohl über β-Oxidation als auch ω-Oxidation). Einige dieser Metaboliten (insbesondere 2-Propyl-2-pentenatsäure und 2-Propyl-4-pentenatsäure) sind annähernd so stark antikonvulsiv wirksam wie die Muttersubstanz; allerdings kumuliert nur der erstgenannte (2-En-valproinsäure) im Plasma und Gehirn in einem wahrscheinlich signifikanten Ausmaß (siehe unten). Die Halbwertszeit von Valproat beträgt annähernd 15 Stunden, ist jedoch bei Patienten, die gleichzeitig andere Epileptika einnehmen, reduziert.

Toxizität Die häufigsten Nebenwirkungen bestehen aus vorübergehenden gastrointestinalen Symptomen, einschließlich Anorexie, Nausea und Erbrechen bei ca. 16% der Patienten. Wirkungen auf das ZNS einschließlich Sedation, Ataxien und Tremor treten weniger gehäuft auf und sprechen gewöhnlich auf Dosisreduktion an. Exantheme, Alopezie und Appetitanregungen wurden gelegentlich beobachtet. Valproinsäure hat eine Reihe von Wirkungen auf die Leberfunktion. Eine Erhöhung der Leberenzyme im Plasma wird bei über 40% der Patienten beobachtet und verläuft oft während der ersten Monate der Therapie asymptomatisch. Eine seltene Komplikation stellt die fulminante Hepatitis dar, häufig mit letalem Verlauf (siehe Dreifuss und Langer, in Symposium, 1987). Die pathologische Untersuchung zeigt hierbei eine mikrovesikuläre Steatosis ohne Anhaltspunkt für eine Entzündung oder eine Hypersensitivitätsreaktion. Im Jahr 1984 betrug die Inzidenz des Leberversagens 1: 10 000 Patienten unter der Therapie von Valproat. Allerdings waren die Fälle sehr ungleich innerhalb der Patientenpopulation verteilt. Kinder unter zwei Jahren mit zusätzlichen Erkrankungen, denen eine Reihe von Antiepileptika verabreicht wurden, waren besonders häufig vom tödlichen Leberversagen betroffen. Auf der anderen Seite wurden keine Todesfälle bei Patienten beobachtet, die über zehn Jahre alt waren und Valproat als Monotherapeutikum erhielten. Aktuellere Daten konnten diese Beobachtungen bestätigen. Trotz vermehrter Anwendung ist die Gesamtinzidenz des hepatischen Leberversagens auf 1: 50 000 Patienten abgesunken, wahrscheinlich bedingt durch den zunehmenden Einsatz von Valproinsäure als Monotherapie. Gleichzeitig verabreichte andere Epileptika scheinen die Bildung von toxischen Zwischenprodukten im Valproatstoffwechsel zu erhöhen und/oder davon unabhängige hepatotoxische Wirkungen zu verstärken. Diese Art der Interaktionen kann auch mit anderen potentiell hepatotoxischen Substanzen auftreten, wie z. B. den Salicylaten. Dem Auftreten einer fulminanten Hepatitis gehen nicht immer pathologische Leberfunktionstests voraus, was eine frühzeitige Erkennung erschwert. Eine akute Pankreatitis und Hyperammonämie sind ebenfalls häufig mit dem Gebrauch von Valproinsäure assoziiert.

Plasmakonzentrationen Therapeutisch wirksame Plasmakonzentrationen liegen ungefähr zwischen 30 - 100 μg/ml (siehe Anhang II). Allerdings besteht nur eine schwache Korrelation zwischen diesen Konzentrationen und der Wirksamkeit. Es scheint eine Schwelle bei 30 - 50 μg/ml zu bestehen; dies ist die Konzentration, bei der eine Sättigung der Plasma-Albuminbindungsstellen beginnt.

Wechselwirkungen mit anderen Medikamenten Die Wechselwirkung zwischen Valproat und Phenobarbital ist gut dokumentiert. Konzentrationen von Phenobarbital können bis zu 40% ansteigen, wenn Valproat zusätzlich verabreicht wird. Der zugrundeliegende Mechanismus beruht wahrscheinlich auf der Hemmung des Phenobarbitalstoffwechsels; seine Halbwertszeit ist verlängert, und die Ausscheidung der unveränderten Substanz im Urin ist erhöht. Valproat scheint ebenso den Stoffwechsel von Phenytoin zu hemmen, ohne eine Veränderung der gesamten Plasmakonzentration zu bewirken, da Phenytoin gleichzeitig von den Proteinbindungsstellen verdrängt wird. Trotzdem ist ein Anstieg der Konzentration der freien Substanz möglich. Die gleichzeitige Gabe von Valproat und Clonazepam kann mit der Entwicklung eines Status epilepticus einhergehen; allerdings ist diese Komplikation selten.

Therapeutischer Einsatz Obwohl eine größere Erfahrung in der Behandlung von Absencen besteht, konnte auch eine Wirksamkeit von Valproat bei verschiedenen fokalen und generalisierten Krampfanfällen gezeigt werden. Die initiale tägliche Dosis liegt gewöhnlich bei 15 mg/kg und kann in wöchentlichen Intervallen um 5 - 10 mg/kg pro Tag bis zu einer maximalen täglichen Dosis von 60 mg/kg erhöht werden. Wenn die tägliche Dosis 250 mg überschreitet, sollte die Dosis über den Tag verteilt eingenommen werden. Die therapeutische Anwendung von Valproat bei der Epilepsie wird am Ende dieses Kapitels weiterführend besprochen.

OXAZOLIDINDIONE

Trimethadion

Obwohl es klinisch nicht mehr das Mittel der ersten Wahl darstellt, wurde Trimethadion intensiv in den Laboratorien und Kliniken untersucht und bleibt ein effektives Medikament zur Behandlung von Absencen.

Geschichte Die Untersuchung von Perlstein und die Bestätigung durch viele andere Arbeitsgruppen, daß Trimethadion selektiv zur Behandlung von Absencen eingesetzt werden kann, stellte einen wichtigen Fortschritt in der Therapie der Epilepsie dar. Es lieferte den ersten deutlichen Hinweis, daß Medikamente selektiv auf die verschiedenen Formen der Epilepsie wirken können, und spornte die Forschung an, die physiologischen Grundlagen von Absencen näher zu untersuchen, die vorher als therapierefraktär galten.

Struktur-Wirkungsbeziehung Trimethadion hat die folgende Strukturformel:

$$\text{TRIMETHADION}$$

Der Alkylsubstituent am Kohlenstoff in Position 5 spielt vermutlich für die Selektivität der Oxazolidinedion sowohl als Antagonist von Pentylentetrazol bei Tieren als auch als klinisch verwendbare Substanz in der Therapie von Absencen eine wichtige Rolle. Dasselbe gilt auch für die Succinimide.

Pharmakologische Wirkungen Die herausragende antikonvulsive Eigenschaft von Trimethadion bei Labortieren beruht auf seiner protektiven Wirkung gegen Pentylentetrazol induzierte Anfälle, wodurch es sich deutlich vom Phenytoin unterscheidet. Im Gegensatz dazu ist es weit weniger als Phenytoin geeignet, mit maximalem Elektroschock induzierte Anfälle zu beeinflussen.

Trimethadion wird durch N-Demethylierung zu Dimethadion, einem aktiven Metaboliten, welcher akkumulieren kann. Therapeutisch wirksame freie Serumkonzentrationen liegen zwischen 3 - 9 µM. Wie Ethosuximid, hemmt Dimethadion „T-Ca^{2+}-Ströme" in dissoziierten Thalamusneuronen in therapeutisch relevanten Konzentrationen (Coulter et al., 1990). Dies bietet eine plausible Erklärung für die gute Wirksamkeit von Trimethadion gegen Absencen.

Pharmakokinetische Eigenschaften Trimethadion wird schnell aus dem Gastrointestinaltrakt resorbiert; die höchsten Plasmakonzentrationen nach Einzelgaben treten nach 0,5 - 2 Stunden auf. Es wird nicht signifikant an Plasmaproteine gebunden und verteilt sich gleichmäßig in alle Gewebe. Trimethadion wird zu einem großen Teil durch mikrosomale Leberenzyme zu dem aktiven Metaboliten Dimethadion demethyliert. Dimethadion wird nicht weiter abgebaut, sondern unverändert über den Urin mit einer Halbwertszeit von 6 - 13 Tagen ausgeschieden. Während einer Langzeittherapie akkumuliert der Metabolit und ist im wesentlichen verantwortlich für die antikonvulsive Wirkung.

Toxizität Die häufigsten unerwünschten Nebenwirkungen von Trimethadion sind Sedation und Hemeralopie (verschwommene Sicht bei hellem Licht oder Blendungseffekt). Kinder sind weniger betroffen als Erwachsene. Eine bestehende Müdigkeit nimmt unter anhaltender Medikation ab.

Weniger häufige aber sehr viel schwerwiegendere unerwünschte Wirkungen sind die exfoliative Dermatitis und andere Hautausschläge, Blutdyscrasie, Hepatitis und Nephrosis. Über Todesfälle wurde berichtet. Eine moderate Neutropenie ist nicht selten (Inzidenz bis zu 20%); ebenso konnten fulminante Panzytopenien und aplastische Anämien beobachtet werden. Weiterhin wurde über Lupus erythematodes, Lymphadenopathie und ein myastenisches Syndrom unter der Applikation von Trimethadion berichtet.

Plasmakonzentration Bei chronischer Medikation liegt die Plasmakonzentration von Trimethadion im Durchschnitt bei 0,6 µg/ml bei einer Tagesdosis von 1 mg/kg. Die Plasmakonzentration des aktiven Metaboliten Dimethadion liegt 20mal höher (12 µg/ml bei 1 mg/kg) und stellt den Richtwert für die Dosisanpassung dar. Es werden mehrere Wochen benötigt, um eine Plateauphase zu erreichen, sowohl bei Therapiebeginn als auch bei Änderungen der Dosis. Ein unverhältnismäßig hohes Verhältnis der Trimethadion-Dimethadionkonzentration weist in der Regel darauf hin, daß der Patient seine Medikation nicht regelmäßig eingenommen hat. Die Plasmakonzentration von Dimethadion sollte zur Anfallskontrolle über 700 µg/ml gehalten werden. Ein Zusammenhang zwischen der Plasmakonzentration und unerwünschten Nebenwirkungen konnte nicht festgestellt werden.

Therapeutischer Einsatz Trimethadion wird nur zur Behandlung von Absencen verwendet und in der Regel nur bei Patienten, die durch andere Substanzen nur inadäquat eingestellt sind oder diese nicht tolerieren. Aufgrund der möglicherweise schweren Toxizität erfordert die Behandlung mit Trimethadion eine engmaschige medizinische Beobachtung des Patienten, insbesondere während des ersten Jahres der Therapie. Die empfohlene tägliche Dosis liegt bei 900 - 2400 mg für Erwachsene und bei 20 - 40 mg/kg (300 - 900 mg) für Kinder. Trotzdem sind höhere Dosen häufig erforderlich. Der therapeutische Nutzen von Trimethadion und anderen Substanzen in der Behandlung von Absencen wird am Ende dieses Kapitels weiterführend diskutiert.

Paramethadion unterscheidet sich von Trimethadion nur durch den Ersatz einer der Methylgruppen am Kohlenstoff in Position 5 durch einen Ethylsubstituenten. Pharmakologische Eigenschaften, therapeutischer Nutzen, Dosis und Toxizität sind mit denen von Trimethadion vergleichbar.

BENZODIAZEPINE

Die Benzodiazepine wurden ursprünglich klinisch als sedative und anxiolytische Medikamente eingeführt; ihre Pharmakologie wird in den Kapiteln 17 und 18 behandelt. Die Diskussion in diesem Kapitel beschränkt sich auf ihren Einsatz in der Therapie der Epilepsien. Eine große Anzahl von Benzodiazepinen besitzt ein breites Spektrum antikonvulsiver Eigenschaften. Aber nur *Clonazepam* und *Clorazepam* wurden in den Vereinigten Staaten zur Langzeitbehandlung von bestimmten Anfallsarten zugelassen. *Diazepam* und *Lorazepam* haben ihre feste Rolle in der Behandlung des Status epilepticus. Die Strukturen der Benzodiazepine sind in Tabelle 17.1 dargestellt.

Antikonvulsive Eigenschaften Bei Tieren ist die Prävention von Pentylentetrazol induzierten Anfällen durch Benzodiazepine sehr viel ausgeprägter als ihr Einfluß auf Elektroschock induzierte Anfälle. Clonazepam ist ein ungewöhnlich starker Antagonist von Pentylentetrazol, besitzt aber fast keine Wirkung auf Elektroschock induzierte Anfälle. Benzodiazepine, einschließlich Clonazepam, unterdrücken die Ausbreitung von *kindling*-Anfällen und generalisierten Epilepsien, die durch Stimulation des Mandelkerns ausgelöst werden können. Eine Unterbindung der pathologischen Abgabe von Stimulationen ist jedoch nicht möglich. Übereinstimmend mit diesen Beobachtungen an Tieren besitzt Clonazepam eine antiepileptische Wirkung bei Patienten mit einem weiten Spektrum von Anfällen, mit der Ausnahme generalisierter tonisch-klonischer Krampfanfälle.

Wirkmechanismen Die antikonvulsiven Eigenschaften von Benzodiazepinen ebenso wie andere Effekte, die bei nicht sedativen Dosen auftreten, beruhen zum großen Teil auf ihrer Fähigkeit, die GABA-induzierte Leitfähigkeitserhöhung von Cl⁻ zu verstärken. In therapeutisch relevanten Konzentrationen verstärken Diazepam und andere aktive Benzodiazepine die inhibierenden Effekte durch Stimulation von verschiedenen GABAergen Stoffwechselwegen und verstärkten GABA-induzierte Veränderungen am Membranpotential. Der letztere Effekt beruht wahrscheinlich auf einer erhöhten Öffnungsfrequenz von GABA-aktivierten Cl⁻-Kanälen (Twyman et al., 1989). Molekulare Klonierung und die Untersuchung rekombinanter Rezeptoren haben gezeigt, daß der Benzodiazepinrezeptor ein integraler Bestandteil des $GABA_A$-Rezeptors ist (siehe Kapitel 17).

Bei höheren Konzentrationen können Diazepam und viele andere Benzodiazepine anhaltende Hochfrequenzentladungen von Neuronen vermindern, ähnlich der Wirkung von Phenytoin, Carbamazepin und Valproat. Obwohl diese Konzentrationen Werte erreichen, die bei Patienten während der Behandlung eines Status epilepticus mit Diazepam auftreten, sind sie bedeutend höher als die Konzentrationen, die eine antikonvulsive oder anxyolytische Wirkung bei ambulanten Patienten hervorrufen.

Pharmakokinetische Eigenschaften Benzodiazepine werden nach oraler Gabe gut resorbiert und das Maximum der Plasmakonzentrationen wird innerhalb von ein bis vier Stunden erreicht. Nach intravenöser Gabe findet die Redistribution in einer für hochlipidlösliche Substanzen typischen Form statt (siehe Kapitel 1). Zentrale Wirkungen entwickeln sich schnell, lassen jedoch zügig wieder nach, sobald sich das Medikament in andere Gewebe verteilt. Diazepam wird besonders schnell rückverteilt mit einer Halbwertszeit von ungefähr einer Stunde. Das Ausmaß der Plasmaproteinbindung der Benzodiazepine korreliert mit ihrer Lipidlöslichkeit zwischen ungefähr 99% für Diazepam und 85% für Clonazepam (siehe Anhang II).

Der Hauptmetabolit von Diazepam (N-desmethyldiazepam) ist um einiges weniger aktiv als die Muttersubstanz und scheint als partieller Agonist zu fungieren. Dieser Metabolit wird außerdem durch die schnelle Decarboxylierung von Clorazepat nach Einnahme gebildet. Sowohl Diazepam als auch N-desmethyldiazepam werden langsam zu anderen aktiven Metaboliten, wie z. B. Oxazepam, hydroxyliert. Die Halbwertszeit von Diazepam im Plasma liegt zwischen ein und zwei Tagen, während die von N-desmethyldiazepam bei ungefähr 60 Stunden liegt. Clonazepam wird vorwiegend durch Reduktion der Nitratgruppe zu inaktiven 7-Aminoderivaten abgebaut. Weniger als 1% der Substanz kann unverändert im Urin nachgewiesen werden. Die Halbwertszeit von Clonazepam im Plasma beträgt ungefähr einen Tag. Lorazepam wird vorwiegend durch Konjugation mit Glukuronsäure metabolisiert; seine Halbwertszeit im Plasma beträgt ca. 14 Stunden.

Toxizität Bei der üblichen klinischen Dosierung ist die akute Toxizität von Benzodiazepinen gering. Bei einer oralen Einnahme von bis zu 60 mg (kleines Kind) oder 100 mg (Erwachsener) von Clonazepam sind keine andauernden Schädigungen zu beobachten. Die Therapie besteht bei Vergiftungen in Magenspülungen sowie unterstützenden Maßnahmen. Nach intravenöser Gabe von Diazepam, Clonazepam oder Lorazepam können kardiovaskuläre Symptome und Atemdepressionen auftreten, insbesondere wenn andere Antiepileptika oder zentral wirksame Medikamente zuvor verabreicht wurden.

Die hauptsächlichen Nebenwirkungen bei oraler Langzeittherapie mit Clonazepam bestehen in Müdigkeit und Lethargie. Diese Symptome treten initial bei über 50% der Patienten auf, nehmen jedoch bei kontinuierlicher Einnahme ab. Selten werden muskuläre Koordinationsschwächen und Ataxien beobachtet. Obwohl diese Symptome durch Reduktion der Dosis in einem tolerierbaren Rahmen gehalten werden können, erfordern sie manchmal das Absetzen des Medikamentes. Weitere Nebenwirkungen sind Hypotonie, Dysarthrie und Schwindelsymptomatik. Verhaltensänderungen, insbesondere bei Kindern, einschließlich Aggressionen, Hyperaktivität, Irritabilität und Konzentrationsschwächen sind dokumentiert. Sowohl Anorexie als auch Hyperphagien wurden ebenfalls beobachtet. Insbesondere bei Kindern führen durch Benzodiazepine Salivation und Bronchialsekretion nicht selten zu Komplikationen. Bei abruptem Absetzen ist eine Verstärkung von Anfällen, teilweise mit der Auslösung eines Status epilepticus beobachtet worden. Andere Aspekte der Toxizität von Benzodiazepinen werden in den Kapiteln 17 und 18 besprochen.

Plasmakonzentrationen Die effektive Plasmakonzentration von Clonazepam liegt zwischen 5 - 70 µg/ml. Die Konzentration für N-Desmethyldiazepam, welches durch Decarboxylierung von Clorazepat entsteht, liegt zwischen 0,5 - 1,9 µg/ml. Allerdings treten ähnliche Konzentrationen auch bei Patienten auf, die entweder nur einen geringen therapeutischen Effekt oder aber eine Reihe von Nebenwirkungen aufweisen. Somit können weder eindeutige minimal therapeutische Konzentrationen noch für gewöhnlich toxische Konzentrationen festgelegt werden.

Therapeutischer Einsatz Clonazepam wird in der Therapie von Absencen wie auch bei Myoklonien im Kindesalter eingesetzt. Eine Toleranzentwicklung nach ein bis sechs Monaten der Einnahme mit nachlassender antikonvulsiver Wirkung ist hierbei nicht selten. Die Initialdosis von Clonazepam für Erwachsene sollte 1,5 mg pro Tag nicht überschreiten, für Kinder gilt bereits zwischen 0,01 - 0,03 mg/kg pro Tag. Die dosisabhängigen Nebenwirkungen werden reduziert, wenn zwei oder drei Teildosen pro Tag eingenommen werden. Die Dosis kann alle drei Tage um 0,25 - 0,5 mg pro Tag bei Kindern und um 0,5 - 1 mg pro Tag bei Erwachsenen erhöht werden. Die maximal empfohlene Dosis ist 20 mg pro Tag für Erwachsene und 0,2 mg/kg pro Tag für Kinder. Bei Kindern induziert jede Dosis von 0,05 mg/kg pro Tag einen Anstieg der Plasmakonzentration von Clonazepam von ungefähr 25 ng/ml.

Da Diazepam zur Zeit das Mittel der Wahl in der Behandlung des Status epilepticus darstellt, ist seine relativ kurze Wirkdauer ein Nachteil. Im Status epilepticus wird Diazepam intravenös appliziert mit einer nicht zu überschreitenden Injektionsgeschwindigkeit von 5 mg/min. Die gewöhnlich eingesetzte Dosis für Erwachsene beträgt 5 - 10 mg, je nach Bedarf. Eine Wiederholung an Intervallen von 10 - 15 Minuten bis zu einer Maximaldosis von 20 mg ist möglich. Wenn nötig, kann dieses Vorgehen nach zwei bis vier Stunden wiederholt werden, allerdings sollten nicht mehr als 100 mg innerhalb von 24 Stunden verabreicht werden.

Obwohl Diazepam nicht als orale Substanz zur Behandlung von Krampfanfällen eingesetzt werden kann, ist Clorazepam wirksam in Kombination mit bestimmten anderen Wirkstoffen zur Behandlung von fokalen Anfällen. Die maximale Initialdosis von Clorazepam liegt bei 22,5 mg pro Tag in drei Teildosen für Erwachsene und 15 mg pro Tag in zwei Dosen für Kinder. Die täglichen Dosen sollten nicht um mehr als 7,5 mg pro Woche erhöht werden. Die maximal empfohlene Dosis ist 90 mg pro Tag für Erwachsene und 60 mg pro Tag für Kinder. Clorazepam ist für Kinder unter neun Jahren nicht empfehlenswert. Diese Anwendungen werden am Ende dieses Kapitel noch weiter diskutiert. Weitere therapeutische Möglichkeiten der Benzodiazepine werden vorwiegend in den Kapiteln 17 und 18 beschrieben.

ANDERE ANTIKONVULSIVE SUSTANZEN

Gabapentin

Gabapentin ist ein neues Antiepileptikum, das von der United States Food and Drug Administration für die Behandlung fokaler Krampfanfälle mit und ohne sekundäre Generalisation bei Erwachsenen zur Kombination mit anderen Antiepileptika eingeführt wurde. Die chemische Struktur von Gabapentin besteht aus einem GABA-Molekül, das kovalent an einen lipophilen Cyclohexanring gebunden ist. Gabapentin wurde als zentral aktiver GABA-Agonist entworfen, wobei seine hohe Lipidlöslichkeit dazu beitrug, den Transfer zwischen der Blut-Hirn-Schranke zu erleichtern. Die Strukturformel von Gabapentin sieht wie folgt aus:

GABAPENTIN

Pharmakologische Wirkungen und Wirkmechanismen Gabapentin inhibiert tonische Hinterlaufstreckkrämpfe im Elektroschock-Krampfanfallmodell. Interessanterweise hemmt Gabapentin ebenso klonische Anfälle, die durch Pentylentetrazol induziert werden. Seine Wirksamkeit in diesen beiden Tests ist mit der von Valproinsäure vergleichbar und unterscheidet sich von der Wirkung des Phenytoins und Carbamazepins. Obwohl es als GABA-Agonist entwickelt wurde, entspricht Gabapentin nicht der GABA-Wirkung in bezug auf die iontophoretische Applikation in Primärkulturen von Neuronen. Das Wirkprinzip von Gabapentin ist bislang ungeklärt. Es erhöht die geförderte Freisetzung von GABA über einen unbekannten Mechanismus (Honmou et al., 1995). Es konnte nicht einheitlich nachgewiesen werden, daß Gabapentin die Abgabe anhaltender repetitiver Entladung von Aktionspotentialen reduziert (Macdonald und Kelly, 1993), noch daß es einen signifikanten Effekt auf die Ca^{2+}-Kanalstöme hätte (Macdonal und Kelly, 1993).

Pharmakokinetik Die Pharmakokinetik, der therapeutische Nutzen und die Toxizität von Gabapentin sind im Symposium 1994 zusammenfassend dargestellt. Gabapentin wird nach oraler Gabe ausreichend resorbiert und im menschlichen Organismus nicht metabolisiert. Es wird unverändert, hauptsächlich über den Urin, ausgeschieden. Bei einer Monotherapie beträgt die Halbwertszeit fünf bis neun Stunden. Die gleichzeitige Gabe von Gabapentin hat keinen Einfluß auf die Plasmakonzentrationen von Phenytoin, Carbamazepin, Phenobarbital oder Valproinsäure.

Therapeutischer Einsatz In doppelblinden, plazebokontrollierten Studien an Patienten mit refraktären fokalen Krampfanfällen konnte eine Reduktion der Anfälle durch die zusätzliche Gabe von Gabapentin zu anderen Antiepileptika im Vergleich zum Plazebo gezeigt werden. Der mittlere Abfall der Krampfanfallshäufigkeit unter Gabapentin betrug ungefähr 27% im Vergleich zu 12% in der Plazebogruppe. Allerdings liegen nur wenige Daten vor, die die Wirksamkeit von Gabapentin als Monotherapie bei fokalen Krampfanfällen belegen.

Die übliche Dosierung von Gabapentin liegt zwischen 900 - 1800 mg pro Tag, aufgeteilt in drei Einzeldosen. Die Therapie wird gewöhnlich mit einer niedrigen Dosierung begonnen (300 mg einmal am ersten Tag) und kann in täglichen Schritten um 300 mg erhöht werden, bis eine effektive Dosis erreicht ist.

Toxizität Die häufigsten unerwünschten Nebenwirkungen von Gabapentin sind Somnolenz, Schwindel, Ataxie und Müdigkeit. Diese Erscheinungen sind gewöhnlich mild bis moderat ausgeprägt und bilden sich unter kontinuierlicher Therapie innerhalb der ersten zwei Wochen nach Therapiebeginn zurück. Im allgemeinen wird Gabapentin gut toleriert.

Lamotrigin

Lamotrigin ist ein Phenyltriazinderivat, das von der United States Food and Drug Administration für fokale Krampfanfälle bei Erwachsenen als Zusatzmedikation zu anderen Antiepileptika genehmigt wurde (Anonymous, 1995). Die Strukturformel sieht wie folgt aus:

LAMOTRIGIN

Pharmakologische Wirkungen und Wirkmechanismen Lamotrigin inhibiert tonische Hinterlaufstreckkrämpfe im Elektroschock-Krampfanfallsmodell. Lamotrigin blockiert anhaltende repetitive Entladungen, die durch Depolarisation von Rückenmarksneuronen *in vitro* induziert werden, und mit der Blockade von spannungsabhängigen Natriumkanälen einhergehen. Insgesamt sind diese Wirkungen mit denen von Phenytoin und Carbamazepin vergleichbar.

Pharmakokinetik Lamotrigin wird vollständig aus dem Gastrointestinaltrakt resorbiert und primär durch Glukuronidierung metabolisiert. Die Plasmahalbwertszeit liegt bei ungefähr 24 Stunden. Eine Kombination mit Phenytoin, Carbamazepin, Phenobarbital oder Primidon reduziert die Halbwertszeit von Lamotrigin auf ungefähr 15 Stunden. Bei gleichzeitiger Einnahme von Lamotrigin und Valproinsäure ist die Valproatkonzentration um ungefähr 25% über einen Zeitraum von wenigen Wochen reduziert. Die gleichzeitige Gabe von Lamotrigin und Carbamazepin geht mit einem Anstieg des 10,11-Epoxids des Carbamazepins einher und induziert in einigen Patienten klinische Toxizitätssymptome.

Therapeutischer Einsatz Doppelblinde, plazebokontrollierte Studien an Patienten mit refraktären fokalen Anfällen haben gezeigt, daß die Kombination von Lamotrigin mit anderen Medikamenten der Plazebogruppe überlegen war (Matsuo *et al.*, 1993). Ungefähr 25% der mit Lamotrigin behandelten Patienten hatten eine mindestens 50%ige Reduktion ihrer Anfallshäufigkeit. Vorläufige Daten lassen darauf schließen, daß Lamotrigin auch als Monotherapie bei neu diagnostizierten fokalen und generalisierten Krampfanfällen wirksam sein kann. Eine Doppelblindstudie an Patienten mit erstmalig diagnostizierten fokalen oder generalisieren Krampfanfällen zum Vergleich einer Monotherapie mit Lamotrigin und Carbamazepin zeigte, daß beide Medikamente eine ungefähr gleiche Wirkstärke aufweisen. Eine Wirksamkeit von Lamotrigin auch bei Absencen ist beobachtet worden. Patienten, die bereits ein Antiepileptikum, das hepatische Enzyme induziert (wie Carbamazepin, Phenytoin, Phenobarbital oder Primidon, nicht aber Valproinsäure) einnehmen, sollten initial 50 mg Lamotrigin pro Tag für zwei Wochen erhalten. Die Dosis wird auf 50 mg, zweimal täglich für zwei Wochen angehoben und kann dann stufenweise um 100 mg/Tag jede Woche bis zu einer Erhaltungsdosis von 300 - 500 mg/Tag, aufgeteilt in zwei Dosen, erhöht werden. Bei gleichzeitiger Einnahme von Valproinsäure und enzyminduzierenden Wirkstoffen sollte die Initialdosis von Lamotrigin in 25 mg alle zwei Tage für die Dauer von zwei Wochen bestehen. Eine Dosissteigerung von 25 mg täglich für weitere zwei Wochen, sowie 25 - 50 mg täglich jede folgende Woche bis zur Erhaltungsdosis von 100 - 150 mg täglich (aufgeteilt in zwei Einzeldosen) ist empfehlenswert.

Toxizität Die häufigsten Nebenwirkungen im Rahmen einer Kombinnationstherapie mit Lamotrigin sind Schwindel, Ataxie, Verschwommensehen, Doppelbilder, Übelkeit, Erbrechen und Hautausschlag. Über wenige Fälle mit Stevens-Johnson-Syndrom und disseminierter intravaskaler Gerinnung wurde berichtet.

γ-Vinyl-GABA

γ-Vinyl-GABA ist, wenn auch mit Vorbehalten, die erste antiepileptisch wirksame Substanz, die, basierend auf Erkenntnisse über synaptische Mechanismen, die die Krampfschwelle kontrollieren, entwickelt wurde (siehe Symposium, 1992). Ziel war es, die GABA-vermittelte synaptische Hemmung pharmakologisch durch eine irreversible Hemmung des abbauenden Enzyms, der GABA-Transaminase, zu verstärken. Unter Behandlung der Versuchstiere mit GVG konnten erhöhte GABA-Spiegel festgestellt werden. GVG inhibiert sowohl tonische Hinterlaufstreckkrämpfe im Elektroschock-Krampfanfallmodell als auch *kindling*-Anfälle. Doppelblinde Crossover-Studien haben gezeigt, daß GVG gegen fokale und sekundär generalisierte Krampfanfälle wirksam ist. Die hauptsächlichen unerwünschten Wirkungen bestehen in selten auftretenden psychiatrischen Störungen einschließlich Depressionen und Psychosen. Hohe Dosen von GVG gehen mit einer Mikrovakuolisierung von Myelin bei Versuchstieren einher. Ungeklärt ist, inwieweit diese Beobachtung von klinischer Relevanz ist Der Wirkstoff ist zur Zeit zur Behandlung von Epilepsien in Europa und Australien, nicht jedoch in den Vereinigten Staaten zugelassen.

Acetazolamid

Acetazolamid, der Prototyp eines Carboanhydrasehemmers, wird im Kapitel 29 behandelt. Seine antikonvulsiven Wirkungen wurden in vorangehenden Ausgaben dieses Lehrbuches abgehandelt. Obwohl eine Wirksamkeit gegen Absencen in einigen Fällen belegt scheint, ist seine Anwendbarkeit durch die rasche Toleranzentwicklung begrenzt. Nebenwirkungen sind minimal, wenn es für eine begrenzte Zeitdauer in moderaten Dosierungen verabreicht wird.

Felbamat

Felbamat ist ein Dicarbamat, das von der United States Food and Drug Administration (FDA) zur Behandlung fokaler Krampfanfälle 1993 zugelassen wurde. Eine Verbindung zwischen Felbamat und einer aplastischen Anämie bei mindestens zehn Fällen führte zu der Empfehlung der FDA und des Herstellers, das Medikament bei Patienten sofort abzusetzen. Die Strukturformel von Felbamat ist im folgenden dargestellt:

FELBAMAT

Felbamat ist sowohl im Elektroschock induzierten als auch im Phenylentetrazol-Anfallsmodell wirksam. Bei Aufzeichnung von Spannungsmessungen an Zellen kultivierter Hippocampus-Neuronen der Ratte wurde festgestellt, daß klinisch relevante Konzentrationen von Felbamat durch NMDA hervorgerufene Reaktionen inhibieren und GABA-induzierte Reaktionen potenzieren (Rho et al., 1994). Diese zweifache Wirkung auf exzitatorische und inhibitorische Transmitterreaktionen mag zum breiten Wirkspektrum des Medikamentes in den Anfallsmodellen beitragen.

In randomisierten, doppelblind kontrollierten Studien wurde die Wirksamkeit von Felbamat bei Patienten mit schlecht therapierbaren fokalen und sekundär generalisierten Krampfanfällen gezeigt (Sachdeo et al., 1992). Ebenso konnten Therapieerfolge bei Patienten mit Lennox-Gastaut-Syndrom (The Felbamate Study Group in Lennox-Gastaut-Syndrom, 1993) erzielt werden, wobei Felbamat zu einer deutlichen Unterdrückung von Anfällen führte. Das Lennox-Gastaut-Syndrom ist eine Erkrankung des Kindesalters, das durch eine Vielzahl von schwer bis nicht zu therapierenden Anfallstypen und geistiger Retardierung charakterisiert wird. Die klinische Wirksamkeit dieses Wirkstoffes, welcher die Reaktion auf NMDA hemmt und die auf GABA potenziert, unterstreicht den potentiellen Wert zusätzlicher Antikonvulsiva mit ähnlichen Wirkmechanismen.

PRINZIPIEN DER EPILEPSIEBEHANDLUNG UND AUSWAHL DER MEDIKAMENTE

Die frühe Diagnose und Behandlung von Krampfleiden mit einer Monotherapie bietet die besten Aussichten für eine andauernde Anfallsfreiheit und eine minimale begleitende Toxizität. Es sollte immer ein Versuch der ätiologischen Abklärung einer Epilepsie erfolgen, um morphologische oder metabolische Ursachen zu erkennen. Das Auftreten von Anfällen im Rahmen anderer Grunderkrankungen ist häufiger bei sehr jungen Patienten oder bei Patienten, die ihren ersten Krampfanfall im Erwachsenenalter erleiden, der Fall. Wenn die Indikation zur medikamentösen Therapie des Krampfleidens gestellt wurde, besteht das therapeutische Ziel im Erreichen einer Anfallsfreiheit ohne beeinträchtigende Nebenwirkungen.

In den meisten Fällen sollte *die Therapie mit nur einem Präparat begonnen werden*. Die initiale Dosis sollte so gewählt werden, daß in der Plateauphase Plasmakonzentrationen erreicht werden, die zumindest im unteren Bereich klinisch effektiver Wirkspiegel liegen. Bei einigen Substanzen wird die Therapie jedoch mit niedrigeren Dosen begonnen, um das Risiko dosisabhängiger unerwünschter Wirkungen zu minimieren. Eine Aufsättigungsdosis sollte nur dann gegeben werden, wenn die Dringlichkeit der Anfallskontrolle das Risiko unerwünschter Wirkungen während des Therapiebeginns übersteigt. Bei der Beurteilung der medizinischen Wirksamkeit sollte die Zeit bis zum Erreichen der Plateauphase, die generelle Variabilität der Anfallshäufigkeit sowie die Beobachtung einer sich ausbildenden Toleranz gegenüber den sedativen und anderen unerwünschten Wirkungen berücksichtigt werden. Die Dosis wird in geeigneten Intervallen solange erhöht, bis Anfallsfreiheit erreicht wird oder bis sich eine limitierende Toxizität einstellt, wobei während der medikamentösen Einstellung eine regelmäßige Bestimmung der Plasmaspiegel empfehlenswert ist.

Sollte eine Monotherapie bei zuverlässiger Patientencompliance nicht zur Anfallsfreiheit unter der maximal tolerierten Dosis führen, *sollte ein anderer Wirkstoff verabreicht werden*. Solange es aufgrund schwerer unerwünschter Wirkungen nicht erforderlich ist, das Medikament sofort abzusetzen, sollte beim Absetzen von Antiepileptika die Dosis generell stufenweise reduziert werden, um das Risiko eines Status epilepticus zu minimieren. Keine Substanz sollte als wirkungslos verworfen werden, solange nicht toxische Symptome eine weitere Dosissteigerung verbieten. Im Falle, daß die Therapie mit einer zweiten Substanz ebenso wirkungslos ist, wird häufig ein neuer Versuch mit einer weiteren Monotherapie durchgeführt, bevor eine Kombinationstherapie begonnen wird (sofern eine geeignete Alternative noch zur Verfügung steht). Die Häufigkeit und Schwere der Toxizität wird durch die Vermeidung von Kombinationstherapien reduziert. Dennoch können manche Patienten (insbesondere solche mit verschiedenen Anfallstypen) nur adäquat durch die Kombination von zwei oder mehreren Antiepileptika behandelt werden. Dabei sollten sich sowohl der Arzt als auch der Patient bewußt sein, daß es sich hierbei um eine schwierige und risikoreiche Therapie handelt.

Entscheidend für eine optimale Therapie der Epilepsie ist das Führen eines Anfallsplans durch den Patienten oder einen Verwandten. Regelmäßige Vorstellungen beim behandelnden Arzt oder in der behandelnden Klinik können in der Anfangsphase der Behandlung entscheidend sein, da bei Blutbildveränderungen oder anderen möglichen unerwünschten Wirkungen eine Änderung der Medikation in Erwägung zu ziehen ist. Auch langfristig sind regelmäßige Vorstellungen zur neurologischen Untersuchung einschließlich der Durchführung von EEGs oder bildgebenen Verfahren wichtig. Der entscheidende Faktor für eine erfolgreiche Behandlung ist jedoch die regelmäßige Medikamenteneinnahme, da eine ungenügende Patienten-Compliance die häufigste Ursache für das Versagen einer antiepileptischen Therapie ist.

Eine Bestimmung der Plasmakonzentrationen der Antiepileptika in regelmäßigen Abständen führt zu einer erheblichen Erleichterung der initialen Dosiseinstellung bei individuellen Unterschieden bezüglich der Elimination und der notwendigen Anpassung der Dosis zur Minimierung dosisabhängiger unerwünschter Wirkungen, ohne die erreichte Anfallskontrolle zu gefährden. Bestimmungen der Plasmaspiegel während der Erhaltungstherapie können helfen, eine unzuverlässige Medikamenteneinnahme zu erkennen. Die Bestimmung der Plasmaspiegel ist insbesondere bei Kombinationstherapien wichtig. Beim Auftreten einer medikamenteninduzierten Toxizität kann die Bestimmung der Plasmaspiegel helfen, das verantwortliche Medikament herauszufinden, und bei pharmakokinetischen Medikamentenwechselwirkungen kann eine bessere Dosisanpassung vorgenommen werden.

Dauer der Therapie Mit dem Ziel, Richtlinien für das Absetzen antikonvulsiver Medikamente zu entwickeln, haben Shinnar et al. (1994) eine prospektive Studie bei 264 Kindern durchgeführt, bei denen Antikonvulsiva nach einem mittleren anfallsfreien Intervall von 2,9 Jahren abgesetzt wurden. Die Kinder wurden über einen mittleren Zeitraum von 58 Monaten beobachtet, um das erneute Auftreten von Anfällen abschätzen zu können. Erneute Anfälle traten bei 36% der Kinder auf. Ein erhöhtes Risiko wiederkehrender Anfälle ist mit verschiedenen Faktoren vergesellschaftet wie einer positiven Familienanamnese, einer Verlangsamung im EEG vor Absetzen des Medikamentes, dem Beginn der Epilepsie nach dem zwölften Lebensjahr (im Vergleich zu jüngeren Patienten), atypischen febrilen Krampfanfällen und bestimmten epileptischen Syndromen wie z. B. der juvenilen myoklonischen Epilepsie.

In einer prospektiven Studie wurde die Behandlung von Patienten mit generalisierten oder fokalen Krampfanfällen nach einem anfallsfreien Intervall von zwei Jahren ausgesetzt. Eingeschlossen wurden dabei nur Patienten, die mit einer Monotherapie (Phenytoin, Carbamazepin oder Valproinsäure) behandelt wurden (Callaghan et al., 1988). Die Gesamtrate an Rückfällen (innerhalb von drei Jahren) betrug etwa 33%, sowohl bei Kindern als auch bei Erwachsenen. Obwohl nur 92 Patienten untersucht wurden, zeigte sich, daß das Risiko eines Rückfalls offensichtlich am größten bei Patienten mit komplex partiellen Anfällen oder mit dauerhaften EEG-Veränderungen war.

Obwohl diese und andere Ergebnisse ermutigend sind, können zur Zeit noch keine klaren Richtlinien entworfen werden, bei welchen Patienten die Therapie unterbrochen werden sollte. Solche Entscheidungen müssen auf individueller Basis getroffen werden, wobei die medizinischen und psychosozialen Konsequenzen beim Wiederauftreten von Anfällen gegenüber der möglichen Toxizität einer Langzeittherapie abgewogen werden müssen.

Wenn die Entscheidung zum Absetzen von Antikonvulsiva getroffen wurde, sollte dies durch schrittweise Dosisreduktion über einen Zeitraum von Monaten geschehen. Das Risiko der Induktion eines Status epilepticus ist bei abrupter Beendigung der Therapie erhöht.

Einfache und komplexe partielle Anfälle, sekundär generalisierte tonisch-klonische Anfälle Die Wirksamkeit und Toxizität von Carbamazepin, Phenobarbital, Phenytoin und Primidon zur Behandlung partieller und sekundär generalisierter tonisch-klonischer Anfälle bei Erwachsenen wurde in einer prospektiven Doppelblindstudie untersucht (Mattson et al., 1985). In einer anschließend durchgeführten prospektiven Doppelblindstudie wurde Carbamazepin mit Valproinsäure verglichen (Mattson et al., 1992). Carbamazepin und Phenytoin stellten sich insgesamt als die wirksamsten Medikamente für eine Monotherapie bei partiellen oder generalisierten tonisch-klonischen Anfällen heraus. Die Wahl zwischen Carbamazepin und Phenytoin wurde unter Berücksichtigung der toxischen Nebenwirkungen beider Substanzen getroffen. Primidon war mit einer höheren Inzidenz toxischer Nebenwirkungen zu Beginn der Therapie, wie Übelkeit, Schwindel, Ataxie und Müdigkeit assoziiert. Libidoverlust und Impotenz konnten bei allen vier Wirkstoffen beobachtet werden (Carbamazepin 13%, Phenobarbital 16%, Phenytoin 11% und Primidon 22%), weit häufiger jedoch bei Primidon. In der Studie, die Carbamazepin mit Valproinsäure verglich, zeigte sich, daß Carbamazepin eine bessere Anfallskontrolle bei komplex partiellen Anfällen ermöglichte. Hinsichtlich unerwünschter Wirkungen traten unter einer Carbamazepinbehandlung häufiger Exantheme auf, wobei die Applikation von Valproinsäure gehäuft mit Tremor und Gewichtszunahme einherging. Die obengenannten Daten zeigen, daß Carbamazepin und Phenytoin vorzugsweise zur Behandlung partieller Anfälle eingesetzt werden sollten, wobei aber auch Phenobarbital, Valproinsäure und Primidon wirksam sind. Gabapentin und Lamotrigin sind als Zusatzmedikation bei Versagen einer Monotherapie zugelassen.

Hinsichtlich des Auftretens sekundär generalisierter tonisch-klonischer Anfälle bestanden keine signifikanten Unterschiede zwischen Carbamazepin, Phenobarbital, Phenytoin oder Primidon (Mattson et al., 1985). Bei sekundär generalisierten tonisch-klonischen Anfällen zeigten Carbamazepin und Valproinsäure annähernd gleiche Wirksamkeit (Mattson et al., 1992). Da sekundär generalisierte tonisch-klonische Anfälle gewöhnlich mit partiellen Anfällen einhergehen, stellen Carbamazepin und Phenytoin hierbei die Mittel der ersten Wahl dar.

Absencen Die besten gegenwärtig verfügbaren Daten weisen daraufhin, daß Ethosuximid und Valproinsäure bei der Behandlung von Absencen gleichermaßen wirksam sind (vergleiche Mikati und Browne, 1988). Zwischen 50% und 75% der Patienten können nach Diagnosestellung anfallsfrei gehalten werden. Falls tonisch-klonische Anfälle darüber hinaus vorhanden sind oder während der Therapie neu auftreten, ist Valproinsäure das Medikament der ersten Wahl.

Clonazepam ist ebenfalls zur Behandlung von Absencen wirksam, insbesondere wenn diese mit einer myoklonischen Komponente einhergehen. Da sich hinsichtlich der antikonvulsiven Wirkung eine Toleranz entwickeln kann, werden die anderen Substanzen generell bevorzugt.

Myoklonien Valproinsäure ist das Mittel der Wahl zur Behandlung myoklonischer Anfälle beim Syndrom der juvenilen myoklonischen Epilepsie, bei dem myoklonische Anfälle häufig mit tonisch-klonischen Anfällen und Absencen einhergehen.

Fieberkrämpfe 2 - 4% der Kinder erleiden einen Fieberkrampf im Rahmen einer fieberhaften Erkrankung. Bei 25 - 33% dieser Kinder wiederholt sich dieses Ereignis. Nur 2 - 3% entwickeln später eine Epilepsie. Dies bedeutet ein sechsfach erhöhtes Risiko im Vergleich zur Gesamtpopulation. Mehrere Faktoren gehen mit einem erhöhten Risiko einer späteren Epilepsieerkrankung einher: vorbestehende neurologische Erkrankungen oder Entwicklungsstörungen, eine positive Familienanamnese oder ein schwerer Fieberkrampf, insbesondere wenn der Anfall länger als 15 Minuten andauerte, einseitig war oder wenn ein zweiter Anfall am gleichen Tag folgte. Wenn alle diese Risikofaktoren vorliegen, beträgt das Risiko der Entwicklung einer Epilepsie dennoch nur 10%.

Aufgrund des erhöhten Risikos der Entwicklung einer Epilepsie oder anderer neurologischer Folgeerscheinungen verordnen viele Ärzte prophylaktisch Antikonvulsiva nach einem Fieberkrampf. Unsicherheiten hinsichtlich einer wirksamen Epilepsieprophylaxe und ernstzunehmende Nebenwirkungen bei einer Phenobarbitalprophylaxe (Farwell et al., 1990) sprechen gegen eine prophylaktische Dauertherapie (Freeman, 1992). Bei Kindern mit einem erhöhten Risiko von rezidivierenden Fieberkrämpfen und Epilepsien kann die rektale Gabe von Diazepam bei Fieber Krampfanfälle verhindern, wobei die unerwünschten Wirkungen einer Dauertherapie umgangen werden können.

Anfälle bei Kleinkindern und Kindern Infantile myoklonische Spasmen mit Hypsarrhythmie erweisen sich gegenüber den üblichen Antikonvulsiva als resistent. Kortikotropin oder Adrenokortikosteroide stellen die Mittel der Wahl dar. Valproinsäure zeigte in manchen Fällen Wirksamkeit. Clonazepam ist ein weiterer nützlicher Kombinationswirkstoff, wobei jedoch häufig eine Toleranzentwicklung zu beobachten ist.

Valproinsäure ist bei myoklonischen, akinetischen und atonischen Krampfanfällen bei Kleinkindern wirksam und wird von manchen Experten als Medikament der Wahl angesehen. Clonazepam ist in diesen Fällen ebenso wirksam. Phenytoin ist dagegen relativ gering wirksam und führt häufig zu Unruhe und Hyperaktivität bei Kleinkindern.

Prophylaxe partieller Epilepsien Eine Reihe verschiedener Formen der partiellen Epilepsie treten Monate bis Jahre nach einer Hirnschädigung auf. Traumatische Hirnverletzungen stellen auch tatsächlich die häufigste Ursache für die erworbene Epilepsie bei Erwachsenen in den Vereinigten Staaten dar. Ebenso kann eine partielle Epilepsie auch nach einer Latenzzeit von Monaten bis Jahren nach einer kortikalen Schädigung aufgrund eines Schlaganfalls auftreten. Eine wirksame Prophylaxe wäre hierbei ein guter therapeutischer Ansatz zur Epilepsiebehandlung. Es wurde versucht, Therapien zu entwickeln, die über verschiedene Zeitintervalle nach Schädelhirntraumen durchgeführt werden können, um Patienten vor der Entwicklung einer Epilepsie zu schützen. Ein wirksames Antikonvulsivum zur Prophylaxe wurde bislang nicht gefunden. Die in diesem Kapitel näher beschriebenen Substanzen werden somit nur zur symptomatischen Therapie eingesetzt; diese Medikamente inhibieren Krampfanfälle bei Patienten mit bestehender Epilepsie.

Klinische wie auch vorklinische Strategien zur Entwicklung antikonvulsiver Wirkstoffe fokussierten sich zumeist auf partielle und sekundär generalisierte tonisch-klonische Epilepsien. *Kindling* stellt das Tiermodell für die Epilepsien dar, das deshalb auch bei der Suche nach prophylaktischen Substanzen am intensivsten untersucht wurde (McNamara, 1989). *Kindling* steht für ein Modell, bei dem wiederholte, initial subkonvulsive elektrische Stimulationen von bestimmten Hirnregionen (z. B. der Amygdala) schließlich (z. B. nach 10 - 15 Stimulationen) starke partielle und sekundär generalisierte tonisch-klonische Anfälle hervorrufen. Nach Etablierung des Modells bleibt bei den Tieren diese erhöhte Sensitivität gegenüber elektrischen Stimulie für den Rest des Lebens bestehen. Vorbehandlungen mit einem wirksamen antiepileptogenen Medikament vor jeder der durch die Stimulationen induzierten fokalen Anfälle kann eine Progression zu schweren partiellen und tonisch-klonischen Anfällen verhindern. Die schrittweise Entwicklung der Krampfbereitschaft, die experimentellen Möglichkeiten einer zeitlichen Kontrolle der elektrischen Stimulation und Medikamentengaben, sowie die einfache Quantifizierung prophylaktischer Effekte stehen für den häufigen Gebrauch dieses Modells bei der Suche nach antikonvulsiven Substanzen.

Die Wirksamkeit konventioneller Antikonvulsiva zur Verhinderung der Entwicklung von *kindling*-Anfällen wurde zunehmend untersucht (zusammengefaßt in McNamara et al., 1993). Valproinsäure führt zu einer sehr wirksamen Inhibierung von *kindling* induzierten Anfällen. Phenobarbital und die Benzodiazepine sind darüber hinaus wirksam. Im Gegensatz dazu zeigten weder Phenytoin noch Carbamazepin hierbei antikonvulsive Effekte.

Der prophylaktische Effekt von Phenytoin bezüglich der Entwicklung von Epilepsien nach Schädelhirntraumen wurde in einer Doppelblindstudie untersucht (Temkin et al., 1990). Trotz intravenöser Behandlung in den ersten 24 Stunden nach einem Schädelhirntrauma und Fortsetzung der Behandlung für ein weiteres Jahr zeigte sich kein nachweisbarer Unterschied hinsichtlich der Inzidenz von Epilepsien in den mit Phenytoin bzw. Plazebo behandelten Gruppen. Dieses Ergebnis stimmt mit dem Fehlen einer Wirkung von Phenytoin im *kindling*-Modell überein. Laufende klinische Studien untersuchen die Wirksamkeit von Valproinsäure bzgl. der Prävention posttraumatischer Epilepsien.

Status epilepticus und andere epileptische Notfälle Der Status epilepticus ist ein neurologischer Notfall. Die Mortalität beträgt zwischen 5 - 35% (Working Group on Status Epilepticus, 1993). Das Ziel der Behandlung ist ein schneller Durchbruch der klinischen und elektrischen Krampfaktivität. Je länger der Status epilepticus unbehandelt bleibt, desto schwieriger wird seine spätere Durchbrechung, und das Risiko einer dauerhaften Hirnschädigung steigt. Entscheidend für die Behandlung ist ein klares Konzept, die unverzügliche Behandlung mit wirksamen Substanzen in adäquaten Dosen und eine erhöhte Aufmerksamkeit bezüglich Hypoventilation und Hypotension. Da sich eine Hypoventilation bei hoher Dosierung der zur Verfügung stehenden Medikamente einstellen kann, ist die Bereitstellung einer assistierten Beatmung notwendig. Wenn irgend möglich sollten die Medikamente nur intravenös appliziert werden; sollte dies nicht möglich sein, kann die rektale Gabe von Diazepam oder Paraldehyd sinnvoll sein. Aufgrund einer zu langsamen und unberechenbaren Resorption aus dem Gewebe sind intramuskuläre Applikationen beim Status epilepticus kontraindiziert.

Verschiedene Schemata erwiesen sich bei der Behandlung des Status epilepticus als sinnvoll. Eine prospektive kontrollierte Studie, die hierzu einen systematischen Vergleich aller Substanzen vorgenommen hat, existiert nicht. Es bestehen folgende Behandlungsmöglichkeiten: (1) Benzodiazepine weisen eine potente Wirkung bei der initialen Behandlung des Status epilepticus auf. Diazepam und Lorazepam sind die am häufigsten eingesetzten Benzodiazepine. Diazepam (etwa 0,2 mg/kg bei Erwachsenen) gelangt schnell ins Gehirn und kann die Anfälle in kurzer Zeit durchbrechen. Eine schnelle Rückverteilung in fetthaltige Gewebe mit der Folge eines Konzentrationsabfalles in Gehirn und Serum führt möglicherweise zum erneuten Auftreten von Anfällen. Aus diesem Grunde sollten länger wirksame Medikamente wie z. B. Phenytoin (15 - 20 mg/kg bei Erwachsenen) verabreicht werden, um das Risiko rezidivierender Anfälle zu verhindern. Alternativ dazu kann Lorazepam (0,1 mg/kg) aufgrund seiner längeren Wirkdauer eingesetzt werden. Signifikante klinische Unterschiede zwischen Diazepam und Lorazepam in der Therapie des Status epilepticus sind nicht bekannt. Intravenös verabreichtes Phenytoin (15 - 20 mg/kg) wurde als Einzelmedikation bei 41 - 90% der Patienten mit Status epilepticus erfolgreich eingesetzt (Working Group on Status Epilepticus, 1993). (3) Intravenös appliziertes Phenobarbital (20 mg/kg bei Erwachsenen) stellt ein weiteres wirksames Medikament zur Behandlung des Status epilepticus dar.

Entscheidend bei der Behandlung des Status epilepticus ist die aufmerksame Beobachtung von Atmung und Kreislauf, sowie eine unverzügliche medikamentöse Therapie. Ein empfohlener Zeitplan zur Behandlung des Status epilepticus bietet besonders wertvolle Richtlinien (Working Group on Status Epilepticus, 1993)

Epileptische Notfälle durch Medikamentenvergiftungen oder medikamenteninduzierte Krampfanfälle bei bislang anfallsfreien, z. B. mit Lokalanästhetika behandelten Patienten können ebenfalls durch die Gabe von Diazepam, Phenobarbital oder anderen Barbituraten durchbrochen werden. Die Behandlung von Krampfanfällen im Rahmen eines Entzugs nach Alkohol- oder Medikamentenabusus mit Barbituraten oder verwandten Sedativa und Hypnotika wird in Kapitel 24 besprochen.

Antikonvulsive Therapie in der Schwangerschaft
Das Auftreten von Totgeburten und die Säuglingssterblichkeit bei Müttern mit Epilepsie-Erkrankungen ist erhöht. Kinder, deren Mütter unter der Gravidität Antikonvulsiva erhielten, zeigen eine erhöhte Inzidenz einer Vielzahl von Mißbildungen. Das Risiko beträgt etwa 7% im Vergleich zu 2 - 3% der Gesamtbevölkerung. Kausal ist es hierbei schwierig zwischen den verschiedenen Auswirkungen wiederholter Krampfanfälle, den teratogenen Nebenwirkungen von Antiepileptika und genetischen Faktoren zu unterscheiden. Allerdings weisen einige Beobachtungen auf die Bedeutung der Antiepileptika hin, wie (1) eine höhere Konzentration von Antiepileptika im Plasma von Müttern mit mißgebildeten Kindern als bei Müttern mit gesunden Kindern, (2) eine niedrigere Rate von Mißbildungen bei Kindern von unbehandelten epi-

leptischen Müttern im Vergleich zu Müttern, die eine antiepileptische Therapie erhalten haben und (3) eine höhere Rate von Mißbildungen bei Kindern, die *in utero* einer Kombination von Substanzen ausgesetzt waren, als bei solchen, die nur einem einzelnen Medikament ausgesetzt waren. Der deutlichste Nachweis einer teratogenen Wirkung besteht für Trimethadion. Eine Spina bifida scheint mit der mütterlichen Einnahme von Valproat einherzugehen und das Risiko eines Neuralrohrdeffekts dabei 20fach erhöht. Die Bildung von Epoxidzwischenprodukten während der Metabolisierung von Carbamazepin und Phenytoin wurde ebenfalls für die Induktion fetaler Mißbildungen verantwortlich gemacht (Linhout et al., 1984; Jones et al., 1989). Die Akkumulation solcher Epoxide steigt mit der zusätzlichen Gabe anderer Wirkstoffe weiter an. Die höchste Inzidenz von Mißbildungen ist bei einer Kombinationstherapie von Carbamezepin, Valproat und entweder Phenytoin oder Phenobarbital beobachtet worden. Mißbildungen, die unter Einnahme von Carbamazepin in der Schwangerschaft auftreten, sind durch kraniofaziale Anomalitäten, Hypoplasien der Fingernägel und Entwicklungsverzögerungen gekennzeichnet.

In einer prospektiven Studie wurde die Epoxidhydrolaseaktivität in amniotischen Kulturen untersucht, die durch Amniozentese bei 19 mit einer Phenytoinmonotherapie behandelten Frauen in der frühen Schwangerschaft gewonnen wurden (Buehler et al., 1990). Bei vier Fällen, die eine niedrige Enzymaktivität aufwiesen, zeigten sich klinisch abnorme Gesichtszüge, ein niedriges Geburtsgewicht und distale Nagelhypoplasien, wohingegen in keinem der 15 Fälle mit mäßiger bis hoher Enzymaktivität diese Auffälligkeiten zu beobachten waren. Diese vorläufigen Ergebnisse bieten einen weiteren Hinweis dafür, daß aus Antikonvulsiva entstehende Epoxidmetaboliten teratogen zu wirken scheinen.

Die teratogene Wirkung von Antiepileptika erfordert eine gute medizinische Betreuung von Frauen mit Anfallsleiden im gebärfähigen Alter. Eine detaillierte Diskussion dieser Problematik findet sich bei Lindhout und Omtzigt (1994). Zusammengefaßt sollte bei Frauen mit antikonvulsiver Therapie im gebärfähigen Alter darauf hingewiesen werden, daß die eingesetzten Wirkstoffe ein teratogenes Risiko besitzen. Bei Frauen, bei denen ein Ausschleichen und Aussetzen der antikonvulsiven Therapie nicht gefahrlos vor einer Schwangerschaft vorgenommen werden kann, besteht die Möglichkeit einer niedrigdosierten Monotherapie, mit der sich noch generalisierte tonisch-klonische Krampfanfälle unterdrücken lassen. Darüber hinaus ist die Verabreichung vieler kleiner Einzeldosen zu empfehlen, um hohe Spitzenkonzentrationen zu vermeiden. Unter allen Umständen sollte die Gabe von Trimethadion und Valproinsäure vermieden werden. Ein Folsäuremangel muß unbedingt therapiert werden.

AUSBLICK

In den nächsten fünf Jahren werden sich aufgrund zahlreicher Untersuchungen vermutlich verbesserte Therapieschemata zur Behandlung von Epilepsien ergeben. (1) Wirkstoffe, die sich gegenwärtig in klinischen Studien finden, sind γ-Vinyl-*GABA* und *Tiagabin*. Die Verfügbarkeit dieser neuen Substanzen zusammen mit der verbesserten Therapiemöglichkeit des optimalen Gebrauchs neuer Substanzen wie Lamotrigin und Gabapentin sollte vielen Patienten zugute kommen. (2) Der prophylaktische Nutzen von Valproinsäure für sekundäre Epilepsien nach Schädelhirntraumen wird derzeit noch untersucht. Sollte sich eine Wirkung nachweisen lassen, wäre dies die erste effektive Prävention einer Form der Epilepsie. (3) Die Entdeckung eines Autoimmunmechanismus bei einer seltenen Form der Epilepsie, der sogenannten Rasmussens Encephalitis, führt vermutlich zu weiteren Untersuchungen bezüglich dieser Ätiologie von Epilepsien. Sollten ähnliche Ursachen auch bei bestimmten Unterformen der häufigen Epilepsieformen nachgewiesen werden, könnte es neue Immunotherapien nach sich ziehen. (4) Ebenso ist die Identifikation von Genen, die sowohl den seltenen als auch häufigen Formen der genetisch bedingten Epilepsien zugrunde liegen, Gegenstand zahlreicher Studien. Durch Einblicke in die Eigenschaften der mutierten Genprodukte selbst und/oder die Entwicklung aussagekräftiger Tiermodelle sind vielversprechende und grundsätzliche Änderungen der Epilepsietherapie zu erwarten.

Eine weitere Besprechung der Epilepsien findet sich in *Harrison's Principles of Internal Medicine*, 14th ed., McGraw-Hill, New York, 1998, deren deutsche Ausgabe 1999 erscheint.

LITERATUR

Beck, C., Moulard, B., Steinlein, O., Guipponi, M., Vallee, L., Montpied, P., Baldy-Moulnier, M., and Malafosse, A. A nonsense mutation in the α4 subunit of the nicotinic acetylcholine receptor (CHRNA4) cosegregates with 20q-linked benign neonatal familial convulsions (EBN1). *Neurobiol. Dis.*, **1994**, *1*:95—99.

Buehler, B.A., Delimont, D., van Waes, M., and Finnell, R.H. Prenatal prediction of risk of the fetal hydantoin syndrome. *N. Engl. J. Med.*, **1990**, *322*:1567—1572.

Callaghan, N., Garrett, A., and Goggin, T. Withdrawal of anticonvulsant drugs in patients free of seizures for two years. A prospective study. *N. Engl. J. Med.*, **1988**, *318*:942—946.

Chapman, A., Keane, P.E., Meldrum, B.S., Simiand, J., and Vernieres, J.C. Mechanism of anticonvulsant action of valproate. *Prog. Neurobiol.*, **1982**, *19*:315—359.

Commission on Classification and Terminology of the International League Against Epilepsy. Proposal for revised clinical and electroencephalographic classification of epileptic seizures. *Epilepsia*, **1981**, *22*:489—501.

Commission on Classification and Terminology of the International League Against Epilepsy. Proposal for revised classification of epilepsies and epileptic syndromes. *Epilepsia*, **1989**, *30*:389—399.

Coulter, D.A., Huguenard, J.R., and Prince, D.A. Characterization of ethosuximide reduction of low-threshold calcium current in thalamic neurons. *Ann. Neurol.*, **1989**, *25*:582—593.

Coulter, D.A., Huguenard, J.R., and Prince, D.A. Differential effects of petit mal anticonvulsants and convulsants on thalamic neurones: calcium current reduction. *Br. J. Pharmacol.*, **1990**, *100*:800—806.

Elwes, R.D.C., Johnson, A.L., Shorvon, S.D., and Reynolds, E.H. The prognosis for seizure control in newly diagnosed epilepsy. *N. Engl. J. Med.*, **1984**, *311*:944—947.

Farwell, J.R., Lee, Y.J., Hirtz, D.G., Sulzbacher, S.I., Ellenberg, J.H., and Nelson, K.B. Phenobarbital for febrile seizures—effects on intelligence and on seizure recurrence. *N. Engl. J. Med.*, **1990**, *322*:364—369.

The Felbamate Study Group in Lennox-Gastaut Syndrome. Efficacy of felbamate in childhood epileptic encephalopathy (Lennox-Gastaut Syndrome). *N. Engl. J. Med.*, **1993**, *328*: 29—33.

ffrench-Mullen, J.M.H., Barker, J.L., and Rogawski, M.A. Calcium current block by (-)-pentobarbital, phenobarbital, and CHEB but not (+)-pentobarbital in acutely isolated hippocampal CA1 neurons: comparison with effects on GABA-activated Cl⁻ current. *J. Neurosci.*, **1993**, *13*:3211—3221.

Freeman, J.M. The best medicine for febrile seizures. *N. Engl. J. Med.*, **1992**, *327*:1161—1163.

Goddard, G.V., McIntyre, D.C., and Leech, C.K. A permanent change in brain function resulting from daily electrical stimulation. *Exp. Neurol.*, **1969**, *25*:295—330.

Greenberg, D.A., Delgado-Escueta, A.V., Widelitz, H., Sparkes, R.S., Treiman, L., Maldonado, H.M., Park, M.S., and Terasaki, P.I. Juvenile myoclonic epilepsy (JME) may be linked to the BF and HLA loci on human chromosome 6. *Am. J. Med. Genet.*, **1988**, *31*:185—192.

Hauptmann, A. Luminal bei Epilepsie. *Munch. Med. Wochenschr.*, **1912**, *59*:1907—1909.

Hauser, W.A. Status epilepticus: epidemiologic considerations. *Neurology*, **1990**, *40 Suppl. 2*:9—13.

Honmou, O., Kocsis, J.D., and Richerson, G.B. Gabapentin potentiates the conductance increase induced by nipecotic acid in CA1 pyramidal neurons *in vitro*. *Epilepsy Res.*, **1995**, *20*:193—202.

Jasper, H.H., and Droogleever-Fortuyn, J. Experimental studies of the functional anatomy of petit mal epilepsy. *Assoc. Res. Nerv. Ment. Dis. Proc.*, **1947**, *26*:272—298.

Jones, K.L., Lacro, R.V., Johnson, K.A., and Adams, J. Pattern of malformations in the children of women treated with carbamazepine during pregnancy. *N. Engl. J. Med.*, **1989**, *320*:1661—1666.

Kelly, K.M., Gross, R.A., and Macdonald, R.L. Valproic acid selectively reduces the low-threshold (T) calcium current in rat nodose neurons. *Neurosci. Lett.*, **1990**, *116*:233—238.

Lindhout, D., Höppener, R.J., Jr., and Meinadi, H. Teratogenicity of antiseizure drug combinations with special emphasis on epoxidation (of carbamazepine). *Epilepsia*, **1984**, *25*:77—83.

Macdonald, R.L., and Barker, J.L. Anticonvulsant and anesthetic barbiturates: different postsynaptic actions in cultured mammalian neurons. *Neurology*, **1979**, *29*:432—447.

Matsuo, F., Bergen, D., Faught, E., Messenheimer, J.A., Dren, A.T., Rudd, G.D., Lineberry, C.G. Placebo-controlled study of the efficacy and safety of lamotrigine in patients with partial seizures. U.S. Lamotrigine Protocol 0.5 Clinical Trial Group. *Neurology*, **1993**, *43*:2284—2291, 1993.

Mattson, R.H., Cramer, J.A., Collins, J.F., Smith, D.B., Delgado-Escueta, A.V., Browne, T.R., Williamson, P.D., Treiman, D.M., McNamara, J.O., McCutchen, C.B., Homan, R.W., Crill, W.E., Lubozynski, M.F., Rosenthal, N.P., and Mayersdorf, A. Comparison of carbamazepine, phenobarbital, phenytoin, and primidone in partial and secondarily generalized tonic-clonic seizures. *N. Engl. J. Med.*, **1985**, *313*:145—151.

Mattson, R.H., Cramer, J.A., Collins, J.F., and the Department of Veterans Affairs Epilepsy Cooperative Study No. 264 Group. A comparison of valproate with carbamazepine for the treatment of complex partial seizures and secondarily generalized tonic-clonic seizures in adults. *N. Engl. J. Med.*, **1992**, *327*:765—771.

McLean, M.J., and Macdonald, R.L. Multiple actions of phenytoin on mouse spinal cord neurons in cell culture. *J. Pharmacol. Exp. Ther.*, **1983**, *227*:779—789.

McLean, M.J., and Macdonald, R.L. Sodium valproate, but not ethosuximide, produces use- and voltage-dependent limitation of high frequency repetitive firing of action potentials of mouse central neurons in cell culture. *J. Pharmacol. Exp. Ther.*, **1986a**, *237*:1001—1011.

McLean, M.J., and Macdonald, R.L. Carbamazepine and 10,11-epoxycarbamazepine produce use- and voltage-dependent limitation of rapidly firing action potentials of mouse central neurons in cell culture. *J. Pharmacol. Exp. Ther.*, **1986b**, *238*:727—738.

Merritt, H.H. and Putnam, T.J. A new series of anticonvulsant drugs tested by experiments on animals. *Arch. Neurol. Psychiatry*, **1938a**, *39*:1003—1015.

Merritt, H.H., and Putnam, T.J. Sodium diphenyl hydantoinate in treatment of convulsive disorders. *JAMA*, **1938b**, *111*:1068—1073.

Ottman, R., Risch, N., Hauser, W.A., Pedley, T.A., Lee, J.H., Barker-Cummings, C., Lustenberger, A., Nagle, K.J., Lee, K.S., Scheuer, M.L., Neystat M., Susser, M., and Wilhelmsen, K.C. Localization of a gene for partial epilepsy to chromosome 10q. *Nature Genet.*, **1995**, *10*:56—60.

Penfield, W.G., and Jasper, H.H. Highest level seizures. *Assoc. Res. Nerv. Ment. Dis. Proc.*, **1947**, *26*:252—271.

Phillips, H.A., Scheffer, I.E., Berkovic, S.F., Hollway, G.E., Sutherland, G.R., and Mulley, J.C. Localization of a gene for autosomal dominant nocturnal frontal lobe epilepsy to chromosome 20q13.2. *Nature Genet.*, **1995**, *10*:117—118.

Phillips, N.I., and Fowler, L.J. The effects of sodium valproate on gamma-aminobutyrate metabolism and behaviour in naive and ethanolamine-0-sulphate pretreated rats and mice. *Biochem. Pharmacol.*, **1982**, *31*:2257—2261.

Rho, J.M., Donevan, S.D., Rogawski, M.A. Mechanism of action of the anticonvulsant felbamate: opposing effects on N-methyl-D-aspartate and GABA$_A$ receptors, *Ann. Neurol.*, **1994**, *36*:677—678.

Sachdeo R., Kramer, L.D., Rosenberg, A., and Sachdeo, S. Felbamate monotherapy: controlled trial in patients with partial onset seizures. *Ann. Neurol.*, **1992**, *32*:386—392.

Shinnar, S., Berg, A.T., Moshe, S.L., Kang, H., O'Dell, C., Alemany, M., Goldensohn, E.S., and Hauser, W.A. Discontinuing antiepileptic drugs in children with epilepsy: a prospective study. *Ann. Neurol.*, **1994**, *35*:534—545.

Shoffner, J.M., Lott, M.T., Lezza, A.M.S., Seibel, P., Ballinger, S.W., and Wallace, D.C. Myoclonic epilepsy and ragged-red fiber disease (MERRF) is associated with a mitochondrial DNA tRNA[Lys] mutation. *Cell*, **1990**, *61*:931—937.

Temkin, N.R., Dikmen, S.S., Wilensky, A.J., Keihm, J., Chabal, S., and Winn, H.R. A randomized, double-blind study of phenytoin for the prevention of post-traumatic seizures. *N. Engl. J. Med.*, **1990**, *323*:497—502.

Traynelis, S.F., and Dingledine, R. Potassium-induced spontaneous electrographic seizures in the rat hippocampal slice. *J. Neurophysiol.*, **1988**, *59*:259—276.

Twyman, R.E., Rogers, C.J, and Macdonald, R.L. Differential regulation of γ-aminobutyric acid receptor channels by diazepam and phenobarbital. *Ann. Neurol.*, **1989**, *25*:213—220.

Working Group on Status Epilepticus. Recommendations of the Epilepsy Foundation of America's Working Group on Status Epilepticus. *JAMA*, **1993**, *270*:854—859.

Monographien und Übersichtsartikel

Anonymous. Lamotrigine for epilepsy. *Med. Lett. Drugs Ther.*, **1995**, *37*:21—23.

Coulter, D.A. Thalamocortical anatomy and physiology. In, *Epilepsy: A Comprehensive Textbook*. (Engel, J., and Pedley, T.A., eds.) Raven Press, New York, **1996**. In press.

Dichter, M.A., and Ayala, G.F. Cellular mechanisms of epilepsy: a status report. *Science*, **1987**, *237*:157—164.

Lindhout, D., and Omtzigt, J.G. Teratogenic effects of antiepileptic drugs: implications for the mangement of epilepsy in women of childbearing age. *Epilepsia*, **1994**, *35 Suppl. 4*:S19—28, 1994.

Macdonald, R.L., and Kelly, K.M. Antiepileptic drug mechanisms of action. *Epilepsia*, **1993**, *34 Suppl. 5*:S1—S8.

McNamara, J.O. Development of new pharmacological agents for epilepsy: lessons from the kindling model. *Epilepsia*, **1989**, *30 Suppl. 1*:S13—S18.

McNamara, J.O. Cellular and molecular basis of epilepsy. *J. Neurosci.*, **1994**, *14*:3413—3425.

McNamara, J.O., Bonhaus, D.W., and Shin, C. The kindling model of epilepsy. In, *Concepts and Models in Epilepsy Research*. (Schwartzkroin, P., ed.) Cambridge University Press, New York, **1993**, pp. 27—47.

Mikati, M.A. and Browne, T.R. Comparative efficacy of antiepileptic drugs. *Clin. Neuropharmacol.*, **1988**, *11*:130—140.

Noebels, J.L. Mutational analysis of inherited epilepsies. In, *Basic Mechanisms of the Epilepsies: Molecular and Cellular Approaches*. (Delgado-Escueta, A.V., Ward, A.A., Jr., Woodbury, D.M., and Porter, R.J., eds.) *Advances in Neurology*, Vol. 44. Raven Press, New York, **1986**, pp. 97—113.

Rogawski, M.A., and Porter, R.J. Antiepileptic drugs: pharmacological mechanisms and clinical efficacy with consideration of promising developmental stage compounds. *Pharmacol. Rev.*, **1990**, *42*:223—286.

Schwartzkroin, P.A. Cellular electrophysiology of human epilepsy. *Epilepsy Res.*, **1994**, *17*:185—192.

Symposium (various authors). Divalproex/valproate monotherapy: an international perspective. (Ferrendelli, J.A., ed.) *Epilepsia*, **1987**, *28 Suppl. 2*:S1—S29.

Symposium (various authors). γ-Vinyl GABA (vigabatrin): an update on a new treatment for epilepsy. (Fisher, R.S., ed.) *Epilepsia*, **1992**, *33 Suppl. 5*:S1—S35.

Symposium (various authors). Managing epilepsy: the role of gabapentin. (Mattson, R.H., ed.) *Neurology*, **1994**, *44 Suppl. 5*:S3—S32.

Thomson, A.H., and Brodie, M.J. Pharmacokinetic optimization of anticonvulsant therapy. *Clin. Pharmacokinet.*, **1992**, *23*:216—230.

DANKSAGUNG

Der Autor spricht Dr. Theodore W. Rall und Dr. Leonard S. Schleifer seinen Dank aus. Sie waren die Autoren des Kapitels in der 8. Auflage dieses Buches und einige Textpassagen wurden übernommen.

# 21 SUBSTANZEN FÜR DIE BEHANDLUNG DER MIGRÄNE

Stephen J. Peroutka

Ein Hauptproblem in der Pharmakotherapie der Migräne bestand im Mangel an klaren Behandlungsrichtlinien. Man kennt mittlerweile mehrere wirksame Anti-Migräne-Mittel, aber ihre Wirksamkeit beim einzelnen Patienten ist schwer genau vorauszusagen. Unter den derzeitigen Umständen handelt es sich bei den Migränetherapien um individuelle Therapien für jeden einzelnen Patienten. Dieses Kapitel beinhaltet eine schrittweise Abhandlung der Pharmakotherapie der Migräne. Leichte Analgetika und Kombinationsanalgetika werden derzeit bei Patienten mit gelegentlichen, leicht pulsierenden Kopfschmerzen empfohlen. Eine mittelschwere Migräne liegt dann vor, wenn sich pulsierende, häufig unilaterale Kopfschmerzen negativ auf die Handlungsfähigkeit des Patienten auswirken. In der akuten Phase sollten bei diesen Patienten Ergotaminderivate oder Sumatriptan angewendet werden. Eine prophylaktische Migränetherapie wird dann erforderlich, wenn die Kopfschmerzen stark werden und sich deutlich negativ auf die Handlungsfähigkeit des Patienten auswirken. In Zukunft wird die Migränetherapie zunehmend sowohl unterklassenselektive 5-Hydroxytryptamin$_1$-(5-HT$_1$-) Rezeptor-Agonisten (siehe auch Kapitel 11) als auch Verfahren anwenden, die auf dem Verständnis der genetischen Basis der Migräne beruhen.

Kopfschmerz ist eine der häufigsten menschlichen Krankheiten und die häufigste Beschwerde von Patienten, die einen Neurologen aufsuchen. Bei einer großen Zahl von Kopfschmerzpatienten wird die Diagnose Migräne gestellt, eine spezifische Form des Kopfschmerzes, die ungefähr 10 - 20% der Bevölkerung betrifft. Die Morbidität in Zusammenhang mit Millionen von Patienten, die unter Migräne leiden, ist überwältigend. Ungefähr 64 Millionen Arbeitstage pro Jahr gehen infolge von Migräne in den Vereinigten Staaten verloren. Es gibt jedoch nur überraschend wenige Substanzen, die bei der akuten Migränebehandlung wirksam sind. Im Vergleich zu anderen Gebieten der Pharmakologie hat die Therapie des Kopfschmerzes in den vergangenen 100 Jahren nur einen ganz geringen Fortschritt gemacht.

Die Migräne ist ein spezifisches neurologisches Syndrom, das eine breite Palette von Manifestationen besitzt. Auf der untersten Stufe kann eine Migräne ohne Aura als ein pulsierender (normalerweise einseitiger) Kopfschmerz mit gleichzeitiger Übelkeit definiert werden. Eine Vorbotenphase, bei denen es unter anderem zu Stimmungs- und Appetitveränderungen kommen kann, kann bis zu 24 Stunden vor Einsetzen der Kopfschmerzen auftreten. Der Kopfschmerz wird häufig begleitet von Photophobie, Hyperakusis, Polyurie und/oder Diarrhoe. Eine Migräneattacke dauert normalerweise Stunden bis Tage an und wird von schmerzfreien Intervallen gefolgt.

Die Kopfschmerzintervalle sind extrem variabel. Sie können zwischen ein- bis zweimal pro Jahr und ein- bis viermal pro Monat auftreten. Einer Migräne kann ein fokales neurologisches Phänomen, welches als „Aura" bezeichnet wird, vorangehen. Die Aura wird am häufigsten in Form visueller Alterationen erlebt, es können aber auch sensorische und motorische Veränderungen auftreten. Es gibt auch Auren ohne Kopfschmerzen. Die International Headache Society (IHS) hat spezifische Kriterien für die Migränediagnostik entwickelt (Headache Classification Committee of the International Headache Society, 1988). Eine Zusammenfassung der wichtigen Migränetypen, wie sie durch die IHS definiert werden, findet sich in Tabelle 21.1.

THEORIEN DER MIGRÄNEPATHOGENESE

Die pathophysiologische Basis der Migräne bleibt unbekannt. Es wurden jedoch mehrere Theorien vorgeschlagen, die dieses häufige medizinische Problem erklären sollen. Es folgen einige der wichtigen Hypothesen über die Pathogenese der Migräne.

Gefäßtheorie Veränderungen des zerebralen Blutflusses scheinen eine Rolle als Dreh- und Angelpunkt in der Pathogenese der Migräne zu spielen. Basierend auf der Theorie von Wolff, die in den 40er und 50er Jahren entwickelt wurde, wurde die Migräne als eine vasospastische Erkrankung angesehen. Es wurde eine zerebrale Vasokonstriktion postuliert, die während der Migräneprodromi bestehen sollte. Während der Kopfschmerzphase sollte es zur Vasodilatation kommen (siehe Wolff, 1987). Offensichtlich diese Theorie unterstützend, zeigten eine Reihe von Untersuchungen, daß es zu einer Verringerung des zerebralen Blutflusses während der Aura und zu einer Erhöhung während der Kopfschmerzphase der Migräne kommt (Lance, 1981).

Tabelle 21.1 Klinische Migräne-Untergruppen, wie sie durch die International Headache Society definiert werden

---

Migräne ohne Aura (normale Migräne)
Migräne mit Aura (klassische Migräne)
    Migräne mit typischer Aura
    Migräne mit verlängerter Aura
    Familiäre hemiplegische Migräne
    Basiläre Migräne
    Migräne-Aura ohne Kopfschmerzen
    Migräne mit akut auftretender Aura
Ophthalmoplegische Migräne
Retina-Migräne

Die Fähigkeit dieser Veränderungen des zerebralen Blutflusses, die Migränesymptome zu induzieren, wurde in Frage gestellt. Die dabei beobachteten Abnahmen des Blutflusses scheinen nicht signifikant zu sein, um fokal neurologische Symptome zu verursachen. Zweitens ist eine Erhöhung des Blutflusses per se nicht schmerzhaft, und die Vasodilatation kann nicht alleine das lokale Ödem und die fokale Druckschmerzhaftigkeit erklären, die beim Migränepatienten beobachtet wird. Es ist daher unwahrscheinlich, daß eine einfache Vasokonstriktion und Vasodilatation die grundlegenden pathophysiologischen Veränderungen bei der Migräne sind. Es ist jedoch eindeutig, daß der zerebrale Blutfluß bei bestimmten Migräneattacken verändert ist.

Spreading depression Die Arbeit von Olesen (1985) und Mitarbeitern führte zu der Vermutung, daß die Migräne auf dem Boden einer *spreading depression* kortikaler elektrischer Aktivität entsteht („*spreading depression of Leao*"). *Spreading depression* ist ein elektrisches Phänomen, welches bei Tieren beobachtet wurde und im zerebralen Cortex auf schmerzhafte Stimuli auftritt. Eine fokale Verringerung der elektrischen Aktivität und eine Zunahme des Blutflusses treten auf und breiten sich über die Hemisphäre mit einer Rate von 2 - 3 Millimetern pro Minute aus (Leao, 1944). Das EEG des Tieres normalisiert sich innerhalb von ca. zehn Minuten; evozierte kortikale Reizantworten können noch bis zu einer Stunde nach dem schmerzhaften Stimulus unterdrückt sein. Der zerebrale Blutfluß während und nach einer *spreading depression* bei Ratten wurde durch autoradiographische Methoden untersucht (Lauritzen et al., 1982). Diese Studien konnten zeigen, daß der kortikale Blutfluß um ca. 20 - 25% nach einer induzierten *spreading depression* reduziert ist.

Olesen et al. (1981a, 1982) untersuchten Veränderungen des regionalen Blutflusses bei Patienten während einer klassischen Migräne (Migräne mit Aura). Es wurde eine stetige Ausbreitung reduzierten Blutflusses beobachtet, die in der occipitalen Region begann und sich nach vorne ausbreitete. Wichtig dabei war die Beobachtung, daß sich diese Blutflußveränderungen nicht an das Verteilungsmuster der großen intrakraniellen Arterien hielten. Die dabei beobachteten Flußveränderungen ähnelten jedoch dem elektrischen Phänomen der *spreading depression of Leao*. Olesen et al., (1982) spekulierten, daß die Aura einer klassischen Migräne sekundär infolge der sich ausbreitenden Oligämie, die bei Patienten mit klassischer Migräne beobachtet wurde, entsteht. Diese Theorie besagt, daß die Migräne aus einem Prozeß entsteht, der im zerebralen Cortex stattfindet und der sekundär nach verringerter kortikaler Funktion, Vermindertem kortikalen Metabolismus und/oder Vasokonstriktion kortikaler Arteriolen auftritt (Olesen, 1985).

Eine regionale Oligämie wurde bei Patienten, die unter gewöhnlichen Migräneattacken (Migräne ohne Aura) leiden, nicht beobachtet. Lauritzen und Olesen (1984) untersuchten zwölf Patienten innerhalb von 20 Stunden nach dem Beginn einer gewöhnlichen Migräne. Bei keinem Patienten bestanden Veränderungen des fokalen oder globalen zerebralen Blutflusses. Zusätzlich untersuchten Olesen et al., 1981b) zwölf Patienten, bei denen Migräneattacken durch Rotwein ausgelöst werden konnten. Bei Untersuchungen von Patienten, bei denen eine Migräne ausgelöst werden konnte, blieben die zerebralen Blutflußmessungen innerhalb normaler Grenzen. Somit scheint der regionale zerebrale Blutfluß, im Gegensatz zu klassischen Migräneattacken, während eines gewöhnlichen Migräneanfalls normal zu sein. Wenn auch die Theorie der *spreading depression* interessant ist, so wurde dieses elektrische Phänomen noch nie beim Menschen während einer Migräneattacke aufgezeichnet.

Serotoninerge Veränderungen Serotonin (5-Hydroxytryptamin; 5-HT) ist ein biogener Aminneurotransmitter, der mit der Pathogenese der Migräne in Verbindung gebracht wurde. Biochemische Untersuchungen konnten Veränderungen serotoninerger Systeme bei der Migräne nachweisen (Dalessio, 1962; Raskin, 1981; Fozard, 1985; Lance et al., 1989). Es wurde z. B. berichtet, daß sich die Plasma- und Thrombozytenspiegel von 5-HT während verschiedener Phasen einer Migräneattacke verändern. Gleichzeitig werden während der meisten Kopfschmerzattacken vermehrte Mengen 5-HT und seiner Metaboliten über den Urin ausgeschieden. Die Beobachtung, daß Migräne durch Substanzen, die eine Freisetzung dieses biogenen Amins aus den Gewebsspeichern, wie z. B. Reserpin und Fenfluramin, verursachen können, ausgelöst wird, unterstützt die Bedeutung von 5-HT bei dieser Erkrankung (Raskin, 1981; Fozard, 1985).

Andere Hypothesen Es wurden viele Theorien vorgeschlagen, die vorgaben, die Migränepathogenese erklären zu können. Veränderungen von Neurotransmittersystemen (z. B. Glutamat, NO, Opioide), anatomische Strukturen (z. B. das Raphe-System, Gefäße), und das vegetative Nervensystem können entweder primäre oder sekundäre Faktoren bei der Entstehung einer Migräneattacke sein.

DIE MIGRÄNEBEHANDLUNG

Die Migräne kann pharmakologisch entweder mit einem akuten, prophylaktischen oder kombinierten Medikationsschema behandelt werden (Peatfield et al., 1986; Welch, 1993; Olesen et al., 1993). Die Therapiewahl sollte eine Reihe von Faktoren wie die Frequenz und den Schweregrad des Kopfschmerzes, das Alter des Patienten, vorangegangenes Ansprechen auf Medikation, Kontraindikationen und mögliche Nebenwirkungen berücksichtigen. Zusätzlich sollte überprüft werden, ob andere Kopfschmerzformen (z. B. Spannungskopfschmerz, Cluster-Kopfschmerz etc.) vorliegen, um die beste therapeutische Vorgehensweise zu ermitteln.

Die Auswahl der richtigen Therapie sollte auf dem Boden einer detaillierten Bestimmung der Migränefrequenz und ihres Schweregrades erfolgen. Die wichtigsten

Entscheidungen, die der Arzt dabei treffen muß, sind: (1) Kann die Migräne allein mit nicht-verschreibungspflichtigen Substanzen wie Aspirin und nicht-steroidalen Antiinflammatorika (NSAIDs) behandelt werden? (2) Wenn Bedarf für eine akute Medikation besteht, welche Substanz hat die beste Wirkung mit den geringsten Nebenwirkungen? (3) Sollte zusätzlich eine prophylaktisch wirkende Substanz verschrieben werden?

Obwohl die pathophysiologische Grundlage der Migräne weiterhin unbekannt bleibt, ist es eindeutig, daß bestimmte Auslösefaktoren eine Migräne induzieren oder verschlimmern können. Bei verschiedenen Patienten sind diese Faktoren sehr variabel; es ist jedoch ratsam, jeden Patienten darüber aufzuklären. Die Modulation von Auslösefaktoren wie z. B. Alkohol oder bestimmte Speisen kann eine erhebliche, günstige Wirkung auf das Migränemuster haben. Eine Zusammenfassung der bekannten Auslösefaktoren findet sich in Tabelle 21.2.

Es wird eine schrittweise Pharmakotherapie bei der Migräne empfohlen. Eine Zusammenfassung der allgemeinen Richtlinien bietet Tabelle 21.3. Eine leichte Migräne ist durch gelegentlich auftretende, pulsierende Kopfschmerzen ohne Funktionseinschränkung gekennzeichnet und kann mit leichten Analgetika oder einer Analgetikakombination behandelt werden. Eine mittelschwere Migräne, die durch moderate bis schwere Kopfschmerzen mit Übelkeit und einigen Funktionseinschränkungen definiert wird, sollte mit migräneselektiven Medikamenten wie Mutterkornalkaloiden oder Sumatriptan behandelt werden. Die schwerste Form der Migräne verlangt den Einsatz prophylaktischer Substanzen zusätzlich zu akuten therapeutischen Substanzen und Antiemetika.

Leichte Migräne

Viele Menschen geben bei direkter Befragung an, daß sie gelegentlich pulsierende, normalerweise einseitige Kopfschmerzen haben, die unregelmäßig auftreten (d. h. weniger als einmal monatlich). Der Kopfschmerz ist dabei leicht oder mittelschwer und dauert normalerweise vier bis acht Stunden. Übelkeit tritt häufig dabei auf. Der nor-

Tabelle 21.2 Allgemeine Ratschläge für Patienten beim Migräne-Management

Identifizierung und Vermeiden von auslösenden Faktoren wie
 Alkohol (z. B. Rotwein)
 Nahrungsmittel (z. B. Schokolade, bestimmte Käsesorten)
 unregelmäßige, irreguläre Schlafmuster
 akute Veränderungen der Stressbelastung
Versuche, Umgebungsveränderungen zu kontrollieren:
 Zeit-Zonen-Wechsel
 Aufenthalt in großen Höhen
 Luftdruck-Veränderungen
Dokumentation des Zusammenhangs mit dem Menstruationszyklus

Tabelle 21.3 Eine schrittweise Annäherung an die Pharmakotherapie der Migräne

MIGRÄNE-STADIEN	MERKMALE	THERAPIEN
mild	gelegentliche pulsierende Kopfschmerzen keine wichtigen Funktionseinschränkungen	milde Analgetika, Kombinationsanalgetika Antiemetika in Abhängigkeit des Schweregrads
moderat	moderate oder schwere Kopfschmerzen bestimmte Funktionseinschränkungen häufig Übelkeit	Kombinationsanalgetika Mutterkornalkaloid oder Sumatriptan Antiemetika
schwer	mehr als 3 schwere Kopfschmerzepisoden pro Monat erhebliche funktionelle Einschränkungen deutliche Übelkeit und/oder Erbrechen	Mutterkornalkaloide oder Sumatriptan prophylaktische Medikamente Antiemetika

male tägliche Handlungsablauf geht voran, aber es kommt zu einer gewissen Einschränkung. Dieses Kopfschmerzmuster weist auf eine leichte Form der Migräne hin. Ärztliche Hilfe wird selten aufgesucht, stattdessen wird eine Selbstmedikation mit nicht-verschreibungspflichtigen Substanzen betrieben. Ärztliche Hilfe wird nur dann aufgesucht, wenn sich die nicht-verschreibungspflichtigen Analgetika als unwirksam herausstellen.

Milde Analgetika Die große Mehrheit der Migräneattacken kann allein mit milden Analgetika wie Acetylsalicylsäure oder Paracetamol behandelt werden (Tabelle 21.4). Acetylsalicylsäure wird bei der Migräne seit über 50 Jahren eingesetzt und bleibt die am häufigsten eingesetzte Substanz bei der Akuttherapie. Andere nicht-steroidale Antiinflammatorika (z. B. Ibuprofen, Indometacin, Naproxen) sind auch wirksam und unterscheiden sich vom Acetylsalicylsäure hauptsächlich durch ihren Preis. Leichte Analgetika sollten bei den ersten Anzeichen einer akuten Attacke und daraufhin alle vier Stunden genommen werden, bis der Kopfschmerz komplett vorüber ist. Leichte Analgetika sind dann am wirksamsten, wenn sie sehr frühzeitig während der Kopfschmerzen genommen werden.

Kombinationsanalgetika Leichte Analgetika sind nur selten in der Lage, die Kopfschmerzen, die bei schlimmeren Migräneattacken vorkommen, komplett zu beheben. Eine Reihe stärkerer, aber nicht narkotisierender Analgetikazubereitungen wurde für den Einsatz bei diesen Arten der Migräne entwickelt (siehe Tabelle 21.4). Im allgemeinen beinhalten solche Zubereitungen eine Kombination von Acetylsalicylsäure oder Paracetamol mit einem leichten Vasokonstriktor (z. B. Isomethepten) oder einem Sedativum (z. B. Butalbital). Isomethepten ist ein synthetisches sympathomimetisches Amin, welches α- und β-adrenerge Eigenschaften besitzt und derzeit in den Vereinigten Staaten nur in Kombinationsprodukten erhältlich ist. Isometheptenhaltige Zubereitungen wurden zum Einsatz bei „Gefäß"-Kopfschmerzen wie der Migräne zugelassen. Diese Zubereitungen sind bei Patienten mit Glaukom und/oder schweren

Tabelle 21.4 Substanzen für die akute Behandlung leichter oder mittelschwerer Migräne

SUBSTANZ	DOSIERUNG
Acetylsalicylsäure	650 mg alle 4 Stunden
Paracetamol	650 mg alle 4 Stunden
Ibuprofen	400-800 mg dreimal täglich
Indometacin	50 mg dreimal täglich
Naproxen-Natrium	550 mg, dann 275 mg alle 6-8 Stunden (1,375 g Maximum pro Tag)
Isomethepten, 65 mg, mit Paracetamol, 325 mg, und Dichloralphenazon, 100 mg	2 Kapseln beim Beginn der Symptomatik, danach 1 Kapsel pro Stunde (maximal 5 Kapseln)
Acetylsalicylsäure, 650 mg, mit Butalbital, 50 mg	1 Tablette alle 4 Stunden (maximal 6 Tabletten)
Acetylsalicylsäure, 300 mg, mit Koffein, 50 mg und Butalbital 50 mg	1 oder 2 Tabletten alle 4 Stunden (maximal 6 Tabletten)
Paracetamol, 325 mg, mit Butalbital, 50 mg	1 oder 2 Tabletten alle 4 Stunden (maximal 6 Tabletten)

Formen einer Nierenerkrankung, Hypertonus, organischer Herzerkrankung, Lebererkrankung und beim gleichzeitigen Einsatz von Monoaminooxidase- (MAO-) Hemmern kontraindiziert.

Bultalbital ist ein kurz- bis mittelwirkendes Barbiturat (siehe Kapitel 17), welches in den Vereinigten Staaten in Kombination mit Acetylsalicylsäure oder Paracetamol und anderen Substanzen vermarktet wird. Butalbitalhaltige Zubereitungen können sehr wirksam sein, wenn sie intermittierend eingenommen werden. Das Hauptbedenken bei diesen Verbindungen besteht in der Suchtgefahr von Butalbital. Die Patienten sollten angehalten werden, den Einsatz dieser Substanz zu begrenzen. Die durch die US-amerikanische Gesundheitsbehörde FDA (Food and Drug Administration) zugelassene Dosis beträgt sechs Tabletten pro Tag, einige Ärzte empfehlen aber, daß es auf eine Tablette pro Tag beschränkt sein sollte. Diese Zubereitungen sind von der FDA bei Spannungskopfschmerzen zugelassen. Sie können aber bei der Behandlung der leichten Migräne eingesetzt werden.

> Butalbital ist in Deutschland hicht gebräuchlich (Anm. d. Hrsg.).

Antiemetika Antiemetika stellen eine andere wichtige, jedoch unregelmässig eingesetzte symptomatische Behandlung bei der Migräne dar. Da Übelkeit ein wesentlicher Bestandteil des Erscheinungsbildes der Migräne ist, kann eine zusätzliche Medikation mit (in den USA, Anm. des Hrsg.) nicht verschreibungspflichtigen Substanzen wie *Diphenhydramin* indiziert sein. Für mittelschwere oder schwere Übelkeit sind (in den USA, Anm. des Hrsg.) verschreibungspflichtige Antiemetika wie *Prochlorperazin*, *Promethazin* oder *Metoclopramid* indiziert. In Europa wird *Metoclopramid* als Antiemetikum der ersten Wahl angesehen, da es magenmotilitätsstimulierende Wirkung besitzt.

Mittelschwere Migräne

Patienten mit einer mittelschweren Migräne berichten über pulsierende, normalerweise einseitige Kopfschmerzen, die in regelmäßigen Intervallen auftreten (d. h. mehr als einmal pro Monat). Die Schmerzen sind dabei mittelschwer oder schwer, sie bestehen häufig länger als vier Stunden und können bis zu 24 Stunden andauern. Übelkeit besteht häufig, und gelegentlich kommt es zu Erbrechen. Die Patienten fühlen sich dabei mittelgradig eingeschränkt, so daß die normalen täglichen Aktivitäten manchmal nicht fortgesetzt werden können; oft wird ärztlicher Rat wegen der Kopfschmerzen eingeholt. Leichte- und Kombinationsanalgetika können bei einigen Fällen wirksam sein, aber verschreibungspflichtige Analgetika sollten bei schwereren Kopfschmerzen gegeben werden (Tabelle 21.5). Antiemetika sollten je nach Bedarf verwendet werden.

Schwere Migräne

Patienten mit einer schweren Migräne beklagen pulsierende, normalerweise einseitige Kopfschmerzen, die häu-

Tabelle 21.5 Substanzen für die akute Behandlung mittelschwerer oder schwerer Migräne

SUBSTANZ	DOSIERUNG
Ergotamin, 1 mg, plus Koffein, 100 mg (Tablette) Ergotamin, 2 mg, plus Koffein, 100 mg (Zäpfen)	1 oder 2 Tabletten beim Beginn der Symptomatik, danach 1 Tablette alle halbe Stunde (Maximum 6 Tabletten pro Tag, 10 pro Woche); oder 1 Zäpfchen beim Beginn der Symptomatik, danach ein weiteres nach 1 Stunde (Maximum 2 pro Anfall, 5 pro Woche)
Ergotamin	Eine 2-mg-Tablette sublingual beim Beginn der Symtomatik und jede halbe Stunde (Maximum 3 pro Tag, 5 pro Woche)
Dihydroergotamin	1 mg i.m. oder i.v. beim Beginn der Symptomatik und jede Stunde (Maximum 2 mg i.v. oder 3 mg i.m. pro Tag, 6 mg pro Woche)
Sumatriptan	6 mg subkutan beim Beginn der Symptomatik (kann einmal wiederholt werden) oder 25 - 100 mg oral beim Beginn der Symptomatik

i.m.: intramuskulär, i.v.: intravenös

fig (d. h. mehr als dreimal pro Monat) auftreten. Die Schmerzen sind mittelschwer bis schwer und dauern länger als zwölf Stunden an. Übelkeit ist sehr häufig und gelegentlich kommt es zu Erbrechen. Die normalen täglichen Aktivitäten können während der Kopfschmerzen nicht weiter ausgeführt werden. Solche Patienten müssen sowohl mit einer akuten als auch einer prophylaktischen Medikation behandelt werden. Zusätzlich profitieren auch Patienten mit einer häufigen, leichten oder mittelschweren Migräne, die zusätzlich auch unter einem nahezu konstanten Spannungskopfschmerz leiden, manchmal von prophylaktischen Therapien.

Es besteht ein allgemeiner Konsens unter Neurologen, daß Patienten, die drei oder mehr Migräneanfälle pro Monat haben, prophylaktisch behandelt werden, wenn der Schmerz mittelschwer bis schwer ist. Eine Reihe von Substanzen (siehe unten) ist bei der prophylaktischen Migränebehandlung wirksam, obwohl keine von ihnen bei über 60 - 70% der Patienten anspricht. Eine prophylaktische Medikation sollte wenigstens sechs bis zwölf Wochen lang gegeben werden, bevor sie als unwirksam beendet wird. Wenn sie wirksam ist, sollte sie aufgrund der hohen Inzidenz einer kompletten Remission von einer Migräne für sechs Monate beibehalten und danach abgesetzt werden. Wenn die Kopfschmerzen nach dem Absetzen einer prophylaktischen Therapie wieder auftreten, sollte sie für einen abermaligen sechsmonatigen Behandlungsversuch wieder eingesetzt werden.

SUBSTANZEN FÜR DIE AKUTE BEHANDLUNG DER MITTELSCHWEREN UND SCHWEREN MIGRÄNE

Mutterkorn und Mutterkornalkaloide

Die dramatische Wirkung von Mutterkorn, welches während der Schwangerschaft eingenommen wurde, ist seit über 2000 Jahren bekannt, und vor ungefähr 400 Jahren wurde es zuerst von Ärzten als eine uterusstimulierende Substanz eingesetzt. In den frühen Jahren dieses Jahrhunderts gelang die Isolierung und chemische Identifizierung der Wirksubstanzen von Mutterkorn. Es folgte eine detaillierte Untersuchung der biologischen Aktivität. Die Kenntnis der Mutterkornbestandteile und ihrer komplexen Wirkungen führte zu einem wichtigen Kapitel in der Entwicklung der modenen Pharmakologie. Die Mutterkornalkaloide werden hier in einigen Details diskutiert, auch wenn die erhebliche Komplexität ihrer Wirkungen den therapeutischen Einsatz begrenzt. Klinische Anwendungen der Mutterkornalkaloide und der damit verbundenen Substanzen besteht bei der Behandlung der Migräne, der Parkinsonschen Erkrankung (siehe Kapitel 22) und bei postpartalen Blutungen (siehe Kapitel 39).

Ursprung *Mutterkorn* ist das Produkt eines Pilzes (*Claviceps purpurea*), der auf Roggen und anderen Getreidearten wächst, wobei Roggen am anfälligsten ist. Der Parasit kann auf den Kornfeldern von Nordamerika und Europa gefunden werden. Roggen, der in den kommerziellen Verkauf gelangen soll, wird behördlich inspiziert und abgelehnt, wenn er mehr als 0,3 % infiziertes Getreide enthält. In trockenen Erntejahren beträgt die Ablehnungsrate normalerweise unter 1%, aber in anderen Jahren wurden bis zu 36% erreicht.

Die Sporen werden durch Insekten oder den Wind in die Fruchtknoten junger Roggenpflanzen eingetragen und keimen dort zu Pilzfäden aus. Wenn die Hyphen tief in den Roggenfruchtknoten eindringen, bildet sich ein dichtes Gewebe. Dieses Gewebe verkonsumiert stetig die gesamte Getreidesubstanz, verhärtet sich und bildet ein lilafarbenes, gebogene Korn, das als *Sclerotium* bezeichnet wird. Dieses Sclerotium ist nach wie vor die kommerzielle Hauptquelle von Mutterkornalkaloiden.

Geschichte Die Kontamination eines eßbaren Getreides durch einen giftigen, parasitären Pilz hat jahrhundertelang Tod verbreitet. Bereits im Jahre 600 v. Chr. machte eine assyrische Tafel eine Anspielung auf einen „giftigen Pustulus im Ohr eines Getreides". In einem der heiligen Bücher der Parsen (400 - 300 v. Chr.) steht die folgende bezeichnende Passage: „Unter den teuflischen Dingen, die von Angro Maynes erschaffen wurden, befinden sich giftige Gräser, die dazu führen, daß schwangere Frauen ihre Leibesfrucht verlieren und im Kindsbett sterben". Es war ein Glück für die alten Griechen, daß sie das schwarze, stinkende Produkt aus Thrakien und Mazedonien verweigerten und somit keinen Roggen aßen. Roggen war den frühen Römern vergleichsweise unbekannt, da er in Südeuropa nicht vor dem Beginn des Christentums eingeführt worden war. Aus diesem Grund gibt es keine eindeutigen Hinweise auf Mutterkornvergiftungen in der frühen griechischen und römischen Literatur. Erst im Mittelalter tauchten Beschreibungen einer Mutterkornvergiftung auf, obwohl es wahrscheinlich ist, daß die Krankheit schon lange vorher bekannt war. Es wurden unheimliche Epidemien beschrieben, bei denen die charakteristischen Symptome Gangräne der Füße, Beine, Hände und Arme waren. In schweren Fällen wurde das Gewebe trocken und schwarz, die mumifizierten Glieder trennten sich ohne Blutverlust ab. Man sagte, daß die Glieder durch das heilige Feuer vereinnahmt wurden und sich wie Holzkohle schwärzten. Es gibt Berichte über schmerzhafte, brennende Empfindungen an den Extremitäten. Man nannte diese Erkrankung das Heilige Feuer oder St.-Antonius-Feuer. Dieser Name gilt als Ehrerbietung an den Heiligen, an dessen Schrein man angeblich Linderung erfahren konnte. Die Erleichterung, die nach der Wanderung zum Schrein des heiligen Antonius auftrat, war wahrscheinlich real, da die Leidenden während ihrer Zusammenkunft am Schrein umsonst Nahrung erhielten, die frei von vergifteten Getreiden war. Die Symptome einer Mutterkornvergiftung waren nicht auf die Glieder beschränkt. In der Tat war ein Abort eine häufige Komplikation einer Mutterkornvergiftung. Eine Form des Ergotismus mit zerebralen Krampfanfällen war auch bekannt.

Mutterkorn war als Kraut bei der Geburtshilfe bekannt, bevor es als Ursache des St.-Antonius-Feuer identifiziert wurde. Es wurde bereits im Jahre 1582 von Lonicer als ein sicheres Mittel erwähnt, um Wehen im Mutterleib auszulösen. Es wurde von Hebammen schon lange eingesetzt, bevor es von Ärzten erkannt wurde. Der erste Arzt, der Mutterkorn einsetzte, war Desgranges. Er publizierte jedoch seine Beobachtungen nicht vor dem Jahre 1818. Zehn Jahre zuvor markierte ein Brief, der von John Stearns in der Zeitschrift *Medical Repository* in New York mit dem Titel „Account of the Pulvis Parturies, a Remedy for Quickening Childbirth" erschien, die offizielle Einführung von Mutterkorn in die Medizin (Thoms, 1931). Diese Mitteilung ist von historischem Interesse, so daß hier einige bezeichnende Auszüge zitiert werden sollen:

„Es [pulvis parturies] beschleunigt eine sich verzögernde Niederkunft und spart dem Accoucheur bemerkenswert Zeit, ohne daß negative Auswirkungen auf die Patientin bestehen... Vor seiner Gabe ist es von äußerster Wichtigkeit, die Kindslage zu vergewissern... weil die heftige und fast dauerhafte Wirkung, die es auf den Uterus besitzt, ein Wendemanöver unmöglich macht... Wenn die Dosis groß genug ist, kommt es zu Übelkeit und Erbrechen. In den meisten Fällen wird Sie die Geschwindigkeit seiner Wirkung überraschen; es ist daher unumgänglich, komplett bereit zu sein, bevor man diese Medizin gibt... Seitdem ich mich dieses Pulvers bediene, habe ich selten einen Fall gefunden, der mich länger als drei Stunden befasste..."

Der Einsatz von Mutterkorn verbreitete sich schnell in den Vereinigten Staaten, aber die Akzeptanz in Europa war verzögert; wahrscheinlich weil die alte Welt zuviel unter den giftigen Wirkungen von Mutterkorn gelitten hatte. Die Gefahren, die bei der Verwendung dieser Substanz auftraten, wurden jedoch schnell erkannt. Im Jahre 1824 schrieb Hosack, daß die Zahl der totgeborenen Kinder so sehr seit der Einführung von Mutterkorn zugenommen hatte, daß die Medical Society of New York eine Anfrage eingeleitet hatte. Hosack sagte folgendes: „Das Mutterkorn wurde als... *pulvis ad partum* bezeichnet; wie es sich doch dem Kind gegenüber verhält, kann es, mit nahezu gleicher Wahrheit, auch das *pulvis ad mortem* sein". Dieser aufmerksame Beobachter empfahl, daß diese Substanz nur zur Kontrolle der postpartalen Blutung eingesetzt werden sollte. Auf diese Weise wurden vor über 150 Jahren die Indikationen und Kontraindikationen von Mutterkorn genau definiert.

Chemie Die Mutterkornalkaloide können allesamt als Derivate der tetrazyklischen Verbindung 6-Methylergolin betrachtet werden. Die natürlich vorkommenden Alkaloide beinhalten einen Substituenten in der β-Konfiguration in der Position 8 und eine Doppelbindung im Ring D (Tabelle 21.6). Die natürlichen Alkaloide von therapeutischem Interesse sind Amidderivate der *d-Lysergsäure*. Diese Verbindungen haben eine Doppelbindung zwischen C9 und C10 und gehören somit zur Familie der 9-Ergolenverbindungen. Viele Alkaloide, die entweder eine Methyl- oder eine Hydroxymethylgruppe in der Position 8 enthalten, kommen in geringer Menge in Mutterkorn vor. Sie wurden als *Clavinalkaloide* bezeichnet und bestehen hauptsächlich sowohl aus 9-Ergolenen (z. B. *Lysergol*) und 8-Ergolenen (z. B. *Elymoclavin*, dem 8-Ergolenisomer des Lysergol). Eine kristalline, pharmakologisch aktive Zubereitung wurde 1906 erstmalig sowohl von Barger, Carr und Dale als auch von Kraft aus Mutterkorn isoliert. Dieses Produkt wurde *Ergotoxin* genannt. Man weiß heutzutage, daß es eine Mischung von vier Alkaloiden ist: *Ergocornin*, *Ergocristin*, *α-Ergocryptin* und *β-Ergocryptin*. Das erste reine Mutterkornalkaloid, *Ergotamin*, wurde 1920 durch Stoll gewonnen. Moir berichtete die Entdeckung einer „wasserlöslichen uterotonen Substanz aus Mutterkorn" im Jahre 1932. Später stellte sich diese Substanz als das *Ergonovin* heraus (wird auch als *Ergometrin* bezeichnet).

Die chemischen Strukturen der Mutterkornalkaloide wurden überwiegend durch Stoll und Mitarbeiter sowie von Jacobs und Craig und ihren Mitarbeiten aufgeklärt (siehe Rutschmann und Stadler, 1978). Optische Isomere ergeben sich aus zwei asymmetrischen Kohlenstoffatomen (Position 5 und 8) im Ly-

Tabelle 21.6 Natürliche und semisynthetische Mutterkornalkaloide

A. AMINALKALOIDE UND DERIVATE			B. AMINOSÄUREALKALOIDE		
ALKALOID	X	Y	ALKALOID§	R(2')	R'(5')
d-Lysergsäure	—COOH	—H	Ergotamin	—CH$_3$	—CH$_2$—phenyl
d-Isolysergsäure	—H	—COOH	Ergosin	—CH$_3$	—CH$_2$CH(CH$_3$)$_2$
d-Lysergsäure-diethylamid (LSD)	—C(=O)—N(CH$_2$CH$_3$)$_2$	—H	Ergostin	—CH$_2$CH$_3$	—CH$_2$—phenyl
Ergonovin (Ergometin)	—C(=O)—NH—CH(CH$_3$)CH$_2$OH	—H	Ergotoxingruppe: Ergocornin	—CH(CH$_3$)$_2$	—CH(CH$_3$)$_2$
			Ergocristin	—CH(CH$_3$)$_2$	—CH$_2$—phenyl
			α-Ergocriptin	—CH(CH$_3$)$_2$	—CH$_2$CH(CH$_3$)$_2$
			β-Ergocriptin	—CH(CH$_3$)$_2$	—CHCH$_2$CH$_3$ | CH$_3$
Methylergonovin	—C(=O)—NH—CH(CH$_2$CH$_3$)CH$_2$OH	—H			
Methysergid*	—C(=O)—NH—CH(CH$_2$CH$_3$)CH$_2$OH	—H	Bromocriptin¶	—CH(CH$_3$)$_2$	—CH$_2$CH(CH$_3$)$_2$
Lisurid	—H	—NH—C(=O)—N(CH$_2$CH$_3$)$_2$			
Lysergol	—CH$_2$OH	—H			
Lergotril°,•	—CH$_2$CN	—H			
Metergolin*,°	—CH$_2$—NH—C(=O)—O—CH$_2$—phenyl	—H			

* Enthält eine Methylsubstitution an N1.
° Enthält Wasserstoffatome an C9 und C10.
• Enthält ein Chloratom an C2.

§ Dihydroderivate enthalten Wasserstoffatome an C9 und C10.
¶ Enthält ein Bromatom an C2.

sergsäureteil des Moleküls. Die Derivate der *l*-Lysergsäure (Epimer in Position 5) und der *d*-Isolysergsäure (Epimer in Position 8) besitzen nur relativ geringe biologische Aktivität. Das letztgenannte Derivat beinhaltet *Ergotaminin*, welches zu 40% bei einer klinischen Zubereitung aus Ergotamintartrat infolge einer spontanen Epimerisierung entsteht (siehe Tfelt-Hansen, 1986). Bei einer Hydrolyse liefern Ergonovin und seine Derivate Lysergsäure und ein Amin. Daher werden sie als *Aminalkaloide* bezeichnet. Die Alkaloide mit höherem molekularen Gewicht liefern Lysergsäure, Ammoniak, Brenztraubensäure (oder ein Derivat), Prolin und eine andere Aminosäure (entweder Phenylalanin, Leucin, Isoleucin oder Valin). Somit sind sie als *Aminosäurealkaloide* oder *Ergopeptine* bekannt geworden.

Zahlreiche semisynthetische Derivate der Mutterkornalkaloide wurden entwickelt, mehrere davon sind von therapeutischem Interesse (siehe Rutschmann und Stadler, 1978). Die ersten Derivate wurden durch die katalytische Hydrogenierung des natürlichen Alkaloids gewonnen. Daraus entstanden eine Reihe von Verbindungen, die am D-Ring der Lysergsäure gesättigt sind. Sie wurden als *Dihydroergotamin, Dihydroergocristin,* usw. bezeichnet, und sie haben etwas unterschiedliche pharmakologische Eigenschaften im Vergleich mit dem Ausgangsalkaloid. Ein anderes Ergopeptinderivat ist *Bromocriptin* (2-Bromo-α-ergocriptin). Darüber hinaus ist es möglich, zwei verschiedene Amide aus Lysergsäure herzustellen. Zwei Produkte dieser Reihe, Lysergsäurediethylamid (LSD; Kapitel 24) und Lysergsäurehydroxybutylamid (*Methylergonovin*), sind pharmakologisch interessant. Die Methylierung des Indolstickstoffs der zuletztgenannten Verbindung ergibt 1-Methylergonovin (*Methysergid*). Darüber hinaus wurden viele weitere Verbindungen, die keine Derivate von Lysergsäure sind, hergestellt. Darunter fallen solche Verbindungen wie *Lisurid* (Kapitel 11 und 22), *Lergotril* (2-Chloro-6-methyl-8β-cyanomethyl-ergolin) und *Metergolin* (1,6-dimethyl-8β-carbobenzoxyaminomethyl-ergolin).

Allgemeine pharmakologische Eigenschaften Die pharmakologischen Wirkungen der Mutterkornalkaloide sind unterschiedlich und komplex; einige Wirkungen stehen in keiner Beziehung zueinander, und einige sind sogar antagonistisch. Die ausgeprägten Wirkungen von Ergotamin auf das Herz-Kreislauf-System beruhen auf gleichzeitiger peripherer Vasokonstriktion, Hemmung von vasomotorischen Zentren und peripherer adrenerger Blockade. Die nachfolgende Darstellung betrifft hauptsächlich die Wirkungen auf die glatte Muskulatur der Blutgefässe. Die Wirkungen auf adrenerge Rezeptoren und vasomotorische Reflexe werden in Kapitel 10 behandelt; ZNS-Wirkungen werden in den Kapiteln 22 und 24 behandelt. Der Einsatz von Bromocriptin zur Kontrolle der Prolactinsekretion wird in Kapitel 55 beschrieben. Eine Zusammenfassung der Wirkungen repräsentativer Mutterkornalkaloide steht in Tabelle 21.7.

Tabelle 21.7 Pharmakologische Wirkungen ausgewählter Mutterkornalkaloide

	PHARMAKOLOGISCHE WIRKUNGEN		
Verbindung	WECHSELWIRKUNGEN MIT TRYPTAMINERGEN REZEPTOREN	WECHSELWIRKUNGEN MIT DOPAMINERGEN REZEPTOREN	WECHSELWIRKUNGEN MIT α-ADRENERGEN REZEPTOREN
Ergotamin	Partieller Agonist in bestimmten Blutgefäßen; nichtselektiver Antagonist in zahlreichen glatten Muskeln; schwacher Agonist/Antagonist im ZNS.	Keine nennenswerten Wirkungen auf zentrale oder periphere Strukturen, jedoch hohe emetische Potenz nach i.v.-Gabe.	Partieller Agonist und Antagonist in Blutgefäßen und zahlreichen glatten Muskeln; überwiegend antagonistisch in peripheren und zentralen Nevensystemen.
Dihydroergotaminin	Partieller Agonist und Antagonist in einigen wenigen glatten Muskeln; kann als Agonist im Nucleus geniculatum lateralis wirken.	Nicht-selektiver Antagonist in sympathischen Ganglien; geringe emetische Potenz.	Partieller Agonist in Venen; Antagonist in Blutgefäßen, zahlreichen glatten Muskeln und peripheren und zentralen Nervensystemen.
Bromocriptin	Nur wenige schwache antagonistische Wirkungen wurden berichtet.	Partieller Agonist und Antagonist in verschiedenen ZNS-Gebieten; vermutlich Agonist der Hemmung der Prolaktinsekretion; geringere emetische Potenz als Ergotamin.	Keine agonistischen Wirkungen; etwas geringer potenter Antagonist als Dihydroergotamin in zahlreichen Geweben.
Ergonovin und Methylergonovin	Partieller Antagonist beim menschlichen umbilicalen und plazentaren Blutgefäßen; selektiver und ziemlich potenter Antagonist in verschiedenen glatten Muskeln; partieller Agonist und Antagonist in bestimmten ZNS-Gebieten.	Schwacher Antagonist in bestimmten Blutgefäßen; partieller Agonist und Antagonist in verschiedenen ZNS-Gebieten; weniger potent als Bromocriptin hinsichtlich Emesis oder bei der Hemmung der Prolactinsekretion.	Partieller Antagonist in Blutgefäßen (weniger als Ergotamin); wenig antagonistische Wirkung.
Methysergid	Partieller Agonist in bestimmten Blutgefäßen und ZNS-Gebieten; selektiver und sehr potenter Antagonist in vielen Geweben und ZNS-Gebieten.	Wenig Hinweise für agonistische oder antagonistische Aktivität; keine emetische Aktivität.	Wenig oder gar keine agonistische oder antagonistische Wirkung.

Im allgemeinen scheinen die Wirkungen aller Mutterkornalkaloide infolge ihrer Wirkungen als partielle Agonisten oder Antagonisten an adrenergen, dopaminergen und tryptaminergen Rezeptoren zu entstehen (siehe Tabelle 21.7). Das Wirkungsspektrum hängt von der Substanz, Dosierung, Art, Gewebe und experimentellen oder physiologischen Rahmenbedingungen ab. Einige Aspekte der Mutterkornalkaloidwirkungen gehen jedoch nicht ganz mit dieser Betrachtungsweise konform: (1) Obgleich agonistische Wirkungen im allgemeinen bei einer niedrigeren Konzentration auftreten als antagonistische, trifft dies nicht immer zu (z. B. die Methysergidwirkung auf zerebrale Blutgefässe). (2) Die Wirkungen deutlicher Agonisten (z. B. Noradrenalin) werden normalerweise durch niedrige Mutterkornalkaloidkonzentrationen verstärkt, sogar durch diejenigen, die nur eine schwache Wirkung als partielle Agonisten besitzen (z. B. Wirkung von Ergonovin auf Arteriolen). (3) Die kontraktilen Wirkungen anderer Substanzen wie Acetylcholin oder Angiotensin werden manchmal auch durch geringe Mutterkornalkaloidkonzentrationen verstärkt. Solche synergistischen Wirkungen werden nicht immer durch Substanzen verhindert, die die adrenerge oder tryptaminerge Transmission blockieren. Diese und andere Beobachtungen betonen die Bedeutung der physiologischen oder pathophysiologischen Begleitumstände für die Bestimmung des Spektrums und des Wirkungsausmaßes im Tiermodell oder beim Patienten.

Außer den oben genannten stereochemischen Erwägungen ergaben sich nur wenige Gesetzmäßigkeiten hinsichtlich der Struktur-Aktivitätsbeziehungen. Im allgemeinen sind kleine Amidderivate der Lysergsäure potente und relativ selektive 5-HT-Antagonisten (siehe Kapitel 11), die Aminosäurealkaloide sind stattdessen normalerweise weniger selektiv und besitzen ähnliche Affinitäten als Hemmer an α-adrenergen und tryptaminergen Rezeptoren. Die dihydrogenierten Derivate haben gewöhnlich geringere und weniger ausgeprägte agonistische Wirkungen als ihre Mutteralkaloide. Schließlich führt die Einfügung einer Methylgruppe in der Position 1 zu Verbindungen, die weniger Affinität für Katecholaminrezeptoren besitzen und selektiver tryptaminerge Rezeptoren blockieren können.

Uterus Die pharmakologischen Wirkungen der Mutterkornalkaloide auf den Uterus werden in Kapitel 39 behandelt.

Kardiovaskuläres System Ergotamin, die anderen natürlichen Aminosäurealkaloide und die dihydrogenierten Derivate besitzen komplexe Wirkungen auf das kardiovaskuläre System. Sie werden in Kapitel 10 weiter behandelt.

Die natürlichen Aminosäurealkaloide, besonders Ergotamin, konstringieren sowohl Arterien als auch Venen. Obgleich Dihydroergotamin eine bemerkenswerte vasokonstriktorische Wirkung besitzt, wirkt es auf Kapazitätsgefäße wesentlich besser als auf Widerstandsgefäße. Diese Eigenschaft ist die Grundlage für Untersuchungen hinsichtlich seiner Wirksamkeit bei der Behandlung der posturalen Hypotension. Die dihydrogenierten Derivate der Ergotoxingruppe sind erheblich weniger aktiv und verursachen normalerweise eine Hypotension aufgrund ihrer ZNS-Wirkungen. In Dosierungen, die bei der Migränebehandlung eingesetzt werden, führt die rektale Gabe von Ergotamin nur zu einer geringen Blutdruckveränderung. Es kommt jedoch zu einer langsamen Zunahme des peripheren vaskulären Widerstandes, die 24 Stunden andauern kann (Bülow et al., 1986). Es wird vermutet, daß dies infolge einer Arterienkonstriktion durch Stimulation tryptaminerger Rezeptoren entsteht. Dihydroergotamin kann solche Wirkungen beim Menschen nur in geringem Maße verursachen (Andersen et al., 1987). Bei höheren Plasmakonzentrationen nach intravenöser Gabe verursachen Ergotamin und Dihydroergotamin einen schnellen Blutdruckanstieg, der aber innerhalb weniger Stunden komplett verschwindet (Andersen et al., 1987). Man interpretiert dies als eine Wirkung auf die Arteriolen, die im Rattenmodell infolge einer Stimulation α_2-adrenerger Rezeptoren entsteht (Roquebert und Grenié, 1986). Mit der bemerkenswerten Ausnahme des Gehirns geht der dauerhafte Anstieg des Gefäßwiderstandes mit einem erniedrigten Blutfluß in verschiedenen Organen einher. Dieses entsteht zum Teil durch einen verringerten Blutfluß durch nicht-nutritive arteriovenöse Anastomosen (siehe Saxena, 1978). Obwohl nur in geringerem Maße als Ergotamin, können auch die Aminalkaloide in einer therapeutischen Dosierung den Blutdruck leicht erhöhen und den Blutfluß in den Extremitäten verringern. Die blutdrucksteigernden Wirkungen sind bei erhöhtem Blutdruck ausgeprägter.

Die Mutterkornalkaloide, die eine periphere Vasokonstriktion auslösen können, können auch das kapilläre Endothel schädigen. Die hinter dieser toxischen Wirkung stehenden Mechanismen sind nicht eindeutig bekannt. Eine vaskuläre Stase, Thrombose und Gangrän sind wichtige Merkmale einer Mutterkornvergiftung. Die Neigung dieser Alkaloide, ein Gangrän zu verursachen, scheint mit ihren vasokonstriktorischen Eigenschaften einherzugehen.

Pharmakologische Eigenschaften der Mutterkornalkaloide bei der Migränebehandlung In den 20er Jahren wurden, wie bereits oben beschrieben, die Mutterkornderivate als wirksame Migränemittel bekannt. Sie bleiben weiterhin eine wichtige Substanzklasse für die Akutbehandlung mittelschwerer oder schwerer Migräne. Mutterkornalkaloide sind jedoch insofern nichtselektive pharmakologische Substanzen, als sie mit zahlreichen Neurotransmitterrezeptoren wie z. B. allen bekannten 5-HT$_1$- und 5-HT$_2$-Rezeptoren, adrenergen und dopaminergen Rezeptoren Wechselwirkungen besitzen. Wie in Tabelle 21.8 aufgeführt, konkurriert das Mutterkornal-

Tabelle 21.8 Wechselwirkungen von Dihydroergotamin und Sumatriptan an Neurotransmitter-Rezeptoren

REZEPTOR	K$_i$-WERTE (nM)	
	DIHYDROERGOTAMIN	SUMATRIPTAN
SEROTONINERG		
5-HT$_{1D}$	0,55	6,7
5-HT$_{1A}$	0,83	120
5-HT$_{1B}$	6,2	35
5-HT$_{1E}$	8,8	920
5-HT$_{2C}$	39	>10 000
5-HT$_{2A}$	78	>10 000
5-HT$_3$	>10 000	>10 000
ADRENERG		
α_1	6,6	>10 000
α_2	3,4	>10 000
β	960	>10 000
DOPAMINERG		
D$_1$	700	>10 000
D$_2$	98	>10 000
ANDERE		
muskarinisch	>10 000	>10 000
Benzodiazepin	>10 000	>10 000

Die Fähigkeit von Dihydroergotamin und Sumatriptan, mit einer Reihe von Neurotransmitterrezeptoren in nativen Geweben oder in heterologen Zellen, die geklonte menschliche Rezeptoren exprimieren, Wechselwirkungen auszuüben, wurde anhand ihrer Potenz, um eine Radioligandenbindung an verschiedenen Rezeptoren zu konkurrieren, untersucht (siehe Peroutka und McCarthy, 1989; McCarthy und Peroutka, 1989; Hoyer, 1989; Schoeffter und Hoyer, 1989; Peroutka et al., 1993).

kaloid Dihydroergotamin (DHE) mit Radioliganden um Bindungsstellen an einer Vielzahl von Rezeptorsubpopulationen. DHE wirkt sowohl auf alle bekannten 5-HT$_1$-Rezeptoren als auch auf eine Anzahl anderer biogener Aminrezeptoren wie z. B. 5-HT$_{2A}$, 5-HT$_{2B}$, D2-Dopamin, α_1- und α_2-adrenerge Rezeptoren. Die zahlreichen pharmakologischen Wirkungen der Mutterkornalkaloide machen die Bestimmung ihrer genauen Wirkmechanismen bei der akuten Migränebehandlung nicht einfach. Die Ergebnisse sollten denen des selektiven 5-HT-Rezeptor-Agonisten, *Sumatriptan*, gegenübergestellt werden, der seine höchste Affinität für 5-HT$_{1D}$- und 5-HT$_{1B}$-Rezeptoren und seine geringste Affinität für 5-HT$_{1A}$- und 5-HT$_{1E}$-Rezeptoren besitzt.

Sowohl 5-HT als auch Sumatriptan verursachen eine Inhibition der durch Forskolin stimulierten Adenylatcyclase-Aktivität dadurch, daß sie auf die 5-HT$_{1B}$- und 5-HT$_{1D}$-Rezeptoren der Substantia nigra im Schwein wirken (Hoyer und Schoeffter, 1988; Schoeffter et al., 1989). Im Gegensatz dazu wurde keine agonistische Wirkung auf die Adenylcyclase-Aktivität bei prophylaktischen Anti-Migräne-Substanzen, wie Methysergid, Amitriptylin, Propranolol oder Verapamil beobachtet (Deliganis und Peroutka, 1991). Diese Daten stimmen mit der Hypothese überein, daß Anti-Migräne-Mittel, die in der Akutbehandlung eingesetzt werden, 5-HT$_{1B}$- und/oder 5-HT$_{1D}$-Rezeptorantagonisten sind, und daß ihre Anti-Migräne-Wirkung auf diesen pharmakologischen Eigenschaften beruht.

Wirkungen auf Gefäße Sowohl im isolierten Gefäßmodell als auch beim Hirnkreislauf wurden die Wirkungen der Mutterkornalkaloide auf die Gefäße untersucht. Es war schwierig, die Gefäßwirkungen der Anti-Migräne-Mittel einer spezifischen 5-HT$_1$-Rezeptoruntergruppe zuzuordnen. Diese Schwierigkeiten können mit der Tatsache in Verbindung stehen, daß multiple Untergruppen von 5-HT-Rezeptoren im Kreislauf existieren. Trotzdem sind die Wirkungen von Anti-Migräne-Mittel auf die Gefäße wichtig bei der Beurteilung ihrer therapeutischen Wirkungen.

Faktoren, die die Pulsamplitude reduzieren (z. B. Carotisdruck), verringern den Kopfschmerz; es kommt zur gleichsinnigen Erniedrigung des arteriellen Pulses, wenn nach Ergotamingabe Schmerzfreiheit eintritt. Zusätzlich zur Verringerung des extrakraniellen Blutflusses kann Ergotamin eine Hyperperfusion in Regionen, die durch die Arteria basilaris versorgt werden, verringern, ohne daß der zerebrale hemisphärische Blutfluß erniedrigt wird (Sakai und Meyer, 1978). Es gibt auch einige Hinweise dafür, daß die Eröffnung arteriovenöser Anastomosen während einer Migräneattacke zu den erheblichen Flußwiderständen in Gebieten, die durch die Arteria carotis versorgt werden, beiträgt (siehe Saxena, 1978). Im Tierversuch führten therapeutische Ergotamindosierungen, die möglicherweise tryptaminerg agonistisch wirkten, zum verringerten *shunting* von Blut aus der Arteria carotis in die Vena jugularis. In der Tat kommt es dazu, daß untergruppenselektive Agonisten an 5-HT$_1$-Rezeptoren in Hirnvenen Migräneattacken unterbrechen (siehe Saxena und Ferrari, 1989).

Obwohl bisher keine einzig vereinigende Hypothese aufgetaucht ist, gibt es eine Reihe von Beobachtungen, die wichtigen Elementen der oben beschriebenen Betrachtungsweise widersprechen. Wie bereits oben angesprochen, konnten keine Untersuchungen, die sich moderner Techniken zur Messung des regionalen zerebralen Blutflusses bedienen, Gebiete mit verringertem Blutfluß beim Beginn einer Migräneattacke nachweisen. Darüber hinaus wiesen sie nach, daß klassische Migräneattacken mit einer sich ausbreitenden Welle verringerten Blutflusses beginnen, dem normalerweise eine fokale Hyperämie vorausgeht (siehe Lauritzen, 1987). Das Muster und das Fortschreiten einer Oligämie stellen keinen vasospastischen Zustand eines großen Gehirngefäßes dar. Das Ausmaß der Hypoperfusion reicht nicht aus, um Zeichen und Symptome einer Ischämie hervorzurufen. Es wird daher angenommen, daß sowohl die Prodromi als auch die Oligämie einer klassischen Migräne infolge unterschiedlicher Vorgänge benachbarter Gehirngewebe entsteht. Schließlich kann auch die Dilatation kranieller aber nicht zerebraler Blutgefäße alleine die Schmerzintensität der Migräne erklären (siehe Spierings, 1988).

Wirkungen auf die neurogene Entzündung Nach elektrischer, chemischer oder mechanischer Depolarisierung sensibler Nerven kommt es zur neurogeninduzierten vaskulären Entzündung (Markowitz et al., 1987). Man nimmt an, daß dieser Prozeß ein endogener „Schutzmechanismus" nach lokaler Gewebsverletzung ist. Das Extravasat scheint wenigstens teilweise auf Grund der perivaskulären neuronalen Freisetzung von Neuropeptid-Transmittern, wie Substanz P, Neurokinin A und *calcitonin gene-related peptide* (CGRP) zu enstehen.

Moskowitz und Mitarbeiter haben umfangreiche Untersuchungsreihen durchgeführt, die die Fähigkeit der Anti-Migräne-Mittel, die neurogen induzierte Plasmaextravasation in duralen Gefäßen zu modulieren, untersuchen. Saito et al. (1988) konnten z. B. zeigen, daß Ergotamin und DHE in der Lage sind, die Entwicklung einer neurogenen Plasmaextravasation in der Dura mater zu blockieren, die nach einer Depolarisierung perivaskulärer Axone nach Injektion von Capsaicin oder unilateraler elektrischer Stimulation des Nervus trigeminus auftritt. Gleiche Ergebnisse wurden für Sumatriptan berichtet (Buzzi und Moskowitz, 1990). Bei dem Versuch, den 5-HT-Rezeptor zu identifizieren, der die Prävention von Plasmaextravasationen vermittelt, stellten sich die 5-HT$_{1B}$- und/oder 5-HT$_{1D}$-Rezeptoren als die dafür wahrscheinlichsten Kandidaten heraus (Buzzi et al., 1991).

Diese Wirkungen scheinen nicht sekundär infolge einer Gefäßkontraktion aufzutreten, da potente Vasokonstriktoren die durch Phenylephrin induzierte Plasmaextravasation nicht blockieren. Moskowitz und Mitarbeiter postulierten, daß akute Anti-Migräne-Mittel ihre klinische Wirksamkeit dadurch erlangen, daß sie die leichte, nervenfaserabhängige neurogene Entzündung blockieren (Moskowitz, 1991). Diese Hypothese wird durch die Fähigkeit potenter 5-HT$_{1B}$- und 5-HT$_{1D}$-Agonisten, die die Freisetzung endogener Transmitter in diesen Neuronen hemmen, gefestigt.

Resorption, Metabolismus und Exkretion
Die pharmakokinetischen Eigenschaften der Mutterkornalkaloide wurden von Perrin (1985) zusammengefaßt. Im folgenden werden die für die Behandlung der Migräne relevanten Aspekte behandelt.

Infolge eines intensiven First-pass-Metabolismus führt die orale Ergotamingabe zu nicht meßbaren systemischen Konzentrationen. Die Bioverfügbarkeit nach sublingualer Gabe ist ebenso gering und häufig inadäquat für therapeutische Zwecke. Obwohl die gleichzeitige Koffeingabe (siehe Tabelle 21.5) sowohl die Rate als auch das Ausmaß der Absorption verbessern, liegt die Bioverfügbarkeit von Ergotamin wahrscheinlich immer noch unter 1%. Die Bioverfügbarkeit nach Gabe von Zäpfchen ist grösser und maximale Ergotamin-Plasmakonzentrationen von über 400 pg/ml können nach einer Dosis von 2 mg erreicht werden (Sanders et al., 1986). Im Gegensatz dazu stehen Plasmakonzentrationen von ca. 20 pg/ml, die 70 Minuten nach einer oralen Dosis von 2 mg erreicht werden.

Ergotamin wird in der Leber über weitgehend unbekannte Stoffwechselwege metabolisiert. 90 % der Metabolite werden mit der Galle ausgeschieden. Nur Spuren nicht metabolisierter Substanz können im Urin und Stuhl gefunden werden. Ergotamin führt zu einer Vasokonstriktion, die trotz einer Plasmahalbwertszeit von ca. zwei Stunden 24 Stunden oder länger dauert.

Vermutlich wegen seiner schnellen hepatischen Clearance wird Dihydroergotamin viel weniger vollständig resorbiert und wesentlich schneller eliminiert als Ergotamin (Little et al., 1982).

Verwendung in der Migränebehandlung Der Einsatz von Mutterkornalkaloiden bei der Migräne sollte solchen Patienten vorbehalten bleiben, die häufige, mittelschwere Migräne oder unregelmäßige, schwere Migräneattacken haben (siehe Tabelle 21.5). Mutterkornzubereitungen können oral, sublingual, rektal, intramuskulär, intravenös oder *per inhalationem* genommen werden. Wie auch bei anderen Medikationen, die zur Unterbrechung einer Migräneattacke eingesetzt werden, sollte der Patient angewiesen werden, Mutterkornpräparate so schnell wie möglich nach Kopfschmerzbeginn einzunehmen. Die gastrointestinale Resorption von Mutterkornalkaloiden unterscheidet sich interindividuell erheblich, diese Tatsache könnte die starke Streubreite des Ansprechens auf diese Substanzen erklären (Forzard, 1985; Peatfield et al., 1986). Wie bereits oben erwähnt, wurde berichtet, daß die gleichzeitige Koffeingabe die intestinale Resorption von Ergotamin erhöht, was die Grundlage für die kombinierte Anwendung beider Substanzen legt (Ala-Hurula, 1982). Zahlreiche Mutterkornalkaloidzubereitungen sind erhältlich, die meisten davon enthalten Zusatzstoffe wie Koffein und/oder Barbituratderivate.

Ergotaminpräparate mit Dosierungen von 1 oder 2 mg sollten beim ersten Auftreten des Kopfschmerzes genommen werden. Danach sollten bis zu vier zusätzliche Tabletten (1 mg) jeweils im Abstand von 30 Minuten eingenommen werden. Die Dosis von 10 mg Ergotamin pro Woche sollte nicht überschritten werden. Die Tatsache, daß Ergotamin eine verlängerte Vasokonstriktion verursachen kann, ist dabei zu berücksichtigen. Wenn mehr als 1 mg pro Tag genommen wird, kann ein peripherer Vasospasmus auftreten, der selten zu schwerwiegenden Nebenwirkungen wie z. B. einer Gangrän führen kann (Peatfield et al., 1986). Man sollte infolgedessen bei einer Langzeittherapie auf das Auftreten von Ergotismussymptomen achten (siehe Nebenwirkungen, unten).

Der Einsatz intravenöser Mutterkornalkaloide wurde für die Behandlung der schweren Migräne empfohlen. In einer Untersuchung von Patienten mit einer akuten Migräne wurde herausgefunden, daß 0,75 mg Dihydroergotamin i. v. sicher und wirksam sind. Diese Dosierung verringerte auch den Bedarf an Opioidanalgetika erheblich (Callaham und Reskin, 1986). Raskin (1986) berichtete, daß 49 von 55 Patienten innerhalb von 48 Stunden kopfschmerzfrei waren, nachdem sie 0,5 mg Dihydroergotamin und 10 mg Metoclopramid alle acht Stunden erhalten hatten.

Nebenwirkungen und Toxizität Es kommt bei ungefähr 10% der Patienten nach einer oralen Ergotamingabe und bei ca. 20% nach einer parenteralen Gabe zu Übelkeit und Erbrechen. Die Substanz hat eine direkte Wirkung auf Emesis-Kerngebiete im ZNS. Diese Nebenwirkungen sind problematisch, da Übelkeit und manchmal Erbrechen ein Teil der Symptomatik eines Migräneanfalls sind. Schwäche in den Beinen besteht häufig, bisweilen starke Muskelschmerzen an den Extremitäten können ebenfalls auftreten. Taubheit und Kribbeln der Finger und Zehen erinnern an den Ergotismus, den das Alkaloid verursachen kann. Präkardiale Empfindungen und Schmerzen, die an Angina pectoris erinnern sowie eine transiente Tachykardie oder Bradykardie wurden vermutlich in Folge eines durch Ergotamin ausgelösten koronaren Vasospasmus berichtet. Über wenigstens einen plötzlichen Todesfall wurde berichtet. Gelegentlich kann es bei überempfindlichen Patienten zu einem lokalen Ödem und Juckreiz kommen. Viele dieser Wirkungen sind nicht alarmierend und machen es normalerweise nicht erforderlich, die Ergotamintherapie zu unterbrechen.

Die epidemische Form einer chronischen Mutterkornvergiftung in Folge des Genusses verunreinigten Getreides wird selten beobachtet. Wenn Ergotamin in korrekter Dosierung und ohne Kontraindikationen verschrieben wird (siehe unten), ist es eine sichere und nützliche Substanz. Für den Fall einer akuten oder chronischen Vergiftung (Ergotismus) ist jedoch das komplette Absetzen der auslösenden Substanz notwendig und symptomatische Maßnahmen müssen ergriffen werden. Letzteres beinhaltet Maßnahmen, die eine adäquate Blutversorgung der betroffenen Körperteile gewährleisten. Pharmakologische Substanzen, die dafür verwendet wurden, sind Antikoagulanzien, niedermolekulare Dextrane und potente vasodilatatorische wirksame Substanzen, besonders die intravenöse Gabe von Nitroprussidnatrium. Übelkeit und Erbrechen können durch Atropin oder antiemetische Verbindungen vom Phenotiazintyp gebessert werden.

Kontraindikationen Mutterkornalkaloide sind bei Frauen, bei denen ein Kinderwunsch besteht oder die bereits schwanger sind, kontraindiziert, weil eine Fruchtschädigung entstehen kann. Mutterkornalkaloide sind auch bei Patienten mit peripherer Gefäßerkrankung, koronarer Herzerkrankung, Bluthochdruck, gestörter hepatischer oder renaler Funktion und Sepsis kontraindiziert. Sie sollten nicht innerhalb von 24 Stunden nach Sumatriptan-Einnahme verwendet werden (basierend auf den theoretisch denkbaren additiven pharmakologischen Wirkungen). Es wird auch empfohlen, daß Mutterkornalkaloide nicht bei der komplizierten Migräne eingesetzt werden.

Sumatriptan

Die Einführung von Sumatriptan in die Migränetherapie führte zu einem signifikanten Fortschritt bei der präklinischen und klinischen Migräneforschung. Auf der wissenschaftlichen Ebene führten die selektiven pharmakologischen Eigenschaften von Sumatriptan an $5-HT_1$-Rezeptoren zu neuen Erkenntnissen über die Pathophysiologie der Migräne. Auf der klinischen Ebene ist Sumatriptan ein wirksames Mittel zur Behandlung der akuten Migräne. Seine Fähigkeit, die Übelkeit und das Erbrechen bei der Migräne eher zu verringern als zu verschlimmern, scheint ein wichtiger Fortschritt bei der Migränebehandlung zu sein.

Geschichte Die Fortschritte bei der Migränebehandlung beruhen historisch eher auf Zufällen als auf wissenschaftlicher Logik. Die kürzliche Entwicklung von Sumatriptan repräsentiert jedoch den ersten experimentellen Versuch, eine neue Migränetherapie zu identifizieren und zu entwickeln. Im Herbst des Jahres 1972 begannen Humphrey und Mitarbeiter ein Langzeitprojekt zur Identifizierung neuer therapeutischer Substanzen bei der Migränebehandlung (Humphrey et al., 1989, 1990). Basierend auf den Theorien und der Ätiologie von Migräne, die in den frühen 70er Jahren das Bild beherrschten, bestand das Ziel dieses Projektes darin, selektive Vasokonstriktoren der extrakraniellen Zirkulation zu entwickeln. Es kam seinerzeit zu wiederholten Hinweisen in der Literatur, daß 5-HT entscheidend bei der Pathogenese der Migräne mitwirkt (für eine detaillierte Zusammenfassung siehe Lance et al., 1989). Die Arbeitshypothese von Humphrey und seinen Mitarbeitern beim Bestreben, 5-HT-Rezeptoren in den Carotisgefäßen zu identifizieren, bestand darin, daß die Wirksamkeit der traditionellen Anti-Migräne-Mittel wie Ergotamin auf ihrer Fähigkeit beruhte, eine Vasokonstriktion von arteriovenösen Anastomosen im Carotisgebiet, vermutlich infolge ihrer Wirkungen auf den 5-HT-Rezeptor, auszulösen (Heyck, 1969; Saxena, 1978).

Der Synthese vieler neuer Tryptaminanaloga folgten Untersuchungen in zahlreichen Gefäßmodellen und im Tierversuch. Eine der ersten wichtigen Substanzen, die über diese Strategie identifiziert wurde, war 5-Carboxamidotryptamin (5-CT), das eine starke vasokonstriktorische Wirkung auf die isolierte Vena saphena beim Hund besaß. Man vermutete, daß dieses Gefäß einen unbekannten 5-HT-Rezeptor besaß, der besonders im Carotisversorgungsgebiet zu finden ist (Humphrey et al., 1990). Man entdeckte ebenso, daß 5-CT in der Lage war, eine signifikante Hypotension bei gesunden Tieren, vermutlich durch gleichzeitige Aktivierung anderer 5-HT-Rezeptoren, auszulösen. Daher wurde 5-CT nicht für eine mögliche klinische Anwendung entwickelt. Sumatriptan, welches erstmalig 1984 synthetisiert wurde, stellte sich als selektiver für 5-HT-Rezeptoren in der Vena saphena beim Hund heraus als es 5-CT war, zusätzlich besaß es eine geringere Wirkung auf andere Gefäßsysteme.

Chemie *Sumatriptan* ist 3-[2-(Dimethylamino)ethyl]-N-methyl-^{1}H-indol-5-methansulfonamid-butan-1,4,-dioat (1:1). Seine Strukturformel sieht wie folgt aus:

SUMATRIPTAN

Pharmakologische Eigenschaften *Selektivität an Neurotransmitterrezeptorbindungsstellen* Im Gegensatz zu den Mutterkornalkaloiden sind die pharmakologischen Wirkungen von Sumatriptan auf die $5-HT_1$-Rezeptorenfamilie begrenzt (siehe Tabelle 21.8). Daraus ergeben sich Hinweise dafür, daß diese Rezeptoruntergruppe bei der akuten Schmerzlinderung während eines Migräneanfalls eine wichtige Rolle spielt (Peroutka und McCarthy, 1989). Wie aus Tabelle 21.8 hervorgeht, ist Sumatriptan eine selektivere Substanz als Dihydroergotamin, weil es besonders starke Wechselwirkungen mit $5-HT_{1D}$-Rezeptoren besitzt, ungefähr fünfmal weniger wirksam an $5-HT_{1B}$-Rezeptoren ist, 20mal weniger wirksam an $5-HT_{1A}$-Rezeptoren ist und nur eine mikromolare Affinität für $5-HT_{1E}$-Rezeptoren besitzt. Sumatriptan ist im wesentlichen an allen anderen 5-HT-Rezeptoruntergruppen wie auch α_1- und α_2-adrenergen, β-adrenergen, Dopamin-, muskarinergen, cholinergen und Benzodiazipin-Rezeptoren inaktiv. Aus klinischen Beobachtungen ergab sich die nachfolgende Wirksamkeitsreihenfolge bei der Migränebehandlung: Dihydroergotamin = Ergotamin > Sumatriptan. Die klinisch wirksamen Dosierungen dieser Substanzen korrelieren somit nicht gut mit ihrer Affinität sowohl für die $5-HT_{1A}$- als auch die $5-HT_{1E}$-Rezeptoren. Sie korrelieren jedoch gut mit ihren Affinitäten sowohl für die $5-HT_{1B}$- als auch die $5-HT_{1D}$-Rezeptoren. Die aktuellen Daten stimmen somit mit der Hypothese überein, daß $5-HT_{1B}$- und/oder $5-HT_{1D}$-Rezeptoren diejenigen Angriffspunkte sind, die bei der Wirkung der akuten Anti-Migräne-Mittel eine Rolle spielen. Vielleicht werden zukünftige Untersuchungen eine einzige $5-HT_1$-Rezeptorunterklasse identifizieren, die die Wirkung der akuten Migränemittel vermittelt.

Hemmung der Neurotransmitterfreisetzung $5-HT_{1B}$- und $5-HT_{1D}$-Rezeptoren funktionieren als „Autorezeptoren", die die Freisetzung von 5-HT und anderen Neurotransmittern kontrollieren (Schlicker et al., 1989; Hojer und Middlemiss, 1989). Sumatriptan hemmt die neuronal vermittelte Kontraktion der Vena saphena beim Hund offensichtlich durch Hemmung der Noradrenalinfreisetzung aus sympathischen neurovaskulären Nervenendigungen (Humphrey et al., 1983, 1988). Bei der Untersuchung einer menschlichen Vena saphena beobachteten Molderings et al. (1990), daß der inhibitorische präsynaptische 5-HT-Rezeptor an sympathischen Neuronen ähnliche pharmakologische Charakteristika zeigte wie die $5-HT_{1B}$- und $5-HT_{1D}$-Rezeptoren. In einem *in vitro* Modellsystem zur Untersuchung von Medikamentenwirkungen auf $5-HT_{1B}$- und $5-HT_{1D}$-Rezeptoren fand man heraus, das Sumatriptan und 5-HT gleichermaßen wirksam bei der Inhibition der induzierten Freisetzung von radiomarkiertem 5-HT in frontalen Cortexschnitten beim

Meerschweinchen waren, aber Sumatriptan um eine Zehnerpotenz weniger wirksam war (Middlemiss et al., 1988; Schlicker et al., 1989).

In vivo Untersuchungen über Neurotransmitterfreisetzung haben gezeigt, daß Sumatriptan als Agonist an vermeintlichen 5-HT$_{1B}$- und/oder 5-HT$_{1D}$-Rezeptoren wirkt. Die dauerhafte Sumatriptangabe über intrazerebrale Dialyse im frontalen Cortex beim Meerschweinchen verringert die extrazellulären 5-HT-Spiegel (Sleight et al., 1990). Periphere Sumatriptan-Injektionen hatten jedoch keine Wirkung auf die extrazellulären 5-HT-Spiegel im frontalen Cortex. Dies läßt vermuten, das die vermeintlichen akuten Anti-Migräne-Wirkungen von Sumatriptan wahrscheinlich über periphere Wirkungen an 5-HT$_{1B}$- und 5-HT$_{1D}$-Rezeptoren vermittelt werden.

Hypothesen über die Wirkungsmechanismen von Sumatriptan und Mutterkornalkaloiden Die derzeit verfügbaren Daten stimmen mit dem Konzept überein, daß 5-HT$_{1B}$- und/oder 5-HT$_{1D}$-Rezeptoren die molekularen Ziele für akute Migränemittel darstellen. Zur Erklärung der Wirksamkeit von 5-HT$_1$-Rezeptor-Antagonisten bei der Migräne können zwei Theorien vorgeschlagen werden. Eine Hypothese besagt, daß die Rezeptoren sowohl von Mutterkornalkaloiden und Sumatriptan bei der Konstriktion intrakranieller arteriovenöser Anastomosen stimuliert werden. Beim pathophysiologischen Migränemodell, welches von Heyck (1969) vorgeschlagen wurde, kommt es in Folge bisher unbekannter Ursachen zur abnormalen Dilatation von arteriovenösen Anastomosen im Carotisgebiet. Bis zu 80% des arteriellen Blutes im Carotisgebiet soll über diese Anastomosen, die hauptsächlich in der Haut des Kraniums und des Ohres liegen, das Blut aus den Kapillarbett umleiten und eine zerebrale Ischämie und Hypoxie bewirken. Basierend auf diesen Migränemodell würde eine Anti-Migräne-Substanz die *shunts* verschließen und einen Blutfluß in Richtung des Hirngewebes wiederherstellen. In der Tat besitzen Ergotamin, Dihydroergotamin und Sumatriptan diese Fähigkeit mit einer pharmakologischen Spezifität, die die Wirkungen dieser Substanzen auf 5-HT$_{1B}$- und 5-HT$_{1D}$-Rezeptoruntergruppen widerspiegelt (den Boer et al., 1991).

Eine alternative Hypothese hinsichtlich der Bedeutung eines oder mehrerer 5-HT$_1$-Rezeptoren bei der Migränepathophysiologie bezieht sich auf die Beobachtung, daß sowohl 5-HT$_{1B}$- und 5-HT$_{1D}$-Rezeptoren als „Autorezeptoren" wirken; dies sind präsynaptische Rezeptoren, die die Neurotransmitterfreisetzung aus neuronalen Nervenendigungen modulieren. Daraus hergeleitet könnten 5-HT$_1$-Agonisten die Freisetzung von proinflammatorischen Neurotransmittern auf der Ebene der Nervenendigungen im perivaskulären Raum blockieren. In der Tat konnten Moskowitz und Mitarbeiter zeigen, daß Ergotamin, Dihydroergotamin und Sumatriptan in der Lage sind, die Entwicklung einer neurogenen Plasmaextravasation in der Dura mater nach Depolarisierung perivaskulärer Axone infolge einer Capsaicin-Injektion oder unilateraler elektrischer Stimulation des Nervus trigeminus zu blockieren. (Moskowitz, 1992). Die Fähigkeit potenter 5-HT$_1$-Agonisten, die endogene Transmitterfreisetzung im perivaskulären Raum zu hemmen, könnte ein Argument für ihre Wirksamkeit bei der akuten Migränebehandlung darstellen.

Resorption, Metabolismus und Exkretion
Nach subkutaner Injektion erreicht Sumatriptan seine maximale Plasmakonzentration innerhalb von ca. zwölf Minuten. Nach oraler Gabe werden Spitzenplasmakonzentrationen nach ca. zwei Stunden erreicht. Die Bioverfügbarkeit nach subkutaner Gabe beträgt ca. 97%, nach oraler Gabe nur ca. 14%. Es wird zu ca. 14 - 21% an Protein gebunden. Die terminale Eliminationshalbwertszeit beträgt ca. zwei Stunden. Sumatriptan wird überwiegend durch das A-Isoenzym der Monoaminooxidase metabolisiert. Die Metabolite werden im Urin ausgeschieden.

Nebenwirkungen
Im allgemeinen werden nur geringe Nebenwirkungen bei der akuten Migränebehandlung mit Sumatriptan beobachtet, obwohl bis zu 83% der Patienten über wenigstens eine Nebenwirkung nach subkutaner Injektion berichten (Simmons und Blakeborough, 1994). Die Mehrheit der Patienten schildert einen leichten Schmerz, Stechen oder ein brennendes Gefühl für ca. 30 Sekunden an der Injektionsstelle. Eine Reihe von Patienten berichten auch über ein Schwere- oder Druckgefühl im Kopf und anderen Körperteilen, ein Wärmegefühl, und/oder Parästhesien. Etwa 5% der Patienten berichten nach einer subkutanen 6-mg-Injektion über ein thorakales Enge- und/oder Druckgefühl. Die oben genannten Symptome scheinen vorübergehend und dosisabhängig zu sein. Die Nebenwirkung scheinen nach einer intravenösen Bolusinjektion schlimmer zu sein als nach oraler Gabe.

Es ist wichtig anzumerken, daß kardiale Nebenwirkungen die wichtigsten toxischen Bedenken beim Sumatriptaneinsatz sind. Man sollte es nicht intravenös verabreichen, weil es die Gefahr birgt, einen koronaren Vasospasmus auszulösen. Sumatriptan sollte subkutan bei Patienten mit den Zeichen oder Symptomen einer ischämischen Herzerkrankung oder einer Prinzmetal-Angina nicht angewendet werden. Seltene Fälle einer transmuralen myokardialen Infarzierung wurden Sumatriptan zugeschrieben (Ottervanger et al., 1993). Es ist unklar, ob einige der berichteten kardialen Symptome mit der Fähigkeit des Sumatriptans, menschliche Koronararterien zu kontrahieren (Connor et al., 1989; MacIntyre et al., 1993) oder einen Ösophagusspasmus auszulösen (Houghton et al., 1994), in Verbindung stehen.

Verwendung bei der Migränebehandlung
Sumatriptan ist eine wirksame Substanz bei der Akutbehandlung von Migräneattacken (Perutka, 1990; Subcutaneous Sumatriptan International Study Group, 1991; Cady et al., 1991; Conner und Feniuk, 1992; Tansey et al., 1993; Simmons und Blakeborough, 1994). Die Substanz wurde an über 10 000 Patienten und in über 60 klinischen Versuchsanordnungen weltweit untersucht. Die ersten klinischen Daten zeigten, daß 2 mg Sumatriptan nach intravenöser Gabe Migränesymptome bei 71% der Migräneattacken vollständig unterbrachen und die Kopfschmerzsymptome bei den übrigen Patienten mit nur geringen Nebenwirkungen signifikant verringerten (Doenicke et al., 1988). Sumatriptan wurde für den subkutanen Einsatz 1993 in den Vereinigten Staaten zugelassen. Ungefähr 70% der Patienten berichteten eine signifikante Kopfschmerzbesserung nach einer subkutanen Gabe von 6 mg.

Sumatriptan ist in vielen Ländern in oraler Zubereitungsform erhältlich; in den Vereinigten Staaten wurde eine orale Zubereitung 1995 zugelassen.

Kontraindikationen
Sumatriptan sollte wegen der Möglichkeit, einen koronaren Vasospasmus auszulösen,

nicht intravenös gegeben werden. In gleicher Weise sollte Sumatriptan nicht subkutan an Patienten mit Zeichen oder Symptomen einer ischämischen Herzerkrankung (z. B. Angina pectoris, nach Herzinfarkten oder nachgewiesenen stillen Ischämien) oder bei einer Prinzmetal-Angina verabreicht werden. Weil Sumatriptan einen akuten, wenn auch gewöhnlich kleinen Anstieg des Blutdrucks auslösen kann, sollte es bei Patienten mit einer unbehandelten Hochdruckerkrankung nicht gegeben werden. Ebenso ist Sumatriptan bei Patienten mit einer bekannten Überempfindlichkeit gegenüber der Substanz kontraindiziert. Wegen des theoretischen, additiven pharmakologischen Effekts sollte Sumatriptan nicht zusammen mit mutterkornhaltigen Verbindungen gegeben werden.

Andere Substanzen für die Behandlung der akuten Migräne Eine Reihe anderer Substanzen wurde für die Behandlung akuter Migräneattacken empfohlen. Es wurde berichtet, daß z. B. Kortikosteroide bei manchen refraktären Migränefällen wirksam waren. Es kommt jedoch selten zum Einsatz von Steroiden bei der akuten Migräne. Im Gegensatz dazu werden viele Patienten routinemäßig mit potenten Opioidanalgetika trotz der Tatsache behandelt, daß solche abhängigmachenden Substanzen keine bekannte Wirkung auf den zugrundeliegenden Migräneprozeß besitzen. Daher sollte der Einsatz von Narkotika wie *Meperidin* schweren akuten Migränefällen, bei denen alle anderen Maßnahmen versagt haben, vorbehalten bleiben. Ein dauerhafter Einsatz von Opioiden bei der Migränebehandlung ist niemals indiziert.

SUBSTANZEN FÜR DIE PROPHYLAKTISCHE BEHANDLUNG DER SCHWEREN MIGRÄNE

Wie bereits oben in der Diskussion der schrittweisen Migräne-Pharmakotherapie diskutiert, existiert ein allgemeiner Konsens unter Neurologen, daß Patienten, die drei oder mehr Migräneattacken pro Monat haben, dann prophylaktisch behandelt werden sollten, wenn die Kopfschmerzintensität mittelschwer oder schwer ist. Tabelle 21.9 faßt die bei der Migränebehandlung prophylaktisch

Tabelle 21.9 Substanzen für die prophylaktische Behandlung schwerer Migräne

SUBSTANZ	DOSIERUNG
trizyklische Antidepressiva	
Amitriptylin	10-50 mg beim Schlafengehen
Nortriptylin	25-75 mg beim Schlafengehen
serotoninerge Antagonisten	
Methysergid	4-8 mg täglich
Cyproheptadin	4-16 mg täglich
β-adrenerge Antagonisten	
Propranolol	80-320 mg täglich
Timolol	20-60 mg täglich
Atenolol	50-100 mg täglich
Nadolol	40-80 mg täglich
Metoprolol	100-450 mg täglich
Monoaminooxidasehemmer	
Phenelzin	15 mg dreimal täglich
Isocarboxazid	10 mg viermal täglich

wirksamen Substanzen zusammen. Keine dieser Substanzen ist bei über 60 - 70% der Patienten wirksam.

Alle Substanzen sollten mindestens sechs bis zwölf Wochen prophylaktisch angewendet werden, bevor sie als unwirksam abgesetzt werden. Wenn sie sich als wirksam herausstellen, sollten sie sechs Monaten beibehalten werden. Da es bei der Migräne zu einer hohen Inzidenz kompletter Remissionen kommt, kann die Medikation nach sechs Monaten abgesetzt werden; sie sollte jedoch für einen abermaligen sechsmonatigen Behandlungsversuch wieder gegeben werden, wenn Kopfschmerzfrequenz und -schweregrad wieder auftreten.

Amitriptylin

Das trizyklische Antidepressivum Amitriptylin (Kapitel 19) ist ein wirksames prophylaktisches Therapeutikum bei der Migräne. Diese Wirkung besteht unabhängig von seinen antidepressiven Eigenschaften (Gomersall und Stuart, 1973; Couch et al., 1976; Couch und Hassanein, 1979). Amitriptylin ist ein potenter Hemmer der 5-HT und anderen Transportmechanismen und ist zusätzlich ein Antagonist verschiedenster Neurotransmitterrezeptoren (siehe Kapitel 11). Sein Wirkungsmechanismus bei der Migräneprophylaxe ist jedoch unbekannt. Trotz seines weitverbreiteten klinischen Einsatzes bei dieser Erkrankung ist Amitriptylin für die Behandlung der Migräne nicht durch die US-amerikanische Behörde FDA (Food and Drug Administration) zugelassen.

Amitriptylin wird häufig bei Fällen „gemischter" Kopfschmerzen eingesetzt (d. h. Patienten mit Symptomen sowohl von Migräne als auch von Spannungskopfschmerzen). Die Dosierung sollte mit einer Gabe von 10 oder 25 mg zur Nacht begonnen werden und kann bis auf 150 - 200 mg pro Tag gesteigert werden.

Nebenwirkungen Nebenwirkungen stehen häufig im Zusammenhang mit den anticholinergen Eigenschaften dieser Substanz (d. h. Mundtrockenheit, Schwindel, Verschwommensehen, Harnverhalt, kardiale Arrhythmien). Zusätzlich können gelegentlich eine sedierende Wirkung und eine Gewichtszunahme auftreten und die Compliance begrenzen. Wenn es zu Nebenwirkungen kommt, sollte die Dosis halbiert werden. Eine sechs- bis zwölfwöchige Behandlung wird empfohlen, bevor die Medikation als ineffektiv bewertet wird.

Kontraindikationen Amitriptylin kann kardiale Arrhythmien auslösen und ist demnach bei Herzerkrankungen kontraindiziert.

5-HT-Rezeptor-Antagonisten

Serotoninerge Antagonisten wie *Methysergid* sind die erste Medikamentengruppe, die ihre Wirksamkeit bei der Migräneprophylaxe gezeigt haben (Lance et al., 1970; Lance, 1981). Methysergid ist ein Mutterkornderivat, das komplexe Wirkungen auf serotoninerge und andere Neurotransmittersysteme besitzt. Es konnte gezeigt werden, daß es bei 60 - 80% der Migränepatienten wirksam ist, und es sollte wenigstens über einen sechswöchigen Behandlungszeitraum gegeben werden (Lance et al., 1970). Diese Substanz wird überwiegend bei Patienten mit Cluster-Kopfschmerzen eingesetzt. Häufige Nebenwirkungen sind Übelkeit, Erbrechen und Diarrhoe. Einige Patienten haben eine retroperitoneale Fibrose nach verlängerter Methysergid-Einnahme entwickelt. Es wird demnach empfohlen, daß eine solche Medikation nicht länger als sechs aufeinanderfolgende Monate

Tabelle 21.10 Potentielle Anti-Migräne-Mittel in Entwicklung

FIRMA	SUBSTANZ	KLASSE	PHASE
Beaufor-Ipsen	BN-52296	NO-Antagonist	präklinisch
Khepri	Enkephalinase	neutrale Endopeptidase	präklinisch
Rhone Poulenc	RPR 100893	Substanz-P-Antagonist	Phase II
Bristol-Myers Squibb	BMS 180048	5-HT_{1D}-Agonist	klinische Entwicklung abgebrochen
Immunotech	IS-159	5-HT_1-Agonist	Phase II
Servier	S 9977	5-HT_1-Agonist	klinische Entwicklung algebrochen
Merck	Rizatriptan	5-HT_1-Agonist	voraussichtliche Zulassung in Deutschland 1998
Glaxo-Wellcome	Naratriptan	5-HT_1-Agonist	seit 1998 auf dem deutschen Markt
Zeneca	Zolmitriptan	5-HT_1-Agonist	seit 1998 auf dem deutschen Markt
Novartis	Dihydroergotamin intranasal	5-HT_1-Agonist	klinische Zulassung erteilt, trotzdem voraussichtlich keine Markteinführung in Deutschland

Die Tabelle schildert die Situation in Deutschland im Jahr 1998; Anm. d. Hrsg.

eingesetzt werden sollte. Man sollte danach die Medikation für wenigstens vier bis acht Wochen absetzen, wonach sie wieder sicher verwendet werden kann. *Ergonovin* ist ein anderes Mutterkornalkaloid, welches prophylaktisch eingesetzt wurde. Es wurde auch berichtet, daß auch andere 5-HT-Rezeptor-Antagonisten (d. h. *Pizotifen, Mianserin*) bei der Migräneprophylaxe wirksam sind; Cyproheptadin ist die einzig andere serotoninerge Substanz, die derzeit in den Vereinigten Staaten erhältlich ist.

β-adrenerge Rezeptor-Antagonisten

Es war ein Zufallsbefund bei Patienten mit Belastungsangina, daß *Propranolol* in der Lage war, häufige Migräneattacken zu verhindern (Wykes, 1968; Raskin, 1986). Viele klinische Untersuchungen haben gezeigt, daß 50 - 70% der Patienten eine Besserung durch eine prophylaktische Propranololtherapie erfahren. Ungefähr ein Drittel der Patienten berichtet über eine mehr als 50%ige Reduktion der Attacken bei einer solchen Behandlung. Man beginnt normalerweise mit einer Dosierung von 40 mg zweimal täglich. Sie kann auf bis zu 320 mg pro Tag gesteigert werden und sollte wenigstens sechs bis zwölf Wochen bestehen, bevor man die Entscheidung trifft, daß der Patient auf diese Therapie nicht anspricht.

Mehrere andere β-adrenerge Antagonisten wurden zur Migränebehandlung verwendet (Weerasuriya et al., 1982). Es scheint, daß *Atenolol, Metroprolol, Nadolol* und *Timolol* wenigstens genauso wirksam wie Propranolol bei der Migräneprophylaxe sind. Es sind jedoch nur Propranolol und Timolol durch die US-amerikanische Behörde FDA (Food and Drug Administration) für den Einsatz bei der Migräne in den Vereinigten Staaten zugelassen. Eher unterschiedliche Ergebnisse wurden mit *Pindolol* erzielt. Im Gegensatz dazu scheinen einige andere β-adrenerge Antagonisten (z. B. *Acebutolol, Oxprenolol, Alprenolol*) bei der Migränetherapie nicht wirksam zu sein (Weerasuriya et al., 1982).

Die pathophysiologische Basis der Wirksamkeit β-adrenerger Agonisten ist nicht bekannt. Keine einzige pharmakologische Eigenschaft dieser Medikamentengruppe kann ihre offensichtlich klinische Wirksamkeit erklären (Peatfield et al., 1986). Die Anti-Migräne-Wirkungen dieser Substanzen korrelieren nicht mit ihrer Potenz an β-adrenergen Rezeptoren, weil nicht alle β-adrenergen Rezeptor-Antagonisten wirksame Anti-Migräne-Mittel sind. Es wurde postuliert, daß die Fähigkeit bestimmter β-adrenerger Antagonisten, serotoninerge Systeme zu modulieren, zu ihrer Anti-Migräne-Wirkung beiträgt (Raskin, 1981; Peatfield et al., 1986). Alternativ dazu wurde vorgeschlagen, daß nur reine β-adrenerge Antagonisten wirksame Substanzen für die Migränetherapie sind (Weerasuriya et al., 1982; Fanchamps, 1985); Antagonisten, die eine „intrinsische sympathomimetische Aktivität" aufweisen (d. h. partielle agonistische Aktivität) könnten weniger wirksame Substanzen bei der Migräneprophylaxe sein.

Es kommt nur selten zu schweren Nebenwirkungen bei β-adrenergen Rezeptor-Antagonisten. Diese Substanzen sind jedoch beim Asthma, fortgeschrittenem AV-Block, Sinus-Bradykardie und Diabetes mellitus kontraindiziert. Häufige Nebenwirkungen sind Lethargie, Magen-Darm-Verstimmung und orthostatische Hypotension, obwohl diese Nebenwirkungen nur selten ein Absetzen der Therapie erforderlich machen. Leistungsnachlaß und mögliche Impotenz limitieren in der Tat die Akzeptanz dieser Substanzen bei Männern, und besonders bei jungen Männern. Siehe Kapitel 10 für weitere Diskussion über β-adrenergen Rezeptor Antagonisten.

Monoaminooxidasehemmer

Es wurde berichtet, daß Monoaminooxidasehemmer wie *Phenelzin* und *Isocarboxazid* wirksam bei der Migräneprophylaxe sind (Peatfield et al., 1986). Es gibt Hinweise dafür, daß Monoaminooxidasehemmer infolge ihrer Fähigkeit, endogene 5-HT-Spiegel zu erhöhen, nützlich für die Migräneprophylaxe sind. Häufige Nebenwirkungen sind orthostatische Hypotension, Insomnie und Übelkeit. Siehe Kapitel 19 für eine weitere Diskussion der Monoaminooxidasehemmer.

Ca^{2+}-Kanalblocker

Seit 1981 berichteten eine Vielzahl klinischer Studien, daß Ca^{2+}-Kanalblocker wirksam bei der Migräneprophylaxe sein könnten. Die bisher umfassensten klinischen Untersuchungen haben die Wirkungen von *Flunarizin*, einem relativ schwachen Ca^{2+}-Kanal-Antagonisten, untersucht (Amery, 1983). Zusätzlich haben eine Reihe von Fallberichten und kleine klinische Untersuchungsreihen nahegelegt, daß *Diltiazem, Verapamil, Nifedipin* und *Nimodipin* die Frequenz und Schwere der Migräne verringern. Diese Substanzen werden manchmal eingesetzt, um eine akute Migräne zu behandeln; es wurde z. B. beobachtet, daß die intravenöse Verapamilgabe wirksam zur Linderung akuter und schwerer Symptome ist.

Neuere Studien haben die Wirksamkeit von Ca^{2+}-Kanalblockern bei der Migräne in Frage gestellt und haben darüber hinaus eine hohe Inzidenz von Nebenwirkungen bei Migränepatienten, die mit diesen Substanzen behandelt wurden, nachgewiesen (Albers et al., 1989; McArthur et al., 1989). 20 - 60% der Patienten entwickeln Nebenwirkungen, die normalerweise gering sind und sich durch Verstopfung und leichte orthostatische Hypotension äußern (Albers et al., 1989).

Es sollte festgehalten werden, daß *keine* dieser Substanzen durch die FDA zum Einsatz bei der Migräne in den Vereinigten Staaten zugelassen sind. Derzeit sollten Ca^{2+}-Kanalblocker nicht als eine wirksame Gruppe von Substanzen zur Migräneprophylaxe angesehen werden.

Andere Substanzen zur prophylaktischen Migränebehandlung

Es wurde über eine Reihe anderer Medikationen berichtet, die zur Migräneprophylaxe wirksam sein sollen. *Chlorpromazin*, ein Phenothiazin mit antiemetischen Eigenschaften, wurde als ein Mittel erster Wahl zur Migräneprophylaxe empfohlen (Caviness und O'Brien, 1980). Die nichtsteroidale antiinflammatorische Substanz *Naproxen* soll eine zur Migräneprophylaxe wirksame Substanz sein (Ziegler und Ellis, 1985). Infolge ihres Suchtpotentials sind Narkotika definitiv zur Migräneprophylaxe kontraindiziert.

AUSBLICK

Migräne bleibt das häufigste, aber am wenigsten verstandene neurologische Syndrom. Im Gegensatz zu den meisten anderen neurologischen Erkrankungen basiert die Diagnose einer Migräne im wesentlichen auf der Anamnese. Es gibt keine serologischen oder radiologischen Tests, um diese Erkrankung zu dokumentieren. Darüber hinaus ist Schmerz ein hochgradig subjektives Phänomen; es ist aber der einzig verfügbare Zugang zum Schweregrad der Erkrankung. Zusätzlich berichten sehr viele Patienten über Kopfschmerzen, die nichts mit einer Migräne zu tun haben. Es ist daher nicht überraschend, daß die Migränebehandlung frustrierend für den Kliniker sein kann.

Der Mangel an Tiermodellen und objektiven Kriterien eines Therapieerfolges hat die Migräneforschung behindert. Es wurde jedoch im letzten Jahrzehnt ein wesentlicher Fortschritt erzielt, und die laufende Forschung sollte die Pathogenese der Migräne noch erheblich weiter voranbringen. Erstens hat die Identifizierung von $5-HT_1$-Rezeptoruntergruppen zu einer signifikanten präklinischen Analyse und klinischer Entwicklung neuer Anti-Migräne-Substanzen geführt. Zweitens führen die Analyse endogener schmerzauslösender Substanzen und das Verhalten nozizeptiver Neurone zu neuen, möglicherweise therapeutischen Ansätzen bei der Migräne. Schließlich würden neue Erkenntnisse der genetischen Grundlagen der Migräne tiefgreifende Veränderungen bei der Diagnose und der pharmakologischen Behandlung erlauben. Die Bedeutungen dieser Fortschritte für die zukünftige Entwicklung von Anti-Migräne-Substanzen werden im folgenden diskutiert.

5-HT$_1$-Agonisten

Die Klonierung und Beschreibung aller menschlichen 5-HT-Rezeptorunterklassen führen wahrscheinlich zu weiteren Fortschritten. Untersuchungen mit der *polymerase-chain-reaction* (PCR) lokalisieren derzeit die mRNA, die diese Rezeptoren in der kranialen Zirkulation kodieren. Die Entwicklung extrem untergruppenselektiver pharmakologischer Substanzen sollte die Bestimmung der genauen Wirkmechanismen der akuten Anti-Migräne-Mittel ermöglichen; es ist wahrscheinlich, daß sowohl selektive $5-HT_{1B}$- und selektive HT_{1D}-Substanzen verfügbar werden, um die Hypothese, daß eine oder beide dieser Rezeptorsubpopulationen eine Hauptrolle in der Pathophysiologie der Migräne spielen, weiter zu bestimmen und zu testen.

Nicht-serotoninerge Substanzen

Eine Reihe von nicht-serotoninergen Konzepten wurde für die Migränebehandlung vorgeschlagen. Die therapeutischen Konzepte beinhalten so unterschiedliche Substanzen wie Substanz-P-Antagonisten, Bradykinin-Antagonisten, NO-Inhibitoren und Enkephalinase. Es existieren präklinische Hinweise dafür, daß diese Substanzen Linderung bei Migräne liefern können.

Die genetische Basis der Migräne

Es gibt seit vielen Jahren signifikante Daten, die darauf hinweisen, daß Migräne ein genetisch verursachtes Syndrom darstellt. In der Tat bemerkte im Jahre 1873 Liveing das häufige Auftreten von „*megrim*" in bestimmten Familien und die Tatsache, daß die Erkrankung häufig von den Eltern auf das Kind übertragen wurde. Die Hypothese, daß Migräne vererbbar ist, wird durch zahlreiche Studien unterstützt (Allan, 1928; Russell et al., 1993). Einige Autoren haben sogar die positive Familienanamnese als eine Voraussetzung für die Diagnose einer Migräne erwogen (Sjaastad und Stovner, 1993).

Das breite Spektrum klinischer Symptomatologie, die wahrscheinliche Bedeutung von Umweltfaktoren wie Streß und Ernährung und, wahrscheinlich als wichtigstes, die hohe Prävalenz der Migräne unter der Allgemeinbevölkerung, machen zusammen die Faktoren aus, die die genetische Analyse der Migräne zu einer faszinierenden Aufgabe werden lassen. Die Ära der molekularen genetischen Analyse der Migräne begann im Jahre 1993 mit dem Bericht von Joutel und Mitarbeitern, die eine DNA-Region auf dem menschlichen Chromosom 19 mit der klinischen Diagnose einer familiären hemiplegischen Migräne bei zwei großen französischen Familien verband (Joutel et al., 1993). Dieser Meilenstein hat die Forschung sowohl in die Entwicklung DNA-basierter diagnostischer Tests zur akkuraten Bewertung des Status des Patienten als auch zur Vorhersage des Ansprechens auf Medikamente für jede individuelle genetische Veränderung gelenkt und gefördert. Die Erwartung, daß die Kenntnis der molekularen genetischen Basis der Migräne zu wirksameren und sicheren Medikationen als sie heute verfügbar sind, führen wird, ist durchaus gerechtfertigt.

Zur weiteren Diskussion der Migräne und anderen Kopfschmerzformen siehe *Harrison's Principles of Internal Medicine*, 14th ed., McGraw-Hill, New York, 1998, deren deutsche Ausgabe 1999 erscheint.

LITERATUR

Ala-Hurula, V. Correlation between pharmacokinetics and clinical effects of ergotamine in patients suffering from migraine. *Eur. J. Clin. Pharmacol.*, **1982**, *21*:397—402.

Albers, G.W., Simon, L.T., Hamik, A., and Peroutka, S.J. Nifedipine versus propranolol for the initial prophylaxis of migraine. *Headache*, **1989**, *29*:215—218.

Allan, W. Inheritance of migraine. *Arch. Intern. Med.*, **1928**, *42*:590—599.

Amery, W.K. Flunarizine, a calcium channel blocker: a new prophylactic drug in migraine. *Headache*, **1983**, *23*:70—74.

Andersen, A.R., Tfelt-Hansen. P., and Lassen, N.A. The effect of ergotamine and dihydroergotamine on cerebral blood flow in man. *Stroke*, **1987**, *18*:120—123.

Barger, G., Carr, F.H., and Dale, H.H. An active alkaloid from ergot. *Br. Med. J.*, **1906**, *2*:1792.

Bülow, P.M., Ibraheem, J.J., Paalzow, G., and Tfelt-Hansen, P. Comparison of pharmacodynamic effects and plasma levels of oral and rectal ergotamine. *Cephalalgia*, **1986**, *6*:107—111.

Buzzi, M.G., and Moskowitz, M.A. The antimigraine drug, sumatriptan (GR43175), selectively blocks neurogenic plasma extravasation from blood vessels in dura matter. *Br. J. Pharmacol.*, **1990**, *99*:202—206.

Buzzi, M.G., Moskowitz, M.A., Peroutka, S.J., and Byun, B. Further characterization of the putative 5-HT receptor which mediates blockade of neurogenic plasma extravasation in rat dura mater. *Br. J. Pharmacol.*, **1991**, *103*:1421—1428.

Cady, R.K., Wendt, J.K., Kirchner, J.R., Sargent, J.D., Rothrock, J.F., and Skaggs, H., Jr. Treatment of acute migraine with subcutaneous sumatriptan. *JAMA*, **1991**, *265*:2831—2835.

Callaham, M., and Raskin, N. A controlled study of dihydroergotamine in the treatment of acute migraine headache. *Headache*, **1986**, *26*:168—171.

Caviness, V.S., Jr., and O'Brien, P. Headache. *N. Engl. J. Med.*, **1980**, *302*:446—450.

Connor, H.E., and Feniuk, W. Migraine, serotonin and sumatriptan. *Vasc. Med. Rev.*, **1992**, *3*:95—108.

Connor, H.E., Feniuk, W., and Humphrey, P.P.A. Characterization of 5-HT receptors mediating contraction of canine and primate basilar artery by use of GR43175, a selective 5-HT_1-like receptor agonist. *Br. J. Pharmacol.*, **1989**, *96*:379—387.

Couch, J.R., and Hassanein, R.S. Amitriptyline in migraine prophylaxis. *Arch. Neurol.*, **1979**, *36*:695—699.

Couch, J.R., Ziegler, D.K., and Hassanein, R. Amitriptyline in prophylaxis of migraine. Effectiveness and relationship of antimigraine and antidepressant effects. *Neurology*, **1976**, *26*:121—127.

Dalessio, D.J. On migraine headache: serotonin and serotonin antagonism. *JAMA*, **1962**, *181*:318—321.

Deliganis, A.V., and Peroutka, S.J. 5-Hydroxytryptamine1D receptor agonism predicts antimigraine efficacy. *Headache*, **1991**, *31*:228—231.

den Boer, M.O., Villalon, C.M., Heilgers, J.P.C., Humphrey, P.P.A., and Saxena, P.R. Role of 5-HT_1- receptors in the reduction of porcine cranial arteriovenous anastomotic shunting by sumatriptan. *Br. J. Pharmacol.*, **1991**, *102*:323—330.

Doenicke, A., Brand, J., and Perrin, V.L. Possible benefit of GR43175, a novel 5-HT_1-like receptor agonist, for the acute treatment of severe migraine. *Lancet*, **1988**, *1*:1309—1311.

Fanchamps, A. Why do not all beta-blockers prevent migraine? *Headache*, **1985**, *25*:61—62.

Gomersall, J.D., and Stuart, A. Amitriptyline in migraine prophylaxis. Changes in pattern of attacks during a controlled clinical trial. *J. Neurol. Neurosurg. Psychiatry*, **1973**, *36*:684—690.

Heyck, H. Pathogenesis of migraine. *Res. Clin. Stud. Headache*, **1969**, *2*:1—28.

Houghton, L.A., Foster, J.M., Whorwell, P.J., Morris, J., and Fowler, P. Is chest pain after sumatriptan oesophageal in origin? *Lancet*, **1994**, *344*:985—986.

Hoyer, D., and Middlemiss, D.N. Species differences in the pharmacology of terminal 5-HT autoreceptors in mammalian brain. *Trends Pharmacol. Sci.*, **1989**, *10*:130—132.

Hoyer, D., and Schoeffter, P. 5-HT_{1D} receptor-mediated inhibition of forskolin-stimulated adenylate cyclase activity in calf substantia nigra. *Eur. J. Pharmacol.*, **1988**, *147*:145—147.

Humphrey, P.P.A., Feniuk, W., Perren, M.J., Connor, H.E., and Oxford, A.W. The pharmacology of the novel 5-HT_1-like receptor agonist, GR43175. *Cephalalgia Suppl.*, **1989**, *9*:23—33.

Humphrey, P.P.A., Feniuk, W., Perren, M.J., Connor, H.E., Oxford, A.W., Coates, L.H., and Butina, D. GR43175, a selective agonist for the 5-HT_1-like receptor in dog isolated saphenous vein. *Br. J. Pharmacol.*, **1988**, *94*:1123—1132.

Humphrey, P.P.A., Feniuk, W., and Watts, A.D. Prejunctional effects of 5-hydroxytryptamine on noradrenergic nerves in the cardiovascular system. *Fed. Proc.*, **1983**, *42*:218—222.

Joutel, A., Bousser, M.G., Biousse, V., Labauge, P., Chabriat, H., Nibbio, A., Maciazek, J., Meyer, B., Bach, M.A., Weissenbach, J., Lathrop, G.M., and Tournier-Lasserve, E. A gene for familial hemiplegic migraine maps to chromosome 19. *Nature Genet.*, **1993**, *5*:40—45.

Kraft, F. Über das Mutterkorn. *Arch. Pharm.*, **1906**, *244*:336—359.

Lance, J.W., Anthony, M., and Somerville, B. Comparative trial of serotonin antagonists in the management of migraine. *Br. Med. J.*, **1970**, *1*:327—330.

Lance, J.W., Lambert, G.A., Goadsby, P.J., and Zagami, A.S. 5-Hydroxytryptamine and its putative aetiological involvement in migraine. *Cephalalgia Suppl.*, **1989**, *9*:7—13.

Lauritzen, M. Cerebral blood flow in migraine and cortical spreading depression. *Acta Neurol. (Scand.)*, **1987**, *113*:1—40.

Lauritzen, M., Jorgensen, M.B., Diemer, N.H., Gjedde, A., and Hansen, A.J. Persistent oligemia of rat cerebral cortex in the wake of spreading depression. *Ann. Neurol.*, **1982**, *12*:469—474.

Lauritzen, M., and Olesen, J. Regional cerebral blood flow during migraine attacks by Xenon-133 inhalation and emission tomography. *Brain*, **1984**, *107*:447—461.

Leao, A.A.P. Pial circulation and spreading depression of activity in the cerebral cortex. *J. Neurophysiol.*, **1944**, *7*:391—396.

Little, P.J., Jennings, G.L., Skews, H., and Bobik, A. Bioavailability of dihydroergotamine in man. *Br. J. Clin. Pharmacol.*, **1982**, *13*:785—790.

Liveing, E.G.D. *On Megrim, Sick-Headache, and Some Allied Disorders. A Contribution to the Pathology of Nerve-Storms.* J. & A. Churchill, London, **1873**.

MacIntyre, P.D., Bhargava, B., Hogg, K.J., Gemmill, J.D., and Hillis, W.S. Effect of subcutaneous sumatriptan, a selective 5-HT_1 agonist, on the systemic, pulmonary, and coronary circulation. *Circulation*, **1993**, *87*:401—405.

Markowitz, S., Saito, K., and Moskowitz, M.A. Neurogenically mediated leakage of plasma protein occurs from blood vessels in dura mater but not brain. *J. Neurosci.*, **1987**, *7*:4129—4136.

McArthur, J.C., Marek, K., Pestronk, A., McArthur, J., and Peroutka, S.J. Nifedipine in the prophylaxis of classic migraine: a crossover, double-masked, placebo-controlled study of headache frequency and side effects. *Neurology*, **1989**, *39*:284—286.

McCarthy, B.G., and Peroutka, S.J. Comparative neuropharmacology of dihydroergotamine and sumatriptan (GR 43175). *Headache*, **1989**, *29*:420—422.

Middlemiss, D.N., Bremer, M.E., and Smith, S.M. A pharmacological analysis of the 5-HT receptor mediating inhibition of 5-HT release in the guinea-pig frontal cortex. *Eur. J. Pharmacol.*, **1988**, *157*:101—107.

Moir, C. The action of ergot preparations on the puerperal uterus. *Br. Med. J.*, **1932**, *1*:1119—1122.

Molderings, G.J., Werner, K., Likungu, J., and Gothert, M. Inhibition of noradrenaline release from the sympathetic nerves of the human saphenous vein via presynaptic 5-HT receptors similar to the 5-HT_{1D} subtype. *Naunyn-Schmiedeberg's Arch. Pharmacol.*, **1990**, *342*:371—377.

Olesen, J., Larsen, B., and Lauritzen, M. Focal hyperemia followed by spreading oligemia and impaired activation of rCBF in classic migraine. *Ann. Neurol.*, **1981a**, *9*:344—352.

Olesen, J., Lauritzen, M., Tfelt-Hansen, P., Henriksen, L., and Larsen, B. Spreading cerebral oligemia in classical- and normal cerebral blood flow in common migraine. *Headache*, **1982**, *22*:242—248.

Olesen, J., Tfelt-Hansen, P., Henriksen, L., and Larsen, B. The common migraine attack may not be initiated by cerebral ischaemia. *Lancet*, **1981b**, *2*:438—440.

Olesen, J., Tfelt-Hansen, P., and Welch, K.M.A., eds. *The Headaches.* Raven Press, New York, **1993**.

Ottervanger, J. P., Paalman, H.J.A., Boxma, G.L., and Stricker, B.H.C. Transmural myocardial infarction with sumatriptan. *Lancet*, **1993**, *341*:861—862.

Peatfield, R.C., Fozard, J.R., and Rose, F.C. Drug treatment of migraine. In, *Handbook of Clinical Neurology.* (Rose, F. C., ed.), Raven Press, New York, **1986**, Vol. 4, pp. 173—216.

Peroutka, S.J., Havlik, S., and Oksenberg, D. Anti-migraine drug interactions with cloned human 5-hydroxytryptamine$_1$ receptor subtypes. Headache, **1993**, *33*:347—350.

Peroutka, S.J., and McCarthy, B.G. Sumatriptan (GR 43175) interacts selectively with 5-HT$_{1B}$ and 5-HT$_{1D}$ binding sites. *Eur. J. Pharmacol.*, **1989**, *163*:133—136.

Raskin, N.H. Repetitive intravenous dihydroergotamine as therapy for intractable migraine. *Neurology*, **1986**, *36*:995—997.

Roquebert, J., and Grenié, B. α_2-Adrenergic agonist and α_1-adrenergic antagonist activity of ergotamine and dihydroergotamine in rats. *Arch. Int. Pharmacodyn. Ther.*, **1986**, *284*:30—37.

Russell, M.B., Hilden, J., Sorensen, S.A., and Olesen, J. Familial occurrence of migraine without aura and migraine with aura. *Neurology*, **1993**, *43*:1369—1373.

Saito, K., Markowitz, S., and Moskowitz, M.A. Ergot alkaloids block neurogenic extravasation in dura mater: proposed action in vascular headaches. *Ann. Neurol.*, **1988**, *24*:732—737.

Sakai, F., and Meyer, J.S. Regional cerebral hemodynamics during migraine and cluster headaches measured by the 133Xe inhalation method. *Headache*, **1978**, *18*:122—132.

Sanders, S.W., Haering, N., Mosberg, H., and Jaeger, H. Pharmacokinetics of ergotamine in healthy volunteers following oral and rectal dosing. *Eur. J. Clin. Pharmacol.*, **1986**, *30*:331—334.

Schlicker, E., Fink, K., Gothert, M., Hoyer, D., Molderings, G., Roschke, I., and Schoeffter, P. The pharmacological properties of the presynaptic serotonin autoreceptor in the pig brain cortex conform to the 5-HT$_{1D}$ receptor subtype. *Naunyn-Schmiedeberg's Arch. Pharmacol.*, **1989**, *340*:45—51.

Schoeffter, P., and Hoyer, D. How selective is GR 43175? Interactions with functional 5-HT$_{1A}$, 5-HT$_{1B}$, 5-HT$_{1C}$ and 5-HT$_{1D}$ receptors. *Naunyn-Schmiedeberg's Arch. Pharmacol.*, **1989**, *340*:135—138.

Schoeffter, P., Waeber, C., Palacios, J.M., and Hoyer, D. The 5-hydroxytryptamine 5-HT$_{1D}$ receptor subtype is negatively coupled to adenylate cyclase in calf substantia nigra. *Naunyn-Schmiedeberg's Arch. Pharmacol.*, **1988**, *337*:602—608.

Simmons, V.E., and Blakeborough, P. The safety profile of sumatriptan. *Rev. Contemp. Pharmacother.*, **1994**, *5*:319—328.

Sleight, A.J., Cervenka, A., and Peroutka, S.J. *In vivo* effects of sumatriptan (GR 43175) on extracellular levels of 5-HT in the guinea pig. *Neuropharmacology*, **1990**, *29*:511—513.

Stoll, A. Zur Kenntnis der Mutterkornalkaloide. *Verh. Naturf. Ges. (Basel)*, **1920**, *101*:190—191.

Tansey, M.J.B., Pilgrim, A.J., and Martin, P.M. Long-term experience with sumatriptan in the treatment of migraine. *Eur. Neurol.*, **1993**, *33*:310—315.

Tfelt-Hansen, P. The effect of ergotamine on the arterial system in man. *Acta Pharmacol. Toxicol.*, **1986**, *59 Suppl 3*:1—29.

Thoms, H. John Stearns and pulvis parturiens. *Am. J. Obstet. Gynecol.*, **1931**, *22*:418—423.

Weerasuriya, K., Patel, L., and Turner, P. β-Adrenoceptor blockade and migraine. *Cephalalgia*, **1982**, *2*:33—45.

Wykes, P. The treatment of angina pectoris with coexistent migraine. *Practitioner*, **1968**, *200*:702—704.

Ziegler, D.K., and Ellis, D.J. Naproxen in prophylaxis of migraine. *Arch. Neurol.*, **1985**, *42*:582—584.

Monographien und Übersichtsartikel

Fozard, J.R. 5-Hydroxytryptamine in the pathophysiology of migraine. In, *Vascular Neuroeffector Mechanisms.* (Bevan, J.A., ed.) Elsevier Science Publishers, Amsterdam, **1985**, pp. 321—328.

Headache Classification Committee of the International Headache Society. Classification and diagnostic criteria for headache disorders, cranial neuralgias and facial pain. *Cephalalgia*, **1988**, *8 Suppl. 7*:1—96.

Hoyer, D. 5-Hydroxytryptamine receptors and effector coupling mechanisms in peripheral tissues. In, *Peripheral Actions of 5 HT.* (Fozard, J.R., ed.) Oxford University Press, New York, **1989**, pp. 72—98.

Humphrey, P.P.A., Apperley, E., Feniuk, W., and Perren, M.J. XXXVII. A rational approach to identifying a fundamentally new drug for the treatment of migraine. In, *Cardiovascular Pharmacology of 5Hydroxytryptamine.* (Saxena, P.R., Wallis, D.I., Wouters, W., and Bevan, P., eds.) Kluwer Academic Publishers, Dordrecht, Netherlands, **1990**, pp. 417—431.

Lance, J.W. Headache. *Ann. Neurol.*, **1981**, *10*:1—10.

Moskowitz, M.A. The visceral organ brain: implications for the pathophysiology of vascular head pain. *Neurology*, **1991**, *41*:182—186.

Moskowitz, M.A. Neurogenic versus vascular mechanisms of sumatriptan and ergot alkaloids in migraine. *Trends Pharmacol. Sci.*, **1992**, *13*:307—311.

Olesen, J. Migraine and regional cerebral blood flow. *Trends in Neurosci.*, **1985**, *8*:318—321.

Perrin, V.L. Clinical pharmacokinetics of ergotamine in migraine and cluster headache. *Clin. Pharmacokinet.*, **1985**, *10*:334—352.

Peroutka, S.J. Sumatriptan in acute migraine: pharmacology and review of world experience. *Headache*, **1990**, *30*:554—560.

Raskin, N.H. Pharmacology of migraine. *Annu. Rev. Pharmacol. Toxicol.*, **1981**, *21*:463—478.

Rutschmann, J., and Stadler, P.A. Chemical background. In, *Ergot Alkaloids and Related Compounds.* (Berde, B., and Schild, H.O., eds.) *Handbuch der Experimentellen Pharmakologie*, Vol. 49. Springer-Verlag, Berlin, **1978**, pp. 29—85.

Saxena, P.R. Arteriovenous shunting and migraine. *Res. Clin. Stud. Headache*, **1978**, *6*:89—102.

Saxena, P.R., and Ferrari, M.D. 5-HT$_1$-like receptor agonists and the pathophysiology of migraine. *Trends Pharmacol. Sci.*, **1989**, *10*:200—204.

Sjaastad, O., and Stovner, L.J. The IHS classification for common migraine. Is it ideal? *Headache*, **1993**, *33*:372—375.

Spierings, E.L.H. Recent advances in the understanding of migraine. *Headache*, **1988**, *28*:655—658.

Subcutaneous Sumatriptan International Study Group. Treatment of migraine attacks with sumatriptan. *N. Engl. J. Med.*, **1991**, *325*:316—321.

Welch, K.M.A. Drug therapy of migraine. *N. Engl. J. Med.*, **1993**, *329*:1476—1483.

Wolff, H.G. *Wolff's Headache and Other Head Pain*, 5th ed. (Dalessio, D.J., ed.) Oxford University Press, New York, **1987**.

DANKSAGUNG

Der Autor spricht seinen Dank an Dr. Theodore W. Rall aus, dessen Beitrag aus Kapitel 39 der 8. Auflage in diesem Kapitel teilweise in die 9. Auflage übernommen wurde.

22 BEHANDLUNG DEGENERATIVER ERKRANKUNGEN DES ZENTRALEN NERVENSYSTEMS

David G. Standaert und Anne B. Young

Zu den neurodegenerativen Erkrankungen gehören solch häufige und verhängsnisvolle Krankheiten wie die Parkinsonsche, Alzheimersche oder Huntingtonsche Krankheit sowie die amyotrophe Lateralsklerose (ALS). Obgleich diese Leiden hinsichtlich ihrer klinischen und neuropathologischen Aspekte unterschiedlich sind, so sind ihnen charakteristische neuronale Degenerationsmuster in anatomisch und funktionell vergleichbaren Regionen gemeinsam.

Die gegenwärtig verfügbaren Medikamente erlauben eine rein symptomatische Therapie, wobei die Progression der jeweiligen Erkrankung nicht aufgehalten werden kann. Unter diesen stellt die Palette der Medikamente bei der Behandlung der Parkinsonschen Krankheit die umfangreichste und effektivste dar. Eine Vielzahl verschiedener pharmakologischer Substanzen können hierbei eingesetzt werden, und bei fachkundiger Anwendung lassen sich durchaus deutliche Verbesserungen der Lebensdauer und der Lebensqualität erzielen. Die Behandlung der Alzheimerschen oder Huntingtonschen Krankheit sowie der ALS sind weniger erfolgsträchtig, obgleich auch hier das Wohlbefinden des Patienten günstig beeinflußt werden kann.

Dieses Kapitel gibt eine Übersicht über gegenwärtig verfügbare Pharmaka zur Behandlung neurodegenerativer Symptome und erlaubt dem Leser einen Einblick in die Ziele der neuesten Forschung. Diese widmen sich der Entwicklung von Substanzen, die eine Veränderung neurodegenerativer Erscheinungen erreichen sollen, indem sie das Absterben von Neuronen verhindern bzw. deren Regeneration stimulieren. Einige der Therapeutika zur Parkinson-Behandlung betreffen auch serotonerge Effekte, die in Kapitel 11 behandelt werden. Informationen über cholinerge Wirkungen von Substanzen bei der Alzheimer-Behandlung sind in Kapitel 7 und 8 zu finden.

Neurodegenerative Erkrankungen sind durch den voranschreitenden und irreversiblen Verlust von Neuronen in bestimmten Hirnregionen gekennzeichnet. Beispielhaft in dieser Hinsicht sind die Parkinsonsche und Huntingtonsche Krankheit (HK), bei denen der Verlust von Neuronen der Basalganglien zu einer gestörten motorischen Kontrolle führt, die Alzheimersche Krankheit (AK) mit ihrem Verlust von Neuronen im Cortex und Hippocampus, der Ursache einer erheblichen Beeinträchtigung des Gedächtnisses und der Lernfähigkeit ist, oder die ALS, bei der infolge der Degeneration spinaler, bulbärer und kortikaler motorischer Neurone eine fortschreitende Muskelschwäche auftritt. Als eine gemeinsame Gruppe von Erkrankungen sind diese relativ häufig und stellen ein erhebliches medizinisches und soziologisches Problem dar.

Meistens betreffen diese Erkrankungen Menschen in höherem Lebensalter, die zuvor keine neurologischen Auffälligkeiten zeigten, wenngleich einige Formen dieser Krankheiten bekannt sind, die schon im Kindesalter einsetzen. Die PK tritt in mehr als 1% der Personen über 65 Jahren auf (Tanner, 1992), und die AK betrifft sogar bis zu 10% derselben Personengruppe (Evans et al. 1989). HK ist eine autosomal dominante Erbkrankheit, kommt jedoch in bezug auf die Gesamtpopulation weniger häufig vor. ALS ist ebenfalls relativ selten, führt jedoch oft sehr rasch zu Hinfälligkeit und zum Tode (Kurtzke, 1982).

Gegenwärtig beschränkt sich die pharmakologische Therapie neurodegenerativer Erkrankungen auf eine rein symptomatische Behandlung, ohne den zugrundeliegenden Krankheitsprozeß dabei zu verändern. Die symptomatische Behandlung der PK, bei der das zugrundeliegende neurochemische Defizit ausreichend bekannt ist, verläuft generell recht erfolgreich, und eine Vielzahl effektiver Medikamente sind hierbei mittlerweile verfügbar (Calne, 1993; Standaert & Stern, 1993). Vergleichbar effektive Behandlungskonzepte von AK, HK und ALS sind gegenwärtig nicht verfügbar, so daß hier die Entwicklung neuer therapeutischer Strategien besonders vordringlich ist.

SELEKTIVE SCHÄDIGUNG UND NEUROPROTEKTIVE STRATEGIEN

Selektive Schädigung Das wesentlichste Charakteristikum dieser Gruppe von Erkrankungen ist eine ausgesprochenen Selektivität für bestimmte Arten von Neuronen. So sind bei der PK dopaminerge Neurone der Substantia nigra von erheblichen Schädigungen betroffen, während Neurone des Cortex und vieler anderer Hirnareale intakt bleiben (Gibb, 1992; Fearnley & Lees, 1994). Im Gegensatz dazu sind bei der AK die neuronalen Schädigungen am stärksten im Hippocampus und im Neocortex ausgeprägt; auch innerhalb des Cortex ist der Verlust an Neuronen in seinem Umfang und Ausmaß zwischen bestimmten funktionellen Bereichen sehr uneinheitlich (Arnold et al., 1991). Noch bemerkenswerter ist die Tatsache, daß bei der HK das gesamte Gehirn und auch andere Organe von dem mutierten Gen betroffen sind, die pathologischen Veränderungen jedoch hauptsächlich auf das Neostriatum begrenzt sind (Vonsattel et al., 1985; Landwehrmeyer et al., 1994). Bei der ALS tritt ein Verlust von motorischen Spinalnerven und steuernden Neuronen des Cortex auf (Tandan & Bradley, 1985). Aufgrund dieser ausgeprägten Vielfalt neuronaler Degenerationsmuster muß der zugrundeliegende pathologische Prozeß als ein Zusammenwirken bestimmter genetischer und umweltbedingter Einflüsse einerseits und intrinsischer physiologischer Merkmale der betroffenen Gruppe von Neuronen andererseits betrachtet werden. Diese intrinsischen Faktoren schließen eine Empfindlichkeit gegenüber exzitotoxischen Schädigungen, einen regional variierenden oxidativen Metabolismus und die Entstehung toxischer Radikale ein (Abbildung 22.1). Diese Faktoren stellen wichtige Ziele einer zukünftigen neuroprotektiven Therapie dar. Eine gezieltere Behandlung könnte so zumindest ein Fortschreiten dieser neurodegenerativen Krankheiten erheblich verlangsamen.

Genetik und Umweltbedingungen Es wurde lange vermutet, daß eine genetische Prädisposition eine wichtige Rolle bei der Ätiologie neurodegenerativer Erkrankungen spielt. Dies trifft sicherlich für die HK zu, die autosomal dominant vererbt wird. Familien mit einer hohen Inzidenz von PK, AK und ALS sind ebenfalls dokumentiert worden, jedoch stellen diese familiär manifestierten Fälle nur einen sehr kleinen Anteil der gesamten Population an Erkrankten dar. Meist liegt diesen Erkrankungen eine subtile genetische Determinante zugrunde, die als vererbare Prädisposition für neuronale Schädigungen erst in Zusammenhang mit umweltbedingten Einflüssen potenziert wird und sich pathologisch manifestiert (Golbe, 1990).

Infektions- und umweltbedingte Toxine wurden ebenfalls als ätiologische Faktoren für neurodegenerative Erkrankungen vermutet. Die ursächliche Rolle einer Infektion wurde am ehesten bei einer Vielzahl von Fällen der PK erkannt, die infolge einer Enzephalitis-lethargica-Epidemie am Anfang dieses Jahrhunderts gehäuft auftraten. Dennoch sind die heute auftretenden Fälle der PK nicht durch eine Enzephalitis bedingt, und für eine Beteiligung von Infektionen an der Enstehung der AK, HK und ALS gibt es bislang keine überzeugenden Beweise. Zumindest ein Toxin, das N-Methyl-4-phenyl-1,2,3,6-tetrahydropyridin (MPTP, siehe unten) kann zu einem pathologischen Zustand vergleichbar der PK führen, jedoch fehlen Hinweise für eine Verbreitung dieses oder eines ähnlichen Toxins (Tanner & Langston, 1990).

Exzitotoxizität Der Begriff *Exzitotoxizität* wurde 1969 von Olney geprägt und beschreibt die neuronale Schädigung, die durch einen Überschuß an Glutamat im Gehirn auftritt. Glutamat wird von vielen neuronalen Systemen als Neurotransmitter rekrutiert und als bedeutendster Mediator der exzitatorischen synaptischen Transmission im Gehirn von Säugetieren angesehen. Obgleich Glutamat für eine normale Hirnfunktion essentiell ist, kann es in überschüssigen Mengen zu einem exzitatorischen Zelltod führen (Lipton & Rosenberg, 1994). Dieser destruktive Effekt von Glutamat wird durch spezifische Glutamatrezeptoren vermittelt, hauptsächlich dem N-Methyl-D-aspartat- (NMDA-) Rezeptor. Im Gegensatz zu anderen glutamatsensitiven Ionenkanälen, die vornehmlich den Fluß von Na^+-Ionen regulieren, führt die Akti-

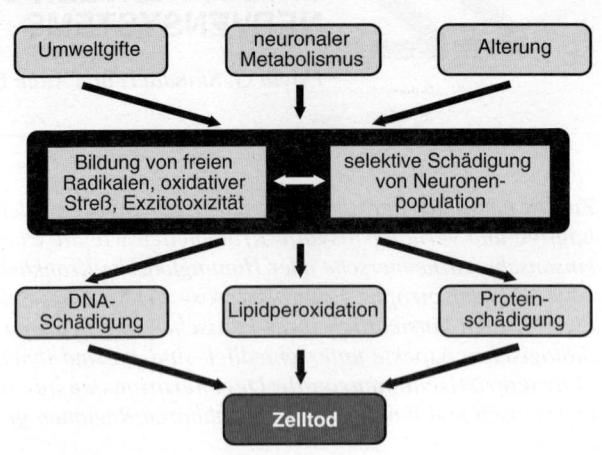

Abbildung 22.1 Mechanismen der selektiven neuronalen Schädigung bei neurodegenerativen Erkrankungen.

vierung des NMDA-Rezeptors zu einem Influx von Ca^{2+}-Ionen, die im Überschuß vielfältige potentiell destruktive Prozesse auslösen können. Die Aktivität des NMDA-Rezeptorkanals wird nicht nur durch die Glutamatkonzentration im synaptischen Spalt reguliert, sondern auch über eine spannungsabhängige Blockade durch Mg^{2+}-Ionen. Der über den NMDA-Rezeptorkanal vermittelte Eintritt von Ca^{2+} in Neurone benötigt also sowohl die Bindung von Glutamat als auch eine Depolarisation (z. B. durch die Aktivierung eines anderen Glutamatrezeptortyps), wodurch die Blockade des Kanals durch extrazelluläres Mg^{2+} aufgehoben wird. Die exzitatorische Schädigung wird als eine Hauptursache des neuronalen Zelltodes angesehen, der häufig in akuter Form beim Schlaganfall oder bei Hirntraumata eintritt (Choi & Rothman, 1990). Im Falle der chronisch verlaufenden neurodegenerativen Erkrankungen ist die Rolle der Exzitotoxizität weniger gesichert. Jedoch scheint die selektive, regional unterschiedliche Ausprägung der Empfindlichkeit von Neuronen durch ihren Besatz mit verschiedenen Glutamatrezeptoren determiniert zu sein (Young, 1993).

Energie, Metabolismus und Alterung Die Hypothese der Exzitotoxizität stellt einen Bezug zwischen dem selektiven Schädigungsmuster von Neuronen, ihren Alterungsmechanismen sowie deren metabolischer Kapazität her (Beal et al., 1993). Da die Fähigkeit von Mg^{2+}, den NMDA-Rezeptorkanal zu blockieren, vom Membranpotential abhängt, führen Störungen des neuronalen Metabolismus zu einer stetigen Aufhebung dieser Blockade und entsprechend zur Prädisposition gegenüber einer exzitotoxischen Schädigung. Der Umfang des oxidativen Metabolismus von Neuronen nimmt mit zunehmendem Alter drastisch ab, möglicherweise infolge einer Akkumulation von Mutationen im mitochondrialen Genom (Wallace, 1992). Patienten mit der PK weisen eine Reihe von Defekten im neuronalen Energiestoffwechsel auf, die offensichtlich altersunabhängig stark ausgeprägt sind.

So ist insbesondere die Funktion des mitochondrialen Komplex I der Elektronentransportkette vermindert (Schapira et al., 1990). Zusätzliche Beweise für die Bedeutung metabolischer Defekte in der Ätiologie neuronaler Degeneration erbrachten Studien an Patienten, die unbeabsichtigt MPTP eingenommen hatten, eine Designerdroge, die zu schweren und irreversiblen Symptomen der PK führen (Ballard et al., 1985). Nachfolgend konnte gezeigt werden, daß ein Metabolit des MPTP zur Degeneration von Neuronen führt, die ganz ähnlich verlief wie bei der idiopathischen PK. Der pathologische Mechanismus schien hierbei auf der Fähigkeit zu beruhen, den mitochondrialen Energiestoffwechsel dopaminerger Neurone zu stören (Tipton & Singer, 1993). Desweiteren kann bei Nagetieren eine neuronale Degeneration, die vergleichbar mit der HK ist, dadurch ausgelöst werden, daß diesen Tieren entweder eine hohe Dosis eines NMDA-Rezeptor-Antagonisten direkt verabreicht wurde oder aber eine Dauerbehandlung mit einem Inhibitor des mitochondrialen oxidativen Stoffwechsels vorgenommen wurde. Diese Untersuchungen belegten, daß auch die selektiven pathologischen Veränderungen der HK auf einem gestörten Energiestoffwechsel neuronaler Mitochondrien zu beruhen scheinen (Beal et al., 1986; Beal et al., 1993).

Oxidativer Streß Obgleich für Neuronen der oxidative Stoffwechsel lebensnotwendig ist, besteht die Konsequenz dieses Prozesses in der Entstehung reaktiver Verbindungen wie Wasserstoffperoxid und Sauerstoffradikalen (Cohen & Werner, 1994). Ohne Kontrolle können diese Verbindungen zu DNA-Schädigungen, Peroxidation von Membranlipiden und zum neuronalen Zelltod führen. Eine Reihe zellulärer Mechanismen dient dazu, den *oxidativen Streß* zu minimieren. Zu diesen gehören die Verfügbarkeit reduktiver Verbindungen wie Ascorbinsäure und Glutathion oder Enzyme wie die Superoxiddismutase, welche die Reduktion von Superoxidradikalen katalysiert. Oxidativer Streß kann auch durch Aminosteroide herabgesetzt werden, die als Fängersubstanzen wirken (vgl. Kapitel 59). Vor kurzem erhaltene genetische Befunde konnten einen Zusammenhang zwischen Störungen des Metabolismus von Sauerstoffradikalen durch die Superoxiddismutase und der Ätiologie der ALS zeigen (siehe unten). Bei der PK richtet sich das Augenmerk darauf, daß die Ursache der selektiven Schädigung dopaminerger Neuronen durch die Entstehung oxidativen Stresses beim Metabolismus des Dopamins entsteht (Fahn & Cohen, 1992). Der Abbau des Dopamins zu 3,4-Dihydrophenylessigsäure wird durch das Enzym Monoaminoxidase katalysiert, wobei als Produkt auch H_2O_2 entsteht. Aus diesem können in Gegenwart von Eisenionen, die in großer Menge in Basalganglien vorkommen, freie Hydroxylradikale entstehen (Fentonreaktion, Abbildung 22.2; Olanow, 1990). Im Falle eines inadäquaten Schutzmechanismus infolge vererbter oder erworbener Defekte können diese Radikale Ursache einer Degeneration dopaminerger Neuronen sein. Dies wird durch die Beobachtung untermauert, daß in der Substantia nigra von Patienten mit der PK gehäuft Lipidperoxide vorkommen (Jenner, 1991). Solche Erkenntnisse haben den Einsatz von Medikamenten beeinflußt, die den Verlust von Neuronen bei der PK aufhalten sollen. Zwei Kandidaten hierunter, der Radikalfänger *Tocopherol* (Vitamin E) und der MAO-Inhibitor *Selegilin* (siehe unten), wurden in umfangreichen klinischen Studien getestet, waren jedoch beide ohne großen neuroprotektiven Effekt (Parkinson Studiengruppe, 1993).

PARKINSONSCHE KRANKHEIT

Klinischer Überblick Der Begriff „Parkinsonismus" beschreibt ein klinisches Syndrom, das sich in vier kardinalen klinischen Erscheinungsformen manifestiert: Bradykinesie (verlangsamte und verarmte Körperbewegungen), Muskelstarrheit, Ruhetremor (üblicherweise bei bewußten Bewegungen verringernd) sowie Verschlechterung der aufrechten Balancehaltung mit Gangunsicherheit und Sturzneigung. Die häufigste Ursache für Parkinsonismus ist die idiopathische PK, die erstmals von James Parkinson 1817 als *Paralysis agitans* oder Schüttellähmung beschrieben wurde. Als ein eindeutiges pathologisches Anzeichen ist bei der PK ein Verlust der pigmentierten dopaminergen Neuronen in der Substantia nigra pars compacta festzustellen, verbunden mit dem Auftreten intrazellulärer Einschlüsse – den sogenannten Lewy-Körpern (Gibb, 1992; Fearnley & Lees, 1994). Der voranschreitende Verlust dopaminerger Neuronen ist ein normaler Prozeß des Alterns, allerdings bei den meisten Menschen ohne einen 80 - 90%igen Verlust, der erst zu Parkinsonismus führt. Ohne Therapie schreitet die

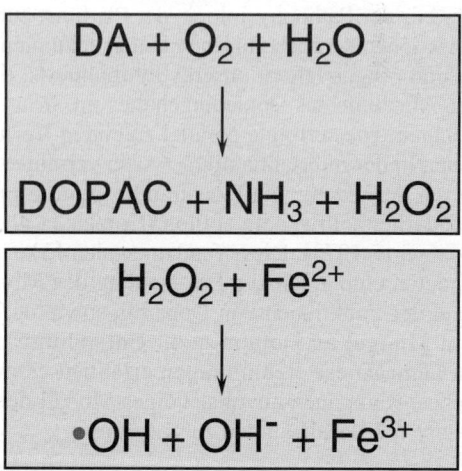

Abbildung 22.2 Entstehung von freien Radikalen beim Katabolismus des Dopamins.
Dopamin wird durch die Monoaminoxidase (MAO) und Aldehyddehydrogenase in 3,4-Dihydrophenyl-Essigsäure (DOPAC) umgewandelt, wobei H_2O_2 entsteht. In Gegenwart von Fe^{2+}-Ionen zerfällt H_2O_2 in ein Hydroxid-Ion und ein freies Hydroxyl-Radikal (Fenton-Reaktion).

PK über einen Zeitraum von fünf bis zehn Jahren fort, wobei Patienten in einen starren und akinetischen Zustand verfallen, der sie nicht mehr zu selbständigem Leben befähigt. Häufig tritt dann der Tod infolge von Komplikation der Bewegungsarmut auf; im wesentlichen durch Aspirationspneumonie und Lungenembolie. Die Verfügbarkeit einer effektiven pharmakologischen Behandlung ermöglicht jedoch eine grundlegende Verbesserung der Prognose bei der PK. In den meisten Fällen ist es mittlerweile möglich, die Mobilität der Patienten über Jahre hinweg zu erhalten und die Lebenserwartung unter adäquater Behandlung beträchtlich zu erweitern (Diamond et al., 1987). Es muß jedoch ausdrücklich darauf hingewiesen sein, daß Parkinsonismus auch von anderen Erkrankungen verursacht werden kann, insbesondere von einigen selteneren neurodegenrativen Krankheiten, in Folge von Schlaganfällen und durch Intoxikation mit Dopaminrezeptor-Antagonisten. Dies trifft auch auf Therapeutika zu, die bei der Behandlung von Psychosen und Schizophrenie eingesetzt werden, wie den Antiphsychiotika Haloperidol und Thorazin (siehe Kapitel 18) oder den Antiemetika Prochlorperazin und Metoclopramid (siehe Kapitel 38), welche alle einen Parkinsonismus auslösen können. Ohne auf eine umfassende Darstellung der Differentialdiagnostik des Parkinson-Syndroms einzugehen, die den Rahmen diese Kapitels sprengen würde, sollte dennoch eine klare Unterscheidung der PK von anderen diesbezüglich relevanten Krankheiten vorgenommen werden, da letztere üblicherweise gegenüber den verfügbaren Therapien refraktär sind.

Parkinsonsche Krankheit: Pathophysiologie Das hauptsächliche Defizit bei der PK ist der Verlust von Neuronen in der Substantia nigra pars compacta, von der eine dopaminerge Innervation des Striatums (Nucleus caudatus und Putamen) ausgeht. Unser gegenwärtiges Verständnis der Pathophysiologie der PK führt zurück zu den klassischen neurochemischen Untersuchungen in den 50iger und 60iger Jahren unseres Jahrhunderts, die eine 80%ige Abnahme des Dopamingehaltes im Striatum zeigen konnten. Dies erfolgte parallel zu einem Verlust von Neuronen in der Substantia nigra, wobei vermutet wurde, daß durch den Ersatz von Dopamin bestimmte Funktionen wiederherstellbar sein sollten (Cotzias et al., 1969; Hornykiewicz, 1973). Diese fundamentalen Erkenntnisse begründeten eine extensive Erforschung des Metabolismus und der Funktionen von Dopamin sowie der Frage, wie ein Mangel an Dopamin zur Entstehung der PK führen kann. Diese Bemühungen erlauben es nun, ein nützliches, wenn auch unvollständiges Modell der Funktionsweise der Basalganglien zu skizzieren.

Biosynthese von Dopamin Das Katecholamin Dopamin wird in den Endigungen dopaminerger Neuronen aus Tyrosin gebildet, welches über die Blut-Hirn-Schranke mittels eines aktiven Transportprozesses aufgenommen wird (Abbildung 22.3 und 22.4). Der geschwindigkeitsbestimmende Schritt der Dopaminsynthese ist die Umwandlung des L-Tyrosins in L-Dihydroxyphenylalanin (L-DOPA) durch das Enzym Tyrosinhydroxylase, das in katecholaminergen Neuronen vorkommt. L-DOPA wird dann rasch durch Decarboxylierung durch die aromatische L-Aminosäuren-Decarboxylase in Dopamin umgewandelt. In dopaminergen Nervenendigungen wird Dopamin durch ein Transportprotein in Vesikel aufgenommen. Dieser Vorgang wird durch Reserpin inhibiert, wodurch es zu einer Verarmung an sezernierbarem Dopamin kommt. Dopamin wird von diesen Nervenendigungen durch Exozytose freigesetzt, ausgelöst durch einen Influx von Ca^{2+} infolge einer Depolarisation. Sobald Dopamin in den synaptischen Spalt gelangt ist, kann seine Aktivität beendet werden, indem es durch ein Transportprotein präsynaptisch wieder aufgenommen wird. Diese Wiederaufnahme ist durch Kokain hemmbar. Weiterhin kann Dopamin durch die sequenzielle Tätigkeit der Enzyme Monoaminoxidase (MAO) und Catechol-O-Methyltransferase (COMT) abgebaut werden, wobei als Stoffwechselprodukte 3,4-Dihydroxyphenylessigsäure (DOPAC) bzw. 3-Methoxy-4-hydroxyphenylessigsäure (HVA, siehe Kapitel 12) entstehen. Beim Menschen ist HVA das Hauptprodukt des Dopaminabbaus (Cooper et al., 1991).

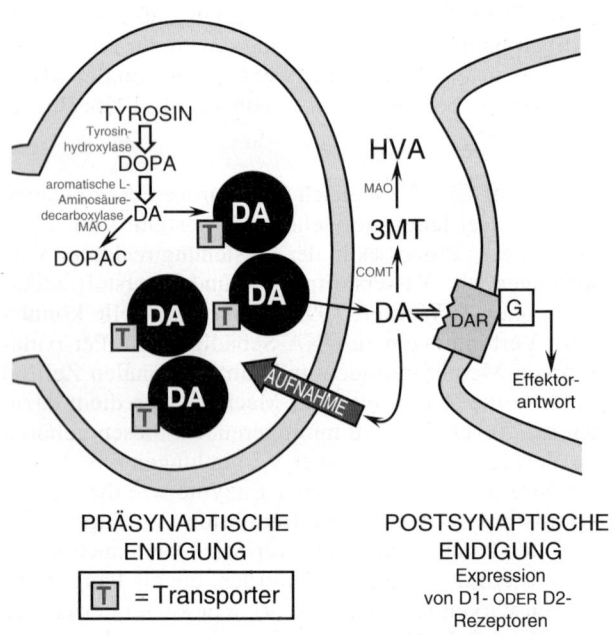

Abbildung 22.3 Dopaminerge Endigungen.
Ausgehend von Tyrosin wird Dopamin innerhalb neuronaler Endigungen durch aufeinanderfolgendes Einwirken der Enzyme Tyrosinhydroxylase, das zur intermediären Bildung von L-Dihydroxyphenylalanin (DOPA) führt, und der aromatischen L-Aminosäuredecarboxylase gebildet. In den Endigungen wird Dopamin dann durch ein vesikuläres, membranständiges Transportprotein (T) in Speichervesikel überführt. Nach seiner Freisetzung, die durch Depolarisation und dem Eintritt von Ca^{2+} ausgelöst wird, tritt Dopamin in Wechselwirkung mit postsynaptischen Dopaminrezeptoren (DAR). Wie im Text näher erläutert, existieren im Gehirn verschiedene Typen des Dopaminrezeptors, die für die differentiellen postsynaptischen Effekte des Dopamins verantwortlich sind und hierdurch einen wichtigen Bestandteil neuronaler Schaltkreise darstellen. Die Wirkung von Dopamin wird durch dessen sequenzielle enzymatische Umwandlung durch die Catechol-O-Methyltransferase (COMT) und Monoaminooxidase (MAO) beendet, oder durch eine Wiederaufnahme in die präsynaptische Nervenendigung.

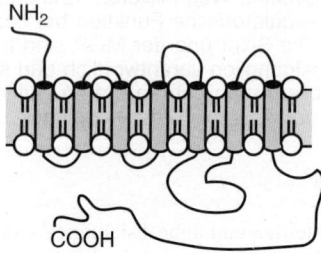

Abbildung 22.4 Metabolismus des Levodopa (L-DOPA).
AD: Aldehyddehydrogenase; COMT: Catechol-O-Methyltransferase; DβH: Dopamin-β-Hydroxylase; AAD: aromatische L-Aminosäuredecarboxylase; MAO: Monoaminooxidase.

Dopaminrezeptoren Die biologischen Funktionen des Dopamins im Gehirn werden von einer Gruppe spezifischer Dopaminrezeptoren vermittelt (Abbildung 22.5). Zwei Typen von Dopaminrezeptoren wurden im Gehirn von Säugetieren pharmakologisch identifiziert: D1-Rezeptoren, welche zyklisches AMP (cAMP) als Second messenger rekrutieren, und D2-Rezeptoren, die die Synthese von cAMP inhibieren. Durch den Einsatz molekularbiologischer Techniken bei der Charakterisierung der Dopaminrezeptoren ist mittlerweile ein Fülle von Erkenntnissen über Struktur und Funktionen verfügbar, die auf ein wesentlich komplexeres Funktionsprinzip dieser Rezeptoren hindeuten, als dies zunächst angenommen wurde. Gegenwärtig sind fünf strukturell divergierende Dopaminrezeptoren bekannt (vgl. Jarvie & Caron, 1993; Kapitel 12), denen sieben α-helikale Abschnitte gemeinsam sind, welche die Plasmamembran durchmessen können. Dieses Strukturmerkmal eint die Dopaminrezeptoren mit einer großen Familie von Rezeptoren mit sieben transmembranären Regionen, zu denen weitere wichtige Rezeptoren für Neurotransmitter gehören wie der β-adrenerge Rezeptor, olfaktorische Rezeptoren oder der Sehrezeptor Rhodopsin. Alle Rezeptoren dieser Familie entfalten ihre Aktivität jeweils über Guaninnukleotid-Bindungsproteine (G-Proteine, siehe Kapitel 2).

Die fünf Typen des Dopaminrezeptors lassen sich pharmakologisch und strukturell zwei Gruppen zuordnen (Abbildung 22.5). Die D1- und D5-Rezeptoren besitzen einen ausgedehnten carboxyterminalen Abschnitt im Zytoplasma und entsprechen der pharmakologischen D1-Klassifikation. Von diesen Proteinen geht eine stimulierende Aktivität auf die Bildung von cAMP und die Hydrolyse von Phosphatidyl-Inositolphosphaten aus. Die D2-, D3- und D4-Rezeptoren verfügen übereinstimmend über eine große dritte intrazelluläre Schleifendomäne und entsprechen der D2-Klassifikation. Diese Rezeptoren vermögen die cAMP-Produktion zu inhibieren und den Strom von K^+ und Ca^{2+}-Ionen zu modulieren. Jeder dieser fünf Rezeptortypen besitzt ein distinktes anatomisches Expressionsmuster im Gehirn. Die D1- und D2-Rezeptoren sind im Striatum verbreitet und sind die bedeutendsten Rezeptoren hinsichtlich des pathophysiologischen Hintergrundes sowie der Behandlung der PK. Die D4- und D5-Rezeptoren sind hauptsächlich außerhalb des Striatums exprimiert, während die Expression des D3-Rezeptors im Caudatum und im Putamen niedrig, hingegen im Nucleus accumbens und im Riechhügel (Tuberculum olfactorius) höher ist.

D1-Rezeptorfamilie

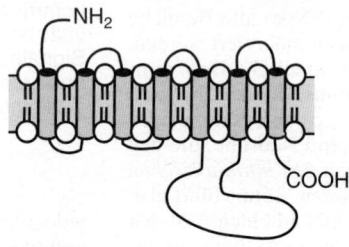

↑ cAMP
↑ PIP$_2$-Hydrolyse
· Ca^{2+}-Mobilisation
· PKC-Aktivierung

D2-Rezeptorfamilie

↓ cAMP
↑ K$^+$-Ströme
↓ ψ-regulierte Ca^{2+}-Ströme

Verteilung	D1	D5	D2	D3	D4
	· Striatum	· Hippocampus	· Striatum	· Riechhügel	· vorderer Cortex
	· Neocortex	· Hypothalamus	· SNpc	· N. accubens	· Medulla
			· Hypophyse	· Hypothalamus	· Mittelhirn

Abbildung 22.5 Verteilung und Eigenschaften von Dopaminrezeptoren.
Snpc: Substantia nigra pars compacta; cAMP: zyklisches AMP; Ψ: Spannung.

Neuronale Mechanismen des Parkinsonismus Mit erheblichen Anstrengungen in Forschung und Klinik wurde in den vergangenen Jahren der Frage nachgegangen, wie der Verlust der dopaminergen Versorgung von Neuronen des Neostriatums zu dem klinischen Erscheinungsbild der PK führen kann (siehe Übersichten von Albin et al., 1989; Mink & Tach, 1993; Wichmann & DeLong, 1993). Die Basalganglien können als eine modulatorische Nebenschleife angesehen werden, durch die der Informationsfluß vom zerebralen Cortex zu den Motorneuronen des Rückenmarks reguliert wird (Abbildung 22.6). Das Neostriatum ist die Empfangszentrale der Basalganglien und empfängt exzitatorische glutamaterge Reize aus verschiedenen Bereichen des Cortex. Die Mehrzahl der Neuronen des Striatums projizieren das empfangene Reizsignal in andere Strukturen der Basalganglien, während eine kleinere, jedoch sehr wichtige Population von Neuronen, ausschließlich interkonnektiv auf Neuronen innerhalb des Striatums wirkt. Von diesen Interneuronen des Striatums werden Acetylcholin sowie verschiedene Neuropeptide als Neurotransmitter rekrutiert. Die Weiterleitung des Reizsignals aus dem Striatum erfolgt über eine direkte und eine indirekte Route. Der direkte Weg verläuft über Neuronen des Striatums und deren Projektion in die Substantia nigra pars reticulata (Snpr) und den medialen Globus pallidus (MGP), die selbst mit dem ventroanterioren sowie ventrolateralen Thalamus verschaltet sind, welche ein exzitatorisches Signal an den Cortex vermitteln. Beide konsekutive Verbindungen des direkten Weges benutzen γ-Aminobuttersäure (GABA) als inhibitorischen Neurotransmitter, so daß als Nettoeffekt einer Stimulation dieser Route die exzitatorische Wirkung des Thalamus auf den Cortex erhöht wird (Desinhibition). Der indirekte Weg rekrutiert Neuronen des Striatums, die in den lateralen Globus pallidus (LGP) projizieren. Von dieser Struktur wird der subthalamische Nukleus (STN) innerviert, der wiederum einen exzitatorischen Reiz an die Substantia nigra pars reticulata (Snpr) und den medialen Globus pallidus (MGP) vermittelt. Ausgehend von den beiden konsekutiven inhibitorischen GABAergen Verbindungen zum LGP und STN führt die Stimulation des indirekten Weges als Nettoeffekt zu einer Verminderung der exzitatorischen Wirkung des Thalamus auf den zerebralen Cortex.

In einem Funktionsmodell der Basalganglien, die für die Symptome der PK infolge eines Verlustes an dopaminergen Neuronen verantwortlich sind, ist deren Eigenschaft durch einen differentiellen Effekt von Dopamin auf einen direkten bzw. einen indirekten Weg determiniert (Abbildung 22.7). Während von der Substantia nigra pars compacta (SNpc) alle Bereiche des Striatums mit dopaminergen Neuronen innerviert werden, exprimieren dessen Zielneurone unterschiedliche Dopaminrezeptoren. Solche Neurone des Striatums, die den direkten Weg vermitteln, exprimieren hauptsächlich den *exzitatorisch* wirkenden D1-Dopaminrezeptor, während Neurone, die den indirekten Weg vermitteln, hauptsächlich den *inhibitorischen* D2-Typ des Dopaminrezeptors exprimieren. Somit führt also ein dopaminerger Reiz im Striatum zu einer erhöhten Aktivität des direkten Weges und zu einer verminderten Aktivität des indirekten Weges. Bei einer Verarmung an Dopamin, wie dies bei der PK der Fall ist, tritt genau eine gegenteilige Regulation des direkten und indirekten Wegs ein, was zur Folge hat, daß die von der Substantia nigra pars compacta und dem medialen Globus pallidus ausgehende inhibitorische Aktivität am Thalamus erhöht und dessen exzitatorische Wirkung auf den motorischen Cortex entsprechend erniedrigt wird.

Dieses funktionelle Prinzip der Basalganglien ist von großer Bedeutung hinsichtlich einer sinnvollen Strategie bei der Therapie der PK durch Pharmaka. Es muß dabei erstens berücksichtigt werden, daß durch die Wiederherstellung des dopaminergen Systems der Basalganglien zum einen zwar die entsprechenden Auswirkungen an den D1- und D2-Rezeptoren erzielt werden, zum anderen an den D3-, D4- und D5-Rezeptoren

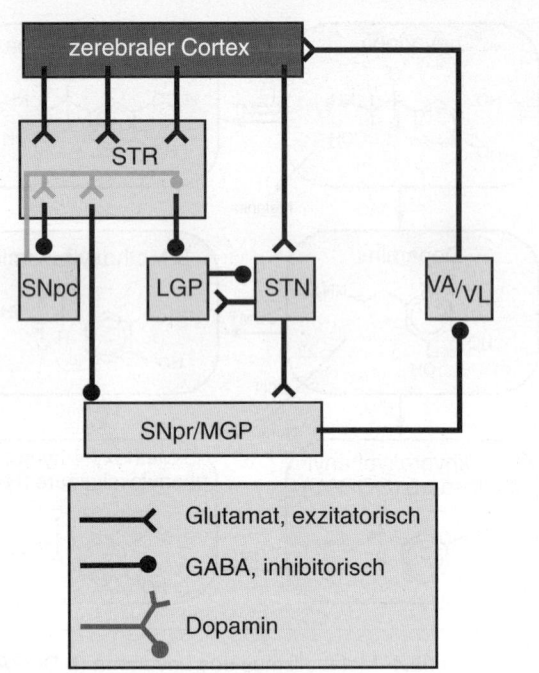

Abbildung 22.6 Schaltkreise der Basalganglien.
Das Neostriatum (STR) ist hauptsächlich für den Signalinput der Basalganglien verantwortlich, wobei es selbst via glutamaterge Neurone aus verschiedenen Teilen des zerebralen Cortex exzitatorische Signale erhält. Ausgehend vom STR erfolgt die Signalweiterleitung über zwei Wege. Der direkte Weg verläuft vom STR zur Substantia nigra pars reticulata (SNpr) und zum medialen Globus pallidus (MGP), wobei Gamma-Aminobuttersäure (GABA) als inhibitorischer Neurotransmitter rekrutiert wird. Der indirekte Weg verläuft vom STR über den lateralen Globus pallidus (LGP) und den subthalamischen Nukleus (STN) zur SNpr und zum MGP. Hierbei sind zwei inhibitorische GABAerge und eine exzitatorische glutamaterge Verbindungen involviert. Die Substantia nigra pars compacta (SNpc) bildet eine dopaminerge Innervation der Neuronen des Striatums und kann sowohl den direkten als auch den indirekten Weg initiieren. Entsprechend kommt der Snpc eine regulatorische Funktion bei der Aktivität beider Wege zu. Die SNpr und der MGP sind für den Signalausstoß der Basalganglien verantwortlich und stehen über die ventroanterioren und ventrolateralen Nuklei des Thalamus (VA/VL) mit dem Cortex in Rückkopplung.

jedoch auch ganz gegenteilige und unbeabsichtigte Wirkungen auftreten können. Zweitens erklärt es, daß der Einsatz von Dopamin nicht der einzige therapeutische Weg bei der Behandlung der PK ist. Bereits schon seit langem werden zur Behandlung des Morbus Parkinson Inhibitoren cholinerger Rezeptoren eingesetzt. Obgleich der Wirkungsmechanismus noch nicht ganz geklärt ist, erscheint es wahrscheinlich, daß diese Inhibitoren auf der Ebene der cholinergen Interneurone des Striatums wirken und hierdurch die vom Striatum ausgehende neuronale Projektion beeinflussen. Substanzen hingegen, die auf der Ebene GABA- oder glutamaterger Rezeptoren wirken, sind für einen klinischen Einsatz derzeitig nicht verfügbar, obgleich diese Rezeptoren eine essentielle Rolle in der Signalvermittlung der Basalganglien spielen. Dennoch stellt dieser Aspekt einen aussichtsreichen Weg zur Entwicklung neuer Pharmaka dar (Greenamyre and O'Brien, 1991).

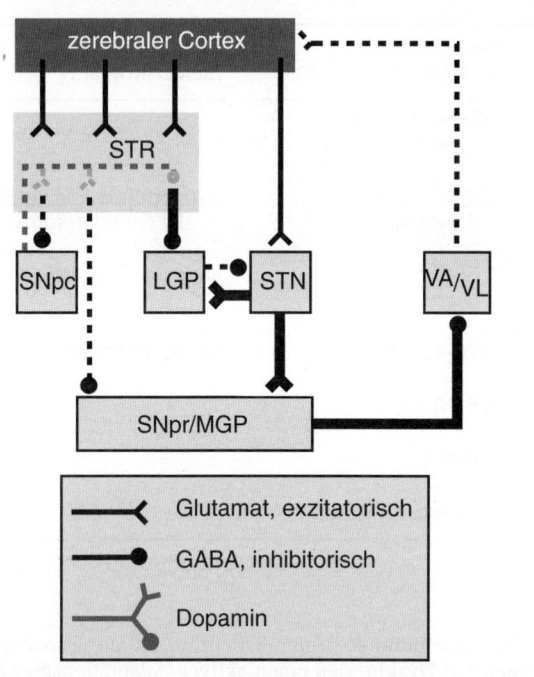

Abbildung 22.7 Die Basalganglien bei der Parkinsonschen Krankheit.
Der Primärdefekt besteht in der Zerstörung dopaminerger Neurone der SNpc. Die Neurone des Striatums, die am direkten Weg vom STR zur Snpr und zum MGP beteiligt sind, exprimieren hauptsächlich den exzitatorischen D1-Dopaminrezeptor. Die Neurone, die den LGP innervieren und so den indirekten Weg initiieren, exprimieren hingegen den inhibitorischen D2-Dopaminrezeptor. Ein Verlust des dopaminergen Reizes im Striatum hat somit unterschiedliche Auswirkungen auf die beiden ausführenden Wege. Der direkte Weg ist weniger aktiv, während die Aktivität des indirekten Weges erhöht ist. Hierdurch sind die Neurone der Snpr und des MGP in ihrer Aktivität verstärkt, wodurch wiederum die Inhibition des VA/VL-Thalamus ansteigt und als Folge hiervon ein verminderter exzitatorischer Reiz im Cortex besteht. Dünne Linie: Signalweg mit normaler Aktivität; dicke Linie: Signalwege mit verstärkter Aktivität bei PK; gestrichelte Linie: Signalweg mit herabgesetzter Aktivität bei PK (zur Definition der anatomischen Abkürzungen vgl. Legende der Abbildung 22.6).

Behandlung der Parkinsonschen Krankheit

Die gängigen medikamentösen Therapieschemata sind der Tabelle 22.1 zu entnehmen.

Levodopa *Levodopa* (L-3,4-Dihydroxyphenylalanin) ist eine metabolische Vorstufe des Dopamins und stellt die therapeutisch effizienteste Substanz bei der Behandlung der PK dar. Zwar ist Levodopa selbst praktisch unwirksam, dessen Decarboxylierung zu Dopamin führt jedoch zu den therapeutisch beabsichtigten wie auch unbeabsichtigten Wirkungen. Bei oraler Applikation wird Levodopa schnell im Dünndarm mittels eines aktiven Transportsystems für aromatische Aminosäuren resorbiert. Bereits eine halbe bis zwei Stunden nach oraler Einnahme erreicht die Plasmakonzentration von Levodopa ein Maximum, gefolgt von einer raschen Abnahme mit einer Halbwertszeit von einer bis drei Stunden. Die Geschwindigkeit und das Ausmaß der Resorption von Levodopa hängt von der Magenentleerungsgeschwindigkeit, dem gastralen pH-Wert und der Expositionsdauer gegenüber degradierenden Enzymen im Magen und der Dünndarmmukosa ab. Durch kompetive Hemmung bezüglich des intestinalen Transportsystems wird die Aufnahme von Levodopa durch Aminosäuren in der Nahrung beeinflußt, so daß dessen Gabe zusammen mit einer Mahlzeit zu einer verzögerten Resorption und zu einem verminderten Plasmaspiegel von Levodopa führt. Der Eintritt von Levodopa in das ZNS verläuft über die Blut-Hirn-Schranke und beruht ebenfalls auf einem aktiven Transportmechanismus, der einer vergleichbaren Kompetition gegenüber anderen mit der Nahrung zugeführten aromatischen Aminosäuren unterliegt. Im Gehirn wird Levodopa durch Decarboxylierung in Dopamin umgewandelt, hauptsächlich in den präsynaptischen Endigungen dopaminerger Neuronen im Striatum, wobei das so enstandene Dopamin dann für die therapeutischen Effekt des Levodopa bei der PK verantwortlich ist. Nach seiner synaptischen Freisetzung, wird Dopamin entweder in die Endigungen der dopaminergen Neurone über einen präsynaptischen Transportmechanismus zurückgeführt oder durch die Enzyme Monoaminooxidase (MAO) und Catechol-O-Methyltransferase (COMT) abgebaut (Mouradian & Chase, 1994).

In der modernen Anwendung wird Levodopa fast immer in Kombination mit peripher wirkenden Inhibitoren der Decarboxylase aromatischer L-Aminosäuren, z. B. Carbidopa oder *Benserazid*, verabreicht. Bei Gabe von Levodopa ohne diese Inhibitoren erfolgt dessen Decarboxylierung bereits in der intestinalen Mukosa oder in anderen peripheren Geweben, die reich an MAO sind, so daß relativ wenig an unverändertem Levodopa die zerebrale Zirkulation erreicht und vermutlich weniger als 1% letztlich in das ZNS gelangt. Weiterhin führt das Auftreten von Dopamin in der Zirkulation infolge der peripheren Umwandlung von Leovodopa zu unerwünschten Nebenwirkungen, in der Hauptsache zu Übelkeit. Durch eine Hemmung der peripheren Decarboxylasen wird der Anteil an unmetabolisiertem Levodopa erhöht, was zu einer Erhöhung der Verfügbarkeit an Levodopa an der Blut-Hirn-Schranke und zur Erniedrigung von gastrointestinalen Nebenwirkungen führt. Bei den meisten Personen ist eine tägliche Dosis von 75 mg an Carbidopa ausreichend, um das Auftreten von Übelkeit zu verhindern. Aus diesem Grund ist die verbreitetste Verabreichungsform von Carbidopa/Levodopa eine 25/100 Kombination, bestehend aus 25 mg Carbidopa und 100 mg Levodopa. Bei dieser Zusammensetzung ist durch Verordnung einer Einnahme von drei oder mehr Tabletten pro Tag gewährleistet, daß bei den meisten Personen eine ausreichend Hemmung peripherer Decarboxylasen vorliegt. Gelegentlich benötigen Patienten höhere Dosen an Carbidopa, um die gastrointestinalen Nebenwirkungen zu beheben; meist bereits durch zusätzliche Verabreichung von Carbidopa allein.

Tabelle 22.1 Medikamente zur Behandlung der Parkinsonschen Krankheit

SUBSTANZ	TYPISCHE EINSTIEGSDOSIERUNG	TAGESDOSIS, NUTZBARER BEREICH	BEMERKUNGEN
Carbidopa/Levodopa	25 bis 100 mg zweimal täglich oder dreimal täglich	200 bis 1200 mg Levodopa	
Carbidopa/Levodopa, gleichmäßige Zufuhr	50 bis 200 mg zweimal täglich	200 bis 1200 mg Levodopa	Bioverfügbarkeit zu 75% der Standardform
Pergolid	0,05 mg einmal täglich	0,75-5 mg	langsam titrieren
Bromocriptin	1,25 mg zweimal täglich	3,75-40 mg	langsam tritrieren
Selegilin	5 mg zweimal täglich	2,5-10 mg	
Amantadin	100 mg zweimal täglich	200 mg	
Trihexyphenidyl HCl	1 mg zweimal täglich	2-15 mg	

Eine Therapie mit Levodopa kann zu sehr deutlichen Verbesserungen im klinischen Bild der PK führen. In früheren Stadien der Erkrankung kann eine nahezu vollständige Aufhebung solcher Symptome wie Tremor, Rigidität und Bradykinesie erreicht werden. Weiterhin ist bei solchen Fällen die bessernde Wirkung von Levodopa über dessen Plasmanachweisbarkeit hinaus persistierend, ein Hinweis darauf, daß das dopaminerge System des Striatums in einem gewißen Umfang noch in der Lage ist, Dopamin zu speichern und zu sezernieren. Eine grundsätzliche Limitation einer Langzeittherapie mit Levodopa besteht darin, daß mit der Zeit der puffernde Effekt verloren geht und der motorische Zustand des Patienten dann mit jeder neuen Gabe an Levodopa dramatischen Fluktuationen unterliegt. Ein häufig auftretendes Problem ist dabei das Phänomen einer Toleranzentwicklung. Zwar vermag die Gabe von Levodopa eine sehr deutliche Verbesserung der Mobilität zu bewirken; dies aber nur für sehr begrenzte Zeit - vielleicht ein bis zwei Stunden, dann jedoch schnell gefolgt von Rigidität und Akinesie. Erhöhte Dosen und häufigere Einnahme von Levodopa vermögen durchaus diesen Zustand zu verbessern, jedoch ist dieses Vorgehen problematisch, da Patienten dann unter Dyskinesie und unkontrollierbaren Bewegungsanomalien leiden. Dyskinesien treten am häufigsten in Zusammenhang mit hohen Plasmakonzentrationen an Levodopa auf, obgleich bei einigen Patienten Dyskinesien und Dystonien insbesondere dann verstärkt werden wenn der Plasmaspiegel an Levodopa steigt oder fällt. Diese Bewegungsanomalien sind ebenso behindernd wie die Akinesie und Rigidität bei der PK. Im fortgeschrittenerem Stadium der PK kommt es bei Patienten zu einer raschen Fluktuation zwischen einem Zustand ohne günstigen Einfluß durch die Medikation (*off*), und einem Zustand mit Dyskinesien (*on*). Diese Fluktuation wird auch als *on/off*-Phänomen bezeichnet.

Neueste Befunde deuten daraufhin, daß dieses *on/off*-Phänomen mit Dyskinesien einen aktiven Adaptationsprozeß gegenüber den wechselnden Spiegeln von Levodopa im Gehirn und im Plasma darstellt. Diese Adaptation scheint sehr kompliziert zu verlaufen, da hierbei nicht nur Änderungen der Dopaminrezeptorexpression im Striatum involviert sind, sondern auch zahlreiche postsynaptische Veränderungen auf Post-Rezeptor-Ebene (Mouradian & Chase, 1994). Kann der Levodopaspiegel durch intravenöse Infusion konstant gehalten werden, so sind Dyskinesien und *on/off*-Fluktuationen deutlich vermindert, und der verbesserte Zustand des Patienten hält nach Rückkehr zur oralen Levodopa-Einnahme für mehrere Tage an (Mouradian et al., 1990; Chase et al., 1994). Um eine verbesserte Depotfunktion erreichen zu können, kamen auch orale Therapeutika auf den Markt, die in Form von Carbidopa/Levodopa in einer abbaubaren Wachsmatrix für einen länger anhaltenden Plasmaspiegel von Levodopa sorgen sollten. In einigen Fällen war diese Verabreichungsform durchaus hilfreich, allerdings ist das Resorptionsverhalten dieser Form von Levodopa nicht vollkommen abzuschätzen. Eine andere Vorgehensweise zur Vermeidung des *on/off*-Phänomens ist eine kontinuierliche Verabreichung der Tagesdosis von Carbidopa und Levodopa in zweistündigen statt in vier- bis sechsstündigen Abständen.

Eine bislang ungeklärte Frage bezüglich des Einsatzes von Levodopa bei der Behandlung der PK ist, ob hierbei die zugrundeliegende Krankheit beeinflußt wird oder es sich doch nur um eine rein symptomatische Therapie handelt. Zwei Aspekte hinsichtlich der Auswirkungen einer Levodopa-Behandlung bei der PK kommen in Betracht. Zum einen besteht die Möglichkeit, daß die Bildung von toxischen freien Radikalen infolge des Abbaus von Dopamin zum Absterben von Neuronen des Striatums führt und dieser Prozeß durch die Gabe von Levodopa zusätzlich beschleunigt wird (Olanow, 1990); hierfür gibt es allerdings bislang keine überzeugenden Beweise. Zum anderen ist bekannt, daß bei Patienten die unerwünschten *on/off*-Fluktuationen mit Wirkungsverlust fast immer dann auftreten, wenn diese mit Levodopa behandelt wurden. Es ist aber nicht bekannt, ob bei einer verzögerteren Levodopa-Behandlung auch das Auftreten der Nebenwirkungen verzögert ist. In Hinblick auf diese Unabwägbarkeiten hat sich in der Praxis ein solches Vorgehen durchgesetzt, daß Levodopa nur dann eingesetzt wird, wenn die Symptome der PK zu einer bedeutenden Beeinträchtigung des Zustandes eines Patienten führen.

Zusätzlich zu den kinetischen Fluktuationen und zur Übelkeit treten im Zusammenhang mit einer Levodopa-Behandlung noch weitere Nebenwirkungen auf. Eine häufige und problematische Nebenwirkung ist das Auftreten von Halluzinationen und Verwirrtheit, besonders bei älteren Patienten und solchen, die durch eine psychotische und kognitive Störung vorbelastet sind. Gerade in diesen Fällen ist die adäquate Therapie der PK mit Levodopa stark begrenzt. Umgekehrt vermögen konventionelle Antipsychotika wie z. B. Phenotiazine zwar die durch Levodopa verursachten Psychosen zu verhindern, jedoch führen sie möglicherweise zu einer deutlichen Verschlechterung der PK, indem sie mit den Effekten des D2-Dopaminrezeptors interferieren. Vor kurzem wurden Versuche unternommen, durch Einsatz eines atypischen Neuroleptikums, dem Clozapin, auftretenden Psychosen zu begegnen, ohne die Symptome der PK auszulösen oder zu verschlimmern (Green et al., 1993). Der Wirkungsmechanismus des Clozapins ist noch unbekannt, jedoch scheint er die Rezeptoren für Dopamin, Acetylcholin und Serotonin zu involvieren (vgl. Kapitel 11 und 12).

Die Decarboxylierung des Levodopa in der Peripherie und das Eintreten von Dopamin in die Zirkulation führt zur Aktivierung vaskulärer Dopaminrezeptoren und hierdurch zu einer Hypertonie. Die Wechselwirkung von Dopamin mit den α- und β-adrenergen Rezeptoren kann zu einer kardialen Arrythmie führen, insbesondere bei Patienten mit bestehender Überleitungsstörung. Die Verabreichung von Levodopa zusammen mit nicht-spezifischen MAO-Inhibitoren wie z. B. *Pargylin* vermag die Wirkung des Levodopa deutlich zu verstärken, jedoch die lebensbedrohlichen Begleiterscheinungen einer hypertensiven Krise und Hyperpyrexie zu vermindern. Die Einnahme nicht-spezifischer MAO-Inhibitoren sollte grundsätzlich mindestens zwei Wochen vor Beginn der Levodopa-Einnahme eingestellt werden (diese vorbeugende Maßnahme trifft nicht auf den MAO-B-Subtyp-Inhibitor Selegilin zu, der, wie unten besprochen, häufig sicherheitshalber mit Levodopa zusammen verabreicht wird). Ein abruptes Absetzen von Levodopa und anderer dopaminerger Medikamente kann das Auftreten des sogenannten *malignen Neuroleptika-Syndroms* beschleunigen, ein Syndrom, das häufig nach Behandlung mit Dopamin-Antagonisten beobachtet wird (Keyser & Rodnitzky, 1991).

Dopaminrezeptor-Agonisten Alternativ zu Levodopa kommt bei der Behandlung der PK der Einsatz von direkten Agonisten der Dopaminrezeptoren des Striatums in Betracht; ein Vorgehen, das zahlreiche Vorteile besitzt. Da solche Therapeutika nicht von einer enzymatischen Konversion abhängen, sind sie nicht auf die funktionellen Fähigkeiten der Neuronen des Nigrostriatums angewiesen und entfalten größere Wirkung als Levodopa bei fortgeschrittenerem Stadium der PK. Weiterhin sind Dopamin-Agonisten in ihrer Wirkung potentiell selektiver als Levodopa, da sie nicht wie letztere alle Dopaminrezeptoren im Gehirn gleichermaßen aktivieren, sondern nur bestimmte Subtypen des Dopaminrezeptors. Die meisten der gegenwärtig in therapeutischem Gebrauch befindlichen Dopamin-Agonisten haben eine bedeutend längerere Wirkungsdauer als Levodopa und sind insbesondere bezüglich der weniger auftretenden dosisabhängigen Schwankungen motorischer Funktionen therapeutisch nützlicher. Sollte sich die Hypothese bestätigen, daß das Entstehen freier Radikale während des Abbaus von Dopamin zur neuronalen Degradation beiträgt, sollten letzlich Dopamin-Agonisten auch in der Lage sein, den Verlauf der Krankheit dahingehend zu beeinflussen, daß weniger endogenes Dopamin freigesetzt werden muß und der Bedarf an exogenem Levodopa vermindert ist (Goetz, 1990).

Zwei Dopamin-Agonisten, *Bromocriptin* und *Pergolid*, sind gegenwärtig zur Behandlung der PK in den USA verfügbar (Abbildung 22.8). Diese beiden Derivate des Ergotamins sind zwar hinsichtlich pharmakologischer Eigenschaften *in vitro* leicht unterschiedlich, jedoch zeigen sie gleiche Wirkungen und Nebenwirkungen. Bromocriptin ist ein potenter Agonist des D2-Dopaminrezeptors und ein partieller Antagonist des D1-Dopaminrezeptors, während Pergolid ein Agonist sowohl des D1- als auch des D2-Dopaminrezeptors ist. Beide Substanzen werden nach oraler Aufnahme gut resorbiert und haben eine Plasma-Halbwertszeit von drei bis sieben Stunden. Pergolid ist deutlich potenter in seiner Wirkung als Bromocriptin. Entsprechend wird typischerweise Pergolid in einer täglichen Dosis von 0,75 - 3 mg (maximal 5 mg/Tag) verabreicht, während die Tagesdosis von Bromocriptin 2 mg bis zu 40 mg beträgt. Die Wirkungen und Nebenwirkungen beider Agonisten sind mit denen von Levodopa vergleichbar. Sowohl Bromocriptin als auch Pergolid sind sehr wirksam hinsichtlich einer Minderung der PK, wobei die Wirkungsdauer nach einmaliger Verabreichung meist länger anhält als nach Gabe von Levodopa. Entsprechend ist auch das Auftreten der motorischen *on/off*-Fluktuationen herabgesetzt, wenngleich beide Substanzen ebenfalls Dyskinesien verursachen können und gelegentlich auch zu Hypotension führen. In seltenen Fällen kann es bereits nach einmaliger Gabe von Bromocriptin oder Pergolid zu einer schweren Hypotonie kommen. Dieser Nebenwirkung sollte durch niedrigere Initialdosen der beiden Agonisten begegnet werden sowie durch eine langsame Erhöhung der Dosis während der weiteren Therapie. Dies ist insbesondere bei Patienten ratsam, die unter antihypertensiver Medikation stehen oder mit einer bestehenden orthostatischen Hypotension vorbelastet sind. Wie bei Levodopa können durch Bromocriptin und Pergolid Halluzinationen und Verwirrtheit ausgelöst werden, eine Nebenwirkung, die den Einsatz der therapeutisch wirksamsten Dosis oft limitiert. Zusätzlich zu ihrer direkten Wirkung am Dopaminrezeptor haben Bromocriptin und Pergolid auch Eigenschaften ge-

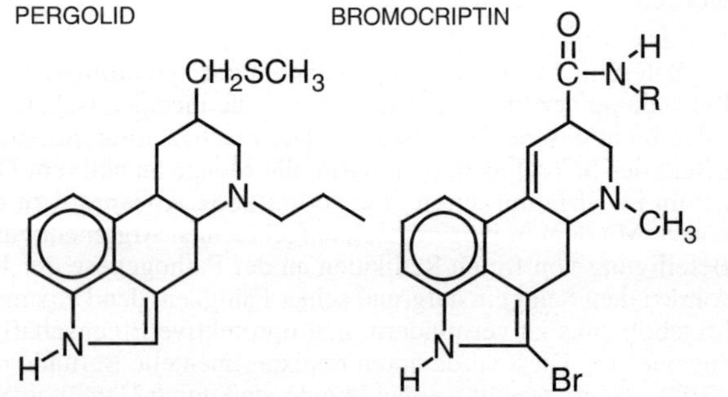

Abbildung 22.8 Struktur direkter Agonisten von Dopaminrezeptoren.

meinsam, die auf ihre Ergotamin-Abstammung zurückzuführen sind. So können sie pleuropulmonale und retroperitoneale Fibrosen, Erythromyalgien und digitale Vasospasmen auslösen.

In der gegenwärtigen Praxis werden zur Behandlung der PK Dopamin-Agonisten bevorzugt in Kombination mit Carbidopa/Levodopa gegeben, insbesondere bei Patienten mit etwas vorangeschrittener PK, die bereits unter den dosisabhängigen motorischen Fluktuation leiden. Der Einsatz von Dopamin-Agonisten als initiale Monotherapie ist vielfach dahingehend befürwortet worden, daß theoretisch der oxidative Streß infolge des geringeren metabolischen Umsatzes von Dopamin herabgesetzt sein sollte. Gegenwärtig ist aber eine solche neuroprotektive Wirkung der Dopamin-Agonisten nicht zweifelsfrei belegt, und die klinische Anwendung zeigte bereits, daß die Monotherapie mit diesen Agonisten weniger zufriedenstellend ist als der Einsatz von Levodopa (Factor & Weiner, 1993). Einige andere Substanzen mit noch subtypspezifischerer, dopaminagonistischer Wirkung sind in der Entwicklung und könnten sich bald als hilfreiche Alternativen bei der Therapie der PK erweisen.

Selegilin Zwei Isoenzyme der MAO vermögen Monoamine zu oxidieren. Während beide Isoenzyme (MAO-A und MAO-B) in der Peripherie vorkommen und dort Monoamine intestinalen Ursprungs inaktivieren, ist im Striatum die MAO-B-Isoform die vorherrschende Variante und dort verantwortlich für nahezu den gesamten oxidativen Abbau des Dopamins. In niedriger bzw. gemäßigter Dosis (10 mg/Tag oder weniger) verhält sich *Selegilin* wie ein selektiver Inhibitor des MAO-B Isoenzyms, welches irreversibel gehemmt wird (Olanow, 1993). Im Gegensatz zu anderen nicht-spezifischen Inhibitoren der MAO (Phenelzin oder Isocarboxazid) hemmt Selegilin nicht den peripheren Metabolismus von Katecholaminen, so daß dieser Inhibitor ohne weiteres zusammen mit Levodopa verabreicht werden kann, ohne daß es zu einer letalen Verstärkung der Wirkung von Katecholaminen kommt. Dies ist der Fall bei Patienten unter Medikation mit unspezifischen MAO-Inhibitoren, wenn diese indirekt wirkende sympathomimetische Amine aufnehmen, wie z. B. Tyramin in Verbindung mit Käse und Wein. Eine höhere Dosis von Selegilin vermag auch das MAO-A-Isoenzym zu hemmen und sollte daher nicht eingesetzt werden.

Selegilin wurde vor einigen Jahren zur symptomatischen Behandlung der PK eingesetzt, obwohl die therapeutischen Erfolge recht bescheiden ausfielen. Der diesbezüglich nutzbare Effekt des Selegilins besteht darin, die Menge an aktivem Dopamin im Striatum durch eine verminderte Abbaurate zu erhöhen. Mit dem in jüngerer Zeit aufgebrachten Argument einer Beteiligung von freien Radikalen an der Pathogenese der PK wurden dem Selegilin aufgrund seiner Fähigkeit, den Dopamin-Metabolismus zu vermindern, neuroprotektive Eigenschaften zugemessen. Dies wurde durch tierexperimentelle Befunde bestätigt, indem gezeigt werden konnte, daß durch Gabe von Selegilin das Entstehen von MPTP-induziertem Parkinsonismus verhindert werden konnte. Hierbei war die metabolische Umwandlung vom MPTP durch MAO-B in dessen toxisches Produkt, das 1-Methyl-4-phenylpyridinium-Ion, gehemmt. Die mögliche protektive Wirkung von Selegilin bei der idiopathischen PK wurde kürzlich in einer multizentrischen Studie untersucht, wobei zunächst zwar ein symptomatischer Effekt gezeigt wurde, sich jedoch nach längerer Beobachtung kein klarer Beweis für eine verlangsamte Degeneration dopaminerger Neurone des Striatums erbringen ließ (Parkinson's Study Group, 1993).

Selegilin wird generell gut vertragen bei Patienten mit PK in frühem Stadium oder mit mildem Verlauf. Bei solchen Personen mit fortgeschrittener Krankheit oder solchen mit kognitiven Einschränkungen kann Selegilin hingegen zu einer Verstärkung der motorischen und kognitiven Nebenwirkungen einer Levodopa-Therapie führen. Metaboliten des Selegilins schließen Amphetamin und Metamphetamin ein, die zu Erregungszuständen, Schlaflosigkeit und anderen Nebenwirkungen führen können. Interessanterweise wurde beobachtet, daß Selegilin wie die nicht-spezifischen MAO-Inhibitoren zum Auftreten von Stupor, Rigidität, Agitation und Hyperthermie führt, wenn zuvor das Analgetikum Meperidin verabreicht wurde. Der Mechanismus dieser Wechselwirkung ist noch unklar.

Muskarinische Rezeptorantagonisten Vor Einführung von Levodopa fanden Antagonisten des muskarinischen Acetylcholinrezeptors breite Anwendung bei der Behandlung der PK. Der biologische Mechanismus, der dem therapeutischen Effekt dieser Anticholinergika zugrunde liegt, ist bis heute nicht vollkommen verstanden. Es wird allgemein angenommen, daß diese Antagonisten über Rezeptoren im Neostriatum wirken, die normalerweise die Antwort auf eine intrinsische cholinerge Innervation dieses Areals vermitteln; diese Innervation wird hauptsächlich durch cholinerge Interneurone des Striatums gewährleistet. Eine Reihe dieser muskarinischen cholinergen Rezeptoren sind kloniert worden (Siehe Kapitel 7 und 12). Wie auch die Dopaminrezeptoren stellen die Acetylcholinrezeptoren sieben Transmembrandomänen umfassende Proteine dar, die über ein G-Protein ihre Second-messenger-Systeme rekrutieren. Fünf Subtypen des muskarinischen Acetylcholinrezeptors wurden bisher identifiziert, von denen mindestens vier oder gar alle fünf im Striatum exprimiert sind, obgleich sie dort eine unterschiedliche Verteilung zeigen (Hersch et al., 1994). Einige Medikamente mit anticholinerger Wirkung sind bei der Behandlung der PK gegenwärtig im Einsatz. Zu diesen gehören *Trihexyphenidyl* (dreimal 2 - 4 mg/Tag), *Benzotropinmesylat* (zweimal 1 - 4 mg/Tag) und *Diphenhydraminhydrochlorid* (drei- bis viermal 25 - 30 mg/Tag). Alle Substanzen haben eine begrenzte Anti-Parkinson-Wirkung und sind nützlich bei der Behandlung von frühen Stadien der PK oder als Zusatz zur dopamimetischen Therapie. Die unerwünschten Effekte dieser Antagonisten erklären sich aus der anticholinergen Wirkung. Die problematischsten Nebenwirkungen sind Müdigkeit und geistige Verwirrung, insbesondere bei älteren Menschen. Weiterhin können Obstipation, Harnverhalt oder Sehtrübungen durch Akkommodationslähmung auftreten, und besondere Vorsicht gilt bei der Anwendung bei Engwinkelglaukomen.

Amantadin *Amantadin*, das als antivirales Therapeutikum bei der Behandlung der Influenza A eingesetzt wird (siehe Kapitel 50), besitzt eine Anti-Parkinson-Wirkung, wobei der diesbezügliche Mechansimus unbekannt ist. Es wurde vorgeschlagen, daß Amantadin die zelluläre Freisetzung oder die Aufnahme von Dopamin beeinflußt, jedoch anticholinerge Effekte ebenso beteiligt sein könnten. Vor kurzem konnte gezeigt werden, daß Amantadin und dessen verwandte Substanz Memantadin eine Wirkung am Glutamatrezeptor besitzen, die zu ihrer antiparkinsonoiden Aktivität beitragen könnte (Stoof et al., 1992). Bislang sind die erzielten therapeutischen Effekte mit Amantadin jedoch eher gering, und es wird zur initalen Therapie von milden Fällen der PK eingesetzt. Ein zusätzlicher Einsatz erscheint auch sinnvoll bei Patienten unter Levodopamedikation, die unter den dosisabhängigen motorischen Fluktuationen leiden. Amantadin wird in der Regel zweimal täglich in einer Dosis von 100 mg verabreicht und ist gut verträglich. Schwindel, Lethargien, Schlafstörungen sowie Übelkeit und Erbrechen sind gelegentliche Nebenwirkungen, die jedoch wenig gravierend und reversibel sind.

MORBUS ALZHEIMER

Klinische Übersicht Die Alzheimersche Krankheit (AK) führt zu einer deutlichen Einschränkung kognitiver Fähig-keiten, zunächst graduell, dann aber unaufhaltsam und fortschreitend. Eine Verschlechterung des Kurzzeitgedächtnisses ist üblicherweise ein erstes Merkmal der AK, während das Erinnerungsvermögen an länger zurückliegende Ereignisse auch im weiteren Verlauf der Krankheit relativ intakt bleibt. Bei Fortschreiten der Krankheit treten auch Einschränkungen anderer kognitiver Fähigkeiten auf, wie z. B. Rechnen, räumliches Seh- und Denkvermögen und der Umgang mit alltäglichen Gegenständen und Situationen (Ideomotorische Apraxie). Ferner bleiben Wach- und Aufmerksamkeitszustände lange Zeit unverändert, ebenso wie motorische Schwäche, obgleich Muskelkontrakturen später ein nahezu klassisches Merkmal der fortgeschrittenen AK darstellt. Nach sechs bis zwölf Jahren führt die Krankheit zum Tode, meistens durch Folgeerkrankungen der Immobilität wie z. B. Pneumonien und Lungenembolien. Die Diagnose der AK beruht auf der sorgfältigen klinischen Beobachtung des Patienten und auf geeigneten Labortests, die symptomatisch ähnliche Erkrankung ausschließen. Gegenwärtig kann ein direkter Nachweis der AK vor dem Ableben des Patienten nicht geführt werden.

Pathophysiologie Die AK zeichnet sich durch eine massive atrophische Veränderung des zerebralen Cortex und durch den Verlust kortikaler und subkortikaler Neurone aus. Das typichste pathologische Merkmal der AK sind die sogenannten senilen Plaques, runde Ansammlungen des β-Amyloids, die von neurodegenrativen Prozessen begleitet sind und von neurofibrillären Geflechten, die aus paarweisen helikalen Filamenten und anderen Proteinen bestehen (Arnold et al., 1991; Arriagada et al., 1992; Braak & Braak, 1994). Obgleich solche Plaques und neurofibrillären Gebilde in geringer Ausprägung auch bei intellektuell normalen Personen zu finden sind, sind sie weitaus verbreiteter bei der AK und die Häufigkeit der neurofibrillären Geflechte ist ungefähr proportional zu der Schwere der kognitiven Einschränkungen. Bei fortgeschrittener AK sind die senilen Plaques und die neurofibrillären Gebilde sehr zahlreich, vor allem im Hippocampus und assoziativen Regionen des Cortex, während Gebiete des visuellen oder des motorischen Cortex größtenteils verschont bleiben. Dies entspricht dem klinischen Bild einer großer Einschränkung des Gedächtnisses und abstrakten Denkvermögens, jedoch intakter Seh- und Bewegungfähigkeit. Durch welche Faktoren die selektive Schädigung bestimmter kortikaler Neurone im Zusammenhang mit der AK ausgelöst wird, ist gegenwärtig unbekannt.

Neurochemie Die neurochemischen Störungen, die während der AK auftreten, sind intensiv untersucht worden (Johnston, 1992). Die direkte Bestimmung der Konzentration von Neurotransmittern im zerebralen Cortex zeigt deren Reduktion, parallel zum Verlust von Neuronen. Insbesondere beim Acetylcholin ist ein auffälliger und unverhältnismäßiger Verlust festzustellen. Die anatomische Basis dieser defizienten cholinergen Innervation besteht in der Atrophie und Degeneration von subkortikalen cholinergen Neuronen. Hiervon sind besonders die Neurone des basalen Frontalhirns (Nucleus basalis nach Meynert) betroffen, die den ganzen zerebralen Cortex cholinerg innervieren. Der selektive Mangel an Acetylcholin bei der AK sowie die Beobachtung, daß durch cholinerge Antagonisten wie Atropin geistige Verwirrungszustände ausgelöst werden können, die der Demenz bei der AK ähneln, führten zur cholinergen Hypothese. Diese besagt, daß der Mangel an Acetylcholin von kritischer Bedeutung bei der Entstehung der Symptome der AK ist (Perry, 1986). Obgleich die Betrachtung der AK als ein cholinerges Mangelsymptom - in Analogie zur PK als dopaminerges Mangelsymptom - eine nützliche konzeptionelle Näherung ist, muß jedoch berücksichtigt werden, daß sich bei der AK das neurochemische Defizit weitaus komplizierter darstellt. So sind bei der AK verschiedene andere Neurotransmitter involviert wie z. B. Serotonin, Glutamat oder Neuropeptide, und es tritt nicht nur eine Schädigung von cholinergen Neuronen selbst, sondern auch von deren Zielregionen im Cortex und Hippocampus ein.

Rolle des β-Amyloids Das Auftreten von Ablagerungen von β-Amyloid ist ein unverkennbares Zeichen der AK. Bis vor kurzem war nicht klar, ob es sich beim Amyloidprotein um einen kausalen Faktor des Krankheitsprozesses darstellt, oder ob es sich hierbei lediglich um ein Nebenprodukt des Absterbens von Neuronen handelt. Durch den Einsatz molekulargenetischer Methoden wurde der Zusammenhang von Amyloid und der AK wesentlich erhellt. So wurde β-Amyloid aus betroffenen Hirnarealen isoliert und als ein kurzes Polypeptid von 42 - 43 Aminosäuren identifiziert. Mit dieser Sequenzinformation gelang dann die Klonierung des Amyloidvorläuferproteins (*amyloid precursor proteine*, APP), einem wesentlich größerem Protein von mehr als 700 Aminosäuren, dessen Expression in Neuronen der Gehirne normaler Personen wie von Patienten mit AK weit verbreitet ist. Zwar ist die Funktion des APP noch unbekannt, jedoch deuten dessen strukturelle Eigenschaften darauf hin, daß es sich um einen an der Zelloberfläche befindlichen Rezeptor für einen bislang unbekannten Liganden handelt. Die Enstehung des β-Amyloids scheint dabei auf einem fehlerhaften proteolytischen Abbau des APPs zu beruhen (Selkoe, 1993; Ashall & Goate, 1994).

Die Genanaylse des APP in Familien mit autosomal dominanter Vererbung von AK zeigte, daß in manchen Fällen Mutationen in der β-amyloidformenden Region vorhanden sind, während in anderen Fällen vielmehr die APP prozessierenden Proteine von genetisch bedingten Veränderungen betroffen sind (Clark & Goate, 1993). Diese Befunde deuten darauf hin, daß Anormalitäten des APP selbst oder der dieses prozessierenden Proteine als Ursache der AK in Betracht kommen. Jedoch sind die meisten Fälle der AK nicht vererbt und bei den sporadisch auftretenden Fällen von AK sind diese Abnormalitäten des APPs oder verwandter Proteine nicht immer nachzuweisen. Obgleich aufgrund der pathophysiologischen Erkenntnisse durchaus zu erwarten ist, daß Substanzen, die den Metabolismus des APP beeinflussen auch den Fortgang sowohl der familiären als auch der sporadischen AK verändern können (Whyte et al., 1994), sind diese bislang noch nicht Bestandteil einer therapeutischen Strategie.

Behandlung der Alzheimerschen Krankheit Bisherige Versuche einer Therapie der AK zielten hauptsächlich darauf ab, die cholinergen Funktionen im Gehirn zu stärken (Johnston, 1992). Frühere Maßnahmen bestanden in der Verabreichung von Vorstufen des Acetylcholins wie z. B. *Cholinchlorid* oder *Phosphatidylcholin (Lecithin)*. Zwar sind diese Substanzen generell gut verträglich, jedoch gelang es in randomisierten Studien nicht, einen klinisch signifikanten Effekt nachzuweisen. Eine direkte intrazerebroventrikuläre Injektion von cholinergen Agonisten wie dem Bethanechol scheint hingegen einen gewissen günstigen Effekt zu haben, jedoch verlangt dieses Vorgehen die chirurgische Implantation eines Reservoirs, das mit dem subarachnoidalen Raum verbunden ist. Ein solcher Eingriff ist daher für eine routinemäßigen Einsatz zu aufwendig und zu invasiv. Eine aussichtsreichere Strategie ist hingegen der Einsatz von Inhibitoren der Acetylcholinesterase (AChE), dem katabolen Enzym des Acetylcholins (siehe Kapitel 8). Physostigmin, ein rasch wirkender und reversibler AChE-Inhibitor führt im Tierversuch zu einer Erhöhung des Lernvermögens, und bei Patienten mit AK konnten einige Studien zeigen, daß es zu einer leichten und transienten Verbesserung des Gedächtnisses kam, wenn zuvor Physostigmin verabreicht wurde. Allerdings ist der Einsatz von Physostigmin begrenzt, da diese Substanz eine kurze Halbwertszeit hat und in therapeutischer Dosis zur Ausbildung eines systemischen cholinergen Überschusses führen kann.

Vor kurzem wurde das Acridinderivat *Tacrin* (1,2,3,4-Tetrahydro-9-aminoacridin) von der US Food and Drug Administration zur Behandlung der alzheimerbedingten Demenz zugelassen. Tacrin wurde vor etwa 50 Jahren erstmals synthetisiert und war Gegenstand vielfacher pharmakologischer Studien (Freeman & Dawson, 1991). Als ein zentral wirkender potenter Inhibitor der AChE wurde Tacrin in einer Studie 1986 zunächst als klinisch wirksam nach intravenöser Gabe beschrieben, jedoch brachte eine nachfolgende Begutachtung dieser Studienergebnisse einige methodische Fehler zutage (Summers et al., 1986; Food and Drug Administration, 1991). Drei spätere Studien mit oral und in Verbindung mit Lecithin verabreichtem Tacrin bestätigten eine gewisse Auswirkung auf das Erinnerungsvermögen (Chatellier & Lacomblez, 1990; Gauthier et al., 1990; Eagger et al., 1991), jedoch ist das Ausmaß eines hierbei bessernden Effektes eher gering. In zwei dieser Studien wurde die Verbesserung kognitiver Fähigkeiten als nicht signifikant eingestuft, und in der dritten Studie wurde von einer diskreten Verbesserung berichtet, wobei die klinische Relevanz der beobachteten Effekte eher der individuellen Interpretation des Untersuchers zugeschrieben werden muß (Eagger et al., 1991). Eine Reihe von Nebenwirkungen des Tacrins können hingegen signifikant und dosislimitierend sein: Abdominalkrämpfe, Übelkeit, Erbrechen und Diarrhoe werden bei einem Drittel der Patienten unter Tacrinmedikation beobachtet. Tacrin wirkt auch hepatotoxisch, wobei bei etwa 20% der behandelten Patienten erhöhte Transaminasen aufweisen. Diese Erhöhung klingt jedoch rasch nach Absetzen von Tacrin ab. Aufgrund seiner therapeutisch geringen Effizienz und seines Spektrums an Nebenwirkungen wird Tacrin als wenig nützlich für einen klinischen Einsatz angesehen (Growdon, 1992).

HUNTINGTONSCHE KRANKHEIT

Klinische Merkmale Die Huntingtonsche Krankheit (HK) ist eine dominant vererbte Erkrankung, die durch ein graduelles Auftreten motorischer Diskoordination und abnehmenden kognitiven Fähigkeiten im mittleren Lebensalter charakterisiert ist. Die Symptome entwickeln sich in sehr heimtückischer Weise: entweder in Form von Bewegungsstörungen, die durch kurze Zuckungen der Extremitäten, des Rumpfes, des Gesichtes und des Halses (Chorea) gekennzeichnet sind oder in Form von Persönlichkeitsveränderungen bzw. von beidem. Eine eingeschränkte Feinmotorik und eine Abnahme rascher Augenbewegungen sind frühe Kennzeichen der Krankheit. Gelegentlich ist die Chorea weniger deutlich ausgeprägt, stattdessen sind Bradykinesien und Dystonien vorherrschend; insbesondere in den Fällen der HK, in denen die Symptome bereits vor dem zwanzigstem Lebensjahr eintreten. Mit fortschreitendem Krankheitsverlauf werden die unkontrollierten Bewegungen immer gravierender, es entwickeln sich Dysarthrien und Dysphagien und es kommt zu einer Verschlechterung der Körperbalance. Die Einschränkung der kognitiven Fähigkeiten äußert sich als erstes in einer verlangsamten Auffassungsgabe und in der Schwierigkeit, komplexe Situationen zu erfassen. Auch das Gedächtnis ist betroffen, allerdings kommt es seltener zum Verlust des Erinnerungsvermögens bezüglich Familienangehöriger und Freunde sowie unmittelbar vorhergegangener Erlebnisse. Entsprechende Patienten sind oft leicht irritierbar, unruhig und depressiv. Weniger häufig manifestieren sich Paranoia und Wahnzustände. Die HK führt unausweichlich zur völligen Hinfälligkeit und zum Tode; über einen Zeitraum von 15 bis 30 Jahren werden Patienten in ihrer Aktionsfähigkeit vollkommen eingeschränkt, sind unfähig zur Kommunikation und bedürfen ständiger Pflege. Meistens kommt es dann infolge von Komplikationen der ständigen Immobilität zum Tode (Hayden, 1981; Harper, 1991, 1992).

Pathologie und Pathophysiologie Für die HK ist ein Verlust von Neuronen im Nucleus caudatus/Putamen des Gehirns charakteristisch (Vonsattel et al., 1985). Die Atrophie dieser Hirnstrukturen verläuft in einer bestimmten Reihenfolge, wobei zunächst der hintere Abschnitt des Nucleus caudatus betroffen ist, dann sich anterior ausbreitend - von medial/dorsal nach lateral/ventral. Andere Hirnareale sind ebenfalls betroffen, wenngleich weniger stark. So ergaben morphometrische Analysen eine Verminderung der Zahl von Neuronen im zerebralen Cortex, im Hypothalamus und im Thalamus. Selbst im Striatum ist die neuronale Degeneration infolge der HK selektiv. Interneurone und afferente Endigungen sind meist unversehrt, während die projizierenden Neurone des Striatums (die mittleren spinalen Neurone) stark betroffen sind. Hierdurch kommt es zu einer verminderten Konzentration von GABA im Striatum, während die Menge an Dopamin und Somatostatin weitgehend erhalten bleibt (Ferrante et al., 1987; Reiner et al., 1988).

Eine selektive Schädigung scheint auch dem auffälligsten klinischen Symptom der HK zugrundezuliegen, der Chorea. In den meisten adulten Krankheitsfällen scheinen die mittleren spinalen Neuronen des Striatums, die in den LGP und in die Snpr projizieren (indirekter Weg) früher betroffen zu sein als diejenigen, die in den MGP projizieren (direkter Weg; Albin et al, 1990, 1992). Der unverhältnismäßige funktionelle Verlust des indirekten Weges führt zu einer gesteigerten exzitatorischen Steuerung des Neocortex, verbunden mit der Entstehung unfreiwilliger choreoformer Bewegungen (Abbildung 22.9). Bei einigen Personen, meist mit juveniler HK, ist Rigidität gegenüber der Chorea die vorherrschende klinische Manifestation. In diesen Fällen sind die Neurone des direkten und des indirekten Weges gleichermaßen funktionell eingeschränkt.

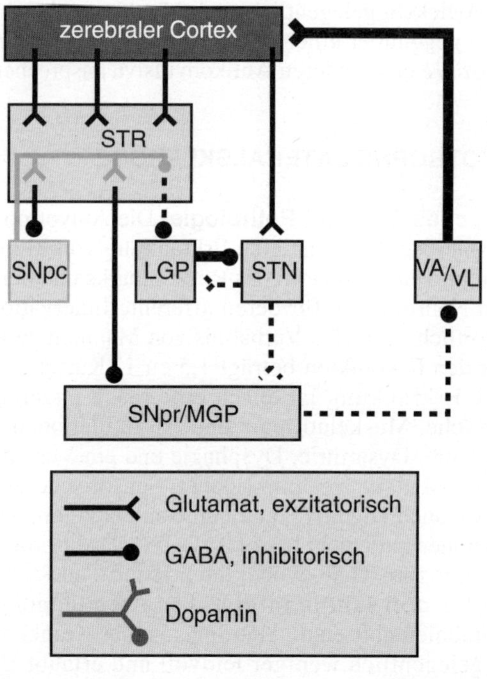

Genetik Die HK ist eine autosomal dominante Erkrankung mit nahezu vollständiger Penetranz. Im Durchschnitt kommt es zwischen einem Lebensalter von 35 - 40 Jahren zum Ausbruch der Krankheit, jedoch kann dies bereits auch im Alter von zwei Jahren oder erst im Alter von über 80 Jahren der Fall sein. Obgleich die Krankheit von beiden Eltern gleichermaßen vererbt wird, liegt bei der juvenilen Form (< 20 Jahre) zu 80% eine Vererbung des väterlichen Allels zugrunde. Für HK Heterozygote zeigen das charakteristische klinische Bild Homozygoter, ein Anzeichen dafür, daß das gesunde Allel nicht zu einer symptomatischen Abschwächung der Krankheit beitragen kann. Bis zu der Entdeckung des für die HK verantwortlichen genetischen Defektes wurden krankheitsverursachende *de novo* Mutationen als ungewöhnlich angesehen. Da die Krankheit oft erst spät im Leben betroffener Personen auftritt, war das Vorkommen einer neuen Mutation vor dem alleinigen klinischen Hintergrund schwer nachzuweisen.

Im Jahr 1983 identifizierten Gusella und Mitarbeiter einen genetischen Marker, D4S10, der eng mit der HK auf Chromosom 4 assoziiert ist (Gusella et al., 1983). Nach arbeitsaufwendigen und zehnjährigen Bemühungen, bei denen mehrere Forschergruppen zusammenarbeiteten, gelang es, eine Region nahe des Telomers von Chromosom 4 zu identifizieren, die polymorphe $(CAG)_n$-*trinucleotide-repeats* enthält und bei allen Personen mit der HK in ihrem Umfang deutlich ausgedehnt ist (Huntington's Disease Collaborative Research Group, 1993). Entsprechend stellt die Ausdehnung dieser CAG-*repeats* die genetische Veränderung dar, die für die HK verantwortlich ist. Bei normalen Personen beträgt die Anzahl dieser *repeats* zwischen 9 und 34 Triplets, wobei die durchschnittliche Länge an *repeats* auf gesunden Chromosomen 19 beträgt. Im Falle der HK beträgt die Länge der *repeats* zwischen 38 und über 100. Gegenwärtig ist die klinische Bedeutung von 35 - 39 *repeats* noch nicht bekannt, so daß präsymptomatische Tests diese unbekannte Variable weiter in Betracht ziehen müssen. Die Zahl der *repeats* steht in einem umgekehrten Verhältnis zum Alter, in dem die Krankheit ausbricht. Je jünger der Patient mit Symptomen der HK, desto größer die Wahrscheinlichkeit einer ausgedehnteren Länge der CAG-*repeats*. Diese Korrelation trifft am besten bei Patienten < 30 Jahre zu, während dies für Patienten > 30 Jahre weniger gilt. Daher kann die Länge der *repeats* meistens nicht als ein prädiktiver Marker für das Alter des Ausbrechens der Krankheit herangezogen werden.

Abbildung 22.9 Die Basalganglien bei der Huntingtonschen Krankheit.
Die HK ist durch einen Verlust von Neuronen des STR gekennzeichnet. Die Neurone, die den LGP innervieren und den indirekten Weg initiieren, sind im Krankheitsverlauf eher betroffen als Neurone, die den MGP innervieren. Durch die verminderte Inhibition des LGP kommt es zur verstärkten Inhibition des STN, der SNpr und des MGP. Dies hat wiederum einen Verlust der Inhibition des VA/VL-Thalamus zur Folge, so daß als Konsequenz eine verstärkte exzitatorische thalamokortikale Kopplung entsteht. Dünne Linie: Signalweg mit normaler Aktivität; dicke Linie: Signalweg mit verstärkter Aktivität bei HK; gestrichelte Linie: Signalweg mit herabgesetzter Aktivität bei HK (zur Definition der anatomischen Abkürzungen vgl. Legende von Abbildung 22.6).

Selektive Schädigung Der Mechanismus, durch den ausgedehnte *trinucleotide repeats* zum klinischen und pathologischen Erscheinungsbild der HK führen, ist bislang unbekannt. Die der HK zugrundeliegende Mutation liegt innerhalb eines als *IT15* bezeichneten Gens, das ca. 10 kb umfaßt und ein großes Protein von 348 kDa oder 3144 Aminosäuren kodiert. Dieses als Huntingtin bezeichnete Protein weist keinerlei Ähnlichkeiten mit einem bekannten anderen Protein auf. Das betroffene *trinucleotide repeat*, das die Aminosäure Glutamin kodiert, liegt am 5'-Ende von *IT15* und wird von einem zweiten und kürzeren CCG-*repeat* gefolgt, welches für die Aminosäure Prolin kodiert. *IT15* ist im gesamten Körper exprimiert, wobei eine besonders hohe Expression im Gehirn, Pankreas, Dünndarm, Muskel, Leber sowie in der Nebenniere, insbesondere aber im Hoden besteht. Im Gehirn scheint die Verbreitung von *IT15* nicht mit der selektiven Schädigung bei der HK zu korrelieren. So ist zwar das Striatum am meisten von dieser Schädigung betroffen, die Expression von *IT15*-mRNA jedoch in allen Neuronen des Gehirns ähnlich ausgeprägt (Landwehrmeyer et al., 1994).

Die Eigenschaft der HK-Mutation im *IT15*-Gen, trotz dessen nahezu ubiquitärer Verbreitung in Hirnneuronen eine sehr selektive neuronale Degeneration zu bedingen, läßt einen Zusammenhang mit einem bestimmten neuronalen Metabolismus oder mit Exzitotoxizität vermuten. Patienten mit HK sind in der Regel sehr dünn, was auf das Vorliegen einer systemischen Störung des Energiestoffwechsels hindeutet. Im Tierversuch konnte durch Injektion von Agonisten des NMDA-Subtyps exzitatorischer Aminosäurerezeptoren in das Striatum pathologische Veränderungen ausgelöst werden, die denen der HK sehr ähnlich sind (Beal et al., 1986). Sehr viel bemerkenswerter ist der Befund, daß Inhibitoren des Komplex-II der mitochondrialen Atmungskette ebenfalls Läsionen im Striatum auslösen, die denen bei HK gleichen und sogar bei systemischer Verabreichung des Komplex-II-Inhibitors auftreten (Beal et al., 1993). Weiterhin konnte diese pathologische Veränderung durch die Gabe von NMDA-Rezeptorantagonisten vermindert werden, was in beispielhafter Weise ein Anhaltspunkt dafür ist, daß ein eingeschränkter neuronaler Metabolismus zu einer exzitotoxischen neuronalen Schädigung führt. Durch Kernspinresonanzspektroskopie konnten tatsächlich Veränderungen des Energiestoffwechsels bei Patienten mit HK *in vivo* nachgewiesen werden (Jenkins et al., 1992). Daher scheint bei Patienten mit HK eine Beziehung zwischen der weitverbreiteten Expression von mutiertem *IT15* und einer selektiven neuronalen Schädigung dahingehend zu bestehen, daß eine genereller Stoffwechseldefekt mit den intrinsischen Eigenschaften von Neuronen des Striatums konfrontiert ist. Diese Eigenschaften umfassen einerseits die Notwendigkeit des oxidativen Stoffwechsels sowie dessen Kapazität, zum anderen das Repertoir an Subtypen des Glutamatrezeptors. Diese Hypothese ist von Nutzen hinsichtlich einer Reihe therapeutisch bedeutsamer Gesichtspunkter. Diese genügen zwar nicht, um den genetisch bedingten Defekt im Gehirn von Patienten mit HK zu korrigieren, sie sind jedoch durchaus hilfreich bei der Entwicklung von Substanzen, die den neuronalen Metabolismus beeinflussen oder vor exzitotoxischer Schädigung schützen und somit das Fortschreiten der Krankheit aufhalten oder zumindest verändern.

Symptomatische Behandlung der Huntingtonschen Krankheit Die Behandlung der symptomatischen HK in der Praxis sieht einen gezielten Einsatz von Medikamenten vor (Shoulson, 1992). Gegenwärtig kann jedoch durch keine Medikation ein Fortschreiten der Krankheit aufgehalten werden, und eine Reihe von Medikamenten können zu erheblichen Funktionsstörungen infolge von Nebenwirkungen führen. Eine Behandlung ist angezeigt für Patienten mit Depressionen, Erregbarkeit, Paranoia, starken Angstzuständen und Psychosen. Die Depressionen können dabei mit üblichen Antidepressiva behandelt werden, allerdings mit der Einschränkung, daß solche Präparate mit anticholinerger Wirkungsprofil zu verstärkter Chorea führen können. *Fluoxetin* (Kapitel 19) ist eine wirksame Medikation sowohl bei Irritierbarkeit als auch bei Depressionen infolge symptomatischer HK. Die Wirksamkeit von *Carbamazepin* (Kapitel 20) konnte ebenso bei Depressionen nachgewiesen werden. Paranoia, Wahnzustände und Psychosen benötigen üblicherweise den Einsatz von Neuroleptika, aber die benötigten Dosen sind oft niedriger als sonst bei primären psychiatrischen Erkrankungen. Diese Mittel reduzieren aber ebenso kognitive Funktionen und vermindern die Mobilität, so daß sie in der geringstmöglichen Dosis verabreicht und bei Nachlassen der psychiatrischen Symptome sofort abgesetzt werden sollten. Bei Personen mit vornehmlich rigider HK sind *Clozapin* (Kapitel 18) und Carbamazepin wirksamer bei der Behandlung von Paranoia und Psychosen.

Die Bewegungsbeeinträchtigung infolge der HK gerechtfertigt *per se* nur selten eine pharmakologische Therapie. Für Patienten mit großamplitudiger Chorea, die zu häufigen Stürzen und dadurch verursachten Verletzungen führt, bietet sich der Einsatz von dopaminsenkenden Mitteln wie *Tetrabenazin* oder *Reserpin* (Kapitel 33) an, allerdings sind die entsprechenden Patienten hinsichtlich des Auftretens von Hypotonie oder Depressionen während der Therapie zu überwachen. Neuroleptika können ebenfalls eingesetzt werden, wobei diese jedoch nicht zu einer gesamten Verbesserung führen, da eine einschränkende Wirkung auf die motorische Koordinationsfähigkeit besteht und eine gesteigerte Rigidität die Folge sein kann. Infolge von Angstzuständen und Streß erleiden viele Patienten mit HK eine Verschlechterung hinsichtlich unbeabsichtigter Bewegungen, so daß der kontrollierte Einsatz von Sedativa und Benzodiazepinen sehr hilfreich sein kann. Bei juvenilen Krankheitsfällen, wo Rigidität gegenüber der Chorea dominiert, zeigen Dopamin-Agonisten einen sehr wechselnden Erfolg hinsichtlich einer Verminderung der Rigidität. Diese Patienten entwickeln gelegentlich auch Myoklonien und Anfälle, die gegenüber einer Therapie mit *Clonazepam, Valproinsäure* oder anderen Antikonvulsiva ansprechen.

AMYOTROPHE LATERALSKLEROSE

Klinisches Bild und Pathologie Die Amyotrophe Lateralsklerose (ALS) ist eine Erkrankung von Motorneuronen im ventralen Horn des Rückenmarks und der kortikalen Neurone, die für deren afferente Innervation verantwortlich sind. Das Verhältnis von Männern zu Frauen unter den Erkrankten beträgt 1,5 zu 1 (Kurtzke, 1992). Diese Erkrankung ist durch eine rasch progrediente Schwäche, Muskelatrophie und Faszikulationen, durch Spastizität, Dysarthrie, Dysphagie und ein Versagen der Atemmuskulatur gekennzeichnet. Sensorische Funktionen wie auch kognitive, autonome und okkulomotorische Funktionen sind nicht betroffen. ALS ist sehr progredient und führt zum Tode, wobei die meisten Todesfälle nach zwei bis drei Jahren infolge von Atemlähmung und Pneumonien auftreten. Allerdings ist der Krankheitsverlauf gelegentlich weniger leidvoll und erlaubt Überlebenszeiträume von mehreren Jahren. In der Mehrzahl treten die Krankheitsfälle sporadisch auf, wennngleich autosomal dominant oder autsomal rezessiv vererbte Fälle in einigen Familien beschrieben worden sind. Die Pathologie der ALS korrespondiert eng mit der klinischen Symptomatik. So ist ein auffälliger Verlust an motorischen Neuronen des Rückenmarks und des Hirnstammes, die in die gestreifte Muskulatur projizieren (obgleich die okkulomotorischen Nerven verschont bleiben), zu beobachten. Weiterhin besteht ein Verlust der großen pyramidalen Motorneuronen in Schicht V des motorischen Cortex, die den Ursprung des absteigenden kortikospinalen Traktes darstellen. Bei familiären Fällen sind manchmal auch die Clarke-Säule und das Dorsalhorn betroffen (Caroscio et al., 1987; Rowland, 1994).

Ätiologie Die Ursache des Verlustes von Motorneuronen bei ALS ist unbekannt; jedoch gibt es Theorien, daß Autoimmunphänomene, Exzitotoxizität, freie Radikale oder virale Infektionen für die Erkrankung verantwortlich sein könnten (Rowland, 1994). Jüngste Studien bei Familien mit autosomal dominant vererbter ALS erbrachten diesbezüglich interessante Anhaltspunkte. So wurden Mutationen im Gen für das Enzym Superoxiddismutase (SOD) gefunden, die bei erkrankten Familienmitgliedern nachgewiesen werden konnten, wie auch bei einigen sporadischen ALS-Fällen (Rosen, 1993). Der SOD wird eine bedeutende Funktion zugemessen beim Abbau von potentiell neurotoxischen freien Radikalen. Bei Patienten mit ALS ist die Aktivität der SOD im Rückenmark und in der zerebrospinalen Flüssigkeit normal oder erniedrigt. In transgenen Tieren mit normaler humaner SOD wird dieses Enzym im Überschuß exprimiert und es kommt zu keiner Erkrankung motorischer Neurone (Przedborski et al., 1992). Tatsächlich sind diese Tiere bei Hypoxie und Ischämie weniger empfindlich gegenüber einer durch freie Radikale verursachten Toxizität. Hingegen entsteht bei transgenen Tieren mit dem mutierten humanen SOD-Gen - wie bei ALS nachgewiesen - eine fortschreitende Degeneration von Motorneuronen. Welche Beziehung dabei zwischen der SOD-Mutation und der selektiven Schädigung von spinalen Motorneuronen besteht, ist Gegenstand intensiver Untersuchungen. Auf der Basis der SOD-Mutationen, die bei ALS zu beobachten sind, sind Versuche mit Radikalfängern oder substituierter SOD in der Entwicklung.

Eine alternative Hypothese besagt, daß der selektiven neuronalen Degeneration bei ALS eine abnormale Wiederaufnahme von Glutamat zugrunde liegt, welche zur Akkumulation von Glutamat und zur exzitotoxischen Schädigung führt. Untersuchungen an Gewebe und Zerebrospinalflüssigkeit (CSF) von Patienten mit ALS zeigten, daß im Gewebe die Menge an Glutamat und die Wiederaufnahme erniedrigt sind, während in der CSF die Menge an Glutamat erhöht ist (Rothstein et al., 1992). Basierend auf dieser Beobachtung wurden Versuche einer ALS-Therapie mit Glutamat-Antagonisten - u. a. mit Dextromethorphan, Lamotrigin und verzweigtkettigen Aminosäuren - unternommen, bislang allerdings ohne Erfolg (Testa et al., 1989; Askmark et al., 1993; Eisen et al., 1993). Neuronale Wachstumsfaktoren sind ebenfalls Gegenstand von Studien bezüglich einer Verminderung der neuronalen Degeneration bei ALS (Sendtner et al., 1992). Für eine die Glutamatfreisetzung inhibierende Substanz, dem Riluzol, wurde bei Patienten mit ALS bulbären Ursprungs ein verzögernder Effekt bezüglich Letalität und der Notwendigkeit einer Tracheostomie gezeigt, nicht jedoch bei Patienten mit ALS spinalen Ursprungs; eine diesbezügliche größere Studie ist in der Durchführung (Bensimon et al., 1994). Es scheint letztendlich möglich, daß Glutamatrezeptoren ein wichtiges Ziel einer pharmakologischen Therapie sind, durch die die Progression der ALS vermindert oder aufgehalten werden kann.

Spastizität und Spinalreflexe Spastizität ist ein wichtiger Bestandteil der klinischen Symptomatik der ALS, da hierdurch erhebliche Schmerzen und Befindlichkeitsverschlechterungen verursacht werden sowie die Mobilität vermindert wird. Weiterhin stellt die Spastizität ein Symptom der ALS dar, das sich am meisten durch die gegenwärtig verfügbare Therapie vermindern läßt. *Spastizität* ist definiert als ein gesteigerter Muskeltonus, der dadurch gekennzeichnet ist, daß zunächst eine Resistenz gegenüber der passiven Bewegung einer Extremität besteht, gefolgt von einer plötzlichen Relaxation (das sogenannte Klappmesser-Phänomen). Spastizität entsteht infolge des Verlustes von absteigenden Signalen zu den spinalen Motorneuronen, und der Charakter der Spastizität hängt von dem entsprechend betroffenen motorneuronalen System ab (Davidoff, 1990). Das gesamte Bewegungsrepertoir entwickelt sich direkt auf der Ebene des Rückenmarks, den detaillierten Ablauf hierbei zu beschreiben würde jedoch den Umfang diese Kapitels überschreiten. Die monosynaptischen Muskeldehnungsreflexe sind die einfachsten spinalen Mechansimen, die zur Spastizität beitragen. Primäre afferente Ia-Fasern der Muskelspindeln, welche bei rascher Muskeldehnung aktiviert werden, übertragen ihr Signal direkt an den gestreckten Muskel, so daß dieser kontrahiert und der Bewegung entgegenwirkt. Ein kollaterales Bündel der primären afferenten Ia-Fasern überträgt das Signal an ein Ia-gekoppeltes Interneuron, welches Motorneurone inhibiert, die den Antagonisten des gestreckten Muskels innervieren. Hierdurch wird sichergestellt, daß die Kontraktion des betroffenen Muskels ohne antagonisierende Muskeltätigkeit verläuft. Die oberen Motorneuronen des zerebralen Cortex (pyramidale Neurone) unterdrücken diesen spinalen Reflex sowie die unteren Motorneurone indirekt durch Aktivierung von inhibitorischen Interneuronen des Rückenmarks, wobei Glutamat als Neurotransmitter fungiert. Bei Nachlassen der pyramidalen Kontrolle ist die Hemmung der spinalen Reflexe aufgehoben, wodurch diese an Aktivität zunehmen und es zu einer Hyperreflexie kommt. Auch andere absteigende Signalwege kontrollieren die Aktivität der spinalen Reflexe. Zu diesen zählen der rubro-, retikulo- und vestibulospinale Weg sowie absteigende katecholaminerge Wege. Bei alleinigem Verlust des pyramidalen Wegs ist der Extensortonus in den Beinen und der Flexortonus in den Armen gesteigert. Bei Beeinträchtigung des vestibulospinalen und katecholaminergen Weges ist eine generelle Flexion aller Extremitäten die Folge, wobei bereits eine Berührung der Haut zu einem behindernden Spasmus des ganzen Körpers führt. Bei der ALS sind die pyramidalen Wege betroffen, während andere absteigende Wege erhalten sind, so daß es zu hyperaktiven Muskeldehnungsreflexen, zu einer eingeschränkten Koordination der Feinmotorik, zu einem gesteigerten Extensortonus der Beine und zu einem gesteigerten Flexortonus der Arme kommt. Auch der Kaumuskelreflex ist oft hyperaktiv.

Symptomatische Therapie Die symptomatische Therapie bei ALS zielt hauptsächlich auf eine Behandlung der Spastizität ab. Im Falle des gesteigerten Extensortonus und des Klonus hat sich der $GABA_B$-Agonist *Baclofen* als effizientestes Mittel erwiesen, wobei eine Tagesdosis von 5 - 10 mg empfohlen wird, die bei Bedarf jedoch auf bis zu 200 mg erhöht werden kann. Bei auftretender Schwäche sollte die Dosis jedoch verringert werden. Benzodiazepine und andere muskuläre Relaxanzien sind von geringer Wirkung. Eine Behandlung kann auch Antidepressiva einbeziehen oder eine Medikation zur Salivation bei der bulbären Form von ALS (*Oxybutynin, Trihexyphenidyl, Amitriptylin*).

AUSBLICK

Obgleich durch eine symptomatische Behandlung neurodegenerativer Erkrankungen die Lebensqualität vieler Patienten verbessert werden kann, ist das Hauptziel der gegenwärtigen Forschung weiterhin die Entwicklung von Behandlungsmöglichkeiten, die den neuronalen Zelltod zu verhindern, zu unterdrücken oder umzukehren vermögen. Vielversprechende Ansätze für die Entwicklung von Medikamenten begründen sich in den Mechanismen, die einigen dieser Erkrankungen zugrunde liegen: Exzitotoxizität, Defekte des Energiestoffwechsels und oxidativer Streß. So sind Glutamat-Antagonisten von großem therapeutischen Potential, allerdings ist der Einsatz der gegenwärtig verfügbaren Substanzen aufgrund ihrer wenig selektiven Wirkung begrenzt. Eine wachsende Kenntnis der Struktur und Funktion von Subtypen des Glutamatrezeptors sollte die Entwicklung selektiverer und daher nützlicherer Substanzen ermöglichen. Die pharmakologische Reduktion des oxidativen Stresses ist ebenso möglich, trotz enttäuschender Ergebnisse aus ersten klinischen Studien mit Tocopherol und Selegilin. Neuronale Wachstumsfaktoren stellen einen anderen wichtigen Aspekt bei der Entwicklung neuer Medikamente dar. Eine Reihe von Faktoren sind identifiziert worden, die die neuronale Differenzierung und die Einrichtung neuronaler Verbindungen während der Entwicklung induzieren. Diese Faktoren könnten sich tatsächlich als hilfreich bei der Verhinderung des neuronalen Zelltodes erweisen. Eine direktere und bereits zugängliche therapeutische Strategie, dem neuronalen Verlust entgegenzutreten, ist die chirurgische Implantation von Neuronen. Dieser Eingriff ist bereits bei Patienten mit PK vorgenommen worden, wobei bescheidene Erfolge erzielt wurden, und wird auch zur Behandlung anderer neurodegenerativer Fälle wie z. B. bei AK erwogen. Zusätzlich zu den eher generellen Maßnahmen bei neurodegenerativen Erkrankungen sollten sich in zunehmender Kenntnis ihrer Ätiologie für jede einzelne Krankheit spezielle Behandlungsmöglichkeiten ergeben. Die Entdeckung der Rolle des β-Amyloids bei der AK hat so bereits Versuche initiiert, Substanzen zu untersuchen, die dessen Synthese beeinfussen. Die Aufdeckung der Funktion des HK-Gens sollte weiterhin die Ausarbeitung neuer Behandlungsstrategien bei dieser Erkrankung nach sich ziehen.

Weiterführende Informationen über neurodegenerative Krankheiten, die im Zusammenhang mit den in diesem Kapitel erwähnten Pharmaka stehen, können *Harrison's Principles of Internal Medicine*, 14th ed., McGraw-Hill, New York, 1998 entnommen werden, deren deutsche Ausgabe 1999 erscheint.

LITERATUR

Albin, R.L., Reiner, A., Anderson, K.D., Dure, L.S., IV, Handelin, B., Balfour, R., Whetsell, W.O., Penney, J.B. and Young, A.B. Preferential loss of striato-external pallidal projection neurons in presymptomatic Huntington's disease. *Ann. Neurol.*, **1992**, *31*:425—430.

Albin, R.L., Reiner, A., Anderson, K.D., Penney, J.B. and Young, A.B. Striatal and nigral neuron subpopulations in rigid Huntington's disease: implications for the functional anatomy of chorea and rigidity-akinesia. *Ann. Neurol.* **1990**, *27*:357—365.

Arnold, S.E., Hyman, B.T., Flory, J., Damasio, A.R. and Van Hoesen, G.W. The topographical and neuroanatomical distribution of neurofibrillary tangles and neuritic plaques in the cerebral cortex of patients with Alzheimer's disease. *Cereb. Cortex*, **1991**, *1*:103—116.

Gauthier, S., Bouchard, R., Lamontagne, A., Bailey, P., Bergmen, H., Ratner, J., Tesfaye, Y., Saint-Martin, M., Bacher, Y., Carrier, L., Charbonneau, R., Clarfield, A.M., Collier, B., Dastoor, D., Gauthier, L.G., Germain, M., Kissel, C., Krieger, M., Kushnir, S., Masson, H., Morin, J., Nair, V., Neirinck, L. and Suissa, S. Tetrahydroaminoacridine-lecithin combination treatment in patients with intermediate-stage Alzheimer's disease. *New Engl. J. Med.*, **1990**, *322*:1272—1276.

Gibb, W.R. Neuropathology of Parkinson's disease and related syndromes. *Neurol. Clin.*, **1992**, *10*:361—376.

Goetz, C.G. Dopaminergic agonists in the treatment of Parkinson's disease. *Neurol.*, **1990**, *40 Suppl. 3*:50—54.

Golbe, L.I. The genetics of parkinson's disease: a reconsideration. *Neurol.*, **1990**, *40 Suppl. 3*:7—14.

Greenamyre, J.T. and O'Brien, C.F. N-methyl-D-aspartate antagonists in the treatment of Parkinson's disease. *Arch. Neurol.*, **1991**, *48*:977—981.

Greene, P., Cote, L. and Fahn, S. Treatment of drug-induced psychosis in Parkinson's disease with clozapine. *Adv. in Neurol.*, **1993**, *60*:703—6.

Gusella, J.F., Wexler, N.S., Conneally, P.M., Naylor, S.L., Anderson, M.A., Tanzi, R.E., Watkins, P.C., Ottina, K., Wallace, M.R., Sakaguchi, A.Y., Young, A.B., Shoulson, I., Bonilla, E. and Martin, J.B. A polymorphic DNA marker genetically linked to Huntington's disease. *Nature*, **1983**, *306*:234—238.

Harper, P.S. The epidemiology of Huntington's disease. *Hum. Genet.*, **1992**, *89*:365—376.

Hersch, S.M., Gutekunst, C.-A., Rees, H.D., Heilman, C.J. and Levey, A.I. Distribution of m1-m4 muscarinic receptor proteins in the rat striatum: light and electron microscopic immunocytochemistry using subtype-specific antibodies. *J. Neurosci.*, **1994**, *14*:3351—3363.

Hornykiewicz, O. Dopamine in the basal ganglia. *Br. Med. Bull.*, **1973**, *29*:172—178.

Huntington's Disease Collaborative Research Group. A novel gene containing a trinucleotide repeat that is expanded and unstable on Huntington's disease chromosomes. *Cell*, **1993**, *72*:971—983.

Jenkins, B.G., Koroshetz, W.J., Beal, M.F. and Rosen, B.R. Evidence for impairment of energy metabolism in vivo in Huntington's disease using localized 1H NMR spectroscopy. *Neurol.*, **1992**, *43*:2689—2695.

Jenner, P. Oxidative stress as a cause of Parkinson's disease. *Acta Neurol. Scand.*, **1991**, *136*:6—15.

Keyser, D.L. and Rodnitzky, R.L. Neuroleptic malignant syndrome in Parkinson's disease after withdrawal or alteration of dopaminergic therapy. *Archiv. Int. Med.*, **1991**, *151*:794—796.

Landwehrmeyer, G.B., McNeil, S.M., Dure, L.S., Ge, P., Aizawa, H., Huang, Q., Ambrose, C., Duyao, M.P., Bird, E.D., Bonilla, E., de Young, M., Avila-Gonzales, A.J., Wexler, N.S., DiFiglia, M., Gusella, J.F., MacDonald, M.E., Penney, J.B., Young, A.B. and Vonsattel, J.P. Huntington's disease gene: regional and cellular expression in brain of normal and affected individuals. *Ann. Neurol.*, **1995**, *37*:218—230.

Lipton, S.A. and Rosenberg, P.A. Excitatory amino acids as a final common pathway for neurologic disorders. *New Engl. J. Med.*, **1994**, *330*:613—622.

Mink, J.W. and Thach, W.T. Basal ganglia intrinsic circuits and their role in behavior. *Curr. Opinion in Neurobiol.*, **1993**, *3*:950—957.

Mouradian, M.M., Heuser, I.J.E., Baronti, F. and Chase, T.N. Modification of central dopaminergic mechanisms by continuous levodopa therapy for advanced Parkinson's disease. *Ann. Neurol.*, **1990**, *27*:18—23.

Olanow, C.W. Oxidation reactions in Parkinson's disease. *Neurol.*, **1990**, *40 Suppl 3*:32—37.

Olanow, C.W. MAO-B inhibitors in Parkinson's disease. *Adv. in Neurol.*, **1993**, *60*:666—671.

Olney, J.W. Brain lesions, obesity, and other disturbances in mice treated with monosodium glutamate. *Science*, **1969**, *164*:719—721.

Parkinson's Study Group: Effects of tocopherol and deprenyl on the progression of disability in early Parkinson's disease. *New Eng. J. Med.*, **1993**, *328*:176—183.

Perry, E.K. The cholinergic hypothesis - ten years on. *Brit. Med. Bull.*, **1986**, *42*:63—69.

Przedborski, S., Kostic, V., Jackson-Lewis, V., Naini, A.B., Simonetti, S., Fahn, S., Carlson, E., Epstein, C.J. and Cadet, J.L. Transgenic mice with increased Cu/Zn-superoxide dismutase activity are resistant to N-methyl-4-phenyl-1,2,3,6-tetrahydropyridine-induced neurotoxicity. *J. Neurosci.*, **1992**, *12*:1658—1667.

Reiner, A., Albin, R.L., Anderson, K.D., D'Amato, C.J., Penney, J.B. and Young, A.B. Differential loss of striatal projection neurons in Huntington disease. *Proc. Natl. Acad. Sci. USA*, **1988**, *85*:5733—5737.

Rosen, D.R., Siddique, T., Patterson, D., Figlewicz, D.A., Sapp, P., Hentati, A., Donaldson, D., Goto, J., O'Regan, J.P., Deng, H.X., Zohra, R., Krizus, A., McKenna-Yasik, D., Cayabyab, A., Gaston, S.M., Berger, R., Tanzi, R.E., Haperin, J.J., Hertzfeld, B., Van den Bergh, R., Hung, W.Y., Bird, T., Deng, G., Mulder, D.W., Smyth, C., Laing, N.G., Soriano, E., Pericak-Vance, M.A., Haines, J., Rouleau, G.A., Gusella, J.F., Horvitz, H.R. and Brown, R.H. Mutations in Cu/Zn superoxide dismutase gene are associated with familial amyotrophic lateral sclerosis. *Nature*, **1993**, *362*:59—62. [Published erratum appears in *Nature*, **1993**, *364*:362.]

Rothstein, J.D., Marin, L.J. and Kuncl, R.W. Decreased glutamate transport by the brain and spinal cord in amyotrophic lateral sclerosis. *New Engl. J. Med.*, **1992**, *326*:1464—1468.

Rowland, L.P. Amyotrophic lateral sclerosis: theories and therapies. *Ann. Neurol.*, **1994**, *35*:129—130.

Schapira, A.H., Mann, V.M., Cooper, J.M., Dexter, D., Daniel, S.E., Jenner, P., Clark, J.B. and Marsden, C.D. Anatomic and disease specificity of NADH CoQ1 reductase (complex I) deficiency in Parkinson's disease. *J. Neurochem.*, **1990**, *55*:2142—2145.

Sendtner, M., Schmallbruch, H., Stockli, K.A., Carroll, P., Kreutzberg, G.W. and Thoenen, H. Ciliary neurotrophic factor prevents degeneration of motor neurons in mouse mutant progressive motor neuronopathy. *Nature*, **1992**, *358*:502—504.

Standaert, D.G. and Stern, M.B. Update on the management of Parkinson's disease. *Med. Clin. North Am.*, **1993**, *77*:169—183.

Stoof, J.C., Booij, J. and Drukarch, B. Amantadine as N-methyl-d-aspartic acid receptor antagonist: new possibilities for therapeutic applications? *Clin. Neurol. Neurosurg.*, **1992**, *94*:S4—S6.

Summers, W.K., Majovski, V., Marsh, G.M., Tachiki, K. and Kling, A. Oral tetrahydroaminoacridine in long-term treatment of senile dementia, Alzheimer type. *New Eng. J. Med.*, **1986**, *315*:1241—1245.

Tandan, R. and Bradley, W.G. Amyotrophic lateral sclerosis. Part II. Etiopathogenesis. *Ann. Neurol.*, **1985**, *1B*:419—431.

Tanner, C.M. and Langston, J.W. Do environmental toxins cause Parkinson's disease? A critical review. *Neurol.*, **1990**, *40 Suppl. 3*:17—30.

Testa, D., Caraceni, T. and Fetoni, V. Branched-chain amino acids in the treatment of amyotrophic lateral sclerosis. *J. of Neurol.*, **1989**, *236*:445—447.

Tipton, K.F. and Singer, T.P. Advances in our understanding of the mechanisms of the neurotoxicity of MPTP and related compounds. *J. Neurochem.*, **1993**, *61*:1191—1206.

Vonsattel, J.P., Myers, R.H., Stevens, T.J., Ferrante, R.J., Bird, E.D. and Richardson, E.P., Jr. Neuropathological classification of Huntington's disease. *J. of Neuropathol. and Exp. Neurol.*, **1985**, *44*:559—577.

Wallace, D.C. Mitochondrial genetics: a paradigm of aging and degenerative diseases? *Science*, **1992**, *256*:628—632.

Young, A.B. Role of excitotoxins in heredito-degenerative neurologic diseases. Molecular and cellular approaches to the treatment of neurologic diseases. *Assoc. for Res. in Nerv. and Mental Dis.*, **1993**, *71*:175—189.

Monographien und Übersichtsartikel

Albin, R.L., Young, A.B., and Penney, J.B. The functional anatomy of basal ganglia disorders. *Trends Neurosci.*, **1989**, *12*:366—375.

Ashall, F. and Goate, A.M. Role of the beta-amyloid precursor protein in Alzheimer's disease. *Trends Biochem. Sci.*, **1994**, *19*:42—46.

Braak, H. and Braak, E. Pathology of Alzheimer's disease. In, *Neurodegenerative Diseases*. (Calne, D.B., ed.) W.B. Saunders, Philadelphia, **1994**, pp 585—614.

Calne, D.B. Treatment of Parkinson's disease. *New Engl. J. Med.*, **1993**, *329*:1021—1027.

Cooper, J.R., Bloom, F.E. and Roth, H.R. *The Biochemical Basis of Neuropharmacology*. Oxford, New York, **1991**.

Fearnley, J. and Lees, A. Pathology of Parkinson's disease. In, *Neurodegererative Diseases*. (Calne, D.B., ed.) W.B. Saunders, Philadelphia, **1994**, pp 545—554.

Freeman, S.E. and Dawson, R.M. Tacrine: a pharmacological review. *Prog. in Neurobiol.*, **1991**, *36*:257—277.

Growdon, J.H. Treatment for Alzheimer's disease? *New Engl. J. Med.*, **1992**, *327*:1306—1308.

Harper, P.S. *Huntington's Disease*. W.B. Saunders, London, **1991**.

Hayden, M.R. *Huntington's Chorea*. Springer-Verlag, Berlin, **1981**.

Jarvie, K.R. and Caron, M.G. Heterogeneity of dopamine receptors. *Adv. in Neurol.*, **1993**, *60*:325—333.

Johnston, M.V. Cognitive disorders. In, *Principles of Drug Therapy in Neurology*. (Johnston, M.V., MacDonald, R.L. and Young, A.B., ed.) F.A. Davis, Philadelphia, **1992**, pp 226—267.

Kurtzke, J.F. Epidemiology of amyotrophic lateral sclerosis. In, *Human Motor Neuron Disease*. (Rowland, L.P., ed.) *Advances in Neurology*, Vol 36. Raven Press, New York, **1982**, pp 281—302.

Mouradian, M.M. and Chase, T.N. Improved dopaminergic therapy of Parkinson's disease. In, *Movement Disorders 3*. (Marsden, C.D. and Fahn, S., ed.) Butterworth, Oxford, **1994**, pp 181—199.

Selkoe, D.J. Physiological production of the beta-amyloid protein and the mechanism of Alzheimer's disease. *Trends Neurosci.*, **1993**, *16*:403—409.

Shoulson, I. Huntington's disease. In, *Diseases of the Nervous System*. (Asbury, A.K., McKhann, G.M. and McDonald, W.I., ed.) W.B. Saunders, Philadelphia, **1992**, pp 1159—1168.

Tanner, C.M. Epidemiology of Parkinson's disease. *Neurol. Clin.*, **1992**, *10*:317—329.

Whyte, S., Beyreuther, K. and Masters, C.L. Rational therapeutic strategies for Alzheimer's disease. In, *Neurodegenerative Diseases*. (Calne, D.B., ed.) W.B. Saunders, Philadelphia, **1994**, pp 647—664.

Wichmann, T. and DeLong, M.R. Pathophysiology of parkinsonian motor abnormalities. *Adv. in Neurol.*, **1993**, *60*:53—61.

23 OPIOIDANALGETIKA UND -ANTAGONISTEN

Terry Reisine und Gavril Pasternak

In diesem Kapitel geht es um Opioide, die in der Schmerztherapie eingesetzt werden. Die endogenen Opioide (Enkephaline, Endorphine und Dynorphine) werden beschrieben und mit den klinisch eingesetzten, synthetischen Präparaten verglichen. Die pharmakologischen Eigenschaften, die Pharmakokinetik und die unerwünschten Wirkungen werden mit besonderem Schwerpunkt auf den individuellen Vor- und Nachteilen beim Einsatz der Opioide diskutiert. Der strukturelle Aufbau der drei Hauptklassen der Opioidrezeptoren (μ-, δ und κ-Rezeptoren) wird genauso angesprochen wie die pharmakologischen Eigenschaften, ihre selektiven Agonisten und Antagonisten und ihre intrazellulären Effektorsysteme. Darüber hinaus werden experimentelle Wirkstoffe hinsichtlich ihrer Wirkmechanismen im Tiermodell beschrieben.

Geschichte Obgleich die psychologischen Wirkungen von Opium schon den alten Sumerern bekannt gewesen sein könnten, finden sich die ersten unzweifelhaften Verweise auf Mohnsaft in den Schriften des Theophrastus im 3. Jahrhundert vor Christi. Das Wort Opium entstammt dem griechischen Namen für den Mohnsaft, aus welchem das Medikament gewonnen wurde: *Papaver somniferum*. Die arabischen Ärzte waren im Umgang mit Opium sehr beschlagen. Arabische Händler machten das Opium im Orient bekannt, wo es hauptsächlich eingesetzt wurde, um Durchfälle zu kurieren. Paracelsus (1493 - 1541) ist es zu verdanken, daß das Medikament, welches aufgrund seiner Giftigkeit in Ungnade gefallen war, wieder eingeführt wurde. Zur Mitte des 16. Jahrhunderts waren viele seiner Indikationen akzeptiert. 1680 schrieb Sydenham: „Von all den Mittelchen, die der Allmächtige Vater den Menschen an die Hand gegeben hat, um Leiden zu mindern, ist keines so omnipotent und effizient wie Opium."

Opium enthält mehr als 20 verschiedene Alkaloide. 1806 berichtete Sertürner über die Isolierung einer Reinsubstanz aus Opium, die er nach dem griechischen Gott des Traumes, Morpheus, Morphin nannte. Die Entdeckung weiterer Alkaloide aus Opium folgte der des Morphins (Codein 1832 durch Robiquet, Papaverin 1848 durch Merck). Zur Mitte des 19. Jahrhunderts war in der medizinischen Welt der Einsatz reiner Alkaloide verbreiteter als der des rohen Opiums.

In den Vereinigten Staaten wurde der Opiumgebrauch durch den unbeschränkten Zugang bis in die ersten Jahre des 20. Jahrhunderts und durch die Zuwanderung opiumrauchender Immigranten aus dem Osten gefördert. Zusätzlich führte die Einführung der hypodermischen Nadel zum parenteralen Einsatz von Morphin, aber auch zu einer drastischen Steigerung des Mißbrauchpotentials.

Die Suchtproblematik der Opioide beschleunigte die Suche nach potenten, aber nicht süchtig machenden Analgetika. Kurz vor, aber auch in den Jahren nach dem 2. Weltkrieg wurden synthetische Präparate wie z. B. Meperidin und Methadon in die klinische Medizin eingeführt, die typische morphinähnliche Wirkungen zeigten. Nalorphin, ein Morphinabkömmling, war eine Ausnahme. Nalorphin antagonisierte die Morphinwirkungen und wurde deswegen in den 50er Jahren des 20. Jahrhunderts zur Bekämpfung von Morphinvergiftungen eingesetzt. In höheren Dosen wirkt Nalorphin zwar analgesierend bei postoperativen Patienten, wird aber wegen der unerwünschten Wirkungen (Angst und Dysphorie) klinisch nicht als Analgetikum eingesetzt. Das ungewöhnliche pharmakologische Profil leitete jedoch die Entwicklung von neuen Medikamenten ein, so z. B. der relativ reine Antagonist Naloxon und Wirkstoffe mit kombinierten Wirkungen (Pentazocin, Butorphanol und Buprenorphin). Derartige Wirkstoffe bereicherten die Bandbreite der möglichen therapeutischen Entitäten und boten Hilfsmittel, die Mechanismen der Opioidwirkungen zu erforschen.

Die komplexen Wechselwirkungen des Morphins und der kombinierten Agonisten-Antagonisten (Nalorphin) führten zu der Annahme, daß verschiedene Klassen von Opioidrezeptoren existierten (Martin und Sloan, 1977). Diese Vermutung hat sich mittlerweile durch Rezeptorbindungsstudien und durch Klonierung von vier unterschiedlichen, aber engverwandten Opioidrezeptoren bestätigt. Kurz nach dem Hinweis auf die Existenz von Opioidbindungsstellen wurden drei Klassen von endogenen Opioidpeptiden isoliert. Diese werden durch unterschiedliche Gene kodiert, in verschiedenen neuronalen und zellulären Strukturen exprimiert und besitzen unterschiedliche Selektivität hinsichtlich der verschiedenen Rezeptorklassen (Hertz, 1993; Reisine und Bell, 1993).

Terminologie *Opiate* sind Substanzen, die vom Opium herstammen, und Morphin, Codein und eine Vielzahl von diesen (oder vom Thabain, einem weiteren Bestandteil des Opiums) abstammenden, halbsynthetischen, verwandten Substanzen umfassen. Die Bezeichnung *Opioid* ist spezifisch für alle Agonisten und Antagonisten mit morphinähnlichen Wirkungen und für alle natürlich vorkommenden oder synthetischen Opioidpeptide. *Endorphin* ist ein genereller Terminus, der sich auf die drei Familien der endogenen Opioidpeptide bezieht: die Enkephaline, die Dynorphine und die β-Endorphine (Tabelle 23.1).

Der Begriff *Narkotika* stammt aus dem griechischen Wort für Stupor. Ursprünglich bezeichnete er alle Arzneistoffe, die Schlaf induzierten, seine Bedeutung veränderte sich jedoch mit dem Gebrauch der stark wirksamen Opioid-Analgetika. Heutzutage wird der Begriff Narkotika in einem rechtsrelevanten Zusammenhang verwendet und bezeichnet eine große Anzahl von Substanzen, die als Drogen mißbraucht werden. Obgleich der Terminus wahrscheinlich nicht verschwinden wird, ist er in einem pharmakologischen Zusammenhang nicht mehr sinnvoll.

Endogene Opioidpeptide Drei verschiedene Familien endogener Peptide sind identifiziert worden: die *Enkephaline*, die *Endorphine* und die *Dynorphine*. Jede einzelne Familie entstammt einem unterschiedlichen Vorläuferpeptid (siehe Abb. 23.1) und besitzt eine charakteristische anatomische Verteilung. Diese Vorläufer sind nunmehr als Proenkephaline (Proenkephalin A), Proopiomelanokortin (POMC) und Prodynorphin (Proenkephalin B) bekannt. POMC wird zu dem Melanozyten stimulierenden Hormon (γ-MSH), zu Adrenokortikotropin (ACTH) und β-Lipotropin (β-LPH) prozessiert; innerhalb der 91-Aminosäurensequenz des β-LPH findet sich die Sequenz des β-Endorphins und des β-MSH. Obwohl β-Endorphin die Sequenz für Met-Enkephalin an seinem

Tabelle 23.1 Endogene und synthetische Opioidpeptide

Ausgewählte endogene Opioidpeptide

[Leu⁵]Enkephalin	**Tyr-Gly-Gly-Phe-Leu**
[Met⁵]Enkephalin	**Tyr-Gly-Gly-Phe-Met**
Dynorphin A	**Tyr-Gly-Gly-Phe-Leu**-Arg-Arg-Ile-Arg-Pro-Lys-Leu-Lys-Trp-Asp-Asn-Gln
Dynorphin B	**Tyr-Gly-Gly-Phe-Leu**-Arg-Arg-Gln-Phe-Lys-Val-Val-Thr
α-Neoendorphin	**Tyr-Gly-Gly-Phe-Leu**-Arg-Lys-Tyr-Pro-Lys
β-Neoendorphin	**Tyr-Gly-Gly-Phe-Leu**-Arg-Lys-Tyr-Pro
βₕ-Endorphin	**Tyr-Gly-Gly-Phe-Met**-Thr-Ser-Glu-Lys-Ser-Gln-Thr-Pro-Leu-Val-Thr-Leu-Phe-Lys-Asn-Ala-Ile-Ile-Lys-Asn-Ala-Tyr-Lys-Lys-Gly-Glu

Ausgewählte synthetische Opioidpeptide

DAMGO	[D-Ala², MePhe⁴, Gly(ol)⁵]encefalina
DPDPE	[D-Pen², D-Pen⁵]encefalina
DSLET	[D-Ser², Leu⁵]encefalina-Thr⁶
DADL	[D-Ala², D-Leu⁵]encefalina
CTOP	D-Phe-Cys-Tyr-D-Trp-Orn-Thr-Pen-Thr-NH₂
FK-33824	[D-Ala², N-MePhe⁴, Met(O)⁵-ol]encefalina
[D-Ala²]Deltorphin I	Tyr-D-Ala-Phe-Asp-Val-Val-Gly-NH₂
[D-Ala², Glu⁴]Deltorphin (Deltorphin II)	Tyr-D-Ala-Phe-Glu-Val-Val-Gly-NH₂
Morphiceptin	Tyr-Pro-Phe-Pro-NH₂
PL-017	Tyr-Pro-MePhe-D-Pro-NH₂
DALCE	[D-Ala², Leu⁵, Cys⁶]encefalina

Aminoende enthält, wird es nicht zu diesem Peptid prozessiert; vielmehr wird Met-Enkephalin aus Proenkephalin gewonnen. Aus dem Prodynorphin entstehen mehr als sieben Peptide, die das Leu-Enkenphalin, das Dynorphin A (1-17), welches weiter zu Dynorphin A (1-8) geschnitten werden kann, das Dynorphin B (1-13) und α- und β-Neoendorphin, die sich nur durch eine Aminosäure unterscheiden, umfassen. Eine detailliertere Beschreibung der Prozessierung dieser Peptide gibt Höllt (1986).

Die Opioidpeptide beschränken sich nicht auf das ZNS (siehe Kapitel 12). Die Verteilung der Peptide von POMC ist innerhalb des ZNS relativ begrenzt mit hohen Spiegeln im Nucleus arcuatus, der umfassend auf limbische und Hirnstammareale sowie auf das Rückenmark projiziert (Lewis et al., 1987). Die Verteilung von POMC korrespondiert mit den Gebieten des menschlichen Gehirns, in denen elektrische Stimulation zu Schmerzen führen (Pilcher et al., 1988). Die Peptide aus POMC erscheinen sowohl in der Pars intermedia als auch in der Pars distalis der Hypophyse, zudem in den Inselzellen des Pankreas.

Die Peptide der Prodynorphins und Proenkephalins sind ubiquitär im ZNS verteilt und werden zudem häufig zusammen nachgewiesen. Obwohl jede Peptidfamilie normalerweise in unterschiedlichen Neuronengruppen lokalisiert ist, werden gelegentlich mehr als nur eine Familie in einem Neuron exprimiert (White et al., 1988). Es ist von besonderer Bedeutung, daß Proenkephalinpeptide in den Arealen des ZNS aufzufinden sind, in denen die Schmerzwahrnehmung (z. B. Lamina I und II des Rückenmarks, der spinale Nucleus trigeminalis und das periaquaeduktale Grau), die Modulation des affektiven Verhaltens (z. B. Amygdala, Hippocampus, Locus coeruleus, der zerebrale Cortex), die Modulation der motorischen Kontrolle (Nucleus caudatus, Globus pallidus), die Regulation des autonomen Nervensystems (Medulla oblongata) und neuroendokrine Funktionen (Eminentia mediana) vermutet werden. Auch wenn es einige lange enkephalinerge Neurone gibt, sind diese Peptide doch vornehmlich in kurzen Neuronen enthalten. Die Peptide des Proenkephalins werden auch im Nebennierenmark, in Nervenplexus und exokrinen Drüsen des Magens und des Darmes gefunden.

Nicht alle Zellen, die ein beliebiges Vorläufermolekül produzieren, speichern und setzen dieselbe Mischung aktiver Opioidpeptide frei, weil eine veränderte Prozessierung, abhängig von den in zellulären Kompartimenten aufzufindenden Peptidasen, die Produktion und Degradierung der Peptide variiert. Obwohl die endogenen Opioidpeptide als Neurotransmitter und Modulatoren der Neurotransmission und als Neurohormone wirken können, ist das volle Ausmaß ihrer physiologischen Rollen noch nicht verstanden. Die Erhellung der physiologischen Rolle der Opioidpeptide ist dadurch erschwert, daß sie häufig mit anderen vermeintlichen Neurotransmittern innerhalb eines Neurons koexistieren.

Andere endogene Opioide Zusätzlich zu den erwähnten Peptiden findet man in konjugierter oder proteingebundener Form Morphin, Codein und andere verwandte Morphine in Säugerzellen. Die hepatische Metabolisierung wurde bei der Ratte beschrieben (Donnerer et al., 1987; Weitz et al., 1987).

Verschiedene Opioidrezeptoren Die Existenz dreier Hauptklassen von Opioidrezeptoren im ZNS (μ, κ, δ) und für Subtypen innerhalb jeder Klasse ist unbestritten. In Rezeptorbindungsstudien konnten unterschiedliche Selektivitätsprofile für jede Klasse aufgezeigt werden, und funktionell ausgerichtete Studien haben ihre einzigartigen pharmakologischen Profile bestätigt (Tab. 23.2). Zusätzlich haben autoradiographische Studien die distinkte Verteilung einer jeden Rezeptorklasse innerhalb des Gehirns und des Rückenmarks dokumentiert. In der Vergangenheit beruhte die Klassifizierung eines Rezeptors als „opioid" allein auf dem Antagonismus mit dem an allen Subtypen der Opioidrezeptoren wirkenden Naloxon.

My-Rezeptoren Viele der klinisch eingesetzten Opioide wirken in Standarddosierung relativ selektiv

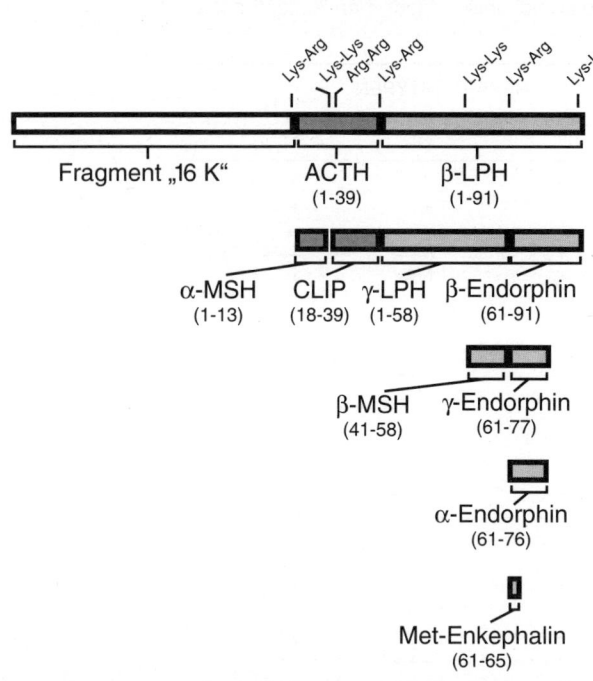

Abbildung 23.1 Schematische Darstellung des bovinen Vorläufermoleküls mit einem NH$_2$-terminalen Fragment. Diesem folgt das ACTH (1-39) und die β-lipotrope Hormonsequenz (β-LPH, β-Lipotropin) (1-91).
Im ACTH (1-39) ist die Sequenz des α-MSH (α-*melanocyte stimulating hormone* und des CLIP (*corticotropin-like intermediate lobe peptide*) vorhanden. Im β-Lipotropin findet man die Sequenzen für γ-LPH, β-MSH, α Endorphin und Met-Enkephalin. Die möglichen Spaltstellen zur Prozessierung sind durch die Lys-Arg- und Lys-Lys-Gruppen dargestellt (mit Erlaubnis modifiziert nach Krieger und Liotta, 1979).

über μ-Rezeptoren, womit sich ihre Ähnlichkeit zu Morphin widerspiegelt. In höherer Dosierung jedoch können sie mit zusätzlichen Rezeptorsubtypen interagieren, so daß es zu einem veränderten pharmakologischen Profil kommen kann. Einige Medikamente, vornehmlich kombinierte Agonisten/Antagonisten, treten auch in klinischer Dosierung mit mehr als einem Rezeptortypen in Wechselwirkung. Die Wirkungen dieser Medikamente sind von besonderem Interesse, da sie an dem einen Rezeptor als Agonist, am nächsten aber auch als Antagonist wirken können.

Die μ-Rezeptoren wurden ursprünglich durch ihre Affinität für Morphin identifiziert. Andere selektive endogene Liganden sind nicht etabliert, aber einige der Opioidpeptide wirken auch über μ-Rezeptoren. β-Endorphin und Enkephalin haben eine große Affinität für μ-Rezeptoren. Auch Dynorphin A bindet an μ-Rezeptoren, aber nicht so potent wie an κ_1-Rezeptoren. Wie schon erwähnt, wurden von verschiedenen Arbeitsgruppen endogene Morphine im Gehirn identifiziert, was die Vermutung stützt, das Gehirn könnte eine natürliche Bindungsstelle besitzen. Obwohl für μ-Rezeptoren hochselektive Agonisten entwickelt wurden, sind es doch die Antagonisten, die bei der pharmakologischen Identifizierung der μ-Rezeptoren entscheidend sind (Tab. 23.3; Pasternak, 1993). β-Funaltrexamin (β-FNA) blockiert μ-Rezeptoren irreversibel, während Naloxonazin selektiv einen Subtyp (μ_1) antagonisiert. Durch die Verwendung dieser Antagonisten konnten Wissenschaftler im Tiermodell nachweisen, daß Morphin Analgesie einerseits spinal (μ_2), andererseits aber auch supraspinal (μ_1) auslösen kann. Wenn Morphin jedoch parenteral appliziert wird, wirkt es hauptsächlich über supraspinale μ_1-Rezeptoren. Sowohl Atemlähmung als auch Obstipation, die durch Behinderung des gastrointestinalen Transports ausgelöst wird, ist den μ_2-Rezeptoren zugeschrieben worden.

Kappa-Rezeptoren Verschiedene κ-Rezeptoren wurden anhand der Ergebnisse von Bindungsassays und pharmakologischen Studien postuliert. Der Agonist U50,488H bindet selektiv an κ_1-Rezeptoren und wird von Norbinaltorphimin (Nor-BNI) antagonisiert. Dynorphin A ist der endogene Ligand für den κ_1-Rezeptor. Die spinale Gabe von U50,488H löst Analgesie im Tiermodell aus. Anhand von Bindungsstudien wurden κ_2-Rezeptoren postuliert; ihre pharmakologischen Eigenschaften bleiben jedoch unklar. κ_3-Rezeptoren sind ebenfalls über Bindungsstudien identifiziert worden (Clark et al., 1989); ihre pharmakologischen Eigenschaften sind hingegen gut bekannt (Pasternak, 1993). Anders als κ_1-Rezeptoren, die eine spinale Analgesie hervorrufen, erzielen κ_3-Rezeptoren Schmerzfreiheit über supraspinale Mechanismen. Auch wenn die Effekte der κ_3-Rezeptoren von einer Anzahl von Opioidantagonisten umgekehrt werden, sind doch noch keine selektiven κ_3-Antagonisten identifiziert worden. κ_3-Rezeptoren korrespondieren mit Martins Nalorphin(N)-Rezeptoren (Martin und Sloan, 1977; Paul et al., 1991).

Delta-Rezeptoren Die Enkephaline sind die endogenen Liganden für die δ-Rezeptoren. Unser Verständnis der δ-Rezeptoren-Pharmakologie basiert weitgehend auf der Entwicklung von hochselektiven Agonisten und Antagonisten, wie z. B. Naltrindol. Mit dem Einsatz dieser Wirkstoffe haben Untersucher δ-Analgesie sowohl spinal als auch supraspinal hervorrufen können. Zwei Unterklassen, δ_1- und δ_2-Opioidrezeptoren, wurden anhand ihrer unterschiedlichen Sensitivität hinsichtlich einer Blockade durch einige neue Antagonisten postuliert (Portoghese et al., 1992; Sofuoglu al., 1991). Die Agonisten [D-Pro-2, Glu-4]deltorphin und DSLET binden vornehmlich an den δ_2-, während DPDPE eine höhere Affinität zu δ_1-Rezeptoren besitzt.

Klonierung der Opioidrezeptoren Aus menschlicher cDNA konnten alle Opioidrezeptorklassen kloniert und die entsprechenden Aminosäurensequenzen aufgeklärt werden (Abb. 23.2 und Tabelle 23.4). Ihre Aminosäurensequenzen sind zu ca. 65% identisch, wobei nur eine geringe Ähnlichkeit zu anderen G-Protein gekoppelten Rezeptoren, ausgenommen Somatostatinrezeptoren, besteht (Reisine und Bell, 1993). Die höchsten Übereinstimmungen liegen in den 7-transmembrangängigen Regionen und den intrazellulären Schleifen, während der Carboxy- und NH$_2$-Terminus sowie die zweite und dritte extrazelluläre Schleife die größten Aminosäurenabweichungen aufwei-

Tabelle 23.2 Wirkungen und Affinitäten der Opioide bei unterschiedlichen Rezeptorklassen.

	REZEPTORTYPEN			
	μ	δ	$κ_1$	$κ_3$
Medikamente				
Morphin	+++		+	+
Methadon	+++			
Etorphin	+++	+++	+++	+++
Levorphanol	+++		NA	+++
Fentanyl	+++			
Sufentanil	+++	+	+	
DAMGO	+++			+
Butorphanol	P	NA	+++	NA
Buprenorphin	P	NA	– –	NA
Naloxon	– – –	–	– –	– –
Naltrexon	– – –	–	– – –	– –
CTOP	– – –			–
Diprenorphin	– – –	– –	– – –	– – –
β-Funaltrexamin	– – –	–	++	NA
Naloxonazin	– – –		–	–
Nalorphin	– – –		+	+++
Pentazocin	P		++	+
Nalbuphin	– –		++	++
Naloxonbenzohylhydrazon	– – –	–	–	+++
Bromazocin	+++	++	+++	++
Ethylketocyclazocin	P	+	+++	+++
U50,488			+++	
U69,593			+++	
Spiradolin	+		+++	
nor-Binaltorphimin	–	–	– – –	–
Naltridol	–	– – –	–	–
DPDPE		++		
[D-Ala², Glu⁴deltorphin		++		
DSLET	+	++		
Endogene Peptide				
Met-Enkephalin	++	+++		
Leu-Enkephalin	++	+++		
β-Endorphin	+++	+++		
Dynorphin A	++		+++	NA
Dynorphin B	+	+	+++	NA
α-Neoendorphin	+	+	+++	NA

Es werden die Wirkungen der Substanzen für Rezeptoren angegeben, für die sie eine relevante Affinität aufweisen. +: Agonist; –: Antagonist; P: partieller Agonist; NA: keine verfügbaren oder unzureichende Daten; DAMGO, CTOP, DPDPE, DSLET: siehe Tabelle 23.1. Die Anzahl der Sympole ist ein Maß für die Potenz der Substanz; ihr Verhältnis zeigt die Spzeifität an. Die Daten entstammen Tierexperimenten und können nur mit Vorsicht auf den Menschen übertragen werden. β-Funaltrexamin und Naloxon sind irreversible μ-Rezeptorantagonisten. β-Funaltrexamin besitzt zudem einen reversiblen Effekt an κ-Rezeptoren.

sen. Die extrazelluläre Region könnte die spezifische Ligandenbindungsdomäne eines jeden Rezeptors darstellen, während die intrazellulären Domänen an der unterschiedlichen Regulation teilhaben und somit als Verbindung zu den verschiedenen Effektorsystemen dienen könnten. Da die humanen Opioidrezeptorgene multiple Introns aufweisen, könnten die Subtypen von μ-, κ- und δ-Rezeptoren durch unterschiedliches Spleissen entstehen.

Mit Oligodeoxynukleotiden, die komplementär zur mRNA der verschiedenen Subtypen sind, ist es möglich geworden, selektiv die Expression der individuellen Rezeptorsubtypen *in vivo* zu verändern, um ihre funktionelle Bedeutung zu charakterisieren. Die Gabe eines *antisense* Oligonukleotids gegen den μ-Rezeptor in das periaquaeduktale Grau blockierte die Morphinanalgesie (Rossi et al.,1994), während gegen δ- und $κ_1$-Rezeptoren gerichtete Oligonukleotide die durch Enkephalin und U50,488H induzierte Analgesie bei Mäusen blockierte (Standifer et al, 1994; Chien et al., 1994). Ein vierter klonierter Rezeptor scheint mit dem $κ_3$-Rezeptor verwandt zu sein (Pan et al., 1994).

Rezeptor-Effektor-Mechanismen Die μ-, δ-, $κ_1$- und $κ_3$-Rezeptoren sind im endogen-neuronalen Gefüge über pertussissensitive, GTP-gekoppelte Bindungsproteine an der Hemmung der Adenylatcyclaseaktivität (Hertz, 1993), der Öffnung rezeptorgesteuerter K⁺-Ströme und der Inhibition spannungsabhängiger Ca^{2+}-Ströme (Duggan und North, 1983) beteiligt. Werden die klonierten Rezeptoren in heterologen Zellen exprimiert, koppeln sie an dasselbe Effektorsystem. Die Opioidblockade der Neurotransmitterfreisetzung und der Schmerzfortleitung in unterschiedliche Neuronenbahnen kann durch Hyperpolarisation des Membranpotentials durch K⁺-Strom-Aktivierung und die Verminderung des Ca^{2+}-Einstroms erklärt werden.

Rezeptorsubtyp-Expression *In situ* Hybridisierungsstudien mit hochselektiven mRNA-Sonden der unterschiedlichen

Tabelle 23.3 Klassifikation der Opioidrezeptorsubtypen und ihre Wirkungen in Tierexperimenten

	REZEPTORSUBTYPEN	AGONISTEN	ANTAGONISTEN
Analgesie			
supraspinal	$\mu_1, \kappa_3, \delta_1, \delta_2$	analgetisch	kein Effekt
spinal	$\mu_2, \delta_2, \kappa_1$	analgetisch	kein Effekt
Atmung	μ_2	Verminderung	kein Effekt
Gastrointestinaltrakt	μ_2, κ	Obstipation	kein Effekt
Psychotomimese	κ	Steigerung	kein Effekt
Nahrungsaufnahme	μ, κ, δ	vermehrte Nahrungsaufnahme	verminderte Nahrungsaufnahme
Sedierung	μ, κ	Steigerung	kein Effekt
Diurese	κ_1	Steigerung	
hormonelle Regulation			
Prolaktin	μ_1	gesteigerte Freisetzung	verminderte Freisetzung
Wachstumshormon	μ_2 e/o δ	gesteigerte Freisetzung	verminderte Freisetzung
Neurotransmitterfreisetzung			
Acetylcholin	μ_1	Inhibition	
Dopamin	μ_2, δ	Inhibition	
isolierte Organ-Bioassays			
Ileum des Meerschweinchens	μ_2	Verminderung	kein Effekt
Vas deferens der Maus	δ	Verminderung	kein Effekt

Die für die Antagonisten aufgezeigten Wirkungen beziehen sich auf die alleinige Gabe des Antagonisten. Bei Effekten, die nur einer Rezeptorgruppe ohne Angabe des Subtyps zugeordnet sind, ist der für die Wirkung verantwortliche Subtyp bislang noch nicht identifiziert worden. Alle Korrelationen dieser Tabelle basieren auf Studien an Ratten and Mäusen, wo selbstverständlich artbedinge Unterschiede vorkommen, daher ist eine Übertragung dieser Befunde auf den Menschen nur mit Einschränkung möglich. In klinischen Studien konnte gezeigt werden, daß µ-Rezeptoren eine spinale und supraspinale Analgesie hervorrufen können; die Subtypen sind jedoch bislang noch nicht charakterisiert. Erste Ergebnisse mit dem synthetischen Opioidpeptid, [D-Ala^2,D-Leu^5]-Enkephalin lassen darauf schließen, daß intrathekal verabreichte δ-Agonisten beim Menschen eine analgetische Wirkung besitzen.
QUELLE: Modifiziert nach Pasternak (1993).

Rezeptorsubtypen haben gezeigt, daß µ-Opioidrezeptor-mRNA im periaquaeduktalen Grau, im spinalen Nucleus trigeminalis, im Nucleus gracilis, im Nucleus cuneatus und in Thalamusregionen des Gehirns aufzufinden und mit der Schmerzwahrnehmung und der Morphinanalgesie assoziiert ist (Delfs et al., 1994). Im Nucleus tractus solitarii, Nucleus ambiguus und in den parabrachialen Nuklei kann Morphin eine Atemlähmung induzieren und in den Kernen der Area postrema löst Morphin Übelkeit und Erbrechen aus. Das Muster der µ-Opioidrezeptor-mRNA-Expression korreliert mit den Hirnzentren, die in der Steuerung der biologischen Wirkungen von Morphin und selektiven µ-Agonisten involviert sind. κ_1-Opioidrezeptor-mRNA wird in hypothalmischen Regionen exprimiert und könnte die vielen neuroendokrinen Effekte der selektiven κ-Agonisten erklären. δ-Rezeptor-mRNA wurde in den Hinterhörnern des Rückenmarks nachgewiesen.

Profile der Opioidwirkungen Die Rezeptorinteraktionsprofile der Opoide beim Menschen basieren auf klinischen Beobachtungen bzw. Extrapolationen von im Tiermodell nachgewiesenen pharmakologischen Eigenschaften, die zum Teil in Tab. 23.2 und 23.3 zusammengefaßt sind. Drei Gruppen von Opioiden werden beschrieben: Morphine und verwandte Opioidagonisten, Opioide mit kombinierten Eigenschaften wie Nalorphin und Pentazocin und Opioidantagonisten wie das Naloxon.

Die durch Morphin und andere morphinähnliche Opioidagonisten induzierte Analgesie, Atemlähmung, Miosis, Verminderung der gastrointestinalen Motilität und ein Gefühl der Schwerelosigkeit und des Wohlbefindens (Euphorie) werden über die µ-Rezeptoren vermittelt (Pasternak, 1993).

κ-agonistische Wirkstoffe, die selektiv an κ-Rezeptoren binden, induzieren eine Analgesie, die auch bei gegenüber µ-Agonisten toleranten Tieren erhalten bleibt. Sie wirken hauptsächlich auf Rückenmarksebene und rufen eine weniger starke Miosis und Atemdepression als

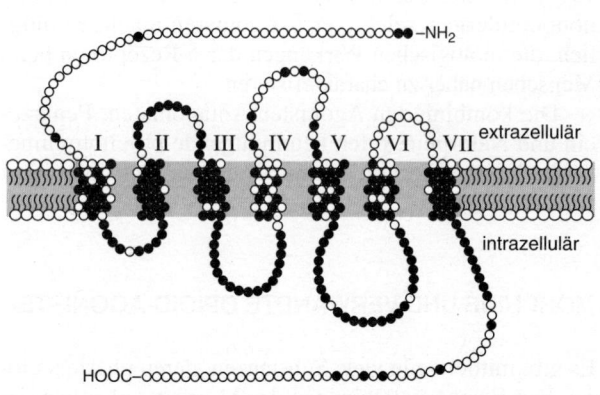

Abbildung 23.2 Übereinstimmung der Aminosäuresequenzen der drei klonierten Opioidrezeptoren. Der Aminosäurensequenzvergleich der aus der Maus klonierten δ-und κ-Rezeptoren (Yasuda et al., 1993) und des aus der Ratte klonierten µ-Rezeptors (Chen et al., 1993) zeigt eine ca. 65%ige Aminosäurensequenzübereinstimmung. Identische oder ähnliche Aminosäuren sind grau, die nicht-identischen haben offene Kreise. Die intrazellulären Schleifen und die transmembrangängigen Regionen I, II, III, V und VII haben eine hohe Aminosäurensequenzübereinstimmung. Ganz im Gegensatz hierzu sind neben dem NH$_2$- und Carboxyterminus die extrazellulären Schleifen II und III und die transmembrangängige Region IV sehr verschieden (Wang et al., 1994, Knapp et al., 1994, Mansson et al., 1994).

Tabelle 23.4 Eigenschaften der klonierten Opioidrezeptoren.

REZEPTOR-SUBTYP	SELEKTIVE LIGANDEN		NICHT-SELEKTIVE LIGANDEN		MÖGLICHE ENDOGENE LIGANDEN
	Agonisten	Antagonisten	Agonisten	Antagonisen	
μ	DAMGO Morphin Methadon Fentanyl Dermorphin	CTOP	Levorphanol Etorphin	Naloxon Naltrexon β-Funaltrexamin	Enkephalin Endorphin
κ	Spiradolin U50,488 Dynorphin A	Nor-BNI	Levorphanol Etorphin EKC	Naloxon Naltrexon	Dynorphin A
δ	DPDPE Deltorphin DSLET	Naltrindol NTB BNTX	Levorphanol Etorphin	Naloxon Naltrexon	Enkephalin

ABKÜRZUNGEN: BNTX: 7-Bezylidennaltrexon; NTB: Benzofurananalogon von Naltridol; Nor-BNI: Nor-Ninaltrophimin; DAMGO, CTOP, DPDPE, DSLET, siehe Tabelle 23.1.
QUELLE: Modifiziert nach Raynor et al., 1994.

μ-Agonisten hervor. Anstelle von Euphorie induzieren κ-Agonisten dysphorische, psychotomimetische Effekte (desorientierte oder depersonalisierte Gefühle) (Pfeiffer et al., 1986).

Die Wirkungen von Morphin und morphinähnlichen Agonisten an δ-Opioidrezeptoren beim Menschen sind noch nicht geklärt. Bei Tieren rufen relativ spezifische δ-Agonisten [z. B. D-pen^2-D-pen^5-Enkephalin; DPDPE (pen5-Penicillamin)] Analgesie und positiv verstärkende Effekte an supraspinalen Orten und Antinozeption für thermische Stimuli an spinalen Orten hervor (Pasternak, 1993; Heymanet et al.,1988). Die kürzliche Entwicklung nonpeptiderger, selektiver δ-Agonisten macht es möglich, die biologischen Wirkungen der δ-Rezeptoren beim Menschen näher zu charakterisieren.

Die kombinierten Agonisten/Antagonisten, Pentazocin und Nalorphin, rufen beunruhigende psychotomimetische Effekte hervor, die mit Naloxon nicht blockiert werden können.

MORPHINE UND VERWANDTE OPIOID-AGONISTEN

Es gibt mittlerweile viele Substanzen, deren pharmakologischen Eigenschaften denen des Morphins gleichen, jedoch hat sich keine hinsichtlich der analgetischen Potenz als klinisch überlegen erwiesen. Morphin bleibt der Standard, an dem sich neue Analgetika messen müssen. Jedoch können die individuellen Reaktionen auf morphinähnliche Medikamente deutlich voneinander abweichen. So können beispielsweise Patienten, die intolerant gegenüber Morphin sind, keinerlei Probleme mit einer äquianalgetischen Dosis Methadon haben; andere wiederum vertragen Morphin, nicht jedoch Methadon. Verträgt ein Patient ein Medikament nicht, sollte ein anderes ausprobiert werden. Die diesen Unterschieden zugrundeliegenden Mechanismen sind noch nicht verstanden.

Herkunft und Herstellung von Opium Da die laborchemische Synthese sehr schwierig ist, wird Morphin immer noch aus Opium oder aus Mohnhalmen hergestellt. Opium gewinnt man aus den unreifen Samenkapseln der Mohnpflanze *Papaver somniferum*, die mit spezifischen Klingenkombinationen eingeritzt werden. Der austretende weiße Milchsaft trocknet zu einer braunen, klebrigen Masse ein. Die Masse wird abgeschabt und zu Kugeln, Würfeln oder Ziegeln geformt. Unter den Inhaltsstoffen des Opiums sind an erster Stelle die Alkaloide zu nennen, von denen nur Morphin, Codein und Papaverin eine klinische Bedeutung besitzen. Diese Alkaloide können in zwei unterschiedliche chemische Klassen eingeteilt werden: *Phenanthrene* und *Benzylisochinolone*. Zu den Phenanthrenen zählt man Morphin (10% des Opiums), Codein (0,5%) und Thebain (0,2%). Die maßgeblichen Benzylisochinolone sind Papaverin (1,0%), ein Muskelrelaxans für die glatte Muskulatur, und Noscapin (6,0%).

Chemie des Morphins und verwandter Opioide Die Strukturformel des Morphins zeigt Tabelle 23.5.

Viele halbsynthetische Derivate werden durch relativ einfache Modifikationen aus Morphin oder Thebain hergestellt. Codein ist ein Methylmorphin mit Methylsubstitution an der Phenolhydroxylgruppe. Thebain unterscheidet sich von Morphin dadurch, daß beide Hydroxylgruppen methyliert sind und der Ring zwei Doppelbindungen enthält ($\Delta^{6,7}$, $\Delta^{8,14}$). Thebain zeigt eine nur geringe analgetische Wirkung, ist aber Vorläufer vieler wichtiger 14-OH-Gebilde wie z. B. Oxycodon und Naloxon. Bestimmte Thebainderivate sind mehr als 1000mal so potent wie Morphin (z. B. Etorphin). Diacetylmorphin, oder Heroin, wird aus Morphin durch Acetylierung an Position drei und sechs hergestellt. Apomorphin, welches auch aus Morphin gewonnen werden kann, ist ein potenter emetischer und dopaminerger Agonist. Hydromorphon, Oxymorphon, Hydrocodon und Oxycodon können ebenfalls durch einfache Veränderungen am Morphinmolekül hergestellt werden. Die strukturellen Beziehungen zwischen Morphin und seinen Surrogaten bzw. Antagonisten zeigt Tabelle 23.5.

Struktur-Wirkungsbeziehungen der morphinähnlichen Opioide Neben Morphin, Codein und den halbsynthetischen Derivaten des natürlichen Opiumalkaloids zeigen auch andere strukturell unterschiedliche chemische Substanzen pharmakologische Wirkungen, die denen des Morphins ähneln. Klinisch nützliche Substanzen sind die Morphiniane, Benzomorphane, Methadone, Phenylpiperidine und Propioanilide. Obwohl die zweidimensionale Darstellung dieser chemisch unterschiedlichen Substanzen stark voneinander divergiert, zeigen molekulare Modelle gemeinsame Charakteristika (Tab. 23.5). Zu den wichtigsten Eigenschaften der Opioide zählen die Affinität für verschiedene Rezeptoren, ihre Wirksamkeit als Agonist versus Antagonist, ihre Fettlöslichkeit und ihr Widerstand gegen metabolischen Abbau. Blockiert man beispielsweise die Phenylhydroxylgruppe an Position 3, wie im Codein und Heroin, nimmt die Affinität am µ-Rezeptor ab. Diese Substanzen werden *in vivo* zu den potenten Analgetika Morphin und 6-Acetylmorphin umgebaut.

Die Entdeckung endogener Peptide mit spezifischen Affinitäten zu verschiedenen Typen von Opioidrezeptoren eröffnete neue Dimensionen für die Betrachtung der Struktur-Wirkungsbeziehung. Eine Vielzahl von Peptidderivaten wurde synthetisiert und eine Reihe selektiver Agonisten und Antagonisten charakterisiert (siehe Heyman et al., 1988; Kramer et al., 1989).

Pharmakologische Eigenschaften

Morphine und verwandte Opiode üben ihre Haupteffekte im zentralen Nervensystem und Magen-Darm-Trakt über µ-Rezeptoren aus. Obwohl Morphine nahezu selektiv an µ-Rezeptoren binden, können sie in höheren Dosen mit anderen Rezeptoren interagieren. Die Wirkungen sind jedoch unterschiedlich und beinhalten Analgesie, Somnolenz, Stimmungsschwankungen, Atemdepression, verminderte Magen-Darm-Motilität, Nausea, Erbrechen sowie Veränderungen im endokrinen und autonomen Nervensystem. Einen Überblick gibt Pasternak (1993).

ZNS Im menschlichen Organismus rufen morphinähnliche Medikamente Analgesie, Somnolenz, Stimmungsschwankungen und geistige Verwirrung hervor. Die Analgesie tritt dabei ohne Bewußtseinsverlust auf. Nehmen Schmerzpatienten therapeutische Morphindosen ein, berichten sie über ein Nachlassen der Schmerzen und über ein vollständig verschwundenes oder zumindest gelindertes Unbehagen; im allgemeinen tritt eine Sedierung auf. Ferner berichten einige Patienten über Euphorie.

Verabreicht man Morphine in der gleichen Dosis mutmaßlich Gesunden, also schmerzfreien Individuen, so können (Neben-)Wirkungen wie Nausea, Erbrechen, Sedierung, Orientierungsschwierigkeiten, Apathie und verminderte körperliche Aktivität auftreten. Wird die Dosis erhöht, treten analgetische und toxische Effekte einschließlich der Atemdepression stärker in den Vordergrund. Morphine besitzen dennoch keine antikonvulsive Aktivität und verursachen in der Regel weder eine verwaschene Sprache oder emotionale Labilität noch signifikante motorische Störungen.

Analgesie Die nach Einnahme morphinähnlicher Opiode eintretende Schmerzfreiheit ist selektiv, so daß andere sensorische Modalitäten nicht betroffen sind. Ferner berichten Patienten häufiger, daß der Schmerz zwar noch immer präsent sei, sie sich aber dabei angenehmer fühlten (siehe unten). Der anhaltende, dumpfe Schmerz wird effektiver bekämpft als der stechende, intermittierende Schmerz. Dennoch können mit ausreichenden Morphinmengen Nieren- oder Gallenkoliken therapiert werden.

Jede sinnvolle Diskussion über die Wirkung analgetischer Wirkstoffe muß zwischen *Schmerz als einer spezifischen Empfindung*, die über verschiedene neurophysiologische Strukturen vermittelt wird, und *Schmerz als einer Krankheit* – die ursprüngliche Empfindung plus der Reaktionen, die durch die Empfindung ausgelöst werden – differenzieren. Es ist allgemein anerkannt, daß alle Arten von Schmerz, seien diese experimenteller oder klinischer Art und somit Folge einer Krankheit, sowohl die ursprüngliche Empfindung als auch die Reaktion auf diese Empfindung beinhalten. Es ist demnach wichtig, zwischen Schmerz, der durch Stimulation nozizeptiver Rezeptoren und Fortleitung über intakte Nervenbahnen (nozizeptiver Schmerz) und Schmerz, der durch die Schädigung neurologischer Strukturen verursacht worden ist, zu unterscheiden. Dieser beinhaltet oftmals eine neurale Überempfindlichkeit (der sogenannte neuropathische Schmerz). Der nozizeptive Schmerz ist normalerweise gut mit Opioidanalgetika zu behandeln, während der neuropathische Schmerz typischerweise für Analgetika weniger empfänglich ist und eine höhere Medikamentendosis erfordern kann.

Schmerz unterliegt nicht dem eigenen Willen. Die Bedeutung der Qualen und der Empfindungen, die hervorgerufen werden, stehen unter starkem Einfluß vorangegangener Erfahrungen und der gegenwärtigen Erwartungen der einzelnen Personen. Bei experimentell hervorgerufenen Schmerzen stimmten die Messungen der von Morphin ausgelösten Effekte auf den Schwellenschmerz nicht immer überein. Einige Autoren meinen, daß Opioide die Schwelle zuverlässig erhöhen, während andere keine signifikanten Unterschiede feststellen. Mäßige Dosen morphinähnlicher Analgetika sind dennoch effektiv genug, um Schmerzen zu lindern und experimentell induzierte Schmerzen zu tolerieren. Nicht nur die Schmerzempfindung wird durch Opioidanalgetika verändert, sondern auch die affektive Antwort. Der letztere Effekt wird am deutlichsten, wenn man Schmerzpatienten über den Grad der Erleichterung befragt, der durch die Medikamentengabe hervorgerufen wird. Lösen Schmerzen nicht die üblichen Antworten aus (Ängstlichkeit, Furcht, Panik und Leiden), ist die Fähigkeit der Patienten, Schmerzen zu tolerieren deutlich erhöht, auch wenn die Empfindungskapazität sich nicht verändert. Es ist jedoch offensichtlich, daß eine veränderte emotionale Reaktion hinsichtlich schmerzhafter Stimuli nicht der einzige Mechanismus der Analgesie ist. So kann die intrathekale Medikamentengabe eine tiefe segmentale Analgesie verursachen, ohne eine signifikante Veränderung der motorischen und sensorischen Funktionen oder subjektive Wirkungen hervorzurufen (Yaksh, 1988).

Mechanismen und Angriffspunkte opioidinduzierter Analgesie Opioidinduzierte Analgesie rührt von Wirkungen an verschiedenen Stellen im ZNS her. Morphin und andere µ-Opioidagonisten inhibieren selektiv verschiedene nozizeptive Reflexe und induzieren eine tiefe Analgesie, wenn sie intrathekal oder lokal in das hintere Seitenhorn des Rückenmarks injiziert werden; andere sensorischen Modalitäten (z. B. Berührung) sind normalerweise nicht betroffen. Mindestens drei Mechanismen sind daran beteiligt. Opioidrezeptoren an den Terminalen primärer Nervenafferenzen inhibieren die Transmitterfreisetzung einschließlich Substanz P. Morphine antagonisieren außerdem die Effekte exogen verabreichter Substanz P, indem sie postsynaptisch eine inhibitorische Wirkung an Interneuronen und der Feuerungsrate der Neurone des Tractus spinothalamicus erzielen, welche nozizeptive Informationen an höhere Zentren im Gehirn übermitteln. Die δ- und κ-Agonisten scheinen ähnlich zu wirken, obwohl κ-Agonisten schädliche thermale Stimuli nur geringfügig unterdrücken, und

Tabelle 23.5 Strukturformeln der Opioid-Antagonisten im Vergleich zu Morphin

MORPHIN

GENERISCHER NAME	CHEMISCHE RADIKALE UND POSITIONEN*			ANDERE VERÄNDERUNGEN**
	3	6	17	
Morphin	—OH	—OH	—CH$_3$	—
Heroin	—OCOCH$_3$	—OCOCH$_3$	—CH$_3$	—
Hydromorphon	—OH	=O	—CH$_3$	(1)
Oxymorphon	—OH	=O	—CH$_3$	(1), (2)
Levorphanol	—OH	—H	—CH$_3$	(1), (3)
Levallorphan	—OH	—H	—CH$_2$CH=CH$_2$	(1), (3)
Codein	—OCH$_3$	—OH	—CH$_3$	—
Hydrocodon	—OCH$_3$	=O	—CH$_3$	(1)
Oxycodon	—OCH$_3$	=O	—CH$_3$	(1), (2)
Nalmefen	—OH	=CH$_2$	—CH$_2$—◁	(1), (2)
Nalorphin	—OH	—OH	—CH$_2$CH=CH$_2$	—
Naloxon	—OH	=O	—CH$_2$CH=CH$_2$	(1), (2)
Naltrexon	—OH	=O	—CH$_2$—◁	(1), (2)
Buprenorphin	—OH	—OCH$_3$	—CH$_2$—◁	(1), (2), (4)
Butorphanol	—OH	—H	—CH$_2$—◇	(2), (3)
Nalbuphin	—OH	—OH	—CH$_2$—◇	(1), (2)

* Die Zahlen 3, 6 und 17 beziehen sich auf die entsprechenden Positionen im oben dargestellten Morphinmolekül.
** Andere Veränderungen im Morphinmolekül sind wie folgt:
  1) Einfache Bindung anstelle einer Doppelbindung zwichen C7 und C8.
  2) Zusätzliche OH-Gruppe an C14.
  3) Kein Sauerstoff zwichen C4 und C5.
  4) Endoetheno-Brücke zwischen C6 und C14; 1-Hydroxy-1,2,2,-trimethylpropyl Substitution an C7.

ihre maximalen Effekte auf viszerale Schmerzen deutlich geringer sind (Lewis et al., 1987).

Tiefe Analgesie kann ebenso durch die Morphininjektion in den dritten Hirnventrikel oder in verschiedene Stellen im Mittelhirn und der Medulla hervorgerufen werden. Den besten Effekt erzielt man in der periaquaeduktalen grauen Substanz, im Nucleus raphe magnus und im Locus coeruleus. Eine elektrische und chemische Stimulation an diesen Stellen induziert ebenfalls Analgesie, die durch Naloxon antagonisiert wird, was eine Vermittlung durch endogene Opioide andeutet. Obwohl die Verschaltung noch nicht eindeutig geklärt ist, resultieren alle Reaktionen in einer gesteigerten Aktivität der deszendierenden aminergischen bulbospinalen Bahn. Diese übt einen inhibitorischen Effekt auf den Verlauf der nozizeptiven Information im Rückenmark aus. Analgesie, die von δ-Opioidrezeptoren stammt, wird spinal über das Hinterhorn vermittelt. Obwohl δ-Medikamente ebenfalls supraspinal in Tiermodellen wirksam sind, konnten die Angriffspunkte noch nicht identifiziert werden. Die Tiermodelle legen nahe, daß Agonisten an $κ_1$-Rezeptoren eine spinale und an $κ_3$-Rezeptoren eine supraspinale Analgesie vermitteln (Pasternak, 1993).

Gleichzeitige Morphingabe an spinalen und supraspinalen Zentren resultiert in der Synergie analgetischer Antworten. Dies führt dazu, daß nur noch eine zehnfach geringere Morphindosis notwendig ist, um eine äquivalente Analgesie an beiden Zentren hervorzurufen. Die Mechanismen, die für die spinale/supraspinale Zusammenarbeit verantwortlich sind, konnten bereits von denjenigen Mechanismen unterschieden werden, die an der supraspinalen Analgesie beteiligt sind. Außerdem konnten neben der gut beschriebenen spinalen/supraspinalen Zusammenarbeit synergistische μ/μ- und μ/δ-Rezeptorinteraktionen im Hirnstamm zwischen dem periaquaeduktalen Grau, dem Locus coeruleus und dem Nucleus raphe magnus beobachtet werden (Rossi et al., 1993).

Mechanismen anderer ZNS-Effekte Hohe Opioiddosen können Muskelrigidität im menschlichen Organismus hervorrufen. Die Brustwandrigidität während einer Anästhesie mit Fentanyl, Alfentanil und Sufentanil kann so schwer ausfallen, daß eine Atemdepression eintritt. Opioide und endogene Opioidpeptide verursachen Katalepsie und stereotypisches Verhalten bei Ratten und anderen Tieren.

Die Mechanismen, die zum Auslösen von Euphorie, Sedation und anderen Stimmungsveränderungen führen, konnten noch nicht eindeutig geklärt werden. Mikroinjektionen von µ-Opioiden ins ventrale Tegmentum aktivieren dopaminerge Neurone, die zum Nucleus accumbens projizieren. Diese Bahn soll einen verstärkenden Effekt auf Opioide haben und bei Störung eine opioidinduzierte Euphorie verursachen. Die Gabe dopaminerger Antagonisten verhindert nicht alleine die verstärkenden Opioidwirkungen. Auch nicht dopaminerge Systeme spielen eine Rolle. Das neuronale System, das die Verstärkung von Opioiden im ventralen Tegmentum vermittelt, scheint sich von dem zu unterscheiden, das an der klassischen Manifestation physikalischer Abhängigkeit und Analgesie beteiligt ist (Koob und Bloom, 1988). Die Aktivierung von δ-Rezeptoren könnte ebenso die Wirkungen verstärken. Im Gegensatz zu µ-Agonisten inhibieren κ-Agonisten die Transmitterfreisetzung dopaminhaltiger Zellen in der Substantia nigra und verhindern die dopaminerge Freisetzung kortikaler und striataler Neurone (Walker et al., 1987; Werling et al., 1988). Wie oben bereits erwähnt wurde, sind diese eher für eine dysphorische Wirkung verantwortlich, als daß sie eine Euphorie auslösen.

Der Locus coeruleus beinhaltet sowohl noradrenerge Neurone als auch hohe Konzentrationen an Opioidrezeptoren. Er soll eine wichtige Rolle bei Empfindungen wie Alarm, Panik, Furcht und Ängstlichkeit spielen. Die Aktivität im Locus coeruleus wird durch exogene Opioide und endogene opioidähnliche Peptide inhibiert. Die Rolle, die dem Locus coeruleus bei der Entzugssymptomatik zukommt, wird in Kapitel 12 und 24 diskutiert.

Wirkungen auf den Hypothalamus Opioide beeinflussen das hypothalamische Wärmeregulationssystem, wodurch die Körpertemperatur normalerweise leicht fällt. Bei einer chronischen Einnahme hoher Dosen kann die Körpertemperatur dagegen ansteigen (Martin, 1983).

Neuroendokrine Wirkungen Morphine wirken im Hypothalamus, indem sie die Freisetzung des Gonadotropin-Releasing-Hormons (GnRH) und des Kortikotropin-Releasing-Faktors verhindern. Dadurch nehmen die zirkulierenden Konzentrationen des Luteinisierenden Hormons (LH), Follikelstimulierenden Hormons (FSH), ACTH und β-Endorphins ab. Die letzten beiden Peptide werden normalerweise gleichzeitig von Kortikotropin aus der Hypophyse freigesetzt. Die Folge der verminderten Konzentrationen hypophysärer Hormone ist die Abnahme der Konzentrationen von Testosteron und Kortisol im Plasma. Die Sekretion von Thyreotropin bleibt dagegen nahezu unbeeinflußt.

Die Gabe von µ-Agonisten erhöht die Konzentration von Prolactin (PRL), indem die dopaminerge Inhibition auf die Sekretion wahrscheinlich reduziert wird. Obwohl einige Opioide die Sekretion von Wachstumshormonen verstärken, hat die Gabe von Morphinen oder β-Endorphin nur einen geringen Effekt auf die Hormonkonzentrationen im Plasma. Bei chronischer Einnahme entwickelt sich eine Toleranz hinsichtlich der Morphinwirkungen auf hypothalmische Releasing-Faktoren. Beobachtungen an Methadonpatienten bringen dieses Phänomen zum Ausdruck: Bei Frauen, bei denen der Menstruationszyklus durch die intermittierende Heroineinnahme unterbrochen wird, stellt sich der normale Zyklus wieder ein. Bei Männern erreichen zirkulierender LH- und Testosteronkonzentrationen ihre ursprünglichen Werte.

Obwohl κ-Agonisten die Freisetzung des antidiuretischen Hormons (ADH) inhibieren und eine Diurese verursachen, neigen µ-Agonisten dazu, antidiuretische Effekte im menschlichen Organismus auszulösen. Die Opioidwirkungen auf neuroendokrine Funktionen wurden von Howlett und Rees (1986) und von Grossman (1988) beschrieben.

Miosis Morphine und die meisten µ- und κ-Agonisten verursachen eine Pupillenkonstriktion, die durch exzitatorische Wirkung des parasympathischen Nerven, der die Pupille innerviert, ausgelöst wird. Nach einer toxischen Dosis von µ-Agonisten kommt es zu einer *ausgeprägten Miosis, und stark verengte Pupillen sind pathognomonisch*. Eine ausgeprägte Mydriasis tritt jedoch bei einer intervenierenden Asphyxie auf. Eine gewisse Toleranz wird gegenüber der Miosis entwickelt, die sich aber bei Süchtigen mit hohen zirkulierenden Morphinkonzentrationen weiterhin in verengten Pupillen äußert. Therapeutische Morphindosen erhöhen die Akkommodationskraft und senken die intraokuläre Spannung sowohl in gesunden Augen, als auch in den Augen von Glaukompatienten.

Konvulsionen Bei Tieren lösen hohe Dosen von Morphin oder verwandten Opioiden Konvulsionen aus. Daran scheinen mehrere Mechanismen beteiligt zu sein, denn die verschiedenen Opioide rufen Krämpfe mit unterschiedlichen Charakteristika hervor. Morphinähnliche Medikamente erregen bestimmte Neuronengruppen, besonders die Pyramidenzellen des Hippocampus. Diese exzitatorischen Wirkungen resultieren wahrscheinlich aus der inhibierten GABA-Freisetzung, die über Interneurone vermittelt wird (siehe Symposium, 1988). Selektive δ-Agonisten rufen ähnliche Effekte hervor. Diese können zu den Krämpfen beitragen, die durch einige Opioidwirkstoffe hervorgerufen werden. Die Dosen sind nur mäßig höher als diejenigen, die für die Analgesie benötigt werden, insbesondere bei Kindern. Bei den meisten Opioiden treten Konvulsionen bei einer Dosierung auf, die weit höher liegt als die, die zur Auslösung einer tiefen Analgesie benötigt wird. Krämpfe werden nicht beobachtet, wenn potente µ-Agonisten benutzt werden, um eine Anästhesie auszulösen.

Naloxon kann Krämpfe, die durch Opioide wie z. B. Morphin, Methadon und *d*-Propoxyphen ausgelöst werden, besser antagonisieren, als durch andere Opioide, z. B. Meperidin. Konvulsive Metaboliten, die beim Abbau von Meperidin entstehen, könnten mitverantwortlich sein (siehe unten). Antikonvulsive Wirkstoffe haben bei opioidinduzierten Krämpfen nur eine geringen Wirksamkeit.

Atmung Morphinähnliche Opioide unterdrücken die Atmung, teilweise aufgrund eines direkten Effektes auf die im Hirnstamm liegenden Atemzentren. Die respiratorische Depression ist schon bei einer Dosierung erkennbar, die nicht zu einer Bewußtseinsstörung führt, sie nimmt aber mit steigender Dosierung zu. Im menschlichen Organismus wird der Tod, der von Morphinvergiftungen herrührt, nahezu immer durch die Atemdepression verursacht. Therapeutische Morphindosen im menschlichen Organismus unterdrücken alle Phasen der respiratorischen Aktivität (Atemfrequenz, Minutenvolumen, Tidalvolumen) und können ebenfalls in einer irregulären und periodischen Atmung resultieren. Das verminderte Atemminutenvolumen rührt primär von einer verlangsamten Atmung her. Bei einer toxischen Menge kann die Atemfrequenz sogar auf drei- bis viermal pro Minute abfallen. Obwohl die Atemdepression schon bei

Standardmorphindosen eintreten kann, verläuft die Atemdepression selten problematisch. Die Kombination von Opiaten mit anderen Medikamenten, wie Allgemeinanästhetika, Tranquilizern, Alkohol oder Sedativa-Hypnotika, kann jedoch die Gefahr einer Atemdepression verstärken.

Die Atemdepression tritt innerhalb von fünf bis zehn Minuten nach intravenöser Morphingabe oder binnen 30 - 90 Minuten nach intramuskulärer oder subkutaner Gabe ein. Therapeutische Dosen können das Atemminutenvolumen vier bis fünf Stunden lang reduzieren.

Der primäre Mechanismus der Atemdepression, der durch Opioide ausgelöst wird, liegt in einer Reduktion der CO_2-Ansprechbarkeit des im Hirnstamm gelegenen Atemzentrums. Opioide unterdrücken aber auch pontine und medulläre Zentren, die sowohl an der Regulation des Atemrhythmus als auch an der Ansprechbarkeit des medullären Atemzentrums auf elektrische Stimulation beteiligt sind (Martin, 1983).

Die hypoxische Stimulation der Chemorezeptoren kann aufrechterhalten werden, indem Opioide die CO_2-Ansprechbarkeit reduzieren und die O_2-Inhalation auf diesem Weg eine Apnoe hervorrufen kann. Nach einer großen Morphindosis oder Dosen anderer μ-Agonisten werden Patienten wieder die Atmung aufnehmen, wenn sie dazu aufgefordert werden. Ohne solche Anweisungen können sie relativ apnoeisch bleiben.

Aufgrund der CO_2-Akkumulation können die Atemfrequenz und manchmal auch das Minutenvolumen keine verläßlichen Indikatoren für den Grad der durch Morphin verursachten Atemdepression sein. Natürlicher Schlaf senkt ebenfalls die CO_2-Sensitivität medullärer Zentren, so daß sich die Wirkungen von Morphin und Schlaf addieren können.

Mehrere Studien haben Morphin und morphinähnliche Opioide hinsichtlich ihrer analgetischen versus atemdepressorischen Effekte verglichen. Die meisten Studien besagen, daß der Grad der Atemdepression bei äquianalgetischen Dosen morphinähnlicher Opioide und Morphin selbst nicht signifikant unterschiedlich ist. Partialagonisten und gemischte Agonist/Antagonisten verursachen wahrscheinlich eine weniger schwere Atemdepression. Sie können daher weitaus weniger mit dem Tod durch Atemdepression infolge Überdosierung in Beziehung gesetzt werden (siehe unten).

Hohe Konzentrationen an Opioidrezeptoren sowie endogener Opioidpeptide werden in den medullären Bereichen gefunden. Wie bereits erwähnt, wird die Atemdepression durch eine Subpopulation von μ-Rezeptoren ($μ_2$) vermittelt. Diese unterscheiden sich von denen, die für die supraspinale Analgesie verantwortlich sind ($μ_1$) (Pasternak, 1993). Schwere Atemdepression ist nach der Gabe hoher Dosen selektiver κ-Agonisten weniger wahrscheinlich.

Husten Morphine und verwandte Opioide unterdrücken auch den Hustenreflex, indem sie unter anderem einen direkten Effekt auf das Hustenzentrum in der Medulla ausüben. Die Unterdrückung des Hustens kann auch unabhängig vom analgetischen Effekt und der Wirkung auf das Atemzentrum erreicht werden. Diese Wirkstoffe, die vornehmlich den Husten unterdrücken, scheinen die Rezeptoren in der Medulla zu beeinflussen. Sie reagieren weniger sensitiv auf Naloxon als diejenigen, die für die Analgesie verantwortlich sind.

Nausea und Erbrechen Nausea und Erbrechen, die durch morphinähnliche Medikamente ausgelöst werden können, sind unangenehme Nebenwirkungen. Sie werden durch die direkte Stimulation von Chemorezeptoren in der Triggerzone für Erbrechen ausgelöst, also in der Area postrema der Medulla. Während bestimmte Individuen nie nach Morphineinnahme erbrechen, übergeben sich andere wiederum jedesmal nach Medikamentengabe.

Nausea und Erbrechen sind relativ ungewöhnlich bei liegenden Patienten, denen therapeutische Morphindosen gegeben werden. Dennoch tritt Nausea in ungefähr 40% und Erbrechen bei 15% der behandelten Patienten auf, denen 15 mg des Medikaments subkutan verabreicht wird. Dies deutet darauf hin, daß auch eine vestibuläre Komponente wirksam ist. In der Tat sind die Übelkeit und Erbrechen auslösenden Effekte bei vestibulärer Stimulation stark ausgeprägt. Morphine und verwandte synthetische Analgetika rufen einen Anstieg in der vestibulären Sensitivität hervor. Alle eingesetzten nützlichen μ-Agonisten verringern jedoch Erbrechen und Nausea. Klinisch überwachte Studien zeigen normalerweise, daß bei äquianalgetischer Dosierung die Häufigkeit der Nebenwirkungen nicht wesentlich geringer ist als bei Morphin. Medikamente gegen Reisekrankheit können unter Umständen genutzt werden, um eine opioidinduzierte Nausea bei ambulant behandelten Patienten zu reduzieren; Phenothiazine sind ebenso hilfreich (siehe Kapitel 18).

Kardiovaskuläres System Bei Patienten in Rückenlage haben therapeutische Dosen morphinähnlicher Opioide keinen bedeutenden Effekt auf Blutdruck, Herzfrequenz oder Herzrhythmus. Solche Dosen verursachen eine periphere Vasodilatation, einen verminderten peripheren Widerstand und eine Inhibition des Barorezeptorreflexes. Wenn auf dem Rücken liegende Patienten daher eine aufrechte Position einnehmen, können eine orthostatische Hypotension und Ohnmacht eintreten. Die periphere arterioläre und venöse Dilatation, die durch Morphin ausgelöst wird, beruht auf mehreren Mechanismen. Morphine und einige andere Opioide provozieren eine Histaminfreisetzung, die manchmal eine wichtige Rolle für die Blutdrucksenkung spielt. Die Vasodilatation wird normalerweise nur teilweise durch H_1-Antagonisten blockiert; sie ist aber auch durch Naloxon umkehrbar. Morphin schwächt ebenfalls den Vasokonstriktionsreflex ab, der durch P_{CO_2} gesteigert wird.

Effekte auf das Myokard werden bei gesunden Individuen normalerweise nicht beobachtet. Bei Patienten mit einer koronaren Herzkrankheit, aber ohne akute Symptomatik, verursacht die intravenöse Morphingabe von 8 - 15 mg eine Verminderung des Sauerstoffverbrauchs, des linksventrikulären enddiastolischen Drucks und der Herzleistung. Effekte auf den Herzindex sind in der Regel nur geringfügig ausgeprägt (Sethna et al., 1982). Bei Patienten mit einem akuten Herzinfarkt können die kardiovaskulären Antworten auf Morphin variabler ausfallen als bei Gesunden, und so kann z. B. der Blutdruckabfall deutlich verstärkt sein (Roth et al., 1988).

Sehr hohe Morphindosen könnten zur Anästhesie eingesetzt werden, jedoch verursachen der Abfall des peripheren Widerstands und des Blutdrucks Probleme. Bei den potenten und selektiven μ-Agonisten Fentanyl und Sufentanil besteht eine geringere Gefahr hämodynamischer Instabilitäten während des Eingriffs, was zu Teil darauf beruht, daß sie keine Histaminfreisetzung verursachen (siehe Monk, 1988).

Morphinähnliche Opioide sollten behutsam bei Patienten mit niedrigem Blutdruck eingesetzt werden, da diese Wirkstoffe einen hypovolämischen Schock verstärken können. Außerdem sollte Morphin mit großer Vorsicht bei Patienten mit Cor pulmonale angewendet werden, da schon bei üblichen therapeutischen Dosen über Todesfälle berichtet wurde. Die gleichzeitige Gabe bestimmter Phenothiazine kann das Risiko einer morphininduzierten Blutdrucksenkung steigern.

Therapeutisch verabreichte Morphindosen beeinflussen die zerebrale Blutzirkulation nicht. Opioidinduzierte Atemdepression und CO_2-Retention können in einer zerebralen Vasodilatation und in einem Anstieg des zerebralen Flüssigkeitsdruckes resultieren. Der Druckanstieg tritt jedoch nicht ein, wenn der P_{CO_2} durch eine künstliche Ventilation im Normalbereich gehalten wird.

Gastrointestinaltrakt *Magen* Morphine und andere µ-Agonisten vermindern normalerweise die Salzsäuresekretion, obwohl auch eine Stimulation manchmal nachweisbar ist. Die Aktivierung von Opioidrezeptoren parietaler Zellen verstärkt die Sekretion. Dennoch scheinen indirekte Effekte, einschließlich der erhöhten Somatostatinsekretion aus dem Pankreas und der verminderten Acetylcholinfreisetzung unter den meisten Umständen eine größere Rolle zu spielen (Kromer, 1988). Relativ niedrige Morphindosen vermindern die Magenmotilität, daher verlängern sich die Magenentleerungszeiten. Dies kann die Wahrscheinlichkeit eines ösophago-gastralen Refluxes erhöhen (Duthie und Nimmo, 1987). Der muskuläre Tonus in Teilen des Magenantrums und im ersten Abschnitt des Duodenums ist erhöht, was eine therapeutische Intubation des Duodenums häufig erschwert. Die Passage der Magenbestandteile durch das Duodenum kann bis zu zwölf Stunden verzögert, die Resorption oral gegebener Medikamente verspätet sein.

Dünndarm Morphin vermindert die biliäre, pankreatische und intestinale Sekretion (Dooley et al., 1988) und verzögert die Verdauung im Dünndarm. Die Restspannung wird erhöht, und periodische Spasmen werden beobachtet. Der höher gelegene Teil des Dünndarms, besonders das Duodenum, ist stärker als das Ileum betroffen. Eine Periode relativer Atonie kann der Hypertonizität folgen. Aufgrund der verzögerten Passage der Darminhalte wird Wasser stärker resorbiert, und die intestinale Sekretion ist vermindert. Dies erhöht die Viskosität der Darmbestandteile.

Bei intestinaler Hypersekretion, die mit Diarrhoe assoziiert sein kann, inhibieren morphinähnliche Substanzen den Flüssigkeits- und Elekrolyttransport durch naloxonsensitive Wirkungen auf die intestinale Mukosa und das ZNS. Ob Enterozyten Opioidrezeptoren besitzen wird kontrovers diskutiert. Es ist aber deutlich, daß Opioide wichtige Effekte über den Plexus submucosus auslösen, die zu einer Abnahme der enterozytären Basalsekretion und zu einer Inhibition stimulierender Wirkungen von Acetylcholin, Prostaglandin E_2 und des vasoaktiven Peptids führen. Die Effekte der Opioide, entweder im Plexus submucosus oder im ZNS ausgelöst, können zum großen Teil durch die Noradrenalinfreisetzung und durch die Stimulation α_2-adrenerger Rezeptoren auf Enterozyten vermittelt werden (Coupar, 1987). Die Opioidwirkungen auf die intestinale Sekretion ist von Manara und Bianchetti (1985) und Kromer (1988) beschrieben.

Dickdarm Propulsive peristaltische Wellen im Kolon werden nach Morphingabe vermindert oder aufgehoben und der erhöhte Muskeltonus kann in einem Spasmus enden. Die resultierende Verzögerung in der Passage von Darmbestandteilen verursacht eine beträchtliche Eindickung des Stuhls, die seinerseits die Passage durch das Kolon verzögert. Normalerweise ist die Amplitude nicht propulsiver rhythmischer Kontraktionen erhöht. Der Tonus des Analsphinkters ist stark erhöht, die Reflexrelaxation als Antwort auf die rektale Ausdehnung vermindert. Diese Wirkungen, kombiniert mit der mangelnden Antwort auf normale sensorische Stimuli für den Defäkationsreflex, der von den zentralen Wirkungen der Medikamente herrührt, trägt zur morphininduzierten Obstipation bei.

Wirkungsmechanismen auf den Darm Die normalen gastrointestinalen Wirkungen von Morphin werden primär durch µ- und δ-Opioidrezeptoren im Darm vermittelt. Die Injektion von Opioiden in die Gehirnventrikel oder in die Nähe des Rückenmarks kann die gastrointestinale propulsive Aktivität, solange die extrinsische Innervation im Darm noch intakt ist, inhibieren. Die Morphinpenetration ins ZNS könnte erklären, wie sich bei geringeren analgetischen Dosen eine Obstipation entwickelt und zu den beschwerlichen gastrointestinalen Nebenwirkungen während der oralen Morphineinnahme beitragen kann (Manara und Bianchetti, 1985). Obwohl sich eine gewisse Toleranz gegenüber der Opioidwirkungen auf die gastrointestinale Motilität einstellt, leiden Patienten, die Morphine einnehmen, unter chronischer Obstipation.

Gallengangssystem Nach subkutaner Injektion von 10 mg Morphinsulfat, konstringiert sich der Sphincter oddi, und innerhalb von 15 Minuten kann der Druck im Ductus choledochus auf das Zehnfache ansteigen. Der Effekt kann zwei Stunden und länger anhalten. Der Flüssigkeitsdruck kann ebenfalls in der Gallenblase ansteigen und Symptome hervorrufen, die von quälenden epigastrischen Schmerzen bis zur typischen Gallenkolik reichen.

Bei einigen Patienten mit einer Gallenkolik führt eine Morphineinnahme eher zu einer Zunahme der Schmerzen, als daß diese nachlassen. Ein Spasmus des Sphincter oddi ist wahrscheinlich für den Anstieg der Plasmaamylase und -lipase verantwortlich, die manchmal nach Morphineinnahme gefunden werden. Atropin schützt nur teilweise vor einem morphininduzierten Gallenspasmus, während dies Opioidantagonisten verhindern oder erleichtern. Sublinguale Nitroglyzeringabe (0,6 - 1,2 mg) vermindert ebenso den erhöhten intrabiliären Druck (Staritz, 1988). Opioide wie Meperidin, Fentanyl und einige der gemischten Agonisten/Antagonisten (z. B. Butorphanol, Nalbuphin) scheinen einen weniger starken Anstieg des biliären Druckes hervorzurufen.

Glatte Muskulatur anderer Gebiete *Ureter und Harnblase* Therapeutische Morphindosen können den Grundtonus und die Amplitude der Ureterkonstriktionen erhöhen, auch wenn die Antwort variabel ausfallen kann. Nachdem die antidiuretischen Wirkungen der Medikamente eingetreten sind und der Urinfluß absinkt, nimmt der Ureter eine ruhende Position ein.

Morphine verhindern den Miktionsreflex. Sowohl die Spannung des externen Sphinkters als auch das Harnvolumen sind gesteigert. Die Stimulation von µ- oder δ-Rezeptoren im Gehirn oder Rückenmark haben ähnliche Wirkungen auf die Blasenmotilität (Dray und Nunan, 1987). Die Blase entwickelt eine Toleranz gegenüber diesen Opioidwirkungen.

Uterus Therapeutische Morphindosen können die Geburtswehen verlängern. Nach Hyperaktivierung des Uterus durch Oxytocin kann Morphin den ursprünglichen Tonus, die Frequenz und die Kontraktionsamplitude wiederherstellen. Zusätzlich können die zentralen Effekte von Morphin den Grad beeinflussen, bei dem die Gebährende während der Entbindung fähig ist, zu kooperieren. Die neonatale Mortalität kann durch die unüberlegte Einnahme morphinähnlicher Opioide während der Geburtswehen erhöht sein.

Haut Therapeutische Morphindosen verursachen eine Dilatation kutaner Hautgefäße. Die Haut des Gesichtes, Halses und des oberen Thorax ist häufig gerötet. Diese Veränderungen können teilweise von der Histaminfreisetzung kommen und für das Schwitzen und den Pruritus verantwortlich sein, die der systemischen Morphingabe gelegentlich folgen können. Die Histaminfreisetzung erklärt wahrscheinlich die Urtikaria, die im allgemeinen an der Injektionsstelle zu beobachten ist. Diese wird weder durch Opioidrezeptoren vermittelt noch durch Naloxon blockiert und wird nur bei Morphin und Meperidin beobachtet, nicht aber bei Oxymorphon, Methadon, Fentanyl oder Sulfentanil (Duthie und Nimmo, 1987).

Immunsystem Obwohl einige Opioidpeptide naloxonsensitive Wirkungen auf die Funktionen der Makrophagen und Leukozyten besitzen, ist Morphin selbst in verhältnismäßig wenigen Fällen wirksam. Die am besten nachgewiesene Morphinwirkung ist seine Fähigkeit, die Rosettenbildung humaner Lymphozyten zu inhibieren. Die Morphingabe an Tiere unterdrückt die zytotoxische Aktivität in natürlichen Killerzellen und verstärkt so das Wachstum implantierter Tumore. Diese Effekte scheinen durch Wirkungen im ZNS vermittelt zu werden. β-Endorphine verstärken dagegen die zytotoxische Aktivität humaner Monozyten *in vitro* und die Erholung der Vorläuferzellen in der Killerzellpopulation. Diese Peptide können ebenso einen starken chemotaktischen Effekt auf die Zellen ausüben. Ein neuer Rezeptortyp, als ε bezeichnet, kann daran beteiligt sein. Diese Wirkungen, kombiniert mit der POMC- und Präproenkephalinsynthese durch verschiedene Zellen des Immunsystems, haben die Forschung über die potentielle Rolle der Opioide in der Regulation der Immunfunktion angeregt (Sibinga und Goldstein, 1988).

Toleranz und körperliche Abhängigkeit

Die Entwicklung der Toleranz und physischen Abhängigkeit durch wiederholte Einnahme ist ein charakteristisches Merkmal aller Opioidmedikamente. Dies sind physiologische Antworten, die bei allen Patienten beobachtet werden und stellen keine Vorboten des Mißbrauches dar (siehe Kapitel 24). Zum Beispiel erfordert das Krebsleiden eine verlängerte Behandlung mit hohen Opioiddosen, die zur Toleranz und Abhängigkeit führen, doch ist ein Mißbrauch sehr ungewöhnlich (Toley, 1993). Weder das Auftreten der Toleranz und Abhängigkeit noch die Angst, daß es sich entwickeln könnte, sollte die angemessene Opioidgabe beeinflussen. Opioide können abgesetzt werden, ohne daß die Patienten einem Entzug ausgeliefert werden. Die Unterdrückung des Entzugs erfordert nur minimale Dosen. Klinisch gesehen kann die Dosis jeden Tag um 50% gesenkt werden, eventuell sogar die Einnahme ganz abgebrochen werden, ohne daß Zeichen und Symptome eines Entzugs auftreten.

In vivo Studien demonstrieren die Bedeutung anderer Neurotransmitter und ihre Interaktionen mit Opioidbahnen in der Toleranzentwicklung von Morphin in Tiermodellen. Die Blockade der Glutamatwirkungen durch kompetitve und nichtkompetitive NMDA-(N-methyl-D-aspartat)-Antagonisten blockieren die Morphintoleranz (Truijllo und Akil, 1991; Elliott et al., 1994). Da diese NMDA-Antagonisten keinen Effekt auf die Morphinpotenz bei Tieren haben, können ihre Wirkungen nicht auf eine einfache Potenzierung der Opioidwirkungen zurückgeführt werden. Blockiert man die Stelle der Glycinregulation auf dem NMDA-Rezeptor, werden ähnliche Effekte ausgelöst, nämlich die Toleranzentwicklung zu hemmen (Kolesnikov et al., 1994). Die Stickoxidbildung impliziert ebenfalls eine Morphintoleranz, da die Inhibition der Stickoxidsynthase auch die Morphintoleranz unterdrückt (Kolesnikov et al., 1993). Die Gabe von Inhibitoren der Stickoxidsynthase in morphintoleranten Tieren macht die Toleranz rückgängig, abgesehen von kontinuierlichen Opioidgaben. Obwohl die NMDA-Antagonisten und die Stickoxidsynthase-Inhibitoren wirksam gegen die Toleranz von Morphin und anderen δ-Agonisten wie DPDPE sind, haben diese nur einen geringen Einfluß auf die Toleranz gegenüber κ-Agonisten. Die Abhängigkeit scheint mit der Toleranz nah verwandt zu sein, da dieselbe Behandlung, die die Morphintoleranzentwicklung verhindert, auch die der Abhängigkeit hemmt.

Die angeführten Studien beinhalten einige bedeutende Aspekte der Toleranz und der Abhängigkeit. Erstens demonstrieren die selektiven Wirkungen der Medikamente auf Toleranz und Abhängigkeit, daß die Analgesie von diesen zwei ungewollten Wirkungen getrennt werden kann. Zweitens indiziert die Umkehr der vorher vorhandenen Toleranz durch NMDA- Antagonisten und Stickoxidsynthase-Inhibitoren, daß die Toleranz ein Gleichgewicht zwischen der Aktivierung der Prozesse und der Umkehr dieser ist. Die klinische Bedeutung dieser Beobachtungen ist spekulativer Natur, aber sie deutet an, daß in Zukunft die Toleranz und Abhängigkeit in der klinischen Handhabung der Schmerzen minimiert werden können.

Resorption, Verteilung, Metabolismus und Exkretion

Resorption Im allgemeinen werden Opioide vollständig aus dem Gastrointestinaltrakt resorbiert. Die Resorption über die rektale Mukosa ist ausreichend, und einige Wirkstoffe (z. B. Morphin, Hydromorphin) sind als Zäpfchen erhältlich. Die lipophilen Opioide werden bereits über die nasale oder buccale Schleimhaut resorbiert (Weinberg et al., 1988). Die Opioide mit der größten Fettlöslichkeit können auch transdermal resorbiert werden (Portenoy et al., 1993). Ebenso werden Opioide nach subkutaner oder intramuskulärer Injektion resorbiert. Nach epiduraler und intrathekaler Applikation penetrieren die Opioide in ausreichenden Mengen in das neuronale Zielgewebe.

Bei den meisten Opioiden, Morphin eingeschlossen, fallen die Wirkungen nach einer oral gegebenen Dosis geringer aus als bei parenteraler, was auf einen variablen, aber signifikanten First-pass-Metabolismus der Leber zurückzuführen ist. Zum Beispiel liegt die Bioverfügbarkeit oral gegebener Morphine bei 25%. Wenn die Dosis dem jeweiligen First-pass-Metabolismus und der Clearance angepaßt wird, kann durch orale Morphinmedikation durchaus eine adäquate Schmerzlinderung erreicht werden. Bei Krebspatienten hat sich herausgestellt, daß die für eine zufriedenstellende Analgesie notwendige konstante Plasmakonzentration an Morphin eine relativ große Spannbreite aufweist, die zwischen 16 - 364 ng/ml liegt (Neumann et al., 1982).

Nach intravenöser Applikation von Morphin und den meisten anderen Opioiden erfolgt der Wirkungseintritt umgehend. Dabei ist zu beobachten, daß die lipidlöslichen Komponenten wesentlich schneller wirken als subkutan appliziertes Morphin, was zum einen auf die Resorptionsrate und zum anderen auf die ZNS-Passierbarkeit zurückzuführen ist. Auffallend ist auch die Tatsache, daß die Dauer der Analgesie nach erstmaliger Gabe von Opioiden wie z. B. Morphin kaum variiert (siehe Tabelle 23.6). Andere Effekte dauern möglicherweise länger an als die Analgesie, einige Medikamente neigen sogar zur Akkumulation.

Verteilung und Metabolismus Bei therapeutischen Morphinkonzentrationen im Plasma ist ungefähr ein Drittel an Proteine gebunden, während es im Gewebe kaum verbleibt, so daß 24 h nach der letzten Dosis nur geringe Gewebekonzentrationen nachzuweisen sind.

Obwohl Morphin in erster Linie im ZNS wirkt, passiert beim Erwachsenen nur ein relativ kleiner Teil des Pharmakons die Blut-Hirn-Schranke, vor allem im Vergleich zu besser lipidlöslichen Opioiden wie Codein, Heroin und Methadon, die wesentlich besser ins ZNS eindringen können.

Kleine Dosen Morphin, die entweder epidural oder gleich direkt in den Spinalkanal appliziert werden, können eine besonders ausgeprägte Analgesie bewirken, die zwischen 12 - 24 Stunden anhält. Es kommt dabei zu einer rostralen Verteilung des Medikaments im Liquor, und es kann zu ausgeprägten Nebenwirkungen, insbesondere zur Atemdepression kommen, die auch einmal verzögert auftreten können. Ausgeprägt lipophile Wirkstoffe wie z. B. Hydromorphin oder Fentanyl werden sehr schnell durch neuronales Gewebe resorbiert und bewirken somit eher lokale Effekte sowie eine segmentale Analgesie; aufgrund der Umverteilung im systemischen Kreislauf ist die Wirkung allerdings nur von geringer Dauer. Die Ausprägung der atemdepressiven Wirkungen ist im wesentlichen proportional zur Plasmakonzentration (Gustafsson and Wiesenfeld-Hallin, 1988).

Der Metabolismus von Morphin läuft hauptsächlich über die Konjugation mit Glukuronsäure, bei der sowohl aktive als auch inaktive Metaboliten entstehen. *Morphin-6-glukuronid* ist einer der Hauptmetaboliten von Morphin und hat die gleichen pharmakologischen Wirkungen wie seine Muttersubstanz, wobei sich systemisch verabreichtes Morphin-6-glukuronid in Tierversuchen (Paul et al., 1989) und auch beim Menschen als doppelt so potent herausgestellt hat (Osborne et al., 1988); besonders eindrücklich ist der Unterschied zwischen den beiden Substanzen, wenn die Blut-Hirn-Schranke umgangen wird. Bei intrazerebroventrikulärer oder intrathekaler Applikation in Mäuse oder Ratten ist Morphin-6-glukuronid sogar 100mal potenter als Morphin (Paul et al., 1989). Die relativ geringere Potenz nach systemischer Applikation ist dadurch zu erklären, daß Morphin-6-glukuronid im Gegensatz zu Morphin die Blut-Hirn-Schranke passieren muß.

Morphin-6-glukuronid hat eine ganz entscheidende Bedeutung bei der Wirkung von Morphin, da es bei dauerhafter Gabe einen wesentlichen Teil der analgetischen Effekte hervorruft (Osborne et al., 1988 und 1990; Portenoy et al., 1991 und 1992). Tatsächlich zeigen sich bei oraler Dauerdosierung von Morphin-6-glukuronid typischerweise höhere Plasmaspiegel als bei Morphin. In Anbetracht der größeren Potenz und der höheren Plasmakonzentrationen scheint vor allem Morphin-6-glukuronid bei Patienten unter Dauermedikation mit Morphin für die analgetische Wirkung verantwortlich zu sein. Morphin-6-glukuronid wird über die Niere eliminiert, so daß es bei Nierenversagen zur Akkumulation kommen kann, was möglicherweise auch die Potenz und die verlängerte Wirkung bei Patienten mit verminderter Nierenfunktion erklärt. Bei jungen Erwachsenen beträgt die Halbwertszeit von Morphin etwa zwei bis drei Stunden, während die von Morphin-6-glukuronid etwas länger ist. Bei Kindern ist die Pharmakokinetik ab dem Alter von sechs Monaten mit derjenigen im Erwachsenenalter identisch. Aufgrund der im Alter häufig verminderten Nierenfunktion und aufgrund des geringeren Verteilungsvolumens werden bei älteren Patienten im allgemeinen kleinere Morphindosen empfohlen (Owen et al., 1983).

Elimination Nur ein kleiner Teil des Morphins wird unverändert ausgeschieden. In der Regel wird es als Morphin-3-glukuronid glomerulär filtriert, wobei gleich am ersten Tag 90% eliminiert werden. Außerdem wird der enterohepatische Kreislauf von Morphin und seinen Glukuroniden durchlaufen, so daß noch einige Tage nach der letzten Dosis kleine Mengen an Morphin in den Faeces und im Urin nachgewiesen werden können.

Codein Im Gegensatz zu Morphin entfaltet Codein auch oral appliziert noch 60% seiner parenteralen analgetischen und atemdepressiven Effekte. Nur wenige Opioide wie z. B. auch Levorphanol, Oxycodon und Methadon haben eine so hohe oral-parenterale Wirkungsrate, was im wesentlichen auf den weniger ausgeprägten First-pass-Metabolismus in der Leber zurückzuführen ist. Nach Resorption wird Codein in der Leber metabolisiert und hauptsächlich in Form von inaktiven Metaboliten über den Urin ausgeschieden. Ein kleiner Teil (etwa 10%) des aufgenommenen Codeins wird demethyliert und zu Morphin umgewandelt, so daß sowohl freies als auch konjugiertes Morphin nach therapeutischer Dosierung im Urin auftritt. Da Codein kaum Affinität zu Opioidrezeptoren aufweist, erklärt sich die analgetische Wirkung durch seine Umwandlung zu Morphin, wohingegen der antitussive Effekt wahrscheinlich durch direkte Bindung des Codeins an bestimmte Rezeptoren zustande kommt. Die Plasmahalbwertszeit von Codein liegt zwischen zwei und vier Stunden.

Heroin Heroin (Diacetylmorphin) wird rasch zu 6-Monoacetylmorphin (6-MAM) hydrolysiert und dieses zu Morphin. Heroin und 6-MAM sind lipidlöslicher als

Tabelle 23.6 Vergleich der Opioid-Analgetika hinsichtlich Dosierung, Wirkdauer und wichtiger Eigenschaften[a]

GENERISCHER NAME	APPLIKATION[b]	DOSIS,[c] mg	WIRK-DAUERD,[d] Stunden	PLASMAHALB-WERTSZEIT (HWZ),[e] Stunden	WICHTIGE EIGENSCHAFTEN[f]
Morphin	IM, SC	10	4-5	2	siehe Text
	O	60	4-7		
Heroin	IM, SC	5	4-5	0.5	1
(Diacetylmorphin)	O	60	4-5		
Hydromorphon	IM, SC	1,3	4-5	2-3	
(Dihydromorphinanon)	O	7,5	4-6		
Oxymorphon	IM, SC	1	4-6	2-3	
(Dihydrohydroxymorphinanon)	R	5	4-6		
Levorphanol	IM, SC	2	4-5	12-16	2
	O	4	4-7		
Methadon	M	10	4-5	15-40	2
	O	20	4-6		
Meperidin	IM, SC	75	3-5	3-4	3
(Pethidin)	O	300	4-6		
Fentanyl	IM	0,1	1-2	3-4	4
Codein	IM	130	4-6	2-4	5
	O	200	4-6		
	O	10-20[g]			
Hydrocodon	O	5-10[h]	4-5	4	5, 6
(Dihydrocodeinon)	O	5-10[g]			
Drocode (Dihydrocodein)	O	32[h]	4-5	4	5, 6
Oxycodon (Dihydrohydroxycodeinon)	O	5-10[h]	4-5	–	
Propoxyphen	O	65[h]	4-6	6-12	5
Buprenorphin	IM	0,4	4-5	5	7
	SL	0,8	5-6		
Pentazocin	IM, SC	30-60	4-6	4-5	7, 8, 9
	O	180	4-7		
Nalbuphin	IM	10	4-6	2-3	6, 7
Butorphanol	IM	2	4-6	2,5-3,5	6, 7

a. Die in dieser Tabelle angegebene Dosis und Wirkdauer basiert auf Foley (1985).
b. IM: intramuskulär; SC: subkutan; O: oral; SL: sublingual; R: rektal.
c. Die angegebene Dosis ist die Menge, die einen etwa vergleichbaren analgetischen Effekt wie 10 mg intramuskulär oder subkutan verabreichtes Morphin hat. Ausnahmen sind gekennzeichnet.
d. Durchschnittliche Wirkdauer der erste Dosis. Die Wirkdauer kann bei chronischem Gebrauch variieren.
e. Durchschnittliche Halbwertszeit des eigentlichen Moleküls; einige dieser Drogen haben aktive Metaboliten mit unterschiedlicher Halbwertszeit.
f. 1: Herstellung und Import in die USA ist verboten; 2: kann bei wiederholter Verabreichung kumulieren; 3: Cave bei Nierenfunktionsstörungen aufgrund Akkumulation toxischer Metaboliten; 4: transdermale Applikationsformen sind verfügbar; 5: zur Behandlung von moderaten Schmerzen werden in der Regel orale Darreichungsformen eingesetzt; 6: in Kombination mit zusätzlichen Inhaltsstoffen in den USA gesondert gekennzeichnet; 7: kann bei Abhängigen eine Entzugssymptomatik auslösen; 8: kann an der Injektionsstelle deutliche Irritationen verursachen; 9: bei höheren Dosen sind psychotomimetische Wirkungen möglich.
g. Oral antitussive Dosierung.
h. Dosierungen bei moderaten Schmerzen, die nicht unbedingt einer subkutanen Dosis von 10 mg Morphin entsprechen.

Morphin und durchdringen die Blut-Hirn-Schranke leichter. Es gibt Hinweise darauf, daß Morphin und 6-MAM für die pharmakologischen Eigenschaften des Heroins verantwortlich sind. Heroin wird vorwiegend als freies und unkonjugiertes Morphin über den Urin ausgeschieden.

Über die Resorption, Distribution und den Stoffwechsel morphinähnlicher Drogen gibt es von Misra (1978) sowie von Chan und Matzke (1987) Übersichtsarbeiten.

Nebenwirkungen und Vorsichtsmaßnahmen Morphine und verwandte Opioide können viele Nebenwirkungen wie Atemlähmung, Übelkeit, Erbrechen, Schwindelgefühl, geistige Verwirrtheit, Dysphorie, Juckreiz, Obstipation, Druckerhöhung im Gallengangsystem, Harnretention und Blutdruckabfall hervorrufen. Die Ursachen wurden bereits beschrieben. Selten kommt es zu deliranten Zuständen. Auch eine gesteigerte Schmerzempfindung nach Analgesie ist möglich.

Eine Reihe von Faktoren, einschließlich der Integrität der Blut-Hirn-Schranke, beeinflußt die Sensitivität eines Patienten auf Opoidanalgetika. Wird beispielsweise einer Schwangeren Morphin vor der Entbindung verabreicht, kann es beim Neugeborenen eine Atemlähmung induzieren, während die Mutter keine Symptome zeigt. Bei Erwachsenen steigt mit fortschreitendem Alter die Dauer der Analgesie, andererseits ändert sich aber der Grad der Analgesie nur wenig (Kaiko, 1980). Diese Beobachtungen können mit einem Wechsel der pharmakokinetischen Parameter nur zum Teil erklärt werden. Ein Patient mit sehr starken Schmerzen toleriert deutlich höhere Morphindosen; lassen die Schmerzen jedoch nach, kann es zur Sedation oder sogar Atemlähmung kommen.

Alle Opioid-Analgetika werden in der Leber metabolisiert. Aufgrund einer erhöhten Bioverfügbarkeit nach oraler Verabreichung oder kumulativer Effekte sollten sie bei Patienten mit Lebererkrankungen mit äußerster Vorsicht eingesetzt werden (Säwe et al., 1981). Auch Nierenerkrankungen verändern die Phamakokinetik von Morphin, Codein, Dihydrocodein, Meperidin und Propoxyphen. Obgleich einzelne Morphindosen gut toleriert werden, kann der aktive Metabolit, Morphin-6-Glukuronid, bei weiteren Gaben kumulieren und Symptome einer Opioidüberdosierung hervorrufen (Chan und Matzke, 1987). Dieser Metabolit kann auch bei wiederholten Gaben von Codein bei Patienten mit gestörter Nierenfunktion kumulieren. Verabreicht man diesen Patienten Meperidin, kann die Akkumulation von Normeperidin zu Tremor und Beklemmung führen (Kaiko et al., 1983). Die wiederholte Gabe von Propoxyphen kann durch die Akkumulation von Norpropoxyphen zu einer durch Naloxon nicht antagonisierbaren kardialen Toxizität führen (Chan und Matzke, 1987).

Bei Patienten mit Lungenempysem, Kyphoskoliose oder ausgeprägter Adipositas und einer nachweisbaren globalen Lungenfunktionsstörung ist die Indikation für Morphin und verwandte Opioide eingeschränkt. Bei chronischem Cor pulmonale wurden Todesfälle schon nach therapeutischen Morphindosen beobachtet. Obwohl viele dieser Patienten auf den ersten Blick gesund wirken, sind bereits kompensatorische Mechanismen wie eine vermehrte Atemfrequenz, chronisch erhöhte CO_2-Plasmaspiegel und eine geringere Sensitivität auf die stimulierenden Wirkungen von CO_2 nachweisbar. Die Verabreichung eines Opioids mit einer weiteren atemdepressiven Komponente kann dann verheerende Folgen haben.

Kopfverletzungen oder ein Schädel-Hirn-Trauma mit Erhöhung des Liquordrucks können die atemdepressiven Effekte von Morphin noch verstärken. Die Kopfverletzung *per se* stellt aber noch keine absolute Kontraindikation dar, man muß aber an eine durch Morphin induzierbare mögliche Atemdepression denken. Letzlich verursachen Morphine auch geistige Verwirrtheit und Nebenwirkungen wie Miosis und Erbrechen, die für die klinische Verlaufsbeobachtung des Patienten wichtige Parameter darstellen. Ihr therapeutischer Einsatz muß daher genauestens abgewogen werden.

Selten können Opioide bei Patienten in Narkose Asthmaanfälle induzieren. Während eines Asthmaanfalls sollten Morphine und verwandte Opioide nicht eingesetzt werden, da sie den Hustenreflex und die Atmung unterdrücken und zu einer verminderten Schleimsekretion führen. Einige Opioide setzen Histamin frei, das eine weitere Bronchokonstriktion verursacht.

Patienten mit Blutverlust reagieren nach Morphingabe vermehrt mit Blutdruckabfall. Morphine sollten daher bei allen Patienten mit niedrigem Blutdruck mit äußerster Vorsicht eingesetzt werden. Die Gründe für diesen Effekt und der Gebrauch von Opioid-Antagonisten im Schock werden später diskutiert.

Allergische Reaktionen auf Opioid-Analgetika sind selten und manifestiern sich als Urtikaria und andere Hautausschläge. Eine Kontaktdermatitis bei Krankenschwestern und pharmazeutischem Personal wurde beschrieben. Rötungen an der Injektionsstelle von Morphin, Codein und verwandten Opioiden sind wahrscheinlich sekundär mit einer Histaminfreisetzung zu erklären. Anaphylaktische Reaktionen nach intravenöser Verabreichung von Codein und Morphin sind sehr selten, könnten aber eine Ursache für den plötzlichen Herztod, das Lungenödem und andere Komplikationen bei Süchtigen, die Heroin intravenös spritzen (siehe Kapitel 24), darstellen.

Interaktionen mit anderen Drogen Die depressiven Wirkungen einiger Opioide können durch Phenothiazine, Monoaminoaxidase-Inhibitoren und trizyklische Atemdepressiva verstärkt und verlängert werden. Die Mechanismen dieser supraadditiven Effekte sind noch nicht vollständig verstanden; möglich wäre eine veränderte metabolische Transformation oder Neurotransmission des Opioids. Einige Phenothiazine verringern die für die Analgesie nötige Opioiddosis, andererseits zeigen sie eine verstärkte Atemdepression und einen tieferen Sedierungsgrad. Eine weitere Komplikation stellen die hypotensiven Effekte der Phenothiazine dar. Einige Phenothiazinderivate verstärken einerseits die sedativen Wirkungen, wirken aber andererseits antianalgetisch und erhöhen so die zur Schmerzlinderung nötige Opioiddosis. Geringe Mengen von Amphetaminen erhöhen signifikant die analgetischen und euphorisierenden Wirkungen von Morphin und reduzieren den Sedierungsgrad. Viele Antihistaminika haben eine moderate analgetische Wirkung, einige, wie Hydroxyzin, verstärken die analgetische Potenz niedriger Opioiddosen (Rumore und Schlichting, 1986). Antidepressiva wie Desipiramin und Amitriptylin werden in der Behandlung des chronischen neuropathischen Schmerzes eingesetzt, haben aber nur eine begrenzte therapeutische Indikation in der Behandlung des akuten Schmerzereignisses. Antidepressiva verstärken aber die durch Morphin induzierte Analgesie (Levine et al., 1986; Pick et al., 1992b). Ein analgetischer Synergismus von Opioiden und aspirinähnlichen Pharmaka wird in Kapitel 27 diskutiert.

Akute Opioidvergiftung

Die Ursachen für eine akute Opioidvergiftung liegen in einer Überdosierung, sei es nun im klinischen Alltag, unabsichtlich bei Abhängigen oder auch absichtlich bei Suizidversuchen. Bei Injektion eines Opioids in kühle Hautareale oder im Schockzustand bei niedrigem Blutdruck kann es gelegentlich zu einer verzögerten Toxizität kommen. Da das Medikament nicht vollständig resorbiert wird, sollten mehrere Dosen verabreicht werden, wobei zu beachten ist, daß bei stabiler Kreislaufsituation ein beträchtlicher Anteil sofort aufgenommen wird. Für die Opioide ist es generell kaum möglich, die exakte toxische oder letale Dosis festzulegen. So hat sich z. B. in neueren Experimenten mit Methadon gezeigt, daß bei nicht toleranten Individuen schon eine orale Dosis von 40 - 60 mg zu einer ernsthaften Intoxikation führt, während man in älterer Literatur Angaben findet, die besagen, daß bei schmerzfreien Patienten eine orale Morphindosis unter 120 mg in der Regel nicht tödlich sei und auch parenterale Dosierungen unter 30 mg im allgemeinen nicht zu ernsten Intoxikationen führten.

Symptome und Diagnose Ein Patient mit einer Opioidüberdosierung ist je nach Dosis in der Regel entweder stuporös oder er befindet sich sogar in tiefem Koma. Die Atemfrequenz ist sehr niedrig (manchmal nur zwei bis vier Atemzüge in der Minute), so daß es auch zu zyanotischen Zuständen kommen kann. In diesem Zusammenhang sollte unbedingt darauf hingewiesen werden, daß der Blutdruck, auch wenn er zunächst annähernd normal ist, mit sinkender respiratorischer Ventilation rapide abfallen kann. Der Blutdruck verbessert sich allerdings wieder, wenn eine adäquate Oxygenierung frühzeitig wiederhergestellt wird. Bleibt die Hypoxie unbehandelt, kann dies zu kapillären Schädigungen führen, die gegebenenfalls Schockmaßnahmen erforderlich machen. Die Pupillen sind in der Regel symmetrisch und maximal enggestellt, es sei denn der Patient befindet sich in einem ernsthaften hypoxischen Zustand; in diesem Fall sind die Pupillen nämlich dilatiert. Weitere wichtige Symptome der Opioidintoxikation sind die herabgesetzte Urinproduktion, die erniedrigte Körpertemperatur, die feuchtkalte Haut, die schlaffe Skelettmuskulatur und der entspannte Kiefer. In diesem Stadium muß auch jederzeit damit gerechnet werden, daß die Zunge zurückfällt und die Atemwege blockiert! Bei Kleinkindern und Kindern kann es gelegentlich auch einmal zu Krämpfen kommen. Im Falle des Todes ist die Ursache fast immer im Atmungsversagen zu suchen, und selbst wenn die Atmung wiederhergestellt werden kann, kommt es aufgrund verschiedener Komplikationen während des Komas, wie z. B. Pneumonien oder Schocksymptomatiken, nicht selten trotzdem zum Tod. Im allgemeinen ist die Opioidvergiftung auch immer mit einem nicht kardiogenen Lungenödem assoziiert, das vermutlich aber nicht auf Verunreinigungen oder auf anaphylaktische Reaktionen zurückzuführen ist. Dieses Phänomen wird nach toxischen Dosen an Morphin, Methadon, Propoxyphen und reinem Heroin beobachtet.

Die klassische Trias Koma, Miosis und Atemdepression weist sehr eindringlich auf eine Opioidvergiftung hin, wobei Nadeleinstiche als Hinweis für die Abhängigkeit diese Diagnose noch bestärken (gemischte Vergiftungen sind eher selten). Hinweise auf die Diagnose liefern in jedem Fall auch die Untersuchung von Urin und Mageninhalt, obwohl die Ergebnisse meist zu spät kommen und keinen Einfluß mehr auf die Therapie haben.

Therapie Als erstes müssen die Atemwege freigemacht und eine ausreichende Ventilation gewährleistet werden. Opioidantagonisten können eine rasche Aufhebung der Atemdepression bewirken (siehe unten), wobei Naloxon das Mittel der Wahl ist. Auf jeden Fall ist äußerste Vorsicht geboten, um vorzeitige Entzugssymptome bei Abhängigen zu vermeiden, die extrem gut auf die Antagonisten ansprechen. Eine sichere Methode ist die Verdünnung der Standarddosis Naloxon (0,4 mg) und die langsame intravenöse Applikation, wobei eine Überwachung durchaus empfehlenswert ist, vor allem in Hinblick auf die Aufwachphase und die Atemfunktion. Bei vorsichtigem Vorgehen ist es durchaus möglich, die Atemdepression aufzuheben, ohne ein ernsthaftes Entzugssyndrom hervorzurufen. Erfolgt auf die erste Dosis keinerlei Reaktion, kann eine zusätzliche Dosis verabreicht werden. Die Patienten sollten weiterhin beobachtet werden für den Fall, daß es zu Rebound-Phänomenen kommt, die sich in gesteigerter sympathischer Nervenaktivität äußern; diese wiederum kann zu kardialen Arrythmien und Lungenödemen führen (siehe Duthie and Nimmo, 1987). Zur Antagonisierung von Opioidvergiftungen bei Kindern sollte die initiale Naloxondosis bei 0,01 mg/kg liegen, wobei die Diagnose ernsthaft in Frage gestellt werden sollte, wenn sich nach einer Gesamtdosis von 10 mg immer noch keine Wirkung zeigt. Lungenödemen, die manchmal Folge einer Opioidüberdosis sind, kann man in der Regel mit einer positiven Druckbeatmung entgegenwirken. Tonisch-klonische Anfälle, die häufig bei der Intoxikation mit Meperidin oder Propoxyphen beobachtet werden, können mit Naloxon erheblich gelindert werden.

Die Anwesenheit allgemeiner ZNS-Depressoren beeinträchtigt nicht die erwünschte Wirkung von Naloxon, so daß es auch bei gemischten Vergiftungen durch die Aufhebung der Atemdepression meistens zu einer Verbesserung der klinischen Situation kommt. Es gibt sogar Anzeichen dafür, daß Naloxon und Naltrexon nicht nur die Wirkungen von Opioiden antagonisieren, sondern auch einige der Effekte von Sedativa/Hypnotika (siehe unten). Man braucht gar nicht erst zu versuchen, den Patienten wieder zu vollständigem Bewußtsein zu bringen, da die Halbwertszeit von derzeit verfügbaren Antagonisten kürzer ist als die der meisten Opioide. Aus diesem Grund müssen die Patienten sehr sorgfältig überwacht werden, damit sie nicht wieder zurück ins Koma fallen. Diese genaue Überwachung hat eine ganz besondere Relevanz bei Überdosierung von Methadon oder *l*-Acetylmethadol, deren Wirkungen über einen Zeitraum von 24 - 72 Stunden andauern können, so daß bei zu frühzeitigem Absetzen von Naloxon mit lebensbedrohlichen Komplikationen zu rechnen ist.

Intoxikationen mit Pentazocin oder anderen gemischten Opioiden erfordern zur Antagonisierung im allgemeinen höhere Dosen Naloxon. Die pharmakologischen Wirkungen von Opioidantagonisten werden im folgenden noch eingehender besprochen.

Therapeutischer Einsatz

Sir William Osler bezeichnet das Morphin als „Gottes eigene Medizin". Morphinähnliche Medikamente spielen immer noch eine entscheidende Rolle bei der Therapie heftiger Schmerzen, wobei Ärzte inzwischen auch schon Alternativen für die Therapie mäßiger Schmerzen entwickelt haben.

Allgemeine Prinzipien Opioide Analgetika lindern zwar symptomatisch Schmerzen, Husten und auch Diarrhoe, beseitigen aber nicht die bestehende Grunderkrankung. Der Arzt sollte sorgfältig Nutzen und Risiko für den Patienten abwägen, wobei auf jeden Fall zwischen akuten und chronischen Krankheitsbildern zu differenzieren ist.

Bei akuter Problematik ist immer zu bedenken, daß Opioide zwar den aktuellen Krankheitsverlauf, die eigentliche Lokalisation des Schmerzes und auch seine Intensität verdecken können, dafür aber auch die Toleranz des Patienten erhöhen und somit Anamnese, Untersuchung und diagnostische Verfahrensweisen wesentlich erleichtern. Den Patienten sollte auf gar keinen Fall zuviel zugemutet werden, nur weil der Arzt sich sträubt, Analgetika zu verschreiben!

Die Probleme, die bei der Schmerztherapie chronisch Erkrankter zu bewältigen sind, sind weitaus komplexer. Die tägliche Einnahme von Opioiden birgt immer die Gefahr der Toleranzentwicklung hinsichtlich der therapeutischen Wirkung des Medikaments und auch ein gewisses Suchtpotential, das nicht außer acht gelassen werden darf. Das jeweilige Ausmaß hängt zum einen von dem speziellen Medikament und zum anderen von der Häufigkeit der Anwendung und der Dosis ab. Demzufolge sollte die Entscheidung, Schmerzsymptomatiken bei chronischem Grundleiden mit dauerhafter Opioidmedikation zu behandeln, wohl überlegt sein. Für den Fall, daß die Schmerzen in erster Linie auf einer nicht malignen Erkrankung beruhen, sollten auch alternative Medikamente für die chronische Schmerztherapie in Betracht gezogen werden, sofern diese wirksam sind und zur Verfügung stehen. Als Alternativen kämen z. B. nicht-steroidale Antiphlogistika, eine lokale Nervenblockade, Antidepressiva, Elektrostimulation, Akupunktur, Hypnose oder auch Verhaltensänderungen in Frage (Foley, 1985). Dennoch kann eine bestimmte ausgewählte Gruppe chronisch nicht maligne erkrankter Patienten auch dauerhaft adäquat mit Opioiden therapiert werden (Portenoy, 1990).

In Normaldosierungen erleichtern morphinähnliche Medikamente das Leiden der Patienten zum einen durch Veränderung der Schmerzempfindung (emotionale Komponente) und zum anderen durch seine direkte analgetische Wirkung. Die Schmerztherapie, insbesondere beim chronischen Schmerzpatienten, sollte beides berücksichtigen, sowohl die psychologischen als auch die sozialen Komponenten der Krankheit, denn gerade diese haben einen enormen Einfluß auf die individuelle Schmerzempfindung des Patienten. Zusätzlich zu der emotionalen Unterstützung, die der Arzt leisten sollte, sollte er auch die Variabilität des Patienten berücksichtigen, inwieweit er Schmerzen tolerieren kann, und in welchem Maße er auf Opioide anspricht. Daraus ergibt sich, daß einige Patienten vielleicht mehr als eine Durchschnittsdosis brauchen, um überhaupt eine Schmerzlinderung zu empfinden, während andere Patienten kürzere Intervalle zwischen den Medikamenteneinnahmen bevorzugen. Aus Angst vor Suchterzeugung neigen einige Kliniker dazu, zu geringe Initialdosen an Opioiden zu verschreiben oder die Applikationsintervalle zu lang zu wählen, so daß gar keine Schmerzerleichterung erreicht wird. Die Sorge über eine mögliche Suchtentwicklung wird zusätzlich noch durch die Beschwerden der Patienten verstärkt, ohne daran zu denken, daß das Verlangen nach einer höheren Dosierung höchstwahrscheinlich auf die anfangs inadäquat verschriebene Dosis zurückzuführen ist (Sriwatanakul et al., 1983). Bei Kindern ist die Gefahr noch größer, daß inadäquate Therapiemaßnahmen ergriffen werden, obwohl keinerlei Grund zu der Annahme besteht, daß bestimmte Erkrankungen oder Prozesse bei Kindern weniger Schmerzen verursachen als bei Erwachsenen (Yaster und Deshpande, 1988). Generell kann man davon ausgehen, daß die Standarddosis Morphin (10 mg/70 kg) postoperative Schmerzen bei zwei Dritteln der Patienten zufriedenstellend beseitigt.

Schmerzen *Auswahl eines Medikaments* Äquianalgetische Dosen von Morphin oder von anderen μ-Agonisten weisen ungefähr mit gleicher Inzidenz und im gleichen Maße unerwünschte Wirkungen auf, und trotzdem kommt es vor, daß Patienten mit einigen Medikamenten besser zurechtkommen als mit anderen. Die Präparate unterscheiden sich vor allem hinsichtlich Wirkdauer, oraler Verfügbarkeit oder vermeintlichem Suchtpotential. Einige Wirkstoffe sind löslicher und potenter als andere, so daß auch eine intravenöse Injektion oder sogar die rektale Gabe als Zäpfchen möglich ist (dies kann eine sehr hilfreiche Alternative für den Fall sein, daß eine orale Verabreichung nicht zweckmäßig ist, z. B. bei Nausea). Die Verfügbarkeit eines weiten Sortiments an Präparaten gewährleistet eine flexible Therapiegestaltung, die viel zu häufig nicht ausreichend genutzt wird (Foley, 1985).

Viele Schmerzen können schon durch nicht-steroidale Antiphlogistika genauso effektiv gelindert werden wie durch 60 mg orales Codein; in einigen Fällen entspricht ihre Wirkung sogar einer Äquivalentdosis von 8 mg parenteral appliziertem Morphin (siehe Kapitel 27). Diese Medikamente haben möglicherweise einen gewissen Vorteil bei der Schmerztherapie bei Knochenmetastasen (Foley, 1985). Sollte die Schmerzerleichterung unzureichend sein, können die oben genannten Präparate auch mit oral wirksamen morphinähnlichen Wirkstoffen kombiniert werden, z. B. mit Codein oder gemischten Opioiden. Dadurch, daß die Effekte der beiden Medikamentengruppen auf verschiedenen Wirkmechanismen beruhen, kann eine Analgesie erreicht werden, die sonst nur durch eine höhere Opioiddosis zustande kommt und das sogar mit weniger Nebenwirkungen.

Morphin bleibt allerdings das wichtigste Medikament zur Behandlung mäßiger bis schwerer Schmerzen (Foley, 1993). Subkutan oder intramuskulär appliziert ist eine Morphindosis von 10 mg/70 kg bei 70% der Patienten mit mäßigen bis mittelschweren Schmerzen ausreichend. Die Dosen müssen jedoch den individuellen Bedürfnissen der Patienten angepaßt werden. Diese basieren auf der individuellen Sensibilität gegenüber dem Medikament und den schmerzlindernden Bedürfnissen des Einzelnen. Eine intravenöse Gabe kann bei starken Schmerzen, entweder als kontinuierliche Infusion oder als intermittierende Gabe, indiziert sein. Die patientenkontrollierte Analgesie (PCA), bei der Patienten eine zeitlich limitierte Kontrolle über die Dosis und/oder das dosierte Intervall haben, ist nachweislich wertvoll und hat eine breite Anerkennung in der Kontrolle postoperativer Schmerzen erlangt. Morphin wird ebenfalls epidural und intrathekal in bestimmten Situationen verwendet (Foley, 1993). Eine konservierungsmittelfreie Morphinsulfatsterillösung ist für den Gebrauch als kontinuierliche Mikroinfusion zur intraspinalen Gabe erhältlich.

Morphin ist oral als Standardtablette und als Retardpräparat verfügbar. Infolge des First-pass-Metabolismus ist Morphin parenteral zwei- bis sechsfach stärker wirksam als oral. Dies muß vor allem dann beachtet werden, wenn man einen Patienten von parenteral auf orale Medikation umstellt. Da im First-pass-Metabolismus eine breite Variabilität existiert, sollte die Dosis den Bedürfnissen des Patienten angepaßt sein. Kindern, die weniger als 50 kg wiegen, kann eine Morphindosis von 0,1 mg/kg alle drei bis vier Stunden parenteral oder 0,3 mg/kg oral gegeben werden.

Codein kann aufgrund seines hohen oral/parenteralen Potenzverhältnisses oral großzügig appliziert werden. Die Dosis von 30 mg Codein ist bei oraler Gabe mit 325 - 600 mg ASS äquianalgetisch. Kombinationen von Codein mit ASS oder Paracetamol liefern in der Regel zusätzliche Wirkungen, und bei diesen Dosen kann die analgetische Effizienz über die von 60 mg Codein hinausgehen (Beaver, 1988).

Viele Medikamente können anstelle von Morphin oder von Codein verwendet werden, wie in der Tabelle 23.6 gezeigt wird. Oxycodon besitzt ein hohes oral\parenterales Potenzverhältnis und wird großzügig in Kombination mit ASS oder Paracetamol verwendet, obwohl es auch allein erhältlich ist.

Heroin (Diacetylmorphin) wird in den USA nicht therapeutisch angewandt, auch wenn es in England eingesetzt wird. Bei intramuskulärer Gabe ist es ungefähr zweifach potenter als Morphin. Pharmakologisch ist Heroin dem Morphin sehr ähnlich, und es scheint keine einzigartigen therapeutischen Vorteile gegenüber den erhältlichen Opioiden zu haben (Sawynok, 1986, Kaiko et. al., 1981).

Es kann ebenso hilfreich sein, andere Wirkstoffe (Adjuvanzien) zu gebrauchen, die die Opioidanalgesie verstärken und sie um eigene nützliche Wirkungen erweitern. Zum Beispiel kann die Kombination eines Opioids mit einer kleinen Dosis Amphetamin die Analgesie verstärken, während die Sedation reduziert wird. Bestimmte Antidepressiva wie Amitriptylin und Desipramin verstärken ebenfalls die Analgesie der Opioide. Ferner können sie bei einigen Arten des neuropathischen Schmerzes (Deafferenzierung) analgetisch wirken (McQuay, 1988). Andere potentiell nützliche Adjuvanzien enthalten bestimmte Antihistaminika, Antikonvulsiva wie Carbamazepin und Phenytoin und Glukokortikoide.

Bei Schmerzen, die mit einer Gallenkolik assoziiert sind, rufen Meperidin oder ein gemischter Agonist/Antagonist eine geringere Verstärkung der Spastik hervor als eine äquianalgetische Dosis Morphin oder ähnlicher Wirkstoffe. Ist der Schmerz wahrscheinlich nur von kurzer Dauer (z. B. diagnostische Verfahren, Zytoskopie, orthopädische Manipulation), könnte ein Medikament mit kürzerer Wirkdauer wie Alfentanil dem Morphin oder Oxycodon vorgezogen werden.

Schmerz der terminalen Krankheit und Krebsschmerz
Opioide sind nicht immer in dem finalen Stadium indiziert, aber die Analgesie, Gelassenheit und sogar die Euphorie, die durch den Opioidgebrauch geboten werden, können die letzten Tage für Patient und Familie weniger quälend gestalten. Auch wenn sich eine physische Abhängigkeit und Toleranz entwickeln kann, sollte diese Möglichkeit Ärzte nicht daran hindern, ihrer primären Verpflichtung, nämlich das Leiden der Patienten zu lindern, nachzukommen. Der Arzt sollte nicht solange warten, bis der Schmerz unerträglich wird. Denn *kein Patient sollte sich je den Tod wünschen, nur weil es dem Arzt widerstrebt, adäquate Mengen effektiver Opioide einzusetzen.* Dies kann manchmal die reguläre Gabe von Opioidanalgetika in hohen Dosen zur Folge haben (siehe unten). Solche Patienten sind trotz ihrer physischen Abhängigkeit keine Süchtigen, auch wenn sie hohe Dosen benötigen. Körperliche Abhängigkeit allein erfüllt nicht die Kriterien der Drogensucht (siehe Kapitel 24).

Die meisten Kliniker, die mit der Linderung chronischer Schmerzen einer malignen Erkrankung oder eines Endstadiums Erfahrungen gemacht haben, empfehlen, Opioide in ausreichend kurzen, festgelegten Intervallen zu geben, so daß der Schmerz kontinuierlich unter Kontrolle ist, und die Patienten nicht seine Rückkehr fürchten müssen (Foley, 1993). Morphin bleibt das Opioid der Wahl und der Applikationsmodus und die Dosis sollte individuell den Bedürfnissen des Patienten angepaßt werden.

Die Obstipation ist ein weit verbreitetes Problem bei Opioidgebrauch. Daher sollte mit der Einnahme von Stuhlweichmachern und Laxanzien frühzeitig begonnen werden. Amphetamine haben nachweislich stimmungsaufhellende und analgetische Wirkungen und verstärken die opioidinduzierte Analgesie. Nicht alle Patienten im Endstadium benötigen jedoch die euphorisierenden Wirkungen der Amphetamine, und einige machen Erfahrungen mit Nebenwirkungen wie Anorexie. Kontrollierte Studien zeigen, daß oral gegebenes Heroin dem oralen Morphin nicht überlegen ist. Ferner zeigt parenteral appliziertes Heroin gegenüber dem Morphin keine Überlegenheit hinsichtlich der Analgesie, Wirkungen auf die Gemütslage oder der Nebenwirkungen (Sawynok, 1986). Obwohl sich eine Toleranz gegenüber den oralen Opioiden entwickelt, läßt sich bei einigen Patienten mit derselben Dosierung eine Erleichterung für Wochen oder Monate feststellen.

Wirken Opioide oder andere Analgetika nicht länger zufriedenstellend, kann eine Nervenblockade, Chordotomie und andere Arten neurochirurgischer Intervention erforderlich sein. Die epidurale oder intrathekale Opioidgabe kann dann sinnvoll sein, wenn die Opioidgabe auf gewöhnlichem Weg keine Schmerzlinderung mehr erreicht. Diese Technik wurde bei ambulant behandelten Patienten über eine Dauer von Wochen oder Monaten angewendet (Gustafsson und Wiesenfeld-Hallin, 1988). Ferner wurden tragbare Vorrichtungen entwickelt, die es dem Patienten erlauben, die parenterale Opioidgabe zu kontrollieren, während sie weiterhin in ambulanter Betreuung waren (Kerr et al., 1988). Diese Pumpe infundiert das Medikament aus einem Reservoir in dem Maße, daß es den Bedürfnissen der Patienten angepaßt werden kann.

Postoperativer Schmerz Bei nicht allzu heftigen postoperativen Schmerzen können orales Codein oder Oxycodon in Kombination mit nicht-steroidalen antiinflammatorischen Wirkstoffen oftmals eine adäquate Analgesie erreichen, ohne die Nebenwirkungen, die mit dem Gebrauch gewöhnlicher Morphindosen assoziiert sind, hervorzurufen. Bei stärkeren Schmerzen werden Opioidanalgetika in der unmittelbaren postoperativen Periode eingesetzt. Es muß aber eine Abwägung zwischen Schmerzlinderung und zu starker Sedierung mit der Folge von Hypoventilation und Lungenkomplikationen, Darmträgheit, Harnverhalt und eingeschränkter Mobilisierbarkeit stattfinden. Bei angemessener Anwendung kann aber die Schmerzlinderung den Heilungsprozeß positiv beeinflussen. Die Applikation festgelegter Dosen ohne Rücksichtnahme auf die individuellen Erfordernisse führt oftmals zu unnötigen Leiden. Verzögerungen in der Gabe haben außerdem eine subtherapeutische Plasmakonzentration des Medikamentes zur Folge. Als Folge verwenden immer mehr Krankenhäuser die patientenkontrollierte Analgesie (PCA). Im Rahmen vorgegebener Höchstmengen und Zeitabstände reguliert der Patient durch Knopfdruck elektronisch gesteuerte, opioidgefüllte Pumpen, die an intravenöse oder epidurale Katheter angeschlossen sind. Mit kurzwirksamen Opioiden wie Morphin treten selten ernste Toxizitäten oder exzessiver Gebrauch auf. Die Sorge, daß die intravenöse Selbstgabe von Opioiden die Wahrscheinlichkeit der Drogenabhängigkeit erhöhen würde, hat sich nicht bestätigt. Sowohl Erwachsene als auch junge Patienten ziehen generell die PCA der traditionellen intramuskulären Injektion als Kontrolle postoperativer Schmerzen vor (Rodgers et al., 1988).

Kopfschmerzen Da die Ätiologie von Kopfschmerzen vielseitig ist, sollte als erstes eine gute Anamnese erhoben werden. Viele Kopfschmerzen und Schmerzen am Kopf wie Migräne und Trigeminusneuralgie werden spezifisch therapiert. Manche Arten von Kopfschmerzen benötigen aber auch die Gabe von Opioiden.

Geburtsschmerzen Da alle Opioide die Plazenta passieren, ist während der Geburt der Gebrauch morphinähnlicher Medikamente nur bei besonderer Indikation zulässig. Es bedarf einer sorgfältigen Einschätzung und großen Erfahrung des Arztes um eine effektive Analgesie, Sicherheit für den Fetus und minimale geburtshilfliche Komplikationen sicherzustellen. Alle erhältlichen morphinähnlichen Opioide rufen eine starke Atemdepression hervor, und der Fetus reagiert auf die atemdepressorischen Wirkungen empfindlicher als die Mutter. Bei äquianalgetischen Dosen scheinen Morphin und Methadon eine stärkere Atemdepression bei dem Fetus hervorzurufen als Meperidin und eng verwandte Medikamente.

Husten Der antitussive Effekt der Opioide kann experimentell durch elektrische Stimulation der Medulla oder durch chemische oder mechanische Irritationen des Respirationstraktes untersucht werden. Um den Husten zu unterdrücken, werden in der Regel geringere Dosen als für die Analgesie benötigt. Die antitussive Wirkung erfolgt durch die Dämpfung des Hustenzentrums und ist bei Codein stärker ausgeprägt. Eine Codeindosis von 10 - 20 mg oral ruft, obwohl es keine analgetische Wirkung besitzt, bereits einen demonstrierbaren antitussiven Effekt hervor. Höhere Dosen von Codein unterdrücken sogar den chronischen Husten.

Dyspnoe Bei akutem Linksherzversagen mit Lungenödem kann Morphin die Dyspnoesymptomatik erheblich mildern. Der Mechanismus, der diesem Effekt zugrunde liegt, ist noch nicht geklärt. Eine mögliche Erklärung wäre, daß die Herabsetzung der Atmung durch die Schmerz- und Streßlinderung auch indirekt die Herzarbeit reduziert. Direkte kardiovaskuläre Effekte wie die Verminderung des peripheren Widerstandes und die erhöhte Kapazität der peripheren und splanchnischen Gefäßabschnitte sind jedoch wahrscheinlicher (Vismara et al., 1976). Nitroglycerin, das ebenfalls eine Vasodilatation verursacht, kann unter diesen Umständen dem Morphin überlegen sein (Hoffmann und Reynolds, 1987). Bei Patienten mit normalen Blutgasen, aber einer schweren Atemnot infolge einer chronisch obstruktiven Lungenerkrankung (*pink puffers*), vermindert 15 mg Dihydrocodein vor krankengymnastischen Übungen das Gefühl der Atemnot und erhöht die Toleranz der Bewegungsübungen (Johnson et al., 1983).

Obstipation Mit morphinähnlichen Opioiden kann eine Diarrhoe effektiv therapiert werden. Vor allem nach Ileostomie oder Kolostomie kann eine Ruhigstellung des Darmes angebracht sein. Auch bei ausgeprägter Diarrhoe und Dysenterie wird es verordnet. Ähnlich wie bei der Unterdrückung des Hustens liegt die zur Obstipation nötige Dosis unterhalb derjenigen, die zur Schmerzstillung erfoderlich ist.

Traditionsgemäß werden eher Opiumpräparate als reine Alkaloide verwendet. Offenbar unterstützen die Nebenalkaloide die Morphinwirkungen additiv. Auch synthetische Opioide induzieren eine verminderte Darmmotilität und wirken der exzessiven Sekretion bei einigen Formen der Diarrhoe entgegen. Einige dieser Medikamente wie Diphenoxylat, Loperamid und Difenoxin werden ausschließlich für diese Zwecke eingesetzt.

Spezielle Anästhesie Bei bestimmten chirurgischen Eingriffen werden hohe Dosen an Morphin und anderen Opioiden als primäres Anästhetikum eingesetzt. Es kommte zu einer völligen Analgesie, der Patient ist aber ansprechbar und kann auf Fragen des Arztes reagieren.

LEVORPHANOL UND VERWANDTE SUBSTANZEN

Levorphanol ist der einzige im Handel erhältliche Opioid-Agonist aus der Reihe der Morphine. Das *d*-Isomer (Dextrorphan) hat praktisch keine analgetische Wirkung. Die Struktur von Levorphanol wird in Tabelle 23.5 gezeigt.

Die pharmakologischen Wirkungen von Levorphanol ähneln denen von Morphin. Klinische Berichte deuten an, daß es weniger zu Erbrechen und Nausea führt. Das nicht analgetische Isomer Dextrorphan besitzt eine beträchtliche antitussive Aktivität (siehe unten). Obwohl Levorphanol bei oraler Gabe eine geringere Wirkung zeigt, ist sein oral-parenterales Potenzverhältnis mit Codein und Oxycodon vergleichbar. Die durchschnittliche Erwachsenendosis (2 mg subkutan) hat eine längere analgetische Wirkung als Morphin (siehe Tabelle 23.6). Levorphanol wird langsamer metabolisiert und hat eine Halbswertszeit von 12 - 16 Stunden. Die wiederholte Gabe in kurzen Intervallen kann zu einer Akkumulation des Medikaments im Plasma führen (Foley, 1985). Obwohl Levorphanol vor allem über µ-Rezeptoren wirkt, lassen sich besonders bei höheren Dosen auch κ_3-Wirkungen nachweisen. (Tive et al., 1992, Moulin et al., 1988).

MEPERIDIN UND VERWANDTE SUBSTANZEN

Die Strukturformeln von Meperidin, ein Phenylpiperidin, und einigen seiner Verwandten werden in der Abbildung 23.3 gezeigt. Meperidin ist überwiegend ein µ-Agonist. Dieser übt primär seine pharmakologischen Wirkungen im ZNS und an den neuronalen Strukturen im Darm aus.

Pharmakologische Eigenschaften

Zentrales Nervensystem Meperidin hat ähnliche, aber nicht identische Effekte wie Morphin.

Analgesie Der analgetische Effekt von Meperidin setzt 15 Minuten nach oraler Gabe ein und erreicht sein Maximum innerhalb von zwei Stunden. Nach subkutaner oder intramuskulärer Injektion setzt der analgetische Effekt früher (innerhalb von zehn Minuten) ein und erreicht sein Maximum innerhalb einer Stunde, was gut mit den Spitzenwirkstoffkonzentrationen im Plasma korreliert. Eine effektive Analgesie hält ungefähr drei bis fünf Stunden an.

75 - 100 mg *Meperidinhydrochlorid (Pethidin)* parenteral gegeben, sind 10 mg Morphin äquipotent in bezug auf Analgesie, Atemdepression, Sedierung und bezüglich des Prozentsatzes an emetischen und euphorischen Auswirkungen und auf die Toleranzentwicklung. Wegen eines raschen Abbaus in der Leber ist der maximale analgetische Effekt von Meperidin bei oraler Applikation weniger als halb so stark im Vergleich zu parenteraler Gabe. Bei wenigen Patienten treten dysphorische Zustände auf.

Andere ZNS-Wirkungen Die maximale atemdepressive Wirkung wird bei intramuskulärer Injektion nach einer Stunde beobachtet. Nach zwei Stunden normalisiert sich diese, obwohl das Atemminutenvolumen meistens für vier Stunden meßbar erniedrigt bleibt (Edward et al., 1982). Wie andere Opioide auch bewirkt Meperidin eine Miosis, erhöht die Empfindlichkeit des Labyrinths und hat Effekte auf die Sekretion der Hypophysenhormone, ähnlich dem Morphin. Das durch Biotransformation gebildete Norpethidin wirkt exzitatorisch auf das ZNS und ist wahrscheinlich für Krämpfe und Muskelzuckungen nach der Gabe von Pethidin verantwortlich.

Kardiovaskuläres System Die kardiovaskulären Effekte des Meperidin ähneln denen des Morphins, einschließlich der Möglichkeit der Histaminfreisetzung nach parenteraler Gabe (Lee et al., 1976). Hämodynamisch wirkt Meperidin bei intravenöser Zufuhr anders als Morphin: Bereits in therapeutischen Dosen werden Pumpleistung und Kontraktilität des Herzens herabge-

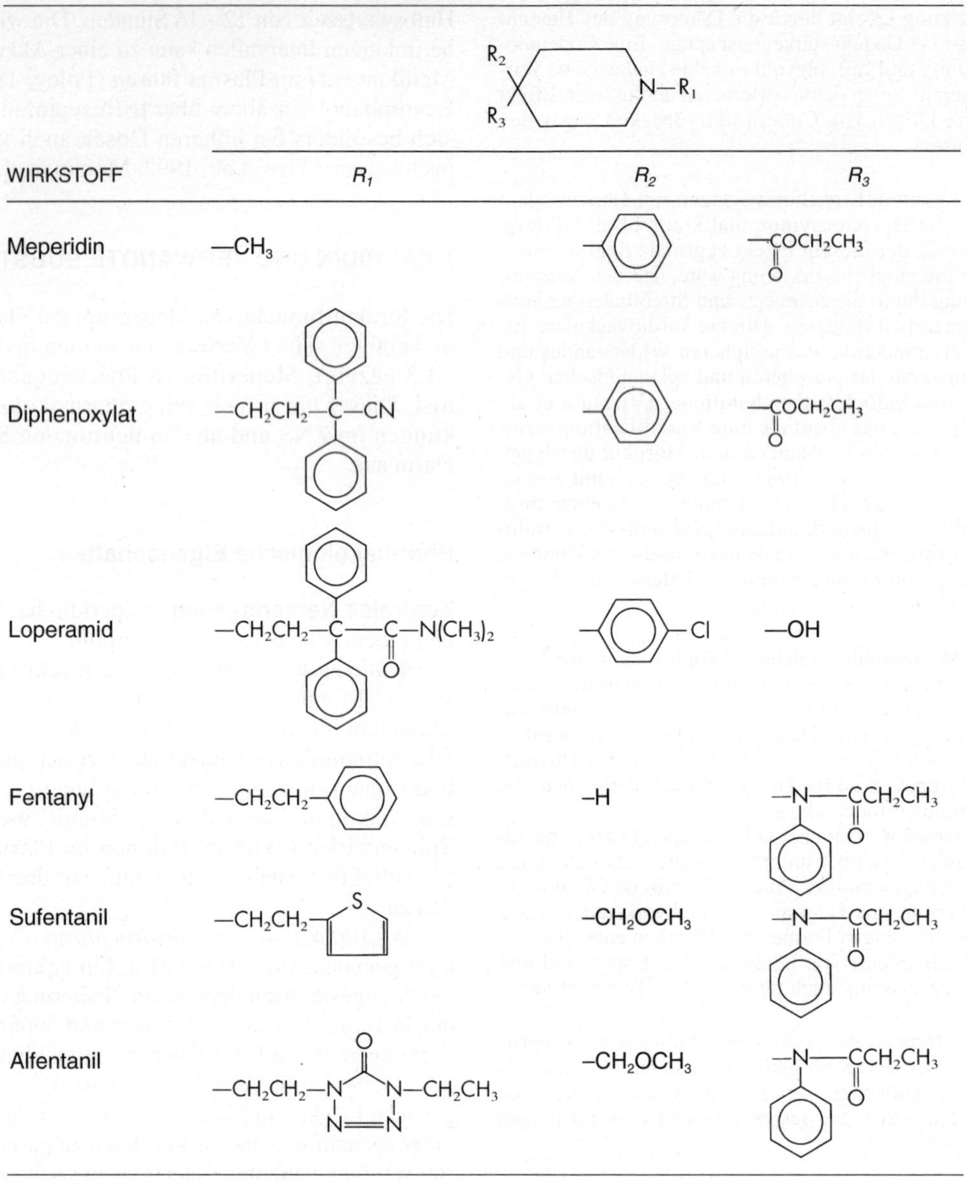

WIRKSTOFF	R_1	R_2	R_3
Meperidin	—CH₃	phenyl	—COCH₂CH₃ (C=O)
Diphenoxylat	—CH₂CH₂—C(phenyl)(phenyl)—CN	phenyl	—COCH₂CH₃ (C=O)
Loperamid	—CH₂CH₂—C(phenyl)(phenyl)—C(=O)—N(CH₃)₂	—C₆H₄—Cl	—OH
Fentanyl	—CH₂CH₂—phenyl	—H	—N(phenyl)—C(=O)CH₂CH₃
Sufentanil	—CH₂CH₂—(2-thienyl)	—CH₂OCH₃	—N(phenyl)—C(=O)CH₂CH₃
Alfentanil	—CH₂CH₂—N(tetrazolon-N—CH₂CH₃)	—CH₂OCH₃	—N(phenyl)—C(=O)CH₂CH₃

Abbildung 23.3 Strukturformeln von Piperidin- und Phenylpiperidinanalgetika.

setzt, ebenso der periphere Widerstand; es kann zu Tachykardie kommen. Bei intramuskulärer Applikation sind diese Herz-Kreislauf-Wirkungen nicht feststellbar. Wie beim Morphin führt die Atemdepression zu einem Anstieg des P_{CO_2}, des zerebralen Blutflusses und des Liquordruckes.

Glatte Muskulatur Die spasmogene Wirkung an glatten Muskeln ist prinzipiell morphinähnlich.

Andererseits ist die eindeutige klinische Beobachtung einer geringer ausgeprägten Obstipation und Spastik wahrscheinlich auf die bessere Blut-Hirn-Schrankengängigkeit zurückzuführen, welche es ihm erlaubt, bei niedrigeren systemischen Konzentrationen schon analgetisch zu wirken. Nach äquianalgetischer Dosis ist der Druckanstieg im Ductus choledochus bei Meperidin geringer ausgeprägt als bei Morphin, aber höher als bei Codein. Klinisch gebräuchliche Dosen von Meperidin verlängern die Magenentleerung so weit, daß die Resorption anderer Medikamente merklich verzögert wird.

Der Uterus einer nicht schwangeren Frau wird durch Meperidin für gewöhnlich leicht stimuliert. Am Uterus einer Schwangeren wird die Kontraktionskraft nicht herabgesetzt, auch nicht die Stimulation durch Oxytocin. Deshalb wird Pethidin als bevorzugtes Analgetikum in der Geburtshilfe eingesetzt. (Zimmer et al., 1988). Meperidin zeigt keine Wechselwirkungen mit der normalen postpartalen Kontraktion und Involution des Uterus, und es erhöht nicht die Inzidenz für postpartale Hämorrhagien.

Resorption, Metabolismus und Exkretion Meperidin wird nach oraler, intramuskulärer, intravenöser und subkutaner Applikation gut resorbiert, allerdings kann die Resorptionsrate bei intramuskulärer Injektion weit streuen. Die höchste Plasmakonzentration tritt in der Regel nach 45 Minuten auf. Bedingt durch den hohen First-pass-Effekt beträgt bei peroraler Einnahme die Bioverfügbarkeit nur etwa 50%. Die Wirkung setzt nach 15 Minuten ein, erreicht ihr Maximum nach zwei Stunden und hält etwa vier Stunden an.

Die Biotransformation verläuft in der Leber über die Hydrolyse des Esters und führt zu Konjugaten. Die Halbwertszeit beträgt drei Stunden, bei Leberzirrhose kann sie auf sechs Stunden ansteigen. Pethidin wird zu ca. 60% an Plasmaeiweiße gebunden.

Zu etwa 30% wird Pethidin am Stickstoffatom entmethyliert; das entstehende Norpethidin wird ebenfalls an der Estergruppe hydrolysiert und anschließend konjugiert. Die Ausscheidung der Metaboliten erfolgt hauptsächlich über die Niere; bei eingeschränkter Nierenfunktion kann es zu einer Akkumulation von Norpethidin kommen. Nur wenig Pethidin wird unverändert ausgeschieden. Die klinische Bedeutung der Bildung des Normeperidins wird an späterer Stelle besprochen.

Nebenwirkungen, Vorsichtsmaßnahmen und Kontraindikationen Die Art und Häufigkeit der Nebenwirkungen nach dem Gebrauch von Meperidin entsprechen in äquianalgetischen Dosen in etwa denen des Morphins, außer, daß Obstipation und Urinretention weniger oft beobachtet werden. Patienten, die nach Morphineinnahme mit Übelkeit und Erbrechen reagieren, tun dies vielleicht nicht bei Meperidin. Umgekehrt ist dies aber ebenso möglich. Toleranz und Abhängigkeit entwickeln sich ähnlich wie bei Morphin. Entzugssymptome sind aber von kürzerer Dauer. Die Kontraindikationen entsprechen denen anderer Opioide. Bei Patienten und Abhängigen bewirken höhere, in kurzen Zeitabständen gegebene Dosen Tremor, Muskelzuckungen, Mydriasis, Hyperreflexie und Krämpfe. Diese exzitatorischen Symptome beruhen auf der Akkumulation von Normeperidin, welches eine Halbwertszeit von 15 - 20 Stunden hat, im Vergleich zu drei Stunden beim Meperidin. Weil Normeperidin über die Nieren und die Leber ausgeschieden wird, treten diese toxischen Nebenwirkungen sowohl bei renalen wie auch bei hepatischen Funktionsstörungen gehäuft auf (Kaiko et al., 1983). Opioidantagonisten können den konvulsiven Effekt von Normeperidin in der Maus hemmen.

Wechselwirkungen mit anderen Medikamenten Bei Patienten, die mit Monoaminooxidase-(MAO)-Hemmern behandelt werden, kann die Gabe von Meperidin eine schwere Atemdepression oder Exzitation, Delirium, Hyperpyrexie und Krämpfe induzieren. Vergleichbare Wechselwirkungen mit MAO-Hemmern wurden bei anderen Opioiden noch nicht beobachtet.

Chlorpromazin und trizyklische Antidepressiva verstärken die atemdepressive Wirkung von Meperidin. Dies gilt nicht für Diazepam. Die gleichzeitige Gabe von Promethazin oder Chlorpromethazin können außerdem den sedativen Effekt von Meperidin erheblich verstärken, ohne dabei seine Ausscheidung zu beschleunigen. Behandlung mit Phenobarbital oder Phenytoin verringert die orale Bioverfügbarkeit von Meperidin, was in einem Anstieg des Normeperidinplasmaspiegels resultiert (Edwards et al., 1982). Die gleichzeitige Gabe von Meperidin mit Amphetaminen verstärkt den analgetischen und schwächt den sedativen Effekt ab.

Toleranz und physische Abhängigkeit Ebenso wie bei anderen μ-Agonisten kann die wiederholte Anwendung therapeutischer Dosen von Meperidin in kurzen Zeitabständen zur Toleranzentwicklung führen. Selbst wenn sich eine Toleranz hinsichtlich der atemdepressiven Wirkung entwickelt, so können häufig verabreichte Dosen gelegentlich auch ein Stadium der Erregung bewirken, das sich u. a. durch Halluzinationen oder anfallsartige Erscheinungen auszeichnet, die vermutlich auf die Akkumulation von Normoperidin zurückzuführen sind (siehe oben, vgl. auch Kapitel 24).

Im Vergleich zu Morphin unterscheidet sich die Entzugssymptomatik nach abruptem Absetzen von Meperidin zum einen durch die geringeren vegetativen Wirkungen und zum anderen durch die schnellere Entwicklung der Symptomatik, die dafür aber nicht so lange anhält. Das Mißbrauchspotential von Meperidinderivaten, die in der Klinik verfügbar sind, entspricht dem von Meperidin.

Therapeutischer Einsatz

Das größte Anwendungsgebiet für Meperidin ist die Analgesie. Im Gegensatz zu Morphin und seinen Derivaten findet Meperidin keine Anwendung bei der Therapie von Husten oder Diarrhoe.

Meperidin kann in jeder Situation zum Einsatz kommen, in der eine Opioidanalgesie erforderlich ist. Aufgrund seiner geringeren spasmogenen Wirkung und seiner besseren oralen Wirksamkeit ist es häufig dem Morphin vorzuziehen.

Für eine ausreichende Analgesie mit Meperidin sollte die Plasmakonzentration im Bereich zwischen 100 ng/ml und 800 ng/ml liegen, d. h. im Durchschnitt bei 500 ng/ml; anscheinend bleibt die Konzentration über einen gewissen Zeitraum hinweg auch relativ konstant (Glynn und Mather, 1982). Da unter bestimmten Umständen ein Absinken der Plasmakonzentration um 10% zu einer deutlichen Reduzierung der Analgesie führen kann, empfehlen einige Kliniker die kontinuierliche intravenöse Infusion oder die parenterale Verabreichung nach Bedarf, um Fluktuationen in der analgetischen Wirkung zu minimieren. Eine Meperidindosis von 25 mg/h sollte in der Regel eine Plasmakonzentration von 500 ng/ml bewirken (Edwards et al., 1982).

Meperidin ist plazentaschrankengängig und führt auch schon in normaler analgetischer Dosierung bei einem signifikant höheren Prozentsatz der Babys zu verlangsamter Atmung, verringertem Atemminutenvolumen, verminderter Sauerstoffsättigung oder macht sie sogar reanimationspflichtig. Sowohl die kindliche als auch die mütterliche durch Meperidin induzierte Atemdepression können mit Naloxon antagonisiert werden. In Anbetracht der Tatsache, daß beim Fetus nur eine geringe Fraktion des Wirkstoffes proteingebunden ist, ist der Anteil an freiem Wirkstoff wahrscheinlich höher als bei der Mutter. Trotzdem ist bei Meperidin die Gefahr der Atemdepression beim Neugeborenen geringer als bei einer analgetisch äquivalenten Dosis Morphin oder Methadon (siehe Fishburne, 1982).

Meperidinderivate

Diphenoxylate Diphenoxylat ist ein Meperidinderivat, das definitiv beim Menschen einen obstipierenden Effekt hat, so daß es im wesentlichen zur Therapie der Diarrhoe verwendet wird. Obwohl die Einzeldosis im Bereich der therapeutischen Breite (siehe unten) kaum oder nur geringe morphinähnliche

Wirkungen hervorruft, zeigen sich bei hoher Dosierung (40 - 60 mg) typische opioide Effekte, wie z. B. Euphorie, die Unterdrückung von Morphinabstinenz und eine morphinähnliche körperliche Abhängigkeit nach dauerhafter Applikation. Diphenoxylat ist aber insofern außergewöhnlich, als daß sogar seine Salze praktisch wasserunlöslich sind und so die Möglichkeit des Mißbrauchs auf parenteralem Wege verhindert wird. Diphenoxylathydrochlorid dagegen ist nur in Kombination mit Atropinsulfat verfügbar. Die empfohlene tägliche Dosis an Diphenoxylat zur Therapie der Diarrhoe liegt für den Erwachsenen bei 20 mg und sollte in kleineren Dosen über den Tag verteilt eingenommen werden. Difenoxin ist einer der Metaboliten von Diphenoxylat, hat aber ähnliche Wirkungen wie seine Ursprungssubstanz.

Loperamid Loperamid ist genau wie Diphenoxylat ein Piperidinderivat (siehe Abbildung 23.3). Es verlangsamt die gastrointestinale Motilität durch Einwirkung auf die zirkuläre und longitudinale Darmmuskulatur, die vermutlich auf eine Interaktion mit Opioidrezeptoren im Intestinaltrakt zurückzuführen ist. Wahrscheinlich wird der antidiarrhoeische Effekt zusätzlich noch durch eine Reduktion der gastrointestinalen Sekretion verstärkt (siehe oben; siehe auch Manara and Bianchetti, 1985; Coupar, 1987; Kromer, 1988).

Bei der Behandlung der Diarrhoe ist Loperamid genauso wirksam wie Diphenoxylat, wobei sich in klinischen Studien abdominelle Krämpfe als häufigste Nebenwirkung herausstellten; bezüglich der Obstipation ist kaum eine Toleranzentwicklung zu verzeichnen.

Nach Verabreichung von hohen Dosen Loperamid an Probanden erreichte die Plasmakonzentration vier Stunden nach Nahrungsaufnahme Spitzenspiegel. Diese lange Latenz ist vermutlich auf die herabgesetzte gastrointestinale Motilität und auf den enterohepatischen Kreislauf zurückzuführen. Die Eliminationshalbwertszeit liegt zwischen 7 - 14 Stunden. Loperamid wird nach oraler Applikation nur schlecht resorbiert und gelangt offensichtlich auch nicht gut ins Gehirn, so daß eine gewisse Selektivität hinsichtlich seiner Wirkungen erreicht wird. Die Elimination des Medikaments erfolgt zum großen Teil über die Faeces.

Aufgrund seiner geringen Löslichkeit kann Loperamid parenteral kaum mißbraucht werden, und selbst hohe Dosen bewirken beim Menschen nicht die typisch angenehmen Effekte der Opioide. Die normale tägliche Dosis beträgt zwischen 4 - 8 mg/Tag und sollte eine Tagesdosis von 16 mg nicht überschreiten.

FENTANYL

Fentanyl ist ein synthetisches Opioid aus der Gruppe der Phenylpiperidine (siehe Abbildung 23.3). Es ist in erster Linie ein µ-Agonist und hat eine etwa 80mal größere analgetische Potenz als Morphin. Im Vergleich zu Meperidin ist die atemdepressive Wirkung von Fentanyl von kürzerer Dauer. Die analgetischen und euphorischen Effekte können durch Opioidantagonisten aufgehoben werden. Droperidol, ein Neuroleptikum, mit dem Fentanyl häufig als intravenöses Anästhetikum kombiniert wird (siehe Kapitel 14), hat keinen verlängernden oder intensivierenden Einfluß auf seine Wirkungen. Die eigentliche Wirkung hängt von der jeweiligen Relation der beiden Kombinationspartner ab. Hohe Dosen an Fentanyl rufen deutliche Muskelrigidität hervor, was möglicherweise durch die Wirkung der Opioide auf die dopaminerge Übertragung im Striatum erklärt werden kann; auch dieser Effekt kann durch Naloxon antagonisiert werden. Fentanylcitrat kann entweder allein oder auch in Verbindung mit Droperidol in der Anästhesie oder in der postoperativen Schmerztherapie eingesetzt werden. Seit kurzem stehen auch transdermale Fentanylpflaster zur Verfügung, die in weiten Bereichen zur Anwendung kommen (Portenoy et al., 1993). Trotz der Vorteile transdermaler Pflaster gab es Fälle, in denen die Resorption unerwartet anstieg und eine ernste Toxizität resultierte. Fentanylderivate wie z. B. Sufentanilcitrat und Alfentanilhydrochlorid sind auch sehr potent und verfügen über eine relative µ-Selektivität. Sie werden in der Regel in der allgemeinen Anästhesie (siehe Kapitel 14) oder zur Therapie postoperativer Schmerzen verwendet, gelegentlich auch intrathekal oder epidural appliziert (Strukturformeln, siehe Abbildung 23.3).

METHADON UND SEINE DERIVATE

Methadon ist in erster Linie ein µ-Agonist mit pharmakologisch qualitativ gleichwertigen Eigenschaften wie Morphin.

Chemie Methadon hat folgende Strukturformel:

METHADON

Die analgetische Wirksamkeit des Racemats beruht fast ausschließlich auf seinem Gehalt an *l*-Methadon, welches etwa 8- bis 50mal so potent ist wie das *d*-Isomer; *d*-Methadon verfügt außerdem nur über eine geringe atemdepressive Wirkung und hat auch ein geringeres Suchtpotential, während es durchaus eine antitussive Aktivität aufweist.

Pharmakologische Wirkungen Die besonderen Eigenschaften von Methadon sind seine analgetischen Effekte, seine orale Wirksamkeit, der lange Zeitraum, bis es bei physisch Abhängigen zur Entzugssymptomatik kommt und die Tendenz, auch nach wiederholter Anwendung noch dauerhafte Wirkungen aufzuweisen. Miosis und Atemdepression können nach einer Einzeldosis auch nach mehr als 24 Stunden noch beobachtet werden, und nach wiederholter Applikation tritt bei einigen Patienten eine deutliche Sedation auf. Die Wirkungen auf den Husten, die Magen-Darm-Motilität, den biliären Tonus und die Sekretion von hypophysären Hormonen entsprechen denen von Morphin.

Resorption, Metabolismus und Exkretion Methadon wird gut aus dem Gastrointestinaltrakt resorbiert und kann innerhalb von 30 Minuten nach Nahrungsaufnahme im Plasma nachgewiesen werden, wobei Spitzenkonzentrationen nach vier Stunden erreicht werden. Nach therapeutischer Dosierung werden 90% des Methadons an Plasmaproteine gebunden. Im Gehirn treten die höchsten Konzentrationen ein bis zwei Stunden nach subkutaner oder intramuskulärer Applikation auf, was mit der Dauer und Intensität der Analgesie übereinstimmt. Methadon kann auch von der buccalen Schleimhaut resorbiert werden (Weinberg et al., 1988).

Methadon umgeht die extensive Biotransformation in der Leber. Die Hauptmetaboliten, die nach N-Demethylierung und Zyklisierung zu Pyrrolidinen und Pyrrolinen umstrukturiert werden, werden sowohl über die Niere als auch über die Galle ausgeschieden, zusammen mit einem kleinen Anteil des Pharmakons, der gar nicht metabolisiert wird. Die Menge an Methadon, die über die Niere ausgeschieden wird, steigt mit der Azidität des Urins. Die Halbwertszeit von Methadon liegt ungefähr zwischen 15 und 40 Stunden (siehe Tabelle 23.6 und Anhang II).

Methadon scheint fest an Proteine im Gehirn und in verschiedenen Geweben gebunden zu sein, wo es nach wiederholter Verabreichung akkumuliert. Auch nach Absetzen des Medikaments verbleiben geringe Konzentrationen im Plasma, was auf die allmähliche Freisetzung durch die extrazellulären Bindungsstellen zurückzuführen ist (Kreek, 1979). Dieser Prozeß ist wahrscheinlich ausschlaggebend für den relativ milden und verzögerten Verlauf der Entzugssymptomatik.

Nebenwirkungen, Toxizität, Interaktionen mit anderen Medikamenten, Vorsichtsmaßnahmen In bezug auf die Nebenwirkungen, die Toxizität, die Behandlung einer akuten Intoxikation und auch bezüglich der Rahmenbedingungen, die die Empfindlichkeit verändern können, sind sich Morphin und Methadon durchaus ähnlich. Während einer längeren Behandlungsdauer können übermäßige Schweißausbrüche, Lymphozytose und auch erhöhte Plasmaspiegel an Prolactin, Albumin oder Globulin auftreten. Rifampicin und Phenytoin beschleunigen den Metabolismus von Methadon und können somit vorzeitig Entzugssymptome hervorrufen (Kreek, 1979).

Toleranz und physische Abhängigkeit Probanden, die täglich subkutan oder oral Methadon erhalten haben, entwickelten eine gewisse Toleranz gegenüber Nausea, Anorexie, Miosis, Sedation, Atemdepression und gegenüber kardiovaskulären Effekten. Die Toleranzentwicklung unter der Therapie von Methadon verläuft bei einigen Patienten langsamer als unter Morphinbehandlung, vor allem hinsichtlich der Atemdepression, was möglicherweise auf die kumulativen Eigenschaften des Pharmakons oder seiner Metaboliten zurückzuführen ist. Im Gegensatz zur Toleranzentwicklung gegenüber den oben genannten Effekten wird im Hinblick auf die obstipierenden Wirkungen von Methadon kaum eine Toleranzentwicklung beobachtet. Das Verhalten von Methadon- und Morphinabhängigen ist auffallend ähnlich, während frühere Heroinabhängige, die oral mit Methadon behandelt werden, keine Verhaltensänderungen zeigen (siehe Kapitel 24).

Die Entwicklung der physischen Abhängigkeit während einer Langzeittherapie mit Methadon kann zum einen durch den Medikamentenentzug und zum anderen durch die Gabe von Opioid-Antagonisten nachgewiesen werden. Subkutane Applikation von 10 - 20 mg Methadon bei früheren Opioidabhängigen führt zu einem Stadium der Euphorie, das genauso lange andauert wie bei Morphin, und somit ist auch das allgemeine Suchtpotential von Methadon durchaus mit dem von Morphin zu vergleichen.

Therapeutischer Einsatz Das Hauptanwendungsgebiet von *Methadonhydrochlorid* ist die Schmerztherapie und die Behandlung von Patienten mit Opioid-Entzugssyndromen und Heroinabhängigen.

Analgesie Das Stadium der Analgesie beginnt 10 - 20 Minuten nach parenteraler und 30 - 60 Minuten nach oraler Applikation, wobei die analgetisch wirksame Mindestkonzentration im Blut bei ungefähr 30 ng/ml liegt (Gourlay et al., 1986). Abhängig vom Schweregrad der Schmerzen und von der Reaktion des Patienten auf das Medikament beträgt die normale orale Dosis zwischen 2,5 und 15 mg, während die parenterale Initialdosis zwischen 2,5 und 10 mg liegen sollte. Aufgrund der verlängerten Halbwertszeit von Methadon und seiner Tendenz, nach wiederholter Dosierung über mehrere Tage hinweg zu akkumulieren, ist bei Überdosierung besondere Vorsicht angebracht. Obwohl Methadon über eine längere Plasmahalbwertszeit verfügt, ist die Dauer der Analgesie nach einer Einzeldosis nahezu identisch mit der von Morphin. Da nach wiederholter Verabreichung eindeutig kumulative Effekte zu beobachten sind, kann die Medikation entweder über eine Verringerung der Dosis oder aber über eine Verlängerung der Applikationsintervalle erfolgen. Im Gegensatz zu Morphin behalten Methadon und seine Derivate den größten Teil ihrer Wirksamkeit, auch wenn sie oral gegeben werden. Im Hinblick auf die Gesamtanalgesie ist festzustellen, daß die gleiche Dosis Methadon oral appliziert etwa 50% wirkungsvoller ist als intramuskulär, wobei außer Frage steht, daß die oral-parenterale Wirkungsrate beträchtlich geringer ist, wenn man den Spitzen-Analgesie-Effekt berücksichtigt. Bei äquianalgetischen Dosen sind sich sowohl das Muster als auch die Inzidenz ungewollter Wirkungen sehr ähnlich.

l-α-Acetylmethadol (LAAM)

l-α-Acetylmethadol (Levomethadylacetat) ist ein Methadonderivat, das seit kurzem auch in Unterstützungsprogrammen für die Therapie Heroinabhängiger Anerkennung findet. Dieses Medikament soll durch Umwandlung in aktive Metaboliten (Noracetylmethadol, Dinoracetylmethadol und Normethadol) wirken, was die verlängerte Wirkdauer und den verzögerten Wirkungseintritt erklärt, und genau dieser Effekt kann sich bei der Behandlung von Abhängigen als sehr problematisch erweisen (siehe Kapitel 24). Bei physisch Abhängigen, die mit *l*-α-Acetylmethadol behandelt werden, treten nach der letzten oralen Dosis für die nächsten 72 - 96 Stunden keine Entzugserscheinungen auf, so daß eine Einzeldosis alle 72 Stunden für die meisten Patienten vollkommen ausreichend ist (Ling et al., 1978). Das Isomer *d*-α-Acetylmethadol ist nicht aktiv.

PROPOXYPHEN

Von den vier Stereoisomeren hat nur das α-Racemat, das auch als Proxyphen bekannt ist, eine analgetische Wirkung, die durch das *d*-Isomer *d*-Propoxyphen (Dextropropoxyphen) zustande kommt. Das Levopropoxyphen scheint dagegen eine antitussive Komponente zu haben. Wie man an der folgenden Strukturformel sehen kann, ist Propoxyphen strukturell vom Methadon abgeleitet.

PROPOXYPHEN

Pharmakologische Wirkung Obwohl es etwas weniger selektiv ist als Morphin, bindet Propoxyphen in erster Linie an opioide μ-Rezeptoren und bewirkt somit analgetische und andere zentralnervöse Effekte, die denen anderer morphinähnlicher Opioide gleichen. Es ist anzunehmen, daß die Nebenwirkungen wie Nausea, Anorexie, Obstipation, Bauchschmerzen und Schwindel denen von Codein entsprechen.

Dabei ist Propoxyphen als Analgetikum allerdings nur halb bis zwei Drittel so potent wie oral appliziertes Codein, so daß erst 90 - 120 mg orales Propoxyphenhydrochlorid den gleichen analgetischen Effekt erzielen wie 60 mg Codein, was ungefähr dem Effekt entspricht, der durch 600 mg ASS erreicht wird. Generell schafft eine Kombinationstherapie mit Propoxyphen und ASS oder mit Codein und ASS eine höhere Stufe der Analgesie, als wenn die Medikamente isoliert verabreicht werden (Beaver, 1988).

Resorption, Metabolismus und Exkretion Nach oraler Aufnahme erreicht die Plasmakonzentration an Propoxyphen ihre höchsten Werte nach ein bis zwei Stunden, wobei bei den Patienten hinsichtlich des Verhältnisses von Clearance zu Plasmakonzentration größere Unterschiede bestehen. Die durchschnittliche Plasmahalbwertszeit von Propoxyphen liegt nach einer Einzeldosis zwischen sechs und zwölf Stunden und ist somit länger als die von Codein. Beim Menschen erfolgt die Hauptmetabolisation über die N-Demethylierung, bei der Norpropoxyphen entsteht. Die Halbwertszeit von Norpropoxyphen beträgt etwa 30 Stunden, wobei die Akkumulation nach wiederholter Einnahme möglicherweise verantwortlich für die auftretende Toxizität ist (Chan and Matzke, 1987).

Toxizität In bezug auf die Atemdepression ist oral appliziertes Propoxyphen etwa ein Drittel so potent wie oral gegebenes Codein. Mittlere toxische Dosen verursachen in der Regel zentralnervöse Störungen und Atemdepression, während das klinische Bild bei noch höheren Dosen zusätzlich durch Krampfanfälle kompliziert wird; außerdem treten gelegentlich Wahnvorstellungen, Halluzinationen, Verwirrtheitszustände, Kardiotoxizität und Lungenödeme auf. Zu beachten ist in jedem Fall, daß atemdepressive Effekte bedeutend durch Äthanol oder sedative Hypnotika verstärkt werden. Durch Propoxyphen hervorgerufene Atemdepression, Krampfanfälle und einige der kardiovaskulären Effekte können mit Naloxon antagonisiert werden.

Toleranz und Abhängigkeit Sehr hohe Dosen (800 mg Propoxyphenhydrochlorid oder 1200 mg des Napsylats pro Tag) setzen die Intensität der Morphin-Entzugserscheinungen nur in geringem Maße weniger herab als 1500 mg Codein. Die maximal tolerierte Menge entspricht etwa einer täglich subkutan applizierten Morphindosis zwischen 20 - 25 mg. Der Gebrauch noch höherer Dosen wird von unerwünschten Nebenwirkungen und gelegentlich auftretenden toxischen Psychosen begleitet. Sehr hohe Dosierungen führen sogar bei Patienten zur Atemdepression, die gegenüber Morphin eigentlich tolerant sind, was die Annahme zuläßt, daß es keine vollständige Kreuztoleranz zwischen Propoxyphen und Morphin gibt. Bei Langzeittherapie mit Propoxyphen (bis zu einer täglichen Dosis von 800 mg über einen Zeitraum von fast zwei Monaten hinweg) kommt es nach abruptem Absetzen zu milden Entzugserscheinungen, während nach Einnahme größerer oraler Dosen (300 - 600 mg) subjektiv angenehme Effekte von ehemals Abhängigen beschrieben werden. Das Medikament an sich ist ein beachtlicher Reizstoff, besonders wenn er subkutan oder auch intravenös appliziert wird, so daß Mißbrauch nicht selten zu schweren Schäden in Venen und Weichteilgewebe führt.

Therapeutischer Einsatz Propoxyphen ist vor allem für die Therapie von leichten bis mittleren Schmerzen geeignet. Da die allgemein übliche Kombination von 32 mg Propoxyphen und ASS im Akutstadium keine größere Analgesie bewirkt, empfiehlt sich die Gabe von 65 mg Hydrochlorid oder 100 mg Napsylat. Propoxyphen wird in der Regel in Kombination mit ASS oder Paracetamol verabreicht. Die weite Verbreitung von Propoxyphen im klinischen Alltag anstelle von Codein ist größtenteils auf die doch eher unbegründete Sorge bezüglich des Suchtpotentials zurückzuführen.

OPIOIDE MIT UNTERSCHIEDLICHER WIRKUNG: KOMBINIERTE AGONISTEN/ANTAGONISTEN UND PARTIELLE AGONISTEN

Die in diesem Abschnitt besprochenen Medikamente unterscheiden sich vom Morphin dadurch, daß sie keine vollständigen Agonisten an allen Opioidrezeptorklassen sind. Medikamente wie z. B. Nalorphin, Cyclazozin und Nalbuphin sind kompetitive μ-Antagonisten, üben ihre analgetische Wirkung aber vornehmlich als Agonisten am κ-Rezeptor aus. Auch Pentazocin entspricht diesen Medikamenten, ist aber ein schwächerer μ-Agonist, bzw. partieller μ-Agonist, der seine κ-agonistischen Fähigkeiten beibehalten hat. Die Kombination eines μ-Antagonismus mit einem κ-Agonismus stellt die Grundlage für die Einteilung dieser Medikamente als kombinierte Agonisten/Antagonisten dar. Demgegenüber steht Buprenorphin als partieller μ-Agonist.

Pentazocin

Pentazocin wurde mit der Absicht entwickelt, ein effektives Analgetikum mit kleinem oder sogar keinem Mißbrauchspotential herzustellen. Es hat sowohl agonistische als auch schwache morphinantagonistische Wirkung (Brogden et al., 1973).

Chemie Pentazocin ist ein Benzomorphanderivat mit der folgenden Strukturformel:

PENTAZOCIN

Der Aufbau zeigt einen großen Substituenten am N-Atom, welcher analog zu der Position 17 im Morphin ist. Diese strukturelle Eigenschaft ist einer großen Anzahl von Opioiden mit antagonistischen bzw. gemischt agonistischen/antagonistische Wirkungen gemein. Die analgetische und atemdepressive Wirkung dieses Racemates beruht vornehmlich auf dem *l*-Isomer.

Pharmakologische Wirkung Das Spektrum der vom Pentazocin auf das ZNS ausgeübten Wirkungen ist im allgemeinen dem der morphinähnlichen Opioide sehr vergleichbar, nämlich Analgesie, Sedierung und Atemlähmung. Die analgetische Wirkung des Pentazocins beruht auf dem Agonismus am κ_1-Opioidrezeptor. Höhere Dosen von Pentazocin lösen dysphorische und psychotomimetische Wirkungen aus, die denen von Nalorphin entsprechen. Der Mechanismus für diese Nebenwirkungen ist nicht bekannt, könnte aber eine Aktivierung der κ-Rezeptoren widerspiegeln, da diese ungünstigen Erscheinungen durch Naloxon umkehrbar sind. In der Klinik ist Pentacozin nur als Racemat erhältlich. Die gesamte analgetische Potenz beruht auf dem *l*-Isomer, welches selektiv auf Opioidrezeptoren wirkt. Das *d*-Isomer hat nur eine geringe Affinität zu Opioidrezeptoren.

Die Wirkungen geringer Mengen von Pentazocin auf den Gastrointestinaltrakt entsprechen denen der μ-Rezeptor-Agonisten. Dieses Medikament bewirkt geringere Druckerhöhungen in den Gallengängen als die entsprechen Dosen von Morphin, trotzdem sind die Effekte noch größer als die von Buprenorphin (Staritz 1988).

Die Reaktionen des kardiovaskulären Systems auf Pentazocin in höheren Dosen unterscheiden sich von den μ-Agonisten durch einen Anstieg von Herzfrequenz und Blutdruck. Patienten mit einer KHK zeigten nach intravenöser Gabe von Pentazocin einen Anstieg des MAP, des linksventrikulären enddiastolischen Druckes und des PAP, zudem stieg die Herzarbeit an (Alderman et al., 1972; Lee et al., 1976). Der Anstieg der Katecholamine im Plasma könnte die Effekte auf den Blutdruck erklären.

Pentazocin wirkt als schwacher Antagonist oder partieller Agonist an μ-Rezeptoren. Geringe Dosen (20 mg parenteral) schwächen die Atmung in demselben Umfang wie 10 mg Morphin, jedoch bewirken erhöhte Gaben von Pentazocin (30 mg) keinen proportionalen Anstieg der Atemdepression. Zwar kann Pentacozin die von Morphin ausgelöste Atemdepression nicht antagonisieren, bei Patienten jedoch, bei denen eine Morphinbzw. μ-Agonistenabhängigkeit bekannt ist, kann Pentacozin Entzugserscheinungen auslösen. Bei Patienten mit einer Toleranz gegenüber morphinähnlichen Opioiden reduziert Pentacocin die durch diese Medikamente ausgelöste Analgesie, auch wenn hierbei klar umrissene Entzugserscheinungen ausbleiben.

Resorption, Metabolismus und Exkretion Pentazocin wird gut aus dem Gastrointestinaltrakt und nach intramuskulärere oder subkutaner Injektion resorbiert. Plasmakonzentrationen gehen eng mit dem Beginn, der Dauer und der Intensität der Analgesie einher. Spitzenspiegel erscheinen 15 - 60 Minuten nach intramuskulärer Applikation, bzw. 60 - 180 Minuten nach oraler Gabe. Die Plasmahalbwertszeit beträgt vier bis fünf Stunden. Der First-pass-Metabolismus in der Leber ist erheblich, weniger als 20% des Pentazocins erreicht den systemischen Kreislauf.

Die Wirkung dieses Medikamentes wird hauptsächlich durch Biotransformation in der Leber beendet. Die Metaboliten, die Produkte der Oxidation der terminalen Methylgruppen und Glukuronidierungen darstellen, werden über die Niere ausgeschieden. Die Metabolismusrate des Pentazocins differiert interindividuell sehr stark, was der Grund für die unterschiedlichen analgetischen Wirkungen sein kann. Pentacozin passiert die Plazentaschranke, dieses jedoch in geringerem Ausmaß als Meperidin.

Unerwünschte Wirkungen, Toxizität, Vorsichtsmaßnahmen Die am häufigsten berichteten unerwünschten Wirkungen sind Sedation, Schwitzen und Benommenheit bzw. Schwindel. Auch Übelkeit tritt auf, Erbrechen ist jedoch weit weniger üblich als bei Morphin. Nalorphinähnliche psychotomimetische Effekte wie z. B. unheimliche Gedanken, Angst, Alpträume und Halluzinationen treten ab einer Dosis von 60 mg auf. Epidemiologische Daten zeigen, daß alleinige Pentazocinüberdosierungen selten zum Tode führen. Hohe Dosen führen zu ausgeprägter Atemdepression, Tachykardie und erhöhtem Blutdruck. Die Atemdepression kann durch Naloxon antagonisiert werden. Pentacozin wirkt reizend nach intramuskulärer oder subkutaner Applikation. Wiederholte Gaben über längere Zeiträume können zu ausgeprägten Fibrosen des subkutanen und muskulären Gewebes führen. Patienten, die seit längerer Zeit mit Opioiden behandelt wurden, können Abstinenzsymptomatiken entwickeln, wenn sie hierauf Pentacozin erhalten. Nach einem opioidfreien Intervall von etwa ein bis zwei Tagen ist es im allgemeinen möglich, Pentacozin ohne Entzugserscheinungen applizieren zu können.

Toleranz und körperliche Abhängigkeit Nach wiederholter Gabe entwickelt sich eine Toleranz gegenüber den analgetischen und subjektiven Wirkungen von Pentacozin. Intravenöse oder subkutane Applikationen von Pentacozin an Ex-Süchtige in Dosen von 40 mg führen zu erheblichen morphinähnlichen Effekten, wird die Dosis auf 60 mg erhöht, erinnert die Wirkung mit Nervosität und Kraftverlust an Nalorphinwirkungen. Allerdings kann Pentacozin die Morphinentzugssymptomatik nicht lindern. Im Gegenteil führen gerade hohe Dosen bei Morphinsüchtigen zu Entzugserscheinungen durch den Antagonismus am μ-Rezeptor.

Nach Langzeitapplikation (60 mg alle vier Stunden) entwickeln ehemals Süchtige eine körperliche Abhängigkeit, die durch sofortigen Entzug oder durch die Gabe von Naloxon aufgezeigt werden kann. Die Entzugssymptomatik nach chronischer Applikation von mehr als 500 mg/Tag impliziert, wenn auch in milderer Form als die durch Morphin ausgelöste Entzugssymptomatik, abdominelle Krämpfe, Angst, Frieren, Erbrechen, Tränenfluß, Temperaturerhöhungen und Schwitzen.

Die Entzugssymptomatik kann durch graduelle Reduktion von Pentazocin oder durch Gabe von μ-Agonisten (Morphin/Methadon) kontrolliert werden. Auch bei Neugeborenen wurde ein Pentazocin- Entzugssyndrom beobachtet.

Therapeutischer Einsatz Pentacozin wird als Analgetikum häufig bei Patienten eingesetzt, die unter schweren chronischen Schmerzen oder Drogenmißbrauch leiden. Obwohl ein Abhängigkeitspotential besteht, ist dieses unter vergleichbaren Umständen doch geringer, als das Risiko der morphinähnlichen Substanzen. Da das Mißbrauchsrisiko bei oraler Gabe geringer erscheint, sollte diese Applikationsform wenn möglich gewählt werden.

Pentazocinlactat ist als Lösung für Injektionen erhältlich. Um den Mißbrauch der Tabletten als Injektionsmedium zu vermindern, enthalten die Tabletten für den oralen Gebrauch jetzt neben *Pentazocinhydrochlorid* (50 mg) auch *Naloxonhydrochlorid* (0,5 mg). Nach oraler Gabe wird Naloxon schnell in der Leber abgebaut. Wenn die Substanz jedoch aufgelöst und injiziert wird, produziert Naloxon bei Abhängigen unangenehme Effekte. Tabletten, die Gemische von Pentazocin mit ASS und Paracetamol enthalten, sind ebenfalls erhältlich. Im Vergleich der analgetischen Wirkung entsprechen 30 - 60 mg parenteral appliziertes Pentazocin etwa 10 mg Morphinen. Eine orale Gabe von etwa 50 mg Pentazocin bewirkt eine Analgesie, die mit derjenigen durch 60 mg orales Codein induzierten Analgesie vergleichbar ist.

Nalbuphin

Nalbuphin ist strukturell mit Naloxon und Oxymorphon verwandt (siehe Tabelle 23.5). Es ist ein Agonist/Antagonist-Opioid mit einem Wirkspektrum, das in etwa dem des Pentazocins entspricht. Allerdings ist Nalbuphin ein potenterer Antagonist an μ-Rezeptoren und tendiert weniger als Pentazocin dazu, dysphorische Nebenwirkungen hervorzurufen. Die analgetischen Wirkungen von Nalbuphin beruhen auf einer komplexen Kombination von $κ_1$- und $κ_3$-Rezeptoragonisten. (Pick et al., 1992).

Pharmakologische Wirkungen und Nebenwirkungen Eine intramuskuläre Dosis von 10 mg Nalbuphin entspricht in der analgetischen Wirkung einer Dosis von 10 mg Morphin, wobei sich der Beginn und die Dauer der analgetischen und subjektiven Wirkungen einander ähneln. Nalbuphin lähmt die Atmung genauso wie eine gleich hohe Dosis Morphin. Hierbei entwickelt Nalbuphin allerdings einen *ceiling effect*, der bei weiterer Dosissteigerung über 30 mg zu keiner stärkeren Atemdepression führt. Im Gegensatz zu Pentazocin und Butorphanol führen 10 mg Nalbuphin bei Patienten mit einer stabilen KHK zu keinem Anstieg des Herzindex, des pulmonalarteriellen Druckes, der Herzleistung oder bedeutenden Veränderungen des systemischen Blutdruckes. Diese Parameter bleiben auch einigermaßen stabil, wenn Nalbuphin Patienten mit akutem Myokardinfarkt gegeben wird (Roth et al., 1988). Wahrscheinlich ähneln auch die Auswirkungen auf den Verdauungstrakt denen des Pentazocins. Nalbuphin ruft in einer Dosierung von 10 mg relativ wenige unerwünschte Wirkungen hervor; Sedierung, Schwitzen und Kopfschmerz sind hierbei am häufigsten. Bei deutlich höherer Dosierung (70 mg) sind die unerwünschten Wirkungen mit denen von Nalorphin vergleichbar (Dysphorie, Gedankenflucht und Verzerrungen des körperlichen Ausdruckes). Nalbuphin wird in der Leber metabolisiert und hat eine Plasmahalbwertszeit von zwei bis drei Stunden. Verglichen mit einer intramuskulären Applikation bewirkt eine orale Gabe etwa 20 - 25% der Wirkung.

Toleranz und körperliche Abhängigkeit Bei Patienten, die unter einer Niedrigdosis-Morphinabhängigkeit (60 mg/Tag) leiden, ruft Nalbuphin eine Entzugssymptomatik hervor. Während der ersten Applikationswoche empfinden die Versuchsgruppen die Nalbuphinwirkungen als morphinähnlich. Nach sieben Tagen beginnen die Patienten über Kopfschmerzen, Konzentrationsschwierigkeiten, abwegige Gedanken und Träume, Gereiztheit und Depressionen zu klagen. Die Gabe von 4 mg Naloxon bewirkt ein Abstinenzsyndrom, in welchem die Patienten Medikamente zur Linderung fordern. Die Entzugssymptomatik entspricht in der Stärke derjenigen, die durch Pentazocin ausgelöst wird.Das Mißbrauchspotential von parenteralem Nalbuphin bei Patienten, die nicht von μ-Rezeptoragonisten abhängig sind, dürfte dem des parenteralen Pentazocin entsprechen. Seit der Freigabe zum Gebrauch 1979 sind wenige Mißbrauchsfälle berichtet worden. Ehemalig Süchtigen „gefallen" die Effekte einer einmaligen 8-mg-Dosis genauso wie die kleiner Morphingaben. Erhöht man die Dosis allerdings auf 72 mg, erhöht sich der „Genuß" nur wenig, während die Sedation und die nalorphinähnlichen Nebenwirkungen auftreten.

Therapeutischer Einsatz *Nalbuphinhydrochlorid* wird eingesetzt, um Schmerzfreiheit zu bewirken. Aufgrund seiner agonistischen/antagonistischen Wirkungen können Gaben an Patienten, die länger morphinähnliche Opioide erhalten haben, Schwierigkeiten bereiten, es sei denn, ein kurzes opioidfreies Intervall wird zuvor eingeschoben. Die gewöhnliche Erwachsenendosis entspricht 10 mg parenteral alle drei bis sechs Stunden. Diese Dosierung kann bei intoleranten Individuen auf 20 mg erhöht werden.

Butorphanol

Butorphenol ist ein Morphinverwandter mit einem Wirkprofil, das dem des Pentazocins entspricht. Die Strukturformel von Butorphanol wird in Tabelle 23.5 gezeigt.

Pharmakologische und unerwünschte Wirkungen Bei postoperativen Patienten rufen 2 - 3 mg Butorphanol eine Analgesie und eine Atemdepression hervor, die der von 10 mg Morphin oder 80 mg Meperidin bewirkten Analgesie und Atemdepression entsprechen. Der Beginn und die Dauer der Wirkung ist mit der Morphinwirkung vergleichbar. Die Plasmahalbwertszeit beträgt ungefähr drei Stunden, wobei längere Verweildauern bei Älteren beobachtet werden. Wie bei Pentazocin oder anderen Medikamenten, von denen angenommen wird, daß sie ihre Wirkung an κ-Rezeptoren ausüben, bewirkt eine Dosissteigerung eine geringere Zunahme der Atemdepression als dies bei Morphin oder anderen μ-Rezeptoragonisten der Fall ist. Wie bei Pentazocin bewirken analgetische Dosen Butorphanols einen Anstieg des pulmonalarteriellen Druckes und der Herzarbeit; der systemische Blutdruck sinkt leicht (Popio et al., 1978).

Die maßgeblich unerwünschten Wirkungen von Butorphanol sind Müdigkeit, Schwäche, Schwitzen, Gefühle des Schwebens und Übelkeit. Obwohl das Auftreten psychotomimetischer Effekte geringer ist als bei gleich hohen Pentazocingaben, sind die Effekte qualitativ ähnlich.

Toleranz und körperliche Abhängigkeit Einzelne Gaben Butorphanol rufen eher ähnliche, subjektive Effekte hervor wie Cyclazocin, Pentazocin und Nalorphin als solche, die von Morphin bewirkt werden. Bei Patienten, die von einer täglichen Morphindosis von 30 mg abhängig sind, zeigt Butorphanol weder eine Verstärkung noch eine Milderung einer Entzugssymptomatik. Allerdings bewirkt Butorphanol bei auf Methadon eingestellten Patienten eine Entzugssymptomatik, was darauf schließen läßt, daß Butorphanol einen schwachen μ-Rezeptorantagonismus ausübt (siehe Tabelle 23.3). Exsüchtige, die auf die viermal tägliche Gabe von 12 mg Butorphanol eingestellt sind, klagen über Müdigkeit, Verstopfung, Schwierigkeiten beim Wasserlassen und Schlafstörungen. Das Medikament wird häufiger für ein Barbiturat als für ein Opoid gehalten, wobei ehemals Süchtige über Gleichgültigkeit und eine milde Abneigung gegenüber dem Präparat berichten. Nach längerer Gabe von Butorphanol, bei Applikation von 4 mg Naloxon oder bei plötzlichem Entziehen der Medikation zeigt sich eine Entzugssymptomatik, die durch Unbehagen und Drang nach lindernden Präparaten charakterisiert ist. Diese Symptomatik ähnelt derjenigen, die durch Cyclazocin hervorgerufen wird, und sie ist im großen und ganzen am achten Tag vorüber. Seit der Einführung 1978 wurden wenige Mißbrauchsfälle berichtet.

Therapeutischer Einsatz *Butorphanoltartrat* eignet sich besser zur Behandlung des akuten als des chronischen Schmerzes. Aufgrund der unerwünschten kardialen Wirkungen ist es weniger als Morphin oder Meperidin für Patienten mit einer kongestiven Herzerkrankung bzw. einem Myokardinfarkt geeignet. Die gewöhnliche Dosierung liegt etwa zwischen 1 mg und 4 mg intramuskulär bzw. 0,5 - 2 mg intravenös alle drei bis vier Stunden. Die Darreichung als Nasenspray ist wirksam und wird angeboten. Diese Applikationsform ist besonders nützlich für Patienten, die unter schweren Kopfschmerzen leiden und die auf andere Medikamente nicht ansprechen.

Buprenorphin

Buprenorphin ist ein halbsynthetisches, hochgradig lipophiles Opioidderivat des Thebains (siehe Tabelle 23.5). Es ist 25- bis 50mal potenter als Morphin.

Pharmakologische und unerwünschte Wirkungen Buprenorphin bewirkt Analgesie und andere ZNS-Effekte, die denen des Morphins entsprechen. Ungefähr 0,4 mg Buprenorphin erreichen dieselbe Analgesie wie 10 mg intramuskulär appliziertes Morphin (Wallenstein et al., 1986). Auch wenn es Unterschiede gibt, so ist die allgemeine Analgesiezeit länger als bei Morphin. Einige der subjektiven und atemdepressiven Wirkungen setzen eindeutig langsamer ein und dauern länger an als jene vom Morphin. So wird z. B. die maximale Miosis erst nach sechs Stunden, die maximale Atemdepression aber bereits nach drei Stunden erreicht.

Buprenorphin scheint ein partieller µ-Rezeptoragonist zu sein. Dosisabhängig kann Buprenorphin bei Patienten, die über Wochen µ-Rezeptoragonisten erhalten haben (morphinähnliche Medikamente), Abstinenzsymptome hervorrufen. Es antagonisiert die atemdepressive Wirkung, die durch anaesthesierende Dosen Fentanyl initiiert werden, genauso gut wie Naloxon, ohne die opioide Schmerzlinderung komplett zu verhindern (Boysen et al., 1988). Bei ambulanten Patienten, die auf 30 mg orales Methadon eingestellt sind, bewirkt sublingual appliziertes Buprenorphin weder einen Entzug noch opioide Effekte, kann jedoch opioide Entzugssymptomatiken unterdrücken (Bickel et al., 1988). Obwohl sich die Atemdepression in klinischen Versuchen nicht als Hauptproblem entpuppte, bleibt es unklar, ob es einen *ceiling effect* (wie bei Nalbuphin und Pentazocin) gibt. Der Atemdepression und anderen Effekten Buprenorphins kann durch vorherige Gabe von Naloxon vorgebeugt werden, sie lassen sich aber nach Eintreten auch durch hohe Dosen Naloxon nicht vollständig zurückdrägen. Dieses läßt vermuten, daß Buprenorphin nur sehr langsam von den Opioidrezeptoren dissoziiert. Kardiovaskuläre und andere unerwünschte Wirkungen (Sedierung, Übelkeit, Erbrechen, Benommenheit, Schwitzen, und Kopfschmerz) scheinen denen morphinähnlicher Opioiden zu entsprechen. Bei einigen Arten scheint Buprenorphin antagonistische Aktionen am κ-Rezeptor auszuführen. Die klinische Bedeutung dieser Eigenschaft ist noch nicht klar.

Buprenorphin wird relativ gut nach jedweder Applikationsform resorbiert. Sublingual gegeben erreicht Buprenorphin eine zufriedenstellende analgetische Wirkung bei postoperativen Patienten. Blutkonzentrationen erreichen ihren Höhepunkt fünf Minuten nach intramuskulärer und zwei Stunden nach oraler oder sublingualer Darreichung. Die Plasmahalbwertszeit wird mit drei Stunden angegeben, allerdings steht dieser Wert in keiner Beziehung zu dem Erlöschen der Effekte. Sowohl N-dealkylierte als auch konjugierte Metaboliten sind im Urin nachweisbar, der größte Anteil des Medikaments wird aber über den Stuhl ausgeschieden. Ungefähr 96% des zirkulierenden Präparates sind proteingebunden.

Toleranz und körperliche Abhängigkeit Bei ehemals Süchtigen erreichen subkutane Dosen von 0,2 - 2 mg Buprenorphin typische morphinähnliche Effekte wie z. B. Euphorie und Miosis. Die Miosis ist für 72 Stunden nachweisbar. Während langandauernden Gaben von Buprenorphin (8 mg subkutan oder 8 - 16 mg sublingual pro Tag) halten Probanden das Medikament für morphinähnlich, und die subjektiven und physiologischen Wirkungen von parenteralem Morphin (in Dosen bis zu 120 mg) werden verhindert oder zumindest deutlich vermindert. Diese Verminderung oder Blockierung dauert mindestens 30 Stunden nach letzter Buprenorphingabe an. Wird die Buprenorphintherapie unterbrochen, setzt das Entzugssyndrom mit einer 2- bis 14tägigen Latenz ein, und dauert hiernach ein bis zwei Wochen. Einige Probanden fordern Medikamente zur Linderung (Bickel et al., 1988; Fudala et al., 1989). Aufgrund der weniger starken Entzugssymptomatik ist das Mißbrauchsrisiko von Buprenorphin geringer als bei Morphin.

Therapeutischer Einsatz *Buprenorphin* kann als Analgetikum eingesetzt werden. Es erscheint zudem nützlich als Ersatzmedikament für Drogenabhängige; diese Eigenschaft wurde jedoch noch nicht bestätigt. Die gewöhnliche, analgetisch wirksame intramuskuläre oder intravenöse Dosis beträgt 0,3 mg alle sechs Stunden. Sublinguale Gaben von 0,4 - 0,8 mg erreichen auch eine effektive Schmerzlinderung; Mengen von 6 - 8 mg scheinen 60 mg Methadon als Ersatzmedikament zu entsprechen.

Andere Agonisten/Antagonisten

Meptazinol ist ein Agonist/Antagonist-Opioid, welches etwa ein Zehntel der analgetischen Potenz des Morphins besitzt. Die Wirkdauer ist etwas kürzer als die Morphins. Meptazinol hat zudem cholinerge Wirkungen, die zu den analgetischen Effekten beitragen könnten (Holmes and Ward, 1985). Dennoch werden seine analgetischen Wirkungen durch Naloxon antagonisiert, und es kann Entzugssymptomatiken in Tieren auslösen, die von µ-Rezeptoragonisten abhängig sind. Das Mißbrauchspotential ist kleiner als bei Morphinen, weil höhere Dosen dysphorische Nebenwirkungen hervorrufen.

Dezocin, ein Aminotetralin, ist ein weiterer Agonist/Antagonist. Die Dauer und die Wirksamkeit seiner analgetischen Effekte entsprechen denen Morphins. Auf 30 mg erhöhte Dosen erzielen keine zunehmend schwerere Atemdepression. Bei Ex-Süchtigen zeigen sich subjektive Wirkungen, die denen von opioiden µ-Rezeptoragonisten entsprechen (Jasinski und Preston, 1985).

OPIOID-ANTAGONISTEN

Unter normalen Umständen produzieren die in diesem Abschnitt abgehandelten Medikamente nur geringe Effekte, wenn nicht zuvor agonistische Opioide appliziert worden sind. Wenn die endogenen Opioidsysteme jedoch aktiviert sind, wie z. B. im Schock und gewissen Streßsituationen, zeigt die Gabe von Opioidantagonisten sichtbare Konsequenzen. Diese Wirkstoffe haben einen deutlichen therapeutischen Effekt bei der Behandlung der Opioidüberdosierung. Mit dem steigenden Verständnis des endogenen Opioidsystems bei pathophysiologischen Zuständen könnten zusätzliche therapeutische Indikationen entwickelt werden.

Chemie Mit relativ geringen Strukturveränderungen kann man einen ursprünglichen Agonisten in einen Antagonisten an einem oder mehreren Opioidrezeptoren verwandeln. Die häufigste Veränderung hierbei betrifft die Substitution einer größeren Einheit (z. B. Allyl- oder Methylcyclopropyl) für die N-Methylgruppe, die typischerweise bei µ-Opioidagonisten zu finden ist. Eine solche Veränderung macht aus Morphin Nalorphin, aus Levorphanol Levallorphan und aus Oxymorphon Naloxon oder Naltrexon (siehe Tabelle 23.5). Manchmal werden hierbei Derivate erzeugt, die kompetitive Eigenschaften an µ-Rezeptoren, aber agonistische an κ-Rezeptoren zeigen. Nalorphin und Levallorphan besitzen diese Eigenschaften. Andere Abkömmlinge, vor allem Naloxon und Naltrexon, scheinen frei von allen agonistischen Wirkungen zu sein. Sie wirken wahrscheinlich auf alle Rezeptorsubtypen, wenn auch mit großen Affinitätsunterschieden (Martin, 1983).

Nalmefen ist ein relativ reiner µ-Antagonist, der potenter als Naloxon wirkt (Dixen et al., 1986). Einige andere nicht peptiderge Antagonisten wurden in letzter Zeit entwickelt, die relativ selektiv auf einzelne Rezeptortypen wirken. Hierunter fallen Cypridim und µ-Funaltrexamin (β-FNA) für µ-, Naloxonazin für $µ_1$, Naltrindol für δ- und Nor-Binaltorphimin für κ-Rezeptoren (Portoghese, 1989; Pasternak, 1993). Ihre Wirkungen auf den Menschen sind noch nicht untersucht.

Pharmakologische Eigenschaften

Wenn die endogenen Opioidsysteme nicht aktiviert sind, hängen die pharmakologischen Effekte der Opioid-Antagonisten davon ab, ob zuvor ein Opioid-Agonist appliziert wurde, vom pharmakologischen Profil dieses Opioides und von dem Grad der körperlichen Abhängigkeit, die sich auf das Opioid entwickelt hat.

Wirkungen in Abwesenheit von Opioiden Subkutane Dosierungen von Naloxon (bis 12 mg) haben keine erkennbaren subjektiven Effekte beim Menschen, 24 mg führen nur zu Müdigkeit. Naltrexon scheint auch ein relativ reiner Antagonist zu sein, allerdings mit höherer oraler Effizienz und längerer Wirkdauer. Bei hohen Dosierungen können Naltrexon und Naloxon spezifische agonistische Effekte hervorrufen, diese sind jedoch von geringer klinischer Bedeutung. Unter exzessiven Naloxondosierungen von 0,3 mg/kg zeigen normale Individuen einen Anstieg des systolischen Blutdruckes und eine verminderte Leistung bei Gedächtnistests. Hohe Dosen an Naltrexon rufen milde Dysphorien in einer Studie, aber fast keine subjektiven Effekte in mehreren anderen Studien hervor (Gonzalez und Brogden, 1988).

Die subjektiven Wirkungen von Nalorphin und Levallorphan hängen größtenteils von der Dosierung, dem Individuum und der Situation ab. Zum Beispiel bewirken Dosen von 10 - 15 mg Nalorphin bei Patienten mit postoperativen Schmerzen eine Analgesie, die mit der von 10 mg Morpin hervorgerufenen vergleichbar ist. Dieses erscheint das Ergebnis der agonistischen Wirkungen auf die κ_3-Rezeptoren zu sein (Paul et al., 1991). Bei derartigen Dosierungen erlebte ein signifikanter Anteil der Patienten unangenehme Reaktionen, die von Angst und lebhaften, beunruhigenden und irrealen Tagträumen bis zu echten Halluzinationen reichten.

Nalorphin und Levallorphan bewirken geringgradige Atemdepression, wobei jedoch eine maximale Atemlähmung selten ist.

Obwohl erwartet werden könnte, daß hohe Dosierungen der Antagonisten die Wirkungen der endogenen Opioidpeptide verändern, sind derartige Effekte gewöhnlich gering und eingeschränkt (Cannon und Liebeskind, 1987). Höchstwahrscheinlich spiegelt dieses die geringgradige tonische Aktivität der Opioidsysteme wider. Diesbezüglich können analgesierende von endogenen Effekten, bei welchen Naloxon zuverlässig demonstrierbare Hormonspiegelveränderungen hervorruft, differenziert werden (siehe unten). Die mögliche Existenz eines endogenen antinozizeptiven Systems ist verlockend. Exogen applizierte Opioide können Antinozizeption hervorrufen, das Verständnis für die normale physiologische Antinozizeption bleibt jedoch eingeschränkt. Verschiedene Faktoren scheinen Antinozizeption zu erwirken, unter anderem Schmerz, Stress und sogar Akupunktur. Von besonderem Interesse ist, daß Naloxon die analgetische Wirkung von Plazebos, Akupunktur und von direkten elektrischen Stimulationen blockiert (siehe Kapitel 12 bzgl. Nozizeptionsregelkreisen und antinozizeptiven Wirkungen).

Bei Tieren verhindert bzw. mindert Naloxon den Blutdruckabfall, der mit Schock verschiedener Organe einhergeht, inklusive derjenigen, die durch Anaphylaxie, Endotoxine, Hypovolämien und Verletzungen des Rückenmarks hervorgerufen wurden; Opioide verschlimmern diese Bedingungen (Amir, 1988). Anscheinend antagonisiert Naloxon die Effekte der endogenen Opioide, welche bei Stress oder Schmerz mobilisiert werden und welche auch auf die zentrale Blutdrucksteuerung wirken. Obwohl bei einer neuronale Schädigung nach Rückenmarksverletzung oder zerebralen Ischämie auch endogene Opioide beteiligt sind, ist es nicht geklärt, ob Opioid-Antagonisten eine Schädigung vermindern und/oder die Überlebensrate erhöhen können. In einigen Tiermodellen vermindern Opioid-Antagonisten wahrscheinlich durch eine Hemmung der κ-Rezeptoren die Schädigung (Faden, 1988)

Wie schon oben erwähnt, wirken endogene Opioidpeptide an der Regulierung der hypophysären Sekretion anscheinend durch Ausübung einer tonischen Sekretionsinhibition auf bestimmte hypothalamische Hormone mit. Hierdurch steigt nach Gabe von Naloxon oder Naltrexon die Sekretion von GnRH und CRH mit folgendem Anstieg der Plasmakonzentrationen von LH, FSH und ACTH, aber auch der Hormone der Zielorgane. Antagonisten verändern bei Männern nicht sicher die basalen oder stressinduzierten Konzentrationen von Prolactin; paradoxerweise *stimuliert* Naloxon bei Frauen die Freisetzung von Prolactin. Opioid-Antagonisten steigern die Zunahme der Plasmakonzentrationen von Kortisol und Katecholaminen, die normalerweise durch Streß oder Anstrengung entstehen. Die neuroendokrinen Effekte der Opioidantagonisten wurden von Howlett und Rees geprüft (1986).

Endogene Opioidpeptide spielen wahrscheinlich eine Rolle in der Regulation der Nahrungsaufnahme und des Energiemetabolismus, da Opioidantagonisten den Energieverbrauch steigern, den Winterschlaf entsprechender Tierarten unterbrechen und einen Gewichtsverlust bei genetisch adipösen Ratten induzieren können. Diese Beobachtungen haben zu dem experimentellen Einsatz der Opioidantagonisten bei menschlicher Fettsucht, vor allem bei streßinduzierten Eßstörungen geführt. Jedoch bewirkt Naltrexon keine Gewichtsreduktion bei sehr adipösen Individuen, auch wenn kurzfristige Gaben von Opioid-Antagonisten die Nahrungsaufnahme bei schlanken und adipösen Personen reduziert.

Antagonistische Effekte Geringe Naloxondosierungen (0,4 - 0,8 mg) intramuskulär oder intravenös appliziert verhindern oder kehren die Effekte der µ-Antagonisten sofort um. Bei ateminsuffizienten Patienten kann eine Atemsteigerung innerhalb von ein bis zwei Minuten beobachtet werden. Sedative Effekte werden aufgehoben, und der Blutdruck, falls abgefallen, normalisiert sich wieder. Höhere Naloxondosierungen werden benötigt, um die atemdepressiven Wirkungen des Buprenorphins aufzuheben. 1 mg Naloxon intravenös appliziert blockiert zuverlässig die Effekte von 25 mg Heroin. Naloxon entschärft die psychotomimetischen und dysphorischen Wirkungen von Agonist/Antagonisten (z. B. Pentazocin), hierfür werden jedoch viel höhere Dosierungen (10 - 15 mg) benötigt. Die Dauer der antagonistischen Wirkung hängt von der Dosis ab, liegt aber gewöhnlich zwischen ein und vier Stunden. Der Antagonismus von opioiden Effekten durch Naloxon wird häufig von *overshoot* Phänomenen begleitet, z. B. wird die Respirationsrate, die durch Opioide vermindert war, kurzzeitig schneller als vor der Depression. Eine Reboundfreisetzung von Katecholaminen kann zu kardialen Arrhythmien führen (siehe unten).

Wirkungen bei körperlicher Abhängigkeit Bei Patienten, die von morphinähnlichen Opioiden abhängig sind, rufen geringe subkutane Dosierungen an Naloxon (0,5 mg) ein mildes bis schweres Entzugssyndrom hervor, das jenem sehr ähnelt, welches nach plötzlichem

Absetzen von Opioiden auftritt, ausgenommen der Tatsache, daß dieses Syndrom nur Minuten nach der Applikation einsetzt und nach zwei Stunden erlischt. Das Ausmaß und die Dauer dieses Syndroms orientiert sich an der Dosierung des Antagonisten und an dem Abhängigkeitsgrad. Höhere Naloxondosen rufen ein Entzugssyndrom bei Individuen hervor, welche von Pentazocin, Butorphanol oder Nalbuphin abhängig sind. Naloxon ruft *overshoot* Phänomene 6 - 24 Stunden nach einer einzelnen Gabe von µ-Agonisten hervor, die an frühe, akute körperliche Abhängigkeit erinnern (Heishman et al., 1989).

Toleranz und körperliche Abhängigkeit Selbst nach längerer Gabe hoher Dosen führt ein Absetzen von Naloxon nicht zu bedeutenden Entzugssyndromen. Das Absetzen von Naltrexon, einem weiteren, relativ reinen Antagonisten, führt zu sehr geringen Anzeichen und Symptomen. Allerdings führt eine Langzeitgabe von Antagonisten zu einer Zunahme der Opioidrezeptordichte im Gehirn und somit zu einer kurzfristigen Reaktionsüberhöhung nach folgender Gabe von Opioidagonisten (Yoburn et al., 1988). Naltrexon und Naloxon tragen ein nur geringes oder sogar gar kein Mißbrauchsrisiko.

Resorption, Metabolismus und Exkretion Obwohl es ohne weiteres aus dem Gastrointestinaltrakt resorbiert wird, wird Naloxon fast vollständig in der Leber metabolisiert, bevor es den systemischen Kreislauf erreicht und muß dementsprechend parenteral gegeben werden. Von den parenteralen Applikationsstellen wird das Medikament schnell resorbiert und in der Leber metabolisiert, vornehmlich durch Konjugation mit Glukoronsäuren; andere Metabolite werden nur in geringen Mengen produziert. Die Wirkdauer von Naloxon beträgt ein bis vier Stunden (siehe Anhang II).

Verglichen mit Naloxon behält Naltrexon viel mehr von seiner Effizienz nach oraler Gabe, und die Wirkdauer erreicht nach gemäßigter Applikation 24 Stunden. Spitzenwerte der Plasmakonzentration werden nach ein bis zwei Stunden erreicht, der Abfall folgt danach mit einer angenommenen Halbwertszeit von 14 Stunden; diese Daten verändern sich bei langfristiger Gabe nicht. Naltrexon wird zu 6-Naltrexol metabolisiert, welches einen schwächeren Antagonisten mit einer längeren Halbwertszeit darstellt. Dieses Präparat ist viel potenter als Naloxon: 100 mg der oralen Dosis führen bei Opioidabhängigen zu Gewebekonzentrationen, die effizient die euphorisierenden Effekte 25 mg intravenös verabreichten Heroins für 48 Stunden aufheben (Gonzalez und Brogden, 1988).

Therapeutischer Einsatz

Opioidantagonisten sind etabliert in der Behandlung von opioidinduzierten Intoxikationen, insbesondere von Atemdepressionen, zudem in der Diagnose köperlicher Abhängigkeit von Opioiden und als Therapeutikum für zwanghafte Opioidkonsumenten, wie es auch in Kapitel 24 besprochen wird. Ihr möglicher Einsatz in der Behandlung des Schocks, des Schlaganfalls, der spinalen oder zerebralen Traumen und anderer Störungen, die eine Mobilisation endogener Opioidpeptide implizieren, muß noch geprüft werden. Naltrexon wurde kürzlich von der United States Food and Drug Administration als Therapeutikum für die Behandlung des Alkoholismus anerkannt.

Behandlung der Opioidüberdosierung *Naloxonhydrochlorid* wird bei Opioidüberdosierungen eingesetzt. Wie schon erwähnt, wirkt es schnell der opioidinduzierten Atemdepression entgegen. Allerdings sollte es vorsichtig eingesetzt werden, da es bei Abhängigen eine Entzugssymptomatik hervorrufen kann. Unter vorsichtiger, titrierter Dosierung ist es im allgemeinen möglich, die atemdepressive Wirkung abzuwenden, ohne hierbei ein vollständiges Entzugssyndrom zu provozieren. Die Wirkdauer von Naloxon ist relativ kurz, so daß es häufig erneut oder aber als kontinuierliche Infusion gegeben werden muß. Opioidantagonisten wurden auch schon erfolgreich eingesetzt, um die Atemdepression von Neugeborenen, die sekundär durch die bei der Mutter eingesetzten Opioide hervorgerufen wurde, zu bekämpfen. Bei Neugeborenen ist hierbei die initiale Dosierung 10 µg/kg intravenös, intramuskulär oder subkutan. Alle bekannten Opioide rufen selbst bei vernünftiger Dosierung einen deutlichen Anstieg der Inizidenz von Atemdepressionen bei Neugeborenen hervor, wenn man diese mit Geburten ohne allgemeine Anaesthesie oder Opioideinsatz vergleicht (Fishburne, 1982). Allerdings hat Naloxon keinen Nutzen bei der Behandlung der opioidunabhängigen Asphyxie von Neugeborenen.

ZENTRAL WIRKSAME ANITUSSIVA

Der Husten stellt einen nützlichen physiologischen Mechanismus dar, der dazu dient, die Respirationswege von Fremdmaterial und überschießender Sekretion zu befreien. Es gibt jedoch viele Situationen, in denen der Husten stört und die Patienten und deren Ruhe und Schlaf beeinträchtigt. Chronischer Husten kann besonders bei älteren Menschen zu Müdigkeit führen. In diesen Fällen sollte der Arzt Medikamente einsetzen, die die Intensität und die Frequenz der Hustenattacken vermindern. Der Hustenreflex ist sehr komplex. Er umfaßt zentrale und periphere Nervenbahnen und die glatte Muskulatur des Bronchialbaumes. Es wird vermutet, daß Irritationen der Bronchialschleimhaut zu einer Bronchokonstriktion führen, welche dann ihrerseits Hustenrezeptoren (die wahrscheinlich einen bestimmten Typ von Dehnungsrezeptoren darstellen) in den tracheo-bronchialen Atemwegen stimuliert. Die Afferenzen dieser Rezeptoren verlaufen mit dem N. vagus. Die zentralen Anteile dieses Reflexes finden sich in Mechanismen und Zentren, die sich von denen der Atemregulation unterscheiden.

Die Medikamente, die diese komplexen Mechanismen indirekt oder direkt beeinflussen, sind verschiedenartig. So kann der Husten eventuell das erste Symptom eines Bronchialasthmas oder einer Allergie sein. In solchen Fällen können Bronchodilatatoren (z. B. β_2-Sympathomimetika) den Husten vermindern, ohne hierbei zentrale Wirkungen auszuüben. Wieder andere Medikamente wirken primär an den zentralen oder an den peripheren Anteilen des Hustenreflexes. Die frühen Arbeiten über Antitussiva sind von Eddy et al. überarbeitet worden (1969). Dieser Abschnitt beschreibt einige der vielen Medikamente, die sich im klinischen Einsatz befinden und von denen angenommen wird, daß sie hustenregulierend auf das ZNS wirken.

Es ist eine Anzahl von Medikamenten bekannt, die den Husten mit einem zentralen Angriff vermindern können, wenn auch die genauen Mechanismen nicht vollständig geklärt sind. Hierunter fallen die oben beschriebenen opioiden Analgetika (Codein und Hydrocodein sind die am häufigsten zur Hustensuppression eingesetzten Medikamente), aber auch eine Anzahl nicht opioider Präparate.

Bei der Auswahl eines bestimmten zentralwirksamen Medikamentes für einen bestimmten Patienten sollte immer die antitussive Effizienz gegen das erwartete Auftreten von unerwünschten Wirkungen abgewogen werden. In den allermeisten Fällen, in denen ein Antitussivum eingesetzt werden soll, besteht keine Mißbrauchsgefahr.

Dextromethorphan Dextromethorphan (d-3-methoxy-N-methylmorphinan) ist das d-Isomer des Codeinanalogons Levorphanol. Es hat jedoch im Gegensatz zu dem l-Isomer keine analgetischen oder suchterzeugenden Eigenschaften und wirkt auch nicht an Opioidrezeptoren. Das Medikament wirkt zentral durch Anheben der Hustenschwelle. Seine Wirksamkeit bei Patienten mit pathologischem Husten ist durch klinische Studien bestätigt worden, seine Potenz entspricht etwa der des Codeins. Verglichen mit Codein ruft Dextromethorphan jedoch weniger subjektive und gastrointestinale Begleiterscheinungen hervor (Matthys et al., 1983). Unter therapeutischer Dosierung kommt es zu keiner Hemmung der Zilienaktivität, und die antitussive Wirkung hält fünf bis sechs Stunden an. Seine Toxizität ist gering, in extrem hohen Dosen vermag es aber ZNS-Inhibitionen zu bewirken.

Bindungsstellen, an denen Dextromethorphan mit hoher Affinität bindet, sind in Membranen verschiedener Hirnregionen gefunden worden (Craviso und Musacchio, 1983). Auch zwei weitere Antitussiva, Carbpentan und Caramiphen, binden zuverlässig an diese Stellen. Codein, Levopropoxyphen und andere Antitussiva (auch Naloxon) binden jedoch nicht. Obwohl Noscapin die Affinität von Dextromethorphan verstärkt, erscheint es doch so, als trete es mit unterschiedlichen Bindungsstellen in Interaktion (Karlsson und Dahlström, 1988). Die Beziehung zwischen diesen Bindungsstellen und den antitussiven Wirkungen ist noch unbekannt. Allerdings zeigen diese Beobachtungen verbunden mit der Fähigkeit Naloxons, die antitussiven Effekte des Codeins, nicht aber die des Dextromethorphans zu antagonisieren, daß die Unterdrückung des Hustens über eine Vielzahl verschiedener Mechanismen erfolgen kann.

Die durchschnittliche Dosierung an *Dextromethorphanhydrobromid* beträgt für Erwachsene 10 - 30 mg drei- bis sechsmal täglich, wie bei Codein sind jedoch häufig höhere Dosen nötig. Frei verkäuflich ist dieses Medikament als Sirup und Pastillen oder als Kombination mit Antihistaminika oder anderen Wirkstoffen erhältlich.

Andere Wirkstoffe *Levopropoxyphennapsylat*, das l-Isomer des Dextropropoxyphens, scheint in oralen Dosen von 50 - 100 mg den Husten mit derselben Intensität wie Dextropmethorphan zu unterdrücken. Im Gegensatz zu Dextromethorphan besitzt Levopropoxyphen nur geringe oder keine analgetische Wirkung.

Noscapin ist ein in der Natur vorkommendes Opiumalkaloid aus der Benzylisochinolingruppe. Mit Ausnahme seiner antitussiven Wirkung zeigt es bei therapeutischer Dosierung keine bedeutenden Effekte auf das ZNS. Das Medikament ist ein potenter Histaminfreisetzer, und in hohen Dosen erfolgt eine Bronchokonstriktion und eine Hypotension.

Weitere Medikamente, die als zentralwirksame Antitussiva eingesetzt werden, umfassen *Carbpentan*, *Caramphen*, *Chlophedianol*, *Diphenhydramin* und *Glauzin*. Jedes einzelne ist aus einer anderen Wirkstoffklasse, von denen keiner mit der der Opioide verwandt ist. Der Wirkmechanismus des Antihistaminikums Diphenhydramin ist unklar. Obwohl sedative Effekte gewöhnlich auftreten, werden bei Neugeborenen auch paradox exzitative Wirkungen beobachtet. Das Austrocknen von Schleimhäuten, ein anticholinerger Effekt und die Schleimhautschwellung stellen Nachteile dar. Im allgemeinen ist die Giftigkeit dieser Medikamente gering, trotzdem ermangeln die klinischen Studien noch des Beweises, ob diese Wirkstoffe als Alternativen zu besser untersuchten Wirkstoffen dienen können.

Pholcodein (3-O-[2-Morpholinoethyl]morphin) wird in vielen Kliniken außerhalb der USA eingesetzt. Obwohl es strukturell dem Morphinen ähnlich ist, zeigt es keine morphinähnlichen Wirkungen, da der Substituent an der Position 3 durch den Metabolismus nicht entfernt wird. Pholcodin ist mindestens so effektiv wie Codein, es hat eine lange Halbwertzeit und kann ein- bis zweimal pro Tag gegeben werden (Findlay, 1988).

Benzonatat ist ein langkettiger Polyglykolabkömmling, der chemisch dem Procain verwandt ist, und von dem angenommen wird, er übe seine antitussive Wirkung über Dehnungs- und Hustenrezeptoren in der Lunge sowie über zentrale Mechanismen aus. Es wurde bereits in jeglicher Form appliziert. Die orale Dosierung beträgt 100 mg dreimal pro Tag, aber auch höhere Dosierungen sind schon eingesetzt worden.

AUSBLICK

Opioide werden effektiv in der Behandlung bei Schmerzen eingesetzt. Neben ihrer analgetischen Wirkung bieten Opioide eine große Bandbreite an anderen Effekten. Einige dieser Effekte, wie z. B. die Atemdepression und die Neigung, körperliche Abhängigkeit zu induzieren, können deutlich schädlich sein. Andere Einschränkungen im Gebrauch von Opioiden ergeben sich aus den Wirkungen auf den Gastrointestinaltrakt, wo sie Übelkeit und Erbrechen hervorrufen, und aus der Toleranzentwicklung. Beinahe alle klinisch eingesetzten Opioide bewirken eine Toleranz und eine körperliche Abhängigkeit. Die Klonierung von Opioidrezeptoren und die Analyse ihrer Struktur und Funktion könnte zu der Entwicklung von neuen Opioidklassen führen, die kein Suchtpotential und nur geringe oder keine unerwünschten Wirkungen aufweisen. Vor allen Dingen besitzen die selektiven δ-

und κ-Rezeptor-Agonisten ein geringes Mißbrauchspotential und eine eingeschränkte atemdepressive Wirkung. Die Entwicklung von selektiven Agonisten für diese Rezeptoren könnte ausgesprochen nützlich für die Behandlung chronischer Schmerzen sein.

LITERATUR

Alderman, E.L., Barry, W.H., Graham, A.F., and Harrison, D.C. Hemodynamic effects of morphine and pentazocine differ in cardiac patients. *N. Engl. J. Med.*, **1972**, *287*:623—627.

Atkinson, R.L. Opioid regulation of food intake and body weight in humans. *Fed. Proc.*, **1987**, *46*:178—182.

Beaver, W.T. Impact of non-narcotic oral analgesics on pain management. *Am. J. Med.*, **1988**, *84*:Suppl. 5A, 3—15.

Bickel, W.K., Stitzer, M.L., Bigelow, G.E., Liebson, I.A., Jasinski, D.R., and Johnson, R.E. Buprenorphine: dose-related blockade of opioid challenge effects in opioid dependent subjects. *J. Pharmacol. Exp. Ther.*, **1988**, *247*:47—53.

Boysen, K., Hertel, S., Chraemmer-Jorgensen, B., Risbo, A., and Poulsen, N.J. Buprenorphine antagonism of ventilatory depression following fentanyl anesthesia. *Acta Anaesthesiol. Scand.*, **1988**, *32*:490—492.

Chen, Y., Mestek, A., Liu, J., Hurley, J.A., and Yu, L. Molecular cloning and functional expression of a mu-opioid receptor from rat brain. *Mol. Pharmacol.*, **1993**, *44*:8—12.

Chien, C.C., Brown, G., Pan, Y.X., and Pasternak, G.W. Blockade of U50,488H analgesia by antisense oligodeoxynucleotides to a kappa opioid receptor. *Eur. J. Pharmacol.*, **1994**, *253*:R7—8.

Clark, J.A., Liu, L., Price, M., Hersh, B., Edelson, M., and Pasternak, G.W. Kappa opiate receptor multiplicity: evidence for two U50,488-sensitive kappa 1 subtypes and a novel kappa 3 subtype. *J. Pharmacol. Exp. Ther.*, **1989**, *251*:461—468.

Craviso, G.L., and Musacchio, J.M. High-affinity dextromethorphan binding sites in guinea pig brain. *Mol. Pharmacol.*, **1983**, *23*:629—640.

Delfs, J.M., Kong, H., Mestek A., Yu, L., Reisine, T., and Chesselet, M.F. Expression of the mu opioid receptor mRNA in rat brain. *J. Comp. Neurol.*, **1994**, *345*:46—68.

Dixon, R., Howes, J.M., Gentile, J., Hsu, H.-B., Hsiao, J., Garg, D., Weidler, D., Meyer, M., and Tuttle, R. Nalmefene: intravenous safety and kinetics of a new opioid antagonist. *Clin. Pharmacol. Ther.*, **1986**, *39*:49—53.

Donnerer, J., Cardinale, G., Coffey, J., Lisek, C.A., Jardine, I., and Spector, S. Chemical characterization and regulation of endogenous morphine and codeine in the rat. *J. Pharmacol. Exp. Ther.*, **1987**, *242*:583—587.

Dooley, C.P., Saad, C., and Valenzuela, J.E. Studies of the role of opioids in control of human pancreatic secretion. *Dig. Dis. Sci.*, **1988**, *33*:598—604.

Dray, A., and Nunan, L. Supraspinal and spinal mechanisms in morphine-induced inhibition of reflex urinary bladder contractions in the rat. *Neuroscience*, **1987**, *22*:281—287.

Edwards, D.J., Svensson, C.K., Visco, J.P., and Lalka, D. Clinical pharmacokinetics of pethidine: 1982. *Clin. Pharmacokinet.*, **1982**, *7*:421—433.

Elliott, K., Minami, N., Kolesnikov, Y.A., Pasternak, G.W., and Inturrisi, C.E. The NMDA receptor antagonists, LY274614 and MK801, and the nitric oxide synthase inhibitor, NG-nitro-L-arginine, attenuate analgesic tolerance to the mu opioid morphine but not to kappa opioids. *Pain*, **1994**, *56*:69—75.

Fudala, P.J., Johnson, R.E., and Bunker, E. Abrupt withdrawal of buprenorphine following chronic administration. *Clin. Pharmacol. Ther.*, **1989**, *45*:186.

Glynn, C.J., and Mather, L.E. Clinical pharmacokinetics applied to patients with intractable pain, studies with pethidine. *Pain*, **1982**, *13*:237—246.

Gourlay, G.K., Cherry, D.A., and Cousins, M.J. A comparative study of the efficacy and pharmacokinetics of oral methadone and morphine in the treatment of severe pain in patients with cancer. *Pain*, **1986**, *25*:297—312.

Heishman, S.J., Stitzer, M.L., Bigelow, G.E., and Liebson, I.A. Acute opioid physical dependence in postaddict humans: naloxone dose effects after brief morphine exposure. *J. Pharmacol. Exp. Ther.*, **1989**, *248*:127—134.

Herman, R.J., McAllister, C.B., Branch, R.A., and Wilkinson, G.R. Effects of age on meperidine disposition. *Clin. Pharmacol. Ther.*, **1985**, *37*:19—24.

Heyman, J.S., Vaught, J.L., Raffa, R.B., and Porreca, F. Can supraspinal delta-opioid receptors mediate antinociception? *Trends Pharmacol. Sci.*, **1988**, *9*:134—138.

Hoffman, J.R., and Reynolds, S. Comparison of nitroglycerin, morphine, and furosemide in treatment of presumed pre-hospital pulmonary edema. *Chest*, **1987**, *92*:586—593.

Jasinski, D.R., and Preston, K.L. Assessment of dezocine for morphine-like subjective effects and miosis. *Clin. Pharmacol. Ther.*, **1985**, *38*:544—548.

Johnson, M.A., Woodcock, A.A., and Geddes, D.M. Dihydrocodeine for breathlessness in "pink puffers." *Br. Med. J., [Clin. Res.]* **1983**, *286*:675—677.

Kaiko, R.F. Age and morphine analgesia in cancer patients with postoperative pain. *Clin. Pharmacol. Ther.*, **1980**, *28*:823—826.

Kaiko, R.F., Foley, K.M., Grabinski, P.Y., Heidrich, G., Rogers, A.G., Inturrisi, C.E., and Reidenberg, M.M. Central nervous system excitatory effects of meperidine in cancer patients. *Ann. Neurol.*, **1983**, *13*:180—185.

Kaiko, R.F., Wallenstein, S.L., Rogers, A.G., Grabinski, P.Y., and Houde, R.W. Analgesic and mood effects of heroin and morphine in cancer patients with postoperative pain. *N. Engl. J. Med.*, **1981**, *304*:1501—1505.

Karlsson, M.D., and Dahlström, N.A. Characterization of high-affinity binding for the antitussive [3H]noscapine in guinea pig brain tissue. *Eur. J. Pharmacol.*, **1988**, *12*:195—203.

Kerr, I.G., Sone, M., Deangelis, C., Iscoe, N., MacKenzie, R., and Schueller, T. Continuous narcotic infusion with patient-controlled analgesia for chronic cancer pain in outpatients. *Ann. Intern. Med.*, **1988**, *108*:554—557.

Knapp, R.J., Malatynska, E., Fang, L., Li, X., Babin, E., Nguyen, M., Santoro, G., Varga, E.B., Hruby, V.J., Roeske, W.R., and Yamamura, H.I. Identification of a human delta opioid receptor: cloning and expression. *Life Sci.*, **1994**, *54*:463—469.

Kolesnikov, Y.A., Maccehini, M.-L., and Pasternak, G.W. 1-Aminocyclopropane carboxylic acid (ACPC) prevents mu and delta opioid tolerance. *Life Sci.*, **1994**, *55*:1393—1398.

Kolesnikov, Y.A., Pick, C.G., Ciszewska, G., and Pasternak, G.W. Blockade of tolerance to morphine but not kappa opioids by a nitric oxide synthase inhibitor. *Proc. Natl. Acad. Sci. U.S.A.*, **1993**, *90*:5162—5166.

Kramer, T.H., Shook, J.E., Kazmierski, W., Ayres, E.A., Wire, W.S., Hruby, V.J., and Burks, T.F. Novel peptidic Mu opioid antagonists: pharmacologic characterization *in vitro* and *in vivo*. *J. Pharmacol. Exp. Ther.*, **1989**, *249*:544—551.

Kreek, M.J. Methadone in treatment: physiological and pharmacological issues. In, *Handbook on Drug Abuse*. (Dupont, R.I., Goldstein, A., and O'Donnell, J., eds.) U.S. Government Printing Office, Washington, D.C., **1979**, pp 57—86.

Krieger, D.T., and Liotta, A.S. Pituitary hormones in brain: where, how, and why? *Science*, **1979**, *205*:366—372.

Lee, G., DeMaria, A., Amsterdam, E.A., Realyvasquez, F., Angel, J., Morrison, S., and Mason, D.T. Comparative effects of morphine, meperidine and pentazocine on cardiocirculatory dynamics in patients with acute myocardial infarction. *Am. J. Med.*, **1976**, *60*:949—955.

Levine, J.D., Gordon, N.C., Smith, R., and McBryde, R. Desipramine enhances opiate postoperative analgesia. *Pain*, **1986**, *27*:45—49.

Ling, W., Klett, C.J., and Gillis, R.D. A cooperative clinical study of methadyl acetate. *Arch. Gen. Psychiatry*, **1978**, *35*:345—353.

Mansson, E., Bare, L., and Yang, D. Isolation of a human kappa opioid receptor cDNA from placenta. *Biochem. Biophys. Res. Commun.*, **1994**, *202*:1431—1437.

Matthys, H., Bleicher, B., and Bleicher, U. Dextromethorphan and codeine: Objective assessment of antitussive activity in patients with chronic cough. *J. Int. Med. Res.*, **1983**, *11*:92—100.

Moulin, D.E., Ling, G.S.F., and Pasternak, G.W. Unidirectional analgesic cross-tolerance between morphine and levorphanol in the rat. *Pain*, **1988**, *33*:233—239.

Neumann, P.B., Henriksen, H., Grosman, N., and Christensen, C.B. Plasma morphine concentrations during chronic oral administration in patients with cancer pain. *Pain*, **1982**, *13*:247—252.

Osborne, R.J., Joel, S.P., Trew, D., and Slevin, M.L. The analgesic activity of morphine-6-glucuronide. *Lancet*, **1988**, *1*:828.

Osborne, R., Joel, S., Trew, D., and Slevin, M.L. Morphine and metabolite behavior and different routes of morphine administration: demonstration of the active metabolite morphine-6-glucuronide. *Clin. Pharmacol. Ther.*, **1990**, *47*:12-9.

Owen, J.A., Sitar, D.S., Berger, L., Brownell, L., Duke, P.C., and Mitenko, P.A. Age-related morphine kinetics. *Clin. Pharmacol. Ther.*, **1983**, *34*:364—368.

Pan, Y.X., Cheng, J., Xu, L., and Pasternak, G.W. Cloning, expression, and classification of a kappa$_3$-related opioid receptor using antisense oligodeoxynucleotides. *Reg. Peptides*, **1994**, *54*:217—218.

Paul, D., Standifer, K.M., Inturrisi, C.E., and Pasternak, G.W. Pharmacological characterization of morphine-6b-glucuronide, a very potent morphine metabolite. *J. Pharmacol. Exp. Ther.*, **1989**, *251*:477—483.

Paul, D., Pick, C.G., Tive, L.A., and Pasternak, G.W. Pharmacological characterization of nalorphine, a kappa 3 analgesic. *J. Pharmacol. Exp. Ther.*, **1991**, *257*:1—7.

Pfeiffer, A., Brantl, V., Herz, A., and Emrich, H.M. Psychotomimesis mediated by κ opiate receptors. *Science*, **1986**, *233*:774—776.

Pick, C.G., Paul, D., and Pasternak, G.W. Nalbuphine, a mixed kappa 1 and kappa 3 analgesic in mice. *J. Pharmacol. Exp. Ther.*, **1992**, *262*:1044—1050.

Pick, C.G., Roques, B., Gacel, G., and Pasternak, G.W. Supraspinal μ$_2$ receptors mediate spinal/supraspinal morphine synergy. *Eur. J. Pharmacol.*, **1992a**, *220*:275—277.

Pick, C.G., Paul, D., Eison, M.S., and Pasternak, G.W. Potentiation of opioid analgesia by the antidepressant nefazodone. *Eur. J. Pharmacol.*, **1992b**, *211*:375—381.

Pilcher, W.H., Joseph, S.A., and McDonald, J.V. Immunocytochemical localization of pro-opiomelanocortin neurons in human brain areas subserving stimulation analgesia. *J. Neurosurg.*, **1988**, *68*:621—629.

Popio, K.A., Jackson, D.H., Ross, A.M., Schreiner, B.F., and Yu, P.N. Hemodynamic and respiratory depressant effects of morphine and butorphanol. *Clin. Pharmacol. Ther.*, **1978**, *23*:281—287.

Portenoy, R.K. Chronic opioid therapy in nonmalignant pain. *J. Pain Symptom Management*, **1990**, *5*:S46—S62.

Portenoy, R.K., Southam, M.A., Gupta, S.K., Lapin, J., Layman, M., Inturrisi, C.E., and Foley, K.M. Transdermal fentanyl for cancer pain. *Anesthesiology*, **1993**, *78*:36—43.

Portenoy, R.K., Thaler, H.T., Inturrisi, C.E., Friedlander-Klar, H., and Foley, K.M. The metabolite morphine-6-glucuronide contributes to the analgesia produced by morphine infusion in patients with pain and normal renal function. *Clin. Pharmacol. Ther.*, **1992**, *51*:422—431.

Portenoy, R.K., Khan, E., Layman, M., Lapin, J., Malkin, M.G., Foley, K.M., Thaler, H.T., Cerbone, D.J., and Inturrisi, C.E. Chronic morphine therapy for cancer pain: plasma and cerebrospinal fluid morphine and morphine-6-glucuronide concentrations. *Neurology*, **1991**, *41*:1457—1461.

Portoghese, P.S., Sultana, M., Nagase, H., and Takemori, A.E. A highly selective delta-1 opioid receptor antagonist: 7-benzylidenenaltroxone. *Eur. J. Pharmacol.*, **1992**, *218*:195—196.

Raynor, K., Kong, H., Chen, Y., Yasuda, K., Yu, L., Bell, G.I., and Reisine, T. Pharmacological characterization of the cloned kappa-, delta- and mu-opioid receptors. *Mol. Pharmacol.*, **1994**, *45*:330—334.

Rodgers, B.M., Webb, C.J., Stergios, D., and Newman, B.M. Patient-controlled analgesia in pediatric surgery. *J. Pediatr. Surg.*, **1988**, *23*:259—262.

Rossi, G.C., Pan, Y.X., Cheng, J., and Pasternak, G.W. Blockade of morphine analgesia by an antisense oligodeoxynucleotide against the mu receptor. *Life Sci.*, **1994**, *54*:PL375—379.

Rossi, G., Pasternak, G.W., and Bodnar, R.J. Synergistic brainstem interactions for morphine analgesia. *Brain Res.*, **1993**, *624*:171—180.

Roth, A., Keren, G., Gluck, A., Braun, S., and Lanaido, S. Comparison of nalbuphine hydrochloride versus morphine sulfate for acute myocardial infarction with elevated pulmonary artery wedge pressure. *Am. J. Cardiol.*, **1988**, *62*:551—555.

Säwe, J., Dahlström, B., Paalzow, L., and Rane, A. Morphine kinetics in cancer patients. *Clin. Pharmacol. Ther.*, **1981**, *30*:629—635.

Sethna, D.H., Moffitt, E.A., Gray, R.J., Bussell, J., Raymond, M., Conklin, C., Shell, W.E., and Matloff, J.M. Cardiovascular effects of morphine in patients with coronary arterial disease. *Anesth. Analg.*, **1982**, *61*:109—114.

Sofuoglu, M., Portoghese, P.S., and Takemori, A.E., Differential antagonism of delta opioid agonists by naltrindole and its benzofuran analog (NTB) in mice: evidence for delta opioid receptor subtypes. *J. Pharmacol. Exp. Ther.*, **1991**, *257*:676—680.

Sriwatanakul, K., Weis, O.F., Alloza, J.L., Kelvie, W., Weintraub, M., and Lasagna, L. Analysis of narcotic analgesic usage in the treatment of postoperative pain. *J.A.M.A.*, **1983**, *250*:926—929.

Standifer, K.M., Chien, C.C., Wahlestedt, C., Brown, G.P., and Pasternak, G.W. Selective loss of delta opioid analgesia and binding by antisense oligodeoxynucleotides to a delta opioid receptor. *Neuron*, **1994**, *12*:805—810.

Tive, L., Ginsberg, K., Pick, C.G., and Pasternak, G.W. Kappa 3 receptors and levorphanol-induced analgesia. *Neuropharmacology*, **1992**, *31*:851—856.

Trujillo, K.A., and Akil, H. Inhibition of morphine tolerance and dependence by the NMDA receptor antagonist MK801. *Science*, **1991**, *251*:85—87.

Vismara, L.A., Leamon, D.M., and Zelis, R. The effects of morphine on venous tone in patients with acute pulmonary edema. *Circulation*, **1976**, *54*:335—337.

Walker, J.M., Thompson, L.A., Frascella, J., and Friederich, M.W. Opposite effects of μ and κ opiates on the firing-rate of dopamine cells in the substantia nigra of the rat. *Eur. J. Pharmacol.*, **1987**, *134*:53—59.

Wallenstein, S.L., Kaiko, R.F., Rogers, A.G., and Houde, R.W. Crossover trials in clinical analgesic assays: studies of buprenorphine and morphine. *Pharmacotherapy*, **1986**, *6*:228—235.

Wang, J.B., Johnson, P.S., Persico, A.M., Hawkins, A.C., Griffin, C.A., and Uhl, G.R. Human mu opiate receptor: cDNA and genomic clones, pharmacological characterization and chromosomal assignment. *FEBS Lett.*, **1994**, *338*:217—222.

Weihe, E., Millan, M.J., Leibold, A., Nohr, D., and Herz, A. Co-localization of proenkephalin- and prodynorphin-derived opioid peptides in laminae IV/V spinal neurons revealed in arthritic rats. *Neurosci. Lett.*, **1988**, *29*:187—192.

Weinberg, D.S., Inturrisi, C.E., Reidenberg, B., Moulin, D.W., Nip, T.J., Wallenstein, S., Houde, R.W., and Foley, K.M. Sublingual absorption of selected opioid analgesics. *Clin. Pharmacol. Ther.*, **1988**, *44*:335—342.

Weitz, C.J., Faull, K.F., and Goldstein, A. Synthesis of the skeleton of the morphine molecule by mammalian liver. *Nature*, **1987**, *330*:674—677.

Werling, L.L., Frattali, A., Portoghese, P.S., Takemori, A.E., and Cox, B.M. Kappa receptor regulation of dopamine release from striatum and cortex of rats and guinea pigs. *J. Pharmacol. Exp. Ther.*, **1988**, *246*:282—286.

Yasuda, K., Raynor, K., Kong, H., Breder, C., Takeda, J.,Reisine, T. and Bell, G.I. Cloning and functional comparison of kappa and delta opioid receptors from mouse brain. *Proc. Natl. Acad. Sci. U.S.A.* **1993**, *90*:6736—6740.

Yoburn, B.C., Luke, M.C., Pasternak, G.W., and Inturrisi, C.E. Upregulation of opioid receptor subtypes correlates with potency changes of morphine and DADLE. *Life Sci.*, **1988**, *43*:1319—1324.

Zimmer, E.Z., Divon, M.Y., and Vadosz, A. Influence of meperidine on fetal movements and heart rate beat to beat variability in the active phase of labor. *Am. J. Perinatol.*, **1988**, *5*:197—200.

Monographien und Übersichtsartikel

Amir, S. Anaphylactic shock: catecholamine actions in the responses to opioid antagonists. *Prog. Clin. Biol. Res.*, **1988**, *264*:265—274.

Ballantyne, J.C., Loach, A.B., and Carr, D.B. Itching after epidural and spinal opiates. *Pain*, **1988**, *33*:149—160.

Brogden, R.N., Speight, T.M., and Avery, G.S. Pentazocine: a review of its pharmacological properties, therapeutic efficacy and dependence liability. *Drugs*, **1973**, *5*:6—91.

Cannon, J.T., and Liebeskind, J.C. Analgesic effects of electrical brain stimulation and stress. In, *Pain and Headache*, Vol. 9. *Neurotransmitters and Pain Control.* (Akil, H., and Lewis, J.W., eds.) S. Karger, Basel, **1987**, pp. 283—294.

Chan, G.L.C., and Matzke, G.R. Effects of renal insufficiency on the pharmacokinetics and pharmacodynamics of opioid analgesics. *Drug Intell. Clin. Pharm.*, **1987**, *21*:773—783.

Coupar, I.M. Opioid action on the intestine: the importance of the intestinal mucosa. *Life Sci.*, **1987**, *41*:917—925.

Duggan, A.W., and North, R.A. Electrophysiology of opioids. *Pharmacol. Rev.*, **1983**, *35*:219—282.

Duthie, D.J.R., and Nimmo, W.S. Adverse effects of opioid analgesic drugs. *Br. J. Anaesth.*, **1987**, *59*:61—77.

Eddy, N.B., Friebel, H., Hohn, K., and Halbach, H. Codeine and its alternates for pain and cough relief. *Bull. World Health Organ.*, **1969**, *40*:639—719.

Faden, A.I. Role of thyrotropin-releasing hormone and opiate receptor antagonists in limiting central nervous system injury. *Adv. Neurol.*, **1988**, *47*:531—546.

Findlay, J.W. Pholcodine. *J. Clin. Pharmacol. Ther.*, **1988**, *13*:5—17.

Fishburne, J.I. Systemic analgesia during labor. *Clin. Perinatol.*, **1982**, *9*:29—53.

Foley, K.M. The treatment of cancer pain. *N. Engl. J. Med.*, **1985**, *313*:84—95.

Foley, K.M. Opioid analgesics in clinical pain management. In, *Handbook of Experimental Pharmacology*, Vol.104/II: *Opioids II.* (A. Herz, ed), Springer-Verlag, Berlin, **1993**, pp 697—743.

Gonzalez, J.P., and Brogden, R.N. Naltrexone: a review of its pharmacodynamic and pharmacokinetic properties and therapeutic efficacy in the management of opioid dependence. *Drugs*, **1988**, *35*:192—213.

Grossman, A. Opioids and stress in man. *J. Endocrinol.*, **1988**, *119*:377—381.

Gustafsson, L.L., and Wiesenfeld-Hallin, Z. Spinal opioid analgesia. A critical update. *Drugs*, **1988**, *35*:597—603.

Herz, A. (ed.). *Handbook of Experimental Pharmacology*, Vol. 104/I:*Opioids* I. Springer-Verlag, Berlin, **1993**.

Höllt, V. Opioid peptide processing and receptor selectivity. *Annu. Rev. Pharmacol. Toxicol.*, **1986**, *26*:59—77.

Holmes, B., and Ward, A. Meptazinol. A review of its pharmacodynamic and pharmacokinetic properties and therapeutic efficacy. *Drugs*, **1985**, *30*:285—312.

Howlett, T.A., and Rees, L.H. Endogenous opioid peptides and hypothalamo-pituitary function. *Annu. Rev. Physiol.*, **1986**, *48*:527—537.

Koob, G.F., and Bloom, F.E. Cellular and molecular mechanisms of drug dependence. *Science*, **1988**, *242*:715—723.

Kromer, W. Endogenous and exogenous opioids in the control of gastrointestinal motility and secretion. *Pharmacol. Rev.*, **1988**, *40*:121—162.

Lewis, J., Mansour, A., Khachaturian, H., Watson, S.J., and Akil, H. Opioids and pain regulation. In, *Pain and Headache*, Vol. 9. *Neurotransmitters and Pain Control.* (Akil, H., and Lewis, J.W., eds.) S. Karger, Basel, **1987**, pp. 129—159.

McQuay, H.J. Pharmacological treatment of neuralgic and neuropathic pain. *Cancer Surv.*, **1988**, *7*:141—159.

Manara, L., and Bianchetti, A. The central and peripheral influences of opioids on gastrointestinal propulsion. *Annu. Rev. Pharmacol. Toxicol.*, **1985**, *25*:249—273.

Martin, W.R. Pharmacology of opioids. *Pharmacol. Rev.*, **1983**, *35*:283—323.

Martin, W.R., and Sloan, J.W. Neuropharmacology and neurochemistry of subjective effects, analgesia, tolerance, and dependence produced by narcotic analgesics. In, *Handbook of Experimental Pharmacology*. Vol. 45/I, *Drug Addiction I: Morphine, Sedative/Hypnotic and Alcohol Dependence*. (Martin, W.R., ed.) Springer-Verlag, Berlin, **1977**, pp. 43—158.

Misra, A.L. Metabolism of opiates. In, *Factors Affecting the Action of Narcotics*. (Adler, M.L., Manara, L., and Samanin, R., eds.) Raven Press, New York, **1978**, pp. 297—343.

Monk, J. Sufentanil: a review. *Drugs*, **1988**, *36*:249—381.

Pasternak, G.W. Pharmacological mechanisms of opioid analgesics. *Clin. Neuropharmacology*, **1993**, *16*:1—18.

Portoghese, P.S. Bivalent ligands and the message address concept in the design of selective opioid receptor antagonists. *Trends Pharmacol. Sci.*, **1989**, *10*:230—235.

Reisine, T. and Bell, G.I. Molecular biology of opioid receptors. *Trends Neurosci*, **1993**, *16*:506—510.

Rumore, M.M., and Schlichting, D.A. Clinical efficacy of antihistaminics as analgesics. *Pain*, **1986**, *25*:7—22.

Sawynok, J. The therapeutic use of heroin: a review of the pharmacological literature. *Can. J. Physiol. Pharmacol.*, **1986**, *64*:1—6.

Sibinga, N.E.S., and Goldstein, A. Opioid peptides and opioid receptors in cells of the immune system. *Annu. Rev. Immunol.*, **1988**, *6*:219—249.

Staritz, M. Pharmacology of the sphincter of Oddi. *Endoscopy*, **1988**, *20*:Suppl. 1, 171—174.

Symposium. (Various authors.) Opioids in the hippocampus. (McGinty, J.F., and Friedman, D.P., eds.) *Natl. Inst. Drug Abuse Res. Mongr. Ser.*, **1988**, *82*:1—145.

Yaksh, T.L. CNS mechanisms of pain and analgesia. *Cancer Surv.*, **1988**, *7*:55—67.

Yaster, M., and Deshpande, J.K. Management of pediatric pain with opioid analgesics. J. Pediatr., 1988, 113:421—429.

DANKSAGUNG

Die Autoren möchten sich bei Dr. Jerome H. Jaffe und Dr. William R. Martin, den Autoren dieses Kapitels in der 8. Auflage dieses Buches bedanken, von deren Text sie einige Passagen übernommen haben.

24 DROGENABHÄNGIGKEIT UND DROGENMISSBRAUCH

Charles P. O'Brien

Berichte über den Gebrauch von Drogen zur Veränderung der Stimmung, des Denkens und der Empfindungen finden wir in allen Kulturkreisen seit Beginn unserer Geschichtsschreibung. Abhängigkeitserscheinungen wurden auch häufig bei ursprünglich zu therapeutischen Zwecken eingesetzten Wirkstoffen beobachtet. Dieses Kapitel beinhaltet Definitionen für körperliche und psychische Abhängigkeit. Außerdem werden die verschiedenen Faktoren skizziert, welche zur Entwicklung von Drogenmißbrauch und -abhängigkeit beitragen. Darüber hinaus werden die Symptome des Drogenmißbrauchs und -entzugs beschrieben und – soweit vorhanden – therapeutische Maßnahmen, um Entzugssymptome zu lindern bzw. um bestehende Substanzabhängigkeiten aufzuheben oder durch geeignete Substitutionsmaßnahmen abzumildern.

Weiterhin wird der Mißbrauch und die Abhängigkeit von nichtmedizinischen Substanzen wie Äthanol (siehe auch Kapitel 17), Koffein (siehe auch Kapitel 28), Psychedelika, Marihuana, Nikotin (siehe auch Kapitel 9) und Inhalanzien (siehe auch Kapitel 14 und 67) diskutiert. Es werden zudem die Charakteristika und die Behandlung der körperlichen und psychischen Abhängigkeit von medizinischen Wirkstoffen wie Benzodiazepinen und anderen, frei erhältlichen Sedativa (siehe auch Kapitel 17) sowie von Barbituraten (siehe Kapitel 17 und 20) beschrieben.

KÖRPERLICHE UND PSYCHISCHE ABHÄNGIGKEIT

Jede Substanz kann absichtlich oder versehentlich abweichend von ihrer ursprünglichen Bestimmung genommen werden. Drogen, die das Verhalten verändern, werden besonders gern im Übermaß konsumiert, wenn diese Verhaltensänderung erwünscht erscheint. Für die Pathogenese und die Aufrechterhaltung des Drogenkonsums sind psychosoziale Faktoren, welche sich bei den verschiedenen pharmakologischen Substanzen ähneln, ebenso wichtig wie das einzigartige psychopharmakologische Profil der einzelnen Wirkstoffe. Nichtsdestoweniger wird sich dieses Kapitel auf die pharmakologischen Aspekte von Drogenmißbrauch und -abhängigkeit konzentrieren. Dies beinhaltet legale verschreibungspflichtige Medikamente, illegale Drogen wie Heroin oder Kokain und frei erhältliche Substanzen wie Alkohol und Nikotin.

Es gibt viele Differenzen über die Ursprünge und sogar die Definitionen von Drogenmißbrauch und -abhängigkeit. Obwohl viele Ärzte große Bedenken gegenüber iatrogener Medikamentenabhängigkeit haben, beginnen nur wenige Individuen ihre Suchtkarriere mit verschreibungspflichtigen Medikamenten. Verwirrung existiert, da auch die korrekte Anwendung von Analgetika, Anxiolytika und sogar Antihypertonika Toleranz und körperliche Abhängigkeit hervorrufen kann. Dies sind *normale* physiologische Anpassungsmechanismen an den wiederholten Gebrauch von Wirkstoffen vieler verschiedener Kategorien. Toleranz und körperliche Abhängigkeit werden später detaillierter beschrieben werden, es muß jedoch betont werden, daß hieraus *weder auf Mißbrauch noch Sucht* geschlossen werden kann. Diese Unterscheidung ist wichtig, da Schmerzpatienten machmal eine adäquate Opioidmedikation entzogen wird, sofern sie eine Toleranzentwicklung bzw. Entzugssymptome bei abruptem Absetzen der Medikation zeigen.

Definitionen In den vergangenen 25 Jahren stellten verschiedene Organisationen für die Begriffe Mißbrauch und Abhängigkeit die unterschiedlichsten Definitionen auf. Der Grund für die vielen Überarbeitungen und Meinungsverschiedenheiten liegt vermutlich in der Tatsache begründet, daß es sich bei Mißbrauch und Abhängigkeit um ein Fehlverhalten handelt, welches in der ganzen Bandbreite zwischen minimalem Konsum über Mißbrauch zur schweren Drogensucht variieren kann. Während es sich bei Toleranz und körperlicher Abhängigkeit um biologische Phänomene handelt, welche in Labor bzw. Klinik exakt nachgewiesen werden können, gibt es bei den Definitionen der Fehlverhalten Mißbrauch und Sucht einen willkürlichen Aspekt. Die einflußreichste diagnostische Einteilung für psychische Störungen stammt von der American Psychiatric Association (APA; DSM IV, 1994). Hier wird für das gesamte Fehlverhalten der Begriff *Abhängigkeit* anstelle von Sucht gebraucht. Diese Terminologie, die in weiten Kreisen akzeptiert wird, kann jedoch in der Unterscheidung von *körperlicher* und *psychischer Abhängigkeit* für Verwirrung sorgen. In diesem Kapitel wird der Begriff *Sucht* für den zwanghaften Konsum einer Droge benutzt, entsprechend dem ausgeprägten Substanzabhängigkeitssyndrom, wie es in DSM IV definiert wurde. Dies sollte nicht mit alleiniger körperlicher Abhängigkeit verwechselt werden, welches einen häufigen Fehler unter Ärzten darstellt. Die Bezeichnung Sucht stellt keinen abwertenden Begriff dar; so handelt es sich bei dem internationalen Journal *Addiction* um eine der ältesten wissenschaftlichen Zeitschriften in diesem Gebiet.

Die APA definiert die Abhängigkeit von einer Substanz (oder Sucht) als einen Komplex von Symptomen, der darauf hindeutet, daß eine Person trotz bedeutender substanzbezogener Probleme den Konsum einer Substanz fortsetzt. Der Nachweis von Toleranz und einer Entzugssymptomatik sind hier in der Liste der Symptome erhalten, beide Aspekte sind jedoch weder ausreichend noch erforderlich für die Diagnose einer Substanzabhängigkeit. Bei dem Mißbrauch einer Substanz handelt es sich um eine weniger schwerwiegende Diagnose. Sie umfaßt ein Muster von nachteiligen Wirkungen durch wiederholten Drogenkonsum, das jedoch nicht die Kriterien der Abhängigkeit erreicht.

Ätiologie der Substanzabhängigkeit Viele Faktoren beeinflussen die Wahrscheinlichkeit für jede Person, Drogenkonsument oder -abhängiger zu werden. Diese Faktoren können in drei Kategorien eingeteilt werden: Agens (Droge), Persönlichkeit (Konsument) und Umwelt (siehe Tabelle 24.1).

Drogenfaktoren Drogen unterscheiden sich in ihrer Fähigkeit, sofortige angenehme Gefühle beim Anwender zu erzeugen. Drogen, die zuverlässig besonders intensive, angenehme Empfindungen (Euphorie) erzeugen, werden mit höherer Wahrscheinlichkeit wiederholt konsumiert. *Verstärkung* bezieht sich auf die Fähigkeit der Drogen, durch bestimmte Effekte beim Konsumenten den Wunsch zu erzeugen, sie erneut einzunehmen. Je mehr eine Droge verstärkend wirkt, desto größer die Wahrscheinlichkeit des Mißbrauchs. Die verstärkende Wirkung einer Droge kann bei Tieren zuverlässig gemessen werden. Tiere wie Ratten oder Affen werden mit einem intravenösen Katheter ausgestattet, der an eine durch einen Hebel regulierte Pumpe angeschlossen ist. Im allgemeinen werden die Tiere, um Injektionen der Substanz zu erhalten, sich in ungefähr der gleichen Größenordnung wie der Mensch verhalten. Somit können durch das Tiermodell auch neue Medikamente auf ein mögliches Mißbrauchspotential beim Menschen überprüft werden.

Die verstärkende Eigenschaft einer Substanz ist mit ihrer Fähigkeit assoziiert, die Konzentration von Neurotransmittern in bestimmten Gehirnarealen zu erhöhen (siehe Kapitel 12). Kokain, Amphetamin, Äthanol, Opioide und Nikotin erhöhen reproduzierbar die Dopaminkonzentration in der extrazellulären Flüssigkeit in der Region des Nucleus accumbens. Über zerebrale Mikrodialyseverfahren ist es möglich, bei Tieren, für gewöhnlich bei Ratten, Proben extrazellulärer Flüssigkeit zu entnehmen, während sie sich frei bewegen oder Drogen erhalten. Ein ähnlicher Dopaminanstieg im Nucleus accumbens läßt sich auch nachweisen, wenn das Tier mit süßer Nahrung oder einem Geschlechtspartner gelockt wird. Im Gegensatz dazu erzeugen Drogen, die Dopaminrezeptoren blockieren, negative Empfindungen, d. h. dysphorische Effekte. Weder Tier noch Mensch würde eine solche Droge freiwillig einnehmen. Trotz streng korrelativer Ergebnisse konnte jedoch eine kausale Beziehung zwischen Dopamin und Euphorie bzw. Dysphorie nicht bewiesen werden. Andere Untersuchungen betonen die zusätzliche Rolle von Opiaten (siehe Kapitel 23), Serotonin- (Kapitel 11) und GABA-vermittelten Systemen (Kapitel 17) bei der verstärkenden Eigenschaft einer Substanz.

Je schneller die erwünschten Effekte einer Droge auftreten, desto wahrscheinlicher wird eine Kettenreation ausgelöst, die am Ende zum Kontrollverlust führt, d. h. desto mehr verleitet eine Droge zum Mißbrauch. Auf die pharmakokinetischen Variablen, welche die Zeit bis zum Erreichen der kritischen Rezeptoren im Gehirn beeinflussen, wird detaillierter in Kapitel 1 eingegangen. Die Geschichte des Gebrauchs und Mißbrauchs von *Kokain* veranschaulicht, wie sich durch die Form und die Art der Verabreichung des gleichen Präparates die Mißbrauchsanfälligkeit verändert.

Kokablätter können gekaut werden, das Alkaloid Kokain wird dann über die buccale Mukosa langsam resorbiert. Durch diese Methode kommt es zu niedrigen Kokainblutspiegeln und damit auch niedrigen Spiegeln im Gehirn. Der milde stimulierende Effekt durch das Kauen der Kokablätter setzt allmählich ein. Durch diesen Brauch, seit Jahrtausenden praktiziert, hat sich bei den Bewohnern der Anden lediglich eine geringe Form, wenn überhaupt, des Mißbrauchs und der Abhängigkeit entwickelt. Im späten neunzehnten Jahrhundert begannen Wissenschaftler, aus den Kokablättern Kokainhydrochlorid zu isolieren und die Extraktion von purem Kokain wurde möglich. Kokain konnte jetzt in höherer Dosierung oral eingenommen werden (gastrointestinale Resorption) oder über die Nasenschleimhaut aufgenommen werden. Dadurch ließen sich höhere Kokainspiegel im Blut und ein schnellerer Wirkungseintritt erzielen. Später fand man heraus, daß man eine Lösung von Kokainhydrochlorid intravenös verabreichen konnte. Jede neu erhältliche Kokainpräparation, die einen schnelleren Wirkungseintritt und eine Erhöhung des Blutkokainspiegels ermöglichte, ging mit einer höheren Wahrscheinlichkeit der Abhängigkeitsentwicklung einher. In den 80er Jahren wurde in Amerika mit der Herstellung von *crack* Kokain zu einem relativ niedrigen Verkaufspreis noch breiter verfügbar. *Crack* ist ein alkaloides Kokain (*free base*), welches durch Hitze leicht verdampft. Einfaches Inhalieren des Dampfes führt zu Blutspiegeln, die denen nach intravenöser Applikation vergleichbar sind. Dies ist durch die große Resorptionsoberfläche und den Übergang in den Lungenkreislauf nach der Inhalation zu erklären. Das kokain-

Tabelle 24.1 Multiple Faktoren, die Beginn und Weiterführung von Drogenmißbrauch und -abhängigkeit beeinflussen

Agens (Droge)
 Verfügbarkeit
 Kosten
 Reinheit/Potenz
 Verabreichungsform
  kauen (Absorption über die orale Mukosa)
  gastrointestinal
  intranasal
  subkutan und intramuskulär
  intravenös
  Inhalation
 Geschwindigkeit von Wirkungseintritt und Wirkungsende
  Pharmakokinetik: Kombination von Agens und
   Persönlichkeit
Persönlichkeit (Konsument)
 Erbmasse
  angeborene Toleranz
  Geschwindigkeit, mit der sich erworbene Toleranz
   entwickelt
  Wahrscheinlichkeit, mit der der Rausch als Genuß
   erlebt wird
 psychiatrische Symptome
 frühere Erfahrungen / Erwartungen
 Neigung zu risikofreudigem Verhalten
Umwelt
 sozialer Hintergrund
 Standpunkt der Gemeinschaft
  Gruppeneinfluß, Rollenmodelle
 Verfügbarkeit anderer Verstärker (Möglichkeiten für
  Vergnügen und Entspannung)
 Beschäftigungs- und Bildungssituation
pharmakologische Phänomene
 Toleranz

enthaltende Blut erreicht dann den linken Herzventrikel und die zerebrale Zirkulation ohne Verdünnung durch das periphere Gefäßsystem. Folglich führt das Inhalieren von *crack* mit sehr viel höherer Wahrscheinlichkeit zur Abhängigkeit als Kauen, Trinken oder Schnupfen von Kokain. Diese Methode, die die Droge rasch dem Gehirn zuführt, ist auch die bevorzugte Applikationsform für Raucher von Nikotin und Cannabis.

Obwohl die Drogenfaktoren bedeutsam sind, erklären sie nicht allein die Entwicklung von Mißbrauch und Abhängigkeit. Die Entwicklung einer Sucht ist auch von Persönlichkeitsfaktoren und Umweltbedingungen abhängig.

Persönlichkeitsfaktoren Im allgemeinen wirkt eine Droge bei jedem Individuum unterschiedlich. Auch die Blutspiegel zeigen eine große Spannweite, wenn verschiedene Personen die gleiche Dosis (in mg/kg Körpergewicht) einer Droge erhalten. Ein Polymorphismus der Gene, welche für Enzyme kodieren, die für Resorption, Metabolismus, Ausscheidung und rezeptorvermittelte Antwort verantwortlich sind, kann das unterschiedliche Ausmaß von Verstärkung oder Euphorie unter Individuen erklären.

Bei Kindern von Alkoholikern besteht eine höhere Wahrscheinlichkeit, später selbst alkoholkrank zu werden, sogar wenn sie nach der Geburt von Eltern ohne Alkoholproblem adoptiert wurden (Schuckit, 1992). Die vorliegenden Studien über den genetischen Einfluß bei dieser Störung zeigen lediglich ein *erhöhtes Risiko* für die Entwicklung einer Alkoholkrankheit, keinen Determinismus. Dies ist vereinbar mit einer polygen vererbten Störung mit verschiedenen Faktoren. Auch eineiige Zwillinge, die das gleiche Erbgut teilen, zeigen keine hundertprozentige Konkordanz, wenn ein Zwilling alkoholkrank ist. Dennoch ist die Konkordanzrate bei eineiigen Zwillingen sehr viel höher als bei zweieiigen. Die Beobachtung, daß in den gleichen Familien Alkohol und andere Drogen üblich sind, gibt Grund zur Annahme, daß auch allgemeine Gründe eine Rolle spielen.

Angeborene Toleranz für Alkohol scheint ein biologisches Merkmal zu sein, welches zu der Entwicklung einer Alkoholabhängigkeit beitragen kann. Neuere Daten (Schuckit, 1994) zeigen, daß bei Söhnen von Alkoholikern eine niedrigere Empfindlichkeit auf Alkohol vorliegt, verglichen mit anderen jungen Männern des gleichen Alters (22 Jahre). Die Empfindlichkeit auf Alkohol wurde unter Laborbedingungen mit zwei unterschiedlichen Alkoholdosen mittels der Wirkung auf die motorische Leistung und die subjektiven Rauschempfindungen gemessen. Als die Männer zehn Jahre später erneut untersucht wurden, waren die, die mit 22 Jahren am unempfindlichsten (tolerant) auf Alkohol reagiert hatten, mit 32 Jahren mit höherer Wahrscheinlichkeit alkoholabhängig. Das Vorhandensein der Toleranz sagte auch in der Gruppe ohne Familienanamnese die Entwicklung einer Alkoholabhängigkeit voraus, aber in dieser Gruppe gab es wesentlich weniger Männer mit einer Alkoholtoleranz.

Auch Unterschiede im Alkoholmetabolismus können die Neigung zum Alkoholmißbrauch beeinflussen. Äthanol wird durch die Alkoholdehydrogenase zu Acetaldehyd metabolisiert, welches dann durch eine mitochondriale Aldehyddehydrogenase, bekannt als ALDH2, umgewandelt wird. Eine häufige Mutation im Gen der ALDH2 führt zu einer weniger effektiven Aldehyddehydrogenase. Dieses Allel ist in asiatischen Populationen weit verbreitet und bedingt eine exzessive Acetaldehydproduktion nach dem Genuß von Alkohol. Der Träger dieses Allels erlebt fünf bis zehn Minuten nach dem Genuß von Alkohol eine sehr unangenehme Flush-Reaktion, eine Erfahrung, die die Wahrscheinlichkeit, alkoholkrank zu werden, vermindern kann.

Es gibt wahrscheinlich multiple genetische Faktoren, die die Wahrscheinlichkeit alkoholabhängig zu werden beeinflussen können, ohne einen einzigen als entscheidenden Faktor. Um rationale Präventionsstrategien aufzustellen, wird es erforderlich sein, diese genetischen Verkettungen und ihren Beitrag zur Entwicklung einer Alkoholabhängigkeit besser zu verstehen.

Psychische Erkrankungen bilden eine weitere Kategorie der Persönlichkeitsfaktoren. Patienten mit Angst, Depression, Schlaflosigkeit oder auch nur subtilen Symptomen wie Schüchternheit können bewußt oder zufällig entdecken, daß manche Drogen ihnen Erleichterung zu verschaffen scheinen. Jedoch sind die scheinbar wohltuenden Effekte nur vorübergehender Natur, und wiederholte Anwendung kann zu Toleranz und evtl. zwanghafter, unkontrollierter Drogeneinnahme führen. Psychiatrische Symptome werden häufig bei Drogenabhängigen gesehen, die meisten dieser Symptome setzten jedoch *nach* Beginn des Drogenmißbrauchs ein. Somit scheinen Drogen mehr psychiatrische Symptome zu produzieren als vorbestehende Probleme zu erleichtern.

Umweltfaktoren Gesellschaftliche Normen und ein gewisser Gruppenzwang scheinen sowohl den erstmaligen als auch den wiederkehrenden Gebrauch von psychoaktiven Drogen signifikant zu beeinflussen. Anfänglich mag die Einnahme von Drogen als eine Form der Rebellion gegen Autoritäten angesehen werden. In manchen Gemeinschaften erscheint das Rollenmodell aus Drogenkonsument und Drogendealer als erfolgreich und angesehen, und es wird von jungen Leuten imitiert. Möglicherweise gibt es auch zu wenige Freizeitalternativen. Diese Faktoren sind insbesondere in Gesellschaftsschichten mit niedrigem Ausbildungsstand und hoher Arbeitslosigkeit wesentlich.

Pharmakologische Phänomene *Toleranz* Während es sich bei Mißbrauch und Abhängigkeit um extrem komplizierte Bedingungen handelt, wenn man die oben umrissenen Faktoren zusammenfaßt, gibt es jedoch eine Reihe von relevanten pharmakologischen Phänomenen, die unabhängig von sozialen und psychologischen Dimensionen auftreten. Zunächst sind hier die Veränderungen der Reaktionsweise des Körpers auf die Droge mit wiederholter Anwendung zu nennen. *Toleranz* ist bei wiederholtem Gebrauch der gleichen Droge die häufigste Reaktion und kann definiert werden als Verminderung der Wirkung einer Droge nach wiederholter Anwendung. Abbildung 24.1 zeigt eine idealisierte Dosis-Wirkungskurve für eine verabreichte Droge. Wird die Dosis der Droge gesteigert, steigt auch der beobachtete Effekt der Droge. Mit wiederholter Verabreichung der Droge verschiebt sich die Kurve jedoch nach rechts (Toleranz). Somit ist eine höhere Dosis erforderlich, um den gleichen Effekt zu erzielen, der einmal mit geringerer Dosis möglich war. So sediert Diazepam typischerweise mit Dosen von 5 - 10 mg bei erstmaliger Einnahme, aber jene, die es wiederholt einnehmen, um sich *high* zu fühlen, können eine Toleranz gegenüber Dosen von mehreren hundert Milligramm entwickeln. Bei manchen Personen wurden Toleranzen gegenüber >1000 mg/Tag nachgewiesen. Wie in Tabelle 24.2 dargestellt, gibt es viele Formen der Toleranz, die wahrscheinlich über vielfache Mechanismen entstehen.

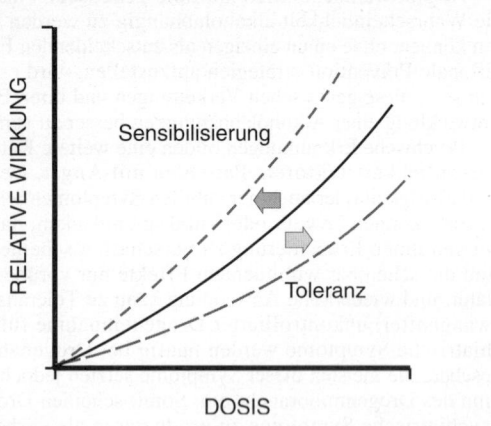

Abbildung 24.1 Verschiebung einer Dosis-Wirkungskurve durch Toleranz und Sensibilisierung. Durch Toleranz kommt es zu einer Verschiebung der Kurve nach rechts, das heißt, daß höhere Dosen als die initialen benötigt werden, um die gleiche Wirkung zu erzielen. Durch Sensibilisierung kommt es zu einer Verschiebung der Dosis-Wirkungskurve nach links, mit der Folge, daß nach einer weiteren Dosis eine größere Wirkung auftritt als nach der initialen Dosis.

Toleranz entwickelt sich nicht gegenüber allen Effekten einer Droge gleich schnell. Zum Beispiel entsteht sehr schnell eine Toleranz gegenüber der euphorisierenden Wirkung von Opioiden, wie sie von Heroin erzeugt wird. Drogenabhängige neigen dann dazu, die Dosis zu steigern, um immer wieder neu dieses schwer faßbare „High-Gefühl" zu erleben. Im Gegensatz dazu entwickelt sich gegenüber den gastrointestinalen Effekten der Opiate die Toleranz langsamer. Die Diskrepanz zwischen Toleranz gegenüber der euphorisierenden Wirkung und Toleranz gegenüber Effekten, die sich auf die vitalen Funktionen auswirken wie Atmung und Blutdruck, kann bei Konsumenten von Beruhigungsmitteln zum Tode führen.

Angeborene Toleranz bezieht sich auf die genetisch festgelegte Empfindlichkeit (oder mangelnde Empfindlichkeit) gegenüber einer Droge, die sich bei erster Verabreichung manifestiert. Angeborene Toleranz wurde oben bereits diskutiert als Persönlichkeitsfaktor, der die Entwicklung von Mißbrauch und Abhängigkeit beeinflussen kann.

Erworbene Toleranz kann in drei Formen eingeteilt werden: die pharmakokinetische, die pharmakodynamische und die erlernte Toleranz, einschließlich einer Form der Verhaltenstoleranz, der konditionierten Toleranz.

Pharmakokinetische Toleranz bezieht sich auf Veränderungen in Verteilung und Stoffwechsel einer Substanz nach wiederholter Anwendung, so daß es zu erniedrigten Konzentrationen im Blut und folglich auch an den Orten der Drogenwirkung kommt (siehe Kapitel 1). Der häufigste Mechanismus ist die Steigerung des Metabolismus der Droge. Zum Beispiel stimulieren Barbiturate die Produktion von höheren Stufen mikrosomaler Enzyme in der Leber, dadurch kommt es zu schnellerem Abbau und schnellerer Entfernung der Barbiturate aus der Zirkulation. Da viele andere Substanzen auch durch diese Enzyme verstoffwechselt werden, werden auch diese schneller abgebaut. Dies führt auch hier zu einem Abfall der Plasmaspiegel und damit zur Wirkungsverminderung

Pharmakodynamische Toleranz bezieht sich auf Anpassungsmechanismen innerhalb von Systemen, die von der Substanz beeinflusst werden, so daß die Wirkung auf eine bestimmte Konzentration der Substanz vermindert ist. Hierbei handelt es sich z. B. um Veränderungen der Rezeptordichte oder der Wirksamkeit von Rezeptorbindungen in Signaltransduktionswegen (siehe Kapitel 2).

Bei der *erlernten Toleranz* kommt es durch erlernte kompensatorische Mechanismen zu einer Wirkungsverminderung der Droge. Eine Form der erlernten Toleranz wird als Verhaltenstoleranz bezeichnet. Dies beschreibt einfach die Geschicklichkeit, die durch wiederholte Erfahrungen erworben werden kann, mit der ungeachtet eines leichten bis mäßigen Rauschs der Schein des Funktionierens aufrechterhalten werden kann. Ein gutes Beispiel ist, trotz der motorischen Beeinträchtigung bei Trunkenheit zu lernen, auf einer geraden Linie zu laufen. Wahrscheinlich führen hier sowohl die Aneignung von motorischen Fähigkeiten als auch das Wissen um die eigenen Defizite zu einem vorsichtigeren Gang. Bei einem schweren Rauschzustand unterliegt jedoch die Verhaltenstoleranz, und die Defizite werden offensichtlich.

Bei einer speziellen Form der Verhaltenstoleranz handelt es sich um die *konditionierte Toleranz*. Konditionierte Toleranz (situationsspezifische Toleranz) ist ein Lernmechanismus, der sich dann entwickelt, wenn Schlüsselreize wie ein bestimmter Anblick, Geruch oder eine besondere Situation durchweg mit der Verabreichung einer Droge verknüpft sind. Wenn eine Droge entweder durch eine sedierende Wirkung oder durch Veränderungen von Blutdruck, Herzfrequenz oder Darmtätigkeit etc. die Homöostase beeinträchtigt, werden für gewöhnlich im Bestreben, den Status quo zu erhalten, Gegenmaßnahmen und Anpassungsvorgänge eingeleitet. Wird eine Droge immer in Gegenwart bestimmter Schlüsselreize (Geruch einer Substanz, Anblick der Spritze) verabreicht, wird mit diesen Schlüsselreizen bereits die Wirkung der Droge erwartet. Dann beginnen die Anpassungsvorgänge bereits aufzutreten, bevor die Droge ihren Wirkort erreicht hat. Wenn einer Drogenverabreichung immer die gleichen Schlüsselreize vorausgehen, werden in der Konsequenz die adaptierenden Vorgänge erlernt werden, und dies wird die volle Ausprägung der Drogenwirkung verhindern (Toleranz). Dieser Mechanismus der konditionierten Toleranz folgt den klassischen Pawlovschen Gesetzen und führt zu Drogentoleranz bei Gelegenheiten, wo die Droge „erwartet" wird. Wenn die Droge unter neuen oder „unerwarteten" Umständen verabreicht wird, ist die Toleranz verringert und die Drogenwirkung erhöht (Wikler, 1973; Siegel 1976).

Der Begriff der *akuten Toleranz* bezieht sich auf eine rasche Toleranzentwicklung bei wiederholtem Genuß während einer einzelnen Gelegenheit wie bei einer „Drogenparty". Beispielsweise wird Kokain oft in einer Art Exzeß mit wiederholten Dosen über eine bis mehrere Stunden konsumiert, manchmal länger. Unter diesen Bedingungen kommt es zu einem Nachlassen der Wirkung bei den nachfolgenden Kokainverabreichungen. Dies ist das Gegenteil der *Sensibilisierung*, die bei intermittierender Verabreichung beobachtet wird und im folgenden beschrieben werden wird.

Sensibilisierung *Umgekehrte Toleranz* oder *Sensibilisierung* kann bei Stimulanzien wie Kokain oder Amphetamin auf-

Tabelle 24.2 Toleranzarten

---

angeboren (vorbestehende Empfindlichkeit oder Unempfindlichkeit)
erworben
   pharmakokinetisch (dispositional oder metabolisch)
   pharmakodynamisch
   erlernte Toleranz
      Verhaltenstoleranz
         konditionierte Toleranz
   akute Toleranz
   reverse Toleranz (Sensibilisierung)
   Kreuztoleranz

treten. Es handelt sich um eine Wirkungsverstärkung bei wiederholter Einnahme der gleichen Dosis einer Substanz. Abbildung 24.1 veranschaulicht schematisch, wie die Sensibilisierung zu einer Verschiebung der Dosis-Wirkungskurve nach links führt. Erhalten Ratten zum Beispiel wiederholt täglich eine Dosis Kokain, die zu erhöhter motorischer Aktivität führt, nimmt diese Wirkung über mehrere Tage zu, auch wenn die Dosis konstant bleibt. Die Sensibilisierung läßt sich z. T. auch durch Konditionierung erklären. Wenn das Tier in einen Käfig gebracht wird, wo es Kokain erwartet oder wenn es unter den gleichen Umständen nach mehreren Tagen Kokain eine Plazeboinjektion erhält, wird es hierdurch zu einem Anstieg der motorischen Aktivität wie nach Kokainverabreichung kommen, d. h. zu einer konditionierten Antwort. Im Gegensatz zur akuten Toleranz bei einem Exzeß benötigt eine Sensibilisierung ein längeres Intervall zwischen den Dosen, in der Regel ungefähr einen Tag.

Sensibilisierung wurde bei Ratten mittels Mikrodialyse-Kanülen zur Messung des extrazellulären Dopamins untersucht (Kalivas und Duffy, 1990; siehe Abbildung 24.2). Anfänglich kommt es nach 10 mg/kg intraperitoneal verabreichten Kokains zu einem Anstieg des gemessenen Dopaminspiegels. Nach sieben täglichen Injektionen ist der Dopaminanstieg signifikant höher als am ersten Tag, und auch die Änderung des Verhaltens ist ausgeprägter. Die Abbildung zeigt außerdem das Beispiel einer konditionierten Antwort (erlernter Drogeneffekt): Nach Injektion einer Kochsalzlösung drei Tage nach Absetzen der Kokaininjektionen kam es sowohl zu einem Anstieg des Dopaminspiegels als auch der Verhaltensaktivität.

Kreuztoleranz *Kreuztoleranz* bezieht sich auf die Tatsache, daß die wiederholte Anwendung von Drogen einer Gruppe zu Toleranz nicht nur gegenüber dieser Substanz, sondern auch gegenüber anderen Drogen aus der gleichen Gruppe mit ähnlicher Struktur und Wirkmechanismus führt. Das Verständnis der Kreuztoleranz ist bedeutend für die Behandlung von Abhängigen gleich welcher Droge. Entziehung ist eine Form der Behandlung der Drogenabhängigkeit, in der schrittweise geringere Dosen einer Droge verabreicht werden, um Entzugssymptome zu vermeiden und dabei den Patienten von der Droge zu entwöhnen (siehe unten). Entziehung kann mit jeder Substanz, bei der Kreuztoleranz gegenüber der die Abhängigkeit verursachenden Droge besteht, erreicht werden. Beispielsweise sind Heroinkonsumenten auch gegenüber anderen Opioden tolerant. Daher kann die Entziehung von heroinabhängigen Patienten mit jedem Präparat, das Opiatrezeptoren aktiviert (Opioide), durchgeführt werden.

Körperliche Abhängigkeit

Als Antwort auf die wiederholte Drogenanwendung kommt es zu einer Neuordnung von homöostatischen Mechanismen. Als Ergebnis dieser Anpassungsvorgänge (Toleranz) entwickelt sich der *Zustand* der körperlichen Abhängigkeit. Drogen können zahlreiche Systeme beeinträchtigen, die sich zuvor im Einklang befanden. Diese Systeme müssen in der Gegenwart von Hemmung und Stimulation durch eine spezifische Droge ein neues Gleichgewicht finden. Eine Person in diesem angepassten oder körperlich abhängigen Zustand benötigt ununterbrochene Verabreichung der Droge, um die normalen Funktionen aufrechtzuerhalten. Wenn die Verabreichung der Droge abrupt beendet wird, kommt es zu einem gestörten Gleichgewicht, und die beeinträchtigten Systeme müssen wieder zu einer neuen Balance ohne die Droge finden.

Entzugssyndrom Das Auftreten eines Entzugssyndroms nach Beendigung der Verabreichung einer Droge ist der einzige wirkliche Beweis für das Vorliegen einer körperlichen Abhängigkeit. Entzugssymptome treten dann auf, wenn die Drogenzufuhr bei einem körperlich abhängigen Patienten abrupt beendet wird. Entzugssymptome haben mindestens zwei Ursprünge: (1) Absetzen der Droge, zu der ein Abhängigkeitsverhältnis besteht und (2) Übererregbarkeit des Zentralnervensystems durch die Anpassung an den neuen Zustand ohne Droge. Pharmakokinetische Faktoren sind für die Ausprägung und die Dauer der Entzugssymptomatik von erheblicher Bedeutung. Entzugssymptome sind für eine bestimmte Gruppe von Drogen charakteristisch, und sie verhalten sich meist entgegengesetzt zur ursprünglichen Wirkung der Droge, bevor sich Toleranz *entwickelte*. Somit wird eine Droge (wie ein Opioidagonist), die eine Miosis (enge Pupillen) und eine langsame Herzfrequenz bewirkt, im Entzug zu Mydriasis und Tachykardie führen.

Toleranz, körperliche Abhängigkeit und Entzug sind alles biologische Phänomene. Es sind natürliche Konsequenzen der Drogenanwendung. Sie können experimentell im Tierversuch reproduziert werden und zeigen sich bei jeder Person, die bestimmte Substanzen wiederholt anwendet. Aus diesen Symptomen an sich ergibt sich nicht die Diagnose eines Mißbrauchs oder einer Sucht. *Patienten, die aufgrund entsprechender Indikationen Medikamente in korrekter Dosierung einnehmen, können*

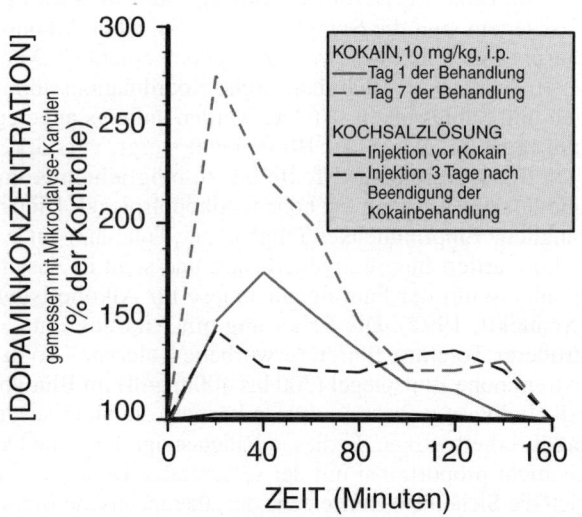

Abbildung 24.2 Veränderung der Dopaminkonzentration in der extrazellulären Flüssigkeit des Nucleus accumbens bei Ratten nach täglichen intraperitonealen Kokaininjektionen (10 mg/kg). Die erste Injektion führt zu einem leichten Anstieg der Dopaminkonzentration, die letzte nach sieben Tagen zu einer viel stärkeren Dopaminfreisetzung. Man beachte, daß die erste Kochsalzinjektion wirkungslos bleibt, die zweite, drei Tage nach Beendigung einer siebentägigen Kokainbehandlung, jedoch zu einem signifikanten Anstieg der Dopaminkonzentration führt. Dies ist vermutlich einer Konditionierung zuzuschreiben (bearbeitet nach Kalivas und Duffy, 1990, mit Genehmigung).

indessen Toleranz, körperliche Abhängigkeit und Entzugssymptome zeigen, insbesondere dann, wenn das Präparat plötzlich abgesetzt wird. Beispielsweise kann ein Betablocker wie Propanolol bei einem Hochdruckpatienten eine gute therapeutische Wirkung zeigen. Nach abruptem Absetzen des Medikaments kann es jedoch zu einer Entzugssymptomatik kommen, die sich als Rebound-Phänomen mit Blutdruckspitzen äußert, die die Werte vor der Therapie noch übertreffen.

Als „medikamentenabhängig" wird ein Patient beschrieben, der von Medikamenten, die ihm aufgrund einer Erkrankung verschrieben worden sind, abhängig geworden ist. Der Patient beginnt, diese in exzessiven Dosen unkontrolliert einzunehmen. Beispielsweise kann dies ein Patient mit chronischen Schmerzen, Angstzuständen oder Schlaflosigkeit sein, der zunächst beginnt, die verschriebene Medikation öfters als empfohlen einzunehmen. Wenn der Arzt nun die Rezepte einschränkt, kann dieser Patient ohne Wissen des erstbehandelnden Arztes andere Ärzte aufsuchen. Diese Patienten stellen sich auch in Notaufnahmen vor, um zusätzliche Medikamente zu erhalten. Dieses Szenario tritt jedoch insgesamt selten auf, wenn man die große Anzahl an Patienten berücksichtigt, die zu Toleranz und körperlicher Abhängigkeit führende Medikamente erhalten. Die Angst vor Medikamentenabhängigkeit führt zu überflüssigem Leiden von Schmerzpatienten, da Ärzte unnötigerweise die entsprechende Medikation begrenzen. Toleranz und körperliche Abhängigkeit sind unvermeidbare Konsequenzen der chronischen Behandlung mit Opioiden und bestimmten anderen Medikamenten, aber aus Toleranz und körperlicher Abhängigkeit allein ergibt sich keine Sucht.

KLINISCHE PROBLEME

Die Behandlung der körperlich abhängigen Patienten wird in Bezugnahme auf die spezielle Droge und die jeweiligen charakteristischen Abhängigkeitsprobleme jeder Gruppe dargestellt werden: das Zentralnervensystem (ZNS) dämpfende Substanzen, einschließlich Alkohol und Sedativa, Nikotin und Tabak, Opioide, Psychostimulanzien wie Amphetamin und Kokain, Cannabinoide sowie Psychedelika und Inhalanzien (flüchtige Lösungsmittel, Lachgas, Äther). Häufig werden auch Kombinationen von Drogen aus verschiedenen Gruppen mißbraucht. Da Alkohol eine so leicht erhältliche Droge ist, wird er mit Substanzen aus praktisch allen anderen Gruppen kombiniert. Manche Kombinationen werden wegen ihres interaktiven Effekts konsumiert. Ein Beispiel ist die Kombination von Heroin mit Kokain (*speedball*), die zusammen mit den Opioden beschrieben werden wird. Da jede Droge eine spezifische Therapie erfordert, ist für den Arzt bei Versorgung eines Patienten mit Symptomen der Überdosierung oder des Entzugs die Kenntnis der möglichen Kombinationen erforderlich.

Substanzen, die das zentrale Nervensystem dämpfen

Äthanol Der Genuß von Äthylalkohol, gewonnen aus der Gärung von Zuckern, Stärke oder anderen Kohlenhydraten, geht zurück bis zum Beginn der Geschichtsschreibung. Fast überall auf der Welt wird mit Äthanol experimentiert, und die meisten empfinden diese Erfahrung als angenehm. Annähernd 70% der amerikanischen Erwachsenen konsumieren gelegentlich Äthanol (gewöhnlich Alkohol genannt), und die lebenslängliche Prävalenz für Alkoholmißbrauch und Alkoholabhängigkeit (Alkoholismus) in der amerikanischen Gesellschaft beträgt 5 - 10% bei Männern und 3 - 5% bei Frauen (Schuckit, 1989).

Äthanol wird als zentral dämpfende Substanz klassifiziert, weil es in der Tat zu Sedierung und Schlaf führt. Jedoch werden die anfänglichen Effekte des Alkohols, besonders in niedriger Dosierung, oft durch Suppression inhibitorischer Systeme (siehe Kapitel 17) als Stimulation empfunden. Diejenigen, die lediglich eine sedierende Wirkung bei Genuß von Alkohol wahrnehmen, neigen in Testverfahren dazu, sich gegen das Trinken zu entscheiden (DeWit et al., 1989).

Alkohol beeinträchtigt das Kurzzeitgedächtnis und kann, in großen Mengen genossen, zu dem Phänomen eines *blackout* führen, bei dem der Trinker seine Erinnerung an sein Verhalten während des Rausches verloren hat. Die Wirkung des Alkohols auf das Gedächtnis ist unklar (Mell, 1973). Die Ergebnisse deuten jedoch darauf hin, daß die Berichte von Patienten über ihre Gründe, zu trinken und ihr Verhalten während eines Vollrauschs nicht glaubwürdig sind. Alkoholabhängige Personen behaupten häufig, daß sie trinken würden, um sich von Angstzuständen oder Depressionen zu befreien. Wenn Alkoholiker unter Beobachtung trinken, werden sie jedoch zunehmend dysphorisch unter fortgesetztem Alkoholgenuß (Mendelson und Mello, 1979), was somit der Druckentlastungserklärung widerspricht.

Toleranz, körperliche Abhängigkeit und Entzug
Fast jedem sind die Symptome eines leichten Alkoholrausches vertraut, diese variieren jedoch erheblich. Manche bemerken lediglich motorische Koordinationsstörungen und Schläfrigkeit. Andere werden anfangs angeregt und redselig. Wenn der Blutspiegel steigt, verstärken sich die sedierenden Effekte bis zu möglichem Koma und letalem Ausgang bei hohem Alkoholspiegel. Die anfängliche Empfindlichkeit (angeborene Toleranz) auf Alkohol variiert interindividuell stark und steht in Zusammenhang mit der Familienanamnese für Alkoholismus (Schuckit, 1994). Die Erfahrung mit Alkohol kann zu größerer Toleranz führen (erworbene Toleranz), so daß extrem hohe Blutspiegel (300 bis 400 mg/dl) im Blut von Alkoholikern gemessen werden können, die nicht ausgeprägt sediert wirken. In diesen Fällen steigt die letale Dosis nicht proportional mit der sedierenden Dosis, so daß sich die Sicherheitsgrenze bzw. die „therapeutische Breite" verringert.

Konsumenten großer Mengen von Alkohol erwerben nicht nur Toleranz, sondern entwickeln auch unvermeidlich einen Zustand der körperlichen Abhängigkeit. Dies führt häufig zu morgendlichem Trinken, um den nächtlich abgesunkenen Alkoholspiegel wiederherzustellen. Möglicherweise wacht der Alkoholiker nachts auf und trinkt einen Schluck, um den durch den sinkenden Alkoholspiegel auftretenden Unruhezustand zu umgehen. Das Alkoholentzugssyndrom (Tabelle 24.3) hängt im allgemeinen von der täglichen Alkoholmenge ab und wird in

Tabelle 24.3 Alkoholentzugssyndrom

heftiges Verlangen nach Alkohol
Tremor, Reizbarkeit
Übelkeit
Schlafstörungen
Tachykardie
Hypertonie
Schwitzen
Wahrnehmungsstörungen
zerebrale Krampfanfälle (12 - 48 Stunden nach dem letzten Drink)
Delirium tremens (selten bei unkompliziertem Entzug)
    schwere Agitation
    Verwirrung
    visuelle Halluzinationen
    Fieber, ausgeprägtes Schwitzen
    Tachykardie
    Übelkeit, Durchfall
    Mydriasis

---

der Regel durch Wiederaufnahme des Alkoholkonsums „behandelt". Entzugssymptome werden häufig beobachtet, aber sie sind gewöhnlich nicht lebensbedrohlich, es sei denn, sie treten zusammen mit anderen Problemen wie Infektion, Trauma, Mangelernährung oder Elektrolytverschiebung auf. Vor dem Hintergrund solcher Komplikationen kann sich ein *Delirium tremens* entwickeln (siehe Tabelle 24.3).

Alkohol ruft eine Kreuztoleranz gegenüber Sedativa wie Benzodiazepinen hervor. Diese Toleranz ist auch wirksam bei abstinenten Alkoholikern. Während ein Alkoholiker jedoch trinkt, addieren sich die sedierenden Effekte des Alkohols zu denen anderer Drogen, so daß diese Kombination gefährlicher wird. Dies zeigt sich besonders bei Benzodiazepinen, die alleine in Überdosierung relativ ungefährlich sind, in Kombination mit Alkohol jedoch potentiell letal sein können.

Der chronische Alkoholkonsum ist, wie der Konsum anderer Sedativa, mit der Entwicklung von Depressionen assoziiert (McLellan et al.,1979), und die Suizidrate ist unter Alkoholikern eine der höchsten, verglichen mit anderen Diagnosen. Bei Untersuchungen von Alkoholikern in nüchternem Zustand wurden kognitive Defizite dokumentiert. Diese Defizite verbessern sich gewöhnlich nach Wochen bis Monaten der Abstinenz (Grant, 1987). Eine schwerere Beeinträchtigung des Kurzzeitgedächtnisses ist mit spezifischen Hirnschäden durch Mangelernährung, wie sie bei Alkoholikern häufig vorkommt, assoziiert (siehe Kapitel 17).

Alkohol wirkt auf viele Organsysteme toxisch. Die Folge sind weitreichende Komplikationen des Alkoholismus: Lebererkrankung, kardiovaskuläre Erkrankungen, endokrine und gastrointestinale Wirkungen und Malnutrition sowie die oben erwähnten zentralnervösen Dysfunktionen. Äthanol passiert ohne weiteres die Plazentaschranke und ruft die *Alkoholembryopathie* hervor, eine der Hauptursachen für eine geistige Retardierung.

Pharmakologische Maßnahmen *Entgiftung* Ein Patient, der sich mit einem Alkoholentzugssyndrom vorstellt, sollte als lebensbedrohlich gefährdet betrachtet werden. Während ein blande verlaufender Alkoholentzug meist gar nicht in ambulanter oder stationärer Behandlung gesehen wird, erfordern schwerere Fälle eine genaue, allgemeine Untersuchung und Behandlung in Hinblick auf Hydratation und Elektrolyte, Vitaminsubstitution, insbesondere hochdosiertes Thiamin, und eine mit Alkohol in Kreuztoleranz stehende Sedierung. Ein kurzwirksames Benzodiazepin wie Oxazepam kann in Dosen gegeben werden, die ausreichen, die in Tabelle 24.3 beschriebenen Symptome zu mildern. Andere Autoren empfehlen ein langwirksames Benzodiazepin, vorausgesetzt, es liegt keine Leberfunktionsstörung vor. Nach ärztlicher Untersuchung kann der unkomplizierte Alkoholentzug auch ambulant behandelt werden (Hayashida et al., 1989). Wenn jedoch medizinische Probleme oder eine Krampfanfallanamnese vorliegen, ist eine stationäre Aufnahme und Überwachung erforderlich.

Andere Maßnahmen Die Entgiftung stellt nur den ersten Schritt der Behandlung dar. Das Ziel der Langzeitbehandlung kann nur die völlige Abstinenz sein. Dies erfordert in erster Linie eine Verhaltensänderung. Es wurden Medikamente gesucht, die diesen Prozeß unterstützen könnten. Von der Wirkung von Disulfiram (Kapitel 17), das in einigen Studien eingesetzt wurde, erhoffte man sich Konsequenzen auf das Trinkverhalten. Disulfiram blockiert den Metabolismus von Alkohol, es kommt zu einer Akkumulation von Acetaldehyd, welches nach dem Genuß von Alkohol eine unangenehme Flush-Reaktion verursacht. Das Wissen um diese unerfreuliche Reaktion hilft dem Patienten, einem Drink zu widerstehen. Trotz seiner effektiven pharmakologischen Wirkung stellte sich Disulfiram in kontrollierten Studien als unwirksam heraus - viele Patienten setzten die Medikation von sich aus ab.

Ein anderes Medikament, das in der Behandlung des Alkoholismus zusätzlich eingesetzt wird, ist *Naltrexon*. Dieser Opiatantagonist scheint einige der verstärkenden Eigenschaften des Alkohols zu hemmen und hat in Doppelblindstudien zu einer verringerten Rückfallrate bei Alkoholikern geführt. Naltrexon wurde 1994 von der amerikanischen Food and Drug Administration (FDA) zur Behandlung der Opiatabhängigkeit genehmigt. Andere Medikamente wie *Lithium* und *Fluoxetin* wurden ohne Erfolg bei Alkoholkranken getestet. Gegenwärtig gibt es weitreichende Bemühungen in der Entwicklung von neuen pharmakologischen Substanzen zur Behandlung dieser Erkrankung.

Benzodiazepine und andere nichtalkoholische Sedativa Benzodiazepine gehören weltweit zu den am häufigsten verschriebenen Medikamenten. Sie werden hauptsächlich zur Behandlung von Angstzuständen und der Schlaflosigkeit eingesetzt (Kapitel 17 und 19). Wenn man den weitreichenden Einsatz dieser Substanzen bedenkt, ist der vorsätzliche Mißbrauch der verschriebenen Benzodiazepine relativ selten. Wenn ein Benzodiazepin während einer Dauer von bis zu mehreren Wochen eingenommen wird, entwickelt sich kaum Toleranz und es ergeben sich keinerlei Schwierigkeiten beim Absetzen der Medikation, wenn sie nicht mehr indiziert ist. Nach mehreren Monaten steigt der Anteil der Patienten, die eine Toleranz entwickeln, und eine Dosisverringerung oder das Absetzen des Medikaments führt zu Entzugssymptomen (Tabelle 24.4). Es kann schwierig sein, die Entzugs-

Tabelle 24.4 Symptome des Benzodiazepinentzugs

nach Anwendung mittlerer Dosen
  Unruhe, Agitation
  erhöhte Empfindlichkeit auf Licht und Geräusche
  Parästhesien, fremdartige Empfindungen
  Muskelkrämpfe
  Myoklonien
  Schlafstörungen
  Schwindel
nach hochdosierter Anwendung
  zerebrale Krampfanfälle
  Delirium

symptome von einem erneuten Auftreten der Angstsymptome, die ursprünglich zur Verschreibung der Benzodiazepine führten, zu unterscheiden. Manche Patienten erhöhen ihre Dosis mit der Zeit, da sich zweifellos eine Toleranz gegenüber der sedierenden Wirkung entwickelt. Viele Patienten und deren Ärzte behaupten jedoch, daß auch unter der Toleranzentwicklung gegenüber den sedierenden Effekten die anxiolytische Wirkung weiterhin erhalten bleibt. Darüber hinaus nehmen diese Patienten über Jahre die Medikation streng nach Vorschrift ein, ohne die Dosis zu erhöhen, und sind in der Lage, sehr gut zu „funktionieren", so lange sie die Benzodiazepine einnehmen. Inwieweit Toleranz sich gegenüber der anxiolytischen Wirkung der Benzodiazepine entwickelt, wird kontrovers diskutiert (Lader und File, 1987). Es gibt jedoch Anzeichen dafür, daß sich eine signifikante Toleranz nicht gegenüber allen Wirkungen der Benzodiazepine entwickelt, da die Beeinflussung des Erinnerungsvermögens durch akute Dosen auch bei Patienten auftritt, die seit Jahren Benzodiazepine einnehmen. Die American Psychiatric Association bildete eine Projektgruppe, die die Sachlage nochmals überprüfte und Richtlinien zur angemessenen Verordnung der Benzodiazepine veröffentlichte (American Psychiatric Association, 1990). Der intermittierende Einsatz bei Auftreten von Symptomen verzögert die Toleranzentwicklung und ist deshalb der täglichen Gabe vorzuziehen. Patienten mit einer Alkoholanamnese oder anderen Drogenproblemen tragen ein erhöhtes Risiko für die Entwicklung eines Benzodiazepinmißbrauchs und sollten selten, wenn überhaupt, chronisch mit Benzodiazepinen behandelt werden.

Während relativ wenige Patienten, die aus medizinischer Indikation Benzodiazepine erhalten, beginnen, ihre Medikation zu mißbrauchen, gibt es auch Personen, die sich speziell Benzodiazepine wegen deren Fähigkeit, ein High-Gefühl zu erzeugen, besorgen. Besonders beliebt sind hier Benzodiazepine mit einem schnellen Wirkungseintritt wie Diazepam und Alprazolam. Die Substanzen können mittels Simulation und Täuschung des Arztes oder auf dem Schwarzmarkt erworben werden. Dealer bieten Benzodiazepine in den meisten größeren Städten zu einem relativ geringen Preis an. Dieser nicht überwachte Gebrauch kann zur Selbstverabreichung von riesigen Mengen führen und damit zur Toleranz gegenüber der sedierenden Wirkung der Benzodiazepine. Während beispielsweise eine Tagesdosis von 5 - 20 mg Diazepam eine übliche Dosierung für einen Patienten mit verschriebener Medikation darstellt, nehmen Personen, die Benzodiazepine mißbrauchen, manchmal über 1000 mg/Tag ein und wirken nicht wesentlich sediert.

Drogenkonsumenten kombinieren Benzodiazepine mit anderen Drogen, um die Wirkung zu verstärken. Beispielsweise soll Diazepam, 30 Minuten nach oral verabreichtem Methadon zu einem besonders ausgeprägten High-Gefühl führen, welches nicht durch eine der beiden Drogen allein erzielt werden kann.

Es gibt zwar einige primäre Konsumenten von auf dem Schwarzmarkt erhältlichen Benzodiazepinen, der größte Teil des freien Umsatzes scheint jedoch von Konsumenten anderer Drogen betrieben zu werden, die dadurch versuchen, die Entzugserscheinungen ihrer primären Droge selbst zu behandeln. So nehmen Kokainsüchtige oft Diazepam gegen die durch einen anhaltenden Kokainrausch entstehende Reizbarkeit und Unruhe, und Opioidsüchtige sind der Meinung, daß Diazepam und andere Benzodiazepine sie von den Angstsymptomen des Opioidentzugs befreit, wenn die bevorzugte Droge nicht verfügbar ist.

Pharmakologische Maßnahmen Wenn Patienten unter verschriebener Langzeit-Benzodiazepinbehandlung ihre Medikation beenden wollen, kann der Vorgang des langsamen Ausschleichens über Monate andauern. Symptome, wie in Tabelle 24.4 aufgeführt, können auftreten, in den meisten Fällen sind sie jedoch nur leicht ausgeprägt. Wenn Angstsymptome wiederkehren, kann ein Nicht-Benzodiazepin wie *Buspiron* verschrieben werden. Diese Substanz ist jedoch in der Behandlung dieser Patienten in der Regel weniger anxiolytisch wirksam als die Benzodiazepine. Manche Autoren empfehlen, während der Entgiftung die Medikation auf ein Benzodiazepin mit langer Halbwertzeit umzusetzen. Andere empfehlen die Antikonvulsiva *Carbamazepin* und *Phenobarbital*. Kontrollierte Studien, die die verschiedenen Behandlungsschemata vergleichen, fehlen. Da Patienten unter niedrig dosierter Benzodiazepinbehandlung für gewöhnlich über Jahre unter keinerlei Nebenwirkungen leiden, sollten Arzt und Patient gemeinsam entscheiden, ob Entgiftung und das mögliche Umsetzen auf eine andere Substanz die Mühe wert sind.

Der spezifische Benzodiazepinrezeptor-Antagonist *Flumazenil* hat sich als hilfreich in der Behandlung der Überdosierung und in der Aufhebung der Wirkung von langwirksamen Benzodiazepinen, wie sie in der Anästhesie gebräuchlich sind (siehe Kapitel 17), erwiesen. Er wurde auch in der Behandlung von anhaltenden Entzugssymptomen nach der Beendigung einer Langzeit-Benzodiazepinbehandlung erprobt.

Bei Drogenkonsumenten, die hohe Mengen an Benzodiazepinen einnehmen, ist in der Regel eine stationäre Entgiftung erforderlich. Häufig stellt der Mißbrauch der Benzodiazepine einen Teil einer kombinierten Abhängigkeit dar, die auch Alkohol, Opioide und Kokain umfasst. Entgiftung kann daher ein komplexes klinisch-pharmakologisches Problem darstellen, das Kenntnisse über die Pharmakokinetik jeder einzelnen Droge erfordert. Die Anamnese des Patienten ist häufig unzuverlässig, nicht nur, weil er möglicherweise bewußt nicht die Wahrheit berichtet, sondern auch, weil er häufig gar nicht die genaue Identität der auf der Straße gehandelten Drogen kennt. Medikamente zur Entgiftung sollten nicht nach dem „Kochbuch", sondern durch vorsichtige Titrierung und unter Beobachtung des Patienten verschrieben werden. Die Entzugssymptomatik durch Diazepam kann beispielsweise inapparent verlaufen, bis der Patient in der zweiten Woche der stationären Behandlung einen zerebralen Krampfanfall erleidet. Eine Annäherung an die komplexe Entgiftung kann darin bestehen, sich auf die das ZNS dämpfende Droge zu konzentrieren und die Opioidkomponente zu vernachlässigen. Es ist möglich, den Patienten mit Blick auf die Opioide durch Methadon zu stabilisieren und dann die Aufmerksamkeit auf den lebensbedrohlicheren Entzug der Sedativa zu richten. Die Entgiftung der Opoide kann später erfolgen. Ein langwirksames Benzodiazepin wie Diazepam oder *Clorazepat* oder ein langwirksames Barbiturat wie Phenobarbital kann zur Unterdrückung der Symptome des Sedativa-Entzugs eingesetzt werden. Die Phenobarbitaldosis sollte nach einer Serie von Testdosen und anschließender Beobachtung des Patienten festgelegt werden, um das Ausmaß der Toleranz herauszufinden. Die meisten komplexen Entgiftungen können in dieser Weise durch Phenobarbital erfolgreich durchgeführt werden (siehe Robinson et al., 1981).

Nach der Entgiftung ist zur Prävention eines Rückfalls eine langfristige ambulante Rehabilitationsbehandlung ähnlich wie in der Therapie des Alkoholismus erforderlich. In der Rehabilitation von Sedativa-Abhängigen hat sich keine spezielle Medikation als hilfreich erwiesen; spezielle psychiatrische Erkrankungen wie Depression oder Schizophrenie erfordern natürlich eine entsprechende medikamentöse Behandlung.

Barbiturate und andere Sedativa außer Benzodiazepinen

Aufgrund der größeren Sicherheit und Wirksamkeit der neueren Medikamente ist der Gebrauch von Barbituraten und anderen Beruhigungsmitteln, die nicht den Benzodiazepinen zuzuordnen sind, in den letzten Jahren mehr und mehr zurückgegangen. Mißbrauchsprobleme mit Barbituraten ähneln denen mit Benzodiazepinen in vielerlei Hinsicht. Die Behandlung des Mißbrauchs und der Abhängigkeit sollte ähnlich wie bei Alkohol und Benzodiazepinen erfolgen.

Da Medikamente dieser Gruppe häufig als Schlafmittel bei Patienten verschrieben werden, die über Schlaflosigkeit berichten, sollte der Arzt um die Problematik des Schlafmittelentzugs wissen. Wie bereits in Kapitel 17 betont, sollte Schlaflosigkeit nur ausnahmsweise primär medikamentös behandelt werden, es sei denn, sie wurde durch eine vorübergehende, kurzfristige Streßsituation ausgelöst. Schlaflosigkeit ist oft nur ein Symptom eines zugrundeliegenden chronischen Problems, wie eine Depression, oder sie kann auch nur mit einem veränderten Schlafbedürfnis im Alter zusammenhängen. Die Verschreibung von Schlafmitteln kann jedoch die Physiologie des Schlafes verändern und daraus folgend eine Toleranz gegenüber dieser Wirkung erzeugen. Wenn das Sedativum abgesetzt wird, kommt es zu einem Rebound-Effekt (Kales et al., 1979). Diese medikamenteninduzierte Schlaflosigkeit macht die Entgiftung durch eine schrittweise Dosisreduktion erforderlich.

Nikotin

Die grundlegende Pharmakologie des Nikotins wird in Kapitel 9 diskutiert. Die Wirkung von Nikotin ist komplex und führt zur Selbstverabreichung. Zigarettenrauchen ist in den Vereinigten Staaten die häufigste Ursache für vermeidbare Mortalität und Morbidität. Da Nikotin für die verstärkende Wirkung verantwortlich ist, die zum Rauchen führt, läßt sich mit Recht behaupten, daß es sich hier um die einflußreichste abhängigkeitserzeugende Droge handelt. Die durch Nikotin bewirkte Abhängigkeit kann extrem dauerhaft sein, wie die hohe Rückfallquote von Rauchern zeigt, die aufhören möchten. Obwohl über 80% der Raucher den Wunsch ausspricht, aufhören zu wollen, versuchen es lediglich 35% jedes Jahr, und weniger als 5% sind ohne fremde Hilfe erfolgreich (American Psychiatric Association, 1994).

Zigarettensucht (oder Nikotinsucht) wird durch vielfache Faktoren beeinflusst. Nikotin selbst erzeugt die Verstärkung. Raucher vergleichen Nikotin mit Stimulanzien wie Kokain oder Amphetamin, auch wenn die Wirkung sich in einer geringeren Größenordnung bewegt. Während viele nur gelegentlich Alkohol oder Kokain konsumieren, gibt es nur wenige, die so wenige Zigaretten rauchen, daß sich keine Abhängigkeit entwickelt (fünf oder weniger Zigaretten pro Tag).

Nikotin wird rasch über die Haut, die Schleimhäute und natürlich über die Lungen resorbiert. Über die pulmonale Resorption kommt es in nur sieben Sekunden zu einer erkennbaren Wirkung im Zentralnervensystem. Folglich führt jeder Zug zu einer diskreten Verstärkung. Bei einem Päckchen pro Tag und zehn Zügen pro Zigarette verstärkt der Raucher seine Sucht bereits 200mal am Tag. Zeitpunkt, Ort, Situation und Vorbereitung, alles verbindet sich wiederholt mit der Nikotinwirkung.

Nikotin verfügt sowohl über stimulierende als auch über dämpfende Wirkungen. Der Raucher fühlt sich alert, aber es kommt auch zu einer gewissen Muskelentspannung. Nikotin aktiviert das Nucleus-accumbens-Belohnungssystem im Gehirn, wie bereits oben diskutiert. Nach Nikotininjektionen bei Ratten wurden in dieser Region erhöhte extrazelluläre Dopaminkonzentrationen nachgewiesen. Nikotin beeinflusst auch andere Systeme einschließlich der Freisetzung von endogenen Opioiden und Glukokortikoiden.

Die Toleranzentwicklung bezüglich der subjektiven Wirkungen des Nikotins ist offensichtlich. Typischerweise berichten Raucher, daß die erste Zigarette am Tag nach einer Nacht der Abstinenz die „beste" Wirkung vermittelt. Wenn ein Raucher nach einer Periode der Abstinenz sofort wieder seine gewohnte Zigarettenanzahl raucht, ist es möglich, daß ihm übel wird. Eine Person, der die Nikotinwirkung nicht vertraut ist, kann bereits bei geringen Nikotinblutspiegeln Übelkeit empfinden, einem Raucher wird es erst dann so ergehen, wenn der aktuelle Nikotinspiegel die gewohnten übersteigt.

Negative Verstärkung bezieht sich auf den Nutzen, der durch die Beendigung eines unerfreulichen Zustands erzielt wird. Bei abhängigen Rauchern ist klar ersichtlich, daß der Drang zu rauchen mit niedrigen Nikotinblutspiegeln korreliert, als ob Rauchen ein Mittel sei, einen bestimmten Nikotinspiegel zu erreichen und damit Entzugssymptome zu vermeiden. Manche Raucher wachen sogar nachts auf, um eine Zigarette zu rauchen und den niedrigen Nikotinspiegel, der den Schlaf unterbrechen kann, anzuheben. Wenn der Nikotinspiegel künstlich über eine intravenöse Infusion aufrechterhalten wird, kommt es zu einer Abnahme der gerauchten Zigaretten und der inhalierten Züge (Russell, 1987). Somit greifen Raucher zur Zigarette, um die gewünschten Nikotineffekte zu erzielen, um den Nikotinentzug zu vermeiden oder am wahrscheinlichsten aus beiden Gründen. Die Symptome des Nikotinentzugs sind in Tabelle 24.5 aufgelistet.

Tabelle 24.5 Nikotinentzugssyndrom

Reizbarkeit, Ungeduld, Feindseligkeit
Unruhe
dysphorische oder depressive Stimmung
Konzentrationsschwierigkeiten
Rastlosigkeit
verminderte Herzfrequenz
vermehrter Appetit oder Gewichtszunahme

Depressive Verstimmung ist mit Nikotinabhängigkeit assoziiert, es ist jedoch nicht bekannt, ob Depression zum Rauchen prädisponiert oder ob sie sich während der Nikotinabhängigkeit entwickelt. Während eines Nikotinentzugs verstärkt sich die Depression signifikant; dieses wird als ein Grund für einen Rückfall vorgebracht.

Pharmakologische Interventionen Die Nikotinentzugssymptomatik kann durch eine Nikotinersatztherapie abgemildert werden. Abbildung 24.3 zeigt die Nikotinkonzentrationen im Blut, die durch verschiedene Methoden der Nikotinzufuhr erreicht werden. Da Nikotinkaugummi und Nikotinpflaster nicht die Spitzenspiegel erreichen, wie sie nach Zigaretten gesehen werden, erzielen sie auch nicht das Ausmaß der subjektiven Wirkung. Dennoch unterdrücken diese Methoden die Symptome des Nikotinentzugs. Damit sollte es für Raucher möglich sein, die Abhängigkeit auf eine andere Applikationsform zu übertragen und mit nur minimalen Symptomen die tägliche Nikotindosis schrittweise zu reduzieren. Auch wenn es den Rauchern damit leichter fällt, sich das Rauchen abzugewöhnen, nehmen die meisten das Rauchen in den nächsten Wochen oder Monaten doch wieder auf. Vergleiche mit Plazebobehandlung zeigen einen überragenden Nutzen des Nikotinersatzes nach sechs Wochen, aber die Wirkung verringert sich mit der Zeit. Es gibt Hinweise dafür, daß die 2-mg-Dosis des Nikotinkaugummis, welches in den Vereinigten Staaten erhältlich ist, für stark abhängige Raucher nicht ausreicht. Eine 4-mg-Dosis ist außerhalb der Vereinigten Staaten erhältlich. Das Nikotinpflaster erzeugt einen konstanten Blutspiegel (Abbildung 24.3), und die Compliance scheint hier besser als bei dem Nikotinkaugummi zu sein.

Langzeitstudien sind in Arbeit, aber die Ergebnisse zeigen bis jetzt, daß beide Methoden der Nikotinersatztherapie nur die pharmakologischen Aspekte der Nikotinabhängigkeit berücksichtigen. Überprüfte Abstinenzraten liegen nach zwölf Monaten bei etwa 20%. Dies ist ein schlechteres Ergebnis als nach Behandlung aller anderen Suchtkrankheiten. Das notwendige Ziel der kompletten Abstinenz ist für die niedrige Erfolgrate mit verantwortlich. Wenn Ex-Raucher sich einen „Ausrutscher" gönnen und erneut beginnen, zunächst nur wenig zu rauchen, landen sie für gewöhnlich rasch wieder bei der ursprünglichen Zigarettenanzahl. Kombinierte Behandlungen aus Verhaltenstherapie und medikamentöser Therapie scheinen am vielversprechendsten zu sein.

Es wurde auch über andere Behandlungen des Nikotinentzugs berichtet. Das Antihypertensivum Clonidin z. B. reduziert durch die Stimulation von α_2-adrenergen Rezeptoren (siehe Kapitel 10 und 33) die zentrale noradrenerge Aktivität. Außer in der antihypertensiven Therapie kann Clonidin auch in der Be-

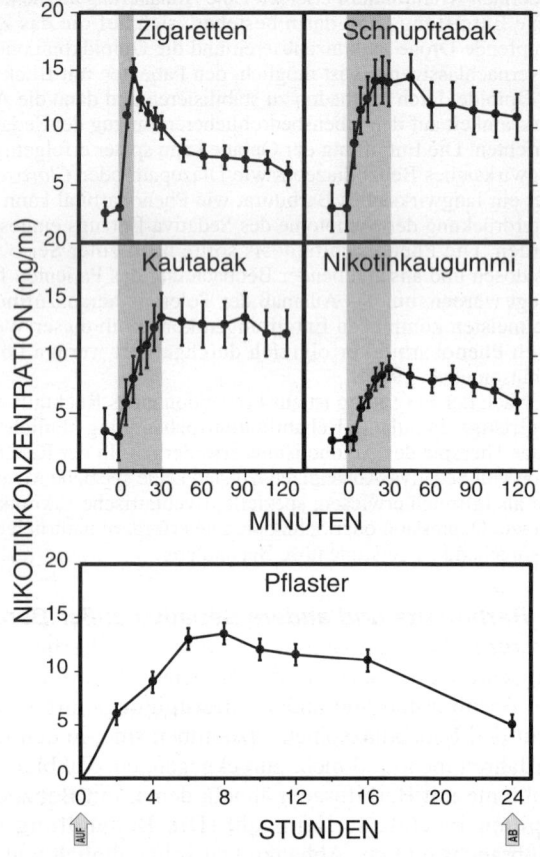

Abbildung 24.3 Nikotinkonzentration im Blut bei fünf verschiedenen Nikotinverabreichungsformen. Die schattierten Flächen kennzeichnen die Phasen der Nikotinexposition. Die Pfeile im unteren Feld entsprechen Auftragen und Abnahme des Nikotinpflasters (bearbeitet nach Benowitz et al., 1988, und Srivastava et al., 1991, mit Genehmigung).

handlung der adrenergen Hyperaktivität im Rahmen des Opioidentzugs eingesetzt werden. Es konnte gezeigt werden, daß Clonidin Unruhe, Reizbarkeit und das Verlangen nach Nikotin vermindern kann. In einer später durchgeführten plazebokontrollierten Studie über drei bis sechs Monate erzielte Clonidin eine signifikant höhere Abstinenzrate bei Frauen, jedoch nicht bei Männern (Glassman et al., 1988).

Da Nikotin offensichtlich die Freisetzung von endogenen Opioiden aktiviert, hat man den Opioidantagonisten Naloxon in klinischen Studien über einen kurzen Zeitraum hinsichtlich seiner Wirkung auf eine Nikotinabstinenz überprüft. Naloxon führt zu einer geringen, aber signifikanten Abnahme des Bedürfnisses zu rauchen und des Rauchens selber (Gorelick et al., 1989). Klinische Langzeitstudien mit Opioidantagonisten liegen nicht vor.

Der Zusammenhang von Rauchen und Depression verleitete dazu, Antidepressiva in Verbindung mit einer Nikotinersatztherapie zur Entwöhnung von Rauchern einzusetzen. Fluoxetin und andere Antidepressiva werden häufig für depressive Raucher empfohlen und für solche, die das Rauchen aufgeben wollen und diagnostische Kriterien für das Vorliegen einer Depression erfüllen. Leider gibt es bislang keine kontrollierten klinischen Studien, die den Nutzen dieser Behandlung für den

Therapieerfolg der Nikotinabhängigkeit ohne Vorliegen einer Depression nachweisen.

Opioide

Opioide werden in erster Linie in der Schmerzbehandlung eingesetzt (siehe Kapitel 23). Manche der zentralnervösen Mechanismen, die die Schmerzempfindung vermindern, bewirken auch einen Zustand des Wohlergehens oder der Euphorie. So werden Opioide auch abseits der medizinischen Indikationen eingenommen, um die erwünschte Wirkung auf die Stimmung zu erzielen. Aufgrund dieses Mißbrauchpotentials wurden zahlreiche Anstrengungen unternommen, um den Mechanismus der Analgesie von dem der Euphorie zu trennen, in der Hoffnung, ein potentes, nicht euphorisierend wirkendes Analgetikum zu entwickeln. Auch wenn diese Forschung zu Fortschritten im Verständnis der Schmerzphysiologie führte, besteht die Standardmedikation des schweren Schmerzes weiterhin in den Derivaten des Schlafmohns (*Papaver somniferum*) (Opiate) und synthetischen Drogen, die die gleichen Rezeptoren aktivieren (Opioide). Substanzen, die den endogenen Opioidpeptiden nachempfunden sind, können eines Tages möglicherweise für eine spezifischere Behandlung sorgen, aber keines dieser Derivate ist derzeit für den klinischen Gebrauch erhältlich. Medikamente, die nicht auf die Opiatrezeptoren einwirken wie die nicht-steroidalen Antirheumatika, spielen eine wichtige Rolle bei bestimmten Schmerzformen, insbesondere dem chronischem Schmerz, aber zur Behandlung des akuten Schmerzes und des starken chronischen Schmerzes sind die am μ-Rezeptor angreifenden Opioide am wirksamsten. In Zukunft könnten möglicherweise NMDA-Rezeptorantagonisten zur Verhinderung der durch μ-Rezeptor vermittelten Toleranz eingesetzt werden.

Der häufigste Einsatz der Opioide besteht in der Behandlung des akuten Schmerzes. Manche Schmerzpatienten schätzen die entspannende, anxiolytische und euphorisierende Wirkung der Opioide ebenso wie die Schmerzbefreiung. Dies trifft besonders in extrem angstbesetzten Situationen zu, wie es bei dem thorakalen Vernichtungsschmerz im Rahmen eines akuten Myokardinfarkts der Fall ist. Schmerzfreie Probanden, die Opioide erhalten, empfinden die Effekte wegen der Nebenwirkungen wie Übelkeit, Erbrechen und Müdigkeit häufig als unangenehm. Bei Schmerzpatienten kommt es nur selten zu Mißbrauchs- oder Abhängigkeitsproblemen. Natürlich entwickeln Patienten unter Opioidbehandlung regelmäßig Toleranz und zeigen Symptome des Opioidentzugs, wenn die Medikation abgesetzt wird, ein Beweis der körperlichen Abhängigkeit.

Opioide sollten Karzinompatienten niemals aus der Angst heraus vorenthalten werden, eine Sucht auszulösen. Wenn eine Indikation für eine Opioidmedikation vorliegt, sollte vorzugsweise ein oral aktives Opioid mit langsamen Wirkungseintritt und langer Wirkungsdauer verschrieben werden. Diese Eigenschaften reduzieren die Wahrscheinlichkeit der Euphorie bei Wirkungseintritt und der Entzugssymptomatik bei Beendigung der Behandlung. Methadon ist ein ausgezeichnetes Medikament für die Behandlung des chronischen starken Schmerzes. Orale *Morphinpräparate* mit kontrollierter Freisetzung stellen eine weitere Möglichkeit dar. Opioide mit raschem Wirkungseintritt und kurzer Wirkdauer wie *Hydromorphon* und *Oxyco-* *don* sind hervorragend für den akuten, kurzfristigen Einsatz wie während der postoperativen Periode geeignet. Da sich jedoch Toleranz und körperliche Abhängigkeit entwickeln, kann der Patient bereits zwischen einzelnen Dosen erste Entzugssymptome empfinden, und während des Entzugs sinkt die Schmerzschwelle. Daher sind zur chronischen Verabreichung für die meisten Patienten die langwirksamen Opioide eher geeignet.

Das größte Risiko für Mißbrauch oder Abhängigkeit besteht bei Patienten, die ohne eindeutiges körperliches Korrelat über Schmerz berichten oder bei Patienten mit einer chronischen, nicht lebensbedrohlichen Störung. Beispiele sind chronische Cephalgien, Rückenschmerzen, abdominelle Schmerzen oder periphere Neuropathien. Auch in diesen Fällen kann ein Opioid als kurzfristige Notfallbehandlung erwogen werden, aber eine Langzeitbehandlung ist nicht ratsam. Bei den relativ wenigen Patienten, die einen Mißbrauch entwickeln, beginnt der Übergang vom legitimierten Gebrauch zum Mißbrauch häufig damit, daß die Patienten ihren Arzt bereits vor dem geplanten Termin erneut für ein Rezept aufsuchen oder daß sie Notfallambulanzen verschiedener Krankenhäuser konsultieren, über akuten Schmerz klagen und um eine Opioidinjektion bitten.

Heroin ist das wichtigste Opioid, das mißbraucht wird. Es gibt in den Vereinigten Staaten für den klinischen Gebrauch kein legal erhältliches Heroin. Manche behaupten, daß Heroin eine einzigartige analgetische Wirkung in der Behandlung des starken Schmerzes habe, aber dies konnte in kontrollierten Doppelblindstudien im Vergleich mit anderen parenteralen Opioiden nicht bestätigt werden. Jedoch ist Heroin auf dem Schwarzmarkt weit verbreitet erhältlich und sein Preis fiel in den 90er Jahren steil ab. Viele Jahre lang hatte das in den Straßen der Vereinigten Staaten gehandelte Heroin nur eine geringe Potenz. Jede 100-mg-Packung Pulver enthielt nur 4 mg Heroin (Schwankungsbreite 0 - 8 mg), der Rest bestand aus wirkungsloser Substanz oder manchmal toxischen Beimischungen wie Chinin. In der Mitte der 90er Jahre erreichte das Straßenheroin in vielen großen Städten eine Reinheit von 45%, darunter manche Proben, die mehr als 80% enthielten. Das bedeutet, daß das Ausmaß der körperlichen Abhängigkeit bei Heroinsüchtigen heute wahrscheinlich höher als in der Vergangenheit ist, und daß Drogenkonsumenten, die ihre regelmäßige Drogenzufuhr unterbrechen, schwerere Entzugssymptome entwickeln werden. Während Heroin früher eine intravenöse Injektion erforderte, können die potenteren Angebote auch geraucht oder nasal verabreicht (geschnieft) werden. Somit kann Heroin auch Konsumenten erreichen, die sich keine Nadel in die Vene einführen möchten.

Es gibt keine genaue Möglichkeit, die Anzahl der Heroinsüchtigen zu ermitteln, aber wenn man sich auf die Extrapolierung von Überdosisopfern, Anzahl der Bewerber um eine Therapie und Anzahl der inhaftierten Heroinsüchtigen stützt, kommt man auf eine geschätzte Anzahl von 750 000 bis zu einer Million. Wieviele darüber hinaus kurzzeitig Heroin ausprobieren, aber keine regelmäßigen Konsumenten werden, ist unbekannt.

Toleranz, Abhängigkeit und Entzug Die Injektion einer Heroinlösung führt zu einer Vielfalt von Empfindungen, die als Wärme, Geschmackserlebnis oder als starkes und intensives Lustgefühl wie bei einem sexuellen Orgasmus beschrieben werden. Es gibt einige Unterschiede unter den Opioiden in ihrer akuten Wirkung. Während Morphin mehr einen histaminfreisetzenden Effekt bewirkt, erzielt *Pethidin* mehr Exzitation. Sogar erfahrene Heroinsüchtige können jedoch zwischen Heroin und Hydromorphon im Doppelblindversuch nicht unterscheiden. Somit ist die Popularität des Heroins wohl eher in der Verfügbarkeit auf dem Schwarzmarkt und in dem raschen Wirkungseintritt begründet. Nach intravenöser

Injektion tritt die Wirkung nach weniger als einer Minute ein. Heroin ist stark lipidlöslich, überwindet rasch die Blut-Hirn-Schranke und wird in die aktiven Metaboliten 6-Monoacetylmorphin und Morphin deacetyliert. Nach der intensiven Euphorie, die zwischen 45 Sekunden und einigen Minuten andauert, tritt für eine Dauer von bis zu einer Stunde eine Phase der Sedierung und Ruhe ein. Die Heroinwirkung klingt dosisabhängig in drei bis fünf Stunden ab. Routinierte Drogenkonsumenten injizieren zwei- bis viermal täglich Heroin. Somit schwankt der Heroinsüchtige ständig zwischen dem High-Gefühl und dem Unwohlsein des frühen Entzugs (Abbildung 24.4). Dies führt zu vielen Problemen, wenigstens zum Teil durch endogene Opioide, bei den die Homöostase regulierenden Systemen. Beispielsweise sind die hypothalamo-hypophysär-gonadale Achse und die hypothalamo-hypophysär-adrenale Achse bei Heroinsüchtigen gestört. Weibliche Konsumenten haben unregelmäßige Menses, männliche eine Vielfalt sexueller Probleme. Die Stimmung ist ebenso betroffen. Heroinsüchtige wirken nach der Verabreichung von Heroin recht einsichtig und kooperationswillig, im Entzug werden sie jedoch reizbar und aggressiv.

Stützt man sich auf die Berichte der Patienten, so entwickelt sich früh Toleranz gegenüber der euphorisierenden Wirkung der Opioide. Toleranz entwickelt sich auch gegenüber den atemdepressiven, analgetischen, sedierenden und emetischen Eigenschaften. Heroinkonsumenten neigen dazu, abhängig von ihren finanziellen Mitteln und der Verfügbarkeit der Droge, ihre tägliche Dosis zu erhöhen. Wenn das Angebot ausreicht, kann die Dosis allmählich auf das 100fache gesteigert werden. Auch bei Konsumenten mit ausgeprägter Toleranz bleibt noch die Möglichkeit einer Überdosierung, wenn nämlich die Toleranz überschritten wird. Eine Überdosis tritt besonders dann auf, wenn die Konzentration im Pulver unerwartet hoch ist oder wenn das Heroin mit einem weit potenteren Opioid wie Fentanyl, hergestellt in inoffiziellen Labors, vermischt ist.

Die Abhängigkeit von Heroin oder anderen kurzwirksamen Opioiden führt zu Verhaltensbrüchen und ist in der Regel mit einem produktiven Leben nicht vereinbar. Ein signifikantes Risiko, Opioide zu mißbrauchen und eine Abhängigkeit zu entwickeln, besteht für Ärzte und Mitarbeiter im Gesundheitswesen, denen ein täglicher Zugang zu potenten Opioiden möglich ist. Ärzte geben zunächst meist vor, daß sie mit ihrer eigenen Dosis schon umgehen können und begründen ihr Verhalten mit dem Nutzen der Substanz. Mit der Zeit jedoch kommt es bei dem typischen selbst verabreichendem Opioidkonsumenten zu Kontrollverlust, und Verhaltensänderungen werden für Familie und Mitarbeiter offensichtlich. Abgesehen von den Verhaltensänderungen und dem Risiko der Überdosierung, besonders bei sehr potenten Opioiden, ist der chronische Konsum von Opioiden relativ wenig toxisch.

Opiode werden häufig in Kombination mit anderen Drogen benutzt. Eine gängige Kombination ist Heroin und Kokain (*speedball*). Konsumenten berichten über eine gesteigerte Euphorie durch die Kombination und es gibt Hinweise für eine Interaktion, da der partielle μ-Agonist Buprenorphin die Kokainselbstverabreichung reduziert (Mello et al., 1989). Kokain vermindert die Symptome des Opiatentzugs (Kosten, 1990), und Heroin vermag die Reizbarkeit bei chronischen Kokainkonsumenten zu reduzieren.

Die Mortalität unter Heroinsüchtigen ist sehr hoch. Vorzeitige Todesfälle sind Verwicklungen in Verbrechen zur Finanzierung der Sucht zuzuschreiben, der Unsicherheit über die Dosis, Reinheit und auch Identität dessen, was auf der Straße verkauft wird, und ernsten Infektionen, die mit unsterilen Drogen und dem Tausch der Einmalspritzen assoziiert sind. Heroinkonsumenten leiden häufig unter bakteriellen Infektionen, die zu Hautabszessen führen, Lungenentzündungen, Endokarditis und viralen Infektionen, die Hepatitis und AIDS verursachen.

Wie auch bei anderen Abhängigkeiten besteht die erste Stufe der Behandlung in der Entgiftung und der Bewältigung der körperlichen Abhängigkeit. Der Opioidentzug (Tabelle 24.6) ist sehr unangenehm, aber nicht lebensbedrohlich. Die Symptomatik tritt innerhalb sechs bis zwölf Stunden nach der letzten Dosis eines kurzwirksamen Opioids und innerhalb 72 - 84 Stunden ein, sofern es sich um ein sehr langwirksames Opioid handelt. Heroinabhängige erleben häufig erste Anzeichen des Entzugs, wenn das Heroin knapp oder teuer ist. Manche therapeutische Einheiten ziehen es aus taktischen Gründen vor,

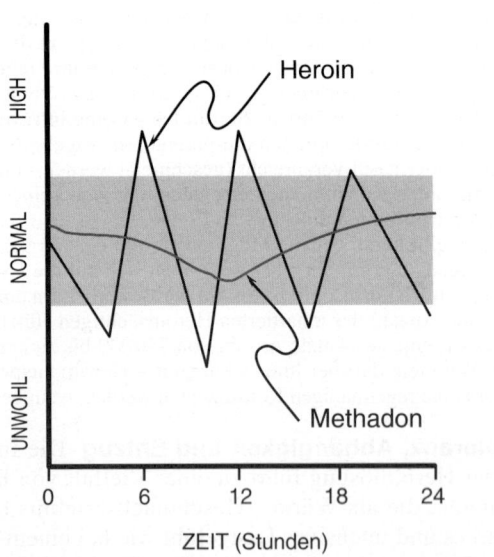

Abbildung 24.4 Unterschiede der Wirkung von Heroin und Methadon. Jemand, der sich mehrere Male am Tag Heroin injiziert, schwankt zwischen einem High-Gefühl und Unwohlsein. Im Gegensatz dazu bleibt der typische Methadonpatient im „normalen" Bereich (in grau markiert) mit geringen Fluktuationen nach der einmal täglichen Dosis. Die Kurven repräsentieren den seelischen und körperlichen Zustand des Konsumenten, jedoch nicht die Plasmaspiegel der Droge.

Tabelle 24.6 Opioidentzug

SYMPTOME	ZEICHEN
regulärer Entzug	
heftiges Verlangen nach Opioiden	Mydriasis
Rastlosigkeit, Reizbarkeit	Schwitzen
erhöhte Schmerzempfindlichkeit	Piloerektion („Gänsehaut")
Übelkeit, Krämpfe	Tachykardie
Muskelschmerzen	Erbrechen, Durchfall
dysphorische Stimmung	erhöhter Blutdruck
Schlaflosigkeit, Unruhe	Gähnen
	Fieber
verzögerter Entzug	
Unruhe	zyklische Veränderungen von Gewicht, Pupillengröße, Empfindlichkeit des Atemzentrums
Schlaflosigkeit	
Verlangen nach der Droge	

den Entzug nicht zu behandeln, so daß der Abhängige das Leiden erdulden muß, während er in der Gruppe Unterstützung erhält. Die Dauer und Intensität des Entzugs stehen mit der Clearance der jeweiligen Droge in Verbindung. Der Heroinentzug ist kurz (fünf bis zehn Tage) und intensiv. Der Methadonentzug tritt langsamer ein und dauert länger. Ein verzögerter Entzug dauert bei Methadon voraussichtlich länger. (Eine detailliertere Behandlung des verzögerten Entzugs erfolgt unter „Langfristige Behandlung" weiter unten.)

Pharmakologische Maßnahmen Die Opioidentzugssymptomatik kann durch drei verschiedene Ansätze behandelt werden. Der erste und am häufigsten eingesetzte basiert auf der Kreuztoleranz und besteht im Umsetzen auf eine ärztlich verordnete Opioidmedikation mit nachfolgender schrittweiser Dosisreduktion.

Hier finden, wie bei anderen Arten der körperlichen Abhängigkeit, die gleichen Prinzipien der Entgiftung Anwendung. Es ist sinnvoll, den Patienten von einem kurzwirksamen Opioid wie Heroin auf ein langwirksames wie *Methadon* umzusetzen. Die initiale Methadondosis beträgt in der Regel 20 mg. Dies ist eine Testdosis, die den Spiegel bestimmen soll, der zur Reduktion von Entzugssymptomen erforderlich ist. Die Gesamtdosis des ersten Tages kann dann anhand der Wirkung dieser initialen Methadondosis errechnet werden. Wenn es bei 20 mg zu keinem erkennbaren Effekt kommt, kann die Dosis erhöht werden. Der typische Heroinkonsument wird bei einer Dosis von 20 mg zweimal täglich mit 20% pro Tag Dosisreduktion während der Entgiftung beschwerdefrei sein.

Ein weiterer Ansatz zur Entgiftung betrifft den Einsatz von Clonidin, einem bewährten Medikament in der Behandlung des Bluthochdrucks. Clonidin, wie bereits zuvor erwähnt, vermindert als α_2-adrenerger Agonist die adrenerge Neurotransmission am Locus coeruleus. Viele der vegetativen Symptome des Opioidentzugs wie Übelkeit, Erbrechen, Krämpfe, Schwitzen, Tachykardie und Bluthochdruck entstehen durch den Ausfall der Opioidsuppression am Locus-coeruleus-System während der Abstinenz. Clonidin wirkt zwar über andere Rezeptoren, aber über zelluläre Mechanismen, die die Opioideffekte nachahmen und kann damit viele der Symptome des Opioidentzugs mildern. Jedoch vermindert Clonidin nicht die generalisierten Schmerzen und das heftige Verlangen nach Opioiden im Entzug. Eine ähnliche Substanz, Lofexidin (in den Vereinigten Staaten noch nicht erhältlich) besitzt eine größere Affinität zu α_2-adrenergen Rezeptorensubtyp-A und hemmt somit die vegetative Hyperaktivität, ohne Hypotonie zu erzeugen, die letztlich den Nutzen von Clonidin limitiert.

Eine dritte Methode, den Opioidentzug zu behandeln, erweist sich theoretisch, aber nicht praktisch als hilfreich: Es handelt sich um die Aktivierung des endogenen Opioidsystems ohne Medikation. Die vorgeschlagenen Techniken beinhalten Akupunktur und verschiedene Methoden der ZNS-Aktivierung mittels transkutaner Elektrostimulation. Elektrostimulationstechniken können bei Ratten Entzugssymptome unterdrücken und zu erhöhter endogener Opioidaktivität führen (Auriacombe et al., 1990). Obwohl die Stimulation des endogenen Opioidsystems als „natürlichste" Methode erscheint, die Symptome des Opioidentzugs zu behandeln, ist es schwierig, ihre Wirksamkeit in klinischen Studien nachzuweisen (Ellison, et al., 1987). Ein grundlegendes Problem besteht darin, daß Patienten im Opioidentzug sehr empfänglich auf jede Art von Suggestion reagieren, und daß die Plazebowirkung durch den Anschluß an einen mysteriösen Kasten oder durch unter die Haut plazierte Nadeln beachtlich ist (Gariti et al., 1992).

Langfristige Behandlung Wenn Patienten nach Behandlung des Opioidentzugs ohne weitere Maßnahmen aus dem Krankenhaus entlassen werden, ist die Wahrscheinlichkeit groß, daß es zu einem raschen Wiedereinstieg in den Opioidkonsum kommt. Abhängigkeit ist eine chronische Störung, die eine langfristige Behandlung erfordert. Es gibt zahlreiche Faktoren, die einen Rückfall mitbeeinflussen. Ein Faktor besteht darin, daß die Entzugssymptome nicht innerhalb von fünf bis sieben Tagen enden. Subtile Anzeichen und Symptome werden oft als *verzögertes Entzugssyndrom* bezeichnet (Tabelle 24.6). Sie können bis zu sechs Monate persistieren. Diese anhaltenden Veränderungen tendieren zu Schwankungen, als ob ein neuer Sollwert festgesetzt worden wäre (Martin und Jasinski, 1969). Während dieser Phase hat die ambulante drogenfreie Behandlung nur eine geringe Erfolgswahrscheinlichkeit, auch wenn der Patient von einer intensiveren Behandlung in ein langfristiges Therapieprogramm übergewechselt ist.

Die erfolgreichste Behandlung der Heroinabhängigkeit besteht in der Stabilisierung mit Methadon. Patienten, die unter drogenfreier Therapie wiederholt rückfällig werden, können direkt in das Methadonprogramm überführt werden, ohne daß eine Entgiftung erforderlich ist. Die Methadondosis muß ausreichen, um Entzugssymptome für mindestens 24 Stunden vorzubeugen. Bei Levomethadylacetathydrochlorid (in Deutschland nicht erhältlich; Anm. d. Hrsg.) handelt es sich um eine weitere Option für die Erhaltungstherapie. Diese Substanz hemmt die Entzugssymptome für 72 Stunden.

Erhaltungstherapie durch Agonisten Patienten, die Methadon oder Levomethadylacetat erhalten, erleben nicht die Hochs und Tiefs, die sie unter Heroin erfahren (Abbildung 24.4). Das heftige Verlangen nach der Droge vermindert sich und kann ganz verschwinden. Die neuroendokrinen Rhythmen stellen sich möglicherweise wieder her (Kreek, 1992). Wegen der Kreuztoleranz (von Methadon zu Heroin) berichten Patienten, die sich Straßenheroin spritzen, über eine reduzierte Wirkung bei üblichen Heroindosen. Dieser Kreuztoleranzeffekt ist dosisbezogen, so daß eine höhere Methadonerhaltungsdosis zu geringerer Nutzung von Schwarzmarktopioiden führt, wie durch randomisierte Urinuntersuchungen nachgewiesen werden konnte. Patienten entwickeln bezüglich der sedierenden Wirkung des Methadons Toleranz und sind in der Lage, eine Schule zu besuchen oder einer Arbeit nachzugehen. Opioide haben auch einen persistierenden, leichten stimulierenden Effekt, der nach der Toleranzentwicklung gegenüber der sedierenden Wirkung wahrzunehmen ist, so daß die Reaktionszeit sich verkürzt und die Vigilanz unter einer konstanten Methadondosis erhöht ist.

Behandlung mit Antagonisten Eine weitere pharmakologische Option stellt die Behandlung mit Opioidantagonisten dar. Naltrexon (siehe Kapitel 23) ist ein Antagonist mit einer hohen Affinität zu µ-Rezeptoren; die Substanz hemmt kompetitiv die Wirkungen von Heroin oder anderer µ-Agonisten. Naltrexon hat fast keine agonistischen Effekte, stillt nicht das intensive Bedürfnis nach der Droge und mildert auch nicht die Symptome eines verzögerten Entzugs. Aus diesen Gründen findet die Behandlung bei einem durchschnittlichen Heroinsüchtigen keinen Anklang, kann jedoch bei hochmotivierten Patienten nach der Entgiftung eingesetzt werden. Ärzte, Krankenschwestern und Apotheker, die häufigen Zugang zu Opioiden haben, sind hervorragende Kandidaten für diesen Therapieansatz.

Neue therapeutische Ansätze Zur Zeit wird Buprenorphin, ein partieller µ-Agonist (siehe Kapitel 23) in klinischen Studien untersucht. Hierbei treten minimale Entzugssymptome auf, es besteht nur ein geringes Risiko der Überdosierung. Buprenorphin ist weiterhin charakterisiert durch eine lange Wirkungsdauer und die Fähigkeit, die Heroineffekte ähnlich stark wie Naltrexon zu hemmen (Johnson et al., 1992).

Kokain und andere Psychostimulanzien

Kokain Schätzungsweise mehr als 23 Millionen US-Amerikaner haben irgendwann einmal Kokain genommen, aber die Anzahl der laufenden Konsumenten reduzierte sich von geschätzten 8,6 Millionen gelegentlichen und 5,8 Millionen regelmäßigen Konsumenten auf 2,9 Millionen gelegentliche 1988 und 1,3 Millionen gelegentliche Konsumenten 1992. Die Anzahl der häufigen Konsumenten (mindestens wöchentlich) ist seit 1991 mit ungefähr 640 000 Personen konstant geblieben.

Nicht alle Konsumenten werden auch abhängig. Die Faktoren, die dieses Risiko beeinflussen, werden zu Beginn dieses Kapitels diskutiert. Ein wesentlicher Faktor ist die weitverbreitete Verfügbarkeit relativ billigen Kokains in der alkaloiden (*free base, crack*) Form, das geraucht werden kann und des Hydrochloridpulvers, welches sich zum nasalen oder intravenösen Gebrauch eignet. Der Drogenmißbrauch betrifft doppelt so viele Männer als Frauen. Jedoch ist gerauchtes Kokain besonders bei jungen Frauen im gebärfähigen Alter gängig, die Kokain in dieser Form ebenso häufig wie Männer konsumieren.

Die verstärkenden Effekte des Kokains und der Kokainanaloga korrelieren stark mit ihrer Wirksamkeit in der Blockade des Dopamintransporters, was zu einer verstärkten dopaminergen Stimulation in kritischen Gehirnarealen führt (Ritz et al., 1987). Doch blockiert Kokain auch die Wiederaufnahme von Noradrenalin (NA) und Serotonin (5-HT), und der chronische Gebrauch von Kokain führt zu Veränderungen in diesen Neurotransmittersystemen, die durch Verminderungen der Neurotransmittermetaboliten MHPG (3-methoxy-4-hydroxyphenethylenglycol) und 5-HIE (5-Hydroxyindolessigsäure) meßbar sind.

Der allgemeine und legale Gebrauch von Kokain wird in Kapitel 15 erörtert. Kokain führt zu einem dosisabhängigen Anstieg von Herzfrequenz und Blutdruck, begleitet von Erregung, Leistungssteigerung bei Aufgaben, die Vigilanz und Aufmerksamkeit erfordern, und einem Gefühl des Selbstvertrauens und Wohlbefindens. Höhere Dosen führen zu einer nur kurz andauernden Euphorie, die oft von einem Verlangen nach mehr Droge abgelöst wird. Unwillkürliche motorische Aktivität, stereotypes Verhalten und Paranoia können nach wiederholten Dosen auftreten. Reizbarkeit und ein erhöhtes Risiko für Gewalttätigkeiten finden sich bei exzessiven chronischen Konsumenten.

Die Plasmahalbwertszeit von Kokain beträgt ungefähr 50 Minuten, aber inhalierende Konsumenten (*crack*) verlangen typischerweise mehr Kokain nach 10 - 30 Minuten. Intranasaler und intravenöser Konsum führt auch zu einem kürzeren High-Gefühl als die Plasmakokainspiegel vermuten lassen. Dies deutet darauf hin, daß mit einer abnehmenden Plasmakonzentration das High-Gefühl abklingt und das Verlangen nach Kokain wieder auftritt. Diese Theorie wird durch bildgebende Studien mittels Positronemissionstomographie (PET) und ^{11}C-markiertem Kokain gestützt. Diese zeigen, daß der zeitliche Verlauf der subjektiven Euphorie parallel mit der Aufnahme und der Verdrängung der Droge im Corpus striatum einhergeht (Volkow et al., 1991).

Die häufigste Komplikation des Kokainkonsums ist die Abhängigkeit. Manche Konsumenten, insbesondere intranasale Anwender, können Kokain über Jahre intermittierend konsumieren. Andere werden süchtig trotz größter Mühe, die Kontrolle zu erhalten. Stimulanzien neigen dazu, sehr viel unregelmäßiger als Opioide, Nikotin und Alkohol konsumiert zu werden. Häufig ist der Gebrauch bei Drogenexzessen, die Stunden bis Tage dauern können und erst enden, wenn der Vorrat an Kokain erschöpft ist.

Der bedeutendste Schritt im Kokainabbau besteht in der Hydrolyse jeder seiner beiden Estergruppen. Benzoylecgonin, das über den Verlust der Methylgruppe entsteht, stellt den wichtigsten im Urin ausgeschiedenen Metaboliten dar und kann dort während zwei bis fünf Tagen nach einem Exzeß nachgewiesen werden. Folglich ist der Benzoylecgonin-Test hilfreich, um einen Kokainkonsum nachzuweisen. Starke Konsumenten scheiden manchmal bis zu zehn Tage nach einem Exzeß im Harn noch nachweisbare Mengen des Metaboliten aus.

Kokain wird häufig in Verbindung mit anderen Drogen genommen. Die Kokain-Heroin-Kombination wurde im Opioidabschnitt besprochen. Alkohol ist eine weitere Droge, die Kokainkonsumenten zu sich nehmen, um die während starken Kokainkonsums auftretende Reizbarkeit zu dämpfen. Manche entwickeln zusätzlich zu ihrem Kokainproblem eine Alkoholabhängigkeit. Eine bedeutende metabolische Interaktion tritt auf, wenn Kokain und Alkohol gleichzeitig eingenommen werden. Ein Teil des Kokains wird zu Kokathylen verestert, welches ebenso potent wie Kokain die Dopaminwiederaufnahme blockiert (Hearn et al., 1991).

Toxizität Abgesehen von dem Suchtpotential betreffen weitere Risiken des Kokainkonsums kardiale Arrhythmien, myokardiale Ischämien, Myokarditis, Aortendissektion, zerebrale Vasokonstriktion und Krampfanfälle. Auch Todesfälle durch Traumata sind mit dem Kokainkonsum assoziiert (Marzuk et al., 1995). Bei schwangeren Kokainkonsumentinnen kann es zu vorzeitiger Wehentätigkeit und Plazentalösung kommen (Chasnoff et al., 1989). In Berichten über Entwicklungsverzögerungen bei Kindern kokainkonsumierender Mütter findet eine Vermischung von Frühgeburtlichkeit, multipler Drogenexposition und schlechter prä- und postnataler Überwachung statt.

Kokain wird zugeschrieben, einen verlängerten und intensiven Orgasmus zu bewirken, wenn es vor dem Verkehr genommen wird, und der Kokainkonsum ist häufig mit zwanghafter Sexualität und Promiskuität verbunden. Kokainkonsum über einen längeren Zeitraum führt jedoch häufig zu vermindertem sexuellen Antrieb. Sexuelle Probleme werden von Kokainkonsumenten, die sich zur Behandlung vorstellen, häufig vorgebracht. Auch psychische Störungen wie Angstzustände, Depression und Psychosen kommen bei diesen Patienten häufig vor. Während manche dieser psychischen Störungen zweifellos vor dem Gebrauch der Stimulanzien schon bestanden, entwickeln sich auch viele im Verlauf des Drogenmißbrauchs (McLellan et al., 1979).

Toleranz, Abhängigkeit und Entzug Sensibilisierung ist ein übereinstimmender Befund in Tierversuchen mit Kokain und anderen Stimulanzien. Sensibilisierung wird durch einen intermittierenden Gebrauch bewirkt und ist über das hyperaktive Verhalten meßbar. Bei humanen Kokainkonsumenten tritt eine Sensibilisierung für die euphorisierende Wirkung in der Regel nicht auf. Im Gegenteil, die meisten erfahrenen Konsumenten berichten, daß sie über die Zeit mehr Kokain benötigen, um die Euphorisierung zu erzielen, das heißt, es kommt zur Toleranzentwicklung. Unter Laborbedingungen wurde Tachyphylaxie (rasche Toleranzentwicklung) mit verminderter Wirkung beobachtet, wenn die gleiche Dosis wiederholt in einer Sitzung verabreicht wurde. Auch eine Konditionierung kann die Sensibilisierung mitbedingen (Abbildung 24.2). Kokainkonsumenten berichten häufig über eine starke Reaktion auf den Anblick des Kokains bevor es verabreicht wird, bestehend aus physiologischer Erregung und einem verstärkten Bedürfnis nach der Droge (O'Brien et al., 1992). Die Sensibilisierung beim Menschen wird mit paranoiden und psychotischen Manifestationen des Kokainkonsums in Verbindung gebracht. Dies gründet sich auf die Beobachtung, daß eine auf einen Kokainexzeß begrenzte Paranoia bei diesbezüglich vulnerablen Konsumenten nach einem Langzeitkonsum von Kokain (Mittelwert 35 Monate) auftreten kann (Satel et al., 1991b). Eine wiederholte Verabreichung kann erforderlich sein, um den Patienten insofern zu sensibilisieren, daß es zu Paranoia kommt.

Da Kokain typischerweise intermittierend konsumiert wird, erleben selbst exzessive Konsumenten häufige Episoden des Entzugs oder eines *crash*. Die Entzugssymptome, die bei stationär aufgenommenen Patienten beobachtet werden, sind in Tabelle 24.7 aufgeführt. Sorgfältige Studien über Kokainkonsumenten im Entzug zeigen ein schrittweises Abklingen der Symptome innerhalb einer bis drei Wochen (Satel et al., 1991a). Als Residuum des Kokainentzugs kann eine Depression auftreten, diese sollte bei Fortbestehen antidepressiv behandelt werden (siehe Kapitel 19).

Tabelle 24.7 Kokainentzugssymptome

Dysphorie, Depression
Schläfrigkeit, Müdigkeit
heftiges Verlangen nach Kokain
Bradykardie

Pharmakologische Maßnahmen Da der Kokainentzug in der Regel blande verläuft, ist eine Behandlung der Entzugssymptome im allgemeinen nicht erforderlich. Das größte Problem in der Therapie ist nicht das Absetzen des Kokains, sondern besteht darin, dem Patienten zu helfen, daß er dem heftigen Verlangen nach Kokain widerstehen kann. Rehabilitationsprogramme beinhalten Einzel- und Gruppenpsychotherapie, die sich auf die Prinzipien der Anonymen Alkoholiker gründet, sowie Verhaltenstherapien, die auf der Verstärkung durch kokainfreie Urintests basieren. Alle diese Verfahren führen zu einer signifikanten Verbesserung bei einer Mehrzahl der Kokainkonsumenten (Alterman et al., 1994; Higgins et al., 1994). Nichtsdestoweniger besteht ein großes Interesse, ein Medikament zu finden, das in der Rehabilitation von Kokainabhängigen hilfreich sein kann.

Desipramin ist ein trizyklisches Antidepressivum, welches in mehreren Doppelblindversuchen an Kokainabhängigen untersucht wurde. Wie Kokain inhibiert Desipramin die Wiederaufnahme der Monoamin-Neurotransmitter, aber seine Hauptwirkung bezieht sich auf die Inhibierung der Wiederaufnahme des Noradrenalins. Es wurde die Hypothese aufgestellt, daß Desipramin manche der Entzugssymptome der Kokainabhängigkeit lindern und das Verlangen nach Kokain in der vulnerablen Periode nach Absetzen des Kokains reduzieren kann. Diese Substanz zeigte zu Beginn der Kokainepidemie bei einer Gruppe von primär intranasalen Kokainanwendern der sozialen Mittel- und Oberschicht eine Wirkung (Gawin et al., 1989). Die Mehrzahl der darauf folgenden Desipraminstudien, die ernsthafter erkrankte Kokainabhängige untersuchten, erbrachten jedoch negative Ergebnisse.

Verschiedene andere Medikamentengruppen wurden hinsichtlich dieses Problems erprobt. Beispiele sind: *Amantadin*, eine dopaminerge Substanz, die bei der Entgiftung hilfreich sein soll (Alterman et al., 1992), *Fluoxetin*, ein selektiver Antagonist der Serotoninwiederaufnahme, der den Kokainkonsum einschränken soll (Batke et al., 1993) und *Buprenorphin*, ein partieller Opioidagonist, der die Kokainselbstverabreichung bei Affen zu reduzieren vermag (Mello et al., 1989). Bis jetzt zeigten alle Studien, die Medikamente untersuchten, welche einem Rückfall in die Kokainabhängigkeit vorbeugen sollen, bestenfalls einen mittelmäßigen Nutzen. Erfolgsberichte aus unkontrollierten Studien konnten in sorgfältig kontrollierten Doppelblindstudien nicht reproduziert werden. Gegenwärtig herrscht allgemeine Einigkeit darüber, daß kein Medikament zur Verfügung steht, welches zuverlässig in der Behandlung der Kokainabhängigkeit eingesetzt werden kann.

Andere ZNS-Stimulanzien *Amphetamine und verwandte Substanzen* Eine subjektive Wirkung, die der des Kokains ähnelt, wird durch *Amphetamin, Dextroamphetamin, Methamphetamin, Phenmetrazin, Methylphenidat* und *Diethylproprion* erzeugt. Amphetamine erhöhen die Dopaminkonzentration im Bereich der Synapsen eher durch die Stimulation der präsynaptischen Freisetzung als durch Blockierung der Wiederaufnahme, wie dies bei Kokain der Fall ist. Intravenös verabreichtes oder gerauchtes Methamphetamin erzeugt ein Mißbrauchs-Abhängigkeitssyndrom, das demjenigen des Kokains ähnelt. Im Gegensatz dazu zeigen orale Stimulanzien wie solche, die zur Gewichtsreduktion verschrieben werden, aufgrund der Toleranzentwicklung nur eine kurzzeitige Wirkung. Nur ein kleiner Teil der Patienten, die diese Substanzen als Appetitzügler erhalten, entwickeln daraufhin ein Verlangen nach den Anorektika und ihrer stimulierenden Wirkung. Diese Patienten können die diagnostischen Kriterien für Mißbrauch oder Abhängigkeit erfüllen. *Fenfluramin* und *Phenylpropanolamin* wirken ohne Anhalt für ein signifikantes Mißbrauchspotential appetitzügelnd. *Mazindol* reduziert ebenfalls den Appetit mit weniger stimulierenden Eigenschaften als Amphetamin.

Khat (Cathinon), ein Präparat, das Amphetamin ähnelt, wird in Afrika wegen seiner stimulierenden Eigenschaft häufig genommen. Kürzlich wurde Methcathinon, eine verwandte Substanz mit ähnlichen Effekten in illegalen Laboratorien im Mittleren Westen der Vereinten Staaten synthetisiert. Es hat jedoch nicht den Anschein, daß diese Substanzen den epidemischen Konsum von Kokain während der 80er Jahre erreichen.

Koffein Das leicht stimulierende Koffein ist die weltweit am verbreitetsten eingesetzte psychoaktive Substanz. Es ist in alkoholfreien Getränken, Kaffee, Tee, Kakao, Schokolade und zahlreichen verschreibungspflichtigen oder frei erhältlichen Medikamenten enthalten. Es erhöht die Ausschüttung von Noradrenalin und steigert die Nervenaktivität in zahlreichen Hirnarealen. Nach der Resorption im Gastrointestinaltrakt wird Koffein rasch in alle Gewebe verteilt. Koffein passiert mühelos die Plazenta. Man nimmt an, daß viele der Koffeineffekte mittels kompetitivem Antagonismus an Adenosinrezeptoren erzeugt werden. Adenosin ist ein Neuromodulator, der eine Anzahl von Funktionen im ZNS beeinflusst (siehe Kapitel 12 und 28). Die leicht sedierende Wirkung, die auftritt, wenn Adenosin bestimmte Adenosinrezeptorsubtypen aktiviert, kann durch Koffein antagonisiert werden.

Auf die stimulierenden Effekte des Koffeins entwickelt sich rasch Toleranz. Somit kommt es bereits, wie in kontrollierten Studien gezeigt wurde, nach dem abrupten Absetzen von ein bis zwei Tassen Kaffee am Tag zu einer leichten Entzugssymptomatik. Der Koffeinentzug äußert sich in Gefühlen der Müdigkeit und Sedierung. Nach größeren Mengen Kaffee wurde über Kopfschmerzen und Übelkeit im Entzug berichtet; Erbrechen kommt selten vor (Silverman et al., 1992). Obwohl ein Entzugssyndrom nachgewiesen werden kann, berichten nur wenige Kaffeetrinker über Kontrollverlust bezüglich der Koffeinaufnahme oder über wesentliche Schwierigkeiten, wenn gewünscht wurde, den Koffeingenuß zu reduzieren oder zu beenden. Somit wird Koffein nicht in der Kategorie der Stimulanzien, die zu Abhängigkeit führen können, aufgeführt (American Psychiatric Association, 1994).

Cannabinoide (Marihuana)

Die Cannabispflanze wird seit Jahrhunderten zur Hanfgewinnung und wegen ihrer vermuteten medizinischen und psychoaktiven Eigenschaften angebaut. Der Rauch des brennenden Cannabis enthält viele chemische Substanzen, einschließlich 61 verschiedener bereits identifizierter Cannabinoide. Eines davon, δ-9-Tetrahydrocannabinol (δ-9-THC), ist für die meisten der charakteristischen Effekte des gerauchten Marihuana verantwortlich.

Umfrageergebnisse zeigen, daß Marihuana die am häufigsten konsumierte illegale Droge in den Vereinigten Staaten ist. Der Konsum erreichte in den späten 70er Jahren einen Höchststand, als ungefähr 60% der Oberstufenschüler berichteten, schon mal Marihuana geraucht zu haben und fast 11%, dies täglich zu tun. Dieser Wert nahm daraufhin stetig ab bis auf 40% mindestens einmaligen Ausprobierens und 2% täglichen Konsums in den mittleren 90er Jahren. Es ist erwähnenswert, daß diese Umfragen dazu neigen, den Drogenkonsum zu unterschätzen, da Schulabbrecher nicht befragt werden.

Ein Cannabinoidrezeptor konnte im Hirn identifiziert (Devane et al., 1988) und kloniert werden (Matsuda et al., 1990). Ein Arachidonsäurederivat wurde als endogener Ligand entdeckt und *Anandamid* genannt (Devane et al., 1992). Während die physiologische Funktion dieser Rezeptoren und ihrer vermeintlichen Liganden noch nicht geklärt werden konnte, sind diese jedoch weit verstreut in hohen Konzentrationen in der Großhirnrinde, im Kleinhirn, Hippocampus und Striatum nachweisbar (Herkenham, 1993). Diese molekularen Entwicklungen werden wahrscheinlich eine gewaltige Auswirkung auf unser Verständnis von Gebrauch und möglicher Abhängigkeit von Marihuana haben.

Die pharmakologischen Effekte von δ-9-THC variieren dosisabhängig mit der Verabreichungsform, der Erfahrung des Konsumenten, der Anfälligkeit für psychoaktive Effekte und den äußeren Umständen, dem *setting*. Der Marihuanarausch bewirkt Veränderungen von Stimmung, Wahrnehmung und Motivation, aber die von den Konsumenten angestrebte Wirkung besteht in einem High-Gefühl und einem Angeheitertsein. Diese Wirkung wird anders beschrieben als das High-Gefühl durch Stimulanzien oder das High-Gefühl durch Opiate. Die Wirkung variiert dosisabhängig, aber der typische Marihuanaraucher erlebt ein High-Gefühl, das ungefähr zwei Stunden andauert. Während dieser Zeit kommt es zu einer Beeinträchtigung der kognitiven Funktionen, der Wahrnehmung, der Reaktionszeit, der Lernfähigkeit und des Gedächtnisses. Diese akuten Beeinträchtigungen haben naheliegende Konsequenzen für das Führen eines Kraftfahrzeuges und die Leistungsfähigkeit am Arbeitsplatz oder in der Schule.

Marihuana kann auch zu komplexen Verhaltensänderungen wie Leichtsinn und verstärktem Hungergefühl führen. Manche Konsumenten berichten über stärkere Empfindungen beim Sex und verstärkter Einsicht während eines Marihuana-Highs. Diese Behauptungen ließen sich jedoch nicht erhärten. Unangenehme Reaktionen wie Panik oder Halluzinationen und sogar akute Psychosen können auftreten. Mehrere Umfragen weisen darauf hin, daß 50 - 60% der Marihuanakonsumenten über mindestens ein Angsterlebnis berichteten. Diese Reaktionen werden gewöhnlich unter höheren Dosen und eher unter oral zugeführtem als gerauchtem Marihuana gesehen, da das Rauchen erlaubt, die Dosis anhand des Effekts zu regulieren. Während es keinen überzeugenden Beweis gibt, daß Marihuana ein andauerndes, der Schizophrenie ähnliches Syndrom auslösen kann, gibt es zahlreiche klinische Berichte, daß der Marihuanakonsum bei Patienten mit einer Schizophrenie-Anamnese einen erneuten Schub auslösen kann.

Eine der strittigsten Wirkungen, die Marihuana nachgesagt werden ist die Erzeugung eines „Demotivationssyndroms". Dieses Syndrom stellt keine offizielle Diagnose dar, es wird eingesetzt, um junge Leute zu beschreiben, die aus sozialen Aktivitäten aussteigen und nur geringes Interesse an Schule, Arbeit oder anderen zielgerichteten Aktivitäten zeigen. Wenn ein häufiger Marihuanakonsum diese Symptome begleitet, wird die Droge häufig als Grund genannt, auch wenn es keine Daten gibt, die eine kausale Beziehung zwischen Marihuanarauchen und diesen Verhaltensauffälligkeiten belegen. Es gibt keinen Hinweis dafür, daß Marihuanakonsum Hirnzellen schädigt oder irgendwelche dauerhaften funktionellen Veränderungen verursacht, obwohl Daten aus Tierversuchen zeigen, daß es zu einer Beeinträchtigung des Labyrinthgedächtnisses kommen kann, welches für Wochen nach der letzten Dosis persistieren kann. Diese Befunde stehen in Einklang mit klinischen Berichten über die allmähliche Verbesserung der geistigen Verfassung nach Absetzen eines chronisch hochdosierten Marihuanakonsums.

Verschiedene medizinische Wirkungen durch Marihuana wurden beschrieben. Diese umfassen eine antiemetische Wirkung, die gegen die Nebenwirkungen der onkologischen Chemotherapie eingesetzt wurde, eine muskelrelaxierende Wirkung, eine antikonvulsive Wirkung und eine Reduktion des intraokulären Drucks zur Behandlung des Glaukoms. Der medizinische Nutzen wird jedoch durch die psychoaktiven Effekte, die oft normale Aktivitäten einschränken, wieder geschmälert. Somit findet sich bislang kein eindeutiger Vorteil für eine Behandlung mit Marihuana gegenüber der konventionellen Therapie für jede dieser Indikationen. Mit der Klonierung der Cannabinoidrezeptoren und der Entdeckung eines endogenen Liganden erhofft man sich die Entwicklung neuer Substanzen, die spezielle therapeutische Wirkungen ohne die unerwünschten Eigenschaften des Marihuanas erzielen können.

Toleranz, Abhängigkeit und Entzug Toleranz gegenüber den meisten der Marihuanaeffekte kann sich nach nur wenigen Dosen sehr schnell entwickeln, sie nimmt jedoch auch rasch wieder ab. Toleranz gegenüber hohen Dosen persistiert im Tierversuch auch nach Absetzen der Droge über längere Zeit. Entzugssymptome oder -anzeichen werden im klinischen Alltag in der Regel nicht beobachtet. In der Tat suchen nur relativ wenige Patienten jemals wegen einer Marihuanaabhängigkeit eine ärztliche Behandlung auf. Eine Entzugssymptomatik beim Menschen wurde nach engmaschiger Überwachung von Marihuanakonsumenten beschrieben, die regelmäßig orale Dosen auf einer Forschungsstation erhielten (Tabelle 24.8). Diese Symptomatik wird jedoch klinisch nur bei Personen beobachtet, die täglich Marihuana konsumieren und plötzlich aufhören. Starke oder regelmäßige Marihuanakonsumenten scheinen nicht durch die Angst vor Entzugssymptomen motiviert zu sein, auch wenn dies nie systematisch untersucht wurde.

Pharmakologische Maßnahmen Es gibt keine spezielle Behandlung für den Mißbrauch und die Abhängigkeit von Marihuana. Exzessive Konsumenten können unter einer begleitenden Depression leiden, die auf eine antidepressive Behandlung anspricht. Dies sollte jedoch individuell unter Einbeziehung des Schweregrads der affektiven Symptome entschieden werden, nachdem die Marihuanawirkung verflogen ist. Die Residuen der Drogenwirkung können mehrere Wochen anhalten.

Psychedelika

Wahrnehmungsstörungen wie Halluzinationen, Illusionen und Denkstörungen wie Paranoia können durch toxische Dosen vieler Drogen hervorgerufen werden. Diese Phänomene können auch während des toxischen Entzugs von dämpfenden Substanzen wie Alkohol beobachtet werden. Es gibt jedoch bestimmte Drogen, deren primärer Effekt in Veränderungen von Wahrnehmung, Gedanken und Stimmung besteht, wobei nach geringen Dosen Gedächtnis und Orientierung nur minimal beeinflusst werden. Diese werden gewöhnlich *Halluzinogene* genannt, aber ihr Einsatz führt nicht immer zu freien Halluzinationen. Zu den in den Vereinigten Staaten am häufigsten konsumierten psychedelischen Drogen zählen Lysergsäurediethylamid (LSD), Phencyclidin (PCP), MDMA (Methylendioxymethamphetamin, Ecstasy) und eine Reihe von anticholinergen Substanzen (Atropin, Benztropinmesylat). Der Konsum dieser Drogen sorgte für viel Aufmerksamkeit in den 60er und 70er Jahren, nahm in den 80er Jahren jedoch ab. 1989 begann der Konsum der halluzinogenen Drogen wieder anzusteigen. 1993 berichteten 11,8% aller College-Studenten, bereits mindestens einmal eine dieser Drogen eingenommen zu haben.

Tabelle 24.8 Marihuanaentzugssyndrom

Rastlosigkeit
Irritation
leichte Agitation
Schlaflosigkeit
Störungen des Schlaf-EEGs
Übelkeit, Krämpfe

Dieser Anstieg war besonders auffällig in den jüngeren Gruppen, beginnend mit der achten Klasse.

Während psychedelische Effekte durch eine Reihe verschiedener Drogen erzeugt werden können, sind die eigentlichen psychedelischen Präparate zwei Hauptgruppen zuzuordnen. Die Indolaminhalluzinogene umfassen LSD, DMT (N,N-Dimethylamin) und Psilocybin. Die Phenethylamine umfassen Mescalin, Dimethoxymethylamphetamin (DOM), Methylendioxyamphetamin (MDA) und MDMA. Beide Guppen haben eine relativ hohe Affinität zu Serotonin-5-HT$_2$-Rezeptoren, aber sie unterscheiden sich in ihrer Affinität zu anderen Subtypen der 5-HT-Rezeptoren. Es besteht eine gute Korrelation zwischen der relativen Affinität dieser Präparate zu 5-HT$_2$-Rezeptoren und ihrer halluzinogenen Potenz beim Menschen (Rivier und Pilet, 1971; Titeler et al., 1988). Auch die Beobachtung im Tierversuch, daß Antagonisten dieses Rezeptors wie *Ritanserin* in der Lage sind, die Verhaltensänderungen und elektrophysiologischen Effekte zu blockieren, richtete das Augenmerk auf eine mögliche Verwicklung des 5-HT$_2$-Rezeptors in den Mechanismus der Halluzinationen. Jedoch konnte gezeigt werden, daß LSD mit vielen Rezeptorsubtypen in nanomolaren Konzentrationen reagiert, so daß es ist zur Zeit nicht möglich ist, die psychedelischen Effekte einem einzigen Subtyp zuzuordnen (Peroutka, 1994).

LSD LSD ist die potenteste halluzinogene Droge, es bewirkt signifikante psychedelische Effekte bei einer Gesamtdosis von nur 25 - 50 μg. Diese Droge ist mehr als 3000fach wirksamer als Mescalin. LSD wird auf dem Schwarzmarkt in einer Vielzahl von Formen verkauft. Ein beliebtes derzeitiges System stellen Papiere in Briefmarkengröße dar, die mit variierenden Dosen von LSD (50 - 300 μg oder mehr) getränkt sind. Die Mehrzahl der Straßenproben, die als LSD verkauft werden, enthält tatsächlich LSD. Im Gegensatz dazu besteht bei Extrakten von Pilzen und anderen pflanzlichen Erzeugnissen, die als Quelle von Psilocybin und anderen Psychedelika verkauft werden, nur eine geringe Wahrscheinlichkeit, daß sie wirklich das angepriesene Halluzinogen enthalten.

Die Wirkung der Halluzinogene ist variabel, selbst bei der gleichen Person zu unterschiedlichen Zeiten. LSD wird nach der oralen Verabreichung rasch resorbiert; seine Wirkung tritt nach 40 - 60 Minuten ein, erreicht seinen Höhepunkt nach zwei bis vier Stunden und ist nach sechs bis acht Stunden wieder abgeklungen. Mit einer Dosis von 100 μg erzeugt LSD Wahrnehmungsstörungen und manchmal Halluzinationen. Die Stimmung kann zu Hochstimmung, Paranoia oder Depression wechseln, darüber hinaus zu Erregung und manchmal zu einem Gefühl der Panik. Die Symptome der LSD-Aufnahme bestehen in Mydriasis, erhöhtem Blutdruck und beschleunigtem Puls, Flush, vermehrtem Speichel- und Tränenfluß und Hyperreflexie. Im Vordergrund steht die visuelle Wirkung. Farben können intensiver, Formen verändert erscheinen. Die Person kann ihre Aufmerksamkeit auf ungewöhnliche Details richten, z. B. das Haarmuster auf dem Handrücken.

Die Behauptung, daß mit dieser Droge Psychotherapien vorteilhaft beeinflusst werden oder Abhängigkeiten und andere psychische Erkrankungen behandelt werden könnten, wurde in kontrollierten Studien nicht bestätigt. Daher gibt es zur Zeit für diese Substanzen keine medizinische Indikation.

Bei einem Horrortrip (*bad trip*) handelt es sich um einen schweren Angstzustand. Es kann jedoch auch zu einer ausgeprägten Depression mit Suizidgedanken kommen. Visuelle Störungen sind vorherrschend. Es kann schwierig sein, den Horrortrip durch LSD von Wirkungen auf anticholinerge Substanzen und Phencyclidin zu unterscheiden. Es existieren keine dokumentierten toxischen Todesfälle durch LSD-Konsum, tödliche Unfälle und Suizide ereigneten sich jedoch im Rauschzustand.

Nach Einnahme eines Halluzinogens kann es zu zwei Tage oder länger andauernden prolongierten psychotischen Reaktionen kommen. Bei empfänglichen Personen können schizophrene Episoden ausgelöst werden, und es gibt Hinweise dafür, daß der chronische Konsum dieser Drogen mit der Entwicklung von persistierenden psychotischen Erkrankungen assoziiert ist (McLellan et al., 1979).

Toleranz, körperliche Abhängigkeit und Entzug Der häufige, wiederholte Konsum von psychedelischen Drogen ist unüblich. Daher wird Toleranz für gewöhnlich nicht beobachtet. Toleranz entwickelt sich gegenüber der Verhaltenswirkung von LSD nach drei bis vier täglichen Dosen, ein Entzugssyndrom wurde nicht beobachtet. Im Tiermodell konnte Kreuztoleranz zwischen LSD, Mescalin und Psilocybin gezeigt werden.

Pharmakologische Maßnahmen Da die Wirkung einer psychedelischen Droge nicht vorhersehbar ist, birgt jeder Genuß ein gewisses Risiko. Abhängigkeit und Sucht treten nicht auf, aber manchmal benötigen Konsumenten wegen eines Horrortrips medizinische Aufmerksamkeit. Schwere Agitation kann eine medikamentöse Therapie erfordern; hier hat sich Diazepam (20 mg oral) als hilfreich erwiesen. Beruhigendes „Gut-Zureden" ist ebenfalls wirksam und stellt die Behandlung der ersten Wahl dar. Neuroleptika (Dopaminrezeptorantagonisten) können das Erlebnis noch verstärken.

Eine besonders beunruhigende Nachwirkung des Gebrauchs von LSD und anderer ähnlicher Drogen stellen episodisch auftretende visuelle Störungen bei einem kleinen Anteil früherer LSD-Konsumenten dar. Diese wurden ursprünglich *flashbacks* genannt und ähnelten den Erfahrungen früherer LSD-Trips. Nun existiert eine offizielle Diagnose: „persistierende Wahrnehmungsstörungen durch Halluzinogene" (*halluzinogen persisting perception disorder*, HPPD, American Psychiatric Association, 1994). Die Symptome beinhalten falsche fließende Wahrnehmungen im peripheren Gesichtsfeld, Farbblitze, geometrische Pseudohalluzinationen und positive Nachbilder (Abraham und Aldridge, 1993). Die visuellen Störungen stellen sich in der Hälfte der Fälle als dauerhaft heraus und repräsentieren offensichtlich eine bleibende Veränderung des visuellen Systems. Auslöser sind Streß, Müdigkeit, dunkle Umgebung, Marihuana, Neuroleptika und Angstzustände.

MDMA (Ecstasy) und MDA MDMA und MDA sind Phenylethylamine, die sowohl stimulierende als auch psychedelische Wirkungen haben. MDMA wurde in den 80er Jahren auf manchem amerikanischen College-Campus populär, als der Droge nachgesagt wurde, Einblick und Selbsterkenntnis zu verstärken. Manche Psychotherapeuten empfahlen die Droge auch als Hilfsmittel im

Therapieprozeß. Zur Unterstützung dieser Behauptung liegen jedoch keine kontrollierten Daten vor. Akute Effekte sind dosisabhängig und umfassen Tachykardie, trockenen Mund, Verkrampfung der Kiefermuskulatur und Muskelschmerzen. Unter höheren Dosen kann es zu visuellen Halluzinationen, Agitation, Hyperthermie und Panikattacken kommen.

MDA und MDMA führen bei Ratten zu einer Degeneration von serotoninergen Nervenzellen (Ricuarte et al., 1985). Während die Nervendegeneration beim Menschen nicht nachgewiesen werden konnte, fand man im Liquor von chronischen MDMA-Konsumenten jedoch niedrige Spiegel von Serotoninmetaboliten. Somit besteht eine mögliche Neurotoxizität, während es keinen Hinweis gibt, daß der behauptete Nutzen von MDMA wirklich auftritt.

Phencyclidin (PCP) PCP verdient wegen seiner weiten Verfügbarkeit und wegen seiner pharmakologischen Effekte, die sich von denen der Psychedelika wie LSD unterscheiden, besondere Erwähnung. PCP wurde ursprünglich als Anästhetikum in den 50er Jahren entwickelt und später wegen eines sehr häufig auftretenden postoperativen Deliriums mit Halluzinationen wieder aufgegeben. Es wurde als ein dissoziatives Anästhetikum eingestuft, da der Patient darunter bewußtseinsklar mit starrem Blick, ausdruckslosem Gesicht und rigidem Muskeltonus erscheint. In den 70er Jahren wurde es als Droge entdeckt, zunächst in oraler, später in gerauchter Form, die eine bessere Dosiskontrolle ermöglicht. Die Wirkung von PCP wurde bei gesunden Probanden unter kontrollierten Bedingungen beobachtet. Bereits eine Dosis von 50 µg/kg Körpergewicht bewirkt einen emotionalen Entzug, starres Denken und bizarre Antworten in projektiven Testverfahren. Auch eine katatone Köperhaltung kann, ähnlich wie bei einer Schizophrenie, auftreten. Konsumenten höherer Dosen scheinen manchmal auf Halluzinationen zu reagieren und können feindseliges oder aggressives Verhalten zeigen. Die anästhetische Wirkung steigt dosisabhängig. Stupor oder Koma kann auftreten sowie muskuläre Rigidität, Rhabdomyolyse und Hyperthermie. Intoxikierte Patienten in der Notaufnahme können sich vom aggressiven zum komatösen Patienten entwickeln mit erhöhtem Blutdruck und erweiterten, nicht reagierenden Pupillen.

PCP bindet mit hoher Affinität an Strukturen im Bereich des Cortex und des limbischen Systems und blockiert damit die N-methyl-D-asparaginsäure (NMDA)-Glutamatrezeptoren (siehe Kapitel 12). Opiate mit σ-agonistischer Wirkung und bestimmte andere Substanzen zeigen PCP-ähnliche Aktivität und binden spezifisch an die gleichen Strukturen. LSD und andere Psychedelika binden nicht an die σ-Rezeptoren. Es gibt Hinweise dafür, daß ein Zusammenhang zwischen NMDA-Rezeptoren und einem ischämischen neuronalen Zelltod durch hohe Spiegel von exzitatorischen Aminosäuren besteht. Daher wird nach PCP-Analoga gesucht, die auch den NMDA-Weg blockieren können, aber weniger psychoaktive Effekte hervorrufen.

Toleranz, Abhängigkeit und Entzug In Selbstverabreichungsversuchen bei Affen konnte man beobachten, daß PCP verstärkend wirkt, da es zu einem kontinuierlichen Rauschzustand kam (Balster et al., 1973). Menschen neigen dazu, PCP intermittierend zu konsumieren, aber einige Umfragen berichten über einen täglichen Konsum bei 7% der befragten Konsumenten. Es gibt Hinweise für Toleranzentwicklung gegenüber den Verhaltenswirkungen im Tierversuch; dies wurde jedoch bislang noch nicht systematisch beim Menschen untersucht. Bei Affen, deren tägliche PCP-Zufuhr unterbrochen wurde, wurden Entzugssymptome beobachtet. Diese umfassen Somnolenz, Tremor, Krampfanfälle, Durchfälle, Piloerektion, Zähneknirschen und Vokalisationen.

Pharmakologische Maßnahmen Eine Überdosierung muß durch allgemeine lebenserhaltende Maßnahmen behandelt werden, da für die PCP-Wirkung kein Antagonist existiert und keine nachgewiesene Möglichkeit, die Ausscheidung zu fördern, auch wenn die Ansäuerung des Urins empfohlen wird. Das PCP-Koma kann sieben bis zehn Tage andauern. Mit Diazepam kann der durch PCP herbeigeführte agitierte oder psychotische Zustand behandelt werden. Andauerndes psychotisches Verhalten erfordert eine neuroleptische Behandlung mit z. B. *Haloperidol*. Wegen der anticholinergen Aktivität von PCP sollten Neuroleptika mit signifikanter anticholinerger Wirkung wie *Chlorpromazin* vermieden werden.

Inhalanzien

Inhalanzien, die mißbräuchlich konsumiert werden, lassen sich verschiedenen Gruppen von Chemikalien zuordnen, die bei Zimmertemperatur flüchtig sind und nach Inhalation eine plötzliche Veränderung des seelischen Zustandes bewirken. Beispiele sind Toluol, Kerosin, Benzin, Tetrachlorkohlenstoff, Amylnitrat, und Distickstoffoxid (Lachgas). Für jede Substanz gibt es ein charakteristisches Wirkungsmuster. Lösungsmittel wie Toluol werden typischerweise von Kindern benutzt. Für gewöhnlich wird die Substanz in eine Plastiktüte gefüllt und der Dampf eingeatmet. Nach mehreren Minuten der Inhalation treten Benommenheit und Rauschzustand auf. Auch Aerosolsprays, die als Treibgas fluorierte Kohlenwasserstoffe enthalten, können zu einem Lösungsmittelrausch führen. Anhaltende Exposition oder täglicher Gebrauch kann zu Schäden verschiedener Organsysteme führen. Kardiale Arrhythmien, Knochenmarksdepression, zerebrale Degenerationsprozesse und Schäden an Leber, Niere und peripheren Nerven gehören zu den klinischen Problemen. Gelegentlich sind auch Todesfälle dem Mißbrauch der Inhalanzien zugeschrieben worden, die wahrscheinlich über den Mechanismus der kardialen Arrhytmien zu erklären sind, insbesondere dann, wenn von körperlicher Anstrengung begleitet, oder wenn eine Obstruktion der oberen Atemwege vorlag.

Amylnitrat bewirkt eine Dilatation der glatten Muskulatur. Es wurde in der Vergangenheit in der Therapie der Angina pectoris angewandt. Es handelt sich um eine gelbe, flüchtige, leicht entzündliche Flüssigkeit mit einem fruchtigen Geruch. In jüngster Zeit wurden Amylnitrat und Butylnitrat insbesondere durch männliche Homosexuelle konsumiert, um eine Entspannung der glatten Muskulatur zu erzielen und einen gesteigerten Orgasmus zu erleben. Es kann in der Form von Raumdeodoranzien erworben werden und ein High-Gefühl sowie Benommenheit bewirken. Unerwünschte Wirkungen beinhalten Palpitationen, Hypotension, Kopfschmerzen fortschreitend bis zum Bewußtseinsverlust.

Angehörige des medizinischen Personals benutzen manchmal Anästhesiegase wie Lachgas oder Halothan als Rauschmittel. Distickstoffoxid wird auch von Angestellten der Lebensmittelbranche konsumiert, da es als Treibstoff für Sprühsahnedosen eingesetzt wird. Distickstoffoxid bewirkt Euphorie und Analgesie und später Bewußtseinsverlust. Der zwanghafte Gebrauch dieser Substanz und chronische Toxizität werden selten beobachtet, aber mit dem Mißbrauch dieses Anästhetikums sind offensichtlich Risiken der Überdosierung verknüpft. Der chronische Konsum soll periphere Neuropathien verursachen.

BEHANDLUNG VON DROGENMISSBRAUCH UND DROGENABHÄNGIGKEIT

Das therapeutische Vorgehen bei Drogenmißbrauch und -abhängigkeit muß in Abhängigkeit von den Drogen, die konsumiert werden, und von der speziellen Problemsituation des einzelnen Patienten individuell geplant werden. Pharmakologische Maßnahmen wurden für die einzelnen Substanzgruppen beschrieben, sofern eine entsprechende Medikation verfügbar ist. Eine rationale und effektive Behandlung setzt die genaue Kenntnis der pharmakologischen Effekte der vom jeweiligen Patienten genommenen Einzeldroge bzw. Drogenkombination voraus und kann unter Umständen von vitaler Bedeutung sein, wenn eine akute Intoxikation durch Überdosis vorliegt oder starke Entzugssymptome im Rahmen einer Entgiftungsbehandlung auftreten. Es muß jedoch noch einmal darauf hingewiesen werden, daß die der Drogensucht zugrundeliegenden Störungen einer langwierigen Rehabilitation bedürfen, die Monate oder Jahre andauern kann. Die Verhaltensmuster, die durch die zuvor tausendfach abgelaufene Prozedur des Drogenkonsums vorgeprägt sind, verschwinden nicht einfach mit der erfolgreichen Entgiftungsbehandlung, auch nicht im Fall der üblichen 28tägigen stationären Entzugs- und Rehabilitationsbehandlung. Es wird aller Wahrscheinlichkeit nach Perioden von Rückfällen und Remissionen geben. Komplette Abstinenz ist zwar das erwünschte Therapieziel, in der Realität besteht jedoch bei den meisten Patienten das Risiko, in alte Verhaltensschemata des Drogenkonsums zurückzufallen und erneut therapiebedürftig zu werden. Eine Erhaltungstherapie kann unter Umständen erfolgversprechend sein, wie zum Beispiel Methadonsubstitution bei Opiodabhängigkeit. Diese Vorgänge können gut mit der Behandlung anderer chronischer Erkrankungen wie z. B. Diabetes, Asthma oder Hypertonie verglichen werden. Eine Langzeitmedikation kann gegebenenfalls erforderlich sein, und eine Heilung ist nicht wahrscheinlich. Unter dem Gesichtspunkt der Behandlung chronischer Erkrankungen betrachtet, sind die verfügbaren Behandlungsmöglichkeiten für Abhängige sehr erfolgreich (McLellan et al., 1992; O'Brian, 1994).

Die Langzeitbehandlung ist verbunden mit der Stabilisierung des physischen Allgemeinzustandes wie auch der Stärkung der mentalen, sozialen und beruflichen Fähigkeiten. Unglücklicherweise besteht in medizinischen Fachkreisen eine weitgehend pessimistische Haltung bezüglich der Vorteile der eigentlichen Suchtbehandlung, so daß der größte Teil des therapeutischen Aufwandes der Behandlung von Suchtkomplikationen gilt, wie z. B. den pulmonalen, kardialen oder hepatischen Folgeerkrankungen. Wendet man sich der zugrundeliegenden Suchterkrankung zu, kann die Prävention dieser Komplikationen erreicht werden.

Zu weiteren Diskussionen über Alkoholismus und Drogenabhängigkeit siehe *Harrison's Principles of Internal Medicine*, 14th ed., McGraw-Hill, New York, 1998, deren deutsche Ausgabe 1999 erscheint.

LITERATUR

Alterman, A.I., Droba, M., Antelo, R.E., Cornish, J.W., Sweeney, K.K., Parikh, G.A., and O'Brien, C.P. Amantadine may facilitate detoxification of cocaine addicts. *Drug Alcohol Depend.*, **1992**, *31*:19—29.

Alterman, A.I., O'Brien, C.P., McLellan, A.T., August, D.S., Snider, E.C., Droba, M., Cornish, J.W., Hall, C.P., Raphaelson, A.H., and Shrade, F.X. Effectiveness and costs of inpatient versus day hospital cocaine rehabilitation. *J. Nerv. Ment. Dis.*, **1994**, *182*:157—163.

Auriacombe, M., Tignol, J., Le Moal, M., and Stinus, L. Transcutaneous electrical stimulation with Limoge current potentiates morphine analgesia and attenuates opiate abstinence syndrome. *Biol. Psychiatry*, **1990**, *28*:650—656.

Balster, R.L., Johanson, C.E., Harris, R.T., and Schuster, C.R. Pencyclidine self-administration in the rhesus monkey. *Pharmacol. Biochem. Behav.*, **1973**, *1*:167—172.

Batki, S.L., Manfredi, L.B., Jacob, P., III, and Jones, R.T. Fluoxetine for cocaine dependence in methadone maintenance: quantitative plasma and urine cocaine/benzoylecgonine concentrations. *J. Clin. Psychopharmacol.*, **1993**, *13*:243—250.

Benowitz, N.L., Porchet, H., Sheiner, L., and Jacob, P., III. Nicotine absorption and cardiovascular effects with smokeless tobacco use: comparison with cigarettes and nicotine gum. *Clin. Pharmacol. Ther.*, **1988**, *44*:23—28.

Chasnoff, I.J., Griffith, D.R., MacGregor, S., Dirkes, K., and Burns, K.A. Temporal patterns of cocaine use in pregnancy. Perinatal outcome. *JAMA*, **1989**, *261*:1741—1744.

Devane, W.A., Dysarz, F.A., III, Johnson, M.R., Melvin, L.S., and Howlett, A.C. Determination and characterization of a cannabinoid receptor in rat brain. *Mol. Pharmacol.*, **1988**, *34*:605—613.

Devane, W.A., Hanus, L., Breuer, A., Pertwee, R.G., Stevenson, L.A., Griffin, G., Mandelbaum, A., Etinger, A., and Mechoulam, R. Isolation and structure of a brain constituent that binds to the cannabinoid receptor. *Science*, **1992**, *258*:1946—1949.

DeWit, H., Pierri, J., and Johanson, C.E. Assessing individual differences in alcohol preference using a cumulative dosing procedure. *Psychopharmacology*, **1989**, *98*:113—119.

Ellison, F., Ellison, W., Daulouede, J.P., Daubech, J.F., Pautrizel, B., Bourgeois, M., and Tignol, J. Opiate withdrawal and electro-stimulation. *Encephale*, **1987**, *13*:225—229.

Gariti, P., Auriacombe, M., Incmikoski, R., McLellan, A.T., Patterson, L., Dhopesh, V., Mezochow, J., Patterson, M., and O'Brien, C.P. A randomized double-blind study of neuroelectric therapy in opiate and cocaine detoxification. *J. Subst. Abuse*, **1992**, *4*:299—308.

Gawin, F.H., Kleber, H.D., Byck, R., Rounsaville, B.J., Kosten, T.R., Jatlow, P.I., and Morgan, C. Desipramine facilitation of initial cocaine abstinence. *Arch of Gen Psychiatry*, **1989**, *46*:117—121.

Glassman, A.H., Stetner, F., Walsh, T.B., Raizman, P.S., Fleiss, J.L., Cooper, T.B., and Covey, L.S. Heavy smokers, smoking cessation and clonidine. *JAMA*, **1988**, *259*:2863—2866.

Gorelick, D.A., Rose, J., and Jarvik, M.E. Effect of naloxone on cigarette smoking. J. Subst. Abuse, 1989, 1:153—159.

Grant, I. Alcohol and the brain: neuropsychological correlates. *J. Consult. Clin. Psychol.*, **1987**, *55*:310—324.

Hayashida, M., Alterman, A., McLellan, A.T., O'Brien, C.P., Purtill, J.J., Volpicelli, J., Raphaelson, A.H., and Hall, C.P. Comparative effectiveness and costs of inpatient and outpatient detoxification of patients with mild-to-moderate alcohol withdrawal syndrome. *N. Engl. J. Med.*, **1989**, *320*:358—365.

Hearn, W.L., Flynn, D.D., Hime, G.W., Rose, S., Cofino, J.C., Mantero-Atienza, E., Wetli, C.V., and Mash, D.C. Cocaethylene; a unique cocaine metabolite displays high affinity for the dopamine transporter. *J. Neurochem.*, **1991**, *56*:698—701.

Higgins, S.T., Budney, A.J., Bickel, W.K., Foerg, F.E., Ogden, D., and Badger, G.J. Outpatient behavioral treatment for cocaine dependence: one-year outcome. Presented at College on Problems of Drug Dependence Symposium, **1994**.

Johnson, R.E., Jaffe, J.H., and Fudala, P.J. A controlled trial of buprenorphine treatment for opioid dependence. *JAMA*, **1992**, *267*:2750—2755.

Kales, A., Scharf, M.B., Kales, J.D., and Soldatos, C.R. Rebound insomnia: a potential hazard following withdrawal of certain benzodiazepines. *JAMA*, **1979**, *241*:1692—1695.

Kalivas, P.W., and Duffy, P. Effect of acute and daily cocaine treatment on extracellular dopamine in the nucleus accumbens. *Synapse*, **1990**, *5*:48—58.

Kosten, T.A. Cocaine attentuates the severity of naloxone-precipitated opioid withdrawal. *Life Sci.* **1990**, *47*:1617—1623.

Lucki, I., Rickels, K., and Geller, A.M. Chronic use of benzodiazepines and psychomotor and cognitive test performance. *Psychopharmacology*, **1986**, *88*:426—433.

Martin, W.R., and Jasinski, D. Psychological parameters of morphine in man: tolerance, early abstinence, protracted abstinence. *J. Psychiatry Res.*, **1969**, *7*:9—17.

Marzuk, P.M., Tardiff, K., Leon, A.C., Hirsch, C.S., Stajic, M., Portera, L., Hartwell, N., and Iqbal, M.I. Fatal injuries after cocaine use as a leading cause of death among young adults in New York City. *N. Engl. J. Med.*, **1995**, *332*:1753—1757.

Matsuda, L.A., Lolait, S.J., Brownstein, M.J., Young, A.C., and Bonner, T.I. Structure of a cannabinoid receptor and functional expression of the cloned cDNA. *Nature*, **1990**, *346*:561—564.

McLellan, A.T., O'Brien, C.P., Metzger, D., Alterman, A.I., Cornish, J., and Urschel, H. How effective is substance abuse treatment-compared to what? In, *Addictive States*. (O'Brien, C.P., and Jaffe, J., eds.) Raven Press, New York, **1992**, pp. 231—252.

McLellan, A.T., Woody, G.E., and O'Brien, C.P. Development of psychiatric illness in drug abusers. *N. Engl. J. Med.*, **1979**, *301*:1310—1314.

Mello, N.K. Short-term memory function in alcohol addicts during intoxication. In, *Alcohol Intoxication and Withdrawal: Experimental Studies*, Proceedings of the 39th International Congress on Alcoholism and Drug Dependence. (Gross, M.M., ed.) *Advances in Experimental Medicine and Biology*, Vol. 35. Plenum Press, New York, **1973**, pp. 333—344.

Mello, N.K., Mendelson, J.H., Bree, M.P., and Lukas, S.E. Buprenorphine suppresses cocaine self-administration by rhesus monkeys. *Science*, **1989**, *245*:859—862.

Peroutka, S.J. 5-Hydroxytryptamine receptor interactions of d-lysergic acid diethylamide. In, *50 Years of LSD*. (Pletscher, A., and Ladewig, D., eds.) Parthenon Publishing, New York, **1994**, pp. 19—26.

Ricuarte, G., Byran, G., Strauss, L., Seiden, L., and Schuster, C.R. Hallucinogenic amphetamine selectively destroys brain serotonin nerve terminals. *Science*, **1985**, *229*:986—988.

Ritz, M.C., Lamb, R.J., Goldberg, S.R., and Kuhar, M.J. Cocaine receptors on dopamine transporters are related to self-administration of cocaine. *Science*, **1987**, *237*:1219—1223.

Rivier, P.L., and Pilet, P.-E. Composés hallucinogénes indoliques naturels. *Année Biol.*, **1971**, *10*:129—149.

Robinson G.M., Sellers, E.M., and Janecek, E. Barbiturate and hypnosedative withdrawal by a multiple oral phenobarbital loading dose technique. *Clin. Pharmacol. Ther.*, **1981**, *30*:71—76.

Russell, M.A.H. Nicotine intake and its regulation by smokers. In, *Tobacco Smoking and Nicotine*. (Martin, W.R., Van Loon, G.R., Iwamoto, E.T., and Davis, L., eds.) *Advances in Behavioral Biology*, Vol. 31. Plenum Press, New York, **1987**, pp. 25—31.

Satel, S.L., Price, L.H., Palumbo, J.M., McDougle, C.J., Krystal, J.H., Gawin, F., Charney, D.S., Heninger, G.R., and Kleber, H.D. Clinical phenomenology and neurobiology of cocaine abstinence: a prospective inpatient study. *Am. J. Psychiatry*, **1991a**, *148*:1712—1716.

Satel, S.L., Southwick, S.M., and Gawin, F.H. Clinical features of cocaine-induced paranoia. *Am. J. Psychiatry*, **1991b**, *148*:495—498.

Schuckit, M.A. *Drug and Alcohol Abuse: A Clinical Guide to Diagnosis and Treatment*, 3rd ed. Plenum Press, New York, **1989**.

Schuckit, M.A. Low level of response to alcohol as a predictor of future alcoholism. *Am. J. Psychiatry*, **1994**, *151*:184—189.

Siegel, S. Morphine analgesic tolerance: its situation specificity supports a Pavlovian conditioning model. *Science*, **1976**, *193*:323—325.

Silverman, K., Evans, S.M., Strain, E.C., and Griffith, R.R. Withdrawal syndrome after the double-blind cessation of caffeine consumption. *N. Engl. J. Med.*, **1992**, *327*:1109—1114.

Srivastava, E.D., Russell, M.A.H., Feyerabend, C., Masterson, J.G., and Rhodes, J. Sensitivity and tolerance to nicotine in smokers and nonsmokers. *Psychopharmacology*, **1991**, *105*:63—68.

Titeler, M., Lyon, R.A., and Glennon, R.A. Radioligand binding evidence implicates the brain $5-HT_2$ receptor as a site of action for LSD and phenylisopropylamine hallucinogens. *Psychopharmacology*, **1988**, *94*:213—216.

Trujillo, K.A., and Akil, H. Inhibition of morphine tolerance and dependence by the NMDA receptor antagonist MK-801. *Science*, **1991**, *251*:85—87.

Volkow, N.D., Fowler, J.S., and Wolf, A.P. Use of positron emission tomography to study cocaine in the human brain. In, *Emerging Technologies and New Directions in Drug Abuse Research*. (Rapaka, R., Makriyannis, A., and Kuhar, M.J., eds.) *NIDA Research Monograph*, Vol. 112. Rockville, MD, **1991**, pp. 168—179.

Wikler, A. Conditioning of successive adaptive responses to the initial effects of drugs. *Cond. Reflex*, **1973**, 8:193—210.

Monographien und Übersichtsartikel

Abraham, H.D., and Aldridge, A.M. Adverse consequences of lysergic acid diethylamide. *Addiction*, **1993**, *88*:1327.

American Psychiatric Association. *Diagnostic and Statistical Manual of Mental Disorders*, 4th ed. (DSM IV). Washington, D.C. **1994**.

American Psychiatric Association. *Benzodiazepine Dependence, Toxicity, and Abuse. A Task Force Report of the American Psychiatric Association*. Washington D.C., **1990**.

Herkenham, M.A. Localization of cannabinoid receptors in brain: relationship to motor and reward systems. In, *Biological Basis of Substance Abuse*. (Korenman, S.G., and Barchas, J.D., eds) Oxford University Press, New York, **1993**, pp. 187—200.

Kreek, M.J. Rationale for maintenance pharmacotherapy of opiate dependence. In, *Addictive States.* (O'Brien, C.P., and Jaffe, J., eds.) Raven Press, New York, **1992**, pp. 205—230.

Lader, M., and File, S. The biological basis of benzodiazepine dependence. *Psychol. Med.*, **1987**, *17*:539—547.

Mendelson, J.H., and Mello, N.K. Medical progress. Biologic concomitants of alcoholism. *N. Engl. J. Med.*, **1979**, *301*:912—921.

O'Brien, C.P. Treatment of alcoholism as a chronic disorder. In, *Toward a Molecular Basis of Alcohol Use and Abuse.* (Jansson, B., Jörnvall, H., Rydberg, U., Terenius, L., and Vallee, B.L., eds.) *EXS*, Vol. 71. Birkhäuser Verlag, Basel, Switzerland, **1994**, pp. 349—359.

O'Brien, C.P., Childress, A.R., McLellan, A.T., and Ehrman, R. Classical conditioning in drug-dependent humans. *Ann. N.Y. Acad. Sci.*, **1992**, *654*:400—415.

Schuckit, M.A. Advances in understanding the vulnerability to alcoholism. In, *Addictive States.* (O'Brien, C.P., and Jaffe, J., eds.) Raven Press, New York, **1992**, pp. 93—108.

TEIL IV AUTAKOIDE: ARZNEIMITTELTHERAPIE DER ENTZÜNDUNGEN

EINLEITUNG

William E. Serafin und Kenneth S. Babe, Jr.

Die Substanzen, die in dieser Sektion besprochen werden, verfügen über verschiedene physiologische und pharmakologische Aktivitäten. Diese sind hier in einem großen Abschnitt zusammengefaßt, da sie, zumindest in einigen Fällen, zu den physiologischen und pathophysiologischen Antworten nach einer Verletzung beitragen. In diesem Zusammenhang sollen auch Substanzen, wenn sie verfügbar sind, diskutiert werden, die in der Lage sind, antagonistisch zu wirken oder physiologische Auswirkungen zu hemmen. Im Kapitel 25 werden Histamin und Bradykinin sowie die betreffenden Antagonisten besprochen. Serotonin (5-Hydroxytryptamin), ein weiterer Mediator der Entzündungsantwort, wird ausführlich im Kapitel 11 vorgestellt. Kapitel 26 wiederum widmet sich lipidartigen Substanzen, die durch die Biotransformation aus Produkten einer selektiven Hydrolyse von Membranphospholipiden entstehen, nämlich den Eicosanoiden (Prostaglandine, Thromboxan und Leukotriene) sowie dem Plättchen aktivierenden Faktor (PAF). In Kapitel 27 werden schließlich Substanzen wie Acetylsalicylsäure (nicht-steroidale Antiphlogistika) behandelt, deren therapeutischer Wert zum Großteil daher rührt, daß sie in der Lage sind, die Synthese von Prostaglandinen und Thromboxan zu unterdrücken. In Kapitel 28 wird dann die Behandlung von Asthma durch eine Vielzahl von Substanzen besprochen, und es wird auf den Wandel der Strategie in der Asthmatherapie eingegangen, seitdem bekannt ist, daß es sich bei Asthma um eine entzündliche Erkrankung handelt. Auch wenn die Methylxanthinderivate heutzutage nicht mehr als Therapeutikum der ersten Wahl bei Asthma angesehen werden, sollen diese Substanzen primär aus historischen Gründen in diesem Kapitel vorgestellt werden.

Dieser Abschnitt beinhaltet somit die Diskussion über eine Ansammlung von Substanzen, die normalerweise im Körper vorkommen oder dort gebildet werden. Obwohl diese Substanzen in die Funktion der humoralen Regulation eingreifen, können sie nicht in konventioneller Weise einer der großen Gruppen wie Hormone oder Neurotransmitter zugeordnet werden. Da die Lebensdauer dieser Substanzen normalerweise nur äußerst kurz ist und sie in unmittelbarer Nähe des Ortes ihrer Biosynthese wirken, werden sie des öfteren als lokale Hormone bezeichnet. Im Gegensatz zu echten Hormonen, die den Ort ihrer Wirkung über den Blutstrom erreichen, vermitteln sie ihre Wirkung in der Regel ohne Beteiligung der Zirkulation, wie zum Beispiel bei der Einengung der entzündlichen Läsionen. Somit erscheint der Begriff Autakoid, der aus dem Griechischen stammt (autos = selbst, akos = Medikament, Heilmittel), geeigneter und wird als Terminus für diese Stoffe in dieser Sektion verwendet. Diese Bezeichnung wurde einst gleichsinnig zu dem Ausdruck Hormon benutzt und von William W. Douglas als Benennung solcher Substanzen in früheren Ausgaben dieses Lehrbuches wiederbelebt.

In vieler Hinsicht erscheint die Eingruppierung dieser Substanzen unter die Rubrik Autakoide willkürlich. In diese Rubrik sind eine Reihe von Peptiden nicht eingeschlossen, die von spezialisierten Zellen, endokrinen Drüsen und von Drüsen des Verdauungstrakts sezerniert werden, und die oft an benachbarten Zellen wirken. Solche Substanzen wie beispielsweise Somatostatin oder Gastrin werden üblicherweise als *parakrine* Hormone bezeichnet. Auch Histamin verfügt über wichtige parakrine Funktionen bezüglich der Regulation der Magensäuresekretion. Dies soll aber Gegenstand von Kapitel 37 sein. Da viele dieser Substanzen auch nach Verteilung über die Zirkulation zusätzliche Wirkungen zeigen, wäre es berechtigt, sie als Hormone zu bezeichnen. Ebenfalls nicht als Autakoide bezeichnet werden die sich explosionsartig vermehrenden Zytokine oder Lymphokine. Einserseits sind sie zusammen mit den Autakoiden an Entzündungen und den lokalen regulatorischen Funktionen beteiligt. Darüber hinaus beinhaltet deren Wirkung oft die Entstehung von Autakoiden selbst. Ein erwähnenswertes Beispiel hierfür ist der pyrogene Effekt von Interleukin-1 (IL-1), das seinerseits die Bildung von Prostaglandinen anregt. Bestimmte Aspekte der Funktionsweise der Lymphokine werden im Kapitel 27 besprochen. Es scheint so, daß Immunsuppressiva über eine Hemmung der Lymphokinentstehung und/oder -wirkung wirken. Ein wichtiges Beispiel dafür ist die Fähigkeit von Ciclosporin, die Synthese von Interleukin-2 zu hemmen. Immunsuppressiva werden im Notfall als äußerst potente Therapeutika eingesetzt, um den zerstörerischen Auswirkungen einer synovialen Entzündung bei Patienten mit aggressiven Formen der rheumatoiden Arthritis zu begegnen. Die Beeinflussung der Lymphokinfunktion durch Immunsuppressiva wird in Kapitel 52 weiter ausgeführt. Neben der Fähigkeit, die Bildung von Eicosanoiden zu unterdrücken, verfügen schließlich Glukokortikoide aufgrund hemmender Eigenschaften in Bezug auf Zytokinsbiosynthese und Zytokinwirkungen über entzündungshemmende und immunsuppressive Effekte. Diese werden im Kapitel 59 diskutiert. Wie auch immer, Autakoide sind definiert und besitzen zusammen mit verwandten lokal wirksamen Substanzen offenbar einen Anteil und eine Bedeutung bei physiologischen und pathologischen Vorgängen. Daraus lassen sich Gründe für eine Pharmakotherapie ableiten: Die Existenz von Autakoiden bietet zahlreiche Möglichkeiten einer therapeutischen Intervention bezüglich eines Arzneimitteleinsatzes, die im Hinblick auf die Effekte der Autakoide agonistisch oder antagonistisch wirken oder mit deren Synthese beziehungsweise deren Abbau interagieren.

25 HISTAMIN, BRADYKININ UND IHRE ANTAGONISTEN

Kenneth S. Babe, Jr. und William E. Serafin

Dieses Kapitel beschreibt die physiologische Rolle und die pathophysiologischen Konsequenzen einer Freisetzung von Histamin und bietet eine detaillierte Zusammenfassung der therapeutischen Anwendung von Histamin H_1-Rezeptor-Antagonisten. H_2-Rezeptor-Antagonisten werden im Kapitel 37 in aller Ausführlichkeit im Zusammenhang mit der Prävention und der Behandlung von peptischen Ulzera bzw. ihrer hauptsächlichen therapeutischen Indikationen besprochen. Die Identität und Funktion des H_2-Rezeptorsubtyps werden kurz beschrieben sowie die neu entwickelten H_3-Agonisten und -Antagonisten, obwohl bisher für keine dieser Substanzen eine Zulassung für eine klinische Anwendung bei der FDA beantragt wurde. Der zweite Teil dieses Kapitels beschreibt die Physiologie und Pathophysiologie von Kininen und Kallidinen, einer Untergruppe von Autakoiden, die an der Entzündungsantwort beteiligt sind. Die Identifizierung von mindestens zwei unterschiedlichen Rezeptoren, die als B_1- und B_2-Rezeptor bezeichnet werden, erlaubt die Entwicklung von selektiven Rezeptorantagonisten, was ebenso diskutiert wird. Serotonin (5-Hydroxytryptamin, 5-HT), ein anderes Autakoid, das oft im Zusammenhang mit Histamin betrachtet wird, wird im Kapitel 11 ausführlich besprochen. Die Rolle der serotoninähnlichen Substanzen für die Behandlung der Migräne wird im Kapitel 21 diskutiert.

HISTAMIN

Geschichte Die Geschichte von β-Aminoethylimidazol oder Histamin verläuft parallel zu der von Acetylcholin (ACh). Beide Substanzen wurden als chemische Kuriositäten synthetisiert, bevor die biologische Bedeutung erkannt wurde. Beide wurden zuerst in Extrakten des Mutterkorns als uterusstimulierende Substanzen entdeckt, aus dem sie folglich auch isoliert wurden. Für beide konnte konnte gezeigt werden, daß sie Verunreinigungen bakteriellen Ursprungs im Mutterkorn darstellen.

Dale und Laidlaw (1910, 1911) führten mit Histamin intensive pharmakologische Studien durch und entdeckten dessen stimulierende Wirkung auf die glatte Muskulatur und deren ausgeprägte vasodepressorische Effekte. Bemerkenswert erscheint, daß schon diese Autoren darauf hinweisen, daß die frühen Symptome sensibilisierter Tiere, denen ein gewöhnliches inertes Protein injiziert wurde, den Anzeichen einer Histaminvergiftung ausgesprochen ähneln. Dies wurde bereits viele Jahre vor der Entdeckung von Histamin im Körper sowie seiner Freisetzung während hypersensitiven Sofortreaktionen und bei zellulären Verletzungen beobachtet. Erst 1927 wurde Histamin von Best et al. aus sehr frischen Gewebeproben der Leber und Lunge isoliert, und es konnte somit für dieses Amin bestätigt werden, daß es einen natürlichen Bestandteil des Körpers darstellt. Bald darauf erfolgte der Nachweis von Histamin in einer Reihe anderer Gewebe. Es ist nachvollziehbar, daß sich der Name *Histamin* von dem griechischen Wort *histos* (= Gewebe) ableitet.

Inzwischen hatten Lewis und seine Mitarbeiter Beweise dafür erhalten, daß eine Substanz mit den Eigenschaften des Histamins (H-Substanz) aus Zellen der Haut freigesetzt wird, wenn diese z. B. durch eine Verletzung oder eine Antigen-Antikörper-Reaktion stimuliert wird (Lewis, 1927). Als der chemische Nachweis der Präsenz von Histamin im Körper gegeben war, war es nur noch eine geringe Hürde, anzunehmen, daß es sich bei der H-Substanz von Lewis um Histamin selbst handelte. Heutzutage ist es unstrittig, daß das endogene Histamin eine Rolle in den allergischen Sofortreaktionen spielt und ein wichtiges Regulativ zur Magensäuresekretion darstellt. Seine Rolle als Neurotransmitter im zentralen Nervensystem (ZNS) ist im Begriff, sich zu verfestigen.

Sehr früh schon wurde darüber spekuliert, ob Histamin über mehr als einen Rezeptor wirkt. Heute weiß man, daß es mindestens drei unterschiedliche Histaminrezeptoren gibt, die als H_1 (Ash und Schild, 1966), H_2 (Black et al., 1972) und H_3 (Arrang et al., 1983) bezeichnet werden. Der H_1-Rezeptor wird durch die klassischen Antihistaminika (z. B. Pyrilamin) blockiert, die um 1940 entwickelt wurden. H_2-Rezeptorantagonisten wurden in den frühen 70er Jahren eingeführt. Die Entdeckung der H_2-Rezeptoren haben zum Großteil an der Renaissance des Interesses an Histamin für die Biologie und die klinische Medizin beigetragen (siehe Kapitel 37). 1980 entdeckte man den H_3-Rezeptor und die hierdurch vermittelte Rückkopplungshemmung des H_1-Rezeptors. Die kürzlich erfolgte Entwicklung von H_3-Rezeptor-Agonisten wie beispielsweise (R)-α-Methylhistamin und Imetit sowie von H_3-selektiven Antagonisten wie Thioperimid hat zwar zu einer gesteigerten Kenntnis im Hinblick auf die Bedeutung des H_3-Rezeptors geführt, nicht jedoch zu klinisch wertvollen Arzneistoffen. Ein erneutes Interesse am klinischen Einsatz von H_1-Rezeptor-Agonisten setzte in den vergangenen zehn Jahren aufgrund der Entwicklung der zweiten Generation von Antagonisten ein, die sich allesamt durch *nicht-sedierende* Eigenschaften auszeichnen.

Chemie Histamin ist ein hydrophiles Molekül, das aus einem Imidazolring und einer Aminogruppe besteht, die durch zwei Methylengruppen miteinander verbunden sind. Die pharmakologisch aktive Form an allen Histaminrezeptoren ist das monokationische Nγ-H-Tautomer. Dieses ist die geladene Form der Substanz, die in der Abbildung 25.1 dargestellt ist, auch wenn unterschiedliche Eigenschaften dieses Kations in die Interaktion mit dem H_1- und dem H_2-Rezeptor (Ganellin, in Ganellin and Parsons, 1982) involviert sein mögen. Die drei Klassen der Histaminrezeptoren können in unterschiedlicher Art durch Histaminanaloga aktiviert werden (siehe Abbildung 25.1). 2-Methylhistamin führt insbesondere Rezeptorantworten herbei, die durch den H_1-Rezeptor vermittelt sind, während 4(5)-Methylhistamin eine bevorzugte Wirkung am H_2-Rezeptor besitzt (Black et al., 1972). Ein chirales Analogon des Histamins mit eingeschränkter Konformationsfreiheit, (R)-α-Methylhistamin, stellt einen bevorzugten Agonist am H_3-Rezeptor dar (Arrang et al., 1987).

Vorkommen und Biosynthese von Histamin

Verbreitung Histamin ist weit, wenn auch ungleich, im Tierreich verbreitet und Bestandteil vieler Gifte, von Bakterien und Pflanzen (Reite, 1972). Nahezu alle Gewebe der

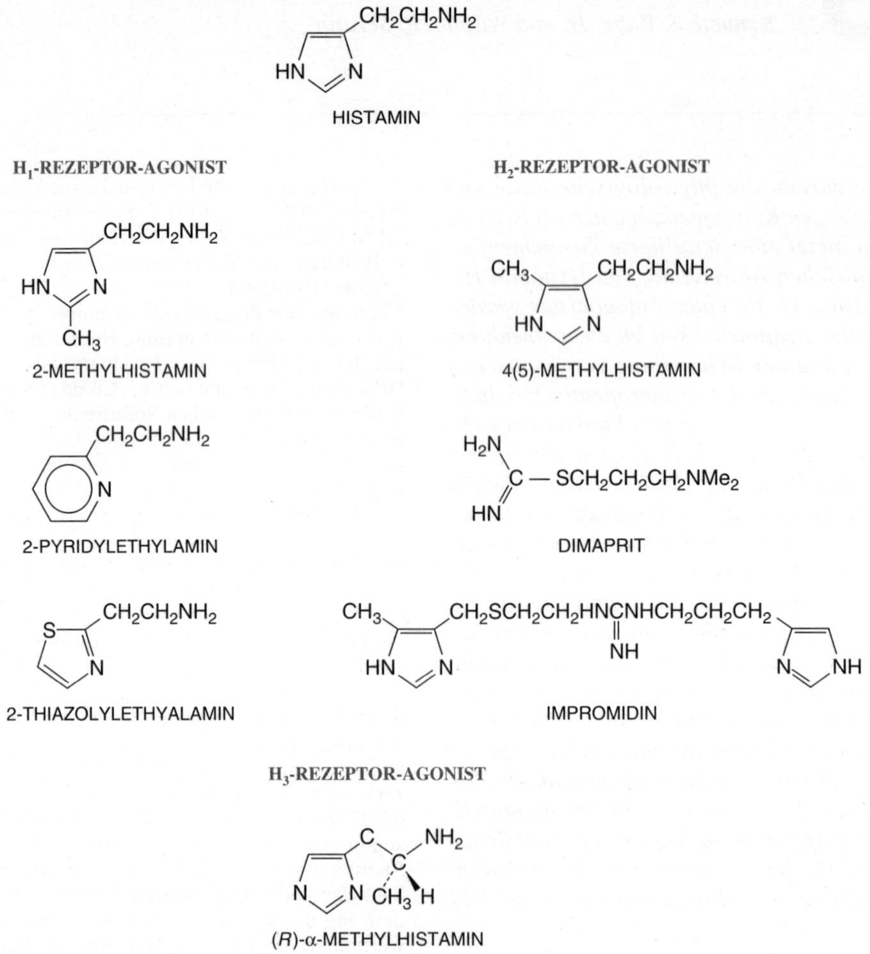

Abbildung 25.1 Struktur von Histamin und einigen H$_1$-, H$_2$-, und H$_3$-Agonisten.

Säugetiere enthalten Histamin in Mengen, die von weniger als 1 bis mehr als 100 µg/g reichen. Die Konzentrationen im Plasma und anderen Körperflüssigkeiten sind üblicherweise äußerst gering, die menschliche Zerebrospinalflüssigkeit hingegen weist bedeutende Mengen auf (Khandelwal et al., 1982). Die Mastzellen stellen den Hauptspeicher für Histamin in den meisten Gewebearten dar (siehe unten). Die Konzentration an Histamin ist in den Geweben besonders hoch, die reich an Mastzellen sind wie die Haut, die Mukosa der Bronchialäste oder auch die Magenschleimhaut. Turnover und Syntheserate sind in manchen Geweben jedoch bemerkenswert, wenn man bedenkt, daß deren Steady-state-Konzentration an Histamin eher bescheiden ist.

Synthese, Speicherung und Abbau Histamin, das eingenommen oder durch Bakterien im Gastrointestinaltrakt gebildet wird, wird rasch metabolisiert und über den Urin ausgeschieden. Jedes Säugetierorgan, das Histamin enthält, ist zur Synthese unter Vermittlung der vorhandenen L-Histidin-Decarboxylase befähigt. L-Histidin-Decarboxylase kann durch den *suicide inhibitor* α-Flouromethylhistidin geblockt werden. Der bevorzugte Ort der Histaminspeicherung in den meisten Geweben stellen die Mastzellen dar, im Blut jedoch die basophilen Granulozyten. Diese Zellen synthetisieren Histamin und speichern es in ihren sekretorischen Granulae. In den sekretorischen Granulae liegt Histamin bei einem pH-Wert von etwa 5,5 positiv geladen vor und ist über ionische Wechselwirkungen an negativ geladene Säuregruppen von anderen, in den Granulae enthaltenen Bestandteilen, primär an Proteasen, Heparin oder Chondroitin-Sulfat-Proteoglykane gebunden (Serafin and Austen, 1987). Die Rate des Turnover von Histamin in den sekretorischen Granulae ist langsam und im Falle einer Speicherentleerung von Histamin in mastzellenreichen Geweben dauert es Wochen, bis die Konzentration dieses Autakoids wieder Normwerte beträgt. Außer in den Mastzellen wird Histamin noch in der Epidermis, in den Zellen der Magenmukosa, in Neuronen innerhalb des zentralen Nervensystems (ZNS) und Zellen regenerierender und schnell wachsender Gewebe gespeichert. Hier ist der Turnover schnell, da Histamin eher kontinuierlich freigesetzt als gespeichert wird. Die nicht mastzelluläre Histaminproduktion trägt beträchtlich zu der täglichen Ausscheidung von Histamin und dessen Metaboliten im Urin bei. Da die L-Histidin-Decarboxylase ein induzierbares Enzym ist, kann die histaminbildende Kapazität von solchen nicht Mastzellen beinhaltenden Geweben durch verschiedene physiologische und andere Faktoren reguliert werden.

Beim Menschen werden zwei Hauptwege des Histaminabbaus beschrieben. Der wichtigere der beiden betrifft die Ringmethylierung und wird durch das kürzlich klonierte Enzym, die Histamin-N-Methyl-Transferase katalysiert, die breit im Körper verteilt ist. Der Großteil des Produktes, nämlich N-Methylhistamin, wird von der Monoaminooxidase (MAO) zur N-Methyl-Imidazolessigsäure abgebaut, wobei diese Reaktion durch MAO-Hemmstoffe blockiert werden kann (siehe Kapitel 19). Im Alternativstoffwechselweg unterliegt Histamin einer oxidativen Desaminierung, die hauptsächlich durch die unspezifische Deaminase (DAO) katalysiert wird. Das Produkt hiervon ist die Imidazolessigsäure und eventuell ihr Ribosid. Die Metaboliten besitzen eine nur schwache oder keine Wirksamkeit und werden mit dem Urin ausgeschieden.

Funktionen des endogenen Histamin

Histamin verfügt über eine enorme physiologische Bedeutung. Da Histamin einen präformierten, in Mastzellen gebildeten Mediator darstellt, spielt seine Freisetzung wegen einer Interaktion zwischen Antigenen mit IgE-Antikörpern auf der Mastzellenoberfläche eine wichtige Rolle in der hypersensitiven und allergischen Sofortreaktion. Die Wirkungen von Histamin auf die Bronchialmuskulatur und Blutgefäße reflektieren teilweise die Symptome einer allergischen Reaktion. Verschiedene klinisch wertvolle Arzneimittel wirken direkt auf die Histaminfreisetzung aus Mastzellen ein, weshalb sich zumindest einige der unerwünschten Effekte dieser Arzneistoffe erklären lassen. Histamin spielt in der Regulation der Magensäuresekretion eine dominierende Rolle, und die Funktion als Neurotransmitter im ZNS wurde erst kürzlich klar.

Bedeutung bei der allergischen Reaktion Die prinzipiellen Zielzellen hypersensitiver Sofortreaktionen stellen die Mastzellen und die basophilen Granulozyten dar (Galli, 1993, Schwartz, 1994). Als Teil einer allergischen Antwort aufgrund einer Antigenstimulation werden reaktive Antikörper (IgE) gebildet, die an die Zelloberfläche von Mastzellen und Basophilen aufgrund einer für IgE spezifischen, hohen Affinität an den Fc-Rezeptor binden. Dieser Rezeptor, FcεRI, besteht aus je einer α- und β- sowie zwei γ-Ketten, die alle molekular charakterisiert sind (Ravetch and Kinet, 1991). Das IgE-Molekül fungiert über FcεRI als Rezeptor und interagiert mit dem Signaltransduktionssystem in der Membran der sensibilisierten Zelle. Atopische Individuen entwickeln im Gegensatz zu nicht allergisch reagierenden Personen IgE-Antikörper gegenüber häufig eingeatmeten Antigenen. Man geht davon aus, daß es sich hierbei um eine erbliche Eigenschaft handelt, da erst kürzlich ein entsprechendes Gen identifiziert wurde (Cookson et al., 1992, Shirakawa et al., 1994). Seit man weiß, daß dieses Gen ebenso für die β-Kette von FcεRI kodiert, stieg die Neugier an dem Mechanismus der transmembranären Signaltransduktion der Mastzellen und der basophilen Granulozyten besser zu verstehen. Nach einer Exposition werden IgE-Antikörper vom Antigen überbrückt und es kommt innerhalb 5 - 15 Sekunden nach Antigenkontakt zu einer Aktivierung der Tyrosinkinase und nachfolgend zu einer Phosphorylierung vielfältiger Proteine (Scharenberg and Kinet in Lichtenstein et al., 1994). Die Kinasen, die bei diesem Ereignis beteiligt sind, sind unter anderem die SRC-verwandten Kinasen Lyn und Syk. Bedeutsam bei den neu phosphorylierten Proteinen sind die β- und γ-Untereinheit des FcεRI-Rezeptors selbst sowie die Phospholipase Cγ1 und Cγ2. Als Folge hiervon werden Inositolphospholipide metabolisiert, was schließlich in einer Freisetzung von Ca^{2+} aus intrazellulären Speichern und dadurch in einem Anstieg der freien zytosolischen Ca^{2+}-Konzentration resultiert (siehe Kapitel 2). Diese Ereignisse wiederum triggern das Austreten des Zellinhalts der sekretorischen Granulae durch Exozytose. Das sekretorische Verhalten von Mastzellen und basophilen Granulozyten gleicht dem verschiedener endokriner und exokriner Drüsen und geht mit dem üblichen Muster einer stimulierten Sekretionsabfolge konform, bei der ein sekretorisch induzierter Anstieg der intrazellulären Ca^{2+}-Konzentration die Exozytose initiiert. Der Mechanismus, der wie der Anstieg des Ca^{2+} eine Fusion der sekretorischen Granulae mit der Plasmamembran nach sich zieht, ist bis jetzt nicht vollständig verstanden, aber eine Beteiligung der Aktivierung der Ca^{2+}/Calmodulin-abhängigen Proteinkinase und der Proteinkinase C erscheint wahrscheinlich (siehe Kapitel 2).

Freisetzung von anderen Autakoiden Die Freisetzung von Histamin erklärt nur zum Teil das Spektrum der Effekte, die aus hypersensitiven Sofortreaktionen herrühren. Eine große Vielfalt anderer inflammatorischer Mediatoren werden infolge einer Mastzellenaktivierung freigesetzt (siehe Abbildung 28.1 und Tabelle 18.1).

Zusätzlich zur Aktivierung der Phospholipase C und der Hydrolyse von Inositolphospholipiden führt eine Stimulation von IgE-Rezeptoren zu einer Aktivierung von Phospholipase A_2, was die Bildung zahlreicher Mediatoren nach sich zieht, unter anderem die Bildung des *platelet-activating factor* (PAF) und der Metaboliten der Arachidonsäure. Das auf diesem Weg gebildete Leukotrien D_4 ist ein äußerst potenter Konstriktor der glatten Muskulatur der Bronchialäste (siehe Kapitel 26 und 28). Ebenso werden Kinine im Verlauf einer allergischen Antwort generiert (siehe unten). Die Mastzellen sezernieren also zusätzlich zum Histamin eine Reihe anderer entzündlich wirkender Verbindungen, wobei jede von diesen in einem unterschiedlichen Ausmaß zu den Hauptsymptomen einer allergischen Antwort beiträgt. Diese sind: Bronchokonstriktion, Blutdruckabfall, erhöhte Kapillarpermeabilität und Ödembildung (siehe unten).

Regulation der Mediatorenfreisetzung Die große Mannigfaltigkeit der Mediatoren, die im Zusammenhang mit einer allergischen Antwort freigesetzt werden, erklärt die mangelnde Effektivität einer Arzneimitteltherapie, die ausschließlich auf einen Mediator abzielt. Es wurden beträchtliche Versuche zur Regulation der Mediatorfreisetzung aus den Mastzellen und basophilen Granulozyten unternommen, da diese Zellen über Rezeptoren verfügen, die an das Signaltransduktionssystem gekoppelt sind, welches die IgE induzierte Freisetzung der Mediatoren steigern oder unterdrücken kann.

Substanzen, die an den muskarinischen oder α-adrenergen Rezeptor binden, steigern die Freisetzung von Mediatoren, auch wenn dieser Effekt von untergeordneter klinischer Bedeutung ist (siehe Beaven, 1976). Eine bedeutsame Hemmung der sekretorischen Reaktion kann durch Adrenalin sowie verwandte Verbindungen, die über den β-Adrenozeptor wirken, erreicht werden. Dieser Effekt ist das Ergebnis einer Akkumulation von cAMP. Jedoch ist der positive Effekt der β-Adrenozeptor-Agonisten während eines Asthmaanfalls mehr auf die relaxierende Wirkung an der glatte Muskulatur des Bronchialtrakts zurückzuführen (siehe Kapitel 10 und 28). Der klinische Wert der Chromoglycinsäure rührt von deren Fähigkeit, die Freisetzung von Mediatoren aus den Mastzellen und anderen Zellen der Lunge zu hemmen (siehe Kapitel 28).

Freisetzung von Histamin durch Arzneistoffe, Peptide, Gifte und andere Verbindungen Viele Verbindungen, einschließlich einer Vielzahl von Therapeutika, stimulieren direkt die Freisetzung von Histamin aus Mastzellen ohne eine vorausgegangene Sensibilisierung. Antworten dieser Art ereignen sich meistens nach intravenösen Injektionen verschiedener Klassen von Verbindungen, insbesondere organischer Basen. Zu diesen Basen zählen Amide, Amidine, quartäre Stickstoffverbindungen, Pyridinverbindungen, Piperidine,

Alkaloide und die Basen von Antibiotika. Ebenso führen Tubocurarin, Succinylcholin, Morphin, Radiokontrastmittel und verschiedene Kohlenhydratplasma-Expander zu derartigen Reaktionen. Dieses Phänomen bereitet gewisse klinische Besorgnis, da es der Grund für unerwartete anaphylaktische Reaktionen ist. Das durch Vancomycin induzierte *red-man syndrome*, das sich durch Flush am Oberkörper und im Gesicht sowie durch einen Blutdruckabfall auszeichnet, wird wohl ebenfalls durch eine Histaminfreisetzung verursacht (Levy, 1987, siehe Kapitel 47).

Außer bei therapeutisch wirksamen Substanzen liegt auch bei verschiedenen experimentellen Verbindungen die dominierende pharmakologische Eigenschaft in der Stimulation einer Histaminfreisetzung. Der Urtyp ist die polybasische Substanz, bekannt als Verbindung 48/80. Diese ist eine Mischung aus niedermolekularen Polymeren von *p*-Methoxy-N-methylphenethylamin, von dem das Hexamer die wirksamste Substanz darstellt (siehe Lagunoff et al., 1983).

Basische Polypeptide erweisen sich oft als effektive, histaminfreisetzende Substanzen, wobei deren Potenz im allgemeinen mit der Anzahl der basischen Gruppen in einem begrenzten Bereich ansteigt. Polymyxin B ist diesbezüglich, wie auch Bradykinin und Substanz P, äußerst aktiv.

Der pathophysiologische Stimulus für eine Histaminsekretion aus Mastzellen und Basophilen kann in einer Freisetzung basischer Polypeptide aufgrund einer Gewebsverletzung oder deren Vorkommen in Giften liegen. In ähnlicher Weise wirken Anaphylatoxine (C3a und C5a). Diese sind Peptide mit einem niedrigen Molekulargewicht, die durch das Komplementsystem gespalten werden. Innerhalb von Sekunden nach der Injektion einer histaminfreisetzenden Substanz empfindet man ein brennendes und juckendes Gefühl. Diese Wirkung wird vornehmlich in der Handinnenseite, dem Gesicht, der Kopfhaut und den Ohren wahrgenommen und sehr rasch von einem starken Wärmegefühl abgelöst. Die Haut rötet sich, wobei sich die Farbe schnell über den Rumpf verteilt. Der Blutdruck fällt, die Herzfrequenz steigt an, und die Personen klagen über Kopfschmerzen. Nach einigen Minuten erholt sich der Blutdruck und es kommt zum Auftreten von Ödemen und zahlreichen Quaddeln auf der Haut, begleitet von Koliken, Übelkeit, einer Säurehypersekretion und einem moderat ausgeprägten Bronchospasmus. Diese Wirkungen lassen bei wiederholten Injektionen aufgrund einer Speicherentleerung der Mastzellen nach. Histaminliberatoren sind jedoch nicht in der Lage, Histamin aus nicht mastzellhaltigen Geweben erschöpfend freizusetzen.

Mechanismus Sämtliche oben erwähnten histaminfreisetzenden Substanzen können die Sekretion aus Mastzellen und basophilen Granulozyten durch einen Anstieg des intrazellulären Ca^{2+} herbeiführen. Einig von ihnen sind Ionophore und transportieren Ca^{2+} in die Zelle. Andere, wie zum Beispiel Anaphylatoxin, scheinen wie spezifische Antigene zu wirken, indem sie die Membranpermeabilität für Ca^{2+} erhöhen. Wieder andere wie Mastoparan (ein Peptid aus dem Wespengift) umgehen die Zelloberflächenrezeptoren und stimulieren direkt die guanidinnukleotidbindenden regulatorischen Proteine (G-Proteine), die dann die Phospholipase C aktivieren (Higashijima et al., 1988). Basische Histaminliberatoren, wie die Verbindung 48/80 und Polymyxin B, wirken in der Hauptsache durch eine Mobilisierung von Ca^{2+} aus zellulären Speichern (siehe Metclafe et al., 1981; Lagunoff et al., 1983).

Histaminfreisetzung über andere Mechanismen Weitere klinische Situationen, unter denen eine Histaminfreisetzung in Folge anderer Stimuli auftreten kann, sind unter anderem Kälte, Urtikaria, cholinerge Urtikaria und photoallergische Urtikaria. Einige hiervon rufen spezifisch eine Sekretion aus Mastzellen hervor, wobei diese auch IgE-vermittelt sind (siehe Salvaggio, 1982). Ebenso tritt eine Freisetzung von Histamin aufgrund irgendeines unspezifischen Zellschadens auf. Rötung und Juckreiz, die nach Kratzen der Haut beobachtet werden, sind dafür ein gutes Beispiel.

Wachstum der Mastzellen und Basophilen Bei der Urticaria pigmentosa (Mastozytose) aggregieren die Mastzellen im oberen Corium und es kommt zu einem Anstieg an pigmentierten kutanen Läsionen, die bei Berührung jucken. Bei der systemischen Mastozytose werden ähnliche Aggregate in anderen Organen gefunden. Patienten mit diesen Syndromen leiden an einer Konstellation von Anzeichen und Symptomen, die in engem Zusammenhang mit einer excessiven Histaminfreisetzung stehen wie Nesselsucht, Dermographismus, Juckreiz, Kopfschmerz, Schwäche, Blutdruckabfall, Flush im Gesicht und unterschiedlichen gastrointestinalen Effekten wie peptischen Ulzera. Die Anzeichen und Symptome werden durch eine Reihe unterschiedlicher Stimuli beschleunigt und verschlimmert wie durch die Reibung beim Abtrocknen der Haut oder durch die Konfrontation mit Arzneistoffen, die Histamin direkt oder aufgrund einer Patienten spezifischen Allergisierung freisetzen. Bei der myeloischen Leukämie befindet sich eine immense Anzahl von Basophilen im Blut und steigert dort die Histaminkonzentration auf sehr hohe Werte. Das Karzinoid sezerniert Histamin und dieser Effekt trägt wohl zum ungleichmäßig verteilten Flush bei.

Magensäuresekretion Histamin ist ein stark gastrisches Sekretagog und führt über eine Stimulation an den H_2-Rezeptoren zu einer reichhaltigen Sekretion aus den Parietalzellen. Der Ausstoß von Pepsin und Intrinsischem Faktor ist ebenfalls gesteigert. Die Säuresekretion wird jedoch ebenfalls durch eine Vagusstimulation und durch das enterale Hormon Gastrin hervorgerufen. Zusätzlich scheint es Zellen in der Magenschleimhaut zu geben, die Somatostatin enthalten, das die Säuresekretion aus den Parietalzellen unterdrücken kann. Die Freisetzung von Somatostatin wiederum wird durch Acetylcholin gehemmt. Das Zusammenspiel zwischen diesen endogenen Regulatoren ist jedoch noch nicht sehr genau beschrieben. Es scheint aber geklärt zu sein, daß Histamin der dominierende physiologische Mediator für die Säuresekretion ist, da eine Blockade der H_2-Rezeptoren nicht nur zu einem Sistieren der Säuresekteion nach Histaminstimulation führt, sondern auch nahezu eine vollständige Hemmung der Reaktion auf Gastrinstimulation oder Vagusreizung nach sich zieht. Dieses Problem wird im einzelnen in Kapitel 37 besprochen.

ZNS Es liegen substantielle Hinweise vor, daß Histamin als Neurotransmitter im ZNS fungiert. Histamin sowie die Histidin-Decarboxylase und die Enzyme, die den Abbau von Histamin katalysieren, sind ungleichmäßig im ZNS verteilt und liegen in der Synaptosomenfraktion von Gewebehomogenat aus Gehirn konzentriert vor. H_1-Rezeptoren finden sich überall im Zentralnervensystem und sind besonders hoch im Hypothalamus konzentriert. Histamin steigert die Schlaflosigkeit über den H_1-Rezeptor (Monti, 1993), was das Potential einer Sedierung durch klassische Antihistaminika erklärt. Histamin führt, vermittelt durch den H_1-Rezeptor, zu Appetitlosigkeit (Ookuma et al., 1993). Histaminhaltige Neuronen partizipieren möglicherweise an der Regulation des Trinkens, der Körpertemperatur und der Sekretion von Antidiuretischem Hormon sowie an der Kontrolle des Blutdrucks und der Schmerzwahrnehmung. Sowohl H_1- wie auch H_2-Rezeptoren scheinen in diese Antworten involviert zu sein (siehe Hough, 1988).

Pharmakologische Effekte: H_1- und H_2-Rezeptoren

Einmal freigesetzt übt Histamin lokal oder weitverteilt Effekte an der glatten Muskulatur und an Drüsen aus.

Das Autakoid kontrahiert viele glatte Muskeln, wie etwa im Bronchialtrakt oder Darm, relaxiert diese aber auch andererseits, wie an kleinen Blutgefäßen. Ebenso ist es ein starker Stimulus für die Magensäuresekretion. Diese Effekte reflektieren größtenteils die Gesamtreaktivität gegenüber Histamin. Jedoch existieren auch Effekte wie die Ausbildung von Ödemen oder die Stimulation sensorischer Nervenendigungen. Viele dieser Effekte, wie die Bronchokonstriktion und die Darmkontraktion, werden über den H_1-Rezeptor vermittelt (Ash and Schild, 1966) und können geringfügig durch Diphenhydramin und andere klassische Antihistaminika (heutzutage korrekterweise als H_1-Rezeptor-Antagonisten bezeichnet) antagonisiert werden. Andere Effekte, am stärksten hervorzuheben ist die Magensaftsekretion, resultieren aus der Aktivierung von H_2-Rezeptoren und können demzufolge auch durch H_2-Rezeptorantagonisten geblockt werden (Black et al., 1972). Einige Reaktionen wie z. B. die Hypotonie sind Folge einer Vasodilatation und werden über H_1- wie auch H_2-Rezeptoren vermittelt.

Histamineinnahme Histamin wurde als ein potentielles Toxin bei einer Nahrungsmittelvergiftung durch verdorbene Fische aus der Gruppe der Makrelen identifiziert (Marrow et al., 1991). Die bakterielle Kontamination dieser Fische führt nämlich zu einer gesteigerten Produktion von Histamin. Der Verzehr verursacht schwere Übelkeit, Erbrechen, Kopfschmerzen, Flush und Schwitzen. Eine Histaminintoxikation äußert sich in Kopfschmerz und weiteren Symptomen und kann ebenso bei Personen, die Rotwein getrunken haben und über eine verminderte Fähigkeit des Histaminabbaus verfügen, beobachtet werden (Wantke et al., 1994). Die Symptome einer Histaminvergiftung können mit H_1-Rezeptor-Antagonisten behandelt oder verhindert werden.

Herz-Kreislauf-System Histamin verursacht typischerweise eine Dilatation der feineren Blutgefäße, was in einem Flush, einem verminderten peripheren Widerstand und einem Abfall des systemischen Blutdrucks resultiert. Außerdem führt Histamin zu einem Anstieg der Kapillarpermeabilität.

Vasodilatation Etwas salopp als kapilläre Dilatation bezeichnet, ist dies bei weitem die wichtigste Histamineigenschaft im vaskulären System des Menschen. Die Vasodilatation wird über den H_1- wie auch den H_2-Rezeptor vermittelt, die über das gesamte Gefäßbett der Widerstandsgefäße verteilt sind. Eine Aktivierung des H_1- oder H_2-Rezeptors führt zu einer maximalen Vasodilatation. Die Rezeptorantwort unterscheidet sich jedoch in ihrer Empfindlichkeit gegenüber Histamin, der Effektdauer und im zugrundeliegenden Mechanismus. H_1-Rezeptoren besitzen die höhere Affinität gegenüber Histamin und vermitteln eine relativ schnell einsetzende und kurz andauernde Dilatation. Im Gegensatz dazu führt eine Aktivierung des H_2-Rezeptors zu einer Dilatation, die langsamer beginnt und dafür länger anhält. Im Ergebnis antagonisieren H_1-Antagonisten effektiv geringe dilatatorische Antworten auf niedrige Histaminkonzentrationen, glätten aber nur die Initialphase von stärker ausgeprägten Antworten gegenüber höheren Konzentrationen des Amins. H_2-Rezeptoren sind an der glatten Gefäßmuskelzelle lokalisiert, und der vasodilatorische Effekt wird nach Stimulation durch cAMP-vermittelt. H_1-Rezeptoren sind dagegen an Endothelzellen lokalisiert und ihre Stimulation führt zu einer Bildung lokaler Vasodilatatoren (siehe unten).

Erhöhte sogenannte Kapillarpermeabilität Dieser klassische Effekt von Histamin auf die kleinen Gefäße resultiert aus einem Auswärtsstrom von Plasmaproteinen und Flüssigkeit in den Extrazellularraum und steigert den Lymphfluß und dessen Proteingehalt sowie die Ausbildung von Ödemen. Zweifelsfrei sind H_1-Rezeptoren für diese Reaktionen maßgebend. Ob H_2-Rezeptoren daran beteiligt sind oder nicht, ist noch ungewiß.

Eine erhöhte Permeabilität ist zu einem Großteil die Folge der Histaminwirkungen auf postkapilläre Venulen, wo Histamin eine Kontraktion der Endothelzellen herbeiführt und diese an ihren Grenzen ablöst. Die dadurch freigelegte Basalmembran ist nun frei permeabel für Plasmaproteine oder Flüssigkeit. Die Lücken zwischen den Endothelzellen erlauben ebenfalls die Passage von zirkulierenden Zellen, die sich während der Mastzellenreaktion im Gewebe konzentrieren (siehe Kapitel 28). Die Rekrutierung zirkulierender Leukozyten wird durch eine über den H_1-Rezeptor vermittelte Hochregulation der Leukozytenadhäsion gefördert. Dieser Prozeß ist in die histamininduzierte Expression des Adhäsionsmoleküls P-Selektin an den Endothelzellen involviert (Gaboury, 1995).

Triple Response Wenn Histamin intradermal injiziert wird, führt dies zu einem charakteristischen Phänomen, das als *triple response* bekannt ist (Lewis, 1927). Diese besteht aus (1) einem lokalisierten roten Punkt, der sich über wenige Millimeter um die Injektionsstelle ausdehnt, innerhalb weniger Sekunden erscheint und sein Maximum nach etwa einer Minute erreicht, (2) einem hellroten Flush oder Erythem, das einen Durchmesser von etwa einem Zentimeter abseits des originären roten Punktes aufweist und sich etwa langsamer entwickelt und (3) einer Quaddel, die innerhalb von ein bis zwei Minuten wahrnehmbar ist und sich an derselben Stelle wie der kleine ursprüngliche rote Punkt an der Injektionsstelle ausbildet. Der kleine rote Punkt resultiert aus der direkten vasodilatorischen Wirkung von Histamin, der Flush ist auf die durch Vasodilatation induzierte Stimulation des Axonreflexes, der indirekt eine Vasodilatation nach sich zieht, zurückzuführen. Die Quaddelausbildung reflektiert die Fähigkeit von Histamin zur Ödembildung.

Konstriktion größerer Gefäße Histamin neigt dazu, größere Gefäße zu kontrahieren, wobei dies bei einigen Arten mehr als bei anderen zu beobachten ist. Bei Nagetieren reicht dieser Effekt bis zur Größe von Arteriolen, wird aber durch die Dilatation kleinerer Gefäße kompensiert. Es resultiert ein Nettoanstieg des peripheren Widerstands und konsekutiv kann ein Blutdruckanstieg beobachtet werden.

Herz Histamin verfügt über direkte kardiale Wirkungen. Diese betreffen sowohl kontraktile wie auch elektrische Ereignisse. Es verbessert die Kontraktionskraft der arteriellen und venösen Muskulatur durch Förderung des Ca^{2+}-Influx. Zudem steigert Histamin die Herzfrequenz durch eine Beschleunigung der diastolischen Depolarisation im SA-Knoten. Ebenso wirkt Histamin direkt verlangsamend auf die AV-Überleitung, was automatisch und in hohen Dosen besonders das Auftreten von Arrhythmien fördert. Mit Ausnahme der verlangsamten AV-Weiterleitung, die hauptsächlich durch den H_1-Rezeptor vermittelt ist, werden alle anderen Effekte größtenteils dem H_2-Rezeptor zugeschrieben. Nach intravenösen Histamingaben ist eine direkte kardiale Wirkung nicht offensichtlich, da sie durch den Barorezeptorreflex aufgrund der Blutdruckreduktion überlagert wird.

Histaminschock Wenn Histamin in großen Dosen gegeben oder durch eine systemische Anaphylaxie freigesetzt wird, verursacht es einen ausgeprägten und progressiven Blutdruckabfall. Durch die Dilatation der kleinen Blutgefäße stauen sich dort große Blutmengen, und aufgrund der gesteigerten Permeabilität entweicht zudem Plasma aus der Zirkulation. Dies ähnelt operativen oder traumatischen Schockzuständen, in denen das effektive Blutvolumen vermindert, der venöse Rückstrom reduziert und die Herzauswurfleistung stark gesenkt ist.

Extravaskuläre glatte Muskulatur Histamin stimuliert oder (viel seltener) relaxiert verschiedene glatte Muskeln. Die Kontraktion geht auf die Aktivierung von H_1-Rezeptoren zurück und die Relaxation (in den meisten Fällen) auf H_2-Rezeptoren. Die Rezeptorantworten schwanken stark, sogar intraindividuell (siehe Parsons, in Ganellin und Parsons, 1982). Die Bronchialmuskulatur des Meerschweinchens ist ausgesprochen empfindlich und eine Bronchokonstriktion führt zum Tod. Histamindosen, die über eine Minute gegeben werden, führen auch bei Patienten mit Bronchialasthma oder anderen Atemwegserkrankungen zu einer ausgeprägten Bronchokonstriktion. Beim Gesunden ist dieser Effekt weniger prägnant. Auch wenn der spasmogene Einfluß des H_1-Rezeptors an der menschlichen Bronchialmuskulatur überwiegt, ist der des H_2-Rezeptors mit seiner dilatierenden Funktion gegenwärtig. So kann ein *in vitro* mit Hilfe von Histamin induzierter Bronchospasmus durch eine H_2-Blockade leicht verstärkt werden. Insbesondere bei Asthmapatienten ist beim histamininduzierten Bronchospasmus möglicherweise eine zusätzliche, reflektorische Komponente beteiligt, die durch Irritationen der afferenten vagalen Nervenendigungen entsteht (siehe Eyre and Chand, in Ganellin and Parsons, 1982; Nadel and Barnes, 1984).

Histamin ist bei manchen Arten in der Lage, den Uterus zu kontrahieren. Beim Menschen jedoch, ob schwanger oder nicht, ist diese Reaktion negativ. Histaminantworten an der intestinalen Muskulatur variieren ebenso mit der Spezies und der Region, wobei der klassische Effekt die Kontraktion darstellt. Harnblase, Ureter, Gallenblase, Iris und viele weitere glattmuskuläre Präparate werden geringfügig oder ungleichmäßig durch Histamin beeinflußt.

Exokrine Drüsen Wie oben bereits erwähnt, ist Histamin ein wichtiger physiologischer Regulator der Magensäuresekretion. Dieser Effekt ist durch den H_2-Rezeptor vermittelt (siehe Kapitel 37).

Nervenendigungen: Schmerz, Juckreiz und indirekte Effekte Histamin stimuliert verschiedene Nervenendigungen. Im Falle einer Histaminfreisetzung in die Epidermis kommt es zu Juckreiz, bei einer Freisetzung in die Dermis wird Schmerz provoziert, manchmal in Verbindung mit Jucken. Stimulierende Effekte auf andere Nervendigungen, einschließlich der autonomen Afferenzen und Efferenzen, wurden bereits vorne erwähnt und tragen zu der Erythemausbildung der *triple response* und zu den indirekten Histaminwirkungen auf die Bronchien oder auf andere Organe bei. In der Peripherie sind die neuronalen Histaminrezeptoren im allgemeinen vom H_1-Subtyp (siehe Rocha e Silva, 1978 ; Ganellin und Parsons, 1982).

Wirkmechanismus Sowohl der H_1- wie auch der H_2-Rezeptor wurden geklont, und es konnte gezeigt werden, daß sie zur Unterfamilie der G-Protein gekoppelten Rezeptoren zählen. Der H_1-Rezeptor ist mit der Phospholipase C verknüpft, wobei seine Aktivierung zur Bildung von Inositol-1,4,5-triphosphat (IP_3) und Diacylglycerin aus Phospholipiden der Zellmembran führt. IP_3 verursacht eine rasche Freisetzung von Ca^{2+} aus dem endoplasmatischen Retikulum. Diacylglycerin (und Ca^{2+}) aktiviert die Proteinkinase C, während Ca^{2+} die Ca^{2+}/Calmodulin abhängige Proteinkinase und die Phospholipase A_2 in den Zielzellen aktiviert und die typischen Effekte hervorruft (siehe Kapitel 2). H_2-Rezeptoren führen zu einer Stimulation der Adenylatcyclase und so zu einer Aktivierung der cAMP-abhängigen Proteinkinasen in den entsprechenden Zielzellen. Speziesabhängig gibt es auch Interaktionen zwischen H_1- und Adenosinrezeptoren. Im menschlichen ZNS hemmt die Aktivierung von A_1-Rezeptoren die Bildung von Second messengern des H_1-Rezeptors. Der Wirkungsmechanismus hierfür könnte eine Interaktion (*cross talk*) zwischen G-Proteinen sein, die funktionell sowohl an A_1- wie auch H_1-Rezeptoren gekoppelt sind (Dickenson and Hill, 1993).

In der glatten Muskulatur großer Blutgefäße, der Bronchien und des Darms führt die Stimulation von H_1-Rezeptoren und die daraus resultierende, durch IP_3 vermittelte Ca^{2+}-Freisetzung zu einer Aktivierung der Ca^{2+}/Calmodulin-abhängigen Myosin-Leichtkettenkinase. Dieses Enzym phosphoryliert die 20 kDa Myosin-Leichtkette, was zu einer Stimulation des Kontraktionszyklus und konsekutiv zu einer Kontraktionssteigerung führt (siehe Kamm and Still, 1985, Somlyo et al., Griendling und Alexander, 1990). Der Effekt von Histamin auf die sensorischen Nerven wird ebenso durch H_1-Rezeporen vermittelt.

Wie bereits oben erwähnt, wird der vasodilatatorische Effekt von Histamin durch die H_1- und H_2-Rezeptoren vermittelt, die in verschiedenen Zelltypen des vaskulären Gefäßbetts lokalisiert sind, nämlich H_1-Rezeptoren an den vaskulären Endothelzellen und H_2-Rezeptoren an den glatten Muskelzellen. Die Aktivierung des H_1-Rezeptors führt zu einem Anstieg des intrazellulären Ca^{2+}, zu einer Aktivierung der Phospholipase A_2 und zu einer lokalen Produktion von *endothelium-derived relaxing factor* (EDRF), der als Stickoxid identifiziert wurde (Palmer et al., 1987). Stickoxid diffundiert in die glatte Gefäßmuskelzelle, wo es die lösliche Guanylatcyclase aktiviert und eine Akkumulation von cGMP herbeiführt. Es wird angenommen, daß die Stimulation der von cGMP abhängigen Proteinkinase und der Abfall des intrazellulären Ca^{2+}-Spiegels an der Relaxation, die durch dieses zyklische Nukleotid verursacht wird, beteiligt sind. Die Aktivierung der Phospholipase A_2 in den Endothelzellen führt zur Bildung von Prostaglandinen, insbesondere Prostacyclin (PGI_2), wobei dieser Vasodilatator ganz wesentlich zur endothelvermittelten Vasodilatation in manchen Gefäßbetten beiträgt.

Der Mechanismus der cAMP-vermittelten Relaxation an der glatten Muskulatur ist in allen Einzelheiten noch nicht geklärt, es wird aber vermutet, daß vermindertes intrazelluläres Ca^{2+} daran beteiligt ist (siehe Kamm and Stull, 1985, Taylor et al., 1989). Die cAMP-vermittelten Wirkungen am Herzen, in den Mastzellen, den Basophilen und anderen Geweben sind ebenso nur unvollständig verstanden, wobei die Histamineffekte, die über den H_2-Rezeptor vermittelt werden, wohl in der gleichen Art und Weise herbeigeführt werden, wie diejenigen, die über eine Stimulation von β-Adrenozeptoren und anderen Rezeptoren, die an die Aktivierung der Adenylatcyclase gebunden sind.

Klinische Anwendung

Der praktische Nutzen von Histamin ist auf diagnostische Zwecke beschränkt. Histamin wird eingesetzt, um eine unspezifische bronchiale Hyperreaktivität bei Asthmatikern herbeizuführen und dient als Positivkontrolle bei einem allergischen Hauttest.

H$_1$-REZEPTOR-ANTAGONISTEN

Obwohl Antagonisten entwickelt wurden, die selektiv an den drei unterschiedlichen Subtypen der Histaminrezeptoren wirken, dreht sich die nachfolgende Diskussion nur um die Eigenschaften und die klinische Anwendung der H$_1$-Antagonisten. Spezifische H$_2$-Antagonisten (z. B. Cimetidin und Ranitidin) werden breit in der Behandlung des peptischen Ulkus angewendet (Kapitel 37). Die Eigenschaften von Agonisten und Antagonisten an H$_3$-Rezeptoren werden später innerhalb dieses Kapitels vorgestellt, wobei solche Substanzen derzeit nicht für eine klinische Anwendung verfügbar sind.

Geschichte Eine histaminantagonisierende Wirksamkeit wurde erstmals 1937 von Bovet und Staub in einer Serie von Aminen mit einer phenolischen Etherfunktion entdeckt. Die Substanz 2-Isopropyl-5-methylphenoxyethyl-diethylamin schützte Meerschweinchen gegen unterschiedliche letale Dosen von Histamin, antagonisierte die histamininduzierten Spasmen verschiedener glatter Muskeln und schwächte die Symptome eines anaphylaktischen Schocks ab. Diese Verbindung erwies sich jedoch für den klinischen Gebrauch als zu toxisch. Um 1944 beschrieben Bover und Mitarbeiter die Verbindung Pyrilaminmaleat, das immer noch eines der spezifischsten und höchst effektiven Histaminantagonisten dieser Kategorie darstellt. Bald darauf erfolgte die Entwicklung der hochaffinen Histaminantagonisten Diphenhydramin und Tripelenamnin (siehe Bovet, 1950; Ganellin, in Ganellin and Parsons, 1982). Um 1980 wurden dann die nicht sedierenden H$_1$-Antagonisten für die Behandlung von allergischen Erkrankungen entwickelt.

In den frühen 50er Jahren dieses Jahrhunderts standen den Ärzten viele Verbindungen mit histaminantagonistischen Eigenschaften zur Verfügung, aber sie konnten nicht alle verschiedenen durch Histamin vermittelte Reaktionen hemmen, am auffälligsten dabei war die Magensäuresekretion. Die Entdeckung einer neuen Klasse von Arzneistoffen durch Black und Kollegen, die die histamininduzierte Magensäuresekretion unterdrückt, erbrachte ein neues pharmakologisches Werkzeug, womit es möglich war, die Funktion von endogenem Histamin zu erklären. Diese Entdeckung mündete in einer neuen Wirkstoffgruppe von Therapeutika, den H$_2$-Antagonisten, zu denen Cimetidin, Famotidin, Nizatidin und Ranitidin gehören (siehe Kapitel 37).

Struktur-Wirkungsbeziehungen Alle verfügbaren H$_1$-Rezeptor-Antagonisten sind reversible, kompetitive Hemmstoffe der Interaktion zwischen Histamin und dem H$_1$-Rezeptor. Wie Histamin selbst besitzen viele H$_1$-Antagonisten eine substituierte Ethylenamingruppe:

$$-\overset{|}{\underset{|}{C}}-\overset{|}{\underset{|}{C}}-N\Big\langle$$

Anders als Histamin, das eine primäre Aminogruppe und einen einfachen aromatischen Ring enthält, haben die meisten H$_1$-Antagonisten eine tertiäre Aminogruppe, die über eine zwei oder drei Atome zählende Kette mit zwei aromatischen Substituenten verknüpft ist.

$$\begin{matrix}Ar_1\\ \\Ar_2\end{matrix}\Big\rangle X-\overset{|}{\underset{|}{C}}-\overset{|}{\underset{|}{C}}-N\Big\langle$$

Sie entsprechen somit der allgemeinen Formel, wobei Ar für einen Arylrest und X für einen Stickstoff, einen Kohlenstoff oder einen C-O-Ether steht, die mit der β-Aminoethyl-Seitenkette verbunden sind. Manchmal sind die zwei Aromaten zu einem trizyklischen Derivat verknüpft oder die Ethylenamingruppe ist Teil einer Ringstruktur. Weitere Variationen sind möglich, wie beispielsweise bei den piperidinhaltigen H$_1$-Antagonisten Terfenadin und Astemizol (Abbildung 25.2), die aromatische Strukturen auf jeder Seite der Kohlenstoffkette besitzen (siehe Ganellin, in Ganellin und Parsons, 1982).

PHARMAKOLOGISCHE EIGENSCHAFTEN

Die meisten H$_1$-Antagonisten besitzen gleiche pharmakologische Eigenschaften, so daß auch deren therapeutische Anwendung günstigerweise gemeinsam diskutiert werden kann. Ihre Effekte sind mehrheitlich aufgrund der Kenntnis der H$_1$-Rezeptorantwort auf Histamin vorhersagbar.

Glatte Muskulatur H$_1$-Antagonisten unterdrücken die meisten Antworten auf Histamin in der glatten Muskulatur. Der Antagonismus der konstriktorischen Wirkung von Histamin an der glatten Muskulatur des Respirationstrakts ist *in vitro* und *in vivo* leicht zu demonstrieren. Beim Meerschweinchen zum Beispiel erfolgt der Tod durch Asphyxie bereits durch sehr geringe Dosen von Histamin. Nach Gabe eines H$_1$-Antagonisten überleben die Tiere jedoch eine 100fach höhere letale Dosis von Histamin. Bei der gleichen Spezies kann ebenso ein ausgeprägter Schutz gegenüber einem anaphylaktischen Bronchospasmus erzielt werden. Nicht jedoch beim Menschen, da eine allergisch bedingte Bronchokonstriktion hier primär durch Mediatoren wie Leukotriene und den Plättchen aktivierenden Faktor verursacht wird (siehe Kapitel 26).

In den Gefäßästen hemmen H$_1$-Antagonisten sowohl den vasokonstriktorischen Effekt von Histamin und, bis zu einem gewissen Ausmaß, auch die schnellere vasodilatorische Wirkung, die durch die H$_1$-Rezeptoren an den Endothelzellen vermittelt ist. Die verbleibende Vasodilatation spiegelt die Beteiligung der H$_2$-Rezeptoren an der glatten Muskulatur wieder, wobei diese durch die gleichzeitige Gabe eines H$_2$-Antagonisten unterdrückt werden kann. Die Wirkungen der Histaminantagonisten bezüglich der histamininduzierten systemischen Blutdruckveränderung reflektieren diese vaskulären Effekte.

Kapillarpermeabilität H$_1$-Antagonisten sind in der Lage, die Histaminwirkung, die sich besonders in einer erhöhten Kapillarpermeabilität und der Ausbildung von Ödemen und Quaddeln äußern, effektiv zu unterdrücken.

Erytheme und Juckreiz Die Erythembildung der *triple response* und der Juckreiz, der durch die intradermale Injektion von Histamin verursacht wird, sind zwei unterschiedliche Manifestationen der Histaminwirkung an Nervenendigungen. Die H$_1$-Antagonisten unterdrücken beide.

Exokrine Drüsen Die Magensaftsekretion kann durch H$_1$-Antagonisten nicht unterdrückt werden, wohl aber in einem unter-

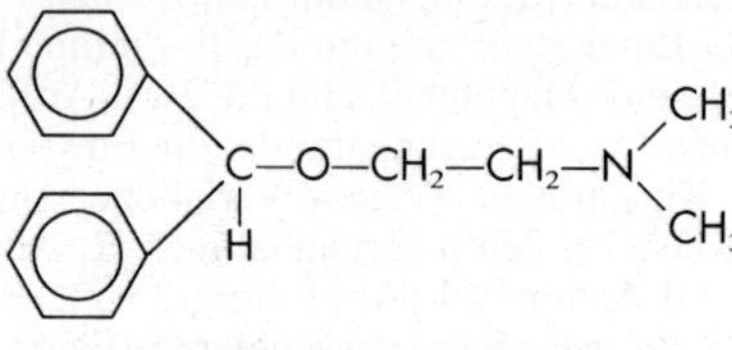

DIPHENHYDRAMIN* (ein Ethanolamin)

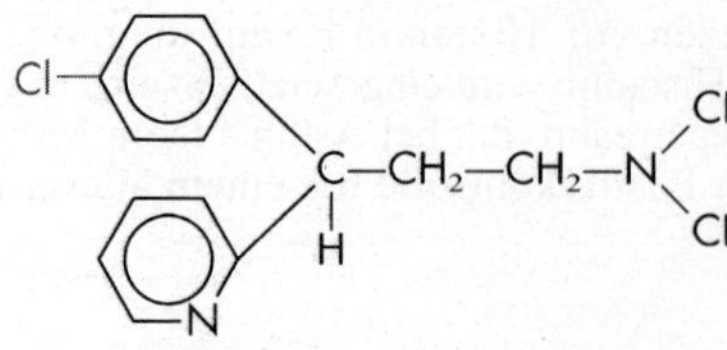

CHLORPHENIRAMIN† (ein Alkylamin)

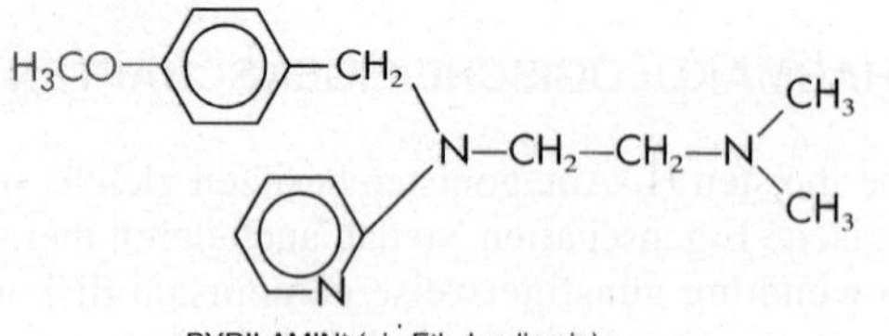

PYRILAMIN‡ (ein Ethylendiamin)

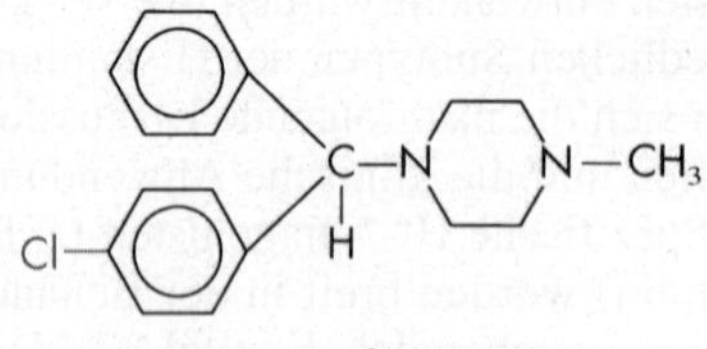

CHLORCYCLIZIN§ (ein Piperazin)

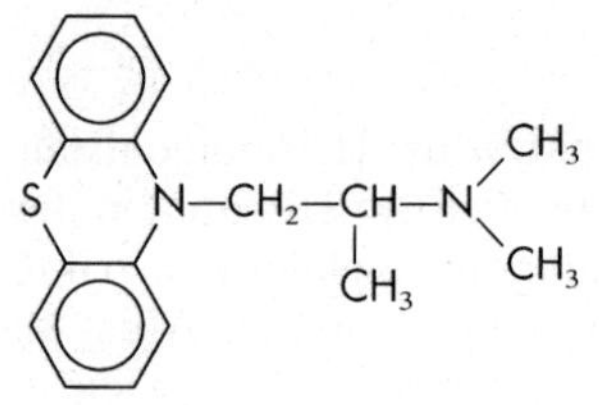

PROMETHAZIN (ein Phenothiazin)

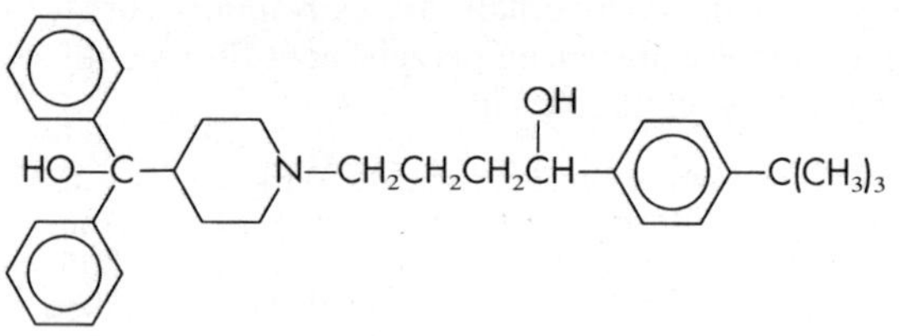

TERFENADIN (ein Piperidin)

Abbildung 25.2 Repräsentative H_1-Antagonisten.
* Dimenhydrinat ist eine Kombination aus Diphenhydramin und 8-Chlorotheophyllin in äquimolekularen Verhältnissen.
† Pheniramin hat die gleiche Strukturformel nur ohe Cl.
‡ Tripelennamin hat die gleiche Strukturformel nur ohne H_3CO.
§ Cyclizin hat die gleiche Strukturformel nur ohne Cl.

Chlorpheniramin, Chlorcyclizin, Pyrilamin und Promethazin sind in Deutschland nicht im Handel (Anm. d. Hrsg.).

schiedlichen Ausmaß die histamininduzierte Speichel- und Tränensekretion sowie die Sekretion anderer exokriner Drüsen. Die atropinähnlichen Eigenschaften vieler dieser Substanzen können zu der verminderten Sekretion von cholinerg innervierten Drüsen beitragen und zum Beispiel eine im Respirationstrakt gerade im Gang befindliche Sekretion vermindern.

Frühe Überempfindlichkeitsreaktionen: Anaphylaxie und Allergie Bezüglich der Überempfindlichkeitsreaktionen erweist sich Histamin als eines der potentesten Autakoide (siehe oben), und seine relative Beteiligung an den nachfolgenden Symptomen variiert breit zwischen Spezies und Geweben. Demzufolge differieren auch offensichtlich die durch Histaminantagonisten erzielten Wirkungen. Beim Menschen sind einige Phänome einschließlich Ödembildung und Juckreiz gut kontrollierbar, andere wiederum wie etwa die Hypotonie weniger. Die Bronchokonstriktion ist, wenn überhaupt, nur geringfügig vermindert (siehe Dahlén et al., 1983).

Zentrales Nervensystem Die H_1-Antagonisten der ersten Generation sind in der Lage, das ZNS zu stimulieren und zu dämpfen. Ein Stimulation tritt gelegentlich bei Patienten auf, denen übliche Dosen verabreicht wurden, was sich in Ruhelosigkeit, Nervosität und Schlaflosigkeit äußert. Eine zentral ausgelöste Exzitation ist prägnantes Merkmal einer Vergiftung, was sich nicht selten in Konvulsionen, besonders bei Kindern, bemerkbar macht. Andererseits können therapeutische Dosen besonders älterer H_1-Antagonisten von zentralen Depressionen begleitet sein, was sich gewöhnlich in einer verminderten Aufmerksamkeit, einer reduzierten Reaktionsgeschwindigkeit und Schläfrigkeit äußert. Manche H_1-Antagonisten wirken eher depressiv auf das ZNS als andere. Zudem unterscheiden sich auch die Patienten bezüglich Ansprechbarkeit und Reaktion gegenüber den einzelnen Arzneistoffen. Die Ethanolamine (z. B. Diphenhydramin, siehe Abbildung 25.2) neigen besonders zur Sedierung.

Bei der zweiten Generation der H_1-Antagonisten (z. B. Terfenadin, Astemizol, Loratidin) sind Einflüsse auf das Gehirn größtenteils auszuschließen, da sie in therapeutischen Dosen die Blut-Hirn-Schranke nicht nennenswert überwinden (Sorkin and Heel, 1985, Krstenansky und Cluxton, 1987). Objektiven Messungen einer Sedierung mittels Bestimmung der Schlaflatenz, des EEGs oder standardisierten Leistungstests ergaben keine Unterschiede zur Plazebogruppe (Simons und Simons, 1994). Durch die fehlende Sedierung unterscheiden sich die Antihistaminika der zweiten Generation ganz wesentlich von der ersten Generation, was auch von deutlichem klinischen Vorteil zu sein scheint.

Eine interessante und zweckmäßige Eigenschaft bestimmter H_1-Antagonisten ist deren Fähigkeit, bei Reisekrankheit zu wirken. Diese Wirksamkeit wurde erstmals bei *Dimenhydrinat* und nachfolgend auch bei *Diphenhydramin* (der aktive Metabolit von Dimenhydrinat), verschiedenen Piperazinderivaten sowie bei *Promethazin* beobachtet. Die späteren Substanzen verfügen innerhalb dieser Gruppe vielleicht über die stärkste muskarinblockierende Eigenschaft und stellen somit die wirkungsvollsten H_1-Antagonisten in der Behandlung der Reisekrankheit dar (siehe unten). Es erscheint plausibel, daß die anticholinergen Eigenschaften verschiedener H_1-Antagonisten größtenteils für diesen Effekt verantwortlich sind, da Scopolamin die potenteste Substanz in der Prävention der Reisekrankheit darstellt.

Anticholinerge Effekte Viele der H_1-Antagonisten der ersten Generation neigen dazu, die Reaktionen gegenüber Acetylcholin zu hemmen, die über muskarinische Rezeptoren vermittelt werden. Diese atropinähnlichen Effekte sind bei einigen Arzneistoffen so auffällig, daß sie während einer klinischen Anwendung manifest werden (siehe unten). Die H_1-Antagonisten der zweiten Generation (Terfenadin, Astemizol, Loratidin) besitzen keine Wirksamkeit an Muskarinrezeptoren (siehe Sorkin und Hell, 1998).

Lokalanästhetische Effekte Einige H_1-Antagonisten verfügen über lokalanästhetische Wirksamkeit, wobei manche sogar potenter als Procain sind. Promethazin zeichnet sich diesbezüglich als besonders effektiv aus. Jedoch sind die dafür notwendigen Dosierungen um einige Größenordnungen höher als für die histaminantagonisierende Wirkung.

Resorption, Metabolismus und Exkretion Die H_1-Antagonisten werden aus dem Gastrointestinaltrakt gut resorbiert. Nach oraler Gabe werden maximale Plasmakonzentrationen nach zwei bis drei Stunden erreicht, wobei der Effekt normalerweise vier bis sechs Stunden andauert. Es gibt jedoch auch einige Arzneistoffe mit längerer Wirksamkeit (Tabelle 25.1).

Ausführliche Untersuchungen zum Metabolismus der älteren H_1-Antagonisten sind bescheiden. Nach oraler Gabe von Diphenhydramin werden maximale Plasmakonzentrationen nach zwei Stunden erreicht und bleiben für etwa zwei Stunden bestehen. Danach nimmt die Plasmakonzentration exponentiell mit einer Halbwertszeit von etwa vier Stunden ab. Der Arzneistoff verteilt sich ausgedehnt über den ganzen Körper einschließlich ZNS. Nur geringe Mengen werden, wenn überhaupt, unverändert im Urin ausgeschieden, das meiste erscheint dort in Form von Metaboliten. Die anderen H_1-Antagonisten der ersten Generation scheinen über denselben Weg eliminiert zu werden (siehe Übersichtsarbeiten von Witiak und Lewis, 1978; Paton und Webster, 1985).

Informationen zu den Konzentrationen dieser Arzneistoffe in der Haut bzw. Mukosa fehlen. Jedoch hält eine Unterdrückung der Quaddel- und Erythembildung nach intradermaler Injektion von Histamin oder Allergenen durch Behandlung mit einigen lang wirksamen H_1-Antagonisten etwa 36 Stunden an, auch wenn die Plasmakonzentration der Arzneistoffe niedrig ist. Solche Ergebnisse betonen die flexible Handhabung der empfohlenen Dosierungspläne (siehe Tabelle 25.1). Dies bedeutet, daß geringere Dosierungsintervalle ausreichend sein könnten. Wie andere Arzneistoffe, die einem ausgeprägten Abbau unterliegen, werden H_1-Antagonisten bei Kindern schneller als bei Erwachsenen eliminiert, aber langsamer bei Patienten mit schweren Leberfunktionsstörungen. H_1-Antagonisten gehören zu den zahlreichen Arzneistoffen, die hepatische mikrosomale Enzyme induzieren, was zu einem gesteigerten Metabolismus führt (siehe Paton und Webster, 1985; Simons und Simons, 1988).

Die H_1-Antagonisten der zweiten Generation wie Astemizol, Loratadin und Terfenadin werden rasch aus dem Gastrointestinaltrakt resorbiert und in der Leber durch das hepatische mikrosomale Cytochrom-P450-System zu aktiven Metaboliten verstoffwechselt (Simons und Simons, 1994). Folglich kann der Metabolismus dieser Arzneistoffe durch eine Verdrängung am Cytochrom-P450-System mit anderen Substanzen beeinträchtigt werden. Diese Beeinflussung im Metabolismus kann von klinischer Relevanz sein (siehe unten: polymorphe ventrikuläre Tachykardie). Cetirizin und dessen aktiver Metabolit Hydroxytin sowie Acrivastin werden ebenso gut resorbiert, aber hauptsächlich renal in unveränderter Form ausgeschieden (Brogden und McTAvish, 1991; Spencer et al., 1993, Barnes et al., 1993).

Nebenwirkungen *Sedierung und andere häufige Nebenwirkungen* Sedierung erweist sich als die Nebenwirkung mit der höchsten Inzidenz der H_1-Antagonisten der ersten Generation, wobei dieser Effekt kein Merkmal der Substanzen der zweiten Generation darstellt (Carruthers et al., 1978). Auch wenn dieser sedierende Effekt zuweilen als wünschenswerte zusätzliche Wirkung bei manchen Patienten willkommen ist, beeinflußt er normal die Tageszeit-Aktivität der Patienten. Gleichzeitige Einnahme von Alkohol oder anderen depressiv auf das ZNS wirkenden Verbindungen führt zu einer Potenzierung und betrifft die motorischen Fähigkeiten (Roehrs et al., 1993). Weitere unerwünschte Reaktionen, die einer zentralen Wirksamkeit zugeschrieben werden können, sind Schwindel, Tinnitus, Mattigkeit, Inkoordination, Erschöpfung, verschwommenes oder Doppeltsehen, Euphorie, Nervosität, Schlaflosigkeit und Tremor.

Die häufigsten Nebenwirkungen, die den Verdauungstrakt betreffen, sind verringerter Appetit, Übelkeit, Erbrechen, Oberbauchbeschwerden, Verstopfung und Diarrhoe. Deren Häufigkeit ist vermindert, wenn die Arzneistoffe zusammen mit den Mahlzeiten eingenommen werden. Bei einigen Patienten kommt es unter H_1-Antagonisten zu einem gesteigerten Appetit verbunden mit einer Gewichtszunahme. Andere Nebenwirkungen, die offensichtlich durch die antimuskarinische Wirkung einiger H_1-Antagonisten der ersten Generation verursacht werden, betreffen Mundtrockenheit und Austrocknung der Atemwege, manchmal verbunden mit Husten, Harnverhalten und einer reduzierten Miktionsfrequenz sowie einer Dysurie. Diese Nebenwirkungen werden nicht unter den H_1-Antagonisten der zweiten Generation wie Terfenadin, Astemizol und Loratidin beobachtet.

Tabelle 25.1 Zubereitungsformen und Dosierungen repräsentativer H$_1$-Rezeptor-Antagonisten*

KLASSE UND INN-NAME	WIRKDAUER, STUNDEN	ZUBEREITUNGS-FORMEN⁺	EINFACHDOSIS (ERWACHSENER)
Substanzen der ersten Generation			
Ethanolamine			
Carbinoxaminmaleat	3-6	L	4-8 mg
Clemastinfumarat	12-24	O, L	1,34-2,68 mg
Diphenhydraminhydrochlorid	4-6	O, L, I, T	25-50 mg
Dimenhydrinat	4-6	O, L, I	50-100 mg
Ethylendiamine			
Pyrilaminmaleat	4-6	O	25-50 mg
Tripelennaminhydrochlorid	4-6	O	25-50 mg, 100 mg (verzögerte Freisetzung)
Tripelennamincitrat		L	37,5-75 mg
Alkylamine			
Chlorphenaminmaleat	4-6	O, L, I	4 mg 8-12 mg (verzögerte Freisetzung) 5-20 mg (Injektion)
Brompheniraminmaleat	4-6	O, L, I	4 mg 8-12 mg (verzögerte Freisetzung) 5-20 (Injektion)
Piperazine			
Hydroxyzinhydrochlorid	6-24	O, L, I	25-100 mg
Hydroxyzinpamoat	6-24	O, L, I	25-100 mg
Cyclizinhydrochlorid	4-6	O, I	50 mg
Cyclizinlactat	4-6	I	50 mg
Meclozinhydrochlorid	12-24	O	12,5-50 mg
Phenothiazine			
Promethazinhydrochlorid	4-6	O, L, I, S	25 mg
Substanzen der zweiten Generation			
Alkylamine			
Acrivastin	6-8	O	8 mg
Piperazine			
Cetirizinhydrochlorid§	12-24	O	5-10 mg
Piperidine			
Astemizol	>24	O	10 mg
Levocabastinhydrochlorid	16-24	T	ein Tropfen
Loratadin	24	O	10 mg
Terfenadin	12-24	O	60 mg

* Diskussion der Phenothiazine siehe Kapitel 18.
⁺ Cetirizin besitzt schwach sedierende Eigenschaften; es ist zur Zeit in den Vereinigten Staaten nicht erhältlich..
§ Zubereitungsformen sind wie folgt abgekürzt: O: oral fest; L: oral flüssig; I: Injektion; S: Suppositorien; T: topisch. Viele H$_1$-Rezeptor-Antagonisten sind ebenso in Zubereitungen erhältlich, die mehr als einen Wirkstoff enthalten.

Pyrilamin, Cyclizin und Acrivastin sind in Deutschland nicht im Handel (Anm. d. Hrsg.).

Polymorphe ventrikuläre Tachykardie Unter Terfenadin und Astemizol kommt es selten zu einer Verlängerung des QTc-Intervalls, was in einer polymorphen ventrikulären Tachykardie resultiert (*torsades de pointes*; siehe Kapitel 35). Der dem Terfenadin zugrundeliegende Mechanismus ist verstanden und scheint wohl auf Astemizol übertragbar. *Torsades de pointes* wird beobachtet, wenn Terfenadin in höheren als den empfohlenen Dosierungen eingenommen wird oder wenn der hepatische Metabolismus durch andere Erkrankungen oder durch andere Substanzen, wie CYP 3A4, ein spezifisches Cytochrom-P450-Isoenzym, das für den Abbau von Terfenadin verantwortlich ist, beeinträchtigt ist (Woosley et al., 1993, Honig et al., 1993). Das Ergebnis einer Überdosierung oder eines verschlechterten Metabolismus ist ein unvollständiger Umbau der Muttersubstanz zum Carboxymetaboliten, wobei dieser Carboxymetabolit für die klinische Wirksamkeit verantwortlich ist. Die Muttersubstanz, nicht aber der Metabolit, blockt wie Sotalol oder Chinidin den verzögerten gleichrichtenden Kaliumkanal (siehe Kapitel 35). Präexistente verlängerte QTc-Intervalle oder bedeutsame Leberfunktionsstörungen stellen Risikofaktoren dar. Die Arzneistoffe, die am häufigsten den CYP 3A4 vermittelten Terfenadinmetabolismus hemmen, sind die Makrolidantibiotika (am bedeutsamsten Erythromycinethylsuccinat und Clarithromycin) sowie Antimykotika (am bedeutsamsten Ketoconazol und Itraconazol). Azithromycin und Fluconazol, die überwiegend nicht-metabolisiert über den Urin ausgeschieden werden, besitzen keine behindernde Wirkung auf den Metabolismus von Terfenadin. Studien zu Arzneistoffinteraktionen mit H_1-Antagonisten der zweiten Generation werden vermehrt durchgeführt, und es scheint gesichert, daß sich die Liste der Kontraindikationen für eine Komedikation vergrößern wird.

Der H_1-Antagonist der zweiten Generation, Loratadin, der ebenfalls durch CYP 3A4 metabolisiert wird, scheint nicht mit einer solchen Toxizität assoziiert sein, selbst nicht unter Komedikation eines Hemmstoffes (Woosley and Darrow, 1994). Cetirizin und Acrivastin werden haupsächlich unverändert über die Niere ausgeschieden und zeigen keinen Anstieg des QTc-Intervalls bei normalen gesunden Personen (Sanders et al., 1992; Sale et al., 1994).

Mutagenität Ergebnisse von Kurzzeituntersuchungen (Brandes et al., 1994) an einem unkonventionellen Mausmodell ergaben, daß nach Injektion von verschiedenen H_1-Antagonisten bei in Mäuse injizierten Melanom- und Fibrosarkomzellinien eine gesteigerte Wachstumsrate auftrat. Konventionelle Untersuchungen an Tieren und klinische Erfahrungen lassen jedoch keine Karzinogenität unter H_1-Antagonisten vermuten (Food and Drug Administration, 1994).

Weitere Nebenwirkungen Eine Arzneimittelallergie kann sich entwickeln, wenn die H_1-Antagonisten oral verabreicht werden, wobei derartige Allergien häufiger nach einer topischen Anwendung auftreten können. Eine allergische Dermatitis ist nicht ungewöhnlich. Weitere Überempfindlichkeitsreaktionen sind Arzneimittelfieber und eine Photosensibilisierung. Hämatologische Komplikationen wie Leukopenie, Agranulozytose und hämolytische Anämie sind jedoch selten. Teratogene Effekte traten nach Gabe von piperazinhaltigen Verbindungen auf. Es konnte jedoch keine Assoziation zwischen dem Gebrauch von H_1-Antagonisten und fetalen Anomalien beim Menschen gezeigt werden. Da H_1-Antagonisten mit dem Haut-Allergietest interferieren, müssen diese Arzneistoffe ausreichend lange vor einem solchen Test abgesetzt werden.

Bei einer akuten Vergiftung mit H_1-Antagonisten stellt die zentrale Exzitation die größte Gefahr dar. Das Syndrom schließt Halluzinationen, Erregung, Ataxie, Inkoordination, Athetose und Konvulsion ein. Mit starren, weiten Pupillen und gerötetem Gesicht in Verbindung mit einer Sinustachykardie, Harnverhalten, Mundtrockenheit und Fieber ähnelt dieses Syndrom stark einer akuten Atropin-Intoxikation. Terminal tritt gewöhnlicherweise nach 2 - 18 Stunden ein tiefes Koma mit einem kardialen und respiratorischen Kollaps und dann der Tod ein. Die Behandlung einer Intoxikation folgt den allgemeinen Symptomen, begleitet von unterstützenden Maßnahmen.

Verfügbare H_1-Antagonisten Im folgenden werden die therapeutischen und unerwünschten Effekte einiger H_1-Antagonisten nach ihrer chemischen Struktur zusammengefaßt. Repräsentative Präparate sind in Tabelle 25.1 gelistet.

Ethanolamine (Prototyp: Diphenhydramin) Diese Arzneistoffgruppe besitzt eine ausgeprägte antimuskarinische Wirkung und zeichnet sich durch eine tendenziell sedierende Wirksamkeit aus. Ungefähr die Hälfte der mit konventioneller Dosierung behandelten Personen wird schläfrig. Die Häufigkeit gastrointestinaler Nebenwirkungen ist in dieser Gruppe jedoch gering.

Ethylendiamine (Prototyp: Pyrilamin) Zu dieser Gruppe zählen einige der spezifischsten H_1-Antagonisten. Obwohl die ZNS-Wirkungen relativ schwach ausgeprägt sind, tritt Schläfrigkeit bei einem ganz beträchtlichen Anteil der Patienten auf. Gastrointestinale Nebenwirkungen sind ziemlich häufig.

Alkylamine (Prototyp: Chlorpheniramin) Sie gehören zu den potentesten H_1-Antagonisten. Diese Substanzen induzieren im Vergleich zu anderen H_1-Antagonisten weniger Schläfrigkeit und können deshalb auch vermehrt am Tag eingenommen werden. Trotzdem leidet ein bedeutender Anteil der Patienten an Sedierung. Die ZNS stimulierenden Nebenwirkungen sind innerhalb dieser Gruppe häufiger als bei anderen.

Piperazine Die älteste Substanz dieser Gruppe, Chlorcyclizin, besitzt eine verlängerte Wirksamkeit und eine verminderte Inzidenz der Schläfrigkeit. Hydroxyzin ist eine lang wirksame Verbindung, die üblicherweise zur Behandlung von Hautallergien verwandt wird. Die beträchtliche zentraldepressive Wirksamkeit trägt möglicherweise zu der prägnanten antipruritischen Aktivität bei. Cetirizin, der aktive Metabolit von Hydroxyzin, penetriert in geringeren Mengen das ZNS und besitzt somit weniger den Hang zur Sedierung. Es ist geplant, diese Substanz in der näheren Zukunft in den USA zuzulassen. Cyclizin und Meclozin wurden primär zur Behandlung der Reisekrankheit eingesetzt, auch wenn Promethazin und Diphenhydramin (Dimenhydrinat) effektiver sind (gleiches gilt für Scopolamin, siehe unten).

Phenothiazine (Prototyp: Promethazin) Die meisten Arzneistoffe dieser Klasse sind H_1-Antagonisten mit einer beträchtlichen anticholinergen Aktivität. Promethazin, das ausgeprägte sedierende Nebenwirkungen besitzt, und viele promethazinverwandte Substanzen werden heutzutage hauptsächlich aufgrund ihrer antiemetischen Wirkung eingesetzt (siehe Kapitel 38).

Piperidine (Prototyp: Terfenadin) Zu H_1-Antagonisten dieser Klasse gehören Terfenadin, Astemizol und Loratadin. Diese Verbindungen sind hoch H_1-selektiv und besitzen keine deutliche anticholinerge Aktivität. Sie penetrieren nur geringfügig das ZNS. Zusammengefaßt scheinen diese Eigenschaften der piperidinhaltigen Verbindungen für die geringe Inzidenz an Nebenwirkungen zu stehen.

Therapeutischer Einsatz

H_1-Antagonisten sind in der symptomatischen Behandlung verschiedener Überempfindlichkeitsreaktionen etabliert und wertvoll. Darüber hinaus liegt die therapeutische Bedeutung einiger Verbindungen dieser Klasse aufgrund ihrer zentralen Wirksamkeit in der Vorbeugung von Reisekrankheiten oder im Einsatz als Sedativa.

Allergische Erkrankungen H_1-Antagonisten sind am wertvollsten in der Behandlung der akuten Allergie, die sich durch Rhinitis, Juckreiz und Konjunktivitis manifestieren. Ihr Effekt ist jedoch auf die Unterdrückung von Symptomen beschränkt, die auf Histamin, das durch eine Antigen-Antikörper-Reaktion freigesetzt werden kann, zurückzuführen sind. Beim Bronchialasthma besitzen Histaminantagonisten nur eine eingeschränkte günstige Wirkung. Sie sind somit als Monotherapeutika bei dieser Erkrankung unüblich (siehe Kapitel 28). In der Behandlung der systemischen Anaphylaxie, bei der andere Autakoide als Histamin eine dominierende Rolle spielen, besteht die Therapie der Wahl in Adrenalin, und Histamin ist nur von untergeordneter und unterstützender Bedeutung.

Das gleich trifft für schwere Fälle eines Angioödems zu, in dem die Kehlkopfschwellung lebensbedrohliche Ausmaße annimmt.

Andere Allergien des Respirationstrakts sind einer Therapie mit H_1-Antagonisten besser zugänglich. Beste Ergebnisse werden in der Behandlung der saisonalen Rhinitis und Konjunktivitis (Heuschnupfen, Pollenflug) erreicht, bei denen diese Arzneistoffe eine Linderung von Niesen, der laufenden Nase sowie Jucken in Augen, Nase und Hals herbeiführen. Ein befriedigender Erfolg wird bei den meisten Patienten erzielt, besonders am Anfang der Saison, wenn die Pollenzahl noch niedrig ist. Die Arzneistoffe sind jedoch bei einem Allergenreichtum weniger wirksam, zumal dann, wenn die Exposition gegenüber diesen verlängert ist und wenn deren nasale Aufnahme bedeutsame Ausmaße angenommen hat. Topische Präparate von Antihistaminika wie z. B. Levocabastin erweisen sich in der Behandlung der Conjunktivitis und Rhinitis als effektiv (Janssens und Bussche, 1991). Derzeit ist in den Vereinigten Staaten eine Augentropfenzubereitung dieser Substanz erhältlich (siehe Kapitel 65), und ein Nasenspray befindet sich in der Testphase.

H_1-Antagonisten werden mit Erfolg in der Behandlung verschiedener Dermatosen eingesetzt. Ein Therapieerfolg stellt sich meistens bei der akuten Urtikaria ein, obwohl der Juckreiz bei diesem Zustand vielleicht besser kontrolliert werden kann als die Ödem- und Erythembildung. Die Behandlung spricht bei der chronischen Urtikaria schlechter an, obwohl ein gewisser Nutzen auch bei einem ansehnlichen Teil der Patienten zu verzeichnen ist. Darüber hinaus kann eine Kombinationstherapie aus einem H_1- und H_2-Antagonisten für manche Patienen wirkungsvoll sein, wenn die Therapie mit einem H_1-Antagonisten unwirksam war. Das Angioödem spricht auf eine Therapie mit H_1-Antagonisten an; es soll aber nochmals ausdrücklich die immense Bedeutung von Adrenalin bei schweren Attacken betont werden, besonders bei lebensbedrohlichen Zuständen des Kehlkopfödems (siehe Kapitel 10). Hier scheint es geeigneter zu sein, H_1-Antagonisten zusätzlich intravenös zu applizieren. H_1-Antagonisten haben auch ihren Platz in der Behandlung des Pruritus. Eine Besserung kann bei vielen Patienten erreicht werden, die an atopischer Dermatitis oder an einer Kontaktdermatitis leiden (obwohl topische Kortikosteroide überlegen sind) bei solch unterschiedlichen Beschwerden wie bei einem Insektenbiß oder einer Vergiftung mit Gifteefu. Verschiedene andere Formen des Pruritus ohne allergischen Hintergrund sprechen zuweilen auf eine Antihistaminikatherapie an, üblicherweise wenn die Substanzen topisch verabreicht werden, manchmal aber auch nach oraler Einnahme. Jedoch sollte beachtet werden, daß nach lokaler Gabe von H_1-Antagonisten die Möglichkeit besteht, eine allergische Dermatitis zu provozieren. Da diese Arzneistoffe in der Lage sind, allergische Dermatosen zu unterdrücken, sollten sie ausreichend lange vor einem allergischen Hauttest abgesetzt werden.

Die urtikariellen und ödematösen Läsionen der Serumkrankheit sprechen auf eine Behandlung mit H_1-Antagonisten an, das Fieber und die Gelenkschmerzen jedoch weniger.

Viele allergische Arzneistoffreaktionen sprechen auf eine Therapie mit H_1-Antagonisten an, besonders eben diejenigen, die durch Juckreiz, Urtikaria und Angioödem charakterisiert sind. Eine intensive Behandlung zieht auch einen Erfolg bei der Reaktionen vom Typ der Serumkrankheit nach sich. Eine explosionsartige Freisetzung von Histamin verlangt jedoch im allgemeinen eine Therapie mit Adrenalin. Hier sind H_1-Antagonisten von eher untergeordneter Bedeutung. Eine prophylaktische Behandlung mit H_1-Antagonisten mag jedoch geeignet sein, die Symptome auf ein tolerierbares Niveau zu senken, wenn ein Arzneistoff, der als ein Histaminliberator bekannt ist, gegeben werden muß.

Erkältung Entgegen dem Volksglauben sind H_1-Antagonisten in der Behandlung der Erkältung nutzlos. Die schwache anticholinerge Wirksamkeit einiger älterer Substanzen führt zwar tendenziell zu einer Besserung der laufenden Nase, aber dieser austrocknende Effekt ist mehr schädlich als nützlich, ebenso deren Tendenz, Schläfrigkeit herbeizuführen (siehe Wesh et al., 1975).

Reisekrankheit, Schwindel und Sedierung Auch wenn Scopolamin oral, parenteral oder transdermal appliziert die wirksamste Substanz in der Prophylaxe oder der Behandlung der Reisekrankheit ist, sind einige H_1-Antagonisten in einem erheblichen Ausmaß bei milderen Formen wertvoll und bieten den Vorteil eines geringeren Potentials an Nebenwirkungen. Zu diesen Arzneistoffen zählen Dimenhydrinat und die Piperazine (Cyclizin, Meclozin). Promethazin, ein Phenothiazin, ist potenter und effektiver, und seine zusätzliche antiemetische Eigenschaft ist von besonderem Wert, um Erbrechen zu vermeiden. Von Nachteil ist jedoch seine ausgeprägt sedierende Wirkung. Wenn möglich sollten die Arzneistoffe etwa eine Stunde vor Antritt der Reise eingenommen werden. Eine Einnahme nachdem Übelkeit oder Erbrechen bereits eingesetzt haben, ist von geringem Vorteil.

Einige H_1-Antagonisten, erwähnenswert sind insbesondere Dimenhydramin und Meclozin, sind oft besonders hilfreich bei vestibulären Störungen wie beim Menière-Syndrom oder anderen Symptomen eines echten Schwindelgefühls (siehe Cohen und DeJong, 1972). Nur Promethazin erwies sich in der Behandlung von Übelkeit und Erbrechen infolge einer Chemo- oder Strahlentherapie bei Tumorerkrankungen als brauchbar. Es sind jedoch auch andere anitemetische Substanzen verfügbar (siehe Kapitel 38).

Diphenhydramin kann zur Beseitigung der extrapyramidalen Nebeneffekte, die durch Phenothiazine verursacht werden, eingesetzt werden. Die anticholinerge Wirksamkeit dieser Substanz kann auch zur Behandlung der frühen Stadien des Morbus Parkinson ausgenutzt werden (siehe Kapitel 22), sie ist allerdings weniger wirksam als andere Substanzen wie etwa Trihexyphenidyl.

Die Neigung verschiedener H_1-Antagonisten, Schläfrigkeit herbeizuführen, hat zur Verwendung als Hypnotikum geführt. H_1-Antagonisten, in der Hauptsache Diphenhydramin, sind in einigen OTC-Fertigarzneimittel gegen Schlaflosigkeit enthalten. Im allgemeinen sind diese Arzneimittel wirkungslos, wenn sie in den empfohlenen Dosierungen eingenommen werden, auch wenn man bei empfindlichen Patienten damit vielleicht einen Effekt erzielt (siehe Faingold, 1978). Aufgrund der sedierenden und schwach angstlösenden Aktivität von Hydroxyzin und Diphenhydramin werden diese auch als Anxiolytika eingesetzt.

H_3-REZEPTOR-AGONISTEN UND -ANTAGONISTEN

Originär wurde der H_3-Rezeptor als ein präsynaptischer Rezeptor beschrieben, der in den histaminergen Nervenendigungen im ZNS vorkommt, und der über einen Rückkopplungsmechanismus die Synthese und Freisetzung von Histamin reguliert (Arrang et al., 1983). Davon ausgehend wurde in der Zwischenzeit der H_3-Rezeptor in vielen unterschiedlichen Geweben nachgewiesen. Wie der H_1- und auch der H_2-Rezeptor, ist der H_3-Rezeptor an G-Proteine gekoppelt. Eine Rezeptorstimulation führt zu einem verminderten Ca^{2+}-Einstrom in die Zelle. (R)-α-Methylhistamin ist ein selektiver H_3-Agonist mit einer ungefähr 1500fach stärkeren Selektivität zum H_3-Rezeptor im Vergleich zum H_2-Rezeptor und einer etwa 300fach stärkeren Selektivität zum H_1-Rezeptor (Timmerman, 1990). Imetit ist ein weiterer potenter H_3-Rezeptor-Agonist.

Viele der frühen H_3-Antagonisten, wie beispielsweise Impromidin und Burimamid, haben gemischte Effekte, da sie ebenso agonistisch am H_2-Rezeptor wirken. Thioperamid war der erste experimentell verfügbare H₃-Antagonist (Timmerman, 1990). Diese Verbindung ist immer noch der am weitesten verbreitete und eingesetzte H₃-Antagonist und verfügt über potente pharmakologische Eigenschaften (siehe unten). Außerdem wurden H₃-Antagonisten wie etwa der kompetitive Hemmstoff *Clobenpropit* und der irreversible Antagonist N-Ethoxycarbonyl-2-ethoxy-1,2-dihydoquinolin (EEDQ) entwickelt.

Es ist bekannt, daß H₃-Antagonisten als Hemmstoffe eines Rückkopplungsmechanismus in einer Vielzahl von Organen wirken. Im ZNS führen H₃-Antagonisten durch die Aufhebung der histaminininduzierten Ruhelosigkeit zu Sedierung (Monti, 1993). Im Gastrointestinaltrakt antagonisieren H₃-Rezeptoren die H₁-induzierte Ileumkontraktion und es kommt aufgrund der autoregulativen Wirkung in der Magenschleimhaut zu einer *down regulation* der Histamin- (und somit auch der Gastrin-) Spiegel (Hollande et al., 1993). Der bronchokonstriktorischen H₁-Antwort wird im Atmungstrakt eine bronchodilatorische H₃-Antwort gegenübergestellt.

Ishikawa und Sperelakis zeigten 1987 erstmals die Existenz von H₃-Rezeptoren im kardiovaskulären System. Diese Autoren beschrieben die Fähigkeit von H₃-Rezeptor-Agonisten, die perivaskuläre sympathische Neurotransmission zu unterdrücken und eine Vasodilatation in Mesenterialarterien des Meerschweinchens herbeizuführen. Nachfolgend wurden H₃-Rezeptoren an den sympathischen Nervenendigungen der humanen Vena saphena entdeckt, wo H₃-Rezeptorantagonisten den Sympathikotonus und die Freisetzung von Noradrenalin hemmen (Molderings et al., 1992). Zusätzlich zu den Interferenzen mit der sympathischen Vasokonstriktion wurde für die H₃-Rezeptoren ein negativ chronotroper Effekt im Vorhof gezeigt. H₃-Rezeptoren besitzen möglicherweise nur geringe physiologische Einflüsse, hemmen aber mit größter Wahrscheinlichkeit die Noradrenalinfreisetzung während Streßzuständen wie zum Beispiel einer Ischämie (Imamura et al., 1994).

Das Wissen um die Funktionen der H₃-Rezeptoren in verschiedenen Organsystemen steigt extrem rasch. Die derzeit verfügbaren H₃-Agonisten und -Antagonisten sind aber ausschließlich zu Forschungszwecken bestimmt.

BRADYKININ, KALLIDIN UND IHRE ANTAGONISTEN

Eine Reihe von Faktoren wie Zellschädigung, allergische Reaktionen, virale Infektionen und andere inflammatorische Ereignisse aktivieren eine Reihe proteolytischer Vorgänge, die Bradykinin und Kallidin im Gewebe entstehen lassen (siehe Wachtfogel et al., 1993). Diese peptidischen Autakoide wirken lokal und führen zu Schmerzen, Vasodilatation, gesteigerter vaskulärer Permeabilität und zur Synthese von Prostaglandinen. Diese pathologischen Vorgänge umfassen also eine große Anzahl an Mediatoren, die zur Entzündungsantwort beitragen.

In den vergangenen Jahren wurden zahlreiche Entdeckungen bezüglich Kininen und ihren Rezeptoren gemacht. Kininmetaboliten, von denen man früher angenommen hatte, sie wären inaktive Abbauprodukte, werden heute als potente Mediatoren für Entzündung und Schmerz angesehen. Diese Peptide interagieren mit spezifischen Rezeptoren, deren Vorhandensein durch eine Gewebsverletzung induziert wird. Auf diesen Informationen basierend müßten neue Wege für eine therapeutische Intervention bei der chronischen Entzündung möglich sein.

Geschichte Die alte Beobachtung, daß intravenös injizierter Urin eine Blutdrucksenkung nach sich zieht, führte zur Entdeckung der Kinine. Zwischen 1920 und 1930 charakterisierten Frey sowie seine Mitarbeiter Kraut und Werle die hypotensive Substanz und zeigten, daß gleiches Material aus Speichel, Plasma und verschiedenen Geweben gewonnen werden kann. Da das Pankreas eine reichhaltige Quelle hierfür darstellt, wurde das Material *Kallikrein* genannt, nach *kallikreás*, einem alten griechischen Synonym für dieses Organ. Um 1937 bewiesen Werle, Götze und Keppler, daß Kallikrein die Entstehung einer pharmakologisch aktiven Substanz aus einem inaktiven Vorläufermolekül im Plasma herbeiführt. 1948 nannten Werle und Berek diese aktive Substanz *Kallidin* und zeigten, daß es sich um ein Polypeptid handelt, das an Plasmaglobulin gebunden vorliegt, das dann als *Kallidinogen* bezeichnet wurde (siehe Werle, 1970).

Das Interesse auf diesem Gebiet wurde größer, als Rocha e Silva und Mitarbeiter (1949) berichteten, daß Trypsin und verschiedene Schlangengifte auf Plasmaglobuline wirken und eine Substanz erzeugen, die zu einem Blutdruckabfall sowie zu einer sich langsam entwickelnden Kontraktion des Darms führt. Aufgrund dieser langsamen Antwort nannten sie diese Substanz *Bradykinin*, ein Name, der sich von den griechischen Wörtern *bradys* für langsam und *kinein* für Bewegung ableitet. 1960 wurde das Nonapeptid Bradykinin von Elliot und Mitarbeitern isoliert und von Boissonnas und Mitarbeitern synthetisiert. Kurz danach wurde Kallidin als ein Decapeptid identifiziert, nämlich als Bradykinin mit einem zusätzlichen Lysinrest am aminoterminalen Ende. Bei diesen Substanzen handelt es sich um Mitglieder einer Gruppe von Polypeptiden mit verwandter chemischer Struktur und pharmakologischen Eigenschaften, die in der Natur weit verbreitet sind. Die gesamte Gruppe erhielt den Terminus Kinine, wobei die Termini Kallidin und Bradykinin für die Plasmakinine vorbehalten bleiben.

1980 konnten Regoli und Barabé die Kininrezeptoren in zwei Subklassen, nämlich den B₁- und den B₂-Rezeptor, unterteilen. In der Mitte der 80er Jahre wurde die erste Generation von Kininrezeptorantagonisten entwickelt (Vavrek and Stewart, 1985). Spezifischere Kinin-Antagonisten der zweiten Generation wurden in den frühen 90er Jahren weiterentwickelt. Diese Antagonisten führten schließlich zu einer wachsenden Erkenntnis über die Wirksamkeit der Kinine. Die gesteigerte klinische Anwendung der Angiotensin-Konversionsenzym (ACE) Hemmstoffe (siehe Kapitel 31) haben aufgrund des durch ACE-Hemmstoff induzierten, verlangsamten Kinin-Metabolismus das Interesse an den Kininen stark gefördert.

Das endogene Kallikrein-Kininogen-Kinin-System

Synthese und Metabolismus von Kininen Bradykinin ist ein Nonapeptid (siehe Tabelle 25.2). Kallidin besitzt einen zusätzlichen Lysinrest am aminoterminalen Ende und wird deshalb auch als Lysyl-Bradykinin bezeichnet. Diese beiden Peptide spalten sich von α₂-Globulinen ab, die in der Leber synthetisiert werden und im Plasma zirkulieren. Diese Vorläufermoleküle werden *Kininogene* genannt. Es gibt zwei Kininogene, nämlich ein *high molecular weight* (HMW) und ein *low molecular weight* (LMW) Kininogen. Es existieren zahlreiche Serinproteasen, die Kinine aus den Kininogenen freisetzen, wobei die Proteasen mit der höchsten Spezifität für die Abspaltung von Bradykinin oder Kallidin, *Kallikreine* genannt werden (siehe unten sowie Abbildung 25.1).

Kallikreine Die Kallikreine zirkulieren in einem inaktiven Zustand im Plasma und müssen durch andere Proteasen erst aktiviert werden. Zwei unterschiedliche Kallikreine wirken an den Kininogenen, nämlich das Plasmakallikrein und das Gewebskallikrein. Es handelt sich bei diesen beiden um unterschiedliche Enzyme, die auch durch verschiedene Mechanismen akti-

Tabelle 25.2 Struktur der Kinin-Agonisten und -Antagonisten, aufgelistet vom carboxyterminalen Ende ausgehend

NAME	STRUKTUR*	FUNKTION
Bradykinin	Arg-Pro-Pro-Gly-Phe-Ser-Pro-Phe-Arg	Agonist, $B_2 > B_1$
Kallidin	Lys-Arg-Pro-Pro-Gly-Phe-Ser-Pro-Phe-Arg	Agonist, $B_2 \simeq B_1$
des-Arg[9]-Bradykinin	Arg-Pro-Pro-Gly-Phe-Ser-Pro-Phe	Agonist, B_1
des-Arg[10]-Kallidin	Lys-Arg-Pro-Pro-Gly-Phe-Ser-Pro-Phe	Agonist, B_1
des-Arg[9]-[Leu[8]]-Bradykinin	Arg-Pro-Pro-Gly-Phe-Ser-Pro-Leu	Antagonist, B_1
[D-Phe[7]]-Bradykinin	Arg-Pro-Pro-Gly-Phe-Ser-[D-Phe]-Phe-Arg	Antagonist, B_2 (auch B_1, bis zu einem gewissen Ausmaß)
HOE 140	[D-Arg]-Arg-Hyp-Gly-Thi-Ser-Tic-Oic-Arg*	Antagonist, B_2
WIN 64338	nicht peptidisch	Antagonist, B_2

*Hyp: *trans*-4-Hydroxy-Pro; Thi: β-(2-Thienyl)-Ala; Tic: [D]-1,2,3,4-Tetrahydroisoquinolin-3-yl-carbonyl; Oic: (3as,7as)-Octahydroindol-2-yl-carbonyl.
QUELLE: Modifiziert nach Trifilieff et al., 1993.

viert werden (Bhoola et al., 1992). Plasmapräkallikrein ist ein inaktives Protein von ungefähr 88 kDa, das in einem Verhältnis von 1:1 mit seinem Substrat, dem HMW-Kininogen gebunden vorliegt. Die Kaskade wird durch im Plasma vorkommende Proteaseinhibitoren unterdrückt. Zu den potentesten dieser Hemmstoffe zählen der Hemmstoff der aktivierten ersten Komponente des Komplements (C1INH) und das α_2-Makroglobulin. Nach der Synthese in der Leber wird Plasmakallikrein durch den Faktor XII, auch bekannt als Hageman-Faktor, aktiviert, eine Protease, die sowohl in der Kinin- wie auch in der intrinsichen Gerinnungskaskade von Bedeutung ist (Kapitel 52). Es entsteht Kallikrein, ein 36 kDa aktives Spaltprodukt. Faktor XII wird selbst erst durch Kontakt mit negativ geladenen Oberflächen wie beispielsweise Kollagen aktiviert. Wichtig ist auch, daß, wie durch die gepunktete Linie in Abbildung 25.3 angedeutet, Kallikrein im weiteren Verlauf den Faktor XIIa aktiviert, was einen positiven Rückkopplungsmechanismus in diesem System in Gang setzt (siehe Proud und Kaplan, 1988).

Im Vergleich zum Plasmakallikrein handelt es sich beim Gewebskallikrein um ein kleineres Protein (mit einer Molekülmasse von 29000 Da). Es wird in zahlreichen Organen, unter anderem den Speicheldrüsen, dem zentralen Nervensystem und dem kardiovaskulären System synthetisiert und wirkt nahe dem Ort seiner Entstehung (Fukushima et al., 1985; Evans et al., 1988). Die Synthese von Gewebskallikrein wird durch zahlreiche Faktoren wie Aldosteron aus der Nebenniere und den Speicheldrüsen sowie Androgenen aus anderen Drüsen reguliert. Ebenso wird die Freisetzung selbst von Gewebskallikrein gesteuert: Zum Beispiel kann die Sekretion aus dem Pankreas durch vagale Stimulation gesteigert werden (Proud and Kaplan, 1988; Margolius, 1989). Die Aktivierung des Gewebekallikreins zu Kallikrein erfordert eine proteolytische Spaltung. Beim Menschen sind die einzelnen Vorgänge dieses Aktivierungsprozesses noch nicht im Detail aufgeklärt (Bhoola et al., 1992).

Kininogene Die zwei Substrate des Kallikreins, das HMW- und LMW-Kininogen sind Produkte eines einzigen Gens und entstehen aus alternativer Prozessierung der mRNA. Das HMW-Kininogen besteht aus 626 Aminosäureresten. Die darin enthaltene Bradykininsequenz von neun Aminosäuren verbindet das aminoterminale Ende der sog. schweren Kette (362 Aminosäure) mit dem carboxyterminalen Ende der sog. leichten Kette (255 Aminosäuren). Das LMW-Kininogen ist in der Aminosäuresequenz innerhalb der schweren Kette bis hin zur Bradykininsequenz mit der HMW-Kininogenkette identisch, unterscheidet sich aber in der kurzen Kette (Takagaki et al., 1985). HMW-Kininogen wird im Plasma durch Gewebskallikrein zu Bradykinin bzw. Kallidin gespalten. LMW-Kininogen ist ausschließlich für das Gewebskallikrein zuständig, und es entsteht auch nur Kallidin (siehe Nakanishi, 1987).

Kinin-Abbau Das Decapeptid Kallidin besitzt eine vergleichbare Aktivität wie Bradykinin und muß für seine charakteristischen Effekte nicht erst in dieses umgewandelt werden. In einem gewissen Ausmaß wird Kallidin durch Abspaltung des aminoterminalen Lysinrests durch die Plasma-Aminopeptidase zu Bradykinin abgebaut. Jedoch ist diese Reaktion im Vergleich zu der Inaktivierungsrate durch die Hydrolyse am carboxyterminalen Ende relativ langsam. Die minimale effektive Struktur, die für eine Rezeptorantwort notwendig erscheint, ist die des Nonapeptids.

Kinine leben nicht lange, das heißt, ihre Plasmahalbwertszeit beträgt ungefähr 15 Sekunden. Überdies werden zwischen 80 und 90% der Kinine im pulmonalen Gefäßbett während einer einzigen Passage abgebaut (siehe Ryan, 1982). Nur picomolare Mengen werden in der Zirkulation gefunden (Pellacani et al., 1992). Das dominierende katabole Enzym in der Lunge und im Gefäßbett ist die Dipeptidylcarboxypeptidase, die in diesem Zusammenhang auch als Kininase II und in anderem Kontext als das Angiotensin-Konversionsenzym bekannt ist (siehe Kapitel 31). Die Abspaltung des Dipeptids am carboxyteminalen Ende führt zum Verschwinden der kininähnlichen Aktivität. Die Arginincarboxypetidase (Carboxypeptidase-N, Kininase I), ein langsam metabolisierendes Enzym, spaltet carboxyterminal einen Argininrest ab, und es entsteht des-Arg[9]-Bradykinin und auch des-Arg[10]-Kallidin (Tabelle 25.2), die beide selbst potente B_1-Kininrezeptoragonisten darstellen (Burch and Kyle, 1992; Trifilieff et al., 1993). Es wurde ein familiär bedingtes Enzymdefizit an Carboxypeptidase N beschrieben, wobei bei diesen Individuen mit einer erniedrigten Enzymausstattung vermehrt Angioödeme oder auch Urtikaria beobachtet werden konnten (siehe unten, Mathews et al., 1980).

Bradykininrezeptoren Es existieren mindestens zwei unterschiedliche Rezeptoren für Kinine, die B_1- und B_2-Rezeptor genannt werden (Regoli and Barabé, 1980). Der klassische Bradykininrezeptor, nun als B_2-Rezeptor bezeichnet, bindet selektiv

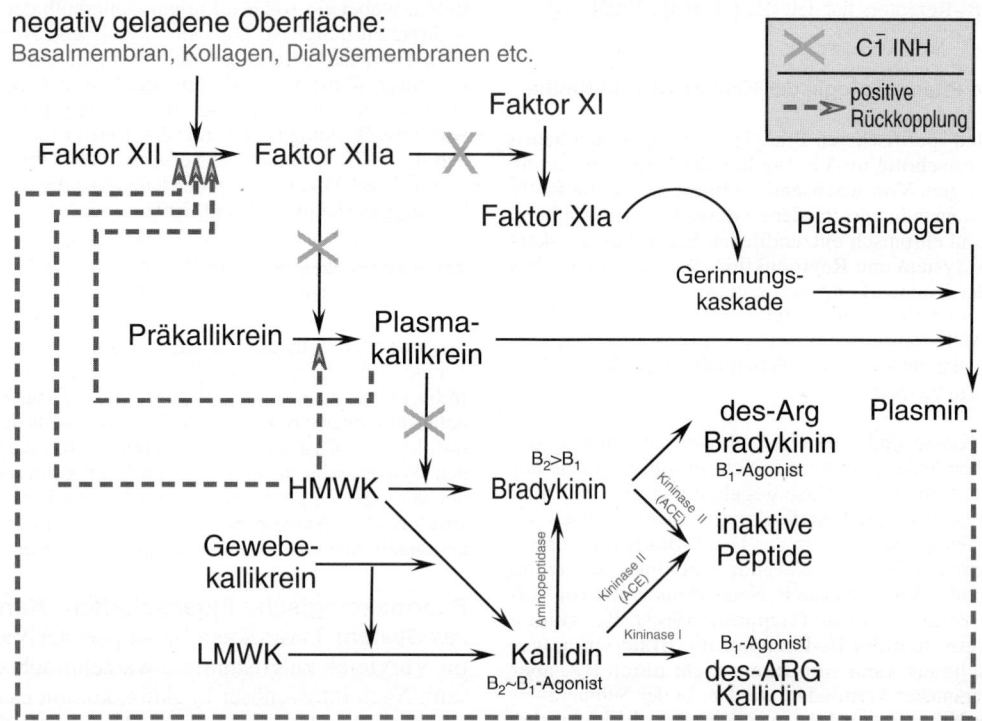

Abbildung 25.3 Schema zu Kininentstehung und -abbau.
Bradykin wie Kallidin entstehen durch Katalyse mit Kallikreinen. Beim Menschen wurden zwei unterschiedliche Kallikreine, nämlich das Plasma- und Gewebskallikrein, nachgewiesen. Bemerkenswert ist die Verbindung zwischen der Entstehung des Plasmakinins und der Gerinnungskaskade. Zwei Komponenten der Kininkaskade, das Präkallikrein und das high molecular weight kininogen (HMWK), sind für die Aktivierung und Funktion des Faktors XII (Hageman-Faktor) essentiell und sind ebenso wichtige Faktoren der Gerinnungskaskade (siehe Kapitel 54). Bemerkenswert erscheint auch, daß Plasmakallikrein und Faktor XII sich gegenseitig aktivieren. Positive Rückkopplungsmechanismen sind mit gestrichelten Linien markiert. Bei der Konversion von HMWK zu Bradykinin durch Plasmakallikrein sind drei nachfolgende Schritte beteiligt (siehe Wachtfogel et al., 1993). Der hemmende Effekt des Komplementhemmstoffes, C1-Esteraseinhibitor (C1INH, X) ist angedeutet. Andere Plasmaproteinasehemmstoffe wie Plasmin, α_2-Makroglobulin und α_1-Antitrypsin wirken an der gleichen Stelle. Neben der hauptsächlich hemmenden Wirkung bezüglich Plasmakallikrein hemmt C1INH ebenso den Faktor XIIa.
Bradykinin und Kallikrein werden durch die Kininase I zu den entsprechenden des-Arg-Metaboliten abgebaut. Im Gegensatz zu den Muttersubstanzen sind diese Kinine potente Liganden am B_1-Kininrezeptor, nicht aber am B_2-Kininrezeptor. Die des-Arg Metaboliten erlangen eine wachsende Bedeutung durch die Entzündung, wo die B_1-Rezeptoren hochreguliert werden. Sowohl Bradykinin wie auch Kallidin werden durch die Kininase II inaktiviert, die ebenso als Angiotensin-Konversionsenzym (ACE) bekannt ist.

Bradykinin wie auch Kallidin (siehe Tabelle 25.2) und ist konstitutiv in den meisten Geweben existent. Der B_2-Rezeptor vermittelt fast alle Effekte von Bradykinin und Kallidin in der Abwesenheit entzündlicher Erscheinungen. Der B_1-Rezeptor hingegen bindet selektiv die carboxyterminalen des-Arg-Metaboliten von Bradykinin und Kallidin (siehe Tabelle 25.2) und ist in den meisten Geweben geringer als der B_2-Rezeptor vorhanden. B_2-Rezeptoren sind in normaler glatter Gefäßmuskulatur existent. Im Verlauf einer Entzündung werden B_1-Rezeptoren hochreguliert (Regoli and Barabé, 1980; Dray and Perkins, 1993). Während eines pathophysiologischen Ereignisses wie Trauma, Gewebsverletzungen oder Entzündungen scheinen die B_1-Rezeptor vermittelten Effekte zu dominieren. Der Signaltransduktionsmechanismus nach B_1-Stimulation ist weniger gut charakterisiert als nach B_2-Aktivierung.

Der B_2-Rezeptor ist G-Protein gekoppelt und aktiviert die Phospholipase A_2 und die Phospholipase C. Die kinininduzierte Phospholipase-C-Aktivierung führt zu einem Anstieg von IP_3 (und somit von zytosolischem Ca^{2+}) sowie von Diacylglycerol (und somit zu einer Proteinkinase-C-Aktivität). Von Bradykinin konnte gezeigt werden, daß es eine Ca^{2+}-abhängige, eine Ca^{2+}-unabhängige und eine atypische Isoform der Proteinkinase C zu aktivieren vermag (Tippmer et al., 1994). Die Stimulation der Phospholipase A_2 setzt Arachidonsäure aus den membrangebundenen Phospholipiden frei (Schrör, 1992). Die freigesetzte Arachidonsäure wiederum wird zu unterschiedlich potenten inflammatorischen Mediatoren metabolisiert (siehe Kapitel 26).

Auf Untersuchungen zur bradykinininduzierten Bronchokonstriktion der Meerschweinchentrachea basierend, wurde die Existenz eines B_3-Rezeptors vermutet (Farmer et al., 1989; Farmer und DeSiato, 1994). Darüber hinaus wurde über die Gegenwart eines B_4- und B_5-Rezeptors an glatten Gefäßmuskelzellen des Ösophagus des Opossums spekuliert. Jedoch konnte durch jüngere Studien mit potenteren Kinin-Antagonisten die Existenz jener B_3-, B_4- und B_5-Rezeptoren nicht bestätigt werden. Diese Untersuchungen legen zumindest für die Bronchokonstriktion am Meerschweinchen nahe, daß es sich bei dem vermuteten B₃-Effekt vielmehr um eine vorher nicht beachtete Funktion des B_2-Rezeptors handelt (Regoli et al., 1993).

Funktion und Pharmakologie der Kallikreine und Kinine

Die neueren und spezifischeren Bradykinin-Antagonisten haben bedeutsame Fortschritte im Verständnis der Rolle der Kinine nach sich gezogen. Von wachsendem Interesse ist die Rolle dieser Verbindungen in verschiedenen Bereichen wie Schmerz, Entzündung und chronisch entzündlichen Erkrankungen, kardiovaskuläres System und Reproduktion. Weiteres klinisches Interesse an der Kininwirkung wurde geweckt, da das Konversionsenzym zum Abbau von Bradykinin beiträgt (siehe Abbildung 25.3). ACE-Hemmstoffe erhöhen also die Bradykininspiegel, was vielleicht zu einigen Nebenwirkungen der Konversionshemmstoffe beiträgt.

Schmerzen Kinine sind stark algetisch wirksame Substanzen und verursachen äußerst brennende Schmerzen, wenn sie auf die exponierte Seite einer Blase gegeben werden, und man empfindet bei einer Injektion in die Arteria brachialis einen pochenden brennenden Schmerz in der Hand. Bradykinin erregt primäre sensorische Neurone und induziert eine Freisetzung von Neuropeptiden wie Substanz P, Neurokinin A und von *calcitonin gene-related peptide* (Geppetti, 1993). Bei akuten Schmerzen vermittelt der B_2-Rezeptor die Bradykininalgesie. Dieser Schmerz kann signifikant nicht durch B_2-, aber durch B_1-Antagonisten vermindert werden. In der Schmerzvermittlung chronischer Entzündungen scheint jedoch ein Anstieg an B_1-Rezeptoren beteiligt zu sein.

Entzündung Durch Injektion von Kininen kann eine Entzündung imitiert werden. Messungen der Komponenten der Kininkaskade und Untersuchungen zu den Effekten der Bradykininantagonisten legen eine Beteiligung der Kinine an den verschiedensten entzündlichen Erkrankungen nahe. Plasmakinine steigern die Permeabilität in der Mikrozirkulation. Dieser Effekt tritt wie bei Histamin oder Serotonin bei einigen Spezies in den kleinen Venolen auf und äußert sich in einer Aufweitung der Lücken zwischen den Endothelzellen. Dies, zusammen mit einem erhöhten hydrostatischen Druckgradienten, verursacht Ödeme. Diese Ödeme, verbunden mit einer Stimulation der Nervenendigungen (siehe unten), machen sich nach intradermaler Injektion am Menschen in Form von Quaddelbildung und Erythemen bemerkbar. Durch Stimulation der B_1-Rezeptoren an inflammatorischen Zellen wie Makrophagen kann die Produktion der inflammatorischen Mediatoren IL-1 und Tumornekrosefaktor (TNF-α) gesteigert werden (Dray and Perkins, 1993).

Es konnten für eine Reihe chronisch entzündlicher Erkrankungen erhöhte Kininspiegel gezeigt werden. Zu diesen zählen auch die Rhinitis, die durch eine Inhalation von Antigenen, die mit einer rhinoviralen Infektion assoziert sind, verursacht wird. Bradykinin muß gebildet werden, und es kann eine Erschöpfung der einzelnen Komponenten der Kininkaskade während Schwellung, Larynxödem und Abdominalschmerzen bei erblichen Angioödemen beobachtet werden (Proud and Kaplan, 1988). Kinine spielen wohl auch bei Zuständen wie Gicht, der Verbrauchskoagulopathie, entzündlichen Darmerkrankungen, rheumatischer Arthritis und Asthma eine dominierende Rolle. Kinine scheinen zudem bei Veränderungen im Knochen beteiligt zu sein, wie zum Beispiel bei chronischen Entzündungen. Kinine steigern die Resorptionsvorgänge im Knochen über B_1-, vielleicht auch B_2-Rezeptoren, eventuell auch durch eine Osteoblasten vermittelte Aktivierung der Osteoklasten (Lerner, 1994).

Gelegentlich entwickeln Patienten unter einer ACE-Hemmer-Therapie (siehe Kapitel 31) ein Angioödem oder eine Urtikaria. Dies kann prinzipiell jederzeit nach Therapiebeginn eintreten, wobei ein solches Ereignis innerhalb der ersten Woche wahrscheinlicher ist. Dies sind klassische Nebeneffekte der ACE-Hemmstoffe, und man geht davon aus, daß sie auf den gehemmten Kininmetabolismus durch die ACE-Hemmstoffe zurückzuführen sind (Slater et al., 1988). Eine häufige unerwünschte Wirkung ist der trockene Reizhusten, der nach Absetzen der ACE-Hemmstoffe verschwindet. Obwohl umstritten, scheint eine Akkumulation der Kinine zu dieser Nebenwirkung beizutragen (Israili and Hall, 1992).

Atemwegserkrankungen Die Rolle der Kinine bei der Entzündung und der Gefäßpermeabilität ist ein bedeutsamer Gesichtspunkt in der Pathophysiologie der Atemwegserkrankungen, wie z. B. Asthma. Inhalation oder intravenöse Injektion von Kininen führt beim Asthmatiker, nicht aber bei einem gesunden Individuum, zu Bronchospasmus. Diese Bronchokonstriktion kann im Gegensatz zu Anticholinergika nicht durch Antihistaminika oder Cyclooxygenasehemmstoffe antagonisiert werden. Wiederholte Inhalationen von Bradykinin resultieren in einer verzögerten Antwort, in einer verminderten bronchokonstriktorischen Antwort gegenüber Bradykinin sowie in der Reaktion auf Adenosin-5'-monophosphat (Poosa et al., 1992).

Pharmakologische Eigenschaften *Kardiovaskuläres System* Plasmakinin ist ein potenter Vasodilator und im Vergleich zu Histamin etwa zehnfach stärker wirksam. Nach intravenöser Injektion kommt es zu Flush und hämmernden Kopfschmerzen. Die renale, kardiale und viszerale glatte Muskulatur ist ebenfalls dilatiert. Manche direkten Kininwirkungen können von Histaminfreisetzung oder Freisetzung anderer vasoaktiver Substanzen aus den Mastzellen begleitet werden. Die kinininduzierte Vasodilatation spiegelt sich in einem scharfen Abfall des systolischen und diastolischen Blutdrucks wieder, der durch endothelial gebildetes Stickoxid vermittelt ist (Palmer et al., 1987). Im Gegensatz dazu verursacht Bradykinin an Endothel gestrippten Gefäßen eine Vasokonstriktion (siehe Gavras, 1992).

Infusion von Kininen zieht einheitlich vasodepressorische Effekte am Menschen und in Tierexperimenten nach sich. Auch wenn einige Studien kontroverse Ergebnisse zeigten, scheint es so, daß Kinin-Antagonisten nur minimale Effekte bei normalen Tieren ausüben (siehe Madeddu, 1993). Im Gegensatz dazu steigern Kinin-Antagonisten in der Gegenwart pressorisch wirkender Substanzen den Blutdruck (Waeber et al., 1990). Aufgrund dieser Daten und anderer Beobachtungen scheinen Kinine wohl nur eine untergeordnete Rolle in der Regulation des Blutdrucks beim Normotoniker zu spielen, sie besitzen aber bei hypertonen Zuständen, wie einem Überschuß von Mineralokortikoiden oder einer renovaskulären Hypertonie, regulative Wirksamkeit (Madeddu et al., 1993; Pellacani et al., 1992).

Kinine steigern möglicherweise auch die sympathische Aktivität über zentrale und periphere nervale Mechanismen (Dominiak et al., 1992; Schwieler und Hjemedahl, 1992, Madeddu, 1993). Diese Ergebnisse lassen vermuten, daß eine Hypertonie unter manchen Bedingungen durch Kinine über eine Beeinflussung des sympathischen Nervensystems vermittelt wird, wobei diese Hypothese spekulativ ist.

ACE-Hemmstoffe steigern die Konzentrationen der Gewebs- und Plasmakinine. Einige der günstigen Effekte der ACE-Hemmstoffe auf das Herz mögen durch die erhöhten Spiegel lokal gebildeter kardialer Kinine zurückzuführen sein. Auch wenn in einigen Studien gezeigt werden konnte, daß Kininantagonisten die günstigen Effekte der ACE-Inhibitoren, wie eine Reduktion der linksventrikulären Hypertrophie und der kardialen Ischämie aufheben, ist die genaue Bedeutung der Kinine auf diesem Gebiet bis heute unklar (Gavras, 1992).

Niere Kinine regulieren Volumen und die Zusammensetzung des Urins. Sie steigern durch Stimulation des Rezeptors an der tubulären basolateralen Oberfläche den renalen Blutfluß und steigern den energieabhängigen Chloridtransport im Sammelrohr. Die diuretische Wirkung von Furosemid und die Effekte der ACE-Hemmstoffe auf die Wasser- und Natriumausscheidung werden durch B_2-Antagonisten vermindert (Madeddu, 1993). Während hypertensiver Zuständen sind Kinine wohl bedeutungsvoll. Darüber hinaus erhöht Aldosteron die Gewebskonzentration von renalem Kallikrein.

Kinininduzierte, anaphylaktische Reaktionen bei Hämodialysepatienten, die unter Zuhilfenahme von Polyacrylnitril AN69 Membranen dialysiert werden, äußern sich möglicherweise in einer Vasodilatation oder in einem Angioödem (Schulman et al., 1993; Verresen et al.; 1994). Bei diesen Patienten entstehen die Kinine durch den Faktor XII, der durch die negativ geladene Oberfläche der AN69 Membranen aktiviert wird (siehe Abbildung 25.3). Die meisten Patienten, die solche anaphylaktische Reaktionen erfahren, nehmen zusätzlich einen ACE-Hemmstoff ein und vermindern dadurch noch den Abbau der Kinine.

Weitere Effekte Der Rattenuterus ist gegenüber einer Bradykinin und B_2-Rezeptoren vermittelten Kontraktion besonders sensibel. Kinine beeinflussen am männlichen Fortpflanzungssystem die Spermatogenese und fördern die Motilität der Spermien eventuell über B_2-Rezeptoren an der Spermienmembran (Schill and Miska, 1992). Kinine dialatieren beim Fetus auch die Pulmonalarterie, schließen den Ductus arteriosus und kontrahieren die Nabelschnurgefäße. Dies alles geschieht in Anpassung der fetalen zur neonatalen Zirkulation.

Das Kallikrein-Kinin-System spielt auch eine große Rolle bei anderen Funktionen und in anderen Gebieten des Körpers. Es ist bei der Ödemenbildung und der Kontraktion der glatten Muskulatur von Bedeutung. Die bradykinininduzierte, sich langsam entwickelnde Kontraktion am isolierten Meerschweinchenileum führte, wie bereits erwähnt, zu dem Namen Bradykinin. Die Kinine besitzen zudem neurochemische Eigenschaften im ZNS zusätzlich zu deren Fähigkeit, die Blut-Hirn-Schranke zu zerstören und dadurch eine erhöhte ZNS-Penetration zu ermöglichen (siehe Inamura et al., 1994).

Potentielle therapeutische Anwendung Vorläufige Daten gibt es nur für wenige denkbare Anwendungsbereiche der Kinine wie z. B. die männliche Unfruchtbarkeit aufgrund einer Astheno- oder Oligospermie (Schill and Miska, 1992). Kinine könnten ebenso in der Tumorbehandlung für eine gesteigerte Penetration von Chemotherapeutika über die Blut-Hirn-Schrankee von potentiellem Nutzen sein (Inamura et al., 1994).

Kallikrein- und Kininhemmstoffe Zu den endogenen Plasmaproteininhibitoren des Kallikreins zählen Aprotinin, C_1-Esterase-Hemmstoff und α_2-Makroglobulin. Obwohl peptidische Hemmstoffe des Kallikreins als potentielle Arzneistoffe entwickelt wurden, liegt der Fortschritt eher in der Entwicklung selektiver Kininantagonisten.

Kallikreininhibitoren werden für eine Behandlung zahlreicher Zustände wie der akuten Pankreatitis, Sepsis, des Karzinoidsyndroms und von Hirnödemen evaluiert. Derzeit sind die meisten Studien tierexperimenteller Natur, und es liegen nur wenige oder gar keine Erfahrungen am Menschen vor.

Rezeptor-Antagonisten Die frühen Kinin-Antagonisten waren partielle Agonisten und besaßen aufgrund eines enzymatischen Abbaus *in vivo* auch nur eine kurze Halbwertszeit. In den frühen 90er Jahren wurden länger wirksame und spezifischere Antagonisten durch die Substitution von synthetischen Aminosäuren in Schlüsselpositionen entwickelt (z. B. HOE140, siehe Tabelle 25.2). Ebenso wurden nicht-peptidische B_2-Antagonisten wie WIN64338 entwickelt (Sawutz et al., 1994). Selektive B_1-Antagonisten zu Forschungszwecken sind ebenso verfügbar.

Im Augenblick sind Kininantagonisten für die klinische Anwendung noch nicht erhältlich. Der potentielle Wert von Kininantagonisten in einem breiten Feld von Symptomen und Erkrankungen wie Schmerz, Asthma oder anderen chronisch entzündlichen Erkrankungen ist verlockend, wobei kardiovaskuläre oder andere Nebenwirkungen den Einsatz solcher Substanzen limitieren könnten. Ältere, nicht-selektive und kurzlebige Antagonisten ergaben bei Studien *in vivo* ambivalente Ergebnisse.

Auch wenn erste Studien mit Kinin-Antagonisten keine deutlichen Effekte in der Behandlung des Schocks ergaben, konnten durch neuere Untersuchungen günstige Wirkungen bei der Anwendung im septischen Schock (Otterbein et al., 1993) oder bei der pankreatitisinduzierten Hypotonie (Griesbacher et al., 1993) demonstriert werden. Vorläufige Daten offenbaren ebenso Vorteile in der Behandlung einer Bronchokonstriktion, einer Entzündung, rhinovirusinduzierter Symptome sowie von Schmerz.

Natürlich vorkommende Kininrezeptor-Antagonisten waren ebenfalls Ziel von Untersuchungen. Es wurde beobachtet, daß das Gift der brasilianischen Grubenviper die Wirkung von Kininen potenzierte, und daß bestimmte Pflanzenextrakte, die in der traditionellen Behandlung gegen Vipernbisse angewendet werden, Kinineffekte unterdrücken können (Trifilieff et al., 1993). Diese Pflanzenextrakte enthalten Steroidglykolverbindungen, die eine Aktivität als Kinin-Antagonisten aufweisen.

AUSBLICK

Die verfeinerten Untersuchungen zu Struktur-Wirkungsbeziehungen unter den Histaminrezeptorsubtypen brachten eine kontinuierliche Entwicklung der H_2-selektiven Antagonisten für die Behandlung des peptischen Ulkus (siehe Kapitel 37). Gleichermaßen könnte ein besseres Verständnis der physiologischen und pathophysiologischen Rolle des H_3-Rezeptorsubtyps im ZNS und anderswo eine Entwicklung von neuen und selektiveren therapeutischen Substanzen nach sich ziehen.

Neuere Entdeckungen bezüglich der Identität des B_1- und des B_2-Kininrezeptors sowie der Rolle der Kininmetaboliten als potente Mediatoren in Entzündung und Schmerz brachten wichtige Informationen und ein neues therapeutisches Konzept für eine Intervention bei chronisch entzündlichen Zuständen. Neue peptidische und nicht-peptidische Verbindungen sind derzeit in der Entwicklung. Einige von ihnen sind in Tabelle 25.2 aufgeführt.

LITERATUR

Arrang, J.-M., Garbarg, M., Lancelot, J.-C., Lecomte, J.-M., Pollard, H., Robba, M., Schunack, W., and Schwartz, J.-C. Highly potent and selective ligands for histamine H_3-receptors. *Nature*, **1987**, *327*:117—123.

Arrang, J.-M., Garbarg, M., and Schwartz, J.-C. Auto-inhibition of brain histamine release mediated by a novel class (H_3) of histamine receptor. *Nature*, **1983**, *302*:832—837.

Ash, A.S.F., and Schild, H.O. Receptors mediating some actions of histamine. *Br. J. Pharmacol.*, **1966**, *27*:427—439.

Barnes, C.L., McKenzie, C.A., Webster, K.D., and Poinsett-Holmes, K. Cetirizine: a new nonsedating antihistamine. *Ann. Pharmacother.*, **1993**, *27*:464—470.

Best, C.H., Dale, H.H., Dudley, J.W., and Thorpe, W.V. The nature of the vasodilator constituents of certain tissue extracts. *J. Physiol. (Lond.)*, **1927**, *62*:397—417.

Black, J.W., Duncan, W.A.M., Durant, C.J., Ganellin, C.R., and Parsons, E.M. Definition and antagonism of histamine H_2-receptors. *Nature*, **1972**, *236*:385—390.

Brandes, L.J., Warrington, R.C., Arron, R.J., Bogdanovic, R.P., Fang, W., Queen, G.M., Stein, D.A., Tong, J., Zaborniak, C.L.F., and LaBella, F.S. Enhanced cancer growth in mice administered daily human-equivalent doses of some H1-antihistamines: predictive *in vitro* correlates. *J. Natl. Cancer Inst.*, **1994**, *86*:770—775.

Carruthers, S.G., Shoeman, D.W., Hignite, C.E., and Azarnoff, D.L. Correlation between plasma diphenhydramine level and sedative and antihistamine effects. *Clin. Pharmacol. Ther.*, **1978**, *23*:375—382.

Cohen, B., and DeJong, J.M.B.V. Meclizine and placebo in treating vertigo of vestibular origin. Relative efficacy in a double-blind study. *Arch. Neurol.*, **1972**, *27*:129—135.

Cookson, W.O.C.M., Young, R.P., Sandford, A.J., Moffatt, M.F., Shirakawa, T., Sharp, P.A., Faux, J.A., Julier, C., Le Souef, P.N., Nakumura, Y., Lathrop, G.M., and Hopkin, J.M. Maternal inheritance of atopic IgE responsiveness on chromosome 11q. *Lancet*, **1992**, *340*:381—384.

Dahlén, S.-E., Hansson, G., Heqvist, P., Björck, T., Granström, E., and Dahlén, B. Allergen challenge of lung tissue from asthmatics elicits bronchial contraction that correlates with the release of leukotrienes C_4, D_4, and E_4. *Proc. Natl. Acad. Sci. U.S.A.*, **1983**, *80*:1712—1716.

Dale, H.H., and Laidlaw, P.P. The physiological action of β-imidazolylethylamine. *J. Physiol. (Lond.)*, **1910**, *41*:318—344.

Dale, H.H., and Laidlaw, P.P. Further observations on the action of β-imidazolylethylamine. *J. Physiol. (Lond.)*, **1911**, *43*:182—195.

Dominiak, P., Simon, M., Blöchl, A., and Brenner, P. Changes in peripheral sympathetic outflow of pithed spontaneously hypertensive rats after bradykinin and DesArg-bradykinin infusions: influence of converting enzyme inhibition. *J. Cardiovasc. Pharmacol.*, **1992**, *20 Suppl. 9*:S35—S38.

Evans, B.A., Yun, Z.X., Close, J.A., Tregear, G.W., Kitamura, N., Nakanishi, S., Callen, D.F., Baker, E., Hyland, V.J., Sutherland, G.R., and Richards, R.I. Structure and chromosomal localization of the renal kallikrein gene. *Biochemistry*, **1988**, *27*:3124—3129.

Farmer, S.G., Burch, R.M., Meeker, S.A., and Wilkins, D.E. Evidence for a pulmonary B_3 bradykinin receptor. *Mol. Pharmacol.*, **1989**, *36*:1—8.

Farmer, S.G., and DeSiato, M.A. Effects of a novel nonpeptide bradykinin B_2 receptor antagonist on intestinal and airway smooth muscle: further evidence for the tracheal B_3 receptor. *Br. J. Pharmacol.*, **1994**, *112*:461—464.

Food and Drug Administration. FDA reviews antihistamine mouse study. *FDA TALKPaper*, May 17, **1994**.

Fukushima, D., Kitamura, N., and Nakanishi, S. Nucleotide sequence of cloned cDNA for human pancreatic kallikrein. *Biochemistry*, **1985**, *24*:8037—8043.

Gaboury, J.P., Johnston, B., Niu, X.-F., and Kubes, P. Mechanisms underlying acute mast cell-induced leukocyte rolling and adhesion *in vivo*. *J. Immunol.*, **1995**, *154*:804—813.

Griesbacher, T., Tiran, B., and Lembeck, F. The pathological events in experimental acute pancreatitis prevented by the bradykinin antagonist, HOE 140. *Br. J. Pharmacol.*, **1993**, *108*:405—411.

Higashijima, T., Uzu, S., Nakajima, T., and Ross, E.M. Mastoparan, a peptide toxin from wasp venom, mimics receptors by activating GTP-binding regulatory proteins (G proteins). *J. Biol. Chem.*, **1988**, *263*:6491—6494.

Hollande, F., Bali, J.-P., and Magous, R. Autoregulation of histamine synthesis through H_3 receptors in isolated fundic mucosal cells. *Am. J. Physiol.*, **1993**, *265*:G1039—G1044.

Honig, P.K., Wortham, D.C., Zamani, K., Conner, D.P., Mullin, J.C., and Cantilena, L.R. Terfenadine-ketoconazole interaction: pharmacokinetic and electrocardiographic consequences. *JAMA*, **1993**, *269*:1513—1518.

Imamura, M., Poli, E., Omaniyi, A.T., and Levi, R. Unmasking of activated histamine H_3 receptors in myocardial ischemia: their role as regulators of exocytotic norepinephrine release. *J. Pharmacol. Exp. Ther.*, **1994**, *271*:1259—1266.

Inamura, T., Nomura, T., Bartus, R.T., and Black K.L. Intracarotid infusion of RMP-7, a bradykinin analog: a method for selective drug delivery to brain tumors. *J. Neurosurg.*, **1994**, *81*:752—758.

Ishikawa, S., and Sperelakis, N. A novel class (H_3) of histamine receptors on perivascular nerve terminals. *Nature*, **1987**, *327*:158—160.

Israili, Z.H., and Hall, W.D. Cough and angioneurotic edema associated with angiotensin-converting enzyme inhibitor therapy: a review of the literature and pathophysiology. *Ann. Intern Med.*, **1992**, *117*:234—242.

Khandelwal, J.K., Hough, L.B., and Green, J.P. Histamine and some of its metabolites in human body fluids. *Klin. Wochenschr.*, **1982**, *60*:914—918.

Levy, J.H., Kettlekamp, N., Goertz, P., Hermens, J., and Hirshman, C.A. Histamine release by vancomycin: a mechanism for hypotension in man. *Anesthesiology*, **1987**, *67*:122—125.

Mathews, K.P., Pan, P.M., Gardner, N.J., and Hugli, T.E. Familial carboxypeptidase N deficiency. *Ann. Intern Med.*, **1980**, *93*:443—445.

Molderings, G.J., Weissenborn, G., Schlicker, E., Likungu, J., and Göthert, M. Inhibition of noradrenaline release from the sympathetic nerves of the human saphenous vein by presynaptic histamine H_3 receptors. *Naunyn Schmiedebergs Arch. Pharmacol.*, **1992**, *346*:46—50.

Morrow, J.D., Margolies, G.R., Rowland, J., and Roberts, L.J., II. Evidence that histamine is the causative toxin of scombroid-fish poisoning. *N. Engl. J. Med.*, **1991**, *324*:716—720.

Ookuma, K., Sakata, T., Fukagawa, K., Yoshimatsu, H., Kurokawa, M., Machidori, H., and Fujimoto, K. Neuronal histamine in the hypothalamus suppresses food intake in rats. *Brain Res.*, **1993**, 628:235—242.

Otterbein, L., Lowe, V.C., Kyle, D.J., and Noronha-Blob, L. Additive effects of a bradykinin antagonist, NPC 17761, and a leumedin, NPC 15669, on survival in animal models of sepsis. *Agents Actions*, **1993**, *39 Spec. No.*:C125—C127.

Palmer, R.M.J., Ferrige, A.G., and Moncada, S. Nitric oxide release accounts for the biological activity of endothelium-derived relaxing factor. *Nature*, **1987**, 327:524—526.

Pellacani, A., Brunner, H.R., and Nussberger, J. Antagonizing and measurement: approaches to understanding of hemodynamic effects of kinins. *J. Cardiovasc. Pharmacol.*, **1992**, *20 Suppl. 9*:S28—S34.

Polosa, R., Rajakulasingam, Church, M.K., and Holgate, S.T. Repeated inhalation of bradykinin attenuates adenosine 5´-monophosphate (AMP) induced bronchoconstriction in asthmatic airways. *Eur. Respir. J.*, **1992**, 5:700—706.

Regoli, D., Jukic, D., Gobeil, F., and Rhaleb, N.E. Receptors for bradykinin and related kinins: a critical analysis. *Can. J. Physiol. Pharmacol.*, **1993**, 71:556—567.

Rocha e Silva, M., Beraldo, W.T., and Rosenfeld, G. Bradykinin, a hypotensive and smooth muscle stimulating factor released from plasma globulin by snake venoms and by trypsin. *Am. J. Physiol.*, **1949**, 156:261—273.

Roehrs, T., Zwyghuizen-Doorenbos, A., and Roth, T. Sedative effects and plasma concentrations following single dose of triazolam, diphenhydramine, ethanol, and placebo. *Sleep*, **1993**, 16:301—305.

Sale, M.E., Barbey, J.T., Woosley, R.L., Edwards, D., Yeh, J., Thakker, K., and Chung, M. The electrocardiographic effects of cetirizine in normal subjects. *Clin. Pharmacol. Ther.*, **1994**, 56:295—301.

Sanders, G., Dockhorn, R.J., Alderman, J.L., McSorley, P.A., Wenger, T.L., and Frosolono, M.F. Cardiac effects of acrivastine compared to terfenadine. *J. Allergy. Clin. Immunol.*, **1992**, 89:183.

Sawutz, D.G., Salvino, J.M., Dolle, R.E., Casiano, F., Ward, S.J., Houck, W.T., Faunce, D.M., Douty, B.D., Baizman, E., Awad, M.M.A., Marceau, F., and Seone, P.R. The nonpeptide WIN 64338 is a bradykinin B_2 receptor antagonist. *Proc. Natl. Acad. Sci. U.S.A.*, **1994**, 91:4693—4697.

Schulman, G., Hakim, R., Arias, R., Silverberg, M., Kaplan, A.P., and Arbeit, L. Bradykinin generation by dialysis membranes: possible role in anaphylactic reaction. *J. Am. Soc. Nephrol.*, **1993**, 3:1563—1569.

Serafin, W.E., and Austen, K.F. Mediators of immediate hypersensitivity reactions. *N. Engl. J. Med.*, **1987**, 317:30—34.

Shirakawa, T., Li, A., Dubowitz, M., Dekker, J.W., Shaw, A.E., Faux, J.A., Ra, C., Cookson, W.O.C.M., and Hopkin, J.M. Association between atopy and variants of the β-subunit of the high-affinity immunoglobulin E receptor. *Nature Genet.*, **1994**, 7:125—129.

Simons, F.E.R., and Simons, K.J. H_1 receptor antagonist treatment of chronic rhinitis. *J. Allergy Clin. Immunol.*, **1988**, 81:975—980.

Somlyo, A.P., Walker, J.W., Goldman, Y.E., Trentham, D.R., Kobayashi, S., Kitazawa, T., and Somlyo, A.V. Inositol trisphosphate, calcium and muscle contraction. *Philos. Trans. R. Soc. Lond. [Biol.]*, **1988**, 320:399—414.

Takagaki, Y., Kitamura, N., and Nakanishi, S. Cloning and sequence analysis of cDNAs for human high molecular weight and low molecular weight prekininogens: primary structures of two human prekininogens. *J. Biol. Chem.*, **1985**, 260:8601—8609.

Taylor, D.A., Bowman, B.F., and Stull, J.T. Cytoplasmic Ca^{2+} is a primary determinant for myosin phosphorylation in smooth muscle cells. *J. Biol. Chem.*, **1989**, 264:6207—6213.

Tippmer, S., Quitterer, U., Kolm, V., Faussner, A., Roscher, A., Mosthaf, L., Müller-Esterl, W., and Häring, H. Bradykinin induces tranlocation of the protein kinase C isoforms α, ε, ζ. *Eur. J. Biochem.*, **1994**, 225:297—304.

Vavrek, R.J., and Stewart, J.M. Competitive antagonists of bradykinin. *Peptides*, **1985**, 6:161—164.

Verresen, L., Fink, E., Lemke, H.-D., and Vanrenterghem, Y. Bradykinin is a mediator of anaphylactoid reactions during hemodialysis with AN69 membranes. *Kidney Int.*, **1994**, 45:1497—1503.

Waeber, B., Niederberger, M., Gavras, H., Nussberger, J., and Brunner, H.R. Hemodynamic effects of a kinin antagonist. *J. Cardiovasc. Pharmacol.*, **1990**, *15 Suppl 6*:S78—S82.

Wantke, F., Götz, M., and Jarish, R. The red wine provocation test: intolerance to histamine as a model for food intolerance. *Allergy Proc.*, **1994**, 15:27—32.

Woosley, R.L., Chen Y., Freiman, J.P., and Gillis, R.A. Mechanism of the cardiotoxic actions of terfenadine. *JAMA*, **1993**, 269:1532—1536.

Woosley, R., and Darrow, W.R. Analysis of potential adverse drug reactions—a case of mistaken identity. *Am. J. Cardiol.*, **1994**, 74:208—209.

Monographien und Übersichtsartikel

Beaven, M.A. Histamine. *N. Engl. J. Med.*, **1976**, 294:30—36.

Bhoola, K.D., Figueroa C.D., and Worthy, K. Bioregulation of kinins: kallikreins, kininogens, and kininases. *Pharmacol. Rev.*, **1992**, 44:1—80.

Bovet, D. Introduction to antihistamine agents and Antergan derivatives. *Ann. N.Y. Acad. Sci.*, **1950**, 50:1089—1126.

Brogden, R.N., and McTavish, D. Acrivastine: a review of its pharmacological properties and therapeutic efficacy in allergic rhinitis, urticaria and related disorders. *Drugs*, **1991**, 41:927—940.

Burch, R.M., and Kyle, D.J. Recent developments in the understanding of bradykinin receptors. *Life Sci.*, **1992**, 50:829—838.

Dickenson, J.M., and Hill, S.J. Interactions between adenosine A_1- and histamine H_1-receptors. *Int. J. Biochem.*, **1993**, 26:959—969.

Dray, A., and Perkins, M. Bradykinin and inflammatory pain. *Trends Neurosci.*, **1993**, 16:99—104.

Faingold, C. L. Antihistamines as central nervous system depressants. In, *Histamine II and Anti-Histaminics: Chemistry, Metabolism and Physiological and Pharmacological Actions.* (Rocha e Silva, M., ed.) *[Handbuch der Experimentellen Pharmakologie,]* Vol. 18, Pt. 2. Springer-Verlag, Berlin, **1978**, pp. 561—573.

Galli, S.J. New concepts about the mast cell. *N. Engl. J. Med.*, **1993**, 328:257—265.

Ganellin, C.R., and Parsons, M.E. (eds.). *Pharmacology of Histamine Receptors.* Wright/PSG, Bristol, Ma., **1982**.

Gavras, I. Bradykinin-mediated effects of ACE inhibition. *Kidney Int.*, **1992**, 42:1020—1029.

Geppetti, P. Sensory neuropeptide release by bradykinin: mechanisms and pathophysiological implications. *Reg. Peptides*, **1993**, 47:1—23.

Griendling, K.K., and Alexander, R.W. Angiotensin, other pressors, and the transduction of vascular smooth muscle contraction. In, *Hypertension: Pathophysiology, Diagnosis and Management.* (Laragh, J.H., and Brenner, B.M., eds.) Raven Press, New York, **1990**, pp. 583—600.

Hough, L.B. Cellular localization and possible functions for brain histamine: recent progress. *Prog. Neurobiol.*, **1988**, 30:469—505.

Janssens, M.M.-L., and Vanden Bussche, G. Levocabastine: an effective topical treatment of allergic rhinoconjunctivitis. *Clin. Exp. Allergy*, **1991**, *21 Suppl. 2*:29—36.

Kamm, K.E., and Stull, J.T. The function of myosin and myosin light chain kinase phosphorylation in smooth muscle. *Annu. Rev. Pharmacol. Toxicol.*, **1985**, 25:593—620.

Krstenansky, P.M., and Cluxton, R.J., Jr. Astemizole: a long-acting, nonsedating antihistamine. *Drug Intell. Clin. Pharm.*, **1987**, 21:947—953.

Lagunoff, D., Martin, T.W., and Read, G. Agents that release histamine from mast cells. *Annu. Rev. Pharmacol. Toxicol.*, **1983**, 23:331—351.

Lerner, U.H. Regulation of bone metabolism by the kallikrein-kinin system, the coagulation cascade, and the acute-phase reactants. *Oral Surg. Oral Med. Oral Pathol.*, **1994**, 78:481—493.

Lewis, T. *The Blood Vessels of the Human Skin and Their Responses.* Shaw & Sons, Ltd., London, **1927**.

Lichtenstein, L.M., Kapey-Sobotka, A., and Gleich, G.J. The role of basophils and eosinophils in human disease. Symposium. *J. Allergy. Clin. Immunol.*, **1994**, *94*:1103—1326.

Linz, W., and Schölkens, B.A. Role of bradykinin in the cardiac effects of angiotensin-converting enzyme inhibitors. *J. Cardiovasc. Pharmacol.*, **1992**, *20 Suppl. 9*:S83—S90.

Madeddu, P. Receptor antagonists of bradykinin: a new tool to study the cardiovascular effects of endogenous kinins. *Pharmacol. Res.*, **1993**, *28*:107—128.

Margolius, H.S. Tissue kallikreins and kinins: regulation and roles in hypertensive and diabetic diseases. *Annu. Rev. Pharmacol. Toxicol.*, **1989**, *29*:343—364.

Metcalfe, D.D., Kaliner, M., and Donlon, M.A. The mast cell. *CRC Crit. Rev. Immunol.*, **1981**, *3*:23—74.

Monti, J.E. Involvement of histamine in the control of the waking state. *Life Sci.*, **1993**, *53*:1331—1338.

Nadel, J.A., and Barnes, P.J. Autonomic regulation of the airways. *Annu. Rev. Med.*, **1984**, *35*:451—467.

Nakanishi, S. Substance P precursor and kininogen: their structures, gene organizations, and regulation. *Physiol. Rev.*, **1987**, *67*:1117—1142.

Paton, D.M., and Webster, D.R. Clinical pharmacokinetics of H_1-receptor antagonists (the antihistamines). *Clin. Pharmacokinet.*, **1985**, *10*:477—497.

Proud, D., and Kaplan, A.P. Kinin formation: mechanisms and role in inflammatory disorders. *Annu. Rev. Immunol.*, **1988**, *6*:49—83.

Ravetch, J.V., and Kinet, J.P. Fc receptors. *Annu. Rev. Immunol.*, **1991**, *9*:457—492.

Regoli, D., and BarabÇ, J. Pharmacology of bradykinin and related kinins. *Pharmacol. Rev.*, **1980**, *32*:1—46.

Reite, O.B. Comparative physiology of histamine. *Physiol. Rev.*, **1972**, *52*:778—819.

Rocha e Silva, M. (ed.). *Histamine II and Anti-Histaminics: Chemistry, Metabolism and Physiological and Pharmacological Actions. [Handbuch der Experimentellen Pharmakologie]*, Vol. 18, Pt. 2. Springer-Verlag, Berlin, **1978**.

Ryan, J.W. Processing of the endogenous polypeptides by the lungs. *Annu. Rev. Physiol.*, **1982**, *44*:241—255.

Salvaggio, J.E. (ed.). Primer on allergic and immunologic diseases. *JAMA*, **1982**, *248*:2579—2772.

Schill, W.-B., and Miska, W. Possible effects of the kallikrein-kinin system on male reproductive functions. *Andrologia*, **1992**, *24*:69—75.

Schrör, K. Role of prostaglandins in the cardiovascular effects of bradykinin and angiotensin-converting enzyme inhibitors. *J. Cardiovasc. Pharmacol.*, **1992**, *20 Suppl. 9*:S68—S73.

Schwartz, L.B. Mast cells: function and contents. *Curr. Opin. Immunol.*, **1994**, *6*:91—97.

Schwieler, J.H., and Hjemdahl, P. Influence of angiotensin-converting enzyme inhibition on sympathetic neurotransmission: possible roles of bradykinin and prostaglandins. *J. Cardiovasc. Pharmacol.*, **1992**, *20 Suppl. 9*:S39—S46.

Simons, F.E.R., and Simons, K.J. The pharmacology and use of H_1-receptor-antagonist drugs. *N. Engl. J. Med.*, **1994**, *330*:1663—1670.

Slater, E.E., Merrill, D.D., Guess, H.A., Roylance, P.J., Cooper, W.D., Inman, W.H.W., and Ewan, P.W. Clinical profile of angioedema associated with angiotensin-converting enzyme inhibtion. *JAMA*, **1988**, *260*:967—970.

Sorkin, E.M., and Heel, R.C. Terfenadine: a review of its pharmacodynamic properties and therapeutic efficacy. *Drugs*, **1985**, *29*:34—56.

Spencer, C.M., Faulds, D., and Peters, D.H. Cetirizine: a reappraisal of its pharmacological properties and therapeutic use in selected allergic disorders. *Drugs*, **1993**, *46*:1055—1080.

Timmerman, H. Histamine H_3 ligands: just pharmacological tools or potential therapeutic agents? *J. Med. Chem.*, **1990**, *33*:4—11.

Trifilieff, A., DaSilva, A., and Gies, J.-P. Kinins and respiratory tract diseases. *Eur. Respir. J.*, **1993**, *6*:576—587.

Wachtfogel, Y.T., DeLa Cadena, R.A., and Colman, R.W. Structural biology, cellular interactions and pathophysiology of the contact system. *Thrombosis Res.*, **1993**, *72*:1—21.

Werle, E. Discovery of the most important kallikreins and kallikrein inhibitors. In, *Bradykinin, Kallidin and Kallikrein.* (Erdös, E.G., ed.) *[Handbuch der Experimentellen Pharmakologie]*, Vol. 25. Springer-Verlag, Berlin, **1970**, pp. 1—6.

West, S., Brandon, B., Stolley, P., and Rumrill, R. A review of antihistamines and the common cold. *Pediatrics*, **1975**, *56*:100—107.

Witiak, D.T., and Lewis, N.J. Absorption, distribution, metabolism, and elimination of antihistamines. In, *Histamine II and Anti-Histaminics: Chemistry, Metabolism and Physiological and Pharmacological Actions.* (Rocha e Silva, M., ed.) *[Handbuch der Experimentellen Pharmakologie]*, Vol. 18, Pt. 2. Springer-Verlag, Berlin, **1978**, pp. 513—560.

ANMERKUNG

Es ist der Wunsch von Dr. James C. Garrison, Autors des Kapitels in der 8. Auflage des Goodman und Gilman´s The Pharmacological Basis of Therapeutics, zu erwähnen, daß Teile seines Textes in dieser Ausgabe übernommen wurden.

26
VON LIPIDEN ABGELEITETE AUTAKOIDE
Eicosanoide und Plättchen aktivierender Faktor

William B. Campbell und Perry V. Halushka

Es wurden zwei verschiedene Familien von Autakoiden gefunden, die von Membranphospholipiden abgeleitet sind: (1) Eicosanoide, die aus bestimmten, mehrfach ungesättigten Fettsäuren (hauptsächlich Arachidonsäure) gebildet werden, umfassen die Prostaglandine, Prostacyclin, Thromboxan A_2 und die Leukotriene; (2) modifizierte Phospholipide, gegenwärtig repräsentiert durch den Plättchen aktivierenden Faktor (PAF). Die Eicosanoide kommen sehr häufig vor und wurden in fast allen Geweben und Körperflüssigkeiten nachgewiesen. Ihre Synthese ist die Antwort auf verschiedene Stimuli, und sie haben ein weites Spektrum an biologischen Wirkungen. Obwohl seine Ausgangssubstanzen weit verbreitet sind, wird PAF nur von einer kleineren Zahl von Zellarten, hauptsächlich zirkulierende Leukozyten und Plättchen sowie Endothelzellen, gebildet. Aufgrund der weiten Verbreitung dieser Zellen können sich jedoch die Wirkungen von PAF in praktisch jedem Organ und Gewebe des Körpers manifestieren. Diese Lipide tragen zu einer Reihe von physiologischen und pathologischen Prozessen wie Entzündungen, Veränderungen des Tonus der glatten Muskulatur, Hämostase, Thrombose, Geburt und gastrointestinale Sekretion bei. Einige Klassen von Pharmaka, darunter sind besonders die nicht-steroidalen Antiphlogistika zu erwähnen, verdanken ihre therapeutische Wirkung der Blockierung der Eicosanoid-Bildung. Dieses Kapitel wird einen Überblick über die Synthese, den Metabolismus und die Wirkmechanismen der Eicosanoide und von PAF sowie eine Einführung in den therapeutischen Wert selektiver Inhibitoren der Eicosanoid-Synthese geben. Die therapeutische Rolle dieser Inhibitoren ist ausführlich in Kapitel 27 über antipyretische und antiinflammatorische Substanzen sowie in Kapitel 54 über plättchenhemmende Pharmaka, dargestellt.

EICOSANOIDE

Geschichte 1930 beobachteten zwei amerikanische Gynäkologen, Kurzok und Lieb, daß Streifen des menschlichen Uterus relaxierten oder kontrahierten, wenn sie mit menschlichem Sperma in Berührung kamen. Einige Jahre später berichteten Goldblatt in England und von Euler in Schweden unabhängig voneinander von einer die glatten Muskelzellen kontrahierenden und vasodepressorischen Aktivität in Samenflüssigkeit und akzessorischen Geschlechtsdrüsen. Von Euler identifizierte die aktive Substanz als eine lipidlösliche Säure, die er „Prostaglandin" nannte (siehe von Euler, 1973). Mehr als 20 Jahre vergingen, bis gezeigt werden konnte, daß Prostaglandin tatsächlich eine Familie einzigartiger Bestandteile darstellt. Die Strukturen von zwei Substanzen, Prostaglandin E_1 (PGE_1) und Prostaglandin $F_{1\alpha}$ ($PGF_{1\alpha}$), wurden 1962 entschlüsselt. Weitere Prostaglandine wurden bald charakterisiert, und diese erwiesen sich wie die anderen als ungesättigte C_{20}-Fettsäuren mit einem Cyclopentanring. Als die allgemeine Struktur der Prostaglandine geklärt war, wurde ihre Verwandtschaft mit den essentiellen Fettsäuren erkannt. 1964 gelangen Bergström und Mitarbeiter sowie van Dorp mit seinen Kollegen unabhängig voneinander die Biosynthese von PGE_2 aus Arachidonsäure durch die Verwendung der Samenblasendrüse von Schafen (siehe Samuelsson, 1972).

Die Erkenntnis, daß die „klassischen" Prostaglandine nur einen Teil der physiologisch aktiven Produkte des Arachidonsäuremetabolismus darstellen, brachte die Entdeckung von Thromboxan A_2 (TXA_2) (Hamberg et al., 1975), Prostacyclin (PGI_2) (Moncada et al., 1976) und den Leukotrienen (Samuelsson, 1983). 1971 bot die Entdeckung von Vane, Smith und Willis, daß Acetylsalicylsäure und verwandte Pharmaka die Prostaglandinsynthese hemmen, einen Einblick in den Mechanismus der Wirkung dieser Pharmaka und schuf auch ein wichtiges Werkzeug für die Erforschung der Bedeutung dieser Autakoide.

Die Familie der Prostaglandine, Leukotriene und verwandten Verbindungen wird Eicosanoide genannt, weil sie sich von essentiellen C_{20}-Fettsäuren ableitet, die drei, vier oder fünf Doppelbindungen besitzen: 8,11,14-Eicosatriensäure (Dihomo-γ-linolsäure), 5,8,11,14-Eicosatetraensäure (Arachidonsäure) (siehe Abbildung 26.1) und 5,8,11,14,17-Eicosapentaensäure. Beim Menschen ist Arachidonsäure die am meisten verbreitete Vorläufersubstanz und wird entweder aus Linolsäure (9,12-Octadecadiensäure) aus der Nahrung gebildet oder selbst als Nahrungsbestandteil aufgenommen. 5,8,11,14,17-Eicosapentaensäure findet sich in großen Mengen in Fischöl. Arachidonsäure ist mit Phospholipiden der Zellmembranen und anderen komplexen Lipiden verestert. Da die Konzentration freier Arachidonsäure in der Zelle sehr gering ist, hängt die Biosynthese der Eicosanoide hauptsächlich von ihrer Verfügbarkeit für die Eicosanoid produzierenden Enzyme ab. Diese ist Ergebnis ihrer Freisetzung aus zellulären Lipidspeichern durch Acylhydrolasen, insbesondere Phospholipase A_2 und, in menschlichen Blutplättchen, Diacylglycerollipase (Prescott et al., 1983). Die erhöhte Biosynthese der Eicosanoide wird streng reguliert und geschieht in Antwort auf sehr unterschiedliche physikalische, chemische und hormonelle Stimuli.

Biosynthese Hormone, Autakoide und andere Substanzen verstärken die Biosynthese der Eicosanoide durch Interaktion mit (vermutlich) plasmamembrangebundenen Rezeptoren, die an GTP-bindende regulatorische Proteine binden (G-Proteine, siehe Kapitel 2). Dieses führt entweder zu einer direkten Aktivierung von Phospholipasen (C und/oder A_2) oder zu einer erhöhten zytosolischen Konzentration von Ca^{2+}, das diese Enzyme aktivieren kann (Smith, 1992). Man vermutet, daß physikalische Stimuli einen Ca^{2+}-Einstrom durch Störung der Zellmembran verursachen und dadurch Phospholipase A_2 aktivieren. Phopholipase A_2 hydrolysiert die *sn*-2-Esterbindung von Membranphospholipiden (besonders Phosphatidylcholin und Phosphatidylethanolamin) mit der Freisetzung von Arachidonsäure. Dagegen schneidet Phospholipase C die Phosphodiesterbindung, woraus ein 1,2-Diglycerid entsteht. Arachidonsäure wird danach aus dem Diglycerid durch die aufeinander folgenden Reaktionen mit Diglyceridlipase und Monoglyceridlipase freigesetzt (Okazaki et al., 1981). Einmal freigesetzt wird ein Teil der Arachidonsäure durch mehrere unterschiedliche Enzymsysteme, die *Cyclooxygenasen*, eine von mehreren *Lipoxygenasen* oder Cytochrom P450 beinhalten, schnell zu oxygenierten Produkten metabolisiert.

Produkte der Cyclooxygenasen Die Prostaglandine und Thromboxane können als Analoga der nicht natürlichen Verbindungen mit den Trivialnamen *Prostansäure* und Thrombansäure angesehen werden, deren Strukturformeln folgendermaßen aussehen:

PROSTANSÄURE

THROMBANSÄURE

Sie zerfallen in mehrere Hauptklassen, die durch Buchstaben gekennzeichnet sind und sich durch die Substitution am Cyclopentanring unterscheiden.

Prostaglandine der E- und D-Reihe sind Hydroxyketone, die Fα-Prostaglandine 1,3-Diole (siehe Abbildung 26.1). Sie sind Produkte des Metabolismus der Prostaglandine G (PGG) und H (PGH), zyklische Endoperoxide. PGA, PGB und PGC sind ungesättigte Ketone, die bei Extraktionsvorgängen nicht enzymatisch aus PGE entstehen. Es ist unwahrscheinlich, daß sie biologisch erscheinen. Prostacyclin (PGI_2) besitzt eine Doppelringstruktur. Zusätzlich zum Cyclopentanring ist ein zweiter Ring durch eine Sauerstoffbrücke zwischen den Kohlenstoffatomen 6 und 9 vorhanden. Thromboxane (TX) enthalten einen aus sechs Atomen bestehenden Oxanring anstelle des Cyclopentanrings der Prostaglandine. Sowohl PGI_2 als auch die Thromboxane entstehen aus dem Metabolismus von PGG und PGH (siehe Abbildung 26.1). Die Hauptklassen sind weiter unterteilt nach der Zahl der Doppelbindungen in den Seitenketten, was durch den Index 1, 2 oder 3 angezeigt wird und den Fettsäurevorläufer in den meisten Fällen widerspiegelt. Dihomo-γ-linolsäure ist die Vorläufersubstanz der 1er-Serie, Arachidonsäure die der 2er-Serie und 5,8,11,14,17-Eicosapentaensäure die der 3er-Serie. Prostaglandine, die sich aus Arachidonsäure ableiten, tragen den Index 2 und stellen die wesentlichen Prostaglandine bei Säugetieren dar. Es gibt kaum Beweise dafür, daß Prostaglandine der 1er- und 3er-Serie in ausreichender Menge produziert werden, um unter normalen Umständen von Bedeutung zu sein.

Die Prostaglandine werden schrittweise durch einen ubiquitären Komplex mikrosomaler Enzyme synthetisiert. Das erste Enzym in diesem Syntheseweg ist die Prostaglandin-Endoperoxidsynthase, die auch *Fettsäure-Cyclooxygenase* genannt wird. Es existieren zwei Isoformen dieser Enzyme, Cyclooxygenase-1 und -2, auch als COX-1 und COX-2 bezeichnet (siehe Smith, 1992). Erstere wird von den meisten Zellen konstitutiv exprimiert. Dagegen ist COX-2 normalerweise nicht vorhanden, kann aber durch einige Serumfaktoren, Zytokine und Wachstumsfaktoren induziert werden; dieser Effekt kann durch eine Behandlung mit Glukokortikoiden wie Dexamethason inhibiert werden. Die Cyclooxygenasen besitzen zwei unterschiedliche Aktivitäten: eine Endoperoxid-Synthaseaktivität, die die unveresterten Vorläuferfettsäuren oxydiert und den Cyclopentanring ausbildet, wodurch das zyklische Endoperoxid PGG gebildet wird, sowie eine Peroxidaseaktivität, die PGG zu PGH umformt (siehe Hamberg et al., 1974). PGG und PGH sind chemisch instabil, können aber enzymatisch in eine Reihe von Produkten umgewandelt werden, u.a. PGI, TXA, PGE, PGF oder PGD (siehe Abb. 26.1; Samuelsson et al., 1975; Needleman et al., 1986; Sigal, 1991). Es wurden Isomerasen zur Synthese von PGE_2 und PGD_2 identifiziert. Eine 9-Keto-Reduktase katalysiert die Umformung von PGE_2 und $PGF_{2\alpha}$ in einigen Geweben.

Das Endoperoxid PGH_2 wird auch zu zwei instabilen und hochaktiven Verbindungen metabolisiert (Abb. 26-1). Thromboxan A_2 (TXA_2) wird durch die *Thromboxansynthase* gebildet. TXA_2 zerfällt nicht enzymatisch ($t_{1/2}$ = 30 s) in das stabile, aber inaktive Thromboxan B_2 (TXB_2). PGI_2 wird aus PGH_2 durch *Prostacyclinsynthase* gebildet; es wird nicht enzymatisch ($t_{1/2}$ = 3 min) in das inaktive 6-Keto-$PGF_{1\alpha}$ hydrolysiert.

Obwohl die meisten Gewebe in der Lage sind, PGG- und PGH-Zwischenprodukte aus freier Arachidonsäure zu synthetisieren, hängt ihr weiteres Schicksal vom jeweiligen Gewebe und von der dort gerade vorhandenen Enzymausstattung sowie dem relativen Angebot der Säure ab. Beispielsweise sind Lungen und die Milz in der Lage, die gesamte Palette an Produkten zu synthetisieren. Im Gegensatz dazu enthalten Plättchen hauptsächlich das Enzym Thromboxansynthase, die PGH metabolisiert, während Endothelzellen in erster Linie Prostacyclinsynthase enthalten.

Produkte der Lipoxygenasen Lipoxygenasen sind eine Familie von zytosolischen Enzymen, die die Oxydation von mehrfach ungesättigten Fettsäuren in die entsprechenden Hydroperoxide katalysieren (siehe Samuelsson, 1983; Needleman et al., 1986; Sigal, 1991). Diese Enzyme benötigen als Substrat eine Fettsäure mit zwei cis-Doppelbindungen, die durch eine Methylengruppe voneinander getrennt sind. Arachidonsäure, die mehrere Doppelbindungen in dieser Konfiguration enthält, wird zu einer Reihe von Produkten mit einer Hydroperoxygruppe in verschiedenen Positionen metabolisiert. Bei Arachidonsäure werden diese Metaboliten Hydroperoxyeicosatetraensäuren (HPETE) genannt. Lipoxygenasen unterscheiden sich in ihrer Spezifität für die Stelle, an der die Hydroperoxygruppe plaziert wird, und im Gewebe unterscheiden sich in den enthaltenen Lipoxygenasen. Zum Beispiel besitzen Plättchen nur 12-Lipoxygenase und synthetisieren 12-HPETE, während Leukozyten sowohl 5- als auch 12-Lipoxygenase enthalten und sowohl 5-HPETE als auch 12-HPETE produzieren (siehe Abbildung 26.2).

Die HPETE sind wie PGG oder PGH instabile Zwischenprodukte und werden durch verschiedene Enzyme weiter metabolisiert. Alle HPETE können in ihre entsprechenden Hydroxyfettsäuren (HETE) entweder durch eine Peroxidase oder nicht enzymatisch umgewandelt werden. 12-HPETE kann sich auch einer katalysierten molekularen Umordnung zu Epoxy-Hydroxyeicosatriensäuren unterziehen, die *Hepoxilline* genannt werden. In ähnlicher Weise wandeln Leukozyten 15-HPETE in *Lipoxine* genannte trihydroxylierte Metaboliten um.

Die 5-Lipoxygenase ist das vielleicht wichtigste dieser Enzyme, weil sie zur Synthese der *Leukotriene* (LT) führt (Abbildung 26.2; siehe Samuelsson, 1983; Samuelsson et al., 1987; Sigal, 1991). Wie bei den Prostaglandinen wird auch hier eine Indexzahl benutzt, um die Anzahl der Doppelbindungen anzuzeigen. Arachidonsäure ist die Vorläufersubstanz der 4er-Reihe der Leukotriene und 5,8,11,14,17-Eicosapentaensäure die der 5er-Reihe. Wenn Zellen aktiviert werden und das intrazelluläre Ca^{2+} ansteigt, bindet 5-Lipoxygenase an ein 5-Lipoxygenase aktivierendes Protein (*FLAP*; siehe Sigal, 1991). Diese Bindung aktiviert das Enzym, was zu einer Assoziation mit der Zellmembran und einer erhöhten Synthese von 5-HPETE und Leukotrienen führt. Eine experimentell eingesetzte Substanz, MK-886, inhibiert die Bindung von 5-Lipoxygenase an FLAP und reduziert die Leukotriensynthese. Leukotrien-A-(LTA-)Synthase ist mit der 5-Lipoxygenase assoziiert und fördert die Umordnung von 5-HPETE in ein instabiles 5,6-Epoxid, das als Leukotrien A_4 (LTA_4) bekannt ist (Borgeat und Samuelsson, 1979). LTA_4 kann durch die LTA-Hydrolase in eine 5,12-Dihydroei-

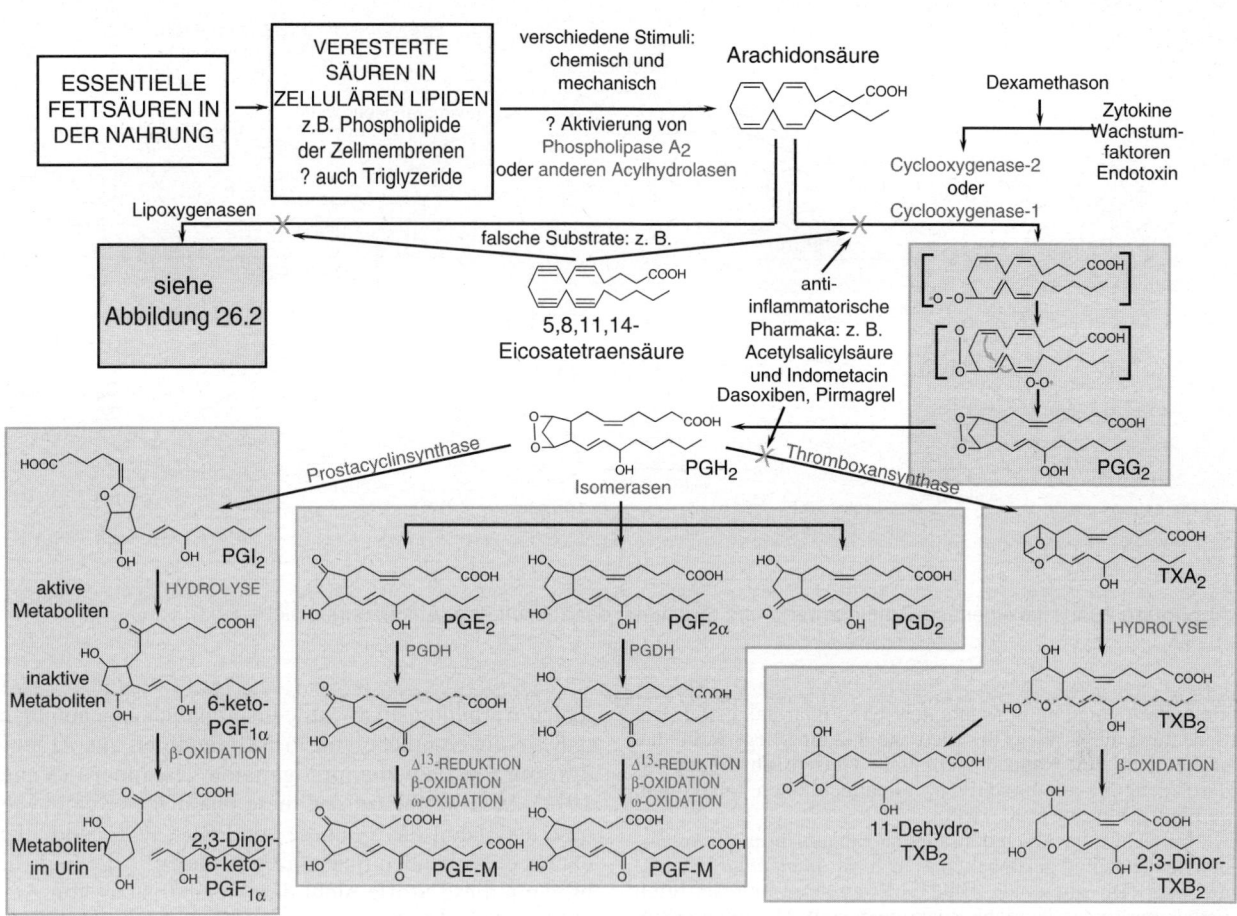

Abbildung 26.1 Biosythese der Produkte der Arachidonsäure. Es werden zwei Hauptwege des Arachidonsäuremetabolismus dargestellt. Die Lipoxygenasewege führen zu 12-HPETE, 12-HETE, 5-HPETE und den Leukotrienen (siehe Abbildung 26.2). Der Cyclooxygenaseweg führt zu den zyklischen Endoperoxiden (PGG und PGH) und den nachfolgenden Produkten (siehe Text). Cyclooxygenase-1 (COX-1) wird konstitutiv exprimiert. Cyclooxygenase-2 (COX-2) wird durch Zytokine, Wachstumsfaktoren und Endotoxin induziert, eine Wirkung, die durch Glukokortikoide blockiert wird. Verbindungen wie Acetylsalicylsäure und Indometacin hemmen die Cyclooxygenasen, nicht aber die Lipoxygenasen, wohingegen 5,8,11,14-Eicosatetraensäure beide Synthesewege inhibiert. Dazoxiben und Pirmagrel sind selektive Hemmstoffe der Thromboxansynthase. Abkürzungen siehe Text.

cosatetraensäure, bekannt als Leukotrien B_4 (LTB_4) umgewandelt werden. Alternativ kann es mit Glutathion konjugiert werden, um LTC_4 zu bilden (Murphy et al., 1979). Leukotrien D_4 (LTD_4) wird durch Entfernung von Glutaminsäure aus LTC_4 gebildet, und LTE_4 entsteht durch eine nachfolgende Abspaltung von Glycin. Der Wiedereinbau von Glutaminsäure ergibt ein γ-Glutamylcysteinylderivat, das als LTF4 bezeichnet wird (siehe Samuelsson, 1983; Piper, 1984; Samuelsson et al., 1987). Inzwischen wird allgemein akzeptiert, daß der von Feldberg und Kellaway (1938) zuerst beschriebene und ursprünglich als *slow-reacting substance of anaphylaxis* (SRS-A) bezeichnete Stoff ein Gemisch von LTC_4 und LTD_4 ist.

Produkte von Cytochrom P450 Arachidonsäure wird durch Enzyme, zu denen Cytochrom P450 gehört, zu einer Reihe von Metaboliten einschließlich 19- oder 20-Hydroxyarachidonsäure und Epoxyeicosatriensäuren metabolisiert (siehe Fitzpatrick und Murphy, 1989). Zwar haben diese Metaboliten vaskuläre, endokrine, renale und ophthalmische Effekte, doch muß die physiologische Bedeutung dieser Synthesewege noch geklärt werden.

Andere Synthesewege Unlängst ist ein nicht enzymatischer Weg des Arachidonsäurestoffwechsels entdeckt worden, der die Aufmerksamkeit auf eine neue Gruppe von Substanzen gelenkt hat, die als *Isoprostane* bezeichnet werden (Morrow et al., 1990). Während diese Verbindungen Strukturen besitzen, die denen durch Cyclooxygenase hergeleiteten PGs ähnlich sind, entstehen sie *in vivo* aus einer durch freie Radikale katalysierten Peroxidation, die aber unabhängig von der Cyclooxygenase stattfindet. Im Unterschied zu den von Cyclooxygenase synthetisierten Eicosanoiden werden die bisher bekannten Isoprostane vollständig in situ noch an Phospholipide gebunden gebildet und anschließend präformiert so freigesetzt. Folglich wird ihre Entstehung nicht durch Substanzen blockiert, die den Metabolismus von freier Arachidonsäure hemmen, z. B. Acetylsalicylsäure oder nicht steroidale Antiphlogistika, oder von solchen, die die Expression von induzierbarem COX-2-Enzym unterdrücken, oder von steroidalen antiinflammatorischen Substanzen. Es wird postuliert, daß diese Substanzen zur Pathophysiologie von Entzündungsreaktionen beitragen können, die unempfindlich gegen die gegenwärtig verfügbaren steroidalen und

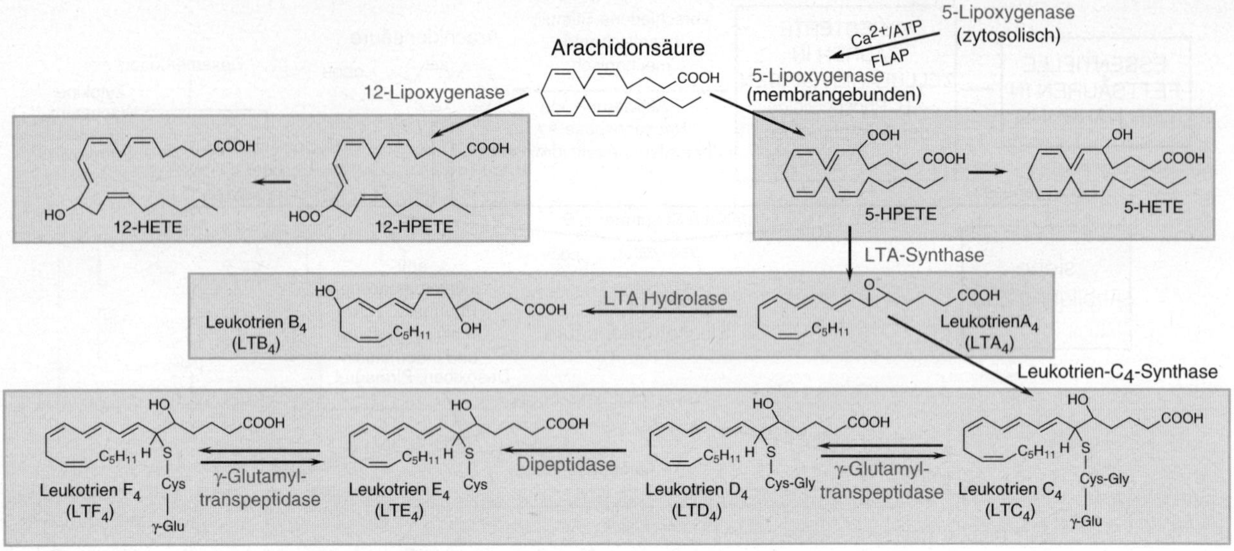

Abbildung 26.2 Lipoxygenase-Synthesewege und Strukturen der Leukotriene (Abkürzungen siehe Text).

nicht steroidalen antiinflammatorischen Pharmaka sind. Die Bedeutung dieses Wegs der Eicosanoidbildung liegt darin, daß er die durch freie Radikale vermittelte Gewebsschädigung mit der Erzeugung von bioaktiven, lipidabgeleiteten Autakoiden verbindet (Morrow et al., 1990).

Im Gehirn ist Arachidonsäure an Ethanolamin als Arachidonylethanolamid gekoppelt, das auch als *Anandamid* bezeichnet wird (Devane et al., 1992). Mit anderen ungesättigten Fettsäuren finden ähnliche Reaktionen statt. Die umgekehrte Reaktion wird durch N-Acylhydrolase katalysiert. Anandamid bindet an den Cannabinoidrezeptor und zeigt die gleichen biochemischen und Verhaltenseffekte wie Δ^9-Tetrahydrocannabinol, einschließlich der Hemmung der Adenylatcyclase, der Hemmung der L-Typ-Kalziumkanäle, Analgesie und Hypothermie. Anandamid könnte ein endogener Ligand der Cannabinoidrezeptoren sein.

Inhibitoren der Eicosanoidbiosynthese Viele der oben beschriebenen Biosyntheseschritte können durch Pharmaka inhibiert werden. Die Hemmung der Phospholipase A_2 vermindert die Freisetzung der Vorläuferfettsäuren und somit die Synthese aller davon abgeleiteten Metaboliten. Da Phospholipase A_2 durch Ca^{2+} und Calmodulin aktiviert wird, kann sie durch Substanzen gehemmt werden, die die Verfügbarkeit von Ca^{2+} reduzieren. Glukokortikoide hemmen auf indirektem Wege auch die Phospholipase A_2 durch Induktion eines Proteins (Lipocortin), das das Enzym inhibiert (Flower, 1990). Neuere Ergebnisse zeigen, daß die Expression von COX-2, nicht aber von COX-1 durch endogene Glukokortikoide reguliert wird (Masferrer et al., 1994). Daher ist es möglich, daß therapeutisch wirksame Dosen von Glukokortikoiden als antiinflammatorische Substanzen eher mit ihrer Fähigkeit korrelieren, die zytokininduzierte COX-2-Expression zu hemmen als mit ihrer Fähigkeit der PLA_2-Inhibition.

Von Acetylsalicylsäure und verwandten nicht-steroidalen Antiphlogistika wurde ursprünglich angenommen, daß sie die Synthese von Prostaglandinen aus Arachidonsäure in Gewebehomogenaten verhindern (Vane, 1971). Man weiß jetzt, daß diese Pharmaka Cyclooxygenase und damit die Synthese von PGG_2, PGH_2 und allen daraus entstehenden Substanzen hemmen. Allerdings inhibieren diese Stoffe nicht den Metabolismus von Arachidonsäure durch Lipoxygenasen. Tatsächlich könnte die Hemmung der Cyclooxygenase zu einer verstärkten Bildung von Leukotrienen führen, möglicherweise durch gesteigerte Verfügbarkeit der Arachidonsäure für die Lipoxygenase (siehe Piper, 1984). Die Hemmung der Cyclooxygenase bildet eine wichtige Grundlage für das Verständnis vieler therapeutischer und anderer Wirkungen dieser Substanzen (siehe Kapitel 27).

COX-1 und -2 unterscheiden sich in ihrer Empfindlichkeit gegenüber bestimmten antiinflammatorischen Substanzen (siehe Smith, 1992). Die selektive Hemmung von COX-2 könnte einen therapeutischen Vorteil darstellen, weil dieses Isoenzym möglicherweise an der Prostaglandinentstehung am Ort von Entzündungen, nicht aber anderswo wie z. B. im Gastrointestinaltrakt oder in der Niere beteiligt ist. Folglich könnte ein Hemmstoff von COX-2 antiflammatorisch wirken, ohne über Nebenwirkungen wie die Herabsetzung der renalen Funktion oder die Förderung gastrischer Ulzerationen zu verfügen.

Da unterschiedliche Metaboliten von PGH_2 manchmal gegensätzliche biologische Wirkungen entfalten (siehe unten), sollte man Vorteile von der Entwicklung von Verbindungen erwarten, die vorzugsweise bestimmte, PGH_2 metabolisierende Enzyme hemmen (siehe Moncada und Vane, 1979). Beispielsweise richtet sich das Interesse gegenwärtig auf solche Substanzen wie *Dazoxiben* und *Pirmagrel*, die vorzugsweise die Thromboxansynthase hemmen, oder *Ridogrel*, das sowohl

Thromboxansynthase als auch Thromboxanrezeptoren inhibiert (siehe Fiddler und Lumley, 1990). In klinischen Studien reduzierten diese Substanzen selektiv die Bildung von TXA_2 (das die Plättchenaggregation und die Vasokonstriktion fördert) und steigerten die Bildung von PGI_2 (das die Plättchenaggregation hemmt und eine Vasodilatation verursacht). Trotz dieser Wirkungen selektiver Thromboxansynthasehemmer veränderten diese Substanzen nicht die systemische Hämodynamik, die Blutungszeit und die Plättchenaggregation. Man erreichte mit ihnen keine klinische Verbesserung in einem weiten Bereich von vaskulären, pulmonalen, kardialen und renalen Erkrankungen einschließlich des Raynaud-Syndroms, der pulmonalen Hypertonie, zerebralem Vasospasmus oder bei kardiovaskulären Maßnahmen wie kardiopulmonalem Bypass oder Hämodialyse. Eine symptomatische Verbesserung trat jedoch bei Patienten mit instabiler Angina auf. Bei Patienten, die sich wegen eines akuten Myokardinfarkts einer thrombolytischen Therapie unterzogen hatten, verstärkte Ridogrel den fibrinolytischen Effekt genauso effektiv wie Acetylsalicylsäure, es traten aber unter Ridogrel verglichen mit Acetylsalicylsäure weniger Fälle von Reinfarkten, erneut auftretender Angina oder Schlaganfällen auf (RAPT Investigators, 1994). Dazoxiben verringerte die Symptome der Präklampsie (Keith et al., 1993), wobei die besten therapeutischen Ergebnisse bei einer spät – je später, je besser – in der Schwangerschaft begonnenen Dazoxibentherapie erzielt wurden. Die sonst mageren klinischen Ergebnisse mit diesen Inhibitoren mögen ein Fehlen der Beteiligung von TXA_2 in diesen Situationen oder die auf eine Hemmung der Thromboxansynthase folgende Akkumulation von PGH_2, das einige biologische Wirkungen von PGA_2 besitzt, widerspiegeln.

Analoga der natürlichen Vorläuferfettsäuren können als kompetitive Inhibitoren bei der Bildung sowohl von Prostaglandinen als auch von Produkten der Lipoxygenasen dienen. Einer dieser Inhibitoren ist das Acetylenanalogon der Arachidonsäure, 5,8,11,14-Eicosatetraensäure (siehe Abb. 26.1). Da Leukotriene als Entzündungsmediatoren wirken können, werden große Anstrengungen unternommen, um selektive Hemmstoffe der Lipoxygenasen, insbesondere 5-Lipoxygenase, zu entdecken. Eine solche Verbindung, *Zileuton*, ist mit einigem therapeutischen Erfolg bei Colitis ulcerosa, Asthma und allergischer Rhinitis eingesetzt worden (siehe Kapitel 27).

Eicosanoid-Katabolismus Die Mechanismen des Katabolismus und der Inaktivierung der meisten Eicosanoide sind sehr effektiv. Etwa 95% des infundierten PGE_2 wird während einer Passage durch den pulmonalen Kreislauf inaktiviert. Aufgrund der einzigartigen Stellung der Lungen zwischen der venösen und der arteriellen Zirkulation bildet das pulmonale Gefäßbett einen wichtigen Filter für viele Substanzen (einschließlich einiger Prostaglandine), die lokal vor ihrem Eintreten in das venöse System wirken. Allgemein gesprochen umfassen die enzymatischen katabolen Reaktionen zwei Typen: einen initialen (relativ schnellen) Schritt, der von weit verbreiteten prostaglandinspezifischen Enzymen katalysiert wird, worin die Prostaglandine den größten Teil ihrer biologischen Aktivität verlieren, und einen zweiten (relativ langsamen) Schritt, in dem diese Metaboliten durch Enzyme oxidiert werden, die möglicherweise identisch sind mit denen, die für die β- und ω-Oxidation der meisten Fettsäuren verantwortlich sind. Initial wird die 15-OH-Gruppe zum korrespondierenden Keton durch Prostaglandin-15-OH-Dehydrogenase oxidiert (PDGH). Die 15-Keto-Verbindung wird dann zum 13,14-Dihydroderivat reduziert, katalysiert durch die Δ^{13}-Reduktase. Nachfolgende Schritte umfassen die β- und ω-Oxidation der Seitenketten der Prostaglandine, wodurch eine Dicarboxylsäure entsteht, die über den Urin als der Hauptmetabolit von PGE_1 und PGE_2 ausgeschieden wird (siehe Abbildung 26.1). Diese Reaktionen finden besonders in der Leber statt.

Auf den Metabolismus von TXA_2 im Menschen wurde aus Untersuchungen zum Schicksal von TXB_2 geschlossen. Obwohl bis zu 20 Metabolite im Urin identifiziert wurden, sind die bei weitem häufigsten 2,3-Dinor-TXB_2 und 11-Dehydro-TXB_2 (Uedelhoven et al., 1989; siehe Abb. 26.1).

Die Degradation von PGI_2 beginnt offensichtlich mit seiner spontanen Hydrolyse im Blut zu 6-Keto-$PGF_{1\alpha}$. Der Metabolismus dieser Verbindung im Menschen schließt die gleichen Schritte wie bei PGE_2 und $PGF_{2\alpha}$ ein (Rosenkranz et al., 1980).

Der Abbau von LTC_4 geschieht in den Lungen, den Nieren und der Leber (Denzlinger et al., 1986). Die initialen Schritte umfassen seine Umwandlung zu LTE_4, was zum Verlust der biologischen Aktivität führt. Leukotrien C_4 könnte auch durch Oxidation seines Cysteinylschwefels zu einem Sulfoxid inaktiviert werden. Der Hauptweg der Inaktivierung von LTB_4 verläuft über die ω-Oxidation.

Pharmakologische Eigenschaften der Eicosanoide

Keine anderen Autakoide zeigen zahlreichere und unterschiedlichere Wirkungen als Prostaglandine und andere Metaboliten der Arachidonsäure. Es wäre zu verwirrend, die Myriaden pharmakologischer Wirkungen aufzuzählen, die diesen Substanzen zugeschrieben worden sind, und noch verwirrender, nach den Aktivitäten ihrer synthetischen Analoga zu forschen. Diese Diskussion beschränkt sich auf jene Wirkungen, die als die bedeutsamsten angesehen werden.

Kardiovaskuläres System *Prostaglandine* Bei den meisten Arten (einschließlich des Menschen) und in den meisten Gefäßen wirkt die PGE-Reihe als ein potenter Vasodilatator. Die Dilatation schließt Arteriolen, präkapilläre Sphinkter und postkapilläre Venulen ein; große Venen sind von den PGE-Wirkungen nicht betroffen. Allerdings ist die PGE-Reihe nicht ausschließlich vasodilatatorisch wirksam. Konstriktorische Effekte konnten unter bestimmten Umständen beobachtet werden (siehe Bergström et al., 1968).

PGD_2 bewirkt in ähnlicher Weise sowohl Vasodilatation als auch Vasokonstriktion. Allerdings erscheint in den meisten Gefäßregionen, einschließlich der mesenterialen, koronaren und renalen, eine Vasodilatation bei niedrigeren Konzentrationen als die Vasokonstriktion. Eine Ausnahme davon stellt der pulmonale Kreislauf dar, in dem PGD_2 nur eine Vasokonstriktion hervorruft. Die Antworten auf PGF_2 variieren je nach Art und Gefäßregion. Im Menschen wirkt es als potenter Konstriktor der Pulmonalarterien und -venen (Spannhake et al., 1981; Giles und Leff, 1988).

Der systemische Blutdruck fällt generell in Antwort auf Prostglandine der E-Reihe, wobei die Durchblutung der meisten Organe, auch von Herz, Mesenterium und Nieren, gesteigert wird. Diese Wirkungen treten besonders eindrucksvoll bei manchen hypertensiven Patienten auf. In einigen tierexperimentellen Modellen steigt der Blutdruck nach $PGF_{2\alpha}$-Gabe aufgrund von Vasokonstriktion; beim Menschen jedoch verändert $PGF_{2\alpha}$ den Blutdruck nicht.

Das Herzzeitvolumen wird allgemein durch Prostaglandine der A- und F-Reihe gesteigert. Schwache, direkt inotrope Wirkungen wurden in verschiedenen isolierten

Präparaten gemessen. Jedoch tritt bei lebenden Tieren die erhöhte Kontraktionskraft genau wie die schnellere Herzfrequenz als Reaktion auf den Abfall des totalen peripheren Widerstandes ein.

Prostaglandin-Endoperoxide besitzen unterschiedliche Wirkungen im Gefäßbett. Ihre Hauptwirkungen sind eine Kombination von intrinsischer vasokonstriktorischer Aktivität gekoppelt mit einer Vasodilatation aufgrund der schnellen Umwandlung zu einem vasodilatatorisch wirksamen Prostaglandin (wahrscheinlich PGI_2). Sie werden während ihrer Passage durch die Lunge schnell in PGI_2 umgewandelt.

Die intravenöse Verabreichung von PGI_2 verursacht eine auffällige Hypotonie. Dabei ist PGI_2 fünfmal wirksamer als PGE_2. Der Blutdruckabfall wird von einer reflektorischen Tachykardie begleitet. Die Verbindung relaxiert die glatte Muskulatur der Gefäße. PGI_2 wird bei der Passage durch die Lungen nicht in größerem Maße inaktiviert, und man nimmt an, daß es ein physiologischer Modulator des Gefäßtonus ist, das den Vasokonstriktoren entgegenwirkt.

Thromboxan A_2 Thromboxan A_2 ist ein potenter Vasokonstriktor. Es führt zur Kontraktion glatter Muskulatur in vitro (Bhagwat et al., 1985) und wirkt als Vasokonstriktor sowohl im lebenden Tier als auch am isolierten Gefäßbett.

Leukotriene Beim Menschen verursachen Leukotriene eine Hypotension (siehe Feuerstein, 1984; Piper, 1984). Dies resultiert zum Teil aus einer Verminderung des intravasalen Volumens und der kardialen Kontraktilität, die Folge eines deutlich reduzierten koronaren Blutflusses ist. Obwohl LTC_4 und LTD_4 wenig Wirkung auf die meisten großen Arterien und Venen haben, werden Koronararterien und die distalen Segmente der Pulmonalarterien durch nanomolare Konzentrationen dieser Substanzen verengt (Berkowitz et al., 1984). Das renale, nicht aber das mesenteriale Gefäßsystem ist unempfindlich gegen diese konstriktorische Wirkung.

Die Leukotriene zeigen deutliche Effekte im mikrovaskulären System. LTC_4 und LTD_4 scheinen durch Wirkung auf das Endothel von postkapillären Venulen eine Plasma-Exsudation zu verursachen; in dieser Hinsicht sind sie 1000fach wirksamer als Histamin (siehe Feuerstein, 1984; Piper, 1984). In höheren Konzentrationen verengen LTC_4 und LTD_4 Arteriolen und vermindern die Plasma-Exsudation.

Blut Eicosanoide verändern die Funktion der geformten Bestandteile des Blutes. In einigen Beispielen reflektieren diese Wirkungen ihre physiologische Rolle. Die Prostaglandine und verwandte Stoffe modulieren die Plättchenfunktion. PGI_2 hemmt die Aggregation menschlicher Plättchen *in vitro* in Konzentrationen zwischen 1 - 10 nM. Diese Tatsache und die Beobachtung, daß PGI_2 von Gefäßendothel synthetisiert wird, führten zu der Vorstellung, daß PGI_2 *in vivo* die Plättchenaggregation kontrolliert und so zu den antithrombotischen Eigenschaften der Gefäßwand beiträgt (siehe Moncada und Vane, 1979).

TXA_2 ist ein Hauptprodukt des Arachidonsäurestoffwechsels der Plättchen (Hamberg et al., 1975) und als starker Induktor der Plättchenaggregation und ihrer nachfolgenden Reaktionen ein physiologischer Mediator der Plättchenaggregation. Die von der TXA_2-Enstehung abhängigen Wege der Plättchenaggregation sind empfindlich gegen die inhibitorische Wirkung von Acetylsalicylsäure (siehe Kapitel 27 und 54; Moncada und Vane, 1979).

LTB_4 ist ein starker chemotaktischer Faktor für polymorphkernige Leukozyten, Eosinophile und Monozyten. Andere Leukotriene haben diese Wirkung nicht (siehe Piper, 1984). Seine Wirksamkeit ist vergleichbar mit der verschiedener chemotaktischer Peptide und PAF. In höheren Konzentrationen stimuliert LTB_4 die Aggregation von polymorphkernigen Leukozyten, fördert ihre Degranulation und die Bildung von Superoxiden. LTB_4 unterstützt die Adhäsion von Neutrophilen an vaskulären Endothelzellen und ihre transendotheliäre Migration. Wird LTB_4 auf die Haut appliziert, kommt es dort zu einer lokalen Akkumulation von Neutrophilen (siehe Davies et al., 1984). Prostaglandine hemmen die lymphozytäre Funktion und Proliferation und unterdrücken die Immunantwort. PGE_2 hemmt die Differenzierung von B-Lymphozyten in antikörpersezernierende Plasmazellen, um die humorale Antikörperantwort zu mindern. Es inhibiert auch die mitogenstimulierte Proliferation von T-Lymphozyten und die Lymphokinfreisetzung aus aktivierten T-Zellen. Äußerlich angewandte Prostaglandine sollen das Überleben von allogenen Hauttransplantaten verlängern (siehe Goldyne und Stobo, 1981; Davies et al., 1984).

Glatte Muskulatur Prostaglandine kontrahieren oder relaxieren neben der des Gefäßsystems auch viele andere Bereiche glatter Muskulatur. Die Leukotriene (z. B. LTD_4) führen in den meisten Regionen glatter Muskulatur zur Kontraktion.

Bronchiale und tracheale Muskulatur Allgemein kann man sagen, daß die PGF- und die PGD-Reihe die bronchiale und tracheale Muskulatur kontrahieren und die PGE-Reihe sie relaxieren. Asthmatiker sind besonders empfindlich gegen $PGF_{2\alpha}$, das einen intensiven Bronchospasmus auslösen kann (siehe Kapitel 28). Obwohl sowohl PGE_1 als auch PGE_2 bronchodilatatorisch wirken können, wenn sie diesen Patienten als Aerosol verabreicht werden, beobachtet man gelegentlich eine Bronchokonstriktion (siehe Mathe et al., 1977; Spannhake et al., 1981). Prostaglandin-Endoperoxide und TXA_2 führen beim Menschen zu einer Bronchokonstriktion. PGI_2 verursacht bei den meisten Arten eine Bronchodilatation. Menschliches Bronchialgewebe ist besonders sensitiv, so daß PGI_2 eine Bronchokonstriktion antagonisiert, die durch andere Substanzen induziert worden ist. Wie bei PGEs auch können bei Asthmatikern gegenläufige Wirkungen auftreten.

LTC_4 und LTD_4 wirken bei vielen Arten einschließlich des Menschen vasokonstriktorisch (siehe Piper, 1984; Drazen und Austen, 1987). Sie entfalten ihre Wirkung prinzipiell in den peripheren Luftwegen an der glatten Muskulatur und sind *in vitro* und *in vivo* 1000fach potenter als Histamin. Sie stimulieren auch die bronchiale Schleimsekretion und verursachen ein Schleimhaut-Ödem.

Uterus Uterusstreifen von nicht schwangeren Frauen kontrahieren nach Gabe von Prostaglandinen der F-Reihe und TXA$_2$ und relaxieren nach Gabe von Prostaglandinen der E-Reihe. Die kontraktile Reaktion ist vor der Menstruation am ausgeprägtesten, wohingegen die Relaxation am stärksten in der Zyklusmitte auftritt (siehe Bergström et al., 1968). Uterusstreifen von schwangeren Frauen werden gleichermaßen von der PGF-Reihe und von PGE$_2$ in niedriger Konzentration zur Kontraktion angeregt. PGI$_2$ und hohe Konzentrationen von PGE$_2$ verursachen eine Relaxation. Die intravenöse Infusion von PGE$_2$ oder PGF$_{2\alpha}$ bei schwangeren Frauen erzeugt eine dosisabhängige Steigerung des Uterustonus sowie der Frequenz und Intensität seiner rhythmischen Kontraktionen. Die Ansprechbarkeit auf Prostaglandine wächst mit dem Fortschreiten der Schwangerschaft, allerdings ist diese Steigerung viel geringer als bei Oxytocin ausgeprägt (siehe Kapitel 39).

Gastrointestinale Muskulatur Der longitudinale Hauptmuskelzug vom Magen bis zum Kolon kontrahiert sich auf Gabe von Prostaglandinen der E- und der F-Reihe, dagegen entspannt sich die zirkuläre Muskulatur in Antwort auf die PGF-Reihe. Prostaglandin-Endoperoxide, TXA$_2$ und PGI$_2$ erzeugen eine Kontraktion der gastrointestinalen glatten Muskulatur, die aber viel geringer ausfällt als die auf Prostaglandine der E- und der F-Reihe. Die Leukotriene besitzen starke kontraktile Wirkungen. Prostaglandine verringern die Passagezeit in Dünn- und Dickdarm. Diarrhoe, Krämpfe und Gallereflux wurden nach oraler Gabe von PGE beobachtet. Dies sind allgemeine Nebenwirkungen (zusammen mit Übelkeit und Erbrechen) bei Patientinnen, denen Prostaglandine zur Induktion eines Aborts gegeben werden (siehe Kapitel 39; Bennett, 1977; Wilson und Kaymakcalan, 1981).

Gastrointestinale Sekretion Die PGE-Reihe und PGI$_2$ hemmen die Sekretion von Magensäure, die durch Nahrungsaufnahme, Histamin oder Gastrin stimuliert wird. Sowohl das Sekretionsvolumen als auch Azidität und Pepsingehalt werden vermindert, möglicherweise durch eine direkte Einwirkung auf die sezernierenden Zellen. Zusätzlich wirken diese Prostaglandine vasodilatatorisch in der Mukosa des Magens, und PGI$_2$ könnte an der lokalen Regulation des Blutflusses beteiligt sein. Die Schleimsekretion in Magen und Dünndarm wird durch die PGE-Reihe gesteigert. Diese Wirkungen tragen zur Erhaltung der Integrität der Magenschleimhaut bei und werden mit den zytoprotektiven Eigenschaften der PGE-Reihe in Verbindung gebracht. Darüber hinaus hemmen die Prostaglandine der E-Reihe und ihre Analoga Schäden der Magenschleimhaut, die durch verschiedene ulzerogene Substanzen verursacht werden und fördern die Heilung von Duodenal- und Magenulzera (siehe Kapitel 37). Prostaglandine der E- und der F-Reihe fördern den Transport von Wasser und Elektrolyten in das intestinale Lumen. Solchen Wirkungen könnte der wässrige Durchfall zugrunde liegen, der oralen oder parenteralen Verabreichung von Prostaglandinen folgt. Dagegen erzeugt PGI$_2$ keinen Durchfall, sondern antagonisiert tatsächlich diese Wirkung anderer Prostaglandine (siehe Wilson und Kaymakcalan, 1981).

Niere und Harnbildung Prostaglandine beeinflussen die renale Salz- und Wasser-Exkretion durch Veränderungen des renalen Blutflusses und durch direkte Wirkungen am renalen Tubulus-System. PGE$_2$ und PGI$_2$, die direkt in die Arteria renalis von Hunden infundiert werden, steigern den renalen Blutfluß und provozieren Diurese, Natriurese und Kaliurese. Die glomeruläre Filtrationsrate verändert sich nur gering (siehe Dunn und Hood, 1977). TXA$_2$ vermindert die renale Durchblutung, die glomeruläre Filtrationsrate und ist an der tubuloglomerulären Rückkopplung beteiligt. Die PGE-Reihe hemmt die Wasserrückresorption, die vom antidiuretischen Hormon (ADH) induziert wird (siehe Dunn und Hood, 1977). PGE$_2$ inhibiert im Kaninchen auch die Rückresorption von Chlorid im dicken aufsteigenden Teil der Henleschen Schleife (Stokes, 1979). Zusätzlich bewirken PGI$_2$, PGE$_2$ und PGD$_2$ die Sekretion von Renin aus dem renalen Kortex, anscheinend durch eine direkte Wirkung auf die granulären juxtaglomerulären Zellen (siehe Keeton und Campbell, 1980).

Zentrales Nervensystem Obwohl eine große Zahl von Beobachtungen zu den Wirkungen von Prostaglandinen im ZNS gemacht wurden, muß der Nachweis einer besonderen physiologischen Rolle noch erbracht werden.

Sowohl über stimulierende als auch hemmende Wirkungen der Prostaglandine auf das ZNS nach Injektion in die zerebralen Ventrikel wurde berichtet. Die Feuerrate einzelner Gehirnzellen kann nach iontophoretischer Applikation dieser Substanzen gesteigert oder vermindert sein. Die Freisetzung von PGE$_2$ im Hypothalamus wurde als Erklärungsversuch für die Entstehung pyrogeninduzierten Fiebers vorgeschlagen. Es gibt allerdings Beweise, die dieser Hypothese widersprechen (siehe Wolfe, 1982; Davies et al., 1984).

Afferente Nerven und Schmerz Intradermal injizierte Prostaglandine der E-Reihe verursachen Schmerz. Diese Wirkung tritt prinzipiell nicht so unmittelbar und so intensiv auf wie die Reaktion auf Bradykinin oder Histamin, übertreffen aber die durch andere Autakoide hervorgerufenen Reaktionen. Die PGE-Reihe und PGI$_2$ sensibilisieren die afferenten Nervenendigungen für die Wirkungen chemischer oder mechanischer Stimuli durch Herabsetzung der Reizschwelle der Nozizeptoren. Hyperalgesie wird auch durch LTB$_4$ hervorgerufen. Die Freisetzung dieser Prostaglandine und von LTB$_4$ während eines entzündlichen Prozesses dient daher als Verstärkungssystem des Schmerzmechanismus (siehe Moncada et al., 1978; Davies et al., 1984). Die Rolle von PGE$_2$ und PGI$_2$ bei der Entzündung wird in Kapitel 27 besprochen.

Endokrines System Verschiedene endokrine Gewebe sprechen auf Prostaglandine an. Bei vielen Arten erhöht die systemische Verabreichung von PGE$_2$ die Konzentrationen von ACTH, Wachstumshormon, Prolaktin und den Gonadotropinen im Blutkreislauf. Die letztgenannten Wirkungen scheinen über eine Beteiligung des Hypothalamus abzulaufen (siehe Behrman, 1979). Weitere Wirkungen sind die Stimulation der Steroidproduktion durch die Nebennieren, die Stimulation der Insulinfreisetzung, thyrotropinartige Wirkungen auf die Schilddrüse und LH-Wirkungen auf isoliertes Ovarialgewebe mit der Folge einer erhöhten Progesteronsekretion aus dem Corpus luteum. Der letztgenannte, *in vitro* beobachtete Effekt steht im Widerspruch zum luteolytischen Effekt der Prostaglandine *in vivo*, der bei vielen Tierarten, nicht aber bei schwangeren Frauen beobachtet wird. Diese Eigenschaft wird besonders, aber nicht ausschließlich bei PGF$_{2\alpha}$ beobachtet (siehe Horton und Poyser, 1976).

Lipoxygenasemetaboliten der Arachidonsäure besitzen ebenfalls endokrine Wirkungen. 12-HETE stimuliert die Freisetzung von Aldosteron aus der Nebennierenrinde und vermittelt einen Teil der Aldosteronfreisetzung, die durch Angiotensin II stimuliert wird, nicht aber diejenige, die durch ACTH stimuliert wird (Nadler et al., 1987). Möglicherweise vermittelt 12-HETE in ähnlicher Weise die durch Glukose induzierte Insulinfreisetzung (Turk et al., 1984).

Metabolische Wirkungen Prostaglandine der E-Reihe hemmen die basale Lipolyserate im Fettgewebe *in vitro* und auch die Lipolyse, die durch Exposition mit Katecholaminen und anderen lipolytischen Hormonen ausgelöst wird. Solche Wirkungen sind auch *in vivo* bei verschiedenen Arten einschließlich des Menschen beobachtet worden, treten dort aber recht wechselhaft auf. Prostaglandine der E-Reihe besitzen einige insulinartige Wirkungen auf den Kohlenhydratstoffwechsel und üben parathormonartige Wirkungen aus, die zur Mobilisation von Ca^{2+} aus Knochen in der Gewebekultur führen.

Wirkmechanismus der Eicosanoide *Prostaglandinrezeptorvielfalt* Die Verschiedenartigkeit der Wirkungen von Prostanoiden wird durch die Existenz einer Anzahl unterschiedlicher Rezeptoren erklärt, die deren Wirkungen vermitteln. Ein Schema zur Klassifizierung dieser Rezeptoren beruht primär auf dem Wirkungsmuster und der relativen Potenz natürlicher und synthetischer Agonisten (Coleman et al., 1994). Dieses Schema wird in großem Umfang durch Ligandenbindungsstudien, Klonierung der Rezeptoren und die Entdeckung relativ selektiver Antagonisten unterstützt (siehe Halushka et al., 1989; Coleman et al., 1994) und ist in Tabelle 26.1 zusammengefaßt. Die Rezeptoren wurden nach dem natürlichen Prostaglandin benannt, für das sie die größte Affinität besitzen, und werden in fünf Haupttypen eingeteilt, die DP (PGD), FP (PGF), IP (PGI_2), TP (TXA_2) und EP (PGE) genannt werden. Die EP-Rezeptoren wurden auf Basis physiologischer und molekularbiologischer Informationen weiter in EP_1 (Kontraktion glatter Muskulatur), EP_2 (Relaxation glatter Muskulatur), EP_3 und EP4 unterteilt (Coleman et al., 1994; Toh et al., 1995). Suptypenspezifische Inhibitoren für diese verschiedenen EP-Rezeptoren befinden sich in Entwicklung (siehe unten). Für Thromboxanrezeptoren konnte nur ein Gen identifiziert werden, es existieren aber multiple Spleissvarianten, deren funktionelle Bedeutung noch geklärt werden muß (Raychowdhury et al., 1994). In Tabelle 26.1 sind die Wirkungen der natürlichen Prostaglandine auf den Tonus glatter Muskulatur und die Plättchenaggregation bei Stimulation der verschiedenen Rezeptoren angegeben.

Signalübertragung in der Zelle Alle Prostanoidrezeptoren, die bislang identifiziert wurden, sind an Effektormechanismen über G-Proteine gekoppelt (siehe Halushka et al., 1989; Coleman et al., 1994). Zwei Second-messenger-Systeme sind mit der Wirkung der Prostanoide auf Plättchen und glatte Muskulatur in Verbindung gebracht worden: die Stimulation der Adenylatcyclase (verstärkte Akkumulation von cAMP), die Hemmung der Adenylatcyclase (verminderte Akkumulation von cAMP) und die Stimulation von Phospholipase C (verstärkte Bildung von Diacylglycerin und Inositol-1,4,5-Triphosphat mit nachfolgendem Anstieg von zytosolischem Ca^{2+}) (siehe Tabelle 26.1). PGE antagonisiert die lipolytischen Eigenschaften von Noradrenalin (Ratten-Adipozyten) und die Wirkungen von Antidiuretischem Hormon („Krötenblase") wenigstens zum Teil durch Hemmung der Adenylatcyclase.

Die Wirkungen der Prostanoide wurden ausführlich an Plättchen untersucht. Die Prostaglandin-Endoperoxide und TXA_2 stimulieren TP-Rezeptoren und aktivieren dabei die Plättchenaggregation, eine Antwort, die mit der Aktivierung von Phospholipase C assoziiert ist. Die nachfolgende Freisetzung von Ca^{2+} fördert die Aggregation und die zusätzliche Bildung von TXA2. PGI_2 bindet an IP-Rezeptoren und aktiviert die Adenylatcyclase, was zu einer Hemmung der Plättchenaggregation führt. PGD_2 interagiert mit einem anderen Rezeptor (DP), der auch die Adenylatcyclase stimuliert. PGE1 scheint über IP-Rezeptoren zu wirken, PGE_2 aktiviert EP-Rezeptoren, kann aber auch über IP- und DP-Rezeptoren wirken.

Tabelle 26.1 Vielfalt der Prostaglandin-(PG)-Rezeptoren, die die Plättchenaggregation und den Tonus der glatten Muskulatur beeinflussen*

PG-REZEPTOR-SUBTYP	PLÄTTCHEN-AGGREGATION	TONUS DER GLATTEN MUSKULATUR	NATÜRLICHER AGONIST	SECOND MESSENGER
DP	−		PGD_2	AMPc (↑)
EP_1		+	PGE, $PGF_{2\alpha}$	IP_3/DAG/Ca^{2+}
EP_2		−	PGE	AMPc (↑)
EP_3	+/−	+	PGE	AMPc (↓/↑)
FP		+	$PGF_{2\alpha}$	IP_3/DAG/Ca^{2+}
IP	−	−	PGI_2 (PGE)	AMPc (↑)
$TP_{Nicht-Plättchen}$		+	TXA_2, PGH_2 (PGD_2, $PGF_{2\alpha}$)	IP_3/DAG/Ca^{2+}
$TP_{Plättchen}$	+		TXA_2, PGH_2	IP_3/DAG/Ca^{2+}

* In dieser Tabelle sind die Hauptklassen der Prostanoidrezeptoren, die die Plättchenaggregation und die Aktivität der glatten Muskulatur regulieren, sowie die vermuteten intrazellulären Second messenger, die die Antworten vermitteln, aufgelistet. TP-Rezeptoren bei Plättchen und Gefäßgewebe können einzelne Rezeptorsubtypen (siehe Davis-Bruno und Halushka, 1994) oder Spleissvarianten (Raychowdhury et al., 1994) darstellen und werden hier einfach als $TP_{Nicht-Plättchen}$ und $TP_{Plättchen}$ bezeichnet. Die Stimulation der Aggregation wird mit „+", die Inhibition mit einem „-" angezeigt. cAMP: Adenosin-3',5'-monophosphat (zyklisches AMP); IP_3: Inositol-1,4,5-triphosphat; DAG: Diacylglycerin. Weitere Abkürzungen sind dem Text zu entnehmen.

Leukotrienrezeptoren Es wurden drei verschiedene Rezeptoren für Leukotriene (LTB$_4$, LTC$_4$, LTD$_4$/LTE$_4$) in unterschiedlichen Geweben und Zellen pharmakologisch durch Ligandenbindungsstudien identifiziert (siehe Halushka et al., 1989). Sie alle aktivieren Phospholipase C.

Andere Substanzen Andere Metaboliten der Lipoxygenasen und des Cytochrom-P450-Systems (z. B. HETE, Epoxyeicosatriensäuren, Lipoxine und Hepoxiline) besitzen biologische Aktivitäten. Zur Zeit gibt es vorläufige Hinweise für die Existenz konventioneller Rezeptoren für einige dieser Substanzen. Es ist möglich, daß einige dieser Metaboliten als intrazelluläre Second messenger fungieren.

Rezeptorantagonisten Es gibt, wenn auch nicht sehr starke, selektive Antagonisten für DP-, EP-, FP- und IP-Rezeptoren, die für den regulären klinischen Gebrauch verfügbar sind. Einige dieser Verbindungen wirken in ausgewählten *in vitro* Tests, wenige davon könnten auch von praktischem Wert *in vivo* sein.

Es wurden mehrere Verbindungen beschrieben, die selektiv die Antworten auf TXA$_2$ und auf Endoperoxide (z. B. PGH$_2$) antagonisieren (siehe Fiddler und Lumley, 1990). Bei einigen handelt es sich um Eicosanoidanaloga mit Bicycloheptanringen (Ogletree et al., 1985), andere Ringstrukturen oder Seitenketten (Davis-Bruno und Halushka, 1994). Diese Pharmaka inhibieren *in vitro* und *in vivo* die Plättchenaggregation, die durch Kollagen, Arachidonsäure und PGH$_2$ (nicht aber die durch ADP induzierte) stimuliert wird. Sie blockieren auch die Bronchokonstriktion und die Vasokonstriktion, die durch Arachidonsäure und Analoga, die TXA$_2$ nachahmen, induziert werden. Diese Verbindungen vermindern im tierexperimentellen Modell die Bildung arterieller und venöser Thromben und die Größe von Myokardinfarkten. *Sulotroban* und *Vapiprost* sind oral wirksam, hemmen die Plättchenaggregation und verlängern die Blutungszeit bei Gesunden und bei Patienten mit atherosklerotischen Erkrankungen. Wie bei Thromboxansynthasehemmern ist auch der Einsatz von Thromboxan-Antagonisten nicht sinnvoll bei stabiler Angina oder zur Reduktion der Restenosierung bei Patienten, die sich einer Koronarangioplastie unterziehen (siehe Fiddler und Lumley, 1990). Bei Patienten mit koronarem Bypass oder aortobifemoralen Gefäßprothesen konnten diese Substanzen allerdings die Plättchenablagerung und die Okklusionsrate senken. Auch können sie in der Behandlung des nephrotischen Syndroms und der diabetischen Nephropathie von Nutzen sein, indem sie die Proteinurie mildern, ohne unerwünschte hämodynamische Effekte zu erzeugen (Remuzzi et al., 1992; Kontessis et al., 1993). Bei der Lupus-Nephritis ergibt sich durch diese Inhibitoren eine Verbesserung der renalen Hämodynamik. Der klinischen Nutzen dieser Substanzen bleibt zu untersuchen.

Auch selektive Antagonisten für Subtypen der EP-Rezeptoren befinden sich in Entwicklung. Die bislang führenden Substanzen sind SC 19220 (Kennedy et al., 1982; Coleman et al., 1987) und AH 6809 (Coleman et al. 1987) für EP1-Rezeptoren sowie AH 23848B (Coleman et al., 1994) für EP4-Rezeptoren. Weitere klinische Entwicklungen werden wahrscheinlich Klarheit darüber bringen, welcher EP-Rezeptorsubtyp in welches physiologische oder pathophysiologische Geschehen involviert ist.

Oral aktive Antagonisten von Leukotrien D$_4$ befinden sich gerade in Überprüfung. Diese Substanzen hemmen die Bronchokonstriktion, Quaddelbildung und die erhöhte vaskuläre Permeabilität, die von LTD$_4$ verursacht werden. Auch vermindern sie die antigeninduzierte Bronchokonstriktion (siehe Snyder und Fleisch, 1989). Bei Patienten mit mittelschwerem Asthma bewirken sie eine Bronchodilatation, mindern eine Bronchokonstriktion, die durch körperliche Belastung oder Antigenexposition verursacht worden ist, und vermindern den Bedarf des Patienten an β$_2$-Adrenozeptor-Agonisten (siehe Channarin und Johnson, 1994). Die Wirksamkeit bei Patienten mit Acetylsalicylsäure induziertem Asthma konnte ebenfalls gezeigt werden.

Endogene Prostaglandine, Thromboxane und Leukotriene: Mögliche Funktionen bei physiologischen und pathologischen Prozessen

Da Eicosanoide von praktisch jeder Zelle gebildet werden können, ist es nicht abwegig zu vermuten, daß jeder pharmakologische Effekt eine physiologische oder pathophysiologische Funktion widerspiegelt.

Plättchen Ein Bereich von beträchtlichem Interesse liegt in der Aufklärung der Rolle, die Prostaglandin-Endoperoxide und TXA$_2$ bei der Plättchenaggregation und der Thrombose beziehungsweise PGI$_2$ bei der Vorbeugung solcher Ereignisse spielen. Es wird allgemein angenommen, daß die Stimulation der Plättchenaggregation zu einer Aktivierung von Membranphospholipasen führt, dem die Freisetzung von Arachidonsäure und ihrer Transformation in Prostaglandin-Endoperoxide und TXA$_2$ folgt. Diese Substanzen induzieren die Plättchenaggregation. Dieser Weg ist nicht der einzige Mechanismus für die Aktivierung der Plättchenaggregation, weil beispielsweise Thrombin die Aggregation der Plättchen ohne Freisetzung von Arachidonsäure auslöst. Die Bedeutung der Aktivierung durch Thromboxan zeigt sich jedoch in der Tatsache, daß Acetylsalicylsäure und Antagonisten des TP-Rezeptors beim Menschen die zweite Phase der Plättchenaggregation hemmen können und einen leichten hämostatischen Defekt induzieren (Hamberg et al., 1974; Patrono, 1994). Zusätzlich wird der Thromboxanweg besonders bei akuten koronaren Ereignissen aktiviert, so daß sich Acetylsalicylsäure zur Sekundärprophylaxe von koronaren und zerebrovaskulären Ereignissen eignet (siehe Patrono, 1994).

Von der Gefäßwand freigesetztes PGI2 könnte als physiologischer Antagonist dieses Systems dienen. Es hemmt die Plättchenaggregation und trägt zu den anti-thrombogenen Eigenschaften des Endothels bei. Übereinstimmend mit diesem Konzept stellen PGI2 und TXA2 biologisch entgegengesetzte Pole eines Mechanismus dar, der die Plättchen-Gefäßwand-Interaktionen und die Bildung hämostatischer Verstopfungen sowie intraarterieller Thromben reguliert (siehe Moncada und Vane, 1979).

Fortpflanzung und Geburt. Viel Aufmerksamkeit wird der möglichen Beteiligung der Prostaglandine in der Fortpflanzungsphysiologie entgegengebracht. Ihre sehr hohen Konzentrationen im menschlichen Sperma verbunden mit der substantiellen Resorption der Prostaglandine in der Vagina haben zu Spekulationen geführt, daß während des Koitus freigesetzte Prostaglandine die Konzeption durch Wirkungen auf die Zervix, den Uterus, die Eileiter und den Transport der Spermien erleichtern können. Obwohl es in einigen Fällen eine Korrelation zwischen einer erniedrigten Prostaglandinkonzentration im Sperma und bestimmten Arten männlicher Infertilität gibt, bleibt die Bedeutung der Eicosanoide im Sperma im Dunklen.

Während der Menstruation kommt es zu einem Zerreißen uteriner Membranen, der Freisetzung von Arachidonsäure und einer Stimulation der Prostaglandinsynthese. Die Konzentration von Prostaglandinen ist in der Menstruationsflüssigkeit erhöht. Man nimmt an, daß diese Prostaglandine zur Kontraktion des Uterus und der gastrointestinalen Muskulatur führen, afferente Schmerzfasern sensibilisieren und dadurch zu den Symptomen der primären Dysmenorrhoe beitragen. Hemmstoffe der Cyclooxygenase sind bei der Linderung dieser Symptome effektiver als nicht-narkotische Analgetika (siehe Ylikorkala und Dawood, 1978).

Während der Schwangerschaft der Frau steigt die Fähigkeit fetaler Membranen, Prostaglandine zu produzieren, sehr stark an. Die Konzentration von Prostaglandinen im Blut und in der Amnionflüssigkeit ist während der Wehen erhöht, aber es ist nicht sicher, ob sie ein Hauptauslöser der Wehen ist oder ob sie nur der Unterstützung der durch Oxytocin ausgelösten uterinen Kontraktionen dient. Auf jeden Fall verlängern Hemmstoffe der Cyclooxygenase die Schwangerschaft und die spontanen Wehen und unterbrechen vorgeburtliche Wehen. Letzterer Effekt hat die klinische Erforschung dieser Substanzen auf die Vorbeugung von Frühgeburten gelenkt. Trotz ihrer Wirksamkeit hat die Gefahr für fetale Schäden (z. B. der vorzeitige Schluß des Ductus arteriosus) zusammen mit der Verfügbarkeit anderer tokolytischer Substanzen den Gebrauch von Cyclooxygenasehemmern für diesen Zweck begrenzt (siehe Kapitel 39).

In der Gebärmutter gebildetes $PGF_{2\alpha}$ ist in einigen Arten außerhalb der Primaten ein luteolytisches Hormon. Dieses Wissen führte zur Entwicklung von Prostaglandinanaloga für den veterinärmedizinischen Gebrauch zur Synchronisation der Paarungszeit, um Zuchtabläufe zu vereinfachen. Sie werden auch benutzt, um vor einem Verkauf von Tieren sichere, frühe Aborte herbeizuführen. Einen Überblick über die Rolle der Prostaglandine bei Fortpflanzungsprozessen gibt die Arbeit von Horton und Poyser (1976).

Prostaglandinanaloga als mögliche Auslöser eines Aborts werden in Kapitel 39 besprochen.

Vaskuläre und pulmonale glatte Muskulatur Lokal gebildetes PGE_2 und PGI_2 modulieren den Gefäßtonus. Vom Gefäßendothel gebildetes PGI_2 wird durch Scherkräfte sowie vasokonstriktorische und vasodilatatorische Autakoide freigesetzt. PGI_2 wirkt dabei zirkulierenden vasokonstriktorischen Autakoiden entgegen, um die Durchblutung vitaler Organe zu erhalten, und vermittelt teilweise die Dilatation durch andere Autakoide (Aiken und Vane, 1973). Die Bedeutung dieser Gefäßwirkungen zeigt sich nachdrücklich bei der Beteiligung von PGI_2 und PGE_2 bei der Hypotension im septischen Schock. Diese Prostaglandine sind auch an der Erhaltung der Durchgängigkeit des Ductus arteriosus beteiligt. Diese Hypothese wurde durch die Tatsache erhärtet, daß nicht-steroidale Antiphlogistika den Verschluß des offenen Ductus bei Neugeborenen induzieren (siehe Kapitel 27; Coceani et al., 1980). Prostaglandine spielen auch eine bedeutsame Rolle bei der Erhaltung des plazentaren Blutflusses.

Eine komplexe Mischung von Autakoiden wird freigesetzt, wenn sensibilisiertes Lungengewebe mit einem entsprechenden Antigen gereizt wird. Verschiedene Prostaglandine und Leukotriene sind hervorstechende Bestandteile dieser Mischung. Obschon sowohl bronchodilatatorische (PGE_2) als auch bronchokonstriktorische (z. B. $PGF_{2\alpha}$, TXA_2, LTC_4) Substanzen freigesetzt werden, dominieren wahrscheinlich die Antworten auf die Peptidleukotriene während der allergischen Antwort der Luftwege (siehe Piper, 1984). Diese Schlußfolgerung wird unterstützt durch die Unwirksamkeit von Cyclooxygenasehemmstoffen und Antihistaminika bei der Behandlung des menschlichen Asthmas und die schützende Wirkung durch Leukotrienantagonisten bei der antigeninduzierten Bronchokonstriktion. Zusätzlich trägt der relativ langsame Metabolismus der Leukotriene im Lungengewebe zur lang dauernden Bronchokonstriktion bei, die der Exposition mit Antigen folgt, und könnte ein Faktor für den hohen Tonus der Bronchialmuskulatur sein, der bei Asthmatikern in Perioden zwischen den akuten Anfällen gefunden wird (siehe Kapitel 28).

Niere Prostaglandine modulieren den renalen Blutfluß und dienen der Regulation der Urinbildung durch renovaskuläre und tubuläre Wirkungen. Eine zusätzliche Bedeutung bei der Regulation der Reninsekretion ist wahrscheinlich. Die Bildung von PGE_2 und PGI_2 wird durch Faktoren gesteigert, die die renale Durchblutung drosseln (z. B. Stimulation sympathischer Nerven und Angiotensin). Unter diesen Bedingungen steigern Cyclooxygenasehemmstoffe die Renovasokonstriktion, die durch solche Stimuli erzeugt wird (Aiken und Vane, 1973). Ergänzend dazu könnten die Wirkungen von ADH auf die Rückresorption von Wasser durch die begleitende Bildung und Einwirkung von PGE_2 unterdrückt werden.

Eine gesteigerte Biosynthese der Prostaglandine ist mit dem Bartter-Syndrom assoziiert. Diese seltene Krankheit wird charakterisiert durch einen erniedrigten bis normalen Blutdruck, verminderte Ansprechbarkeit auf Angiotensin, Hyperreninämie, Hyperaldosteronismus und exzessive K^+-Verluste. Unter Langzeitbehandlung mit Cyclooxygenasehemmstoffen normalisieren sich die Sensitivität gegen Angiotensin, der Plasma-Reninspiegel und die Konzentration von Aldosteron im Plasma. Obwohl der Plasma-K^+-Spiegel steigt, bleibt er niedrig, und der renale Verlust von K^+ bleibt erhalten. Ob eine erhöhte Prostaglandinbiosynthese die Ursache des Bartter-Syndroms ist oder einen grundlegenderen physiologischen Defekt widerspiegelt, ist noch nicht bekannt (siehe Ferris, 1978).

Entzündungs- und Immunreaktionen Prostaglandine und Leukotriene werden von einem Heer mechanischer, thermischer, chemischer, bakterieller und anderer Reize freigesetzt und tragen bedeutend zur Entstehung der Zeichen und Symptome der Entzündung bei (siehe Moncada et al., 1978; Samuelsson, 1983; Davies et al., 1984). Die Peptidoleukotriene haben starke Wirkungen auf die Gefäßpermeabilität, während LTB_4 chemotaktisch auf polymorphkernige Leukozyten wirkt und die Exsudation von Plasma durch Mobilisation dieser Quelle zusätzlicher Entzündungsmediatoren fördert. Obwohl Prostaglandine keinen direkten Effekt auf die Gefäßpermeabilität zu haben scheinen, verstärken PGE_2 und PGI_2 deutlich die Ödembildung und die Leukozyteninfiltration durch Verstärkung der Durchblutung der entzündeten Region. Darüber hinaus potenzieren sie die schmerzerzeugende Wirkung von Bradykinin und anderen Autakoiden. Allerdings hemmen Prostaglandine der E-Reihe die Beteiligung von Lymphozyten an verzögerten Überempfindlichkeits-Reaktionen. Dazu inhibieren sie die Freisetzung von Hydrolasen und lysosomalen Enzymen aus menschlichen Neutrophilen genauso wie aus Peritoneal-Makrophagen der Maus. Der Gebrauch von Cyclooxygenasehemmstoffen als antiinflammatorische Substanzen wird besonders in Kapitel 27 behandelt.

Einige experimentell erzeugte Tumore bei Tieren und bestimmte spontan auftretende Tumore des Menschen (medulläres Schilddrüsenkarzinom, Nierenzelladenokarzinom, Mammakarzinom) sind von erhöhten Konzentrationen an lokalen oder zirkulierenden Prostaglandinen, Knochenmetastasen und Hyperkalzämie begleitet. Da Prostaglandine eine deutliche osteolytische Wirkung besitzen, wurde angenommen, daß sie an einigen Arten der Hyperkalzämie beteiligt sind. Verschiedene Studien haben daher eine Verbindung der Plättchenaggregation und der Wirkungen der Prostaglandine und 12-HETE mit der hämatogenen Metastasierung von Tumoren angenommen. Vorbehandlung von Tieren mit Hemmern der Thromboxansynthase reduziert die Formation von Tumorkolonien, aber die Anwendung solcher Substanzen nach der Injektion von Tumorzellen blieb ohne Wirkung. Die Infusion von PGI_2 sowohl vor als auch nach der Injektion von Tumorzellen hemmte merklich die Bildung von Tumorkolonien. Diese Wirkungen werden eher einer Hemmung der Plättchenaggregation als einer Vasodilatation zugeschrieben (siehe Honn et al., 1983).

Therapeutischer Einsatz

Therapeutischer Abort Wie schon beschrieben, hat es ein ausgiebiges Interesse an den Wirkungen der Prostaglandine auf die weiblichen Fortpflanzungsorgane gegeben. Ihre Wirkung als *abortinduzierende Substanzen* in der frühen Schwangerschaft konnte klar belegt werden. Die Hoffnung allerdings, daß sie einen einfachen, bequemen Weg zur „Postimplantions-Kontrazeption" bieten könnten, indem sie beispielsweise als Vaginalsuppositorium gegeben würden, hat sich nicht erfüllt. Darüber hinaus ist die abortinduzierende Wirkung der Prostaglandine nicht konstant, häufig nicht vollständig und außerdem von Nebenwirkungen begleitet. Ihre Wirksamkeit wird auf 99% gesteigert, wenn sie in Kombination mit Mifepriston (RU 486; Peyron et al., 1993) gegeben werden, und auf 96% bei Gabe mit Methotrexat (Hausknecht, 1995). Diese Kombinationen erscheinen sicher und therapeutisch gut verträglich. Prostaglandine sind von Wert bei verhaltenem Abort und Molenschwangerschaft, und sie sind ausgiebig für die Einleitung eines Aborts im mittleren Schwangerschaftstrimester genutzt worden. PGE_2 und $PGF_{2\alpha}$ können Wehen am Ende der Schwangerschaft induzieren, haben aber einen größeren Wert bei der Erleichterung der Wehen durch Förderung der Reifung und Erweiterung der Zervix. Diese Wirkungen werden ausführlich in Kapitel 39 diskutiert.

Zytoprotektion des Magens Die Fähigkeit einiger Prostaglandinanaloga zur Unterdrückung von Magenulzerationen, die auf eine Zytoprotektion zurückgeführt wird, ist therapeutisch bedeutungslos. Analoga von PGE_1 (*Rioprostil* und *Misoprostol*) sowie von PGE_2 (*Enprostil, Arbaprostil* und *Trimoprostil*) wurden klinisch getestet. Misoprostol ist für die allgemeine Anwendung verfügbar. Seine Strukturformel lautet folgendermaßen:

MISOPROSTOL

In Dosen, die die Sekretion der Magensäure supprimieren, heilt Misoprostol Magenulzerationen genauso effektiv wie H_2-Antagonisten (Kapitel 37). Allerdings konnte eine Linderung des ulzerogenen Schmerzes und die Heilung von Duodenalulzera nicht durchgängig bei Misoprostol beobachtet werden. In einem Bereich, der als Ersatztherapie bezeichnet werden kann, wird die Substanz gegenwärtig hauptsächlich für die Prävention von Ulzera verwendet, die unter der Therapie mit nichtsteroidalen Antiphlogistika entstehen. Es kann auch bei der Prävention der Abstoßung von Nierentransplantaten und beim Nierenversagen durch nicht-steroidale Antiphlogistika nützlich sein (Moran et al., 1990). Obwohl häufig beobachtet, verläuft eine Diarrhoe leicht und zwingt nicht zum Abbruch der Therapie. *Misoprostol* wird schnell aufgenommen und erreicht seine höchsten Plasmakonzentrationen nach 30 Minuten. Es wird zur aktiven Misoprostolsäure mit einer Halbwertzeit von 30 - 60 Minuten umgewandelt (siehe Monk und Clissold, 1987; Walt, 1992). Misoprostol ist für die orale Anwendung zur Prävention von Magenulzera bei Patienten verfügbar, die ein erhöhtes Risiko für die Entwicklung solcher Ulzera unter einer Langzeittherapie mit nicht-steroidalen Antiphlogistika besitzen. Als empfohlene Dosis werden viermal täglich 200 μg angegeben. Während der Schwangerschaft sollte das Medikament wegen seiner uterotonen Wirkung nicht verwendet werden. Diese therapeutische Anwendung wird in Kapitel 37 detaillierter diskutiert.

Ischämie Obwohl der Einsatz von Substanzen, die die Plättchenaggregation hemmen, bei der Behandlung des akuten Myokardinfarkts umstritten ist, gibt es Beweise dafür, daß PGI_2 und seine Analoga (*Carbacyclin* und *Iloprost*) den ischämischen Schaden in experimentellen Modellen reduzieren. Allerdings konnten keine günstigen Wirkungen beim Menschen gezeigt werden. PGI_2 und Iloprost senken den arteriellen Blutdruck, hemmen die Plättchenaggregation und reduzieren den pulmonalen Widerstand bei Gesunden und bei Patienten mit Angina pectoris. Ungünstigerweise werden bei einigen Patienten mit schwerer koronarer Herzkrankheit der für Angina pectoris typische Brustschmerz und Zeichen myokardialer Ischämie beobachtet. Diese ischämischen Perioden werden offenbar durch eine Dilatation kleiner koronarer Gefäße ausgelöst, die den Blutfluß von der ischämischen Zone *weglenken*. Diese Wirkung übertrifft scheinbar den Nutzen durch die Hemmung der Plättchenaggregation und begrenzt den Nutzen dieser Prostanoide bei Patienten mit ischämischer Herzkrankheit.

Lagerung und Transfusion von Blutplättchen PGE_1 und PGI_2 sind von Wert für die Gewinnung und Lagerung von Blutplättchen für die therapeutische Transfusion. Die klinische Erfahrung mit kardiopulmonalem Bypass, Aktivkohle-Hämoperfusion und renaler Dialyse zeigt, daß PGI_2 auch bei der Plättchenaggregation in extrakorporalen Zirkulationssystemen hilfreich ist. Außerdem kann PGI_2 anstelle von Heparin während der Dialyse von Patienten mit renalen Erkrankungen eingesetzt werden, und es kann Vorteile für Patienten haben, bei denen die Anwendung von Heparin kontraindiziert ist.

Impotenz PGE_1 kann für die Behandlung der Impotenz eingesetzt werden. Eine intrakavernöse Injektion erzeugt eine vollständige oder teilweise Erektion bei impotenten Patienten, bei denen keine Erkrankungen des Gefäßsystems oder eine Schädigung des Corpus cavernosus vorliegen. Die Erektion hält für ein bis drei Stunden an und ist für den Geschlechtsverkehr ausreichend. PGE_1 ist genauso wirksam wie Papaverin, verursacht aber keine prolongierte Erektion oder Priapismus.

Steigerung der pulmonalen Durchblutung Die pulmonalen Blutgefäße, besonders der Ductus arteriosus bei Neugeborenen, sind sensibel gegen die vasodilatatorische Wirkung von PGE_1 und PGI_2. Diese Prostaglandine werden zur Steigerung der pulmonalen Durchblutung und zur Oxygenierung des Blutes bei Neugeborenen mit kongenitalen Herzfehlern eingesetzt, die die pulmonale oder die systemische Durchblutung einschränken. Unter diesen Voraussetzungen verbessert die Dilatation des Ductus arteriosus die Durchblutung und die Oxygenierung der Gewebe. Gegenwärtig ist in den USA nur PGE_1 (*Alprostadil*) für diesen Zweck verfügbar; PGI_2 (*Epoprostenol*) ist in Europa erhältlich. Alprostadil wird gewöhnlich intravenös mit einer initialen Dosis von 0,05 bis 0,1 μg/kg pro min infundiert; dann wird auf die niedrigste, die Wirkung erhaltende Dosis reduziert. Bei 10% der so behandelten Neugeborenen wird eine Apnoe beobachtet, besonders bei denen, die weniger als 2 kg bei Geburt gewogen haben. Diese Behandlung wird palliativ durchgeführt, bis eine korrektive Operation durchgeführt werden kann.

> Epoprostenol ist in Deutschland nicht im Handel (Anm. d. Hrsg.).

PLÄTTCHEN AKTIVIERENDER FAKTOR

Geschichte 1971 zeigte Henson, daß Leukozyten einen löslichen Faktor freisetzen, der eine Plättchenaggregation auslöst. Benveniste und seine Mitarbeiter bestätigten diese Beobachtungen und nannten die Substanz *Plättchen aktivierenden Faktor* (PAF). Ihre Untersuchungen wiesen darauf hin, daß es sich bei dieser Verbindung um ein polares Lipid handelt. In dieser Zeit beschrieb Muirhead ein antihypertensives polares renales Lipid (APRL), das von den interstitiellen Zellen der renalen Medulla gebildet wurde. Bis 1979 wurden ausreichende Beweise zusammengetragen, um zu folgern, daß PAF und APRL identisch waren. Hanahan und Mitarbeiter synthetisierten dann Acetyglyceryletherphosphorylcholin (AGEPC) und stellten fest, daß dieses Phospholipid die gleichen chemischen und biologischen Eigenschaften wie PAF besaß (Demopoulos et al., 1979). Nachfolgend wurden die Strukturen von PAF und APRL unabhängig voneinander bestimmt und als identisch mit AGEPC befunden (Hanahan et al., 1980; Polosky et al., 1980). Unter den Bezeichnungen für diese Verbindung erreichte Plättchen aktivierender Faktor die größte Akzeptanz, obwohl dieses Lipid viele biologische Wirkungen in Ergänzung zu denen auf Plättchen besitzt (Snyder, 1989; Koltai et al., 1991).

Chemie und Biosynthese PAF ist 1-O-Alkyl-2-acetyl-*sn*-glycero-3-phosphocholin. Seine Struktur lautet wie folgt:

$$\begin{array}{c} \overset{1}{CH_2}-O-(CH_2)_n-CH_3 \\ CH_3-\underset{\underset{O}{\|}}{C}-O-\overset{2}{C}-H \\ \overset{3}{CH_2}-O-\underset{\underset{O^-}{|}}{\overset{\overset{O}{\|}}{P}}-O-CH_2-CH_2-\overset{+}{N}(CH_3)_3 \end{array}$$

PLÄTTCHEN AKTIVIERENDER FAKTOR (n = 11-17)

Im Vergleich zu den beiden langkettigen Acylgruppen in Phosphatidylcholin enthält PAF eine langkettige Alkylgruppe, die mit dem Glycerolgrundgerüst über eine Etherbindung in Position 1 verbunden ist, und eine Acetylgruppe in Position 2. Tatsächlich repräsentiert PAF eine Familie von Phospholipiden, weil die Alkylgruppe an Position 1 in der Länge zwischen zwölf und achtzehn C-Atomen variiert. In menschlichen Neutrophilen besteht PAF vorwiegend aus einer Mischung von C_{16}- und C_{18}-Ethern, doch kann sich seine Zusammensetzung bei Stimulation der Zellen ändern.

Wie Eicosanoide wird auch PAF nicht in den Zellen gespeichert, sondern bei Stimulation synthetisiert. Die Vorläufersubstanz von PAF ist 1-O-Alkyl-2-acyl-glycerophosphocholin, ein Lipid, das in hohen Konzentrationen in den Membranen vieler Zellarten gefunden wird. Die 2-Acylsubstituenten schließen einen Überfluß an Arachidonsäure ein. PAF wird aus diesem Substrat in zwei Schritten synthetisiert (siehe Abbildung 26.3). Der erste schließt die Aktivierung von Phospholipase A2 ein und führt zur Bildung von 1-O-Alkyl-2-lysoglycerophosphocholin (lyso-PAF) und einer freien Fettsäure (gewöhnlich Arachidonsäure) (Chilton et al., 1984). In einigen Zellen (z. B. Neutrophilen) stellt diese Reaktion die Hauptquelle für Arachidonsäure dar, die zu Prostaglandinen und Leukotrienen metabolisiert wird. In einem zweiten Schritt wird lyso-PAF mit Acetyl-Coenzym A in einer Reaktion durch lyso-PAF-Acetyltransferase katalysiert. Dieses ist der geschwindigkeitsbestimmende Schritt. Die Synthese von PAF kann durch Antigen-Antikörper-Reaktionen oder durch eine Reihe von Substanzen einschließlich chemotaktischer Peptide, Thrombin, Kollagen oder anderer Autakoide stimuliert werden. PAF kann seine Bildung auch selbst anregen. Sowohl Phospholipase als auch Acetyltransferase sind Ca^{2+}-abhängige Enzyme, so daß die PAF-Synthese durch die Verfügbarkeit von Ca^{2+} reguliert wird.

Die Inaktivierung von PAF geschieht ebenfalls in zwei Schritten (siehe Abbildung 26.3; Chilton et al., 1983). Initial werden die Acetylgruppen von PAF durch PAF-Acetylhydrolase entfernt, um lyso-PAF zu bilden. Dieses Enzym kommt sowohl im Plasma als auch in den Zellen vor. Lyso-PAF wird dann durch eine Acyltransferase in 1-O-Alkyl-2-acyl-glycerophosphocholin umgewandelt. Letzterer Schritt wird durch Ca^{2+} gehemmt.

PAF wird von Plättchen, Neutrophilen, Monozyten, Mastzellen, Eosinophilen, renalen Mesangiumzellen, Zellen des Nierenmarks und vaskulären Endothelzellen synthetisiert. In den meisten Fällen führt die Stimulation der PAF-Synthese zu einer Freisetzung von PAF und lyso-PAF aus der Zelle. In einigen Zellen (z. B. Endothelzellen) wird PAF jedoch nicht freigesetzt und scheint seine Wirkungen intrazellulär zu entfalten (McIntyre et al., 1986).

Pharmakologische Eigenschaften *Kardiovaskuläres System* PAF ist ein potenter Vasodilatator und senkt den periphe-

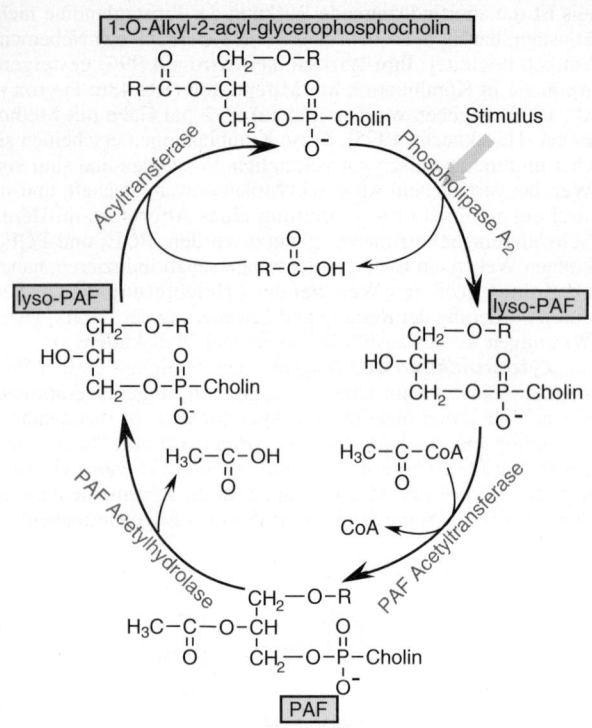

Abbildung 26.3 Synthese und Abbau von Plättchen aktivierendem Faktor (PAF). RCOOH ist eine Mischung aus Fettsäuren, die aber mit Arachidonsäure angereichert ist. Sie kann zu Eicosanoiden metabolisiert werden. CoA bedeutet Coenzym A.

ren Gefäßwiderstand sowie den systemischen Blutdruck nach intravenöser Injektion. Die PAF-induzierte Vasodilatation findet unabhängig von den Wirkungen auf die sympathische Innervation oder den Arachidonsäuremetabolismus statt (Sybertz et al., 1985). Die Wirkungen von PAF auf die koronare Zirkulation sind jedoch eine Mischung von direkten und indirekten Aktionen. Die intrakoronare Applikation kleiner Mengen an PAF steigert die koronare Durchblutung durch einen Mechanismus, der die Freisetzung eines aus den Plättchen stammenden Vasodilatators einschließt (Jackson et al., 1986). Durch höhere Dosen wird die Koronardurchblutung durch die Bildung intrakoronarer Plättchenaggregate gesenkt und/oder die Bildung von TXA_2 gesenkt (Sybertz et al., 1985). Auch die pulmonalen Gefäße werden durch PAF verengt, wobei ein ähnlicher Mechanismus angenommen wird. Die intradermale Injektion von PAF verursacht eine initiale Vasokonstriktion gefolgt von Quaddelbildung und Rötung.

PAF steigert die Gefäßpermeabilität und fördert die Verschiebung von Flüssigkeit aus dem Gefäßsystem (McManus et al., 1981). Genau wie bei Substanzen wie Histamin und Bradykinin ist der Anstieg der Permeabilität durch Kontraktion von Endothelzellen der Venulen bedingt, PAF wirkt aber 1000fach stärker als Histamin oder Bradykinin.

Plättchen PAF ist ein starker Stimulator der *in vitro* Plättchenaggregation, die durch eine Freisetzung von TXA_2 und den granulären Inhaltsstoffen der Plättchen begleitet wird. Allerdings benötigt PAF nicht die Anwesenheit von TXA_2 oder anderen aggregierenden Substanzen, um diese Wirkung hervorzurufen. Die intravenöse Injektion von PAF verursacht die Bildung intravaskulärer Aggregate und eine Thrombozytopenie (McManus et al., 1981).

Leukozyten PAF stimuliert polymorphkernige Leukozyten zur Aggregation, zur Freisetzung von Leukotrienen und lysosomalen Enzymen sowie zur Bildung von Superoxid. Da LTB_4 stärker wirksam ist, wird angenommen, daß es Wirkungen von PAF vermittelt (Lin et al., 1982). In ähnlicher Weise fördert PAF die Aggregation von Monozyten und die Degranulation von Eosinophilen.

PAF ist ein chemotaktischer Faktor für Eosinophile, Neutrophile und Monozyten. Er fördert auch die Adhärenz von Neutrophilen an Endothelzellen und ihre Diapedese. Bei systemischer Anwendung verursacht PAF eine Leukozytopenie, wobei die Neutrophilen den stärksten Abfall zeigen (McManus et al., 1981). Eine intradermale Injektion führt zu einer Akkumulation von Neutrophilen und mononukleären Zellen an der Injektionsstelle, und die Inhalation von PAF steigert die Infiltration der Luftwege mit Eosinophilen.

Glatte Muskulatur PAF führt generell zu einer Kontraktion der gastrointestinalen, uterinen und pulmonalen glatten Muskulatur, offenbar durch direkte und indirekte Mechanismen. PAF verstärkt die Amplitude spontaner Uteruskontraktionen. Ruhende Muskulatur kontrahiert sich schnell und in einem phasischen Modus. Diese Kontraktionen werden durch Hemmstoffe der Prostaglandinsynthese inhibiert. PAF beeinflußt nicht die tracheale glatte Muskulatur, führt aber zur Kontraktion der glatten Muskulatur der peripheren Luftwege (Stimler und O'Flaherty, 1983). Obwohl umstritten, deuten doch die meisten Zeichen an, daß andere Autakoide (z. B. LTC_4 oder TXA_2) diese Wirkung von PAF vermitteln. Als Aerosol gegeben steigert PAF den Widerstand der Luftwege und die Ansprechbarkeit auf andere Bronchokonstriktoren (Cuss et al., 1986). Diese bronchiale Hyperreagibilität tritt beim Menschen mit einer Verzögerung von bis zu drei Tagen ein und kann über ein bis vier Wochen anhalten. PAF steigert auch die Schleimsekretion und die Permeabilität der kleinen pulmonalen Gefäße, was zu einer Akkumulation von Flüssigkeit in Mukosa und Submukosa von Trachea und Bronchien führt.

Magen Zusätzlich zur Kontraktion des Magenfundus ist PAF die am stärksten ulzerogen wirkende Substanz, die bislang bekannt ist. Bei intravenöser Gabe verursacht er hämorrhagische Erosionen der Magenmukosa, die bis in die Submukosa reichen können.

Niere Bei intrarenaler Infusion an Tieren vermindert PAF die renale Durchblutung, die glomeruläre Filtrationsrate, das Urinvolumen und die Na^+-Exkretion (Schlöndorff und Neuwirth, 1986). Diese Wirkungen sind nicht auf die Bildung von Plättchenaggregaten, sondern auf direkte Wirkung auf die renale Zirkulation zurückzuführen. PAF stimuliert auch die Freisetzung von vasodilatatorischen Prostaglandinen, die der renalen Vasokonstriktion entgegenwirken.

Mechanismus der PAF-Wirkung Unter den meisten Umständen scheint PAF seine Wirkungen über G-Protein gekoppelte Rezeptoren an der Zelloberfläche zu entfalten. Bindungsstellen mit hoher Affinität wurden auf den Zellmembranen einer Reihe von Zellen gefunden (Hwang, 1988; Chao und Olson, 1993). Lyso-PAF ist inaktiv, und die biologische Aktivität wird durch verhältnismäßig kleine Strukturveränderungen deutlich vermindert. In vielen Fällen verursacht die Stimulation der Rezeptoren eine Aktivierung der Phospholipasen C, D und A2 mit nachfolgender Bildung von Inositolphosphaten, Diacylglycerol und Arachidonsäure (Schwertschlag und Whorton, 1988). Das zytosolische Ca^{2+} steigt durch PAF aufgrund des Ca^{2+}-Einstroms durch membranassoziierte Ca^{2+}-Kanäle und die sekundäre Mobilisation von intrazellulärem Ca^{2+} durch Bildung von Inositol-1,4,5-triphosphat. Die durch PAF freigesetzte Arachidonsäure wird in Prostaglandine, TXA_2 oder Leukotriene umgewandelt, die als extrazelluläre Mediatoren der PAF-Wirkungen fungieren können. Zusätzlich gibt die Bindung von PAF an seinen Rezeptor auf Plättchen Bindungsstellen für Fibrinogen an der Zelloberfläche frei, das die Plättchenaggregation direkt fördert.

PAF kann auch Wirkungen ausüben, ohne die Zellen zu verlassen. Das deutlichste Beispiel dafür bieten die Endothelzellen. Die PAF-Synthese wird von einer Reihe von Faktoren stimuliert, aber es wird nicht extrazellulär freigesetzt (McIntyre et al., 1986). Die Akkumulation von PAF im Intrazellularraum ist mit der Adhäsion von Neutrophilen an der Oberfläche von Endothelzellen assoziiert, weil PAF offenbar die Expression oder die Exposition von Oberflächenproteinen fördert, die Neutrophile erkennen und binden.

Rezeptor-Antagonisten Es wurden viele Verbindungen beschrieben, die selektiv die Wirkungen von PAF *in vivo* und *in vitro* hemmen (Koltai et al., 1991). Diese Pharmaka inhibieren die Bindung von PAF an seinen Rezeptor und blockieren seine Wirkungen selektiv. Unter diesen Antagonisten befinden sich PAF-Analoga mit Modifikationen an der C_3-Position des Glyceringrundgerüsts, eine Anzahl natürlicher, pflanzlicher Substanzen und interessanterweise Triazolobenzodiazepine wie Apafant, Alprazolam und Triazolam. Unter den natürlichen Stoffen sind eine Reihe von Terpenen aus dem chinesischen Baum Ginkgo biloba wirksam und selektiv. Die aktivste Substanz ist Ginkgolid B. Die Entwicklung von PAF-Antagonisten befindet sich noch in einer frühen Phase. Die klinische Einsetzbarkeit dieser Substanzen wird getestet. Die Beteiligung von PAF bei Entzündung, Asthma und Fortpflanzung deutet an, daß sich für solche Antagonisten therapeutische Anwendungen ergeben können.

Physiologische und pathologische Funktionen von PAF
Anders als die Eicosanoide wird PAF von ausgewählten Zellen synthetisiert. Man nimmt an, daß dadurch seine Beteiligung an verschiedenen physiologischen und pathologischen Prozessen begrenzt wird.

Plättchen Da PAF von Plättchen synthetisiert wird und ihre Aggregation fördert, nahm man an, daß er der Mediator der gegenüber Cyclooxygenase-Inhibitor resistenten thrombininduzierten Aggregation sei (der sogenannte alternative Weg). Jedoch waren PAF-Antagonisten nicht in der Lage, die thrombininduzierte Aggregation zu blockieren, obwohl sie in einigen experimentellen Modellen die Blutungszeit verlängerten und einer Thrombusbildung vorbeugten. Daher wirkt PAF nicht als ein unabhängiger Mediator der Aggregation, sondern trägt zur Thrombusbildung in einer zu TXA_2 und ADP analogen Weise bei.

Fortpflanzung und Geburt PAF könnte an der Ovulation, Implantation und Geburt beteiligt sein. Die Follikelruptur wird in experimentellen Tiermodellen durch den PAF-Antagonisten Ginkgolid B inhibiert (Abisogun et al., 1989). Die Applikation von PAF stellt die Ovulation wieder her. Nach Ovulation und Fertilisation beginnt der Embryo PAF zu produzieren, der die Plättchenaggregation und die Freisetzung von Plättchenfaktoren fördert, die die Aktivierung und die Implantation der Blastozysten zu stimulieren scheinen (O'Neill, 1991).

Man hat beobachtet, daß nicht alle menschlichen Embryos, die durch *in vitro* Fertilisation gezeugt wurden, PAF produzieren, und daß die Bildung von PAF mit der erfolgreichen Implantation und Schwangerschaft korreliert. Die Befähigung zur PAF-Bildung ist ein Maß für die Selektion menschlicher Embryonen mit dem größten Potential für eine erfolgreiche Implantation. Die Ergänzung des Wachstumsmediums für Embryonen mit PAF führt zu einem 50%igen Anstieg der Schwangerschaftshäufigkeit nach dem Embryotransfer. Diese Ergebnisse zeigen auch die potentielle Nützlichkeit von PAF bei der *in vitro* Fertilisation und von PAF-Antagonisten bei der Kontrazeption.

In der Amnionflüssigkeit wird PAF nur nach Beginn der Wehen gefunden. Man nimmt an, daß PAF zur Geburt durch mehrere Mechanismen beiträgt. Es kann direkt eine Kontraktion des Myometriums auslösen oder es kann die Ausschüttung von

PGE$_2$ (und zusätzlichem PAF) aus Amnionzellen bewirken und so die Uterus-Kontraktionen indirekt fördern. Auf jeden Fall wird die Bedeutung von PAF durch die Verzögerung der Geburt durch PAF-Antagonisten im tierexperimentellen Modell angezeigt. Interessanterweise scheint die Quelle von PAF in der Amnionflüssigkeit die fetale Lunge zu sein, was eine mögliche Verbindung zwischen der fetalen Entwicklung und der Einleitung des Geburtsvorgangs andeutet (siehe Johnston et al., 1987).

Inflammatorische und allergische Antworten PAF wird von Leukozyten und Mastzellen gebildet und entwickelt proinflammatorische Wirkungen. Zum Beispiel potenziert die intradermale Injektion von PAF viele der Zeichen und Symptome von Entzündungen, wie erhöhte Gefäßpermeabilität, Hyperalgesie, Ödem und Neutrophilen-Infiltration. PAF erzeugt auch Wirkungen, die auf seine Bedeutung beim Asthma hinweist. Bei Inhalation wirkt er als potenter Bronchokonstriktor, fördert die Akkumulation von Eosinophilen in der Lunge, verursacht ein tracheales und bronchiales Ödem und stimuliert die Schleimsekretion. Außerdem bewirkt PAF eine langanhaltende bronchiale Hyperreagibilität. Die Plasmakonzentrationen sind im experimentellen anaphylaktischen Schock erhöht, und die Gabe von PAF reproduziert viele seiner Zeichen und Symptome, was eine Rolle dieser Autakoide in dieser Situation andeutet. Trotz der weitreichenden Implikationen dieser Beobachtungen sind die Wirkungen der PAF-Antagonisten eher begrenzt. Obwohl sie die Bronchokonstriktion beim anaphylaktischen Schock umkehren und das Überleben verbessern, war der Einfluß der PAF-Antagonisten bei Tiermodellen zu Asthma und Entzündung enttäuschend. Ähnlich hemmen PAF-Antagonisten bei Asthmapatienten teilweise die antigeninduzierte Bronchokonstriktion, nicht aber die auf Methacholine, körperliche Belastung oder Inhalation kalter Luft. Diese Ergebnisse reflektieren die Komplexität dieser pathologischen Zustände. Trotzdem rechtfertigt die mögliche Rolle von PAF die weitere Überprüfung von PAF-Antagonisten bei Patienten.

AUSBLICK

Die molekulare Charakterisierung von EP-Rezeptor-Subtypen bietet die Möglichkeit, subtypenselektive Agonisten und Antagonisten zu entwickeln. Diese Möglichkeit parallel zu Forschungsanstrengungen zur Aufklärung der Rolle der EP-Rezeptorsubtypen und ihrer multiplen Spleissvarianten in zahlreichen physiologischen und pathologischen Zuständen, kann ein weites Feld von Substanzen von therapeutischem Wert zur Anwendung bei verschiedenen Immunerkrankungen, nach Nieren- und anderen Organtransplantationen oder für eine verbesserte Zytoprotektion gegen Magenulzera ergeben. In dem Maß, in dem Spleissvarianten von Thromboxanrezeptoren über eine gewebespezifische Expression, unterschiedliche Ligandenbindungseigenschaften oder über andere funktionelle Unterschiede von physiologischer Bedeutung verfügen, können Substanzen, die auf die Unterscheidung zwischen diesen Spleissvarianten gerichtet sind, auch therapeutische Strategien eröffnen, die bei kardiovaskulären Erkrankungen gegenwärtig nicht verfügbar sind. Die Entdeckung, daß zwei Isoformen der Cyclooxygenase existieren, hat Bemühungen auf die Entwicklung selektiver Inhibitoren der induzierbaren Cyclooxygenase-2 (COX-2) gelenkt. Diese Substanzen könnten für die Behandlung von Immunkrankheiten oder bestimmten Neoplasien wie das Kolonkarzinom mit geringeren ulzerogenen Nebenwirkungen sinnvoll sein, die charakteristisch für die verfügbaren antiinflammatorischen Pharmaka sind (weitere Angaben in Kapitel 27).

Das gegenwärtige Fehlen von subtypenspezifischen Antagonisten von Prostaglandin- und Leukotrienrezeptoren hat die präzise Identifikation der Metaboliten begrenzt, die in diesen Wegen die kausale Rolle bei gegebenen physiologischen und pathologischen Bedingungen spielen. Jedoch bieten aufkommende genetische Strategien wie das *gene targeting* (oder *knockout*) durch homologe Rekombination eine Möglichkeit für die Entwicklung von Tiermodellen, die kritische Funktionen für einzelne Arachidonsäuremetaboliten enthüllen können. Zum Beispiel werden durch die Beobachtung, daß die Elimination der Expression des murinen 5-Lipoxygenasegens vor letalen Reaktionen auf den PAF-induzierten Schock, nicht aber vor dem Tod bei Reaktion auf durch Lipopolysaccharid (LPS) induzierten Schock schützt (Chen et al., 1994), die Fähigkeiten dieser Technologie für die Identifikation molekularer Angriffspunkte bei der Entwicklung von Pharmaka betont.

Zur weiteren Diskussion der Eicosanoide bei menschlichen Erkrankungen siehe *Harrison's Principles of Internal Medicine*, 14th ed., Mcgraw-Hill, New York, 1998, deren deutsche Ausgabe 1999 erscheint.

LITERATUR

Abisogun, A.O., Braquet, P., and Tsafriri, A. The involvement of platelet activating factor in ovulation. *Science*, **1989**, *243*:381—383.

Aiken, J.W., and Vane, J.R. Intrarenal prostaglandin release attenuates the renal vasoconstrictor activity of angiotensin. *J. Pharmacol. Exp. Ther.*, **1973**, *184*:678—687.

Berkowitz, B.A., Zabko-Potapovich, B., Valocik, R., and Gleason, J.G. Effects of the leukotrienes on the vasculature and blood pressure of different species. *J. Pharmacol. Exp. Ther.*, **1984**, 229:105—112.

Bhagwat, S.S., Hamann, P.R., Still, W.C., Bunting, S., and Fitzpatrick, F.A. Synthesis and structure of the platelet aggregation factor thromboxane A$_2$. *Nature*, **1985**, *315*:511—513.

Borgeat, P., and Samuelsson, B. Arachidonic acid metabolism in polymorphonuclear leukocytes: unstable intermediate in formation of dihydroxy acids. *Proc. Natl. Acad. Sci. U.S.A.*, **1979**, 76:3213— 3217.

Chen, X.-S., Sheller, J.R., Johnson, E.N., and Funk, C.D. Role of leukotrienes revealed by targeted disruption of the 5-lipoxygenase gene. *Nature*, **1994**, *372*:179—182.

Chilton, F.H., Ellis, J.M., Olson, S.C., and Wykle, R.L. 1-0-alkyl-2arachidonoyl-*sn*-glycero-3-phosphocholine. *J. Biol. Chem.*, **1984**, *259*: 12014—12019.

Chilton, F.H., O'Flaherty, J.T., Ellis, J.M., Swendsen, C.L., and Wykle, R.L. Metabolic fate of platelet-activating factor in neutrophils. *J. Biol. Chem.*, **1983**, *258*:6357—6361.

Coleman, R.A., Grix, S.P., Head, S.A., Louttit, J.B., Mallett, A., and Sheldrick, R.L.G. A novel inhibitory prostanoid receptor in piglet saphenous vein. *Prostaglandins*, **1994**, *47*:151—166.

Coleman, R.A., Kennedy, I., and Sheldrick, R.L.G. New evidence with selective agonists and antagonists for the subclassification of PGE$_2$-sensitive (EP) receptors. *Adv. Prostaglandin Thromboxane Leukot. Res.*, **1987**, *17*:467—470.

Cuss, F.M., Dixon, C.M.S., and Barnes, P.J. Effects of inhaled platelet activating factor on pulmonary function and bronchial responsiveness in man. *Lancet*, **1986**, *2*:189—192.

Demopoulos, C.A., Pinckard, R.N., and Hanahan, D.J. Evidence for 1-O-alkyl-2-acetyl-*sn*-glyceryl-3-phosphorylcholine as the active component (a new class of lipid chemical mediators). *J. Biol. Chem.*, **1979**, *254*:9355—9358.

Denzlinger, C., Guhlmann, A., Scheuber, P.H., Wilker, D., Hammer, D.K., and Keppler, D. Metabolism and analysis of cysteinyl leukotrienes in the monkey. *J. Biol. Chem.*, **1986**, *261*:15601—15606.

Devane, W.A., Hanus, L., Breuer, A., Pertwee, R.G., Stevenson, L.A., Griffin, G., Gibson, D., Mandelbaum, A., Etinger, A., and Mechoulam, R. Isolation and structure of a brain constituent that binds to the cannabinoid receptor. *Science*, **1992**, *258*:1946—1949.

Feldberg, W., and Kellaway, C.H. Liberation of histamine and formation of lysocithin-like substances by cobra venom. *J. Physiol.*, **1938**, *94*:187—226.

Hamberg, M., Svensson, J., and Samuelsson, B. Thromboxanes: a new group of biologically active compounds derived from prostaglandin endoperoxides. *Proc. Natl. Acad. Sci. U.S.A.*, **1975**, *72*:2994—2998.

Hamberg, M., Svensson, J., Wakabayashi, T., and Samuelsson, B. Isolation and structure of two prostaglandin endoperoxides that cause platelet aggregation. *Proc. Natl. Acad. Sci. U.S.A.*, **1974**, *71*:345—349.

Hanahan, D.J., Demopoulos, C.A., Liehr, J., and Pinckard, R.N. Identification of platelet activating factor isolated from rabbit basophils as acetyl glyceryl ether phosphorylcholine. *J. Biol. Chem.*, **1980**, *255*:5514—5516.

Hausknecht, R.U. Methotrexate and misoprostol to terminate early pregnancy. *N. Engl. J. Med.*, **1995**, *333*:537—540.

Hwang, S.-B. Identification of a second putative receptor of platelet-activating factor from human polymorphonuclear leukocytes. *J. Biol. Chem.*, **1988**, *263*:3225—3233.

Jackson, C.V., Schumacher, W.A., Kunkel, S.L., Driscoll, E.M., and Lucchesi, B.R. Platelet-activating factor and the release of a platelet-derived coronary artery vasodilator substance in the canine. *Circ. Res.*, **1986**, *58*:218—229.

Kennedy, I., Coleman, R.A., Humphrey, P.P.A., Levy, G.P., and Lumley, P. Studies on the characterisation of prostanoid receptors: a proposed classification. *Prostaglandins*, **1982**, *24*:667—689.

Kontessis, P.S., Jones, S.L., Barrow, S.E., Stratton, P.D., Alessandrini, P., DeCosmo, S., Ritter, J.M., and Viberti, G.C. Effect of selective inhibition of thromboxane synthesis on renal function in diabetic nephropathy. *J. Lab. Clin. Med.*, **1993**, *121*:415—423.

Lin, A.H., Morton, D.R., and Gorman, R.R. Acetyl glyceryl ether phosphorylcholine stimulates leukotriene B$_4$ synthesis in human polymorphonuclear leukocytes. *J. Clin. Invest.*, **1982**, *70*:1058—1065.

Masferrer, J.L., Reddy, S.T., Zweifel, B.S., Seibert, K., Needleman, P., Gilbert, R.S., and Herschman, H.R. *In vivo* glucocorticoids regulate cyclooxygenase-2 but not cyclooxygenase-1 in peritoneal macrophages. *J. Pharmacol. Exp. Ther.*, **1994**, *270*:1340—1344.

McIntyre, T.M., Zimmerman, G.A., and Prescott, S.M. Leukotrienes C$_4$ and D$_4$ stimulate human endothelial cells to synthesize platelet-activating factor and bind neutrophils. *Proc. Natl. Acad. Sci. U.S.A.*, **1986**, *83*:2204—2208.

McManus, L.M., Pinckard, R.N., Fitzpatrick, F.A., O'Rourke, R.A., Crawford, M.H., and Hanahan, D.J. Acetyl glyceryl ether phosphorylcholine: intravascular alterations following intravenous infusion into the baboon. *Lab. Invest.*, **1981**, *45*:303—307.

Moncada, S., Gryglewski, R., Bunting, S., and Vane, J.R. An enzyme isolated from arteries transforms prostaglandin endoperoxides to an unstable substance that inhibits platelet aggregation. *Nature*, **1976**, *263*:663—665.

Moran, M., Mozes, M.F., Maddux, M.S., Veremis, S., Bartkus, C., Ketel, B., Pollak, R., Wallemark, C., and Jonasson, O. Prevention of acute graft rejection by the prostaglandin E$_1$ analogue misoprostol in renal-transplant recipients treated with cyclosporine and prednisone. *N. Engl. J. Med.*, **1990**, *322*:1183—1188.

Morrow, J.D., Hill, K.E., Burk, R.F., Nammour, T.M., Badr, K., and Roberts, L.J., II. A series of prostaglandin F$_2$-like compounds are produced *in vivo* in humans by a non-cyclooxygenase, free radical-catalyzed mechanism. *Proc. Natl. Acad. Sci. U.S.A.*, **1990**, *87*:9383—9387.

Murphy, R.C., Hammarstrom, S., and Samuelsson, B. Leukotriene C: a slow-reacting substance from murine mastocytoma cells. *Proc. Natl. Acad. Sci. U.S.A.*, **1979**, *76*:4275—4279.

Nadler, J.L., Natarajan, R., and Stern, N. Specific action of the lipoxygenase pathway in mediating angiotensin II-induced aldosterone synthesis in isolated adrenal glomerulosa cells. *J. Clin. Invest.*, **1987**, *80*:1763—1769.

Ogletree, M.L., Harris, D.N., Greenberg, R., Haslanger, M.F., and Nakane, M. Pharmacological actions of SQ 29,548, a novel selective thromboxane antagonist. *J. Pharmacol. Exp. Ther.*, **1985**, *234*:435—441.

Okazaki, T., Sagawa, N., Okita, J.R., Bleasdale, J.E., MacDonald, P.C., and Johnston, J.M. Diacylglycerol metabolism and arachidonic acid release in human fetal membranes and decidua vera. *J. Biol. Chem.*, **1981**, *256*:7316—7321.

Peyron, R., Aubeny, E., Targosz, V., Silvestre, L., Renault, M., Elkik, F., Leclerc, P., Ulmann, A., and Baulieu, E.E. Early termination of pregnancy with mifepristone (RU 486) and the orally active prostaglandin misoprostol. *N. Engl. J. Med.*, **1993**, *328*:1509—1513.

Polonsky, J., Tence, M., Varenne, P., Das, B.C., Lunel, J., and Benveniste, J. Release of 1-O-alkylglyceryl 3-phosphorylcholine, O-deacetyl platelet-activating factor, from leukocytes: chemical ionization mass spectrometry of phospholipids. *Proc. Natl. Acad. Sci. U.S.A.*, **1980**, *77*:7019—7023.

Prescott, S.M., and Majerus, P.W. Characterization of 1,2-diacylglycerol hydrolysis in human platelets. Demonstration of an arachidonyl-mono-acylglycerol intermediate. *J. Biol. Chem.*, **1983**, *258*:764—769.

Raychowdhury, M.K., Yukawa, M., Collins, L.J., McGrail, S.J., Kent, K.C., and Ware, A.J. Alternative splicing produces a divergent cytoplasmic tail in the human endothelial thromboxane A$_2$ receptor. *J. Biol. Chem.*, **1994**, *269*:19256—19261.

RAPT Investigators. Randomized trial of ridogrel, a combined thromboxane A$_2$ synthase inhibitor and thromboxane A$_2$/prostaglandin endoperoxide receptor antagonist, versus aspirin as adjunct to thrombolysis in patients with acute myocardial infarction. *Circulation*. **1994**, *89*:588—595.

Rosenkranz, B., Fischer, C., Weimer, K.E., and Frolich, J.C. Metabolism of prostacyclin and 6-keto-prostaglandin F$_{1\alpha}$ in man. *J. Biol. Chem.*, **1980**, *255*:10194—10198.

Schwertschlag, U.S., and Whorton, A.R. Platelet—activating factor-induced homologous and heterologous desensitization in cultured vascular smooth muscle cells. *J. Biol. Chem.*, **1988**, *263*:13791—13796.

Stimler, N.P., and O'Flaherty, J.T. Spasmogenic properties of platelet-activating factor: evidence for a direct mechanism in the contractile response of pulmonary tissues. *Am. J. Pathol.*, **1983**, *113*:75—84.

Stokes, J.B. Effect of prostaglandin E$_2$ on chloride transport across the rabbit thick ascending limb of Henle: selective inhibition of the medullary portion. *J. Clin. Invest.*, **1979**, *64*:495—502.

Sybertz, E.J., Watkins, R.W., Baum, T., Pula, K., and Rivelli, M. Cardiac, coronary and peripheral vascular effects of acetyl glyceryl ether phosphorylcholine in the anesthetized dog. *J. Pharmacol. Exp. Ther.*, **1985**, *232*:156—162.

Toh, H., Ichikawa, A., and Naruyima, S. Molecular evolution of receptors for eicosanoids. *FEBS Lett.*, **1995**, *361*:17—21.

Turk, J., Colca, J.R., Notagal, N., and McDaniel, M.L. Arachidonic acid metabolism in isolated pancreatic islets. II. The effects of glucose and of inhibitors of arachidonate metabolism on insulin secretion and metabolite synthesis. *Biochim. Biophys. Acta*, **1984**, *794*:125—136.

Vane, J. R. Inhibition of prostaglandin synthesis as a mechanism of action for aspirin-like drugs. *Nature-New Biol.*, **1971**, *231*:232—235.

Monographien und Übersichtsartikel

Behrman, H.R. Prostaglandins in hypothalamo-pituitary and ovarian function. *Annu. Rev. Physiol.*, **1979**, *41*:685—700.

Bennett, A. The role of prostaglandins in gastrointestinal tone and motility. In, *Prostaglandins and Thromboxanes*. (Berti, F., Samuelsson, B., and Velo, G.P., eds.) Plenum Press, New York, **1977**, pp:275—285.

Bergström, S., Carlson, L.A., and Weeks, J.R. The prostaglandins: a family of biologically active lipids. *Pharmacol. Rev.*, **1968**, *20*:1—48.

Chanarin, N., and Johnston, S.L. Leukotrienes as a target in asthma. *Drugs*, **1994**, *37*:12—24.

Chao, W., and Olson, M.S. Platelet-activating factor: receptors and signal transduction. *Biochem. J.*, **1993**, *292*:617—629.

Coceani, F., Olley, P.M., and Lock, J.E. Prostaglandins, ductus arteriosus, pulmonary circulation: current concepts and clinical potential. *Eur. J. Clin. Pharmacol.*, **1980**, *18*:75—81.

Coleman, R. A., Smith, W.L., and Narumiya, S. International Union of Pharmacology classification of prostanoid receptors: properties, distribution and structure of the receptors and their subtypes. *Pharmacol. Rev.*, **1994**, *46*:205—229.

Davies, P., Bailey, P.J., Goldenberg, M.M. and Ford-Hutchinson, A.W. The role of arachidonic acid oxygenation products in pain and inflammation. *Annu. Rev. Immunol.*, **1984**, *2*:335—357.

Davis-Bruno, K.L., and Halushka, P.V. Molecular pharmacology and therapeutic potential of thromboxane A_2 receptor. *Adv. Drug Research*, **1994**, *25*:173—202.

Drazen, J.M., and Austen, K.F. Leukotrienes and airway responses. *Am. Rev. Respir. Dis.*, **1987**, *136*:985—998.

Dunn, M.J., and Hood, V.L. Prostaglandins and the kidney. *Am. J. Physiol.*, **1977**, *233*:F169—F184.

Ferris, T.F. Prostaglandins, potassium and Bartter's syndrome. *J. Lab. Clin. Med.*, **1978**, *92*:663—668.

Feuerstein, G. Leukotrienes and the cardiovascular system. *Prostaglandins*, **1984**, *27*:781—802.

Fiddler, G.I., and Lumley, P. Preliminary clinical studies with thromboxane synthase inhibitors and thromboxane receptor blockers: a review. *Circulation*, **1990**, *81*:169—178.

Fitzpatrick, F.A., and Murphy, R.C. Cytochrome P-450 metabolism of arachidonic acid: formation and biological actions of "epoxygenase"-derived eicosanoids. *Pharmacol. Rev.*, **1989**, *40*:229—241.

Flower, R.J. Lipocortin. *Prog. Clin. Biol. Res.*, **1990**, *349*:11—25.

Giles, H., and Leff, P. The biology and pharmacology of PGD_2. *Prostaglandins*, **1988**, *35*:277—300.

Goldyne, M.E., and Stobo, J.D. Immunoregulatory role of prostaglandins and related lipids. *CRC Crit. Rev. Immunol.*, **1981**, *1*:189—223.

Halushka, P.V., Mais, D.E., Mayeux, P.R., and Morinelli, T.A. Thromboxane, prostaglandin and leukotriene receptors. *Annu. Rev. Pharmacol. Toxicol.*, **1989**, *29*:213—219.

Honn, K.V., Busse, W.D., and Sloane, B.F. Prostacyclin and thromboxanes: implications for their role in tumor cell metastasis. *Biochem. Pharmacol.*, **1983**, *32*:1—11.

Horton, E.W., and Poyser, N.L. Uterine luteolytic hormone. A physiological role for prostaglandin $F_{2\alpha}$. *Physiol. Rev.*, **1976**, *56*:595—651.

Johnston, J.M., Bleasdale, J.E. and Hoffman, D.R. Functions of PAF in reproduction and development: involvement of PAF in fetal lung maturation and parturition. In, *Platelet-Activating Factor and Related Lipid Mediators*. (Snyder, F., ed.) Plenum Press, New York, **1987**, pp. 375—401.

Keeton, T.K., and Campbell, W.B. The pharmacologic alteration of renin release. *Pharmacol. Rev.*, **1980**, *32*:81—227.

Keith, J.C., Jr., Spitz, B., and VanAssche, F.A. Thromboxane synthase inhibition as a new therapy for preeclampsia: animal and human studies minireview. *Prostaglandins*, **1993**, *45*:3—13.

Koltai, M., Hosford, D., Guinot, P., Esanu, A., and Braquet, P. Platelet-activating factor (PAF): a review of its effects, antagonists and future clinical implications. *Drugs*, **1991**, *42*:9—29, 174—204.

Mathe, A.A., Hedqvist, P., Strandberg, K., and Leslie, C.A. Aspects of prostaglandin function in the lung. *N. Engl. J. Med.*, **1977**, *296*: 850—855, 910—914.

Moncada, S., Ferreira, S.H., and Vane, J.R. Pain and inflammatory mediators. In, *Inflammation*. (Vane, J.R. and Ferreira, S.H., eds.) *Handbook of Experimental Pharmacology*, Vol. 50-1. Springer-Verlag, Berlin, **1978**, pp. 588—616.

Moncada, S., and Vane, J.R. Pharmacology and endogenous roles of prostaglandin endoperoxides, thromboxane A_2 and prostacyclin. *Pharmacol. Rev.*, **1979**, *30*:293—331.

Monk, J.P., and Clissold, S.P. Misoprostol: a preliminary review of its pharmacodynamic and pharmacokinetic properties, and therapeutic efficacy in the treatment of peptic ulcer disease. *Drugs*, **1987**, *33*:1—30.

Needleman, P., Turk, J., Jakschik, B.A., Morrison, A.R., and Lefkowith, J.B. Arachidonic acid metabolism. *Annu. Rev. Biochem.*, **1986**, *55*:69—102.

O'Neill, C. A physiological role for PAF in the stimulation of mammalian embryonic development. *Trends Pharmacol. Sci.*, **1991**, *12*:82—84.

Patrono, C. Aspirin as an antiplatelet drug. *N. Engl. J. Med.*, **1994**, *330*: 1287—1294.

Piper, P. J. Formation and actions of leukotrienes. *Physiol. Rev.*, **1984**, *64*:744—761.

Remuzzi, G., FitzGerald, G.A., and Patrono, C. Thromboxane synthesis and action within the kidney. *Kidney Int.*, **1992**, *41*:1483—1493.

Samuelsson, B. Biosynthesis of prostaglandins. *Fed. Proc.*, **1972**, *31*:1442—1450.

Samuelsson, B. Leukotrienes: mediators of immediate hypersensitivity reactions and inflammation. *Science*, **1983**, *220*: 568—575.

Samuelsson, B., Dahlen, S.-E., Lindgren, J.A., Rouzer, C.A., and Serhan, C.N. Leukotrienes and lipoxins: structures, biosynthesis, and biological effects. *Science*, **1987**, *237*:1171—1176.

Samuelsson, B., Granstrom, E., Green, K., Hamberg, M., and Hammarstrom, S. Prostaglandins. *Annu. Rev. Biochem.*, **1975**, *44*:669—695.

Schlondorff, D., and Neuwirth, R. Platelet-activating factor and the kidney. *Am. J. Physiol.*, **1986**, *251*:F1—F11.

Sigal, E. The molecular biology of mammalian arachidonic acid metabolism. *Am. J. Physiol.*, **1991**, *260*:L13—L28.

Smith, W.L. Prostanoid biosynthesis and mechanism of action. *Am. J. Physiol.*, **1992**, *268*:F181—F191.

Snyder, F. Biochemistry of platelet-activating factor: a unique class of biologically active phospholipids. *Proc. Soc. Exp. Biol. Med.*, **1989**, *190*: 125—135.

Snyder, D.W., and Fleisch, J.H. Leukotriene receptor antagonists as potential therapeutic agents. *Annu. Rev. Pharmacol. Toxicol.*, **1989**, *29*:123—143.

Spannhake, E.W., Hyman, A.L., and Kadowitz, P.J. Bronchoactive metabolites of arachidonic acid and their role in airway function. *Prostaglandins*, **1981**, *22*:1013—1026.

Uedelhoven, W.M., Meese, C.O., and Weber, P.C. Analysis of the major urinary thromboxane metabolites, 2, 3-dinorthromboxane B_2 and 11-dehydrothromboxane B_2, by gas chromatography—mass spectrometry and gas chromatography—tandem mass spectrometry. *J. Chromatogr.*, **1989**, *497*:1—16.

von Euler, U.S. Some aspects of the actions of prostaglandins. The First Heymans Memorial Lecture. *Arch. Int. Pharmacodyn. Ther.*, **1973**, *202 Suppl*:295—307.

Walt, R.P. Misoprostol for the treatment of peptic ulcer and anti-inflammatory drug-induced gastroduodenal ulceration. *N. Engl. J. Med.*, **1992**, *327*:1575—1580.

Wilson, D. E., and Kaymakcalan, H. Prostaglandins: gastrointestinal effects and peptic ulcer disease. *Med. Clin. North Am.*, **1981**, *65*:773—787.

Wolfe, L. S. Eicosanoids: prostaglandins, thromboxanes, leukotrienes, and other derivatives of carbon-20 unsaturated fatty acids. *J. Neurochem.*, **1982**, *38*:1—14.

Ylikorkala, O., and Dawood, M.Y. New concepts in dysmenorrhea. *Am J. Obstet. Gynecol.*, **1978**, *130*:833—847.

27 ANALGETISCHE, ANTIPYRETISCHE UND ANTIPHLOGISTISCHE SUBSTANZEN UND ARZNEISTOFFE ZUR BEHANDLUNG DER GICHT

Paul A. Insel

Dieses Kapitel beschreibt Arzneistoffe, die bei der Behandlung von Entzündungen eingesetzt werden, sowie Substanzen für die Therapie der Gicht. Die meisten verfügbaren nicht-steroidalen entzündungshemmenden Substanzen (NSA) hemmen sowohl die Aktivität der Cyclooxygenase 1 (COX-1, konstitutiv) wie auch die der Cyclooxygenase 2 (COX-2, induziert durch Entzündungserscheinungen) und demzufolge die Synthese der Prostaglandine und des Thromboxans. Der Hemmung der COX-2 wird zumindest teilweise den antipyretischen, analgetischen und antiphlogistischen Wirkungen der NSA zugeschrieben. Demgegenüber wird die gleichzeitige Hemmung der COX-1 für die unerwünschten Nebenwirkungen verantwortlich gemacht, insbesondere für Ulkuserkrankungen aufgrund der verminderten Bildung von Prostaglandin und Thromboxan. Der potentielle therapeutische Vorteil der in der Entwicklung befindlichen, selektiven COX-2-Inhibitoren ist Gegenstand wissenschaftlicher Diskussionen. Zu den NSA zählt auch die Acetylsalicylsäure (ASS), die irreversibel die Cyclooxygenase carboxyliert, sowie unterschiedliche Klassen organischer Säuren, die mit der Arachidonsäure um das aktive Zentrum der Cyclooxygenase kompetitieren. Zu diesen organischen Säuren zählen: Propionsäurederivate (z. B. Ibuprofen, Naproxen), Essigsäurederivate (u. a. Indometacin) und Enolsäuren (z. B. Piroxicam). Paracetamol ist ein sehr schwaches Antiphlogistikum, das sich durch gute antipyretische und analgetische Wirksamkeit bei einer im Vergleich zu anderen NSA geringeren Inzidenz an Nebenwirkungen auszeichnet, wie z. B. durch eine reduzierte Schädigung des Gastrointestinaltrakts oder einer verminderter Blockade der Plättchenaggregation. Goldsalze finden als Therapeutika der zweiten Wahl bei der Behandlung schwer therapierbarer und chronischer Formen der rheumatoiden Arthritis Verwendung. Zudem werden in diesem Kapitel Arzneistoffe besprochen, die Anwendung in der Prophylaxe akuter Gichtschübe (z. B. Colchicin) oder bei der Behandlung der chronischen Gicht (Allopurinol, Uricosurica) finden, bei Erkrankungen, die durch Ablagerungen von Harnsäurekristallen in Gelenken oder anderen Bereichen verursacht werden. Einige Substanzen, wie beispielsweise die Glukokortikoide (Kapitel 59) oder die Immunsuppressiva (Kapitel 52), die ebenfalls bei der Behandlung von Entzündungen eingesetzt werden, werden an anderer Stelle behandelt.

NICHT-STEROIDALE ENTZÜNDUNGSHEMMENDE SUBSTANZEN (NSA)

Die entzündungshemmenden, analgetisch und antipyretisch wirksamen Substanzen sind eine heterogene Gruppe chemisch nicht einheitlicher Verbindungen (obwohl die meisten Verbindungen organische Säuren darstellen), denen trotzdem verschiedene therapeutische Effekte wie auch Nebenwirkungen gemein sind. Der Prototyp dieser Gruppe stellt die Acetylsalicylsäure (ASS) dar, weshalb diese Substanzen oft auch als aspirinähnliche Substanzen bezeichnet werden. Oft nennt man sie auch *nicht-steroidale Antiphlogistika (nonsteroidal antiinflammatory drugs)* oder NSA, wobei diese Abkürzung im weiteren als Bezeichnung für diese Substanzen verwendet wird.

In den letzten Jahren fand ein beträchtlicher Fortschritt in der Aufklärung des Wirkmechanismus der NSA statt. Es wird angenommen, daß in der Hemmung der Cyclooxygenase, des Enzyms, das die Biosynthese der Prostaglandine und weiterer verwandter Autakoide katalysiert, der primäre Mechanismus zu suchen ist. In den folgenden Abschnitten werden erst einige Gemeinsamkeiten der NSA betrachtet, im Anschluß daran erfolgt die Besprechung der Einzelsubstanzen im Detail.

Geschichte Die medizinische Wirksamkeit der Weidenrinde und anderer Pflanzen ist in bestimmten Kulturen seit Jahrhunderten bekannt. In England beschrieb Mitte des 18. Jahrhunderts Reverend Edmund Stone in einem Brief an den Präsidenten der Königlichen Gesellschaft die Bedeutung der Weidenrinde für eine erfolgreiche Behandlung bei Fieber. Da die Weide unter feuchten oder nassen Bedingungen besonders gut gedeiht, die ebenfalls Ursache für die Entstehung von Fieber sein können, folgerte Stone, daß diese Planze vielleicht heilende Eigenschaften bei fiebrigen Zuständen besäße.

Der wirksame Inhaltsstoff, ein bitter schmeckendes Glykosid mit dem Namen Salicin, wurde erstmals 1929 von Lereux isoliert, der zudem auch den antipyretischen Effekt beschreiben konnte. Durch Hydrolyse von Salicin entsteht Glukose und Salicylalkohol, der entweder *in vivo* oder chemisch in Salicylsäure überführt werden kann. 1875 wurde erstmals das Natriumsalz der Salicylsäure bei der Behandlung des rheumatischen Fiebers bzw. als Antipyretikum eingesetzt. Die Entdeckung der urikosurischen Wirkung der Salicylsäure sowie deren Einführung in die Therapie der Gicht erfolgte kurze Zeit später. Der enorme Erfolg dieser Substanz ermutigte Hoffman, einem bei der Firma Bayer angestellten Chemiker, zur Synthese der Acetylsalicylsäure auf der Grundlage früherer, aber vergessener Arbeiten von Gerhardt aus dem Jahr 1853. Nachdem die entzündungshemmende Wirkung von Acetylsalicylsäure bewiesen werden konnte, führte Dreser 1899 diese unter dem Namen Aspirin® in die Therapie entzündlicher Erkrankungen ein. Der Name Aspirin® verdeutlicht, daß Acetylsalicylsäure ein Derivat der Salicylsäure darstellt, dem Inhaltsstoff von *Spiraea*, eben der Pflanzenfamilie, aus der Salicylsäure isoliert werden kann.

Die synthetischen Salicylate ersetzten bald die wesentlich teueren, aus Pflanzen isolierten Substanzen. Zu Beginn dieses Jahrhunderts waren die wichtigsten therapeutischen Wirkungen von ASS bekannt. Gegen Ende des 19. Jahrhunderts wurden andere Substanzen entwickelt, die einige oder alle Wirkqualitäten von ASS besaßen, wobei von diesen damals entwickelten

Substanzen nur noch die Derivate des *p*-Aminophenols (z. B. Paracetamol) noch verwendet werden. Ausgehend von Indometacin wurden in den vergangenen 30 Jahren eine große Anzahl neuer Substanzen in die Medizin eingeführt.

Wirkmechanismen der NSA

Obwohl von den NSA bekannt war, daß sie *in vitro* eine große Anzahl unterschiedlicher Reaktionen hemmen können, konnte keine regelhafte Beziehung zwischen den entzündungshemmenden, analgetischen und antipyretischen Wirkungen hergestellt werden. Erst 1971 konnten von Vane und seine Mitarbeiter sowie Smith und Willis beweisen, daß niedrige Konzentrationen von Aspirin und Indometacin die enzymatische Synthese von Prostaglandinen hemmen können (siehe Kapitel 26). Zu dieser Zeit gab es Hinweise darauf, daß Prostaglandine bei der Pathogenese von Enzündungen und Fieber beteiligt sind, und dies bestätigte die Hypothese, daß in der Hemmung der Biosynthese dieser Autakoide eine Erklärung für die zahlreichen klinischen Wirkungsweisen dieser Substanzen zu suchen ist (siehe Higgs et al., in Symposium, 1983a). Zahlreiche nachfolgende Untersuchungen bestärkten diese Ansicht. Sie bewiesen, daß Prostaglandine bei Zellzerstörung in das entzündliche Exsudat freigesetzt werden, und daß NSA deren Biosynthese und Freisetzung in allen untersuchten Zellsystemen verhindern können. Jedoch hemmen die NSA nicht grundsätzlich die Bildung aller Eicosanoide, wie beispielsweise der Leukotriene, die ebenfalls an der Entstehung entzündlicher Erscheinungen beteiligt sind. Sie beeinflussen auch nicht die Synthese anderer inflammatorischer Mediatoren. Es bestehen darüber hinaus kontroverse Ansichten, ob NSA noch andere Wirkmechanismen besitzen (siehe unten; Abrahamson und Weissman, 1989, Vane, 1994).

Entzündung Der entzündliche Prozeß beinhaltet eine Reihe von Ereignissen, die durch unterschiedliche Stimuli (entzündlich wirksame Substanzen, Ischämie, Antigen-Antikörper-Reaktionen, Temperatur oder andere physikalische Noxen) herbeigeführt werden können. Jeder Typ eines Stimulus provoziert ein charakteristisches Antwortmuster und zeichnet sich nur durch geringfüge Variationen aus. Auf makroskopischer Ebene ist die Erscheinung einer Entzündung durch geläufige klinische Symptome wie Hautrötungen, Ödeme, Überempfindlichkeiten (Hyperalgesie) sowie Schmerz begleitet. Entzündungsantworten folgen drei unterschiedlichen Phasen, wobei jede offensichtlich durch einen verschiedenen Mechanismus vermittelt wird: (1) eine akute transiente Phase, die durch eine lokale Vasodilationen und eine erhöhte Kapillarpermeabilität charakterisiert ist; (2) eine verzögerte subakute Phase, die meistens durch eine deutliche Infiltration von Leukozyten und Phagozyten charakterisiert ist; (3) eine chronische proliferative Phase, in der Gewebedegeneration und fibrotische Erscheinungen auftreten. Viele unterschiedliche Mechanismen sind an dem Entzündungsprozess beteiligt (Gallin et al., 1992; Kelly et al., 1993). Die Fähigkeit zu einer entzündlichen Antwort ist für den Organismus hinsichtlich eindringender Pathogene und/oder Verletzungen überlebensnotwendig, auch wenn die Reaktion bei manchen Situationen oder Erkrankungen überschießend sein kann oder ohne offensichtlichen Nutzen fortbesteht.

Beim Entzündungsgeschehen spielen unterschiedliche Klassen von Leukozyten eine wesentliche Rolle. Obwohl bereits frühere Hypothesen die Einwanderung von Zellen aus dem mikrovaskulären Raum betonten, konnte erst kürzlich die Rolle der endothelialen Zellen und der Zelladhäsionsmoleküle für die Adhäsion von Leukozyten, Blutplättchen und des Endothels am Ort der Entzündung aufgezeigt werden. Diese sind unter anderem E-,P-und L-Selektine, das Intrazelluläre Adhäsionsmolekül 1 (ICAM-1), das Vaskuläre Zelladhäsionsmolekül 1 (VCAM-1), und Leukozyten-Integrine (Kishimoto und Anderson, Lasky und Mrosen in Gallin et al., 1992; Bevilacqua und Nelson, 1993; Cronstein und Weissmann, 1993). Aktivierte Endothelzellen spielen bei der Erkennung der entzündlichen Region durch zirkulierende Zellen eine Schlüsselrolle. Die Expression unterschiedlicher Adhäsionsmoleküle variiert zwischen unterschiedlichen Zelltypen, die an der Entzündungsantwort beteiligt sind. Zum Beispiel ist die Expression von E-Selektin primär auf Endothelzellen beschränkt und am Ort der Entzündung erhöht. P-Selektin ist hauptsächlich in Plättchen und Endothelzellen exprimiert und wird durch Zytokine verstärkt. Im Gegensatz dazu ist L-Selektin ein Rezeptor für P-Selektin und L-Selektin und wird durch Leukozyten im Falle einer Aktivierung dieser Zellen exprimiert und freigesetzt. Zelladhäsion erfolgt wahrscheinlich, indem an der Oberfläche gebundene Glykoproteine und Kohlenhydrate von zirkulierenden Zellen durch Adhäsionsmoleküle erkannt werden, deren Expression durch anhaftende Zellen stimuliert wurde. Eine Endothelaktivierung erfolgt somit durch eine Anheftung von Leukozyten und durch deren Interaktion mit neugebildetem L-Selektin und P-Selektin, während endothelial gebildetes E-Selektin mit sialinsäuresubstituiertem Lewis X und anderen Glykoproteinen an der Leukozytenoberfläche interagieren. Endotheliales ICAM-1 interagiert mit Leukozytenintegrinen. NSA inhibieren möglicherweise die Expression oder die Aktivität einiger dieser Zelladhäsionsmoleküle, auch wenn darüber bis heute sehr wenig bekannt ist. Eine neue Klasse entzündungshemmender Substanzen, die sich direkt gegen die Zelladhäsion richten, sind derzeit in Entwicklung (Kavanaugh et al., 1994; Rao et al., 1994).

Zusätzlich zu den gerade eben erwähnten Zelladhäsionsmolekülen sind an der Bildung entzündlicher Zellen am Ort der Verletzung verschiedene Typen löslicher Mediatoren beteiligt. Zu diesen zählen der Komplementfaktor C5a, der Plättchen aktivierende Faktor sowie das Leukotrien B4, die alle als chemotaktische Agonisten wirken können. Verschiedene Zytokine scheinen ebenfalls eine wesentliche Rolle in dem komplexen Entzündungsgeschehen zu spielen, besonders Interleukin 1 (IL-1) und Tumornekrosefaktor (TNF; Dinarello, 1992). Beide, IL-1 und TNF, leiten sich von einkernigen Zellen und Makrophagen (sowie von anderen Zelltypen) ab und induzieren die Expression zahlreicher Gene. Dies führt zur Biosynthese einer Vielzahl von Proteinen, die an dem entzündlichen Geschehen beteiligt sind. IL-1 und TNF werden als Hauptmediatoren für biologische Antworten betrachtet, die durch bakterielle Lipopolysaccharide (Endotoxine) oder durch andere infektiöse Stimuli hervorgerufen werden. IL-1 und TNF scheinen in Abhängigkeit zueinander oder im Zusammenspiel mit anderen Wachstumsfaktoren (wie *granulocyte macrophage-colony stimulating factor*, GM-CSF) und anderen Zytokinen zu wirken, wie IL-8 und verwandte chemotaktische Zytokine (Chemokine), die eine neutrophile Infiltration und Aktivierung hervorrufen können.

IL-1 besteht aus zwei verschiedenen Polypeptiden (IL-1α und IL-1β), die an denselben Zelloberflächenrezeptor binden und die gleiche biologische Antwort hervorrufen. IL-1-Plasmakonzentrationen sind bei Patienten mit bestimmten entzündlichen Prozessen erhöht (z. B. bei der aktiven rheumatoiden Arthritis). IL-1 bindet an zwei unterschiedliche Typen von Rezeptoren, an einen 80-kDa-IL-1-Rezeptortyp 1 und an einen 68-kDa-IL-1-Rezeptortyp 2, die bei unterschiedlichen Zelltypen vorkommen.

TNF, das ursprünglich aufgrund seiner Fähigkeit, ein Wasting-Syndrom zu induzieren, als Cachectin bezeichnet wurde, besteht aus zwei eng verwandten Proteinen, aus dem reifen TNF (TNFα) und dem Lymphotoxin (TNFβ), die beide von dem Zelloberflächenrezeptor erkannt werden. Es gibt zwei unterschiedliche Arten von TNF-Rezeptoren, einen 75-kDa-Typ-1- und einen 55-kDa-Typ-2-TNF-Rezeptor.

IL-1 und TNF verursachen viele gleichartige, proinflammatorische Antworten, darunter die Induktion von Fieber, Schlaf und Anorexie, die Mobilisierung und Aktivierung polymorpher Leukozyten, die Induktion der Cyclooxygenase und Lipoxygenase, eine erhöhte Expression der Adhäsionsmoleküle, eine Aktivierung von B-, T- und Killerzellen und eine stimulierte Produktion anderer Zytokine. Diese Substanzen sind wahrscheinlich noch an der Entstehung der Fibrose und der Gewebedegeneration in chronisch proliferativen Phasen einer Entzündung beteiligt, unter anderem an der Stimulation der Fibroblastenproliferation, der Induktion der Kollagenase und der Aktivierung von Osteoblasten und Osteoklasten. Sowohl IL-1 als auch TNF steigern die Expression vieler Gene, wahrscheinlich über eine Aktivierung von Transkriptionsfaktoren wie NFκB und AP-1.

Der natürlich vorkommende IL-1-Rezeptor-Antagonist (IL-1ra), ein 17-kDa-Protein, kompetitiert mit IL-1 um die Rezeptorbindung, blockiert *in vitro* und *in vivo* die IL-1-Aktivität und kann Tiere, denen zuvor Bakterien oder bakterielle Lipopolysaccharide appliziert wurden, vor dem Tod bewahren (Ahrend, 1993). Die Konzentrationen an IL-1ra sind bei Patienten mit Infektionen oder entzündlichen Prozessen oft erhöht. Somit scheint das Gleichgewicht zwischen IL-1 und IL-1ra an dem Ausmaß der Entzündungsantwort beteiligt zu sein. Laufende Studien sollen klären, ob IL-1ra oder andere IL-1 Antagonisten als neue entzündungshemmende Substanzen eingesetzt werden können.

Andere Zytokine und Wachstumsfaktoren (wie z. B. IL-2, IL-6, IL-8 und GM-CSF) sind an der Manifestierung von Entzündungsantworten beteiligt. Diese Faktoren liegen in der Synovia von Patienten mit Arthritis, wie z. B. rheumatoide Arthritis, in erhöhter Konzentration vor. Die Konzentration von Peptiden, die die Feuerfrequenz in Schmerzfasern steigern (wie z. B. Substanz P), ist ebenfalls erhöht. In die Aufhebung der Effekte proinflammatorisch wirkender Mediatoren scheinen andere Zytokine und Wachstumsfaktoren, die eine anti-inflammatorische Aktivität besitzen, verwickelt zu sein. Zu diesen zählen der *transforming growth factor-*β_1 (TGF-β_1), der die intrazelluläre Matrixausbildung steigert, der aber auch immunsuppressive Eigenschaften besitzt, Interleukin 10, das inhibitorische Effekte auf Monozyten, einschließlich einer verminderten Bildung von Zytokinen und Prostaglandin E_2 hat, und Interferon-γ, das über eine myelosuppressive Aktivität verfügt und die Kollagensynthese und Kollagenaseproduktion bei Makrophagen hemmt.

Histamin konnte als einer der erste Mediatoren identifiziert werden, der bei entzündlichen Prozessen beteiligt ist. Obwohl verschiedene H_1-Histaminrezeptor-Antagonisten verfügbar sind, sind diese ausschließlich für die Behandlung vaskulärer Ereignisse in der frühen transienten Phase von Entzündungen sinnvoll (siehe Kapitel 25). Bradykinin und 5-Hydroxytryptamin (Serotonin, 5-HT) spielen möglicherweise auch eine Rolle bei der Ursache von Entzündungen. Die Antagonisten verbessern jedoch lediglich bestimmte Typen von Entzündungsantworten (siehe Kapitel 25). In der Entwicklung effektiver Hemmstoffe von Substanzen, die die Bildung oder die Wirkung von Leukotrienen unterbinden, scheint es beträchtliche Fortschritte zu geben und bestimmte Substanzen, die zur Zeit entwickelt werden, scheinen bei der Behandlung von Asthmapatienten günstig zu wirken (siehe Zileuton, in Antagonisten der Leukotrienbildung und -wirkung). Ein anderes Lipidautakoid, der *platelet-activating factor* (PAF), scheint bei der Vermittlung von Entzündungen eine bedeutende Rolle zu spielen. Die Hemmung seiner Synthese und Wirkung werden derzeit untersucht (siehe Kapitel 26).

Effekte, die durch intradermale, intravenöse oder intraarterielle Injektionen geringer Mengen an Prostaglandinen erzeugt werden, erinnern stark an Entzündungserscheinungen. Prostaglandin E_2 (PGE_2) wie auch Prostacyclin (PGI_2) verursachen Rötung und einen erhöhten lokalen Blutfluß. Wirkungen, die durch PGE_2 herbeigeführt werden, dauern bis zu zehn Stunden an. Außerdem kann durch PGE_2 die vasokonstriktorische Wirkung von Substanzen wie z. B. Noradrenalin oder Angiotensin II aufgehoben werden. Diese Eigenschaften sind nicht generell allen entzündungsvermittelnden Mediatoren gemein. Im Gegensatz zu den langanhaltenden Wirkungen auf kutane Gefäße oder oberflächlich liegende Venen induzieren Prostaglandine in anderen Gefäßbetten eine nur wenige Minuten andauernde Vasodilatation.

Obwohl PGE_1 und PGE_2 (nicht aber $PGF_{2\alpha}$) Ödeme verursachen, wenn sie in die Hinterpfoten von Ratten injiziert werden, ist noch nicht geklärt, ob sie ohne die Beteiligung anderer Entzündungsmediatoren (z. B. Bradykinin, Histamin, Leukotrien C_4) eine erhöhte vaskuläre Permeabilität (mit Durchsickern) in die postkapillären bzw. in die großen Kapazitätsgefäße herbeiführen. Darüber hinaus wird beim Menschen außer bei Mangelerscheinungen an essentielle Fettsäuren *in vivo* nicht in ausreichendem Maß PGE_1 produziert. Es ist zudem auch unwahrscheinlich, daß Prostaglandine direkt an chemotaktischen Reaktionen beteiligt sind, aber sie fördern zumindest durch einen erhöhten Blutfluß die Migration von Leukotrienen in das entzündliche Areal. Eine potente chemotaktische Substanz stellt das Leukotrien B_4, ein Produkt des 5-Lipoxygenase-Stoffwechselwegs der Arachidonsäurekaskade, dar (siehe Kapitel 26). Obwohl durch hohe Konzentrationen an NSA eine Zellmigration unterbunden werden kann, läßt sich diese Beobachtung nicht durch eine Hemmung der 5-Lipoxygenase durch diese Arzneistoffe und eine dadurch verminderte Bildung von Leukotrien B_4 erklären.

Rheumatoide Arthritis Obwohl über die Pathogenese der rheumatoiden Polyarthritis bisher wenig bekannt ist, geht man davon aus, daß es sich hierbei um eine Autoimmunerkrankung handelt, die primär durch aktivierte T-Zellen ausgelöst wird, die ihrerseits wieder T-Zellen assoziierte Zytokine wie IL-1 oder TNF freisetzen. Obwohl die Aktivierung der B-Zellen wie auch die humorale Antwort von besonderer Bedeutung sind, sind die meisten IgG-Antikörper von unbekannter Spezifität, die wohl eher durch die Aktivierung polyklonaler B-Zellen als durch die Antwort eines spezifischen Antigens herbeigeführt werden.

Viele Zytokine, einschließlich IL-1 und TNF, lassen sich in der rheumatoiden Synovia nachweisen. Von den verfügbaren entzündungshemmenden Substanzen ist ausschließlich von den Nebennierenrindensteroiden bekannt, daß sie mit der Synthese und/oder der Aktivität von Zytokinen wie IL-1 oder TNF interferieren (siehe Kapitel 59). Obwohl einige Wirkungen dieser Zytokine von der Freisetzung von Prostaglandinen und/oder Thromboxan A_2 begleitet sind, wird nur der pyrogene Effekt durch Hemmstoffe der Cyclooxygenase gehemmt (siehe unten). Darüber hinaus besitzen Prostaglandine hemmende Eigenschaften bezüglich einer Immunantwort. Dies schließt auch die Unterdrückung der Induktion von T-Zellen und B-Zellen und die Hemmung der Produktion von IL-1 ein. Daher scheint es schwierig, die antirheumatischen Effekte aspirinähnlicher Substanzen einzig der Hemmung der Prostaglandine zuzuschreiben. Es wurde vermutet, daß Salicylate und andere NSA die Aktivierung und die Funktion von Neutrophilen direkt unterbinden können, vielleicht durch eine Hemmung membranassoziierter Prozesse und unabhängig von ihrer Fähigkeit, die Prostaglandinsysnthese zu inhibieren (siehe Abramson und Weissmann, 1989).

Schmerz NSA werden gewöhnlich als schwach wirksame Analgetika klassifiziert, was aber nicht richtig ist. Eine Klassifizierung des Schmerztyps sowie dessen Intensität ist für die Erfassung der analgetischen Wirksamkeit wichtig. In manchen Fällen, wie z. B. der Behandlung des postoperativen Schmerzes, besitzen die NSA eine den Opiaten überlegene Wirkung. Darüber hinaus antagonisieren sie die durch die Entzündung verursachte Sensibilisierung von Nozizeptoren gegenüber mechanischen oder chemischen, normalerweise schmerzfreien Reize. Der von Enzündung und Gewebsverletzungen begleitete Schmerz resultiert wahrscheinlich aus einer lokalen Stimulation von Schmerzfasern und einer erhöhten Schmerzsensitivität (Hyperalgesie), was zum Teil auf eine gesteigerte Erregbarkeit zentraler Neurone im Rückenmark zurückzuführen ist (zentrale Sensibilisierung, siehe Konttinen et al., 1994).

Bradykinin, das aus Plasmakininogen entsteht, sowie Zytokine wie TNFα, IL-1 und IL-8 scheinen von besonderer Bedeutung bei der Entstehung von Schmerz in Verbindung mit entzündlichen Prozessen zu sein. Diese Substanzen setzen Prostaglandine und möglicherweise andere Mediatoren frei, die eine Hyperalgesie zur Folge haben. Neuropeptide, wie z. B. Substanz P und das *calcitonin gene-related peptide* sind höchstwahrscheinlich ebenfalls an der Entstehung von Schmerz beteiligt.

Die Prostaglandine PGE_2 und $PGF_{2\alpha}$ wurden in der Vergangenheit in hohen Dosen Schwangeren verabreicht, um einen Abort herbeizuführen. Sie sind für lokal begrenzte Schmerzen verantwortlich. Prostaglandine können ebenso Kopf- und Gefäßschmerzen verursachen, wenn sie intravenös appliziert werden. Die Fähigkeit der Prostaglandine, Schmerzrezeptoren gegenüber mechanischen oder chemischen Stimuli zu sensibilisieren, scheint dadurch begründet zu sein, daß Prostaglandine eine Erniedrigung der Reizschwelle der polynodalen Nozizeptoren der C-Fasern nach sich ziehen. Die nicht-steroidalen Antiphlogistika beeinflussen im allgemeinen weder die Hyperalgesie noch den Schmerz selbst, wenn diese durch eine direkte Wirkung der Prostaglandine verursacht wurden. Das entspricht der Tatsache, daß der analgetische Effekt dieser Arzneistoffe auf eine Hemmung der Prostaglandinbiosynthese zurückzuführen ist. Es gibt jedoch auch Studienergebnisse, die nahelegen, daß die Linderung von Schmerzen durch diese Substanzen auch durch andere Mechanismen als die Hemmung der Prostaglandinbiosynthese herbeigeführt werden können, wie z. B. antinozizeptive Effekte an peripheren oder zentralen Neuronen (siehe Gebhart und McComack, 1994; Konttinen et al., 1994).

Fieber Die Regulation der Körpertemperatur erfordert eine feine Balance zwischen Produktion und Abgabe von Wärme. Der Hypothalamus reguliert den Sollwert, auf den die Körpertemperatur eingestellt ist (Saper und Breder, 1994). Bei Fieber ist dieser Sollwert nach oben hin verstellt und NSA führen zu einer Rückführung der Solltemperatur auf Normaltemperatur, wobei sie eine erhöhte Körpertemperatur jedoch nicht beeinflussen, wenn diese auf köperliche Anstrengung oder durch eine erhöhte Umgebungstemperatur zurückzuführen ist.

Fieber kann durch eine Infektion hervorgerufen werden, oder es ist eine Folge von Gewebsschäden, Entzündungen, Abstoßungsreaktionen nach Transplantation, malignen Tumoren oder anderen krankhaften Zuständen. Ein allgemeines Charakteristikum dieser Zustände ist eine erhöhte Bildung von Zytokinen wie IL-1β, IL-6, Interferon-α und beta sowie TNFα. Zytokine steigern die Produktion von PGE2 in zirkumventrikulären Organen in und nahe dem N. präopticus im Hypothalamus. PGE2 triggert seinerseits über einen Anstieg von cAMP im Hypothalamus die Körpertemperatur über eine Steigerung der Wärmeproduktion bei gleichzeitiger Verminderung des Wärmeverlustes. NSA unterdrücken diese Antwort durch eine Hemmung der Synthese von PGE_2 (Dascombe, 1985). Der Beweis für diesen Ablauf kann dadurch erbracht werden, daß Prostaglandine, besonders PGE_2, zu Fieber führen, wenn sie zentral in die Ventrikel oder direkt in den Hypothalamus injiziert werden. Außerdem ist Fieber eine häufige Begleiterscheinung bei schwangeren Frauen, denen Prostaglandine verabreicht wurden, um einen Abort herbeizuführen. NSA führen nicht zur Fiebersenkung, wenn Prostaglandine direkt appliziert wurden. NSA hemmen jedoch Fieber, wenn dieses durch Substanzen verursacht wird, die die Synthese von IL-1 oder anderen Zytokinen hemmen, die ihrerseits wiederum (zumindest teilweise) Fieber über eine gesteigerte Synthese von Prostaglandinen provozieren.

Hemmung der Prostaglandinbiosynthese durch NSA Da der hauptsächliche therapeutische Effekt der NSA auf deren Fähigkeit beruht, die Prostaglandinproduktion zu vermindern, soll im folgenden nur kurz auf die enzymatischen Vorgänge, die bei der Prostaglandinbiosynthese beteiligt sind, eingegangen werden (siehe ebenso Kapitel 26). Anschließend soll der Mechanismus, in den die unterschiedlichen NSA in diese Biosynthese eingreifen, umrissen werden. Das erste Enzym in der Prostaglandinkaskade ist die Prostaglandinendoperoxidsynthase, oder die Fettsäurecyclooxygenase. Dieses Enzym katalysiert die Bildung der instabilen Zwischenprodukte PGG2 und PGH2 aus der Arachidonsäure. In der Zwischenzeit ist auch bekannt, daß zwei Isoformen der *Cyclooxygenase* existieren, nämlich die *Cyclooxygenase*-1 (COX-1) und die Cyclooxygenase-2 (COX-2). COX-1, die konstitutive Isoform, findet man in Blutgefäßen, dem Magen und den Nieren, während COX-2 bei entzündlichen Zuständen durch Zytokine oder andere Entzündungsmediatoren induziert wird. Das Schicksal der PGG_2/PGH_2-Cyclooxygenaseprodukte ist abhängig von der spezifischen, lokalen PGG_2/PGH_2-Enzymaktivität (Abbildung 26.1) und unterscheidet sich somit von Gewebe zu Gewebe. Daneben kann die Arachidonsäure durch die 12-Lipoxygenase zu 12-HPETE und zu 12-HETE metabolisiert werden oder über den 5-Lipoxygenase-Stoffwechselweg zu unterschiedlichen Leukotrienen. Acetylsalicylsäure und die NSA hemmen die Cyclooxygenase und dadurch die Prostaglandinproduktion, sie beeinflussen jedoch nicht den Lipoxygenase-Stoffwechselweg und vermindern deshalb auch nicht die Leukotrienbildung.

Tabelle 27.1 zeigt die Klassifizierung der NSA und anderer analgetischer und antipyretischer Substanzen, basierend auf deren chemischen Eigenschaften. Die Strukturen sowie der therapeutische Nutzen dieser fünf Substanzklassen werden in den nachfolgenden Abschnitten beschrieben. Die einzelnen Substanzen sind in der Lage, die Cyclooxygenase in unterschiedlicher Weise zu hemmen.

Acetylsalicylsäure bindet kovalent sowohl an COX-1 wie auch COX-2, was zu einer irreversiblen Hemmung der Cyclooxygenaseaktivität führt. Hierin unterscheidet sich die ASS wesentlich von den anderen Substanzen. Die Wirkdauer der Acetylsalicylsäure ist somit ausschließlich vom Umsatz der Cyclooxygenase in den betreffenden Geweben abhängig. Acetylsalicylsäure acetyliert einen Serinrest in der Position 530 der COX-1, was ein Ausbleiben der Arachidonsäurebindung an das aktive Zentrum des Enzyms zur Folge hat und somit die verminderte Bildung von Prostaglandinen. In COX-2 wird ein homologes Serin in der Position 516 acetyliert. Ein interessanter Unterschied der kovalenten Bindung von ASS an COX-1 bzw. COX-2 ist, daß nach Acetylierung der COX-2 diese im Gegensatz zu COX-1 nun 15-HETE synthetisieren kann (Lecomte et al., 1994; O'Neill et al., 1994).

Die überwiegende Mehrzahl der NSA, die in der Tabelle 27.1 aufgeführt sind, sind organische Säuren. Im Gegensatz zu ASS hemmen diese Substanzen die Cyclooxygenase in einer reversiblen kompetitiven Weise. Dies trifft auch für das nicht-azide Nabumeton zu, das als Prodrug in seinen aktiven und aziden Metaboliten überführt wird. Als organische Säuren werden diese Substanzen im allgemeinen nach oraler Applikation gut resorbiert, sind stark an Plasmaproteine gebunden und werden entweder durch glomeruläre Filtration oder durch tubuläre Sekretion ausgeschieden. Im Gegensatz zur ASS, dessen Wirkdauer von der Neubildung der Cyclooxygenase abhängig ist, ist die Wirkdauer der anderen NSA ursächlich mit deren pharmakokinetischer Clearance verbunden. NSA kann man in zwei große Gruppen einteilen, nämlich in solche mit einer kurzen (weniger als sechs Stunden) und solche mit einer langen Halbwertszeit (mehr als zehn Stunden; Brooks und Day, 1991). Aufgrund der Eigenschaft, daß sowohl die ASS wie auch die anderen NSA organische Säuren sind, kumulieren sie am Ort der Entzündung, was eine günstige pharmakokinetische Eigenschaft dieser entzündungshemmenden Substanzen darstellt.

Die meisten der verwendeten NSA hemmen die COX-1 und COX-2 nicht selektiv oder besitzen sogar eine bescheidene Selektivität bezüglich der konstitutiven COX-1-Isoform. Eine Ausnahme ist Nabumeton, das überwiegend die COX-2 inhibiert. Die entzündungshemmenden Eigenschaften, verbunden mit einer verminderten Inzidenz an ulzerogenen Nebenwirkungen, die für die ASS-ähnlichen Substanzen typisch sind, haben die Bemühungen beschleunigt, NSA mit einer höheren Selektivität bezüglich der COX-2 zu entwickeln (Meade et al., 1993, Mitchell et al., 1993, Massferrer et al., 1994, O'Neill et al., 1994).

In der Zwischenzeit gibt es viele Beweise dafür, daß die ASS wie auch die anderen NSA in therapeutischen Dosen die Prostaglandinbiosynthese beim Menschen hemmen, und es konnte auch eine gute Korrelation zwischen der Potenz der Cyclooxygenasehemmung und der antiinflammatorischen Aktivität beschrieben werden (Vane und Botting, 1987). Vor diesem Hintergrund bildet Indometacin eine bemerkenswerte Ausnahme, denn dieser Arzneistoff zeichnet sich als ein potenteres Antiphlogistikum aus, als dies durch die *in vivo* Enzymhemmung zu erwarten gewesen wäre. Trotzdem wird durch viele Untersuchungen bestätigt, daß in der Hemmung der Prostaglandinbiosynthese die bedeutendste Ursache für die therapeutische Wirksamkeit der NSA zu suchen ist.

Ein Beispiel für einen weiteren Beweis, daß die Hemmung der Cyclooxygenase mit der entzündungshemmenden Wirkung ursächlich verbunden ist, ist der hohe Grad an Stereoselektivität der verschiedenen Enantiomerenpaare der α-Methylarylessigsäuren. In allen Fällen erwies sich das d- bzw. (+)-Enantiomer sowohl in der Hemmung der Cyclooxygenase als auch in der Unterdrückung der Entzündung als das weit wirkungsvollere. In gleicher Weise verfügt Sulindac, das als Prodrug lediglich schwache entzündungshemmende Eigenschaften besitzt, nach Metabolisierung in die aktive Form über eine hohe antiinflammatorische Aktivität und erweist sich somit als ein äußerst potenter Hemmstoff der Cyclooxygenase.

Paracetamol zeichnet sich als eine Substanz mit geringen entzündungshemmenden Eigenschaften wie auch als ein nur schwacher Hemmstoff der Cyclooxygenase aus. Darüber hinaus scheint es so zu sein, daß die Enzymaktivität durch Paracetamol nur in solchen Gebieten vermindert wird, die eine geringe Konzentration an Peroxiden aufweisen (z. B. Hypothalamus, siehe Marshall et al., 1987; Hanel und Lands, 1982) Dies könnte zumindest teilweise die schwache antiinflammatorische Potenz von Paracetamol erklären, da Entzündungsareale nor-

Tabelle 27.1 Chemische Einteilung der analgetisch und antipyretisch wirksamen NSA

Salicylsäurederivate
  Acetylsalicylsäure, Natriumsalicylat, Cholin-Magnesium-Trisalicylat, Salsalat, Diflunisal, Salicylsalicylsäure, Sulfasalacin, Olsalacin
Aminophenolderivate
  Paracetamol
Indolessigsäurederivate
  Indometacin, Sulindac, Etodolac
Heteroarylessigsäure
  Tolmetin, Diclofenac, Ketorolac
Arylpropionsäuren
  Ibuprofen, Naproxen, Flurbiprofen, Ketoprofen, Fenoprofen, Oxaprozin
Anthranilsäurenderivate (Fenamate)
  Mefenaminsäure, Flufenaminsäure, Meclofenaminsäure
Enolsäuren
  Oxicame (Piroxicam, Tenoxicam), Pyrazolidindione (Phenylbutazon, Oxyphenthatrazon)
Alkanonderivate
  Nabumeton

malerweise höhere Konzentrationen an Peroxiden, die durch Leukozyten gebildet werden, aufweisen.

Therapeutische Aktivität und Nebenwirkungen der NSA

Therapeutische Effekte Alle NSA wirken antipyretisch, analgetisch und entzündungshemmend, wobei beträchtliche Unterschiede bei den Wirkqualitäten bestehen. So hat z. B. Paracetamol eine gute antipyretische und analgetische Wirksamkeit, aber nur eine verminderte antiinflammatorische Aktivität. Die Gründe hierfür sind noch nicht klar, es scheint jedoch eine unterschiedliche Empfindlichkeit des Enzyms in Abhängigkeit von den Bedingungen im Gewebe eine Rolle zu spielen (siehe oben).

Bei Verwendung als Analgetika zeigen NSA schwache bis moderate schmerzlindernde Eigenschaften. Auch wenn ihr Maximaleffekt geringer ist als der von Opiaten, zeigen sie auch nicht deren Ausmaß an unerwünschten Wirkungen auf das zentrale Nervensystem (ZNS), wie z. B. Atemdepression oder die Entwicklung einer physischen Abhängigkeit. Abgesehen vom Schmerz beeinflussen NSA die Wahrnehmung von sensorischen Reizen nicht. Chronische postoperative Schmerzen oder Schmerzen aufgrund von Entzündungen können besonders gut mit NSA behandelt werden, während Schmerzen im Magen/Darmbereich normalerweise unbeeinflußt bleiben.

Als Antipyretika reduzieren NSA die Körpertemperatur bei Fieber. Obwohl alle diese Substanzen antipyretisch und analgetisch wirken, sind manche davon, wie z. B. Phenylbutazon, aufgrund ihrer Toxizität für eine Routine- oder längere Anwendung schlechter geeignet.

NSA finden als Antiphlogistika bei der Behandlung muskulärer oder skelettaler Schmerzen wie der rheumatoiden Polyarthritis, der Osteoarthritis und der ankylösen Spondylitis ihren bevorzugten klinischen Einsatz. NSA können generell nur vor symptomatischen Ereignissen wie Schmerz und Entzündungen, die mit diesen Erkrankungen assoziiert sind, schützen, nicht aber vor der Progression pathologischer Gewebsveränderungen während eines Schubes.

Zwei andere Indikationen der NSA, denen die verminderte Biosynthese von Prostaglandinen zugrunde liegt, verdienen ebenfalls Erwähnung. Prostaglandine sind in der Aufrechterhaltung eines offenen Ductus arteriosus beteiligt, und Indometacin oder verwandte Substanzen werden bei Frühgeborenen eingesetzt, um den Ductus zu schließen, wenn dieser offen geblieben ist. Zum anderen könnte die Freisetzung von Prostaglandinen durch das Endometrium während der Menstruation ein Grund für die starken Krämpfe und andere Symptome bei Regelblutungen sein, deren Behandlung mit NSA sehr erfolgreich sein kann (siehe Kapitel 57 und Shapiro, 1988).

Nebenwirkungen einer NSA-Therapie Zusätzlich zu den gemeinsamen therapeutischen Wirkungen haben die NSA auch schwerwiegende unerwünschte Wirkungen, die in der Tabelle 27.2 aufgeführt sind (siehe ebenso Borda und Koff, 1992). Häufig können sie Magen- oder Darm-Ulzera induzieren. Zuweilen sind diese von einer Anämie begleitet, die aufgrund des Blutverlustes entsteht. Patienten, die NSA chronisch einnehmen, tragen im Vergleich zu einem Normalkollektiv ein etwa dreifach höheres Risiko für schwere gastrointestinale Nebenwirkungen (Gabriel ad al., 1991). NSA variieren aber auch beträchtlich in ihrer Tendenz, solche Erosionen und Ulzera zu provozieren (siehe individuelle Abschnitte). Die Magen-Darm-Schädigungen dieser Substanzen können über mindestens zwei unterschiedliche Mechanismen verursacht werden. Zum einen führen lokale Irritationen durch oral verabreichte Substanzen zu einer Rückdiffusion von Säure in die Magenschleimhaut, was einen Zellschaden verursachen kann. Zum anderen können auch parenterale Gaben von NSA Schleimhautläsionen und Blutungen verursachen, die eher mit der Hemmung der Biosynthese der lokalen Prostaglandine in Verbindung stehen, insbesondere von PGI_2 und PGE_2, die ihrerseits zytoprotektiv auf die Magenschleimhaut wirken (siehe Übersichten von Ivey und von Isselbacher, in Symposium, 1988a). Diese Eicosanoide hemmen die Säuresekretion des Magens, steigern den Blutfluß in der Magenschleimhaut und fördern die Sekretion von zytoprotektivem Magenschleim in das Intestinum. Die Hemmung dieser Synthese führt dazu, daß der Magen empfindlicher gegenüber Verletzungen ist. Alle NSA, die in diesem Kapitel besprochen werden, vielleicht mit der Ausnahme der p-Aminophenolderivate, haben die Tendenz, gastrointestinale Nebenwirkungen zu verursachen, die von einer Dyspepsie und Sodbrennen bis hin zu Magen- oder Darmulzera mit manchmal tödlichem Ausgang reichen. Die kombinierte Gabe des PGE_1-Analogons *Misoprostol* zusammen mit NSA besitzt Vorteile bei der Prävention duodenaler oder gastrischer Ulzera, die durch diese Substanzen entstehen (Graham ad al., 1993). Es ist möglich, daß eine gesteigerte Bildung der Lipoxygenaseprodukte zur Ulzerogenität bei mit NSA behandelten Patienten beiträgt, und daß dieser Umstand mit einer *Helicobacter-pylorii*-Infektion assoziiert ist (siehe Borda, in Borda und Koff, 1992).

Tabelle 27.2 Gemeinsame Nebenwirkungen der NSA

---

gastrointestinale Ulzera und Unverträglichkeiten*
Hemmung der Plättchenaggregation
   (durch Hemmung der Thromboxansynthese)
Hemmung der Uterusmotilität
   (Verlängerung der Gestation)
Hemmung der prostaglandinvermittelten Nierenfunktion**
Überempfindlichkeitsreaktionen‡

---

* weniger Nebenwirkungen bei nicht acetylierten Salicylaten und bei *p*-Aminophenolderivaten.
** von besonderer Bedeutung bei Patienten mit eingeschränktem renalen Blutfluß; die Retention von Na^+, K^+ und Wasser (Ödeme) kann die Wirksamkeit einer antihypertensiven Behandlung vermindern (siehe Kapitel 33).
‡ stärker ausgeprägt bei ASS im Vergleich zu nicht acetylierten Salicylaten.

Andere Nebenwirkungen dieser Substanzen, die unter Umständen mit einer Blockade der Biosynthese der endogenen Prostaglandine im Zusammenhang stehen, sind Störungen der Plättchenfunktion, Verlängerung der Gestation oder spontane Wehentätigkeit und beeinträchtigte Nierenfunktion.

Eine gestörte Plättchenfunktion aufgrund von NSA-Gaben ist durch verminderte Bildung von Thromboxan A_2 (TXA_2), einer stark aggregationsfördernden Substanz in den Plättchen zu begründen. Dies trägt zur Tendenz dieser Substanzen bei, die Blutungszeit zu erhöhen. ASS erweist sich als ein besonders effektiver Hemmstoff dieser Plättchenfunktion, weil, wie bereits oben erwähnt, die irreversible Hemmung der Cyclooxygenaseaktivität durch ASS eine Neusynthese der Plättchen zur Wiederherstellung der Enzymaktivität erfordert. Dieser Nebeneffekt wird bei der prophylaktischen Behandlung thromboembolischer Erkrankungen (siehe Kapitel 54) genutzt. Eine Verlängerung der Gestation durch NSA konnte sowohl im Tierexperiment wie auch bei Frauen gezeigt werden. Die Prostaglandine der E- und F-Reihe sind stark uteruswirksame Substanzen und ihre Biosynthese in der Gebärmutter steigt dramatisch in den Stunden vor der Geburt an. Somit kann vermutet werden, daß Prostaglandine von übergeordneter Bedeutung in der Einleitung und Verlauf von Wehen und Entbindung sind (siehe Kapitel 39). Folgerichtig werden einige NSA als tokolytische Substanzen eingesetzt, um eine Frühgeburt zu verhindern.

NSA haben einen geringen Effekt auf die Nierenfunktion bei Gesunden, vermutlich deshalb, weil die Produktion vasodilatierender Prostaglandine bei Personen mit ausreichender Natriumzufuhr nur eine untergeordnete Rollen spielt. Trotzdem senken diese Substanzen bei Patienten mit Herzinsuffizienz, Leberzirrhose mit Aszites, chronischer Nierenerkrankung oder bei hypovolämischen Patienten den renalen Blutfluß sowie die glomeruläre Filtrationsrate (Clive und Stoff, 1984, Patrono und Dunn, 1987, Oates et al., 1988, Wilson und Carruthers in Borda und Koff, 1992). Eine akute Niereninsuffizienz wird unter diesen Umständen möglicherweise beschleunigt. Bei Patienten mit dieser klinischen Symptomatik ist im Vergleich zu Gesunden die renale Perfusion verstärkt von den Prostaglandinen abhängig. Diese induzieren eine Vasodilatation trotz der durch Noradrenalin oder Angiotensin II vermittelten Vasokonstriktion, die eine Folge des Pressorreflexes darstellt.

Zusätzlich zu den hämodynamischen Effekten in der Niere können NSA die Retention von Salz und Wasser fördern und zwar sowohl über eine prostaglandininduzierte, gehemmte Rückresorption von Chloridionen als auch durch eine verminderte Wirkung von ADH. Damit kann das Auftreten von Ödemen bei Patienten, die mit NSA behandelt wurden, erklärt werden. Dies kann ebenso zu einer verminderten Wirksamkeit antihypertensiver Medikamente führen (siehe Patrono und Dunn, 1987; Oates et al., 1988). Auch führen diese Arzneistoffe über verschiedene Mechanismen zu einer Hyperkaliämie, unter anderem durch eine gesteigerte Rückresorption von K^+ als Folge einer verminderten Verfügbarkeit von Na^+ im distalenTeil des Tubulus und einer Hemmung der prostaglandininduzierten Reninsekretion. Der letztere Effekt scheint zumindest teilweise dafür verantwortlich zu sein, daß NSA bei der Behandlung des Bartter-Syndroms eingesetzt werden, das durch Hypokaliämie, Hypereninämie, Hyperaldosteronismus, juxtaglomeruläre Hyperplasie, normalen Blutdruck und eine Resistenz gegenüber den pressorischen Effekten von Angiotensin II charakterisiert ist. Eine gesteigerte Produktion renaler Prostaglandine scheint in der Pathogenese dieses Syndroms eine Schlüsselrolle zu spielen.

Obwohl die Nephropathie eher selten mit dem Langzeitgebrauch einzelner NSA assoziiert ist, kann ein Abusus von Kombinationen unterschiedlicher NSA zu Nierenschädigungen führen, unter anderem zu Papillarnekrosen und einer chronischen interstitiellen Nephritis (Kincaid-Smith, 1986). Diese Erkrankung ist im Anfangsstadium manchmal heimtückisch, wird gewöhnlich erstmals durch eine verminderte tubuläre Funktion sowie eine mangelnde Urinkonzentrierung manifest und führt bei fortlaufendem Abusus von NSA möglicherweise zu einer irreversiblen Niereninsuffizienz. Frauen sind häufiger als Männer betroffen, und oft ist die Niereninsuffizienz auch von wiederholten Infektionen des Urogenitaltraktes begleitet. Gleichzeitiges Auftreten von Befindlichkeitsstörungen ist häufig - daher auch die Verwendung anderer Medikamente. Trotz zahlreicher klinischer Beobachtungen und experimenteller Studien an Mensch und Tier fehlen genaue Einblicke in den Mechanismus der NSA-induzierten renalen Folgeerkrankungen. Von Phenacetin wurde angenommen, daß dieser Stoff die nephrotoxische Komponente in den älteren analgetischen Kombinationspräparate (meistens ASS + Phenacetin + Koffein) darstellt, und es wurde aus diesem Grund aus diesen Kombinationen eliminiert. Obwohl die Inzidenz analgetischer Nephropathien in machen Ländern später abnahm, konnte diese Beobachtung nicht generell in allen Ländern gemacht werden, z. B. nicht in Australien. Somit scheint es auch möglich, daß der chronische Mißbrauch durch die vielen unterschiedlichen NSA oder die analgetischen Kombinationspräparate die Ursache für die Nierenschäden ist (Sander at al., 1989). Eine akute interstitielle Nephritis wird ebenfalls als eine seltene Komplikation der NSA-Therapie beobachtet.

Einige Individuen vertragen ASS und die meisten NSA nicht. Diese Intoleranz manifestiert sich durch Symptome, die von einer vasomotorischen Rhinitis mit einer üppigen Wassersekretion bis hin zum Angioneurotischen Ödem, generalisierte Nesselsucht, Bronchialasthma, Kehlkopfödem, Bronchokonstriktion, Hypotonie und Schock reichen. Seltener bei Kindern, kann dieses Syndrom bei 20 - 25% der Patienten im mittleren Alter mit Asthma, nasalen Polypen oder einer chronischen Urtikaria beobachtet werden, auch dann, wenn diese Patienten nur geringe Mengen (weniger als 80 mg) ASS erhalten. Eine Untergruppe von Patienten mit Mastozytose zeigt unter einer ASS-Therapie ebenfalls diese Reaktionen. Trotz der Ähnlichkeit mit einer Anaphylaxie scheinen diese Symptome nicht immunologischer Natur zu sein. Ein Patient, der Unverträglichkeitsreaktionen gegenüber einem NSA zeigt, reagiert ebenfalls, wenn sie irgendeiner anderen dieser Substanzen ausgesetzt wird, unabhängig von der chemischen Struktur, obwohl die Inzidenz bei nicht-acetylierten Substanzen geringer ist als bei ASS oder anderen acetylierten Substanzen. Solche Patienten zeigen diese Reaktionen, wenn sie Tartrazin einnehmen (Farbstoff FD&C Yellow No.5), einen Lebensmittelfarbstoff, der vielen Nahrungsmitteln und Getränken zugesetzt ist. Der Mechanismus für diese Hypersensibilität ist bis heute unbekannt, ein häufiger Grund scheint aber die Cyclooxygenase inhibierende Eigenschaft dieser Substanzen zu sein. Dies hat zu der Hypothese geführt, daß sich die Arachidonsäurekaskade unter NSA-Therapie in Richtung Lipoxygenase-Stoffwechselweg verschiebt, was zu einer vermehrten Produktion von Leukotrienen und anderen Produkten dieses Metabolisierungsweges führt, wobei diese Vorstellung bis heute unbewiesen ist. Auch kann dadurch nicht erklärt werden, warum nur eine Minderheit von Patienten mit Asthma oder anderen prädisponierenden Erkrankungen solche Reaktionen zeigt. Trotzdem legen die Ergebnisse bei einer kleinen Gruppe von Patienten nahe, daß die Blockade der 5-Lipoxygenase mit der Substanz Zileuton vor den Symptomen und Anzeichen einer ASS-Unverträglichkeit schützen kann (Israel et al., 1993). *Die Überempfindlichkeit gegenüber ASS stellt ein Kontraindikation für die Therapie mit jeder anderen dieser Substanzen, die in diesem Kapitel besprochen werden, dar, und jede dieser Substanzen kann eine lebensbedrohliche Reaktion ähnlich dem anaphylaktischen Schock provozieren* (siehe oben).

Auswahl eines NSA in unterschiedlichen klinischen Situationen Die Auswahl eines Antipyretikums oder Analgetikums ist selten ein Problem. Auf dem Gebiet der Rheumatologie wird diese Entscheidung jedoch zunehmend komplexer (Books und Day, 1991). Die Entscheidung zugunsten eines NSA bei der Behandlung von Arthritiden ist meistens empirisch. Die Substanz wird ausgesucht und für eine Woche oder länger verschrieben. Stellt sich der gewünschte therapeutische Erfolg ein, kann die Behandlung mit dieser Substanz so lange fortgeführt werden, bis toxische Erscheinungen auftreten. Es werden große interindividuelle Schwankungen bei der Therapie mit NSA beobachtet, auch dann, wenn die Substanzen strukturell zu derselben chemischen Klasse gehören. Dies bedeutet, daß ein Patient, der gut mit einem Propionsäurederivat eingestellt ist (wie z. B. Ibuprofen), mit einem anderen Propionsäurederivat weniger gut therapiert werden könnte. Initial sollten, um die Reaktion des Patienten zu testen, sehr geringe Dosen verschrieben werden. Die nächtliche Dosis sollte dann erhöht werden, wenn der Patient über Schlaflosigkeit aufgrund von Schmerzen oder über eine morgendliche Gelenkstarre klagt. Im allgemeinen ist eine Woche ausreichend, um die Wirksamkeit einer Substanz zu erproben. Wenn sich eine Substanz als wirkungsvoll erweist, sollte die Behandlung fortgesetzt werden, wobei die Dosierung vermindert werden sollte und abgesetzt werden kann, wenn sie nicht mehr länger notwendig erscheint. Nebenwirkungen treten gewöhnlich in den ersten Wochen der Behandlung auf, wobei gastrointestinale Ulzerationen sich erst später entwickeln. Wenn ein Patient nicht ausreichend mit einem NSA therapiert werden kann, sollte eine andere Substanz ausprobiert werden, denn, wie oben erwähnt, besteht eine beträchtliche interindividuelle Variabilität der Therapieantwort bei unterschiedlichen Substanzen, auch wenn sie chemisch verwandt sind. Der prinzipielle Nutzen der NSA wurde bereits in älteren Übersichtsarbeiten aufgezeigt (Symposium, 1983a; Lewis und Furst, 1987).

Für milde Arthropathien ist das oben vorgestellte Vorgehen in Kombination mit Ruhe und Krankengymnastik ausreichend. Bei Patienten mit schwereren Symptomen könnte es sein, daß diese nicht adäquat behandelt sind. In solchen Fällen sollte mit ASS oder anderen Substanzen eine effektivere Pharmakotherapie eingeleitet werden. Es erscheint allerdings angebracht, eine dauerhafte Kombinationstherapie mit mehr als einem NSA zu vermeiden, da nur ein geringer Vorteil für den Patienten bei einer gleichzeitigen Potenzierung der Nebenwirkungen zu erwarten ist.

Bei der Behandlung von Kindern ist die Auswahl erheblich eingeschränkt. Es sollten ausschließlich solche Substanzen zur Anwendung gelangen, für die ausreichende Testergebnisse bei Kindern vorliegen. Dies bedeutet im allgemeinen, daß ausschließlich ASS, Naproxen oder Tolmetin verschrieben werden sollte. Bei Kindern mit fiebrigen viralen Effekten kann unter gleichzeitiger Gabe von ASS das Reye-Syndrom auftreten, weshalb ASS bei dieser Therapie nicht eingesetzt werden darf.

Die Anwendung irgendeines NSA während der Schwangerschaft wird generell nicht empfohlen. Wenn überhaupt einer dieser Arzneistoffe schwangeren Frauen verabreicht werden soll, dann scheinen niedrige Dosierungen von ASS am sichersten. Obwohl für hohe toxische Dosierungen von Salicylaten im Tierexperiment teratogene Eigenschaften gezeigt werden konnten, gibt es keinen Hinweis darauf, daß Salicylate in moderaten Dosierungen beim menschlichen Fetus diese Teratogenität besitzen. Auf jeden Fall sollte die Einnahme von ASS vor der Geburt unterbleiben, um Komplikationen wie eine Verzögerung der Geburt, das Risiko von Blutungen nach der Geburt und den intrauterinen Verschluß des Ductus arteriosus zu vermeiden.

Viele NSA binden stark an Plasmaproteine und verdrängen so möglicherweise andere Pharmaka aus der Eiweißbindung. Solche Interaktionen werden bei Patienten beobachtet, die gleichzeitig zu Salicylaten oder Phenylbutazon, Warfarin, Sulfonylharnstoffderivate oder Methotrexat erhalten. Die Dosierung dieser Substanzen muß eventuell angepaßt oder die gleichzeitige Verabreichung vermieden werden. Die Interaktion mit Warfarin muß besonders betont werden, da die meisten NSA auch pharmakodynamisch die Plättchenfunktion beeinflussen. Darüber hinaus werden zahlreiche andere Arzneimittelinteraktionen mit NSA beobachtet (Brooks und Day, 1991).

Bei ernsthaft erkrankten Patienten, die diese Pharmaka nicht vertragen oder die mit diesen nicht ausreichend behandelt werden können, sollten andere Formen der Therapie in Erwägung gezogen werden. Die Therapie mit Goldverbindungen, Hydroxychloroquin und Penicillamin wird in einem separaten Abschnitt dieses Kapitels besprochen. Weitere für diese Therapie relevante Arzneistoffe sind Immunsuppressiva (Kapitel 52) und Glukokortikoide (Kapitel 59).

Eine abschließende Betrachtung über eine allgemeine Patiententherapie ist die Kostenfrage, besonders vor dem Hintergrund, daß diese Substanzen vermehrt in der Langzeittherapie eingesetzt werden. Im allgemeinen ist ASS sehr günstig und Ibuprofen billiger als Indometacin. Die Kosten der neueren Substanzen können sehr hoch sein.

SALICYLATE

Trotz der Einführung einer großen Anzahl neuer Arzneistoffe ist die Acetylsalicylsäure (ASS) immer noch die am häufigsten verschriebene analgetische, antipyretische und antiphlogistische Substanz und stellt den Standard für die Evaluierung anderer Substanzen dar. In den Vereinigten Staaten wird eine ungeheure Menge dieser Substanz konsumiert. Von einigen Autoren wird die jährliche Menge auf 10 000 - 20 000 Tonnen geschätzt. ASS ist das Analgetikum mit der größten Verbreitung in Haushalten und da ASS so leicht erhältlich ist, wird der Wert oft unterschätzt. Trotz der Wirksamkeit, und der

Arzneimittelsicherheit als häufig eingesetztes Analgetikum und Antirheumatikum, ist es notwendig, sich der potentiellen Gefahr eines Reye-Syndroms bewußt zu sein. Man muß wissen, daß ASS häufig Ursache einer tödlichen Arzneimittelvergiftung bei Kindern ist. Schlußendlich sollte man das schwere toxische Potential bei unsachgemäßem Gebrauch dieses Arzneimittels kennen. Übersicht über die klinische Pharmakologie der Salicylate geben einige Symposiumsberichte (1983a, 1983b) und eine Monographie (Rainsford, 1985a).

Chemie Die Salicylsäure (o-Hydroxybenzoesäure) selbst ist eine so stark reizende Substanz, daß sie fast nur äußerlich zur Anwendung kommt. Um einen systemischen Einsatz zu ermöglichen, wurden deshalb einige Derivate dieser Säure synthetisiert. Diese können in zwei Klassen eingeteilt werden, nämlich in Ester der Salicylsäure, die durch Veresterung der Carboxylgruppe erhalten wurden sowie in Salicylatester organischer Säuren, bei denen die Carboxylgruppe der Salicylsäure unverändert bleibt und die Hydroxylgruppe modifiziert ist. ASS stellt zum Beispiel einen Ester der Essigsäure dar. Zusätzlich gibt es Salze der Salicylsäure. Die chemischen Beziehungen sind in Abbildung 27.1 dargestellt.

Struktur-Wirkungsbeziehungen Salicylate wirken im Prinzip aufgrund ihres Gehalts an Salicylsäure, obwohl einige der einzigartigen Effekte der ASS auf deren Fähigkeit zurückzuführen ist, Proteine zu acetylieren, wie dies oben bereits beschrieben wurde. Eine Substitution der Carboxyl- oder Hydroxylgruppe verändert sowohl die pharmakodynamische Potenz wie auch die Toxizität der Salicylate. Ebenso erscheint die *ortho*-Position der Hydroxylgruppe für die Wirksamkeit von essentieller Bedeutung. Die Effekte einer Substitution am Benzolring wurden intensiv studiert. Neue Salicylsäurederivate werden noch immer synthetisiert. Das Difluorophenylderivat *Diflunisal* befindet sich ebenfalls im klinischen Einsatz.

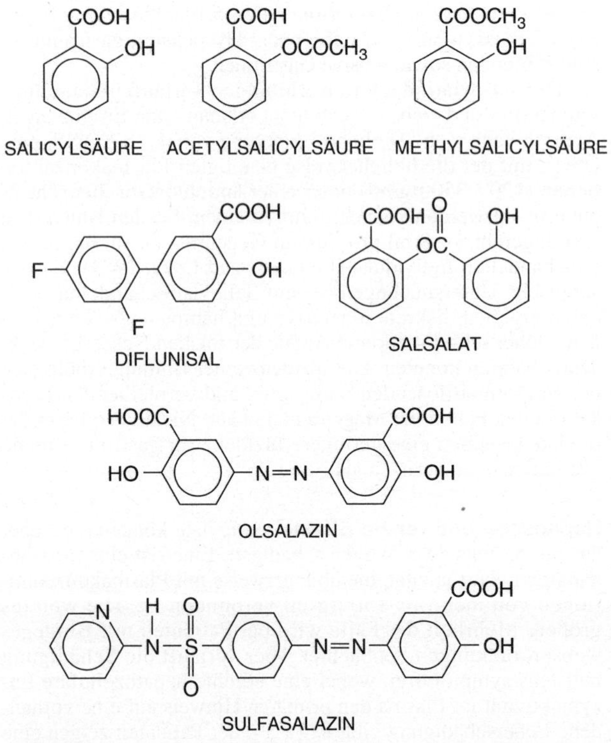

Pharmakologische Eigenschaften

Analgesie Wie bereits oben erwähnt, lassen sich durch Salicylate eher Schmerztypen mit geringerer Schmerzintensität wie z. B. Oberflächenschmerzen, insbesondere Kopf-, Muskel- oder Gelenkschmerzen, als Schmerzen im Magen-/Darmtrakt therapieren. Die Salicylate werden häufiger als die anderen Substanzklassen zur Schmerzlinderung eingesetzt. Eine Langzeitanwendung führt weder zu einer Toleranzentwicklung noch zur Sucht, und die Toxizität ist im Vergleich zu Opioiden geringer ausgeprägt. Salicylate lindern Schmerzen über peripher vermittelte Mechanismen, wobei ein direkter Effekt auf das ZNS nicht ausgeschlossen werden kann.

Antipyretische Wirkung Wie oben diskutiert, senken Salicylate im großen und ganzen die Körpertemperatur rasch und effektiv. Moderate Dosen, die diese Fiebersenkung bewirken können, steigern den Sauerstoffverbrauch und die metabolische Rate. In toxischen Dosen führen diese Substanzen zu einer Temperaturerhöhung, was gesteigertes Schwitzen nach sich zieht. Dies verstärkt eine Dehydrierung, wie bei der Salicylatvergiftung zu beobachten ist (siehe unten).

Verschiedene neurologische Effekte In hohen Dosen besitzen Salicylate toxische zentrale Effekte, wobei einer gesteigerten Erregbarkeit (Konvulsionen und Krämpfe) depressive Zustände folgen. Verwirrung, Schwindel, Tinnitus, Taubheit bei hohen Frequenzen, Delirien, Psychosen und komatöse Zustände wurden beobachtet. Der zugrundeliegende Mechanismus von Tinnitus und Taubheit bei einer Salicylatvergiftung ist ein Druckanstieg im Labyrinth oder ein Effekt auf die Haarzellen der Kochlea (Schnecke), vielleicht sekundär aufgrund einer Vasokonstriktion der mikrovaskulären Gefäße im Gehör. Tinnitus wird typischerweise bei Plasma-Salicylatkonzentrationen zwischen 200 - 450 µg/ml beobachtet, und es besteht ein enger Zusammenhang zwischen dem Ausmaß des Gehörverlusts und der Plasmakonzentration. Diese Symptome sind zwei bis drei Tage nach Absetzen der Substanz vollständig reversibel.

Salicylate induzieren Schwindel und Erbrechen, was womöglich auf eine Stimulation der Chemorezeptor-Triggerzone zurückzuführen ist, einem Areal, das durch die Zerebrospinalflüssigkeit (CSF) erreicht werden kann. Beim Menschen werden Schwindel und Erbrechen bei einer Salicylat-Plasmakonzentration von etwa 270 µg/ml beobachtet, wobei die gleichen Effekte aufgrund lokaler gastrischer Irritationen auch bei wesentlich geringeren Plasmakonzentrationen auftreten können.

Atmung Die Effekte der Salicylate auf die Atmung sind von größter Bedeutung, da diese zu den schweren Störungen des Säure-Base-Gleichgewichts beitragen, die eine Salicylatvergiftung charakterisieren. Salicylate stimulieren direkt und indirekt die Atmung. Eine therapeutische Dosierung der Salicylate steigert den Sauerstoffverbrauch und die CO_2-Produktion (besonders im Skelettmuskel). Diese Effekte resultieren aus der salicylatinduzierten Entkopplung der oxidativen Phosphorylierung. Die gesteigerte Produktion von CO_2 wiederum stimuliert die Atmung. Die vermehrte CO_2-Produktion wird durch eine erhöhte alveoläre Ventilation ausgeglichen, und somit bleibt der CO_2-Partialdruck (P_{CO_2}) unverändert. Der initiale Anstieg der alveolären Ventilation ist hauptsächlich durch eine verstärkte At-

Abbildung 27.1 Strukturformeln der unterschiedlichen Salicylate.

mungstiefe und weniger durch eine Steigerung der Atemfrequenz charakterisiert. Im Falle einer Unterdrückung der respiratorischen Antwort auf CO_2, wie beispielsweise durch die gleichzeitige Gabe von Barbituraten oder Opioiden, können Salicylate einen bedeutenden Anstieg des Plasma-Pco_2 und konsekutiv eine respiratorische Azidose verursachen.

Salicylate stimulieren aber auch direkt das Atemzentrum in der Medulla. Dies führt zu einer deutlichen Hyperventilation, die sich in einer verstärkten Atmungstiefe und einer beträchtlichen Frequenzsteigerung äußert. Patienten mit einer Salicylatvergiftung zeigen einen beträchtlichen Anstieg des Atem-Minutenvolumens, und es folgt eine respiratorische Alkalose. Plasma-Salicylatkonzentrationen von 350 µg/ml sind beim Menschen nahezu immer mit einer Hyperventilation assoziiert, und eine ausgeprägte Hyperpnoe wird beobachtet, wenn die Plasmaspiegel 500 µg/ml erreichen.

Ein hemmender Effekt der Salicylate auf die Medulla tritt nach hohen Dosen oder nach langer Anwendung auf. Toxische Dosen der Salicylate verursachen eine zentrale respiratorische Paralyse sowie einen Kreislaufkollaps in der Folge der vasomotorischen Depression. Wenn die gesteigerte CO_2-Produktion anhält, kommt es zu einer respiratorischen Alkalose.

Säure-Base-Gleichgewicht und Elektrolytenmuster Therapeutische Dosen an Salicylaten verursachen definierte Veränderungen im Säure-Basen-Gleichgewicht und dem Elektrolytenmuster. Das initiale Ereignis ist, wie gerade ausgeführt, die respiratorische Alkalose. Eine Kompensation der respiratorischen Alkalose wird durch eine gesteigerte renale Exkretion von Bicarbonat erreicht, die durch eine gesteigerte Ausscheidung von Na^+ und K^+ begleitet wird. In der Folge wird der Plasma-Bicarbonatgehalt vermindert und der pH-Wert des Blutes nähert sich wieder Normalwerten an. Dieses Stadium, das als kompensierte respiratorische Alkalose bezeichnet und oft bei Erwachsenen unter einer ausgeprägten Salicylattherapie beobachtet wird, ist selten progressiv.

Weitergehende Veränderungen im Säure-Base-Status werden im allgemeinen nur nach Einnahme toxischer Dosen bei Säuglingen und Kinden oder gegebenenfalls hoher Dosen bei Erwachsenen beobachtet. Bei Säuglingen und Kleinkindern wird die Phase der respiratorischen Alkalose weniger beobachtet, da das Kind mit einer Salicylatvergiftung eher selten in einem frühen Stadium zu einem Arzt kommt. Stattdessen zeigt sich im klinischen Bild das Stadium der Säure-Base-Toxizität im allgemeinen durch einen Abfall des Blut-pH-Wertes, durch eine geringe Plasma-Bicarbonatkonzentration und einen normalen oder fast normalen Pco_2-Wert. Mit Ausnahme des Pco_2-Wertes ähneln diese Veränderungen einer metabolischen Azidose. In Wirklichkeit beobachtet man eine Kombination aus respiratorischer Alkalose und metabolischer Azidose, die sich wie folgt äußert: Die gesteigerte CO_2-Produktion übertrifft aufgrund der direkten salicylatvermittelten Atemdepression die alveoläre CO_2-Abatmung. Konsequenterweise steigt der Plasma Pco_2-Wert und der Blut-pH-Wert fällt. Da die Bicarbonatkonzentration im Plasma bereits aufgrund der gesteigerten renalen Bicarbonatelimination erniedrigt ist, stellt der Säure-Base-Status in dieser Situation eine unkompensierte respiratorische Azidose dar. Zusammengefaßt läßt sich eine echte metabolische Azidose als eine Akkumulation von Säure aufgrund dreier unterschiedlicher Prozesse verstehen: Erstens setzen toxische Konzentrationen an Salicylaten 2 - 3 mEq pro Liter an Plasma-Bicarbonat frei. Zweitens verschlechtert die vasomotorische Depression, hervorgerufen durch toxische Salicylatdosen, die Nierenfunktion mit einer konsekutiven Akkumulation starker Säuren aus metabolischen Prozessen wie Schwefel- oder Phosphorsäure. Drittens akkumulieren sekundär zu der salicylatinduzierten Störung des Kohlenhydratstoffwechsels besonders Pyruvat, Milchsäure und Acetessigsäure.

Die Reihe von Ereignissen, die eine Störung des Säure-Base-Gleichgewichts durch eine Salicylatvergiftung induzieren, führen also zur Veränderung des Wasser- und des Elektrolythaushalts. Der niedrige Pco_2 zieht eine verminderte renale tubuläre Wiederaufnahme und eine verminderte renale Ausscheidung von Na^+, K^+ und Wasser nach sich. Wasser geht zusätzlich durch das salicylatinduzierte Schwitzen und die Hyperventilation verloren, eine Dehydrierung wird beobachtet. Wenn der Verlust von Wasser über die Lunge und durch das Schwitzen höher ist als der Na^+-Verlust, wird die Dehydrierung von einer Hypernatriämie begleitet. Eine lange Einnahme hoher Dosen an Salicylaten verursacht also eine K^+-Depletion durch renale wie auch extrarenale Faktoren.

Kardiovaskuläre Effekte Übliche therapeutische Dosierungen von Salicylaten besitzen keine bedeutende direkte kardiovaskuläre Auswirkung. Die peripheren Gefäße tendieren nach hohen Dosen aufgrund direkter Effekte auf ihre glatte Muskulatur zur Dilatation. Toxische Mengen vermindern die Zirkulation direkt und durch die zentrale vasomotorische Paralyse.

Bei Patienten, die hohe Dosen an Natriumsalicylat oder ASS erhalten, wie z. B. Dosen, die für die Therapie bei akuten rheumatischen Fieberschüben üblich sind, steigt das zirkulierende Plasmavolumen (etwa 20%), der Hämatokrit fällt, Auswurfleistung und Herzarbeit steigen an. Konsequenterweise können solche Veränderungen bei Patienten mit eindeutigen Hinweisen auf eine Karditis Stauungssymptome und Lungenödeme verursachen. Hohe Dosen an Salicylaten können aber auch unabhängig von kardialen Ursachen zu Lungenödemen führen, besonders bei älteren Patienten, die Salicylate über einen längeren Zeitraum einnehmen.

Gastrointestinale Effekte Die Einnahme von Salicylaten kann epigastrische Beschwerden, Übelkeit oder Erbrechen nach sich ziehen. Der Mechanismus der emetischen Wirkung wurde bereits oben diskutiert. Salicylate verursachen aber auch bei Patienten, die sowohl hohe als auch niedrige Dosierungen einnahmen, gastrische Ulzerationen, Verschlechterungen peptischer Ulkussymptome (Sodbrennen, Dyspepsie), gastrointestinale Blutungen sowie erosive Gastritiden.

Die salicylatinduzierten Blutungen verlaufen manchmal schmerzfrei und ziehen, wenn nicht erkannt, eine Eisenmangel-Anämie nach sich. Tägliche Einnahme von 4 - 5 g ASS, eine Dosis, mit der die üblicherweise benötigten Plasmakonzentrationen (120 - 350 µg/ml) unter einer antiphlogistischen Therapie erreicht werden können, führt zu einem fäkalen Blutverlust von ungefähr 3 - 8 ml pro Tag im Gegensatz zu ca. 0,6 ml bei unbehandelten Individuen (Leonards und Levy, 1973). Gastroskopische Untersuchungen bei mit Salicylat behandelten Patienten ergaben diskrete ulzerative und hämorrhagische Läsionen, wobei scharf markierte Areale der fokalen Nekrosen beobachtet werden konnten. Die Inzidenz einer Blutung erhöht sich bei langsam auflösenden Salicylaten und verbleibenden Partikeln in den Falten der Magenschleimhaut. Nicht-acetylierte Salicylate scheinen eine geringere Inzidenz für gastrointestinale Ulzerationen zu besitzen als ASS.

Hepatische und renale Effekte Salicylate können die Leber auf mindestens zwei Wegen schädigen. Einer ist eine dosisabhängige Lebertoxizität, die üblicherweise mit Plasmakonzentrationen von mehr als 150 µg/ml verbunden ist. Die weitaus größere Mehrheit der Fälle wird bei Patienten mit Bindegewebserkrankungen beobachtet. Hier verläuft die Schädigung meistens symptomfrei, wobei eine erhöhte hepatozelluläre Enzymaktivität im Plasma den primären Hinweis auf eine vorhandene Leberschädigung gibt. Etwa 5% der Patienten zeigen eine Lebervergrößerung, Appetitlosigkeit, Übelkeit und einen Ikterus. In diesen Fällen sollten die Salicylate abgesetzt werden. Aus diesen und anderen Gründen sollten Patienten mit einem chronischen Leberschaden nur äußerst restriktiv mit Salicylaten therapiert werden.

Übereinstimmende Beweise belegen die Rolle der Salicylate als einen der Hauptfaktoren für ernsthafte Lebererkrankungen und für die Enzephalopathie, wie beim Reye-Syndrom zu beobachten (Hurwitz, 1989). Dieses Syndrom ist selten, zieht aber sehr häufig tödlich verlaufende Infektionen mit Varicellen und zahlreichen anderen Viren, insbesondere dem Grippevirus, nach sich. Obwohl bis heute kein kausaler Zusammenhang zwischen dem Reye-Syndrom und der Behandlung mit Salicylaten aufgezeigt werden konnte, besteht jedoch ein strenger epidemiologischer Zusammenhang. Es wird angenommen, daß ASS und die virale Erkrankung möglicherweise eine Schädigung der Mitochondrien bei genetisch prädisponierten Individuen nach sich ziehen. *Der Einsatz von Salicylaten bei Kindern oder Erwachsenen mit Windpocken oder Grippe ist kontraindiziert.*

Wie oben bereits besprochen, können Salicylate eine Salz- und Wasserretention genauso verursachen wie eine akute Nierenfunktionseinschränkung bei Patienten mit Herz- oder Niereninsuffizienz oder Hypovolämie. Obwohl die chronische Anwendung einer Salicylatmonotherapie nur selten Nierenschädigungen nach sich zieht, kann die lange und intensive Einnahme analgetischer Kombinationspräparate aus Salicylaten und anderen Komponenten, wie z. B. Paracetamol, eine Papillarnekrose und eine interstitielle Nephritis verursachen.

Urikosurische Eigenschaften Die Wirksamkeit der Salicylate auf die Harnsäureausscheidung ist streng dosisabhängig (siehe unten „Urikosurische Arzneimittel"). Niedrige Dosen (1 - 2 g/Tag) verringern möglicherweise die Urataussscheidung und steigern die Plasma-Harnsäurekonzentration. Mittlere Dosen (2 - 3 g/Tag) verändern die Urataussscheidung nicht. Hohe Dosen (über 5 g/Tag) induzieren die Harnsäureausscheidung und vermindern die Plasma-Harnsäure-Konzentration. Diese hohen Dosen werden aber nur selten vertragen. Selbst kleine Dosen von Salicylaten können jedoch die Wirksamkeit von Probenecid und anderen urikosurisch wirkenden Substanzen, die die tubuläre Rückresorption von Harnsäure vermindern, blockieren.

Einflüsse auf das Blut Die Einnahme von Salicylaten verursacht bei gesunden Individuen eine Verlängerung der Blutungszeit. Eine Dosis von beispielsweise 0,65 g ASS verdoppelt in etwa die mittlere Blutungszeit einer Normalperson über einen Zeitraum von vier bis sieben Tagen. Dieser Effekt läßt sich auf die irreversible Acetylierung der Plättchencyclooxygenase und der damit verbundenen Reduktion der TXA_2-Bildung zurückführen, die so lange anhält, bis die Neubildung von unveränderten Plättchen aus den Vorstufen der Megakaryozyten stattfindet.

Patienten mit einem schweren Leberschaden, mit einer Hyperthrombinämie, einem Vitamin-K-Mangel oder einer Hämophilie sollten die Einnahme von ASS vermeiden, da aufgrund der beeinträchtigten Plättchenfunktion die Hämostase gestört sein kann und Blutungen resultieren können. Wenn möglich sollte die ASS-Therapie eine Woche vor einer Operation abgesetzt werden. Eine Langzeittherapie mit ASS bei gleichzeitiger Gabe anderer Antikoagulanzien erfordert äußerste Vorsicht, da die Gefahr eines möglichen Blutverlusts in der Mukosa des Gastrointestinaltrakts besteht und Blutungen an anderen Stellen auftreten können. Trotzdem wird ASS als Prophylaxe zur Behandlung thromboembolischer Erkrankungen verabreicht, insbesondere zur Aufrechterhaltung der koronaren und zerebralen Zirkulation (Willard et al., 1992; Patrono, 1994; siehe Kapitel 54).

Salicylate verändern normalerweise die Leukozyten- oder die Plättchenzahl nicht, und beeinflussen auch nicht den Hämatokrit oder den Hämoglobingehalt. Dosen von 3 - 4 g pro Tag reduzieren deutlich den Plasma-Eisengehalt und verkürzen die Lebenszeit der Erythrozyten. Darüber hinaus gehört ASS zu den Substanzen, die einen mittleren Grad an Hämolyse bei Personen mit einem Glukose-6-Phosphatdehydrogenase-Mangel herbeiführen können.

Effekte auf rheumatische, entzündliche und immunologische Prozesse sowie auf den Bindegewebsmetabolismus Seit nahezu 100 Jahren haben sich die Salicylate ihre herausragende Position bei der Behandlung rheumatischer Erkrankungen bewahrt. Obwohl sie die klinischen Symptome eines akuten rheumatischen Fieberschubs unterdrücken und das histologische Bild sogar verbessern, bleiben nachfolgende Gewebeschäden wie kardiale Läsionen und andere viszerale Beteiligungen unbeeinflußt. Zusätzlich zur Wirkung auf die Prostaglandinbiosynthese, scheinen die Salicylate bei der Behandlung rheumatischer Erkrankungen in Prozesse auf zellulärer und immunologischer Ebene im mesochymalen und dem Bindegewebe involviert zu sein.

Aufgrund der Kenntnisse über den Zusammenhang des rheumatischen Fiebers und immunologischer Prozesse wurde die Aufmerksamkeit auf die Fähigkeit der Salicylate gelenkt, eine Vielzahl von Antigen-Antikörper-Reaktionen zu unterdrücken. Dies umfaßt die Antikörperproduktion, die Antigen-Antikörper-Aggregation sowie die antigeninduzierte Histaminfreisetzung. Ebenso induzieren die Salicylate eine unspezifische Stabilisierung der Kapillarpermeabilität während eines immunologischen Insults. Die Konzentrationen der Salicylate, die für solche Effekte benötigt werden, sind hoch und es bleibt offen, den Zusammenhang zwischen diesen Effekten und der antirheumatischen Wirksamkeit nachzuweisen.

Salicylate beeinflussen darüber hinaus den Metabolismus des Bindegewebes und tragen möglicherweise auch zu ihrer antiphlogistischen Wirkung bei. Sie beeinflussen z. B. Zusammensetzung, Biosynthese und Metabolismus der Bindegewebsmukopolysaccharide in ihrer Grundsubstanz, die eine Barriere für eine Ausdehnung von Infektionen und Entzündungen darstellt.

Metabolische Effekte Die Salicylate besitzen zahlreiche Effekte auf metabolische Prozesse, wobei auf manche bereits eingegangen wurde. Somit sollen im folgenden nur einige relevante Aspekte beleuchtet werden. In der Regel sind diese Effekte in den üblicherweise empfohlenen klinischen Dosierungen von untergeordneter Bedeutung.

Oxidative Phosphorylierung Die Entkopplung der oxidativen Phosphorylierung durch Salicylate gleicht der, die durch 2,4-Dinitrophenol induziert werden kann. Diese Wirkung kann möglicherweise mit einer für die Behandlung der rheumatoiden Arthritis relevanten Dosierung erreicht werden und führt zur Hemmung zahlreicher Adenosintriphosphat- (ATP-) abhängiger Reaktionen. Weitere Folgen sind die beschriebene salicylatinduzierte Sauerstoffaufnahme und CO_2-Produktion, die Depletion hepatischen Glykogens und der Temperaturanstieg nach toxischen Dosen von Salicylaten. In toxischen Dosen vermindern Salicylate wahrscheinlich den aeroben Metabolismus als Folge einer Hemmung unterschiedlicher Dehydrogenasen, einer Kompetition mit Pyridinnukleotidkoenzymen und aufgrund einer Hemmung einiger Oxidasen, wie beispielsweise die Xanthinoxidase, die für den Stoffwechsel der Nukleotide als Koenzym notwendig sind.

Kohlenhydratstoffwechsel Hyperglykämie und Glukosurie sowie eine Entleerung der hepatischen und muskulären Glykogenspeicher sind die Folge hoher Salicylatdosierungen, wobei diese Effekte teilweise durch die Freisetzung von Adrenalin erklärt werden können. Solche Dosen vermindern ebenfalls den aeroben Glukoseabbau, steigern die Glukose-6-Phosphatase-Aktivität und fördern die Sekretion von Glukokortikoiden.

Stickstoffmetabolismus Salicylate in toxischen Dosierungen provozieren eine deutliche negative Stickstoffbilanz, die sich durch eine Aminosäureausscheidung im Urin auszeichnet. Eine Aktivierung der Nebennierenrinde kann möglicherweise zu einer negativen Stickstoffbilanz bei erhöhtem Proteinkatabolismus beitragen.

Fettstoffwechsel Durch Salicylate wird die Lipogenese aufgrund einer teilweisen Blockierung des Einbaus von Acetat in die Fettsäuren vermindert. Sie hemmen ebenso die adrenalinstimulierte Lipolyse in Fettzellen und verdrängen langkettige Fettsäuren von den Bindungsstellen humaner Plasmaproteine. Die Kombination dieser Effekte führt einerseits zu einer erhöhten Aufnahme und einer gesteigerten Oxidation von Fettsäuren in Muskel, Leber und anderen Organen und andererseits zu verminderten Plasmakonzentrationen freier Fettsäuren, Phospholipiden und Cholesterin. Die Oxidation von Ketonkörpern ist ebenfalls erhöht.

Endokrine Effekte Sehr hohe Dosen von Salicylaten stimulieren die Freisetzung von Steroiden aus der Nebennierenrinde über einen Effekt auf den Hypothalamus und eine vorübergehend gesteigerte Plasmakonzentration freier Adrenokortikosteroide aufgrund einer Freisetzung aus Plasmaproteinen. Jedoch scheint geklärt zu sein, daß die antiphlogistische Wirkung der Salicylate unabhängig von den Wirkungen der Adrenokortikosteroide ist. Eine Langzeittherapie mit Salicylaten vermindert die Aufnahme und die Clearance von Jod durch die Schilddrüse, steigert aber den Sauerstoffverbrauch sowie die Eliminationsrate von Thyroxin und Trijodthyronin aus dem Kreislauf. Diese Effekte sind wahrscheinlich aufgrund einer kompetitiven Verdrängung von Thyroxin und Trijodthyronin durch Salicylate aus Transthyretin und thyroxinbindenden Globulinen im Plasma hervorgerufen, besitzen aber nur eine untergeordnete klinische Relevanz.

Salicylate in der Schwangerschaft Bei moderater therapeutischer Dosierung gibt es keine Hinweise auf teratogene Eigenschaften beim Menschen, jedoch hatten die Kinder von Frauen, die über einen langen Zeitraum Salicylate einnahmen, ein deutlich reduziertes Geburtsgewicht. Darüber hinaus wurden eine gesteigerte perinatale Morbidität, Anämien, Blutungen vor oder nach der Geburt, verlängerte Gestation sowie komplikationsreichere Entbindungen beobachtet. Diese Effekte traten vor allem dann auf, wenn ASS während des dritten Trimenons eingenommen wurde, weshalb während dieser Schwangerschaftsperiode eine Einnahme vermieden werden sollte.

Lokal reizende Effekte Die Salicylsäure wirkt reizend auf die Haut und die Mukosa und zerstört Epithelzellen. Dieser keratolytische Effekt wird bei der lokalen Behandlung von Warzen, Hühneraugen, Pilzinfektionen sowie verschiedenen Formen der ekzematösen Dermatitiden ausgenutzt. Die Gewebszellen schwellen, weichen auf und schuppen ab. Methylsalicylsäure (Wintergrünöl) reizt sowohl die Haut als auch die gastrointestinale Mukosa, weshalb diese Substanz ausschließlich in lokaler Applikation Anwendung findet.

Pharmakokinetik und Metabolismus ASS und andere Salicylate besitzen einige einzigartige pharmakokinetische Eigenschaften, die bei der Behandlung von Patienten mit diesen Arzneistoffen berücksichtigt werden müssen.

Resorption Oral eingenommene Salicylate werden rasch resorbiert, z. T. schon im Magen, überwiegend jedoch in den oberen Abschnitten des Dünndarms. Nennenswerte Konzentrationen im Plasma können nach ca. 30 Minuten nachgewiesen werden. Nach einer Einzeldosis beträgt tmax ca. zwei Stunden, danach wird ein kontinuierlicher Abfall beobachtet. Die Resorptionsrate ist von einigen Faktoren abhängig, insbesondere vom Grad des Zerfalls und der Auflösung bei einer Tablettengabe, dem pH-Wert und der Mukosaoberfläche sowie der Magenentleerungsgeschwindigkeit.

Die Resorption von Salicylaten erfolgt durch passive Diffusion hauptsächlich undissoziierter Salicyl- oder Acetylsalicylsäure durch die gastrointestinale Membran und wird somit vom pH-Wert beeinflußt. Jedoch erhöht sich bei ansteigendem pH aufgrund einer stärkeren Ionisierung die Löslichkeit der Salicylate und damit auch die Auflösung der Tablette. Das Resultat ist eine gesteigerte Resorption. Man kann auch beobachten, daß sich die Resorptionsquote zwischen Natriumsalicylat, ASS und den zahlreichen gepufferten Präparationen der Salicylate nicht wesentlich unterscheidet. Gleichzeitige Nahrungsaufnahme verzögert die Aufnahme.

Die Resorption von Salicylaten ist nach rektaler Applikation im Vergleich zur oralen verlangsamt, unvollständig und unzuverlässig. Deshalb ist, wenn hohe Plasmakonzentrationen erforderlich sind, eine solche Gabe nicht empfehlenswert.

Salicylsäure wird von intakter Haut rasch resorbiert, insbesondere dann, wenn sie mittels Linimenten oder Salben appliziert wird. Eine systemische Vergiftung konnte nach Applikation auf große Hautareale beobachtet werden. Methylsalicylat wird bei kutaner Gabe gleichermaßen schnell resorbiert. Im Gegensatz dazu ist die gastrointestinale Resorption um mehrere Stunden verzögert, was eine Magenspülung im Falle einer Vergiftung ermöglicht, auch wenn diese erst recht spät entdeckt wird.

Verteilung Nach der Resorption werden die Salicylate primär über pH-abhängige passive Prozesse in die meisten Körperkompartimente und transzellulären Flüssigkeiten verteilt. Salicylate werden über ein sättigbares Transportsystem mit niedriger Kapazität aus der CSF über den Plexus choroidei aktiv heraustransportiert. Die Plazentarschranke wird leicht überwunden.

Das Verteilungsvolumen einer üblichen Dosierung von ASS oder Natriumsalicylat beträgt bei Normalpersonen ungefähr 170 ml/kg Körpergewicht. Im Falle hoher therapeutischer Dosen kann das Verteilungsvolumen aufgrund einer Sättigung der Plasmaproteinbindung auf bis zu 500 ml/kg ansteigen. Eingenommene ASS wird hauptsächlich als solche resorbiert, zum Teil aber wird sie schon vor Erreichen der systemischen Zirkulation durch Esterasen in der gastrointestinalen Mukosa und der Leber deacetyliert. Aufgrund der Hydrolyse im Plasma, der Leber und den Erythrozyten kann ASS im Plasma nur für eine kurze Zeit nachgewiesen werden, beispielsweise liegen bereits nach 30 Minuten bei einer Dosis von 0,65 g nur noch 27% der gesamten Plasmasalicylatmenge in acetylierter Form vor. Daraus resultiert, daß die Plasmakonzentrationen von ASS immer niedrig sind und unter therapeutischen Dosierungen selten 20 µg/ml übersteigen. Methylsalicylat wird ebenfalls hauptsächlich in der Leber sehr rasch zur Salicylsäure hydrolysiert.

80 - 90% der Salicylate sind in klinisch relevanten Dosierungen an Plasmaproteine, vornehmlich Albumin, gebunden. Im Falle steigender Plasmakonzentrationen nimmt dieser an Albumin gebundene Anteil jedoch ab. Eine Hypoalbuminämie, die möglicherweise bei rheumatoider Arthritis auftreten kann, führt zu proportional höheren Plasmakonzentrationen freier Salicylate. Die Salicylate konkurrieren mit vielen anderen Verbindungen um die Plasmaproteinbindung, unter anderem Thyroxin, Thrijodthyronin, Penicillin, Phenytoin, Sulfinpyrazon, Bilirubin, Harnsäure und anderen NSA wie z. B. Naproxen. ASS wird in einem etwas höheren Ausmaß gebunden. Darüber hinaus acetyliert ASS humanes Plasmaalbumin *in vivo* durch die Reaktion an die β-Aminogruppe von Lysin, was eine veränderte Bindungsfähigkeit anderer Substanzen an Albumin nach sich ziehen kann. Hormone, DNA, Hämoglobin und andere Proteine werden ebenfalls acetyliert.

Biotransformation und Exkretion Der Metabolismus der Salicylate findet in vielen Geweben statt, vor allem aber im endoplasmatischen Retikulum und den Mitochondrien der Leber. Die drei Hauptmetaboliten sind die Salicylursäure (das Glycinkonjugat) sowie die Metaboliten nach Glukuronidierung der phenolischen Hydroxylgruppe (Veretherung) oder der Carboxylgruppe (Veresterung). Darüber hinaus wird eine kleine

Fraktion zur Gentisinsäure (2,5-Dihydroxybenzoesäure), bzw. zur 2,3-Dihydroxybenzoesäure oder zur 2,3,5-Trihydroxybenzoesäure oxidiert. Die Gentisursäure, das Glycinkonjugat der Gentisinsäure, entsteht ebenfalls.

Die Salicylate werden in Form der freien Salicylsäure (10%), der Salicylursäure (75%), der Glukuronide (10% in veretherter Form, 5% in veresterer Form) sowie der Gentisinsäure (<1%) über den Urin ausgeschieden. Die Ausscheidung der freien Salicylsäure ist jedoch extrem schwankend und hängt sowohl von der eingenommenen Dosis wie auch dem pH-Wert des Urins ab. Bei alkalischem Urin werden mehr als 30% der eingenommenen Arzneimittelmenge in Form der freien Säure eliminiert, bei saurem pH-Wert jedoch weniger als 2%.

Die Plasmahalbwertszeit von ASS beträgt ungefähr 15 Minuten, die der Salicylsäure liegt bei niedriger Dosierung zwischen zwei und drei Stunden und bei den üblichen antiphlogistischen Dosen bei ca. zwölf Stunden. Die Halbwertszeit kann bei hohen therapeutischen Dosen oder bei einer Intoxikation auf 15 - 30 Stunden gesteigert sein. Folglich können kleine Dosiserhöhungen zu einer nichtproportionalen Steigerung der Plasmakonzentration der Salicylsäure führen. Eine eingeschränkte Leberkapazität zur Bildung der Salicylursäure und des phenolischen Glukuronids ist der Grund für die dosisabhängige Elimination sowie für den erhöhten Anteil der unveränderten Salicylsäure bei hohen Dosen.

Die ASS ist eine der NSA, bei denen sich die Möglichkeit bietet, über die Bestimmung der Plasmakonzentration den Therapieerfolg und die Toxizität zu überwachen. Die Plasmakonzentrationen, die mit neurologischen Komplikationen assoziiert werden, wurden bereits erwähnt. Die Salicylatplasmakonzentration steigt bei verringerter glomerulärer Filtrationsrate oder bei minimierter Sekretion im proximalen Tubulus wie z. B. bei Nierenerkrankungen oder der gleichzeitigen Präsenz eines Hemmstoffs, der um das Transportsystem konkurriert (z. B. Probenecid). Veränderungen des pH-Werts des Urins bewirken ebenso eine deutlich veränderte Salicylatausscheidung: Die Clearance der Salicylsäure ist bei pH 8 im Vergleich zu pH 6 um das Vierfache erhöht und liegt damit weit über der glomerulären Filtrationsrate bei pH 8. Ein hoher Urinfluß vermindert die tubuläre Rückresorption, wobei das Gegenteil bei Oligurie zutrifft. Die Konjugate der Salicylsäure mit Glycin oder Glukuronsäure werden nur schwer in den renalen Tubuluszellen rückresorbiert, weshalb deren Ausscheidung ausschließlich von der glomerulären Filtrationsrate und der proximal tubulären Sekretion und nicht von pH-Wert-Veränderungen abhängt.

Diflunisal, ein Difluorophenylderivat der Salicylsäure (siehe Abbildung 27.1) wird nach oraler Gabe nahezu vollständig resorbiert und maximale Plasmakonzentrationen werden nach zwei bis drei Stunden erreicht. Zudem wird es sehr stark (99%) an Plasmalbumin gebunden und tritt in die Muttermilch über. Ungefähr 90% der Muttersubstanz wird als Glukuronid ausgeschieden, wobei die Eliminationsrate dosisabhängig ist. Bei einer üblichen analgetischen Dosis (500 - 750 mg/Tag) beträgt die Plasmahalbwertszeit etwa acht bis zwölf Stunden (Übersichten bei Davies, 1983; van Winzum et al., in Symposium, 1983a).

Therapeutischer Einsatz

Es sind viele systemische und einige lokale Anwendungen für Salicylate beschrieben worden, wobei so mancher therapeutische Vorteil mehr auf überlieferter Tradition und Erfahrung, als auf klar verstandenen Wirkmechanismen beruht. Salicylate werden üblicherweise als Antiphlogistika bei verschiedenen Indikationen eingesetzt: u. a. zur Behandlung der rheumatoiden Arthritis und anderer arthritischer Erscheinungsbilder, oder zur Therapie muskulär-skelettaler Verletzungen und des akuten rheumatischen Fiebers. Die Therapie ist dabei meistens symptomatisch in Form einer Linderung von Fieber, Schmerz und Entzündungssymptomen.

Systemische Anwendung Die zwei für eine systemische Behandlung am häufigsten eingesetzten Präparate der Salicylate sind das Natriumsalicylat und die Acetylsalicylsäure (ASS). Die Dosierung richtet sich dabei nach den Behandlungsbedingungen.

Für eine systemische Anwendung sind auch weitere Salicylate verfügbar, z. B. *Salsalat (Salicylsalicylsäure)*, das nach Resorption zu Salicylsäure hydrolysiert wird, Natriumthiosalicylat (Injektion), Cholinsalicylat (oral, flüssig) und Magnesiumsalicylat (Tablette) oder eine Kombination aus den beiden letztgenannten. *Diflunisal* wurde bereits beschrieben.

Fiebersenkung Eine antipyretische Therapie sollte den Patienten vorbehalten bleiben, bei denen das Fieber per se schädlich ist oder denen, die durch die Fiebersenkung eine wesentliche Besserung ihres Zustandes erfahren. Wenig bekannt ist der Zusammenhang zwischen Fieber und den beschleunigten Entzündungs- oder Immunprozessen; zu bestimmten Zeitpunkten stellen diese möglicherweise einen protektiven physiologischen Mechanismus dar. Der Krankheitsverlauf könnte nach Einnahme antipyretisch wirksamer Arzneistoffe durch die Linderung der Symptome und die Fiebersenkung verschleiert werden. Die fiebersenkende Dosis von Salicylaten beim Erwachsenen beträgt 325 - 650 mg alle vier Stunden und bei Kindern 50 - 75 mg/kg Körpergewicht pro Tag aufgeteilt in vier bis sechs Einzeldosen, wobei eine tägliche Gesamtmenge von 3,6 g nicht überschritten werden sollte. Üblicherweise wird oral appliziert, die parenterale Gabe bildet eher die Ausnahme. Bei Kleinkindern, oder wenn eine orale Gabe nicht möglich ist, kann eine rektale Applikation notwendig sein.

Analgesie Salicylate sind zur Linderung verschiedener Typen von Schmerz wie Kopfschmerz, Arthritis, Dysmenorrhoe, Nerven- und Muskelschmerzen wertvoll. Hierbei gelten die gleichen Dosierungsrichtlinien wie bei der Fiebersenkung.

Rheumatoide Arthritis Obwohl Salicylate als der Standard angesehen werden, auf den sich andere Antiphlogistika bei der Behandlung der rheumatoiden Arthritis beziehen, bevorzugen manche Kliniken aufgrund einer geringeren Inzidenz von Nebenwirkungen, insbesondere der gastrointestinalen, andere NSA. Zusätzlich zum analgetischen Effekt, der eine effektivere Krankengymnastik erlaubt, stellt sich eine Steigerung des Appetits, ein Gefühl des Wohlbefindens und eine Reduktion der entzündlichen Erscheinungen in den Gelenken und umgebenden Strukturen ein. Die Gelenksschäden stellen das größte Problem bei der Behandlung der rheumatoiden Arthritis dar und jede Substanz, die die Entzündung vermindert, ist für die Besserung oder das Herauszögern einer Verkrüppelung von Bedeutung. Von Salicylaten und anderen NSA konnte gezeigt werden, daß sie bei Patienten mit rheumatoiden Erkrankungen zu objektiv meßbaren Verbesserungen der Entzündungen führen, wenn sie hoch dosiert und lange genug gegeben wurden. Diese hohen Dosen, die für die Behandlung von rheumatischem Fieber eingesetzt werden, sind 4 - 6 g pro Tag, manche Patienten zeigen aber auch schon bei geringeren Mengen eine Besserung.

Die Mehrzahl der Patienten mit rheumatoider Arthritis kann mit Salicylaten oder einem anderen NSA ausreichend behandelt werden. Manche Patienten mit fortschreitender oder resistenter Erkrankung benötigen eine medikamentöse Therapie mit toxischeren Substanzen, die manchmal als *Arzneistoffe der 2. Wahl* bezeichnet werden. Zu diesen gehören Goldsalzverbindungen, Hydroxychloroquin, Penicillamin, Nebennierenrindensteroide oder immunsuppressive Substanzen, insbesondere Methotrexat.

In den USA stellt im Gegensatz zu Europa, wo Sulfasalazin bevorzugt wird, Methotrexat das am häufigsten eingesetzte Arzneimittel der 2. Wahl dar (Cash und Kippel, 1994).

Weitere Einsatzmöglichkeiten Aufgrund der starken und lang anhaltenden Wirkung von niedrig dosierter ASS auf die Plättchenfunktion, wird diese Substanz bei der Behandlung oder der Prophylaxe von Erkrankungen eingesetzt, die mit einer erhöhten Plättchenaggregation beispielsweise bei der koronaren Arterienerkrankung oder der postoperativen tiefen Beinvenenthrombose assoziiert ist (Patrono, 1994 und Kapitel 54). Die maximale Wirksamkeit einer solchen Therapie beruht auf der selektiven Blockade der TXA_2-Biosynthese in den Plättchen bei unveränderter Produktion von PGI_2 durch die Endothelzellen (siehe Kapitel 26 und 54). Auch wenn die optimale Dosierung unbekannt ist, kann eine selektive Antiplättchenwirkung am besten bei Konzentrationen von 40 - 325 mg pro Tag erreicht werden, während höhere Konzentrationen auch die Produktion von PGI_2 hemmen.

Die Genese der Präeklampsie sowie des Bluthochdrucks während einer Schwangerschaft wird wohl durch ein relatives Übergewicht von TXA_2 gegenüber PGI_2 impliziert (Lubbe, 1987). Die Verabreichung von 60 - 100 mg ASS pro Tag an schwangere Frauen, die ein gewisses Risiko besitzen, Schwangerschaftsbluthochdruck zu entwickeln, vermindert die Inzidenz eines Hypertonus und schützt möglicherweise auch vor der Entwicklung einer Präeklampsie bei Patientinnen mit erhöhtem Blutdruck (Imperiale und Petrulis, 1991; Sibai et al., 1993).

Beziehung zwischen Plasmakonzentrationen der Salicylate und ihren therapeutischen und toxischen Wirkungen Salicylat-Plasmakonzentrationen von 150 - 350 µg/ml sind für eine optimale antiphlogistische Wirksamkeit bei Patienten mit rheumatischen Erkrankungen notwendig. In diesem Bereich ist die Clearance der Substanz annähernd konstant, außer wenn eine Sättigung der metabolischen Kapazität erreicht ist, da der freie verstoffwechselbare und ausscheidbare Anteil des Arzneistoffs unter der Vorraussetzung einer gesättigten Plasmaproteinbindung ansteigt. Die Gesamtkonzentration der Salicylate im Plasma folgt in niedrigen Dosierungen einer ziemlich linearen Funktion, wogegen kleine Dosiserhöhungen bei höheren Plasmakonzentrationen, bei denen die Stoffwechselkapazität des Phases-II-Metabolismus erschöpft ist, zu einem unverhältnismäßigen Anstieg der Plasmakonzentrationen führen können. Eine individuelle Dosisanpassung von ASS erscheint auch deshalb wichtig, da der Bereich der Plasma-Salicylatkonzentration für eine optimale antiphlogistische Therapie mit jenem überlappt, bei dem auch das Auftreten von Tinnitus beobachtet werden kann. Tinnitus kann als zuverlässiges Indiz für therapeutische Plasmakonzentration bei Personen mit normaler Hörfunktion herangezogen werden, nicht aber bei solchen mit offensichtlich eingeschränkten Hörvermögen. Eine Hyperventilation wird im allgemeinen bei Konzentrationen größer als 350 µg/ml beobachtet und andere Zeichen einer Intoxikation wie Azidose erst ab Konzentrationen größer als 460 µg/ml. Durch eine analgetisch oder antipyretisch wirksame Einzeldosis werden normalerweise Plasmakonzentrationen von unter 60 µg/ml erreicht.

Die Salicylat-Plasmakonzentrationen werden üblicherweise nur geringfügig durch anderere Arzneistoffe beeinflußt. Die gleichzeitige Verabreichung von ASS erniedrigt die Konzentration von Indometacin, Naproxen, und Fenoprofen zumindest teilweise aufgrund einer Verdrängung aus der Plasmaproteinbindung. Wichtige Wechselwirkungen zwischen ASS und Warfarin bzw. Methotrexat wurden bereits in den vorigen Abschnitten diskutiert. Weitere Wechselwirkungen von ASS bestehen in einem Antagonismus der durch Spironolakton induzierten Natriurese oder in der Hemmung des aktiven Rücktransports von Penicillin aus der CSF ins Blut.

Lokale Anwendungen *Entzündliche Darmerkrankungen*
Zur Behandlung entzündlicher Darmerkrankungen findet Mesalazin (5-Aminosalicylsäure) aufgrund einer lokaler Wirksamkeit Anwendung. Die Substanz ist oral kaum wirksam, da sie nur wenig resorbiert und bereits inaktiviert wird, bevor sie den Dünndarm erreicht. Momentan ist Mesalazin in Form von Zäpfchen oder als rektales Klysma zur Behandlung einer milden bis mittelschweren Proktosigmoiditis erhältlich. Zwei orale Formulierungen, die die 5-Aminosalicylsäure bis in den Dünndarm hinein transportieren, sind Olsalazin (Natriumazodisalicylat, ein Dimer der 5-Aminosalicylsäure gekoppelt an eine Azoverbindung) und eine mit einem pH-sensitiven Film überzogene Mesalazinpräparation. Diese werden mit Erfolg bei der Behandlung entzündlicher Darmerkrankungen, insbesondere Colitis ulcerosa, eingesetzt. Sulfsalazin (Salicylazosulfapyridin) besteht aus Mesalazin, welches kovalent an das Sulfonamid Sulfapyridin gebunden ist (Kapitel 44, Abbildung 27.1). Nach oraler Gabe wird es kaum resorbiert, aber im Kolon bakteriell in seine Wirkbestandteile gespalten. Diese Substanz zeichnet sich durch eine gute Wirksamkeit bei der Behandlung entzündlicher Darmerkrankungen aus, insbesondere aufgrund der Mesalazinwirkung. Sulfsalazin und auch verstärkt Olsalazin wurden bei der Behandlung rheumatoider Arthritiden und gegen Morbus Bechterew eingesetzt.

Toxizität der Salicylate

Durch ihren breiten Einsatz sowie der jederzeit möglichen Verfügbarkeit sind Salicylate häufig Ursache für Vergiftungen. Ernsthafte Intoxikationen treten eher bei Kindern auf und enden zuweilen auch tödlich. Diese Arzneimittel sollten nicht als harmlose Hausmittel betrachtet werden.

Salicylatvergiftung Die tödliche Dosis ist von der jeweiligen Präparation abhängig. 10 - 30 g Natriumsalicylat oder ASS können beim Erwachsenen zum Tod führen, es sind jedoch auch Fälle (einmal sogar 130 g) bekannt, in denen weitaus größere Mengen keinen tödlichen Ausgang nach sich gezogen haben. Die letale Dosis Methylsalicylat (Öl von Wintergrün, süßes Birkenöl, Gautheriaöl, Betulaöl) ist um einiges geringer als die des Natriumsalicylats. Weniger als 4 ml (4,7 g) Methylsalicylat können bei Kindern tödlich wirken.

Symptome und Anzeichen Eine leichte chronische Salicylatvergiftung wird als *Salicylismus* bezeichnet. Die Symptome umfassen bei voller Ausbildung Kopfschmerzen, Schwindel, Ohrensausen, Hörbeeinträchtigungen, Sehschwäche, geistige Verwirrung, Niedergeschlagenheit, Schläfrigkeit, Schwitzen, Durst, Hyperventilation, Übelkeit, Erbrechen und manchmal Durchfall. Eine stärkere Salicylatintoxikation zeichnet sich durch massive ZNS-Störungen (eingeschlossen eine generalisierte Konvulsion und Koma), Hauteruptionen und deutliche Veränderungen des Säure-Base-Gleichgewichts aus. Das Fieber ist besonders bei Kindern sehr hoch. Eine Dehydrierung stellt sich oft als Folge von Hyperpyrexie, von Schwitzen und Erbrechen und von Wasserverlust durch die Abatmung während der Hyperventilation ein. Eine Vergiftung wird zudem sehr häufig von gastrointestinalen Beschwerden begleitet: Etwa 50% der Individuen mit einer Plasmasalicylatkonzentration von mehr als 300 µg leiden unter Übelkeit.

Eine deutliches Merkmal einer Salicylatvergiftung ist, wie bereits oben beschrieben, das gestörte Säure-Base-Gleichgewicht sowie eine veränderte Elektrolytzusammensetzung im Plasma. Die meisten schweren metabolischen Störungen, insbesondere die Azidose, ereignen sich bei Kleinkindern, die eine Vergiftung aufgrund einer therapeutischen Überdosierung erleiden.

Blutungen werden gelegentlich während einer Vergiftung beobachtet, der Mechanismus und die Bedeutung wurden bereits beschrieben. Punktförmige Einblutungen sind ein deutliches *post mortem* Merkmal. Die essentiell/idiopathische Thrombozytopenie ist eine seltene Komplikation. Während eine Salicylatintoxikation mit einer Hyperglykämie einhergehen kann, kann Hypoglykämie eine schwerwiegende Folge der Vergiftung bei Kleinkindern darstellen. Diese Erscheinungen sollten bei jedem Kleinkind mit Koma, Konvulsion oder kardiovaskulärem Kollaps in Betracht gezogen werden.

Schwere Enzephalopathien sind deutliches Merkmal einer Intoxikation und lassen sich nur schwer von rheumatoiden Enzephalopathien unterscheiden. Im Verlauf einer Vergiftung folgt einer zentralen Stimulation eine depressive Verstimmung, Stupor und Koma und im weiteren kardiovaskulärer Kollaps und Atmungsinsuffizienz. Manchmal treten auch terminale asphyktische Konvulsion und Lungenödem auf. Der Tod erfolgt durch Atemstillstand nach Bewußlosigkeit.

Salicylatintoxikation beim Erwachsenen wird möglicherweise nicht rechtzeitig diagnostiziert, weil diese Patienten oft aufgrund ihrer Arzneimitteltherapie eine Vergiftung erleiden. Es gibt keine Hinweise auf akute Überdosierung. Die auffälligen Anzeichen einer schleichenden Vergiftung sind ein nicht kardiogenes Lungenödem, nicht fokale neurologische Abnormalitäten, unerklärbare Ketosen und verlängerte Prothrombinzeit.

Die Symptome einer Methylsalicylatvergiftung unterscheiden sich etwas von denjenigen, die für ASS beschrieben wurden. Eine zentrale Stimulation, ausgeprägte Hyperpnoe und Hyperpyrexie sind die deutlichsten Symptome. Der Geruch dieser Substanz kann leicht in der Atemluft, im Urin und Erbrochenen diagnostiziert werden. Die Vergiftung mit Salicylsäure unterscheidet sich nur durch gehäufte gastrointestinale Störungen aufgrund der deutlichen lokalen Irritationen.

Behandlung Eine Salicylatvergiftung stellt einen akuten medizinischen Notfall dar, und der Tod kann trotz aller getroffenen Maßnahmen eintreten. Die Behandlung fokussiert auf die Unterstützung von Kreislauf und Atmung, die Normalisierung des Säure-Base-Gleichgewichts sowie verstärkte Salicylatausscheidung. Sobald eine Salicylatvergiftung vermutet wird, wird die Medikation abgesetzt, wobei Blut für die Bestimmung der Salicylatplasmakonzentration sowie des Säure-Base-Gleichgewichts gewonnen werden sollte. Die Salicylatkonzentration ist unter Berücksichtigung der Dauer der Intoxikation direkt mit klinischen Komplikationen korrelierbar und wertvoll für die Art der einzuleitenden Therapie. Die Resorption von Salicylat aus dem Gastrointestinaltrakt kann nach einer Überdosierung um Stunden verzögert sein. Dann sollten immer Maßnahmen zur Verminderung der Resorption ergriffen werden. Die im Augenblick bevorzugte Methode ist die Gabe von Aktivkohle.

Hyperthermie und Dehydration sind akut lebensbedrohlich, und eine initiale Therapie muß demzufolge einerseits gegen diese Ereignisse gerichtet sein, andererseits die Funktionstüchtigkeit der Niere aufrechterhalten, was eine ausreichende intravenöse Flüssigkeitszufuhr erfordert. Die Art und Menge der zu verabreichenden Flüssigkeit richtet sich nach den Laborergebnissen der Elektrolytuntersuchung. Bei Patienten mit Azidose ist eine Korrektur des erniedrigten Blut-pH-Werts notwendig, insbesondere dann, wenn die Azidose dazu führt, daß Salicylat in das Gehirn oder andere Gewebe eindringen kann. In diesen Fällen sollten Bicarbonatlösungen in ausreichender Menge zur Aufrechterhaltung einer alkalischen Diurese intravenös infundiert werden. Eine Korrektur der Ketoazidose und der Hypoglykämie durch die Gabe von Glukose erscheint für eine umfassende Kontrolle der metabolischen Azidose erforderlich. Jedoch bessert sich die Ketoazidose nur langsam. Bei Kaliumdefizit während einer Salicylatintoxikation muß Kalium intravenös so lange zugeführt werden, bis sich die renale Kaliumelimination normalisiert hat. Eine Plasmatransfusion kann bei auftretendem Schock nützlich sein. Blutungen machen eine Bluttransfusion und Vitamin-K-Gabe erforderlich.

Maßnahmen bezüglich beschleunigter Elimination von Salicylat sollten sofort eingeleitet werden. Die forcierte Diurese mit alkalisierenden Lösungen scheint nicht besser zu sein als die Gabe alkalischer Substanzen alleine. Bei schweren Intoxikationen ist eine Hämodialyse die wirkungsvollste Maßnahme zur Entfernung der Salicylate und zur Wiederherstellung des gestörten Säure-Base-Gleichgewichts. Eine Hämodialyse sollte bei Patienten mit einer Salicylatkonzentration über 1000 µg/ml, die eine stark gestörte Säure-Base-Bilanz besitzen und deren klinische Verfassung sich trotz der eingeleiteten Therapie verschlechtert, erwogen werden; auch bei Patienten, die an anderen schwerwiegenden Erkrankungen, insbesondere Herz-Kreislauf-, Atem- oder Nierenerkrankungen leiden (Meredith und Vale, 1986).

ASS-Überempfindlichkeit Die Hypersensibilität oder Intoleranz gegenüber ASS wurde bereits in den vorangegangenen Abschnitten besprochen. Auch wenn es äußerst selten ist, muß man wissen, daß eine Gabe von ASS oder vielen anderen NSA sehr ernste oder auch tödliche Reaktionen nach sich ziehen kann. Die nicht acetylierten Salicylate neigen beträchtlich weniger dazu, diese Reaktionen zu provozieren als ASS und andere Substanzen. Eine adäquate Behandlung unterscheidet sich nicht von den üblichen Maßnahmen bei einer akuten anaphylaktischen Reaktion. Die Therapie der Wahl ist Adrenalin, womit üblicherweise Angioödem oder Urtikaria ohne Probleme zu kontrollieren sind.

Diflunisal

Diflunisal ist ein Difluorphenylderivat der Salicylsäure (Abbildung 27.1), das *in vivo* nicht in Salicylsäure überführt wird. Diflunisal war in antiphlogistischen, tierexperimentellen Tests effektiver als ASS und scheint ein kompetitiver Hemmstoff der Cyclooxygenase zu sein. Es besitzt jedoch nur geringe antipyretische Wirksamkeit, vielleicht aufgrund eine nur geringen Penetration ins ZNS. Die Substanz wird in der Regel als Analgetikum bei der Behandlung der Osteoarthritis und muskulär-skelettösen Verstauchungen und Zerrungen eingesetzt. Hierbei ist es etwa drei- bis viermal potenter als ASS. Die übliche Initialdosis beträgt 500 - 1000 mg, gefolgt von 250 - 500 mg alle acht bis zwölf Stunden. Zur Behandlung der rheumatoiden Arthritis oder Osteoarthritis werden 250 - 500 mg zweimal pro Tag gegeben. Diflunisal verursacht keine auditiven Nebenwirkungen und scheint weniger häufige und schwächere gastrointestinale oder antikoagulative Eigenschaften als ASS zu haben.

> Diflunisal ist in Deutschland nicht im Handel (Anm. d. Hrsg.).

p-AMINOPHENOL-DERIVATE: PARACETAMOL

Paracetamol (N-Acetyl-*p*-aminophenol), der aktive Metabolit des Phenacetins, eines sogenannten Anilin-Analgetikums, ist eine wirkungsvolle Alternative zu ASS als Analgetikum/Antipyretikum. Im Gegensatz zu ASS ist die antiphlogistische Wirkkomponente schwach, und somit ist Paracetamol nicht für die Behandlung von Entzündungen geeignet. Da Paracetamol gut vertragen wird, viele der mit ASS assoziierten Nebenwirkungen nicht aufweist und ohne Verschreibung erhältlich ist, besitzt es einen hohen Stellenwert als weit verbreitetes analgetisches Hausmittel. Akute Überdosierung verursacht jedoch schwere Leberschäden, und die Zahl von Selbstvergiftung und Suiziden mit Paracetamol ist in den letzten Jahren alarmierend angestiegen. Zudem ist vielen Personen, Ärzte inbegriffen, die schwache antiphlogistische Wirksamkeit nicht bewußt.

Geschichte Acetanilid ist die Muttersubstanz dieser Arzneistoffgruppe. Es wurde 1886 von Cahn und Hepp, die zufällig dessen antipyretische Wirksamkeit entdeckt hatten, unter dem Namen Antifebrin als Arzneimittel eingeführt. Acetanilid erwies sich jedoch als äußerst toxisch. Auf der Suche nach weniger toxischen Stoffen entwickelte man *p*-Aminophenol in dem Glauben, daß der Organismus Acetanilid zu dieser Substanz oxidieren würde. Die Toxizität war jedoch nicht geringer, und so wurden eine ganze Reihe von Derivaten getestet. Eine der überzeugenderen Substanzen war Phenacetin, das 1887 in die Therapie eingeführt und oft als Kombinationsanalgetikum verwendet wurde, bis analgetikainduzierte Nephropathien auftraten (siehe unten). Phenacetin ist in Deutschland und den USA nicht mehr erhältlich. Die Diskussion über die Pharmakologie dieser Substanz kann in früheren Ausgaben dieses Werks nachgelesen werden.

Paracetamol wurde 1893 von Mering erstmals in der Medizin verwendet. Es hat jedoch bis 1949 gedauert, bis diese Substanz eine gewisse Popularität erreichte und man entdeckte, daß sie der aktive Metabolit von Phenacetin und Acetanilid ist.

Chemie Die Beziehung zwischen Arzneistoffen dieser Gruppe und deren Metaboliten ist in der Abbildung 27.2 dargestellt. Die antipyretische Aktivität dieser Verbindungen läßt sich auf die Aminobenzolstruktur zurückführen. Die Substitution von Resten an die Hydroxylgruppe des *p*-Aminophenols oder an die freie Aminogruppe des Anilins vermindert die Toxizität ohne einen antipyretischen Wirkungsverlust. Die besten Ergebnisse konnten mit Phenolalkylethern (z. B. Phenacetin) und mit Amiden (Paracetamol, Phenacetin) erzielt werden.

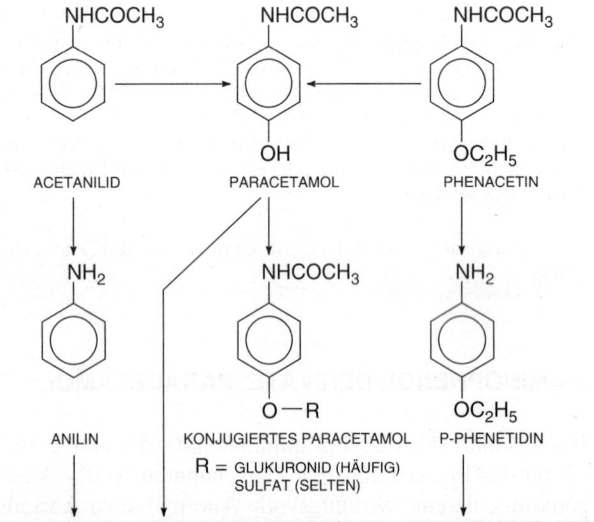

Pharmakologische Eigenschaften Die analgetischen und antipyretischen Eigenschaften von Paracetamol unterscheiden sich nicht wesentlich von ASS. Wie bereits erwähnt, besitzt es jedoch nur eine schwache antiphlogistische Wirksamkeit. Unbedeutende Metaboliten tragen jedoch deutlich zu den toxischen Eigenschaften von Paracetamol bei. Eine Übersicht über die pharmakologischen Eigenschaften von Paracetamol bietet die Arbeit von Clissold (1986).

Die exakte Ursache für die gute analgetische und antipyretische, aber schwache antiphlogistische Wirksamkeit von Paracetamol ist nicht bekannt. Ein antiphlogistischer Effekt im Tiermodell konnte nur bei Dosierungen, die weit über den analgetischen liegen, beobachtet werden. Die Eigenschaft von Paracetamol, nicht antiphlogistisch zu wirken, wird damit in Zusammenhang gebracht, daß Paracetamol in Gegenwart von Peroxiden, die bei entzündlichen Verletzungen auftreten, ein nur schwacher Inhibitor der Cyclooxygenase ist (Marshall et al., 1987, Hanel und Lands, 1982). Darüber hinaus inhibiert Paracetamol im Gegensatz zu den anderen NSA nicht die Aktivierung der Neutrophilen (Abramson und Weissmann, 1989).

Einmalige oder wiederholte Gabe von Paracetamol hat keinen Einfluß auf das kardiovaskuläre oder respiratorische System. Säure-Base-Veränderungen werden nicht beobachtet. Diese Substanz verursacht auch keine gastrischen Irritationen, Erosionen oder Blutungen, wie sie unter ASS auftreten. Paracetamol besitzt keinen Einfluß auf die Plättchenaggregation, die Blutungszeit oder die Exkretion der Harnsäure.

Pharmakokinetik und Metabolismus Paracetamol wird schnell und nahezu vollständig aus dem Gastrointestinaltrakt resorbiert. Die Plasmakonzentrationen erreichen nach 30 - 60 Minuten ein Maximum, und die Plasmahalbwertszeit nach einer therapeutischen Dosis beträgt etwa zwei Stunden. Paracetamol wird ziemlich gleichmäßig in die meisten Körperflüssigkeiten verteilt. Die Plasmaproteinbindung der Substanz ist schwankend; nur 20 - 50% liegen bei Konzentrationen, die während einer akuten Intoxikation bestehen, in gebundener Form vor. Nach einer therapeutischen Dosierung werden am ersten Tag 90 - 100% der Substanz im Urin gefunden, primär als in der Leber gebildetete Konjugate der Glukuronsäure (60%), Schwefelsäure (ca. 35%) oder des Cysteins (ca. 3%). Geringe Mengen an hydroxylierten und desacetylierten Metaboliten können ebenfalls nachgewiesen werden. Kinder haben eine geringere Glukuronidierungskapazität als Erwachsene. Eine kleiner Anteil des Paracetamols unterliegt einer Cytochrom-P450-abhängigen N-Hydroxylierung, was zu N-Acetylbenzochinonimin, einem sehr reaktiven Intermediat (siehe Kapitel 1), führt. Dieser Metabolit reagiert normalerweise mit Sulfhydrylgruppen des Glutathions. Jedoch können nach der Einnahme hoher Dosen Paracetamol so große Mengen dieses Metaboliten gebildet werden, daß sie für eine Erschöpfung des hepatischen Glutathions ausreichend sind. Unter diesen Umständen findet die Reaktion mit Sulfhydrylgruppen an Leberproteinen in erhöhtem Ausmaß statt, was eine Lebernekrose provozieren kann, vielleicht als Ergebnis einer intrazellulären Ca^{2+}- Akkumulation, einer Aktivierung der Ca^{2+}-abhängigen Endonuklease und daraus resultierender DNA-Fragmentation.

Therapeutischer Einsatz Für eine analgetische oder antipyretische Therapie kann ASS durch Paracetamol ersetzt werden. Dieser Arzneistoff ist besonders bei Patienten von hohem Wert, bei denen ASS kontraindiziert ist (z. B. bei Patienten mit peptischem Ulkus), oder wenn die Verlängerung der Blutungszeit durch ASS Nachteile mit sich bringt. Die übliche orale Dosis Paracetamol beträgt 350 - 1000 mg (650 mg rektal). Die tägliche

Abbildung 27.2 Stukturformeln der wichtigsten p-Aminophenolderivate und deren Beziehung.

Gesamtdosis sollte 4000 mg nicht überschreiten. Bei Kindern ist die Einfachdosis 40 - 280 mg, abhängig von Alter und Gewicht, wobei nicht mehr als fünf Dosen innerhalb von 24 Stunden verabreicht werden sollten. Eine Dosis von 10 mg/kg kann auch gegeben werden.

Toxische Wirkungen In den empfohlenen Dosierungen wird Paracetamol sehr gut vertragen. Hautausschlag oder allergische Reaktionen werden zuweilen beobachtet. Der Ausschlag ist gewöhnlich erythematös und juckend, manchmal treten aber auch schwerere Komplikationen wie Fieber oder Mukosaläsionen auf. Patienten, die an einer Hypersensibilität gegenüber Salicylaten leiden, zeigen äußerst selten auch eine Sensibilität gegenüber Paracetamol oder ähnlichen Substanzen. In wenigen Einzelfällen war die Einnahme von Paracetamol mit einer Neutropenie, Thrombozytopenie und einer Panzytopenie assoziiert.

Die schwerwiegendste Nebenwirkung einer Paracetamol-Überdosierung ist eine dosisabhängige, möglicherweise tödlich verlaufende Lebernekrose (Thomas, 1993), renale tubuläre Nekrose sowie das hypoglykämische Koma. Die Nephrotoxizität in Verbindung mit chronischem Abusus von Paracetamol, Phenacetin und anderen Analgetika wurde bereits diskutiert (Sandler et al., 1989).

Lebertoxizität Beim Erwachsenen können Leberschäden nach einer einmaligen Einnahme von 10 - 15 g (150 - 250 mg/kg) Paracetamol auftreten. Dosen von 20 - 25 g oder mehr wirken meistens tödlich. Der Mechanismus dieses Effekts wurde bereits diskutiert (siehe auch Kapitel 1). Die Symptome, die während der ersten beiden Tage nach einer akuten Paracetamolvergiftung beobachtet werden, reflektieren die potentielle Ernsthaftigkeit einer Intoxikation nur wenig. Übelkeit, Erbrechen, Anorexie und Unterbauchschmerzen treten während der ersten 24 Stunden auf und können eine Woche oder länger andauern. Klinische Zeichen eines Leberschadens werden erst zwei bis vier Tage nach Einnahme der toxischen Dosis manifest. Die Plasma-Aminotransferase ist manchmal deutlich erhöht, auch die Konzentration von Bilirubin im Blut. Zusätzlich ist die Prothrombinzeit verlängert. Etwa 10% der vergifteten Patienten, die nicht rechtzeitig therapiert werden, entwickeln schwere Leberschäden; von diesen sterben etwa 10 - 20 % an einem Leberversagen. Bei manchen Patienten tritt auch akutes Nierenversagen auf. Leberbiopsien zeigen zentrilobuläre Nekrosen bei Aussparungen der Periportalregion. In nicht tödlich verlaufenden Fällen sind die Leberschäden über einen Zeitraum von Wochen bis Monaten reversibel.

Schwere Leberschäden (mit Plasmakonzentrationen der Aspartataminotransferase-Aktivität von mehr als 1000 IU pro Liter Plasma) treten bei 90% der Patienten mit Paracetamol-Plasmakonzentrationen von mehr als 300 µg/ml vier Stunden oder mehr als 45 µg/ml 15 Stunden nach Einnahme der Substanz auf. Ein minimaler Leberschaden kann erwartet werden, wenn die Substanzkonzentration nach vier Stunden geringer als 120 µg/ml oder 30 µg/ml zwölf Stunden nach Einnahme ist. Der mögliche Schweregrad einer Lebernekrose kann durch die Paracetamolhalbwertszeit, die bei Patienten beobachtet wird, vorausgesagt werden. Werte von mehr als vier Stunden implizieren das Auftreten einer Nekrose, während Werte von mehr als zwölf Stunden ein Leberkoma vermuten lassen. Das Nomogramm in Abbildung 27.3 korreliert die Plasmakonzentration an Paracetamol und den Zeitpunkt nach Einnahme mit der vorhergesagten Schwere der Lebererkrankung (Rumack et al., 1981).

Eine frühe Diagnose ist bei der Behandlung einer Paracetamolüberdosierung lebensnotwendig, und Methoden zur schnellen Bestimmung der Plasmakonzentration der Substanz sind verfügbar. Jedoch sollte mit einer Therapie nicht auf die Laborergebnisse gewartet werden, wenn die erhobene Anamnese eine deutliche Überdosierung vermuten läßt. Eine stark unterstüt-

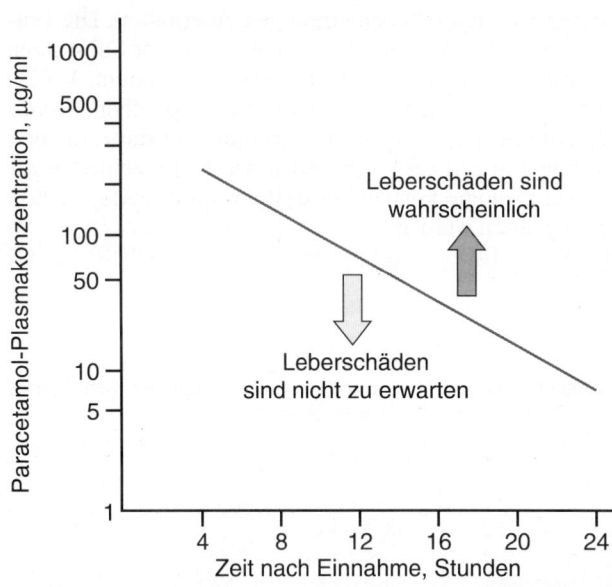

Abbildung 27.3 Beziehung zwischen der Paracetamol-Plasmakonzentration und der Zeit von der Einnahme bis zum Auftreten hepatischer Schädigungen (angepaßt mit Erlaubnis von Rumack et al., 1981).

zende Therapie ist bei schwerer Intoxikation notwendig. Eine Magenspülung sollte in jedem Fall durchgeführt werden, bevorzugt innerhalb der ersten vier Stunden nach Einnahme.

Das wichtigste Antidot ist die Gabe sulfhydrylhaltiger Verbindungen, die möglicherweise durch eine teilweise Wiederauffüllung der hepatischen Glutathionspeicher wirken. N-Acetylcystein ist nach oraler oder intravenöser Applikation wirksam. Eine intravenöse Arzneiform, die die Therapie der Wahl darstellt, ist in Europa erhältlich. Bei oraler Applikation wird N-Acetylcystein mit Wasser oder alkoholfreien Getränken auf eine Endkonzentration von 5% verdünnt. Diese Flüssigkeit sollte dann innerhalb einer Stunde nach der Zubereitung eingenommen werden. Die Verabreichung wird innerhalb von 36 Stunden nach Paracetamoleinnahme empfohlen, ist jedoch wirkungsvoller, wenn nicht mehr als zehn Stunden verstrichen sind (Smilkstein et al., 1988). Einer oralen Initialdosis von 140 mg/kg folgen 17 Erhaltungsdosen von 70 mg/kg alle vier Stunden. Die Behandlung kann abgesetzt werden, wenn Plasmabestimmungen des Paracetamols ein verringertes Risiko für eine Lebertoxizität anzeigen. Nebenwirkungen des N-Acetylcysteins umfassen Hautrötung (eingeschlossen Juckreiz, was aber einen Therapieabbruch nicht nötig macht), Übelkeit, Erbrechen, Diarrhoe und anaphylaktische Reaktionen.

INDOMETACIN, SULINDAC UND ETODOLAC

Indometacin ist das Ergebnis der Forschung nach Substanzen mit antiphlogistischer Wirksamkeit. Es wurde 1963 in die Therapie der rheumatoiden Arthritis und verwandter Erkrankungen eingeführt. Indometacin wird breit und effektiv eingesetzt, wobei die Toxizität den Einsatz limitiert. *Sulindac* wurde mit dem Ziel entwickelt, eine gleich wirksame Substanz wie Indometacin mit weniger Nebenwirkungen zu erhalten. Die Entwicklung, Chemie und Pharmakologie beider Substanzen wurde von Rhymer und Gengos (in Symposium, 1983a) und von Shen (in Rainsford, 1985a) besprochen. *Etodolac* ist eine antiphlogistisch wirksame Substanz, die erst kürzlich in den USA zugelassen wurde. Einzelheiten zur Pharmakologie können bei Bylfour und Buckley (1991) nachgelesen werden.

Indometacin

Chemie Die Strukturformel von Indometacin, ein methyliertes Indolderivat, ist im folgenden dargestellt.

INDOMETACIN

Pharmakologische Eigenschaften Indometacin besitzt ausgeprägte antiphlogistische und analgetisch-antipyretische Eigenschaften, vergleichbar mit Salicylaten.

Die antiphlogistische Wirksamkeit von Indometacin wird bei Patienten mit rheumatoiden oder anderen Arthritiden, einschließlich akuter Gichtschübe, deutlich. Auch wenn Indometacin im Vergleich zu ASS die potentere Substanz ist, erzielen Dosen, die üblicherweise von Patienten mit rheumatischer Arthritis toleriert werden, keine stärkeren Effekte als ASS. Indometacin weist unterschiedliche analgetische und antiphlogistische Wirkungen auf. Es gibt Hinweise auf periphere wie auch zentrale Wirkungen. Zudem wirkt es antipyretisch.

Indometacin unterdrückt die Prostaglandinbildung durch Hemmung der Cyclooxygenase. Zudem hemmt es die Motilität der polymorphkernigen Leukozyten. Wie viele andere NSA entkoppelt Indometacin in supratherapeutischen Konzentrationen die oxidative Phosphorylierung und unterdrückt die Biosynthese von Mukopolysacchariden.

Pharmakokinetik und Metabolismus Nach oraler Applikation wird Indometacin rasch und nahezu vollständig aus dem Gastrointestinaltrakt resorbiert. Die Plasmaspitzenkonzentrationen werden nüchtern nach zwei Stunden erreicht und können verzögert sein, wenn das Arzneimittel nach dem Essen eingenommen wird. Die Plasmakonzentrationen, die für eine antiphlogistische Wirkung notwendig sind, sind nicht genau bestimmt, liegen aber möglicherweise unter 1 µg/ml. Steady-state-Konzentrationen nach Langzeitbehandlung betragen ungefähr 0,5 µg/ml. Indometacin ist zu 90% an Plasmaprotein gebunden und auch stark an Gewebe. Die Konzentration der Substanz in der CSF ist gering und die Konzentration in der Synovialflüssigkeit entspricht der Plasmakonzentration fünf Stunden nach Einnahme.

Indometacin wird primär zu inaktiven Metaboliten umgeformt, die unter anderem durch O-Demethylierung (ca. 50%), Glukuronsäurekonjugation (ca. 10%) und durch N-Deacetylierung entstehen. Einige Stoffwechselprodukte können im Plasma nachgewiesen werden, und die freien oder konjugierten Metaboliten werden renal, biliär und fäkal eliminiert. Es gibt einen enterohepatischen Kreislauf der Konjugate und möglicherweise auch von Indometacin selbst. Zwischen 10 - 20% der Substanz werden unverändert, teilweise durch tubuläre Sekretion, mit dem Urin ausgeschieden. Die Halbwertszeit ist aufgrund des enterohepatischen Kreislaufs schwankend, beträgt aber im Durchschnitt etwa drei Stunden.

Arzneimittelinteraktionen Die Gesamtplasmakonzentration an Indometacin und seinen inaktiven Metaboliten ist durch gleichzeitige Gabe von Probenecid, möglicherweise durch eine verminderte tubuläre Sekretion, gesteigert. Jedoch konnte bisher nicht nachgewiesen werden, ob die Substanz in ihrer Dosierung reduziert werden muß, wenn beide Substanzen gemeinsam gegeben werden. Indometacin interagiert nicht mit dem urikosurischen Effekt des Probenecids. Von Indometacin wird behauptet, die Wirkung von oralen Antikoagulanzien nicht zu verändern. Trotzdem kann die gleichzeitige Anwendung beider Substanzen aufgrund eines erhöhten Risikos für gastrointestinale Blutungen gefährlich sein. Indometacin antagonisiert den natriuretischen und antihypertensiven Effekt von Furosemid. Die Blutdrucksenkung durch Thiaziddiuretika, β-Blocker oder Hemmstoffe des Angiotensin-Konversionsenzyms kann auch vermindert sein.

Therapeutischer Einsatz Aufgrund der hohen Inzidenz und der Schwere der Nebenwirkungen in der Langzeitanwendung findet Indometacin üblicherweise keine Verwendung als Analgetikum oder Antipyretikum. Jedoch ist es unter bestimmten Bedingungen (z. B. Morbus Hodgkin) als Antipyretikum von Nutzen, z. B. wenn sich Fieber gegenüber der Behandlung mit anderen Substanzen als hartnäckig erweist.

Der klinische Einsatz von Indometacin als Antiphlogistikum wurde von Rhymer und Gengos (Symposium, 1983a) in einer Übersichtsarbeit beschrieben. In den meisten Studien konnte gezeigt werden, daß durch Indometacin eine Linderung der Schmerzen, eine Reduktion von Schwellungen und Empfindlichkeit der Gelenke, ein Anstieg der Griffstärke und eine Verminderung der Morgensteifigkeit erzielt werden konnte. In diesen Wirkungen ist die Substanz einem Plazebo überlegen und ihre Wirkstärke wird im Vergleich zu ASS auf das 10- bis 40fache geschätzt. Es profitieren etwa zwei Drittel der Patienten von einer Indometacinbehandlung, typischerweise bei einer Therapie mit initial zwei- bis dreimal täglich 35 mg. Wenn jedoch mit 75 - 100 mg dieser Substanz innerhalb von zwei bis vier Wochen kein Erfolg erzielt werden kann, muß eine Alternativtherapie in Erwägung gezogen werden. Die Inzidenz und Schwere der Nebenwirkungen von Indometacin kann dessen therapeutische Anwendung limitieren. Da jedoch die Nebenwirkungen des Indometacins bei abendlicher Gabe geringer zu sein scheinen, kann man den Vorteil des Indometacins bei gleichzeitiger Minimierung der unerwünschten Wirkungen nutzen, indem eine ausreichende Dosis (bis zu 100 mg) vor dem Schlafengehen eingenommen wird; dies eventuell in Kombination mit einem anderen, besser verträglichen NSA am Tage. Dies ermöglicht dem Patienten einen besseren Schlaf, Reduktion der Schwere und Dauer der Morgensteifigkeit, und es erlaubt eine ausreichende Analgesie bis in die Vormittagsstunden.

Indometacin erweist sich oft wirkungsvoller als ASS bei der Behandlung der Wirbelsäulenversteifung und der Osteoarthritis. Es ist ebenso wirksam zur Behandlung von akuten Gichtschüben, obwohl es über keine urikosurische Wirkkomponente verfügt.

Patienten mit Barrters-Syndrom können, wie mit jedem Hemmstoff der Prostaglandinbiosynthese, erfolgreich mit Indometacin behandelt werden. Die Ergebnisse sind häufig beeindruckend. Der Zustand des Patienten verschlechtert sich jedoch rapide, wenn die Therapie unterbrochen wird oder eine Langzeittherapie, die für die Kontrolle der Erkrankung notwendig ist, die Verabreichung eines besser verträglichen Arzneistoffes erfordert.

Indometacin hat mindestens zwei Indikationen in der Geburtshilfe und Neonatologie. Es kann bei Schwangeren mit vorzeitigen Wehen zur Tokolyse eingesetzt werden, um die Uteruskontraktionen zu unterdrücken (siehe Kapitel 39). Zum anderen kann Herzversagen bei Neugeborenen, verursacht durch einen offenen Ductus arteriosus, durch Gabe von Indometacin kontrolliert werden. Ein typisches Arzneimittelregime besteht aus einer intravenösen Gabe von 0,1 - 0,2 mg/kg alle zwölf Stunden in drei Dosen. Ein erfolgreicher Verschluß des Ductus arteriosus kann bei mehr als 70% der Neugeborenen erwartet werden. Diese Therapie ist primär bei Frühgeburten mit einem Gewicht zwischen 500 und 1750 g indiziert, die einen hämodynamischen deutlich offenen Duktus arteriosus aufweisen und bei denen bereits andere unterstützende Maßnahmen versucht wurden. Unerwarteterweise führt eine Behandlung mit Indometacin auch zu einer verringerten Inzidenz und Schwere intraventrikulärer Blutungen bei leichtgewichtigen Neugeborenen (Ment at al., 1994). Die hauptsächliche Limitierung einer neonatalen Behandlung ist die Nierentoxizität. Die Therapie muß eingestellt werden, wenn die Urinausscheidung unter 0,6 ml/kg pro Stunde fällt. Niereninsuffizienz, Enterokolitis, Thrombozytopenie oder Hyperbilirubinämie stellen die Kontraindikationen für Indometacin dar.

Toxische Wirkungen Ein sehr hoher Prozentsatz (35 - 50%) der Patienten, die Indometacin in der üblichen therapeutischen Dosierung erhalten, erleiden unerwartete Symptome, und etwa 20% müssen die Therapie abbrechen. Die meisten Nebenwirkungen sind dosisabhängig.

Gastrointestinale Beschwerden und Komplikationen umfassen Anorexie, Übelkeit und Abdominalschmerzen. Es wurde über einzelne oder multiple Ulzera im gesamten oberen Gastrointestinaltrakt, manchmal verbunden mit Perforationen und Blutungen, berichtet. Ein okkulter Blutverlust bei Abwesenheit von Ulzerationen kann zur Anämie führen. Desweiteren wurde von akuten Pankreatitiden berichtet. Diarrhoe kann auftreten, manchmal verbunden mit ulzerativen Läsionen des Darms. Eine Beteiligung der Leber ist selten, obwohl einige tödliche Fälle von Hepatitis oder Ikterus beschrieben wurden. Die häufigste Auswirkung auf das ZNS (in der Tat die häufigste Nebenwirkung) ist starker Kopfschmerz, der bei 25 - 50% der Patienten, die das Arzneimittel über einen langen Zeitraum einnehmen, beobachtet werden kann. Schwindel, Schwindelanfälle, Verwirrtheit und mentale Konvulsion sind häufig. Es können auch schwere Depressionen, Psychosen, Halluzinationen und Suizide auftreten.

Hämatopoetische Reaktionen umfassen die Neutropenie, Thrombozytopenie und selten auch die aplastische Anämie. Die Plättchenfunktion wird durch Indometacin beeinträchtigt. Überempfindlichkeitsreaktionen manifestieren sich durch Hautausschlag, Juckreiz, Urtikaria und durch akute Asthma-Anfälle. Patienten, die gegenüber ASS empfindlich reagieren, zeigen oft eine Kreuzreaktivität gegenüber Indometacin. Indometacin sollte nicht von Schwangeren, stillenden Müttern, künstlich am Leben gehaltenen Patienten, Patienten mit psychischen Beeinträchtigungen, Epilepsiekranken oder Morbus-Parkinson-Patienten eingenommen werden. Indometacin ist ebenso kontraindiziert bei Nierenerkrankungen oder ulzerativen Läsionen des Magens oder des Darms.

Sulindac

Chemie Sulindac ist eng verwandt mit Indometacin; die Strukturformel ist nachfolgend abgebildet.

SULINDAC

Es ist unwahrscheinlich, daß Sulindac selbst über eine nennenswerte therapeutische Wirksamkeit verfügt. Der Großteil der pharmakologischen Aktivität ist an den Sulfidmetaboliten gebunden.

Sulindac ist in Deutschland nicht im Handel (Anm. d. Hrsg.).

Pharmakologische Eigenschaften In Laboruntersuchungen zeigt Sulindac die klassischen Aktivitäten eines NSA. In allen Untersuchungen erwies sich Sulindac weniger als halb so potent als Indometacin.

Da Sulindac ein sogenanntes Prodrug ist, erscheint es in vielen Tests entweder schwach oder unwirksam, während sein aktiver Sulfidmetabolit sehr wirksam sein kann. Der Sulfidmetabolit ist ein mehr als 500fach stärkerer Hemmstoff der Cyclooxygenase als Sulindac selbst. Diese Beobachtung könnte helfen, die etwas niedrigere Inzidenz an Nebenwirkungen unter Sulindac im Vergleich zu Indometacin zu erklären, da die Mukosa von Magen und Darm nach einer oralen Gabe keinen hohen Konzentrationen einer aktiven Substanz ausgesetzt ist. Trotzdem zeigen sich gastrointestinale Intoxikationen weit häufiger unter einer Sulindacbehandlung als unter vielen anderen NSA. Klinische Studien zu Sulindac ergaben etwas ungewöhnliche Ergebnisse. Es zeigte sich, daß es weder die renale Exkretion der Prostaglandine noch die Nierenfunktion verändert; vielleicht aufgrund seiner Fähigkeit, das Sulfoxid der Muttersubstanz aus dem aktiven Metaboliten zu regenerieren (Wilson und Carruthers in Borda und Koff, 1992). Falls jedoch ein solcher „Ausspareffekt der Nieren" besteht, ist dieser nur relativ zu sehen. Daher sollte die Substanz mit Vorsicht bei Patienten verwendet werden, die auf die Biosynthese der Prostaglandine in der Niere zur Aufrechterhaltung ihrer Nierenfunktion angewiesen sind.

Pharmakokinetik und Metabolismus Der Metabolismus und die Pharmakokinetik von Sulindac sind äußerst komplex und variieren enorm zwischen den unterschiedlichen Spezies. Die Resorptionsquote der Substanz beträgt nach oraler Applikation beim Menschen ungefähr 90%. Plasmaspitzenkonzentrationen von Sulindac werden nach etwa einer Stunde erreicht, während die des aktiven Metaboliten erst zwei Stunden nach oraler Einnahme beobachtet werden.

Sulindac unterliegt zusätzlich zu Konjugationsreaktionen zwei Abbauwegen. Es wird erst zum Sulfon oxidiert und dann reversibel zum Sulfid reduziert. Alle drei Komponenten, Sulindac selbst, das Sulfon und das Sulfid können im humanen Plasma in vergleichbaren Konzentrationen nachgewiesen werden, wobei ausschließlich das Sulfid eine Wirkung aufweist. Die Halbwertszeit von Sulindac selbst beträgt sieben Stunden, die des aktiven Metaboliten 18 Stunden. Sulindac sowie seine Metaboliten unterliegen dem enterohepatischen Kreislauf. Die Plasmaproteinbindung von Sulindac und der Sulfon- bzw. Sulfidmetaboliten ist hoch.

Vom Sulfid oder seinen Konjugaten ist nur wenig im Urin nachweisbar. Zur renalen Ausscheidung gelangen hauptsächlich der Sulfonmetabolit und seine Konjugate, wobei etwa 30% einer gegebenen Dosis auf diesem Weg eliminiert werden und nur 20% direkt in Form der Muttersubstanz selbst oder in konjugierter Form. Bis zu 25% einer oralen Dosis erscheinen als Metaboliten in den Faeces.

Therapeutischer Einsatz Die bedeutendste Verwendung von *Sulindac* besteht in der Therapie der rheumatoiden Arthritis, der Osteoarthritis und der Wirbelsäulenversteifung. Zudem kann die Substanz erfolgreich zur Behandlung der akuten Gicht eingesetzt werden. Die analgetische und antiphlogistische Wirksamkeit von Sulindac (400 mg/Tag) ist vergleichbar mit derjenigen von ASS (4 g/Tag), Ibuprofen (1200 mg/Tag) und Indometacin (125 mg/Tag) (Rhymer, in Symposium, 1983a). Als therapeutische Dosis wird für einen Erwachsenen zweimal täglich 150 - 200 mg empfohlen, auch wenn die Dosis individuell angepaßt werden sollte. Zur Vermeidung gastrischer Beschwerden wird die Einnahme gleichzeitig zur Mahlzeit angeraten, auch wenn dadurch eine Verzögerung der Resorption und verminderte Plasmakonzentrationen in Kauf genommen werden müssen. Wie Indometacin kann Sulindac auch als Tokolytikum Verwendung finden. Eine kürzlich beschriebene neue Anwendung von Sulindac besteht in der Therapie zur Verminderung der Zahl und Größe von Adenomen im Dickdarm bei Patienten mit familiärer adenomatöser Polypenbildung (Giardiello et al., 1993).

Toxische Wirkungen Auch wenn die Inzidenz einer Toxizität niedriger ist als bei Indometacin, treten unerwünschte Wirkungen unter Sulindac häufig auf.

Gastrointestinale Nebenwirkungen werden bei nahezu 20% der Patienten beobachtet. Im allgemeinen verlaufen diese jedoch mild. Abdominalschmerzen und Übelkeit sind die häufigsten Beschwerden. Bis zu 10% der Patienten erleiden ZNS-Nebenwirkungen, wobei Schläfrigkeit, Schwindel, Kopfschmerzen und Nervosität am häufigsten auftreten. Bei 5% aller Patienten treten Hautausschlag und Hautjucken auf. Vorrübergehende Anstiege der Leberenzyme sind weniger häufig.

Etodolac

Etodolac ist ein Hemmstoff der Cyclooxygenase und besitzt antiphlogistische Wirksamkeit. Im Tierexperiment besteht eine ungewöhlich große Diskrepanz zwischen den Dosen, die für die entzündungshemmende Wirkung und für die Entstehung gastrointestinaler Irritationen erforderlich sind. Dies könnte auf eine relativ limitierte Produktion von PGE_2 in der Magenmukosa zurückzuführen sein. Zudem besitzt der Arzneistoff urikosurische Eigenschaften. Die Strukturformel von Etodolac ist nachfolgend wiedergegeben.

Pharmakokinetik und Metabolismus Etodolac wird nach oraler Einnahme rasch und gut resorbiert und zu etwa 99% an Plasmaproteine gebunden. Es wird in der Leber zu zahlreichen Metaboliten umgewandelt, die dann, zum größten Teil renal, eliminiert werden. Der enterohepatische Kreislauf der Substanz ist beim Menschen ausgeprägt. Die Halbwertszeit beträgt ungefähr sieben Stunden.

Therapeutischer Einsatz Eine orale Einzeldosis (200 - 400 mg) Etodolac lindert typischerweise für sechs bis acht Stunden postoperative Schmerzen. Zudem ist Etodolac wirksam bei der Behandlung der Osteoarthritis und rheumatoiden Arthritis. Eine Formulierung mit verzögerter Freisetzung, die eine nur einmal tägliche Einnahme erfordert, befindet sich zur Zeit in klinischer Entwicklung.

> Etodolac ist in Deutschland nicht im Handel (Anm. d. Hrsg.).

Toxische Wirkungen Auch wenn gastrointestinale Irritationen und Ulzerationen die häufigste Manifestation der Toxizität darstellen, scheinen diese Nebenwirkungen unter Etodolactherapie weniger häufig aufzutreten als unter vielen anderen NSA. Etwa 5% aller Patienten, die die Substanz bis zu einem Jahr eingenommen hatten, mußten die Therapie aufgrund von Nebenwirkungen abbrechen, zu denen auch Hautausschläge und ZNS-Wirkungen gehören.

> Im deutschen Sprachgebiet spielen für die analgetische und antipyretische Therapie die drei Pyrazolderivate Metamizol, Phenazon und Propyphenazon eine teilweise sehr bedeutende Rolle (siehe auch Anm. d. Hrsg. auf Seite 661).

ANTHRANILSÄUREDERIVATE (FENAMATE)

Die Fenamate, Derivate der N-Phenylanthranilsäure umfassen NSA wie *Mefenaminsäure, Meclofenaminsäure, Flufenaminsäure, Tolfenaminsäure* und *Etofenaminsäure*.

Die biologische Aktivität dieser Substanzklasse wurde in den 50er Jahren entdeckt. Die Anthranilsäurederivate erlangten aber seitdem keine ausgeprägte klinische Akzeptanz. Sie besitzen zudem keine wesentlichen therapeutischen Vorteile gegenüber anderen NSA und verursachen häufig Nebenwirkungen wie z. B. Diarrhoe.

Als Analgetikum wird *Mefenaminsäure* zur Linderung rheumatischer Beschwerden, bei Weichteilverletzungen, schmerzhaften Skelettmuskelverletzungen oder Dysmenorrhoe eingesetzt. Häufig auftretende toxische Erscheinungen limitieren den Einsatz, weshalb diese Substanzen keinen Vorteil gegenüber anderen NSA aufweisen. Von der Einnahme dieser Substanzen durch Kinder oder Schwangere wird abgeraten.

Mefenaminsäure und *Natriummeclofenamat* sind die einzigen Substanzen dieser Arzneimittelfamilie, die in den Vereinigten Staaten erhältlich sind. Mefenaminsäure ist nur zur Analgesie oder zur Linderung von Symptomen einer primären Dysmenorrhoe indiziert. Auch wenn Meclofenamat bei der Behandlung der rheumatoiden Arthritis und Osteoarthritis eingesetzt werden kann, wird eine initiale Therapie nicht angeraten. Flufenaminsäure findet in vielen anderen Ländern analog zur Mefenaminsäure aufgrund ihrer antiphlogistischen Wirksamkeit Anwendung. Die weiteren Substanzen dieser Klasse werden nicht weiter besprochen.

Chemie Mefenaminsäure und Meclofenamat sind N-substituierte Phenylanthranilsäurederivate. Ihre Struktur ist nachfolgend wiedergegeben.

Pharmakologische Eigenschaften Die Anthranilsäurederivate besitzen antiphlogistische, antipyretische und analgetische Wirksamkeit. In Untersuchungen zur analgetischen Wirksamkeit konnte nur für die Mefenaminsäure eine zentrale wie auch periphere Aktivität nachgewiesen werden.

Die Wirkung der Fenamate läßt sich hauptsächlich auf die Cyclooxygenase inhibierenden Eigenschaften zurückführen. Im Unterschied zu anderen NSA vermögen einige Anthranilsäurederivate (insbesondere die Meclofenaminsäure) darüber hinaus bestimmte Effekte der Prostaglandine zu antagonisieren.

Pharmakokinetische Eigenschaften Plasmaspitzenkonzentrationen werden 0,5 - 2 Stunden nach oraler Einnahme einer Einzeldosis von Meclofenamat und zwei bis vier Stunden nach Einnahme von Mefenaminsäure erzielt. Beide Substanzen verfügen über ähnliche Plasmahalbwertszeiten (zwei bis vier Stunden). Beim Menschen wird etwa 50% über den Urin ausgeschieden, hauptsächlich in Form des konjugierten 3-Hydroxymetaboliten und der freien oder konjugierten 3-Carboxylmetaboliten. Etwa 20% der Substanz wird in Form des unkonjugierten 3-Carboxylmetaboliten über die Faeces eliminiert.

Toxizität und Sicherheitsmaßnahmen Etwa 25% aller Patienten müssen mit einer Beeinträchtigungen des Magen-Darm-Systems rechnen, wobei diese die häufigsten Nebenwirkungen darstellen. Üblicherweise äußern sie sich in Form einer Dyspepsie oder Beschwerden des oberen Gastrointestinaltrakts, auch wenn eine Diarrhoe schwere Ausmaße annehmen kann und mit Fettstuhl assoziiert ist und Entzündungen des Darms relativ häufig auftreten. In Einzelfällen wurde auch von hämolytischer Anämie als ernsthafter Nebenwirkung berichtet, die wahrscheinlich auf Autoimmunreaktionen zurückzuführen ist.

TOLMETIN, KETOROLAC UND DICLOFENAC

Tolmetin und Ketorolac sind strukturell den Heteroarylessigsäuren verwandt, die allerdings unterschiedliche pharmakologische Eigenschaften haben. Diclofenac ist ein Phenylessigsäurederivat, das als Antiphlogistikum entwickelt wurde.

Tolmetin

Tolmetin ist ein antiphlogistischer, analgetischer und antipyretischer Arzneistoff, der 1976 in den USA in die klinische Praxis eingeführt wurde. In den empfohlenen Dosierungen ist Tolmetin genauso wirksam wie moderate Dosen von ASS, wird jedoch in der Regel besser vertragen. Die Strukturformel ist nachfolgend wiedergegeben.

TOLMETIN

Pharmakologische Eigenschaften Tolmetin stellt eine wirkungsvolle antiphlogistische Substanz dar, die auch über antipyretische und analgetische Wirkqualitäten verfügt. Wie die meisten anderen in diesem Kapitel besprochenen Substanzen verursacht Tolmetin gastrische Erosionen und verlängert die Blutungszeit. Einen Überblick über die pharmakologische Wirksamkeit bieten die Arbeiten von Ehrlich (in Symposium, 1983a) und von Wong (Rainsford, 1985b).

Pharmakokinetik und Metabolismus Nach oraler Einnahme wird Tolmetin schnell und vollständig resorbiert. Spitzenkonzentrationen werden nach oraler Einnahme innerhalb von 20 - 60 Minuten erreicht, und die Plasmahalbwertszeit beträgt ungefähr fünf Stunden. Eine Akkumulation in der Synovialflüssigkeit beginnt nach zwei Stunden und persistiert bis zu acht Stunden nach einer oralen Einzeldosis.

Nach Resorption wird Tolmetin intensiv (99%) an Plasmaproteine gebunden. Nach 24 Stunden kann mehr oder weniger die gesamte Arzneistoffmenge im Urin wiedergefunden werden, wobei sie nur teilweise in unveränderter Form vorliegt. Der überwiegende Anteil wird zu Konjugaten oder anderen Metaboliten umgewandelt, wobei die metabolische Oxidation der p-Methylgruppe zur Carbonsäure dominiert.

Therapeutischer Einsatz Tolmetin (*Natriumtolmetin*) ist in den Vereinigten Staaten zur Behandlung der Osteoarthritis, der rheumatoiden Arthritis und für die juvenilen Formen dieser Erkrankungen zugelassen. Außerdem wird dieser Arzneistoff bei der Therapie der Wirbelsäulenversteifung eingesetzt. In vielen Studien konnte eine vergleichbare Wirkung von Tolmetin (0,8 - 1,6 g/Tag) zu ASS (4 - 4,5 g/Tag) oder Indometacin (100 - 150 mg/Tag) belegt werden, wobei jedoch nur geringfügige Unterschiede aufgezeigt werden konnten. Tolmetin scheint unwesentlich besser verträglich zu sein als äquipotente Dosen an ASS. Die empfohlene tägliche Maximaldosierung beträgt 2 g, wobei diese typischerweise über den Tag verteilt zusammen mit Mahlzeiten, Milch oder Antazida gegeben wird, um die Magenbeschwerden zu minimieren. Die gleichzeitige Einnahme mit der Nahrung führt jedoch zu verminderten Plasmakonzentrationen und somit zu einer verringerten Bioverfügbarkeit.

> Tolmetin ist in Deutschland nicht im Handel (Anm. d. Hrsg.).

Toxische Wirkungen Nebenwirkungen treten bei ca. 25 - 40% der Patienten auf, die Tolmetin einnehmen. Ungefähr 5 - 10% müssen ihre Therapie abbrechen. Auch hier sind gastrointestinale Nebenwirkungen die häufigsten. Diese manifestieren sich überwiegend in epigastrischen Schmerzen (Inzidenz 15%), Dyspepsie, Übelkeit und Erbrechen. Es wurden auch gastrische und duodenale Ulzerationen beobachtet. Nebenwirkungen bezüglich des ZNS wie Nervosität, Angstzustände, Schlaflosigkeit, Schlaf- und Sehstörungen sind selten und werden weniger oft und in einem Ausmaß wie unter Indometacin beobachtet. Die Inzidenz für Tinnitus, Taubheit und Schwindel ist weniger ausgeprägt als unter ASS.

Ketorolac

Ketorolac ist eine stark analgetisch wirkende Substanz mit nur moderat ausgeprägten antiphlogistischen Wirkeigenschaften. Der Arzneistoff ist einer der neueren NSA, der für eine enterale Applikation zugelassen ist. Die Struktur ist nachfolgend wiedergegeben.

KETOROLAC

Pharmakologische Eigenschaften Ketorolac hemmt die Prostaglandinbiosynthese und besitzt dadurch antiphlogistische, antipyretische und analgetische Eigenschaften, wobei in Untersuchungen eine höhere analgetische als antiphlogistische Wirksamkeit aufgezeigt werden konnte. Im Gegensatz zu den Opiat-Agonisten ist Ketorolac nicht mit Toleranz, Entzugserscheinungen oder Atemdepression assoziiert. Ketorolac wirkt darüber hinaus bei topischer Applikation am Auge entzündungshemmend. Es hemmt die Plättchenaggregation und fördert die Entstehung gastrischen Ulzerationen. Die Pharmakologie von Ketorolac wurde von Buckley und Brogden 1990 übersichtlich zusammengefaßt.

Pharmakokinetik und Metabolismus Nach oraler oder intramuskulärer Applikation wird Ketorolac rasch resorbiert, wobei Plasmaspitzenkonzentrationen nach 30 - 50 Minuten erreicht werden. Die orale Bioverfügbarkeit beträgt etwa 80%, und die Plasmaproteinbindung ist annähernd quantitativ. Die Substanz wird mit einer Halbwertszeit von vier bis sechs Stunden zu 90% unverändert (60%) und als Glukuronsäurederivat (30%) renal eliminiert. Die Ausscheidungsrate ist bei älteren Patienten und bei Patienten mit eingeschränkter Nierenfunktion vermindert.

Therapeutischer Einsatz *Ketorolac* (gegeben als Thromethaminsalz) wird oral oder intramuskulär appliziert und zur Behandlung postoperativer Schmerzen als Alternative zu den Opioiden eingesetzt. Üblicherweise betragen intramuskuläre Dosierungen 30 - 90 mg, die oralen 5 - 30 mg. Wenn möglich sollte Ketorolac nicht zur Analgesie in der Geburtshilfe eingesetzt werden. Oral gegeben dient Ketorolac als Therapeutikum bei chronischen Schmerzen, wobei es dem ASS überlegen erscheint. Topisch appliziertes Ketorolac findet bei der Behandlung von Entzündungen am Auge Anwendung und ist ferner zur Therapie der saisonalen allergischen Konjunktivitis zugelassen.

Toxische Wirkungen Nebenwirkungen werden unter Ketorolac doppelt so häufig beobachtet wie unter Plazebo. Diese Nebenwirkungen umfassen Schläfrigkeit, Schwindel, Kopfschmerz, gastrointestinale Schmerzen, Dyspepsie und Übelkeit sowie Schmerzen an der Injektionsstelle.

Diclofenac

Diclofenac ist eine antiphlogistisch wirkende Substanz, die für verschiedene Indikationen in den Vereinigten Staaten zugelassen ist. Einzelheiten zur Pharmakologie von Diclofenac werden in einem Symposiumsbericht (Symposium, 1986) und einer Übersichtarbeit von Liauw und Mitarbeitern (in Lewis und Furst, 1987) diskutiert. Die Struktur ist nachfolgend abgebildet.

DICLOFENAC

Pharmakologische Eigenschaften Diclofenac verfügt über analgetische, antipyretische und antiphlogistische Wirksamkeit. Es hemmt die Cyclooxygenase, und seine Potenz ist erheblich höher als die von Indometacin, Naproxen und anderen Substanzen. Zusätzlich scheint Diclofenac die Konzentration der intrazellulär freien Arachidonsäure in Leukozyten zu vermindern, eventuell über eine Beeinflussung der Freisetzung oder Aufnahme der Fettsäuren.

Pharmakokinetik und Metabolismus Diclofenac wird rasch und vollständig nach oraler Applikation resorbiert und maximale Plasmakonzentrationen werden nach zwei bis drei Stunden erreicht. Die gleichzeitige Nahrungsaufnahme vermindert die Geschwindigkeit, nicht aber das Ausmaß der Resorption. Aufgrund eines ausgeprägten First-pass-Metabolismus sind nur etwa 50% des Diclofenacs systemisch verfügbar. Die Substanz wird in hohem Maß an Plasmaproteine (99%) gebunden und besitzt eine Plasmahalbwertszeit von ein bis zwei Stunden. Nach oraler Gabe akkumuliert Diclofenac in der Synovialflüssigkeit, was die Wirkdauer der Substanz erklärt, die beträchtlich länger als die entsprechende Plasmahalbwertszeit ist. Durch ein Cytochrom-P450-Isoenzym der Unterfamilie CYP2C wird Diclofenac in der Leber zu 4-Hydroxydiclofenac, dem Hauptmetaboliten, und zu weiteren hydroxylierten Abbauprodukten umgewandelt. Nach Glukuronidierung und Sulfatierung werden die Metaboliten renal (65%) und biliär (35%) ausgeschieden.

Therapeutischer Einsatz *Diclofenac* (Natriumsalz) ist in den Vereinigten Staaten zur symptomatischen Langzeitbehandlung der rheumatoiden Arthritis, Osteoarthritis und der Wirbelsäulenversteifung zugelassen. Die übliche therapeutische tägliche Dosierung beträgt für diese Indikationen 100 - 200 mg, aufgeteilt in mehrere Einzeldosen. Diclofenac dient in der Kurzzeitanwendung der Behandlung akuter Skelettmuskelverletzungen, akuter Schulterschmerzen (Sehnenentzündungen des Bizeps und subdeltoide Schleimbeutelentzündung), postoperativer Schmerzen und Dysmenorrhoe. Diclofenac (50 mg als magensaftresistente Formulierung) und Misoprostol, ein Prostaglandin-E_1-Analogon (200 µg), sind in einem Präparat kombiniert, das in Europa verfügbar ist. Diese Formulierung wurde zur Aufrechterhaltung der Wirksamkeit von Diclofenac bei gleichzeitiger Reduktion der Häufigkeit gastrointestinaler Ulzerationen und Erosionen entwickelt. Erste Daten zu diesem Präparat deuten darauf hin, daß die Wirksamkeit bei verminderter Toxizität (Symposium, 1993a) erhalten blieb. Zusätzlich finden ophthalmologische Arzneimittelzubereitungen von Diclofenac bei der Behandlung postoperativer Entzündungen nach Kataraktextraktionen Anwendung.

Toxische Eigenschaften Diclofenac führt bei rund 20% der Patienten zu Nebenwirkungen und bei ungefähr 2% zum Therapieabbruch. Am häufigsten sind gastrointestinale Nebenwirkungen, wobei Blutungen, Ulzerationen oder Perforationen der Darmwand beobachtet wurden. Ein Anstieg der hepatischen Aminotransferaseaktivität im Plasma tritt bei etwa 15% der Patienten auf. Obwohl in der Regel relativ wenig erhöht, können die Werte aber auch bei einem geringen Prozentsatz der Patienten auf das Dreifache ansteigen, oft bei solchen Patienten, die aufgrund einer Osteoarthritis therapiert werden. Der Anstieg der Aminotransferaseaktivität ist normalerweise reversibel und nur selten mit dem klinischen Erscheinungsbild einer hepatischen Erkrankung verbunden. Die Aktivität der Aminotransferase sollte während der ersten acht Wochen der Behandlung beobachtet werden, wobei das Arzneimittel abgesetzt werden sollte, wenn abnormale Werte anhalten oder sich andere Zeichen oder Symptome entwickeln. Weitere unerwünschte Wirkungen umfassen ZNS-Effekte, Hautausschlag, allergische Reaktionen Flüssigkeitsretention und Ödeme und selten auch eine Verschlechterung der Nierenfunktion. Von der Einnahme der Substanz durch Kinder, stillende Mütter und schwangere Frauen wird abgeraten.

PROPIONSÄUREDERIVATE

Arylpropionsäurederivate stellen eine Gruppe wirkungsvoller NSA dar. Da sie besser vertragen werden, besitzen sie für viele Patienten deutliche Vorteile gegenüber ASS oder Indometacin. Trotzdem haben auch Propionsäurederivate die nachteiligen Eigenschaften der gesamten Klasse der NSA. Zudem wird für den Arzt aufgrund der rapiden Zunahme der Anzahl sowie der massiven Bewerbung dieser Substanzen eine rationale Auswahl zwischen den unterschiedlichen Propionsäurederivaten bzw. der Wahl, ob ein Propionsäurederivat eingesetzt wird oder doch einer der etablierteren Arzneistoffe Anwendung findet, erschwert. Die Ähnlichkeiten zwischen den Substanzen dieser Klasse (und bestimmt auch von denen, die bereits diskutiert wurden) sind weitaus ausgeprägter als deren Unterschiedlichkeit.

Die Indikationen für den Einsatz für das eine oder andere Propionsäurederivat umfassen die symptomatische Behandlung der rheumatoiden Arthritis und Osteoarthritis, die Wirbelsäulenversteifung sowie den akuten Gichtschub. Zudem finden sie Anwendung bei der Therapie der Sehnen- und Schleimbeutelentzündung und der primären Dysmenorrhoe. Angaben zur Formulierung und zur antiphlogistischen Dosierung sind in der Tabelle 27.3 zusammengefaßt.

Klinische Studien zeigen, daß die Propionsäurederivate eine der ASS vergleichbare Wirksamkeit bei Anzeichen und Symptomen der rheumatoiden Arthritis und Osteoarthritis besitzen. Bei Patienten mit rheumatischer Arthritis führen sie zu einer Verminderung der Gelenksschwellung, der Schmerzen und der Dauer der Morgensteifigkeit. Objektive Untersuchungen zeigen verbesserte Kraft, Mobilität und Ausdauer. Üblicherweise ist die Intensität der unerwünschten Wirkungen im Vergleich zu Indometacin oder hohen Dosen von ASS geringer ausgeprägt. Jedoch ist eine ASS-Therapie für diejenigen, die sie vertragen, billiger als eine Behandlung mit den meisten Propionsäurederivaten.

Ibuprofen, Naproxen, Flurbiprofen, Fenoprofen, Ketoprofen und *Oxaprozin* werden individuell in den nachfolgenden Abschnitten beschrieben. Diese Substanzen sind derzeit in den Vereinigten Staaten erhältlich. Verschiedene weitere Substanzen dieser Arzneistoffgruppe wie *Fenprufen, Carprofen, Pirprofen, Indoprofen* und *Tiaprofensäure* befinden sich in anderen Ländern im Einsatz oder in klinischer Prüfung.

Ibuprofen war die erste Substanz der Propionsäurederivate, die allgemein verwendet wurde. Somit ist die Erfahrung mit dieser Substanz am größten. In den Vereinigten Staaten unterliegt sie nicht der Verschreibungspflicht. Naproxen besitzt eine längere Halbwertszeit als die anderen strukturell und funktionell ähnlichen Substanzen, was eine zweimal tägliche Einnahme ermöglicht. Auch diese Substanz ist in den USA ohne Verschreibung erhältlich. Oxaprozin verfügt über eine noch längere Halbwertszeit und muß demzufolge nur einmal täglich eingenommen werden. Die Strukturformeln der einzelnen Substanzen sind in der Abbildung 27.4 wiedergegeben.

Pharmakologische Eigenschaften In den pharmakodynamischen Eigenschaften unterscheiden sich diese Substanzen nicht wesentlich. Sie hemmen alle die Aktivität der Cyclooxygenase, auch wenn beträchtliche Unterschiede in ihrer Potenz bestehen. Beispielsweise hemmt Naproxen die Cyclooxygenase etwa 40fach stärker als ASS, während Ibuprofen, Fenoprofen und ASS nahezu äquipotent die Cyclooxygenase inhibieren. Alle Propionsäurederivate beeinflussen die Plättchenfunktion, das heißt, sie verlängern die Blutungszeit. Somit sollte angenommen werden, daß jeder Patient mit einer ASS-Unverträglichkeit auch schwere Beeinträchtigungen nach Gabe einer dieser Substanzen erleidet. Manche der Propionsäurederivate besitzen ausgeprägte Hemmeffekte auf die Leukozytenfunktion: Naproxen zeichnet sich diesbezüglich besonders aus. Obwohl sich die Substanzen in ihrer Potenz unterscheiden, ist dies klinisch von untergeordneter Bedeutung. Alle erwiesen sich in verschiedenen tierexperimentellen Entzündungsmodellen als wirksam, und alle besitzen wertvolle antiphlogistische, analgetische und antipyretische Aktivität beim Menschen.

Es gibt nur wenige Daten, die, wenn überhaupt, eine rational begründete Auswahl unter den einzelnen Propionsäurederivaten erlauben. In einer relativ kleinen klinischen Studie, die die Wirksamkeit der verschiedenen

Tabelle 27.3 Propionsäurederivate: verfügbare Präparate und Dosisempfehlungen für eine antirheumatische Therapie

GENERISCHER NAME	DARREICHUNGSFORMEN	ÜBLICHE ANTIPHLOGISTISCHE TAGESDOSIS
Ibuprofen	Tablette	3-4 × 400 mg
Naproxen	Tablette, Suspension	2 × 250-500 mg
Naproxennatrium	Tablette	2 × 275-550 mg
Fenoprofen	Tablette, Kapsel	3-4 × 300-600 mg
Ketroprofen	Kapsel	3-4 × 150-300 mg
Flurbiprofen	Tablette	2-4 × 50-75 mg
Oxaprozin	Tablette	1 × 600-1200 mg

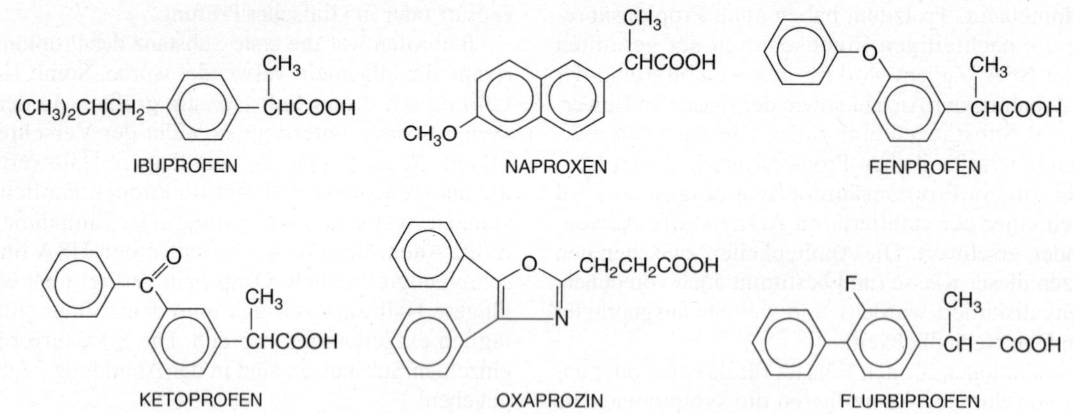

Abbildung 27.4 Strukturformeln der antiphlogistisch wirkenden Propionsäurederivate.

Substanzen dieser Klasse untersucht hat, bevorzugten Patienten Naproxen aufgrund der Analgesie und der Linderung der Morgensteifigkeit (Huskisson, in Symposium, 1983a, Hart und Huskisson, 1984). Bezüglich der Nebenwirkungen erwies sich Naproxen als am vorteilhaftesten, gefolgt von Ibuprofen und Fenprofen. Die unterschiedlichen Patientenangaben in der Bevorzugung des einen oder anderen Arzneistoffs sowie zur Bewertung des besten und des schlechtesten Stoffes schwankten aber in dieser Studie erheblich. Es ist somit wahrscheinlich unmöglich vorherzusagen, welcher Arzneistoff am geeignetsten erscheint. Es erfahren wahrscheinlich mehr als 50% der Patienten mit rheumatischer Arthritis eine Linderung durch Behandlung mit dem einen oder anderen Propionsäurederivat und viele Kliniker bevorzugen bei Rheumapatienten deren Anwendung gegenüber ASS.

Arzneimittelinteraktionen Potentielle Arzneimittelinteraktionen unter besonderer Beteiligung von Propionsäurederivaten beruhen auf ihrer hohen Plasmaalbuminbindung. Trotzdem beeinflussen Propionsäurederivate nicht die Wirkung oraler Antidiabetika oder von Warfarin. Die Ärzte sollten jedoch die Warfarin-Dosis anpassen, da durch diese Substanzen die Plättchenfunktion verändert wird und auch gastrointestinale Läsionen verursacht werden können.

Ibuprofen

Ibuprofen-Tabletten enthalten 200 - 800 mg Wirkstoff, wobei nur die 200-mg-Formulierungen ohne Verschreibung erhältlich sind.

Zur Behandlung der rheumatoiden Arthritis und Osteoarthritis werden Tagesdosen von bis zu 3200 mg, aufgeteilt in mehrere Einzeldosen, verwendet, wobei die übliche Gesamtdosis 1200 - 1800 mg beträgt. Eine Dosisreduktion zum Zweck der Wirkspiegelerhaltung ist möglich. Zur Behandlung von milden bis mittelschweren Schmerzen, insbesondere von Menstruationsschmerzen, sind 400 mg alle vier bis sechs Stunden notwendig. Der Arzneistoff kann zur Verminderung gastrointestinaler Nebenwirkungen mit Milch oder Nahrung eingenommen werden. Die Arzneimittelsicherheit von Ibuprofen bei Kindern ist noch nicht ausreichend untersucht. Die Wirkungen von Ibuprofen wurden im Detail von Kantor (1979) und von Adams und Buckler (in Symposium, 1983a) diskutiert.

Pharmakokinetik und Metabolismus Nach oraler Gabe wird Ibuprofen schnell resorbiert, Plasmaspitzenkonzentrationen werden nach ein bis zwei Stunden beobachtet. Die Halbwertszeit beträgt ungefähr zwei Stunden. Nach rektaler Applikation ist die Resorption genauso effizient, aber langsamer.

Ibuprofen wird in hohem Maß (99%) an Plasmaproteine gebunden, wobei die Substanz in den üblichen Konzentrationen nur einen Teil der Bindungsstellen belegt. Ibuprofen penetriert langsam in die Synovialflüssigkeit, verbleibt aber dort bei gleichzeitigem Absinken der Wirkspiegel im Plasma in höheren Konzentrationen. Im Tierversuch passierten sowohl Ibuprofen als auch dessen Metaboliten leicht die Plazentarschranke.

Die Elimination von Ibuprofen verläuft schnell und vollständig. Mehr als 90% der eingenommenen Dosis wird in Form der Metaboliten und Konjugate ausgeschieden, wobei die hydroxylierten bzw. carboxylierten Verbindungen die Hauptmetaboliten darstellen.

Toxische Wirkungen Ibuprofen wurde bei Patienten mit einer Vorgeschichte bezüglich gastrointestinaler Unverträglichkeiten gegenüber anderen NSA eingesetzt. Trotzdem kommt es bei 10 - 15% aller Patienten aufgrund von Intoleranzen zum Therapieabbruch.

Bei 5 - 15% der Patienten unter Ibuprofen muß mit gastrointestinalen Nebenwirkungen gerechnet werden, wobei epigastrische Schmerzen, Übelkeit, Sodbrennen und ein Völlegefühl im Gastrointestinaltrakt die üblichen Beschwerden darstellen. Die Inzidenz solcher Nebenwirkungen ist jedoch geringer als unter ASS oder Indometacin.

Weitere Nebenwirkungen von Ibuprofen wurden seltener beobachtet. Dazu zählen Thrombozytopenie, Hautausschlag, Kopfschmerzen, Schwindel und verschwommenes Sehen, sowie in manchen Fällen Sehschwäche nach Vergiftung durch Schädigung des Sehnervs, Flüssigkeitsretention und Ödeme. Bei Patienten, bei denen sich Sehstörungen entwickeln, sollte die Anwendung von Ibuprofen abgesetzt werden.

Eine Anwendung von Ibuprofen durch Schwangere und stillende Mütter ist kontraindiziert.

Naproxen

Die pharmakologischen Eigenschaften und die therapeutische Anwendung von Naproxen wurden in Übersichtsarbeiten von Segre (in Symposium, 1983a), Allison und Mitarbeitern (in Rainsford, 1985b) und von Todd und Clissold 1990) beschrieben.

Pharmakokinetik und Metabolismus Naproxen wird nach oraler Einnahme vollständig resorbiert. Die Geschwindigkeit, nicht aber das Ausmaß wird durch die Gegenwart von Nahrung im Magen beeinflußt. Plasmaspitzenkonzentrationen treten nach zwei bis vier Stunden, bei Einnahme von Natrium-Naproxen auch etwas eher, auf. Die Resorption wird durch die gleichzeitige Gabe von Natriumbicarbonat beschleunigt, jedoch durch Magnesium- oder Aluminiumhydroxid verzögert. Naproxen wird auch nach rektaler Applikation resorbiert, wobei die Plasmakonzentrationen geringer sind. Die Plasmahalbwertszeit beträgt ca. 14 Stunden und ist bei älteren Patienten in etwa verdoppelt, was eine Dosisanpassung notwendig macht.

Die Metaboliten von Naproxen werden nahezu vollständig über den Urin ausgeschieden. Ungefähr 30% werden in Position 6 demethyliert. Die meisten Metaboliten und auch die Muttersubstanz selbst werden in Form der Konjugate, z. B. als Glukuronid eliminiert.

Naproxen wird in üblichen therapeutischen Dosierungen nahezu quantitativ (99%) an Plasmaprotein gebunden. Es überwindet die Plazentarschranke, und die Konzentration in der Muttermilch beträgt etwa 1% der mütterlichen Plasmakonzentration.

Toxische Wirkungen Obwohl die Inzidenz von Nebenwirkungen auf den Gastrointestinaltrakt und das ZNS mit der von Indometacin vergleichbar ist, wird Naproxen insgesamt besser vertragen. Das Spektrum der gastrointestinalen Beschwerden reicht von relativ milden Dyspepsien, gastrischem Unwohlsein und Sodbrennen, Übelkeit und Erbrechen bis hin zu gastrischen Blutungen. ZNS-Effekte umfassen Schläfrigkeit, Kopfschmerzen, Schwindel, Schwitzen, Niedergeschlagenheit, Depressionen und Ototoxizität. Weniger häufige Beeinträchtigungen sind Juckreiz und verschiedene dermatologische Probleme. Zudem wurde in wenigen Fällen über Gelbsucht, Beeinträchtigung der Nierenfunktion, angioneurotisches Ödem, Thrombozytopenie und Agranulozytose berichtet.

Fenprofen

Die pharmakologischen Eigenschaften und die therapeutische Anwendung von Fenprofen wurde in einer Übersicht von Burt und Mitarbeitern zusammengestellt (Symposium, 1983a).

Pharmakokinetik und Metabolismus Orale Dosen Fenprofen werden schnell, aber nicht ganz vollständig (85%) resorbiert. Die gleichzeitige Einnahme von Nahrung verzögert die Resorptionsrate und vermindert auch die Plasmaspitzenkonzentrationen, die normalerweise nach zwei Stunden erreicht werden. Eine gleichzeitige Gabe von Antazida scheint die Fenprofen-Plasmakonzentrationen nicht zu beeinflussen.

Nach Resorption bindet Fenprofen nahezu vollständig (99%) an Plasmaalbumin. Die Substanz unterliegt einem ausgeprägten Stoffwechsel (mehr als 90%). Fenprofen wird zum 4-Hydroxy-Analogon metabolisiert, wobei diese Verbindung (ca. 45%) wie auch Fenprofen selbst (ca. 45%) im gleichen Ausmaß glukuronidiert und anschließend überwiegend renal eliminiert werden. Die Plasmahalbwertszeit von Fenprofen beträgt ca. drei Stunden.

> Fenprofen ist in Deutschland nicht im Handel (Anm. d. Hrsg.).

Toxische Wirkungen Am häufigsten werden gastrointestinale Nebenwirkungen berichtet; Abdominalbeschwerden und Dyspepsien treten bei ca. 15% der Patienten auf, wobei sie im Vergleich zu äquipotenten Dosierungen ASS weniger oft beobachtet werden. Bei einem geringen Prozentsatz der Patienten führen diese ungewünschten Wirkungen zu einem Therapieabbruch. Andere Nebenwirkungen betreffen Hautausschlag und weniger oft ZNS-Wirkungen wie Tinnitus, Schläfrigkeit, Niedergeschlagenheit, geistige Verwirrung und Angstgefühle.

Ketoprofen

Ketoprofen teilt die pharmakologischen Eigenschaften der anderen Propionsäurederivate und wurde in Übersichtsarbeiten von Harris und Vávra (in Rainsford, 1985b) und von Vávra (in Lewis und Furst, 1987) besprochen. Obwohl Ketoprofen als Hemmstoff der Cyclooxygenase gilt, werden dieser Substanz zusätzlich membranstabilisierende Eigenschaften an Lysozymen sowie ein Antagonismus von bradykininvermittelten Reaktionen nachgesagt.

Pharmakokinetik und Metabolismus Ketoprofen wird nach oraler Gabe rasch resorbiert. Maximale Plasmakonzentrationen werden nach ein bis zwei Stunden beobachtet und eine gleichzeitige Nahrungsaufnahme vermindert die Geschwindigkeit, nicht aber das Ausmaß der Resorption. Die Substanz bindet stark an Plasmaprotein (99%). Die Plasmahalbwertszeit beträgt ungefähr zwei Stunden, wobei leicht verlängerte Halbwertszeiten bei älteren Patienten beobachtet wurden. Nach Konjugation mit Glukuronsäure in der Leber wird die Substanz über den Urin eliminiert. Bei Patienten mit eingeschränkten Nierenfunktion ist die Ausscheidungsgeschwindigkeit verlangsamt.

Toxische Wirkungen Bei etwa 30% der Patienten konnten Dyspepsien oder andere gastrointestinale Nebenwirkungen beobachtet werden, wobei Häufigkeit und Intensität der Nebenwirkungen in der Regel geringer sind als unter einer ASS-Therapie. Die unerwünschten Effekte können durch gleichzeitige Einnahme von Nahrung, Milch oder Antazida verringert werden. Ketoprofen kann eine Flüssigkeitsretention und erhöhte Kreatininkonzentrationen verursachen. Diese Effekte sind üblicherweise transient und symptomfrei, werden jedoch häufiger bei Patienten beobachtet, die entweder gleichzeitig Diuretika einnehmen oder älter als 60 Jahre sind. Deshalb sollte bei diesen Patienten die Nierenfunktion überwacht werden.

Flurbiprofen

Die pharmakologischen Eigenschaften, therapeutische Indikationen und Nebenwirkungen gleichen denen der anderen antiphlogistisch wirkenden Propionsäurederivate (Smith et al.; in Rainsford, 1985b). In Europa wurde Flurbiprofen ebenso in Versuchen zur antikoagulativen Therapie eingesetzt. Oral eingenommen wird die Substanz rasch resorbiert und maximale Plasmakonzentrationen werden nach ein bis zwei Stunden beobachtet. Flurbiprofen unterliegt einem ausgeprägten Metabolismus durch Hydroxylierung und Konjugation in der Leber und seine Halbwertszeit beträgt ungefähr sechs Stunden. Die Substanz befindet sich in der Erprobung für eine Applikation mittels transkutaner Systeme bei der Therapie von Weichteilverletzungen.

Oxaprozin

Oxaprozin nimmt eine Ausnahmestellung unter den Propionsäurederivaten ein, da es nur einmal täglich eingenommen werden muß. Bezüglich der anderen pharmakologischen Eigenschaften und der therapeutischen Anwendungen unterscheidet es sich nicht von den anderen Propionsäurederivaten (Todd und Brogden, 1986).

Nach oraler Gabe wird Oxaprozin gut resorbiert und erreicht maximale Plasmakonzentrationen nach drei bis sechs Stunden. Die Substanz wird in der Leber metabolisiert und durch den Urin ausgeschieden. Die Halbwertszeit beträgt 40 - 60 Stunden und steigt mit dem Alter an.

> Oxaprozin ist in Deutschland nicht im Handel (Anm. d. Hrsg.).

PIROXICAM

Piroxicam ist der Klasse der Oxicamderivate oder Enolsäureverbindungen mit antiphlogistischer, analgetischer und antipyretischer Wirksamkeit zuzuordnen. Andere Oxicame wurden bereits entwickelt oder befinden sich gerade in der Erprobung (z. B. *Tenoxicam*). Piroxicam ist die einzige Substanz dieser Familie, die zur Zeit in den Vereinigten Staaten erhältlich ist. In den empfohlenen Dosierungen scheint es bei der Behandlung der rheumatoiden Arthritis oder Osteoarthritis äquipotent gegenüber ASS, Indometacin und Naproxen zu sein. Die Verträglichkeit ist im Vergleich zu ASS und Indometacin besser. Der wesentliche Vorteil von Piroxicam liegt in seiner langen Halbwertszeit, was eine einmalige Gabe pro Tag erlaubt. Die pharmakologischen Eigenschaften und die therapeutische Anwendung lassen sich in Übersichten von Wiseman (siehe Rainsford, 1985b) und bei Lombardino und Wiseman (in Lewis und Furst, 1987) nachlesen. Die Strukturformel von Piroxicam ist nachfolgend abgebildet.

PIROXICAM

Pharmakologische Eigenschaften Piroxicam ist eine wirkungsvolle antiphlogistische Substanz, die als *in vitro* Hemmstoff der Prostaglandinbiosynthese über eine ähnliche Potenz wie Indometacin verfügt. Zudem unterdrückt Piroxicam die Aktivierung von Neutrophilen, insbesondere bei Anwesenheit von Metaboliten der Cyclooxygenase. Es werden also zusätzliche Formen antiphlogistischer Wirksamkeit vermutet, wie die Hemmung von Proteoglykanasen und Collagenasen im Knorpelgewebe (Abramson und Weissman, 1989, Lombardino und Wiseman, in Lewis und Furst, 1987). Piroxicam verfügt sowohl im Tierexperiment als auch beim Menschen über gute analgetische und antipyretische Wirkeigenschaften. Wie andere NSA kann auch Piroxicam gastrische Erosionen und verlängerte Blutungszeiten verursachen.

Pharmakokinetik und Metabolismus Nach oraler Einnahme wird Piroxicam quantitativ resorbiert. Plasmaspitzenkonzentrationen stellen sich nach zwei bis vier Stunden ein, und weder Nahrung noch Antazida verändern die Resorptionsgeschwindigkeit und -rate. Piroxicam unterliegt einem ausgeprägten enterohepatischen Kreislauf, was zu schwankenden Angaben in der Plasmahalbwertszeit führt; im Mittel liegt diese bei etwa 50 Stunden.

Nach Resorption bindet Piroxicam stark (99%) an Plasmaproteine. Im Steady state (nach etwa sieben bis zwölf Tagen) sind die Konzentrationen in Plasma und Synovialflüssigkeit annähernd gleich. Weniger als 5% werden direkt in nicht metabolisierter Form über den Urin ausgeschieden. Der Hauptstoffwechselweg besteht in einer durch Cytochrom P450 vermittelten Hydroxylierung des Pyridinrings (hauptsächlich katalysiert durch Isoenzyme der CYP2C-Subfamilie). Die inaktiven Metaboliten werden frei oder als Glukuronsäurekonjugat (zusammen etwa 60%) über den Urin oder die Faeces ausgeschieden.

Therapeutischer Einsatz *Piroxicam* ist in den Vereinigten Staaten zur Behandlung der rheumatoiden Arthritis und Osteoarthritis zugelassen. Die übliche therapeutische Dosis beträgt 20 mg, aufgeteilt in zwei Einzeldosen. Maximale therapeutische Antworten sollten jedoch nicht vor zwei Wochen erwartet werden, da zum Erreichen einer Steady-state-Konzentration zwischen ein und zwölf Tagen benötigt werden. Außerdem findet Piroxicam bei der Behandlung der Wirbelsäulenversteifung, akuter Skelettmuskelschmerzen, Menstruations- und postoperativer Schmerzen sowie bei akuten Gichtschüben Anwendung.

Toxische Eigenschaften Etwa 20% der Patienten erleiden nach der Piroxicameinnahme Nebenwirkungen, und ungefähr 5% müssen deshalb die Therapie abbrechen. Gastrointestinale Reaktionen sind am häufigsten, wobei die Inzidenz zur Ausbildung eines peptischen Ulkus weniger als 1% beträgt. Piroxicam kann zu einer Verminderung der Lithiumausscheidung in klinisch relevantem Ausmaß führen.

Meloxicam

Die Entdeckung der induzierbaren Form der Cyclooxygenase 2 (COX-2), deren Expression durch entzündliche Mediatoren gesteigert wird, legt die Vermutung nahe, daß die COX-2-Isoform für die Bildung von Prostaglandinen vor allem in Entzündungsarealen verantwortlich zu sein scheint. Da den Stoffwechselprodukten der konstitutiv exprimierten COX-1 zytoprotektive Eigenschaften in der Niere und der Magenmukosa zugeschrieben werden, besteht das Ziel darin, über eine selektive Hemmung der COX-2 die Entzündung zu vermindern, ohne die gastrointestinalen und renalen Nebenwirkungen der üblicherweise eingesetzten NSA in Kauf nehmen zu müssen (Vane und Botting, 1995). Wie bereits an anderer Stelle diskutiert, ist eine Interpretation der unterschiedlich stark ausgeprägten gastrischen Komplikationen der verschiedenen NSA, eine unterschiedliche Selektivität von COX-1 versus COX-2.

Eine dieser selektiven Substanzen, nämlich *Meloxicam*, ist in Frankreich und künftig auch in anderen Ländern für den klinischen Einsatz erhältlich. Die Strukturformel ist nachfolgend wiedergegeben.

MELOXICAM

Zur Behandlung der Osteoarthritis liegt die Dosisempfehlung bei einmal täglich 7,5 mg, bei besonders schweren Fällen kann die Dosis auf 15 mg gesteigert werden. Die empfohlene Dosis zur Behandlung der rheumatoiden Arthritis beträgt einmal täglich 15 mg.

Weitere klinische Studien und Erfahrungen sind notwendig, um zu klären, ob sich die Kurzzeiteffekte einer Entzündungssuppression ohne gastrointestinale Komplikationen auf die Langzeitbehandlung übertragen lassen.

Andere Oxicame

Eine Reihe weiterer Oxicame befindet sich in Untersuchung. Zu diesen gehören einige Prodrugs von Piroxicam (*Ampiroxicam, Droxicam* und *Pivoxicam*), die mit der Absicht entwickelt wurden, die gastrointestinalen Nebenwirkungen zu vermindern. Diese Derivate werden nach oraler Gabe gut resorbiert, erreichen aber ihre maximalen Plasmakonzentrationen später als Piroxicam. Ein anderes Oxicam wurde außerhalb der USA aufgrund gravierender Hautreaktionen vom Markt genommen. Weitere Oxicame, die derzeit in oder außerhalb der Vereinigten Staaten untersucht werden, sind *Lornoxicam, Cinnoxicam, Sudoxicam* und *Tenoxicam*. Die Strukturformel von Tenoxicam ist nachfolgend abgebildet.

TENOXICAM

Tenoxicam ist eine antiphlogistisch wirksame Substanz und findet im Management der rheumatoiden und entzündlichen Ereignisse einschließlich der Osteoarthritis Verwendung. Nach oraler Applikation ist die Substanz vollständig bioverfügbar, besitzt aber eine nur 80%ige Bioverfügbarkeit nach rektaler Gabe. Tenoxicam ist zu ca. 99% an Plasmaprotein gebunden und besitzt ein niedriges Verteilungsvolumen. Die mittlere Eliminationshalbwertszeit liegt bei etwa 70 Stunden. Nach Hydroxylierung zu einer inaktiven 6-Hydroxy-Verbindung und Konjugation zu einem 6-O-Glukuronid wird die Substanz eliminiert. Maximale Konzentrationen in der Synovialflüssigkeit stellen sich 20 Stunden nach oraler Einnahme ein und betragen nur etwa ein Drittel der Plasmakonzentration. Die antiphlogistische Standarddosis beträgt einmal täglich 20 mg, wobei eine Dosisanpassung bei älteren Patienten oder bei Patienten mit einer Leber- oder Niereninsuffizienz nicht notwendig ist. Die Toxizität ist mit der von Piroxicam vergleichbar. Eine Übersicht über die pharmakologischen Eigenschaften und die therapeutische Anwendung bietet die Arbeit von Todd und Clissold (1991).

Nabumeton

Nabumeton ist ein Antiphlogistikum. Einzelheiten der Pharmakologie wurden von Friedel et al. (1993) diskutiert. Die Strukturformel von Nabumeton ist wie folgt.

NABUMETON

Klinische Studien mit *Nabumeton* ergaben eine überzeugende Wirksamkeit bei der Behandlung der rheumatoiden Arthritis bei einer relativ niedrigen Inzidenz von Nebenwirkungen. Die übliche Dosierung beträgt einmal täglich 1000 mg. Die Substanz scheint zudem eine gute Wirksamkeit in der Kurzzeitbehandlung von Weichteilverletzungen zu haben.

Pharmakologische Eigenschaften Nabumeton erweist sich in vitro als ein nur schwacher Inhibitor der Cyclooxygenase, ist aber ein Antiphlogistikum mit antipyretischer und analgetischer Wirksamkeit. Im Tierexperiment induzierte Nabumeton weniger gastrische Läsionen als andere Antiphlogistika.

Pharmakokinetik und Metabolismus Nach einer raschen Resorption wird Nabumeton in der Leber in einen oder mehrere aktive Metaboliten überführt, vor allem in 6-Methoxy-2-naphthylessigsäure, die ein potenter Hemmstoff der Cyclooxygenase, insbesondere der COX-2 ist. Dieser Metabolit wird in der Leber durch O-Demethylierung inaktiviert und nach Konjugation eliminiert. Die Halbwertszeit beträgt ungefähr 24 Stunden.

Toxische Wirkungen Nebenwirkungen einer Behandlung mit Nabumeton umfassen leichte Darmbeschwerden, Hautausschlag, Kopfschmerzen, Schwindel, Sodbrennen, Tinnitus und Hautjucken. Die Inzidenz gastrointestinaler Ulzerationen erscheint mit Nabumeton geringer als mit anderen NSA. Dies liegt wahrscheinlich daran, daß es sich bei Nabumeton um ein Prodrug handelt und die aktive Verbindung erst nach Resorption auf metabolischem Weg gebildet wird. Es ist jedoch eher wahrscheinlich, daß Nabumeton eine höhere COX-2- als COX-1-Selektivität besitzt, was das geringere Auftreten von Ulkusleiden erklärt.

> Nabumeton ist in Deutschland nicht im Handel (Anm. d. Hrsg.).

PYRAZOLONDERIVATE

Zu dieser Substanzgruppe gehören *Phenylbutazon, Oxyphenbutazon, Antipyrin, Aminopyrin* und *Dipyron*. Diese Substanzen sind seit vielen Jahren im klinischen Einsatz. Obwohl Phenylbutazon kein Arzneimittel der ersten Wahl darstellt, ist es therapeutisch gesehen die wichtigste Substanz, während Antipyrin, Dipyron und Aminopyrin heutzutage nicht mehr verwendet werden.

Phenylbutazon

Phenylbutazon wurde 1949 in die Behandlung der rheumatoiden Arthritis und verwandter Erkrankungen eingeführt. Seine Langzeitanwendung als gut wirksames Antiphlogistikum wird durch schwere toxische Eigenschaften limitiert. Die Strukturformel ist nachfolgend abgebildet.

PHENYLBUTAZON

Pharmakologische Eigenschaften Die entzündungshemmende Wirkung von Phenylbutazon ist mit ASS vergleichbar, die Toxizität ist jedoch verschieden. Ähnlich wie Aminopyrin induziert Phenylbutazon eine Agranulozytose. Die Pharmakologie und Toxikologie von Phenylbutazon und seinen Metaboliten sowie der verwandten Substanzen wurden bereits in früheren Ausgaben dieses Lehrbuchs intensiv dargestellt. Aufgrund seiner potentiell ernsthaften Nebenwirkungen ist der Einsatz von Phenylbutazon im Vergleich zu anderen NSA sehr limitiert.

Antiphlogistische Wirkungen Phenylbutazon hat eine ausgeprägte antiphlogistische Wirkung, und der häufige Einsatz zur Steigerung der Leistungsfähigkeit von Rennpferden ist gut bekannt. Ähnliche Effekte konnten bei Patienten mit rheumatoider Arthritis und verwandten Erkrankungen gezeigt werden.

Antipyretische und antiphlogistische Wirkung Die antipyretische Wirksamkeit wurde nur in einem untergeordneten Ausmaß beim Menschen untersucht. Die analgetischen Effekte sind bei der Behandlung nicht rheumatischer Schmerzen im Vergleich zu Salicylaten geringer ausgeprägt. Aufgrund seiner Toxizität sollte Phenylbutazon nicht routinemäßig als Antipyretikum oder Antiphlogistikum eingesetzt werden.

Urikosurische Eigenschaften In Dosen von etwa 600 mg pro Tag verfügt Phenylbutazon über eine schwach urikosurische Wirksamkeit, die wahrscheinlich auf einen der Metaboliten zurückzuführen ist, der die tubuläre Rückresorption der Harnsäure vermindert. Geringe Konzentrationen des Arzneistoffs hemmen jedoch die tubuläre Sekretion von Harnsäure und verursachen eine Uratretention. Die strukturverwandte Substanz Sulfinpyrazon ist wesentlich stärker urikosurisch wirksam, was sich auch als vorteilhaft bei der Therapie der chronischen Gicht erwiesen hat (siehe unten).

Einflüsse auf Wasserhaushalt und Elektrolyte Phenylbutazon verursacht eine ausgeprägte Retention von Na^+ und Cl^-, was mit einer Reduktion des Urinvolumens und der Ausbildung von Ödemen verbunden ist. Die Ausscheidung vom K^+ ist hingegen unverändert. Das Plasmavolumen steigt häufig um mehr als 50% an, was bei Patienten, die mit Phenylbutazon behandelt werden, in einer kardialen Dekompensation und einem akuten Lungenödem resultieren kann.

Pharmakokinetik und Metabolismus Aus dem Gastrointestinaltrakt wird Phenylbutazon rasch und vollständig resorbiert. In therapeutischen Dosen werden mehr als 98% des Phenylbutazons an Plasmaproteine gebunden. Die Plasmahalbwertszeit ist mit 50 - 65 Stunden äußerst lang.

Phenylbutazon unterliegt beim Menschen einem ausgeprägten Metabolismus. *Oxyphenbutazon*, ein Metabolit von Phenylbutazon, besitzt wie die Muttersubstanz antirheumatische und Na^+-retenierende Eigenschaften. Oxyphenbutazon ist ebenso intensiv an Plasmaproteine gebunden, und seine Plasmahalbwertszeit beträgt mehrere Tage. Zudem akkumuliert dieser Metabolit während einer Langzeittherapie und trägt zu den pharmakologischen und toxischen Effekten der Muttersubstanz bei.

Arzneimittelinteraktionen Andere Antiphlogistika wie auch orale Antikoagulanzien, orale Antidiabetika, Sulfonamide und weitere Substanzen können durch Phenylbutazon aus der Plasmaproteinbindung verdrängt werden. Das Nettoergebnis ist von der Substanz selbst und vom Zustand nach der Verdrängung abhängig. Diese Verdrängung trägt zumindest teilweise zu dem gut dokumentierten, erhöhten Risiko einer Blutung nach gleichzeitiger Medikation von Phenylbutazon und Warfarin bei. Wichtiger jedoch ist die durch Phenylbutazon verminderte Clearance des wirksameren Stereoisomers von Warfarin. Die Verdrängung des an Plasmaprotein gebundenen Schilddrüsenhormons durch Phenylbutazon erschwert die Interpretation von Schilddrüsenfunktionstests.

Toxische Effekte Die Verträglichkeit von Phenylbutazon ist bei vielen Patienten schlecht. Nebenwirkungen werden bei 10 - 45% der Patienten beobachtet, und ein Therapieabbruch erfolgt in etwa 10 - 15% der Fälle. Übelkeit, Erbrechen, epigastrische Beschwerden und Hautausschlag sind die am häufigsten berichteten Nebenwirkungen. Zusätzlich treten eine Wasser- und Elektrolytretention sowie eine Ödembildung auf.

Schwerwiegendere Nebenwirkungen umfassen peptische Ulzera (oder auch deren Reaktivierung) verbunden mit Blutungen oder Perforationen, anaphylaktische Überempfindlichkeitsreaktionen, ulzeröse Stomatitiden, Hepatitis, Nephritis, aplastische Anämie, Leukopenie, Agranulozytose und Thrombozytopenie. Es sind auch Todesfälle aufgetreten, besonders aufgrund aplastischer Anämien und Agranulozytosen.

Patienten unter einer Phenylbutazontherapie sollten streng überwacht werden, wobei das Blutbild häufig überprüft werden muß. Die Kontrolle des Körpergewichts gibt Aufschluß über eine andauernde Na^+-Retention. Der Arzneistoff sollte nur über einen kurzen Zeitraum (nicht länger als eine Woche) gegeben werden. Selbst dann beträgt die Inzidenz von Nebenwirkungen rund 10%. Der Patient sollte darüber unterrichtet werden, daß die Substanz sofort abzusetzen ist und der Arzt benachrichtigt werden soll, falls sich Fieber, Halsentzündungen oder andere Läsionen im Mund- und Rachenbereich, Hautausschlag, Hautjucken, Gelbsucht, Gewichtsveränderungen oder Teerstühle einstellen. Kontraindikationen für Phenylbutazon bestehen bei Bluthochdruck, einer kardialen, renalen oder hepatischen Dysfunktion sowie einem peptischen Ulkus in der Anamnese, einer Dyskrasie oder Überempfindlichkeit gegenüber dieser Substanz. Die toxischen Wirkungen sind bei älteren Patienten stärker ausgeprägt und somit für die Anwendung bei diesen Personen, wie auch bei Kindern im Alter unter 14 Jahren, nicht zu empfehlen.

Therapeutischer Einsatz Phenylbutazon sollte niemals als ein Therapeutikum erster Wahl in Betracht gezogen werden, auch wenn es immer noch zur Behandlung der akuten Gicht oder rheumatoider Arthritiden bzw. verwandter Erkrankungen Anwendung findet. *Dieser Arzneistoff sollte nur eingesetzt werden, wenn andere Substanzen unwirksam sind und dann auch nur nach einer sorgfältigen Nutzen-Risiko-Abschätzung.* Darüber hinaus sollte Phenylbutazon nur kurzfristig bei Rheumaattacken oder akuten Gichtschüben und nicht in einer Langzeittherapie Anwendung finden. Ein wahlloser Einsatz von Phenylbutazon zur Behandlung trivialer, akuter oder chronischer Skelettmuskelbeschwerden ist unangebracht.

Oxyphenbutazon

Oxyphenbutazon ist das *p*-Hydroxy-Analogon des Phenylbutazons (der N-1-Phenylgruppe) und einer der aktiven Metaboliten der Muttersubstanz. Oxyphenbutazon hat das gleiche Wirksamkeitsspektrum, die gleiche therapeutische Anwendung sowie gleiche Interaktionen und Nebenwirkungen wie die Muttersubstanz selbst und teilt mit ihr dieselben Indikationen, Gefahren und Kontraindikationen. Diese Substanz wurde in der Zwischenzeit von vielen Anbietern vom Markt genommen.

Oxyphenbutazon ist in Deutschland nicht im Handel (Anm. d. Hrsg.).

Antipyrin und Aminopyrin

Antipyrin (Phenazon) und *Aminopyrin* (Amidopyrin) wurden im späten 19. Jahrhundert als Antipyretika in die Medizin eingeführt und anschließend breit als Antiphlogistika und Analgetika eingesetzt. Die klinische Anwendung von Aminopyrin war jedoch ab dem Zeitpunkt eingeschränkt, als die Beziehung zu einer potentiell tödlich verlaufenden Knochenmarkstoxizität und Agranulozytose erkannt wurde. Auch Antipyrin verlor dadurch an Bedeutung. Beide Substanzen sind aus dem Arzneimittelschatz der Vereinigten Staaten verschwunden, wobei Antipyrin in manchen Ländern als Kombinationsanalgetikum immer noch Einsatz findet. Eine Reihe verwandter Pyrazolonderivate wie z. B. Dipyron erfuhren sporadische Popularität, aber auch diese Substanz kann eine Agranulozytose induzieren. Eine ausführliche Beschreibung der Pharmakologie dieser Substanzen findet sich in früheren Ausgaben dieses Lehrbuchs.

PYRAZOLDERIVATE

Im deutschen Sprachgebiet spielen für die analgetische und antipyretische Therapie die drei Pyrazolderivate *Metamizol*, *Phenazon* und *Propyphenazon* eine teilweise sehr bedeutende Rolle.

Metamizol

Metamizol (Noramidopyrinmethansulfonat) ist ein gut wasserlösliches Methansulfonsäuresalz und steht zur oralen und parenteralen (intravenösen) Therapie zur Verfügung. Die chemische Struktur ist nachfolgend abgebildet.

METAMIZOL

Es wirkt ähnlich analgetisch und antipyretisch wie ASS, hat jedoch schwächer ausgeprägte antiphlogistische Eigenschaften. Metamizol wirkt dafür gut spasmolytisch und eignet sich daher auch für die Behandlung von Kolikschmerzen. Der Wirkungsmechanismus von Metamizol setzt sich aus der Hemmung der Prostaglandinbiosynthese und einer zentral dämpfenden Wirkung zusammen. Die spasmolytische Eigenschaft wird durch verminderte Erregbarkeit der glatten Muskulatur hervorgerufen.

Unerwünschte Wirkungen Die wichtigste und schwerwiegendste unerwünschte Wirkung von Metamizol ist eine allergische Agranulozytose. Die Inzidenz dafür wird sehr unterschiedlich angegeben, sie liegt wohl bei 0,01%. Sie tritt um so häufiger auf, je höher die Dosis und je länger die Behandlungsdauer ist. Deshalb sollte bei einer längeren Therapiedauer unbedingt eine Blutbildkontrolle erfolgen. Die Agranulozytose beginnt meist mit einer nekrotisierenden Angina und Schleimhautulzerationen und kann in einer therapieresistenten Sepsis tödlich enden, die Mortalität liegt dann bei ca. 20%. Vor allem nach intravenöser Gabe kann es zu Schockreaktionen kommen, die durch allergische und toxische Reaktionen hervorgerufen werden. Daneben werden Haut- und Schleimhautveränderungen, leichte gastrointestinale Beschwerden und Analgetika-Intoleranz wie Fieber, Urticaria und Asthma bronchiale beobachtet.

Resorption, Metabolismus und Exkretion Nach oraler Gabe wird Metamizol rasch und fast vollständig resorbiert. Es wird in der Leber sofort zu (1) 4-Methylaminoantipyrin hydrolysiert. Der Metabolit wird weiter zu (2) 4-Formylaminoantipyrin oder (3) 4-Aminoantipyrin umgewandelt, das dann zu 4-Acetylaminoantipyrin acetyliert wird. Die Halbwertszeiten der einzelnen Metaboliten unterscheiden sich beträchtlich. Sie beträgt für (1) ca. drei Stunden, für (2) ca. zehn Stunden, für (3) fünf bis sechs Stunden und für (4) ca. 10 - 16 Stunden. Die selten auftretende Rotfärbung des Urins beruht auf der Bildung des Metaboliten Rubazonsäure und ist ungefährlich. Alle Metaboliten gehen in die Muttermilch über.

Therapeutischer Einsatz Metamizol ist in Deutschland rezeptpflichtig und soll bei schweren Schmerzen, vor allem mit spastischer Komponente, angewendet werden. Es wird ferner bei der Behandlung von Tumorschmerzen zusammen mit niedrigen Dosen von Neuroleptika angewendet, bevor mit Opioiden begonnen wird. Wegen des Risikos der Agranulozytose und des Schocks soll die Indikation zur Behandlung mit Metamizol sehr sorgfältig gestellt werden. Die orale bzw. rektale Einzeldosis beim Erwachsenen beträgt 500 - 1000 mg. Eine maximale Tagesdosis von 4 g sollte nicht überschritten werden. Bei der intravenösen Gabe wird Metamizol in 50%iger Lösung verwendet und in einer Dosis von 1 - 2,5 g sehr langsam injiziert.

Phenazon und Prophyphenazon

Phenazon und *Propyphenazon* wirken mit Ausnahme der spasmolytischen Wirkung wie Metamizol. Auch das Nebenwirkungsspektrum ist mit Metamizol vergleichbar. Neben der Gabe als Monosubstanzen werden beide vor allem in fixen Analgetikakombinationen eingesetzt. Die Resorption beider Substanzen ist nahezu vollständig, Spitzenkonzentrationen im Plasma werden nach ca. 30 - 60 Minuten erreicht. Phenazon besitzt eine Plasmahalbwertszeit von ca. zwölf Stunden, die bei älteren Patienten bis auf 20 Stunden verlängert sein kann. Bei schweren Lebererkrankungen nimmt die Plasmahalbwertszeit bis auf 30 Stunden zu. Die Plasmahalbwertszeit von Propyphenazon beträgt ca. zwei Stunden. Die Einzeldosen beider Substanzen beim Erwachsenen betragen 500 - 1000 mg. Eine maximale Tagesdosis von 4 g sollte nicht überschritten werden.

WEITERE NSA

Eine große Anzahl antiphlogistisch wirkender Substanzen befindet sich in der Entwicklung oder klinischen Studien. Zum einen gehören viele dieser neuen Arzneistoffe zu den bereits in den vorausgegangenen Abschnitten diskutierten Klassen. Zum anderen gibt es auch Substanzen mit neuen Strukturformeln und scheinbar unterschiedlichen Wirkmechanismen. Zwei dieser Substanzen, nämlich Apazon und Nimesulid, sollen im folgenden kurz vorgestellt werden.

Apazon (Azapropazon)

Apazon ist ein NSA mit antiphlogistischer, antipyretischer und analgetischer Wirksamkeit, besitzt aber nur eine geringe Hemmwirkung auf die Cyclooxygenase. Darüber hinaus stellt Apazon ein potentes Urikosurikum dar, was seinen Einsatz zur Therapie der akuten Gicht erlaubt. Der Arzneistoff ist zur Zeit nicht in den Vereinigten Staaten erhältlich. Seine Strukturformel ist nachfolgend abgebildet.

APAZON

Apazon wird nach oraler Applikation rasch und vollständig aus dem Gastrointestinaltrakt resorbiert, Plasmaspitzenkonzentrationen werden nach vier Stunden beobachtet. Die Substanz besitzt eine ausgeprägte Plasmaproteinbindung und die Plasmahalbwertszeit beträgt 20 - 24 Stunden. Die Penetration in die Synovialflüssigkeit erfolgt langsam. Ein überwiegender Anteil (ca. 65%) wird unverändert mit dem Urin ausgeschieden, und ein Rest von ca. 20% wird zu einem hydroxylierten Derivat umgebildet. Die Substanz scheint einem ausgeprägten enterohepatischen Kreislauf zu unterliegen.

Klinische Erfahrungen lassen eine gute Verträglichkeit von Apazon vermuten. Milde gastrointestinale Nebenwirkungen (Übelkeit, epigastrische Schmerzen, Dyspepsie) und Hautausschlag werden bei ca. 3% der Fälle beobachtet, während über Einflüsse auf das ZNS (Kopfschmerzen, Schwindel) weniger häufig berichtet wird. Die Inzidenz für unerwünschte Nebenwirkungen liegt insgesamt bei etwa 6 - 10%.

Da es sich bei Apazon um einen Hemmstoff der Cyclooxygenase handelt (wenn auch im Vergleich zu all den anderen NSA weniger potent), sind die Vorsichtsmaßnahmen, die für diese Wirkstoffe diskutiert wurden, zu beachten.

Apazon findet bei der Behandlung der rheumatoiden Arthritis, Osteoarthritis und der Gicht Anwendung. Die übliche Dosierung beträgt einmal täglich 1200 mg (in geteilten Einzeldosen), kann aber zur Aufrechterhaltung der Therapie auf 900 mg reduziert werden. Älteren Patienten sollten niedrigere Dosen verabreicht werden. Zur Behandlung von akuten Gichtschüben gilt folgendes Therapieschema: Einer initialen Dosis von 2400 mg (in vier Einzeldosen gegeben) folgen so lange 1800 mg, bis der akute Schub abgeklungen ist. Zur Dosiserhaltung bis zum Verschwinden der Symptome werden dann täglich 1200 mg gegeben (zur Übersicht siehe Walker, in Rainsford, 1985b).

Nimesulid

Nimesulid ist eine Sulfonanilinverbindung (siehe Symposium, 1993b). Seine Struktur ist wie folgt.

NIMESULID

Nimesulid und strukturverwandte Substanzen (z. B. *Flosulid*) scheinen schwache Inhibitoren der Prostaglandinbiosynthese zu sein, sie hemmen aber sowohl in vitro als auch nach oraler Applikation die Leukozytenfunktion. Dieser inhibitorische Effekt ist besonders bei der oxidativen Antwort der polymorphkernigen Leukozyten und der Mediatorenfreisetzung durch diese und andere Klassen von Leukozyten ausgeprägt. Zusätzlich blockt Nimesulid die Aktivität von Metallproteinasen artikulärer Chondrozyten.

Nach oraler Gabe wird Nimesulid rasch (T_{max} im Plasma beträgt ein bis vier Stunden) und vollständig resorbiert. Nach rektaler Applikation mittels Suppositorien beträgt die Bioverfügbarkeit jedoch nur rund 70%. Die Substanz wird in hohem Maß (mehr als 95%) an Plasmaproteine gebunden, und die durchschnittliche Plasmahalbwertszeit beträgt drei Stunden. Primär wird Nimesulid zu einem 4-Hydroxy-Derivat metabolisiert, wobei die Metaboliten in erster Linie (mehr als 80%) über die Niere ausgeschieden werden. Üblicherweise wird die Substanz zweimal täglich verabreicht. Nebenwirkungen unter Nimesulid treten bei ca. 5 - 10% der Patienten auf und umfassen den Gastrointestinaltrakt, die Haut und das ZNS.

Eine große Zahl klinischer Studien wurde mit Nimesulid durchgeführt. Üblicherweise wurde die Substanz in anderen Ländern als den Vereinigten Staaten zur Kurzzeitbehandlung entzündlicher Zustände zugelassen. Nimesulid scheint besonders bei der Behandlung von Patienten mit allergischen Überempfindlichkeiten gegenüber ASS oder anderen NSA indiziert zu sein.

> Nimesulid ist in Deutschland nicht im Handel (Anm. d. Hrsg.).

ANTAGONISTEN DER LEUKOTRIENBILDUNG UND DEREN WIRKUNG

Die meisten NSA hemmen die Aktivität der Cyclooxygenase ohne gleichzeitige Verminderung der Bildung der Lipoxygenase vermittelten Leukotriene (LTs). Anzeichen sprechen jedoch dafür, daß diese späten Produkte an der Entzündungsantwort durch eine Reihe unterschiedlicher Wirkungen beteiligt sind, wie z.B an der Kontraktion der glatten Muskulatur (LTC_4, LTD_4, LTE_4), der neutrophilen Aggregation, Degranulation und Chemotaxie (LTB_4), der vaskulären Permeabilität (LTC_4, LTD_4, LTE_4) und an Effekten auf Lymphozyten (LTB_4). Es wird vermutet, daß die cysteinhaltigen Leukotriene (LTC_4, LTD_4, LTE_4) eine besonders dominierende Rolle bei der Pathogenese des Asthmas spielen, das in der Zwischenzeit als ein chronisch entzündlicher Zustand charakterisiert ist.

Eine stattliche Anzahl an Substanzen wurden entwickelt, die entweder Hemmstoffe der 5-Lipoxygenase oder Cystein-Leukotrien-Rezeptor-Antagonisten sind, die die rezeptorvermittelten Wirkungen blockieren. Viele wurden bezüglich ihrer Wirkung bei Asthma oder verwandten Erkrankungen überprüft. Hemmstoffe der 5-Lipoxygenase sind unter anderem *Docebenon*, ICI-D2318, MK-0591, MK-886, *Piripost* und *Zileuton*. Die Strukturformel von Zileuton ist nachfolgend abgebildet.

Chemie Bei den wichtigsten Goldverbindungen ist das Gold an Schwefel gebunden. Die stärker wasserlöslichen Verbindungen enthalten neben Aurothiolgruppen hydrophile Substituenten. Die Strukturformeln der Aurothioglukose, des Natriumsalzes der Goldmaleinsäure und des Auranofins sind nachfolgend dargestellt.

Einige dieser Substanzen hemmen direkt die 5-Lipoxygenase, während andere (z. B. MK-0591, MK-886) an das 5-Lipoxygenase aktivierende Protein (FLAP) binden. Mindestens neun verschiedene Leukotrienrezeptorantagonisten wurden bisher für eine orale oder inhalative Anwendung entwickelt. Untersuchungen mit einer relativ geringen Patientenzahl und einem relativ kurzen Untersuchungsintervall (einige Wochen) lassen vemuten, daß die Substanzen eine Wirksamkeit bei verschiedenen Formen des Asthmas oder anderen entzündlichen Erkrankungen bei einer begrenzten Toxizität haben, die sich typischerweise als Dyspepsie, Diarrhoe und Kopfschmerzen manifestiert (Chanarin und Johnston, 1994).

Verschiedene andere Substanzen, die eine gleichzeitige Hemmung der Cyclooxygenase und der 5-Lipoxygenase verursachen, befinden sich in Untersuchung. Beispiel einer solchen Substanz ist Tenidap, das auch über eine Blockierung der IL-1-Bildung und IL-1-Wirkung verfügen soll.

GOLD

Gold in elementarer Form wurde über Jahrhunderte zur Linderung von Hautjucken in den Handflächen eingesetzt. 1890 machte Robert Koch die Beobachtung, daß Gold *in vitro* das Wachstum von *Mycobacterium tuberculosis* hemmen kann. Das führte dazu, Gold bei der Therapie der Arthritis und des Lupus erythematosus einzusetzen, denn man vermutete, daß diese Erkrankungen an der Tuberkulose beteiligt wären. Später steigerte die erfolgreiche Behandlung der chronischen Arthritis das Interesse an einer Goldtherapie (Chrysotherapie). Heute findet Gold bei der Therapie der rheumatoiden Arthritis Anwendung, wobei diese Behandlung solchen Patienten vorbehalten bleibt, die keine ausreichende Besserung durch NSA erfahren haben. Goldverbindungen befinden sich unter den Substanzen, mit denen man versucht, den Verlauf der Erkrankung zu hemmen und eine Remission zu induzieren. Diese Substanzen werden auch als krankheitsmodifizierende Arzneistoffe bezeichnet (Edmonds et al., 1993), was allerdings ein Mißverständnis ist. Da sich eine degenerative Läsion nicht zurückbildet, wird zunehmend versucht, eine Remission möglichst frühzeitig einzuleiten. Man beginnt häufig mit Gold, das, da hochwirksam, auch eine hohe Inzidenz für Toxizität aufweist (Felson et al., 1992, Cash und Klippel, 1994).

Einwertiges Gold hat eine relativ starke Affinität zu Schwefel, schwache Affinitäten zu Kohlenstoff und Stickstoff und nahezu keine Affinität zu Sauerstoff, ausgenommen in Chelatverbindungen. Die hohe Affinität zu Schwefel und die inhibitorischen Effekte der Goldsalze bezüglich einiger Enzyme lassen vermuten, daß die therapeutische Wirksamkeit der Goldsalze vielleicht auf hemmende Einflüsse hinsichtlich Sulfhydrylsystemen zurückzuführen ist. Dagegen spricht jedoch, daß andere Sulfhydrylhemmstoffe und Gold keine gemeinsame therapeutische Wirksamkeit zu besitzen scheinen.

Pharmakologische Eigenschaften Goldverbindungen können Arthritis oder Synovitis, die experimentell durch eine Reihe infektiöser oder chemischer Substanzen hervorgerufen wurden, unterdrücken oder verhindern, aber nicht heilen. Sie zeigen unter anderen Bedingungen nur minimale antiphlogistische Wirksamkeit und verursachen nur eine graduelle Verminderung der Anzeichen und Symptome einer Entzündung, die mit einer rheumatoiden Arthritis einhergehen. Obwohl viele Wirkungen dieser Substanzen beobachtet wurden, ist der Effekt bei rheumatoider Arthritis, wenn überhaupt auf Gold zurückzuführen, unbekannt. Die vielleicht schlüssigste Hypothese ist, daß Goldverbindungen in der Lage sein sollen, die Reifung und Funktion einkerniger Phagozyten und T-Zellen zu verhindern und somit die Immunantwort zu unterdrücken. Eine Verringerung der Konzentration des Rheumafaktors und von Immunglobulinen wurde häufig bei Patienten, die mit Gold behandelt wurden, beobachtet.

Im Tiermodell wurde bewiesen, daß Gold in Organen gespeichert wird, die reich an einkernigen Phagozyten sind. Bei Patienten mit Synovitis, die mit Gold behandelt wurden, kumulierte Gold selektiv in den Lysozymen der Typ-A-Synovialzellen und anderer Makrophagen. Darüber hinaus unterdrückt die Gabe von Goldthiomalat bei Tieren die Migration und phagozytäre Aktivität der Makrophagen im entzündlichen Exsudat. Außerdem reduziert eine Chrysotherapie bei Patienten mit rheumatischer Arthritis die übermäßige Phagozytenaktivität von Monozyten. Über weitere Mechanismen der Goldtherapie wird spekuliert, sie sind aber nicht allgemein akzeptiert. Das betrifft die Hemmung der Prostaglandinbiosynthese, die Beeinträchtigung der Komplementaktivierung, die Kreuzvernetzung des Kollagens und die Hemmung der Aktivität lysosomaler und anderer Enzyme, eingeschlossen der Proteinkinase C in T-Zellen.

Resorption, Metabolismus und Exkretion *Aurothioglukose und Na⁺-Goldthiomaleinsäure* Die stärker wasserlöslichen Verbindungen werden nach intramuskulärer Injektion rasch resorbiert, und maximale Plasmakonzentrationen stellen sich nach zwei bis sechs Stunden ein, sofern die Substanz nicht in Öl suspendiert ist; die Resorption nach oraler Gabe ist unberechenbar. Die Gewebsverteilung ist nicht nur vom Typ der Verbindung abhängig, sondern auch vom Zeitpunkt der Gabe und möglicherweise auch von der Anwendungsdauer. In einer frühen Phase der Therapie werden mehrere Prozent der gesamten Goldmenge im Blut an Albumin (95%) gebunden. Die Konzentration der Synovialflüssigkeit erreicht etwa 50% der Plasmakonzentration. Im Laufe einer Therapie beträgt die Goldkonzentration in der Synovia der betroffenen Gelenke ungefähr die zehnfach höhere Konzentration im Vergleich zu Skelettmuskel, Knochen oder Fettgewebe. Goldspeicher sind auch insbesondere Makrophagen in vielen Geweben sowie das Endothel des proximalen Tubulus, Samenkanälchen, Leberzellen und Nebennierenrindenzellen.

Die pharmakokinetischen Eigenschaften von Gold in solchen Verbindungen sind äußerst komplex und variieren mit der Dosis und Therapiedauer. Die Plasmahalbwertszeit einer 50-mg-Dosis beträgt ungefähr sieben Tage. Verlängerte Plasmahalbwertszeiten von Wochen bis Monaten bei chronischer Gabe nach einer längeren Therapie reflektieren die intensive Goldbindung im Gewebe. Nach einer kumulativen Dosis von 1 g Gold bleiben etwa 60% der gegebenen Menge im Körper. Nach Behandlungsende kann eine Goldauscheidung im Urin über einen Zeitraum von einem Jahr nachgewiesen werden, auch wenn die Blutkonzentration innerhalb von etwa 40 - 80 Tagen auf die üblichen minimalen Werte gesunken ist. Bemerkenswerte Goldmengen wurden in der Leber und der Haut von Patienten noch viele Jahre nach Beendigung der Therapie gefunden. 60 - 90% des Goldes werden renal und 10 - 40% mit der Faeces eliminiert, wobei dieser Anteil hauptsächlich biliär sezerniert wird. Sulfhydrylhaltige Substanzen wie Dimercaprol, Penicillamin und N-Acetylcystein steigern die Goldausscheidung.

Auranofin Auranofin ist eine stärker hydrophobe goldhaltige Verbindung, die nach oraler Gabe leichter resorbiert wird (bis zu 25%). Steady-state-Plasmakonzentrationen an Gold sind proportional zur gegebenen Dosis und werden nach acht bis zwölf Therapiewochen erreicht. Therapeutische Dosen Auranofin (6 mg pro Tag) führen zu Plasmagoldkonzentrationen, die typischerweise geringer sind als solche, die durch eine konventionelle parenterale Therapie erzielt werden könnten. Die Akkumulation von Gold während einer sechsmonatigen Behandlungsdauer mit Auranofin beträgt etwa ein Fünftel verglichen mit der Gabe injizierbarer Goldverbindungen. Tierexperimentelle Studien lassen eine geringere Gold-Gewebsbindung nach Auranofingabe vermuten als nach einer Na⁺-Gold-Thiomaleinsäure-Gabe. Nach Therapieende beträgt die Halbwertszeit von Gold im Körper etwa 80 Tage. Auranofin wird überwiegend über die Faeces ausgeschieden.

Toxische Wirkungen Die häufigsten toxischen Wirkungen einer Goldtherapie betreffen Haut und Schleimhäute, üblicherweise des Munds. Dies tritt bei etwa 15% der Patienten ein. Obwohl streng dosisabhängig, korrelieren diese Wirkungen nicht gut mit den Plasmagoldkonzentrationen. Kutane Effekte variieren in ihrem Ausmaß von einfachen Erythemen bis zu schweren exfoliativen Dermatitiden. Läsionen der Schleimhautmembran umfassen Stomatitis, Pharyngitis, Tracheitis, Gastritis und Vaginitis, auch eine Glossitis ist ziemlich häufig. Eine Grau-bis-Blau-Pigmentierung (Chrysiasis) kann in der Haut oder der Schleimhautmembran, besonders an Licht ausgesetzten Stellen auftreten.

Bei 5 - 10% der Patienten, die Gold erhalten, kann die Nierenfunktion gestört werden. Eine transiente und milde Proteinurie wird bei ungefähr 50% der Patienten während der Therapie beobachtet. Schwere Albuminurie und Mikrohämaturie tritt bei 1 - 3% der Fälle auf. Üblicherweise ist der Ort der Schädigung der proximale Tubulus. Außerdem kann sich eine goldinduzierte Nephrose einstellen. Die vorherrschende Läsion ist hier eine membranöse Glomerulonephritis, die beim Absetzen der Therapie wieder reversibel ist.

Schwere Blutbildveränderungen kommen gelegentlich vor. Eine Thrombozytopenie wird bei rund 1% der Patienten beobachtet. In den meisten Fällen kommt letztere aufgrund einer immunologischen Störung zustande, die sich in einem beschleunigten Plättchenabbau bemerkbar macht. Gelegentlich ist die Thrombozytopenie auch auf Effekte am Knochenmark zurückzuführen. In jedem Fall führt Absetzen der Substanz zum Rückgang der Nebenwirkungen, obwohl auch von tödlich verlaufenden Ereignissen berichtet wird. Ebenfalls treten Leukopenie, Agranulozytose und aplastische Anämie auf, die zwar selten, dann aber oft tödlich ist.

Auranofin scheint besser verträglich als die injizierbaren Goldverbindungen, wobei Inzidenz und Schwere der Nebenwirkungen an Haut und Schleimhaut sowie die hämatologischen Ereignisse geringer ausgeprägt sind. Jedoch ist Auranofin eine gesteigerte Häufigkeit gastrointestinaler Beschwerden eigen, die für die Patienten störend sind und deshalb bei etwa 5% zu einem Behandlungsabbruch führen. Etwa 50% der Patienten klagen über veränderten Stuhl (häufigere und weichere Stühle, verbunden mit abdominalen Krämpfen). Proteinurie unter Auranofin wird seltener beobachtet als unter den parenteralen Präparaten, und auch die Inzidenz einer Nephrotoxizität ist geringer.

Gold verursacht möglicherweise auch noch eine Reihe weiterer toxischer Reaktionen, darunter Enzephalitis, periphere Neuritis, Hepatitis, pulmonale Infiltrate sowie Blutdruckabfall. Glücklicherweise treten diese Reaktionen äußerst selten auf, und wenn doch, dann als Unterlassung des Absetzens der Therapie bei früher schon aufgetretenen, weniger schwerwiegenden Symptomen.

Vermeidung von Nebenwirkungen und deren Behandlung Regelmäßige Untersuchung der Haut, der buccalen Schleimhaut, des Urins und Bluts einschließlich der Zell- und Plättchenzahl sollten durchgeführt werden. In vielen Rheumakliniken ist es üblich, eine Therapie mit geringen Golddosierungen zu beginnen, die dann stufenweise gesteigert werden. Obwohl damit auch die unerwünschten Wirkungen nicht vermieden werden können, zeigt sich doch zumindest eine erhebliche Verringerung des Schweregrads der frühen Nebenwirkungen. Bei unerwünschten Wirkungen sollte die Therapie so lange unterbrochen werden, bis diese vollständig abgeklungen sind. Bei Hautausschlag oder Mundschleimhautentzündung können Antihistaminika und Glukokortikoide verabreicht werden, letztere systemisch und/oder topisch. Glukokortikoide sind ebenso bei einer goldinduzierten Nephrose indiziert.

Wenn die Reaktionen gegenüber einer Goldtherapie nicht so stark ausgeprägt sind, kann diese mit Injektionen von parenteralem Gold zwei bis drei Wochen nach Verschwinden der toxischen Reaktionen fortgesetzt werden. Die Erhaltungsdosis sollte zwei Drittel bis drei Viertel der ursprünglich geplanten Dosis betragen. Viele Experten lehnen jedoch die Wiederaufnahme der Goldtherapie nach einer Intoxikation ab. Bei Auranofin kann eine Dosisreduktion versucht werden, wobei die Möglichkeit von Therapieversagern gegeben ist.

Bei schwerwiegenden Reaktionen oder wenn die oben erwähnten Möglichkeiten der Therapie toxischer Wirkungen versagen, sollten Dimercaprol und Glukokortikoide gegeben werden. Dimercaprol komplexiert Gold, und diese Chelate werden anschließend ausgeschieden. Demzufolge verkürzt die Gabe von Dimercaprol die goldinduzierte therapeutische Remission.

Therapeutischer Einsatz Goldverbindungen finden ihre hauptsächliche therapeutische Anwendung in der Behandlung der rheumatoiden Arthritis. Aufgrund schwerer Nebenwirkungen und einer wahrscheinlich geringen Effizienz dieser Verbindungen verloren die Goldpräparate jedoch in den letzten Jahren als Therapeutika der 2. Wahl bei der Behandlung der rheumatoiden Arthritis an Bedeutung (Cash und Kippel, 1994).

Zur Zeit werden Goldverbindungen bei der Behandlung früher Schübe einer Arthritis eingesetzt, insbesondere bei Erkrankungen, die trotz eines adäquaten Therapieregimes mit NSA, Ruhe und Krankengymnastik voranschreiten. Die subjektiven und objektiven Symptome der rheumatoiden Arthritis werden gebessert. Goldverbindungen halten oft die Progredienz der Erkrankung in den betroffenen Gelenken auf, verhindern den Befall von gesunden Gelenken, verbessern die Griffstärke und Morgensteifigkeit und vermindern die Blutsenkung und anormale Plasmaglykoprotein- und Plasmafibrinogenspiegel. Gold sollte nicht bei milden Formen der Erkrankung verwendet werden und ist auch nur von geringem Vorteil, wenn die Krankheit bereits vorangeschritten ist.

Über einen optimalen intramuskulären Dosierungsplan für die Behandlung der rheumatoiden Arthritis wird immer noch diskutiert. Die übliche Dosierung beträgt in der ersten Behandlungswoche 10 mg *Aurothioglukose* oder *Na⁺-Goldthiomaleinsäure*, gefolgt von 25 mg in der zweiten und dritten Woche. Danach werden im wöchentlichen Abstand 25 oder 50 mg (Na-Goldthiomaleinsäure) oder 50 mg (Aurothioglukose) verabreicht, bis eine kumulative Dosis von 1 g erreicht ist. Eine Besserung ist nicht vor einigen Monaten zu erwarten. Wenn eine Remission eintritt, wird die Therapie zwar fortgesetzt, die Dosis sollte aber reduziert bzw. die Dosierungsintervalle verlängert werden.

Für die orale Therapie der rheumatoiden Arthritis beträgt die tägliche Dosis 3 - 6 mg *Auranofin*, das in ein bis zwei Portionen eingenommen wird. Einige Patienten benötigen auch 9 mg täglich, aufgeteilt in drei Einzeldosen. Diese Dosiserhöhung sollte erst nach einer sechsmonatigen Therapie mit der niedrigeren Dosis erfolgen und nach weiteren drei Monaten beendet werden, falls die Antwort nicht befriedigend ist. Auch wenn Patienten schon über mehrere Jahre erfolgreich mit Auranofin behandelt werden konnten, wurde eine optimale Zeitspanne für eine Therapie bisher nicht festgelegt.

Eine Goldtherapie ist manchmal günstig bei der Behandlung der juvenilen rheumatoiden Arthritis, des rezidivierenden Rheumas, der psoriatrischen Arthritis, des Sjögren-Syndroms, des nicht-streuenden Lupus erythematosus und Pemphigus. Mit Ausnahme der injizierbaren Präparate zur Therapie der juvenilen rheumatoiden Arthritis ist die Anwendung von Gold bei diesen Erkrankungen in den Vereinigten Staaten nicht zugelassen.

Kontraindikationen Eine Goldtherapie ist bei Patienten mit Nierenerkrankung, Leberdysfunktion oder vorausgegangener infektiöser Hepatitis sowie hämatologischen Störungen kontraindiziert. Eine Goldtherapie sollte auch nicht mehr bei Patienten erfolgen, die sich schwere hämatologische oder renale Intoxikationen während des Verlaufes einer Chrysotherapie zugezogen haben. Die Gabe von Auranofin sollte nach verschiedenen goldinduzierten Nebenwirkungen wie einer pulmonalen Fibrose, nekrotisierender Enterokolitis und exfoliativer Dermatitis unterbleiben. Gold ist in der Schwangerschaft oder der Stillzeit kontraindiziert. Patienten mit erst kürzlich erfolgten radiologischen Untersuchungen sollten aufgrund der depressorischen Wirkung auf das hämatopoetische Gewebe keine Goldtherapie erhalten. Eine Komedikation mit Substanzen gegen Malaria, mit Immunsuppressiva, Phenylbutazon oder Oxyphenbutazon ist aufgrund des erhöhten Risikos für Blutbildveränderungen kontraindiziert. Auch wird eine Kontraindikation gegenüber Goldverbindungen bei Juckreiz, Ekzemen und einer Kolitis in Betracht gezogen. Gold wird nur schlecht von älteren Individuen vertragen.

WEITERE ARZNEISTOFFE ZUR BEHANDLUNG DER RHEUMATOIDEN ARTHRITIS

Zusätzlich zu den nicht-steroidalen Antiphlogistika und Goldverbindungen werden noch andere Substanzen bei der Behandlung der rheumatoiden Arthritis eingesetzt wie Immunsuppressiva (z. B. *Ciclosporin*, siehe Kapitel 52; *Azathioprin* und der Folsäure-Antagonist *Methotrexat;* siehe Kapitel 51), *Glukokortikoide, Penicillamine* und *Hydroxychloroquin*. Mit Ausnahme der Glukokortikoide, Sulfasalazin und vielleicht auch Methotrexat besitzen diese Substanzen keine antiphlogistische oder analgetische Wirksamkeit. Im allgemeinen tritt der therapeutische Nutzen dieser Substanzen erst nach Wochen und Monaten einer Behandlung auf. Üblicherweise sind sie für solche Patienten reserviert, die gegenüber den gängigen Therapiemöglichkeiten, einschließlich NSA, Physiotherapie und Ruhe refraktär sind.

Obwohl Glukokortikoide oft dramatische Verbesserungen der Symptome nach sich ziehen, verhindern sie nicht das Voranschreiten der rheumatoiden Arthritis und finden ausschließlich ihre Anwendung aufgrund ihrer Langzeittoxizität (siehe Kapitel 59) als Ergänzung zu den üblichen Therapieformen. Immunsuppressiva führen zwar manchmal zu Linderung von Gelenksentzündungen, aber jede dieser Substanzen verfügt über einzigartige und bedeutsame toxische Eigenschaften (siehe Kapitel 52). Von den zytotoxischen Immunsuppressiva sind nur Azathioprin sowie niedrige Dosierungen von Methotrexat für die Behandlung der rheumatoiden Arthritis zugelassen, wobei Methotrexat einen besonders wertvoller Arzneistoff der 2. Wahl bei dieser Anwendung darstellt (Felson et al., 1992). Für Ciclosporin konnte ebenfalls eine gute Wirksamkeit bei vielen Patienten gezeigt werden, die Einnahme ist aber häufig mit nephrotoxischen Komplikationen verbunden, vor allem bei Patienten, die als Komedikation NSA erhalten (siehe Kapitel 52 und Faulds et al., 1993).

Auch wenn die Wirkmechanismen noch nicht verstanden sind, stellen Hydroxychloroquin und Penicillamin wertvolle und effektive Alternativen zur oralen Therapie mit Goldpräparaten bei Patienten mit einer frühen, milden und nicht erosiven Erkrankung dar. Penicillamin neigt vermehrt dazu, schwere toxische Reaktionen, wie verschiedene kutane Läsionen, Blutbildveränderungen und eine Reihe von Autoimmunreaktionen zu provozieren (siehe Kapitel 66).

Hydroxychloroquin teilt die toxischen Eigenschaften der 4-Aminochinolin-Antimalariamittel (siehe Kapitel 40). Die größte Besorgnis während Langzeittherapie der rheumatoiden Arthritis ist die Gefahr eines nicht reversiblen Retinaschadens. Das Risiko der Hornhautablösung und Augentoxizität scheint bei einer üblichen antirheumatischen Dosis von Hydroxychloroquin (200 - 400 mg täglich) geringer zu sein als bei Chloroquin. Trotzdem sollten ophthalmologische Untersuchungen vor einer Behandlung und im weiteren alle sechs bis zwölf folgende Monate durchgeführt werden.

ARZNEISTOFFE ZUR BEHANDLUNG DER GICHT

Eine akute Gicht ist das Ergebnis entzündlicher Reaktionen aufgrund von Ablagerungen von Kristallen aus dem Natriumsalz der Harnsäure (beim Menschen Endprodukt des Purinstoffwechsels) in den Gelenken. Die Entzündung beinhaltet eine lokale Infiltration von Granulozyten, die die Harnsäurekristalle phagozytieren. Die Milchsäurebildung in der Synovia und den Leukozyten, die mit der Entzündung assoziert ist, ist gesteigert, was eine lokale pH-Absenkung und daraufhin eine vermehrte Harnsäureablagerung zur Folge hat. Eine solche Harnsäureablagerung tritt bei Patienten mit Hyperurikämie auf, die entweder aus einer gesteigerten Produktion oder einer verminderten Harnsäureausscheidung stammt.

Mit verschiedenen therapeutischen Strategien kann einem Gichtschub begegnet werden. *Urikosurische Arzneistoffe* erhöhen die Harnsäureexkretion, was verminderte Plasmakonzentrationen zur Folge hat. *Colchicin*, das häufig zu toxischen Erscheinungen führt, erweist sich bei der Behandlung der akuten Gicht als besonders wirkungsvoll, wahrscheinlich sekundär infolge einer Wirkung auf die Mobilität der Granulozyten. Allopurinol dagegen ist ein selektiver Hemmstoff des letzten Schrittes im Purinkatabolismus zur Harnsäure. Auch wenn Prostaglandine zum Schmerzgeschehen und den Entzündungserscheinungen beitragen, gibt es keine Hinweise darauf, daß sie in der Pathogenese der Gicht beteiligt sind. Trotzdem führen nicht-salicylhaltige NSA zur Linderung der Symptome, und einige von ihnen verfügen darüber hinaus über urikosurische Eigenschaften.

Die Pharmakologie der NSA wurde in den vorangegangen Abschnitten besprochen. Somit ist die Diskussion im folgenden auf Colchicin, Allopurinol und die urikosurisch wirkenden Substanzen beschränkt.

Colchicin

Colchicin ist eine einzigartige entzündungshemmende Substanz, die überwiegend nur bei der Gichtarthritis wirksam ist. Sie führt zu einer dramatischen Besserung des akuten Gichtschubs und wirkt prophylaktisch in der Vermeidung einer solchen Attacke.

Geschichte Colchicin ist ein Alkaloid aus *Colchicum autumnale* (Herbstzeitlose). Da die Giftigkeit von Colchicum autumnale bereits dem griechischen Arzt Dioscorides bekannt war, wurden Extrakte aus dieser Arzneipflanze bis ins 6. Jahrhundert hinein nicht gegen Gelenksschmerzen empfohlen. Colchicum wurde 1763 in die Therapie der akuten Gicht von Störck eingeführt, und die Spezifität gegenüber diesem Syndrom führte bald zu der Einnahme zahlreicher „Gichtmixturen", die durch Scharlatane populär gemacht wurden. Von Benjamin Franklin, der selbst an Gicht litt, wird behauptet, die Colchicintherapie in die Vereinigten Staaten eingeführt zu haben. Das Alkaloid Colchicin wurde 1820 durch Pelletier und Caventou aus Colchicum isoliert.

Chemie Die Strukturformel von Colchicin ist nachfolgend abgebildet.

Die Struktur-Wirkungsbeziehungen von Colchicin und verwandten Substanzen wurde von Wallace (1961) diskutiert.

Pharmakologische Eigenschaften Die antiphlogistische Wirksamkeit des Colchicins zur Behandlung der Gichtarthritis ist für diese Erkrankung sehr spezifisch. Colchicin ist nur gelegentlich bei anderen Arthritisformen wirkungsvoll und besitzt keine analgetische Potenz, was die Linderung von Schmerzen anderer Genese nicht möglich macht.

Darüber hinaus wird Colchicin aufgrund seiner antimitotischen Wirksamkeit in Studien zur Zellteilung und -funktion als experimentelles Werkzeug eingesetzt.

Wirkungen bei der Gichttherapie Colchicin beeinflußt weder die renale Ausscheidung von Harnsäure noch deren Blutkonzentration. Aufgrund der Fähigkeit, an Tubulin zu binden, interferiert Colchicin mit der Funktion des mitotischen Spindelapparats und verursacht Depolymerisierung und Schwund der fibrillären Mikrotubuli in den Granulozyten und anderen beweglichen Zellen. Dies ist offensichtlich auch der Grund für den günstigen Effekt von Colchicin, der Hemmung der Migration der Granulozyten in das entzündete Gebiet und damit die verminderte metabolische und phagozytäre Aktivität. Dies wiederum vermindert die Freisetzung von Milchsäure und proinflammatorischen Enzymen während der Phagozytose und durchbricht so den Kreislauf, der zur Entzündung führt.

Neutrophile, die Uratkristallen ausgesetzt sind, nehmen diese auf und produzieren ein Glykoprotein, das unmittelbar akute Gicht verursacht. Wird ein solches Protein direkt in ein Gelenk injiziert, führt dies zur ausgeprägten Arthritis, die sich histologisch nicht von der unterscheidet, die durch Injektion von Uratkristallen in das entsprechende Gewebe induziert wird. Colchicin scheint die Ausbildung dieser Glykoproteine durch Leukozyten zu unterdrücken.

Effekte auf die Zellteilung Colchicin hemmt bei pflanzlichen und tierischen Zellen die Zellteilung *in vitro* und *in vivo*. Die Mitose verharrt aufgrund des Versagens der Spindelausbildung in der Metaphase, wobei Zellen mit einer großen Zellteilungsrate eher betroffen sind. Eine hohe Konzentration kann die Mitose vollständig unterbinden und die Zellen sterben meistens ab. Eine solche Reaktion ist ebenso für die Vincaalkaloide (*Vincristin* und *Vinblastin*), für *Podophyllotoxin* und *Griseofulvin* charakteristisch.

Weitere Wirkungen Colchicin unterdrückt zudem die Freisetzung histaminhaltiger Granula aus Mastzellen, die Sekretion von Insulin aus β-Zellen der Pankreasinselzellen und den Transport von Melaningranula in Hautpigmentzellen. Obwohl diese Effekte in klinisch relevanten Colchicin-Dosierungen als fragwürdig gelten, beinhalten zumindest all diese Prozesse eine Translokation von Granula durch das mikrotubuläre System.

Colchicin hat darüber hinaus noch eine Vielzahl anderer pharmakologischer Eigenschaften: Es vermindert die Körpertemperatur, erhöht die Empfindlichkeit gegenüber zentralen Antihypertensiva, hemmt das Atemzentrum, steigert die Wirkung von Sympathomimetika, kontrahiert Blutgefäße und steigert über eine zentral vasomotorische Stimulation den Blutdruck. Es steigert neurogen die gastrointestinale Aktivität, vermindert sie aber auch durch direkte Effekte und verändert die neuromuskuläre Funktion.

Pharmakokinetik und Metabolismus Colchicin wird nach oraler Einnahme rasch resorbiert. Plasmaspitzenkonzentrationen stellen sich nach 0,5 - 2 Stunden ein. Große Mengen an Colchicin und seiner Metaboliten gelangen über die Galle und intestinale Sekretion in den Darm. Dies und ein rascher *turnover* des intestinalen Epithels erklären möglicherweise die Auffälligkeit der intestinalen Manifestierungen der Colchicinvergiftung. In Leber, Lunge und Milz können ebenso hohe Colchicinkonzentrationen vorgefunden werden, die im Herzen, Skelettmuskel und Hirn weitgehend auszuschließen sind. Nach einer einzigen intravenösen Dosis kann die Substanz in Leukozyten und im Urin über mindestens neun Tage nachgewiesen werden.

Colchicin wird *in vitro* zu mehreren Metaboliten abgebaut. Der Hauptteil des Arzneistoffs wird über die Faeces eliminiert, nur 10 - 20% werden von gesunden Individuen über den Urin ausgeschieden. Bei Patienten mit Lebererkrankungen ist die hepatische Aufnahme und Elimination vermindert, was durch eine größere renale Ausscheidung kompensiert wird.

Toxische Wirkungen Die häufigste Nebenwirkung reflektiert die Wirkung des Colchicins auf rasch proliferierende Epithelzellen des Gastrointestinaltraktes, insbesondere des Jejunums. Übelkeit, Erbrechen, Diarrhoe und Abdominalschmerzen sind die häufigsten und frühesten unerwünschten Wirkungen der Colchicinüberdosierung. Um schwerwiegendere Intoxikationen zu vermeiden, sollte die Therapie beim Auftreten solcher Symptome unterbrochen werden. Es besteht eine Latenzzeit von einigen Stunden und mehr zwischen der Einnahme der Substanz und dem Auftreten der Symptome. Dieses Zeitintervall wird weder durch die Dosis noch durch den Einnahmeweg beeinflußt. Deshalb und aufgrund individueller Schwankungen lassen sich die Nebenwirkungen in der Initialphase einer Colchicintherapie zum Teil nur schwer vermeiden. Wenn jedoch Patienten relativ gleichmäßig auf eine gegebene Dosis reagieren, kann die Toxizität durch Dosisreduktion in einer anschließenden Therapie vermindert werden. Die intravenöse Gabe ist genauso potent wie die orale, der Beginn der therapeutischen Wirkung ist jedoch beschleunigt, und die gastrointestinalen Nebenwirkungen können nahezu vermieden werden.

Eine akute Colchicinvergiftung äußert sich in hämorrhagischer Gastroenteritis, ausgeprägten Gefäßschäden, Nephrotoxizität, Muskelschwäche und aufsteigender ZNS-Lähmung.

Colchicin erzeugt Leukopenie, der kurz darauf eine Leukozytose folgt, manchmal aufgrund eines bemerkenswerten Anstiegs der basophilen Granulozyten. Ort des Geschehens ist offensichtlich das Knochenmark. Besonders bei Patienten mit verminderter Nierenfunktion wurde über Myopathien und Neuropathien unter Colchicintherapie berichtet. Eine Langzeitbehandlung mit Colchicin beinhaltet das Risiko für eine Agranulozytose, eine aplastische Anämie, Myopathie und Haarausfall. Azospermie wurde ebenso berichtet.

Therapeutischer Einsatz Colchicin führt zu deutlicher Verbesserung bei akuter Gicht. Die Wirkung ist ausreichend selektiv, so daß die Substanz für diagnostische Zwecke herangezogen wurde. Der Test ist jedoch nicht fehlerfrei. Die Substanz ist in der Prävention und der Behandlung der akuten Gicht etabliert. Jedoch führte die Toxizität und die Verfügbarkeit anderer, weniger toxischer Substanzen zu einer Verringerung des therapeutischen Einsatzes.

Akute Attacke Bei einer schnellen Gabe unmittelbar in den ersten Stunden einer Attacke zeigen weniger als 5% der Patienten keine Besserung. Schmerzen, Schwellung und Rötung klingen innerhalb der ersten zwölf Stunden ab und sind vollständig nach 48 - 72 Stunden verschwunden. Obwohl Colchicin über viele Jahre oral gegeben wurde, ist heute eine intravenöse Gabe üblich (siehe Wallance und Singer, 1988). Auch wenn zahlreiche Anwendungsmöglichkeiten bisher beschrieben wurden, wird heute eine Einzeldosis von 2 mg in 10 - 20 ml 0,9%ige Natriumchloridlösung verdünnt. Eine Gesamtdosis von 4 mg sollte nicht überschritten werden. Um eine kumulative Intoxikation zu vermeiden, sollte eine Behandlung mit Colchicin nicht innerhalb von sieben Tage wiederholt werden.

Nur mit größter Vorsicht darf Colchicin bei älteren Patienten und solchen mit einer kardialen, renalen, hepatischen oder gastrointestinalen Erkrankung verschrieben werden. Bei diesen Patienten oder bei solchen, die eine Colchicintherapie nicht vertragen, sollte auf Indometacin oder andere NSA ausgewichen werden.

Prophylaktische Anwendung Bei Patienten mit chronischer Gicht hat sich Colchicin als prophylaktisch wirkendes Arzneimittel bewährt, besonders in den Fällen, wenn die Attacken häufig sind. Die prophylaktische Gabe ist auch dann indiziert und einer Langzeitbehandlung mit Allopurinol oder Urikosurika vorzuziehen, wenn die Frequenz der akuten Attacken während der ersten Monate einer Therapie ansteigt.

Die prophylaktische Dosis an Colchicin richtet sich nach Häufigkeit und Schwere der Attacken. Es gibt Patienten, bei denen so kleine Dosen wie 0,5 mg zwei- bis viermal pro Woche ausreichend sein mögen, aber auch solche, die Mengen von 1,8 mg pro Tag benötigen. Colchicin sollte in höheren abortiven Dosen sofort nach den ersten zuckenden Gelenkschmerzen oder nach dem Auftauchen anderer Anzeichen eines akuten Schubs eingenommen werden. Außerdem werden Patienten mit einer Gicht drei Tage vor und nach einer Operation mit Colchicin (dreimal täglich 0,5 oder 0,6 mg) behandelt. Dies verhindert größtenteils das Auftreten der beim Eingriff beschleunigten Attacken einer Gichtarthritis.

Die tägliche Gabe von Colchicin ist für die Prävention von Anfällen familiärer Brucellose (familiäre krampfartige Polyserositis) nützlich wie auch zur Prävention und Behandlung der Amyloidose bei diesen Patienten (Zemer et al., 1991). Außerdem scheint Colchicin bei der Behandlung von Patienten mit einer primären Leberzirrhose im Hinblick auf eine verbesserte Leberfunktion und eine eventuell erhöhte Überlebensrate von Vorteil zu sein (Warnes, 1991). Colchicin wurde auch bei der Therapie unterschiedlicher Hautveränderungen wie Psoriasis und Behcet-Syndrom angewendet.

Allopurinol

Allopurinol ist für die Behandlung der Hyperurikämie bei der Gicht, bei der Therapie hämatologischer Störungen und der antineoplastischen Therapie effektiv. Im Gegensatz zu den Urikosurika, die die renale Elimination der Harnsäure steigern, hemmt Allopurinol den letzten

Schritt in der Harnsäurebiosynthese. Da die Überproduktion von Harnsäure zur Entstehung der Gicht bei den meisten Patienten beiträgt und die meisten Typen einer sekundären Hyperurikämie charakterisiert, stellt eine Allopurinolbehandlung einen sinnvollen Therapieansatz dar.

Geschichte Die Einführung von Allopurinol von Hitchings, Elion und Mitarbeitern ist ein elegantes Beispiel für eine Arzneimittelentwicklung auf der Grundlage einer rationalen, biochemischen Basis. Ursprünglich als antineoplastisch wirkende Substanz konzipiert, zeigte sich jedoch das Fehlen einer Antimetabolitenaktivität. Es stellte sich aber heraus, daß diese Substanz sowohl Substrat wie auch Hemmstoff für die Xanthinoxidase ist. Allopurinol verzögert die Inaktivierung von Mercaptopurin durch die Xanthinoxidase und vermindert die Plasmakonzentration und renale Elimination der Harnsäure. Dies konnte in nachfolgenden klinischen Studien zur Behandlung der Gicht durch Rundles und seine Mitarbeiter erfolgreich und schnell bestätigt werden.

Chemie und pharmakologische Eigenschaften Allopurinol, ein Analogon des Hypoxanthins besitzt die folgende Strukturformel.

ALLOPURINOL

Allopurinol und sein Hauptmetabolit, Alloxanthin (Oxypurinol), sind Hemmstoffe der Xanthinoxidase. Die Hemmung dieses Enzyms ist die primäre pharmakologische Wirkung von Allopurinol.

Beim Menschen wird Harnsäure in erster Linie aus Hypoxanthin und Xanthin durch Oxidation unter Katalyse der Xanthinoxidase gebildet. In niedrigen Dosierungen ist Allopurinol Substrat und kompetitiver Inhibitor des Enzyms, in höheren Konzentrationen dagegen ein nicht-kompetitiver Hemmstoff, wie auch der Metabolit Alloxanthin, der mit Hilfe von Xanthinoxidase gebildet wird. Die Bildung dieses Metaboliten ist zusammen mit der langen Persistenz im Gewebe hauptsächlich für die pharmakologische Aktivität des Allopurinols verantwortlich. Die Hemmung der Harnsäurebiosynthese vermindert ihre Plasmakonzentration und Urinausscheidung und steigert die Plasmakonzentration und renale Exkretion stärker wasserlöslicher Oxypurinvorläufern.

In Abwesenheit von Allopurinol findet man Purine im Urin nahezu ausschließlich in Form von Harnsäure, während über den Harn unter einer Allopurinoltherapie die Purine Harnsäure und zusätzlich Hypoxanthin und Xanthin ausgeschieden werden. Da jeder Stoff über seine eigene Löslichkeit verfügt, ist die Konzentration an Harnsäure im Plasma vermindert, ohne daß der Urogenitaltrakt einer exzessiven Ladung an Harnsäure und einer damit verbundenen erhöhten Wahrscheinlichkeit einer Steinbildung ausgesetzt ist. Wenn die Harnsäurekonzentration im Plasma unter das Löslichkeitsprodukt fällt, ermöglicht Allopurinol die Auflösung der Tophi und verhindert die Entwicklung oder Progression einer chronischen Gichtarthritis. Die Bildung von Uratsteinen verschwindet praktisch unter der Therapie, was die Ausbildung einer Nephropathie unterdrückt. Obwohl unter Allopurinol eine durch Gicht verursachte Nephropathie aufgehoben werden kann (vorausgesetzt Allopurinol wurde rechtzeitig gegeben) bevor die Nierenfunktion ernsthaft geschädigt war, gibt es nur geringfügige Hinweise für eine Verbesserung bei fortgeschrittener Nierenerkrankung. Die Inzidenz einer akuten Gicht kann während der ersten Monate einer Therapie als Folge der Mobilisierung der Harnsäure aus den Gewebespeichern ansteigen, wobei die Komedikation mit Colchicin hilft, einen Schub zu unterdrücken. Die Häufigkeit solcher Attacken sinkt jedoch mit der Zeit aufgrund geringer werdender Mengen freigesetzter Harnsäure aus den Gewebsspeichern.

Gewebeablagerungen von Xanthin und Hypoxanthin treten üblicherweise unter Allopurinol nicht auf, da die renale Clearance der Oxypurine schnell ist. Ihre Plasmakonzentration ist lediglich leicht erhöht und überschreitet nicht deren Löslichkeit. Obwohl Xanthin, das ungefähr 50% des gesamten, durch den Urin ausgeschiedenen Oxypurins ausmacht, relativ unlöslich ist, wird eine Xanthin-Steinbildung nur gelegentlich bei Patienten mit einer sehr hohen Harnsäureproduktion vor der Therapie beobachtet. Das Risiko kann durch Alkalisierung oder gesteigerte Flüssigkeitsaufnahme während der Allopurinolbehandlung vermindert werden. Bei manchen Patienten ist der allopurinolinduzierte Anstieg der Oxypurinausscheidung geringer als die Reduktion der Harnsäureelimination. Dieses Ungleichgewicht ist vornehmlich das Ergebnis einer Reutilisierung von Oxypurin und einer Rückkopplungshemmung der *de novo* Purinsynthese.

Pharmakokinetik und Metabolismus Allopurinol wird nach oraler Gabe schnell resorbiert. Die maximalen Plasmakonzentrationen werden nach 30 - 60 Minuten erreicht. Etwa 20% werden innerhalb von 48 - 72 Stunden über die Faeces ausgeschieden, vermutlich als nicht resorbierte Substanz. Allopurinol wird relativ schnell mit einer Plasmahalbwertszeit von zwei bis drei Stunden aus dem Blut eliminiert. Im wesentlichen entsteht Alloxanthin, nur weniger als 10% einer Einmaldosis oder 30% der Substanz während einer Langzeitbehandlung werden unverändert mit dem Urin ausgeschieden. Eine Selbsthemmung des Metabolismus von Allopurinol zu Alloxanthin erklärt die dosisabhängige Elimination. Alloxanthin wird nur langsam in den Urin abgegeben, da der glomerulären Filtration die probenecidsensitive tubuläre Rückresorption entgegensteht. Die Plasmahalbwertszeit von Alloxanthin liegt bei Patienten mit einer normalen Nierenfunktion zwischen 18 und 30 Stunden und steigt im Verhältnis zur Reduktion der glomerulären Filtrationsrate bei Patienten mit einer eingeschränkten Nierenfunktion an.

Allopurinol und sein Metabolit Alloxanthin verteilen sich im Gesamtkörperwasser mit Ausnahme des Gehirns, wo die Konzentration nur etwa ein Drittel der anderen Gewebe beträgt. Die Substanzen werden nicht an Plasmaprotein gebunden. Eine Korrelation zwischen der Plasmakonzentration und den therapeutischen oder toxischen Wirkungen der Verbindungen besteht nicht.

Arzneimittelinteraktionen Allopurinol erhöht die Halbwertszeit von Probenecid und steigert seinen urikosurischen Effekt, während Probenecid die Clearance von Alloxanthin erhöht, was wiederum steigende Dosen von Allopurinol erfordert. Allopurinol vermindert den Abbau und die Clearance von Mercaptopurin (und dessen aktiven Metaboliten Azathioprin), was eine Dosisreduktion von Mercaptopurin und Azathioprin bei einer Komedikation von Allopurinol bedingt. Allopurinol interferiert darüber hinaus mit der hepatischen Inaktivierung anderer Arzneimittel, darunter auch oraler Antikoagulanzien. Auch wenn der Effekt variabel und nur bei manchen Patienten von klinischer Bedeutung ist, wird eine Überwachung der Prothrombinaktivität bei Patienten, die beide Arzneistoffe erhalten, empfohlen.

Es bleibt noch zu klären, inwieweit bei Patienten, die gleichzeitig mit Allopurinol und Ampicillin behandelt werden, die im Vergleich zu Patienten unter einer Monotherapie mit beiden Arzneistoffen gesteigerte Inzidenz eines Hautausschlags dem Allopurinol bzw. der Hyperurikämie zuzuschreiben ist. Überempfindlichkeitsreaktionen wurden bei Patienten mit eingeschränkter Nierenfunktion berichtet, die eine Kombination aus Allopurinol und Thiaziddiuretika erhielten. Die gleichzeitige Gabe von Allopurinol und Theophyllin führt zu einer Kumulation des aktiven Theopyllinmetaboliten 1-Methylxanthin, und auch die Theophyllinkonzentration im Plasma scheint erhöht zu sein (siehe Kapitel 28).

Therapeutischer Einsatz *Allopurinol* ist als orale Arzneiform erhältlich und zeigt Wirkung bei der Behandlung der Hyperurikämie bei der Gicht und bei der echten Plethora, der myeloischen Metaplasie oder anderen Blutbildstörungen.

Allopurinol ist bei Patienten, die schwere Nebenwirkungen oder Hautausschläge zeigten, bei stillenden Müttern und bei Kindern, mit Ausnahme eines malignen oder angeborenen Fehlers des Purinstoffwechsels, kontraindiziert.

Allopurinol wird allgemein zur Behandlung der chronischen Gicht in besonders schweren Formen eingesetzt, die durch folgende Symptome charakterisiert werden: Nephropathie, Tophi-Bildung, Uratsteine in der Niere, eingeschränkte Nierenfunktion oder Hyperurikämie, die sich nicht ausreichend mit Urikosurika behandelt läßt.

Das Ziel einer Therapie ist eine Plasmareduktion der Harnsäurekonzentration unter 6 mg/dl (äquivalent zu 360 µM). Die Medikation darf nicht während einer akuten Gicht begonnen werden. Sie sollte in niedrigen Dosierungen eingeschlichen werden, um das Risiko des Auslösens eines erneuten Gichtanfalls zu vermeiden. Eine gleichzeitige prophylaktische Komedikation mit Colchicin wird manchmal während und nach den ersten Monaten einer Allopurinoltherapie empfohlen. Die Flüssigkeitszufuhr sollte ausreichend sein, um ein tägliches Urinvolumen von über 2 Litern zu gewährleisten, wobei eine leichte Alkalisierung favorisiert wird. Eine initiale 100-mg-Dosis wird in 100-mg-Schritten im Wochentakt auf eine maximale tägliche Dosierung bis 800 mg gesteigert. Die übliche tägliche Dosierung beim Erwachsenen beträgt 200 - 300 mg bei leichter und 400 - 600 mg bei Patienten mit mittelschwerer Gicht und Tophi-Bildung. Tagesdosen über 300 mg sollten in mehreren Portionen eingenommen werden. Bei Patienten mit einer eingeschränkten Nierenfunktion muß die Dosis im Verhältnis zur glomerulären Filtrationsrate angepaßt werden (Hande et al., 1984).

Allopurinol wird zudem prophylaktisch zur Reduktion der Hyperurikämie, zur Prävention von Uratablagerungen und Nierensteinbildung bei Patienten mit einer Leukämie, Lymphomen oder anderen bösartigen Tumoren gegeben, insbesondere bei einer antineoplastischen oder Bestrahlungstherapie. Hier ist eine tägliche Dosis von 600 - 800 mg für zwei bis drei Tage bei gleichzeitiger hoher Flüssigkeitszufuhr anzuraten. In Abhängigkeit vom Alter beträgt die tägliche Dosis bei Kindern mit bösartigen Krebserkrankungen 150 - 300 mg.

Allopurinol unterdrückt durch Hemmung der Xanthinoxidase die enzymatische Inaktivierung des Mercaptopurinols und seines Metaboliten Azathioprin. Dies führt dazu, daß bei gleichzeitiger Gabe von Mercaptopurin oder Azathioprin die Dosierungen der antineoplastischen Arzneistoffe auf ein Viertel bis ein Drittel der normalerweise üblichen Dosis reduziert werden muß (siehe Kapitel 51). Das Risiko einer Knochenmarkssuppression ist ebenfalls dann erhöht, wenn Allopurinol zusammen mit anderen zytotoxischen Substanzen, die nicht durch die Xanthinoxidase metabolisiert werden, gegeben wird, wie beispielsweise Cyclophosphamid.

Eine iatrogene Hyperurikämie, die zeitweise durch Thiazide oder andere Arzneistoffe induziert wird, kann durch Komedikation mit Allopurinol vermieden oder gebessert werden, obwohl dies nur äußerst selten notwendig ist. Allopurinol ist ebenfalls sehr wertvoll bei der Reduzierung der hohen Harnsäurekonzentration bei Patienten mit Lesch-Nyhan-Syndrom und verhindert dadurch Komplikationen aufgrund der Hyperurikämie. Es gibt jedoch keine Beweise dafür, daß Allopurinol die progressiven neurologischen und Verhaltensabnormalitäten, die für diese Erkrankung charakteristisch sind, verändert.

Toxische Wirkungen Von den meisten Patienten wird Allopurinol gut vertragen. Die häufigsten Nebenwirkungen sind Überempfindlichkeitsreaktionen, die auch noch nach Monaten oder Jahren einer Therapie auftreten können. Nach Absetzen der Medikation klingen diese Effekte innerhalb einiger Tage wieder ab. Ernstere Reaktionen sind unter einer Fortführung der Therapie nicht auszuschließen.

Akute Gicht kann während der ersten Monate einer Therapie häufiger beobachtet werden, was möglicherweise eine gleichzeitige Prophylaxe mit Colchicin nowendig macht (siehe oben).

Die Hautreaktionen, die normalerweise durch Allopurinol verursacht werden können, sind überwiegend Juckreiz, Rötung oder makulopapulöse Erosionen. Gelegentlich erweisen sich die Läsionen aber auch als schuppend, urtikariell oder purpuraähnlich. Fieber, Unwohlsein oder Muskelschmerzen können ebenfalls auftreten. Solche Reaktionen werden bei etwa 3% aller Patienten mit normaler, jedoch weit häufiger bei eingeschränkter Nierenfunktion beobachtet. Falls das Auftreten von Hautreaktionen von schweren Hypersensibilitätsstörungen begleitet ist, sollte Allopurinol bei diesen Patienten abgesetzt werden.

Eine transiente Leukopenie oder Leukozytose und Eosinophilie sind seltene Ereignisse, verlangen aber einen Therapieabbruch. Schlußendlich kann es zu einer Hepatomegalie und einer erhöhten Aminotransferaseaktivität im Plasma sowie der Progredienz einer Niereninsuffizienz kommen.

URIKOSURIKA

Urikosurika sind Substanzen, die die Ausscheidung der Harnsäure steigern. Es gibt keine andere Klasse von Arzneistoffen, für die die Beobachtungen so unterschiedlich und zum Teil auch so widersprüchlich sind. Dies liegt an der Komplexizität des Transportmechanismus, den deutlichen artspezifischen Unterschieden und den individuellen Reaktionsmechanismen und Empfindlichkeiten gegenüber diesen Substanzen. Vögel, Reptilien und einige Säugetiere zeigen eine Harnsäure-Nettosekretion, bei einigen anderen Säugetierarten kann sowohl eine Sekretion als auch eine Rückresorption beobachtet werden. Bei anderen, einschließlich dem Menschen, ist die Rückresorption eher dominierend. Beim Menschen und anderen Arten mit einer Harnsäure-Rückresorption ist dieser Prozess durch Transportmoleküle vermittelt und hemmbar. Bei allen ausführlich untersuchten Arten ist diesem Haupttransportmechanismus, ob Sekretion oder Rückresorption, ein geringer Strom in die entgegengesetzte Richtung gegenübergestellt. Es resultiert also ein Transport in beide Richtungen. Als Konsequenz all dieser Faktoren kann eine Substanz, die bei der einen Art urikosurisch wirkt, bei einer anderen zu einer Harnsäureretention führen. Oder es kommt dazu, daß eine Substanz art- und dosisabhängig entweder urikosurisch oder harnsäureretenierend wirkt oder auch, daß eine Substanz die Wirkung einer anderen verstärkt oder vermindert.

Beim Menschen wird Harnsäure vornehmlich rückresorbiert. Die ausgeschiedene Menge beträgt üblicherweise etwa

10% der primär filtrierten. Studien unter Verwendung von Tubulusbürstensaummembranen zeigten, daß der erste Schritt der Rückresorption die Bindung von Harnsäure an einen Transporter ist, der als Ionenaustauscher fungieren kann. Dies führt dazu, daß Harnsäure in der Tubulusflüssigkeit entweder gegen ein organisches oder ein anorganisches Ion ausgetauscht werden kann. Man nimmt an, daß die anionische Zusammensetzung der luminalen und intrazellulären Flüssigkeit so ist, daß die Rückresorption von Harnsäure bevorzugt abläuft. Der Austritt von Urat aus der basolateralen Membran ist ebenfalls durch Ionenaustauscher vermittelt. Somit konkurrieren Urikosurika im Tubulussystem oder in isolierten Tubulusbürstensaummembranen mit der Harnsäure um den Bürstensaumtransporter und verhindern dadurch die Rückresorption der Harnsäure über das Harnsäure-Ionenaustauschersystem.

Der *paradoxe Effekt der Urikosurika* liegt in der Tatsache begründet, daß diese Arzneistoffe dosisabhängig die Harnsäuresekretion entweder steigern oder hemmen können, wobei eine verminderte Exkretion üblicherweise bei niedrigen und eine gesteigerte Auscheidung bei höheren Dosierungen zu beobachten ist. Dieses Phänomen tritt aber nicht bei allen Substanzen auf. Bei manchen Substanzen, wie z. B. den Salicylaten, kann dieser biphasische Effekt schon unter normalen Dosierungen beobachtet werden. Zwei Mechanismen kommen für die arzneistoffvermittelte verminderte Harnsäureausscheidung in Frage, wobei sich beide gegenseitig ausschließen. Man nimmt an, daß die Sekretion der Harnsäure durch einen Mechanismus vermittelt ist, oder daß er äußerst sensibel auf geringe Mengen von Substanzen wie z. B. Salicylate reagiert. Höhere Konzentrationen hemmen die Harnsäure-Rückresorption in der üblichen Weise. Die zweite Möglichkeit besteht darin, daß die die harnsäureretinierenden anionischen Arzneistoffe über einen unabhängigen Mechanismus Zugang zu der intrazellulären Flüssigkeit erhalten und die Rückresorption der Harnsäure über den Bürstensaum durch den Anionenaustauscher fördern.

Es gibt zwei Mechanismen, durch die der urikosurische Effekt der einen Substanz durch eine zweite aufgehoben werden kann. Erstens kann die eine Substanz die Sekretion des urikosurischen Arzneistoffs dadurch hemmen, daß der Zugang zum Wirkort, die luminale Seite des Bürstensaums, verhindert wird. Zum anderen kann die Hemmung der Uratsekretion durch eine Substanz über eine verminderte Urat-Rückresorption durch eine andere Substanz ausgeglichen werden (Fanelli und Weiner, 1979). Es gibt Situationen, in denen zwei gemeinsam verabreichte Urikosurika sich vollständig in ihrer Wirkung aufheben (Yü et al., 1963). In einem solchen Fall muß die Substanz A über einen stark ausgeprägten paradoxen Effekt verfügen. Substanz B hemmt die Sekretion von Substanz A und verhindert so ihre urikosurische aber nicht die uratretinierende Wirkung, wobei der letztere Effekt die urikosurische Wirksamkeit der Substanz B ausbalanciert.

Obwohl eine große Anzahl an Verbindungen über eine urikosurische Aktivität verfügen, werden nur einige wenige für diesen Zweck verschrieben. *Probenecid* und *Sulfinpyrazon* sind die beiden, die in den Vereinigten Staaten verschrieben werden. Das Urikosurikum *Benzbromaron* ist zur Zeit in den USA nicht erhältlich. Einige andere pharmakologisch wirksame Substanzen zeigen zufällig oder unerwartet urikosurische Aktivität. In all diesen Fällen ist die aktive Verbindung entweder ein anionischer Arzneistoff oder ein anionischer Metabolit. Auf der anderen Seite gibt es eine Reihe von Arzneistoffen und Toxinen, die eine Retinierung der Harnsäure nach sich ziehen. Über beide Verbindungsklassen kann man in einer Übersicht von Emmerson (1978) nachlesen.

Probenecid

Geschichte Probenecid ist das Ergebnis einer zielgerichteten Entwicklung. Die frühen Penicilline verfügten nur über eine sehr kurz andauernde Wirksamkeit, und die schnelle renale Elimination des Antibiotikums limitierte dessen praktischen Wert. Aus diesem Grund initiierten Beyer und seine Mitarbeiter Untersuchungen mit der Zielsetzung, organische Säuren zu finden, die die tubuläre Sekretion von Penicillin, wie oben beschrieben, zu unterdrücken vermochten. Die erste Substanz, die klinisch evaluiert wurde, war *Carinamid*. Sie erwies sich zwar als effektiv, wurde aber äußerst schnell durch das renale Tubulussystem sezerniert, was häufige Einnahme der Substanz erforderte. Dieses Problem wurde mit der Entdeckung von Probenecid gelöst (Beyer et al., 1951).

Chemie Probenecid ist ein leicht fettlösliches Benzoesäurederivat (pKa 3,4) mit folgender Strukturformel:

$$CH_3CH_2CH_2\text{-}N(SO_2\text{-}C_6H_4\text{-}COOH)\text{-}CH_2CH_2CH_3$$

PROBENECID

Pharmakologische Wirksamkeit *Hemmung des Transports anorganischer Säuren* Die Wirkung von Probenecid ist hauptsächlich auf die Hemmung des Transports organischer Säuren durch das Epithel beschränkt. Dies betrifft vor allem das renale Tubulussystem, in welchem die tubuläre Sekretion vieler Arzneistoffe und deren Metaboliten gehemmt wird. Die renale Wirksamkeit von Probenecid resultiert in einer verminderten Konzentrierung verschiedener Substanzen im Urin und deren Konzentrationssteigerung im Plasma. Das ist im Fall von Penicillin und verwandten Antibiotika ein erwünschter therapeutischer Effekt, kann aber, wie im Falle von Nitrofurantoin, das als renales Antiseptikum eingesetzt wird, auch unerwünschte Wirkungen mit sich bringen. Wenn die tubuläre Sekretion einer Substanz gehemmt ist, wird die Endkonzentration im Harn zum einen durch das Ausmaß der Filtration, die wiederum eine Funktion der Plasmaproteinbindung darstellt, bestimmt, zum anderen durch den Grad der Rückresorption. Die Bedeutung jedes dieser Faktoren variiert zwischen den einzelnen Substanzen.

Harnsäure ist die einzige bekannte endogene Substanz, von der man weiß, daß ihre Ausscheidung durch Probenecid erhöht wird. Dies ist das Ergebnis der gehemmten Rückresorption (siehe oben). Der urikosurische Effekt des Probenecids wird durch Gabe von Salicylaten abgeschwächt.

Hemmung des Transports unterschiedlicher Substanzen Probenecid hemmt die tubuläre Sekretion zahlreicher Substanzen wie Methotrexat und dem aktiven Metaboliten von Clofibrat. Es gibt aber kaum klinische Indikationen für eine Komedikation mit Probenecid. Probenecid hemmt die renale Ausscheidung der Glukuronide der NSA wie beispielsweise Naproxen, Ketoprofen und Indometacin und kann dadurch zu erhöhten Plasmakonzentrationen dieser Substanzen führen. Bei einigen endogenen oder exogenen organischen Säuren, deren Auscheidungsrate für diagnostische Zwecke herangezogen wird, können aus einer Komedikation mit Probenecid irreführende Werte resultieren.

Hemmung des Transports von Monoaminen ins CSF Probenecid hemmt den Transport der 5-Hydroxyindolessigsäure (5-HIAA) und anderer saurer Metaboliten zentraler Monoamine vom Subarachnoidalraum ins Plasma. Der Transport von Substanzen wie z. B. Penicillin G ist ebenfalls beeinflußt.

Hemmung der biliären Ausscheidung Da Probenecid und einige seiner Metaboliten in die Galle sezerniert werden, erscheint es nicht überraschend, daß die biliäre Auscheidung anderer Substanzen, einschließlich der Diagnostika Indocyangrün und Sulfobromophthalein (BSP), durch Probenecid unterdrückt wird. Diese Wirkung hat auch für die Behandlung der Tuberkulose mit Rifampicin Bedeutung. Durch eine Komedikation mit Probenecid können höhere Plasmakonzentration des Antibiotikums erzielt werden.

Resorption, Metabolismus und Exkretion Nach oraler Einnahme wird Probenecid vollständig resorbiert, wobei maximale Plasmakonzentrationen nach zwei bis vier Stunden erreicht werden. Die Halbwertszeit der Substanz ist dosisabhängig und schwankt im therapeutischen Bereich von weniger als fünf Stunden bis mehr als acht Stunden. Zwischen 85 - 95% sind an Plasmaproteine gebunden. Der geringe ungebundene Anteil wird glomerulär filtriert, der weitaus größere Teil wird im proximalen Tubulus sezerniert. Die hohe Lipidlöslichkeit der undissoziierten Form führt zu einer vollständigen Rückresorption, es sei denn, der Urin ist deutlich alkalisch. Ein geringer Anteil an Probenecid erscheint als Glukuronid im Urin. Probenecid wird zudem zu Hydroxyverbindungen metabolisiert, bei denen die Carboxylgruppe erhalten bleibt und die über urikosurische Aktivität verfügen.

Toxische Wirkungen Probenecid wird von den meisten Patienten gut vertragen. Etwa 2% der Patienten zeigen gastrointestinale Irritationen, wobei die Inzidenz bei höheren Dosen steigt. Vorsicht ist bei Patienten mit vorangegangenen peptischen Ulkusleiden geboten. Die meisten Berichte beinhalten Überempfindlichkeitsreaktionen, meist leichtes Hautjucken, mit einer Häufigkeit von 2 - 4%. Schwerwiegendere Hypersensibilisierungen können auftreten, sind aber selten. Das Auftreten von Hautjucken nach gemeinsamer Verabreichung von Probenecid und Penicillin G oder einer verwandten Substanz stellt den Arzt vor ein diagnostisches Dilemma. Starke Überdosierungen an Probenecid führen zu einer Stimulation des zentralen Nervensystems, zu Krämpfen und Tod durch Atemstillstand.

Therapeutischer Einsatz *Probenecid* ist als orales Präparat auf dem Arzneimittelmarkt. Die Behandlung der chronischen Gicht erfolgt mit zweimal täglich 250 mg eine Woche lang. Anschließend wird die Dosis auf zweimal täglich 500 mg gesteigert. Bei manchen Patienten ist es notwendig, die Dosis schrittweise auf eine tägliche Maximaldosis von 2 g, verteilt auf vier Tagesdosen, zu erhöhen. Eine großzügige Flüssigkeitsaufnahme sollte während der Therapie gewährleistet sein, da Probenecid eine Steinbildung induzieren kann. Deshalb sollte Probenecid nicht bei der Gichttherapie bei Patienten mit Nephrolithiasis oder einer überhöhten Harnsäurebildung verwendet werden. Darüber hinaus kann eine Behandlung mit Probenecid in 20% der Fälle am Auftreten einer akuten Gichtattacke beteiligt sein. Somit ist eine begleitende Therapie mit Colchicin oder NSA ratsam. Um die renale Auscheidung von Penicillin G effektiv zu unterdrücken, muß man beim Erwachsenen täglich etwa 2 g, aufgeteilt auf vier Einzeldosierungen, einsetzen. Bei Kindern mit einem Gewicht von weniger als 50 kg folgt einer initialen Dosis von 25 mg/kg eine tägliche Erhaltungsdosis von 10 mg/kg, aufgeteilt in vier Einzeldosierungen.

Zusatz zur Penicillintherapie Die orale Gabe von Probenecid in Verbindung mit Penicillin G führt zu höheren und länger andauernden Konzentrationen des Antibiotikums im Plasma im Vergleich zur alleinigen Gabe von Penicillin. Der Anstieg der Plasmakonzentration beträgt mindestens das Doppelte, zuweilen auch mehr. Auch wenn die Reduktion der täglichen Penicillin-G-Dosis von 1 Million auf 500 000 Einheiten nur wenig Bedeutung haben mag, kann eine Reduktion von 50% oder mehr für die Behandlung resistenter Infektionen wichtig sein, die sehr hohe Dosierungen an Penicillin G erfordern. Diese Kombinationstherapie erscheint auch sinnvoll, um die zugeführte Kaliummenge bei Patienten, die hohe Dosen an Penicillin G erhalten, zu minimieren. Probenecid ist Bestandteil verschiedener Therapieregime zur Behandlung oder Prophylaxe von Gonokokkeninfektionen, die während eines einzigen Arztbesuches abgeschlossen werden können (siehe Kapitel 46).

Sulfinpyrazon

Geschichte Trotz ihrer therapeutischen Wirksamkeit als Antiphlogistika oder Urikosurika sollten Pyrazolonderivate aufgrund der unerwünschten schweren Nebenwirkungen von der Langzeitbehandlung ausgeschlossen sein. Aus diesem Grund wurde eine Reihe strukturverwandter Substanzen mit entzündungshemmender und urikosurischer Wirksamkeit entwickelt. Eine dieser Substanzen, bei der die Butylseitenkette der Muttersubstanz durch eine Phenylthioethylkonfiguration ersetzt wurde, eröffnet vielversprechende Möglichkeiten. In den Untersuchungen der Metaboliten dieser Substanz zeigte sich, daß die *in vivo* Seitenkettenoxidierung zu Sulfinpyrazon, einem Sulfoxid, führt, das sich als stark urikosurische Substanz erwiesen hat.

Chemie Die Strukturformel von Sulfinpyrazon ist nachfolgend abgebildet. Es handelt sich um eine organische Säure (pKa 2,8), die leicht lösliche Salze bildet.

SULFINPYRAZON

Pharmakologische Wirkungen Sulfinpyrazon ist in ausreichender Dosierung ein potenter Hemmstoff der renalen tubulären Rückresorption von Harnsäure, wobei wie bei anderen Urikosurika schon geringe Konzentrationen die Ausscheidung von Harnsäure hemmen. Ähnlich zu Probenecid unterdrückt Sulfinpyrazon die renale tubuläre Sekretion vieler organischer Anionen. Die Substanz kann durch Hemmung des Metabolismus der oralen Sulfonylharnstoffantidiabetika eine Hypoglykämie induzieren. Der hepatische Metabolismus von Warfarin wird ebenfalls beinträchtigt. Die urikosurische Wirksamkeit des Sulfinpyrazons ist additiv zu der des Probenecids und Phenylbutazons, aber antagonistisch zu den Salicylaten (Yü et al., 1963).

Im Vergleich zu Phenylbutazon fehlt Sulfinpyrazon die antiphlogistische und analgetische Eigenschaft. Der inhibitorische Effekt des Sulfinpyrazons auf die Plättchenaggregation wird im Kapitel 54 diskutiert.

Resorption, Metabolismus und Exkretion Nach oraler Gabe wird Sulfinpyrazon gut resorbiert. Es ist in hohem Maß an Plasmaproteine gebunden (98 - 99%) und verdrängt andere anionische Arzneistoffe, die ihre höchste Affinität zur selben Bindungsstelle (*site I*) besitzen (Sudlow et al., 1975). Die Halbwertszeit der Substanz nach intravenöser Applikation beträgt ungefähr drei Stunden. Nach oraler Gabe persistiert der urikosurische Effekt für mehr als zehn Stunden. Sulfinpyrazon wird nur in geringem Ausmaß glomerulär filtriert wird, aber im proximalen Tubulus sezerniert und nur geringfügig passiv rückdiffundiert. Ungefähr 50% einer oral verabreichten Dosis erscheinen innerhalb von 24 Stunden im Urin, zumeist in unveränderter Form (90%) und zu 10% in Form des N1-*p*-Hydroxyphenylmetaboliten, der ebenso potente urikosurische Wirksamkeit besitzt.

Toxische Wirkungen Bei 10 - 15% aller Patienten treten unter Sulfinpyrazontherapie gastrointestinale Irritationen auf, was auch gelegentlich zum Therapieabbruch führt. Die gastrischen Beschwerden werden durch Aufteilung auf mehrere Einzeldosen und die gleichzeitige Einnahme einer Mahlzeit vermindert. Bei Patienten mit peptischen Ulkuserkrankungen in der Anamnese sollte Sulfinpyrazin somit nur mit äußerster Vorsicht gegeben werden. Überempfindlichkeitsreaktionen, üblicherweise Hautjucken mit Fieber, treten in der Regel weniger häufig auf als unter Probenecid. Die schweren Blutbildveränderungen, Salz- und Wasserretention sowie Gefahren einer Phenylbutazontherapie wurden unter einer Therapie mit Sulfinpyrazon nicht beobachtet. Eine Verminderung der Hämatopoese wurde experimentell demonstriert, so daß eine periodische Kontrolle des Blutbilds bei Langzeittherapie empfehlenswert ist.

Therapeutischer Einsatz *Sulfinpyrazon* steht in oraler Applikationsform zur Verfügung. Die Initialdosis zur Behandlung der chronischen Gicht beträgt zweimal täglich 100 - 200 mg. Nach der ersten Woche kann die Dosis schrittweise erhöht werden, bis eine ausreichende Plasmaharnsäurekonzentration auf Dauer eingestellt ist. Dies kann 200 - 800 mg pro Tag erfordern, die in zwei bis vier Einzeldosen und bevorzugt mit Milch oder Nahrung eingenommen werden sollten. Höhere Dosen werden nur schlecht vertragen, und es ist unwahrscheinlich, daß durch eine weitere Dosiserhöhung eine urikosurische Wirkung bei therapieresistenten Patienten erzielt werden kann.

> Sulfinpyrazon ist in Deutschland nicht im Handel (Anm. d. Hrsg.).

Benzbromaron

Benzbromaron, ein stark wirksames Urikosurikum, das in Europa Verwendung findet, besitzt folgende Strukturformel:

BENZBROMARON

Nach oraler Einnahme wird die Substanz leicht resorbiert und maximale Plasmakonzentrationen werden nach etwa vier Stunden erreicht. Es wird zu einem Monobromid- und einem dehalogenierten Derivat metabolisiert, wobei beide Abbauprodukte über urikosurische Wirksamkeit verfügen und zum größten Teil über die Galle ausgeschieden werden. Die urikosurische Aktivität von Benzbromaron wird durch Sulfinpyrazon und ASS vermindert. Eine paradoxe Retention der Harnsäure wird nicht beobachtet und in klinisch relevanten Dosierungen besteht kein Einfluß auf die Harnsäurebiosynthese. Benzbromaron vermindert somit wahrscheinlich die Plasma-Uratkonzentration nur über eine Hemmung der tubulären Rückresorption.

Benzbromaron ist als Urikosurikum einer neuen Klasse von Interesse. Dieser Arzneistoff läßt sich als potenter Hemmstoff des Harnsäure-Anionenaustauschers im proximalen Tubulus charakterisieren (Dan und Koga, 1990). In Form eines mikronisierten Pulvers ist Benzbromaron schon in einer Dosierung von 40 - 80 mg wirksam. Im Vergleich zu anderen Urikosurika erweist sich Benzbromaron deshalb als deutlich potenter. Klinisch kommt dieser Arzneistoff bei der Behandlung der Gicht als Alternative zu Substanzen in Frage, die entweder allergisch oder refraktär wirken oder bei Patienten mit einer Niereninsuffizienz. Kombinationspräparate aus Benzbromaron und Allopurinol befinden sich derzeit in Europa in der Erprobung.

BEHANDLUNG DER GICHT UND HYPERURIKÄMIE

Die Anwendung von Probenecid und Sulfinpyrazon zur Mobilisierung der Harnsäure bei der Behandlung der chronischen Gicht ist gut etabliert. Bei etwa zwei Drittel der Patienten verursachen diese Arzneistoffe eine Ausscheidung der Harnsäure, die über deren Entstehungsrate liegt, was eine rasche Reduktion der Plasmakonzentrationen mit sich bringt. Kontinuierlich verabreicht wird die tägliche Exkretion bei Gichtpatienten mit Tophibildung verdoppelt, die Neubildung von Tophi wird verhindert, und es kommt zu einem schrittweisen Schrumpfen oder auch einem Verschwinden der alten Tophi. Bei der Gichtarthritis wird eine Reduktion der Schwellung der chronisch vergrößerten Gelenke beobachtet, und ein hohe Heilungsrate kann bei Patienten mit starken Schmerzen und eingeschränkter Beweglichkeit der Gelenke erzielt werden. Bei Patienten, die nicht ausreichend auf urikosurische Substanzen ansprechen, erweist sich Allopurinol, wie bereits oben erwähnt, als äußerst wirkungsvoll. Bei Gichtpatienten mit einer Nephropathie bietet Allopurinol einen zusätzlichen Vorteil gegenüber Urikosurika, weil es die Harnsäureausscheidung eher vermindert als steigert. Falls notwendig ist eine gleichzeitige Verabreichung mit Urikosurika möglich.

Weder Urikosurika noch Allopurinol verändern den Verlauf einer akuten Gichtattacke oder ersetzen die Anwendung von Antiphlogistika zu deren Behandlung. Die Anzahl oder die Heftigkeit der Attacken können in den ersten Monaten der Therapie sogar zunehmen, vor allem dann, wenn die Harnsäure aus den betroffenen Gelenken mobilisiert wird. Deshalb sollte eine Therapie mit Urikosurika nicht während einer akuten Attacke begonnen werden; falls bereits vorher begonnen, kann die Therapie aber fortgesetzt werden. In dieser Zeit kann eine Gabe von Colchicin in kleinen Dosen (0,5 - 1,8 g pro Tag) für eine Reduktion der Anfallshäufigkeit sinnvoll sein. Eine akute Attacke wird mit Antiphlogistika wie Indometacin oder Naproxen behandelt. Die Verwendung von Salicylaten ist kontraindiziert, da sie einerseits die Harnsäurespiegel erhöhen und andererseits die Wirkung von Probenecid oder Sulfinpyrazon antagonisieren.

Bei der Behandlung der Gicht werden Urikosurika in der niedrigsten Dosierung gegeben, die zufriedenstellende Plasmaharnsäurekonzentrationen gewährleisten. Da die Harnsäure einen pKa von 5,6 hat und die Löslichkeit der undissoziierten Form äußerst gering ist, minimiert ein großes alkalisches Harnvolumen die intrarenale Ablagerung der Harnsäure. Diese Vorsichtsmaßnahme ist vor allem während der ersten Wochen einer Therapie notwendig, da dann die Harnsäureausscheidung besonders bei Patienten mit vorangegangener Nierenerkrankung, die mit dem Abgang von Uratsteinen oder Harngrieß verbunden war, äußerst groß ist. Über eine Verbesserung der Nierenfunktion wurde berichtet, diese ist aber eher ungewöhnlich. Die Anwendung von Allopurinol verspricht einen günstigen Verlauf bei diesen Patienten.

Der akute Gichtanfall wird mit Colchicin oder nicht salicylathaltigen NSA wirksam behandelt, wobei die Verwendung von NSA aufgrund der erhöhten Toxizität von Colchicin bevorzugt wird. Nachdem der Patient auf die Behandlung der akuten Arthritis angesprochen hat, sollte eine Langzeittherapie durchgeführt werden. Erhöhte Harnsäurekonzentrationen im Plasma und Uratkristalle in der Gelenkflüssigkeit eines betroffenen Gelenks erhärten die Diagnose der Hyperurikämie und der symptomatischen Gicht. Nach Einstellung auf eine purinarme Diät können die Patienten nach der Harnsäuremenge, die sie pro Tag ausscheiden, klassifiziert werden. Bei 80 - 90% dieser Patienten liegt die täglich ausgeschiedene Harnsäuremenge unter 600 mg, beim verbliebenen Anteil aufgrund einer exzessiven Biosynthese darüber. Die erste Gruppe kann mit Urikosurika eingestellt werden, die zweite wird mit Allopurinol behandelt. Im Falle von Uratablagerungen in Form von Tophi oder Nierensteinen oder bei Niereninsuffizienz stellt die Allopurinolbehandlung die Therapie der Wahl dar. Während der ersten Monate einer Allopurinoltherapie kann zur Verhinderung akuter Gichtattacken Colchicin parallel verabreicht werden. Patienten mit einer milden bis moderat ausgeprägten Hyperurikämie (7 - 9 mg/dl, entsprechend 420 - 530 µM), die an keiner Arthritis leiden, sollten große Mengen an Flüssigkeit zu sich nehmen, purinarme Diät halten und den Alkoholkonsum einschränken.

Am häufigsten wird eine durch Arzneimittel induzierte Hyperurikämie durch Diuretika verursacht (siehe Kapitel 29), wobei akute Gichtattacken nur äußerst selten durch diese Substanzen ausgelöst werden. Hyperurikämien können in Verbindung mit einer Chemo- oder Bestrahlungstherapie gegen Tumore erheblich schwerer ausgebildet sein und werden üblicherweise prophylaktisch mit Allopurinol und durch Hydratisierung behandelt.

AUSBLICK

Nicht-steroidale Antiphlogistika sind wirkungsvoll zur Linderung von Schmerzen, haben manchmal aber auch schwere Nebenwirkungen. Sie sind äußerst wirksam bei der Behandlung akuter und lokal begrenzter Entzündungen. Ihre Fähigkeit, den Krankheitsverlauf bei chronisch entzündlichen Formen zu beeinflussen, ist jedoch nicht gut dokumentiert und steht weiterhin zu Diskussion. Im Gegensatz dazu steht die Wirksamkeit von Substanzen wie Allopurinol, die bei der Behandlung von Gichtpatienten nicht nur zu einer Regression der Symptome, sondern auch zu einem Stillstand des Krankheitsverlaufs führen.

Das fortgeschrittene Verständnis der Pathophysiologie entzündlicher Prozesse hat neue Wege für die Entwicklung anderer Arzneistoffe eröffnet, die in pathophysiologische Prozesse verwickelt sind: (1) Zytokininhibitoren, (2) Hemmstoffe von Zelladhäsionsmolekülen, (3) Phospholipase-A_2-Hemmstoffe, (4) Antagonisten der Lipoxygenase und Leukotrienrezeptoren und (5) spezifische Hemmstoffe der Cyclooxygenase-Isoformen.

Substanzen, die die Entstehung oder die Wirkung proinflammatorischer Zytokine wie IL-1, TNF, IL-8 und anderen modifizieren, werden derzeit untersucht. In klinischen Untersuchungen befinden sich auch Antikörper oder Antikörperfragmente, Moleküle, die die Entstehung der Zytokine unterdrücken und endogene (z. B. IL-1ra) oder synthetische Rezeptor-Antagonisten. Die molekulare Klonierung vieler Zytokinrezeptoren erlaubt möglicherweise die Entwicklung therapeutischer Substanzen mit einer strengen Struktur-Wirkungsbeziehung. Ein Beispiel ist Na-Tenidap, eine Substanz, die bereits klinisch getestet wird. Sie scheint ein Hemmstoff der IL-1-Synthese und/oder ein IL-1-Rezeptor-Antagonist zu sein, die möglicherweise auch über andere Aktivitäten verfügt (Brooks, 1993). Ebenfalls in Entwicklung befinden sich verschiedene Peptid-Antagonisten (z. B. Substanz P, Bradykinin-Antagonisten), die zu zytokinvermittelten Antworten beitragen.

Ein sehr fruchtbarer Ansatz für die Entwicklung neuer entzündungshemmender Substanzen liegt in der Hemmung der Zelladhäsionsmoleküle. Unter den zahlreichen, derzeit in Untersuchung befindlichen Ansätzen befinden sich lösliche Rezeptorfragmente, die Zelladhäsionsmoleküle binden können sowie Antikörper, Peptide und Kohlenhydrate, die diese Zelladhäsionsmoleküle blockieren (Bevilacqua und Nelson, 1993, Narasinga Rao, 1994).

Die meisten der verfügbaren NSA sind gegen die Cyclooxygenaseaktivität gerichtet. Obwohl einige Substanzen entwickelt wurden, die die Lipoxygenase sowie die Leukotrienrezeptoren hemmen, sollte die Möglichkeit weiterverfolgt werden, Substanzen durch eine strukturelle Modifikation bekannter Cyclooxygenasehemmstoffe zu entwickeln, die beide Enzyme blockieren. Zudem werden die Anstrengungen fortgesetzt, Substanzen zu identifizieren, die direkt gegen die Lipase, die in der Entstehung der freien Arachidonsäure involviert ist, oder gegen deren regulative Proteine gerichtet sind. Das Ziel ist die Entwicklung von Substanzen mit der antiphlogistischen Wirksamkeit der Glukokortikoide, die aber im Vergleich zu den Steroiden weniger und schwächere Nebenwirkungen besitzen (siehe Bomalaski und Clark, 1993).

Der vielleicht imposanteste Fortschritt für neue entzündungshemmende Arzneistoffe ist die Identifizierung von Substanzen, die gegen die COX-2 gerichtet sind, die durch Entzündung induzierbare Form des Enzyms. Die Kenntnis, daß die Blockade der COX-1 für die Nebenwirkungen der zahlreichen NSA verantwortlich ist, während die Hemmung der COX-2 die antiphlogistische Aktivität nach sich zieht, hat die Anstrengung erhöht, spezifische COX-2-Hemmstoffe zu entwickeln. Andere COX-2-selektive Arzneistoffe, als diejenigen, die in diesem Kapitel besprochen wurden, befinden sich derzeit in verschiedenen Untersuchungsstadien. Zu diesen Substanzen gehören BF-389, DuP-697, SC-58125, NS-398, CGP-28238 und L-745337 (Battistini, B., et al., 1994, Vane und Botting, 1995). Es ist möglich, daß eine Isoform der Cyclooxygenase identifiziert wird, die die

Effekte der NSA auf das zentrale Nervensystem vermittelt.

Es ist in diesem Zusammenhang wichtig, sich vor Augen zu halten, daß Entzündungen eine Reihe homöostatischer Ereignisse repräsentieren, die in Gang gesetzt werden, um unser Überleben in der Abwehr von Pathogenen und bei Gewebsverletzungen zu sichern. So gesehen beinhaltet eine „bessere" entzündungshemmende Therapie das Risiko, diese Effekte zu unterdrücken, und dadurch mehr Schlechtes als Gutes zu bewirken. Über diese globalen Fragen des Überlebens hinausgehend ist eine Blockade physiologisch wichtiger Mechanismen (wie Reaktionen, die durch Prostaglandine, Leukotriene, Zelladhäsionsmoleküle oder Zytokine vermittelt werden) wahrscheinlich meistens mit einem gewissen Ausmaß an Zell- und Organtoxitität verbunden. Daher mag es schwierig oder vielleicht sogar unmöglich sein, die Toxizität antiinflammatorischer Substanzen, die gegen diese Mechanismen wirken, zu vermeiden.

Für eine weitere Diskussion der rheumatoiden Arthritis, Osteoarthritis und Gicht siehe *Harrison's Principles of Internal Medicine*, 14th ed., McGraw-Hill, New York, 1998, deren deutsche Ausgabe 1999 erscheint.

LITERATUR

Beyer, K.H., Russo, H.F., Tillson, E.K., Miller, A.K., Verwey, W.F., and Gass, S.R. BENEMID, *p*-(di-*n*-propylsulfamyl)-benzoic acid: its renal affinity and its elimination. *Am. J. Physiol.*, **1951**, *166*:625—640.

Dan, T., and Koga, H. Uricosurics inhibit urate transporter in rat renal brush border membrane vesicles. *Eur. J. Pharmacol.*, **1990**, *187*:303—312.

Edmonds, J.P., Scott, D.L., Furst, D.E., Brooks, P., and Paulus, H.E. Antirheumatic drugs: a proposed new classification. *Arthritis Rheum.*, **1993**, *36*:336—339.

Fanelli, G.M., Jr., and Weiner, I.M. Urate excretion: drug interactions. *J. Pharmacol. Exp. Ther.*, **1979**, *210*:186—195.

Felson, D.T., Anderson, J.J., and Meenan, R.F. Use of short-term efficacy/toxicity tradeoffs to select second-line drugs in rheumatoid arthritis. A metaanalysis of published clinical trials. *Arthritis Rheum.*, **1992**, *35*:1117—1125.

Gabriel, S.E., Jaakkimainen, L., and Bombardier, C. Risk for serious gastrointestinal complications related to use of nonsteroidal antiinflammatory drugs. A meta-analysis. *Ann. Intern. Med.*, **1991**, *115*:787—796.

Giardiello, F.M., Hamilton, S.R., Krush, A.J., Piantadosi, S., Hylind, L.M., Celano, P., Booker, S.V., Robinson, C.R., and Offerhaus, G.J. Treatment of colonic and rectal adenomas with sulindac in familial adenomatous polyposis. *N. Engl. J. Med.*, **1993**, *328*:1313—1316.

Graham, D.Y., White, R.H., Moreland, L.W., Schubert, T.T., Katz, R., Jaszewski, R., Tindall, E., Triadafilopoulos, G., Stromatt, S.C., and Teoh, L.S. Duodenal and gastric ulcer prevention with misoprostol in arthritis patients taking NSAIDs. Misoprostol Study Group. *Ann. Intern. Med.*, **1993**, *119*:257—262.

Hande, K.R., Noone, R.M., and Stone, W.J. Severe allopurinol toxicity. Description and guidelines for prevention in patients with renal insufficiency. *Am. J. Med.*, **1984**, *76*:47—56.

Hanel, A.M., and Lands, W.E.M. Modification of anti-inflammatory drug effectiveness by ambient lipid peroxides. *Biochem. Pharmacol.*, **1982**, *31*:3307—3311.

Imperiale, T.F., and Petrulis, A.S. A meta-analysis of low dose aspirin for the prevention of pregnancy-induced hypertensive disease. *JAMA*, **1991**, *266*:260—264.

Israel, E., Fischer, A.R., Rosenberg, M.A., Lilly, C.M., Callery, J.C., Shapiro, J., Cohn, J., Rubin, P., and Drazen, J.M. The pivotal role of 5-lipoxygenase products in the reaction of aspirin-sensitive asthmatics to aspirin. *Am. Rev. Respir. Dis.*, **1993**, *148*:1447—1451.

Kantor, T.G. Ibuprofen. *Ann. Intern. Med.*, **1979**, *91*:877—882.

Kavanaugh, A.F., Davis, L.S., Nichols, L.A., Norris, S.H., Rothlein, R., Scharschmidt, L.A., and Lipsky, P.E. Treatment of refractory rheumatoid arthritis with a monoclonal antibody to intercellular adhesion molecule 1. *Arthritis Rheum.*, **1994**, *37*:992—999.

Lecomte, M., Laneuville, O., Ji, C., DeWitt, D.L., and Smith, W.L. Acetylation of human prostaglandin endoperoxide synthase-2 (cyclooxygenase-2) by aspirin. *J. Biol. Chem.*, **1994**, *269*:13207—13215.

Leonards, J.R., Levy, G., and Niemczura, R. Gastrointestinal blood loss during prolonged aspirin administration. *N. Engl. J. Med.*, **1973**, *289*:1020—1022.

Marshall, P.J., Kulmacz, R.J., and Lands, W.E.M. Constraints on prostaglandin biosynthesis in tissues. *J. Biol. Chem.*, **1987**, *262*:3510—3517.

Masferrer, J.L., Zweifel, B.S., Manning, P.T., Hauser, S.D., Leahy, K.M., Smith, W.G., Isakson, P.C., and Seibert, K. Selective inhibition of inducible cyclooxygenase-2 *in vivo* is anti-inflammatory and nonulcerogenic. *Proc. Natl. Acad. Sci. U.S.A.*, **1994**, *91*:3228—3232.

Meade, E.A., Smith, W.L., and DeWitt, D.L. Differential inhibition of prostaglandin endoperoxide synthase (cyclooxygenase) isozymes by aspirin and other non-steroidal anti-inflammatory drugs. *J. Biol. Chem.*, **1993**, *268*:6610—6614.

Ment, L.R., Oh, W., Ehrenkranz, R.A., Philip, A.G., Vohr, B., Allan, W., Duncan, C.C., Scott, D.T., Taylor, K.J., Katz, K.H., Schneider, K.C., and Makuch, R.W. Low-dose indomethacin and prevention of intraventricular hemorrhage: a multi-center randomized trial. *Pediatrics*, **1994**, *93*:543—550.

Mitchell, J.A., Akarasereenont, P., Thiemermann, C., Flower, R.J., and Vane, J.R. Selectivity of nonsteroidal anti-inflammatory drugs as inhibitors of constitutive and inducible cyclooxygenase. *Proc. Natl. Acad. Sci. U.S.A.*, **1993**, *90*:11693—11697.

O'Neill, G.P., Mancini, J.A., Kargman, S., Yergey, J., Kwan, M.Y., Falgueyret, J.P., Abramovitz, M., Kennedy, B.P., Ouellet, M., Cromlish, W., Culp, S., Evans, J.F., Ford-Hutchinson, A.W., and Vickers, P.J. Overexpression of human prostaglandin G/H synthase-1 and -2 by recombinant vaccine virus: inhibition by nonsteroidal anti-inflammatory drugs and biosynthesis of 15-hydroxyeicosatetraenoic acid. *Mol. Pharmacol.*, **1994**, *45*:245—254.

Rao, B.N., Anderson, M.B., Musser, J.H., Gilbert, J.H., Schaefer, M.E., Foxall, C., and Brandley, B.K. Sialyl Lewis X mimics derived from a pharmacophore search are selectin inhibitors with anti-inflammatory activity. *J. Biol. Chem.*, **1994**, *269*: 19663—19666.

Rumack, B.H., Peterson, R.C., Koch, G.G., and Amara, I.A. Acetaminophen overdose. 662 cases with evaluation of oral acetylcysteine treatment. *Arch. Intern. Med.*, **1981**, *141*:380—385.

Sandler, D.P., Smith, J.C., Weinberg, C.R., Buckalew, V.M., Jr., Dennis, V.W., Blythe, W.B., and Burgess, W.P. Analgesic use and chronic renal disease. *N. Engl. J. Med.*, **1989**, *320*:1238—1243.

Sibai, B.M., Caritis, S.N., Thom, E., Klebanoff, M., McNellis, D., Rocco, L., Paul, R.H., Romero, R., Witter, F., Rosen, M., Depp, R., and The National Institute of Child Health and Human Development Network of Maternal-Fetal Medicine Units. Prevention of preeclampsia with low-dose aspirin in healthy nulliparous pregnant women. *N. Engl. J. Med.*, **1993**, *329*:1213—1218.

Smilkstein, M.J., Knapp, G.L., Kulig, K.W., and Rumack, B.H. Efficacy of oral N-acetylcysteine in the treatment of acetaminophen overdose. Analysis of the national multicenter study (1976 to 1985). *N. Engl. J. Med.*, **1988**, *319*:1557—1562.

Sudlow, G., Birkett, D.J., and Wade, D.N. The characterization of two specific drug binding sites on human serum albumin. *Mol. Pharmacol.*, **1975**, *11*:824—832.

Vane, J., and Botting, R. Inflammation and the mechanism of action of antiinflammatory drugs. *FASEB J.*, **1987**, *1*:89—96.

Wallace, S.L. Colchicine: clinical pharmacology in acute gouty arthritis. *Am. J. Med.*, **1961**, *30*:439—448.

Zemer, D., Livneh, A., Danon, Y.L., Pras, M., and Sohar, E. Long-term colchicine treatment in children with familial Mediterranean fever. *Arthritis Rheum.*, **1991**, *34*:973—977.

Monographien und Übersichtsartikel

Abramson, S.R., and Weissmann, G. The mechanisms of action of nonsteroidal anti-inflammatory drugs. *Arthritis Rheum.*, **1989**, *32*:1—9.

Arend, W.P. Interleukin-1 receptor antagonists. *Adv. Immunol.*, **1993**, *54*:167—227.

Balfour, J.A., and Buckley, M.M. Etodolac, a reappraisal of its pharmacology and therapeutic use in rheumatic diseases and pain states. *Drugs*, **1991**, *42*:274—299.

Battistini, B., Botting, R., and Bakhle, Y.S. COX-1 and COX-2: toward the development of more selective NSAIDs. *Drug News Perspect.*, **1994**, *8*:501—512.

Bevilacqua, M.P., and Nelson, R.M. Selectins. *J. Clin. Invest.*, **1993**, *91*:379—387.

Bomalaski, J.S., and Clark, M.A. Phospholipase A2 and arthritis. *Arthritis Rheum.*, **1993**, *36*:190—198.

Borda, I.T., and Koff, R.S. (eds.) *NSAIDs. A Profile of Adverse Effects*. Hanley and Belfus, Inc., Philadelphia, **1992**.

Brooks, P.M. and Day, R.O. Nonsteroidal antiinflammatory drugs—differences and similarities. *N. Engl. J. Med.*, **1991**, *324*:1716—1725.

Brooks, P.M. Tenidap—a new antiarthritic agent. *Agents Actions Suppl.*, **1993**, *44*:161—163.

Buckley, M.M.T., and Brogden, R.N. Ketorolac. A review of its pharmocodynamic and pharmacokinetic properties and therapeutic potential. *Drugs*, **1990**, *39*:86—109.

Cash, J.M., and Klippel, J.H. Second-line drug therapy for rheumatoid arthritis. *New Engl. J. Med.*, **1994**, *330*:1368—1375.

Chanarin, N., and Johnston, S.L. Leukotrienes as a target in asthma therapy. *Drugs*, **1994**, *47*:12—24.

Clissold, S.P. Paracetamol and phenacetin. *Drugs*, **1986**, *32 Suppl. 4*:46—59.

Clive, D.M., and Stoff, J.S. Renal syndromes associated with nonsteroidal antiinflammatory drugs. *N. Engl. J. Med.*, **1984**, *310*:563—572.

Cronstein, B.N., and Weissmann, G. The adhesion molecules of inflammation. *Arthritis Rheum.*, **1993**, *36*:147—157.

Dascombe, M.J. The pharmacology of fever. *Prog. Neurobiol.*, **1985**, *25*:327—373.

Davies, R.O. Review of the animal and clinical pharmacology of diflunisal. *Pharmacotherapy*, **1983**, *3*:9S—22S.

Dinarello, C.A. Role of interleukin-1 and tumor necrosis factor in systemic responses to infection and inflammation. In, *Inflammation: Basic Principles and Clinical Correlates*, 2nd ed. (Gallin, J.I., Goldstein, I.M., and Snyderman, R., eds.) Raven Press, New York, **1992**, pp. 211—232.

Emmerson, B.T. Abnormal urate excretion associated with renal and systemic disorders, drugs, and toxins. In, *Uric Acid*. (Kelley, W.N., and Weiner, I.M., eds.) *Handbook of Experimental Pharmacology*, Vol. 51. Springer-Verlag, Berlin, **1978**, pp. 287—324.

Faulds, D., Goa, K.L. and Benfield, P. Cyclosporin. A review of its pharmacodynamic and pharmacokinetic properties and therapeutic use in immunoregulatory disorders. *Drugs*, **1993**, *45*:953—1040.

Friedel, H.A., Langtry, H.D., and Buckley, M.M. Nabumetone: a reappraisal of its pharmacology and therapeutic use in rheumatic diseases. *Drugs*, **1993**, *45*:131—156.

Gallin, J.I., Goldstein, I.M., and Snyderman, R. (eds.) *Inflammation: Basic Principles and Clinical Correlates*, 2nd ed. Raven Press, New York, **1992**.

Gebhart, G.F., and McCormack, K.J. Neuronal plasticity. Implication for pain therapy. *Drugs*, **1994**, *47 Suppl. 5*:1—47.

Hart, F.D., and Huskisson, E.C. Non-steroidal anti-inflammatory drugs. Current status and rational therapeutic use. *Drugs*, **1984**, *27*:232—255.

Hurwitz, E.S. Reye's syndrome. *Epidemiol Reviews.*, **1989**, *11*:249-253.

Kelley, W.N., Harris, E.D., Jr., Ruddy, S., and Sledge, C.B. (eds.). *Textbook of Rheumatology*, 4th ed., W.B. Saunders, Philadelphia, **1993**.

Kincaid-Smith, P. Effects of non-narcotic analgesics on the kidney. *Drugs*, **1986**, *32 Suppl. 4*:109—128.

Konttinen, Y.T., Kemppinen, P., Segerberg, M., Hukkanen, M., Recs, R., Santavirta, S., Sorsa, T., Pertovaara, A., and Polak, J.M. Peripheral and spinal neural mechanisms in arthritis with particular reference to treatment of inflammation and pain. *Arthritis Rheum.*, **1994**, *37*:965—982.

Lewis, A.J., and Furst, D.W. (eds.). *Nonsteroidal Anti-Inflammatory Drugs. Mechanisms and Clinical Use*. Marcel Dekker, New York, **1987**.

Lubbe, W.F. Low-dose aspirin in prevention of toxemia of pregnancy. Does it have a place? *Drugs*, **1987**, *34*:515-518.

Meredith, T.J., and Vale, J.A. Non-narcotic analgesics. Problems of overdosage. *Drugs*, **1986**, *32 Suppl. 4*:177-205.

Oates, J.A., Fitzgerald, G.A., Branch, R.A., Jackson, E.K., Knapp, H.R., and Roberts, L.J., II. Clinical implications of prostaglandin and thromboxane formation. *N. Engl. J. Med.*, **1988**, *319*:689—698, 761—767.

Patrono, C. Aspirin as an antiplatelet drug. *N. Engl. J. Med.*, **1994**, *330*:1287—1294.

Patrono, C., and Dunn, M.J. The clinical significance of inhibition of renal prostaglandin synthesis. *Kidney Int.*, **1987**, *32*:1—12.

Rainsford, K.O. (ed.) *Inflammation Mechanisms and Actions of Traditional Drugs*. Vol. I, *Anti-Inflammatory and Anti-Rheumatic Drugs*. CRC Press, Boca Raton, FL, **1985a**.

Rainsford, K.O. (ed.). *Newer Anti-Inflammatory Drugs*. Vol. II, *Anti-Inflammatory and Anti-Rheumatic Drugs*. CRC Press, Boca Raton, FL, **1985b**.

Saper, C.B., and Breder, C.D. The neurologic basis of fever. *N. Engl. J. Med.*, **1994**, *330*:1880—1886.

Shapiro, S.S. Treatment of dysmenorrhoea and premenstrual syndrome with nonsteroidal anti-inflammatory drugs. *Drugs*, **1988**, *36*:475—490.

Symposium. (various authors). Arthrotec Investigators Meeting. *Drugs*, **1993a**, *45 Suppl. 1*:1-37.

Symposium. (various authors). Nimesulide: a multifactorial theraputic approach to the inflammatory process. A 7-year clinical experience. *Drugs*, **1993b**, *46 Suppl. 1*:1—287.

Symposium. (various authors). *Anti-Rheumatic Drugs*. (Huskisson, E.C., ed.) Praeger Publishers, New York, **1983a**.

Symposium. (various authors). New perspectives on aspirin therapy. *Am. J. Med.*, **1983b**, *74 Suppl. 6A*:1—109.

Symposium. (various authors). Inflammatory disease and the role of VOLTAREN (diclofenac sodium). *Am. J. Med.*, **1986**, *80 Suppl. 4B*:1—87.

Symposium. (various authors). Nonsteroidal anti-inflammatory drug induced gastrointestinal damage. *Am. J. Med.*, **1988a**, *84 Suppl. 2A*:1—52.

Symposium. (various authors). Sulfasalazine in rheumatic diseases. *J. Rheumatol.*, **1988b**, *15 Suppl. 16*:1—42.

Thomas, S.H. Paracetamol (acetaminophen) poisoning. *Pharmacol. Ther.*, **1993**, *60*:91—120.

Todd, P.A., and Brogden, R.N. Oxaprozin. A preliminary review of its pharmacodynamic and pharmacokinetic properties, and therapeutic efficacy. *Drugs*, **1986**, *32*:291—312.

Todd, P.A. and Clissold, S.P. Naproxen. A reappraisal of its pharmacology and therapeutic use in rheumatic diseases and pain states. *Drugs*, **1990**, *40*:91-137.

Todd, P.A., and Clissold, S.P. Tenoxicam. An update of its pharmacology and therapeutic efficacy in rheumatic diseases. *Drugs*, **1991**, *41*:625—646.

Vane, J. Towards a better aspirin. *Nature*, **1994**, *367*:215—216.

Vane, J.R., and Botting, R.M. New insights into the mode of action of anti-inflammatory drugs. *Inflamm. Res.*, **1995**, *44*:1—10.

Wallace, S.L., and Singer, J.Z. Review: systemic toxicity associated with intravenous administration of colchicine—guidelines for use. *J. Rheumatol.*, **1988**, *15*:495—499.

Warnes, T.W. Colchicine in primary biliary cirrhosis. *Aliment. Pharmacol. Ther.*, **1991**, *5*:321—379.

Willard, J.E., Lange, R.A., and Hillis, L.D. The use of aspirin in ischemic heart disease. *N. Engl. J. Med.*, **1992**, *327*:175—181.

Yü, T.-F., Dayton, P.G., and Gutman, A.B. Mutual suppression of the uricosuric effects of sulfinpyrazone and salicylate: a study in interactions between drugs. *J. Clin. Invest.*, **1963**, *42*:1330—1339.

28 MEDIKAMENTE ZUR BEHANDLUNG VON ASTHMA

William E. Serafin

Asthma ist eine sehr häufige Erkrankung. Hierfür stehen 1 - 3% aller in einer Arztpraxis vorstelligen Patienten, ca. 500 000 Krankenhauseinweisungen pro Jahr sowie die Tatsache, daß Asthma die Erkrankung darstellt, die im Gegensatz zu allen anderen Monoerkrankungen eine Aufnahme in Kinderkliniken zur Folge hat. Mehr als 5000 Kinder und Erwachsene sterben jährlich in den Vereinigten Staaten an Asthmaanfällen. Die letzten zehn Jahre ergaben einen substantiellen Fortschritt im Verständnis der Pathophysiologie von Asthma. Asthma kann insofern nicht länger einfach als eine wiederkehrende Obstruktion der Atemwege oder als „gereizte Atemwege" angesehen werden. Vielmehr sollte diese Krankheit als eine entzündliche Erkrankung mit resultierender bronchialer Hyperreaktivität verbunden mit einem Bronchospasmus verstanden werden. Diese Sichtweise führte zu beträchtlichen Veränderungen in der Verschreibung bezüglich Prävention und medikamentöser Behandlung von Asthma. Kürzlich durchgeführte vergleichende klinische Studien zwischen einem entzündungshemmenden Behandlungsregime und einer einfachen bronchodilatatorischen Therapie ergaben, daß in der ursächlichen Behandlung der inflammatorischen Komponente die überwiegende günstige Wirkung zu sehen ist, und daß der Einsatz von Bronchodilatatoren primär von symptomatischem Wert ist.

In diesem Kapitel sollen Fakten näher beleuchtet werden, die für eine Entzündung als primär pathophysiologischem Prozess bei Asthma stehen. Es wird zudem die Behandlung der Bronchokonstriktion durch unterschiedliche Substanzen wie β-Adrenozeptor-Agonisten oder Ipatropium (siehe Kapitel 7 und 10) vorgestellt. Darüber hinaus beinhaltet dieses Kapitel auch Abschnitte über Arzneistoffe zur Behandlung der asthmatischen Entzündung wie z. B. Glukokortikoide und der Cromoglycinsäure ähnliche Substanzen (siehe Kapitel 59). Ebenso werden die Behandlung der allergischen Rhinitis und der chronisch obstruktiven Atemwegserkrankung aufgrund ihrer pathophysiologischen Verwandtschaft zum Asthma vorgestellt. Schlußendlich werden die Methylxanthine, die heutzutage weitaus weniger als früher in der Asthmabehandlung eingesetzt werden, besprochen, allerdings mehr aus dem Blickwinkel der nicht pharmakotherapeutischen Anwendung von Koffein und Methylxanthinen in Kaffee oder anderen Getränken. Zudem wird der Einsatz der Methylxanthine in der Behandlung der Apnoe bei Frühgeburten vorgestellt.

ASTHMA IST EINE ÜBERWIEGEND ENTZÜNDLICHE ERKRANKUNG

Die Erkenntnis, daß der Verengung der Atemwege beim Asthma sowohl im Ruhezustand als auch während eines Ausbruchs der Erkrankung entzündliche Prozesse zugrunde liegen, basiert auf zwei unterschiedlichen Untersuchungen am Menschen. Einmal kann eine gesteigerte Zahl entzündlicher Zellen wie Eosinophile, Makrophagen und Lymphozyten in der Bronchoalveolarflüssigkeit von Asthmapatienten im Vergleich zu gesunden Probanden nachgewiesen werden. Selbst bei Asthmatikern mit normaler Grundfunktion der Lungen, ohne akuten Asthmaanfall, konnten erhöhte Mengen an Eosinophilen und anderen entzündlichen Zellen in den Luftwegen beobachtet werden. Dies gilt für allergische und nicht-allergische Asthmatiker. Nach einer Antigenexposition findet man bei allergischen Asthmatikern einen weiteren Anstieg der Anzahl an entzündlichen Zellen in der Bronchoalveolarflüssigkeit.

Außerdem wurden zusätzlich zur Bronchiallavage Lungenbiopsien bei Gesunden und Asthmatikern entnommen. Im Vergleich zu den gesunden Individuen konnten bei Asthmatikern verdickte Luftwege und ein vermehrtes Einwandern von entzündlichen Zellen in das Lungengewebe beobachtet werden. Die Ursache für diese Entzündungen ist allerdings noch nicht geklärt. Bei ungefähr 50% der Kinder und einem weit geringeren Prozentsatz der Ewachsenen kann eine klar definierte Allergenexposition mit Asthma in Verbindung gebracht werden. Bei diesen Patienten ist die Exposition mit Allergenen teilweise oder sogar erheblich für die asthmatische Entzündung durch hypersensitive Sofortreaktionen verantwortlich. Vermutlich spielen sich diese Reaktionen auf einem eher unterschwelligen Niveau ab, was sich in einer chronischen milden bis moderaten Entzündung bemerkbar macht, aber keine Bronchokonstriktion verursacht. Bei der überwiegenden Mehrheit der erwachsenen Asthmapatienten und bei annähernd 50% der asthmatischen Kinder scheint jedoch keine wirklich identifizierbare allergische Komponente an der Genese des Asthmas beteiligt zu sein. Basierend auf epidemiologischen Studien, die eine Korrelation zwischen ansteigenden IgE-Spiegeln und der Prävalenz von Asthma aufzeigten (Burrows et al., 1989), erscheint es jedoch nicht ausgeschlossen, daß ein erheblicher Anteil der Asthmaanfälle eine allergische Komponente aufweisen, die aber nicht leicht durch standardisierte Verfahren wie Hauttests oder das Messen von antigenspezifischen IgE-Antikörpern im Blut identifizierbar ist.

Das allergische Asthma diente als Modell für die grundlegenden Studien zu Asthma, zum Teil deshalb, weil Asthmaanfälle durch eine geeignete Antigenexposition aktiv herbeigeführt werden können. Untersuchungen zum Mechanismus des allergischen Asthmas führen zu einem Verständnis für die gängigen therapeutischen Methoden einer rationalen Asthmabehandlung im allgemeinen. In Abbildung 28.1 ist die Mastzellenaktivierung durch eine Allergenexposition dargestellt. Allergenspezifisches IgE wird an die Mastzelle über den Fc-Rezeptor gebunden. Im Falle eines Kontaktes des Allergens mit IgE wird die Mastzelle aktiviert und setzt ihrerseits eine große Anzahl von Entzündungsmediatoren frei. Zu diesen Reaktionen zählen die Freisetzung des Inhalts der Granula, die Synthese von unterschiedlichsten Molekülen, die von Lipidmembranen abstammen sowie die Produktion einer Reihe von Zytokinen mit nachfolgender Initiierung der Transkription ihrer mRNA. Die auffälligste Eigenschaft dieses Schemas ist die enorme Vielfalt der freigesetzten Mediatoren, von denen jeder für sich bereits über mehr als nur einen wirkungsvollen Effekt auf die Entzündung der Atemwege verfügt (Tabelle 28.1).

Vasodilatation, gesteigerte Gefäßpermeabilität und die erhöhte endotheliale Anhaftungsfähigkeit gegenüber Leukozyten resultieren in einem Influx von inflammatorischen Zellen aus der Zirkulation in das Gewebe, wobei Lymphozyten, Eosinophile und Makrophagen dominieren. Wenn diese neu rekrutierten Zellen die Lunge errreichen, setzen sie eigene Mediatoren frei, die wiederum weitergehende inflammatorische Wirksamkeit aufweisen (Tabelle 28.2). Eine asthmatische Entzündung ist durch eine bronchiale Hyperreaktivität charakterisiert und unterscheidet sich insofern von anderen entzündlichen Zuständen wie beispielsweise der Pneumonie. Chronisch resultieren daraus Ödeme der Atemwege, eine Hypertrophie der glatten Muskulatur, ein Verlust am Endothel sowie eine bronchiale Hyperreaktivität gegenüber unspezifischen Stimuli wie strengem Geruch, kalter Luft, Schadstoffen oder Histamin. Eine asthmatisch bedingte Entzündung der Luftwege verursacht möglicherweise einen gesteigerten Parasympathikotonus, was eine Verengung der Bronchien zur Folge hat.

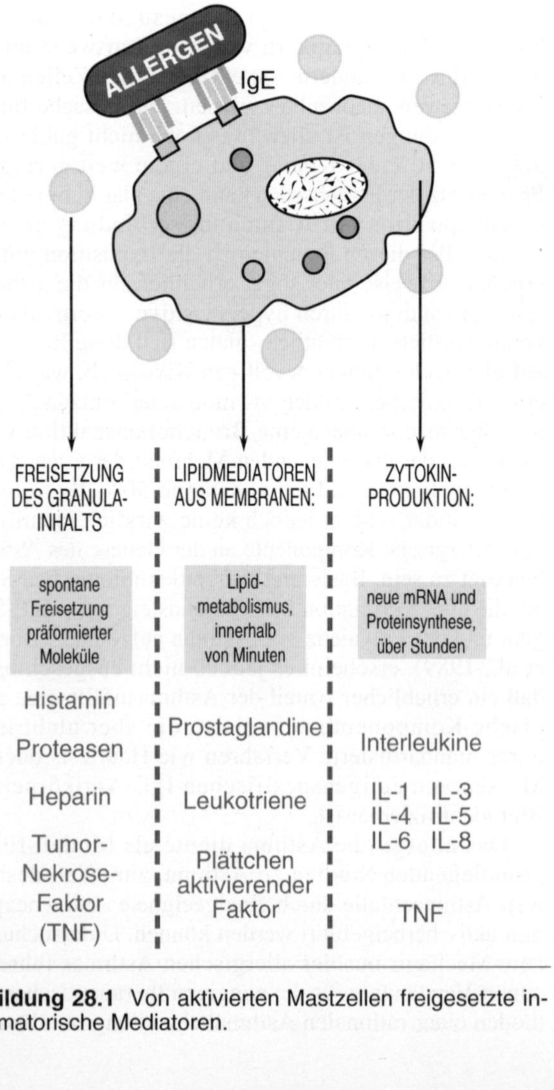

Aufgrund des oben vorgestellten Mechanismus läßt sich vorraussagen, daß ein Arzneistoff, der lediglich einen Mediator beeinflußt, weniger von substantiellem Nutzen sein dürfte, einfach deshalb, da an diesem Geschehen zahlreiche Mediatoren beiteiligt sind. So wird beispielsweise Histamin eindeutig während asthmatischer Reaktionen freigesetzt (Murray et al., 1986), Antihistaminika verfügen allerdings über keinen oder über nur einen geringen Vorteil in der Behandlung des allergischen Asthmas (Holgate, 1994). Es läßt sich also vorhersagen, daß Arzneistoffe mit breiterem Wirkspektrum gegen die asthmatische Enzündung von größerem therapeutischen Nutzen sein dürften als Substanzen, die lediglich bronchodilatierend wirken.

BEHANDLUNG VON ASTHMA

Tabelle 28.3 gibt einen Überblick über die Arzneistoffe, die für die ambulante Behandlung von Asthma erhältlich sind. Diese Substanzen werden in den nachfolgenden Abschnitten näher vorgestellt.

Inhalationsmedikamente

Topische Gabe von Arzneistoffen in die Lunge kann mittels Aeorsolen erreicht werden. Theoretisch sollte diese Art der Arzneistoffgabe hohe lokale Konzentrationen in den Lungen bei niedrigen systemischen Arzneistoffkonzentrationen zur Folge haben und dadurch eine deutliche Verbesserung des therapeutischen Effektes bei gleichzeitiger Minimierung der unerwünschten Nebenwirkungen. Die am häufigsten eingesetzten Substanzen in der Behandlung von Asthma, β_2-Adrenozeptor-Agonisten und Glukokortikoide, zeigen nach systemischer Gabe schwere Nebenwirkungen. Da vor allem die Lunge selbst in das pathophysiologische Geschehen des Asthma involviert zu sein scheint, sind die theoretischen Vorteile einer Aerosolbehandlung bei limitierten systemischen Wirkungen beträchtlich. In der Tat können wohl mehr als 90% der Asthmatiker, die in der Lage sind, das Inhalationssystem adäquat zu bedienen, mit Aerosolen befriedigend

Abbildung 28.1 Von aktivierten Mastzellen freigesetzte inflammatorische Mediatoren.

Tabelle 28.1 Mediatoren entzündlicher Prozesse in Mastzellen

KLASSE	MEDIATOR	EFFEKTE
präformiert	Histamin	Vasodilatation, Vasopermeabilität, Juckreiz, Husten, Bronchokonstriktion, Schnupfen
	TNF-α	Regulation der Adhäsionsmoleküle
	Proteasen	Vasodilatation, Vasopermeabilität, Bronchokonstriktion
	Heparin	?
von Lipiden abgeleitet	LTC_4	Bronchokonstriktion, Vasodilatation, Vasopermeabilität
	LTB_4	Chemotaxie von Leukozyten
	PGD_2	Vasodilatation, Vasopermeabilität, Bronchokonstriktion, Schleimsekretion
	PAF	Bronchokonstriktion, Chemotaxie von Leukoxyten
Zytokin	TNF-α	Regulation der Adhäsionsmoleküle
	IL-1	Starker inflammatorischer Promotor
	IL-3	Mastzellenteilung
	IL-4	Mastzellenteilung, B-Lymphozyten nehmen Produktion von IgE auf
	IL-5	Differenzierung der Eosinophilen und Chemotaxie
	IL-6	Lymphozytenwachstum und -differenzierung
	IL-8	Leukozyten-Chemotaxie
	GM-CSF	Stimulation von Neutrophilen, Eosinophilen und Makrophagen
	MIP-1α	Chemotaxie von T-Lymphozyten, Eosinophilen, Monozyten

Abkürzungen: GM-CSF, *granulocyte/macrophage colony-stimulating factor*; LT: Leukotrien; MIP: *macrophage inflammatory protein*; PG: Prostaglandin; TNF: Tumornekrosefaktor; PAF: Plättchen aktivierender Faktor; Il: Interleukin.

Tabelle 28.2 Zellen, die während einer asthmatischen Entzündung rekrutiert werden

ZELLE	MEDIATOREN	EFFEKTE
Eosinophiler	*major basic protein*, ECP, EDNT, LTC_4, IL-1, IL-6, GM-CSF, Superoxid	epitheliale Abstoßung, Bronchokonstriktion, Aufrechterhaltung der Entzündung
T-Lymphozyt	verschiedene Zytokine	Stimulation der Entzündung
Basophiler	Histamin, LTC_4, IL-4	Bronchokonstriktion, Mastzellenvermehrung
Makrophage	TNF-α, Superoxid, Proteasen, LTB_4, PGD_2	Gewebsschädigung, Chemotaxie, Bronchokonstriktion, Schleimproduktion

Abkürzungen: ECP: *eosinophil cationic protein*; EDNT: *eosinophil-derived neurotoxin*; LT: Leukotrien; IL: Interleukin; GM-CSF: *granulocyte/macrophage colony-stimulating factor*; TNF: Tumornekrosefaktor; PG: Prostaglandin.

eingestellt werden. Aufgrund der besonderen Beschaffenheit von Inhalationssystemen und ihrer substantiellen Effekte hinsichtlich der therapeutischen Breite sollen die Prinzipien dieser Anwendung näher diskutiert werden. Die Substanzen, die durch Aerosole appliziert werden können, werden dann besprochen.

Eine Übersicht über die Chemie und Physik von Aerosol-Freisetzungssystemen bieten Taburet und Schmit (1994). Ein Diagramm über die Pharmakokinetik der therapeutischen Substanzen, die so angewendet werden, ist in Abbildung 28.2 gegeben. Eine kritische Eigenschaft der Gabe von Teilchen in die Lunge ist deren Größe. Partikel, die größer als 10 µm sind, werden primär im Mund und dem Oropharynx zurückgehalten, während Teilchen, die kleiner als 0,5 µm sind, in die Alveolen eingeatmet und folglich auch wieder ausgeatmet werden, ohne in den Lungen zu bleiben. Arzneistoffe mit einem Teilchendurchmesser zwischen 1 - 5 µm werden in den kleinen Luftwegen zurückgehalten und sind somit äußerst effektiv. Jedoch kann unglücklicherweise kein Aerosolsystem, das klinisch zur Anwendung kommt, so gleichmäßig uniforme Teilchen in der limitierten optimalen Größenverteilung produzieren. Zusätzlich zur Partikelgröße sind eine Reihe weiterer Faktoren für eine effektive Einbringung des Arzneistoffs in die Bronchialäste verantwortlich. Wichtige Variable hierfür sind unter anderem die Atemfrequenz sowie das Anhalten der Atmung nach erfolgter Inhalation. Die Empfehlung lautet, daß nach

Tabelle 28.3 Medikamente zur Asthmabehandlung

ARZNEISTOFF	FORMULIERUNG	INITIALE DOSIERUNG	
		ERWACHSENE	KINDER (≤ 40 KG)
Antiphlogistisch wirksamer Arzneistoff			
Kortikosteroide			
Beclomethason-dipropionat	Dosieraerosol[1] (42 µg/Sprühstoß)	2-4 × 2-4 Sprühstöße/Tag	4 × 2 Sprühstöße/Tag oder 2 × 4 Sprühstöße/Tag
Fluticason	Dosieraerosol (50, 125, 250 µg/Sprühstoß)	2 × 100-1000 µg/Tag	2 × 50-100 µg/Tag
Budesonid[2]	Dosieraerosol[1] (50, 200 µg/Sprühstoß) oder Turbohaler (100, 200, 400 µg/Sprühstoß)	400-2400 µg/Tag geteilt in 2-4 Einzeldosen	2 × 200-400 µg/Tag
Flunisolid	Dosieraerosol[1] (250 µg/Sprühstoß)	2 × 2-4 Sprühstöße/Tag	2 × 2 Sprühstöße/Tag
Triamcinolonacetonid	Dosieraerosol[1] (100 µg/Sprühstoß)	3-4 × 2 Sprühstöße/Tag oder 2 × 4 Sprühstöße/Tag	3-4 × 1-2 Sprühstöße/Tag oder 2 × 4 Sprühstöße/Tag
Prednison oder Prednisolon	oral, Tablette (5, 10, 20 mg) oral, Lösung	akut: bis zu 5-14 Tage 50 mg/Tag chronisch: bis zu 40 mg jeden zweiten Tag[3]	akut: 5-14 Tage 2 × 10-40 mg/Tag chronisch: 20-40 mg jeden zweiten Tag[3]
Cromoglykat	Spinhaler, Pulver (20 mg/Kapsel)	4 × 1 Kapsel/Tag	4 × 1 Kapsel/Tag
	Dosieraerosol[1,4] (800 µg/Sprühstoß)	4 × 2-4 Sprühstöße/Tag	4 × 2-4 Sprühstöße/Tag
	vernebelbare Lösung[5] (10 mg/ml)	4 × 20 mg/Tag	4 × 20 mg/Tag
Nedocromil	Dosieraerosol[1] (1,75 mg/Sprühstoß)	4 × 2 Sprühstöße/Tag	4 × 2 Sprühstöße/Tag
Bronchodilatatoren			
Selektive β$_2$-Adrenozeptor-Agonisten			
Albuterol	Dosieraerosol[1] (90 µg/Sprühstoß)	bei Bedarf 2 Sprühstöße alle 4-6 Stunden[6]	bei Bedarf 2 Sprühstöße alle 4-6 Stunden[6]
	Diskhaler, Pulverinhalator (200 µg/Kapsel)	bei Bedarf 1-2 Kapseln alle 4-6 Stunden[6]	bei Bedarf 1-2 Kapseln alle 4-6 Stunden[6]
	vernebelbare Lösung[5] (5 mg/ml)	bei Bedarf 3-4 × 2,5 mg/Tag	bei Bedarf 0,1-0,15 mg/kg alle 4-6 Stunden
	Sirup oder Tablette	bei Bedarf 3-4 × 2-4 mg/Tag	bei Bedarf 0,1 mg/kg (max. 2 mg) alle 6-8 Stunden
	Retard-Tablette	4-8 mg alle 12 Stunden	0,1-0,2 mg/kg alle 12 Stunden
Bitolterolmesylat*	Dosieraerosol[1] (370 µg/Sprühstoß)	bei Bedarf 2-3 Sprühstöße alle 4-6 Stunden[6]	bei Bedarf 2 Sprühstöße alle 4-6 Stunden[6]
	vernebelbare Lösung[5] (2 mg/ml)	bei Bedarf 2-4 × 1,5-3,5 mg/Tag	bei Bedarf 2-4 × 1,5 mg/Tag
Pirbuterol	Dosiaeraerosol[1] (200 µg/Sprühstoß)	bei Bedarf 2 Sprühstöße alle 4-6 Stunden[6]	bei Bedarf 2 Sprühstöße alle 4-6 Stunden[6]
Salmeterol	Dosieraerosol[1] (21 µg/Sprühstoß)	2 × 2 Sprühstöße/Tag[7]	2 × 1-2 Sprühstöße/Tag[7]
Terbutalin	Dosieraerosol[1] (200 µg/Sprühstoß)	bei Bedarf 2 Sprühstöße alle 4-6 Stunden[6]	bei Bedarf 2 Sprühstöße alle 4-6 Stunden[6]
	Tablette	3 × 2,5-5 mg/Tag	3 × 1,25-2,5 mg/Tag
Theophyllin	Retardkapseln oder Tabletten[8]	300-600 mg/Tag[9]	jünger als 1 Jahr: mg/kg/Tag = 0,2 × (Alter in Wochen) + 5[9] 1-9 Jahre: 12-20 mg/kg/Tag[9] 9-12 Jahre: 12-18 mg/kg/Tag[9] 12-16 Jahre: 12-16 mg/kg/Tag[9]

* In Deutschland nicht im Handel (Anm. d. Hrsg.).

langsamen und tiefen Atemzügen, der Atem für etwa fünf bis zehn Sekunden angehalten werden sollte.

Wie Abbildung 28.2 illustriert, verbleibt selbst unter idealen Umständen nur ein kleiner Teil, typischerweise 2 - 10% des inhalierten Arzneistoffs in der Lunge, und der überwiegende Anteil wird geschluckt. Für minimale systemische Wirkungen sollte deshalb ein inhalierbarer Arzneistoff entweder nur geringfügig aus dem Gastrointestinaltrakt resorbiert werden oder rasch über den Firstpass-Metabolismus in der Leber inaktiviert werden. Somit sollte jedes Unterfangen, das einen höheren Prozentsatz an Verteilung in die Lungen und einen niedrigeren den Gastrointestinaltrakt erreichenden Anteil zur Folge hat, die therapeutische Breite verbessern. So kann zum Beispiel bei exakt dosierbaren Inhalatoren ein großvolumiger, sogenannter Spacer am Dosieraerosol befestigt werden. Ein solcher Spacer ist ein Rohr oder Beatmungsbalg, der den Inhalator mit dem Mund des Patienten verbindet. Der Arzneistoff wird aus dem Inhaltor in den Spacer hinein ausgestoßen und der Patient atmet wiederum den Inhalt aus dem Spacer ein. Durch die Anwendung des Spacer wird einmal durch eine Limitierung der Menge der größeren Teilchen (> 10 µm), die den Mund erreichen, sowie durch reduzierte Anforderungen an den Patienten, die Inhalation des Arzneistoffs mit der Aktivierung des Inhalators akkurat zu koordinieren (Byrant und Shimizu, 1988), ganz deutlich das Verhältnis der inhalierten zur verschluckten Arzneimittelmenge verbessert. Der letztgenannte Grund ist nicht trivial, da durch mehrere Studien gezeigt werden konnte, daß mehr als 50% der Patienten ihren Inhalator mit einer nicht geeigneten Technik bedienen (Epstein et al., 1979, Marfarlane und Lane, 1980) und dadurch ganz deutlich die in die Lungen zu inhalierende Arzneistoffmenge vermindern, während die im Mund verbleibende Menge gleich bleibt.

In der Inhalationstherapie kommen zwei unterschiedliche Vorrichtungen zur Anwendung, nämlich *Dosieraerosole* und *Vernebler*. Durch beide Gerätschaften können Teilchen in einem Größenbereich erhalten werden, die die gewünschte Größe zwischen 1 - 5 µm einschließt. Bei ordnungsgemäßer Anwendung sind sie hinsichtlich der Beschickung der Lunge mit Arzneistoff gleichermaßen effektiv, auch bei ziemlich schweren asthmatischen Zuständen, wo die Fähigkeit für eine Inhalation eingeschränkt ist (Turner et al., 1988, Beneton et al., 1989). Trotzdem bevorzugen manche Ärzte und viele Patienten bei schweren asthmatischen Zuständen und bei schwacher Einatmungsfähigkeit den Gebrauch eines Verneblers. Die Dosieraerosole bieten hingegen den Vorteil, billiger und transportabel zu sein. Der Vernebler dagegen besitzt den Vorteil, die Handhabung nicht mit der Atmung koordinieren zu müssen. Zudem kann die Behandlung mittels Verneblers bei kleinen Kindern oder älteren konfusen Patienten mit einer Gesichtsmaske erreicht werden. Der substantielle Nachteil der Dosieraerosole besteht in der Verwendung von Fluor-Chlor-Kohlenwasserstoffen als Treibgas. Auf diesen Geräten liegt derzeit ein weltweiter Bann wegen der Produktion von Fluor-Chlor-Kohlenwasserstoffen, deren Herstellung möglicherweise bald verboten werden wird. Nicht halogenierte Treibgase sind zur Zeit in der Er-

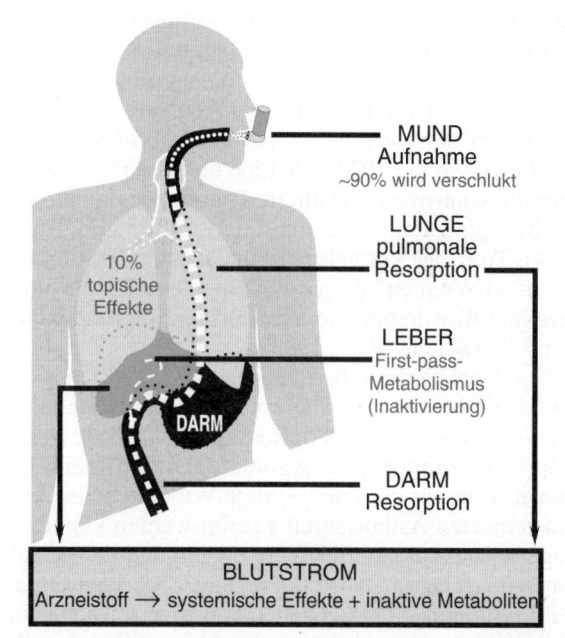

Abbildung 28.2 Schematische Abbildung der Verteilung eines inhalierten Arzneistoffs (mit Genehmigung modifiziert nach Taburet und Schmit, 1994).

Tabelle 28.3 *(Fortsetzung)*

1. Oft wird ein Spacer in Kombination mit einem Dosieraerosol benutzt. Eine solche Vorrichtung dient als Reservoir für den versprühten Arzneistoff und macht die Notwendigkeit einer Koordination aus Einatmung und Bedienung des Dosieraerosols überflüssig.
2. Erhältlich in Kanada und Europa; unter den in dieser Liste aufgeführten Kortikosteroiden verfügt Budesonid wahrscheinlich über das günstigste Verhältnis einer topischen und systemischen Glukokortikoidwirkung.
3. Einfachdosis für jeden 2. Tag. Nach einer einmonatigen Kontrolle sind Dosisreduktionen um 5 - 10 mg alle zwei Wochen auf solch niedrige Dosen möglich, die den Patienten symptomfrei halten.
4. Nach Aussage von einigen Fachärzten wird durch Dosieraerosole weniger Arzneistoff in die Lunge freigesetzt als durch vernebelbare Lösungen oder mittels Kapselformulierungen.
5. Vernebelbare Lösungen sind vor allem bei sehr jungen und sehr alten Patienten von Vorteil, die nicht in der Lage sind, ein Dosieraerosol regelgerecht zu bedienen. Zudem können höhere Arzneistoffdosierungen verabreicht werden. Jedoch benötigt man zur Arzneistoffapplikation mehr Zeit und das Gerät ist in der Regel nicht transportabel.
6. Der Abstand zwischen jedem Sprühstoß sollte bei Patienten mit akutem Streß ein bis drei Minuten betragen, um die Verabreichung des Aerosols zu verbessern.
7. Lang wirksam; sollte nicht bei Bedarf zur Kontrolle der akuten Symptome angewendet werden.
8. Retardformulierung; ist möglicherweise nicht austauschbar.
9. Um sicherzustellen, daß höhere Dosierungen sicher gegeben werden können sollte man mit einer niedrigen Dosierung beginnen und diese in drei bis vier Intervallen in Abhängigkeit von der klinischen Reaktion und der Serumkonzentration steigern (L. Hendeles et al., J. Pediatr., 1992, 20:177). Die initiale Dosierung bei Kindern sollte nicht über 600 mg/Tag liegen.

QUELLE: mit Genehmigung reproduziert nach *The Medical Letter*, in Anonymus, 1995

probung, sie sind allerdings bis heute nicht in den Vereinigten Staaten zugelassen.

Eine Alternative zu den Dosieraerosolen besteht in der Verwendung von *Trockenpulver-Inhalatoren*. Diese benutzen in der Regel Lactose oder Glukose als Trägersubstanz für die Arzneistoffe. Einer der Nachteile dieser Geräte ist der relativ hohe Luftstrom, der für eine ausreichende Suspension des Pulvers notwendig ist. Kleine Kinder, ältere Patienten und solche, die an schweren asthmatischen Zuständen leiden, sind im allgemeinen nicht in der Lage, einen solchen Luftstrom zu erzeugen. Zudem kann das Pulver bei der Inhalation zu Reizungen führen.

Bronchodilatatoren

β-Adrenozeptor-Agonisten Geschichte, Chemie, pharmakologische Eigenschaften und Wirkmechanismus der β-Adrenozeptor-Agonisten wurde bereits in Kapitel 10 besprochen. Die Diskussion dieser Substanzen in diesem Kapitel ist auf die Anwendung bei Asthma beschränkt.

Epidemiologische Untersuchungen ließen vermuten, daß es Phasen einer erhöhten Asthmamortalität während der Einführung von inhalierbarem Adrenalin und Isoprotenorol um 1940, von hochdosiertem *Isoprotenorol* 1960 und *Fenoterol* um 1970 gab. Eine umfassende Übersicht über die kontrovers diskutierte Pharmakoepidemiologie der $β_2$-Agonisten wurde publiziert (Sears und Taylor, 1994). Trotz der Verfügbarkeit und des breiten Einsatzes der effektiveren und länger wirksamen selektiven Agonisten vom $β_2$-Adrenozeptorsubtyp steigt die Asthmamortalität weltweit an (Page, 1993).

Die Inhalation von β-Adrenozeptor-Agonisten ist eindeutig die bevorzugte Therapie für eine Bronchokonstriktion (Fanta et al., 1986, Rossing et al., 1980, Nelson, 1995). β-Adrenozeptor-Agonisten sind die einzigen Arzneistoffe, für die eine sofortige Wirkung beim akuten und schweren Asthmaanfall gezeigt werden konnte. Im Gegensatz zur limitierten Verwendung bei der symptomatischen Therapie wird die regelmäßige Verwendung der $β_2$-Adrenozeptor-Agonisten kontroverser betrachtet, da $β_2$-Adrenozeptor-Agonisten nicht so wirkungsvoll in der Prävention eines Asthmaanfalls sind (Haahtela et al., 1991). Aufgrund einer gesteigerten bronchialen Überempfindlichkeit (Page, 1993), womöglich aufgrund einer Tachyphylaxie durch eine verminderten Anzahl an β-Adrenozeptoren sinkt ihre Wirksamkeit. In klinischen Studien führte eine regelmäßige Anwendung des $β_2$-Adrenozeptor-Agonisten Fenoterol zu einer verschlechterten Kontrollierbarkeit des Asthmas im Vergleich zur symptomatischen Verwendung. Ein intermittierender, prophylaktischer Gebrauch der $β_2$-Adrenozeptor-Agonisten bei Belastungsasthmas ist hoch effektiv und sicher (McFadden und Gilbert, 1994).

Für eine akute Inhalationsbehandlung des Bronchospasmus scheint es nur eine schwache rationale Basis hinsichtlich der Wahl zwischen den selektiven $β_2$-Adrenozeptor-Agonisten wie *Albuterol, Terbutalin, Pirbuterol* oder *Bitolterol* zu geben. Albuterol und Terbutalin werden neben vernebelbaren Lösungen auch als Dosieraerosole angeboten. Durch Bitolterol ist möglicherweise die erwünschte Bronchodilatation länger andauernd als zwei bis drei Stunden, also im Vergleich zu den anderen Arzneistoffen wohl ein deutlich längerer Zeitraum, der eventuell auf der Umwandlung zu *Colterol* (den aktiven Metaboliten) in der Lunge beruht, bevor der weitere Metabolismus zu inaktiven Stoffwechselprodukten einsetzt (siehe Friedel und Brogden, 1988). Jedoch verhindert sein unangenehmer Geschmack den breiten Einsatz. Jede der oben erwähnten Substanzen verfügt über einen raschen Wirkungseintritt.

Orciprenalin und *Isoetharin* sind geringfügig kürzer wirksam und weniger selektiv am $β_2$-Adrenozeptor, während Isoproterenol den $β_1$- und $β_2$-Adrenozeptor gleichmäßig aktiviert und über eine noch kürzere Wirkdauer verfügt.

> Isoetharin ist in Deutschland nicht im Handel (Anm. d. Hrsg.).

Das ehemals vorwiegend in der Therapie verwendete Adrenalin findet heute allenfalls seine Anwendung in weniger potenten, nicht verschreibungspflichtigen Inhalatoren, die ausschließlich für junge Patienten mit milden, intermittierenden Symptomen geeignet sind. Adrenalin kann ebenfalls subkutan bei Patienten gegeben werden, die aufgrund von Alter und Schweregrad des Asthmas unfähig sind, Aerosole anzuwenden.

Die Inhalation selektiver $β_2$-Adrenozeptor-Agonisten führt üblicherweise zu einer exzellenten Bronchodilatation oder einem kurz andauernden Schutz gegenüber einer Verschlechterung, besonders bei jüngeren Asthmapatienten, ohne ausgeprägte kardiale oder andere systemische Effekte. Das Überschreiten der empfohlenen Dosierung zieht eine Intensivierung der Nebenwirkungen nach sich. Die weitaus größere Gefahr dieser Substanz resultiert allerdings aus der Neigung der Patienten, die Selbstmedikation während Phasen, bei denen die Symptome eskalieren, fortzusetzen. Um medizinische Notfälle zu vermeiden, sollten die Patienten dazu ermutigt werden, medizinische Hilfe aufzusuchen, sobald sie einen deutlichen Wirkverlust ihrer üblichen Behandlung feststellen. Die tägliche Peak-flow-Messung mit billigeren und bedienungsfreundlicheren Geräte kann dazu beitragen, die Notwendigkeit einer zusätzlichen, intensiveren antiinflammatorischen Therapie, wie beispielsweise oraler oder inhalierbarer Glukokortikoide, nachzuweisen (Anonymus, 1992).

Salmeterol ist ein langwirksamer, selektiver $β_2$-Adrenozeptor-Agonist, der in den Vereinigten Staaten zugelassen wurde (Cheung et al., 1992, D'Alonzo et al., 1994, Kamada et al., 1994). Aufgrund des langsamen Wirkungseintritts ist Salmeterol nicht zur Behandlung eines akuten Bronchospasmus geeignet. Wegen andauernder Kontroversen über den Nutzen von $β_2$-adrenergen Bronchodilatatoren in der regelmäßigen und weniger der symptomatischen Therapie (Anonymus, 1992, Cheung et al., 1992) muß sich der Wert von Salmeterol in der Asthmabehandlung erst noch erweisen. Eine zweimal tägliche Behandlung für vier bis acht Wochen verringerte die bronchodilatorische Antwort von Salmeterol nicht. Jedoch führte die anhaltende Einnahme zu einem Verlust der protektiven Wirksamkeit von Salmeterol gegenüber dem Bronchokonstriktor Methacholin (Cheung et al., 1992). Bei Patienten, die niedrige Dosen von Glukokortikoiden erhielten, ergab im Vergleich zur Dosiserhöhung der Glukokortikoide die Ko-Medikation von Salmeterol eine bessere Kontrolle der Asthmasymptomatik (Greening et al., 1994). Ein vielversprechender Nutzen, der von der 12-Stunden-Wirksamkeit des Salmeterols herrührt, ist die Prävention vor nächtlichen Asthmaanfällen.

Orale Therapie mit β-Adrenozeptor-Agonisten
Die Verwendung oral verabreichter Adrenozeptor-Agonisten zur Bronchodilatation hat keine breite Akzeptanz erlangt, wohl aufgrund des höheren Risikos schwere Nebenwirkungen zu erleiden, insbesondere Nervosität, Muskelkrämpfe, Tachyarrhythmien und metabolische Störungen (siehe Kapitel 10). Es gibt jedoch zwei Situationen, in denen β-Adrenozeptor-Agonisten häufig eingesetzt werden. Zum einen wird eine kurzzeitige Behandlungen von kleinen Kindern (< 5 Jahre), die Dosieraerosole nicht bedienen können und die gelegentlich an Giemen verbunden mit viralen Infekten der oberen Atemwege leiden, gut toleriert, und sie erweist sich als effektiv. Desweiteren kann bei einigen Patienten mit schwersten Asthmazuständen jegliche Anwendung eines Aerosols, egal ob über einen Vernebler oder ein Dosieraerosol verabreicht, zu Reizungen führen und somit eine Verschlechterung des Hustens und Bronchospasmus verursachen. Unter diesen Umständen kann eine orale Therapie mit β_2-Adrenozeptor-Agonisten (Albuterol, Orciprenalin oder Terbutalintabletten) wirkungsvoll sein. Jedoch ist die Häufigkeit unerwünschter Nebenwirkungen bei oral verabreichten Arzneistoffen bei Erwachsenen höher als bei Kindern.

Auch wenn für die β-Adrenozeptoren gezeigt werden konnte, daß ihre Stimulation eine gehemmte Freisetzung von proinflammatorischen Mediatoren aus den Mastzellen zur Folge hat, reduziert eine Langzeitgabe mit β_2-Adrenozeptor-Agonisten, egal ob oral oder über Inhalatoren gegeben, nicht die bronchiale Hyperreaktivität. Somit muß ein anderes Vorgehen in der Behandlung der chronischen Symptome gewählt werden.

Anticholinerg wirksame Substanzen Es gibt eine lange Geschichte über die Verwendung von anticholinerg wirksamen Arzneistoffen in der Therapie des Asthmas. Diese Substanzen werden ausführlich im Kapitel 7 besprochen. Mit dem Aufkommen der inhalierbaren β-Adrenozeptor-Agonisten nahm die Bedeutung der Anticholinergika ab. Das erneute Interesse an den Anticholinergika geht mit den jüngeren Erkenntnissen über die parasympathischen Einflüsse beim Bronchospasmus einher sowie der Verfügbarkeit von *Ipatropiumbromid*, einem quartärnären Anticholinergikum, das über bessere pharmakologische Eigenschaften verfügt als die älteren Substanzen. Ein besonders gutes Ansprechen gegenüber Ipatropium konnte in einer Subgruppe von Asthmapatienten beobachtet werden, nämlich bei solchen mit psychogen induzierter Verschlechterung des Zustands (Neild und Cameron, 1985, Rebuck und Marcus, 1979).

Die durch Ipatropium herbeigeführte Bronchodilatation bei Asthmatikern ist eher langsam und ist im Vergleich zu β-Adrenozeptor-Agonisten weniger intensiv. Bei manchen Patienten dauert die Wirkung bis zu sechs Stunden an. Die Variabilität der Ipatropiumwirkung bei Asthmapatienten reflektiert nicht nur die Unterschiedlichkeit im Ausmaß des Parasympathikotonus sondern auch die Beteiligung der Reflexaktivierung der cholinergen Leitungsbahn an der Ausbildung der Symptome bei den einzelnen Patienten. Somit muß die Anwendung von Ipatropium in der Therapie individuell angepaßt werden. Pharmakologische Eigenschaften sowie therapeutische Anwendung von Ipatropium wurden in einer Übersichtsarbeit von Gross (1988) diskutiert.

Die kombinierte Gabe von Ipatropium und β_2-Adrenozeptor-Agonisten führt in der Behandlung von leichtem Asthma zu einer geringfügig besseren und verlängerten Bronchodilatation im Vergleich zur Einzelgabe der beiden Präparate (Byrant und Rogers, 1992). Bei der akuten Bronchokonstriktion ist die kombinierte Gabe von β_2-Adrenozeptor-Agonisten und Ipatropium effektiver als irgendeine andere Substanz und auch wirkungsvoller als eine Dosiserhöhung des β_2-Adrenozeptor-Agonisten (Byrant, 1986; Byrant und Rogers, 1992). In einer großen Multizenterstudie konnten diese Befunde bestätigt werden, und es konnte gezeigt werden, daß Asthmatiker mit einer initial äußerst schlechten Lungenfunktion am meisten von dieser Kombinationstherapie profitieren (Rebuck et al., 1987). Somit sollte die Kombination aus einem selektiven β_2-Adrenozeptor-Agonisten mit Ipatropium immer in der akuten Behandlung von schwersten asthmatischen Zuständen in Betracht gezogen werden. Ipatropium ist als Dosieraerosol wie auch als vernebelbare Lösung erhältlich, die für eine Ko-Medikation mit Albuterollösung gemischt werden kann. In Europa sind Dosieraerosole erhältlich, die ein Gemisch aus Ipatropium und Fenoterol enthalten.

Theophyllin Theophyllin und verwandte Substanzen, die Aminophylline, wurden in der Vergangenheit intensiv als Bronchodilatatoren eingesetzt, sind aber heutzutage weniger gebräuchlich. Pharmakologie und Anwendung dieser Substanzen und der anderen Methylxanthine werden später besprochen.

Entzündungshemmende Substanzen

Zwei Klassen antiinflammatorischer Substanzen stehen zur Verfügung, nämlich Glukokortikoide und der Cromoglycinsäure ähnliche Substanzen. Im Vergleich zu den Cromoglykaten sind die Glukokortikoide potenter, werden insofern breiter angewendet und können systemisch verabreicht werden. Inhalierte Cromoglycinsäure bietet den potentiellen Vorteil weniger oft auftretender und nicht so schwerer Nebenwirkungen. Cromoglycinsäure ist ebenfalls als vernebelbare Lösung erhältlich, was eine Behandlung von Patienten ermöglicht, die Dosieraerosole nicht bedienen können.

Glukokortikoide Die Geschichte, Chemie, pharmakologische Eigenschaften sowie der Wirkmechanismus der Glukokortikoide werden im Kapitel 59 besprochen. Die Diskussion an dieser Stelle ist auf ihre Anwendung in der Asthmatherapie beschränkt. Barnes und Pedersen (1993) haben ausführliche Übersichten zu dieser Problematik publiziert.

Eine systemische Glukokortikoidgabe wird bereits seit langer Zeit eingesetzt, um chronische, schwere Asthmazustände oder ihre akute Verschlechterung zu behandeln (McFadden, 1993, Greenberger, 1992). Die Entwicklung von Aerosolen verbesserte die Sicherheit der Glukokortikoidbehandlung deutlich und erlaubt auch eine Anwendung bei milderen Formen des Asthmas (Lipworth, 1993, Pavord und Knox, 1993, Busse, 1993). Asthmapatienten, die viermal wöchentlich und häufiger β_2-Adrenozeptor-Agonisten inhalieren, sind potentielle Kandidaten für eine inhalative Glukokortikoidtherapie (Anonymus, 1991, Israel und Drazen, 1994, Barnes, 1995). In den Vereinigten Staaten sind *Beclomethason, Triamcinolon* und *Flunisolid* als Dosieraerosole erhältlich. Vernebelbare Lösungen sind nicht verfügbar. *Budesonid* und *Fluticason* finden in Europa und anderswo in der Asthmatherapie Anwendung und wurden 1994 von der FDA für die Behandlung der saisonalen und chronischen allergischen Rhinitis zugelassen. Es gibt keine überzeugende Daten, daß irgendeiner der Arzneistoffe, die in den Vereinigten Staaten verfügbar sind, einen Vorteil hinsichtlich Wirksamkeit oder Nebenwirkungen aufweist (Pavord und Knox, 1993). Jedoch bestehen beträchtliche Unterschiede in den Formulierungen dieser Substanzen im Hinblick auf die im Mikrogrammbereich versprühten Arzneistoffmengen durch einen einzigen Sprühstoß (Tabelle 28.3).

Inhalierte Glukokortikoide Die Dosis der inhalierten Steroide muß empirisch für jeden Patienten ermittelt werden und sollte eher auf der Arzneimittelmenge als auf der Anzahl der notwendigen Sprühstöße beruhen, da bei den verfügbaren Präparaten, die durch einen einzigen Sprühstoß freigesetzte Mikrogrammmenge um den Faktor sechs variieren kann. Bei mildem oder mittelschwerem Asthma können selbst so kleine Mengen wie 300 - 400 µg/Tag ausreichend effektiv sein. Bei schwerem Asthma wird eine Gesamtdosis von 2000 µg/Tag trotz der Möglichkeit empfohlen, daß Dosen über 1600 µg/Tag keinen weiteren Effekt mehr nach sich ziehen (Lipworth, 1993). Es erscheint weniger praktikabel, hohe Dosen inhaliertes Glukokortikoid in Form der niedrig dosierten Beclomethasonpräparation zu verabreichen, hier sollte doch eher auf Triamcinolon oder Flunisolid ausgewichen werden. Beclomethason und Triamcinolon werden initial drei- bis viermal täglich verabreicht, Flunisolid dagegen nur zweimal täglich. Wenn die Symptome adäquat unter Kontrolle sind, kann bei allen Präparaten versucht werden, die gleiche Gesamtzahl der Inhalationsstöße auf ein zweimal tägliches Applikationsschema zu verteilen. Die Patienten erreichen allerdings mit der drei- bis viermaligen täglichen Anwendung einen besseren Therapieerfolg als bei der zweimaligen Inhalation. Bei der hoch dosierten Glukokortikoidinhalation führt die Verwendung des Spacers zu einer Verminderung des Nebenwirkungsrisikos (siehe unten), und er sollte deshalb obligatorisch benutzt werden.

Asthmapatienten unter inhalativer Glukokortikoidbehandlung zeigen eine Besserung der Symptome und weniger Bedarf für einen Einsatz von β-Adrenozeptor-Agonisten (Laitinen et al., 1992, Haahtela et al., 1991, Haathela et al. 1994). Günstige Effekte stellen sich innerhalb einer Woche nach Beginn der Inhalationstherapie mit Glukokortikoiden ein. Besserungen bezüglich einer reduzierten bronchialen Hyperreaktivität können Monate andauern (Juniper et al., 1990). Verglichen mit der regelmäßigen Anwendung von β-Adrenozeptor-Agonisten versprechen die inhalierbaren Glukokortikoide eine bessere Kontrolle der Symptome (Laitinen et al., 1992, Haahtela et al., 1991). Eine erst kürzlich erschienene Studie zeigt, daß die bronchiale Hyperreaktivität unter der zweijährigen Behandlung mit inhalierbarem Budesonid (zweimal täglich 600 µg) während der gesamten Studiendauer verbessert war (Haahtela et al., 1994). Nach zwei Jahren konnten die meisten Patienten die Dosis von Budesonid auf zweimal täglich 200 µg ohne Verlust der Kontrolle über das Asthma reduzieren. Nach einem kompletten Absetzen von Budesonid stellte sich in der Regel die bronchiale Hyperreaktivität wieder ein, und die Symptome verschlimmerten sich sogar, auch wenn ein Drittel der Patienten nach einer Langzeittherapie die Budesonidbehandlung komplett ohne eine Verschlechterung der Symptomatik einstellen konnte. Auf diesen Befunden basierend sollten periodische Versuche einer Behandlungsunterbrechung mit inhalierbaren Glukokortikoiden bei Patienten, die extrem gut kontrolliert sind, in Erwägung gezogen werden.

Systemische Glukokortikoide Systemische Glukokortikoide dienen der Behandlung von akuten Asthmaanfällen und chronisch schweren Asthmazuständen. Beträchtliche Dosen an Glukokortikoiden (z. B. fünf Tage lang 40 - 60 mg Prednisolon/Tag; 1 - 2 mg/kg/Tag bei Kindern) werden häufig bei einer akuten Verschlechterung des Zustands eingesetzt (Weinberger, 1988). Auch wenn eine weitere Behandlungswoche bei etwas reduzierten Dosen notwendig sein könnte, können die Steroide abrupt abgesetzt werden, wenn die Kontrolle der Symptome durch eine andere Medikation sichergestellt ist. Jegliche Suppression der Nebennierenfunktion scheint nach ein bis zwei Wochen aufgehoben zu sein. Langwierigere Anfälle von schwerem Asthma erfordern eine länger dauernde Behandlung und eine langsam ausschleichende Dosisreduktion, um Verschlechterung der Asthmasymptomatik und um eine Hypophysen- bzw. Nebennierenfunktionseinschränkung zu vermeiden. Bei persisitierendem Asthma ist eine alternierende Tagestherapie mit oralem Prednisolon üblich. Die meisten Patienten, für die ein solches Behandlungsregime in Betracht gezogen wird, lassen sich aber möglicherweise besser durch eine hochdosierte Inhalationstherapie behandeln.

Toxizität *Inhalierte Glukokortikoide* Trotz des großen Enthusiasmus für die inhalierbaren Glukokortikoide in der Asthmatherapie sollte man die lokalen und systemischen Nebenwirkungen nicht vergessen (Tabelle 28.4). Im Gegensatz zu den erwünschten Wirkungen bei der Behandlung des Asthmas, die ein Plateau bei ungefähr 1600 µg/Tag erreichen, steigt die Möglichkeit für unerwünschte Wirkungen im Falle weiteren Dosissteigerung (Lipworth, 1993). Es kann zu einer oropharyngealen Candidiasis sowie einer vermehrt auftretenden Dysphonie kommen. Die Inzidenz einer Candidiasis kann ganz wesentlich reduziert werden, zum einen durch regelmäßiges Spülen des Mund-Rachenbereichs mit Wasser nach jeder Anwendung und zum anderen durch Verwendung eines Spacers oder einer anderen Reservoirvorrichtung, die an den Dispenser angebracht ist, um die Ablagerung des Arzneistoffs in der Mundhöhle zu minimieren (Johnson, 1987). Eine beträchtliche Suppression der Achse Hypothalamus-Hypophyse-Nebenniere ist bei Dosierungen unter 800 µg/Tag schwierig zu dokumentieren und möglicherweise gerade bei Dosen von bis zu 1600 µg/Tag selten von physiologischer Bedeutung. Eine unauffällige, aber statistisch signifikante Verminderung der Knochendichte kann bei Asthmapatientinnen unter einer inhalativen Steroidtherapie beobachtet werden, gegebenenfalls auch dann,

Tabelle 28.4 Potentielle Nebenwirkungen inhalativer Glukokortikoide

NEBENWIRKUNG	RISIKO
Suppression der Achse Hypothalamus-Hypophyse-Nebenniere	kein erhöhtes Risiko bei Dosen von Budesonid oder Beclomethason, die 1500 µg/Tag bei Erwachsenen bzw. 400 µg/Tag bei Kindern nicht überschreiten
Knochenresorption	mäßige, aber signifikante Effekte bereits bei Dosierungen von 500 µg/Tag möglich
Kohlenhydrat- und Lipidstoffwechsel	gringfügige, klinische unbedeutsame Veränderungen bei Dosierungen von Beclomethason von mehr als 1000 µg/Tag
Katarakt	anekdotische Berichte, ungeprüftes Risiko
Hautatrophie	dosisabhängiger Effekt bei Beclomethasondiproprionat über einen Dosisbereich von 400-2000 µg/Tag
Purpura	dosisabhängiger Effekt bei Beclomethasondiproprionat über einen Dosisbereich von 400-2000 µg/Tag
Heiserkeit,	in der Regel von untergeordneter Bedeutung
Candidiasis	Inzidenz < 5%, vermindertes Risiko bei Verwendung eines Spacers
Wachstumsverzögerung	Es ist schwierig, die Effekte, die von der Krankheit herrühren, von denen einer Therapie zu unterscheiden. Unter Berücksichtigung aller Studien gibt es wohl keine wahrnehmbaren Auswirkungen.

QUELLE: Modifiziert nach Pavord und Knox (1993) und Barnes (1995).

wenn Dosen unter 500 µg/Tag Verwendung finden (Ip et al., 1994). Andere Arbeitsgruppen konnten einen Anstieg an Markern für den Mineralumsatz des Knochens (Osteocalin im Serum und Hydroxyprolinspiegel im Urin) während einer Glukokortikoidaerosolbehandlung nachweisen (Pavord und Knox, 1993, Israel und Drazen, 1994). Man ist sich allerdings noch nicht endgültig über die klinische Relevanz der Befunde bezüglich des Knochenmetabolismus im klaren, aber es wird der Standpunkt vertreten, daß die inhalative Glukokortikoidtherapie auf die moderaten bis schweren asthmatischen Zuständen beschränkt sein sollte, da eine solche Therapie normalerweise viele Jahre andauert (Israel und Drazen, 1994). Trotzdem wird postuliert, daß das geringe Risiko der hoch dosierten Glukokortikoidinhalationstherapie durch das Risiko, schwere Asthmazustände nicht adäquat zu behandeln (Barnes, 1995), aufgewogen wird.

Systemisch verabreichte Glukokortikoide Die Nebenwirkungen der systemisch applizierten Nebennierenrindensteroide sind gut bekannt (siehe Kapitel 59), eine Behandlung über kurze Zeitperioden (fünf bis zehn Tage) zieht jedoch eine relativ geringe dosisabhängige Toxizität nach sich. Die häufigsten Nebenwirkungen unter einer Kurzzeittherapie sind Gemütsstörungen, gesteigerter Appetit, Verlust der Glukosekontrolle bei Diabetes und Candidiasis.

Neuere Substanzen Da für den behandelten Arzt nach wie vor Besorgnis um die Auswirkungen von inhalierten Glukokortikoiden auf den Mineralstoffwechsel des Knochens über einen Behandlungszeitraum von mehreren Jahren bestehen bleibt (Israel und Drazen, 1994), ist die Entwicklung von Substanzen mit einer extrem niedrigen systemischen Bioverfügbarkeit und hoher Potenz in den Lungen ein wichtiges Vorhaben für die Zukunft. *Fluticason*, kürzlich in den Vereinigten Staaten als Nasenspray für die allergische Rhinitis zugelassen, ist unter anderem in Europa als Dosieraerosol für die Asthmatherapie verfügbar. Diese Substanz ist ein potentes, topisch wirksames Glukokortikoid und zeigt einen hohen First-pass-Metabolismus in der Leber, was auf eine niedrige systemische Bioverfügbarkeit hindeutet (Holliday et al., 1994). Selbst in hohen, oral verabreichten Dosen von 20 mg/Tag konnte keine Unterdrückung der Hypophysen-Nebennieren-Achse beobachtet werden. Es bleibt jedoch, den Grad der Resorption der aktiven Substanz in die Lunge zu untersuchen, da dies ein wichtiger Gesichtspunkt im Hinblick auf systemische Effekte ist (Abbildung 28.2). Die Inhalation von Fluticason in einer Dosis von 1500 µg/Tag über eine Periode von einem Jahr oder in einer Dosis von 2000 µg/Tag über sechs Wochen unterdrückte nicht merklich die Hypophysen-Nebennieren-Achse (Holliday et al., 1994). In den meisten vergleichenden Studien zwischen inhaliertem Beclomethason und Fluticason konnten gleiche Plasma- oder Serumkonzentrationen von Kortisol nachgewiesen werden. In zwei Studien konnte ein geringfügig erniedrigtes Serumkortisol unter Beclomethasonbehandlung gezeigt werden, nicht aber bei Verwendung von Fluticason (Holliday et al., 1994). In Langzeitstudien von Beclomethason versus Fluticason konnten keine Unterschiede von freiem Kortisol im Urin, mittlerem Plasmakortisol und der Antwort der Hypophysen-Nebennierenachse beobachtet werden. In der Literatur ist die Datenlage hinsichtlich des Knochenmetabolismus bei Erwachsenen unter Fluticason begrenzt (Holliday et al., 1994). Im Vergleich zu Beclomethason oder Budesonid ist Fluticason in einer schon 50%igen Dosis wirksam, was die Möglichkeit geringerer Nebenwirkungen beinhaltet. Jedoch muß noch der theoretische Vorteil der niedrigen oralen Bioverfügbarkeit von Fluticason in klinisch relevanten Langzeituntersuchungen überprüft werden.

Natrium-Cromoglykat *Geschichte und Chemie*

Chromoglycinsäure wurde 1965 synthetisiert, um die bronchodilatatorische Aktivität von *Khellin*, einem Chromon (Benzopyron), das aus der Pflanze *Ammi visnaga* stammt, zu verbessern, die bei den alten Ägyptern aufgrund ihrer spasmolytischen Eigenschaften Verwendung fand (siehe Shapiro und König, 1985). Für die Muttersubstanz konnte keine bronchodilatatorische Wirkung gezeigt werden. Für Cromoglykat konnte außer der Hemmung des antigeninduzierten Bronchospasmus auch noch die Unterdrückung der Freisetzung von Histamin und anderen Autakoiden aus sensitivierten Zellen nachgewiesen werden. Cromoglykat wird seit 1973 in den Vereinigten Staaten zur Behandlung von Asthma eingesetzt. Die ersten klinischen Ergebnisse waren jedoch eher ernüchternd, aus heutiger Sicht sicherlich zum Großteil deshalb, da in Cromoglykat die Hoffnung gesetzt wurde, den Einsatz von systemischen Glukokortikoiden in der Behandlung von Patienten mit schwerem Asthma zu reduzieren oder auch zu eliminieren. Seine therapeutische Rolle wurde jedoch in den letzten Jahren reevaluiert, und Cromoglykat hat sich als ein Arzneistoff der ersten Wahl in der Behandlung von mildem oder mittelschwerem Asthma etabliert. *Nedocromil*, eine Verbindung mit ähnlichen chemischen und biologischen Eigenschaften, ist seit kurzem erhältlich (Wassermann, 1993, Brogden und Sorkin, 1993). Natrium-Cromoglykat (Dinatrium-Cromoglykat) und Natrium-Nedocromil besitzen die folgenden Strukturformeln:

NATRIUM-CROMOGLYKAT

NATRIUM-NEDOCROMIL

Pharmakologische Eigenschaften Eine der bedeutenden Wirkungen von Cromoglykat vermutet man in der Hemmung der pulmonalen Mastzellendegranulation nach einer Reihe unterschiedlicher Stimuli, einschließlich der Interaktion zwischen zellgebundenem IgE und spezifischem Antigen (siehe Shapiro und König, 1985, Murphy und Kelly, 1987). *In vitro* konnte durch Cromoglykat die Freisetzung von Histamin und anderen granulären Inhaltsstoffen deutlich gehemmt werden. Jedoch ist dessen Wirksamkeit und Potenz entscheidend vom Ursprung der Mastzellen abhängig. Zum Beispiel sind Mastzellen, die durch eine Bronchiallavage erhalten werden, äußerst empfindlich gegenüber Cromoglykat, während solche Zellen, die durch eine Präparation von Lungenfragmenten gewonnen werden, hohe Konzentrationen des Arzneistoffs für eine Hemmung der IgE-abhängigen Mediatorenfreisetzung erfordern. In neuerer Zeit wurde für Cromoglykat beobachtet, daß es unterschiedliche funktionelle Veränderungen von Leukozyten bei Asthmapatienten mit einer durchlaufenden Allergenexposition aufheben kann, wie zum Beispiel eine erhöhte Expression von membrangebundenen Rezeptoren. Darüber hinaus kann durch niedrige Konzentrationen (100 nM) von Cromoglycinsäure der aktivierende Effekt chemotaktischer Peptide an humanen Neutrophilen, Eosinophilen oder Monozyten unterdrückt werden (Kay et al., 1987). Nedocromil verfügt sogar in etwas geringeren Konzentrationen über gleiche Eigenschaften (Moqbel et al., 1988).

Cromoglykat relaxiert *in vitro* nicht die bronchiale oder andere glatte Muskulatur. Außerdem reduziert es weder *in vitro* noch in der Kurzzeitanwendung *in vivo* die Antwort dieser Muskeln auf pharmakologisch aktive spasmogene Verbindungen. Während einer Langzeitgabe von Cromoglykat ist die bronchiale Hyperreaktivität vermindert (Hoag und McFadden, 1991). Die bei Asthmapatienten durch Allergenexposition, Histamin oder Bewegung induzierte Bronchokonstriktion ist deutlich reduziert. Die therapeutischen Effekte von Cromoglykat sind primär prophylaktischer Natur und scheinen zum einen aus der gehemmten Freisetzung von inflammatorischen Mediatoren aus verschiedenen Zelltypen zu resultieren, zum anderen auch aus einer reduzierten Belastung mit infiltrierten Zellen.

Der Wirkmechanismus von Cromoglykat ist immer noch ungeklärt. Die meiste Aufmerksamkeit wurde bisher auf die Fähigkeit von Cromoglykat gerichtet, die Akkumulation von intrazellulärem Ca^{2+} durch Antigen in sensitivierten Mastzellen zu reduzieren (White et al., 1984). Auf biochemischer Ebene geht die Reduktion der Histaminfreisetzung aus den Mastzellen durch Cromoglykat mit einer gesteigerten Phosphorylierung eines 78000 Dalton großen Proteins einher (Wells und Mann, 1983). Unglücklicherweise wurde dies unter Verwendung ziemlich hoher Konzentrationen von Cromoglykat (50 - 200 µM) beobachtet. Somit erscheint es notwendig, diese Beziehung in therapeutisch relevanten Dosierungen nachzuweisen.

Resorption, Metabolismus und Exkretion Zur Therapie von Asthma wird Cromoglykat inhalativ verabreicht, entweder als Lösung (als Dosieraerosol oder als Vernebler) oder in Form des pulverisierten Arzneistoffs (gemischt mit Laktose als Trägersubstanz und unter Verwendung eines speziellen „Turbohalers"). Die pharmakologischen Effekte sind von der topischen Verteilung in der Lunge abhängig. Nur etwa 1% einer oralen Dosis Cromoglykat wird resorbiert. Einmal resorbiert, wird die Substanz unverändert über den Urin und die Galle zu gleichen Teilen ausgeschieden. Spitzenkonzentrationen im Plasma werden nach erfolgter Inhalation nach etwa 15 Minuten erzielt. Die Auscheidung beginnt mit einer gewissen Verzögerung, so daß Plasmahalbwertszeiten von 45 - 100 Minuten resultieren. Die terminale Halbwertszeit nach einer intravenösen Gabe beträgt ungefähr 20 Minuten. Die pharmakokinetischen Eigenschaften von Cromoglykat wurden in Übersichtsarbeiten von Shapiro und König (1985) und Murphy und Kelly (1987) zusammengefaßt.

Toxizität Cromoglykat und Nedocromil werden von Patienten üblicherweise gut vertragen. Nebenwirkungen sind selten und gering. Diese umfassen Bronchospasmus, Husten, Giemen, Larynxödem, Gelenkschwellungen und Schmerzen, Angioödem, Kopfschmerzen, Juckreiz und Übelkeit. Solche Nebenwirkungen wurden bei Patienten in einer Häufigkeit von 1:10000 beobachtet (Murphy und Kelly, 1987). Es wurden bisher nur sehr wenige Beispiele für eine Anaphylaxie dokumentiert. Nedocromil kann einen schlechten Geschmack haben.

Therapeutischer Einsatz Der hauptsächliche Einsatz von Cromoglykat und Nedocromil liegt in der Behandlung von mildem bis mittelschwerem Bronchialasthma mit dem Ziel, Asthmaanfälle zu verhindern. Diese Substanzen sind wie bei bereits vorhandener Bronchokonstriktion unwirksam. Bei mehrfach täglichen Inhalationen hemmt Cromoglykat sowohl die Sofort- wie auch die verzögerte Asthmaantwort auf eine Antigenexposition oder nach Bewegung. Bei regelmäßiger Einnahme für mehr als zwei bis drei Monate gibt es Evidenzen für eine verminderte bronchiale Hypersensitivität, wie dies durch die Reaktionen gegenüber Histamin- oder Methacholinexposition zu bestimmen ist (Murphy und Kelly, 1987; Hoag und McFadden, 1991). Nedocromil erwies sich in tierexperimentellen Untersuchungen und am Menschen im Vergleich zum Cromoglykat als wirksamer (Brogden und Sorkin, 1993). Nedocromil ist bei Asthmapatienten ab einem Alter von zwölf Jahren zugelassen, Cromoglykat besitzt dagegen eine altersunabhängige Zulassung.

Im Vergleich zu den inhalierbaren Glukokortikoiden besitzen Cromoglykat und Nedocromil eine niedrigere Potenz bezüglich der Beherrschbarkeit von Asthma. Bei einer Inhalation von viermal täglich 2 mg war Cromoglykat weniger wirksam als Beclomethason, das zweimal täglich in einer Dosierung von 200 µg gegeben wurde (Svendsen et al., 1987) und weniger effektiv als Nedocromil in einer Dosierung von viermal täglich 4 mg (Brodgen und Sorkin, 1993). Im Hinblick auf die Messung der Lungenfunktion war eine zweimal tägliche Inhalationsbehandlung mit zweimal 4 mg Nedocromil ungefähr im gleichen Ausmaß effektiv wie die Aerosoltherapie mit zweimal 200 µg Beclomethason, aber Nedocromil zeigte sich als nicht gleichwertig bezüglich der Beherrschung der Symptome, einer Reduktion der Anwendung eines Bronchodilatators oder in einer verbesserten bronchialen Hyperreaktivität (Svendson et al., 1989). In einer zweiten Studie erwiesen sich viermal 4 mg/Tag Nedocromil als genauso effektiv wie viermal 100 µg/Tag Beclomethason (Bel et al., 1990). Brogden und Sorkin (1993) resümieren, daß die Behandlung mit Nedocromil bei milden bis moderaten Asthmaerkrankungen als wertvolle Alternative in der Zusatztherapie zu normalerweise verschriebenen β-Adrenozeptor-Agonisten oder den Methylxanthinen darstellt und darüber hinaus alternativ zu den niedrig dosierten inhalierbaren Glukokortikoiden eingesetzt werden kann.

Die Verwendung von Cromoglykat und Nedocromil zusätzlich zu inhalierbaren Glukokortikoiden bei schwererem Asthma muß noch untersucht werden. Durch verschiedene Studien konnte mit einer Ko-Medikation von Cromoglykat zur inhalativen Glukokortikoidtherapie kein zusätzlicher therapeutischer Vorteil erzielt werden (Toogood et al., 1981). Die Verwendung von Nedocromil erlaubt eventuell eine Reduktion von Steroiden bei Patienten, die hohe Steroiddosen inhalieren (Brogden und Sorkin, 1993). Diese Studien waren Kurzzeituntersuchungen. Ob während einer Langzeitbehandlung eine Steroidreduktion in Frage kommt oder nicht, bleibt Gegenstand weiterer Untersuchungen. In einer Studie konnte gezeigt werden, daß der Zusatz von viermal 4 mg/Tag Nedocromil zu einer hochdosierten inhalativen Glukokortikoidtherapie bei Patienten mit mittelschwerem Asthma zu einer bescheidenen Verbesserung führte (Svendsen und Jorgensen, 1991).

Bei Patienten mit einer Mastozytose, die gastrointestinale Symptome aufgrund einer exzessiven Anzahl an Mastzellen in der Magenschleimhaut zeigen, sind orale Zubereitungen von Cromoglykat in der Linderung der Symptome wirksam (Horan et al., 1990). Dieser Vorteil ist stärker nach topischer Applikation als nach systemischer Wirkung vorhanden. Cromoglykat wird nur schlecht resorbiert, und es bessern sich nur die gastrointestinalen Beschwerden der behandelten Patienten.

Arzneimitteltherapie bei Asthma unter besonderen Bedingungen

Asthma bei Kindern Die Pathophysiologie des Asthmas bei Kindern gleicht der bei Erwachsenen (Hill et al., 1992). Es wurden jüngst internationale Richtlinien (Rachelefsky und Warner, 1993) und ausführliche Übersichtsarbeiten (Van Bever und Stevens, 1992; Moffitt et al., 1994) über die Asthmabehandlung von Kindern publiziert. Tabelle 28.5 faßt übliche Vorgehensweisen bei der Behandlung von Asthma bei Kindern zusammen. Im allgemeinen unterscheiden sich die Behandlungsstrategien nicht substantiell von Erwachsenen, vielleicht mit der Ausnahme, daß bei Kindern die Behandlung mit Nedocromil (im Alter von zwölf Jahren oder mehr) oder Cromoglykat (Van Bever und Stevens, 1992) einen größeren Stellenwert besitzt, um mögliche Komplikationen mit Glukokortikoiden zu vermeiden. Auch wenn inhalative Glukokortikoide vorübergehend die Geschwindigkeit des Größenwachstums beeinflussen können, konnte durch eine große Metaanalyse gezeigt werden, daß die erreichte Körpergröße der Erwachsenen unbeeinflußt von der Verwendung solcher Arzneistoffe zu sein scheint (Allen et al., 1994). Also ist die Behandlung des Asthmas unter dem Gesichtspunkt der Körpergröße wichtig, da Asthma selbst Wachstum unterdrücken kann. Orales Prednisolon bei der Asthmatherapie ist mit einem leicht verminderten Wachstum im Hinblick auf die vorhergesagte Körpergröße assoziiert (Allen et al., 1994). Die Anwendung eines Dosieraerosols bedarf eines gewissen Geschicks und ist dadurch bei Kindern bis zu fünf Jahren schlechter anwendbar. Diese Einschränkung verlangt bei dieser Patientengruppe entweder die Verwendung von vernebelbaren Lösungen oder eine parenterale Behandlung.

Notfallbehandlung bei Asthmaanfällen β-Adrenozeptor-Agonisten stellen die einzigen Arzneistoffe dar, die sich in der Soforttherapie bei schweren Asthmaanfällen als effektiv erwiesen haben. In verschiedenen Studien (Fanta et al., 1986; Fanta et al., 1982; Rossing et al., 1980) wurden β-Adrenozeptor-Agonisten mit Aminophyllin in der notfallmäßigen Behandlung von Asthma verglichen. Die Patienten zeigten eine verbesserte Therapieantwort nach einer Monotherapie mit inhalierbaren β-Adrenozeptor-Agonisten im Vergleich zu Aminophyllin. Eine zusätzliche Infusion von Aminophyllin zu einer Inhalationstherapie von β-Adrenozeptor-Agonisten erbrachte keine Verbesserung der Lungenfunktion oder anderer Symptome. Eine kürzlich durchgeführte Studie ergab, daß Notfallpatienten, die aufgrund von Giemen mit Aminophyllin behandelt wurden, unter Berücksichtigung der Spirometrie, Symptome oder ärztlichen Einschätzungen keine Unterschiede zeigten. Die Zahl der notwendigen Überweisungen in eine Klinik war bei den behandelten Patienten im Vergleich zu den Patienten, die nur Plazebo erhielten, reduziert (Wrenn et al., 1991). Bevor die Theophyllintherapie in der Notfallbehandlung als Standard betrachtet werden kann, muß die geringere Hospitalisierungsrate durch weitere Untersuchungen bestätigt werden (McFadden, 1991). Bei systemischer Verabreichung von Glukokortikoiden während einer Notfallbehandlung kann die Zahl der Klinikeinweisungen noch während dieser Behandlung und nach Entlassung aus der Notfallbehandlung vermindert werden (Chapman et al., 1991). Bis zum Wirkungseintritt der Glukokortikoide vergehen sechs bis zwölf Stunden. Der Wirkungsbeginn nach oraler Therapie ist annähernd so schnell wie nach parenteraler Applikation. Für die meisten Erwachsenen und viele Kinder mit Asthma, deren Anfälle

Tabelle 28.5 Klassifizierung und Therapie des chronischen Asthmas bei Kindern

SCHWEREGRAD	KLINISCHE EIGENSCHAFTEN	LUNGENFUNKTION (FEV$_1$, PEF)	THERAPIE	RESULTAT
mild	intermittierende, kurze (weniger als eine Stunde) Symptome (zweimal pro Woche oder weniger) asymptomatisch zwischen den Anfällen kurz anhaltende Symptome (weniger als 1/2 Stunde) mit Aktivität keine häufigen (weniger als zweimal pro Monat) nächtlichen Symptome	asymptomatisch: ≥80% des Grundniveaus (% der normalen Patienten) variiert symptomatisch: variiert um >20	Vorbehandlung (wenn notwendig) mit ein bis zwei Sprühstößen eines β-Adrenozeptor-Agonisten und/oder Cromoglykat bei Bewegung oder einer Exposition mit Allergenen oder anderen Stimuli β-Adrenozeptor-Agonisten (falls benötigt)	Prävention von Symptomen (Giemen, Husten, Dyspnoe, Unbeweglichkeit) Kontrolle der Symptome normalisierte Aktivität kein nächtliches Husten/Giemen Verminderung der Variabilität des PEF normale Lungenfunktion
mäßig	Symptome mehr als ein- bis zweimal pro Woche Anfälle können tagelang andauern benötigt gelegentlich eine Notfallbehandlung	60-80% des Grundniveaus schwankt zwischen 20-30% bei Auftreten von Symptomen	inhalierbare β-Adrenozeptor-Agonisten (wenn benötigt), bis zu drei- bis viermal täglich und Cromoglykat oder Nedocromil bei Persistieren der Symptome Verwendung inhalierbarer Steroide Theophyllin oder orale β-Adrenozeptor-Agonisten in Betracht ziehen	das gleiche wie oben *zusätzlich* verminderte Frequenz oder verminderte Dosen von β-Adrenozeptor-Agonisten (falls notwendig) verminderte Häufigkeit der Anfälle keine Notfallbehandlung
schwer	andauernde Symptomatik limitierte Aktivität häufige Anfälle häufig auftretende nächtliche Symptome gelegentliche Hospitalisierung und Notfallbehandlung	<60% des Grundniveaus variiert zwischen 20-50%	inhalierbare β-Adrenozeptor-Agonisten (wenn benötigt), bis zu drei- bis viermal täglich und inhalative Steroide mit oder ohne Cromoglykat oder Nedocromil Theophyllin oder orale β-Adrenozeptor-Agonisten in Betracht ziehen orale Steroide in Betracht ziehen	verbesserte Lungenfunktion verminderte Variabilität des PEF nahezu normalisierte Aktivität verminderte Frequenz der nächtlichen Symptome und Anfälle verminderte Notwendigkeit hinsichtlich β-Adrenozeptor-Agonisten, oralen Steroiden und Notfallbehandlung

Abkürzungen: FEV$_1$: forciertes expiriertes Volumen in einer Sekunde; PEFR: expiratorischer Spitzenfluß.
QUELLE: Mit Genehmigung modifiziert nach Moffitt *et al.*, 1994.

eine Notfallbehandlung erfordern, ist eine Kurzzeittherapie mit Glukokortikoiden zum Beispiel mit 40 - 60 mg/Tag Prednisolon (1 mg/kg/Tag fünf Tage lang) angezeigt.

Hospitalisierte Asthmapatienten Zusätzlich zur üblichen Anwendung von inhalativen β-Adrenozeptor-Agonisten zur Bronchodilatation sollten hospitalisierte Asthmapatienten mit ausreichenden Dosen von systemischen Glukokortikoiden behandelt werden (McFadden, 1993). Von den meisten Ärzten wird Methylprednisolon in einer Dosierung zwischen 30 und 120 mg alle sechs Stunden empfohlen. Wenn der Patient einer oralen Gabe zugänglich ist, erweisen sich orale Prednisolon- oder andere Glukokortikoidpräparate aufgrund einer ausreichenden Resorption als genauso effektiv wie intravenöse Präparate (Ratto et al., 1988; McFadden, 1993). Die optimale Dosis und Einnahmefrequenz der Glukokortikoide wurde bislang nicht gut ermittelt. Eine Synopsis über 20 unterschiedliche Studien wurde veröffentlicht (McFadden, 1993). Ernstzunehmende Untersuchungen zeigten, daß 30 mg Methylprednisolon die gleiche Wirkung besitzen wie höhere Dosen. Während der günstige Effekt der Glukokortikoide bei Methylprednisolon in einer Dosierung von 30 - 45 mg alle sechs Stunden gegeben ein Plateau erreicht (äquivalent zu 40 - 60 mg Prednisolon), setzt sich die Eskalation der Nebenwirkungen bei steigenden Dosierungen noch weiter fort. Die meisten Autoren würden einer vorsichtigen Vorgehensweise mit höheren Dosen bei der Therapie sehr schwerkranker Asthmapatienten zustimmen, wobei höhere Methylprednisolondosierungen als 120 mg alle sechs Stunden nicht empfohlen werden. Bei Verwendung hochdosierter systemischer Glukokortikoide für die Asthmatherapie wird zur Vermeidung von gastrischen oder duodenalen Ulzera eine Ko-Medikation mit einem H_2-Histaminrezeptor-Antagonisten angeraten.

Bei Asthmaanfällen, die eine Einweisung in eine Klinik erfordern, ist die Behandlung zwischen Kindern und Erwachsenen nicht unterschiedlich. In beiden Fällen ist die Verabreichung von systemischen Glukokortikoiden indiziert. Die empfohlene Dosierung ist 1 - 2 mg/kg/Tag aufgeteilt in vier Einzeldosen. Die einst übliche Praxis der Einleitung einer kontinuierlichen Isoproterenolinfusion bei Kindern mit Asthmaanfällen hat sich als nicht effektiv erwiesen. Maguire et al. (1986) konnten zeigen, daß solche Infusionen bei Kindern zu nachweisbaren Serumspiegeln der herzspezifischen Kreatininkinase führen. Zudem ist eine solche Infusionstherapie ebenso mit Tachyarrhythmien assoziiert. Zur Zeit besteht also wenig Grund, eine solche Infusion zu empfehlen.

Asthma während Schwangerschaft und Stillzeit Schlecht behandeltes Asthma kann den Ausgang einer Schwangerschaft nachteilig beeinflussen und sogar den Tod der Mutter und des Fetus nach sich ziehen. Asthma betrifft etwa 5% aller Schwangeren. In der Vergangenheit verursachte Asthma häufig beträchtliche Schwierigkeiten während einer Schwangerschaft. Die Notwendigkeit einer exzellenten Prävention von Asthma während einer Schwangerschaft sollte die entsprechenden Schwangerschaftskomplikationen gering halten. Eine Konsensuskonferenz hat ihre Empfehlungen für die Asthmatherapie während Schwangerschaft veröffentlicht (NIH, 1993). Ganz allgemein gelten für die Behandlung von schwangeren Asthmapatientinnen die gleichen Richtlinien wie für Nicht-Schwangere. Obwohl die meisten in Frage kommenden Arzneistoffe in die Kategorie C nach FDA eingeordnet sind (nicht sicher für eine Anwendung in einer Schwangerschaft), besteht doch eine große klinische Erfahrung in der inhalativen Anwendung von $β_2$-Adrenozeptor-Agonisten, Cromoglykat und Glukokortikoiden bei Schwangeren. Allgemein werden die bekannten Auswirkungen eines unzureichend behandelten Asthmas von der theoretischen Möglichkeit einer arzneistoffinduzierten fetalen Mißbildung aufgewogen.

Außer einigen tierexperimentellen Studien, bei denen hohe systemische Dosen zum Einsatz kamen, gibt es keine Beweise dafür, daß $β_2$-Adrenozeptor-Agonisten Abnormalitäten des Fetus verursachen würden. Nicht in allen tierexperimentellen Studien konnten Nebenwirkungen nachgewiesen werden, und die klinische Erfahrung läßt keine fetalen Mißbildungen vermuten, die mit der Einnahme von $β_2$-Adrenozeptor-Agonisten in Zusammenhang stünden. Während eines akuten Bronchospasmus sind inhalierbare $β_2$-Adrenozeptor-Agonisten zur Verbesserung der mütterlichen Atmungsfunktion und zur Prävention einer Belastung des Fetus indiziert. Bei Verwendung der inhalierbaren $β_2$-Adrenozeptor-Agonisten in den empfohlenen Dosierungen sind Nebenwirkungen bei der Mutter und dem Fetus selten. Systemische $β_2$-Adrenozeptor-Agonisten können eine fetale und neonatale Tachykardie, eine Hypoglykämie und Tremor zur Folge haben. Es gibt Bedenken, daß nicht-selektive Agonisten wie Adrenalin eine Uteruskontraktion aufgrund des $α$-adrenergen Effektes nach sich ziehen können. In der Praxis erscheint es jedoch unwahrscheinlich, daß die Verwendung von Adrenalin zur Behandlung schwerer Asthmaanfälle merkliche Schäden bei der Mutter und dem Fetus zur Folge haben könnte. Es scheint so, daß eine Inhalationstherapie mit $β_2$-Adrenozeptor-Agonisten effektiver ist und auch nicht das Risiko einer Uteruskontraktion beinhaltet. Es gibt keine Kontraindikationen für eine Verwendung von inhalierbaren $β_2$-Adrenozeptor-Agonisten während der Stillzeit.

Eine entzündungshemmende Therapie zur Vermeidung von Asthmaanfällen ist immer dann indiziert, wenn schwangere Asthmapatientinnen inhalierbare $β_2$-Adrenozeptor-Agonisten zur Kontrolle ihrer Symptome benötigen. Inhaliertes Cromoglykat gilt während einer Schwangerschaft als außerordentlich sicher, da es nur extrem gering aus dem Gastrointestinaltrakt resorbiert wird. Für die Anwendung von Nedocromil während der Schwangerschaft bestehen nur geringe Erfahrungen. Die größten und längsten Erfahrungen mit Glukokortikoiden während der Schwangerschaft wurden mit Beclomethason gemacht, und einige Autoren favorisieren aus diesem Grund auch seine Verwendung (NIH, 1993). Obwohl hohe Dosen an systemischen Glukokortikoiden, die schwangeren Ratten appliziert wurden, ursächlich mit einem Gaumenschaden der Feten in Zusammenhang gebracht wurde, waren die verwendeten Dosen weit höher als die, die typischerweise für eine Asthmabehandlung verschrieben werden. Eine chronische Behandlung der Mutter mit systemischen Glukokortikoiden ist beim Menschen mit einem etwas reduzierten Geburtsgewicht assoziiert. Weder die systemische noch die inhalative Therapie sind eine Kontraindikation bei der Laktation (NIH, 1993).

Die Pharmakologie des Theophyllins wird weiter unten besprochen. Trotz der langen Geschichte und der erfolgreichen Anwendung von Theophyllinpräparaten während der Schwangerschaft, findet dieser Arzneistoff heutzutage aufgrund seiner beschränkten Wirkung und seines engen therapeutischen Fensters weniger häufig Anwendung. Die Theophyllinausscheidung wird durch eine Schwangerschaft unterschiedlich beeinflußt. Die schwangerschaftsbedingte erhöhte glomeruläre Filtrationsrate steigert die Elimination von Theophyllin. Andererseits ist die metabolische Elimination durch die Leber vermindert. Im letzten Trimenon der Schwangerschaft wird eine um ca. 30% verminderte Eliminationsrate von Theophyllin beobachtet. Eine deutliche interindividuelle Variabilität und Veränderungen, die mit dem Verlauf der Schwangerschaft zusammenhängen, lassen das drug monitoring notwendig erscheinen. Bei mütterlichen Plasmakonzentrationen von mehr als 20 µg/ml können fetale Tachyarrhythmien auftreten. Neonatale Konzentrationen größer als 10 µg/ml sind verbunden mit Nervosität, Erbrechen und Tachykardie und werden am häufigsten beobachtet, wenn die mütterliche Plasmakonzentration des Arzneistoffs bei der Entbindung größer als 12 µg/ml ist. In der Praxis sollte Theophyllin aufgrund der gerade diskutierten Schwierigkeiten bei der Gabe und seines Potentials für unerwünschte ernste Nebenwirkungen nur als ein Arzneistoff der dritten Wahl nach den inhalierbaren antiinflammatorischen Verbindungen und den β_2-Adrenozeptor-Agonisten eingesetzt werden. Während der Stillzeit ist Theophyllin nicht kontraindiziert.

Allergische Rhinitis Die saisonale Rhinitis, der Heuschnupfen, wird durch die Verteilung der Allergene in die Nasenschleimhaut verursacht, was hypersensitive Sofortreaktionen nach sich zieht (Abbildung 28.1). Diese Reaktion ist üblicherweise nicht von Asthma begleitet, da die Allergene normalerweise in Partikel eingebunden sind, die für eine Inhalation in tiefere Atemwege zu groß sind (z. B. Pollen). Die Behandlung der allergischen Rhinitis gleicht der von Asthma. Topisch verabreichte Glukokortikoide (*Beclomethason, Budesonid, Flunisolid, Fluticason, Triamcinolonacetonid*) oder Cromoglykat können sehr effektiv bei minimalen Nebenwirkungen sein, insbesondere dann, wenn die Behandlung unmittelbar vor der „allergischen" Jahreszeit beginnt. Topische Glukokortikoide können zweimal täglich verabreicht werden (Beclomethason, Flunisolid) oder sogar nur einmal täglich (Budesonid, Fluticason, Triamcinolon). Für eine vollständige Wirksamkeit ist eine drei- bis viermal tägliche Cromoglykatgabe notwendig. Es wurde nur über wenige Fälle einer lokalen Candidiasis unter Glukokortikoiden berichtet, die durch Mundspülungen vermieden werden können. Anders als bei der Behandlung von Asthma kann durch Antihistaminika (Kapitel 25) eine beträchtliche, wenn auch keine vollständige Linderung der Symptome der allergischen Rhinitis erreicht werden. Nasale Dekongestionsmittel auf der Basis von α-Adrenozeptor-Agonisten (Pseudoephedrin, Phenylephedrin, Phenylpropanolamin) als Vasokonstriktoren werden im Kapitel 10 diskutiert.

Eine chronisch allergische Rhinitis, die durch ganzjährige Allergenexposition verursacht wird, wie etwa durch Staubmilben oder tierische Hautschuppen, wird in gleicher Weise behandelt. Falls jedoch dieser Zustand eine kontinuierliche Arzneimitteltherapie erfordert, wie zum Beispiel topische Glukokortikoide, sollten Alternativen wie etwa die Veränderung der Umgebungsbedingungen des Patienten oder die Einleitung einer Immuntherapie (Allergendesensibilisierung) in Betracht gezogen werden.

Chronisch obstruktive Atemwegserkrankungen
Durch Beenden des Rauchens kann ein Emphysem vermieden oder seine Progression verlangsamt werden (Ferguson und Cherniak, 1993). Pharmakologische Interventionen können den Patienten dahingehend unterstützen, das Rauchen einzustellen. Nikotinkaugummis und transdermale Pflaster sind, wenn sie mit anderen Interventionen wie Gruppentherapie oder Gesprächstherapie durch den Arzt kombiniert werden, von mäßigem Nutzen. Clonidin ist möglicherweise hilfreich beim Nikotinentzug. Die Nikotinbehandlung ist Gegenstand der Diskussion in Kapitel 24.

Die pharmakologische Behandlung eines etablierten Emphysems ähnelt stark einer Asthmatherapie, da die inflammatorische/bronchospastische Komponente der Erkrankung des Patienten den Aspekt darstellt, der einer Therapie zugänglich ist (Ferguson und Cherniack, 1993). Bei Patienten mit Emphysem und einer deutlichen aktiven Entzündung, verbunden mit einem Bronchospasmus und ausgeprägter Schleimproduktion, kann die symptomatische inhalative Anwendung von Ipatropium oder anderen β-Adrenozeptor-Agonisten äußerst hilfreich sein. Ipatropium zieht in etwa die gleiche bescheidene Bronchodilatation bei Patienten mit chronisch obstruktiver Lungenerkrankung nach sich wie maximale Dosen eines β_2-Adrenozeptor-Agonisten. Wie bei Asthmapatienten wird die kontinuierliche Gabe eines Bronchodilatators kontrovers diskutiert, wobei einige Studien sogar andeuten, daß die kontinuierliche Gabe eher mit einem ungünstigen Verlauf der chronisch obstruktiven Lungenerkrankung verbunden ist (van Schayck et al, 1991). Eine Untergruppe von Patienten reagiert sehr günstig auf eine orale Kurzzeitbehandlung mit Glukokortikoiden. Ohne Test ist eine Vorhersage unmöglich, ob ein bestimmter Patient erfolgreich auf eine Glukokortikoidtherapie reagieren wird. Ein Therapieerfolg mit oralen Glukokortikoiden kann vielleicht den Patienten vorhergesagt werden, die auch auf eine Inhalationstherapie mit Glukokortikoiden positiv reagiert hatten. Mit Ausnahme der Behandlung akuter Episoden eines Bronchospasmus zeigt die Glukokortikoidtherapie ambivalente Ergebnisse in der Behandlung der chronisch obstruktiven Lungenerkrankung (American Thoracic Society, 1987; Dompleing et al., 1993). Bei einigen Patienten kann mit Theophyllin eine Wirkung erreicht werden (Murciano et al., 1989). Bei anderen, die eine deutliche Wirkung auf β-Adrenozeptoren-Agonisten aufwiesen, konnte Theophyllin keine zusätzliche Bronchodilatation herbeiführen, die mit maximalen Dosen des inhalierten Arzneistoffes erzielt werden können.

Tatsächlich gibt es viele Patienten, die an einem nur leicht ausgeprägten Emphysem ohne deutlichen Rückgang der Entzündung oder Bronchokonstriktion leiden. Trotzdem erhalten diese Patienten lange Zeit Ipatropium, β_2-Adrenozeptor-Agonisten, Glukokortikoide und/oder Theophyllin mit einer doch eher geringen Wahrscheinlichkeit auf Besserung, aber mit allen Möglichkeiten der Nebenwirkungen.

α_1-Antiproteinasedefizit Bei wenigen Patienten resultiert das Emphysem aus einem genetischen Defizit des Plasmaproteinase-Inhibitors, der sogenannten α_1-Antiproteinase (auch bezeichnet als α_1-Antitrypsin) (Crystal, 1990). Die Lungengewebszerstörung wird durch eine, nicht auf Widerstand stoßende Wirkung der neutrophilen Elastase und andere Proteinasen verursacht. Eine gereinigte α_1-Antiproteinase (Prolastin) aus menschlichem Plasma ist für den intravenösen Ersatz erhältlich. Klinische Wirksamkeitsstudien wurden bisher nicht durchgeführt, mit Ausnahme des Nachweises, daß eine intravenöse Gabe von α_1-Antiproteinase zu Serumspiegeln führt, die protektiv gegenüber der Entwicklung eines Emphysems bei Nichtrauchern wirken können. Die Dosisempfehlung ist 60 mg/kg intravenös eimal pro Woche. Durch diese Dosis sollte es möglich sein, eine α_1-Antitrypsinkonzentration über der Serumschwellenkonzentration von 80 mg/dl aufrecht zu halten, was eine adäquate Antielastase-Aktivität in der Flüssigkeit gewährleistet,

die das Lungenepithel auskleidet. Es wurden transgene Schafe gezüchtet, die humane α_1-Antiproteinase in der Milch sezernieren können. Sie könnten eine sicherere und billigere Quelle für die α_1-Antiproteinase in der Zukunft darstellen. Bisher wurden keine Versuche unternommen, α_1-Antiproteinase beim durch Zigarettenkonsum induzierten Emphysem einzusetzen.

Jüngst wurde die rekombinante DNAse in Form von vernebelbaren Lösungen zur Behandlung der Mukoviszidose eingeführt. Bei der Mukoviszidose bleiben eingedickte Ausscheidungen, die eine große Anzahl inflammatorischer Zellen enthalten, in den kleineren Luftwegen stecken und verursachen eine Obstruktion. Die Viskosität des eitrigen Materials ist zu einem beträchtlichen Anteil auf die DNA der Kerne lysierter Zellen zurückzuführen. Es konnte gezeigt werden, daß inhalierte DNAse zur Klärung dieser zähflüssigen Sekrete beiträgt und dadurch zu einer Verbesserung der Lungenfunktion bei Patienten mit Mukoviszidose führt (Harris und Willmott, 1994; Willmott und Fiedler, 1994). Derzeit werden Therapiestudien zum Einsatz von DNAse bei erwachsenen Patienten mit einer Verschlechterung der obstruktiven pulmonalen Lungenfunktion durchgeführt, bei denen eine eitrige bronchiale Schleimsekretion ebenfalls ursächlich an der Luftwegobstruktion beteiligt ist.

METHYLXANTHINE

Methylxanthine haben an Bedeutung bezüglich der Asthmatherapie verloren. Trotzdem werden Verbindungen dieser Substanzgruppe immer noch zur Behandlung von Asthma oder anderen Zuständen eingesetzt. Die nun folgende Abhandlung zu den Methylxanthinen reflektiert stärker deren Bedeutung hinsichtlich des enormen Konsums in Form von xanthinhaltigen Getränken als deren Bedeutung als therapeutisches Agens.

Herkunft und Geschichte Theophyllin, Koffein und Theobromin sind drei eng miteinander verwandte Alkaloide, die in geographisch weitverbreiteten Pflanzen vorkommen. Etwa die Hälfte der Weltbevölkerung konsumiert Tee (enthält Koffein und zu einem geringen Anteil auch Theophyllin und Theobromin), der aus Blättern von *Thea sinensis* hergestellt wird, einem Busch, der originär in Südchina beheimatet war und nun intensiv an vielen Orten der Welt kultiviert wird. Kakao und Schokolade, aus dem Samen von *Theobroma cacao*, enthalten Theobromin und etwas Koffein. Kaffee, die wichtigste Quelle für Koffein in der amerikanischen Ernährung, wird aus der Frucht von *Coffea arabica* oder verwandten Arten gewonnen. Nach Coca-Cola schmeckende Getränke enthalten üblicherweise beträchtliche Mengen Koffein, teilweise wegen der Inhaltsstoffe des Pflanzenextraktes aus der Nuß von *Cola acuminata* (die Gurunuß wird von den Eingeborenen des Sudans gekaut) aber auch, da manchen solcher Getränke Koffein bei der Produktion zugesetzt wird (Graham, 1978).

Die Grundlage für die Popularität solcher koffeinhaltigen Erfrischungsgetränke liegt in dem alten Glauben, daß sie stimulierende und schlafunterdrückende Wirkungen besitzen, was zu einer euphorisierenden Wirkung, einer verminderten Müdigkeit und zu einer gesteigerten Arbeitsleistung führen soll. So geht zum Beispiel die Entdeckung des Kaffees auf eine Legende über den Prior eines arabischen Klosters zurück. Hirten berichteten dem Prior, daß Ziegen, die die Beeren der Kaffeepflanzen gefressen hatten, die ganze Nacht umhergesprungen und herumgetollt seien. Der Prior, eingedenk langer Gebetsnächte, die er durchzustehen hatte, wies die Hirten an, diese Beeren zu pflücken, damit er sich daraus ein Getränk machen könne.

Klassische pharmakologische Untersuchungen in der ersten Hälfte dieses Jahrhunderts, im wesentlichen zu Koffein, bestätigten diese Erfahrungen und zeigten, daß Methylxanthine darüber hinaus noch über weitere wichtige pharmakologische Eigenschaften verfügen. Diese Eigenschaften wurden viele Jahre für verschiedene therapeutische Anwendungen genutzt, wobei in der Zwischenzeit Koffein durch effektivere Arzneistoffe ersetzt wurde. Jedoch erwachte in den letzten Jahren ein erneutes Interesse an den natürlich vorkommenden Methylxanthinen und ihren synthetischen Derivaten, hauptsächlich aufgrund eines gesteigerten Wissens bezüglich des Wirkmechanismus auf zellulärer Ebene.

Chemie Koffein, Theophyllin und Theobromin stellen methylierte Xanthinderivate dar. Xanthin selbst ist Dioxypurin und strukturell mit der Harnsäure verwandt. Koffein ist das 1,3,7-Trimethylxanthin, Theophyllin das 1,3-Dimethylxanthin und Theobromin das 3,7-Dimethylxanthin. Die Strukturformeln von Xanthin und den drei nativ vorkommenden Xanthinderivaten sind im folgenden wiedergegeben.

Die Löslichkeit der Methylxanthine ist gering und kann durch die Bildung von Komplexen (in der Regel 1:1-Komplexe) mit einer Vielzahl von Verbindungen gesteigert werden. Der bedeutsamste dieser Komplexe ist der zwischen Theophyllin und Ethylendiamin (zur Ausbildung von *Aminophyllin*). Ebenso erhöht die Bildung von Doppelsalzen (z. B. Koffein und Natriumbenzoat) oder die von echten Salzen (z. B. *Cholintheophyllinat (Oxytriphyllin)* die Wasserlöslichkeit. Durch den Lösungsvorgang dissoziieren diese Salze oder Komplexe in die freien Methylxanthine und sollten deshalb nicht mit kovalent modifizierten Derivaten wie Dyphillin [1,2-Dimethyl-7-(2,3-dihydroxypropyl)xanthin] verwechselt werden.

Ein große Anzahl verschiedenster Derivate von Methylxanthinen wurde synthetisiert und auf ihre Fähigkeit hin untersucht, die zyklische Nukleotidphosphodiesterase zu hemmen (Beavo und Reifsnyder, 1990) oder die rezeptorvermittelte Adenosinwirkungen zu antagonisieren (Daly, 1982; Linden, 1991). Dies sind die am besten charakterisierten Effekte der Methylxanthine auf zellulärer Ebene. Im Vergleich zu den korrespondierenden 1,3-Dialkylxanthinen sind generell beide Aktivitäten durch die Derivate, die keinen Substituenten in der Position 1 bzw. einen Substituenten in der Position 7 besitzen, reduziert (siehe Persson, in Symposium, 1985). Beispielsweise ist die Rangfolge hinsichtlich der Potenz der natürlich vorkommenden Methylxanthine Theophyllin > Koffein > Theobromin. Strukturanaloga zu Theophyllin mit größeren nichtpolaren Substituenten in der Position 1 oder 3 zeigen in der Regel eine gesteigerte Aktivität (Choi et al., 1988). Ein zusätzlicher Aromat oder ein Cyclohexan- bzw. Cyclopentanrest in Position 8 steigert meistens deutlich die Affinität an Adenosinrezeptoren, reduziert aber gleichzeitig die hemmende Wirkung auf die zyklischen Nukleotidphosphodiesterasen (Martinson et al., 1987). Obwohl weder Koffein noch Theophyllin zwischen den Subtypen der Adenosinrezeptoren diskriminieren (siehe unten), zeigen verschiedene, an der Position 8 derivatisierte 1,3-Dimethylxanthine eine bevorzugte Selektivität am A_1-Rezeptor, während einige Analoga von Koffein eine erhöhte Selektivität gegenüber dem A_2-Rezeptor besitzen. Darüber hinaus sind verschiedene trizyklische Verbindungen, die strukturell keine Xanthine sind, potente Agonisten an Adenosinrezeptoren (Linden, 1991).

Pharmakologische Eigenschaften

Im allgemeinen teilen Theophyllin, Koffein und Theobromin verschiedene pharmakologische Wirkungen von therapeutischem Interesse. Sie führen zu einer Relaxation der glatten Muskulatur (nennenswert ist die Bronchialmuskulatur), zu einer Stimulation des zentralen Nervensystems (ZNS), zu einer Stimulation der Herzmuskulatur, und sie wirken an der Niere diuretisch.

Wirkungsmechanismus der Methylxanthine auf zellulärer Ebene Folgende Mechanismen der xanthininduzierten physiologischen und pharmakologischen Effekte werden diskutiert: (1) eine Hemmung der Phosphodiesterase und demzufolge eine Steigerung des intrazellulären cAMPs, (2) direkte Effekte auf die intrazelluläre Kalziumkonzentration, (3) indirekte Effekte auf die intrazelluläre Kalziumkonzentration, vermittelt über eine Hyperpolarisation der Zellmembran, (4) eine Entkopplung des intrazellulären Kalziumanstiegs von den kontraktilen Elementen am Muskel und (5) einen Antagonismus an den Adenosinrezeptoren. Viele Tatsachen sprechen dafür, daß der Antagonismus der Methylxanthine in Dosierungen, die therapeutisch verabreicht oder über xanthinhaltige Erfrischungsgetränke konsumiert werden, an den Adenosinrezeptoren den bedeutsamsten Faktor für die meisten pharmakologischen Effekte darstellt. Viele dieser Beweise und eine ausführliche Diskussion über die Rolle von Adenosin als einem Autakoid werden im entsprechenden Kapitel der 8. Ausgabe dieses Buches präsentiert. Übersichtsarbeiten über Adenosinrezeptorsubtypen und selektive Agonisten und Antagonisten dieser G-Protein gekoppelten Rezeptoren, die möglicherweise als therapeutische Leitsubstanzen entwickelt wurden, sind von Daly (1982) und Fredholm et al. (1994) publiziert worden.

Glatte Muskulatur Methylxanthine können verschiedene glatte Muskeltypen relaxieren. Die wichtigste Wirkung ist die Relaxation der glatten Bronchialmuskulatur durch Xanthine, besonders der Bronchien, die entweder experimentell durch Spasmogene oder klinisch in der Folge von Asthma kontrahiert sind. Theophyllin ist unter den Methylxanthinen die wirkungsvollste Verbindung.

Bis heute ist der Wirkungsmechanismus der durch Theophyllin induzierten Bronchodilatation weder *in vitro* und noch viel weniger *in vivo* geklärt. Üblicherweise sind die Konzentrationen für eine *in vivo* Bronchodilatation beträchtlich niedriger als die Konzentrationen, die sich bei den *in vitro* Untersuchungen an verschiedenen Präparationen der Atemwegsmuskulatur als notwendig erwiesen hatten. So sind zum Beispiel Konzentrationen von mehr als 50 µM für eine Relaxierung bronchialer Segmente humaner Lungenmuskulatur, die mit Carbachol vorkontrahiert wurden, erforderlich (Finney et al., 1985). Diese Menge korrespondiert mit der Konzentration an freiem Arzneistoff, die maximal innerhalb des therapeutischen Bereichs erzielt werden kann (20 µg/ml). Keine der vorgeschlagenen zellulären Mechanismen für die durch Xanthin induzierten physiologischen Effekte erklären ausreichend die in vivo beobachtete theophyllin- oder xanthininduzierte Dilatation der Bronchialmuskulatur (Brackett et al., 1990).

ZNS Theophyllin und Koffein stellen starke Stimulanzien für das ZNS dar; Theobromin ist in dieser Hinsicht inaktiv. Koffein soll das potenteste Methylxanthin sein, jedoch führt Theophyllin zu weit stärkeren und potentiell gefährlicheren ZNS-Stimulationen als Koffein.

Personen, die Kaffee oder koffeinhaltige Erfrischungsgetränke konsumieren, sind normalerweise weniger müde und schläfrig und haben einen schnelleren und klareren Gedankenfluß. Bei steigender Koffeindosis oder Theophyllindosis kommt es zu fortschreitender ZNS-Stimulation einschließlich Nervosität, Angstzuständen, Ruhelosigkeit, Schlaflosigkeit, Tremor und Überempfindlichkeiten. Bei weiteren Dosissteigerungen treten fokale oder generalisierte Krämpfe auf, wobei Theophyllin weit potenter als Koffein zu sein scheint. Solche Anfälle, gelegentlich refraktär gegenüber Antikonvulsiva, stellten sich gelegentlich bei Patienten ein, deren Theophyllin-Plasmakonzentration nur etwa 50% über den Spitzenkonzentrationen des akzeptierten therapeutischen Bereiches lagen.

Methylxanthine stimulieren ebenso das Atemzentrum in der Medulla oblongata. Diese Wirkung ist in pathophysiologischen Zuständen teilweise bedeutsam, wie Cheyne-Stokes-Atmung, einer Apnoe bei Frühgeburten oder wenn die Atmung durch Arzneistoffe wie Opioide unterdrückt ist. Die Methylxanthine können die Sensitivität im medullären Atemzentrum offensichtlich gegenüber den stimulatorischen Effekten des CO_2 steigern, und das Atemvolumen ist bei jedem alveolären P_{CO_2} erhöht. Beide Methylxanthine können Übelkeit und Erbrechen auslösen. In diese Wirkungen sind wahrscheinlich ZNS-Einflüsse involviert, zumindest teilweise. Theophyllininduziertes Erbrechen ist bei Plasmakonzentrationen von etwa 15 µg/ml, die durch die empfohlenen therapeutische Dosierung im oberen Bereich erreicht werden kann, nicht ungewöhnlich.

Die Einnahme von 85 - 250 mg Koffein, eine Menge, die in ein bis drei Tassen Kaffee enthalten ist, führt zu einer gesteigerten, anhaltenden intellektuellen Leistungsfähigkeit und einer verminderten Reaktionszeit, jedoch sind Aufgaben, welche die feinmuskuläre Koordination und ein genaues Timing oder rechnerisches Geschick betreffen, eher negativ beeinflußt (siehe Curatalo und Robertson, 1983; Arnaud, 1987). In gleicher Weise ist die Fähigkeit von asthmatischen Kindern für Wiederholungsaufgaben, die Konzentration erfordern, während einer Theophyllinmedikation reduziert (Furukawa et al., 1988). Patienten mit Panikzuständen neigen dazu, teilweise empfindlicher gegenüber den Methylxanthinen zu reagieren. In einer Studie reagierten Individuen, die Koffeindosen in Plasmakonzentrationen von etwa 8 µg/ml erhielten, mit Angst, Furcht und anderen Symptomen, die charakteristisch für ihre Panikattacken waren (Charney et al., 1985). Da die Langzeiteinnahme von Koffein (und wahrscheinlich auch Theophyllin) eine Toleranzentwicklung und Anzeichen einer physischen Abhängigkeit verursachen (siehe Griffiths und Woodson, 1988), kann die Wirksamkeit einer gegebenen Dosis von der Vorgeschichte hinsichtlich der Verabreichung der Methylxanthine abhängig sein. Somit kann eine erhöhte Aufmerksamkeit, Energie und Konzentrationsfähigkeit in manchen Fällen das Abklingen der Entzugssymptome widerspiegeln.

Stimulatorische Effekte von niedrig dosierten Methylxanthinen können bei solchen Individuen von Bedeutung sein, deren ZNS-Funktion durch verschiedene Arzneistoffe gedämpft ist. Zum Beispiel kann durch Aminophyllin (2 mg/kg) sehr rasch die Narkose, die von mehr als 100 mg Morphin intravenös zum Zwecke der Anästhesie herbeigeführt wurde, aufgehoben werden (Stirt, 1983). Es gibt Hinweise darauf, daß Methylxanthine spezifisch eine Reihe von Opioidwirkungen einschließlich der Analgesie antagonisieren können. Beispielsweise führt eine intrathekale Injektion von Koffein oder Theophyllin in Mengen, die noch keine Hyperalgesie nach sich ziehen, bei der Maus zu einer Steigerung der ED50 im Hinblick auf die analgetische Wirkung (DeLander und Hopkins, 1986). Dieser Effekt reflektiert offensichtlich die Beteiligung von Adenosin an der Opioidwirkung (siehe Fredholm et al., 1994). Im Gegensatz dazu gibt es kaum Hinweise darauf, daß Koffein die mentale Funktion während einer Äthanolintoxikation verbessern könnte (Curatolo und Robertson, 1983).

Kardiovaskuläres System Koffein und besonders Theophyllin haben bedeutende Wirkungen auf den Kreislauf. Die Fähigkeit von Theophyllin, den peripheren Widerstand geringfügig zu senken, das Herz zeitweise äußerst positiv inotrop zu stimulieren, die Durchblutung der meisten Organe zu steigern und die Diurese anzuheizen, wurde in der Vergangenheit in der Notfallbehandlung der Herzinsuffizienz ausgenutzt. Heutzutage werden jedoch effektivere Vasodilatatoren, spezifischer inotrop wirkende Substanzen und Diuretika dem Theophyllin vorgezogen.

Die Wirkungen der Methylxanthine auf den Kreislauf sind von komplexer Natur und teilweise antagonistisch. Die Effekte sind von unterschiedlichen Bedingungen abhängig, vornehmlich vom Applikationszeitpunkt, von der verwendeten Dosis und einer früheren Methylxanthinexposition. Zusätzlich zu den Effekten auf den Vagus und das vasomotorische Zentrum im Hirnstamm gibt es mehr oder weniger direkte Wirkungen auf das vaskuläre bzw. kardiale Gewebe, kombiniert mit indirekten peripheren Wirkungen, die durch Katecholamine und möglicherweise über das Renin-Angiotensin-System vermittelt sind. Aus diesem Grund ist die Beobachtung einer einzelnen Funktion, beispielsweise des Blutdrucks, trügerisch, da diese Arzneistoffe zahlreiche Faktoren, die den Kreislauf betreffen, beeinflussen, den Blutdrucks dabei aber unverändert lassen.

Herz Die Einnahme von 250 - 350 mg Koffein kann bei Personen, die bisher keine Methylxanthine eingenommen haben, möglicherweise zu einem leichten Abfall der Herzfrequenz und einem geringfügigen Anstieg des systolischen und diastolischen Blutdrucks führen. Jedoch haben solche Dosierungen keinen Effekt bei Patienten, die Koffein regelmäßig konsumieren. Es gibt unterschiedliche Meinungen darüber, ob bei Individuen, die koffeinfrei leben, die zirkulierenden Katecholamine und die Plasmareninaktivität erhöht ist; jedoch ist allgemein akzeptiert, daß nur geringe Veränderungen bei chronischen Koffeinkonsumenten bestehen. Diese Aspekte wurden von Myers in einer Übersicht zusammengefaßt (1988a).

Theophyllininfusionen, die Plasmakonzentrationen zwischen 10 - 20 µg/ml erreichen, führen zu einem bescheidenen Anstieg der Herzfrequenz, der Kontraktionskraft und einer verminderten Vorlast (Ogilvie et al., 1977). Bei Normalpersonen ist die Auswurfleistung nur kurzfristig gesteigert, und sie wird dann von einem Absinken unter das urspüngliche Niveau abgelöst. Bei Patienten mit Herzinsuffizienz ist der venöse Druck initial ziemlich hoch. Konsequenterweise führt die durch Theophyllin induzierte kardiale Stimulation und der reduzierte venöse Druck zu einem deutlichen Anstieg der kardialen Auswurfleistung, der für 30 Minuten und mehr anhält. Gleiche Theophyllin-Plasmakonzentrationen bei Personen, die bislang noch keine Methylxanthine konsumiert haben, verursachen eine beträchtliche Erhöhung an zirkulierendem Adrenalin (Vestal et al., 1983). Ähnliche hämodynamische Antworten oder veränderte Plasmakatecholaminkonzentrationen wurden bei Patienten, die über einen langen Zeitraum therapeutische Theophyllindosen erhielten, beobachtet. Unter dem Aspekt von Koffein (siehe oben) ist es eher unwahrscheinlich, daß die hämodynamischen Effekte von Theophyllin bei solchen Patienten durch Katecholamine verursacht werden.

In höheren Konzentrationen verursachen Koffein und Theophyllin sicher eine Tachykardie. Sensible Menschen erfahren möglicherweise Arrhythmien wie vorzeitige Ventrikelkontraktionen. Arrhythmien sind ebenso bei Personen möglich, die koffeinhaltige Erfrischungsgetränke im Exzess zu sich nehmen. Das Risiko für Arrhythmien erscheint jedoch bei Normalpersonen äußerst gering und Patienten mit einer ischämischen Herzerkrankung oder einer kardialen Ektopie tolerieren gewöhnlich mäßige Mengen von Koffein, ohne daß ein beträchtlicher Anstieg der Herzfrequenz oder Arrhythmien resultierten (Myers, 1988b; Chou und Benowitz, 1994).

Skelettmuskulatur Es ist seit langem bekannt, daß Koffein die muskuläre Leistungsfähigkeit beim Menschen steigern kann (Graham et al., 1994). So verbessert zum Beispiel die Einnahme von Koffein (6 mg/kg) die Leistung eines Skilangläufers, besonders bei hohen Geschwindigkeiten (Berlund und Hemmingsson, 1982). Es ist jedoch nicht geklärt bis zu welchem Ausmaß diese Effekt durch direkte Koffeinwirkungen an der neuromuskulären Endplatte verursacht wird oder ob übliche Theophyllindosierungen ähnliche Effekt erzeugen können. In therapeutischer Konzentration verbessern sowohl Koffein als auch Theophyllin bei Normalpersonen und bei Patienten mit chronisch obstruktiven Lungenerkrankungen die Zwerchfellkontraktion und Zwerchfellerschlaffung (siehe Aubier, in Symposium, 1985). Auch wenn diese Effekte nicht von einer gesteigerten Feuerrate des Nervus phrenicus begleitet sind, ist es unklar, ob die verbesserte neuromuskuläre Transmission oder die gesteigerte muskuläre Kontraktilität von größerer Bedeutung sind. Auf jeden Fall tragen diese Effekte zur Verbesserung der Atemfunktion und zur weniger spürbaren Dyspnoe bei, die durch Theophyllin bei vielen Patienten mit chronisch obstruktiven Lungenerkrankungen vermittelt wird.

Diuretische Wirkungen Methylxanthine, besonders Theophyllin, steigern die Harnproduktion, und das Auscheidungsmuster von Wasser und Elektrolyten gleicht dem der Thiazide. Der Mechanismus ist Anlaß andauernder Kontroversen, besonders im Hinblick auf die relative Beteiligung der hämodynamischen und intrarenalen Wirkungen (Spielman et al., in Symposium, 1987). In den meisten tierexperimentellen Studien wurde unter Theophyllin ein Anstieg der glomerulären Filtrationsrate (GFR) und des renalen Blutflusses, besonders in der Medulla gefunden. Jedoch scheint eine Infusion von Aminophyllin (3,4 mg/kg) bei normalen Probanden die Rückresorption gelöster Stoffe sowohl im proximalen Nephron wie auch im Sammelrohr zu hemmen, ohne die GFR und den renalen Blutfluß wesentlich zu verändern. Eine zusätzliche Wirkung von Theophyllin in Gegenwart von Furosemid wird nicht beobachtet (Brater et al., 1983). Im Gegensatz dazu kommt es nach Gabe von Aminophyllin (400 mg) bei Patienten mit Herzinsuffizienz unter Behandlung mit hoch dosierten Diuretika zu einer zusätzlichen Ausscheidung von Na^+, Cl^- und K^+. (Sigurd und Olesen, 1978). Für die Diskussion bezüglich Adenosinrezeptoren und renaler Funktion siehe auch Kapitel 29.

Toxizität Tödliche Vergiftungen infolge einer Koffeineinnahme sind selten (siehe Curatalo und Robertson, 1983). Obgleich die letale Dosis nach einer Einnahme von Koffein beim Erwachsenen 5 - 10 g zu sein scheint, werden unerwünschte Reaktionen bereits nach Einnahme von 1 g (15 mg/kg, korrespondierende Plasmakonzentrationen ca. 30 µg/ml) beobachtet. Diese betreffen hauptsächlich das ZNS und den Kreislauf. Schlaflosigkeit, Ruhelosigkeit und Erregung sind frühe Symptome, die sich bis zu milden Delirien entwickeln können. Ebenso auffällig sind Erbrechen und Konvulsion. Die Muskeln sind angespannt und zittern. Häufig beobachtet man Tachykardie und Extrasystolen, und die Atmung ist beschleunigt.

Tödliche Vergiftungen ereignen sich weit häufiger mit Theophyllin als mit Koffein. Eine rasche intravenöse Gabe therapeutischer Dosen von *Aminophyllin* (500 mg) kann gelegentlich plötzlichen Tod verursachen, der wahrscheinlich auf kardiale Arrhythmien zurückzuführen ist. Um schwerwiegende toxische Reaktionen zu vermeiden, sollte der Arzneistoff deshalb langsam über einen Zeitraum von 20 - 40 Minuten injiziert werden. Die toxischen Reaktionen umfassen Kopfschmerzen, Herzklopfen, Schwindel, Übelkeit, Blutdruckabfall und präkardiale Schmerzen. Weitere Symptome einer Vergiftung sind Tachykardie, schwere Ruhelosigkeit, Agitation und Erbrechen, wobei diese Effekte mit Plasmakonzentrationen von mehr als 20 µg/ml assoziiert sind. Fokale und generalisierte Anfälle können ebenfalls auftreten, machmal sogar ohne vorherige Anzeichen einer Intoxikation.

Meistens resultiert eine Intoxikation aus wiederholten oralen oder intravenösen Gaben von Theophyllin. Auch wenn Konvulsion und Tod bei Plasmakonzentrationen unter 25 µg/ml aufgetreten sind, sind Anfälle bei Konzentrationen niedriger als 40 µg/ml doch eher seltene Ereignisse (Goldberg et al., in Symposium, 1986a). Patienten mit einer chronischen Theophyllinvergiftung neigen wesentlich stärker zu Anfällen als solche, die eine kurzzeitige Überdosierung erfahren. Die Vorgeschichte der Theophyllinexposition kann zu Schwierigkeiten bei der Erstellung einer Beziehung zwischen dem Schweregrad der Symptome und dem Plasmaspiegel des Arzneistoffs beitragen (Aitken an Martin, 1987, Bertino und Walker, 1987). Eine größere Vorsicht bei der Behandlung der Intoxikation ist bei solchen Patienten angebracht, die Theophyllin nach Vorschrift eingenommen hatten (Paloucek und Rodvold, 1988). Eine Behandlung umfaßt möglicherweise die prophylaktische Verabreichung von Diazepam, vielleicht in Kombination mit Phenytoin oder Phenobarbital. Phenytoin kann ebenso eine wertvolle Alternative zu Lidocain in der Behandlung schwerer ventrikulärer Arrhythmien darstellen. Der Anfall ist mit Antikonvulsiva therapierbar, und es ist unter Umständen notwendig, eine Vollnarkose und andere Maßnahmen, die in der Behandlung des Status epilepticus üblich sind, einzuleiten (Goldberg et al., in Symposium, 1986a).

Der breite Einsatz von retardierten Theophyllinformulierungen hat zu Überlegungen geführt, eine kontinuierliche Resorption zu verhindern. Insbesondere sind hier die Verwendung von oraler Aktivkohle und Sorbitol als Abführmittel zu nennen (Goldberg et al., 1987). Wiederholte Gaben oraler Aktivkohle beschleunigen darüber hinaus die Clearance von Theophyllin. Wenn jedoch die Plasmakonzentration Werte von über 100 µg/ml übersteigt, sind in der Regel invasive Maßnahmen erforderlich, insbesondere die Hämoperfusion mit Aktivkohlefilter (Paloucek und Radvold, 1988).

Beziehung zu kardiovaskulären Erkrankungen Es existieren zahlreiche, widersprüchliche Untersuchungen, ob die Einnahme von Kaffee oder Koffein ein Risiko bei der koronaren Herzerkrankung darstellt (Curatalo und Robertson, 1983, Chou und Benowitz, 1994). Auch wenn Hinweise auf die Korrelation eines erhöhten Risikos bei der koronaren Herzerkrankung mit einem Langzeitkonsum großer Mengen an Kaffee bestehen, ist diese Frage noch nicht geklärt und benötigt weitergehende Untersuchungen. Eine offensichtliche Verbindung zwischen Kaffeekonsum und Serumcholesterinkonzentration scheint mit anderen Inhaltsstoffen des Kaffees als mit Koffein in Beziehung zu stehen und ist wohl auch von der Methode der Kaffeezubereitung abhängig (Chou und Benowitz, 1994). Wie bereits oben diskutiert, gibt es nur geringe Evidenzen für einen Anstieg der Herzfrequenz und kardialen Arrhythmien nach einem maßvollen Kaffeegenuß.

Verhaltensintoxikation Wie oben erwähnt, können mäßige Koffeindosen bei manchen Individuen intensive Gefühle der Angst, Besorgnis oder Panik auslösen. Selbst Personen mit leicht- bis mittelmäßigem Kaffeekonsum können nach einer Einnahme von 400 mg oder mehr Koffein Spannung, Angst und Unbehagen entwickeln (Griffiths und Woodson, in Symposium, 1988b). Bei Kindern, die aufgrund einer Frühgeburt wegen Apnoe behandelt wurden, kann die Anwendung von Theophyllin persistierende Veränderungen im Schlaf-Wach-Rhythmus nach sich ziehen (Thoman et al., 1985). Langzeiteffekte auf das Verhalten oder die kognitive Entwicklung müssen jedoch noch identifiziert werden (Aranda et al., in Symposium, 1986a). Die Bedenken nehmen zu, daß die Behandlung von asthmatischen Kindern mit Theophyllin möglicherweise Depressionen, Hyperaktivität oder Verhaltensstörungen nach sich zieht. Eine kürzlich erschienene Studie bezüglich der geistigen Leistungsfähigkeit von asthmatischen Kindern, die mit Theophyllin behandelt wurden oder nicht, konnten keine Unterschiede in der geistigen Leistungsfähigkeit von asthmatischen im Vergleich zu nicht-asthmatischen Kindern aufzeigen (Lindgren et al., 1992). Ebenso ist es schwierig, spezifische durch Theophyllin verursachte Effekte von den Auswirkungen, die durch Krankheit oder andere Modalitäten der Behandlung herrühren, zu diskriminieren. Viele Forschergruppen glauben, daß die meisten Kinder von der Anwendung alternativer Methoden hinsichtlich einer symptomatischen Therapie stärker profitieren.

Resorption, Metabolismus und Exkretion Methylxanthine werden nach oraler, rektaler oder parenteraler Gabe gut resorbiert. Theophyllin wird nach Einnahme von Lösungen oder Tabletten rasch und vollständig aufgenommen. Die Resorption aus den retardierten Arzneistoffformulierungen ist nicht bei allen Patienten vollständig (Hendeles und Weinberger, 1982). Nüchtern stellen sich bei Einnahme von Lösungen oder Tabletten maximale Plasmakonzentrationen nach zwei Stunden ein. Koffein wird schneller resorbiert, und maximale Plasmakonzentrationen sind innerhalb einer Stunde zu erwarten. Zahlreiche retardierte Theophyllinpräparate sind erhältlich, die auf ein Dosierungsintervall von acht, zwölf oder 24 Stunden ausgelegt sind. Diese Präparate zeichnen sich durch eine deutliche interindividuelle Variabilität hinsichtlich Quote und Ausmaß der Resorption aus, insbesondere in der Beeinflussung dieser Parameter durch Nahrung oder den Einnahmezeitpunkt (Symposium, 1986a). Deshalb muß man den Patienten mit einem Präparat so einstellen, daß die zusätzliche Einnahme eines ähnlichen Produkts vermieden wird.

Gleichzeitige Nahrung verzögert die Resorptionsrate von Theophyllin, limitiert aber nicht dessen Ausmaß. Bei Retardpräparaten kann Nahrung die Bioverfügbarkeit von Theophyllin bei einigen Präparaten vermindern, bei anderen aber auch steigern. Liegende Position oder Schlaf führen ebenso zu einer beträchtlichen Verminderung der Resorption. Diese Faktoren machen es schwierig, relativ konstante Theophyllin-Plasmakonzentrationen über den Tag aufrecht zu erhalten. Glücklicherweise hat sich herausgestellt, daß die für eine Linderung der Asthmasymptomatik notwendigen Konzentrationen nicht konstant gehalten werden müssen. Insofern sollten Spitzenkonzentrationen in den frühen Morgenstunden, wenn die Symptome meistens auftreten, erreicht werden (Symposium, 1988a).

Methylxanthine werden in alle Körperkompartimente verteilt, sie überwinden die Plazenta und penetrieren in die Muttermilch. Das scheinbare Verteilungsvolumen zwischen Koffein und Theophyllin ist gleich und liegt zwischen 0,4 und 0,6 l/kg. Diese Werte sind bei Frühgeborenen beträchtlich höher. Theophyllin wird in einem höheren Ausmaß als Koffein an Plasmaproteine gebunden, wobei der gebundene Anteil bei Zunahme der Methylxanthinkonzentration abnimmt. In therapeutischen Konzentrationen liegt die Proteinbindung von Theophyllin bei etwa 60%, ist jedoch auf etwa 40% bei neugeborenen Kindern und bei Erwachsenen mit einer Leberzirrhose reduziert (Hendeles und Weinberger, 1982).

Methylxanthine werden primär durch Abbau in der Leber eliminiert. Weniger als 15% bzw. 5% des Theophyllins bzw. Koffeins erscheint unverändert im Urin. Koffein hat eine Plasmahalbwertszeit von drei bis sieben Stunden. Diese ist bei Frauen in einem späteren Stadium der Schwangerschaft oder nach einer lang andauernden Anwendung oraler Kontrazeptiva etwa verdoppelt. Die Eliminationsrate beider Methylxanthine ist bei Frühgeborenen sehr langsam. Die durchschnittliche Halbwertszeit von Koffein beträgt ungefähr 50 Stunden, während für Theophillin in verschiedenen Studien Mittelwerte zwischen 20 und 36 Stunden angegeben werden. Jedoch ist eine intensive Umwandlung von Theophyllin zu Koffein bei diesen Kindern eingeschlossen (Symposium, 1981, Roberts, 1984).

Es bestehen deutliche interindividuelle Schwankungen in der Eliminationsrate von Theophyllin, die sowohl auf genetische, wie auch Umwelteinflüsse zurückzuführen sind. Vierfache Unterschiede sind dabei nicht ungewöhnlich (Lesko, in Symposium, 1986a). Die Halbwertszeit liegt bei kleinen Kindern im Durchschnitt bei 3,5 Stunden, während Werte zwischen acht und neun Stunden für den Erwachsenen typischer sind. Bei den meisten Patienten beschreibt der Arzneistoff innerhalb des therapeutischen Bereichs eine Kinetik 1. Ordnung. In höheren Konzentrationen wird aufgrund der Sättigung der metabolisierenden Enzyme eine Kinetik 0. Ordnung beobachtet. Diese verlängert den Abfall der Theophyllinkonzentration zu nicht-toxischen Konzentrationen.

Die Disposition der Methylxanthine wird auch durch die Gegenwart anderer Arzneistoffe oder begleitender Erkrankungen beeinflußt (Jonkman, in Symposium, 1986a). Beispielsweise ist die Clearance von Theophyllin auf das nahezu Doppelte während der Ko-Medikation von Phenytoin und Barbituraten gesteigert. Zigarettenkonsum oder die Einnahme von Rifampicin oder oralen Kontrazeptiva ziehen kleinere, aber merkliche Steigerungen der Theophyllin-Clearance nach sich. Im Gegensatz dazu führt die Gabe von Cimetidin und verschiedener Makrolidantibiotika (z. B. Erythromycin) zu einer verminderten Theophyllin-Clearance. Es ist bestehen Widersprüche hinsichtlich der Frage, ob Glukokortikoide oder Immunisierung mit gereinigter und abgeschwächter Influenzavakzine einen signifikanten Einfluß haben, obwohl akute Virusinfektionen und Interferon die Theophyllin-Clearance vermindern können. Die Halbwertszeit von Theophyllin kann bei Patienten mit Leberzirrhose, Herzinsuffizienz oder bei akutem Lungenstau auf über 60 Stunden verlängert sein.

Koffein wird durch Demethylierung und durch Oxidation an der Position 8 metabolisiert (Arnaud, 1987). Der Hauptweg beim Menschen verläuft über die Bildung von Paraxanthin (1,7-Dimethylxanthin), was zu primären Metaboliten im Urin führt, nämlich zu 1-Methylxanthin, 1-Methylharnsäure und zu acetylierten Uracilderivaten. Ein Nebenweg betrifft die Bildung und den Metabolismus von Theophyllin und Theobromin. Der Hauptabbauweg von Theophyllin resultiert nach einer 8-Hydroxilierung in der Bildung und Ausscheidung der 1,3-Dimethylharnsäure (Rowe et al., 1988). Eine beträchtliche Demethylierung wird beobachtet, die zur Ausbildung von 1-Methylxanthin führt, das vor der Ausscheidung wieder nahezu vollständig entweder durch die Xanthinoxidase in die 1-Methylharnsäure überführt oder zu 3-Methylxanthin verstoffwechselt wird. Letzteres kumuliert im Plasma und wird als solches ausgeschieden. Es gibt keine Beweise dafür, daß die Methylxanthine zur Harnsäure abgebaut werden können, und daß ihre Einnahme zu einer Verschlimmerung der Gicht führen könnte.

Obwohl beim Erwachsenen kaum nachzuweisen, spielt die Umwandlung von Theophyllin zu Koffein beim frühgeborenen Säugling eine wichtige Rolle (Symposium, 1981, Roberts, 1984). Koffein kumuliert im Plasma auf etwa 25% der Theophyllinkonzentration und ist eine der im Harn vorkommenden Substanzen. Etwa 50% einer gegebenen Theophyllindosis erscheint bei solchen Kindern unverändert im Harn. Der Rest wird nahezu vollständig in Form der 1,3-Dimethylharnsäure, der 1-Methylharnsäure und als Koffein ausgeschieden.

Andere Xanthinderivate *Enprofyllin* Enprofyllin (3-Propylxanthin) wurde innerhalb Europas intensiv für einen Einsatz in der Asthmatherapie erforscht (Symposium, 1985). Diese Verbindung ist bei Asthmapatienten ein wirkungsvollerer Bronchodilatator und führt offensichtlich zu geringeren Effekten hinsichtlich ZNS, Nierenfunktion und zerebrovaskulärem Widerstand. Obwohl die Substanz nur eine geringe Wirkung auf die Magenschleimsekretion besitzt, ist die Inzidenz hinsichtlich gastrointestinaler Nebenwirkungen mindestens so groß wie unter einer Theophyllinbehandlung. Die Ausbildung einer Tachykardie ist ausgeprägter. Enprofyllin ist ein schwacher Antagonist für Adenosin an den meisten Adenosinrezeptorsubtypen. Mindestens 90% des Enprofyllins werden unverändert über den Urin eliminiert, wobei die tubuläre Sekretion eine wichtige Rolle spielt. Die Eliminationshalbwertszeit ist kleiner als zwei Stunden und bei Individuen mit einer reduzierten Kreatininclearance verlängert. Der Arzneistoff wird nach oraler Gabe gut resorbiert. Retardpräparate befinden sich in der Entwicklung. Derzeit ist Enprofyllin in den Vereinigten Staaten nicht erhältlich.

Enprofyllin ist in Deutschland nicht im Handel (Anm. d. Hrsg.).

Pentoxifyllin Bei *Pentoxifyllin* (1-[5-Oxohexyl]-3,7-dimethylxanthin) handelt es sich um ein Derivat des Theobromins. Obwohl nicht bronchodilatierend wirksam, wurde Pentoxifyllin in den Vereinigten Staaten für die Behandlung der Claudicatio intermittens, einer chronisch arteriellen Verschlußerkrankung, zugelassen. Ältere Studien deuten darauf hin, daß unter Pentoxifyllin die freie Wegstrecke verlängert ist. Es scheint mehr direkte Hinweise auf einen gesteigerten Blutfluß in den ischämischen Gliedmaßen solcher Patienten zu geben, ebenso wie auf eine Verminderung der Parästhesie, der Krämpfe und des Ruheschmerzes (Ward und Clissold, 1987). Nicht alle Forschergruppen teilen jedoch diesen Enthusiasmus, und einige berichten sogar darüber, daß nur etwa 20 - 30% der Patienten einen deutlichen, langanhaltenden Vorteil erfahren (Green und McNamara, 1988). Ernst (1994) und Bevan et al. (1992) überprüften alle publizierten, plazebokontrollierten Versuche zu Pentoxifyllin und folgerten, daß eine Aussage über die klinischer Relevanz schwierig ist. Einzelne Patienten mögen jedoch substantiell profitieren. Pentoxifyllin ist möglicherweise ebenso wertvoll in der Behandlung anderer vaskulärer Störungen, einschließlich solcher, die mit Diabetes assoziiert sind. In einem Bericht wird die Anwendung von Pentoxifyllin bei Unterschenkelnekrosen diabetischer Patienten favorisiert (Campbell, 1993), wobei erfahrene Diabetologen nicht ausnahmslos diese Ansicht teilen. Zwei bis sechs Wochen müssen normalerweise vergehen, bevor ein therapeutischer Vorteil evident wird. Pentoxifyllin scheint jedoch nicht als Vasodilatator zu wirken, und therapeutische Dosen sind auch nicht mit einer signifikanten Veränderung der Herzfrequenz, der Herzauswurfleistung oder des peripheren Gefäßwiderstands verbunden. Man geht davon aus, daß klinische Reaktionen auf eine Langzeitgabe von Pentoxifyllin primär auf eine verbesserte Verformbarkeit der Erythrozyten und auf eine verminderte Blutviskosität zurückzuführen sind. Erniedrigte Konzentrationen an Fibrinogen mögen zu dem letztgenannten Effekt beitragen. Ebenso könnte eine verminderte Funktion der Plättchen und der Granulozyten in das Geschehen involviert sein (Hammerschmidt et al., 1988; Rossignol et al., 1988). Trotz allem ist der Wirkmechanismus von Pentoxifyllin bis heute nur unzureichend charakterisiert. Eine übliche Dosis beträgt 400 mg, die dreimal täglich zu den Mahlzeiten eingenommen werden soll.

Neuere Anwendungen von Pentoxifyllin sind in Untersuchung und betreffen hemmende Effekte hinsichtlich verschiedener inflammatorischer Mechanismen, unter anderem die Komplementkaskade, die Adhärenz von Neutrophilen und die Produktion von Zytokinen. Entzündliche Prozesse, für deren Behandlung Pentoxifyllin derzeit untersucht wird, sind die Kontaktdermatitis (Funk und Maibach, 1994), die systemische Vaskulitis (Gross, 1994) und das septische Syndrom (Bone, 1992). Bei der Unfruchtbarkeit des Mannes wird Pentoxifyllin aufgrund der Eigenschaft, die Spermienbeweglichkeit zu unterstützen, eingesetzt, um bei der in vitro Fertilisierung die Befruchtung der Eizelle zu begünstigen (Yovich, 1993). Auf diesen in vitro Ergebnissen basierend wurde Pentoxifyllin auch bei infertilen Männern eingesetzt, die Ergebnisse waren jedoch widersprüchlich (Tournaye et al., 1994).

Therapeutischer Einsatz

Die unterschiedlichen pharmakologischen Effekte der Methylxanthine fanden in zahlreichen therapeutischen Anwendungen ihren Niederschlag. Präparate werden therapeutisch dafür eingesetzt, die glatte Bronchialmuskulatur unter Asthma zu relaxieren und die Dyspnoe bei der chronisch obstruktiven Lungenerkrankung zu verbessern. Diese Anwendungen werden im folgenden beschrieben. Die stimulierenden Effekte der Methylxanthine auf das ZNS werden weitverbreitet genutzt, um die Aufmerksamkeit zu steigern und um die Niedergeschlagenheit und Müdigkeit zu verringern, bevorzugt durch die Einnahme koffeinhaltiger Getränke oder Tabletten. Von großer Bedeutung ist die Anwendung von Koffein und auch Theophyllin in der Behandlung der langanhaltenden Apnoe, die manchmal bei frühgeborenen Kindern beobachtet werden kann. Koffein in eventuell subtherapeutischen Dosierungen ist in einer Reihe freiverkäuflicher Präparate enthalten, die zur Linderung von Schmerzen oder zur Diurese eingesetzt werden.

Methylxanthine in der Asthmabehandlung Theophyllin hat sich als wirkungsvoller Bronchodilatator bei Asthma erwiesen und stellte früher die Therapie der ersten Wahl dar. Heutzutage hat dieser Stellenwert abgenommen, und der therapeutische Einsatz von Theophyllin ist nur noch bedingt von Bedeutung, primär aufgrund des nur mäßigen Vorteils eines engen therapeutischen Fensters und der Notwendigkeit des *drug monitoring* (Stoloff, 1994, Nasser und Rees, 1993). Nächtlich auftretendes Asthma kann durch Theophyllinretardpräparate gebessert werden (Self et al, 1992), anderere Interventionen wie inhalierbare Glukokortikoide oder Salmeterol sind wahrscheinlich von größerer Effektivität (Meltzer et al., 1992). Von einigen Pädiatern wird Theophyllin den inhalierbaren Glukokortikoiden aufgrund des fehlenden Potentials der Wachstumsunterdrückung vorgezogen. In den meisten Fällen können milde bis moderate Asthmazustände mit Theophyllin beherrscht werden, ebenso wie mit Cromoglykat oder Nedocromil (siehe unten), wodurch potentielle Nebenwirkungen der Glukokortikoide vermieden werden können. Es gibt wenige Daten, die eine routinemäßige Anwendung von Theophyllin in der Behandlung von akuten schweren Bronchospasmen nahelegen würden (Fanta et al., 1986; Rossing et al., 1980). Bei einigen chronischen Asthmapatienten zeigt sich bei Einnahme von Theophyllinretardpräparaten eine günstige Wirkung hinsichtlich der nächtlichen Symptome.

Man beginnt eine Theophyllintherapie üblicherweise mit einer Dosis von 12 - 16 mg/kg/Tag (berechnet als freie Base), maximal jedoch 400 mg/Tag für mindestens drei Tage (Weinberger, 1987). Kinder, die jünger als ein Jahr sind, benötigen beträchtlich weniger; die Dosis in mg/kg kann nach der folgenden Formel berechnet werden: mg/kg = 0,2 x (Alter in Wochen) + 5. Wenn eine Therapie mit solch niedrigen Dosen begonnen wird, minimiert man frühe Nebenwirkungen wie Übelkeit, Erbrechen, Nervosität und Schlaflosigkeit, die oft im Fortlauf der Behandlung abklingen. Zudem kann die Möglichkeit steigender Plasmakonzentrationen auf 20 µg/ml bei Patienten von einem Jahr und älter, deren hepatische oder kardiale Funktion nicht eingeschränkt ist, eliminiert werden. Danach wird die Dosis in Abhängigkeit des Alters und der klinischen Reaktion in zwei aufeinanderfolgenden Schritten auf erst 16 - 20, dann auf 18 - 22 mg/kg/Tag (bis zu einem Maximum von 800 mg/Tag) gesteigert, wobei wenigstens drei Tage für eine Dosiseinstellung an Zeit eingeräumt werden sollte. Die Theophyllin-Plasmakonzentration sollte vor einer weiteren Dosisanpassung bestimmt werden. Auch wenn ein Theophyllinretardpräparat üblicherweise zweimal täglich eingenommen werden sollte, erfordern die Schwankungen hinsichtlich Geschwindigkeit und Ausmaß der Resorption bei solchen Präparaten eine individuelle Anpassung an das jeweilige Präparat.

Apnoe bei Frühgeburten Episoden einer verlängerten Apnoe, die über 15 Sekunden und mehr andauern können und von einer Bradykardie begleitet sind, werden nicht selten bei frühgeborenen Säuglingen beobachtet. Sie sind der Gefahr einer wiederkehrenden Hypoxie und einer neurologischen Schädigung ausgesetzt. Auch wenn diese Zustände häufig mit schweren systemischen Erkrankungen verbunden sind, kann in vielen Fällen keine spezifische Ursache gefunden werden. Mit den Arbeiten von Kuzemko und Paala beginnend, wurden mit den Methylxanthinen zahlreiche klinische Studien bezüglich einer Behandlung der Apnoe mit unbekannter Ursache durchgeführt. Eine orale bzw. intravenöse Gabe von Methylxanthinen kann zu einer Elimination der Apnoe-Episoden, die kürzer als 20 Sekunden andauern, sowie zu einer Verminderung der Anzahl der Episoden von kürzerer Dauer führen (Symposium, 1981; Roberts, 1984; Aranda et al., in Symposium, 1986a). Zufriedenstellende Reaktionen können bei Theophyllin-Plasmakonzentrationen zwischen 4 - 8 µg/ml auftreten, häufiger sind jedoch

Konzentrationen von nahezu 13 µg/ml notwendig (Muttit et al., 1988). Noch höhere Konzentrationen führen zwar zu einer gleichmäßigeren Atemfrequenz, jedoch ohne die Häufigkeit der Episoden einer Apnoe und einer Bradykardie weiter zu reduzieren. Zudem treten dadurch häufiger tachykarde Zustände auf. Therapeutische Konzentrationen werden mit einer initialen Dosis von 5 mg/kg Theophyllin (berechnet als freie Base) und einer Erhaltungsdosis von 2 mg/kg alle 12 - 24 Stunden erreicht (Robertson, 1984). Obwohl Koffein anfänglich weniger häufig als Theophyllin eingesetzt wurde, bevorzugen heutzutage einige Ärzte Koffein, da die Dosierung einfacher und vorhersagbarer ist. Darüber hinaus führt die Gabe von Theophyllin bei diesen Säuglingen zu einer Akkumulation beträchtlicher Mengen an Koffein (siehe oben). Bei Verwendung von Koffein sind etwas höhere Konzentrationen notwendig. Die verfügbaren Daten deuten aber darauf hin, daß Koffein gleich wirksam ist. Empfohlen wird, die Therapie mit einer Dosierung von 10 mg/kg zu beginnen und mit Dosen von 2,5 mg/kg/Tag aufrechtzuerhalten (Roberts, 1984).

Auch wenn Auswirkungen im Hinblick einer veränderten Entwicklung des Wachstums unter Methylxanthinen bisher nicht registriert wurden, ist dies bei weitem kein endgültiger Beweis. Eine Behandlung sollte deshalb so kurz wie möglich, üblicherweise über einige Wochen, durchgeführt werden.

Verschiedene Anwendungen Koffein kombiniert mit einem Analgetikum wie z. B. Acetylsalicylsäure findet breite Anwendung in der Behandlung des einfachen Kopfschmerzes. Allerdings existieren für diesen Gebrauch nur wenige Daten im Hinblick auf substantielle Wirkungen. Koffein wird in Kombination mit Ergotaminalkaloiden zur Behandlung der Migräne eingesetzt (siehe Kapitel 21).

Xanthinhaltige Getränke

Es gibt Schätzungen, wonach der pro Kopf Verbrauch von Koffein pro Tag in den Vereinigten Staaten durchschnittlich bei 170 - 200 mg liegt (Graham, 1978, Clementz und Dailey, 1988). Ungefähr 90% dieser Menge resultiert aus dem Trinken von Kaffee. In Abhängigkeit des Alkaloidgehalts der Kaffeebohne und der Zubereitungsmethode enthält eine Tasse Kaffee zwischen 65 - 175 mg Koffein, während eine Tasse Tee ungefähr 50 mg Koffein und 1 mg Theophyllin enthält. Kakao beinhaltet pro Tasse ca. 250 mg Theobromin und 5 mg Koffein. Eine 12-oz- (360-ml-) Flasche Cola-Getränk enthält zwischen 40 - 50 mg Koffein, etwa die Hälfte davon ist vom Hersteller zugesetztes Alkaloid. Schokolade kann bis zu 25 mg Koffein pro 30 g enthalten.

Die xanthinhaltigen Getränke stellen insofern ein medizinisches Problem dar, da große Teile der Bevölkerung soviel Kaffee konsumieren, daß dies Auswirkungen auf zahlreiche Organe hat. Deshalb sollte ein Arzt die mögliche Beteiligung von Koffein an den bestehenden Anzeichen und Symptomen des Patienten genauso wie potentielle Interaktionen mit anderen Pharmaka berücksichtigen. Patienten mit peptischen Ulkuserkrankungen sollten die Einnahme von koffeinhaltigen Getränken aber auch von Katreinerkaffee beschränken. Es ist seit langem bekannt (und vielleicht vergessen), daß Getränke, die durch das Rösten von Getreide hergestellt werden und kein Koffein beinhalten, die Säuresekretion in gleichem Ausmaß wie Kaffee stimulieren (Öhnell und Berg, 1931). Auch entkoffeinierter Kaffee ist hinsichtlich einer gesteigerten Gastrin- und Magensäuresekretion nur geringfügig weniger potent als das natürliche Produkt. Natürlicher wie auch entkoffeinierter Kaffee sind etwa doppelt so wirksam wie eine äquivalente Menge an Koffein (Cohen und Booth, 1975, Acquaviva et al., 1986).

Ein übermäßiger Genuß xanthinhaltiger Getränke kann Bedingungen herbeiführen, die eine chronische Intoxikation ermöglichen. Darüber hinaus gibt es Menschen, die so empfindlich sind, daß eine einzige Tasse Kaffee ausreicht, um eine an Intoxikation grenzende Reaktionen zu verursachen. Eine Stimulation des ZNS resultiert in Ruhelosigkeit und Schlafstörungen, und eine myokardiale Stimulation spiegelt sich in frühzeitigen Systolen und in dem Auftreten einer Tachykardie wider. Die ätherischen Öle des Kaffees können gastrointestinale Irritationen provozieren, wobei die Diarrhoe ein häufiges Symptom ist. Andererseits kann durch den hohen Gerbstoffgehalt von Tee das Auftreten von Obstipationen begünstigt werden.

Es besteht kein Zweifel, daß sich ein bestimmtes Maß an Toleranz und psychischer Abhängigkeit (z. B. Gewöhnung) bei Einnahme xanthinhaltiger Getränken entwickelt (Clementz und Dailey, 1988; Griffiths und Woodson, in Symposium, 1988b). Dies trifft eventuell sogar bei Personen zu, die Kaffee oder vergleichbare Getränke nicht übermäßig zu sich nehmen. Jedoch gehört die morgendliche Tasse Kaffee so sehr zu den amerikanischen und europäischen Frühstücksgewohnheiten, daß man nur schwerlich diesen Konsum als eine Arzneimittelsucht betrachten kann. Das Gefühl des Wohlbefindens und ein dadurch gesteigertes Leistungsvermögen sind Erfahrungen, die nur wenige Menschen aufzugeben gewillt sind, auch wenn dies möglicherweise auf Kosten einer verminderten Leistungsfähigkeit am späteren Tag geht.

AUSBLICK

Mit unserem gewachsenen Verständnis der Bedeutung inflammatorischer Komponenten in der Pathophysiologie des Asthmas können neue Therapieformen möglich werden. So könnten Arzneistoffe, die beispielsweise den Influx von inflammatorischen Zellen in das Gewebe durch eine Regulation zellulärer Adhäsionsmoleküle regeln (Wegner et al., 1990) oder die teilweise chemotaktische Faktoren blockieren (Jose et al., 1994), neue potentielle Ansätze einer Arzneimitteltherapie sein. Substanzen, die die Produktion von IgE, das mit dem allergischen Asthma assoziiert ist, regulieren und solche, die den IgE-Fc-Rezeptor blockieren, befinden sich derzeit in tierexperimentellen Untersuchungen und werden sicher bald in klinischen Studien getestet werden. Auch Verbindungen, die die Bildung spezifischer Mediatoren unterdrücken, wie beispielsweise Leukotriensynthesehemmer, haben in klinischen Untersuchungen Hoffnungen geweckt und sind für eine therapeutische Anwendung empfehlenswert (Israel, 1994). Inhalative Glukokortikoide werden möglicherweise weiter an Bedeutung in der Asthmatherapie gewinnen, nämlich dann, wenn von Substanzen wie Fluticasonpropionat, das über ein extrem gutes Verhältnis zwischen topischer zu systemischer Wirksamkeit verfügt, eine Arzneimittelsicherheit im Hinblick auf Mineralstoffwechseleffekte des Knochens gezeigt werden kann.

Zur weiteren Diskussion zu Asthma siehe *Harrison's Principles of Internal Medicine*, 14th ed., McGraw-Hill, New York, 1998, deren deutsche Ausgabe 1999 erscheint.

LITERATUR

Acquaviva, F., DeFrancesco, A., Andriulli, A., Piantino, P., Arrigoni, A., Massarenti, P., and Balzola, F. Effect of regular and decaffeinated coffee on serum gastrin levels. *J. Clin. Gastroenterol.*, **1986**, *8*:150—153.

Aitken, M.L., and Martin, E.R. Life-threatening theophylline toxicity is not predictable by serum levels. *Chest*, **1987**, *91*:10—14.

Bel, E.H., Timmers, M.C., Hermans, J., Dijkman, J.H., and Sterk, P.J. The long term effects of nedocromil sodium and beclomethasone dipropionate on bronchial responsiveness to methacholine in nonatopic asthmatic subjects. *Am. Rev. Respir. Dis.*, **1990**, *141*:21—28.

Benton, G., Thomas, R.C., Nickerson, B.G., McQuitty, J.C., and Okikawa, J. Experience with a metered dose inhaler with a spacer in the pediatric emergency department. *Am. J. Dis. Child.*, **1989**, *143*:678—681.

Berglund, B., and Hemmingsson, P. Effects of caffeine ingestion on exercise performance at low and high altitudes in cross-country skiers. *Int. J. Sports Med.*, **1982**, *3*:234—236.

Bertino, J.S., Jr., and Walker, J.W. Reassessment of theophylline toxicity. Serum concentrations, clinical course, and treatment. *Arch. Intern. Med.*, **1987**, *147*:757—760.

Brackett, L.E., Shamim, M.T., and Daly, J.W. Activities of caffeine, theophylline, and enprofylline analogs as tracheal relaxants. *Biochem. Pharmacol.*, **1990**, *39*:1897—1904.

Brater, D.C., Kaojarern, S., and Chennavasin, P. Pharmacodynamics of the diuretic effects of aminophylline and acetazolamide alone and combined with furosemide in normal subjects. *J. Pharmacol. Exp. Ther.*, **1983**, *227*:92—97.

Bryant, D.H., and Rogers, P. Effects of ipratropium bromide nebulizer solution with and without preservatives in the treatment of acute and stable asthma. *Chest*, **1992**, *102*:742—747.

Bryant, E.E., and Shimizu, I. *Sample Design, Sampling Variance, and Estimation Procedures for the National Ambulatory Medical Care Survey.* DHHS Publication No. (PHS)88-1382, **1988**.

Burrows, B., Martinez, F.D., Halonen, M., Barbee, R.A., and Cline, M.G. Association of asthma with serum IgE levels and skin test reactivity to allergens. *N. Engl. J. Med.*, **1989**, *320*:271—277.

Chapman, K.R., Verbeek, P.R., White, J.G., and Rebuck, A.S. Effect of a short course of prednisone in the prevention of early relapse after the emergency room treatment of acute asthma. *N. Engl. J. Med.*, **1991**, *324*:788—794.

Charney, D.S., Heninger, G.R., and Jatlow, P.I. Increased anxiogenic effects of caffeine in panic disorders. *Arch. Gen. Psychiatry*, **1985**, *42*:233—243.

Cheung, D., Timmers, M.C., Zwinderman, A.H., Bel, E.H., Dijkman, J.H., Sterk, P.J. Long term effects of a long-acting β_2-adrenoreceptor agonist, salmeterol, on airway hyperresponsiveness in patients with mild asthma. *N. Engl. J. Med.*, **1992**, *327*:1198—1203.

Choi, O.H., Shamim, M.T., Padgett, W.L., and Daly, J.W. Caffeine and theophylline analogues: correlation of behavioral effects with activity as adenosine receptor antagonists and as phosphodiesterase inhibitors. *Life Sci.*, **1988**, *43*:387—398

Clementz, G.L., and Dailey, J.W. Psychotropic effects of caffeine. *Am. Fam. Physician*, **1988**, *37*:167—172.

Cohen, S., and Booth, G.H., Jr. Gastric acid secretion and lower-esophageal-sphincter pressure in response to coffee and caffeine. *N. Engl. J. Med.*, **1975**, *293*:897—899.

D'Alonzo, G.E., Nathan, R.A., Henochowicz, S., Morris, R.J., Ratner, P., and Rennard, S.I. Salmeterol xinafoate as maintenance therapy compared with albuterol in patients with asthma. *J. Am. Med. Assoc.*, **1994**, *271*:1412—1416.

DeLander, G.E., and Hopkins, C.J. Spinal adenosine modulates descending antinociceptive pathways stimulated by morphine. *J. Pharmacol. Exp. Ther.*, **1986**, *239*:88—93.

Dompeling, E., van Schayck, C.P., van Grunsven, P.M., van Herwaarden, C.L., Akkermans, R., Molema, J., Folgering, H., and van Weel, C. Slowing the deterioration of asthma and chronic obstructive pulmonary disease observed during bronchodilator therapy by adding inhaled corticosteroids. A 4-year prospective study. *Ann. Intern. Med.*, **1993**, *118*:770—778.

Epstein, S.W., Manning, C.P., Ashley, M.J., and Corey, P.N. Survey of the clinical use of pressurized aerosol inhalers. *Can. Med. Assoc. J.*, **1979**, *120*:813—816.

Fanta, C.H., Rossing, T.H., and McFadden, E.R., Jr. Treatment of acute asthma. Is combination therapy with sympathomimetics and methylxanthines indicated? *Am. J. Med.*, **1986**, *80*:5—10.

Fanta, C.H., Rossing, T.H., and McFadden, E.R., Jr. Emergency room treatment of asthma. Relationships among therapeutic combinations, severity of obstruction and time course of response. *Am. J. Med.*, **1982**, *72*:416—422.

Finney, M.J., Karlsson, J.A., and Persson, C.G. Effects of bronchoconstrictors and bronchodilators on a novel human small airway preparation. *Br. J. Pharmacol.*, **1985**, *85*:29—36.

Goldberg, M.J., Spector, R., Park, G.D., Johnson, G.F., and Roberts, P. The effect of sorbitol and activated charcoal on serum theophylline concentrations after slow-release theophylline. *Clin. Pharmacol. Ther.*, **1987**, *41*:108—111.

Green, R.M., and McNamara, J. The effects of pentoxifylline on patients with intermittent claudication. *J. Vasc. Surg.*, **1988**, *7*:356—362.

Greening, A.P., Ind, P.W., Northfield, M., and Shaw, G. Added salmeterol versus higher-dose corticosteroid in asthma patients with symptoms on existing inhaled corticosteroid. *Lancet*, **1994**, *344*:219—224.

Haahtela, T., Jarvinen, M., Kava, T., Kiviranta, K., Koskinen, S., Lehtonen, K., Nikander, K., Persson, T., Reinikainen, K., Selroos, O., Sovijärvi, A., Stenius-Aarniala, B., Svahn, T., Tammivaara, R., and Laitinen, L.A. Comparison of a β_2-agonist, terbutaline, with an inhaled corticosteroid, budesonide, in newly detected asthma. *N. Engl. J. Med.*, **1991**, *325*:388—392.

Haahtela, T., Jarvinen, M., Kava, T., Kiviranta, K., Koskinen, S., Lehtonen, K., Nikander, K., Persson, T., Selroos, O., Sovijärvi, A., Stenius-Aarniala, B., Svahn, T., Tammivaara, R., and Laitinen, L.A. Effects of reducing or discontinuing inhaled budesonide in patients with mild asthma. *N. Engl. J. Med.*, **1994**, *331*:700—705.

Hammerschmidt, D.E., Kotasek, D., McCarthy, T., Huh, P.W., Freyburger, G., and Vercellotti, G.M. Pentoxifylline inhibits granulocyte and platelet function, including granulocyte priming by platelet activating factor. *J. Lab. Clin. Med.*, **1988**, *112*:254—263.

Horan, R.F., Sheffer, A.L., and Austen, K.F. Cromolyn sodium in the management of systemic mastocytosis. *J. Allergy Clin. Immunol.*, **1990**, *85*:852—855.

Ip, M., Lam, K., Yam, L., Kung, A., and Ng, M. Decreased bone mineral density in premenopausal asthma patients receiving long-term inhaled steroids. *Chest*, **1994**, *105*:1722—1727.

Jose, P.J., Griffiths-Johnson, D.A., Collins, P.D., Walsh, D.T., Moqbel, R., Totty, N.F., Truong, O., Hsuan, J.J., and Williams, T.J. Eotaxin: a potent eosinophil chemoattractant cytokine detected in a guinea pig model of allergic airways inflammation. *J. Exp. Med.*, **1994**, *179*:881—887.

Juniper, E.F., Kline, P.A., Vanzeileghem, M.A., Ramsdale, E.H., O'Byrne, P.M., and Hargreave, F.E. Effect of long-term treatment with an inhaled corticosteroid (budesonide) on airway hyperresponsiveness and clinical asthma in nonsteroid-dependent asthmatics. *Am. Rev. Resp. Dis.*, **1990**, *142*:832—836.

Kamada, A.K., Spahn, J.D., and Blake, K.V. Salmeterol: its place in asthma management. *Ann. Pharmacother.*, **1994**, *28*:1100—1102.

Kay, A.B., Walsh, G.M., Moqbel, R., MacDonald, A.J., Nagakura, T., Carroll, M.P., and Richerson, H.B. Disodium cromoglycate inhibits activation of human inflammatory cells *in vitro*. *J. Allergy Clin. Immunol.*, **1987**, *80*:1—8.

Kuzemko, J.A., and Paala, J. Apnoeic attacks in the newborn treated with aminophylline. *Arch. Dis. Child.*, **1973**, *48*:404—406.

Laitinen, L.A., Laitinen, A., and Haahtela, T. A comparative study of the effects of an inhaled corticosteroid, budesonide, and a β_2 agonist, terbutaline, on airway inflammation in newly diagnosed asthma: A randomized, double-blind, parallel-group controlled trial. *J. Allergy Clin. Immunol.*, **1992**, *90*:32—42.

Lindgren, S., Lokshin, B., Stromquist, A., Weinberger, M., Nassif, E., McCubbin, M., and Frasher, R. Does asthma or treatment with theophylline limit children's academic performance? *N. Engl. J. Med.*, **1992**, *327*:926—930.

Macfarlane, J.T., and Lane, D.J. Irregularities in the use of regular aerosol inhalers. *Thorax*, **1980**, *35*:477—478.

Maguire, J.F., Geha, R.S., and Umetsu, D.T. Myocardial specific creatine phosphokinase isoenzyme elevation in children with asthma treated with intravenous isoproterenol. *J. Allergy Clin. Immunol.*, **1986**, *78*:631—636.

Martinson, E.A., Johnson, R.A., and Wells, J.N. Potent adenosine receptor antagonists that are selective for the A_1 receptor subtype. *Mol. Pharmacol.*, **1987**, *31*:247—252.

Meltzer, E.O., Orgel, H.A., Ellis, E.F., Eigen, H.N., and Hemstreet, M.P.B. Long-term comparison of three combinations of albuterol, theophylline, and beclomethasone in children with chronic asthma. *J. Allergy Clin. Immunol.*, **1992**, *90*:2—11.

Moqbel, R., Cromwell, O., Walsh, G.M., Wardlaw, A.J., Kurlak, L., and Kay, A.B. Effects of nedocromil sodium (Tilade) on the activation of human eosinophils and neutrophils and the release of histamine from mast cells. *Allergy*, **1988**, *43*:268—276.

Murciano, D., Auclair, M.H., Pariente, R., and Aubier, M. A randomized, controlled trial of theophylline in patients with severe chronic obstructive pulmonary disease. *N. Engl. J. Med.*, **1989**, *320*:1521—1525.

Murray, J.J., Tonnel, A.B., Brash, A.R., Roberts, L.J., II, Gossett, P., Workman, R., Capron, A., and Oates, J.A. Release of prostaglandin D_2 into human airways during acute antigen challenge. *N. Engl. J. Med.*, **1986**, *315*:800—804.

Muttitt, S.C., Tierney, A.J., and Finer, N.N. The dose response of theophylline in the treatment of apnea of prematurity. *J. Pediatr.*, **1988**, *112*:115—121.

Myers, M.G. Effects of caffeine on blood pressure. *Arch. Intern. Med.*, **1988a**, *148*:1189—1193.

Myers, M.G. Caffeine and cardiac arrhythmias. *Chest*, **1988b**, *94*:4—5.

Neild, J.E., and Cameron, I.R. Bronchoconstriction in response to suggestion: its prevention by an inhaled anticholinergic agent. *Br. Med. J.*, **1985**, *290*:674.

Ogilvie, R.I., Fernandez, P.G., and Winsberg, F. Cardiovascular response to increasing theophylline concentrations. *Eur. J. Clin. Pharmacol.*, **1977**, *12*:409—414.

Öhnell, H., and Berg, H. Zur Frage über die Ventrikelfunktion nach verabreichung verschiedener Arten von Kaffee. *Acta Med. Scand.*, **1931**, *76*:491—520.

Paloucek, F.P., and Rodvold, K.A. Evaluation of theophylline overdoses and toxicities. *Ann. Emerg. Med.*, **1988**, *17*:135—144.

Ratto, D., Alfaro, C., Sipsey, J., Glovsky, M.M., and Sharma, O.P. Are intravenous corticosteroids required in status asthmaticus? *J. Am. Med. Assoc.*, **1988**, *260*:527—529.

Rebuck, A.S., and Marcus, H.I. SCH 1000 in psychogenic asthma. *Scand. J. Respir. Dis.* [Suppl.], **1979**, *103*:186—191.

Rebuck, A.S., Chapman, K.R., Abboud, R., Pare, P.D., Kreisman, H., Wolkove, N., and Vickerson, F. Nebulized anticholinergic and sympathomimetic treatment of asthma and chronic obstructive airways disease in the emergency room. *Am. J. Med.*, **1987**, *82*:59—64.

Rossignol, L., Plantavid, M., Chap, H., and Douste-Blazy, L. Effects of two methylxanthines, pentoxifylline and propentofylline, on arachidonic acid metabolism in platelets stimulated by thrombin. *Biochem. Pharmacol.*, **1988**, *37*:3229—3236.

Rossing, T.H., Fanta, C.H., Goldstein, D.H., Snapper, J.R., and McFadden, E.R., Jr. Emergency therapy of asthma: comparison of the acute effects of parenteral and inhaled sympathomimetics and infused aminophylline. *Am. Rev. Respir. Dis.*, **1980**, *122*:365—371.

Rowe, D.J.F., Watson, I.D., Williams, J., and Berry, D.J. The clinical use and measurement of theophylline. *Ann. Clin. Biochem.*, **1988**, *25*:4—26.

Sigurd, B., and Olesen, K.H. Comparative natriuretic and diuretic efficacy of theophylline ethylenediamine and of bendroflumethiazide during long-term treatment with the potent diuretic bumetanide. Permutation trial tests in patients with congestive heart failure. *Acta Med. Scand.*, **1978**, *203*:113—119.

Stirt, J.A. Aminophylline may act as a morphine antagonist. *Anaesthesia*, **1983**, *38*:275—278.

Svendsen, U.G., and Jorgensen, H. Inhaled nedocromil sodium as additional treatment to high dose inhaled corticosteroids in the management of bronchial asthma. *Eur. Respir. J.*, **1991**, *4*:992—999.

Svendsen, U.G., Frolund, L., Madsen, F., Nielsen, N.H., Holstein-Rathlou, N.H., and Weeke, B. A comparison of the effects of sodium cromoglycate and beclomethasone dipropionate on pulmonary function and bronchial hyperreactivity in subjects with asthma. *J. Allergy Clin. Immunol.*, **1987**, *80*:68—74.

Svendsen, U.G., Frolund, L., Madsen, F., and Nielsen, N.H. A comparison of the effects of nedocromil sodium and beclomethasone dipropionate on pulmonary function, symptoms, and bronchial responsiveness in patients with asthma. *J. Allergy Clin. Immunol.*, **1989**, *84*:224—231.

Thoman, E.B., Davis, D.H., Raye, J.R., Philipps, A.F., Rowe, J.C., and Denenberg, V.H. Theophylline affects sleep-wake state development in premature infants. *Neuropediatrics*, **1985**, *16*:13—18.

Toogood, J.H., Jennings, B., and Lefcoe, N.M. A clinical trial of combined cromolyn/beclomethasone treatment for chronic asthma. *J. Allergy Clin. Immunol.*, **1981**, *67*:317—324.

Turner, J.R., Corkery, K.J., Eckman, D., Gelb, A.M., Lipavsky, A., and Sheppard, D. Equivalence of continuous flow nebulizer and metered-dose inhaler with reservoir bag for treatment of acute airflow obstruction. *Chest*, **1988**, *93*:476—481.

van Schayck, C.P., Dompeling, E., van Herwaarden, C.L., Folgering, H., Verbeek, A.L., van der Hoogen, H.J., and van Weel, C. Bronchodilator treatment in moderate asthma or chronic bronchitis: continuous or on demand? A randomised controlled study. *Br. Med. J.*, **1991**, *303*:1426—1431.

Vestal, R.E., Eriksson, C.E., Jr., Musser, B., Ozaki, L.K., and Halter, J.B. Effect of intravenous aminophylline on plasma levels of catecholamines and related cardiovascular and metabolic responses in man. *Circulation*, **1983**, *67*:162—171.

Wegner, C.D., Gundel, R.H., Reilly, P., Haynes, N., Letts, L.G., and Rothlein, R. Intercellular adhesion molecule-1 (ICAM-1) in the pathogenesis of asthma. *Science*, **1990**, *247*:456—459.

Wells, E., and Mann, J. Phosphorylation of a mast cell protein in response to treatment with anti-allergic compounds. Implications for the mode of action of sodium cromoglycate. *Biochem. Pharmacol.*, **1983**, *32*:837—842.

White, J.R., Ishizaka, T., Ishizaka, K., and Sha'afi, R. Direct demonstration of increased intracellular concentration of free calcium as measured by quin-2 in stimulated rat peritoneal mast cell. *Proc. Natl. Acad. Sci. U.S.A.*, **1984**, *81*:3978—3982.

Wrenn, K., Slovis, C.M., Murphy, F., and Greenberg, R.S. Aminophylline therapy for acute bronchospastic disease in the emergency room. *Ann. Intern. Med.*, **1991**, *115*:241—247.

Monographien und Übersichtsartikel

Allen, D.B., Mullen, M., and Mullen, B. A meta-analysis of the effect of oral and inhaled corticosteroids on growth. *J. Allergy Clin. Immunol.*, **1994**, *93*:967—976.

American Thoracic Society, Standards for the diagnosis and care of patients with chronic obstructive pulmonary disease (COPD) and asthma. *Am. Rev. Respir. Dis.*, **1987**, *136*:225—244.

Anonymous. Executive summary: Guidelines for the diagnosis and management of asthma. Public Health Service, Publication 91-3042A, NIH, Bethesda, Md., **1991**, pp. 1—44.

Anonymous. *Guidelines for the Diagnosis and Management of Asthma.* NIH Publication No. 91-3042, **1992**.

Anonymous. Drugs for asthma. *Med. Lett. Drugs Ther.*, **1995**, *37*:1—4.

Arnaud, M.J. The pharmacology of caffeine. *Prog. Drug Res.*, **1987**, *31*:273—313.

Barnes, P.J. Inhaled glucocorticoids for asthma. *N. Engl. J. Med.*, **1995**, *332*:868—875.

Barnes, P.J., and Pedersen, S. Efficacy and safety of inhaled corticosteroids in asthma. *Am. Rev. Resp. Dis.*, **1993**, *148*:S1—S26.

Beavo, J.A., and Reifsnyder, D.H. Primary sequence of cyclic nucleotide phosphodiesterase isozymes and the design of selective inhibitors. *Trends Pharmacol. Sci.*, **1990**, *11*:150—155.

Bevan, E.G., Waller, P.C., and Ramsay, L.E. Pharmacological approaches to the treatment of intermittent claudication. *Drugs Aging*, **1992**, *2*:125—136.

Bone, R.C. Inhibitors of complement and neutrophils: a critical evaluation of their role in the treatment of sepsis. *Crit. Care. Med.*, **1992**, *20*:891—898.

Brogden, R.N., and Sorkin, E.M. Nedocromil sodium. An updated review of its pharmacological properties and therapeutic efficacy in asthma. *Drugs*, **1993**, *45*:693—715.

Bryant, D.H. Nebulized ipratropium bromide in the treatment of acute asthma. *Chest*, **1986**, *88*:24—29.

Busse, W.W. What role for inhaled steroids in chronic asthma? *Chest*, **1993**, *104*:1565—1571.

Campbell, R.K. Clinical update on pentoxifylline therapy for diabetes-induced peripheral vascular disease. *Ann. Pharmacother.*, **1993**, *27*:1099—1105.

Chou, J.M. and Benowitz, N.L. Caffeine and Coffee: effects on health and cardiovascular disease. *Comp. Biochem. Physiol.*, **1994**, *109c*:173—189.

Crystal, R.G. α_1-Antitrypsin deficiency, emphysema, and liver disease. Genetic basis and strategies for therapy. *J. Clin. Invest.*, **1990**, *85*:1343—1352.

Curatolo, P.W., and Robertson, D. The health consequences of caffeine. *Ann. Intern. Med.*, **1983**, *98*:641—653.

Daly, J.W. Adenosine receptors: targets for future drugs. *J. Med. Chem.*, **1982**, *25*:197—207.

Ernst, E. Pentoxifylline for intermittent claudication. A critical review. *Angiology*, **1994**, *45*:339—345.

Ferguson, G.T., and Cherniack, R.M. Management of chronic obstructive pulmonary disease. *N. Engl. J. Med.*, **1993**, *328*:1017—1022.

Fredholm, B.B., Abbracchio, M.P., Burnstock, G., Daly, J.W., Harden, T.K., Jacobson, K.A., Leff, P., and Williams, M. Nomenclature and classification of purinoceptors. *Pharmacol. Rev.*, **1994**, *46*:143—156.

Friedel, H.A., and Brogden, R.N. Bitolterol: a preliminary review of its pharmacological properties and therapeutic efficacy in reversible obstructive airways disease. *Drugs*, **1988**, *35*:22—41.

Funk, J.O., and Maibach, H.I. Horizons in pharmacologic intervention in allergic contact dermatitis. *J. Am. Acad. Dermatol.*, **1994**, *31*:999—1014.

Furukawa, C.T. Comparative trials including a β_2 adrenergic agonist, a methylxanthine, and a mast cell stabilizer. *Ann. Allergy*, **1988**, *60*:472—476.

Graham, D.M. Caffeine–its identity, dietary sources, intake and biological effects. *Nutr. Rev.*, **1978**, *36*:97—102.

Graham, T.E., Rush, J.W., and van Soeren, M.H. Caffeine and exercise: metabolism and performance. *Can. J. Appl. Physiol.*, **1994**, *19*:111—138.

Greenberger, P.A. Corticosteroids in asthma. Rationale, use, and problems. *Chest*, **1992**, *101*:418S—421S.

Griffiths, R.R., and Woodson, P.P. Caffeine physical dependence: a review of human and laboratory animal studies. *Psychopharmacology (Berl)*, **1988**, *94*:437—451.

Gross, N.J. Ipratropium bromide. *N. Engl. J. Med.*, **1988**, *319*:486—494.

Gross, W.L. New developments in the treatment of systemic vasculitis. *Curr. Opin. Rheumatol.*, **1994**, *6*:11—19.

Harris, C.E., and Wilmott, R.W. Inhalation-based therapies in the treatment of cystic fibrosis. *Curr. Opin. Pediatr.*, **1994**, *6*:234—238.

Hendeles, L., and Weinberger, M. Improved efficacy and safety of theophylline in the control of airways hyperreactivity. *Pharmacol. Ther.*, **1982**, *18*:91—105.

Hill, M., Szefler, S.J., and Larsen, G.L. Asthma pathogenesis and the implications for therapy in children. *Pediatr. Clin. North Am.*, **1992**, *39*:1205—1224.

Hoag, J.E., and McFadden, E.R., Jr. Long-term effect of cromolyn sodium on nonspecific bronchial hyperresponsiveness: a review. *Ann. Allergy*, **1991**, *66*:53—63.

Holgate, S.T. Antihistamines in the treatment of asthma. *Clin. Rev. Allergy*, **1994**, *12*:65—78.

Holliday, S.M., Faulds, D., and Sorkin, E.M. Inhaled fluticasone propionate. A review of its pharmacodynamic and pharmacokinetic properties, and therapeutic uses in asthma. *Drugs*, **1994**, *47*:318—331.

Israel, E. Moderating the inflammation of asthma: inhibiting the production or action of products of the 5-lipoxygenase pathway. *Ann. Allergy*, **1994**, *72*:279—284.

Israel, E., and Drazen, J.M. Treating mild asthma—-when are inhaled steroids indicated? *N. Engl. J. Med.*, **1994**, *331*:737—739.

Johnson, C.E. Aerosol corticosteroids for the treatment of asthma. *Drug Intell. Clin. Pharm.*, **1987**, *21*:784—790.

Linden, J. Structure and function of A_1 adenosine receptors. *FASEB J.*, **1991**, *5*:2668—2676.

Lipworth, B.J. Clinical pharmacology of corticosteroids in bronchial asthma. *Pharmacol. Ther.*, **1993**, *58*:173—209.

McFadden, E.R., Jr. Dosages of corticosteroids in asthma. *Am. Rev. Resp. Dis.*, **1993**, *147*:1306—1310.

McFadden, E.R., Jr., and Gilbert, I.A. Exercise-induced asthma. *N. Engl. J. Med.*, **1994**, *330*:1362—1367.

McFadden, E.R., Jr. Methylxanthines in the treatment of asthma: the rise, the fall, and the possible rise again. *Ann. Int. Med.*, **1991**, *115*:323—324.

Moffitt, J.E., Gearhart, J.G., and Yates, A.B. Management of asthma in children. *Am. Fam. Physician*, **1994**, *50*:1039—1050, 1053—1055.

Murphy, S., and Kelly, H. W. Cromolyn sodium: a review of mechanisms and clinical use in asthma. *Drug Intell. Clin. Pharm.*, **1987**, *21*:22—35.

Nasser, S.S., and Rees, P.J. Theophylline. Current thoughts on the risks and benefits of its use in asthma. *Drug Safety*, **1993**, *8*:12—18.

Nelson, H.S. β-Adrenergic bronchodilators. *N. Engl. J. Med.*, **1995**, *333*:499—506.

NIH. Management of asthma during pregnancy. NIH Publication No. 93-3279, NIH, Bethesda, Md., **1993**.

Page, C.P. Beta agonists and the asthma paradox. *J. Asthma*, **1993**, *30*:155—164.

Pavord, I., and Knox, A. Pharmacokinetic optimisation of inhaled steroid therapy in asthma. *Clin. Pharmacokinet.*, **1993**, *25*:126—135.

Rachelefsky, G.S., and Warner, J.O. International consensus on the management of pediatric asthma: a summary statement. *Pediatr. Pulmonol.*, **1993**, *15*:125—127.

Roberts, R.J. *Drug Therapy in Infants: Pharmacologic Principles and Clinical Experience.* W.B. Saunders Co., Philadelphia, **1984**.

Sears, M.R., and Taylor, D.R. The β_2 agonist controversy. Observations, explanations and relationship to asthma epidemiology. *Drug Safety,* **1994**, *11*:259—283.

Self, T.H., Rumbak, M.J., Kelso, T.M., and Nicholas, R.A. Reassessment of the role of theophylline in the current therapy for nocturnal asthma. *J. Am. Board Fam. Pract.*, **1992**, *5*:281—288.

Shapiro, G.G., and König, P. Cromolyn sodium: a review. *Pharmacotherapy,* **1985**, *5*:156—170.

Stoloff, S.W. The changing role of theophylline in pediatric asthma. *Am. Fam. Physician,* **1994**, *49*:839—844.

Symposium. (Various authors.) Developmental pharmacology of the methylxanthines. (Soyka, L.F., ed.) *Semin. Perinatol.*, **1981**, *5*:303—408.

Symposium. (Various authors.) Cholinergic pathway in obstructive airways disease. (Bergofsky, E.H., ed.) *Am. J. Med.*, **1986b**, *81 Suppl. 5A*:1—192.

Symposim. (Various authors.) *Anti-asthma Xanthines and Adenosine.* (Anderson K.-E., and Persson, C. G. A., eds.) Excerpta Medica, Amsterdam, **1985**.

Symposium. (Various authors.) Update on theophylline. (Grant, J.A., and Ellis, E.F., eds.) *J. Allergy Clin. Immunol.*, **1986a**, *78*:669—824.

Symposium. (Various authors.) *Proceedings of the Third International Symposium on Adenosine. Topics and perspectives in Adenosine Research.* (Gerlach, E., and Becker, B.F., eds.) Springer-Verlag, Berlin, **1987**.

Symposium. (Various authors.) Progress in understanding the relationship between the adenosine receptor system and actions of methylxanthines. (Carney, J.M., and Katz, J.L., eds.) *Pharmacol. Biochem. Behav.*, **1988b**, *29*:407—441.

Symposium. (Various authors.) Asthma: a nocturnal disease. (McFadden, E.R., Jr., ed.) *Am. J. Med.*, **1988a**, *85 Suppl. 1B*:1—70.

Taburet, A.-M., and Schmit, B. Pharmacokinetic optimisation of asthma treatment. *Clin. Pharmacokinet.*, **1994**, *26*:396—418.

Tournaye, H., Van Steirteghem, A.C., and Devroey, P. Pentoxifylline in idiopathic male factor infertility: a review of its therapeutic efficacy after oral administration. *Hum. Reprod.*, **1994**, *9*:996—1000.

Van Bever, H.P., and Stevens, W.J. Pharmacotherapy of childhood asthma. An inflammatory disease. *Drugs*, **1992**, *44*:36—46.

Ward, A., and Clissold, S.P. Pentoxifylline. A review of its pharmacodynamic and pharmacokinetic properties, and its therapeutic efficacy. *Drugs*, **1987**, *34*:50—97.

Wasserman, S.I. A review of some recent clinical studies with nedocromil sodium. *J. Allergy Clin. Immunol.*, **1993**, *92*:210—215.

Weinberger, M. Pharmacologic management of asthma. *J. Adolesc. Health Care*, **1987**, *8*:74—83.

Wilmott, R.W., and Fiedler, M.A. Recent advances in the treatment of cystic fibrosis. *Pediatr. Clin. North Am.*, **1994**, *41*:431—451.

Yovich, J.L. Pentoxifylline: actions and applications in assisted reproduction. *Hum. Reprod.*, **1993**, *8*:1786—1791.

DANKSAGUNG

Es ist der Wunsch der Autors, Dr. Theodore W. Rall, den Autor dieses Kapitels in der 8. Auflage der *The Pharmacological Basis of Therapeutics*, zu erwähnen. Manche Teile seines Textes wurden in dieser Ausgabe übernommen.

TEIL V MEDIKAMENTE MIT RENALER UND KARDIOVASKULÄRER WIRKUNG

29 DIURETIKA

Edwin K. Jackson

Diuretika sind eine unverzichtbare Gruppe von Arzneimitteln, die dazu dienen, das Volumen und/oder die Zusammensetzung der Körperflüssigkeiten in einer Reihe klinischer Situationen zu beeinflussen. Dazu gehören Bluthochdruck, akute und chronische Herzinsuffizienz, akute und chronische Niereninsuffizienz, das nephrotische Syndrom und die Leberzirrhose. Die Diuretika werden so breit angewandt, daß neben Medizinern alle im Gesundheitswesen Beschäftigten ein Verständnis der Grundlagen der Pharmakologie der Diuretika haben sollten.

In den letzten Jahren hat unser Wissen über die renale Physiologie und Pharmakologie rapide zugenommen. Das Hauptziel dieses Kapitels ist es, den Leser anhand vereinheitlichender Modelle damit vertraut zu machen, wie die Niere arbeitet und wie Diuretika die renale Funktion beeinflussen. Das Kapitel beginnt mit einer Beschreibung der renalen Anatomie und Physiologie, die die Voraussetzung für das Verständnis der Pharmakologie der Diuretika sind. Die Diuretika-Klassen werden im Hinblick auf Chemie, Wirkungsmechanismus, Wirkort sowie Einfluß auf die Harnzusammensetzung und die renale Hämodynamik eingeführt. Gegen Ende des Kapitels wird die Pharmakologie der Diuretika in Bezug zu den Mechanismen der Ödementstehung und zur Rolle der Diuretika im klinischen Gebrauch gesetzt. Die therapeutische Anwendung der Diuretika wird ausführlich in den Kapiteln 33 (Bluthochdruck) und 34 (Herzinsuffizienz) besprochen.

RENALE ANATOMIE UND PHYSIOLOGIE

Anatomie der Niere Die Haupt-Nierenarterie verzweigt sich nahe des renalen Hilus in segmentale Arterien, die sich unterteilen und dadurch interlobäre Arterien bilden, die das renale Parenchym durchdringen. Die interlobären Arterien biegen sich am Rand der renalen Medulla und des Kortex zu bogenförmigen Gefäßen (die sog. Bogenarterien). Bogenarterien führen zu perpendikulären Zweigen, die interlobuläre Arterien genannt werden. Sie dringen in den renalen Kortex ein und transportieren das Blut zu den afferenten Arteriolen. Eine einzelne afferente Arteriole durchdringt den Glomerulus des einzelnen Nephrons, verzeigt sich dort vielfach und bildet dadurch das glomeruläre Kapillarnetz. Diese Zweige vereinigen sich und bilden die efferente Arteriole. Efferente Arteriolen oberflächlicher (kortikaler) Glomeruli steigen in Richtung Nierenoberfläche auf, bevor sie sich in peritubuläre Kapillaren aufteilen, die die tubulären Elemente des renalen Kortex versorgen. Efferente Arteriolen der juxtamedullären Glomeruli steigen in die Medulla ab, teilen sich und bilden die absteigenden Vasa recta, die die benachbarten Kapillaren der Medulla versorgen. Das Blut, das von der Medulla über die aufsteigenden Vasa recta zurückläuft, fließt direkt in die Bogenvenen. Das Blut aus den peritubulären Kapillaren des Kortex fließt in die interlobulären Venen, die sich mit den Bogenvenen verbinden. Die Bogenvenen münden in die interlobären Venen, die in die segmentalen Venen einmünden, und das Blut verläßt die Niere über die Haupt-Nierenvene.

Die harnbildende Grundeinheit der Niere ist das Nephron, das aus einem Filterapparat, dem Glomerulus, besteht, der mit einem langen tubulären Anteil verbunden ist, der rückresorbiert und die Zusammensetzung des glomerulären Ultrafiltrats bestimmt. Jede menschliche Niere besteht aus etwa einer Million Nephronen. Nierenphysiologen haben das Nephron in immer kürzere Segmente unterteilt, somit ist die Nomenklatur der tubulären Anteile der Niere immer komplexer geworden. Die Unterteilungen basierten ursprünglich auf der axialen Lage der Segmente, während sie mittlerweile eher auf der Morphologie der epithelialen Zellen beruhen, die die verschiedenen Nephronsegmente auskleiden. Wegen der Notwendigkeit einer Standardisierung hat die *Renal Commission of the International Union of Physiological Sciences* eine Forschergruppe beauftragt, eine Definition der verschiedenen Subsegmente des Nephrons vorzunehmen (Kriz und Bankir, 1988). Abbildung 29.1 zeigt die derzeitig akzeptierte Unterteilung des Nephrons in 14 Subsegmente. Häufig verwendete Namen, die bestimmte Subsegmente oder Kombinationen von Subsegmenten bezeichnen, sind ebenfalls aufgeführt (siehe Kriz and Kaissling, 1992).

Glomeruläre Filtration In den glomerulären Kapillaren wird ein Teil des Plasmawassers durch einen Filter gepreßt, der aus drei Grundeinheiten besteht: den gefensterten kapillären Endothelialzellen (Fensterepithel), einer Basalmembran, die genau unter den Endothelialzellen liegt, und der sogenannten Schlitzmembran. Diese wird von den viszeralen Epithelialzellen gebildet, die die Basalmembran auf der Harnseite bedecken. Kleine, gelöste Bestandteile werden mit dem gefilterten Wasser in die sogenannte Bowmansche Kapsel gespült (sog. *solvent drag*, dieser Begriff bezeichnet das Mitreißen von gelösten Partikeln beim Durchtritt von Wasser durch Trennwände wie Epithelbarrieren). Feste Bestandteile und Makromoleküle werden dagegen durch die Filtrationsbarriere zurückgehalten. Für negativ geladene, neutrale und positiv geladene Makromoleküle sind das Fensterendothel, die Basalmembran bzw. die Schlitzmembran die Hauptbarriere. Für jede Nephroneinheit ist die Filtrationsrate (Einzelnephronfiltrat, ENF) eine Funktion des hydrostatischen Drucks in den glomerulären Kapillaren (P_{GC}), des hydrostatischen Drucks in der Bowmanschen Kapsel (der mit dem Druck im proximalen Tubulus, P_T, gleichgesetzt werden kann), des durchschnittlichen kolloidosmotischen Drucks in den glomerulären Kapillaren (Π_{GC}), des kolloidosmotischen Drucks im proximalen Tubulus (Π_T) und des Ultrafiltrationskoeffizienten (K_f) gemäß der Gleichung:

$$\text{ENF} = K_f\,[(P_{GC} - P_T) - (\Pi_{GC} - \Pi_T)] \qquad (29.1)$$

Wenn $P_{GC} - P_T$ als die transkapilläre hydraulische Druckdifferenz $K_f(\Delta P - \Pi_{GC})$ definiert wird und Π_T vernachlässigbar ist (was es normalerweise ist, da wenig Protein gefiltert wird), dann gilt:

$$\text{ENF} = K_f\,(\Delta P - \Pi_{GC}) \qquad (29.2)$$

Die letztgenannte Gleichung drückt kurzgefaßt die drei Hauptdeterminanten des Einzelnephronfiltrats (ENF) aus. Jedoch

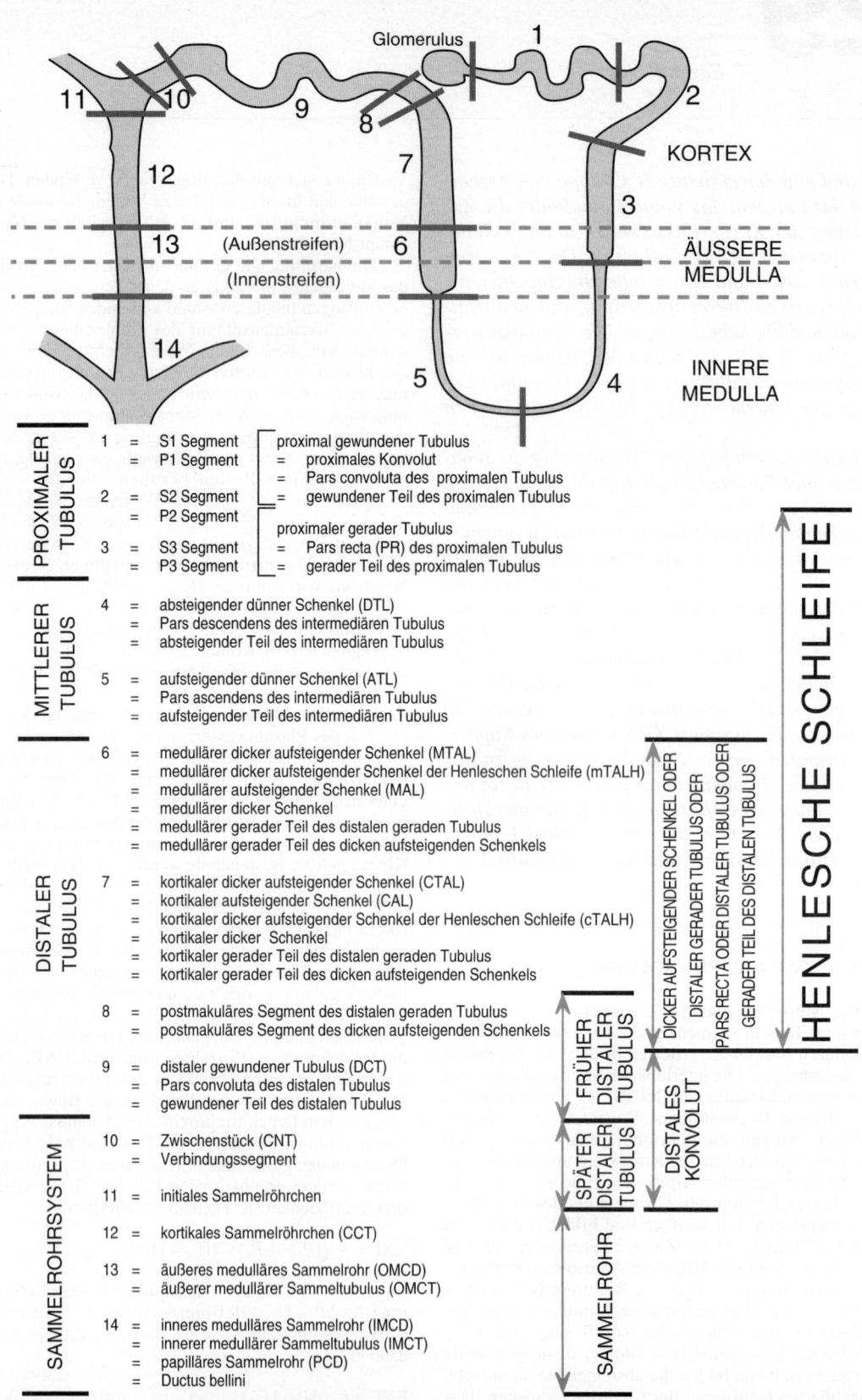

Abbildung 29.1 Anatomie und Nomenklatur des Nephron*.

*Die Abkürzungen entsprechen den Abkürzungen der englischsprachigen Begriffe gemäß der vereinheitlichten Nomenklatur; Anm. d. Hrsg.

kann jede dieser drei Determinanten von einer Anzahl anderer Variablen beeinflußt werden. K_f wird von den physiochemischen Eigenschaften der Filtermembran und durch den Oberflächenbereich bestimmt, der für die Filtration zugänglich ist. ΔP wird in erster Linie durch den arteriellen Blutdruck und durch den Anteil des arteriellen Drucks bestimmt, der auf die glomerulären Kapillaren übertragen wird. Dieser wird durch die relativen Widerstände der präglomerulären und postglomerulären Gefäße bestimmt. Wichtig ist auch, daß Π_{GC} durch zwei Variablen bestimmt wird: durch die Proteinkonzentration im arteriellen Blut, die in den Glomerulus gelangt und durch den Einzelnephron-Blutstrom (Q_A). Q_A beinflußt Π_{GC}, da der Blutstrom das glomeruläre Kapillarnetz durchquert, die Filtration die Proteine in den Kapillaren konzentriert und dadurch Π_{GC} mit zunehmender Strecke entlang des glomerulären Netzes größer wird. Wenn Q_A hoch ist, nimmt dieser Effekt ab. Ist jedoch Q_A niedrig, kann Π_{GC} bis zu dem Punkt ansteigen, daß $\Pi_{GC} = \Delta P$ und die Filtration aufhört (ein Zustand, der als Filtrationsgleichgewicht bekannt ist: siehe Deen et al., 1972).

Überblick über die Funktion des Nephrons Schätzungsweise 120 ml Ultrafiltrat werden jede Minute gebildet, jedoch nur 1 ml Urin entsteht pro Minute. Daher wird mehr als 99% des Ultrafiltrats mit hohen Energiekosten rückresorbiert. Die Niere verbraucht 7% der gesamten Sauerstoffaufnahme des Körpers, obwohl die Nieren nur 0,5% des Körpergewichts ausmachen. Die Aufgabe der Niere ist es, große Plasmamengen zu filtrieren, die Substanzen zu rückresorbieren, die der Körper braucht und die Substanzen zurückzulassen und/oder Substanzen zu sezernieren, die eliminiert werden müssen.

Der proximale Tubulus grenzt an die Bowmansche Kapsel und nimmt einen gewundenen Weg, bis er schließlich einen geraden Anteil bildet, der in die renale Medulla eintaucht. Der proximale Tubulus ist, basierend auf der Morphologie der epithelialen Zellen, die den Tubulus auskleiden, in die Segmente S1, S2 und S3 unterteilt worden. Normalerweise werden 65% der gefilterten Substanzen im proximalen Tubulus rückresorbiert. Da dieser Teil des Tubulus für Wasser sehr gut durchlässig ist, ist die Rückresorption im wesentlichen isoton.

Zwischen den inneren und äußeren Streifen der äußeren Medulla ändert sich plötzlich die Morphologie des Tubulus. Er wird hier zum absteigenden dünnen Schenkel (*descending thin limb*, DTL), der die innere Medulla durchdringt, eine Haarnadelkurve beschreibt und anschließend den aufsteigenden dünnen Schenkel (*ascending thin limb*, ATL) bildet. An der Verbindungsstelle zwischen innerer und äußerer Medulla ändert der Tubulus erneut seine Morphologie und wird zum dicken aufsteigenden Schenkel, der aus drei Segmenten besteht: einem medullären Anteil (MTAL), einem kortikalen Anteil (CTAL) und einem postmakulären Segment. Der proximale gerade Tubulus, DTL, ATL, MTAL, CTAL und das postmakuläre Segment sind zusammen als *Henlesche Schleife* bekannt. Der DTL ist für Wasser sehr gut, für NaCl und Harnstoff jedoch nur wenig durchlässig. Im Gegensatz dazu ist der ATL für NaCl und Harnstoff gut durchlässig, jedoch für Wasser undurchlässig. Der dicke aufsteigende Schenkel rückresorbiert aktiv NaCl, ist jedoch undurchlässig für Wasser und Harnstoff. Ungefähr 25% der gefilterten Substanzen werden in der Henleschen Schleife und dort hauptsächlich im dicken aufsteigenden Schenkel rückresorbiert, der eine große Rückresorptionskapazität besitzt.

Der dicke aufsteigenden Schenkel führt zwischen den afferenten und efferenten Arteriolen vorbei und hat zu der afferenten Arteriole mittels einer Gruppe spezialisierter, säulenförmiger Epithelzellen Kontakt, die *Macula densa* genannt werden. Die Macula densa ist dort strategisch lokalisiert, um die NaCl-Konzentration zu registrieren, die die Henlesche Schleife verläßt. Ist die Elektrolytkonzentration zu hoch, sendet die Macula densa ein chemisches Signal (möglicherweise Adenosin) zu der afferenten Arteriole desselben Nephrons, wodurch dieses kontrahiert. Dies führt zu einer Reduktion von P_{GC} und Q_A und reduziert das ENF. Außerdem kann die Konstriktion der efferenten Arteriole zu einer Reduktion von Q_A beitragen. Die Kontraktion glomerulärer Mesangialzellen kann ebenfalls ENF reduzieren, indem es K_f kleiner werden läßt. Dieser homöostatische Rückkopplungsmechanismus, der auch *tubuloglomeruläres feedback* (TGF) genannt wird, dient dazu, den Organismus vor Salz- und Volumenverlusten zu schützen. Neben der TGF-Antwort hemmt die Macula densa auch die Reninfreisetzung benachbarter juxtaglomerulärer Zellen in der Wand der afferenten Arteriole.

Ungefähr 0,2 mm nach der Macula densa ändert sich erneut die Morphologie des Tubulus und wird zum distalen gewundenen Tubulus (DCT). Das postmakuläre Segment des dicken aufsteigenden Schenkels und der distale gewundene Tubulus werden oft auch als *früher distaler Tubulus* bezeichnet. Wie auch der dicke aufsteigende Schenkel transportiert DCT aktiv NaCl und ist für Wasser undurchlässig. Da es durch diese Eigenschaften möglich ist, einen verdünnten Urin zu produzieren, werden der dicke aufsteigende Teil und der DCT zusammen das *verdünnende Segment des Nephrons* genannt. Die Tubulärflüssigkeit im DCT ist unabhängig vom Hydratationsstatus hypoton. Anders als der dicke aufsteigende Schenkel trägt der DCT allerdings nicht zur gegenstromvermittelten Hypertonizität des medullären Interstitiums bei (siehe unten).

Das Sammelrohrsystem (Zwischenstück + initiales Sammelröhrchen + kortikales Sammelrohr + äußeres und inneres medulläres Sammelrohr) ist ein Bereich, in dem sehr genau die Zusammensetzung und das Volumen des Ultrafiltrats kontrolliert wird. Hier findet die endgültige Einstellung der Elektrolytzusammensetzung statt; ein Prozeß, der durch das Nebennierensteroid Aldosteron moduliert wird. Zusätzlich wird die Permeabilität dieses Teils des Nephrons für Wasser durch das antidiuretische Hormon (ADH) moduliert (siehe Kapitel 30).

Die weiter distal gelegenen Anteile des Sammelrohres laufen durch die renale Medulla, wo die interstitielle Flüssigkeit deutlich hyperton ist. In Abwesenheit des antidiuretischen Hormons ist das Sammelrohrsystem undurchlässig für Wasser, und der verdünnte Urin wird ausgeschieden. In Gegenwart von ADH ist jedoch das Sammelrohr für Wasser durchlässig, so daß Wasser rückresorbiert wird. Der Ausstrom des Wassers aus dem Tubulus wird durch den steilen Konzentrationsgradienten angetrieben, der zwischen der Tubulärflüssigkeit und dem medullären Interstitium besteht.

Die Hypertonizität des medullären Interstitiums spielt eine lebenswichtige Rolle für die Fähigkeit der Säugetiere und Vögel, den Urin zu konzentrieren und ist daher eine notwendige Adaption für das Leben in einer terrestrischen Umgebung. Dies wird durch eine Kombination aus der einzigartigen Topographie der Henleschen Schleife und den angepaßten Permeabilitätsmerkmalen der Schleifensubsegmente ermöglicht. Obwohl der präzise Mechanismus, der zu der medullären Hypertonizität führt, schwer bestimmbar ist, ist das sogenannte Gegenstrom-Multiplikationssystem ein interessantes Modell, das den qualitativen Bedingungen entspricht (Kokko und Rector, 1982). Nach diesem Modell beginnt der Prozeß mit dem aktiven Transport im dicken aufsteigenden Schenkel, der NaCl im Interstitium der äußeren Medulla konzentriert. Da dieses Segment des Nephrons für Wasser undurchlässig ist, führt der aktive Transport im aufsteigenden Schenkel zu einer Verdünnung der Tubulärflüssigkeit. Gelangt die verdünnte Flüssigkeit in das Sammelrohrsystem, wird in Gegenwart von ADH, und zwar nur in Gegenwart von ADH, Wasser extrahiert. Da die kortikalen und äußeren medullären Sammelröhrchen für Harnstoff nur wenig permeabel sind, wird Harnstoff in der Tubulärflüssigkeit konzentriert. Das innere medulläre Sammelröhrchen ist jedoch für Harnstoff durchlässig, so daß der Harnstoff in die innere Medulla diffundiert, wo er mittels Gegenstromaustausch in der Vasa recta abgefangen wird. Da der absteigende dünne Schenkel (DTL) für NaCl und Harnstoff undurchlässig ist, wird durch die hohe Harnstoffkonzentration in der inneren Medulla Wasser vom dünnen absteigenden Schenkel extrahiert und NaCl in der Tubulärflüssigkeit des DTL konzentriert. Gelangt die Tubulärflüssigkeit in den aufsteigenden dünnen Schenkel (ATL), diffundiert NaCl aus dem salzdurchlässigen ATL, was zu der Hypertonizität des medullären Interstitiums beiträgt.

Allgemeine Transportmechanismen des renalen Epithels

Abbildung 29.2 veranschaulicht sieben Mechanismen, durch die die löslichen Substanzen renale Epithelzellmembranen passieren. Kommt es zu einem größeren Wasserdurchtritt durch die Membran (entweder durch wasserdurchlässige Poren oder zwischen benachbarten Zellen), werden Moleküle von gelösten Substanzen mittels Konvektion durch die Membran befördert – ein Prozeß, der als *solvent drag* bekannt ist. Substanzen mit einer ausreichenden Lipidlöslichkeit können sich auch in der Membran lösen und entsprechend ihres Konzentrationsgradienten durch die Membran diffundieren (einfache Diffusion). Viele Substanzen haben allerdings eine beschränkte Lipidlöslichkeit, so daß der Transport von Proteinen abhängig ist, die in die Zellmembran integriert sind. In manchen Fällen stellen die Membranproteine lediglich einen leitfähigen Weg (Pore) zur Verfügung, durch den die Stoffe passiv diffundieren können (*kanalvermittelte Diffusion*). In anderen Fällen bindet der gelöste Stoff an ein Membranprotein und wird, bedingt durch eine Konformationsänderung im Protein, durch die Zellmembran in Richtung eines elektrochemischen Gradienten transportiert (durch *Transportmoleküle vermittelte* oder *erleichtere Diffusion*, auch *Uniport* genannt). Allerdings führt dieser Prozeß nicht zu einer Nettobewegung der Stoffe gegen einen elektrochemischen Gradienten. Muß der gelöste Stoff „bergauf" gegen einen elektrochemischen Gradienten transportiert werden, wird entweder ein primär oder ein sekundär aktiver Transport benötigt. Beim primären aktiven Transport ist die ATP-Hydrolyse direkt an die Konformationsänderung im integralen Protein gekoppelt, wodurch die nötige Energie geliefert wird (*ATP-vermittelter Transport*). Oft wird ein ATP-vermittelter Transport genutzt, um einen elektrochemischen Gradienten für eine bestimmte Substanz aufzubauen. Die potentielle Energie dieses Gradienten wird dann freigesetzt, um den „Bergauf"-Transport anderer Substanzen anzutreiben. Dieser Prozeß erfordert den sogenannten *Symport* (Kotransport von Stoffen in dieselbe Richtung) oder *Antiport* (Gegentransport von Stoffen in die entgegengesetzte Richtung) und wird *sekundär aktiver Transport* genannt.

Die Transportart, die in einem bestimmten Nephronsegment stattfindet, hängt hauptsächlich davon ab, welche Transporter vorhanden sind, und ob sie in die luminale oder basolaterale Membran eingebettet sind. Ein allgemeines Modell der renalen tubulären Transportvorgänge ist in Abbildung 29.3 gezeigt und kann wie folgt zusammengefaßt werden:

1. Die Na^+/K^+-ATPase (Natriumpumpe) in der basolateralen Membran hydrolysiert ATP, was zu einem Transport von Na^+ in die interzellulären und interstitiellen Räume und zu einem Transport von K^+ in die Zelle führt. Obwohl auch andere ATPasen in bestimmten renalen Epithelzellen vorhanden sind und am Transport spezifischer Substanzen teilhaben (z.B. Ca^{2+}-ATPase und H^+-ATPase), wird der Großteil des Transportes in der Niere durch die reichlich vorhandene Na^+/K^+-ATPase in der basolateralen Membran renaler Epithelzellen vermittelt.

2. Na^+ kann entlang des elektrochemischen Gradienten, der durch die basolaterale Na^+/K^+-ATPase gebildet wird, durch die luminale Membran via Na^+-Kanäle in die Epithelzellen diffundieren. Außerdem wird die Energie, die in dem elektrochemischen Gradienten für Na^+ steckt, von integralen Proteinen in der luminalen Membran genutzt, wodurch es zu einem Kotransport verschiedener Substanzen gegen ihren elektrochemischen Gradienten mittels Symporter kommt (z.B. Na^+-Glukose, Na^+-P_i, Na^+-Aminosäure). Dieser Prozeß führt zu einem Transport von Na^+ und kotransportierten Stoffen aus dem tubulären Lumen in die Zelle. Auch Antiporter (z.B. Na^+-H^+) gegentransportieren Na^+ aus dem und manche Stoffe in das tubuläre Lumen.

3. Na^+ verläßt die basolaterale Membran und wandert mit Hilfe der Na^+-Pumpe oder mittels Symporter oder Antiporter in der basolateralen Membran in die interzellulären und interstitiellen Räume.

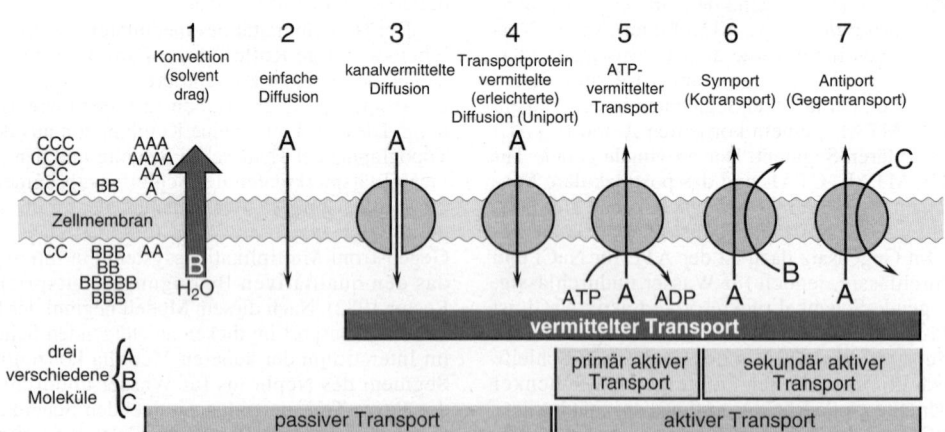

Abbildung 29.2 Sieben Basismechanismen für den transmembranösen Transport von gelösten Stoffen. 1. konvektiver Fluß, bei dem gelöste Stoffe von einem größeren Wasserfluß mitgerissen werden; 2. einfache Diffusion von lipophilen Stoffen durch die Membran; 3. Diffusion der gelösten Stoffe durch Poren; 4. Transport der gelösten Stoffe durch ein Transportprotein (*carrier*) entlang des elektrochemischen Gradienten; 5. Transport von gelösten Stoffen durch ein Transportprotein gegen den elektrochemischen Gradienten mit ATP-Hydrolyse, die für die treibende Kraft sorgt; 6. und 7. Kotransport bzw. Gegentransport von gelösten Stoffen, wobei ein gelöster Stoff „bergauf" gegen den elektrochemischen Gradienten und der andere gelöste Stoff entlang des elektrochemischen Gradienten transportiert wird.

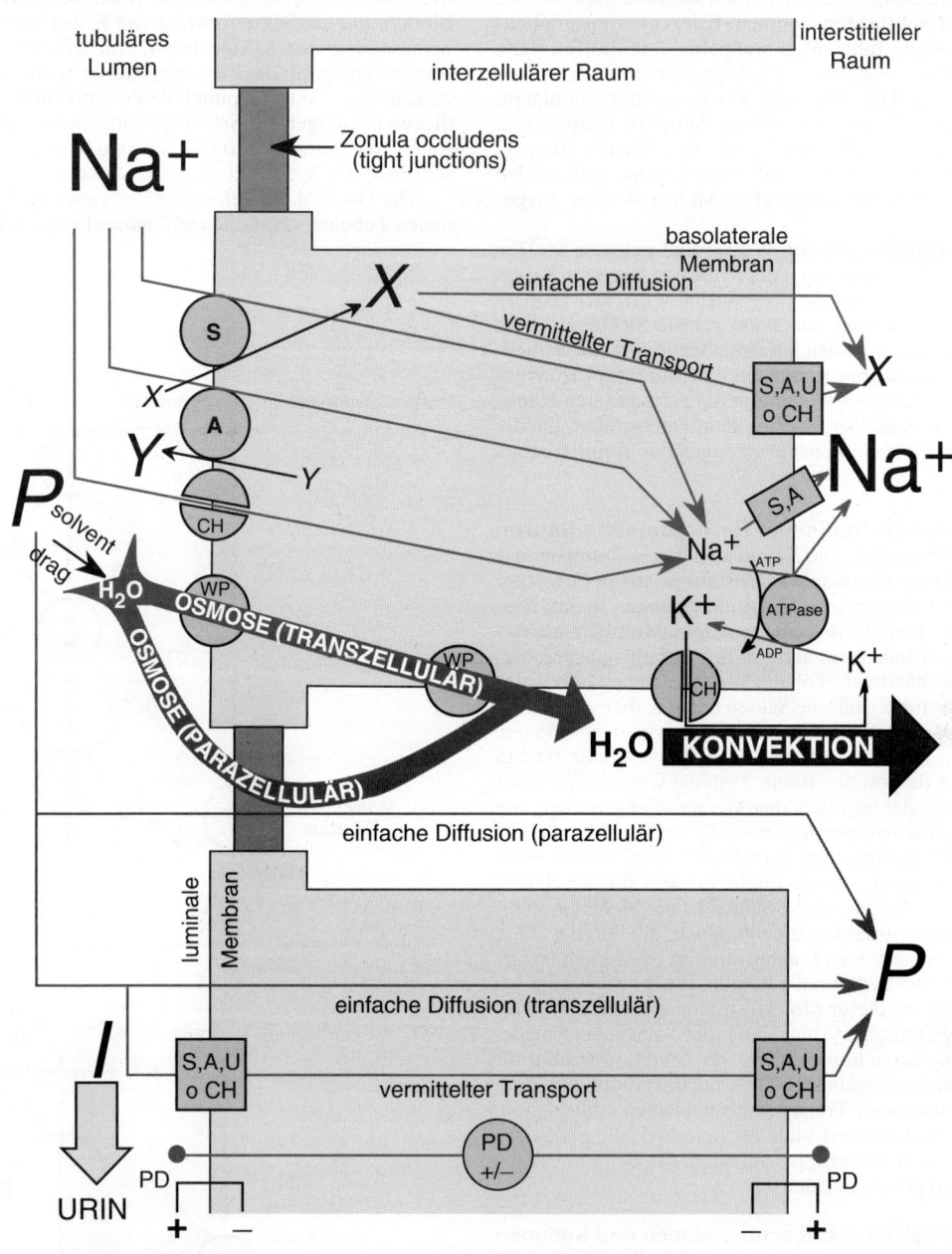

Abbildung 29.3 Allgemeine Mechanismen des renalen epithelialen Zelltransports (detaillierte Erläuterungen im Text).
S: Symporter; A: Antiporter, CH: Ionenkanal; WP: Wasserpore; U: Uniporter; ATPase: Na$^+$/K$^+$-ATPase (Natriumpumpe); X und Y: transportierte Stoffe; P: membranpermeable (rückresorbierbare) Stoffe; I: membranimpermeable (nicht-rückresorbierbare) Stoffe; PD: Potentialdifferenz durch die angezeigte Membran oder Zelle.

4. Durch die Na$^+$-gebundenen Symporter in der luminalen Membran steigt die Konzentration der Substrate dieser Symporter in den epithelialen Zellen. Diese Konzentrationsgradienten erlauben dann eine einfache Diffusion oder einen vermittelten Transport (Symport, Antiport, Uniport und Kanäle) von gelösten Stoffen in die interzellulären und interstitiellen Räume.
5. Die Akkumulation von Na$^+$ und anderen gelösten Substanzen in den interzellulären Räumen führt zu einem kleinen osmotischen Druckdifferential durch die Epithelialzelle. Im wasserdurchlässigen Epithelium gelangt Wasser, getrieben durch das osmotische Druckdifferential in die interzellulären Räume. Das Wasser kann sowohl durch wasserdurchlässige Poren in den luminalen und basolateralen Zellmembranen als auch durch *tight junctions* (parazellulärer Weg) in die interzellulären Räume gelangen. Bei einem größeren Wasserfluß werden durch den *solvent drag* auch einige Stoffe in die interzellulären Räume transportiert.

6. Durch den Abfluß des Wassers in den interzellulären Raum werden andere Stoffe in der Tubulärflüssigkeit konzentriert, was für diese Substanzen zu einem Konzentrationsgradienten im Epithelium führt. Membranpermeable Stoffe folgen entsprechend ihrem Konzentrationsgradienten in den interzellulären Raum. Dies geschieht sowohl auf transzellulärem Weg (einfache Diffusion, Symport, Antiport, Uniport und Kanäle) als auch auf parazellulärem Weg. Membranimpermeable Stoffe verbleiben im tubulären Lumen und werden im Urin mit einer obligatorischen Menge Wasser ausgeschieden.

7. Durch die Akkumulation von Wasser und gelösten Stoffen im interzellulären Raum steigt der hydrostatische Druck, was zur treibenden Kraft für den Wasserfluß wird. Der größere Wasserfluß transportiert wiederum gelöste Stoffe aus dem interzellulären Raum in den interstitiellen Raum und schließlich in die peritubulären Kapillaren („Mitführung", Konvektion). Die Flüssigkeitsbewegung in die peritubulären Kapillaren wird von denselben Starling-Kräften bestimmt, die die transkapillaren Flüssigkeitsbewegungen des Kapillarbettes regeln.

Ausscheidungsmechanismen für organische Säuren und organische Basen Die Nieren sind das Hauptorgan, das für die Elimination organischer Substanzen aus dem Körper veranwortlich ist. Organische Moleküle gelangen in den Nierentubulus, in dem nicht-proteingebundene Moleküle glomerulär filtriert oder indem sie aktiv in den Tubulus ausgeschieden werden. Der proximale Tubulus besitzt ein hoch effizientes Transportsystem für organische Säuren und ein ebenso effizientes, jedoch separates Transportsystem für organische Basen. Die derzeitigen Modelle für diese Sekretionssysteme sind in Abbildung 29.4 dargestellt. Beide Systeme werden von einer Natriumpumpe in der basolateralen Membran angetrieben, die mit einem sekundär und tertiär aktiven Transport verbunden ist und einen bisher nur ungenau charakterisierten, erleichterten Diffusionsschritt nutzt. Das optimale Substrat für den Sekretionsmechanismus für organische Säuren ist ein Molekül mit einer negativen oder partial negativen Ladung, die durch 6 - 7 Å von einer zweiten negativen Ladung entfernt ist. Zudem besitzt dieses Molekül eine hydrophobe Region, die 8 - 10 Å lang ist. Trotzdem besteht bei dieser Molekülstruktur eine hohe Flexibilität, so daß das Transportsystem eine große Anzahl verschiedener organischer Säuren transportiert. Das Sekretionssystem für organische Basen unterscheidet sogar noch weniger und kann eine Gruppe verwandter Transportmechanismen einbeziehen. Dieses System transportiert viele Arzneimittel, die ein Stickstoffatom in einer Aminogruppe enthalten, das beim physiologischen pH-Wert positiv geladen ist.

Renaler Stoffwechsel spezifischer Anionen und Kationen Auf die Rückresorption von Na^+ folgt grundsätzlich die Rückresorption von Cl^-. In Segmenten des Tubulus, in denen sich *tight junctions* mit geringem Widerstand befinden, wie der proximale Tubulus und der dicke aufsteigende Schenkel, kann der Cl^--Transport parazellulär erfolgen (sog. parazelluläres „Leck"). Im Hinblick auf den transzellulären Cl^--Flux durchquert Cl^- die luminale Membran über einen Antiport mit $COOH^-$ (proximaler Tubulus), Symport mit Na^+/K^+ (dicker aufsteigender Schenkel), Symport mit Na^+ (distaler gewundener Tubulus, DCT) und Antiport mit HCO_3^- (Sammelrohrsystem). Cl^- durchquert die basolaterale Membran durch einen Symport mit K^+ (proximaler Tubulus und dicker aufsteigender Schenkel), Antiport mit Na^+/HCO_3^- (proximaler Tubulus) und über Cl^--Kanäle (dicker aufsteigender Schenkel, DCT, Sammelrohrsystem).

80 - 90% des gefilterten K^+ werden im proximalen Tubulus (Diffusion und *solvent drag*) und dicken aufsteigenden Schenkel (Diffusion) hauptsächlich über den parazellulären Weg rückresorbiert. Im Gegensatz dazu sezernieren die distale gewundene Tubulus (DCT) und das Sammelrohrsystem variable K^+-Mengen über einen leitfähigen (kanalvermittelten) Weg. Die Modulation der Sekretionsrate von K^+ im Sammelrohrsystem, insbesondere durch Aldosteron, ermöglicht es, die renale K^+-Ausscheidung mit der exogenen Zufuhr (z. B von Nahrung) abzustimmen. Die transepitheliale Potentialdifferenz (V_T), die im dicken aufsteigenden Schenkel lumenpositiv und im Sammelrohrsystem lumennegativ ist, ist eine wichtige treibende Kraft für die K^+-Rückresorption bzw. K^+-Sekretion.

Der Großteil des gefilterten Ca^{2+} (etwa 70%) wird im proximalen Tubulus, vermutlich auf parazellulärem Weg, durch pas-

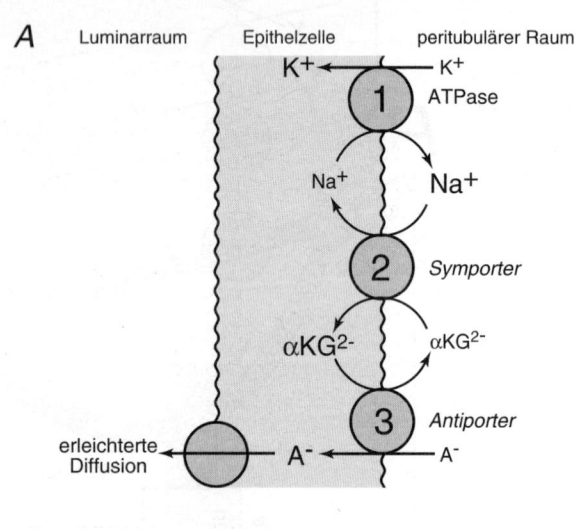

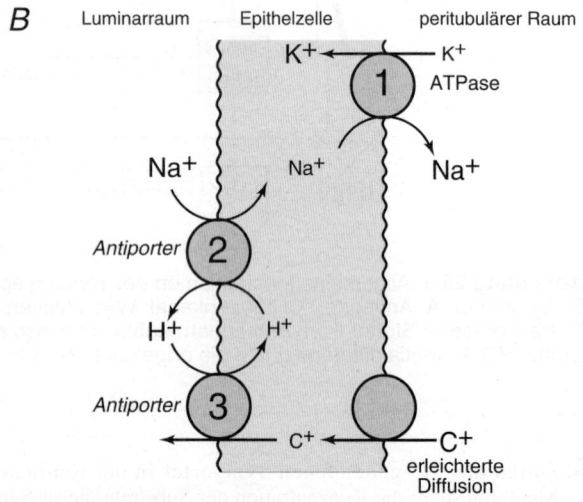

Abbildung 29.4 Mechanismus der Sekretion organischer Säuren (A) und organischer Basen (B) im proximalen Tubulus. 1, 2 und 3 bedeuten primär, sekundär und tertiär aktiver Transport. A^-: organische Säure (Anion); C^+: organische Base (Kation); αKG^{2-}: α-Ketoglutarat, aber auch andere Decarboxylate.

sive Diffusion rückresorbiert. Weitere 25% des gefilterten Ca^{2+} werden im dicken aufsteigenden Schenkel hauptsächlich auf parazellulärem Weg rückresorbiert, wobei die lumenpositive V_T die treibende Kraft ist. Hier könnte allerdings auch eine aktive Ca^{2+}-Rückresorption stattfinden. Das verbleibende Ca^{2+} wird im distalen Konvolut und dem Verbindungssegment auf transzellulärem Weg rückresorbiert. Hier greift das Parathormon modulierend ein (PTH; siehe Kapitel 61). Durch PTH scheinen die Anzahl der Ca^{2+}-Kanäle in der luminalen Membran zuzunehmen, wodurch der passive Transport von Ca^{2+} in die Epithelzellen erleichtert wird. Ca^{2+} wird durch die basolaterale Membran durch eine Ca^{2+}-ATPase und über einen Na^+/Ca^{2+}-Antiport ausgeschieden.

Anorganische Phosphate (P_i) werden größtenteils (80% des gefilterten Teils) im proximalen Tubulus rückresorbiert. Ein Na^+/P_i-Symporter nutzt die Energie des elektrochemischen Gradienten von Na^+, um einen sekundär aktiven Transport von P_i in die Zellen zu ermöglichen. Der Na^+/P_i-Symporter wird vom Parathormon gehemmt. P_i verläßt die basolaterale Membran in Richtung seines elektrochemischen Gradienten über ein bislang nicht aufgeklärtes Transportsystem.

Nur 20 - 25% des Mg^{2+} werden im proximalen Tubulus rückresorbiert, und nur 5% werden vom distalen gewundenen Tubulus (DCT) und dem Sammelrohrsystem rückresorbiert. Der Großteil des Mg^{2+} wird im dicken aufsteigenden Schenkel auf parazellulärem Weg rückresorbiert; die treibende Kraft dafür ist die lumenpositive V_T. Transzellulärer Mg^{2+}-Transport kann jedoch auch mit basolateralem Ausgang über einen Na^+/Mg^{2+}-Antiport oder über eine Mg^{2+}-ATPase erfolgen.

Der renale Tubulus spielt eine extrem wichtige Rolle bei der Rückresorption von HCO_3^- und der Sekretion von Protonen (tubuläre Säurebildung) und hat daher entscheidenden Anteil an der Erhaltung des Säure-Base-Gleichgewichts. Eine Beschreibung dieser Prozesse erfolgt in dem Abschnitt über Carboanhydrasehemmer.

PRINZIPIEN DER WIRKUNGSMECHANISMEN DER DIURETIKA

Definitionsgemäß sind Diuretika Arzneimittel, die den Harnfluß vergrößern. Klinisch sinnvolle Diuretika erhöhen jedoch auch die Na^+-Exkretion (Natriurese) und die Exkretion eines Begleitanions, normalerweise Cl^-. NaCl ist im Körper die Hauptdeterminante des extrazellulären Flüssigkeitsvolumens. Entsprechend sind die meisten klinischen Anwendungen der Diuretika darauf gerichtet, das extrazelluläre Flüssigkeitsvolumen zu senken, indem der NaCl-Gehalt des Körpers vermindert wird. Ein dauerhaftes Ungleichgewicht zwischen der Na^+-Aufnahme und dem Na^+-Verlust ist mit dem Leben unvereinbar. Eine anhaltende positive Na^+-Bilanz würde in einer Volumenüberlastung mit pulmonalem Ödem enden, und eine anhaltende negative Na^+-Bilanz würde zu einem Volumenverlust und einem kardiovaskulären Kollaps führen. Obwohl die fortgesetzte Gabe von Diuretika eine anhaltendes Netto-Defizit des gesamten Körper-Na^+ mit sich bringt, ist der Zeitverlauf der Natriurese begrenzt, da renale kompensatorische Mechanismen die Na^+-Ausscheidung mit der Na^+-Aufnahme in Übereinstimmung bringen, ein Phänomen, das als *braking* bekannt ist. Diese kompensatorischen (das Diuretikum „ausbremsende") Mechanismen beinhalten die Aktivierung des sympathischen Nervensystems, die Aktivierung der Renin-Angiotensin-Aldosteron-Achse, einen verminderten arteriellen Blutdruck (wodurch die Druck-Natriurese vermindert wird), die Hypertrophie renaler Epithelzellen, eine erhöhte Expression renaler epithelialer Transporter und möglicherweise Veränderungen natriuretischer Hormone wie des atrialen natriuretischen Faktors (ANF).

Historisch basiert die Klassifikation der Diuretika auf verschiedenen Sichtweisen. Die Einteilung basierte entweder auf dem Wirkort (Schleifendiuretika), der Wirksamkeit (hochwirksame Diuretika), der chemischen Struktur (Thiaziddiuretika), der Ähnlichkeit der Wirkung anderer Diuretika (thiazidähnliche Diuretika), der Wirkung auf die Kaliumexkretion (kaliumsparende Diuretika) etc. Der Wirkungsmechanismus jeder dieser Diuretika-Hauptklassen ist gut bekannt, und die zellulären Angriffspunkte sind inzwischen kloniert. Daher ist inzwischen ein Klassifikationsschema möglich, das auf den Wirkungsmechanismen beruht. Dieses wird im folgenden verwendet.

Die Diuretika verändern nicht nur die Exkretion von Na^+, sondern können auch die renale Ausscheidung anderer Kationen (z. B. K^+, H^+, Ca^{2+} und Mg^{2+}), von Anionen (z. B. Cl^-, HCO_3^- und $H_2PO_4^-$) und von Harnstoff verändern. Außerdem können die Diuretika indirekt die renale Hämodynamik verändern. Tabelle 29.1 gibt einen Vergleich der allgemeinen Wirkungen der Diuretika-Hauptklassen.

CARBOANHYDRASEHEMMER

Acetazolamid ist der Prototyp einer Substanzklasse, die als Diuretika nur eingeschränkt geeignet sind, jedoch eine Hauptrolle in der Entwicklung grundlegender Konzepte der renalen Physiologie und Pharmakologie gespielt haben.

Chemie Als Sulfanilamid als Chemotherapeutikum eingeführt wurde, wurde die metabolische Azidose als unerwünschte Wirkung beobachtet. *In vitro* und *in vivo* Studien zeigten, daß Sulfanilamid ein Inhibitor der Carboanhydrase ist. Später wurde eine große Anzahl von Sulfonamiden synthetisiert und auf ihre Fähigkeit getestet, die Carboanhydrase zu hemmen. Von diesen Verbindungen ist Acetazolamid am besten untersucht. In Tabelle 29.2 sind die chemischen Strukturformeln der drei Carboanhydrasehemmer aufgeführt, die derzeit in den USA erhältlich sind – Acetazolamid, Dichlorphenamid und Methazolamid.

In Deutschland ist nur Acetazolamid erhältlich (Anm. d. Hrsg.).

Die gemeinsame Molekülstruktur der erhältlichen Carboanhydrasehemmer ist ein unsubstituierter Sulfonamidanteil.

Wirkort und Wirkungsmechanismus Die proximalen tubulären Epithelzellen sind mit dem zinkhaltigen Enzym Carboanhydrase reichlich ausgestattet. Sie befinden sich sowohl in den luminalen und basolateralen Membranen (Typ-IV-Carboanhydrase) als auch im Zytoplasma

Tabelle 29.1 Wirkungen der Diuretika auf die Exkretion und renale Hämodynamik*

	KATIONEN					ANIONEN			HARNSÄURE		RENALE HÄMODYNAMIK		
	Na^+	K^+	H^+°	Ca^{2+}	Mg^{2+}	Cl^-	HCO_3^-	$H_2PO_4^-$	Akut	Chronisch	RBF	GFR	FF	TGF
Carboanhydrasehemmer (Hauptwirkort ist der proximale Tubulus)	+	++	–	KÄ	V	+	++	++	+	–	–	–	KÄ	+
Osmotische Diuretika (Hauptwirkort ist die Henlesche Schleife)	++	+	–	+	++	++	+	+	+	+	+	KÄ	–	–
Inhibitoren des $Na^+/K^+/2Cl^-$-Symports (Hauptwirkort ist der dicke aufsteigende Schenkel)	++	++	+	++	++	++	+	++	+	–	V(+)	KÄ	V(–)	–
Inhibitoren des Na^+/Cl^--Symports (Hauptwirkort ist das distale Konvolut)	+	++	+	V	+	+	+	++	+	–	KÄ	V(–)	V(–)	KÄ
Inhibitoren der renalen epithelialen Natriumkanäle (Hauptwirkort sind der späte distale Tubulus und das Sammelrohr)	+	–	–	–	–	+	KÄ	KÄ	+	–	KÄ	KÄ	KÄ	KÄ
Antagonisten der Mineralkortikoidrezeptoren (Hauptwirkorte sind der späte distale Tubulus und das Sammelrohr)‡	+	–	–	–	–	+	KÄ	–	+	–	KÄ	KÄ	KÄ	KÄ

*Ausgenommen Harnsäure, stehen die Veränderungen für die akuten Effekte der Diuretika ohne signifikanten Volumenverlust, der komplexe physiologische Anpassungsreaktionen auslösen würde. +, –, KÄ, V und I stehen für Zunahme, Abnahme, keine Änderung, variabler Effekt bzw. insuffiziente Daten. RBF: renaler Blutfluß, GFR: glomeruläre Filtrationsrate, FF: Filtrationsfraktion, TGF: tubuloglomerulärer Rückkopplungsmechanismus.
° H^+, titrierbare Säure und NH_4^+
‡ Nur für die einzelnen Substanzen, die die Carboanhydrase signifikant hemmen.

Tabelle 29.2 Carboanhydrasehemmer

ARZNEIMITTEL	STRUKTURFORMEL	RELATIVE POTENZ	ORALE RESORPTION	$t_{1/2}$	ELIMINATIONSWEG
Acetazolamid	CH₃CONH–[S,N–N]–SO₂NH₂	1	annähernd vollständig	6–9 h	R
Dichlorphenamid	SO₂NH₂, Cl, Cl, SO₂NH₂ (Benzolring)	30	ID	ID	ID
Methazolamid	CH₃CON–[S,N(CH₃)–N]–SO₂NH₂	>1 <10	annähernd vollständig	~14 h	25% R, 75% M

Abkürzungen: R: renale Exkretion des vollständigen Arzneimittels; M: Metabolismus; ID: insuffiziente Daten.

(Typ-II-Carboanhydrase). Davenport und Wilhelmi (1941) waren die ersten, die dieses Enzym in der Säugerniere nachgewiesen haben, und spätere Studien offenbarten die Schlüsselrolle, die die Carboanhydrase bei der $NaHCO_3$-Rückresorption und Säuresekretion spielt.

Im proximalen Tubulus wird die Energie des Na^+-Gradienten, der durch die basolaterale Na^+-Pumpe aufrechterhalten wird, durch einen Na^+/H^+-Antiporter in der luminalen Membran genutzt, um H^+ im Austausch gegen Na^+ in das Tubuluslumen zu transportieren (siehe Abbildung 29.5). Im Lumen reagiert H^+ mit gefiltertem HCO_3^- zu H_2CO_3, das in Gegenwart der Carboanhydrase, die sich im Bürstensaum befindet, schnell zu CO_2 und Wasser zerfällt. Normalerweise läuft die Reaktion zwischen CO_2 und Wasser langsam ab. Durch die Carboanhydrase wird diese Reaktion reversibel mehrere tausendmal beschleunigt. CO_2 ist lipophil und diffundiert schnell durch die luminale Membran in die Epithelzelle, wo es mit Wasser zu H_2CO_3 reagiert. Diese Reaktion wird von der zytoplasmatischen Carboanhydrase katalysiert. (Die eigentliche Reaktion, die von der Carboanhydrase katalysiert wird, ist: $OH^- + CO_2 \rightleftharpoons HCO_3^-$. Jedoch gilt $H_2O \rightleftharpoons OH^- + H^+$ und $HCO_3^- + H^+ \rightleftharpoons H_2CO_3$, so daß die Nettoreaktion $H_2O + CO_2 \rightleftharpoons H_2CO_3$ ist). Die fortgesetzte Wirkung der Na^+/H^+-Antiporter bewahrt eine niedrige Protonenkonzentration in der Zelle, so daß H_2CO_3 spontan zu H^+ und HCO_3^- ionisiert. Dadurch entsteht ein elektrochemischer Gradient für HCO_3^- durch die basolaterale Membran. Der elektrochemische Gradient für HCO_3^- wird von einem Na^+/HCO_3^--Symporter in der basolateralen Membran genutzt, um $NaHCO_3$ in den interstitiellen Raum zu transportieren. Der Netto-Effekt dieses Prozesses ist der Transport von $NaHCO_3$ vom Tubuluslumen in den interstitiellen Raum, gefolgt von Wasser (isotone Rückresorption). Die Abnahme des Wassers konzentriert Cl^- im Tubuluslumen, wodurch Cl^- entsprechend seines Konzentrationsgradienten auf parazellulärem Weg ins Interstitium diffundiert.

Carboanhydrasehemmer hemmen potent (IC_{50} für Acetazolamid ist 10 nM) sowohl die membrangebundene

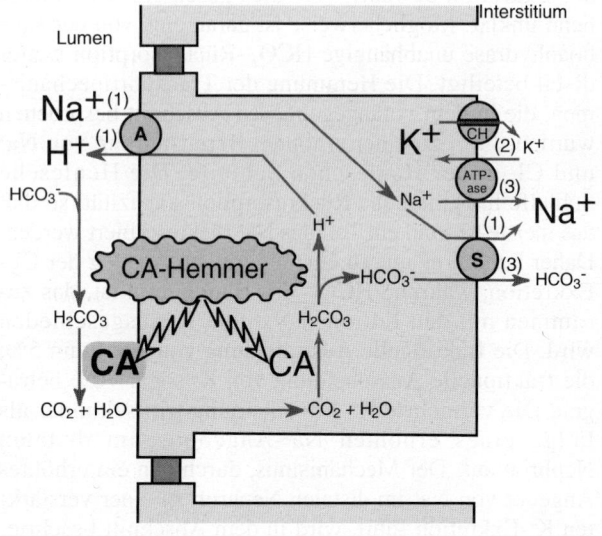

Abbildung 29.5 $NaHCO_3$-Rückresorption im proximalen Tubulus und diuretische Wirkungsweise der Carboanhydrase- (CA-) Hemmer.
A: Antiporter; S: Symporter; CH: Ionenkanal. (Die eigentliche Reaktion, die von der Carboanhydrase katalysiert wird, ist: $OH^- + CO_2 \leftarrow HCO_3^-$. Jedoch ist $H_2O \leftrightarrows OH^- + H^+$ und $HCO_3^- + H^+ \leftrightarrows H_2CO_3$, so daß die Nettoreaktion $H_2O + CO_2 \leftrightarrows H_2CO_3$ ist). Die Zahlen in Klammer zeigen die Stöchiometrie an.

als auch die zytoplasmatische Form der Carboanhydrase, was zu einer nahezu vollständigen Aufhebung der NaHCO$_3$-Rückresorption im proximalen Tubulus führt (Cogan et al., 1979). Untersuchungen mit Carboanhydrasehemmern, die wegen einer eingeschränkten zellulären Permeabilität nur die luminalen Enzyme hemmen (z. B. Benzolamid) zeigen, daß die Hemmung der Bürstensaum-Carboanhydrase ausreicht, die NaHCO$_3$-Rückresorption zu reduzieren (Lucci et al., 1980). Trotzdem trägt vermutlich die Hemmung beider Carboanhydrasen (membrangebunden und zytoplasmatisch) zur diuretischen Wirksamkeit klinisch verwendeter Carboanhydrasehemmer bei. Wegen der sehr großen Menge an Carboanhydrase im proximalen Tubulus muß ein großer Prozentsatz des Enzyms gehemmt sein, bevor eine Wirkung auf die Elekrolytexkretion beobachtet werden kann. Obwohl der proximale Tubulus der Hauptwirkort der Carboanhydrasehemmer ist, ist die Carboanhydrase auch an der Sekretion titrierbarer Säure im Sammelrohrsystem beteiligt (ein Prozeß, der eine Protonenpumpe beinhaltet). Daher ist das Sammelrohrsystem ein zweiter Wirkort dieser Arzneimittelklasse.

Einfluß auf die Urinausscheidung Die Hemmung der Carboanhydrase ist mit einer schnellen Zunahme der HCO$_3^-$-Ausscheidung auf schätzungsweise 35% der gefilterten Menge verbunden. Dies führt zusammen mit der Hemmung titrierbarer Säure und der Ammoniumsekretion im Sammelrohrsystem zu einer Zunahme des pH-Wertes des Urins auf etwa 8,0 und zur Entstehung einer metabolischen Azidose. Trotzdem werden sogar bei starker Hemmung der Carboanhydrase 65% des HCO$_3^-$ vor der Exkretion bewahrt. Wie dies geschieht, ist weitgehend unklar. Möglicherweise ist daran eine von der Carboanhydrase unabhängige HCO$_3^-$-Rückresorption weiter distal beteiligt. Die Hemmung der Transportmechanismen, die in dem vorangegangenen Abschnitt besprochen wurden, führt zu einer erhöhten Bereitstellung von Na$^+$ und Cl$^-$ in der Henleschen Schleife. Die Henlesche Schleife hat eine hohe Rückresorptionskapazität, so daß das meiste Cl$^-$ und ein Teil des Na$^+$ rückresorbiert werden. Daher kommt es nur zu einem geringen Anstieg der Cl$^-$-Exkretion, während HCO$_3^-$ das Hauptanion ist, das zusammen mit den Kationen Na$^+$ und K$^+$ ausgeschieden wird. Die fraktionelle Ausscheidung von Na$^+$ kann 5%, die fraktionelle Ausscheidung von K$^+$ sogar 70% betragen. Die vermehrte K$^+$-Ausscheidung tritt sekundär als Folge eines erhöhten Na$^+$-Angebotes im distalen Nephron auf. Der Mechanismus, durch den ein erhöhtes Angebot von Na$^+$ im distalen Nephron zu einer verstärkten K$^+$-Exkretion führt, wird in dem Abschnitt beschrieben, der sich mit den Inhibitoren der Natriumkanäle befaßt. Carboanhydrasehemmer erhöhen auch die Phosphatexkretion (der Mechanismus ist unbekannt), haben jedoch wenig oder keinen Effekt auf die Ausscheidung von Ca^{2+} oder Mg^{2+}. Die Wirkung der Carboanhydrasehemmer auf die renale Ausscheidung ist vermutlich deswegen selbstlimitierend, weil durch die Entstehung der metabolischen Azidose die gefilterte HCO$_3^-$-Menge bis zu dem Punkt abnimmt, an dem die unkatalysierte Reaktion zwischen CO$_2$ und Wasser ausreicht, um die HCO$_3^-$-Rückresorption zu ermöglichen.

Einflüsse auf die renale Hämodynamik Indem Carboanhydrasehemmer die proximale Rückresorption hemmen, erhöhen sie die Menge gelöster Substanzen in der Macula densa. Dies löst den tubuloglomerulären Rückkopplungsmechanismus (TGF) aus, der zu einer Zunahme des afferenten arteriellen Widerstands und zu eine Verminderung des renalen Blutflusses (RBF) und der glomerulären Filtrationsrate (GFR) führt (Persson and Wright, 1982).

Andere Wirkungen Die Carboanhydrase ist in einer Reihe extrarenaler Gewebe vorhanden. Dazu gehören das Auge, die Magenschleimhaut, das Pankreas, das zentrale Nervensystem (ZNS) und die Erythrozyten. Die Carboanhydrase vermittelt am Auge (Processus ciliaris) die Bildung großer Mengen an HCO$_3^-$ im Kammerwasser. Aus diesem Grund vermindert die Hemmung der Carboanydrase die Bildung der Tränenflüssigkeit und vermindert dementsprechend den intraokulären Druck. Acetazolamid verursacht häufig Parästhesien und Somnolenz, was eine Wirkung der Carboanhydrasehemmer im ZNS vermuten läßt. Die Wirksamkeit von Acetazolamid bei der Epilepsie ist zum Teil durch die Bildung einer metabolischen Azidose bedingt. Jedoch trägt auch die direkte Wirkung von Acetazolamid im ZNS zu der antikonvulsiven Wirkung bei. Bedingt durch die Hemmung der Carboanhydrase-Aktivität in Erythrozyten, erhöhen Carboanhydrasehemmer die CO$_2$-Spiegel in peripheren Geweben und vermindern die CO$_2$-Spiegel in der ausgeatmeten Luft. Hohe Dosen von Carboanhydrasehemmern veringern die Magensäuresekretion. Dies hat jedoch keinen therapeutischen Nutzen.

Resorption und Elimination Orale Bioverfügbarkeit, Plasmahalbwertszeit und Eliminationsweg der drei derzeit erhältlichen Carboanhydrasehemmer sind in Tabelle 29.2 aufgelistet. Carboanhydrasehemmer werden rasch von der Carboanhydrase gebunden. Dementsprechend sind nach systemischer Gabe in den Geweben mit viel Carboanhydrase höhere Konzentrationen von Carboanhydrasehemmern vorhanden.

Toxizität, unerwünschte Wirkungen, Kontraindikationen, Arzneimittelwechselwirkungen Ernste toxische Reaktionen auf Carbonahydrasehemmer sind selten. Es handelt sich bei diesen Substanzen jedoch um Sulfonamidderivate, und wie andere Sulfonamide können auch diese zu einer Knochenmarksdepression, Hauttoxizität und sulfonamidähnlichen renalen Schäden führen und können bei Patienten, die gegenüber Sulfonamiden empfindlich sind, allergische Reaktionen auslösen. Hohe Dosen führen bei vielen Patienten zur Schläfrigkeit und Parästhesien. Die meisten unerwünschten Wirkungen, Kontraindikationen und Arzneimittelwechselwirkungen treten sekundär als Folge der Alkalisierung des Harns oder der metabolischen Azidose auf. Dazu gehören (1) Umleitung von Ammoniak renalen Ursprungs vom Urin in den systemischen Kreislauf, wodurch es zu einer hepatischen Enzephalopathie kommen kann (diese Arzneimittel sind bei Patienten mit Leberzirrhose kontraindiziert); (2) Steinbildung und Harnleiterkolik durch die Präzipitation von Kalziumphosphatsalzen im alkalischen Urin; (3) Verschlechterung der metabolischen oder respiratorischen Azidose (die Arzneimittel sind bei Patienten mit hyperchlorämischer Azidose oder schwerer chronischer obstruktiver Lungenkrankheit kontraindiziert); (4) Wechselwirkung mit dem Harnwegsantiseptikum Methenamin; (5) Verminderung der renalen Ausscheidungsrate schwacher organischer Basen. Da dies zu einem Verlust an Na^+ und K^+ führt, sind diese Arzneimittel bei Patienten mit Na^+- oder K^+-Mangel kontraindiziert.

Therapeutischer Einsatz Acetazolamid wird mitunter noch zur Behandlung von Ödemen genutzt, die durch Herzinsuffizienz oder durch Arzneimittel induziert wurden. Die Hauptindikation für Carboanhydrasehemmer ist das Weitwinkelglaukom. Carboanhydrasehemmer werden auch beim sekundären Glaukom und präoperativ beim akuten Engwinkelglaukom eingesetzt, um den intraokulären Druck vor der Operation zu senken (siehe Kapitel 65). Acetazolamid wird mitunter auch zur Behandlung der Epilepsie eingesetzt (siehe Kapitel 20). Die schnelle Toleranzentstehung schränkt die Anwendung der Carboanhydrasehemmer bei der Epilepsie ein. Acetazolamid wirkt symptomatisch bei Patienten mit akuter Höhenkrankheit, es kann auch sinnvoll sein, Acetazolamid bei Bergsteigern als prophylaktische Maßnahme anzuwenden (Coote, 1991). Acetazolamid ist auch bei Patienten mit sogenannter familiärer periodischer Paralyse nützlich (Links et al., 1988). Über welchen Mechanismus Acetazolamid bei der Höhenkrankheit und der familiären periodischen Paralyse wirkt, ist nicht eindeutig geklärt. Es könnte aber in Verbindung mit der Induktion der metabolischen Azidose stehen. Schließlich können Carboanhydrasehemmer genutzt werden, um eine metabolische Alkalose zu korrigieren, insbesondere eine Alkalose, die durch eine diuretikainduzierte Zunahme der H^+-Exkretion ausgelöst wird.

OSMOTISCHE DIURETIKA

Bei osmotischen Diuretika handelt es sich um Substanzen, die frei am Glomerulus filtriert werden, in begrenztem Maß im renalen Tubulus rückresorbiert werden und pharmakologisch relativ inert sind. Osmotische Diuretika werden in ausreichend hohen Dosen verabreicht, um die Osmolalität des Plasmas und der Tubulärflüssigkeit signifikant zu erhöhen. Tabelle 29.3 zeigt die Molekülstrukturen der vier derzeit erhältlichen osmotischen Diuretika – Glycerin, Isosorbid, Mannitol und Harnstoff.

Wirkungsweise und Wirkort Viele Jahre lang wurde angenommen, daß osmotische Diuretika primär im proximalen Tubulus wirken (Wesson and Anslow, 1948). Es wurde vermutet, daß sie als nicht-reabsorbierbare Substanzen die Osmose von Wasser in den interstitiellen Raum einschränken und dadurch die luminale Na^+-Konzentration so weit reduzieren, daß die Netto-Na^+-Rückresorption aufhört. In der Tat unterstützten frühe Mikropunktionsstudien dieses Konzept (Windhager et al., 1959). Jüngere Untersuchungen ließen jedoch vermuten, daß dieser Mechanismus, obwohl wirksam, nur sekundäre Bedeutung hat. So erhöht Mannitol nur leicht den Ausstrom an Na^+ und nur mäßig den Ausstrom von Was-

Tabelle 29.3 Osmotische Diuretika

ARZNEIMITTEL	STRUKTURFORMEL	ORALE RESORPTION	$t_{1/2}$	ELIMINATIONS-WEG
Glycerin	HO—CH₂—CH(OH)—CH₂—OH	oral wirksam	0,5–0,75 h	M
Isosorbid	(Strukturformel)	oral wirksam	5–9,5 h	R
Mannitol	(Strukturformel)	unbedeutend	0,25–1,7 h*	R
Harnstoff	H₂N—CO—NH₂	unbedeutend	ID	R

*bei Nierenversagen, 6–36 h.
Abkürzungen: R: renale Exkretion des vollständigen Arzneimittels; M: Metabolismus; ID: insuffiziente Daten.

ser aus dem proximalen Tubulus (Seely and Dirks, 1969). Harnstoff verändert während einer gleichzeitigen starken osmotischen Diurese nicht die tubuläre Rückresorption bei Ratten (Kauker et al., 1970). Auf der anderen Seite erhöht Mannitol den Na^+- und Wasserausstrom aus der Henleschen Schleife (Seely and Dirks, 1969), was vermuten läßt, daß der Hauptwirkort die Henlesche Schleife ist.

Indem Wasser aus den intrazellulären Kompartimenten extrahiert wird, erhöhen die osmotischen Diuretika das extrazelluläre Flüssigkeitsvolumen, vermindern die Viskosität des Blutes und hemmen die Reninfreisetzung. Diese Effekte führen zu einem vermehrten renalen Blutfluß (RBF). Durch die Zunahme des renalen medullären Blutflusses werden NaCl und Harnstoff aus dem Nierenmark ausgeschwemmt, wodurch die medulläre Osmolalität vermindert wird. Unter bestimmten Umständen können auch die Prostaglandine an der renalen Vasodilatation und dem medullären Auswaschen durch osmotische Diuretika mitwirken (Johnston et al., 1981). Eine Reduktion der medullären Tonizität führt zu einer verminderten Extraktion von Wasser aus dem absteigenden dünnen Schenkel, was wiederum die Konzentration von NaCl in der Tubulärflüssigkeit vermindert, die in den aufsteigenden dünnen Schenkel (ATL) weiterläuft. Dieser letztgenannte Effekt vermindert die passive Rückresorption von NaCl im ATL. Zusätzlich läßt die ausgeprägte Fähigkeit osmotischer Diuretika, die Rückresorption von Mg^{2+} zu verhindern (ein Kation, das hauptsächlich im dicken aufsteigenden Schenkel rückresorbiert wird), vermuten, daß die osmotischen Diuretika auch die Transportprozesse im dicken aufsteigenden Schenkel behindern. Der Wirkungsmechanismus hierfür ist unbekannt.

Zusammengefaßt: Osmotische Diuretika wirken sowohl im proximalen Tubulus als auch in der Henleschen Schleife, wobei die Henlesche Schleife der Hauptwirkort ist. Osmotische Diuretika wirken vermutlich auch über einen osmotischen Effekt in den Tubuli und durch Reduktion der medullären Tonizität des Nierenmarks.

Einfluß auf die Urinausscheidung Grundsätzlich erhöhen osmotische Diuretika die Urinausscheidung beinahe aller Elektrolyte inklusive Na^+, K^+, Ca^{2+}, Mg^{2+}, Cl^-, HCO_3^- und Phosphat.

Einfluß auf die renale Hämodynamik Wie schon im vorausgegangenen Abschnitt erwähnt, erhöhen osmotische Diuretika den renalen Blutfluß (RBF) durch verschiedene Mechanismen. Osmotische Diuretika dilatieren die afferente Arteriole, wodurch P_{GC} erhöht wird und verdünnen das Plasma, wodurch Π_{GC} vermindert wird. Diese Effekte würden die glomeruläre Filtrationsrate (GFR) erhöhen, wäre nicht die Tatsache, daß osmotische Diuretika auch P_T erhöhen. Grundsätzlich ist das ENF (Einzelnephronfiltrat) kortikaler Glomeruli erhöht, die gesamte GFR jedoch kaum verändert.

Resorption und Elimination Orale Bioverfügbarkeit, Plasmahalbwertszeit und Eliminationsweg der vier derzeit erhältlichen osmotischen Diuretika sind in Tabelle 29.3 aufgeführt. Glycerin und Isosorbid können oral gegeben werden, wohingegen Mannitol und Harnstoff intravenös verabreicht werden müssen.

Toxizität, unerwünschte Wirkungen, Kontraindikationen, Arzneimittelinteraktionen Osmotische Diuretika verteilen sich in der Extrazellulärflüssigkeit und tragen zu der extrazellulären Osmolalität bei. Dadurch wird Wasser aus intrazellulären Kompartimenten extrahiert, und das extrazelluläre Flüssigkeitsvolumen wird erhöht. Bei Patienten mit Herzinsuffizienz oder Lungenstauung kann dies zu einem Lungenödem führen. Die Extraktion von Wasser führt auch zu einer Hyponatriämie, was häufige unerwünschte Wirkungen erklären kann, zu denen Kopfschmerz, Übelkeit und Erbrechen gehören. Auf der anderen Seite kann es durch einen größeren Verlust von Wasser im Vergleich zu den Elektrolyten zu einer Hypernatriämie und Dehydratation kommen. Grundsätzlich sind osmotische Diuretika bei Patienten kontraindiziert, die aufgrund einer schweren renalen Erkrankung anurisch sind oder auf Testdosen dieser Arzneimittel nicht mit Diurese reagieren. Harnstoff kann bei intravenöser Gabe eine Thrombose oder Schmerzen verursachen und sollte nicht bei Patienten mit eingeschränkter Leberfunktion eingesetzt werden, da hier die Gefahr erhöhter Ammoniakkonzentrationen im Blut besteht. Sowohl Mannitol als auch Harnstoff sind bei Patienten mit intrazerebralen Blutungen kontraindiziert. Glycerin wird metabolisiert und kann eine Hyperglykämie verursachen.

Therapeutischer Einsatz Eine rapide Abnahme der GFR bzw. akutes Nierenversagen (ANV) ist eine ernste klinische Situation, die bei bis zu 5% der hospitalisierten Patienten auftritt und mit einer hohen Mortalität einhergeht. ANV kann durch verschiedene Bedingungen verursacht werden, die bezüglich der Nieren sowohl extrinsischer (prärenales und postrenales Versagen) als auch intrinsischer Natur sein können. Die akute tubuläre Nekrose (ATN), d. h. eine Schädigung des Tubulusepithels, ist die Ursache der Mehrzahl intrinsischer ANV. ATN kann durch eine Ischämie (Trauma, Operation, Verbrennungen), durch verschiedene Nephrotoxine (Aminoglykoside, Cisplatin, Amphotericin B, Röntgenkontrastmittel, Ciclosporine, Sepsis) oder durch Hämoglobinurie und Myoglobinurie (Rhabdomyolysis, hämolytische Transfusionsreaktionen) verursacht werden. In Tiermodellen schwächt Mannitol wirksam die Reduktion der mit ATN assoziierten GFR ab, sofern es vor dem ischämischen Ereignis oder der Applikation von Nephrotoxinen gegeben wird. Der renale Schutz durch Mannitol könnte in dem Entfernen obstruktiver tubulärer Harnzylinder, Verdünnung nephrotoxischer Substanzen in der Tubulärflüssigkeit und/oder Reduktion des Anschwellens tubulärer Elemente durch osmotische Wasserextraktion bestehen. Obwohl die prophylaktische Anwendung von Mannitol in Tiermodellen bei ATN wirksam ist, ist die klinische Wirksamkeit von Mannitol weniger gut nachgewiesen.

Bei den meisten publizierten klinischen Studien handelt es sich nicht um kontrollierte Studien. Zudem haben sie keinen eindeutigen Vorteil gegenüber einer Hydratation *per se* zeigen können. Bei Patienten mit Gelbsucht konnte in Studien die Wirksamkeit von prophylaktisch angewandtem Mannitol nachgewiesen werden (Dawson, 1965). Bei Gefäßoperationen und Operationen am offenen Herzen konnte der prophylaktische Einsatz von Mannitol zwar den Urinfluß, nicht aber die GFR erhalten. Bei manifester ATN führt Mannitol bei manchen Patienten zu einer Zunahme des Urinvolumens. Diese Patienten, die von der oligurischen zur nicht-oligurischen ATN konvertierten, scheinen sich schneller zu erholen und benötigen weniger Dialysezeit als Patienten, die auf Mannitol nicht angesprochen haben (Levinsky and Bernard, 1988). Jedoch ist unklar, ob dies durch das Diuretikum bedingt ist oder ob ein *responder* im Vergleich zu einem *non-responder* von Anfang an eine geringere renale Schädigung hatten. Die wiederholte Gabe von Mannitol bei einem *non-responder* wird nicht empfohlen. Heutzutage werden zur Überführung oligurischer zu nicht-oligurischen ATN häufiger Schleifendiuretika eingesetzt.

Mannitol und Harnstoff werden auch zur Behandlung des Dysäquilibriumsyndroms eingesetzt. Ein zu schnelles Entfernen gelöster Teilchen aus der Extrazellulärflüssigkeit bei der Hämodialyse oder Peritonealdialyse führt zu einer Reduktion der Osmolalität der Extrazellulärflüssigkeit. Dementsprechend wandert Wasser vom extrazellulären Kompartiment in das intrazelluläre Kompartiment und führt zu einer Hypotonie und einer ZNS-Symptomatik (Kopfschmerzen, Übelkeit, Muskelkrämpfe, Ruhelosigkeit, ZNS-Depression und Konvulsionen). Osmotische Diuretika erhöhen die Osmolalität des extrazellulären Flüssigkeitskompartiments und bewegen dadurch Wasser zurück in das extrazelluläre Kompartiment.

Durch Erhöhung des osmotischen Drucks im Plasma extrahieren osmotische Diuretika Wasser aus dem Auge und dem Gehirn. Alle vier osmotischen Diuretika werden zur Kontrolle des intraokulären Drucks während akuter Glaukomanfälle und zur Kurzzeit-Reduktion des intraokulären Drucks bei Patienten eingesetzt, die eine Augenoperation benötigen (prä- und postoperativ). Mannitol und Harnstoff werden auch zur Reduktion zerebraler Ödeme und Hirnmasse vor und nach neurochirurgischen Eingriffen eingesetzt.

INHIBITOREN DES $NA^+/K^+/2CL^-$-SYMPORTS (SCHLEIFENDIURETIKA; HIGH CEILING DIURETIKA)

Bei den Hemmstoffen des $Na^+/K^+/2Cl^-$-Symports handelt es sich um eine Gruppe von Diuretika, die den $Na^+/K^+/2Cl^-$-Symporter im dicken aufsteigenden Schenkel der Henleschen Schleife blockieren können – daher werden diese Diuretika auch *Schleifendiuretika* genannt. Obwohl der proximale Tubulus etwa 65% des Ultrafiltrats rückresorbiert, haben Diuretika, die nur im proximalen Tubulus wirken, eine begrenzte Wirksamkeit, da der dicke aufsteigende Schenkel eine große Rückresorptionskapazität besitzt und den größten Teil der im proximalen Tubulus ausgeschiedenen Stoffe rückresorbiert. Die Diuretika, die überwiegend an Stellen nach dem dicken aufsteigenden Schenkel wirken, haben ebenfalls eine limitierte Wirksamkeit, weil nur eine geringer Prozentsatz der gefilterten Menge überhaupt diese weiter distal gelegenen Abschnitte erreicht. Die starke Wirksamkeit der Inhibitoren des $Na^+/K^+/2Cl^-$-Symports im dicken aufsteigenden Schenkel der Henleschen Schleife wird durch die Kombination zweier Faktoren bedingt: (1) Schätzungsweise 25% der gefilterten Menge an Substanzen wird normalerweise im dicken aufsteigenden Schenkel rückresorbiert und (2) Nephronsegmente hinter dem dicken aufsteigenden Schenkel besitzen nicht die Rückresorptionskapazität, um die Flut ausgeschiedener Substanzen, die den dicken aufsteigenden Schenkel verlassen, noch zu rückresorbieren.

Chemie Die Inhibitoren des $Na^+/K^+/2Cl^-$-Symports sind eine chemisch unterschiedliche Gruppe von Arzneimitteln (siehe Tabelle 29.4). Furosemid, Bumetanid, Azosemid, Piretanid und Tripamid enthalten alle einen Sulfonamidanteil, während es sich bei der Etacrynsäure um eine Phenoxyessigsäurederivat handelt. Muzolomin hat keine dieser strukturellen Merkmale, und Torasemid ist ein Sulfonylharnstoff. Derzeit sind in den USA nur *Furosemid*, *Bumetanid*, *Etacrynsäure* und *Torasemid* erhältlich.

> Auf dem deutschen Markt sind daneben noch *Azosemid* und *Piretanid* verfügbar (Anm. d. Hrsg.).

Wirkungsmechanismus und Wirkort Inhibitoren des $Na^+/K^+/2Cl^-$-Symports wirken vermutlich hauptsächlich im dicken aufsteigenden Schenkel. Die Mikropunktion im distalen Tubuluskonvolut (DCT) zeigt, daß Schleifendiuretika die Freisetzung von gelösten Substanzen aus der Henleschen Schleife erhöhen (Dirks and Seely, 1970). Ebenfalls zeigen die *in situ* Mikroperfusion der Henleschen Schleife (Morgan et al., 1970) und die *in vitro* Mikroperfusion des kortikalen Anteils des dicken aufsteigenden Schenkels (CTAL), daß der Transport durch niedrige Konzentrationen von Furosemid im Perfusat gehemmt wird. Manche Inhibitoren des $Na^+/K^+/2Cl^-$-Symports, insbesondere Furosemid, können zusätzliche Effekte im proximalen Tubulus vermitteln. Die Bedeutung dieses Effektes ist jedoch unklar.

Ursprünglich wurde angenommen, daß Cl^- durch einen primär aktiven elektrogenen Transporter in der luminalen Membran unabhängig von Na^+ transportiert wird. Die Entdeckung des furosemidsensitiven $Na^+/K^+/2Cl^-$-Symports in anderen Geweben veranlaßte Greger (1981), genauer die Na^+-Abhängigkeit des Cl^--Transportes im isolierten, perfundierten kortikalen Anteils des dicken aufsteigenden Schenkels (CTAL) beim Kaninchen zu untersuchen. Durch vorsichtiges Entfernen des Na^+ aus dem luminalen Perfusat demonstrierte Greger die Abhängigkeit des Cl^--Transports von Na^+. Es ist inzwischen anerkannt, daß im dicken aufsteigenden Schenkel der Flux

Tabelle 29.4 Inhibitoren des $Na^+/K^+/2Cl^-$-Symports (Schleifendiuretika, hochwirksame Diuretika)

ARZNEIMITTEL	STRUKTUR	RELATIVE WIRKSAMKEIT	ORALE RESORPTION	$t_{1/2}$	ELIMINATIONS-WEG
Furosemid		1	11–90%	0,3–3,4 h	60% R, 40% M
Bumetanid		40	59–89%	0,3–1,5 h	65% R, 35% M
Etacrynsäure		0.7	nahezu vollständig	0,5–1 h	65% R, 35% M
Torasemid		3	79–91%	0,8–6 h	30% R, 70% M
Azosemid*		ID	ID	ID	ID
Muzolimin*		ID	ID	ID	ID
Piretanid		3	~80%	0,6–1,5 h	50% R, 50% M
Tripamid*		ID	ID	ID	ID

* Nicht erhältlich in den USA.
Abkürzungen: R: renale Exkretion des intaken Arzneimittels; M: Metabolismus; ID: insuffiziente Daten.

von Na⁺, K⁺ und Cl⁻ vom Lumen in die epitheliale Zelle durch einen Na⁺/K⁺/2Cl⁻-Symporter vermittelt wird (siehe Abbildung 29.6). Dieser Symporter nutzt die Energie des elektrochemischen Gradienten von Na⁺, der durch die basolaterale Na⁺-Pumpe aufrechterhalten wird, und ermöglicht dadurch den „Bergauf"-Transport von K⁺ und Cl⁻ in die Zelle. K⁺-Kanäle in der luminalen Membran sorgen mit einem Leitungskanal für das apikale Recycling dieses Kations, und basolaterale Cl⁻-Kanäle ermöglichen einen basolateralen Ausflußmechanismus für Cl⁻. Zusätzlich erlaubt ein Na⁺Cl⁻-Symporter in der basolateralen Membran einen Kotransport von Cl⁻ entlang eines elektrochemischen Gradienten bei gleichzeitigem Transport von Na⁺ gegen den elektrochemischen Gradienten. Die luminalen Membranen der Epithelialzellen im dicken aufsteigenden Schenkel haben nur für K⁺ Leitungskanäle, und daher wird die apikale Membranspannung durch das Gleichgewichtspotential für K⁺ (E_K) bestimmt. Im Gegensatz dazu besitzt die basolaterale Membran Leitungskanäle für K⁺ und Cl⁻, so daß die basolaterale Membranspannung niedriger als E_K ist. Die Cl⁻-Leitung depolarisiert die basolaterale Membran und führt zu einer transepithelialen Potentialdifferenz von etwa 10 mV, wobei das Lumen positiv gegenüber dem interstitiellen Raum ist. Diese lumenpositive Potentialdifferenz stößt Kationen ab (Na⁺, Ca²⁺ und Mg²⁺) und sorgt dadurch für eine wichtige Antriebskraft für den parazellulären Flux dieser Kationen in den interstitiellen Raum.

Wie der Name impliziert, binden Inhibitoren des Na⁺/K⁺/2Cl⁻-Symports an den Na⁺/K⁺/2Cl⁻-Symporter im dicken aufsteigenden Schenkel (Koenig et al., 1983) und blockieren ihre Funktion, so daß der Salztransport in diesem Segment des Nephrons zu einem scheinbaren Stillstand kommt (Burg et al., 1973). Der molekulare Mechanismus, durch den diese Gruppe von Arzneimitteln den Na⁺/K⁺/2Cl⁻-Symporter blockiert, ist unbekannt. Hinweise lassen jedoch vermuten, daß diese Substanzen an die Cl⁻-Bindungsstelle des Symporters binden (Hannafin et al, 1983). Die Inhibitoren des Na⁺/K⁺/2Cl⁻-Symports hemmen auch die Ca²⁺- und Mg²⁺-Rückresorption im dicken aufsteigenden Schenkel, indem sie die transepitheliale Potentialdifferenz aufheben, die die vorherrschende Triebkraft für die Rückresorption dieser Kationen ist.

Na⁺/K⁺/2Cl⁻-Symporter sind eine wichtige Familie von Transportmolekülen, die in vielen sekretorischen und absorbierenden Epithelien gefunden werden. Insbesondere die Rektaldrüse des Hundshais ist eine ergiebige Quelle für dieses Protein. Eine cDNA, die für einen Na⁺/K⁺/2Cl⁻-Symporter kodiert, wurde mittels einer cDNA-Bank aus Gewebe der Rektaldrüse des Hundshais isoliert. Dies geschah mit Hilfe monoklonaler Antikörper des Hai-Symporters (Xu et al., 1994). Die molekulare Analyse ergab eine Aminosäuresequenz von 1191 Resten, die zwölf transmembranöse Domänen enthält, die von langen N- und C-Termini im Zytoplasma flankiert werden. Die Expression dieses Proteins in HEK-293-Zellen führte zu einem Na⁺/K⁺/2Cl⁻-Symporter, der empfindlich gegenüber Bumetanid war. Die cDNA des Na⁺/K⁺/2Cl⁻-Symporters der Rektaldrüse des Hundshais wurde anschließend genutzt, um eine menschliche Kolon-cDNA-Bank zu untersuchen. Dies führte zu Na⁺/K⁺/2Cl⁻-Symporter-cDNA-Proben aus diesem Gewebe.

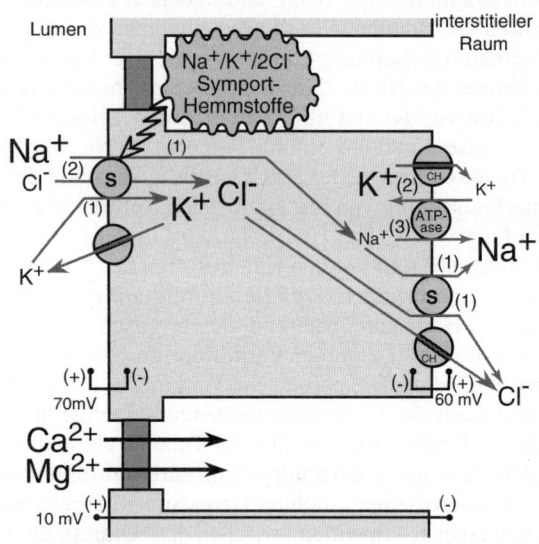

Abbildung 29.6 NaCl-Rückresorption im dicken aufsteigenden Schenkel und Mechanismus der diuretischen Wirkung der Inhibitoren des Na⁺/K⁺/2Cl⁻-Symports.
S: Symporter; CH: Ionenkanal. Die Zahlen in Klammern zeigen die Stöchiometrie. Die angegebenen Spannungen sind die Potentialdifferenzen entlang der dargestellten Membran oder Zelle.

Diese letztgenannten Proben wurden wiederum verwendet, um cDNA-Banken von kortikalem und medullärem Nierengewebe des Kaninchens zu untersuchen, was das Klonieren des renalen Na⁺/K⁺/2Cl⁻-Symporters des Kaninchens erlaubte (Payne and Forbush, 1994). Dieser Symporter hat eine Länge von 1099 Aminosäuren, ist zu 61% mit dem Na⁺/K⁺/2Cl⁻-Symporter der Rektaldrüse des Hundshais identisch, besitzt zwölf vorausgesagte transmembranöse Schleifen, enthält lange N- und C-terminale zytoplasmatische Regionen und hat drei potentielle Stellen für die Phosphorylierung durch die Proteinkinase A in seinem C-Terminus. Es sind drei Varianten des Na⁺/K⁺/2Cl⁻-Symporters gefunden worden, die von potentieller physiologischer Wichtigkeit sein könnten. Eine wird nur im Kortex, eine nur in der Medulla und eine in beiden Regionen exprimiert. Gamba et al. (1994) haben einen Nieren-Na⁺/K⁺/2Cl⁻-Symporter der Ratte kloniert. In der nahen Zukunft werden vermutlich eine oder mehrere Bindungsstelle der Schleifendiuretika am Na⁺/K⁺/2Cl⁻-Symporter aufgeklärt, was zu einem besseren Verständnis der Wirkungsmechanismen des Symporters führen wird. Diese Informationen können möglicherweise neue Strategien der pharmakologischen Einflußnahme auf diesen wichtigen Transporter eröffnen.

Effekte auf die Urinexkretion Bedingt durch die Blockade des Na⁺/K⁺/2Cl⁻-Symporters führen die Schleifendiuretika zu einer ausgeprägten Zunahme der renalen Ausscheidung von Na⁺ und Cl⁻ (bis zu 25% des gefilterten Na⁺). Die Aufhebung der transepithelialen Potentialdifferenz führt auch zu einer deutlichen Zunahme der Ca²⁺- und Mg²⁺-Ausscheidung. Manche (z. B. Furosemid), jedoch nicht alle (z. B. Bumetanid und Piretanid) auf Sulfonamid basierende Schleifendiuretika können in geringem Umfang die Carboanhydrase hemmen und die renale Ausscheidung von HCO_3^- und Phosphat erhöhen. Wie es durch die Hemmung der Carboanhydrase zur erhöhten Phosphatausscheidung kommt, ist nicht bekannt. Alle Inhibitoren des $Na^+/K^+/2Cl^-$-Symports erhöhen die renale Exkretion von K^+ und titrierbaren Säuren. Dieser Effekt ist teilweise durch das erhöhte Angebot an Na^+ im distalen Tubulus bedingt. Der Mechanismus, durch die die erhöhte Freisetzung von Na^+ im distalen Tubulus die Ausscheidung von K^+ und H^+ erhöht, wird in dem Abschnitt diskutiert, der sich mit den Hemmstoffen der Na^+-Kanäle befaßt. Akut erhöhen Schleifendiuretika die Ausscheidung von Harnsäure, während die chronische Gabe dieser Arzneimittel zu einer verminderten Exkretion der Harnsäure führt. Die chronische Wirkung der Schleifendiuretika auf die Harnsäureausscheidung könnte auf den erhöhten Transport im proximalen Tubulus als sekundäre Reaktion auf die Volumendepletion zurückzuführen sein. Dies würde zu einer erhöhten Harnsäure-Rückresorption oder zu einer Kompetition zwischen dem Diuretikum und der Harnsäure bezüglich des Sekretionsmechanismus für organische Säuren im proximalen Tubulus führen, was eine verminderten Harnsäuresekretion zur Folge hätte.

Durch Blockade der aktiven NaCl-Rückresorption in dicken aufsteigenden Schenkel greifen die Inhibitoren des $Na^+/K^+/2Cl^-$-Symports in einen kritischen Schritt eines Mechanismus ein, der zu einem hypertonen medullären Interstitium führt. Daher blockieren die Schleifendiuretika die Fähigkeit der Niere, den Harn bei Wassermangel zu konzentrieren. Da der dicke aufsteigende Schenkel ein Teil des verdünnenden Segmentes ist, verschlechtern die Inhibitoren des $Na^+/K^+/2Cl^-$-Symports deutlich die Fähigkeit der Niere, während einer Wasserdiurese einen verdünnten Urin auszuscheiden.

Effekte auf die renale Hämodynamik Wenn eine Volumendepletion verhindert wird, indem die verlorene (ausgeschiedene) Flüssigkeit ersetzt wird, erhöhen die Inhibitoren des $Na^+/K^+/2Cl^-$-Symports grundsätzlich den gesamten renalen Blutfluß (RBF) und verteilen den RBF zum Kortex um (Stein et al., 1972). Jedoch sind die Effekte auf den renalen Blutfluß recht variabel – in vielen Studien erhöht er sich, während der renale Blutfluß in vielen anderen Studien unverändert bleibt. Der Mechanismus, der zu dem Anstieg des RBF führt, ist möglicherweise über Prostaglandine vermittelt (Williamson et al., 1974). Tatsächlich schwächen nicht-steroidale antiphlogistische Arzneimittel (NSA) die diuretische Antwort auf die Schleifendiuretika ab, am wahrscheinlichsten durch Verhinderung der prostaglandinvermittelten Zunahme des RBF (Brater, 1985). Schleifendiuretika blockieren den tubuloglomerulären Rückkopplungsmechanismus (TGF) vermutlich durch Hemmung des Salztransports in die Macula densa, so daß die Macula densa nicht länger die NaCl-Konzentrationen in der Tubulärflüssigkeit „fühlen" kann. Daher vermindern Schleifendiuretika, anders als die Carboanhydrasehemmer, nicht die glomeruläre Filtration (GFR) durch Aktivierung des TGF.

Schleifendiuretika sind aber starke Stimulatoren der Reninfreisetzung. Dieser Effekt ist auf die Behinderung des NaCl-Transports in der Macula densa zurückzuführen und, falls es zu einer Volumenverminderung kommt, auf eine reflektorische Aktivierung des sympathischen Nervensystems und auf eine Stimulation der intrarenalen Barorezeptoren. Prostaglandine, insbesondere Prostacyclin, könnten eine wichtige Rolle bei der Vermittlung der Reninfreisetzung durch Schleifendiuretika spielen (Oates et al., 1979).

Andere Wirkungen Schleifendiuretika, insbesondere Furosemid, erhöhen akut die venöse Kapazität und vermindern durch Vorlastsenkung den linksventrikulären Füllungsdruck. Dieser Effekt, der durch Prostaglandine vermittelt sein könnte und intakte Nieren voraussetzt (Johnston et al., 1983), hilft Patienten mit Lungenödem sogar noch vor der nachfolgend einsetztenden Diurese. Furosemid und Etacrynsäure können die Na^+/K^+-ATPase, Glykolyse, mitochondriale Atmung, die mikrosomale Ca^{2+}-Pumpe, die Adenylatcyclase, die Phosphodiesterase und die Prostaglandindehydrogenase hemmen. Diese Effekte haben jedoch keine klinischen Implikationen. *In vitro* können hohe Dosen der Inhibitoren des $Na^+/K^+/2Cl^-$-Symports den Elektrolyttransport in vielen Geweben hemmen. Nur im Innenohr, wo Veränderungen der Elektrolytzusammensetzung der Endolymphe zu einer arzneimittelinduzierten Ototoxizität führen können, ist dieser Effekt von klinischer Bedeutung.

Resorption und Elimination Die orale Bioverfügbarkeit, Plasmahalbwertszeit und der Eliminationsweg der vier in den USA erhältlichen Inhibitoren des $Na^+/K^+/2Cl^-$-Symports sind in Tabelle 29.4 aufgeführt (für die anderen Wirkstoffe siehe Anhang II). Da Furosemid, Bumetanid, Etacrynsäure und Torasemid in hohem Maß an Plasmaproteine gebunden sind, werden sie nur in geringem Maß in den Tubulus filtriert. Sie werden jedoch effizient durch das Transportsystem für organische Säuren in den proximalen Tubulus sezerniert und erreichen dadurch ihre Bindungsstelle am $Na^+/K^+/2Cl^-$-Symport in der luminalen Membran des dicken aufsteigenden Schenkels. Probenecid verschiebt die Plasmakonzentrations-Wirkungskurve für Furosemid nach rechts, indem es kompetitiv die Sekretion von Furosemid durch das Transportsystem für organische Säuren hemmt (Brater, 1983). Das zuletzt von der FDA zugelassene Schleifendiuretikum ist Torasemid, das eine längere Halbwertszeit als die anderen in den USA erhältlichen Schleifendiuretika hat (Brater, 1991).

Toxizität, unerwünschte Wirkungen, Kontraindikationen, Arzneimittelinteraktionen Unerwünschte Wirkungen, die nicht mit der diuretischen Wirkung in Verbindung stehen, sind selten. Die meisten unerwünschten Wirkungen sind durch Störungen des Flüssigkeits- und Elektrolytgleichgewichts bedingt. Der übermäßige Einsatz der Schleifendiuretika kann zu einem ernsten Verlust am gesamten Körper-Na^+ führen. Dies kann zu einer Hyponatriämie und/oder extrazellulärem Volmenverlust führen. Damit verbunden sind Hypotonie, eine verminderter glomeruläre Filtration (GFR), Kreislaufkollaps, Thromboembolien und, bei Patienten mit einer Lebererkrankung, eine hepatische Enzephalopathie. Das erhöhte Angebot von Na^+ im distalen Tubulus, insbesondere, wenn zudem das Renin-Angiotensin-System aktiviert ist, führt zu einer erhöhten renalen Ausscheidung von K^+ und H^+. Dies führt wiederum zu einer hypochlorämischen Alkalose. Wenn die K^+-Aufnahme über die Nahrung nicht ausreichend ist, kann sich eine Hypokaliämie entwickeln, die kardiale Arrhythmien auslösen kann – insbesondere bei Patienten, die gleichzeitig Herzglykoside einnehmen. Eine erhöhte Ausscheidung von Mg^{2+} und Ca^{2+} kann zu einer Hypomagnesiämie (ein weiterer Risikofaktor für kardiale Arrhythmien) und Hypokalziämie (allerdings nur selten mit Tetanie) führen.

Schleifendiuretika können ototoxische Wirkungen hervorrufen, die sich als Tinnitus, Hörverschlechterung, Schwerhörigkeit, Schwindel und als Druckgefühl im Ohr äußern können. Die Hörverschlechterung und Schwerhörigkeit sind gewöhnlich, jedoch nicht immer, reversibel. Die Ototoxizität tritt am häufigsten bei schneller intravenöser Gabe und am wenigsten häufig bei oraler Gabe auf. Etacrynsäure scheint häufiger als die anderen Schleifendiuretika ototoxische Wirkungen hervorzurufen. Schleifendiuretika können auch eine Hyperurikämie (selten mit Gichtanfall) und eine Hyperglykämie (allerdings selten mit diabetischen Komplikationen) verursachen. Zudem können sie die Plasmaspiegel von LDL-Cholesterin und Triglyzeriden erhöhen, während die Plasmaspiegel von HDL-Cholesterin vermindert werden. Andere unerwünschte Wirkungen umfassen Hautausschläge, Photosensibilisierung, Parästhesie, Knochenmarksdepression und gastrointestinale Beschwerden.

Zu den Kontraindikationen für Schleifendiuretika gehören starker Na^+- und Volumenverlust, Hypersensitivität gegenüber Sulfonamiden (bei Schleifendiuretika auf Sulfonamidbasis) und eine Anurie, die nicht auf eine Testdosis eines Schleifendiuretikums anspricht.

Arzneimittelinteraktionen können auftreten, wenn Schleifendiuretika zusammen mit folgenden Substanzen gegeben werden: (1) Aminoglykoside (Synergismus bei der Ototoxizität, die durch beide Arzneimittel verursacht wird); (2) orale Antikoagulanzien (führt zu einer erhöhten antikoagulierenden Wirkung); (3) Digitalisglykoside (vermehrte durch Digitalis induzierte Arrhythmien); (4) Lithium (erhöhte Lithium-Plasmaspiegel); (5) Propranolol (erhöhte Propranolol-Plasmaspiegel); (6) Sulfonylharnstoffe (Hyperglykämie); (7) Cisplatin (erhöhtes Risiko für die durch Diuretika induzierte Ototoxizität); (8) NSA (abgeschwächter diuretischer Effekt); (9) Probenecid (abgeschwächter diuretischer Effekt) und (10) Thiaziddiuretika (Synergismus der diuretischen Wirksamkeit der beiden Arzneimittel, was zu einer ausgeprägten und eventuell unbeabsichtigt starken Diurese führt).

Therapeutischer Einsatz Eine Hauptindikation für die Verwendung von Schleifendiuretika ist das akute Lungenödem. Eine schnelle Zunahme der venösen Kapazität in Verbindung mit einer schnellen Natriurese reduziert den linksventrikulären Füllungsdruck und führt damit zu einer schnellen Besserung des Lungenödems. Schleifendiuretika werden auch zur Behandlung der chronischen kongestiven Herzinsuffizienz eingesetzt, wenn eine Verminderung des extrazellulären Flüssigkeitsvolumens gewünscht wird, um die venöse und pulmonare Stauung zu vermindern (siehe Kapitel 34). Diuretika werden häufig zur Behandlung des Bluthochdrucks eingesetzt (siehe Kapitel 33), jedoch sind für diese Indikation Schleifendiuretika nicht das Mittel der 1. Wahl und nur für solche Patienten vorgesehen, bei denen andere Diuretika oder antihypertensive Arzneimittel keine ausreichende Blutdrucksenkung hervorrufen. Das Ödem beim nephrotischen Syndrom ist oft gegenüber anderen Diuretikaklassen unempfindlich. Hier sind Schleifendiuretika oft die einzigen Arzneimittel, die in der Lage sind, die massiven Ödeme, die mit dieser renalen Erkrankung assoziiert sind, zu verringern. Schleifendiuretika werden auch zur Behandlung von Ödemen und Aszites bei der Leberzirrhose eingesetzt. Das Risiko einer hepatischen Enzephalopathie oder eines hepatorenales Syndrom muß hier beachtet werden. Bei Patienten mit einer Arzneimittelüberdosierung können Schleifendiuretika eingesetzt werden, um eine forcierte Diurese auszulösen, welche die schnelle renale Elimination des entsprechenden Arzneimittels fördert. Schleifendiuretika werden in Kombination mit isotonischer Salzlösung, die eine Volumenverminderung verhindern soll, zur Behandlung der Hyperkalziämie eingesetzt. Schleifendiuretika hindern die Niere, einen konzentrierteren Urin zu bilden. Daher sind Schleifendiuretika in Kombination mit hypertonischer Salzlösung nützlich zur Behandlung einer lebensbedrohlichen Hyponatriämie. Schleifendiuretika werden ebenfalls zur Behandlung von Ödemen eingesetzt, die mit einer chronischen renalen Insuffizienz assoziiert sind. Die meisten Patienten mit ANV erhalten eine Testdosis eines Schleifendiuretikums als Versuch, das oligurische ANV in ein nicht-oligurisches ANV umzuwandeln.

INHIBITOREN DES NA^+/CL^--SYMPORTS (THIAZID- UND THIAZIDÄHNLICHE DIURETIKA)

Die Benzothiazide wurden mit dem Ziel synthetisiert, die Potenz der Carboanhydrasehemmer zu erhöhen. Jedoch steigern die Benzothiazide, anders als die Carboanhydrasehemmer, die primär die $NaHCO_3$-Ausscheidung erhöhen, vor allen Dingen die NaCl-Ausscheidung (Beyer, 1958). Dieser Effekt ist unabhängig von der Carboanhydrase. *Chlorothiazid* war der erste neue Wirkstoff, der die Quecksilberdiuretika (eine inzwischen veraltete Klasse organometallischer Verbindungen, die die diuretische Therapie für mehr als 30 Jahren dominierte) ablöste.

Chemie Bei den Inhibitoren des Na^+/Cl^--Symports handelt es sich um Sulfonamide (siehe Tabelle 29.5), und viele Substanzen sind Analoga des 1,2,4-Benzothiadiazin-1,1-dioxids. Da es sich bei den ursprünglichen Inhibitoren des Na$^+$-Cl$^-$-Symports um Benzothiadiazinderivate handelte, wurde diese Diuretikaklasse als Thiaziddiuretika bekannt. Später entdeckte Substanzen, die den Thiaziddiuretika pharmakologisch ähnlich waren, jedoch keine Thiazide waren, wurden thiazidähnliche Diuretika genannt. Der Name Thiaziddiuretika wird oft als Oberbegriff für alle Substanzen verwendet, die den Na$^+$/Cl$^-$-Symport hemmen und er wird auch im folgenden Kapitel so angewandt.

Wirkungsmechanismus und Wirkort Einige Studien, die die sogenannte *split droplet* Methode und die stationäre Mikroperfusionstechnik anwenden, haben eine Reduktion der Rückresorption im proximalen Tubulus durch Thiaziddiuretika beschrieben. Jedoch konnten sogenannte *free flow* Mikropunktionsstudien nicht übereinstimmend die erhöhte Freisetzung von gelösten Stoffen aus dem proximalen Tubulus nach Thiazidgabe zeigen. Im Gegensatz dazu zeigten Mikropunktions- (Kunau et al., 1975) und *in situ* Mikroperfusionsstudien (Costanzo and Windhager, 1978) eindeutig, daß die Hemmung des NaCl-Transports im distalen Tubuluskonvolut (DCT) durch Thiaziddiuretika verursacht wird. Zudem wurde ein Rezeptor im renalen Kortex nachgewiesen, der für Thiaziddiuretika hochaffin ist (Beaumont et al., 1988) und die Bindung der Thiazide im distalen Tubuluskonvolut gezeigt (Beaumont et al., 1989). Es ist inzwischen anerkannt, daß der primäre Wirkort der Thiaziddiuretika das distale Tubuluskonvolut (DCT) ist, während es sich beim proximalen Tubulus um einen sekundären Wirkort handelt.

Abbildung 29.7 zeigt das derzeitige Modell des Elektrolyttransports im DCT. Wie auch in anderen Nephronsegmenten wird der Transport von einer Na$^+$-Pumpe in der basolateralen Membran angetrieben. Die Energie des elektrochemischen Gradienten für Na$^+$ wird an einen Na$^+$/Cl$^-$-Symporter in der luminalen Membran gekoppelt, der Cl$^-$ gegen seinen elektrochemischen Gradienten in die Epithelzellen transportiert. Cl$^-$ verläßt anschließend passiv die basolaterale Membran durch einen Cl$^-$-Kanal. Thiaziddiuretika hemmen den Na$^+$/Cl$^-$-Symporter, möglicherweise indem sie mit Cl$^-$ um die Bindungsstelle konkurrieren (Beaumont et al., 1988).

Der Na$^+$/Cl$^-$-Symporter ist, wie auch der Na$^+$/K$^+$/2Cl$^-$-Symporter, ebenfalls in anderen Geweben vorhanden. Mit Hilfe einer funktionalen Expressionsmethode (Cl$^-$-abhängige Na$^+$-Aufnahme in Xenopus-Oozyten) isolierten Gamba et al. (1993) eine cDNA aus der Urinblase einer Flunderart, welche für einen Na$^+$/Cl$^-$-Symporter kodiert. Dieser Na$^+$/Cl$^-$-Symporter wird durch eine Reihe von Thiaziddiuretika gehemmt (jedoch nicht Furosemid, Acetazolamid oder ein Amiloridderivat). Der Transporter hat eine Größe von 1023 Aminosäureresten, besitzt zwölf transmembranäre Domänen, und seine Aminosäuresequenz ist zu 47% identisch mit dem Na$^+$/K$^+$/2Cl$^-$-Symporter der Rektaldrüse des Hundhais. Später haben Gamba et al. (1994) einen Na$^+$/K$^+$/2Cl$^-$-Symporter der Säugerniere geklont. Diese Proteine haben zu etwa 60% Sequenzähnlichkeit, besitzen zwölf potentiell transmembranäre Schleifen, werden von langen NH$_2$- und COOH-terminalen nicht-hydrophoben Domänen

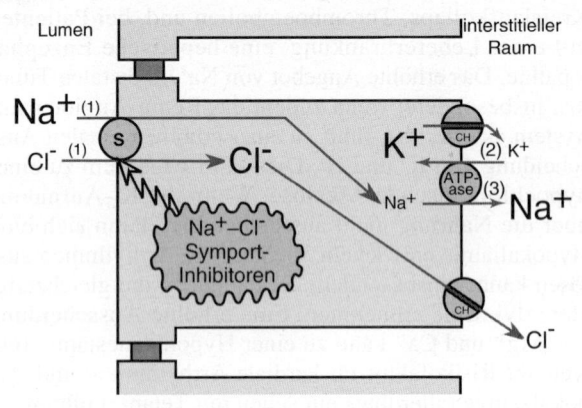

Abbildung 29.7 NaCl-Rückresorption im distalen Konvolut und Mechanismus der diuretischen Wirkung der Na$^+$/Cl$^-$-Symport-Inhibitoren.
S, Symporter; CH, Ionen-Kanäle. Die Zahlen in den Klammern zeigen die Stöchiometrie.

flankiert, haben eine geeignete Empfindlichkeit gegenüber Diuretika und die erwartete intrarenale Verteilung.

Effekte auf die Urinausscheidung Wie von ihrem Wirkungsmechanismus erwartet, erhöhen Inhibitoren des Na$^+$/Cl$^-$-Symports die Na$^+$- und Cl$^-$-Ausscheidung. Thiazide sind jedoch nur mäßig wirksam (die maximale Ausscheidung der gefilterten Na$^+$-Menge liegt bei nur 5%), da schätzungsweise 90% des gefilterten Menge bereits rückresorbiert werden, bevor sie das distale Tubuluskonvolut (DCT) erreichen. Manche Thiaziddiuretika sind auch schwache Hemmstoffe der Carboanhydrase. Dieser Effekt führt zu einer Erhöhung der HCO$_3^-$ und Phosphatausscheidung und ist vermutlich für den geringen Effekt auf den proximalen Tubulus mancher Thiaziddiuretika verantwortlich. Wie auch die Inhibitoren des Na$^+$/K$^+$/2Cl$^-$-Symports erhöhen Hemmstoffe des Na$^+$/Cl$^-$-Symports die Ausscheidung von K$^+$ und titrierbarer Säuren bedingt durch das erhöhte Angebot von Na$^+$ im distalen Tubulus. Die akute Gabe von Thiaziden erhöht die Ausscheidung von Harnsäure. Jedoch führt die chronische Gabe über dieselben Mechanismen wie bei den Schleifendiuretika zu einer verminderten Harnsäureausscheidung. Die akute Wirkung der Inhibitoren des Na$^+$/Cl$^-$-Symports auf die Ca^{2+}-Ausscheidung ist variabel. Bei chronischer Gabe vermindern Thiaziddiuretika die Ca^{2+}-Ausscheidung. Der Mechanismus ist zwar unbekannt, jedoch könnten sowohl eine erhöhte proximale Rückresorption, bedingt durch die Volumendepletion, als auch eine direkte Wirkung der Thiazide zur Erhöhung der Ca^{2+}-Rückresorption im distalen Tubuluskonvolut (DCT) beteiligt sein. Thiaziddiuretika können über einen nicht aufgeklärten Mechanismus eine milde Magnesurie verursachen, und man weiß inzwischen, daß die Langzeitgabe von Thiaziddiuretika insbesondere bei älteren Patienten zu einem Magnesiummangel führen kann (Martin and Milligan, 1987). Da Inhibitoren des Na⁺/Cl⁻-Symports den Transport im kortikalen Verdünnungssegment hemmen, schwächen Thiaziddiuretika die Fähigkeit der Nieren, einen verdünnten Urin während einer Wasserdiurese auszuscheiden. Da jedoch das distale Tubuluskonvolut (DCT) nichts mit dem Mechanismus zu tun hat, der ein hypertones medulläres Interstitium generiert, verändern Thiaziddiuretika nicht die Fähigkeit der Niere, während eines Wassermangels den Harn zu konzentrieren.

Effekte auf die renale Hämodynamik Grundsätzlich beeinflussen Inhibitoren des Na⁺-Cl⁻-Symports nicht den renalen Blutfluß (RBF) und verändern, bedingt durch die Zunahme des intratubulären Drucks, nur variabel die glomeruläre Filtrationsrate (GFR). Da der Wirkort der Thiazide hinter der Macula densa liegt, haben sie keinen oder nur einen geringen Einfluß auf den tubuloglomerulären Rückkopplungsmechanismus (TGF).

Andere Wirkungen Thiaziddiuretika können die Phosphodiesterase, den mitochondrialen Sauerstoffverbrauch und die renale Aufnahme von Fettsäuren hemmen. Diese Effekte sind jedoch nicht von klinischer Bedeutung.

Resorption und Elimination Die relative Wirksamkeit, orale Bioverfügbarkeit, Plasmahalbwertszeit und der Eliminationsweg der Inhibitoren des Na⁺/Cl⁻-Symports, die derzeit in den USA erhältlich sind, sind in Tabelle 29.5 aufgeführt (andere Wirkstoffe sind im Anhang II aufgeführt). Von besonderer Bedeutung ist der weite Bereich der Halbwertszeiten dieser Arzneimittelklasse. Sulfonamide sind organische Säuren und werden daher über den Sekretionsweg organischer Säuren in den proximalen Tubulus sezerniert. Da Thiazide in das tubuläre Lumen gelangen müssen, um den Na⁺/Cl⁻-Symporter zu hemmen, können Substanzen wie Probenecid die diuretische Wirkung der Thiazide abschwächen, indem sie um den Transport in den proximalen Tubulus konkurrieren. Die Plasmaproteinbindung variiert beträchtlich zwischen den Thiaziddiuretika, das Ausmaß der Plasmaproteinbindung bestimmt, zu welchen Anteil die Thiazide über die Filtration in den tubulären Teil gelangen.

Toxizität, unerwünschte Wirkungen, Kontraindikationen, Arzneimittelinteraktionen Thiaziddiuretika verursachen selten ZNS- (Vertigo, Kopfschmerz, Parästhesien, Xanthopsie, Schwäche), gastrointestinale (Anorexie, Übelkeit, Erbrechen, Krämpfe, Diarrhoe, Verstopfung, Chlolecystitis, Pankreatitis), sexuelle (Impotenz und reduzierte Libido), hämatologische (Blutbildveränderungen) und dermatologische Beschwerden (Photosensibilisierung, Hautausschläge). Wie auch bei den Schleifendiuretika sind die meisten schweren unerwünschten Wirkungen der Thiazide durch Störungen des Flüssigkeit- und Elektrolytgleichgewichts bedingt. Dazu gehören extrazelluläre Volumendepletion, Hypotonie, Hypokali-

ämie, Hyponatriämie, Hypochlorämie, metabolische Alkalose, Hypomagnesiämie, Hyperkalziämie und Hyperurikämie. Thiaziddiuretika können selten eine lebensgefährliche, unter Umständen tödlich verlaufende Hyponatriämie verursachen, und betroffene Patienten haben ein hohes Risiko, wenn sie erneut mit Thiaziden behandelt werden.

Die Thiazide erniedrigen die Glukosetoleranz, so daß ein latenter Diabetes mellitus unter der Therapie manifest werden kann. Der Mechanismus, der zu der reduzierten Glukosetoleranz führt, ist nicht vollständig aufgeklärt. Es scheinen jedoch eine verminderte Insulinsekretion und Veränderungen im Glukosemetabolismus daran beteiligt zu sein. Die Hyperglykämie könnte in gewisser Weise mit der K⁺-Depletion in Verbindung stehen, da sie dann vermindert ist, wenn K⁺ gemeinsam mit den Diuretika gegeben wird (Tannen, 1985). Die Thiaziddiuretika können ebenfalls die Plasmaspiegel an LDL-Chlosterin, Gesamtcholesterin und gesamten Triglyzeriden erhöhen. Thiaziddiuretika sind bei Patienten kontraindiziert, die hypersensitiv gegenüber Sulfonamiden sind.

Thiaziddiuretika können die Wirkung folgender Arzneimittel reduzieren: Antikoagulanzien, urikosurische Substanzen zur Behandlung der Gicht, Sulfonylharnstoffe und Insulin. Auf der anderen Seite können sie die Wirkung folgender Arzneimittel verstärken: Anästhetika, Diazoxid, Digitalisglykoside, Lithium, Schleifendiuretika und Vitamin D. Die Wirksamkeit der Thiaziddiuretika kann durch NSA (nicht-steroidale Antiphlogistika), Ionenaustauscherharze (sog. Gallensäurebindner; verminderte Resorption der Thiazide) und Methenamine (Alkalisierung des Urins kann die Wirksamkeit der Thiazide vermindern) reduziert sein. Amphotericin B und Kortikosteroide erhöhen das Risiko einer durch Thiaziddiuretika induzierten Hypokaliämie.

Eine potentiell letale Arzneimittelinteraktion, die besondere Aufmerksamkeit verlangt, ist die zwischen Thiaziddiuretika und Chinidin (Roden, 1993). Die Verlängerung des QT-Intervalls durch Chinidin kann zur Entstehung einer polymorphen ventrikulären Tachykardie (*torsades de pointes*) führen, die durch eine getriggerte Aktivität (ausgehend von frühen Nach-Depolarisationen) bedingt ist (siehe Kapitel 35). Obwohl diese gewöhnlich selbstlimitierend ist, können sich *torsades de pointes* bis zu tödlichem Kammerflimmern steigern. Eine Hypokaliämie (z. B. durch Thiazid induziert) erhöht das Risiko chinidininduzierter *torsades de pointes*. Es ist daher wahrscheinlich, daß eine durch Thiaziddiuretika induzierte K⁺-Depletion für viele Fälle chinidininduzierter *torsades de pointes* verantwortlich ist.

Therapeutischer Einsatz Thiaziddiuretika werden zur Behandlung von Ödemen eingesetzt, die mit Herz- (kongestive Herzinsuffizienz), Leber- (hepatische Zirrhose) und renalen Erkrankungen (nephrotisches Syndrom, chronische Niereninsuffizienz oder akute Glomerulonephritis) assoziiert sind. Sie sind ebenfalls bei Ödemen indiziert, die durch eine Kortikosteroidtherapie verursacht wurden. Mit Ausnahme von Metolazon und Indapamid

Tabelle 29.5 Inhibitoren des Na^+/Cl^--Symports (Thiazide und thiazidähnliche Diuretika)

SUBSTANZ	STRUKTUR	RELATIVE WIRKSAMKEIT	RESORPTION NACH ORALER GABE	$t_{1/2}$	ELIMINATIONS-WEG
Bendroflumethiazid	$R_2 \nabla H$, $R_3 \nabla CH_2-\text{Ph}$, $R_6 \nabla CF_3$	10	nahezu vollständig	3-3.9 h	30% R, 70% M
Benzthiazid	$R_2 \nabla H$, $R_3 \nabla CH_2-S-CH_2-\text{Ph}$, $R_6 \nabla Cl$ (ungesättigt zwischen C3 und N4)	1	ID	ID	ID
Chlorothiazid	$R_2 = H$, $R_3 = H$, $R_6 = Cl$ (ungesättigt zwischen C3 und N4)	0.1	10-21%	1.5 h	R
Hydrochlorothiazid	$R_2 = H$, $R_3 = H$, $R_6 = Cl$	1	65-75%	2.5 h	R
Hycroflumethiazid	$R_2 = H$, $R_3 = H$, $R_6 = CF_3$	1	~50%	12-27 h	40-80% R, 20-60% M
Methychlothiazid	$R_2 = CH_3$, $R_3 = CH_2Cl$, $R_6 = Cl$	10	ID	ID	M
Polythiazid	$R_2 = CH_3$, $R_3 = CH_2SCH_2CF_3$, $R_6 = Cl$	25	nahezu vollständig	~25 h	25% R, 75% U
Trichlormethiazid	$R_2 = H$, $R_3 = CHCl_2$, $R_6 = Cl$	25	ID	2-7 h	ID
Chlorthalidon	(Struktur)	1	60-70%	44 h	65% R, 10% G, 25% U
Indapamid	(Struktur)	20	nahezu vollständig	10-22 h	M
Metolazon	(Struktur)	10	~65%	4-5 h	80% R, 10% G, 10% M
Quinethazon	(Struktur)	1	ID	ID	ID

Abkürzungen: R: renale Ausscheidung der intakten Substanz; M: Metabolismus; G: Ausscheidung der intakten Substanz in die Galle; U: unbekannter Eliminationsweg; ID: insuffiziente Daten.

sind die meisten Thiaziddiuretika unwirksam, wenn die glomeruläre Filtrationsrate (GFR) < 30 bis 40 ml/min ist. Thiaziddiuretika werden am häufigsten zur Behandlung der Hypertonie eingesetzt; entweder allein oder in Kombination mit anderen antihypertensiven Arzneimitteln (siehe Kapitel 33). Thiaziddiuretika, die die renale Ausscheidung von Ca^{2+} reduzieren, werden manchmal zur Behandlung von Kalzium-Nierensteinen eingesetzt und können nützlich bei der Behandlung der Osteoporose sein (siehe Kapitel 61). Thiaziddiuretika sind zudem die Hauptstütze bei der Behandlung des nephrogenen Diabetes insipidus und verringern das Harnvolumen um bis zu 50%. Ursache ist die thiazidinduzierte Volumenkontraktion, die zu einer erhöhten proximalen tubulären Rückresorption von H_2O führt. Da andere Halogene über ähnliche renale Prozesse ausgeschieden werden wie Cl^-, können die Thiaziddiuretika nützlich bei der Behandlung einer Br^--Intoxikation sein.

INHIBITOREN DER RENALEN EPITHELIALEN NA^+-KANÄLE (K^+-SPARENDE DIURETIKA)

Triamteren und *Amilorid* sind die einzigen Substanzen dieser Substanzklasse, die klinisch eingesetzt werden. Beide Arzneimittel verursachen eine geringe Zunahme der NaCl-Ausscheidung und werden gewöhnlich aufgrund ihrer antikaliuretischen Wirkung eingesetzt, um die Wirkungen anderer Diuretika auszugleichen, die die K^+-Ausscheidung erhöhen. Daher werden Triamteren und Amilorid, zusammen mit Spironolacton (siehe nächster Abschnitt), oft auch als *kaliumsparende Diuretika* bezeichnet.

Chemie Amilorid ist ein Pyrazinoylguanidinderivat, Triamteren ist ein Pteridin (Tabelle 29.6). Beide Substanzen sind organische Basen und werden über den Sekretionsmechanismus für organische Basen in den proximalen Tubulus transportiert.

Wirkungsmechanismus und Wirkort Die erhältlichen Daten lassen vermuten, daß Triamteren und Amilorid ähnliche Wirkungsmechanismen haben. Von beiden ist Amilorid sehr viel intensiver untersucht worden, so daß sein Wirkungsmechanismus mit einem höheren Maß an Sicherheit bekannt ist. Wie in Abbildung 29.8 dargestellt, besitzen die Hauptzellen des späten distalen Tubulus und des Sammelrohres in ihrer luminalen Membran einen Na^+-Kanal, der den Eintritt von Na^+ in die Zelle entlang des elektrochemischen Gradienten ermöglicht. Der elektrochemische Gradient wird durch eine Na^+-Pumpe in der basolateralen Membran aufrechterhalten. Die höhere Permeabilität der luminalen Membran für Na^+ führt zu einer Depolarisation der luminalen, nicht aber der basolateralen Membran, wodurch eine lumennegative, transepitheliale Potentialdifferenz erzeugt wird. Diese transepitheliale Spannung ist eine wichtige Triebkraft für die Sekretion von K^+ in das Lumen mittels K^+-Kanälen in der luminalen Membran. Carboanhydrasehemmer, Schleifendiuretika und Thiaziddiuretika erhöhen das Angebot von Na^+ im späten distalen Tubulus und im Sammelrohr. Es ist wahrscheinlich, daß die Erhöhung der luminalen Na^+-Konzentration im distalen Tublus, die durch solche Diuretika induziert wird, die Depolarisation der luminalen Membran verstärkt und dadurch die lumennegative V_T verstärkt, wodurch die K^+-Ausscheidung erleichtert wird. Zusätzlich zu Hauptzellen besitzt auch das Sammelrohr Typ-A-interkalierte (sog. Glanzstreifen-) Zellen, die die Sekretion von H^+ in das tubuläre Lumen vermitteln. Tubuläre Säurebildung wird durch eine luminale H^+-ATPase (Protonenpumpe) angetrieben. Diese Pumpe wird verstärkt durch die lumennegative transepitheliale Spannung. Die Zunahme der distalen Freigabe von Na^+ ist jedoch nicht der einzige Mechanismus, durch den Diuretika die K^+- und H^+-Ausscheidung erhöhen. Die Aktivierung des Renin-Angiotensin-Aldosteron-Systems durch Diuretika führt ebenfalls zur verstärkten K^+- und H^+-Ausscheidung durch einen Mechanismus, der im Abschnitt über die Mineralkortikoid-Antagonisten besprochen wird.

Tabelle 29.6 Inhibitoren der renalen Na^+-Kanäle (K^+-sparende Diuretika)

SUBSTANZ	STRUKTUR	RELATIVE WIRKSAMKEIT	RESORPTION NACH ORALER GABE	$t_{1/2}$	ELIMINATIONSWEG
Amilorid		1	15-25%	21 h	R
Triamteren		0,1	30-70%	4,2 h	M

Abkürzungen: R: renale Ausscheidung der intakten Substanz; M: Metabolismus; jedoch wird Triamteren in einen aktiven Metaboliten umgewandelt, der über den Urin ausgeschieden wird.

SPÄTER DISTALER TUBULUS UND SAMMELROHR

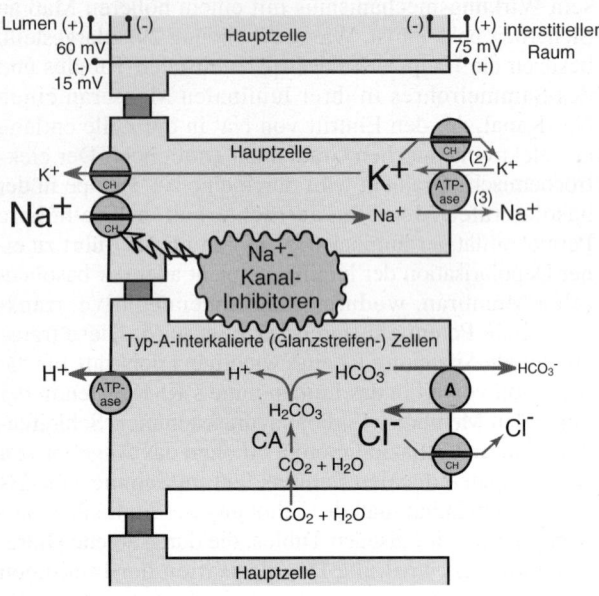

Abbildung 29.8 Na⁺-Rückresorption im späten distalen Tubulus und Sammelrohr und Mechanismus der diuretischen Wirkung der Na⁺-Kanal-Inhibitoren.
Die Cl⁻-Rückresorption (nicht gezeigt) findet sowohl parazellulär als auch transzellulär statt, und die Transportmechanismen von Cl⁻ scheinen artspezifisch zu sein. A: Antiporter; CH: Ionenkanal; CA: Carboanhydrase. Die Zahlen in Klammern zeigen die Stöchiometrie. Die angegebenen Spannungen sind die Potentialdifferenzen durch die dargestellte Membran oder Zelle.

Amilorid blockiert wahrscheinlich die Na⁺-Kanäle in der luminalen Membran der Hauptzellen im späten distalen Tubulus und Sammelrohr. Hinweise ergeben sich sowohl aus Daten von Epithelien nicht-renalen Ursprungs (Amphibienhaut und Krötenblase) (Garty and Benos, 1988) als auch aus einer Anzahl elektrophysiologischer Studien an isolierten Säugetiersammelrohren (O'Neil and Boulpaep, 1979). Amilorid führt bei Konzentrationen von < 1 µmol zu einer halbmaximalen Hemmung, wobei Amilorid entweder kompetitiv oder nicht-kompetitiv mit Na⁺ im Kanal konkurriert. Es muß jedoch daran erinnert werden, daß die Na⁺-Kanäle, die durch diese Klasse von Diuretika gehemmt werden, nicht dieselben sind wie die spannungsabhängigen Na⁺-Kanäle, die in vielen Zelltypen gefunden werden (z. B. Neurone und Muskelzellen).

Molekulare Klonierungsstudien haben gezeigt, daß die amiloridsensitiven Na⁺-Kanäle (vom distalen Kolon der Ratte) aus drei Untereinheiten bestehen (α, β, γ) (Canessa et al., 1994). Obwohl die α-Untereinheit für die Kanalaktivität ausreicht, wird die maximale Na⁺-Permeabilität nur induziert, wenn alle drei Untereinheiten in derselben Zelle koexprimiert werden. Dies läßt eine minimale oligometrische Struktur vermuten, in der eine Kopie jeder Untereinheit in einem heterotrimeren Pro-

tein vereint ist. Die Übereinstimmung der drei Untereinheiten liegt bei etwa 35%, was nahelegt, daß alle drei Untereinheiten von einem gemeinsamen Ur-Gen abstammen. Die präzise Amiloridbindungsstelle auf dem Na⁺-Kanal ist bisher nicht bekannt.

Einfluß auf die renale Exkretion Da der späte distale Tubulus und das Sammelrohr nur eine begrenzte Kapazität zur Rückresorption von gelösten Substanzen haben, führt die Blockade der Na⁺-Kanäle in diesem Abschnitt des Nephrons nur zu einer mäßigen Zunahme der Exkretionsraten von Na⁺ und Cl⁻ (ungefähr 2% der gefilterten Menge). Durch die Blockade der Na⁺-Kanäle wird die luminale Membran hyperpolarisiert, wodurch die lumennegative transepitheliale Spannung reduziert wird. Da die lumennegative Potentialdifferenz normalerweise der Kationen-Rückresorption entgegensteht und die Kationen-Sekretion erleichtert, führt die Verminderung der lumennegativen Spannung zu einer Verminderung der Exkretionsraten von K⁺, H⁺, Ca²⁺ und Mg²⁺. Die Volumenverminderung kann (möglicherweise) die Rückresorption von Harnsäure im proximalen Tubulus erhöhen. Daher kann die chronische Gabe von Amilorid und Triamteren zu einer Verminderung der Harnsäure-Exkretion führen.

Einfluß auf die renale Hämodynamik Amilorid und Triamteren haben einen geringen oder keinen Effekt auf die renale Hämodynamik und verändern den tubuloglomerulären Rückkopplungsmechanismus (TGF) nicht.

Andere Wirkungen Amilorid blockiert bei Konzentrationen oberhalb der therapeutisch notwendigen Konzentrationen die Na⁺/H⁺- und Na⁺/Ca²⁺-Antiporter und hemmt die Na⁺-Pumpe.

Resorption und Elimination Die relative Wirksamkeit, orale Bioverfügbarkeit, Plasmahalbwertszeit und der Eliminationsweg von Amilorid und Triamteren sind in Tabelle 29.6 aufgeführt. Amilorid wird hauptsächlich durch renale Exkretion des intakten Arzneimittels ausgeschieden. Triamteren wird umfangreich metabolisiert zu dem aktiven Metaboliten 4-Hydroxytriamterensulfat, und dieser Metabolit wird über die Niere ausgeschieden. Die pharmakologische Wirksamkeit von 4-Hydroxytriamterensulfat ist vergleichbar mit der der Muttersubstanz. Daher kann die Toxizität von Triamteren sowohl bei hepatischen Erkrankungen (verminderter Metabolismus von Triamteren) als auch bei der Niereninsuffizienz (verminderte renale Ausscheidung des aktiven Metaboliten) erhöht sein.

Toxizität, unerwünschte Wirkungen, Kontraindikationen, Arzneimittelinteraktionen Die gefährlichste unerwünschte Wirkung der Na⁺-Kanalinhibitoren ist die Hyperkaliämie, die lebensbedrohlich werden kann. Daher sind Amilorid und Triamteren sowohl bei Patienten mit Hyperkaliämie als auch bei Patienten kontraindiziert, die ein erhöhtes Risiko für die Entstehung einer Hyperkaliämie haben (z. B. Patienten mit Niereninsuffizienz; Patienten, die andere K⁺-sparende Diuretika erhalten; Patienten, die mit ACE-Hemmern behandelt werden oder Patienten, die K⁺-Zusätze erhalten). Sogar NSA können bei Patienten unter Amilorid oder Triamteren eine Hyperkaliämie verursachen. Zirrhotische Patienten sind generell aufgrund des Folsäuremangels anfällig für eine megaloblastische Anämie. Triamteren ist selbst ein schwacher Antagonist der Folsäure und kann daher die Wahrscheinlichkeit dieser unerwünschten Wirkung erhöhen. Triamteren kann die Glukosetoleranz vermindern und eine Photosensibilisierung induzieren. Zudem ist es mit einer interstitiellen Nephritis und Nierensteinen in Verbindung gebracht worden (einer von 200 bis 250 Fällen von Nierensteinen kann durch Triamteren bedingt sein). Beide Arzneimittel können ZNS-, gastrointestinale, muskuloskeletale, dermatologische und hämatologische Nebenwirkungen verursachen. Die häufigsten unerwünschten Wirkungen von Amilorid sind Übelkeit, Erbrechen, Diarrhoe und Kopfschmerz. Bei Triamteren sind die häufigsten Nebenwirkungen Übelkeit, Erbrechen, Krämpfe in den Beinen und Schwindel.

Therapeutischer Einsatz Wegen der nur mäßigen Natriurese durch Na^+-Kanalinhibitoren werden diese Substanzen nur selten alleine zur Behandlung von Ödemen oder Hypertonie eingesetzt. Ihre Hauptverwendung ist die Kombination mit anderen Diuretika. Die gemeinsame Gabe eines Na^+-Kanalinhibitors mit einem Thiazid oder einem Schleifendiuretikum verstärkt die diuretische und antihypertensive Wirkung der einzelnen Substanz. Noch wichtiger: Die Fähigkeit der Na^+-Kanalinhibitoren, die K^+-Ausscheidung zu vermindern, führt zu der Aufhebung der kaliuretischen Wirkung der Thiazide und Schleifendiuretika. Dementsprechend führt die Kombination eines Na^+-Kanalinhibitors mit einem Thiazid oder Schleifendiuretikum zu normalen Plasma-K^+-Werten (Hollenberg and Mickiewicz, 1989). Beim sogenannten Liddleschen Syndrom (Pseudohyperaldosteronismus) verhalten sich später distaler Tubulus und Sammelrohr, als ob sie hohen Aldosteronkonzentrationen ausgesetzt wären, obwohl die Aldosteronkonzentrationen in Wirklichkeit extrem niedrig sind. Charakteristisch für diese seltene Krankheit ist eine hypokaliämische Alkalose. Die Hypertonie bei dieser Erkrankung kann wirkungsvoll mit Na^+-Kanalhibitoren behandelt werden. Vernebeltes Amilorid (inhaliert) konnte bei Patienten mit zystischer Fibrose die mukoziliäre Clearance verbessern (Zahaykevich, 1991), insbesondere, wenn es mit dem purinergen Agonisten UTP kombiniert wurde (Boucher, 1994). Durch die Hemmung der Na^+-Resorption von der Oberfläche epithelialer Zellen der Atemwege verbessert Amilorid die Hydratation der respiratorische Sekrete und verbessert dadurch die mukoziliäre Clearance. Amilorid ist auch beim durch Lithium induzierten nephrogenen Diabetes insipidus wirksam, da es den Li^+-Transport in die Sammelrohrzellen blockiert.

ANTAGONISTEN DER MINERALKORTIKOIDREZEPTOREN (ALDOSTERON-ANTAGONISTEN, K^+-SPARENDE DIURETIKA)

Mineralkortikoide verursachen das Zurückhalten von Salz und Wasser und erhöhen die Ausscheidung von K^+ und H^+ durch Bindung an spezifische Mineralkortikoidrezeptoren. Kagawa et al. (1957) beobachteten, daß manche Substanzen aus der Klasse der Spirolactone die Wirkung der Mineralkortikoide blockieren. Dies führte zur Synthese spezifischer Antagonisten der Mineralkortikoidrezeptoren (MR). *Spironolacton*, ein 17-Spirolacton, ist der einzige in den USA erhältliche Vertreter dieser Gruppe und auch das in Deutschland meist verordnete Produkt (Tabelle 29.7).

Wirkungsmechanismus Epitheliale Zellen im späten distalen Tubulus und Sammelrohr enthalten zytoplasmatische Mineralkortikoidrezeptoren (MRs), die eine hohe Affinität für Aldosteron besitzen. Dieser Rezeptor ist Mitglied einer Familie von Rezeptoren für Steroidhormone, Thyroidhormone, Vitamin D und Retinoide (siehe Kapitel 2). Aldosteron dringt von der basolateralen Membran in die Epithelzellen ein und bindet an die MRs. Der MR-Aldosteron-Komplex wandert zum Nukleus, wo er an spezifische DNA-Sequenzen bindet (sog. *hormone-responsive elements*). Dadurch wird die Expression multipler Genprodukte, sogenannter aldosteroninduzierter Proteine (AIPs) reguliert. Abbildung 29.9 veranschaulicht einige der angenommenen Wirkungen der AIPs, inklusive der Aktivierung stiller Na^+-Kanäle und stiller Na^+-Pumpen, die bereits vorher in der Zellmembran existieren. Zu diesen vermuteten Wirkungen gehören weiterhin Änderungen im Zyklus der Na^+-Kanäle und Na^+-Pumpen zwischen dem Zytosol und der Zellmembran, so daß mehr Kanäle und Pumpen auf der Membranseite lokalisiert sind; erhöhte Expression von Na^+-Kanälen und Na^+-Pumpen; Veränderungen in der Permeabilität von *tight junctions*; erhöhte Aktivität von Enzymen in den Mitochondrien, die in die ATP-Bildung involviert sind. Der präzise Mechanismus, durch den AIPs den Transport verändern, ist nur unvollständig aufgeklärt. Der Nettoeffekt der AIPs ist jedoch die Erhöhung der Na^+-Leitfähigkeit der luminalen Membran und der Aktivität der Natriumpumpe der basolateralen Membran. Dementsprechend wird der transepitheliale NaCl-Transport verstärkt und die lumennegative transepitheliale Spannung erhöht. Der letztgenannte Effekt erhöht die Triebkraft für die Sekretion von K^+ und H^+ in das tubuläre Lumen.

Arzneimittel wie Spironolacton hemmen kompetitiv die Bindung von Aldosteron an spezifische Mineralkortikoidrezeptoren (Marver et al., 1974). Anders als der MR-Aldosteron-Komplex ist der MR-Spironolacton-Komplex nicht in der Lage, die Synthese aldosteroninduzierter Proteine zu induzieren. Da Spironolacton und andere Vertreter dieser Substanzklasse die biologische Wirkung von Aldosteron blockieren, werden sie auch *Aldosteron-Antagonisten* genannt.

Einfluß auf die renale Exkretion Der Effekt von Spironolacton auf die renale Ausscheidung ist dem renaler epithelialer Na^+-Kanalinhibitoren sehr ähnlich. Jedoch ist, anders als bei den Na^+-Kanalinhibitoren, die klinische Wirksamkeit von Spironolacton eine Funktion

Tabelle 29.7 Mineralkortikoidrezeptor-Antagonisten (Aldosteron-Antagonisten; kaliumsparende Diuretika)

SUBSTANZ	STRUKTUR	RESORPTION NACH ORALER GABE	$t_{1/2}$	ELIMINATIONS-WEG
Spironolacton		60-70%	1,6 h	M
Canrenon		ID	5 h	M
K⁺-Canrenoat		ID	ID	M

Abkürzungen: M: Metabolismus; ID: insuffiziente Daten.

der endogenen Aldosteronspiegel. Umso höher der Spiegel an endogenem Aldosteron, umso größer der Effekt von Spironolacton auf die renale Ausscheidung.

Einfluß auf die renale Hämodynamik Spironolacton hat keinen oder nur wenig Einfluß auf die renale Hämodynamik und beeinflußt nicht den tubuloglomerulären Rückkopplungsmechanismus (TGF).

Andere Wirkungen Hohe Spironolactonkonzentrationen greifen in die Steroidbiosynthese ein, indem sie die 11β- und 18-, 21- und 17α-Hydroxylase hemmen. Diese Effekte haben eine nur begrenzte klinische Bedeutung (siehe Kapitel 58).

Resorption und Elimination Spironolacton wird nur unvollständig resorbiert (60 - 70%), wird beträchtlich metabolisiert (sogar während des First-pass-Metabolismus in der Leber), durchläuft den enterohepatischen Kreislauf, ist in hohem Maß proteingebunden und besitzt eine kurze Halbwertszeit (etwa 1,4 Stunden). Ein aktiver Metabolit, das Canrenon, hat jedoch eine Halbwertszeit von 16,5 Stunden, wodurch die biologische Wirkung von Spironolacton verlängert ist. Obwohl sie nicht in den USA erhältlich sind, sind Canrenon und das Kalium-Canrenoat in klinischem Einsatz. Das Canrenoat ist nicht *per se* aktiv, sondern wird im Körper zu Canrenon umgewandelt. MR-Antagonisten sind die einzigen Diuretika, die nicht in das tubuläre Lumen gelangen müssen, um ihre Wirkung zu vermitteln.

Toxizität, unerwünschte Wirkungen, Kontraindikationen, Arzneimittelinteraktionen Wie andere K⁺-sparende Diuretika kann auch Spironolacton eine lebensbedrohliche Hyperkaliämie verursachen. Daher ist Spironolacton bei Patienten mit Hyperkaliämie und bei Patienten kontraindiziert, die ein erhöhtes Risiko für eine Hyperkaliämie haben; entweder aufgrund einer Erkrankung oder wegen gleichzeitiger Gabe anderer Medikamente. Spironolacton kann ebenfalls eine metabolische Azidose bei zirrhotischen Patienten verursachen. Salicylate können die tubuläre Sekretion von Canrenon reduzieren und die diuretische Wirksamkeit von Spironolacton vermindern. Spironolacton wiederum kann die Clearance von Digitalisglykosiden verändern. Bedingt durch seine Steroidstruktur kann Spironolacton eine Gynäkomastie, Impotenz, verminderte Libido, Hirsutismus, eine dunklere Stimme und menstruelle Fehlregulationen verursachen. Spironolacton kann außerdem Diarrhoe, Gastritis, Magenblutungen und peptisches Ulkus verursachen (die Substanz ist bei Patienten mit peptischem Ulkus kontraindiziert). Zu den unerwünschten ZNS-Wirkungen

SPÄTER DISTALER TUBULUS UND SAMMELROHR

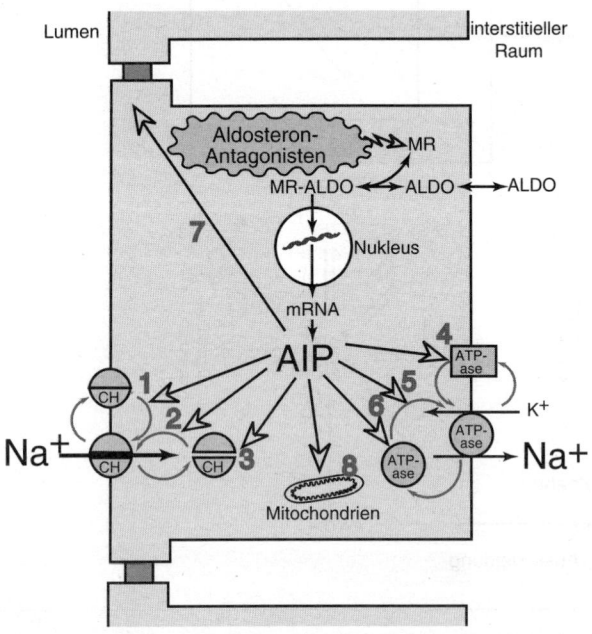

Abbildung 29.9 Die Wirkung von Aldosteron im späten distalen Tubulus und Sammelrohr und Mechanismus der diuretischen Wirkung der Aldosteron-Antagonisten.
AIP: aldosteroninduziertes Protein; ALDO: Aldosteron; MR:Mineralkortikoidrezeptor; CH: Ionenkanal; 1: Aktivierung der membrangebundenen Na^+-Kanäle; 2: Umverteilung der Na^+-Kanäle vom Zytosol zur Membran; 3: *de novo*-Synthese der Na^+-Kanäle; 4: Aktivierung der membrangebundenen Na^+/K^+-ATPase; 5: Umverteilung der Na^+/K^+-ATPase vom Zytosol zur Membran; 6: *de novo*-Synthese der Na^+/K^+-ATPase; 7: Veränderungen in der Permeabilität der *tight junctions*; 8: gesteigerte mitochondriale ATP-Produktion.

gehören Somnolenz, Lethargie, Ataxie, Konfusion und Kopfschmerz. Spironolacton kann ebenfalls Hautausschläge und selten auch Blutdyskrasien auslösen. Bei Patienten, die chronisch mit Spironolacton behandelt wurden, ist vermehrt Brustkrebs aufgetreten, aber der ursächliche Zusammenhang konnte bisher nicht nachgewiesen werden. Hohe Spironolactondosen sind bei Ratten mit malignen Tumoren in Verbindung gebracht worden. Ob therapeutische Spironolactondosen maligne Tumoren auslösen können, ist bislang eine ungeklärte Frage.

Therapeutischer Einsatz Wie auch andere K^+-sparende Diuretika wird Spironolacton oft gemeinsam mit Thiaziden oder Schleifendiuretika zur Behandlung von Ödemen oder bei Hypertonie eingesetzt. Solche Kombinationen führen zu einer erhöhten Mobilisierung von Ödmflüssigkeit, während gleichzeitig weniger Störungen des K^+-Gleichgewichts auftreten. Spironolacton ist insbesondere nützlich zur Behandlung des primären Hyperaldosteronismus (adrenales Adenom oder bilaterale adrenale Hyperplasie) und zur Behandlung refraktärer Ödeme, die mit sekundärem Hyperaldosteronismus (Herzinsuffizienz, Leberzirrhose, nephrotisches Syndrom, schwerer Aszites) assoziiert sind. Spironolacton ist das Diuretikum der Wahl bei Patienten mit Leberzirrhose.

MECHANISMEN DER ÖDEMENTSTEHUNG UND DIE ROLLE DER DIURETIKA IN DER KLINISCHEN MEDIZIN

Mechanismen der Ödementstehung Ein komplexes System der Wechselbeziehungen (Abbildung 29.10) besteht zwischen dem kardiovaskulären System, den Nieren, dem ZNS (Na^+-Hunger, Durstregulierung) und dem Kapillarbett in den Geweben [Verteilung des extrazellulären Flüssigkeitsvolumens (EZFV)]. Dadurch können Störungen an einer dieser Stellen alle anderen Stellen mit beeinflussen. Ein Hauptgesetz der Nierenphysiologie ist, daß die Na^+-Exkretion eng an den mittleren arteriellen Blutdruck (MABD) gebunden ist, so daß geringe Erhöhungen des MABD zu deutlich höheren Na^+-Ausscheidungen führen (Guyton, 1991). Über ein gegebenes Zeitintervall ist die Nettoänderung des gesamten Körper-Na^+ (entweder positiv oder negativ) einfach die Na^+-Aufnahme minus die renale Ausscheidung minus andere Verluste (z. B. Schwitzen, fäkale Verluste, Erbrechen). Wenn eine positive Nettobilanz von Na^+ auftritt, steigt die Konzentration von Na^+ in der Extrazellulärflüssigkeit (EZF), wodurch die Wasseraufnahme stimuliert wird (Durst) und die renale Wasserausscheidung reduziert wird (über ADH-Freisetzung). Die umgekehrten Änderungen treten bei einer negativen Na^+-Nettobilanz auf. Änderungen der Wasseraufnahme und -abgabe passen die EZF-Konzentration in Richtung normal an, wodurch die totale EZF ausgedehnt oder verringert wird. Die totale Extrazellulärflüssigkeit wird zwischen vielen Körperkompartimenten verteilt. Da jedoch das Volumen der Extrazellulärflüssigkeit auf der arteriellen Seite des Kreislaufes den arteriellen Schenkel unter Druck setzt, ist es diese Fraktion des EZFV, die den mittleren arteriellen Blutdruck (MABD) bestimmt, und es ist diese Fraktion des EZFV, die vom kardiovaskulären System und den Nieren „gefühlt" wird. Da der MABD die Hauptdeterminante des Na^+-Ausscheidung ist, ist dadurch eine enge Schleife gebildet (Abbildung 29.10). Diese Schleife zirkuliert, bis die Netto-Na^+-Akkumulation gleich Null ist. Das bedeutet auf lange Sicht, daß am Ende die Na^+-Aufnahme gleich dem Na^+-Verlust sein muß.

Diese Darstellung impliziert, daß drei grundsätzliche Störungstypen zur venösen Stauung und/oder zur Ödembildung beitragen: (1) Eine Rechtsverschiebung der Nierenperfusionsdruck-Natriurese-Beziehung (z. B. bei chronischer Niereninsuffizienz) verursacht eine verminderte Na^+-Ausscheidung für jeden beliebigen MABD. Bleiben alle anderen Faktoren konstant, würde dies zu einer Zunahme des gesamten Körper-Na^+, des EZFV und des MABD führen. Die zusätzliche Extrazellulärflüssigkeit würde entsprechend der kardialen Funktion

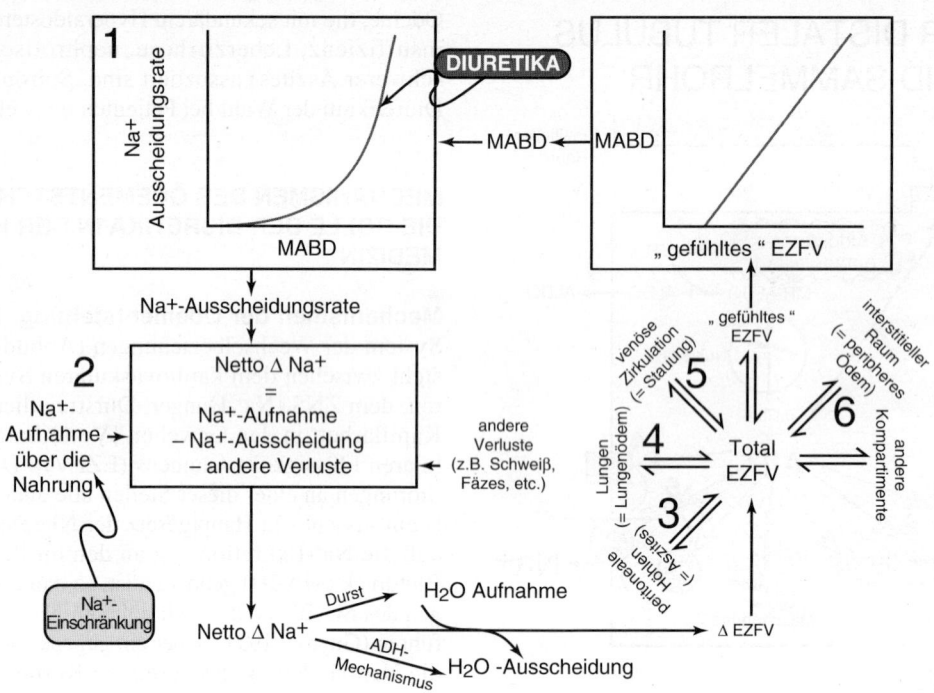

Abbildung 29.10 Wechselbeziehungen zwischen der Nierenfunktion, Na⁺-Aufnahme, Wasserhomöostase, Verteilung des extrazellulären Flüssigkeitsvolumens (EZFV) und mittlerem arteriellen Blutdruck (MABD).
Pathophysiologische Mechanismen der Ödementstehung: 1, Rechtsverschiebung der renalen Druck-Natriurese-Kurve; 2, exzessive Na⁺-Aufnahme über die Nahrung; 3, vermehrte Verteilung des EZFV in peritoneale Höhlen (z.B. Leberzirrhose mit erhöhtem hepatischen sinusoidalen hydrostatischem Druck), was zur Entstehung von Aszites führt; 4, vermehrte Verteilung des EZFV in die Lungen (z.B. Linksherzinsuffizienz mit erhöhtem pulmonalen kapillären hydrostatischem Druck), was zum Lungenödem führt; 5, vermehrte Verteilung des EZFV in die venöse Zirkulation (z.B. Rechtsherzinsuffizienz), was zur venösen Stauung führt; 6, periphere Ödeme aufgrund veränderter Starling-Kräfte, wodurch es zu einer vermehrten Verteilung des EZFV in die interstitiellen Räume kommt (z.B. verminderte Plasmaproteine beim nephrotischen Syndrom, schwere Verbrennungen, Lebererkrankungen).

und unter Berücksichtigung der Starling-Kräfte auf verschiedene Körperkompartimente verteilt, was in Richtung einer venösen Stauung und/oder Ödem führen würde. Sogar wenn keine anderen Faktoren in Richtung einer venösen Stauung und/oder Ödem vorhanden sind, verursacht eine Rechtsverschiebung der Nierendruck-Natriurese-Kurve grundsätzlich einen Bluthochdruck mit einer nur geringen (normalerweise nicht meßbaren) Zunahme des EZFV. Guyton und Mitarbeiter (Guyton, 1991) konnten zeigen, daß die EZFV-Zunahme die folgenden Abläufe triggert: Zunahme des EZFV → gesteigerter kardialer Auswurf → erhöhter vaskulärer Tonus (Körper-Autoregulation) → erhöhter peripherer Gesamtwiderstand → erhöhter MABD → Druck-Natriurese → Reduktion des EZFV und kardialen Auswurfs in Richtung normal. Höchstwahrscheinlich ist eine anhaltende Rechtsverschiebung der Nierenperfusionsdruck-Natriurese-Kurve eine notwendige und ausreichende Bedingung für einen Langzeit-Bluthochdruck, jedoch nur ein prädisponierender Faktor für einen venösen Stau und/oder Ödem. (2) Die Zunahme der Na⁺-Aufnahme (Nahrung) würde ebenfalls zu einer Rechtsverschiebung der Nierenperfusionsdruck-Natriurese-Beziehung führen (erhöhte MABD und Prädisposition für venösen Stau/Ödem). Jedoch haben Veränderungen der Salzaufnahme in Abhängigkeit von der Form der Nierendruck-Natriurese-Kurve des Patienten nur minimale oder auch große Effekte. (3) Jede pathophysiologische Veränderung der Kräfte, die die Verteilung des EZFV unter den verschiedenen Körperkompartimenten steuern, würde dazu führen, daß abnormale Mengen des EZFV zu Stellen mit veränderten Kräften verschoben werden. Dies würde das „gefühlte" EZFV vermindern, das durch die oben aufgeführten Mechanismen wieder zu Normalwerten zurückgeführt werden würde. Das EZFV kann an verschiedenen Stellen durch unterschiedliche Mechanismen festgehalten und unter Umständen sequestriert werden. Zum Beispiel ist die Leberzirrhose mit einem erhöhten hydrostatischen Druck in den hepatischen Sinusoiden und einer Flüssigkeitsverschiebung von der Leberoberfläche in die peritoneale Höhle (Aszites) verbunden. Linksherzinsuffizienz, sowohl akut als auch chronisch, erhöht den hydrostatischen Druck in den Lungenkapillaren, wodurch ein Lungenödem entsteht. Eine chronische Rechtsherzinsuffizienz verteilt das EZFV vom arteriellen in den venösen Kreislauf um, was zu einem venösen, hepatischen und einem Milzstau sowie zu peripheren Gewebeödemen führt. Verminderte Plasmaproteinspiegel, insbesondere von Albumin (z. B. beim nephrotischen Syndrom, schweren Verbrennungen, hepatischen Erkrankungen) erhöhen die Verteilung des EZFV in die interstitiellen Räume, wodurch generalisierte periphere Ödeme entstehen. Periphere Ödeme können auch „idiopathisch" durch unbekannte Veränderungen der Starling-Kräfte im Kapillarbett bedingt sein.

Die Rolle der Diuretika in der klinischen Medizin
Eine weitere Folgerung der in Abbildung 29.10 dargestellten Mechanismen ist das Vorhandensein dreier fundamentaler Strategien zur Mobilisierung der Ödemflüssigkeit: Die zugrundeliegende Erkrankung wird korrigiert, die Na^+-Aufnahme wird eingeschränkt oder Diuretika werden verabreicht. Der wünschenswerteste Verlauf wäre die Heilung der Primärerkrankung, jedoch ist dies oft unmöglich. So ist zum Beispiel der erhöhte sinusoidale Druck der Leber bei einer Zirrhose und der Proteinverlust über den Urin beim nephrotischen Syndrom durch strukturelle Veränderungen der portalen Zirkulation bzw. der Glomeruli bedingt, die nicht behebbar sind. Die Einschränkung der Na^+-Aufnahme (Diät) ist die favorisierte nicht-pharmakologische Herangehensweise an die Behandlung von Ödemen und Bluthochdruck und sollte normalerweise auch versucht werden. Hiebei ist jedoch die Compliance des Patienten das Haupthindernis.

Diuretika sind daher die Grundsteine für die Behandlung der Ödeme und der Volumenüberlastung, insbesondere wenn diese durch kongestive Herzinsuffizienz, Aszites, chronische Niereninsuffizienz oder nephrotisches Syndrom verursacht sind. Im Hinblick auf Herzinsuffizienz reduzieren Diuretika Lungenödeme und venöse Stauungen, und es kann möglich sein, eine mäßige Herzinsuffizienz alleine mit Diuretika zu behandeln (wird jedoch heute nicht mehr empfohlen, siehe Kapitel 34). Die meisten Patienten benötigen eine zusätzliche Therapie mit Digitalis und/oder ACE-Hemmern (Kapitel 34). Die periodische Gabe von Diuretika bei zirrhotischen Patienten mit Aszites kann Entlastungspunktionen (Parazentesen) unnötig machen oder die Intervalle zwischen den Parazentesen verlängern, was für den Patienten angenehmer ist und Proteinreserven einspart, die sonst bei der Parazentese verloren gehen. Obwohl auch Thiaziddiuretika Ödeme reduzieren können, die mit chronischer Niereninsuffizienz assoziiert sind, können hier erhöhte Dosen der stärker wirksamen Schleifendiuretika nötig werden. Beim nephrotischen Syndrom ist die Wirkung von Diuretika oft enttäuschend.

Ob ein Patient Diuretika erhalten sollte, und welches therapeutische Regime angewendet werden sollte (Diuretikatyp, Darreichungsform, Mobilisierungsgeschwindigkeit der Ödemflüssigkeit), hängt von der klinischen Situation ab. Ein massives Lungenödem bei Patienten mit akuter Linksherzinsuffizienz ist ein medizinischer Notfall, der eine schnelle, aggressive Therapie erfordert. Diese beinhaltet die intravenöse Gabe eines Schleifendiuretikums. In diesem Fall ist die Gabe oraler Diuretika oder Diuretika mit geringerer Wirksamkeit unangemessen. Auf der anderen Seite ist eine mäßige pulmonale und venöse Stauung, die mit chronischer Herzinsuffizienz assoziiert ist, am besten mit oralen Thiaziddiuretika zu behandeln. Die Dosis sollte sehr vorsichtig titriert werden, um das Nutzen-Risiko-Verhältnis zu optimieren. In vielen Situationen stellen Ödeme kein unmittelbares Gesundheitsrisiko dar. Da Ödeme jedoch unangenehm, belastend und/oder auch kosmetisch entstellend sein können, können sie in hohem Maße die Lebensqualität einschränken. Die Entscheidung, Ödeme zu behandeln, hängt zum Teil von der Frage der Lebensqualität ab. In solchen Fällen sollte nur eine partielles Entfernen der Ödemflüssigkeit versucht werden, und die Flüssigkeit sollte langsam mobilisiert werden. Dazu sollte ein Behandlungsregime angewandt werden, daß dies bei gleichzeitig minimaler Störung der normalen Physiologie leistet.

In vielen klinischen Situationen werden Ödeme weder durch eine abnormale Na^+-Aufnahme noch durch eine veränderte Na^+-Ausscheidung der Niere verursacht. Ödeme sind hier eher das Ergebnis veränderter Starling-Kräfte, der „Starling-Falle" im Kapillarbett. Der Einsatz von Diuretika in diesen klinischen Fällen entspricht einem vernünftigen Kompromiß zwischen dem ödematösen und dem hypovolämischen Status. Unter diesen Bedingungen führt die Reduktion des gesamten extrazellulären Flüssigkeitsvolumens (EZFV) durch Diuretika zu einer Verringerung der Ödeme. Dadurch wird jedoch auch die „gefühlte" EZFV verringert, was möglicherweise zur einer Hypotonie, Unwohlsein und Schwächegefühl führt.

Diuretische Resistenz in bezug auf Ödeme bedeutet, daß Ödeme refraktär gegenüber einem gegebenen Diuretikum sind. Wenn die diuretische Resistenz sich gegen ein weniger wirksames Diuretikum entwickelt, sollte ein stärker wirksames Diuretikum eingesetzt werden (z. B. ein Schleifendiuretikum für ein Thiazid). Jedoch ist die Resistenz gegenüber Schleifendiuretika nicht ungewöhnlich und kann verschiedene Ursachen haben (Brater, 1985). NSA (nicht-steroidale Antiphlogistika) blockieren die prostaglandinvermittelte Zunahme des renalen Blutflusses (RBF), was zu einer Resistenz gegenüber Schleifendiuretika führt. Bei chronischer Niereninsuffizienz führt die Reduktion des RBF zu einer verminderten Freisetzung von Diuretika in der Niere, und die Akkumulation endogener organischer Säuren konkurriert mit Schleifendiuretika um den Transport am proximalen Tubulus. Dementsprechend verringert sich die Konzentration des Diuretikums an der aktiven Seite des tubulären Lumens. Beim nephrotischen Syndrom bindet luminales Protein Diuretika und verringert dadurch die Wirkung. Bei der Leberzirrhose oder der Herzinsuffizienz können die Tubuli eine verminderte Ansprechbarkeit für Diuretika haben. Die Ursache dafür ist unbekannt.

Mit der Resistenz gegenüber Schleifendiuretika konfrontiert, hat der Arzt folgende Optionen:
1. Bettruhe kann die Wirksamkeit des Arzneimittels durch eine Verbesserung der renalen Durchblutung wiederherstellen.

2. Eine Zunahme der Dosis des Schleifendiuretikums kann die Wirksamkeit wiederherstellen.
3. Die häufigere Gabe geringerer Dosen oder eine kontinuierliche intravenöse Infusion eines Schleifendiuretikums (Rudy et al., 1991) kann den Zeitraum verlängern, in der eine wirksame Konzentration des Diuretikums am Wirkort herrscht.
4. Eine Kombinationstherapie, um mehr als nur eine Stelle im Nephron zu blockieren, kann zu einer synergistischen Interaktion zweier Diuretika führen (sog. sequentielle Nephronblockade). Zum Beispiel kann die Kombination eines Schleifendiuretikums mit einem K$^+$-sparenden oder einem Thiaziddiuretikum die therapeutische Antwort verbessern. (Die Gabe zweier Substanzen des gleichen Typs ist nicht sinnvoll). Thiaziddiuretika mit signifikanten Effekten am proximalen Tubulus, wie z. B. Metolazon, sind besonders gut geeignet zur sequentiellen Blockade, wenn sie gemeinsam mit einem Schleifendiuretikum eingesetzt werden.

AUSBLICK

Alle derzeit erhältlichen Diuretika stören das K$^+$-Gleichgewicht. Die Entdeckung einer Diuretikaklasse, die wirklich isokaliuretisch ist, also weder die K$^+$-Ausscheidung erhöht oder erniedrigt, hat über Jahrzehnte Forscher beschäftigt, und in den letzten Jahren sind einige ermutigende Ergebnisse erzielt worden. Eine Studie an Tieren hat zu der Erkenntnis geführt, daß die Blockade von Adenosin-A$_1$-Rezeptoren eine deutliche Natriurese verursacht (Kuan et al., 1993). Die natriuretische Antwort, die durch A$_1$-Rezeptor-Antagonisten verursacht wird, führt nicht zu einer signifikanten Zunahme der renalen K$^+$-Exkretion. Zwei klinische Studien mit FK453, einem hochselektiven A$_1$-Rezeptor-Antagonisten, hat bestätigt, daß die Blockade von A$_1$-Rezeptoren beim Menschen eine Natriurese mit minimalen Effekten auf die K$^+$-Exkretion verursacht (Balakrishnan et al., 1993; van Buren et al., 1993). Die natriuretischen Mechanismen dieser neuen Diuretikaklasse sind teilweise aufgeklärt (Takeda et al., 1993). Endogenes Adenosin vermittelt über A$_1$-Rezeptoren im proximalen Tubulus die Hemmung der Adenylatcyclase. Da zyklisches AMP die Wirksamkeit des basolateralen Na$^+$/HCO$_3^-$-Symports hemmt, erhöht ein reduzierter cAMP-Spiegel die Na$^+$/HCO$_3^-$-Symport-Aktivität in der basolateralen Membran. Die Blockade der A$_1$-Rezeptoren verhindert die Hemmung der Adenylylcyclase durch endogenes Adenosin, erhöht die epithelialen cAMP-Spiegel und verringert dementsprechend die Na$^+$/HCO$_3^-$-Symportaktivität in der basolateralen Membran des proximalen Tubulus. Andere Mechanismen tragen vermutlich zu der natriuretischen Antwort auf die A$_1$-Rezeptor-Antagonisten bei. Bisher ist nicht bekannt, warum diese Diuretikaklasse nur einen geringen Effekt auf die K$^+$-Exkretion hat. Auch ist noch nicht belegt worden, daß die Fähigkeit der A$_1$-Rezeptor-Antagonisten, einen Netto-Verlust an gesamtem Körper-Na$^+$ ohne signifikanten K$^+$-Verlust zu bewirken, bei längerdauernder Gabe anhält. A$_1$-Rezeptor-Antagonisten sind nicht nur als Diuretika in der klinischen Entwicklung, sondern auch als renale Schutzsubstanzen gegen schädliche Stimuli, die akute tubuläre Nekrose verursachen (Suzuki, et al., 1992).

Inzwischen sind die Wasserkanäle des proximalen Tubulus und des Sammelrohres kloniert (Aquaporin-CHIP bzw. Aquaporin-CD), in Xenopus-Oozyten exprimiert und ihre funktionellen Charakteristika untersucht worden (Agre et al., 1993; Fushimi et al., 1993). Die Klonierung dieser Proteine bedeutet einen wichtigen Schritt in unserem Verständnis der Wasserhomöostase. Derzeit gibt es keine spezifischen Inhibitoren des Aquaporin-CHIP und Aquaporin-CD. Jedoch sind diese Proteine wichtige Angriffspunkte für die Entwicklung neuer Diuretika. Die Hemmung der Wasserkanäle im proximalen Tubulus würde in hohem Maß den Flux von Wasser durch die proximalen tubulären Epithelzellen verringern, wodurch die luminale Na$^+$-Konzentration bis zu dem Punkt reduziert würde, wo die Na$^+$-Rückresorption aufhört. Daher könnten Inhibitoren der Aquaporin-CHIP nützlich für eine natriuretische Diurese sein. Auf der anderen Seite können Inhibitoren der Aquaporin-CD die Wasserrückresorption im Sammelrohr verhindern und wären daher hoch wirksame „aquaretische" Diuretika, d. h. Diuretika mit einer überwiegenden Wirkung auf das Wasser im Vergleich zur Na$^+$-Exkretion. Da die Aquaporin-CD durch Vasopressin-V$_2$-Rezeptoren reguliert werden, wäre eine andere potentielle Klasse aquaretischer Diuretika nicht-peptidartige, oral wirksame V$_2$-Rezeptor-Antagonisten. In den letzten Jahren sind hier spannende Fortschritte gemacht worden, die in Kapitel 30 besprochen werden.

LITERATUR

Balakrishnan, V.S., Coles, G.A., and Williams, J.D. A potential role for endogenous adenosine in control of human glomerular and tubular function. *Am. J. Physiol.*, **1993**, *265*:F504—F510.

Beaumont, K., Vaughn, D.A., and Fanestil, D.D. Thiazide diuretic drug receptors in rat kidney: identification with [^{3}H] metolazone. *Proc. Natl. Acad. Sci. U.S.A.*, **1988**, *85*:2311—2314.

Beaumont, K., Vaughn, D.A., and Healy, D.P. Thiazide diuretic receptors: autoradiographic localization in rat kidney with [^{3}H] metolazone. *J. Pharmacol. Exp. Ther.*, **1989**, *250*:414—419.

Beyer, K. The mechanism of action of chlorothiazide. Ann. N.Y. Acad. Sci., 1958, 71:363—379.

Boucher, R. UTP as therapy for cystic fibrosis (CF) lung disease. *Drug Dev. Res.*, **1994**, *31*:252.

van Buren, M., Bijlsma, J.A., Boer, P., van Rijn, H.J., and Koomans, H.A. Natriuretic and hypotensive effect of adenosine-1 blockade in essential hypertension. *Hypertension*, **1993**, 22:728—734.

Burg, M., Stoner, L., Cardinal, J., and Green, N. Furosemide effect on isolated perfused tubules. *Am. J. Physiol.*, **1973**, *225*:119—124.

Canessa, C., Schild, L., Buell, G., Thorens, B., Gautschi, I., Horisberger, J., and Rossier, B. Amiloride-sensitive epithelial Na$^+$ channel is made of three homologous subunits. *Nature*, **1994**, *367*:463—467.

Cogan, M., Maddox, D., Warnock, D., Lin, E., and Rector, F., Jr. Effect of acetazolamide on bicarbonate reabsorption in the proximal tubule of the rat. *Am. J. Physiol.*, **1979**, *237*:F447—F454.

Costanzo, L.S., and Windhager, E. Calcium and sodium transport by the distal convoluted tubule of the rat. *Am. J. Physiol.*, **1978**, *235*:F492—F506.

Davenport, H.W., and Wilhelmi, A.E. Renal carbonic anhydrase. *Proc. Soc. Exp. Biol. Med.*, **1941**, *48*:53—56.

Dawson, J. Post-operative renal function in obstructive jaundice: effect of a mannitol diuresis. *Br. Med. J.*, **1965**, *5427*:82—86.

Deen, W., Robertson, C., and Brenner, B. A model of glomerular ultrafiltration in the rat. *Am. J. Physiol.*, **1972**, *223*:1178—1183.

Dirks, J.H., and Seely, J.F. Effect of saline infusions and furosemide on the dog distal nephron. *Am. J. Physiol.*, **1970**, *219*:114—121.

Fushimi, K., Uchida, S., Hara, Y., Hirata, Y., Marumo, F., and Sasaki, S. Cloning and expression of apical membrane water channel of rat kidney collecting tubule. *Nature*, **1993**, *361*:549—552.

Gamba, G., Miyanoshita, A., Lombardi, M., Lytton, J., Lee, W., Hediger, M., and Hebert, S. Molecular cloning, primary structure and characterization of two members of the mammalian electroneutral sodium-(potassium)-chloride cotransporter family expressed in kidney. *J. Biol. Chem.*, **1994**, *269*:17713—17722.

Gamba, G., Saltzberg, S., Lombardi, M., Miyanoshita, A., Lytton, J., Hediger, M., Brenner, B., and Hebert, S. Primary structure and functional expression of a cDNA encoding the thiazide-sensitive, electroneutral sodium-chloride cotransporter. *Proc. Natl. Acad. Sci. U.S.A.*, **1993**, *90*:2749—2753.

Greger, R. Chloride reabsorption in the rabbit cortical thick ascending limb of the loop of Henle. *Pflügers Arch.*, **1981**, *390*:38—43.

Hannafin J., Kinne-Saffran, E., Friedman, D., and Kinne, R. Presence of a sodium-potassium chloride cotransport system in the rectal gland of Squalus acanthias. *J. Membr. Biol.*, **1983**, *75*:73—83.

Hollenberg, N., and Mickiewicz, C. Postmarketing surveillance in 70,898 patients treated with a triamterene/hydrochlorothiazide combination (Maxzide). *Am. J. Cardiol.*, **1989**, *63*:37B—41B.

Johnston, P., Bernard, D., Perrin, N., and Levinsky, N. Prostaglandins mediate the vasodilatory effect of mannitol in the hypoperfused rat kidney. *J. Clin. Invest.*, **1981**, *68*:127—133.

Johnston, G.D., Hiatt, W.R., Nies, A.S., Payne, N.A., Murphy, R.C., and Gerber, J.G. Factors modifying the early nondiuretic vascular effects of furosemide in man. A possible role of renal prostaglandins. *Circ. Res.*, **1983**, *53*:630—635.

Kagawa, C.M., Cella, J.A., and Van Arman, C.G. Action of new steroids in blocking effects of aldosterone and deoxycorticosterone on salt. *Science*, **1957**, *126*:1015—1016.

Kauker, M.L., Lassiter, W.E., and Gottschalk, C.W. Micropuncture study of effects of urea infusion on tubular reabsorption in the rat. *Am. J. Physiol.*, **1970**, *219*:45—50.

Koenig, B., Ricapito, S., and Kinne, R. Chloride transport in the thick ascending limb of Henle's loop: potassium dependence and stoichiometry of the NaCl cotransport system in plasma membrane vesicles. *Pflügers Arch.*, **1983**, *399*:173—179.

Kokko, J.P., and Rector, F.C., Jr. Countercurrent multiplication system without active transport in inner medulla. *Kidney Int.*, **1972**, *2*:214—223.

Kriz, W., and Bankir, L. A standard nomenclature for structures of the kidney. *Am. J. Physiol.*, **1988**, *254*:F1—F8.

Kuan, C.J., Herzer, W.A., and Jackson, E.K. Cardiovascular and renal effects of blocking A_1 adenosine receptors. *J. Cardiovasc. Pharmacol.*, 1993, 21:822—828.

Kunau, R.T., Jr., Weller, D.R., and Webb, H.L. Clarification of the site of action of chlorothiazide in the rat nephron. *J. Clin. Invest.*, **1975**, *56*:401—407.

Links, T.P., Zwarts, M.J., and Oosterhuis, H.J. Improvement of muscle strength in familial hypokalaemic periodic paralysis with acetazolamide. *J. Neurol. Neurosurg. Psychiatry*, **1988**, *51*:1142—1145.

Lucci, M.S., Pucacco, L.R., DuBose, T.D., Jr., Kokko, J.P., and Carter, N.J. Direct evaluation of acidification by rat proximal tubule: role of carbonic anhydrase. *Am. J. Physiol.*, **1980**, *238*:F372—F379.

Martin, B.J., and Milligan, K. Diuretic-associated hypomagnesemia in the elderly. *Arch. Intern. Med.*, **1987**, *147*:1768—1771.

Marver, D., Stewart, J., Funder, J.W., Feldman, D., and Edelman, I. Renal aldosterone receptors: studies with [^{3}H] aldosterone and the antimineralocorticoid [^{3}H] spirolactone (SC-26304). *Proc. Natl. Acad. Sci. U.S.A.*, **1974**, *71*:1431—1435.

Morgan, T., Tadokoro, M., Martin, D., and Berliner, R.W. Effect of furosemide on Na^+ and K^+ transport studied by microperfusion of the rat nephron. *Am. J. Physiol.*, **1970**, *218*:292—297.

O'Neil, R.G., and Boulpaep, E.L. Effect of amiloride on the apical cell membrane cation channels of a sodium-absorbing, potassium-secreting renal epithelium. *J. Membr. Biol.*, **1979**, *50*:365—387.

Payne, J.A., and Forbush, B., III. Alternatively spliced isoforms of the putative renal Na-K-Cl cotransporter are differentially distributed within the rabbit kidney. *Proc. Natl. Acad. Sci. U.S.A.*, **1994**, *91*:4544—4548.

Persson, A.E., and Wright, F.S. Evidence for feedback mediated reduction of glomerular filtration rate during infusion of acetazolamide. *Acta. Physiol. Scand.*, **1982**, *114*:1—7.

Roden, D. Torsades de pointes. *Clin. Cardiol.*, **1993**, *16*:683—686.

Rudy, D.W., Voelker, J.R., Greene, P.K., Esparza, F.A., and Brater, D.C. Loop diuretics for chronic renal insufficiency: a continuous infusion is more efficacious than bolus therapy. *Ann. Intern. Med.*, **1991**, *115*:360—366.

Seely, J.F., and Dirks, J.H. Micropuncture study of hypertonic mannitol diuresis in the proximal and distal tubule of the dog kidney. *J. Clin. Invest.*, **1969**, *48*:2330—2340.

Stein, J.H., Mauk, R.C., Boonjarern, S., and Ferris, T.F. Differences in the effect of furosemide and chlorothiazide on the distribution of renal cortical blood flow in the dog. *J. Lab. Clin. Med.*, **1972**, *79*:995—1003.

Suzuki, F., Shimada, J., Mizumoto, H., Karasawa, A., Kubo, K., Nonaka, H., Ishii, A., and Kawakita, T. Adenosine A_1 antagonists. 2. Structure-activity relationships on diuretic activities and protective effects against acute renal failure. *J. Med. Chem.*, **1992**, *35*:3066—3075.

Takeda, M., Yoshitomi, K., and Imai, M. Regulation of Na^+—$3HCO_3^-$ cotransport in rabbit proximal convoluted tubule via adenosine A_1 receptor. *Am. J. Physiol.*, **1993**, *265*:F511—F519.

Tannen, R. Diuretic-induced hypokalemia. *Kidney Int.*, **1985**, *28*:988—1000.

Wesson, L., Jr., and Anslow, W., Jr. Excretion of sodium and water during osmotic diuresis in the dog. *Am. J. Physiol.*, **1948**, *153*:465—474.

Williamson, H.E., Bourland, W.A., and Marchand, G.R. Inhibition of ethacrynic acid induced increase in renal blood flow by indomethacin. *Prostaglandins*, **1974**, *8*:297—301.

Windhager, E., Whittembury, G., Oken, D., Schatzmann, H., and Solomon, A. Single proximal tubules of the Necturus kidney. III. Dependence of H_2O movement on NaCl concentration. *Am. J. Physiol.*, **1959**, *197*:313—318.

Xu, J.C., Lytle, C., Zhu, T.T., Payne, J.A., Benz, E., Jr., and Forbush, B., III. Molecular cloning and functional expression of the bumetanide-sensitive Na-K-Cl cotransporter. *Proc. Natl. Acad. Sci. U.S.A.*, **1994**, *91*:2201—2205.

Zahaykevich, A. Amiloride for lung disease in cystic fibrosis. *D.I.C.P.*, **1991**, *25*:1340—1341.

Monographien und Übersichtsartikel

Agre, P., Preston, G.M., Smith, B.L., Jung, J.S., Raina, S., Moon, C., Guggino, W.B., and Nielsen, S. Aquaporin CHIP: the archetypal molecular water channel. *Am. J. Physiol.*, **1993**, *265*:F463—F476.

Brater, D. Pharmacodynamic considerations in the use of diuretics. *Annu. Rev. Pharmacol. Toxicol.*, **1983**, *23*:45—62.

Brater, D. Resistance to loop diuretics. Why it happens and what to do about it. *Drugs*, **1985**, *30*:427—443.

Brater, D. Clinical pharmacology of loop diuretics. *Drugs*, **1991**, *41*:14—22.

Coote, J.H. Pharmacological control of altitude sickness. *Trends Pharmacol. Sci.*, **1991**, *12*:450—455.

Garty, H., and Benos, D. Characteristics and regulatory mechanisms of the amiloride-blockable Na⁺ channel. *Physiol. Rev.*, **1988**, *68*:309—373.

Guyton, A. Blood pressure control—special role of the kidneys and body fluids. *Science*, **1991**, *252*:1813—1816.

Kriz, W., and Kaissling, B. Structural organization of the mammalian kidney. In, *The Kidney: Physiology and Pathophysiology*, 2nd ed. (Seldin, D.W., and Giebisch, G., eds.) Raven Press, New York, **1992**, pp. 707—777.

Levinsky, N.G., and Bernard, D.B. Mannitol and loop diuretics in acute renal failure. In, *Acute Renal Failure*, 2nd ed. (Brenner, B.M., and Lazarus, J.M., eds.) Churchill Livingstone, New York, **1988**, pp. 841—856.

Oates, J.A., Whorton, A.R., Gerkens, J.F., Branch, R.A., Hollifield, J.W., and Frolich, J.C. The participation of prostaglandins in the control of renin release. *Fed. Proc.*, **1979**, *38*:72—74.

30 VASOPRESSIN UND ANDERE SUBSTANZEN, DIE DIE RENALE WASSERAUSSCHEIDUNG KONTROLLIEREN

Edwin K. Jackson

Die präzise Regulation der Osmolalität der Körperflüssigkeiten ist lebensnotwendig. Sie wird durch fein abgestimmte, komplizierte homöostatische Mechanismen kontrolliert. Sowohl die Rate der Wasseraufnahme als auch die Ausscheidung von freiem Wasser durch die Nieren – und damit die Wasserbalance – werden aufeinander abgestimmt. Abweichungen in diesem homöostatischen System können durch genetische Erkrankungen, erworbene Erkrankungen oder Arzneimittel verursacht werden und können zu schweren und potentiell lebensbedrohlichen Abweichungen der Plasma-Osmolalität führen. Dieses Kapitel beschreibt die physiologischen Mechanismen, die die Plasma-Osmolalität regulieren. Es werden die Erkrankungen besprochen, die diese Mechanismen stören, und die pharmakologische Therapie von Störungen der Wasserbalance wird diskutiert.

Arginin-Vasopressin (das antidiuretische Hormon des Menschen, ADH) ist das zentrale Hormon bei der Regulation der Osmolalität der Körperflüssigkeiten. Viele Krankheiten, die zur Störung der Wasserhomöostase führen und viele pharmakologische Strategien zur Korrektur solcher Störungen betreffen Vasopressin. Daher ist Vasopressin das zentrale Thema dieses Kapitels und wird besprochen in bezug auf: (1) Entwicklungsgeschichte, (2) Chemie (inklusive der Chemie der Vasopressin-Agonisten und -Antagonisten), (3) Physiologie (inklusive anatomischer Überlegungen; Synthese, Transport und Speicherung von Vasopressin, Regulation der Vasopressinsekretion), (4) Basis-Pharmakologie (inklusive pharmakologischer Modifikation der antidiuretischen Antwort auf Vasopressin und extrarenale Wirkungen von Vasopressin), (5) Krankheiten, die das Vasopressinsystem beeinflussen (Diabetes insipidus, Syndrom der inadäquaten ADH-Sekretion und andere Formen der H_2O-Retention) und (6) die klinische Pharmakologie der Vasopressinpeptide (therapeutischer Einsatz, Pharmakokinetik, Toxizität, unerwünschte Wirkungen, Kontraindikationen und Arzneimittelwechselwirkungen). Eine kleine Zahl anderer Arzneimittel kann zur Behandlung von Störungen der Wasserbalance eingesetzt werden. Eine Besprechung dieser Substanzen ist in dem Abschnitt über die Krankheiten enthalten, die das Vasopressinsystem beeinflussen. Schließlich endet das Kapitel mit einer Darstellung der Fortschritte in der Entwicklung von Vasopressin-Antagonisten und der Molekularbiologie der Wasserkanäle, die die Entwicklung neuer Arzneimittel für die Behandlung von Störungen der Wasserhomöostase ermöglichen könnte.

EINFÜHRUNG ZU VASOPRESSIN

Immunreaktives Vasopressin wurde in Neuronen von Organismen gefunden, die zu den einfachsten Lebewesen mit einem Nervensystem gehören (z. B. *Hydra attenuata*). Vasopressinähnliche Peptide sind sowohl aus Säugetier- als auch aus Nicht-Säugetier-Vertebraten isoliert und charakterisiert worden (Tabelle 30.1). Gene, die für vasopressinähnliche Peptide kodieren, sind wahrscheinlich vor mehr als 700 Millionen Jahren entstanden.

Mit dem Beginn der terrestrischen Lebensweise wurde Vasopressin der Mediator eines bemerkenswerten Regulationssystems für die Erhaltung von Wasser. Das Hormon wird immer dann aus dem Hypophysenhinterlappen freigesetzt, wenn ein Wasserverlust zu einer erhöhten Plasma-Osmolalität führt oder wenn das kardiovaskuläre System durch Hypovolämie und/oder Hypotonie herausgefordert wird. Bei Amphibien sind die Zielorgane für die Wirkung von Vasopressin die Haut und die Harnblase, während in anderen Vertebraten inklusive des Menschen das Sammelrohr der Niere der Wirkort ist. In jedem dieser Zielorgane wirkt Vasopressin durch Erhöhung der Permeabilität der Zellmembran für Wasser. Dadurch kann das Wasser entlang des osmotischen Gradienten passiv durch Haut, Blase oder Sammelrohr in das extrazelluläre Kompartiment gelangen.

Mit Blick auf die lange Entwicklungsgeschichte von Vasopressin ist es nicht verwunderlich, daß Vasopressin nicht nur im Sammelrohr, sondern auch in anderen Abschnitten des Nephrons und anderen Geweben als der Niere wirkt. Vasopressin ist ein potenter Vasopressor, und sein Name war ursprünglich mit Hinblick auf seine vasokonstriktorische Wirkung gewählt. Vasopressin ist ein Neurotransmitter. Es spielt unter anderem offenbar eine Rolle in der Sekretion des adrenokortikotropen Hormons (ACTH) und bei der Regulation des kardiovaskulären Systems, der Temperatur und anderer viszeraler Funktionen. Vasopressin fördert auch die Freisetzung von Gerinnungsfaktoren durch das vaskuläre Endothel, erhöht die Plättchenaggregationsfähigkeit und spielt dadurch eine Rolle in der Hämostase.

CHEMIE DER VASOPRESSINREZEPTOR-AGONISTEN UND -ANTAGONISTEN

Chemie der Vasopressinrezeptor-Agonisten Du Vigneaud und Mitarbeiter (1954) bestimmten die Struktur von Vasopressin und Oxytocin und konnten beide Substanzen synthetisieren. Eine Reihe vasopressinähnlicher Peptide treten natürlich auf (Tabelle 30.1). Bei allen handelt es sich um Nonapeptide. Sie enthalten Cysteinreste in Position 1 und 6, besitzen eine intramolekulare Disulfidbrücke zwischen den beiden Cysteinresten (notwendig für die Agonistenwirkung), haben alle die gleichen Aminosäuren in Position 5, 7 und 9 (Asparagin,

Prolin bzw. Glycin), enthalten eine basische Aminosäure in Position 8 und sind am Carboxylende amidiert. Bei allen Säugern mit Ausnahme des Schweins handelt es sich beim neurohypophysealen Peptid um 8-Arginin-Vasopressin, und die Begriffe Vasopressin, Arginin-Vasopressin (AVP) und antidiuretisches Hormon (ADH) sind austauschbar. Die chemische Struktur von Oxytocin ist eng verwandt mit der des Vasopressins, das heißt Oxytocin ist [Ile^3, Leu^8]AVP. Oxytocin bindet an spezifische Oxytocinrezeptoren auf myoepithelialen Zellen in der Brustdrüse und auf glatten Muskelzellen im Uterus, um die Milchejektion bzw. die Uteruskontraktion auszulösen. Da Vasopressin und Oxytocin strukturell so ähnlich sind, ist es nicht verwunderlich, daß Agonisten und Antagonisten von Vasopressin und Oxytocin an den jeweils anderen Rezeptor binden können. Daher haben die meisten erhältlichen Vasopressin-Agonisten und -Antagonisten eine gewisse Affinität für die Oxytocinrezeptoren. Bei hohen Dosen können sie die Effekte von Oxytocin nachahmen bzw. blockieren (Manning and Sawyer, 1989).

Durch die Entwicklung der *solid-phase*-Peptidsynthese wurde es möglich, viele Vasopressinanaloga zu synthetisieren. Das Ziel war es, die Wirkdauer und Selektivität für die Vasopressinrezeptorsubtypen (V_1 und V_2 Vasopressinrezeptoren, die die Pressorreaktion bzw. die antidiuretische Reaktion vermitteln) zu erhöhen. 1967 berichteten Zaoral und Mitarbeiter die Synthese von Desmopressin, 1-Deamino-8-D-Arginin-Vasopressin (DDAVP; Tabelle 30.1). Die Deaminierung an Position 1 erhöht die Wirkdauer und die antidiuretische Wirksamkeit ohne Zunahme der Vasopressorwirkung. Der Austausch von D-Arginin gegen L-Arginin vermindert stark die Vasopressorwirkung ohne Verminderung der antidiuretischen Wirksamkeit. Daher ist das Verhältnis von antidiuretischer zu vasopressorischer Wirkung (antidiuretisches/vasopressorisches Verhältnis) für Desmopressin ungefähr 3000fach höher als für Vasopressin. Desmopressin ist derzeit die bevorzugte Substanz für die Behandlung des zentralen Diabetes insipidus (Robinson, 1976). Der Austausch von Valin gegen Glutamin in Position 4 erhöht das antidiuretische/vasopressorische Verhältnis noch weiter. Das antidiuretische/vasopressorische Verhältnis für Deamino[Val^4, D-Arg^8]AVP (Tabelle 30.1) ist ungefähr 11000fach größer als das für Vasopressin. Die V_1-Selektivität zu erhöhen, ist im Vergleich zu der V_2-Selektivitätserhöhung bedeutend schwieriger (Thibonnier, 1990). Trotzdem ist eine begrenzte Zahl von Agonisten mit mäßiger V_1-Selektivität entwickelt worden (siehe Tabelle 30.1).

Vasopressinrezeptoren in der Adenohypophyse, die die vasopressininduzierte ACTH-Freisetzung vermitteln, sind weder klassische V_1- noch V_2-Rezeptoren. Da sich die Vasopressinrezeptoren in der Adenohypophyse mit den klassischen V_1-Rezeptoren einen gemeinsamen Signaltransduktionsmechanismus zu teilen scheinen, und da viele Vasopressinanaloga mit vasokonstriktorischer Wirksamkeit ACTH freisetzen, wurden die V_1-Rezeptoren weiter subklassifiziert in V_{1a} (vaskulär/hepatisch) und V_{1b} (Hypophyse) (Jard et al., 1986). Vasopressin-Agonisten, die selektiv für V_{1a}- (Thibonnier, 1990) und V_{1b}- (Schwartz et al., 1991) Rezeptoren sind, sind inzwischen beschrieben worden (siehe Tabelle 30.1).

Chemie der Vasopressinrezeptor-Antagonisten

Die treibende Kraft für die Entwicklung spezifischer Vasopressinrezeptor-Antagonisten ist die Annahme, daß solche Substanzen in einer Reihe klinischer Situationen potentiell wirksam sein könnten. Selektive V_1-Antagonisten könnten nützlich sein, wenn der totale periphere Widerstand erhöht ist (z. B. Herzinsuffizienz oder Hypertonie). Selektive V_2-Antagonisten könnten immer dann nützlich sein, wenn die Rückresorption von freiem Wasser sehr stark ist (z. B. beim Syndrom der inadäquaten ADH-Sekretion und bei Hyponatriämie mit einem reduzierten effektiven Blutvolumen).

Kurz nach der Synthese des Vasopressins begannen du Vigneaud und Mitarbeiter damit, Antagonisten der pharmakologischen Wirkungen von Vasopressin zu entwerfen. Seit dieser Zeit sind zahlreiche Vasopressinrezeptor-Antagonisten synthetisiert worden (Manning et al., 1993; László et al., 1991). Es wurden hoch-selektive V_1- und V_2-Peptid-Antagonisten synthetisiert, bei denen es sich um Strukturanaloga von Vasopressin handelt (siehe Tabelle 30.2). Dazu gehören sowohl zyklische als auch lineare Peptide. [1-(β-mercapto-β,β-cyclopentamethyl-eneproprion-säure),2-O-methyltyrosin]-Arginin-Vasopressin, auch bekannt als d(CH_2)$_5$[Tyr(Me)^2]AVP, hat eine größere Affinität für V_{1a}-Rezeptoren als für V_{1b}- oder V_2-Rezeptoren. Dieser Antagonist ist in physiologischen und pharmakologischen Studien eingehend untersucht worden (Manning and Sawyer, 1989). Obwohl [1-Deaminopenicillamin-2-O-methyltyrosin]Arginin-Vasopressin, auch dP[Tyr(Me)^2]AVP, ein potenter V_{1b}-Rezeptor-Antagonist mit geringer Affinität für V_2-Rezeptoren ist, blockiert er auch V_{1a}-Rezeptoren. Derzeit ist kein wirklich selektiver V_{1b}-Rezeptor-Antagonist erhältlich. Die derzeit verfügbaren Peptid-Antagonisten haben eine nur begrenzte orale Wirksamkeit, und die Potenz der Peptid-V_2-Antagonisten ist artabhängig. Auch scheinen Peptid-V_2-Antagonisten bei längerer Infusion signifikante agonistische Wirkungen auszulösen (Kinter et al., 1993). Inzwischen sind jedoch zwei Nicht-Peptide, der orale wirksame V_1-selektive Antagonist (OPC-21268) (Yamamura et al., 1991) und der oral wirksame V_2-selektive Antagonist (OPC-31260) (Yamamura et al., 1992) synthetisiert worden. Keine der beiden Verbindungen hat eine partiell agonistische Wirksamkeit. Die Synthese dieser Schlüsselsubstanzen wird vermutlich zu der schnellen Einführung nicht-peptidaler Vasopressin-Antagonisten in die klinische Medizin führen (siehe „Ausblick").

PHYSIOLOGIE DES VASOPRESSINS

Anatomie Die antidiuretischen Mechanismen in Säugern erfordern zwei anatomische Bestandteile: einen ZNS-Anteil für die Synthese, den Transport und die Freisetzung von Vasopressin und ein renales Sammelrohrsystem, das aus Epithelzellen besteht, die auf Vasopressin reagieren, indem sich die Permeabilität für Wasser erhöht. Die Anatomie des renalen Sammelrohr-

Tabele 30.1 Vasopressinrezeptor-Agonisten

$$H_2C(SH)-CH(A)-CO-W-X-Y-Asn-Cys-Pro-Z-Gly-(NH_2)$$
$$\quad\quad\quad\quad\quad\quad 1\quad\quad 2\quad 3\quad 4\quad 5\quad\quad 6\quad\quad 7\quad\quad 8\quad\quad 9$$
(Disulfidbrücke zwischen Position 1 und 6)

	A	W	X	Y	Z
I. NATÜRLICH VORKOMMENDE VASOPRESSINÄHNLICHE PEPTIDE					
A. *Vertebraten*					
1. Säugetiere					
Arginin-Vasopressin* (AVP)	NH_2	Tyr	Phe	Gln	Arg
(Mensch und andere Säugetiere)					
Lypressin*	NH_2	Tyr	Phe	Gln	Lys
(Schweine, Beuteltiere)					
Phenypressin	NH_2	Phe	Phe	Gln	Arg
(Makropoda, Kängurus)					
2. Nicht-Säugetiere					
Vasotocin	NH_2	Tyr	Ile	Gln	Arg
B. *Invertebraten*					
1. Arginin conopressin	NH_2	Ile	Ile	Arg	Arg
(*Conus striatus*)					
2. Lysin conopressin	NH_2	Phe	Ile	Arg	Lys
(*Conus geographicus*)					
3. Peptid des Heuschrecken-Subösophagealganglions	NH_2	Leu	Ile	Thr	Arg
II. SYNTHETISCHE VASOPRESSINPEPTIDE					
A. *V_1-selektive Agonisten*					
1. V_{1a}-selektive Agonisten	NH_2	Phe	Ile	Gln	Orn
[Phe^2, Ile^2, Orn^8]AVP					
2. V_{1b}-selektive Agonisten	H	D-3-(3'-piridil)-Ala^2	Phe	Gln	Arg
Deamino [D-3(3'-pyridyl)-Ala^2]AVP					
B. *V_2-selektive Agonisten*					
1. Desmopressin* (dDAVP)	H	Tyr	Phe	Gln	D-Arg
2. Deamino[Val^4, D-Arg^8]AVP*	H	Tyr	Phe	Val	D-Arg

* Ist für den klinischen Einsatz erhältlich.

---

systems ist in Kapitel 29 beschrieben. Der ZNS-Teil des antidiuretischen Mechanismus wird Hypothalamus-Neurohypophysen-System genannt und besteht aus neurosekretorischen Neuronen mit Perikarya, die hauptsächlich in zwei spezifischen hypothalamischen Nuclei lokalisiert sind: dem Nucleus supraopticus (NSO) und dem paraventrikulären Nukleus (PVN). Die langen Axone der Neuronen im NSO und PVN durchqueren den supraopticohypophysealen Trakt und enden in der mittleren Eminentia und in der Pars nervosa des Hypophysenhinterlappens.

Synthese Vasopressin und Oxytocin werden im Perikaryon magnozellulärer Neurone im NSO und PVN synthetisiert. Die beiden Hormone werden hauptsächlich in getrennten Neuronen synthetisiert. Die Vasopressinsynthese scheint ausschließlich auf Transkriptionsebene reguliert zu werden (Robinson and Fitzsimmons, 1993). Die molekularen Mechanismen der Vasopressinsynthese sind mit beachtlicher Genauigkeit aufgeklärt worden (Archer, 1993). Beim Menschen wird ein 168 Aminosäuren langes Prä-Pro-Hormon (Abbildung 30.1) synthetisiert. Ein Signalpeptid (Reste -23 bis -1) stellt den Einbau des wachsenden Polypeptids in die Ribosomen sicher. Während der Synthese wird das Signalpeptid entfernt und dadurch das Vasopressin-Pro-Hormon gebildet. Ein vesikelvermittelter Translokationsschritt bringt das Pro-Hormon durch das rauhe endoplasmatische Retikulum und die cis-, medialen und trans-Golgi-Kompartimente, so daß das Pro-Hormon schließlich in großen (0,1 bis 0,3 Mikron) membranumschlossenen Granula inkorporiert ist. Das Pro-Hormon besteht aus drei Domänen: Vasopressin (Reste 1 bis 9), Vasopressin-(VP-) Neurophysin (Reste 13 bis 105) und VP-Glykopeptid (Reste 107 bis 145). Die Vasopressindomäne ist mit der VP-Neurophysindomäne durch ein sogenanntes Glycin-Lysin-Arginin-Prozessierungssignal verbunden, die VP-Neurophysindomäne ist mit der VP-Glykopetiddomäne durch ein Arginin-Prozessierungssignal verbunden. In den sekretorischen Granula werden mittels einer Endopeptidase, Exopeptidase, Monooxigenase und Lyase aus dem Pro-Hormon Vasopressin, VP-Neurophysin (manchmal auch als Neurophysin II oder MSEL-Neurophysin bezeichnet) und VP-Glykopeptid (manchmal auch als Kopeptin bezeichnet) produziert. Die Synthese und der Transport von Vasopressin sind von der Konformation des Pro-Hormons abhängig. Insbesondere bindet VP-Neurophysin an Vasopressin. Dieser Schritt ist entscheidend für die korrekte Prozessierung, den Transport und die Speicherung von Vasopressin (Breslow, 1993). Gen-Mutationen im Signalpeptid oder im VP-Neurophysin verursachen einen zentralen Diabetes insipidus (Raymond, 1994).

Transport und Speicherung Der Prozeß des axonalen Transports vasopressinenthaltender Granula geht sehr schnell, und neu synthetisierte Neurohypophysenhormone erreichen den Lobus posterior cerebelli innerhalb von 30 Minuten nach Stimulus. Die Axone, die in den Transport der Granula involviert sind, haben zwei Bestimmungsorte: Sie transportieren Vasopressin nicht nur zu klassischen Speicherstellen in der Neurohypophyse, sondern auch zu externen Zonen der medialen Eminentia. Dort tritt Vasopressin in den Adenohypophysen-Pfortaderkreislauf ein und spielt dort eine Rolle als Kortikoliberin (Kortikotropin-Releasing-Faktor).

Tabelle 30.2 Vasopressinrezeptor-Antagonisten

I. PEPTID ANTAGONISTEN

$$\text{(CH}_2\text{)}_5\text{C}^1\text{—C(=O)—X—Phe—Y—Asn—Cys—Pro—Arg—Z}$$
$$\text{2 \quad 3 \quad 4 \quad 5 \quad 6 \quad 7 \quad 8 \quad 9}$$

	X	Y	Z
A. V_1-selektive Antagonisten			
V_{1a}-selektiver Antagonist d(CH$_2$)$_5$[Tyr(Me)^2]AVP	Tyr|OMe	Gln	Gly(NH$_2$)
V_{1b}-selektiver Antagonist dp[Tyr(me)^2]AVP*	Tyr|OMe	Gln	Gly(NH$_2$)
B. V_2-selektive Antagonisten[§]			
1. des Gly-NH$_2$^{9}-d(CH$_2$)$_5$[D-Ile^2, Ile^4]AVP	D-Ile	Ile	—
2. d(CH$_2$)$_5$[D-Ile^2, Ile^4, Ala-NH$_2$^{9}]AVP	D-Ile	Ile	Ala(NH$_2$)

II. NICHT-PEPTID-ANTAGONISTEN

A. V_{1a}-*selektiver Antagonist*
OPC-21268[§§]

[Struktur: 3,4-Dihydrochinolin-2(1H)-on mit N-Piperidinyl, an dem eine 4-(O(CH$_2$)$_3$NHCOCH$_3$)-Benzoyl-Gruppe hängt]

B. V_2-*selektiver Antagonist*
OPC-31260

[Struktur: Benzazepin mit N(CH$_3$)$_2$-Substituent, N-CO-C$_6$H$_4$-NHCO-(2-CH$_3$-C$_6$H$_4$)]

*blockiert auch den V_{1a}-Rezeptor, (CH$_3$)$_2$CH— eher als H$_2$C(CH$_2$CH$_2$)$_2$CH— (Cyclopentyl durchgestrichen)

[§] V_2-antagonistische Wirksamkeit bei Ratten, die antagonistische Wirksamkeit kann jedoch bei anderen Arten geringer oder nicht vorhanden sein.
[§§] Blockiert den V_{1a}-Rezeptor; jedoch im Hinblick auf den V_{1b}-Rezeptor zu wenige Daten vorhanden.

Die maximale Vasopressinfreisetzung erfolgt bei einer Impulsfrequenz von etwa 12 Spitzen pro Sekunde für 20 Sekunden. Höhere Frequenzen oder längere Stimulationsperioden führen zu einer verminderten Hormonfreisetzung (Ermüdung). Entsprechend zeigen Vasopressin freisetzende Zellen ein untypisches Muster der Spitzenaktivität, das durch schnelle phasische Salven (5 - 12 Spitzen pro Sekunden für 15 - 60 Sekunden) gekennzeichnet ist, die durch ruhige Phasen (15 - 60 Sekunden lang) getrennt sind. Dieses Muster wird von Aktivierung und Inaktivierung von Ionenkanälen in den magnozellulären Neuronen begleitet und sorgt für eine optimale Vasopressinfreisetzung (Leng et al., 1992).

Regulation der Vasopressinsekretion Eine Zunahme der Plasma-Osmolalität ist der wichtigste physiologische Stimulus für die Vasopressinsekretion. Eine schwere Hypovolämie oder eine schwere Hypotonie ist ebenfalls ein wirksamer Stimulus für die Vasopressinfreisetzung. Zusätzlich können Schmerz, Übelkeit und Hypoxie die Vasopressinsekretion fördern, und einige endogene Hormone und pharmakologische Substanzen können die Vasopressinfreisetzung verändern.

Hyperosmolalität Die Beziehung zwischen Plasma-Osmolalität und der Vasopressinkonzentration im Plasma ist in Abbildung 30.2A gezeigt. Abbildung 30.2B zeigt die Beziehung zwischen Vasopressinkonzentrationen im Plasma und der Osmolalität des Urins. Die Osmolalitätsschwelle für die Sekretion liegt bei etwa 280 mOsm/kg. Unterhalb der Schwelle ist Vasopressin im Plasma kaum nachweisbar, oberhalb der Schwelle sind die Vasopressinspiegel eine steile und lineare Funktion der Plasma-Osmolalität. Tatsächlich führt eine 2%ige Erhöhung der Plasma-Osmolalität zu einer zwei- bis dreifachen Zunahme der Vasopressinspiegel im Plasma. Eine geringe Zunahme der Plasma-Osmolalität führt daher zu einer gesteigerten Vasopressinsekretion. Dies führt wiederum zu einer vermehrten Rückresorption von freiem Wasser (was durch die erhöhte Osmolalität des Urins bewiesen werden kann). Eine Zunahme der Plasma-Osmolalität (bedingt durch Wasserverlust) über 290 mOsm/kg verursacht starken Durst. Daher erlaubt das Vasopressinsystem dem Organismus längere durstfreie Perioden, und im Falle, daß Wasser nicht erhältlich ist, ermöglicht es dem Organismus, längere Zeit ohne Wasser zu überleben. Es ist jedoch wichtig darauf hinzuweisen, daß bei einer Plasma-Osmolalität von mehr als 290 mOsm/kg die Plasmaspiegel von Vasopressin höher als 5 pM sind. Da die Harnkonzentration bei Vasopressinkonzentration oberhalb 5 pM maximal ist ($\approx$ 1200 mOsm/kg), kann eine weitere Hyperosmolalität nur durch Wasserzufuhr vermieden werden.

Verschiedene ZNS-Strukturen sind an der osmotischen Stimulation der Vasopressinfreisetzung beteiligt, die als osmorezeptiver Komplex bezeichnet werden. Obwohl die magnozellulären Neurone in NSO und PVN osmosensitiv sind und direkt auf Veränderungen in der Osmolalität reagieren, sind afferente Impulse von anderen Komponenten des osmorezeptiven Komplexes notwendig, um eine normale Vasopressinantwort auszulösen.

Der Nucleus supraopticus (NSO) und der paraventrikuläre Nukleus (PVN) erhalten entweder direkt oder indirekt Signale vom Subfornikalorgan (SFO) und dem Organum vasculosum des Lamina terminalis (OVLT) [via medialen präoptischen Nukleus (MnPO)]. Subgruppen der Neurone in den SFO, OVLT und MnPO sind entweder Osmorezeptoren oder Osmoresponder (sie werden von osmorezeptiven Neuronen stimuliert, die an anderen Stellen lokalisiert sind). Auf diese Weise wirkt ein Netz aus miteinander verbundenen Neuronen bei der osmotisch induzierten Vasopressinsekretion mit.

Hypovolämie und Hypotonie Die Vasopressinsekretion wird auch hämodynamisch durch Veränderungen des effektiven Blutvolumens und/oder arteriellen Blutdrucks reguliert (Robertson, 1992). Die Reduktion des effektiven Blutvolumens und/oder arteriellen Blutdrucks können unabhängig von der Ursache (Hämorrhagie, Natriumdepletion, Diuretika, Herzinsuffizienz, Leberzirrhose mit Aszites, Nebenniereninsuffizienz, blutdrucksenkende Arzneimittel) mit hohen Konzentrationen zirkulierenden Vasopressins assoziiert sein. Jedoch verläuft die hämodynamische Regulation (anders als die Osmoregulation) exponentiell, d. h. geringe Zunahmen (5% bis 10%) des Blutvolumens und/oder Druckes haben keine oder nur wenig Wirkung auf die Vasopressinsekretion, während große Abnahmen (20% bis 30%) die Vasopressinspiegel auf das 20- bis 30fache des normalen steigern kann (dabei werden die Vasopressinkonzentrationen übertroffen, die für die maximale Antidiurese erforderlich sind). Vasopressin ist einer der stärksten bekannten Vasokonstriktoren, und die Vasopressinantwort auf Hypovolämie oder Hypotonie ist ein Mechanismus, der dazu dient, den kardiovaskulären Kollaps in Phasen schweren Blutverlustes

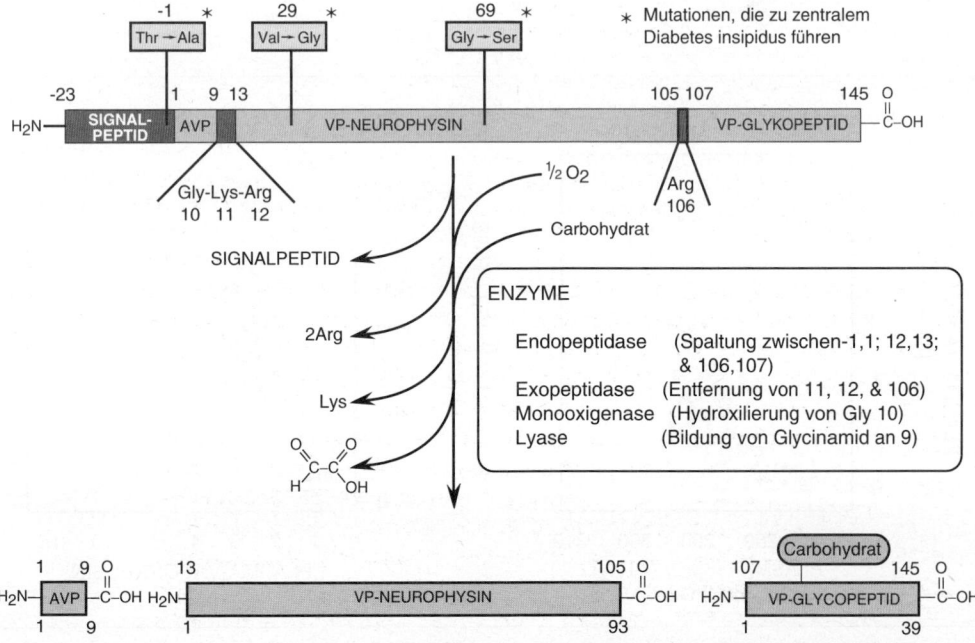

Abbildung 30.1 Umwandlung des 168 Aminosäure enthaltenden menschlichen 8-Arginin-Vasopressin (AVP) Prä-Pro-Hormons zu AVP, Vasopressin (VP-Neurophysin und VP-Glykopeptid (Prozessierung).

und/oder Hypotonie abzuwehren. Es ist wichtig, daß die hämodynamische Regulation der Vasopressinsekretion nicht die osmotische Regulation unterbricht. Eher ist es so, daß Hypovolämie/Hypotonie den Richtwert und die Steilheit der Plasma-Osmolalität/Plasma-Vasopressin-Beziehung verändert (Abbildung 30.3).

Der neuronale Weg, der die hämodynamische Regulation der Vasopressinfreisetzung vermittelt, ist ein völlig anderer als für die Osmoregulation. Barorezeptoren in linkem Vorhof, linkem Ventrikel und Lungenvenen fühlen das Blutvolumen (Füllungsdruck), und Barorezeptoren im Sinus caroticus und in der Aorta kontrollieren den arteriellen Blutdruck. Nervenimpulse erreichen die Hirnstammnuklei hauptsächlich durch den Vagus und Nervus glossopharyngeus. Diese Signale werden zum Nucleus des Tractus solitarius, danach zu den A_1-noradrenergen Zellgruppen in der kaudalen ventrolateralen Medulla und schließlich zu den NSO und PVN übertragen (Cunningham and Sawchenko, 1991).

Hormone und Neurotransmitter Es gibt eine große Menge, zum Teil widersprüchliche Literatur über die Modulation der Vasopressinfreisetzung durch Hormone und Neurotransmitter (Renaud and Bourque, 1991). Vasopressinsynthetisierende magnozelluläre Neurone haben eine große Anzahl von Rezeptoren sowohl auf ihren Perikarya als auch auf den Nervenendigungen. Daher kann die Vasopressinfreisetzung an beiden Enden der magnozellulären Neurone durch chemische Substanzen verstärkt oder abgeschwächt werden. Auch können Hormone und Neurotransmitter die Vasopressinsekretion modulieren, indem sie Neurone in Nuclei hemmen oder stimulieren, die entweder direkt oder indirekt auf NSO oder PVN einwirken. Wegen dieser Komplexität müssen die Ergebnisse der verschiedenen Untersuchungen in Bezug zu den experimentellen Paradigmen gesetzt und daraufhin überprüft werden, auf welchem Weg die Substanz verabreicht wurde. In vielen Fällen ist der präzise Mechanismus, über den eine bestimmte Substanz die Vasopressinsekretion moduliert, entweder unbekannt oder umstritten. Zudem ist die physiologische Relevanz der Modulation der Vasopressinsekretion durch die meisten Hormone und Neurotransmitter unklar.

Nichtsdestotrotz sind einige Substanzen bekannt, die die Vasopressinsekretion stimulieren. Dazu gehören Acetylcholin (über nikotinische Rezeptoren), Histamin (via H_1-Rezeptoren), Dopamin (sowohl D_1- als auch D_2-Rezeptoren), Glutamin, Aspartat, Cholecystokinin, Neuropeptid Y, Substanz P, vasoaktive intestinale Polypeptide, Prostaglandine und Angiotensin II. Zu den Inhibitoren der Vasopressinsekretion gehören das atriale natriuretische Peptid, γ-Aminobuttersäure und Opioide (insbesondere Dynorphin via κ-Rezeptoren). Von diesen Hormonen/Neurotransmittern ist Angiotensin II am unfassendsten untersucht (Phillips, 1987). Angiotensin II erhöht, wenn es direkt in die magnozellulären Neurone im NSO und PVN appliziert wird, die neuronale Erregbarkeit. Wird es in den medianen präoptischen Nukleus (MnPO) appliziert, stimuliert Angiotensin II indirekt die magnozellulären Neurone im NSO/PVN. Zusätzlich stimuliert Angiotensin II angiotensinsensitive Neurone im Organum vasculosum der Lamina terminalis (OVLT) und Subfornikalorgan (SFO) (diese zirkumventrikulären Nuclei haben keine Blut-Hirn-Schranke), die auf SON/PVN einwirken. Daher können sowohl das Angiotensin II, das im Hirn synthetisiert wird, als auch das im Kreislauf gebildete Angiotensin II die Vasopressinfreisetzung stimulieren. Jedoch ist der Nachweis, daß Angiotensin II als ein echter physiologischer Modulator der Vasopressinsekretion fungiert, noch lange nicht erbracht.

Pharmakologische Substanzen Eine Reihe von Substanzen verändern die Osmolalität des Urins. Es wurde vermutet, daß zu den Wirkungen vieler Substanzen die Stimulation oder Hemmung der Vasopressinsekretion gehört (Robertson, 1992). In manchen Fällen beinhaltet der Mechanismus, über den eine Substanz die Vasopressinsekretion verändert, direkte Wirkungen auf eine oder mehrere ZNS-Strukturen, die an der Regulation der Vasopressinsekretion beteiligt sind. In anderen Fällen wird die Vasopressinsekretion indirekt durch die Wirkungen einer Substanz auf Blutvolumen, arteriellen Blutdruck, Schmerz oder Übelkeit verändert. In den meisten Fällen ist der Mechanismus nicht bekannt. Zu den Stimulatoren der Vasopressinsekretion gehören Vincristin, Cyclophosphamid, trizyklische Antidepressiva, Nikotin, Adrenalin und hohe Morphindosen. Lithium, das die renalen Wirkungen von Vasopressin hemmt, erhöht ebenfalls die Vasopressinsekretion. Zu den Inhibitoren der Vasopressinsekretion gehören Äthanol, Phenytoin, niedrige Morphindosen, Glukokortikoide, Fluphena-

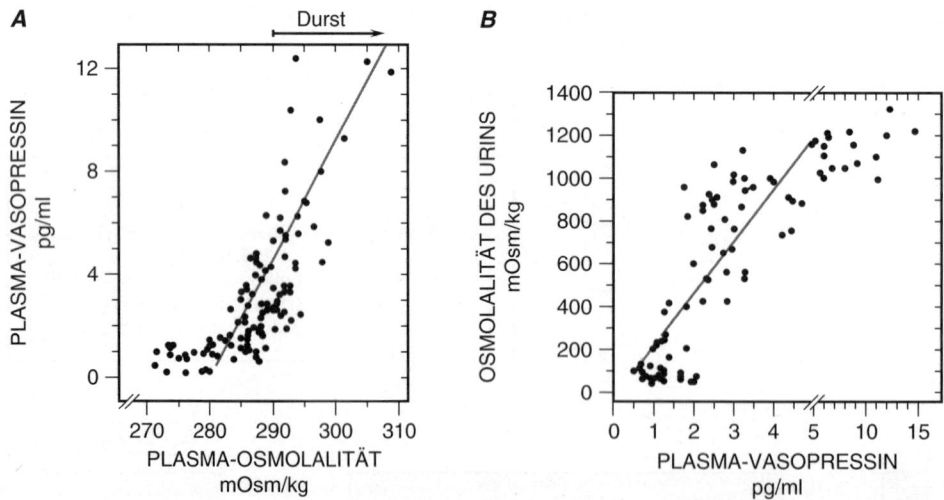

Abbildung 30.2 *A*. Die Beziehung zwischen Plasma-Osmolalität und Plasma-Vasopressin-Spiegel. Die Plasma-Osmolalität, die mit Durst verbunden ist, ist durch Pfeile gekennzeichnet. *B*. Die Beziehung zwischen Plasma-Vasopressin-Spiegel und der Osmolalität des Urins (aus Robertson, et al., 1977, und Kovacs and Robertson, 1992, mit Erlaubnis).

zin, Haloperidol, Promethazin, Oxilorphan und Butorphanol. Carbamazepin wirkt auf die Niere, indem es bei Patienten mit zentralem Diabetes insipidus eine Antidiurese auslöst, hemmt jedoch die Vasopressinfreisetzung über eine zentrale Wirkung.

PHARMAKOLOGIE DES VASOPRESSINS

Vasopressinrezeptoren Die zellulären Wirkungen von Vasopressin werden durch die Interaktion des Hormons mit zwei Rezeptorhaupttypen vermittelt, den V_1- und V_2-Rezeptoren. Die V_1-Rezeptoren wurden weiter unterteilt in V_{1a}- und V_{1b}-Rezeptoren. Der V_{1a}-Rezeptor ist der verbreiteste Subtyp der Vasopressinrezeptoren. Er findet sich im vaskulären glatten Muskel, im Myometrium, in der Blase, in Adipozyten, Hepatozyten, Thrombozyten, in medullären Interstitialzellen der Niere, in den Vasa recta der Niere, in Epithelzellen des kortikalen Sammelrohres der Niere, in der Milz, im Hoden und in vielen ZNS-Strukturen. V_{1b}-Rezeptoren sind nur in der Adenohypophyse gefunden worden, während V_2-Rezeptoren hauptsächlich in den Hauptzellen des Sammelrohrsystems der Niere vorkommen. Obwohl sie ursprünglich aufgrund pharmakologischer Kriterien definiert wurden, wurden inzwischen der V_{1a}- (Morel et al., 1992) und V_2-Rezeptor (Birnbaumer et al., 1992; Lolait et al., 1992) kloniert, und diese beiden Vasopressin-Rezeptoren sind jetzt anhand ihrer primären Aminosäuresequenz definiert. Die klonierten Vasopressinrezeptoren sind typische G-Protein-gekoppelte Rezeptoren, die sieben transmembranäre Domänen enthalten. Es ist wahrscheinlich, daß multiple zusätzliche V_1-Rezeptorsubtypen existieren, da die enzymatische Zerlegung von Ratten- und menschlicher DNA multiple Banden ergeben, wenn *southern blots* mit einer cDNA-Probe gescreent werden, die den transmembranären Domänen I bis V des Ratten-V_1-Rezeptors entspricht (Morel et al., 1992).

V_1-Rezeptor-Effektor-Kopplung Die Mechanismen, über die die Vasopressinrezeptoren die biologische Antwort auslösen, sind inzwischen weitgehend definiert (Übersichtsarbeiten siehe Thibonnier et al., 1993 und Holtzman and Ausiello, 1994). Abbildung 30.4 faßt das derzeitige Modell der Rezeptor-Effektor-Kopplung zusammen. Bindet Vasopressin an den V_1-Rezeptor, wird eine über G-Protein vermittelte Aktivierung einiger membrangebundener Phospholipasen ausgelöst. Die Aktivierung der Phospholipase C, vermutlich über G_q, ist für die Hydrolyse des Phosphatidylinositol-4,5-diphosphats verantwortlich. Dabei wird Inositol-1,4,5-triphosphat (IP_3) und Diacylglycerol (DAG) gebildet. IP_3 bindet an einen Rezeptor, der sich auf einem Ca^{2+}-Kanal in intrazellulären IP_3-sensitiven Ca^{2+}-Speichern befindet, wodurch die intrazelluläre Freisetzung von Ca^{2+} ausgelöst wird. Der Mechanismus ist zwar unbekannt, jedoch verursachen V_1-Rezeptoren auch den Ca^{2+}-Influx aus dem extrazellulären Kompartiment über Ca^{2+}-Kanäle, die auf der Zellmembran lokalisiert sind. Ca^{2+} bindet an eine Reihe intrazellulärer Proteine und aktiviert sie, so daß sie an der zellulären Antwort mitwirken. Die Stimulation der Phospholipase D durch V_1-Rezeptoren vermittelt die Hydrolyse anderer Phospholipide. Die entstehende Phosphatidsäure wird weiter zu DAG metabolisiert. Die Aktivierung der Proteinkinase C durch DAG führt zu der Phosphorylierung von Schlüsselenzymen, und diese Phosphoproteine tragen ebenfalls zur biologischen Antwort bei. Schließlich mobilisiert die Stimulation der Phospholipase A_2 Arachidonsäure von membranären Phospholipiden. Die Arachidonsäure wird mit Hilfe von Cyclooxygenase bzw. Epoxigenase zu verschiedenen Prostaglandinen und Epoxyeicosatriensäuren metabolisiert (Kapitel 26). Die Metaboliten der Arachidonsäure modulieren die biologische Antwort auf Vasopressin zumindest teilweise durch Stimulierung der eigenen Rezeptoren. Zu den biologischen Wirkungen, die durch V_1-Rezeptoren ausgelöst werden, gehören Vasokonstriktion, Glykogenolyse, Plättchenaggregation, ACTH-Freisetzung und das Wachstum vaskulärer glatter Muskelzellen. Zu den Effekten von Vasopressin bezüglich des Zellwachstums scheint die vermehrte Expression der Proto-Onkogene c-fos und c-jun zu gehören. Die Produkte dieser Proto-Onkogene, Fos und Jun, aktivieren die Transkription anderer Gene, die in die Regulation des Zellwachstums involviert sind.

V_2-Rezeptor-Effektor-Kopplung Die Hauptzellen im Sammelrohr der Niere haben auf ihrer basolateralen Membran V_2-Rezeptoren, die über ein stimulatorisches G-Protein an die Adenylatcyclase gekoppelt sind (siehe Abbildung 30.5). Dementsprechend wird die Adenylatcyclase aktiviert, wenn Vasopressin an die V_2-Rezeptoren bindet, und die intrazellulären Konzentrationen an zyklischem AMP werden erhöht. Die Aktivierung der von zyklischem AMP-abhängigen Proteinkinase (Proteinkinase A) vermittelt die hydroosmotische Wirkung von Vasopressin (Snyder et al., 1992) über die Proteinphosphorylierung. Über unbekannte Mechanismen triggert die Proteinkinase A vermittelte Proteinphosphorylierung eine erhöhte Exozytose von Wasserkanal enthaltenden Vesikeln (WKV) in die apikale Membran und eine verminderte Endozyserate der WKV von der apikalen Membran. Dadurch ist die Verteilung der WKV zwischen dem zytosolischen Kompartiment und dem apikalen Membrankompartiment in Richtung der apikalen Membran verschoben (Knepper and Nielsen, 1993). In der Blase und Haut von Amphibien handelt es sich bei den WCVs um röhrenförmige Strukturen, die Aggrephoren genannt werden. Bei den Säugetier-Hauptzellen haben die WCVs jedoch eine weniger charakteristische Morphologie. Da die WCVs vorgeformte, funktionelle Wasserkanäle ent-

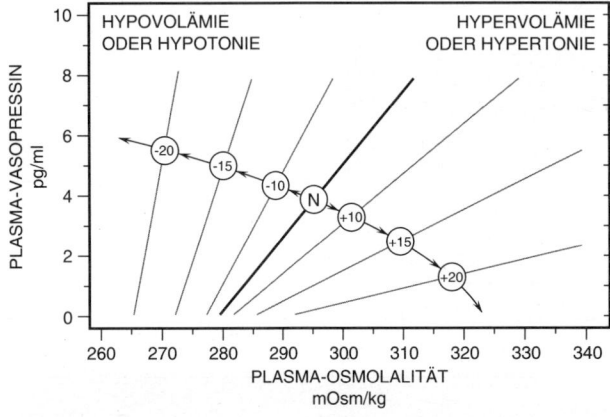

Abbildung 30.3 Wechselwirkungen zwischen Osmolalität und Hypovolämie/Hypotonie. Die Zahlen in den Kreisen stehen für die prozentuale Zunahme (+) oder Abnahme (–) des Blutvolumens oder des arteriellen Blutdrucks. N bedeutet normales Blutvolumen/normaler Blutdruck (aus Robertson, 1992, p. 1604; mit Erlaubnis.)

halten, erhöht ihre vemehrter Einbau in die apikale Membran und das verminderte Entfernen daraus beträchtlich die Wasserpermeabilität der apikalen Membran. Die Aktivierung der V_2-Rezeptoren erhöht auch die Harnstoffpermeabilität in den terminalen Anteilen des inneren medullären Sammelrohres. Zu dem Mechanismus, durch den V_2-Rezeptoren die Harnstoffpermeabilität erhöhen, gehört die Aktivierung eines vasopressinregulierten Harnstofftransporters. Es ist jedoch nicht bekannt, ob Harnstofftransporter in den subapikalen Vesikeln enthalten sind, die bei Aktivierung der V_2-Rezeptoren mit der apikalen Membran verschmelzen. Wenn es so ist, müssen die Wasserkanal- und Harnstofftransporter enthaltenden Vesikel verschieden sein, da die Kinetik vasopressininduzierter Wasser- und Harnstoffpermeabilität unterschiedlich ist (Nielsen and Knepper, 1993). Sowohl der vasopressinregulierte Wasserkanal (Aquaporin-CD) (Fushimi et al., 1993) als auch der Harnstofftransporter (You et al., 1993) wurden inzwischen kloniert und exprimiert.

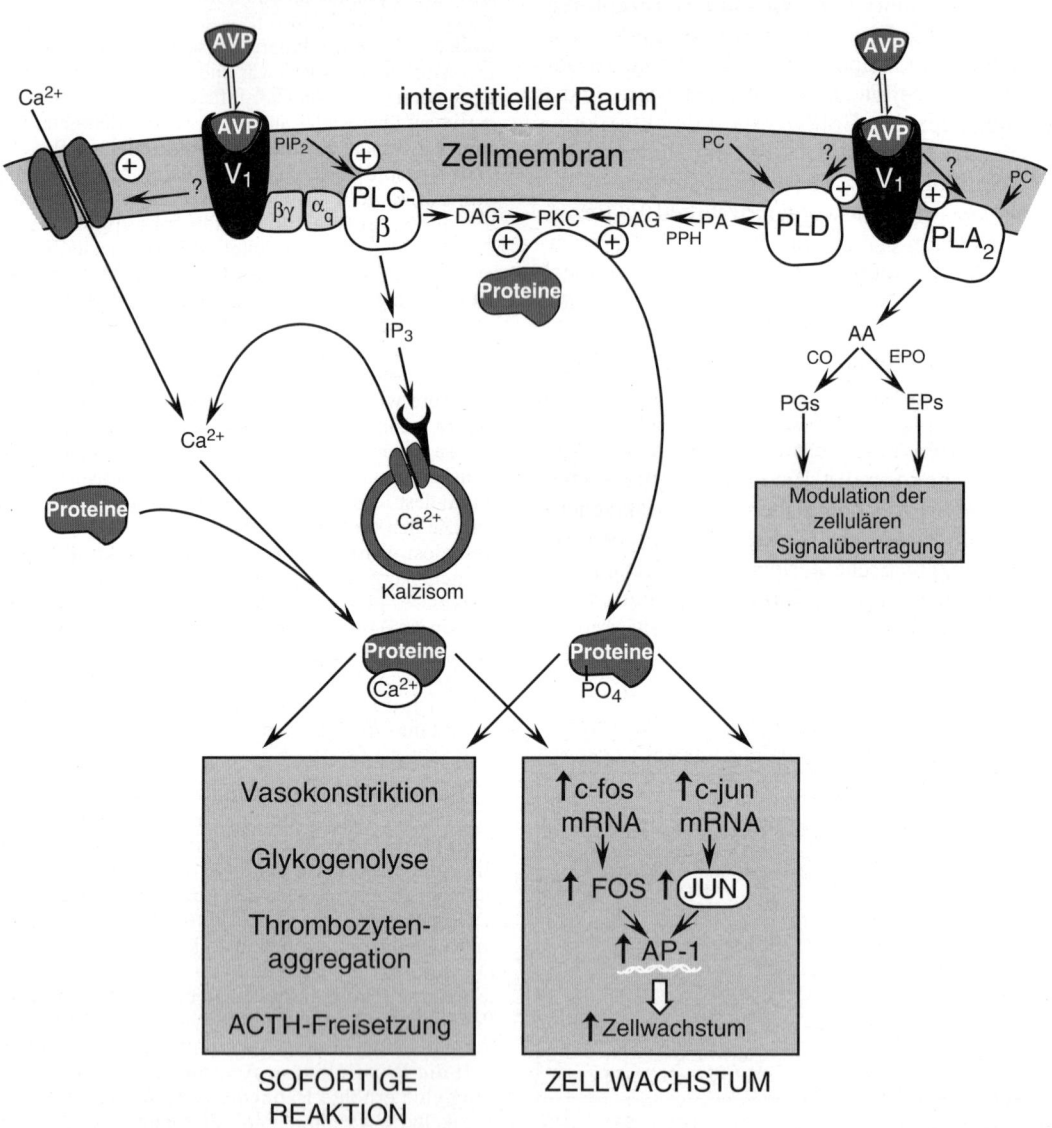

Abbildung 30.4 Mechanismus der V_1-Rezeptor-Effektor-Kopplung
Siehe Text für Details. "?" weist darauf hin, daß der Kopplungsmechanismus unklar ist. V_1: V_1-Vasopressin-Rezeptor; AVP: 8-Arginin-Vasopressin; α_q, β, γ: Untereinheiten des G-Proteins; PLD: Phospholipase D; PLC-β: Phospholipase C-β; PLA$_2$: Phospholipase A$_2$; DAG: 1,2-Diacylglycerol; PKC: Proteinkinase C; PIP$_2$: Phosphatidylinositol-4-5-diphosphat; IP$_3$: 1,4,5-Inositoltriphosphat; PA: Phosphatidsäure; PPH: Phosphatid-Phosphohydrolase; PC: Phosphatidylcholin; AA, Arachidonsäure; PGs: Prostaglandine; EPs: Epoxieicosantriensäuren; CO: Cyclooxigenase; EPO: Epoxigenase; AP-1: Transkriptionsfaktor bestehend aus einem Heterodimer aus FOS und JUN; c-fos und c-jun sind Proto-Onkogene; FOS und JUN sind Produkte der c-fos- bzw. c-jun-Genexpression.

Renale Wirkungen des Vasopressins Es gibt mehrere Wirkorte des Vasopressins in der Niere, die sowohl V_1-Rezeptoren als auch V_2-Rezeptoren betreffen. V_1-Rezeptoren vermitteln die Kontraktion der Mesangialzellen im Glomerulus und die Kontraktion vaskulärer glatter Muskelzellen in der Vasa recta der efferenten Arteriole (Edwards et al., 1989). Jedoch ist die physiologische Bedeutung dieser Wirkungen noch nicht klar. V_1-Rezeptoren stimulieren auch die Prostaglandinsynthese bei medullären Interstitialzellen. Da Prostaglandin E_2 die Adenylatcyclase im Sammelrohr hemmt, könnte die Stimulierung der Prostaglandinsynthese durch V_1-Rezeptoren dazu dienen, die durch V_2-Rezeptoren vermittelte Antidiurese zu verhindern (Sonnenberg and Smith, 1988). V_1-Rezeptoren auf Hauptzellen im kortikalen Sammelrohr (Burnatowska-Hledin and Spielman, 1989) könnten direkt den durch V_2-Rezeptoren vermittelten Wasserflux über die Aktivierung der Proteinkinase C hemmen (Schlondorff and Levine, 1985).

Ohne jede Frage vermitteln V_2-Rezeptoren die bedeutendste Reaktion auf Vasopressin: die Steigerung der Wasserpermeabilität des Sammelrohres. Tatsächlich kann Vasopressin die Wasserpermeabilität im Sammelrohr selbst bei einer so niedrigen Konzentration wie 50 fM erhöhen. So treten durch V_2-Rezeptoren vermittelte Wirkungen bei weit geringeren Konzentrationen auf als sie für V_1-Rezeptor vermittelte Wirkungen nötig sind. Jedoch ist die unterschiedliche Sensitivität nicht durch Unterschiede in den Rezeptoraffinitäten bedingt, da die geklonten V_{1a}- und V_2-Rezeptoren ähnliche Affinitäten für Vasopressin haben (Kd = 0,7 nM bzw. 0,4 nM).

Das Sammelrohrsystem ist entscheidend für die Konservierung von Wasser. Wenn die Tubulärflüssigkeit das kortikale Sammelrohr erreicht, ist sie durch die flußaufwärts verdünnenden Segmente des Nephrons, die NaCl, jedoch nicht Wasser rückresorbieren, hypoton. Bei einem Patienten mit intaktem Wasserhaushalt ist die Plasma-Osmolalität im normalen Bereich, die Konzentration von Vasopressin ist niedrig, das gesamte Sammelrohr ist relativ undurchlässig für Wasser, und der Urin ist verdünnt. Unter Dehydratationsbedingungen sind die Plasma-Osmolalität und die Vasopressinkonzentration erhöht, und das Sammelrohr wird für Wasser permeabel. Der osmotische Gradient zwischen dem verdünnten tubulären Urin und der hypertonen renalen Interstitialflüssigkeit (die in tieferen Regionen der renalen Medulla zunehmend hypertoner wird) sorgt für den osmotischen Flux von Wasser aus dem Sammelrohr. Die endgültige Osmolalität des Urins kann beim Menschen bis zu 1200 mOsm/kg betragen. Dadurch ist es möglich, in beträchtlichem Umfang freies Wasser einzusparen.

Zu den weiteren renalen Wirkungen, die durch V_2-Rezeptoren vermittelt werden, gehören die Zunahme des Harnstoff- und Na^+-Transportes, die beide durch zyklisches AMP vermittelt werden (Star et al., 1988; Schafer and Troutman, 1990). Die Zunahme des Harnstofftransportes ist auf das innere medulläre Sammelrohr beschränkt, was die Entstehung einer größeren Osmolalität in der inneren Medulla ermöglicht. Dies erhöht die

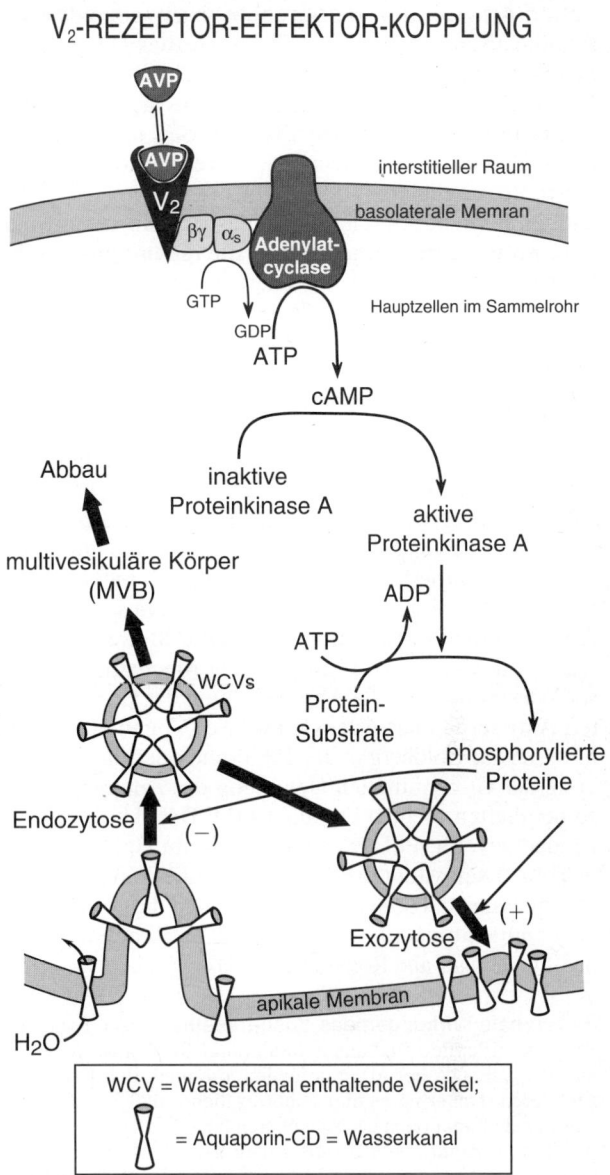

Abbildung 30.5 Mechanismus der V_2-Rezeptor-Effektor-Kopplung.
Siehe Text für Details. V_2: V_2-Vasopressin-Rezeptor; AVP: 8-Arginin-Vasopressin; $α_s$, $β$, $γ$: Untereinheiten des G-Proteins; ATP: Adenosintriphosphat; ADP: Adenosindiphosphat; cAMP: Adenosin 3´,5´-monophoshat (zyklisches AMP); WKV: Wasserkanal enthaltende Vesikel.

Fähigkeit der Niere, einen konzentrierten Urin zu bilden. Die Wirkung auf den Na^+-Transport ist für das kortikale Sammelrohr am größten und könnte sowohl durch die Aktivierung von Na^+-Kanälen bedingt sein, die sich bereits in der apikalen Membran befinden, als auch durch den Einbau von Vesikeln in die Membran, die neue Na^+-Kanäle enthalten. Die Aktivierung bereits vorhandener Kanäle könnte durch die Phosphorylierung einer Untereinheit des Na^+-Kanals erfolgen.

Pharmakologische Modifikation der antidiuretischen Antwort auf Vasopressin Nicht-steroidale antiphlogistische Arzneimittel (NSA), insbesondere Indomethacin, verstärken die antidiuretische Wirkung von Vasopressin. Da die Prostaglandine die antidiuretische Wirkung von Vasopressin abschwächen und NSA die Prostaglandinsynthese hemmen, ist vermutlich die reduzierte Prostaglandinsynthese für die Potenzierung der antidiuretischen Wirkung durch Vasopressin verantwortlich. Zu weiteren Arzneimitteln, die die antidiuretische Wirkung von Vasopressin verstärken, gehören Carbamazepin und Chlorpropamid. Jedoch ist der Mechanismus, durch den diese Substanzen die antidiuretische Antwort auf Vasopressin verstärken, nicht bekannt. In seltenen Fällen kann Chlorpropamid eine Wasserintoxikation auslösen.

Eine Reihe von Arzneimitteln hemmt die antidiuretische Wirkung von Vasopressin. Lithium ist wegen seines häufigen Einsatzes in der Behandlung manisch-depressiver Erkrankungen von besonderer Bedeutung. Eine lithiuminduzierte Polyurie ist normalerweise, jedoch nicht immer, reversibel (Ramsay and Cox, 1982). Lithium scheint akut die durch den V_2-Rezeptor vermittelte Stimulation der Adenylatcyclase zu vermindern. Der Mechanismus dieser Wirkung könnte die Abschwächung der G_s-vermittelten Aktivierung der Adenylatcyclase (Cogan and Abramow, 1986; Goldberg et al., 1988) und/oder die Verstärkung der G_i-vermittelten Hemmung der Adenylatcyclase beinhalten (Yamaki et al., 1991). Das Antibiotikum Demeclocyclin (in Deutschland nicht im Handel, Anm. d. Hrsg.) schwächt die antidiuretische Wirkung von Vasopressin ab. Dies ist vermutlich durch die verminderte Akkumulation und Wirkung von zyklischem AMP bedingt (Singer and Rotenberg, 1973).

Extrarenale Wirkungen des Vasopressins Vasopressin und verwandte Peptide sind aus evolutionärer Sicht alte Hormone und werden auch bei Arten gefunden, die nicht den Urin konzentrieren. Daher ist es nicht überraschend, daß Vasopressin extrarenale Funktionen bei Säugetieren hat.

Kardiovaskuläres System Die kardiovaskulären Wirkungen von Vasopressin sind komplex, und die Rolle des Vasopressins in physiologischen Situationen ist kaum geklärt. Vasopressin ist ein potenter Vasokonstriktor (V_1-Rezeptor vermittelt), und Widerstandsgefäße im gesamten Kreislauf können beeinflußt werden (Review siehe László et al., 1991). Die vaskulären glatten Muskelzellen von Haut, Skelettmuskulatur, Fettgewebe, Pankreas und Schilddrüse scheinen am sensitivsten zu sein. Eine signifikante Vasokonstriktion ist auch im Gastrointestinaltrakt, den Koronargefäßen und im Gehirn zu beobachten (Liard et al., 1982). Trotz der Potenz von Vasopressin als direktem Vasokonstriktor, ist die durch Vasopressin induzierte Pressorantwort bei intakten Tieren minimal und tritt nur bei Vasopressinkonzentrationen auf, die deutlich höher sind als die für die maximale Diurese erforderliche Konzentration. In einem hohen Maß ist dies durch zirkulierendes Vasopressin bedingt, das über V_1-Rezeptoren sympathische Efferente hemmt und Baroreflexe potenziert (Abboud et al., 1990). Zusätzlich lösen V_2-Rezeptoren in einigen Blutgefäßen eine Vasodilatation aus, möglicherweise über die Freisetzung von Stickstoffmonoxid (NO, ein potenter Vasodilatator) aus dem vaskulären Endothelium (Aki et al., 1994).

Eine große Datenmenge aus experimentellen Tierversuchen stützt die Schlußfolgerung, daß Vasopressin mit dazu beiträgt, den arteriellen Blutdruck in Phasen schwerer Hypovolämie/Hypotonie aufrechtzuerhalten (László et al., 1991). Jedoch ändert der Antagonismus von V_1-Rezeptoren nicht die hypotone Antwort auf den sogenannten *lower body negative pressure* Versuch bei normalen Personen trotz einer fünffachen Erhöhung der zirkulierenden Vasopressinkonzentration (Hirsch et al., 1993). Vasopressin kann auch den totalen peripheren Widerstand bei Herzinsuffizienz erhöhen. Die Gabe eines Peptid-V_1-Rezeptor-Antagonisten verbessert die hämodynamischen Funktionen bei solchen Patienten (Thibonnier, 1988). Derzeit gibt es keinen überzeugenden Beweis dafür, daß Vasopressin eine Rolle bei der essentiellen Hypertonie beim Menschen spielt.

Die Wirkung von Vasopressin auf das Herz (reduziertes Herzminutenvolumen und reduzierte Herzfrequenz) sind weitgehend indirekt vermittelt. Dies geschieht durch koronare Vasokonstriktion, verminderten koronaren Blutfluß und Veränderungen im vagalen und sympathischen Tonus (László et al., 1991). Beim Menschen können die Wirkungen von Vasopressin auf den koronaren Blutfluß leicht demonstriert werden, insbesondere wenn hohe Dosen verabreicht werden. Die kardialen Wirkungen des Hormons sind nicht nur von akademischem Interesse. Manche Patienten mit koronarer Insuffizienz leiden sogar bei relativ geringen Vasopressinmengen (zur Behandlung des Diabetes insipidus) unter Angina pectoris. Durch Vasopressin induzierte myokardiale Ischämien können auch zu schweren Reaktionen und sogar zum Tod führen.

Zentrales Nervensystem Es ist wahrscheinlich, daß Vasopressin eine Rolle als Neurotransmitter und/oder Neuromodulator spielt (Gash et al., 1987; Jolles, 1987). Vasopressin könnte im Erwerb bestimmter erlernter Verhaltensweisen (Dantzer and Bluthé, 1993), in der Entwicklung mancher komplexer sozialer Prozesse (Insel et al., 1993) und an der Pathogenese spezifischer psychiatrischer Erkrankungen beteiligt sein (Legros et al., 1993). Jedoch wird die physiologische/pathophysiologische Bedeutung dieser Befunde kontrovers diskutiert, und manche der Vasopressinwirkungen auf das Gedächtnis und erlernte Verhaltensweisen könnten durch viszerale autonome Wirkungen bedingt sein. 1931 berichtete Cushing über die antipyretischen Wirkungen von Hypophysenextrakten, die in den lateralen Ventrikel febriler Patienten injiziert wurden. Seitdem haben viele Studien die physiologische Rolle des Vasopressins als natürlich vorkommenden antipyretischen Faktor bestätigt (Kasting, 1989; Cridland and Kasting, 1992). Obwohl Vasopressin das autonome System des ZNS beeinflussen kann, das die Herzfrequenz, den arteriellen Blutdruck, die Atemfrequenz und das Schlafverhalten kontrolliert, ist die physiologische Bedeutung dieser Wirkungen unklar. Schließlich wird die ACTH-Sekretion durch Vasopressin verstärkt, das über einen neuronalen Weg zu der anterioren Hypophyse gelangt, wodurch die Sekretion von Peptiden in den hypophysären Pfortaderkreislauf induziert wird. Jedoch ist Vasopressin nicht der wichtigste Kortikotropin-Releasing-Faktor. Die ZNS-Wirkungen von Vasopressin scheinen hauptsächlich von V_1-Rezeptoren vermittelt zu werden.

Blutgerinnung Die Aktivierung der V_2-Rezeptoren durch Desmopressin oder Vasopressin erhöht die Konzentrationen von Faktor VIII und von-Willebrand-Faktor (David, 1993). Vermutlich stimuliert Vasopressin die Sekretion des von-Willebrand-Faktors und von Faktor VIII aus Speichern im vaskulären Endothelium. Da es jedoch nicht zur Freisetzung des von-Willebrand-Faktors kommt, wenn Desmopressin direkt zu in Kultur gehaltenen Endothelzellen oder isolierten Blutgefäßen gegeben wird, ist es wahrscheinlich, daß Zwischenschritte beteiligt sind. Es wird vermutet, daß Desmopressin die Freisetzung von Interleukin 1 (IL-1) aus Monozyten vermittelt und IL-1 anschließend für die Freisetzung des von-Willebrand-Faktors sorgt (Breit and Green, 1988).

Andere extrarenale Vasopressinwirkungen Bei hohen Konzentrationen stimuliert Vasopressin den Uterus (über Oxytocinrezeptoren) und die glatte Muskulatur des Gastrointestinaltraktes (über V_1-Rezeptoren). Vasopressin wird in Thrombozyten gespeichert, und V_1-Rezeptoren vermitteln die Thrombozytenaggregation (Inaba et al., 1988). Auf Hepatozyten lokalisierte V_1-Rezeptoren stimulieren außerdem die Glykogenolyse (Keppens and de Wulf, 1975). Die physiologische Bedeutung dieser Vasopressinwirkungen ist nicht bekannt.

KRANKHEITEN, DIE DAS VASOPRESSINSYSTEM BETREFFEN

Diabetes insipidus (DI) DI ist eine Krankheit, bei der die renale Resorption von Wasser verschlechtert ist. Dies ist entweder durch eine inadäquate Vasopressinsekretion aus der Neurohypophyse (zentraler oder kranialer DI) oder durch eine insuffiziente renale Antwort auf Vasopressin (nephrogener DI) bedingt. In sehr seltenen Fällen kann DI durch einen abnorm hohen Vasopressinabbau durch zirkulierende Vasopressinasen verursacht werden (Durr et al., 1987). Eine Schwangerschaft kann einen zentralen und/oder nephrogenen DI verstärken bzw. manifest werden lassen, indem die Vasopressinase-Plasmakonzentration erhöht und die renale Sensitivität gegenüber Vasopressin erniedrigt wird. Patienten mit einem DI scheiden große Volumina (mehr als 30 ml/kg pro Tag) verdünnten Urins (< 200 mOsm/kg) aus und sind, wenn ihr Durst-Mechanismus normal funktioniert, polydipsisch. Im Gegensatz zu dem süßen Urin, den Patienten mit Diabetes mellitus ausscheiden, ist der Urin von Patienten mit DI geschmacklos, daher der Name insipidus. Glücklicherweise ist der Urin-Geschmackstest für DI, den Willis im 17. Jahrhundert erfunden hat, durch andere Verfahren ersetzt worden. Die einfachste Untersuchung ist, ob der Patient nach einer Periode sorgsam kontrollierten Flüssigkeitsentzugs in der Lage ist, das Urinvolumen zu vermindern und die Osmolalität des Urins zu erhöhen. Zentraler DI kann vom nephrogenen DI durch die Gabe von Desmopressin unterschieden werden, das bei Patienten mit zentralem DI die Osmolalität des Urins erhöht, während es bei Patienten mit nephrogenem DI keinen oder nur einen geringen Effekt hat. DI kann von einer primären Polydipsie durch Bestimmung der Plasma-Osmolalität unterschieden werden, die niedrig bis niedrig-normal bei Patienten mit primärer Polydipsie ist, während sie bei Patienten mit DI hoch bis hoch-normal ist. Für eine ausführlichere Diskussion der diagnostischen Verfahrensweise, siehe Vokes and Robertson (1988).

Zentraler DI Kopfverletzungen im Bereich der Hypophyse und/oder des Hypothalamus, ob operativ oder traumatisch, können einen zentralen DI verursachen. Der postoperative zentrale DI kann vorübergehend, permanent oder triphasisch sein (auf die Erholung folgt der dauerhafte Rückfall) (Seckl and Dunger, 1992). Andere Ursachen sind Hypophysen- oder Hypothalamustumore, zerebrale Aneurysmen, ZNS-Ischämie und Hirninfiltrationen und -infektionen. Schließlich kann zentraler DI idiopathisch oder familiär bedingt sein. Familiärer zentraler DI ist normalerweise autosomal dominant (Chromosom 20) und ist mit Punktmutationen im Signalpeptid und VP-Neurophysin in Verbindung gebracht worden (siehe Abbildung 30.1), was zu Defekten bei Synthese, Prozessierung und Transport des Prä-Pro-Hormon-Komplexes führt (Raymond, 1994). Da familiärer zentraler DI autosomal dominant ist, muß das defekte Prä-Pro-Hormon, für das das mutierte Allel kodiert, auf gewisse Weise in die Synthese der Hormone eingreifen, für die das normale Allel kodiert.

Zentraler DI wird hauptsächlich mit antidiuretischen Peptiden behandelt, wobei Desmopressin das Peptid der Wahl ist. (Besprechung antidiuretischer Peptide in der Behandlung des zentralen DI siehe „Klinische Pharmakologie der Vasopressinpeptide" weiter unten). Für Patienten mit zentralem DI, die antidiuretische Peptide wegen unerwünschter Wirkungen oder allergischer Reaktionen nicht tolerieren, sind andere Behandlungsoptionen vorhanden. Chlorpropamid (125 - 500 mg täglich), ein oraler Sulfonylharnstoff, der die Wirkung kleiner Mengen oder Restmengen zirkulierenden Vasopressins verstärkt, führt bei mehr als der Hälfte der Patienten mit zentralem DI zu einer Verminderung des Urinvolumens und ist insbesondere bei Patienten mit partiellem zentralem DI wirksam, bei denen es die Wirkung geringer zirkulierender Vasopressinkonzentrationen verstärkt. Wenn die Polyurie mit Chlorpropamid alleine nicht ausreichend behandelt werden kann, führt die zusätzliche Gabe eines Thiaziddiuretikums (Kapitel 29) normalerweise zu einer adäquaten Reduktion des Urinvolumens. Carbamazepin (800 - 1000 mg täglich in aufgeteilten Dosen) und Clofibrat (1 - 2 g täglich in aufgeteilten Dosen) reduzieren ebenfalls das Urinvolumen bei Patienten mit zentralem DI. Die Langzeitbehandlung mit diesen Substanzen kann schwere unerwünschte Wirkungen induzieren, daher werden Carbamazepin und Clofibrat nur selten zur Behandlung des zentralen DI eingesetzt. Die antidiuretischen Mechanismen von Chlorpropamid, Carbamazepin und Clofibrat sind nicht klar. Diese Substanzen sind bei nephrogenem DI nicht wirksam, was darauf hindeutet, daß funktionelle V_2-Rezeptoren für die antdiuretische Wirkung nötig sind. Da Carbamazepin die Vasopressinsekretion hemmt, während Chlorpropamid die Vasopressinsekretion kaum beeinflußt, ist es wahrscheinlich, daß Carbamazepin und Chlorpropamid direkt auf die Niere einwirken und so die durch V_2-Rezeptoren vermittelte Antidiurese verstärken.

Nephrogener DI Der nephrogene DI kann durch Hyperkalziämie, Hypokaliämie, postobstruktive Niereninsuffizienz, Lithium und Demeclocyclin induziert werden. Bis zu einem Drittel der Patienten, die mit Lithium behandelt werden, können einen nephrogenen DI entwickeln. Da jedoch die Suizidrate manisch depressiver Patienten bei etwa 15% liegt, ist der nephrogene DI ein annehmbarer Nachteil solange der Patient uneingeschränkt Wasser zu sich nehmen kann. Der familiäre nephrogene wird X-gebunden rezessiv vererbt und durch Mutationen in dem Gen verursacht, das für den V_2-Rezeptor kodiert (ein Gen, das in der q28-Region des X-Chromosoms lokalisiert ist). Eine Reihe von Mutationen (*missense, nonsense* oder Rasterverschiebung) des V_2-Rezeptors sind bei Patienten mit nephrogenem DI identifiziert worden (bisher 24). Durch diese Mutationen entstehen Rezeptoren, die nicht in der Lage sind, den Liganden zu binden und/oder effektiv an die Adenylatcyclase zu binden (Raymond, 1994). Inzwischen ist ein Patient mit vererbtem, autosomalem, rezessivem, nephrogenem DI gefunden worden, bei dem es sich um einen zusammengesetzt Heterozygoten für zwei Mutationen in dem Gen handelt, das für Aquaporin-CD kodiert (Deen et al., 1994). Dieser Befund erbrachte nicht nur den Nachweis einer weiteren genetischen Ursache des nephrogenen DI, sondern weist auch darauf hin, daß Aquaporin-CD essentiell für die antidiuretische Wirkung von Vasopressin beim Menschen ist.

Obwohl die Hauptstütze der Behandlung des nephrogenen DI die Sicherstellung einer ausreichenden Wasseraufnahme ist, können auch Arzneimittel eingesetzt werden, um die Polyurie zu vermindern. Amilorid (Kapitel 29) blockiert die Aufnahme von Lithium durch den Natriumkanal in das Sammelrohrsystem und ist daher das Mittel der Wahl für den durch Lithium induzierten nephrogenen DI. Paradoxerweise verursachen Thiaziddiuretika eine Reduktion der Polyurie bei Patienten mit DI und werden häufig zur Behandlung des nephrogenen DI eingesetzt. Der Einsatz von Thiaziddiuretika bei Kleinkindern mit nephrogenem DI kann entscheidend sein, denn die unkontrollierte Polyurie kann die Kapazität der Flüssigkeitsaufnahme des Kindes überschreiten. Obwohl der antidiuretische Mechanismus der Thiazide bei DI nur unvollständig verstanden ist, sind die meisten Experten der Meinung, daß die natriuretische Wirkung der Thiazide eine wichtige Rolle spielt und daß die Verminderung des extrazellulären Flüssigkeitsvolumens essentiell für die Antidiurese ist. Immer dann, wenn das extrazelluläre Flüssigkeitsvolumen reduziert ist, erhöhen kompensatorische Mechanismen die Rückresorption von NaCl im proximalen Tubulus. Daraus resultiert eine Verminderung des Volumens, das in den distalen Tubulus ausgeschieden wird. Dementsprechend kann weniger freies Wasser gebildet werden – die Polyurie nimmt ab. Zusätzlich hemmen Thiaziddiuretika die NaCl-Rückresorption im distalen Konvolut, einer Region des Nephrons, die mit der Bildung des verdünnten Urins zu tun hat. Diese selektive Unterbrechung des renalen Verdünnungsmechanismus macht Thiaziddiuretika besonders wertvoll bei Störungen, die durch einen unangemessen verdünnten Urin gekennzeichnet sind. Der antidiuretische Effekt scheint parallel zu verlaufen mit der Fähigkeit der Thiazide, eine Natriurese zu verursachen. Die Arzneimittel werden in ähnlichen Dosen gegeben wie bei der Mobilisierung der Ödemflüssigkeit. Bei Patienten mit DI kann eine 50%ige Reduktion des Harnvolumens als Reaktion auf Thiaziddiuretika erwartet werden. Eine mäßige Einschränkung der Natrium-Aufnahme kann die antidiuretische Wirksamkeit der Thiazide verstärken.

Eine Reihe von Fallbeschreibungen berichten über die Wirksamkeit von Indomethacin bei der Behandlung des nephrogenen DI (Libber et al., 1986). Andere Prostaglandinsynthase-Inhibitoren (z. B. Ibuprofen) scheinen jedoch weniger wirksam zu sein. Der Wirkungsmechanismus von Indomethacin ist unklar, könnte aber eine Verminderung der glomerulären Fitrationsrate, eine Zunahme der medullären Osmolalität und/oder eine verstärkte proximale Flüssigkeitsrückresorption beinhalten (Seckl and Dunger, 1992). Da Prostaglandine die vasopressininduzierte Antidiurese bei Patienten mit einem wenigstens partiell intakten V_2-Rezeptorsystem abschwächen, kann ein Teil der antidiuretischen Antwort auf Indomethacin auch durch die Verstärkung der vasopressinwirkung auf die Hauptzellen des Sammelrohres bedingt sein.

Syndrom inadäquater ADH-Sekretion (SIADH)

SIADH ist eine Erkrankung mit verschlechterter Wasserexkretion, die von Hyponatriämie und Hypoosmolalität begleitet wird, die durch eine unangemessene Sekretion von Vasopressin verursacht werden. Zu den durch SIADH verursachten klinischen Symptomen der Plasma-Hypotonizität gehören Lethargie, Anorexie, Übelkeit/Erbrechen, Muskelkrämpfe, Koma, Krämpfe und Tod. Eine Vielzahl von Störungen kann SIADH induzieren (Zerbe et al., 1980). Dazu gehören Malignome, Lungenerkrankungen, ZNS-Verletzungen/Erkrankungen (Kopftrauma, Infektionen, Tumore), Allgemeinchirurgie und Arzneimittel (z. B. Cisplatin, Vinca-rosea-Alkaloide, Cyclophosphamid, Chloropropamid, Thiaziddiuretika, Phenothiazine, Carbamazepin, Clofibrat, Nikotin, Narkotika und trizyklische Antidepressiva). Bei einem Gesunden induziert die Erhöhung der Plasma-Vasopressinspiegel nicht *per se* die Plasma-Hypotonizität, da er, bedingt durch eine osmotisch induzierte Aversion gegen Flüssigkeit, das Trinken einstellt. Die Plasma-Hypotonität tritt demnach nur auf, wenn eine exzessive Flüssigkeitsaufnahme (oral oder intravenös) die unangemessene Sekretion von Vasopressin begleitet. Zu der Behandlung der Hypotonizität beim Einsetzen des SIADH gehört die Wasserrestriktion, die intravenöse Gabe hypertoner Salzlösung, Schleifendiuretika (die in die Konzentrierungsfähigkeit der Niere eingreift) und Arzneimittel, die die Fähigkeit von Vasopressin hemmen, die Wasserpermeabilität des Sammelrohres zu erhöhen. Für die Hemmung der Vasopressinwirkung am Sammelrohr ist Demeclocyclin die bevorzugte Substanz.

Obwohl Lithium die renalen Wirkungen des Vasopressins hemmen kann, ist es nur bei einem kleinen Teil der Patienten wirksam. Es hat einen geringen therapeutischen Index und kann zudem irreversible renale Schädigungen induzieren, wenn es chronisch eingesetzt wird. Daher sollte Lithium nur bei Patienten mit symptomatischer SIADH eingesetzt werden, die nicht mit anderen Mitteln zu kontrollieren sind oder bei denen Tetracycline kontraindiziert sind, wie z. B. Patienten mit Lebererkrankungen. Es ist wichtig zu betonen, daß die Mehrzahl der Patienten mit SIADH keine Behandlung braucht, da sich die plasmatischen Na⁺-Spiegel im Bereich von 125 bis 132 mM stabilisieren. Solche Patienten sind in der Regel asymptomatisch. Nur wenn eine symptomatische Hypotonizität entsteht – diese tritt grundsätzlich immer dann auf, wenn die plasmatischen Na⁺-Spiegel unter 120 mM fallen – sollte eine Therapie mit Demeclocyclin (in Deutschland nicht im Handel, Anm. d. Hrsg.) begonnen werden. Da die Hypotonizität die Symptome verursacht (durch einen Influx von Wasser in die Zellen mit daraus resultierender zerebraler Schwellung), ist das Therapieziel die Erhöhung der Plasma-Osmolalität in Richtung normal. Für eine umfassendere Beschreibung der Diagnose und Therapie von SIADH, siehe Kovacs and Robertson (1992).

Andere wasserspeichernde Zustände Bei Patienten mit chronischer Herzinsuffizienz, Leberzirrhose und nephrogenem Syndrom ist das effektive Blutvolumen oft reduziert (die Flüssigkeit lagert extravasal), und die Hypovolämie wird häufig durch den freizügigen Einsatz von Diuretika bei solchen Patienten verschärft. Da die Hypovolämie die Vasopressinfreisetzung stimuliert, können die Patienten durch die vasopressinvermittelte Wasserretention hyponatriämisch werden. Die Entwicklung potenter, oral wirksamer V_2-Rezeptor-Antagonisten und spezifischer Inhibitoren der Wasserkanäle im Sammelrohr wären eine wirksame therapeutische Strategie, nicht nur bei Patienten mit SIADH, sondern auch bei dem viel häufigeren Vorkommen von Hyponatriämie bei Patienten mit den oben genannten Erkrankungen.

KLINISCHE PHARMAKOLOGIE DER VASOPRESSINPEPTIDE

Therapeutischer Einsatz Mehrere antidiuretische Peptide sind für den klinischen Einsatz in den USA und anderen Ländern erhältlich: (1) Vasopressin (synthetisches 8-L-Arginin-Vasopressin) ist als sterile, wässrige Lösung erhältlich. Es kann subkutan, intramuskulär oder intranasal verabreicht werden. (2) Lypressin (synthetisches 8-Lysin-Vasopressin) wird als wässriges Nasenspray angeboten. (3) Desmopressinacetat ist als Tablette oder als sterile, wässrige Lösung erhältlich, die in Ampullen für intravenöse oder subkutane Injektion und in Sprayflaschen für die intranasale Applikation abgepackt ist, (4) Terlipressinacetat als Injektionslösung. Extrakte aus Hypophysenhinterlappen oder Vasopressintannat in Öl sind nicht mehr kommerziell erhältlich. Der therapeutische Einsatz von Vasopressin und seinen Verwandten kann in Abhängigkeit vom betroffenen Vasopressinrezeptor in zwei Hauptkategorien eingeteilt werden.

Durch V_1-Rezeptoren vermittelte therapeutische Anwendungen basieren auf der Grundlage, daß V_1-Rezeptoren Kontraktionen der gastrointestinalen und vaskulären glatten Muskulatur verursachen. Eine durch V_1-Rezeptoren vermittelte Kontraktion der gastrointestinalen glatten Muskulatur ist nützlich, um einen postoperativen Ileus und abdominale Blähungen zu behandeln. Auch werden damit vor einer abdominalen Röntgenaufnahme intestinale Gase verteilt, um störende Gasschatten zu vermeiden. Die durch V_1-Rezeptoren vermittelte Vasokonstriktion der arteriellen Gefäße des Splanchnikus reduziert den Blutfluß zum Pfortaderkreislauf und schwächt dadurch den Druck und Blutungen in ösophagialen Varizen ab. Obwohl die endoskopische Sklerosierung das Mittel der Wahl bei blutenden ösophagialen Varizen ist, können V_1-Rezeptor-Agonisten zur Notfallbehandlung eingesetzt werden, bis eine Endoskopie durchgeführt werden kann. Die gleichzeitige Gabe von Nitroglycerin und Vasopressin hebt Berichten zufolge die kardiotoxischen Wirkungen von Vasopressin auf, während gleichzeitig die nützlichen Wirkungen auf den Splanchnikus verstärkt werden (Gimson et al., 1986). V_1-Rezeptor-Agonisten können auch während abdominaler chirurgischer Eingriffe bei Patienten mit portaler Hypertonie eingesetzt werden, um das Risiko von Hämorrhagien während des Eingriffs zu verringern. Schließlich reduziert die durch V_1-Rezeptoren vermittelte Vasokonstriktion des gastrischen Gefäßbettes Blutungen bei akuter hämorrhagischer Gastritis (Peterson, 1989). 8-Arginin-Vasopressin sollte bei allen über V_1-Rezeptoren vermittelten Indikationen eingesetzt werden. Terlipressin scheint bei Blutungen ösophagialer Varizen wirksam zu sein und im Vergleich zu Vasopressin weniger unerwünschte Wirkungen zu verursachen (Soederlund, 1993).

Über V_2-Rezeptoren vermittelte therapeutische Anwendungen basieren auf der Grundlage, daß V_2-Rezeptoren eine Wasserretention und pro-koagulatorische Effekte verursachen. Der zentrale DI, nicht jedoch der nephrogene DI kann mit V_2-Rezeptor-Agonisten behandelt werden. Polyurie und Polydipsie lassen sich so normalerweise gut kontrollieren. Manche Patienten zeigen einen vorübergehenden DI (z. B. bei Kopfverletzungen oder chirurgischen Eingriffen im Bereich der Hypophyse). Die meisten Patienten müssen jedoch lebenslang therapiert werden. Intranasal verabreichtes Desmopressin ist für die große Mehrzahl der Patienten das Mittel der Wahl. Zahlreiche klinische Studien (Robinson, 1976; Cobb et al., 1978) haben gezeigt, daß Desmopressin sowohl bei Erwachsenen als auch bei Kindern wirksam ist und wenige unerwünschte Wirkungen verursacht. Die Wirkdauer einer einzelnen intranasalen Dosis liegt zwischen sechs und 20 Stunden. Die zweimal tägliche Gabe hat sich bei den meisten Patienten als wirkungsvoll erwiesen. Es gibt eine beträchtliche Variabilität der intranasalen Desmopressindosis, die nötig ist, um normale Urinvolumina zu erhalten, so daß die Dosierung individuell angepaßt werden muß. Der normale Dosisbereich bei Erwachsenen liegt im Bereich von 10 - 40 µg täglich, entweder als Einzeldosis oder verteilt auf zwei oder drei Gaben. Im Hinblick auf die hohen Kosten dieses Arzneimittels und die Notwendigkeit, eine Wasserintoxikation zu vermeiden, sollte die minimal nötige Menge bestimmt werden. Die Inititaldosis kann 2,5 µg/ml betragen. Zunächst sollte die Therapie darauf gerichtet sein, die Nykturie zu kontrollieren. Eine äquivalente oder höhere Morgendosis kontrolliert bei den meisten Patienten die Polyurie bei Tage, obwohl gelegentlich eine dritte

Dosis am Nachmittag nötig werden kann. Bei manchen Patienten verhindern eine chronisch allergische Rhinitis oder andere nasale Pathologien die zuverlässige Resorption des Peptids nach nasaler Gabe. Bei solchen Patienten ist die subkutane Gabe von 1 - 2 µg Desmopressin täglich ratsam. Hier wäre eine orale Darreichungsform von Desmopressin vorteilhaft, und europäische Studien haben gezeigt, daß die orale Gabe von 10- bis 20mal höheren Dosen als intranasal verabreicht, zu adäquaten Desmopressin-Plasmakonzentrationen und einer Kontrolle der Polyurie führt (Fjellestad-Paulsen et al., 1993).

Lypressin-Nasenspray kann ebenfalls zur Behandlung des zentralen DI eingesetzt werden. Jedoch ist die Wirkdauer von Lypressin kurz (vier bis sechs Stunden), was im Vergleich zu Desmopressin ein Nachteil ist. Lypressin kann wie Vasopressin über V_1-Rezeptoren vermittelte unerwünschte Wirkungen induzieren. Trotzdem bietet Lypressin eine Alternative für Patienten, die gegenüber Desmopressin refraktär sind oder auf Desmopressin mit Nebenwirkungen reagieren. 8-Arginin-Vasopressin hat wegen seiner kurzen Wirkdauer und der über den V_1-Rezeptor vermittelten unerwünschten Wirkungen keine oder nur minimale Bedeutung in der Langzeitbehandlung des DI. Vasopressin kann als Alternative zu Desmopressin in der initialen Diagnostik bei Patienten eingesetzt werden, bei denen ein DI vermutet wird. Es kann ebenfalls bei Patienten mit Kopftrauma oder nach chirurgischem Eingriff zur Kontrolle der Polyurie eingesetzt werden. Unter diesen Umständen kann die Polyurie vorübergehend sein, so daß langwirksame Substanzen eine Wasserintoxikation verursachen können.

Eine zusätzliche über V_2-Rezeptoren vermittelte therapeutische Indikation für Desmopressin sind Blutgerinnungsstörungen (David, 1993). Bei den meisten Patienten mit dem Typ I von-Willebrands-Syndrom (*von Willebrand disease*, vWD) erhöht Desmopressin den von-Willebrand-Faktor und verkürzt die Blutungszeit. Jedoch ist Desmopressin wirkungslos bei manchen Patienten mit Subtypen des Typ I vWD und bei Patienten mit Typ IIa, IIb und III vWD. Tatsächlich verursacht Desmopressin bei Typ-IIb-Patienten eine ausgeprägte, vorübergehende Thrombozytopenie. Desmopressin erhöht auch die Faktor-VIII-Spiegel bei Patienten mit mäßig schwerer Hämophilie A. Desmopressin ist nicht indiziert bei schwerer Hämophilie A, bei Patienten mit Hämophilie B oder bei Patienten mit Faktor-VIII-Antikörpern. Desmopressin wird zur Behandlung von Gerinnungsstörungen eingesetzt, die durch eine Urämie verursacht werden (Mannucci et al., 1983). Bei Patienten mit Niereninsuffizienz verkürzt Desmopressin die Blutungszeit und erhöht die Aktivität von Faktor VIII, Faktor-VIII-verwandtem Antigen und des Ristocetin-Kofaktors. Es induziert auch das Auftreten größerer Multimere der von-Willebrand-Faktoren. Die Reaktion eines Patienten auf Desmopressin sollte zur Zeit der Diagnose oder ein bis zwei Wochen vor dem gewünschten Eingriff erfolgen, um die Zunahme des Faktor VIII oder des von-Willebrand-Faktors abzuschätzen. Die intravenöse Gabe einer Dosis von 0,3 µg/kg Desmopressin erhöht Faktor VIII und von-Willebrand-Faktor für mehr als sechs Stunden. Desmopressin kann abhängig von der klinischen Antwort und dem Schweregrad der Blutung in 12- bis 24-Stunden-Intervallen gegeben werden. Normalerweise tritt nach einigen Tagen eine Tachyphylaxie auf (bedingt durch die Erschöpfung der Speicher des von-Willebrand-Faktors und Faktor VIII). Dies reduziert die Einsatzmöglichkeit von Desmopressin auf die präoperative Vorbereitung, postoperative Blutungen, auf exzessive Menstruationsblutung und auf Notfallsituationen. Desmopressin wird bei Patienten mit Blutungen und Niereninsuffizienz verordnet.

Eine andere über V_2-Rezeptoren vermittelte Indikation für Desmopressin ist die primäre Enuresis nocturna bei Kindern (Sukhai, 1993). Hierbei sollte Desmopressin nur intranasal verabreicht werden und kann alleine oder in Kombination mit Verhaltenskonditionierung eingesetzt werden. Schließlich führt Desmopressin zu einer Verminderung der Kopfschmerzen nach einer Lumbalpunktion, vermutlich indem es eine Wasserretention verursacht und dadurch die schnelle Flüssigkeitgleichgewichtseinstellung im ZNS ermöglicht.

Pharmakokinetik Nach oraler Gabe von Vasopressin, Lypressin und Desmopressin werden diese schnell durch Trypsin inaktiviert, das die Peptidbindung zwischen Aminosäure 8 und 9 spaltet. Die Inaktivierung durch Peptidasen in verschiedenen Geweben (insbesondere Leber und Nieren) führt zu einer Plasma-Halbwertszeit von Vasopressin zwischen 17 und 35 Minuten. Die Plasma-Halbwertszeit von Desmopressin hat zwei Komponenten: eine schnelle Komponente von 6,5 - 9 Minuten und eine langsame Komponente von 30 - 117 Minuten.

Toxizität, unerwünschte Wirkungen, Kontraindikationen, Arzneimittelinteraktionen Die meisten unerwünschten Wirkungen werden durch die V_1-Rezeptor-Wirkung auf die vaskuläre und gastrointestinale glatte Muskulatur vermittelt. Dementsprechend sind solche unerwünschten Wirkungen bei Desmopressin sehr viel weniger häufig und weniger schwerwiegend als nach Vasopressin oder Lypressin. Nach Injektion einer hohen Dosis Vasopressin wird gewöhnlich eine ausgeprägte Gesichtsblässe als Ergebnis der kutanen Vasokonstriktion beobachtet. Bei einer erhöhten intestinalen Aktivität ist das Auftreten von Übelkeit, Aufstoßen, Krämpfen und Defäkationsdrang wahrscheinlich. Am bedrohlichsten ist jedoch die Wirkung auf den Koronarkreislauf. Vasopressin und Lysopressin sollten nur mit geringer Dosierung und mit extremer Vorsicht bei Patienten eingesetzt werden, die vaskuläre Erkrankungen aufweisen, insbesondere bei Koronar-Patienten. Zu weiteren kardialen Komplikationen gehören Arrhythmien und ein vermindertes Herzminutenvolumen. Periphere Vasokonstriktion und Gangrän können bei Patienten auftreten, die hohe Dosen Vasopressin erhalten.

Die wichtigste Nebenwirkung, die durch V_2-Rezeptoren vermittelt wird, ist die Wasserintoxikation. Diese kann bei Desmopressin, Lypressin und Vasopressin auftreten. Im Hinblick darauf können Carbamazepin, Chlorpropamid und NSAIDs die antidiuretische Wirkung dieser Peptide potenzieren. Desmopressin, Lypressin und Vasopressin sollten sehr vorsichtig bei Krankheiten eingesetzt werden, bei denen eine schnelle Zunahme des extrazellulären Wassers ein Risiko bedeutet (z. B. bei KKH, Hypertonie, Herzinsuffizienz). Diese Substanzen sollten auch nicht bei Patienten mit akutem Nierenversagen eingesetzt werden. Es ist zudem von größter Bedeutung, daß diese Peptide nicht bei Patienten mit primärer oder psychogener Polydipsie gegeben werden, da hier eine schwere hypotone Hyponatriämie entstehen würde.

Allergische Reaktionen von Urtikaria bis zur Anaphylaxie können bei Behandlung mit Desmopressin, Lypressin oder Vasopressin auftreten. Die intranasale Gabe kann lokale unerwünschte Wirkungen wie Ödeme, Narbenbildung, Rhinorrhoe, Kongestion, Irritationen, Pruritus und Ulzerationen im Nasengang hervorrufen.

AUSBLICK

Die Entwicklung potenter aquaretischer Substanzen, also von Substanzen, die die Ausscheidung von freiem Wasser induzieren, wäre von beträchtlichem Nutzen bei Patienten mit einer Wasserretention bei Herzinsuffizienz, Leberzirrhose, nephrotischem Syndrom oder SIADH. Zumindest drei pharmakologische Herangehensweisen könnten genutzt werden, um eine Wasserdiurese (Aquarese) zu induzieren: (1) direktes Hemmen der Wasserkanäle im Sammelrohr, (2) Behinderung der Vasopressinsekretion aus der Neurohypophyse und (3) Blockade der V_2-Rezeptoren. Mit der Klonierung und Expression von Aquaporin-CD (Fushimi et al., 1993) wurde ein Haupthindernis in der Entwicklung selektiver Inhibitoren der Wasserkanäle im Sammelrohr überwunden. In Bezug auf die Hemmung der Vasopressinsekretion haben einige Studien beim Menschen gezeigt, daß es möglich ist, die Vasopressinfreisetzung mit einem κ-Rezeptor-Agonist wie E2078 zu hemmen. Dabei handelt es sich um ein stabiles Analogon von Dynorphin-A (Ohnishi et al., 1994). Am vielversprechendsten ist jedoch die Entdeckung des potenten, oral wirksamen V_2-Rezeptor-Antagonisten OPC-31260 (Yamamura et al., 1992). Ohnisihi und Mitarbeiter (1993) konnten zeigen, daß OPC-31260 beim Menschen eine Wasserdiurese auslöst. Die Substanz befindet sich in Japan in klinischer Untersuchung. Es ist anzunehmen, daß in nicht allzu ferner Zukunft sichere und wirksame Behandlungsmöglichkeiten hypotoner, hyponatriämischer Störungen für den klinischen Einsatz zur Verfügung stehen.

Zweifellos werden in den nächsten Jahren klinische Studien mit den neu entwickelten nicht-peptidalen V_1-Rezeptor-Antagonisten sowohl bei Gesunden als auch bei Patienten mit Herzinsuffizienz, Hypertonie und bei Patienten mit bestimmten vaskulären Erkrankungen durchgeführt werden. Diese Studien werden unser Verständnis der physiologischen und pathophysiologischen Rolle von Vasopressin beim Menschen erweitern und könnten zu neuen Therapien einiger kardiovaskulärer Erkankungen führen.

LITERATUR

Abboud, F.M., Floras, J.S., Aylward, P.E., Guo, G.B., Gupta, B.N., and Schmid, P.G. Role of vasopressin in cardiovascular and blood pressure regulation. *Blood Vessels*, **1990**, *27*:106—115.

Archer, R. Neurohypophysial peptide systems: processing machinery, hydroosmotic regulation, adaptation and evolution. *Regul. Pept.*, **1993**, *45*:1—13.

Aki, Y., Tamaki, T., Kiyomoto, H., He, H., Yoshida, H., Iwao, H., and Abe, Y. Nitric oxide may participate in V_2 vasopressin-receptor-mediated renal vasodilation. *J. Cardiovasc. Pharmacol.*, **1994**, *23*:331—336.

Birnbaumer, M., Seibold, A., Gilbert, S., Ishido, M., Barberis, C., Antaramian, A., Brabet, P., and Rosenthal, W. Molecular cloning of the receptor for human antidiuretic hormone. *Nature*, **1992**, *357*:333—335.

Breit, S.N., and Green, I. Modulation of endothelial cell synthesis of von Willebrand factor by mononuclear cell products. *Haemostasis*, **1988**, *18*:137—145.

Breslow, E. Structure and folding properties of neurophysin and its peptide complexes: biological implications. *Regul. Pept.*, **1993**, *45*:15—19.

Burnatowska-Hledin, M., and Spielman, W. Vasopressin V_1 receptors on the principal cells of the rabbit cortical collecting tubule. *J. Clin. Invest.*, **1989**, *83*:84—89.

Cobb, W., Spare, S., and Reichlin, S. Neurogenic diabetes insipidus: management with dDAVP (1-desamino-8-D arginine vasopressin). *Ann. Intern. Med.*, **1978**, *88*:183—188.

Cogan, E., and Abramow, M. Inhibition by lithium of the hydroosmotic action of vasopressin in the isolated perfused cortical collecting tubule of the rabbit. *J. Clin. Invest.*, **1986**, *77*:1507—1514.

Cridland, R.A., and Kasting, N.W. A critical role for central vasopressin in regulation of fever during bacterial infection. *Am. J. Physiol.*, **1992**, *263*:R1235—R1240.

Cunningham, E., Jr., and Sawchenko, P. Reflex control of magnocellular vasopressin and oxytocin secretion. *Trends Neurosci.*, **1991**, *14*:406—411.

Cushing, H. The reaction to posterior pituitary extract (pituitrin) when introduced into the cerebral ventricles. *Proc. Natl. Acad. Sci. U.S.A.*, **1991**, *17*:163—170.

Dantzer, R., and Bluthé, R.M. Vasopressin and behavior: from memory to olfaction. *Regul. Pept.*, **1993**, *45*:121—125.

David, J.L. Desmopressin and hemostasis. *Regul. Pept.*, **1993**, *45*:311—317.

Deen, P., Verdijk, M., Knoers, N., Wieringa, B., Monnens, L., van Os, C.H., and Oost, B. Requirement of human renal water channel aquaporin-2 for vasopressin-dependent concentration of urine. *Science*, **1994**, *264*:92—95.

Durr, J., Hoggard, J., Hunt, J., and Schrier, R. Diabetes insipidus in pregnancy associated with abnormally high circulating vasopressinase activity. *N. Engl. J. Med.*, **1987**, *316*:1070—1074.

du Vigneaud, V., Gish, D., and Katsoyannis, P. A synthetic preparation possessing biological properties associated with arginine vasopressin. *J. Am. Chem. Soc.*, **1954**, *76*:4751—4752.

Edwards, R., Trizna, W., and Kinter, L. Renal microvascular effects of vasopressin and vasopressin antagonists. *Am. J. Physiol.*, **1989**, *256*:F274—F278.

Fjellestad-Paulsen, A., Paulsen, O., d'Agay-Abensour, L., Lundin, S., and Czernichow, P. Central diabetes inspidus: oral treatment with dDAVP. *Regul. Pept.*, **1993**, *45*:303—307.

Fushimi, K., Uchida, S., Hara, Y., Hirata, Y., Marumo, F., and Sasaki, S. Cloning and expression of apical membrane water channel of rat kidney collecting tubule. *Nature*, **1993**, *361*:549—552.

Gash, D., Herman, J., and Thomas, G. Vasopressin and animal behavior. In, *Vasopressin: Principles and Properties*. (Gash, D.M., and Boer, G.J., eds.) Plenum Press, New York, **1987**, pp. 517—547.

Gimson, A., Westaby, D., Hegarty, J., Watson, A., and Williams, R. A randomized trial of vasopressin and vasopressin plus nitroglycerin in the control of acute variceal hemorrhage. *Hepatology*, **1986**, *6*:410—413.

Goldberg, H., Clayman, P., and Skorecki, K. Mechanism of Li inhibition of vasopressin-sensitive adenylate cyclase in cultured renal epithelial cells. *Am. J. Physiol.*, **1988**, *255*:F995—F1002.

Hirsch, A.T., Majzoub, J.A., Ren, C.J., Scales, K.M., and Creager, M.A. Contribution of vasopressin to blood pressure regulation during hypovolemic hypotension in humans. *J. Appl. Physiol.*, **1993**, *75*:1984—1988.

Holtzman, E.J., and Ausiello, D.A. Nephrogenic diabetes insipidus: causes revealed. *Hosp. Pract.*, **1994**, March 15:89—104.

Inaba, K., Umeda, Y., Yamane, Y., Urakami, M., and Inada, M. Characterization of human platelet vasopressin receptor and the relation between vasopressin-induced platelet aggregation and vasopressin binding to platelets. *Clin. Endocrinol.*, **1988**, *29*:377—386.

Insel, T.R., Winslow, J.T., Williams, J.R., Hastings, N., Shapiro, L.E., and Carter, C.S. The role of neurohypophyseal peptides in the central mediation of complex social processes—-evidence from comparative studies. *Regul. Pept.*, **1993**, *45*:127—131.

Jard, S., Gaillard, R., Guillon, G., Marie, J., Schoenenberg, P., Muller, A., Manning, M., and Sawyer, W. Vasopressin antagonists allow demonstration of a novel type of vasopressin receptor in the rat adenohypophysis. *Mol. Pharmacol.*, **1986**, *30*:171—177.

Jolles, J. Vasopressin and human behavior. In, *Vasopressin: Principles and Properties*. (Gash, D.M., and Boer, G.J., eds.) Plenum Press, New York, **1987**, pp. 549—578.

Kasting, N.W. Criteria for establishing a physiological role for brain peptides. A case in point: the role of vasopressin in thermoregulation during fever and antipyresis. *Brain Res. Rev.*, **1989**, *14*:143—153.

Keppens, S., and De Wulf, H., The activation of liver glycogen phosphorylase by vasopressin. *FEBS Lett.*, **1975**, *51*:29—32.

Kinter, L.B., Caltabiano, S., and Huffman, W.F. Anomalous antidiuretic activity of antidiuretic hormone antagonists. *Biochem. Pharmacol.*, **1993**, *45*:1731—1737.

Knepper, M.A., and Nielsen, S. Kinetic model of water and urea permeability regulation by vasopressin in collecting duct. *Am. J. Physiol.*, **1993**, *265*:F214—F224.

Kovacs, L., and Robertson, G.L. Syndrome of inappropriate antidiuresis. *Endocrinol. Metab. Clin. North Am.*, **1992**, *21*:859—875.

László, F.A., László, F., Jr., and De Wied, D. Pharmacology and clinical perspectives of vasopressin antagonists. *Pharmacol. Rev.*, **1991**, *43*:73—108.

Legros, J.J., Ansseau, M., and Timsit-Berthier, M. Neurohypophyseal peptides and psychiatric diseases. *Regul. Pept.*, **1993**, *45*:133—138.

Leng, G., Dyball, R.E., Luckman, S.M. Mechanisms of vasopressin secretion. *Horm. Res.*, **1992**, *37*:33—38.

Liard, J.F., Deriaz, O., Schelling, P., and Thibonnier, M. Cardiac output distribution during vasopressin infusion or dehydration in conscious dogs. *Am. J. Physiol.*, **1982**, *243*:H663—H669.

Libber, S., Harrison, H., and Spector, D. Treatment of nephrogenic diabetes insipidus with prostaglandin synthesis inhibitors. *J. Pediatr.*, **1986**, *108*:305—311.

Lolait, S., O'Carroll, A.M., McBride, O.W., Konig, M., Morel, A., and Brownstein, M.J. Cloning and characterization of a vasopressin V2 receptor and possible link to nephrogenic diabetes insipidus. *Nature*, **1992**, *357*:336—339.

Manning, M., Chan, W.H., and Sawyer, W.Y. Design of cyclic and linear peptide antagonists of vasopressin and oxytocin: current status and future directions. *Regul. Pept.*, **1993**, *45*:279—283.

Manning, M., and Sawyer, W.H. Discovery, development, and some uses of vasopressin and oxytocin antagonists. *J. Lab. Clin. Med.*, **1989**, *114*:617—632. [Published erratum in *J. Lab. Clin. Med.*, **1990**, *115*:530. (Corrections to structure of vasopressin; headings in Table VII; and heading in text, p. 624.)]

Mannucci, P.M., Remuzzi, G., Pusineri, F., Lombardi, R., Valsecchi, C., Mecca, G., and Zimmerman, T.S. Deamino-8-D-arginine vasopressin shortens the bleeding time in uremia. *N. Engl. J. Med.*, **1983**, *308*:8—12.

Morel, A., O'Carroll, A.M., Brownstein, M.J., and Lolait, S.J. Molecular cloning and expression of a rat Vla arginine vasopressin receptor. *Nature*, **1992**, *356*:523—526.

Nielsen, S., and Knepper, M.A. Vasopressin activates collecting duct urea transporters and water channels by distinct physical processes. *Am. J. Physiol.*, **1993**, *265*:F204—F213.

Ohnishi, A., Mihara, M., Yasuda, S., Tomono, Y., Hasegawa, J., and Tanaka, T. Aquaretic effect of the stable dynorphin-A analog E2078 in the human. *J. Pharmacol. Exp. Ther.*, **1994**, *270*:342—347.

Ohnishi, A., Orita, Y., Okahara, R., Fujihara, H., Inoue, T., Yamamura, Y., Yabuuchi, Y., and Tanaka, T. Potent aquaretic agent: a novel nonpeptide selective vasopressin 2 antagonist (OPC-31260) in men. *J. Clin. Invest.*, **1993**, *92*:2653—2659.

Peterson, W. Gastrointestinal bleeding. In, *Gastrointestinal Disease*. (Sleisenger, M.H., and Fordtran, J.S., eds.) W.B. Saunders Co., Philadelphia, **1988**, pp. 397—427.

Phillips, M.I. Functions of angiotensin in the central nervous system. *Annu. Rev. Physiol.*, **1987**, *49*:413—435.

Ramsey, T., and Cox, M. Lithium and the kidney: a review. *Am. J. Psychiatry*, **1982**, *139*:443—449.

Raymond, J.R. Hereditary and acquired defects in signaling through the hormone-receptor-G protein complex. *Am. J. Physiol.*, **1994**, *266*:F163—F174.

Renaud, L.W., and Bourque, C.P. Neurophysiology and neuropharmacology of hypothalamic magnocellular neurons secreting vasopressin and oxytocin. *Prog. Neurobiol.*, **1991**, *36*:131—169.

Robertson, G. Regulation of vasopressin secretion. In, *The Kidney: Physiology and Pathophysiology*, 2nd ed. (Seldin, D.W., and Giebisch, G., eds.) Raven Press, New York, **1992**, pp. l595—l613.

Robertson, G.L., Athar, S., and Shelton, K.L. Osmotic control of vasopressin function. In, *Disturbances in Body Fluid Osmolality*. (Andreoli, T.E., Grantham, J.J., and Rector, F.C., eds.) Bethesda, American Physiological Society, **1977**, p. 125.

Robinson, A.G. DDAVP in the treatment of central diabetes insipidus. *N. Engl. J. Med.*, **1976**, *294*:507—511.

Robinson, A.D., and Fitzsimmons, M.G. Vasopressin homeostasis: coordination of synthesis, storage and release. *Regul. Pept.*, **1993**, *45*:225—230.

Schafer, J., and Troutman, S. cAMP mediates the increase in apical membrane Na^+ conductance produced in rat CCD by vasopressin. *Am. J. Physiol.*, **1990**, *259*:F823—F831.

Schlondorff, D., and Levine, S. Inhibition of vasopressin-stimulated water flow in toad bladder by phorbol myristate acetate, dioctanoylglycerol, and RHC-80267. *J. Clin. Invest.*, **1985**, *76*:1071—1078.

Schwartz, J., Derdowska, I., Sobocinska, M., and Kupryszewski, G. A potent new synthetic analog of vasopressin with relative agonist specificity for the pituitary. *Endocrinology*, **1991**, *129*:1107—1109.

Seckl, J.R., and Dunger, D.B. Diabetes insipidus: current treatment recommendations. *Drugs*, **1992**, *44*:216—224.

Singer, I., and Rotenberg, D. Demeclocycline-induced nephrogenic diabetes insipidus. *Ann. Intern. Med.*, **1973**, *79*:679—683.

Snyder, H.M., Noland, T.D., and Breyer, M.D. cAMP-dependent protein kinase mediates hydrosmotic effect of vasopressin in collecting duct. *Am. J. Physiol.*, **1992**, *263*:C147—C153.

Soederlund, C. Terlipressin (glypressin) in the treatment of bleeding esophageal varices. State of the art. *Regul. Pept.*, **1993**, *45*:299—302.

Sonnenburg, W., and Smith, W. Regulation of cyclic AMP metabolism in rabbit cortical collecting tubule cells by prostaglandins. *J. Biol. Chem.*, **1988**, *263*:6155—6160.

Star, R.A., Nonoguchi, H., Balaban, R., and Knepper, M.A Calcium and cyclic adenosine monophosphate as second messengers for vasopressin in the rat inner medullary collecting duct. *J. Clin. Invest.*, **1988**, *81*:1879—1888.

Sukhai, R.N. Enuresis nocturna: long-term use and safety aspects of minrin (desmopressin) spray. *Regul. Pept.*, **1993**, *45*:309—310.

Thibonnier, M. Vasopressin and blood pressure. *Kidney Int.*, **1988**, *34 Suppl. 25*:552—556.

Thibonnier, M. Vasopressin agonists and antagonists. *Horm. Res.*, **1990**, *34*:124—128.

Thibonnier, M., Bayer, A.L., and Leng, Z. Cytoplasmic and nuclear signaling pathways of V_1-vascular vasopressin receptors. *Regul. Pept.*, **1993**, *45*:79—84.

Vokes, T., and Robertson, G. Disorders of antidiuretic hormone. *Endocrinol. Metab. Clin. North Am.*, **1988**, *17*:281—299.

Yamaki, M., Kusano, E., Tetsuka, T., Takeda, S., Homma, S., Murayama, N., and Asano, Y. Cellular mechanism of lithium-induced nephrogenic diabetes insipidus in rats. *Am. J. Physiol.*, **1991**, *261*:F505—F511.

Yamamura, Y., Ogawa, H., Chihara, T., Kondo, K., Onogawa, T., Nakamura, S., Mori, T., Tominaga, M., and Yabuuchi, Y. OPC-21268, an orally effective, nonpeptide vasopressin V_1 receptor antagonist. *Science*, **1991**, *252*:572—574.

Yamamura, Y., Ogawa, H., Yamashita, H., Chihara, T., Miyamoto, H., Nakamura, S., Onogawa, T., Yamashita, T., Hosokawa, T., Mori, T., Tominaga, M., and Yabuuchi, Y. Characterization of a novel aquaretic agent, OPC-31260, as an orally effective, nonpeptide vasopressin V_2 receptor antagonist. *Br. J. Pharmacol.*, **1992**, *105*:787—791.

You, G., Smith, C.P., Kanai, Y., Lee, W.S., Stelzner, M., and Hediger, M.A. Cloning and characterization of the vasopressin-regulated urea transporter. *Nature*, **1993**, *365*:844—847.

Zaoral, M., Kole, J., and Sorm, F. Amino acids and peptides. LXXI. Synthesis of 1-deamino-8-D-aminobutyrine-vasopressin, 1-deamino-8-D-lysine vasopressin, and 1-deamino-8-D-arginine vasopressin. *Coll. Czech. Chem. Commun.*, **1967**, *32*:1250—1257.

Zerbe, R., Stopes, L., and Robertson, G. Vasopressin function in the syndrome of inappropriate antidiuresis. *Annu. Rev. Med.*, **1980**, *31*:315—327.

31 RENIN UND ANGIOTENSIN

Edwin K. Jackson und James C. Garrison

In den frühen 70er Jahren wurde die Hemmung des Renin-Angiotensin-Systems nur bei Patienten für vernünftig erachtet, die unter einer Hypertonie mit gleichzeitig erhöhten Renin-Spiegeln litten. In den folgenden Jahren kam es jedoch zu einer enormen Erweiterung der klinischen Indikationen für eine pharmakologische Blockade des Renin-Angiotensin-Systems. Dies begann in den späten 70er Jahren mit der Entwicklung der ACE-Hemmer (Hemmer des angiotensin converting enzyme). Überraschenderweise zeigte sich, daß die ACE-Hemmer nicht nur bei Hypertonie-Patienten mit hohen Renin-Spiegeln, sondern auch bei vielen hypertensiven Patienten mit normaler Plasma-Renin-Aktivität wirksam waren. Später haben ACE-Hemmer weitverbreiteten Einsatz bei der chronischen Herzinsuffizienz, nach Myokardinfarkt und bei der diabetischen Nephropathie gefunden. Es ist wahrscheinlich, daß weitere Indikationen für Arzneimittel, die das Renin-Angiotensin-System beeinflussen, gefunden werden. Die Feststellung, daß das Renin-Angiotensin-System bedeutenden Anteil an der Pathophysiologie verschiedener weit verbreiteter Erkrankungen hat, hat zu großen Anstrengungen geführt, alle Einzelheiten des Renin-Angiotensin-Systems zu erforschen und neue Möglichkeiten der Hemmung dieses Systems zu entwickeln. Dies hat sich gerade in den letzten Jahren enorm ausgezahlt, indem das Wissen in Bezug auf das Renin-Angiotensin-System und pharmakologische Methoden zur Manipulation dieses Systems eindrucksvoll zugenommen haben. Das Ziel dieses Kapitels ist es, über den aktuellen Stand folgender Themen zu berichten: (1) Biochemie, molekulare und zelluläre Biologie und Physiologie des Renin-Angiotensin-Systems. (2) Pharmakologie der Substanzen, die das Renin-Angiotensin-System hemmen. (3) Klinische Wirksamkeit von Inhibitoren des Renin-Angiotensin-Systems. Die therapeutische Anwendung der Arzneimittel, die in diesem Kapitel behandelt werden, werden ebenfalls in den Kapiteln 32, 33 und 34 besprochen.

DAS RENIN-ANGIOTENSIN-SYSTEM

Geschichte 1898 entdeckten Tiegerstedt und Bergman, daß Extrakte von Nierengewebe eine pressorisch wirkende Substanz enthielten, die sie Renin nannten. Ihre Entdeckung hatte offensichtlich mit dem Zusammenhang zwischen der arteriellen Hypertonie und der Niere zu tun, der bereits 60 Jahre früher postuliert wurde. Jedoch weckte dies bis zum Jahr 1934 wenig Interesse. In diesem Jahr konnten Goldblatt und seine Kollegen überzeugend zeigen, daß es möglich war, bei Hunden durch Verengung der Nierenarterien eine dauerhafte Hypertonie auszulösen. 1940 berichteten Braun-Menéndez und seine Kollegen aus Argentinien und Page und Helmer aus den USA, daß es sich bei Renin um ein Enzym handelt, das auf Plasma-Protein-Substrate einwirkt und dadurch die Bildung der eigentlichen Pressorsubstanz katalysiert. Diese Pressorsubstanz ist ein Peptid, das von der ersten Gruppe *Hypertensin* und von der zweiten *Angiotonin* genannt wurde. Diese beiden Namen dauerten beinahe 20 Jahre fort, bis die Pressorsubstanz in *Angiotensin* umbenannt und das Renin-Substrat *Angiotensinogen* genannt wurde. In der Mitte der 50er Jahre wurden zwei Angiotensin-Formen erkannt, ein Decapeptid (Angiotensin I) und ein Octapeptid (Angiontensin II). Angiotensin II wird durch enzymatische Spaltung aus Angiotensin I gebildet. Das Enzym, das diese Umwandlung katalysiert, ist das *angiotensin converting enzyme*. Es wurde nachgewiesen, daß das Octapeptid die wirksamere Form ist. Durch die Synthese der Substanz im Jahre 1957 durch Schwyzer und Bumpus stand die Substanz für ausgedehnte Untersuchungen zur Verfügung (siehe Page and Bumpus, 1974; Skeggs, 1984).

Zu weiteren Fortschritten kam es 1958, als Gross vermutete, daß das Renin-Angiotensin-System an der Regulation der Aldosteronsekretion beteiligt ist. Es konnte schnell gezeigt werden, daß die Nieren bei dieser Regulation eine wichtige Rolle spielen, und daß winzige Mengen von synthetischem Angiotensin beim Menschen die Produktion von Aldosteron stimulieren. Weiterhin wurde erkannt, daß das Renin-Angiotensin-System als Mechanismus zur Stimulierung der Aldosteron-Synthese fungiert und eine wichtige physiologische Rolle in der homöostatischen Regulation des Blutdrucks und der Elektrolytzusammensetzung der Körperflüssigkeiten spielt.

In den frühen 70er Jahren wurden (oral nicht wirksame) Polypeptide entdeckt, die entweder die Bildung von Angiotensin II hemmten oder die Angiotensin-II-Rezeptoren blockierten. Experimentelle Studien mit diesen Inhibitoren offenbarten die physiologischen und pathophysiologischen Aufgaben des Renin-Angiotensin-Systems. Diese Entdeckungen führten zu der Entwicklung einer neuer und in weiten Bereichen wirksamen Klasse antihypertensiver Arzneimittel, den oral wirksamen ACE-Hemmern. Weitergehende experimentelle und klinische Studien mit ACE-Hemmern offenbarten zusätzliche Bedeutungen des Renin-Angiotensin-Systems in der Pathophysiologie von Hochdruck, Herzinsuffizienz, vaskulären Erkrankungen und Niereninsuffizienz. Dies wiederum führte zu verstärkten Anstrengungen, zusätzliche Arzneimittelklassen zu entwickeln, die das Renin-Angiotensin-System hemmen. Bei Patienten wurde beobachtet, daß Derivate der Imidazol-5-essigsäure die durch Angiotensin II induzierte Vasokonstriktion abschwächen (Furakawa et al., 1982). Zwei dieser Verbindungen, S-8307 und S-8308 wurden später als selektive und kompetitive Antagonisten der Angiotensin-II-Rezeptoren erkannt. Diese Verbindungen wurden schnell verbessert und führten zu Losartan (DuP 753), einem oral wirksamen, hoch selektiven und wirksamen, nicht-peptidartigen Angiotensin-II-Rezeptor-Antagonisten (Carini und Duncia, 1988). Losartan und eine Reihe weiterer Angiotensin-II-Rezeptor-Antagonisten sind inzwischen für den klinischen Einsatz zugelassen (Timmermans et al., 1993).

Überblick

Das Renin-Angiotensin-System ist ein wichtiger Bestandteil sowohl der kurz- als auch der langfristigen Mechanismen zur Regulation des arteriellen Blutdrucks. Faktoren, die den arteriellen Blutdruck verringern wie etwa die Verminderung des effektiven Blutvolumens (verursacht beispielsweise durch eine salzarme Diät, Diuretika, Blutverlust, Herzinsuffizienz, Leberzirrhose oder nephrotisches Syndrom) oder Verringerungen des peripheren Widerstands (verursacht beispielsweise durch Vasodilatatoren) aktivieren die Freisetzung von Renin aus den Nieren.

Renin ist ein Enzym, das die Bildung des Decaptids Angiotensin I aus Angiotensinogen (Renin-Substrat) katalysiert. Dieses Decapeptid wird dann durch ACE gespalten, wodurch das Octapeptid Angiotensin II entsteht. In Abbildung 31-1 sind die biochemischen Vorgänge des Renin-Angiotensin-Systems dargestellt.

Angiotensin II wirkt über verschiedene koordinierte Mechanismen, um den arteriellen Blutdruck in Richtung normal zu erhöhen. Das Peptid vermittelt über verschiedene Wege die Erhöhung des peripheren Widerstands und hat dadurch Anteil an der kurzfristigen Regulation des arteriellen Blutdrucks. Möglicherweise wichtiger ist die Fähigkeit von Angiotensin II, die Ausscheidung von Na^+ und Wasser zu hemmen. Hall et al. (1980) konnten zeigen, daß Angiotensin-II-induzierte Veränderungen der renalen Funktion angesichts großer Schwankungen der Na^+-Aufnahme über die Nahrung eine wichtige Rolle bei der langfristigen Stabilisierung des arteriellen Blutdrucks spielen. Wie bei der Beeinflussung des peripheren Widerstands gehören zu den renalen Wirkungen von Angiotensin II vielfältige, sich gegenseitig beeinflussende Mechanismen (siehe unten).

Bestandteile des Renin-Angiotensin-Systems

Renin Die Hauptdeterminante der Angiotensin-Produktion ist die Menge an Renin, die von der Niere freigesetzt wird. Synthese, Speicherung und Sekretion von Renin finden in den granulären, juxtaglomerulären Zellen statt, die in den Wänden der afferenten Arteriolen liegen, die in die Glomeruli eintreten.

Renin ist eine Aspartyl-Protease, die eine begrenzte Zahl von Substraten angreift. Ihr natürliches Hauptsubstrat ist ein zirkulierendes $α_2$-Globulin, das Angiotensinogen. Renin spaltet die Bindung zwischen den Resten 10 und 11 am Aminoterminus dieses Proteins, wodurch Angiotensin I entsteht. Die aktive Form von Renin ist ein Glykoprotein, das 340 Aminosäuren enthält. Es wird als Prä-Pro-Enzym (bestehend aus 406 Aminosäuren) gebildet und zu Pro-Renin, einer reifen, aber inaktiven Form des Proteins umgewandelt. Pro-Renin wird schließlich durch ein bisher nicht charakterisiertes Enzym aktiviert, das 43 Aminosäuren vom Aminoterminus des Pro-Renins entfernt. Ein Gen, das für Renin kodiert, wurde kloniert, und das rekombinante Enzym (des Menschen) ist kristallisiert und mit Hilfe von Röntgenstrahl-Zerlegung untersucht worden. Es hat wie andere Aspartyl-Proteasen eine zweilappige Struktur mit einer Spalte, die die aktive Stelle bildet (Imai et al., 1983; Inagami, 1989; Sielecki et al., 1989).

Renin und Pro-Renin werden in den juxtaglomerulären Zellen gebildet. Werden sie freigesetzt, zirkulieren sie im Blut. Die Konzentration von zirkulierendem Pro-Renin ist schätzungsweise 10fach größer als die des aktiven Enzyms. Die Halbwertszeit des zirkulierenden Renins beträgt etwa 15 min. Der physiologische Status des zirkulierenden Pro-Renins ist unklar. Eng verwandte Formen des Renins (Isorenin) werden in manchen anderen Geweben gebildet. Die Submaxillardrüse der Ratte enthält außerordentlich viel Renin und Pro-Renin, und Untersuchungen an diesem Gewebe haben wesentliche Informationen über Struktur und *processing* dieser Proteine geliefert.

Kontrolle der Reninsekretion (siehe Abbildung 31.2) Die Sekretion von Renin aus den juxtaglomerulären Zellen wird hauptsächlich über drei Wege kontrolliert. Zwei wirken lokal innerhalb der Niere, der dritte Weg wirkt über das zentrale Nervensystem (ZNS) und wird über die Noradrenalin-Freisetzung aus renalen noradrenergen Neuronen vermittelt.

Der erste intrarenale Mechanismus, der die Freisetzung von Renin kontrolliert, wird *Macula-densa-Weg* genannt (Abbildung 31.2, oben). Die Macula densa grenzt an die juxtaglomerulären Zellen und setzt sich aus speziellen, säulenförmigen Epithelzellen zusammen, die sich in der Wand des Anteils des kortikalen dicken aufsteigenden Schenkels befinden, der zwischen den afferenten und efferenten Arteriolen des Glomerulus verläuft (siehe Abbildung 29.1). Eine Veränderung der NaCl-Rückresorption durch die Macula densa führt zur Übertragung chemischer Signale zu nahegelegenen juxtaglomerulären Zellen, die die Freisetzung von Renin modifizieren. Die Zunahme des NaCl-Fluxes durch die Macula densa hemmt die Freisetzung von Renin, während die Abnahme des NaCl-Fluxes die Freisetzung von Renin stimuliert. Obwohl umstritten, könnten sowohl Adenosin (Itoh et al., 1985; Weihprecht et al., 1990) als auch die Prostaglandine (Gerber et al., 1981; Greenberg et al., 1993) an der chemischen Signalgebung des Macula-densa-Pfades beteiligt sein. Adenosin würde freigesetzt, wenn der NaCl-Transport zunimmt. Adenosin hemmt über einen A_1-Adenosin-Rezeptor die Freisetzung von Renin (Jackson, 1991). Die Prostaglandine würden dagegen bei Abnahme des NaCl-Transportes freigesetzt und die Freisetzung von Renin stimulieren (Jackson et al., 1982).

Obwohl eine Veränderung des NaCl-Transportes durch die Macula densa das Schlüsselereignis für die Modulation des Macula-densa-Weges ist, ist die Regulation dieses Weges stärker von der luminalen Konzentration von Cl^- als von Na^+ abhängig. Der NaCl-Transport in die Macula densa wird durch den Na^+-K^+-$2Cl^-$-Symporter vermittelt. Die halbmaximalen Konzentrationen von Na^+ und Cl^-, die für den Transport via Symporter benötigt werden, betragen 2 - 3 mEq/l bzw. 40 mEq/l. Da die luminale Na^+-Konzentration an der Macula densa gewöhnlich viel höher ist, als es für den halbmaximalen Transport erforderlich ist, haben die physiologischen Schwankungen der luminalen Na^+-Konzentrationen an der Macula densa kaum einen Einfluß auf die Freisetzung von Renin (der Symporter bleibt im Hinblick auf Na^+ gesättigt). Auf der anderen Seite haben physiologische Veränderungen der Cl^--Konzentration an der Macula densa einen enormen Einfluß auf die durch die Macula densa vermittelte Freisetzung von Renin (Lorenz et al., 1991).

Der zweite intrarenale Mechanismus zur Kontrolle der Freisetzung von Renin wird als *intrarenaler Barorezeptor-Weg* bezeichnet (Abbildung 31.2, Mitte). Zunahme und Abnahme des Blutdrucks in den präglomerulären Gefäßen hemmen bzw. stimulieren die Freisetzung von Renin. Als unmittelbarer Stimulus für die Sekretion wird eine Spannungsreduktion innerhalb der Wand der afferenten Arteriole angenommen. Zunahmen und Abnahmen des renalen Perfusionsdrucks könnte die Freisetzung renaler Prostaglandine hemmen bzw. stimulieren, die möglicherweise teilweise den intrarenalen Barorezeptor-Weg vermitteln (Data et al., 1878; Linas, 1984).

Der dritte Mechanismus, der als *β-adrenerger Rezeptor-Weg* bezeichnet wird (Abbildung 31.2 unten), wird über die Freisetzung von Norephinephrin aus postganglionären sympathischen Nervenendigungen geregelt. Die Aktivierung von $β_1$-Adrenozeptoren auf juxtaglomulären Zellen erhöht die Reninsekretion.

Der dritte Weg zur Regulation der Freisetzung von Renin ist in ein physiologisches Netzwerk eingebettet. Zunahmen der Renin-Sekretion steigern die Bildung von Angiotensin II, und

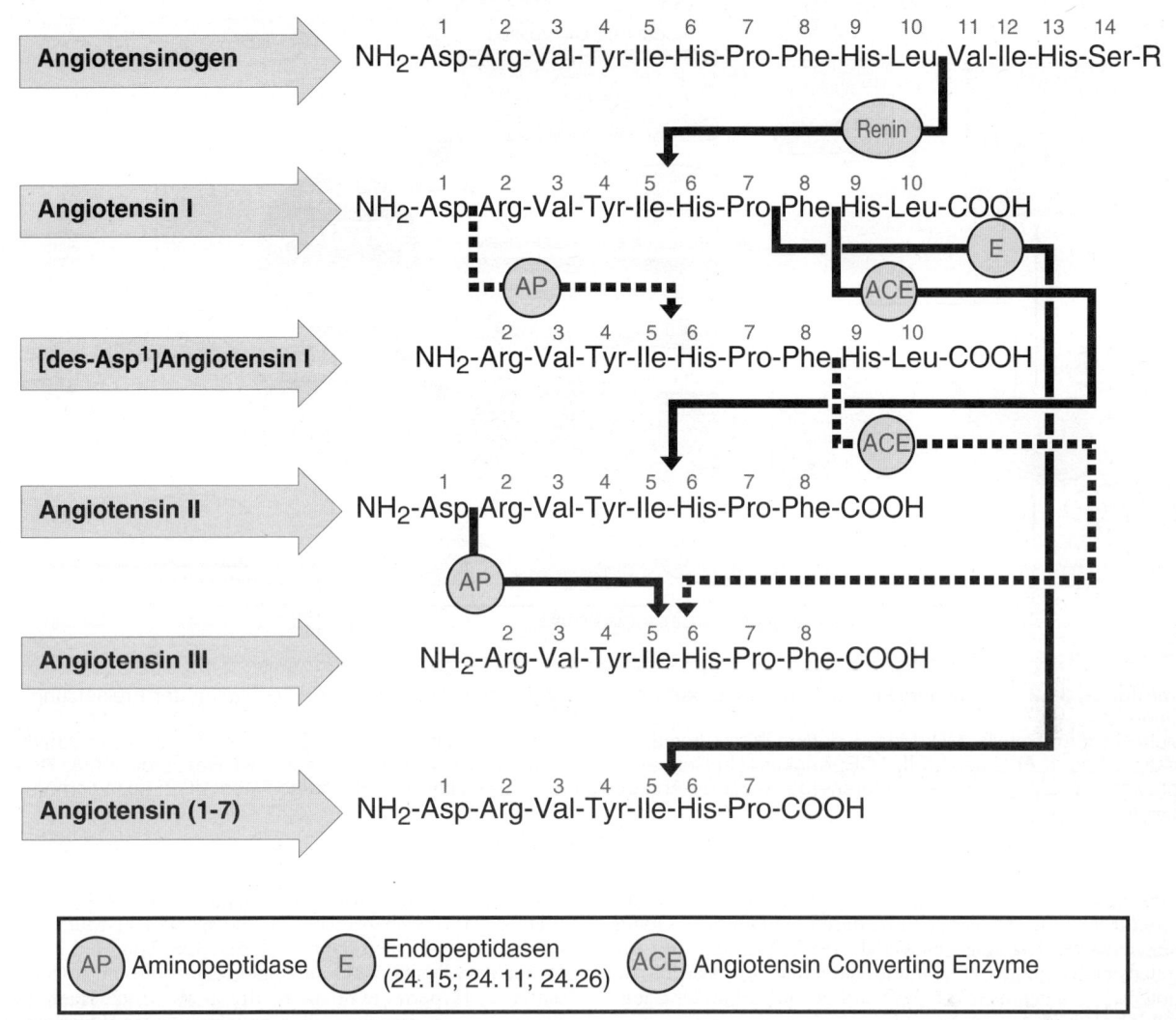

Abbildung 31.1 Bildung der Angiotensinpeptide.
Die dicken Pfeile zeigen den klassischen Weg, die gestrichelten Pfeile zeigen unbedeutendere Alternativwege. Die Strukturen der gezeigten Angiotensine entsprechen denen, die beim Menschen, Pferd, Ratte und Schwein gefunden wurden. Das Rind hat Valin in Position 5. Die N-terminale Sequenz des menschlichen Angiotensinogens ist beschrieben.

Angiotensin II stimuliert die Angiotensinsubtyp 1 (AT_1)-Rezeptoren auf juxtaglomerulären Zellen, die die Freisetzung von Renin zu hemmen. Dieses Rückkopplungssystem wird als *short-loop negative feedback mechanism* bezeichnet. Angiotensin II erhöht auch den arteriellen Blutdruck über die Stimulation der AT_1-Rezeptoren (siehe unten). Der Anstieg des Bludrucks hemmt die Freisetzung von Renin durch: (1) Aktivierung von Barorezeptoren, wodurch der renale Sympathikustonus vermindert wird, (2) Erhöhung des Drucks in den präglomerulären Gefäßen und (3) Verminderung der NaCl-Rückresorption im proximalen Tubulus (Druck-Natriurese), die das tubuläre Angebot von NaCl an der Macula densa erhöht. Die Hemmung der Freisetzung von Renin durch die durch Angiotensin II induzierte Zunahme des Blutdrucks wird *long-loop negative feedback mechanism* genannt.

Die physiologischen Wege, die die Freisetzung von Renin regulieren, können durch eine Reihe pharmakologischer Substanzen beeinflußt werden. Schleifendiuretika (Kapitel 29) stimulieren die Freisetzung von Renin teilweise durch Blockade der NaCl-Rückresorption an der Macula densa. Nicht-steroidale Antirheumatika (NSAR; Kapitel 27) hemmen die Bildung der Prostaglandine und vermindern dadurch die Freisetzung von Renin (Frölich et al., 1979). ACE-Hemmer, AT_1-Rezeptoren-Blocker und Renin-Inhibitoren unterbrechen sowohl den *short-loop-* als auch den *long-loop*-negativen Rückkopplungsmechanismus und erhöhen dadurch die Freisetzung von Renin. Im allgemeinen erhöhen Diuretika und Vasodilatatoren die Freisetzung von Renin durch Verminderung des arteriellen Blutdrucks. Zentral wirkende sympatholytische Arzneimittel wie auch β-adrenerge Rezeptor-Antagonisten vermindern die Freisetzung von Renin durch Hemmung des β-adrenergen Rezeptor-Weges.

Angiotensinogen Das Substrat für Renin ist Angiotensinogen, ein reichlich vorhandenes α_2-Globulin, das im Plasma zirkuliert. Der Aminoterminus ist der relevante Anteil des Pro-

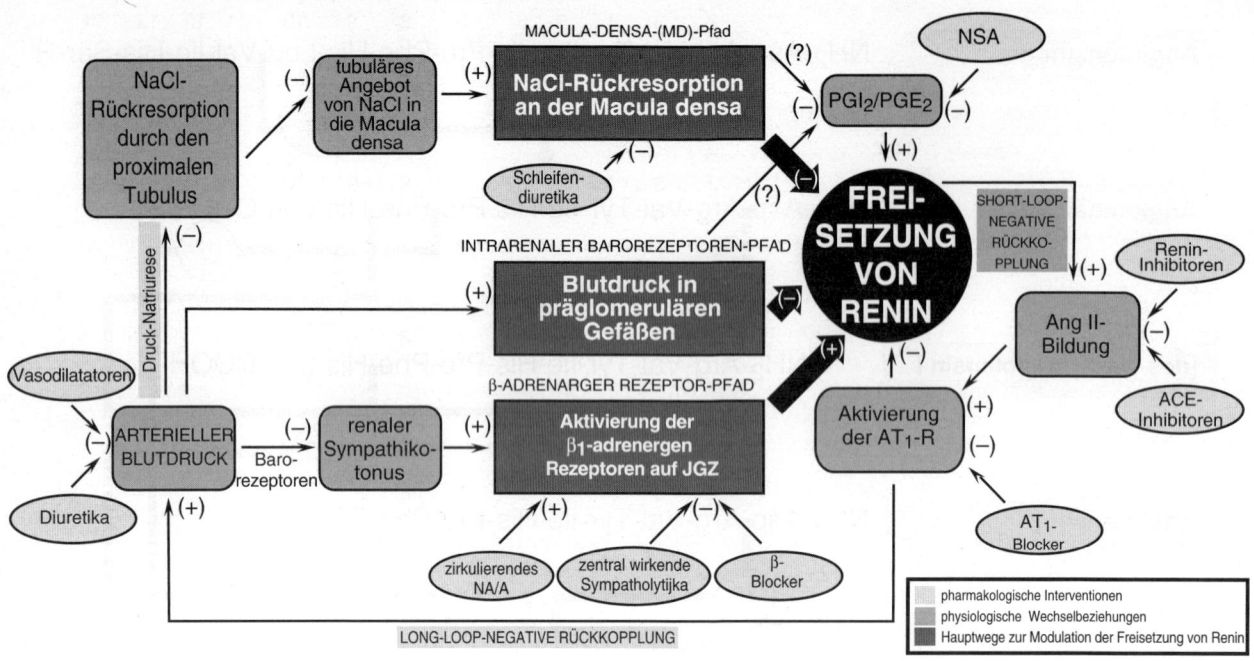

Abbildung 31.2 Eine schematische Darstellung der drei physiologischen Hauptpfade zur Regulation der Freisetzung von Renin.
Siehe Text für Details. MD: Macula densa; PGI$_2$: Prostaglandin I$_2$; PGE$_2$: Prostaglandin E$_2$; NSAR: Nicht-steroidale Antirheumatika; Ang II: Angiotensin II; ACE: Angiotensin Converting Enzyme, AT$_1$-R: Angiotensinsubtyp-1-Rezeptor; NA/A: Noradrenalin/Adrenalin; β-Blocker: β-adrenerge Rezeptor-Antagonisten; AT$_1$-Blocker: AT$_1$-R-Antagonisten; JGZ: juxtaglomeruläre Zellen.

teins, von dem Angiotensin I abgespalten wird. Die Primärstruktur von Angiotensinogen ist durch molekulares Klonen hergeleitet worden (Kageyama et al., 1984). Menschliches Angiotensinogen enthält 452 Aminosäuren und wird als Prä-Angiotensinogen synthetisiert, das ein Signalpeptid in der Länge von 24 oder 33 Aminosäuren besitzt. Angiotensinogen wird primär in der Leber synthetisiert, obwohl die mRNA, die für das Protein kodiert, auch häufig im Fettgewebe, bestimmten Regionen des ZNS und der Niere vorhanden ist (Campbell and Habener, 1986; Cassis et al., 1988). Angiotensinogen wird kontinuierlich von der Leber synthetisiert und ausgeschüttet, und seine Synthese wird von einer Anzahl Hormone inklusive Glukokortikoiden, Schilddrüsenhormonen und Angiotensin II stimuliert (Ben-Ari and Garrison, 1988).

Die zirkulierenden Angiotensinogenspiegel stimmen in etwa mit dem K_m von Renin für sein Substrat überein (etwa 1 μM). Dementsprechend kann die Syntheserate von Angiotensin II durch Veränderungen der Angiotensinogen-Spiegel beeinflußt werden. So sind beispielsweise transgene Mäuse, die ein bestimmtes Ratten-Angiotensinogen-Gen exprimieren, hypertensiv (Kimura et al., 1992) und Mäuse ohne Angiotensinogen-Gen hypotensiv (Tanimoto et al., 1994).

Es ist schon lange bekannt, daß orale Kontrazeptiva teilweise durch Erhöhung der zirkulierenden Angiotensinogen-Spiegel eine Hypertonie auslösen können, obwohl Angiotensinogen früher nicht als Hauptbeteiligter kardiovaskulärer Erkrankungen bekannt war. Genetische Untersuchungen haben diese Einschätzung deutlich verändert. Obwohl die Ursachen-Wirkungs-Beziehung bislang nicht eindeutig ist, werden Erhöhungen der Angiotensinogen-Spiegel mit essentieller Hypertonie in Verbindung gebracht (Jeunemaitre et al., 1992), und es gibt eine genetische Verbindung zwischen essentieller Hypertonie und dem Angiotensinogen-Gen (Jeunemaitre et al., 1992, Caulfield et al., 1994). Darüber hinaus ist eine spezifische Mutation im Angiotensinogen-Gen (eine Punktmutation von Methionin zu Threonin an Position 235 im Angiotensinogen) mit sowohl essentieller Hypertonie (Jeunemaitre et al., 1992; Hata et al., 1994) als auch mit schwangerschaftsinduzierter Hypertonie in Verbindung gebracht worden (Ward et al., 1993).

Angiotensin Converting Enzyme (ACE; Kininase II; Dipeptidyl-Carboxypeptidase) Das Enzym wurde im Plasma als der Faktor bestimmt, der für die Konversion von Angiotensin I zu Angiotensin II verantwortlich ist (Skeggs, 1984). Menschliches ACE enthält 1278 Aminosäurereste und hat zwei homologe Domänen. Jede Domäne enthält eine katalytische Stelle und eine Region, an die Zn^{2+} binden kann (Soubrier et al., 1988; Bernstein et al., 1989). In jüngeren Untersuchungen mit mutierten ACE wurden die spezifischen Aminosäuren identifiziert, die an der Zn^{2+}-Bindung beteiligt sind (Williams et al., 1994). Das Enzym ist ziemlich unspezifisch und spaltet Dipeptid-Einheiten von Substraten mit verschiedenen Aminosäurensequenzen. Bevorzugte Substrate haben nur eine freie Carboxylgruppe in der carboxylterminalen Aminosäure und kein Prolin als vorletzte Aminosäure. Infolgedessen wird Angiotensin II nicht abgebaut. Bradykinin ist eine der vielen natürlichen Substrate für ACE, und ACE ist identisch mit der Kininase II, die Bradykinin und andere potente vasodilatatorische Peptide inaktiviert. Obwohl die langsame Umwandlung von Angiotensin I zu Angiotensin II im Plasma abläuft, ist die sehr schnelle Metabolisierung *in vivo* hauptsächlich der Aktivität der membrangebundenen ACE zuzuschreiben, die sich auf der luminalen Seite der Endothelzellen des gesamten vaskulären Systems befindet.

Die ACE-Gene enthalten im Intron 16 einen Insertions-Deletions-Polymorphismus, der 47% der phänotypischen Unterschiede in den Serum-ACE-Spiegeln erklärt (Rigat et al., 1990). Individuen, die homozygot für die Deletionsallele sind, haben höhere Serum-ACE-Spiegel und ein erhöhtes Risiko für ischämische Herzkrankheiten, linksventrikuläre Hypertrophie, erhöhte Blutglukose-Spiegel, diabetische Nephropathie sowie eine erhöhte Mortalität (Cambien et al., 1992; Morris et al., 1994; Iwai et al., 1994; Schunkert et al., 1994). Erste Studien lassen vermuten, daß der homozygote Deletions-ACE-Genotyp am stärksten mit einem erhöhten Risiko für Erkrankungen der Koronararterien bei Individuen mit Punktmutationen (A zu C-Transversion an Position 1166) der AT_1-Angiotensin-Rezeptor-mRNA (Tiret et al., 1994) oder bei Personen ohne klassische Risikofaktoren für Erkrankungen der Koronararterien assoziiert ist (Mattu et al., 1995).

Angiotensinpeptide Nach intravenöser Gabe wird Angiotensin I so schnell zu Angiotensin II umgewandelt, daß die pharmakologischen Antworten auf diese Peptide nicht zu unterscheiden sind. Jedoch besitzt Angiotensin I *per se* weniger als 1% der Wirksamkeit von Angiotensin II an glatten Muskeln, Herz und Nebennierenrinde. Wie in Abbildung 31.1 zu sehen, kann Angiotensin III, das auch [des-Asp¹]-Angiotensin II oder Angiotensin (2-8) genannt wird, entweder durch die Wirkung einer Aminopeptidase auf Angiotensin II oder durch die Wirkung von ACE auf [des-Asp¹]-Angiotensin I gebildet werden. Angiotensin III und Angiotensin II zeigen qualitativ ähnliche Wirkungen. Angiotensin III stimuliert ebenso wirksam wie Angiotensin II die Aldosteron-Sekretion. Im Vergleich zu Angiotensin II hat Angiotensin jedoch nur 25% der Wirksamkeit in Bezug auf Blutdruckerhöhung und 10% der Wirksamkeit in Bezug auf die Stimulierung des Nebennierenmarks (Peach, 1977; Bell et al., 1984).

Angiotensin I und, in einem geringeren Maß, Angiotensin II können durch die Enzyme Metalloendopeptidase 24.15 (vaskuläre glatte Muskulatur), Endopeptidase 24.11 (peripherer Kreislauf) und Prolyendopeptidase 24.26 (Hirn, vaskuläres Endothel) zu Angiotensin (1-7) metabolisiert werden. ACE-Inhibitoren erhöhen eher die Gewebe- und Plasma-Spiegel von Angiotensin (1-7) als sie zu erniedrigen, da die Angiotensin-I-Spiegel steigen und von der Angiotensin-II-Bildung weggeleitet werden (siehe Abbildung 31-1). Die pharmakologischen Profile von Angiotensin (1-7) und Angiotensin II sind unterschiedlich. Anders als Angiotensin II verursacht Angiotensin (1-7) weder Vasokonstriktion, Aldosteron-Freisetzung, Durst noch eine Stimulation der noradrenergen Neurotransmission. Jedoch kann Angiotensin (1-7) wie Angiotensin II Vasopressin freisetzen, die Prostaglandin-Biosynthese stimulieren und, wenn es in bestimmten Hirnstammnuklei mikroinjiziert wird, eine Blutdrucksenkung hervorrufen (Ferrario et al., 1991). Angiotensin (1-7) besitzt auch eine natriuretische Wirkung auf die Nieren (DelliPizzi et al., 1994) und reduziert den renalen vaskulären Widerstand. Ferrario et al. (1991) haben postuliert, daß Angiotensin (1-7) als Gegengewicht zu den Angiotensin-II-Wirkungen fungiert. Inzwischen sind mutmaßliche Rezeptoren für Angiotensin (3-8), das auch Angiotensin IV genannt wird, in einer Reihe von Geweben gefunden worden (Swanson et al., 1992). Die physiologische Bedeutung sowohl von Angiotensin (1-7) als auch von Angiotensin (3-8) muß noch geklärt werden.

Es sind viele Analoga von Angiotensin II synthetisiert worden, und es gibt inzwischen umfangreiche Kenntnisse der Struktur-Wirkungs-Beziehung. Phenylalanin in Position 8 ist für den Hauptteil der agonistischen Wirksamkeit von Bedeutung, während die aromatischen Reste in den Positionen 4 und 6, die Guanidogruppe in Position 2 und die C-terminale Carboxylgruppe für die Bindung an die Rezeptorstelle verantwortlich gemacht werden. Position 1 ist zwar nicht wichtig, jedoch verstärkt der Austausch von Aspartat durch Sarcosin die Bindung an die Angiotensin-Rezeptoren und verlangsamt die Hydrolyse, indem es das Peptid für eine Subgruppe der Aminopeptidasen unangreifbar macht. Eine solche Substitution führt in Kombination mit dem Austausch von Alanin oder Isoleucin an der Stelle von Phenylalanin in Position 8 zu potenten Angiotensin-II-Rezeptor-Antagonisten (Page and Bumpus, 1974; Regoli et al., 1974).

Angiotensinasen Dieser Begriff steht für verschiedene unspezifische Peptidasen, die in den Abbau und die Inaktivierung der Angiotensin-Peptide involviert sind. Dazu gehören Aminopeptidasen, Endopeptidasen und Carboxypeptidasen.

Lokale (Gewebe-) Renin-Angiotensin-Systeme Die traditionelle Vorstellung des Renin-Angiotensin-Systems ist die eines klassischen endokrinen Systems. Zirkulierendes Renin renalen Ursprungs wirkt auf zirkulierendes Angiotensinogen hepatischen Ursprungs ein und bildet im Plasma Angiotensin I. Zirkulierendes Angiotensin I wird durch das Plasma-ACE und durch endotheliales ACE der Lunge zu Angiotensin II umgewandelt. Angiotensin II wird dann über den Blutstrom zu den Zielorganen geliefert, wo es die physiologische Antwort vermittelt. Jüngste Nachweise lassen vermuten, daß diese traditionelle Sicht eine grobe Vereinfachung der tatsächlichen Vorgänge ist und durch lokale (Gewebs-) Renin-Angiotensin-Systeme erweitert werden muß. Im Hinblick darauf ist es wichtig, zwischen *extrinsischen* und *intrinsischen* lokalen Renin-Angiotensin-Systemen zu unterscheiden.

Extrinsische, lokale Renin-Angiotensin-Systeme Da sich ACE auf der luminalen Seite vaskulärer Endothelzellen im gesamten Kreislauf befindet und zirkulierendes Renin renalen Ursprungs von den Arterienwänden (wie auch von anderen Geweben) aufgenommen (sequestriert) werden kann, könnte die Umwandlung des hepatischen Angiotensinogens zu Angiotensin I und die Umwandlung von Angiotensin I (sowohl zirkulierend als auch lokal produziert) zu Angiotensin II hauptsächlich innerhalb oder auf der Oberfläche der Blutgefäßwand stattfinden und nicht *per se* im Kreislauf. Tatsächlich konnten Danser et al. (1991; 1992) zeigen, daß in den Gefäßwänden Angiotensin I und II lokal gebildet wird, und daß ein beträchtlicher Anteil davon nicht im Plasma auftaucht. Auf alle Fälle hat die lokale Sequestrierung renalen Renins sowohl in vaskulären als auch in kardialen Geweben Anteil an der lokalen Produktion der Angiotensine (Kato et al., 1993; Taddei et al., 1993; Danser et al., 1994).

Intrinsische, lokale Renin-Angiotensin-Systeme Die physiologische Bedeutung extrinsischer, lokaler Renin-Angiotensin-Systeme ist allgemein akzeptiert. Umstrittener ist jedoch die physiologische Bedeutung intrinsischer, lokaler Renin-Angiotensin-Systeme, bei denen alle Komponenten des Systems durch die lokale Expression der Renin-, Angiotensinogen- und ACE-Gene entstehen. Viele Gewebe inklusive Gehirn, Hypophyse, Blutgefäße, Herz, Niere und Nebenniere exprimieren mRNAs für Renin, Angiotensinogen und/oder ACE. Verschiedene in Kultur gehaltene Zelltypen dieser Gewebe produzieren Renin, Angiotensinogen, ACE und/oder Angiotensine I, II und III (Phillips et al., 1993; Saavedra, 1992; Dzau, 1993; Baker et al., 1992). Es sieht daher so aus, als ob die lokalen Renin-Angiotensin-Systeme unabhängig vom renalen/hepatischen System existieren. Jedoch ist die physiologische Bedeutung dieser intrinsischen, lokalen Renin-Angiotensin-Systeme noch unklar, da die Expression der Schlüsselenzyme relativ gering ist und kein einzelner Zelltyp innerhalb eines bestimmten Gewebes alle Komponenten dieses Systems zu exprimieren scheint. Diese lokalen System haben keinen signifikanten Anteil an den zirkulierenden Renin- oder Angiotensin-Spiegeln (Campbell et al., 1991), sind aber beträchtlich an den zirkulierenden Pro-Renin-Spiegeln beteiligt.

Alternative Wege für die Biosynthese von Angiotensin
Manche Gewebe enthalten nicht-reninartige Enzyme, die Angiotensinogen zu Angiotensin I (Nonrenin-Proteasen) oder direkt zu Angiotensin II (z. B. Cathepsin G, Tonin) umwandeln und nicht-ACE-artige Enzyme, die Angiotensin I zu Angiotensin II unwandeln (z. B. Cathepsin G, Chymostatin-sensitives Angiotensin-II-generierendes Enzym, Herzchymase) (Dzau et al., 1993). Die physiologische Bedeutung dieser Wege ist nicht bekannt.

Angiotensinrezeptoren Die Wirkungen von Angiotensinen werden durch spezifische Zelloberflächenrezeptoren umgesetzt. 1989 charakterisierten Whitebread et al. und Chiu et al. zwei Subtypen des Angiotensinrezeptors. Diese Angiotensin-Rezeptorsubtypen werden als AT_1 und AT_2 bezeichnet (Bumpus et al., 1991). Der AT_1-Rezeptor hat eine hohe Affinität für Losartan (und verwandte Biphenyltetrazol-Derivate), eine geringe Affinität für PD 123177 (und verwandte 1-Benzylspinacin-Derivate) und eine geringe Affinität für CGP 42112A (ein Peptidanalogon). Im Gegensatz dazu hat der AT_2-Rezeptor eine hohe Affinität für PD 123177 und CGP 42112A, jedoch eine geringe Affinität für Losartan.

Sowohl der AT_1- (Sasaki et al., 1991; Murphy et al., 1991) als auch der AT_2-Rezeptor (Mukoyama et al., 1993) wurden kloniert. Der 359 Aminosäuren lange AT_1-Rezeptor ist ein Mitglied der G-Protein-gekoppelten Rezeptorfamilie (siehe Kapitel 2) mit sieben mutmaßlichen Transmembranregionen. Der AT_2-Rezeptor ist 363 Aminosäuren lang, hat ebenfalls sieben mutmaßliche Transmembranregionen, ist jedoch nicht eng an ein G-Protein gekoppelt. Die AT_1- und die AT_2-Rezeptoren haben nur eine geringe Sequenzhomologie (nur 32% der Aminosäuresequenz sind identisch).

Bis heute scheinen alle pharmakologischen Effekte von Angiotensin I vom AT_1-Rezeptor vermittelt zu werden, und es konnte bisher keine eindeutige Rolle für den AT_2-Rezeptor definiert werden. Bisher wurden vier hoch homologe Isoformen des AT_1-Rezeptors der Ratte und zwei Isoformen des AT_1-Rezeptors des Menschen kloniert. Die funktionelle Bedeutung der Rezeptorheterogenität ist nicht bekannt.

Der AT_2-Rezeptor ist in fetalen Geweben weit verbreitet. Die Verbreitung ist jedoch bei Erwachsenen stärker eingeschränkt. Bei erwachsenen Menschen enthalten manche Gewebe hauptsächlich entweder AT_1- oder AT_2-Rezeptoren, während andere Gewebe die Rezeptorsubtypen in ähnlichen Mengen enthalten. Im Hinblick darauf sind Gewebe- und Artunterschiede die Regel und nicht die Ausnahme (Timmermans et al., 1993).

Kopplung der Angiotensin-Rezeptor-Effektor-Systeme (siehe Abbildung 31.3) Inzwischen sind detaillierte Informationen über die Mechanismen erhältlich, über die AT_1-Rezeptoren Zellfunktionen verändern können (Timmermans et al., 1993; Lee and Severson, 1994). AT_1-Rezeptoren sind über guaninnukleotidbindende regulatorische Proteine (G-Proteine; siehe Kapitel 2) an die Effektor-Systeme gekoppelt. Die Stimulierung der AT_1-Rezeptoren führt über das G-Protein G_q zur Aktivierung der Phospholipase C-β. Die Phospholipase C-β ist ein membrangebundenes Enzym, das Phosphatidylinositol-4,5-bisphosphat hydrolysiert, so daß Phosphatidylinositol-1,4,5-triphosphat und Diacylglycerin entsteht. Inositol-1,4,5-triphosphat (IP3) bindet an Rezeptoren auf Ca^{2+}-freisetzenden Kanälen in IP3-sensitiven Ca^{2+}-Speichern, wodurch die intrazelluläre Freisetzung von Ca^{2+} getriggert wird. Zusätzliches Ca^{2+} gelangt von außen in die Zelle, indem Ca^{2+}-Kanäle in der Zellmembran geöffnet werden. Ca^{2+} bindet an Calmodulin, und der Ca^{2+}-Calmodulin-Komplex aktiviert eine Reihe intrazellulärer Enzyme wie z. B. die ATPase und Kinasen, die an der Zellantwort beteiligt sind.

Obwohl der initiale Anstieg intrazellulären Diacylglycerins vom Phosphatidylinositol-4,5-biphosphat herrührt, werden die Zunahme von Diacylglycerin über die vermutlich indirekte Aktivierung der Phospholipase D (oder vielleicht auch der phosphatidylcholinspezifischen Phospholipase C) aufrechterhalten, die Phosphatidylcholin hydrolysiert, wodurch Phosphatidsäure entsteht. Die Phosphatidsäure wird anschließend durch das Enzym Phosphatid-Phosphohydrolase in Diacylglycerin umgewandelt. Die Aktivierung der Proteinkinase C durch Diacylglycerin führt zu der Phosphorylierung der Schlüsselproteine. Diese Phosphoproteine haben ebenfalls Anteil an der biologischen Antwort.

Zusätzlich zur Aktivierung von Phospholipase C-β und Phospholipase C führt die Aktivierung der AT_1-Rezeptoren auch zu einer Stimulierung der Phospholipase A_2 (möglicherweise über die Zunahme von Ca^{2+} und Steigerung der Proteinkinase-C-Aktivität). Die Phospholipase A_2 metabolisiert Phosphatidylcholin zu Arachidonsäure. Arachidonsäure wird weiter durch Cyclooxygenasen zu Prostaglandinen und Thromboxan A_2 und durch Lipoxygenasen zu Hydroxyeicosatetraensäuren und Leukotrienen metabolisiert. Die Arachidonsäure-Metaboliten modifizieren die endgültige Zellantwort durch Aktivierung ihrer eigenen Zelloberflächenrezeptoren.

Bei manchen Zelltypen vermindert die AT_1-Rezeptor-Aktivierung intrazelluläres cAMP durch Hemmung der Adenylatcyclase. Dieser Effekt, der durch das inhibitorische G-Protein G_i vermittelt wird, vermindert die Aktivität der Proteinkinase A und vermindert dadurch den Phosphorylierungsstatus der Substrate für die Proteinkinase A.

Zusätzlich zu einer Reihe unmittelbarer Reaktionen stimulieren AT_1-Rezeptoren das Zellwachstum, insbesondere das Wachstum vaskulärer und kardialer Muskelzellen. Diese Effekte werden teilweise durch die Aktivierung des MAP-Kinase-Weges und eine erhöhte Expression einer Anzahl von Proto-Onkogenen (insbesondere c-*fos* und c-*jun*) vermittelt. FOS und JUN, bei denen es sich um die Produkte der c-*fos*- und c-*jun*-Proto-Onkogene handelt, bilden ein Heterodimer (AP-1), das die Transkription einer Reihe von Genen reguliert, die in das Zellwachstum involviert sind. Dazu gehören auch einige Gene, die für Wachstumsfaktoren und extrazelluläre Matrixproteine kodieren. Jüngere Untersuchungen lassen vermuten, daß AT_1-Rezeptoren über (eine) lösliche Tyrosin-Kinase(n) die Phosphorylierung einer Reihe von Proteinen verursachen. Zu diesen Proteinen gehört auch Stat91, ein Transkriptionsfaktor, der eine Rolle bei der verstärkten Expression mancher Proto-Onkogene spielen könnte (Bhat et al., 1994).

Obwohl die AT_1-Rezeptor-Effektor-Kopplungsmechanismen in beachtlicher Genauigkeit aufgeklärt wurden, ist im Hinblick auf die AT_2-Rezeptor-Effektor-Kopplung sehr viel weniger bekannt. Jüngere Nachweise lassen vermuten, daß AT_2-Rezeptoren die membranassoziierte Protein-Tyrosin-Phosphatase über ein gegenüber Pertussistoxin sensitives G-Protein hemmen (Kambayashi et al., 1994) und/oder die K^+-Kanäle regulieren.

Funktionen des Renin-Angiotensin-Systems

Es ist schon lange bekannt, daß das Renin-Angiotensin-System eine Hauptrolle bei der Regulation sowohl des kurz- als auch des langfristigen arteriellen Blutdrucks spielt. Mäßige Veränderungen der Angiotensin-II-Plasmakonzentrationen erhöhen akut den Blutdruck. Bezogen auf die molare Konzentration ist Angiotensin II schätzungsweise 40mal potenter als Noradrenalin in Bezug auf die Blutdruckerhöhung. Nach intravenöser Gabe einer mäßigen Dosis Angiotensin II steigt der systemische Blutdruck innerhalb von Sekunden, erreicht schnell das Maximum und kehrt innerhalb von Minuten wieder auf den Normalwert zurück. Diese *schnelle Pressor-Ant-*

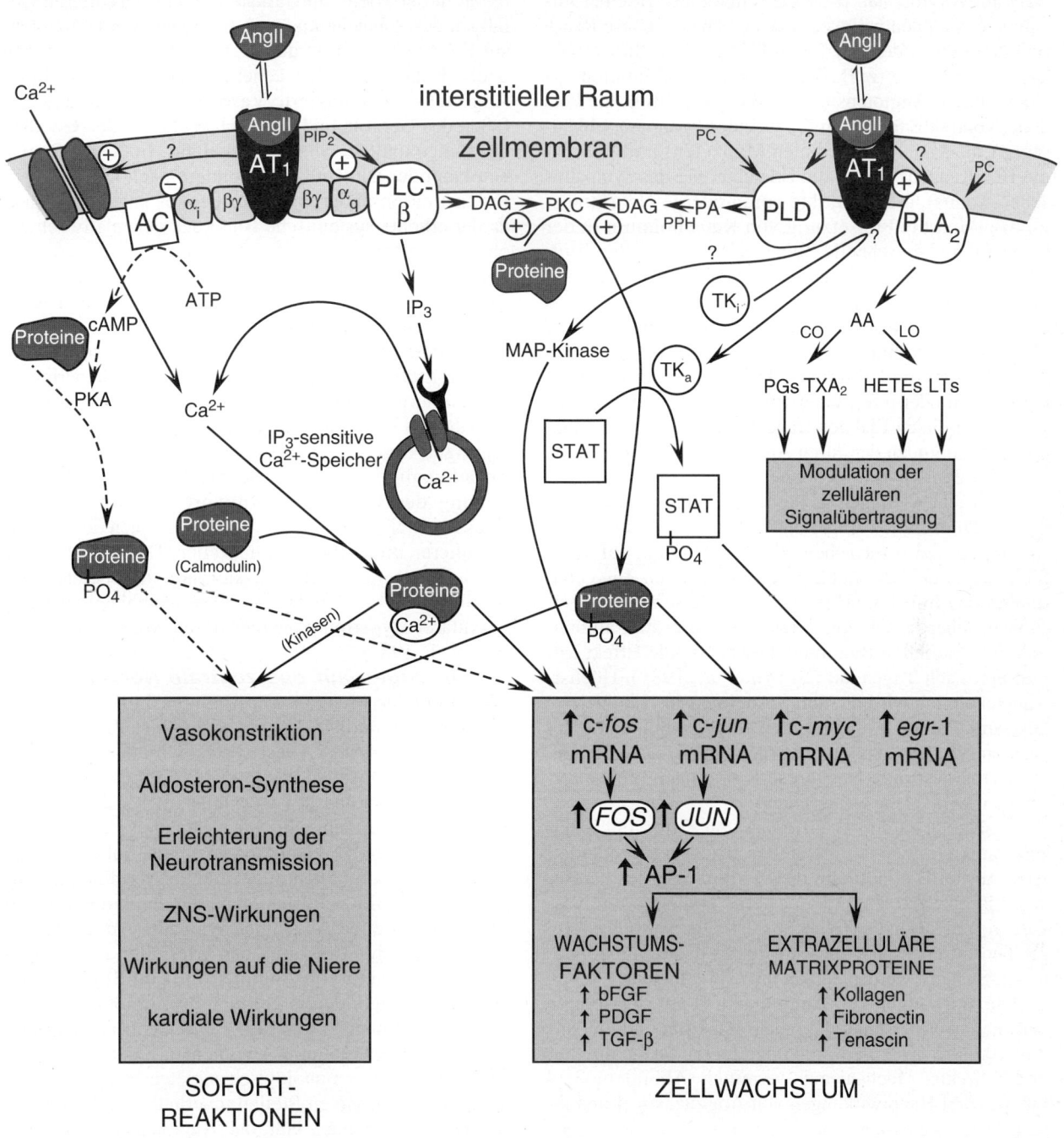

Abbildung 31.3 Mechanismen der AT$_1$-Rezeptor-Effektor-Kopplung.
Siehe Text für Details. „?" bedeutet, daß der Kopplungsmechanismus unklar ist: AT$_1$: AT$_1$-Angiotensin-Rezeptor; Ang II: Angiotensin II; α_i, α_q, β und γ sind Untereinheiten des G-Proteins; AC: Adenylat-Cyclase; PLC-β: Phospholipase C-β; PLD: Phospholipase D, PLA$_2$: Phospholipase A$_2$; PIP$_2$: Phosphatidylinositol-4,5-bisphosphat; IP$_3$: 1,4,5-Inositol-triphosphat; PC: Phosphatidylcholin; DAG: 1,2-Diacylglycerin; PA: Phosphatidsäure; PPH: Phosphatidat-Phosphohydrolase; PKC: Proteinkinase C; PKA: Proteinkinase A; AA: Arachidonsäure; PG: Prostaglandine; HETEs: Hydroxyeicosatetraensäure; LT: Leukotriene; TXA$_2$: Thromboxan A$_2$; CO: Cyclooxygenase; LO: Lipooxygenase; AP-1: Transkriptionsfaktor bestehend aus einem Heterodimer aus FOS und JUN; TK: Tyrosinkinase; Stat: Signaltransduktoren und Aktivatoren der Transkription; bFGF: basischer Fibroblastenwachstumsfaktor (*basic fibroblast growth factor*); PDGF: Thrombozytenwachstumsfaktor (*platelet-derived growth factor*); TGF-β: *transforming growth factor*-β; c-*fos*, c-*jun*, c-*myc* und *egr*-1 sind Proto-Onkogene; FOS und JUN sind die Produkte der c-*fos* bzw. c-*jun*-Genexpression. Die gestrichelten Linien zeigen einen Pfad an, der durch die AT$_1$-Rezeptoraktivierung abnimmt.

wort auf Angiotensin II ist die Folge einer raschen Zunahme des totalen peripheren Widerstandes. Diese Reaktion dient dazu, den arteriellen Blutdruck in Situationen hypotoner Krisen (z. B. Blutverlust, Vasodilatation) zu stabilisieren. Angiotensin II erhöht zwar direkt die kardiale Kontraktilität (durch die Öffnung spannungsabhängiger Ca^{2+}-Kanäle in kardialen Myozyten) und indirekt die Herzfrequenz (durch die Erleichterung des sympathischen Tonus), die verstärkte noradrenerge Neurotransmission und die Freisetzung von Katecholamin in der Nebenniere. Die schnelle Zunahme des arteriellen Blutdrucks aktiviert jedoch den Barorezeptorreflex, der den sympathischen Tonus vermindert und den vagalen Tonus erhöht. Folglich kann Angiotensin II abhängig von dem physiologischen Status die kardiale Kontraktilität, Herzfrequenz und die kardiale Ejektion entweder erhöhen, vermindern oder unverändert belassen. Die Veränderungen der kardialen Ejektion tragen daher, wenn überhaupt nur geringfügig zu der durch Angiotensin II verursachten schnellen Pressor-Antwort bei.

Vielleicht wichtiger als die schnelle Pressor-Antwort ist die Fähigkeit von Angiotensin II, eine *langsame Pressor-Antwort* zu verursachen, die dazu beiträgt, auf lange Sicht den arteriellen Blutdruck zu stabilisieren. Eine kontinuierliche Infusion initial nicht pressorisch wirksamer, subklinischer Dosen von Angiotensin II erhöht allmählich den arteriellen Blutdruck. Der maximale Effekt tritt hier erst nach Tagen auf (Brown et al., 1981). Höchstwahrscheinlich wird die durch Angiotensin II induzierte langsame Pressor-Antwort durch eine Verminderung der renalen Na^+-Ausscheidung verursacht, so daß die Nierenperfusionsdruck-Natriurese-Kurve nach rechts verschoben wird (siehe weiter unten).

Zusätzlich zu der Abpufferung von Kurz- und Langzeitveränderungen des arteriellen Blutdrucks verändert Angiotensin II signifikant die Morphologie des kardiovaskulären Systems, indem es eine Hypertrophie vaskulärer und kardialer Zellen auslöst. Die pathophysiologischen Implikationen dieses Effektes des Renin-Angiotensin-Systems werden derzeit intensiv erforscht.

Die Wirkungen von Angiotensin II auf den totalen peripheren Widerstand, die renale Funktion und die kardiovaskuläre Struktur werden durch eine Reihe direkter und indirekter Mechanismen vermittelt. Abbildung 31.4 faßt die drei Hauptwirkungen von Angiotensin II und ihre Vermittlung zusammen.

Mechanismen, über die Angiotensin II den totalen peripheren Widerstand erhöht Angiotensin II erhöht den totalen peripheren Widerstand (*total peripheral resistance*, TPR) über direkte und indirekte Wirkungen auf die Blutgefäße.

Direkte Vasokonstriktion Angiotensin II verengt die präkapillaren Arteriolen und in geringerem Ausmaß auch die postkapillären Venolen durch die Aktivierung der AT_1-Rezeptoren, die auf vaskulären glatten Muskelzellen lokalisiert sind. Angiotensin II hat auf den Tonus des vaskulären Gefäßbettes innerhalb des Kreislaufes eine unterschiedliche Wirkung. Die direkte Vasokonstriktion ist in der Niere am stärksten und im vaskulären Gefäßbett des Splanchnikus etwas geringer. Wird Angiotensin II infundiert, sinkt der Blutfluß in diesen Regionen deutlich. Deutlich schwächer ausgeprägt ist die durch Angiotensin II induzierte Vasokonstriktion in den Gefäßen des Gehirns und noch schwächer in den Gefäßen der Lunge und der Skelettmuskulatur. In diesen Regionen kann der Blutfluß insbesondere nach nur geringen Konzentrationsänderungen des Peptids sogar ansteigen, da der erhöhte systemische Blutdruck der relativ schwachen Vasokonstriktor-Antwort entgegengesetzt ist. Nichtsdestotrotz können der zerebrale und koronare Blutfluß bei hohen zirkulierenden Angiotensin-II-Konzentrationen abnehmen.

Steigerung der peripheren noradrenergen Neurotransmission Angiotensin II erleichtert die periphere noradrenerge Neurotransmission durch Erhöhung der Noradrenalin-Freisetzung aus sympathischen Nervenendigungen durch Hemmung der Wiederaufnahme von Noradrenalin in die Nervenendigungen und durch Erhöhung der vaskulären Antwort auf Noradrenalin (Jackson et al., 1985). Hohe Konzentrationen des Peptids stimulieren direkt die Ganglienzellen. Die Erleichterung der noradrenergen Neurotransmission durch endogenes Angiotensin II ist bei Tieren mit reninabhängiger renovaskulärer Hypertonie nachgewiesen worden (Zimmerman et al., 1987).

Wirkungen auf das zentrale Nervensystem Werden kleine Mengen von Angiotensin II in die Wirbelarterien infundiert, kommt es zu einer Zunahme des arteriellen Blutdrucks. Dieser Effekt wird durch einen erhöhten sympathischen *outflow* induziert, der wiederum durch eine Wirkung des Hormons auf Kerngebiete im Hirnstamm verursacht wird, die nicht durch die Blut-Hirn-Schranke geschützt sind (Area postrema, Subfornikalorgan und Organum ulosum der Lamina terminalis). Angiotensin im Blut schwächt auch die durch den Barorezeptor vermittelten Abnahmen sympathischer Entladungen ab und erhöht dadurch den arteriellen Druck. Das ZNS wird sowohl von Angiotensin II im Blut als auch von im Hirn gebildetem Hormon beeinflußt (Saavedra, 1992; Bunnemann et al., 1993). Das Gehirn enthält alle Komponenten des Renin-Angiotensin-Systems. Außerdem lassen sich immunologisch angiotensinähnliche Bindungsstellen an vielen Stellen innerhalb des ZNS nachweisen, was vermuten läßt, daß Angiotensin II als Neurotransmitter oder Modulator fungiert. Zusätzlich zu dem erhöhten sympathischen Tonus hat Angiotensin II auch eine zentral vermittelten durststeigernde Wirkung (Fitzsimons, 1980) und verstärkt die Freisetzung von Vasopressin aus der Neurohypophyse (Ganong, 1984). Vermehrtes Trinken und die Vasopressin-Sekretion treten eindeutiger nach intraventrikulärer als nach intravenöser Injektion auf.

Die Freisetzung von Katecholaminen aus dem Nebennierenmark Angiotensin II stimuliert die Freisetzung von Katecholaminen aus dem Nebennierenmark durch Depolarisierung chromaffiner Zellen. Obwohl diese Antwort von minimaler physiologischer Bedeutung

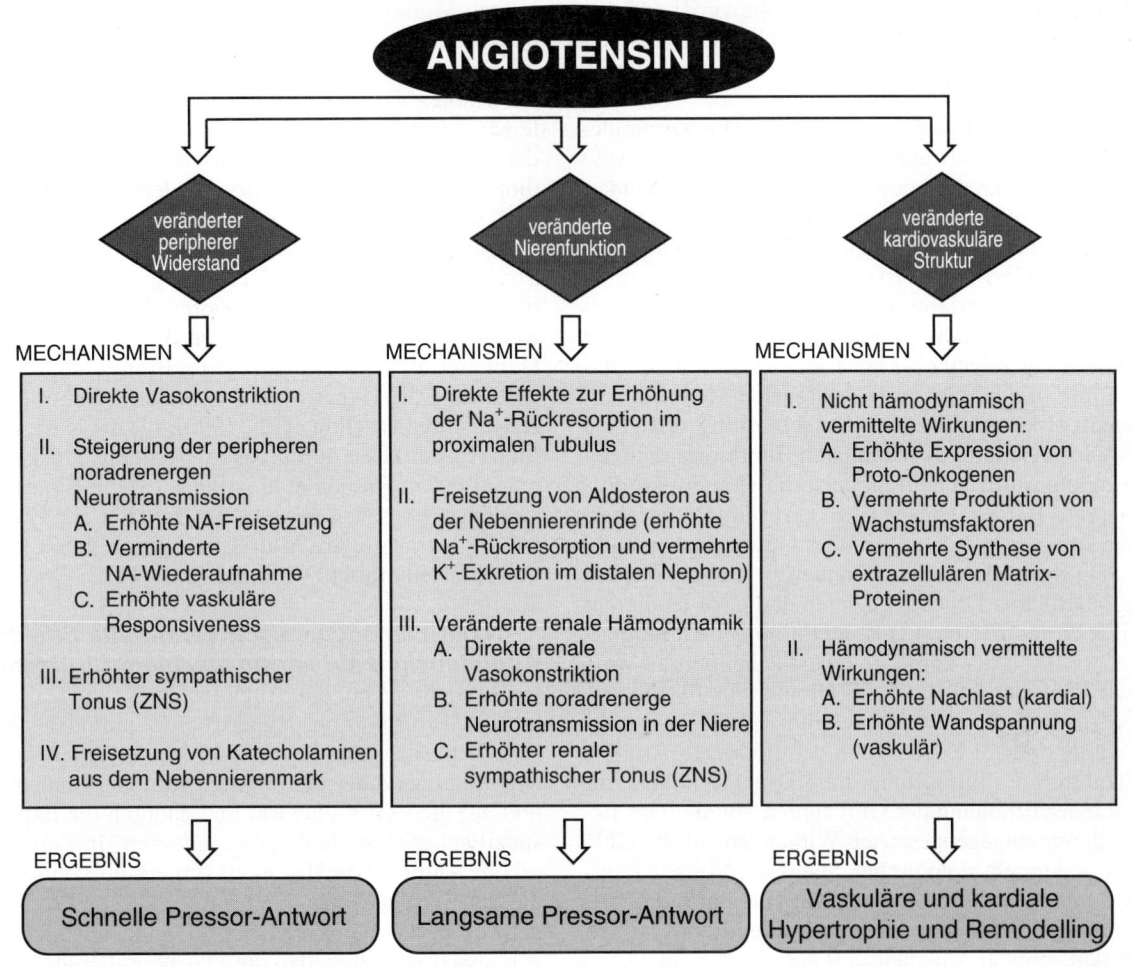

Abbildung 31.4 Zusammenfassung der drei Hauptwirkungen von Angiotensin II und die Mechanismen, die diese vermitteln. Abkürzungen: NA: Noradrenalin.

ist, kann es nach der Gabe von Angiotensin II bei Patienten mit einem Phäochromozytom zu ausgeprägten und gefährlichen Reaktionen kommen.

Mechanismen, durch die Angiotensin II die Nierenfunktion verändert Angiotensin II hat eine ausgeprägte Wirkung auf die Niere, indem es die renale Ausscheidung von Na^+ und Wasser vermindert und die Ausscheidung von K^+ erhöht. Die gesamte Wirkung von Angiotensin II auf die Nieren führt zu einer Rechtsverschiebung der Nierenperfusionsdruck-Natriurese-Kurve (siehe unten). Wie auch die Wirkungen von Angiotensin II auf den TPR sind die Wirkungen dieses Peptids auf die Nierenfunktion vielschichtig.

Direkte Wirkungen von Angiotensin II auf die Natrium-Rückresorption im proximalen Tubulus Sehr geringe Angiotensin-II-Konzentrationen stimulieren den Na^+/H^+-Austausch im proximalen Tubulus, wodurch die Na^+-, Cl^- und Bikarbonat-Rückresorption erhöht wird. Schätzungsweise 20% - 30% des die Niere passierenden Bikarbonats können von diesen Mechanismen betroffen sein (Liu and Cogan, 1987). Paradoxerweise kann Angiotensin II in hohen Konzentrationen den Na^+-Transport im proximalen Tubulus hemmen.

Freisetzung von Aldosteron aus der Nebennierenrinde Angiotensin II stimuliert die Zona glomerulosa der Nebennierenrinde, wodurch die Synthese und Sekretion von Aldosteron erhöht wird. Angiotensin II hat zudem trophische Effekte, wodurch andere Stimuli zunehmen (z. B. ACTH und K^+). Der vermehrte Ausstoß von Aldosteron wird durch sehr kleine Angiotensin-II-Konzentrationen hervorgerufen, die keinen oder einen nur akuten Effekt auf den Blutdruck haben. Wie bereits in Kapitel 29 beschrieben, wirkt Aldosteron am distalen Tubulus und den Sammelröhrchen und führt dort zu einer Retention von Na^+ und Ausscheidung von K^+ und H^+. Der stimulierende Effekt von Angiotensin II auf die Synthese und Freisetzung von Aldosteron wird durch eine Hyponatriämie oder eine Hyperkaliämie noch verstärkt und ist vermindert, wenn sich die Konzentrationen von Na^+ und K^+ im Plasma in die entgegengesetzte Richtung verändern. Solche Veränderungen in der Empfindlichkeit werden teilweise durch Veränderungen in der Anzahl der Rezeptoren für Angiotensin II auf den Zona-glomerulosa-Zellen als auch durch eine Nebennierenrinden-Hyperplasie im Na^+-Mangelzustand verursacht.

Veränderte renale Hämodynamik Die Verminderung des renalen Blutflußes schwächt deutlich die Ausscheidungsfunktion der Niere. Angiotensin II vermindert den renalen Blutfluß, indem es direkt die vaskuläre glatte Muskulatur der Niere verengt, den renalen sympathischen Tonus (eine ZNS-Wirkung) verstärkt und die renale noradrenerge Neurotransmission erleichtert (intrarenale Wirkung). Autoradiographie und Studien zur *in situ* Hybridisierung zeigen eine hohe Konzentration an AT_1-Rezeptoren in der Vasa recta der renalen Medulla. Angiotensin II könnte die Na^+-Ausscheidung teilweise durch Verminderung des medullären Blutflusses reduzieren. Angiotensin II beeinflußt auch die glomeruläre Filtrationsrate (GFR). Dieser Effekt ist jedoch variabel. Hierbei kommen verschiedene Wirkungsmechanismen in Frage: (1) Konstriktion der afferenten Arteriolen, die den intraglomerulären Druck reduzieren und dazu tendieren, die GFR zu reduzieren, (2) Kontraktion der Mesangialzellen, wodurch der kapillare Oberflächenbereich vermindert wird, der innerhalb des Glomerulus für die Filtration zugänglich ist, was wiederum die GFR vermindern würde und (3) Konstriktion der efferenten Arteriolen, wodurch der intraglomeruläre Druck erhöht wird, was zu einer Erhöhung der GFR führen könnte. Das Ergebnis dieser entgegengesetzten Wirkungen auf die GFR hängt von dem physiologischen Status ab. Normalerweise wird die GFR durch Angiotensin II leicht reduziert. Bei niedrigem Nierenarteriendruck dominieren jedoch die Wirkungen von Angiotensin II auf die efferente Arteriole, so daß in diesem Fall die GFR erhöht wird (Hall et al., 1981; Kastner et al., 1984). Somit kann die Blockade des Renin-Angiotensin-Systems bei Patienten mit bilateraler Nierenarterien-Stenose oder bei Patienten mit unilateraler Stenose bei nur einer Niere ein akutes Nierenversagen verursachen (Hricik et al., 1983).

Mechanismen, über die Angiotensin II die kardiovaskuläre Struktur verändert Mehrere kardiovaskuläre Erkrankungen werden von Veränderungen in der Morphologie der Herz- und/oder Blutgefäße begleitet. Diese Veränderungen bedeuten eine erhöhtes Morbiditäts- und Mortalitätsrisiko. Pathologische Veränderungen in den kardiovaskulären Strukturen können mit einer Hypertrophie (Zunahme an Gewebsmasse) und/oder Umgestaltung (sogenanntes *remodelling*) (Umverteilung der Masse innerhalb einer Struktur) verbunden sein. Beispiele sind: (1) ein erhöhtes Wand-Lumen-Verhältnis in Blutgefäßen (mit Hypertonie assoziiert), (2) kardiale konzentrische Hypertrophie (ebenfalls mit Hypertonie assoziiert), (3) kardiale exzentrische Hypertrophie und kardiale Fibrose (mit Herzinsuffizienz und Myokardinfarkt assoziiert) und (4) Verdickung der intimalen Oberfläche der Blutgefäßwand (mit Atherosklerose und Gefäßveränderungen assoziiert). Diese krankhaften Veränderungen in der kardiovaskulären Struktur entstehen infolge einer erhöhten Migration, Proliferation (Hyperplasie) und Hypertrophie von Zellen als auch durch eine verstärkte Bildung von extrazellulärer Matrix. Zu den betroffenen Zellen gehören die vaskulären glatten Muskelzellen, kardiale Myozyten und Fibroblasten. Da ACE-Hemmer viele der mit Hypertonie und Herzinsuffizienz assoziierten pathophysiologischen Strukturveränderungen des Herzens und der Blutgefäße verringern, hat das Renin-Angiotensin-System als Mediator veränderter kardiovaskulärer Strukturen beträchtliche Beachtung gefunden. Im Hinblick darauf konnte für Angiotensin II nachgewiesen werden, daß es: (1) die Migration (Bell and Madri, 1990; Dubey et al., 1995), die Proliferation (Daemen et al., 1991) und die Hypertrophie vaskulärer glatter Muskelzellen stimuliert (Itoh et al., 1993), (2) die extrazelluläre Matrixproduktion durch vaskuläre glatte Muskelzellen erhöht (Scott-Burden et al., 1990), (3) die Hypertrophie kardialer Myozyten verursacht (Baker et al., 1992) und (4) die extrazelluläre Matrixproduktion durch kardiale Fibroblasten erhöht (Villareal et al., 1993; Crawford et al., 1994).

Nicht-hämodynamisch vermittelte Effekte von Angiotensin II auf kardiovaskuläre Strukturen Es wird angenommen, daß Angiotensin II zum Teil die Migration, Proliferation, Hypertrophie und/oder synthetische Kapazität vaskulärer glatter Muskelzellen, kardialer Myozyten und/oder Fibroblasten stimuliert, indem es direkt auf die Zellen einwirkt und dadurch die Expression spezifischer Proto-Onkogene induziert. In Zellkulturen erhöht Angiotensin II schnell (innerhalb von Minuten) die Steady-state-Spiegel der mRNA für die Proto-Onkogene *c-fos*, *c-jun*, *c-myc* und *egr*-1. Jüngere Untersuchungen lassen vermuten, daß die Phosphorylierung zytosolischer Proteine (inklusive Transkriptionsfaktoren wie z. B. Stat91) durch Tyrosin-Kinasen den Effekt von Angiotensin II auf die Proto-Onkogen-Expression vermitteln (Bhat et al.,1 994). Die Proteine *FOS* und *JUN*, die von *c-fos* und *c-jun* kodiert werden, verbinden sich und bilden AP-1. AP-1 verändert die Expression mehrerer Gene, die in die Stimulation des Zellwachstums involviert sind (Hypertrophie und Hyperplasie). Dazu gehören der Fibroblasten-Wachstumsfaktor, der Thrombozytenwachstumsfaktor (*platelet growth factor*, PGF) und der *transforming growth factor* (β-TGF). Zusätzlich ist die Expression von Genen, die für extrazelluläre Matrixproteine wie Kollagen, Fibronectin und Tenascin kodieren, erhöht.

Hämodynamisch vermittelte Effekte von Angiotensin II auf kardiovaskuläre Strukturen Zusätzlich zu den direkten zellulären Effekten von Angiotensin II auf die kardiovaskulären Strukturen tragen vermutlich auch Veränderungen der kardialen Vorlast (Volumenexpansion bedingt durch eine Na^+-Retention) und Nachlast (erhöhter arterieller Blutdruck) zu der kardialen Hypertrophie und strukturellen Veränderung (*remodelling*) bei. Eine arterielle Hypertonie hat ebenfalls Anteil an der Hypertrophie und den strukturellen Veränderungen der Blutgefäße.

Die Rolle des Renin-Angiotensin-Systems in der Langzeit-Aufrechterhaltung des arteriellen Blutdrucks bei extremen Schwankungen der Na⁺-Aufnahme über die Nahrung Der arterielle Blutdruck ist eine Hauptdeterminante für die Na⁺-Ausscheidung (Guyton, 1990). Dies kann graphisch dargestellt werden, indem man die renale Na⁺-Ausscheidung gegen den mittleren arteriellen Blutdruck aufträgt (Abbildung 31.5). Diese Darstellung ist als Nierenperfusionsdruck-Natriurese-Kurve bekannt. Langfristig muß die Na⁺-Ausscheidung der Na⁺-Aufnahme entsprechen. Der arterielle Blutdruck resultiert aus dem Schnittpunkt der horizontalen Linie, die der Na⁺-Aufnahme entspricht, mit der Nierenperfusionsdruck-Natriurese-Kurve (Guyton, 1991) (*set-point*, Abbildung 31.5). Wäre die Nierendruck-Natriurese-Kurve fixiert, würde der langfristige arterielle Blutdruck in starkem Maß von der Na⁺-Aufnahme über die Nahrung beeinflußt werden. Jedoch spielt, wie in Abbildung 31.5 zu sehen ist, das Renin-Angiotensin-System eine Hauptrolle in der Erhaltung eines konstanten arteriellen Blutdrucks trotz enormer Schwankungen in der Na⁺-Aufnahme. Ist die Na⁺-Aufnahme über die Nahrung gering, wird die Freisetzung von Renin stimuliert. Angiotensin II wirkt auf die Nieren ein und verschiebt die Nierendruck-Natriurese-Kurve nach rechts. Umgekehrt wird die Freisetzung von Renin gehemmt, wenn die Na⁺-Aufnahme hoch ist. Durch die Verminderung von Angiotensin II wird die Nierendruck-Natriurese-Kurve nach links verschoben. Dementsprechend bleibt der Schnittpunkt der Salzaufnahme und der Nierendruck-Natriurese-Kurve trotz großer Schwankungen in der Na⁺-Aufnahme über die Nahrung im gleichen Bereich. Wird die Modulation des Renin-Angiotensin-II-Systems pharmakologisch verhindert, können Veränderungen in der Salzaufnahme den Langzeit-Spiegel des arteriellen Blutdrucks enorm beeinflussen (Hall et al., 1980).

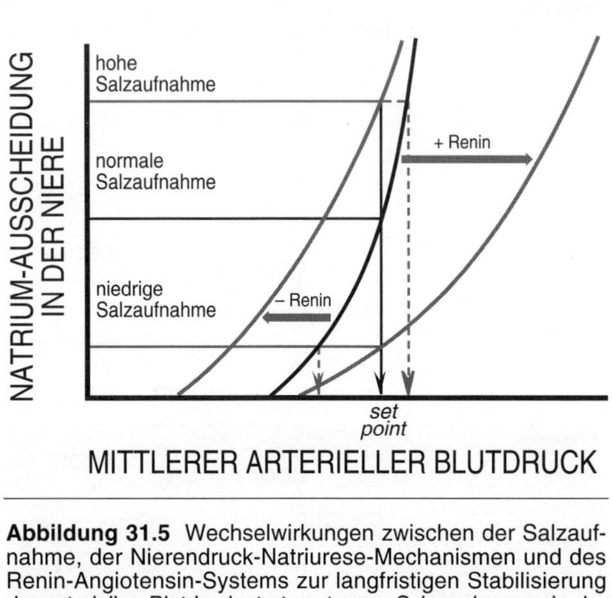

INHIBITOREN DES RENIN-ANGIOTENSIN-SYSTEMS

Angiotensin II hat selbst eine begrenzte therapeutische Nützlichkeit und ist für den therapeutischen Einsatz z. B. in den USA nicht erhältlich. Das klinische Interesse konzentriert sich dagegen auf Inhibitoren des Renin-Angiotensin-Systems. ACE-Hemmer sind in der Therapie weit verbreitet, und viele nicht-peptidartige Angiotensin-II-Rezeptor-Antagonisten sind in unterschiedlichen klinischen Entwicklungsstadien bzw. bereits für die Hypertonie-Behandlung zugelassen.

ACE-Hemmer

Geschichte In den 60er Jahren entdeckten Ferreira und Mitarbeiter, daß das Gift einer Vipernart Faktoren enthält, die die Antwort auf Bradykinin verstärken. Diese bradykininpotenzierenden Faktoren erwiesen sich als eine Familie von Peptiden, die die Kininase II hemmen, die Bradykinin inaktiviert. Erdös und Mitarbeiter wiesen nach, daß es sich bei ACE und der Kininase tatsächlich um dasselbe Enzym handelt, das sowohl die Synthese von Angiotensin II, einer potenten Pressorsubstanz, als auch den Abbau von Bradykinin, einem potenten Vasodilatator, katalysiert.

Als Folge der Entdeckung bradykininpotenzierender Faktoren wurde das Nonapeptid Teprotid synthetisiert und beim Menschen getestet. Es verringerte bei vielen Patienten mit essentieller Hypertonie den Blutdruck beständiger als peptidale Angiotensin-II-Rezeptor-Antagonisten wie Saralasin, die eine partielle agonistische Aktivität haben. Teprotid zeigte ebenfalls eine günstige Wirkung bei Patienten mit Herzinsuffizienz. Diese Beobachtungen ermutigten zu der Suche nach ACE-Inhibitoren mit oraler Wirksamkeit.

Der oral wirksame ACE-Hemmer Captopril (Cushman et al., 1977) wurde durch einen rationalen Forschungsansatz entwickelt, zu der die Analyse der inhibitorischen Wirkung von Teprotid, Rückschlüsse auf die Wirkung von ACE auf sein Substrat und Analogien mit der Carboxypeptidase A, die von D-Benzylsuccinat gehemmt wird, gehörten. Ondetti, Cushman und Kollegen postulierten, daß die Hemmung von ACE durch die Succinyl-Amino-Säuren verursacht werden könnte, die in der Länge mit den Dipeptid-Molekülen übereinstimmen, die physiologisch durch ACE gespalten werden. Diese Hypothese erwies sich als richtig und führte schließlich zu der Synthese einer Reihe von Carboxy-Alkanoyl- und Mercapto-Alkanoyl-Derivaten, bei denen es sich um potente kompetitive Inhibitoren von ACE handelt (Petrillo and Ondetti, 1982). Am wirksamsten war Captopril.

Pharmakologische Effekte Die wesentliche Wirkung dieser Substanzen auf das Renin-Angiotensin-System ist die Hemmung der Umwandlung des relativ unwirksamen Angiotensin I in das aktive Angiotensin II (oder die Umwandlung des [des-Asp¹]-Angiotensin I zu Angiotensin III). Auf diese Weise wird durch die ACE-Hemmer die Antwort auf Angiotensin I abgeschwächt oder aufgehoben, nicht aber die Antwort auf Angiotensin II (siehe Abbildung 31.1). In dieser Hinsicht sind ACE-Hemmer hochselektive Substanzen. Sie interagieren nicht direkt

Abbildung 31.5 Wechselwirkungen zwischen der Salzaufnahme, der Nierendruck-Natriurese-Mechanismen und des Renin-Angiotensin-Systems zur langfristigen Stabilisierung des arteriellen Blutdrucks trotz extremer Schwankungen in der Natrium-Aufnahme (modifiziert nach Jackson et al., 1985).

mit anderen Komponenten des Renin-Angiotensin-Systems, und die wichtigsten pharmakologischen und klinischen Effekte der ACE-Inhibitoren scheinen auf der Unterdrückung der Angiotensin-II-Synthese zu beruhen. Nichtsdestotrotz ist ACE ein Enzym mit vielen Substraten. Die Hemmung von ACE kann daher Effekte induzieren, die nicht in Beziehung zu der Verringerung der Angiotensin-II-Spiegel stehen. Da die ACE-Hemmer die Bradykinin-Spiegel erhöhen und Bradykinin die Prostaglandin-Biosynthese stimuliert, können Bradykinin und/oder die Prostaglandine an der pharmakologischen Wirkung der ACE-Hemmer beteiligt sein. Zusätzlich greifen die ACE-Hemmer sowohl in die *short-loop-* als auch in die *long-loop*-negativen Rückkopplungsmechanismen der Freisetzung von Renin ein (siehe Abbildung 31.2). ACE-Hemmer erhöhen die Freisetzung von Renin und die Bildungsrate von Angiotensin I. Da der Metabolismus von Angiotensin I zu Angiotensin II durch die ACE-Hemmer blockiert wird, wird Angiotensin I über alternative Wege metabolisiert, was zu einer erhöhten Produktion von Peptiden wie Angiotensin (1-7) führt. Ob biologisch aktive Peptide wie Angiotensin (1-7) an der pharmakologischen Wirkung der ACE-Hemmer beteiligt sind, ist unklar.

Bei gesunden Versuchstieren und bei gesunden Menschen mit ausgeglichenem Na^+-Haushalt hat eine einzelne orale Gabe eines ACE-Hemmers einen nur geringen Einfluß auf den systemischen Blutdruck (Atlas et al., 1983). Wiederholte Gabe über mehrere Tage führt jedoch zu einer kleinen Verminderung des Blutdrucks. Im Gegensatz dazu führt sogar eine einzelne Gabe dieser Inhibitoren zu einer beträchtlichen Verminderung des Blutdrucks, wenn eine Na^+-Depletion vorliegt.

Klinische Pharmakologie Inzwischen sind viele ACE-Hemmer synthetisiert worden. Sie können, basierend auf ihrer chemischen Struktur, in drei Gruppen eingeteilt werden: (1) sulfhydrylenthaltende ACE-Hemmer, die strukturell mit Captopril verwandt sind (z. B. Fentiapril, Pivalopril, Zofenopril, Alacepril), (2) dicarboxylenthaltende ACE-Hemmer, die strukturell mit Enalapril verwandt sind (z. B. Lisinopril, Benazepril, Quinapril, Moexipril, Ramipril, Spirapril, Perindopril, Indolapril, Pentopril, Indalapril, Cilazapril) und (3) phosphorenthaltende ACE-Hemmer, die strukturell mit Fosinopril verwandt sind. Viele ACE-Hemmer sind esterenthaltende Mutter-

BENAZEPRIL

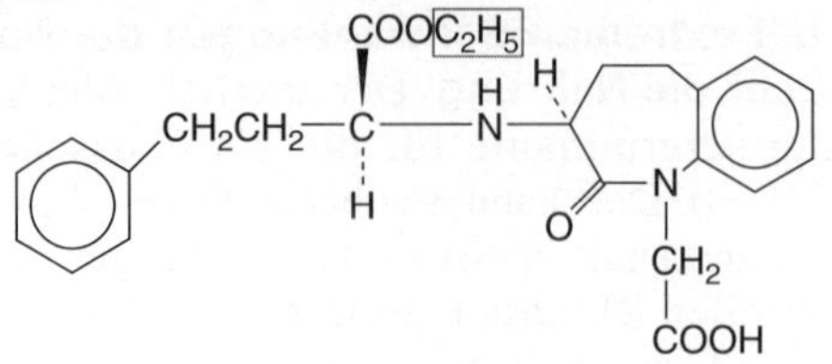

CAPTOPRIL

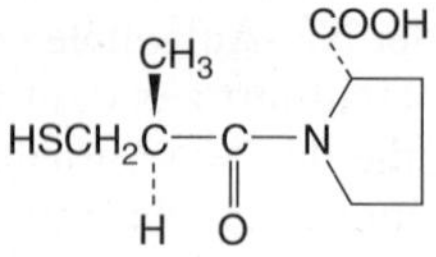

ENALAPRIL

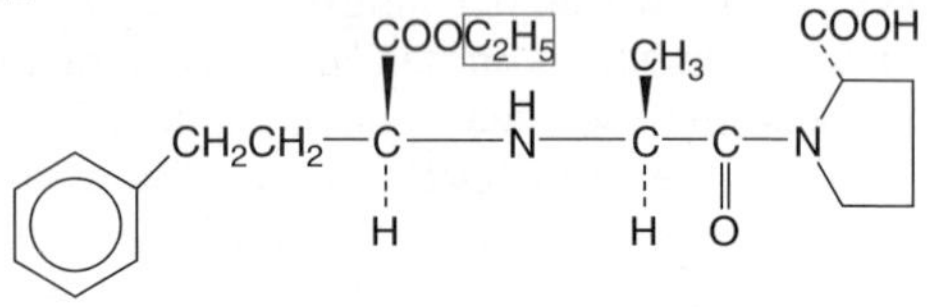

FOSINOPRIL-NATRIUM

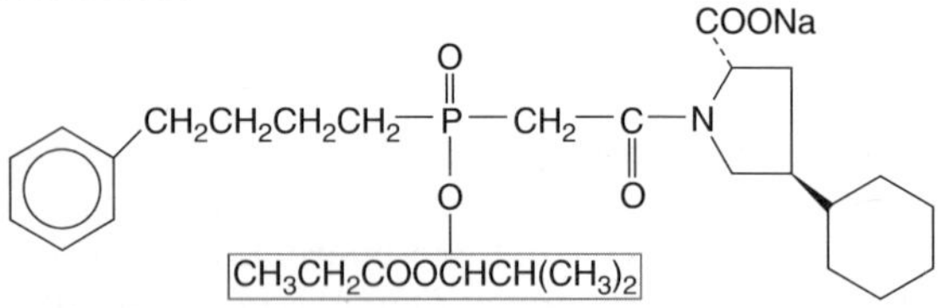

LISINOPRIL

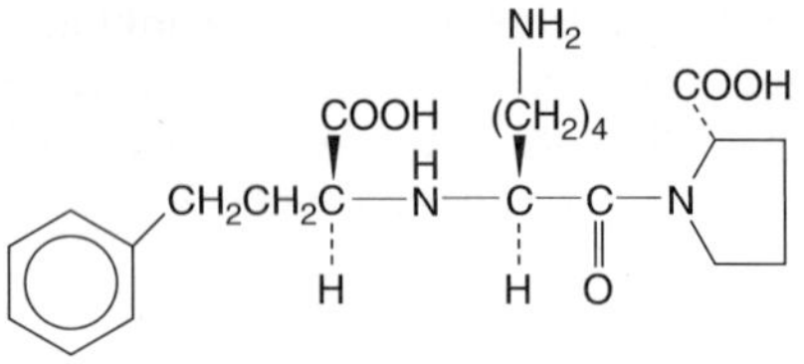

QUINAPRIL

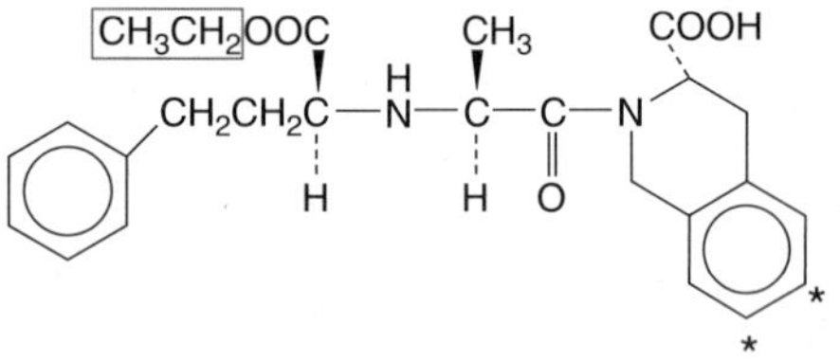

RAMIPRIL

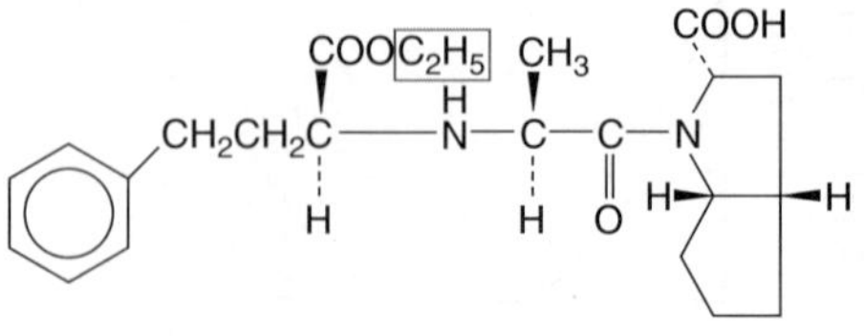

SPIRAPRIL

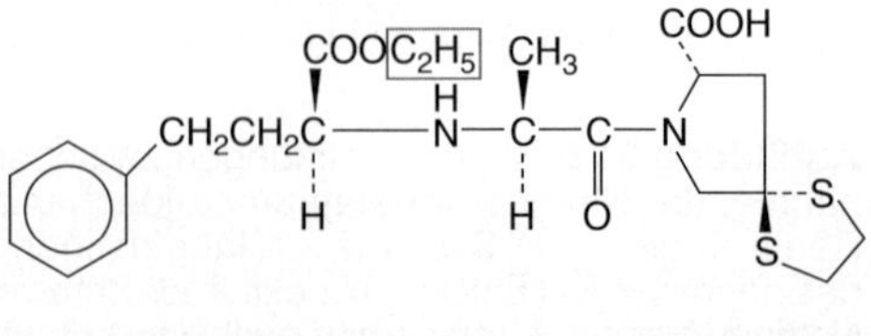

Abbildung 31.6 Strukturformeln ausgewählter ACE-Hemmer.
Captopril und Lisinopril sind aktive Substanzen. Enalapril, Quinapril, Moexipril, Benazepril, Fosinopril, Ramipril und Spirapril sind relativ unwirksam, bis sie zu der entsprechenden Di-Säure umgewandelt werden. Die Molekülstrukturen, die in den grauen Kästen eingeschlossen sind, werden durch Esterasen abgespalten und durch ein Wasserstoffatom ersetzt, wodurch der in vivo aktive Metabolit entsteht (z. B. Enalapril zu Enalaprilat oder Ramipril zu Ramiprilat). Die Struktur von Moexipril unterscheidet sich leicht von der des Quinalaprils. Die Sternchen (*) deuten auf die Dimethoxy-Substitution hin (Positionen 6 und 7).

substanzen (Prodrug), die 100 - 1000mal weniger potent ACE hemmen als die aktiven Metaboliten, die aber im Vergleich zu den aktiven Metaboliten über eine bedeutend bessere orale Bioverfügbarkeit verfügen.

Derzeit sind neun verschiedene ACE-Hemmer für den Einsatz in den USA zugelassen (chemische Strukturen siehe Abbildung 31.6). Weltweit werden etwa 16 verschiedene ACE-Hemmer eingesetzt. Grundsätzlich unterscheiden sich ACE-Hemmer im Hinblick auf drei Eigenschaften: (1) Potenz, (2) ob die ACE-Hemmung primär durch die Substanz selbst oder durch die Konversion der Muttersubstanz zum aktiven Metaboliten bedingt ist und (3) die Pharmakokinetik (z. B. Ausmaß der Resorption, Einfluß von Nahrung auf die Resorption, Plasmahalbwertszeit, Gewebeverteilung und Mechanismen der Elimination).

Es gibt keinen zwingenden Grund, einen ACE-Hemmer einem anderen vorzuziehen, da alle ACE-Hemmer wirksam die Umwandlung von Angiotensin I zu Angiotensin II blockieren. Zudem haben sie ähnliche therapeutische Indikationen, ähnliche Profile der unerwünschten Wirkungen und Kontraindikationen. Die Quality-of-Life Hypertension Study Group hat jedoch berichtet, daß Captopril im Vergleich zu Enalapril einen günstigeren Einfluß auf die Lebensqualität hat, obwohl sich Captopril und Enalapril im Hinblick auf ihre antihypertensive Wirksamkeit und Sicherheit nicht unterscheiden (Testa et al., 1993). Da die Hypertonie normalerweise eine lebenslange Behandlung erfordert, spielt die Betrachtung der Lebensqualität eine immer wichtigere Rolle beim Vergleich antihypertensiver Substanzen. ACE-Hemmer unterscheiden sich deutlich in Bezug auf die Gewebeverteilung (Keilani et al., 1995), und es ist möglich, solche Unterschiede auszunutzen, um manche lokale Renin-Angiotensin-Systeme zu hemmen, während andere relativ unbeeinflußt bleiben. Ob die lokalspezifische Hemmung einen therapeutischen Vorteil bieten könnte, ist noch zu klären.

Mit Ausnahme von Fosinopril und Spirapril (die über eine ausgeglichene Elimination über Leber und Niere verfügen) werden ACE-Hemmer hauptsächlich über die Nieren eliminiert. Daher führt eine eingeschränkte Nierenfunktion zu einer deutlichen Verminderung der Plasma-Clearance der meisten ACE-Hemmer. Die Dosierungen der ACE-Hemmer sollten bei Patienten mit Nierenfunktionseinschränkung entsprechend reduziert werden. Eine erhöhte Plasma-Renin-Aktivität (PRA) macht Patienten gegenüber dem durch ACE-Hemmer induziertem Blutdruckabfall überempfindlich, so daß die initialen Dosen aller ACE-Hemmer bei Patienten mit hohen Renin-Plasma-Spiegeln reduziert werden sollten (z. B. Patienten mit Herzinsuffizienz, salzdepletierte Patienten unter Diuretikatherapie).

Captopril Captopril, der erste vermarktete ACE-Hemmer, ist ein potenter ACE-Hemmer mit einem K_i von 1,7 nM. Nach oraler Gabe wird Captopril schnell resorbiert und hat eine Bioverfügbarkeit von etwa 75%. Die Spitzenkonzentrationen im Plasma treten innerhalb einer Stunde auf, und die Substanz wird schnell eliminiert (die Halbwertszeit liegt bei schätzungsweise zwei Stunden). Der größte Teil des Arzneimittels wird in den Urin ausgeschieden, 40% - 50% davon als Captopril und der Rest als Captoprildisulfid-Dimere und Captopril-Cysteindisulfid. Die orale Dosis von Captopril liegt im Bereich von 6,25 mg - 150 mg zwei- bis dreimal täglich. Die geeignete Initialdosis beträgt 6,25 mg dreimal täglich bzw. 25 mg zweimal täglich bei Patienten mit Herzinsuffizienz bzw. Hypertonie. Die meisten Patienten sollten nicht mehr als 150 mg täglich erhalten. Da die Nahrung die orale Bioverfügbarkeit von Captopril um 25% - 30% reduziert, sollte das Arzneimittel eine Stunde vor den Mahlzeiten eingenommen werden.

Enalapril Enalaprilmaleat, ist eine Muttersubstanz (Prodrug), die nicht sehr wirksam ist und durch Esterasen in der Leber hydrolysiert werden muß, um die aktive Dicarboxylsäure Enalaprilat zu bilden. Enalaprilat ist ein hoch potenter ACE-Hemmer mit einem K_i von 0,2 nM. Enalaprilat unterscheidet sich von Captopril vor allem, indem es eher ein Analogon eines Tripeptids als eines Dipeptids ist. Enalapril wird nach oraler Gabe schnell resorbiert und besitzt eine orale Bioverfügbarkeit von etwa 60% (durch Nahrung nicht beeinflußt). Spitzenkonzentrationen von Enalapril im Plasma treten innerhalb einer Stunde auf, Enalaprilat-Konzentrationen haben ihr Maximum erst im Bereich von drei bis vier Stunden. Enalapril hat eine Halbwertszeit von nur 1,3 Stunden. Enalaprilat hat jedoch aufgrund seiner festen Bindung an ACE eine Plasma-Halbwertszeit von etwa elf Stunden. Nahezu das gesamte Arzneimittel wird entweder als intaktes Enalapril oder als Enalaprilat über die Nieren ausgeschieden. Die orale Dosis von Enalapril liegt im Bereich von 2,5 - 40 mg täglich (einmal oder aufgeteilt auf zweimal täglich). Die initiale Dosis bei Herzinsuffizienz und Hypertonie liegt bei 2,5 mg bzw. 5 mg täglich.

Enalaprilat Enalaprilat wird nach oraler Gabe nicht resorbiert, ist jedoch für die intravenöse Gabe erhältlich, wenn eine orale Therapie nicht möglich ist. Bei hypertensiven Patienten liegt die Dosierung bei 0,625 - 1,25 mg täglich und wird intravenös über fünf Minuten verabreicht. Diese Dosis muß alle sechs Stunden wiederholt werden.

Lisinopril Lisinopril, ist das Lysin-Analogon von Enalaprilat. Anders als Enalapril ist Lisinopril selbst wirksam. *In vitro* ist Lisinopril ein etwas potenterer ACE-Hemmer als Enalaprilat. Lisinopril wird nach oraler Gabe langsam, variabel und unvollständig (30%) resorbiert. Die Spitzenkonzentrationen im Plasma werden nach etwa sieben Stunden erreicht. Es wird als intakte Verbindung über die Nieren ausgeschieden, und seine Plasma-Halbwertszeit liegt bei etwa zwölf Stunden. Lisinopril akkumuliert nicht in den Geweben. Die orale Dosis von Lisinopril liegt im Bereich von 5 - 40 mg täglich (Einzel- oder aufgeteilte Gabe). Die initiale Dosis bei Herzinsuffizienz und Hypertonie liegt bei 5 mg bzw. 10 mg täglich.

Benazepril Die Spaltung des Esteranteils durch Esterasen der Leber wandelt die Muttersubstanz Benazepril-hydrochlorid in Benazeprilat um, einen ACE-Hemmer, der *in vitro* stärker wirksam ist als Captopril, Enalaprilat oder Lisinopril. Benazepril wird nach oraler Gabe schnell, aber unvollständig (37%) resorbiert (wird durch Nahrung nicht beeinflußt). Benazepril wird nahezu vollständig zu Benazeprilat und zu Glukuron-Konjugaten von Benazepril und Benazeprilat metabolisiert, die sowohl in den Urin als auch in die Galle ausgeschieden werden. Die Spitzenkonzentrationen von Benazepril und Benazeprilat werden im Plasma nach etwa 0,5 bis einer Stunde bzw. einer bis zwei Stunden erreicht. Benazeprilat hat eine effektive Plasma-Halbwertszeit von etwa zehn bis elf Stunden. Mit Ausnahme der Lungen reichert sich Benazeprilat nicht in den Geweben an. Die orale Dosis von Benazepril liegt im Bereich von 5 - 80 mg täglich (Einzel- oder aufgeteilte Gabe).

Fosinopril Fosinoprilnatrium ist der einzige in den USA zugelassene ACE-Hemmer, der eine Phosphinat-Gruppe enthält, die an die aktive Seite des ACE bindet. Die Spaltung des Esteranteils durch Esterasen der Leber wandelt Fosinopril, die Muttersubstanz, zu Fosinoprilat um. Dabei handelt es sich um einen ACE-Hemmer, der *in vitro* eine größere Potenz als Captopril, jedoch eine geringere Wirksamkeit als Enalaprilat besitzt. Fosinopril wird nach oraler Gabe langsam und unvollständig (36%) resorbiert (nicht durch Nahrung beeinflußt). Fosinopril wird nahezu vollständig zu Fosinoprilat (75%) und zu den Glukuronid-Konjugaten von Fosinoprilat metabolisiert, die sowohl in den Urin als auch in die Galle ausgeschieden werden. Die Plasma-Spitzenkonzentrationen von Fosinoprilat werden nach etwa drei Stunden erreicht. Fosinoprilat hat eine effektive Plasma-Halbwertszeit von ca. 11,5 Stunden. Die Ausscheidung von Fosinoprilat wird durch eine Einschränkung der Nierenfunktion nicht signifikant verändert. Die orale Dosis von Fosinopril liegt im Bereich von 10 - 80 mg täglich (Einzel- oder aufgeteilte Gabe).

Quinapril Quinaprilhydrochlorid wird als Muttersubstanz durch Spaltung des Esteranteils von Esterasen der Leber zu Quinaprilat umgewandelt. Quinaprilat ist ein ACE-Hemmer mit einer *in vitro* vergleichbaren Wirksamkeit wie Benazeprilat. Quinapril wird schnell resorbiert (die Spitzenkonzentrationen werden innerhalb einer Stunde erreicht), und die Resorption nach oraler Gabe (60%) wird nur geringfügig durch Nahrung reduziert. Quinapril wird zu Quinaprilat und anderen unbedeutenden Metaboliten umgewandelt. Quinaprilat wird hauptsächlich über die Nieren ausgeschieden. Die Plasma-Spitzenkonzentrationen von Quinaprilat werden nach etwa zwei Stunden erreicht. Die Umsetzung von Quinapril zu Quinaprilat ist bei Patienten mit eingeschränkter Leberfunktion herabgesetzt. Die initiale Habwertszeit von Quinaprilat beträgt zwei Stunden. Die terminale Halbwertszeit liegt jedoch bei 25 Stunden, was durch die hochaffine Bindung der Substanz an Gewebe-ACE bedingt sein könnte. Die orale Dosis von Quinapril liegt im Bereich von 5 - 80 mg täglich (Einzel- oder aufgeteilte Gabe).

Ramipril Durch Spaltung des Esteranteils durch Esterasen der Leber wird Ramipril zu Ramiprilat umgewandelt. Ramiprilat ist ein ACE-Hemmer mit einer *in vitro* Wirksamkeit vergleichbar mit Benazeprilat und Quinaprilat. Ramipril wird schnell resorbiert (Spitzenkonzentrationen nach einer Stunde), und die orale Resorption (50% - 60%) wird durch Nahrung nicht beeinflußt. Ramipril wird zu Ramiprilat und inaktive Metaboliten (Glukuronide von Ramipril und Ramiprilat und Diketopiperazin-Ester und -Säure metabolisiert. Die Metaboliten werden hauptsächlich über die Nieren ausgeschieden. Die Plasma-Spitzenkonzentrationen von Ramiprilat werden nach etwa drei Stunden erreicht. Ramiprilat hat eine triphasische Eliminationskinetik mit Halbwertszeiten von zwei bis vier Stunden, 9 - 18 Stunden und mehr als 50 Stunden. Diese triphasische Elimination ist durch ausgeprägte Verteilung in allen Geweben (initiale Halbwertszeit), durch die Clearance von freiem Ramiprilat aus dem Plasma (mittlere Halbwertszeit) und Dissoziation von Ramiprilat von dem Gewebe-ACE (terminale Halbwertszeit) bedingt. Die orale Dosis von Ramipril liegt im Bereich von 1,25 - 20 mg täglich (Einzel- oder aufgeteilte Gabe).

Spirapril Spiraprilhydrochlorid ist eine Muttersubstanz (Prodrug), die von Esterasen der Leber in Spiraprilat umgewandelt wird. Spiraprilat ist ein ACE-Hemmer, der *in vitro* eine mit Lisinopril vergleichbare Wirksamkeit besitzt. Die orale Bioverfügbarkeit von Spirapril liegt bei 50%, und der Hauptteil von Spirapril wird über den hepatischen First-pass-Metabolismus zu Spiraprilat umgewandelt. Wie Fosinoprilat wird Spiraprilat über Nieren und Leber eliminiert. Bei Niereninsuffizienz verhindern nicht-renale Clearance-Mechanismen eine signifikante Akkumulation von Spiraprilat (wie auch bei Fosinoprilat). Die Umwandlung von Spirapril zu Spiraprilat ist bei Patienten mit eingeschränkter Leberfunktion herabgesetzt. Die terminale Halbwertszeit von Spiraprilat liegt im Bereich von 35 Stunden. Die orale Dosis von Spirapril liegt im Bereich von 3 - 6 mg täglich (Einzelgabe).

Moexipril Moexipril ist eine weitere Muttersubstanz (Prodrug), deren antihypertensive Wirkung nahezu vollständig auf den Metaboliten Moexiprilat zurückzuführen ist, der durch Esterspaltung entsteht. Moexipril wird unvollständig resorbiert. Die Bioverfügbarkeit (als Moexiprilat) liegt bei etwa 13% und wird durch Nahrung deutlich vermindert. Daher sollte die Substanz eine Stunde vor den Mahlzeiten eingenommen werden. Die Plasma-Spitzenkonzentration von Moexiprilat wird nach beinahe einer Stunde erreicht, und die Eliminations-Halbwertszeit schwankt zwischen zwei und neun Stunden. Der empfohlene Dosisbereich liegt bei 7,5 - 30 mg täglich als Einzel- oder aufgeteilte Gabe.

Therapeutischer Einsatz von ACE-Hemmern Arzneimittel, die in das Renin-Angiotensin-System eingreifen, spielen eine Hauptrolle bei der Behandlung der kardiovaskulären Erkrankungen, der Haupttodesursache in modernen Industrieländern.

ACE-Hemmer bei der Hypertonie (siehe Kapitel 33) Die Hemmung des ACE vermindert den systemischen vaskulären Widerstand und den mittleren diastolischen und systolischen Blutdruck bei verschiedenen Formen der Hypertonie. Die Effekte sind in Tiermodellen mit renaler und genetischer Hypertonie leicht darzustellen. ACE-Hemmer erniedrigen beim Menschen mit Hypertonie den Blutdruck (Ausnahme ist die Hypertonie durch primären Hyperaldosteronismus). Die initialen Veränderungen des Blutdrucks scheinen mit der Plasma-Renin-Aktivität (PRA) und den Plasma-Angiotensin-II-Spiegeln vor der Behandlung positiv korreliert zu sein. Nach einigen Wochen zeigt allerdings ein größerer Prozentsatz der Patienten eine beträchtliche Verminderung des Blutdrucks. Dieser langfristige antihypertensive Effekt korreliert kaum oder gar nicht mit den den PRA-Werten vor Behandlungsbeginn. Es ist möglich, daß eine erhöhte lokale (Gewebe-) Produktion von Angiotensin II und/oder eine erhöhte Ansprechbarkeit der Gewebe auf normale Spiegel von Angiotensin II manche hypertensive Patienten trotz normaler PRA-Werte für ACE-Hemmer sensitiv macht. Ohne Rücksicht auf die Mechanismen haben ACE-Hemmer eine breite klinische Wirksamkeit als antihypertensive Arzneimittel.

Der Langzeitabfall des systemischen Blutdrucks bei Behandlung hypertensiver Patienten mit ACE-Hemmern wird von einer Linksverschiebung der Nierendruck-Natriurese-Kurve (Abbildung 31.5) und der Verminderung des totalen peripheren Widerstands begleitet, woran verschiedene Gefäßprovinzen unterschiedlich stark beteiligt sind. Die Niere ist eine nennenswerte Ausnahme dieser Variabilität, indem es hier vor allem einen vasodilatatorischen Effekt gibt. Der erhöhte renale Blutfluß ist ein regelhaft auftretender Effekt. Dies ist insofern nicht überraschend, als die Blutgefäße der Niere außergewöhnlich empfindlich gegenüber den vasokonstriktorischen Wirkungen von Angiotensin II sind. Die Zunahme des renalen Blutflusses findet ohne Zunahme der glomerulären Filtrationsrate statt, und tatsächlich ist die Filtrationsrate reduziert. Sowohl die afferenten als auch die efferenten Arteriolen sind dilatiert. Der Blutfluß im zerebralen und koronaren Gefäßbett, in dem autoregulatorische Mechanismen sehr wirksam sind, ist in der Regel konstant.

Neben der systemischen arteriolären Dilatation erhöhen ACE-Hemmer auch die Compliance großer Arterien, was zu der Reduktion des systolischen Blutdrucks beiträgt. Die kardialen Funktion bei Patienten mit unkomplizierter Hypertonie sind im allgemeinen kaum verändert, obwohl das Schlagvolumen und der kardiale Auswurf bei dauerhafter Behandlung leicht erhöht sein können. Die Funktion der Barorezeptoren und der kardiovaskulären Reflexe sind nicht beeinträchtigt, und die Reaktion auf Lageänderungen und Belastung sind nur gering verschlechtert. Überraschenderweise steigen die Herzfrequenz und die Konzentrationen der Katecholamine im Plasma im allgemeinen (wenn überhaupt) nur gering an, sogar bei beträchtlicher Verminderung des Blutdrucks. Dies spiegelt möglicherweise eine Veränderung der Barorezeptor-Funktion mit erhöhter arterieller Compliance und den Verlust des normalen tonischen Einflusses von Angiotensin II auf das sympathische Nervensystem wider.

Die Sekretion von Aldosteron wird bei hypertensiven Patienten durch ACE-Hemmer im allgemeinen vermindert, in der Regel aber ohne weiterreichende Folgen für den K^+-Haushalt. Die Aldosteron-Sekretion wird durch andere Stimuli wie z. B. durch das adrenokortikotrope Hormon und K^+ selbst auf einem adäquaten Spiegel gehalten. Die Aktivität dieser Hormone an der Zona glomerulosa der Nebennierenrinde benötigt höchstens sehr kleine Mengen von Angiotensin II, die immer vorhanden sind, da die Hemmung der ACE niemals vollständig ist. Eine exzessive Retention von K^+ tritt nur auf bei Patienten, die zusätzlich K^+ bekommen (z. B. G-Penicillin) sowie bei Patienten mit eingeschränkter Nierenfunktion oder bei Patienten, die andere Medikamente erhalten, die die K^+-Ausscheidung vermindern (z. B. kaliumsparende Diuretika).

ACE-Hemmer allein normalisieren den Blutdruck bei schätzungsweise 50% der Patienten mit leichter bis mittelschwerer Hypertonie, und viele halten ACE-Hemmer für die erste Wahl zur Behandlung der Hypertonie. Ältere afro-amerikanische Patienten sprechen allerdings schlechter auf die Therapie an. Bei 90% der Patienten mit milder bis mittelschwerer Hypertonie führt eine Kombination aus einem ACE-Hemmer und entweder einem Ca^{2+}-Kanalblocker, α_1-selektiven Rezeptorblocker oder einem Diuretikum zu einer ausreichenden Blutdrucksenkung (Zusman, 1993). Insbesondere Diuretika verstärken die antihypertensive Antwort auf ACE-Hemmer, indem sie den Blutdruck des Patienten reninabhängig halten.

Das Ziel einer antihypertensiven Therapie ist es nicht nur, den Blutdruck zu vermindern, sondern, noch wichtiger, das Gesamtrisiko des Patienten für kardiovaskuläre Erkrankungen zu vermindern. Klinische Langzeitstudien mit Diuretika und β-adrenergen Rezeptor-Antagonisten zeigen, daß sie zwar den Blutdruck und dadurch die kardiovaskuläre Morbidität und Mortalität senken. Der günstige Effekt der Blutdrucksenkung führt jedoch vor allem zu einer Reduktion der Schlaganfälle und nur in einem viel geringeren Maß zu einer Reduktion von Myokardinfarkten bzw. kardialer Mortalität. Dieses Ergebnis könnte durch die ungünstigen metabolischen Effekte der Diuretika und β-adrenergen Rezeptor-Antagonisten und/oder die Unfähigkeit dieser Substanzen bedingt sein, die strukturellen Veränderungen des Herzens und/oder der Blutgefäße rückgängig zu machen, die durch das zirkulierende (endokrine) und/oder lokale (parakrine/autokrine/intrakrine) Renin-Angiotensin-System vermittelt werden könnten.

Wegen der Wirkungen der ACE-Hemmer auf die strukturellen Veränderungen bei Hypertonie ist es möglich, daß sie die Inzidenz von Herzkrankheiten bei hypertensiven Patienten stärker als andere antihypertensive Substanzen reduzieren können. Es laufen klinische Studien, die diese Hypothese überprüfen sollen. Diese Hypothese basiert auf: (1) dem Nichtvorhandensein unerwünschter metabolischer Effekte der ACE-Hemmer, (2) der Fähigkeit der ACE-Hemmer, die Rückentwicklung der linksventrikulären Hypertrophie bei hypertensiven

Tabelle 31.1 Zusammenfassung der klinischen Studien mit ACE-Hemmern bei Herzerkrankungen

STUDIE	REFERENZ	ACE-HEMMER	PATIENTEN-KOLLEKTIV	ERGEBNIS	KOMMENTAR
CONSENSUS	CONSENSUS Trial Study Group, 1987	Enalapril vs. Plazebo ($n = 257$)	NYHA IV CHF	verringerte Gesamtmortalität	vermindertes Auftreten von Pumpversagen
SOLVD-Behandlung	SOLVD Investigators, 1991	Enalapril vs. Plazebo ($n = 2569$)	NYHA II & III CHF	verringerte Gesamtmortalität	vermindertes Auftreten von Pumpversagen
V-HeFt II	Cohn et al., 1991	Enalapril vs. Hydralazin-Isosorbid ($n = 804$)	NYHA II & II CHF	verringerte Gesamtmortalität	Abnahme des plötzlichen Herztodes
SAVE	Pfeffer et al., 1992	Captopril vs. Plazebo ($n = 2231$)	MI mit asymptomatischer LV-Dysfunktion	verringerte Gesamtmortalität	Abnahme von Pumpversagen und Reinfarktrate
Kleber et al.	Kleber et al., 1992	Captopril vs. Plazebo ($n = 170$)	NYHA II CHF	vermindertes Fortschreiten der CHF	–
SOLVD-Prävention	SOLVD Investigators, 1992	Enalapril vs. Plazebo ($n = 4228$)	Asymptomatische LV-Dysfunktion	verringerte Mortalität und Verminderung der Krankenhausaufenthalte bedingt durch CHF	–
CONSENSUS II	Swedberg et al., 1992	Enalaprilat, dann Enalapril vs. Plazebo ($n = 6090$)	MI	keine Änderung der Überlebensrate	Hypotonie nach IV Enalaprilat
AIRE	AIRE Study Investigators, 1993	Ramipril vs. Plazebo ($n = 2006$)	MI mit symptomatischer Herzinsuffizienz	verringerte Gesamtmoralität	Nutzen bereits nach 30 Tagen
ISIS-4	ISIS collaborative group, 1993	Captopril vs. Plazebo ($n > 50\,000$)	MI	verringerte Gesamtmortalität	Behandlungsdauer ein Monat
GISSI-3	GISSI-3 Investigators, 1994	Lisinopril vs. offene Kontrolle ($n = 19\,394$)	MI	verringerte Gesamtmoralität	Behandlungsdauer sechs Wochen
TRACE	TRACE Study Group, 1994	Trandolapril vs. Plazebo ($n = 1749$)	MI mit LV-Dysfunktion	verringerte Gesamtmortalität	–
SMILE	Ambrosioni et al., 1995	Zofenopril vs. Plazebo ($n = 1556$)	MI	verringerte Gesamtmoralität	Behandlungsdauer sechs Wochen
HOPE and PEACE	Laufende Studien mit der Langzeit-ACE-Hemmung bei Patienten mit Erkrankungen der Koronararterien ohne ventrikuläre Dysfunktion und bei Patienten mit einem hohen Risiko für eine koronare Herzerkrankung				

ABKÜRZUNGEN: MI: Myokardinfarkt; CHF: Congestive heart failure (Stauungsinsuffizienz); LV: linksventrikulär; NYHA: New York Heart Association; IV: intravenöse Gabe.

Patienten auszulösen (dieses kann aber auch durch andere Antihypertensiva bewirkt werden), (3) der Fähigkeit von ACE-Hemmern, ventrikuläre Strukturveränderungen (*remodelling*) nach einem Myokardinfarkt zu verhindern, (4) der bekannten Fähigkeit von Angiotensin II, eine Zunahme der zellulären Migration, Proliferation und Hypertrophie des kardiovaskulären Systems auszulösen und (5) dem zunehmenden Wissen, daß lokale (Gewebe-) Renin-Angiotensin-Systeme an der Pathophysiologie kardiovaskulärer Erkrankungen beteiligt sein können.

ACE-Hemmer bei links-ventrikulärer systolischer Dysfunktionen (siehe Kapitel 34)
Eine linksventrikuläre systolische Dysfunktion reicht von einer mäßigen, asymptotischen Reduktion der systolischen Leistungsfähigkeit bis zu schwersten Einschränkungen der linksventrikulären systolischen Funktionen bei Stauungs-Insuffizienz (NYHA IV). Inzwischen weiß man, daß, sofern sie nicht kontraindiziert sind, ACE-Hemmer bei allen Patienten mit eingeschränkter linksventrikulärer systolischer Funktion gegeben werden sollten, unabhängig davon, ob der Patient Symptome einer Herzinsuffizienz hat oder noch nicht. Eine echokardiographisch ermittelte Ejektionsfraktion < 35 % ist bei asymptomatischen Patienten eine Indikation zur Behandlung.

In den letzten Jahren ist in einigen großen, prospektiven, randomisierten, plazebokontrollierten klinischen Studien der Nutzen von ACE-Hemmern bei Patienten mit unterschiedlichen Stadien linksventrikulärer systolischer Dysfunktion (CONSENSUS, SOLVD-Treatment, V-HeFt II, SOLVD-Prevention, SAVE, AIRE, TRACE) untersucht worden. Die Studien sind in Tabelle 31.1 zusammengefaßt und werden genauer in Kapitel 34 besprochen. Die Ergebnisse dieser Studien zeigen nachdrücklich, daß die Hemmung des ACE bei Patienten mit systolischer Dysfunktion das Voranschreiten der Herzinsuffizienz verhindert oder verzögert, die Inzidenz plötzliche Todesfälle und des Myokardinfarkts verringert, die Krankenhausaufenthalte verringert und die Lebensqualität verbessert. Der Nutzen der Therapie ist mit dem Schweregrad der ventrikulären Dysfunktion positiv korreliert.

Obwohl die Mechanismen, die bei Patienten mit systolischer Dysfunktion unter ACE-Inhibitoren zu einer Verbesserung der Prognose führen, nicht vollständig bekannt sind, spielt eine verbesserte Hämodynamik wahrscheinlich ein wichtige Rolle. ACE-Inhibition vermindert normalerweise die Nachlast und die systolische Wandspannung, kardiale Ejektion und Herzindex nehmen zu. Der systemische Blutdruck nimmt besonders zu Behandlungsbeginn manchmal stark ab, später werden häufig die Ausgangswerte wieder erreicht. Der renovaskuläre Widerstand fällt stark ab und der renale Blutstrom nimmt zu. Eine vermehrte Na^+-Ausscheidung wird durch die verbesserte renale Hämodynamik, der Verminderung der Sekretion von Aldosteron durch verringerte Angiotensin-II-Bildung und die Verminderung direkter Effekte von Angiotensin II auf die Niere bedingt. Überschüssige Volumina der Körperflüssigkeiten werden ausgeschieden, was den venösen Rückstrom zum rechten Herzen vermindert. Eine weitere Senkung der Vorlast ergibt sich aus Venodilatation und Kapazitätszunahme des venösen Bettes. Die Venodilatation ist ein etwas unerwarteter Effekt der ACE-Inhibitoren, da Angiotensin nur eine geringe akute venokonstriktive Aktivität besitzt. Immerhin wurde bei Langzeitinfusion von Angiotensin II über eine Zunahme des venösen Tonus berichtet, möglicherweise durch zentrale oder periphere Interaktionen mit dem sympathischen Nervensystem (Schwarzt und Chatterijee, 1983; Johns und Ayers, 1984). Weitere Effekte der ACE-Hemmung führen zur Abnahme des Pulmonalarteriendruckes und des Pulmonalkapillardruckes sowie des Druckes und der Volumina in linkem Vorhof und Kammer. Als Konsequenz sind Vorlast und diastolische Wandspannung vermindert. Die Verbesserung der Hämodynamik führt zu einer Zunahme der Belastungstoleranz und Suppression der Sympathikusaktivierung. Zerebraler und koronarer Blutfluß bleiben für gewöhnlich aufrechterhalten, auch wenn der systemische Blutdruck vermindert ist (Romankiewicz et al., 1983; Schwartz und Chatterijee, 1983).

Die vorteilhaften Effekte der ACE-Inhibitoren bei systolischer Dysfunktion bringen ebenso eine Verbesserung der Ventrikelgeometrie mit sich. Bei Herzinsuffizienz vermindern ACE-Inhibitoren die ventrikuläre Dilatation und können die normale elliptische Form des Herzens wiederherstellen. ACE-Inhibitoren können das ventrikuläre *remodelling* über die Veränderung von Vor- und Nachlast umkehren, aber auch durch Hemmung des durch Angiotensin-II induzierten Wachstums von Myozyten und/oder durch Verringerung einer aldosteroninduzierten Fibrose des Myokards.

Die Rolle der ACE-Inhibitoren bei linksventrikulärer systolischer Dysfunktion ist sicher etabliert, ob aber ACE-Hemmer eine diastolische Funktionsstörung (Relaxation) verbessern, bleibt eine offene Frage. In diesem Zusammenhang berichteten Friedrich et al. (1994), daß die Infusion von Enalaprilat in die linke Koronararterie bei Patienten mit linksventrikulärer Hypertrophie die diastolische Dehnbarkeit der Kammer signifikant verbessert.

ACE-Hemmer bei Myokardinfarkt
Der Einsatz von ACE-Hemmern nach einem Myokardinfarkt nimmt schnell zu (Cody, 1994). Es wurden verschiedene große, prospektive, randomisierte, klinische Studien mit Tausenden von Patienten (SAVE, AIRE, GISSI-3, SMILE, ISIS-4, TRACE) (siehe Tabelle 31.1) publiziert, die den überzeugenden Nachweis erbrachten, daß ACE-Hemmer die Gesamtmortalität senken. Im Hinblick darauf können klinische Studien mit ACE-Hemmern beim Myokardinfarkt in zwei Gruppen unterteilt werden: (1) Behandlung von Post-Infarktpatienten mit linksventrikulärer Dysfunktion (Ejektionsfraktion < 35 %, mit oder ohne symptomatischer Herzinsuffizienz) über mehrere Jahre und (2) Behandlung von Post-Infarktpatienten ohne Berücksichtigung der ventrikulären Funktion über mehrere Wochen. Diese Studien lassen darauf schließen, daß bei ausgewählten Hochrisiko-Patienten (mit systolischer Dysfunktion) ACE-Hemmer 40 bis 70 Leben pro 1000 Patienten retten. Die Kurzzeit-Behandlung aller Infarktpatienten rettet fünf Leben bei 1000 Patienten (Pfeffer, 1995).

Eine wichtige Frage ist die, wann die Therapie begonnen und wie lang sie fortgesetzt werden sollte. In der CONSENSUS-II-Studie wurde Enalaprilat innerhalb von 24 Stunden nach dem Myokardinfarkt verabreicht. Hier wurde kein Nutzen festgestellt. Diese Studie führte zu ernsthaften Zweifeln über die möglicherweise zu frühe

Gabe von ACE-Hemmern nach einem Myokardinfarkt. Dagegen konnte in der SMILE-Studie innerhalb weniger Tage eine Reduktion der Mortalität festgestellt werden, nachdem innerhalb der ersten 24 Stunden eine orale Behandlung mit Zofenopril begonnen wurde. Höchstwahrscheinlich erklärt die symptomatische Hypotonie durch intravenös appliziertes Enalaprilat die negativen Ergebnisse der CONSENSUS-II-Studie. Beim derzeitigen Erkenntnisstand sollte die Behandlung mit einem oralen ACE-Hemmer so früh wie möglich begonnen werden, jedoch nicht später als 16 Tage nach dem Infarkt. Bei allen Patienten sollte die Therapie über zumindest sechs Wochen fortgesetzt werden. Bei Patienten mit linksventrikulärer systolischer Dysfunktion sollte die Gabe von ACE-Hemmern als Langzeitbehandlung durchgeführt werden. Ob eine Langzeitbehandlung mit ACE-Hemmern bei Patienten ohne ventrikuläre Dysfunktion von Vorteil ist, ist eine offene Frage, die in zwei laufenden klinischen Studien untersucht wird. Zweifellos wird in den kommenden Jahren die Dosierung des ACE-Hemmers und die Behandlungsdauer für verschiedene Patientenkategorien mit ischämischer Herzinsuffizienz genauer abgestimmt.

ACE-Hemmer bei fortschreitender Niereninsuffizienz Die Kombination von Diabetes mellitus und Hypertonie führt fast zwangsläufig zu einer diabetischen Nephropathie und ist eine Hauptursache für eine terminale Niereninsuffizienz. In zahlreichen tierexperimentellen Studien (Hoelscher et al., 1995) und in einigen kleinen klinischen Studien (Keilani et al., 1995) konnte gezeigt werden, daß ACE-Hemmer signifikant den mit der diabetischen Nephropathie assoziierten Verlust der Nierenfunktion verzögern. Eine große, prospektive, plazebokontrollierte Studie (Lewis et al., 1993) hat eindeutig nachgewiesen, daß Captopril das Voranschreiten der diabetischen Nephropathie bei Patienten mit insulinabhängigem Diabetis mellitus und vorhandener Nierenerkrankung verzögert. Captopril reduziert signifikant die Proteinurie, die Abnahme der Kreatinin-Clearance und die kombinierten Endpunkte von Dialyse, Transplantation und Tod. Diese Ergebnisse stützen die Schlußfolgerung, daß Patienten mit diabetischer Nephropathie (ob normotensiv oder hypertensiv), mit einem ACE-Hemmer behandelt werden sollten, sofern er nicht kontraindiziert ist.

Ein weitere Frage ist die, ob ACE-Hemmer routinemäßig bei nicht-diabetischen Patienten mit chronischer Niereninsuffizienz eingesetzt werden sollten. Bisher ist keine große, prospektive, plazebokontrollierte Langzeitstudie zu dieser Fragestellung durchgeführt worden. Wenn jedoch die Studien mit Tieren und kleine klinische Studien zusammen betrachtet werden, lassen die Daten vermuten, daß hypertensive Patienten mit progressiver Nierenfunktionseinschränkung, die ein hohes Risiko für die Entstehung einer terminalen Niereninsuffizienz haben, mit ACE-Hemmern behandelt werden sollten (Hollenberg and Raij, 1993). Da die Niereninsuffizienz die Patienten für eine durch ACE-Hemmer induzierte Hyperkaliämie anfällig macht, sollten die Serum-K^+-Spiegel bei diesen Patienten sorgfältig überwacht werden. Die Entwicklung von ACE-Hemmern, die nicht das intraadrenale Renin-Angiotensin-System hemmen, könnten diese Problematik entschärfen (Keilani et al., 1995). Es ist wahrscheinlich, daß zukünftige Studien die Indikationen für ACE-Hemmer bei renalen Erkrankungen erweitern werden.

Verschiedene Mechanismen tragen zum Schutz der Niere durch die ACE-Hemmer bei. Ein erhöhter glomerulärer Kapillardruck induziert glomeruläre Schädigungen. ACE-Hemmer reduzieren diesen Parameter sowohl durch die Verminderung des arteriellen Blutdrucks als auch durch Dilatation der renalen efferenten Arteriolen. ACE-Hemmer erhöhen die Permeabilitätsselektivität der filtrierenden Membran, wodurch das Mesangium weniger Eiweißstoffen ausgesetzt ist, die die Mesangialzellproliferation und Matrixproduktion stimulieren können. Dabei handelt es sich um zwei Prozesse, die zur Expansion des Mesangiums bei der diabetischen Nephropathie beitragen. Da Angiotensin II ein Wachstumsfaktor ist, könnten die Verminderungen der intrarenalen Angiotensin-II-Spiegel das mesangiale Zellwachstum und die Matrixproduktion noch weiter abschwächen.

ACE-Hemmer bei sklerodermieinduzierter Niereninsuffizienz Vor der Behandlung mit ACE-Hemmern starben Patienten mit sklerodermaler renaler Krise im allgemeinen innerhalb einiger Wochen. Wenige kleine, deskriptive Studien lassen vermuten, daß Captopril einen prognostisch günstigen Einfluß hat.

Unerwünschte Wirkungen der ACE-Hemmer Metabolische unerwünschte Wirkungen sind bei der Langzeitbehandlung mit ACE-Hemmern nicht zu beobachten. Die Arzneimittel verändern die Plasmakonzentrationen von Harnstoff oder Ca^{2+} nicht (Frohlich, 1989) und können die Insulinempfindlichkeit bei Patienten mit Insulinresistenz verbessern und die Cholesterol-Spiegel und Lipoprotein-Spiegel bei proteinurischen Nierenerkrankungen reduzieren (Keilani et al., 1995). Schwere unerwünschte Wirkungen der ACE-Hemmer sind selten (Materson, 1992), und im allgemeinen werden ACE-Hemmer gut vertragen.

Hypotonie Ein steiler Abfall des Blutdrucks kann auf die erste Dosis eines ACE-Hemmers bei Patienten mit erhöhter Plasma-Renin-Aktivität (PRA) folgen. Im Hinblick darauf sollten Patienten mit Vorsicht behandelt werden, die (1) salzdepletiert sind, (2) mit mehreren antihypertensiven Arzneimitteln behandelt werden und (3) unter einer chronischen Herzinsuffizienz leiden. In solchen Situationen sollte die Behandlung mit sehr kleinen Dosen der ACE-Hemmer begonnen werden oder die Salzaufnahme gesteigert und das Diuretikum vor Behandlungsbeginn abgesetzt werden.

Husten Bei 5% - 20% der Patienten induzieren ACE-Hemmer einen lästigen, trockenen Husten. Er ist normalerweise nicht dosisabhängig, tritt häufiger bei Frauen als bei Männern auf, entsteht gewöhnlich zwischen einer Woche und sechs Monaten nach Behandlungsbeginn und macht häufiger das Absetzen des ACE-Hemmers notwendig. Diese unerwünschte Wirkung wird möglicherweise durch die Akkumulation von Bradykinin, Substanz

P und/oder Prostaglandinen in der Lunge vermittelt. Wird die Behandlung mit ACE-Hemmern beendet, verschwindet der Husten gewöhnlich innerhalb von vier Tagen (Israili und Hall, 1992).

Hyperkaliämie Trotz einer gewissen Reduktion der Aldosteron-Konzentration wird eine signifikante K^+-Retention nur selten bei Patienten mit normaler Nierenfunktion beobachtet, sofern sie nicht andere Arzneimittel einnehmen, die eine K^+-Retention verursachen. Durch ACE-Hemmer kann jedoch bei Patienten mit Niereninsuffizienz oder bei Patienten, die K^+-sparende Diuretika, K^+-Zusätze, β-Adrenozeptorenblocker oder nicht-steroidale Antiphlogistika einnehmen, eine Hyperkaliämie verursacht werden.

Akute Niereninsuffizienz Angiotensin II trägt durch Konstriktion der efferenten Arteriole dazu bei, eine angemessene glomeruläre Filtration aufrechtzuerhalten, wenn der renale Perfusionsdruck niedrig ist. Dementsprechend kann die Hemmung des ACE bei Patienten mit bilateraler Nierenarterienstenose oder mit Stenose einer noch verbliebenen einzelnen Niere eine akute Niereninsuffizienz auslösen. Auch können ACE-Hemmer die glomeruläre Filtration bei Patienten mit Herzinsuffizienz, besonders wenn sie mit Diuretika überbehandelt wurden, reduzieren. Generell sollte man sich vor Beginn einer ACE-Hemmer-Therapie ein Bild von der Nierenfunktion des Patienten machen und diese unter der Therapie wiederholt kontrollieren. Dies ist besonders bei Patienten von Bedeutung, die eine erniedrigte Kreatinin-Clerance aufweisen.

Fetotoxisches Potential Obwohl ACE-Hemmer während der frühen Phase der Organogenese (erstes Trimester) nicht teratogen wirken, kann die fortgesetzte Gabe von ACE-Hemmern während des zweiten und dritten Trimesters eine Oligohydramnie, eine Hypoplasie der Schädelknochen, eine pulmonale Hypoplasie, eine Wachstumsretardierung, den Tod des Fetus, eine neonatale Anurie und neonatalen Tod verursachen. Während ACE-Hemmer bei Frauen im reproduktionsfähigen Alter nicht kontraindiziert sind, *ist es zwingend, bei Feststellung einer Schwangerschaft sie so schnell wie möglich abzusetzen.* Falls nötig, sollte ein alternatives antihypertensives Behandlungskonzept eingeführt werden. Der Fetus hat kein Risiko für eine durch die ACE-Hemmer induzierte Schädigung, wenn die ACE-Hemmer innerhalb des ersten Trimesters der Schwangerschaft abgesetzt werden (Brent und Beckman, 1991).

Hautausschläge ACE-Hemmer können gelegentlich makulopapulöse Hautausschläge mit oder ohne Jucken verursachen. Der Hautausschlag kann sich spontan auflösen und auf eine Reduktion der Dosierung oder eine kurze Behandlung mit Antihistaminika reagieren. Diese unerwünschte Wirkung wurde ursprünglich auf das Vorhandensein der Sulfhydrylgruppe im Captopril zurückgeführt, sie tritt jedoch, obgleich weniger häufig, auch bei anderen ACE-Hemmern auf.

Proteinurie ACE-Hemmer wurden mit einer Proteinurie (mehr als 1 g täglich) in Verbindung gebracht. Es ist jedoch schwierig, einen kausalen Zusammenhang herzustellen. Im allgemeinen ist eine Proteinurie keine Kontraindikation für ACE-Hemmer, da ACE-Hemmer bei bestimmen Nierenerkrankungen, die mit Proteinurie assoziiert sind, wie beispielsweise die diabetische Nephropathie, nierenprotektiv sind.

Angioneurotisches Ödem Bei 0,1% - 0,2% der Patienten induzieren ACE-Hemmer ein rapides Anschwellen in Nase, Rachen, Mund, Glottis, Larynx, Lippen und/oder Zunge. Diese unerwünschte Wirkung, die angioneurotisches Ödem genannt wird, ist anscheinend nicht dosisabhängig und entsteht immer innerhalb der ersten Behandlungswoche, gewöhnlich innerhalb der ersten wenigen Stunden nach der Initialdosis. Eine Obstruktion der Atemwege und Atemnot können zum Tod führen. Obwohl der Mechanismus der Entstehung des angioneurotischen Ödems unbekannt ist, könnten die Akkumulation von Bradykinin, die Induktion gewebespezifischer Autoantikörper oder die Hemmung des Komplement-1-Esterase-Inaktivators daran beteiligt sein. Nach Absetzen der ACE-Hemmer verschwindet das angioneurotische Ödem innerhalb von Stunden. Unterdessen sollten die Atemwege des Patienten freigehalten und, falls notwendig, Adrenalin, ein Antihistaminikum und/oder ein Kortikosteroid verabreicht werden (Israili und Hall, 1992).

Dysgeusie Bei Patienten, die mit ACE-Hemmern behandelt werden, kann es zu Geschmacksveränderungen oder Geschmacksverlust kommen. Diese unerwünschte Wirkung, die häufiger bei Captopril auftreten kann, ist reversibel.

Neutropenie Die Neutropenie ist eine seltene, aber schwere unerwünschte Wirkung der ACE-Hemmer. Sie tritt hauptsächlich bei hypertensiven Patienten mit Kollagen-vaskulärer oder renal-parenchymatischer Erkrankung auf. Ist die Serum-Kreatinin-Konzentration 2 mg/dl oder größer, sollte die Dosis des ACE-Hemmers niedrig gehalten werden, und der Patient sollte aufgefordert werden, auf Symptome einer Neutropenie zu achten (z. B. Halsentzündungen, Fieber).

Glykosurie Eine außergewöhnlich seltene und reversible unerwünschte Wirkung der ACE-Hemmer ist eine Ausscheidung von Glukose in den Urin beim Fehlen einer Hyperglykämie (Cressman et al., 1982). Der Mechanismus ist unbekannt.

Hepatotoxizität Eine Hepatotoxizität, gewöhnlich als Cholestase auftretend, ist eine Wirkung der ACE-Hemmer (Hagley et al., 1993). Der Mechanismus ist unbekannt.

Arzneimittel-Interaktionen Antazida können die Bioverfügbarkeit der ACE-Hemmer vermindern, Capsaicin den durch ACE-Hemmer induzierten Husten verschlimmern, nicht-steroidale Antirheumatika (NSAR) die antihypertensive Antwort auf ACE-Hemmer reduzieren und K^+-sparende Diuretika und K^+-Zusätze die durch ACE-Hemmer induzierte Hyperkaliämie verstärken. ACE-Hemmer können die Plasmaspiegel von Digoxin und Lithium erhöhen und Hypersensitivitätsreaktionen auf Allopurinol verstärken.

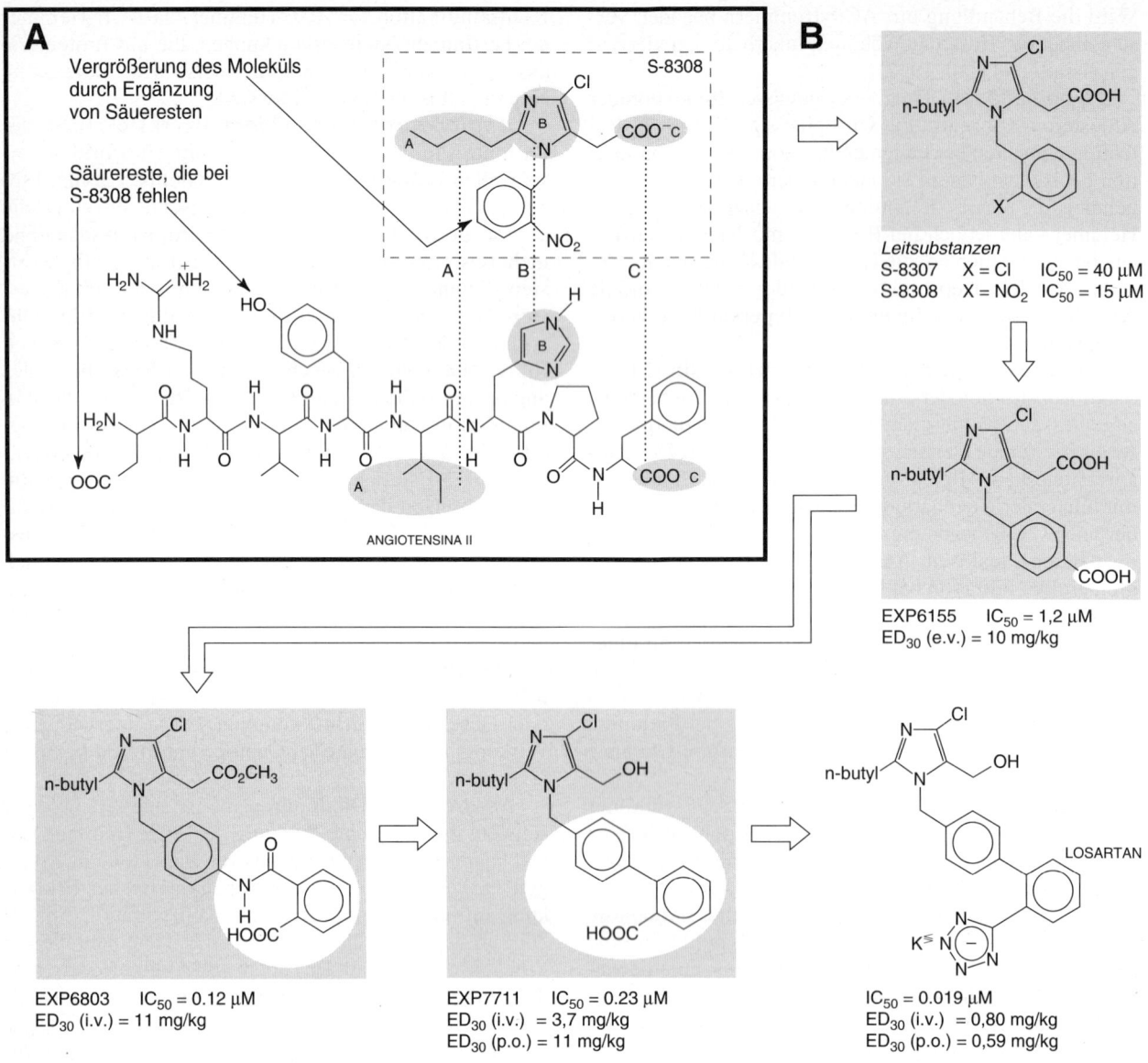

Abbildung 31.7 *A*: Hypothese der Beziehung zwischen S-8308 (Takeda Leitsubstanz) und Angiotensin II und Design-Strategien zur Steigerung der Bindungsaffinität der nicht-peptidartigen Antagonisten zum Angiotensin-II-Rezeptor. Die Buchstaben stehen für die korrenspondierenden Regionen von S-8308 und Angiotensin II. *B*: Der Weg, der zur Entdeckung von Losartan geführt hat (modifiziert nach Timmermans et al., 1993; mit Erlaubnis).

Nicht-peptidartige Angiotensin-II-Rezeptor-Antagonisten

Geschichte Versuche, therapeutisch nutzbare Angiotensin-II-Rezeptor-Antagonisten zu entwickeln, gehen bis in die 70er Jahre zurück. Diese ersten Bemühungen konzentrierten sich auf Peptid-Analoga des Angiotensins (Page und Bumpus, 1974; Regoli et al., 1974). Saralasin, 1-Sarcosin,8-isoleucin-Angiotensin II und andere 8-substituierte Angiotensine waren zwar potente Angiotensin-II-Rezeptor-Antagonisten, hatten jedoch wegen des Fehlens oraler Bioverfügbarkeit und wegen inakzeptabler partiell agonistischer Wirksamkeit (alle peptidalen Angiotensin-II-Rezeptor-Antagonisten) keinen klinischen Nutzen.

Obwohl die anfänglichen Versuche, nicht-peptidartige Angiotensin-Rezeptor-Antagonisten zu entwickeln, erfolglos waren, kam es in den frühen 1980er Jahren zu einem spannenden Durchbruch mit der Erteilung von Patenten (Furakawa et al., 1982) auf eine Reihe von Imidazol-5-essigsäure-Derivate, die die Pressorwirkung auf Angiotensin II in Ratten abschwächten. Zwei der Verbindungen, die in diesen Patenten beschrieben wurden, S-8307 und S-8308, wurden später als hochspezifische, obgleich sehr schwache, nicht-peptidale Angiotensin-II-Rezeptor-Antagonisten ohne partiell agonistische Wirksamkeit erkannt (Wong et al., 1988; Chiu et al., 1988). In einem lehrreichen Beispiel eines Arzneimitteldesigns führte das molekulare Gestalten dieser Leitsubstanzen zu der Hypothese, daß ihre Struktur so verändert werden sollte, daß sie stärker den Bindungsstrukturen von Angiotensin II entsprechen (Abbildung

31.7). Durch stufenweise Modifikationen (Abbildung 31.7) wurde der oral wirksame, potente und selektive nicht-peptidale Angiotensin-II-Rezeptor-Antagonist *Losartan* (DuP 753) entwickelt (Timmermans et al., 1993). Losartan wurde 1995 von der amerikanischen Food and Drug Administration für den klinischen Einsatz zugelassen. Seit der Entdeckung von Losartan sind viele nicht-peptidale Angiotensin-II-Rezeptor-Antagonisten von zahlreichen Firmen entwickelt worden, und zumindest 15 Verbindungen befinden sich derzeit in verschiedenen Stadien der klinischen Entwicklung bzw. sind bereits zugelassen (z. B. Candesartan, Irbesartan, Valsartan, Telmisartan, Eprosartan, Zolasartan).

Pharmakologische Wirkungen Nicht-peptidartige Angiotensin-II-Rezeptor-Antagonisten können in drei pharmakologische Gruppen unterteilt werden: solche, die selektiv AT_1-Rezeptoren blockieren, solche, die selektiv AT_2-Rezeptoren antagonisieren und solche, die balanciert beide Subtypen des Angiotensin-II-Rezeptors antagonisieren. Da bisher keine klare Funktion für den AT_2-Rezeptor bestimmt wurde, sind die meisten Verbindungen, die sich in der klinischen Entwicklung befinden, wie auch Losartan, selektive AT_1-Rezeptor-Antagonisten. Theoretische Befürchtungen, daß die ungehinderte Stimulation von AT_2-Rezeptoren langfristig unerwünschte Wirkungen verursachen könnten, hat die Suche nach nicht-selektiven Antagonisten angetrieben (z. B. BIBS39).

Die Pharmakologie der AT_1-Rezeptor-Antagonisten ist ausführlich von Timmermans et al. (1993) besprochen worden. Diese Substanzen blockieren wirksam die Bindung radioaktiv markierter Angiotensin-II-Agonisten und Antagonisten an AT_1-Rezeptoren in Membranen verschiedener Gewebe. *In vitro* hemmen AT_1-Rezeptoren die kontrahierende Wirkung von Angiotensin II in allen vaskulären glatten Muskelpräparationen. *In vivo* werden durch AT_1-Rezeptorenblockern alle bekannten Wirkungen von Angiotensin II verhindert und aufgehoben. Dazu gehören: (1) die schnellen Pressor-Antworten, (2) die langsamen Pressor-Antworten, (3) die stimulatorischen Wirkungen auf das periphere sympathische Nervensystem, (4) alle ZNS-Effekte (Durst, Freisetzung von Vasopressin, sympathischer Tonus), (5) die Freisetzung von Katecholaminen aus der Nebenniere, (6) Sekretion von Aldosteron, (7) alle direkten und indirekten Wirkungen von Angiotensin II auf die Nieren und (8) alle wachstumsfördernden Wirkungen. AT_1-Rezeptorenblocker vermindern den arteriellen Blutdruck sowohl bei Tieren mit renovaskulärer und genetischer Hypertonie als auch bei transgenen Tieren, die das Renin-Gen überexprimieren. AT_1-Rezeptor-Antagonisten haben jedoch eine nur geringe Wirkung auf den arteriellen Blutdruck bei Tieren mit einer Hypertonie bei niedrigen Reninspiegeln wie z. B. bei steroidinduzierter Hypertonie. Die meisten Inhibitoren sind durch einen kompetitiven Antagonismus charakterisiert. Manche zeigen jedoch einen nicht-kompetitiven Antagonismus. Diese Beobachtung hat zu der Vorstellung geführt, daß es zwei Konformationen der AT_1-Rezeptoren geben könnte, die unterschiedliche Affinitäten für verschiedene Antagonisten haben (Robertson et al., 1994). AT_1-Rezeptor-Antagonisten scheinen hochselektiv zu sein. Sie verdrängen nicht Liganden, die an Ca^{2+}-Kanäle oder adrenerge, muskarinerge, dopaminerge, serotonerge, Opioid- oder Neurotensin-Rezeptoren binden. Sie antagonisieren auch nicht die Wirkung von Vasopressin, Katecholaminen, Acetylcholin, Serotonin, Bradykinin oder Histamin.

Klinische Pharmakologie Losartan hat eine orale Bioverfügbarkeit von etwa 33 % und wird schnell resorbiert (Plasma-Spitzenkonzentrationen nach einer Stunde). Losartan selbst ist ein potenter, kompetitiver AT_1-Rezeptor-Antagonist, hat jedoch eine kurze Halbwertszeit (etwa zwei Stunden). Die Wirksamkeit einer Einmalgabe pro Tag erklärt sich durch die Tatsache, daß etwa 14% einer oralen Dosis von Losartan beim Menschen in den 5-Carboxylsäure-Metaboliten EXP-3174 umgewandelt werden. Dabei handelt es sich um einen nicht-kompetitiven AT_1-Rezeptor-Antagonisten mit einer 10 - 40fach höheren Wirksamkeit als Losartan und einer sehr viel längeren Halbwertszeit (sechs bis neun Stunden) als Losartan. Losartan sollte nicht als Prodrug bezeichnet werden, da die Blockade der AT_1-Rezeptoren nach der Gabe einer Dosis Losartan durch die kombinierten Wirkungen von Losartan und EXP-3174 zustande kommt. Nach Gabe einer 50-mg-Dosis Losartan, liegen die mittleren Spitzenkonzentrationen von Losartan (nach einer Stunde) und EXP-3174 (nach drei Stunden) bei schätzungsweise 198 bzw. 462 ng/ml. Etwa 4% bzw. 7% der Losartan-Dosis tauchen im Urin als unverändertes Losartan bzw. EXP-3174 auf. Die Losartan-Dosis sollte bei Patienten mit eingeschränkter Leberfunktion herabgesetzt werden. Weder Losartan noch EXP-3174 passieren signifikant die Blut-Hirn-Schranke.

Therapeutischer Einsatz von Angiotensin-II-Rezeptor-Antagonisten Die gegenwärtige zugelassene Indikation für Losartan (und auch die anderen AT_1-Rezeptor-Antagonisten) ist die Hypertonie. 50 mg Losartan täglich (Einmalgabe) scheint ausreichend wirksam zu sein. Bei den meisten Patienten sind niedrigere Dosen wirkungslos und höhere Dosen nicht stärker wirksam. Bei manchen Patienten führt die zweimalige Gabe von 25 mg pro Tag zu einer gleichmäßigeren antihypertensiven 24-Stunden Antwort. Auch sollte die Dosis bei Patienten mit intravaskulärer Volumendepletion auf 25 mg reduziert werden. Die antihypertensive Wirksamkeit von Losartan ist in etwa mit der Wirkung von Enalapril vergleichbar. Losartan induziert eine signifikante urikosurische Wirkung, die zu einer verminderten Plasmakonzentration von Harnsäure führt. Die Ergebnisse erster klinischer Studien zur Untersuchung der Wirksamkeit von Losartan bei linksventrikulärer systolischer Dysfunktion (ELITE-Studie) zeigen eine eindrucksvolle Senkung von Mortalität und Morbidität, die sogar besser als unter einem ACE-Hemmstoff ausfiel. Studien zur Langzeitwirkung bei progressiver Nierenerkrankung liegen bisher nicht vor. Jedoch ist es wie auch für die ACE-Hemmer wahrscheinlich, daß die klinischen Indikationen für AT_1-Rezeptor-Antagonisten schrittweise zunehmen werden.

Unerwünschte Wirkungen Losartan verursacht anders als die ACE-Hemmer keinen Husten, wird aber inzwischen auch mit dem angioneurotischen Syndrom in Verbindung gebracht. Wie ACE-Hemmer können AT_1-Rezeptor-Antagonisten bei Patienten mit hohen Renin-Spiegeln eine Hypotonie auslösen. Bei Patienten mit Nierenerkrankungen oder bei Patienten, die K^+-sparende Arzneimittel einnehmen, kann durch AT_1-Rezeptor-Antagonisten eine Hyperkaliämie verursacht werden. Wie auch ACE-Hemmer haben AT_1-Rezeptor-Antagonisten ein fetotoxisches Potential und sollten spätestens vor dem zweiten Trimester einer Schwangerschaft abgesetzt werden. Weitere Nebenwirkungen umfassen gastrointestinale Beschwerden, Kopfschmerz und Benommenheit.

AUSBLICK

Renin-Inhibitoren

Vier Typen von Renin-Inhibitoren sind entwickelt worden: (1) Renin-Antikörper, (2) Analoga des Prosegmentes von Pro-Renin, (3) Analoga von Pepstatin und (4) Analoga von Angiotensinogen. Es sind viele Renin-Inhibitoren synthetisiert worden, jedoch hat die geringe Bioverfügbarkeit die klinische Entwicklung dieser Arzneimittelgruppe bisher verhindert. Im Hinblick darauf scheinen nur die Analoga von Angiotensinogen das Potential für eine klinische Entwicklung zu besitzen. Diese Klasse der Renin-Inhibitoren konkurriert mit Angiotensinogen um die Bindung an der aktiven Stelle von Renin, jedoch werden diese Renin-Inhibitoren im Gegensatz zu Angiotensinogen nicht von Renin gespalten.

Renin-Inhibitoren reduzieren beim Menschen die Plasma-Renin-Aktivität und dadurch die Plasma-Spiegel von Angiotensin I, Angiotensin II und Aldosteron. Bedingt durch die Unterbrechung des *short-* und *long-loop*-negativen Rückkopplungsmechanismus steigt die absolute Konzentration des Renin-Proteins. Renin-Inhibitoren erniedrigen den arteriellen Blutdruck bei hypertensiven Patienten und salzdepletierten normotensiven Personen (Foote und Halstenson, 1993; Frishman et al., 1994).

Einige Renin-Inhibitoren (Angiotensinogen-Analoga) sind in der Phase III der Arzneimittelentwicklung. Das Dipeptid Enalkiren (A-64662) ist ein wirksamer Renin-Inhibitor, muß allerdings intravenös verabreicht werden. Auf der anderen Seite haben einige nicht-peptidale Renin-Inhibitoren, darunter auch Remikiren (Ro 42-5892), A-72517 und A-74273 zwar nur eine mäßige orale Bioverfügbarkeit, geben aber zu Hoffnungen Anlaß.

> **Renin-Angiotensin-System** *Klinische Studien*
> In der CAPPP-Studie wurde bei Patienten mit essentieller Hypertonie die Gabe von Captopril mit einer Therapie mit Betablockern oder Diuretika verglichen. Das Auftreten des primären Endpunktes (Schlaganfall, Myokardinfarkt oder tödliches kardiovaskuläres Ereignis) wurde unter allen drei Behandlungsregimen in gleicher Größenordnung verringert. Die Inzidenz eines Diabetes war unter Captopril verringert, ebenso profitierten bereits manifeste Diabetiker mehr von der ACE-Hemmer-Therapie als von Betablocker- oder Diuretikagabe.
>
> Bei der Substanzklasse der Angiotensin-AT_1-Rezeptor-Antagonisten wurden innerhalb kurzer Zeit mehrere Wirkstoffe auf dem deutschen Arzneimittelmarkt zur Behandlung der Hypertonie zugelassen: Losartan, Valsartan, Irbesartan, Eprosartan und Candesartan (siehe Tabelle 31.2). Weitere Wirkstoffe befinden sich in der klinischen Prüfung. Losartan wurde kürzlich auch für die Indikation „Herzinsuffizienz" zugelassen, allerdings vorerst nur für Patienten, die für eine ACE-Hemmer-Gabe nicht in Frage kommt bzw. für Patienten, die einen ACE-Hemmer nicht tolerieren.
>
> Obwohl vom eigentlichen pharmakologischen Angriffspunkt von den ACE-Hemmern unterschieden, ergeben sich im klinischen Profil doch zunächst viele Gemeinsamkeiten der Angiotensin-AT_1-Rezeptor-antagonisten mit den ACE-Hemmern: So wird bei Hypertonikern mit diabetischer Nephropathie und auch bei anderen Formen der Nierenfunktionseinschränkung die Proteinurie unter Gabe der Angiotensin-AT_1-Rezeptor-Antagonisten verringert. Es kann jedoch auch zu einer passageren Reduktion der Kreatinin-Clearance kommen, besonders bei Patienten mit Herzinsuffizienz. Angiotensin-AT_1-Rezeptor-Antagonisten eignen sich ebenfalls zur Kombination mit einem Diuretikum, können aber wie die ACE-Hemmer auch eine Kaliumretention bewirken. Die Kombination mit einem Kaliumsparer ist daher nur bei nachweislicher Hypokaliämie angezeigt.
>
> Der durch ACE-Hemmer induzierte Reizhusten tritt unter Angiotensin-AT_1-Rezeptor-Antagonisten nicht auf. ACE-Hemmern wird hinsichtlich ihrer Wirksamkeit bei Herzinsuffizienz und nach einem Infarkt (*remodelling*) ein Teil der klinischen Wirkung der durch Bradykinin und Prostaglandin vermittelte Effekte zugesprochen. Andererseits ist auch für den Angiotensin-AT_1-Rezeptor-Antagonisten Losartan bereits eine Mortalitätsreduktion bei Herzinsuffizienz beschrieben (ELITE-I-Studie), und die Reduktion einer linksventrikulären Hypertrophie bei Hypertonie kann ebenfalls durch Angiotensin-AT_1-Rezeptor-Antagonisten erreicht werden. Möglicherweise wird die klinische Wirkung der ACE-Hemmer durch den dualen Angiffspunkt (Reduktion von Angiotensin II und bradykininvermittelte Effekte) bestimmt, wobei allerdings Angiotensin II weiterhin über Umwege (Chymasen u. a.) gebildet werden kann. Im Gegensatz dazu steht bei Angiotensin-AT_1-Rezeptor-Antagonisten die stärkere Reduktion durch Angiotensin II vermittelte Effekte durch die direkte Rezeptorblockade im Vordergrund. Da der *short loop feedback* der AT_1-Rezeptoren vermittelten Hemmung der Reninausschüttung durch den Angiotensin-AT_1-Rezeptor-Antagonisten ebenfalls ausgeschaltet ist, kommt es unter der AT_1-

Tabelle 31.2 Angiotensin-AT$_1$-Rezeptorantagonisten zur Behandlung der Hypertonie

STOFF	EMPFOHLENE DOSIERUNG	BIOVERFÜGBARKEIT (BV), DOSISANPASSUNG BEI NIERENINSUFFIZIENZ	INTERAKTION MIT NAHRUNGSAUFNAHME (N)	KLINISCH RELEVANTE WECHSELWIRKUNGEN
Losartan	Hypertonie: 50 mg - 100 mg als Einzeldosis oder auf zwei Dosen verteilt Herzinsuffizienz: Stardsosis 12.5 mg, steigerbar auf bis zu 50 mg 1 × tgl.	Nein (bis Krea-Cl > 10 ml/min)	BV 25 - 33% N: AUC/Cmax ↓ 10%	Phenobarbital, Rifampicin (Induktion Losartan)
Valsartan	80 - 160 mg 1 × tgl.	Nein (bis Krea-Cl > 10 ml/min)	BV 23% N: AUC/Cmax ↓ 40%	Ritonavir, Cimetidin, Konazolderivate (Hemmung Losartan)
Eprosartan	600 mg - 800 mg 1 × tgl.	Nein (bis Krea-Cl > 10 ml/min)	BV 13% N: AUC/Cmax ↓ 10%	Nein
Irbesatan	75 - 300 mg 1 × tgl.	Nein	BV 60-80% N: kein Einfluß	Nein
Candesartan	4 - 16 mg 1 × tgl.	Nein	BV 42% N: kein Einfluß	Nein

Blockade zu einem Anstieg zirkulierender Angiotensin-II-Spiegel. Die hierdurch vermehrte Stimulation des AT$_2$-Rezeptorsubtyps führt u. a. zur Bildung von vasodilatorisch wirksamen NO. Es ist aber bislang nicht geklärt, ob die Stimulation des AT$_2$-Rezeptors zu einer Langzeitwirkung von Angiotensin-AT$_1$-Rezeptor-Antagonisten beiträgt.

Die Gabe eines Angiotensin-AT$_1$-Rezeptor-Antagonisten zusätzlich zu bereits bestehender ACE-Hemmer-Therapie führt bei Herzinsuffizienz zu einer weiteren Verbesserung der Hämodynamik. Ob der kombinierte Einsatz beider Substanzgruppen zu einer weiteren Verbesserung hinsichtlich Mortalität und Morbidität bei Herzinsuffizienz führt, ist Gegenstand mehrerer noch nicht abgeschlossener Studien.

Duale ACE und neutrale Endopeptidase-Inhibitoren

Einige Forschergruppen (Gros et al., 1991; Bralet et al., 1994; French et al., 1994) haben duale Inhibitoren des ACE und der neutralen Endopeptidase (NEP; EC 3.4.24.11) entwickelt, ein Enzym, das das atriale natriuretische Peptid (ANP) abbaut. ACE-Inhibitoren sind bei der Hypertonie mit sowohl hohen als auch mit niedrigen Renin-Spiegeln wirksam. Sie sind jedoch im allgemeinen sehr viel weniger wirksam bei Hochdruckformen, die mit einer Volumenexpansion und reduzierten Renin-Spiegeln assoziiert sind. Da die Volumenexpansion ein potenter Stimulus für die kardiale Sekretion von ANP (ein potentes hypotensives und diuretisches Hormon) ist, könnte die Hemmung von NEP den Blutdruck bei diesen Hypertonieformen senken. Die Kombination von ACE- und NEP-hemmenden Wirkungen in eine einzelne molekulare Einheit könnte somit zu antihypertensiven Breitbandsubstanzen führen, die bei der Mehrheit der hypertensiven Patienten wirksam wären. Solche Substanzen könnten auch stärker wirksam bei der Behandlung der chronischen Herzinsuffizienz als ACE-Hemmer sein.

Gentherapie der Hypertonie

Viele Substanzen sind inzwischen für die Behandlung der Hypertonie erhältlich, und die Kontrolle des Blutdrucks ist nicht länger durch den Mangel an wirksamen Arzneimitteln eingeschränkt. Da jedoch die Hypertonie in der Regel eine schmerzlose und chronische Erkrankung ist, ist die Compliance bei einem signifikanten Prozentsatz der Patienten das Hauptproblem bei der Behandlung. Dementsprechend wäre der nächste Durchbruch in der Hypertonieforschung die Entwicklung von Behandlungen, die nur zeitweise durchgeführt werden müssen. Eine Gentherapie (siehe Kapitel 5), die darauf gerichtet ist, das Renin-Angiotensin-System aufzuheben, ist eine spekulative, jedoch nicht unvorstellbare Herangehensweise. Im Hinblick darauf sind zwei methodische Ansätze vorgeschlagen worden: eine mutante Angiotensinogen-Gen-Variante (Jackson, 1992) und eine Antisense-Strategie (Gyurko et al., 1993).

LITERATUR

AIRE Study Group. Effect of ramipril on mortality and morbidity of survivors of acute myocardial infarction with clinical evidence of heart failure. *Lancet*, **1993**, *342*:821—828.

Ambrosioni, E., Borghi, C., and Magnani, B. The effect of the angiotensin-converting-enzyme inhibitor zofenopril on mortality and morbidity after anterior myocardial infarction. *N. Engl. J. Med.*, **1995**, *332*:80—85.

Bell, J.B., Chu, F.W., Tait, J.F., Tait, S.A., and Khosla, M. The use of superfusion approach with rat adrenal capsular cells to compare the steroidogenic potencies of angiotensin analogues, without the effects of peptide degradation. *Proc. R. Soc. Lond. [Biol.]*, **1984**, *221*:21—30.

Bell, L., and Madri, J. Influence of the angiotensin system on endothelial and smooth muscle cell migration. *Am. J. Physiol.*, **1990**, *137*:7—12.

Ben-Ari, E.T., and Garrison, J.C. Regulation of angiotensinogen mRNA accumulation in rat hepatocytes. *Am. J. Physiol.*, **1988**, *255*:E70—E79.

Bernstein, K.E., Martin, B.M., Edwards, A.S., and Bernstein, E.A. Mouse angiotensin-converting enzyme is a protein composed of two homologous domains. *J. Biol. Chem.*, **1989**, *264*:11945—11951.

Bhat, G.J., Thekkumkara, T.J., Thomas, W.G., Conrad, K.M., and Baker, K.M. Angiotensin II stimulates *sis*-inducing factor-like DNA binding activity. Evidence that the AT_{1A} receptor activates transcription factor Stat91 and/or a related protein. *J. Biol. Chem.*, **1994**, *269*: 31443—31449.

Bralet, J., Marie, C., Mossiat, C., Lecomte, J.M., Gros, C., and Schwartz, J.C. Effects of alatriopril, a mixed inhibitor of atriopeptidase and angiotensin I-converting enzyme, on cardiac hypertrophy and hormonal responses in rats with myocardial infarction. Comparison with captopril. *J. Pharmacol. Exp. Ther.*, **1994**, *270*:8—14.

Brown, A.J., Casals-Stenzel, J., Gofford, S., Lever, A.F., and Morton, J.J., Comparison of fast and slow pressor effects of angiotensin II in the conscious rat. *Am. J. Physiol.*, **1981**, *241*:H381—H388.

Cambien, F., Poirier, O., Lecerf, L., Evans, A., Cambou, J.P., Arveiler, D., Luc, G., Bard, J.M., Bara, L., Ricard, S., Tiret, L., Amouyel, P., Alhenc-Gelas F., and Soubrier, F. Deletion polymorphism in the gene for angiotensin-converting enzyme is a potent risk factor for myocardial infarction. *Nature*, **1992**, *359*:641—644.

Campbell, D.J., and Habener, J.F. Angiotensinogen gene is expressed and differentially regulated in multiple tissues of the rat. *J. Clin. Invest.*, **1986**, *78*:31—39.

Campbell, D.J., Kladis, A., Skinner, S.L., and Whitworth, J.A. Characterization of angiotensin peptides in plasma of anephric man. *J. Hypertens.*, **1991**, *9*:265—274.

Carini, D., and Duncia, J. Angiotensin II receptor blocking imidazoles. *European Patent Application 0253310*, **1988**.

Cassis, L.A., Saye, J., and Peach, M.J. Location and regulation of rat angiotensinogen messenger RNA. *Hypertension*, **1988**, *11*:591—596.

Caulfield, M., Lavender, P., Farrall, M., Munroe, P., Lawson, M., Turner, P., and Clark, A.J. Linkage of the angiotensinogen gene to essential hypertension. *N. Engl. J. Med.*, **1994**, *330*:1629—1633.

Chiu, A.T., Carini, D.J., Johnson, A.L., McCall, D.E., Price, W.A., Thoolen, M.J., Wong, P.C., Taber, R.I., and Timmermans, P.B. Nonpeptide angiotensin II receptor antagonists. II. Pharmacology of S-8308. *Eur. J. Pharmacol.*, **1988**, *157*:13—21.

Chiu, A.T., Herblin, W.F., McCall, D.E., Ardecky, R.J., Carini, D.J., Duncia, J.V., Pease, L.J., Wong, P.C., Wexler, R.R., Johnson, A.L., and Timmermans, P.B. Identification of angiotensin II receptor subtypes. *Biochem. Biophys. Res. Commun.*, **1989**, *165*:196—203.

Cohn, J.N., Johnson, G., Ziesche, S., Cobb, F., Francis, G., Tristani, F., Smith, R., Dunkman, W., Loeb, H., Wong, M., Bhat, G., Goldman, S.B., Fletcher, R.D., Doherty, J., Hughes, C.V., Carson, P., Cintron, G., Shabetay, R., and Haakenson, C. A comparison of enalapril with hydralazine-isosorbide dinitrate in the treatment of chronic congestive heart failure. *N. Engl. J. Med.*, **1991**, *325*:303—310.

CONSENSUS Trial Study Group. Effects of enalapril on mortality in severe congestive heart failure: results of the Cooperative North Scandinavian Enalapril Survival Study (CONSENSUS). *N. Engl. J. Med.*, **1987**, *316*:1429—1435.

Crawford, D.C., Chobanian, A.V., and Brecher, P. Angiotensin II induces fibronectin expression associated with cardiac fibrosis in the rat. *Circ. Res.*, **1994**, *74*:727—739.

Cressman, M.D., Vidt, D.G., and Acker, C. Renal glycosuria and azotemia after enalapril maleate (MK-421). *Lancet*, **1982**, *2*:440.

Cushman, D.W., Cheung, H.S., Sabo, E.F., and Ondetti, M.A. Design of potent competitive inhibitors of angiotensin-converting enzyme. Carboxyalkanoyl and mercaptoalkanoyl amino acids. *Biochemistry*, **1977**, *16*:5484—5491.

Daemen, M.J., Lombardi, D.M., Bosman, F.T., and Schwartz, S.M. Angiotensin II induces smooth muscle cell proliferation in the normal and injured rat arterial wall. *Circ. Res.*, **1991**, *68*:450—456.

Danser, A.H., Koning, M.M., Admiraal, P.J., Sassen, L.M., Derkx, F.H., Verdouw, P.D., and Schalekamp, M.A. Production of angiotensins I and II at tissue sites in intact pigs. *Am. J. Physiol.*, **1992**, *263*:H429—H437.

Danser, A.H., Sassen, L.M., Admiraal, P.J., Derkx, F.H., Verdouw, P.D., and Schalekamp, M.A. Regional production of angiotensins I and II: contribution of vascular kidney-derived renin. *J. Hypertens.*, **1991**, *9*:S234—S235.

Danser, A.H., van Kats, J.P., Admiraal, P.J., Derkx, F.H., Lamers, J.M., Verdouw, P.D., Saxena, P.R., and Schalekamp, M.A. Cardiac renin and angiotensins. Uptake from plasma versus in situ synthesis. *Hypertension*, **1994**, *24*:37—48.

Data, J.L., Gerber, J.G., Crump, W.J., Frölich, J.C., Hollifield, J.W., and Nies, A.S. The prostaglandin system. A role in canine baroreceptor control of renin release. *Circ. Res.*, **1978**, *42*:454—458.

DelliPizzi, A.M., Hilchey, S.D., and Bell-Quilley, C.P. Natriuretic action of angiotensin (1-7). *Br. J. Pharmacol.*, **1994**, *111*:1—3.

Dubey, R., Jackson, E., and Lüscher, T. Nitric oxide inhibits angiotensin II-induced migration of rat aortic smooth muscle cell: role of cyclic-nucleotides and angiotensin¹ receptors. *J. Clin. Invest.*, **1995**, *96*:141-149.

Dzau, V.J., Sasamura, H., and Hein, L. Heterogeneity of angiotensin synthetic pathways and receptor subtypes: physiological and pharmacological implications. *J. Hypertens.*, **1993**, *11*:S13—S18.

French, J.F., Flynn, G.A., Giroux, E.L., Mehdi, S., Anderson, B., Beach, D.C., Koehl, J.R., and Dage, R.C. Characterization of a dual inhibitor of angiotensin I-converting enzyme and neutral endopeptidase. *J. Pharmacol. Exp. Ther.*, **1994**, *268*:180—186.

Friedrich, S.P., Lorell, B.H., Rousseau, M.F., Hayashida, W., Hess, O.M., Douglas, P.S., Gordon, S., Keighley, C.S., Benedict, C., Krayenbuehl, H.P., Grossman, W., and Pouleur, H. Intracardiac angiotensin-converting enzyme inhibition improves diastolic function in patients with left ventricular hypertrophy due to aortic stenosis. *Circulation*, **1994**, *90*:2761—2771.

Frölich, J.C., Hollifield, J.W., Michelakis, A.M., Vesper, B.S., Wilson, J.P., Shand, D.G., Seyberth, H.J., Frîlich, W.H., and Oates, J.A. Reduction of plasma renin activity by inhibition of the fatty acid cyclooxygenase in human subjects: independence of sodium retention. *Circ. Res.*, **1979**, *44*:781—787.

Furakawa, Y., Kishimoto, S., and Nishikawa, K. Hypotensive imidazole derivatives and hypotensive imidazole-5-acetic acid derivatives. Patents issued to Takeda Chemical Industries Ltd. on July 20, 1982, and October 19, 1982, respectively. U.S. Patents 4,340,598 and 4,355,040, Osaka, Japan, **1982**.

Gerber, J.G., Nies, A.S., and Olsen, R.D. Control of canine renin release: macula densa requires prostaglandin synthesis. *J. Physiol.*, **1981**, *319*:419—429.

Greenberg, S.G., Lorenz, J.N., He, X.R., Schnermann, J.B., and Briggs, J.P. Effect of prostaglandin synthesis inhibition on macula densa-stimulated renin secretion. *Am. J. Physiol.*, **1993**, *265*:F578—F583.

Gros, C., Noel, N., Souque, A., Schwartz, J.C., Danvy, D., Plaquevent, J.C., Duhamel, L., Duhamel, P., Lecomte, J.M., and Bralet, J. Mixed inhibitors of angiotensin-converting enzyme (EC 3.4.15.1) and enkephalinase (EC 3.4.24.11): rational design, properties, and potential cardiovascular applications of glycopril and alatriopril. *Proc. Natl. Acad. Sci. U.S.A.*, **1991**, *88*:4210—4214.

Gruppo Italiano per lo Studio della Sopravvivenza nell'Infarto Miocardico. GISSI-3: effects of lisinopril and transdermal glyceryl trinitrate singly and together on 6-week mortality and ventricular function after acute myocardial infarction. *Lancet*, **1994**, *343*:1115—1122.

Gyurko, R., Wielbo, D., and Phillips, M.I. Antisense inhibition of AT1 receptor mRNA and angiotensinogen mRNA in the brain of spontaneously hypertensive rats reduces hypertension of neurogenic origin. *Regul. Pept.*, **1993**, *49*:167—174.

Hall, J.E., Coleman, T.G., Guyton, A.C., Kastner, P.R., and Granger, J.P. Control of glomerular filtration rate by circulating angiotensin II. *Am. J. Physiol.*, **1981**, *241*:R190—R197.

Hall, J.E., Guyton, A.C., Smith, M.J., Jr., and Coleman, T.G. Blood pressure and renal function during chronic changes in sodium intake: role of angiotensin. *Am. J. Physiol.*, **1980**, *239*:F271—F280.

Hata, A., Namikawa, C., Sasaki, M., Sato, K., Nakamura, T., Tamura, K., and Lalouel, J.M. Angiotensinogen as a risk factor for essential hypertension in Japan. *J. Clin. Invest.*, **1994**, *93*:1285—1287.

Hricik, D.E., Browning, P.J., Kopelman, R., Goorno, W.E., Madias, N.E., and Dzau, V.J. Captopril-induced functional renal insufficiency in patients with bilateral renal-artery stenoses or renal-artery stenosis in a solitary kidney. *N. Engl. J. Med.*, **1983**, *308*:373—376.

Imai, T., Miyazaki, H., Hirose, S., Hori, H., Hayashi, T., Kageyama, R., Ohkubo, H., Nakanishi, S., and Murakami, K. Cloning and sequence analysis of cDNA for human renin precursor. *Proc. Natl. Acad. Sci. U.S.A.*, **1983**, *80*:7405—7409.

ISIS Collaborative Group. ISIS-4: randomised study of oral captopril in over 50,000 patients with suspected acute myocardial infarction. *Circulation*, **1993**, *88*:I394.

Itoh, S., Carretero, O., and Murray, R.D. Possible role of adenosine in the macula densa mechanism of renin release in rabbits. *J. Clin. Invest.*, **1985**, *76*:1412—1417.

Itoh, H., Mukoyama, M., Pratt, R.E., Gibbons, G.H., and Dzau, V.J. Multiple autocrine growth factors modulate vascular smooth muscle cell growth response to angiotensin II. *J. Clin. Invest.*, **1993**, *91*:2268—2274.

Iwai, N., Ohmichi, N., Nakamura, Y., and Kinoshita, M. DD genotype of the angiotensin-converting enzyme gene is a risk factor for left ventricular hypertrophy. *Circulation*, **1994**, *90*:2622—2628.

Jeunemaitre, X., Soubrier, F., Kotelevtsev, Y.V., Lifton, R.P., Williams, C.S., Charru, A., Hunt, S.C., Hopkins, P.N., Williams, R.R., Lalouel, J.M., and Corvol, P. Molecular basis of human hypertension: role of angiotensinogen. *Cell*, **1992**, *71*:169—180.

Johns, D.W., Ayers, C.R., and Williams, S.C. Dilation of forearm blood vessels after angiotensin coverting-enzyme inhibition by captopril in hypertensive patients. *Hypertension*, **1984**, *6*:545—550.

Kageyama, R., Ohkubo, H., and Nakanishi, S. Primary structure of human preangiotensinogen deduced from the cloned cDNA sequence. *Biochemistry*, **1984**, *23*:3603—3609.

Kambayashi, Y., Takahashi, K., Bardhan, S., and Inagami, T. Molecular structure and function of angiotensin type 2 receptor. *Kidney Int.*, **1994**, *46*:1502—1504.

Kastner, P.R., Hall, J.E., and Guyton, A.C. Control of glomerular filtration rate: role of intrarenally formed angiotensin II. *Am. J. Physiol.*, **1984**, *246*:F897—F906.

Kato, H., Iwai, N., Inui, H., Kimoto, K., Uchiyama, Y., and Inagami, T. Regulation of vascular angiotensin release. *Hypertension*, **1993**, *21*:446—454.

Kimura, S., Mullins, J.J., Bunnemann, B., Metzger, R., Hilgenfeldt, U., Zimmermann, F., Jacob, H., Fuxe, K., Ganten, D., and Kaling, M. High blood pressure in transgenic mice carrying the rat angiotensinogen gene. *EMBO J.*, **1992**, *11*:821—827.

Kleber, F.X., Niemoller, L., and Doering, W. Impact of converting enzyme inhibition on progression of chronic heart failure: results of the Munich Mild Heart Failure Trial. *Br. Heart J.*, **1992**, *67*:289—296.

Lee, M.W., and Severson, D.L. Signal transduction in vascular smooth muscle: diacylglycerol second messengers and PKC action. *Am. J. Physiol.*, **1994**, *267*:C659—C678.

Lewis, E.J., Hunsicker, L.G., Bain, R.P., and Rohde, R.D. The effect of angiotensin-converting-enzyme inhibition on diabetic nephropathy. *N. Engl. J. Med.*, **1993**, *329*:1456—1462.

Linas, S.L. Role of prostaglandins in renin secretion in the isolated kidney. *Am. J. Physiol.*, **1984**, *246*:F811—F818.

Liu, F.Y., and Cogan, M.G. Angiotensin II: a potent regulator of acidification in the rat early proximal convoluted tubule. *J. Clin. Invest.*, **1987**, *80*:272—275.

Lorenz, J.N., Weihprecht, H., Schnermann, J., Skott, O., and Briggs, J.P. Renin release from isolated juxtaglomerular apparatus depends on macula densa chloride transport. *Am. J. Physiol.*, **1991**, *260*:F486—F493.

Mattu, R.K., Needham, E.W., Galton, D.J., Frangos, E., Clark, A.J., and Caulfield, M. A DNA variant at the angiotensin-converting enzyme gene locus associates with coronary artery disease in the Caerphilly Heart Study. *Circulation*, **1995**, *91*:270—274.

Morris, B.J., Zee, R.Y., and Schrader, A.P. Different frequencies of angiotensin-converting enzyme genotypes in older hypertensive individuals. *J. Clin. Invest.*, **1994**, *94*:1085—1089.

Mukoyama, M., Nakajima, M., Horiuchi, M., Sasamura, H., Pratt, R.E., and Dzau, V.J. Expression cloning of type 2 angiotensin II receptor reveals a unique class of seven-transmembrane receptors. *J. Biol. Chem.*, **1993**, *268*:24539—24542.

Murphy, T.J., Alexander, R.W., Griendling, K.K., Runge, M.S., and Bernstein, K.E. Isolation of a cDNA encoding the vascular type-1 angiotensin II receptor. *Nature*, **1991**, *351*:233—236.

Pfeffer, M.A., Braunwald, E., Moyé, L.A., Basta, L., Brown, E.J., Jr., Cuddy, T.E., Davis, B.R., Geltman, E.M., Goldman, S., Flaker, G.C., Klein, M., Lamas, G.A., Packer, M., Rouleau, J., Rouleau, J.L., Rutherford, J., Wertheimer, J.H., and Hawkins, C.M. Effect of captopril on mortality and morbidity in patients with left ventricular dysfunction after myocardial infarction. *N. Engl. J. Med.* **1992**, *327*:669—677.

Rigat, B., Hubert, C., Alhenc-Gelas, F., Cambien, F., Corvol, P., and Soubrier, F. An insertion/deletion polymorphism in the angiotensin I-converting enzyme gene accounting for half the variance of serum enzyme levels. *J. Clin. Invest.*, **1990**, *86*:1343—1346.

Robertson, M.J., Dougall, I.G., Harper, D., McKechnie, K.C., and Leff, P. Agonist-antagonist interactions at angiotensin receptors: application of a two-state receptor model. *Trends Pharmacol. Sci.*, **1994**, *15*:364—369.

Sasaki, K., Yamano, Y., Bardhan, S., Iwai, N., Murray, J., Hasegawa, M., Matsuda, Y., and Inagami, T. Cloning and expression of a complementary DNA encoding a bovine adrenal angiotensin II type-1 receptor. *Nature*, **1991**, *351*:230—233.

Schunkert, H., Hense, H.W., Holmer, S.R., Stender, M., Perz, S., Keil, U., Lorell, B.H., and Riegger, G.A. Association between a deletion polymorphism of the angiotensin-converting-enzyme gene and left ventricular hypertrophy. *N. Engl. J. Med.*, **1994**, *330*:1634—1638.

Scott-Burden, T., Hahn, A.W., Resink, T.J., and Bühler, F.R. Modulation of extracellular matrix by angiotensin II: stimulated glycoconjugate synthesis and growth in vascular smooth muscle cells. *J. Cardiovasc. Pharmacol.*, **1990**, *16 Suppl. 4*:S36—S41.

Sielecki, A.R., Hayakawa, K., Fujinaga, M., Murphy, M.E., Fraser, M., Muir, A.K., Carilli, C.T., Lewicki, J.A., Baxter, J.D., and James, M.N. Structure of recombinant human renin, a target for cardiovascular-active drugs, at 2.5 Å resolution. *Science*, **1989**, *243*:1346—1351.

SOLVD Investigators. Effect of enalapril on survival in patients with reduced left ventricular ejection fractions and congestive heart failure. *N. Engl. J. Med.*, **1991**, *325*:293—302.

SOLVD Investigators. Effect of enalapril on mortality and the development of heart failure in asymptomatic patients with reduced left ventricular ejection fractions. *N. Engl. J. Med.*, **1992**, *327*:685—691. [Published erratum in *N. Engl. J. Med.*, **1992**, *329*:1768.]

Soubrier, F., Alhenc-Gelas, F., Hubert, C., Allegrini, J., John, M., Tregear, G., and Corvol, P. Two putative active centers in human angioten-sin I-converting enzyme revealed by molecular cloning. *Proc. Natl. Acad. Sci. U.S.A.*, **1988**, *85*:9386—9390.

Swedberg, K., Held, P., Kjekshus, J., Rasmussen, K., Rydén, L., and Wedel, H. Effects of the early administration of enalapril on mortality in patients with acute myocardial infarction: results of the Cooperative New Scandinavian Enalapril Survival Study II (CONSENSUS II). *N. Engl. J. Med.*, **1992**, *327*:678—684.

Swanson, G.N., Hanesworth, J.M., Sardinia, M.F., Coleman, J.K., Wright, J.W., Hall, K.L., Miller-Wing, A.V., Stobb, J.W., Cook, V.I., Harding, E.C., and Harding, J.W. Discovery of a distinct binding site for angiotensin II (3-8), a putative angiotensin IV receptor. *Regul. Pept.*, **1992**, *40*:409—419.

Taddei, S., Virdis, A., Abdel-Haq, B., Giovannetti, R., Duranti, P., Arena, A.M., Favilla, S., and Salvetti, A. Indirect evidence for vascular uptake of circulating renin in hypertensive patients. *Hypertension*, **1993**, *21*:852—860.

Tanimoto, K., Sugiyama, F., Goto, Y., Ishida, J., Takimoto, E., Yagami, K., Fukamizu, A., and Murakami K. Angiotensinogen-deficient mice with hypotension. *J. Biol. Chem.*, **1994**, *269*:31334—31337.

Testa, M.A., Anderson, R.B., Nackley, J.F., Hollenberg, N.K., and the Quality-Of-Life Hypertension Study Group. Quality of life and antihypertensive therapy in men. A comparison of captopril with enalapril. *N. Engl. J. Med.*, **1993**, *328*:907—913.

Tiret, L., Bonnardeaux, A., Poirier, O., Ricard, S., Marques-Vidal, P., Evans, A., Arveiler, D., Luc, G., Kee, F., Ducimetiere, P., Soubrier, F., and Cambien, F. Synergistic effects of angiotensin-converting enzyme and angiotensin-II type 1 receptor gene polymorphisms on risk of myocardial infarction. *Lancet*, **1994**, *344*:910—913.

TRACE Study Group. The TRAndolapril Cardiac Evaluation (TRACE) study: rationale, design, and baseline characteristics of the screened population. *Am. J. Cardiol.*, **1994**, *73*:44C—50C.

Villarreal, F.J., Kim, N.N., Ungab, G.D., Printz, M.P., and Dillmann, W.H. Identification of functional angiotensin II receptors on rat cardiac fibroblasts. *Circulation*, **1993**, *88*:2849—286l.

Ward, K., Hata, A., Jeunemaitre, X., Helin, C., Nelson, L., Namikawa, C., Farrington, P.F., Ogasawara, M., Suzumori, K., Tomoda, S., Berrebi, S., Sasaki, M., Corvol, P., Lifton, R.P., and Lalouel, J.M. A molecular variant of angiotensinogen associated with preeclampsia. *Nat. Genet.*, **1993**, *4*:59—61.

Weihprecht, H., Lorenz, J., Schnermann, J., Skøtt, O., and Briggs, J.P. Effect of adenosine-receptor blockade on renin release from rabbit isolated perfused juxtaglomerular apparatus. *J. Clin. Invest.*, **1990**, *85*:1622—1628.

Whitebread, S., Mele, M., Kamber, B., and de Gasparo, M. Preliminary biochemical characterization of two angiotensin II receptor subtypes. *Biochem. Biophys. Res. Commun.*, **1989**, *163*:284—291.

Williams, T.A., Corvol, P., and Soubrier, F. Identification of two active site residues in human angiotensin I-converting enzyme. *J. Biol. Chem.*, **1994**, *269*:29430—29434.

Wong, P.C., Chiu, A.T., Price, W.A., Thoolen, M.J., Carini, D.J., Johnson, A.L., Taber, R.I., and Timmermans, P.B. Nonpeptide angiotensin II receptor antagonists. I. Pharmacological characterization of 2-n-butyl-4-chloro-1-(2-chlorobenzyl)imidazole-5-acetic acid, sodium salt (S-8307). *J. Pharmacol. Exp. Ther.*, **1988**, *247*:1—7.

Zimmerman, J.B., Robertson, D., and Jackson, E.K. Angiotensin II-noradrenergic interactions in renovascular hypertensive rats. *J. Clin. Invest.*, **1987**, *80*:443—457.

Zusman, R.M. Angiotensin-converting enzyme inhibitors: more different than alike? Focus on cardiac performance. *Am. J. Cardiol.*, **1993**, *72*:25H—36H.

Monographien und Übersichtsartikel

Atlas, S.A., Niarchos, A.P., and Case, D.B. Inhibitors of the renin-angiotensin system. Effects on blood pressure, aldosterone secretion and renal function. *Am. J. Nephrol.*, **1983**, *3*:118—127.

Baker, K.M., Booz, G.W., and Dostal, D.E. Cardiac actions of angiotensin II: role of an intracardiac renin-angiotensin system. *Annu. Rev. Physiol.*, **1992**, *54*:227—241.

Brent, R.L., and Beckman, D.A. Angiotensin-converting enzyme inhibitors, an embryopathic class of drugs with unique properties: information for clinical teratology counselors. *Teratology*, **1991**, *43*:543—546.

Bumpus, F.M., Catt, K.J., Chiu, A.T., DeGasparo, M., Goodfriend, T., Husain, A., Peach, M.J., Taylor, D.G., Jr., and Timmermans, P.B. Nomenclature for angiotensin receptors. A report of the nomenclature committee of the council for high blood pressure research. *Hypertension*, **1991**, *17*:720—721.

Bunnemann, B., Fuxe, K., and Ganten, D. The renin-angiotensin system in the brain: an update 1993. *Regul. Pept.*, **1993**, *46*:487—509.

Cody, R.J. Comparing angiotensin-converting enzyme inhibitor trial results in patients with acute myocardial infarction. *Arch. Intern. Med.*, **1994**, *154*:2029—2036.

Dzau, V.J. Vascular renin-angiotensin system and vascular protection. *J. Cardiovasc. Pharmacol.*, **1993**, *22 Suppl. 5*:S1—S9.

Ferrario, C.M., Brosnihan, K.B., Diz, D.I., Jaiswal, N., Khosla, M.C., Milsted, A., and Tallant, E.A. Angiotensin-(1-7): a new hormone of the angiotensin system. *Hypertension*, **1991**, *18*:III-126—III-133.

Fitzsimons, J.T. Angiotensin stimulation of the central nervous system. *Rev. Physiol. Biochem. Pharmacol.*, **1980**, *87*:117—167.

Foote, E.F., and Halstenson, C.E. New therapeutic agents in the management of hypertension: angiotensin II-receptor antagonists and renin inhibitors. *Ann. Pharmacother.*, **1993**, *27*:1495—1503.

Frishman, W.H., Fozailoff, A., Lin, C., and Dike, C. Renin inhibition: a new approach to cardiovascular therapy. *J. Clin. Pharmacol.*, **1994**, *34*:873—880.

Frohlich, E.D. Angiotensin converting enzyme inhibitors: present and future. *Hypertension*, **1989**, *13*:I125—I130.

Ganong, W.F. The brain renin-angiotensin system. *Annu. Rev. Physiol.*, **1984**, *46*:17—31.

Gross, F. The regulation of aldosterone secretion by the renin-angiotensin system under various conditions. *Acta Endocrinol.(Kbh.)*, **1968**, *124*:41—64.

Guyton, A.C. The surprising kidney-fluid mechanism for pressure control—-its infinite gain! *Hypertension*, **1990**, *16*:725—730.

Guyton, A.C. Blood pressure control–special role of the kidneys and body fluids. *Science*, **1991**, *252*:1813—1816.

Hagley, M.T., Hulisz, D.T., and Burns, C.M. Hepatotoxicity associated with angiotensin-converting enzyme inhibitors. *Ann. Pharmacother.*, **1993**, *27*:228—231.

Hoelscher, D.D., Weir, M.R., and Bakris, G.L. Hypertension in diabetic patients: an update of interventional studies to preserve renal function. *J. Clin. Pharmacol.*, **1995**, *35*:73—80.

Hollenberg, N.K., and Raij, L. Angiotensin-converting enzyme inhibition and renal protection: an assessment of implications for therapy. *Arch. Intern. Med.*, **1993**, *153*:2426—2435.

Inagami, T. Structure and function of renin. *J. Hypertens.*, **1989**, *7*:S3—S8.

Israili, Z.H., and Hall, W.D. Cough and angioneurotic edema associated with angiotensin-converting enzyme inhibitor therapy. *Ann. Intern. Med.*, **1992**, *117*:234—242.

Jackson, E.K. Adenosine: a physiological brake on renin release. *Annu. Rev. Pharmacol. Toxicol.*, **1991**, *31*:1—35.

Jackson, E.K. Gene therapy for hypertension. *Am. J. Hypertens.*, **1992**, *5*:930—932.

Jackson, E., Branch, R., Margolius, H., and Oates, J. Physiological functions of the renal prostaglandin, renin, and kallikrein systems. In, *The*

Kidney: Physiology and Pathophysiology. (Seldin, D.W., and Giebisch, G.H., eds.) Raven Press, Ltd., New York, **1985**, pp. 613—644.

Jackson, E., Branch, R., and Oates, J. Participation of prostaglandins in the control of renin release. In *Prostaglandins and the Cardiovascular System.* (Oates, J.A., ed.) Raven Press, Ltd., New York, **1982**, pp. 255—276.

Keilani, T., Schlueter, W., and Batlle, D. Selected aspects of ACE inhibitor therapy for patients with renal disease: impact on proteinuria, lipids and potassium. *J. Clin. Pharmacol.*, **1995**, *35*:87—97.

Materson, B.J. Adverse effects of angiotensin-converting enzyme inhibitors in antihypertensive therapy with focus on quinapril. *Am. J. Cardiol.*, **1992**, *69*:46C—53C.

Page, I., and Bumpus, F. (eds.). *Angiotensin. [Handbuch der Experimentellen Pharmakologie,]* Vol. 37. Springer-Verlag, Berlin, **1974**.

Peach, M.J. Renin-angiotensin system: biochemistry and mechanisms of action. *Physiol. Rev.*, **1977**, *57*:313—370.

Petrillo, E.W., Jr., and Ondetti, M.A. Angiotensin-converting enzyme inhibitors: medicinal chemistry and biological actions. *Med. Res. Rev.*, **1982**, *2*:1—41.

Pfeffer, M.A. ACE inhibition in acute myocardial infarction. *N. Engl. J. Med.*, **1995**, *332*:118—120.

Phillips, M.I., Speakman, E.A., and Kimura, B. Levels of angiotensin and molecular biology of the tissue renin angiotensin systems. *Regul. Pept.*, **1993**, *43*:1—20.

Regoli, D., Park, W.K., and Rioux, F. Pharmacology of angiotensin. *Pharmacol. Rev.*, **1974**, *26*:69—123.

Romankiewicz, J.A., Brogden, R.N., Heel, R.C., Speight, T.M., and Avery G.S. Captopril: an update review of its pharmacological properties and therapeutic efficacy in congestive heart failure. *Drugs*, **1983**, *25*:6—40.

Saavedra, J.M. Brain and pituitary angiotensin. *Endocr. Rev.*, **1992**, *13*:329—380.

Schwartz, A.B., and Chatterjee, K. Vasodilator therapy in chronic congestive heart failure. *Drugs*, **1983**, *26*:148—173.

Skeggs, L., Jr. Historical overview of the renin-angiotensin system. In, *Hypertension and the Angiotensin System: Therapeutic Approaches.* (Doyle, A.E., and Bearn, A.G., eds.) Raven Press, New York, **1984**, pp. 31-45.

Timmermans, P.B., Wong, P.C., Chiu, A.T., Herblin, W.F., Benfield, P., Carini, D.J., Lee, R.J., Wexler, R.R., Saye, J.A., and Smith, R.D. Angiotensin II receptors and angiotensin II receptor antagonists. *Pharmacol. Rev.*, **1993**, *45*:205—251.

Unger, Th., Chung, O., Csikos, T., Culman, J., Gallinat, S., et al. Angiotensin receptors. *J. Hypertension*, **1996**, *(14 (suppl.5)*: S95-S103.

Unger, T., Badoer, E., Ganten, D., Lang, R.E., Rettig, R. Brain Angiotensin: pathways and pharmacology. *Circulation*, **1988**, *77*: 140-154.

Linz, W., Wiemer, G., Gohlke, P., Unger, T., Schölkens, B.A. Contribution of kinins to the cardiovascular actions of angiotensin-converting enzyme inhibitors. *Pharmacol. Rev.*, **1995**, *47*: 25-49.

32 MEDIKAMENTE ZUR BEHANDLUNG DER MYOKARDISCHÄMIEN

Rose Marie Robertson und David Robertson

Dieses Kapitel beschreibt in einer kurzen Übersicht die pathophysiologischen Grundlagen der Angina pectoris, die das häufigste Symptom der chronisch ischämischen Herzerkrankung darstellt. Die Gründe für eine myokardiale Ischämie, die eine Angina pectoris herbeiführen, liegen in einem gestörten Verhältnis zwischen dem Sauerstoffangebot und dem Sauerstoffverbrauch. Es werden im folgenden die stabile und instabile Angina, die stumme Ischämie, die Prinzmetal-Angina und einige Aspekte des Myokardinfarkts besprochen, sowie eine mögliche Beteiligung des atherosklerotischen Gefäßverschlusses, der aktiven Koronarspasmen und der intrakoronaren Thrombose, um die Rolle der antianginösen Substanzen zu verdeutlichen. Die Angina bei autonomer Dysfunktion, deren Therapie sehr spezifisch abgestimmt werden muß, um das zugrundeliegende Problem, nämlich die starke Fluktuation des koronaren Perfusionsdrucks zu verbessern, und bei der die konventionelle Therapie ineffektiv ist, soll ebenfalls diskutiert werden. Für jede einzelne Arzneistoffklasse, die zur Therapie der Angina pectoris eingesetzt wird (organische Nitrate, Ca^{2+}-Antagonisten, β-Adrenozeptor-Antagonisten und Substanzen, die sich gegen die Plättchen- bzw. Thrombozytenfunktion richten) werden die Wirkungen der Arzneistoffklasse und ihrer wichtigsten Vertreter hinsichtlich myokardialem Sauerstoffverbrauch und -angebot vorgestellt.

Es wird in diesem Kapitel auf Verwendung der organischen Nitrate (ebenso besprochen in Kapitel 34) in sublingualer, oraler, buccaler und intravenöser Applikationsform unter besonderer Beachtung einer Nitrattoleranz und des Verhältnisses zwischen Nitrovasodilatatoren und endogenen, vom Endothel abstammenden Vasodilatatoren eingegangen. Die unterschiedlichen Typen von Ca^{2+}-Antagonisten (ebenso diskutiert im Kapitel 33) haben deutliche Effekte auf die vaskuläre glatte Muskulatur und das Myokardgewebe, wobei diese Effekte im Zusammenhang mit den ischämischen kardialen Symptomen dargestellt werden sollen. β-Adrenozeptor-Antagonisten, die ebenfalls in den Kapiteln 10, 33, 34 und 35 diskutiert werden, werden in diesem Kapitel hinsichtlich ihrer Fähigkeit, das Überleben bei der ischämischen Herzerkrankung zu verbessern, behandelt, aber auch bezüglich einer gesteigerten Belastbarkeit bei der instabilen Angina. Die Erörterung der instabilen Angina als eine thrombotische Erkrankung ist auf die Rolle der Antiplättchentherapie bei der ischämischen Herzerkrankung ausgerichtet (siehe ebenso Kapitel 54). Verbindungen, die sich gerade in der Phase der Erforschung befinden, und die potentielle Rolle der gentherapeutischen Behandlungsformen bei der Myokardischämie werden im letzten Teil dieses Kapitels vorgestellt.

Das primäre Symptom einer ischämischen Herzerkrankung ist die Angina pectoris, die durch transiente Phasen einer Myokardischämie verursacht wird. Diese Episoden der Ischämie sind auf das Mißverhältnis zwischen myokardialem Sauerstoffbedarf und Sauerstoffangebot zurückzuführen und können entweder durch einen Anstieg des myokardialen Sauerstoffsverbrauchs (bestimmbar durch Herzfrequenz, ventrikuläre Wandspannung und ventrikuläre Kontraktilität) ausgelöst werden oder durch einen Abfall des myokardialen Sauerstoffangebots (primär nachweisbar durch den koronaren Blutfluß, gelegentlich aber modifiziert durch die Sauerstofftransportkapazität des Bluts) oder manchmal auch durch beides (Friesinger and Robertson, 1985, 1986; Kaplinsky, 1992; siehe Abbildung 32.1). Ungeachtet der beeinflussenden Faktoren ist das Erscheinungsbild einer Angina bei den meisten Patienten sehr ähnlich. Sowohl die typische wie auch die Prinzmetal-Angina werden sehr häufig als schwere, drängende infrasternale Beschwerden (durch den Patienten selten als Schmerz bezeichnet) empfunden, die in die linke Schulter und den Beugemuskel des linken Arms ausstrahlen, wobei nur wenige Patienten diese Beschwerden an anderen Körperregionen oder als andere Symptome wahrnehmen.

Die Angina kann über viele Jahre stabil bleiben oder in eine instabile Angina übergehen, wobei die Frequenz und der Schweregrad der Anfälle, die auch unter Ruhebedingungen auftreten können, zunehmen. Bei einer typischen stabilen Angina ist das pathologische Geschehen mit einer atherosklerotischen Verengung der epikardialen Koronararterien verknüpft. Zusätzlich zu dieser pathophysiologischen Veränderung verursachen dann Erregung, emotionaler Streß etc. einen Anstieg des myokardialen Sauerstoffverbrauchs. Bei der Prinzmetal-Angina vermindern fokale oder diffuse Koronarspasmen temporär den Koronarfluß. Bei der Mehrzahl der Patienten mit instabiler Angina führen Rupturen der atherosklerotischen Plaques mit nachfolgender Adhäsion und Aggregation von Plättchen zu einem verminderten koronaren Blutfluß.

Eine Myokardischämie kann auch stumm verlaufen. Durch elektrokardiographische, echokardiographische oder Radionukliduntersuchungen können sich Hinweise auf eine Ischämie trotz Abwesenheit von Symptomen ergeben. Während einige Patienten an einer stummen Angina erkranken, erleidet die Mehrheit der Patienten mit einer stummen Angina auch Episoden mit Symptomen. Die stumme Ischämie scheint dieselben Symptome zu erzeugen wie die symptomatische Ischämie. Das Erkennen einer stummen Ischämie ist allerdings bedeutsam. Wir wissen heute, daß die ischämische Belastung, z. B. die Gesamtzeit, in der der Patient innerhalb eines Tages

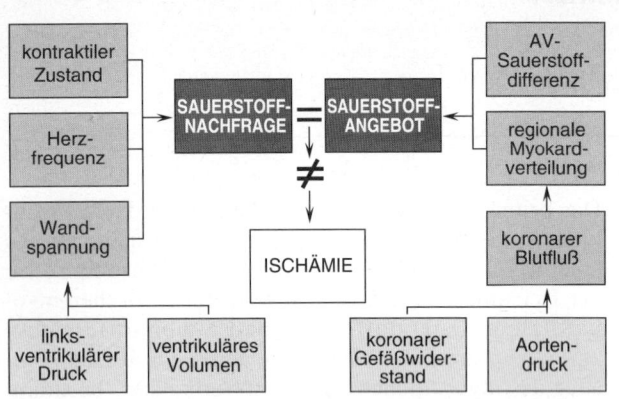

Abbildung 32.1 Ischämische Episoden: ein Ungleichgewicht im Verhältnis zwischen myokardialem Sauerstoffangebot und Sauerstoffverbrauch.
Die Abbildung illustriert die Hauptdeterminanten des myokardialen Sauerstoffverbrauchs und die Mechanismen für eine gesteigerte Sauerstoffzufuhr. Die arteriell-venöse Sauerstoffdifferenz ist immer nahe des Maximums in der Koronarzirkulation. Somit kann eine Steigerung der arteriell-venösen Sauerstoffdifferenz nicht merklich den Sauerstoffbedarf erhöhen. Die Rückverteilung des regionalen Myokardialflusses ist wahrscheinlich von größter Bedeutung (mit Genehmigung angepaßt von Ross, 1971).

ischämisch ist, bei vielen Patienten größer ist, als früher angenommen. Zahlreiche Substanzen, die sich in der Behandlung als wirksam erwiesen haben, scheinen in den meisten Untersuchungen gleich wirksam im Hinblick auf eine Verminderung der stummen Ischämie zu sein. Es konnte bisher im Vergleich zur konventionellen Therapie kein Vorteil für eine Therapie, die auf ein Abklingen der stummen Ischämien abzielt, aufgezeigt werden.

Eine ungewöhnliche Form der Angina kann bei Patienten mit einer autonomen Dysfunktion und einer gestörten Kontrolle hinsichtlich des Kreislaufs in Orthostase beobachtet werden (Hines et al., 1991). Die deutlich ausgeprägte orthostatische Hypotonie, die für diese Patienten charakteristisch ist, kann einen verminderten koronaren Perfusionsdruck nach sich ziehen, der ausreicht, um sogar bei Patienten mit gesunden Koronargefäßen eine Ischämie zu erzeugen. Diese Form der Angina, die durch eine aufrechte Körperhaltung ausgelöst werden kann, und vermindert ist, wenn der Blutdruck und der koronare Perfusionsdruck im Sitzen oder Liegen ansteigt, kann mit einer typischen Belastungsangina verwechselt werden, wenn keine sorgfältige Anamnese erhoben und der Blutdruck nur im Stehen gemessen wurde. Die für diese Form der Angina notwendige Therapie wird später diskutiert.

In diesem Kapitel werden Substanzen beschrieben, die in der Behandlung der Angina zum Einsatz kommen. Die wichtigsten Substanzen sind die Nitratverbindungen (siehe auch Kapitel 34), die Ca^{2+}-Antagonisten (siehe auch Kapitel 33), die β-Adrenozeptor-Antagonisten (siehe auch Kapitel 10) und, besonders bei der instabilen Angina, die Thrombozytenaggregationshemmer (siehe Kapitel 27 und 54). Alle zugelassenen antianginösen Verbindungen wirken über eine Verbesserung des Gleichgewichts des myokardialen Sauerstoffverbrauchs und der -nachfrage, indem ein Antieg des Angebots durch eine Dilatation der Koronargefäße oder eine Verminderung der Nachfrage durch Reduktion der Herzarbeit herbeigeführt wird (siehe Abbildung 32.1). Eine Steigerung der kardialen Sauerstoffextraktion aus dem Blut ist keine praktikable therapeutische Vorgehensweise. Verbindungen, die bei der typischen Angina Anwendung finden, erhöhen entweder den Blutfluß zum Herzen oder vermindern die linksventrikuäre Wandspannung, die Herzfrequenz und/oder die Kontraktilität oder induzieren beides. Bei der Prinzmetal-Angina und der vasotonischen Angina liegt das therapeutische Ziel in der Prävention koronarer Vasospasmen. Bei der instabilen Angina hingegen besteht das bevorzugte Therapieziel in der Korrektur des Auftretens intrakoronarer Thrombosen.

Antianginöse Substanzen dienen einer prophylaktischen und symptomatischen Therapie. Die β-Adrenozeptor-Antagonisten scheinen darüber hinaus auch noch die Mortalität über eine Verminderung der Inzidenz des plötzlichen Herztods, der mit der Myokardischämie und dem Infarkt assoziiert ist, zu reduzieren. Die Therapie der kardialen Risikofaktoren kann deren Progression reduzieren oder führt sogar zu einer Regression der Atherosklerose. Alternativen zu den pharmakologischen Interventionen bestehen in der Bypass-Operation koronarer Arterien und in perkutanen koronaren Maßnahmen wie der Angioplastie und der Atherektomie. In einigen Untergruppen von Patienten hat sich die Bypass-Operation im Vergleich zur medikamentösen Therapie hinsichtlich der Überlebensrate als überlegen erwiesen. Von neuen Therapieformen, die modifizierend auf die Expression der vaskulären oder myokardialen Gene abzielen, wird erwartet, daß sie in der Zukunft einen wichtigen Stellenwert in der Therapie der ischämischen Herzerkrankung einnehmen werden.

ORGANISCHE NITRATE

Geschichte *Nitroglycerin* wurde 1846 erstmals von Sobrero synthetisiert, der beobachtet hatte, daß eine geringe Menge dieser öligen Substanz auf die Zunge aufgetragen schwere Kopfschmerzen auslöste. Ein Jahr später, 1847, entwickelte Constantin Hering die sublinguale Applikationsform. 1857 verabreichte der berühmte Arzt T. Lauder Brunton aus Edinburgh inhalativ Amylnitrit, eine bekannte vasodepressorische Substanz und beobachtete, daß der Anginaschmerz innerhalb von 30 - 60 Sekunden abgeklungen war. Die Wirkung von Amylnitrit war jedoch vorübergehender Natur, und es war schwierig, die Dosis anzupassen. Folglich entschied William Murrell, daß die Wirkung von Nitroglycerin der von Amylnitrit gleicht und etablierte die Anwendung von sublingualem Nitroglycerin als Arzneistoff für die Linderung akuter Angina-Anfälle sowie als Substanz für die Prophylaxe einer möglichen Belastung (Murell, 1879). Die empirische Beobachtung, daß Nitrate in einer sicheren Art und Weise für eine rasche und starke Linderung der Angina-pectoris-Symptome eingesetzt werden konnten, führte zu einer weitverbreiteten Akzeptanz bei den Ärzten.

Chemie Organische Nitrate sind Propylester der Salpetersäure, während organische Nitrite Ester der Salpetrigen Säure darstellen (Tabelle 32.1). Nitratester (-C-O-NO$_2$) und Nitritester (-C-O-NO) zeichnen sich durch die Sequenz Kohlenstoff-Sauerstoff-Stickstoff aus, während Nitroverbindungen nur die Kohlenstoff-Stickstoff-Verbindung beinhalten. Somit stellt Glyceroltrinitrat keine Nitroverbindung dar, obwohl es irrtümlicherweise als Nitroglycerin bezeichnet wird. Trotzdem ist diese Bezeichnung weit verbreitet und auch offiziell gültig. *Amylnitrit* ist eine stark flüchtige Flüssigkeit, so daß sie als Inhalatien appliziert werden kann. Organische Nitrate mit einem niedrigen Molekulargewicht (wie etwa Nitroglycerin) sind bedingt flüchtige, ölige Flüssigkeiten, während die hochmolekularen Nitratester (z. B. *Erythrityltetranitrat, Pentaerythritoltetranitrat, Isosorbitdinitrat*) Feststoffe darstellen. Die vollständig nitrierten Polyole sind fettlöslich, während ihre nur noch unvollständig nitrierten Metaboliten besser wasserlöslich sind. Reines Nitroglycerin (ohne eine inerte Trägersubstanz wie Laktose) ist explosiv. Die organischen Nitrate und Nitrite und verschiedene andere Verbindungen, die Stickoxid (NO) freisetzen können, bezeichnet man kollektiv als *Nitrovasodilatatoren*. Stickoxid aktiviert die Guanylatcyclase, was zu einem Anstieg der intrazellulären Konzentration an zyklischem Guanosin-3',5'-monophosphat (cGMP) und dadurch zu einer Vasodilatation führt (Murad, 1986, Molina et al., 1987, Thadani, 1992). Endogenes Nitrat entsteht durch die Umsetzung von L-Arginin zu Citrullin unter der enzymatischen Katalyse der NO-Synthetase. Beide Isoformen der NO-Synthetase, nämlich die konstitutive und die induzierbare, sind in Gefäßendothelzellen und in glatten Muskelzellen vorhanden, wie auch in anderen, über den ganzen Körper verteilte Zellarten, einschließlich des zentralen Nervensystems (Lowenstein et al., 1994).

Pharmakologische Eigenschaften

Kardiovaskuläre Effekte *Hämodynamische Wirkungen* Die Nitrovasodilatatoren relaxieren die meisten glatten Muskeln, einschließlich Arterien und Venen. Der

Tabelle 32.1 Organische Nitrate, die für den klinischen Gebrauch erhältlich sind

GENERISCHER NAME	CHEMISCHE STRUKTUR	PRÄPARATE, ÜBLICHE DOSIS UND APPLIKATIONSWEISE*
Amylnitrit (Isoamylnitrit)	(H$_3$C)$_2$CHCH$_2$CH$_2$ONO	Inh: 0,18 oder 0,3 ml, Inhalation
Nitroglycerin (Glyceryltrinitrat)	H$_2$C–O–NO$_2$ HC–O–NO$_2$ H$_2$C–O–NO$_2$	ST: 0,15 bis 0,6 mg, bei Bedarf S: 0,4 mg Sprühstoß, bei Bedarf K: 2-4 × 2,5 bis 9 mg/Tag B: 1 mg alle 3-5 Stunden SB: 1,25-5 cm, auf die Haut alle 4-8 Stunden P: 1 Scheibe (2,5-15 mg) alle 24 Stunden IV: 5 µg/min, Steigerungen von 5 µg/min
Isosorbitdinitrat	(Isosorbiddinitrat-Struktur)	T: 2,5-10 mg alle 2-3 Stunden T (K): 5-10 mg alle 2-3 Stunden T(O): 10-40 mg alle 6 Stunden K: 40-80 mg alle 8-12 Stunden
Isosorbit-5-mononitrat	(Isosorbid-5-mononitrat-Struktur)	T: 2 × 10-40 mg/Tag K: 60 mg täglich
Erythrityltetranitrat	H$_2$C–O–NO$_2$ HC–O–NO$_2$ HC–O–NO$_2$ H$_2$C–O–NO$_2$	T: 5-10 mg, bei Bedarf T (O): 3 × 10 mg/Tag

*B: buccale (transmukosale) Tablette; K: Retard-Kapsel oder-Tablette; P: transdermales Pflaster; Inh: Inhalat; IV: intravenöse Injektion; SB: Salbe; S: Lingualspray; T: Tablette zur sublingualen Anwendung; T (K): Kautablette; T (O): orale Tablette oder Kapsel

Mechanismus dieses Effekts wird im folgenden diskutiert. Niedrige Nitroglycerinkonzentrationen führen zu einer Dilatation der Venen, die derjenigen an den Arteriolen überlegen ist. Die Venendilatation resultiert in einer verminderten links- und rechtsventrikulären Kammergröße und einem erniedrigten enddiastolischen Druck, aber in einer nur geringfügigen Veränderung des systemischen Gefäßwiderstands. Der systemische arterielle Druck fällt möglicherweise leicht ab, und die Herzfrequenz bleibt unverändert oder steigt reflektorisch geringfügig an. Der pulmonale Gefäßwiderstand und das Herzminutenvolumen sind beide leicht reduziert. Selbst Dosen von Nitroglycerin, die den systemischen arteriellen Druck nicht verändern, verursachen häufig eine Dilatation der Arteriolen in Gesicht und Nacken, was einen Flush oder eine Dilatation der meningealen Arterien nach sich zieht und zu Kopfschmerzen führt.

Höhere Konzentrationen an organischen Nitraten führen zu einer gesteigerten venösen Blutaufnahme (venöses *pooling*) und vermindern möglicherweise den Gefäßwiderstand der Arteriolen wie auch den systolischen und diastolischen Blutdruck und das Herzminutenvolumen, was sich in den Symptomen Blässe, Schwäche und Schwindel, sowie in der Aktivierung kompensatorischer sympathischer Reflexe niederschlagen kann. Um den systemischen Gefäßwiderstand aufrecht zu erhalten, stellt sich als Resultat eine Tachykardie und eine periphere Konstriktion der Arteriolen ein. Dieser Effekt wird von einem nicht nachlassenden venösen *pooling* überlagert. Der koronare Blutfluß steigt möglicherweise als Folge der koronaren Vasodilatation transient an, fällt aber nachfolgend wieder ab, wenn das Herzminutenvolumen ausreichend abnimmt und der Blutdruck sinkt.

Bei Patienten mit einer autonomen Dysfunktion und einer Unfähigkeit, das Herzminutenvolumen zu steigern (das Bradbury-Eggleston- und das Shy-Drager-Syndrom sind diesbezüglich die häufigsten Formen), kann der Blutdruckabfall durch Nitrate als Folge der Vasodilatation nicht kompensiert werden. Somit reduzieren Nitrate weiter den mittleren arteriellen Druck und den koronaren Perfusionsdruck und verschlimmern eher die Angina; zusätzlich können sie eine potentiell lebensbedrohliche Hypotension auslösen. Die adäquate Therapie bei solchen Patienten mit normalen Koronararterien ist eine Korrektur der orthostatischen Hypotonie durch eine Volumensteigerung (Fludrokortison und eine hoch-restriktive Kochsalzdiät). Dies kann über eine Prävention des venösen *pooling* durch Kompressionsstrümpfe oder durch den vorsichtigen Einsatz oraler Vasopressoren erreicht werden. Da Patienten mit einer autonomen Dysfunktion gelegentlich auch an einer Koronararterienerkrankung leiden, sollte die koronare Anatomie vor einer Therapie sorgfältig untersucht werden.

Auswirkungen auf den gesamten und regionalen koronaren Blutfluß Die Ischämie wirkt hinsichtlich der koronaren Vasoldilatation als starker Stimulus, wobei der regionale Blutfluß über Autoregulationsmechanismen eingestellt wird, die den Tonus der kleinen Widerstandsgefäße verändern. In Gegenwart einer atherosklerotischen Koronarokklusion ist das ischämische Gebiet distal zur Läsion selbst ein Stimulus für eine Vasodilatation, wobei, im Falle eines zu starken Ausmasses der Okklusion, der Großteil der Dilatationskapazität für die Aufrechterhaltung des verbliebenen Blutflusses in dem komprimierten Areal herangezogen wird. Wenn ein weiterer Anstieg notwendig wäre, ist eine weitere Dilatation nicht mehr möglich. Nachdem im Tierexperiment eine direkte koronare Vasodilatation bewiesen werden konnte, wurde es allgemeingültig, daß Nitrate die anginösen Schmerzen durch eine Dilatation der Koronararterien und demzufolge durch einen gesteigerten koronaren Blutfluß beheben können. Diese Hypothese wurde bereits von Gorlin und Mitarbeitern (1959) erhoben, die allerdings bei Patienten mit Angina pectoris nach einer Gabe von Nitroglycerin den koronaren Blutfluß nicht messen konnten. Jedoch scheinen Nitrate auch eine Umverteilung des Blutflusses in das Herz zu verursachen, wenn die koronare Zirkulation aufgrund partialer Okklusionen vermindert ist. Unter diesen Umständen besteht eine unverhältnismäßige Reduktion des Blutflusses in den subendokardialen Regionen des Herzens, die den größten extravaskulären Kompressionen während der Systole ausgesetzt sind. Nitrate normalisieren den Blutfluß in diesen Regionen tendentiell. So steigert Nitroglycerin zum Beispiel die Auswaschrate radioaktiv markierten Xenons, das direkt in die geschädigte Region der Ventrikelwand von Anginapatienten injiziert wurde (Horwitz et al., 1971), was darauf hindeutet, daß sich der Blutfluß in Regionen schwach durchbluteten Myokards verbessert hat.

Die hämodynamischen Mechanismen, die für diese Effekte verantwortlich sind, sind noch nicht vollständig geklärt. Die meisten Hypothesen zielen auf die Fähigkeit der organischen Nitrate ab, eine Dilatation herbeizuführen und eine Vasokonstriktion der großen epikardialen Gefäße zu verhindern, ohne die Autoregulation der kleinen Gefäße zu beeinflussen, die zu über 90% für den gesamten koronaren Gefäßwiderstand verantwortlich sind. Experimentelle Studien bei Patienten, die sich einer koronaren Bypass-Operation unterzogen haben, deuten darauf hin, daß Nitrate eine relaxierende Wirkung hinsichtlich der großen Koronargefäßen besitzen. Der kollaterale Fluß in ischämischen Gebieten ist ebenso gesteigert. Darüber hinaus haben koronarangiographische Studien beim Menschen ergeben, daß sublingual verabreichtes Nitroglycerin epikardiale Stenosen dilatieren kann und den Flußwiderstand in diesen Arealen vermindert (Brown et al., 1981, Feldman et al., 1981). Der resultierende Anstieg des Blutflusses verteilt sich, vermutlich als Folge der durch die Autoregulation induzierten Vasodilatation, bevorzugt in das ischämische Gebiet. Ein wichtiger indirekter Mechanismus für einen vorzugsweise subendokardial gesteigerten Blutfluß besteht in der durch Nitroglycerin induzierten Verminderung des intrakavitären systolischen und diastolischen Druckes, was dem Blutfluß im Subendokard entgegensteht (siehe unten). In dem Ausmaß, in dem organische Nitrate den myokardialen Bedarf an Sauerstoff senken (siehe unten), kann der gesteigerte Blutfluß in den ischämischen Gebieten durch einen verminderten Fluß in den nicht ischämisch beeinträchtigten Arealen ausgeglichen werden, und ein Gesamtanstieg des koronaren Blutflusses muß sich nicht notwendigerweise einstellen. Die Rückverteilung des Blutflusses zum subendokardialem Gewebe ist nicht typisch für alle Vasodilatoren. So dilatiert zum Beispiel Dipyridamol die Widerstandsgefäße in nicht-selektiver Art und Weise über eine Beeinträchtigung der Autoregulation. Dipyridamol ist bei Patienten mit einer typischen Angina unwirksam.

Bei Patienten mit einer durch Koronarspasmen induzierten Angina scheint die Fähigkeit der organischen Nitrate, eine Dilatation der epikardialen Koronararterien, insbesondere in den spastischen Arealen, herbeizuführen den primären Mechanismus für den therapeutischen Vorteil darzustellen.

Auswirkungen auf den myokardialen Sauerstoffbedarf Über ihre Auswirkungen auf die systemische Zirkulation können organische Nitrate ebenso die myokardiale Sauerstoffnachfrage reduzieren. Die Hauptdeterminanten des myokardialen Sauerstoffverbrauchs sind die ventrikuläre Wandspannung, die Herzfrequenz und die Kontraktilität. Die ventrikuläre Wandspannung wird durch eine Anzahl an Faktoren beeinflußt, die man in die Kategorie Vorlast und Nachlast einordnen kann. Die *Vorlast* wird durch den diastolischen Druck bestimmt, der den Ventrikel aufdehnt (ventrikulärer enddiastolischer Druck). Ein erhöhtes enddiastolisches Volumen vergrößert die ventrikuläre Wandspannung (gemäß dem Gesetz von Laplace: Spannung = Druck x Radius). Durch eine erhöhte venöse Kapazität aufgrund einer Nitratgabe wird der venöse Rückstrom zum Herzen vermindert, was das ventrikuläre enddiastolische Volumen reduziert und dadurch auch den Sauerstoffverbrauch senkt. Ein zusätzlicher, vorteilhafter Effekt der Vorlastsenkung besteht in dem gesteigerten Druckgradienten für die Perfusion innerhalb der Ventrikelwand, was der subendokardialen Perfusion zugute kommt (Parratt, 1979). Unter der *Nachlast* versteht man den Widerstand, gegen den der Ventrikel seinen Inhalt ausstößt. In Abwesenheit von Aortenklappenfunktionsstörungen ist die Nachlast eng mit dem peripheren Widerstand korreliert. Durch eine Reduktion des arteriellen peripheren Widerstands kommt es zur Verminderung der Nachlast und somit auch zur Reduzierung des myokardialen Sauerstoffverbrauchs.

Organische Nitrate können die Inotropie oder Chronotropie des Herzens nicht auf direktem Weg verändern. Sie vermindern sowohl die Vor- wie auch die Nachlast, indem sie die venösen Kapazitätsgefäße und die arteriellen Widerstandsgefäße dilatieren. Da somit der primäre Faktor für die Sauerstoffnachfrage durch die Nitrate vermindert wird, besteht deren Nettoeffekt im allgemeinen in einer Reduktion des myokardialen Sauerstoffverbrauchs. Zusätzlich kann eine Verbesserung der Lusitropie des Herzens, verbunden mit einer beschleunigten diastolischen Vorfüllung, beobachtet werden (Breisblatt et al. 1988). Hinsichtlich der Linderung der Ischämie tritt dies möglicherweise eher sekundär als primär auf oder wird reflektorisch über einen gesteigerten Sympathikotonus vermittelt. Nitrovasodilatatoren können auch die Plättchenaggregation hemmen (Lacoste et al., 1994). Auch wenn dieser Effekt zur anginösen Wirksamkeit beitragen mag, scheint er unter bestimmten Bedingungen vermindert und zwar aufgrund der Fähigkeit der Nitrate, die pharmakokinetischen Eigenschaften von Heparin so zu verändern, daß dessen antithrombotische Wirkung reduziert wird.

Im Falle einer Injektion oder Infusion von Nitroglycerin direkt in die koronare Zirkulation von Patienten mit Koronararterienerkrankungen, werden Angina-Anfälle (induziert durch ein elektrisches *pacing*) nicht unterbunden, auch dann nicht, wenn der koronare Blutfluß erhöht ist. Jedoch führt eine sublinguale Gabe von Nitroglycerin bei denselben Patienten zu einer Linderung der anginösen Schmerzen (Ganz and Marcus, 1972). Außerdem kann ein Aderlaß, der für eine Reduktion des linksventrikulären enddiastolischen Drucks ausreichend ist, die erwünschten Effekte des Nitroglycerins imitieren.

Nach einer Gabe von Nitroglycerin können Patienten über einen deutlich längeren Zeitraum belastet werden. Trotzdem treten Angina-Anfälle mit oder ohne Nitroglycerin bei dem gleichen Wert des Produkts aus Aortendruck x Herzfrequenz x Auswurfzeit auf. Dieses Produkt kann experimentell bestimmt werden und ist dem myokardialen Sauerstoffverbrauch proportional. Die Beobachtung, daß Angina pectoris bei gleichem Gehalt an myokardialem Sauerstoffverbrauch auftritt, legt nahe, daß die günstigen Effekte von Nitroglycerin eher das Ergebnis eines verminderten Sauerstoffbedarfs sind, als einer gesteigerten Sauerstoffzufuhr zu den ischämischen Arealen des Myokards. Jedoch schließt dieses Ergebnis die Möglichkeit nicht aus, daß auch die vorteilhafte Rückverteilung des Blutflusses zum ischämischen subendokardialen Myokard zur Linderung der Schmerzen bei typischen Angina-Anfällen beitragen kann. Ebenso kann die Fähigkeit der Nitroglycerine für eine direkte koronare Vasodilatation als mögliche Hauptwirkung bei Zuständen, in denen Koronarspasmen den myokardialen Blutfluß beeinträchtigen, nicht ausgeschlossen werden.

Mechanismen, die der Symptomlinderung einer Angina pectoris zugrunde liegen Brunton schrieb die nitratinduzierte Linderung des Anginaschmerzes primär der Reduktion der Herzarbeit und nur sekundär dem Abfall des systemischen arteriellen Drucks zu. Wie bereits oben beschrieben, können Nitrate die epikardialen Koronararterien dilatieren, sogar in Arealen einer atherosklerotischen Stenose. Die Mehrzahl der Hinweise spricht aber für eine Reduktion der Herzarbeit und somit für eine Verminderung des myokardialen Sauerstoffbedarfs als Hauptmechanismus bei der chronisch stabilen Angina.

Paradoxerweise reduzieren hohe Dosen organischer Nitrate den Blutdruck in einem solchen Ausmaß, daß der Koronarfluß beeinträchtigt ist, was Reflextachykardien und eine adrenerg gesteigerte Kontraktilität zur Folge haben kann. Diese Effekte können die heilsame Wirkung der Arzneistoffe hinsichtlich des myokardialen Sauerstoffbedarfs zunichte machen. Die resultierende negative Auswirkung auf das Sauerstoffgleichgewicht kann die Ischämie verschlimmern und möglicherweise einen Angina-Anfall herbeiführen.

Weitere Wirkungen Die Nitrovasodilatatoren wirken nahezu an allen glatten Muskeln. Die Bronchialmuskulatur wird unabhängig vom präexistierenden Muskeltonus relaxiert. Die Muskulatur des Gallentrakts einschließlich der Gallenblase, des Gallengangs und des Spincter oddi sind wirkungsvoll relaxiert. Die glatten Muskeln des Gastrointestinaltrakts inklusive des Ösophagus werden relaxiert und deren spontane Motilität durch Nitrate *in vivo* und *in vitro* herabgesetzt. Der Effekt ist *in vivo* möglicherweise transient und unvollständig, aber eine anormale Verkrampfung wird häufig vermindert. In der Tat kann vermehrtes Auftreten atypischer Brustkorbschmerzen oder „Angina-Anfälle" auf biliäre oder ösophageale Spasmen zurückgeführt werden, die durch die Anwendung von Nitraten gelindert werden können. In gleicher Weise können Nitrate eine Relaxierung des Uterus und der uterinen glatten Muskulatur bedingen. Diese Effekte sind jedoch eher unvorhersehbar.

Wirkmechanismus Nitrite, organische Nitrate, Nitroso-Verbindungen und eine Reihe anderer stickoxidenthaltende Substanzen (einschließlich Nitroprussidnatrium, siehe Kapitel 33) können die Guanylatcyclase aktivieren und die Synthese von cGMP in glatten Muskeln und anderen Geweben steigern (siehe Murad, 1986, Molina et al., 1987). Diese Substanzen führen alle zu einer Bildung des reaktiven, freien Radikals Stickoxid (NO), das mit der Guanylatcyclase interagiert und diese aktiviert. Es kommt dadurch zu einer Stimulation einer cGMP-abhängigen Proteinkinase, was in einer Veränderung der Phosphorylierung verschiedener Proteine der glatten Muskeln resultiert. Dieses wiederum führt zu einer Dephosphorylierung der leichten Kette des Myosins (Waldman and Murad, 1987). Die Phosphorylierung der leichten Kette des Myosins reguliert die Aufrechterhaltung des kontraktilen Zustands in der glatten Muskulatur. Die pharmakologischen und biochemischen Effekte der Nitrovasodilatatoren scheinen mit denen des EDRF (*endothelium-derived relaxing factor*) identisch zu sein, der als NO identifiziert werden konnte (Murad, 1986; Moncada et al., 1988). Die Beziehung des endogenen NO zu seinem Vorläufermolekül, L-Arginin, wurde in einer Übersichtsarbeit beschrieben (Moncada and Higgs, 1993). NO scheint die Funktion eines biologischen Übertragerstoffs in vielen Zelltypen zu haben (Lowenstein et al., 1994; Vane, 1994).

Resorption, Metabolismus und Exkretion Die Biotransformation der organischen Nitrate ist das Resultat einer reduktiven Hydrolyse, die durch das Leberenzym Glutathion-organisches-Nitrat-Reduktase katalysiert wird. Das Enzym konvertiert die lipidlöslichen organischen Nitrate in stärker wasserlösliche denitrierte Metaboliten und in anorganisches Nitrit. Die teilweise denitrierten Metaboliten sind beträchtlich weniger potente Vasodilatatoren als die entsprechenden Muttersubstanzen. Jedoch kann deren Wirksamkeit unter bestimmten Umständen bedeutsam sein. Solange die Leber über eine ausreichende Kapazität verfügt, die Reduktion der organischen Nitrate zu katalysieren, besteht der Hauptfaktor für die Bestimmung der oralen Bioverfügbarkeit und der Wirkdauer in deren Biotransformation. Die pharmakokinetischen Eigenschaften von Nitroglycerin und Isosorbitdinitrat wurden am ausführlichsten untersucht.

Nitroglycerin Ein Molekül Nitroglycerin reagiert mit zwei Molekülen reduziertem Glutathion, was zur Freisetzung eines Ions anorganischen Nitrits entweder aus der Position 2 oder 3 führt. Die entsprechenden Produkte sind 1,3- oder 1,2-Glyceroldinitrat und oxidiertes Glutathion (Needleman, 1975). Ein Vergleich der maximalen Geschwindigkeit hinsichtlich des Metabolismus der klinisch verwendeten Nitrate durch diese Reduktase ergibt, daß Erythrityltetranitrat dreimal schneller als Nitroglycerin abgebaut wird, während Isosorbitdinitrat und Pentaerythritolnitrat nur etwa ein Sechstel bis ein Zehntel so schnell wie Nitroglycerin denitriert werden.

Beim Menschen können Plasmaspitzenkonzentrationen von Nitroglycerin nach einer sublingualen Applikation nach etwa vier Minuten beobachtet werden. Die Verbindung verfügt über eine Halbwertszeit von ein- bis drei Minuten. Die Dinitratmetaboliten, die eine etwa zehnfach geringere vasodilatatorische Wirkung besitzen, zeigen eine Halbwertszeit von ungefähr 40 Minuten.

Isosorbitdinitrat Der Hauptabbauweg des Isosorbitdinitrats verläuft beim Menschen über die enzymatische Denitrierung mit anschließender Glukuronidkonjugation. Sublinguale Gaben führen zu maximalen Arzneistoffkonzentrationen im Plasma innerhalb von sechs Minuten, wobei der Konzentrationsabfall rasch verläuft (Halbwertszeit liegt bei etwa 45 Minuten). Die primär gebildeten Metaboliten, Isosorbit-2-mononitrat und Isosorbit-5-mononitrat haben längere Halbwertszeiten (zwei bis fünf Stunden), und es wird vermutet, daß sie zumindest teilweise für die therapeutische Wirksamkeit des Isosorbitdinitrats mitverantwortlich sind.

Isosorbit-5-mononitrat Diese Substanz ist heutzutage in Tablettenform erhältlich. Sie besitzt nach oraler Applikation eine vorzügliche Bioverfügbarkeit und hat eine deutlich längere Halbwertszeit als Isosorbitdinitrat, was eine verminderte Einnahmehäufigkeit ermöglicht.

Korrelation zwischen der Arzneistoffplasmakonzentration und der biologischen Aktivität Intravenöse Injektionen von Nitroglycerin oder den länger wirksamen Nitraten (Isosorbitdinitrat, Pentaerythrityltetranitrat und Erythrityltetranitrat) in narkotisierte Tiere führen zu den gleichen, transienten (ein bis vier Minuten) Blutdruckabfällen. Relativ zum Nitroglycerin liegt die Potenz des Erythrityltetranitrats als Vasodepressor beim Hund bei nur etwa 12% und im Vergleich zu Isosorbitdinitrat sogar nur bei 3,5%. Da die Denitrierung die Aktivität der organischen Nitrate vermindert, indiziert deren rasche Clearance aus dem Blut, daß die kurze Wirkdauer unter diesen Bedingungen mit der Konzentration der Muttersubstanzen korreliert. Die Rate der hepatischen Denitrierung ist für jedes einzelne Nitrat charakteristisch. Darüber hinaus wird diese durch den hepatischen Blutfluß und eine gleichzeitige Leberfunktionsstörung beeinflußt. Bei tierexperimentellen Untersuchungen führte eine Injektion moderater Mengen organischer Nitrate in die Portalvene zu einer nur geringfügigen oder zu keiner vasodepressiven Aktivität, was darauf hindeutet, daß der wesentliche Anteil des Arzneistoffs innerhalb der ersten Leberpassage metabolisiert wird.

Toleranzentwicklung Sublinguale organische Nitrate sollten im Falle eines Angina-Anfalls oder in Erwartung von Belastung oder Streß eingenommen werden. Eine solche intermittierende Behandlung führt zu reproduzierbaren kardiovaskulären Effekten. Jedoch resultiert eine häufige Wiederholung oder eine kontinuierliche Exposition hoher Dosen an organischen Nitraten in einem deutlich abgeschwächten Ausmaß hinsichtlich der meisten pharmakologischen Nitrateffekte (Anon, 1992; Thadani, 1992). Die therapeutische Bedeutung dieses Phänomens nahm zu, als orale, transdermale und intravenöse Gaben höherer Dosen an organischen Nitraten (und der Gebrauch von Retard-Präparaten) weite Verbreitung fanden. Das Ausmaß dieser Toleranz ist eine Funktion der Dosis und der Einnahmehäufigkeit des jeweiligen Präparats.

Es wurden verschiedene Mechanismen, die für diese Nitrattoleranz verantwortlich sein sollen, vorgeschlagen, darunter eine Volumenexpansion, eine neurohumorale Aktivierung und eine zelluläre Depletion von Sulfhydrylgruppen (Thadani, 1992). Trotz guter Gründe für die letztgenannte Möglichkeit der pharmakologisch modulierenden Wirksamkeit von SH-Donoren hinsichtlich der Nitrate waren experimentelle Ergebnisse bisher eher enttäuschend. Ein effektiverer Ansatz ist, die Therapie täglich für acht bis zwölf Stunden zu unterbrechen, was eine reaktivierte Wirksamkeit nach sich zieht. Es ist im allgemeinen für den Patienten mit einer Belastungsangina am besten, die nächtliche Dosis auszulassen, entweder durch Anpassung der Dosierungsintervalle der oralen bzw. der buccalen Präparate oder durch das Weglassen der kontinuierlichen Nitroglyceringabe. Patienten mit einer Anginaform, die durch einen erhöhten linksventrikulären Füllungsdruck ausgelöst wird (z. B. bei Anfällen, die gleichzeitig oder zeitlich nahe bei Episoden einer Orthopnoe oder einer paroxysmalen nächtlichen Dyspnoe auftreten) profitieren eher von einer kontinuierlichen Nitratgabe während der Nacht und dem Auslassen während der ruhigen Perioden des Tages. Auch wenn angenommen wurde, daß die Toleranzentwicklung unter Isosorbit-5-mononitrat weniger ausgeprägt sei, zeigt sich die Toleranz unter diesem Arzneistoff ebenso. Eine ungleiches, zweimal tägliches Dosierungsregime (um 7.00 - 8.00 bzw. 14.00 - 15.00 Uhr) scheint jedoch die Wirksamkeit zu erhalten (Parker, 1993).

Während diese Ansätze erfolgversprechend schienen, zeigten einigen Patienten bei Verwendung von Nitratpflastern zur Herbeiführung eines nitratfreien Intervalls eine gesteigerte Inzidenz für nächtliche Angina-Anfälle. Zusätzlich zur Komplexizität hinsichtlich der Erstellung eines geeigneten Dosierungsregimes gesellte sich ein Phänomen, das als Null-Stunden-Effekt bezeichnet wird. In einer 29 Tage dauernden Studie war die frühmorgendliche Belastungstoleranz (vor einer Pflasterapplikation) bei Patienten, die eine intermittierende Pflastertherapie erhielten, geringer, als bei Patienten mit Plazebopflastern, obwohl die antianginöse Wirksamkeit des Pflasters selbst erhalten war (DeMots and Glasser, 1989). Die klinische Bedeutung dieser Befunde und deren Übertragbarkeit auf andere Applikationsformen des Nitroglycerins sind unbekannt. Toleranz scheint zudem auch kein einheitliches Phänomen dazustellen, da einige Patienten nur eine partielle Toleranz entwickeln.

Das Problem anginöser Rebound-Ereignisse während nitratfreier Intervalle ist besonders in der Behandlung einer instabilen Angina mit intravenös appliziertem Nitroglycerin auf einer Wachstation besonders besorgniserregend. Wenn sich die Überbrückung solcher Intervalle mit anderen Substanzen als ineffektiv erweist, besteht eine oft angewendete Alternative darin, schrittweise die Dosis des intravenösen Nitroglycerins zu erhöhen, um die Toleranz zu überwinden. Dieser Ansatz ist allerdings bislang nicht sorgfältig genug untersucht.

Ein besonderer Aspekt hinsichtlich Toleranz wurde bei Menschen beobachtet, die dem Nitroglycerin bei der Herstellung von Sprengstoff ausgesetzt sind. Bei einem ungenügenden Schutz können die Arbeiter an schweren Kopfschmerzen, Schwindel oder an einem Schwächegefühl innerhalb der ersten Arbeitstage erkranken. Es entwickelt sich eine Toleranz, aber die Kopfschmerzen und die anderen Symptome treten nach einigen Tagen der Abwesenheit von der Arbeit wiederholt auf: Man könnte dieses Phänomen als eine eine Art „Montagserkrankung" bezeichnen. Die schwerwiegendste Wirkung einer chronischen Exposition ist eine Form der Nitratabhängigkeit. Menschen ohne auffällige Gefäßerkrankungen starben ganz plötzlich oder erlitten nach wenigen Tagen der Unterbrechung einer chronischen Exposition einen Myokardinfarkt. In der Zwischenzeit gibt es einige gut dokumentierte Fälle von typischen objektiven und subjektiven Befunden einer schweren Myokardischämie, die durch einen Nitroglycerinentzug innerhalb einer Langzeitexposition gegenüber organischen Nitraten aufgetreten sind. Ebenso konnten koronare und digitale Arteriospasmen während eines Entzugs und deren Relaxierung durch Nitroglycerin radiographisch demonstriert werden. Aufgrund der potentiellen Probleme einer Nitratabhängigkeit erscheint es umsichtig, Nitrate nicht abrupt bei Patienten abzusetzen, die eine chronische Therapie erhalten hatten.

Toxizität und unerwünschte Wirkungen Nebenwirkungen einer Nitrattherapie sind meistens Sekundärwirkungen hinsichtlich des kardiovaskulären Systems. Kopfschmerzen treten häufig auf und können auch schwer sein. Üblicherweise klingen diese jedoch bei Fortführung der Behandlung innerhalb weniger Tage ab und sind in der Regel auch gut kontrollierbar, indem man die Dosis reduziert. Kurzzeitig anhaltende Perioden von Schwindel, Schwäche und andere Erscheinungsbildern, die mit einer lageabhängigen Hypotonie einhergehen, können sich insbesondere dann entwickeln, wenn der Patient in unbeweglicher aufrechter Haltung verharrt, und sie können gelegentlich auch bis hin zur Bewußtlosigkeit reichen. Diese Reaktion scheint besonders durch Alkohol verstärkt zu werden und kann auch unter sehr geringen Nitratdosen bei Patienten mit einer autonomen Dysfunktion auftreten. Selbst bei schwerster Nitratohnmacht ist eine Positionierung und andere Maßnahmen, die den venösen Rückstrom beeinflussen, die einzig notwendige therapeutische Maßnahme. Es besteht ein weitverbreiteter Glaube, daß Nitrate den intraokularen Druck erhöhen würden und so zu der Entstehung eines Glaukoms beitragen. Diese Angst scheint völlig unbegründet zu sein (Robertson und Stevens, 1977). Alle organische Nitrate verursachen gelegentlich ein Arzneimittelexanthem, wobei das am häufigsten unter der Behandlung mit Pentaerythrityltetranitrat zu beobachten ist.

Therapeutischer Einsatz

Angina Erkrankungen, die für eine Angina prädisponieren, sollten als Teil eines umfassenden therapeutischen Programms behandelt werden. Zustände wie Bluthochdruck, Anämie, Thyreotoxikose, Fettleibigkeit, Herzinsuffizienz, kardiale Arrhythmien und akute Angstzustände können sich bei vielen Patienten in anginösen Symptomen niederschlagen. Die Patienten sollten dahingehend beraten werden, Rauchen, übermäßigen Genuß von Nahrungsmitteln und körperliche Belastung unmittelbar nach den Mahlzeiten einzustellen. Eine Behandlung mit Sympathomimetika (z. B. in nasalen Dekongestanzien) sollte vermieden werden. Die Anwendung von Arzneistoffen zur Behebung der Schmerzen ist in der Behandlung der Angina ein schwieriges Unterfangen, da die zugrundeliegende moykardiale Ischämie nicht gelindert werden kann. In der Tabelle 32.1 ist eine Übersicht über die Präparate bzw. die Dosierungen der Nitrite und organischen Nitrate gegeben. Die Zeit bis zum Wirkungseintritt, die Wirkdauer und die Wahrscheinlichkeit für eine Toleranzentwicklung stehen hierbei in Relation zur Applikationsweise.

Sublinguale Applikation Aufgrund einer raschen Wirkung, einer seit langem etablierten Wirksamkeit und der niedrigen Kosten ist Nitroglycerin das am häufigsten verwendete organische Nitrat, das sublingual appliziert werden kann. Die Wirkung setzt nach ca. ein bis zwei Minuten ein, wobei Effekte bis zu einer Stunde unbemerkt bleiben können. Eine Initialdosis von 0,3 mg Nitroglycerin kann den Schmerz oft innerhalb von drei Minuten lindern. Nitroglycerintabletten sind stabil, sollten jedoch in einem Glasbehälter aufbewahrt werden, der vor Feuchtigkeit, Licht und extremen Temperaturen schützt. Wirksame Tabletten sollten ein brennendes Gefühl unter der Zunge verursachen. Wenn der Arzneistoff prophylaktisch unmittelbar vor einer Belastungs- oder Streßsituation eingenommen wird, kann der Anginaschmerz vermieden werden. Es sollte die niedrigste effektive Dosis verschrieben werden. Die Patienten sollten dahingehend angeleitet werden, daß sie sofort ihren behandelnden Arzt aufsuchen, wenn drei Tabletten innerhalb von 15 Minuten keine Linderung einer noch andauernden Attacke ergeben, da diese Situation auf einen Infarkt oder eine andere Ursache für den Schmerz hindeuten kann. Dem Patienten sollte auch angeraten werden, daß es bei Anginaschmerzen nicht vorteilhaft ist, die Einnahme von sublingualem Nitroglycerin zu vermeiden. Andere sublingual anwendbare Nitrate scheinen über keine längere Wirkdauer zu verfügen als Nitroglycerin, da deren Halbwertszeit nur von der Geschwindigkeit abhängt, mit der sie in die Leber verteilt werden. Sie sind nicht wirkungsvoller als Nitroglycerin, meistens aber teurer.

Orale Applikation Bei Patienten, die nicht nur an gelegentlich auftretenden Angina-Anfällen leiden, werden orale Nitrate häufig in prophylaktischer Absicht eingesetzt. Sie müssen jedoch in einer ausreichenden Dosis verabreicht werden, um effektive Plasmakonzentrationen auch nach einer ersten Leberpassage zu gewährleisten. In niedriger Dosierung (z. B. 5 - 10 mg Isosorbitdinitrat) sind sie hinsichtlich einer Verminderung der Angina-Anfälle oder einer gesteigerten Belastungstoleranz einer Plazebowirkung nicht überlegen. In klinischen Studien, in denen höhere Dosen an Isosorbitdinitrat (z. B. oral 20 mg oder mehr alle vier Stunden) oder Nitroglycerin-Retardpräparaten zum Einsatz kamen, konnte gezeigt werden, daß durch derartige Therapieregime die Frequenz der Angina-Anfälle vermindert und die Belastungstoleranz verbessert werden konnte, besonders durch eine Veränderung des myokardialen Sauerstoffverbrauchs, eine leichte Verminderung des arteriellen Drucks und eine erhebliche Verringerung des linksventrikulären Füllungsdrucks. Die maximale Wirkung ist nach etwa 60 - 90 Minuten erreicht und hält für drei bis sechs Stunden an. Unter diesen Umständen mag die Wirksamkeit der weniger potenten Metaboliten zu dem therapeutischen Effekt beitragen. Eine chronische, orale Gabe von Isosorbitdinitrat (täglich 120 - 720 mg) resultiert in einer Persistenz der Muttersubstanz und höheren Plasmakonzentrationen der Metaboliten. Jedoch ist unter einer solchen Dosierung auch die Wahrscheinlichkeit für Nebenwirkungen und für eine Toleranzentwicklung erhöht. Eine deutlich verlängerte (bis zu vier Stunden) Verbesserung der Belastungstoleranz kann sich ebenso unter Retardpräparaten von Nitroglycerin zeigen, jedoch sind höhere Dosierungen (z. B. 6,5 mg) erforderlich.

Kutane Applikation Die Applikation von Nitroglycerinsalben kann zu einer Linderung der Schmerzen, zu einer verbesserten Belastungskapazität und zu einer reduzierten ST-Senkung während einer Belastung von vier Stunden oder mehr führen. Nitroglycerinsalben (2%) werden auf die Haut aufgetragen (2,5 - 5 cm lange Salbenstränge, anschließend Verteilung zu einer gleichmäßigen Schicht). Die Dosis muß für jeden Patienten individuell angepaßt werden. Die Wirkung stellt sich nach 30 - 60 Minuten ein (obwohl die Resorption variabel ist) und hält vier bis sechs Stunden an. Eine Salbenanwendung ist besonders zur Kontrolle nächtlicher Anginabeschwerden wertvoll, da diese sich in der Regel drei Stunden nach dem zu Bett gehen des Patienten einstellen. Transdermale Nitroglycerinpflaster bestehen aus Nitroglycerin imprägnierten Polymeren (gebunden an eine adhäsive Bandage). Eine derartige Applikationsform erlaubt eine graduelle Resorption sowie kontinuierliche Plasmanitratkonzentrationen über 24 Stunden. Der Wirkungseintritt ist langsam und die Spitzeneffekte treten nach ein bis zwei Stunden auf. Um eine Toleranzentwicklung und den Verlust der therapeutischen Wirksamkeit zu vermeiden, sollte eine Pflastertherapie für mindestens acht Stunden pro Tag unterbrochen werden. Mit diesem Therapieregime kann häufig eine Langzeitprophylaxe ischämischer Episoden erreicht werden.

Transmukosale oder buccale Applikation Diese Formulierung wird unter die Oberlippe vor die Schneidezähne gelegt, wo sie am Zahnfleisch haftet und sich nach und nach in einer gleichmäßigen Art und Weise auflöst. Hämodynamische Effekt können nach zwei bis fünf Minuten beobachtet werden. Dadurch ist diese Art der Applikation in der Kurzzeitprophylaxe der Angina anwendbar. Die Nitroglycerinfreisetzung in die Zirkulation dauert länger an und die Belastungstoleranz ist auf bis zu fünf Stunden gesteigert.

Herzinsuffizienz Die Verwendung von Nitrovasodilatatoren zur Linderung einer pulmonalen Kongestion und zur Steigerung der Herzauswurfleistung bei der Herzinsuffizienz ist gut etabliert und Gegenstand des Kapitels 34.

Instabile Angina Bei den meisten therapeutischen Studien wurde die instabile Angina als eine einheitliche Form betrachtet. In diesen Studien waren Patienten mit akuter Angina pectoris, einer Verschlechterung des gewöhnlichen Verlaufsmusters der Angina und mit einer abgeklungenen Angina eingeschlossen, unabhängig davon, ob in ihrer Vorgeschichte ein Angina-Anfall beschrieben war oder nicht. Das EKG zeigt möglicherweise Abnormalitäten im Sinne einer Anhebung oder einer Absenkung der ST-Strecke bei variablen T-Wellen. Bei Patienten mit einer Hauptstammstenose oder einer 3-Gefäßerkrankung, führte eine Revaskularisierung zu einer verbesserten Überlebensrate (Multicenter Study, 1978). Bei den übrigen Patienten und bei allen Patienten, die zuvor hinsichtlich der Koronaranatomie untersucht wurden, erbrachte eine geeignete medizinische Therapie einen klinischen Vorteil. Im pathophysiologischen Befund der meisten Patienten zeigte sich eine Thrombose, die von einer Ruptur eines atherosklerotischen Plaques überlagert war. Jedoch bestehen einige Unterschiede hinsichtlich der anatomischen Ursachen für eine instabile Angina: eine graduell progressive Atherosklerose kann in einigen Fällen für einen erneuten Angina-Anfall verantwortlich gemacht werden, ebenso wie Gefäßspasmen bei minimal atherosklerotischen Koronargefäßen, bei denen eine Ruheangina niemals mit einer Belastungsangina einhergeht oder assoziiert ist. Es ist insofern wahrscheinlich, daß die unterschiedlichen Ergebnisse in diesen Studien durch die unterschiedlichen Einschlußkriterien verursacht werden.

Verschiedene Substanzen werden in der akuten Phase der Behandlung verwendet, obwohl nur für wenige in schlüssiger Art und Weise eine reduzierte Mortalität gezeigt werden konnte. Für Acetylsalicylsäure (siehe unten) konnte aufgrund der hemmenden Wirkung auf die Plättchenaggregation eindeutig eine verbesserte Überlebensrate bewiesen werden (Kerins and FitzGerald, 1991). Heparin scheint auch in der Lage zu sein, eine Angina und einen Infarkt zu verhindern. Diese und verwandte Substanzen werden in den Kapiteln 27 und 54 ausführlich besprochen. Nitrate sind bei der Reduzierung von Vasospasmen und der Kontrolle einer Angina wertvoll. Deren Gabe sollte intravenös initiiert werden. Die intravenöse Gabe von Nitroglycerin ermöglicht rasch einsetzende hohe Arzneimittelkonzentrationen. Da Nitroglycerin schnell abgebaut wird, kann die Plasmakonzentration rasch und sicher über diesen Weg eingestellt werden (Jaffe and Roberts, 1982). Bei Koronarspasmen ist intravenös verabreichtes Nitroglycerin wahrscheinlich wirksam, obwohl der Zusatz eines Ca^{2+}-Antagonisten bei manchen Patienten für eine komplette Therapiekontrolle notwendig erscheint.

Myokardinfarkt Therapeutische Maßnahmen beim Myokardinfarkt sind auf die Reduzierung der ultimativen Infarktgröße oder auf die Erhaltung oder Wiedererlangung von lebendem Gewebe durch eine Reduktion des myokardialen Sauerstoffbedarfs ausgerichtet. Wenn die Substanz unmittelbar nach einem Infarkt gegeben wurde, kann ein Arzneistoff, der günstigerweise das Sauerstoffgleichgewicht verändert, zu einer Reduktion des zerstörten Areals führen.

In der Vergangenheit galt Nitroglycerin bei Patienten mit einem akuten Myokardinfarkt wegen seiner Fähigkeit, einen Blutdruckabfall sowie eine Reflextachykardie zu induzieren, als kontraindiziert. Jedoch können intravenöse Infusionen von Nitroglycerin bei Patienten mit akutem Myokardinfarkt zu einer Linderung der pulmonalen Kongestion führen und zwar aufgrund eines verminderten linksventrikulären Füllungsdrucks durch Dosen, die die Herzarbeit erhalten oder verbessern. Nitroglycerin kann ebenfalls die elektrophysiologischen Anzeichen einer ischämischen Erkrankung bei Patienten mit einem akuten Myokardinfarkt vermindern (Jaffe and Roberts, 1982) und ist hoch wirksam, wenn es sich um einen Infarkt aufgrund verlängerter Koronarspasmen handelt. Es gibt allerdings wenige Hinweise darauf, daß Nitrate die Mortalität bei Myokardinfarkt senken. In einer sorgsam kontrollierten Studie konnte allerdings gezeigt werden, daß intravenös appliziertes Nitroglycerin in Dosierungen, die den mittleren arteriellen Blutdruck nicht unter 80 mmHg senken, die Kurzzeitmortalität bei Patienten mit einem Vorderwandinfarkt, die gleichzeitig thrombolytisch therapiert wurden, gesenkt werden konnte (Jugdutt, 1993). Nitrate sind möglicherweise bei solchen Patienten, bei denen sich trotz einer Lysetherapie keine Reperfusion einstellt, am meisten von Nutzen und verhindern eventuell das *remodeling*.

Prinzmetal-Angina Die großen Koronararterien tragen im allgemeinen nur in geringem Ausmaß zum koronaren Widerstand bei. Bei der Prinzmetal-Angina resultiert eine Konstriktion der Koronarien in einem reduzierten Blutfluß und in ischämischen Schmerzen. Verschiedene Mechanismen, die in der Initiierung von Vasospasmen beteiligt sein sollen, wurden postuliert. Es wurde auch vermutet, daß eine Schädigung der endothelialen Zellen einer Kontraktion Vorschub leisten könnte (Freisinger and Robertson, 1986). Es scheint wahrscheinlich, daß Abnormalitäten der sympathischen Innervation dafür verantwortlich sind (Robertson et al., 1979) und β-Adrenozeptor-Antagonisten nachteilig sein könnten (Robertson et al., 1982). Trotz einer veränderten Anatomie der Koronarien in allen Fällen, die einer Autopsie zugeführt wurden, scheint eine aktive intravaskuläre Plättchenaggregation nicht der entscheidende Faktor zu sein, und auch Acetylsalicylsäure scheint keinen günstigen Effekt zu besitzen (Robertson et al., 1981). Zur Identifikation von Patienten mit einer Prinzmetal-Angina wie auch zur Einschätzung der Effizienz einer Therapie dient der intravenös applizierte Vasokonstriktor *Ergonovinmaleat*, der während einer Koronararteriographie als provozierendes diagnostisches Agens verwendet wird, um einen Gefäßspasmus der Koronararterien zu induzieren. (Waters et al., 1981). Durch Ergonovin induzierte Koronarspasmen können mit Nitroglycerin aufgehoben werden, wenn es sich um spontane Episoden handelt. Da lang wirksame Nitrate in einer Monotherapie nicht immer ein Verschwinden der Episoden einer Prinzmetal-Angina nach sich ziehen, ist eine Ko-Medikation mit Ca^{2+}-Antagonisten häufig notwendig. Da Ca^{2+}-Antagonisten, nicht aber die Nitrate, einen vorteilhaften Einfluß hinsichtlich der Mortalität und der Inzidenz eines Myokardinfarkts bei der Prinzmetal-Angina zeigten, sollten sie bei einer Therapie nicht fehlen.

CA^{2+}-ANTAGONISTEN

Geschichte Hass und Hartfelder berichteten 1962, daß *Verapamil*, ein möglicher Koronardilatator, negativ inotrope und chronotrope Eigenschaften besitzt, und daß diese nicht unter anderen Vasodilatatoren, beispielsweise Nitroglycerin, beobachtet werden können. 1967 legte Fleckenstein nahe, daß die negative Inotropie aus einer Hemmung der Kopplung zwischen Erregung und Kontraktion resultiert und daß in diesen Mechanismus ein verminderter Ca^{2+}-Einstrom in den Myozyten involviert ist.

Zwei Jahre später präsentierten Rougier, Coraboeuf und Mitarbeiter eindeutige Beweise, daß die Depolarisierung des Vorhofs durch zwei einwärts gerichtete Ionenströme vermittelt wird. Wenn das transmembranäre Potential der Herzmuskelzelle einen Schwellenwert erreicht hat, erfolgt ein rascher Na^+-Influx. Der zweite einwärts gerichtete Strom wird zum Großteil durch eine Bewegung von Ca^{2+} durch *langsame Kanäle*, oder Ca^{2+}-

Tabelle 32.2 Ca^{2+}-Antagonisten: chemische Struktur und einige relative kardiovaskuläre Wirkungen*

CHEMISCHE STRUKTUR GENERISCHER NAME	VASODILATATION (KORONARFLUSS)	HEMMUNG DER KARDIALEN KONTRAKTILITÄT	HEMMUNG DER AUTOMATIE (SINUSKNOTEN)	HEMMUNG DER ÜBERLEITUNG (AV-KNOTEN)
Amlodipin	NK	NK	NK	NK
Bepridil				
Diltiazem	3	2	5	4
Felodipin	NK	NK	NK	NK
Isradipin	NK	NK	NK	NK

(Fortsetzung)

Tabelle 32.2 Ca^{2+}-Antagonisten: chemische Struktur und einige relative kardiovaskuläre Wirkungen* *(Fortsetzung)*

CHEMISCHE STRUKTUR GENERISCHER NAME	VASO-DILATATION (KORONAR-FLUSS)	HEMMUNG DER KARDIALEN KONTRAKTILITÄT	HEMMUNG DER AUTOMATIE (SINUSKNOTEN)	HEMMUNG DER ÜBERLEITUNG (AV-KNOTEN)
Nicardipin	5	0	1	0
Nifedipin	5	1	1	0
Nimodipin	5	1	1	0
Verapamil	4	4	5	5

* Die relativen kardiovaskulären Wirkungen sind klassifiziert von kein Effekt (0) bis hin zu größer Effekt (5); NK: nicht klassifiziert (angepaßt von Julian, 1987; Taira, 1987.)

Bepridil ist in Deutschland nicht auf dem Markt (Anm. d. Hrsg.)

Kanäle, in die Zelle hinein verursacht. Der Ca^{2+}-Einstrom trägt zur Aufrechterhaltung der Plateauphase im kardialen Aktionspotential bei. Für ein Derivat des Verapamils, *Gallopamil* sowie für andere Verbindungen wie *Nifedipin* (Kohlhardt and Fleckenstein, 1977) konnte nachfolgend gezeigt werden, daß sie die Ca^{2+}-Bewegung durch die langsamen Kanäle blockieren und dadurch die Plateauphase des kardialen Aktionspotentials verändern. Die Phasen des kardialen Aktionspotentials und dessen regionale spezifischen Eigenschaften im Herzen werden im Kapitel 35 ausführlicher beschrieben.

Chemie Die neun, in den Vereinigten Staaten für eine klinische Anwendung zugelassenen Ca^{2+}-Antagonisten haben eine unterschiedliche chemische Struktur. Fünf Klassen von Verbindungen wurden untersucht: Phenylalkylamine, Dihydropyridine, Benzothiazepine, Diphenylpiperazine und Diarylaminopropylamine. Derzeit sind *Verapa-*

mil (ein Phenylalkylamin), *Diltiazem* (ein Benzothiazepin), *Nicardipin, Nifedipin, Isradipin, Amlodipin, Felodipin* und *Nimodipin* (Dihydropyridine) sowie *Bepridil* (ein Diarylaminopropylaminether) in den Vereinigten Staaten zur klinischen Anwendung zugelassen. Die entsprechenden Strukturformeln sind in der Tabelle 32.2 abgebildet.

> In Deutschland sind zusätzlich Gallopamil (Phenylalkylamin), Nisoldipin, Nilvadipin, Loradipin und Nitrendipin (Dihydropyridine) zugelassen. Bepridil ist in Deutschland nicht verfügbar (Anm. d. Hrsg.).

Pharmakologische Eigenschaften

Kardiovaskuläre Effekte *Wirkungen am vaskulären Gewebe* Die Depolarisierung der glatten Gefäßmuskelzelle ist hauptsächlich vom Ca^{2+}-Einstrom und nur sekundär vom Na^+-Strom abhängig (Bolton, 1979). Mindestens drei unterschiedliche Mechanismen sind für die Kontraktion der glatten Gefäßmuskelzelle verantwortlich. Einerseits öffnet sich in Antwort auf die Membrandepolarisation der spannungsabhängige Ca^{2+}-Kanal und extrazelluläres Ca^{2+} strömt aufgrund des elektrochemischen Gradienten in die Zelle. Nach der Schließung des Ca^{2+}-Kanals ist eine begrenzte Zeitspanne notwendig, bevor sich der Kanal nach einem Stimulus erneut öffnen kann. Andererseits resultiert die agonisteninduzierte Kontraktion nach einer Membrandepolarisierung in einer hydrolytischen Bildung von Inositoltriphosphat aus Membran-Phosphatidylinositol, das als Second messenger in der Freisetzung von intrazellulärem Ca^{2+} aus dem sarkoplasmatischen Retikulum fungiert (siehe Berridge, 1993; siehe ebenso Kapitel 2). Diese rezeptorvermittelte Freisetzung von intrazellulärem Ca^{2+} triggert möglicherweise einen weiteren Einstrom von extrazellulärem Ca^{2+}. Aus der Rezeptorbelegung resultiert ein Einstrom von extrazellulärem Ca^{2+} durch die rezeptorgesteuerten Ca^{2+}-Kanäle.

Ein Anstieg an zytosolischem Ca^{2+} resultiert in einer erhöhten Bindung von Ca^{2+} an das Protein Calmodulin. Der Ca^{2+}-Calmodulin-Komplex aktiviert seinerseits die Myosin-Leichtketten-Kinase, was zu einer Phosphorylierung der leichten Kette des Myosins führt. Diese Phosphorylierung fördert die Interaktion zwischen Aktin und Myosin und die Kontraktion der glatten Muskulatur. Für eine Hemmung der spannungsabhängigen Ca^{2+}-Kanäle in den glatten Gefäßmuskeln durch Ca^{2+}-Antagonisten sind signifikant niedrigere Konzentrationen notwendig als zur Hemmung der Freisetzung von intrazellulärem Ca^{2+} oder zu einer Blockade der rezeptorgesteuerten Ca^{2+}-Kanäle. Die arterielle glatte Muskulatur wird durch alle Ca^{2+}-Antagonisten relaxiert. Im Gegensatz dazu verfügen die Ca^{2+}-Antagonisten nur über einen geringen Effekt auf die meisten venösen Gefäße und beeinflussen somit die kardiale Vorlast nur unwesentlich.

Effekte auf kardiale Zellen Der Mechanismus, der in die Kopplung zwischen Erregung und Kontraktion involviert ist, unterscheidet sich beim Herzen von dem in der glatten Gefäßmuskulatur insofern, als daß die zwei nach innen gerichteten Ionenströme teilweise auf einen Na^+-Strom durch den schnellen Kanal bzw. auf den Ca^{2+}-Strom, der durch den langsamen Kanal geleitet wird, zurückzuführen sind. Im Sinusknoten (SA) und im atrioventrikulären Knoten (AV) ist die Depolarisierung zum Großteil vom Ca^{2+}-Strom durch die langsamen Kanäle abhängig. In Kardiomyozyten bindet Ca^{2+} an Troponin, wodurch der inhibitorische Effekt von Troponin am kontraktilen Apparat aufgehoben wird und Aktin und Myosin folglich interagieren, was sich in Kontraktionen niederschlägt. Somit führen Ca^{2+}-Antagonisten zu einem negativ inotropen Effekt. Auch wenn dies für alle Klassen der Ca^{2+}-Antagonisten zutrifft, wird ein größeres Ausmaß an peripherer Vasodilatation bei den Dihydropyridinen beobachtet. Diese Vasodilatation wird jedoch durch eine Barorezeptor vermittelte, ausreichende Sympathikotonussteigerung begleitet, was den negativ-inotropen Effekt überlagert. Diltiazem inhibiert zusätzlich den mitochondrialen Na^+/Ca^{2+}-Austausch (Schwartz, 1992).

Der Effekt von Ca^{2+}-Antagonisten auf die atrioventrikuläre Überleitung und auf die Geschwindigkeit des Sinusknotens ist davon abhängig, ob die Substanzen die Erholung des langsamen Kanals verzögern (Henry, 1983). Obwohl Nifedipin den langsamen, einwärts gerichteten Strom dosisabhängig reduziert, beeinflußt es nicht die Geschwindigkeit der Erholung des langsamen Ca^{2+}-Kanals (Kohlhardt and Fleckenstein, 1977). Die durch Nifedipin bzw. verwandte Substanzen verursachte Ca^{2+}-Kanal-Blockade zeigt auch eine geringe Abhängigkeit hinsichtlich der Stimulationsfrequenz. In klinisch relevanten Dosen beeinflußt Nifedipin die Überleitung durch den Knoten nicht. Im Gegensatz dazu vermindert Verapamil nicht nur das Ausmaß des Ca^{2+}-Stroms durch den langsamen Kanal, sondern vermindert auch die Geschwindigkeit der Erholung des Kanals. Darüber hinaus ist, wenn die Stimulationsfrequenz ansteigt, die Ca^{2+}-Kanalblockade durch Verapamil (und in einem geringeren Maß auch durch Diltiazem) gesteigert. Verapamil und Diltiazem vermindern die Übertragungsgeschwindigkeit des Sinusknotens und verlangsamen die AV-Übertragung. Der letztgenannte Effekt ist die Grundlage für dessen Verwendung in der Behandlung von supraventrikulären Tachyarryhthmien (siehe Kapitel 35). Bepridil hemmt wie Verapamil sowohl den langsamen Ca^{2+}-Einstrom wie auch den schnellen Na^+-Einstrom. Es verfügt über direkte negativ-inotrope Effekte. Seine elektrophysiologischen Eigenschaften führen zu einer Verlangsamung der Herzfrequenz, zu einer Verlängerung der effektiven Refraktärzeit im AV-Knoten und zu einer Verlängerung des QTc-Intervals. Besonders bei Hypokaliämie ist der letzte Effekt mit einer *torsade de pointes* assoziiert, einer potentiell letalen ventrikulären Arrhythmie (siehe Kapitel 35).

Hämodynamische Effekte Alle für den klinischen Gebrauch zugelassenen Ca^{2+}-Antagonisten senken den Gefäßwiderstand und steigern der koronaren Blutfluß. Im Vergleich zu Verapamil, das potenter als Diltiazem ist, sind die Dihydropyridine *in vivo* und *in vitro* die potenteren Vasodilatatoren. In Abhängigkeit der Applikationsart und dem Außmaß der linksventrikulären Dysfunktion variieren die hämodynamischen Effekte dieser Substanzen.

Intravenös verabreichtes Nifedipin steigert bei einem geringem Effekt auf das venöse *pooling* den Vorderarmblutfluß, was auf eine selektive Dilatation der arteriellen Widerstandsgefäße hindeutet. Der Abfall des arteriellen Blutdrucks provoziert sympathische Reflexe, die in einer Tachykardie und einer positiven Inotropie resultieren. Nifedipin verfügt *in vitro* ebenso über direkte negative inotrope Effekte. Jedoch führt Nifedipin in geringeren Konzentrationen zu einer deutlichen Relaxierung der glatten Gefäßmuskulatur, verglichen mit den Konzentrationen, die für einen bedeutenden direkten Effekt am Myokard notwendig wären. Daher sind der arterioläre Widerstand und der Blutdruck vermindert, die Kontraktilität und segmentale Ventrikelfunktion verbessert. Die Herzfrequenz und das Herzminutenvolumen sind geringfügig gesteigert (Serruys et al., 1981, Theroux et al., 1980). Nach einer oralen Einnahme von Nifedipin kommt es aufgrund einer arteriellen Dilatation zu einem gesteigerten peripheren Blutfluß. Der venöse Tonus bleibt unverändert.

Die anderen Dihydropyridine Nicardipin, Amlodipin, Isradipin, Felodipin und Nimodipin haben ähnliche kardiovaskuläre Wirkungen wie Nifedipin. Verglichen mit Nifedipin besteht bei Nicardipin möglicherweise eine Selektivität hinsichtlich der Koronargefäße im Vergleich zu den peripheren Gefäßen (es kann ein gesteigerter Koronarfluß beobachtet werden; Pepine and Lambert, 1988) und ein etwas weniger ausgeprägter negativ-inotroper Effekt auf das Herz. In Vergleichsstudien führte Nicardipin im Gegensatz zu Nifedipin bei gleicher antianginöser Wirksamkeit offensichtlich zu weniger Nebenwirkungen wie Schwindel (DeWood and Wohlbach, 1990). Intravenöse oder orale Gaben von Nicardipin resultieren in einem Abfall des systolischen und diastolischen Blutdrucks und sind aufgrund der Nachlastsenkung und der kompensatorisch gesteigerten Herzfrequenz bzw. Auswurffraktion von einem Anstieg des Herzminutenvolumens begleitet. Zudem scheint Nicardipin in der Lage zu sein, die linksventrikuläre Dysfunktion zu reduzieren (Hanet et al., 1990). Nicardipin vermindert bei Patienten mit Belastungsangina die Angina-pectoris-Frequenz und verbessert die Belastungstoleranz (Pepine and Lambert, 1988). Amlodipin ist ein Dihydropyridin, das sich durch eine langsame Resorption und durch eine verlängerte Wirksamkeit auszeichnet. Bei einer Plasmahalbwertszeit von 35 - 50 Stunden steigen sowohl Plasmakonzentrationen als auch die Wirksamkeit über die Dauer von sieben bis zehn Therapietagen an. Amlodipin führt zu einer peripheren arteriellen Vasodilatation und zu einer Koronardilatation, wobei das hämodynamische Profil dem des Nicardipins gleicht. Unter Amlodipin wird jedoch weniger häufig eine Reflextachykardie beobachtet, vielleicht deshalb, weil die lange Halbwertszeit minimale *peak to trough* Werte hinsichtlich der Plasmakonzentration nach sich zieht (van Zwieten and Pfaffendorf, 1993; Taylor, 1994; Lehmann et al., 1993). Felodipin scheint eine größere Gefäßspezifität als Nifedipin oder Amlodipin zu besitzen.

> Das gleiche gilt für Lavidipin, Nilvadipin und Nitrendipin (Anm. d. Hrsg.).

In vasodilatativ wirkenden Konzentrationen kommt es zu keinem negativ inotropen Effekt. Ähnlich wie Nifedipin führt Felodipin zu einer Aktivierung des sympathischen Nervensystems, was einen Anstieg der Herzfrequenz zur Folge hat (Todd and Faulds, 1992). Isradipin verursacht die typische periphere Vasodilatation, die unter den anderen Dihydropyridinen gesehen werden kann. Aufgrund eines hemmenden Einflusses auf den SA-Knoten wird nur eine geringe oder keine Steigerung der Herzfrequenz beobachtet. Dieser inhibitorische Effekt betrifft aber nicht das Myokard, so daß keine kardiodepressive Wirkung zutage tritt. Trotz eines negativ chronotropen Effekts scheint Isradipin nur einen schwach ausgeprägten Effekt auf den AV-Knoten zu besitzen, so daß diese Substanz gegebenenfalls bei Patienten mit einem AV-Block verabreicht werden kann oder auch in Kombination mit einem β-Adrenozeptor-Antagonisten. Im allgemeinen sind Dihydropyridine aufgrund der fehlenden myokardialen Depression und aufgrund eines mehr oder weniger fehlenden negativ chronotropen Effekts in der Monotherapie der stabilen Angina weniger wirkungsvoll als Verapamil, Diltiazem oder β-Adrenozeptor-Antagonisten. Nimodipin wurde wegen seiner hohen Lipidlöslichkeit als Arzneistoff entwickelt, der die glatte Gefäßmuskulatur des Gehirns relaxiert. Er zeichnet sich durch eine Wirksamkeit hinsichtlich einer Hemmung zentraler Vasospasmen aus und findet insofern primär bei Patienten mit neurologischen Störungen Anwendung, von denen angenommen wird, daß sie durch Vasospasmen als Folge einer subarachnoidalen Blutung verursacht werden.

Für Bepridil konnte gezeigt werden, daß es bei Patienten mit einer stabilen Belastungsangina den Blutdruck und die Herzfrequenz reduziert. Es führt darüber hinaus bei Patienten mit einer Angina zu einer Steigerung der linksventrikulären Leistungsfähigkeit. Der Einsatz ist jedoch aufgrund des Nebenwirkungsspektrums (siehe unten) auf therapierefraktäre Patienten limitiert (Zusman et al., 1993; Hollingshead et al., 1992).

Verapamil besitzt im Vergleich zu den Dihydropyridinen *in vivo* eine weniger ausgeprägte vasodilatierende Wirkung. Ähnlich diesen Substanzen verursacht Verapamil in Konzentrationen, die eine arterioläre Dilatation nach sich ziehen, einen geringeren Effekt auf die venösen Widerstandsgefäße. Unter Verapamildosen, die für eine periphere arterielle Vasodilatation ausreichend sind, ist der direkte negativ chronotrope, dromotrope und inotrope Effekt stärker ausgeprägt als bei den Dihydropyridinen. Intravenös appliziertes Verapamil führt infolge eines verminderten Gefäßwiderstands zu einem arteriellen Blutdruckabfall. Die Reflextachykardie ist jedoch aufgrund des direkten negativ chronotropen Einflusses des Arzneistoffes abgeschwächt oder auch ganz verschwunden. Die intrinsische negativ inotrope Wirkung von Verapamil ist teilweise durch die Vorlastsenkung oder den reflektorischen Anstieg des adrenergen Tonus aufgehoben. Somit ist bei Patienten ohne bestehende Herzinsuffizienz die ventrikuläre Leistungsfähigkeit nicht beeinträchtigt und eventuell sogar verbessert, insbesondere dann, wenn die Ischämie die Leistung limitiert. Im Gegensatz dazu führt intravenös verabreichtes Verapamil bei Patienten mit Herzinsuffizienz zu einer merklich reduzierten Kontraktilität und einer Verringerung der linksventrikulären Funktion. Orale Gaben von Verapamil führen zu einer Reduktion des peripheren Gefäßwiderstands und des Blutdrucks bei unveränderter Herzfrequenz (Theroux et al., 1980). Die Linderung einer durch *pacing* induzierten Angina unter Verapamil ist auf die Reduktion des myokardialen Sauerstoffbedarfs zurückzuführen (Rouleau et al., 1983).

Diltiazem, das intravenös appliziert wird, führt initial zu einem beträchtlichen Abfall des peripheren Gefäßwiderstands und des arteriellen Blutdrucks, was reflektorisch einen Herzfrequenzanstieg und ein erhöhtes Herzminutenvolumen nach sich zieht. Anschließend sinkt die Herzfrequenz aufgrund der direkten negativ chronotropen Wirkung des Arzneistoffs unter die Initialwerte. Orale Gaben von Diltiazem resultieren hingegen in einem nicht nachlassenden Abfall der Herzfrequenz und des mittleren arteriellen Blutdrucks (Theroux, 1980). Trotz der Tatsache, daß sich die Wirksamkeit von Diltiazem und Verapamil auf den SA- und den AV-Knoten nicht unterscheiden, ist der negativ inotrope Effekt von Diltiazem geringer.

Die Wirkungen der Ca^{2+}-Antagonisten auf die ventrikuläre Relaxation (den lusitropen Zustand des Ventrikels) sind komplex. Der direkte Effekt der verschiedenen Substanzen ist, unter Berücksichtigung einer intrakoronaren Applikation, eine beeinträchtigte Relaxierung (Rousseau et al., 1980; Amende et al, 1983; Serruys et al., 1983; Walsh and O'Rourke, 1985). Auch wenn verschiedene klinische Studien nach einer systemischen Gabe von Verapamil, Nifedipin oder Nicardipin auf eine Verbesserung der maximalen linksventrikulären Füllungsrate hinweisen (Bonow et al., 1981; Paulus et al., 1983; Rodrigues et al., 1987), muß man dennoch vorsichtig sein, wenn man die Veränderung der Füllungsrate auf eine gesteigerte Relaxierung extrapolieren möchte. In der Tat führte Verapamil in Studien von Nishimura und Mitarbeitern (1993) zu einer Steigerung der maximalen Füllungsrate, erhöhte aber gleichzeitig auch den linksventrikulären enddiastolischen Druck. Da die ventrikuläre Relaxierung auf verschiedenen Ebenen moduliert werden kann (Brutsaert et al., 1993), kann selbst die Auswirkung von nur einer Substanz komplex sein. Wenn die reflektorische Stimulation des Sympathikotonus zu einer Erhöhung der Spiegel an myokardialem cAMP führt, resultiert daraus eine gesteigerte Lusitropie und überspielt gegebenenfalls den direkten negativ lusitropen Effekt. Gleichermaßen kann eine Nachlastsenkung den lusitropen Zustand verbessern. Darüber hinaus wird im Falle einer Verbesserung der Ischämie der negativ lusitrope Effekt einer asymmetrischen linksventrikulären Kontraktion reduziert. Jedoch kann bei keinem Patienten der Gesamteffekt *a priori* bestimmt werden. Somit sollte man für diesen Zweck bei der Verwendung von Ca^{2+}-Antagonisten vorsichtig sein. Es wäre ideal, wenn das Endresultat objektiv festgelegt werden könnte, bevor der Patient einer Therapie zugeführt wird.

Wirkmechanismus Erhöhte Konzentrationen an zytosolischem Ca^{2+} führen zu einer gesteigerten Kontraktion kardialer und vaskulärer glatter Muskelzellen. Der Einstrom von extrazellulärem Ca^{2+} ist bei der Auslösung der myokardialen Muskelkontraktion von gesteigerter Bedeutung, während die Freisetzung von Ca^{2+} aus den intrazellulären Speichern ebenso an der Kontraktion der glatten Gefäßmuskulatur beteiligt ist, insbesondere in einigen Gefäßbetten. Zusätzlich kann die Ca^{2+}-Freisetzung aus intrazellulären Speichern durch den Einstrom von Ca^{2+} selbst getriggert werden.

Zytosolische Ca^{2+}-Konzentrationen werden durch verschiedenste Stimuli erhöht. Viele Hormone und Neurohormone steigern den Ca^{2+}-Influx durch sogenannte rezeptorvermittelte Kanäle, während hohe externe Konzentrationen an K^+ und depolarisierende elektrische Reize den Ca^{2+}-Einstrom durch spannungsabhängige oder potentialabhängige Kanäle erhöhen (Bevan et al., 1992).

Spannungsabhängige Kanäle beinhalten Domänen homologer Sequenzen, die als Tandem um eine einzige große Untereinheit angeordnet sind. Zusätzlich zu der wichtigen kanalformenden Untereinheit (bezeichnet als α_1) besteht der Ca^{2+}-Kanal aus verschiedenen, miteinander verbundenen Untereinheiten (bezeichnet als α_1, β, γ und δ, siehe Schwartz, 1992).

Die spannungsabhängigen Ca^{2+}-Kanäle können in mindestens drei Subklassen eingeteilt werden, wobei die Einteilung auf deren Leitfähigkeit und Sensitivität beruht (Schwartz, 1992; Tsien et al., 1988). Die derzeit am besten charakterisierten Kanäle sind die des L-, N- und T-Subtyps. Lediglich der L-Typ-Kanal ist gegenüber den Ca^{2+}-Antagonisten vom Dihydropyridintyp empfindlich. Große mehrwertige Kationen wie Cd^{2+} und Mn^{2+} blockieren mehrere Ca^{2+}-Kanäle.

Die vaskulären und kardialen Wirkungen einiger Ca^{2+}-Antagonisten sind im folgenden und in der Tabelle 32.2 zusammengefaßt.

Resorption, Metabolismus und Exkretion

Obwohl die Substanzen nach oraler Gabe nahezu vollständig resorbiert werden, ist deren Bioverfügbarkeit aufgrund eines hepatischen First-pass-Metabolismus vermindert, in manchen Fällen sogar ganz beträchtlich. Mit Ausnahme der langsam resorbierten und länger wirksamen Substanzen Amlodipin, Isradipin und Felodipin sind die Wirkungen der Substanzen 30 - 60 Minuten nach einer oralen Dosis nachweisbar. Im Vergleich treten Spitzeneffekte von Verapamil innerhalb von 15 Minuten nach einer intravenösen Injektion auf. All diese Substanzen sind in einem beträchtlichen Ausmaß an Plasmaproteine gebunden (70 - 98%). Die Eliminationshalbwertszeiten sind stark schwankend und liegen zwischen 1,3 und 64 Stunden. Große Variabilitäten hinsichtlich der Halbwertszeit sind vor allem bei den Dihydropyridinen zu beobachten. Aufgrund einer Sättigung des hepatischen Metabolismus können die Bioverfügbarkeit und die Halbwertszeiten nach einer oralen Mehrfachapplikation erhöht sein. Der Hauptmetabolit von Diltiazem ist Desacetyldiltiazem. Dieser Metabolit verfügt in etwa über eine halb so große vasodilatierende Potenz. Die N-Demethylierung von Verapamil führt zu Norverapamil, das zwar biologisch aktiv ist, aber weit weniger potent als die Muttersubstanz. Die Halbwertszeit von Verapamil beträgt etwa zehn Stunden. Die Metaboliten der Dihydropyridine sind unwirksam oder nur schwach aktiv. Bei Patienten mit einer Leberzirrhose kann die Bioverfügbarkeit und Halbwertszeit der Ca^{2+}-Antagonisten gesteigert sein, weshalb die Dosis entsprechend angepaßt werden muß. Ebenso kann die Halbwertszeit bei älteren Patienten verlängert sein.

Toxizität und unerwünschte Wirkungen

Die meisten der durch Ca^{2+}-Antagonisten provozierten Nebenwirkungen, insbesonders durch Dihydropyridine, lassen sich auf eine exzessive Vasodilatation zurückführen. Diese Effekte äußern sich in Schwindel, Hypotension, Kopfschmerz, Flush, einer digitalen Dysaesthesie und Übelkeit. Ebenso können bei den Patienten Symptome wie Verstopfung, periphere Ödeme Husten, Giemen und pulmonales Ödem auftreten. Nimodipin kann in hohen Dosen, die bei Patienten mit subarachnoidaler Blutung für eine günstige Wirkung notwendig sein können, zu muskulären Krämpfen führen. Weniger häufige Nebenwirkungen sind Ausschlag, Schläfrigkeit und gelegentlich ein geringfügiger Anstieg des Leberfunktionstests. Diese Nebenwirkungen sind gutartig und verschwinden mit der Zeit oder unter einer Dosisanpassung. Eine Zunahme der myokardialen Ischämie wurde unter Dihydropyridinen berichtet (Egstrup and Anderson, 1993). Sie wurde vielleicht durch einen starken Blutdruckabfall, verbunden mit einer verminderten Koronarperfusion, hervorgerufen, die durch eine Koronardilatation in nicht-ischämischen Myokardarealen verursacht wird (z. B. bei einem koronaren Steal-Phänomen, da die Gefäße, die die ischämischen Regionen durchziehen, bereits maximal dilatiert sind). Vielleicht ist die verminderte Koronarperfusion auch durch einen gesteigerten Sauerstoffbedarf infolge des erhöhten Sympathikotonus und der ausgeprägten Tachykardie bedingt. Aufgrund des verminderten Vermögens von Verapamil und Diltiazem, eine prägnante periphere arterioläre Dilatation hervorzurufen und die Fähigkeit, eine extreme Tachykardie zu unterdrücken, ist es unter beiden Ca^{2+}-Antagonisten in therapeutischen Dosierungen weniger wahrscheinlich, eine Verschlechterung der Myokardischämie zu provozieren.

Auch wenn berichtet wurde, daß es unter Verapamil zu einer Bradykardie, zu transienten Asystolen und zu einer Verschlechterung der Herzinsuffizienz kommen kann, traten diese Reaktionen gewöhnlich nach intravenöser Gabe von Verapamil bei Patienten mit einer Beeinträchtigung des SA-Knotens oder einer Funktionsstörung der AV-Übertragung oder in Gegenwart einer β-Blockade auf. Die Verwendung von intravenösem Verapamil und eines β-Adrenozeptor-Antagonisten ist wegen der erhöhten Wahrscheinlichkeit für einen AV-Block und/oder einer schwerwiegenden Depression der ventrikulären Funktion kontraindiziert. Patienten mit einer ventrikulären Dysfunktion, mit SA- oder AV-Knoten-Überleitungsstörungen und einem systolischen Blutdruck unter 90 mmHg sollten nicht mit Verapamil oder Diltiazem, insbesondere nicht intravenös appliziert, behandelt werden. Einige Ca^{2+}-Antagonisten können einen Anstieg der Digoxin-Plasmakonzentration verursachen, auch wenn eine Intoxikation mit Herzglykosiden selten eintritt. Die Verwendung von Verapamil in der Behandlung einer Digitalis-Intoxikation ist folglich kontraindiziert, da sich die Funktionsstörung der AV-Knotenübertragung verschlechtert. Bepridil führt zu schwerwiegenden Arrythmien, hervorgerufen durch dessen antiarrhythmische Eigenschaften und die Fähigkeit, die QTc-Strecke zu verlängern. Insbesondere bei einer Hypokaliämie und/oder Bradykardie können polymorphe ventrikuläre Tachykardien (*torsades de pointes*), eine potentiell letale Arrhythmieform ausgelöst werden. Aufgrund dieser ernst zu nehmenden Nebenwirkungen sollte diese Substanz Patienten vorbehalten sein, die refraktär gegenüber allen anderen geeigneten medikamentösen oder operativen Therapieformen sind (Hollingshead et al., 1992).

Therapeutischer Einsatz

Prinzmetal-Angina Die Prinzmetal-Angina ist eine direkte Folge eines reduzierten Flusses und nicht das Ergebnis eines gesteigerten Sauerstoffbedarfs. Kontrollierte klinische Studien haben die Effizienz der Ca^{2+}-Antagonisten in der Behandlung der Prinzmetal-Angina gezeigt. Diese Substanzen sind in der Lage, die ergonovininduzierten Vasospasmen bei Patienten mit einer Prinzmetal-Angina abzuschwächen, was den Schluß nahelegt, daß die protektive Wirkung bei der Prinzmetal-Angina eher auf die Koronardilatation, als auf die Veränderung der peripheren Hämodynamik zurückzuführen ist (Waters et al., 1981). In großen multizentrischen-Studien erbrachte Nifedipin bei 63% der Patienten eine Elimination der Prinzmetal-Angina-Anfälle. Die Inzidenz der Anfälle war bei den meisten der verbliebenen Patienten gering und bei nur 7% der untersuchten Patienten war die Substanz unwirksam (Antman et al., 1980). Verapamil scheint genauso effektiv zu sein (Severi et al., 1980). Nicardipin, Amlodipin, Felodipin und Diltiazem sind genauso wichtige Arzneistoffe.

Belastungsangina Ca^{2+}-Antagonisten sind auch in der Behandlung der Belastungsangina wichtig. Der Nutzen der Substanzen beruht auf einem gesteigerten Blutfluß aufgrund der koronaren Arteriendilatation, auf dem verminderten Sauerstoffbedarf (sekundär zu einem Abfall des arteriellen Blutdrucks, der Herzfrequenz und der Kontraktilität) oder auf beidem. Verschiedene doppelblinde, plazebokontrollierte Studien haben gezeigt, daß diese Arzneistoffe zu einer Verminderung der Anzahl der Angina-pectoris-Anfälle sowie zu einer Abschwächung der belastungsinduzierten Senkung der ST-Strecke führen.

Das Doppelprodukt, das sich aus Herzfrequenz und systolischem Blutdruck berechnet, ist ein indirektes Maß für den myokardialen Sauerstoffbedarf. Da diese Substanzen den Wert des Doppelprodukts (oder des Sauerstoffbedarfs) bei einer vorgegebenen externen Arbeitsleistung reduzieren und dieser Wert bei einer Spitzenbelastung nicht verändert wird, ist die günstige Wirkung der Ca^{2+}-Antagonisten primär auf einen verminderten Sauerstoffbedarf und weniger auf einen Anstieg des alimentären Koronarflusses zurückzuführen (Moskowitz et al., 1979; Wagniart et al., 1982; Rouleau et al., 1983).

Wie bereits oben erwähnt, verschlechtern Ca^{2+}-Antagonisten, insbesondere die Dihydropyridine, bei einigen Patienten die Anginasymptome, wenn diese nicht mit einem β-Adrenozeptor-Antagonisten gleichzeitig verabreicht werden. Wegen der limitierten Fähigkeit, eine deutliche periphere Vasodilatation und eine Reflextachykardie zu induzieren, ist diese Nebenwirkung bei Verapamil und Diltiazem weniger bedeutsam. Eine gleichzeitige Therapie mit Nifedipin und dem β-Adrenozeptor-Antagonisten Propranolol oder mit Amlodipin und irgendeinem β-Adrenozeptor-Antagonisten hat sich in der Behandlung der Belastungsangina als effektiver erwiesen, als wenn jede Substanz alleine gegeben worden ist. Vermutlich deshalb, weil der β-Adrenozeptor-Antagonist die Reflextachykardie unterdrückt (Bassan et al., 1982; Lehmann et al., 1993). Diese gleichzeitige Verabreichung ist besonders dann attraktiv, wenn die Dihydropyridine, anders als Verapamil und Diltiazem, nicht die AV-Überleitung verzögern und den negativ dromotropen Effekt, der mit einer β-adrenergen Blockade assoziiert ist, nicht steigern. Obwohl die gleichzeitige Gabe von Verapamil oder Diltiazem mit einem β-Adrenozeptor-Antagonisten ebenso wirksam ist, ist bei dieser Kombination aufgrund des Potentials für einen AV-Block, für eine schwere Bradykardie und eine verminderte linksventrikuläre Funktion ein umsichtiger Umgang erforderlich. Dies ist insbesondere dann von Bedeutung, wenn die linksventrikuläre Funktion im Vorfeld der Therapie schon beeinträchtigt ist. Amlodipin verursacht im Vergleich zu Nifedipin weniger Reflextachykardien, vielleicht wegen eines flacheren Plasmaprofils. Isradipin, hinsichtlich einer Steigerung der Belastungstoleranz in etwa äquipotent zu Nifedipin, führt ebenso zu einem geringeren Anstieg der Herzfrequenz, eventuell aufgrund eines verzögerten Wirkungseintritts.

Instabile Angina Die medikamentöse Therapie der instabilen Angina beinhaltet die Gabe von Nitraten, β-Adrenozeptor-Antagonisten und Heparin, die hinsichtlich einer Schmerzkontrolle wirksam sind, und von Acetylsalicylsäure, die darüber hinaus die Mortalität senkt. Da Vasospasmen bei einigen Patienten mit instabiler Angina auftreten (Hugenholtz et al., 1981), ist auch für die instabile Angina die Therapie mit Ca^{2+}-Antagonisten ein möglicher Ansatz. Es gibt jedoch nur unzureichende Beweise dafür, inwiefern unter einer solchen Therapie wirklich eine Mortalitätssenkung erreicht wird, vielleicht mit Ausnahme der Patienten, bei denen der hautsächliche Mechanismus im Auftreten von Vasospasmen liegt. Im Gegensatz dazu senkt ein Behandlungsregime, das eine Funktionseinschränkung der Plättchen sowie eine Reduktion der thrombotischen Episoden nach sich zieht, die Morbidität und Mortalität der Patienten mit instabiler Angina (siehe Kapitel 27 und 54).

Myokardinfarkt Es gibt keine Hinweise darauf, daß Ca^{2+}-Antagonisten einen Vorteil in der Behandlung des Myokardinfarktes besitzen. Vielmehr scheinen, wie in verschiedenen Studien gezeigt, die kurzwirksamen Formulierungen des Dihydropyridins Nifedipin in höheren Dosierungen nachteilige Effekte auf die Mortalität aufzuweisen (Kloner, 1995; Opie und Messerli, 1995; Yusuf, 1995; Furberg et al., 1995). Die einzige Ausnahme bildet Diltiazem, das Vorteile bei Patienten mit einem Nicht-Q-Wellen-Infarkt offenbarte, die mit Nitraten oder β-Adrenozeptor-Antagonisten behandelt worden waren. Bei diesen Patienten konnte durch Diltiazem die Inzidenz für einen Reinfarkt vermindert werden (Rutherford, 1993; Roberts and Gibson, 1989; Yusuf et al., 1991). Trotzdem war es schwierig, einen positiven Effekt von Diltiazem auf die Mortalität zu bestimmen. Untergruppen von Patienten mit einer beeinträchtigten oder unbeeinträchtigten linksventrikulären Funktion haben zur Klärung dieser Frage beigetragen, da der positive Effekt auf die Gruppe mit einer unbeeinträchtigten linksventrikulären Funktion beschränkt ist (Moss et al., 1989). Es wurde auch in Betracht gezogen, daß Verapamil die Inzidenz eines nicht tödlichen Infarkts bei Patienten mit einem Myokardinfarkt verringert, die diese Substanz vertragen, aber keinen β-Adrenozeptor-Antagonisten einnehmen. Da für die β-Adrenozeptor-Antagonisten ein ganz deutlicher Vorteil bei Patienten, die diese tolerieren, gezeigt werden konnte, ist die Population, bei der die vorgeschlagene Verapamiltherapie anzuwenden ist, klein. Es sind jedoch mehr Daten notwendig, bevor eine Änderung der gängigen klinischen Vorgangsweise empfohlen werden kann (Yusuf et al.; Hansen, 1991).

Weitere Anwendungen Die Verwendung der Ca^{2+}-Antagonisten als Antiarrhythmika wird im Kapitel 35 besprochen, und deren Einsatz in der Bluthochdruckbehandlung ist Gegenstand des Kapitels 33. Es sind klinische Studien im Gange, die die Fähigkeit der Ca^{2+}-Antagonisten hinsichtlich der Progression einer Niereninsuffizienz oder einer protektiven Wirkung bei transplantierten Nieren evaluieren sollen. Für Verapamil konnte gezeigt werden, daß es die Obstruktion des linksventrikulären Auswurfs und die Symptome bei Patienten mit hypertropher Kardiomyopathie verbessert. Während verschiedene Studien nahelegen, daß Dihydropyridine die Progression einer mäßigen Atherosklerose unterdrücken, gibt es keine Hinweise darauf, daß dies die Mortalität verbessert oder die Inzidenz eines ischämischen Ereignisses reduziert. Nimodipin wurde für die Behandlung von Patienten mit neurologischen Defiziten infolge zentraler Vasospasmen nach einer Ruptur eines kongenitalen intrakranialen Aneurysmas zugelassen. Für Nifedipin, Diltiazem und Felodipin konnte gezeigt werden, daß sie zu einer Linderung der Beschwerden bei der Raynaud-Erkrankung führen.

β-ADRENOZEPTOR-ANTAGONISTEN

Die β-Adrenozeptor-Antagonisten sind hinsichtlich einer Verminderung der Schwere und der Häufigkeit von Belastungsangina-Anfällen wirksam. Im Gegensatz dazu sind diese Substanzen, wenn sie allein verabreicht werden, bei der Therapie der Prinzmetal-Angina nicht sinnvoll, da sie den Zustand eher verschlechtern (Robertson et al., 1982). Auch wenn Propranolol am intensivsten für die Behandlung der Angina evaluiert wurde, scheinen die meisten der anderen β-Adrenozeptor-Antagonisten hinsichtlich der Therapie der Belastungsangina gleich wirksam zu sein (Thadani et al., 1980). Für *Timolol, Metoprolol, Atenolol* und *Propranolol* konnte gezeigt werden, daß sie über kardioprotektive Wirkungen verfügen. Die Wirksamkeit der β-Adrenozeptor-Antagonisten in der Behandlung der Belastungsangina ist primär auf einen Rückgang des myokardialen Sauerstoffverbrauchs in Ruhe und während Belastung zurückzuführen, auch wenn der Blutfluß zu den ischämischen Arealen tendenziell ansteigt. Die Verminderung des myokardialen Sauerstoffverbrauchs resultiert aus dem negativ chronotropen Effekt (besonders während Belastung), dem negativ inotropen Effekt und der Reduktion des arteriellen Blutdrucks (besonders des systolischen Blutdrucks) während Belastung. Nicht alle Wirkungen der β-Adrenozeptor-Antagonisten sind vorteilhaft. Der Abfall der Herzfrequenz und der Kontraktilität verursachen einen Anstieg der systolischen Auswurfperiode und eine Steigerung des linksventrikulären enddiastolischen Volumens. Dies führt möglicherweise zu einem erhöhten Sauerstoffverbrauch. Der Nettoeffekt einer β-Adrenozeptor-Blockade ist jedoch in der Regel eine Verminderung des myokardialen Sauerstoffverbrauchs, insbesondere unter Belastung. Bei Patienten mit einer limitierten Koronarreserve, die hinsichtlich einer adrenergen Stimulation kritisch reagieren, kann jedoch eine β-Adrenozeptor-Blockade zu einer ausgeprägten Verminderung der linksventrikulären Funktion führen.

Verschiedene β-Adrenozeptor-Antagonisten sind in den Vereinigten Staaten für den klinischen Gebrauch zugelassen. Sie werden ausführlich im Kapitel 10 vorgestellt.

Therapeutischer Einsatz

Instabile Angina β-Adrenozeptor-Antagonisten erweisen sich in der Reduktion von wiederkehrenden Episoden ischämischer Zustände als wirkungsvolle Substanzen. Es konnte jedoch nicht gezeigt werden, daß sie bei der instabilen Angina die Mortalität senken. In einer randomisierten, plazebokontrollierten Studie, in der Nifedipin mit Metoprolol und der Kombination beider Arzneistoffe verglichen wurde, konnte eine größere Inzidenz für nicht tödliche Myokardinfarkte in der Nifedipingruppe nachgewiesen werden (The HINT Research Group, 1986). Auf der anderen Seite sind, wenn Koronarspasmen der Pathophysiologie zugrunde liegen, die Nitrate und die Ca^{2+}-Antagonisten wirksam. β-Adrenozeptor-Antagonisten sollten nicht in einer Monotherapie verabreicht werden. Manche Patienten leiden an einer Grunderkrankung, kombiniert mit einem überlagerten Vasospasmus. Wenn eine adäquate thrombolytische Therapie und eine Vasodilatation durch andere Substanzen eingeleitet wurden und die Angina trotzdem anhält, kann der Zusatz eines β-Adrenozeptor-Antagonisten von Nutzen sein.

Myokardinfarkt Für β-Adrenozeptor-Antagonisten, die über keine intrinsische sympathomimetische Aktivität verfügen, konnte klar gezeigt werden, daß sie die Mortalität beim Myokardinfarkt reduzieren. Sie sollten frühzeitig und über zwei bis drei Jahre den Patienten gegeben werden, die sie vertragen.

Vergleich antianginöser Therapiestrategien In der Evaluierung von Untersuchungen, in denen unterschiedliche Formen der antianginösen Therapie verglichen werden sollen, muß man hinsichtlich der Patientenpopulation, die untersucht wird, der Pathophysiologie sowie dem Stand der Erkrankung äußerste Vorsicht walten lassen. Die Wirksamkeit einer Therapie ist abhängig vom Schweregrad der Angina, vom Auftreten von Koronarspasmen und von den Faktoren, die dem myokardialen Sauerstoffbedarf zugrunde liegen. Es ist am besten, wenn Einzeldosen jeder Substanz bis zum maximalen Effekt austitriert werden. Zum Beispiel verbesserten in der TIBET-Studie Angina Atenolol, Nifedipin und die Kombination beider Stoffe bei 680 Patienten mit einer mäßigen Belastungsdauer im gleichen Ausmaß die maximale ST-Streckensenkung und die Zeit der symptomatischen und asymptomatischen Ischämie (TIBET, 192). Jedoch konnte in zwei anderen Studien bei Patienten mit einer schwereren, aber noch stabilen Angina gezeigt werden, daß Atenolol und Propranolol dem Nifedipin in der Wirksamkeit überlegen sind und daß die Kombination aus Propranolol und Nifedipin effektiver ist, als die Monotherapie mit Nifedipin alleine (Fox et al., 1993).

Bei Patienten mit deutlichen Koronarspasmen erweisen sich die Ca^{2+}-Antagonisten, einschließlich Nifedipin als wertvolle Bausteine eines therapeutischen Regimes und sind den β-Adrenozeptor-Antagonisten überlegen. Bei Patienten mit einer normalen linksventrikulären Funktion, die eine voraussagbare Belastungsangina trotz Nitrattherapie haben, können die β-Adrenozeptor-Antagonisten aufgrund ihrer Wirksamkeit hinsichtlich Herzfrequenz und Blutdruck günstig wirken. Auf der anderen Seite kann eine β-Adrenozeptor-Blockade bei Patienten mit einer beeinträchtigten ventrikulären Leistungsfähigkeit und einer schweren Koronarerkrankung zu einer weiteren Steigerung des enddiastolischen Drucks und einem erhöhten Sauerstoffbedarf führen.

Kombinationstherapie Da den verschiedenen Klassen der antianginösen Arzneistoffe ein unterschiedlicher Wirkmechanismus zugrunde liegt, wurde gemutmaßt, daß eine Kombination dieser Substanzen niedrigere Dosierungen bei einer gleichzeitigen Steigerung der Wirksamkeit und einer Reduktion der Inzidenz für unerwünschte Wirkungen ermöglichen könnte. Trotz der unten aufgeführten Vorteile erfüllt die Kombinationstherapie dieses Erwartung in der Praxis jedoch nur selten im vollen Ausmaß und ist oft von schweren Nebenwirkungen begleitet.

Nitrate und β-Adrenozeptor-Antagonisten Die gleichzeitige Einnahme von Nitraten und β-Adrenozeptor-Antagonisten kann bei der Behandlung der typischen Belastungsangina äußerst effektiv sein. Die additive Wirkung ist primär das Ergebnis einer Unterbindung der Nebenwirkungen der einen Substanz durch die andere hinsichtlich des myokardialen Nettosauerstoffverbrauchs. β-Adrenozeptor-Antagonisten können die Reflextachykardie und den positiv inotropen Effekt, der zuweilen mit den Nitraten assoziiert ist, blockieren. Nitrate schwächen den Anstieg des linksventrikulären enddiastolischen Volumens, der mit einer β-Adrenozeptor-Blockade aufgrund einer gesteigerten venösen Kapazität in Verbindung steht, ab. Eine gleichzeitige Verabreichung mit Nitraten kann den Anstieg des koronaren Gefäßwiderstands, der auf die Blockade mit β-Adrenozeptor-Antagonisten zurückzuführen ist, vermindern.

Ca^{2+}-Antagonisten und β-Adrenozeptor-Antagonisten Falls eine Angina nicht adäquat durch Nitrate und einen β-Adrenozeptor-Antagonisten kontrolliert werden kann, kann eine Verbesserung durch die Kombination mit einem Ca^{2+}-Antagonisten erzielt werden, insbesondere dann, wenn der Angina Koronarspasmen zugrunde liegen. Wenn der Patient bereits mit den maximalen Dosen von Verapamil oder Diltiazem behandelt wird, ist es schwierig, einen zusätzlichen Vorteil durch β-Adrenozeptor-Blockade zu erreichen. Ausgeprägte Bradykardie, Herzblock oder Herzinsuffizienz können die Folge sein. Bei Patienten, die mit Dihydropyridinen wie Nifedipin oder auch mit Nitraten behandelt werden, liegt in der oft ausgeprägten Reflextachykardie der limitierte Einsatzbereich für diese Substanzen. In dieser Situation kann ein zusätzlicher β-Adrenozeptor-Antagonist hilfreich sein, was in einer erniedrigten Herzfrequenz und einem verminderten Blutdruck resultiert. Die Wirksamkeit mit Amlodipin hat sich in der Kombination mit einem β-Adrenozeptor-Antagonisten ebenfalls als besser erwiesen.

Es ist schon lange bekannt, daß Fluktuationen im Koronartonus hauptsächlich bei der Prinzmetal-Angina auftreten. Es ist wahrscheinlich, daß bei vielen Patienten mit sonst stabiler Angina und ischämischen Episoden, die durch Kälte oder Emotionen ausgelöst sind, die vorherrschende Erkrankung von einem gesteigerten Tonus überlagert wird, der eine wesentliche Rolle beim Auftreten der Prinzmetal-Angina spielt (Zeiher et al., 1992). Ein gesteigerter Koronartonus ist möglicherweise ebenso in den Angina-Episoden kurz nach dem Auftreten von Myokardinfarkten von Bedeutung (Bertrand et al., 1982), ebenso nach einer Koronarangioplastie. Dieser gesteigerte Tonus könnte bei den Patienten mit instabiler Angina bedeutsam sein, die auf Dihydropyridine reagieren (Hugenholtz et al., 1981). Atherosklerotisch veränderte Arterien zeigen eine anormale vasomotorische Antwort hinsichtlich einer Reihe unterschiedlicher Stimuli (Kaplinsky, 1992), unter anderem Belastung, andere Formen der sympathischen Aktivierung und cholinerge Agonisten. Während einer Belastung verengen sich die stenosierten Abschnitte in solchen Gefäßen stärker, was impliziert, daß der normale belastungsinduzierte Anstieg des Koronarflusses, der eventuell von *endothelium-derived relaxing factor(s)* abhängig ist, in der Atherosklerose verloren geht. Ähnlich verschlechterte, vaskuläre Kontraktionsantworten können bei der Hyperlipidämie beobachtet werden, sogar vor Entwicklung anatomischer Anzeichen einer Atherosklerose. Daher sind bei dem Großteil der Patienten mit einer ischämischen Herzerkrankung Koronardilatatoren (Nitrate und/oder Ca^{2+}-Antagonisten) ein wichtiger Bestandteil des therapeutischen Regimes.

Ca^{2+}-Antagonisten und Nitrate Bei schweren Formen der Belastungsangina oder der vasospastischen Angina kann die Kombination aus Nitraten und einem Ca^{2+}-Antagonisten zu einer Besserung führen, die der Monotherapie überlegen ist. Da Nitrate primär die Vorlast senken, während Ca^{2+}-Antagonisten die Nachlast vermindern, sollte der Nettoeffekt einer Reduktion des Sauerstoffbedarfs additiv sein. Jedoch können auch eine ausgeprägte Vasodilatation und Hypotonie dadurch verusacht werden. Die gleichzeitige Einnahme von Nitraten und Nifedipin sollte besonders bei Patienten mit einer Belastungsangina und einer Herzinsuffizienz, einem *sick sinus syndrome* oder Überleitungsstörungen im AV-Knoten empfohlen werden. Es können jedoch exzessive Tachykardien auftreten. Die Kombination von Nitraten mit einem Ca^{2+}-Antagonisten und einem β-Adrenozeptor-Antagonisten ist in einer solchen Situation nicht geeignet.

Ca^{2+}-Antagonisten, β-Adrenozeptor-Antagonisten und Nitrate Bei Patienten mit einer Belastungsangina, die auch durch die Kombinationstherapie zweier antianginöser Arzneistoffe nicht ausreichend eingestellt sind, kann die Verwendung aller drei Substanzen möglicherweise eine Verbesserung bringen, wobei die Inzidenz für Nebenwirkungen deutlich ansteigt. Dihydropyridine und Nitrate dilatieren epikardiale Koronararterien, die Dihydropyridine vermindern zusätzlich die Vorlast und der β-Adrenozeptor-Antagonist senkt die Herzfrequenz und die myokardiale Kontraktilität. Mit dieser Kombination erreicht man dadurch theoretisch und zuweilen auch in der Realität einen therapeutischen Vorteil. In diesem Fall sollten in der Verbindung mit einem β-Adrenozeptor-Antagonisten jedoch nur die Dihydropyridine (nicht Verapamil oder Diltiazem) Verwendung finden.

PLÄTTCHENAGGREGATIONSHEMMER UND ANTITHROMBOTISCH WIRKSAME SUBSTANZEN

Im Gegensatz zu anderen antianginösen Substanzen konnte durch Acetylsalicylsäure bei Patienten mit einer instabilen Angina deutlich eine Reduktion der Mortalität erreicht werden, wobei die Inzidenz für Myokardinfarkt und Tod vermindert war. Darüber hinaus scheint Acetylsalicylsäure in niedriger Dosierung die Häufigkeit für einen Myokardinfarkt bei Patienten mit einer chronisch stabilen Angina zu senken. Außerdem reduziert Acetylsalicylsäure, wenn zu Beginn einer Therapie des Myokardinfarkts in Dosierungen zwischen 160 - 325 mg gegeben, die Mortalität, vermutlich aufgrund der Hemmung einer gesteigerten Plättchenaggregation durch die thrombolytische Therapie (Kerins and FirtGerald, 1991). Für Heparin konnte ebenfalls gezeigt werden, daß es die Angina verbessern und bei einer instabilen Angina vor dem Myokardinfarkt schützen kann. Weitere direkte Thrombin-Inhibitoren wie Hirudin werden derzeit erforscht. Diese hemmen in direkter Weise thrombusgebundenes Thrombin, werden von zirkulierenden Inhibitoren nicht beeinflußt und wirken unabhängig von Antithrombin III. Andererseits konnte gezeigt werden, daß thrombolytische Substanzen bei diesem Syndrom keinen Vorteil bieten (Anon, 1992). Es ist möglich, daß es Untergruppen von Patienten mit instabiler Angina gibt, die unterschiedliche Reaktionsmuster zeigen.

AUSBLICK

Es wird erwartet, daß die neueren therapeutischen Substanzen für ischämische Herzerkrankungen in zwei Kategorien einzuordnen sind. Die erste Gruppe umfaßt Substanzen, die zelluläre Abläufe über an der Zelloberfläche oder im Zytosol gelegene Rezeptoren modifizieren, aber keinen Einfluß auf eine Genexpression aufweisen. Die zweite Klasse beinhaltet Verbindungen, die entweder dauerhaft oder transient die Genexpression verändern, sei es durch eine Steigerung oder eine Hemmung der Produktion des normalen Zellprodukts oder indem die Zelle dazu befähigt wird, ein völlig neues Produkt zu generieren. Diese Form der Therapie wird als *Gentherapie* bezeichnet (siehe Kapitel 5) und eine immer größer werdende Bedeutung erlangen.

Eine neu entwickelte Substanz der Nitratgruppe ist das Molsidomin, eine nitratähnliche Verbindung, die anscheinend über einen den Nitraten ähnlichen Wirkmechanismus verfügt und zu einer Relaxierung der glatten Gefäßmuskulatur führt.

Eine Reihe neuer Ca^{2+}-Antagonisten vom Dihydropyridintyp (Nisoldipin, Nitrendipin), Phenylalkylamin (Gallopamil, ein Verapamilderivat) und Piperazin (Flunazarin, Trimetazidin, Ranolazin) wurden entwickelt. Während die drei erstgenannten Substanzen die allgemeinen pharmakologischen Eigenschaften ihrer Klasse teilen, verfügen die Piperazine über einige zytoprotektive Effekte hinsichtlich des myokardialen Energiestoffwechsels. Zudem scheinen sie, wie in frühen Studien gezeigt, über einen antianginösen Effekt beim Ausbleiben deutlicher hämodynamischer Wirkungen zu verfügen.

K^+-Kanalaktivatoren, wie z. B. Cromakalin, Pinacidil und Nicorandil, sind für den Einsatz als direkte koronare Vasokonstriktoren in der Behandlung der vasospastischen und der chronisch stabilen Angina vorgesehen (Hamilton and Eston, 1989, Why and Richardson, 1993; Lablanche et al., 1993). Studien mit Nicorandil haben ergeben, daß die relaxierende Wirkung auf die koronaren

Arteriolen durch den K+-Kanalblocker Glibenclamid unterbunden werden kann, was wahrscheinlich auf die Aktivierung der K+-Kanäle, verbunden mit einer abgeschwächten zellulären Hyperpolarisation der glatten Gefäßmuskulatur zurückzuführen ist. Diese Substanz übt auch einen nitratähnlichen Effekt aus, indem es über die Stimulation der Guanylatcyclase zu einem Anstieg des cGMP hauptsächlich in den epikardialen Koronararterien kommt, einschließlich der stenoisierten Abschnitte. Die relative Bedeutung dieses Effekts beim Menschen ist bislang unbekannt. Arzneistoffe, deren primärer vasodilatatorischer Angriffspunkt auf der arteriolären Seite gelegen ist, bringen in der Behandlung der Angina im allgemeinen keine Vorteile (Anon, 1992). Die Wirksamkeit von Nicorandil ist möglicherweise primär auf den nitratähnlichen Mechanismus zurückzuführen.

ACE-Hemmer (siehe Kapitel 31, 33 und 34) sind nicht nur in der Behandlung des Bluthochdrucks wertvolle Substanzen, sie reduzieren auch die Morbidität und die Mortalität der symptomatischen und asymptomatischen Herzinsuffizienz (Cohn et al., 1986; Consensus Trial Study Group, 1987; Pitt, 1994). Es wurde auch überlegt, ob diese Substanzen über und wegen deren Wirkung auf den Blutdruck einen Nutzen in der Behandlung der Angina pectoris besitzen könnten. Bei normotensiven Patienten ist es schwierig, diesen Effekt nachzuweisen. Zusätzlich zur blutdrucksenkenden Wirkung dieser Substanzen, wovon ein vorteilhafter Effekt auf den ventrikulären Wandstreß zu erwarten ist, senken sie möglicherweise die koronare vaskuläre Antwort auf Angiotensin II und wirken präventiv hinsichtlich des schädlichen ventrikulären *remodelling*. Für Lisinopril wurde bei der Behandlung des akuten Infarkts in der GISSI-III-Studie eine Reduktion der Mortalität gezeigt. Im Falle eines gesenkten koronaren Perfusionsdrucks können die ACE-Hemmer negativ auf die Angina wirken. Dies mag der Grund dafür sein, daß sich der Zustand bei Patienten unter diesen Substanzen verschlechterte (Vogt et al., 1993).

Es besteht ein großen Interesse, die therapeutische Verwendung angiogenetischer Faktoren, die das Wachstum von Kollateralgefäßen in Areale der Ischämie ermöglichen, zu evaluieren. Vielversprechende Ergebnisse wurden im Tiermodell bei einer peripheren und myokardialen Ischämie unter Verwendung des *vascular endothelial growth factor* (VEGF) und verwandten Verbindungen erzielt (Yanasigawa-Miwa et al., 1992; Pu et al., 1993; Takeshita et al., 1994).

Unterschiedliche Probleme bei der Behandlung der Myokardischämie lassen eine Gentherapie sinnvoll erscheinen. Da der koronaren Angioplastie oft eine Restenose folgt (30 - 40% der Fälle), und da die konventionelle Therapie dieses Problem nicht verhindern konnte, entstand ein Konzept, die Biologie der zellulären Antwort auf die Angioplastie zu verändern. Es wurden Techniken entwickelt, mit denen Vektoren zu definierten Abschnitten peripherer oder koronarer Gefäße befördert und funktionsfähige Gene transfiziert werden können (Chapman et al., 1992; Lemarchand et al., 1993; Nabel et al., 1995). Im Tiermodell war das Risiko für einer Restenose signifikant vermindert (Ohno et al., 1994), weshalb klinische Studien in Planung sind. Aufbauend auf den erwähnten Erfolgen mit dem sogenannten angiogenetischen Faktor, konnte in tierexperimentellen Studien gezeigt werden, daß der Tranfer des Gens, das für VEGF kodiert, ebenfalls wirkungsvoll ist (Bauters et al., 1994). Beim Menschen sind Studien im Gange, die die periphere Gefäßmuskulatur betreffen. Bezüglich des Angriffspunkts auf einen der Atherosklerose zugrundeliegenden Mechanismus konnte kürzlich gezeigt werden, daß eine autologe Knochenmarkstransplantation bei Apo-E-defizienten Mäusen die teilweise Wiederherstellung der Apo-E-Spiegel und eine komplette Zurückführung der Serumcholesterinkonzentrationen auf Normalwerte nach sich zog (Linton et al., 1995). Diese raschen Fortschritte legen nahe, daß Therapien bezüglich genotypischer Strategien in der Zukunft eine bedeutsame Rolle spielen werden.

Für eine weitere Diskussion über den akuten Myokardinfarkt und die ischämische Herzerkrankung siehe auch *Harrison's Principles of Internal Medicine*, 14. Aufl., McGraw-Hill, New York, 1998, deren deutschsprachige Ausgabe 1999 erscheint.

LITERATUR

Amende, I., Simon, R., Hood, W.P., Hetzer, R., and Lichtlen, P.R. Intracoronary nifedipine in human beings: magnitude and time course of changes in left ventricular contraction/relaxation and coronary sinus blood flow. *J. Am. Coll. Cardiol.*, **1983**, 2:1141—1145.

Anon, Optimizing antianginal therapy: consensus guidelines. *Am. J. Cardiol.*, **1992**, 70:72G—76G.

Antman, E., Muller, J., Goldberg, S., MacAlpin, R., Reubenfire, M., Tabatznik, B., Liang, C.S., Heupler, F., Achuff, S., Reichek, N., Geltman, E., Kerin, N.Z., Neff, R.K., and Braunwald, E. Nifedipine therapy for coronary-artery spasm: experience in 127 patients. *N. Engl. J. Med.*, **1980**, 302:1269—1273.

Bassan, M., Weiler-Raveil, D., and Shalev, O. The additive anti-anginal action of oral nifedipine in patients receiving propranolol. *Circulation*, **1982**, 66:710—716.

Bauters, C., Asahara, T., Zheng, L.P., Takeshita, S., Bunting, S., Ferrara, N., Symes, J.F., and Isner, J.M. Physiological assessment of augmented vascularity induced by VEGF in ischemic rabbit hindlimb. *Am. J. Physiol.*, **1994**, 267: H1263—H1271.

Bertrand, M.E., LaBlanche, J.M., Tilmant, P.Y., Thieuleux, F.A., Delforge, M.R., Carre, A.G., Asseman, P., Berzin, B., Libersa, C., and Laurent, J.M. Frequency of provoked coronary arterial spasm in 1089 consecutive patients undergoing coronary arteriography. *Circulation*, **1982**, 65:1299—1306.

Bevan, J.A., Bevan, R.D., Huo, J.J., Owen, M.P., Tayo, F.M., and Winquist, R.J. Calcium, extrinsic and intrinsic (myogenic) vascular tone. In, *International Symposium on Calcium Modulators*. (Godfraind, T., Albertini, A., and Paoletti, R., eds.) Elsevier Biomedical Press, Amsterdam, **1982**, pp. 125—132.

Bonow, R.O., Leon, M.B., Rosing, D.R., Kent, K.M., Lipson, L.C., Bacharach, S.L., Green, M.V., and Epstein, S.E. The effects of verapamil and propranolol on left ventricular systolic function and diastolic filling in patients with coronary artery disease: radionuclide angiographic studies at rest and during exercise. *Circulation*, **1981**, 65: 1337—1350.

Breisblatt, W.M., Vita, N.A., Armuchastegui, M., Cohen, L.S., and Zaret, B.L. Usefulness of serial radionuclide monitoring during graded nitroglycerin infusion for unstable angina pectoris for determining left ventricular function and individualized therapeutic dose. *Am. J. Cardiol.*, **1988**, *61*:685-690.

Brown, B.G., Bolson, E., Petersen, R.B., Pierce, C.D., and Dodge, H.T. The mechanism of nitroglycerin action: stenosis vasodilation as a major component of the drug response. *Circulation*, **1981**, *64*: 1089—1097.

Brutsaert, D.L., Sys, S.U., and Gillebert, T.C. Diastolic failure: pathophysiology and therapeutic implications. *J. Am. Coll. Cardiol.*, **1993**, *22*:318—325.

Chapman, G.D., Lim, C.S., Gammon, R.S., Culp, S.C., Desper, J.S., Bauman, R.P., Swain, J.L., and Stack, R.S. Gene transfer into coronary arteries of intact animals with a percutaneous balloon catheter. *Circ. Res.*, **1992**, *71*:27—33.

Cohn, J.N., Archibald, D.G., Ziesche, S., Franciosa, J.A., Harston, W.E., Tristani, F.E., Dunkman, W.B., Jacobs, W., Francis, G.S., and Flohr, K.H. Effect of vasodilator therapy on mortality in chronic congestive heart failure: results of a Veterans Administration Cooperative Study (V-HEFT). *N. Engl. J. Med.*, **1986**, *314*: 1547—1552.

Consensus Trial Study Group. Effects of enalapril on mortality in severe congestive heart failure. *N. Engl. J. Med.*, **1987**, *316*:1429—1435.

DeMots, H., and Glasser, S.P. Intermittent transdermal nitroglycerin therapy in the treatment of chronic stable angina. *J. Am. Coll. Cardiol.*, **1989**, *13*:786—795.

DeWood, M.A., and Wolbach, R.A. Randomized double-blind comparison of side effects of nicardipine and nifedipine in angina ectoris. The Nicardipine Investigators Group. *Am. Heart J.*, **1990**, *119*:468—478.

Egstrup, K., and Andersen, P.E., Jr. Transient myocardial ischemia during nifedipine therapy in stable angina pectoris, and its relation to coronary collateral flow and comparison with metoprolol. *Am. J. Cardiol.*, **1993**, *71*:177—183.

Feldman, R.L., Pepine, C.J., and Conti, C.R. Magnitude of dilation of large and small coronary arteries by nitroglycerin. *Circulation*, **1981**, *64*:324—333.

Furberg, C.D., Psaty, B.M., and Meyer, J.V. Nifedipine: dose-related increase in mortality in patients with coronary heart disease. *Circulation*, **1995**, *92*:1326—1331.

Ganz, W., and Marcus, H.S. Failure of intracoronary nitroglycerin to alleviate pacing-induced angina. *Circulation*, **1972**, *46*:880—889.

Gorlin, R., Brachfield, N., MacLeod, C., and Bopp, P. Effect of nitroglycerin on the coronary circulation in patients with coronary disease or increased left ventricular work. *Circulation*, **1959**, *19*:705—718.

Hanet, C., Rousseau, M.F., van Eyll, C., and Pouleur, H. Effects of nicardipine on regional diastolic left ventricular function in patients with angina pectoris. *Circulation*, **1990**, *81*:III48—54.

Hansen, J.F. Treatment with verapamil after an acute myocardial infarction. Review of the Danish studies on verapamil in myocardial infarction (DAVIT I and II). *Drugs*, **1991**, *42 Suppl. 2*:43—53.

Hines, S., Houston, M., and Robertson, D. The clinical spectrum of autonomic dysfunction. *Am. J. med.*, **1981**, *70*:1091—1096.

The HINT Research Group. Early treatment of unstable angina in the coronary-care unit: a randomised, double-blind, placebo-controlled comparison of recurrent ischaemia in patients treated with nifedipine or metoprolol or both. *Br. Heart J.*, **1986**, *56*:400—413.

Horwitz, L.D., Gorlin, R., Taylor, W.J., and Kemp, H.G. Effects of nitroglycerin on regional myocardial blood flow in coronary artery disease. *J. Clin. Invest.*, **1971**, *50*:1578—1584.

Hugenholtz, P.G., Michels, H.R., Serruys, P.W., and Brower, R.W. Nifedipine in the treatment of unstable angina, coronary spasm and myocardial ischemia. *Am. J Cardiol.*, **1981**, *47*:163—173.

Jaffe, A.S., and Roberts, R. The use of intravenous nitroglycerin in cardiovascular disease. *Pharmacotherapy*, **1982**, *2*:273—280.

Jugdutt, B.I. Effects of nitrate therapy on ventricular remodeling and function. *Am. J Cardiol.*, **1993**, *72*:161G—168G.

Kloner, R.A. Nifedipine in ischemic heart disease. *Circulation*, **1995**, *92*:1074—1078.

Kohlhardt, M., and Fleckenstein, A. Inhibition of the slow inward current by nifedipine in mammalian ventricular myocardium. *Naunyn Schmiedebergs Arch. Pharmacol.*, **1977**, *298*:267—272.

Kukovetz, W.R., Holzmann, S., and Poch, G. Molecular mechanism of action of nicorandil. *J. Cardiovasc. Pharmacol.*, **1992**, *20*:S1—S7.

Lacoste, L.L., Theroux, P., Lidon, R.M., Colucci, R., and Lam, J.Y. Antithrombotic properties of transdermal nitroglycerin in stable angina pectoris. *Am. J. Cardiol.*, **1994**, *73*:1058—1062.

Lehmann, G., Reiniger, G., Beyerle, A., and Rudolph, W. Pharmacokinetics and additional anti-ischaemic effectiveness of amlodipine, a once-daily calcium antagonist during acute and long-term therapy of stable angina pectoris in patients pretreated with a beta-blocker. *Eur. Heart J.*, **1993**, *14*:1531—1535.

Lemarchand, P., Jones, M., Yamada, I., and Crystal, R.G. In vivo gene transfer and expression in normal uninjured blood vessels using replication-deficient recombinant adenovirus vectors. *Circ. Res.*, **1993**, *72*:1132—1138.

Linton, M.F., Atkinson, J.B., and Fazio, S. Prevention of atherosclerosis in apoprotein E—deficient mice by bone marrow transplantation. *Science*, **1995**, *267*:1034—1037

Molina, C., Andresen, J.W., Rapaport, R.M., Waldman, S.A., and Murad, F. Effects of in vivo nitroglycerin therapy on endothelium-dependent and -independent relaxation and cyclic GMP accumulation in rat aorta. *J. Cardiovasc. Pharmacol.*, **1987**, *10*:371—378.

Moskowitz, R.M., Piccini, P.A., Nacarelli, G., and Zelis, R. Nifedipine therapy for stable angina pectoris: preliminary results of effects on angina frequency and treadmill exercise response. *Am. J. Cardiol.*, **1979**, *44*: 811—816.

Moss, A. J., Oakes, D., Benhorin, J., and Carleen, E. The interaction between diltiazem and left ventricular function after myocardial infarction. Multicenter Diltiazem Post-Infarction Research Group. *Circulation*, **1989**, *80* (Suppl. 6): IV102—106.

Multicenter Study. Unstable angina pectoris: national cooperative study group to compare surgical and medical therapy. II. In-hospital experience and initial follow-up results in patients with one, two, and three vessel disease. *Am. J. Cardiol.*, **1978**, *42*:839—848.

Murrell, W. Nitroglycerin as a remedy for angina pectoris. *Lancet*, **1879**, *1*:80—81.

Nishimura, R.A., Schwartz, R.S., Holmes, D.R., Jr., and Tajik, A.J. Failure of calcium channel blockers to improve ventricular relaxation in humans. *J. Am. Coll. Cardiol.*, **1993**, *21*:182—188.

Ohno, T., Gordon, D., San, H., Pompili, V.J., Imperiale, M.J., Nabel, G.J., and Nabel, E.G. Gene therapy for vascular smooth muscle proliferation after arterial injury. *Science*, **1994**, *265*:781—784.

Opie, L.H., and Messerli, F.H. Nifedipine and mortality: grave defects in the dossier. *Circulation*, **1995**, *92*:1068—1073.

Parker, J.O. Eccentric dosing with isosorbide-5-mononitrate in angina pectoris. *Am. J. Cardiol.*, **1993**, *72*:871—876.

Paulus, W.J., Lorell, B.H., Craig, W.E., Wynne, J., Murgo J.P., and Grossman, W. Comparison of the effects of nitroprusside and nifedipine on diastolic properties in patients with hypertrophic cardiomyopathy: altered left ventricular loading or improved muscle inactivation? *J. Am. Coll. Cardiol.*, **1983**, *2*:879—886.

Pepine, C.J., and Lambert, C.R. Effects of nicardipine on coronary blood flow. *Am. Heart J.*, **1988**, *116*:248—254.

Pu, L.Q., Sniderman, A.D., Brassard, R., Lachapelle, K.J., Graham, A.M., Lisbona, R., and Symes, J.F. Enhanced revascularization of the ischemic limb by means of angiogenic therapy. *Circulation*, **1993**, *88*:208—215.

Roberts, R., and Gibson, R.S. Prevention of reinfarction subsequent to non-Q-wave infarction. *J. Cardiovasc. Pharmacol.*, **1989**, *13 Suppl. 1*: S36—S46.

Robertson, D., and Stevens, R.M. Nitrates and glaucoma. *JAMA*, **1977**, *237*:117.

Robertson, D., Robertson, R.M., Nies, A.S., Oates, J.A., and Friesinger, G.C. Variant angina pectoris: investigation of indexes of sympathetic

nervous system function. *Am. J. Cardiol.*, **1979**, *43*:1080—1085.
Robertson, R.M., Robertson, D., Roberts, L.J., Maas, R.L., FitzGerald, G.A., Friesinger, G.C., and Oates, J.A. Thromboxane A2 in vasotonic angina pectoris: evidence from direct measurements and inhibitor trials. *N. Engl. J. Med.*, **1981**, *304*:998—1003.
Robertson, R.M., Wood, A.J.J., Vaughn, W.K., and Robertson, D. Exacerbation of vasotonic angina pectoris by propranolol. *Circulation*, **1982**, *65*:281—285.
Rodrigues, E.A., Lahiri, A., and Raftery, E.B. Improvement in left ventricular diastolic function in patients with stable angina after chronic treatment with verapamil and nicardipine. *Eur. Heart J.*, **1987**, 8:624—629.
Ross, R.S. Pathophysiology of coronary circulation. *Br. Heart J.*, **1971**, *33*:173—184.
Rouleau, J.-L., Chatterjee, K., Ports, T.A., Doyle, M.B., Hiramasu, B., and Parmley, W.W. Mechanism of relief of pacing-induced angina with oral verapamil: reduced oxygen demand. *Circulation*, **1983**, *67*:94—100.
Rousseau, M.F., Veriter, C., Detry, J.-M.R., Brasseur L., and Pouleur, H. Impaired early left ventricular relaxation in coronary artery disease: effects of intracoronary nifedipine. *Circulation*, **1980**, *62*:764—772.
Serruys, P.W., Brower, R.W., ten Katen, H.J., Bom, A.H., and Hugenholtz, P.G. Regional wall motion from radiopaque markers after intravenous and intracoronary injections of nifedipine. *Circulation*, **1981**, *63*:584—591.
Serruys, P.W., Hooghoudt, T.E.H., Reiger, J.H.C., Slager, C., Brower, R W., and Hugenholtz, P.G. Influence of intracoronary nifedipine on left ventricular function, coronary vasomotility, and myocardial oxygen consumption. *Br. Heart. J.*, **1983**, *49*:427—441.
Severi, S., Davies, G., Maseri, A., Marzullo, P., and L'Abbate, A. Long-term prognosis of "variant" angina with medical treatment. *Am. J. Cardiol.*, **1980**, *46*:223—232.
Takeshita, S., Zheng L.P., Brogi, E., Kearney, M., Pu, L.Q., Bunting, S., Ferrara, N., Symes, J.F., and Isner, J.M. Therapeutic angiogenesis: a single intraarterial bolus of vascular endothelial growth factor augments revascularization in a rabbit ischemic hindlimb model. *J. Clin. Invest.*, **1994**, *93*:662—670.
Thadani, U., Davidson, C., Singleton,W., and Taylor, S.H. Comparison of five beta-adrenoreceptor antagonists with different ancillary properties during sustained twice daily therapy in angina pectoris. *Am. J. Med.*, **1980**, *68*:243—250.
Theroux, P., Waters, D.D., DeBaisieux, J.C., Szlachcic, J., Mizgala, H.F., and Bourassa, M.G. Hemodynamic effects of calcium ion antagonists after acute myocardial infarction. *Clin. Invest. Med.*, **1980**, *3*:81—85.
TIBET Study Group. Total Ischemic Burden European Trial (TIBET): effect of treatment on exercise and Holter ECG in angina. *Eur. Heart J.*, **1992**, *13 Abs. Suppl.*:98
Tsien, R.W., Lipscombe, D., Madison, D.V., Bley, K.R., and Fox, A.P. Multiple types of neuronal calcium channels and their selective modulation. *Trends Neurosci.*, **1988**, *11*:431—438.
Wagniart, P., Ferguson, R. J., Chaitmann, B. R., Achard, F., Benacerraf, A., Delanguenhagen, B., Morin, B., Pasternac, A., and Bourassa, M.G. Increased exercise tolerance and reduced electrocardiographic ischemia with diltiazem in patients with stable angina pectoris. *Circulation*, **1982**, *66*:23—28.
Walsh, R.A., and O'Rourke, R.A. Direct and indirect effects of calcium entry blocking agents on isovolumic left ventricular relaxation in conscious dogs. *J. Clin. Invest.*, **1985**, *75*:1426—1434.
Waters, D.D., Theroux, P., Szlachcic, J., and Dauwe, F. Provocative testing with ergonovine to assess the efficacy of treatment with nifedipine, diltiazem and verapamil in variant angina. *Am. J. Cardiol.*, **1981**, *48*:123—130.
Yanasigawa-Miwa, A., Uchida, Y., Nakamura, F., Tomaru, T., Kido, H., Kamijo, T., Sugimoto, T., Kaji, K., Utsuyama, M., Kurashima, C., and Ito, H. Salvage of infarcted myocardium by angiogenic action of basic fibroblast growth factor. *Science*, **1992**, *257*:1401—1403.
Yusuf, S. Calcium antagonists in coronary artery disease and hypertension. Time for reevaluation? *Circulation*, **1995**, *92*:1079—1082
Zeiher, A.M., Drexler, H., Wollschlager, H., and Just, H. Modulation of coronary vasomotor tone in humans. Progressive endothelial dysfunction with different early stages of coronary atherosclerosis. *Circulation*, **1991**, *83*:391—401.
Zusman, R.M., Higgins, J., Christensen, D., and Boucher, C.A. Bepridil improves left ventricular performance in patients with angina pectoris. *J. Cardiovasc. Pharmacol.*, **1993**, *22*:474—480.

Monographien und Übersichtsartikel

Berridge, M. Inositol trisphosphate and calcium signalling. *Nature*, **1993**, *361*:315—325.
Bolton, T.B. Mechanisms of action of transmitters and other substances on smooth muscle. *Physiol. Rev.*, **1979**, *59*:606—718.
Fox, K.M., Mulcahy, D., and Purcell, H. Unstable and stable angina. *Eur. Heart. J.*, **1993**, *14 Suppl. F*:15—17.
Friesinger, G.C., and Robertson, R.M. Hemodynamics in stable angina pectoris. In, *Angina Pectoris*. (Julian, D.G., ed.) Churchill-Livingstone, New York, **1985**, pp. 25—37.
Friesinger, G.C., and Robertson, R.M. Vasospastic angina: a continuing search for mechanisms. *J. Am. Coll. Cardiol.*, **1986**, *7*:30—31.
Hamilton, T.C., and Weston, A.H. Cromokalim, nicorandil and pinacidil: novel drugs which open potassium channels in smooth muscle. *Gen. Pharmacol.*, **1989**, *20*:1—9.
Henry, P.D. Mechanisms of action of calcium antagonists in cardiac and smooth muscle. In, *Calcium Channel Blocking Agents in the Treatment of Cardiovascular Disorders*. (Stone, P.H., and Antman, E.M., eds.) Futura, Mount Kisco, NY, **1983**, pp. 107—154.
Hollingshead, L.M., Faulds, D., and Fitton, A. Bepridil. A review of its pharmacological properties and therapeutic use in stable angina pectoris. *Drugs*, **1992**, *44*:835—857.
Julian, D.G. Symposium—concluding remarks. *Am. J. Cardiol.*, **1987** *59*:37J.
Kaplinsky, E. Management of angina pectoris. Modern concepts. *Drugs*, **1992**, *43 Suppl. 1*:9—14.
Kerins, D.M., and FitzGerald, G.A. The current role of platelet-active drugs in ischaemic heart disease. *Drugs*, **1991**, *41*:665—671.
Lablanche, J.M., Bauters, C., McFadden, E.P., Quandalle, P., and Bertrand, M.E. Potassium channel activators in vasospastic angina. *Eur. Heart J.*, **1993**, *14 Suppl. B*:22—24.
Lowenstein, C.J., Dinerman, J.L., and Snyder, S.H. Nitric oxide: a physiologic messenger. *Ann. Intern. Med.*, **1994**, *120*:227—237.
Moncada, S., and Higgs, A. The L-arginine—nitric oxide pathway. *N. Engl. J. Med.*, **1993**, *329*:2002—2012.
Moncada, S., Radomski, M.W., and Palmer, R.M. Endothelium-derived relaxing factor. Identification as nitric oxide and role in the control of vascular tone and platelet function. *Biochem. Pharmacol.*, **1988**, *37*:2495—2501.
Murad, F. Cyclic guanosine monophosphate as a mediator of vasodilation. *J. Clin. Invest.*, **1986**, *78*:1—5.
Nabel, E.G. Gene therapy for cardiovascular disease. *Circulation*, **1995**, *91*:541—548.
Needleman, P. Biotransformation of organic nitrates. In, *Organic Nitrates*. (Needleman, P., ed.) *Handbuch der Experimentellen Pharmakologie*, Vol 40. Springer-Verlag, Berlin, **1975**, pp. 57—96.
Parratt, J.R. Nitroglycerin—the first one hundred years: new facts about an old drug. *J. Pharm. Pharmacol.*, **1979**, *31*:801—809.
Pitt, B. Blockade of the renin-angiotensin system. Effect on mortality in patients with left ventricular systolic dysfunction. *Cardiol. Clin.*, **1994**, *12*:101—114.
Rutherford, J.D. Pharmacologic management of angina and acute myocardial infarction. *Am. J. Cardiol.*, **1993**, *72*:16C—20C.

Schwartz, A. Molecular and cellular aspects of calcium channel antagonism. *Am. J. Cardiol.*, **1992**, *70*:6F—8F.

Taira, N. Differences in cardiovascular profile among calcium antagonists. *Am. J. Cardiol.*, **1987**, *59*:24B—29B.

Taylor, S.H. Usefulness of amlodipine for angina pectoris. *Am. J. Cardiol.*, **1994**, *73*:28A—33A.

Thadani, U. Role of nitrates in angina pectoris. *Am. J. Cardiol.*, **1992**, *70*:43B—53B.

Todd, P.A., and Faulds, D. Felodipine. A review of the pharmacology and therapeutic uses of the extended release formulation in cardiovascular disorders. *Drugs*, **1992**, *44*:251—277.

Vane, J.R. The Croonian Lecture, 1993. The endothelium: maestro of the blood circulation. *Philos. Trans. R. Soc. Lond. [Biol.]*, **1994**, *343*:225—246.

van Zwieten, P.A., and Pfaffendorf, M. Similarities and differences between calcium antagonists: pharmacological aspects. *J. Hypertens.*, **1993**, *11 Suppl. 1*:S3—S11.

Vogt, M., Motz, W., and Strauer, B.E. ACE-inhibitors in coronary artery disease? *Basic Res. in Cardiol.*, **1993**, *88 Suppl. 1*:43—64.

Waldman, S.A., and Murad, F. Cyclic GMP synthesis and function. *Pharmacol. Rev.*, **1987**, *39*:163—196.

Why, H.J., and Richardson, P.J. A potassium channel opener as monotherapy in chronic stable angina pectoris: comparison with placebo. *Eur. Heart J.*, **1993**, *14 Suppl. B*:25—29.

Yusuf, S., Held, P., and Furberg, C. Update of effects of calcium antagonists in myocardial infarction or angina in light of the second Danish Verapamil Infarction Trial (DAVIT-II) and other recent studies. *Am. J. Cardiol.*, **1991**, *67*:1295—1297.

DANKSAGUNG

Es ist der Wunsch der Autoren, Dr. Ferid Murad zu erwähnen, den Autor dieses Kapitels in der 8. Auflage von *Goodman & Gilman's The Pharmacological Basis of Therapeutics*. Einige Passagen seines Textes wurde in dieser Ausgabe übernommen.

33 BLUTDRUCKSENKENDE SUBSTANZEN UND PHARMAKOTHERAPIE DER HYPERTONIE

John A. Oates

Der arterielle Blutdruck ergibt sich aus dem Produkt von Herzzeitvolumen und peripherem Gefäßwiderstand. Medikamente können den Blutdruck senken, indem sie entweder den peripheren Widerstand, das Herzzeitvolumen oder beides beeinflussen. Das Herzzeitvolumen wird durch Pharmaka vermindert, die entweder die Kontraktilität oder die diastolische Ventrikelfüllung reduzieren. Viele der antihypertensiven Substanzen, die adrenerge Rezeptoren, autonome Ganglien, das Renin-Angiotensin-System, Ca^{2+}-Kanäle oder Na^+- und Volumenregulation beeinflussen, werden auch in den Kapiteln 9, 10, 29, 31, 32 und 34 besprochen. Hier soll die Pharmakologie aller sonstigen antihypertensiven Substanzen erörtert werden, die nicht an anderer Stelle erwähnt werden. Zusätzlich werden die für die Hypertoniebehandlung wesentlichen Eigenschaften aller gebräuchlichen Medikamente zusammengefaßt, und die Prinzipien der Hypertonietherapie im Überblick dargestellt.

Hypertonie ist die häufigste Herz-Kreislauferkrankung. Ungefähr 50 Millionen Menschen in den Vereinigten Staaten haben einen systolischen und/oder diastolischen Blutdruck über 140 bzw. 90 mmHg.

Ein überhöhter Blutdruck induziert pathologische Veränderungen des Gefäßsystems und eine linksventrikuläre Hypertrophie. Als Folge davon stellt Hypertonie die Hauptursache für Schlaganfälle dar, führt zu Koronarerkrankungen mit Myokardinfarkt und plötzlichem Herztod und trägt wesentlich zur Entstehung von Herzversagen, Niereninsuffizienz und des dissezierenden Aortenaneurysmas bei.

Allgemein wird Hypertonie als ein Blutdruck ≥ 140/90 mmHg definiert. Diese Konvention beschreibt ein Kollektiv von Patienten, deren kardiovaskuläres Risiko aufgrund der Hypertonie so groß ist, daß es medizinisch bedeutsam ist. Vom Standpunkt der Gesundheitsvorsorge aus gesehen, muß man jedoch anführen, daß das Risiko für Herz-Kreislauferkrankungen mit und ohne Todesfolgen für Erwachsene mit einem Blutdruck systolisch unter 120 und diastolisch unter 80 mmHg am geringsten ist. Das Risiko für solche Erkrankungen steigt überproportional mit höheren systolischen oder diastolischen Blutdruckwerten. Obwohl viele klinische Studien den Schweregrad der Hypertonie anhand des diastolischen Blutdrucks einteilen, hat auch die fortschreitende systolische Blutdruckerhöhung eine ähnliche Aussagekraft bezüglich des kardiovaskulären Risikos. Für jeden diastolischen Blutdruck gilt, daß das Risiko bei höheren systolischen Blutdruckwerten steigt. Tatsächlich besitzt der systolische Blutdruckwert bei älteren Patienten eine höhere prognostische Aussagekraft als der diastolische.

Bei extrem ausgeprägtem Bluthochdruck (systolisch ≥ 210 und/oder diastolisch ≥ 120 mm Hg) entsteht bei einem Teil der Patienten eine fulminante Gefäßschädigung, die in einer Läsion des Endothels und einer ausgeprägten Zellproliferation der Intima besteht und zur Intimaverdickung und letztendlich zum Gefäßverschluß führt. Dies ist die pathogenetische Grundlage für das Syndrom der malignen Hypertonie, die mit rapid progredienter mikrovaskulärer Verschlußkrankheit der Niere (mit Nierenversagen), des Zentralnervensystems (hypertensive Encephalopathie), der Retina (Hämorrhagie, Exsudation, Papillenödem) und anderer Organe einhergeht. Die ausgeprägte Zerstörung des Endothels kann zu mikroangiopathischer, hämolytischer Anämie führen. Maligne Hypertonie nimmt unbehandelt einen schnellen, tödlichen Verlauf und erfordert eine stationäre Versorgung als Notfall.

Das Vorliegen bestimmter Organmanifestationen bedeutet für einen Patienten eine schlechtere Prognose im Vergleich zu Patienten mit denselben Blutdruckwerten ohne solche Befunde. Daher sind Netzhautblutungen, Exsudationen und Papillenödem für jeden bestehenden Blutdruckwert Hinweise auf eine viel schlechtere Kurzzeitprognose. Linksventrikuläre Hypertrophie, wie sie durch das Elektrokardiogramm oder noch präziser durch Echokardiographie diagnostiziert wird, geht dagegen mit einer wesentlich schlechteren Langzeitprognose einher, was auch ein höheres Risiko eines plötzlichen Herztods einschließt. Bei hypertensiven Patienten wird das Risiko für eine koronare Herzerkrankung, Invalidität und Tod durch Zigarettenrauchen und erhöhte Spiegel von low-density Lipoproteinen zusätzlich deutlich gesteigert. Das gemeinsame Vorliegen von Hypertonie und diesen Risikofaktoren erhöht die kardiovaskuläre Morbidität und Mortalität überadditiv. Gesicherte Erkenntnisse aus einer Vielzahl kontrollierter Studien belegen, daß die Pharmakotherapie bei Patienten mit diastolischen Blutdruckwerten von mehr als 95 mmHg die Erkrankungs- und Invaliditätshäufigkeit und die kardiovaskuläre Mortalität reduziert. Eine effektive medikamentöse Blutdrucksenkung kann das hypertoniebedingte Risiko für einen hämorrhagischen Insult, für Herzversagen und Niereninsuffizienz nahezu normalisieren. Sie bewirkt auch eine deutliche Reduktion des Schlaganfallrisikos insgesamt.

Das übliche Vorgehen bei Patienten mit einem diastolischen Blutdruck im Bereich von 90 bis 94 mmHg besteht initial in der Anwendung nichtpharmakologischer Allgemeinmaßnahmen. Da ein Blutdruck in diesem Bereich ein deutlich erhöhtes kardiovaskuläres Risiko erwarten läßt, sollten die Empfehlungen einer nichtpharmakologischen Therapie durch sorgfältige Kontrollen ergänzt werden. Regelmäßige Untersuchungen dienen nicht nur der Blutdruckkontrolle, sondern bieten auch eine Gelegenheit, den Patienten zu einer Änderung seines Lebensstils, die normalerweise für eine wirksame nichtpharmakologische Blutdrucksenkung erforderlich ist, zu bewegen und ihn dabei zu unterstützen.

Antihypertensive Substanzen können gemäß ihren Wirkorten oder ihren Wirkmechanismen klassifiziert werden (siehe Tabelle 33.1). Da der arterielle Blutdruck das Produkt aus Herzzeitvolumen und peripherem Gefäßwiderstand darstellt, kann er durch medikamentöse Beeinflussung beider Parameter gesenkt werden. Substanzen können das Herzzeitvolumen reduzieren, indem sie entweder die Kontraktilität des Myokards schwächen oder den ventrikulären Füllungsdruck senken. Ein geringerer ventrikulärer Füllungsdruck kann durch Veränderung des Venentonus oder durch eine renale Beeinflussung des Blutvolumens erreicht werden. Medikamente können den peripheren Gefäßwiderstand verringern, indem sie durch Angriff an der glatten Gefäßmuskulatur eine Relaxation der Widerstandsgefässe herbeiführen, oder indem sie die für die Konstriktion von Widerstandsgefässen verantwortlichen Systeme (z. B. das sympathische Nervensystem) beeinflussen.

Die hämodynamischen Auswirkungen einer antihypertensiven Langzeittherapie sind in Tabelle 33.2 dargestellt, die auch die grundsätzlichen Aspekte der möglichen Arzneimittelinteraktionen bei einer Kombinationstherapie aus zwei oder mehreren Substanzen beinhaltet. Die gleichzeitige Anwendung von Substanzen mit ähnlichen Wirkmechanismen und hämodynamischen Effekten bringt oft wenig zusätzlichen Nutzen. Andererseits ist die Kombination von Substanzen verschiedener Klassen eine übliche Strategie, um effektiv den Blutdruck zu steuern und dabei dosisabhängige Nebenwirkungen so gering wie möglich zu halten.

DIURETIKA

Einer der ersten Ansätze zur Behandlung der Hypertonie war es, den Natriumhaushalt durch Einschränkung der ernährungsbedingten Kochsalzzufuhr zu verändern. Eine pharmakologische Beeinflussung des Natriumhaushalts wurde mit der Entwicklung der oral wirksamen Thiazid-Diuretika möglich (siehe Kapitel 29). Diese und ähnliche diuretische Substanzen wirken in der Monotherapie blutdrucksenkend und steigern die Wirksamkeit praktisch aller anderen antihypertensiven Medikamente.

Der exakte Mechanismus der Blutdrucksenkung durch Diuretika ist nicht gesichert. Anfänglich verringern diese Substanzen das extrazelluläre Volumen und das Herzzeitvolumen. Jedoch wird der blutdrucksenkende Effekt in der Langzeittherapie durch Reduktion des Gefäßwiderstands aufrecht erhalten, während das Herzzeitvolumen auf den Ausgangswert zurückkehrt und das extrazelluläre Volumen geringfügig reduziert bleibt. Aufgrund der anhaltenden Absenkung des Gefäßwiderstands wurde von einigen Forschern postuliert, daß Diuretika eine direkte Wirkung auf die glatte Gefäßmuskulatur ausüben, die unabhängig von ihrem saluretischen Effekt seien. Jedoch gibt es aussagekräftige Gegenbeispiele. So zeigen Patienten ohne Nieren und nephrektomierte Tiere keine Blutdrucksenkung nach

Tabelle 33.1 Klassifikation der Antihypertensiva nach ihrem hauptsächlichen Wirkort oder Wirkmechanismus

Diuretika (Kapitel 29)
1. Thiazide und verwandte Substanzen (Hydrochlorothiazid, Chlorthalidon usw.)
2. Schleifendiuretika (Furosemid, Bumetanid, Etacrynsäure)
3. Kaliumsparende Diuretika (Amilorid, Triamteren, Spironolacton)

Sympatholytika (Kapitel 9, 10, 34)
1. Zentral wirkende Substanzen (Methyldopa, Clonidin, Guanabenz, Guanfacin)
2. Ganglionär blockierende Substanzen (Trimethaphan)
3. An peripheren adrenergen Neuronen wirkende Substanzen (Guanethidin, Guanadrel, Reserpin)
4. β-Adrenozeptor-Antagonisten (Propranolol, Metoprolol usw.)
5. α-Adrenozeptor-Antagonisten (Prazosin, Terazosin, Doxazosin, Phenoxybenzamin, Phentolamin)
6. Kombinierte Adrenozeptorenantagonisten (Labetalol)

Vasodilatatoren (Kapitel 34)
1. Arteriell wirkende Substanzen (Hydralazin, Minoxidil, Diazoxid)
2. Arteriell und venös wirkende Substanzen (Nitroprussidnatrium)

Ca^{2+}-Kanalblocker (Capp. 32, 34, 35) (Verapamil, Diltiazem, Nifedipin, Felodipin, Nicardipin, Isradipin, Amlodipin)

Angiotensin-I-Konversionsenzyminhibitoren (Kapitel 31, 32) (Captopril, Enalapril, Quinapril, Ramipril, Benazepril, Fosinopril)

Angiotensin-II-Rezeptor-Antagonisten (Kapitel 31, 34) (Losartan, Valsartan)

Gabe von Diuretika (Bennett et al., 1977). Weiterhin wird der antihypertensive Effekt durch hohe Salzzufuhr oder Infusion von Salzlösung (aber nicht von Dextran), die der diuresebedingt negativen Natriumbilanz entgegenwirken, aufgehoben. Auch bleibt das Plasmavolumen unter einer effektiven Therapie ungefähr 5% unter den Werten vor der Behandlung und die Reninaktivität im Plasma bleibt erhöht, was eine dauerhafte Verminderung des Körpernatriums beweist (Shah et al., 1978). Schließlich erzeugen Diuretika keinen relaxierenden Effekt auf die glatte Muskulatur *in vitro*, und die Senkung des Gefäßwiderstands, die den hämodynamischen Wirkmechanismus der Diuretika darstellt, kann ebenso durch Salzrestriktion erzielt werden (Freis, 1983).

Die möglichen Mechanismen einer Verminderung des Gefäßwiderstands infolge einer anhaltenden, aber geringen Absenkung des Gesamtkörpernatriums, können in einer Reduktion des interstitiellen Flüssigkeitsvolumens, in einer Senkung der Natriumkonzentration in glatten Muskelzellen, die zur Senkung der intrazellulären Kalziumkonzentrationen und so zu einem verminderten Ansprechen der Zellen auf kontraktile Stimuli führen kann sowie in einer Änderung der Affinität und der Aktivierbarkeit von zellulären Rezeptoren für vasokonstriktorische Hormone bestehen (Insel und Motulsky, 1984).

Benzothiadiazine und strukturverwandte Substanzen

Benzothiadiazine (Thiazide) und verwandte Diuretika stellen in den USA die am häufigsten eingesetzte Klasse

Tabelle 33.2 Hämodynamische Auswirkungen der langfristigen Anwendung antihypertensiver Substanzen*

	HERZ-FREQUENZ	HERZMINU-TENVOLUMEN	PERIPHERER GEFÄSSWIDER-STAND	PLASMA-VOLUMEN	PLASMA-RENIN-AKTIVITÄT	NIEREN-DURCH-BLUTUNG
Diuretika	↔	↔	↓	↓	↑	↓
Sympatholytika						
zentral wirksame	⊤↓	⊤↓	↓	↑	↓	↔
peripher wirksame	↓	↓	↓	⊤↑	↑	⊤↓
α-Adrenozeptorenblocker	⊤↑	⊤↑	↓	⊤↑	↔	↔
β-Adrenozeptorenblocker						
ohne ISA**	↓	↓	⊤↓	⊤↑	↓	⊤↓
mit ISA	↔	↔	↓	⊤↑	⊤↓	⊤↓
arterielle Vasodilatatoren	↑	↑	↓	↑	↑	⊤↑
Ca^{2+}-Kanalblocker	↓ o ↑	⊤↑	↓	↔	⊤↑	⊤↑
ACE-Inhibitoren	↔	↔	↓	↔	↑	⊤↑

* Veränderungen werden folgendermaßen dargestellt: ↑: Steigerung; ↓: Verminderung; ⊤: Steigerung oder keine Veränderung; ⊥: Verminderung oder keine Veränderung; ↔: keine Veränderung.
** ISA, intrinsische sympathomimetische Aktivität. ACE, Angiotensin-I-Konversionsenzym.
Nota: Aufgrund der kurzen therapeutischen Verfügbarkeit der Angiotensin-II-Rezeptor-Antagonisten und der fehlenden Langzeiterfahrungen wurde diese Substanzgruppe hier nicht aufgeführt.

---

antihypertensiver Medikamente dar. Nach der Entdeckung von Chlorothiazid, dem ersten Benzothiadiazin, wurde eine Vielzahl oral wirksamer Diuretika entwickelt, die eine Aryl-Sulfonamidstruktur aufweisen und den Na$^+$/Cl$^-$-Kotransport hemmen. Einige davon sind keine Benzothiadiazine, aber weil sie ähnliche strukturelle Eigenschaften und molekulare Funktionen wie die ursprünglichen Benzothiadiazine besitzen, wurden sie der Diuretikagruppe der Thiazide zugeordnet. Chlorthalidon, ein Mitglied der Thiazidgruppe, das keine Benzothiadiazinstruktur besitzt, wird häufig für die Behandlung der Hypertonie eingesetzt. Da die Substanzen der Thiazidgruppe die gleichen pharmakologischen Wirkungen erzeugen, sind sie grundsätzlich untereinander austauschbar, wenn die Dosierungen in geeigneter Weise angepaßt werden (Siehe Kapitel 29).

Grundlagen der Hypertoniebehandlung mit Thiaziden Wenn ausschließlich ein Diuretikum aus der Klasse der Thiazide als antihypertensives Medikament eingesetzt wird (Monotherapie), sollte es in niedriger Dosierung verabreicht werden. Zudem gibt es deutliche Hinweise, daß diese Diuretika in der Dauerbehandlung der Hypertonie mit kaliumsparenden Substanzen kombiniert werden sollten.

Eine Blutdrucksenkung kann bei vielen Patienten schon mit nur 12,5 mg *Chlorthalidon* oder *Hydrochlorothiazid* täglich erzielt werden. Dies sollte die Anfangsdosis sein für die meist älteren Patienten, bei denen eine Blutdrucksenkung nicht kurzfristig erzielt werden muß. In der Monotherapie sollte die maximale Tagesdosis der Thiaziddiuretika normalerweise das Äquivalent von 25 mg Hydrochlorothiazid oder Chlorthalidon nicht überschreiten. Obwohl mit höheren Dosierungen eine weitere Zunahme der Diurese erzielt werden kann, belegen unzählige Beobachtungen, daß dies für die Monotherapie der Hypertonie nicht erforderlich und wahrscheinlich auch nicht so risikolos ist.

Eine große Studie, in der die Gabe von 25 mit 50 mg Hydrochlorothiazid täglich bei älteren Patienten verglichen wurde, zeigte keine stärkere Blutdrucksenkung unter der höheren Dosierung (MRC Working Party, 1987). In den randomisierten kontrollierten Studien zur antihypertensive Therapie bei Älteren (SHEP Cooperative Research Group, 1991; Dahlöf et al., 1991; MRC Working Party, 1992), in denen die besten Ergebnisse hinsichtlich der kardiovaskulären Morbidität und Mortalität erzielt wurden, waren 25 mg Hydrochlorothiazid oder Chlorthalidon die höchsten eingesetzten Dosierungen. Patienten, bei denen diese Dosierungen keine ausreichende Blutdrucksenkung zur Folge hatten, wurden zusätzlich mit einer weiteren Substanz behandelt. Im Hinblick auf die Therapiesicherheit wurde in einer Fall-Kontroll-Studie (Siscovick et al., 1994) dosisabhängig ein häufigeres Auftreten von plötzlichem Herztod bei Dosierungen von mehr als 25 mg Hydrochlorothiazid täglich beobachtet. Dieser Befund unterstützt die von der retrospektiven Analyse der Multiple Risk Factor Intervention Studie (Multiple Risk Factor Intervention Trial Research Group,1982) aufgestellten Hypothese, wonach eine erhöhte kardiovaskuläre Todesrate mit höheren Diuretikadosierungen assoziiert sein könnte. Weiterhin sind die substanzspezifischen metabolischen Wirkungen der Thiaziddiuretika und auch die vom Patienten wahrnehmbaren Nebenwirkungen in gewissem Maße dosisabhängig. Dies ist ein weiteres Argument dafür, keine höhere Dosierung als 25 mg Hydrochlorothiazid/Chlorthalidon, mit der eine nahezu maximale Blutdrucksenkung erzielbar ist, zu verabreichen. Insgesamt zeigen die vorliegenden klinischen Studien, daß die Kombination mit einem zweiten Therapieprinzip einer Erhöhung der Diuretikadosierung vorzuziehen ist, wenn keine ausreichende Blutdrucksenkung mit einer Tagesdosierung von 25 mg Hydrochlorothiazid oder Chlorthalidon zu erreichen ist.

Zur Behandlung der Hypertonie sollten Thiaziddiuretika im allgemeinen mit einer kaliumsparenden Substanz kombiniert werden. Die kaliuretische Wirkung der Thiaziddiuretika kann abgeschwächt werden durch Substanzen, die Na$^+$-Kanäle im spätdistalen Tubulus und dem Sammelrohr hemmen (Amilorid und Triamteren), durch Inhibition der Aldosteronwirkung (Spironolacton) oder durch Hemmung der von Angiotensin II induzierten Aldosteronfreisetzung (Angiotensin-I-Konversionsenzyminhibitoren oder Angiotensin-II-Rezeptorantagonisten). Orale Kaliumzufuhr in den üblichen Dosierungen ist weniger effektiv als diese kaliumsparenden Wirkstoffe. Zum gegenwärtigen Zeitpunkt rechtfertigen die Ergebnisse klinischer Studien am ehesten die Kombination von Amilorid und Thiaziddiuretika. In den zwei großen Studien, die die besten Ergebnisse hinsichtlich der kardiovaskulären Morbidität und Mortalität ergeben haben, (Dahlöf et al., 1991; MRC Working Party, 1992) wurde Amilorid zusammen mit Hydrochlorothiazid in einem Verhältnis von 1 mg Amilorid zu 10 mg Hydrochlorothiazid eingesetzt.

Ein kaliumsparender Effekt kann mit ACE-Inhibitoren erzielt werden, wenn zusätzlich zu dem Diuretikum ein zweites Medikament zur Verstärkung der Blutdrucksenkung erforderlich ist. Da die diuretischen und blutdrucksenkenden Wirkungen durch die gemeinsame Anwendung dieser Substanzen deutlich verstärkt werden, sollte eine Kombinationstherapie mit niedrigen Dosierungen begonnen werden. ACE-Inhibitoren sollen normalerweise nicht zusammen mit kaliumsparenden Substanzen oder Kaliumzufuhr eingesetzt werden. Die Kombination von verschiedenen kaliumsparenden Substanzen oder zusätzliche Kaliumzufuhr kann bei einzelnen Patienten schwere Hyperkaliämien hervorrufen.

Im Gegensatz zur Dosisbegrenzung für Thiaziddiuretika in der Monotherapie können zur Behandlung der schweren Hypertonie, die auf drei oder mehr Medikamente nicht ausreichend anspricht, höhere Dosierungen erforderlich sein. Tatsächlich kann der blutdrucksenkende Effekt von Substanzen, die das sympathische Nervensystem inhibieren, oder der von Vasodilatantien nachlassen, da diese Substanzen einen Zustand hervorrufen, in dem der Blutdruck besonders vom Blutvolumen abhängig ist. Daher ist es angebracht, eine tägliche Gabe von 50 - 100 mg Hydrochlorothiazid-Äquivalent zu erwägen, wenn die Behandlung mit drei oder mehr Substanzen in geeigneter Kombination und Dosierung keine zufriedenstellende Blutdruckeinstellung erzielt. Die Einschränkung der Kochsalzzufuhr ist eine wirkungsvolle Zusatzmaßnahme bei diesen therapieresistenten Fällen, die dazu dient, die erforderliche Diuretikadosierung zu reduzieren. Dieser Effekt kann durch eine mäßige Beschränkung der Natriumzufuhr auf 2 g pro Tag erreicht werden. Eine weitergehende Natriumeinschränkung ist bei den meisten Patienten nicht durchführbar. Da das Ausmaß eines K$^+$-Verlustes von der Na$^+$-Menge abhängt, die dem distalen Tubulus zugeführt wird, kann die Restriktion von Na$^+$ auch die Entstehung einer Hypokaliämie und einer Alkalose vermeiden. Die diuretische und antihypertensive Wirksamkeit von Substanzen der Thiazidgruppe wird drastisch verringert, wenn die glomeruläre Filtrationsrate unter 30 ml/min sinkt. Eine Ausnahme stellt *Metolazon* dar, das auch bei Patienten mit diesem Schweregrad der Niereninsuffizienz wirksam bleibt.

Bei den meisten Patienten tritt die Blutdrucksenkung innerhalb von zwei bis vier Wochen nach Gabe von Thiaziddiuretika auf. In einigen Fällen wird allerdings der maximale blutdrucksenkende Effekt einer bestimmten Dosierung selbst über zwölf Wochen nicht erreicht. Der Blutdruck von Patienten mit supprimierter Plasmareninaktivität spricht besonders zuverlässig auf Diuretika der Thiazidgruppe an, die allerdings auch bei den meisten anderen Patienten wirksam sind. Es gibt keine Möglichkeit, das Ausmaß der Blutdrucksenkung beim einzelnen Patienten aus der Dauer oder dem Schweregrad der Hypertonie abzuleiten, obwohl es unwahrscheinlich ist, daß eine Monotherapie mit Diuretika bei Patienten mit schwerer Hypertonie ausreichend wirksam ist. Da sich die Wirkung von Thiaziddiuretika mit der anderer antihypertensiver Substanzen additiv verhält, sind Kombinationsstrategien mit diesen Diuretika üblich und sinnvoll. Diuretika haben zusätzlich den Vorteil, daß sie die Salz- und Wasserretention, die häufig von Vasodilatatoren und einigen Sympatholytika verursacht wird, reduzieren.

Nebenwirkungen und Gegenanzeigen Die Nebenwirkungen der Diuretika werden in Kapitel 29 behandelt. Darunter sind einige Wirkungen, die darüber entscheiden, ob ein Patient eine diuretische Therapie tolerieren und einhalten kann. Impotenz ist die häufigste unangenehme Nebenwirkung der Thiaziddiuretika. Der Arzt sollte daher speziell nach dem Auftreten dieses Symptoms unter der Behandlung fragen. Gicht kann als Folge der von Diuretika dieser Art hervorgerufenen Hyperurikämie auftreten. Jede dieser beiden Nebenwirkungen sollte zur Erwägung alternativer Therapiemöglichkeiten veranlassen. Auch Muskelkrämpfe treten dosisabhängig unter diuretischer Therapie auf.

Andere Effekte der Thiaziddiuretika sind aus experimentellen Studien bekannt und sind hauptsächlich deswegen bedeutsam, weil sie *Surrogatparameter* darstellen, die möglicherweise eine ungünstige Wirkung dieser Medikamente auf Morbidität und Mortalität anzeigen können.

Surrogatparameter sind Befunde, von denen man aus epidemiologischen Studien weiß, daß sie den Krankheitsverlauf vorhersagen, und die deshalb in Therapiestudien als Ersatz für den eigentlichen Therapieerfolg herangezogen werden. So ist zum Beispiel die Absenkung des systolischen Blutdrucks ein Ersatzparameter für die Reduktion des Schlaganfallrisikos durch antihypertensive Therapie, die sehr gründlich validiert wurde (SHEP Cooperative Research Group, 1991). Andererseits wies auch der epidemiologische Zusammenhang zwischen der Häufigkeit ventrikulärer Ektopien und dem Risiko des plötzlichen Herztods darauf hin, daß diese ventrikulären Arrhythmien einen Surrogatparameter für eine günstige Beeinflussung des plötzlichen Herztods durch Antiarrhythmika darstellen könnten. Jedoch war die durch die Antiarrhythmika Encainid und Flecainid erzielte Reduktion ventrikulärer Ektopien und intermittierender ventrikulärer Tachykardien mit einem höheren Risiko für den plötzlichen Herztod verbunden (CAST Investigators, 1989). Dies zeigt die Fehlbarkeit von Studien, in denen Surrogatparameter für die Vorhersage des Nutzens einer spezifischen pharmakologischen Behandlung herangezogen werden. Dementsprechend kann die medikamentöse Beeinflussung von Surrogatparametern nicht als überzeugender Nachweis eines Therapieerfolgs angesehen werden. Statt dessen ermöglichen Surrogatparameter die Bildung von Hypothesen, die in kontrollierten klinischen Studien überprüft werden müssen. Bis jedoch solche Studien vorliegen, müssen Medikamenteneffekte auf Surrogatparameter nachdenklich stimmen und zum Überdenken der Dosierungen anregen, wenn sie nachteilige Therapieeffekte vorhersagen.

Der Einfluß von Diuretika auf verschiedene Surrogatparameter für ungünstige Therapiefolgen muß beachtet werden. Der von Thiaziddiuretika hervorgerufene Kaliumverlust ist über einen weiten Dosierungsbereich dosisabhängig und ist bei einzelnen Patienten unterschiedlich ausgeprägt, so daß ein Teil der Patienten unter diuretischer Therapie eine schwerwiegende Kaliumverarmung entwickeln kann. Jedoch können auch geringe Dosierungen, wenn sie über lange Zeit gegeben werden, zu einem gewissen Grad von Kaliumverlust führen.

Es gibt zwei Typen von ventrikulären Arrhythmien, von denen man annimmt, daß sie durch Kaliumverarmung gefördert werden. Eine davon ist die polymorphe ventrikuläre Tachykardie (*torsade de pointes*), die von einer Vielzahl von Medikamenten einschließlich Chinidin hervorgerufen werden kann. Eine derartige medikamenteninduzierte polymorphe ventrikuläre Tachykardie entsteht durch eine Störung der ventrikulären Repolarisation und wird deutlich verstärkt durch Medikamente, die einen Kaliumverlust hervorrufen, der ebenfalls zur Störung der Repolarisation führt (siehe Kapitel 35). Daraus folgt, daß Thiaziddiuretika nicht zusammen mit Substanzen gegeben werden sollen, die polymorphe ventrikuläre Tachykardien auslösen können.

Die schwerwiegendsten Bedenken im Hinblick auf den Kaliumverlust betreffen die eventuelle Begünstigung eines unter Ischämie auftretenden Kammerflimmerns, das die häufigste Ursache für den plötzlichen Herztod darstellt und wesentlich zur kardiovaskulären Mortalität bei behandelten hypertensiven Patienten beiträgt. Tierexperimentielle Studien konnten nachweisen, daß Kaliumverarmung die Reizschwelle für elektrisch induziertes Kammerflimmern im ischämischen Myokard herabsetzt, und daß Kammerflimmern unter Ischämie auch häufiger spontan auftritt (Curtis und Hearse, 1989; Yano et al., 1989). In einer Fall-Kontroll-Studie wurde bei hypertensiven Patienten eine positive Korrelation zwischen der Diuretikumdosis und der Häufigkeit des plötzlichen Herztods nachgewiesen und ein inverses Verhältnis bestand zwischen der zusätzlichen Gabe von kaliumsparenden Substanzen und dem Herztodrisiko (Siscovick et al., 1994). Eine kontrollierte klinische Studie wies ein signifikant häufigeres Auftreten des plötzlichen Herztods unter 50 mg/die Hydrochlorothiazid im Vergleich zum β-Adrenozeptor-Antagonisten Metoprolol nach (MRC Working Party, 1992). Zur Zeit werden klinische Studien durchgeführt, die die Beeinflussung der kardiovaskulären Mortalität durch Diuretika mit der anderer Antihypertensiva vergleichen, so daß diese Frage genauer geklärt werden wird. Bis dahin sprechen die vorliegenden Erkenntnisse über den plötzlichen Herztod für eine Begrenzung der Hydrochlorothiazid-Dosis in der Monotherapie auf 25 mg täglich (oder äquivalente Dosierungen) und für eine Kombination mit einer kaliumsparenden Substanz.

Diuretika aus der Gruppe der Thiazide erhöhen die Serumspiegel von *low-density* Lipoproteinen (LDL) und erhöhen das Verhältnis von LDL zu *high-density* Lipoproteinen (HDL). Epidemiologische Studien und Untersuchungen zu lipidsenkenden Substanzen haben einen Zusammenhang zwischen erhöhtem LDL und dem Risiko für koronare Herzkrankheit ergeben, sodaß die Annahme, daß LDL einen Surrogatparameter für die Morbidität und Mortalität der koronaren Herzerkrankung darstellen könnte, gerechtfertigt erscheint. Ob die Zunahme des Verhältnisses von LDL zu *high-density* Lipoproteinen durch Diuretika tatsächlich ein erhöhtes Risiko für die koronare Herzkrankheit bei diuretikabehandelten Patienten bedeutet, ist derzeit nicht bekannt. Solange keine aussagekräftigen Studien zur Morbidität und Mortalität im Vergleich zu anderen antihypertensiven Substanzen vorliegen, kann die Beeinflussung der Plasmalipide durch Diuretika der Thiazidgruppe ein Anlaß für Bedenken sein, sollte aber kein Argument für konkrete Empfehlungen zur Auswahl zwischen diesen und anderen antihypertensiven Substanzen darstellen.

In epidemiologischen Studien besitzt die linksventrikuläre Hypertrophie eine große Aussagekraft für die Häufigkeit des plötzlichen Herztods bei hypertensiven Patienten. Die Diuretika der Thiazidgruppe sind hinsichtlich der Reduktion einer linksventrikulären Hypertrophie schwächer wirksam als andere Antihypertensiva wie z. B. die Angiotensin-I-Konversionsenzyminhibitoren (Dahlöf et al., 1992).

Diuretika der Thiazidgruppe erhöhen das glykosylierte Hämoglobin bei Patienten mit Diabetes mellitus (Gall et al., 1992). Dieser Befund und die Erkenntnis, daß Angiotensin-I-Konversionsenzyminhibitoren den Verlust der Nierenfunktion bei diabetischen Patienten verzögern, legen nahe, daß Diuretika der Thiazidgruppe nicht die Medikamente der ersten Wahl zur Monotherapie bei hypertensiven Patienten mit Diabetes mellitus darstellen.

Alle thiazidähnlichen Substanzen sind plazentagängig, aber eine direkte schädigende Wirkung auf den Fetus wurde nicht nachgewiesen. Wenn jedoch die Behandlung mit Thiaziddiuretika während einer Schwangerschaft begonnen wird, besteht das Risiko einer intermediären Hypovolämie, die zur Unterversorgung der Plazenta führen kann. Da Thiazide in die Muttermilch übertreten, sollten sie bei stillenden Müttern vermieden werden.

Auswahl eines Diuretikums vom Thiazidtyp als initiales Medikament einer Hypertonietherapie Nur wenige Aspekte der Hypertonie sind mehr umstritten als die Frage, ob ein Diuretikum initial oder als alleiniges Medikament zur Behandlung der Hypertonie eingesetzt werden soll (Joint National Committee, 1993; Tobian et al., 1994). Die endgültige Beantwortung dieser Frage wird nach Abschluß einer großen klinischen Studie (ALLHAT Studie) möglich sein, die vom National Institute of Health durchgeführt wird. In dieser Studie werden Thiaziddiuretika in der Anwendung als Erstmedikation oder als Monotherapeutikum mit anderen antihypertensiven Substanzen verglichen. In der Zwischenzeit muß die Interpretation der vorliegenden Ergebnisse für diese Entscheidung herangezogen werden. Es gibt mehrere Arten von Informationen, aus denen solche Folgerungen abgeleitet wurden, aber keine läßt eine überzeugende Schlußfolgerung zu.

Eine Art der Information besteht in den bereits beschriebenen metabolischen Effekten der Thiaziddiuretika. Dies bezieht sich auf die Erhöhung von LDL, den Verlust von Kalium, die Verschlechterung der diabetischen Stoffwechsellage und die Regression der linksventrikulären Hypertrophie, die in geringerem Ausmaß als mit anderen Substanzen erreicht wird. Die Fall-Kontroll-Studie, die einen dosisabhängigen Zusammenhang dieser Diuretika mit dem plötzlichen Herztod aufzeigte, stützt die Schlußfolgerung, daß sich der Kaliumverlust ungünstig auswirkt (Siscovick et al., 1994).

Eine weitere Information ergibt sich aus den klinischen Studien, die den Nutzen antihypertensiver Therapien nachgewiesen haben. In kontrollierten klinischen Studien, die vor 1991 überwiegend an Patienten mittleren Alters durchgeführt wurden, zeigte sich der Nutzen einer antihypertensiven Therapie in Bezug auf die koronare Herzkrankheit und den Herztod weniger ausgeprägt als für die Beeinflussung des Schlaganfalls. Prospektive Langzeitbeobachtungen sagen voraus, daß eine Senkung des diastolischen Blutdrucks um 5 - 6 mmHg zu einer Reduktion des Schlaganfallrisikos um 35 - 40% führen sollte. Tatsächlich zeigte eine Zusammenfassung von 14 randomisierten Therapiestudien, daß die Prävalenz des tödlichen und nichttödlichen Schlaganfalls durch eine diastolische Blutdrucksenkung diesen Ausmaßes um 42% (p< 0,0002) gesenkt wird (Collins et al., 1990). Im Gegensatz zu den epidemiologischen Studien, die ein um 20 - 25% reduziertes Risiko für die koronare Herzkrankheit mit und ohne Todesfolge bei einer Differenz des diastolischen Blutdrucks um 5 - 6 mmHg vorhersagen, führt diese Absenkung des Blutdrucks durch antihypertensive Therapie nur zu einer Abnahme der koronaren Herzerkrankungen um 14% (p<0,01). Unter antihypertensiver Therapie traten Schlaganfälle mit Todesfolge um 45% (p<0,0001) seltener auf, wogegen Todesfälle durch koronare Herzkrankheit nur um 11% (nicht signifikant) reduziert wurden. Die Unfähigkeit der antihypertensiven Therapie, die Häufigkeit der koronaren Herzkrankung und speziell der koronar bedingten Todesfälle im erwarteten Ausmaß zu reduzieren, hat Anlaß zu ernsthaften Spekulationen gegeben, die auch die Möglichkeit einschließen, daß die in diesen Studien als Medikamente der ersten Wahl eingesetzten Diuretika ungünstige Einflüsse auf die koronare Herzerkrankung und den plötzlichen Herztod ausgeübt haben könnten. Diese in Bezug auf die koronare Herzerkrankung enttäuschenden Ergebnisse stammen aus Studien, die überwiegend Hydrochlorothiazid oder Chlorthalidon in Dosierungen bis zu 50 mg ohne zusätzliche kaliumsparende Substanzen bei Patienten zumeist mittleren Alters eingesetzt haben.

Im Anschluß an die Metaanalyse dieser 14 kontrollierten Studien haben zwei Studien an älteren Patienten, bei denen Hydrochlorothiazid in niedriger Dosierung (25 mg täglich) zusammen mit der kaliumsparenden Substanz Amilorid eingesetzt wurde, günstigere Resultate für die Reduktion der koronaren Mortalität erbracht, nämlich eine Absenkung um 50% (Dahlöf et al., 1991) und 40% (MRC Working Party, 1992). In der letztgenannten Studie ergab sich unter der diuretischen Therapie eine signifikante Risikoreduktion für Schlaganfälle und Koronarerkrankungen, wogegen in der Vergleichsgruppe, die randomisiert mit dem β-Adrenozeptorenblocker Atenolol behandelt wurde, keine signifikante Verminderung dieser Endpunkte auftrat.

Aus den geschilderten Ergebnissen kann das folgende Vorgehen bei der Auswahl eines Diuretikums als Anfangsmedikation abgeleitet werden. Bei älteren Patienten (über 65 Jahre) ist die Wahl eines Diuretikums aus der Thiazidgruppe für den Therapiebeginn angebracht, wenn es im Bereich von 12,5 - 25 mg Hydrochlorothiazid täglich (oder in äquivalenten Dosierungen) und zusammen mit einer kaliumsparenden Substanz eingesetzt wird. Diese Aussage wird begründet durch die gute Wirksamkeit in den klinischen Studien mit dieser Vorgabe, den relativ gering ausgeprägten Nebenwirkungen und dem Umstand, daß bei älteren Patienten mit größerer Wahrscheinlichkeit ein niedriges Renin vorliegt, was ein gutes Ansprechen auf eine diuretische Therapie wahrscheinlich macht.

Bei Patienten unter 65 Jahren scheint eine mehr individuelle Auswahl des initial eingesetzten Antihypertensivums erforderlich zu sein. Die früheren klinischen Studien, die bei dieser Altersgruppe mit Thiaziddiuretika in hoher Dosierung und ohne kaliumsparende Substanzen durchgeführt wurden, sprechen weder für noch gegen den Gebrauch dieser Diuretikagruppe. Bei der Individualisierung der Anfangstherapie können verschiedene Faktoren berücksichtigt werden. Bei Diabetespatienten verzögern Angiotensin-I-Konversionsenzyminhibitoren das Nachlassen der Nierenfunktion und sind deswegen den Diuretika, die zusätzlich die Glukosetoleranz bei Diabetikern beeinträchtigen, vorzuziehen. Im Vergleich zu Diuretika wirken andere Substanzen, speziell die ACE-Inhibitoren, bei Patienten mit linksventrikulärer Hypertrophie ausgeprägter auf die Reduktion der linksventrikuläre Masse. Kaukasische Rassenzugehörigkeit, ein Alter unter 65 Jahren und ein stimulierter oder normaler Reninstatus sind Faktoren, die für einen ACE-Inhibitor oder einen β-Adrenozeptorenantagonisten eine deutlicher ausgeprägte antihypertensive Wirksamkeit erwarten lassen als für ein Diuretikum.

Weitere diuretisch wirkende Antihypertensiva

Die Diuretika vom Thiazidtyp sind als antihypertensive Wirkstoffe wirksamer als Schleifendiuretika wie Furosemid oder Bumetanid, wenn die Patienten eine normale Nierenfunktion aufweisen (Ran et al., 1981). Dieser Unterschied hängt wahrscheinlich mit der kurzen Wirkdauer der Schleifendiuretika zusammen, die dazu führt, daß eine einmal tägliche Gabe keinen wesentlichen Natriumverlust über einen Zeitraum von 24 Stunden bewirkt. Die im Hinblick auf die schnell einsetzende und ausgeprägte Natriurese beeindruckende Wirksamkeit der Schleifendiuretika ist für die Hypertoniebehandlung möglicherweise ein Nachteil. Bei zweimal täglicher Gabe eines Schleifendiuretikums kann der diuretische Effekt übermäßig ausgeprägt sein und stärkere Nebenwirkungen hervorrufen als die langsamer und milder wirkenden Thiaziddiuretika. Die Schleifendiuretika erzeugen eine Hyperkalziurie anstelle der Hypokalziurie, die unter Thiazidtherapie auftritt. Mit den Thiaziden gemeinsam sind ihnen jedoch die anderen metabolischen Wirkungen wie Hypokaliämie, Hyperurikämie, gestörte Glukosetoleranz und möglicherweise die ungünstige Beeinflussung der Plasmalipide. Schleifendiuretika sind besonders nützlich bei Patienten mit Azotämie und bei Patienten mit starken Ödemen, die als Begleiteffekt von Vasodilatatoren wie zum Beispiel Minoxidil, auftreten können.

Obwohl der hypotensive Effekt von Spironolacton in Dosierungen bis zu 100 mg täglich mit dem von Hydrochlorothiazid vergleichbar ist (Jeunemaitre et al.,1988), treten unter höheren Dosierungen inakzeptable Nebenwirkungen auf (Schrijver und Weinberger, 1979). Spironolacton kann besonders sinnvoll bei Patienten mit klinisch signifikanter Hyperurikämie, Hypokaliämie oder Glukoseintoleranz eingesetzt werden und ist das Medikament der Wahl zur Behandlung des primären Hyperaldosteronismus. Anders als bei Thiaziddiuretika werden die Plasmakonzentrationen von Ca^{2+} und Glukose nicht beeinflußt. Die Auswirkungen von Spironolacton auf die plasmatischen Lipidspiegel sind nicht umfassend untersucht, aber manche Studien zeigen, daß die Veränderungen der Triglyzeride, des LDL-Cholesterins und des Gesamtcholesterins geringer sind als unter Thiaziden. Spironolacton kann jedoch die Konzentration des HDL-Cholesterins verringern (Falch und Schreiner, 1983). Die anderen kaliumsparenden Diuretika, Triamteren und Amilorid, werden im wesentlichen dazu eingesetzt, die Kaliumausscheidung zu vermindern und den blutdrucksenkenden Effekt eines Thiazids zu verstärken (De Carvalho et al., 1980; Multicenter Diuretic Cooperative Study Group, 1981). Bei Patienten, die zu Hyperkaliämie neigen, sollten diese Substanzen vorsichtig und unter häufiger Kontrolle der K^+-Konzentrationen im Plasma verwendet werden. Patienten, die Spironolacton, Amilorid oder Triamteren einnehmen, sollten auf die Gefahr aufmerksam gemacht werden, daß die Verwendung von K^+-enthaltenden Kochsalzersatzstoffen eine Hyperkaliämie hervorrufen kann. Eine Niereninsuffizienz stellt eine relative Kontraindikation für kaliumsparende Diuretika dar.

Arzneimittelwechselwirkungen mit Diuretika

Da die blutdrucksenkende Wirkung der Diuretika meist additiv zu der anderer Antihypertensiva hinzukommt, wird ein Diuretikum häufig in Kombination mit anderen Medikamenten eingenommen. Wie oben erwähnt, erzeugt die Einnahme von Diuretika zusammen mit Chinidin oder mit anderen Wirkstoffen, die polymorphe ventrikuläre Tachykardien hervorrufen können, ein deutlich gesteigertes Risiko für diese medikamenteninduzierten Arrhythmien. Der Verlust von K^+ und Mg^{2+} unter Thiazid- oder Schleifendiuretika kann auch die bei Digitalisintoxikation entstehenden Arrhythmien begünstigen. Kortikosteroide können die durch Diuretika hervorgerufene Hypokaliämie verstärken. Alle Diuretika können die Elimination von Li^+ beeinträchtigen, so daß ein Anstieg der Li^+-Konzentration im Plasma und möglicherweise Toxizitätssymptome entstehen können (Amdisen, 1982). Nichtsteroidale Antiphlogistika, die die Prostaglandinsynthese inhibieren, vermindern die antihypertensive Wirksamkeit der Diuretika. Es ist nicht bekannt, ob diese Beeinflussung auf einer Na^+-Retention beruht, die durch Hemmung des natriuretischen Diuretikaeffekts durch das Antiphlogistikum bedingt ist, oder ob dieser Effekt mit der Hemmung der vaskulären Prostaglandinsynthese in Verbindung steht (Webster, 1985). Nichtsteroidale Antiphlogistika, β-Adrenozeptorenblocker wie auch Angiotensin-I-Konversionsenzyminhibitoren senken die Plasmaspiegel von Aldosteron und können die hyperkaliämische Wirkung der kaliumsparenden Diuretika verstärken.

SYMPATHOLYTIKA

Seitdem 1940 nachgewiesen worden war, daß eine beidseitige Unterbrechung des thorakalen Sympathikus eine Senkung des Blutdrucks bewirken kann, hat eine intensive Suche nach wirksamen, synthetischen Sympatholytika stattgefunden. Viele Substanzen wiesen eine schlechte Verträglichkeit auf, weil sie Symptome wie orthostatische Hypotonie, Potenzstörungen oder Diarrhoe hervorriefen, oder weil die antihypertensive Wirkung durch Flüssigkeitsretention vermindert wurde. Jedoch konnten viele dieser Probleme bei neueren Wirkstoffen und durch gezielte Kombination dieser Medikamente mit Diuretika oder Vasodilatatoren überwunden werden. Die verschiedenen Klassen sympatholytischer Wirkstoffe sind in Tabelle 33.1 aufgeführt.

Methyldopa

Methyldopa ist ein antihypertensiver Wirkstoff mit Angriffspunkt im Zentralnervensystem. Methyldopa selbst stellt eine inaktive Vorstufe (*prodrug*) dar, dessen blutdrucksenkende Wirkung über einen aktiven Metaboliten zustande kommt.

Die Synthese von Methyldopa (α-Methyl-3,4-dihydroxy-L-phenylalanin), einem Derivat von 3,4-Dihydroxyphenylalanin (DOPA), hatte die Entwicklung eines kompetitiven Inhibitors der Dopa-Decarboxylase, einem Enzym der Katecholamin-Biosynthese, zum Ziel (siehe Kapitel 6). Die Strukturformel von Methyldopa:

METHYLDOPA

Die blutdrucksenkende Wirksamkeit von Methyldopa wurde entdeckt, als bei hypertensiven Patienten die Beeinflussung der Biosynthese aromatischer Amine untersucht wurde (Oates et al., 1960). Obwohl Methyldopa beim Menschen tatsächlich eine Hemmwirkung auf die Dopa-Decarboxylase ausübt, kann der blutdrucksenkende Effekt nicht auf die Hemmung dieses Enzyms, dessen Aktivität für die Katecholaminsynthese nicht geschwindigkeitsbestimmend ist, zurückgeführt werden, da andere, stärker wirksame Inhibitoren der Dopa-Decarboxylase keine Blutdrucksenkung bewirken. Andere Untersuchungen wiesen nach, daß Methyldopa eine Entleerung der neuronalen Noradrenalinspeicher herbeiführt, was bei anderen Inhibitoren der Dopa-Decarboxylase nicht der Fall ist. In Untersuchungen zum Mechanismus der neuronalen Noradrenalinverarmung stellte sich heraus, daß Methyldopa in den adrenergen Neuronen von der Dopa-Decarboxylase zu α-Methyldopamin verstoffwechselt wird, aus dem dann α-Methylnoradrenalin entsteht (Abb.

33.1). α-Methylnoradrenalin wird in den sekretorischen Vesikeln der adrenergen Nervenzellen gespeichert und ersetzt dort das eigentliche Noradrenalin. Daraus folgt, daß es bei der Exozytose von Neurotransmittern aus einem adrenergen Neuron zur Freisetzung von α-Methylnoradrenalin anstelle von Adrenalin kommt.

Da α-Methylnoradrenalin als ebenso starker Vasokonstriktor wirkt wie Noradrenalin, wird der vasokonstriktorische Effekt einer peripheren Sympatikusaktivierung durch den Austausch des Noradrenalins in den sekretorischen Vesikeln der peripheren adrenergen Neurone nicht verändert. Die Wirkung von α-Methylnoradrenalin besteht stattdessen in einer Inhibition adrenerger Nervenzellen im Hirnstamm, wobei diese zentralnervöse Wirksamkeit im wesentlichen für den blutdrucksenkenden Effekt verantwortlich ist. Es ist anzunehmen, daß Methylnoradrenalin durch seine Funktion als $α_2$-Agonist im Hirnstamm die Aktivität von vasokonstriktorischen adrenergen Efferenzen, die zum peripheren sympathischen Nervensystem führen, reduziert.

Die Schlußfolgerung, daß der blutdrucksenkende Effekt von Methyldopa über die Wirkung eines aktiven Metaboliten im Gehirn zustande kommt, wird durch eine Vielzahl von Beobachtungen unterstützt (Bobik et al., 1988; Granata et al., 1986; Reid, 1986). In Tierexperimenten wird der hypotensive Effekt von Methyldopa nur von solchen Inhibitoren der Dopa-Decarboxylase gehemmt, die in das Zentralnervensystem (ZNS) gelangen können. Die Blutdrucksenkung wird ebenso von Inhibitoren der Dopamin-β-Hydroxylase und von zentralnervös wirksamen α-Adrenozeptorenblockern aufgehoben. Geringe Dosierungen von Methyldopa, die nach Injektion in den großen Kreislauf den Blutdruck nicht beeinflussen, erzeugen eine Blutdrucksenkung, wenn sie in die Vertebralarterie injiziert werden. Die selektive Mikroinjektion von α-Methylnoradrenalin in die C-1-Region der rostralen ventrolateralen Medulla ruft bei Ratten eine hypotensive Reaktion hervor, die durch eine Blockade von α-Adrenozeptoren verhindert werden kann. Es wird angenommen, daß Methylnoradrenalin in dieser Region Neurone inhibiert, die für die Erzeugung der Ruheaktivität peripherer sympathischer Nerven und für die Weiterleitung von Signalen des Barorezeptorreflexes verantwortlich sind. Die Ursache für eine Steigerung der α-adrenergen Hemmwirkung auf die sympathischen Efferenzen durch Methylnoradrenalin kann darin bestehen, daß Methylnoradrenalin stärker akkumuliert als das verdrängte Noradrenalin. Dieses Verhalten kann dadurch bedingt sein, daß Methylnoradrenalin kein Substrat der Monoaminoxidase, dem im ZNS hauptsächlich für den Abbau von Noradrenalin zuständigen Enzym, darstellt.

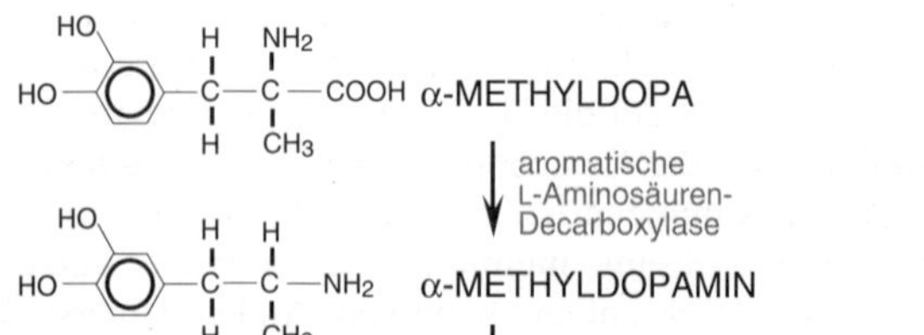

Zusätzlich zur Inhibition des efferenten Sympathikotonus in der C-1-Region der rostralen ventrolateralen Medulla, die über α-Adrenozeptoren vermittelt wird, kann Methylnoradrenalin auch in anderen Kernen wie z. B. dem Nucleus tractus solitarius inhibitorisch wirksam sein. Ebenso muß die Möglichkeit, daß andere Metaboliten des Methyldopa an dessen kardiovaskulären Wirkungen beteiligt sind, in Betracht gezogen werden. Zum Beispiel werden die Katecholaminspeicher von adrenalinenthaltenden Neuronen des Hirnstamms durch Methyldopa entleert, aber in diesen Neuronen werden die normalen Neurotransmitter nicht durch α-Methyladrenalin ersetzt (Tung et al., 1988).

Pharmakologische Wirkungen Bei jüngeren Patienten mit unkomplizierter essentieller Hypertonie reduziert Methyldopa den Gefäßwiderstand, ohne größere Veränderungen des Herzzeitvolumens oder der Herzfrequenz hervorzurufen. Bei älteren Patienten kann jedoch das Herzzeitvolumen durch eine Verminderung der Herzfrequenz und des Schlagvolumens abnehmen, wobei dieser Effekt als Folge einer Venenrelaxation und der Vorlastsenkung auftritt. Die Senkung des arteriellen Blutdrucks erreicht ihr Maximum sechs bis acht Stunden nach einer oralen oder intravenösen Applikation. Obwohl die Senkung des Blutdrucks im Liegen weniger ausgeprägt ist als im Stehen, tritt eine orthostatische Hypotension bei Methyldopa weniger häufig auf als bei Substanzen, die ausschließlich auf das periphere sympathische Nervensystem oder auf autonome Ganglien wirken. Dies beruht auf der Tatsache, daß die über den Barorezeptorreflex vermittelte Vasokonstriktion durch Methyldopa zwar abgeschwächt, aber nicht vollständig aufgehoben wird. Aus diesem Grund wird Methyldopa bei einer Vollnarkose gut vertragen. Jeder stärkere Blutdruckabfall kann durch Volumensubstitution aufgehoben werden. Unter einer Behandlung mit Methyldopa bleibt der renale Blutfluß erhalten, und die Nierenfunktion wird nicht verändert.

Gemeinsam mit der Reduktion des arteriellen Blutdrucks kommt es auch zu einer Abnahme der Noradrenalinkonzentration im Plasma, die die Verminderung des Sympathikotonus widerspiegelt. Methyldopa senkt auch die Sekretion von Renin, aber dieser Effekt stellt keinen bedeutsamen Wirkmechanismus der Substanz dar und ist für die blutdrucksenkende Wirksamkeit nicht erforderlich. Im Verlauf einer Dauertherapie mit Methyldopa entwickelt sich oft eine Salz- und Volumenretention, die teilweise den antihypertensiven Effekt aufheben kann. Diese Reaktion wird als Pseudotoleranz bezeichnet, die durch die Kombination der Therapie mit einem Diureti-

Abbildung 33.1 Metabolismus von Methyldopa im adrenergen Neuron. α-Methylnoradrenalin ersetzt Noradrenalin in den neurosekretorischen Vesikeln.

kum beseitigt werden kann. Bemerkenswert ist, daß eine linksventrikuläre Hypertrophie durch Behandlung mit Methyldopa innerhalb von zwölf Wochen zur Regression gebracht werden kann, ohne daß ein Zusammenhang mit dem Ausmaß der Blutdruckveränderung ersichtlich wäre (Fouad et al., 1982).

Resorption, Metabolismus und Exkretion Weil Methyldopa ein prodrug darstellt, das im Gehirn zum aktiven Wirkstoff metabolisiert wird, hat seine Konzentration im Plasma weniger funktionelle Bedeutung als das bei vielen anderen Medikamenten der Fall ist. Nach oraler Gabe wird Methyldopa von einem aktiven Transportmechanismus für Aminosäuren resorbiert. Spitzenkonzentrationen im Plasma treten nach zwei bis drei Stunden auf. Die Substanz hat ein relativ kleines Verteilungsvolumen (0,4 l/kg) und wird mit einer Halbwertszeit von ca. zwei Stunden eliminiert. Anscheinend ist auch der Transport von Methyldopa in das ZNS ein aktiver Prozeß (Bobik et al., 1986). Die Ausscheidung von Methyldopa im Urin erfolgt hauptsächlich als sulfatiertes Konjugat (50 - 70%) und als unveränderte Substanz (25%). Der restliche Anteil wird in Form anderer Metabolite ausgeschieden, die Methyldopamin, Methylnoradrenalin und O-methylierte Produkte dieser Katecholamine umfassen (Campbell et al., 1985). Bei Patienten mit Niereninsuffizienz ist die Halbwertszeit von Methyldopa auf vier bis sechs Stunden verlängert.

Obwohl Methyldopa schnell resorbiert wird und eine kurze Halbwertszeit aufweist, tritt sein Maximaleffekt selbst nach intravenöser Injektion mit sechs bis acht Stunden Verzögerung auf, und die Wirkdauer einer Einzeldosis beträgt üblicherweise ca. 24 Stunden, so daß eine ein- oder zweimal tägliche Einnahme möglich ist (Wright et al., 1982). Die Diskrepanz zwischen der Wirkdauer von Methyldopa und den gemessenen Plasmaspiegeln der Substanz entsteht wahrscheinlich durch die Zeitspannen, welche für die Aufnahme in das ZNS, den Umbau zu aktiven Metaboliten und für die Elimination dieser Metaboliten aus dem ZNS erforderlich sind. Bei Patienten mit Niereninsuffizienz ist der blutdrucksenkende Effekt von Methyldopa deutlicher ausgeprägt, aber es ist nicht bekannt, ob dies auf einer veränderten Ausscheidung der Substanz oder auf einer gesteigerten Aufnahme in das ZNS beruht.

Nebenwirkungen und Gegenanzeigen Zusätzlich zur Blutdrucksenkung inhibieren die aktiven Metaboliten von Methyldopa über ihre Wirkung an α_2-Adrenozeptoren im Hirnstamm auch Zentren, die für Vigilanz und Aufmerksamkeit zuständig sind. Methyldopa erzeugt daher eine Sedierung, die meist nur transient auftritt. Ein geschwächter psychischer Antrieb kann bei manchen Patienten als chronischer Effekt eintreten, und gelegentlich entstehen Depressionen. Medulläre Kerne, die die Speichelbildung steuern, werden ebenfalls über α-Adrenozeptoren gehemmt, so daß Methyldopa Mundtrockenheit hervorrufen kann. Andere Nebenwirkungen, die auf die pharmakologische Wirkung im ZNS zurückzuführen sind, umfassen Libidoverlust, parkinsonartige Symptome und eine Hyperprolactinämie, die so ausgeprägt sein kann, daß Gynäkomastie und Galactorrhöe auftreten. Bei Patienten mit Dysfunktion des Sinusknotens oder mit Karotissinus-Syndrom kann Methyldopa eine hochgradige Bradykardie und einen Sinusknotenstillstand hervorrufen

Methyldopa erzeugt auch einige Nebenwirkungen, die keinen Bezug zu seinen pharmakologischen Wirkungen haben. Eine Leberschädigung, die manchmal mit Fieber einhergeht, ist eine seltene, aber potentiell ernste Nebenwirkung von Methyldopa. Um eine Leberschädigung schnell diagnostizieren zu können, muß das Medikament ohne Zögern als Ursache für hepatitisartige Symptome (z. B. Übelkeit, Appetitlosigkeit) in Betracht gezogen werden, und Kontrolluntersuchungen auf hepatotoxische Effekte (z. B. Bestimmung der γ-Glutamyl-Transferase oder der Alanin-Aminotransferase) sollten ungefähr drei Wochen nach Behandlungsbeginn mit dieser Substanz und nochmals drei Monate später durchgeführt werden. Es ist unbekannt, mit welcher Häufigkeit Methyldopa eine Hepatitis verursacht, aber bei ungefähr 5% der Patienten treten transiente Erhöhungen der Alanin-Aminotransferase im Plasma auf. Bei sofortigem Therapieabbruch ist die Leberschädigung normalerweise reversibel, aber sie ist bei erneuter Gabe von Methyldopa wieder nachzuweisen. Es gibt einige wenige Fallberichte über das Auftreten von Lebernekrosen mit Todesfolge. Eine Hepatitis tritt üblicherweise in den ersten drei Monaten nach Therapiebeginn auf, aber sie kann sich auch erst in der Dauertherapie mit Methyldopa entwickeln. Es wird geraten, den Einsatz von Methyldopa bei Patienten mit Lebererkrankungen zu vermeiden.

Methyldopa kann hämolytische Anämien hervorrufen. Bei mindestens 20% der Patienten, die Methyldopa über ein Jahr erhielten, wurde der Coombs-Test (Test auf Antiglobulin) positiv, was auf Autoantikörper hinweist, die gegen das Rh-Antigen auf den Erythrozyten des Patienten gerichtet sind. Jedoch stellt die Entwicklung eines positiven Coombs-Tests allein noch keinen ausreichenden Grund für einen Behandlungsabbruch dar. Bei 1 - 5% dieser Patienten ist die Ausbildung einer hämolytischen Anämie zu erwarten, die das sofortige Absetzen des Medikaments erforderlich macht. Der Coombs-Test kann bis zu einem Jahr nach Beendigung der Methyldopa-Therapie positiv bleiben, aber die hämolytische Anämie bildet sich innerhalb einiger Wochen zurück. Eine ausgeprägte Hämolyse kann durch Behandlung mit Glukokortikoiden abgeschwächt werden. Andere Nebenwirkungen, die noch seltener auftreten, umfassen Leukopenie, Thrombozytopenie, aplastische Anämie, eine dem Lupus erythematodes ähnliche Symptomatik, lichenoide oder granulomatöse Hautexantheme, Myokarditis, Retroperitonealfibrose, Pankreatitis, Diarrhoe und Malabsorption.

Therapeutischer Einsatz Methyldopa ist ein wirkungsvolles Antihypertensivum, wenn es in Kombination mit einem Diuretikum eingesetzt wird. Es wird im allgemeinen von Patienten mit ischämischer Herzerkrankung gut vertragen, und dies gilt auch für Patienten mit diastolischer Dysfunktion, bei denen es zur Abnahme des linksventrikulären Herzgewichts kommt. Bedingt durch die häufig auftretenden Nebenwirkungen und durch das Risiko immunologischer Interferenzen und Organschäden wird diese Substanz jedoch nicht in der Monotherapie als Medikament der ersten Wahl eingesetzt, sondern bleibt den Patienten, bei denen ein besonderer Nutzen erwartet werden kann, vorbehalten.

Die übliche Anfangsdosis von Methyldopa beträgt 250 mg zweimal täglich, und Dosierungen über 2 g pro Tag bringen kaum eine Wirkungssteigerung. Durch die einmal tägliche Einnahme von Methyldopa zur Schlafenszeit kann der sedierende Effekt vermindert werden, aber eine zweimal tägliche Gabe kann bei manchen Patienten erforderlich sein. Der Ethylester von Methyldopa, das *Methyldopat-Hydrochlorid*, ist als parenterale Darreichungsform erhältlich. Es wird üblicherweise in Einzeldosen von 250 - 1000 mg in sechsstündigen Abständen intravenös infundiert. Die Spaltungsgeschwindigkeit des Methyldopa-Esters ist bei den einzelnen Patienten sehr unterschiedlich, so daß nach intravenöser Gabe möglicherweise weniger Methyldopa im Kreislauf zur Wirkung kommt als nach oraler Einnahme der gleichen Dosis.

Clonidin, Guanabenz und Guanfacin

Die genauen pharmakologischen Eigenschaften der α_2-Adrenozeptor-Agonisten Clonidin, Guanabenz und Guanfacin werden in Kapitel 10 dargestellt. Diese Substanzen stimulieren α_2-Adrenozeptoren im Hirnstamm und erzeugen dadurch eine Hemmung der zentralnervösen efferenten Sympathikusaktivität (Sattler und van Zwieten, 1967; Langer et al., 1980). Die Reduktion der Noradrenalinspiegel im Plasma korreliert direkt mit der blutdrucksenkenden Wirkung (Goldstein et al., 1985; Sorkin und Heel, 1986). Patienten, deren Rückenmark kranial an den Austrittsstellen sympathischer Nervenfasern durchtrennt ist, reagieren nicht mit einer Blutdrucksenkung auf Clonidin (Reid et al., 1977). Diese Substanzen können die α_2-Adrenozeptoren der glatten Gefäßmuskulatur aktivieren, wobei höhere Dosierungen erforderlich sind als zur Stimulation zentraler α_2-Rezeptoren. Diese Eigenschaft verursacht eine initiale Vasokonstriktion, die bei Einnahme dieser Medikamente in zu hoher Dosierung beobachtet wird. Ebenso wird vermutet, daß dieser Mechanismus für das Nachlassen des therapeutischen Effekts, der bei hohen Dosierungen dieser Substanzen auftritt, verantwortlich ist (Frisk-Holmberg et al., 1984; Frisk-Holmberg und Wibell, 1986).

> Guanabenz ist in Deutschland nicht im Handel (Anm. d. Hrsg.).

Pharmakologische Wirkungen Die Agonisten an α_2-Adrenozeptoren senken den arteriellen Blutdruck, indem sie sowohl das Herzzeitvolumen als auch den peripheren Gefäßwiderstand beeinflussen. Im Liegen, wenn der Einfluß des Sympathikus auf das Gefäßsystem gering ist, beruht der Haupteffekt auf der Reduktion von Herzfrequenz und Schlagvolumen. Im Stehen jedoch, wenn der Sympathikotonus des Gefäßsystems physiologischerweise erhöht ist, bewirken diese Substanzen eine Senkung des Gefäßwiderstands. In gewisser Weise tritt immer eine orthostatische Blutdrucksenkung auf, da der venöse Rückstrom durch eine systemische Venendilatation reduziert wird, aber eine symptomatische Orthostase entsteht ohne vorbestehenden Volumenmangel nur selten. Durch den Sympathikus vermittelte Reflexe werden abgeschwächt, aber nicht völlig aufgehoben, und die Sympathikusaktivierung, die beim Einsatz von Vasodilatatoren der arteriellen Strombahn wie Hydralazin oder Minoxidil auftritt, wird unterdrückt. Jedoch greifen die α_2-Agonisten nicht in die Kreislaufregulation bei Anstrengung ein, so daß es üblicherweise nicht zu einer belastungsabhängigen Hypotonie kommt. Die Senkung des kardialen Sympathikotonus erzeugt eine negative Inotropie und Chronotropie. Der renale Blutfluß und die glomeruläre Filtrationsrate bleiben unbeeinflußt. Die Reninfreisetzung wird oft vermindert, wobei das Ansprechen auf Volumenmangel oder längeres Stehen erhalten bleibt. Es besteht keine Korrelation zwischen der hypotensiven Wirksamkeit und der Beeinflussung der Reninaktivität im Plasma. Unter α_2-Agonisten kann eine Salz- und Wasserretention auftreten, und der kombinierte Einsatz eines Diuretikums kann erforderlich sein. Die im ZNS wirkenden α_2-Adrenozeptor-Agonisten üben entweder keinen Einfluß auf die Plasmalipide aus oder erzeugen eine geringfügige Abnahme des Gesamtcholesterins, des LDL-Cholesterins und der Triglyzeride (Lardinois und Neuman, 1988).

Bei der Einführung von Guanabenz wurde dem in Tierexperimenten erhobenen Befund einer möglichen natriuretischen Wirkung besondere Beachtung geschenkt. Die Untersuchungen beim Menschen haben jedoch nicht zu einheitlichen Ergebnissen geführt. In der Langzeittherapie kommt es üblicherweise zu einem geringfügigen Gewichtsverlust, der nicht mit klinisch bedeutsamen Veränderungen des Salz- und Wasserhaushalts einhergeht. Dies weist darauf hin, daß die bei Methyldopa und Guanethidin beobachtete Pseudotoleranz (d. h. die Na^+-Retention) wahrscheinlich bei Guanabenz nicht auftritt. Trotzdem addieren sich die antihypertensiven Wirkungen von Diuretika und Guanabenz. Bei Patienten, die Guanabenz nach einer Salzbelastung erhalten, tritt eine natriuretische Wirkung auf, und ein neues Gleichgewicht des Na^+-Haushalts stellt sich innerhalb einer Woche ein. Diese kurzfristige Wirkung wird auf die Reduktion des renalen Sympathikotonus zurückgeführt, die eine verminderte Rückresorption von Na^+ im proximalen Nephron bewirkt (Gehr et al., 1986). In manchen Fällen wurde für Guanabenz auch gezeigt, daß es eine Volumendiurese hervorrufen kann, die auf einer Hemmung der Freisetzung und der renalen Wirksamkeit von Vasopressin beruhen könnte (Strandhoy, 1985). Eine Stimulation renaler α_2-Adrenozeptoren durch Guanabenz ist in der Lage, die Steigerung der cAMP-Spiegel durch Vasopressin aufzuheben (Gellai und Edwards, 1988).

Nebenwirkungen und Gegenanzeigen Obwohl α_2-Agonisten nur selten lebensbedrohliche Komplikationen hervorrufen, kommt es bei vielen Patienten zu unangenehmen und manchmal nicht tolerierbaren Nebenwirkungen. Zu Therapiebeginn treten Sedierung und Mundtrockenheit bei mehr als 50% der mit Clonidin oder Guanabenz behandelten Patienten und bei 25% der Patienten, die Guanfacin erhalten, auf (Wilson et al., 1986). Obwohl diese Symptome im Verlauf mehrerer Wochen zurückgehen können, brechen mindestens 10% der Patienten die Therapie wegen weiterbestehender Nebenwirkungen oder aufgrund von Impotenz, Übelkeit oder Schwindelgefühl ab. Die Mundtrockenheit kann so mit einer trockenen Nasenschleimhaut, mit trockenen Augen und mit einer Schwellung und Schmerzhaftigkeit der Parotis einhergehen. Es ist möglich, daß bei einer transdermalen Applikation von Clonidin Mundtrockenheit und Sedierung in geringerer Häufigkeit auftreten, eventuell weil Spitzenkonzentrationen vermieden werden. Zentralnervöse Nebenwirkungen, die weniger häufig sind, umfassen Schlafstörungen mit lebhaften Träumen oder Alpträumen, Ruhelosigkeit oder Depressionen. Kardiale Nebenwirkungen, die auf die sympatholytische Wirkung dieser Substanzen zurückzuführen sind, können sich bei Patienten mit geschädigtem Sinusknoten als symptomatische Bradykardie oder als Sinusknotenstillstand äußern. Wenn Patienten eine Erkrankung des Atrioventrikular- (AV-)Knotens aufweisen oder mit anderen, den AV-Knoten hemmenden Medikamenten behandelt werden, können AV-Blockierungen entstehen. Bei der transdermalen Applikation von Clonidin entwickeln 15 - 20% der Patienten eine Kontaktdermatitis.

Die plötzliche Beendigung einer Therapie mit α_2-Agonisten kann ein Entzugssyndrom hervorrufen, das aus Kopfschmerzen, Angstgefühl, Tremor, Abdominalschmerzen, Schweißausbrüchen und Tachykardie besteht. Der arterielle Blutdruck kann auf Werte ansteigen, die höher als zu Beginn der Behandlung liegen können, aber das Entzugssyndrom kann auch ohne einen derartig überschießenden Blutdruckanstieg auftreten. Die Symptome zeigen sich typischerweise 18 - 36 Stunden nach der letzten Medikamenteneinnahme, und sie gehen mit einer gesteigerten Freisetzungsaktivität des Sympathikus einher, was aus den erhöhten Katecholaminkonzentrationen im Plasma und im Urin abgeleitet werden kann. Für das Entzugssyndrom ist die genaue Inzidenz nicht bekannt, aber es ist abhängig von der Dosierung und tritt bei einer Tagesdosis von bis zu 0,3 mg Clonidin selten auf, ist aber häufiger und stärker ausgeprägt, wenn eine höher dosierte Therapie beendet wird. Ein Entzugssyndrom wird bei allen Substanzen dieser Gruppe beobachtet, aber es könnte bei Guanfacin geringer ausgeprägt sein, was vielleicht auf die längere Halbwertszeit dieser Substanz zurückzuführen ist. Ein hypertensiver Rebound-Effekt wurde auch nach Beendigung einer transdermalen Applikation von Clonidin beobachtet (Metz et al., 1987). Bei Patienten, die kontinuierlich mit einem β-Adrenozeptorenblocker behandelt werden, während eine Therapie mit einem α_2-Agonisten beendet wird, kann bei einem entstehenden Entzugssyndrom die Hypertonie noch stärker ausgeprägt sein.

Die Therapie des Entzugssyndroms hängt von der Dringlichkeit der Blutdrucksenkung ab. Ohne Vorliegen einer hypertensiven Enzephalopathie können die Patienten mit ihren normalen Antihypertensiva in den üblichen Dosierungen behandelt werden, wodurch der Blutdruck innerhalb von zwei Stunden sinken sollte. Wenn eine schnellere Wirkung erforderlich ist, sind Nitroprussidnatrium oder eine Kombination aus α- und β-Adrenozeptorenblocker angebracht. β-Blocker sollten in dieser Situation nicht als Monotherapie verwendet werden, da sie die Hypertonie verstärken, indem sie bei den erhöhten zirkulierenden Adrenalinspiegeln allein die α-adrenerge Vasokonstriktion unvermindert zulassen.

Da das Auftreten einer perioperativen Hypertonie bei Patienten beschrieben wurde, bei denen Clonidin am Abend vor einer Operation abgesetzt worden war, sollten entsprechend vorbehandelte Patienten vor einer elektiven Operation entweder auf ein anderes Medikament umgestellt werden, oder sie sollten ihre morgendliche Dosierung und/oder die transdermale Applikation von Clonidin vor dem Eingriff erhalten. Alle Patienten, die mit einer dieser Substanzen behandelt werden, sollten vor der möglichen Gefährdung durch das plötzliche Absetzen der Substanz gewarnt werden. Patienten, von denen ein gutes Einhalten der Therpie nicht zu erwarten ist, sollten nicht mit α_2-Adrenozeptor-Agonisten gegen Hypertonie behandelt werden.

Wechselwirkungen anderer Arzneimittel mit α_2-Agonisten sind selten. Diuretika verstärken den blutdrucksenkenden Effekt dieser Substanzen in vorhersehbarer Weise. Trizyklische Antidepressiva können den antihypertensiven Effekt von Clonidin einschränken, aber der Mechanismus dieser Wechselwirkung ist unbekannt.

Zu hohe Dosierungen von α_2-Agonisten rufen eine Lähmung sensorischer Fähigkeiten, eine kurzzeitige Hypertonie mit darauffolgender Hypotonie, eine Bradykardie und eine Atemdepression hervor. Die Verminderung des Atemantriebs (mit Miosis) ähnelt der Wirkungs eines Opioids. Die Behandlung besteht aus unterstützender Beatmung, aus Atropin oder einem Sympathomimetikum gegen die Bradykardie und aus Stimulation des Kreislaufs durch Steigerung des Blutvolumens, oder bei Bedarf durch Dopamin oder Dobutamin.

Therapeutischer Einsatz Die α_2-Agonisten werden üblicherweise in Kombination mit Diuretika zur Behandlung der Hypertonie eingesetzt, aber sie können auch als Monotherapeutika wirksam sein. Alle Substanzen dieser Gruppe haben eine vergleichbare Wirkstärke (Holmes et al., 1983). Aufgrund der zentralnervösen Nebenwirkungen stellt diese Substanzklasse weder die zur Monotherapie der Hypertonie bevorzugte Alternative, noch die ersten Wahl für die Kombination mit einem Diuretikum dar. Diese Substanzen verhindern auch wirkungsvoll die durch Vasodilatatoren hervorgerufene reflektorische Aktivierung des Sympathikus, und sie können zu diesem Zweck anstelle eines β-Adrenozeptorenblockers eingesetzt werden. Da das Entzugssyndrom für Clonidin hauptsächlich bei Patienten mit höherer Dosierung entsteht, stellt Clonidin in Dosierungen von mehr als 0,3 mg pro Tag keine optimale Therapie für Patienten mit schwerer Hypertonie dar.

Clonidin wurde bei hypertensiven Patienten auch zum Nachweis eines Phäochromozytoms eingesetzt. Wenn die Plasmaspiegel von Noradrenalin drei Stunden nach einer oralen Gabe von 0,3 mg Clonidin nicht auf weniger als 500 pg/ml gesenkt werden, weist dies auf die

Existenz eines solchen Tumors hin. Eine Modifikation dieses Tests, bei der die nächtliche Ausscheidung von Noradrenalin und Adrenalin im Urin nach Gabe von 0,3 mg Clonidin zur Schlafenszeit gemessen wird, kann aufschlußreich sein, wenn die Aussage der plasmatischen Katecholamine nicht eindeutig ist (MacDougall et al., 1988). Andere Einsatzmöglichkeiten für Agonisten an α_2-Adrenozeptoren werden in den Kapiteln 10, 14 und 24 dargestellt.

Ganglienblocker

Ganglienblocker werden in Kapitel 9 besprochen. Diese Medikamente sind wirksame Antihypertensiva, aber ihr Einsatz ist heutzutage auf die kurzfristige Behandlung der Hypertonie bei einem begleitend auftretenden dissezierenden Aortenaneurysma und auf das Erzeugen einer kontrollierten Hypotonie im Rahmen chirurgischer Eingriffe begrenzt. Die vorteilhafteste Substanz bei einer Aortendissektion ist *Trimethaphan*, weil es sowohl den arteriellen Blutdruck als auch die Aufstrichgeschwindigkeit der arteriellen Druckkurve in der Aorta reduziert. Der letztere Effekt ist wichtig, um das Fortschreiten der Dissektion zu verlangsamen. Trimethaphancamsylat wird als intravenöse Infusion in einer Geschwindigkeit von 0,3 - 5 mg pro Minute verabreicht. Eine aufrechte Stellung des Patienten verstärkt den blutdrucksenkenden Effekt, das sich das Blut stärker in den Venen sammelt und so die Vorlast des Herzens reduziert. Das Einsetzen der blutdrucksenkenden Wirkung geschieht innerhalb von fünf Minuten, und nach Beendigung der Infusion verschwindet der Effekt im Verlauf von 15 Minuten. Für die blutdrucksenkende Wirkung entwickelt sich nach 24 - 48 Stunden eine Tachyphylaxie, die teilweise auf eine Steigerung des Blutvolumens zurückzuführen ist, so daß die Wirksamkeit oft durch Diurese wiederhergestellt werden kann. Trimethaphan kann eine Reihe unerwünschter Nebeneffekte hervorrufen, die mit der Ganglienblockade in Verbindung stehen und die unter anderem Blasendysfunktion, Mundtrockenheit, paralytischen Ileus und Sehstörungen umfassen können. Trimethaphan kann in Dosierungen von mehr als 5 mg pro Minute einen Atemstillstand hervorrufen, weswegen derartige Dosierungen vermieden werden sollten.

> Trimetaphan ist Deutschland nicht im Handel (Anm. d. Hrsg.).

Guanethidin

Guanethidin ist die Leitsubstanz unter den Medikamenten, welche spezifisch die Funktionen peripherer postganglionärer adrenerger Neurone inhibieren. Guanethidin und die strukturell ähnlichen Substanzen enthalten einen stark basischen Anteil wie zum Beispiel eine Guanidingruppe. Die chemische Struktur des Guanethidins:

GUANETHIDIN

> Guanethidin ist in Deutschland nur als Kombination mit Hydrochlaridthiazid auf dem Markt (Anm. d. Hrsg.).

Wirkort und Wirkmechanismus Die Wirkung von Guanethidin betrifft allein die peripheren adrenergen Neuronen, bei denen die Sympathikusfunktion gehemmt wird. Die Substanz erreicht ihren Wirkort, indem sie vom gleichen Transportmechanismus, der auch für die Wiederaufnahme von Noradrenalin verantwortlich ist (siehe Kapitel 6), in das Neuron aufgenommen wird. Innerhalb der Nervenzelle wird Guanethidin in den neurosekretorischen Vesikeln angereichert und ersetzt dort Noradrenalin. Bei einer Dauertherapie dient Guanethidin als Ersatz für diesen Neurotransmitter, indem es in den Speichervesikeln enthalten ist, den Gehalt an normalem Transmitter reduziert und durch Prozesse freigesetzt wird, die normalerweise eine Sekretion von Noradrenalin hervorrufen würden. Dieser Austausch von Noradrenalin gegen einen inaktiven Transmitter stellt bei den, in der Dauertherapie von Patienten üblichen Dosierungen wahrscheinlich den wesentlichen Mechanismus der neuronalen Blockade dar. Bei der Akutgabe von Guanethidin in hoher Dosierung scheint es zusätzlich die Kopplung von Stimulation und Sekretion zu beeinträchtigen, wobei eine Analogie zum Wirkmechanismus von Bretylium, einer anderen Substanz zur Blockierung adrenerger Neurone, zu bestehen scheint (Shand et al., 1973).

Nach einer intravenösen Gabe kann Guanethidin initial so viel Noradrenalin freisetzen, daß ein Anstieg des arteriellen Blutdrucks entstehen kann. Dieser Effekt tritt nach oraler Einnahme nicht auf, da unter diesen Bedingungen das Noradrenalin nur langsam aus den Vesikeln abgegeben wird und innerhalb der Nervenzelle von der Monoaminoxidase abgebaut wird. Trotzdem ist Guanethidin wegen der prinzipiellen Möglichkeit der Katecholaminfreisetzung bei Patienten mit Phäochromozytom kontraindiziert.

Unter der durch Guanethidin hervorgerufenen Blockade adrenerger Neurone entwickelt sich eine Überempfindlichkeit der Effektorzellen gegenüber Noradrenalin. Dieser Effekt ist vergleichbar mit der Überempfindlichkeit, die sich durch Zerstörung von postganglionären sympathischen Neuronen hervorrufen läßt.

Pharmakologische Wirkungen Im wesentlichen beruhen alle therapeutisch erwünschten und unerwünschten Wirkungen von Guanethidin auf der Blockierung des Sympathikus (Woosley und Nies, 1976). Eine venöse Dilatation, die die Vorlast des Herzens senkt, führt in Kombination mit einer Hemmung des kardialen Sympathikus zu einer Verminderung des Herzzeitvolumens. Die Arteriolen reagieren nicht auf die reduzierte Herzfunktion, da die durch den Sympathikus bedingte Vasokonstriktion durch Guanethidin blockiert wird. Daher wird der arterielle Blutdruck im Liegen, wenn der Sympathikotonus normalerweise niedrig ist, nur in bescheidenem Ausmaß gesenkt, aber in Situationen mit Stimulation des Sympathikotonus wie zum Beispiel bei Anstrengung, Volumenverlust und bei einem Wechsel in eine aufrechte Stellung, kann es zu einem deutlichen Abfall des Blutdrucks kommen. Unter einer Therapie mit Guanethidin werden die Nierendurchblutung und die glomeruläre Filtrationsrate etwas vermindert, aber dies ist ohne klinische Bedeutung, und die Sekretion von Renin wird nicht eingeschränkt. Oft tritt eine Zunahme des Plasmavolumens ein, durch die der blutdrucksenkende Effekt von Guanethidin vermindert werden kann, so daß der Einsatz eines Diuretikums zur Wiederherstellung der blutdrucksenkenden Wirksamkeit erforderlich wird. Guanethidin tritt nicht in das ZNS über und beeinflußt zentralnervöse Funktionen nicht.

Resorption, Metabolismus und Exkretion Guanethidin weist eine geringe und variable Bioverfügbarkeit auf, so daß nur 3 - 50% einer oral zugeführten Dosis in den Kreislauf gelangen. Die Substanz erreicht rasch ihren Wirkort innerhalb der Nervenzellen, von dem sie mit einer Halbwertszeit von fünf Tagen wieder eliminiert wird. Ungefähr 50% der Substanz werden metabolisiert, und der Rest wird unverändert mit dem Urin ausgeschieden. Aufgrund seiner langen Halbwertszeit kann Guanethidin einmal täglich verabreicht werden, und nach regelmäßiger Einnahme tritt eine Speicherung über mindestens zwei Wochen auf.

Nebenwirkungen Die von Guanethidin hervorgerufenen unerwünschten Nebenwirkungen sind gänzlich auf die Blockierung des Sympathikus zurückzuführen. Ein relevanter Blutdruckabfall im Stehen, bei Anstrengung, nach Alkoholzufuhr oder bei hohen Temperaturen resultiert aus der fehlenden Kompensation dieser Belastungen durch den Sympathikus. Ein allgemeines Schwächegefühl hängt zum Teil, aber nicht ausschließlich, mit der orthostatischen Hypotonie zusammen. In seltenen Fällen kann Guanethidin bei Patienten mit eingeschränkter Herzleistung durch die Reduktion des kardialen Sympathikotonus und durch eine sekundäre Volumenretention zur Manifestation einer Herzinsuffizienz führen. Störungen der Sexualfunktion äußern sich üblicherweise in Form einer verzögerten oder retrograden Ejakulation. Ebenso können Diarrhoen auftreten, die so schwerwiegend sein können, daß sie die Dosierung begrenzen. Obwohl eine Diarrhoe meistens auf die Blockierung des Sympathikus und das begleitende Überwiegen des Parasympathikus zurückgeführt wird, korreliert diese Nebenwirkung nicht deutlich mit dem Ausmaß der Sympathikusblockade, so daß andere sympatholytisch wirkende Substanzen weniger ausgeprägte Diarrhoen verursachen mögen.

Da Guanethidin durch aktiven Transport an seinen Wirkort gelangt, kann seine Wirksamkeit durch Substanzen, die die neuronale Aufnahme von Noradrenalin hemmen oder Noradrenalin aus den intrazellulären Speichern verdrängen, reduziert werden. Zu diesen Substanzen gehören die trizyklischen Antidepressiva, Kokain, Chlorpromazin, Ephedrin, Phenylpropanolamin und Amphetamin (Mitchell et al., 1970).

Therapeutischer Einsatz Zu Beginn der 70er Jahre war Guanethidin eines der wesentlichen Antihypertensiva zur Behandlung von schweren Formen der Hypertonie. Es wurde zudem bei Patienten eingesetzt, die die zentralnervösen Nebenwirkungen von Methyldopa oder Reserpin nicht tolerieren konnten. Mittlerweile stehen viele andere Medikamente zur Verfügung, die im Vergleich zu Guanethidin genauso wirksam und wesentlich besser verträglich sind. Guanethidin kommt daher nur in den seltenen Fällen in Betracht, in denen alternative Wirkstoffe nicht vertragen werden oder nicht zur Einstellung des Blutdrucks ausreichen. Guanethidin wird üblicherweise in einer Dosierung von 10 - 50 mg einmal täglich eingenommen. Die Anfangsdosis sollte 10 mg pro Tag betragen. Die Substanz wird üblicherweise in Kombination mit einem Diuretikum angewandt, wobei die Dosierungen frühestens alle zwei Wochen angepaßt werden sollten. Dosierungen von bis zu 400 mg pro Tag können erforderlich sein. Für die schnellere Einstellung des Blutdrucks bei stationären Patienten ist eine Aufsättigungstherapie beschrieben worden (Shand et al., 1975).

Guanadrel

Guanadrel ist ein weiterer Hemmstoff adrenerger Neurone, der eine Guanidin-Gruppe enthält. Seine Strukturformel ist weiter unten dargestellt. Guanadrel und Guanethidin besitzen den selben Wirkmechanismus. Der größte Unterschied zwischen diesen beiden Substanzen besteht in ihren pharmakokinetischen Eigenschaften (Finnerty und Brogden, 1985). Guanadrel weist eine hohe Bioverfügbarkeit auf (85%) und wird mit einer Halbwertszeit von zehn Stunden eliminiert. Für eine gleichmäßige Wirksamkeit muß Guanadrel daher zweimal täglich eingenommen werden, wodurch sich schnell ein Gleichgewichtszustand einstellt. Aufgrund der kurzen Halbwertszeit und Wirkdauer von Guanadrel wurde vermutet, daß die Dosierung dieser Substanz so angepaßt werden kann, daß einige der Nebenwirkungen von Guanethidin vermieden werden können. Tatsächlich belegen die meisten Studien, daß sich die beiden Wirkstoffe in Wirksamkeit und Nebenwirkungen ähnlich sind, abgesehen von einer geringeren Häufigkeit von Diarrhoen unter Guanadrel. Guanadrel unterliegt den gleichen Arzneimittelwechselwirkungen wie Guanethidin. Die Präparate werden zweimal täglich oder häufiger eingenommen. Die übliche Anfangsdosis beträgt 10 mg, und die Erhaltungsdosis liegt im Bereich von 20 - 75 mg pro Tag.

GUANADREL

Guandrel ist in Deutschland nicht auf dem Markt (Anm. d. Hrsg.).

Reserpin

Reserpin ist ein Alkaloid, das aus der Wurzel von *Rauwolfia serpentina*, einem in Indien heimischen Klettergewächs, gewonnen wird. Berichte über die therapeutische Anwendung der Wurzel dieser Pflanze finden sich in frühen Schriften des hinduistischen Ayurveda. Der neuzeitliche Einsatz der kompletten Wurzel zur Behandlung von Hypertonie und Psychosen wurde 1931 in der indischen Literatur beschrieben (Sen und Bose, 1931). In der westlichen Medizin wurden *Rauwolfia*-Alkaloide dagegen bis zur Mitte der 50er Jahre nicht verwendet. Reserpin war das erste Arzneimittel, von dem eine Beeinflussung des sympathischen Nervensystems beim Menschen nachgewiesen wurde. Mit seiner Einführung begann das moderne Zeitalter der wirksamen pharmakologischen Behandlung der Hypertonie. Die Struktur von Reserpin:

RESERPIN

Reserpin ist in Deutschland nur in Kombination mit Diuretika erhältlich (Anm. d. Hrsg.).

Wirkort und Wirkmechanismus Reserpin wird fest an die Speichervesikel von zentralnervösen und peripheren adrenergen Neuronen gebunden, und die Substanz kann über lange Zeit an diesen Stellen verbleiben (Giachetti und Shore, 1978). Unter dem Einfluß von Reserpin wird die Funktionsfähigkeit der Speichervesikel aufgehoben, und die Nervenendigungen verlieren ihre Fähigkeit zur Konzentrierung und Speicherung von Noradrenalin und Dopamin. Die Katecholamine treten in das Zytoplasma über und werden dort von der neuronalen Monoaminoxidase zerstört, so daß bei Depolarisation nur wenig oder überhaupt keine aktive Transmittersubstanz aus der Nervenendigung freigesetzt wird. Ein ähnlicher Prozeß findet auch an den Speichern für 5-Hydroxytryptamin statt. Die durch

Reserpin hervorgerufene Verarmung an biogenen Aminen korreliert mit den Symptomen einer gestörten Sympathikusfunktion und mit dem blutdrucksenkenden Effekt. Zur Wiederherstellung der Sympathikusfunktion ist die Neusynthese von Speichervesikeln erforderlich, die nach Beendigung der Medikation Tage bis Wochen in Anspruch nimmt. Da Reserpin die Katecholamine sowohl in zentralnervösen als auch in peripheren adrenergen Neuronen vermindert, beruhen seine antihypertensiven Wirkungen wahrscheinlich auf zentralen und auf peripheren Mechanismen. Sicher ist, daß viele der Nebenwirkungen von Reserpin auf zentralnervöse Effekte zurückzuführen sind.

Pharmakologische Wirkungen Durch eine Dauertherapie mit Reserpin werden sowohl das Herzzeitvolumen als auch der periphere Gefäßwiderstand abgesenkt. Eine orthostatische Hypotonie kann auftreten, verursacht üblicherweise aber keine Beschwerden. Die Herzfrequenz und die Ausschüttung von Renin werden vermindert. Salze und Volumen werden retiniert, was häufig zur Entwicklung einer Pseudotoleranz führt.

Resorption, Metabolismus und Exkretion Zu den pharmakokinetischen Eigenschaften von Reserpin sind nur wenige Daten verfügbar, da die niedrigen Konzentrationen dieser Substanz oder ihrer Metaboliten nicht gemessen werden können. An isolierte Speichervesikel gebundenes Reserpin kann nicht durch Dialyse entfernt werden, was darauf hinweist, daß zwischen der Bindung und dem umgebenden Medium kein Gleichgewicht besteht. Aufgrund des irreversiblen Bindungsverhaltens von Reserpin besteht zwischen dem Plasmaspiegel der Substanz und der Konzentration am Wirkort wahrscheinlich kein direkter Zusammenhang. Reserpin wird vollständig metabolisiert, so daß von der Ausgangssubstanz nichts unverändert ausgeschieden wird.

Nebenwirkungen und Gegenanzeigen Die meisten Nebenwirkungen von Reserpin beruhen auf seinen zentralnervösen Effekten. Die häufigsten Nebenwirkungen bestehen in Sedierung und der Unfähigkeit zur Konzentration oder zur Ausführung komplizierter Aufgaben. Schwerwiegender sind gelegentlich auftretende psychotische Depressionen, die zum Suizid führen können. Eine Depression entsteht üblicherweise schleichend über mehrere Wochen oder Monate und wird aufgrund des verzögerten und schrittweisen Einsetzens der Symptome oft nicht als Nebenwirkung der Substanz erkannt. Reserpin muß bei den ersten Anzeichen einer Depression abgesetzt werden und sollte niemals bei Patienten mit anamnestisch bekannten Depressionen verwendet werden. Bei Dosierungen bis zu 0,25 mg pro Tag scheinen Depressionen selten aufzutreten, sind aber nicht ausgeschlossen. Andere Nebenwirkungen bestehen in verstopfter Nase oder in einer Exazerbation eines Ulkusleidens, das bei niedrig dosierter oraler Medikation selten auftritt. Die Literatur enthält epidemiologische Studien, in denen ein Zusammenhang zwischen Reserpin und Brustkrebs hergestellt wird. Es ist allerdings nahezu sicher, daß diese Befunde auf Unterschiede bei der Auswahl der Patienten zurückzuführen sind, und die jüngeren Ergebnisse unterstützen die Vermutung nicht, daß Reserpin ein Risikofaktor für die Entwicklung eines Mammakarzinoms sein könnte (Feinstein, 1988).

Therapeutischer Einsatz Reserpin war das Sympatholytikum, das in der wegweisenden Studie der Veterans Administration Cooperative Study Group eingesetzt wurde, mit der die günstigen Effekte der Bluthochdrucktherpie nachgewiesen wurden (Veterans Administration Cooperative Study Group on Antihypertensive Agents, 1967, 1970). Allerdings hat die Verwendung von Reserpin wegen seiner zentralnervösen Nebenwirkungen abgenommen, seit neuere Substanzen, die wirksam und gut verträglich sind, zur Verfügung stehen. Jedoch zeigen vergleichende Studien, daß Reserpin, wenn es in niedrigen Dosierungen zusammen mit einem Diuretikum eingesetzt wird, genauso gut vertragen wird wie die Kombination aus einem Diuretikum mit Propranolol oder Methyldopa. Der größte Vorteil von Reserpin besteht darin, daß es wesentlich preisgünstiger ist als andere Antihypertensiva. Reserpin wird einmal täglich zusammen mit einem Diuretikum eingenommen, und eine Therapie über mehrere Wochen ist erforderlich, um eine maximale Wirksamkeit zu erreichen. Die Tagesdosis sollte auf höchstens 0,25 mg begrenzt werden, und selbst geringe Dosierungen wie zum Beispiel 0,05 mg pro Tag können wirksam sein, wenn sie zusammen mit einem Diuretikum eingesetzt werden.

Metyrosin

Metyrosin ist identisch mit (-)-α-Methyl-L-Tyrosin. Seine Strukturformel wird weiter unten gezeigt. Metyrosin ist ein Inhibitor der Tyrosin-Hydroxylase, dem Enzym, das die Umwandlung von Tyrosin in DOPA und damit den geschwindigkeitsbestimmenden Schritt der Katecholamin-Biosynthese katalysiert (Kapitel 6). In einer Dosierung von 1 - 4 g pro Tag vermindert Metyrosin die Katecholaminsynthese bei Patienten mit Phäochromozytom um 35 - 80%. Die maximale Synthesehemmung tritt erst nach mehreren Tagen auf, und die Wirksamkeit kann durch Bestimmungen der Katecholamine und ihrer Metaboliten im Harn überprüft werden.

$$HO-\bigcirc-CH_2-\underset{NH_2}{\overset{CH_3}{\underset{|}{\overset{|}{C}}}}-COOH$$

METYROSIN

Metyrosin wird als Begleitmedikation zu Phenoxybenzamin und anderen α-Adrenozeptorenblockern bei der Behandlung des malignen Phäochromozytoms und zur präoperativen Einstellung von Patienten vor der Resektion eines Phäochromozytoms eingesetzt (Brogden et al., 1981). Metyrosin erhöht das Risiko für die Bildung von Salzkristallen im Urin. Dieses Risiko kann dadurch vermindert werden, daß das tägliche Harnvolumen auf mehr als zwei Liter gehalten wird. Weitere Nebenwirkungen umfassen orthostatische Hypotonie, Sedierung, extrapyramidale Störungen, Diarrhoe, Ängstlichkeit und Veränderungen der Psyche. Die Dosierung muß sorgfältig eingestellt werden, um eine wesentliche Hemmung der Katecholaminsynthese zu erreichen und diese doch schwerwiegenden Nebenwirkungen gering zu halten.

Metyrasin ist in Deutschland nicht im Handel (Anm. d. Hrsg.).

β-Adrenozeptor-Antagonisten

Als β-Adrenozeptorenblocker das erste Mal an Patienten erprobt wurden, wurde keine blutdrucksenkende Wirkung erwartet. Jedoch zeigte sich, daß Pronethalol, eine Substanz, die sich nie im Handel befand, bei hypertensiven Patienten mit Angina pectoris den arteriellen Blutdruck reduzierte. Dieser antihypertensive Effekt wurde im weiteren für Propranolol und für alle anderen β-Adrenozeptorenblocker nachgewiesen. Die Pharmakologie dieser Medikamente wird in Kapitel 10 dargestellt. An dieser Stelle sollen die für ihren Einsatz bei der Hypertonie relevanten Besonderheiten beschrieben werden.

Wirkort und Wirkmechanismus Die Blockierung von β-Adrenozeptoren beeinflußt die Kreislaufregulation über mehrere Mechanismen, die eine Reduktion der myokardialen Kontraktilität und des Herzzeitvolumens einschliessen. Eine wesentliche Auswirkung der β-Blockade besteht in einer Reduktion der Reninsekretion, die zu einem Absinken der Angiotensin-II-Spiegel führt. Alle Anzeichen sprechen dafür, daß die Verminderung von Angiotensin II mit ihren vielfältigen Wirkungen auf die Kreislaufregulation und das Aldosteron wesentlich zu den antihypertensiven Wirkungen dieser Substanzklasse beiträgt, indem sie synergistisch zu den kardialen Effekten wirkt. Eindeutig gibt es, besonders bei höherer Dosierung, Wirkungen der β-Adrenozeptorenblocker, bei denen Renin nicht beteiligt ist. Für eine Reihe von Mechanismen wurde bereits postuliert, daß sie für eine reninunabhängige Blutdrucksenkung verantwortlich sein sollen. Darunter befinden sich zum Beispiel eine Beeinflussung des sympathischen Nervensystems auf Ebene des ZNS, eine veränderte Empfindlichkeit des Barorezeptorreflexes, eine funktionelle Veränderung der peripheren adrenergen Neuronen und ein Anstieg der Prostazyklin-Biosynthese. Der antihypertensive therapeutische Effekt von β Adrenozeptorenblockern kann aber zweifellos auf die Blockierung der β-Adrenozeptoren zurückgeführt werden, da alle diese Substanzen wirksame Antihypertensiva sind, wogegen das (+)-Enantiomer des Propranolols, das nur geringe β-blockierende Aktivität aufweist, den Blutdruck nicht beeinflußt.

Pharmakologische Wirkungen Die verschiedenen β-Adrenozeptorenblocker unterscheiden sich in ihrer Lipophilie, ihrer Selektivität zu dem $β_1$-Subtyp der Adrenozeptoren, in einer eventuellen partial agonistischen oder intrinsisch sympathomimetischen Wirksamkeit und in ihren membranstabilisierenden Eigenschaften. Unabhängig von solchen Unterschieden sind alle β-Adrenozeptorenblocker in gleicher Weise als antihypertensive Medikamente wirksam. Substanzen mit fehlender intrinsischer sympathomimetischer Aktivität bewirken initial eine Reduktion des Herzzeitvolumens und einen kompensatorischen Anstieg des peripheren Gefäßwiderstands, ohne daß eine Veränderung des arteriellen Blutdrucks resultiert. Bei Patienten, die im Sinne einer Blutdrucksenkung ansprechen, stellt sich der periphere Gefäßwiderstand innerhalb einiger Stunden oder Tage wieder auf den Ausgangswert vor der Behandlung ein. Diese verzögert auftretende Normalisierung des Gefäßwiderstands bei dauerhaft vermindertem Herzminutenvolumen ist für die Reduktion des arteriellen Blutdrucks verantwortlich (van den Meiracker et al., 1988). Substanzen mit intrinsischer sympathomimetischer Aktivität beeinflussen die Herzfrequenz in Ruhe und das Herzminutenvolumen in geringerem Ausmaß, und die Absenkung des arteriellen Blutdrucks steht in Zusammenhang mit einer Reduktion des Gefäßwiderstands unter den Ausgangswert, die möglicherweise durch die Stimulation der vasodilatatorisch wirkenden $β_2$-Adrenozeptoren der Gefäße zustande kommt.

Kurzfristig wird die Nierendurchblutung von den meisten β-Adrenozeptorenblockern reduziert, aber es gibt nur wenige Berichte über eine Verschlechterung der Nierenfunktion während der langfristigen Anwendung dieser Substanzen. Trotzdem kann eine geringfügige Verminderung des renalen Plasmaflusses und der glomerulären Filtrationsrate bestehenbleiben, besonders wenn nicht-selektive Substanzen, die $β_1$- und $β_2$-Adrenozeptoren blockieren, eingesetzt werden.

Nebenwirkungen und Gegenanzeigen Die Nebenwirkungen von β-Adrenozeptorenblockern werden in Kapitel 10 dargestellt. Diese Medikamente sollten vermieden werden bei Patienten mit hyperreaktiven Atemwegserkrankungen (Asthma) oder mit Störungen der sinuatrialen oder atrioventrikulären Reizleitung. β-Adrenozeptor-Antagonisten sollten wegen der ungünstigen Kombination aus reduzierter Herzkraft bei ansteigendem Gefäßwiderstand nicht als Initialtherapie bei hypertensiven Patienten mit Herzinsuffizienz eingesetzt werden. β-Blocker kommen dann als vernünftige Mittel einer antihypertensiven Dauertherapie in Betracht, wenn die Herzinsuffizienz diagnostisch und therapeutisch versorgt ist, was auch eine Reduktion des peripheren Gefäßwiderstands mit einem anderen Medikament bedeutet. Ebenso sollten Patienten mit insulinabhängigem Diabetes eher mit anderen Medikamenten behandelt werden.

β-Adrenozeptor-Antagonisten ohne intrinsische Aktivität führen zu einem Anstieg der Triglyzeridkonzentration im Plasma und senken das HDL-Cholesterin, ohne das Gesamtcholesterin zu beeinflussen. β-Adrenozeptorenblocker mit intrinsischer sympathomimetischer Aktivität bewirken keine oder eine nur geringe Veränderung der Plasmalipide oder steigern sogar das HDL-Cholesterin. Die langfristigen Auswirkungen dieser Effekte sind nicht bekannt.

Bei einigen β-Blockern kann durch plötzliches Absetzen ein Entzugssyndrom hervorgerufen werden, das an eine Übererregung des Sympathikus erinnert, und daher die Symptomatik einer koronaren Herzerkrankung verschlimmern kann. Ein Wiederauftreten der Hypertonie mit Werten, die höher als vor der Behandlung waren (Rebound-Effekt), wurde nach Beendigung einer Therapie mit β-Blockern bei hypertensiven Patienten beobachtet (Houston und Hodge, 1988). Daher sollten, außer unter strenger Überwachung, β-Adrenozeptorenblocker nie plötzlich abgesetzt werden, sondern die Dosierung sollte über 10 - 14 Tage reduziert werden.

Nichtsteroidale Antiphlogistika wie zum Beispiel Indometacin können die antihypertensive Wirkung von Propranolol und wahrscheinlich auch anderer β-Blocker abschwächen. Diese Wechselwirkung könnte auf eine Hemmung der vaskulären Prostazyklinsynthese zurückzuführen sein, aber auch auf eine Retention von Na^+ (Beckmann et al., 1988).

Unter dem Einfluß eines nicht-selektiven β-Adrenozeptorenblockers kann Adrenalin einen ausgeprägten Blutdruckanstieg und Bradykardie hervorrufen. Dies ist darauf zurückzuführen, daß ein der α-adrenergen Stimulation entgegengerichteter Einfluß fehlt, wenn die vaskulären β$_2$-Adrenozeptoren blockiert sind. Die Bradykardie entsteht dabei durch reflektorische Aktivierung des Vagus. Derartige paradoxe hypertensive Reaktionen auf β-Adrenozeptorenblocker sind bei Patienten mit Hypoglykämie oder Phäochromozytom beobachtet worden oder traten nach dem Absetzen von Clonidin oder während einer therapeutischen Applikation von Adrenalin auf.

Therapeutischer Einsatz Die β-Adrenozeptorenblocker stellen eine wirksame Therapieform für viele kardiovaskuläre und andere Erkrankungen dar und können in jedem Stadium der Hypertonie eingesetzt werden. Obwohl in ihren pharmakokinetischen Eigenschaften ausgeprägte Unterschiede bestehen, hält die antihypertensive Wirkung aller β-Blocker ausreichend lange an, um eine zweimal tägliche Einnahme zu gestatten. Bei manchen Bevölkerungsgruppen wie zum Beispiel bei älteren Patienten oder Afro-Amerikanern, ist die blutdrucksenkende Wirkung der β-Blocker weniger ausgeprägt, aber einzelne Patienten aus diesen Gruppen können auch ausgezeichnet ansprechen. Für Raucher wurde gezeigt, daß sie mit einer geringeren Blutdrucksenkung auf Propranolol reagieren als Nichtraucher, aber dies muß nicht auch für selektive β$_1$-Adrenozeptor-Antagonisten wie zum Beispiel Metoprolol gelten (IPPPSH Collaborative Group, 1985; Medical Research Council Working Party, 1985; Wikstrand et al., 1988). Üblicherweise rufen β-Blocker keine Salz- oder Volumenretention hervor, so daß die Anwendung eines Diuretikums zur Verhinderung von Ödemen oder einer Toleranzentwicklung nicht erforderlich ist. Jedoch erzeugen Diuretika additive blutdrucksenkende Effekte, wenn sie mit β-Blockern kombiniert werden. Bei Patienten, die eine Dreifachkombination benötigen, ist die Therapie mit einem β-Adrenozeptorenblocker, einem Diuretikum und einem Vasodilatator gut wirksam. Wenn als Vasodilatator Minoxidil eingesetzt wird, ist diese Kombination zur Beherrschung der Hypertonie bei fast allen Patienten geeignet, selbst wenn sie auf andere Therapien nicht angesprochen haben.

α-Adrenozeptor-Antagonisten

Durch die Entwicklung von Substanzen, die selektiv α$_1$-Adrenozeptoren blockieren ohne die α$_2$-Adrenozeptoren zu beeinflussen, wurde den antihypertensiven Medikamenten eine weitere Wirkstoffklasse hinzugefügt. Die Pharmakologie dieser Substanzen wird genauer in Kapitel 10 besprochen. *Prazosin, Terazosin* und *Doxazosin* stehen zur Behandlung der Hypertonie zur Verfügung. Zusätzlich könnte ein wesentlicher Teil des antihypertensiven Effekts von Forschungssubstanzen wie zum Beispiel Ketanserin, Indoramin oder Urapidil auf die Blockierung von α$_1$-Adrenozeptoren zurückzuführen sein (Cubeddu, 1988).

> In Deutschland ist zusätzlich Bunazosin im Handel (Anm. d. Hrsg.).

Pharmakologische Wirkungen α$_1$-Adrenozeptor-Antagonisten erzeugen initial eine Reduktion des arteriolären Gefäßwiderstands und eine Zunahme des venösen Volumens, was über eine reflektorische Aktivierung des Sympathikus zu einem Anstieg der Herzfrequenz und der Reninaktivität im Plasma führt. Die Vasodilatation bleibt in der Dauertherapie bestehen, wogegen Herzzeitvolumen, Herzfrequenz und plasmatische Reninaktivität wieder Normalwerte annehmen. Durch die Therapie mit einem α$_1$-Blocker wird der renale Blutfluß nicht verändert. In Abhängigkeit vom Blutvolumen können α$_1$-Adrenozeptorenblocker eine orthostatische Hypotonie in sehr variablem Ausmaß hervorrufen. Im Verlauf der Dauertherapie tritt bei vielen Patienten eine Retention von Salz und Volumen auf, wodurch die orthostatische Dysregulation gemildert wird. α$_1$-Adrenozeptorenblocker senken die Plasmaspiegel der Triglyzeride sowie des Gesamt- und des LDL-Cholesterins und erhöhen das HDL-Cholesterin. Diese möglicherweise günstige Beeinflussung der Lipide bleibt auch bei einer zusätzlichen Gabe eines Thiaziddiuretikums erhalten. Die langfristigen Auswirkungen dieser begleitenden Lipidveränderungen sind nicht bekannt.

Nebenwirkungen Bei der Behandlung der Hypertonie mit α$_1$-Adrenozeptorenblockern muß in erster Linie vor dem sogenannten *first-dose*-Phänomen gewarnt werden, unter dem man einen symptomatischen orthostatischen Blutdruckabfall versteht, der innerhalb von 90 Minuten nach der ersten Einnahme oder bei schneller Dosissteigerung auftritt. Diese Nebenwirkung kann bis zu 50% der Patienten betreffen und entsteht besonders häufig bei Patienten, die bereits mit einem Diuretikum oder einem β-Adrenozeptorenblocker behandelt werden. Schon nach wenigen Anwendungen entwickelt sich eine Toleranz gegenüber dieser ausgeprägten hypotensiven Reaktion.

Therapeutischer Einsatz α$_1$-Adrenozeptorenblocker können bei jedem Schweregrad der Hypertonie zur Behandlung eingesetzt werden, aber in der Monotherapie sind diese Substanzen üblicherweise nur bei leichten bis mittelschweren Formen der Hypertonie wirksam. Durch Diuretika und β-Adrenozeptorenblocker wird die Wirksamkeit der α$_1$-Blocker gesteigert. Bei Patienten mit Phäochromozytom ist Prazosin nicht das Therapeutikum der ersten Wahl, da Adrenalin über eine Aktivierung der nicht blockierten vaskulären α$_2$-Adrenozeptoren nach wie vor eine Vasokonstriktion hervorrufen kann.

Kombinierte Antagonisten an α- und β-Adrenozeptoren

Labetalol (siehe Kapitel 10) ist ein äquimolares Gemisch aus vier Stereoisomeren. Eines dieser Enantiomere ist (wie Prazosin) ein α$_1$-selektiver Adrenozeptor-Antagonist, ein anderes ist (wie Pindolol) ein nicht-selektiver β-Adrenozeptorenblocker mit partiell agonistischer Aktivität, und die beiden restlichen Enantiomere sind inaktiv. Das Isomer mit der β-blockierenden Wirkung ist zu einem eigenständigen Medikament weiterentwickelt worden (*Dilevalol*) (Lund-Johansen, 1988). Labetalol senkt den arteriellen Blutdruck über eine Reduktion des Gefäßwiderstands, die aus der Blockade von α_1-Adrenozeptoren und der Stimulation von β_2-Adrenozeptoren resultiert. In Ruhe wird das Herzzeitvolumen nicht vermindert. Wegen seiner α_1-blockierenden Eigenschaft setzt der blutdrucksenkende Effekt von Labetalol nach intravenöser Gabe so schnell ein, daß es zur Behandlung hypertensiver Notfälle verabreicht werden kann. Bei langfristiger Anwendung weist Labetalol die Wirksamkeit und die Nebeneffekte auf, die bei jeder Kombination aus β- und α_1-Antagonismus erwartet werden können. Es zeigen sich daher auch die typischen Nachteile der in fester Dosierung kombinierten Präparate.

> Labetalol ist in Deutschland nicht mehr im Handel.
> Als kombinierter Antagonist an α_1- und β-Adrenozeptoren ist in Deutschland Carvedilol zur Therapie der essentiellen Hypertonie zugelassen. Carvedilol soll außerdem Radikalfängereigenschaften besitzen (Anm. d. Hrsg.).

VASODILATATOREN

Hydralazin

Hydralazin war eines der ersten oral wirksamen Antihypertensiva, die in den Vereinigten Staaten angeboten wurden. Wegen des Auftretens von Tachykardie und Tachyphylaxie wurde die Substanz anfangs jedoch selten eingesetzt. Nachdem die durch arterielle Vasodilatatoren hervorgerufenen kompensatorischen kardiovaskulären Reaktionen besser verstanden wurden, wurde Hydralazin mit besseren therapeutischen Erfolgen mit Sympatholytika und Diuretika kombiniert. Bei der Suche nach weiteren vasoaktiven Substanzen wurde eine Vielzahl von Derivaten des Phthalazin synthetisiert, aber nur solche mit einer Hydrazingruppe in der Position 1 oder 4 des Rings besitzen vasodilatatorische Eigenschaften (Reece, 1981). Keines der Analoga weist einen Vorteil gegenüber Hydralazin auf. Hydralazin (1-Hydrazinophthalazin) besitzt die folgende Strukturformel:

Wirkort und Wirkmechanismus Hydralazin verursacht eine direkte Relaxation der glatten arteriellen Gefäßmuskulatur. Der molekulare Mechanismus dieses Effekts ist nicht bekannt. Die Substanz wirkt nicht dilatierend auf Leitungsgefäße (zum Beispiel die epikardialen Koronararterien) und entspannt nicht die glatte Muskulatur der Venen. Die durch Hydralazin bewirkte Vasodilatation geht mit einer ausgeprägten Stimulation des sympathischen Nervensystems einher, die zu einer Erhöhung von Herzfrequenz und Kontraktilität, zum Anstieg der Reninaktivität im Plasma und zu Volumenretention führt. Diese Reaktionen wirken alle dem blutdrucksenkenden Effekt von Hydralazin entgegen. Obwohl die Sympathikusaktivierung größtenteils auf das Ansprechen des Barorezeptorreflexes zurückzuführen ist, könnte Hydralazin auch direkt die Noradrenalinfreisetzung aus sympathischen Nervenendigungen stimulieren und die Herzkraft steigern (Azuma et al., 1987).

Pharmakologische Effekte Die meisten Wirkungen von Hydralazin beschränken sich auf das Herz- und Kreislaufsystem. Nach Gabe von Hydralazin geht die Blutdrucksenkung mit einer selektiven Abnahme des Gefäßwiderstands in den koronaren, zerebralen und renalen Gefäßsystemen einher, wogegen der Effekt in der Haut und der Muskulatur geringer ausgeprägt ist. Wegen der im Vergleich zu Venen überwiegenden Dilatation der Arteriolen ist eine orthostatische Hypotonie kein häufiges Problem. Hydralazin senkt den Blutdruck in gleicher Weise sowohl in aufrechter als auch in liegender Stellung. Obwohl Hydralazin den pulmonalen Gefäßwiderstand senkt, kann durch einen stärkeren Anstieg des Herzzeitvolumens eine geringgradige pulmonale Hypertonie hervorgerufen werden. Die Vorhersage, ob ein Patient in dieser Weise reagieren wird, ist schwierig, aber der Anstieg des Herzminutenvolumens kann durch die Gabe von β-Adrenozeptor-Antagonisten abgeschwächt werden.

Resorption, Metabolismus und Exkretion Hydralazin wird gut enteral resorbiert, aber seine systemische Bioverfügbarkeit ist gering (16% bei schnell beziehungsweise 35% bei langsam acetylierenden Patienten). Da die acetylierte Substanz unwirksam ist, sind bei Patienten mit schneller Acetylierung höhere Dosierungen für das Erreichen einer systemischen Wirksamkeit erforderlich. Die N-Acetylierung von Hydralazin findet im Darm und/oder in der Leber statt. Die Geschwindigkeit der Acetylierung ist genetisch vorbestimmt. Ungefähr die Hälfte der Bevölkerung in den Vereinigten Staaten weist eine schnelle und die andere Hälfte eine langsame Acetylierungsreaktion auf. Die Halbwertszeit von Hydralazin beträgt eine Stunde, und die Plasmaclearance der Substanz liegt bei 50 ml/kg pro Minute. Da die Plasmaclearance die Leberdurchblutung übersteigt, muß ein extrahepatischer Metabolismus stattfinden. Tatsächlich reagiert Hydralazin rasch mit zirkulierenden α-Ketonsäuren zu Hydrazon-Verbindungen, und der im Plasma überwiegend vorzufindende Metabolit ist das Hydrazon aus Hydralazin und Pyruvat. Dieser Metabolit besitzt eine längere Halbwertszeit als Hydralazin, scheint aber nicht besonders wirksam zu sein (Reece et al., 1985). Obwohl die Geschwindigkeit der Acetylierung eine wesentliche Determinante für die Bioverfügbarkeit von Hydralazin darstellt, dürfte sie für die systemische Elimination der Substanz keine Rolle spielen, wahrscheinlich weil die hepatische Elimination so aktiv ist, daß die Plasmaclearance im wesentlichen von der Leberdurchblutung bestimmt wird.

Die Maximalwerte der plasmatischen Konzentration

von Hydralazin und des blutdrucksenkenden Effekts treten 30 - 120 Minuten nach der Einnahme auf. Obwohl die Halbwertszeit im Plasma ungefähr eine Stunde beträgt, kann der blutdrucksenkende Effekt von Hydralazin bis zu zwölf Stunden anhalten. Für diese Diskrepanz gibt es keine überzeugende Erklärung.

Nebenwirkungen und Gegenanzeigen Bei der Anwendung von Hydralazin können zweierlei Arten von Nebenwirkungen auftreten. Die erste entsteht durch eine übersteigerte pharmakologische Wirksamkeit und umfaßt Kopfschmerzen, Übelkeit, Hitzewallungen, Hypotonie, Palpitationen, Tachykardie, Schwindel und Angina pectoris. Eine myokardiale Ischämie kann auftreten, da die über den Barorezeptorreflex vermittelte Sympathikusstimulation einen erhöhten Sauerstoffbedarf erzeugt, und ebenso, weil Hydralazin nicht die epikardialen Koronararterien erweitert. Daher kann die Dilatation der Arteriolen die Durchblutung eines ischämischen Gebiets weiter verringern (*coronary steal*). Bei Patienten mit koronarer Gefäßerkrankung kann die myokardiale Ischämie nach parenteraler Gabe so ausgeprägt und anhaltend sein, daß ein Herzinfarkt entsteht. Aus diesem Grund ist die parenterale Gabe von Hydralazin bei hypertensiven Patienten mit koronarer Herzerkrankung kontraindiziert und wird bei hypertensiven Patienten über 40 Jahren generell nicht empfohlen. Wenn die Substanz als Monotherapie eingesetzt wird, kann es zusätzlich zu einer Salzretention kommen, die zur Entwicklung einer Herzinsuffizienz mit Rückwärtsversagen führen kann. Zu Beginn der klinischen Anwendung von Hydralazin traten solche Symptome häufig auf, weil wegen der Tachyphylaxie die Dosierung der Substanz oft auf 400 - 1000 mg täglich erhöht wurde. In der Kombination mit einem β-Adrenozeptorenblocker und einem Diuretikum wird Hydralazin besser vertragen, wobei allerdings Nebenwirkungen wie Kopfschmerzen, immer noch häufig angegeben werden und eine Beendigung dieser Therapie erforderlich machen können.

Die zweite Gruppe von Nebenwirkungen wird durch immunologische Reaktionen verursacht, wobei das medikamenteninduzierte Lupussyndrom die häufigste ist. Die Anwendung von Hydralazin kann auch zu Krankheitszuständen führen, die mit Serumkrankheit, hämolytischer Anämie, Vaskulitis oder rapid progressiver Glomerulonephritis einhergehen. Der Mechanismus dieser Autoimmunerkrankungen ist nicht bekannt, aber für Hydralazin wurde nachgewiesen, daß es die Methylierung der DNA hemmt und eine autoimmune Reaktion bei T-Zellen hervorruft (Cornacchia et al., 1988).

Üblicherweise tritt das medikamenteninduzierte Lupussyndrom nach mindestens sechsmonatiger Dauertherapie mit Hydralazin auf, wobei das Risiko von der Dosierung, dem Geschlecht, dem Phänotyp der Acetylierung und von der Rasse abhängt (Perry, 1973). In einer Untersuchung betrug die Häufigkeit eines medikamenteninduzierten Lupus erythematodes nach dreijähriger Behandlung mit Hydralazin bei einer Dosierung von 200 mg pro Tag 10,4%, bei 100 mg pro Tag 5,4%, und kein Erkrankungsfall trat bei Patienten auf, die 50 mg pro Tag erhielten (Cameron und Ramsay, 1984). Die Inzidenz ist bei Frauen vierfach höher als bei Männern, und das Syndrom wird häufiger bei Patienten kaukasischer Rasse beobachtet als bei Afro-Amerikanern. Langsam acetylierende Patienten entwickeln schneller einen positiven Nachweis von antinukleären Antikörpern als schnelle Acetylierer, was darauf hinweist, daß die unveränderte Substanz oder ein nicht-acetylierter Metabolit dafür verantwortlich ist. Nachdem aber die Mehrzahl der Patienten mit nachgewiesenen antinukleären Antikörpern kein medikamenteninduziertes Lupussyndrom entwickeln, muß Hydralazin nicht abgesetzt werden, solange keine klinischen Zeichen des Syndroms manifest werden. Die Symptomatik ähnelt den Lupussyndromen, die durch andere Medikamente ausgelöst werden können und besteht im wesentlichen aus Arthralgie, Arthritis und Fieber. Eine Pleuritis oder Perikarditis kann auftreten, und ein Perikarderguß kann gelegentlich eine Herzbeuteltamponade verursachen. Bei den meisten Patienten mit Hydralazininduziertem Lupussyndrom ist nur das Absetzen der Medikation erforderlich, aber bei wenigen Patienten können die Symptome bestehenbleiben und die Anwendung von Kortikosteroiden erforderlich machen.

Hydralazin kann auch eine Polyneuropathie hervorrufen, die auf Pyridoxin anspricht. Der zugrundeliegende Mechanismus könnte darin bestehen, daß Hydralazin mit Pyridoxin unter Bildung eines Hydrazons reagieren kann. Bei Dosierungen bis zu 200 mg täglich tritt diese Nebenwirkung nur sehr selten auf.

Therapeutischer Einsatz Hydralazin wird üblicherweise nicht als alleiniges Medikament für die Dauertherapie der Hypertonie eingesetzt, da es durch einen Anstieg des Herzminutenvolumens und durch Volumenretention zur Entwicklung einer Tachyphylaxie kommt. Zusätzlich sollte die Substanz bei älteren Patienten und bei hypertensiven Patienten mit koronarer Herzerkrankung nur mit größter Vorsicht angewendet werden, weil dadurch möglicherweise eine Myokardischämie ausgelöst werden kann. Die übliche orale Dosierung von Hydralazin beträgt 25 - 100 mg zweimal täglich. Unabhängig von der Geschwindigkeit der Acetylierung ist die zweimal tägliche Einnahme zur Behandlung des Blutdrucks genauso wirksam wie eine viermal tägliche Gabe. Wenn die Notwendigkeit zur schnellen Senkung des Blutdrucks besteht, kann Hydralazin in Dosierungen von 20 - 40 mg intramuskulär verabreicht werden. Die empfohlene Dosierung von Hydralazin beträgt maximal 200 mg pro Tag, wodurch das Risiko des medikamenteninduzierten Lupussyndroms gering gehalten wird. Patienten mit langsamer Acetylierung sprechen besser auf diese Dosierung an als solche mit schneller Acetylierung, weil die Bioverfügbarkeit der Substanz höher ist.

Hydralazin wurde häufig zur Behandlung einer Hypertonie in der Schwangerschaft eingesetzt. Jedoch sollte dieses Medikament in der Frühschwangerschaft mit Zurückhaltung verwendet werden, da sich Hydralazin an DNA anlagern und einen positiven Ames-Test hervorrufen kann (Williams et al., 1980). Zur Behandlung hypertensiver Krisen in der Schwangerschaft wurde Hydralazin parenteral verabreicht, aber diese Applikation kann nicht empfohlen werden, wenn die Patienten in einem Alter sind, in dem die Gefahr einer koronaren Herzerkrankung besteht. Die Substanz ist nicht geeignet für die kurzzeitige Induktion einer Hypotonie bei Patienten mit dissezierendem Aortenaneurysma und ist kontraindiziert bei Patienten mit manifester koronarer Herzerkrankung.

Minoxidil

Die Entdeckung der blutdrucksenkenden Wirkung von *Minoxidil* im Jahre 1965 bedeutete einen wesentlichen Fortschritt für die Behandlung der Hypertonie, da sich diese Substanz als wirksam bei Patienten mit schwersten und therapieresistenten Formen der Hypertonie erwiesen hat. Die chemische Struktur von Minoxidil ist hier dargestellt:

MINOXIDIL

Wirkort und Wirkmechanismus Minoxidil ist *in vitro* nicht aktiv, sondern muß von einer hepatischen Sulfotransferase zum wirksamen Molekül, Minoxidil-N-O-Sulfat, metabolisiert werden (McCall et al., 1983). Die Bildung dieses aktiven Metaboliten ist für die Elimination von Minoxidil nur von untergeordneter Bedeutung. Minoxidilsulfat relaxiert die glatte Gefäßmuskulatur in isolierten Systemen, in denen die Ausgangssubstanz unwirksam ist. Minoxidilsulfat aktiviert von ATP abhängige Kaliumkanäle. Durch die Öffnung von Kaliumkanälen in glatten Muskelzellen und den dadurch möglichen Kaliumausstrom erzeugt Minoxidil eine Hyperpolarisation und eine Relaxation der glatten Muskulatur (Leblanc et al.,1989).

Pharmakologische Wirkungen Minoxidil erzeugt eine Vasodilatation der Arteriolen ohne wesentliche Beeinflussung der Kapazitätsgefäße. In dieser Hinsicht ähnelt die Wirkung der von Hydralazin und Diazoxid. Minoxidil steigert die Durchblutung der Haut, der Skelettmuskulatur, des Gastrointestinaltrakts und des Herzens mehr als die des ZNS. Der überproportionale Anstieg der kardialen Durchblutung könnte auch metabolische Ursachen haben, da die Anwendung von Minoxidil mit einer reflektorischen Zunahme der Inotropie und des Herzzeitvolumens einhergeht. Das Herzzeitvolumen kann beträchtlich, bis zum drei- oder vierfachen, gesteigert werden. Der für den Anstieg des Herzminutenvolumens entscheidende Faktor besteht in dem erhöhten venösen Rückstrom zum Herzen, der durch die Wirkung von Minoxidil auf den peripheren Gefäßwiderstand zustande kommt. In Analogie zu Untersuchungen mit anderen Substanzen kann angenommen werden, daß der erhöhte venöse Rückstrom wahrscheinlich durch eine Flußsteigerung in regionalen Gefäßsystemen, die Blut schnell zum Herz zurückleiten, entsteht (Ogilvie, 1985). Ein über den Sympathikus vermittelter Anstieg der myokardialen Kontraktilität trägt zur Steigerung des Herzminutenvolumens bei, stellt aber nicht den wesentlichen kausalen Faktor dar.

Minoxidil erzeugt vielfältige Wirkungen an der Niere. Minoxidil ist ein Vasodilatator der Nierengefäße, aber die gleichzeitig hervorgerufene systemische Blutdrucksenkung kann gelegentlich den renalen Blutfluß vermindern. Jedoch wird die Nierenfunktion bei der Mehrzahl der Patienten, die Minoxidil zur Behandlung der Hypertonie einnehmen, verbessert, besonders wenn die Niereninsuffizienz sekundär durch die Hypertonie verursacht wurde (Mitchell et al., 1980). Minoxidil stimuliert äußerst effektiv die Reninsekretion, wobei dieser Effekt sowohl durch eine über den Sympathikus vermittelte Stimulation der Niere als auch durch Aktivierung intrarenaler reninregulierender Mechanismen zustande kommt.

Resorption, Metabolismus und Elimination Minoxidil wird gut vom Gastrointestinaltrakt aufgenommen. Obwohl die Spitzenkonzentrationen von Minoxidil im Blut eine Stunde nach oraler Einnahme auftreten, entsteht der maximale blutdrucksenkende Effekt der Substanz später, was wahrscheinlich auf eine verzögerte Bildung des aktiven Metaboliten zurückzuführen ist. Nur ungefähr 20% der resorbierten Menge werden unverändert im Urin ausgeschieden, und die Elimination erfolgt im wesentlichen durch den Abbau in der Leber. Den wesentlichen Metaboliten von Minoxidil bildet das an der Position des N-Oxids im Pyrimidin-Ring glukuronidierte Konjugat. Dieser Metabolit weist eine geringere Wirksamkeit als Minoxidil auf, wird aber langsamer eliminiert. Zu welchem Anteil Minoxidil zu seinem aktiven Metaboliten, dem Minoxidil-N-O-Sulfat, umgewandelt wird, ist für den Menschen nicht untersucht worden. Minoxidil hat im Plasma eine Halbwertszeit von drei bis vier Stunden, aber seine Wirkdauer beträgt 24 Stunden und teilweise sogar mehr. Vermutlich liegt dieser Diskrepanz eine Speicherung von Minoxidil in der glatten Gefäßmuskulatur zugrunde. Jedoch kann die lange Wirkdauer nicht wirklich erklärt werden, solange keine Daten über die pharmakokinetischen Eigenschaften des aktiven Metaboliten vorliegen.

Nebenwirkungen und Gegenanzeigen Die Nebenwirkungen von Minoxidil sind kalkulierbar und können in drei wesentliche Gruppen eingeteilt werden: Volumen- und Salzretention, kardiovaskuläre Effekte und Hypertrichose.

Eine Retention von Salz und Wasser entsteht durch erhöhte Rückresorption im proximalen Nierentubulus, die als Reaktion auf einen reduzierten renalen Perfusionsdruck und auf eine reflektorische Stimulation der tubulären α-Adrenozeptoren auftritt. Ähnliche salzretinierende Wirkungen können auch bei anderen, auf die Arteriolen wirkenden Vasodilatatoren (zum Beispiel Diazoxid und Hydralazin) beobachtet werden. Obwohl die Anwendung von Minoxidil zu einer erhöhten Sekretion von Renin und Aldosteron führt, stellt dies hier keinen wesentlichen Mechanismus der Salz- und Volumenretention dar. Die Volumenretention kann üblicherweise mit einem Diuretikum beherrscht werden. Es ist jedoch möglich, daß Thiaziddiuretika nicht ausreichend wirksam sind, so daß die Anwendung eines Schleifendiuretikums erforderlich wird. Dies trifft speziell für Patienten mit eingeschränkter Nierenfunktion zu.

Die Sympathikusaktivierung, die durch Minoxidil über eine Barorezeptorreflex vermittelt wird, ruft kardiale Auswirkungen ähnlich denen des Hydralazins hervor. Es kommt zur Steigerung der Herzfrequenz, der Inotropie und des myokardialen Sauerstoffverbrauchs. Daher kann bei Patienten mit koronarer Herzerkrankung durch Minoxidil eine myokardiale Ischämie hervorgerufen werden. Die über den Sympathikus vermittelten kardialen Reaktionen können durch zusätzliche Gabe eines β-Adrenozeptorenblockers vermindert werden. Der ebenfalls sympathikusinduzierte Anstieg der Reninsekretion kann ebenso durch einen β-Adrenozeptorenblocker oder durch einen Angiotensin-I-Konversionsenzymhemmer reduziert werden, wodurch auch die Blutdruckeffekte zunehmen.

Die durch Minoxidil hervorgerufene Steigerung des Herzzeitvolumens hat bei den hypertensiven Patienten mit linksventrikulärer Hypertrophie und diastolischer Dysfunktion besonders ungünstige Folgen. Solche vermindert relaxationsfähigen Ventrikel passen sich nur schlecht der erhöhten Volumenbelastung an, was zu einem Anstieg der linksventrikulären Füllungsdrücke führt. Dieser Mechanismus trägt wahrscheinlich wesentlich zur Zunahme des pulmonal arteriellen Drucks, die unter Minoxidil (und Hydralazin) bei hypertensiven Patienten beobachtet wird, be-, und wird durch die von Minoxidil verursachte Salz- und Wasserretention noch verstärkt. Bei solchen Patienten kann die Behandlung mit Minoxidil eine Herzinsuffizienz hervorrufen. Das Risiko dieser Komplikation kann durch ausreichende diuretische Behandlung reduziert aber nicht vermieden werden. Ein Perikarderguß stellt eine seltene aber schwerwiegende Nebenwirkung von Minoxidil dar. Obwohl diese Komplikation häufiger bei Patienten mit Nieren- oder Herzinsuffizienz beobachtet wurde, kann ein Perikarderguß auch bei Patienten mit normaler Nieren- und Herzfunktion auftreten. Ein geringgradiger und asymptomatischer Perikarderguß zwingt nicht zum Absetzen einer Behandlung mit Minoxidil, aber diese Situation sollte sorgfältig überwacht werden, um eine Progression zur Herzbeuteltamponade zu vermeiden. Nach Absetzen der Substanz verschwindet ein Perikarderguß üblicherweise, er wird sich aber bei einer Wiederaufnahme der Therapie erneut bilden (Reichgott, 1981).

Zu Beginn einer Behandlung mit Minoxidil wird häufig eine Abflachung oder Inversion der T-Welle im EKG beobachtet. Diese Veränderung hat keine ischämische Ursache und tritt auch bei anderen den K^+-Kanal aktivierenden Substanzen auf. Solche Medikamente beschleunigen die Repolarisation des Myokards, verkürzen die Refraktärzeit, und speziell eines (Pinacidil) senkt die Reizschwelle für Kammerflimmern und erhöht das Risiko spontaner ventrikulärer Rhythmusstörungen unter den Bedingungen einer myokardialen Ischämie (Chi et al., 1990). Die Beeinflussung der Refraktärzeit und ischämischer ventrikulärer Rhythmusstörungen durch Minoxidil wurde bisher nicht untersucht. Ob solche Befunde ein erhöhtes Risiko für ischämiebedingte ventrikuläre Arrhythmien beim Menschen widerspiegeln, ist nicht bekannt.

Eine Hypertrichose tritt bei allen Patienten auf, die Minoxidil über einen längeren Zeitraum erhalten und entsteht wahrscheinlich infolge der Aktivierung von Kalium-Kanälen. Das Haarwachstum betrifft das Gesicht, den Rücken, die Arme und die Beine und ist besonders bei Frauen sehr störend. Mit häufigem Rasieren oder mit Enthaarungsmitteln kann diesem Problem begegnet werden. Lokal anwendbares Minoxidil wird nun zur Behandlung der androgenen Alopezie angeboten. Bei manchen Patienten kann auch die topische Anwendung von Minoxidil meßbare kardiovaskuläre Wirkungen hervorrufen (Leenen et al., 1988).

Andere Nebenwirkungen der Substanz sind selten und umfassen Exantheme, das Stevens-Johnson-Syndrom, eine Glukoseintoleranz, seröse bis hämorrhagische Blasen, antinukleäre Antikörper und Thrombozytopenie.

Therapeutischer Einsatz Minoxidil bleibt vorzugsweise der Behandlung schwerer Hypertonieformen, die schlecht auf andere antihypertensive Regime ansprechen, vorbehalten (Campese, 1981). Es wurde mit Erfolg zur Behandlung der Hypertonie bei Erwachsenen und Kindern angewandt. Minoxidil sollte niemals als Monotherapie eingesetzt werden. Es muß mit einem Diuretikum, kombiniert werden um die Volumenretention zu vermeiden, und mit einem Sympatholytikum (üblicherweise mit einem β-Adrenozeptorenblocker), um die reflektorischen kardiovaskulären Reaktionen zu behandeln. Das Medikament wird üblicherweise ein- oder zweimal täglich eingenommen, aber bei manchen Patienten kann eine häufigere Gabe erforderlich sein, um den Blutdruck befriedigend einzustellen. Die Dosierung von Minoxidil kann initial sehr niedrig sein (zum Beispiel 1,25 mg pro Tag) und kann schrittweise bis auf 40 mg täglich in ein- oder zweimaliger Gabe erhöht werden.

Nitroprussidnatrium

Obwohl die Substanz *Nitroprussidnatrium* seit 1850 bekannt ist und ihre blutdrucksenkende Wirksamkeit beim Menschen 1929 beschrieben wurde, wurde die Ungefährlichkeit und der Nutzen ihrer Anwendung zur kurzfristigen Beherrschung der schweren Hypertonie erst Mitte der 50er Jahre nachgewiesen. Nachfolgend konnten mehrere Untersucher belegen, daß Nitroprussidnatrium auch die Herzfunktion bei Patienten mit linksventrikulärer Herzinsuffizienz verbessert (siehe Kapitel 34). Die Strukturformel von Nitroprussidnatrium ist hier dargestellt:

$$2Na^+ \left[\begin{array}{c} CN \\ NC-Fe-CN \\ ON \quad CN \end{array} \right]^{--}$$

NITROPRUSSIDNATRIUM

Wirkort und Wirkmechanismus Nitroprussid ist ein Nitrovasodilatator. Es wird in den glatten Muskelzellen zu seinem aktiven Metaboliten, Stickoxid (NO), umgewandelt. Stickoxid aktiviert die Guanylatzyklase, was zur Bildung von cGMP und damit zur Vasodilatation führt (Murad, 1986). Bei der metabolischen Aktivierung von Nitroprussid sind andere Stickoxid produzierende Systeme beteiligt als bei der von Nitroglyzerin, was wahrscheinlich für die unterschiedlichen Wirkstärken dieser Substanzen in verschiedenen Gefäßregionen und für die Entwicklung einer Toleranz gegenüber Nitroglyzerin, aber nicht gegenüber Nitroprussid, verantwortlich ist (Kowaluk et al., 1992).

Pharmakologische Wirkungen Nitroprussid dilatiert sowohl Arteriolen als auch Venolen, und die Blutdruckreaktion nach Gabe von Nitroprussid entsteht durch die Kombination aus einer venösen Volumenansammlung und einer Reduktion des arteriellen Gefäßwiderstands. Aufgrund der Wirksamkeit an den Venen ist der hypotensive Effekt von Nitroprussidnatrium beim aufrecht stehenden Patienten größer. Bei Patienten mit normaler linksventrikulärer Leistung wird das Herzminutenvolumen stärker durch die verminderte Füllung beeinflußt als durch die Senkung der Nachlast, so daß das Herzminutenvolumen eher abnimmt. Im Gegensatz dazu überwiegt die Senkung des Gefäßwiderstands bei Patienten mit hochgradig eingeschränkter linksventrikulärer Funktion und mit diastolischer Ventrikelvergrößerung, was zu einem Anstieg des Herzminutenvolumens führt (siehe Kapitel 34).

Nitroprussidnatrium ist ein nichtselektiver Vasodilatator, und die regionale Verteilung der Durchblutung wird durch die Substanz wenig beeinflußt. Im allgemeinen bleibt der renale Plasmafluß und die glomeruläre Filtrationsrate unverändert, und die Reninaktivität im Plasma steigt. Im Unterschied zu Minoxidil, Hydralazin, Diazoxid und anderen, an Arteriolen angreifenden Vasodilatatoren, erzeugt die Gabe von Nitroprussidnatrium üblicherweise nur einen geringen Anstieg der Herzfrequenz und insgesamt eine Absenkung des myokardialen Sauerstoffverbrauchs.

Resorption, Metabolismus und Exkretion Nitroprussidnatrium ist eine instabile Substanz, die unter stark alkalischen Bedingungen oder unter Lichteinwirkung zerfällt. Das Medikament muß als kontinuierliche intravenöse Infusion verabreicht werden, um wirksam zu sein. Die Wirkung beginnt innerhalb von 30 Sekunden, der maximale hypotensive Effekt tritt innerhalb von zwei Minuten auf. Nach Beendigung der Infusion ist die Wirksamkeit innerhalb von drei Minuten abgeklungen.

Der Metabolismus von Nitroprussid in der glatten Gefäßmuskulatur wird durch eine Reduktion eingeleitet, an die sich die Freisetzung von Zyanid und Stickoxid anschließt (Bates et al., 1991; Ivankovich et al., 1978). Zyanid wird in der Leber durch das Enzym Rhodanase weiter zu Thiozyanat abgebaut, das nahezu vollständig mit dem Urin ausgeschieden wird. Die mittlere Eliminationshalbwertszeit von Thiozyanat beträgt bei Patienten mit normaler Nierenfunktion drei Tage, kann aber bei Patienten mit Niereninsuffizienz deutlich verlängert sein.

Nebenwirkungen und Gegenanzeigen Die akuten Nebenwirkungen von Nitroprussid beruhen auf einer überschießenden Vasodilatation mit Blutdruckabfall und den daraus resultierenden Konsequenzen. Durch engmaschige Überwachung des Blutdrucks und den Einsatz einer kontinuierlich arbeitenden Infusionspumpe mit einstellbarer Geschwindigkeit kann eine übermäßige hämodynamische Arzneimittelwirkung meistens vermieden werden. Seltener treten Intoxikationen auf, die auf der Umwandlung von Nitroprussid zu Zyanid und Thiozyanat beruhen. Eine Intoxikation durch Akkumulation von Zyanid, die eine schwere Laktazidose hervorruft, kann auftreten, wenn Nitroprussidnatrium mit einer Geschwindigkeit von mehr als 5 µg/kg pro Minute infundiert wird. Für den Abbau von Zyanid scheint die Verfügbarkeit von schwefelhaltigen Substraten im Körper (im wesentlichen Thiosulfaten) den limitierenden Faktor darzustellen. Die simultane Gabe von Natriumthiosulfat kann bei Patienten, die mit einer besonders hohen Dosierung behandelt werden, die Akkumulation von Zyanid verhindern, wobei die Wirksamkeit des Medikaments nicht beeinträchtigt wird (Schulz, 1984). Die Gefahr der Thiozyanatintoxikation wird erhöht, wenn Nitroprussidnatrium über mehr als 24 - 48 Stunden infundiert wird, insbesondere wenn die Nierenfunktion eingeschränkt ist. Die Symptome toxischer Thiozyanateffekte umfassen Anorexie, Übelkeit, Schwindel, Desorientiertheit und Intoxikationspsychosen. Bei länger andauernder Infusion von Nitroprussid sollte die Konzentration von Thiozyanat im Plasma kontrolliert werden und sollte 0,1 mg/ml nicht übersteigen. In seltenen Fällen kann eine zu hohe Konzentration von Thiozyanat durch Hemmung der Jodaufnahme in die Schilddrüse eine Hypothyreose hervorrufen. Bei niereninsuffizienten Patienten kann Thiozyanat durch Hämodialyse eliminiert werden.

Bei Patienten mit chronisch obstruktiven Lungenerkrankungen kann eine Hypoxämie durch Nitroprussid verschlimmert werden, da die Substanz die hypoxiebedingte Vasokonstriktion von Lungengefäßen beeinträchtigt und daher das Mißverhältnis von Ventilation und Perfusion fördert. Ein überschießender Blutdruckanstieg (Rebound-Effekt) kann bei einer plötzlichen Beendigung einer kurzzeitigen Nitroprussidinfusion auftreten (Packer et al., 1979), wobei dieser Effekt durch die anhaltend hohe Reninkonzentration im Plasma bedingt sein könnte.

Therapeutischer Einsatz Nitroprussidnatrium wird im wesentlichen zur Behandlung von hypertensiven Notfällen eingesetzt, aber das Medikament kann in vielen Situationen Verwendung finden, in denen eine kurzfristige Reduktion der Vorlast und/oder Nachlast erwünscht ist. Dementsprechend wurde Nitroprussid eingesetzt, um den Blutdruck bei der akuten Aortendissektion abzusenken, um das Herzminutenvolumen bei Herzinsuffizienz zu steigern (siehe Kapitel 34) und um den myokardialen

Sauerstoffverbrauch bei einem akuten Herzinfarkt zu reduzieren. Weiterhin ist Nitroprussid die Substanz, die am häufigsten während einer Narkose zur Induktion einer kontrollierten Hypotension eingesetzt wird, wodurch der intraoperative Blutverlust vermindert werden soll. Bei der Behandlung der akuten Aortendissektion ist die zusätzliche Anwendung eines β-Adrenozeptorenblockers eine wichtige Maßnahme, da die Absenkung des Blutdrucks mit Nitroprussid allein über die Steigerung der myokardialen Kontraktilität zu einer Zunahme der Druckanstiegsgeschwindigkeit in der Aorta führen kann, wodurch die Ausbreitung der Dissektion gefördert würde.

Nitroprussidnatrium ist in Ampullen zu 50 mg Inhalt erhältlich. Der Inhalt einer Ampulle sollte in 2 - 3 ml einer 5%igen Dextranlösung aufgelöst werden. Die Verdünnung dieser Lösung in 250 - 1000 ml 5%igem Dextran ergibt eine Konzentration von 50 - 200 µg/ml. Da die Substanz unter Lichteinwirkung zerfällt, sollten ausschließlich frische Lösungen verwendet werden, und die Flaschen sollten mit undurchsichtigem Material umhüllt werden. Das Medikament muß als kontrollierte, kontinuierliche Infusion verabreicht werden, wobei der Patient sorgfältig überwacht werden muß. Die meisten hypertensiven Patienten sprechen auf eine Infusionsrate von 0,25 - 1,5 µg/kg pro Minute an. Höhere Infusionsraten sind erforderlich, um bei normotensiven Patienten eine intraoperative kontrollierte Hypotension zu erzeugen. Die Infusion von Nitroprussid in Dosierungen von mehr als 5 µg/kg pro Minute über einen längeren Zeitraum kann eine Intoxikation mit Zyanid und/oder Thiozyanat hervorrufen. Patienten, die zusätzlich andere Antihypertensiva erhalten, benötigen üblicherweise zur Blutdrucksenkung geringere Dosierungen von Nitroprussid. Wenn eine Infusionsgeschwindigkeit von 10 µg/kg pro Minute nicht innerhalb von zehn Minuten eine angemessene Blutdrucksenkung hervorruft, sollte die Dosierung von Nitroprussid reduziert werden, um das Intoxikationsrisiko zu verringern.

Diazoxid

Diazoxid wurde anfänglich als orales Antihypertensivum entwickelt, aber die ersten klinischen Studien offenbarten inakzeptable Nebenwirkungen. Mindestens 50% der Patienten entwickelten eine Hyperglykämie, und bei 20% trat eine Hypertrichose auf. Daraufhin wurde das Medikament für die parenterale Applikation zur Behandlung von hypertensiven Notfällen angeboten, aber es wurde bald verdrängt durch Nitroprussidnatrium, das für diese Indikation das Medikament der Wahl darstellt. Diazoxid behielt seine Stellung für die Behandlung der hypertensiven Krise in Situationen, in denen exakte Infusionspumpen nicht verfügbar sind und eine engmaschige Überwachung des Blutdrucks nicht erfolgen kann. Die Substanz ist ebenso wie die Thiaziddiuretika ein Benzothiadiazin-Derivat, aber sie erzeugt keine Diurese, offenbar weil ihr eine Sulfonamidgruppe fehlt. Die Strukturformel von Diazoxid ist hier dargestellt:

DIAZOXID

Wirkmechanismus und pharmakologische Effekte Diazoxid hyperpolarisiert die glatte Gefäßmuskulatur der Arterien durch Aktivierung ATP-abhängiger K^+-Kanälen, wodurch eine Relaxation der Gefäßmuskulatur entsteht (Standen et al., 1989). Die Wirksamkeit der Substanz *in vivo* betrifft ausschließlich die Arteriolen, und der Effekt an den Kapazitätsgefäßen kann vernachlässigt werden. Es entsteht eine reflektorische Aktivierung des sympathischen Nervensystems und eine Salz- und Volumenretention. Durch die Stimulation der Herzfrequenz und der Inotropie kann das Herzzeitvolumen verdoppelt werden. Von dem massiven Phänomen der Salz- und Wasserretention nahm man an, daß es auf eine direkte Beeinflussung der tubulären Nierenfunktion durch Diazoxid zurückzuführen wäre. Jedoch wurden diese Vermutungen nie in Tierstudien belegt, und tatsächlich erzeugt die direkte Infusion von Diazoxid in die Nierenarterie Vasodilatation und Diurese (Brouhard et al., 1981). Es ist daher eher wahrscheinlich, daß die Salz- und Wasserretention als Folge einer Stimulation des renalen Sympathikotonus und einer Veränderung der intrarenalen Hämodynamik auftritt, wie das bei anderen arteriolär wirkenden Vasodilatatoren der Fall ist. Diazoxid steigert den koronaren Blutfluß, und die zerebrale und renale Durchblutung werden durch Autoregulation konstant gehalten. Die Sekretion von Renin wird stimuliert, und die Kombination aus gesteigertem Herzminutenvolumen, Salz- und Volumenretention und erhöhten Konzentrationen von Angiotensin II wirkt dem antihypertensiven Effekt von Diazoxid entgegen.

Resorption, Metabolismus und Exkretion Obwohl Diazoxid nach oraler Gabe gut resorbiert wird, wird es zur Behandlung schwerer Hypertonieformen ausschließlich intravenös angewandt. Ungefähr 20 - 50% der Substanz werden unverändert von der Niere ausgeschieden, und der restliche Anteil wird in der Leber zu 3-Hydroxymethyl und 3-Carboxyderivaten metabolisiert (Pruitt et al., 1974). Obwohl Diazoxid eine Halbwertszeit im Plasma von 20 - 60 Stunden aufweist, kann die Dauer der blutdrucksenkenden Wirkung stark variieren und manchmal nur vier Stunden, aber auch bis zu 20 Stunden betragen. Ein rapider Anstieg der Reninsekretion kann die initiale hypotensive Wirksamkeit von Diazoxid neutralisieren.

Wie bereits erwähnt, besteht die hauptsächliche Indikation für Diazoxid in der Behandlung hypertensiver Notfälle. Eine schnelle intravenöse Injektion führt innerhalb von 30 Sekunden zur Blutdrucksenkung, und der Maximaleffekt wird nach drei bis fünf Minuten erreicht. Obwohl anfänglich eine Gabe von 300 mg Diazoxid als Bolus empfohlen wurde, führte diese Art der Anwendung zu übermäßigem Blutdruckabfall und dadurch bedingt zu zerebralen und kardiovaskulären Schädigungen. Die Gefahr einer Hypotension kann gering gehalten werden, indem kleinere Bolusgaben von je 50 - 100 mg in Abständen von fünf bis zehn Minuten verabreicht werden, bis der angestrebte Blutdruck erreicht ist (Wilson und Vidt, 1978). Diazoxid kann ebenso als langsame intravenöse Infusion mit einer Geschwindigkeit von 15 - 30 mg pro Minute gegeben werden (Garrett und Kaplan, 1982). Durch eine vorausgehende Behandlung mit einem β-Adrenozeptorenblocker wird der blutdrucksenkende Effekt von Diazoxid gesteigert. Die Substanz soll nicht zur Behandlung eines hohen Blutdrucks eingesetzt werden, wenn dieser in Verbindung mit einer Aortenstenose, mit arteriovenösen Shunts oder einer Aortendissektion auftritt. Genauso halten sich Nutzen und Risiko die Waage, wenn Diazoxid bei akutem Lungenödem oder bei koronarer Herzerkrankung angewandt wird.

Nebenwirkungen und Gegenanzeigen Die beiden häufigsten Nebenwirkungen von Diazoxid bestehen in Salz- und Wasserretention und in Hyperglykämie. Eine Volumenretention kann durch Begrenzung der Salz- und Wasserzufuhr vermieden werden. Der generelle Einsatz von Diuretika zusammen mit Diazoxid wird nicht empfohlen, da Patienten mit maligner Hypertonie oft einen Volumenmangel aufweisen. Die Hyperglykämie entsteht durch eine inhibitorische Wirkung von Diazoxid auf die Insulinsekretion aus den β-Zellen des Pankreas. Diese Wirkung scheint ebenfalls auf der Stimulation der von ATP abhängigen K$^+$-Kanäle zu beruhen (Zünkler et al., 1988). Die Substanz verändert die Wirkung von exogen zugeführtem Insulin nicht. Das Problem der Hyperglykämie besteht daher im wesentlichen bei nicht insulinabhängigen Diabetikern, die mit oralen Antidiabetika behandelt werden. Es wurden schwere Hyperglykämien mit hyperosmolarem Koma, aber ohne Ketoazidose beschrieben. Andere Nebenwirkungen können in Form einer Tachykardie, einer Myokardischämie (durch gesteigerten kardialen Sauerstoffverbrauch) und einer zerebralen Ischämie (durch übermäßige Blutdrucksenkung) auftreten. Diazoxid relaxiert die glatte Muskulatur des Uterus und kann die Wehentätigkeit unterdrücken, wenn es zur Behandlung von hypertensiven Krisen bei Eklampsie verwendet wird. Seltene Nebenwirkungen bestehen in gastrointestinaler Unverträglichkeit, Exanthem, Schmerzen und Entzündung nach paravasaler Injektion, Beeinträchtigung des Geschmacks- und Geruchssinns, übermäßigem Speichelfluß und Dyspnoe. Die Dauertherapie mit Diazoxid kann, genauso wie bei Minoxidil, eine Hypertrichose hervorrufen.

Ca^{2+}-KANALBLOCKER

Ca^{2+}-Kanalblocker bilden eine wichtige Gruppe antihypertensiver Medikamente. Die allgemeine Pharmakologie dieser Substanzen wird in Kapitel 32, ihre Anwendung bei Herzinsuffizienz in Kapitel 34 und ihr Einsatz bei Herzrhythmusstörungen in Kapitel 35 abgehandelt. Die therapeutische Verwendung von Ca^{2+}-Kanalblockern gegen Hypertonie begründet sich aus der Erkenntnis, daß eine fixierte Hypertonie auf der Basis eines erhöhten peripheren Gefäßwiderstands entsteht. Da die Kontraktion der glatten Gefäßmuskulatur von der freien intrazellulären Ca^{2+}-Konzentration abhängt, soll durch Hemmung der transmembranären Ca^{2+}-Ströme die Gesamtmenge an intrazellulär aufgenommenem Ca^{2+} vermindert werden. Tatsächlich beruht die blutdrucksenkende Wirkung aller Ca^{2+}-Kanalblocker auf der Relaxation der Gefäßmuskulatur und auf der Abnahme des peripheren Gefäßwiderstands (Lehmann et al., 1983). Als Reaktion auf die Absenkung des peripheren Gefäßwiderstands rufen Ca^{2+}-Kanalblocker eine über den Barorezeptorreflex vermittelte Sympathikusaktivierung hervor. Im Fall der Dihydropyridine entsteht eine geringe bis mäßige Tachykardie durch die von Katecholaminen bedingte Stimulation des Sinusknotens, wogegen bei Verapamil und Diltiazem eine Tachykardie fehlt oder nur minimal ausgeprägt ist, weil diese beiden Medikamente eine direkte, negativ chronotrope Wirkung aufweisen. Die gesteigerte Stimulation des Herzens durch den Sympathikus wirkt dem negativ inotropen Effekt der Ca^{2+}-Kanalblocker (zum Beispiel *Verapamil, Diltiazem* und *Nifedipin*) entgegen. Die Bedeutung dieser kompensatorischen Steigerung der myokardialen Kontraktilität muß bei Überlegungen zu einer eventuellen Kombinationstherapie mit β-Adrenozeptorenblockern in Betracht gezogen werden, besonders wenn Patienten von einer hypertoniebedingten Herzinsuffizienz gefährdet sind. Die reflektorische Sympathikusaktivierung vermindert auch die blutdrucksenkende Wirkung der Ca^{2+}-Kanalblocker. Wenn die reflektorische Vasokonstriktion abgeschwächt ist, wie das zum Beispiel bei älteren Patienten oder unter Behandlung mit α-Adrenozeptorenblockern der Fall ist, wird die hypotensive Wirkung der Ca^{2+}-Kanalblocker, manchmal sogar in übermäßiger Weise, gesteigert.

Bei der Betrachtung der kardiovaskulären Wirkungen der Ca^{2+}-Kanalblocker ist es wichtig, sowohl die hämodynamischen Effekte am gesunden Herzen wie auch das Wirkspektrum bei Herzerkrankungen zu betrachten, da Herzinsuffizienz und koronare Herzerkrankung wichtige Folgeerkrankungen der Hypertonie sind, und die linksventrikuläre Hypertrophie bei hypertensiven Patienten einen Risikofaktor für den plötzlichen Herztod darstellt. Bedingt durch die periphere Vasodilatation können Ca^{2+}-Kanalblocker den venösen Rückstrom steigern, was nur dann nicht zu einem Anstieg des Herzminutenvolumens führt, wenn die Substanzen eine wesentliche negativ inotrope Eigenwirkung aufweisen (wie zum Beispiel Verapamil und Diltiazem). Die Stimulation des venösen Rückstroms ist nicht so ausgeprägt wie bei Minoxidil oder Hydralazin, muß aber bei der Therapie von Patienten mit hypertensiver Herzerkrankung und diastolischer Dysfunktion berücksichtigt werden, da bei diesen die Gefahr einer Herzinsuffizienz besteht. Ca^{2+}-Kanalblocker verbessern nicht die diastolische Ventrikelfunktion. Obwohl frühere nichtinvasive Messungen nachgewiesen hatten, daß die Phasen maximaler linksventrikulärer Füllungsgeschwindigkeit bei hypertensiven Patienten durch Ca^{2+}-Kanalblocker verkürzt werden, hat die direkte Erfassung der ventrikulären Hämodynamik ergeben, daß Verapamil einen Anstieg des linksventrikulären enddiastolischen Drucks hervorruft, was eine unerwünschte hämodynamische Wirkung darstellt, die gemeinsam und wahrscheinlich in kausalem Zusammenhang mit der Steigerung der maximalen Füllungsgeschwindigkeit auftritt (Nishimura et al., 1993).

Zusätzlich zu diesen Befunden, wonach Ca^{2+}-Kanalblocker die Hämodynamik bei diastolischer Dysfunktion nicht verbessern, sondern eventuell verschlechtern, müssen auch die langfristigen Auswirkungen der Ca^{2+}-Kanalblocker auf die linksventrikuläre Hypertrophie, die einen wensentlichen Faktor der diastolischen Dysfunktion darstellt, in Betracht gezogen werden. Eine Zusammenfassung aller Studien, in denen die Wirksamkeit antihypertensiver Substanzen bezüglich der linksventrikulären Masse untersucht wurde, kommt zu der Schlußfolgerung, daß Ca^{2+}-Kanalblocker zwar das linksventrikuläre Gewicht reduzieren und ihre Wirksamkeit die der Diuretika übersteigt, daß sie aber im Vergleich zu Angiotensin-I-Konversionsenzyminhibitoren oder Methyldopa weniger stark wirken (Dalhöf et al., 1993). Auf der Grundlage all dieser Befunde werden Ca^{2+}-Kanalblocker nicht als Medikamente der ersten Wahl zur Behandlung von hypertensiven Patienten mit linksventrikulärer Hypertrophie betrachtet und haben auch in der Kombinationstherapie dieser Erkrankung keine herausragende Bedeutung.

Alle Ca^{2+}-Kanalblocker weisen in der Monotherapie einer gering oder mäßig ausgeprägten Hypertonie eine vergleichbare Wirksamkeit auf. Die blutdrucksenkenden Eigenschaften der Ca^{2+}-Kanalblocker entsprechen denen der β-Adrenozeptor-Antagonisten und Diuretika (Doyle, 1983; Inouye et al., 1984).

Eine in Verbindung mit Hypertonie bestehende ischämische Herzerkrankung bildet den Ausgangspunkt für spezifische Bedenken gegen einige Ca^{2+}-Kanalblocker. Die Untersuchungen, in denen die normale Darreichungsform von Nifedipin (nichtretardierte Freisetzung) bei Patienten mit ischämischer Herzerkrankung eingesetzt wurde, sind in einer Metaanalyse zusammengefaßt worden. Die Mortalität der mit Nifedipin behandelten Patienten war höher als in der Placebogruppe, und das Ausmaß dieser Risikoerhöhung war abhängig von der Behandlungsdosis. Patienten, die 80 mg Nifedipin pro Tag erhielten, wiesen gegenüber der Plazebogruppe ein 2,5fach erhöhtes Mortalitätsrisiko auf. Diese Bedenken beziehen sich auf alle Dihydropyridine mit kurzer Halbwertszeit, die als schnell wirkende Zubereitungen angewendet werden. Diese Medikamente erzeugen stärker ausgeprägte Blutdruckschwankungen und damit verbunden eine phasenweise Sympathikusaktivierung. Aufgrund fehlender Daten ist es schwierig, die Vermutung eines erhöhten Risikos auch auf Diltiazem und Verapamil, auf die Dihydropyridine in retardierten Zubereitungen oder auf Dihydropyridine mit langer Halbwertszeit auszudehnen, da von diesen keine derartigen Schwankungen des Blutdrucks hervorgerufen werden. In Anbetracht der genannten Befunde, der größeren Belastung mit Nebenwirkungen und der höheren Wahrscheinlichkeit einer schlechten Compliance, wird die Verwendung der schnell wirksamen Präparate von Nifedipin oder anderer Dihydropyridine mit kurzer Halbwertszeit zur Behandlung hypertensiver Patienten mit ischämischer Herzerkrankung nicht empfohlen, und die Verordnung höherer Dosierungen sollte bei der Behandlung der Hypertonie wahrscheinlich generell vermieden werden.

Das Spektrum unerwünschter Nebenwirkungen der Ca^{2+}-Kanalblocker ist für die einzelnen Substanzen dieser Klasse unterschiedlich, aber nur ein kleiner Teil der Patienten bricht eine entsprechende Therapie wegen spürbarer Nebenwirkungen ab. Bei den Dihydropyridinen treten vaskuläre Nebenwirkungen mit höchster Inzidenz auf. Ungefähr 10% der Patienten, die Nifedipin in normaler (schnell freisetzender) Zubereitung erhalten, entwickeln Kopfschmerzen, Flush, Schwindel oder periphere Ödeme. Schwindel und Flush stellen bei retardierten Präparationen und bei Dihydropyridinen mit längerer Halbwertszeit und relativ konstanten Konzentrationen im Plasma ein viel geringeres Problem dar. Die Ödeme entstehen üblicherweise nicht aufgrund einer Volumenretention, sondern sind am wahrscheinlichsten die Folge eines erhöhten hydrostatischen Drucks in den unteren Extremitäten, der auf eine präkapilläre Dilatation und eine reflektorische postkapilläre Konstriktion zurückzuführen ist. Der Tonus des unteren Ösophagussphinkters wird durch Ca^{2+}-Kanalblocker reduziert. Dementsprechend können alle Ca^{2+}-Kanalblocker einen gastroösophagealen Reflux hervorrufen. Obstipation ist eine häufige Nebenwirkung von Verapamil, tritt aber bei anderen Ca^{2+}-Kanalblockern weniger häufig auf. Die Hemmwirkung von Diltiazem und Verapamil am Sinusknoten kann zu Bradykardie und sogar zum Sinusknotenstillstand führen, besonders bei Patienten mit vorbestehender Störung der Sinusknotenfunktion. Diese Wirkung wird durch gleichzeitigen Einsatz eines β-Adrenozeptorenblockers gesteigert.

Die orale Gabe von Nifedipin stellt eine Maßnahme zur schnellen Reduktion des Blutdrucks dar. Zur Beschleunigung der Resorption muß die Kapsel mit einem spitzen Gegenstand angestochen oder zerbissen werden, wodurch die schnelle Freisetzung der Substanz möglich wird. Durch sublinguale Applikation werden die maximalen Plasmaspiegel nicht schneller erreicht als nach oraler Zufuhr. Nifedipin ist nicht das optimale Medikament zur Behandlung des hypertensiven Lungenödems. Mit Nitroprussidnatrium wird bei gleicher Blutdrucksenkung eine stärkere Verminderung des linksventrikulären enddiastolischen Drucks erreicht als mit Nifedipin (Aroney et al., 1991), und die Wirkstärke von Nitroprussid kann genauer gesteuert werden. Bei der Anwendung von Nifedipin zur schnellen Blutdrucksenkung setzt die Wirkung der üblichen initialen Dosis von 10 mg nach ungefähr zehn Minuten ein, und die maximale Wirkung wird nach 30 - 40 Minuten erreicht.

Ca^{2+}-Kanalblocker sind vielseitig einsetzbare Substanzen mit nachgewiesener Wirksamkeit bei vielen Patienten (Kiowski et al., 1986). Sie scheinen bei Bluthochdruck mit niedriger Reninaktivität besonders wirkungsvoll zu sein. Im Vergleich zu anderen antihypertensiven Wirkstoffklassen gelingt eine adäquate Blutdruckeinstellung durch eine Monotherapie mit Ca^{2+}-Kanalblockern öfter bei älteren Patienten und bei Afro-Amerikanern, wobei in diesen Bevölkerungsgruppen eine supprimierte Reninaktivität häufiger anzutreffen ist. Die Wirkstärke von Ca^{2+}-Kanalblockern wird durch den gleichzeitigen Einsatz von Angiotensin-I-Konversionsenzyminhibitoren, Methyldopa oder β-Adrenozeptorenblockern gesteigert. Bei der Kombination mit einem β-Adrenozeptoren-Antagonisten würde ein Ca^{2+}-Kanalblocker aus der Gruppe mit relativ guter Gefäßselektivität (zum Beispiel Amlodipin, Isradipin, Nicardipin) bevorzugt werden. Diuretika können die Wirksamkeit von Ca^{2+}-Kanalblockern ebenfalls erhöhen, aber die dazu vorliegenden Befunde sind nicht völlig schlüssig.

Bei der antihypertensiven Therapie mit Ca^{2+}-Kanalblockern muß mit wesentlichen Arzneimittelinteraktionen gerechnet werden. Verapamil kann die Plasmaspiegel von Digoxin anheben (Pedersen et al., 1981). Bei gemeinsamer Anwendung von Chinidin können Ca^{2+}-Kanalblocker speziell bei Patienten mit idiopathischer hypertroph-obstruktiver Kardiomyopathie eine massive Hypotension hervorrufen.

Ca^{2+}-Kanalblocker sollten nicht bei Patienten mit Dysfunktion des Sinus- oder AV-Knotens oder bei Patienten mit manifester Herzinsuffizienz eingesetzt werden. Jedoch können diese Medikamente bei hypertensiven Patienten mit Asthma, Hyperlipidämie, Diabetes mellitus und eingeschränkter Nierenfunktion als risikoarm betrachtet werden. Im Gegensatz zu β-Adrenozeptor-Antagonisten verändern Ca^{2+}-Kanalblocker nicht die Belastungsfähigkeit und beeinflussen auch nicht die Plasmakonzentrationen von Lipiden, Harnsäure oder Elektrolyten.

Angiotensin-I-Konversionsenzyminhibitoren (ACE-Hemmer)

Angiotensin II ist ein wichtiger Botenstoff für die Herz- und Kreislaufregulation (siehe Kapitel 31). Die Möglichkeit, Angiotensin-II-Konzentrationen mit oral wirksamen Inhibitoren des Angiotensin-I-Konversionsenzyms (ACE) zu senken, stellt in der Therapie der Hypertonie einen wichtigen Fortschritt dar. Die erste Substanz, die zur Behandlung der Hypertonie entwickelt wurde, war *Captopril*. Seitdem wurden auch *Enalapril, Lisinopril, Quinapril, Ramipril, Benazepril, Moexipril* und *Fosinopril* eingeführt. Diese Medikamente haben sich für die antihypertensive Behandlung wegen ihrer Wirksamkeit und ihres sehr günstigen Nebenwirkungsspektrums, das die Therapietreue verbessert, als günstig erwiesen.

> In Deutschland stehen zusätzlich Cilazapril, Perindopril und Trandolapril zur Verfügung (Anm. d. Hrsg.).

Angiotensin-I-Konversionsenzyminhibitoren (ACE-Hemmer) scheinen für die Therapie von Diabetikern von besonderem Vorteil zu sein, da sie die Entwicklung der diabetischen Nephropathie verlangsamen. Ebenso wurde nachgewiesen, daß sie auch die Progression anderer chronischer Nierenerkrankungen wie zum Beispiel Glomerulosklerose verlangsamen, wobei bei vielen dieser Patienten zusätzlich eine Hypertonie besteht. Ein ACE-Hemmer sollte wahrscheinlich zur Behandlung hypertensiver Patienten mit linksventrikulärer Hypertrophie das Medikament der ersten Wahl darstellen. Ebenso bietet sich ein ACE-Hemmer zur Behandlung von Patienten mit Hypertonie und ischämischer Herzerkrankung, die eine systolische Dysfunktion des linken Ventrikels aufweisen, an. Dies schließt auch die Behandlung in der Frühphase eines Myokardinfarkts ein, die nachgewiesenermaßen die Ventrikelfunktion verbessert und die Morbidität und Mortalität reduziert (siehe auch Kapitel 34).

Die Auswirkungen einer Inhibition der Angiotensin-II-Biosynthese auf endokrine Funktionen sind für einige therapeutische Aspekte der Hypertonie bedeutsam. Da ACE-Hemmer die physiologische Reaktion des Aldosterons auf einen Na^+-Mangel aufheben, wird der übliche Einfluß des Aldosterons als Gegenspieler einer diuretikainduzierten Natriurese vermindert. Daher steigern ACE-Hemmer die Wirkstärke von Diuretika. Dies bedeutet, daß Diuretika sogar in sehr geringer Dosierung die blutdrucksenkende Wirksamkeit von ACE-Hemmern wesentlich verbessern können, und daß, am anderen Ende des Wirkspektrums, die hochdosierte Anwendung von Diuretika in Kombination mit ACE-Hemmern bei manchen Patienten einen übermäßigen Blutdruckabfall und Na^+-Verlust hervorrufen kann.

Die Verminderung der Aldosteronsynthese durch ACE-Hemmer beeinflußt auch die K^+-Homöostase. Wenn ACE-Hemmer als Monotherapie bei Patienten mit normaler Nierenfunktion angewendet werden, kommt es nur zu einem geringen und klinisch unbedeutsamen Anstieg des Kaliumspiegels im Serum. Jedoch kann bei manchen Patienten mit Niereninsuffizienz eine wesentliche K^+-Retention auftreten. Weiterhin sollte die mögliche Entstehung einer Hyperkaliämie berücksichtigt werden, wenn ACE-Hemmer gemeinsam mit anderen K^+-retinierenden Medikamenten eingesetzt werden, wobei dies auf kaliumsparende Diuretika (Amilorid, Triamteren, Spironolacton), nichtsteroidale Antiphlogistika, K^+ enthaltende Präparate und β-Adrenozeptor-Antagonisten zutrifft.

Beim Einsatz von ACE-Hemmern zur Behandlung der Hypertonie sind mehrere Vorsichtsmaßnahmen zu beachten. Eine seltene aber schwerwiegende und in Einzelfällen tödliche Nebenwirkung aller ACE-Hemmer ist das Angioödem. Daher sollten alle Patienten, bei denen eine Behandlung mit diesen Substanzen begonnen wird, ausdrücklich dazu ermahnt werden, die Medikation beim kleinsten Anzeichen eines Angioödems zu beenden. ACE-Hemmer sollten nicht in der Schwangerschaft angewendet werden, und über diese Tatsache sollten alle Patientinnen im fortpflanzungsfähigen Alter unterrichtet werden.

Die Einnahme eines ACE-Hemmers führt bei den meisten Patienten nicht zu einer nennenswerten Veränderung der glomerulären Filtrationsrate. Jedoch wird bei vaskulär bedingter renaler Hypertonie die Filtrationsrate durch eine Angiotensin II bedingte Widerstandserhöhung in der efferenten Arteriole aufrechterhalten. Dementsprechend wird die Gabe eines ACE-Hemmers bei Patienten mit bilateraler Nierenarterienstenose oder mit einer Arterienstenose einer singulären Niere die Filtrationsfraktion vermindern und eine wesentliche Einschränkung der glomerulären Filtrationsrate hervorrufen.

ACE-Hemmer senken bei den meisten hypertensiven Patienten den Blutdruck in gewissem Ausmaß. Nach der ersten Gabe eines ACE-Hemmers kann es bei manchen Patienten zu einem ausgeprägten Blutdruckabfall kommen. Dieses Erstdosis-Phänomen hängt von der vorbestehenden Reninaktivität im Plasma ab. Das Risiko eines starken initialen Blutdruckabfalls ist das Argument für eine Einleitung der Therapie mit niedriger Dosierung. Bei fortgesetzter Behandlung kommt es üblicherweise zu einer weiter zunehmenden Blutdrucksenkung, die bei den meisten Patienten in der ersten Woche noch nicht ihr Maximum erreicht. Die in der Dauertherapie auftretenden Blutdruckwerte korrelieren nicht eng mit den vor der Behandlung bestehenden Werten der plasmatischen Reninaktivität. Bei Patienten kaukasischer Rasse jungen bis mittleren Alters ist die Wahrscheinlichkeit hoch, daß sie auf ACE-Hemmer ansprechen. Ältere Patienten afroamerikanischer Herkunft bilden eine Gruppe, die gegenüber den hypotensiven Effekten dieser Medikamente eher resistent ist. Jedoch kann der kombinierte Einsatz eines Diuretikums in niedriger Dosierung diese relative Resistenz überwinden. Diese Medikamente werden im Kapitel 31 genauer abgehandelt.

Angiotensin-II-Rezeptorantagonisten

Die Bedeutung von Angiotensin II für die Regulation des Herz-Kreislaufsystems hat zur Entwicklung nichtpeptidischer Antagonisten der Angiotensin-II-Rezeptoren (AT) bis zur klinischen Anwendung geführt. Indem diese Substanzen die Wirkungen von Angiotensin II verhindern, relaxieren sie die glatte Muskulatur und fördern somit eine Vasodilatation, erhöhen die renale Salz- und Volumenausscheidung, verringern das Plasmavolumen und reduzieren eine zelluläre Hypertrophie. In der Theorie vermeiden Angiotensin-II-Rezeptorantagonisten auch einige der Nachteile von ACE-Hemmern, die nicht nur die Umwandlung von Angiotensin I in Angiotensin II verhindern, sondern auch den von ACE katalysierten Abbau von Bradykinin und Substanz P hemmen. Zwei der Nebenwirkungen von ACE-Hemmern, Angioödem und Husten, treten bei Angiotensin-II-Rezeptorantagonisten nicht gehäuft auf.

Der Angiotensin-II-Rezeptor vom Subtyp AT_1 ist vorwiegend in Gefäßen und im Myokard sowie im ZNS, in der Niere und in der Zona glomerulosa der Nebenniere, in der Aldosteron sezerniert wird, lokalisiert (siehe Kapitel 31). Der AT_2-Subtyp des Angiotensin-II-Rezeptors wurde im Nebennierenmark und wahrscheinlich im ZNS nachgewiesen, aber derzeit scheint er für die Regulation des Herz-Kreislaufsystems nicht bedeutsam zu sein. Demzufolge stellt die Selektivität der nunmehr für den klinischen Einsatz zur Verfügung stehenden nichtpeptidischen Angiotensin-II-Rezeptorantagonisten für den AT_1-Rezeptorsubtyp wahrscheinlich keinen therapeutischen Nachteil dar, obwohl sich eine Reihe weiterer Substanzen, von denen manche zumindest *in vitro* sowohl den AT_1- wie auch den AT_2-Rezeptorsubtyp blockieren, bereits in klinischer Entwicklung befinden. Die Geschichte der Entdeckung und der strukturellen Verbesserung dieser nichtpeptidischen Rezeptorantagonisten sowie die pharmakokinetischen Eigenschaften von Losartan, das 1995 von der Food and Drug Administration für den klinischen Einsatz zugelassen wurde, werden in Kapitel 31 dargestellt. An dieser Stelle soll nur auf die Verwendung von Losartan zur Behandlung der Hypertonie eingegangen werden.

> In Deutschland sind neben Losartan auch die AT-Antagonisten Candesartan, Eprosartan, Irbesartan und Valsartan für die Behandlung der Hypertonie zugelassen (Anm. d. Hrsg.).

Nebenwirkungen und Gegenanzeigen Die Nebenwirkungen von Losartan sollen im Vergleich mit den von ACE-Hemmern bekannten Nebenwirkungen betrachtet werden. Die durch ACE-Hemmer hervorgerufenen Probleme fallen in zwei wesentliche Kategorien, solche, die mit der Verringerung der Angiotensin-II-Spiegel zusammenhängen und solche, die von der Verminderung der Angiotensin-II-Wirkung unabhängig sind.

Die Nebenwirkungen der ACE-Hemmer, die auf der Hemmung der durch Angiotensin II vermittelten Funktionen beruhen (siehe oben), sollten auch bei Losartan zu erwarten sein. Diese Nebenwirkungen umfassen Hypotonie, Hyperkaliämie und Verschlechterung der Nierenfunktion auch in dem kritischen Fall mit bilateraler Nierenarterienstenose oder einer Stenose in der Arterie einer singulären Niere. Das Risiko einer Hypotension ist am höchsten bei Patienten, deren Blutdruck in hohem Maße von Angiotensin II bestimmt wird, was bei Volumenmangel (zum Beispiel durch Diuretika), renovaskulärer Hypertonie, Herzinsuffizienz oder Leberzirrhose der Fall ist. Bei solchen Patienten ist die Einleitung der Therapie mit niedrigen Dosierungen und unter besonderer Beachtung des Blutvolumens erforderlich. Eine Hyperkaliämie tritt nur in Verbindung mit anderen, den K^+-Haushalt beeinflussenden Faktoren wie zum Beispiel Niereninsuffizienz, übermäßige Zufuhr von K^+ und Einnahme K^+-retinierender Medikamente auf.

Im Gegensatz zu den ACE-Hemmern sind für Losartan noch keine Nebenwirkungen bekannt, die unabhängig von der Reduktion der Wirkung von Angiotensin II wären. Insbesondere sind Husten, Angioödem oder die für Captopril spezifischen Nebenwirkungen bisher nicht beobachtet worden.

Losartan sollte nicht während des zweiten oder dritten Trimesters einer Schwangerschaft verwendet werden und sollte sofort nach der Feststellung einer Schwangerschaft abgesetzt werden. Obwohl bisher nicht bekannt ist, ob Losartan in die Muttermilch übertritt, wurden nennenswerte Mengen in der Milch von Tieren nachgewiesen, und dementsprechend sollte Losartan nicht bei stillenden Müttern Verwendung finden.

Da die klinischen Erfahrungen mit Losartan derzeit noch begrenzt sind, existieren auch keine weiteren Informationen bezüglich der Langzeittoxizität der Substanz.

Therapeutischer Einsatz Losartan (Struktur dargestellt in Abbildung 31.7) ist in oral anwendbarer Form als Einzelsubstanz oder in einer festen Kombination von 50 mg Losartan und 12,5 mg Hydrochlorothiazid erhältlich. Das letztere Präparat ist für Situationen gedacht, bei denen die Notwendigkeit einer derartigen Kombinationstherapie erwiesen ist.

Die für den Therapiebeginn empfohlene Dosierung von Losartan beträgt 50 mg pro Tag. Die Aufteilung in zwei Einnahmen (zu je 25 mg) kann die Gleichmäßigkeit der Wirkung verbessern. Die Bioverfügbarkeit von Losartan wird nicht wesentlich durch Nahrungsaufnahme beeinflußt. Eine verringerte Anfangsdosis von 25 mg pro Tag wird für Patienten, die mit Diuretika vorbehandelt sind und daher einen Volumenmangel aufweisen, für Patienten, deren Blutdruck stark von Angiotensin II abhängt und für Patienten mit eingeschränkter Leberfunktion empfohlen. Eine Anpassung der Losartan-Dosis ist nicht erforderlich bei älteren Patienten und bei Patienten mit eingeschränkter Nierenfunktion oder Hämodialyse.

Angesichts ihrer unterschiedlichen Wirkmechanismen kann es keine Sicherheit geben, daß sich die Wirkungen von ACE-Hemmern und AT_1-Rezeptorantagonisten bei Hypertonie entsprechen würden. Erste Befunde legen nahe, daß mit Losartan eine geringere maximale Blutdrucksenkung erreichbar wäre als mit einem ACE-Hemmer. Weitere, vergleichende Befunde zu den Dosis-Wirkungskurven der beiden Substanzklassen sind allerdings erforderlich, um die Frage, ob Angiotensin-II-Rezeptorantagonisten einen geringeren Maximaleffekt aufweisen, mit Sicherheit beantworten zu können.

Die volle Blutdruckwirkung von Losartan wird typischerweise erst drei bis sechs Wochen nach Beginn der Therapie beobachtet. Wenn der Blutdruck durch Losartan allein nicht einzustellen ist, kann Hydrochlorothiazid oder ein anderes Diuretikum in niedriger Dosierung zugefügt werden. Die Verwendung der Fixkombination von Losartan und Hydrochlorothiazid kann die Medikamenteneinnahme für die Patienten vereinfachen und die Therapietreue fördern. Zwei unabhängige randomisierte Doppelblindstudien an 312 (Simpson et al., 1994) beziehungsweise 303 Patienten (Soffer et al., 1994) mit geringgradigem bis schwerem Hypertonus haben nachgewiesen, daß der Zusatz von Hydrochlorothiazid zu Losartan auch bei Patienten, die nicht ausreichend auf Hydrochlorothiazid allein ansprachen, zu einer wesentlichen Verstärkung der Blutdruckreduktion führte.

Nichtpharmakologische Therapie der Hypertonie

Nichtpharmakologische Maßnahmen zur Reduktion des Blutdrucks werden generell als initiale Therapie bei Patienten mit diastolischem Blutdruck zwischen 90 und 95 mmHg empfohlen. Zusätzlich sind solche Maßnahmen geeignet, um die Wirksamkeit der Pharmakotherapie bei Patienten mit höheren Blutdrücken zu verstärken. Auch wird die Einleitung einer nichtpharmakologischen Therapie schon bei Patienten mit diastolischem Blutdruck zwischen 85 und 90 mmHg durch epidemiologische Befunde über das kardiovaskuläre Risiko unterstützt. Um die Compliance der Patienten zu erhalten, sollten die therapeutischen Maßnahmen die Lebensqualität nicht beeinträchtigen. Jedes Medikament weist Nebenwirkungen auf. Wenn durch geringfügige Veränderungen der normalen Lebensführung oder der Diät der Blutdruck auf einen zufriedenstellenden Wert reduziert werden kann, können die Komplikationen einer medikamentösen Therapie vermieden werden. Zusätzlich wird dem Patienten durch nichtpharmakologische Methoden der Blutdrucksenkung eine aktive Teilnahme an der Behandlung seiner Erkrankung ermöglicht. Gewichtsreduktion, Salzrestriktion und Beschränkung des Alkoholkonsums können den Blutdruck reduzieren und die Wirksamkeit der Pharmakotherapie steigern. Zusätzlich ist auch regelmäßiges Ausdauertraining geeignet, den Blutdruck hypertensiver Patienten zu senken.

Rauchen *per se* erzeugt keinen Hypertonus. Jedoch ist bei Rauchern die Häufigkeit einer malignen Hypertonie erhöht (Isles et al., 1979), und Rauchen ist einer der wesentlichen Risikofaktoren der koronaren Herzerkrankung. Hypertensive Patienten haben ausnehmend gute Gründe, das Rauchen einzustellen. Nach Koffeingenuß können der Blutdruck und die Konzentration von Noradrenalin im Plasma ansteigen, aber die langfristige Zufuhr von Koffein erzeugt eine Toleranz gegenüber diesen Wirkungen und konnte nicht mit dem Entstehen einer Hypertonie in Verbindung gebracht werden. Von einigen Untersuchern wurde über eine Blutdrucksenkung durch erhöhte Zufuhr von Ca^{2+} berichtet. Der Mechanismus dieses Effekts ist noch nicht aufgeklärt, aber anscheinend ist eine Suppression der Parathormonfreisetzung beteiligt. Jedoch führt die zusätzliche Zufuhr von Ca^{2+} bei der Untersuchung hypertensiver Patienten nicht zur Blutdrucksenkung. Obwohl es möglich ist, daß manche hypertensive Patienten mit einer Blutdrucksenkung auf Ca^{2+} reagieren, gibt es keine einfache Methode, diese Individuen zu erkennen. Eine Steigerung der Ca^{2+}-Zufuhr in therapeutischer Absicht kann derzeit nicht empfohlen werden (Kaplan, 1988).

Verminderung des Körpergewichts Adipositas und Hypertonie sind eng miteinander verknüpft, und das Ausmaß einer Adipositas korreliert positiv mit der Häufigkeit der Hypertonie. Übergewichtige Hypertoniker können durch Gewichtsabnahme ihren Blutdruck unabhängig von einer Veränderung der Salzzufuhr reduzieren (Maxwell et al., 1984). Der Mechanismus, über den Adipositas eine Hypertonie herbeiführt, ist nicht bekannt, aber die bei Übergewicht gesteigerte Insulinsekretion könnte zu einer durch Insulin bedingten Stimulation der renalen tubulären Na^+-Rückresorption und zu einer Zunahme des extrazellulären Volumens führen. Ebenso ist Übergewicht mit einer erhöhten Aktivität des sympathischen Nervensystems verbunden, die durch Gewichtsabnahme wieder zurückgeführt werden kann. Viele Patienten können eine Gewichtsabnahme nur schwer durchhalten. Eine Kombination aus leichtem körperlichem Training und Diätberatung kann das Durchhaltevermögen der Patienten steigern.

Salzrestriktion Salzreiche Ernährung geht mit einer hohen Prävalenz der Hypertonie einher (MacGregor, 1985). Eine strenge Einschränkung der Salzzufuhr führt bei den meisten hypertensiven Patienten unter stationären Bedingungen zur Blutdrucksenkung. Vor der Entwicklung wirksamer antihypertensiver Medikamente wurde diese Behandlungsmethode propagiert (Kempner, 1948). Jedoch ist eine strenge Salzrestriktion im Hinblick auf die Compliance nicht durchführbar. Mehrere Studien haben nachgewiesen, daß eine mäßige Einschränkung der Salzzufuhr auf ungefähr 5 g pro Tag (2 g Na^+) im Mittel eine systolische Blutdrucksenkung um 12 mmHg und eine diastolische um 6 mmHg herbeiführt. Die Reaktion ist bei höherem Anfangsblutdruck stärker ausgeprägt. Außerdem sprechen Patienten über 40 Jahren deutlicher auf die blutdrucksenkende Wirkung einer mäßigen Salzrestriktion an (Grobbee und Hofman, 1986). Obwohl nicht einmal alle hypertensiven Patienten auf eine Salzrestriktion reagieren, ist diese Maßnahme unproblematisch und kann leicht allen Patienten mit geringgradiger Hypertonie als initialer Therapieansatz angeraten werden. Ein zusätzlicher Nutzen der Salzrestriktion besteht in einer Verbesserung der Wirksamkeit vieler antihypertensiver Medikamente.

Einschränkung des Alkoholkonsums Die Zufuhr von Alkohol kann den Blutdruck steigern, aber es ist nicht bekannt, welche Mengen Alkohol für diesen Effekt erforderlich sind (MacMahon et al., 1984). Starker Alkoholkonsum erhöht das Risiko zerebrovaskulärer Ereignisse, aber nicht das der koronaren Herzerkrankung (Kagan et al., 1985). Tatsächlich wurde nachgewiesen, daß Äthanol in kleinen Mengen vor der Entwicklung einer koronaren Gefäßerkrankung schützt. Der Mechanismus, über den Alkohol den Blutdruck steigert, ist unbekannt, aber ein stimulierter Ca^{2+}-Einstrom in glatte Gefäßmuskelzellen könnte beteiligt sein. Übermäßige Alkoholzufuhr kann auch zu einer unzureichenden Compliance mit der antihypertensiven Therapie führen. Allen hypertensiven Patienten sollte empfohlen werden, ihren Alkohlkonsum auf nicht mehr als 30 g pro Tag zu beschränken.

Körperliches Training Eine gesteigerte körperliche Aktivität reduziert die Häufigkeit kardiovaskulärer Erkrankungen bei Männern (Paffenbarger et al., 1986). Es ist nicht bekannt, ob dieser günstige Effekt sekundär aus einer antihypertensiven Wirkung des Trainings resultiert. Der Mangel an körperlicher Betätigung ist mit einer erhöhten Inzidenz der Hypertonie verbunden (Blair et al., 1984). Obwohl nicht immer übereinstimmende Veränderungen des Blutdrucks beobachtet wurden, haben peinlich genau überwachte Studien nachgewiesen, daß regelmäßiges Ausdauertraining den systolischen und diastolischen Blutdruck um ungefähr 10 mmHg senkt (Nelson et al., 1986). Der Mechanismus dieser trainingsbedingten Blutdrucksenkung ist unbekannt, aber verschiedenste hämodynamische und hormonelle Veränderungen sind festgestellt worden. Regelmäßiges Ausdauertraining vermindert das Blutvolumen und die Konzentrationen an Katecholamin im Plasma und steigert die Plasmaspiegel des atrialen natriuretischen Faktors. Günstige Trainingseffekte können bei Patienten auftreten, bei denen sich das Körpergewicht und die Salzzufuhr während des Trainingszeitraums nicht verändern.

Entspannungsübungen und Biofeedback Die Beobachtung, daß chronische Streßbelastung bei Versuchstieren eine anhaltende Hypertonie verursachen kann, hat zu der Annahme veranlaßt, daß eine Entspannungstherapie bei manchen hypertensiven Patienten den Blutdruck senken könnte. Einige Untersuchungen haben positive Ergebnisse erbracht, aber im allgemeinen haben Entspannungsübungen nur unzuverlässige und geringe Auswirkungen auf den Blutdruck (Jacob et al., 1986). Zusätzlich hat es sich als schwierig erwiesen, die langfristige Wirksamkeit einer solchen Therapie nachzuweisen, wahrscheinlich weil die Patienten in hohem Maße motiviert sein müssen, um von einer Entspannungs- oder Biofeedback-Therapie zu profitieren. Nur die wenigen Patienten mit leichter Hypertonie, die eine solche Behandlung wünschen, sollten zu einem Versuch ermuntert werden und sollten dann sorgfältig beobachtet und nötigenfalls medikamentös behandelt werden.

Zufuhr von Kalium Bei hypertensiven Patienten korreliert der Blutdruck positiv mit dem Körpergehalt an Natrium und negativ mit dem Körpergehalt an Kalium (Lever et al., 1981). Zusätzlich sind die ernährungsbedingte Zufuhr, die Plasmakonzentration und die renale Ausscheidung von K^+ bei verschiedenen Populationen hypertensiver Patienten vermindert. Eine erhöhte K^+-Zufuhr könnte den Blutdruck reduzieren, indem sie die Na^+-Ausscheidung erhöht, die Reninsekretion supprimiert, eine Dilatation der Arteriolen hervorruft (wahrscheinlich durch Stimulation der Na^+/K^+-ATPase und dadurch verminderter intrazellulärer Ca^{2+}-Konzentration) und die Wirksamkeit endogener Vasokonstriktoren abschwächt. Bei hypertensiven Ratten senkt eine zusätzliche Gabe von K^+ den Blutdruck und vermindert die Schlaganfallinzidenz unabhängig von der Blutdruckwirkung (Tobian, 1986). Bei Patienten mit mildem Hypertonus senkt eine zusätzliche orale K^+-Zufuhr von 48 mmol pro Tag sowohl den systolischen wie auch den diastolischen Blutdruck (Siana et al., 1987). Eine zusätzliche Einnahme von K^+ kann auch vor ventrikulären Ektopien und Schlaganfall schützen (Khaw und Barrett-Connor, 1987). In Anbetracht dieser Ergebnisse erscheint es günstig, in der nichtpharmakologischen Behandlung der Hypertonie eine Ernährung reich an K^+ mit einer mäßigen Na^+-Restriktion zu verbinden. Jedoch sollte eine Diät reich an K^+ nicht empfohlen werden, wenn ein Patient bereits mit einem ACE-Hemmer behandelt wird.

AUSBLICK

Die am dringendsten erwartete Weiterentwicklung der antihypertensiven Therapie besteht in den neuen Erkenntnissen, die von den klinischen Vergleichsstudien zur Wirksamkeit der medikamentösen Therapie hinsichtlich der wichtigen Endpunkte der Mortalität und Morbidität erwartet werden. Eine klinische Studie, die auf diese Endpunkte abzielt, ist von dem National Heart, Lung and Blood Institute initiiert worden. Es handelt sich um eine Studie, in der die Behandlungserfolge eines Diuretikums der Thiazidgruppe (Chlorthalidon), eines Angiotensin-I-Konversionsenzymhemmers (Lisinopril), eines Ca^{2+}-Kanalblockers (Amlodipin) und eines α_1-Adrenozeptor-Antagonisten (Doxazosin) verglichen werden (Antihypertensive and Lipid Lowering Treatment to Prevent Heart Attack Trial, ALLHAT). Diese Studie ermittelt den Nutzen dieser Medikamente bei Patienten über 55 Jahren, die ein hohes Risiko für Gefäßverschlüsse aufweisen. Derzeit wird der Nutzeffekt eines cholesterinsenkenden Medikaments, Pravastatin, in der gleichen Patientengruppe untersucht. In Skandinavien wird mit dem Captopril Prevention Project (CAPPP) der ACE-Hemmer Captopril mit einer herkömmlichen antihypertensiven Therapie aus Diuretikum oder β-Adrenozeptor-Antagonisten verglichen, wobei die kardiovaskuläre Mortalität den Endpunkt darstellt.

> Es konnte dabei gezeigt werden, dass Captopril vergleichsweise zum Diuretikum und β-Adrenozeptorenblocker Mortalität und Morbidität senkt (Anm. d. Hrsg.).

Eine zweite skandinavische Studie, die Nordic Diltiazem Study (NORDIL) verwendet ebenfalls die kardiovaskuläre Mortalität als primären Endpunkt und zieht den Vergleich zwischen Diltiazem und den Diuretika oder β-Adrenozeptorenblockern. Eine zweite schwedische Studie an älteren Hypertonikern (Swedish Trial on Old Patients with Hypertension, STOP-Hypertension-2) ermittelt die relative Wirksamkeit von Ca^{2+}-Kanalblockern bei dieser Patientengruppe. Bei der Interpretation der in diesen Studien ermittelten Therapieerfolge sollte die Möglichkeit berücksichtigt werden, daß die bei älteren Patienten vorteilhafte Substanz oder Wirkstoffklasse bei jüngeren Personen eventuell nicht den gleichen relativen Nutzen erbringt. Wenn diese Studien erfolgreich verlaufen, werden sie unsere Vorgehensweise bei der Therapie der Hypertonie entscheidend beeinflussen.

Eine weiterführende Darstellung der Hypertonie findet sich in *Harrison's Principles of Internal Medicine*, 14th ed., McGraw-Hill, New York, 1998, deren deutsche Ausgabe 1999 erscheint.

LITERATUR

Aroney, C.N., Semigran, M.J., Dec, W., Boucher, C.A., and Fifer, M.A. Left ventricular diastolic function in patients with left ventricular systolic dysfunction due to coronary artery disease and effect of nicardipine. *Am. J. Cardiol.*, **1991**, *67*:823—829.

Azuma, J., Sawamura, A., Harada, H., Awata, N., Kishimoto, S., and Sperelakis, N. Mechanism of direct cardiostimulating actions of hydralazine. *Eur. J. Pharmacol.*, **1987**, *135*:137—144.

Bates, J.N., Baker, M.T., Guerra, R., Jr., and Harrison, D.G. Nitric oxide generation from nitroprusside by vascular tissue. Evidence that reduction of the nitroprusside anion and cyanide loss are required. *Biochem. Pharmacol.*, **1991**, *42*:s157—s165.

Beckmann, M.L., Gerber, J.G., Byyny, R.L., LoVerde, M., and Nies, A.S. Propranolol increases prostacyclin synthesis in patients with essential hypertension. *Hypertension*, **1988**, *12*:582—588.

Bennett, W.M., McDonald, W.J., Kuehnel, E., Hartnett, M.N., and Porter, G.A. Do diuretics have antihypertensive properties independent of natriuresis? *Clin. Pharmacol. Ther.*, **1977**, *22*:499—504.

Blair, S.N., Goodyear, N.N., Gibbons, L.W., and Cooper, K.H. Physical fitness and incidence of hypertension in healthy normotensive men and women. *JAMA*, **1984**, *252*:487—490.

Bobik, A., Jennings, G., Jackman, G., Oddie, C., and Korner, P. Evidence for a predominantly central hypotensive effect of α-methyldopa in humans. *Hypertension*, **1986**, *8*:16—23.

Bobik, A., Oddie C., Scott P., Mill, G., and Korner, P. Relationships between the cardiovascular effects of α-methyldopa and its metabolism in pontomedullary noradrenergic neurons of the rabbit. *J. Cardiovasc. Pharmacol.* **1988**, *11*:529—537.

Brouhard, B.H., LaGrone, L., Allen, W.R., and Cunningham, R.J. Role of sympathetic nerve activity in antinatriuresis after diazoxide and sodium nitroprusside infusion. *J. Pharmacol. Exp. Ther.*, **1981**, *218*:148—153.

Cameron, H.A., and Ramsay, L.E. The lupus syndrome induced by hydralazine: a common complication with low dose treatment. *Br. Med. J. [Clin. Res.]*, **1984**, *289*:410—412.

Campbell, N.R.C., Sundaram, R.S., Werness, P.G., Van Loon, J., and Weinshilboum, R.M. Sulfate and methyldopa metabolism: metabolite patterns and platelet phenol sulfotransferase activity. *Clin. Pharmacol. Ther.*, **1985**, *37*:308—315.

CAST Investigators. Preliminary report: effect of encainide and flecainide on mortality in a randomized trial of arrhythmia suppression after myocardial infarction. *N. Engl. J. Med.*, **1989**, *321*:406—412.

Chi, L., Uprichard, A.C.G., and Lucchesi B.R. Profibrillatory actions of pinacidil in a conscious canine model of sudden coronary death. *J. Cardiovasc. Pharmacol.*, **1990**, *15*:452—464.

Collins, R., Peto, R., MacMahon S., Hebert, P., Fiebach, N.H., Eberlein, K.A., Godwin, J., Qizilbash, N., Taylor, J.O., and Hennekens, C.H. Blood pressure, stroke and coronary heart disease. Part 2, Short-term reductions in blood pressure: overview of randomised drug trials in their epidemiological context. *Lancet*, **1990**, *335*:827—838.

Cornacchia, E., Golbus, J., Maybaum, J., Strahler, J., Hanash, S., and Richardson, B. Hydralazine and procainamide inhibit T cell DNA methylation and induce autoreactivity. *J. Immunol.*, **1988**, *140*:2197—2200.

Curtis, M.J., and Hearse, D.J. Ischaemia-induced and reperfusion-induced arrhythmias differ in their sensitivity to potassium: implications for mechanisms of initiation and maintenance of ventricular fibrillation. *J. Mol. Cell. Cardiol.*, **1989**, *21*:21—40.

Dahlöf, B., Lindholm, L.H., Hansson, L., Schersten, B., Ekbom, T., and Wester, P.O. Morbidity and mortality in the Swedish Trial in Old Patients with Hypertension (STOP-Hypertension). *Lancet*, **1991**, *338*:1281—1285.

Dahlöf, B., Pennert K., and Hansson, L. Reversal of left ventricular hypertrophy in hypertensive patients. A metaanalysis of 109 treatment studies. *Am. J. Hypertens.*, **1992**, *5*:95—110.

De Carvalho, J.G.R., Emery, A.C., Jr., and Frohlich, E.D. Spironolactone and triamterene in volume-dependent essential hypertension. *Clin. Pharmacol. Ther.*, **1980**, *27*:53—56.

Dormois, J.C., Young, J.L., and Nies, A.S. Minoxidil in severe hypertension. Value when conventional drugs have failed. *Am. Heart J.*, **1975**, *90*:360—368.

Falch, D.K., and Schreiner, A. The effect of spironolactone on lipid, glucose and uric acid levels in blood during long-term administration to hypertensives. *Acta Med. Scand.*, **1983**, *213*:27—30.

Fouad, F.M., Nakashima, Y., Tarazi, R.C., and Salcedo, E.E. Reversal of left ventricular hypertrophy in hypertensive patients treated with methyldopa; lack of association with blood pressure control. *Am. J. Cardiol.*, **1982**, *49*:795—801.

Frisk-Holmberg, M., Paalzow, L., and Wibell, L. Relationship between the cardiovascular effects and steady-state kinetics of clonidine in hypertension. Demonstration of a therapeutic window in man. *Eur. J. Clin. Pharmacol.*, **1984**, *26*:309—313.

Frisk-Holmberg, M., and Wibell, L. Concentration-dependent blood pressure effects of guanfacine. *Clin. Pharmacol. Ther.*, **1986**, *39*:169—172.

Gall, M.A., Rossing, P., Skøtt, P., Hommel, E., Mathiesen E.R., Gerdes,

L.U., Lauritzen, M., Vølund, A., Færgeman, O., Beck-Nielsen, H., and Parving, H.H. Placebo-controlled comparison of captopril, metoprolol, and hydrochlorothiazide therapy in non-insulin-dependent diabetic patients with primary hypertension. *Am. J. Hypertens.*, **1992**, *5*:257—265.

Garrett, B.N., and Kaplan, N.M. Efficacy of slow infusion of diazoxide in the treatment of severe hypertension without organ hypoperfusion. *Am. Heart J.*, **1982**, *103*:390—394.

Gehr, M., MacCarthy, E.P., and Goldberg, M. Guanabenz: a centrally acting, natriuretic antihypertensive drug. *Kidney Int.*, **1986**, *29*:1203—1208.

Gellai, M., and Edwards, R.M. Mechanism of α_2-adrenoceptor agonist-induced diuresis. *Am. J. Physiol.*, **1988**, *255*:F317—F323.

Giachetti, A., and Shore, P. A. The reserpine receptor. *Life Sci.*, **1978**, *23*:89—92.

Goldstein, D.S., Levinson, P.D., Zimlichman, R., Pitterman, A., Stull, R., and Keiser, H.R. Clonidine suppression testing in essential hypertension. *Ann. Intern. Med.*, **1985**, *102*:42—49.

Granata, A.R., Numao, T., Kumada, M., and Reis, D.J. A1 noradrenergic neurons tonically inhibit sympathoexcitatory neurons of C1 area in rat brainstem. *Brain Res.*, **1986**, *377*:127—146.

Inouye, I.K., Massie, B.M., Benowitz, N., Simpson, P., and Loge, D. Antihypertensive therapy with diltiazem and comparison with hydrochlorothiazide. *Am. J. Cardiol.*, **1984**, *53*:1588—1592.

IPPPSH Collaborative Group. Cardiovascular risk and risk factors in a randomized trial of treatment based on the beta-blocker oxprenolol: The International Prospective Primary Prevention Study in Hypertension (IPPPSH). *J. Hypertens.*, **1985**, *3*:379—392.

Isles, C., Brown, J.J., Cumming, A.M.M., Lever, A.F., McAreavey, D., Robertson, J.I.S., Hawthorne, V.M., Stewart, G.M., Robertson, J.W.K., and Wapshaw, J. Excess smoking in malignant-phase hypertension. *Br. Med. J.*, **1979**, *1*:579—581.

Jacob, R.G., Shapiro, A.P., Reeves, R.A., Johnsen, A.M., McDonald, R.H., and Coburn, P.C. Relaxation therapy for hypertension. Comparison of effects with concomitant placebo, diuretic, and β-blocker. *Arch. Intern. Med.*, **1986**, *146*:2335—2340.

Jeunemaitre, X., Charru, A., Chatellier, G., Degoulet, P., Julien, J., Plouin, P.-F., Corvol, P., and Menard, J. Long-term metabolic effects of spironolactone and thiazides combined with potassium-sparing agents for treatment of essential hypertension. *Am. J. Cardiol.*, **1988**, *62*:1072—1077.

Joint National Committee. The fifth report of the Joint National Committee on Detection, Evaluation and Treatment of High Blood Pressure. (JNC V). *Arch. Intern. Med.*, **1993**, *153*:154—183.

Kagan, A., Popper, J.S., Rhoads, G.G., and Yano, K. Dietary and other risk factors for stroke in Hawaiian Japanese men. *Stroke*, **1985**, *16*:390—396.

Kaplan, N.M Calcium and potassium in the treatment of essential hypertension. *Semin. Nephrol.*, **1988**, *8*:176—184.

Kempner, W. Treatment of hypertensive vascular disease with rice diet. *Am. J. Med.*, **1948**, *4*:545—577.

Khaw, K.-T., and Barrett-Connor, E. Dietary potassium and stroke associated mortality: a 12 year prospective population study. *N. Engl. J. Med.*, **1987**, *316*:235—240.

Kowaluk, E.A., Seth, P, and Fung, H.L. Metabolic activation of sodium nitroprusside to nitric oxide in vascular smooth muscle. *J. Pharmacol. Exp. Ther.*, **1992**, *262*:916—922.

Leblanc, N., Wilde, D.W., Keef, K.D., and Hume, J.R. Electrophysiological mechanisms of minoxidil sulfate-induced vasodilation of rabbit portal vein. *Circ. Res.*, **1989**, *65*:1102—1111.

Leenen, F.H.H., Smith, D.L., and Unger, W.P. Topical minoxidil: cardiac effects in bald man. *Br. J. Clin. Pharmacol.*, **1988**, *26*:481—485.

Lever, A.F., Beretta-Piccoli, C., Brown, J.J., Davies, D.L., Fraser, R., and Robertson, J.I.S. Sodium and potassium in essential hypertension. *Br. Med. J. [Clin. Res.]*, **1981**, *283*:463—468.

Macdougall, I.C., Isles, C.G., Stewart, H., Inglis, G.C., Finlayson, J., Thomson, I., Lees, K.R., McMillan, N.C., Morley, P., and Ball, S.G. Overnight clonidine suppression test in the diagnosis and exclusion of pheochromocytoma. *Am. J. Med.*, **1988**, *84*:993—1000.

MacGregor, G.A. Sodium is more important than calcium in essential hypertension. *Hypertension*, **1985**, *7*:628—640.

MacMahon, S.W., Blacket, R.B., and Macdonald, G.J. Obesity, alcohol consumption and blood pressure in Australian men and women. The National Heart Foundation of Australia Risk Factor Prevalence Study. *J. Hypertens.*, **1984**, *2*:85—91.

McCall, J.M., Aiken, J.W., Chidester, C.G., DuCharme, D.W., and Wendling, M.G. Pyrimidine and triazine 3-oxide sulfates: a new family of vasodilators. *J. Med. Chem.*, **1983**, *26*:1791—1793.

Maxwell, M.H., Kushiro, T., Dornfeld, L.P., Tuck, M.L., and Waks, A.U. BP changes in obese hypertensive subjects during rapid weight loss; comparison of restricted v. unchanged salt intake. *Arch. Intern. Med.*, **1984**, *144*:1581—1584.

Medical Research Council Working Party. Comparison of the antihypertensive efficacy and adverse reactions to two doses of bendrofluazide and hydrochlorothiazide and the effect of potassium supplementation on the hypotensive action of bendrofluazide: Substudies of the Medical Research Council's trials of treatment of mild hypertension: Medical Research Council Working Party. *J Clin Pharmacol*, **1987**, *27*:271—277.

Medical Research Council Working Party. Medical Research Council trial of treatment of hypertension in older adults: principal results. *Br. Med. J.*, **1992**, *304*:405—412.

Medical Research Council Working Party. MRC trial of treatment of mild hypertension: principal results. *Br. Med. J. [Clin. Res.]*, **1985**, *291*:97—104.

Metz, S., Klein, C., and Morton, N. Rebound hypertension after discontinuation of transdermal clonidine therapy. *Am. J. Med.*, **1987**, *82*:17—19.

Mitchell, H.C., Graham, R.M., and Pettinger, W.A. Renal function during long-term treatment of hypertension with minoxidil: comparison of benign and malignant hypertension. *Ann. Intern. Med.*, **1980**, *93*:676—681.

Mitchell, J.R., Cavanaugh, J.H., Arias, L., and Oates, J.A. Guanethidine and related agents. III. Antagonism by drugs which inhibit the norepinephrine pump in man. *J. Clin. Invest.*, **1970**, *49*:1596—1604.

Multicenter Diuretic Cooperative Study Group. Multiclinic comparison of amiloride, hydrochlorothiazide, and hydrochlorothiazide plus amiloride in essential hypertension. *Arch. Intern. Med.*, **1981**, *141*:482—486.

Multiple Risk Factor Intervention Trial Reserch Group. Multiple risk factor intervention trial: risk factor changes and mortality results. *JAMA*, **1982**, *248*:1465—1477.

Murad, F. Cyclic guanosine monophosphate as a mediator of vasodilation. *J. Clin. Invest.*, **1986**, *78*:1—5.

Nelson, L., Jennings, G.L., Esler, M.D., and Korner, P.I. Effect of changing levels of physical activity on blood pressure and haemodynamics in essential hypertension. *Lancet*, **1986**, *2*:473—476.

Nishimura, R.A., Schwartz, R.S., Holmes, D.R. Jr., Tajik, A.J. Failure of calcium channel blockers to improve ventricular relaxation in humans. *J. Am. Coll. Cardiol.*, **1993**, *21*:182—188.

Oates, J.A., Gillespie, L., Udenfriend, S., and Sjoerdsma, A. Decarboxylase inhibition and blood pressure reduction by α-methyl-3,4-dihydroxy-DL-phenylalanine. *Science*, **1960**, *131*:1890—1891.

Ogilvie, R.I. Comparative effects of vasodilator drugs on flow distribution and venous return. *Can. J. Physiol. Pharmacol.*, **1985**, *63(11)*:1345—1355.

Packer, M., Meller, J., Medina, N., Gorlin, R., and Herman, M.V. Rebound hemodynamic events after the abrupt withdrawal of nitroprusside in patients with severe chronic heart failure. *N. Engl. J. Med.*, **1979**, *301*:1193—1197.

Paffenbarger, R.S., Jr., Hyde, R.T., Wing, A.L., and Hsieh, C.-C. Physical activity, all-cause mortality, and longevity of college alumni. *N. Engl. J. Med.*, **1986**, *314*:605—613.

Pedersen, K.E., Dorph-Pedersen, A., Hvidt, S., Klitgaard, N.A., and Nielsen-Kudsk, F. Digoxin-verapamil interaction. *Clin. Pharmacol. Ther.*, **1981**, *30*:311—316.

Pruitt, A.W., Faraj, B.A., and Dayton, P.G. Metabolism of diazoxide in man and experimental animals. *J. Pharmacol. Exp. Ther.*, **1974**, *188*:248—256.

Ram, C.V.S., Garrett, B.N., and Kaplan, N.M. Moderate sodium restriction and various diuretics in the treatment of hypertension; effects of potassium wastage and blood pressure control. *Arch. Intern. Med.*, **1981**, *141*:1015—1019.

Reece, P.A., Stafford, I., Prager, R.H., Walker, G.J., and Zacest, R. Synthesis, formulation, and clinical pharmacological evaluation of hydralazine pyruvic acid hydrazone in two healthy volunteers. *J. Pharm. Sci.*, **1985**, *74*:193—196.

Reichgott, M.J. Minoxidil and pericardial effusion: an idiosyncratic reaction. *Clin. Pharmacol. Ther.*, **1981**, *30*:64—70.

Reid, J.L., Wing, L.M.H., Mathias, C.J., Frankel, H.L., and Neill, E. The central hypotensive effect of clonidine. Studies in tetraplegic subjects. *Clin. Pharmacol. Ther.*, **1977**, *21*:375—381.

Sattler, R.W., and van Zwieten, P.A. Acute hypotensive action of 2-(2,6-dichlorophenylamino)-2-imidazoline hydrochloride (St 155) after infusion into the cat's vertebral artery. *Eur. J. Pharmacol.*, **1967**, *2*:9—13.

Schrijver, G., and Weinberger, M.H. Hydrochlorothiazide and spironolactone in hypertension. *Clin. Pharmacol. Ther.*, **1979**, *25*:33—42.

Sen, G., and Bose, K.C. *Rauwolfia serpentina*, a new Indian drug for insanity and high blood pressure. *Indian Med. World*, **1931**, *2*:194—201.

Shah, S., Khatri, I., and Freis, E.D. Mechanism of antihypertensive effect of thiazide diuretics. *Am. Heart J.*, **1978**, *95*:611—618.

Shand, D.G., Morgan, D.H., and Oates, J.A. The release of guanethidine and bethanidine by splenic nerve stimulation: a quantitative evaluation showing dissociation from adrenergic blockade. *J. Pharmacol. Exp. Ther.*, **1973**, *184*:73—80.

Shand, D.G., Nies, A.S., McAllister, R.G., and Oates, J.A. A loading-maintenance regimen for more rapid initiation of the effect of guanethidine. *Clin. Pharmacol. Ther.*, **1975**, *18*:139—144.

SHEP Cooperative Research Group. Prevention of stroke by antihypertensive drug treatment in older persons with isolated systolic hypertension. Final results of the Systolic Hypertension in the Elderly Program (SHEP). *JAMA*, **1991**, *265(24)*:3255—3264.

Siana, A., Strazzullo, P., Russo, L., Guglielmi, S., Iacoviello, L., Ferrara, L.A., and Mancini, M. Controlled trial of long-term oral potassium supplements in patients with mild hypertension. *Br. Med. J. [Clin. Res.]*, **1987**, *294*:1453—1456.

Simpson, R.L., Marlin, C., Toh, J., Snavely, D.B., Nelson, E.B., and Goldberg, A.I. Efficacy and safety of losartan (L) combined with hydrochlorothiazide (H) in patients with mild to severe hypertension. *Am. J. Hypertens.*, **1994**, *7*:37A.

Siscovick, D.S., Raghunathan, T.E., Psaty, B.M., Koepsell, T.D., Wicklund, K.G., Lin, X., Cobb, L., Rautaharju, P.M., Copass, M.K., and Wagner, E.H. Diuretic therapy for hypertension and the risk of primary cardiac arrest. *N. Engl. J. Med.*, **1994**, *330*:1852—1857.

Soffer, B.A., Wright, J.T., Pratt, J.H., Wiens, B., Dai, C.X., Turpin, J., and Nelson, E.B. Antihypertensive effect of the combination therapy with losartan and hydrochlorothiazide in mild to severely hypertensive patients who are not adequately controlled on HCTZ alone. *Am. J. Hypertens.*, **1994**, *7*:42-A.

Standen, N.B., Quayle, J.M., Davies, N.W., Brayden, J.E., Huang, Y., and Nelson, M.T. Hyperpolarizing vasodilators activate ATP-sensitive K+ channels in arterial smooth muscle. *Science*, **1989**, *245*:177—180.

Tobian, L. High potassium diets markedly protect against stroke deaths and kidney disease in hypertensive rats, a possible legacy from prehistoric times. *Can. J. Physiol. Pharmacol.*, **1986**, *64*:840—848.

Tobian, L., Brunner, H.R., Cohn J.N., Gavras, H., Laragh J.H., Materson, B.J., and Weber, M.A. Modern strategies to prevent coronary sequelae and stroke in hypertensive patients differ from the JNC V consensus guidelines. *Am. J. Hypertens.*, **1994**, *7*:859—872.

Tung, C.-S., Goldberg, M.R., Hollister, A.S., Sweetman, B.J., and Robertson, D. Depletion of brainstem epinephrine stores by α-methyldopa: possible relation to attenuated sympathetic outflow. *Life Sci.*, **1988**, *42*:2365—2371.

van den Meiracker, A.H., Man in't Veld, A.J., Ritsema van Eck, H.J., Boomsma, F., and Schalekamp, M.A.D.H. Hemodynamic and hormonal adaptations to β-adrenoceptor blockade. A 24-hour study of acebutolol, atenolol, pindolol, and propranolol in hypertensive patients. *Circulation*, **1988**, *78*:957—968.

Veterans Administration Cooperative Study Group on Hypertensive Agents. Effects of treatment on morbidity in hypertension. Results in patients with diastolic blood pressure averaging 115 through 129 mm Hg. *JAMA*, **1967**, *202*:1028—1034.

Veterans Administration Cooperative Study Group on Hypertensive Agents. Effects of treatment on morbidity in hypertension. II. Results in patients with diastolic blood pressure averaging 90 through 114 mm Hg. *JAMA*, **1970**, *213*:1143—1152.

Wikstrand, J., Warnold, I., Olsson, G., Tuomilehto, J., Elmfeldt, D., and Berglund, G. Primary prevention with metoprolol in patients with hypertension. Mortality results from the MAPHY study. *JAMA*, **1988**, *259*:1976—1982.

Williams, G.M., Mazue, G., McQueen, C.A., and Shimada, T. Genotoxicity of the antihypertensive drugs hydralazine and dihydralazine. *Science*, **1980**, *210*:329—330.

Wilson, D.J., and Vidt, D.G. Control of severe hypertension with pulse doses of diazoxide. *Clin. Pharmacol. Ther.*, **1978**, *23*:135—140.

Wilson, M.F., Haring, O., Lewin, A., Bedsole, G., Stepansky, W., Fillingim, J., Hall, D., Roginsky, M., McMahon, F.G., Jagger, P., and Strauss, M. Comparison of guanfacine versus clonidine for efficacy, safety and occurrence of withdrawal syndrome in step-2 treatment of mild to moderate essential hypertension. *Am. J. Cardiol.*, **1986**, *57*:43E—49E.

Wright, J.M., Orozco-Gonzalez, M., Polak, G., and Dollery, C.T. Duration of effect of single daily dose methyldopa therapy. *Br. J. Clin. Pharmacol.*, **1982**, *13*:847—854.

Yano, K., Hirata, M., Matsumoto, Y., Hano, O., Mori, M., Ahmed, R., Mitsuoka, T., and Hashiba, K. Effects of chronic hypokalemia on ventricular vulnerability during acute myocardial ischemia in the dog. *Jpn. Heart J.*, **1989**, *30*:205—217.

Zünkler, B.J., Lenzen, S., Männer, K., Panten, U., and Trube, G. Concentration-dependent effects of tolbutamide, meglitinide, glipizide, glibenclamide and diazoxide on ATP-regulated K+ currents in pancreatic B-cells. *Naunyn Schmiedebergs Arch. Pharmacol.*, **1988**, *337*:225—230.

Monographien und Übersichtsartikel

Amdisen, A. Lithium and drug interactions. *Drugs*, **1982**, *24*:133—139.

Brogden, R.N., Heel, R.C., Speight, T.M., and Avery, G.S. α-Methyl-*p*-tyrosine: a review of its pharmacology and clinical use. *Drugs*, **1981**, *21*:81—89.

Campese, V.M. Minoxidil: a review of its pharmacological properties and therapeutic use. *Drugs*, **1981**, *22*:257—278.

Cubeddu, L.X. New alpha$_1$-adrenergic receptor antagonists for the treatment of hypertension: role of vascular alpha receptors in the control of peripheral resistance. *Am. Heart J.*, **1988**, *116*:133—162.

Doyle, A.E. Comparison of beta-adrenoceptor blockers and calcium antagonists in hypertension. *Hypertension*, **1983**, *5*:II103—II108.

Feinstein, A.R. Scientific standards in epidemiologic studies of the menace of daily life. *Science*, **1988**, *242*:1257—1263.

Finnerty, F.A., Jr., and Brogden, R.N. Guanadrel. A review of its pharmacodynamic and pharmacokinetic properties and therapeutic use in hypertension. *Drugs*, **1985**, *30*:22—31.

Freis, E.D. How diuretics lower blood pressure. *Am. Heart J.*, **1983**, *106*:185—187.

Grobbee, D.E., and Hofman, A. Does sodium restriction lower blood pressure? *Br. Med. J. [Clin. Res.]*, **1986**, *293*:27—29.

Holmes, B., Brogden, R.N., Heel, R.C., Speight, T.M., and Avery, G.S. Guanabenz. A review of its pharmacodynamic properties and therapeutic efficacy in hypertension. *Drugs*, **1983**, *26*:212—229.

Houston, M.C., and Hodge, R. Beta-adrenergic blocker withdrawal syndromes in hypertension and other cardiovascular diseases. *Am. Heart J.*, **1988**, *116*:515—523.

Insel, P.A., and Motulsky, H.J. A hypothesis linking intracellular sodium, membrane receptors, and hypertension. *Life Sci.*, **1984**, *34*:1009—1013.

Ivankovich, A.D., Miletich, D.J., and Tinker, J.H. Sodium nitroprusside: metabolism and general considerations. *Int. Anesthesiol. Clin.*, **1978**, *16*:1—29.

Kaplan, N.M. Calcium and potassium in the treatment of essential hypertension. *Semin. Nephrol.*, **1988**, *8*:176—184.

Kiowski, W., Bühler, F.R., Fadayomi, M., Erne, P., Müller, F.B., Hulthén, U.L., and Bolli, P. Age, race, blood pressure and renin: predictors for antihypertensive treatment with calcium antagonists. *Am. J. Cardiol.*, **1986**, *56*:81H—85H.

Langer, S.Z., Cavero, I., and Massingham, R. Recent developments in noradrenergic neurotransmission and its relevance to the mechanism of action of certain antihypertensive agents. *Hypertension*, **1980**, *2*:372—382.

Lardinois, C.K., and Neuman, S.L. The effects of antihypertensive agents on serum lipids and lipoproteins. *Arch. Intern. Med.*, **1988**, *148*:1280—1288.

Lehmann, H.-U., Hochrein, H., Witt, E., and Mies, H.W. Hemodynamic effects of calcium antagonists. Review. *Hypertension*, **1983**, *5*:II66—II73.

Lund-Johansen, P. Hemodynamic effects of β-blocking compounds possessing vasodilating activity: a review of labetalol, prizidilol, and dilevalol. *J. Cardiovasc. Pharmacol.*, **1988**, *11:Suppl.* 2:S12—S17.

Perry, H.M., Jr., Late toxicity to hydralazine resembling systemic lupus erythematosus or rheumatoid arthritis. *Am. J. Med.*, **1973**, *54*:58—72.

Reece, P.A. Hydralazine and related compounds: chemistry, metabolism, and mode of action. *Med. Res. Rev.*, **1981**, *1*:73—96.

Reid, J.L. Alpha-adrenergic receptors and blood pressure control. *Am. J. Cardiol.*, **1986**, *57*:6E—12E.

Schulz, V. Clinical pharmacokinetics of nitroprusside, cyanide, thiosulphate and thiocyanate. *Clin. Pharmacokinet.*, **1984**, *9*:239—251.

Sorkin, E.M., and Heel, R.C. Guanfacine. A review of its pharmacodynamic and pharmacokinetic properties, and therapeutic efficacy in the treatment of hypertension. *Drugs*, **1986**, *31*:301—336.

Strandhoy, J.W. Role of alpha-2 receptors in the regulation of renal function. *J. Cardiovasc. Pharmacol.*, **1985**, *7 Suppl. 8*:S28—S33.

Webster, J. Interactions of NSAIDs with diuretics and β-blockers. Mechanisms and clinical implications. *Drugs*, **1985**, *30*:32—41.

Woosley, R.L., and Nies, A.S. Guanethidine. *N. Engl. J. Med.*, **1976**, *295*:1053—1057.

34 PHARMAKOTHERAPIE DER HERZINSUFFIZIENZ

Ralph A. Kelly und Thomas W. Smith

Chronische Herzinsuffizienz mit Stauungssymptomen stellt in den Industriestaaten eine der häufigsten Ursachen für Tod oder Invalidität dar und gehört zu den häufigsten Syndromen des klinischen Alltags. In den Vereinigten Staaten weisen über 2,5 Millionen Patienten diese Diagnose auf, die die Todesursache für mehrere hunderttausend Menschen pro Jahr darstellt. Obwohl in der letzten Dekade wesentliche Fortschritte in der Pharmakotherapie der Herzinsuffizienz erzielt wurden, liegt die Mortalität innerhalb von fünf Jahren immer noch bei 50%.

Dieses Kapitel behandelt die Therapie des durch systolische oder diastolische Dysfunktion bedingten Herzversagens. Die systolische Dysfunktion, die auf idiopathischer dilatativer oder auf ischämischer Kardiomyopathie beruht, weist charakteristischerweise große, dilatierte Ventrikel auf, während die diastolische Dysfunktion, die durch lange bestehende Hypertonie, Herzklappenstenosen oder primär hypertrophe Kardiomyopathie hervorgerufen wird, oft zu verdickten, kaum dehnbaren Herzwänden und geringen Ventrikelvolumina führt. In der Praxis beinhalten die pathologischen Veränderungen der Hämodynamik bei vielen Patienten wesentliche Anteile der systolischen und diastolischen Dysfunktion. Die Behandlung muß auf den beim einzelnen Patienten zugrundeliegenden pathophysiologischen Prozeß abgestimmt werden.

Wichtig ist, daß alle eventuell beeinflußbaren Ursachen einer myokardialen Dysfunktion beseitigt oder so gut wie möglich gebessert werden, bevor eine medikamentöse Therapie der Herzinsuffizienz eingeleitet wird. Diese Ursachen schließen u. a. eine ischämische Herzerkrankung, eine vorbestehende Hypertonie, Vitien, intrakardiale und vaskuläre Shunts, Arrhythmien und eine Hyperthyreose ein. Die häufigste Ursache eines mit systolischer und diastolischer Dysfunktion verbundenen Herzversagens bildet wahrscheinlich die ischämische koronare Herzerkrankung, die auf einer fortgeschrittenen Atherosklerose der Koronarien beruht. Auch hier sollten invasive, pharmakotherapeutische und diätetische Maßnahmen, die den Verlauf der Atherosklerose verlangsamen oder umkehren können, gleichzeitig mit einer medikamentösen Therapie eingeleitet werden, die auf eine Verringerung des myokardialen Sauerstoffverbrauchs abzielt. Letzteres kann erreicht werden durch Verringerung der Herzfrequenz, durch Minimierung der diastolischen und systolischen Ventrikelwandspannung, durch Verbesserung der Koronarperfusion und durch Prophylaxe einer Koronarthrombose. Solche Maßnahmen werden bei Patienten mit ischämischer Herzerkrankung die Stauungssymptomatik oft genauso wirksam reduzieren können wie die spezifische Pharmakotherapie der Herzinsuffizienz.

Die allgemeine Pharmakologie der meisten in diesem Kapitel beschriebenen Medikamente wird im Detail in anderen Kapiteln (10, 29, 31, 32, 33 und 35) dargestellt, auf die im Text verwiesen wird. Die Pharmakologie dieser Substanzen wird deshalb hier nur besprochen, soweit sie für die Behandlung der Herzinsuffizienz von Belang ist. Eine Ausnahme bilden die Herzglykoside, deren hauptsächliche Indikation in der Therapie des Herzversagens mit systolischer Dysfunktion besteht. Dementsprechend wird die allgemeine und klinische Pharmakologie dieser Substanzklasse am ausführlichsten in diesem Kapitel behandelt. Vasodilatatoren, und darunter besonders die Hemmstoffe des Angiotensin-I-Konversionsenzyms (ACE), stellen einen Meilenstein in der derzeitigen medikamentösen Therapie der Herzinsuffizienz dar, und die für ihre Verwendung sprechenden Befunde werden in diesem Kapitel dargelegt. Für die orale Anwendung vieler Substanzen, die eine Erhöhung der cAMP-Spiegel im Myokard und der glatten Gefäßmuskulatur bewirken, ist die Unbedenklichkeit in der Dauertherapie der Herzinsuffizienz nicht erwiesen. Trotzdem bleiben einige parenterale Zubereitungen dieser Substanzen für die kurzzeitige Stimulation des Kreislaufs bei Patienten mit dekompensierter systolischer Dysfunktion nützlich. Es wird auch ein Überblick über die Befunde gegeben, die für einen - nach wie vor kontrovers diskutierten - Einsatz von β-Adrenozeptorantagonisten bei Herzinsuffizienz sprechen.

HERZGLYKOSIDE

Herzglykoside werden seit Jahrhunderten therapeutisch eingesetzt. Wirkstoffe, die die gemeinsame molekulare Struktur dieser Substanzklasse - ein Steroidgerüst mit einem ungesättigten Laktonring an der Position C17 und mit einer oder mehreren Glykosidgruppen an C3 - aufweisen, finden sich in vielen Pflanzen und bei verschiedenen Krötenarten, bei denen sie üblicherweise als Gifte oder Toxine zum Schutz vor Freßfeinden dienen. Die erste umfassende Abhandlung über den Einsatz von Digitalisglykosiden zur Therapie der chronischen Herzinsuffizienz und anderer Leiden findet sich 1785 in William Witherings Monographie über die therapeutische Wirksamkeit und die Toxizität von Blättern des gemeinen Fingerhuts, *Digitalis purpurea* (Withering, 1941). Andere klinisch eingesetzte Glykoside stammen aus den Blättern von *Digitalis lanata*, aus denen Digitoxin und Digoxin gewonnen werden, und aus den Samen von *Strophantus gratus*, die Ouabain enthalten. Obwohl die Bezeichnungen *Digitalisglykoside* und *Herzglykoside* zumeist mit gleicher Bedeutung verwendet werden, ist der

Begriff „Herzglykoside" umfassender. Die Bezeichnung „Digitalisglykoside" sollte den aus *Digitalis*-Arten stammenden Substanzen vorbehalten bleiben. In den 90er Jahren entwickelte sich Digoxin zum meistverschriebenen Herzglykosid aufgrund seiner günstigen Pharmakokinetik, der Entwicklung verschiedener Applikationsformen und der generellen Verfügbarkeit von analytischen Methoden zur Bestimmung von Serumspiegeln.

Wirkmechanismen

Inhibition der Na⁺/K⁺-ATPase Alle Herzglykoside sind hochwirksame und selektive Hemmstoffe des aktiven Transports von Na$^+$ und K$^+$ über die Zellmembran, indem sie an eine spezifische Stelle am extrazellulären Anteil der α-Untereinheit der Na$^+$/K$^+$-ATPase, dem enzymatischen Äquivalent der Na$^+$-Pumpe, binden (Eisner und Smith, 1992). Bei allen Eukaryoten weist dieses Enzym eine ziemlich hohe Affinität für Herzglykoside auf. Die Affinität der α-Untereinheit zu Herzglykosiden (üblicherweise angegeben als Bindungsaffinität von Ouabain, das relativ wasserlöslich und deshalb gut für *in vitro* Experimente geeignet ist) weist Unterschiede zwischen verschiedenen Tierarten und innerhalb der drei bei Säugetieren bekannten Isoformen der α-Untereinheit, die jeweils durch eigene Gene kodiert werden, auf.

Die Konservierung der Ouabain-Bindungsstelle an der α-Untereinheit der Na$^+$/K$^+$-ATPase hat Spekulationen über endogene ouabainartige Hormone oder Autakoide hervorgerufen, die als regulative Liganden an dieser Bindungsstelle des Enzyms fungieren könnten. Andererseits könnte die Stabilität der Ouabain-Bindungsstelle in der Evolution schlicht auf den funktionellen Vorteilen einer bestimmten Aminosäuresequenz und einer bestimmten Enzymkonformation beruhen, die einerseits für den Ionentransport erforderlich sind, aber andererseits auch einen evolutionären Selektionsvorteil für bestimmte Pflanzen und Kröten darstellen, indem sie die Vergiftung tierischer Freßfeinde ermöglichen. Für eine detaillierte Diskussion über endogene Herzglykoside sei der Leser auf kürzlich erschienene, ausführliche Zusammenfassungen verwiesen (Blaustein, 1993; Kelly and Smith, 1994).

Durch gezielte Mutationen der Bindungsstelle konnte experimentell dargestellt werden, daß die Aminosäuresequenzen der ersten transmembranären Domäne und der extrazellulären Domäne zwischen der ersten beiden transmembranären Domänen (d. h. zwischen H$_1$ und H$_2$) (Lingrel et al., 1994) sowie die der extrazellulären Schleife zwischen den transmembranären Domänen H$_7$ und H$_8$ die Bindungsaffinität des Enzyms für Ouabain bestimmen. Im allgemeinen nimmt man an, daß die Bindung der Herzglykoside an die α-Untereinheit der Na$^+$/K$^+$-ATPase die Anwesenheit eines ungesättigten Laktonringes an der Position C 17, einer β-Hydroxylgruppe an C 14 und das Vorliegen einer *cis*-Konformation zwischen den Ringen A-B und C-D des Steroidkerns erfordert. Die dreidimensionale Anordnung des Steroidkerns unterscheidet sich damit von der des Cholesterins und der Steroidhormone, deren Ringverbindungen in der *trans*-Form vorliegen (siehe Abbildung 34.1). Jedoch könnten diese Struktur-Wirkungsbeziehungen auch übermäßige Einschränkungen enthalten, da nachgewiesen wurde, daß bestimmte Derivate des Progesterons, z. B. 14β-Hydroxyprogesteron, an die Na$^+$/K$^+$-ATPase binden und die Aktivität der Na$^+$-Pumpe inhibieren, obwohl sie die für Steroidhormone charakteristische *trans*-Verbindung der Steroidringe aufweisen (Templeton et al., 1993). Für eine detailliertere Beschreibung der Struktur-Wirkungsbeziehungen von Herzglykosiden sei der Leser auf eine Zusammenfassung von Thomas et al. (1989) sowie auf frühere Auflagen dieses Lehrbuchs verwiesen.

Eine Abspaltung der Glykosidgruppen, die das jeweilige Genin oder Aglykon entstehen läßt, beeinflußt die Bindungsaffinität dieser Substanzen zur Na$^+$/K$^+$-ATPase nur minimal, führt aber oft zu bedeutenden Veränderungen der Pharmakokinetik. Digitoxin unterscheidet sich von Digoxin nur in dem Fehlen einer Hydroxylgruppe am Atom C 12 (siehe Abbildung 34.1), was für die Substanz eine geringere Hydrophilie und eine im Vergleich zu Digoxin deutlich veränderte Pharmakokinetik bedeutet.

Die Bindung von Herzglykosiden an die Na$^+$/K$^+$-ATPase und die Inhibition der Na$^+$-Pumpe ist reversibel und wird durch die Bindungsenergie bestimmt. Die Substanzen binden an das Enzym bevorzugt nach Phosphorylierung eines β-Aspartats an der zytoplasmatischen Seite der β-Untereinheit und stabilisieren diese Konformation (bezeichnet als E$_2$P) (Eisner und Smith, 1992). Extrazelluläres K$^+$ fördert die Dephosphorylierung des Enzyms, die den initialen Schritt zur aktiven Translokation des Kations in das Zytosol darstellt, und reduziert dadurch die Bindungsaffinität des Enzyms für Herzglykoside. Dieser Mechanismus bietet eine Erklärung dafür, daß einige der toxischen Wirkungen dieser Substanzen durch Erhöhung der extrazellulären K$^+$-Konzentration aufgehoben werden können.

Positiv inotrope Wirkung Es ist seit über 70 Jahren bekannt, daß Herzglykoside die Kontraktionsgeschwindigkeit des Herzmuskels steigern und dadurch die Frank-Starling-Kurve nach oben und nach links verschieben, so daß unabhängig vom Füllungsdruck oder Füllungsvolumen eine erhöhte Schlagarbeit geleistet wird (siehe Abbildung 34.2). Diese Wirkung wird bei gesundem wie auch bei insuffizientem Myokard erzeugt und betrifft das Vorhofmyokard genauso wie das Ventrikelmyokard. Die Glykosidwirkung scheint über Wochen und Monate ohne Anzeichen einer Desensibilisierung oder Tachyphylaxie erhalten zu bleiben. Über den Mechanismus der Steige-

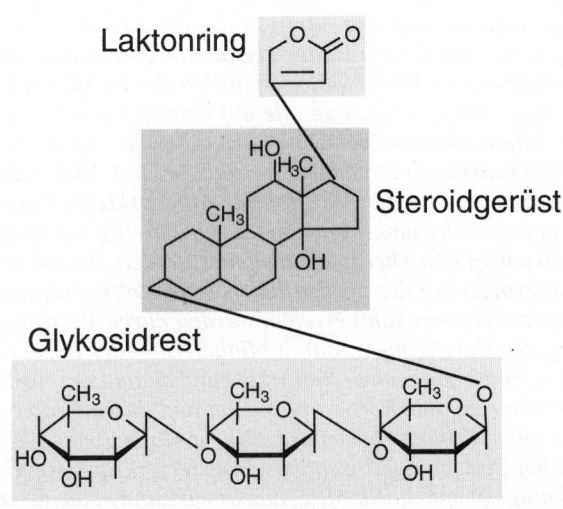

Abbildung 34.1 Struktur von Digoxin.

rung der Herzkontraktionskraft bzw. des positiven inotropen Effekts weiß man heute, daß er auf einer erhöhten Verfügbarkeit von intrazellulärem Ca^{2+} während der Systole beruht, das durch seine Interaktion mit den kontraktilen Proteinen die Geschwindigkeit und das Ausmaß der Sarkomerverkürzung steigert. Dieser Anstieg des intrazellulären Ca^{2+} ist einer der Effekte, die aus der Hemmwirkung der Glykoside auf die sarkolemmale Na^+/K^+-ATPase resultieren.

Sowohl Na^+- als auch Ca^{2+}-Ionen treten bei jedem Durchlauf von Depolarisation, Kontraktion und Repolarisation in die Herzmuskelzelle ein (siehe Abbildung 34.3). Ca^{2+}, das während der Depolarisation durch Ca^{2+}-Kanäle vom L-Typ in die Zelle gelangt, aktiviert zusätzlich die Freisetzung von Ca^{2+} aus einem intrazellulären Speicher, dem sarkoplasmatischen Retikulum (SR). Während der Repolarisation und Relaxation der Myozyten wird Ca^{2+} von einer Ca^{2+}-ATPase in das SR zurückgepumpt und außerdem von einem Na^+/Ca^{2+}-Austauscher und von der sarkolemmalen Ca^{2+}-ATPase aus der Zelle entfernt.

Es ist entscheidend, daß die Geschwindigkeit, mit der Ca^{2+} vom Na^+/Ca^{2+}-Austauscher aus der Zelle eliminiert wird, von der intrazellulären Na^+-Konzentration abhängt. Die Bindung der Herzglykoside an die sarkolemmale Na^+/K^+-ATPase und die Inhibition der zellulären Na^+-Pumpe reduziert die Geschwindigkeit des aktiven Na^+-Auswärtstransports und führt zu einem Anstieg des intrazellulären Na^+. Dieser Anstieg des intrazellulären Na^+-Spiegels vermindert den transmembranären Na^+-Gradienten, der die treibende Kraft für die Ausschleusung von intrazellulärem Ca^{2+} während der Repolarisation der Myozyten darstellt. Es wird daher immer etwas Ca^{2+} zusätzlich in das SR aufgenommen, das bei der nachfolgenden Zelldepolarisation am kontraktilen Apparat zur Verfügung steht. Ein direkter Nachweis dieses Mechanismus konnte experimentell durch Einsatz von radioaktiven Tracern, kationenselektiven Mikroelektroden und intrazellulärem Aequorin oder ionenselektiven Fluoreszenzfarbstoffen erbracht werden, wie z. B. in Abbildung 34.4 dargestellt. In diesen Studien wurde erkannt, daß verhältnismäßig geringe Veränderungen der intrazellulären Na^+-Aktivität schon mit einem starken Anstieg der Kontraktionskraft einhergehen (z. B. nimmt die Muskelkontraktionskraft um jeweils 20 - 30% mit jedem Anstieg der intrazellulären Na^+-Konzentration um 1 mM zu (Eisner et al., 1984)). Ein übermäßiger Anstieg des intrazellulären Ca^{2+} dürfte einer der Mechanismen sein, die zur Toxizität der Herzglykoside beitragen. Eine Ca^{2+}-Überladung erzeugt spontane Zyklen aus Freisetzung und Wiederaufnahme von Ca^{2+}. Dabei soll eine Aktivierung von Ca^{2+}-Einwärtsströmen durch intrazelluläres Ca^{2+} beteiligt sein, die transiente späte Depolarisationen, sog. *Nachdepolarisationen*, hervorrufen, die wiederum mit Nachkontraktionen einhergehen können (siehe Abbildung 34.5). Wahrscheinlich sind diese Nachdepolarisationen an den toxischen elektrophysiologischen Wirkungen der Herzglykoside beteiligt.

Auch andere Mechanismen können zu den positiv inotropen Wirkungen der Herzglykoside beitragen. Erhöhte zytosolische Ca^{2+}-Spiegel können im Sinn eines positiven Rückkopplungssignals den Ca^{2+}-Einstrom über sarkolemmale spannungsabhängige Ca^{2+}-Kanäle vom L-Typ steigern. Auch wurde für Herzglykoside gezeigt, daß sie bei Membranvesikeln, die aus Herzmuskel (aber nicht aus Skelettmuskel) isoliert worden waren, die Ca^{2+}-induzierte Ca^{2+}-Freisetzung steigern. Dieser Effekt wird durch eine erhöhte Wahrscheinlichkeit der Öffnung der Ca^{2+}-aktivierbaren Ca^{2+}-Kanäle des SRs und nicht durch eine erhöhte Leitfähigkeit der Einzelkanäle erzeugt. Dies wurde in einem Experiment an polarisierten und in eine ebene Lipidmembran integrierten SR-Vesikeln nachgewiesen, bei denen Herzglykoside in niedrigen Konzentrationen selektiv an die zytosolische Seite appliziert werden konnten (McGarry und William, 1993). In welchem Umfang diese und andere mögliche direkt positiv inotrope Mechanismen zum Wirkspektrum der Herzglykoside beitragen, muß noch genauer untersucht werden.

Regulation der Sympathikusaktivität Das sympathische Nervensystem gehört zu den physiologischen Regulationsmechanismen, die aktiviert werden, wenn die Herzfunktion so stark nachläßt, daß das Herzzeitvolumen nicht mehr ausreicht, um den Stoffwechsel der Organe aufrechtzuerhalten (z. B. bei Herzversagen). Diese Stimulation beruht zum Teil auf einer Verminderung der Blutdruckantwort des arteriellen Barorezeptorreflexes, die eine Abnahme der von diesem Reflex ausgehenden tonischen Hemmung der sympathischen Nervenaktivität im ZNS bewirkt (Ferguson et al., 1989). Diese Desensitivierung des physiologischen Barorezeptorreflexes wird ebenso für die chronische Stimulation der Plasmaspiegel von Noradrenalin, Renin und Vasopressin bei Patienten mit Herzinsuffizienz verantwortlich gemacht. Dies gilt

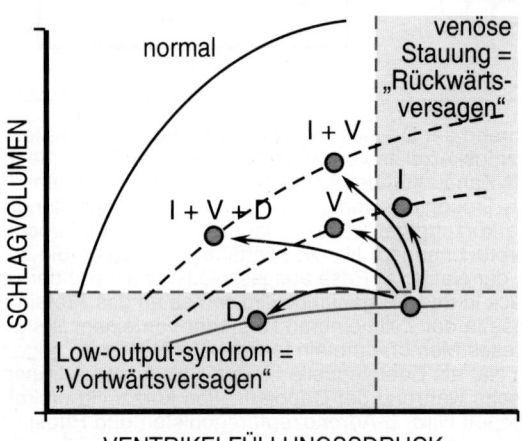

Abbildung 34.2 Physiologische Reaktionen auf verschiedene Pharmaka bei Herzinsuffizienz.
Der Zusammenhang zwischen dem diastolischen Füllungsdruck (oder Vorlast) und dem Herzminutenvolumen ist für ein gesundes Herz (schwarze Linie) und für einen Patienten mit überwiegend auf systolischer Dysfunktion beruhender Herzinsuffizienz (graue Linie) dargestellt. Die Ventrikelfunktionskurve wird durch Herzglykoside und andere positiv inotrope Substanzen wie Sympathomimetika nach oben verschoben (gestrichelte Linie), wodurch die Herzarbeit unabhängig vom Füllungsdruck gesteigert wird. Vasodilatoren wie z. B. Angiotensin-I-Konversionsenzym-Inhibitoren heben ebenfalls die Ventrikelfunktionskurve und bewirken zusätzlich eine Senkung der Füllungsdrücke. Diuretika verbessern die Symptome der venösen Blutstauung, indem sie bei unveränderter Ventrikelfunktionskurve die Füllungsdrücke senken. Eine Kombination verschiedener Mechanismen wird oft zu einer additiven Verstärkung der hämodynamischen Wirksamkeit führen.

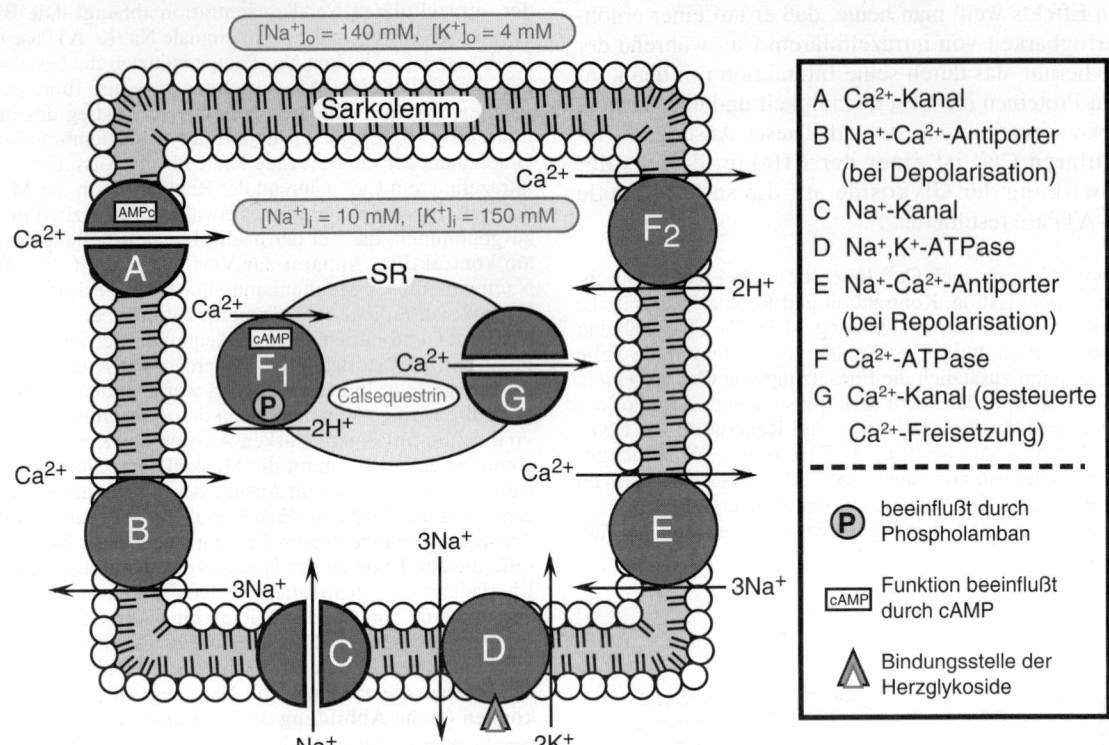

Abbildung 34.3 Transmembranärer Austausch von Na+ und Ca^{2+} während der De- und Repolaristion einer Muskelzelle. Na+- und Ca^{2+}-Ionen treten bei jedem Depolarisationszyklus in die Herzmuskelzellen von Säugetieren ein und lösen die intrazelluläre Freisetzung von weiteren Ca^{2+}-Ionen über entsprechende Ca^{2+}-Kanäle (G) des sarkoplasmatischen Retikulums (SR) aus. Durch die erhöhte intrazelluläre Ca^{2+}-Konzentration bindet Ca^{2+} an Troponin C und ist somit für die Brückenbildung zwischen den Aktin- und den Myosinfilamenten verantwortlich, die zur Verkürzung der Sarkomerlänge führt. Der elektrochemische Membrangradient von Na+ wird von einem aktiven (d. h. ATP verbrauchenden) Na+-Auswärtstransport durch die sarkoplasmatische Na+/K+-ATPase (D) aufrechterhalten. Na+ wird aktiv von der Na+/K+-ATPase ausgeschleust, während der überwiegende Teil des zytosolischen Ca^{2+} von einer Ca^{2+}-ATPase (F1) zurück in das SR gepumpt wird, wo es an das Protein Calsequestrin bindet. Restliches Ca^{2+} wird entweder von einer Ca^{2+}-ATPase in der Zellmembran (F2) oder von einem leistungsfähigen Na+/Ca^{2+}-Kationenaustauscher (B, E) aus der Zelle entfernt. Dieses Membranprotein tauscht drei Na+-Ionen gegen jedes Ca^{2+}-Ion aus, und nutzt daher das elektrochemische Potential von Na+ als Energiequelle für den Ca^{2+}-Auswärtstransport. Bemerkenswerterweise kann sich die Richtung des Kationenaustauschs während der Depolarisation kurzzeitig umkehren (B), wenn die Spannung über der Zellmembran vorübergehend umgepolt wird. β-Adrenozeptoragonisten und Phosphodiesteraseinhibitoren erhöhen die intrazellulären cAMP-Spiegel und aktivieren die Proteinkinase A, die die Kontraktionsfähigkeit fördert, indem sie verschiedene Zielproteine, darunter Phospholamban und die α-Untereinheit des Ca^{2+}-Kanals vom L-Typ phosphoryliert (modifiziert nach Smith, Braunwals und Kelly, 1992, mit Genehmigung des Verlags).

auch für weitere Parameter der systemischen neurohumoralen Aktivierung, die typischerweise bei Herzversagen beobachtet werden. Die anhaltende Aktivierung des sympathischen Nervensystems, die anfänglich den Blutdruck und das Herzzeitvolumen aufrechterhält, indem sie die Herzfrequenz, die Kontraktilität und den peripheren Gefäßwiderstand *erhöht* und die renale Ausscheidung von Salz und Wasser *verringert*, trägt bei einer primär bestehenden Herzerkrankung schließlich zu einer Abnahme der Herzfunktion bei.

Vor über 30 Jahren haben Mason et al. (1964) festgestellt, daß die intravenöse Infusion des schnellwirksamen Herzglykosids Ouabain bei gesunden Probanden den arteriellen Blutdruck, den Gefäßwiderstand des Unterarms und den Venentonus erhöht, was wahrscheinlich auf eine direkte Wirksamkeit der Herzglykoside an der glatten Gefäßmuskulatur im Sinn einer Gefäßkontraktion zurückzuführen war. Andererseits wurden gegensätzliche hämodynamische Effekte, die mit einer Abnahme der Herzfrequenz einhergingen, unter der Anwendung von Herzglykosiden bei Patienten mit Herzinsuffizienz beobachtet. Diese Effekte sprechen für eine gesteigerte Ansprechbarkeit des Barorezeptorreflexes. Eine direkte Wirkung dieser Substanzen auf die Druckantwort des Barorezeptorreflexes der Karotis ist mittlerweile an isolierten Barorezeptorpräparaten von Tieren mit experimentell induziertem Herzversagen nachgewiesen worden (Wang et al., 1990). Zusätzlich konnten Ferguson et al. (1989) bei Patienten mit mittel- bis hochgradiger Herzinsuffizienz demonstrieren, daß eine Infusion des Herzglykosids Deslanosid den Herzindex und die Durchblutung des Unterarms steigerte und die Herzfrequenz reduzierte,

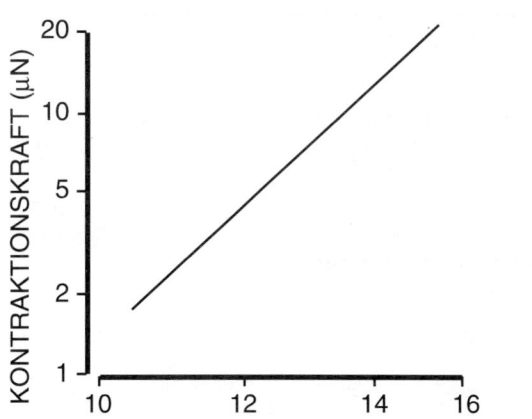

Abbildung 34.4 Zusammenhang zwischen myokardialem Na⁺-Gehalt und Kraftentwicklung. Die Inhibition der sarkolemmalen Na⁺/K⁺-ATPase durch Herzglykoside in therapeutisch relevanten Konzentrationen führt zu einer Hemmung des aktiven Na⁺-Auswärtstransports und zum Anstieg des intrazellulären Na⁺. Herzmuskelfasern vom Schaf wurden elektrisch zur Kontraktion gebracht. Die durch Zugabe von Ouabain erzielte Steigerung des intrazellulären Na⁺ wurde mit Hilfe einer Na⁺-selektiven Elektrode erfaßt (modifiziert nach Eisner, et al., 1984, mit Genehmigung des Verlags).

wobei die sympathische Aktivität von Nerven der Skelettmuskulatur, einem Parameter der zentralnervösen Sympathikusaktivierung, signifikant gesenkt wurde. Bei diesem Effekt war es unwahrscheinlich, daß er in wesentlichem Umfang auf der direkten positiv inotropen Wirksamkeit der Substanz beruhte, da Dobutamin, ein Sympathomimetikum, das das Herzzeitvolumen in vergleichbarer Weise steigerte, die sympathische Muskelnervenaktivität der Patienten nicht veränderte. Eine Reduktion der neurohumoralen Aktivierung könnte einen wichtigen Mechanismus darstellen, der zur Wirksamkeit der Herzglykoside bei der Behandlung der Herzinsuffizienz beiträgt.

Weitere neuronal vermittelten Wirkungen Zusätzlich zur Beeinflussung des Barorezeptorreflexes können Herzglykoside eine Reihe von Wirkungen am zentralen und peripheren autonomen Nervensystem hervorrufen, die in Tabelle 34.1 aufgelistet sind und die detaillierter in früheren Auflagen dieses Lehrbuchs diskutiert werden.

Elektrophysiologische Wirkungen (siehe auch Kapitel 35) Seit der Einführung neuer Substanzklassen zur Behandlung von supraventrikulären Arrhythmien, die u. a. Adenosin, Blocker des Kalziumkanals vom L-Typ, β-Adrenozeptor-Antagonisten und Amiodaron einschließen, gilt Digoxin für die Behandlung dieser Arrhythmien nicht mehr als Substanz der ersten Wahl. Eine Ausnahme stellt das Vorhofflimmern dar, bei dem Digoxin häufig als Monotherapie oder in der Kombination mit β-Adrenozeptor-Antagonisten, Verapamil oder Diltiazem eingesetzt wird. Trotzdem bleibt Digoxin für die Behandlung supraventrikulärer Arrhythmien indiziert bei Patienten, die auch eine systolische Ventrikeldysfunktion aufweisen (Sarter und Marchlinski, 1992). Das Wissen um die elektrophysiologischen Effekte der Herzglykoside ist unabdingbar für das Verständnis der zellulären Mechanismen, die zu einigen der toxischen Nebenwirkungen dieser Substanzen beitragen.

Die Muskulatur des Vorhofs und des Ventrikels sowie spezialisierte kardiale Schrittmacher- und Reizleitungsfasern reagieren in unterschiedlicher Weise und Empfindlichkeit auf Herzglykoside, was durch die Überlagerung der direkten zellulären Wirkungen dieser Substanzen mit den indirekten, neuronal bedingten Wirkungen zustande kommt. Bei therapeutischen, untoxischen Konzentrationen in Serum oder Plasma (z. B. 1 - 2 ng/ml) reduziert Digoxin die Automatie und erhöht das maximale diastolische Ruhemembranpotential hauptsächlich in Geweben des Vorhofs und des Atrioventrikular-(AV-)Knotens durch Stimulation des Vagotonus und durch Reduzierung der sympathischen Nervenaktivität. Es tritt auch eine Verlängerung der effektiven Refraktärzeit und eine Abnahme der Reizleitungsgeschwindigkeit im AV-Knoten auf. Dies kann bei höheren Konzentrationen zur Sinusbradykardie oder zum Sinusstillstand führen und/oder eine Verzögerung der AV-Überleitung bis zur AV-Blockierung hervorrufen. Zusätzlich können Herzglykoside in höheren Konzentrationen die Sympathikusaktivität steigern und auf direktem Weg die Automatie von Herzgeweben beeinflussen, so daß diese Wirkungen zur Entstehung von Arrhythmien beitragen können. Eine erhöhte Füllung der intrazellulären Ca²⁺-Speicher und ein gesteigerter Sympathikotonus bewirken eine Beschleunigung der spontanen diastolischen Repolarisation (Phase 4) sowie das Auftreten verzögerter Nachdepolarisationen (siehe Abbildung 34.5), die das Schwellenpotential zur Auslösung fortgeleiteter Aktionspotentiale erreichen können. Die Verstärkung von Automatismen und die Hemmung der Reizleitung in den Fasern des His-Purkinje-Bündels und der Ventrikelmuskulatur, die simultan aber ungleichmäßig verteilt auftreten, prädisponieren zu Arrhythmien, die zu ventrikulärer Tachykardie oder zu Kammerflimmern führen können. Für eine detailliertere Beschreibung der elektrophysiologischen Wirkungen der Herzglykoside sei der Leser auf frühere Ausgaben dieses Lehrbuchs verwiesen.

Pharmakokinetik und Dosierung

Digoxin Die Eliminationshalbwertszeit von *Digoxin* bei Patienten mit normaler oder fast normaler Nierenfunktion beträgt 36 - 48 Stunden und liegt damit zwischen der von Ouabain und Digitoxin. Dies ermöglicht bei Patienten mit normaler oder geringfügig eingeschränkter Nierenfunktion eine einmal tägliche Gabe. Wenn keine orale oder intravenöse Aufsättigungsdosis gegeben wird, wird ein Gleichgewichtszustand des Plasmaspiegels (Steady state) innerhalb von vier Halbwertszeiten, also ungefähr eine Woche nach Beginn der Erhaltungstherapie, er-

Tabelle 34.1 Vasomotorische Wirkungen der Herzglykoside

EFFEKT	WIRKORT UND WIRKMECHANISMUS
Vasokonstriktion	
direkt	glatte Gefäßmuskulatur: Hemmung der Na^+/K^+-ATPase und Steigerung des Ca^{2+}-Einstroms über den Na^+/Ca^{2+}-Antiport (kurzzeitiger Effekt bei schneller Applikation)
indirekt	
Zentralnervensystem	Area postrema des Hirnstamms: gesteigerte Aktivierung sympathischer Neurone, Steigerung der über α-Adrenozeptoren vermittelten Vasokonstriktion bei hoher Dosierung oder schneller Applikation
periphere efferente Neurone	sympathische adrenerge Nervenendigung: Freisetzung und/oder verminderte Wiederaufnahme von Noradrenalin
Vasodilatation	
Abnahme der bei Herzinsuffizienz erhöhten, vasokonstriktiven Sympathikusaktivität	direkt positiv inotroper Effekt auf das Myokard erhöhte Empfindlichkeit des Barorezeptorreflexes reflektorische Senkung des erhöhten Sympathikotonus
cholinerge modulierende Einflüsse	präsynaptische adrenerge Nervenendigungen des Gefäßuskels: Inhibition der Noradrenalinfreisetzung durch Acetylcholin

QUELLE: Modifiziert nach Blatt et al., 1986, mit Genehmigung des Verlags.

reicht. Digoxin wird zum größten Teil unverändert ausgeschieden, wobei sich die Clearance proportional zur glomerulären Filtrationsrate verhält und eine tägliche Ausscheidung von ungefähr einem Drittel der Gesamtkörperdosis erzeugt. Bei Patienten, bei denen der Quotient aus Harnstoff- und Kreatinin-Plasmaspiegel erhöht ist (z. B. bei prärenaler Azotämie), verhält sich die Digoxin-Clearance eher wie die Harnstoff-Clearance, was darauf hinweist, daß ein Teil der im Glomerulum abfiltrierten Substanz einer tubulären Rückresorption unterliegt. Bei Patienten mit chronischer Herzinsuffizienz und geringer Kreislaufreserve kann ein Anstieg des Herzzeitvolumens und der Nierendurchblutung, wie er durch Therapie mit Vasodilatoren und Sympathomimetika hervorgerufen werden kann, die renale Digoxin-Clearance steigern, so daß eine Anpassung der täglichen Erhaltungsdosis erforderlich wird. Trotzdem kann Digoxin nicht wesentlich durch Peritonealdialyse oder Hämodialyse eliminiert werden, da es sich in einem großen Kompartiment (4 - 7 l/kg) verteilt. Den entscheidenden Speicherort im Gewebe stellt die Skelettmuskulatur und nicht das Fettgewebe dar, und daher sollte sich die Dosierung an einem geschätzten Normalgewicht orientieren. Neugeborene und Kleinkinder tolerieren im Vergleich zu Jugendlichen und Erwachsenen höhere Digoxindosen und scheinen diese auch für eine äquivalente therapeutische Wirksamkeit zu benötigen, obwohl die Resorption und die renale Ausscheidungsgeschwindigkeit vergleichbar sind. Digoxin tritt in den Plazentakreislauf über, und die Substanzspiegel im mütterlichen Blut entsprechen denen im umbilikal-venösen Blut.

Die verbesserte Gleichmäßigkeit und die höhere orale Bioverfügbarkeit der modernen Digoxinformulierungen sind weitere Gründe für die Etablierung dieser Substanz als das in der Klinik bevorzugte Herzglykosid. Die meisten üblichen Tablettenzubereitungen gewährleisten eine durchschnittliche orale Bioverfügbarkeit von 70 - 80%, während die Bioverfügbarkeit von Digoxin in einer Lösung oder als Gelkapseln 90 - 100% erreicht. Ungefähr 10% der normalen Bevölkerung tragen das Darmbakterium *Eubacterium lentum*, das Digoxin zu inaktiven Metaboliten abbauen kann und somit in manchen Fällen für eine scheinbare Resistenz gegenüber oralem Digoxin in Standarddosierungen verantwortlich sein kann. Parenterale Formen von Digoxin sind für die intravenöse Gabe verfügbar, und Erhaltungsdosen können als intravenöse Injektionen verabreicht werden, wenn eine orale Gabe nicht durchführbar ist. Die intramuskuläre Injektion von Digoxin führt zu einer unzuverlässigen Resorption, verursacht Schmerzen am Injektionsort und wird deshalb nicht empfohlen.

Therapeutische Überwachung der Digoxin-Serumspiegel Obwohl Nomogramme erstellt worden sind, mit denen die Digoxin-Dosierungen für die Aufsättigung und die Dauertherapie abgeschätzt werden können, haben diese aufgrund der individuell unterschiedlichen Glykosidempfindlichkeit und der Verfügbarkeit von exakten Messungen der Digoxinspiegel im Serum keine weitere Verbreitung gefunden. Eine Reihe klinischer Einflüsse und Arzneimittelinteraktionen können außerdem die Pharmakokinetik von Digoxin verändern (siehe Tabellen

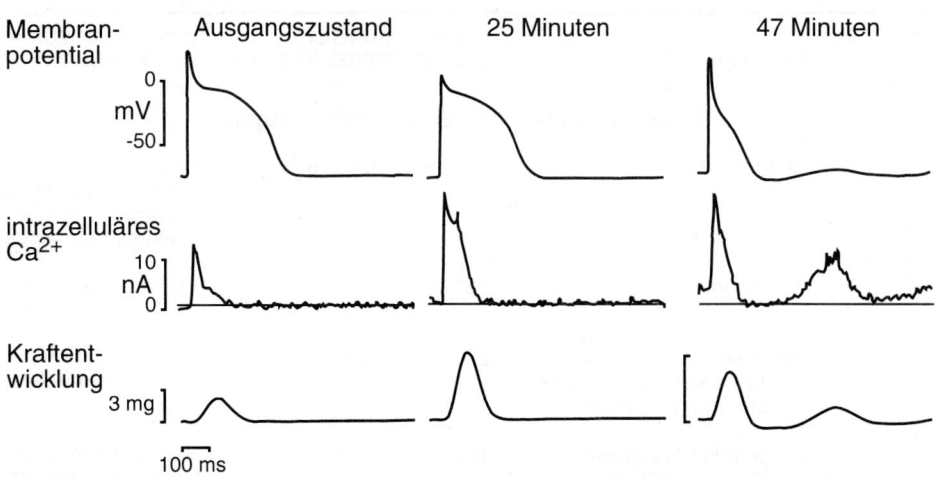

Abbildung 34.5 Bedeutung des intrazellulären Kalziums für das Entstehen der inotropen und toxischen elektrophysiologischen Effekte der Herzglykoside. Simultane Aufzeichnungen an einer isolierten Purkinjefaser, bei der die Veränderungen des Membranpotentials (obere Spur), des intrazellulären Ca^{2+} (bestimmt mit dem Ca^{2+}-sensitiven Indikator Aequorin; mittlere Spur) und die Kontraktionskraft (untere Spur) zu Beginn (d. h. ohne Herzglykosid (links)) und 25 Minuten (Mitte) bzw. 47 Minuten (rechts) nach Applikation von Ouabain gemessen wurden. Im Vergleich zum Ausgangswert kommt es nach 25 Minuten zu einem deutlich verstärkten intrazellulären Ca^{2+}-Anstieg, der mit einer höheren Kraftentwicklung einhergeht. Jedoch treten bei diesem Präparat im Lauf der Zeit toxische Nebenwirkungen auf, sodaß nach 47 Minuten charakteristische Nachdepolarisationen und Nachkontraktionen als Anzeichen einer Ca^{2+}-Überladung der Zellen beobachtet werden. Diese Nachdepolarisationen entstehen durch den herzglykosidbedingten Anstieg des zellulären Ca^{2+}-Gehalts, der spontane Zyklen der Freisetzung und Wiederaufnahme von Ca^{2+} hervorruft. Solche Spontanaktivitäten können zur Entstehung digitalisinduzierter Arrhythmien beitragen (nach Weir und Hess, 1984, mit Genehmigung des Verlags).

34.2 und 34.3), wobei sich diese Veränderungen in den Digoxinspiegeln bemerkbar machen. Zum Beispiel wird durch Hypothyreose oder chronische Niereninsuffizienz das Verteilungsvolumen für Digoxin verringert, so daß eine Reduktion sowohl der Sättigungs- als auch der Erhaltungsdosis dieser Substanz erforderlich ist. Letztendlich können auch einige Krankheitszustände sowie Veränderungen der Plasma- oder Zellelektrolyte die Empfindlichkeit eines Patienten gegenüber toxischen Nebenwirkungen dieser Substanzen verändern (siehe Tabelle 34.3).

Es liegen nun für den Menschen umfangreiche Daten vor, mit denen jeweils die Bereiche der Serumkonzentrationen ermittelt werden, bei denen die meisten Patienten mit Herzversagen einen therapeutischen Nutzen erfahren oder bei denen die Symptome und Anzeichen von toxischen Nebenwirkungen an Häufigkeit zunehmen. Die meisten Studien, bei denen Parameter der Ventrikelfunktion ausgewertet wurden, weisen auf eine nichtlineare Abhängigkeit zwischen den Serumspiegeln oder der Dosis von Digoxin und dem beobachteten inotropen Effekt hin, wobei die größte Zunahme der Kontraktilität offensichtlich bei Serumspiegeln um 1,8 nM auftritt (1,4 ng/ml; Abbildung 34.6; Kelly und Smith, 1992b). Eine Verbesserung des neurohumoralen Gleichgewichts kann sogar bei noch niedrigeren Serumspiegeln erfolgen. Das übliche Vorgehen der Autoren besteht in der Einstellung der Serumspiegel auf einen Zielwert von 1 ng/ml.

In den Fällen, in denen bei Patienten mit Vorhofflimmern eine Reduktion der Herzfrequenz angestrebt wird, ist die Abhängigkeit zwischen den Serumspiegeln und dem therapeutischem Effekt weniger eindeutig. Wenn Herzglykoside als alleiniges Therapeutikum eingesetzt werden, ist ihre Wirkung auf die belastungsabhängige Stimulation der Herzfrequenz begrenzt, wenn ihre Dosierungen und Serumspiegel im üblichen therapeutischen Bereich liegen (siehe Abbildung 34.7). In der Praxis treten bei Jugendlichen und Erwachsenen offensichtliche Nebenwirkungen eher erst bei Serumkonzentrationen auf, die zwei- oder dreifach höher sind als der eigentliche Zielbereich von 1,3 nM (1 ng/ml). Trotzdem überlappt sich der Bereich der Serumspiegel bei Patienten mit Symptomen und Anzeichen von Nebenwirkungen deutlich mit dem bei Patienten ohne jeden klinischen Hinweis einer Intoxikation.

Unter der Voraussetzung, daß der Nachweis von Digoxin an einer Klinik verfügbar ist, besteht ein praktikables Vorgehen für die Einleitung einer Digoxintherapie in der Verwendung einer Anfangsdosis zwischen 0,125 und 0,375 mg/Tag, die empirisch je nach Normalgewicht und Kreatinin-Clearance festgelegt wird, verbunden mit einer Kontrolle des Digoxinspiegels im Serum nach einer Woche. Eine orale oder intravenöse Aufsättigung mit Digoxin ist - obwohl im allgemeinen ungefährlich - selten erforderlich, da andere, sicherere und wirksamere Medikamente für die vorübergehende Steigerung der Inotropie und für die initiale Behandlung von supraventrikulären Arrhythmien zur Verfügung stehen (siehe Kapitel 35). Es ist festzustellen, daß hohe intravenöse oder orale Aufsättigungsdosen von Digoxin für das Erzielen eines wesentlichen Teils des positiv inotropen Substanzeffekts nicht erforderlich sind (siehe Abbildung 34.8).

Bevor ein Serumspiegel von Digoxin bestimmt wird, sollte man sicherstellen, daß ein Steady-state erreicht wurde und daß die Blutprobe mindestens zwölf Stunden nach der letzten Einnahme von Digoxin gewonnen wird. Eine engmaschigere Überwachung ist bei speziellen Patientengruppen gerechtfertigt, bei

Tabelle 34.2 Arzneimittelinteraktionen mit Digoxin

MEDIKAMENT	MECHANISMUS	VERÄNDERUNG DER DIGOXINSPIEGEL IM SERUM*	VORSCHLAG ZUR MEDIZINISCHEN HANDHABUNG
Pharmakokinetische Wechselwirkungen			
Colestyramin, Kaolin-Pectin, Neomycin, Sulfasalazin	Verringerung der Resorption	25% Verringerung	Digoxin soll acht Stunden vor diesen Substanzen oder als Lösung oder Gelkapsel eingenommen werden
Antazida	unbekannt	25% Verringerung	Verteilung der Digoxintagesdosis auf mehrere Einnahmen
Ballaststoffe	Verringerung der renalen Elimination und/oder des Verteilungsvolumens	25% Verringerung	Verteilung der Digoxintagesdosis auf mehrere Einnahmen
Propafenon, Chinidin, Verapamil, Amiodaron	Steigerung der renalen Elimination und des Verteilungsvolumens	100% Zunahme	Reduktion der Digoxindosierung um 50% und angemessene Kontrolle der Serumspiegel
Thyroxin	Steigerung des Verteilungsvolumens und der renalen Clearance	variable Verringerung der Digoxinspiegel	Überwachung der Digoxinspiegel
Erythromycin, Omeprazol, Tetracyclin	Steigerung der Resorption	40-100% Zunahme	Überwachung der Digoxinspiegel
Albuterol	Steigerung des Verteilungsvolumens	30% Verringerung	Überwachung der Digoxinspiegel
Captopril, Diltiazem, Nifedipin, Nitrendipin	variable und mäßige Verringerung der renalen Elimination und/oder des Verteilungsvolumens	variable Zunahme der Digoxinspiegel	Überwachung der Digoxinspiegel
Ciclosporin	kann die Nierenfunktion und dadurch die renale Digoxinelimination beeinträchtigen	variable Zunahme der Digoxinspiegel	besonders genaue Überwachung der Digoxinspiegel bei Verschlechterung der Nierenfunktion
Pharmakodynamische Wechselwirkungen			
β-Adrenozeptor-Antagonisten, Verapamil, Diltiazem, Flecainid, Disopyramid, Bepdiril	Senkung der sinuatrialen (SA) oder atrioventrikulären (AV) Reizleitung oder der Automatie		EKG-Kontrollen zum Nachweis von SA- oder AV-Blockierungen
K^+-ausscheidende Diuretika	Senkung der K^+-Spiegel in Serum und Geweben erhöht die Automatie und begünstigt die Hemmung der Na^+-K^+-ATPase durch Digoxin		EKG-Kontrollen zum Nachweis von evtl. digoxinbedingten Rhythmusstörungen
Sympathomimetika	Steigerung der Automatie		EKG-Kontrollen zum Nachweis von Rhythmusstörungen
Verapamil, Diltiazem, β-Adrenozeptor-Antagonisten	Reduktion der myokardialen Kontraktilität		Absetzen oder Dosisreduktion bei Ca^{2+}-Kanalantagonisten und β-Adrenozeptor-Antagonisten

* Nur Schätzwerte - die Überwachung muß sich nach den klinischen Erfordernissen richten.
Abkürzungen: EKG: Elektrokardiogramm; SA: sinuatrial; AV: atrioventrikulär.

denen das empirische Vorgehen weniger angebracht erscheint. Im wesentlichen sind dies Patienten mit signifikanten Veränderungen der Arzneimittelelimination oder der Verteilungsvolumina (z. B. sehr alte, kachektische oder sehr adipöse Patienten). Auf keinen Fall sollte der Kliniker die Korrektheit der Digoxindosis und das Intoxikationsrisiko des einzelnen Patienten aus

Tabelle 34.3 Faktoren, die die Empfindlichkeit gegenüber Herzglykosiden beeinflussen

Abweichungen der Serumelektrolyte:
    Hyokaliämie oder Hyperkaliämie
    Hypomagnesiämie
    Hyperkalziämie
Störungen des Säure/Basen-Gleichgewichts
Hyper- oder Hypothyreose
Störungen der Nierenfunktion
Aktivität des autonomen Nervensystems
Atemwegserkrankungen
begleitende medikamentöse Therapie
Art und Schweregrad der zugrundeliegenden Herzerkrankung

einer einzigen herausgegriffenen Bestimmung der Digoxinkonzentration im Serum ableiten.

Digitoxin *Digitoxin* ist das in Präparationen von Digitalisblättern vorwiegend vorkommende Herzglykosid, und es weist unter allen verfügbaren Herzglykosiden die geringste Polarität und die langsamste Elimination auf. Seine orale Bioverfügbarkeit liegt nahe bei 100%, und so ist es weniger wahrscheinlich als bei Digoxin, daß die Resorption von Digitoxin durch Malabsorptionssyndrome beeinträchtigt wird. Ein weiterer Unterschied zu Digoxin besteht in der starken Bindung von Digitoxin an Plasmaalbumin und seinem weitgehenden Metabolismus in der Leber bei nur minimaler renaler Elimination. Eine Verdrängung von Digitoxin aus der Plasmaproteinbindung durch einige Substanzen, z. B. Warfarin, kann auftreten, führt aber bei üblichen Dosierungen nur selten zu klinisch relevanten Veränderungen der Digitoxinspiegel im Serum. Die Eliminationshalbwertszeit ist unabhängig von der Nierenfunktion des Patienten und liegt bei vier bis sieben Tagen, so daß eine stabile Gleichgewichtskonzentration der Substanz drei bis vier Wochen nach Aufnahme der Therapie mit einer Erhaltungsdosis erreicht wird.

Ouabain Vor der Einführung anderer Wirkstoffe zur Behandlung supraventrikulärer Arrhythmien wurde eine Reihe von relativ wasserlöslichen und schnell wirksamen Herzglykosiden und kreislaufaktiven Steroiden wie Ouabain, Deslanosid und Acetyl-Strophantin entwickelt. Diese Substanzen werden in früheren Auflagen dieses Lehrbuchs behandelt. Sie werden enteral schlecht resorbiert und müssen intravenös verabreicht werden. Ouabain unterliegt im wesentlichen einer renalen Elimination, obwohl eine gastrointestinale Sekretion in gewissem Umfang auftritt. Dies führt bei gesunden Probanden zu einer Eliminationshalbwertszeit zwischen 18 und 24 Stunden.

Ouabain ist in Deutschland nicht im Handel (Anm. d. Hrsg.)

Arzneimittelinteraktionen mit Digoxin

Es gibt eine große und weiter steigende Anzahl von Medikamenten, die wesentliche pharmakokinetische Arzneimittelinteraktionen mit Digoxin verursachen können (siehe Tabelle 34.2). Viele dieser Medikamente, wie z. B. Verapamil, Chinidin und Amiodaron, werden häufig zusammen mit Digoxin verabreicht, so daß die Dosierung des Herzglykosids entsprechend angepaßt werden muß. Manche Substanzen, wie z. B. Chinidin, reduzieren das Verteilungsvolumen und die renale Clearance von Digoxin und machen somit eine Reduktion sowohl der Aufsättigungs- als auch der Erhaltungsdosis des Herzglykosids erforderlich. Ebenso treten auch pharmakodynamische Wechselwirkungen zwischen Digoxin und anderen Medikamenten auf. Zum Beispiel können Sympathomimetika in hoher Dosierung auch bei Digoxinkonzentrationen im „therapeutischen Bereich" zur Auslösung von Arrhythmien führen. Vorhersehbare, aber indirekte pharmakokinetische Interaktionen können ebenfalls auftreten. Ciclosporin kann bei herztransplantierten Patienten z. B. die Nierenfunktion und dadurch die Digoxin-Clearance reduzieren.

Belege für die klinische Wirksamkeit von Herzglykosiden bei Herzinsuffizienz

Zumindest seit der Mitte dieses Jahrhunderts wird eine Kontroverse über die Wirksamkeit der Herzglykoside bei der Behandlung von herzinsuffizienten Patienten mit Sinusrhythmus geführt. Die Ergebnisse von mehreren kleinen Beobachtungsstudien aus den 70er und frühen 80er Jahren, die an ambulant behandelten Patienten mit leichter bis mittelgradiger Herzinsuffizienz im Sinusrhythmus durchgeführt wurden, haben die Wirksamkeit von Digoxin in Frage gestellt. Die Überprüfung der Sicherheit und Wirksamkeit der Herzglykoside ging einher mit der Einführung neuer Wirkstoffe zur Therapie der Herzinsuffizi-

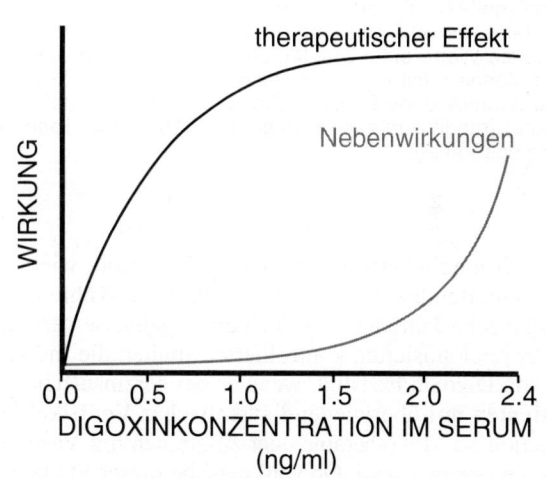

Abbildung 34.6 Prinzipelles Verhältnis zwischen dem positiv inotropen Effekt und der Häufigkeit toxischer Nebenwirkungen in Abhängigkeit von der Digoxinkonzentration im Serum. Die zu erwartende Zunahme des therapeutischen Effekts bei steigender Digoxinkonzentration im Serum wird im Bereich über 1,5 ng/ml flacher. Klinisch bedeutsame Nebenwirkungen sind relativ selten bei Digoxinspiegeln unter ca. 2,0 ng/ml, ihre Häufigkeit nimmt aber bei höheren Konzentrationen schnell zu. Auch wenn eingehende klinische Erfahrungen diesen Zusammenhang für sehr viele herzinsuffiziente Patienten bestätigen, können die Auswirkungen von Digoxin im therapeutischen Konzentrationsbereich bei einzelnen Patienten sehr unterschiedlich sein (modifiziert nach Lewis, 1987, mit Genehmigung des Verlags).

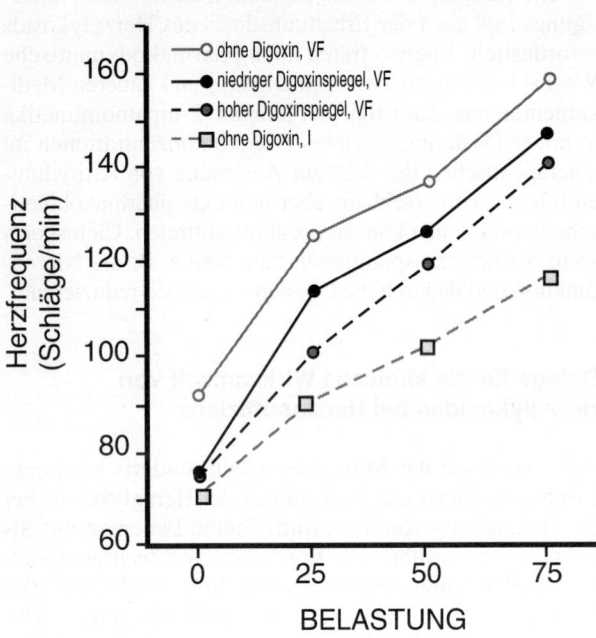

Abbildung 34.7 Beziehung zwischen der Digoxinkonzentration im Serum und der belastungsabhängigen Steigerung der Herzfrequenz bei Patienten mit Vorhofflimmern (VF).
Das Verhalten der Herzfrequenz bei stufenweise zunehmender Belastung ist für Patienten dargestellt, die entweder kein Digoxin (offene Kreise) oder Digoxin in konstant niedriger (dunkelgraue Kreise, mittlerer Digoxinspiegel 0,9 ± 1,0 ng/ml) oder in konstant hoher (graue Kreise, mittlerer Digoxinspiegel 2,0 ± 0,2 ng/ml, Mittelwert ± Standardabweichung des Mittelwerts) Dosierung erhielten. Zum Vergleich sind auch die Werte einer zweiten Gruppe angegeben, die aus acht Männern mit koronarer Herzerkrankung (KHK) und Sinusrhythmus ohne Digoxinbehandlung bestand (hellgraue Kreise) (modifiziert nach Bøtker et al., 1991, mit Genehmigung des Verlags).

enz mit möglicherweise geringerer Toxizität, wie z. B. die Schleifendiuretika und Vasodilatoren. Während der letzten zehn Jahre haben jedoch die Ergebnisse verschiedener randomisierter, kontrollierter Studien die Indikation von Digoxin bestätigt, wenn es bei herzinsuffizienten Patienten mit überwiegend systolischer Ventrikeldysfunktion als Monotherapie oder zusammen mit Vasodilatoren eingesetzt wird. Obwohl manche dieser Studien so konzipiert waren, daß sie die Sicherheit und Wirksamkeit eines neu in die Behandlung der Herzinsuffizienz einzuführenden Medikaments und weniger die Wirksamkeit von Digoxin überprüfen sollten, so wurden sie normalerweise doch als prospektive, randomisierte, plazebokontrollierte Studien mit einem *cross-over* Design durchgeführt, so daß eine unabhängige Bewertung der Wirksamkeit von Digoxin in jeder dieser Studien möglich war. Detaillierte Beschreibungen dieser Studienresultate finden sich bei Kelly und Smith, 1993; Tauke et al., 1994.

Die Studien PROVED (Prospective Randomized Study of Ventricular Failure and Efficacy of Digoxin; Uretsky et al., 1993) und RADIANCE (Randomized Assessment of Digoxin on Inhibition of Angiotensin Converting Enzyme; Packer et al., 1993) sind zwei neuere prospektive, plazebokontrollierte Multicenter-Studien, in denen die Folgen eines Absetzens der Digoxintherapie bei Patienten mit stabiler, gering- oder mittelgradiger Herzinsuffizienz [d. h. New York Heart Association (NYHA) Stadium II oder III] und systolischer Ventrikeldysfunktion (linksventrikuläre Auswurffraktion ≤ 0,35) untersucht wurden. Alle beteiligten Patienten hatten normalen Sinusrhythmus. In beiden Studien war der Zielbereich für die Serumspiegel von Digoxin in der Einstellungsphase 0,7 - 2,0 ng/ml, was mit einer mittleren Digoxindosierung von 0,38 mg/Tag erreicht wurde. In der RADIANCE-Studie wurden die Patienten zusätzlich mit einem Angiotensin-Konversionsenzym-(ACE-) Inhibitor behandelt. Nach der zufälligen Einteilung der Patienten in Gruppen, bei denen entweder die aktive Digoxintherapie wei-

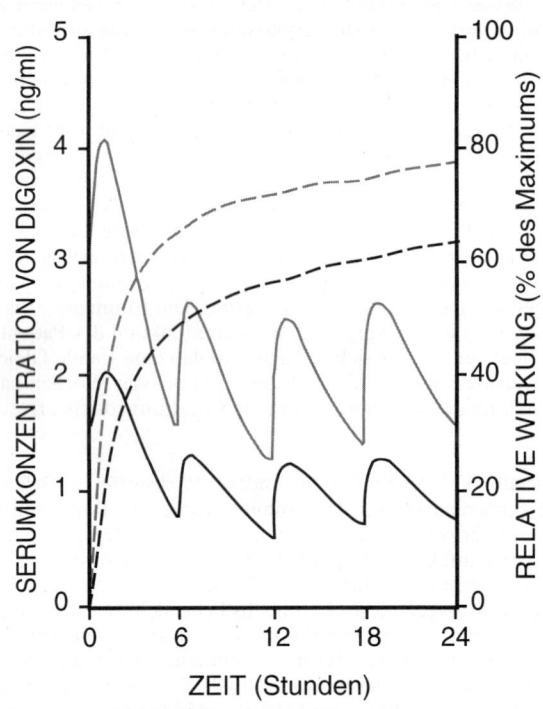

Abbildung 34.8 Zeitverläufe der Digoxinkonzentration im Serum und der klinischen Wirksamkeit bei Patienten mit Vorhofflimmern während des Therapiebeginns mit zwei verschiedenen Dosierungen.
Die durchgezogenen Linien geben den errechneten Verlauf der zu erwartenden Digoxinkonzentrationen im Serum wider. Die gestrichelten Linien zeigen die beobachteten Kontraktilitätssteigerungen, die aus den Veränderungen des RR-Intervalls abgeleitet wurden. Die Aussagekraft dieser Bestimmungen ist durch direkte intraventrikuläre Messungen überprüft worden. Das niedrig dosierte Therapieschema (schwarze Linien) bestand aus einer Initialdosis von 0,75 mg und anschließenden Gaben von je 0,25 mg im Abstand von sechs Stunden. Bei der höher dosierten Therapie (graue Linien) wurden zu den gleichen Zeitpunkten die jeweils doppelten Mengen verabreicht. Es sei darauf hingewiesen, daß unter der höher dosierten Therapie nur eine um 15% größere Kontraktilitätszunahme erzielt wurde, die jedoch mit einem höheren Risiko toxischer Nebenwirkungen verbunden ist (nach Kolibash et al., 1989, mit Genehmigung des Verlags).

> Die Ergebnisse zeigen zwar eine signifikante Verminderung der Hospitalisierung, aber keine Reduktion der Mortalität (Anm. d. Hrsg.).

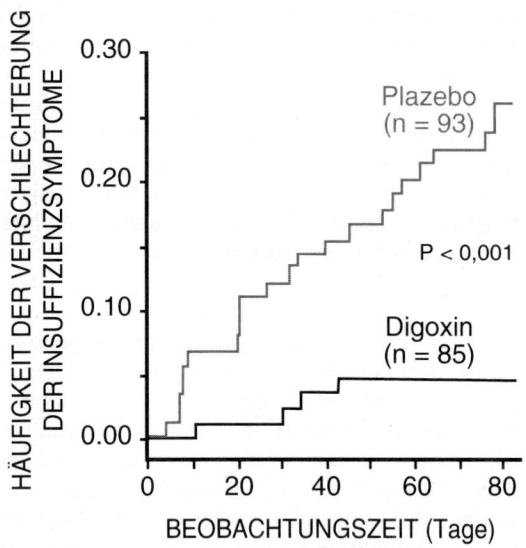

Abbildung 34.9 Progression der Herzinsuffizienz nach Absetzen der Digoxinbehandlung in der RADIANCE-Studie. Patienten mit leichter bis mittelgradiger systolischer Ventrikeldysfunktion und Sinusrhythmus, die einen ACE-Inhibitor, Diuretika und Digoxin erhielten, wurden entweder mit Digoxin weiterbehandelt (Digoxingruppe, schwarze Linie) oder die Digoxintherapie wurde abgesetzt (Plazebogruppe, graue Linie). Die kumulative Häufigkeit einer Verschlechterung der Symptomatik oder der Befunde der Herzinsuffizienz ist als Kaplan-Meier-Kurve dargestellt. Es ist ersichtlich, daß bei den plazebobehandelten Patienten das Risiko einer Dekompensation während der zwölfwöchigen Beobachtungszeit deutlich erhöht ist.

tergeführt wurde oder in denen die wirksame Therapie abgesetzt und durch ein entsprechendes Plazebo ersetzt wurde, kam es in der Plazebogruppe zu einer deutlichen Verschlechterung der Herzinsuffizienzsymptomatik bei 40% der Patienten in der PROVED-Studie und bei 28% der Patienten in der RADIANCE-Studie, wogegen dies nur bei 20 bzw. 6% der weiterhin wirksam behandelten Patienten der Fall war (siehe Abbildung 34.9). Diese Risikoreduktion bei den digoxinbehandelten Patienten spiegelt einen wesentlichen Behandlungserfolg wider (Smith, 1993). Ebenso nahm bei Patienten, die nicht mehr mit Digoxin behandelt wurden, die maximale Belastbarkeit in der Ergometrie signifikant ab, obwohl die übrige Herzinsuffizienztherapie, die in der RADIANCE-Studie einen ACE-Inhibitor einschloß, fortgeführt wurde.

Keine dieser Studien hatte die statistische Stärke, um einen Einfluß der Digoxintherapie auf die Überlebenszeit der Patienten mit Herzinsuffizienz nachweisen zu können. Für diesen Endpunkt war die Wirksamkeit einer Herzinsuffizienztherapie mit bestimmten Vasodilatoren bereits erwiesen. Die gesamte und die kardiovaskuläre Mortalität stellen die primären Endpunkte der multizentrischen DIG-Studie (National Institutes of Health and Veterans Affairs Cooperative Studies Program-sponsored Digoxin Investigator's Group) dar, bei der die Phase der Patientenaufnahme bereits abgeschlossen ist (Yusuf et al., 1992). Ungefähr 7000 Patienten mit einer linksventrikulärer Aufwurffraktion unter 45%, die (wenn möglich) mit einem ACE-Inhibitor und einem Diurektikum behandelt werden, wurden in Gruppen, die entweder Digoxin oder Plazebo erhalten, randomisiert.

Nebenwirkungen von Digoxin

Die Inzidenz und der Schweregrad toxischer Digoxinwirkungen sind in den letzten zwei Jahrzehnten wesentlich zurückgegangen, was teilweise auf die Entwicklung alternativer Medikamente für die Behandlung supraventrikulärer Arrhythmien, auf das verbesserte Verständnis der Pharmakokinetik von Digoxin, auf das Erkennen wichtiger Interaktionen zwischen Digoxin und vielen gebräuchlichen Medikamenten (Mahdyoon et al., 1990) und auf die Überwachung der Digoxin-Serumspiegel zurückzuführen ist. Dennoch wird auch bei den jüngsten Untersuchungen zur Wirksamkeit von Digoxin bei herzinsuffizienten Patienten, die oft ein erhöhtes Risiko für die unerwünschten elektrophysiologischen Effekte der Substanz aufweisen, deutlich, daß das Erkennen von Digoxinnebenwirkungen ein wichtiger Aspekt in der Differentialdiagnose von Arrhythmien und/oder neurologischen und gastrointestinalen Symptomen bei Patienten unter Behandlung mit Herzglykosiden bleiben wird (siehe Tabelle 34.4). Die Aufmerksamkeit für und das frühe Erkennen von Störungen der Reizbildung und/oder der Reizleitung sind von entscheidender Wichtigkeit. Zu den häufigeren elektrophysiologischen Manifestationen gehören ektope Reizbildungen im AV-Knoten oder im Ventrikelmyokard, ein AV-Block ersten Grades, eine extrem niedrige Herzfrequenz bei Vorhofflimmern oder eine erhöhte Schrittmacherfrequenz im AV-Knoten. Diese Nebenwirkungen erfordern oft nur eine Dosisanpassung und eine ausreichende Kontrolle. Eine Sinusbradykardie, ein Sinusknotenstillstand oder eine sinuatriale Blockade sowie ein AV-Block zweiten oder dritten Grades sprechen üblicherweise auf Atropin an, wo-

Tabelle 34.4 Zentralnervös bedingte Nebenwirkungen der Herzglykoside

Neurologisch
  Delirium, Müdigkeit, Benommenheit, Verwirrtheit, Schwindel, ungewöhnliche Träume

Visuell
  gestörtes Farbensehen, Halos (Randbildungen)

Gastrointestinal
  Anorexie, Nausea, Erbrechen, Abdominalschmerzen (durch Kontraktion der Mesenterialarteriolen?)

Respiratorisch
  gesteigerter Atemantrieb bei Hypoxämie

Kardial
  Herzrhythmusstörungen (sowohl durch direkte als auch durch neurohumorale Mechanismen hervorgerufen)

bei eine temporäre Schrittmachertherapie erforderlich sein kann. Die Gabe von K⁺ ist dann zu erwägen, wenn Hinweise auf eine erhöhte Automatie des AV-Knotens oder des Ventrikels vorliegen. Dies gilt auch für K^+-Serumkonzentrationen im Normalbereich unter der Voraussetzung, daß keine höhergradige AV-Blockierung besteht. Lidocain oder Phenytoin, die die AV-Überleitung nur geringfügig beeinflussen, können zur Behandlung von progredienten ventrikulären Arrhythmien, die hämodynamisch bedrohlich sind, eingesetzt werden. Eine elektrische Kardioversion bringt bei Patienten mit manifester Digitalisintoxikation ein erhöhtes Risiko schwerwiegender Rhythmusstörungen mit sich und muß daher mit besonderer Vorsicht eingesetzt werden. Eine eingehendere Zusammenfassung der Behandlung von Digitalisintoxikationen findet sich bei Kelly und Smith, 1992a.

Ein wirksames Antidot zur Behandlung der Intoxikation mit Digoxin oder Digitoxin ist nun in Form der anti-Digoxin Immuntherapie verfügbar. Gereinigte Fab-Fragmente aus dem Serum gegen Digoxin immunisierter Schafe stehen nun bei den meisten Vergiftungszentralen und den größeren Krankenhäusern in Nordamerika und Europa bereit. Die Verwendung digoxinspezifischer Fab-Fragmente führt im Vergleich zu intaktem IgG zu einem größeren Verteilungsvolumen, einem schnelleren Wirkeintritt und einer schnelleren Elimination des Antikörper/Digoxin-Komplexes und erzeugt ein geringeres antigenes Potential des aus Schafen gewonnenen Proteins (Kelly und Smith, 1995). Die Ergebnisse prospektiver Studien bei Erwachsenen und Kindern haben die Wirksamkeit und Sicherheit der Therapie mit anti-Digoxin-Fab-Fragmenten bei der Behandlung lebensbedrohlicher Digoxinnebenwirkungen auch in Fällen extremer, suizidaler Substanzzufuhr nachgewiesen. Eine vollständig neutralisierende Dosis von Fab-Fragmenten, die entweder aus einer Abschätzung der insgesamt eingenommenen Menge oder aus der Ganzkörperdosis des Herzglykosids abgeleitet wird (siehe Tabelle 34.5), kann als Infusionslösung innerhalb von 30 - 60 Minuten intravenös verabreicht werden. Nebenwirkungen von Digoxin können in seltenen Fällen 24 - 48 Stunden nach der Gabe von anti-Digoxin-Fab-Fragmenten wieder auftreten, wenn eine normale Nierenfunktion besteht, und dieser Verlauf kann bei Patienten mit eingeschränkter Nierenfunktion verzögert sein. Eine vollständig neutralisierende Dosierung der anti-Digoxin-Immuntherapie ist relativ teuer (d. h. 2000 - 3000 US-Dollar oder mehr), und dies sollte berücksich-

Tabelle 34.5 Dosisberechnung für die Immuntherapie bei Herzglykosidintoxikation

Der hier berechnete Bedarf an polyklonalen anti-Digoxin* Fab-Fragmenten soll stöchiometrisch der Ganzkörperdosis von Digoxin entsprechen.

I. Abschätzung der Ganzkörperdosis von Digoxin (mg)

A. $$\begin{bmatrix} \text{Ganzkörperdosis} \\ \text{(nach akuter} \\ \text{Digoxineinnahme)} \end{bmatrix} = \begin{bmatrix} \text{eingenommene} \\ \text{Menge} \\ \text{(mg)} \end{bmatrix} \times \begin{bmatrix} \text{mittlere orale Bioverfügbarkeit} \\ \text{für Tabletten} \\ \text{(0,8 für Digoxin)} \end{bmatrix}$$

oder

B. $$\begin{bmatrix} \text{Ganzkörperdosis (bei} \\ \text{nachgewiesener oder vermuteter} \\ \text{Intoxikation unter Dauertherapie} \end{bmatrix} = \frac{\begin{bmatrix} \text{Digoxinkonzentration} \\ \text{im Serum} \\ \text{(ng/ml oder µg/l)} \end{bmatrix} \times \begin{bmatrix} \text{Verteilungs-} \\ \text{volumen} \\ \text{(5,6 l/kg)} \end{bmatrix} \times \begin{bmatrix} \text{Körper-} \\ \text{gewicht} \\ \text{(kg)} \end{bmatrix}}{1000}$$

II. Dosierung der Fab-Fragmente

A. $$\begin{bmatrix} \text{Dosierung der} \\ \text{Fab-Fragmente} \\ \text{(mg)} \end{bmatrix} = \frac{\begin{bmatrix} \text{Molekulargewicht} \\ \text{der Fab-Fragmente} \\ \text{(50 000 g/mol)} \end{bmatrix} \times \begin{bmatrix} \text{Digoxin} \\ \text{Ganzkörperdosis} \\ \text{(mg)} \end{bmatrix}}{\begin{bmatrix} \text{Molekulargewicht} \\ \text{von Digoxin} \\ \text{(781 g/mol)} \end{bmatrix}}$$

oder

B. $$\begin{bmatrix} \text{Dosis von DIGIBIND} \\ \text{(Anzahl der} \\ \text{Ampullen)} \end{bmatrix} = \frac{\begin{bmatrix} \text{Ganzkörperdosis} \\ \text{von Digoxin} \\ \text{(mg)} \end{bmatrix}}{\begin{bmatrix} \text{Bindungskapazität} \\ \text{(0,6 mg Digoxinbindung} \\ \text{pro Ampulle)} \end{bmatrix}}$$

* Für die Neutralisation von Digixotin muß in die obigen Formeln eine orale Bioverfügbarkeit von 1,0 und ein Verteilungsvolumen von 0,56 l/kg eingesetzt werden.

tigt werden, wenn nur ein Verdacht auf eine Digoxinintoxikation oder keine lebensbedrohlichen Symptome bestehen. Weitere Studien sind erforderlich, um die Wirksamkeit und das Kosten/Nutzen-Verhältnis einer nicht vollständig neutralisierenden Dosis anti-Digoxin-Immuntherapie für die Behandlung von vermuteten oder weniger schwerwiegenden Fällen der Digoxinintoxikation abschätzen zu können.

DIURETIKA

Über mehrere Jahrzehnte und besonders seit der Einführung der stark wirksamen oder Schleifendiuretika vor 20 Jahren hat diese Medikamentengruppe eine zentrale Rolle bei der pharmakologischen Behandlung der bei Herzinsuffizienz auftretenden Stauungssymptomatik gespielt. Bei ihrer Einführung waren Etacrynsäure, Furosemid und ihre Derivate weniger toxisch als quecksilberhaltige Diuretika und oft noch wirksam bei Patienten, bei denen Thiaziddiuretika - eine zehn Jahre früher eingeführte Substanzklasse - keine Effekte mehr zeigten. Diuretika werden im Kapitel 29 detailliert dargestellt. Es werden daher in diesem Kapitel nur solche Aspekte ihrer Pharmakologie diskutiert, die für die Behandlung der Herzinsuffizienz von klinischer Relevanz sind. Eine ausführlichere Zusammenfassung dieses Themas findet sich bei Smith et al., 1992.

Die Bedeutung dieser Substanzklasse wird durch die zentrale Rolle der Niere begründet, die ein Zielorgan für viele der bei einem Pumpversagen auftretenden Veränderungen der Hämodynamik, des Hormonsystems und des autonomen Nervensystems darstellt. Der Nettoeffekt dieser Veränderungen besteht in der Retention von Salz und Wasser und in der Vermehrung des extrazellulären Flüssigkeitsvolumens, wodurch auf kurze Sicht das Herzzeitvolumen und die Gewebsdurchblutung aufrechterhalten werden, weil das Herz auf einem höheren Niveau der Herzfunktionskurve (d. h. der Frank-Starling-Kurve) arbeiten kann (siehe Abbildung 34.2). Auf der anderen Seite bringt diese Reaktion eine Belastung durch höhere enddiastolische Füllungsdrücke, durch Vergrößerung des Ventrikelvolumens und durch Erhöhung der Wandspannung mit sich, die möglicherweise einen weiteren Anstieg des Herzminutenvolumens einschränkt und die auch zur Entstehung von Lungenstauung und von peripheren Oedemen führen kann.

Die Wirkung der Diuretika besteht in einer Reduktion des extrazellulären Volumens und der ventrikulären Füllungsdrücke (der sog. Vorlast). Dies führt üblicherweise und speziell bei Patienten mit fortgeschrittener Herzinsuffizienz nicht zu einer klinisch bedeutsamen Reduktion des Herzminutenvolumens, wenn nicht durch eine starke und anhaltende Natriurese eine schnelle Abnahme des intravasalen Volumens eintritt. Dieses Verhalten ist bedingt durch den flachen Verlauf der ventrikulären Druck/Volumen-Kurve, der bei den meisten Patienten mit fortgeschrittener Herzinsuffizienz vorliegt und der auf die vergrößerten Kammerdimensionen zurückzuführen ist, bei denen durch eine Absenkung der hohen diastolischen Füllungsdrücke die Stauungssymptome und die Wandspannung, nicht aber das Schlagvolumen reduziert werden.Trotz der eindeutigen Wirksamkeit der Diuretika bei der Beherrschung von Stauungssymptomen muß darauf hingewiesen werden, daß keine dieser Substanzen mit der Sorgfalt untersucht worden ist, wie sie bei neueren pharmakologischen Prinzipien der Herzinsuffizienztherapie angestrebt wird (Cody, 1993). Die weiterbestehende Kontroverse um die Sicherheit und Wirksamkeit einer diuretischen Dauertherapie der Hypertonie hat speziell für die höheren Dosierungen, die typischerweise bei herzinsuffizienten Patienten eingesetzt werden, ein besonderes Augenmerk auf die bekannten metabolischen Nebenwirkungen dieser Substanzen gerichtet (Bigger, 1994). Diese umfassen Verschiebungen des Säure/Basen- und des Elektrolythaushalts, die ventrikuläre Arrhythmien hervorrufen können, sowie Störungen des Glukose- und des Lipidstoffwechsels.

Zusammenfassend betrachtet erscheint es vernünftig, Patienten mit Herzinsuffizienz und geringer Symptomatik mit Vasodilatoren zu behandeln, von denen erwiesen ist, daß sie die Überlebensdauer herzinsuffizienter Patienten mit und ohne Kombination von Digoxin verbessern. Eine chronische Diuretikatherapie sollte dagegen Patienten mit weiter fortgeschrittener Erkrankung und schwererer Symptomatik vorbehalten bleiben. Wenn Diuretika für die Anfangsphase einer Therapie bei Patienten mit geringgradiger Herzinsuffizienz erforderlich sind, können sie später oft ohne Folgen in ihrer Dosierung reduziert und später abgesetzt werden. Die Patienten sollten zur täglichen Bestimmung ihres Körpergewichts aufgefordert werden und können dazu angeleitet werden, Diuretika nur zeitweise nach Bedarf einzunehmen.

Restriktion der Natriumzufuhr Allen Patienten mit klinisch relevanter ventrikulärer Dysfunktion sollte unabhängig von ihrer Symptomatik zu einer Begrenzung ihrer ernährungsbedingten Aufnahme von NaCl geraten werden. Obwohl eventuell auftretende Stauungssymptome oft erfolgreich mit einem Diuretikum behandelt werden können, bringt dies immer einige nachteilige Stoffwechseleffekte mit sich. Sogar bei Patienten mit noch weiter fortgeschrittener Erkrankung, die mehrfach täglich ein Schleifendiuretikum erhalten müssen, kann das Erreichen einer negativen Natriumbilanz durch uneingeschränkte Salzzufuhr verhindert oder erschwert werden. Die meisten Patienten tolerieren nur eine relativ moderate Senkung der Salzzufuhr (2 - 3 g/Tag Gesamtaufnahme). Eine strengere Restriktion der Salzzufuhr (z. B. 1 g/Tag) kann bei manchen Patienten mit fortgeschrittener Herzinsuffizienz oder bei Vorliegen spezieller Begleiterkrankungen, z. B. einem nephrotischen Syndrom, erforderlich sein. Jedoch kann dies bei vielen herzinsuffizienten Patienten auch gegenteilige Effekte hervorrufen, da durch die Kombination mit einem Schleifendiuretikum ein Chloridverlust mit anschließender Hyponatriämie, Hypokaliämie und metabolischer Alkalose eintreten kann. Auch kann es durch Nachlassen des Appetits, auch ohne Berücksichtigung der Fettmasse, zu einer Reduktion des Körpergewichts kommen.

Schleifendiuretika Unter den derzeit erhältlichen Schleifendiuretika sind nur *Furosemid, Bumetamid, Torasemid* und ihre Derivate für die Behandlung der meisten herzinsuffizienten Patienten indiziert. Wegen eines gesteigerten ototoxischen Risikos sollte Etacrynsäure den Patienten vorbehalten bleiben, die auf Sulfonamide allergisch reagieren, oder die unter der Medikation mit anderen Präparaten eine interstitielle Nephritis entwickelt haben.

Die Wirkung der Schleifendiuretika beruht auf der Inhibition eines speziellen Ionentransportproteins, des $Na^+/K^+/2Cl^-$-Kotransporters (siehe Kapitel 29; Gamba et al., 1994). Dieses 115 kD schwere Protein findet sich an der apikalen Membran von Nierenepithelzellen im aufsteigenden Teil der Henleschen Schleife. Schleifendiuretika reduzieren auch die Rückresorption von Ca^{2+} und Mg^{2+} in diesem Bereich des Nephrons, wobei die Resorption dieser Kationen direkt mit der NaCl-Aufnahme verknüpft ist. Diese Medikamente reduzieren auch die Osmolarität im Interstitium des Nierenmarks, indem sie die Resorption hypertoner Flüssigkeit in dicken aszendierenden Schenkel der Henleschen Schleife verhindern, was zur Entwicklung einer Hyponatriämie bei herzinsuffizienten Patienten beitragen kann. Der erhöhte Einstrom von Natrium und Volumen in das distale Nephronsegment führt auch zu einer deutlichen Steigerung der K^+-Sekretion, besonders wenn erhöhte Aldosteronspiegel vorliegen, wie es typischerweise bei Herzinsuffizienz der Fall ist.

Wegen des Ausmaßes der durch Schleifendiuretika kurzzeitig erreichbaren Diurese sind sie oft bei fortgeschrittener Herzinsuffizienz wirksam, auch wenn sie als einziges diuretisches Wirkprinzip eingesetzt werden. Jedoch ist die natriuretische Wirksamkeit von darauffolgenden Diuretikagaben selbst bei Patienten ohne Herzinsuffizienz oft reduziert. Dieser Effekt wird hervorgerufen durch kompensatorische Veränderungen der intrarenalen Hämodynamik, die u. a. durch die tubulo-glomeruläre Rückkopplung und die Aktivierung des sympathischen Nervensystems bedingt sind und als eine Art Anpassungsreaktion an Diuretika angesehen werden.

Zusätzlich sind Furosemid und Bumetamid kurzwirksame Substanzen, so daß eine Steigerung der Na^+-Rückresorption in allen Nephronsegmenten nach Absinken der intratubulären Diuretikaspiegel eine negative Na^+-Bilanz einschränken oder sogar verhindern kann. Bei den meisten Patienten mit Herzinsuffizienz ist deshalb eine mehrmals tägliche Gabe dieser Diuretika erforderlich, um eine negative Salzbilanz zu erzielen und zu erhalten. Dies ist ein akzeptables Vorgehen für die ambulante Versorgung von herzinsuffizienten Patienten, wenn eine ausreichende Überwachung des täglichen Körpergewichts und der Serumelektrolyte gewährleistet ist. Eine solche Behandlung ist u. a. auch deshalb möglich, weil die orale Bioverfügbarkeit dieser Substanzen durch Herzinsuffizienz allein nicht beeinflußt wird. Ein alternatives Vorgehen bei hospitalisierten Patienten besteht in der kontinuierlichen intravenösen Infusion eines Schleifendiuretikums. Wenn eine normale Tagesdosis eines Diuretikums als Dauerinfusion gegeben wird, führt dies zu einer anhaltenden Natriurese, da im Lumen der Nierentubuli ein hoher Wirkstoffspiegel aufrechterhalten wird, wobei das Risiko von Innenohrschäden, das aufgrund der kurzzeitig hohen Plasmaspiegel bei wiederholter intermittierender Applikation auftritt, vermieden wird (Lahav et al., 1992). Eine typische kontinuierliche Infusionstherapie mit Furosemid wird mit einer Bolusinjektion von 40 mg Furosemid eingeleitet und mit einer konstanten Infusionsrate von 5 mg/Stunde aufrechterhalten. Ein Hochtitrieren der Infusionsrate wird nötigenfalls von vorausgehenden wiederholten Bolusinjektionen begleitet.

Thiaziddiuretika Obwohl alle Thiaziddiuretika eine schwache Hemmwirkung auf die Carboanhydrase erzeugen, weiß man nun, daß ihr hauptsächlicher Wirkort der Na^+/Cl^--Kotransporter ist (siehe Kapitel 29), der in den Tubulusepithelzellen des distalen Konvoluts vorkommt. Dieses 115 kD große Protein weist eine gewisse Sequenzhomologie mit dem durch Furosemid hemmbaren $Na^+/K^+/2Cl^-$-Kotransporter auf und wird außer in der Niere in vielen anderen Geweben exprimiert (Gamba et al., 1993). Dieser Befund könnte zur Aufklärung der Mechanismen beitragen, über die diese Substanzen den Gefäßwiderstand verändern und auch die anderen weniger erwünschten metabolischen Nebenwirkungen auf den Lipid- und Zuckerstoffwechsel erzeugen. Im allgemeinen ist die alleinige Gabe von Thiaziddiuretika für die Therapie der Volumenretention nur bei Patienten mit relativ geringgradiger Herzinsuffizienz erfolgreich. Dies liegt im wesentlichen daran, daß aufgrund ihres Wirkorts im distalen Nephron ein schneller Ausgleich der Salz- und Wasserresorption durch andere, mehr proximal gelegene Nephronsegmente erfolgen kann. Auch sind Thiaziddiuretika bei glomerulären Filtrationsraten unter 30 ml/min unwirksam. Andererseits besteht ein echter Synergismus zwischen diesen Substanzen und den Schleifendiuretika (d. h. die durch die Kombination hervorgerufene Natriurese ist größer als die Summe der Einzelwirkungen der beiden Substanzklassen in der Monotherapie). Dies kann bei Patienten genutzt werden, die auf Schleifendiuretika nicht mehr ansprechen.

K^+-sparende Diuretika K^+-sparende Diuretika (Kapitel 29) werden eingeteilt in Substanzen, die die Na^+-Leitfähigkeit der apikalen Membran der Epithelzellen in den Sammelrohren verringern (z. B. Amilorid, Triamteren) und in Aldosteron-Antagonisten, deren wesentlicher pharmakologischer Wirkort ebenfalls im Sammelrohr lokalisiert ist (z. B. Spironolakton, Kanrenon). Obwohl keine dieser Substanzen als alleiniges Diuretikum anzuwenden ist, können sie nutzbringend zur Begrenzung der renalen K^+- und Mg^{2+}-Verluste eingesetzt werden. Da ACE-Inhibitoren ebenfalls die K^+-Konzentration im Serum erhöhen und dieser Effekt zusätzlich durch β-Adrenozeptoren-Antagonisten und nicht-steroidale Antiphlogistika (NSAIDs) verstärkt werden kann, sollten K^+-sparende Diuretika bei Patienten, die Vasodilatoren aus dieser Gruppe erhalten, mit Vorsicht eingesetzt werden.

Diuretikaresistenz bei Herzinsuffizienz

Im Zusammenhang mit der Behandlung der Herzinsuffizienz bezeichnet der Begriff der *Diuretikaresistenz* nicht die erwartete physiologische Anpassung der Niere an wiederholte Diuretikagaben, die bei Gesunden genauso wie bei herzinsuffizienten Patienten nachgewiesen werden kann (d. h. die Anpassungsreaktion an Diuretika), obwohl diese Reaktion bei Herzinsuffizienz gesteigert sein kann. Wie oben beschrieben, entsteht diese physiologische Reaktion aus einer Gesamtwirkung der Veränderungen der intrarenalen Hämodynamik und der neuronalen und humoralen Reaktionen, durch die die renale Na$^+$-Ausscheidung bei nachfolgenden Diuretikagaben begrenzt und zwischen den Einzelgaben deutlich verringert wird. Bei der Behandlung der Herzinsuffizienz mit Schleifendiuretika kann diesem Effekt durch häufigere Einzelgaben oder kontinuierliche intravenöse Applikation und durch strengere Restriktion der Salzzufuhr begegnet werden. Pharmakokinetische Gründe für eine Diuretikaresistenz (z. B. eine veränderte Bioverfügbarkeit, eine eingeschränkte Verfügbarkeit der Substanzen im Tubuluslumen) liegen bei herzinsuffizienten Patienten üblicherweise nicht vor.

Die häufigeren Ursachen einer Diuretikaresistenz sind in Tabelle 34.6 aufgeführt. In der Praxis läßt sich meist nur schwer bestimmen, ob ein zunehmender Diuretikabedarf durch eine Depletion des intravasalen Volumens nach einer aggressiven diuretischen und vasodilatorischen Therapie oder durch Abfall des Herzminutenvolumens und des Blutdrucks aufgrund eines primären Pumpversagens bedingt ist. Um diese Unterscheidung treffen zu können, kann eine Überwachung des arteriellen und venösen Pulmonaldrucks oder des linksatrialen Füllungsdrucks erforderlich sein. Allerdings ist es als Anzeichen für eine Depletion des intravaskulären Volumens zu werten, wenn die Harnstoff-Clearance deutlich in Relation zur Kreatinin-Clearance abfällt. Alle Vasodilatoren, die üblicherweise zur Entlastung des insuffizienten Herzens eingesetzt werden, wirken in vielen verschiedenen Gefäßregionen sowohl zentral als auch peripher dilatierend und können den renalen Blutfluß und somit die Wirksamkeit von Diuretika reduzieren, obwohl sie einen Anstieg des Herzzeitvolumens herbeiführen. In ähnlicher Weise kann eine Therapie mit Vasodilatoren bei herzinsuffizienten Patienten, die zusätzlich eine Atherosklerose der Nierenarterien aufweisen, den renalen Perfusiondruck unter den Grenzwert senken, der für die normale Autoregulation und das Aufrechterhalten der glomerulären Filtration erforderlich ist.

Alle oben für Vasodilatoren angeführten Warnungen gelten ebenso für ACE-Inhibitoren und für Antagonisten des Angiotensin-II-Rezeptorsubtyps 1 (d. h. des AT_1-Rezeptors) (siehe Kapitel 31). Jedoch bewirkt die herausragende Bedeutung von

Tabelle 34.6 Ursachen für eine Diuretikaresistenz bei Herzinsuffizienz

mangelnde Therapietreue (Compliance) und/oder zu hohe ernährungsbedingte Na$^+$-Zufuhr

eingeschränkte Nierendurchblutung oder glomeruläre Filtrationsrate verursacht durch:
    übermäßigen Volumenverlust und Blutdruckabfall, bedingt durch eine radikale diuretische und vasodilatorische Therapie
    Abfall des Herzzeitvolumnes, bedingt durch Progression der Herzinsuffizienz, Arrhythmien oder andere primär kardiale Gründe
    selektiven Abfall des glomerulären Filtrationsdrucks nach Therapiebeginn (oder Dosissteigerung) mit Angiotensin-I-Konversionsenzyminhibitoren
    nicht-steroidale Antiphlogistika

primär renalen Prozessen (z. B. Niereninfarkt, Nierenarterienstenose, medikamenteninduzierte interstitielle Nephritis, obstruktive Nephropathie)

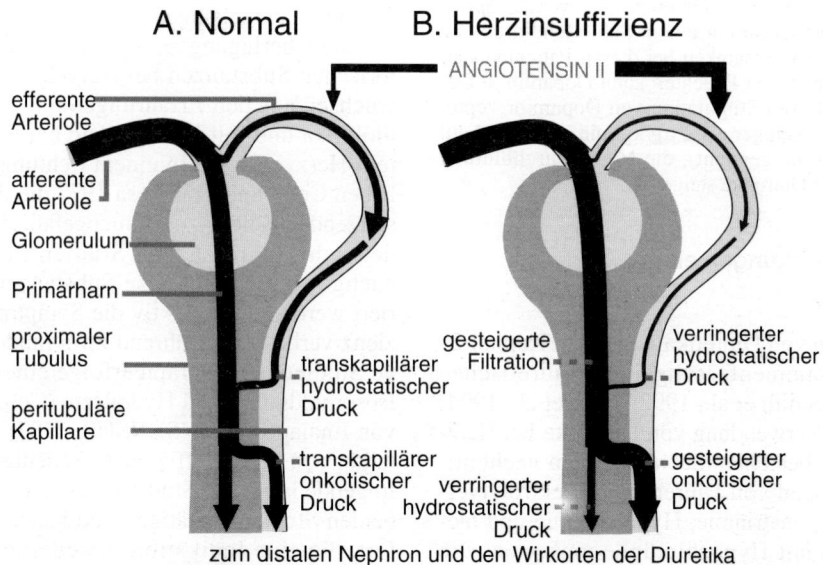

Abbildung 34.10 Bedeutung des intrarenalen Angiotensin II für die Regulation des Salz- und Wasserhaushalts bei Herzinsuffizienz. Das intrarenale Renin-Angiotensin-System reguliert in der Niere u. a. auch den Tonus der efferenten glomerulären Arteriolen und beeinflußt dadurch den im Glomerulum abfiltrierten Anteil des glomerulären Plasmaflusses (d. h. die Filtrationsfraktion). Bei Herzinsuffizienz erhöht Angiotensin II den Tonus der efferenten Arteriolen und bewirkt dadurch eine Steigerung der Filtrationsfraktion, durch die der transkapilläre hydrostatische Druck gesenkt und der transkapilläre onkotische Druck gesteigert wird. Dies wiederum erhöht die Rückresorption von Wasser und Salzen im proximalen Tubulus. Medikamente, die die Bildung von Angiotensin II hemmen oder seine Wirksamkeit verhindern, werden die Filtrationsfraktion verringern und den Zustrom von Salzen und Wasser in distale Abschnitte des Nephrons, die auf Schleifen- und Thiaziddiuretika ansprechen, erhöhen (modifiziert nach Humes et al., 1982, mit Genehmigung des Verlags).

Angiotensin II als einem intrarenalen Autakoid bewirkt, daß diese Substanzen die Wirksamkeit von Diuretika unabhängig von der Reduktion des systemischen Gefäßwiderstands verstärken können (siehe Abbildung 34.10) oder aber die Wirksamkeit reduzieren, indem sie den glomerulären Perfusionsdruck in einen Bereich senken, bei dem die glomeruläre Filtrationsrate progredient abnimmt. Die letztere Reaktion wird meistens bei Patienten beobachtet, deren renaler Perfusionsdruck entweder aufgrund einer Nierenarterienstenose und/oder eines eingeschränkten Herzminutenvolumens reduziert ist, und bei denen die über Angiotensin-II-vermittelte Kontraktion der efferenten Glomerulumarteriole zur Aufrechterhaltung der glomerulären Filtration erforderlich ist. Diese Ursache einer Diuretikaresistenz wird generell von einem Absinken der Kreatinin-Clearance begleitet und sollte unterschieden werden von einem geringfügigen, begrenzten Anstieg des Serumkreatinins, der mit einer verbesserten Wirksamkeit der Diuretika einhergeht und typischerweise bei der Therapie mit ACE-Inhibitoren auftritt, wenn eine klinisch signifikante Nierenarterienstenose oder eine Reduktion der Herzleistung nicht vorliegen.

Wenn eine Diuretikaresistenz als Folge einer nachlassenden Herzfunktion auftritt, sollte ihr durch Optimierung der vasodilatorischen Therapie oder, bei hospitalisierten Patienten, durch vorübergehende Anwendung von Sympathomimetika oder Phosphodiesterase-Inhibitoren und eventuell mit Apparaten zur mechanischen Kreislaufunterstützung begegnet werden. Patienten, die vermindert auf Schleifendiuretika ansprechen, obwohl sie in sonstiger Hinsicht optimal medizinisch versorgt sind, sollten anfangs mit einer häufigeren Gabe der Schleifendiuretika therapiert werden. Wenn dies keine Wirkung zeigt, dann kann ein Thiaziddiuretikum (z. B. *Hydrochlorothiazid* oder *Metolazon*), das zusammen mit einem Schleifendiuretikum verabreicht wird, oft eine wesentliche Natriurese erzeugen (Ellison, 1991). Trotz persistierender Wirksamkeit kann diese Diuretikakombination oft eine deutliche Depletion des Blutvolumens und einen renalen K^+-Verlust hervorrufen und sollte deswegen besonders bei ambulanten Patienten mit Vorsicht eingesetzt werden. *Spironolacton* kann in Kombination mit einem Schleifendiuretikum ebenfalls die diuretische Wirksamkeit bei diesen Patienten steigern. Bei stationär behandelten Patienten kann Dopamin in Dosierungen, die zur selektiven Stimulation von Dopaminrezeptoren geeignet sind (z. B. weniger als 2 µg/kg/min, basierend auf einem geschätzten Normalgewicht), die Nierendurchblutung und das Ansprechen auf Diuretika steigern.

Metabolische Auswirkungen einer Diuretikatherapie

Die Nebenwirkungen von Diuretika werden in Kapitel 29 und in neueren Zusammenfassungen der diuretischen Therapieprinzipien (Smith et al., 1992; Leier et al., 1994) dargestellt. Was die Verwendung von Diuretika bei Herzinsuffizienz betrifft, bestehen die wichtigsten nachteiligen Folgeerscheinungen von Diuretika in Elektrolytverschiebungen, die Hyponatriämie, Hypokaliämie und metabolische Alkalose mit Hypochlorämie umfassen. Die klinische Bedeutung und sogar das Auftreten eines wesentlichen Mg^{2+}-Mangels unter chronischer diuretischer Therapie werden nach wie vor kontrovers diskutiert (Bigger, 1994; Davis und Fraser, 1993). Sowohl Hypokaliämie als auch ein renaler Mg^{2+}-Verlust kann durch Anwendung oraler KCl-Supplemente oder eines K^+-sparenden Diuretikums begrenzt werden. Diese Medikamente sind wahrscheinlich ungefährlich, solange keine wesentliche Einschränkung der Nierenfunktion besteht und eine routinemäßige Überwachung der K^+-Konzentration im Serum gewährleistet ist. Dies ist besonders wichtig bei Patienten, die zusätzlich Medikamente mit K^+-sparender Wirkung (z. B. NSAIDs, ACE-Inhibitoren) erhalten. Da eine primäre Herzrhythmusstörung als Ursache des plötzlichen Herztodes bei vielen Patienten mit fortgeschrittener Herzinsuffizienz, die oft auch ein Herzglykosid erhalten, angesehen wird, ist die Überwachung der Serumelektrolyte bei Patienten mit diuretischer Dauertherapie eine vernünftige Maßnahme.

VASODILATOREN

Vasodilatoren stellen unter den Medikamenten, die im wesentlichen zur Therapie der Herzinsuffizienz eingesetzt werden, die einzige Gruppe dar, für die eine Reduktion der Mortalität bei diesem Syndrom nachgewiesen wurde. Obwohl mehrere Klassen von Medikamenten vasodilatorisch wirken und die Symptome der Herzinsuffizienz verbessern können, liegen nur für *ACE-Inhibitoren* und für die *Kombination* von *Hydralazin* und *Isosorbiddinitrat* prospektive und randomisierte Studien zur Verbesserung der Überlebensrate vor. Für einige Wirkstoffklassen wie α_1-Adrenozeptorenantagonisten, wurde keine Veränderung der Mortalität nachgewiesen, während andere Substanzen, wie die Hemmstoffe der cAMP-Phosphodiesterase und Flosequinan, die Langzeitprognose zu verschlechtern scheinen. Auf die allgemeine und klinische Pharmakologie der meisten in diesem Kapitel behandelten Vasodilatoren wird genauer in den Kapiteln 32 und 33 eingegangen.

Die Überlegungen, die für den Einsatz von vasodilatorischen Substanzen bei Herzinsuffizienz sprechen, erwuchsen aus den Erfahrungen mit parenteralen Sympatholytika und mit Nitroprussid bei Patienten mit schwerem Herzversagen. In einem richtungsweisenden Artikel haben Cohn und Franciosa 1977 die diesen Ansatz unterstützenden Belege zusammengefaßt. In den darauffolgenden zehn Jahren haben Studien für ACE-Inhibitoren nachgewiesen, daß diese Substanzen generell gut toleriert werden und effektiv die Symptome der Herzinsuffizienz verbessern, während zwei randomisierte prospektive Studien die Therapieerfolge einer Kombination von Isosorbiddinitrat und Hydralazin (Cohn et al., 1986) sowie von Enalapril (CONSENSUS, 1987) bezüglich der Mortalität von herzinsuffizienten Patienten aufzeigten. Nachfolgende klinische Studien konnten die Ergebnisse dieser beiden Studien bestätigen und haben Erkenntnisse geliefert, die eine Indikationserweiterung der vasodilatorischen Therapie (speziell mit ACE-Inhibitoren) auf Fälle mit ventrikulärer Dysfunktion auch ohne Symptome einer manifesten Herzinsuffizienz nahelegen.

Prinzipien der Therapie mit Vasodilatanzien

Auf die Prinzipien der Herzinsuffizienztherapie mit Vasodilatoren wird genauer in Lehrbüchern der Physiologie und Medizin des Herz-Kreislauf-Systems eingegangen (Haas und Leier, 1994; Smith et al., 1992). Zusammenfassend kann gesagt werden, daß die hämodynamischen Veränderungen bei Herzinsuffizienz in mancher Hinsicht denjenigen Reaktionen ähneln, die bei einem durch Hypovolämie hervorgerufenen Blutdruckabfall auftreten. Diese Reaktionen äußern sich in Tachykardie und einer venösen und arteriellen Vasokonstriktion, wodurch der Blutstrom zum Thorax und zum Gehirn geleitet und der Peripherie und dem Nieren- und Splanchnikusgebiet entzogen wird. Obwohl dies in der Evolution einen eindeutigen Vorteil für das Überleben von Dehydratation und Blutverlusten darstellt, ist es inadäquat und schädlich bei chronischer Herzinsuffizienz. Das Konzept der Reduktion von Vor- und Nachlast stellt ein einfaches Schema dar, in das die Behandlungsmöglichkeiten der Herzinsuffizienz eingeordnet werden können, wobei in vielen Aspekten versucht wird, diese ungeeigneten hämodynamischen Kompensationsmechanismen auszuschalten. Obwohl sich die vorliegende Darstellung auf die durch linksventrikuläre Dysfunktion bedingte Herzinsuffizienz konzentriert, sind die allgemeinen Prinzipien der Vor- und Nachlastsenkung auf die Insuffizienz beider Ventrikel anzuwenden, wenn auch Unterschiede im Gebrauch von speziellen Medikamenten oder anderen Therapieformen zu beachten sind.

Obwohl verschiedene Wirkstoffe entweder als arterielle oder venöse Vasodilatoren klassifiziert werden können, sind die meisten Vasodilatoren an beiden Gefäßsystemen wirksam. Auch differieren einzelne Gruppen von Vasodilatoren in ihrer Wirkung auf spezifische Gefäßregionen. Dies hat wesentliche Konsequenzen z. B. für den Erhalt der Nierendurchblutung und die Wirksamkeit von Diuretika und kann die Überlegenheit einiger vasodilatorischer Substanzklassen in der Therapie der Herzinsuffizienz erklären. Zum Beispiel kann eine Vasodilatation in speziellen arteriellen Gefäßregionen die hämodynamische Kopplung zwischen Ventrikel und Gefäßsystem, die wesentlich die Ventrikelwandspannung beeinflußt, verbessern.

Reduktion der Vorlast Das Prinzip der Vorlastsenkung kann anhand der Frank-Starling-Funktionskurve gemäß Abbildung 34.2 dargestellt werden. In der Frühphase der Herzinsuffizienz wird eine Abnahme der systolischen Ventrikelfunktion, die durch die zugrundeliegende Herzerkrankung entsteht, durch eine Steigerung der intraventrikulären Volumina und der Füllungsdrücke sowie der Herzfrequenz kompensiert. Bei weiter fortschreitendem Herzversagen tritt keine oder nur noch eine geringe Steigerung des Schlagvolumens durch Erhöhung der Füllungsdrücke auf (dies bedeutet eine flache Frank-Starling-Kurve), während durch die Weiterleitung dieser erhöhten Drücke in das venöse Gefäßbett des großen und kleinen Kreislaufs Stauungssymptome hervorgerufen werden. Dies geht üblicherweise mit einer Verschlechterung der myokardialen Energiebilanz einher, die durch Steigerung der Ventrikelwandspannung und durch eine Abnahme des diastolischen Koronarflusses zustande kommt. Substanzen, die durch Reduktion des Blutvolumens (z. B. Diuretika) oder durch Steigerung des venösen Gefäßvolumens (z. B. venös wirksame Vasodilatoren) die ventrikulären Füllungsdrücke verringern, werden die Stauung der Lungenvenen reduzieren und können die myokardiale Versorgungslage bei nur geringer Beeinflussung des Schlagvolumens und des Herzminutenvolumens verbessern. Solche Maßnahmen vermindern eindeutig die auf systolische Ventrikeldysfunktion zurückzuführende Insuffizienzsymptomatik, aber sie wirken auch günstig bei Patienten, deren Stauungssymptome durch eine Einschränkung der diastolischen Ventrikelfüllung (d. h. durch diastolische Dysfunktion) hervorgerufen werden, die auf Ischämie oder strukturellen Myokardveränderungen beruhen kann. Jedoch sind Patienten mit kaum dehnbaren hypertrophierten Ventrikeln, wie z. B. bei Aortenstenosen, oft auf erhöhte enddiastolische Füllungsdrücke angewiesen, um ein ausreichendes Auswurfvolumen aufrechterhalten zu können. Eine drastische Senkung der Vorlast kann bei diesen Patienten das Herzzeitvolumen deutlich reduzieren.

Reduktion der Nachlast Die Bedeutung einer arteriellen Vasodilatation für die Verbesserung der kardialen Hämodynamik bei Herzinsuffizienz wurde von Cohn und Franciosa (1977) prägnant beschrieben. Die *Nachlast*, die die Summe aller der Ventrikelentleerung während der Systole entgegengerichteten Kräfte darstellt, hängt vom Widerstand der Aorta und des aortalen Ausflußtrakts (einschließlich der Aortenklappen), vom peripheren Gefäßwiderstand, von der Kopplung zwischen Ventrikel und Gefäßsystem (d. h. vom Zusammenspiel der reflektierten arteriellen Druckwellen während der Systole) und vom intraventrikulären Blutvolumen zu Beginn der Systole ab. Die Hypertrophie der Ventrikelmuskulatur stellt einen Kompensationsmechanismus dar, der die Wandspannung reduziert und die

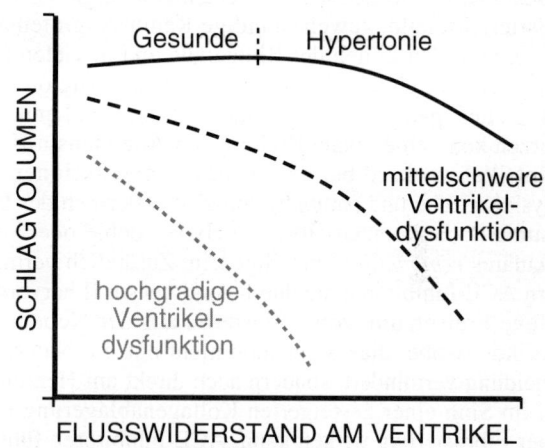

Abbildung 34.11 Zusammenhang zwischen dem gesamten, am Ventrikel wirksamen Flußwiderstand und dem Schlagvolumen bei Patienten mit systolischer Ventrikeldysfunktion. Beim gesunden Herzen hat der am Ventrikel wirksame Flußwiderstand, der im wesentlichen die Nachlast darstellt, nur einen geringen Einfluß auf das Schlagvolumen. Bei Patienten mit systolischer Ventrikeldysfunktion geht eine erhöhte Nachlast dagegen oft mit einer Abnahme des Schlagvolumens einher. Umgekehrt kann eine Senkung des peripheren Gefäßwiderstands, der eine wesentliche Komponente des Gesamtwiderstands darstellt, durch arteriell wirksame Vasodilatoren bei Patienten mit schwerer Ventrikeldysfunktion zu einer deutlichen Steigerung des Schlagvolumens führen. Die Verbesserung des Schlagvolumens kann einen Abfall des Blutdrucks bei herzinsuffizienten Patienten trotz der arteriellen Vasodilatation verhindern (modifiziert nach Cohn und Franciosa, 1977, mit Genehmigung des Verlags).

Kontraktionsfunktion des Ventrikels gegen die primäre Störung eines oder mehrerer, die Nachlast bestimmender Faktoren (z. B. eine Aortenstenose) aufrechterhält. Beim insuffizienten Herzen wird jede Reduktion der systolischen Ventrikelwandspannung unabhängig davon, ob sie durch chirurgische Korrekturen, durch Gegenpulsation mit einem intraaortalen Ballon oder durch vasodilatorische Medikamente erreicht wird, zu einer Verbesserung der systolischen Kontraktionsfähigkeit führen, wie es in Abbildung 34.11 dargestellt wird. Weiterhin wird jede Verringerung der Nachlast die Auswurfleistung und ebenso die Befunde und Symptome einer Mitralinsuffizienz, die auch ohne primäre Erkrankung der Mitralklappe eine häufige Komplikation bei Patienten mit schwerer Herzinsuffizienz und systolischer Dysfunktion darstellt, verbessern.

Inhibitoren des Angiotensin-I-Konversionsenzyms und Angiotensin-II-Rezeptor-Antagonisten

Inhibitoren des Angiotensin-I-Konversionsenzyms

Wie in den Kapiteln 31 und 33 beschrieben, weisen die peptidischen und nicht-peptidischen Inhibitoren des Angiotensin-I-Konversionsenzyms (ACE) eine komplexe Pharmakologie auf. ACE selbst hat außer Angiotensin I mehrere bekannte Substrate. Zu diesen gehört auch Bradykinin, ein wirksamer Vasodilatator, der über eine Steigerung der bradykininvermittelten Vasodilatation zur Wirksamkeit dieser Substanzen bei Herzinsuffizienz beitragen kann. Zusätzlich zu den intrarenalen und systemischen vasokonstriktorischen Effekten von Angiotensin II existieren lokale, gewebeständige Renin-Angiotensin-Systeme in den Zellen der Blutgefäße und in vielen Organen einschließlich des Herzens, in denen Angiotensin als lokales, parakrines Autakoid wirksam sein kann. Im Herzen kann eine lokale Bildung von Angiotensin II im Ventrikelmyokard bei den Anpassungsreaktionen an physiologische und pathophysiologische Formen der Belastung (z. B. kompensatorische Hypertrophie oder ventrikuläres *remodelling*) beteiligt sein. Zusätzlich vermindern ACE-Inhibitoren die durch Angiotensin II hervorgerufene Freisetzung von Aldosteron aus der Nebennierenrinde, wobei dieses Hormon nicht nur die Na^+-Ausscheidung vermindert, sondern auch direkt am Herzmuskel im Sinn einer gesteigerten Kollagenablagerung und einer Fibrosierung wirken kann. ACE-Inhibitoren führen auch zu einer tendenziellen Abschwächung des bei Herzinsuffizienz hochgradig aktivierten Sympathikotonus. Dies mag im wesentlichen auf die Verbesserung der Hämodynamik zurückzuführen sein, könnte aber auch durch eine direkte Hemmung der von Angiotensin II modulierten Aktivität des peripheren Nervensystems zustande kommen.

Bedingt durch die wichtige Stellung von Angiotensin II bei der Regulation der intrarenalen Hämodynamik, der glomerulären Filtration und der tubulären Resorption von gelösten Substanzen und Wasser, bewirken ACE-Inhibitoren eine günstige pharmakologische Beeinflussung des Na^+-Gleichgewichts. Wie in Abbildung 34.10 dargestellt, reguliert Angiotensin II den Tonus der efferenten glomerulären Arteriole, der einen wesentlichen Einfluß auf den Anteil des renalen Plasmaflusses hat, der über die Glomerulummembran abfiltriert und in den proximalen Tubulus weitergeleitet wird (d. h. auf die Filtrationsfraktion). Bei Patienten mit Herzinsuffizienz ist die intrarenale Aktivität von Angiotensin II erhöht, was zu einer Zunahme des Vasotonus an der efferenten Arteriole und zu einem Anstieg der Filtrationsfraktion führt. Durch diesen Mechanismus wird die Salzresorption im proximalen Tubulus gefördert, was auf die Abnahme der hydrostatischen transkapillären Drucks und auf die Zunahme des intrakapilären onkotischen Drucks zurückzuführen ist. Angiotensin II scheint zusätzlich zu den indirekten, über Aldosteron vermittelten Effekten auch direkte Wirkungen auf die Salz- und Wasserresorption der Tubulusepithelzellen aufzuweisen. Aus diesen Gründen können ACE-Inhibitoren die Wirksamkeit von Diuretika bei Herzinsuffizienz verstärken. Sie reduzieren auch den K^+-Verlust und die Wasserrückresorption, besonders wenn sie mit einem Schleifendiuretikum kombiniert werden, und verringern so die Ausprägung der bei fortgeschrittener Herzinsuffizienz häufig vorkommenden Hyponatriämie. Schließlich fördern auch die unter ACE-Hemmung erhöhten intrarenalen Konzentrationen von Bradykinin die renale Ausscheidung von Salz und Wasser.

Es ist jedoch bedeutsam, daß ACE-Inhibitoren, im Gegensatz zu anderen Vasodilatoren, bei Patienten mit Herzinsuffizienz und eingeschränkter Nierenperfusion die Fähigkeit der Niere zur Autoregulation des glomerulären Filtrationsdrucks, die die glomeruläre Filtration aufrechterhält, beeinträchtigen. Dieser Effekt entsteht durch die selektive Senkung des efferenten Arteriolentonus. Wenn eine solche Reaktion eintritt, sollte die Dosierung des ACE-Inhibitors reduziert werden, und es sollte unter der Voraussetzung, daß ein ausreichender Blutdruck vorliegt, ein Vasodilator mit anderem Wirkprinzip zusätzlich oder ersatzweise verwendet werden.

ACE-Inhibitoren bewirken eine venöse wie auch eine arterielle Vasodilatation und beeinflussen daher direkt die Vor- und Nachlast des linken Ventrikels. Der mittlere arterielle Blutdruck nimmt üblicherweise trotz Steigerung des Schlagvolumens und des Herzminutenvolumens geringfügig ab. Dies geht normalerweise nicht mit einem Anstieg der Herzfrequenz einher, was eventuell auf einer Hemmung der sympathischen Nervenaktivität beruht. Bei diesen Veränderungen tritt ein leichter Anstieg der Ejektionsfraktion und eine Reduktion des enddiastolischen ventrikulären Drucks und Volumens auf, wodurch der myokardiale Energieverbrauch positiv beeinflußt wird. Diese initialen hämodynamischen Auswirkungen bleiben unter der Dauertherapie mit diesen Medikamenten erhalten. Ein drastischer Blutdruckabfall kann bei Patienten mit Herzinsuffizienz gelegentlich nach der ersten Gabe eines ACE-Inhibitors auftreten. Dieser Effekt betrifft insbesondere Patienten mit vorbestehender Hypovolämie. Eine solche Reaktion ist zwar selten, aber unvorhersehbar, so daß bei Patienten mit deutlich eingeschränkter linksventrikulärer Funktion die Therapie mit einem kurzwirksamen ACE-Inhibitor in niedriger Dosierung (z. B. 6,25 mg Captopril oder 2,5 mg Enalapril) eingeleitet werden sollte. Einer nicht tolerierbaren Hypotonie kann normalerweise durch Steigerung des intravaskulären Volumens begegnet werden, wobei dies bei Patienten mit manifester Herzinsuffizienz auch gegenteilige Folgen haben kann. Die Dosierung von ACE-Inhibitoren wird üblicherweise bei hospitalisierten Patienten innerhalb einiger Tage, bei ambulanten Patienten über wenige Wochen hochtitriert. Dabei sollten Blutdruck, Serumelektrolyte und die Kreatininkonzentration im Serum sorgfältig beobachtet werden.

Es besteht kein genau definierter Zusammenhang zwischen der Dosis und der langfristigen klinischen Wirksamkeit dieser Substanzen. In mehreren großen, prospektiven Studien, in denen ein positiver Einfluß eines ACE-Inhibitors auf die Mortalität und auf andere Endpunkte nachgewiesen wurde, lagen die angestrebten Dosierungen bei 50 mg *Captopril* dreimal täglich (Pfeffer et al., 1992), 10 mg Enalapril zweimal täglich (SOLVD Investigators, 1991; Cohn et al.,1991), 10 mg *Lisinopril* einmal täglich (GISSI-3 Investigators, 1994) und 5 mg *Ramipril* zweimal täglich (AIRE Study Investigators, 1993). Für die Behandlung der Hypertonie werden oft höhere Dosierungen eingesetzt, aber es ist ungewiß, ob eine Steigerung der Dosierung über die in diesen Studien eingesetzten Mengen hinaus tatsächlich einen zusätzlichen Nutzen für die Hämodynamik (oder die Lebenserwartung) mit sich bringt. Es ist offensichtlich, daß eine weitere Erhöhung der Dosierung vernünftig ist, wenn der Blutdruck des Patienten über dem angestrebten Wert bleibt. Eine Kombination mit einem zweiten Vasodilator (z. B. Hydralazin mit oder ohne organisches Nitrat) wurde von einigen Untersuchern befürwortet (Cohn, 1994), aber dieser Ansatz wurde bislang nicht durch eine prospektive Studie überprüft.

Überlebensstudien mit ACE-Inhibitoren bei Herzinsuffizienz Eine Anzahl gut aufgebauter prospektiver Studien haben nachgewiesen, daß ACE-Inhibitoren die Lebenserwartung bei Patienten mit manifester Herzinsuffizienz und systolischer Ventrikeldysfunktion unabhängig von der Genese oder dem Schweregrad der Symptomatik verlängern (siehe Tabelle 31.11). In der CONSENSUS-Studie (Cooperative Northern Scandinavian Enalapril Survival Study, CONSENSUS, 1987) wurde für Patienten mit hochgradiger Herzinsuffizienz, die bereits Digoxin, Diuretika und andere Vasodilatoren erhielten, nach sechs Monaten Therapie eine 40%ige Reduktion der Mortalität nachgewiesen, wenn sie zusätzlich nicht mit Plazebo, sondern mit Enalapril behandelt worden waren.

Durch diese Daten und die Ergebnisse kleinerer Studien wurden viele Kliniker davon überzeugt, daß eine Therapie mit ACE-Inhibitoren eindeutig die Lebenserwartung von Patienten mit hochgradiger Herzinsuffizienz (d. h. mit Beschwerden im Liegen) verlängert. In darauffolgenden Studien wurde dann untersucht, ob auch die viel größere Gruppe von Patienten mit linksventrikulärer systolischer Dysfunktion ohne Beschwerden oder mit gering- bis mittelgradigen Symptomen der Herzinsuffizienz ebenso hinsichtlich der Lebenserwartung profitiert. In dem Arm der SOLVD-Studie (Studies on Left Ventricular Dysfunction, SOLVD Investigators, 1991), in dem Patienten mit symptomatischer, leichter oder mittelgradiger Herzinsuffizienz und einer linksventrikulären Auswurffraktion von weniger als 35% nach dem Zufallsprinzip entweder Enalapril oder Plazebo erhielten, trat in der mit Enalapril behandelten Gruppe eine statistisch signifikante Reduktion der Gesamtmortalität um 16% auf. Obwohl in einem zweiten Arm dieser Studie, in dem asymptomatische Patienten mit einer ähnlichen linkventrikulären Dysfunktion untersucht wurden, keine signifikante Minderung der Mortalität bei den mit Enalapril behandelten Patienten auftrat (SOLVD Investigators, 1992), ergab sich eine signifikante (29%ige) Risikoreduktion für einen kombinierten Endpunkt, der die Progression zur manifesten Herzinsuffizienz und den Tod aus beliebiger Ursache beinhaltete. In der V-HeFT II-Studie (Veterans Administration Cooperative Vasodilator-Heart Failure Trial, Cohn et al., 1991) wurde bei Enalapril behandelten Patienten mit leicht- bis mittelgradiger Herzinsuffizienz im Vergleich zur Kombinationstherapie aus Hydralazin und Isosorbiddinitrat ein kleiner aber eindeutiger Vorteil hinsichtlich der Lebenserwartung nachgewiesen. Eine kleinere randomisierte Studie, die bei Patienten mit mittelgradiger bis schwerer Herzinsuffizienz die Gabe von Captopril gegen die Kombination von Hydralazin und Isosorbiddinitrat verglich, belegte ebenfalls eine signifikant verlängerte Lebenserwartung der mit dem ACE-Inhibitor behandelten Patienten (Fornarow et al., 1992).

Obwohl der präventive Studienteil der SOLVD-Studie (SOLVD Investigators, 1992) für Patienten mit nachgewiesener linksventrikulärer Dysfunktion eine Verminderung der Morbidität (einschließlich der Progression zu manifester Herzinsuffizienz) nachgewiesen hatte, war es ungewiß, ob ACE-Inhibitoren die Entwicklung einer klinisch signifikanten ventrikulären Dysfunktion und die Mortalität nach einem Herzinfarkt reduzieren können. Tatsächlich mußte eine zweite CONSENSUS-Studie (Swedberg et al., 1992), in der bei Patienten mit akutem Herzinfarkt die Anwendung von Enalapril innerhalb von 24 Stunden nach Symptombeginn gegen Plazebo verglichen wurde, vorzeitig beendet werden, weil die frühzeitige Therapie mit dem ACE-Inhibitor keine Anzeichen einer Verbesserung der Mortalität, aber eine höhere Inzidenz von Nebenwirkungen (z. B. Hypotonie) mit sich brachte. Jedoch konnte die SAVE-Studie (Survival And Ventricular Enlargement Trial, Pfeffer et al., 1992), in die Patienten nach einem anterioren Herzinfarkt mit einer Ejektionsfraktion von weniger als 40% eingeschlossen wurden, nach zwölfmonatiger Beobachtungszeit eine Reduktion der Mortalität um 20% und eine um 36% seltenere Progression zu hochgradiger Herzinsuffizienz in der mit Captopril behandelten Gruppe nachweisen. Im Unterschied zur CONSENSUS-II-Studie wurde der ACE-Inhibitor bei dieser Studie nicht initial intravenös verabreicht, so daß die Patienten frühestens drei Tage nach der Klinikeinweisung (zwischen 3 und 16 Tagen nach dem Herzinfarkt) in die Behandlungsgruppen randomisiert wurden. Sowohl die SOLVD-Studie (Konstam et al., 1992) als auch die SAVE-Studie (St. John Sutton et al., 1994) bewiesen, daß Enalapril bzw. Captopril das Ansteigen der linksventrikulären enddiastolischen und endsystolischen Volumina und den Abfall der Ejektionsfraktion, die bei plazebobehandelten Patienten beobachtet wurden, deutlich reduzieren oder verhindern können. Die AIRE-Studie (Acute Infarction Ramipril Efficacy Trial, AIRE Investigators, 1993), die ein ähnliches Studienprotokoll wie die SAVE-Studie aufwies, konnte ebenfalls eine signifikante Reduktion der Mortalität (um 27%) in der mit dem ACE-Inhibitor behandelten Patientengruppe belegen. In der GISSI-3-Studie (Gruppe Italiano per lo Studia della Sopravivenza nell'Infarto Miokardio), einer wesentlich größeren Kurzzeitstudie, die offen, prospektiv und randomisiert durchgeführt wurde, ergab sich für eine sechswöchige orale Behandlung mit Lisinopril, die innerhalb von 24 Stunden bei allen Patienten mit Symptomen und klinischen Anzeichen eines Myokardinfarkts begonnen wurde, eine Reduktion der Gesamtmortalität um 11%. Diese Studien bestätigen die Sicherheit und Wirksamkeit einer Therapie mit ACE-Inhibitoren, die frühzeitig in der Infarktphase begonnen wird, unabhängig davon, ob eine klinisch bedeutsame ventrikuläre Dysfunktion zum Zeitpunkt des Therapiebeginns besteht. Jedoch weisen die Ergebnisse der CONSENSUS-II-Studie (Swedberg et al.,1992) darauf hin, daß die Gabe von ACE-Inhibitoren in den ersten Stunden nach einem Myokardinfarkt vorsichtig und unter engmaschiger Überwachung der Hämodynamik erfolgen sollte.

Angiotensin-II-Rezeptor-Antagonisten Der Antagonist am Angiotensin-II-Rezeptorsubtyp 1 (AT_1-Rezeptor) *Losartan* ist der erste nichtpeptidische Angiotensin-II-

Antagonist, der einer umfassenden klinischen Erprobung unterzogen wurde. Im Gegensatz zu Saralasin hat Losartan keine partielle agonistische Aktivität. Die Substanz hat sich in der Therapie der Hypertonie als wirksam und gut verträglich erwiesen und stellt für Patienten, die einen ACE-Inhibitor wegen auftretenden Hustens nicht tolerieren, eine Alternative dar (siehe Kapitel 33). Jedoch liegen nur in begrenztem Umfang publizierte Ergebnisse zur Sicherheit und Wirksamkeit von Losartan bei Herzinsuffizienz vor (Gottlieb et al., 1993). Es ist unwahrscheinlich, daß sich AT_1-Rezeptor-Antagonisten in der Therapie der Herzinsuffizienz alternativ zu den ACE-Inhibitoren als überlegen erweisen werden. Die Frage, ob sie bei der Untergruppe der herzinsuffizienten Patienten, die wegen einer klassenspezifischen Nebenwirkung einen ACE-Inhibitor nicht vertragen, nutzbringend eingesetzt werden können oder ob sie zusätzliche Vorteile in der Kombination mit ACE-Inhibitoren erzielen, erfordert weitergehende Untersuchungen. Eine ausführlichere Diskussion der AT_1-Rezeptorantagonisten findet sich in Kapitel 31.

> Die erste Herzinsuffizienzstudie wurde an älteren Patienten (älter als 65 Jahre) mit Losartan und Captopril durchgeführt. Die primären Endpunkte, persistierender Anstieg von Kreatinin und Hospitalisierung, unterschieden sich nicht signifikant. Die Mortalität als Sekundärparameter war dagegen in der Losartan-Gruppe gegenüber der Captopril-Gruppe um ca. 50% reduziert. Zwei weitere Herzinsuffizienzstudien untersuchten die Mortalität als Primärparameter für die Substanzen Losartan und Valsartan. Losartan wurde 1998 für die Therapie der Herzinsuffizienz zugelassen, wenn ACE-Hemmer wegen Nebenwirkungen nicht vertragen werden oder eine Kontraindikation besteht (Anm. d. Hrsg.).

Vasodilatierende Nitrate

Vasodilatierende Nitratverbindungen gehören zu den ältesten und in der klinischen Praxis am häufigsten eingesetzten Vasodilatoren. Der Mechanismus, der der Fähigkeit dieser Substanzen zur Aktivierung der löslichen Guanylatcylase und zur Relaxation der glatten Gefäßmuskulatur zugrunde liegt, ist erst im letzten Jahrzehnt erkannt worden. Diese Substanzen imitieren die Wirksamkeit von Stickstoffmonoxid (NO), einem intrazellulären und parakrinen Autakoid, das von einer Gruppe von Enzymen, die man *NO-Synthasen* nennt, aus der Umwandlung von Arginin zu Citrullin gebildet wird. Enzyme aus dieser Gruppe wurden im Endothel und in glatten Muskelzellen des gesamten Gefäßsystems sowie in vielen anderen Zellarten nachgewiesen. Die Grundlage für das unterschiedliche Ansprechen spezieller Gefäßregionen auf einzelne organische Nitrate - wie z. B. die Sensitivität der epikardialen Koronararterien gegenüber Nitroglyzerin - ist nach wie vor umstritten. Im Gegensatz zu Nitroprussid, das von reduzierenden Substanzen wie z. B. Glutathion spontan zu Stickstoffmonoxid umgewandelt wird, unterliegen Nitroglyzerin und andere organische Nitrate einer komplexeren enzymatischen Bioaktivierung zu Stickstoffmonoxid oder zu aktiven S-Nitrosothiolen. Die spezifischen Enzymaktivitäten und Kofaktoren, die für diese Bioaktivierung nötig sind, sind zwar noch nicht völlig aufgeklärt, scheinen aber im Gefäßsystem verschiedener Organe und auf verschiedenen Ebenen des Gefäßsystems eines Organs Unterschiede aufzuweisen (Harrison und Bates, 1993). Die grundlegende Pharmakologie der organischen Nitrate wird in Kapitel 32 dargestellt.

Nitroprussid Nitroprussidnatrium reduziert wirkungsvoll sowohl die Vor- als auch die Nachlast des Ventrikels. Es erzeugt einen schnellen Wirkeintritt, wird schnell zu Zyanid und Stickstoffmonoxid abgebaut, und seine Dosierung kann rasch bis zum Erreichen einer optimalen und berechenbaren hämodynamischen Wirksamkeit eingestellt werden. Aus diesen Gründen wird Nitroprussid häufig unter intensivmedizinischen Bedingungen zur schnellen Beherrschung eines Bluthochdrucks und zur Behandlung einer akut dekompensierten Herzinsuffizienz eingesetzt, wenn der Blutdruck für die Aufrechterhaltung der zerebralen und renalen Perfusion ausreicht.

Nitroprussid reduziert den ventrikulären Füllungsdruck, indem es direkt die Venen erweitert und dadurch eine Umverteilung des Blutvolumens vom zentralen zum peripheren Venensystem bewirkt. Aufgrund seines pharmakodynamischen Wirkspektrums an den verschiedenen Gefäßbetten gehört Nitroprussid auch zu den wirksamsten, die Nachlast reduzierenden Medikamenten. Es erzeugt eine Reduktion des peripheren Gefäßwiderstands wie auch eine erhöhte Dehnbarkeit der Aorta und verbessert, bei optimaler Dosierung, die Kopplung zwischen Ventrikel und Gefäßsystem und das Herzminutenvolumen. Nitroprussid dilatiert auch die Lungenarterien und reduziert die rechtsventrikuläre Nachlast. Diese Kombination aus Vor- und Nachlastsenkung verbessert die myokardiale Energiebilanz durch Verminderung der Wandspannung, solange der Blutdruck nicht in einen Bereich fällt, in dem der diastolische Koronarfluß eingeschränkt wird oder eine wesentliche reflektorische Aktivierung des sympathischen Nervensystems eintritt. Nitroprussid ist besonders wirksam bei Patienten mit dilatativer Herzinsuffizienz, die durch Mitralinsuffizienz oder durch einen Links/Rechts-Shunt bei bestehendem Ventrikelseptumdefekt bedingt ist.

Die am häufigsten festgestellte Nebenwirkung von Nitroprussid ist wie bei den meisten Vasodilatatoren eine Hypotonie. Ein Anstieg des renalen Blutflusses, der infolge des erhöhten Herzzeitvolumens nach Gabe von Nitroprussid bei Patienten mit hochgradiger Herzinsuffizienz auftritt, kann die glomeruläre Filtration und die Wirksamkeit von Diuretika verbessern. Allerdings kann die Umverteilung des Blutflusses von den zentralen Organen in das periphere Gefäßsystem einen Anstieg der Nierendurchblutung bei manchen Patienten begrenzen oder verhindern. Die durch Nitroprussid hervorgerufene nicht-selektive Vasodilatation arteriolärer Lungengefäße kann bei Patienten mit fortgeschrittener chronisch obstruktiver Lungenerkrankung oder großem Pleuraerguß ein Mißverhältnis in den Verteilungen von Ventilation und Perfusion herbeiführen. Bei Patienten mit Herzinsuffizienz und Koronarsklerose, die sich in Form von hochgradigen stabilen Stenosen der epikardialen Koronararterien darstellt, kann es durch eine generelle Vasodilatation der Arteriolen im gesamten Koronarbett zu einer weiteren Reduktion des Perfusionsdrucks in dem durch fast verschlossene Gefäße versorgten Gebiet kommen (*coronary steal*). Dieser Effekt kann für einen Anstieg der Häufigkeit von Angina-pectoris-Anfällen verantwortlich sein, der gelegentlich bei Patienten mit ischämischer Kardiomyopathie trotz positiver hämodynamischer Veränderungen unter Niroprussid beobachtet wird. In diesen Fällen sollte Nitroprussid durch ein organisches Nitrat in Kombination mit Hydralazin oder einem ACE-Inhibitor ersetzt werden.

Obwohl bei der Biotransformation von Nitroprussid zwangsläufig Hydrozyansäure und Zyanid entstehen, wird Zyanid in der Leber schnell zu Thiozyanat abgebaut, das über die Niere eliminiert wird. Eine Intoxikation mit Thiozyanat und/oder Zyanid ist selten, kann aber bei vorbestehender Leber- oder Niereninsuffizienz oder im Verlauf einer langanhaltenden, hochdosierten Nitroprussidtherapie bei Patienten mit kritisch reduziertem Herzminutenvolumen oder venöser Leberstauung auftreten. Toxische Effekte von Thiozyanat sollten bei jedem Patienten unter Nitroprussidtherapie vermutet werden, bei dem unklare Abdominalbeschwerden, eine Veränderung der Bewußtseinslage oder Krämpfe auftreten. Das Einsetzen toxischer Wirkungen von Zyanid kann unauffälliger verlaufen und kann sich in einem Abfall des Herzminutenvolumens äußern, der auch nach anfänglicher günstiger hämodynamischer Wirksamkeit von Nitroprussid eintreten kann. Diese Entwicklung wird von einer langsam zunehmenden metabolischen Azidose begleitet, die durch eine Akkumulation von Laktat entsteht. Methoden für die Bestimmung von Thiozyanat und Zyanid im Blut stehen generell in den klinischen Laboratorien zur Verfügung. Eine Methämoglobinämie stellt eine weitere, weniger häufige Komplikation einer langfristigen, dochdosierten Infusion von Nitroprussid dar.

Organische Nitrate Zubereitungen organischer Nitrate, am häufigsten von *Isosorbiddinitrat* und Nitroglyzerin als intravenöse Injektionslösung, Salbe, Sublingualtablette und Sublingualspray stellen relativ sichere und wirksame Medikamente zur Verringerung der ventrikulären Füllungsdrücke bei akuter und chronischer Herzinsuffizienz mit Venenstauung dar. Der wesentliche Effekt bei üblicher Dosierung besteht in einer Reduktion der Vorlast, die auf einer Dilatation der peripheren venösen Kapazitätsgefäße beruht. Nitrate erzeugen auch einen Abfall des pulmonalen und systemischen Gefäßwiderstands, wobei dieser Wirkeffekt im Vergleich zu Nitroprussid weniger ausgeprägt und beim einzelnen Patienten weniger berechenbar auftritt. Aufgrund ihrer relativ selektiven vasodilatorischen Wirksamkeit an den epikardialen Koronargefäßen können diese Medikamente die systolische und diastolische Herzfunktion verbessern, indem sie bei Patienten mit ischämischer Herzerkrankung den Koronarfluß steigern.

Hinsichtlich einer Verbesserung der Belastungsfähigkeit und der Symptomatik hat sich Isosorbiddinitrat in der Dauertherapie der Herzinsuffizienz gegenüber Plazebo als überlegen erwiesen. Jedoch hat die begrenzte Wirksamkeit der organischen Nitrate auf den peripheren Gefäßwiderstand und das Problem der pharmakologischen Toleranzentwicklung die Verwendung dieser Substanzen als alleiniges Prinzip in der Pharmakotherapie der Herzinsuffizienz eingeschränkt. In einer Reihe kleinerer Studien konnte für Isosorbiddinitrat gezeigt werden, daß es die klinische Wirksamkeit anderer Vasodilatoren wie z. B. Hydralazin erhöht und dadurch eine anhaltende Verbesserung der Kreislauffunktion herbeiführt, die die Möglichkeiten jeder der beiden Einzelsubstanzen übersteigt. Es ist ein wichtiger Befund, daß in der V-HeFT-I-Studie die Kombination von Isosorbiddinitrat (20 mg viermal täglich) und Hydralazin bei Patienten mit leichter bis mittelgradiger Herzinsuffizienz, die gleichzeitig mit Digoxin und Diuretika behandelt wurden, die Gesamtmortalität im Vergleich zu Plazebo und zum α_1-Adrenozeptor-Antagonisten Prazosin reduzieren konnte (Cohn et al., 1986).

Die langfristige Wirksamkeit von Nitraten wird durch die sog. Nitrattoleranz begrenzt, die auftritt, wenn Nitrate gegen die Insuffizienzsymptomatik über den ganzen Tag verteilt verabreicht werden. Die Plasmaspiegel dieser Substanzen sollten täglich mindestens sechs bis acht Stunden lang auf minimale Werte absinken können. Der Zeitpunkt der Nitratpause (d. h. das Abziehen eines transdermalen Nitroglyzerinpflasters oder das Auslassen einer Isosorbiddinitrat-Einnahme) kann an die Symptomatik des Patienten angepaßt werden. Zum Beispiel werden Patienten mit wiederauftretender Orthopnoe oder anfallsartiger nächtlicher Dyspnoe von einer Nitratgabe zur Nachtzeit wahrscheinlich am meisten profitieren. Oral bioverfügbare Arzneistoffe mit Sulfhydrylgruppen, wie z. B. N-Acetylcystein, können eine Toleranzentwicklung gegenüber den hämodynamischen Effekten der Nitrate bei Herzinsuffizienz verringern (Mehra et al., 1994), aber weitere Untersuchungen sind erforderlich, um diese Maßnahme zu etablieren.

HYDRALAZIN

Die vasodilatorische Wirkung von *Hydralazin* wird nicht über einen bekannten neuronalen oder humoralen Mechanismus vermittelt, und der zelluläre Mechanismus in der glatten Gefäßmuskulatur ist nach wie vor kaum bekannt. Hydralazin ist ein wirkungsvolles Antihypertensivum (Kapitel 33), besonders wenn es mit anderen Wirkstoffen kombiniert wird, die die kompensatorische Stimulation des Sympathikotonus und der Salz- und Wasserretention verhindern. Bei Herzinsuffizienz verringert Hydralazin die Nachlast des rechten und linken Ventrikels, indem es den peripheren wie auch den pulmonalen Gefäßwiderstand absenkt. Dabei kommt es üblicherweise nicht zu einer wesentlichen reflektorischen Aktivierung des sympathischen Nervensystems, solange keine manifeste Hypotonie auftritt. Diese Effekte bewirken eine Steigerung der Auswurfleistung und eine Verminderung der systolischen Ventrikelwandspannung und des retrograden Blutflusses bei Mitralinsuffizienz. Hydralazin scheint auch unabhängig von der Reduktion der Nachlast einen geringfügigen direkten positiv inotropen Effekt am Herzmuskel auszuüben.

Hydralazin beeinflußt den Venentonus nur minimal und erreicht deshalb in Kombination mit venendilatierenden Substanzen (z. B. organischen Nitraten) seine größte Wirksamkeit. Wichtig ist, daß Hydralazin den renalen Gefäßwiderstand deutlicher reduziert und die Nierendurchblutung stärker steigert als die meisten anderen Vasodilatoren. Daher dürfte Hydralazin für herzinsuffiziente Patienten mit Niereninsuffizienz, die einen ACE-Inhibitor nicht vertragen, die bevorzugte vasodilatorische Substanz darstellen.

In der V-HeFT-II-Studie (Cohn et al., 1991) zeigte sich die Kombination aus Hydralazin (300 mg/Tag) und Isosorbiddinitrat im Hinblick auf die Senkung der Mortalität herzinsuffizienter Patienten weniger wirksam als Enalapril, obwohl die Kombination dieser Wirkstoffe in der V-HeFT-I-Studie (Cohn et al., 1986) im Gegensatz zu Plazebo und dem α_1-Adrenozeptor-Antagonisten Prazosin die Lebenserwartung steigerte. Dies ist ein wichtiges Ergebnis, da eine Zahl vielversprechender Vasodilatoren, von denen einige auch direkt die myokardiale Kontraktilität beeinflussen, nachweislich die Mortalität bei Herzinsuffizienz erhöhen (z. B. Milrinon, Flosequinan). Hydralazin könnte, eventuell in Kombination mit Nitraten, bei Patienten mit fortgeschrittener Herzinsuffizienz, die bereits mit einem ACE-Inhibitor, Digoxin und Diuretika in üblichen Dosierungen behandelt werden, eine weitere Verbesserung der Hämodynamik herbeiführen (Cohn, 1994).

Unter Hydralazin treten Nebenwirkungen, die eine Dosisanpassung oder ein Absetzen erzwingen, häufig auf. In der V-HeFT-I-Studie (Cohn et al., 1986) klagten 20% der Patienten über Symptome, die auf Hydralazin zurückzuführen sein könnten, wenn auch die allerhäufigsten Beschwerden - Kopfschmerzen und Schwindel - ebenso durch die gleichzeitig verabreichten Nitrate verursacht werden können. Üblicherweise nehmen die Nebenwirkungen mit der Zeit ab oder sprechen auf eine Dosisreduktion an. Da der Metabolismus von Hydralazin im wesentlichen durch Acetylierung in der Leber erfolgt, hat die Substanz bei Patienten, die genetisch bedingt langsame Acetylierer sind, eine verlängerte Halbwertszeit, und diese Patienten weisen ein höheres Risiko für das Auftreten einer Arthritis oder anderer Komponenten eines lupoiden Syndroms auf. Diese Komplikationen sind bei Herzinsuffizienz nicht häufig, was eventuell darauf zurückzuführen sein könnte, daß etwas geringere als die zur Behandlung der Hypertonie üblichen Dosierungen verwendet wurden. Obwohl es bei Herzinsuffizienz selten beobachtet wird, kann Hydralazin eine reflektorische Steigerung des Sympathikotonus bewirken, die durchaus ausreichen kann, um bei einigen Patienten mit koronarer Herzerkrankung Angina-pectoris-Anfälle hervorzurufen.

Die orale Bioverfügbarkeit und die Eliminationskinetik von Hydralazin scheinen nicht wesentlich von einer Herzinsuffizienz beeinflußt zu werden, solange nicht eine schwerwiegende Stauung oder Minderperfusion der Leber vorliegt. Hydralazin steht zur intravenösen Gabe zur Verfügung, aber diese Anwendungsform bringt gegenüber der oralen Darreichung nur wenig praktischen Nutzen, da sie sich weniger vorhersehbar verhält und schwieriger einzustellen ist als bei anderen intravenösen Vasodilatoren und positiv inotropen Substanzen (z. B. Nitroprussid, Dobutamin). Eine Ausnahme stellt eine Herzinsuffizienz in der Schwangerschaft dar, bei der für die meisten anderen Vasodilatoren relative Kontraindikationen bestehen. Genauso wie bei den ACE-Inhibitoren ist auch für Hydralazin die günstigste Dosierung für die Therapie der Herzinsuffizienz nicht bestimmt worden. Vor der Einführung der ACE-Inhibitoren wurden oft Tagesdosen von 600 - 800 mg verwendet, obwohl die niedrigere Tagesdosis von 300 mg in den V-HeFT-Studien eingesetzt wurde und dort nachgewiesenermaßen die Lebenserwartung positiv beeinflußt hat. Obwohl ein zusätzlicher Nutzeffekt für die Hämodynamik bei höheren Dosierungen als 300 mg täglich nachweisbar sein kann, muß sich dieser nicht in einer Verlängerung der Lebenserwartung auswirken. Weitere prospektive Studien werden nötig sein, um einen geeigneten Modus und Dosierungsbereich für die Anwendung von Hydralazin zusätzlich zu einer zeitgemäßen Therapie der Herzinsuffizienz, die einen ACE-Inhibitor, Digoxin und Diuretika umfaßt, festlegen zu können.

Ca^{2+}-Kanal-Antagonisten

Eine ganze Reihe von Studien wurden nun fertiggestellt, in denen die Wirksamkeit von Ca^{2+}-Kanal-Antagonisten bei der dilatativen Herzinsuffizienz untersucht wurde. Obwohl alle drei Gruppen dieser Substanzen (d. h. Phenylalkylamine [Verapamil], Benzothiazepine [Diltiazem] und Dihydropyridine [Nifedipin]) wirksame Vasodilatoren darstellen, wurde noch für keine Substanz eine anhaltende Verbesserung der Symptomatik bei Patienten mit vorwiegend systolischer Ventrikeldysfunktion nachgewiesen. Tatsächlich scheinen diese Substanzen die Symptome zu verschlechtern und können die Mortalität bei Patienten mit systolischer Dysfunktion einschließlich der Patienten mit Herzinsuffizienz aufgrund einer ischämischen Herzerkrankung erhöhen (Elkayam et al., 1993). Die Ursache für diese ungünstige Wirkung der Ca^{2+}-Kanal-Antagonisten bei Herzinsuffizienz ist unklar, könnte aber in Verbindung mit den bekannten negativ inotropen Effekten dieser Substanzen oder mit einer reflektorischen neurohumoralen Aktivierung stehen. Neuere Ca^{2+}-Kanal-Antagonisten aus der Gruppe der Dihydropyridine wie Felodipin oder Amlodipin scheinen weniger negativ inotrop wirksam zu sein als frühere Substanzen dieser Wirkstoffklasse. Sowohl Felodipin als auch Amlodipin werden derzeit in randomisierten, prospektiven Studien getestet, um ihren Einfluß auf die Symptomatik und die Letalität bei Patienten, die bereits nach dem derzeitigen medizinischen Standard behandelt werden, zu bestimmen (Conti, 1994).

Im Gegensatz zu den Ergebnissen bei Patienten mit überwiegend systolischer Dysfunktion sind Ca^{2+}-Kanal-Antagonisten nach wie vor für die Behandlung einer überwiegend auf diastolischer Dysfunktion beruhenden Herzinsuffizienz, z. B. einer hypertensiven oder idiopathisch hypertrophen Kardiomyopathie verwendbar. Im Prinzip sollten Verapamil und Diltiazem die diastolische Relaxation fördern und die diastolischen Füllungsdrücke senken. Beide Substanzen reduzieren auch die Herzfrequenz, die wesentlich die diastolische Füllungszeit bestimmt. Diese Wirkstoffe können auch erfolgreich zur akuten Behandlung von Patienten eingesetzt werden, bei denen ein Herzversagen ohne schwerere rechts- oder linksventrikuläre systolische Dysfunktion als Folge einer zumeist supraventrikulären Tachyarrhythmie oder eines bekannten oder vermuteten akzessorischen atrioventrikulären Bündels (Wolff-Parkinson-White-Syndrom) auftritt.

Weitere Vasodilatoren

Wie in Tabelle 34.7 aufgeführt, können auch andere vasodilatorische Substanzen einschließlich der Sympatholytika die Vor- und Nachlast des Ventrikels reduzieren und die Symptome der Herzinsuffizienz verbessern. Jedoch ist für keinen dieser Wirkstoffe eine Steigerung der Lebenserwartung bei herzinsuffizienten Patienten nachgewiesen worden. Ihre Anwendung sollte daher auf die Behandlung der Patienten beschränkt bleiben, die die oben vorgestellten Wirkstoffe nicht tolerieren oder die mit diesen nicht ausreichend behandelt werden können. Für die Beherrschung eines akut oder chronisch dekompensierten Herzversagens, das nicht auf die üblichen Behandlungsstrategien anspricht und nicht durch eine ausgeprägte Aorteninsuffizienz kompliziert wird, stellt ein Gerät zur mechanischen aortalen Gegenpulsation (z. B. eine intraaortale Ballonpumpe) oft die wirksamste Maßnahme zur kurzzeitigen Senkung der linksventrikulären Nachlast und zur unmittelbaren Steigerung des Herzminutenvolumens dar.

Agonisten an β-Adrenozeptoren und Dopaminrezeptoren

Für eine vorübergehende Kreislaufunterstützung bei fortgeschrittener Herzinsuffizienz stellen Dopamin und Dobutamin die positiv inotropen Mittel der ersten Wahl dar. Die allgemeine Pharmakologie dieser und anderer Adrenozeptor-Agonisten wird in Kapitel 10 besprochen. Das gute Ansprechen der Hämodynamik auf eine Kurzzeittherapie scheint die langfristige Anwendung von β-Adrenozeptor-Agonisten bei Herzinsuffizienz mit systolischer Ventrikeldysfunktion nahezulegen. Jedoch haben die schnelle Entwicklung einer Toleranz und inakzeptable Nebenwirkungen, die alle bis jetzt untersuchten oralen Präparate betreffen, die Weiterentwicklung dieser Substanzen eingeschränkt. Isoproterenol, Adrenalin und Noradrenalin haben in den meisten Fällen für die Behandlung des schweren Herzversagens nur geringe Bedeutung. Sowohl Dobutamin als auch Dopamin üben am insuffizienten Myokard ähnliche inotrope und lusitrope Wirkungen wie diese drei Substanzen aus, haben aber ein verbessertes Wirkspektrum an den Gefäßen. Zusätzlich erzeugt Dobutamin eine geringer ausgeprägte Tachykardie und scheint im Vergleich zu den endogenen Katecholaminen oder zu Isoproterenol weniger arrhythmogen zu wirken.

Dobutamin In den für die klinische Verwendung zur Verfügung stehenden Präparaten liegt Dobutamin als Racemat vor, das die Adrenozeptorsubtypen $β_1$ und $β_2$ stimuliert und auch an α-Adrenozeptoren bindet. Letztere werden vom (+)-Enantiomer nicht stimuliert, wogegen das (-)-Enantiomer sowohl den $α_1$- wie auch den $α_2$-Subtyp aktiviert. Bei einer Infusionsrate, die beim Menschen einen deutlichen positiv inotropen Effekt hervorruft, scheint die Wirksamkeit am $β_1$-Adrenozeptor zu überwiegen, während anscheinend der das Herz und die Gefäße betreffende α-agonistische Effekt des (-)-Enantiomers, zumindest beim Menschen, durch den α-Antagonismus des (+)-Enantiomers aufgehoben wird. Dobutamin hat keinen aktivierenden Effekt auf Dopaminrezeptoren und bewirkt keine selektive Steigerung des renalen Blutflusses. Wesentlich ist, daß das Racemat Dobutamin zusätzlich zu seiner positiv inotropen Wirkung auch als Vasodilatator wirkt und daher die Aortenimpedanz und den peripheren Gefäßwiderstand reduziert, was zu einer verbesserten Kopplung zwischen Ventrikel und Gefäßsystem und zu einer Reduktion der Nachlast führt. Im Gegensatz dazu bewirkt Dopamin, in Abhängigkeit von der Infusionsgeschwindigkeit, entweder keine Veränderung oder einen Anstieg der ventrikulären Nachlast. Daher ist Dobutamin für die meisten Patienten mit fortgeschrittener Herzinsuffizienz, die auf die orale Gabe von Vasodilatoren, Digoxin und Diuretika nicht mehr befriedigend ansprechen, günstiger als Dopamin. Die kontinuierliche Infusion von Dobutamin über mehrere Tage wird im allgemeinen gut vertragen, wenn auch die Entwicklung einer pharmakologischen Toleranz üblicherweise den langfristigen Einsatz limitiert. Eine Behandlung mit Dobutamin wird üblicherweise ohne initiale Sättigungsdosis mit einer Infusionsgeschwindigkeit von 2 - 3 µg/kg/min begonnen, die je nach Symptomatik und dem Ansprechen des Patienten auf Diuretika hochtitriert wird. Dabei kann der Blutdruck steigen, unverändert bleiben oder sinken, was vom Ausmaß der Vasodilatation und der erreichten Änderung des Herzminutenvolumens abhängt. Die Herzfrequenz geht oft nach mehreren Stunden zurück, wenn das Herzzeitvolumen wesentlich gesteigert wurde und der zentralnervöse Sympathikotonus abnimmt. Die Messung des pulmonalkapillären Verschlußdrucks und des Herzzeitvolumens mit Hilfe eines Einschwemmkatheters ermöglicht eine effizientere Verwendung von Dobutamin entweder als alleiniges Therapeutikum oder in Verbindung mit anderen Vasodilatoren und mit Diuretika.

Eine kontinuierliche ambulante Dobutaminbehandlung, die mit einer tragbaren Infusionspumpe über einen zentralvenösen Katheter durchgeführt werden kann, wurde bei Patienten mit therapierefraktärer Symptomatik im Endstadium der Herzinsuffizienz erprobt, hat aber in der Klinik keine weitere Verbreitung gefunden. Eine Intervalltherapie mit Dobutamin (z. B. eine Dobutaminkur) kann bei ausgewählten Patienten angemessen sein. Bei Patienten, die unter der kontinuierlichen Infusion von

Tabelle 34.7 Bei Herzinsuffizienz eingesetzte Vasodilatoren

SUBSTANZ	MECHANISMUS	SENKUNG DER VORLAST	SENKUNG DER NACHLAST	ÜBLICHE DOSIERUNG
Vasodilatierende Nitrate				
Nitroglycerin	Stickoxiddonatoren	+++	+	0,2-10 µg/kg/min i.v. 5-6 mg transdermal
Isosorbiddinitrat		+++	+	10-60 mg alle 4 Stunden p.o.
Nitroprussidnatrium		+++	+++	0,1-3 µg/kg/min i.v.
ACE-Inhibitoren				
Captopril	Hemmung der systemischen und lokalen Bildung von Angiotensin II durch ACE; Verminderung des Bradykininabbaus	++	++	6,25-50 mg alle 8 Stunden p.o.
Enalapril		++	++	2,5-10 mg alle 12 Stunden p.o.
Enalaprilat		++	++	0,5-2 mg zweimal tägl., p.o.
Quinapril*		++	++	5-30 mg einmal tägl., p.o.
Lisinopril		++	++	2,5-10 mg alle 12 Stunden tägl. oder 20 mg einmal tägl., p.o.
Ramipril*		++	++	1,25-5 mg einmal tägl., p.o.
Fosinopril[§]		++	++	10-40 mg einmal tägl., p.o.
Angiotensin-Rezeptor-Antagonisten				
Losartan**	Blockade von Angiotensin-II-Rezeptoren vom Subtyp1 (AT$_1$-Rezeptoren)	++	++	25-50 mg alle 12h Stunden p.o.
Phosphodiesterase-inhibitoren				
Amrinon[‡]	Inhibition von cAMP-Phosphodiesterasen der Gruppe III und andere Mechanismen	++	++	0,5 mg/kg, anschließend 2-20 µg/kg/min i.v.
Milrinon[‡]		++	++	50 µg/kg, anschließend 0,25-1 µg/kg/min i.v.
Vesnarinon**		++	++	60 mg mg zweimal tägl., p.o.
Direkte Vasodilatoren				
Hydralazin	unbekannt	+	+++	10-100 mg alle 6 Stunden p.o.
Nicorandil**	Erhöhung der Leitfähigkeit von K$^+$-Kanälen	++	+++	nicht bekannt
Adrenozeptor-antagonisten				
Prazosin (Chinolol-derivate)	α_1-Adrenozeptor-antagonist	+++	++	1-5 mg alle 6 Stunden p.o.
Phentolamin*	nichtselektiver α-Antagonismus	++	++	50 mg alle 4 bis 6 Stunden p.o.
Labetalol*	nichtselektiver β-Anagonismus und α_1-Antagonismus	+	++	25-200 mg einmal tägl., p.o.
Carvedilol*	nichtselektiver β-Anagonismus und α_1-Antagonismus	+	++	12,5-50 mg zweimal tägl., p.o.
Bucindolol*	nichtselektiver β-Anagonismus und zusätzliche Mechanismen	+	++	6,25-100 mg zweimal tägl., p.o.

(Fortsetzung)

Tabella 34.7 Bei Herzinsuffizienz eingesetzte Vasodilatoren *(Fortsetzung)*

SUBSTANZ	MECHANISMUS	SENKUNG DER VORLAST	SENKUNG DER NACHLAST	ÜBLICHE DOSIERUNG
Ca^{2+}-Kanal-Inhibitoren				
Nifedipin*	Inhibition spannungsabhängiger Ca^{2+}-Kanäle vom L-Typ	+	+++	10-30 mg dreimal tägl., p.o.
Amlodipin*		+	+++	1,25-10 mg einmal tägl., p.o.
Sympathomimetika				
Dobutamin	Agonismus an myokardialen und vaskulären β-Adrenozeptoren	+	++	2-20 µg/kg/min i.v.

* Nicht für die Indikation Herzinsuffizienz zugelassen.
** Im Erprobungsstadium.
‡ Nur für die kurzzeitige stationäre Anwendung zugelassen.
Abkürzungen: i.v., intravenöse Infusion, p.o., orale Gabe.

§ Fosinapril wurde vom Hrsg. ergänzt.
Vesnarinon, Nicorandil, Phentolamin, Labetalol und Bucindolol sind in Deutschland nicht auf dem Markt (Anm. d. Hrsg.).

Dobutamin eine Toleranz entwickeln, kann ein Umsetzen auf einen intravenös gegebenen Inhibitor von cAMP-Phosphodiesterasen der Gruppe III (z. B. Milrinon, im nächsten Absatz beschrieben) für mehrere Tage die Wirksamkeit von Dobutamin wiederherstellen. Das Ausschleichen einer Dobutamintherapie ist oft schwierig und kann den kombinierten Einsatz mehrerer vasodilatorischer Substanzklassen wie auch von Digoxin und Diuretika erforderlich machen.

Dopamin Dopamin ist für die Behandlung der meisten Patienten mit systolischer Ventrikeldysfunktion von begrenztem Wert, wenn nicht ein Schockzustand auf der Basis eines primären Herzversagens, eines Blutverlusts oder einer Dehydratation oder aufgrund der Nebenwirkungen von Vasodilatoren auftritt. Dopamin ist ein endogenes Katecholamin, das eine Vasodilatation durch direkte Stimulation von Dopaminrezeptoren der Subtypen 1 und 2 (d. h. der D_1- und D_2-Rezeptoren), die im peripheren Gefäßsystem postsynaptisch (D_1) bzw. präsynaptisch (D_2) lokalisiert sind, hervorruft. Bei intravenösen Dosierungen bis 2 µg/kg/min (bezogen auf ein geschätztes Körpernormalgewicht) bewirkt es eine relativ selektive Vasodilatation im Splanchnikusgebiet und am arteriellen Gefäßsystem der Niere. Bei Patienten, die nicht mehr auf Diuretika ansprechen oder deren glomeruläre Filtrationsrate aufgrund einer grenzwertigen Nierendurchblutung abfällt, kann dies zur Förderung der Nierendurchblutung und zur Aufrechterhaltung der glomerulären Filtrationsrate genutzt werden. Dopamin fördert auch die Natriurese über eine direkte Beeinflussung der renalen Tubulusepithelzellen. In mittlerer Dosierung (2 - 10 µg/kg/min i.v.) steigert Dopamin die Noradrenalinfreisetzung aus den sympathischen Neuronen der Gefäße, was zu einer erhöhten Aktivierung von β-Adrenozeptoren im Herzen führt. Bei noch höheren Infusionsraten (5 - 20 µg/kg/min) kommt es über eine Stimulation von α-Adrenozeptoren zu einer peripheren Vasokonstriktion. Auch in der mittleren Dosierung weisen viele Patienten Anzeichen für einen Anstieg des peripheren Gefäßwiderstands auf. Auch kann eine Tachykardie, die ausgeprägter unter Dopamin als unter Dobutamin auftritt, bei Patienten mit ischämischer Herzerkrankung die systolische und diastolische Myokardfunktion verschlechtern. Es muß betont werden, daß sich die angeführten Dosisbereiche auf das geschätzte Normalgewicht und nicht auf das tatsächliche Gewicht eines Patienten beziehen. Das unerklärliche Auftreten einer Tachykardie oder neuartiger Rhythmusstörungen bei einem Patienten, der u. a. auch Dopamin in Nierendosis erhält, muß den Verdacht auf eine unangemessen hohe Dopamindosierung hervorrufen.

Verschiedene oral verfügbare Derivate sind von Dopamin abgeleitet worden wie z. B. *Levodopa* oder *Ibopamin*. Obwohl für diese beiden Substanzen nachgewiesen wurde, daß sie bei manchen herzinsuffizienten Patienten die Symptomatik verbessern, wurde für keine eine Anwendung zusätzlich zur Standardtherapie durch eine große prospektive Studie geprüft. Auf der Grundlage der derzeit verfügbaren Erkenntnisse könnte sich Ibopamin, das den renalen Blutfluß erhöht, für die Behandlung ausgewählter Patienten mit einer grenzwertigen Nierenfunktion oder einer Diuretikaresistenz bei Herzinsuffizienz als nützlich erweisen. Jedoch muß die Sicherheit und Wirksamkeit von Ibopamin in zusätzlichen klinischen Studien bestätigt werden.

PHOSPHODIESTERASE-INHIBITOREN

Obwohl Stoffe wie Theophyllin oder Koffein seit über 30 Jahren als unspezifische Inhibitoren von cGMP- und cAMP-spaltenden Phosphodiesterasen (PDE) bekannt sind, sind erst in den 80er Jahren eine Reihe von spezifischen Inhibitoren für die Subtypen der PDE-Isoenzyme verfügbar geworden. In Tabelle 34.8 wird die Klassifizierung dieser Isoenzyme, wie sie von Beavo und Reifsnyder (1990) vorgeschlagen wurde, kurz zusammengefaßt. Jedes Isoenzym stammt aus einer eigenen Genfami-

Tabelle 34.8 Klassifikation der Phosphodiesterase-Isoenzyme

ISOENZYM-FAMILIE	ENZYMCHARAKTERISIERUNG	SELEKTIVE INHIBITOREN	BEKANNTE WIRKUNGEN DER ISOENZYMINHIBITOREN
I	reguliert durch Ca^{2+}-Calmodulin, verschiedene K_m-Werte für cAMP und cGMP	Vinpocetin	Beeinflussung des ZNS, Vasodilatation
II	Stimulation der cAMP-Hydrolyse durch cGMP, hoher K_m für cAMP	keiner	
III	Hemmung der cAMP-Hydrolyse durch cGMP, niedriger K_m für cAMP und cGMP	Milrinon Amrinon Pimobendan Cilostamid Peroximon Vesnarinon	positive Inotropie, Relaxation der Gefäße und Atemwege, Hemmung der Plättchenaggregation, Stimulation der Lipolyse, Hemmung der Zytokinproduktion*
IV	niedriger K_m für cAMP	Rolipram R0230-1724	Relaxation der glatten Bronchialmuskulatur, Hemmung der Freisetzung von Entzündungsmediatoren, Beeinflussung des ZNS, Stimulation der Magensäuresekretion
V	Isoformen mit sowohl niedrigem als auch hohem K_m für cGMP	Zaprinast Dipyridamol	Hemmung der Plättchenaggregation
VI	Aktivität wird durch Transducin reguliert	keiner	Phosphodiesterase der Photorezeptoren
VII	niedriger K_m für cAMP	keiner	hohe Aktivität in Skelettmuskel, kommt im Herz und in der Niere vor

Abkürzungen: cGMP: zyklisches GMP; cAMP: zyklisches AMP; K_m: Michaelis-Menten-Konstante.
* Nur für Vesnarinon berichtet; ein Zusammenhang mit der Hemmung der Phosphodiesterase ist nicht erwiesen.
QUELLE: Modifiziert nach Nicholson et al., 1991, mit Genehmigung des Verlags.

lie, die miteinander verwandt sind, was aus den Aminosäuresequenzen oder den cDNA-Sequenzen abgeleitet werden kann. Viele neue Erkenntnisse betreffen auch die Verteilungen der PDE-Isoenzyme in den Zellen und Geweben (die bei verschiedenen Spezies deutlich differieren können) sowie ihre subzellulären Lokalisationen und ihre Verknüpfungen mit spezifischen, von cGMP oder cAMP abhängigen Signalketten. Viele Organe einschließlich des Herzmuskels enthalten Vertreter aller bekannten PDE-Isoenzymklassen (Bode et al., 1991; Nicholson et al., 1991). Die in Tabelle 34.8 aufgeführte Spezifität selektiver Inhibitoren ist für die meisten PDE-Isoenzyme auf einen relativ engen Konzentrationsbereich beschränkt, wobei eine unspezifische Inhibition bei höheren Konzentrationen auftritt. Zusätzlich weisen die meisten dieser Inhibitoren weitere bekannte pharmakologische Aktivitäten auf. Zum Beispiel ist Dipyridamol ein Antagonist für die Aufnahme und den Metabolismus von Adenosin. Mehrere Inhibitoren für die PDE-Familie der Gruppe III können zur Behandlung der Herzinsuffizienz eingesetzt werden.

Amrinon und Milrinon Obwohl parenterale Darreichungsformen von *Amrinon* und *Milrinon* für die kurzzeitige Stimulation des Kreislaufs bei fortgeschrittener Herzinsuffizienz zugelassen wurden, haben die oralen Präparate beider Medikamente in prospektiven Langzeitstudien oft inakzeptable Nebenwirkungen hervorgerufen, nur minimale langfristige Wirksamkeit gezeigt und - in den eingesetzten Dosierungen - die Mortalität der herzinsuffizienten Patienten erhöht. Beide Substanzen sind Bipyridinderivate und relativ selektive Inhibitoren der durch cGMP hemmbaren cAMP-PDE der Gruppe III. Diese Substanzen erzeugen eine Vasodilatation mit einem anschließenden Abfall des peripheren Gefäßwiderstands und erhöhen sowohl die Kontraktionskraft als auch die Relaxationsgeschwindigkeit des Myokards. Beide Substanzen sind wirksam, wenn sie entweder als Monotherapie oder - was häufiger vorkommt - in Kombination mit anderen oralen und/oder intravenösen Medikamenten zur Kurzzeitbehandlung von Patienten mit schwerer, auf links- oder rechtsventrikulärer systolischer Dysfunktion beruhender Herzinsuffizienz eingesetzt werden. Die intravenöse Applikation beider Substanzen muß mit einer Aufsättigungsdosis eingeleitet werden, der sich eine Dauerinfusion anschließt. Für Amrinon wird typischerweise eine Bolusinjektion von 0,5 µg/kg und eine Infusionsrate von 2 - 20 µg/kg/min eingesetzt. Milrinon ist ungefähr zehnfach aktiver als Amrinon. Die übliche Aufsättigungsdosis von Milrinon beträgt 50 µg/kg und die kontinuierliche Infusionsrate liegt im Bereich von 0,25 - 1,0 µg/kg/min. Die Eliminationshalbwertszeiten von Amrinon und Milrinon betragen 2 - 3 Stunden, bzw. 30 - 60 Minuten. Sie sind bei Patienten mit schwerer

Herzinsuffizienz ungefähr verdoppelt. Eine klinisch bedeutsame Thrombozytopenie tritt unter Amrinon bei 10% der Patienten, bei Milrinon aber selten auf.

Unter den derzeit verfügbaren PDE-Inhibitoren ist *Milrinon* wegen seiner größeren Selektivität für die Gruppe III der PDE-Isoenzyme, seiner kürzeren Halbwertszeit und den geringeren Nebenwirkungen das Mittel der Wahl für die kurzzeitige parenterale Steigerung der Inotropie bei schwerer Herzinsuffizienz. Die Weiterentwicklung von oralen Präparaten dieser Wirkstoffklasse einschließlich der artverwandten Substanzen Enoximon und Piroximon, wurde als Reaktion auf den vorzeitigen Abbruch der PROMISE-Studie (Prospective Randomized Milrinone Survival Evaluation, Packer et al., 1991) abgebrochen, die bei milrinon-behandelten Patienten mit Herzinsuffizienz im NYHA-Stadium IV eine Mortalitätszunahme um 53% nachwies. Dazu kam, daß Patienten mit leichter ebenso wie mit schwerer Herzinsuffizienz häufiger in Kliniken eingewiesen werden mußten oder unter schweren Nebenwirkungen (z. B. Hypotonie oder Synkopen) litten als die plazebobehandelten Patienten. Diese ungünstigen Ergebnisse hatten sich schon in einer kleineren Studie abgezeichnet, in der eine orale Gabe von Milrinon mit der von Digoxin oder Plazebo verglichen wurde (DiBianco et al., 1989). Es trat in der Milrinongruppe nicht nur keine anhaltende Verbesserung der Hämodynamik auf, sondern die Häufigkeit unerwünschter Nebenwirkungen insbesondere von Arrhythmien war in dieser Gruppe erhöht, unabhängig davon, ob die Patienten zusätzlich Digoxin erhielten oder nicht.

PDE-Inhibitoren mit Benzimidazolinstruktur Benzimidazolinderivate mit inhibitorischer Wirksamkeit auf PDE-Isoenzyme der Gruppe III wurden entwickelt und bei herzinsuffizienten Patienten erprobt. Pimobendan hat umfangreiche klinische Prüfungen durchlaufen und scheint bei Patienten mit mittel- bis hochgradiger Herzinsuffizienz wirksam und im allgemeinen gut verträglich zu sein (Rector und Cohn, 1992). Als wichtiger Unterschied zu Amrinon oder Milrinon scheinen die Verbesserungen der Belastungsfähigkeit und der Herzinsuffizienzsymptomatik unter Pimobendan erhalten zu bleiben. Dies könnte auf einen zweiten Wirkmechanismus dieser Substanz zurückzuführen sein, der wahrscheinlich ohne Bezug zur Hemmung der PDE in einer Sensitivierung des kardialen kontraktilen Apparats gegenüber intrazellulärem Ca^{2+} besteht. Obwohl das proarrhythmische Potential von Pimobendan geringer als das der anderen PDE-Inhibitoren sein könnte, scheinen die für Milrinon berichteten negativen Mortalitätsresultate in den USA die weitere Erprobung von Pimobendan für die Behandlung der Herzinsuffizienz verhindert zu haben. Einige neue Substanzen, die Ähnlichkeiten mit Pimobendan und ebenfalls eine Ca^{2+}-sensitivierende Wirksamkeit aufweisen, aber an der PDE III weniger inhibitorisch wirksam sind, wurden in letzter Zeit entwickelt und befinden sich in der klinischen Erprobung.

Vesnarinon Vesnarinon (OPC-8212) ist eine oral wirksame positiv inotrope Substanz mit leichtem vasodilatorischem Effekt, die anscheinend mehrere Wirkmechanismen aufweist. Es handelt sich um einen relativ selektiven Inhibitor für die durch cGMP inhibierbare Isoform der cAMP-Phosphodiesterase, die im menschlichen Myokard und in der Niere vorkommt (Meacci et al., 1992), aber es hat eine zehnfach geringere inhibitorische Potenz an der PDE-III-Isoform, die im menschlichen Aortengewebe und in Blutplättchen gefunden wurde (Masuoka et al., 1993). Für Vesnarinon wurde ebenfalls nachgewiesen, daß es spannungsabhängige Na^+- und K^+-Kanäle der sarkolemmalen Membran beeinflußt, was zum positiv inotropen Effekt der Substanz beitragen kann. Über die Hemmung von PDE der Gruppe III erhöht Vesnarinon auch indirekt den Ca^{2+}-Einstrom durch spannungsabhängige Ca^{2+}-Kanäle. Die Gesamtheit dieser Wirkungen erzeugt eine Verlangsamung der Herzfrequenz und eine Verlängerung der Aktionspotentialdauer, wobei diese Effekte das Gegenteil dessen darstellen, was für andere PDE-III-Inhibitoren beobachtet wird. Auch wurde für Vesnarinon gezeigt, daß es über einen unbekannten Mechanismus die Produktion einiger inflammatorischer Zytokine in Lymphozyten hemmt.

Für Vesnarinon wurde in einer randomisierten, plazebokontrollierten Multicenterstudie nachgewiesen, daß es die Mortalität senkt (Feldman et al., 1993). Patienten unter optimaler medikamentöser Therapie, von denen die meisten Symptome des NYHA-Stadiums III aufwiesen, wurden nach dem Zufallsprinzip in Gruppen eingeteilt, die entweder Plazebo oder Vesnarinon in zwei verschiedenen Dosierungen (60 oder 120 mg/Tag) erhielten. Der Studienarm mit der höheren Dosierung von Vesnarinon wurde frühzeitig wegen einer erhöhten Mortalität der mit Verum behandelten Patienten abgebrochen. Jedoch ergab sich für die Patientengruppe, die 60 mg/Tag Vesnarinon erhielt, nach zwölf Wochen eine im Vergleich zu Plazebo um mehr als 50% reduzierte Mortalität. Zusätzlich besserten sich in der Gruppe mit 60 mg/Tag Vesnarinon die Herzinsuffizienzsymptome und die Lebensqualität, was die Ergebnisse früherer kleiner Studien bestätigt. Zur Zeit laufen Folgestudien, in denen diese Ergebnisse reproduziert werden sollen und den optimalen Dosierungsbereich und die Untergruppen herzinsuffizienter Patienten, die am wahrscheinlichsten von der Therapie profitieren werden, genauer definieren sollen.

β-Adrenozeptor-Antagonisten

β-Adrenozeptor-Antagonisten werden genauer in Kapitel 10 behandelt. Die Einführung dieser Wirkstoffe zur Behandlung der Herzinsuffizienz basiert im wesentlichen auf empirischen Befunden kleiner klinischer Studien und steht im Gegensatz zu klinischen und tierexperimentellen Daten, wonach diese Substanzen negativ inotrop wirken und die Herzfunktion verschlechtern können. In den 70er Jahren wurde von Waagstein und seinen Mitarbeitern in Schweden berichtet, daß β-Adrenozeptorblocker (zumeist der relativ $β_1$-selektive Antagonist Metoprolol) bei Patienten mit leichter bis hochgradiger Herzinsuffizienz (d. h. NYHA-Stadien II bis IV) auf der Basis einer idiopathischen dilatativen Kardiomyopathie die Symptome, die Belastungsfähigkeit und verschiedene Parameter der Ventrikelfunktion über eine Dauer von mehreren Monaten verbessern konnten (zusammengefaßt von Swedberg, 1993). Mit einigen Ausnahmen konnte eine ganze Reihe kleiner klinischer Studien im darauffolgenden Jahrzehnt diese initialen Beobachtungen bestätigen (zusammengefaßt von Fowler, 1993 und Doughty et al., 1994), wobei keine dieser Studien groß genug war, um eine endgültige Aussage hinsichtlich der Symptome oder der Belastungstoleranz zu treffen, oder um einen eventuellen Einfluß auf die Mortalität statistisch nachweisen zu können.

Die MDC-Studie (Metoprolol in Dilated Cardiomyopathy, Waagstein et al., 1993) war eine randomisierte, prospektive

Multicenterstudie, in der bei 383 Patienten Metoprolol gegen Plazebo verglichen wurde. Diese Patienten wiesen ausschließlich eine leicht- oder mittelschwere idiopathische dilatative Kardiomyopathie auf (d. h. ohne klinisch erkennbare koronare Herzerkrankung oder aktive Myokarditis) und standen unter bestmöglicher medizinischer Behandlung einschließlich eines ACE-Inhibitors. Obwohl sich nach einer Beobachtungszeit von zwölf Monaten kein Unterschied in der Mortalität der beiden Gruppen feststellen ließ, verschlechterten sich 19 Patienten der Plazebogruppe - gegenüber nur zwei Patienten in der Metoprololgruppe - so weit, daß sie zur Herztransplantation angemeldet wurden, was einen primären Endpunkt der Studie darstellte. Nach zwölf Monaten wurde eine signifikante Verbesserung der linksventrikulären Auswurffraktion, der Belastungsfähigkeit, des NYHA-Stadiums und der vom Patienten selbst eingeschätzten Lebensqualität erzielt (Waagstein et al.,1993; Andersson et al., 1994). Nach einer sechswöchigen Einleitungsphase, in der die Dosierung von anfangs 10 mg/Tag Metoprolol langsam gesteigert wurde, lag die im Mittel erreichte Dosierung bei 100 mg/Tag. Zu Beginn der Studie hatten nur wenige Patienten eine fortgeschrittene Herzinsuffizienz (NYHA-Stadium IV), obwohl bei ungefähr der Hälfte die Auswurffraktion unter 20% lag. Obwohl die Autoren vorsichtig genug waren, diese Befunde nicht auf herzinsuffiziente Patienten mit einer ischämischen Herzerkrankung zu übertragen, wurden in einer neueren, kleinen, randomisierten, prospektiven *cross-over*-Studie, die bei dieser Patientengruppe Metoprolol in ähnlicher Dosierung wie in der MDC-Studie gegen Plazebo verglich, gleichartige Verbesserungen der linksventrikulären Ejektionsfraktion und der funktionellen Parameter nach sechsmonatiger Behandlung beobachtet (Fisher et al., 1994).

Eine Reihe prospektiver, randomisierter, plazebokontrollierter klinischer Studien überprüfen zur Zeit die Wirksamkeit und Sicherheit von neueren β-Adrenozeptor-Antagonisten, die zudem vasodilatorische Aktivität aufweisen, bei herzinsuffizienten Patienten. *Carvedilol* ist ein nichtselektiver β-Adrenozeptorblocker mit zusätzlicher α_1-antagonistischer Qualität, der sich ähnlich verhält wie Labetalol, aber eine längere Wirkdauer aufweist. Diese Substanz wird derzeit in prospektiven Studien bei Patienten mit sowohl ischämischer als auch idiopathisch dilatativer Kardiomyopathie geprüft. Bristow und seine Mitarbeiter (1994) haben bei Patienten mit sowohl idiopathischer als auch ischämischer Kardiomyopathie über erste positive Erfahrungen mit *Bucindolol*, einem nicht β-selektiven Adrenozeptor-Antagonisten, der über einen unbekannten Mechanismus auch vasodilatorisch wirkt, berichtet.

Weder die MDC-Studie noch andere publizierte Erfahrungen mit β-Adrenozeptor-Antagonisten geben derzeit einen Hinweis darauf, daß diese Medikamente die Gesamtmortalität oder die Häufigkeit eines plötzlichen Herztods bei Herzinsuffizienz reduzieren könnten. Jedenfalls legen die verfügbaren Ergebnisse nun nahe, daß β-Adrenozeptorblocker bei Patienten mit idiopathisch dilatativer Kardiomyopathie, und wahrscheinlich auch mit ischämischer Kardiomyopathie, mit akzeptabler Sicherheit eingesetzt werden können, wenn dies mit ausreichender Vorsicht geschieht, daß sie die Ventrikelfunktion und die Belastungsfähigkeit verbessern und die klinische Verschlechterung bis zur Notwendigkeit einer Herztransplantation verlangsamen können. In allen publizierten Studien, die von Untersuchern mit eingehenden Erfahrungen in der Behandlung der Herzinsuffizienz durchgeführt wurden, waren die Dosierungen anfangs niedrig (z. B. 10 mg/Tag Metoprolol) und wurden langsam über mindestens vier bis sechs Wochen gesteigert. Für Carvedilol wie auch Bucindolol laufen derzeit große prospektive Studien mit herzinsuffizienten Patienten, die bereits in optimaler Weise mit Vasodilatoren mit und ohne Digoxin und Diuretika behandelt werden, und diese Studien beinhalten die Mortalität als einen primären Endpunkt. Es ist offen, ob der nichtselektive β-Antagonismus und die moderate vasodilatorische Aktivität der beiden Substanzen einen wesentlichen Vorteil gegenüber Metoprolol erbringen werden.

Es muß betont werden, daß die Gabe von Medikamenten, die den β-Adrenozeptor blockieren, bei Patienten mit fortgeschrittener Herzinsuffizienz riskant sein kann. Dieser Ansatz stellt derzeit eine experimentelle Therapie dar, die in den Vereinigten Staaten noch nicht von der Food and Drug Administration für die Indikation der Herzinsuffizienz zugelassen wurde.

> Aufgrund der Datenlage wurde 1998 Carvedilol, ein nicht-selektiver β-Adrenozeptor-Antagonist, mit α_1-Adrenozeptor blockierenden und Radikalfängereigenschaften für die Therapie der Herzinsuffizienz zugelassen, zusammen mit der Standardtherapie, die aus ACE-Hemmstoff, Diuretikum und Herzglykosid besteht (Anm. d. Hrsg.).

AUSBLICK

Seit der Veröffentlichung der letzten Ausgabe dieses Lehrbuchs hat eine ständige Weiterentwicklung in der Pharmakotherapie der Herzinsuffizienz stattgefunden. Der Nachweis der Sicherheit und Wirksamkeit von Vasodilatoren, und im besonderen von ACE-Inibitoren, durch eine Reihe großer, randomisierter, plazebokontrollierter Studien hat die zentrale Bedeutung dieser Medikamentenklasse deutlich herausgestellt. Die Wirksamkeit der Herzglykoside ist bestätigt worden, obwohl die langfristige Beeinflussung der Mortalität durch Digoxin noch ermittelt werden muß. Der vorsichtige Einsatz von β-Adrenozeptor-Antagonisten kann, sogar bei fortgeschrittener Herzinsuffizienz mit systolischer Ventrikeldysfunktion, eine Verbesserung der Symptomatik bewirken, obwohl auch hier unbekannt ist, ob diese Medikamente die Lebenserwartung von herzinsuffizienten Patienten steigern können.

Trotz dieser und anderer neuer Verbesserungen in der Pharmakotherapie der Herzinsuffizienz bleibt die Mortalität hoch und wird bis jetzt durch die neuen medikamentösen Möglichkeiten kaum beeinflußt, was z. T. auf die zunehmend älter werdende Bevölkerung der westlichen Länder zurückzuführen ist (Armstrong und Moe, 1994). Daher sind präventive Strategien, zu denen auch die energische Bekämpfung der Risikofaktoren einer koronaren Herzerkrankung zählen, von überragender Wichtigkeit. Viele neu eingeführte Wirkstoffe haben einige kostspielige Mißerfolge verursacht. Der unerwartete Anstieg der Todesrate bei Patienten, die im Rahmen von klinischen Studien β-Adrenozeptor-Agonisten wie z. B. Milrinon oder Flosequinan erhielten, stellt die Bedeutung von Mortalitätsdaten, die in randomisierten und plazebokontrollierten Studien über einen längeren Zeitraum ermittelt wurden, klar heraus. Von sekundären Endpunkten oder Surrogatparametern für die Wirksamkeit und Sicherheit eines neuartigen Medikaments oder einer Therapieform sollte man nicht annehmen, daß sie eine Beeinflussung der Lebenserwartung vorhersagen könnten. Dabei spielt es keine Rolle, wie überzeugend die Argumente sind, die aus den vertieften Erkenntnissen über die Pathophysiologie der Herzinsuffizienz abgeleitet werden können (Lipicky und Packer, 1993). Jede der genannten Substanzgruppen verbesserte die Belastungsfähigkeit, verringerte die Klinikeinweisungen wegen progredienter Herzinsuffizienz oder verbesserte die linksventrikuläre Herzfunktion oder andere Zielparameter. Die jüngsten Erfahrungen in der Arzneimittelentwicklung belegen jedoch, daß der größere Umfang, die längere Dauer und die höheren Kosten von Mortalitätsstudien gerechtfertigt sind.

Es wurde zudem hinterfragt, ob das üblicherweise angewandte Verfahren der Dosisfindung klug gewählt ist (Packer, 1993). Bei diesem versucht man in Pilotstudien, die hämodynamischen Effekte eines neuen vielversprechenden Medikaments zu optimieren, um dies als wesentliches Kriterium für die Auswahl einer Dosierung zu verwenden, die dann in einer größeren Studie auf Langzeitwirksamkeit oder Beeinflussung der Mortalität geprüft werden soll. Eine höhere Dosierung kann aber trotz eines verbesserten hämodynamischen Wirkspektrums das Risiko unerwünschter Nebenwirkungen steigern, während eine niedrigere, aber klinisch immer noch wirksame Dosierung in Kombination mit den anderen üblichen medikamentösen Therapieformen die Lebenserwartung verbessert hätte. In anderen Fällen könnte eine neue Substanz auch aufgrund unerwarteter Wirkmechanismen, die vom primär vermuteten Wirkeffekt unabhängig sein können, eine Beeinflussung der Lebenserwartung erzielen. Es ist daher wichtig, daß zukünftige Mortalitätsstudien unter Berücksichtigung dieser Überlegungen entworfen werden, da weder die Zulassungsbehörden noch die Pharmaindustrie über die Wiederholung eine großen prospektiven Mortalitätsstudie mit einer neuen Substanz in niedrigerer Dosierung erfreut sein werden, wenn die vorausgehende Studie bereits eine mangelnde Wirksamkeit oder eine im Vergleich zu Plazebo erhöhte Mortalität ergeben hat.

Unter diesen Vorbehalten erscheinen mehrere neue pharmakologische Ansätze für die Therapie der Herzinsuffizienz vielversprechend. Darunter befinden sich u. a. Ca^{2+}-sensitivierende Substanzen (z. B. Levosimendan), neue Klassen von Vasodilatoren, wie z. B. Substanzen, die die Leitfähigkeit von K^+-Kanälen erhöhen (z. B. Nicorandil) und Substanzen wie Vesnarinon, ein Inhibitor von cAMP-Phosphodiesterasen der Gruppe III, dessen Wirksamkeit bei Herzinsuffizienz auf einem zusätzlichen unabhängigen Mechanismus beruhen könnte. Ein verbessertes Verständnis der Pathophysiologie des plötzlichen Herztods, der bei Herzinsuffizienz durch primäre Herzrhythmusstörungen entsteht, und die Möglichkeit, diese ohne Risiko zu behandeln, sollte ebenfalls zur Verlängerung der Lebenserwartung der Patienten führen. Jedoch ist ein wesentlicher therapeutischer Durchbruch wahrscheinlich abhängig von den zukünftigen Erfolgen bei der Aufklärung der fundamentalen zellulären und molekularen Veränderungen, die den kontraktilen, hämodynamischen und neurohumoralen Störungen bei Herzinsuffizienz zugrundeliegen (Lenfant, 1994). Die über viele Jahrzehnte gesammelten Erfahrungen lassen erwarten, daß sich der Fortschritt hinsichtlich der Lebenserwartung bei diesem häufigen Syndrom langsam entwickeln wird.

Eine weiterführende Diskussion der Physiologie und Pathophysiologie des Herzens und der Herzinsuffizienz findet sich in *Harrisons's Principles of Internal Medicine*, 14th ed., McGraw-Hill, New York, 1998, deren deutsche Ausgabe 1999 erscheint.

LITERATUR

Acute Infarction Ramipril Efficacy (AIRE) Study Investigators. Effect of ramipril on mortality and morbidity of survivors of acute myocardial infarction with clinical evidence of heart failure. *Lancet,* **1993**, *342*:821—828.

Andersson, B., Hamm, C., Persson, S., Wikstrom, G., Sinagra, G., Hjalmarson, A., and Waagstein, F. Improved exercise hemodynamic status in dilated cardiomyopathy after beta-adrenergic blockade treatment. *J. Am. Coll. Cardiol.,* **1994**, *23*:1397—1404.

Blaustein, M.P. Physiological effects of endogenous ouabain: control of intracellular Ca^{2+} stores and cell responsiveness. Am. J. Physiol., 1993, 264:C1367—C1387.

Bode, D.C., Kanter, J.R., and Brunton, L.L. Cellular distribution of phosphodiesterase isoforms in rat cardiac tissue. *Circ. Res.,* **1991**, *68*:1070—1079.

Bøtker, H.E., Toft, P., Klitgaard, N.A., and Simonsen, E.E. Influence of physical exercise on serum digoxin concentration and heart rate in patients with atrial fibrillation. *Br. Heart J.,* **1991**, *65*:337—341.

Bristow, M.R., O'Connell, J.B., Gilbert, E.M., French, W.J., Leatherman, G., Kantrowitz, N.E., Orie, J., Smucker, M.L., Marshall, G., Kelly, P., Deitchman, D., and Anderson, J.L. for the Bucindolol Investigators. Dose-response of chronic β-blocker treatment in heart failure from either idiopathic dilated or ischemic cardiomyopathy. *Circulation,* **1994**, *89*:1632—1642.

Cohn, J.N., Johnson, G., Ziesche, S., Cobb, F., Francis, G., Tristani, F., Smith, R., Dunkman, B., Loeb, H., Wong, M., Bhat, G., Goldman, S., Fletcher, R.D., Doherty, J., Hughes, C.V., Carson, P., Cintron, G., Shabetai, R., and Haakenson, C. A comparison of enalapril with hydralazine-isosorbide dinitrate in the treatment of chronic congestive heart failure. *N. Engl. J. Med.,* **1991**, *325*:303—310.

Cohn, J.N., Archibald, D.G., Ziesche, S., Franciosa, J.A., Harston, W.E., Tristani, F.E., Dunkman, W.B., Jacobs, W., Francis, G.S., Flohr, K.H., Goldman, S., Cobb, F.R., Shah, P.M., Saunders, R., Fletcher, R.D., Loeb, H.S., Hughes, V.C., and Baker, B. Effect of vasodilator therapy on mortality in chronic congestive heart failure. Results of a Veterans Administration Cooperative Study. *N. Engl. J. Med.,* **1986**, *314*:1547—1552.

CONSENSUS Trial Study Group. Effects of enalapril on mortality in severe congestive heart failure. Results of the Cooperative North Scandinavian Enalapril Survival Group (CONSENSUS). *N. Engl. J. Med.,* **1987**, *316*:1429—1435.

DiBianco, R., Shabetai, R., Kostuk, W., Moran, J., Schlant, R.C., and Wright, R. for the Milrinone Trial Group. A comparison of oral milrinone, digoxin, and their combination in the treatment of patients with chronic heart failure. *N. Engl. J. Med.,* **1989**, *320*:677—683.

Eisner, D.A., Lederer, W.J., and Vaughan-Jones, R.D. The quantitative relationship between twitch tension and intracellular sodium activity in sheep cardiac Purkinje fibres. *J. Physiol.,* **1984**, *355*:251—266.

Elkayam, U., Shotan, A., Mehra, A., and Ostrzega, E. Calcium channel blockers in heart failure. *J. Amer. Coll. Cardiol.,* **1993**, *22*:139A—144A.

Ellison, D.H. The physiologic basis of diuretic synergism: its role in treating diuretic resistance. *Ann. Intern. Med.*, **1991**, *114*:886—894.

Feldman, A.M., Bristow, M.R., Parmley, W.W., Carson, P.E., Pepine, C.J., Gilbert, E.M., Strobeck, J.E., Hendrix, G.H., Powers, E.R., Bain, R.P., and White, B.G., for the Vesnarinone Study Group. Effects of vesnarinone on morbidity and mortality in patients with heart failure. *N. Engl. J. Med.*, **1993**, *329*:149—155.

Ferguson, D.W., Berg, W.J., Sanders, J.S., Roach, P.J., Kempf, J.S., and Kienzle, M.G. Sympathoinhibitory responses to digitalis glycosides in heart failure patients. Direct evidence from sympathetic neural recordings. *Circulation*, **1989**, *80*:65—77.

Fisher, M.L., Gottlieb, S.S., Plotnick, G.D., Greenberg, N.L., Patten, R.D., Bennett, S.K., and Hamilton, B.P. Beneficial effects of metoprolol in heart failure associated with coronary artery disease: a randomized trial. *J. Am. Coll. Cardiol.*, **1994**, *23*:943—950.

Fonarow, G.C., Chelimsky-Fallick, C., Stevenson L.W., Luu, M., Hamilton, M.A., Moriguchi, J.D., Tillisch, J.H., Walden, J.A., and Albanese, E. Effect of direct vasodilation with hydralazine versus angiotensin-converting enzyme inhibition with captopril on mortality in advanced heart failure: The Hy-C trial. *J. Am. Coll. Cardiol.*, **1992**, *19*:842—850.

Gamba, G., Miyanoshita, A., Lombardi, M., Lytton, J., Lee, W.-S., Hediger, M.A., and Hebert, S.C. Molecular cloning, primary structure, and characterization of two members of the mammalian electroneutral sodium-(potassium)-chloride cotransporter family expressed in kidney. *J. Biol. Chem.*, **1994**, *269*:17713—17722.

Gamba, G., Saltzberg, S.N., Lombardi, M., Miyanoshita, A., Lytton, J., Hediger, M.A., Brenner, B.M., and Hebert, S.C. Primary structure and functional expression of a cDNA encoding the thiazide-sensitive, electroneutral sodium-chloride cotransporter. *Proc. Natl. Acad. Sci. U.S.A.*, **1993**, *90*:2749—2753.

Gottlieb, S.S., Dickstein, K., Fleck, E., Kostis, J., Levine, T.B., LeJemtel, T., and DeKock, M. Hemodynamic and neurohormonal effects of the angiotensin II antagonist losartan in patients with congestive heart failure. *Circulation*, **1993**, *88*:1602—1609.

Gruppo Italiano per lo Studio della Sopravvivenza nell'Infarto Miocardico. GISSI-3 Investigators. Effects of lisinopril and transdermal glyceryl trinitrate singly and together on 6-week mortality and ventricular function after acute myocardial infarction. *Lancet*, **1994**, *343*:1115—1122.

Konstam, M.A., Rousseau, M.F., Kronenberg, M.W., Udelson, J.E., Melin, J., Stewart, D., Dolan, N., Edens, T.R., Ahn, S., Kinan, D., Howe, D.M., Kilcoyne, L., Metherall, J., Benedict, C., Yusuf, S., and Pouleur, H. for the SOLVD Investigators. Effects of the angiotensin converting enzyme inhibitor enalapril on the long-term progression of left ventricular dysfunction in patients with heart failure. *Circulation*, **1992**, *86*:431—438.

Lahav, M., Regev, A., Ra'anani, P., Theodor, L. Intermittent administration of furosemide vs continuous infusion preceded by a loading dose for congestive heart failure. *Chest*, **1992**, *102*:725—731.

Lenfant, C. Report of the Task Force on Research in Heart Failure. *Circulation*, **1994**, *90*:1118—1123.

Lingrel, J.B., Van Huysse, J., O'Brien, W., Jewell-Motz, E., Askew, R., and Schultheis, P. Structure-function studies of the Na,K—ATPase. *Kidney Int.*, **1994**, *44*:S32—S39.

Mahdyoon, H., Battilana, G., Rosman, H., Goldstein, S., and Gheorghiade, M. The evolving pattern of digoxin intoxication: observations at a large urban hospital from 1980 to 1988. *Am. Heart J.*, **1990**, *120*:1189—1194.

Mason, D.T., Braunwald, E., Karsh, R.B., and Bullock, F.A. Studies on digitalis. X. Effects of ouabain on forearm vascular resistance and venous tone in normal subjects and in patients in heart failure. *J. Clin. Invest.*, **1964**, *43*:532—543.

Masuoka, H., Ito, M., Sugioka, M., Kozeki, H., Konishi, T., Tanaka, T., and Nakano, T. Two isoforms of cGMP-inhibited cyclic nucleotide phosphodiesterases in human tissues distinguished by their responses to vesnarinone, a new cardiotonic agent. *Biochem. Biophys. Res. Commun.*, **1993**, *190*:412—417.

McGarry, S.J., and Williams, A.J. Digoxin activates sarcoplasmic reticulum Ca^{2+} release channels: a possible role in cardiac inotropy. *Br. J. Pharmacol.*, **1993**, *108*:1043—1050.

Meacci, E., Taira, M., Moos, M., Jr., Smith, C.J., Movsesian, M.A., Degerman, E., Belfrage, P., and Manganiello, V. Molecular cloning and expression of human myocardial cGMP-inhibited cAMP phosphodiesterase. *Proc. Natl. Acad. Sci. U.S.A.*, **1992**, *89*:3721—3725.

Mehra, A., Shotan, A., Ostrzega, E., Hsueh, W., Vasquez-Johnson, J., and Elkayam, U. Potentiation of isosorbide dinitrate effects with N-acetylcysteine in patients with chronic heart failure. *Circulation*, **1994**, *89*:2595—2600.

Packer, M., Carver, J.R., Rodeheffer, R.J., Ivanhoe, R.J., DiBianco, R., Zeldis, S.M., Hendrix, G.H., Bommer, W.J., Elkayam, U., Kukin, M.L., Mallis, G.I., Sollano, J.A., Shannon, J., Tandon, P.K., and DeMets, D.L. for the PROMISE Study Research Group. Effect of oral milrinone on mortality in severe chronic heart failure. *N. Engl. J. Med.*, **1991**, *325*:1468—1475.

Packer, M., Gheorghiade, M., Young, J.B., Costantini, P.J., Adams, K.F., Cody, R.J., Smith, L.K., Van Voorhees, L., Gourley, L.A., and Joily, M.K. Withdrawal of digoxin from patients with chronic heart failure treated with angiotensin-converting enzyme inhibitors. Radiance Study. *N. Engl. J. Med.*, **1993**, *329*:1—7.

Pfeffer, M.A., Braunwald, E., Moye, L.A., Basta, L., Brown, E.J. Jr., Cuddy, T.E., Davis, B.R., Geltman, E.M., Goldman, S., Flaker, G.C., Klein, M., Lamas, G.A., Packer, M., Rouleau, J., Rouleau, J.L., Rutherford, J., Wertheimer, J.H., and Hawkins, C.M. on behalf of the SAVE Investigators. Effect of captopril on mortality and morbidity in patients with left ventricular dysfunction after myocardial infarction. Results of the Survival and Ventricular Enlargement trial. *N. Engl. J. Med.*, **1992**, *327*:669—677.

Rector, T.W., and Cohn, J.N. Assessment of patient outcome with the Minnesota Living with Heart Failure questionnaire: reliability and validity during a randomized, double-blind, placebo-controlled trial of pimobendan. *Am. Heart J.*, **1992**, *124*:1017—1025.

St. John Sutton, M., Pfeffer, M.A., Plappert, T., Rouleau, J.-L., Moye, L.A., Dagenais, G.R., Lamas, G.A., Klein M., Sussex, B., Goldman, S., Menapace, F.J., Jr., Parker, J.O., Lewis, S., Sestier, F., Gordon, D.F., McEwan, P., Bernstein, V., and Braunwald, E. for the SAVE Investigators. Quantitative two-dimensional echocardiographic measurements are major predictors of adverse cardiovascular events after acute myocardial infarction. The protective effects of captopril. *Circulation*, **1994**, *89*:68—75.

SOLVD Investigators. Effect of enalapril on mortality and the development of heart failure in asymptomatic patients with reduced left ventricular ejection fractions. *N. Engl. J. Med.*, **1992**, *327*:685—691. [Published erratum in N. Engl. J. Med., 1992, 329:1768.]

SOLVD Investigators. Effect of enalapril on survival in patients with reduced left ventricular ejection fractions and congestive heart failure. *N. Engl. J. Med.*, **1991**, *325*:293—302.

Swedberg, K. Initial experience with beta blockers in dilated cardiomyopathy. *Am. J. Cardiol.*, **1993**, *71*:30C—38C.

Swedberg, K., Held, P., Kjekshus, J., Rasmussen, K., Ryden, L., and Wedel, H. on behalf of the CONSENSUS II Study Group. Effects of the early administration of enalapril on mortality in patients with acute myocardial infarction. Results of the Cooperative New Scandinavian Enalapril Survival Study II (CONSENSUS II). *N. Engl. J. Med.*, **1992**, *327*:678—684.

Templeton, J.F., Ling, Y., Sashi Kumar, V.P., and LaBella, F.S. Synthesis and structure-activity relationships of 14β-hydroxy-5α-pregnanes: pregnanes that bind to the cardiac glycoside receptor. *Steroids*, **1993**, *58*:518—523.

Uretsky, B.F., Young, J.B., Shahidi, F.E., Yellen, L.G., Harrison, M.C., and Joily, M.K. Randomized study assessing the effect of digoxin withdrawal in patients with mild to moderate chronic congestive heart failure: results of the PROVED trial. *J. Am. Coll. Cardiol.*, **1993**, *22*:955—962.

Waagstein, F., Bristow, M.R., Swedberg, K., Camerini, F., Fowler,

M.B., Silver, M.A., Gilbert, E.M., Johnson, M.R., Goss, F.G., and Hjalmarson, A. for the Metoprolol in Dilated Cardiomyopathy (MDC) Trial Study Group. Beneficial effects of metoprolol in idiopathic dilated cardiomyopathy. *Lancet*, **1993**, *342*:1441—1446.

Wang, W., Chen, J.-S., and Zucker, I.H. Carotid sinus baroreceptor sensitivity in experimental heart failure. *Circulation*, **1990**, *81*:1959—1966.

Weir, W.G., and Hess, P. Excitation-contraction coupling in cardiac Purkinje fibers. Effect of cardiotonic steroids on the intracellular [Ca^{2+}] transient, membrane potential, and contraction. *J. Gen. Physiol.*, **1984**, *83*:395—415.

Withering, W. An account of the foxglove and some of its medical uses, with practical remarks on dropsy, and other disease. In, *Classics of Cardiology*, Vol. I. (Willius, F.A., and Keys, T.E. eds.). Reprint of *Cardiac Classics*, C.V. Mosby, St. Louis, **1941**. Dover, New York, **1961**, pp. 231—252.

Monographien und Übersichtsartikel

Armstrong, P.W., and Moe, G.W. Medical advances in the treatment of congestive heart failure. *Circulation*, **1994**, *88*:2941—2952.

Beavo, J.A., and Reifsnyder, D.H. Primary sequence of cyclic nucleotide phosphodiesterase isozymes and the design of selective inhibitors. *Trends Pharmacol. Sci.*, **1990**, *11*:150—155.

Bigger, J.T., Jr. Diuretic therapy, hypertension, and cardiac arrest. *N. Engl. J. Med.*, **1994**, *330*:1899—1900.

Blatt, C.M., Marsh, J.D., and Smith, T.W. Extracardiac effects of digitalis. In, *Digitalis Glycosides*. (Smith, T.W., ed.) Grune & Stratton, Orlando, FL, **1986**, pp. 209—216.

Cody, R.J. Clinical trials of diuretic therapy in heart failure: research directions and clinical considerations. *J. Am. Coll. Cardiol.*, **1993**, *22*:165A—171A.

Cohn, J.N., and Franciosa, J.A. Vasodilator therapy of cardiac failure. *N. Engl. J. Med.*, **1977**, *297*:27—31, 254—258.

Cohn, J.N. Treatment of infarct related heart failure: vasodilators other than ACE inhibitors. *Cardiovasc. Drugs Ther.*, **1994**, *8*:119—122.

Conti, C.R. Use of calcium antagonists to treat heart failure. *Clin. Cardiol.*, **1994**, *17*:101—102.

Davies, D.L., and Fraser, R. Do diuretics cause magnesium deficiency? *Br. J. Clin. Pharmacol.*, **1993**, *36*:1—10.

Doughty, R.N., MacMahon, S., and Sharpe, N. Beta-blockers in heart failure: promising or proved? *J. Am. Coll. Cardiol.*, **1994**, *23*:814—821.

Eisner, D.A., and Smith, T.W. The Na-K pump and its effectors in cardiac muscle. In, *The Heart and Cardiovascular System*, 2d ed. (Fozzard, H.A., Haber, E., Jennings, R.B., Katz, A.M., and Morgan, H.E., eds.) Raven Press, New York, **1991**, pp. 863—902.

Fowler, M.B. Controlled trials with beta blockers in heart failure: metoprolol as the prototype. *Am. J. Cardiol.*, **1993**, *71*:45C—53C.

Haas, G.J., and Leier, C.V. Vasodilators. In, *Congestive Heart Failure*. (Hosenpud, J.D., and Grunberg, B.H., eds.) Springer-Verlag, New York, **1994**, pp. 400—453.

Harrison, D.G., and Bates, J.N. The nitrovasodilators. New ideas about old drugs. *Circulation*, **1993**, *87*:1461—1467.

Humes, H.D., Gottlieb, M., and Brenner, B.M. The kidney in congestive heart failure. In, *Contemporary Issues in Nephrology*, Vol. 1. Churchill Livingstone, New York, **1978**.

Kelly, R.A., and Smith, T.W. Recognition and management of digitalis toxicity. *Am. J. Cardiol.*, **1992a**, *69*:108G—119G.

Kelly, R.A. and Smith, T.W. Use and misuse of digitalis blood levels. *Heart Dis. Stroke*, **1992b**, *1*:117—122.

Kelly, R.A., and Smith, T.W. Digoxin in heart failure: implications of recent trials. *J. Am. Coll. Cardiol.*, **1993**, *22*:107A—112A.

Kelly, R.A., and Smith, T.W. Endogenous cardiac glycosides. *Adv. Pharmacol.*, 1994, 25:263—288.

Kelly, R.A., and Smith, T.W. Antibody therapies for drug overdose. In, *Therapeutic Immunology*. (Austen, K.F., Burakoff, S.J., Rosen, F.S., and Strom, T.R., eds.) Blackwell Scientific, Cambridge, MA, **1996** (In Press).

Kolibash, A.J., Jr., Lewis, R.P., Bourne, D.W., Kramer, W.G., and Reuning, R.H. Extension of the serum digoxin concentration-response relationship to patient management. *J. Clin. Pharmacol.*, **1989**, *29*:300—306.

Leier, C.V., Dei Cas, L., and Metra, M. Clinical relevance and management of the major electrolyte abnormalities in congestive heart failure: hyponatremia, hypokalemia, and hypomagnesemia. *Am. Heart J.*, **1994**, *128*:564—574.

Lewis, R.P. Digitalis. In, *Cardiotonic Drugs: A Clinical Survey*. (Leier, C.V., ed.) Marcel Dekker, Inc., New York, **1987**, pp 85—150.

Lipicky, R.J., and Packer, M. Role of surrogate end points in the evaluation of drugs for heart failure. *J. Am. Coll. Cardiol.*, **1993**, *22*:179A—184A.

Nicholson, C.D., Challiss, R.A.J., and Shahid, M. Differential modulation of tissue function and therapeutic potential of selective inhibitors of cyclic nucleotide phosphodiesterase isoenzymes. *Trends Pharmacol. Sci.*, **1991**, *12*:19—27.

Packer, M. The development of positive inotropic agents for chronic heart failure: how have we gone astray? *J. Am. Coll. Cardiol.*, **1993**, *22*:119A—126A.

Sarter, B.H., and Marchlinski, F.E. Redefining the role of digoxin in the treatment of atrial fibrillation. *Am. J. Cardiol.*, **1992**, *69*:71G—81G.

Smith, T.W. Digoxin in heart failure. *N. Engl. J. Med.*, **1993**, *329*:51—53.

Smith, T.W., Braunwald, E., and Kelly, R.A. The management of heart failure. In, *Heart Disease*, 4th ed. (Braunwald, E., ed.) W.B. Saunders, Philadelphia, **1992**, pp. 464—519.

Tauke, J., Goldstein, S., and Gheorghiade, M. Digoxin for chronic heart failure: a review of the randomized controlled trials with special attention to the PROVED and RADIANCE trials. *Prog. Cardiovasc. Dis.*, **1994**, *37*:49—58.

Thomas, R., Gray, P., and Andrews, J. Digitalis: its mode of action, receptor, and structure-activity relationships. In, *Advances in Drug Research*, Vol. 19. Academic Press, London, **1990**, pp. 313—562.

Yusuf, S., Garg, R., Held, P., and Gorlin, R. Need for a large randomized trial to evaluate the effects of digitalis on morbidity and mortality in congestive heart failure. *Am. J. Cardiol.*, **1992**, *69*:64G—70G.

35 ANTIARRHYTHMIKA

Dan M. Roden

Jede einzelne Herzzelle durchläuft etwa sechzigmal pro Minute Depolarisation und Repolarisation, um kardiale Aktionspotentiale zu bilden. Form und Dauer jedes Aktionspotentials werden durch die Aktivität von Ionenkanälen auf der Oberfläche der einzelnen Zellen bestimmt. Jeder Herzschlag ist also das Ergebnis eines hochintegrierten, elektrophysiologischen Verhaltens einer Vielzahl von Ionenkanälen auf einer Vielzahl von Herzzellen. Die Funktion der Ionenkanäle kann durch Faktoren wie akute Ischämie, Sympathikusstimulation oder myokardiale Vernarbung so gestört werden, daß Arrhythmien als Abnormitäten des Herzrhythmus erzeugt werden. Antiarrhythmische Pharmaka unterdrücken Arrhythmien im allgemeinen durch Blockierung des Ionenflusses durch spezifische Ionenkanäle oder Veränderung der anatomischen Funktion.

Arrhythmien können von zufälligen, asymptomatischen klinischen Befunden bis zu lebensbedrohlichen Abnormitäten reichen. Die den Herzrhythmusstörungen zugrundeliegenden Mechanismen wurden in Zell- und Tierexperimenten charakterisiert. Beim Menschen sind in einigen Fällen die genauen Mechanismen bekannt, so daß eine gegen die Arrhythmie gerichtete Therapie angewandt werden kann. In anderen Fällen können die Mechanismen nur hergeleitet werden, so daß die Wahl der Pharmaka weitgehend auf Ergebnisse vorhergehender Experimente gestützt werden kann. Eine antiarrhythmische Pharmakotherapie kann zwei Ziele haben: die Beendigung bestehender Arrhythmien oder die Prävention ihres Wiederauftretens. Inzwischen hat man erkannt, daß Antiarrhythmika nicht nur helfen, Rhythmusstörungen zu kontrollieren, sondern diese auch insbesondere bei einer Langzeittherapie verursachen können. Also erfordert die Verschreibung von Antiarrhythmika, daß beschleunigende Faktoren ausgeschlossen oder minimiert werden, daß der verschreibende Arzt Grund zu der Annahme hat, daß die medikamentöse Therapie von Nutzen sein wird, und daß die Risiken einer medikamentösen Therapie so gering wie möglich gehalten werden.

In diesem Kapitel werden die zugrundeliegenden Prinzipien der normalen und abnormen Elektrophysiologie des Herzen umrissen. Dann werden die Mechanismen dargestellt, über die Pharmaka die Elektrophysiologie des Herzens modulieren, und abschließend werden die wichtigsten Eigenschaften einzelner Substanzen beschrieben.

GRUNDZÜGE DER ELEKTROPHYSIOLOGIE DES HERZENS

Der Fluß geladener Ionen durch Zellmembranen erzeugt die Ionenströme, die das kardiale Aktionspotential bestimmen. Die Faktoren, die die Größe der individuellen Ströme bestimmen und wie sie durch Pharmaka modifiziert werden, konnten auf zellulärer und molekularer Ebene aufgeklärt werden (Fozzard und Arnsdorf, 1991; Snyders et al., 1991). Allerdings ist das Aktionspotential eine hochintegrierte Entität: Änderungen eines Stroms verursachen beinahe unvermeidbar sekundäre Änderungen anderer Ströme. Die meisten antiarrhythmischen Pharmaka betreffen mehr als einen Ionenstrom, und viele üben zusätzliche Wirkungen wie die Veränderung der kardialen Kontraktilität oder der Funktion des autonomen Nervensystems aus. Somit zeigen Antiarrhythmika verschiedene Wirkungen und können bei individuellen Patienten nützlich als auch schädlich sein (Roden, 1994).

Die Herzzelle in Ruhe: Eine K$^+$-permeable Membran

Ionen bewegen sich durch Zellmembranen in Antwort auf elektrische oder Konzentrationsgradienten nicht durch die Lipiddoppelschicht, sondern durch spezifische Ionenkanäle oder -transporter. Die normale Herzzelle in Ruhe hält ein nach außen hin negatives Transmembranpotential von annähernd 80 - 90 mV aufrecht. Dieser Gradient wird durch Pumpen, insbesondere NA$^+$/K$^+$-ATPase, und durch fixierte anionische Ladungen innerhalb der Zellen aufgebaut. Es gibt sowohl einen elektrischen als auch einen Konzentrationsgradienten, der Na$^+$-Ionen in ruhende Zellen treiben würde (Abbildung 35.1). Allerdings sind Na$^+$-Kanäle, die Na$^+$ erlauben, sich entlang dieses Gradienten zu bewegen, bei negativem Membranpotential geschlossen, so daß Na$^+$ nicht in eine normale, ruhende Herzzelle eindringt. Im Gegensatz dazu befindet sich ein spezifischer Typ eines K$^+$-Kanalproteins (der Einwärtsgleichrichter) bei negativen Potentialen in einer offenen Konformation, d. h. K$^+$ kann sich bei negativen Potentialen durch die Zellmembran sowohl in Antwort auf elektrische als auch Konzentrationsgradienten bewegen (Abbildung 35.1). Für jedes einzelne Ion existiert ein Gleichgewichtspotential E_x, bei dem keine treibenden Nettokräfte vorhanden sind, die das Ion durch die Membran bewegen. E_x kann mit der Nernstschen Gleichung berechnet werden:

$$E_x = -61 \log \frac{[x]_o}{[x]_i} \quad (35.1)$$

wobei $[x]_o$ für die extrazelluläre und $[x]_i$ für intrazelluläre Konzentration des Ions steht. Bei normalen K$^+$-Werten, $[K]_o$ = 4 mM und $[K]_i$ = 140 mM, beträgt das errechnete K$^+$-Gleichgewichtspotential E_K -94 mV. Es existieren also keine Nettokräfte, die K$^+$-Ionen in oder aus der Zelle treiben, wenn das Transmembranpotential -94 mV beträgt, was dem Ruhepotential nahe kommt. Wenn $[K]_o$ auf 10 mM gesteigert wird, wie es bei Krankheiten wie Niereninsuffizienz oder Myokardischämie auftreten kann, steigt das rechnerische E_K auf -70 mV. In dieser Situation wird K$^+$ dazu neigen, sich entlang seines Konzentrationsgradienten zu bewegen. Tatsächlich existiert eine ausgezeichnete Übereinstimmung zwischen den Änderungen des theoretischen E_K aufgrund von Änderungen von $[K]_o$ und dem tatsächlich gemessenen Transmembranpotential (Abbildung 35.2), was anzeigt, daß die normale Herzzelle in Ruhe für K$^+$ permeabel ist (weil Einwärtsgleichrichter geöffnet sind) und

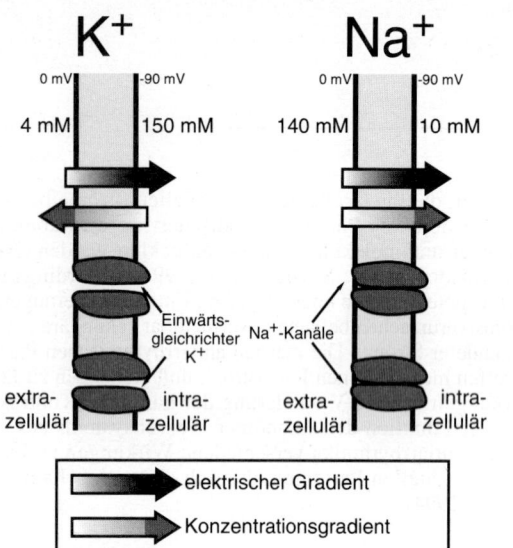

Abbildung 35.1 Elektrische und chemische Gradienten für K^+ und Na^+ in einer ruhenden Herzzelle. Einwärtsgleichrichter-K^+-Kanäle sind offen (links) und erlauben so K^+-Ionen, die Membran zu passieren, wodurch das Membranpotential E_K erreicht. Dagegen tritt Na^+ trotz der treibenden Nettokräfte nicht in die Zelle ein, weil sich die Na^+-Kanalproteine in ruhenden Zellen in einer geschlossenen Konformation (rechts) befinden.

daß die K^+-Konzentration im Extrazellulärraum die Hauptdeterminante des Ruhepotentials darstellt.

Die Öffnung von Na^+-Kanälen leitet das Aktionspotential ein: Ionenströme

Wenn eine Herzzelle in Ruhe über ein Schwellenpotential depolarisiert wird, ändern Na^+-Kanalproteine ihre Konformation in einen leitenden (offenen) Zustand, was erlaubt, daß bis zu 107 Na^+-Ionen in jede Zelle einströmen und das Transmembranpotential in Richtung E_{Na} (+65 mV) treiben. Diese Welle der Na^+-Ionen-Bewegung dauert nur etwa eine Millisekunde, und danach ändert das Na^+-Kanalprotein seine Konformation rasch vom offenen in einen inaktivierten, nichtleitenden Zustand. Die direkte Messung des Na^+-Stromes ist technisch schwierig. Daher wird in vielen Studien die maximale Steigung in Phase 0 (dV/dt_{max}, oder V_{max}) des Aktionspotentials wiedergegeben (Abbildung 35.3), das sich proportional zum Na^+-Strom verhält. Nach der traditionellen Sichtweise können sich Na^+-Kanäle, sobald sie inaktiviert sind, nicht wieder öffnen, bis sie ihre Ruhe- oder geschlossene Konformation wieder angenommen haben. Elektrophysiologische Techniken, die in der Lage sind, das Verhalten einzelner Ionenkanalproteine zu messen, zeigen nun einige detaillierte Mechanismen dieser Zustandsübergänge, wobei die Beobachtungen einige traditionelle Sichtweisen verändert haben. Beispielsweise kann eine kleine Population von Na^+-Kanälen bei einigen Zellen während des Aktionspotentialplateaus geöffnet bleiben (Abbildung 35.3). Tatsächlich ist ein Defekt in der Strukturregion des Na^+-Kanalproteins, das an der Kontrolle der Inaktivierung des Kanals beteiligt ist, für eine Form des kongenitalen Syndroms des verlängerten QT-Intervalls verantwortlich, eine Krankheit, die mit abnormer Repolarisation und schweren Arrhythmien assoziiert ist (Wang et al., 1995). Generell jedoch bewirken die Veränderungen des Membranpotentials, denen die Na^+-Kanalproteine unterworfen sind, den Übergang vom inaktivierten in den ruhenden Zustand. Die Beziehung zwischen der Verfügbarkeit von Na^+-Kanälen und dem Transmembranpotential ist eine wichtige Determinante für Leitfähigkeit und Refraktärzeit bei vielen Zellen, wie später diskutiert wird.

Die Änderungen des Transmembranpotentials, die durch den einwärts gerichteten Na^+-Strom erzeugt werden, bewirken dann wieder eine Reihe von Öffnungen (und in einigen Fällen nachfolgende Inaktivierungen) anderer Kanäle (Abbildung 35.3). Wenn beispielsweise eine Zelle aus dem His-Purkinje-Reizleitungssystem durch einen Na^+-Strom depolarisiert wird, ändern transient auswärts gerichtete K^+-Kanäle ihre Konformation, um in einen offenen oder leitenden Zustand zu treten. Da sich das Transmembranpotential am Ende der Phase 0 positiv zu E_K verhält, resultiert die Öffnung von transient auswärts gerichteten Kanälen in einem auswärts gerichteten oder repolarisierenden K^+-Strom (I_{TO} genannt), der zur Phase 1-Kerbe beiträgt, die in einigen Aktionspotentialen zu sehen ist. Transient auswärts gerichtete K^+-Kanäle werden wie die Na^+-Kanäle schnell inaktiviert. Während des Phase 2-Plateaus des normalen kardialen Aktionspotentials wird ein einwärts gerichteter, depolarisierender Strom primär durch Ca^{2+}-Kanäle von einem auswärts gerichteten, repolarisierenden Strom primär durch K^+-Kanäle (verzögerter Gleichrichter) ausgeglichen. Verzögerte Gleichrichterströme (Ik genannt) wachsen mit der Zeit an, während Ca^{2+}-Ströme inaktiviert werden (und sich so mit der Zeit verringern). Das Ergebnis ist die Repolarisation der Herzzelle (Phase 3) einige hundert Millisekunden nach der initialen Na^+-Kanal-Öffnung. Ein Defekt eines für einen K^+-Kanal kodierenden Gens ist für eine zweite Form des Syndroms des verlängerten QT-Intervalls verantwortlich (Curran et al., 1995).

Unterschiedliche Aktionspotentialprofile bei Herzzellen

Diese allgemeine Beschreibung des Aktionspotentials und der zugrundeliegenden Ströme muß für bestimmte Zellarten modifiziert werden (Abbildung 35.4), vermutlich wegen der Variabilität der Anzahl oder der Funktion von Ionenkanälen auf einzel-

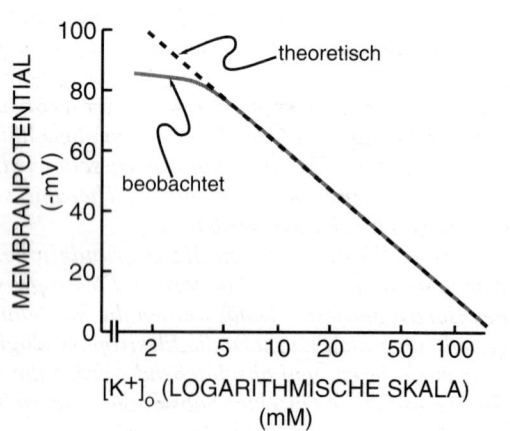

Abbildung 35.2 Der Einfluß von extrazellulärem K^+ auf das theoretische E_K (gepunktete Linie) und auf das gemessene Transmembranpotential (durchgezogene Linie). Bei extrazellulären K^+-Konzentrationen >4 mM sind beide Linien identisch, womit angezeigt wird, daß das extrazelluläre K^+ der Hauptfaktor für die Beeinflussung des Ruhepotentials ist.

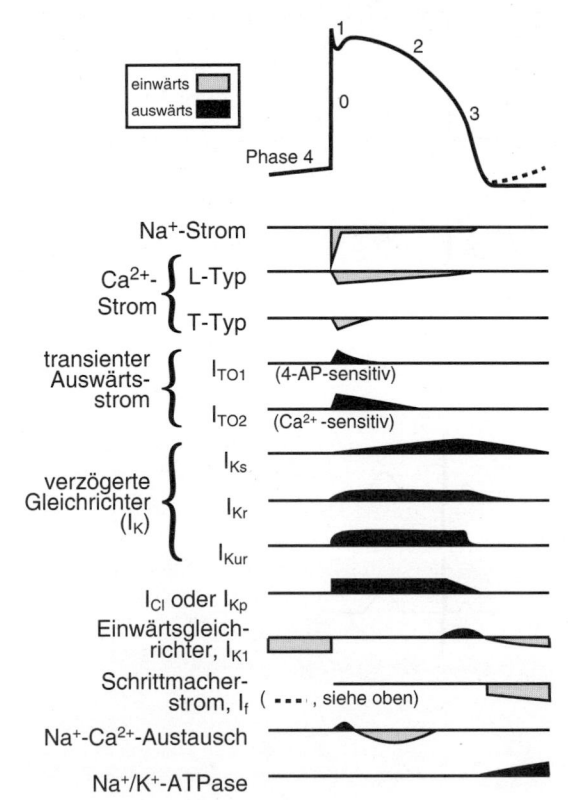

Abbildung 35.3 Die Beziehung zwischen einem hypothetischen Aktionspotential aus dem Reizleitungssystem und dem zeitlichen Ablauf der dabei entstehenden Ströme. Die Stromamplituden sind nicht maßstabsgerecht dargestellt. Der Na+-Strom ist normalerweise mehr als 50fach größer als irgendein anderer Strom, obwohl der im Plateau (Phase 2) persistierende Anteil klein ist. Viele Arten von Ca^{2+}-Strömen, des transienten Auswärtsstroms (I_{TO}) und des verzögerten Gleichrichters (I_K) können unterschieden werden. Es ist wahrscheinlich, daß jeder ein anderes Kanalprotein repräsentiert. 4-AP (4-Aminopyridin) wird in vitro als Blocker von K+-Kanälen verbreitet eingesetzt. I_{TO2} kann bei manchen Spezies ein Cl--Strom sein. Die Komponenten von I_K können auf der Grundlage ihrer Aktivierungsgeschwindigkeit unterschieden werden: langsam (I_{Kl}), schnell (I_{Ks}) oder ultraschnell (Ikus). Der spannungsaktivierte, zeitunabhängige Strom könnte von Cl- (I_{Cl}) oder von K+ (I_{Kp}, "p" für Plateau). (mit freundlicher Genehmigung nach: Task Force of the Working Group on Arrhythmias of the European Society of Cardiology,1991).

nen Zellen. Endokardialen ventrikulären Zellen fehlt ein herausstechender transienter Auswärtsstrom, während Zellen des subendokardialen His-Purkinje-Reizleitungssystems (und bei einigen Spezies des mittleren Myokards) sehr lange Aktionspotentiale aufweisen (Antzelevitch et al., 1991). Atriale Zellen besitzen sehr kurze Aktionspotentiale, weil möglicherweise I_{TO} größer ist und ein zusätzlicher repolarisierender K+-Strom existiert, der durch den Neurotransmitter Acetycholin aktiviert wird. Im Ergebnis verkürzt die vagale Stimulation die Aktionspotentiale. Zellen von Sinus- und Atrioventrikular-Knoten (AV-Knoten) fehlen die starken Na+-Ströme. Zusätzlich zeigen diese Zellen, wie die Zellen des Reizleitungssytems normalerweise das Phänomen der spontanen diastolischen oder Phase 4-Depolarisation und damit die Schwelle zur Regeneration der Akti-

onspotentiale erreichen. Die spontane Feuerrate ist gewöhnlich in den Sinusknotenzellen am größten, die daher als die natürlichen Schrittmacher des Herzens dienen. Die Phase-4-Depolarisation spiegelt (per Definition) einen Netto-Einwärtsstrom wider, obwohl der genaue ionale Mechanismus nicht vollständig aufgeklärt ist. In einigen Zellen wurde ein spezifischer Schrittmacherstrom, I_f genannt, nachgewiesen (DiFrancesco, 1993).

Moderne molekularbiologische und elektrophysiologische Techniken, mit denen das Verhalten einzelner Ionenkanalproteine in isolierten Membranstücken studiert werden kann, haben die Beschreibung von Ionenkanälen verfeinert, die für die normal funktionierende Herzzelle bedeutsam sind, und haben Kanäle identifiziert, die unter pathologischen Bedingungen von Bedeutung sind. Zum Beispiel wurde nachgewiesen, daß sich der transient auswärts gerichtete und der verzögerte gleichrichtende Strom tatsächlich aus multiplen Ionenkanal-Subtypen ergeben (Abbildung 35.3; Tseng und Hoffman, 1989; Sanguinetti und Jurkewicz, 1990), und daß die durch Acetycholin hervorgerufene Hyperpolarisation ein Ergebnis der Aktivierung eines K+-Kanals ist, der durch Heterooligomerisierung verschiedener Kanal-Subtypen gebildet wird (Krapivinsky et al., 1995). Das Verständnis, daß molekular unterschiedliche Entitäten der Regulation des kardialen Aktionspotentials dienen, ist bedeutsam, weil Pharmaka selektiv auf einen Subtyp zielen können. Zusätzlich zu den gewöhnlichen Ca^{2+}-Kanälen vom L-Typ wurde auf manchen Herzzellen ein zweiter Typ von Ca^{2+}-Kanälen identifiziert, der bei verhältnismäßig negativen Potentialen auffällig wird (Bean, 1985). Dieser Ca^{2+}-Kanal vom T-Typ kann bei Erkrankungen wie der Hypertonie von Bedeutung sein und kann eine Rolle bei der Schrittmacheraktivität einiger Zellen spielen. Spezifische Kanäle, die Cl--Ionen transportieren und repolarisierende Ströme erzeugen (I_{Cl}) wurden bei vielen Arten festgestellt (Hume und Harvey, 1991). Einige von ihnen werden nur unter pathophysiologischen Bedingungen wie z. B. Adrenozeptorstimulation beobachtet. K+-Kanäle bleiben stumm, solange sich die intrazellulären ATP-Speicher in einem normalen Zustand befinden, und werden aktiviert, wenn diese Speicher erschöpft sind. Solche ATP-inhibierten K+-Kanäle können insbesondere dann für die Repolarisierung von Zellen bedeutsam werden, wenn Zustände metabolischen Stresses wie z. B. Myokardischämie auftreten (Weiss et al., 1991; Wilde und Janse, 1994).

Aufrechterhaltung der intrazellulären Homöostase

Mit jedem Aktionspotential erhält das Zellinnere Na+-Ionen und verliert K+-Ionen. In den meisten Zellen wird ein ATP-abhängiger Na+/K+-Austauschmechanismus bzw. eine Pumpe zur Gewährleistung der intrazellulären Homöostase aktiviert. Diese Na+/K+-ATPase tauscht drei Na+-Ionen gegen zwei K+-Ionen aus, die vom Äußeren ins Innere der Zelle geleitet werden. In der Summe wird durch den Pumpakt selbst ein (repolarisierender) Netto-Auswärtsstrom generiert.

Normalerweise wird intrazelluläres Ca^{2+} auf sehr niedrigen Werten gehalten (<100 nM). Bei Herzzellen dient das Eindringen von Ca^{2+} während des Aktionspotentials als Signal an das sarkoplasmatische Retikulum zur Freisetzung von Ca^{2+} aus seinen Speichern. Der resultierende Anstieg an intrazellulärem Ca^{2+} erlaubt dann den Ablauf Ca^{2+}-abhängiger kontraktiler Prozesse. Die Entfernung von intrazellulärem Ca^{2+} geschieht sowohl durch eine ATP-abhängige Ca^{2+}-Pumpe (die Ca^{2+}-Ionen zurück zu ihren Speicherorten im sarkoplasmatischen Retikulum pumpt) als auch durch einen elektrogenen Na+/Ca^{2+}-Austauschmechanismus auf der Zelloberfläche, der drei Na+-Ionen aus dem Extrazellulärraum gegen ein ausgeschleustes Ca^{2+}-Ion austauscht. Der initiale Anstieg von Ca^{2+}, der als Trigger für die Ca^{2+}-Freisetzung aus intrazellulären Speichern dient, ist ein Ergebnis der Öffnung von Ca^{2+}-Kanälen auf der Zellmembran oder des Ca^{2+}-Eintritts über den Na+/Ca^{2+}-Austauscher. Das

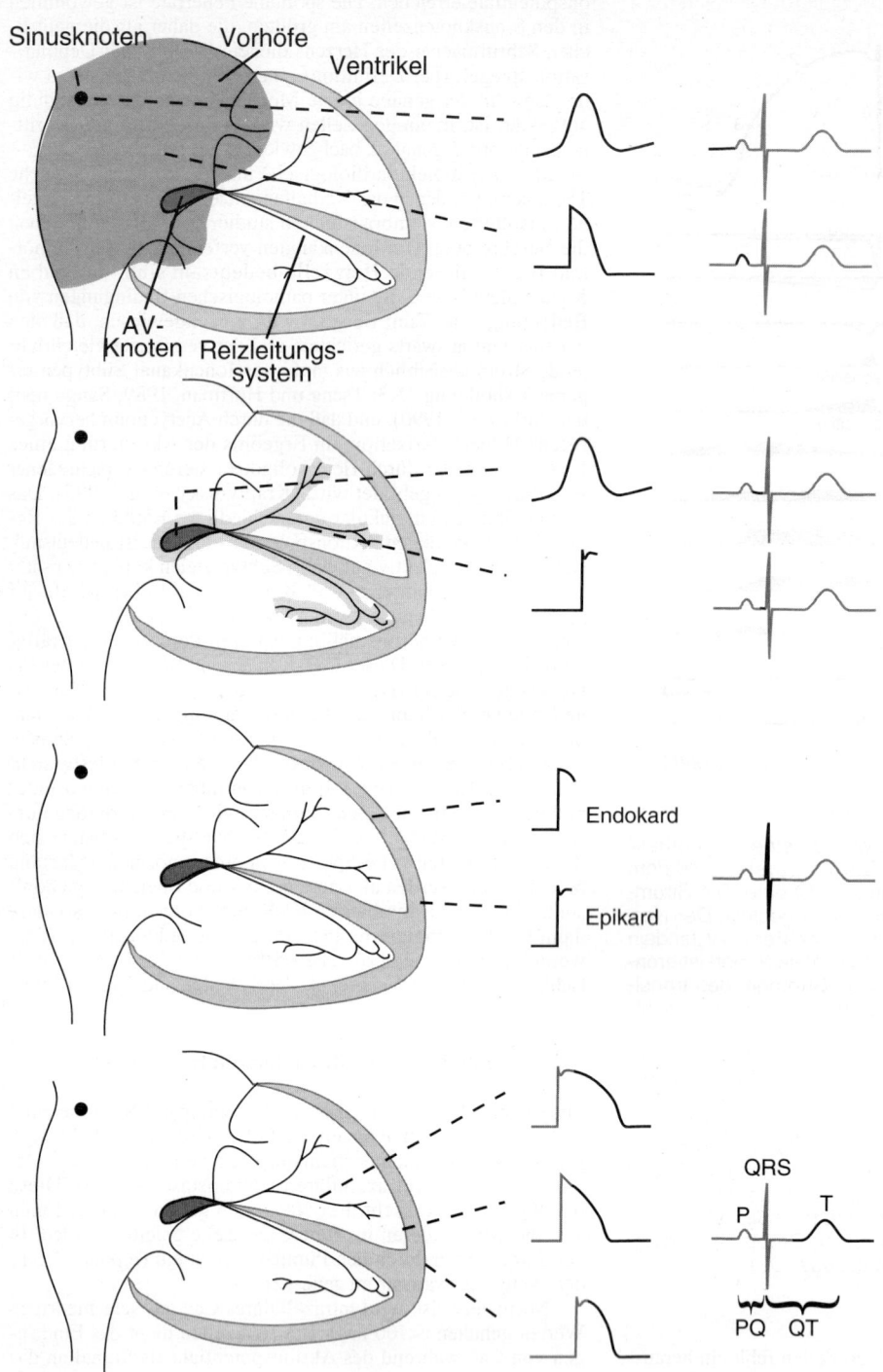

Abbildung 35.4 Normale Erregungsfortleitung. Die Abbildung zeigt Aktionspotentiale aus verschiedenen Regionen des Herzens. In den Zeichnungen ist das depolarisierte Gewebe grau und der dazugehörige Teil des EKGs schwarz dargestellt.

heißt, daß das Na^+/Ca^{2+}-Austauschprotein in Antwort auf den Eintritt von Na^+ in Phase 0 vorübergehend Na^+-Ionen im Austausch gegen Ca^{2+}-Ionen austreiben kann (Abbildung 35.3).

Impulsausbreitung und das Elektrokardiogramm

Normale kardiale Impulse haben ihren Ursprung im Sinusknoten. Die Impulsausbreitung im Herzen hängt von zwei Faktoren ab: von der Größe des depolarisierenden Stroms (gewöhnlich ein Na^+-Strom) und von der Geometrie der elektrischen Verbindungen von Zelle zu Zelle. Herzzellen sind lang und dünn und über spezielle *gap-junction*-Proteine an ihren Enden gut untereinander verbunden, wohingegen laterale (transverse) *gap junctions* spärlicher ausgebildet sind. Daher breiten sich Impulse in Längsrichtung zwei- bis dreimal schneller als in Querrichtung aus. Diese anisotrope (richtungsabhängige) Leitfähigkeit stellt möglicherweise einen Faktor für die Entstehung bestimmter

Rhythmusstörungen dar, die später beschrieben werden (Spach, 1991). Wenn Impulse den Sinusknoten einmal verlassen haben, breiten sie sich schnell über die Vorhöfe aus, was zur atrialen Systole und zur P-Welle im Oberflächenelektrokardiogramm (EKG) führt (Abbildung 35.4). Die Ausbreitung verlangsamt sich deutlich im AV-Knoten, wo der einwärts gerichtete Strom (durch Ca^{2+}-Kanäle) viel geringer als der Na^+-Strom in den Vorhöfen, Ventrikeln oder dem subendokardialen Reizleitungssystem ist. Diese Leitungsverzögerung erlaubt der Vorhofkontraktion, Blut in die Ventrikel zu pumpen und damit den kardialen Auswurf zu optimieren. Sobald die Impulse den AV-Knoten verlassen haben, treten sie in das Reizleitungssystem ein, wo größere Na^+-Ströme als in irgendeinem anderen Gewebe auftreten. Daher ist die Ausbreitung entsprechend schneller, longitudinal bis zu 0,75 m/s, wodurch eine koordinierte ventrikuläre Kontraktion - der QRS-Komplex im EKG - erlaubt wird, weil sich Impulse vom Endo- in das Epikard ausbreiten. Durch die ventrikuläre Repolarisation entsteht die T-Welle im EKG. Das EKG kann als grobe Leitlinie für einige zelluläre Eigenschaften des Herzgewebes genutzt werden (Abbildung 35.4): (1) Die Herzfrequenz spiegelt die Sinusknoten-Automatie wider, (2) das PR-Intervall zeigt die Leitungszeit im AV-Knoten an, (3) die QRS-Dauer zeigt die Leitungszeit im Ventrikel an und (4) das QT-Intervall ist ein Maß für die Dauer des ventrikulären Aktionspotentials.

Refraktärzeit: Fast-response- gegenüber Slow-response-Gewebe

Wenn ein einzelnes Aktionspotential (Abbildung 35.3) sehr früh in der Plateauphase restimuliert wird, können sich keine Na^+-Kanäle öffnen, so daß kein Einwärtsstrom entsteht und kein Aktionspotential erzeugt wird: Die Zelle ist refraktär. Wenn andererseits ein Extrastimulus entsteht, nachdem die Zelle vollständig repolarisiert ist, folgt ein normaler, vom Na^+-Kanal abhängiger Potentialanstieg (Abbildung 35.5, A). Wenn ein Extrastimulus in Phase 3 des Aktionspotentials erscheint, ist die Größe des entstehenden Na^+-Stroms von der Zahl der Na^+-Kanäle abhängig, die sich von der Inaktivierung erholt haben (Abbildung 35.5, A), die wiederum von der Spannung, mit der der Extrastimulus gesetzt wurde, abhängig ist. Damit wird die Refraktärzeit in atrialen, ventrikulären und His-Purkinje-Zellen (Fast-response-Zellen) durch die spannungsabhängige Erholung der Na^+-Kanäle von Inaktivierung bestimmt. Die Refraktärzeit wird häufig auch dadurch gemessen, daß man bestimmt, ob ein vorzeitiger Stimulus, der an Gewebepräparationen (oder am ganzen Herzen) gesetzt wird, fortgeleitete Impulse erzeugt. Während die Größe des Na^+-Stroms eine Hauptdeterminante einer solchen Fortleitung ist, wird auch die Zellgeometrie (siehe oben) bei multizellulären Präparationen bedeutend. Gewöhnlich ist jede Zelle mit vielen Nachbarn verbunden, so daß sich die Impulse rasch ausbreiten und sich das Herz wie eine große Zelle, ein Synzytium, verhält. Wenn allerdings die geometrische Anordnung so ist, daß eine einzelne Zelle viele Nachbarzellen mit ihrem depolarisierenden Strom versorgen muß, kann die Überleitung scheitern. Die effektive Refraktärzeit („*effective refractory period*", ERP) stellt das kürzeste Intervall dar, bei dem ein vorzeitiger Stimulus eine fortgeleitete Antwort hervorruft, und es wird häufig zur Beschreibung der Wirkung von Pharmaka auf intaktes Gewebe genutzt.

Anders ist die Situation bei vom Ca^{2+}-Kanal abhängigem (*slow response*) Gewebe wie dem AV-Knoten. Der Hauptfaktor zur Kontrolle der Erholung von der Inaktivierung bei Ca^{2+}-Kanälen ist die Zeit (Abbildung 35.5, C). Also auch nachdem sich ein vom Ca^{2+}-Kanal abhängiges Aktionspotential zum Ruhepotential repolarisiert hat, sind Ca^{2+}-Kanäle für eine Reexzitation nicht zugänglich. Deshalb entsteht nach einem Extrastimulus, der kurz nach der Repolarisierung gesetzt wird, ein re-

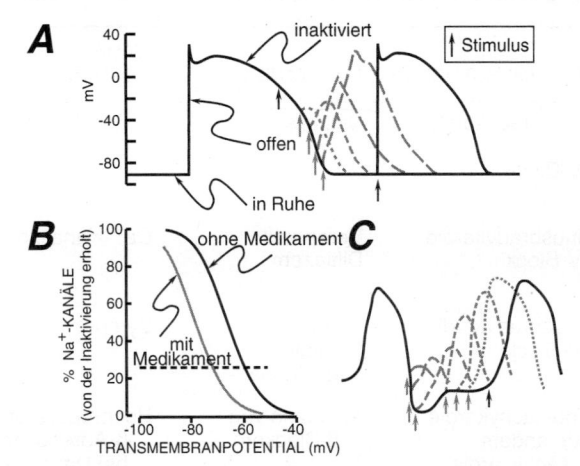

Abbildung 35.5 Qualitative Unterschiede der Antworten auf vorzeitige Stimulation in Fast- und in Slow-response-Geweben. **A.** Bei einem sehr frühen vorzeitigen Stimulus (schwarzer Pfeil) in Fast-response-Gewebe befinden sich alle Na^+-Kanäle noch im inaktivierten Zustand, so daß kein Aufstrich möglich ist. Sowie das Aktionspotential repolarisiert, erholen sich Na^+-Kanäle von ihrem inaktivierten in den Ruhezustand, aus dem heraus eine Öffnung möglich wird. Die Steilheit des Phase-0-Anstiegs bei vorzeitigen Aktionspotentialen (grau) wird mit späterer Stimulation größer, da die Erholung von der Inaktivierung spannungsabhängig auftritt. **B.** Beziehung zwischen dem Transmembranpotential und dem Grad der Erholung der Na^+-Kanäle von der Inaktivierung. Die gepunktete Linie zeigt eine Erholungsrate von 25% an. Die meisten den Na^+-Kanal blockierenden Substanzen verschieben diese Beziehung nach links. **C.** Bei Slow-response-Gewebe werden vorzeitige Stimuli sogar nach voller Repolarisation des Aktionspotentials unterdrückt. Die Erholung von der Inaktivierung ist zeitabhängig.

duzierter Ca^{2+}-Strom, der sich langsam durch benachbarte Zellen fortleitet, bevor er ausgelöscht wird. Ein später gesetzter Extrastimulus ergibt einen größeren Ca^{2+}-Strom und eine schnellere Fortleitung. Daher ist die Refraktärzeit in vom Ca^{2+}-Kanal abhängigem Gewebe zeitabhängig, das nicht nur den AV-Knoten beinhaltet, sondern auch in Geweben, deren grundlegende Charakteristik durch Faktoren wie Myokardischämie verändert worden ist. Die Fortleitung geschieht langsam in abnehmender Weise. Eine langsame Fortleitung im Herzen, die einen kritischen Faktor bei der Entstehung von Arrhythmien durch kreisende Erregung (siehe unten) darstellt, kann auch auftreten, wenn Na^+-Kanäle durch Erkrankungen oder Membrandepolarisation (z. B. erhöhtes [K]0) unterdrückt werden, was zu einer verminderten Steady-state-Verfügbarkeit von Na^+-Kanälen führt (Abbildung 35.5, B).

MECHANISMEN DER HERZRHYTHMUSSTÖRUNGEN

Wenn die normale Abfolge von Impulserzeugung und -fortleitung gestört wird, entsteht eine Rhythmusstörung. Fehlende Impulserzeugung kann zu verlangsamter Herzfrequenz (Bradyarrhythmien) und die gestörte normale Fortleitung vom Vorhof zum Ventrikel zu ausgelassenen Schlägen oder Blockbildern führen, die gewöhnlich Abnormitäten entweder im AV-Knoten oder im His-Purkinje-System widerspiegeln. Diese Abnormitäten können medikamentös (Tabelle 35.1) oder durch strukturel-

Tabelle 35.1 Durch Medikamente induzierte Herzrhythmusstörungen

RHYTHMUSSTÖRUNG	SUBSTANZ	WAHRSCHEINLICHER MECHANISMUS	BEHANDLUNG*	KLINISCHE MERKMALE
Sinusbradykardie AV-Block	Digitalis	↑ Vagotonus	Antidigitalis-Antikörper temporärer Herzschrittmacher	auch Vorhoftachykardie kann vorhanden sein
Sinusbradykardie AV-Block	Verapamil Diltiazem	Ca^{2+}-Kanalblockade	Ca^{2+} temporärer Herzschrittmacher	
Sinusbradykardie AV-Block	β-Blocker Clonidin Methyldopa	Sympatholyse	Isoproterenol temporärer Herzschrittmacher	
Sinustachykardie jede andere Tachykardie	Absetzen von β-Blockern	Hochregulation von β-Adrenozeptoren bei Dauertherapie; höhere Zahl freier Rezeptoren für den Agonisten nach Absetzen des Blockers	β-Blockade	auch Hypertonie, Angina möglich
↑ Kammerfrequenz bei Vorhofflattern	Chinidin Flecainid Propafenon	Verlangsamung der Erregungsleitung im Vorhof mit erhöhter (Chinidin) oder unveränderter AV-Leitfähigkeit	AV-Knoten-Blocker	bei schnellen Frequenzen oft verbreiterte QRS-Komplexe
↑ Kammerfrequenz bei 1 Vorhofflimmern bei Patienten mit WPW-Syndrom	Digitalis Verapamil	↓ Refraktärzeit akzessorischer Leitungsbahnen	Procainamid i.v. DC-Kardioversion	Kammerfrequenz kann 300/Minute überschreiten
Multifokale Vorhoftachykardie	Theophyllin	?↑ intrazelluläres Ca^{2+} und späte Nachpotentiale	Absetzen von Theophyllin ? Verapamil	häufig bei fortgeschrittener Lungenerkrankung
Polymorphe VT mit ↑ QT-Intervall (*torsades des pointes*)	Chinidin Sotalol Procainamid Disopyramid nicht-herzwirksame Medikamente (siehe Text) Amiodaron (selten)	getriggerte Aktivität aufgrund früher Nachpotentiale	Herzschrittmacher Isoproterenol Magnesium	Hypokaliämie Häufig Bradykardie Ursächlich ↑ Plasmakonzentrationen (Sotalol, N-Acetylprocainamid), außer Chinidin
häufige oder schwer zu unterbrechende VT (unaufhörliche VT)	Flecainid Propafenon Chinidin (seltener)	Verlangsamung der Erregungsleitung in Reentry-Kreisläufen	Über eine Wirksamkeit einer Na^+-Bolusgabe ist in Einzelfällen berichtet worden.	am häufigsten bei Patienten mit fortgeschrittener Myokardvernarbung
Vorhoftachykardie mit AV-Block; ventrikulärer Bigeminus und andere	Digitalis	getriggerte Aktivität aufgrund später Nachpotentiale (± ↑ Vagotonus)	Antidigitalis-Antikörper	Koexistenz von abnormen Impulsen mit abnormer Sinus- oder AV-Knoten-Funktion
Kammerflimmern	falsche Anwendung von Verapamil i.v.	schwere Hypotonie und/oder Myokardischämie	kardiale Wiederbelebung (DC-Kardioversion)	Fehldiagnose von VT als PSVT → falsche Indikation für Verapamil

* In jedem dieser Fälle ist die Erkennung und das Absetzen des verursachenden Medikamentes zwingend.
AV: atrioventrikulär; WPW: Wolff-Parkinson-White; VT: ventrikuläre Tachykardie; PSVT: paroxysmale supraventrikuläre Tachykardie; i.v.: intravenös; ↑: Anstieg; ↓: Abfall; ?: unklar; β-Blocker: β-Adrenozeptor-Agonisten.

le Herzerkrankungen verursacht werden. Im letzteren Fall kann ein permanenter Herzschrittmacher erforderlich werden.

Abnorm schnelle Herzrhythmen (Tachyarrhythmien) stellen ein häufiges klinisches Problem dar, das mit antiarrhythmischen Medikamenten behandelt werden kann. Man kann drei grundlegende Hauptmechanismen unterscheiden: verstärkte Automatie, getriggerte Aktivität und kreisende Erregung.

Verstärkte Automatie

Verstärkter Automatismus kann bei Zellen auftreten, die normalerweise eine spontane diastolische Depolarisation zeigen - Sinus- und AV-Knoten sowie His-Purkinje-System. β-Adrenozeptorstimulation, Hypokaliämie und mechanische Dehnung des Herzmuskels erhöhen den Anstieg in Phase 4 und beschleunigen so die Schrittmacherfrequenz, wohingegen Acetylcholin die Schrittmacherfrequenz sowohl durch Abflachung des Anstiegs in Phase 4 als auch durch Hyperpolarisation (d. h. durch stärkere Negativierung des maximalen diastolischen Potentials) erniedrigt. Zusätzlich kann die Schrittmacheraktivität in Regionen erscheinen, in denen diese Funktion normalerweise nicht vorhanden ist. Beispielsweise kann eine Depolarisation von Ventrikelzellen (z. B. durch Ischämie) eine solche abnorme Automatie erzeugen. Wenn sich Impulse aus einer Region verstärkter normaler oder abnormer Automatie zur Erregung des restlichen Herzens fortleiten, entstehen Arrhythmien.

Nachpotentiale und getriggerte Automatie

Unter bestimmten pathophysiologischen Bedingungen kann die normale Herzaktion unterbrochen oder von abnormen Depolarisationen abgelöst werden (Abbildung 35.6). Wenn diese abnorme Depolarisation eine gewisse Schwelle erreicht, kann sie zu einer sekundären Erregung führen, die sich fortleitet und abnorme Rhythmen auslösen kann. Diese abnormen sekundären Erregungen erscheinen nur nach einer initialen, normalen oder triggernden Erregung und werden deshalb *getriggerte Aktivität* genannt. Zwei Hauptformen der getriggerten Aktivität werden unterschieden: (1) Unter Bedingungen einer intrazellulären Ca^{2+}-Überladung (Myokardischämie, adrenerger Streß, Digitalisintoxikation) kann einem normalen Aktionspotential ein spätes Nachpotential folgen (*delayed after-depolarisation*, DAD; Abbildung 35.6, A). Wenn dieses Nachpotential die Schwelle erreicht, können ein oder mehrere sekundäre, getriggerte Schläge entstehen. Der Umfang der späten Nachpotentiale wird in vitro durch schnelle Erregungsfolge erhöht, und Arrhythmien, die mit normalen Schlägen korrespondierend erscheinen, die durch späte Nachpotentiale getriggert sind, treten klinisch häufiger bei zugrundeliegender schneller Herzfrequenz auf (Rosen und Reder, 1981). (2) Die entscheidende Abnormität beim zweiten Typ der getriggerten Aktivität wird von einem prolongierten kardialen Aktionspotential gekennzeichnet. Wenn ein solches auftritt, kann die Repolarisation in der Phase 3 durch ein frühes Nachpotential (*early after-depolarisation*, EAD) unterbrochen sein (Abbildung 35.6, B). Die durch frühe Nachpotentiale getriggerten klinischen und in vitro auftretenden Arrhythmien kommen am häufigsten bei zugrundeliegender langsamer Herzfrequenz, niedrigem extrazellulären K^+ und bestimmten, das Aktionspotential verlängernden Pharmaka (Antiarrhythmika u. a.) vor. Frühe Nachpotentiale repräsentieren per Definition einen erhöhten Netto-Einwärtsstrom während der Repolarisation. Es ist jedoch nicht sicher, durch welchen Kanal oder welche Kanäle dieser frühe Nachpotentiale erzeugende Strom fließt. Wenn ein frühes Nachpotential besteht, kann eine sympathische Stimulation (α- oder β-adrenerg) die Wahrscheinlichkeit getriggerter Schläge erhöhen. Mit frühen Nachpotentialen assoziierte getriggerte Erregungen spiegeln möglicherweise Einwärtsströme durch Na^+- oder Ca^{2+}-Kanäle wider. Wenn die kardiale Repolarisation deutlich verlängert ist, können polymorphe ventrikuläre Tachykardien mit langem QT-Intervall entstehen, die als torsades des pointes bezeichnet werden. Es wird angenommen, daß sie durch frühe Nachpotentiale und der daraus resultierenden Triggerung entstehen (Roden und Hoffman, 1985; Jackman et al., 1988). Wie oben erwähnt, wird das kongenitale QT-Syndrom, eine Erkrankung, bei der torsades des pointes häufig sind, durch einen Defekt in der Na^+-Kanal-Inaktivierung (Wang et al., 1995) oder durch einen defekten, noch nicht bekannten K^+-Kanal verursacht (Curran et al., 1995).

Kreisende Erregung

Anatomisch definierte kreisende Erregung Die Prinzipien der kreisenden Erregung (Reentry) wurden früh in diesem Jahrhundert erstmals beschrieben. Kreisende Erregung kann in Erscheinung treten, wenn sich Impulse über mehr als einen Weg zwischen zwei Punkten im Herzen fortleiten und diese Wege heterogene elektrophysiologische Eigenschaften besitzen. Ein natürlich vorkommendes Beispiel ist das in den 30er Jahren beschriebene Wolff-Parkinson-White-Syndrom (WPW-Syndrom). Patienten mit WPW-Syndrom besitzen akzessorische Leitungsbahnen zwischen Vorhof und Ventrikel (Abbildung 35.7). Mit jedem Sinusknoten-Potential können die Impulse die Ventrikel über die normalen Strukturen (AV-Knoten) oder die akzessorischen Bahnen erregen. Allerdings sind die elektrophysiologischen Eigenschaften von AV-Knoten und akzessorischen Leitungsbahnen verschieden: Die akzessorischen Bahnen bestehen aus fast-response-Gewebe, wohingegen der AV-Knoten aus slow-response-Gewebe gebildet wird. Damit kann mit einem vorzeitigen Schlag der Vorhöfe die Fortleitung durch die akzessorischen Leitungsbahnen blockiert, aber durch den AV-Knoten und dann durch das His-Purkinje-System, wenn auch langsam, weitergeführt werden, wo der fortgeleitete Impuls dann auf das ventrikuläre Ende der akzessorischen Leitungsbahn trifft, wenn diese nicht mehr refraktär ist. Dabei ist anzumerken, daß die Wahrscheinlichkeit, daß diese akzessorischen Bahnen nicht mehr refraktär sind, in dem Maße steigt, in dem sich die Leitungsgeschwindigkeit des AV-Knotens verringert. Unter diesen Bedingungen kann eine kreisende Erregung ent-

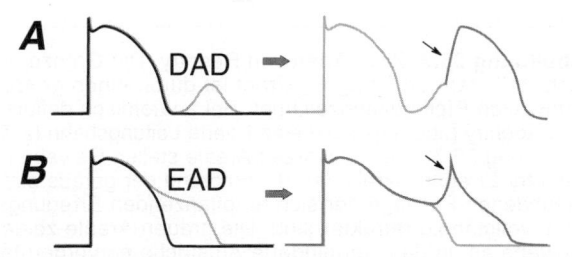

Abbildung 35.6 Nachdepolarisationen und getriggerte Aktivität.
A. Späte Nachpolarisationen (*delayed after-depolarization*, DAD) erscheinen nach vollständiger Repolarisation. Eine späte Nachpolarisation, die die Schwelle erreicht, führt zu einem getriggertem Aufstrich (schwarzer Pfeil, rechts). **B.** Frühe Nachdepolarisationen(*early after-depolarization*, EAD) unterbrechen die Repolarisation in der Phase 3. Unter bestimmten Bedingungen kann ein getriggerter Schlag aus einer frühen Nachdepolarisation entstehen (schwarzer Pfeil, rechts).

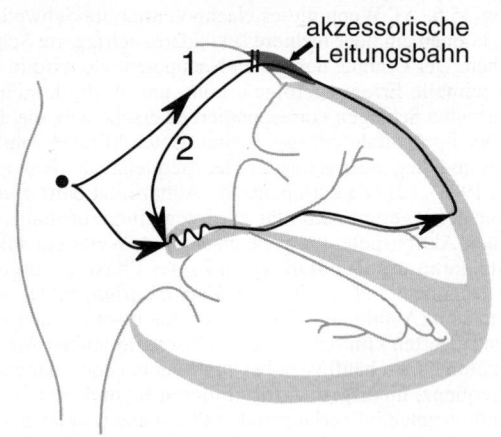

Abbildung 35.7 Atrioventrikuläre Reentry-Tachykardie bei Wolff-Parkinson-White-Syndrom. Bei diesen Patienten besteht eine akzessorische atrioventrikuläre Verbindung (grau). Ein vorzeitiger Vorhofimpuls wird in der akzessorischen Bahn blockiert (1) und setzt sich langsam durch den AV-Knoten und das Reizleitungssystem fort. Bei Erreichen der (nicht mehr refraktären) akzessorischen Leitungsbahn tritt er wieder in den Vorhof ein (2). Den AV-Knoten blockierende Medikamente beenden diese Tachykardie leicht. Einem Wiederauftreten kann durch Medikamente, die vor vorzeitigen Vorhofschlägen schützen oder die elektrophysiologische Charakteristik des Gewebes im Erregungskreis verändern (z. B. durch Verlängerung der AV-Knoten-Refraktärzeit), oder durch Techniken zur Durchtrennung der akzessorischen Leitungsbahnen vorgebeugt werden.

gehende Impulse auf ein wiedererregbares Myokard stoßen, woraus Flimmern folgen kann. Vorhof- oder Kammerflimmern sind extreme Beispiele für funktionell definiertes (oder leading circle) Reentry: Zellen werden wiedererregt, sobald sie so weit repolarisiert sind, daß sich genügend Na$^+$-Kanäle von der Inaktivierung erholt haben. In diesem Fall existiert weder ein organisiertes Erregungsmuster noch eine koordinierte kontraktile Aktivität.

stehen. Dieses geschieht, wenn ein Impuls wieder in den Vorhof eintritt, dann über den AV-Knoten den Ventrikel erreicht und schließlich über die akzessorische Leitungsbahn in den Vorhof wiedereintritt (Abbildung 35.7). Der Wiedereintritt (Reentry) dieses Typs wird daher durch (1) das Bestehen eines anatomisch definierten Erregungskreises, (2) die unterschiedliche Refraktärzeit zwischen Regionen dieses Kreises und (3) die langsame Leitung in einem Teil dieses Erregungskreises gekennzeichnet. Ein ähnliches anatomisch definiertes Reentry-Phämomen tritt häufig in der AV-Knoten-Region (AV-Knoten-Reentry-Tachykardie) und in den Vorhöfen (Vorhofflattern) auf. Der Begriff *paroxysmale supraventrikuläre Tachykardie* (PSVT) schließt sowohl AV-Reentry als auch AV-Knoten-Reentry ein, die viele Merkmale teilen. In einigen dieser Fälle ist es mittlerweile möglich, die kritischen Teile dieser Reentry-Wege (oder automatischen Foci) zu identifizieren und nicht-pharmakologisch zu abladieren und damit die Patienten zu heilen, um eine medikamentöse Langzeit-Behandlung zu vermeiden.

Funktionell definierte kreisende Erregung Kreisende Erregungen können auch in Abwesenheit bestimmter, anatomisch definierter Leitungsbahnen auftreten (Abbildung 35.8). So führen beispielsweise Veränderungen von Zell-zu-Zell-Verbindungen nach akutem Myokardinfarkt bei Hunden zu Reentry-bedingter ventrikulärer Tachykardie (VT), deren Erregungskreis nicht nur von der Infarktnarbe, sondern auch von den schnellen Längs- und den langsamen Querleitungseigenschaften des Herzgewebes abhängen (Wit et al., 1990). Wenn eine Ischämie oder eine andere elektrophysiologische Störung im Ventrikel ein Gebiet von hinreichend langsamer Leitungsgeschwindigkeit entstehen lassen, können von dieser Region aus-

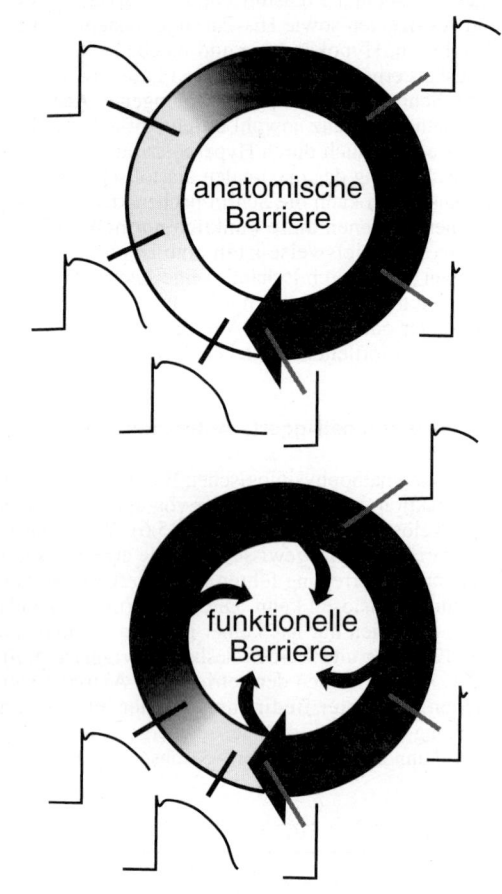

Abbildung 35.8 Zwei Arten von Reentry. Die Grenze der sich fortleitenden Erregungsfront ist durch einen großen schwarzen Pfeil gekennzeichnet. Bei anatomisch definiertem Reentry (oben) existiert eine fixierte Leitungsbahn (z. B. Abbildung 35.7). Die schwarzen Areale stellen Gewebe im Reentry-Erregungskreis dar, die aufgrund der gerade stattgefundenen Passage der sich fortpflanzenden Erregungsfront vollständig refraktär sind. Die grauen Areale zeigen Gewebe an, in dem verminderte Aufstriche hervorgerufen werden können (siehe Abbildung 35.5 A). Die dunkelblauen Areale stehen für Gewebe, in dem eine Restimulation zu Aktionspotentialen mit normalem Aufstrich führen würde. Die dunkelblauen Areale werden als *erregbare Lücke* bezeichnet. Beim funktionell definierten oder „leading circle"-Reentry (unten) gibt es keinen anatomischen Weg und keine erregbare Lücke. Die kreisende Erregungsfront erzeugt in seinem Kern eher ein Gebiet von nicht erregbarem Gewebe. Bei diesem Reentry-Typ verbleibt der Kreislauf nicht notwendigerweise in der gleichen anatomischen Position bei aufeinander folgenden Schlägen, und es können viele solcher Rotoren vorhanden sein.

Häufige Herzrhythmusstörungen und ihre Mechanismen

Das wichtigste Mittel zur Diagnose von Herzrhythmusstörungen ist die Elektrokardiographie, obwohl gelegentlich speziellere Methoden wie z. B. die Messung von spezifischen Herzregionen während der künstlichen Induktion von Arrhythmien durch besondere Schrittmachertechniken angewendet werden. In Tabelle 35.2 sind häufige Arrhythmien, ihre mögliche Entstehung sowie Mittel zur akuten Beendigung und für die Langzeittherapie zu ihrer Prävention aufgezählt. Beispiele einiger hier besprochener Rhythmusstörungen sind in Abbildung 35.9 dargestellt. Einige Arrhythmien, insbesondere das Kammerflimmern, werden am günstigsten nicht medikamentös, sondern durch Kardioversion, d. h. die Applikation eines starken Stroms über der Brust, behandelt. Diese Technik kann auch zur unmittelbaren Wiedererlangung des normalen Rhythmus in weniger bedrohlichen Fällen benutzt werden. Sollte der Patient bei Bewußtsein sein, ist eine Kurznarkose notwendig. Implantierbare Kardioverter/Defibrillatoren (ICD), d. h. Geräte, die Kammerflimmern erkennen und automatisch eine Defibrillation durchführen können, werden zunehmend bei Patienten angewandt, die einmal nach einer Episode von Kammerflimmern wiederbelebt worden sind. Häufig werden zusätzlich zu diesen Geräten Pharmaka verwendet, um die Notwendigkeit defibrillierender Schocks zu vermindern.

WIRKMECHANISMEN VON ANTIARRHYTHMIKA

Mögliche antiarrhythmische Medikamentenwirkungen können *in vitro* oder am Tiermodell gezeigt werden, aber die Beziehungen zwischen den vielfältigen Wirkungen, die diese Pharmaka bei Menschen entfalten, und ihren Wirkungen auf Arrhythmien (deren Mechanismen nicht immer bekannt sind) können unklar bleiben. Darüber hinaus kann eine bestimmte Rhythmusstörung über verschiedene Mechanismen entstehen. Beispielsweise kann ein automatiebedingter oder ein getriggerter Schlag bei Patienten mit einem potentiellen Reentry-Erregungskreis zu einer andauernden Reentry-Arrhythmie führen. Pharmaka können durch Unterdrückung des Auslösemechanismus oder durch Beeinflussung des Erregungskreises antiarrhythmisch wirken. In einigen Fällen können Pharmaka zwar die Quelle der Rhythmusstörung unterdrücken, den Reentry-Mechanismus aber trotzdem fördern (siehe unten).

Pharmaka können Automatierhythmen durch Änderung einer der vier Determinanten der spontanen Schrittmacher-Entladungen verlangsamen (Abbildung 35.10): das maximale diastolische Potential, den Anstieg in Phase 4, das Schwellenpotential oder die Aktionspotentialdauer. Die Blockade von Na^+- oder Ca^{2+}-Kanälen führt gewöhnlich zu einer veränderten Schwelle, eine Blockade kardialer K^+-Kanäle verlängert das Aktionspotential, Adenosin und Acetylcholin können das maximale diastolische Potential erhöhen, β-Adrenozeptor-Antagonisten (β-Blocker) den Anstieg in Phase 4 vermindern.

Antiarrhythmika können Rhythmusstörungen aufgrund von frühen oder späten Nachpotentialen durch zwei Mechanismen blockieren: (1) durch Hemmung der Entwicklung von Nachpotentialen oder (2) durch Beeinflussung des Einwärtsstroms (gewöhnlich durch Na^+- oder Ca^{2+}-Kanäle), der für den initialen Aufstrich verantwortlich ist. Also können beispielsweise Arrhythmien über von Digitalis induzierten späten Nachpotentialen durch Verapamil (das die Entwicklung von Spätpotentialen hemmt) oder durch Chinidin (das Na^+-Kanäle blockiert und damit die Schwelle für einen abnormen Aufstrich erhöht) unterdrückt werden. In ähnlicher Weise werden zwei Vorgehensweisen bei Rhythmusstörungen angewandt, bei denen man eine Verbindung zu getriggerten Schlägen durch frühe Nachpotentiale annimmt (Tabelle 35.1 und 35.2). Frühe Nachpotentiale können durch eine Verkürzung der Aktionspotentialdauer gehemmt werden. In der Praxis wird die Herzfrequenz durch die Infusion von Isoproterenol und durch Schrittmacher erhöht. Getriggerte Schläge, die aus frühen Nachpotentialen entstehen, können durch Mg^{2+} gehemmt werden, ohne daß die Repolarisation *in vitro* oder die QT-Zeit bei Patienten normalisiert werden, wobei die zugrundeliegenden Mechanismen bislang nicht hinreichend aufgeklärt worden sind. Bei Patienten mit kongenital verlängerter QT-Zeit entstehen *torsades des pointes* häufig bei adrenerger Belastung. Eine präventive Behandlung schließt eine β-Adrenozeptor-Blockade (die die QT-Zeit nicht verkürzt) genauso wie eine Schrittmachertherapie ein.

Bei anatomisch vorgegebenem Reentry können Pharmaka eine Arrhythmie durch Blockade der Ausbreitung des Aktionspotentials terminieren. Die Fortleitung wird gewöhnlich an einer schwachen Verbindung (weak leak) des Erregungskreises unterbrochen. Im Falle der oben beschriebenen durch WPW bedingten Arrhythmien ist die schwache Verbindung der AV-Knoten. Pharmaka, die im AV-Knoten die Refraktärzeit verlängern und die Leitungsgeschwindigkeit verlangsamen wie z. B. Ca^{2+}-Kanalblocker, β-Adrenozeptor-Antagonisten oder Digitalisglykoside sind hierfür ziemlich wirksam. Andererseits verändert die Leitungsverlangsamung bei funktionell determinierter kreisender Erregung den Erregungskreis lediglich, ohne ihn auszulöschen. Tatsächlich fördert eine langsame Leitungsgeschwindigkeit die Entwicklung von Reentry-Arrhythmien. Daher besteht der Ansatz, der ein funktionell determiniertes Reentry am wahrscheinlichsten terminiert, in der Verlängerung der Refraktärzeit (Task Force, 1991). Bei fast-response-Geweben wird die Refraktärzeit durch Verlängerung der Na^+-Kanal-Erholungszeit erreicht. Pharmaka, die durch Blockierung von Na^+-Kanälen wirken, verschieben insgesamt die Spannungswerte für die Erholung (Abbildung 35.5, B) und verlängern so die Refraktärzeit (Abbildung 35.11). Genauso verlängern Pharmaka, die die Aktionspotentialdauer verlängern (ohne direkte Wirkung auf Na^+-Kanäle, z. B. durch Blockade verzögerter Gleichrichterströme), die Refraktärzeit (Abbildung 35.11; Singh, 1993). In slow-response-Gewebe verlängert eine Ca^{2+}-Blockade die Refraktärzeit. Pharmaka, die in die Zell-Zell-Kopplung eingreifen, sollten theoretisch auch die Refraktärzeit in multizellulären Gewebepräparationen erhöhen. Amiodaron kann eine solche Wirkung auf erkranktes Gewebe besitzen (Levine et al., 1988). Die Beschleunigung der Erregungsfortleitung in einem Gebiet mit langsamer Lei-

Tabelle 35.2 Mechanistische Annäherung an eine antiarrhythmische Therapie

RHYTHMUSSTÖRUNG	NORMALER MECHANISMUS	AKUTE THERAPIE[a]	LANGZEITTHERAPIE[a]
vorzeitige atriale, nodale oder ventrikuläre Depolarisationen	unbekannt	nicht indiziert	nicht indiziert
Vorhofflimmern	ungeordnete „funktionelle" kreisende Erregung kontinuierliche AV-Knoten-Stimulation → unregelmäßige, oft schnelle Kammerfrequenz	1. Kontrolle der ventrikulären Antwort: AV-Blockade[b] 2. Wiederherstellen des Sinusrhythmus: DC-Kardioversion	1. Kontrolle der AV-Antwort: AV-Blockade[b] 2. Erhaltung des normalen Rhythmus: K$^+$-Kanalblockade Na$^+$-Kanalblockade mit $\tau_{Erholung}$ > eine Sekunde
Vorhofflattern	stabile kreisende Erregung im rechten Vorhof Kammerfrequenz häufig schnell und unregelmäßig	wie bei Vorhofflimmern	Wie bei Vorhofflimmern AV-blockierende Substanzen besonders erstrebenswert zur Vermeidung ↑ Kammerfrequenzen in ausgewählten Fällen Ablation
Vorhoftachykardie	erhöhte Automatie, durch späte Nachpotentiale bedingte Automatie oder kreisende Erregung innerhalb des Vorhofs	wie bei Vorhofflimmern	wie bei Vorhofflimmern Ablation des Tachycardie-„Fokus"[c]
AV-Knoten-Reentry-Tachykardie (PSVT)	kreisende Erregung innerhalb oder in Höhe des AV-Knotens	* Adenosin AV-Knoten-Blockade Seltener: ↑ Vagotonus (Digitalis, Edrophonium, Phenylephrin)	* AV-Blockade Flecainid Propafenon * Ablation[c]
Rhythmusstörungen auf Grundlage des WPW-Syndroms: 1. AV-Reentry (PSVT)	Reentry (Abbildung 35.7)	Wie AV-Knoten-Reentry	K$^+$-Kanalblockade Na$^+$-Kanalblockade mit $\tau_{Erholung}$ > eine Sekunde Ablation[c]
2. Vorhofflimmern mit atrioventrikulärer Überleitung über akzessorische Leitungsbahnen	sehr schnelle Frequenz aufgrund nicht-dekrementaler Eigenschaften der akzessorischen Leitungsbahn	* DC-Kardioversion * Procainamid	Ablation[c] K$^+$-Kanalblockade Na$^+$-Kanalblockade mit $\tau_{Erholung}$ > eine Sekunde (AV-blockierende Substanzen sind gelegentlich schädlich)
VT bei Patienten mit altem Myokardinfarkt	kreisende Erregung am Rand der Myokardinfarktnarbe	Lidocain Procainamid Bretylium DC-Kardioversion	K$^+$-Kanalblockade Na$^+$-Kanalblockade ICD[d]
VT bei Patienten ohne strukturelle Herzerkrankung	durch ↑ Sympathotonus getriggerte späte Nachpotentiale	Adenosin[e] Verapamil[e] β-Blocker[e] DC-Kardioversion	Verapamil[e] β-Blocker[e]
Kammerflimmern	ungeordnete kreisende Erregung	* DC-Kardioversion Lidocain Procainamid Bretylium	ICD[d] K$^+$-Kanalblockade Na$^+$-Kanalblockade
kongenitales Syndrom der verlängerten QT-Zeit (*torsades des pointes* ohne prädisponierende Medikamententherapie)	getriggerte Aktivität durch frühe Nachpotentiale	Herzschrittmacher Magnesium Isoproterenol	β-Blocker Herzschrittmacher

(Fortsetzung)

Tabelle 35.2 *(Fortsetzung)*

* Behandlung der Wahl.
a In der Akuttherapie intravenöse, in der Langzeittherapie orale Medikamentengabe.
b AV-Blockade kann klinisch durch Adenosin, Ca^{2+}-Kanalblockade, β-Adrenozeptor-Blockade oder einen erhöhten Vagotonus (eine antiarrhythmische Hauptwirkung der Digitalisglykoside) erreicht werden.
c Bei der Ablation wird Gewebe, das für die Unterhaltung einer Tachykardie verantwortlich ist, durch spezielle Aufzeichnungstechniken identifiziert und dann selektiv zerstört, wobei normalerweise hochfrequente Radiowellen über einen Katheter im Herz eingesetzt werden.
d ICD, implantierbarer Kardioverter/Defibrillator. Dieses Gerät kann Kammertachykardien oder -flimmern erkennen und sendet Schrittmacher- und/oder Kardioversionsimpulse zur Wiederherstellung des normalen Rhythmus aus.
e Diese können bei Reentry-Kammerflimmern schädlich wirken und sollten für die akute Therapie nur dann eingesetzt werden, wenn die Diagnose sicher ist.
WPW: Wolff-Parkinson-White; PSVT: paroxysmale supraventrikuläre Tachykardie; VT: ventrikuläre Tachykardie; β-Blocker, β-Adrenozeptor-Antagonisten.

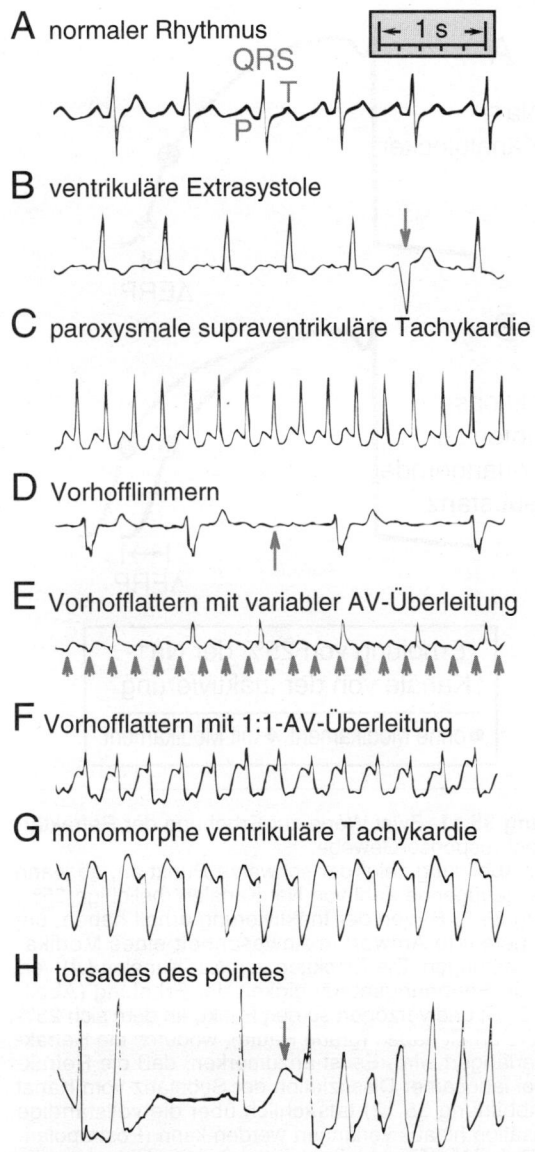

Abbildung 35.9 EKGs mit normalem und abnormen Herzrhythmus.
P-, QRS- und T-Welle des normalen Sinus-Rhythmus sind in Zeichnung A dargestellt. Zeichnung B zeigt eine im Ventrikel auftretende Extrasystole (Pfeil). Die paroxysmale supraventrikuläre Tachykardie (PSVT) ist in Zeichnung C abgebildet. Dem liegt am wahrscheinlichsten eine Reentry-Form, die eine akzessorische Leitungsbahn benutzt (Abbildung 35.7), oder ein Reentry innerhalb des AV-Knotens zugrunde. Beim Vorhofflimmern (Zeichnung D) finden sich keine P-Wellen. Die QRS-Komplexe erscheinen unregelmäßig (bei diesem Beispiel mit einer niedrigen Frequenz). Die elektrische Aktivität zwischen den QRS-Komplexen zeigt leichte Undulationen (Pfeil), die der elektrischen Aktivität der Vorhöfe entsprechen. Beim Vorhofflattern (Zeichnung E) schlagen die Vorhöfe schnell, in diesem Beispiel mit einer Frequenz von etwa 250 pro Minute (Pfeile), wobei die Kammerfrequenz unregelmäßig ist. Wenn ein Medikament zur Senkung der atrialen Flatterfrequenz gegeben wird, kann eine atrioventrikuläre 1:1-Überleitung entstehen (Zeichnung F). Bei der monomorphen ventrikulären Tachykardie (VT, Zeichnung G) erscheinen identische, verbreiterte QRS-Komplexe mit einer regelmäßigen Frequenz (hier 180 pro Minute). Die elektrokardiographischen Kennzeichen von *torsades des pointes* (Zeichnung H) beinhalten ein sehr langes QT-Intervall (>600 ms in diesem Beispiel, Pfeil) und eine ventrikuläre Tachykardie, bei der jeder aufeinanderfolgende Schlag eine andere Morphologie besitzt (polymorphe VT). In Zeichnung I ist die disorganisierte elektrische Aktivität dargestellt, durch die das Kammerflimmern charakterisiert ist.

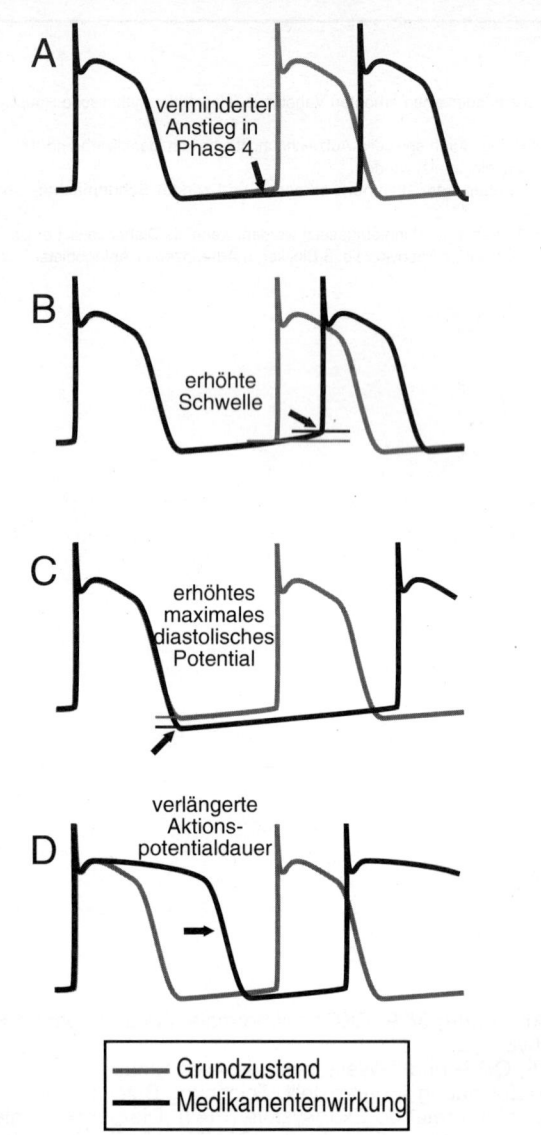

Abbildung 35.10 Vier Wege zur Reduktion der Rate der spontanen diastolischen Entladung in Automatie-Gewebe.

seine Funktion zu verändern (d. h. den Strom zu senken) und daß sich die Affinität eines Medikaments für seine Bindungsstelle auf dem Ionenkanalprotein verändert, weil sich ein Ionenkanalprotein zwischen verschiedenen funktionellen Konformationen (oder Zuständen des Ionenkanals) bewegt (Hille, 1977; Hondeghem und Katzung, 1984; Snyders et al., 1991). Man nimmt an, daß Pharmaka über wenigstens zwei Wege Zugang zu ihren Bindungsstellen haben: durch die Pore (der hydrophile Weg) und durch die Lipiddoppelschicht (der hydrophobe Weg). Physikochemische Charakteristika wie das Molekulargewicht oder die Fettlöslichkeit sind wichtige Determinanten der zustandsabhängigen Bindung. Diese zu-

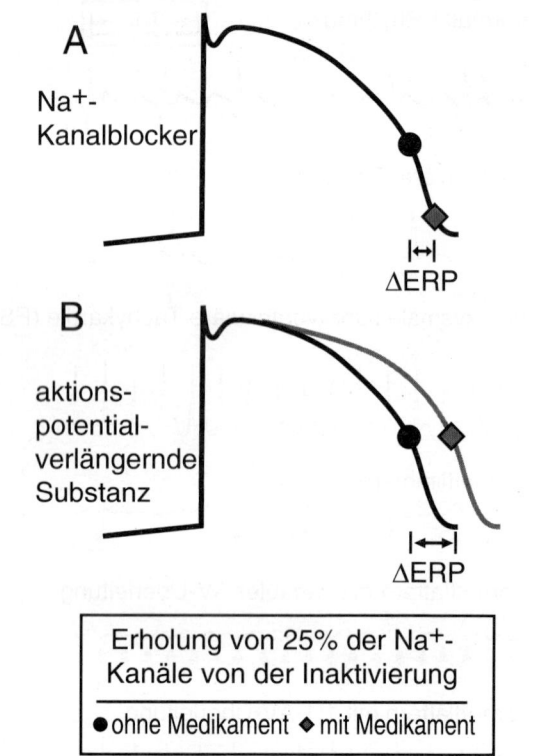

Abbildung 35.11 Zwei Wege zur Erhöhung der Refraktärzeit in Fast-response-Gewebe.
In dieser Abbildung zeigt der schwarze Punkt an, ab wann sich eine genügende Zahl von Na^+-Kanälen (beliebige 25%, Abbildung 35.5, B) von der Inaktivierung erholt haben, um eine fortgeleitete Antwort in Abwesenheit eines Medikaments zu erzeugen. Die Blockade von Na^+-Kanälen (**A**) verschiebt die Spannungsabhängigkeit der Erholung (Abbildung 35.5, **B**) und verzögert so den Punkt, an dem sich 25% der Kanäle erholt haben (graue Raute), wodurch die Refraktärzeit verlängert wird. Es ist anzumerken, daß die Refraktärzeit bei langsamer Dissoziation der Substanz vom Kanal (siehe Abbildung 35.12) tatsächlich über die vollständige Repolarisation hinaus verlängert werden kann (Postrepolarisations-Refraktärität). Medikamente, die das Aktionspotential verlängern, verzögern auch den Zeitpunkt, an dem sich eine beliebige Zahl von Na^+-Kanälen von der Inaktivierung erholt haben, auch ohne direkte Interaktion mit den Na^+-Kanälen.

tungsgeschwindigkeit kann auch bei kreisender Erregung antiarrhythmisch wirken. Unter bestimmten experimentellen Bedingungen kann Lidocain solche Wirkungen ausüben (Arnsdorf und Bigger, 1972).

Zustandsabhängige Ionenkanal-Blockade

Ein Schlüsselkonzept für das Verständnis der Unterschiede der klinischen Wirkungen von Antiarrhythmika ist die zustandsabhängige Blockade. Experimentelle Beweise untermauern die Vorstellung, daß ein Ionenkanäle blockierendes Medikament an eine spezifische, rezeptorähnliche Stelle auf dem Ionenkanalprotein bindet, um standsabhängigen Bindungen sind am ausführlichsten im Fall von Na⁺-Kanal blockierenden Substanzen untersucht worden. Die meisten sinnvollen Substanzen blockieren offene und/oder inaktivierte Na⁺-Kanäle und besitzen eine nur sehr geringe Affinität für ruhende Kanäle. Diese Pharmaka binden also bei jedem Aktionspotential an Na⁺-Kanäle (und blockieren sie) und dissoziieren bei jedem diastolischen Intervall und heben damit die Blockade auf. Wie in Abbildung 35.12 gezeigt, ist die Rate der Blockadeaufhebung die Schlüsseldeterminante für die ständige Blockade von Na⁺-Kanälen. Wenn die Herzfrequenz steigt, sinkt die Zeit, die für die Blockadeaufhebung zur Verfügung steht, und die Zahl ständig blockierter Na⁺-Kanäle steigt an. Die Erholungsrate von der Blockierung sinkt auch, wenn Zellen depolarisiert sind, wie bei der Ischämie (Chen et al., 1975). Darauf basiert die Entdeckung, daß Na⁺-Kanalblocker Na⁺-Ströme und damit die Leitfähigkeit in ischämischem stärker als in gesundem Gewebe vermindern. Der Vergleich zwischen der Blockade des offenen oder des inaktivierten Zustands kann auch für die Bestimmung der Wirkungen einiger Pharmaka sein. So kann z. B. eine längere Dauer des Aktionspotentials, die zu einer relativen Verlängerung des Inaktivierungszustands führt, die Blockierung durch Substanzen wie Lidocain oder Amiodaron, die an inaktivierte Kanäle binden, verlängern (Hondeghem und Katzung, 1984).

Die Erholungsrate von der Blockade wird häufig als Zeitkonstante ausgedrückt ($\tau_{Erholung}$, d. h. die Zeit, die benötigt wird, damit ~63% eines experimentell bestimmten Prozesses vollendet ist; Courtney, 1987). Im Fall von Medikamenten wie Lidocain ist $\tau_{Erholung}$ so kurz (<< eine Sekunde), daß die Erholung von der Blockade sehr schnell geschieht, so daß eine substantielle Hemmung der Na⁺-Kanäle nur in schnell erregtem Gewebe, besonders bei der Ischämie, auftritt. Am anderen Ende des Spektrums befinden sich Substanzen wie *Flecainid*, das ein so langes $\tau_{Erholung}$ (> zehn Sekunden) besitzt, daß während Diastole und Systole in etwa die gleiche Anzahl von Na⁺-Kanälen blockiert werden. Daraus ergibt sich auch für normales Gewebe bei normalen Frequenzen eine deutlich verlangsamte Erregungsausbreitung. Eine zustandsabhängige Blockade kann auch für Ca^{2+}- und K⁺-Kanäle gezeigt werden, aber die klinische Bedeutung dieser Beobachtungen muß noch geprüft werden.

Klassifizierung der Antiarrhythmika

Die Einteilung der Substanzen durch allgemeine elektrophysiologische Eigenschaften betont die Verbindung von basalen elektrophysiologischen Vorgängen und antiarrhythmischen Wirkungen (Vaughan Williams, 1989). In dem Maße, in dem die klinischen Auswirkungen von Substanzen aus ihren basalen elektrophysiologischen Eigenschaften vorausgesagt werden können, sind solche Klassifikationen von Wert. Da jedoch jede Verbindung durch eine Reihe von *in vitro* und *in vivo* Testsystemen charakterisiert werden kann, wird klar, daß selbst bei Medikamenten derselben Klasse Unterschiede in der pharmakologischen Wirkung bestehen, von denen einige für die klinisch beobachteten Unterschiede in der Antwort auf Substanzen der gleichen Klasse verantwortlich sein können (Tabelle 35.3). Ein alternativer Weg der antiarrhythmischen Therapie stellt der Versuch dar, Mechanismen der Rhythmusstörungen zu klassifizieren und dann

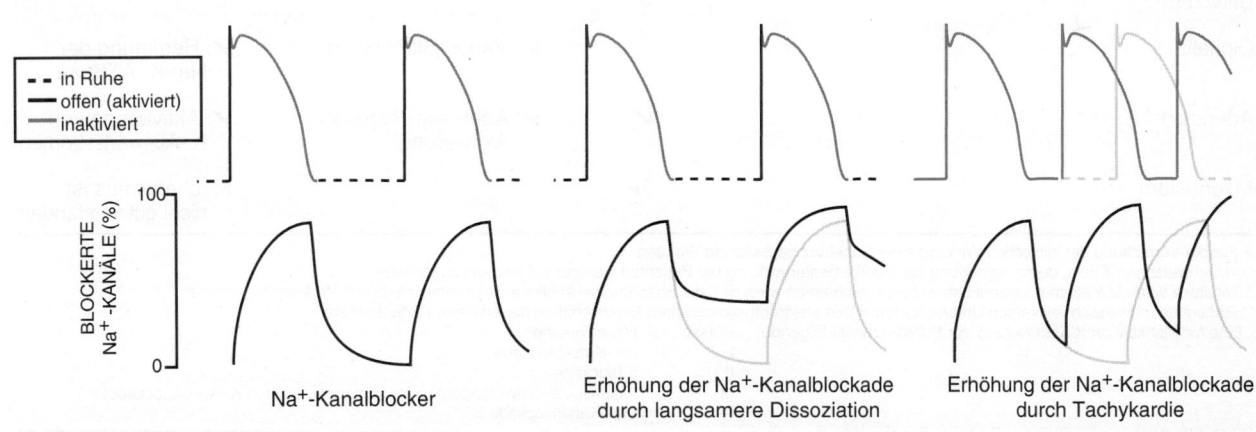

Abbildung 35.12 Erholung von der Na⁺-Blockade während der Diastole. Diese Erholung stellt den kritischen Faktor dar, der die Na⁺-Kanalblockade im Gleichgewicht bestimmt. Na⁺-Kanalblocker binden an (und blockieren) Na⁺-Kanäle im offenen und/oder inaktivierten Zustand, was zu regelmäßigen Veränderungen des Ausmaßes der Blockade während des Aktionspotentials führt. Wie in der mittleren Zeichnung dargestellt steigert eine verminderte Erholungsrate von der Blockade das Ausmaß der Blockade. Unterschiedliche Substanzen besitzen unterschiedliche Erholungsraten, wobei die Depolarisation die Erholungsrate vermindert. In der rechten Zeichnung ist eine erhöhte Herzfrequenz dargestellt, die eine relativ geringere Zeit im Ruhezustand bedingt, wodurch das Ausmaß der Blockade ebenfalls erhöht wird (modifiziert nach Roden et al., 1993, mit freundlicher Genehmigung).

Tabelle 35.3 Elektrophysiologische Hauptwirkungen antiarrhythmischer Medikamente

SUBSTANZ	Na⁺-KANALBLOCKADE $\tau_{Erholung}$[1], Sekunden	Status-abhängigkeit[1]	↑ APD	Ca²⁺-KANAL-BLOCKADE	AUTONOME WIRKUNGEN	ANDERE WIRKUNGEN
Lidocain	0,1	I > O				
Phenytoin	0,2	I				
Mexiletin*	0,3					
Tocainid*	0,4	O > I				
Procainamid	1,8	O	✔		Ganglien-Blockade (besonders intravenös)	Metabolit verlängert APD
Chinidin	3	O	✔	(x)	α-Blockade, vagolytisch	
Disopyramid**	9	O	✔		anticholinerg	
Moricizin	~10	O≈I				
Propafenon**	11	O≈I	✔		β-Blockade (variable klinische Wirkung)	
Flecainid*	11	O	(x)	(x)		
β-Blocker:					β-Blockade	
Propranolol**					β-Blockade	Na⁺-Kanalblockade in vitro
Sotalol**			✔		β-Blockade	
Bretylium			✔		adrenerge Stimulation gefolgt von Ganglien-Blockade	↓ Streuung der Repolarisation in der Ischämie
Amiodaron	1,6	I	✔	(x)	nicht-kompetitive β-Blockade	antithyroidale Wirkung
Verapamil*				✔		
Diltiazem*				✔		
Digitalis					✔: Vagus-Stimulation	✔: Hemmung der Na⁺-K⁺-ATPase
Adenosin				✔	✔: Adenosin-Rezeptor-Aktivierung	✔: Aktivierung von K⁺-Auswärtsströmen
Magnesium				?✔		Mechanismus ist nicht gut verstanden

✔ Für die Vermittlung der klinischen Wirkung einer Substanz bedeutende Wirkung.
(x) Nachweisbarer Effekt, deren Beziehung zur Medikamentenwirkung bei Patienten weniger gut nachvollzogen ist.
* Substanz wird als Racemat verabreicht, wobei angenommen wird, daß die Enantiomere ähnliche elektrophysiologische Wirkungen besitzen.
** Racemate mit klinisch relevanten Unterschieden in den elektrophysiologischen Eigenschaften der einzelnen Enantiomere.

Eine Möglichkeit zur Klassifizierung der Substanzen ist folgende:

Klasse	Hauptwirkung
I	Na⁺-Kanalblockade
II	β-Blockade
III	Aktionspotentialverlängerung (normalerweise durch K⁺-Kanalblockade)
IV	Ca²⁺-Kanalblockade

Diese Substanzen sind hier nach diesem Schema geordnet. Es ist jedoch wichtig zu beachten, daß viele Medikamente unterschiedliche Effekte zeigen, die zu ihren klinischen Wirkungen beitragen. Gelegentlich ist es klinisch sinnvoll, die Na⁺-Kanalblocker aufgrund ihrer Erholungsrate von medikamenteninduzierter Blockade ($\tau_{Erholung}$) unter physiologischen Bedingungen weiter zu unterteilen. Da dies eine fortlaufende Variable ist und durch Faktoren wie Depolarisation des Ruhepotentials moduliert werden kann, können diese Unterscheidungen verwischt werden: Klasse Ib, $\tau_{Erholung}$ < eine Sekunde; Klasse Ia, $\tau_{Erholung}$ eine bis zehn Sekunden; Klasse Ic, $\tau_{Erholung}$ > zehn Sekunden. Diese Klassen- und Subklassenwirkungen sind mit kennzeichnenden EKG-Veränderungen, charakteristischen Klassentoxizitäten und Wirksamkeiten bei spezifischen Arrhythmie-Syndromen assoziiert (siehe Text).

1 Diese Daten sind von den experimentellen Bedingungen einschließlich Spezies und Temperatur abhängig. Die $\tau_{Erholung}$-Werte hier sind nach Courtney (1987) zitiert, mit Ausnahme von Moricizin, das nach den Untersuchungen von Lee und Rosen (1991) einen etwas geringeren Wert als Flecainid besitzt. Die Statusabhängigkeit ist aus Snyders et al. (1991) entnommen.

O: Blocker des offenen Zustandes; I: Blocker des inaktivierten Zustandes; APD: Aktionspotentialdauer; β-Blockade, β-Adrenozeptor-Blockade.

eine medikamentöse Therapie zu entwickeln, die gegen die elektrophysiologischen Mechanismen gerichtet ist, die die Arrhythmie mit der größten Wahrscheinlichkeit beenden oder ihr vorbeugen (Tab. 35.2; Task Force, 1991).

Na$^+$-Kanalblockade Das Ausmaß der Na$^+$-Kanalblockade ist in kritischer Weise von der Herzfrequenz und dem Membranpotential genauso abhängig wie von substanzspezifischen physikochemischen Eigenschaften, durch die $\tau_{Erholung}$ bestimmt wird (Abbildung 35.12). Die folgende Beschreibung bezieht sich auf blockierte Na$^+$-Kanäle, d. h. bei schnellen Herzfrequenzen in erkranktem Gewebe mit einer Substanz, die eine schnelle Wiederherstellung (*rapid recovery*) besitzt, oder auch bei normalen Frequenzen in normalem Gewebe mit einer Substanz wie *Flecainid*, das eine langsame Wiederherstellung zeigt. Wenn Na$^+$-Kanäle blockiert werden, ist die Reizschwelle erniedrigt, d. h. ein größeres Membranpotential ist notwendig, um Na$^+$-Kanäle vom ruhenden in den offenen Zustand zu bringen. Diese Schwellenveränderung trägt mutmaßlich zum klinischen Phänomen bei, daß Na$^+$-Kanalblocker dazu neigen, sowohl die Schrittmacherschwelle als auch die Energie, die zur Defibrillation von Herzflimmern benötigt wird, zu erhöhen (Echt et al., 1989). Diese schädlichen Wirkungen werden bedeutsam, wenn Patienten mit Herzschrittmachern oder implantierten Defibrillatoren mit Antiarrhythmika behandelt werden. Die Na$^+$-Kanalblockade vermindert die Leitungsgeschwindigkeit in fast-response-Gewebe und verlängert die QRS-Dauer. Übliche Dosierungen von Flecainid verlängern das QRS-Intervall bei normalem Rhythmus um 25% oder mehr, während es durch Lidocain nur bei sehr schnellen Herzfrequenzen gesteigert wird. Substanzen mit $\tau_{Erholung}$-Werten > zehn Sekunden (z. B. Flecainid) neigen auch zur Verlängerung des PQ-Intervalls. Es ist nicht bekannt, ob dies Ausdruck einer zusätzlichen Ca^{2+}-Blockade (siehe unten) oder einer Blockade von Fast-response-Gewebe in der Nähe des AV-Knotens ist. Wirkungen von Substanzen auf das PR-Intervall werden stark durch Wirkungen auf das autonome Nervensystem modifiziert. Beispielsweise neigt Chinidin zur Verkürzung des PQ-Intervalls, was überwiegend Ausdruck seiner vagolytischen Wirkung ist. Die Aktionspotentialdauer bleibt durch eine Na$^+$-Kanalblockade entweder unverändert oder wird verkürzt. Einige den Na$^+$-Kanal blockierende Substanzen verlängern das kardiale Aktionspotential über andere Mechanismen, meist durch K$^+$-Kanalblockade (Tabelle 35.3).

Durch die Schwellenanhebung vermindert die Na$^+$-Kanalblockade die Automatie (Abbildung 35.10, B) und kann getriggerte Aktivität hemmen, die durch späte oder frühe Nachpotentiale entsteht. Viele Na$^+$-Kanalblocker vermindern auch den Anstieg in Phase 4 (Abbildung 35.10, A). Bei anatomisch bedingtem Reentry können Na$^+$-Kanalblocker die Erregungsfortleitung ausreichend vermindern, um eine sich ausbreitende Reentry-Front auszulöschen. Wie aber oben beschrieben, kann die Leitungsverlangsamung aufgrund einer Na$^+$-Kanalblockade ein Reentry auch verschlimmern. Die Blockade der Na$^+$-Kanäle verschiebt auch die Spannungsabhängigkeit der Erholung von der Inaktivierung (Abbildung 35.5, B) zu negativeren Potentialen, wodurch die Refraktärzeit verlängert wird. Ob eine gegebene Substanz eine Reentry-Arrhythmie nun verschlimmert oder unterdrückt, hängt also von der Balance zwischen seinen Wirkungen auf die Refraktärzeit und auf die Erregungsleitung in einem bestimmten Reentry-Erregungskreislauf ab. In den meisten Studien verhindern Na$^+$-Kanalblocker das Auftreten von ventrikulären Reentry-Arrhythmien bei 20 - 40% der Patienten. Die Kombination von Substanzen mit schnellen und langsamen Erholungsraten von der Na$^+$-Kanalblockade (z. B. *Mexiletin* und *Chinidin*) kann - mit weniger unerwünschten Wirkungen - wirksam sein, wenn eine Substanz alleine nicht wirkt. Lidocain und ähnliche Substanzen (Mexiletin, *Tocainid, Phenytoin*) mit kurzen $\tau_{Erholung}$-Werten sind bei Vorhofflimmern oder -flattern nicht sinnvoll, wohingegen Chinidin, *Flecainid, Propafenon* und ähnliche Substanzen mit einiger Wahrscheinlichkeit wirksam sind. Viele dieser Substanzen verdanken einen Teil ihrer antiarrhythmischen Aktivität der Blockade von K$^+$-Kanälen.

Toxizität von Na$^+$-Kanalblockern Leitungsverlangsamung in potentiellen Reentry-Erregungskreisen kann zu toxischen Wirkungen durch Na$^+$-Kanalblocker beitragen (Tabelle 35.1). Die Na$^+$-Kanalblockade vermindert beispielsweise die Leitungsgeschwindigkeit und damit die Frequenz von Vorhofflimmern. Die normale AV-Knoten-Funktion erlaubt einer größeren Zahl von Impulsen, in den Ventrikel zu gelangen, wodurch die Herzfrequenz tatsächlich ansteigen kann (Abbildung 35.9). So kann die Vorhof-Flimmerfrequenz von 300 pro Minute mit einer atrioventrikulären Überleitung von 2:1 oder 4:1 (d. h. mit einer Herzfrequenz von 75 oder 150 pro Minute) auf 220 pro Minute fallen, wobei sich die Überleitung auf 1:1 ändern kann (d. h. mit einer Herzfrequenz von 220 pro Minute). Diese Form einer medikamenteninduzierten Rhythmusstörung tritt besonders häufig bei der Behandlung mit Chinidin auf, weil diese Substanz auch die Leitfähigkeit des AV-Knotens durch seine vagolytischen Eigenschaften steigert. Flecainid und Propafenon wirken hier in ähnlicher Weise. Die Therapie mit Na$^+$-Kanalblockern bei Patienten mit ventrikulärer Reentry-Tachykardie nach Myokardinfarkt steigert die Häufigkeit und die Schwere arrhythmischer Episoden, möglicherweise, weil die Verminderung der Erregungsleitung das Fortbestehen der Reentry-Front im Tachykardie-Kreislauf erlaubt. Solche medikamentös exazerbierten Rhythmusstörungen sind häufig schwer zu behandeln, so daß auch Todesfälle infolge unbehandelbarer, medikamentös induzierter ventrikulärer Tachykardien aufgetreten sind. In einigen Studien wird die Meinung vertreten, daß hier eine Na$^+$-Infusion sinnvoll sei. Von einigen Na$^+$-Kanalblockern (Procainamid, Chinidin) wurde berichtet, daß sie eine durch d-Tubocurarin ausgelöste neuromuskuläre Paralyse verschlimmern (siehe Kapitel 9).

K⁺-Kanalblockade K⁺-Kanäle bestimmen die Schrittmacherfunktion, das Ruhepotential und die Aktionspotentialdauer. Die meisten die K⁺-Kanäle blockierenden Substanzen interagieren mit mehreren dieser Kanäle. Man weiß bislang nicht, ob die Blockade spezifischer Ströme, wie in Abbildung 35.3 gezeigt, zu einer verbesserten Unterdrückung von Rhythmusstörungen mit minimalen unerwünschten Wirkungen führt oder nicht. Die Blockade kardialer K⁺-Kanäle verlängert die Aktionspotentialdauer und vermindert die normale Automatie (Abbildung 35.10, D). Eine verlängerte Aktionspotentialdauer, die sich in einer Vergrößerung des QT-Intervalls zeigt, verlängert die Refraktärzeit (Abbildung 35.11), was einen wirkungsvollen Weg zur Behandlung von kreisenden Erregungen darstellen sollte (Task Force, 1991; Singh, 1993). In einigen Studien wurde gezeigt, daß eine K⁺-Kanalblockade die Heterogenität der Refraktärzeit reduziert, eine Wirkung, die auch einer Prävention von Reentry-Arrhythmien dienen sollte. Experimentell ruft die K⁺-Kanalblockade eine Reihe günstiger Wirkungen hervor: reduzierter Energiebedarf bei der Defibrillation, Hemmung von Kammerflimmern aufgrund von akuter Ischämie und eine gesteigerte Kontraktilität (Echt et al., 1989; Roden, 1993). Wie in Tabelle 35.3 gezeigt wird, ist bisher keine Substanz verfügbar, die nur K⁺-Kanäle blockiert, ohne mit β-Adrenozeptoren (Sotalol) oder anderen Kanälen zu interagieren (z. B. Amiodaron, Chinidin). Amiodaron und Sotalol scheinen sowohl bei atrialen als auch bei ventrikulären Arrhythmien wenigstens genauso wirksam zu sein wie Pharmaka mit vorwiegend Na⁺-blockierenden Eigenschaften. Reine den K⁺-Kanal blockierende Substanzen befinden sich z.Zt. im Stadium der klinischen Überprüfung (Roden, 1993).

Toxizität von K⁺-Kanalblockern Ein Problem vieler den K⁺-Kanal blockierender Substanzen (einschließlich der in der Erforschung befindlichen) liegt in der Tatsache, daß sie die Dauer des Aktionspotentials bei langsamen Herzfrequenzen unverhältnismäßig verlängern. Diese Wirkung führt wiederum in vitro zu frühen Nachpotentialen und damit verbundener getriggerter Aktivität und kann *torsades des pointes* verursachen (Tabelle 35.1; Abbildung 35.9). Bei Patienten, die wegen Vorhofflimmerns behandelt werden, treten *torsades des pointes* häufig nach der Konversion in den Sinusrhythmus auf. Aus nicht bekannten Gründen kommt diese Form toxischer Wirkungen antiarrhythmischer Substanzen bei Frauen häufiger vor (Makkar et al., 1993). Theoretisch könnten viele der günstigen (und toxischen) Wirkungen einer K⁺-Kanalblockade auch bei Substanzen auftreten, die die Einwärtsströme (Na⁺-Strom, Ca²⁺-Strom) während der Plateauphase erhöhen. Zumindest eine experimentell eingesetzte Substanz verhält sich in dieser Weise.

Ca²⁺-Kanalblockade Die elektrophysiologischen Hauptwirkungen entstehen aus der Blockade von Ca²⁺-Kanälen in Slow-response-Geweben wie dem Sinus- und AV-Knoten. Dihydropyridine wie Nifedipin, die verbreitet bei Angina und Hypertonie angewandt werden, blockieren vorzugsweise Ca²⁺-Kanäle der glatten Gefäßmuskulatur. Ihre kardialen elektrophysiologischen Wirkungen wie eine Steigerung der Herzfrequenz sind indirekt einer Sympathikusaktivierung zuzuschreiben. Nur *Verapamil, Diltiazem* und *Bepridil* blockieren Ca²⁺-Kanäle in Herzzellen in klinisch eingesetzten Dosierungen. Mit diesen Substanzen wird die Herzfrequenz generell gesenkt (Abbildung 35.10, A), obwohl eine ausgeprägte Hypotonie eine reflektorische Sympathikusaktivierung und eine Herzfrequenzsteigerung bewirken kann. Die Leitungsgeschwindigkeit im AV-Knoten wird vermindert, so daß sich die PQ-Zeit verlängert. Ein AV-Block entsteht als Resultat der verminderten Erregungsleitung genauso wie durch die gesteigerte Refraktärzeit des AV-Knotens. Die letztgenannten Effekte bilden die Grundlage der antiarrhythmischen Wirkung bei Reentry-Arrhythmien, deren Erregungskreis den AV-Knoten einschließen, wie z. B. die AV-Reentry-Tachykardie (Abbildung 35.7). Eine andere bedeutende antiarrhythmische Wirkung stellt die Reduktion der Ventrikelfrequenz bei Vorhofflattern oder -flimmern dar. Seltene Formen der ventrikulären Tachykardie scheinen durch späte Nachpotentiale vermittelt zu werden und reagieren auf Verapamil (Sung et al., 1983). Im Gegensatz zu β-Adrenozeptor-Antagonisten konnte für Ca²⁺-Kanalblocker keine Reduktion der Mortalität bei Patienten nach Myokardinfarkt gezeigt werden (Singh, 1990). Im Unterschied zu anderen Ca²⁺-Kanalblockern steigert Bepridil die Dauer des Aktionspotentials in vielen Geweben und kann antiarrhythmische Wirkungen in Vorhöfen und Ventrikeln ausüben. Wegen der erhöhten Inzidenz von *torsades des pointes* bei Anwendung von Bepridil wird diese Substanz jedoch nicht sehr häufig verschrieben.

Verapamil und Diltiazem Die wichtigste unerwünschte Wirkung von Verapamil und Diltiazem bei intravenöser Applikation insbesondere nach Bolusgabe ist die Hypotonie. Dies ist ein besonderes Problem bei Patienten mit ventrikulärer Tachykardie (bei der Ca²⁺-Kanalblocker normalerweise nicht wirksam sind), die fälschlich als AV-Knoten-Reentry-Tachykardie diagnostiziert wird (Stewart et al., 1986). Eine Hypotonie tritt auch häufig bei Patienten auf, die andere Vasodilatatoren einschließlich Chinidin erhalten, und bei Patienten mit zugrundeliegender linksventrikulärer Dysfunktion, die durch diese Substanzen verschlimmert werden kann. Schwere Sinus-Bradykardie oder Herzblock können besonders bei Patienten auftreten, die dafür anfällig sind, oder bei solchen, die auch β-Blocker erhalten. Bei oraler Anwendung treten diese unerwünschten Wirkungen tendenziell weniger schwer auf. Verapamil kann bei oraler Anwendung eine Verstopfung verursachen.

Verapamil wird als Racemat angewendet. *l*-Verapamil ist ein potenterer Kalzium-Kanalblocker als d-Verapamil. Das *l*-Enantiomer unterliegt aber bei oraler Anwendung einem stärkeren hepatischen First-pass-Metabolismus. Deswegen verlängert eine vorgegebene Konzentration von Verapamil die PQ-Zeit stärker nach intravenöser (wenn die Konzentrationen des *l*- und des *d*-

Enantiomers gleich sind) als nach oraler Applikation (Echizen et al., 1985). *Diltiazem* unterliegt ebenfalls einem starken First-pass-Metabolismus in der Leber, wobei beide Substanzen Metaboliten besitzen, die die Ca^{2+}-Kanal blockierenden Wirkungen ausüben. In der klinischen Praxis werden die unerwünschten Wirkungen einer Therapie mit Verapamil oder Diltiazem weitgehend durch die zugrunde liegende Herzerkrankung und die begleitende Therapie bestimmt. Plasmakonzentrationen dieser Substanzen werden während der Therapie nicht routinemäßig erfaßt. Beide Pharmaka können die Konzentration von Digoxin im Serum erhöhen, wobei das Ausmaß dieser Wirkung variabel ist. Bei Patienten mit Vorhofflimmern kann eine ausgeprägte Verlangsamung der ventrikulären Antwort eintreten.

Blockade von β-Adrenozeptoren β-Adrenozeptorstimulation vergrößert Ca^{2+}-Ströme und verzögert ihre Inaktivierung, verstärkt repolarisierende K^+- und Cl^--Ströme (Sanguinetti et al., 1991; Hume und Harvey, 1991), vergrößert den Schrittmacherstrom (wodurch die Sinusknoten-Frequenz erhöht wird; DiFrancesco, 1993) und kann unter pathophysiologischen Bedingungen Arrhythmien aufgrund von frühen und späten Nachpotentialen verstärken. Auch sinkt das Serum-K^+ bei erhöhtem Adrenalin unter Streß, wie beispielsweise bei einem akuten Myokardinfarkt oder einer Wiederbelebung bei Herzstillstand insbesondere bei Patienten unter chronischer diuretischer Therapie (Brown et al., 1983). Daher können β-Adrenozeptor-Antagonisten (häufig als β-Blocker bezeichnet), die diese Wirkungen hemmen, durch Verringerung der Herzfrequenz, Verminderung der intrazellulären Ca^{2+}-Überladung und Hemmung von Nachpotential vermittelter Automatie antiarrhythmisch wirken. Die durch Adrenalin induzierte Hypokaliämie wird durch $β_2$-Adrenozeptoren vermittelt und wird durch nicht-kardioselektive Antagonisten wie Propranolol gehemmt (siehe Kapitel 10). In akut ischämischem Gewebe erhöhen β-Blocker die Energie, die für die Auslösung von Flimmern erforderlich ist, was einer antiarrhythmischen Wirkung entspricht (Anderson et al., 1983). Diese Wirkungen könnten zur Mortalitätsreduktion beitragen, die in Studien zur Langzeittherapie mit β-Blockern - Propranolol, Timolol und Metoprolol - nach Myokardinfarkt beobachtet wurde (Singh, 1990), obwohl die genauen Mechanismen dieser Wirkung nicht bekannt sind. Für Atenolol und Metoprolol konnte eine Verringerung der Mortalität in der ersten Woche nach Myokardinfarkt gezeigt werden.

Wie bei Ca^{2+}-Kanalblockern und Digitalis ist eine Hauptwirkung der β-Blocker-Therapie die erhöhte AV-Knoten-Leitungszeit (verlängertes PQ-Intervall) und die längere Refraktärzeit des AV-Knotens. Daher sind β-Blocker sinnvoll für die Beendigung von Reentry-Arrhythmien, an denen der AV-Knoten beteiligt ist, und für die Kontrolle der ventrikulären Reaktion bei Vorhofflattern oder -flimmern. Bei Patienten mit kongenital verlängertem QT-Syndrom und auch bei vielen anderen Patienten können Rhythmusstörungen durch physische oder emotionalen Streß getriggert werden. In diesen Fällen können β-Blocker sinnvoll sein (Schwartz et al., 1992). Über eine Wirksamkeit von β-Adrenozeptor-Antagonisten bei der Kontrolle von Arrhythmien durch Na^+-Kanalblocker wurden berichtet. Diese Wirkung beruht zum Teil auf der Verlangsamung der Herzfrequenz, was dann das Ausmaß der Frequenz abhängigen Leitungsverlangsamung durch Na^+-Kanalblocker vermindert (Myerburg et al., 1989). Wie ausführlicher in Kapitel 10 beschrieben, umfassen unerwünschte Wirkungen der β-Blocker Müdigkeit, Bronchospasmus, Impotenz, Depression, Verschlechterung einer Herzinsuffizienz, Verschlechterung von Symptomen peripherer Gefäßerkrankungen sowie die Maskierung von Symptomen der Hypoglykämie bei diabetischen Patienten. Bei Patienten mit Arrhythmien aufgrund exzessiver sympathischer Stimulation (z. B. Phäochromozytom, Clonidin-Entzug) können β-Blocker theoretisch zu einer ungehemmten α-Adrenozeptorstimulation führen, die eine schwere Hypertonie und/oder α-adrenerg vermittelte Rhythmusstörungen verursacht. Bei solchen Patienten sollten Arrhythmien sowohl mit α- als auch mit β-Adrenozeptor-Antagonisten behandelt werden. Das abrupte Absetzen einer Langzeittherapie mit β-Blockern kann zu Rebound-Phänomenen führen, die Hypertonie, vermehrte Angina und Arrhythmien umfassen (Kapitel 33).

Ausgewählte β-Blocker: Propranolol und Esmolol Wahrscheinlich besitzen die meisten β-Adrenozeptor-Antagonisten antiarrhythmische Eigenschaften. Bei einigen Substanzen wie *Propranolol* kann gezeigt werden, daß sie in hohen Konzentrationen *in vitro* Na^+-Kanal blockierende (membranstabilisierende) Wirkungen entfalten (Davis und Temte, 1968), wobei aber die Bedeutung für Patienten nicht klar ist. Ähnlich sind Substanzen mit intrinsischer sympathomimetischer Aktivität als Antiarrhythmika zumindest in der Theorie weniger sinnvoll (Singh, 1990). *Acebutolol* ist genauso wie Chinidin bei der Unterdrückung ventrikulärer Extrasystolen wirksam, eine Arrhythmie, die in der Praxis gegenwärtig nicht behandelt wird. *Sotalol* (siehe unten) ist bei vielen Arrhythmien wirksamer als andere β-Blocker, möglicherweise wegen seiner zusätzlichen K^+-*Kanal blockierenden* Eigenschaft. *Esmolol* (Frishman et al., 1988) ist eine kardioselektive Substanz, die von Esterasen der roten Blutkörperchen metabolisiert wird und damit eine sehr kurze Eliminationshalbwertszeit besitzt (neun Minuten). Obwohl Methanol als Metabolit entsteht, stellt eine Methanol-Intoxikation kein klinisches Problem dar. Die intravenöse Gabe von Esmolol ist in solchen klinischen Situationen angezeigt, in denen eine unmittelbare β-Adrenozeptor-Blockade erwünscht ist (z. B. zur Frequenzkontrolle bei schnell übergeleitetem Vorhofflimmern). Aufgrund der sehr raschen Elimination von Esmolol verschwinden unerwünschte Wirkungen durch die β-Adrenozeptor-Blockade – sollten sie auftreten – schnell, wenn die Substanz abgesetzt wird. Wie bei den meisten β-Blockern kann die intravenöse Therapie eine vorübergehende Hypertonie aufgrund einer ungehinderten α-Adrenozeptorstimulation erzeugen. Bei der intravenösen Anwendung von Esmolol ist eine Hypotonie häufiger. *Flestolol* ist eine neuere, dem Esmolol ähnliche Substanz.

PRINZIPIEN IM KLINISCHEN GEBRAUCH VON ANTIARRHYTHMIKA

Pharmaka, die die kardiale Elektrophysiologie modifizieren, besitzen häufig nur einen engen Spielraum zwischen Dosierungen, die benötigt werden, um den gewünschten Effekt zu erzeugen, und solchen, die mit unerwünschten Wirkungen assoziiert sind. Darüber hinaus können unerwünschte Wirkungen der Antiarrhythmika-Therapie die Auslösung neuer Rhythmusstörungen mit möglicherweise fatalen Konsequenzen einschließen. Für einige Arrhythmien ist eine nicht-medikamentöse Behandlung wie beispielsweise mit Herzschrittmacher oder elektrischer Defibrillation angezeigt. In anderen Fällen ist überhaupt keine Therapie angezeigt, obwohl eine Rhythmusstörung diagnostiziert wurde. Daher müssen die hier beschriebenen fundamentalen Therapieprinzipien zur Optimierung der antiarrhythmischen Behandlung berücksichtigt werden.

1. Pathophysiologische und iatrogene Ursachen für Herzrhythmusstörungen

Faktoren, die allgemein Herzrhythmusstörungen begünstigen, umfassen Hypoxie, Elektrolytstörungen (besonders Hypokaliämie), Myokardischämie und bestimmte Pharmaka. Antiarrhythmika einschließlich der Digitalisglykoside sind nicht die einzigen Substanzen, die Arrhythmien fördern können (Tabelle 35.1). Theophyllin ist z. B. eine häufige Ursache multifokaler Vorhoftachykardien, die manchmal einfach durch Reduzierung der Theophyllin-Dosis beherrscht werden können. *Torsades des pointes* können nicht nur durch Therapie mit Aktionspotential verlängernden Antiarrhythmika entstehen sondern auch durch andere Substanzen, denen gewöhnlich keine Wirkungen auf Ionenkanäle zugeordnet werden. Diese umfassen die Antihistaminika *Terfenadin* und *Astemizol* (Kapitel 25), das Antibiotikum *Erythromycin* (Kapitel 47), das Antiprotozoen-Mittel *Pentamidin* (Kapitel 41), einige Antipsychotika, besonders *Thioridazin* (Kapitel 18) und bestimmte trizyklische Antidepressiva. Tatsächlich üben einige trizyklische Antidepressiva (Kapitel 19) elektrophysiologische Wirkungen aus, die denen von Chinidin sehr ähnlich sind und die zu den Antiarrhythmika gerechnet werden. Allerdings haben unerwünschte Wirkungen wie orthostatische Hypotonie ihre weitgefächerten Anwendungen bei der Behandlung der Rhythmusstörungen begrenzt (The CAPS Investigators, 1988).

2. Definition der Behandlungsziele

Einige Arrhythmien sollten nicht behandelt werden: Das Beispiel CAST Herzrhythmusstörungen sind durch eine Vielzahl von Aufzeichnungsmethoden leicht zu erkennen. Allerdings sollte die bloße Erkennung einer Störung nicht mit der Notwendigkeit einer Behandlung gleichgesetzt werden. Dies wurde ausgezeichnet im „Cardiac Arrhythmias Suppression Trial" (CAST) illustriert. Das Vorhandensein asymptomatischer ventrikulärer Extrasystolen ist als Marker eines erhöhten Risikos eines plötzlichen Tods durch Kammerflimmern bei Patienten nach Myokardinfarkt bekannt. In der CAST-Studie wurden Patienten, bei denen ventrikuläre Extrasystolen durch die potenten Na^+-Kanalblocker Encainid oder Flecainid unterdrückt wurden, randomisiert und erhielten entweder eine dieser Substanzen oder Placebo. Unerwarteterweise war die Mortalität in der Behandlungsgruppe zwei- bis dreimal höher als in der Placebo-Gruppe (CAST Investigators, 1989). Obwohl es keine Erklärung für diesen Effekt gibt, hat man einige Hinweise darauf, daß in Gegenwart dieser Substanzen transiente Episoden von Myokardischämie und/oder Sinustachykardie eine deutliche Leitungsverlangsamung verursachen können (weil diese Substanzen ein sehr langes $\tau_{Erholung}$ haben), wodurch es zu tödlichen ventrikulären Reentry-Tachyarrhythmien kommt (Ruskin, 1989; Ranger et al., 1989; Akiyama et al., 1991). Eine Konsequenz dieser sehr wichtigen klinischen Studie war die wiederholte Betonung des Konzepts, daß eine Therapie nur dann eingeleitet werden sollte, wenn ein eindeutiger Nutzen für den Patienten angenommen werden kann. Wenn Symptome offensichtlich einer vorhandenen Rhythmusstörung zuzuordnen sind, gibt es normalerweise keinen großen Zweifel darüber, daß die Beendigung der Arrhythmie sinnvoll ist. Wenn eine Langzeittherapie für die Prävention des Wiederauftretens einer Arrhythmie begonnen wird, können die Risiken größer sein (Roden, 1994). Unter den hier diskutierten Substanzen konnte nur für die β-Adrenozeptor-Antagonisten eine Mortalitätsreduktion unter Langzeittherapie gezeigt werden. Kleinere Studien zu Amiodaron deuten einen ähnlichen Effekt an. Größere Studien werden gegenwärtig durchgeführt (Nademanee et al., 1993).

Symptome bei Herzrhythmusstörungen Einige Patienten mit Rhythmusstörungen können asymptomatisch bleiben. In diesem Fall wird es sehr schwierig sein, den Nutzen einer Behandlung zeigen zu können. Andere Patienten präsentieren sich mit Präsynkopen, Synkopen oder gar Herzstillstand, was durch Brady- oder Tachyarrhythmien verursacht sein kann. Noch andere Patienten stellen sich wegen der Wahrnehmung unregelmäßiger Herzschläge vor, die bei einigen Personen minimale Symptome hervorruft, andere völlig außer Gefecht setzt. Die unregelmäßigen Herzschläge können ursächlich intermittierenden vorzeitigen Kontraktionen oder anhaltenden Arrhythmien wie dem Vorhofflimmern zuzuordnen sein (was zu einer unregelmäßigen Frequenz der Ventrikel führt; Abbildung 35.9). Schließlich können sich Patienten mit Symptomen einer verringerten Herzleistung vorstellen, die einer Arrhythmie zuzuschreiben ist. Das häufigste Symptom ist die Dyspnoe in Ruhe oder bei Belastung. Selten präsentieren sich Patienten mit anhaltenden Tachykardien und dekompensierter Herzinsuffizienz, die mit der Behandlung der Arrhythmie kontrolliert werden kann.

Wahl des therapeutischen Ansatzes. Die Definition der Therapieziele ist besonders dann wichtig, wenn unterschiedliche therapeutische Optionen zur Wahl stehen. Bei Patienten mit Vorhofflimmern beispielsweise sind drei Optionen möglich: (1) Reduktion der ventrikulären Antwort durch Einsatz von den AV-Knoten blockierenden Substanzen wie Digitalis, Verapamil, Diltiazem oder β-Adrenozeptor-Antagonisten (Tabelle 35.1), (2) Wiederherstellung und Erhaltung des normalen Rhythmus durch Einsatz von Chinidin, Flecainid oder Amiodaron oder (3) Verzicht auf die Einleitung einer Therapie, was bei einem tatsächlich asymptomatischen Patienten der richtige Weg sein kann. Die Faktoren, die die Wahl der Therapie beeinflussen, umfassen nicht nur die Symptome, sondern auch Art und Ausmaß einer strukturellen Herzerkrankung, das QT-Intervall vor der medikamentösen Therapie, die Existenz von Erkrankungen des Erregungsleitungssystems und das Vorhandensein nicht-kardialer Erkrankungen (Tabelle 35.4). Bei den seltenen Patienten mit WPW-Syndrom und Vorhofflimmern kann die ventrikuläre Antwort extrem schnell sein und durch Substanzen wie Digitalis oder Ca^{2+}-Kanalblocker, die den AV-Knoten blockieren, paradoxerweise beschleunigt werden. Es ist von

Tabelle 35.4 Patientenspezifische Kontraindikationen für Antiarrhythmika

ZUSTAND	RELATIVE ODER ABSOLUTE KONTRAINDIKATION
Kardial	
Herzinsuffizienz	Disopyramid, Flecainid
Sinus- oder AV-Knoten-Dysfunktion	Digitalis, Verapamil, Diltiazem, β-Adrenozeptor-Antagonisten, Amiodaron
Wolff-Parkinson-White-Syndrom (Risiko extrem schneller Frequenzen bei Auftreten von Vorhofflimmern)	Digitalis, Verapamil, Diltiazem
Erkrankung des infranodalen Leitungssystems	Na^+-Kanalblocker, Amiodaron
Aorten-/Subaortenstenose	Bretylium
Myokardinfarkt in der Anamnese	Flecainid
Verlängertes QT-Intervall	Chinidin, Procainamid, Disopyramid, Sotalol
Herztransplantation	Adenosin
Nichtkardial	
Diarrhoe	Chinidin
Prostatahyperplasie	Disopyramid
Glaukom	
Arthritis	Procainamid als Langzeitmedikation
Lungenerkrankungen	Amiodaron
Tremor	Mexiletin, Tocainid
Obstipation	Verapamil
Asthma, periphere Gefäßerkrankungen, Hypoglykämie	β-Adrenozeptor-Antagonisten, Propafenon

Todesfällen aufgrund der medikamentösen Therapie unter solchen Umständen berichtet worden. Die Häufigkeit und Reproduzierbarkeit der Rhythmusstörung sollte bestimmt werden, bevor eine Therapie begonnen wird, weil eine eigene Variabilität im Auftreten der Rhythmusstörungen mit erwünschten oder unerwünschten Wirkungen des Medikaments verwechselt werden kann. Techniken für die Bestimmung der Eigenschaften von Rhythmusstörungen beinhalten die Langzeit-EKG-Aufzeichnung oder die Auswertung von Antworten auf künstlich gesetzte Extrasystolen. Es ist auch wichtig, sich darüber bewußt zu sein, daß eine medikamentöse Therapie nur teilweise wirksam sein kann: Eine deutliche Verringerung der Dauer von paroxysmalem Vorhofflimmern kann ausreichend sein, um für einen Patienten Symptomfreiheit zu erlangen, auch wenn noch gelegentliche Episoden nachgewiesen werden können.

3. Minimierung der Risiken

Antiarrhythmika können Arrhythmien verursachen Ein immer besser bekanntes Risiko einer antiarrhythmischen Therapie ist die Möglichkeit, neue Rhythmusstörungen mit potentiell lebensbedrohlichen Konsequenzen zu provozieren. Es sind durch ihre Mechanismen unterscheidbare Syndrome der Arrhythmie-Provokation durch Antiarrhythmika beschrieben worden (Tabelle 35.1). Man muß sich über diese, durch Medikamente induzierten Arrhythmien bewußt werden, da eine weitere Behandlung mit Antiarrhythmika das Problem häufig verschlimmert, während das Absetzen der ursächlichen Substanz oft kurativ wirkt. Zusätzlich kann eine spezifische, gegen die grundlegenden Ursachen einer Krankheit gerichtete Therapie indiziert sein. Ebenso kritisch ist die richtige Diagnosestellung. Beispielsweise kann die Behandlung einer ventrikulären Tachykardie mit Verapamil nicht nur unwirksam sein, sondern auch einen katastrophalen Herz-Kreislauf-Kollaps verursachen (Stewart et al., 1986).

Überwachung der Plasmakonzentrationen Einige unerwünschte Wirkungen von Antiarrhythmika hängen mit exzessiv erhöhten Plasmakonzentrationen der Substanzen zusammen. Daher ist die Messung der Plasmakonzentration und die Anpassung der Dosis, um die Konzentration innerhalb eines vorgeschriebenen therapeutischen Bereichs zu halten, eine sinnvolle Maßnahme zur Minimierung bestimmter unerwünschter Wirkungen. Bei vielen Patienten hat das Erscheinen schwerer unerwünschter Wirkungen mit Interaktionen zu tun, an denen das Medikament (häufig bei normalen Plasmakonzentrationen), vorübergehende Faktoren wie Elektrolytstörungen oder Myokardischämie sowie Art und Umfang der zugrundeliegenden Herzerkrankung beteiligt sind (Ruskin, 1989; Morganroth et al., 1986; Roden, 1994). Faktoren wie die Entstehung nicht erfaßter aktiver Metaboliten, Variabilität in der Ausscheidung von Enantiomeren (die unterschiedliche pharmakologische Wirkungen entfalten können) und Krankheits oder Enantiomer spezifische Abnormitäten bei der Bindung von Substanzen an Plasmaproteine können die Interpretation der Plasmakonzentrationen von Medikamenten komplizieren (siehe Kapitel 1).

Patientenspezifische Kontraindikationen Ein anderer Weg zur Minimierung unerwünschter Wirkungen von Antiarrhythmika ist es, bestimmte Medikamente bestimmten Gruppen von Patienten nicht zu verabreichen. Zum Beispiel sind Patienten mit dekompensierter Herzinsuffizienz in der Anamnese unter einer Therapie mit Disopyramid besonders zum Herzversagen disponiert. Häufig können unerwünschte Medikamentenwirkungen nur schwer von Verschlechterungen der Grunderkrankung unterschieden werden. Beispielsweise kann Amiodaron eine interstitielle Lungenerkrankung verursachen. Seine Anwendung ist für Patienten mit einer fortgeschrittenen Lungenerkrankung, bei denen die Entwicklung dieser potentiell tödlichen unerwünschten Wirkung schwierig zu erkennen wäre, nicht geeignet. Spezifische Erkrankungen, die eine relative oder absolute Kontraindikation für bestimmte Substanzen darstellen, werden in Tabelle 35.4 aufgelistet.

4. Die Elektrophysiologie des Herzens als „bewegliches Ziel"

Die kardiale Elektrophysiologie ändert sich hochdynamisch in Reaktion auf externe Einflüsse wie Änderung des Tonus des

Tabelle 35.5 Pharmakokinetische Charakteristika und Dosierung von Antiarrhythmika

SUBSTANZ	BIOVERFÜGBARKEIT			PROTEIN-BINDUNG >80%	ELIMINATION				ELIMINATIONS HALBWERTSZEIT*				AKTIVE METABO-LITEN	THERA-PEUTISCHE** PLASMA-KONZENTRATION	NORMALE DOSIERUNG		
	vermindert: Resorption	vermindert: First-pass-Metabolismus >80%			renal	hepatisch	sonstige		<2 Stunden	2-15 Stunden	15-24 Stunden	>24 Stunden			Aufsättigungs-dosierung		Erhaltungsdosis
Adenosin	✓						✓		<10 s						6-12 mg (nur i.v.)		
Amiodaron		✓	✓			✓						Wochen	✓	0.5-2 µg/ml	800-1600 mg/d für 2-4 Wochen (i.v.: 100-300 mg)		100-400 mg/d
Bretylium	✓				✓					7-15					150-300 mg (i.v.)		1-4 mg/min (i.v.)
Chinidin			~80%		(x)	✓				4-10			✓	2-5 µg/ml			324-648 mg (Glukonat) alle 8 Stunden
Digitoxin			✓			✓						7-9 Tage	(Digoxin)	10-30 ng/ml			0,05-0,3 mg alle 24 Stunden
Digoxin	~80%				✓							36 Stunden		0,5-2 ng/ml	1 mg über 12-24 h		0,125-0,375 mg alle 24 Stunden
Diltiazem		✓	✓			✓				4			(x)		0,25-0,35 mg/kg über 10 Minuten (i.v.)		5-15 mg/h (i.v.) 30-90 mg alle 6 Stunden 120-130 mg alle 24 Stunden¶
Disopyramid			✓		✓	✓				4-10			(x)	2-5 µg/ml			150-300 mg alle 6 Stunden 300-600 mg alle 12 Stunden¶
Esmolol							✓	5-10 Min.							500 µg/kg/min; über 10 Min. (i.v.), evtl. 2malige Wiederholung		50-200 µg/kg/min (i.v.)
Fenytoin		✓	✓		✓	✓						7-42 Stunden		10-20 µg/ml	1 g (i.v.), mit <50 mg/min		100 mg alle 8 Stunden
Flecainid			✓		✓	✓				10-18				0,2-1 µg/ml			50-200 mg alle 12 Stunden
Lidocain	✓		✓			✓		120 Min.					(x)	1,5-5 µg/ml	3-4 mg/kg über 20-30 Min. (i.v.)		1-4 mg/min (i.v.)
Mexiletin			✓			✓				9-15				0,5-2 µg/ml			100-300 mg alle 8 Stunden

Tabelle 35.5 Pharmakokinetische Charakteristika und Dosierung von Antiarrhythmika *(Fortsetzung)*

SUBSTANZ	BIOVERFÜGBARKEIT vermindert: Resorption	BIOVERFÜGBARKEIT vermindert: First-pass-Metabolismus >80%	PROTEIN-BINDUNG >80%	ELIMINATION renal	ELIMINATION hepatisch	ELIMINATION sonstige	ELIMINATIONS HALBWERTSZEIT* <2 Stunden	ELIMINATIONS HALBWERTSZEIT* 2-24 Stunden	ELIMINATIONS HALBWERTSZEIT* >24 Stunden	AKTIVE METABO-LITEN	THERA-PEUTISCHE** PLASMA-KONZENTRATION	NORMALE DOSIERUNG‡ Aufsättigungs-dosierung	NORMALE DOSIERUNG‡ Erhaltungs-dosis
Moricizin			✓			✓		2-3		(x)			200-300 mg alle 8 Stunden
Procainamid		✓		✓		✓		3-4		✓	4-8 µg/ml	1 g (i.v.), mit 20 mg/min	1-4 mg/min (i.v.) 250-750 mg alle 3 Stunden 500-1000 mg alle 6 Stunden¶
(N-Acetyl-Procainamid)			(✓)	(✓)				(6-10)			(10-20 µg/ml)		
Propafenon	✓				✓			2-32		✓	<1 µg/ml		150-300 mg alle 8 Stunden
Propranolol	✓				✓			4		✓		1-3 mg (i.v.)	10-80 mg alle 6-8 Stunden¶ 80-240 mg alle 24 Stunden¶
Sotalol				✓				8			<5 µg/ml (?)		80-320 mg alle 12 Stunden¶
Tocainid				✓				15			3-11 µg/ml		400-600 mg alle 8 Stunden¶
Verapamil	✓				✓			3-7		✓		5-10 mg (i.v.)	80-120 mg alle 8 Stunden 120-240 mg alle 24 Stunden¶

(x): Metabolit oder Eliminationsweg möglicherweise von geringer klinischer Bedeutung
* Die Eliminationshalbwertszeit ist eine, aber nicht die einzige Determinante für die Häufigkeit der Anwendung eines Medikaments, um eine therapeutische Wirkung zu erzielen und Vergiftungen zu vermeiden (Kapitel 3). Bei einigen Substanzen mit kurzen Eliminationshalbwertszeiten ist nichtsdestoweniger eine seltene Gabe möglich, z. B. bei Propranolol oder Verapamil. Formulierungen, die eine langsame Freisetzung einer schnell eliminierten Substanz in den Gastrointestinaltrakt bewirken (verfügbar für viele Substanzen einschließlich Procainamid, Disopyramid, Verapamil, Diltiazem und Propranolol), erlauben ebenfalls eine seltenere Medikamentengabe.
** Der therapeutische Bereich wird von einer Plasmakonzentration begrenzt, unterhalb derer wahrscheinlich keine therapeutische Wirkung auftritt, und einer oberen Konzentration, bei der das Risiko unerwünschter Wirkungen steigt. Wie im Text besprochen, können viele schwere unerwünschte Reaktionen von antiarrhythmischen Substanzen bei empfindlichen Personen im Bereich therapeutischer Konzentrationen auftreten. Wenn nur ein oberer Grenzwert angegeben ist, ist eine untere Grenze nicht eindeutig festgelegt. Die unterschiedliche Entstehung aktiver Metaboliten kann die Interpretation der Daten für die Plasmakonzentration weiter erschweren (Kapitel 1 und 3).
‡ Wenn nicht anders angegeben ist die orale Gabe gemeint. Die Dosierungsbereiche beziehen sich auf den durchschnittlichen Erwachsenen. Niedrigere Dosierungen verursachen mit geringerer Wahrscheinlichkeit toxische Wirkungen. Geringere Erhaltungdosierungen können bei Patienten mit renalen oder hepatischen Erkrankungen notwendig sein. Aufsättigungsdosierungen werden angezeigt, wenn eine therapeutische Wirkung erwünscht ist, bevor eine Erhaltungstherapie therapeutische Konzentrationen erreichen würde, also bei der Akuttherapie (z. B. Lidocain, Verapamil, Adenosin), oder wenn die Eliminationshalbwertszeit extrem lang ist (Amiodaron).
¶ Angegebene Dosierung bezieht sich auf retardierte Formulierungen.
i.v.: intravenös.

autonomen Nervensystems, Myokardischämie oder myokardiale Dehnung. Eine Myokardischämie beispielsweise führt zu einer Veränderung des extrazellulären K^+-Spiegels, was wiederum das Ruhepotential weniger negativ werden läßt, Na^+-Kanäle inaktiviert, Na^+-Ströme verringert und die Erregungsleitung verlangsamt (Weiss et al., 1991). Zusätzlich kann die myokardiale Ischämie zu einer Freisetzung von Metaboliten der Ischämie wie Lysophosphatidylcholin führen, was die Funktion von Ionenkanälen verändern kann. (DaTorre et al., 1991). Eine Ischämie kann auch sonst ruhende Kanäle wie z. B. ATP-inhibierte K^+-Kanäle aktivieren (Wilde und Janse, 1994). Ein normales Herz kann in Antwort auf eine Myokardischämie Veränderungen im Ruhepotential, in der Leitungsgeschwindigkeit, der intrazellulären Ca^{2+}-Konzentration und der Repolarisation zeigen, von denen jede einzelne Arrhythmien hervorrufen oder die Antwort auf eine antiarrhythmische Therapie verändern kann.

ANTIARRHYTHMIKA

In den Tabellen 35.3 und 35.5 werden Zusammenfassungen der wichtigen elektrophysiologischen und pharmakokinetischen Eigenschaften der hier behandelten Substanzen gezeigt. Ca^{2+}-Kanalblocker und β-Adrenozeptor-Antagonisten wurden schon oben bzw. in den Kapiteln 32 und 10 besprochen. Die Substanzen werden in alphabetischer Reihenfolge abgehandelt.

Adenosin *Adenosin* ist ein natürlich vorkommendes Nukleosid, das zur Beendigung von supraventrikulären Reentry-Arrhythmien schnell als intravenöser Bolus appliziert wird (Lerman und Belardinelli, 1991). Seltene Formen von ventrikulärer Tachykardie bei Patienten mit sonst normalen Herzen, die auf späte Nachpotentiale zurückgeführt werden, können mit Adenosin beendet werden. Adenosin wurde auch angewandt, um eine kontrollierte Hypotonie während bestimmter chirurgischer Eingriffe und bei der Diagnose der koronaren Herzkrankheit hervorzurufen. Intravenös injiziertes ATP ruft Wirkungen hervor, die denen von Adenosin ähnlich sind.

ADENOSIN

Pharmakologische Wirkungen Die Wirkungen von Adenosin werden durch Interaktion mit seinen spezifischen, durch G-Proteine gekoppelten Adenosin-Rezeptoren vermittelt. Adenosin aktiviert acetylcholinsensitive K^+-Ströme im Vorhof sowie in Sinus- und AV-Knoten, was zu einer Verkürzung der Aktionspotentialdauer, einer Hyperpolarisation und einer Verlangsamung der normalen Automatie führt (Abbildung 35.10, C). Adenosin inhibiert auch die elektrophysiologischen Wirkungen eines erhöhten intrazellulären cAMP-Spiegels, der bei sympathischer Stimulation entsteht. Da Adenosin Ca^{2+}-Ströme reduziert, kann es über eine Verlängerung der AV-Knoten-Refraktärzeit und über Hemmung von späten Nachpotentialen, die durch Sympathikusstimulation provoziert werden, antiarrhythmisch wirken.

Die intravenöse Bolus-Injektion von Adenosin verlangsamt beim Menschen transient die Sinus-Frequenz und die Leitungsgeschwindigkeit des AV-Knotens und steigert die Refraktärzeit im AV-Knoten. Es wurde gezeigt, daß die Bolus-Injektion von Adenosin eine vorübergehende Aktivierung des Sympathikus durch Interaktion mit den Barorezeptoren in den Carotiden hervorrufen kann (Biaggioni et al., 1991). Bei einer kontinuierlichen Infusion entsteht eine Hypotonie.

Unerwünschte Wirkungen Ein wesentlicher Vorteil der Therapie mit Adenosin liegt in der Kurzlebigkeit seiner unerwünschten Wirkungen. Eine transiente Asystolie (völliges Fehlen eines kardialen Rhythmus) kommt häufig vor, dauert gewöhnlich aber weniger als fünf Sekunden an und stellt tatsächlich ein therapeutisches Ziel dar. Die meisten Patienten empfinden bei Gabe von therapeutischen Adenosin-Dosen (6 - 12 mg) Beklemmungsgefühl in der Brust und Dyspnoe. Selten kann ein Adenosinbolus Bronchospasmus und Vorhofflimmern hervorrufen, vermutlich durch eine heterogene Verkürzung der atrialen Aktionspotentiale.

Klinische Pharmakokinetik Adenosin wird mit einer Halbwertszeit von Sekunden durch carrier-vermittelte Aufnahme (wozu die meisten Zellarten einschließlich des Endothels in der Lage sind) und nachfolgende Metabolisierung durch Adenosin-Deaminase eliminiert. Adenosin ist möglicherweise die einzige Substanz, für deren Wirksamkeit eine schnelle Bolusgabe vorzugsweise über einen zentralvenösen Zugang erforderlich ist. Die langsame Verabreichung führt zur Elimination der Substanz, bevor sie das Herz erreichen kann.

Die Wirkungen von Adenosin werden bei Patienten, die Dipyridamol, einen Inhibitor der Adenosinaufnahme, erhalten und bei Patienten nach Herztransplantation aufgrund einer Denervations-Hypersensitivität potenziert. Methylxanthine (siehe Kapitel 28) wie Theophyllin und Koffein blockieren Adenosin-Rezeptoren. Daher werden größere Dosen als sonst benötigt, um einen antiarrhythmischen Effekt bei Patienten zu erzielen, die diese Substanzen mit Getränken oder therapeutisch zu sich genommen haben.

Amiodaron *Amiodaron* übt eine Vielfalt pharmakologischer Wirkungen aus, von denen keine eindeutig seinen antiarrhythmischen Eigenschaften zuzuordnen ist (Mason, 1987). Es ist ein Strukturanalogon der Schilddrüsenhormone. Einige seine antiarrhythmischen Wirkungen und seine Toxizität können der Interaktion mit nukleären Rezeptoren des Schilddrüsenhormons zugeschrieben werden. Amiodaron ist höchst lipophil, wird in vielen Geweben gespeichert und extrem langsam eliminiert. Entsprechend verschwinden unerwünschte Wirkungen nur sehr langsam. Gegenwärtig werden große klinische Studien durchgeführt, die helfen sollen, die Rolle von Amiodaron in der antiarrhythmischen Therapie zu charakterisieren (Nademanee et al., 1993). In den USA ist die Substanz gegenwärtig als orales Therapeutikum bei Patienten mit rekurrierender Kammertachykardie oder -flimmern indiziert, die sich gegen andere Medikamente als therapieresistent erwiesen haben. Orales Amiodaron ist auch zur Erhaltung des Sinusrhythmus bei Vorhofflimmern wirksam. Eine intravenöse Form zur akuten Beendigung von ventrikulären oder atrialen Arrhythmien ist in vielen Ländern erhältlich, bislang aber nicht in den USA.

$$\text{AMIODARON}$$

Strukturformel: Benzofuran mit $(CH_2)_3CH_3$-Seitenkette, CO-Brücke zu einem Phenylring mit zwei Iod-Substituenten und $O(CH_2)_2N(C_2H_5)_2$-Gruppe.

Pharmakologische Wirkungen Studien zu den akuten Wirkungen von Amiodaron in *in vitro* Systemen werden durch seine Wasserunlöslichkeit kompliziert, was eine Anwendung von Lösungsmitteln wie Dimethylsulfoxid notwendig macht. Man nimmt an, daß die Wirkungen von Amiodaron durch die Störung der Lipidumgebung, in die Ionenkanäle eingebettet sind, vermittelt werden (Herbette et al., 1988). Amiodaron blockiert inaktivierte Na^+-Kanäle und besitzt eine relativ kurze Erholungszeit von der Blockade (Zeitkonstante ~1,6 Sekunden). Es vermindert auch Ca^{2+}-Ströme, transient verzögerte, auswärts sowie einwärts gleichrichtende K^+-Ströme und übt eine nicht-kompetitive Adrenozeptorblockade aus (Kapitel 10). Amiodaron ist ein potenter Inhibitor der abnormen Automatie, und in den meisten Geweben verlängert es die Aktionspotentialdauer. Amiodaron vermindert die Leitungsgeschwindigkeit durch eine Na^+-Kanalblockade und durch eine wenig verstandene Wirkung auf die Zell-Zell-Kopplung, die insbesondere in geschädigtem Gewebe bedeutsam sein könnte (Levine et al., 1988). PQ-, QRS- und QT-Verlängerungen sowie Sinus-Bradykardien treten häufig unter Langzeittherapie auf. Amiodaron verlängert die Refraktärzeit im gesamten Herzgewebe. Na^+-Kanalblockade, verzögerte Repolarisation aufgrund einer K^+-Kanalblockade und die Hemmung der Zell-Zell-Kopplung können zu dieser Amiodaron-Wirkung beitragen.

Unerwünschte Wirkungen Eine Hypotonie aufgrund einer Vasodilatation und einer Dämpfung der Herzaktion tritt häufig bei der intravenösen Anwendung von Amiodaron auf, was zum Teil auf das Lösungsmittel zurückgeführt werden könnte. Obwohl sie unter Langzeittherapie in Erscheinung treten kann, ist eine Dämpfung der Kontraktilität ungewöhnlich. Während der oralen Aufsättigung, die normalerweise einige Wochen in Anspruch nimmt, sind unerwünschte Wirkungen selten. Gelegentlich klagen Patienten über Übelkeit, die auf eine Dosisreduktion in der Aufsättigungsphase anspricht.

Unerwünschte Wirkungen während der Langzeittherapie können mit der Größe der Tagesdosierung genauso zu tun haben wie mit der kumulativen Dosis (d. h. mit der Dauer der Therapie), was auf eine Beteiligung der Akkumulation im Gewebe für diese unerwünschten Wirkungen hinweist. Die schwerste unerwünschte Wirkung stellt die Lungenfibrose dar, die schnell fortschreiten und tödlich sein kann. Eine Grunderkrankung der Lunge, Tagesdosen ≥400 mg und kürzer zurückliegende Lungenschädigungen wie eine Pneumonie erscheinen als Risikofaktoren (Dusman et al., 1990). Regelmäßige Röntgenaufnahmen des Thorax oder Lungenfunktionsprüfungen können frühzeitig eine toxische Wirkung von Amiodaron anzeigen, während sich die Überwachung der Plasmakonzentrationen als nicht hilfreich erwiesen hat. Bei niedrigen Dosierungen wie ≤200 mg/Tag, wie sie bei Vorhofflimmern eingesetzt wird, ist eine pulmonale Toxizität äußerst ungewöhnlich. Andere unerwünschte Wirkungen unter Langzeittherapie umfassen korneale Mikroablagerungen (die häufig asymptomatisch sind), hepatische Dysfunktion, Hypo- oder Hyperthyreose, neuromuskuläre Symptome (am häufigsten periphere Neuropathie oder Schwäche der proximalen Muskulatur) und Photosensibilität. Die Behandlung besteht im Absetzen des Medikaments und unterstützenden Maßnahmen einschließlich Kortikosteroiden bei lebensbedrohlicher Toxizität. Eine Dosisreduktion kann ausreichend sein, wenn das Medikament für notwendig gehalten wird und die unerwünschten Wirkungen nicht lebensbedrohlich sind. Trotz der deutlichen QT-Verlängerung und der Bradykardien, die typisch für die chronische Amiodaron-Therapie sind, sind *torsades des pointes* ungewöhnlich.

Klinische Pharmakokinetik Die Bioverfügbarkeit von Amiodaron ist vermutlich wegen einer schlechten Resorption unvollständig (~30%). Diese reduzierte Bioverfügbarkeit ist wichtig für die Berechnung äquivalenter Dosierungen, wenn man von intravenöser auf orale Therapie umstellt. Die Substanz wird in Lipide umverteilt. Es wurde beispielsweise über Verteilungskoeffizienten zwischen Herzgewebe und Plasma von >20:1 und zwischen Fett und Plasma von >300:1 berichtet. Nach der Einleitung der Amiodaron-Therapie dauert es einige Wochen, bevor sich eine verlängerte Refraktärzeit einstellt, die ein Marker für die pharmakologische Wirkung ist. Amiodaron unterliegt einem hepatischen Metabolismus zu Desethyl-Amiodaron, einem Metaboliten mit pharmakologischen Wirkungen, die denen der Ursprungssubstanz ähnlich sind. Nach Absetzen der Amiodaron-Therapie bei Patienten, die die Substanz über einige Jahre erhalten haben, gehen die Plasmakonzentrationen mit einer Halbwertszeit von Wochen bis Monaten zurück. Der Mechanismus, mit dem Amiodaron und Desethyl-Amiodaron eliminiert werden, ist nicht genau bekannt.

Als therapeutischer Bereich wird eine Plasmakonzentration von 0,5 bis 2,0 µg/ml angenommen. Die Wirksamkeit der Therapie hängt jedoch genauso von der Therapiedauer wie von der Plasmakonzentration ab. Erhöhte Plasmakonzentrationen eignen sich nicht zur Voraussage von toxischen Wirkungen (Dusman et al., 1990). Aufgrund der langsamen Akkumulation von Amiodaron im Gewebe wird gewöhnlich ein hochdosiertes Aufsättigungsschema (z. B. 800 - 1600 mg/Tag) über einige Wochen angewandt, bevor auf eine Erhaltungstherapie umgestellt wird. Die Erhaltungsdosis wird auf der Basis von unerwünschten Wirkungen und der zu behandelnden Arrhythmien eingestellt. Wenn die vorliegende Rhythmusstörung lebensbedrohlich ist, werden normalerweise Dosierungen von >300 mg/Tag gegeben, solange nicht eindeutige Zeichen einer Toxizität auftreten. Andererseits können Erhaltungsdosen von <200 mg/Tag eingesetzt werden, wenn das Wiederauftreten der Arrhythmie wie z. B. bei Patienten mit Vorhofflimmern toleriert werden kann. Wegen seiner sehr langsamen Elimination wird das Medikament einmal täglich gegeben. Die Auslassung von ein oder zwei Einnahmen während einer Langzeittherapie führt kaum zum Wiederauftreten der Rhythmusstörung.

Bei hepatischer, renaler oder kardialer Dysfunktion sind keine Dosisanpassungen notwendig. Amiodaron ist über nicht genau bekannte Mechanismen ein potenter Inhibitor des hepatischen Metabolismus oder der renalen Elimination vieler Verbindungen. Die Dosierungen von Warfarin, anderen Antiarrhythmika (Flecainid, Procainamid, Chinidin) oder Digoxin verlangen u. U. eine Reduktion während einer Amiodaron-Therapie.

Bretylium *Bretylium* ist eine quarternäre Ammoniumverbindung, die kardiale Aktionspotentiale verlängert und in den Mechanismus der Wiederaufnahme von Noradrenalin in sympathische Neuronen eingreift. Beides kann antiarrhythmisch wirken (Heissenbuttel und Bigger, 1979). Bretylium-Infusionen zur Aufsättigung und Erhaltung werden bei der Behandlung von Kammerflimmern und der Prävention seines Wiederauftretens verwendet (siehe Tabelle 35.5 zu Aufsättigungs- und Erhaltungsdosen).

BRETYLIUM

Pharmakologische Wirkungen Bretylium verlängert Aktionspotentiale in normalen Purkinje-Zellen in größerem Maß als in ischämisch geschädigten Zellen (bei denen die Aktionspotentiale bereits über das Normalmaß verlängert sind). Daher verringert Bretylium die Heterogenität der Repolarisationszeiten, wodurch wahrscheinlich Reentry-Phänomene unterdrückt werden (Cardinal und Sasniuk, 1978). Der Mechanismus, durch den Bretylium das Aktionspotential verlängert, ist nicht bekannt, obwohl eine Blockade von K^+-Kanälen wahrscheinlich ist. Bretylium hat außer in hohen Konzentrationen keinen Einfluß auf Na^+-Kanäle und keine direkte Wirkung auf die Automatie. Bei Tieren und Menschen führt die Anwendung von Bretylium initial zu einer erhöhten Noradrenalinfreisetzung aus sympathischen Neuronen und zu einer Hemmung der nachfolgenden Wiederaufnahme.

Unerwünschte Wirkungen Als Ergebnis der Noradrenalinfreisetzung kann Bretylium eine transiente Hypertonie und verstärkte Arrhythmien verursachen. Diese Wirkung wird selten beobachtet, weil Bretylium bei schwerkranken, oft hämodynamisch instabilen Patienten eingesetzt wird. Theoretisch sollte Bretylium bei Patienten vermieden werden, die besonders zu verstärkten Arrhythmien aufgrund von Noradrenalinfreisetzung disponiert sind, wie beispielsweise Personen mit Digitalis-Intoxikation. Dagegen stellt eine Hypotonie aufgrund der Hemmung der Noradrenalin-Wiederaufnahme ein häufiges Problem einer Bretylium-Therapie dar. Dies ist normalerweise kein Zeichen einer verminderten Myokardkontraktilität. Die Bretylium induzierte Hypotonie sollte, wenn möglich, durch angemessenen Flüssigkeitsersatz behandelt werden. Da Bretylium wirkungsvoll zu einer sympathischen Denervation führt, sollte die Gabe von Katecholaminen wie Dopamin wegen der Gefahr deutlicher Hypertonien vermieden werden. Bretylium sollte nur mit großer Vorsicht angewandt werden, wenn die vasodilatatorischen Wirkungen der Substanz besonders gefährlich werden können, wie bei Patienten mit Aorten- oder Subaortenstenose oder mit Carotisstenose. Das Auftreten von *torsades des pointes* unter einer Bretylium-Therapie ist ungewöhnlich.

Klinische Pharmakokinetik Es wurde über eine Verzögerungszeit von ~zwei Stunden zwischen den Spitzenwerten der Plasmakonzentrationen von Bretylium und der größten Verlängerung der ventrikulären Refraktärzeit nach einer intravenösen Gabe bei Hunden berichtet (Anderson et al., 1980). Diese Verzögerungszeit deutet an, daß Bretylium zunächst im peripheren Gewebe verteilt wird, bevor es seine pharmakologische Wirkung entfalten kann. Bretylium wird in unveränderter Form über die Nieren ausgeschieden, ohne einem signifikanten Metabolismus in der Leber unterworfen zu sein. Eine Reduktion der Erhaltungsdosis bei Infusionen wird für Patienten mit Nierenversagen empfohlen, obwohl unerwünschte Wirkungen durch die Akkumulation von Bretylium im Plasma nicht beobachtet worden sind. Eine orale Formulierung ist getestet worden, als Probleme traten aber Hypotonie und verminderte Bioverfügbarkeit (~35%) vermutlich aufgrund schlechter Resorption auf. Dieser hypotensive Effekt von Bretylium kann durch die simultane Gabe von trizyklischen Antidepressiva wie etwa Protriptylin gehemmt werden, was die Wirkung von Bretylium auf die sympathische Noradrenalinfreisetzung und -wiederaufnahme blockiert (Woosley et al., 1982). Ergebnisse einer begrenzten Zahl von Studien deuten an, daß die antiarrhythmische Wirkung von Bretylium bei der Simultangabe von trizyklischen Antidepressiva erhalten bleibt.

Bretylium ist in Deutschland nicht im Handel (Anm. d. Hrsg.).

Digitalisglykoside *Pharmakologische Wirkungen*
Digitalisglykoside üben einen positiv inotropen Effekt aus und werden verbreitet bei der Herzinsuffizienz eingesetzt (Kapitel 34). Ihre inotrope Wirkung ist das Resultat eines gesteigerten intrazellulären Ca^{2+} (Smith, 1988), auf dem auch Rhythmusstörungen bei einer Digitalis-Intoxikation beruhen. Digitalisglykoside steigern den Anstieg in Phase 4 (d. h. sie steigern die Automatierate), besonders wenn $[K]_0$ niedrig ist. Digitalisglykoside üben auch auffallende vagotone Wirkungen aus, die zu einer Hemmung von Ca^{2+}-Strömen im AV-Knoten und zur Aktivierung von Acetylcholin vermittelten K^+-Strömen im Vorhof führen. Daher sind die wichtigsten indirekten elektrophysiologischen Wirkungen von Digitalisglykosiden Hyperpolarisation, Verkürzung der Vorhof-Aktionspotentiale und Anstieg der AV-Knoten-Refraktärität. Letztere Wirkung erklärt den Nutzen von Digitalis für die Beendigung von Reentry-Arrhythmien, die den AV-Knoten einschließen, und für die Kontrolle der ventrikulären Antwort bei Vorhofflimmern. Insbesondere in diesen Fällen können Digitalispräparate nützlich sein, weil viele Patienten an einer Herzinsuffizienz leiden, die durch andere AV-Knoten blockierende Substanzen wie Ca^{2+}-Kanalblocker oder β-Adrenozeptor-Antagonisten verschlimmert werden kann. Bei vielen Patienten mit fortgeschrittener Herzinsuffizienz ist die sympathische Aktivität allerdings erhöht, so daß Digitalis zur Frequenzsenkung nicht besonders wirksam ist. Andererseits kann gelegentlich schon eine mäßige Senkung der Frequenz helfen, die Herzinsuffizienz zu bessern. In ähnlicher Weise kann eine Digitalis-Therapie unter anderen Bedingungen, unter denen ein hoher sympathischer Tonus eine schnelle atrioventrikuläre Leitung verursacht (z. B. bei chronischen Lungenerkrankungen, Thyreotoxikose), zur Verlangsamung der Frequenz nur marginal wirksam sein. Eine gesteigerte sympathische Aktivität und Hypoxie können die durch Digitalis induzierten Änderungen in der Automatie und bei späten Nachpotentialen vervielfachen und damit das Risiko einer Digitalis-Intoxikation steigern. Ein weiteres komplizierendes Merkmal der Thyreotoxikose ist die erhöhte Digoxin-Clearance. Die Hauptwirkungen von Herzglykosiden auf das EKG sind die PQ-Verlängerung und eine nicht-spezifische Veränderung der ventrikulären Repolarisation (des ST-Segments), dessen zugrundeliegende Mechanismen noch nicht hinreichend aufgeklärt worden sind.

Unerwünschte Wirkungen Die Digitalis-Intoxikation stellt ein häufiges klinisches Problem dar (siehe auch Kapitel 34). Arrhythmien, Übelkeit und Störungen der kognitven Funktionen sind häufige Manifestationen. Oft werden diese nicht unmittelbar erkannt, weil sie häufig bei Patienten mit fortgeschrittenen Erkrankungen unter Mehrfachmedikation auftreten. Erhöhte Serumkonzentrationen, Hypoxie (z. B. aufgrund chronischer Lungenerkrankungen) und Hypokaliämie prädisponieren Patienten zu durch Digitalis induzierten Rhythmusstörungen. Zwar kann eine Digitalis-Intoxikation beinahe jede Art von Rhythmusstörung verursachen, doch sind bestimmte Formen der Arrhythmien für die Digitalis-Toxizität charakteristisch. Tachykardien aufgrund von späten Nachpotentialen zusammen mit einer Störung der Sinus- und AV-Knoten-Funktion sollten einen starken Verdacht auf eine Digitalis-Intoxikation lenken. Die Vorhoftachykardie mit AV-Block ist klassisch, aber ventrikulärer Bigeminus (Sinus-Schläge wechseln sich mit ventrikulären Extrasystolen ab), bidirektionale ventrikuläre Tachykardie (ein sehr seltene Form), AV-junktionale Tachykardien und verschiedene Grade des AV-Blocks können ebenso auftreten. Bei fortgeschrittener Intoxikation (z. B. bei Einnahme in suizidaler Absicht) werden durch die Hemmung der Na^+/K^+-ATPase schwere Hypokaliämien und schwere Bradyarrhythmien gesehen, die u. U. nicht auf eine Schrittmachertherapie ansprechen. Bei Patienten mit erhöhten Digitalisspiegeln im Blut ist das Risiko von Kammerflimmern nach einer DC-Kardioversion möglicherweise erhöht. Bei Patienten mit therapeutischen Blutspiegeln kann die DC-Kardioversion sicher angewandt werden.

Leichtere Formen der Digitalis-Intoxikation verlangen außer einer Überwachung des Herzrhythmus keine spezifische Therapie, bis die Symptome und Zeichen der Vergiftung verschwinden. Sinus-Bradykardie und AV-Block sprechen häufig auf Atropin an, aber die Wirkung ist nur vorübergehend. Mg^{2+} wurde in einigen Fällen von Digitalis induzierter Tachykardie erfolgreich eingesetzt (Seller, 1971). Jede ernste Rhythmusstörung sollte mit anti-Digoxin-Fab-Fragmenten behandelt werden, die hochwirksam Digoxin und Digitoxin binden und die renale Exkretion dieser Substanzen in hohem Maße verstärken (Kapitel 34). Die Serumkonzentrationen von Glykosiden steigen unter Digitalis-Antikörpern merklich an, aber sie stellen gebundene (pharmakologisch inaktive) Substanzen dar. Eine vorübergehende Schrittmachertherapie kann bei fortgeschrittener Sinus- oder AV-Knoten-Dysfunktion erforderlich sein. In der Vergangenheit sind andere Formen der Antidot-Therapie benutzt worden wie Lidocain, Phenytoin oder die vorsichtige Infusion von K^+, die aber weitgehend durch den Einsatz von Fab-Fragmenten bei ventrikulären Rhythmusstörungen ersetzt worden sind. K^+ kann AV-Blöcke verstärken. Digitalis übt direkte, arteriell vasokonstriktorische Wirkungen aus, die besonders bei intravenöser Gabe bei Patienten mit fortgeschrittener Atherosklerose schädlich sein können. Über Ischämien im intestinalen oder kardialen Gefäßbett ist berichtet worden.

Klinische Pharmakokinetik Das am häufigsten gebrauchte Digitalis-Glykosid-Präparat in den Vereinigten Staaten ist *Digoxin*, wobei auch *Digitoxin* in der oralen Dauertherapie eingesetzt wird. Die Strukturformeln dieser beiden Substanzen sind auf der nächsten Seite abgebildet. Digoxin-Tabletten sind unvollständig (75%), Kapseln aber >90% bioverfügbar. Bei einigen Patienten kann die intestinale Mikroflora Digoxin metabolisieren, was zu einer deutlichen Reduktion der Bioverfügbarkeit des Medikaments führt. Bei diesen Patienten benötigt man höhere Dosen als sonst üblich, um eine klinische Wirkung zu erreichen. Die Vergiftung stellt eine ernste Gefahr dar, wenn Antibiotika wie Tetracyclin oder

Erythromycin eingesetzt werden, die die intestinale Mikroflora zerstören. Digoxin ist <50% proteingebunden. Die antiarrhythmische Wirkung von Digoxin kann durch intravenöse oder orale Therapie erreicht werden. Digoxin erfährt jedoch eine relativ langsame Verteilung an die Wirkorte. Daher gibt es auch bei intravenöser Therapie eine Verzögerung von einigen Stunden zwischen der Medikamentengabe und der Entwicklung meßbarer pharmakologischer Wirkungen wie PQ-Intervall-Verlängerung oder die Verlangsamung der Kammerfrequenz bei Vorhofflimmern. Um eine Digitalis-Intoxikation zu vermeiden, wird ein Aufsättigungsschema mit ~1 - 1,5 mg gegeben über 24 Stunden angewandt. Die Messung der Digoxin-Serumkonzentration nach der Umverteilung und die Einstellung der täglichen Dosis (0,125 - 0,375 mg), um Plasmakonzentrationen von 0,5 bis 2 ng/ml zu erhalten, sind für die chronische Digoxin-Therapie sinnvoll. Einige Patienten können höhere Konzentrationen benötigen und tolerieren, allerdings mit einem höheren Risiko von unerwünschten Wirkungen.

einmal täglich gegeben werden. Die renale Elimination der unveränderten Substanz trägt zu >80% zur Digoxin-Elimination bei. Die Digoxindosierungen sollten bei Patienten mit beeinträchtigter Exkretion aufgrund von Niereninsuffizienz oder bei hypothyreoten Patienten reduziert (oder die Dosierungsintervalle vergrößert) und die Serumkonzentrationen engmaschig kontrolliert werden. Digitoxin unterliegt primär einem hepatischen Metabolismus und kann bei Patienten mit sich verschlechternder oder fortgeschrittener renaler Dysfunktion sinnvoll sein. Der Digitoxin-Metabolismus wird durch Pharmaka wie Phenytoin oder Rifampicin, die den hepatischen Metabolismus induzieren, beschleunigt (Kapitel 1). Seine Eliminationshalbwertszeit ist noch länger als die von Digoxin (etwa sieben Tage). Es ist stark proteingebunden, und sein therapeutischer Bereich liegt zwischen 10 und 30 ng/ml.

Chinidin erhöht die Serumkonzentration von Digoxin durch Verminderung der Ausscheidung und des Verteilungsvolumens. Neue Gleichgewichtskonzentrationen von Digoxin werden nach vier bis fünf Eliminationshalbwertszeiten erreicht, d. h. etwa innerhalb einer Woche (Leahey et al., 1978). Ein ähnlicher Effekt wurde nach ausreichend langer Beobachtung der Serumkonzentrationen von Digitoxin berichtet. Eine Digitalis-Vergiftung entsteht häufig, wenn Chinidin gegeben wird, so daß man die Digoxin-Dosis routinemäßig reduziert, wenn eine Therapie mit Chinidin begonnen wird. Andere Substanzen, die die Serumkonzentration von Digoxin erhöhen, häufig durch mehrere Mechanismen, sind Verapamil, Diltiazem, Amiodaron, Flecainid und Spironolacton. In diesen Fällen ist der Effekt weniger voraussehbar, so daß die Digoxinkonzentrationen regelmäßig gemessen werden und die Dosis nur bei Bedarf angepaßt wird. Hypokaliämie, die von vielen Substanzen verursacht werden kann (z. B. Diuretika, Amphotericin B, Kortikosteroide), potenzieren durch Digitalis induzierte Rhythmusstörungen.

Disopyramid *Disopyramid* (Morady et al., 1982) übt elektrophysiologische Wirkungen aus, die Chinidin sehr ähnlich sind, die Substanzen besitzen aber unterschiedliche Spektren von unerwünschten Wirkungen. Disopyramid wird für die Erhaltung des Sinusrhythmus bei Patienten mit Vorhofflattern oder -flimmern und zur Prävention des Wiederauftretens von Kammertachykardien oder Kammerflimmern genutzt. Disopyramid wird als Racemat angeboten. Seine Strukturformel ist hier gezeigt.

Die Eliminationshalbwertszeit von Digoxin beträgt gewöhnlich ~36 Stunden, so daß die Erhaltungsdosen

Pharmakologische und unerwünschte Wirkungen Die elektrophysiologischen in vitro Wirkungen von S-(+)-Disopyramid sind denen von Chinidin ähnlich (Mirro et al., 1981). Das R-(-)-Enantiomer bewirkt eine ähnliche Na^+-Kanalblockade, verlängert aber nicht die kardialen Aktionspotentiale. Im Unterschied zu Chinidin ist Disopyramid-Racemat kein α-Adrenozeptor-Antagonist, wirkt aber deutlich anticholinerg, was viele seiner unerwünschten Wirkungen erklärt. Dazu gehören die Auslösung eines Glaukoms, Verstopfung, Mundtrockenheit und Urinretention. Letztere kommt am häufigsten bei Männern mit Prostatahyperplasie, aber auch bei Frauen vor. Disopyramid dämpft die Kontraktilität, kann eine Herzinsuffizienz (Podrid et al., 1980) und torsades des pointes auslösen.

Klinische Pharmakokinetik Disopyramid wird gut resorbiert. Die Bindung an Plasmaproteine ist konzentrationsabhängig, so daß ein kleiner Anstieg der Gesamtkonzentration einen proportional größeren Anstieg der Konzentration an freier Substanz bewirken kann (Lima et al., 1981). Disopyramid wird sowohl durch hepatische Metabolisierung (zu einem schwach wirksamen Metaboliten) als auch durch renale Exkretion der unveränderten Substanz ausgeschieden. Die Dosis sollte bei Patienten mit renaler Dysfunktion reduziert werden. Höhere Dosierungen als normal können bei Patienten erforderlich werden, die Substanzen wie Phenytoin erhalten, das einen hepatischen Metabolismus induziert.

Flecainid Die Wirkungen einer Therapie mit *Flecainid* werden der langen $\tau_{Erholung}$ von der Na^+-Kanalblockade zugeschrieben (Roden und Woosley, 1886a). In der CAST-Studie steigerte Flecainid die Mortalität bei Patienten nach Myokardinfarkt (CAST Investigators, 1989). Es wird jedoch weiterhin zur Erhaltung des Sinusrhythmus bei Patienten mit supraventrikulären Arrhythmien wie dem Vorhofflimmern verordnet, bei denen keine strukturelle Herzerkrankung vorliegt (Anderson et al., 1989; Henthorn et al., 1991). Encainid ist eine Substanz mit sehr ähnlichen elektrophysiologischen Wirkungen, die sich aber nicht mehr auf dem Markt befindet.

FLECAINID

Pharmakologische Wirkungen Flecainid blockiert Na^+-Ströme und verzögerte, gleichrichtende K^+-Ströme bei ähnlichen Konzentrationen, 1 - 2 μM (Ikeda et al., 1985; Follmer und Colatsky, 1990). *In vitro* blockiert es auch Ca^{2+}-Ströme. Die Aktionspotentialdauer wird in Purkinje-Zellen verkürzt (möglicherweise durch Blockade spät öffnender Na^+-Kanäle), in Ventrikelzellen aber möglicherweise durch Blockierung verzögerter Gleichrichterströme verlängert (Ikeda et al., 1985). Flecainid verursacht *in vitro* keine frühen Nachpotentiale oder *torsades des pointes*. Im Vorhofgewebe verlängert Flecainid Aktionspotentiale nichtproportional bei schnellen Frequenzen, was eine besonders erwünschte antiarrhythmische Medikamentenwirkung darstellt. Diese Wirkung steht im Kontrast zu der von Chinidin, Vorhof-Aktionspotentiale in größerem Maße bei langsamen Frequenzen zu verlängern (Wang et al., 1990). Flecainid verlängert die Dauer von PQ, QRS und QT auch bei normalen Herzfrequenzen.

Unerwünschte Wirkungen Flecainid verursacht bei den meisten Patienten wenig subjektive Beschwerden. Ein dosisabhängiges verschleiertes Sehen ist die häufigste nicht kardiale Wirkung. Eine dilatative Herzinsuffizienz kann bei Patienten mit verminderter linksventrikulärer Funktion verschlimmert werden. Die schwersten unerwünschten Wirkungen stellen die Provokation und die Verschlimmerung von potentiell letalen Herzrhythmusstörungen dar. Diese umfassen die Beschleunigung der Kammerfrequenz bei Patienten mit Vorhofflattern, eine erhöhte Frequenz von Episoden ventrikulärer Reentry-Tachykardien und eine erhöhte Mortalität bei Patienten nach Myokardinfarkt (Morganroth et al., 1986; Crijns et al., 1988; CAST Investigators, 1989; Ranger et al., 1989). Wie oben besprochen können diese Wirkungen wahrscheinlich der Na^+-Kanalblockade zugeschrieben werden. Flecainid kann auch Herzblock bei Patienten mit einer Erkrankung des Reizleitungssystems verursachen.

Klinische Pharmakokinetik Flecainid wird gut resorbiert. Die Eliminationshalbwertszeit ist bei Urin-Ansäuerung (zehn Stunden) kürzer als bei Urin-Alkalisierung (17 Stunden), aber ausreichend lang, um eine zweimalige tägliche Dosierung zu erlauben (siehe Tabelle 35.5). Die Elimination geschieht sowohl durch renale Exkretion der unveränderten Substanz als auch durch hepatischen Metabolismus in einen inaktiven Metaboliten. Letzterer wird durch das ubiquitär verteilte Enzym Cytochrom-P450-2D6 vermittelt (Kapitel 1; Gross et al., 1989). Jedoch selbst bei Patienten, bei denen dieser Weg aufgrund eines genetischen Polymorphismus oder durch Inhibition mit anderen Pharmaka (z. B. Chinidin, Fluoxetin) fehlt, reicht normalerweise die renale Exkretion, um eine Akkumulation zu verhindern. Bei den wenigen Patienten mit renaler Dysfunktion und dem Fehlen von aktivem Cytochrom-P450-2D6 kann Flecainid zu toxischen Plasmakonzentrationen akkumulieren. Flecainid ist ein Racemat, es gibt aber keine Unterschiede in den elektrophysiologischen Wirkungen oder Verteilungskinetiken seiner Enantiomeren (Kroemer et al., 1989). In einigen Berichten wurde angenommen, daß Flecainid-Plasmakonzentrationen >1000 ng/ml vermieden werden sollten, um das Risiko einer Flecainid-Intoxikation zu minimieren. Bei sensitivierten Patienten jedoch können unerwünschte Wirkungen einer Flecainid-Therapie schon bei therapeutischen Plasmakonzentrationen auftreten.

Lidocain *Lidocain* ist ein Lokalanästhetikum, das auch sinnvoll für eine akute intravenöse Therapie von ventrikulären Rhythmusstörungen eingesetzt werden kann. Wenn Lidocain allen Patienten mit Verdacht auf Herzinfarkt gegeben wurde, konnte die Inzidenz von Kammerflimmern vermindert werden (Lie et al., 1974). Die Überlebensrate bis zur Entlassung aus der stationären Behandlung wurde jedoch tendenziell gesenkt (Hine et al., 1989), möglicherweise wegen eines Lidocain exazerbierten Herzblocks oder chronischer Herzinsuffizienz. Daher wird Lidocain nicht mehr routinemäßig bei allen Patienten auf kardiologischen Wachstationen eingesetzt.

LIDOCAIN

Pharmakologische Wirkungen Lidocain blockiert offene und inaktivierte kardiale Na^+-Kanäle. Die Erholung von der Blockade erfolgt sehr schnell, so daß Lidocain stärkere Wirkungen in depolarisierten (d. h. ischämischen) und/oder schnell erregten Geweben ausübt. Lidocain kann bei Vorhofarrhythmien nicht sinnvoll eingesetzt werden, möglicherweise weil die atrialen Aktionspotentiale so kurz sind, daß der Na^+-Kanal sich nur kurz in einem inaktivierten Zustand befindet und die diastolische Erholungszeit relativ lang dauert (Honghedem und Katzung, 1984). In einigen Studien erhöhte Lidocain Ströme durch einwärts gleichrichtende Kanäle, wobei die klinische Bedeutung dieses Effekts nicht bekannt ist. Lidocain kann Purkinje-Fasern hyperpolarisieren, die durch niedriges $[K]_0$ oder Dehnung depolarisiert sind (Arnsdorf und Bigger, 1972). Die sich ergebende erhöhte Leitungsgeschwindigkeit kann bei kreisenden Erregungen antiarrhythmisch wirken.

Lidocain vermindert die Automatie durch Reduktion des Anstieg in Phase 4s und Veränderung der Erregungsschwelle. Die Aktionspotentialdauer bleibt normalerweise unbeeinflußt oder wird verkürzt. Eine solche Verkürzung tritt möglicherweise wegen eines Blocks der wenigen Na^+-Kanäle auf, die während des kardialen Aktionspotentials erst spät inaktiviert werden. Lidocain übt normalerweise keine signifikante Wirkung auf die PQ- oder QRS-Dauer aus. Die QT-Zeit bleibt unverändert oder wird leicht verkürzt. Das Medikament besitzt wenig Wirkung auf das hämodynamische System, obwohl seltene Fälle von Herzinsuffizienz aufgrund von Lidocain bekannt geworden sind, besonders bei Patienten mit sehr schlechter linksventrikulärer Funktion.

Unerwünschte Wirkungen Bei schneller intravenöser Verabreichung einer großen Dosis kann Lidocain konvulsiv wirken. Wenn die Plasmakonzentrationen des Medikaments langsam über den therapeutischen Bereich steigen, wie es während einer Erhaltungstherapie passieren kann, treten häufiger Tremor, Dysarthrie und veränderte Bewußtseinslagen auf. Nystagmus gilt als frühes Zeichen der Lidocain-Vergiftung.

Klinische Pharmakokinetik Lidocain wird gut resorbiert und unterliegt einem ausgeprägten, aber variablen First-pass-Effekt in der Leber (Thompson et al., 1973). Deshalb ist die Substanz für eine orale Anwendung ungeeignet. Theoretisch kann die therapeutische Plasmakonzentration von Lidocain durch intermittierende intramuskuläre Injektionen erhalten werden, die intravenöse Gabe wird aber bevorzugt (siehe Tabelle 35.5). Die Lidocain-Metaboliten Glycinxylidid (GX) und Monoethyl-GX (MEGX) sind als Na^+-Kanalblocker weniger potent als die Muttersubstanz. GX und Lidocain konkurrieren um die Bindung an den Na^+-Kanal, was darauf hindeutet, daß bei Infusionen, bei denen GX akkumuliert, die Wirksamkeit von Lidocain nachläßt (Bennett et al., 1988). Bisher sind noch keine klinischen Daten bekannt, die diese These untermauern. Bei Infusionszeiten von mehr als 24 Stunden fällt die Lidocain-Clearance, was der Konkurrenz von Muttersubstanz und Metaboliten um die metabolisierenden Enzyme in der Leber zugeschrieben wird (LeLorier et al., 1977; Suzuki et al., 1984).

Die Plasmakonzentration von Lidocain fällt nach einmaliger Infusion biexponentiell, was auf ein Multikompartiment-Modell für die Analyse der Lidocain-Verteilung hinweist (Kapitel 1). Der initiale Abfall von Lidocain im Plasma, der einer intravenösen Injektion folgt, geschieht schnell mit einer Halbwertszeit von ~ acht Minuten und repräsentiert die Umverteilung vom zentralen Kompartiment in periphere Gewebe. Die terminale Eliminationshalbwertszeit beträgt normalerweise etwa 100 - 120 Minuten und entspricht der Elimination der Medikamente durch den Lebermetabolismus. Die Wirksamkeit von Lidocain hängt von der Erhaltung therapeutischer Plasmakonzentrationen im zentralen Kompartiment ab. Daher kann die Applikation eines einzelnen Bolus von Lidocain zu einer transienten Unterdrückung einer Rhythmusstörung führen, wobei diese Wirkung schnell nachläßt, wenn die Substanz umverteilt wird und die Konzentration im zentralen Kompartiment fällt. Um diesen verteilungsbedingten Wirkverlust zu vermeiden, werden in einer Aufsättigungsphase 3 - 4 mg/kg über 20 bis 30 Minuten gegeben, d. h. eine initiale Dosis von 100 mg, der 50 mg alle acht Minuten in drei Dosen folgen. In der Folge können stabile Konzentrationen im Plasma durch Infusion von 1 - 4 mg/min erhalten werden, wodurch das Medikament in dem Maße ersetzt wird, in dem es durch den Metabolismus der Leber entfernt wird. Die Zeit bis zum Erreichen von Gleichgewichtskonzentrationen von Lidocain beträgt etwa acht bis zehn Stunden. Wenn die gewählte Erhaltungsrate der Infusion zu niedrig gewählt worden ist, können Rhythmusstörungen Stunden nach Einleitung einer zunächst erfolgreichen Therapie wiederauftreten. Wenn andererseits die Rate zu hoch ist, kann ein Vergiftung entstehen. Auf jeden Fall ist eine Routinemessung der Lidocainkonzentration im Plasma zum Zeitpunkt des erwarteten Gleichgewichts hilfreich, um die Erhaltungsrate der Infusion einzustellen.

Bei der Herzinsuffizienz ist das zentrale Verteilungsvolumen vermindert, so daß die gesamte Aufsättigungsdosis reduziert werden sollte (Thompson et al., 1973). Da die Lidocain-Clearance ebenfalls geringer ist, sollte die Erhaltungsdosis gemindert werden. Die Lidocain-Clearance ist auch bei hepatischen Erkrankungen (Thompson et al., 1973), während einer Behandlung mit Cimetidin oder β-Blockern und während längeren Infusionen reduziert (Nies et al., 1976; LeLorier et al., 1977; Feely et al., 1982). Notwendig sind die regelmäßige Messung der Lidocain-Konzentration im Plasma und die Dosisanpassung, um zu gewährleisten, daß die Plasmakonzentrationen im therapeutischen Bereich (1,5 - 5 µg/ml) bleiben, um die Toxizität unter solchen Voraussetzungen zu minimieren. Lidocain wird an das Akute-Phase-Protein α_1-saures Glykoprotein gebunden. Erkrankungen wie Herzinfarkt sind mit einer Erhöhung des α_1-sauren Glykoproteins und der Proteinbindung und damit mit einem verringerten Anteil der freien Substanz assoziiert. Diese Erkenntnisse können erklären, warum manche Patienten höhere Lidocain-Konzentrationen im Plasma als normal benötigen und tolerieren, um die antiarrhythmische Wirksamkeit zu erhalten (Alderman et al., 1974; Kessler et al., 1984).

Magnesium Von der intravenösen Verabreichung von 1 - 2 g $MgSO_4$ wurde berichtet, daß sie wirksam bei der Vorbeugung rekurrenter Episoden von *torsades des pointes* seien, selbst wenn Mg^{2+} im Serum normal sei (Tzivoni et al., 1988). Hierzu liegen jedoch keine kontrollierten Studien vor. Der Wirkmechanismus ist nicht bekannt. Da die QT-Zeit nicht verkürzt wird, ist eine Wirkung auf die Einwärtsströme möglich, eventuell Ca^{2+}-Ströme, die für den getriggerten Aufstrich, der aus frühen Nachpotentialen entsteht (schwarzer Pfeil in Abbildung 35.6, B) verantwortlich sind (Jackman et al., 1988; Roden 1991b). Intravenöses Mg^{2+} wurde auch erfolgreich bei Rhythmusstörungen durch Digitalis-Intoxikation eingesetzt (Seller, 1971). Zusätzlich zeigen einige Placebo kontrollierte Studien, daß Mg^{2+} bei Patienten mit Myokardinfarkt die langfristige Überlebensrate verbessert (Woods und Fletcher, 1994). Die Verteilungskinetik und die Dauer der Wirksamkeit von Mg^{2+} unter diesen Umständen sind nicht bekannt. Während orales Mg^{2+} bei der Prävention einer Hypomagnesiämie hilfreich ist, gibt es keine Beweise, daß eine langfristige Mg^{2+}-Aufnahme eine direkte antiarrhythmische Wirkung entfaltet.

Mexiletin und Tocainid *Mexiletin* und *Tocainid* sind Strukturanaloga von Lidocain, die modifiziert wurden, um den hepatischen First-pass-Effekt zu reduzieren, damit eine orale Dauertherapie möglich wird (Roden und Woosley, 1986b; Campbell, 1987). Ihre elektrophysiologischen Eigenschaften sind denen von Lidocain ähnlich. Tremor und Übelkeit sind die wichtigsten dosis-abhängigen unerwünschten Wirkungen. Sie können durch Medikamenteneinnahme zu den Mahlzeiten minimiert werden. Weil Tocainid potentiell tödliche Knochenmarksaplasie und Lungenfibrose verursachen kann, wird es selten angewendet.

MEXILETIN

TOCAINID

Mexiletin durchläuft einen Lebermetabolismus, der durch Substanzen wie Phenytoin induzierbar ist. Tocainid wird durch renale Exkretion ausgeschieden. Daher sollte bei Patienten mit Nierenerkrankungen die Tocainid-Dosis vermindert werden. Beide Substanzen werden bei ventrikulären Arrhythmien eingesetzt. Die Kombination von Mexiletin oder Tocainid mit Chinidin kann die Wirksamkeit erhöhen und die unerwünschten Wirkungen vermindern.

Moricizin Moricizin ist ein Phenothiazin-Analogon, das für die chronische Therapie ventrikulärer Arrhythmien eingesetzt wird (Clyne et al., 1992). In einer randomisierten Doppelblind-Studie (CAST-II), wurde die Mortalität von Patienten kurz nach einem Myokardinfarkt durch Moricizin erhöht und das Überleben unter einer Langzeittherapie nicht verbessert (The Cardiac Arrhythmia Suppression Trial II Investigators, 1991). Seine auffallendste kardiale elektrophysiologische Wirkung liegt in der Unterdrückung von Na^+-Strömen. Einige Berichte deuten eine $\tau_{Erholung}$ ähnlich der von Flecainid an, was in Übereinstimmung mit der etwa 15%igen Verlängerung der QRS-Dauer steht, die unter oraler Dauertherapie beobachtet wird (Lee und Rosen, 1991). Andere Berichte zeigen, daß Moricizin wie Lidocain Aktionspotentiale und die QT-Zeit verkürzt. Moricizin unterliegt einem ausgedehnten First-pass-Metabolismus in der Leber. Trotz seiner kurzen Eliminationshalbwertszeit kann seine antiarrhythmische Wirkung nach einer einzelnen Dosis über Stunden anhalten, was nahelegt, daß einige seiner Metaboliten aktiv sein könnten.

MORICIZIN

Moricizin ist in Deutschland nicht im Handel (Anm. d. Hrsg.).

Phenytoin Das Antikonvulsivum *Phenytoin* (Kapitel 20) wirkt auch als Blocker inaktivierter kardialer Na⁺-Kanäle. Es wird für die akute und chronische Unterdrückung ventrikulärer Rhythmusstörungen und bei Digitalis-Intoxikationen eingesetzt (Atkinson und Davison, 1974). Phenytoin hat eine kurze $\tau_{Erholung}$. Man beobachtet eine geringe QRS-Verlängerung unter chronischer Therapie. Es unterliegt einem ausgeprägten, sättigbaren First-pass-Metabolismus. Daher können kleine Dosissteigerungen große Anstiege der Plasmakonzentration und Vergiftungen bewirken (Richens, 1979). Phenytoin ist stark an Plasmaproteine gebunden, wobei das Ausmaß der Bindung variabel sein kann. Bei Patienten mit renalen Erkrankungen beispielsweise fällt die Bindung von Phenytoin von 90% auf 80%, was die freie Fraktion effektiv verdoppelt. Eine Phenytoin-Vergiftung kann sich ergeben, wenn die Dosierungen auf der Basis der gesamten statt der freien Konzentration der Substanz angepaßt werden. Symptome einer Phenytoin-Vergiftung umfassen ZNS-Beschwerden wie Ataxie, Nystagmus oder mentale Verwirrung sowie die Gingiva-Hyperplasie. Es können schwere dermatologische und Knochenmarksreaktionen auftreten. Bezüglich der intravenösen Anwendung wurde über Hypotonie und Kammerflimmern berichtet. Phenytoin ist ein Induktor des hepatischen Metabolismus vieler anderer Substanzen wie Chinidin, Mexiletin, Digitoxin, Östrogene, Theophyllin und Vitamin D (Richens, 1979).

PHENYTOIN

Procainamid *Procainamid* ist ein Analogon des Lokalanästhetikums Procain. Seine elektrophysiologischen Wirkungen sind denen von Chinidin ähnlich, allerdings fehlen ihm die vagolytischen und α-Adrenozeptor antagonistischen Aktivitäten von Chinidin. Procainamid wird bei intravenöser Gabe besser als Chinidin toleriert. Intravenöse Sättigungs- und Erhaltungsinfusionen werden bei der akuten Therapie vieler supraventrikulärer und ventrikulärer Rhythmusstörungen eingesetzt. Die orale Langzeitbehandlung wird allerdings wegen unerwünschter Wirkungen häufig abgebrochen. Die Anwendung des Medikaments ist unpraktisch, weil seine schnelle Elimination eine drei- bis achtmal tägliche Einnahme verlangt.

PROCAINAMID

Pharmakologische Wirkungen Procainamid ist ein Blocker offener Na⁺-Kanäle mit einer mittleren Erholungszeitkonstante. Es verlängert in den meisten Geweben auch die kardialen Aktionspotentiale, möglicherweise durch Blockierung von K⁺-Auswärtsströmen. Procainamid vermindert die Automatie, verlängert die Refraktärzeit und verlangsamt die Erregungsleitung. Der Hauptmetabolit N-Acetyl-procainamid verfügt nicht über die den Na⁺-Kanal blockierende Aktivität der Muttersubstanz, wirkt aber bei der Verlängerung des Aktionspotentials genauso potent (Dangman und Hoffman, 1981). Da die Plasmakonzentrationen von N-Acetyl-procainamid häufig die von Procain überschreiten, kann die erhöhte Refraktärität und die QT-Verlängerung unter Procainamid-Dauertherapie zumindest teilweise dem Metaboliten zugeschrieben werden. Die verlangsamte Errgegungsleitung und die Verlängerung der QRS-Dauer sind dagegen eine Wirkung der Ursprungssubstanz. Obwohl bei hohen Plasmakonzentrationen eine Hypotonie entstehen kann, ist diese Wirkung normalerweise eher einer Ganglienblockade als einem nur minimal negativ inotropen Effekt zuzuschreiben.

Unerwünschte Wirkungen Die Hypotension und die deutliche Verlangsamung der Erregungsleitung sind die wichtigsten unerwünschten Wirkungen bei hohen Procainamidkonzentrationen (>10 µg/ml), besonders bei intravenöser Anwendung. Eine dosisabhängige Übelkeit tritt häufig unter oraler Therapie auf und kann zum Teil hohen Plasmakonzentrationen von N-Acetyl-procainamid zugeschrieben werden. *Torsades des pointes* können auftreten, insbesondere wenn die Plasmakonzentration von N-Acetyl-procainamid über 30 µg/ml ansteigen. Procainamid kann eine potentiell tödliche Knochenmarksaplasie bei 0,2% der Patienten verursachen. Der Mechanismus ist nicht bekannt, hohe Plasmakonzentrationen als Ursache werden aber nicht vermutet.

Unter Langzeittherapie entwickeln die meisten Patienten biochemische Zeichen eines Lupus-Syndroms wie zirkulierende antinukleäre Antikörper (Woosley et al., 1978). Die Therapie muß wegen der bloßen Anwesenheit antinukleärer Antikörper nicht unterbrochen werden. Viele Patienten, möglicherweise 25 - 50%, entwickeln Symptome eines Lupus-Syndroms. Häufige frühe Zeichen sind ein Exanthem und Arthralgien der kleinen Gelenke. Andere Symptome des Lupus wie Perikarditis mit Tamponade können auftreten, wohingegen eine renale Beteiligung ungewöhnlich ist.

Klinische Pharmakokinetik Procainamid wird ($t_{1/2}$ = drei bis vier Stunden) sowohl durch renale Exkretion der unveränderten Substanz als auch durch Metabolismus in der Leber schnell eliminiert. Der Hauptweg des hepatischen Metabolismus ist die Konjugation durch N-Acetyl-Transferase (siehe Kapitel 1) zu N-Acetyl-procainamid. N-Acetyl-procainamid wird durch renale Exkretion eliminiert ($t_{1/2}$ = sechs bis zehn Stunden) und nicht signifikant in Procainamid zurückverwandelt. Wegen der relativ schnellen Eliminationsraten sowohl der Muttersubstanz als auch ihres Hauptmetaboliten muß Procainamid alle drei bis vier Stunden appliziert werden, damit therapeutische Plasmakonzentrationen erhalten bleiben. Durch eine retardierte Formulierung wird eine drei- bis viermalige Medikamentengabe möglich. Bei Patienten mit Niereninsuffizienz können Procainamid und/oder N-Acetyl-procainamid zu potentiell toxischen Plasmakonzentrationen akkumulieren (Drayer et al., 1977). Die Reduktion der procainamid-Dosis und der Dosierungshäufigkeit sowie die Überwachung der Plasmakonzentrationen beider Verbindungen sind in diesen Fällen notwendig. Weil die Ausgangssubstanz und ihr Metabolit unterschiedliche pharmakologische Wirkungen besitzen, ist es ungeeignet, die Summe ihrer Konzentrationen als Therapieleitlinie zu verwenden.

Bei langsamen Acetylierern (siehe Kapitel 1 und 4) entwickelt sich ein von Procainamid induziertes Lupus-Syndrom unter der Behandlung häufiger und früher als bei schnellen Acetylierern (Woosley et al., 1978). Außerdem verschwinden die Symptome des Procainamid induzierten Lupus unter einer Behandlung mit N-Acetyl-procainamid. Diese beiden Erkenntnisse unterstützen Ergebnisse aus *in vitro* Studien, die andeuten, daß die chronische Exposition mit der Ausgangssubstanz (oder einem oxidativen Metaboliten) das Lupus-Syndrom hervorruft. Die Ergebnisse begründen auch die Weiterentwicklung von N-Acetyl-procainamid und seiner Analoga als antiarrhythmische Substanzen (Roden, 1993).

Propafenon *Pharmakologische Wirkungen* Propafenon ist ein Na^+-Kanalblocker mit einer relativ langsamen Erholungszeitkonstante von der Blockade (Funck-Brentano, et al., 1990). Einige Daten deuten an, daß Propafenon wie Flecainid auch K^+-Kanäle blockiert. Seine elektrophysiologischen Hauptwirkungen liegen in der Verlangsamung der Erregungsleitung in fast-response-Geweben. Das Medikament wird als Racemat angeboten. Während die Enantiomere sich in ihren Na^+-Kanal blockierenden Eigenschaften nicht unterscheiden, wirkt S-(+)-Propafenon *in vitro* und bei einigen Patienten wie ein β-Adrenozeptor-Antagonist. Propafenon verlängert die PQ- und QRS-Dauer. Die chronische Therapie mit oralem Propafenon wird zur Erhaltung des Sinusrhythmus bei Patienten mit supraventrikulären Tachykardien einschließlich des Vorhofflimmerns angewendet. Es kann auch bei ventrikulären Rhythmusstörungen eingesetzt werden, ist aber wie andere Na^+-Kanalblocker nur mäßig wirksam.

PROPAFENON

Unerwünschte Wirkungen einer Therapie mit Propafenon schließen eine erhöhte AV-Überleitung bei Patienten mit Vorhofflattern, eine vermehrte Häufigkeit oder Schwere von Episoden ventrikulärer Reentry-Tachykardien und die unerwünschten Wirkungen einer β-Adrenozeptor-Blockade wie Sinusbradykardie oder Bronchospasmus ein (siehe oben und Kapitel 10).

Klinische Pharmakokinetik Propafenon wird gut resorbiert und sowohl auf hepatischem als auch auf renalem Weg eliminiert. Die Aktivität des Enzyms Cytochrom-P450-2D6, das funktionell bei etwa 7% der Kaukasier und Afroamerikaner fehlt (siehe Kapitel 1), stellt eine Hauptdeterminante für die Propafenonkonzentration im Plasma und damit der klinischen Wirkung dar. Bei den meisten Personen (extensive metabolizer) unterliegt Propafenon einem ausgeprägten hepatischen First-pass-Metabolismus zu 5-Hydroxypropafenon, einem Metaboliten, der als Na^+-Kanalblocker genauso potent, als β-Adrenozeptor-Antagonist aber viel weniger wirksam als Propafenon ist. Ein zweiter Metabolit, N-Desalkylpropafenon wird nicht durch einen Cytochrom-P450-2D6 vermittelten Metabolismus gebildet und ist ein weniger wirksamer Blocker von Na^+-Kanälen und β-Adrenozeptoren. Der Cytochrom-P450-2D6 vermittelte Metabolismus ist sättigbar, so daß kleine Dosissteigerungen zu einem unverhältnismäßigen Anstieg der Propafenonkonzentration im Plasma führen können. Bei sogenannten poor metabolizern, bei denen sich kein funktionelles Cytochrom-P459 2D6 findet, ist das Ausmaß des hepatischen First-pass-Metabolismus viel geringer als bei extensive metabolizern, so daß die Plasmakonzentrationen an Propafenon viel höher werden. Die Inzidenz von unerwünschten Wirkungen ist bei poor metabolizern signifikant höher als bei extensive metabolizern. Die Aktivität von Cytochrom-P450-2D6 kann durch eine Reihe von Medikamenten einschließlich Chinidin und Fluoxetin deutlich inhibiert werden. Bei extensive metabolizern, die solche Inhibitoren erhalten, oder bei poor metabolizern sind Propafenonkonzentrationen im Plasma von mehr als 1 µg/ml mit den klinischen Erscheinungen einer β-Adrenozeptor-Blockade wie einer verminderten Herzfrequenz verbunden (Lee et al., 1990; Mörike und Roden, 1994). Es ist nicht bekannt, ob die Propafenon-Dosierung bei hepatischen oder renalen Erkrankungen vermindert werden muß.

Chinidin Bereits im 18. Jh. wurde die Chinarinde zur Behandlung von sogenanntem rebellischem Herzklopfen verwendet (Levy und Azoulay, 1994). Studien im frühen 20. Jh. identifizierten *Chinidin*, ein Diastereomer des Antimalariamittels *Chinin*, als das potenteste der antiarrhythmischen Substanzen, die aus der Chinarinde extrahiert werden konnten. Ab den 20er Jahren wurde Chinidin als Antiarrhythmikum eingesetzt (Wenckebach, 1923). Chinidin wird zur Erhaltung des Sinusrhythmus bei Patienten mit Vorhofflattern oder -flimmern sowie zur Prävention rekurrierender Kammertachykardien oder Kammerflimmerns verwendet (Roden, 1991a).

CHINIDIN

Pharmakologische Wirkungen Chinidin blockiert den Na$^+$-Strom und viele kardiale K$^+$-Ströme. Es ist ein Blocker offener Na$^+$-Kanäle mit einer Zeitkonstante für die Erholung im mittleren Bereich (ca. drei Sekunden). Als Folge davon steigt bei therapeutischer Dosierung die QRS-Dauer normalerweise mäßig in einem Bereich zwischen 10 und 20% an. In therapeutischer Konzentration verlängert Chinidin die QT-Zeit bis zu 25%, diese Wirkung tritt aber sehr variabel auf. Bei niedrigen Konzentrationen im Bereich von 1 µM blockiert Chinidin den Na$^+$-Strom und die langsame Komponente der verzögerten Gleichrichter, Einwärtsgleichrichter, den transienten Auswärtsstrom und den Ca^{2+}-Strom vom L-Typ.

Die Na$^+$-Kanal blockierenden Eigenschaften bedingen eine erhöhte Erregungsschwelle und eine verminderte Automatie. Als Folge seiner den K$^+$-Kanal blockierenden Wirkung verlängert Chinidin die Aktionspotentiale in den meisten Herzzellen. Diese Wirkung fällt besonders bei langsamen Frequenzen auf. Bei einigen Zellen wie z. B. aus dem mittleren Myokard und den Purkinjefasern löst Chinidin folgerichtig bei niedrigen Herzfrequenzen frühe Nachpotentiale aus, insbesondere wenn $[K]_0$ niedrig ist (Roden und Hoffman, 1985). Chinidin verlängert die Refraktärzeit in den meisten Geweben, was möglicherweise eine Folge sowohl der Verlängerung der Aktionspotentialdauer als auch seiner Na$^+$-Kanalblockade ist.

Beim intakten Tier und am Menschen bewirkt Chinidin auch eine α-Adrenozeptor-Blockade und eine Vagus-Hemmung. Daher wird die intravenöse Gabe von Chinidin von einer deutlichen Hypotonie und Tachykardie begleitet. Die vagolytischen Wirkungen von Chinidin tendieren zur Inhibition seiner direkt depressorischen Wirkung auf die AV-Überleitung, so daß die Auswirkung der Substanz auf die PQ-Dauer variabel ist. Darüber hinaus kann die vagolytische Wirkung von Chinidin eine erhöhte AV-Überleitung bei Vorhoftachykardien wie Vorhofflattern bewirken (Tabelle 35.1).

Unerwünschte Wirkungen *Nichtkardial* Eine Diarrhoe, die bei 30 - 50% der Patienten auftritt, ist die häufigste unerwünschte Wirkung einer Chinidin-Therapie. Der Mechanismus dafür ist nicht bekannt. Die Diarrh beginnt gewöhnlich in den ersten Tagen der Chinidin-Therapie, kann aber auch später auftreten. Bei mäßigem Durchfall, bei dem eine Chinidin-Therapie als vital eingestuft wird, können antidiarrhoische Medikamente eingesetzt werden. Eine durch eine Diarrhoe induzierte Hypokaliämie kann *torsades des pointes* aufgrund von Chinidin verstärken.

Unter einer Chinidin-Therapie können eine Reihe von immunologischen Reaktionen auftreten. Die häufigste ist eine Thrombozytopenie, die schwer verlaufen kann, nach Absetzen der Substanz aber schnell verschwindet. Hepatitis, Knochenmarksdepression und ein Lupus-Syndrom treten selten auf. Keine dieser Wirkungen ist von der Chinidinkonzentration im Plasma abhängig.

Chinidin kann den Symptomenkomplex des Cinchonismus verursachen, der Kopfschmerzen und Tinnitus beinhaltet. Im Gegensatz zu anderen unerwünschten Ereignissen während einer Chinidin-Therapie ist der Cinchonismus normalerweise von einer erhöhten Chinidin-Plasmakonzentration abhängig und kann durch Dosisreduktion kontrolliert werden.

Kardial Es wird geschätzt, daß 2 - 8% der Patienten unter einer Chinidin-Therapie eine deutliche Verlängerung des QT-Intervalls und *torsades des pointes* entwickeln. Im Gegensatz zu den Wirkungen von Sotalol, N-Acetyl-procainamid und vielen anderen Medikamenten treten chinidinbedingte *torsades des pointes* generell bei therapeutischen oder sogar subtherapeutischen Plasmakonzentrationen auf (Jackman et al., 1988; Roden, 1991b). Die Ursachen der individuellen Anfälligkeit für diese unerwünschten Wirkungen sind nicht bekannt.

Bei hohen Plasmakonzentrationen von Chinidin kann eine deutliche Na$^+$-Kanalblockade mit folgender ventrikulärer Tachykardie auftreten. Früher trat diese unerwünschte Wirkung auf, wenn sehr hohe Chinidindosen zum Versuch eingesetzt wurden, ein Vorhofflimmern in einen normalen Rhythmus zu konvertieren, doch wurde dieser aggressive Ansatz einer Chinidin-Dosierung aufgegeben, so daß eine durch Chinidin induzierte Kammertachykardie aufgrund einer übermäßigen Na$^+$-Kanalblockade selten geworden ist.

Chinidin kann eine Herzinsuffizienz oder eine Erkrankung des Reizleitungssystems verschlimmern. Die meisten Patienten mit schwerer Herzinsuffizienz tolerieren Chinidin jedoch gut, möglicherweise wegen seiner vasodilatatorischen Wirkung.

Klinische Pharmakokinetik Chinidin wird gut resorbiert und liegt zu 80% an Plasmaproteine, einschließlich Albumin und, wie Lidocain, das Akute-Phase-Protein α$_1$-saures Glykoprotein, gebunden vor. Wie bei Lidocain werden in Situationen mit hohem Streß wie akutem Myokardinfarkt höhere Dosierungen (und totale Chinidinkonzentrationen im Plasma) als normal benötigt, um therapeutische Konzentrationen von freiem Chinidin zu erreichen (Kessler et al., 1984). Chinidin unterliegt einem ausgeprägten hepatischen oxidativen Metabolismus, wobei etwa 20% unverändert über die Nieren ausgeschieden werden. Ein Metabolit, 3-Hydroxychinidin, wirkt bei der Blockade von Na$^+$-Kanälen oder der Verlängerung des kardialen Aktionspotentials beinahe so stark wie Chinidin. Von einigen Patienten werden Konzentrationen von 3-Hydroxychinidin toleriert, die denen von Chinidin entsprechen oder sie sogar überschreiten. Andere Metaboliten sind weniger wirksam als Chinidin, und ihre Plasmakonzentrationen liegen niedriger. Daher ist es unwahrscheinlich, daß sie signifikant zu den klinischen Wirkungen von Chinidin beitragen.

Es gibt eine deutliche individuelle Variabilität im Dosierungsbereich, um therapeutische Plasmakonzentrationen von 2 - 5 µg/ml zu erreichen. Teilweise ist diese Variabilität vom verwendeten Test abhängig, da nicht alle Testverfahren die Chinidinmetaboliten ausschließen. Bei Patienten mit fortgeschrittener Niereninsuffizienz oder fortgeschrittener Herzinsuffizienz mit Stauungszeichen ist die Chinidin-Clearance nur mäßiggradig vermindert. Daher sind die Dosierungsanforderungen bei diesen Patienten ähnlich wie bei anderen Patienten.

Wechselwirkungen mit anderen Medikamenten

Chinidin ist ein starker Inhibitor von Cytochrom-P450-2D6. Daher kann die Gabe von Chinidin bei Patienten, die Medikamente erhalten, die einem ausgeprägten Metabolismus durch Cytochrom-P450-2D6 unterliegen, zu veränderten Medikamentenwirkungen aufgrund einer Akkumulation der Muttersubstanz und der fehlenden Bildung von Metaboliten führen. Die Hemmung des über Cytochrom-P450-2D6 vermittelten Metabolismus von Kodein zu seinem aktiven Metaboliten Morphin führt z. B. zu einer verminderten Analgesie. Andererseits verursacht die Hemmung des Cytochrom-P450-2D6-vermittelten Metabolismus von Propafenon erhöhte Plasmakonzentrationen der Substanz und eine gesteigerte β-Adrenozeptor-Blockade. Chinidin reduziert die Digoxin- und die Digitoxin-Clearance. Dabei scheinen verschiedene Mechanismen eine Rolle zu spielen. Diese Interaktion ist besonders wichtig bei Patienten mit Vorhofflimmern zu Beginn einer Chinidin-Therapie, da viele von ihnen auch Digoxin erhalten (Leahey et al., 1978).

Der Chinidinmetabolismus ist durch Medikamente wie Phenobarbital oder Phenytoin induzierbar (Richens, 1979). Bei Patienten, die diese Medikamente erhalten, können sehr hohe Chinidindosierungen notwendig werden, um therapeutische Konzentrationen zu erreichen. Es ist wichtig anzumerken, daß die Chindinkonzentration sehr hohe Werte annehmen kann, wenn die Therapie mit den induzierbaren Substanzen beendet wird, so daß die Dosierung nach unten korrigiert werden muß. Cimetidin und Verapamil heben den Plasmachinidinspiegel an, diese Wirkung ist jedoch meist mäßig ausgeprägt.

Sotalol Sotalol ist ein nicht-selektiver β-Adrenozeptor-Antagonist, der auch kardiale Aktionspotentiale durch die Hemmung von einwärts gleichrichtenden und möglicherweise weiteren K^+-Strömen hemmt (Hohnloser und Woosley, 1994). Sotalol wird als Racemat verabreicht. Das l-Enantiomer ist ein viel stärkerer β-Adrenozeptor-Antagonist als das d-Enantiomer, aber beide sind äquipotente K^+-Kanalblocker. Seine Strukturformel lautet folgendermaßen:

$$CH_3SO_2NH-\text{\textlangle O \textrangle}-CHCH_2NHCH(CH_3)_2$$
$$\overset{|}{OH}$$

SOTALOL

In den Vereinigten Staaten ist racemisches Sotalol für die Anwendung bei Patienten mit ventrikulären Tachyarrhythmien zugelassen. Klinische Studien deuten an, daß es wenigstens so wirksam wie die meisten Na^+-Kanalblocker ist (Mason, 1993). Es ist auch bei Vorhofarrhythmien wie Vorhofflimmern wirksam.

Sotalol verlängert die Aktionspotentialdauer im gesamten Herz sowie das QT-Intervall im EKG. Es reduziert die Automatie, verlangsamt die AV-Knoten-Überleitung und verlängert die AV-Refraktärzeit sowohl durch K^+-Kanalblockade als auch durch Blockade von β-Adrenozeptoren, aber es übt keine Wirkungen auf die Leitungsgeschwindigkeit in Fast-response-Geweben aus. Sotalol verursacht *in vitro* frühe Nachpotentiale und eine getriggerte Aktivität (Strauss et al., 1970) und kann Ursache für *torsades des pointes* sein, besonders wenn das Serum-K^+ niedrig ist. Anders als bei Chinidin scheint die Inzidenz für *torsades des pointes* von der Sotaloldosis abhängig zu sein, und tatsächlich stellen *torsades des pointes* die wichtigsten Vergiftungserscheinungen bei einer Sotalolüberdosierung dar. Gelegentlich treten solche Fälle bei niedrigen Dosierungen auf, häufig bei Patienten mit renaler Dysfunktion, da Sotalol durch renale Exkretion der unveränderten Substanz ausgeschieden wird. Die weiteren unerwünschten Wirkungen einer Sotaloltherapie entsprechen denen, die durch eine β-Adrenozeptor-Blockade entstehen (siehe oben und Kapitel 10).

AUSBLICK

Als Chinidin im frühen 20. Jh. erstmals für die Behandlung von Herzrhythmusstörungen eingesetzt wurde, beruhte die Therapie vollkommen auf Empirie. Wenn ein Patient über ein Symptom wie Palpitationen klagte, wurde Chinidin verabreicht und die Dosierung eingestellt, bis der Patient darauf reagierte. Viele der hier beschriebenen Substanzen wurden synthetisiert, um einige der Wirkungen von Medikamenten-Prototypen wie Chinidin, Procainamid oder Lidocain nachzuahmen. Die neuere und fortlaufende Aufklärung der Mechanismen, die dem normalen und abnormen elektrischen Verhalten des Herzens zugrunde liegen, zusammen mit klinischen Untersuchungen, die eindeutig die Gefahren eines unkritischen Einsatzes potenter Ionenkanal blockierender Substanzen bei großen Patientengruppen schildern, haben die therapeutischen Strategien für die Behandlung von Rhythmusstörungen signifikant verändert. In einigen Fällen werden zunehmend nicht-pharmakologische Therapien eingesetzt, die ihre eigenen Risiken besitzen, um die Gefahren der chronischen medikamentösen Therapie zu vermeiden. Inzwischen sind Techniken für die Ablation von Arealen, die kritisch für die Entstehung von Arrhythmien sind, hinreichend gut entwickelt, so daß eine dauerhafte Medikamententherapie bei vielen Patienten vermieden werden kann. Wenn das Wiederauftreten einer Arrhythmie letal wäre und Medikamente nur unzureichend wirken würden wie bei Patienten mit Kammerflimmern, sind häufig implantierbare Defibrillatoren die angemessene Thes der Wahl. Derzeit werden klinische Studien durchgeführt, die helfen sollen, die Rolle dieser Ansätze einzuordnen. Die zelluläre und molekulare Grundlagenforschung wird fortgesetzt, um das Verständnis der Mechanismen der Rhythmusstörungen zu verbessern. Es ist wahrscheinlich, daß dieses Wissen neue Ziele für Medikamente aufzeigen wird, um auf spezifischen Wegen zur Linderung bestimmter Rhythmusstörungen zu intervenieren und damit die bislang verfügbaren Medikamente zu verdrängen.

Zur weiteren Diskussion von Herzrhythmusstörungen siehe *Harrison's Principles of Internal Medicine*, 14th ed., McGraw-Hill, New York, 1998, deren deutsche Ausgabe 1999 erscheint.

LITERATUR

Akiyama, T., Pawitan, Y., Greenberg, H., Kuo, C.S., Reynolds-Haertle, R.A., and the CAST Investigators. Increased risk of death and cardiac arrest from encainide and flecainide in patients after non-Q-wave acute myocardial infarction in the Cardiac Arrhythmia Suppression Trial. *Am. J. Cardiol.*, **1991**, *68*:1551—1555.

Alderman, E.L., Kerber, R.E., and Harrison, D.C. Evaluation of lidocaine resistance in man using intermittent large-dose infusion techniques. *Am. J. Cardiol.*, **1974**, *34*:342—349.

Anderson, J.L., Patterson, E., Conlon, M., Pasyk, S., Pitt, B., and Lucchesi, B.R. Kinetics of antifibrillatory effects of bretylium: correlation with myocardial drug concentrations. *Am. J. Cardiol.*, **1980**, *46*:583—592.

Anderson, J.L., Rodier, H.E., and Green, L.S. Comparative effects of beta-adrenergic blocking drugs on experimental ventricular fibrillation threshold. *Am. J. Cardiol.*, **1983**, *51*:1196—1202.

Anderson, J.L., Gilbert, E.M., Alpert, B.L., Henthorn, R.W., Waldo, A.L., Bhandari, A.K., Hawkinson, R.W., and Pritchett, E.L. Prevention of symptomatic recurrences of paroxysmal atrial fibrillation in patients initially tolerating antiarrhythmic therapy: a multicenter, double-blind, crossover study of flecainide and placebo with transtelephonic monitoring. *Circulation*, **1989**, *80*:1557—1570.

Antzelevitch, C., Sicouri, S., Litovsky, S. H., Lukas, A., Krishnan, S.C., Di Diego, J.M., Gintant, G.A., and Liu, D.W. Heterogeneity within the ventricular wall: electrophysiology and pharmacology of epicardial, endocardial, and M cells. *Circ. Res.*, **1991**, *69*:1427—1449.

Arnsdorf, M.F., and Bigger, J.T. Jr. Effect of lidocaine hydrochloride on membrane conductance in mammalian cardiac Purkinje fibers. *J. Clin. Invest.*, **1972**, *51*:2252—2263.

Bean, B.P. Two kinds of calcium channels in canine atrial cells. *J. Gen. Physiol.*, **1985**, *86*:1—30.

Bennett, P.B., Woosley, R.L., and Hondeghem, L.M. Competition between lidocaine and one of its metabolites, glycylxylidide, for cardiac sodium channels. *Circulation*, **1988**, *78*:692—700.

Biaggioni, I., Killian, T.J., Mosqueda-Garcia, R., and Robertson, R.M. Adenosine increases sympathetic nerve traffic in humans. *Circulation*, **1991**, *83*:1668—1675.

Brown, M.J., Brown, D.C., and Murphy, M.B. Hypokalemia from beta$_2$-receptor stimulation by circulating epinephrine. *N. Engl. J. Med.*, **1983**, *309*:1414—1419.

Cardinal, R., and Sasyniuk, B.I. Electrophysiological effects of bretylium tosylate on subendocardial Purkinje fibers from infarcted canine hearts. *J. Pharmacol. Exp. Ther.*, **1978**, *204*:159—174.

CAST Investigators. Preliminary report: effect of encainide and flecainide on mortality in a randomized trial of arrhythmia suppression after myocardial infarction. *N. Engl. J. Med.*, **1989**, *321*:406—412.

Chen, C.M., Gettes, L.S., and Katzung, B.G. Effect of lidocaine and quinidine on steady-state characteristics and recovery kinetics of (dV/dt)max in guinea pig ventricular myocardium. *Circ. Res.*, **1975**, *37*:20—29.

Crijns, H.J., van Gelder, I.C., and Lie, K.I. Supraventricular tachycardia mimicking ventricular tachycardia during flecainide treatment. *Am. J. Cardiol.*, **1988**, *62*:1303—1306.

Curran, M.E., Splawski, I., Timothy, K.W., Vincent, G.M., Green, E.D, and Keating, M.T., A molecular basis for cardiac arrhythmia: HERG mutations cause long QT syndrome. *Cell*, **1995**, *80*:795—803.

Dangman, K.H., and Hoffman, B.F. In vivo and in vitro antiarrhythmic and arrhythmogenic effects of N-acetyl procainamide. *J. Pharmacol. Exp. Ther.*, **1981**, *217*:851—862.

DaTorre, S.D., Creer, M.H., Pogwizd, S.M., and Corr, P.B. Amphipathic lipid metabolites and their relation to arrhythmogenesis in the ischemic heart. *J. Mol. Cell Cardiol.*, **1991**, *23 Suppl 1*:11—22.

Davis, L.D., and Temte, J.V. Effects of propranolol on the transmembrane potentials of ventricular muscle in Purkinje fibers of the dog. *Circ. Res.*, 1968, 22:661—667.

Drayer, D.E., Lowenthal, D.T., Woosley, R. L., Nies, A.S., Schwartz, A., and Reidenberg, M.M. Cumulation of N-acetylprocainamide, an active metabolite of procainamide, in patients with impaired renal function. *Clin. Pharmacol. Ther.*, **1977**, *22*:63—69.

Dusman, R.E., Stanton, M.S., Miles, W.M., Klein, L.S., Zipes, D.P., Fineberg, N.S., and Heger, J.J. Clinical features of amiodarone-induced pulmonary toxicity. *Circulation*, **1990**, *82*:51—59.

Echizen, H., Vogelgesang, B., and Eichelbaum, M. Effects of d,l-verapamil on atrioventricular conduction in relation to its stereoselective first-pass metabolism. *Clin. Pharmacol. Ther.*, **1985**, *38*:71—76.

Echt, D.S., Black, J.N., Barbey, J.T., Coxe, D. R., and Cato, E. Evaluation of antiarrhythmic drugs on defibrillation energy requirements in dogs: sodium channel block and action potential prolongation. *Circulation*, **1989**, *79*:1106—1117.

Feely, J., Wilkinson, G.R., McAllister, C.B., and Wood, A.J.J. Increased toxicity and reduced clearance of lidocaine by cimetidine. *Ann. Intern. Med.*, **1982**, *96*:592—594.

Follmer, C.H., and Colatsky, T.J. Block of delayed rectifier potassium current, I_K, by flecainide and E-4031 in cat ventricular myocytes. *Circulation*, **1990**, *82*:289—293.

Gross, A.S., Mikus, G., Fischer, C., Hertrampf, R., Gundert-Remy, U., and Eichelbaum, M. Stereoselective disposition of flecainide in relation to sparteine/debrisoquine metaboliser phenotype. *Br. J. Clin. Pharmacol.*, **1989**, *28*:555—566.

Heissenbuttel, R.H., and Bigger, J.T., Jr. Bretylium tosylate: a newly available antiarrhythmic drug for ventricular arrhythmias. *Ann. Intern. Med.*, **1979**, *90*:229—238.

Henthorn, R.W., Waldo, A.L., Anderson, J.L., Gilbert, E.M., Alpert, B.L., Bhandari, A.K., Hawkinson, R.W., Pritchett, E.L.C., and the Flecainide Supraventricular Tachycardia Study Group. Flecainide acetate prevents recurrence of symptomatic paroxysmal supraventricular tachycardia. *Circulation*, **1991**, *83*:119—125.

Herbette, L.G., Trumbore, M., Chester, D. W., and Katz, A.M. Possible molecular basis for the pharmacokinetics and pharmacodynamics of three membrane-active drugs: propranolol, nimodipine and amiodarone. *J. Mol. Cell Cardiol.*, **1988**, *20*:373—378.

Hille, B. Local anesthetics: hydrophilic and hydrophobic pathways for the drug-receptor reaction. *J. Gen. Physiol.*, **1977**, *69*:497—515.

Hine, L.K., Laird, N., Hewitt, P., and Chalmers, T.C. Meta-analytic evidence against prophylactic use of lidocaine in acute myocardial infarction. *Arch. Intern. Med.*, **1989**, *149*:2694—2698.

Hume, J.R., and Harvey, R.D. Chloride conductance pathways in heart. *Am. J. Physiol.*, **1991**, *261*:C399—C412.

Ikeda, N., Singh, B.N., Davis, L.D., and Hauswirth, O. Effects of flecainide on the electrophysiologic properties of isolated canine and rabbit myocardial fibers. *J. Am. Coll. Cardiol.*, **1985**, *5*:303— 310.

Kessler, K.M., Kissane, B., Cassidy, J., Pefkaros, K.C., Kozlovskis, P., Hamburg, C., and Myerburg, R.J. Dynamic variability of binding of antiarrhythmic drugs during the evolution of acute myocardial infarction. *Circulation*, **1984**, *70*:472—478.

Krapivinsky, G., Gordon, E.A., Wickman, K., Velimirović, B., Krapivinsky, L., and Clapham, D.E. The G-protein-gated atrial K$^+$ channel I_{KACh} is a heteromultimer cf two inwardly rectifying K$^+$-channel proteins. *Nature*, **1995**, *374*:135—141.

Kroemer, H.K., Turgeon, J., Parker, R.A., and Roden, D.M. Flecainide enantiomers: disposition in human subjects and electrophysiologic actions in vitro. *Clin. Pharmacol. Ther.*, **1989**, *46*:584—590.

Leahey, E.B.,Jr., Reiffel, J.A., Drusin, R.E., Heissenbuttel, R.H., Lovejoy, W.P., and Bigger, J.T.,Jr. Interaction between quinidine and digoxin. *JAMA*, **1978**, *240*:533—534.

Lee, J.H., and Rosen, M.R. Use-dependent actions and effects on transmembrane action potentials of flecainide, encainide, and ethmozine in canine Purkinje fibers. *J. Cardiovasc. Pharmacol.*, **1991**, *18*:285—292.

Lee, J.T., Kroemer, H.K., Silberstein, D.J., Funck-Brentano, C., Lineberry, M.D., Wood, A.J., Roden, D.M., and Woosley, R.L. The role of genetically determined polymorphic drug metabolism in the beta-blockade produced by propafenone. *N. Engl. J. Med.*, **1990**, *322*:1764—1768.

LeLorier, J., Grenon, D., Latour, Y., Caillç, G., Dumont, G., Brosseau, A., and Solignac, A. Pharmacokinetics of lidocaine after prolonged intravenous infusions in uncomplicated myocardial infarction. *Ann. Intern. Med.*, **1977**, *87*:700—706.

Lerman, B.B., and Belardinelli, L. Cardiac electrophysiology of adenosine: basic and clinical concepts. *Circulation*, **1991**, *83*:1499—1509.

Levine, J.H., Moore, E.N., Kadish, A.H., Weisman, H.F., Balke, C.W., Hanich, R.F., and Spear, J.F. Mechanisms of depressed conduction from long-term amiodarone therapy in canine myocardium. *Circulation*, **1988**, *78*:684—691.

Lie, K.I., Wellens, H.J., van Capelle, F.J., and Durrer, D. Lidocaine in the prevention of primary ventricular fibrillation. *N. Engl. J. Med.*, **1974**, *291*:1324—1326.

Lima, J.J., Boudoulas, H., and Blanford, M. Concentration-dependence of disopyramide binding to plasma protein and its influence on kinetics and dynamics. *J. Pharmacol. Exp. Ther.*, **1981**, *219*:741—747.

Makkar, R.R., Fromm, B.S., Steinman, R.T., Meissner, M.D., and Lehmann, M.H. Female gender as a risk factor for torsades de pointes associated with cardiovascular drugs. *JAMA*, **1993**, *270*:2590—2597.

Mason, J.W. A comparison of seven antiarrhythmic drugs in patients with ventricular tachyarrhythmias. Electrophysiologic Study versus Electrocardiographic Monitoring Investigators. *N. Engl. J. Med.*, **1993**, *329*:452—458.

Mirro, M.J., Watanabe, A.M., and Bailey, J.C. Electrophysiological effects of the optical isomers of disopyramide and quinidine in the dog: dependence on stereochemistry. *Circ. Res.*, **1981**, *48*:867—874.

Morganroth, J., Anderson, J.L., and Gentzkow, G.D. Classification by type of ventricular arrhythmia predicts frequency of adverse cardiac events from flecainide. *J. Am. Coll. Cardiol.*, **1986**, *8*:607—615.

Mörike, K.E., and Roden, D.M. Quinidine-enhanced beta-blockade during treatment with propafenone in extensive metabolizer human subjects. *Clin. Pharmacol. Ther.*, **1994**, *55*:28—34.

Myerburg, R.J., Kessler, K.M., Cox, M.M., Huikuri, H., Terracall, E., Interian, A.,Jr., Fernandez, P., and Castellanos, A. Reversal of proarrhythmic effects of flecainide acetate and encainide hydrochloride by propranolol. *Circulation*, **1989**, *80*:1571—1579.

Nademanee, K., Singh, B.N., Stevenson, W.G., and Weiss, J.N. Amiodarone and post-MI patients. *Circulation*, **1993**, *88*:764—774.

Nies, A.S., Shand, D.G., and Wilkinson, G.R. Altered hepatic blood flow and drug disposition. *Clin. Pharmacokinet.*, **1976**, *1*:135—155.

Podrid, P.J., Schoeneberger, A., and Lown, B. Congestive heart failure caused by oral disopyramide. *N. Engl. J. Med.*, **1980**, *302*:614—618.

Ranger, S., Talajic, M., Lemery, R., Roy, D., and Nattel, S. Amplification of flecainide-induced ventricular conduction slowing by exercise. *Circulation*, **1989**, *79*:1000—1006.

Richens, A. Clinical pharmacokinetics of phenytoin. *Clin. Pharmacokinet.*, **1979**, *4*:153—169.

Roden, D.M., and Hoffman, B.F. Action potential prolongation and induction of abnormal automaticity by low quinidine concentrations in canine Purkinje fibers. Relationship to potassium and cycle length. *Circ. Res.*, **1985**, *56*:857—867.

Rosen, M.R., and Reder, R.F. Does triggered activity have a role in the genesis of cardiac arrhythmias? *Ann. Intern. Med.*, **1981**, *94*:794—801.

Ruskin, J.N. The Cardiac Arrhythmia Suppression Trial (CAST). *N. Engl. J. Med.*, **1989**, *321*:386—388.

Sanguinetti, M. C., and Jurkiewicz, N.K. Two components of cardiac delayed rectifier K^+ current: differential sensitivity to block by class III antiarrhythmic agents. *J. Gen. Physiol.*, **1990**, *96*:195—215.

Sanguinetti, M.C., Jurkiewicz, N.K., Scott, A., and Siegl, P.K.S. Isoproterenol antagonizes prolongation of refractory period by the class III antiarrhythmic agent E-4031 in guinea pig myocytes: mechanism of action. *Circ. Res.*, **1991**, *68*:77—84.

Schwartz, P.J., Bonazzi, O., Locati, E., Napolitano, C., and Sala, S. Pathogenesis and therapy of the idiopathic long QT syndrome. *Ann. N.Y. Acad. Sci.*, **1992**, *644*:112—141.

Seller, R.H. The role of magnesium in digitalis toxicity. *Am. Heart J.*, **1971**, *82*:551—556.

Spach, M.S. Anisotropic structural complexities in the genesis of reentrant arrhythmias. *Circulation*, **1991**, *84*:1447—1450.

Stewart, R.B., Bardy, G.H., and Greene, H.L. Wide complex tachycardia: misdiagnosis and outcome after emergent therapy. *Ann. Intern. Med.*, **1986**, *104*:766—771.

Strauss, H.C., Bigger, J.T., and Hoffman, B. F. Electrophysiological and beta-receptor blocking effects of MJ 1999 on dog and rabbit cardiac tissue. *Circ. Res.*, **1970**, *26*:661—678.

Sung, R.J., Shapiro, W.A., Shen, E.N., Morady, F. and Davis, J. Effects of verapamil on ventricular tachycardias possibly caused by reentry, automaticity, and triggered activity. *J. Clin. Invest.*, **1983**, *72*:350—360.

Suzuki, T., Fujita, S., and Kawai, R. Precursor-metabolite interaction in the metabolism of lidocaine. *J. Pharm. Sci.*, **1984**, *73*:136—138.

The CAPS Investigators. Effects of encainide, flecainide, imipramine and moricizine on ventricular arrhythmias during the year after acute myocardial infarction: the CAPS. *Am. J. Cardiol.*, **1988**, *61*:501—509.

The Cardiac Arrhythmia Suppression Trial II Investigators. Effect of the antiarrhythmic agent moricizine on survival after myocardial infarction. *N. Engl. J. Med.*, **1992**, *327*:227—233.

Thompson, P.D., Melmon, K.L., Richardson, J.A., Cohn, K., Steinbrunn, W., Cudihee, R., and Rowland, M. Lidocaine pharmacokinetics in advanced heart failure, liver disease and renal failure in humans. *Ann. Intern. Med.*, **1973**, *78*:499—508.

Tseng, G.N., and Hoffman, B.F. Two components of transient outward current in canine ventricular myocytes. *Circ. Res.*, **1989**, *64*:633—647.

Tzivoni, D., Banai, S., Schuger, C., Benhorin, J., Keren, A., Gottlieb, S., and Stern, S. Treatment of torsade de pointes with magnesium sulfate. *Circulation*, **1988**, *77*:392—397.

Wang, Z.G., Pelletier, L.C., Talajic, M., and Nattel, S. Effects of flecainide and quinidine on human atrial action potentials. Role of rate-dependence and comparison with guinea pig, rabbit, and dog tissues. *Circulation*, **1990**, *82*:274—283.

Wang, Q., Shen, J., Splawski, I., Atkinson, D., Li, Z., Robinson, J.L., Moss, A.J., Towbin, J.A., and Keating, M.T. SCN5A mutations associated with an inherited cardiac arrhythmia, long QT syndrome. *Cell*, **1995**, *80*:805—811.

Weiss, J.N., Nademanee, K., Stevenson, W.G., and Singh, B. Ventricular arrhythmias in ischemic heart disease. *Ann. Intern. Med.*, **1991**, *114*:784—797.

Wenckebach, K.F. Cinchona derivates in the treatment of heart disorders. *JAMA*, **1923**, *81*:472—474.

Wilde, A.A., and Janse, M.J. Electrophysiological effects of ATP sensitive potassium channel modulation: implications for arrhythmogenesis. *Cardiovasc. Res.*, **1994**, *28*:16—24.

Wit, A.L., Dillon, S.M., Coromilas, J., Saltman, A.E., and Waldecker, B. Anisotropic reentry in the epicardial border zone of myocardial infarcts. *Ann. N. Y. Acad. Sci.*, **1990**, *591*:86—108.

Woods, K.L., and Fletcher, S. Long-term outcome after intravenous magnesium sulphate in suspected acute myocardial infarction: the second Leicester Intravenous Magnesium Intervention Trial (LIMIT-2). *Lancet*, **1994**, *343*:816—819.

Woosley, R.L., Drayer, D.E., Reidenberg, M.M., Nies, A.S., Carr, K., and Oates, J. A. Effect of acetylator phenotype on the rate at which procainamide induces antinuclear antibodies and the lupus syndrome. *N. Engl. J. Med.*, **1978**, *298*:1157—1159.

Woosley, R.L., Reele, S.B., Roden, D.M., Nies, A.S., and Oates, J.A. Pharmacologic reversal of hypotensive effect complicating antiarrhythmic therapy with bretylium. *Clin. Pharmacol. Ther.*, **1982**, *32*:313—321.

Monographien und Übersichtsartikel

Atkinson, A.J., and Davison, R. Diphenylhydantoin as an antiarrhythmic drug. *Annu. Rev. Med.*, **1974**, *25*:99—113.

Campbell, R.W.F. Mexiletine. *N. Engl. J. Med.*, **1987**, *316*:29—34.

Clyne, C.A., Estes, N.A. III, and Wang, P.J. Moricizine. *N. Engl. J. Med.*, **1992**, *327*:255—260.

Courtney, K.R. Progress and prospects for optimum antiarrhythmic drug design. *Cardiovasc. Drugs Ther.*, **1987**, *1*:117—123.

DiFrancesco, D. Pacemaker mechanisms in cardiac tissue. *Annu. Rev. Physiol.*, **1993**, *55*:455—472.

Fozzard, H.A., and Arnsdorf, M.F. Cardiac electrophysiology. In, *The Heart and Cardiovascular System: Scientific Foundations.* (Fozzard, H.A., Haber, E., Jennings, R.B., Katz, A.M., and Morgan, H.E., eds.) Raven Press, New York, **1991**, pp. 63—98.

Frishman, W.H., Murthy, S., and Strom, J.A. Ultra-short-acting beta-adrenergic blockers. *Med. Clin. North Am.*, **1988**, *72*:359—372.

Funck-Brentano, C., Kroemer, H.K., Lee, J.T., and Roden, D.M. Propafenone. *N. Engl. J. Med.*, **1990**, *322*:518—525.

Hohnloser, S.H., and Woosley, R.L. Sotalol. *N. Engl. J. Med.*, **1994**, *331*:31—38.

Hondeghem, L.M., and Katzung, B.G. Antiarrhythmic agents: the modulated receptor mechanism of action of sodium and calcium channel-blocking drugs. *Annu. Rev. Pharmacol. Toxicol.*, **1984**, *24*:387—423.

Jackman, W.M., Friday, K.J., Anderson, J.L., Aliot, E.M., Clark, M., and Lazzara, R. The long QT syndromes: a critical review, new clinical observations and a unifying hypothesis. *Prog. Cardiovasc. Dis.*, **1988**, *31*:115—172.

Levy, S., and Azoulay, S. Stories about the origin of quinquina and quinidine. *J. Cardiovasc. Electrophysiol.*, **1994**, *5*:635—636.

Mason, J.W. Amiodarone. *N. Engl. J. Med.*, **1987**, *316*:455—466.

Morady, F., Scheinman, M.M., and Desai, J. Disopyramide. *Ann. Intern. Med.*, **1982**, *96*:337—343.

Roden, D.M. Long QT syndrome and torsades de pointes: basic and clinical aspects. In, *Cardiac Pacing and Electrophysiology.* (El-Sherif, N., and Samet, P., eds.) W.B. Saunders, Philadelphia, **1991a**, pp. 265—284.

Roden, D.M. Quinidine. In, *Electrophysiology and Pharmacology of the Heart.* (Dangman, K.H., and Miura, D.S., eds.) Marcel Dekker, New York, **1991b**, pp. 493—516.

Roden, D.M. Current status of class III antiarrhythmic drug therapy. *Am. J. Cardiol.*, **1993**, *72*:44B—49B.

Roden, D.M., Echt, D.S., Lee, J.T, and Murray, K.T. Clinical Pharmacology of antiarrhythmic agents. In, *Sudden Cardiac Death.* (Josephson, M.E., ed.) Blackwell Scientific, **1993**, pp. 182—185.

Roden, D.M. Risks and benefits of antiarrhythmic drug therapy. *N. Engl. J. Med.*, **1994**, *331*:785—791.

Roden, D.M., and Woosley, R.L. Flecainide. *N. Engl. J. Med.*, **1986a**, *315*:36—41.

Roden, D.M., and Woosley, R.L. Tocainide. *N. Engl. J. Med.*, **1986b**, *315*:41—45.

Singh, B.N. Advantages of beta blockers versus antiarrhythmic agents and calcium antagonists in secondary prevention after myocardial infarction. *Am. J. Cardiol.*, **1990**, *66*:9C—20C.

Singh, B.N. Arrhythmia control by prolonging repolarization: the concept and its potential therapeutic impact. *Eur. Heart J.*, **1993**, *14 Suppl H*:14—23.

Smith, T.W. Digitalis: mechanisms of action and clinical use. *N. Engl. J. Med.*, **1988**, *318*: 358—365.

Snyders, D.J., Hondeghem, L.M., and Bennett, P.B. Mechanisms of drug-channel interaction. In, *The Heart and Cardiovascular System: Scientific Foundations.* (Fozzard, H.A., Haber, E., Jennings, R.B., Katz, A.M., and Morgan, H.E., eds.) Raven Press, New York, **1991**, pp. 2165—2193.

Task Force of the Working Group on Arrhythmias of the European Society of Cardiology. The Sicilian Gambit: a new approach to the classification of antiarrhythmic drugs based on their actions on arrhythmogenic mechanisms. *Circulation*, **1991**, *84*:1831—1851.

Vaughan Williams, E.M. Classifying antiarrhythmic actions: by facts or speculation. *J. Clin. Pharmacol.*, **1992**, *32*:964—977.

36 SUBSTANZEN ZUR BEHANDLUNG VON HYPERLIPOPROTEINÄMIEN

Joseph L. Witztum

Dieses Kapitel bietet einen Überblick über die Physiologie des Transports von Lipiden, Triglyzeriden und Cholesterin aus endogenen und exogenen Quellen in Form von Lipoproteinen als Einführung in die Pathophysiologie und die klinische Bedeutung von Störungen des Lipoproteinstoffwechsels, mit besonderer Berücksichtigung der koronaren Herzerkrankung. Verschiedene Störungen (Dyslipoproteinämien) können das Entstehen einer koronaren Herzerkrankung beschleunigen, gehen aber nicht unbedingt mit einer Hyperlipoproteinämie einher (z. B. niedrige HDL-Spiegel, eine größere Häufigkeit kleiner, dichter LDL-Partikel und möglicherweise auch ein erhöhter Anteil von oxidiertem LDL). In diesem Kapitel wird hauptsächlich auf die Diagnostik und die Behandlung der Hyperlipoproteinämien eingegangen. Eine Vielzahl von Medikamenten, die zur Senkung der Plasmaspiegel von Lipoproteinen eingesetzt werden, darunter HMG-CoA-Reduktaseinhibitoren, gallensäurebindende Harze, Nikotinsäure (Niacin), Probucol und Derivate der Clofibrinsäure werden hier beschrieben. Die Schutzwirkungen von Östrogenen gegen Atherosklerose und koronare Herzerkrankung werden in Kapitel 57 besprochen.

Die Folgeerkrankungen der Atherosklerose wie z. B. Herzinfarkt, Schlaganfall und periphere arterielle Verschlußkrankheit sind in den Vereinigten Staaten immer noch für die Hälfte aller Todesfälle verantwortlich. Zusätzlich wird die Lebensqualität von vielen Millionen Menschen durch Angina pectoris, Herzinsuffizienz, Claudicatio intermittens und durch transiente ischämische Attacken beeinträchtigt, die auf der Grundlage einer koronaren Herzerkrankung (KHK), einer peripheren arteriellen Verschlußkrankheit beziehungsweise einer Atherosklerose der Zerebralgefäße entstehen. Aus diesen Gründen werden große Anstrengungen unternommen, unser Wissen über die Ätiologie der Hyperlipidämien zu verbessern und effektive Behandlungsstrategien zu entwickeln. *Hyperlipidämie* wurde in der Vergangenheit definiert als eine Erhöhung der Plasmaspiegel von Cholesterin oder Triglyzeriden über die normalen Plasmaspiegel, die rein willkürlich bei den 95%-Perzentilen der Gesamtbevölkerung festgelegt wurden. Es ist heute jedoch klar, daß die idealen oder optimalen Plasmaspiegel von Cholesterin weit unter den durchschnittlichen Spiegeln der Bevölkerung liegen und daß das KHK-Risiko bereits bei Cholesterinspiegeln über den Idealwerten erhöht ist. Legt man diese Definition zugrunde, weist ein Großteil der erwachsenen Bevölkerung in den Vereinigten Staaten Cholesterinspiegel über dem Idealwert auf und sollte dementsprechend als hypercholesterinämisch angesehen werden. Diese Ansicht resultiert aus einer Vielzahl von tierexperimentellen Studien und aus vielen großen, randomisierten, doppelblinden Therapiestudien, die den ursächlichen Zusammenhang zwischen Hypercholesterinämie und der Morbidität und Mortalität durch KHK besonders bei Patienten mit mehreren Risikofaktoren und/oder mit bereits bestehender KHK zweifelsfrei nachgewiesen haben (Tyroler, 1987; Brown et al., 1993; Superko und Krauss, 1994). Die Tatsache, daß eine lipidsenkende Therapie bei solchen Patienten das Risiko höchst effizient reduziert, wurde eindrücklich durch die skandinavische 4S-Studie (Scandinavian Simvastatin Survival Study Group, 1994) nachgewiesen, in der durch Senkung des Cholesterins über einen Zeitraum von sechs Jahren nicht nur die KHK-bedingte Mortalität um 42%, sondern auch die Gesamtmortalität um 30% reduziert wurde. Auch traten 30% weniger zerebrovaskuläre Ereignisse auf. Eine Diät und nötigenfalls eine medikamentöse Therapie der Hypercholesterinämie, die bei jedem über dem Optimalwert liegenden Cholesterinspiegel zu diagnostizieren ist, ist eindeutig indiziert bei Patienten mit bereits bestehender KHK und bei Patienten, die multiple Risikofaktoren, insbesondere eine familiäre Häufung frühzeitig auftretender KHK oder Diabetes, aufweisen. Die möglichen Folgen einer Hypertriglyzeridämie sind weniger gut bekannt. Tatsächlich ist ein ursächlicher Zusammenhang zwischen *Hypertriglyzeridämie* und der Atherosklerose und ihren Folgeerkrankungen nach wie vor nicht gesichert. Allerdings gibt es bestimmte Arten extremer Hypertriglyzeridämien, die eine potentiell lebensbedrohliche Pankreatitis auslösen können, und daher wird eine therapeutische Senkung der Triglyzeridspiegel bei diesen Patienten vorteilhaft sein.

Hyperlipoproteinämien können aufgrund einer genetischen Disposition, als Folgen anderer medizinischer Gegebenheiten oder äußerer Einflüsse oder aus der Kombination dieser Faktoren entstehen. Wegen ihrer Hydrophobie werden Lipide im Plasma als Bestandteile großer makromolekularer Komplexe, den *Lipoproteinen*, transportiert. Daher sind Kenntnisse der Physiologie von Lipoproteinen für das Verständnis der Pathogenese von Hyperlipidämien sowie für die Entwicklung rationaler Therapieprinzipien unabdingbar. Eine kurze Zusammenfassung wird im folgenden dargestellt (ein umfassenderer Überblick findet sich bei Ginsberg, 1990; Havel und Kane, 1995).

PHYSIOLOGIE DES LIPOPROTEINTRANSPORTS

Lipoproteine sind kugelförmige Partikel, bei denen die unpolaren Lipide, wie Triglyzeride und Cholesterinester im hydrophoben Kern enthalten sind. Die mehr polaren Lipide wie Phospholipide und freies Cholesterin bilden dagegen im Zusammenspiel mit den amphiphilen Apolipoproteinen eine einlagige Oberflächenschicht. Jedes Lipoprotein enthält eines oder mehrere Apolipoproteine, die sowohl die Struktur stabilisieren, als Bindungspartner für zelluläre Rezeptoren den Metabolisierungsweg der einzelnen Partikel bestimmen und auch als Kofaktoren für verschiedene Enzyme des Lipoproteinstoffwechsels dienen. In Tabelle 36.1 sind sechs Klassen von Lipoproteinen aufgelistet, die sich in Dichte, Lipidzusammensetzung und in den Apolipoproteinen unterscheiden. Die Lipoproteine unterteilt man in Partikel mit sehr geringer Dichte (*very-low-density lipoproteins,* VLDL), mittlerer Dichte (*intermediate-density-lipoproteins*, IDL), niedriger Dichte (*low-density-lipoproteins*, LDL) und hoher Dichte (*high-density-lipoproteins*, HDL) sowie in *Lipoprotein(a)* (Lp(a)), *Chylomikronen* und deren *Abbauprodukte (Remnants)*. Diese gängige Klassifizierung beruht auf der physikalischen Dichte der Lipoproteine, wie sie aus dem Gleichgewichtszustand bei einer Ultrazentrifugation abgeleitet werden kann. Ein anderes Klassifizierungssystem richtet sich nach dem Apolipoproteingehalt. Es gibt in der Klasse der HDL daher Lipoproteinpartikel, die nur Apolipoprotein (apo) A-I und andere, die sowohl apoA-I als auch apoA-II enthalten. Nach dem derzeitigen Kenntnisstand sind es im wesentlichen die Partikel, die ausschließlich apoA-I enthalten, die die Schutzwirkung von HDL ausmachen. Das ursprüngliche Klassifikationssystem, das auf der elektrophoretischen Mobilität der Lipoproteine basierte, ist zwar historisch bedeutsam, wird aber heute nur noch selten verwendet (siehe Tabelle 36.1).

Von jeder Klasse der Lipoproteine kann man annehmen, daß sie eine Funktion für den Transport von endogen synthetisierten Lipiden (dem *endogenen Kreislauf*) oder von exogenen (aus der Nahrung stammenden) Lipiden (dem *exogenen Kreislauf*) besitzt. Die apoB-100-enthaltenden Lipoproteine (VLDL, IDL, LDL) transportieren endogene Lipide von der Leber zu allen anderen Organen, während Chylomikronen die Nahrungslipide aus dem Intestinum zur Leber und zu den peripheren Organen bringen. Die apoA-I-enthaltenden Lipoproteine (HDL) sind am Austausch der Lipide zwischen den Lipoprotein-Klassen und am Rücktransport von Cholesterin aus den peripheren Geweben zurück zur Leber beteiligt.

Das endogene System Abbildung 36.1 zeigt ein Funktionsschema des endogenen Lipidtransports. Die apoB-100-enthaltenden Lipoproteine haben ihren Ursprung in den VLDL, die in der Leber synthetisiert werden (Kane und Havel, 1995). In den Hepatozyten wird apoB-100 mit endogen synthetisierten Triglyzeriden, mit Cholesterin, das sowohl aus der *de novo* Synthese als auch aus den Plasmalipiden stammen kann, und mit Phospholipiden kombiniert und als natives VLDL-Partikel sezerniert. ApoB-100 ist für die Sekretion der VLDL erforderlich, aber einige andere Apolipoproteine (wie apoE und apoC-II/C-III) werden nach der Sekretion zugefügt. Obwohl man wenig über die Faktoren weiß, die die VLDL-Sekretion kontrollieren, ist klar, daß sie durch hochkalorische Ernährung, besonders in Form von Kohlenhydraten, gesteigert wird. Jeder VLDL-Partikel enthält ein Molekül apoB-100. Normalerweise ist die Synthese des apoB-100 kein geschwindigkeitslimitierender Faktor. Eine Steigerung der Triglyzeridsynthese führt aber zur Bildung von VLDL mit erhöhtem Triglyzeridgehalt, jedoch nicht unbedingt zu einer vermehrten Zahl von VLDL-Partikeln. Die Kenntnis der Mechanismen, die die Synthese und Sekretion von VLDL steuern, könnte sich für die Entwicklung neuer VLDL-senkender Behandlungsprinzipien als wichtig erweisen. Zum Beispiel scheint ein intrazelluläres lipidaustauschendes Protein für die korrekte Bildung und die Sekretion von VLDL erforderlich zu sein. Mutationen dieses Proteins scheinen dem Syndrom der Abetalipoproteinämie zugrunde zu liegen, einer Erkrankung, bei der überhaupt kein VLDL mehr freigesetzt wird. Eine pharmakologische Beeinflussung dieses Proteins könnte zur Steuerung der VLDL-Sekretion genutzt werden.

Sobald sich VLDL-Partikel in der Zirkulation befinden, werden die in ihnen enthaltenen Triglyzeride durch das Enzym Lipoproteinlipase (LPL), das an der Endotheloberfläche der Kapillaren in Fett- und Muskelgewebe vorkommt, hydrolysiert.

Tabelle 36.1 Charakteristika der wesentlichen Lipoproteinklassen

LIPOPROTEIN-KLASSE	DICHTE g/ml	DURCHMESSER nm	ÜBERWIEGENDER LIPIDGEHALT	WESENTLICHE APOLIPOPROTEINE	ELEKTROPHORETISCHE MOBILITÄT
Chylomikronen und deren Abbauprodukte (Remnants)	<<1,006	500-80	aus der Nahrung stammende Triglyzeride	apoB-48, apoA-I, apoA-II, apoA-IV, apoC-II/C-III, apoE	bleibt am Auftragungsort
VLDL	<1,006	80-30	endogene Triglyzeride	apoB-100, apoE, apoC-II/C-III	Prä-β
IDL	1,006-1,019	35-25	Cholesterinester, Triglyzeride	apoB-100, apoE, apoC-II/C-III	β bis prä-β
LDL	1,019-1,063	25-18	Cholesterinester	apoB-100	β
HDL	1,063-1,210	5-12	Cholesterinester, Phospholipide	apoA-I, apoA-II, apoC-II/C-III	α
Lp(a)	1,055-1,085	30	Cholesterinester	apoB-100, apo(a)	β bis prä-β

Abkürzungen: VLDL: Very-low-density-Lipoproteine; IDL: Intermediate-density-Lipoproteine; LDL: Low-density-Lipoproteine; HDL: High-density-Lipoproteine; LP(a): Lipoprotein(a).

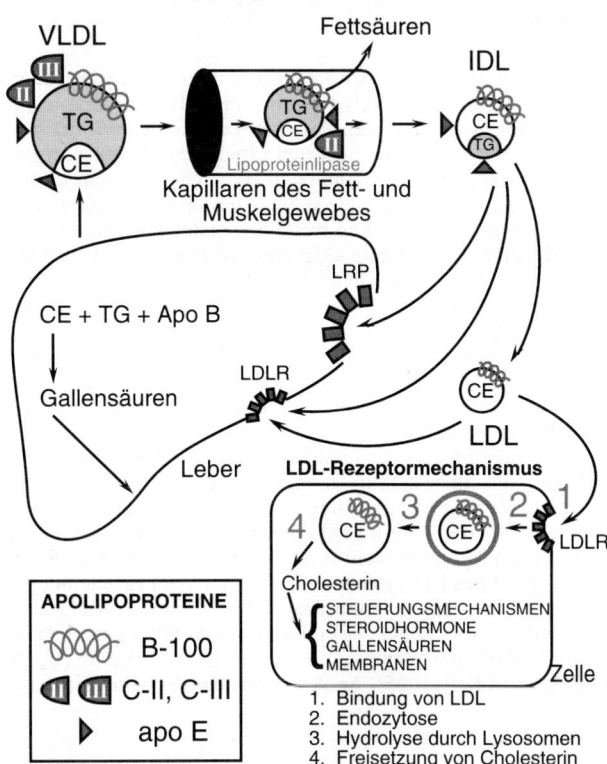

Abbildung 36.1 Endogene Stoffwechselwege der apoB-100-enthaltenden Lipoproteine.
TG: Triglyzeride; CE: Cholesterinester; C-II, C-III, E, B-100: Apolipoproteine; LDL: Low-density-Lipoproteine; LDLR: LDL-Rezeptor; LRP: LDL Rezeptorartiges Protein; VLDL: Very-low-density-Lipoproteine; IDL: Intermediate-density-Lipoproteine (modifiziert nach Witztum und Steinberg, 1996).

LPL wird durch das an der VLDL-Oberfläche gebundene apoC-II aktiviert, und die freigesetzten Fettsäuren werden entweder von Fettzellen aufgenommen, in denen sie wiederverestert und als Triglyzeride gespeichert werden, oder von Muskelzellen, in denen sie zur Energiegewinnung oxidiert werden. Der Rest eines VLDL-Partikels, der nun als IDL bezeichnet wird, gelangt entweder zurück zur Leber, wo er über den LDL-Rezeptor oder ein dem LDL-Rezeptor ähnliches Protein (LDL-receptor-related protein, LRP) aufgenommen wird, oder er wird zu LDL metabolisiert. Der LDL-Rezeptor bindet Lipoproteine, die apoB-100 oder apoE aufweisen, während das LRP anscheinend nur apoE-enthaltende Lipoproteine erkennt. Beim Menschen wird ungefähr die Hälfte der IDL direkt von der Leber aufgenommen, und die andere Hälfte wird in LDL umgewandelt. Unter normalen Umständen ist die Halbwertszeit von IDL kurz (Minuten bis wenige Stunden), und die Plasmaspiegel von IDL sind sehr niedrig. Im Gegensatz dazu ist die Halbwertszeit von LDL wesentlich länger (ungefähr zwei Tage), was dazu führt, daß LDL normalerweise zwei Drittel des Plasmacholeringehalts ausmacht. Wenn in der Leber oder in extrahepatischen Geweben ein erhöhter Bedarf an Cholesterin entsteht, wird dort die Zahl der LDL-Rezeptoren an der Zelloberfläche gesteigert, so daß mehr LDL über die LDL-Rezeptoren aus dem Plasma aufgenommen wird (siehe Abbildung 36.1). Im entgegengesetzten Fall wird bei sinkendem Cholesterinbedarf die Synthese der LDL-Rezeptoren reduziert. Beim Menschen werden ungefähr 75% der LDL-Partikel über den Mechanismus der LDL-Rezeptoren aus dem Plasma entfernt, und ungefähr zwei Drittel dieser Aufnahme geschieht durch die Leber. Die Regulation der hepatischen LDL-Rezeptoren stellt beim Menschen somit den wesentlichen, die Plasmaspiegel von LDL bestimmenden Mechanismus dar. Die Möglichkeit, die Zahl der hepatischen LDL-Rezeptoren durch Diät und medikamentöse Therapie zu beeinflussen, bildet die Grundlage der gängigsten LDL-senkenden Maßnahmen. Dies ist auch der Grund dafür, daß Patienten mit homozygoter familiärer Hypercholesterinämie, denen funktionsfähige LDL-Rezeptoren völlig fehlen, auf keine der normalen diätetischen oder medikamentösen Maßnahmen, die derzeit zur Senkung des Plasmacholesterins eingesetzt werden, ansprechen (Brown und Goldstein, 1986).

Das exogene System Nach dem Verzehr von Nahrungsfetten werden Triglyzeride und Cholesterin in Form von Fettsäuren und freiem Cholesterin in das Darmepithel aufgenommen (siehe Abbildung 36.2). In den Epithelzellen der Darmschleimhaut werden Fettsäuren wiederverestert und zusammen mit Cholesterin in den Kern von neugebildeten Chylomikronen eingebaut. Die Hülle der Partikel setzt sich aus Phospholipiden und den Apolipoproteinen A-I, A-II und A-IV zusammen. ApoB-48 ist ein obligater Bestandteil, der in der Leber aus dem gleichen Gen wie apoB-100 gebildet wird. Die mRNA von apoB-48 entsteht durch Transkription aus dem apoB-100-Gen, erhält aber durch den Austausch eines Cytosins gegen ein Uracil ein zusätzliches Stopcodon, so daß vom kodierenden Bereich des Gens nur 48% translatiert werden. Im Gegensatz zu dem vollständigen apoB-100 kann apoB-48 nicht an den LDL-Rezeptor binden, so daß es im wesentlichen dem Strukturerhalt zu dienen scheint. Chylomikronen gelangen über den Ductus thoracicus ins Plasma, nehmen dort apoC-II/C-III und apoE auf und werden dann in ähnlicher Weise über LPL verstoffwechselt, wie es für VLDL beschrieben wurde. Nach der Abgabe von Triglyzeriden ist ein Chylomikron, das nun als *Remnant* bezeichnet wird, immer noch ein großer Komplex, der viele Moleküle apoE enthält. Remnants haben eine sehr kurze Halbwertszeit (Minuten) und werden, wahrscheinlich unter Beteiligung von LDL-Rezeptoren, von LRP und von apoE-bindenden Glukosaminoglykanen der Zelloberfläche schnell in die Leber aufgenommen. Sie werden nicht in LDL umgewandelt.

High-density-Lipoproteine Nachdem das Innere der triglyzeridreichen Lipoproteine (z. B. VLDL, Chylomikronen) durch die Lipoproteinlipase (LPL) hydrolysiert wurde, bleibt ein Überschuß von Oberflächenbestandteilen wie nicht verestertes Cholesterin, Phospholipide und verschiedene Apolipoproteine übrig. Diese Stoffe werden auf HDL übertragen, das als Sammelbecken fungiert. Die Urformen der HDL werden in der Leber und im Darm synthetisiert und bestehen aus Phospholipidscheiben, die die Apolipoproteine A-I und A-II enthalten (siehe Abbildung 36.3). Diese Urform nimmt freies (nicht verestertes) Cholesterin (C in Abbildung 36.3) aus Zellen wie auch aus triglyzeridreichen Lipoproteinen auf. Das Enzym Lecitin-Cholesterin-Acyltransferase (LCAT) verestert Cholesterin, das dadurch unpolar wird, in den Kern der HDL verlagert wird und so die Oberfläche der Partikel für die Aufnahme weiterer freier Cholesterinmoleküle freigibt. Im Anschluß werden die Cholesterinester zurück zur Leber transportiert (Cholesterinrücktransport), was entweder direkt in Form der HDL oder nach Übertragung auf andere Lipoproteine (wie z. B. VLDL oder IDL) durch das Cholesterinester-Transferprotein (CETP) erfolgen kann. Der Abtransport freien Cholesterins aus den Zellen der Gefäßwand könnte einen wichtigen Mechanismus der antiatherosklerotischen Effekte von HDL darstellen.

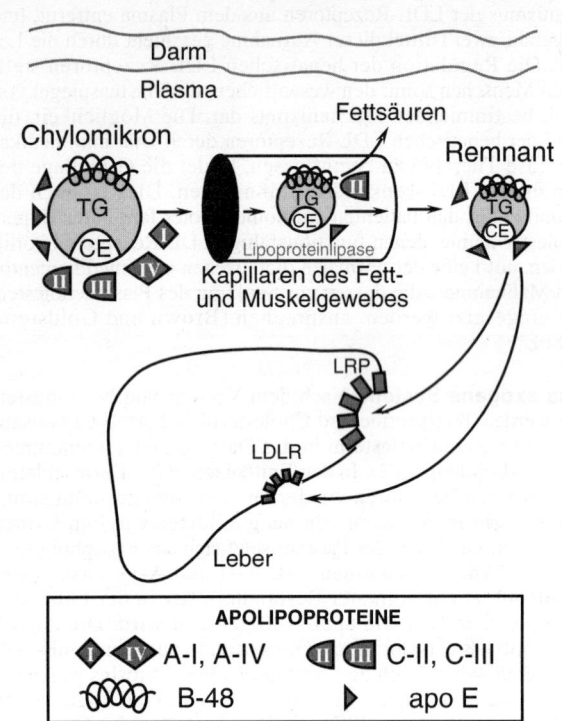

Abbildung 36.2 Exogene Stoffwechselwege der apoB-100-enthaltenden Lipoproteine.
TG: Triglyzeride; CE: Cholesterinester; A-I, A-IV, C-II, C-III, B-48: Apolipoproteine; LPL: Lipoproteinlipase; LDLR: LDL-Rezeptor; LRP: LDL-Rezeptorartiges Protein (modifiziert nach Witztum und Steinberg, 1996).

URSACHEN DER HYPERLIPOPROTEINÄMIEN

Störungen des Lipoproteinmetabolismus können eine Hypercholesterinämie und/oder eine Hypertriglyzeridämie erzeugen. Primäre Erkrankungen können eingeteilt werden in solche, die hauptsächlich eine Hypercholesterinämie (bedingt durch erhöhte LDL-Spiegel), eine Hypertriglyzeridämie (aufgrund vermehrter VLDL und/oder Chylomikronen) oder eine Kombination von beidem verursachen. Sekundäre Erkrankungen beruhen auf anderen Krankheitszuständen oder metabolischen Störungen. Die häufigsten sekundären Formen der Hyperlipidämie sind in Tabelle 36.2 zusammen mit den dabei auftretenden Veränderungen der Lipoproteinspiegel aufgeführt. Es sind mehrere monogenetisch bedingte Ursachen einer Hyperlipidämie identifiziert worden, und die jeweils zugrundeliegenden Stoffwechselstörungen sind bekannt. Im allgemeinen treten bei den monogenetischen Erkrankungen die schwersten Formen der Hyperlipidämie auf (zusammengefaßt von Schonfeld, 1990). Jedoch ist die Ätiologie bei den meisten Patienten mit primärer Hyperlipidämie unbekannt. Man spricht bei diesen Patienten von polygenetischen Erkrankungen, die wahrscheinlich von mehreren verschiedenen, unterschwelligen genetischen Defekten hervorgerufen werden, die im Zusammenspiel mit äußeren Einflüssen das jeweilige Krankheitsbild hervorrufen.

Tabelle 36.3 gibt einen Überblick über die wesentlichen primären Störungen, die als Ursachen einer Hyperlipoproteinämie bekannt sind. Von den Patienten, die zu den 5% der Gesamtbevölkerung mit den höchsten Lipidspiegeln zählen, leidet nur einer von 25 an einer familiären Hypercholesterinämie, und nur zwei bis drei von 25 weisen eine familiäre kombinierte Hyperlipoproteinämie auf. Die weitaus meisten Patienten haben eine Hypercholesterinämie aufgrund bisher unbekannter, nicht so entscheidender genetischer Defekte, die mit verschiedenen äußeren Einflußfaktoren zusammentreffen. Zum Beispiel bestehen in der Bevölkerung große Unterschiede, was die Reaktion auf eine fett- und cholesterinreiche Ernährung betrifft, und diese Unterschiede beruhen zweifellos auf einer Vielzahl geringfügiger genetischer Abweichungen bei der Resorption und dem Metabolismus der zugeführten Lipide. Im Gegensatz dazu ist die Ätiologie im Fall der familiären Hypercholesterinämie gut bekannt, und sie besteht in einem Mangel an LDL-Rezeptoren, der zu einer Beeinträchtigung der LDL-Aufnahme aus dem Plasma führt (Goldstein et al., 1995). Im Fall des familiären Defekts von Apolipoprotein B ist das mutierte apoB ein schwacher Ligand des LDL-Rezeptors, was zu einem Erscheinungsbild führt, das dem der familiären Hypercholesterinämie ähnlich ist (Innerarity et al., 1987). Bei der Dysbetalipoproteinämie sind die Patienten homozygot für die Isoform E2 des apoE (Mahley und Rall, 1995). ApoE ist offenbar der wesentliche Li-

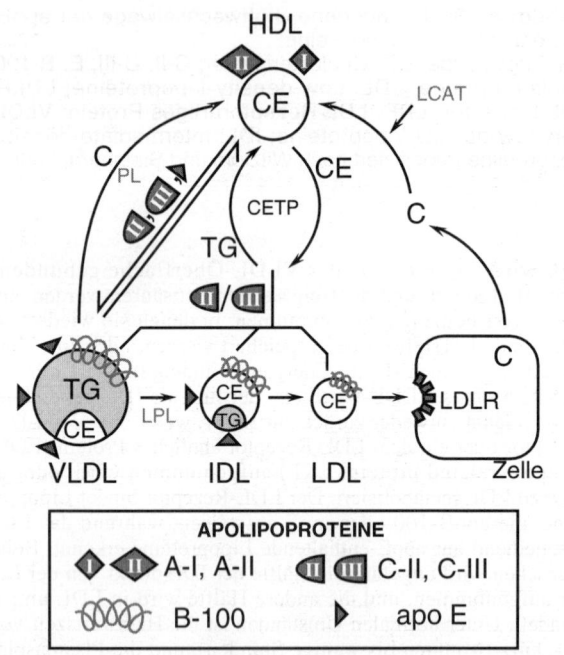

Abbildung 36.3 Vereinfachtes Schema für den Stoffwechsel der High-density-Lipoproteine (HDL).
C: unverestertes Cholesterin; TG: Triglyzeride; CE: Cholesterinester; CETP: Cholesterinester-Transferprotein; LCAT: Lecithin-Cholesterin-Acyltransferase; A-I, A-II, C-II, C-III, B-100, E: Apolipoproteine; LPL: Lipoproteinlipase; LDL; LDLR: LDL-Rezeptor; LRP: LDL-Rezeptorartiges Protein; PL: Phospholipide (modifiziert nach Witztum und Steinberg, 1996).

Tabelle 36.2 Häufige Formen sekundärer Hyperlipoproteinämien

ÄTIOLOGIE	VERÄNDERUNGEN DER LIPIDE	VERÄNDERUNGEN DER LIPOPROTEINE
Diabetes mellitus	↑ TG	↑ VLDL, ↓ HDL (± Chylomikronen)
Nephrotisches Syndrom	↑ Col (± ↑ TG)	↑ LDL (± ↑ VLDL)
Urämie	↑ TG	↑ VLDL, ↓ HDL
Cholestase	↑ Col	↑ LpX
Alkoholismus	↑ TG	↑ VLDL (± ↑)
Orale Kontrazeptiva	↑ TG	↑ VLDL, ↓ HDL
β-Adrenozeptor-Antagonisten	↑ TG	↑ VLDL, ↓ HDL
Isotretinoin (13-*cis*-Retinsäure)	↑ TG	↑ VLDL (±), ↓ HDL

Abkürzungen: TG: Triglyzeride; Chol: Cholesterin; VLDL: Very-low-density-Lipoproteine; HDL: High-density-Lipoproteine; LDL: Low-density-Lipoproteine; LpX: abnormale cholesterinreiche Lipoproteine.

gand, der die Bindung von Chylomikronen-Remnants und von IDL an die hepatischen Rezeptoren vermittelt, eine Fähigkeit, die der apoE2-Isoform fehlt. Nur 1 - 2% der Gesamtbevölkerung sind homozygot für apoE$_2$ und 99% dieser Individuen weisen überraschenderweise niedrige Lipidspiegel auf. Bei schätzungsweise einem von 100 apoE$_2$-Homozygoten bestehen zusätzliche pathogenetische Faktoren wie z. B. Hypothyreose oder Adipositas oder andere genetische Erkrankungen, die an der Manifestation der Hyperlipidämie beteiligt sind.

Unter den Patienten mit Hypertriglyzeridämie haben einige eine familiäre Form der Hypertriglyzeridämie, bei der Verwandte ersten Grades ähnlich erhöhte VLDL-Spiegel aufweisen (Goldstein et al., 1973). Die Frage, ob das Risiko einer frühzeitigen Atherosklerose in dieser Gruppe erhöht ist, wird kontrovers diskutiert (Brunzell et al., 1976). Klar ist jedoch, daß Patienten, die aus Familien mit familiärer kombinierter Hyperlipoproteinämie stammen, ein hohes Risiko für eine frühzeitige KHK tragen. Obwohl diese Patienten nur einen kleinen Teil der Bevölkerung ausmachen, stellen sie einen großen Anteil der von frühzeitiger KHK betroffenen Patienten. Sie bieten erhöhte LDL-Spiegel bei der ersten Messung, erhöhte VLDL-Spiegel bei der nächsten Messung und hohe Werte für beide Lipoproteine bei einer weiteren Kontrolle. Bei Verwandten ersten Grades können eine von beiden oder beide Lipoprotein-Klassen erhöht sein (Goldstein et al., 1973; Brunzell et al., 1976). Man findet immer niedrige Werte für HDL, und dieses Symptom geht häufig mit stammbetonter Adipositas, Hyperinsulinämie und mäßigem Hypertonus einher. Dieses Syndrom wird als *Syndrom X* oder als *metabolisches Syndrom* bezeichnet. Die Patienten mit diesem Syndrom bilden eine Gruppe mit ausnehmend hohem Risiko für eine frühe kardiovaskuläre Erkrankung.

HYPERLIPOPROTEINÄMIE UND ATHEROSKLEROSE

Es ist eindeutig erwiesen, daß durch Senkung der Plasmaspiegel von LDL die Häufigkeit klinischer Manifestationen der KHK reduziert wird. Dies wurde sowohl für Patienten mit bestehender KHK wie auch für hypercholesterinämische Patienten, die zu Beginn der Studie nicht an KHK litten, nachgewiesen (Scandinavian Simvastatin Survival Study Group, 1994; Lipid Research Clinics Program, 1984a, 1984b). Der therapeutische Nutzen, der sich innerhalb von ein bis zwei Jahren nach Beginn einer lipidsenkenden Therapie entwickelt, könnte nicht nur auf einer verlangsamten Progression der Koronarläsionen beruhen, sondern auch auf einer verbesserten Vasomotorik der Koronararterien und auf einer Stabilisierung atherosklerotischer Plaques, die andernfalls aufbrechen und eine Thrombose hervorrufen können (Paterson et al., 1994; Levine et al., 1995). Die Pathogenese der Atherosklerose muß unter Berücksichtigung der verschiedenen Lipoproteinfraktionen betrachtet werden.

Es gibt keine Anzeichen, daß Chylomikronen selbst atherogen wären, was daran liegen kann, daß sie wahrscheinlich zu groß sind, um in den subendothelialen Raum der Arterien einzudringen. Aus dem gleichen Grund sind wahrscheinlich auch VLDL nicht atherogen, aber sie ermöglichen die Bildung von IDL, die dorthin gelangen können. Viele Fachleute sind der Ansicht, daß IDL-Partikel proatherogen sind. Bei Patienten mit homozygotem apoE$_2$-Genotyp und erhöhten IDL-Spiegeln ist das Atheroskleroserisiko auffallend erhöht. Ein geringfügiger Anstieg der IDL tritt ebenso bei familiärer Hypercholesterinämie auf. Es besteht kein Zweifel über die atherogene Bedeutung von LDL. LDL dringt leicht in die Arterien ein. Patienten mit familiärer Hypercholesterinämie, bei denen im wesentlichen die LDL-Spiegel erhöht sind, unterliegen einem deutlich gesteigerten Risiko für eine frühzeitig auftretende KHK. Eine Untergruppe der LDL mit kleiner Partikelgröße und hoher Dichte (*small dense* LDL) wird als besonders atherogen eingeschätzt, und sie tritt in Verbindung mit hohen Triglyzerid- und niedrigen HDL-Konzentrationen auf. Obwohl der proatherogene Mechanismus von LDL nicht völlig aufgeklärt ist, weisen viele Befunde mittlerweile darauf hin, daß eine oxidative Modifikation innerhalb der Arterienwand einen bedeutenden, wenn nicht sogar einen notwendigen Schritt in der Atherogenese darstellt (Steinberg et al., 1989; Witztum, 1994). Eine Behandlung mit Antioxidantien konnte in verschiedenen Tiermodellen das Ausmaß der Atherosklerose reduzieren, aber derzeit fehlen vergleichbare Ergebnisse für den Menschen. Wenn geeignete klinische Therapiestudien die Übertragung der Oxidationshypothese auf den Menschen rechtfertigen, könnte mit der Hemmung von Oxidationsprozessen ein zusätzlicher Ansatz zur Verzögerung der Atherogenese zur Verfügung stehen, der die bewährte Strategie der LDL-Reduktion ergänzen würde.

Es soll auch erwähnt werden, daß zahlreiche Hinwei-

Tabelle 36.3 Häufige Formen primärer Hyperlipoproteinämien

ERKRANKUNG	ERBGANG	LIPOPROTEIN-VERÄNDERUNGEN	BIOCHEMISCHER DEFEKT	MÖGLICHER PATHOMECHANISMUS	KLINISCHE BEFUNDE
Erkrankungen mit Hypercholesterinämie					
Familiäre Hypercholesterinämie	AD	↑↑ LDL	Mangel an LDL-Rezeptoren	verminderte Aufnahme von IDL und LDL aus dem Plasma	Sehnenxanthome, PA
Familiäre Veränderungen des Apolipoprotein B	AD	↑↑ LDL	Mutation des apoB	wie oben	Sehnenxanthome, PA
Polygene Hypercholesterinämie		↑ LDL	unbekannt	unbekannt	PA
Erkrankungen mit Hypertriglyzeridämie					
Familiärer Mangel an Lipoproteinlipase	AR	↑ Chylomikronen	Mangel an Lipoproteinlipase	verminderte Lipolyse der TG	PA
Familiäre Hypertriglyzeridämie	AD	↑ VLDL (selten Chylomikronen)	unbekannt	gesteigerte Sekretion triglyzeridreicher VLDL	Eruptive Xanthome, Pankreatitis
Erkrankungen mit kombinierter Hyperlipidämie					
Familiäre kombinierte Hyperlipidämie	AD	↑ VLDL und/oder ↑ LDL, ↓ HDL	unbekannt	gesteigerte Sekretion von VLDL	(eruptive Xanthome, Pankreatitis)? PA
Familiäre Dysbetalipoproteinämie*	AR**	↑ IDL, ↑ Chylomikronen, ↓ LDL, ↓ HDL	Vorliegen der Isoform apoE$_2$ gemeinsam mit einer weiteren Ursache für ↑ VLDL	verminderter Abbau triglyzeridreicher Lipoproteine aufgrund eines defekten apoE-Subtyps	PA (nur bei Hyperlipidämie), turboeruptive Xanthome, palmare Xanthome

Abkürzungen: AD: autosomal dominant; AR: autosomal rezessiv; PA: frühzeitig auftretende Atherosklerose; TG: Triglyzeride; LDL: Low-density-Lipoproteine; IDL: Intermediate-density-Lipoproteine; VLDL: Very-low-density-Lipoproteine; HDL: High-density-Lipoproteine.
* Wird auch als familiäre Hyperlipoproteinämie Typ III bezeichnet.
** Voraussetzung ist Homozygotie für den apoE$_2$-Subtyp in Kombination mit anderen Ursachen einer Hyperlipidämie; andere seltene Mutationen des apoE werden autosomal dominant vererbt.

se auf die proatherogene Bedeutung von Lp(a) vorliegen (Utermann, 1995). Lp(a) ist ein LDL-Partikel, der über eine Disulfidbrücke mit einem großen, dem Plasminogen ähnlichen Protein, genannt apo(a), verbunden ist. In apo(a) fehlt das katalytische Zentrum des Plasminogens, aber man vermutet, daß es kompetitiv die Bindung von Plasminogen an seinen Rezeptor und somit die Bildung von Plasmin und die Thrombolyse inhibieren könnte. Ebenso könnte Lp(a) stärker an die extrazelluläre Matrix binden und somit das angekoppelte LDL dort ablagern. Wesentlich ist, daß bislang noch keine Arzneistoffe entdeckt wurden, die die Spiegel von Lp(a) wirksam senken könnten.

Klare Befunde unterstützen die Hypothese, daß HDL antiatherogen wirkt (Breslow, 1995). Eine durch transgene Methoden induzierte Steigerung der HDL-Spiegel reduzierte bei entsprechend prädisponierten Mäusen die Ausprägung atherosklerotischer Läsionen. Bei einer Reihe von Therapiestudien am Menschen, die auf die Senkung der LDL-Spiegel ausgelegt waren, wurde auch ein geringer Anstieg des HDLs beobachtet, von dem nachgewiesen wurde, daß er einen unabhängigen prädiktiven Parameter für den Schutz vor Atherosklerose oder ihrer klinischen Komplikationen darstellt. Niacin (siehe unten), Gemfibrozil (bei Hypertriglyzeridämie) und Östrogene (siehe Kapitel 57) sind im Hinblick auf die Steigerung der HDL-Spiegel besonders wirksam. Obwohl verschiedene lipidsenkende Substanzen die HDL-Spiegel erhöhen, sind bis jetzt keine Wirkstoffe verfügbar, die diesen Effekt spezifisch und in wesentlichem Umfang hervorrufen könnten.

In Einzelfällen kann Atherosklerose auch ohne Vorliegen einer Hyperlipoproteinämie oder niedriger HDL-Werte auftreten. In diesen Fällen würden einige Kliniker zur Suche nach erhöhten Plasmaspiegeln von Lp(a) oder Homozystein raten. Sowohl Niacin (siehe unten) als auch Östrogene (siehe Kapitel 57) können prinzipiell die Werte von Lp(a) senken.

EIN PRAXISORIENTIERTER ANSATZ ZUR BEHANDLUNG VON HYPERLIPOPROTEINÄMIEN

Bewertung der Hypercholesterinämie

Wie am Anfang dieses Kapitels erwähnt, hat sich unsere Einschätzung der akzeptablen Cholesterin-Konzentrationen im Plasma bedeutend verändert. Es ist nun weithin anerkannt, daß die optimalen weit unter den normalen Cholesterin-Werten liegen, welche in der Vergangenheit willkürlich als die 95%-Perzentile der Gesamtbevölkerung festgelegt wurden. Der zweite Bericht der Expertengruppe des nationalen Cholesterinprogramms (National Cholesterol Education Program, NCEP) enthält konkrete Angaben zur anzustrebenden Gesamtkonzentration des Plasma-Cholesterins für die normale Bevölkerung und spezielle Empfehlungen für die Nachsorge (Expert Panel, 1993). Diese Richtlinien sind in Tabelle 36.4 wiedergegeben.

Die Regeln der Tabelle 36.4 mögen für den Bevölkerungsdurchschnitt angemessen sein, um aber den günstigsten Cholesterin-Bereich für jeden einzelnen Patienten zu ermitteln, müssen alle anderen vorliegenden Risikofaktoren in Betracht gezogen werden. Die bekannten Risikofaktoren der KHK sind in Tabelle 36.5 aufgeführt. Patienten mit hohem Plasma-Cholesterin haben eindeutig ein erhöhtes KHK-Risiko, aber in der Praxis weisen die meisten Patienten mit KHK einen Plasmaspiegel für das Gesamt- oder LDL-Cholesterin im Grenzbereich oder oft sogar darunter auf. Daher betrachten viele Fachleute alle Konzentrationen >160 mg/dl Gesamtcholesterin als suboptimal. Dies gilt speziell für Patienten, die bereits an manifester KHK leiden oder mindestens zwei Risikofaktoren wie HDL-Spiegel <35 mg/dl, frühzeitiges Auftreten von KHK in der Familienanamnese, Diabetes oder die anderen in Tabelle 36.5 aufgeführten Risikofaktoren aufweisen. Bei diesen Patienten sollten wahrscheinlich optimale Konzentrationen des Gesamtcholesterins (d. h. weniger als 160 mg/dl) angestrebt werden. Ergebnisse aus tierexperimentellen Modellen der Atherosklerose wie auch aus klinischen Studien lassen erwarten, daß der therapeutische Nutzen um so größer ausfällt, je weiter die Cholesterinspiegel gesenkt werden können.

Die Richtlinien der NCEP enthalten die Empfehlung, daß bei Erwachsenen über 20 Jahren die Plasmaspiegel des Gesamt- und HDL-Cholesterins mindestens im Abstand von fünf Jahren kontrolliert werden sollen. Bei Personen, die Cholesterin-Werte unter 200 mg/dl aufweisen und bei denen keine KHK oder andere Risikofaktoren vorliegen, ist eine Nachuntersuchung nach fünf Jahren angebracht. Wenn ein HDL-Cholesterin ≤ 35 mg/dl und/oder zwei oder mehrere Risikofaktoren vorliegen, dann sollte eine vollständige Analyse der Lipoproteine in nüchternem Zustand einschließlich der Bestimmung der LDL-Konzentration durchgeführt werden. Eine Einteilung des LDL-Cholesterins in verschiedene Bereiche gibt Tabelle 36.4 wider.

Aufgrund klinischer Erfahrungen und unter Berücksichtigung der NCEP-Richtlinien kann für Erwachsene mit den verschiedensten Plasmaspiegeln von LDL-Cholesterin das folgende Vorgehen empfohlen werden. Patienten mit wunschgemäßen LDL-Spiegeln sollen über eine richtige Ernährung und über die Risikofaktoren informiert werden und sollten jährlich untersucht werden. Bei Patienten mit grenzwertig erhöhtem Cholesterin sollte zusätzlich eine vollständige Lipoproteinanalyse durchgeführt werden. Wenn ein HDL-Spiegel ≥ 35 mg/dl und keine weiteren Risikofaktoren vorliegen, sollte Diät und eine einmal jährliche Nachuntersuchung verordnet werden. Patienten mit grenzwertig erhöhtem LDL und zwei oder mehreren Risikofaktoren sollten mit Diät und, wenn die LDL-Spiegel darauf nicht ansprechen, eventuell medikamentös behandelt werden. Patienten mit hohem Gesamtcholesterin sollten immer sorgfältig untersucht und hinsichtlich ihrer Ernährung beraten werden. Sie sollten bei LDL-Konzentrationen > 190 mg/dl auch ohne weitere Risikofaktoren medikamentös behandelt werden. Wenn mehrere Risikofaktoren vorliegen oder eine mani-

Tabelle 36.4 Richtlinien für die Bewertung der Plasma-Cholesterinwerte und für die Weiterbehandlung

GESAMT-CHOLESTERIN (mg/dl)	LDL-CHOLESTERIN (mg/dl)	BEWERTUNG	BESTEHENDE KHK ODER RISIKOFAKTOREN DER KHK	WEITERBEHANDLUNG
< 200	< 130	optimal	Nein	Wiederholung der Bestimmung nach fünf Jahren
	≤ 100		Ja	weitere Untersuchungen, Diät
200-239	130-159	grenzwertig erhöht	Nein	Diät und jährliche Kontrolle
			Ja	weitere Untersuchungen, Diät, evtl. medikamentöse Therapie
≥ 240	≥ 160	hoch	Nein	Diät, medikamentöse Therapie falls LDL ≥ 190
			Ja	Diät und medikamentöse Therapie

Abkürzungen: KHK: koronare Herzerkrankung; LDL: Low-density-Lipoproteine.
QUELLE: Modifiziert nach den Richtlinien des National Cholesterol Education Program (Expert Panel, 1993).

feste KHK besteht, werden die Plasmaspiegel von LDL-Cholesterin, bei denen eine medikamentöse Therapie begonnen werden sollte, immer niedriger. Bei den meisten Patienten mit hohem Risiko sollte eine Diät und eine Pharmakotherapie immer in Betracht gezogen werden, wenn die Spiegel des LDL-Cholesterins 100 mg/dl übersteigen. Die therapeutischen Ziele bei der Behandlung der Hypercholesterinämie sind in Tabelle 36.6 aufgeführt. Bei allen Patienten mit Hyperlipoproteinämie sollten sekundäre Ursachen (Tabelle 36.2) durch eine sorgfältige Untersuchung vor Beginn einer Therapie ausgeschlossen werden.

Behandlung der Hypercholesterinämie

Sobald eine auf erhöhten LDL-Spiegeln beruhende Hypercholesterinämie festgestellt wurde, soll versucht werden, diese durch diätetische Maßnahmen zu senken. Wenn das LDL-Cholesterin nach drei Monaten Diätbehandlung höher als 130 mg/dl bleibt, dann wird eine medikamentöse Therapie eingeleitet (Expert Panel, 1993; Denke und Grundy, 1995).

Da die Aktivität der hepatischen LDL-Rezeptoren normalerweise den entscheidenen Faktor in der Regulation der Plasmakonzentrationen von LDL darstellt, besteht das Therapieziel in einer maximalen Aktivitätssteigerung dieser Rezeptoren. Die Zufuhr sowohl von Cholesterin als auch von gesättigten Fetten mit der Nahrung senkt die Aktivität der hepatischen LDL-Rezeptoren. Das Prinzip der Diätbehandlung besteht darin, den Verzehr von cholesterin- und fettreichen Nahrungsmitteln zu reduzieren. Patienten mit polygenetischer Hypercholesterinämie werden üblicherweise besser auf eine Diät ansprechen, so daß eine Absenkung der LDL-Spiegel um 5 - 20% möglich ist. Bei Patienten mit familiärer Hypercholesterinämie werden die Erfolge zwangsläufig eher begrenzt sein. Jedoch sollten alle Patienten zu solchen Diäten aufgefordert werden, da manche außergewöhnlich gut darauf ansprechen.

Bei den meisten Patienten sollte nach einer dreimonatigen Erprobung der diätetischen Therapie eine medikamentöse Behandlung erwogen werden (NCEP-Richtlinien, siehe Expert Panel, 1993). Diese Phase kann eventuell auf sechs Monate verlängert werden, wenn ein Erfolg bei der Senkung der LDL-Spiegel bemerkbar ist und andere Risikofaktoren fehlen. Ein Erwachsener in jungem oder mittlerem Lebensalter, der nach drei Monaten cholesterinarmer Diät immer noch ein LDL-Cholesterin über 190 mg/dl aufweist, ist auch ohne Vorliegen weiterer Risikofaktoren ein Kandidat für die Pharmakotherapie.

Es stehen nun für die Behandlung der Hypercholesterinämie mehrere Alternativen zur Verfügung. Zu den Medikamenten, die üblicherweise zur Senkung der LDL-Konzentrationen eingesetzt werden, gehören gallensäurebindende Substanzen, Nikotinsäure (Niacin) und 3-hydroxy-3-methylglutaryl-Coenzym A (HMG CoA)-Reduktaseinhibitoren. Die HMG-CoA-Reduktaseinhibitoren, die *Statine* oder *Vastatine* genannt werden, sind die wirksamsten derzeit verfügbaren Wirkstoffe. Probucol und die Derivate der Clofibrinsäure werden auch gelegentlich als zusätzliche Therapie, üblicherweise in Kombination mit anderen Präparaten, eingesetzt. Bei manchen Patienten mit milder Hypercholesterinämie, insbesondere bei älteren Patienten, können gallensäurebindende Substanzen ziemlich gut wirksam sein und eine LDL-

Tabelle 36.5 Risikofaktoren der koronaren Herzerkrankung

Männer: Alter ≥ 45 Jahre
Frauen: Alter ≥ 55 Jahre, oder frühzeitige Menopause ohne Östrogensubstitution
HDL-Cholesterin ≤ 35 mg/dl
Familienanamnese einer frühzeitigen koronaren Herzerkrankung
Zigarettenrauchen
Bluthochdruck
Diabetes mellitus

QUELLE: Modifiziert nach den Richtlinien des National Cholesterol Education Program (Expert Panel, 1993).

Senkung von 15 - 30% erzielen. Als Alternative kann auch Nikotinsäure bei vielen Patienten nutzbringend eingesetzt werden, wobei sie die LDL-Spiegel um 10 - 20% absenken kann. Jedoch verursachen sowohl die gallensäurebindenden Substanzen wie auch Nikotinsäure bei vielen Patienten Nebenwirkungen, durch die ihre Anwendbarkeit eingeschränkt wird. Die HMG-CoA-Reduktaseinhibitoren sind sehr wirkungsvoll und können die LDL-Spiegel um 25 - 45% reduzieren, wobei sie, wenn überhaupt, nur geringe Nebenwirkungen verursachen.

Für viele Patienten wird eine Diät zusammen mit einer dieser lipidsenkenden Substanzen ausreichend sein. Jedoch ist bei Patienten mit LDL-Ausgangswerten > 200 mg/dl eine therapeutische Senkung der LDL-Spiegel um mehr als die Hälfte erforderlich. Obwohl eine Reduktion des LDLs in diesem Ausmaß gelegentlich mit einer einzelnen Substanz erreicht wird, tritt weitaus häufiger eine Absenkung um nur 20 - 30% ein. Bei Patienten mit heterozygoter familiärer Hypercholesterinämie und Plasmaspiegeln des LDL-Cholesterins von 200 - 400 mg/dl wird daher oft eine Kombination von zwei oder gelegentlich auch drei lipidsenkenden Substanzen erforderlich sein, um ein LDL-Cholesterin unter 100 mg/dl zu erreichen (Witztum, 1989b; Malloy et al., 1987; Larsen und Illingworth, 1994). Die Kombination von Nikotinsäure mit einem gallensäurebindenden Harz kann die LDL-Spiegel um 45 - 55% reduzieren; ein Harz kombiniert mit einem Statin kann 50 - 60% Senkung erzielen; Nikotinsäure in Kombination mit einem Statin kann das LDL um ungefähr 50% senken und die Dreifachkombination, bestehend aus einem gallensäurebindenden Harz, einem Statin und Nikotinsäure, kann die Plasmaspiegel von LDL um bis zu 70% verringern.

Therapeutischer Nutzen Eine große Zahl von Studien belegt, daß eine Senkung der LDL-Spiegel zur Besserung angiographischer Parameter der KHK und, was noch beeindruckender ist, zu einer Reduktion kardiovaskulärer Ereignisse führt. Obwohl sich die meisten Studien auf Patienten mit vorbestehender KHK, eventuell sogar nach Bypass-Operationen, konzentrierten, wiesen mehrere primärpräventive Studien den gleichen Nutzen für Patienten mit hohem LDL-Cholesterin nach (Lipid Research Clinics Program, 1984a, 1984b). In vielen dieser Studien wurde die Mortalität der KHK verringert. Jedoch wurde keine Studie über einen ausreichenden Zeitraum oder mit genügend Patienten durchgeführt, um den Einfluß der Therapie auf die Gesamtmortalität zu überprüfen.

Die vor kurzem veröffentlichte 4S-Studie (Scandinavian Simvastatin Survival Study, 1994) war genau darauf ausgelegt, den Einfluß einer LDL-Senkung auf die Mortalität und Morbidität von Patienten mit vorbestehender KHK zu untersuchen. In dieser Doppelblindstudie erhielten Patienten mit Angina pectoris oder vorausgehendem Herzinfarkt, die unter einer cholesterin- und fettarmen Diät ein Gesamtcholesterin im Serum zwischen 5,5 und 8,0 mM (212 - 309 mg/dl) und Triglyzeridspiegel ≤ 2,5 mM (ca. 220 mg/dl) aufwiesen, entweder Plazebo oder den HMG-CoA-Reduktaseinhibitor Simvastatin. Die Studie war für den primären Endpunkt der Gesamtmortalität ausgelegt, und sie sollte fortgeführt werden, bis 440 Todesfälle eingetreten waren. Das Patientenkollektiv (4444 Patienten) enthielt Männer und Frauen zwischen 35 und 70 Jahren. Die mittlere Beobachtungszeit betrug 5,4 Jahre, wobei am Ende der Studie die Überlebensdaten aller Studienteilnehmer erfaßt werden konnten. Unter Behandlung mit Simvastatin trat eine mittlere Abnahme des Gesamtcholesterins um 25% und des LDL-Cholesterins um 35% ein, und das HDL-Cholesterin stieg um 8% an. In der Plazebogruppe traten 256 Todesfälle (12% Mortalität), in der Simvastatingruppe dagegen 182 Todesfälle (8% Mortalität) auf, was einer 30%igen Reduktion der Gesamtmortalität bei den mit HMG-CoA-Reduktaseinhibitor behandelten Patienten entsprach. Die KHK-bedingte Mortalität wurde um 42% reduziert, während bei den Todesfällen ohne Beziehung zu Herz/Kreislauf-Erkrankungen kein Unterschied auftrat. Das Risiko für das Eintreten einer oder mehrerer koronarer Komplikationen war in der Verumgruppe um 34% verringert. Dieses Risiko war auch in der Untergruppe der Frauen beziehungsweise der Patienten über 60 Lebensjahren signifikant reduziert. Zusätzlich sank die Häufigkeit von Bypass-Operationen um 37%, und es wurden deutlich weniger Patienten in Kliniken eingewiesen. Simvastatin wurde gut vertragen. Die Häufigkeit von Nebenwirkungen unterschied sich nicht von der in der Plazebogruppe. Diese Studie hat den endgültigen Nachweis

Tabelle 36.6 Therapieziele bei der Behandlung der Hypercholesterinämie

THERAPIEZIEL,* LDL-CHOLESTERIN, mg/dl	PATIENTENGRUPPEN

< 130	Moderates Risiko für KHK
	  Patienten ohne familiären KHK-Hintergrund oder andere KHK-Risikofaktoren
	  Erwachsene mit familiärer Hypercholesterinämie, aber ohne andere KHK-Risikofaktoren

< 100	Hohes Risiko für KHK
	  Patienten mit familiärem KHK-Hintergrund oder zwei oder mehr KHK-Risikofaktoren
	  Erwachsene mit familiärer Hypercholesterinämie, familiärer KHK und einem oder mehreren KHK-Risikofaktoren
	  Patienten mit vorhandener KHK
	  Patienten nach einer bypass-Operation
	  Patienten mit niedrigen HDL-Spiegel und familiärer KHK

Abkürzungen: KHK: koronare Herzerkrankung; LDL: Low-density-Lipoproteine; HDL: High-density-Lipoproteine.
Diese Therapieziele beruhen auf klinischen Erfahrungen unter Berücksichtigung der Empfehlungen des National Cholesterol Education Program (Expert Panel, 1993).

erbracht, daß eine Senkung der Cholesterinspiegel bei Patienten mit hohem Risiko nicht nur die Morbidität und Mortalität der KHK, sondern auch die Gesamtmortalität reduzieren kann. Sie zeigt aber auch, daß der therapeutische Nutzen nach nur eineinhalb Behandlungsjahren auftritt und daß die Überlebenskurven während der Beobachtungszeit von sechs Jahren immer weiter auseinandergehen. Diese Befunde sprechen deutlich für ein energisches therapeutisches Vorgehen bei allen Hochrisiko-Patienten, besonders bei solchen mit manifester KHK.

Behandlung der Hypertriglyzeridämie

Die jüngsten Richtlinien des NCEP (Expert Panel, 1993) definieren Plasmaspiegel von Triglyzeriden im Bereich <200 mg/dl als *normal*, von 200 - 400 mg/dl als *grenzwertig* hoch, von 400 - 1000 mg/dl als *hoch* und über 1000 mg/dl als *sehr hoch*. Die Verbindung zwischen Hypertriglyzeridämie und KHK ist nach wie vor unklar. Bei den meisten unifaktoriellen Querschnittsanalysen korrelieren die Triglyzeridspiegel mit dem KHK-Risiko. Jedoch kann dieser Zusammenhang durch Faktoren erklärt werden, die häufig mit erhöhten Triglyzeridspiegeln assoziiert sind wie z. B. niedrige HDL-Spiegel, Adipositas, Diabetes und atherogene Arten des LDL (z. B. die oben erwähnten kleinen, dichten LDL). Patienten mit Triglyzeridkonzentrationen über 1000 mg/dl haben üblicherweise auch ein Übermaß von Chylomikronen, und diese Werte müssen auf höchstens 600 mg/dl gesenkt werden, um eine Pankreatitis zu vermeiden (Brunzell, 1995). Patienten mit weniger ausgeprägter Hypertriglyzeridämie wie sie bei familiärer kombinierter Hyperlipoproteinämie oder Dysbetalipoproteinämie gefunden wird, sollten anfangs mit Gewichtsreduktion, Erhöhung der körperlichen Aktivität, wenn möglich Ersatz ungünstiger Medikamente, Einschränkung des Alkoholkonsums und einer fettarmen Diät behandelt werden. Jedoch bedeutet eine fettarme Diät normalerweise gleichzeitig eine kohlenhydratreiche Diät, die, wie oben beschrieben, zumindest vorübergehend die VLDL-Produktion in der Leber steigert. Da dieser Effekt bei den meisten Patienten nur vorübergehend auftritt, verordnen die meisten Experten weiterhin fettarme Diät und kontrollieren darunter die Lipidspiegel. Jedoch wird dieser Aspekt von verschiedenen Fachleuten unterschiedlich beurteilt. Substanzen aus der Klasse der Fibrate wie z. B. Gemfibrozil werden häufig zur Senkung von mäßig erhöhten Triglyzerid- oder VLDL-Spiegeln eingesetzt. Unter einer Therapie mit Fibraten tritt bei vielen Patienten ein begleitender Anstieg der LDL-Spiegel auf, der den Einsatz eines zweiten Wirkstoffs zur Senkung des LDLs erforderlich machen kann. Da diese Patienten fast immer auch niedrige Werte für HDL-Cholesterin aufweisen, wurde Nikotinsäure eingesetzt, um sowohl die VLDL-Spiegel zu senken als auch HDL zu steigern. Bei einem kleineren Teil der Patienten ist diese Behandlungsstrategie höchst effizient. Viele Fachleute setzen heutzutage primär ein Statin zur initialen Therapie bei Patienten mit familiärer kombinierter Hyperlipoproteinämie ein. In solchen Fällen bewirkt das Statin eine moderate Reduktion der VLDL-Spiegel und vermeidet einen begleitenden Anstieg des LDL. Zusätzlich kann der HDL-Spiegel um bis zu 10% ansteigen. Bei einigen Patienten hat sich der kombinierte Einsatz von Gemfibrozil und einem Statin als nützlich erwiesen, obwohl durch diese Kombination das Risiko einer Myositis erhöht wird.

SUBSTANZEN ZUR REDUKTION DER LIPOPROTEIN-PLASMASPIEGEL

HMG-CoA-Reduktaseinhibitoren

Die Entwicklung von spezifischen und kompetitiven Inhibitoren der HMG-CoA-Reduktase, die den geschwindigkeitsbestimmenden Schritt der Cholesterinbiosynthese katalysiert, stellt einen Durchbruch bei den therapeutischen Möglichkeiten zur Senkung des LDL-Cholesterins dar. Vier HMG-CoA-Reduktaseinhibitoren sind derzeit in den Vereinigten Staaten verfügbar. In ihrer Gesamtheit sind die Substanzen dieser Klasse zur primären Therapieoption für die meisten Patienten mit erhöhten LDL-Spiegeln geworden. Wie oben beschrieben, hat die vor kurzem abgeschlossene skandinavische 4S-Studie schlüssig nachgewiesen, daß diese Substanzen wirkungsvoll die LDL-Spiegel im Plasma reduzieren und dadurch sowohl die auf KHK zurückzuführenden Todesfälle wie auch die Gesamtmortalität vermindern können. Die weite Verbreitung dieser Substanzen ist nicht nur eine Folge der ausgeprägten Wirksamkeit, sondern auch der bemerkenswert geringen Nebenwirkungen. Zum Beispiel brachen nur 6% der Patienten in der skandinavischen 4S-Studie, in der 2222 Menschen über eine mittlere Beobachtungszeit von mehr als 5 Jahren Simvastatin als doppelblinde Therapie erhielten, die Behandlung ab, was der Abbruchhäufigkeit in der Plazebogruppe entsprach.

Geschichte Mevastatin (ursprünglich als Compactin bezeichnet) wurde als erster HMG-CoA-Reduktaseinhibitor beschrieben. Es wurde von Endo et al. (1976) aus Kulturen eines *Penicillium*-Stammes isoliert und daraufhin als ein kompetitiver Inhibitor der HMG-CoA-Reduktase identifiziert (Brown et al., 1987). Später wurde Lovastatin (ursprünglich Mevinolin genannt), ein strukturverwandtes Analogon, das sich nur in einer Methylgruppe unterscheidet, aus *Aspergillus*-Kulturen isoliert. Nach intensiver Erforschung wurde diese Substanz 1987 von der Food and Drug Administration für den klinischen Einsatz in den Vereinigten Staaten zugelassen (Alberts et al., 1989). Seitdem wurden zwei chemisch modifizierte Derivate dieser Substanzen (*Simvastatin* und *Pravastatin*) und neuerdings ein synthetisches Molekül (Fluvastatin) entwickelt und in den Vereinigten Staaten zugelassen. Weitere Substanzen befinden sich derzeit in der Entwicklung oder bereits in der klinischen Erprobung.

Chemische Struktur Die Strukturformeln der vier derzeit verfügbaren Statine und der ursprünglich isolierten Substanz *Mevastatin* sind in Abbildung 36.4 dargestellt. Zum Vergleich der Strukturanalogie mit dem Substrat HMG CoA ist die Enzymreaktion der HMG-CoA-Reduktase am unteren Rand der Abbildung 36.4 wiedergegeben. Die Strukturen aller aus Mi-

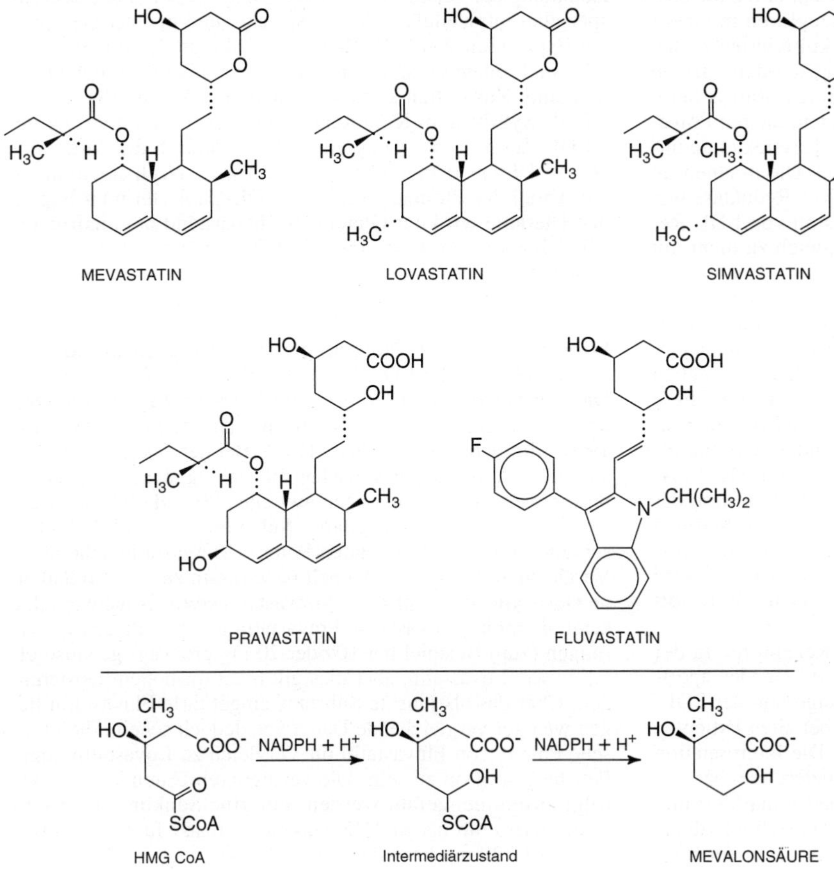

Abbildung 36.4 Chemische Strukturen der HMG-CoA-Reduktaseinhibitoren.

[Chemische Reaktion der HMG-CoA-Reduktaseinhibitoren]

kroorganismen stammenden HMG-CoA-Reduktaseinhibitoren enthalten einen Hexahydronaphtalin-Ring. Lovastatin unterscheidet sich von Mevastatin durch die Anwesenheit einer Methylgruppe am Kohlenstoffatom in Position 3. Es liegen zwei wesentliche Seitenketten vor. Eine davon ist ein Methylbutyrylester (*Lovastatin* und Pravastatin) oder ein Dimethylbutyrylester (Simvastatin). Die andere wesentliche Seitenkette enthält eine Carbonsäure, die ein sechsgliedriges Analogon zum Intermediärprodukt der HMG-CoA-Reduktasereaktion bilden kann, wie es in Abbildung 36.4 dargestellt ist.

Im Endeffekt sind diese Wirkstoffe reversible Kompetitoren für das natürliche Substrat des Enzyms, HMG CoA. Ihre Inhibitionskonstanten liegen im Bereich um 1 nM und damit drei Größenordnungen unter der Dissoziationskonstante des HMG CoA. Lovastatin und Simvastatin werden in der Laktonform verabreicht. Nach der Resorption wird der Laktonring in der Leber durch direkte oder enzymatische Hydrolyse gespalten, und es entsteht die aktive Carbonsäure. Pravastatin wird in der Säureform und damit als aktiver Wirkstoff eingesetzt. Fluvastatin, das als Natriumsalz verwendet wird, ist ein vollständig synthetisches Molekül, das sich aus einem Indol mit einem Methylester und einem Fluorophenylring als Seitengruppen zusammensetzt und eine Heptansäure enthält, die das strukturelle Analog zum Intermediärzustand des HMG CoA darstellt.

Wirkmechanismus Inhibitoren der HMG-CoA-Reduktase blockieren die Cholesterinsynthese in der Leber, indem sie kompetitiv die Aktivität der HMG-CoA-Reduktase hemmen.

Bei kultivierten Fibroblasten wird die Cholesterinsynthese durch ein Statin inhibiert, aber der zelluläre Gesamtbestand des HMG-CoA-Reduktase-Enzyms steigt beträchtlich. Diese Reaktion beruht auf einer Steigerung der Transkription und der mRNA-Translation und auf einem verminderten Proteinabbau (Brown et al., 1978). Daraus resultiert ein Wiederanstieg der Cholesterinsynthese bis hin zum Ausgangswert, selbst in Anwesenheit nicht unerheblicher Konzentrationen des Inhibitors. Eine ähnliche Induktion tritt in der Leber von Tieren unter Behandlung mit diesen Wirkstoffen auf. Der Gesamteffekt besteht theoretisch in einer Wiedereinstellung des Cholesteringleichgewichts auf den Ausgangszustand. Jedoch scheint in vivo die Kompensation durch diese Mechanismen nicht vollständig zu sein. Mehrere Studien haben beim Menschen eine Reduktion der Cholesterinbiosynthese unter der Therapie mit einem Statin nachgewiesen. Durch genaue Untersuchung der Steroidbilanz wurde eine Verringerung der Cholesterinsynthese im ganzen Organismus von weniger als 20% ermittelt (Grundy und Bilheimer, 1984). Messungen der Plasmaspiegel von Vorstufen der Steroidsynthese, die mit der Aktivität der Cholesterinsynthese korrelieren, deuten auf eine stärker ausgeprägte Hemmwirkung hin (Reihner et al., 1990a). Auch wenn die Cholesterinsynthese in der Leber beträchtlich abnimmt, ist eine kompensatorische Stimulation der Syntheserate in nicht-hepatischen Geweben möglich (weil die Konzentrationen dieser Wirkstoffe in der Peripherie gering sind), so daß insgesamt eine nur mäßige Hemmung der Cholesterinsynthese erzeugt wird. Jedoch muß zumindest in den Hepatozyten, dem hauptsächlichen Wirkort dieser Substanzen, eine Reduktion in bestimmten, entscheidenden intrazellulären Steroidkompartimenten auftreten, durch die eine verstärkte Expression hepatischer LDL-Rezeptoren induziert wird. Diese Erwartung ist in Versuchen an kultivierten Zellen und in Tierexperimenten ganz klar bestätigt worden (Brown und Goldstein, 1986). Um die Wirkung eines Statins beim Menschen zu untersuchen, wurden bei Patienten, die mit Pravastatin vorbehandelt waren und sich einer Cholezystektomie unterziehen mußten, Leberbiopsien entnommen. Die in einem in vitro-Assay bestimmte Aktivität der HMG-CoA-Reduktase war auf das zwölffache erhöht, und die Expression von LDL-Rezeptoren in der Leber betrug 180% im Vergleich zu nicht mit Pravastatin behandelten Patienten (Reihner et al., 1990b). Die Promotorbereiche der Gene für den LDL-Rezeptor, für die HMG-CoA-Reduktase und für die HMG-CoA-Synthase besitzen alle steroidregulierten Anteile, so daß die Transkription dieser Gene gehemmt wird, wenn spezielle Steroide in den Zellen akkumulieren. Durch Reduktion des Steroidgehalts wird diese Suppression aufgehoben, was wahrscheinlich die Erklärung für die Stimulation sowohl der HMG-CoA-Reduktaseaktivität als auch der LDL-Rezeptorzahl unter Behandlung mit HMG-CoA-Reduktaseinhibitoren darstellt. Die gesteigerte Synthese der HMG-CoA-Reduktase während der Behandlung mit Statinen ist, im Hinblick auf die Langzeit-Wirksamkeit, ein unerwünschter Nebeneffekt dieser Substanzen. Dieser Punkt wird später für jeden einzelnen therapeutisch eingesetzten Wirkstoff wieder aufgegriffen werden.

Die zahlenmäßige Zunahme von LDL-Rezeptoren in der Leber läßt eine gesteigerte Aufnahme der zirkulierenden apoB-100-enthaltenden Partikel erwarten. Eine Steigerung der LDL-Clearance ist auch bei manchen, aber nicht bei allen Patienten beobachtet worden (Bilheimer et al., 1983). Die Interpretation der kinetischen Studien wird dadurch kompliziert, daß bei solchen Studien autologes LDL isoliert, radioaktiv markiert und dann dem Patienten wieder injiziert wurde. Da sich allerdings die Zusammensetzung der LDL durch die Therapie in der Weise verändert, daß die Bindung an hepatische LDL-Rezeptoren vermindert wird, wird die statininduzierte Steigerung der Expression hepatischer LDL-Rezeptoren eher zu niedrig angenommen, wenn die Clearance-Messung mit dem LDL des behandelten Patienten durchgeführt wurde (Berglund et al., 1989). Der wahrscheinlich deutlichste Beleg dafür, daß die Induktion der LDL-Rezeptoren in der Leber für die Senkung der LDL-Spiegel verantwortlich ist, besteht in der Beobachtung, daß Statine bei Patienten mit homozygoter familiärer Hypercholesterinämie, die keine LDL-Rezeptoren besitzen, auch keine Reduktion der LDL-Spiegel bewirken. Jedoch fallen die LDL-Spiegel bei solchen Patienten nach einer Transplantation einer gesunden Leber dramatisch ab, und die Gabe eines Statins kann dann das LDL weiter absenken (Bilheimer et al., 1984). Durch die Vermehrung der LDL-Rezeptoren in der Leber kann auch die direkte Elimination von IDL und sogar von manchen VLDL, also von Vorläufersubstanzen der LDL, gesteigert werden, wodurch die LDL-Spiegel weiter abnehmen. Die Zusammensetzung der VLDL wird durch eine Behandlung mit Statinen so verändert, daß es zusätzlich zu einer Steigerung der direkten Elimination von VLDL aus dem Plasma kommt, die weiter zur Verminderung der LDL-Bildung beiträgt (Berglund et al., 1994). Als Reaktion auf die Hemmung der Cholesterinsynthese wird auch bei manchen Individuen die Bildung von apoB-100 reduziert, woraus eine verminderte Synthese von VLDL und sekundär eine geringere LDL-Produktion resultiert (Ginsberg et al., 1987). Tatsächlich bewirken Statine bei den meisten Patienten eine Senkung der VLDL-Spiegel, die häufig bis zu 25% betragen kann und die wahrscheinlich nicht nur auf einer verminderten Synthese von VLDL, sondern auch auf einer gesteigerten Aufnahme in die Leber beruht.

Zusammenfassend kann man sagen, daß die klinische Wirksamkeit der HMG-CoA-Reduktaseinhibitoren auf einer Vielzahl von Wirkungen beruht, die im wesentlichen in der Hemmung der hepatischen Cholesterinsynthese, in der Leerung spezieller intrazellulärer Steroidspeicher und in einer gesteigerten Expression von LDL-Rezeptoren, die die Elimination von LDL und seiner Vorstufen aus dem Plasma beschleunigt, zu sehen sind. Zusätzlich kann sich auch eine Verminderung der VLDL-Synthese in Kombination mit einer Veränderung der VLDL-Zusammensetzung einstellen, wodurch die Aufnahme von VLDL aus dem Plasma gesteigert wird. Nach einem initialen Abfall der Plasmaspiegel von LDL-Cholesterin zu Beginn der Therapie wird der Grad der Gleichgewichtszustand mit niedrigeren LDL-Spiegeln mitbestimmt durch Kompensationsmechanismen, die auf der (relativen) Steigerung der Cholesterinsynthese durch Induktion des HMG-CoA-Reduktase-Enzyms beruhen.

Wirkungen auf die Plasmaspiegel der Lipoproteine Alle Statine können die LDL-Spiegel recht wirkungsvoll senken. Die Substanzen dieser Gruppe reduzieren das LDL-Cholesterin dosisabhängig um 25 - 45% (zusammengefaßt von Grundy, 1991; Illingworth und Tobert, 1994). Bei der Therapie mit Lovastatin in Dosierungen zwischen 10 - 80 mg täglich werden typischerweise LDL-Senkungen zwischen 20 und 40% beobachtet. Zwischen den verfügbaren Substanzen bestehen Unterschiede in der lipidsenkenden Potenz. Simvastatin scheint im Vergleich zu Lovastatin doppelt so wirksam zu sein, so daß eine Dosis von 40 mg pro Tag Simvastatin etwas größere Effekte zeigt als 80 mg Lovastatin. Pravastatin ist in niedrigen Dosierungen (zum Beispiel bei 10 oder 20 mg pro Tag) genauso effektiv wie Lovastatin, aber dies gilt nicht für höhere Dosierungen. Über das als jüngste Substanz eingeführte Fluvastatin liegen weniger vergleichende Daten vor. Jedoch scheint die klinische Potenz von Fluvastatin im Vergleich zu Lovastatin ungefähr halb so groß zu sein. Die verfügbaren Daten können wie folgt zusammengefaßt werden: Für eine Senkung des LDL-Cholesterins um bis zu 25% würden alternativ fünf mg Simvastatin, 10 - 20 mg Lovastatin oder Pravastatin, oder 20 - 40 mg Fluvastatin erforderlich sein. Um eine Senkung des LDL-Cholesterins von mehr als 35% zu erreichen, würden 20 - 40 mg Simvastatin oder 80 mg Lovastatin benötigt. Mit den maximal empfohlenen Dosierungen von Pravastatin und Fluvastatin, 40 mg pro Tag, wird dieses Ziel normalerweise nicht erreicht.

Die Reduktion des LDL-Cholesterins beruht im wesentlichen auf der abnehmenden Anzahl der LDL-Partikel, obwohl auch der Cholesteringehalt der LDL-Partikel und das VLDL-Cholesterin leicht vermindert werden, wobei letzteres wahrscheinlich auf der Bildung modifizierter VLDL in der Leber beruht. Auch tritt eine Reduktion der Triglyzerid-Konzentrationen um 10 - 30% auf, die die niedrigeren VLDL-Werte widerspiegelt. Von großer Bedeutung ist die Beeinflussung des HDL-Cholesterins, das typischerweise um 8 - 10% ansteigt. HMG-CoA-Reduktaseinhibitoren bewirken anscheinend keine Senkung der Lp(a)-Spiegel. Diese Substanzen scheinen die Senkung der LDL-Spiegel bei einer Vielzahl verschiedener Patienten in gleicher Weise herbeizuführen, wobei auch Patienten mit heterozygoter familiärer Hypercholesterinämie, mit multifaktorieller Hypercholesterinämie oder mit anderen Erscheinungsformen der Hypercholesterinämie und Menschen mit niedrigen HDL-Spiegeln eingeschlossen sind. Statine sind auch bei Patienten mit Diabetes oder nephrotischem Syndrom wirksam.

Begleittherapie Unter der Therapie mit einem Statin kann die zusätzliche Anwendung eines gallensäurebindenden Harzes eine weitere Absenkung des LDL-Cholesterins um 20 - 25% bewirken (Illingworth und Bacon, 1989; Witztum, 1989a), während die Kombination mit Nikotinsäure eine Senkung von 15 - 20% erreichen würde (Malloy et al., 1987; Illingworth et al., 1981). Kombinationen aus einem Statin, einem Gallensäure-Komplexbildner und Nikotinsäure kann eine Reduktion des Plasma-LDLs um bis zu 70% hervorrufen (Malloy et al., 1987).

Resorption, Metabolismus und Exkretion Die Resorption und der Metabolismus von Lovastatin und Simvastatin sind ähnlich (siehe Anhang II). Bei Tieren wird eine oral gegebene Dosis von Lovastatin zu ungefähr 30% und von Simvastatin zu ungefähr 85% resorbiert, wobei die Resorption beim Menschen wahrscheinlich in ähnlichem Ausmaß stattfindet. Beide Substanzen werden bei der ersten Leberpassage sehr effizient von der Leber aufgenommen, so daß weniger als 5% der oral zugeführten Mengen als aktive Substanzen oder Metaboliten in den Kreislauf gelangen. Lovastatin und Simvastatin werden in ihrer Laktonform verabreicht und müssen zu den jeweiligen β-Carbonsäuren umgewandelt werden. Mehr als 95% beider Substanzen oder ihrer Carbonsäuren werden an Plasmaproteine gebunden. Nach oraler Gabe treten die maximalen Plasmaspiegel bei Lovastatin nach zwei bis vier Stunden und bei Simvastatin nach ein bis zwei Stunden auf. Beide Substanzen werden im wesentlichen über die Leber ausgeschieden, und im Urin findet man weniger als 13% ihrer Metaboliten.

Pravastatin wird als Natriumsalz des aktiven Wirkstoffs zugeführt. Von einer oral verabreichten Dosis werden ungefähr 34% resorbiert, die wiederum einer weitgehenden Extraktion bei der ersten Leberpassage unterliegen. Im Kreislauf werden ungefähr 50% der Substanz an Plasmaproteine gebunden. Die Elimination erfolgt überwiegend durch die Leber, aber 20 - 40% der Substanz werden mit dem Urin ausgeschieden. Fluvastatin wird ebenfalls in seiner aktiven Form oral verabreicht. Es wird nahezu vollständig resorbiert und weitgehend von der Leber aufgenommen. Im Kreislauf liegt die Substanz zu mehr als 98% proteingebunden vor. Nach oraler Gabe treten die maximalen Plasmakonzentrationen nach ungefähr 0,6 Stunden auf. Die Leber stellt den wesentlichen Eliminationsweg dar, so daß von der Substanz oder seinen Metaboliten weniger als 5% mit dem Urin und mehr als 90% mit den Faeces ausgeschieden werden.

Nebenwirkungen und Arzneimittelinteraktionen Für die Wirkstoffklasse der Statine liegen außergewöhnlich umfangreiche Daten zu Verträglichkeit und Sicherheit vor. Nach dem derzeitigen Stand scheinen sich die verschiedenen Statine nicht wesentlich in ihren Nebenwirkungen zu unterscheiden. Die bedeutendsten Nebenwirkungen bestehen in einem möglichen Anstieg der Lebertransaminasen im Serum und in einer Myopathie. Eine Erhöhung der Transaminasen tritt in relativ geringer Häufigkeit bei allen Substanzen auf. Die Häufigkeit kann bei speziellen Patienten im Zusammenhang mit Alkoholkonsum zunehmen. In einer umfassenden, an über 8000 Patienten durchgeführten Studie zu Lovastatin traten erhöhte Transaminase-Werte (mehr als dreifach über dem Normalbereich) bei 0,1% der mit 20 mg pro Tag behandelten Patienten auf (vergleichbar mit der Plazebogruppe) und bei 1,5% der Patienten unter der maximalen Dosierung von 80 mg pro Tag (Bradford et al., 1991). Obwohl ein mäßiger Anstieg in der Aktivität der Kreatin-Phosphokinase (CPK) mit einer Häufigkeit von 5 - 10% auftreten kann, ist eine Myositis selten. In der EXCEL-Studie (Bradford et al., 1991) wurde eine manifeste Myositis (Muskelschmerzen und Erhöhung der CPK über das 10fache des Normalwerts) nur bei 0,1% der Patienten beobachtet. In der skandinavischen 4S-Studie (1994) entwickelten von den 2222 mit Simvastatin behandelten Patienten nur sechs eine Erhöhung der CPK-Spiegel und nur ein Patient eine Myopathie. Unter Behandlung mit Simvastatin ist das Risiko einer Myopathie, die zur Rhabdomyolyse und sogar Nierenversagen führen kann, erhöht, wenn Patienten gleichzeitig Nikotinsäure oder Fibrate einnehmen. Gleiches gilt wahrscheinlich auch für Erythromycin. Generell werden diese Kombinationen nicht empfohlen. Jedoch verwenden Mediziner, die Erfahrung im Umgang mit diesen Medikamenten haben, bei Patienten mit sehr hohen LDL-Spiegeln oder mit familiärer kombinierter Hyperlipidämie häufig ein Statin in Kombination mit einem Fibrat oder mit Nikotinsäure. Die Patienten müssen durch wiederholte Messungen der CPK sorgfältig überwacht werden, und die Therapie muß abgebrochen werden, wenn Muskelbeschwerden in Verbindung mit erhöhten CPK-Werten auftreten. Das Risiko einer Myositis und sogar der akuten Rhabdomyolyse ist bei Patienten, die gleichzeitig Ciclosporin einnehmen, deutlich erhöht. Diese Medikamente können allerdings in Kombination eingesetzt werden, wenn die Dosierung des Statins vermindert wird (für Lovastatin oder Pravastatin auf 10 - 20 mg/Tag, beziehungsweise auf 5 - 10 mg/Tag bei Simvastatin).

Bei Hunden verursachten Statine in hohen Dosierungen Katarakte. Jedoch konnte durch sorgfältige Untersuchungen nachgewiesen werden, daß dies beim Menschen nicht der Fall ist. Lovastatin und Simvastatin verstärken die Wirkung der Antikoagulanzien vom Cumarin-Typ, wobei der Mechanismus dieses Effekts unbekannt ist. Die möglichen zentralnervösen Nebenwirkungen sind von Illingworth und Tobert (1994) zusammenfassend dargestellt worden. Aufgrund der größeren Lipophilie von Lovastatin und Simvastatin wurde diskutiert, daß diese Substanzen besser in das ZNS übertreten könnten als das hydrophilere Pravastatin. Jedoch wurden durch direkte Messungen in der Zerebrospinalflüssigkeit für keine dieser Substanzen inhibitorisch wirksame Konzentrationen nachgewiesen. Die sehr geringen Konzentrationen im ZNS sind wahrscheinlich auf die hohe Plasmaproteinbindung von Lovastatin und Simvastatin und auf die Hydrophilie von Pravastatin zurückzuführen. Obwohl anfängliche Beobachtungen des subjektiven Schlafempfindens auf ein häufigeres Auftreten von Schlafstörungen unter der Therapie mit den lipophilen Substanzen hinwiesen, sind diese Befunde nicht durch doppeltblinde, plazebokontrollierte Studien bestätigt worden.

Es soll betont werden, daß der Einsatz dieser Wirkstoffe bei schwangeren Frauen eine Schädigung des Föten hervorrufen kann. Sie sollten bei Frauen in gebärfähigen Alter nur dann angewendet werden, wenn das Eintreten einer Schwangerschaft unwahrscheinlich ist und nur wenn eine extreme, nicht auf andere Therapieformen ansprechende Hypercholesterinämie vorliegt.

Therapeutischer Einsatz *Lovastatin* ist als Präparat zur oralen Anwendung erhältlich. Eine anfängliche Tagesdosis von 10 oder 20 mg pro Tag wird mit den Mahlzeiten eingenommen. Die Dosierung wird im Abstand von sechs bis acht Wochen bis zur maximalen Dosis von 80 mg pro Tag erhöht. Lovastatin ist etwas stärker wirksam, wenn es über den Tag verteilt gegeben wird, aber eine einmalige Einnahme mit dem Abendessen ist nahezu genauso wirksam, wahrscheinlich weil die Cholesterinsynthese während der Nachtzeit gesteigert ist. Lovastatin kann mit einer gallensäurebindenden Substanz kombiniert werden, aber wahrscheinlich sollte eine zeitgleiche Einnahme vermieden werden, um eine optimale Resorption von Lovastatin zu gewährleisten.

Simvastatin steht zur oralen Anwendung zur Verfügung und soll einmal täglich vor dem Zubettgehen eingenommen werden. Die Anfangsdosierung beträgt 5 - 10 mg pro Tag, die maximale Dosis 40 mg pro Tag. Der Einfluß von Colestyramin, einem gallensäurebindenden Harz (siehe unten), auf die Resorption von Simvastatin ist nicht bekannt. Da aber alle gallensäurebindenden Harze immer innerhalb einer halben bis einer Stunde nach einer Mahlzeit eingenommen werden sollen, ist eine Beeinflussung der Resorption von Simvastatin, das zur Nachtzeit gegeben wird, unwahrscheinlich.

Pravastatin wird als oral anwendbares Präparat angeboten und soll, wie Simvastatin, einmal täglich zur Schlafenszeit eingenommen werden. Die Anfangsdosis beträgt 10 - 20 mg pro Tag, die maximale Dosis 40 mg pro Tag. Pravastatin soll nicht gemeinsam mit einem gallensäurebindenden Harz eingenommen werden.

Fluvastatin ist als oral zuführbares Präparat erhältlich und wird ebenfalls in einer Einmaldosis zur Nachtzeit eingenommen. Die Anfangsdosis beträgt 20 mg pro Tag, die maximale Tagesdosis 40 mg pro Tag. Das Aufteilen der 40 mg-Dosierung in eine zweimal tägliche Gabe kann den LDL-senkenden Effekt geringfügig verbessern. Fluvastatin soll mindestens vier Stunden nach einem Gallensäure-Komplexbildner verabreicht werden, da die Resorption um bis zu 50% vermindert werden kann, wenn diese Substanzen zeitgleich eingenommen werden.

Die initiale Wahl des einzusetzenden Statins hängt vom angestrebten Ausmaß der Cholesterinsenkung ab. Ist eine Senkung von weniger als 25% erforderlich, kann jede der Substanzen eingesetzt werden, und die Auswahl kann auch von den Therapiekosten abhängig gemacht werden. Für eine stärkere Senkung des LDL-Cholesterins, besonders bei Patienten mit familiärer Hypercholesterinämie, sind normalerweise höhere Dosierungen von Lovastatin oder Simvastatin erforderlich. Neuere Wirkstoffe, die derzeit entwickelt werden, könnten sich sogar als noch stärker wirksam erweisen und sollten bei solchen Patienten in Erwägung gezogen werden. Vor dem Beginn der Therapie sollten Ausgangswerte für die Aktivität der CPK und eine Auswahl von Leberparametern bestimmt werden. Die Lebertransaminasen sollten in den ersten sechs Behandlungsmonaten alle zwei bis drei Monate und danach regelmäßig im Abstand von sechs Monaten gemessen werden. Bestimmungen der CPK werden nicht routinemäßig nach drei Therapiemonaten wiederholt, solange nicht gleichzeitig mit Medikamenten behandelt wird, die bekanntermaßen das Risiko einer Myopathie erhöhen. Für den Fall, daß Kombinationen mit Gemfibrozil oder Nikotinsäure eingesetzt werden, empfehlen manche Ärzte Kontrollen der CPK-Werte in Abständen von zwei bis drei Monaten während der Anfangsphase der Dosiseinstellung und Kontrollen im Abstand von drei bis vier Monaten nach Erreichen des erwünschten Therapiemodus.

> In Deutschland wurden ausserdem Atorvastatin und Cerivastatin zur oralen Anwendung zugelassen. Atorvastatin wird zu Beginn der Therapie mit einmal täglich 10 mg dosiert und kann in vierwöchentlichen Intervallen bis auf maximal 80 mg einmal täglich gesteigert werden. Cerivastatin wird mit einmal täglich 0,1 mg vor dem Zubettgehen begonnen und in vierwöchentlichem Abstand bis auf maximal 0,3 mg nach Bedarf gesteigert. Es soll mindestens vier Stunden nach Einnahme eines Jonenaustauschharzes eingenommen werden.

Gallensäurebindende Harze

Gallensäurebindende Substanzen wurden ursprünglich für die Behandlung des Pruritus bei Patienten mit Cholestase entwickelt. Obwohl sie nach wie vor für diese Indikation und zur Therapie von Patienten nach einer Cholezystektomie eingesetzt werden, besteht ihre hauptsächliche Verwendung in der Senkung des LDL-Cholesterins bei hypercholesterinämischen Patienten. Da diese Stoffe nicht resorbiert werden, stellen sie im Prinzip die ungefährlichsten unter den dafür einsetzbaren Substanzen dar. Sie könnten insbesondere für die Therapie von jungen Patienten wie zum Beispiel junge Erwachsene mit familiärer Hypercholesterinämie geeignet sein. Sie werden auch häufig als unterstützende Therapie in Kombination mit anderen Wirkstoffen, z. B. einem Statin oder der Nikotinsäure, eingesetzt. Während ihre größten Pluspunkte in ihrer Sicherheit und dem Fehlen ernster Nebenwirkungen liegen, wird ihre generelle Verwendung durch unangenehme gastrointestinale Nebenwirkungen eingeschränkt. Der LDL-senkende Effekt der gallensäurebindenden Substanzen kann ziemlich ausgeprägt sein. Colestyramin war die Substanz, die in einer Studie zur Primärprävention eingesetzt wurde (Lipid Research Clinics Program Primary Prevention Trial, 1984a, 1984b). In dieser Studie wurde 3806 gesunden Männern mit Hypercholesterinämie nach dem Zufallsprinzip eine Therapie entweder mit Plazebo oder mit Colestyramin zugeteilt. Nach einer mittleren Beobachtungszeit von 7,4 Jahren waren die Plasmaspiegel des LDL-Cholesterins bei den Patienten der Verumgruppe um 20% gesunken, was im Vergleich zur Plazebogruppe einer 13% stärkeren Senkung entsprach. Die Abnahme des LDL-Cholesterins in der behandelten Gruppe ging einher mit einer Reduktion der Todesfälle durch Herzinfarkt um 24% und der Herzinfarkte ohne Todesfolge um 19% (Lipid Research Clinics Program, 1984a, 1984b).

Chemische Struktur Zwei gallensäurebindende Substanzen, Colestyramin und Colestipolhydrochlorid sind im Handel. Beides sind Anionenaustauscher. Colestyramin ist ein basisches Anionenaustauscherharz, dessen reaktive Zentren von Trimethylbenzylammonium-Gruppen gebildet werden, welche in einem großen Copolymer aus Styren und Divinylbenzol vorliegen. Seine Struktur ist im folgenden dargestellt:

$$\left[\begin{array}{c} \cdots-CH-CH_2-CH-CH_2-\cdots \\ | | \\ \bigcirc \bigcirc \\ \cdots-CH_2-CH-\cdots CH_2N^+(CH_3)_3Cl^- \end{array} \right]_n$$

COLESTYRAMIN

Das Harz Colestyramin ist nicht wasserlöslich, aber sehr hygroskopisch.

Colestipol ist ein Copolymer aus Diäthylentriamin und 1-Chloro-2,3-epoxypropan. Es ist ein wasserlösliches Harz und ebenfalls äußerst hygroskopisch. Seine Struktur ist im folgenden dargestellt:

$$\left[\begin{array}{c} \text{HNCH}_2\text{CH}_2\text{NCH}_2\text{CH}_2\text{NCH}_2\text{CH}_2\text{NCH}_2\text{CH}_2\text{NH} \\ | \quad\quad | \quad\quad | \quad\quad | \quad\quad | \\ \text{CH}_2 \quad\;\; \text{CH}_2 \quad\;\; \text{CH}_2 \quad\;\; \text{CH}_2 \quad\;\; \text{CH}_2 \\ | \quad\quad | \quad\quad | \quad\quad | \quad\quad | \\ \text{HCOH} \;\;\; \text{HCOH} \;\;\; \text{HCOH} \;\;\; \text{HCOH} \;\;\; \text{HCOH} \\ | \quad\quad | \quad\quad | \quad\quad | \quad\quad | \\ \text{CH}_2 \quad\;\; \text{CH}_2 \quad\;\; \text{CH}_2 \quad\;\; \text{CH}_2 \quad\;\; \text{CH}_2 \\ | \quad\quad | \quad\quad | \quad\quad | \quad\quad | \\ -\text{CH}_2\text{CH}_2\text{NCH}_2\text{CH}_2\text{N} \quad\;\; \text{HNCH}_2\text{CH}_2\text{N} \quad\;\; \text{HNCH}_2\text{CH}_2- \end{array} \right]_n$$

COLESTIPOL

Wirkmechanismus Normalerweise werden bis zu 97% der Gallensäuren im Rahmen des enterohepatischen Kreislaufs wieder aufgenommen, und nur wenige Prozent werden mit dem Stuhl ausgeschieden. Die Anionenaustauschharze binden die negativ geladenen Gallensäuren im Austausch gegen Chloridionen. Da die Harze nicht resorbiert werden, resultiert eine gesteigerte Ausscheidung der Gallensäuren. Durch die verminderte Rückführung der Gallensäuren zur Leber wird die Umwandlung von Cholesterin zu Gallensäuren stimuliert. Wahrscheinlich kommt es durch den Verlust an Gallensäuren auch zu einer leicht verminderten Wiederaufnahme von Steroiden. Der Verlust von Gallensäuren wie auch von neutralen Steroiden induziert einen kompensatorischen Anstieg der LDL-Rezeptorzahl in der Leber und eine Stimulation der HMG-CoA-Reduktase (Brown und Goldstein, 1986; Reihner et al., 1990a). Somit wird der Choleseringehalt der Hepatozyten aufrechterhalten durch eine Steigerung der endogenen Cholesterinsynthese wie auch durch die gesteigerte Aufnahme von LDL aus dem Plasma, die durch die erhöhte Expression der LDL-Rezeptoren zustande kommt (Shepherd et al., 1980; Young et al., 1989). Diese Reaktionen führen sowohl zu einer Abnahme der LDL-Spiegel im Plasma wie auch zur Normalisierung der Gallensäureproduktion. Jedoch wird durch die gesteigerte Cholesterinsynthese die Senkung der LDL-Spiegel teilweise aufgehoben. Es folgt daraus, daß bei zusätzlicher Gabe eines HMG-CoA-Reduktaseinhibitors ein noch deutlicherer Abbau der intrazellulären Cholesterinspeicher (oder zumindest eines für den Stoffwechsel entscheidenden Anteils), ein weiterer Anstieg der LDL-Rezeptorexpression und eine additive Reduktion der Plasmaspiegel von LDL-Cholesterin resultiert. Die Beobachtung, daß gallensäurebindende Substanzen bei Patienten mit homozygoter familiärer Hypercholesterinämie nicht wirksam sind, stellt den stärksten Beleg dafür dar, daß der Mechanismus, der für die therapeutische Wirksamkeit dieser Substanzen verantwortlich ist, in der Stimulation der LDL-Rezeptorexpression in der Leber besteht.

Eine Inhibition des Gallensäure-Rücktransports zur Leber führt sowohl zu einer gesteigerten Cholesterinsynthese wie auch zu einer Stimulation der Triglyzeridsynthese (Nestel und Grundy, 1976), die bei der Therapie mit einem Ionenaustauschharz beim Patienten eine erhöhte Poduktion von VLDL und einen transienten Anstieg der VLDL-Spiegel zur Folge haben kann (Witztum et al., 1976). Bei den meisten Patienten kommt es jedoch - wahrscheinlich aufgrund der erhöhten Zahl hepatischer LDL-Rezeptoren - zu einer kompensatorischen Stimulation der VLDL-Aufnahme, so daß trotz des gesteigerten Umsatzes von VLDL insgesamt nur geringe Veränderungen der VLDL-Spiegel resultieren (Angelin et al., 1990). Die gesteigerte Aufnahme von VLDL führt zu einer Senkung der LDL-Produktion und trägt somit zur Reduktion der LDL-Spiegel bei. Jedoch entsteht bei manchen Patienten, besonders bei vorbestehender Hypertriglyzeridämie oder familiärer Dysbetalipoproteinämie, eine persistierende Hypertriglyzeridämie (erhöhte VLDL-Spiegel).

Wirkungen auf die Lipoproteinspiegel Die gallensäurebindenden Substanzen reduzieren die Plasmaspiegel des LDL-Cholesterins dosisabhängig um 10 - 35%. Die Senkung des LDL tritt innerhalb der ersten Therapiewoche auf, und eine nahezu maximale Wirksamkeit stellt sich innerhalb von zwei Wochen ein. Die Plasmaspiegel der Triglyzeride steigen in den ersten Tagen bis Wochen der Therapie bei allen Patienten etwas an und gehen dann auf den Ausgangswert zurück. Bei Patienten mit vorbestehender Hypertriglyzeridämie kann jedoch eine anhaltende Erhöhung der VLDL-Spiegel auftreten. Bei den meisten Patienten kommt es zu einem geringfügigen Anstieg des HDL-Cholesterins (ungefähr 5%). Bei Patienten, die ein Ionenaustauschharz einnehmen, wird die zusätzliche Gabe eines Statins eine weitere Reduktion der LDL-Werte um 20 - 25% bewirken (Kane et al., 1981; Illingworth et al., 1981). Die Kombination eines gallensäurebindenden Harzes mit Nikotinsäure kann das LDL-Cholesterin um 40 - 55% absenken.

Nebenwirkungen und Arzneimittelinteraktionen Da Ionenaustauschharze nicht resorbiert werden, verursachen sie keine schwerwiegenden Nebenwirkungen. Geringfügige Anstiege der alkalischen Phosphatase im Serum und, weniger häufig, der Transaminasen können auftreten, gehen aber üblicherweise spontan zurück. In seltenen Fällen ist als Komplikation eine hyperchlorämische Azidose berichtet worden. Wie oben beschrieben, kann gelegentlich eine ausgeprägte Hypertriglyzeridämie auftreten. Bis vor kurzem waren gallensäurebindende Harze nur als Pulver erhältlich. Da sie praktisch unlöslich sind, werden sie in eine Flüssigkeit gerührt und als Brei getrunken. Viele Patienten finden dies unangenehm und beschreiben die Suspensionen als sandig oder körnig. Der Umstand, daß eines dieser Präparate seit kurzem in Tablettenform erhältlich ist, könnte diesen Kritikpunkt abschwächen.

Die Nebenwirkungen, die im wesentlichen die Verwendbarkeit von Ionenaustauschharzen limitieren, bestehen in Flatulenz, Völlegefühl und Verstopfung. Üblicherweise verschwinden die ersten beiden Symptome nach und nach unter fortgeführter Therapie, aber bei manchen Patienten bleibt die Obstipation bestehen. Das Auftreten von Kotballen (Skybala) ist beschrieben worden.

Als Anionenaustauschharze binden diese Medikamente alle negativ geladenen Moleküle in ihrer Umgebung. Es ist erwiesen, daß sie die Resorption von Thyroxin, Digitalisglykosiden, Antikoagulanzien, einiger Thiazide, Propranolol, Tetracyclin und Furosemid wie auch die der lipidsenkenden Wirkstoffe Gemfibrozil, Pravastatin und Fluvastatin reduzieren. Da das Bindungsverhalten der meisten Arzneimittel an diese Ionenaustauscher nicht untersucht worden ist, sollten Patienten andere Medikamente generell entweder eine Stunde vor oder vier Stunden nach Anwendung des Ionenaustauschharzes einnehmen, oder zumindest eine möglichst lange Pause nach der Einnahme von gallensäurebindenden Substanzen einhalten.

Therapeutischer Einsatz *Colestyramin* ist in Dosen mit 378 g Pulver oder als einzeln abgepackte Beutel mit 4 g Inhalt erhältlich. Eine neuere Zubereitung (Questran Light), deren Geschmack manchem angenehmer erscheinen mag, ist ebenfalls in Dosen und Beuteln erhältlich.

Colestipol wird in Flaschen zu 300 oder 500 g, in Beuteln zu 5 g und als Tabletten mit 1 g Inhalt angeboten. Eine aromatisierte Zubereitung ist ebenfalls verfügbar.

Beim Gebrauch der nicht einzeln abgepackten Handelsformen entspricht ein Meßlöffel (ca. ein Teelöffel) ungefähr einem Beutel (4 g Colestyramin bzw. 5 g Colestipol). Beide Harze werden zuerst in eine beliebige Flüssigkeit gemischt und als Aufschwemmung getrunken. Die Verwendung von geschmacksintensiven Getränken, gestoßenem Eis, dickflüssigen Fruchtsäften (wie z. B. Orangensaft mit Fruchtfleisch) oder das Verrühren mit einem Mixer kann die Akzeptanz beim Patienten erhöhen. Die Patienten sollten dazu ermutigt werden, verschiedene Flüssigkeiten zur Herstellung eines wohlschmeckenden Breis auszuprobieren. Die Harze sollten niemals als trockenes Pulver geschluckt werden. Das übliche Vorgehen besteht darin, in den ersten Tagen mit einem Meßlöffel zum Abendessen (entweder eine halbe Stunde vor, während oder eine halbe Stunde nach dem Essen) zu beginnen und dann die Dosierung langsam, wenn nötig über mehrere Wochen, zu erhöhen. Eventuell auftretende Blähungen verschwinden üblicherweise unter Fortsetzung der Therapie. Einer Verstopfung kann mit erhöhter Flüssigkeitszufuhr begegnet werden. Die zusätzliche Gabe von Ballaststoffen wie z. B. Kleie kann die Nebenwirkungen vermindern. Eine gesteigerte Zufuhr abführend wirkender Nahrungsmittel wie z. B. Pflaumen kann ebenso hilfreich sein wie die Verwendung anderer Laxantien. Ein häufig verordneter Anwendungsmodus besteht in der Einnahme von jeweils zwei bis drei Meßlöffeln der Ionenaustauschharze zum Frühstück und zum Abendessen. Obgleich viele Patienten diese hohe Dosierung nicht tolerieren, können doch die meisten ein bis zwei Meßlöffel mit dem Abendessen einnehmen. Bei einigen, insbesondere bei älteren Patienten können auch solche Dosierungen außergewöhnlich gut wirksam sein und können, wenn sie zusätzlich zu einer bestehenden Therapie mit einem Statin angewandt werden, die LDL-Spiegel um weitere 10 - 15% senken.

Nikotinsäure

Nikotinsäure wurde erstmals 1955 als lipidsenkende Substanz beschrieben (Altschul et al., 1955). Nikotinsäure (Pyridin-3-carbonsäure) ist ein wasserlösliches Vitamin des B-Komplexes und übt seine physiologische Funktion nach dem Umbau zu Nikotinamid-Adenin-Dinukleotid (NAD) oder zu Nikotinamid-Adenin-Dinukleotid-Phosphat (NADP) aus. Die lipidsenkenden Eigenschaften der Nikotinsäure sind unabhängig von ihrer Funktion als Vitamin. Nikotinamid wirkt nicht lipidsenkend. Die Struktur der Nikotinsäure ist im folgenden dargestellt:

NIKONTINSÄURE

Nikotinsäure wird zumeist in dem Bestreben eingesetzt, niedrige HDL-Spiegel zu steigern und die VLDL- und LDL-Spiegel abzusenken. Wenn Nikotinsäure vom Patienten toleriert wird, ist sie sowohl als alleinige Medikation oder, wie sie häufiger eingesetzt wird, als unterstützende Therapie wirksam. Ihre Anwendung wird durch zahlreiche Nebenwirkungen (siehe unten) eingeschränkt, die mehr als 50% der behandelten Patienten betreffen. Bis zur Veröffentlichung der mit Simvastatin durchgeführten Skandinavischen 4S-Studie (1994) war Nikotinsäure das einzige lipidsenkende Medikament, für das eine Reduktion sowohl der Häufigkeit myokardialer Reinfarkte (Coronary Drug Project, 1975) als auch der Gesamtmortalität während einer 15jährigen Beobachtungszeit (Canner et al., 1986) nachgewiesen worden war. In zwei anderen Studien zeigte sich bei Männern mit manifester KHK, die mit einer gallensäurebindenden Substanz in Kombination mit Nikotinsäure behandelt wurden, eine angiographisch gesicherte signifikante Regression der KHK und ein signifikant selteneres Auftreten der damit verbundenen klinischen Komplikationen (Blankenhorn et al., 1987; Brown et al., 1990).

Wirkmechanismus Nikotinsäure beeinflußt den Lipoprotein-Stoffwechsel über mehrere Mechanismen (Gey und Carlson, 1971; Brown et al., 1991; Drood et al., 1991). Eine wesentliche Wirkung scheint in der Verringerung der VLDL-Bildung zu bestehen (Grundy et al., 1981), die zumindest teilweise auf eine transiente Inhibition der Lipolyse, auf ein verringertes Angebot von freien Fettsäuren an die Leber und auf eine Hemmung der Triglyzeridsynthese und des Triglyzeridtransports in Form von VLDL zurückzuführen ist. Ebenso kann die Aufnahme von VLDL aus dem Plasma beschleunigt werden, und dieser Effekt beruht wahrscheinlich auf einer erhöhten Aktivität der Lipoproteinlipase. Die Abnahme der LDL-Spiegel kann sowohl durch die verringerte Produktion von VLDL wie auch durch die gesteigerte Aufnahme von LDL-Vorstufen in die Leber zustande kommen. Nikotinsäure bewirkt auch einen Anstieg des HDL-Cholesterins, dessen Mechanismus noch nicht aufgeklärt ist. Zu diesem Punkt gibt es Hinweise auf eine verminderte Eliminationsgeschwindigkeit von apoA-I sowie auf eine reduzierte Syntheserate von apoA-II (Blum et al., 1977; Shepherd et al., 1979). Nikotinsäure verändert die Aktivitäten der Cholesterinsynthese oder der Gallensäuresekretion nicht.

Wirkungen auf die Plasmaspiegel der Lipoproteine Nikotinsäure führt in hohen Dosierungen (3 - 6 g pro Tag) schnell zu einem Abfall der VLDL- und LDL-Spiegel und zu einem Anstieg der HDL-Spiegel. Eine Verminderung der Plasma-Triglyzeride kann innerhalb von ein bis vier Tagen auftreten und kann insgesamt 20 - 80% betragen. Die Plasmaspiegel des LDL-Cholesterins fallen langsamer, wobei eine Reduktion um 10 - 15% typischerweise drei bis fünf Wochen nach Erreichen einer voll wirksamen Dosis eintritt. Die Steigerung des HDL-Cholesterins kann sehr unterschiedlich ausgeprägt sein. Bei Patienten, die anfangs sehr niedrige HDL-Spiegel, z. B. < 30 mg/dl, aufweisen, tritt üblicherweise ein Anstieg um 5 - 10 mg/dl ein, wobei gelegentlich auch größere Effekte beobachtet werden können. Bei Patienten mit relativ normalen Ausgangswerten des HDL-Cholesterins kommt es zu einem weitaus stärkeren Anstieg des HDL-Cholesterins, der in einem Bereich von 20 - 30 mg/dl liegen kann. Unter allen lipidsenkenden Substanzen ist nur für Nikotinsäure eine Senkung der Lp(a)-Spiegel beschrieben worden, wobei Effekte von ca. 25% Senkung publiziert wurden (Carlson et al., 1989).

Wie oben beschrieben, kann Nikotinsäure allein die LDL-Spiegel um 10 - 15% senken, aber in der häufig eingesetzten Kombination mit einem gallensäurebindenden Harz wird eine Verminderung um 40 - 60% erreicht. Mit einer Dreifachkombination aus einem Statin, einem gallensäurebindenden Harz und Nikotinsäure ist eine Reduktion um 70% und mehr möglich (Malloy et al., 1987). In der Kombination mit einem Statin oder einem gallensäurebindenden Harz können auch niedrigere Dosierungen von Nikotinsäure (ungefähr 2 g) gut wirksam sein. Es gibt Berichte, wonach eruptive Xanthome und Sehnenxanthome durch eine Dauertherapie zur Regression gebracht werden können.

Resorption, Metabolismus und Exkretion Nikotinsäure wird schnell resorbiert, und die Konzentration freier Nikotinsäure im Plasma erreicht ihren Spitzenwert nach 30 - 60 Minuten. Sie besitzt eine kurze Halbwertszeit, die bei Tieren ungefähr eine Stunde betragen soll. Die kurze Halbwertszeit macht häufige Einnahmen erforderlich. Hohe Dosierungen von Nikotinsäure werden im wesentlichen über die Niere in Form der unveränderten Substanz eliminiert. Bei niedrigeren Dosierungen werden überwiegend Metabolite ausgeschieden, die hauptsächlich dem Abbau der Pyridin-Dinukleotide entstammen.

Nebenwirkungen Nikotinsäure verursacht zahlreiche Nebenwirkungen, von denen die bedeutendste in einer intensiven, von Juckreiz begleiteten Rötung besteht, die üblicherweise das Gesicht und die oberen Körperregionen betrifft. Dieser Effekt kann direkt nach Einnahme von Nikotinsäure oder auch wesentlich später auftreten. Unter fortgesetzter Einnahme der Substanz nehmen bei 70 - 80% der Patienten die Häufigkeit und das Ausmaß der Rötung innerhalb von ein bis zwei Wochen ab. Die Einnahme von Acetysalicylsäure kann bei manchen Patienten die Symptomatik vermindern, was darauf hinweist, daß Prostaglandine am Entstehen dieser Nebenwirkung beteiligt sind. Um eine Tachyphylaxie für diese Nebenwirkung zu erreichen und aufrechtzuerhalten, ist die Mitarbeit des Patienten erforderlich. Das ein- oder zweimalige Auslassen der Medikamenteneinnahme kann ein Wiederauftreten oder eine Verschlimmerung der Rötung bewirken. Die Rötung kann besser ertragen werden, wenn der Patient mit einer niedrigen Dosierung beginnt und sie allmählich über mehrere Wochen steigert. Es können auch gastrointestinale Störungen, wie Dyspepsie, Erbrechen und Diarrhö auftreten, aber diese Nebenwirkungen können vermindert werden, wenn Nikotinsäure zu den Mahlzeiten eingenommen wird. Nikotinsäure kann Magenulcera hervorrufen. Die Anamnese einer Ulcuserkrankung gehört zu ihren Kontraindikationen. Eine weitere häufige Nebenwirkung der Dauertherapie mit Nikotinsäure besteht in trockener Haut, die mit Dermatika behandelt wird. In seltenen Fällen kann eine Acanthosis nigricans oder eine Hyperpigmentierung durch die Einnahme von Nikotinsäure hervorgerufen werden.

Störungen der Leberfunktion stellen wichtige und möglicherweise schwerwiegende Komplikationen einer hochdosierten Therapie mit Nikotinsäure dar. Sie treten normalerweise bei Patienten auf, die mindestens 2 g Nikotinsäure pro Tag einnehmen oder Präparate mit verzögerter Freisetzung verwenden. Leberfunktionsstörungen äußern sich am häufigsten in einer Erhöhung der Transaminasen (GOT und GPT), aber auch ein Ikterus kann auftreten, und Fälle von Leberversagen sind berichtet worden. Ein außergewöhnlich starker Abfall der Lipoproteinspiegel kann dem Eintreten einer schweren Lebererkrankung vorausgehen. Bei geringfügigen Veränderungen der Leberfunktion führt eine Dosisreduktion häufig zur Normalisierung der Serumparameter, so daß ein Absetzen der Medikation nicht erforderlich ist. Als eine praktikable Richtlinie gilt, daß eine Dosisanpassung oder eine Unterbrechung der Therapie mit Nikotinsäure erforderlich ist, wenn die Leber-Transaminasen im Serum auf mehr als das Dreifache der Normalwerte erhöht sind. Der gemeinsame Einsatz von Nikotinsäure und einem Statin kann das Risiko einer Myositis oder sogar einer Rhabdomyolyse erhöhen (Reaven und Witztum, 1988).

Häufig und besonders bei Patienten mit latentem Diabetes erhöht Nikotinsäure die Blutzucker-Nüchternwerte und vermindert die Glukosetoleranz. Eine bereits bekannte Glukoseintoleranz oder Diabetes in der Familienanamnese stellen relative Kontraindikationen für Nikotinsäure dar. Zusätzlich kann Nikotinsäure den Plasmaspiegel der Harnsäure steigern und bei prädisponierten Patienten Gicht hervorrufen. Gicht in der Vorgeschichte des Patienten stellt daher eine weitere strenge Kontraindikation dar.

Es gibt Berichte über andere seltene Nebenwirkungen, die auch Visusverlust durch (reversible) Makuladegeneration des Nervus opticus und toxische Amblyopie umfassen. Auch das Auftreten von Herzarrhythmien und Vorhofflimmern ist beobachtet worden. Viele Patienten klagen über Palpitationen beim Auftreten der Hautrötung. In seltenen Fällen sind Patienten von einer ausgeprägten orthostatischen Hypotonie betroffen. Nikotinsäure soll nicht in der Schwangerschaft eingesetzt werden.

Therapeutischer Einsatz Nikotinsäure ist üblicherweise in Tablettenform verschreibungsfrei erhältlich. Präparate mit retardierter Freisetzung sind nicht empfehlenswert. Die übliche therapeutische Dosierung liegt bei 2 - 5 g/Tag, die in drei Einzelgaben zu den Mahlzeiten aufgeteilt wird. Üblicherweise wird den Patienten empfohlen, in den ersten fünf bis sieben Tagen dreimal täglich eine Tablette zu 100 mg einzunehmen und dann die Einzeldosen je nach Verträglichkeit um jeweils 100 mg (d. h. um 300 mg/Tag) zu erhöhen, bis eine Tagesdosis von 1,2 - 1,5 g erreicht ist. Nach vier bis sechs Wochen Therapie mit dieser Dosierung werden die Leberwerte und die Plasmaspiegel von Harnsäure, Nüchternblutzucker und Plasmalipiden überprüft, worauf die Dosierung unter ähnlichem Vorgehen langsam in monatlichen Abständen erhöht wird, bis die angestrebte Wirkung eintritt. Bis zum Erreichen der endgültigen Dosierung sollte das eventuelle Auftreten toxischer Nebenwirkungen in Abständen von vier bis sechs Wochen überprüft werden. Danach kann eine Kontrolle alle drei bis vier Monate stattfinden.

Wegen der Vielzahl von Nebenwirkungen wird Nikotinsäure zur Senkung der LDL-Spiegel bei Patienten mit familiärer Hypercholesterinämie häufig zusätzlich zu einer bestehenden Therapie mit gallensäurebindenden Substanzen und/oder einem Statin eingesetzt. Eine zweite wesentliche Indikation besteht bei Patienten mit niedrigen HDL-Spiegeln und erhöhten Triglyzeriden, wie es bei familiärer kombinierter Hyperlipoproteinämie der Fall ist. Bei solchen Patienten wird Nikotinsäure in Kombination mit einem Statin eingesetzt. Eine gemischte Hyperlipidämie mit erhöhten Spiegeln von Cholesterin und Triglyzeriden stellt eine weitere klinische Indikation für die Behandlung mit Nikotinsäure dar. Schließlich kann Nikotinsäure in hoher Dosierung auch zur Vermeidung einer Pankreatitis bei Patienten mit ausgeprägter Hypertriglyzeridämie und Chylomicronämie, die auf Gemfibrozil nicht ansprechen, mit gutem Erfolg eingesetzt werden.

Probucol

Probucol wurde als stark wirksames lipophiles Antioxidans für den industriellen Einsatz entwickelt, und erst später wurde in Tierversuchen seine lipidsenkende Eigenschaft entdeckt (siehe Steinberg und Witztum, 1991). Aufgrund seiner lipidsenkenden Wirkung wurde Probucol mehrere Jahre lang angeboten, aber wegen der unzuverlässigen Senkung der LDL-Spiegel und der deutlichen und anhaltenden Senkung der HDL-Spiegel wird diese Substanz derzeit als Therapeutikum der zweiten oder dritten Wahl angesehen. Jedoch ist Probucol das einzige lipidsenkende Medikament, das bei Patienten mit homozygoter familiärer Hypercholesterinämie die Cholesterinspiegel senkt und Xanthome zur Regression bringt (Yamamoto et al., 1986). Probucol hemmt auch, unabhängig von seiner Wirkung auf die Lipoproteinspiegel, die Entwicklung einer Atherosklerose bei hypercholesterinämischen Kaninchen und bei Primaten. Diese Fähigkeit zur Verhinderung von Atherosklerose ist auf die antioxidativen Eigenschaften von Probucol zurückgeführt worden. Die Beobachtungen unterstützen die Hypothese, wonach die Oxidation von LDL einen bedeutenden und wahrscheinlich sogar obligaten Schritt in der Pathogenese von atherosklerotischen Läsionen darstellt (Steinberg et al., 1989; Krieger et al., 1993; Witztum, 1994).

Probucol ist in Deutschland nicht im Handel (Anm. d. Hrsg.).

Chemische Struktur Probucol besteht aus zwei tertiär butylierten Hydroxytoluol-Molekülen, die über eine Schwefel-Kohlenstoff-Schwefelbrücke miteinander verbunden sind. Es besitzt eine weitgehende strukturelle Analogie zu t-Butyl-Hydroxytoluol, einem Antioxidans, das unter der Bezeichnung "BHT" häufig als Nahrungsmittelzusatz verwendet wird. Die Struktur von Probucol ist im folgenden dargestellt:

$$HO-\underset{C(CH_3)_3}{\overset{C(CH_3)_3}{\bigcirc}}-S-\underset{CH_3}{\overset{CH_3}{C}}-S-\underset{C(CH_3)_3}{\overset{C(CH_3)_3}{\bigcirc}}-OH$$

PROBUCOL

Wirkungen auf die Lipoproteinspiegel Beim Menschen besteht der wesentliche Effekt von Probucol in einer Senkung der Plasmakonzentrationen von Cholesterin ohne konsistente Beeinflussung der Triglyzeridspiegel. Die Senkung des LDL-Cholesterins ist ziemlich variabel. Bei manchen Patienten werden die Spiegel um bis zu 20% und mehr gesenkt, wogegen bei anderen Patienten entweder keine Reduktion oder sogar ein Anstieg eintritt (Witztum et al., 1989a; Steinberg und Witztum, 1991). Wenn Probucol als Monotherapeutikum eingesetzt wird, wird üblicherweise eine mittlere LDL-Senkung um 10 - 15% beobachtet. Im Gegensatz dazu tritt eine Reduktion des HDL-Cholesterins ziemlich regelmäßig auf, und eine mittlere Senkung um 20 - 30% ist üblich. Probucol ist äußerst lipophil, und es dauert zwei bis drei Monate, bis der volle Therapieeffekt eintritt. Umgekehrt kann eine deutliche lipidsenkende Wirkung bis zu sechs Monate nach Beendigung der Therapie nachweisbar sein, was auf eine langfristige Speicherung - unter anderem im Fettgewebe - zurückzuführen ist.

Wenn Patienten, die bereits ein gallensäurebindendes Harz einnehmen, mit Probucol behandelt werden, kommt es typischerweise zu einem weiteren Abfall der LDL-Spiegel um 10%, wobei diese Reaktion sehr unterschiedlich sein kann. Bei Patienten, die mit 40 mg/Tag Lovastatin behandelt werden, erzeugt Probucol keine zusätzliche Senkung der LDL-Spiegel, obwohl die HDL-Spiegel um 25 - 30% abnehmen (Witztum et al., 1989a).

Eine bemerkenswerte Eigenschaft von Probucol besteht in der Fähigkeit, das Plasma-Cholesterin bei Patienten mit homozygoter familiärer Hypercholesterinämie zu senken (Baker et al., 1982; Yamamoto et al., 1986). Bei diesen Patienten bewirkt Probucol eine dramatische Verminderung der Sehnen- und der planaren Xanthome, die in keinem Verhältnis zum Ausmaß der Cholesterin-Senkung zu stehen scheint. Tatsächlich wurde beschrieben, daß der Abfall des HDL-Cholesterins am ehesten mit der Verminderung der Sehnengröße korreliert, die mittels Xeroradiographie bestimmt werden kann (Yamamoto et al., 1986). Die Plasmaspiegel von apo-A-I fallen, aber es besteht noch Uneinigkeit über die Beeinflussung von apoA-II.

Wirkmechanismus Trotz einer Vielzahl von Studien gibt es wenig endgültige Erkenntnisse zu dem Mechanismus, über den Probucol die Plasmaspiegel von LDL und HDL senkt. Der Abfall der LDL-Spiegel ist mit einer beschleunigten Aufnahme von zirkulierendem LDL in Verbindung gebracht worden. Beim Gesunden erfolgt diese Aufnahme über den Mechanismus der LDL-Rezeptoren (Nestel und Billington, 1981; Kesaniemi und Grundy, 1984). Jedoch bewirkt Probucol eine Erhöhung der LDL-Clearance auch bei Patienten mit homozygoter familiärer Hypercholesterinämie. Da diese Patienten keine LDL-Rezeptoren aufweisen, läßt dieser Befund darauf schließen, daß Probucol die Aufnahme von LDL über vom LDL-Rezeptor unabhängige Mechanismen fördert. Es ist nachgewiesen worden, daß LDL, das von einem probucolbehandelten hypercholesterinämischen Watanabe-Kaninchen mit LDL-Rezeptordefekt (WHHL) gewonnen wurde, nach Injektion in ein normales Kaninchen schneller aus dem Plasma entfernt wird als das LDL eines unbehandelten WHHL-Kaninchens. Dies deutet darauf hin, daß Probucol die Zusammensetzung der LDL verändert und dadurch die Geschwindigkeit der LDL-Aufnahme steigert (Naruszewicz et al., 1984).

Ebenso ist auch der für die Reduktion der HDL-Spiegel verantwortliche Mechanismus nicht gut verstanden. Kinetische Studien weisen auf eine gesteigerte Synthese von apoA-I als mögliche Erklärung hin (Atmeh et al., 1983), aber wie diese Veränderung der apoA-I-Bildung entsteht, ist nicht bekannt. Probucol steigert auch die Proteinmenge und die Aktivität des Cholesterinester-Transferproteins (CETP), dessen Nettoeffekt darin besteht, daß in HDL enthaltene Cholesterinester in andere Lipoproteinfraktionen transferiert werden, die von der Leber wieder aufgenommen werden (Quinet et al., 1993). Tatsächlich ist für Probucol gezeigt worden, daß es bei Nagetieren die Zufuhr von Cholesterin zur Leber über den Mechanismus der sogenannten „selektiven Aufnahme" steigert. Dieser Mechanismus vermittelt die Aufnahme von Cholesterin aus einem Lipoprotein in eine Zelle, unabhängig von der Aufnahme des Lipoprotein-Partikels selbst (Richard et al., 1992).

Probucol als Antioxidans Probucol ist eine der wirkungsvollsten lipophilen antioxidativen Substanzen, die derzeit bekannt sind. Es wurde eigentlich als Antioxidans für die Herstellung von Reifen entwickelt, aber nach der Entdeckung seiner Cholesterin-senkenden Wirksamkeit wurde es für einige Jahre als Lipidsenker vermarktet. Seine stark antioxidative Wirksamkeit wurde 1986 wieder entdeckt (Parthasarathy et al., 1986). 1987 berichteten zwei Gruppen über eine Hemmung der Atherosklerose bei WHHL-Kaninchen, wobei diese Wirkung der antioxidativen Eigenschaft zugeschrieben wurde (Carew et al., 1987; Kita et al., 1987). Sasahara et al. (1994) wiesen nach, daß Probucol eine Atherosklerose bei Primaten reduzieren konnte, und diese Wirkung korrelierte mit dem Ausmaß, in dem LDL vor Oxidation geschützt war. Der Einsatz anderer antioxidativer Substanzen bei hypercholesterinämischen Kaninchen erbrachte ähnliche Ergebnisse (Steinberg et al., 1989; Witztum, 1994). Bei Patienten mit homozygoter familiärer Hypercholesterinämie führt Probucol, wie oben erwähnt, eindeutig zur Verminderung von Sehnenxanthomen und von planaren Xanthomen. In einer kleinen klinischen Studie schien Probucol klinische Parameter bei Patienten mit heterozygoter familiärer Hypercholesterinämie wirksam beeinflussen zu können (Shinomiya et al., 1993). Jedoch zeigte sich in der kürzlich veröffentlichten schwedischen PQRST-Studie (Walldius et al., 1994) keine Verlangsamung der Atheroskleroseprogression in den Femoralarterien für Probucol. Jedoch ist die Aussagekraft aufgrund des Studiendesigns und der zur Bestimmung der Gefäßveränderungen eingesetzten Methoden eingeschränkt, wobei auch die Überlegung, daß bei älteren Männern eine Atherosklerose der Femoralarterien wahrscheinlich Läsionen in viel weiter fortgeschrittenen Stadien enthält als in anderen arteriellen Gefäßen, die mangelnde Wirksamkeit von Probucol auf die Progression der Atherosklerose in dieser Studie erklären kann (Walldius et al., 1994). Aus der Oxidationshypothese läßt sich als Vorhersage ableiten, daß eine Behandlung am wirksamsten sein sollte bei jüngeren, makrophagenreichen Läsionen wie sie bei WHHL-Kaninchen vorliegen, bei denen eine oxidative Veränderung der LDL zu einer gesteigerten LDL-Aufnahme und zur Bildung von Schaumzellen führt. Tatsächlich erzeugte Probucol in der an Primaten durchgeführten Studie (Sasahara et al., 1994) keine Schutzwirkung an den Iliakalarterien, war aber wirksam in den proximalen Anteilen der Aorta, wo sich die Läsionen in einem früheren Stadium befinden sollten.

Resorption, Metabolismus und Exkretion Probucol wird schlecht und unzuverlässig resorbiert. Wegen seiner ausgeprägten Lipophilie wird die Resorption vom Fettgehalt der Nahrung beeinflußt. Die Spitzenkonzentrationen von Probucol im Blut sind höher und weniger schwankend, wenn die Substanz mit dem Essen eingenommen wird. Im Blut befindet sich Probucol im lipophilen Kern der Lipoprotein-Partikel, im wesentlichen der LDL-Partikel. Als Antioxidans für LDL ist Probucol daher genau richtig lokalisiert. Probucol tritt anscheinend in das Fettgewebe über, und die Plasmaspiegel korrelieren nur schwach mit der oralen Dosierung. Bis zum Erreichen maximaler Plasmaspiegel können bis zu vier Monate vergehen (Reaven et al., 1992). Sogar nach Absetzen der Therapie bleiben die Plasma-Spiegel von Probucol und seine Wirkungen auf die Lipoproteinspiegel, insbesondere auf HDL, über sechs Monate und länger nachweisbar. Aufgrund ihrer Lipophilie ist die renale Elimination der Substanz vernachlässigbar, und die biliäre Sekretion stellt den wesentlichen Eliminationsweg von Probucol dar.

Nebenwirkungen Obwohl Probucol im allgemeinen gut vertragen wird, erzeugt es einige wenige akute Nebenwirkungen. Gastrointestinale Symptome (Diarrhöe, Flatulenz, Übelkeit), Kopfschmerz und Schwindel können bei bis zu 10% der Patienten entstehen, so daß 3 - 8% der Patienten eine Therapie wegen dieser Nebenwirkungen abbrechen. Da Probucol einen eher weichen Stuhl verursacht, wird eine Kombination aus Probucol und Colestyramin häufig besser vertragen als die einzelnen Substanzen. Bei vielen Patienten erhöht Probucol die QT-Zeit. Bei Rhesusaffen war die Resorption von Probucol unter einer fettreichen Diät deutlich erhöht, und die daraus resultierenden höheren Plasmaspiegel führten zu kardialen Todesfällen bei der Hälfte der acht behandelten Tiere. Im Gegensatz dazu wurde bei Affen, die mit einer fettarmen Diät ernährt und dabei mit dem 3 - 30fachen der beim Menschen eingesetzten Dosierungen behandelt wurden, nur ein Drittel der beim Menschen vorliegenden Plasmaspiegel erreicht, und es traten innerhalb einer Beobachtungszeit von acht Jahren keine nachteiligen Folgen auf. In der oben angeführten schwedischen PQRST-Studie (Walldius et al., 1994) gab es keine Meldungen schwerwiegender Arrhythmien bei den probucolbehandelten Patienten. Trotzdem sollte Probucol nicht bei Patienten eingesetzt werden, die keine fettarme Diät einhalten, die ein verlängertes QT-Intervall aufweisen oder die Antiarrhythmika der Klassen I oder III, trizyklische Antidepressiva oder Phenothiazine einnehmen. Außerdem sollten Patienten mit frischem Herzinfarkt nicht mit Probucol behandelt werden. Auch sollte Probucol nicht bei Kindern oder schwangeren Frauen eingesetzt werden.

Therapeutischer Einsatz *Probucol* steht zur oralen Anwendung zur Verfügung. Die übliche Dosierung beträgt zweimal 500 mg pro Tag und wird zu den Mahlzeiten eingenommen. Probucol wird in erster Linie bei Patienten mit homozygoter familiärer Hypercholesterinämie eingesetzt, bei denen es Sehnenxanthome und planare Xanthome vermindert. Viele Fachleute verwenden Probucol auch als Begleittherapie bei Patienten mit heterozygoter familiärer Hypercholesterinämie, weil sie der Meinung sind, daß dadurch die Sehnenxanthome und Xanthelasmen dieser Patienten schneller zurückgehen, was auf die antioxidative Wirksamkeit zurückzuführen sein könnte. Niedrigere Dosierungen von Probucol (d. h. 250 oder 500 mg pro Tag) erzeugen nach vier Monaten Therapie auch einen deutlichen Oxidationsschutz für LDL (Reaven et al., 1992), und solche Dosierungen können bei hypercholesterinämischen Patienten mit besonders hohem Risiko eingesetzt werden. Allerdings gibt es derzeit keinen Hinweis darauf, daß Probucol irgendeinen Einfluß auf die Progression der koronaren Herzerkrankung beim Menschen haben könnte.

Derivate der Clofibrinsäure

Geschichte 1962 wurde von Thorp und Waring beschrieben, daß Äthyl-chlorophenoxyisobutyrat die Lipidspiegel bei Ratten senkte. 1967 wurde eine Esterform dieser Substanz (*Clofibrat*) in den Vereinigten Staaten für die Therapie zugelassen. Clofibrat war über einige Jahre das am häufigsten verschriebene lipidsenkende Medikament. Jedoch nahm seine Verwendung dramatisch ab, nachdem in einer Studie der Weltgesundheitsorganisation (WHO) gezeigt wurde, daß die Behandlung mit Clofibrat, trotz einer Senkung der Cholesterinspiegel um 9%, die Häufigkeit kardiovaskulärer Ereignisse nicht reduzierte und sogar die Gesamtmortalität steigerte (Committee of Principal Investigators, 1978). Die erhöhte Mortalität war auf verschiedenste Ursachen, u.a. auch eine Zunahme von Todesfällen nach Cholezystektomie, zurückzuführen. Die Aussage dieser Ergebnisse wurde später durch den Befund eingeschränkt, daß sich die erhöhte Mortalität der clofibratbehandelten Patienten nach Abbruch der Therapie nicht länger nachweisen ließ (Committee of Principal Investigators, 1984). Jedoch hat die durch diese Substanz offensichtlich gesteigerte Bildung von Gallensteinen sowie die relativ geringe Wirksamkeit hinsichtlich der Reduktion der LDL-Spiegel dazu geführt, daß diese Substanz praktisch nicht mehr verordnet wurde. Es sind verschiedene chemische Analoga des Clofibrats entwickelt worden, von denen in den Vereinigten Staaten nur *Gemfibrozil* zur Verfügung steht.

Chemische Struktur Clofibrat ist der Prototyp dieser Substanzklasse. Es handelt sich um den Äthylester des p-Chloro-

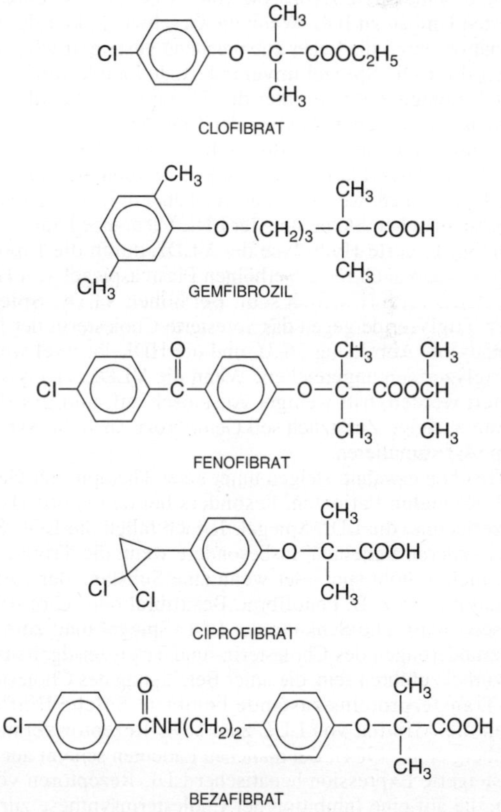

Abbildung 36.5 Strukturformeln der Fibrate.

Ciprofibrat ist in Deutschland nicht im Handel (Anm. d. Hrsg.).

phenoxyisobutyrats. Die Strukturformeln dieser Stoffe sind in Abbildung 36.5 dargestellt. Es wurden eine Reihe von Analoga der Clofibrinsäure entwickelt, z. B. Fenofibrat, Bezafibrat und Ciprofibrat (siehe Abbildung 36.5), die unter anderem in Europa eingesetzt werden. Gemfibrozil ist eine nicht halogenierte Phenoxypentan-Säure und unterscheidet sich darin von den anderen, halogenierten Substanzen.

Wirkmechanismus Obwohl umfangreiche Untersuchungen am Menschen durchgeführt wurden, blieben die Mechanismen, die der Senkung der Lipoproteinspiegel und dem Anstieg der HDL-Spiegel zugrundeliegen, unklar (zusammenfassend dargestellt von Grundy und Vega, 1987; Illingworth, 1991). Als Klasseneffekt senken die Fibrate die Plasmaspiegel der triglyzeridreichen Lipoproteine wie z. B. VLDL steigern in geringem Umfang die HDL-Spiegel und beeinflussen die LDL-Spiegel in unterschiedlichem Umfang. Die Wirkung auf die VLDL-Spiegel beruht wahrscheinlich im wesentlichen auf einer Steigerung der Aktivität der Lipoproteinlipase, die besonders im Muskelgewebe auftritt. Wie in Abbildung 36.1 dargestellt, sollte dies zu einer gesteigerten Hydrolyse der in VLDL enthaltenen Triglyzeride und somit zu einem beschleunigten VLDL-Abbau führen. Fibrate können ebenfalls die Zusammensetzung der VLDL-Partikel verändern, indem sie z. B. in der Leber die Synthese von apoC-III, einem Inhibitor der Lipoproteinlipase, verringern. Von diesen Substanzen wurde auch berichtet, daß sie die Synthese der VLDL-Triglyzeride in der Leber reduzieren, möglicherweise indem sie die Synthese von Fettsäuren hemmen und die Oxidation der Fettsäuren über eine zahlenmäßige Vermehrung der Peroxisomen steigern.

Die beschleunigte Hydrolyse von VLDL erzeugt einen gesteigerten Umbau zu IDL. Wenn die Geschwindigkeit der IDL-Elimination durch die Leber entsprechend gesteigert wird, dann bleiben die LDL-Spiegel unverändert. Jedoch kommt es bei vielen Patienten, speziell unter der Therapie mit Gemfibrozil, zu einem wesentlichen Anstieg der LDL-Spiegel. Dieser Befund kann möglicherweise durch die gesteigerte Konversion von IDL zu LDL erklärt werden. Jedoch würden die LDL-Spiegel nicht ansteigen, wenn es in ausreichendem Umfang zu einer kompensatorischen Steigerung der LDL-Clearance käme.

Die gesteigerte Hydrolyse der VLDL durch die Lipoproteinlipase kann auch für die erhöhten Plasmaspiegel von HDL-Cholesterin verantwortlich sein. Bei hohen VLDL-Spiegeln werden Triglyzeride gegen das veresterte Cholesterin der HDL ausgetauscht (Abbildung 36.3), und die HDL-Partikel werden mit Triglyzeriden angereichert. Wenn die VLDL-Triglyzeride reduziert werden, tritt weniger Austausch auf, und das HDL-Cholesterin steigt. Zusätzlich soll Gemfibrozil auch die Synthese von apoA-I stimulieren.

Wie oben erwähnt, steigen unter einer Therapie mit Gemfibrozil bei vielen Patienten, besonders bei denen mit Hypertriglyzeridämie, die LDL-Spiegel. Jedoch fallen die LDL-Spiegel bei anderen Patienten, insbesondere wenn die Triglyzerid-Werte nicht erhöht sind oder wenn eine Substanz der zweiten Generation, wie z. B. Fenofibrat, Bezafibrat oder Ciprofibrat, eingesetzt wird. Die Senkung der LDL-Spiegel mag zum Teil auf Veränderungen des Cholesterin- und Triglyzeridgehalts der LDL zurückzuführen sein, die unter Beteiligung des Cholesterinester-Transferproteins zustande kommen. Solche Einflüsse können die Affinität von LDL zum LDL-Rezeptor verändern (Eisenberg et al., 1984). Bei manchen Patienten scheint auch eine gesteigerte Expression hepatischer LDL-Rezeptoren vorzuliegen, die auf eine Inhibition der Cholesterinsynthese zurückzuführen sein könnte.

Von den meisten Fibraten wurde auch gezeigt, daß sie die Reagibilität und die Aggregation von Blutplättchen in wesentlichem Umfang reduzieren können. Dies sind erwünschte Effekte, die auch unabhängig von einer Senkung der Plasmalipide die kardiovaskuläre Prognose verändern können.

Wirkungen auf die Lipoproteinspiegel Die Wirkungen der Clofibrat-Derivate auf die Lipoproteinspiegel können sehr unterschiedlich sein und hängen vom Ausgangszustand des Lipoproteinprofils, dem eventuellen Vorliegen einer genetisch bedingten Hyperlipoproteinämie, den begleitenden äußeren Einflüssen und vom eingesetzten Wirkstoff ab. Da nur Gemfibrozil derzeit in den Vereinigten Staaten erhältlich ist, wird auf die klinischen Daten dieser Substanz besonders eingegangen.

Von allen Patienten sprechen solche mit Hyperlipidämie und homozygotem $ApoE_2/ApoE_2$-Genotyp am besten auf eine Therapie mit Gemfibrozil an. Erhöhte Triglyzerid- und Cholesterin-Werte können dramatisch gesenkt werden, und tuboeruptive oder palmare Xanthome können völlig verschwinden. Auch können symptomatische Verbesserungen einer Angina pectoris oder einer Claudicatio intermittens erzielt werden (Kuo et al., 1988).

Wenn Patienten mit mäßiger Hypertriglyzeridämie (d. h. Triglyzeride < 400 mg/dl) mit Gemfibrozil behandelt werden, so kommt es üblicherweise zu einem Abfall der Triglyzeridspiegel um mindestens 50%, zu einem Anstieg des HDL-Cholesterins um 15 - 25%, und die Plasmaspiegel des LDL-Cholesterins bleiben entweder unverändert oder steigen an, besonders wenn eine familiäre kombinierte Hyperlipoproteinämie vorliegt. Die Substanzen der zweiten Generation, wie z. B. Fenofibrat, Bezafibrat und Ciprofibrat, senken die VLDL-Spiegel in ungefähr gleichem Umfang wie Gemfibrozil, aber sie senken auch die LDL-Spiegel um 15 - 20%. Bei Patienten mit deutlich ausgeprägter Hypertriglyzeridämie, z. B. mit Triglyzeridspiegeln von 400 - 1000 mg/dl, tritt eine ähnliche Reduktion der Triglyzeride ein, aber häufig wird ein Anstieg der LDL-Spiegel um 10 - 30% beobachtet. Im Gegensatz dazu beträgt die Senkung der LDL-Spiegel bei der Behandlung von Patienten mit heterozygoter familiärer Hypercholesterinämie üblicherweise 10%, wenn Gemfibrozil eingesetzt wird, und 20 - 30%, wenn eines der anderen Fibrate Verwendung findet.

Die Wirkstoffgruppe der Fibrate ist bei Patienten mit schwerer Hypertriglyzeridämie oder mit Chylomikronämie gut verwendbar. Wenn auch die primäre Therapie darin bestehen muß, die Ernährung so fettarm wie möglich zu gestalten, kann Gemfibrozil hilfreich sein, indem es sowohl die Aktivität der Lipoproteinlipase steigert als auch die Triglyzerid-Synthese in der Leber vermindert. Bei diesen Patienten kann die Dauertherapie mit Gemfibrozil die Triglyzeridspiegel unter 600 - 800 mg/dl halten und somit die Komplikationen der Pankreatitis und der eruptiven Xanthome vermeiden.

Gemfibrozil wurde in der „Helsinki-Heart-Study" eingesetzt, einer primärpräventiven Studie an 4081 Männern mit Hyperlipidämie, die über fünf Jahre entweder Plazebo oder Gemfibrozil erhielten (Frick et al., 1987). Gemfibrozil reduzierte das Gesamt- und das LDL-Cholesterin um 10 bzw. 11% und erhöhte die HDL-Cholesterinspiegel um 11%. Die Triglyzeride wurden um 35% gesenkt. Insgesamt stellte sich unter der Therapie mit Gemfibrozil eine 34%ige Verminderung der kardiovaskulären Endpunkte ohne Beeinflussung der Gesamtmortalität ein. Ein vermehrtes Auftreten von Gallensteinen oder von Tumoren wurde nicht beobachtet. Die Analyse von Untergruppen deutet darauf hin, daß bei den Patienten mit den höchsten Plasmaspiegeln von VLDL oder der Summe von VLDL und LDL, und bei denen mit den niedrigsten HDL-Konzentrationen (< 35 mg/dl) die größten Nutzeffekte eintraten. Es ist auch möglich, daß Gemfibrozil die Prognose verändert, indem es weitere Parameter beeinflußt, z. B. die Reagibilität und Aggregation von Blutplättchen reduziert oder die Plasmaspiegel des Gerinnungsfaktors VII vermindert. Es liegen keine publizierten Studien über die Prävention von Koronarerkrankungen mit den anderen Substanzen dieser Gruppe vor.

Resorption, Metabolismus und Exkretion Alle Fibrate werden schnell und vollständig (> 90%) resorbiert, wenn sie zu den Mahlzeiten eingenommen werden, während sie nach Einnahme auf nüchternen Magen nicht so vollständig aufgenommen werden. Die Esterbindung wird schnell hydrolysiert, und die maximalen Konzentrationen im Plasma treten nach zwei bis vier Stunden auf. Mehr als 95% dieser Substanzen werden an Plasmaproteine, fast ausschließlich an Albumin, gebunden. Die Halbwertszeiten weisen innerhalb der Gruppe beträchtliche Unterschiede auf. Die Halbwertszeit von Gemfibrozil beträgt 1,1 Stunden, die von Fenofibrat 20 Stunden. Die Substanzen verteilen sich im ganzen Körper, wobei ihre Konzentrationen in der Leber, in der Niere und im Darm die Plasmaspiegel übersteigen. Gemfibrozil wird über die Plazenta ausgetauscht. Die Fibrate werden überwiegend in Form glukuronidierter Metabolite ausgeschieden. 60 - 70% einer oral verabreichten Dosis werden mit dem Urin ausgeschieden, und kleinere Mengen finden sich im Stuhl. Die Elimination dieser Substanzen ist bei Niereninsuffizienz eingeschränkt, wobei die Ausscheidung von Gemfibrozil bei Niereninsuffizienz weniger beeinträchtigt sein soll als die der anderen Fibrate (Evans et al., 1987).

Nebenwirkungen und Arzneimittelinteraktionen Die Fibrate werden üblicherweise gut vertragen. Nebenwirkungen treten bei 5 - 10% der Patienten auf, sind aber meistens nicht so schwerwiegend, daß sie zum Abbruch der Therapie führen würden. Am häufigsten sind gastrointestinale Nebenwirkungen (bis zu 5% der Patienten). Andere Nebenwirkungen werden weniger häufig beobachtet und umfassen Hitzewallungen, Urtikaria, Haarausfall, Myalgien, Erschöpfung, Kopfschmerzen, Impotenz und Anämie. Ein geringfügiges Ansteigen der Lebertransaminasen und eine Reduktion der Alkalischen Phosphatase ist beschrieben worden. Es gibt Befunde, daß Clofibrat und Bezafibrat die Wirksamkeit von oralen Antikoagulanzien verstärken, unter anderem auch durch Verdrängung aus der Albuminbindung. Eine sorgfältige Überwachung der Prothrombinzeit und eventuell eine Dosisreduktion des Antikoagulans können zu Beginn einer Fibratbehandlung erforderlich sein. Gelegentlich tritt unter Behandlung mit Gemfibrozil ein Myositis-Syndrom mit grippeähnlicher Myalgie auf. Diese Nebenwirkung kann bis zu 5% der Patienten betreffen, die mit einer Kombination aus einem HMG-CoA-Reduktaseinhibitor und Gemfibrozil behandelt werden, insbesondere wenn der Reduktaseinhibitor in höheren Dosierungen eingesetzt wird. Patienten mit dieser Medikamentenkombination sollten besonders dazu angehalten werden, mögliche Symptome zu beachten, und sie sollten bis eine stabile Dauertherapie erreicht ist alle sechs Wochen nachuntersucht werden, wobei immer eine sorgfältige Befragung und eine Bestimmung der Kreatin-Phosphokinase erfolgen sollte. Durch Clofibrat und auch alle anderen Fibrate wird die Gallenflüssigkeit stärker lithogen. In einer Studie (Coronary Drug Project, 1975) ging die Anwendung von Clofibrat mit einem signifikant erhöhten Risiko für die Entstehung von Gallensteinen einher. Ein gesteigertes Risiko wurde jedoch unter der Therapie mit Gemfibrozil in der „Helsinki Heart Study" nicht beobachtet.

Niereninsuffizienz und Lebererkrankungen stellen relative Kontraindikationen für Fibrate dar. Gemfibrozil wird für die Behandlung der bei Niereninsuffizienz auftretenden Hyperlipidämie eingesetzt, aber es sollte bei dieser Indikation vorsichtig und in reduzierter Dosierung angewandt werden. Fibrate dürfen nicht bei Schwangeren oder bei Kindern eingesetzt werden.

Therapeutischer Einsatz *Clofibrat* steht für die orale Anwendung zur Verfügung. Üblicherweise werden 2 g/Tag in mehreren Einzeldosen eingenommen. Diese Substanz wird nur noch selten verwendet, aber sie kann nach wie vor nutzbringend eingesetzt werden, wenn Patienten mit Dysbetalipoproteinämie nicht auf Gemfibrozil ansprechen.

Gemfibrozil ist in einer oralen Arzneiform erhältlich. Die übliche Dosierung besteht in der Einnahme von zweimal 600 mg proTag, jewails 30 Minuten vor dem Frühstück bzw. Abendessen. Gemfibrozil ist das Medikament der ersten Wahl für die Behandlung von Patienten mit Hyperlipidämie und apoE$_2$/apoE$_2$-Homozygotie (Hyperlipoproteinämie Typ III) und für Patienten mit mäßiger bis hochgradiger Hypertriglyzeridämie, bei denen das Risiko einer Pankreatitis besteht. Gemfibrozil könnte bei den Patienten mit familiärer kombinierter Hyperlipoproteinämie, die im wesentlichen erhöhte VLDL-Spiegel aufweisen, eine bedeutende Rolle zukommen. Wenn es bei diesen Patienten eingesetzt wird, müssen die LDL-Werte überwacht werden. Bei einem Anstieg des LDL-Spiegels kann die zusätzliche Gabe eines HMG-CoA-Reduktaseinhibitors in niedriger Dosierung erforderlich werden. Als Alternative behandeln viele Fachleute solche Patienten nun als erstes mit einem HMG-CoA-Reduktaseinhibitor und fügen nur in zweiter Linie und nur bei Bedarf 600 mg Gemfibrozil ein- oder zweimal täglich hinzu, um die VLDL-Spiegel weiter zu senken und das HDL zu erhöhen. Beim Einsatz dieser Kombination sollte das eventuelle Auftreten einer Myositis besonders sorgfältig kontrolliert werden.

Fenofibrat ist in den Vereinigten Staaten nicht erhältlich, wird aber in Europa weitverbreitet eingesetzt. Die normale orale Dosierung besteht in der Einnahme von 100 mg nach jeder Mahlzeit. Fenofibrat hat die gleichen Indikationen wie Gemfibrozil, allerdings könnte es als Zusatztherapie für die Senkung der LDL-Spiegel besser geeignet sein.

AUSBLICK

Die Entwicklung der HMG-CoA-Reduktaseinhibitoren bedeutete einen wesentlichen Fortschritt für die Behandlung der Hypercholesterinämie und der Hyperlipoproteinämien. Die gezielte Arzneimittelentwicklung, die zu diesem therapeutischen Fortschritt geführt hat, könnte sich auch für die Entdeckung von Substanzen zur Behandlung der Abeta-Lipoproteinämie, die auf einer verminderten VLDL-Freisetzung aus der Leber zu beruhen scheint, als wertvoll erweisen. Ein verbessertes Verständnis der Zusammensetzung und der Sekretion der VLDL-Partikel einschließlich der wesentlichen Bedeutung von intrazellulären Proteinen des Lipidtransfers kann neue Angriffspunkte für pharmakologische Entwicklungen aufzeigen. In ähnlicher Weise wird die Entwicklung von wirksamen und sicheren Substanzen zur Prävention der Atherosklerose gefördert, wenn weiter aufgeklärt wird, wie Antioxidantien den Zusammenhang zwischen erhöhten Lipoproteinspiegeln, besonders der LDL, und der Entstehung von Atherosklerose auflösen können. Dies käme besonders den Patienten zugute, die aufgrund einer familiären Disposition zu koronarer Herzerkrankung oder aufgrund anderer Gegebenheiten ein erhöhtes Risiko aufweisen. In diesem Zusammenhang würde auch die Entwicklung von Substanzen, die spezifisch die Lp(a)-Spiegel absenken oder die HDL-Spiegel (besonders der apoA-I-enthaltenden Partikel) erhöhen, einen bedeutenden pharmakotherapeutischen Fortschritt hinsichtlich der Prävention der Atherosklerose darstellen. Da die Folgeerkrankungen der Atherosklerose wie Schlaganfall, periphere arterielle Gefäßerkrankung und Herzinfarkt in den Vereinigten Staaten immer noch für ungefähr die Hälfte der Todesfälle verantwortlich sind, scheint es gerechtfertigt, die Bemühungen zur Entwicklung weiterer, an den bereits identifizierten Mechanismen angreifenden Wirkstoffe, fortzusetzen.

Eine vertiefte Darstellung der Hyperlipoproteinämien und anderer Erkrankungen des Lipidstoffwechsels findet sich in *Harrison's Principles of Internal Medicine*, 14th ed., McGraw-Hill, New York, 1998, deren deutsche Ausgabe 1999 erscheint.

LITERATUR

Alberts, A.W., MacDonald, J.S., Till, A.E., and Tobert, J.A. Lovastatin. *Cardiol. Drug Rev.*, **1989**, 7:89—109.

Altschul, R., Hoffer, A., and Stephen, J.D. Influence of nicotinic acid on serum cholesterol in man. *Arch. Biochem. Biophys.*, **1955**, 54:558—559.

Angelin, B., Leijd, B., Hultcrantz, R., and Einarsson, K. Increased turnover of very low density lipoprotein triglyceride during treatment with cholestyramine in familial hypercholesterolamia. *J. Int. Med.*, **1990**, 227:201—206.

Atmeh, R.F., Stewart, J.M., Boag, D.E., Packard, C.J., Lorimer, A.R., and Shepherd, J. The hypolipidemic action of probucol: a study of its effects on high and low density lipoproteins. *J. Lipid Res.*, **1983**, 24:588—595.

Baker, S.G., Joffe, B.I., Mendelsohn, D., and Seftel, H.C. Treatment of homozygous familial hypercholesterolaemia with probucol. *S. Afr. Med. J.*, **1982**, 62:7—11.

Berglund, L., Sharkey, M.F., Elam, R.L., and Witztum, J.L. Effects of lovastatin therapy on guinea pig low density lipoprotein composition and metabolism. *J. Lipid Res.*, **1989**, 30:1591—1600.

Berglund, L.F., Beltz, W.F., Elam, R.L, and Witztum, J.L. Altered apolipoprotein B metabolism in very low density lipoprotein from lovastatin-treated guinea pigs. *J. Lipid Res.*, **1994**, 35:956—965.

Bilheimer, D.W., Grundy, S.M., Brown, M.S., and Goldstein, J.L. Mevinolin and colestipol stimulate receptor-mediated clearance of low density lipoprotein from plasma in familial hypercholesterolemia heterozygotes. *Proc. Natl. Acad. Sci. U.S.A.*, **1983**, 80:4124—4128.

Bilheimer, D.W., Goldstein, J.L., Grundy, S.M., Starzl, T.E., and Brown, M.S. Liver transplantation to provide low-density-lipoprotein receptors and lower plasma cholesterol in a child with homozygous familial hypercholesterolemia. *N. Engl. J. Med.*, **1984**, 311:1658—1664.

Blankenhorn, D.H., Nessim, S.A., Johnson, R.L., Sanmarco, M.F., Azen, S.P., and Cashin-Hemphill, L. Beneficial effects of combined colestipol-niacin therapy on coronary atherosclerosis and coronary venous bypass grafts. *JAMA*, **1987**, 257:3233—3240.

Blum, C.B., Levy, R.I., Eisenberg, S., Hall, M., III, Geobel, R.H., and Berman, M. High density lipoprotein metabolism in man. *J. Clin. Invest.*, **1977**, 60:795—807.

Bradford, R.H., Shear, C.L., Chremos, A.N., Dujovne, C., Downton, M., Franklin, F.A., Gould, A.L., Hesney, M., Higgins, J., Hurley, D.P., Langendorfer, A., Nash, D.T., Pool, J.L., and Schnaper, H. Expanded Clinical Evaluation of Lovastatin (EXCEL) Study Results. I. Efficacy in modifying plasma lipoproteins and adverse event profile in 8245 patients with moderate hypercholesterolemia. *Arch. Intern. Med.*, **1991**, 151:43—49.

Brown, G., Albers, J.J., Fisher, L.D., Schaefer, S.M., Lin, J.T., Kaplan, C., Zhao, X.Q., Bisson, B.D., Fitzpatrick, V.F., and Dodge, H.T. Regression of coronary artery disease as a result of intensive lipid-lowering therapy in men with high levels of apolipoprotein B. *N. Engl. J. Med.*, **1990**, 323:1289—1298.

Brown, M.S., Faust, J.R., and Goldstein, J.L. Induction of 3-hydroxy-3-methylglutaryl coenzyme A reductase activity in human fibroblasts incubated with compactin (ML-236B), a competitive inhibitor of the reductase. *J. Biol. Chem.*, **1978**, 253:1121—1128.

Brunzell, J.D., Schrott, H.G., Motulsky, A.G., and Bierman, E.L. Myocardial infarction in the familial forms of hypertriglyceridemia. *Metabolism*, **1976**, 25:313—320.

Canner, P.L., Berge, K.G., Wenger, N.K., Stamler, J., Friedman, L., Prineas, R.J., and Friedewald, W. Fifteen year mortality in Coronary Drug Project patients: long-term benefit with niacin. *J. Am. Coll. Cardiol.*, **1986**, 8:1245—1255.

Carlson, L.A., Hamsten, A., and Asplund, A. Pronounced lowering of serum levels of lipoprotein A Lp(a) in hyperlipdaemic subjects treated with nicotinic acid. *J. Int. Med.*, **1989**, 226:271—276.

Carew, T.E., Schwenke, D.C., and Steinberg, D. Antiatherogenic effect of probucol unrelated to its hypocholesterolemic effect: evidence that antioxidants in vivo can selectively inhibit low density lipoprotein degradation in macrophage-rich fatty streaks and slow the progression of atherosclerosis in the Watanabe heritable hyperlipidemic rabbit. *Proc. Natl. Acad. Sci. U.S.A.*, **1987**, 84:7725—7729.

Committee of Principal Investigators. A co-operative trial in the primary prevention of ischaemic heart disease using clofibrate. *Br. Heart J.*, **1978**, 40:1069—1118.

Committee of Principal Investigators. WHO co-operative trial on primary prevention of ischaemic heart disease with clofibrate to lower serum cholesterol: final mortality follow-up. *Lancet*, **1984**, 2:600—604.

Coronary Drug Project. Clofibrate and niacin in coronary heart disease. *JAMA*, **1975**, 231:360—381.

Eisenberg, S., Gavish, D., Oschry, Y., Fainaru, M., and Deckelbaum, R.J. Abnormalities in very low, low and high density lipoproteins in hypertriglyceridemia. Reversal toward normal with bezafibrate treatment. *J. Clin. Invest.*, **1984**, 74:470—482.

Endo, A., Kuroda, M., and Tanzawa, K. Competitive inhibition of 3-hydroxy-3-methyl-glutaryl coenzyme A reductase by ML-236A and ML-236B, fungal metabolites having hypocholesterolemic activity. *FEBS Lett.*, **1976**, 72:323—326.

Evans, J.R., Forland, S.C., and Cutler R.E. The effect of renal function on the pharmacokinetics of gemfibrozil. *J. Clin. Pharmacol.*, **1987**, 27:994—1000.

Expert Panel on Detection, Evaluation, and Treatment of High Blood Cholesterol in Adults. Summary of the second report of the National Cholesterol Education Program (NCEP) Expert Panel on Detection Evaluation, and Treatment of High Blood Cholesterol in Adults (Adult Treatment Panel II). *JAMA*, **1993**, 269:3015—3023.

Frick, M.H., Elo, O., Haapa, K., Heinonen, O.P., Heinsalmi, P., Helo, P., Huttunen, J.K., Kaitaniemi, P., Koskinen, P., Manninen, V, Mäenpää, H., Malkönen, M., Mänttäri, M., Norola, S., Pasternack, A., Pikkarainen, J., Romo, M., Sjoblom, T., and Nikkilä, E.A. Helsinki Heart Study: primary-prevention trial with gemfibrozil in middle-aged men with dyslipidemia. Safety of treatment, changes in risk factors, and incidence of coronary heart disease. *N. Engl. J. Med.*, **1987**, 317:1237—1245.

Ginsberg, H.N., Le, N.A., Short, M.P., Ramakrishnan, R., and Desnick, R.J. Suppression of apolipoprotein B production during treatment of cholesteryl ester storage disease with lovastatin. Implications for regulation of apolipoprotein B synthesis. *J. Clin. Invest.*, **1987**, 80:1692—1697.

Goldstein, J.L., Schrott, H.G., Hazzard, W.R., Bierman, E.L., and Motulsky, A.G. Hyperlipidemia in coronary heart disease. II. Genetic analysis of lipid levels in 176 families and delineation of a new inherited disorder, combined hyperlipidemia. *J. Clin. Invest.*, **1973**, 52:1544—1568.

Grundy, S.M., and Bilheimer, D.W. Inhibition of 3-hydroxy-3-methylglutaryl-CoA reductase by mevinolin in familial hypercholesterolemia heterozygotes: effects on cholesterol balance. *Proc. Natl. Acad. Sci. U.S.A.*, **1984**, 81:2538—2542.

Grundy, S.M., Mok, H.Y., Zech, L., and Berman, M. Influence of nicotinic acid on metabolism of cholesterol and triglycerides in man. *J. Lipid Res.*, **1981**, 22:24—36.

Illingworth, D.R., and Tobert, J.A. A review of clinical trials comparing HMG-CoA reductase inhibitors. *Clin. Ther.*, **1994**, *16*:366—385.

Illingworth, D.R., Phillipson, B.E., Rapp, J.H., and Connor, W.E. Colestipol plus nicotinic acid in treatment of heterozygous familial hypercholesterolaemia. *Lancet*, **1981**, *1*:296—298.

Innerarity, T.L., Weisgraber, K.H., Arnold, K.S., Mahley, R.W., Krauss, R.M., Vega, G.L., and Grundy, S.M. Familial defective apolipoprotein B-100: low density lipoproteins with abnormal receptor binding. *Proc. Natl. Acad. Sci. U.S.A.*, **1987**, *84*:6919—6923.

Kane, J.P., Malloy, M.J., Tun, P., Phillips, N.R., Freedman, D.D., Williams, M.L., Rowe, J.S., and Havel, R.J. Normalization of low-density-lipoprotein levels in heterozygous familial hypercholesterolemia with a combined drug regimen. *N. Engl. J. Med.*, **1981**, *304*:251—258.

Kesaniemi, Y.A., and Grundy, S.M. Influence of probucol on cholesterol and lipoprotein metabolism in man. *J. Lipid Res.*, **1984**, *25*:780—790.

Kita, T., Nagano, Y., Yokode, M., Ishii, K., Kume, N., Ooshima, A., Yoshida, H., and Kawai, C. Probucol prevents the progression of atherosclerosis in Watanabe heritable hyperlipidemic rabbit, an animal model for familial hypercholesterolemia. *Proc. Natl. Acad. Sci. U.S.A.*, **1987**, *84*:5928—5931.

Kuo, P.T., Wilson, A.C., Kostis, J.B., Moreyra, A.E., and Dodge, H.T. Treatment of type III hyperlipoproteinemia with gemfibrozil to retard progression of coronary artery disease. *Am. Heart J.*, **1988**, *116*:85—90.

Lipid Research Clinics Program. The Lipid Research Clinics Coronary Primary Prevention Trial results. I. Reduction in incidence of coronary heart disease. *JAMA*, **1984a**, *251*:351—364.

Lipid Research Clinics Program. The Lipid Research Clinics Coronary Primary Prevention Trial results. II. The relationship of reduction in incidence of coronary heart disease to cholesterol lowering. *JAMA*, **1984b**, *251*:365—374.

Malloy, M.J., Kane, J.P., Kunitake, S.T., and Tun, P. Complementarity of colestipol, niacin, and lovastatin in treatment of severe familial hypercholesterolemia. *Ann. Intern. Med.*, **1987**, *107*:616—623.

Naruszewicz, M., Carew, T.E., Pittman, R.C., Witztum, J.L., and Steinberg, D. A novel mechanism by which probucol lowers low density lipoprotein levels demonstrated in the LDL receptor-deficient rabbit. *J. Lipid Res.*, **1984**, *25*:1206—1213.

Nestel, P.J., and Billington, T. Effects of probucol on low density lipoprotein removal and high density lipoprotein synthesis. *Atherosclerosis*, **1981**, *38*:203—209.

Nestel, P.J., and Grundy, S.M. Changes in plasma triglyceride metabolism during withdrawal of bile. *Metabolism*, **1976**, *25*:1259—1268.

Parthasarathy, S., Young, S.G., Witztum, J.L., Pittman, R.C., and Steinberg, D. Probucol inhibits oxidative modification of low density lipoprotein. *J. Clin. Invest.*, **1986**, *77*:641—644.

Quinet, E.M., Huerta, P., Nancoo, D., Tall, A.R., Marcel, Y.L., and McPherson, R. Adipose tissue cholesteryl ester transfer protein mRNA in response to probucol treatment: cholesterol and species dependence. *J. Lipid Res.*, **1993**, *34*:845—852.

Reaven, P., and Witztum, J.L. Lovastatin, nicotinic acid, and rhabdomyolysis. *Ann. Intern. Med.*, **1988**, *109*:597—598.

Reaven, P.D., Parthasarathy, S., Beltz, W.F., and Witztum, J.L. Effect of probucol dosage on plasma lipid and lipoprotein levels and on protection of low density lipoprotein against *in vitro* oxidation in humans. *Arterioscler. Thromb.*, **1992**, *12*:318—324.

Reihner, E., Angelin, B., Rudling, M., Ewerth, S., Bjorkhem, I., and Einarsson, K. Regulation of hepatic cholesterol metabolism in humans: stimulatory effects of cholestyramine on HMG-CoA reductase activity and low density lipoprotein receptor expression in gallstone patients. *J. Lipid Res.*, **1990a**, *31*:2219—2226.

Reihner, E., Rudling, M., Stahlberg, D., Berglund, L., Ewerth, S., Bjorkhem, I., Einarsson, K., and Angelin, B. Influence of pravastatin, a specific inhibitor of HMG-CoA reductase, on hepatic metabolism of cholesterol. *New Engl. J. Med.*, **1990b**, *323*:224—228.

Richard, B.M., Pfeuffer, M.A., and Pittman, R.C. Transport of HDL cholesterol esters to the liver is not diminished by probucol treatment in rats. *Arterioscler. Thromb.*, **1992**, *12*:862—869.

Sasahara, M., Raines, E.W., Chait, A., Carew, T.E., Steinberg, D., Wahl, P.W., and Ross, R. Inhibition of hypercholesterolemia-induced atherosclerosis in the nonhuman primate by probucol. I. Is the extent of atherosclerosis related to resistance of LDL to oxidation? *J. Clin. Invest.*, **1994**, *94*:155—164.

Scandinavian Simvastatin Survival Study Group. Randomised trial of cholesterol lowering in 4444 patients with coronary heart disease: the Scandinavian Simvastatin Survival Study (4S). *Lancet*, **1994**, *344*:1383—1389.

Shepherd, J., Packard, C.J., Patsch, J.R., Gotto, A.M., Jr., and Taunton, O.D. Effects of nicotinic acid therapy on plasma high density lipoprotein subfraction distribution and composition and on apolipoprotein A metabolism. *J. Clin. Invest.*, **1979**, *63*:858—867.

Shepherd, J., Packard, C.J., Bicker, S., Lawrie, T.D.V., and Morgan, H.G. Cholestyramine promotes receptor-mediated low-density-lipoprotein catabolism. *N. Engl. J. Med.*, **1980**, *302*:1219—1222.

Shinomiya, M., Nishide, T., Tashiro, J., Shirai, K., Saito, Y., and Yoshida, S. Effect of 5-year administration of probucol on development of myocardial infarction in heterozygous familial hypercholesterolemia. *Curr. Ther. Res.*, **1993**, *54*:142—151.

Thorp, J.M., and Waring, W.S. Modification and distribution of lipids by ethyl chlorophenoxyisobutyrate. *Nature*, **1962**, *194*:948—949.

Walldius, G., Erikson, U., Olsson, A.G., Bergstrand, L., Hadell, K., Johansson, J., Kaijser, L., Lassvik, C., Molgaard, J., Nilsson, S., Schäfer-Elinder, L., Stenport, G., and Holme, I. The effect of probucol on femoral atherosclerosis: the Probucol Quantitative Regression Swedish Trial (PQRST). *Am. J. Cardiol.*, **1994**, *74*:875—883.

Witztum, J.L., Schonfeld, G., and Weidman, S.W. The effects of colestipol on the metabolism of very-low-density lipoproteins in man. *J. Lab. Clin. Med.*, **1976**, *88*:1008—1018.

Witztum, J.L., Simmons, D., Steinberg, D., Beltz, W.F., Weinreb, R., Young, S.G., Lester, P., Kelly, N., and Juliano, J. Intensive combination drug therapy of familial hypercholesterolemia with lovastatin, probucol, and colestipol hydrochloride. *Circulation*, **1989a**, *79*:16—28.

Yamamoto, A., Matsuzawa, Y., Yokoyama, S., Funahashi, T., Yamamura, T., and Kishino, B.-I. Effects of probucol on xanthomata regression in familial hypercholesterolemia. *Am. J. Cardiol.*, **1986**, *57*:29H—35H.

Young, S.G., Witztum, J.L., Carew, T.E., Krauss, R.W., and Lindgren, F.T. Colestipol-induced changes in LDL composition and metabolism. II. Studies in humans. *J. Lipid Res.*, **1989**, *30*:225—238.

Monographien und Übersichtsartikel

Breslow, J. Familial disorders of high-density lipoprotein metabolism. In, *The Metabolic and Molecular Bases of Inherited Disease*, 7th ed. (Scriver, C.R., Beaudet, A.L., Sly, W.S., and Valle, D., eds.) McGraw-Hill, New York, **1995**, pp. 2031—2052.

Brown, B.G., Zhao, X.Q., Sacco, D.E., and Albers, J.J. Lipid lowering and plaque regression. New insights into prevention of plaque disruption and clinical events in coronary disease. *Circulation*, **1993**, *87*:1781—1791.

Brown, M.S., and Goldstein, J.L. A receptor-mediated pathway for cholesterol homeostasis. *Science*, **1986**, *232*:34—47.

Brown, W.V., Howard, W.J., Field, L. Nicotinic acid and its derivatives. In, *Drug Treatment of Hyperlipidemia*. (Rifkind, B.M., ed.) Marcel Dekker, Inc., New York, **1991**, pp. 189—213.

Brunzell, J.D. Familial lipoprotein lipase deficiency and other causes of the chylomicronemia syndrome. In, *The Metabolic and Molecular Bases of Inherited Disease*, 7th ed. (Scriver, C.R., Beaudet, A.L., Sly, W.S., and Valle, D., eds.) McGraw-Hill, New York, **1995**, pp. 1913—1932.

Denke, M.A., and Grundy, S.M. The cholesterol lowering diet. In, *Lowering Cholesterol in High-Risk Individuals and Populations*. (Rifkind, B.M., ed.) Marcel Dekker, Inc., New York, **1995**, pp. 183—208.

Drood, J.M., Zimetbaum, P.J., and Frishman, W.H. Nicotinic acid for the treatment of hyperlipoproteinemia. *J. Clin. Pharmacol.*, **1991**, *31*:641—650.

Gey, K.F., and Carlson, L.A. (eds.). *Metabolic Effects of Nicotinic Acid and Its Derivatives*. Hans Huber Publishers, Bern, **1971**.

Ginsberg, H.N. Lipoprotein physiology and its relationship to atherogenesis. *Endocrinol. Metab. Clin. North Am.*, **1990**, *19*:211—228.

Goldstein, J.L., Hobbs, H.H., and Brown, M.S. Familial hypercholesterolemia. In, *The Metabolic and Molecular Bases of Inherited Disease*, 7th ed. (Scriver, C.R., Beaudet, A.L., Sly, W.S., and Valle, D., eds.) McGraw-Hill, New York, **1995**, pp. 1981—2030.

Grundy, S.M. HMG CoA reductase inhibitors: clinical applications and therapeutic potential. In, *Drug Treatment of Hyperlipidemia*. (Rifkind, B.M., ed.) Marcel Dekker, Inc., New York, **1991**, pp. 139—167.

Grundy, S.M., and Vega, G.L. Fibric acids: effects on lipids and lipoprotein metabolism. *Am. J. Med.*, **1987**, *83*:9—20.

Havel, R.J., Kane, J.P. Introduction: structure and metabolism of plasma lipoproteins. In, *The Metabolic and Molecular Bases of Inherited Disease*, 7th ed. (Scriver, C.R., Beaudet, A.L., Sly, W.S., and Valle, D., eds.) McGraw-Hill, New York, **1995**, pp. 1841—1851.

Illingworth, D.R. Fibric acid derivatives. In, *Drug Treatment of Hyperlipidemia*. (Rifkind, B.M., ed.) Marcel Dekker, Inc., New York, **1991**, pp. 103—138.

Illingworth, D.R., and Bacon, S. Treatment of heterozygous familial hypercholesterolemia with lipid-lowering drugs. *Arteriosclerosis*, **1989**, *9 Suppl 1*:I121—I124.

Kane, J.P., Havel, R.J. Disorders of the biogenesis and secretion of lipoproteins containing the B apolipoproteins. In, *The Metabolic and Molecular Bases of Inherited Disease*, 7th ed. (Scriver, C.R., Beaudet, A.L., Sly, W.S., and Valle, D., eds.) McGraw-Hill, New York, **1995**, pp. 1853—1885.

Krieger, M., Acton, S., Ashkenas, J., Pearson, A., Penman M., Resnick D. Molecular flypaper, host defense, and atherosclerosis. Structure, binding properties, and functions of macrophage scavenger receptors. *J. Biol. Chem.*, **1993**, 268:4569—4572.

Larsen, M.L., and Illingworth, D.R. Drug treatment of dyslipoproteinemia. *Med. Clin. North Am.*, **1994**, *78*:225—245.

Levine, G. N., Keaney, J.F., Jr., and Vita, J.A. Cholesterol reduction in cardiovascular disease. Clinical benefits and possible mechanism. *N. Engl. J. Med.*, **1995**, *332*:512—521.

Mahley, R.W., and Rall, S.C., Jr. Type III hyperlipoproteinemia (dysbeta-lipoproteinemia): the role of apolipoprotein E in normal and abnormal lipoprotein metabolism. In, *The Metabolic and Molecular Bases of Inherited Disease*, 7th ed. (Scriver, C.R., Beaudet, A.L., Sly, W.S., and Valle, D., eds.) McGraw-Hill, New York, **1995**, pp. 1953—1980.

Paterson, R.W., Paat, J.J., Steele, G.H., Hathaway, S.C., and Wong, J.G. Impact of intensive lipid modulation on angiographically defined coronary disease: clinical implications. *South. Med. J.*, **1994**, *87*:236—242.

Schonfeld, G. Inherited disorders of lipid transport. *Endocrinol. Metab. Clin. North Am.*, **1990**, *19*:229—257.

Steinberg, D., and Witztum, J.L. Probucol. In, *Drug Treatment of Hyperlipidemia*. (Rifkind, B.M., ed.) Marcel Dekker, Inc., New York, **1991**, pp. 169—188.

Steinberg, D., Parthasarathy, S., Carew, T.E., Khoo, J.C., and Witztum, J.L. Beyond cholesterol. Modifications of low-density lipoprotein that increase its atherogenicity. *N. Engl. J. Med.*, **1989**, *320*:915—924.

Superko, H.R., and Krauss, R.M. Coronary artery disease regression. Convincing evidence for the benefit of aggressive lipoprotein management. *Circulation*, **1994**, *90*:1056—1069.

Tyroler, H.A. Lowering plasma cholesterol levels decreases risk of coronary artery disease: An overview of clinical trials. In, *Hypercholesterolemia and Atherosclerosis*. (Steinberg, D., and Olefsky, J.M., eds.) Churchill Livingstone, New York, **1987**, pp. 99—115.

Utermann, G. Lipoprotein(a). In, *The Metabolic and Molecular Bases of Inherited Disease*, 7th ed. (Scriver, C.R., Beaudet, A.L., Sly, W.S., and Valle, D., eds.) McGraw-Hill, New York, **1995**, pp. 1887—1912.

Witztum, J.L. Current approaches to drug therapy for the hypercholesterolemic patient. *Circulation*, **1989b**, *80*:1101—1114.

Witztum, J.L. The oxidation hypothesis of atherosclerosis. *Lancet*, **1994**, 344:793—795.

Witztum, J.L., and Steinberg, D. Disorders of lipoprotein metabolism. In, *Cecil Textbook of Medicine*, 20th edition. (Bennett, J.C. and Plum, F., eds.) WB Saunders Co., Philadelphia, **1996**. In press.

TEIL VI MEDIKAMENTE MIT GASTROINTESTINALER WIRKUNG

37 MEDIKAMENTE ZUR KONTROLLE DER AZIDITÄT DES MAGENS UND DIE BEHANDLUNG PEPTISCHER ULZERA

Laurence L. Brunton

Die Prävalenz peptischer Ulzera (Ulcus ventriculi und duodeni) beträgt etwa 10%. Einige Ärzte vermuten sogar, daß 50% aller Gesunden nahezu täglich Sodbrennen verspüren. Die Ziele einer Ulkustherapie sind Befreiung von Schmerzen, Förderung der Abheilung und Sekundärprävention. Die therapeutischen Prinzipien zielen auf die Wiederherstellung der Balance zwischen aggressiven (Magensäure, Pepsin, Helicobacter-pylori-Infektion) und protektiven Faktoren (Bikarbonatsekretion, Schleimsekretion, Prostaglandinproduktion). Medikamente, die die Magensäuresekretion reduzieren (H_2-Histaminrezeptor-Antagonisten und kovalente Inhibitoren der H^+/K^+-ATPase der Parietalzelle), fördern die Heilung effizient. Zytoprotektive Pharmaka (Sucralfat, kolloidales Wismut und der Prostaglandin-Agonist Misoprostol) und Antazida sind ebenfalls wirksam. Ulkusrezidive sind häufig, was eine Langzeitprophylaxe mit H_2-Rezeptor-Antagonisten und Protonenpumpenhemmern erforderlich machen kann. Bei Patienten mit einer Helicobacter-pylori-Besiedelung bewirkt die antibiotische Keimeradikation nicht nur eine Abheilung des Geschwürs, sondern auch eine Rezidivprophylaxe (siehe auch Kapitel 47). Inhibitoren der H^+/K^+-ATPase sind außerdem wirksam in der Behandlung des gastroösophagealen Refluxes und werden bevorzugt in der Therapie der erosiven Ösophagitis eingesetzt. H_2-Rezeptor-Antagonisten werden weitläufig in der Dauertherapie der Refluxkrankheit verwandt. Wichtige therapeutische Ergänzungen in der Behandlung des Ulkus- und Refluxleidens sind die Einschränkung der Einnahme nichtsteroidaler Antirheumatika sowie des Alkohol- und Nikotinkonsums.

Die Dyspepsie mit ihren vielen unterschiedlichen Gesichtern begleitet die Menschheit im Gefolge schlechter Küche, übermäßigen Essensgenusses und von Angst. Da derjenige „nicht ausreichend für den Überlebenskampf gewappnet ist, der in fortwährendem Wettstreit um seine Mahlzeit lebt" (Meredith, 1869), wurden beträchtliche Anstrengungen unternommen, die Symptome einer Magenverstimmung oder eines peptischen Ulkusleidens zu lindern.

Über Jahrhunderte war die Neutralisation der Magensäure mit Antazida die einzige verfügbare schmerzlindernde Ulkustherapie. Studien über die Regulation der Säuresekretion ergaben, daß anticholinerge Pharmaka die Säureproduktion hemmen konnten. Die von Black und Mitarbeitern entwickelten Antagonisten des H_2-Histaminrezeptors stellen eine spezifischere Substanzklasse von Inhibitoren der Säuresekretion dar. Mittlerweile sind die substituierten Benzimidazol-Inhibitoren der H^+/K^+-ATPase ein weiteres und sehr wirksames Mittel zur selektiven Hemmung der Protonenpumpe, die für die Säuresekretion der Parietalzelle verantwortlich ist. Obwohl die Magensäure im Vordergrund der therapeutischen Bemühungen bezüglich des peptischen Ulkusleidens stand, haben Erkenntnisse über protektive Mechanismen zusätzliche therapeutische Ansätze ergeben, u. a. den Einsatz zytoprotektiver Medikamente. Die Entdeckung der Rolle von *Helicobacter pylori* als verursachendes Agens für die Entstehung einer Gastritis und des Ulkusleidens im Magen und Duodenum resultierte in der Elimination des Bakteriums als sinnvolle Strategie für den Heilungsprozeß von Ulzera und für die Prävention eines Rezidivs.

Die Pathophysiologie des peptischen Ulkusleidens kann als Ungleichgewicht zwischen aggressiven Faktoren (Säure, Pepsin, *H.-pylori*-Infektion) und lokalen Schutzmechanismen der Mukosa – Sekretion von Bikarbonat, Schleim und Prostaglandinen – verstanden werden. Obwohl die Behandlung meistens auf die Reduktion der aggressiven Faktoren zielt, kann zusätzlich eine Verstärkung der mukosalen Schutzmechanismen des Magens und auch des Duodenums mit sog. zytoprotektiven Medikamenten erzielt werden.

Zelluläre Pharmakologie der Sekretion des Magens

Die Begründung für den Einsatz von Pharmaka, die die Azidität des Magens reduzieren, leitet sich am besten aus der Grundlage der physiologischen Regulation der Säuresekretion der Parietalzelle ab. Drei Hauptregelkreise steuern die Sekretion der Parietalzellen: (1) neuronale Stimulation über den N. vagus, (2) endokrine Stimulation über Gastrin aus den G-Zellen des Antrum ventriculi und (3) parakrine Stimulation durch die lokale Freisetzung von Histamin aus enterochromaffin-ähnlichen (ECL) Zellen. Die Hauptaspekte der pharmakologisch relevanten Regulation der Säuresekretion des Magens sind schematisch in der Abbildung 37.1 dargestellt.

Eine vagale Stimulation und die Wirkung des Gastrins (aus dem Duodenum und den G-Zellen des Antrums) stimulieren die Freisetzung von Histamin aus parakrinen ECL- oder Mastzellen. Histamin wiederum aktiviert H_2-Rezeptoren der Parietalzellen, die an die Stimulation der Adenylatcyclase gekoppelt sind und die Signaltransduktionskaskade über zyklisches AMP aktivieren. Gastrin und muskarinische Stimuli wirken ebenfalls direkt auf Parietalzellen, um Ca^{2+}-sensitive Regelkreise zu aktivieren. H_2-Rezeptor-Antagonisten blockieren nicht nur die Wirkung des Histamins, sondern schwächen auch die Wirkung von Acetylcholin und Gastrin ab und tragen daher zu der bemerkenswerten klinischen Wirksamkeit dieser Substanzklasse bei. Diese Beobachtungen stimmen mit der gegenwärtigen Sicht überein, daß Acetylcholin und Gastrin Parietalzellen indirekt über die Freisetzung von Histamin aus parakrinen Zellen stimulieren (siehe Abbildung 37.1). Die Aktivierung von Sig-

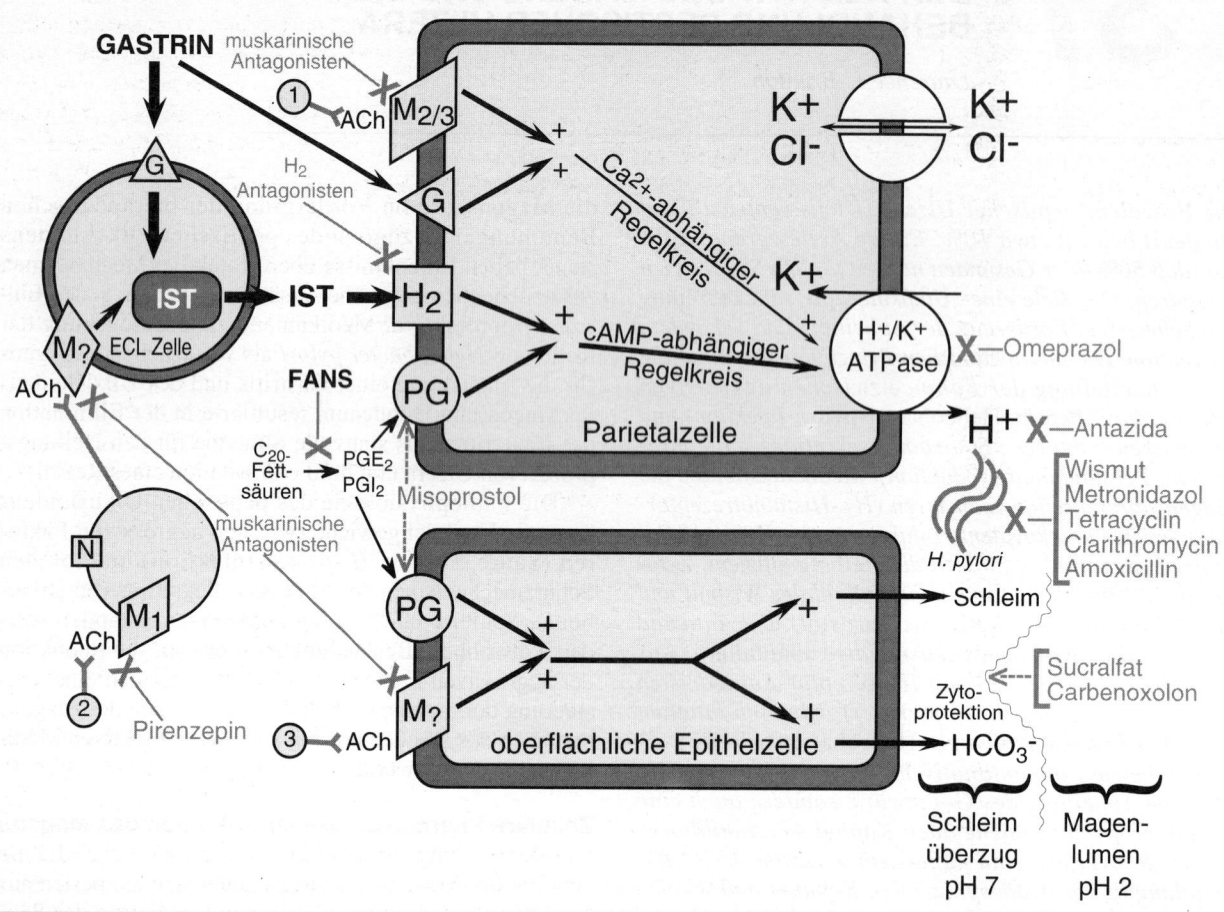

Abbildung 37.1 Physiologische und pharmakologische Regulation der Sekretion des Magens: die Basis für die Therapie des peptischen Ulkusleidens. Dieses Schema stellt die Interaktionen zwischen endokrinen Zellen, die Histamin sezernieren (*enterochromaffin-like cells* [ECL]), einer säureproduzierenden Parietalzelle und einer Zelle, welche die zytoprotektiven Faktoren Schleim und Bikarbonat (Zelle des Oberflächenepithels) bildet, dar. Physiologische Mechanismen sind schwarz abgebildet. Sie können entweder stimuliert (+) oder inhibiert (−) werden. Physiologische Agonisten stimulieren transmembranäre Rezeptoren: muskarinische (M) und nikotinische (N) Rezeptoren für Acetylcholin (ACh); G: Gastrin-Rezeptor; H_2: Histamin- (HIST-) Rezeptor; PG: Prostaglandin-E_2-Rezeptor. Die Wirkmechanismen der Pharmaka sind durch unterbrochene Linien dargestellt. Ein graues X weist auf einen pharmakologischen Antagonismus hin. Hellgraue, unterbrochene Linien mit einem Pfeil deuten auf eine pharmakologisch agonistische Wirkung hin. Medikamente, die derzeitig Anwendung bei der Therapie des peptischen Ulkusleidens finden und in diesem Kapitel diskutiert werden, sind dunkelgrau dargestellt. NSAID sind nicht-steroidale antiinflammatorische Antirheumatika vom Typ des Aspirins und ulzerogen. ① und ③ stellen einen potentiellen Einfluß postganglionärer, cholinerger Fasern dar. ② weist auf die neuronale Versorgung durch den N. vagus hin. Siehe auch Text für detaillierte Beschreibungen dieser Regelkreise und der therapeutischen Interventionsmöglichkeiten.

naltransduktionswegen über zyklisches AMP oder Ca^{2+} stimuliert die H^+/K^+-ATPase auf Parietalzellen. Durch Insertion in die apikale Membran der Zelle werden sekretorische Canaliculi gebildet, die schließlich H^+-Ionen mit einer Rate von 20 - 40 mEq pro Stunde sezernieren. Das Ergebnis ist die Akkumulation von H^+ im Lumen des Magens bis zu einer Konzentration von 0,1 N. Die Aktivierung der Protonenpumpe geht mit einer Steigerung der Permeabilität der apikalen Zellmembran für K^+ und Cl^- einher.

Dieses Schema (Abbildung 37.1) stellt die Grundlage für die relativ geringe inhibitorische Wirkung anticholinerger Pharmaka dar und erklärt ebenfalls die beeindruckende Wirkung der H_2-Rezeptor-Antagonisten sowie die Effekte einer neutralisierenden Therapie durch Antazida. Ganz offensichtlich wirken kovalente Hemmstoffe der H^+/K^+-ATPase wie das Omeprazol hemmend auf die Säuresekretion durch Inhibition des letzten gemeinsamen Schrittes des Regelkreises der Magensäuresekretion. Prostaglandine hemmen die durch Histamin stimulierte Aktivität der Adenylatcyclase in der Parietalzelle. Daraus resultiert eine verminderte Säuresekretion über den Mediator cAMP, der durch das Histamin induziert wird. Prostaglandine stimulieren weiterhin die Sekretion von Schleim und Bikarbonat durch benachbarte Zellen des Oberflächenepithels und tragen auf diesem Wege zu den zytoprotektiven Effekten der endogenen Prostaglandine der E-Klasse und der stabilen Analoga des Prostaglandins-E_1 wie Misoprostol bei. Die Bedeutung der Prostaglandine für die Zytoprotektion wird am Beispiel der ulzerogenen Wirkung der nicht-steroidalen Antirheumatika (NSAID, siehe Kapitel 27) deutlich, da diese die endogene Prostaglandinsynthese hemmen. Wismut, Sucralfat und Carbenoxolon steigern ebenfalls die zytoprotektive Wirkung der Schleimschicht.

Da *H. pylori* die mukosalen Schutzmechanismen bei einigen Ulzera beeinträchtigt, stellt die Keimeradikation eine weitere bedeutende Therapieoption dar. Die Grundlagen der Säure-, Pepsin- und Schleimsekretion in der Pathogenese des Ulkusleidens wurden unlängst umfassend beschrieben (siehe Goldschmiedt und Feldman, 1993; Soll, 1993).

Therapeutische Prinzipien für die Behandlung peptischer Ulzera und der gastroösophagealen Refluxkrankheit Peptische Ulzera entstehen, wie bereits eingangs erwähnt, auf der Grundlage eines Ungleichgewichts der sogenannten aggressiven und protektiven Faktoren der Mukosa. Die rationale Therapie zielt daher auf die Wiederherstellung dieses Gleichgewichtes. Das Ausmaß des Ungleichgewichtes zwischen Säuresekretion und Schutzfaktoren der Mukosa variiert bei den verschieden Ulkustypen. Ulzera vom Typ I, die weiter oralwärts im Magen auftreten, sind gekennzeichnet durch eine nur geringe oder gar fehlende Hypersekretion von Säure. Dies läßt vermuten, daß an dieser Stelle den protektiven Faktoren eine große Bedeutung zukommt. Ulzera vom Typ II hingegen umfassen Magenulzera, distale Antrumulzera (präpylorisch) sowie Duodenalulzera, welche mit einer Säurehypersekretion, mit defekten negativen Rückkopplungsmechanismen der Säurebildung nach Gastrinfreisetzung sowie einer kontinuierlichen Säuresekretion assoziiert sind.

Ursachen der Magenulzera sind *H.-pylori*-Infektion, nicht-steroidale antiinflammatorische Medikamente und Tumorerkrankungen. Nach Bestätigung eines malignen Tumors durch endoskopische und histologische Untersuchungen ist dieser chirurgisch zu entfernen. Bei Nachweis einer *H.-pylori*-Infektion durch kulturelle Anzucht oder Antikörpertests sollte die entsprechende antibakterielle Kombinationstherapie begonnen werden (siehe unten). Andernfalls sollte die Gabe von H_2-Rezeptor-Antagonisten oder H^+/K^+-ATPase-Hemmern erfolgen. Duodenalulzera können ebenfalls durch *H. pylori* oder nicht-steroidale antiinflammatorische Medikamente verursacht sein, sehr selten jedoch durch maligne Tumoren. Die Rolle von *H. pylori* bei der Entstehung von Duodenalulzera ist gesichert, und die Wahl der Medikamente entspricht derjenigen für die Behandlung von Magenulzera. Wie jedoch bereits erwähnt, können Duodenalulzera Folge einer Gastrinhypersekretion sein, was durch Bestimmung von Gastrinkonzentrationen (nüchtern) bei Patienten, die auf die üblichen Therapieformen nicht ansprechen, untersucht werden kann.

Basierend auf dem Verständnis der Mechanismen, die zur Ulkusentstehung und besonders der Magensäuresekretion beitragen, existiert eine Vielzahl therapeutischer Strategien. Diese beinhalten die Unterdrückung der aggressiven Faktoren, die zur Übersäuerung beitragen, mit dem Gebrauch von Antazida, H_2-Rezeptor-Antagonisten oder H^+/K^+-ATPase-Inhibitoren sowie die Unterstützung der Abwehrmechanismen durch zytoprotektive und prokinetische Medikamente. Diese Strategien werden im folgenden unter dem Gesichtspunkt spezifischer Therapien diskutiert.

Es wird vermutet, daß 10% der Bevölkerung der USA an einer gastroösophagealen Refluxkrankheit leiden. Diese wird häufig durch freiverkäufliche Antazida behandelt, da Patienten in der Regel keine ärztliche Hilfe suchen. Der therapeutische Ansatz basiert auf der Reduktion von Magensäure, Erhöhung des unteren Ösophagussphinktertonus sowie der Verbesserung der Reinigungsfähigkeit des Ösophagus von Refluxmaterial. Veränderungen der Lebensgewohnheiten beinhalten: Erhöhung des Kopfteils des Bettes um mindestens 15 cm, was die Säureexposition des Ösophagus reduziert, Beendigung des Rauchens, Umstellung der Ernährung mit Verzicht auf Zitrusfrüchte, Kaffee und gewürzte Speisen, die direkt die gastroösophageale Refluxkrankheit unterhalten können, Vermeiden später Mahlzeiten sowie Meiden bestimmter Medikamente, insbesondere Theophyllin, klassische Anticholinergika und Progesteron, die alle die Magenentleerung verzögern und den Tonus des unteren Ösophagussphinkters herabsetzen. Sollte die gastroösophageale Refluxkrankheit trotz dieser konservativen Maßnahmen persistieren, ist die Gabe von H_2-Rezeptor-Antagonisten oder H^+/K^+-ATPase-Inhibitoren angebracht (siehe unten).

H_2-HISTAMINREZEPTOR-ANTAGONISTEN

H_1-Histaminrezeptor-Antagonisten inhibieren die Magensäuresekretion nicht. Die Entwicklung der H_2-Rezeptor-Antagonisten in den 70er Jahren lieferte den Beweis für die Bedeutung des endogenen Histamins in der physiologischen Regelung der Magensekretion (siehe Abbildung 37.1; siehe Kapitel 25) und veränderte die Behandlung der Ulkuskrankheit. Die Verfügbarkeit von H_2-Rezeptor-Antagonisten im freien Verkauf wird wahrscheinlich deren Popularität erhöhen und damit die Notwendigkeit für Mediziner, die therapeutischen sowie Nebenwirkungen dieser Medikamente zu verstehen, noch unterstreichen.

Chemie Die im klinischen Gebrauch befindlichen H_2-Rezeptor-Antagonisten sind Verwandte des Histamins, die anstelle der Ethylamingruppe eine große Seitenkette enthalten. Die ersten Vertreter dieser Substanzklasse wie das Burimamid (Black, 1993) und das *Cimetidin* (das erste Medikament, das für den allgemeinen Gebrauch zugelassen wurde) enthalten den Imidazolring des Histamins. Dieser Ring ist in den nachfolgenden Verbindungen durch ein Furan (*Ranitidin*) oder Thiazol (*Famotidin, Nizatidin*) ersetzt. Die Strukturen der gegenwärtig zugelassenen H_2-Antagonisten sind in der Abbildung 37.2 dargestellt. Die Substanzen dieser Klasse sind hydrophiler als die H_1-Antagonisten und erreichen daher das ZNS in nur sehr begrenztem Maße. Hochlipophile Substanzen wie das Zolentidin werden derzeit als zentral wirksame Histamin-Antagonisten untersucht. Diese Substanzen haben allenfalls eine geringe oder gar keine Wirkung auf die Säuresekretion (siehe Black, 1993).

Pharmakologische Eigenschaften H_2-Rezeptor-Antagonisten hemmen kompetitiv die Interaktion des Histamins mit dem H_2-Rezeptor. Sie sind hochselektiv und in-

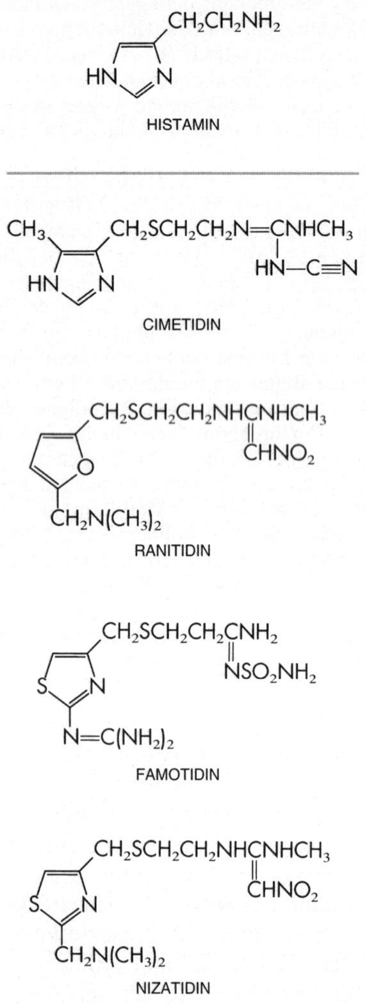

Abbildung 37.2 Strukturen von Histamin und H_2-Rezeptor-Antagonisten.

in hohem Maße begründet. H_2-Rezeptor-Antagonisten reduzieren weiterhin die durch Nahrung, durch vorgetäuschte Nahrungszufuhr, durch Fundusdehnung sowie durch verschiedene Pharmaka stimulierte Säuresekretion. Diese Wirkungen, auch wenn sie eine untergeordnete Rolle spielen, spiegeln die bedeutende Rolle des Histamins in der Vermittlung von Effekten verschiedener Stimuli wider (siehe Abbildung 37.1). Die H_2-Rezeptor-Antagonisten reduzieren sowohl das Volumen des Magensaftes als auch seine H^+-Konzentration. Die Sekretion von Pepsin, das von den Hauptzellen der Magendrüsen produziert wird, ist in der Regel parallel zur Reduktion des Magensaftvolumens vermindert (siehe Abbildung 37.3). Die Sekretion des intrinsischen Faktors ist ebenfalls reduziert. Da dieses Protein normalerweise in exzessiven Mengen produziert wird, ist die Vitamin-B_{12}-Resorption sogar während einer Langzeittherapie mit H_2-Rezeptor-Antagonisten ausreichend. Die Gastrinkonzentration im Plasma ist im Nüchternzustand nicht wesentlich verändert, obwohl der mit der Nahrungsaufnahme einhergehende Anstieg verstärkt ausfallen kann. Dies ist scheinbar die Folge einer Hemmung der Rückkopplung der Gastrinsekretion, die normalerweise durch H^+-Ionen bewirkt wird.

H_2-Antagonisten bewahren Tiere vor experimentell in-

teragieren mit H_1-Rezeptoren oder anderen Rezeptoren kaum oder gar nicht. Obwohl H_2-Rezeptoren in zahlreichen Geweben (glatte Muskulatur der Gefäße und Bronchien) exprimiert werden, interferieren H_2-Rezeptor-Antagonisten erstaunlich wenig mit anderen physiologischen Vorgängen als der Säuresekretion des Magens.

Sekretion des Magens H_2-Rezeptor-Antagonisten inhibieren die Säuresekretion des Magens, die durch Histamin und andere Agonisten des H_2-Rezeptors induziert werden, kompetitiv und in einer Dosis-Wirkungsbeziehung. Das Ausmaß der Hemmung korreliert mit der Plasmakonzentration des Pharmakons über einen weiten Bereich (Abbildung 37.2). H_2-Rezeptor-Antagonisten hemmen weiterhin die durch das Gastrin vermittelte Säuresekretion und in geringerem Ausmaß auch die durch muskarinische Agonisten stimulierte Sekretion. Es ist wichtig hervorzuheben, daß H_2-Rezeptor-Antagonisten die basale (nüchterne) und nächtliche Sekretion von Säure hemmen und daß dieser Umstand die große klinische Wirksamkeit

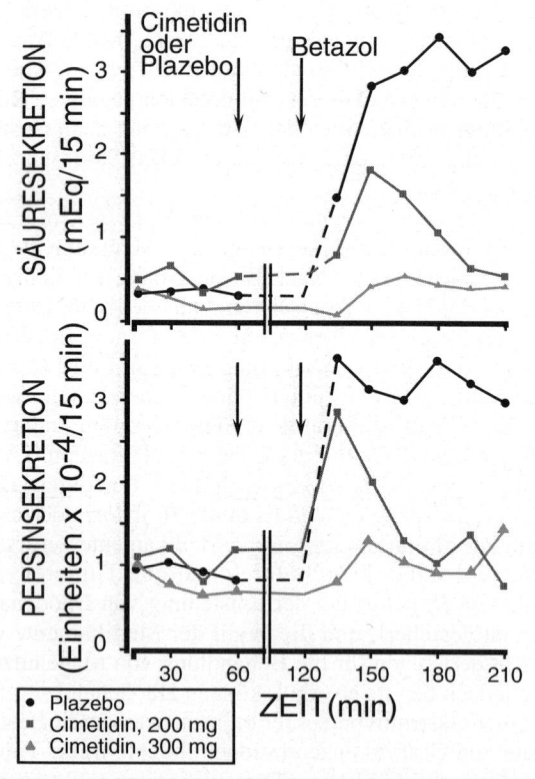

Abbildung 37.3 Effekt von Cimetidin auf die durch Betazol stimulierte Säuresekretion (oberer Graph) und auf Pepsin (unterer Graph) beim Menschen (nach Binder und Donaldson, 1978, mit Erlaubnis).

duzierten Magenulzera durch Streß, Pylorusligatur, Acetylsalicylsäure, H_2-Rezeptoragonisten oder Cholinomimetika. H_2-Rezeptor-Antagonisten wirken auch gegen peptische Ulzera beim Menschen, wie im folgenden gezeigt wird. Sie haben keinen Einfluß auf die Frequenz der Magenentleerung, den Tonus des unteren Ösophagussphinkters oder die Pankreassekretion.

Resorption, Metabolismus und Exkretion H_2-Rezeptor-Antagonisten werden nach oraler Aufnahme schnell und vollständig resorbiert. Maximale Plasmakonzentrationen werden innerhalb von ein bis zwei Stunden erreicht. Die orale Bioverfügbarkeit von Nizatidin beträgt ca. 90%, wohingegen der First-pass-Metabolismus der Leber die Bioverfügbarkeit der anderen Verbindungen um ungefähr 50% senkt. Die Halbwertszeit von Cimetidin, Ranitidin und Famotidin beträgt zwei bis drei Stunden, während die des Nizatidins mit ca. 1,3 Stunden etwas kürzer ist. Obwohl diese Medikamente durch die Leber metabolisiert werden, werden sie in großen Mengen unverändert durch die Niere ausgeschieden. Daher bedingt eine Einschränkung der Nierenfunktion eine Dosisreduktion dieser Medikamente. Dennoch trägt der Lebermetabolismus wesentlich zur Elimination von Ranitidin bei, so daß die Halbwertszeit dieses Medikamentes bei Patienten mit eingeschränkter Leberfunktion signifikant verlängert ist.

Die renal-tubuläre Sekretion von H_2-Rezeptor-Antagonisten kann aus der Tatsache gefolgert werden, daß ihre renale Clearance (ClE x Prozent renale Exkretion; siehe Kapitel 1) die glomeruläre Filtrationsrate übersteigt. Da diese Stoffe durch die Nieren ausgeschieden werden, sollte die Dosis bei Patienten mit eingeschränkter Nierenfunktion reduziert werden. Eine Einschränkung der Nierenfunktion ist bei älteren Menschen häufig schwer zu ermitteln, da aufgrund der reduzierten Skelettmuskelmasse das Serumkreatinin trotz deutlich reduzierter Nierenfunktion im Normbereich liegen kann. Um eine angemessene Dosisreduktion zu ermitteln, kann die Cockroft- und Garret-Gleichung zur Bestimmung der Kreatinin-Clearance herangezogen werden:

$$Cl_{Cr} = \frac{(140 - \text{Alter}) \times (\text{Gewicht in kg})}{72 \times (\text{Serum-Cr in mg/dl})} \quad (37.1)$$

Diese Abschätzung trifft für Männer zu, sollte jedoch bei Frauen um weitere 15% reduziert werden. Abbildung 37.4 stellt ein hilfreiches Normogramm dar, das zur angemessenen Wahl der Cimetidindosis bei eingeschränkter renaler Clearance führt. Dieses Normogramm ist sogar bei funktionell arenalen Patienten nützlich, da die nicht-renale Clearance bei diesen nicht eingeschränkt ist (Atkinson und Craig, 1990).

Nebenwirkungen Cimetidin und Ranitidin wurden eine Vielzahl von Nebenwirkungen zugeschrieben, was zum Teil die große Anzahl an Patienten widerspiegelt, die mit diesen Medikamenten behandelt wurden. Die Inzidenz der Nebenwirkungen ist gering, und diese sind in der Regel unbedeutsam. Die geringe Inzidenz ist zum Teil durch die limitierte Funktion der H_2-Rezeptoren in anderen Organen als dem Magen begründet sowie durch die geringe Penetration dieser Stoffe durch die normale Blut-Hirn-Schranke.

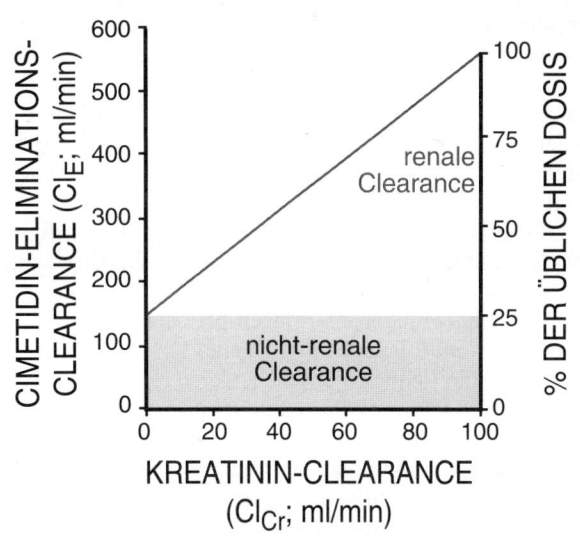

Abbildung 37.4 Beziehung zwischen Kreatinin-Clearance (Cl_{Cr}), Cimetidin-Eliminationsclearance (Cl_E) und angemessener Dosisreduktion des Cimetidin bei Patienten mit verminderter Nierenfunktion (nach Atkinson und Craig, 1990, mit Erlaubnis).

Die Inzidenz der Nebenwirkungen von Cimetidin beträgt weniger als 3%. Unter der üblichen Dosierung der anderen H_2-Rezeptor-Antagonisten sind die Reaktionen gewöhnlich weniger stark und seltener (<1%) ausgeprägt oder gar nicht vorhanden. In vielen klinischen Studien war die Inzidenz von Nebenwirkungen mit H_2-Rezeptor-Antagonisten nicht höher als bei Patienten, die mit Plazebo behandelt wurden. Die häufigsten Nebenwirkungen von Cimetidin sind veränderte Laktation, Kopfschmerzen, Schwindel und Übelkeit, Myalgien, Hautefloreszenzen und Juckreiz. Die Inzidenz von ZNS-Nebenwirkungen (Somnolenz, Verwirrtheit) scheint bei älteren Patienten und Patienten mit eingeschränkter Nierenfunktion höher zu sein. Verlust von Libido, Impotenz und Gynäkomastie werden selten bei Patienten, die über lange Zeit mit hohen Dosen behandelt werden, beobachtet. Diese Effekte sind vermutlich durch die Fähigkeit des Medikaments begründet, die Sekretion von Prolactin zu verstärken und an Androgenrezeptoren zu binden. Diese Nebenwirkungen sind sehr selten und werden nur nach hohen Dosen im Rahmen der Behandlung eines Zollinger-Ellison-Syndroms beobachtet (siehe unten). Zusätzlich hemmt Cimetidin die Cytochrom-P450-katalysierte Hydroxylierung von Östradiol und führt damit zum Anstieg von Plasmaöstradiol bei Männern. Diese Effekte wurden bisher nicht bei Anwendung anderer Stoffe beobachtet. Vereinzelt wird von Nebenwirkungen auf die Hämatopoese (verschiedene Zytopenien) und Veränderungen im Immunsystem berichtet. Selten wird der Gebrauch von Cimetidin mit reversibler Knochenmarkdepression, Hepatitis oder Anaphylaxie in Zusammenhang gebracht. Cimetidin scheint kompetitiv die renal-tubuläre Sekretion des Kreatinins zu hemmen und damit zu geringer Erhöhung der Plasmakreatininkonzentration zu führen. Schnelle intravenöse Infusion von H$_2$-Antagonisten kann Bradykardien und Freisetzung von Histamin verursachen, was auch von anderen Medikamenten bekannt ist. Pharmakologie und Nebenwirkungen von H$_2$-Antagonisten wurden kürzlich umfassend beschrieben (Deakin und Williams, 1992; Wormsley, 1993).

Medikamenteninteraktionen Alle Stoffe, die die Magensäuresekretion hemmen, können die Bioverfügbarkeit und Resorptionsrate verschiedener Medikamente durch Veränderungen des Magen-pH beeinflussen (siehe „Antazida" im folgenden und Kapitel 1).

Cimetidin (jedoch nicht die anderen H$_2$-Blocker) inhibiert die Cytochrom-P450-Aktivität und damit den Metabolismus verschiedener Medikamente, die Substrate hepatischer mischfunktioneller Oxidasen sind. Ranitidin interagiert in vitro sehr schwach mit Cytochrom-P450. Famotidin und Nizatidin inhibieren das hepatische Cytochrom-P450-System nicht. Die gleichzeitige Gabe von Cimetidin verlängert die Halbwertszeit einer Reihe von Medikamenten, u. a. Phenytoin, Theophyllin, Phenobarbital, Ciclosporin, Benzodiazepine, die nicht durch Glukuronidierung metabolisiert werden, Carbamazepin, Propranolol, Ca^{2+}-Kanalblocker, Chinidin, Mexiletin, Sulfonylharnstoffe, Warfarin und trizyklische Antidepressiva wie z. B. Imipramin. Cimetidin kann die tubuläre Sekretion von Procainamid hemmen und damit dessen Plasmakonzentration sowie die seines kardiowirksamen Metaboliten, N-Acetylprocainamid, anheben. Diese Interaktionen können einerseits die Dosisreduktion, andererseits Veränderung des Therapieregimes notwendig machen. Es gibt Untersuchungen, wonach H$_2$-Antagonisten den Äthanolmetabolismus der Magenmukosa inhibieren und so den Blutalkoholspiegel anheben sollen. Solche Effekte sind variabel und werden kontrovers diskutiert. In jedem Fall scheinen sie nicht klinisch relevant zu sein. Die Medikamenteninteraktionen von H$_2$-Antagonisten wurden durch Hansten (1994) zusammengestellt.

Therapeutischer Einsatz Der klinische Gebrauch von H$_2$-Rezeptor-Antagonisten ist durch deren Kapazität, die Magensäuresekretion insbesondere von Patienten mit peptischen Ulzera zu inhibieren, begründet. In angemessenen Dosierungen scheinen die verschiedenen H$_2$-Antagonisten entsprechende therapeutische Wirkungen zu haben. H$_2$-Rezeptor-Antagonisten können oral und parenteral angewendet werden. *Cimetidin* und *Ranitidin* sind als Tabletten und als Lösung erhältlich. *Nizatidin* ist in Kapselform vorhanden. *Famotidin* ist in Tablettenform, als orale Suspension und als Lösung zur parenteralen Injektion erhältlich. Diese Medikamente sind auch in weit höheren Dosen, als zum Erreichen einer ausreichenden Inhibierung der Magensäuresekretion notwendig wäre, gut verträglich. Trotz der kurzen Halbwertszeit im Plasma können H$_2$-Rezeptor-Antagonisten in relativ hohen Dosen ein- oder zweimal täglich appliziert werden, um eine effektive Therapie zu gewährleisten. Die einmal tägliche Applikation von H$_2$-Rezeptor-Antagonisten ist am effektivsten, wenn die Dosis vor dem Schlafengehen verabreicht wird, um die nächtliche Magensäuresekretion mit höchsten Konzentrationen zu blockieren. Bei Patienten mit einer Ulkuskrankheit, die mit *H. pylori* infiziert sind, sollte eine Eradikationstherapie (siehe unten) gleichzeitig durchgeführt werden, um die Heilung zu fördern und ein Rezidiv zu verhindern.

Duodenalulzera H$_2$-Antagonisten senken die basale und nächtliche Säuresekretion sowie die durch Mahlzeiten und andere Faktoren stimulierte Sekretion erheblich. Sie reduzieren einerseits den Schmerz der Duodenalulzera, andererseits den Verbrauch von Antazida und beschleunigen die Heilung. Zur Behandlung aktiver Duodenal- und gutartiger Magenulzera ist eine hohe Dosis zur Nacht (800 mg Cimetidin, 300 mg Ranitidin, 300 mg Nizatidin, 40 mg Famotidin) oder zweimal täglich die halbe Dosis ein effektives Regime. Duodenalulzera heilen gewöhnlich innerhalb von vier bis acht Wochen unter Therapie ab. Im Anschluß an die Heilung kann eine Erhaltungsdosis (die halbe Tagesdosis) die Wahrscheinlichkeit eines Rezidivs senken. Ungefähr 10% der Patienten sprechen in diesem Zeitraum auf eine Therapie nicht an. Eine längere Behandlungsdauer mit H$_2$-Antagonisten ist dann von fraglichem Erfolg. Nach erfolgreicher Therapie kehren Ulzera in 50% der Patienten innerhalb eines Jahres wieder. Durch eine Erhaltungsdosis von H$_2$-Antagonisten einmal täglich zur Nacht kann diese Rate auf ungefähr 20% gesenkt werden. Eradikation von *H. pylori* senkt die Rezidivrate infizierter Patienten.

Magenulzera H$_2$-Antagonisten beschleunigen die Heilung gutartiger Magenulzera. Eine Behandlung über acht Wochen ist bei 50 - 75% der Patienten ausreichend. Eine prolongierte Therapie bis zu 16 Wochen führt zu einer höheren Heilungsrate. Die Medikamente reduzieren erheblich die Rezidivrate, wenn sie in einer Erhaltungsdosis zur Nacht gegeben werden. Eine Eradikation von *H. pylori* sollte bei infizierten Patienten zur Prophylaxe rezidivierender Ulzera vorgenommen werden.

Zollinger-Ellison-Syndrom Bei dieser Erkrankung kann ein Nicht-Betazelltumor der Pankreasinseln Gastrin in einer Menge produzieren, die die Sekretion der Magensäure bis zu lebensbedrohlichen Mengen stimuliert. Obwohl H$_2$-Rezeptor-Antagonisten in hohen Dosen von Vorteil sein können, erreichen sie nicht immer eine adäquate Suppression der gastrinstimulierten Säuresekretion (siehe Abbildung 37.1). Inhibitoren der H$^+$/K$^+$-ATPase sind die Medikamente der Wahl bei dieser Erkrankung (siehe unten).

Gastroösophageale Refluxkrankheit Eine wichtige Anwendung von H$_2$-Rezeptor-Antagonisten liegt in der chronischen Behandlung der gastroösophagealen Refluxkrankheit. Alle vier oben genannten Antagonisten sind für diese Indikation zugelassen. Die Behandlung der Refluxkrankheit macht die zweimal tägliche Gabe notwendig (nächtliche Gabe allein ist nicht ausreichend) und kann die Administration höherer Dosen als zur Behandlung der Ulkuskrankheit erforderlich machen.

Weitere Indikationen H$_2$-Antagonisten können immer dann nützlich sein, wenn die Magensäuresekretion reduziert werden soll. Solche Indikationen beinhalten die Refluxösophagitis, Streßulzera, das Kurzdarmsyndrom sowie hypersekretorische Zustände, die mit systemischer Mastozytose oder basophiler Leukämie mit Hyperhistaminämie vergesellschaftet sind. Sie werden zusätzlich vor Narkosen bei Notfalloperationen zur Reduktion einer Aspirationsgefahr von saurem Mageninhalt angewendet.

In der Gruppe der Patienten mit akuter Urtikaria kann eine kleine Anzahl eine chronische Urtikaria entwickeln, die refraktär gegenüber H$_1$-Antagonisten und allen Anstrengungen, potentielle Allergene zu eliminieren, ist. Einige dieser Patienten sprechen gut auf die gleichzeitige Gabe eines H$_1$- und H$_2$-Antagonisten an, was vermutlich den Beitrag von H$_2$-Rezeptoren zur kutanen Mikrovaskularisation dieser Erkrankung widerspiegelt (siehe Kapitel 25).

INHIBITOREN DER H⁺/K⁺-ATPASE

Der letztendliche Mediator der Säuresekretion ist die H⁺/K⁺-ATPase („Protonenpumpe") der apikalen Membran der Parietalzelle (siehe Abbildung 37.1). Da diese Pumpe ausschließlich in den Parietalzellen sitzt, konnten spezifische Inhibitoren entwickelt werden. Zuerst wurde eine Stoffklasse von substituierten Benzimidazolen entwickelt, aus der drei Mitglieder, Lansoprazol, Omeprazol und Pantoprazol (Abbildung 37.5, A), für den klinischen Gebrauch zugelassen sind (siehe Lindberg et al., 1990; McTavish et al., 1991; Barradell et al., 1992). Diese Substanzen stellen ein Instrument dar, mit dem die Säuresekretion auf jedes gewünschten Maß gesenkt werden kann. Sie haben sich insbesondere bei Patienten mit Hypergastrinämie bewährt und bei Patienten, bei denen die Ulkuskrankheit durch H_2-Antagonisten nicht gut kontrollierbar ist.

Protonenpumpenhemmer enthalten eine Sulfonylgruppe, die eine Brücke zwischen einem substituierten Benzimidazol- und Pyridinring bildet (siehe Abbildung 37.5, A). Bei neutralem pH sind Omeprazol und Lansoprazol chemisch stabile, fettlösliche, schwache Basen ohne inhibitorische Aktivität. Diese schwachen, neutralen Basen erreichen die Parietalzelle aus dem Blut und diffundieren in die sekretorischen Canaliculi, wo das Medikament protoniert und damit gefangen wird. Die protonierte Substanz wird nun in Schwefelsäure und Sulfonamid umgewandelt. Das Sulfonamid interagiert kovalent mit Sulfhydrylgruppen an kritischen Stellen der extrazellulären (luminalen) Domäne der membranumspannenden H⁺/K⁺-ATPase (Abbildung 37.5, B). Komplette Hemmung entsteht durch Binden zweier Moleküle des Inhibitors pro Enzymmolekül. Omeprazol und Lansoprazol können daher als Prodrugs bezeichnet werden, die aktiviert werden müssen, um effektiv zu sein. Die Spezifität der Protonenpumpenhemmer rührt von der selektiven Verteilung der H⁺/K⁺-ATPase, von der Notwendigkeit des sauren Milieus, um die Umwandlung in den aktiven Inhibitor zu katalysieren, und von der selektiven Anreicherung der protonierten Substanz sowie der kationischen Sulfonamide innerhalb der sauren Canaliculi nahe der Zielenzyme her. Die Gabe von Omeprazol (Abbildung 37.5, B) resultiert in einer permanenten Inhibierung der Enzymaktivität *in vivo*. Die Säuresekretion setzt nur nach Synthese neuer Moleküle der H⁺/K⁺-ATPase in der luminalen Membran wieder ein (siehe Lindberg et al., 1990; McTavish et al., 1991). Lansoprazol wirkt über einen ähnlichen Mechanismus. Einige Daten lassen jedoch vermuten, daß der inhibitorische Effekt des Lansoprazol durch einen Mechanismus, der das zelluläre Glutathion involviert, reversibel sein könnte, und daß die *de novo* Synthese der Protonenpumpe zur erneuten Säuresekretion nicht notwendig sein muß (siehe Barradell et al., 1992). Neuere H⁺/K⁺-ATPase -Hemmer, die das Enzym nicht kovalent binden, werden derzeit entwickelt.

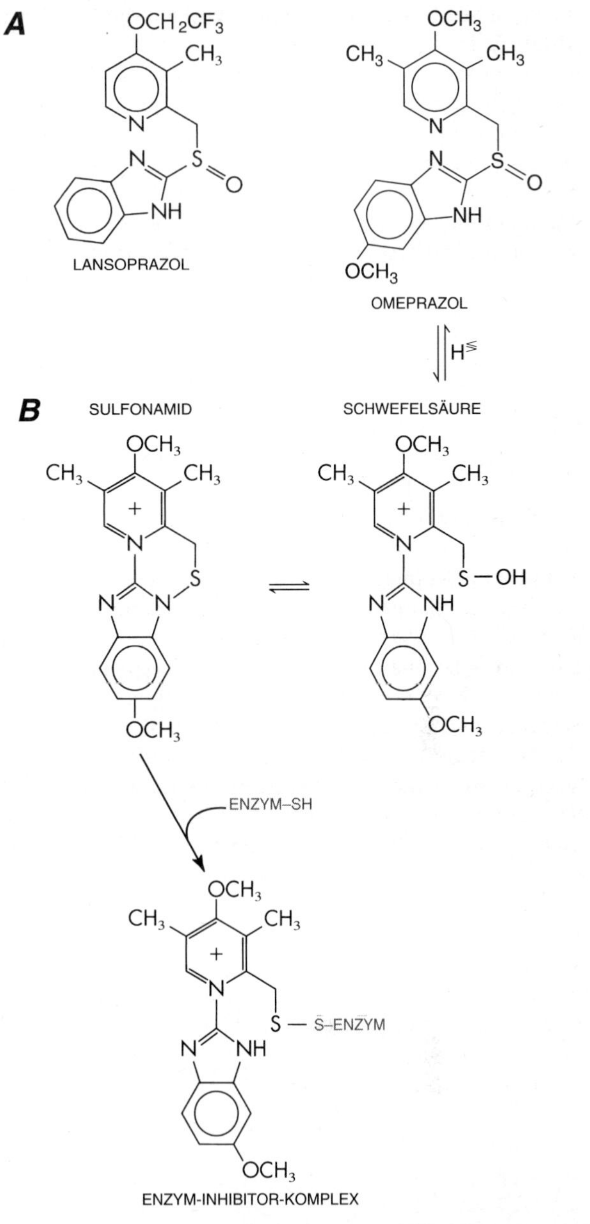

Abbildung 37.5 Inhibitoren der Magen-H⁺/K⁺-ATPase. **A.** Strukturen von Lansoprazol und Omeprazol. **B.** Mechanismus der irreversiblen Inhibierung der H⁺/K⁺-ATPase durch Pumpenhemmer. Im sauren Milieu der Parietalcanaliculi werden die Prodrugs zu Sulfonamiden umgewandelt, die kovalent mit Sulhydrylgruppen der extrazellulären (luminalen) Domäne der Protonenpumpe interagieren.

Pharmakologische Eigenschaften

Die pharmakologischen Effekte des Omeprazols resultieren aus der Inhibierung der Magensäuresekretion. Diese Stoffe produzieren nur kleine und inkonstante Veränderungen des Magensaftvolumens sowie der Sekretion von Pepsin und des intrinsischen Faktors und beeinträchtigen die Magenmotilität nicht. Die folgende Diskussion bezieht sich vornehmlich auf das Omeprazol. Die therapeutischen Effekte von Omeprazol und Lansoprazol sind jedoch ähnlich.

Da das Omeprazol ein irreversibler Inhibitor der H^+/K^+-ATPase ist, bewirkt es eine dosisabhängige Inhibierung der Magensäuresekretion, welche persistiert, nachdem das Medikament bereits aus dem Plasma verschwunden ist (Abbildung 37.6). Der säurehemmende Effekt von Lansoprazol wirkt ebenfalls länger als die Plasmahalbwertszeit vorhersagen würde.

Omeprazol und Lansoprazol sind zur oralen Administration als Retardkapseln verfügbar. Es ist klinisch wichtig zu wissen, daß beide bei neutralem pH-Wert stabil sind, durch Magensäure jedoch zerstört werden. Wenn die Mikroverkapselung vor dem Schlucken zerstört würde – z. B. wenn der Patient die mit Gelatin überzogene Kapsel öffnet und die mikroverkapselten, überzogenen Körner schluckt –, würde der neutrale pH-Wert in Mund und Ösophagus die Mikroverkapselung zerstören, und das Medikament würde von der Magensäure degradiert werden. Wenn die Retardkapseln vorschriftmäßig eingenommen werden, werden Omeprazol und Lansoprazol nach Verlassen des Magen freigegeben und im Darm schnell resorbiert. Wird Omeprazol in ausreichender Dosierung gegeben (z. B. 20 mg täglich für sieben Tage), kann es die tägliche Säureproduktion um mehr als 95% reduzieren. Werte wie vor der Therapie werden erst vier bis fünf Tage nach Absetzen des Medikamentes erreicht, was vermutlich die Zeit widerspiegelt, die zur Neusynthese und zum Einbau der H^+/K^+-ATPase-Moleküle in die Membran erforderlich ist. Eine Konsequenz der massiven Reduktion der Magensäure ist die erhöhte Sekretion von Gastrin. Patienten, die normale therapeutische Dosen von Omeprazol oder Lansoprazol einnehmen, haben eine leichte Hypergastrinämie. Längere Verabreichung sehr hoher Dosen von Omeprazol in Tierexperimenten verursacht eine Hyperplasie der säurebildenden Mukosazellen, was vermutlich durch die trophischen Effekte des Gastrins auf diese Zellen bedingt ist. Karzinoide sind ebenfalls in Ratten beobachtet worden. Obwohl beim Menschen nach Langzeitapplikation (bis zu sechs Jahre) kein Hinweis auf Proliferation der Mukosa gefunden werden konnte, bestehen mancherorts Vorbehalte, Omeprazol zur Langzeittherapie zu verordnen, wenn Alternativen vorhanden sind. Die pharmakologischen Eigenschaften von Omeprazol wurden umfassend beschrieben (McTavish et al., 1991).

Resorption, Metabolismus und Ausscheidung
Oral verabreichtes Omeprazol wird schnell, aber variabel resorbiert. Seine Bioverfügbarkeit ist abhängig von der Dosis und dem Magen-pH und kann bis zu 70% nach wiederholter Verabreichung betragen. Diese Eigenschaften spiegeln wahrscheinlich die Labilität des Medikamentes in Säure und die Wirkung des Magen-pH wider. Omeprazol wird zu einem sehr großen Anteil (mehr als 95%) an Plasmaproteine gebunden und durch Abbau in der Leber mit einer Halbwertszeit von 30 bis 90 Minuten aus dem Kreislauf entfernt. Der größte Anteil der Metabolite wird über den Urin ausgeschieden.

Lansoprazol hat eine orale Bioverfügbarkeit von ungefähr 80% und eine Plasmahalbwertszeit von ca. 1,5 Stunden. Seine Resorption ist bei gleichzeitiger Nahrungsaufnahme verringert.

Nebenwirkungen Omeprazol und Lansoprazol sind im allgemeinen gut verträglich. Behandlung von Patienten mit Zollinger-Ellison-Syndrom mit Omeprazol in Dosen zwischen 60 und 360 mg täglich über einen Zeitraum von bis zu sechs Jahren hat keine ernsten Nebenwirkungen ergeben. Etwa 1,5 - 3% der Patienten, die Omeprazol und Lansoprazol einnehmen, haben gastrointestinale Begleiterscheinungen wie Übelkeit, Durchfall und Abdominalkoliken. Über ZNS-Nebenwirkungen (z. B. Kopfschmerzen, Schwindel, Müdigkeit) wurde seltener berichtet. Hautfloreszenzen und vorübergehende Erhöhung der Lebertransaminasen wurden vereinzelt beobachtet. Obwohl bakterielle Überbesiedlung des Gastrointestinaltraktes oder Entwicklung nosokomialer Pneumonien noch nicht dokumentiert wurden, sind dies potentielle Risiken einer langbestehenden Erhöhung des Magen-pH. In plazebokontrollierten klinischen Studien konnte jedoch kein Unterschied in der Inzidenz von Nebenwirkungen bei Einnahme von H^+/K^+-Pumpenhemmern oder Plazebo festgestellt werden.

Medikamenteninteraktionen Da Omeprazol und Lansoprazol mit Cytochrom-P450 *in vitro* interagieren, kann der Lebermetabolismus bestimmter Medikamente inhibiert werden. Omeprazol reduziert den Metabolismus von Phenytoin, Diazepam und dem R-Isomer des War-

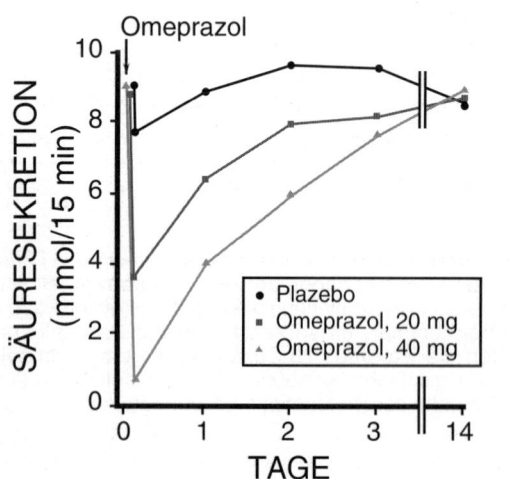

Abbildung 37.6 Hemmender Effekt von Omeprazol auf die Magensäuresekretion. Maximale sekretorische Antworten wurden bei gesunden Menschen durch Infusion von Pentagastrin über eine Zeitspanne von einer Stunde vor und in verschiedenen Intervallen nach einer einzelnen oralen Dosis von Omeprazol erzielt. Bemerkenswert ist die massive und langanhaltende Hemmung (adaptiert von Lind et al., 1983, mit Erlaubnis).

farins. Klinisch signifikante Interaktionen von Lansoprazol mit diesen Medikamenten *in vivo* konnten nicht gezeigt werden.

Therapeutischer Einsatz Omeprazol und Lansoprazol fördern die Heilung von Ulzera des Magens, Duodenums und Ösophagus. Sie sind besonders wertvoll in der Therapie von Patienten, die nicht adäquat auf H_2-Rezeptor-Antagonisten ansprechen, insbesondere bei Patienten mit Zollinger-Ellison-Syndrom.

Peptische Ulzera und Refluxösophagitis Omeprazol (20 mg/Tag) bessert die Symptome und trägt bei ungefähr 90% der Patienten innerhalb von vier Wochen zur Heilung der Duodenalulzera bei. Lansoprazol (15 - 30 mg täglich) vermittelt ähnliche Effekte. In der Therapie der Magenulzera wird mit höheren Tagesdosen von Omeprazol (40 mg) innerhalb von acht Wochen bei ca. 90% der Patienten eine Heilung erzielt. Omeprazol ist häufig bei peptischen Ulzera, die auf H_2-Rezeptor-Antagonisten nicht ansprechen, effektiv. Rezidive sind auch hier ein Problem nach Beendigung der Therapie. Eine niedrig dosierte Erhaltungstherapie, z. B. 20 mg Omeprazol an drei Tagen der Woche, reduziert das Rezidivrisiko. Insgesamt ist die Heilungs- und Rezidivrate bei Omeprazol vergleichbar mit der von H_2-Rezeptor-Antagonisten. Ähnlich wie bei H_2-Rezeptor-Antagonisten führt die gleichzeitige Eradikationstherapie bei Patienten, die mit H. pylori infiziert sind, zu einem reduzierten Rezidivrisiko.

Omeprazol ist bei Patienten mit gastroösophagealem Reflux, die eine Langzeittherapie benötigen, effektiver als H_2-Rezeptor-Antagonisten. Typischerweise sind für diese Indikation höhere Dosierungen an Omeprazol (20 - 60 mg täglich) notwendig als für die Therapie von peptischen Ulzera. Lansoprazol stellte sich ebenfalls bei Patienten mit Refluxösophagitis, die auf H_2-Rezeptor-Antagonisten nicht ansprachen, als wirksam dar. Wenn der Tonus des unteren Ösophagussphinkters reduziert oder die Ösophagusperistaltik gestört ist, können Prokinetika wie Metoclopramid oder Cisaprid (siehe Kapitel 38) als therapeutische Ergänzung nützlich sein.

Zollinger-Ellison-Syndrom Peptische und ösophageale Ulzera, die mit gastrinproduzierenden Tumoren assoziiert sind, sind häufig schwer zu behandeln. Omeprazol oder Lansoprazol sind die Therapeutika der Wahl bei diesen Erkrankungen. Das Therapieziel ist, die basale Säuresekretion auf unter 10 mEq pro Stunde zu reduzieren. Hierzu werden gewöhnlich mindestens 60 - 70 mg Omeprazol pro Tag oder Lansoprazol in Dosierungen zwischen 15 mg jeden zweiten Tag bis zu 180 mg täglich benötigt. 90% der Patienten sind mit täglichen Dosen von 120 mg ausreichend eingestellt.

ERADIKATION VON *HELICOBACTER PYLORI*

Helicobacter pylori ist ein gramnegatives Bakterium, das im Schleim der luminalen Oberfläche des Magenepithelius kolonisiert. Eine *H.-pylori*-Infektion verursacht eine entzündliche Gastritis und ist ein möglicher Mitverursacher der Ulkuskrankheit, von Magenlymphomen und Adenokarzinomen (siehe Blaser und Parsonnet, 1994; Walsh und Peterson, 1994; Symposium, 1994). *H.-pylori*-Infektionen sind weit verbreitet mit einer Prävalenz von ca. 20% bei 30jährigen kaukasischer Abstammung und einer noch höheren Prävalenz in der lateinamerikanischen und schwarzen Bevölkerung. Die Prävalenz steigt mit zunehmendem Alter. Bei der überwiegenden Mehrheit der Patienten (70 - 90%) mit Duodenal- und Magenulzera läßt sich *H. pylori* in Antrumproben nachweisen. Ein zusätzliches Argument für eine entscheidende Rolle von *H. pylori* bei der Ulkuskrankheit stammt aus Studien, in denen eine Eradikation von *H. pylori* mit einer Reduktion der Wiederkehr von Ulzera korreliert (siehe Zusammenstellung der Daten im Symposium, 1994 und Labenz und Börsh, 1995). Die Bedeutung von *H. pylori* bei Duodenalulzera wird durch die folgenden Beobachtungen unterstrichen: (1) Alleinige Eradikation von *H. pylori* resultiert in einer besseren Ulkusheilung als die Gabe von Plazebo. (2) Gleichzeitige *H.-pylori*-Eradikation und Gabe von H_2-Rezeptor-Antagonisten erhöht die Rate der Ulkusheilung verglichen mit alleiniger Behandlung mit H_2-Rezeptor-Antagonisten. (3) Antagonisten gegen spezifische, schädigende zelluläre Mechanismen durch *H. pylori* blockieren den ulzerativen Effekt. Da *H. pylori* jedoch auch in gesunden Individuen relativ häufig ist, scheint es unwahrscheinlich, daß die *H.-pylori*-Infektion allein ausreichend ist, um ein Ulkus zu verursachen. Nichtsdestoweniger wird die Eradikation von *H. pylori* bei Patienten mit aktiver Ulkuskrankheit (neu oder wiederkehrend, im Duodenum oder Magen) empfohlen, bei denen sich *H. pylori* nachweisen läßt (siehe Symposium, 1994).

Die Therapie einer *H.-pylori*-Infektion mit nur einem Medikament hat sich *in vivo* als relativ ineffektiv herausgestellt und zum Auftauchen von *H.-pylori*-Stämmen geführt, die resistent gegenüber bestimmten Medikamenten insbesondere Metronidazol und Timidazol (über eine mutierte Nitroreduktase-Aktivität) sind. Sowohl Amoxicillin als auch Clarithromycin sind wirksam. Aufgrund der Resistenzentwicklung von *H. pylori* wird meist der Einsatz mehrerer Medikamente benötigt. Resistenzen tauchen weniger auf, wenn Metronidazol mit Wismut und einem zweiten Antibiotikum kombiniert wird. Wismutverbindungen haben keine bedeutende Kapazität zur Magensäureneutralisation. Ihr nützlicher Effekt wird der Zytoprotektion zugeschrieben; diese kann sekundär die Folge des antibakteriellen Effektes der Wismutverbindungen gegen *H. pylori* in der gastroduodenalen Schleimhaut sein. Zwei- oder dreifache antimikrobielle Therapieschemata in Kombination mit antisekretorischen Medikamenten werden erfolgreich in der Behandlung von peptischen Ulzera eingesetzt, die zumindest teilweise durch eine *H.-pylori*-Infektion verursacht wurden. So wird als ein Schema eine Dreifachtherapie, bestehend aus Metronidazol (250 mg dreimal täglich), einer Wismutverbindung und entweder Tetracyclin (500 mg viermal täglich) oder Amoxicillin (500 mg dreimal täglich) für zwei Wochen empfohlen. Dieses Therapieschema führt bei ungefähr 90% der Patienten zur Eradikation. In der Behandlung der peptischen Ulzera wurde die Dreifachtherapie um eine antisekretorische Medikation (H_2-Rezeptor-Antagonist oder Protonenpumpenhemmer) ergänzt, welche bis zu sechs Monate oder prophylaktisch genommen werden kann. Diese Dreifachtherapie hat therapeutische Grenzen. Compliance ist bei einem solch komplexen Regime ein kritischer Punkt. Die Kosten der Medikamente sind beträchtlich, und es kann zu Nebenwirkungen kommen. Übelkeit, Durchfall und Schwindel sind häufige Beschwerden, die den Einsatz der Dreifachtherapie bei schwachen, älteren Menschen einschränken können, zumal deren Krankheit häufig gut durch antisekretorische Medikamente eingestellt werden kann. Einfachere Kombinationen, die weniger Nebenwirkungen und ein vereinfachtes Dosierungsschema haben, werden derzeit getestet. Hier eingeschlossen sind Kombinationen aus antisekretorischen Medikamenten mit einem Antibiotikum (z. B. Omeprazol plus 500 mg Clarithromycin dreimal täglich oder 2 g Amoxicillin pro Tag), oder Ranitidin und Wismutsubcitrat plus ein Antibiotikum. Information bezüglich Metronidazol, Tetracyclin, Amoxicillin und Clarithromycin kann den Kapiteln 42, 45 und 47 entnommen werden. Wismutverbindungen werden im folgenden diskutiert. Die medizinische Fachwelt sollte sich jedoch auf Änderungen der Empfehlungen zur Eradikation von *H. pylori* einstellen, da ständig neue Studien über *H. pylori* und seine Rolle bei Magenkrankheiten publiziert werden.

Wismutverbindungen

Wie oben bereits angedeutet, haben Wismutverbindungen keinen bedeutenden Effekt auf die Magensäureproduktion. Ihr Nutzen wird vielmehr einer Zytoprotektion zugeschrieben (verstärkte Sekretion von Schleim und HCO_3^-, Hemmung der Pepsinaktivität und Akkumulation von Wismutsubcitrat besonders in den Kratern der Magenulzera).

Kolloidales Wismutsubcitrat ist ein komplexes Wismutsalz der Zitronensäure, das in saurem pH in der Ulkusbasis mit Proteinen Chelate bildet und so eine schützende Barriere gegen Säurediffusion und peptische Verdauung darstellt. Es konnte gezeigt werden, daß Wismut die Heilung von Magen- und Duodenalulzera genauso beschleunigt wie Cimetidin, und daß die Entstehung von Ulkusrezidiven verhindert werden kann. Die Heilungsrate von Magenulzera ist etwas geringer. Wie oben erwähnt, spiegeln die beobachteten nützlichen Effekte des Wismut wahrscheinlich die antibakterielle Wirkung gegen *H. pylori* wider, so daß Wismut als wichtige Komponente in der Dreifachtherapie gegen *H. pylori* dient.

Wismutsubsalicylat wird außerdem bei gastroösophagealem Reflux und Durchfall eingesetzt (siehe Kapitel 38).

Resorption, Verteilung, Abbau Die derzeit verfügbaren Wismutverbindungen sind Wismutsubsalicylat in den USA und Wismutsubcitrat in der übrigen Welt. Die schlecht wasserlöslichen Verbindungen werden im sauren Milieu des Magens in das unlösliche Wismutoxid, -hydroxid und -oxichlorid umgewandelt. Nach Aufnahme wird Salicylat absorbiert und erscheint zu mehr als 90% unverändert im Urin. Die Plasmakonzentrationen sind ähnlich den Konzentrationen, die nach einer vergleichbaren Aspirindosis erreicht werden. Ungefähr 1% einer oralen Wismutdosis wird absorbiert. Der Rest wird als unlösliches Salz mit den Faeces ausgeschieden. Absorbiertes Wismut hat eine Plasmahalbwertszeit von ungefähr fünf Tagen und wird über den Speichel, den Urin und die Galle ausgeschieden.

Mit einer Wismuttherapie assoziierte Nebenwirkungen

Die Bi^{3+}-Plasmakonzentrationen steigen im Rahmen einer längeren Therapie an, jedoch nicht in gefährliche Bereiche. Die Reaktion von Wismut mit H_2S der Bakterien führt zur Bildung von Wismutsulfid, das die Mundhöhle und die Faeces schwarz verfärbt. Bei Anwendung von Wismutsubsalicylat wird Salicylat ebenfalls absorbiert, doch weder Salicylat noch Wismut erreichen unter normalem Gebrauch toxische Konzentrationen. Wismuttoxizität wie Ataxie, Enzephalopathie und Osteodystrophie ist bei exzessiver Überdosierung denkbar, gewöhnlich aber mit anderen Wismutsalzen assoziiert. Patienten, die Aspirin in hohen Dosen einnehmen oder überempfindlich auf Aspirin reagieren, können ebenso Überempfindlichkeitsreaktionen auf das Salicylat im Wismutsubsalicylat zeigen. Es wurde gezeigt, daß Wismutverbindungen die Bioverfügbarkeit von oral verabreichtem Tetracyclin reduzieren. Eine Zusammenstellung der kürzlich erschienenen Studien über gastrointestinale Wirkungen von Wismutverbindungen findet sich bei Yoshida und Peura (1993).

ANTAZIDA

Antazida neutralisieren das von der Parietalzelle sezernierte HCl. Antazida werden hinsichtlich ihrer Kapazität zum Neutralisieren miteinander verglichen. Dies erfolgt definitionsgemäß über die Bestimmung derjenigen Menge einer 1 N HCl-Lösung, die innerhalb eines Zeitraumes von 15 Minuten auf einen pH-Wert von 3,5 titriert werden kann. Die Zeitkonstante trägt dem Rechnung, daß einige Antazida nur sehr langsam die Säure neutralisieren. Häufig verordnete Antazida unterscheiden sich in ihrer Zusammensetzung und Pufferkapazität, wie in Tabelle 37.1 dargestellt.

Chemische Zusammensetzung und Eigenschaften Hydroxide des Magnesium und Aluminium sind die am häufigsten eingesetzten Substanzen. Natriumbikarbonat und Kalziumkarbonat werden ebenfalls verwandt, wie auch andere Karbonate, Silikate und Phosphate. Antazida reagieren mit HCl und bilden Chloride, Wasser und Kohlendioxid; sie neutralisieren die Säure nach folgenden chemischen Reaktionen:

$$Al(OH)_3 + 3HCl \xrightarrow{langsam} AlCl_3 + 3H_2O$$

$$Mg(OH)_2 + 2HCl \xrightarrow{langsam/moderat} MgCl_2 + 2H_2O$$

$$CaCO_3 + 2HCl \xrightarrow{schnell} CaCl_2 + H_2O + CO_2$$

$$NaHCO_3 + HCl \xrightarrow{schnell} NaCl + H_2O + CO_2$$

Der Wert eines Antazidums hängt von seiner Löslichkeit und Reaktivität, von den physiologischen Eigenschaften seines Kations, von der Wasserlöslichkeit und vom Füllungszustand des Magens ab. Das gut wasserlösliche Natriumbikarbonat wird sehr schnell aus dem Magen entfernt. Es stellt für den Körper sowohl eine Natrium- als auch Alkalibelastung dar. $CaCO_3$ kann HCl schnell neutralisieren (in Abhängigkeit von der Partikelgröße und Kristallstruktur). Kalzium vermag jedoch andere kalziumabhängige Vorgänge unerwünscht zu aktivieren, was wiederum zur Sekretion von Säure und Gastrin führen kann. Beide Karbonate setzen CO_2 frei, was zu Völlegefühl und Aufstoßen mit Reflux führen kann.

Aluminium- und Magnesiumhydroxid sind relativ schwer löslich. Aus diesem Grund akkumuliert OH^- nicht. $Mg(OH)_2$ reagiert relativ schnell mit H^+. Das verwandte Karbonat, $MgCO_3$, reagiert aufgrund seiner Kristallstruktur relativ langsam, obwohl es besser löslich ist. $Al(OH)_3$ reagiert ebenfalls relativ langsam, kann Komplexe bilden und hat daher eine langanhaltende Wirkung. Kombinationen aus Mg^{2+}- und Al^{3+}-Hydroxid bieten ein schnelles und langanhaltendes Potential zur Neutralisation von Säure. Magaldrat ist ein Hydroxy-Magnesi-

Tabelle 37.1 Zusammensetzung und Neutralisationskapazität von in den USA gebräuchlichen Antazida-Präparaten

PRODUKT	INHALT, mg PRO TABLETTE ODER PRO 5 ml				SÄURENEUTRALISIERENDE KAPAZITÄT, mEq PRO TABLETTE ODER PRO 5 ml
	$Al(OH)_3$	$Mg(OH)_2$	$CaCO_3$	SIMETHICON	
Tabletten					
Gelusil II	400	400	0	30	21
Maalox TC	600	300	0	0	28
Mylanta II	400	400	0	40	23
Riopan Plus 2		Magaldrat, 1080		20	30
Rolaids		$NaAlCO_3(OH)_2$, 325		0	11
Tums Ex	0	0	750	0	15
Flüssigkeiten					
Gelusil II	400	400	0	30	24
Kudrox	500	450	0	40	28
Maalox TC	600	300	0	0	28
Milk of Magnesia	0	390	0	0	14
Mylanta II	400	400	0	40	25
Riopan Plus II		Magaldrat, 1080		30	30

um-Aluminat-Komplex. Er wird in Gegenwart von Säure rasch in Mg^{2+} und $Al(OH)_3$ konvertiert, welche kaum resorbiert werden. Die neutralisierende Wirkung ist anhaltend, und die Wirkung auf die intestinale Motilität ist ausgewogen.

Einige Darreichungsformen sind Kombinationspräparate aus $Al(OH)_3$ und $NaHCO_3$. Der hinter dieser Kombination stehende Gedanke zielt auf den raschen Wirkungseintritt des Karbonats und die günstige Wirkdauer des $Al(OH)_3$. Simethicon, ein Mittel zur Reduktion der Oberflächenspannung, das die Bildung von Schaum und daher auch gastroösophagealem Reflux günstig beeinflußt, ist in vielen Antazida ebenfalls enthalten.

Pharmakologische Eigenschaften

Gastrointestinale Wirkungen Die neutralisierenden Eigenschaften der Antazida im Magen ähneln denen im Reagenzglas. Der erreichte pH-Wert hängt von der Form und Dosis des Antazidums sowie vom Füllungszustand des Magens ab. Die Substanzen werden aus dem Magen innerhalb von 30 Minuten entfernt. Die Füllung des Magens mit Speisen allein hebt den pH auf einen Wert von 5 über einen Zeitraum von etwa einer Stunde an und verlängert somit die neutralisierende Wirkung der Antazida um ungefähr zwei Stunden.

Im allgemeinen wird soviel an Antazidum benötigt, bis der pH-Wert im Magen auf über 4 angehoben ist (siehe unten). Steigt der pH im Antrum, wird vermehrt Gastrin sezerniert. Hieraus resultiert eine kompensatorische Sekretion von Säure und Pepsin. Obwohl dieser Mechanismus normalerweise vernachlässigbar sein mag, ist er bei Patienten mit einem Ulcus duodeni um so ausgeprägter. Die Neutralisation der Säure beeinflußt die Aktivität des Pepsins im Magensaft. Eine partielle Neutralisation steigert die Pepsin-Aktivität. Das Enzym ist bei einem pH von 2 ungefähr viermal aktiver als bei einem pH von 1,3. Mit fortschreitender Neutralisierung fällt die Aktivität aber wieder ab, wenngleich eine aktive Proteolyse bis zu einem pH von 5 stattfindet. Bei einem pH-Wert größer als 5 wird Pepsin irreversibel inaktiviert. Eine Anhebung des pH unterdrückt ebenfalls die säurekatalysierte Auto-Aktivierung des Pepsinogens zum Pepsin. Daher gilt, daß die Anhebung des pH im Magen zu einer reduzierten Pepsin-Aktivität führt. $Al(OH)_3$-Partikel reduzieren bei einem pH von größer als 3 ebenfalls die Pepsinaktivität durch Adsorption. Nach Verabreichung von Antazida sezerniert der Magen weiter Säure, bis der luminale pH-Wert zu einem Wert zurückgekehrt ist, ab dem H^+-Ionen die Gastrinsekretion des Antrums normalerweise inhibieren. Dieser Rebound-Effekt ist normalerweise gering, kann aber nach exzessiven Dosen von $CaCO_3$ eine starke und lang anhaltende Säuresekretion nach sich ziehen.

Alkalisierung des Mageninhaltes stimuliert die Magenmotilität durch die Wirkung von Gastrin. Al^{3+} kann die glatte Magenmuskulatur entspannen und die Magenentleerung verzögern. Diesen Effekten wirkt Mg^{2+} entgegen. Daher hat die gleichzeitige Einnahme von $Al(OH)_3$ und $Mg(OH)_2$ einen relativ geringen Effekt auf die Magenentleerung. Alkalisierung des Mageninhaltes erhöht zusätzlich den Tonus des unteren Ösophagus und damit die Ösophagusentleerung.

Antazida beeinflussen die Darmmotilität und Sekretion. Wie bereits oben erwähnt erhöhen Magnesiumsalze die Darmmotilität, wogegen Aluminium sie senkt. Daher enthalten viele der freiverkäuflichen Antazida eine Mixtur aus Aluminium- und Magnesiumverbindungen, so daß die Darmfunktion nicht signifikant verändert wird. Wegen seiner Fähigkeit, die Sekretion zu verstärken und unlösliche Verbindungen einzugehen, hat $CaCO_3$ nicht vorhersagbare Effekte auf die gastrointestinale Motilität.

Resorption, Metabolismus und Exkretion Die Resorptionsrate der Antazida ist unterschiedlich. Aluminium-, kalzium- oder magnesiumhaltige Antazida werden zu einem geringeren Ausmaß resorbiert als solche, die $NaHCO_3$ enthalten. Nichtgelöste Antazida passieren unverändert den Darm und werden mit den Faeces eliminiert. Wenn Produkte veränderter Antazida in den Darm eintreten, werden einige der Kationen absorbiert.

Bei Personen mit normaler Nierenfunktion verursacht eine leichte Akkumulation von Al^{3+} und Mg^{2+} kein Problem. Bei Niereninsuffizienz kann absorbiertes Al^{3+} jedoch zu Osteoporose, Enzephalopathie und proximaler Myopathie beitragen. Unverändertes $Al(OH)_3$ und $Mg(OH)_2$ können den Darm wie die Muttersubstanz passieren. Al^{3+} wird als Karbonat und Hydroxid über die Faeces ausgeschieden; Mg^{2+} wird als wasserlösliches Salz eliminiert. Beide Kationen können in nicht-wasserlösliche Phosphate überführt werden sowie andere Verbindungen eingehen. Ungefähr 15% des oral aufgenommenen Ca^{2+} wird resorbiert, was zu einer transienten Hyperkalzämie führt. Auch wenn dies bei Gesunden kein Problem darstellt, kann eine Hyperkalzämie auch schon durch 3 - 4 g Kalziumsalzen pro Tag bei urämischen Patienten problematisch sein. Ein Teil des Ca^{2+} wird als unlösliches Kalziumphosphat und als Kalziumseife ausgeschieden. Resorbiertes Ca^{2+} wird wie Na^+ mit dem Urin eliminiert. Bei Patienten mit Herzinsuffizienz oder Hypertonie sollte die Na^+-Ingestion durch Na^+-arme oder Na^+-freie Präparationen minimiert werden (Tabelle 37.1).

Nebenwirkungen Resorption von nicht-neutralisiertem $NaHCO_3$ führt zur Alkalose. Neutralisierte Antazida können durch die Resorption von endogenem $NaHCO_3$, unterstützt durch die Zugabe exogener, neutralisierender Äquivalente in den Gastrointestinaltrakt, ebenfalls eine Alkalose verursachen. Diese Störungen des Säure-Basen-Gleichgewichtes durch Antazida sind gewöhnlich transient und klinisch bei Personen mit normaler Nierenfunktion nicht signifikant.

In der Vergangenheit trat häufig ein Milch-Alkali-Syndrom auf, wenn große Mengen von $NaHCO_3$ und/oder $CaCO_3$ gemeinsam mit Milch oder Sahne zur Behandlung des peptischen Ulkus verabreicht wurden. Dieses Syndrom resultiert aus der Ingestion großer Mengen von Ca^{2+} und resorbierbarer Laugen, wobei es zur Hyperkalzämie, verminderten Sekretion von Parathormon, Phosphatretention, Präzipitation von Ca^{2+}-Salzen in der Niere und Niereninsuffizienz kommt. Therapeutische Regime, die den Genuß von Milchprodukten empfehlen, sind daher heutzutage obsolet.

Insgesamt prädisponiert der Langzeitgebrauch von Antazida durch Alkalisierung des Urins - und damit Begünstigung der Ausfällung von Kalziumphosphat - zur Nephrolithiasis.

Die meisten Antazida können den Urin-pH um ungefähr eine pH-Einheit anheben, was zu den bekannten Effekten auf die tubuläre Reabsorption und Urinelimination schwacher Säuren und Basen führt (siehe Kapitel 1). Die Freisetzung von CO_2 aus bikarbonat- und karbonathaltigen Antazida kann Aufstoßen, gelegentlich Übelkeit, Blähungen und Flatulenzen verursachen. Aufstoßen kann wiederum einen gastroösophagealen Reflux verstärken.

Medikamenteninteraktionen Durch Veränderung des Magen- und Urin-pH können Antazida die Lösungs- und Resorptionsrate, die Bioverfügbarkeit und renale Elimination vieler Medikamente verändern. Wie bereits oben erwähnt, verändern Al^{3+}- und Mg^{2+}-Verbindungen die Magenmotilität, wodurch die Rate verändert wird, mit der Medikamente die Resorptionsoberfläche des Dünndarms erreichen. Al^{3+}-Verbindungen sind bekannt für ihre Neigung, Medikamente zu adsorbieren und unlösliche Komplexe, die nicht resorbiert werden können, einzugehen. Obwohl die Bioverfügbarkeit ebenfalls beeinflußt wird, haben die veränderten Resorptionsraten kaum klinische Signifikanz, wenn diese Medikamente regelmäßig in mehreren Dosen gegeben werden. Allgemein ist es ratsam, Antazida und Medikamente, die systemisch aufgenommen werden sollen, nicht gemeinsam zu verabreichen. Die meisten Interaktionen können verhindert werden, wenn Antazida zwei Stunden vor oder nach der Aufnahme anderer Medikamente eingenommen werden.

Somit können Antazida durch eine Kombination vieler Faktoren die Bioverfügbarkeit von Medikamenten reduzieren. Zu den Stoffen, für die diese Reduktion klinisch signifikant werden könnte, gehören Eisen, Theophyllin, Chinolon-Antibiotika, Tetracycline, Isoniazid und Ketoconazol (Löslichkeit wird durch erhöhten pH reduziert). Es gibt außerdem Hinweise, daß Antazida die Bioverfügbarkeit folgender Substanzen reduzieren: Ethambutol, einige antimuskarinische Medikamente, Benzodiazepine, Phenothiazine, Ranitidin, Indomethacin, Phenytoin, Nitrofurantoin, Vitamin A, Fluorid, Phosphat, Prednison und Procainamid. Berichten zufolge sollen Antazida auch die Bioverfügbarkeit von Atenolol und Propranolol senken und die von Metoprolol erhöhen. Antazida erhöhen die Löslichkeit und Absorption von sauren Formen der Sulfonamide, die Absorptionsrate von Levodopa und die Blutspiegel der Valproinsäure.

Da Alkalisierung des Urins die renale Clearance von Medikamenten, die schwache Säuren oder Basen sind, verändert, erhöht die gleichzeitige Antazidatherapie die Eliminationsrate von Salicylaten und Phenobarbital und senkt die Elimination von Amphetaminen, Ephedrin, Mecamylamin, Pseudoephedrin und Chinidin. Antazida reduzieren den Lebermetabolismus von Ranitidin und reduzieren die Effektivität von Nitrofurantoin in der Therapie der Harnwegsinfekte. Die Antazida-Medikamenteninteraktionen sind von D'Arcy und McElnay umfassend beschrieben worden (1987).

Therapeutischer Einsatz

Peptische Ulzera Im allgemeinen sind andere Therapieformen (H_2-Rezeptor-Antagonisten, Protonenpumpenhemmer) effektiver und für den Patienten angenehmer als Antazida. Nichtsdestoweniger sind Antazida effektiv zur Unterstützung der Abheilung von Duodenalulzera. Sie führen nach einer vier- bis achtwöchigen Therapie, ähnlich wie die H_2-Rezeptor-Antagonisten, zur Abheilung mit vergleichbaren Rezidivraten. Antazida sind außerdem relativ billig. Obwohl viele Dosierungen und Therapieschemata getestet wurden, scheint eine tägliche Gesamtdosis von 400 mEq Neutralisationskapazität in 100-mEq-Portionen jeweils eine Stunde nach den Mahlzeiten und zur Nacht eingenommen, wirksam zu sein. Die größten Nachteile sind fehlende Compliance der Patienten im Dosierungsplan, nächtliche Säuresekretion und Interaktionen der Antazida mit anderen Medikamenten. Antazida sind in der Therapie der Magenulzera nicht wirksam. Bei der Behandlung des Zollinger-Ellison-Syndroms und sehr großer Duodenalulzera können Antazida zusammen mit antisekretorischen Medikamenten eingesetzt werden.

Gastroösophagealer Reflux H_2-Rezeptor-Antagonisten oder der H^+/K^+-ATPase-Inhibitor Omeprazol sind die bevorzugten Medikamente zur Therapie des gastroösophagealen Refluxes. Antazida können bei manchen Patienten zusätzlich nützlich sein, da sie den Tonus des unteren Ösophagussphinkters erhöhen.

Ein Alginat enthaltendes Produkt reduziert Berichten zufolge den Säurereflux und verbessert die ösophageale Säureelimination. Diese Verbindung hat keinen Effekt auf den unteren Ösophagussphinktertonus und ist auch kein potentes Antazidum. Die Alginatverbindung mag die Schleimhaut schützen und durch Formation einer viskösen Schicht auf der Oberfläche des Mageninhaltes mechanisch den Reflux mindern. Die Effektivität dieses Produktes bei der Behandlung von gastroösophagealem Reflux konnte bisher nicht gezeigt werden.

Verschiedene Anwendungen Während Narkose, Koma, Kaiserschnitt oder Endoskopie kann eine Aspiration von Mageninhalt erfolgen und so eine Pneumonitis oder Pneumonie verursachen. Vorherige Neutralisation der Magensäure verleiht einen gewissen Schutz. Das Ziel sollte sein, den pH-Wert über 3,5 (eventuell bis zu 5, um die Pepsinaktivität zu unterdrücken) zu halten. Antazida können unmittelbar vor und während des Eingriffs gegeben werden. Im Falle einer Aspiration können die Antazida jedoch selbst einen Lungenschaden verursachen, was die Anwendung von Natriumcitrat (15 ml) attraktiv macht.

Antazida und H_2-Antagonisten sind beide effektiv in der Prophylaxe von Streßulzera und akuter oberer gastrointestinaler Blutung (siehe Gonzales und Grainger, 1994). Die Behandlung der oberen gastrointestinalen Blutung wurde durch Peterson und Laine umfassend beschrieben (1993).

SUCRALFAT

Überlegungen zur Sucralfattherapie Der Schleimüberzug, der die Magen- und Duodenalschleimhaut bedeckt, wird durch Bikarbonat, das durch darunterliegende Epithelzellen in diesen Überzug sezerniert wird, gepuffert und bildet die primäre, zytoprotektive Abwehr gegen säureunterstützte, peptische Verdauung. Dieser Schleimüberzug hält die einwärts gerichtete Diffusion sowohl von H^+ als auch von großen Proteinen zurück und verhindert somit das Eindringen von Pepsin bei gleichzeitigem Schutz vor Säureerosion. Die für peptische Ulkusleiden typischen Schleimhauterosionen und -ulzerationen resultieren aus der pepsinvermittelten Hydrolyse von Schleimhautproteinen.

Die Beobachtung, daß Sucralfatpolysaccharide die pepsinmediierte Proteinhydrolyse hemmen, führte zur Entwicklung zytoprotektiver Stoffe, die diesen Effekt nachahmen sollten. Verschiedene Studien konnten zeigen, daß nicht das Molekulargewicht der Polysaccharidpolymere, sondern das Ausmaß ihrer Sulfatierung entscheidend waren. So wurde beobachtet, daß das Octasulfat der Sucrose peptische Hydrolyse *in vitro* hemmt. Aus der Reaktion zwischen Sucroseoctasulfat und $Al(OH)_3$ entsteht eine viskose Substanz, die Sucralfat genannt wurde. Diese ist nicht wasserlöslich und hat eine schwache Pufferkapazität. Sucralfat bindet auch Gallensalze, denen eine Rolle in der Pathogenese der Magenulzera zugesprochen werden. Hiermit zeigt sich ein weiterer Ansatzpunkt, durch den Sucralfat therapeutischen Nutzen erreichen könnte.

Chemie Der Sucralfatkomplex, der aus Sucroseoctasulfat und Polyaluminiumhydroxid entsteht, besitzt ein Grundgerüst, das als $C_{12}H_6O_{11}[SO_3 \cdot Al_2(OH)_5]_8 \times nH_2O$ dargestellt werden kann. Ist der pH-Wert unter 4, setzt eine massive Polymerisation und Vernetzung des Sucralfat ein, um ein klebriges, viskoses, gelbweißliches Gel zu bilden. Kontinuierliche Reaktion mit Säure verbraucht soviel $Al_2(OH)_5^+$, bis einige Sucroseoctasulfatgruppen komplett von Al^{3+} befreit sind. Obwohl der pH-Wert im Duodenum deutlich über 4 liegt, behält das Gel seine Viskosität.

Pharmakologische Wirkungen Sucralfat haftet an Epithelzellen und besonders stark an der Basis von Ulkuskratern, so daß es sehr schwierig ist, das Gel aus dem Krater wegzuwaschen. In Menschen haftet das Gel an ulzerierten Epithelien länger als sechs Stunden. Es ist in Duodenalulzera adhärenter als in Magenulzera. Vermutlich ist diese Bindung an Ulkuskrater die wesentliche therapeutische Wirkung des Sucralfats. Antazida und Nahrung beeinflussen die Haftung des Gels nicht. Proteine der Nahrungsmittel werden an seiner Oberfläche adsorbiert und bilden somit einen zusätzlichen zytoprotektiven Überzug.

Eine Vielzahl von Mechanismen wurden für die zytoprotektiven und heilenden Effekte des Sucralfat diskutiert, u. a. Stimulation der Prostaglandinsynthese, Adsorption von Pepsin und Stimulation der lokalen Produktion von epidermalem Wachstumsfaktor (als Übersichtsarbeit s. McCarthy, 1991).

Nebenwirkungen Die Inzidenz und Schwere von Nebenwirkungen des Sucralfats sind sehr gering. Lediglich Obstipation als Folge des Al^{3+} (bei 2% der Patienten) und das Gefühl eines trockenen Mundes (weniger als 1%) scheinen signifikant zu sein. Vereinzelt klagen Patienten über Abdominalbeschwerden. Die Effekte auf Al^{3+} im Plasma und den Phosphatmetabolismus sind ähnlich denjenigen, die bereits oben für $Al(OH)_3$ beschrieben wurden. Laboruntersuchungen belegen, daß Sucralfat außerdem eine Anzahl von Medikamenten binden und so deren Bioverfügbarkeit senken kann. Hierzu zählen Tetracycline, Phenytoin, Digoxin, Cimetidin, Ketoconazol und Fluorochinolon-Antibiotika. Interaktionen können durch Verabreichung dieser Medikamente zwei Stunden vor der Gabe von Sucralfat minimiert werden.

Klinische Anwendung Sucralfat (1 g eine Stunde vor jeder Mahlzeit sowie zur Nacht für vier bis acht Wochen) unterstützt die Heilung von Duodenal- und Magenulzera ähnlich effektiv wie H_2-Rezeptor-Antagonisten. Als Erhaltungstherapie scheint Sucralfat bei Duodenalulzera effektiver als bei Magenulzera zu sein. Sucralfat (1 g zweimal täglich) ist zur Erhaltungstherapie bei Duodenalulzera zugelassen. Es kann weiterhin zur Prophylaxe von Streßulzera angewendet werden. Da die Substanz durch Säure aktiviert wird, ist die Verabreichung von Sucralfat vor den Mahlzeiten effektiver als hinterher. Aus dem selben Grund sollte Sucralfat nicht innerhalb von 30 Minuten nach Gabe von Antazida verabreicht werden.

Obwohl Sucralfat einen geringen positiven Effekt bei gastroösophagealem Reflux hat, sprechen die Verfügbarkeit und überlegene Wirkung von Omeprazol und H_2-Rezeptor-Antagonisten, gemeinsam mit noch unbeantworteten Fragen bezüglich der Applikation und Dosierung von Sucralfat, gegen die Anwendung dieses Medikamentes bei der Säurerefluxkrankheit. Weitere Details bezüglich Sucralfat können der Übersicht von McCarthy (1991) entnommen werden.

PROSTAGLANDINANALOGA

Prostaglandin E_2 und I_2 (PGE_2 und PGI_2) sind die wesentlichen Prostaglandine, die in der Magenschleimhaut synthetisiert werden. Sie inhibieren die Säuresekretion und stimulieren die Sezernierung von Schleim und Bikarbonat (siehe Abbildung 37.1 und Kapitel 26). Die ulzerogene Potenz von aspirinähnlichen Medikamenten, die die Synthese von Prostaglandinen hemmen, sprechen für die Bedeutung dieser Substanzklasse für die normale Magenfunktion. Da die Gabe von Prostaglandinen die Magenschleimhaut in Tierexperimenten gegen verschiedene ulzerogene Verletzungen schützt, wurde eine Reihe von langsam metabolisierten Prostaglandinanaloga entwickelt und bei Menschen getestet.

Misoprostol, 15-Deoxy-16-hydroxy-16-methyl-PGE_1, ist als derartiges Analogon verfügbar. Klinische Studien zeigen, daß Misoprostol mäßig effektiv in der Behandlung von Duodenal- und Magenulzera ist. Die zur Unterstützung der Ulkusheilung notwendige Dosis (200 µg viermal täglich zu den Mahlzeiten) inhibiert die Magensäuresekretion und ist höher, als zum Erreichen zytoprotektiver Effekte notwendig ist (verstärkte Sezernierung von Schleim und HCO_3^-). Obwohl Prostaglandinanaloga wohl Medikamente der zweiten Wahl in der Behandlung von Patienten mit Ulkusleiden bleiben werden, sind sie besonders wertvoll als zytoprotektive Medikamente für Patienten, die nicht-steroidale, antiinflammatorische Medikamente einnehmen müssen. Misoprostol ist derzeit zur Prävention von Magenulzera durch nicht-steroidale Antirheumatika bei Patienten zugelassen, die aspirinähnliche Medikamente für die Behandlung einer Arthritis oder anderer Erkrankungen einnehmen müssen und Risikofaktoren für die Entwicklung komplizierter Magenulzera aufweisen (siehe auch Kapitel 27).

Nebenwirkungen Effektive orale Dosen von Misoprostol verursachen bei bis zu 30% der Patienten im therapeutischen Bereich Durchfall, was den Einsatz limitieren kann. Abdominalkrämpfe können ebenfalls auftreten. Diese Verbindungen wirken vermutlich abortiv und sollten nicht bei Schwangeren oder Frauen im gebärfähigen Alter ohne gleichzeitige Kontrazeption angewendet werden. Die Wirkungen und therapeutischen Anwendungen von Misoprostol wurden von Collins (1990) zusammengestellt. Andere Verwandte des PGE_1 (Risoprostil) und PGE_2 (Arboprostil, Enprostil, Trimoprostil) werden derzeit untersucht.

MUSKARINISCHE ANTAGONISTEN

Muskarinische cholinerge Antagonisten können die basale Magensäuresekretion um 40 - 50% senken. Die Sekretion nach Stimulation wird in einem geringeren Ausmaß inhibiert. Selektive Antagonisten des M_1-Rezeptors sind ebenso effektiv wie Atropin oder andere, nicht-selektive Muskarinantagonisten, produzieren aber seltener die für die cholinerge Blockade typischen Nebenwirkungen (z. B. trockener Mund, Tachykardie). [Diese Stoffe werden in den USA nicht zur Therapie der Ulkuskrankheit angewendet, obwohl Pirenzepin und Telenzepin derzeit in den USA klinisch getestet werden]. Diese Stoffe haben eine relativ geringe Affinität zu M_2- und M_3-Rezeptoren (siehe Kapitel 7). Da Muskarinrezeptoren auf histaminenthaltenden Zellen noch nicht nachgewiesen wurden, ist nicht klar, wie M_1-Antagonisten an dieser Stelle wirken. Ebensowenig ist bekannt, ob die Blockade von M_1-Rezeptoren auf intramuralen, cholinergen Neuronen die Weiterleitung von Vagusimpulsen unterbricht oder nicht. M_1-Antagonisten können außerdem die Sekretion von Gastrin, Schleim und HCO_3^- hemmen (siehe Abbildung 37.1).

Obwohl Pirenzepin und Telenzepin weniger effektiv als H_2-Rezeptor-Antagonisten in der Reduktion der Säuresekretion sind, konnten M_1-Antagonisten in mehreren klinischen Studien vergleichbare Heilungsraten von Duodenal- und Magenulzera erzielen. In einer Erhaltungsdosis ist Pirenzepin in der Prophylaxe von Magenulzera dem Cimetidin gleichwertig. Sowohl Pirenzepin als auch Telenzepin sind hydrophil und durchdringen die Blut-Hirn-Schranke schlecht. Die effektive orale Dosierung für Pirenzepin ist 50 mg zwei- oder dreimal täglich. Das potentere Telenzepin ist mit einer Tagesdosis von 3 mg effektiv. Nebenwirkungen (trockener Mund, Sehstörungen, Obstipation) können die Anwendung dieser Medikamente limitieren. Maton und Jensen (1993) haben klinische Studien der M_1-Antagonisten bei der Ulkuskrankheit zusammengestellt. Die pharmakologischen Eigenschaften der Muskarinantagonisten sind in Kapitel 7 beschrieben.

CARBENOXOLON

Carbenoxolon ist ein Oleandan-Abkömmling der Glycyrrhizinsäure, die in Süßholzwurzeln gefunden wird. Es ist in den USA nicht zugelassen, wird in Europa jedoch schon seit 1962 zur Behandlung von peptischen Ulzera eingesetzt. Carbenoxolon scheint die Zusammensetzung und Menge des Schleims zu verändern und hierdurch die Schleimbarriere für HCl zu verstärken. Der Mechanismus ist nicht geklärt, scheint jedoch durch den lipophilen Charakter des Carbenoxolon (wodurch es an Membranen bindet), die Fähigkeit zur Hemmung der Pepsinaktivität sowie durch die Stimulation der Glykoproteinsynthese des Magens begründet zu sein.

In der Behandlung der Ulkuskrankheit ist Carbenoxolon effektiver als Plazebo, aber nicht effektiver als H_2-Rezeptor-Antagonisten. Bei gastroösophagealem Reflux produziert Carbenoxolon variable Ergebnisse.

Carbenoxolon ist ein Verwandter der Steroide und hat signifikante mineralokortikoide Wirkungen. Daher werden Na^+- und Flüssigkeitsretention, Hypertonie, Hypokaliämie und eingeschränkte Glukosetoleranz häufig beobachtet. Diese klinisch signifikanten Nebenwirkungen beeinträchtigen die Anwendung von Carbenoxolon. Obwohl andere Mineralokortikoide keine antiulzeröse Aktivität besitzen, interferiert die gleichzeitige Gabe von Spironolacton mit den therapeutischen Effekten von Carbenoxolon.

FÖRDERER DER GASTRINSEKRETION: GASTRIN UND SEINE ANALOGA

Um sekretorische Probleme des Magens zu evaluieren, kann die Parietalzelle auf ihre normale Funktion untersucht werden. Dabei sind Histamin (zusammen mit einem H_1-Histaminrezeptor-Antagonisten), H_2-Agonisten oder Muskarinagonisten durch ihre Nebenwirkungen limitiert. Gastrin und seine Analoga verursachen weniger schwere Nebenwirkungen, so daß sie für diese Zwecke besser geeignet sind.

Pentagastrin Gastrin, ein Heptadecapeptid, ist ein potentes, physiologisches Sekretagogum, das durch vagale Stimuli und als Antwort auf Nahrungsaufnahme vom Antrum und Pylorus freigesetzt wird. Kleinere Fragmente des Peptides sind ebenfalls voll aktiv. Ein synthetisches Pentapeptid, das Pentagastrin, ist zur Untersuchung der Magenfunktion erhältlich. Seine Struktur ist wie folgt:

PENTAGASTRIN

Die herausragende Wirkung des Pentagastrins ist die Stimulation der Sekretion von Magensäure, Pepsin und intrinsischem Faktor. Pentagastrin stimuliert außerdem die Pankreassekretion, hemmt die Resorption von Wasser und Elektrolyten aus dem Ileum, relaxiert den Sphinkter Oddi und erhöht den Blutfluß in der Magenschleimhaut. Obwohl es die glatte Muskulatur des unteren Ösophagussphinkter und des Magens kontrahiert, verzögert Pentagastrin die Magenentleerung. Die Halbwertszeit von Pentagastrin im Kreislauf beträgt zehn Minuten.

Nach subkutaner Injektion einer diagnostischen Dosis von 6 µg/kg Pentagastrin erzeugt Pentagastrin reproduzierbare sekretorische Antworten des Magens, die mit denjenigen, welche durch Histamin oder Betazol induziert werden können, vergleichbar sind. Die Nebenwirkungen sind üblicherweise gering und vorübergehend. Hierzu gehören Übelkeit, Borborygmus, Stuhldrang, Flush, Tachykardie, Schwäche und Schwindel. Allergische Reaktionen sind selten. Die Magensekretion beginnt innerhalb von 10 Minuten, erreicht ihr Maximum nach 20 - 30 Minuten und hält ca. eine Stunde an.

AUSBLICK

Die Therapie der Ulkuskrankheit hat lange ihren Schwerpunkt auf die Neutralisation oder Reduktion der Magensäure gelegt. Kenntnisse der Einzelheiten des Säuresekretionsmechanismus haben zu verbesserten Möglichkeiten in der Reduktion der Säure, insbesondere durch den seit kurzem weit verbreiteten Gebrauch von H_2-Rezeptor-Antagonisten und Protonenpumpenhemmern, geführt. Zukünftige Generationen dieser Substanzklassen könnten Vorteile gegenüber derzeit erhältlichen Medikamenten bieten. Dennoch ist die Säure nur eine Facette der Ulkuskrankheit, und wir dürfen erwarten, daß sich therapeutische Fortschritte bezüglich anderer Aspekte der Entstehung und Prophylaxe von Ulzera ereignen werden. Sichere und spezifische pharmakologische Werkzeuge zur Veränderung der Bikarbonat- und Schleimsekretion mit dem Ziel der Verstärkung der Zytoprotektion von Magen und Pylorus dürften greifbar werden. Zusätzlich wird sich unser Informationsstand über den Beitrag bakterieller Pathogene in der Ätiologie der Ulkuskrankheit verbessern. Solche Kenntnisse werden voraussichtlich zu neuen und noch effektiveren Regimen zur Eradikation von *Helicobacter pylori* führen. Das könnte zur Verkürzung des Heilungsprozesses und einer Reduktion der Rezidivrate führen.

Zur weitergehenden Diskussion der Ulkuskrankheit, des Zollinger-Ellison-Syndroms und der gastroösophagealen Refluxkrankheit siehe *Harrison's Principles of Internal Medicine*, 14th ed., McGraw-Hill, New York, 1998, deren deutsche Ausgabe 1999 erscheint.

LITERATUR

Barradell, L.B., Faulds, D., and McTavish, D. Lansoprazole. A review of its pharmacodynamic and pharmacokinetic properties and its therapeutic efficacy in acid-related disorders. *Drugs*, **1992**, *44*:225—250.

Binder, H.J., and Donaldson, R.M., Jr. Effect of cimetidine on intrinsic factor and pepsin secretion in man. *Gastroenterology*, **1978**, *74*:371—375.

Black, J. Reflections on the analytical pharmacology of histamine H_2-receptor antagonists. *Gastroenterology*, **1993**, *105*:963—968.

Blaser, M.J., and Parsonnet, J. Parasitism by the "slow" bacterium *Helicobacter pylori* leads to altered gastric homeostasis and neoplasia. *J. Clin. Invest.*, **1994**, *94*:4—8.

Collins, P.W. Misoprostol: discovery, development, and clinical applications. *Med. Res. Rev.*, **1990**, *10*:149—172.

D'Arcy, P.F., and McElnay, J.C. Drug-antacid interactions: assessment of clinical importance. *Drug Intell. Clin. Pharm.*, **1987**, *21*:607—617.

Deakin, M., and Williams, J.G. Histamine H_2-receptor antagonists in peptic ulcer disease. *Drugs*, **1992**, *44*:709—719.

Labenz, J., and Börsch, G. Toward an optimal treatment of *Helicobacter pylori*-positive peptic ulcers. *Am. J. Gastroenterology*, **1995**, *90*: 692-694.

Lind, T., Cederberg, C., Ekenved, G., Hagland, U., and Olbe, L. Effect of omeprazole–a gastric proton pump inhibitor–on pentagastrin stimulated acid secretion in man. *Gut*, **1983**, *24*:270—276.

Lindberg, P., Brandstrom, A., Wallmark, B., Mattsson, H., Rikner, L., and Hoffmann, K.J. Omeprazole: the first proton pump inhibitor. *Med. Res. Rev.*, **1990**, *10*:1—54.

McCarthy, D.M. Sucralfate. *N. Engl. J. Med.* **1991**, *325*:1017—1025.

McTavish, D., Buckley, M.M., and Heel, R.C. Omeprazole. An updated review of its pharmacology and therapeutic use in acid-related disorders. *Drugs*, **1991**, *42*:138—170.

Symposium. NIH Consensus Development Panel on *Helicobacter pylori* in peptic ulcer disease. *J.A.M.A.*, **1994**, *272*:65—69.

Wormsley, K.G. Safety profile of ranitidine. A review. *Drugs*, **1993**, *46*:976—985.

Monographien und Übersichtsartikel

Atkinson, A.J. Jr., and Craig, R.M. Therapy of peptic ulcer disease. In, *Peptic Ulcer Disease. Mechanisms and Management*. (Molinoff, P.B., ed.) Healthpress Publishing Group, Inc., Rutherford, N.J. **1990**, pp. 83—112.

Goldschmiedt, M., and Feldman, M. Gastric Secretion in Health and Disease. In, *Gastrointestinal Disease: Pathophysiology, Diagnosis, Management*, 5th ed. (Sleisenger, M.H., and Fordtran, J.S., eds.) Saunders, Philadelphia, **1993**, pp. 524—544.

Gonzalez, E.R., and Grainger, J. Management of stress-related mucosal damage and its consequences in the critically ill patient. In, *A Pharmacologic Approach to Gastrointestinal Disorders*. (Lewis, J.H., ed.) Williams & Wilkins, Baltimore, **1994**, pp. 47—74.

Hansten, P.D. Drug interactions of gastrointestinal drugs. In, *A Pharmacologic Approach to Gastrointestinal Disorders*. (Lewis, J.H., ed.) Williams & Wilkins, Baltimore, **1994**, pp. 535—563.

Maton, P.N., and Jensen, R.T. H^+/K^+ ATPase inhibitors, anticholinergic agents, antidepressants, and gastrin receptor antagonists as gastric acid antisecretory agents. In, *Gastrointestinal Pharmacotherapy*. (Wolfe, M.W., ed.) Saunders, Philadelphia, **1993**, pp. 85—112.

Meredith, G.A. *The Ordeal of Richard Feverel*. (**1859**, revised in **1878**.) New American Library of World Literature, New York, **1961**, p. 13.

Peterson, W.L., and Laine, L. Gastrointestinal bleeding. In, *Gastrointestinal Disease*, 5th ed. (Sleisenger, M.H., and Fordtran, J.S., eds.) Saunders, Philadelphia, **1993**, pp. 162—192.

Soll, A.H. Gastric, duodenal, and stress ulcer.. In, *Gastrointestinal Disease: Pathophysiology, Diagnosis, Management*, 5th ed. (Sleisenger, M.H., and Fordtran, J.S., eds.) Saunders, Philadelphia, **1993**, pp. 580—679.

Yoshida, C.M., and Peura, D.A. Gastroduodenal mucosal protection. In, *Gastrointestinal Pharmacotherapy*. (Wolfe, M.W., ed.) Saunders, Philadelphia, **1993**, pp. 113—137.

38 MEDIKAMENTE, DIE DEN GASTROINTESTINALEN WASSERHAUSHALT UND DIE MOTILITÄT BEEINFLUSSEN; ERBRECHEN UND ANTIEMETIKA; GALLENSÄUREN UND PANKREASENZYME

Laurence L. Brunton

Veränderungen der Resorption, Sekretion oder Motilität im Bereich des Gastrointestinaltraktes sind von entscheidender Bedeutung, da sie zum einen weit verbreitet sind und zum anderen das menschliche Wohlbefinden deutlich beeinflussen. Ein Ungleichgewicht der Salz- oder Wasserresorption kann zu Verstopfung oder Durchfällen, Dehydrierung und Malnutritions-Erscheinungen führen. Häufig kann eine Obstipation mit einer ballaststoffreichen Ernährung sowie Flüssigkeitszufuhr und Bewegung behandelt werden. Weiterhin stehen Medikamente zur Verfügung, die den Salz- und Wasserhaushalt beeinflussen sowie Substanzen, die den Magendarmtrakt, falls medizinisch erforderlich, reinigen. Durchfälle können mit zentral nur gering wirksamen Opioiden, bei Vorliegen einer infektiösen Ursache in Kombination mit Antibiotika, effizient behandelt werden. Dieses gilt auch für die Reisediarrhoe und Durchfälle im Rahmen des AIDS-Syndroms. Bei letzterem kann auch das Somatostatinanalogon Octreotid, das die sekretorische Aktivität herabsetzt, angewandt werden. Wichtig ist eine orale Rehydrierung unter Ausnutzung des nährstoffgebundenen Mittransports von Wasser in den Darm.

Mit dem neurophysiologischen Verständnis des Erbrechens hat sich auch seine Therapie weiterentwickelt. Die spezifischen 5-HT$_3$-Antagonisten (z. B. Ondansetron und Granisetron, siehe auch Kapitel 11), D2-Antagonisten (z. B. Metoclopramid und andere) und ihre Kombination mit Kortikosteroiden, H$_1$- und muskarinergen Antagonisten sowie Anxiolytika gewährleisten eine gute antiemetische Wirksamkeit im Rahmen der Chemotherapie. Verwandte Substanzen (z. B. Cisaprid) werden wegen ihres prokinetischen Effektes bei gastroparetischen Zuständen eingesetzt. Weitere Möglichkeiten der Stimulation der gastrointestinalen Motilität erschließen sich mit den gastrointestinalen Peptiden Motilin und synthetischen Motilin-Agonisten wie z. B. dem Makrolid-Antibiotikum Erythromycin.

Die perorale Gabe von Ursodesoxycholsäure erniedrigt den Cholesteringehalt der Galle und kommt bei der oralen Litholyse zum Einsatz. Pankreasenzyme dienen zum einen der Substitution im Falle einer exokrinen Pankreasinsuffizienz, zum anderen über die Hemmung der durch Cholecystokinin vermittelten Pankreassekretion der Schmerzreduktion in einigen Fällen bei chronischer Pankreatitis.

Der geregelte Fluß von Nährstoffen, Elektrolyten und Abfallstoffen durch den Magendarmtrakt hängt zum einen vom Gleichgewicht zwischen Wasser- und Elektrolytresorption und -sekretion der intestinalen Schleimhaut ab. Zum anderen spielt die regelrechte antegrade Motilität entlang des Gastrointestinaltraktes eine wesentliche Rolle. Normalerweise findet im Magendarmtrakt eine Nettoresorption von Wasser statt. Diese resultiert aus dem osmotischen Gradienten, der sich aus der Aufnahme und Sekretion von Ionen und der Resorption von Nährstoffen (hauptsächlich Zucker und Aminosäuren) ergibt. Neurohumorale Mechanismen, pathogene Keime und Medikamente (siehe Tabellen 38.1 und 38.2) können den osmotischen Gradienten für den Wasserstrom dahingehend beeinflussen, daß es zu einer überschießenden Resorption oder Sekretion von Wasser kommt. Das klinische Korrelat sind Verstopfung beziehungsweise Durchfälle. Zusätzlich können Medikamente die intestinale Motilität stimulieren oder reduzieren und dadurch die Passagezeit von Nährstoffen im Gastrointestinaltrakt beeinflussen. Da sich das Ausmaß der Resorption in der Regel parallel zur gastrointestinalen Passagezeit verhält, trägt eine veränderte Motilität ebenfalls zur Genese von Obstipation und Diarrhöen bei. Die Motilität des Magendarmtraktes spielt auch beim Erbrechen eine wichtige

Tabelle 38.1 Einige obstipierende Substanzen

Analgetika (Inhibitoren der Prostaglandinsynthese)
Antazida (Kalziumkarbonat oder Aluminiumhydroxid enthaltend)
Anticholinergika
Antidiarrhoika
Antihistaminika (H$_1$-Blocker, anticholinerger Effekt)
Antiparkinson-Mittel (anticholinerger Effekt)
Bariumsulfat
Kortikosteroide
Clonidin
Diuretika (Hypokaliämie)
Ganglienblocker
Schwermetalle (insbesondere Blei)
Eisen
Laxanzien (bei chronischer Anwendung)
Lithium
Monoaminooxidase-Inhibitoren
Muskelrelaxanzien
Octreotid
Opioide
Phenothiazine (anticholinerger Effekt)
Polystyrenresine
Propranolol
trizyklische Antidepressiva (anticholinerger Effekt)
Verapamil

Tabelle 38.2 Einige diarrhoisch wirksame Substanzen

Adrenerge neuronalblockierende Substanzen (Reserpin, Guanethidin)
Antibiotika (z. B. Sulfonamide, Tetrazykline, die meisten Breitspektrumantibiotika)
Gallensäuren
Karzinoidhormone (z. B. 5-Hydroxytryptamin, Vasoaktives Intestinales Peptid (VIP), Substanz P)
cholinerge Agonisten und Cholinesteraseinhibitoren
Fettsäuren
osmotische und stimulative Laxanzien
Prokinetika (Metoclopramid, Domperidon, Cisaprid)
Prostaglandine
Chinidin

Rolle. Hier ist die Beschleunigung der Magenpassage ein wichtiger Bestandteil des Wirkmechanismus einiger Antiemetika.

Die Medikamente, die in diesem Kapitel behandelt werden, werden eingesetzt, um gastrointestinale Symptome wie Verstopfung, Durchfälle, Übelkeit und Erbrechen zu behandeln. Unabhängig davon ist es wichtig, daß sich der Kliniker stets der Tatsache bewußt ist, daß einer Störung der gastrointestinalen Motilität und Resorption häufig eine Ursache zugrunde liegt, die diagnostisch abgeklärt werden muß.

ALLGEMEINE ÜBERLEGUNGEN

Intestinaler Wasser- und Elektrolyttransport Nomalerweise gelangen täglich circa neun Liter Flüssigkeit in den Dünndarm: zwei Liter durch orale Aufnahme, der Rest durch Sekrete des Gastrointestinaltraktes. 80% dieser Flüssigkeit werden im Dünndarm resorbiert. Da der Magendarmtrakt keine wirksamen Mechanismen zur Konzentration der Darmflüssigkeit besitzt, handelt es sich im Bereich des Dünndarms um eine weitestgehend isotonische Salzlösung. Abgesehen von 1 - 1,5 Litern wird die restliche Darmflüssigkeit im Ileum resorbiert. Das Kolon resorbiert den Rest, so daß der tägliche Stuhl nur noch 100 ml Wasser enthält. Der Dünndarm resorbiert demnach schätzungsweise acht Liter Flüssigkeit pro Tag, was etwa 50% seiner Kapazität entspricht. Jede Reduktion der Resorption durch den Dünndarm führt zu einer Mehrbelastung des Kolons, das bis zu vier bis fünf Liter pro Tag an Wasser resorbieren kann. Wird diese kritische Grenze überschritten oder kommt es zu einem vermehrten Angebot von nichtresorbierbaren Substanzen, so nimmt die Menge an isoosmotischer Flüssigkeit, die bis zum Anus gelangt, zu. Die Folge ist Diarrhoe. Umgekehrt führt eine überschießende Rückresorption von Wasser zu eingedicktem Faeces und Verstopfung.

Es gibt viele Ursachen für eine Diarrhoe. Die grundlegenden Veränderungen der intestinalen Funktion jedoch sind ähnlich. Der Darm ist, zumindest in einem Teil seiner Länge, nicht mehr in der Lage, eine Nettoresorption von Wasser und Elektrolyten zu gewährleisten. Es fällt dementsprechend vermehrt Flüssigkeit im Darmlumen an. Übersteigt diese Flüssigkeitsmenge die Resorptionskapazität des übrigen Intestinums, so wird vermehrt Wasser mit dem Stuhl ausgeschieden. Das Ziel bei der Behandlung von Diarrhoe ist daher zum einen die Steigerung der resorptiven Leistung des Darmes durch Senkung des intraluminalen Elektrolytgehaltes (durch Verbesserung der aktiven Resorption von Natrium oder Verminderung der Sekretion von Anionen) oder die Verminderung der intestinalen Motilität. Dementsprechend entgegengesetzt sind die therapeutischen Ansätze bei der Behandlung einer Obstipation. Hier ist es das Ziel den Wassergehalt des Faeces zu erhöhen und die intestinale Motilität anzuregen (für eine ausführliche Diskussion des intestinalen Flüssigkeit- und Elektrolyttransports sei auf Sellin, 1993 und Fine et al., 1993 verwiesen.).

Resorption durch das Kolon Die Flüssigkeitsresorption im Kolon folgt sekundär dem aktiven Na^+-Transport. Die intraluminale Equilibriumkonzentration für eine Na^+-Nettoaufnahme liegt zwischen 25 - 30 mMol. Der Mechanismus, der diesem Transportsystem zugrunde liegt, ist primär der elektrogene Na^+-Transport, welcher von der Aktivität der Na^+-K^+-ATPase im Bereich der basolateralen Membran des Kolonepithels abhängig ist. Die neutrale NaCl-Resorption mag außerdem eine Rolle spielen. Das Kolon resorbiert Cl^- über einen elektrisch neutralen Mechanismus, an dem der Austausch von Cl^- gegen HCO_3^- und die neutrale NaCl-Aufnahme beteiligt sind. Substanzen, welche die intrazelluläre Konzentration an Adenosin 3',5'-Monophosphat (zyklisches AMP, cAMP) in kolonischen Enterozyten anheben, scheinen die Sekretion von Cl^- stimulieren zu können und damit die neutrale Na^+-Aufnahme zu hemmen. Dieses führt zu einer Netto-Flüssigkeitssekretion. Das Kolon sezerniert zudem K^+, wahrscheinlich über einen über cAMP-vermittelten Mechanismus.

Nur wenige Nährstoffe werden vom Kolon resorbiert. Hierzu gehören die kurzkettigen Fettsäuren (zwei bis vier Kohlenstoffatome), die über einen Diffusionsmechanismus aufgenommen werden. Die Resorption dieser kurzkettigen Fettsäuren begünstigt die Aufnahme von Na^+ und Wasser, während langkettige Fettsäuren und Gallensäuren die Resorptionsleistung des Kolons für Flüssigkeiten und Elektrolyte herabsetzen und so zu Durchfällen beitragen können.

Die Funktion des Kolons unterliegt einer Reihe komplexer Einflüsse: Der Elektrolyttransport im Kolon ist durch Mineralokortikoide beeinflußbar. Aldosteron übt auf das Kolon eine ähnliche Wirkung aus wie auf die Nieren. Es führt zu einer gesteigerten Na^+ und H_2O Aufname und einer vermehrten K^+-Sekretion (siehe Kapitel 29). Andere Hormone und Neurotransmitter, die den Wasser- und Elektrolytstrom des Kolons beeinflussen, sind Somatostatin, Opioide, Antidiuretisches Hormon und dopaminerge sowie adrenerge Agonisten, die alle die Resorption steigern und die Sekretion hemmen. Das vasoaktive intestinale Peptid (VIP) und die Prostaglandine wirken sekretorisch, ebenso wie die cholinergen Agonisten, die eine Nettosekretion von NaCl und H_2O bewirken. In einigen Systemen wirken diese Substanzen, indem sie die Adenylatcyclaseaktivität hemmen (Somatostatin und Opiatpeptide) oder stimulieren (Prostaglandine E2 und I2 und VIP). Einige ihrer Effekte mögen auch auf eine cAMP-vermittelte Cl^--Sekretion zurückzuführen seien. Das Choleratoxin, das „ultimative Laxans", stimulierte die intestinale Sekretion im Bereich des Dünndarms und Kolons über eine Aktivierung der Adenylatcyclase der Mucosa. Die Effekte der adrenergen und cholinergen Substanzen lassen sich nicht auf diesen Mechanismus zurückführen. Sowohl die α_2- als auch die β-adrenergen Wirkstoffe bedingen eine Nettoflüssigkeitsaufnahme. Die muskarinergen cholinergen Substanzen hingegen führen zu einer Nettoflüssigkeitssekretion. Die Koordination von adrenergen und cholinergen Einflüssen auf das Kolon erfordert wahrscheinlich die Integration durch cAMP- und Ca^{2+}-abhängige Regelkreise (siehe Kapitel 2) in verschiedenen Zelltypen einschließlich der Enterozyten, der Bestandteile des enterischen Nervensystems, glatter Muskelzellen und der mukösen Becherzellen. Diesen lokalen hormonalen Effekten überge-

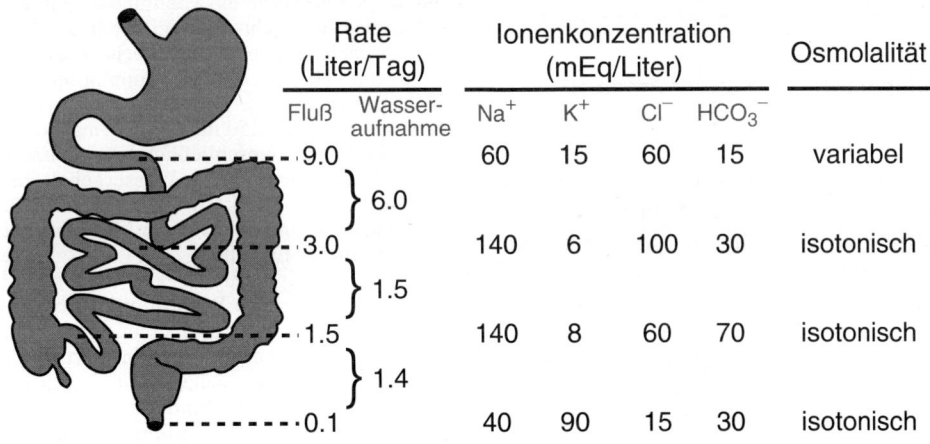

Abbildung 38.1 Volumen und Zusammensetzung der Darmflüssigkeit (Dünn- und Dickdarm).
Von neun Litern Flüssigkeit, die täglich in den Dünndarm gelangen, stammen zwei Liter aus Nahrungszufuhr und sieben Liter aus anderen Sekreten (Speichel, Magen Pankreas, Galle). Die resorptive Leistung des Kolons beträgt vier bis fünf Liter pro Tag. Für Details betreffs der resorptiven und sekretorischen Prozesse im Gastrointestinaltrakt sei auf Sellin (1993) verwiesen.

ordnet sind die neurohumoralen, sensorischen und reflektorischen Schaltkreise, die das Rückenmark, die pelvinen Nerven und höhere inhibitorische Zentren mit einschließen. Über diese Mechanismen werden die nur schwer quantifizierbaren Effekte von Streß und anderen emotionalen Reaktionen auf das Kolon übertragen.

LAXANZIEN

Laxanzien erleichtern die Defäkation. Der übermäßige Einsatz an selbstverordneten Abführmitteln reflektiert das Mißempfinden weiter Teile der Bevölkerung in Bezug auf Normalität und Notwendigkeit regelmäßiger Darmentleerungen. Es gibt gesicherte Indikationen für den Einsatz von Laxanzien. In der Mehrzahl der Fälle kann eine Obstipation jedoch allein durch eine flüssigkeits- und ballststoffreiche Ernährung sowie körperliche Aktivität und Darmtraining behoben werden.

Defäkation und Obstipation Verstopfung ist keine Erkrankung sondern ein Symptom, dem mannigfaltige Ursachen zugrunde liegen können. Der Zustand kann angeboren oder endokrin bedingt sein, durch Erkrankungen des zentralen Nervensystems oder des Gastrointestinaltraktes verursacht oder auch durch Medikamente und Toxine induziert werden. Läßt sich eine spezifische Ursache nachweisen, so sollte diese therapiert werden. Die im folgenden beschriebenen Medikamente behandeln in der Regel nur das Symptom Verstopfung.

Obstipation kann durch eine Reihe subjektiver Faktoren wie z. B. Streß und Diät, aber auch durch das Ermessen, was der Patient als normale Darmentleerung ansieht, verursacht werden. Die normale Menge, Häufigkeit und Konsistenz an Stuhl sind nur schwer zu quantifizieren, da sie interpersonellen und soziologischen Faktoren unterworfen sind. Häufige Darmentleerungen bieten keinen wissentlichen Vorteil. Die durchschnittliche Häufigkeit liegt bei ca. einer Darmentleerung pro Tag, kann jedoch von mehreren Stuhlgängen pro Tag zu einem Stuhlgang alle paar Tage variieren. Bei normaler Leberfunktion besteht keine Gefahr einer „Autointoxikation"- die häufig von den Patienten befürchtet und von den Laxanzienherstellern ausgenutzt wird.

Die Motilität des Kolons kann ebenso wie die Häufigkeit und Menge an Stuhl reduziert sein, was häufig mit einem harten Faeces einhergeht. Dieses ist in der Regel Folge einer Dehydierung von Stuhl, der zulange im Kolon verweilt hat. Diese Parameter sind direkt abhängig vom Flüssigkeits- und Ballaststoffgehalt der Nahrung. Eine flüssigkeits- und ballaststoffreiche Ernährung ist also Grundlage der Therapie der Verstopfung. Bei einigen Erkrankungen oder diagnostischen Prozedere ist eine Leerung des Darmes vonnöten. Für solche Fällen gibt es Substanzen, die eine Laxation über mehrer Tage hinweg oder innerhalb von 30 Minuten bewirken. Prokinetika, die im folgenden Abschnitt dieses Kapitels behandelt werden, haben ebenfalls einen laxativen Effekt.

Mechanismen der Laxanzienwirkung; Klassifikation der Laxanzien Der präzise Wirkungsmechanismus vieler Laxanzien ist ungeklärt: Komplexe Faktoren beeinflussen die Funktion des Kolons. Der Wasser- und Elektrolyttransport variiert stark, wenn man verschiedene experimentelle Spezies miteinander vergleicht. Unter den mannigfaltigen Zelltypen der Intestinalwand kommt es zu z. T. noch ungeklärten Interaktionen. Es lassen sich jedoch drei generelle Wirkmechanismen beschreiben: (1) Laxanzien können eine Wasserretention des Darminhaltes bewirken und so aufgrund ihrer hydrophilen und osmotischen Eigenschaften die Stuhlmenge und Konsistenz verbessern. (2) Laxanzien können direkt oder indirekt die Resorption von Wasser und NaCl über die Kolonschleimhaut vermindern. (3) Laxanzien können die intestinale Motilität steigern, was zu einer verminderten Transitzeit mit reduzierter Resorption von Salzen und Wasser führt.

In diesem Kapitel werden die Laxanzien nach ihrem Wirkmechanismus klassifiziert. Substanzen einer Gruppe teilen in der Regel Einsatzbereich und Nebenwirkungen. Eine weitere Einteilungsmöglichkeit besteht in der Klassifikation entsprechend dem laxativen Effekt durch die üblicherweise verwandten Dosen (Tab 38.3). Latenz und Effekt der Laxanzien variieren mit der Dosis. In ausreichend hoher Dosierung bewirken viele Laxanzien Catharsis, was einer Darmreinigung und Flüssigkeitsentleerung entspricht.

Dietätische Ballaststoffe und stuhlformende Laxanzien

Die wirksamste prophylaktische und therapeutische Maßnahme bei einer funktionellen Obstipation liegt in einer ballaststoffreichen Diät. Hiervon profitieren auch Patienten, die starkes Pressen bei der Defäkation vermeiden sollen, die an Divertikeln oder an einem Colon irritabile leiden. Es stehen verschiedene stuhlformende Substanzen zur Verfügung, die in Ergänzung zu einer ballaststoffreichen Diät verabreicht werden. Es handelt sich hierbei um natürliche und semisynthetische Polysaccharide sowie Carboxymethylcellulose und das synthetische Resin Polycarbophil.

Ballaststoffe Ballaststoffe sind Bestandteile der Pflanzenzellwand, die nicht durch Verdauungsmechanismen des Gastrointestinaltraktes aufgenommen werden können. Üblicherweise sind sie Bestandteile von ungeschrotetem Korn, Gemüse und Früchten. Pflanzenzellwände bestehen zu unterschiedlichen Anteilen aus fibrillären Polysacchariden (hauptsächlich Zellulose), Matrix-Polysacchariden (Pektine, Hemizellulose), Ligninen, Cutinen, Wachsen und einigen Glykoproteinen. Ballaststoffe wirken über verschiedene Mechanismen: Sie können Wasser und Ionen im Darmlumen binden und dadurch den Stuhl weicher machen und in seiner Menge vergrößern. Diese wasserbindende Kapazität reicht jedoch bei sekretorischen Diarrhöen nicht aus, den Flüssigkeitsüberschuß zu binden. Weiter können Ballaststoffe das Wachstum von Bakterien im Kolon und somit die Stuhlmenge vermehren. Einige Bestandteile der Ballaststoffe werden von den Bakterien zu Metaboliten abgebaut, die durch ihren osmotischen Effekt zur abführenden Wirkung beitragen. Die Fermentation von wasserlöslicheren nicht-zellulosehaltigen Polysacchariden (wie z. B. Pectine und Gummis) führt beim Menschen zu einem verminderten Wassergehalt des Stuhls. Dieses wird anscheinend durch die Produktion von Metaboliten wie z. B. kurzkettigen Fettsäuren bewirkt, die direkt den Flüssigkeits- und Elektrolyttransport des Kolons beeinflussen.

Vorkommen und therapeutischer Effekt von Ballaststoffen Der Gehalt an Ballaststoffen verschiedener Nahrungsmittel divergiert stark. Körner und Müsli bestehen zu einem Großteil aus unlöslichen, schlecht verwertbaren Ballaststoffen, deren Verzehr die intestinale Passagezeit verkürzt und die Stuhlmenge vermehrt. Obst und Gemüse beinhalten mehr wasserlösliche Fasern, die den Stuhl feuchter machen, den intestinalen Transit jedoch weniger beeinflussen. Der Gehalt der häufigsten Nahrungsmittel an Ballaststoffen ist vielen Lehrbüchern und Diätplänen u. a. dem von Burkitt und Meisner (1979) zu entnehmen. In der Regel reichen 20 - 60 g Ballaststoffe täglich für eine subjektiv für gut befundene Verdauung aus.

Es gibt eine Vielzahl von Möglichkeiten zur Ergänzung der Nahrung mit Ballaststoffen. Weizenkorn und andere ungeschrotete Körner sind diesbezüglich eine gute Quelle. Kleie enthält mehr als 40% Ballaststoffe. Malzsuppenextrakt, zwölf g täglich aufgeteilt in vier Dosen, liefert Ballast und Malz. Psyllium, ein Bestandteil vieler kommerzieller Produkte gegen Obstipation, ist mit einem hydrophilen Mucilloid angereichert, das mit Wasser vermischt eine gelatinöse Masse bildet. Eine Reihe semisynthetischer Zellulosen einschließlich Methylzellulose und Carboxymethylzellulose stehen zur Verfügung.

Diese Substanzen sind hydrophil und verdaulich und bilden mit Wasser gemischt ein voluminöses Kolloid. Polycarbophilsubstanzen sind nicht-resorbierbare hydrophile Polyacrylresine mit der Fähigkeit, das 60 - 100fache ihres Gewichts an Wasser zu binden und so den Stuhl voluminöser und weicher zu machen. Die empfohlene Dosis ist 1 g ein bis viermal täglich. Jede Dosis sollte mit 250 ml Wasser eingenommen werden. Alle diese Substanzen einschließlich Früchte und Obst erhöhen die fäkale Masse, den fäkalen Wassergehalt und die kolonische Passagegeschwindigkeit. Die Effekte treten innerhalb von 24 Stunden ein und erreichen ihr Maximum nach einigen Tagen kontinuierlicher Einnahme.

Psyllium, Lignin und Pektin binden Gallensäuren, reduzieren ihre intestinale Resorption und begünstigen ihre Ausscheidung. Die daraus resultierende verstärkte hepatische Gallensäuresynthese aus Cholesterin führt zu einer Senkung des Plasma-Cholesterins (siehe Diskussion in Kapitel 36 betreffs der Effekte gallensäurebindender Resine). Bei Anwendung über einige Monate hinweg führen stuhlformende Substanzen zu einem reduzierten intraluminalen Druck im Rektosigmoid und bessern so Beschwerden von Patienten mit einem Colon irritabile oder einer Divertikulose. Durch die Kapazität dieser Substanzen, Wasser zu binden, eignen sie sich zur Behandlung leichter Durchfälle und zur Stuhlregulierung bei Patienten mit einem Ileo- bzw. Colostoma. Ohne diese nützlichen Effekte schmälern zu wollen, muß man jedoch den derzeitigen Trend, Ballaststoffe als Allheilmittel von westlichen Zivilisationskrankheiten anzusehen, als deutlich übertrieben bezeichnen.

Nebenwirkungen Stuhlformende Substanzen haben wenige Nebenwirkungen und kaum systemische Effekte. Es kann zu allergischen Rektionen kommen, insbesondere wenn pflanzliche Gummisubstanzen verwandt werden. Gelegentlich kommt es zu Flatulenz. Ca^{2+}-Polycarbophil setzt Ca^{2+} in den Gastrointestinaltrakt frei und sollte nicht bei Patienten, deren Kalziumzufuhr beschränkt ist oder die gleichzeitig Tetracycline einnehmen, eingesetzt werden. Carboxymethylzellulose-Natrium und Psyllium können signifikante Mengen an Na^+ enthalten und sollten nicht eingesetzt werden, wenn eine systemische Natrium- oder Wasserretention vorliegt. Einige Zubereitungen enthalten Dextrose und sollten daher bei der Behandlung von Diabetikern gemieden werden. Zellulose kann eine Vielzahl von Medikamenten binden und deren intestinale Resorption hemmen, so z. B. Herzglykoside, Salicylate und Nitrofurantoin. Psyllium kann Cumarinderivate binden. Obwohl diesbezüglich nur wenige spezifische Informationen vorliegen, ist das Potential für solche Interaktionen groß und erfordert eine Kontrolle und die Diskussion mit dem Patienten. Die Einnahme von Medikamenten und Laxanzien sollte zeitlich soweit wie möglich getrennt werden.

Intestinale Obstruktionen und Verstopfungen können unter der Anwendung von stuhlformenden Substanzen insbesondere bei Patienten mit vorbestehenden Erkrankungen des Gastrointestinaltraktes auftreten. Sie sollten daher nicht bei Patienten mit Stenosen, Ulzerationen oder Adhäsionen eingesetzt werden. Ösophageale und intestinale Obstruktionen können auch dann auftreten, wenn die Substanzen ohne genügend Flüssigkeit eingenommen werden. Dieses Problem kann dadurch vermieden werden, daß der Patient mit jeder Einnahme ein Glas Wasser trinkt.

Saline und osmotische Laxanzien

Substanzen, die als osmotische Laxanzien dienen, sind z. B. die verschiedenen Mg^{2+}-Salze, die Sulfate, Phosphate, Tartratsalze des Na^+ und K^+, das Disaccharid Laktulose, Glycerin, Sorbitol und Mannitol und Polyethylenglykol-Elektrolytlösungen. Sie werden schlecht und nur langsam resorbiert und wirken über ihren osmotischen Effekt innerhalb des Darmlumens.

Saline Laxanzien ($MgSO_4$, $Mg(OH)_2$, Mg^{2+}-Citrat, Na^+-Phosphat) Die salinen Laxanzien wirken über ihren osmotischen Druck und halten so Wasser im Darmlumen zurück. Die übliche Dosis von Magnesiumsulfat beträgt 10 - 15 g, aber bereits 5 g (etwa 40 mEq Mg^{2+}) in verdünnter Lösung verabreicht können bei einer fastenden Person oder einem Kind einen laxativen Effekt haben. Da die Salze durch ihren bitteren Geschmack Übelkeit hervorrufen können, sollten sie mit Zitrussäften eingenommen werden. Magnesiummilch ist eine wässrige Suspension von $Mg(OH)_2$. Die für Erwachsene übliche Dosis beträgt 15 - 40 ml (etwa 40 - 110 mEq Mg^{2+}). Magnesiumhydroxid ist ebenfalls in Tablettenform verfügbar, wobei die übliche Dosis bei 1,8 - 3,6 g (62 - 124 mEq) liegt. Andere Mg^{2+}-Salze werden häufig als Antazida eingesetzt, haben aber eine ähnliche laxative Wirkung (siehe auch Kapitel 37). Magnesiumcitratlösung entspricht dem Äquivalent von 4 g $Mg(OH)_2$, üblicherweise in einer Menge von 240 ml.

Die Phosphatsalze schmecken hingegen relativ gut. Die am häufigsten eingesetzte Präparation ist die Natriumphosphatlösung, die 1,8 g dibasisches Natriumphosphat und 4,8 g monobasisches Natriumphosphat auf 10 ml enthält. Die übliche Dosis beträgt 20 - 30 ml und sollte mit ausreichend Wasser eingenommen werden. Natriumphosphateinläufe werden rektal verabreicht. Die Mg^{2+}-Salze stimulieren außerdem die Cholezystokininsekretion, ein Hormon, das selbst die intestinale Sekretion und Motilität anregt und so zur laxativen Wirkung beiträgt.

Saline Laxanzien wirken in niedrigeren abführenden Dosen mit einer zeitlichen Verzögerung von sechs bis acht Stunden, in darmreinigenden Dosen in weniger als drei Stunden. Die darmreinigende Wirkung ist effektiver, wenn die Einnahme auf nüchternen Magen erfolgt. Die salinen Laxanzien können zur Darmreinigung vor chirurgischen, radiologischen oder koloskopischen Eingriffen und als nützliche Zusatztherapie zur Elimination von Darmparasiten eingesetzt werden (siehe Kapitel 40 - 42). Ihre darmreinigende Wirkung wird außerdem bei einigen Vergiftungsformen eingesetzt (siehe Kapitel 4).

Nebenwirkungen Die salinen Laxanzien sind nicht ohne Nebenwirkungen. Bis zu 20% des Salzes wird resorbiert. Das reicht bei Mg^{2+}-Salzen aus, um bei niereninsuffizienten Patienten toxische Effekte hervorzurufen (siehe Kapitel 37). Die Na^+-Salze sollten nicht bei Patienten mit Herzinsuffizienz oder eingeschränkter Nierenfunktion eingesetzt werden. Phosphatlaxanzien können zu Hyperphosphatämien und einer Senkung des Plasma-Ca^{2+} führen. Hypertonische Salzlösungen wie die salinen Laxanzien können eine signifikante Dehydratation hervorrufen und sollten daher mit ausreichend Flüssigkeit verabreicht werden, um einem Nettoflüssigkeitsverlust des Organismus vorzubeugen. Elektrolytverschiebungen können insbesondere bei Kindern und Säuglingen auftreten.

Osmotische Laxanzien (nicht-resorbierbare Kohlenhydrate: Laktulose, Glycerin, Sorbitol, Mannitol) Osmotische Laxanzien, deren Strukturformeln im Folgenden dargestellt sind, werden nicht resorbiert und werden im Dünndarm kaum verdaut. Der primäre osmotische Effekt der Laktulose kann durch bakterielle Metabolisierung im distalen Ileum und Kolon zu Disacchariden wie Fruktose und Laktose und im folgenden zu Laktat, Acetat und Format potenziert werden. Die Metaboliten tragen ebenfalls zum osmotischen Effekt bei und werden nur unvollständig resorbiert. Die gleichzeitige Senkung des intraluminalen pH-Wertes kann zusätzlich die Motilität und Sekretion verstärken.

Laktulose Laktulose bewirkt durch eine gesteigerte osmotische Aktivität im Darmlumen eine mäßiggradige Flüssigkeitsansammlung und die Passage eines weichen, geformten Stuhls ein bis drei Tage nach Einnahme. Die tägliche Erhaltungsdosis zur Behandlung von Obstipation variiert sehr. Sie kann nur 7 - 10 g betragen, die in einer einzelnen Dosis oder verteilt über den Tag gegeben werden kann. Es können aber auch größer Dosen erforderlich sein (40 g), wobei der volle Effekt erst nach einigen Tagen erreicht wird.

Laktulose und das verwandte Molekül Laktitol (β-Galactosidosorbitol) können ebenfalls in der Behandlung der chronischen hepatischen Enzephalopathie eingesetzt werden. Diese Saccharide vermindern die intestinale Resorption von Ammoniak, indem sie (1) die Produktion von Ammoniak duch Darmbakterien reduzieren und die Verstoffwechslung durch diese anregen, (2) die Umwandlung von Ammoniak zu NH_4^+ begünstigen (durch Senkung des intraluminalen pH-Wertes im Kolon durch die bakterielle Metabolisierung von Laktulose und Laktitol), (3) die Exkretion von Ammoniak mit dem Faeces durch Bindung als NH_4^+ im sauren intestinalen Milieu begünstigen, (4) durch eine verminderte Kolontransitzeit die Resorption von Ammoniak reduzieren und (5) laxativ wirken. Die Summe dieser Effekte führt bei Patienten mit einer portalen Hypertonie und chronischer hepatischer Enzephalopathie zu einer signifikanten Senkung des Ammoniakspiegels im Blut. Die therapeutische Dosis beträgt hierbei 20 - 30 g Laktulose drei- bis viermal täglich, wobei das Ziel zwei bis drei weiche Stuhlgänge mit einem fäkalen pH von 5 - 5,5 sein sollte. Diarrhöen sollten strengstens vermieden werden. Betreffs des therapeutischen Vorgehens bei hepatischer Enzephalopathie verweisen wir auf Fraser und Arieff (1985).

Nebenwirkungen Die Anwendung von Laktulose kann, insbesondere während der Einleitung der Therapie, zu Blähungen und Bauchkrämpfen führen. Diese Beschwerden treten bei etwa 20% der Patienten, die mit der vollen therapeutischen Dosis (10 - 40 g/ Tag) behandelt werden, auf. Übelkeit und Erbrechen wurden insbesondere bei höheren Dosen beschrieben. In exzessiven Dosen können Diarrhoe, Flüssigkeits- und K⁺-Verluste, Hypernatriämie und eine Verschlechterung der hepatischen Enzephalopathie auftreten. Die Standardzubereitung enthält Galaktose, Laktose und andere Zucker, weshalb Patienten, die eine galaktosefreie Diät einhalten sollten, nicht mit Laktulose (einem Disaccharid aus Galaktose und Fruktose) behandelt werden sollten. Vorsicht ist auch bei Diabetikern geboten.

Glycerin Diese Substanz wird rektal als Zäpfchen verabreicht. Sie wirkt über ihren osmotischen Effekt, indem sie den Stuhl weich und gleitfähig macht und zudem rektale Kontraktionen stimulieren kann. Glycerin führt innerhalb von 30 Minuten zu einer Entleerung des Kolons. Es gibt auch eine rektale Zubereitung für Kinder.

Sorbitol und Mannitol Diese Zucker werden peroral oder rektal als osmotische Laxanzien eingesetzt. Wird zur Behandlung einer Hyperkaliämie Natrium-Polystyren-Sulfonat eingesetzt, gibt man zur Vermeidung der obstipierenden Wirkung des kationaustauschenden Resins häufig Sorbitol. Auch in der Behandlung von Vergiftungen oder Medikamentenüberdosierungen wird Sorbitol der aktivierten Kohlelösung zugesetzt.

Polyethylenglykol-Elektrolytlösungen Die Zubereitungen sind Gemische aus Natriumsulfat, Natriumbikarbonat, Natriumchlorid und Kaliumchlorid in einer isotonischen Lösung, die 60 g Polyethylenglykol pro Liter enthält. Die Patienten trinken drei bis vier Stunden vor der Koloskopie vier Liter dieser Lösung. Das große Flüssigkeitsvolumen führt zu wässrigen Durchfällen und entfernt feste Abfallstoffe aus dem Darm. Dehydratation tritt nicht auf, da die Lösung isotonisch ist. Kontraindiziert ist die Gabe bei intestinalen Obstruktionen, Perforationen oder toxischem Megakolon.

Stimulierende Laxanzien

Stimulierende Laxanzien fördern die Ansammlung von Flüssigkeit und Elektrolyten im Darmlumen und stimulieren die intestinale Motilität. Zu dieser Gruppe zählen die Diphenylmethanderivate und Anthrachinone (siehe Tabelle 38.3). Die medizinische Bedeutung der stimulierenden Laxanzien liegt mehr in ihrer Popularität als in spezifischen therapeutischen Indikationen begründet.

Der Effekt der stimulierenden Laxanzien auf die intestinalen Flüssigkeits- und Elektrolytbewegungen wurde ausreichend sowohl *in vitro* als auch *in situ* unter Bedingungen, bei denen der Einfluß der Motilität ausgeschaltet war, untersucht. In Konzentrationen, welche die Nettoresorption von Wasser und Elektrolyten reduzieren, führen diese Substanzen auch zu einer vermehrten Permeabilität der Mukosa, wahrscheinlich indem sie die *tight junctions* undicht werden lassen. Stimulierende Laxanzien können außerdem die Na⁺/K⁺-ATPase hemmen, was zur laxativen Wirkung beitragen mag. Einige der stimulierenden Laxanzien können die Synthese von Prostaglandin und zyklischem AMP steigern, was ebenfalls zu einer vermehrten Wasser- und Elektrolytsekretion beitragen kann.

Diphenylmethanderivate Die primären Diphenylmethan-Laxanzien sind das Phenolphtalein und Bisacodyl. Diese Substanzen haben ähnliche pharmakologische Eigenschaften und klinische Anwendungsgebiete. Ihre Strukturformeln sind im folgenden dargestellt:

PHENOLPHTALEIN

BISACODYL

Laxative Wirkung Die effektive Dosis der Diphenylmethanderivate kann bei verschiedenen Patienten um den Faktor vier bis acht divergieren. Dementsprechend kann die empfohlene Dosis, die bei der Mehrheit der Patienten eine Laxation bewirkt, bei einigen Patienten unwirksam sein und bei anderen zu Bauchkrämpfen und flüssigen Stuhlentleerungen führen. Die üblicherweise empfohlenen peroralen Dosierungen betragen für Phenolphtalein 30 - 200 mg für Erwachsene und 15 - 60 mg für Kinder und für Bisacodyl 10 - 15 mg für Erwachsene und 5 - 10 mg für Kinder. Da die Diphenylmethanderivate primär

Tabelle 38.3 Klassifikation und Vergleich repräsentativer Laxantien

LAXATIVER EFFEKT UND LATENZZEIT BEI ÜBLICHER KLINISCHER DOSIERUNG		
weicher Stuhl, *1 bis 3 Tage*	*weicher bis halbflüssiger Stuhl,* *6 bis 8 Stunden*	*wässriger Stuhl,* *1 bis 3 Stunden*

Stuhlformende Laxanzien
  Ballaststoffe
  Psyllium-Zubereitungen
  Methylcellulose
  Kalziumpolycarbophil
Surfactant Laxanzien
  Docusate
  Poloxamere
Laktulose
	Stimulierende Laxanzien
	  Diphenylmethanderivate
	    Phenolphtalein
	    Bisacodyl
	  Anthrachinonderivate
	    Senna
	    Cascara sagrada
		*Osmotische Laxanzien**
		  Natriumphosphat
		  Magnesiumsulfat
		  Magnesiummilch
		  Magnesiumcitrat
		Rizinusöl

* In hoher Dosierung für eine rasche Darmreinigung, in niedrigeren Dosierungen für einen laxativen Effekt.

auf das Kolon wirken, tritt der laxative Effekt erst sechs Stunden nach Einnahme ein. In der Regel werden sie daher vor der nächtlichen Bettruhe eingenommen, um am nächsten Morgen eine Stuhlentleerung zu bewirken. Aufgrund der Nebenwirkungen sollte die Einnahme auf maximal zehn aufeinanderfolgende Tage beschränkt werden (siehe unten).

Resorption und Exkretion 15% der therapeutischen Dosierung des Phenolphtaleins wird resorbiert und, meist in konjugierter Form, über die Nieren ausgeschieden. Der Urin verfärbt sich bei alkalischem Milieu rosa oder rot. Ein Teil der Substanz wird auch über die Galle ausgeschieden. Der enterohepatische Kreislauf kann hierbei zu einer prolongierten laxativen Wirkung führen. Bisacodyl wird durch intestinale und bakterielle Enzyme schnell in seinen aktiven Desacetylmetaboliten überführt. Bis zu 5% der peroral verabreichten Menge wird resorbiert und mit dem Urin glukuroniert ausgeschieden. Dieser inaktivierte Metabolit wird auch mit der Galle ausgeschieden und kann durch Hydrolysierung im Kolon zur aktiven Wirkform transformiert werden.

Nebenwirkungen Die Hauptgefahr bei einer Überdosierung an Diphenylmethanderivaten liegt in einem möglichen Wasser- und Elektrolytverlust. Die Diphenylmethanderivate können weiterhin die Enterozyten schädigen und zu einer entzündlichen Reaktion im Bereich des Kolons führen. Um Magenirritationen zu vermeiden, sollten die Tabletten unzerkaut und nicht zerkleinert eingenommen werden. Nach der Einnahme eines Antazidums oder dem Genuß von Milch sollte mindestens eine Stunde vor der Anwendung von Bisacodyl verstreichen. Darüber hinaus können bei der Einnahme von Phenolphtalein allergische Reaktionen bis hin zum Stevens-Johnson-Syndrom (ähnelt dem Lupus erythematodes), Osteomalazien und Eiweißverlust-Gastroenteropathien auftreten. Der Patient sollte darauf hin gewiesen werden, daß sich Urin und Stuhl rosa verfärben können.

Anthrachinonlaxanzien Zu den Anthrachinonlaxanzien zählen 1,8-Dihydroxyanthrachinon (Danthron) und seine Glykosidderivate, die in *Senna*, *Cascara*, *Rhababer* und *Aloe* (sowie anderen Liliaceae-Arten) enthalten sind. Die Strukturformel des Danthrons lautet wie folgt:

DANTHRON

Senna und Cascara sind die leicht verfügbaren Quellen der Anthrachinonlaxanzien. Senna wird aus getrockneten Blättern oder Wurzeln von *Cassia acutifolia* oder *Cassia angustifolia* gewonnen. Konzentrate aus Sennawurzeln, standardisiert in chemischen oder biologischen Testverfahren, werden getrockneten Blättern vorgezogen. Die pharmakologischen Eigenschaften von Senna wurden 1992 von Leng-Peschlow beschrieben.

Cascara sagrada („geheiligte Borke") wird aus der Rinde des Wegedorns, *Rhamnus purshina*, gewonnen und wurde von Leopold Bloom gepriesen: „Mittendrin, seinen letzten Widerstand aufgebend, erlaubte er seinen Gedärmen sich stillschweigend zu entleeren, derweil er las, immer noch geduldig lesend, war die leichte Verstopfung von gestern vergangen. Hoffentlich nicht zu viel, um die Hämorrhiden wieder hervorzuzwingen. Nein, gerade richtig. So. Ah! Bei Verstopfung eine Tablette Cascara sagrada. Könnte so das Leben sein." (Joyce, 1922).

Obwohl die klinische Datenlage betreffs der Langzeittoxizität von Anthrachinonlaxanzien widersprüchlich ist, wurden Zubereitungen, die Danthron enthalten, vom Markt genommen, da im Tierversuch eine Assoziation von intestinalen und Lebertumoren mit der Einnahme von Danthrolen beschrieben wird. Die natürlich vorkommenden Glykoside scheinen sich diesbezüglich anders zu verhalten. Nichtsdestoweniger ist eine Langzeitbehandlung nicht zu empfehlen.

Resorption, Metabolismus, Exkretion Anthrachinonlaxanzien sind im Prinzip *prodrugs*. Nach peroraler Applikation werden sie im Dünndarm kaum resorbiert. Erst im Kolon erfolgt unter bakterieller Einwirkung die Abspaltung eines Zuckers (D-Glukose oder L-Rhamnose) und die Reduktion zu Anthrol mit Freisetzung der aktiven Formen, die zum Teil resorbiert werden. Resorbiertes Material kann über Galle, Speichel, Muttermilch und Urin ausgeschieden werden. Da die verabreichten Substanzen erst das Kolon erreichen müssen, um aktiviert zu werden, beschränkt sich der laxative Effekt vornehmlich auf den Dickdarm und tritt frühstens sechs Stunden nach Einnahme ein.

Nebenwirkungen Die Anthrachinonlaxanzien können eine überschießende laxative Wirkung haben und dabei Bauchschmezen verursachen. Die renale Ausscheidung kann dazu führen, daß sich der Urin gelbbraun bis rot (bei alkalischem pH) verfärbt. Große Dosen können zu einer Nephrits führen. Bei Langzeitanwendung wurde eine melanotische Pigmentation der Kolonschleimhaut (Melanosis coli) beobachtet. Diese Verfärbung ist gutartig und bildet sich in der Regel vier bis zwölf Monate nach Absetzen der Medikation zurück. Sie kann allerdings bei vermutetem Laxanzienabusus helfen, diesen Verdacht zu erhärten.

Surfactant-Laxanzien Diese Substanzen – die Docusate, Poloxamere, Dehydrocholate und Rizinusöl – sind anionische Surfactants. Sie wirken hauptsächlich stuhlfeuchtend und stuhlweichmachend, indem sie eine Vermengung von Wasser, Fetten und Faeces ermöglichen. Durch Veränderung der intestinalen Permeabilität erhöhen sie auch die Nettosekretion von Wasser und Elektrolyten in den Darm.

NATRIUMDOCUSAT

POLOXAMER 188

DEHYDROCHOLINSÄURE

$CH_3(CH_2)_5CH(OH)CH_2CH=CH(CH_2)_7COOH$

RIZINOLSÄURE

Docusate Natriumdocusat, der Prototyp dieser Gruppe anionischer Surfactants, ist in der pharmazeutischen Industrie als emulgierendes, feuchtendes und dispergierendes Agens weit verbreitet. In der empfohlenen Dosierung haben Docusate nur eine minimale laxative Wirkung. Ihre klinische Bedeutung liegt vielmehr darin, den Stuhl weich zu machen, um starkes Pressen zu vermeiden. Viele Details ihrer pharmakologischen Wirkung sind nach wie vor unklar.

Natriumdocusat, Kalziumdocusat und *Kaliumdocusat* sind in verschieden oralen Präparationen verfügbar. In der empfohlenen oralen Dosierung (50 - 500 mg/Tag, mit Fruchtsaft oder Milch, um den bitteren Geschmack zu verbergen) bewirken die Docusate mit einer Latenz von ein bis drei Tagen eine minimale Weichung des Stuhls.

Obwohl Docusate selbst nur milde Nebenwirkungen besitzen (gelegentliche Bauchkrämpfe, Hautausschlag, Übelkeit), haben sie doch ein signifikantes Potential für Komplikationen. Docusate erhöhen die intestinale Resorption und Toxizität anderer, gleichzeitig verabreichter Medikamente wie z. B. Phenolphtalein, Mineralöl und Chinidin. Insgesamt überwiegt das Nebenwirkungs- das Wirkungspotential.

Poloxamere Poloxamere sind Polyoxyethylen-Polyoxypropylen-Polymere. Sie sind nichtionische Surfactants und teilen eine Reihe von Eigenschaften mit den Docusaten. Poloxamer 188 ist ein wasserlösliches Pulver mit einem durchschnittlichen Molekulargewicht von 8350. Eine Dosismenge von 240 - 480 mg Poloxamer 188, einmal täglich, weicht den Stuhl in drei bis fünf Tagen.

Dehydrocholinsäure Gallensäuren üben eine ähnliche Wirkung auf die intestinale Mukosa aus wie anionische Surfactants: Sie reduzieren die Nettoresorption von Wasser und Elektrolyten und verursachen, wenn sie der Resorption im Ileum entgehen, Durchfälle (siehe „Gallensäuren" im folgenden). Dehydrocholat wird für Erwachsene als sicheres und effektives orales Laxanzium angesehen (750 mg - 1,5 g/Tag, aufgeteilt in drei Dosen).

Rizinusöl Die Bohne der Christpalme, *Ricinus communis*, birgt zwei wohlbekannte, gefürchtete Substanzen: Zum einen ein extrem toxisches Protein, Ricin, und ein Öl, das zum größten Teil aus Triglyzeriden der Rizinolsäure (12-Hydroxyoleinsäure) besteht. Der zweifelhafte Geschmack und die darmreinigenden Eigenschaften, die maßgeblich der Rizinolsäure zuzuschreiben sind, haben schon Kinder im alten Ägypten das Fürchten gelehrt. Der abführende Effekt des Rizinusöls ist zu stark, um bei normaler Verstopfung eingesetzt zu werden. Die für Erwachsene übliche abführende Dosierung von 15 - 60 ml auf leeren Magen bewirkt innerhalb von einer bis sechs Stunden ein bis zwei voluminöse halbflüssige Stuhlgänge. Daher sollte Rizinusöl nicht vor dem Schlafengehen eingenommen werden.

Metabolismus, Nebenwirkungen Äußerlich angewandt ist Rizinusöl ein harmloser Weichmacher. Im Dünndarm jedoch hydrolisieren die Pankreaslipasen das Öl zu Glycerin und Rizinolsäure. Rizinoleat wie andere anionische Surfactants reduziert dann die Nettoresorption von Flüssigkeit und Elektrolyten und stimuliert die intestinale Peristaltik. Rizinolsäure wird wie andere Fettsäuren resorbiert und metabolisiert.

Da die Rizinolsäure im Dünndarm wirkt, tritt eine schnelle und relativ komplette Flüssigkeitsansammlung und -ausscheidung ein. Die Kolonreinigung kann so gründlich ausfallen, daß bis zur nächsten Stuhlentleerung Tage vergehen.

Die durch Rizinusöl veränderte intestinale Permeabilität mag Ausdruck schwerwiegenderer morphologischer Schäden des intestinalen Epithels sein. Die starke darmreinigende Wirkung kann bis zu Bauchkrämpfen und Dehydratation mit Elektrolytstörungen reichen. Aus diesem Grund und zur Vermeidung möglicher Malresorption sollte eine Langzeitbehandlung vermieden werden. Der stimulative Effekt der Substanz ist ausreichend, um bei Schwangeren Uteruskontraktionen auszulösen. Sie sollte daher nicht während der Schwangerschaft angewendet werden.

Andere Laxanzien

Mineralöl Mineralöl ist ein Gemisch aus aliphatischen Hydrocarbonen, die aus Petroleum gewonnen werden. Das Öl kann oral aufgenommen werden und wird nur zu einem geringen Anteil resorbiert. Wenn es für zwei bis drei Tage eingenommen wird, durchdringt es den Stuhl und macht ihn weicher. Desweiteren kann es auch mit der Wasserresorption interferieren. Die Nebenwirkungen des Mineralöls sprechen gegen eine regelmäßige Anwendung. So kann es zu Fremdkörperreaktionen im Bereich der intestinalen Mukosa kommen. Auch kann das Öl aus dem Analsphinkter dringen und dort zu lokalen Irritationen führen. Aus einer chronischen Anwendung kann eine Malresorption von fettlöslichen Vitaminen und Medikamenten resultieren. Die gleichzeitige Anwendung von Docusaten bedingt eine vermehrte Resorption von Mineralöl. Bei Aspiration besteht die Gefahr einer Lipidpneumonitis.

Kombinationspräparate Es gibt keinen Anhalt dafür, daß eine Mischung verschiedener Laxanzien Vorteile gegenüber einer umsichtig durchgeführten Monotherapie erbringt. Vielmehr kann die Kombination schwerwiegende Nachteile bergen, so z. B. die gesteigerte Resorption von Substanzen bei gleichzeitiger Anwendung von Docusat (siehe oben). Solche Kombinationspräparate sollten tunlichst gemieden werden.

Gebrauch und Mißbrauch von Laxanzien

Bei ansonsten gesunden Patienten spielen Laxanzien gegenüber einer ballststoffreichen Ernährung, ausreichender Flüssigkeitszufuhr, regelmäßiger körperlicher Betätigung und anderen nicht-pharmakologischen Maßnahmen zur Vermeidung von Obstipation nur eine untergeordnete Rolle. Wenn nicht-pharmakologische Maßnahmen alleine nicht zum Erfolg führen, sollten zunächst stuhlformende Substanzen eingesetzt werden. Der Einsatz stimulierender Laxanzien sollte therapierefraktären Fällen vorbehalten bleiben. Wenn Laxanzien zum Einsatz kommen, so sollten sie in der niedrigst wirksamen Dosis so selten und so kurz wie möglich eingesetzt werden. Bei medikamenteninduzierter Obstipation sollte zunächst eine Dosisminderung oder Umsetzung auf alternative Medikamente erfolgen. Auch ist der Gebrauch von Laxanzien kein Ersatz für die Behandlung einer der Verstopfung zu Grunde liegenden Erkrankung. Indiziert sind Laxanzien zur Weichmachung des Stuhls, um starkes Pressen zu vermeiden (z. B. ältere Patienten mit Herzerkrankungen oder Hernien), und zur Darmreinigung vor diagnostischen oder chirurgischen Eingriffen. Zudem werden Laxanzien häufig als Stuhlweichmacher postoperativ bei Patienten mit Hämorrhoiden oder anderen anorektalen Erkrankungen eingesetzt. Für diesen Zweck empfehlen sich diätetische Ballaststoffe oder stuhlformende Substanzen. Eine ballaststoffreiche Ernährung und diesbezügliche Medikamente sind auch zur Behandlung von Kolondivertikeln oder einem Colon irritabile indiziert.

Stimulierende oder saline Laxanzien werden in darmreinigender Dosierung häufig vor radiologischen Untersuchungen des Gastrointestinaltraktes, der Nieren oder anderer abdominaler oder retroperitonealer Strukturen sowie vor elektiven Darmoperationen eingesetzt. Saline Laxanzien haben weitestgehend Darmeinläufe zur Darmreinigung vor koloskopischen oder proktologischen Eingriffen ersetzt.

Bei abdominellen Krämpfen, Koliken, Übelkeit, Erbrechen oder anderen Symptomen unklarer abdomineller Schmerzen sind Laxanzien kontraindiziert.

Zur Behandlung von oralen Vergiftungen können saline oder osmotisch wirksame Substanzen mit der Zielrichtung, das

Gift schneller aus dem Magendarmtrakt zu entfernen, verabreicht werden (siehe Kapitel 4). Stimulative Laxanzien sollten hierbei vermieden werden.

Die langfristige, gewohnheitsmäßige Anwendung von Laxanzien ist schädlich. Grundlage zur Vermeidung eines Laxanzienabusus ist die Schulung des Patienten betreffs der Variabilität von Stuhlgewohnheiten und der Notwendigkeit einer ballaststoff- und flüssigkeitsreichen Ernährung sowie regelmäßiger körperlicher Betätigung. Viele Personen greifen zu nichtverschreibungspflichtigen Laxanzien, um ihre subjektiven Standards betreffs der Stuhlhäufigkeit, -menge und -konsistenz zu erreichen. Auch werden Laxanzien zur Gewichtskontrolle mißbraucht. Nach einer gründlichen Darmentleerung durch ein Laxans können einige Tage verstreichen, bis wieder ein normaler Stuhlgang erfolgt. Der Patient jedoch, davon überzeugt, daß sich eine erneute Verstopfung andeutet, setzt die Laxanzieneinnahme fort. So verändern sich mit der Zeit die Stuhlgewohnheiten so stark, daß der Patient den Stuhlgang nur noch mit einer täglichen Laxanzieneinnahme erwirken kann.

Zur Behandlung eines Laxanzienabusus ist es notwendig, daß alle Laxanzien abgesetzt werden. Der Patient sollte darüber informiert werden, daß für einige Tage kein Stuhlgang zu erwarten sei. Falls vorhanden, sollte eine mögliche Ursache der Verstopfung ausgeschlossen werden. Ansonsten muß das Mißempfinden des Patienten gegenüber seiner Stuhlregulation korrigiert werden. Eine ballaststoffreiche Diät, körperliche Aktivität und Darmtraining sollten gefördert werden. Während der Phase, in der die normale Kolonfunktion und defäkatorische Reflexe wiederhergestellt werden, kann ein stuhlformendes Laxans in geringster wirksamer Dosis eingesetzt werden.

Gefahren des Laxanzienabusus Neben der Gefahr, Medikamentenabhängigkeiten zu fördern, kann der regelmäßige Gebrauch von Laxanzien zur Grundlage schwerer gastrointestinaler Störungen werden. Das Colon irritabile und andere funktionelle Erkrankungen werden in diesem Zusammenhang genannt. Der chronische Laxanzienmißbrauch kann zu einem exzessiven Flüssigkeits- und Elektrolytverlust führen, was bei schwerem Flüssigkeitsverlust bis hin zum sekundären Hyperaldosteronismus reichen kann. Steatorrhöen und Eiweißverlustenteropathien wurden ebenso beobachtet wie Osteomalazien, resultierend aus dem Ca^{2+}-Verlust über den Stuhl.

ANTIDIARRHOIKA

Die unspezifische medikamentöse Therapie von Durchfallerkrankungen ist im praktischen Alltag die Norm. Die Kenntnis der verschiedenen Arten von Durchfällen jedoch kann dem Arzt den Weg weisen, ob ein unspezifisches Antidiarrhoikum oder eine spezifischere Therapie notwendig ist. Es ist diesbezüglich sinnvoll, anhand der pathophysiologischen Auslöser zwischen Infektion/Entzündung, osmotischen Durchfällen/Malresorption und sekretorischen Durchfällen zu unterscheiden. Die Behandlung infektiöser Durchfälle kann eine antimikrobielle Therapie notwendig machen. Bei chronisch entzündlichen Darmerkrankungen ist eine antientzündliche Behandlung vorrangig. Erst danach mag der vorsichtige Einsatz unspezifischer Antidiarrhoika angezeigt sein. Die Behandlung der osmotischen Diarrhöen beginnt mit der Vermeidung des auslösenden, osmotisch wirksamen Agens (z. B. Laktose bei Laktoseintoleranz) oder mit der Beseitigung der zugrunde liegenden Malresorption (z. B. pankreatische Enzymsubstitution bei Pankreasinsuffizienz, glutenfreie Diät bei glutensensitiver Enteropathie). Sekretorische Durchfälle (z. B. Karzinoid-Syndrom, Vasoaktives-intestinales-Peptid-(VIP)-sezernierender Tumor, AIDS-assoziierte Durchfälle bedürfen in der Regel einer Hormontherapie (z. B. Octreotid).

Der ekzessive fäkale Flüssigkeits- und Elektrolytverlust, der Diarrhöen auszeichnet, ist ein wichtiges Merkmal vieler infektiöser und nicht-infektiöser gastrointestinaler Erkrankungen (siehe Fine et al., 1993; Gorbach, 1993). Eine akut auftretende Diarrhoe hat in den meisten Fällen eine infektiöse Genese und ist dadurch gekennzeichnet, daß ihr Verlauf selbstlimitiert ist. Nur selten (z. B. bei gastrointestinalen Erosionen oder systemischer Beteiligung) ist eine spezifische Chemotherapie notwendig. Es geht daher darum, die subjektiven Beschwerden im Sinne von Unwohlsein und häufigem Stuhldrang zu behandeln. Bei schweren Verläufen ist auch eine perorale oder parenterale Flüssigkeitssubstitution notwendig.

Viele Medikamente können ebenfalls akute, chronische oder rezidivierende Diarrhöen auslösen. In solchen Fällen ist ein Medikamentenwechsel oder eine Dosisreduktion angezeigt. Obwohl bei bestehenden Durchfällen die Vermeidung von Laxanzien selbstverständlich erscheint, ist der Abusus von stimulierenden Laxanzien eine überraschend häufige Ursache von chronischen Diarrhöen. Ein weiterer, sinnvoller Bestandteil einer antidiarrhoischen Therapie ist das Vermeiden von Alkohol und methylxanthinhaltigen Getränken (durch die Methylxanthine wird die Phosphodiesterase gehemmt; dadurch steigt der cAMP-Spiegel, wodurch die intestinale Sekretion verstärkt wird). Zu bedenken ist auch, daß nicht-resorbierbare Hexole wie Sorbitol, das z. B. von Diabetikern als Zuckerersatz verzehrt wird, bei Durchfällen gemieden werden sollten.

Die größte Gefahr der akuten Diarrhoe ist die Dehydratation. Daher richten sich die üblichen Therapien dahin, den fäkalen Wasserverlust zu reduzieren und den Flüssigkeits- und Elektrolytverlust auszugleichen. Eine orale Rehydratation, zügig begonnen, ist unabhängig von der Ursache ein wesentlicher Bestandteil der Behandlung von Diarrhöen. Die Basistherapeutika der nichtspezifischen medikamentösen Therapie stellen nach wie vor die Opioidagonisten, *Loperamid* und *Diphenoxylat* dar. Wismutsubsalicylat bessert milde bis mäßige Durchfälle und kann als Prophylaxe bei Reisediarrhöen eingesetzt werden. *Octreotid* ist ein stabiles Analogon von Somatostatin, das die sekretorischen Effekte einer Reihe von gastrointestinalen Hormonen unterdrücken kann. Es wird daher in der parenteralen Therapie einer Vielzahl von Durchfallserkrankungen eingesetzt, so z. B. dem Karzinoid-Syndrom und therapierefraktärer, *high-output* Diarrhöen.

Opioide Opioidagonisten können die gastrointestinale Funktion sowohl zentral als auch peripher beeinflussen. Codein und wasserlösliche alkoholische Lösungen von Opiumpulver (Tinctura opii) als herkömmliche Behandlungsmöglichkeiten von Durchfällen wurden jetzt weitestgehend durch die synthetischen Opioide Diphenoxylat und Loperamid ersetzt, da letztere eine schlechtere Penetranz der Bluthirnschranke aufweisen. In antidiarrhoisch wirksamer Konzentration haben sie daher nur geringe zentrale Nebenwirkungen.

Opioid-Agonisten wirken sowohl an den μ- als auch an den δ-Rezeptoren des Gastrointestinaltraktes und beeinflussen die Motilität wie auch die Sekretion. Die Aktivierung der μ-Rezeptoren kann zu einem erhöhten rektalen Sphinktertonus, einer Störung der normalen peristaltischen Abläufe und einer verminderten Sekretion führen. Die Aktivierung der δ-Rezeptoren bedingt ebenfalls eine verminderte sekretorische Aktivität. Werden beide Rezeptoren stimuliert, kommt es zu einer vermehrten Kochsalz- und Wasserresorption. Einige dieser Effekt werden über Rezeptoren der enterischen Neurone, andere direkt über intestinale Epithelzellen oder glatte Muskulaturzellen vermittelt. Das Resultat ist eine verlangsamte Magen-Darm-Passage mit einer verminderten Sekretion und/oder einer stimulierten Resorption. Als Nettoeffekt erreicht eine reduzierte Flüssigkeitsmenge den Dickdarm, so daß die Resorptionskapazität des Kolons nicht überfordert wird. (Abbildung 38.1). Die zur Zeit eingesetzten Substanzen wirken maßgeblich aktivierend auf die μ-Rezeptoren. Nicht zentralwirksame δ-Agonisten werden derzeit entwickelt. Die Physiologie, Pharmakologie und Toxikologie der Enkephaline, Dynorphine und Opioide werden ausführlich in Kapitel 23 behandelt. Obwohl Opioide wirksame Substanzen in der Behandlung von mäßigen bis schweren Diarrhöen darstellen, sollten sie nicht bei Durchfällen im Rahmen der Colitis ulcerosa, bakterieller Infekte oder der Amöbenruhr eingesetzt werden, da sie ulzerative Prozesse potenzieren und die Entwicklung eines toxischen Megakolons begünstigen können.

Diphenoxylat; Difenoxin Diphenoxylat ist ein Piperidinopioid das strukturell dem Meperidin verwandt ist. Die Strukturformel lautet wie folgt:

DIPHENOXYLAT

Obwohl seine Salze schlecht wasserlöslich sind, wird die Verbindung vollständig nach peroraler Gabe resorbiert. In Dosierungen, welche die zur Behandlung von Diarrhöen üblicherweise verwandten (5 - 20 mg) überschreiten, können systemische Effekte auftreten. Als Anidiarrhoikum ist Diphenoxylat etwa ein Zehnerpotenz wirksamer als Morphin. Es scheint über den μ-Subtyp der Opioidrezeptoren zu wirken. Nach der Resorption wird Diphenoxylat schnell zu Difenoxin, einem aktiven Metaboliten, der mit einer Plasmahalbwertszeit von etwa zwölf Stunden eliminiert wird, umgewandelt.

Beide Substanzen, Diphenoxylat und *Difenoxin* sind in Zubereitungen mit jeweils 25 μ Atropinsulfat pro Tablette verfügbar (2,5 mg Diphenoxylathydrochlorid; 1 mg Difenoxinhydrochlorid; übliche Dosierung eine Tablette alle drei bis vier Stunden). Der anticholinerge Effekt des Atropins kann zur verminderten intestinalen Motilität und Sekretion beitragen. In erster Linie soll das Atropin jedoch aufgrund seiner unangenehmen Nebenwirkungen (trockener Mund, unscharfes Sehen usw., siehe Kapitel 7) einem Substanzabusus vorbeugen.

Loperamid Loperamid (Loperamidhydrochlorid) ist ebenfalls ein Piperidinopioid das vorwiegend an den μ-Rezeptoren des Gastrointestinaltraktes wirkt. Die Substanz ist in ihrer antidiarrhoischen Wirkung 40 - 50 mal potenter als Morphin und ist dabei nur schlecht zentralgängig. Daher ist es zur Behandlung von Durchfällen den übrigen Opioiden vorzuziehen. Loperamid wirkt schnell nach oraler Gabe (initial 4 mg, gefolgt von 2 mg mit jedem flüssigen Stuhlgang bis zu maximal 16 mg pro Tag) und besitzt eine Plasmahalbwertszeit von elf Stunden. Loperamid wird alleine oder in Kombination mit antimikrobiellen Substanzen (Trimethoprim, Trimethoprim-Sulfamethoxazol oder einem Fluorochinolon) erfolgreich in der Behandlung der Reisediarrhöen eingesetzt. Eine antibiotische Monotherapie, wirksam gegenüber den üblichen enterotoxischen Erregern wie *Escherichia* coli, seltener *Shigella, Salmonella, Giardia lamblia* oder *Campylobacter jejuni* kann ebenfalls angewandt werden (siehe Kapitel 43 - 47). Die verantwortlichen Erreger und dementsprechend unterschiedlichen Therapieschemata unterliegen geographischen und saisonalen Unterschieden. Wir verweisen diesbezüglich auf Dupont und Ericsson (1993).

Nebenwirkungen Diphenoxylat, Difenoxin und Loperamid teilen die für Opioide typischen Nebenwirkungen. Bei exessiver Anwendung oder Überdosierung kann es zu Verstopfung oder gar einem toxischen Megakolon kommen. Diphenoxylat und Difenoxin können in hohen Dosen sowohl zentralnervöse als auch anticholinerge Effekte hervorrufen, letztere werden dem zugesetzten Atropin zugeschrieben.

Wismutsubsalicylat Der Wirkmechanismus des Wismutsubsalicylats bei der Behandlung von mäßigen bis schweren (infektiösen) Reisediarrhöen ist unklar. Von Bedeutung mögen die Resorption von Bakterientoxinen durch das Wismutsalz oder lokale antiinflammatorische Effekte der Salicylate seien. Die Verfügbarkeit günstiger Zubereitungsformen kann einem übermäßigen Gebrauch Vorschub leisten. Milde Diarrhöen lassen sich mit acht Dosen à 520 mg (30 ml oder zwei Tabletten), eingenommen alle 30 Minuten, symptomatisch behandeln. Mit einem Schema von 520 mg viermal täglich zu den Mahlzeiten und vor der Nachtruhe kann eine Prävention der Reisediarrhoe durchgeführt werden. Für mäßige bis schwere Reisediarrhöen empfiehlt sich die kombinierte Gabe von Loperamid mit einem wirksamen Antibiotikum (siehe Dupont und Ericsson, 1993). Wismutverbindungen werden auch in Kapitel 37 behandelt.

Orale Rehydratation Eine große Gefahr bei der Diarrhoe ist die Dehydratation. Obwohl ein ansonsten gesunder junger Erwachsener nicht durch Nahrungskarenz im Rahmen einer milden bis mäßigen Diarrhoe gefährdet wird, sollte die Aufnahme von weichen, leicht verdaulichen Nahrungsmitteln und kohlensäurefreien Getränken wie z. B. Fruchtsäften empfohlen werden. Obwohl es widersinnig erscheint, einem hypersekretorischen Gastrointestinaltrakt noch Flüssigkeit anzubieten, liegen diesem Therapieschema einfache physiologische Abläufe zugrunde: Die Aufnahme von Glukose und Aminosäuren in die Enterozyten wird von der Aufnahme von Na^+ begleitet. Cl^- und H_2O folgen. Dieser nahrungsmittelvermittelte Symport von NaCl und H_2O findet unabhängig von der Genese des Durchfalles statt. Einer Dehydratation kann daher entgegengewirkt werden, indem ausreichend resorbierbare Zucker und Aminosäuren zur Verfügung gestellt werden, die die Resorption von Wasser im Dünndarm begünstigen. Schwere Durchfälle können die parenterale Gabe von Flüssigkeit und Elektrolyten notwendig werden lassen. In der Regel ist jedoch die orale Rehydratation ausreichend. Es gibt eine Vielzahl solcher gegebenenfalls lebensrettender Lösungen.

Octreotid Die biologischen Effekte des Somatostatins auf den Gastrointestinaltrakt sind äusserst vielfältig und beinhalten unter anderem: Hemmung der Magensäure- und Pepsinsekretion, Inhibition der endokrinen Sekretion (z. B. Gastrin, Cholecystokinin, Sekretin, VIP und Motilin), Hemmung der intestinalen Flüssigkeits- und Bikarbonatsekretion, Verminderung der Kontraktilität der glatten Muskulatur. Wie in Kapitel 55 erwähnt, kommen Somatostatin und Somatostatinrezeptoren vielerorts im menschlichen Organismus vor.

Somatostatin selbst hat eine zu kurze Plasmahalbwertszeit (ca. zwei Minuten), um therapeutischen Einsatz zu finden. Das synthetische Analogon Octreotid enthält neben einem Teil des Somatostatinmoleküls (Aminosäuren 7 bis 10), stabilisiert durch eine S-S-Bindung von zwei gegenüberliegenden Cysteinen, zwei D-Aminosäuren und den Alkohol des Threonins (Abbildung 38.2). Octreotid ist ebenso potent wie Somatostatin, hat aber eine Plasmahalbwertszeit von 90 Minuten. Als Peptid muß es parenteral verabreicht werden. Nach subkutaner Gabe wird in etwa jeweils ein Drittel der Ausgangsdosis über die Leber bzw. den Urin ausgeschieden.

Klinische Daten haben gezeigt, daß Octreotid in der Behandlung von Symptomen bei Tumoren des Gastrointestinaltraktes (Karzinoid, VIPom, Glukagonom, Gastrinom und Insulinom) sowie bei therapierefraktären Diarrhöen (z. B. AIDS-assoziierten Durchfällen), einer Vielzahl von Motilitätsstörungen und gastrointestinalen Blutungen eingesetzt werden kann. Die klinisch-pharmakologischen Eigenschaften des Octreotids wurden von Delvalle (1993) zusammengestellt. Octreotid ist zur Zeit in den USA. zur Behandlung von Symptomen beim Karzinoidsyndrom und VIPom zugelassen. In Deutschland sollte die Dosierung individuell angepasst werden. Es kann mit einer Dosis von 50 µg zwei- bis dreimal täglich begonnen werden. Diese Dosis kann in Schritten von 100 µg bis zum angestrebten therapeutischen Erfolg auf bis zu 1500 µg/Tag gesteigert werden.

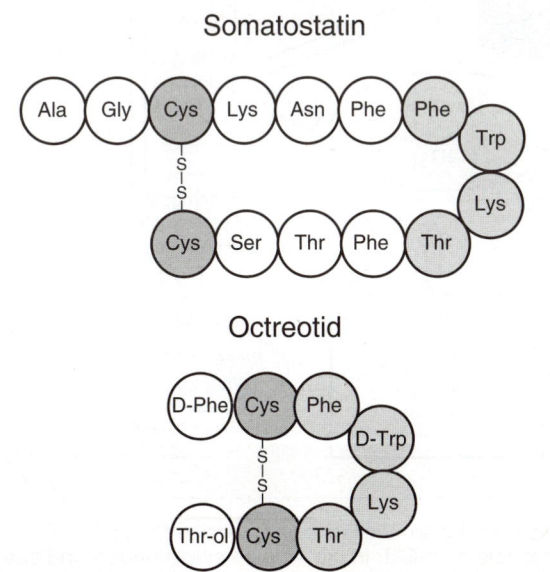

Abbildung 38.2 Die Aminosäuresequenzen von Somatostatin und Octreotid.

Im Rahmen der Kurzzeittherapie treten in der Regel nur geringfügige Nebenwirkungen wie z. B. Übelkeit und gastrointestinale Beschwerden auf. Bei der Langzeittherapie können Effekte im Sinne eines Überangebots an Somatostatin, u. a. auch Cholelithiasis auftreten. Es kann auch zu einer Resistenzentwicklung, am ehesten auf dem Boden einer Herunter-Regulation der Rezeptoren kommen. Die Definition multipler Somatostatin-Rezeptorsubtypen durch molekulare Klonierung eröffnet möglicherweise die Perpektive von spezifischeren, pharmakologisch nutzbaren Somatostatinanaloga.

Andere Substanzen Viele der traditionellen Therapeutika wie zum Beispiel Kaolin, Pektin, Laktobazilli und Muskarin-Antagonisten haben heutzutage keine oder nur noch geringe Bedeutung in der Behandlung akuter infektiöser Diarrhöen (siehe Gorbach, 1993). Ballaststoffe, die bei Verstopfung eingesetzt werden (Psyllium, Polycarbophil, Carboxymethylzellulose), können zwar die Viskosität des Stuhls bei Durchfällen erhöhen und somit den Eindruck einer Besserung vermitteln. Die Gefahr einer Dehydrierung ist jedoch nach wie vor gegeben. Sie sind daher nicht zum Einsatz bei akuten Diarrhöen zu empfehlen. Steroide, die in der Behandlung der entzündlichen Darmerkrankungen eine wichtige Rolle spielen, können zudem die intestinale Resorption von Na$^+$ und Wasser verbessern. Der α_2-adrenerge Agonist Clonidin kann den Tonus der intestinalen glatten Muskulatur und die sekretorische Aktivität reduzieren. Er ist mit Erfolg zur Behandlung diabetischer Diarrhöen eingesetzt worden.

Eine Vielzahl potentiell therapeutisch nutzlicher Substanzen werden derzeit untersucht, so unter anderen: Motilin-Antagonisten, Berberin, ein pflanzliches Alkaloid mit einer langen Geschichte als Anidiarrhoikum in der traditionellen Medizin Chinas und Indiens, Kalzium-Antagonisten, Chloridkanal-Antagonisten, nicht-steroidale Antirheumatika, Lithiumsalze und δ-Opioidagonisten mit geringer oder gänzlich fehlender Zentralgängigkeit.

Durchfälle bei AIDS *(Acquired Immunodeficiency Syndrome)* Bei Patienten mit AIDS sind gastrointestinale Komplikationen häufig. 50 - 90% dieser Patienten leiden an Durchfällen, die chronischer Natur sind und zu Malnutrition und Gewichtsverlust beitragen können. Diarrhöen beim AIDS-Syndrom können viele Ursachen haben: Medikamente (z. B. Dideoxyinosin und verschiedene Antibiotika), Protozoen (*Cryptosporidium*, Microsporidia u. a.) Bakterien (*Salmonella, Campylobacter* u. a.), Viren und Pilze. Wenn sich ein Pathogen finden läßt, sollte dieses möglichst spezifisch behandelt werden (siehe Kapitel antimikrobielle Therapie und Friedman, 1993). Vielfach ist auch eine symptomatische Therapie erforderlich. Loperamid, Diphenoxylat und stuhlformende Substanzen haben sich hierbei als nützlich erwiesen. Insbesondere bei Patienten mit AIDS und idiopathischen Durchfällen hat sich die Behandlung mit Octreotid, allerdings mit dem Nachteil der mehrfach täglich notwendigen subkutanen Injektionen, bewährt, siehe Delvalle, 1993).

ANTIEMETIKA UND PROKINETIKA

Übelkeit und Erbrechen kann durch eine Vielzahl von Medikamenten, insbesondere Chemotherapeutika, hervorgerufen werden. Weiterhin können diese Symptome im Rahmen von Vollnarkosen, infektiösen und nichtinfektiösen Erkrankungen des Gastrointestinaltraktes, früher Schwangerschaft und Reisekrankheit auftreten. Das Verständnis der neuronalen Abläufe beim Erbrechen bildet die Grundlage für den Einsatz von Serotonin-, Dopamin-, Acetylcholin- und Histamin-Antagonisten als Antiemetika (siehe Abbildung 38.3). Verwandte Substanzen, die sogenannten Prokinetika, verbessern die Motilität von Magen und Darm und werden bei einer Reihe von hypomotilen Erkrankungen eingesetzt.

Die emetische Antwort Erbrechen ist ein komplexer Prozeß, der vom emetischen Zentrum der Formatio reticularis lateralis der Medulla oblongata koordiniert wird (siehe Abbildung 38.3). Dieses Zentrum erhält Informationen von der Triggerzone der Chemorezeptoren der Area postrema am Boden des vierten Ventrikels, über das Kleinhirn vom Vestibularapparat, von höheren Anteilen des Hirnstamms sowie vom Cortex und von visceral afferenten Nerven, die ihren Ursprung im Herzen, Hoden und verschiedenen Orten des Gastrointestinaltraktes nehmen. Die Blut-Hirnschranke ist im Bereich der Area postrema nur schlecht entwickelt, so daß die Chemorezeptor-Triggerzone über den Blutkreislauf leicht von emetischen Substanzen erreicht werden kann. Einige periphere Signale erreichen das emetische Zentrum über den Nucleus tractus solitarii (z. B. von Pharynx, Magen und Dünndarm). Außerdem kann Erbrechen durch Zustände, die die Magenentleerung hemmen, verursacht werden.

Nach Stimulierung des emetischen Zentrums wird das Erbrechen durch verschiedene efferente Schaltkreise einschließlich der Nervus vagus, N. phrenicus sowie der spinal innervierten Abdominalmuskulatur, ausgelöst. Erstes Anzeichen ist in der Regel Übelkeit. Der Magentonus ist herabgesetzt. Die Peristaltik des Magens ist ebenfalls reduziert oder aufgehoben, wohingegen die des Jejunums gesteigert ist. Es kommt daher zu einem gastralen Reflux. Daraufhin kommt es zu einer Kontraktion des Pylorus, während die oberen Anteile des Magens relaxiert sind. Zuletzt führen die koordinierten Zwerchfell- und Bauchmuskelkontraktionen zum Auswurf des Mageninhaltes.

Dopaminerge Rezeptoren im Magen scheinen die Inhibition der gastralen Motilität, die im Rahmen von Übelkeit und Erbrechen auftritt, zu vermitteln. Diese Rezeptoren stellen daher den Angriffspunkt für die antiemetischen Dopaminrezeptor-Antagonisten dar. Sie sind auch an Reflexen beteiligt, die zum einen die Relaxation der oberen Magenanteile bewirken, zum anderen die Magenentleerung als Antwort auf eine Dehnung durch Nahrung verzögern. Dieser Mechanismus ist die Grundlage des Einsatzes von Dopamin-Antagonisten als Prokinetika (siehe unten).

Die Kenntnisse der neurophysiologischen Abläufe, die zum und vom emetischen Zentrum weg führen, sind bruchstückhaft. Es sind jedoch Schemata entwickelt worden, die Grundlagen für neue antiemetische Therapien liefern. Serotonin (5-Hydroxytryptamin) ist über den $5-HT_3$-Rezeptor ein wichtiger Transmitter im Bereich der afferenten Übertragung von Magen und Dünndarm, im Bereich der Chemorezeptor-Triggerzone

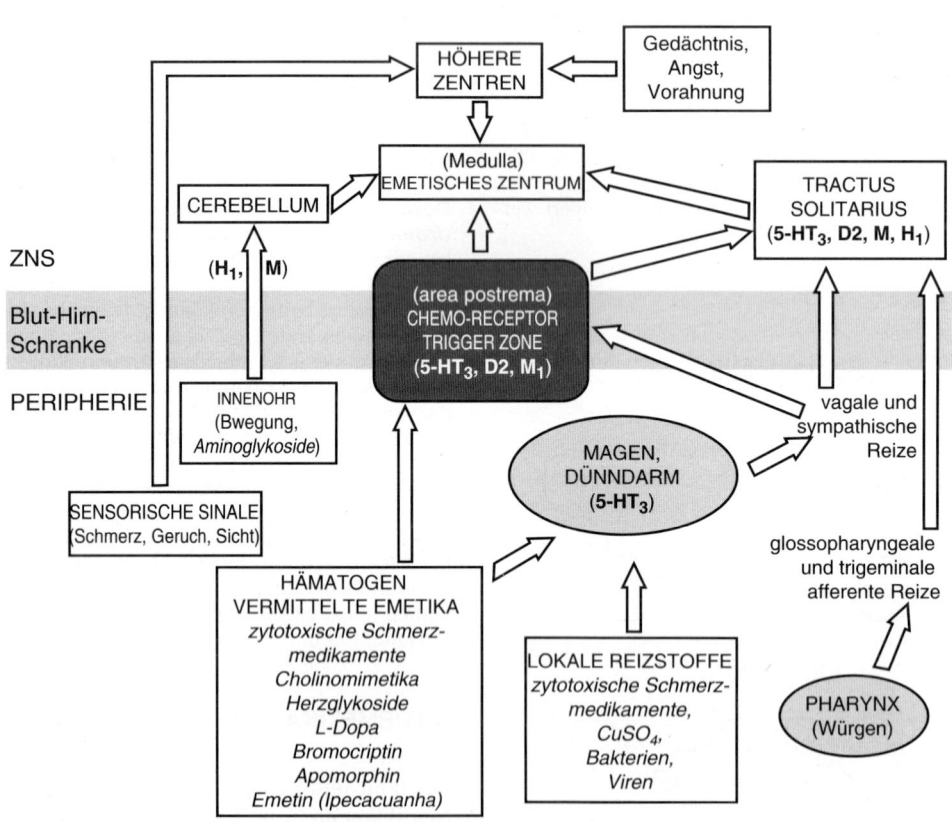

Abbildung 38.3 Die emetischen Effekte aus dem Blickfeld des Pharmakologen. Vielfache Schaltkreise führen von der Peripherie zum emetischen Zentrum. Stimulanzien dieser Abläufe sind kursiv gedruckt. In die Abläufe eingebunden sind spezifische Neurotransmitter und ihre Rezeptoren (fett gedruckt). Rezeptoren sind dargestellt für Dopamin = D, Acetylcholin (muskarinerg) = M, Histamin = H und 5-Hydroxytryptamin = 5-HT. Einige dieser Rezeptortypen verändern die Signalübertragung im emetischen Zentrum. Diese Kenntnis liefert die Grundlage für die heutige antiemetische Therapie. Erbrechen als Antwort auf eine Stimulation des emetischen Zentrums ist eine komplexe motorische Antwort und wird im Text beschrieben.

und des Nucleus tractus solitarii (Miner et al., 1987). Dopamin ist über seinen D2-Rezeptor am emetischen Signalprozeß über die Triggerzone und im Nucleus tractus solitariis beteiligt. Acetylcholin wirkt über muskarinerge Rezeptoren des Nucleus tractus solitarii. Aus der Hemmung dieser Abläufe erklärt sich die antiemetische Wirkung der D2- und 5-HT_3- Antagonisten. Histamin und H_1-Rezeptoren sind ebenfalls im Nucleus tractus solitarii konzentriert. Histaminerge und cholinerge Synapsen scheinen an der Übertragung zwischen Vestibularapparat und emetischem Zentrum beteiligt zu sein, was einen therapeutischen Ansatzpunkt für H_1-Rezeptorblocker und muskarinergcholinerge Antagonisten im Rahmen der Behandlung von Reisekrankheit liefert. Sensorische Stimuli wie Schmerzen oder der Anblick bestimmter Dinge können ebenso wie die Erwartung unerfreulicher Ereignisse zum Erbrechen beitragen. Zur medikamentösen Beeinflussung dieser Mechanismen stehen uns nur wenige Informationen zur Verfügung. Eine Reihe nützlicher Antiemetika lassen sich nicht dem Schema der Abbildung 38.3 zuordnen, so z. B. Kortikosteroide oder Cannabis. Es ist anzunehmen, daß ihrer antiemetischen Wirkung andere Wirkmechanismen zugrunde liegen (siehe unten).

Antiemetika

Die Kenntnis der Rolle spezifischer Neurotransmitter, insbesondere von Dopamin und Serotonin, bei der Vermittlung des emetischen Signals und der motorischen Reflexe des Magens ist die Grundlage des Einsatzes spezifischer Antagonisten in der antiemetischen Prävention und Therapie. Hierbei kommen verschiedenste Substanzen zum Einsatz einschließlich D2-Antagonisten (substituierte Benzamide, Phenothiazine, Butyrophenone, Benzimidazolderivate), 5-HT_3-Antagonisten, Kortikosteroide, Cannabinoide, Antihistaminika, muskarinerge Antagonisten und Benzodiazepine. Die meisten dieser Substanzen sind in einer peroralen und parenteralen Applikationsform sowie als Suppositorium erhältlich. Die relative Effektivität dieser Substanzen bei der Behandlung von chemotherapeutisch induzierter Übelkeit unterschiedlichen Schweregrades ist ebenso wie einige diesbezügliche Therapieschemata in Tabelle 38.4 dargestellt. In Ergänzung zu den spezifischen Rezeptor-Antagonisten hat die Kombinationsbehandlung mit verschiedenen Substanzen die Therapierbarkeit von emetischen Nebenwirkungen vieler Chemotherapeutika deutlich verbessert. So verstärkt sich die antiemetische Wirkung und reduzieren sich die Nebenwirkungen eines primären Antiemetikums, wenn es z. B. mit einem Kortikosteroid kombiniert wird. Tabelle 38.5 A liefert generelle Empfehlungen betreffs der sinnvollen Kombination verschiedener Antiemetika, um die Wirkung zu verbessern. Tabelle 38.5 B hingegen stellt Kombinationen vor, die die Toxizität der primär antiemetisch wirksamen Substanz vermindern. Mitchelson (1992 a,b) hat die pharmakologischen Aspekte von Emesis und Antiemesis analysiert, Grunberg und Hesketh (1993) fassen die Behandlung des chemotherapeutisch induzierten Erbrechens zusammen.

5-HT_3-Antagonisten *Ondansetron* Der Prototyp der Antiemetika dieser Gruppe ist das Ondansetron mit folgender Struktur:

ONDANSETRON

Ondansetron kann peroral gegeben oder intravenös appliziert werden. Es kann Übelkeit und Erbrechen, die durch hohe Dosen des potent emetogenen Chemotherapeutikums Cisplatin oder durch Bestrahlung verursacht wurden, verhindern. Die orale Bioverfügbarkeit von Ondansetron beträgt etwa 60%. Ein effektiver Wirkspiegel wird 30 - 60 Minuten nach Gabe erlangt. Die Substanz wird mit einer Plasmahalbwertszeit von drei bis vier Stunden hauptsächlich in der Leber metabolisiert. Die Tagesgesamtdosis von 32 mg, verabreicht als intravenöse Infusion oder aufgeteilt in Dosen von jeweils 0,1 - 0,15 mg/kg, gewährleistet eine gute akute antiemetische Wirksamkeit. Ondansetron wird in der Regel gut vertragen. Passager können leichte Nebenwirkungen wie Kopfschmerzen, Verstopfung und Schwindel auftreten. Da dieses Medikament kein Dopaminrezeptor-Antagonist ist kommt es nicht zu extrapyramidalen Nebenwirkungen wie z. B. nach Gabe von Metoclopramid.

Granisetron Granisetron (Granisetronhydrochlorid) ist ein weiterer verfügbarer 5-HT3-Antagonist, der peroral oder intravenös zur Behandlung von chemotherapeutisch induziertem Erbrechen eingesetzt werden kann. Seine Strukturformel ist im folgenden dargestellt:

GRANISETRON

Granisetron wird in der Leber durch N-Demethylation, Oxidation des aromatischen Ringes und nachfolgende Konjugation metabolisiert. Die Ausscheidung erfolgt zu ca. 11 - 12% unverändert mit dem Urin und zu 48% bzw. 34% als Metaboliten über Urin und Faeces. Eine einmalige intravenöse Infusion mit 10 µg/kg Granisetron verhindert in der Regel durch Cisplatin verursachte Übelkeit und Erbrechen. Auch bei andereren Chemotherapeutika hat sich die antiemetische Wirkung bestätigt. Die intravenöse Gabe von 40 µg/kg Granisetron verhindert sogar Emesis im Rahmen der *repeat-cycle* Chemotherapie. Die Behandlung mit 1,0 mg Granisetron peroral zweimal pro Tag erzielt vergleichbare Erfolge. Bei den leichten Nebenwirkungen von Granisetron handelt es sich um Kopfschmerzen, Somnolenz, Durchfall und in einigen Fällen um Verstopfung. Die gleichzeitige Gabe von Dexamethason verbessert signifikant die akute antiemetische Wirksamkeit von Granisetron. Eine Vielzahl diesbezüglicher randomisierter Studien wurden von Yarker und McTavish (1994) analysiert.

Andere Substanzen In Tabelle 38.4 sind andere 5-HT_3-Antagonisten, die derzeit untersucht werden, aufgelistet. Die pharmakologischen Eigenschaften der 5-HT_3-Antagonisten werden außerdem in Kapitel 11 sowie in verschiedenen Übersichten (Aapro, 1991; Plosker und Goa, 1991; Lee et al., 1993; Markham und Sorkin, 1993) behandelt.

D2-Antagonisten Eine Vielzahl von Substanzen verschiedener Struktur sind Antagonisten der D2-Rezeptoren (Tabelle 38.4). Die substituierten Benzamide, Metoclopramid und Tri-

Tabelle 38.4

A. Wirksamkeit verschiedener Antiemetika bei der Behandlung chemotherapeutisch induzierten Erbrechens

Wirksam bei schwerem chemotherapeutisch induzierten Erbrechen

D2/5-HT$_3$-Antagonisten	5-HT$_3$-Antagonisten
substituierte Benzamide	Ondansetron
Metoclopramid	Granisetron
	Tropisetron
	Dolasetron

Wirksam bei mäßigem bis schwerem chemotherapeutisch induziertem Erbrechen

D2-Antagonisten	D2/5-HT$_3$-Antagonisten
Phenothiazine	*Substituierte Benzamide*
Chlorpromazin	Trimethobenzamid
Perphenazin	**Kortikosteroide**
Prochlorperazin	Dexamethason
Promethazin	Methylprednisolon
Thiethylperazin	**Cannabinoide**
Triflupromazin	Dronabinol
Benzimidazolderivate	Nabilon
Domperidon	
Butyrophenone	
Haloperidol	
Droperidol	

Minimal wirksam bei chemotherapeutisch induzierten Erbrechen

H$_1$-Antagonisten	Antimuskarinerge	Benzodiazepine
Diphenhydramin	Scopolamin	Lorazepam
Meclizin	Benztropin	Alprazolam

B. Einige in der Zytostatikatherapie eingesetzte Antiemetika

ANTIEMETIKUM	INITIALE DOSIS
Schweres chemotherapeutisch induziertes Erbrechen (Kombination mehrerer Antiemetika*)	
Dexamethason	20 mg i.v.
Metoclopramid	3 mg/kg Körpergewicht alle 2 Stunden × 2
Diphenhydramin	25-50 mg i.v. alle 2 Stunden × 2
Lorazepam	1-2 mg i.v.
Dexamethason	20 mg i.v.
Ondansetron	32 mg i.v. täglich, in aufgeteilten Dosen
Mäßiges chemotherapeutisch induziertes Erbrechen (Monotherapie mit einem Antiemetikum)	
Prochlorperazin	5-10 mg p.o. oder i.v., oder 25 mg rektal
Thiethylperazin	10 mg p.o., i.m. oder rektal
Desxamethason	10-20 mg i.v.
Ondansetron	8 mg p.o. oder 10 mg i.v.
Dronabinol	10 mg p.o.

ABKÜRZUNGEN: D: Dopamin; 5-HAT: Serotonin; H: Histamin; i.v.: intravenös; i.m.: intramuskulär; p.o.: oral Kombinationsschemata (*), QUELLE: Aus Grunberg und Hesketh, 1993, mit freundlicher Erlaubnis; weitere Diskussion der Kombinationstherapie siehe Text.

methobenzamid sind wirksame D2-Antagonisten und potente Antiemetika. In höherer Dosierung blockiert Metoclopramid außerdem 5-HT$_3$-Rezeptoren, was wahrscheinlich zusätzlich zu seiner antiemetischen Wirkung beiträgt. Verwandte Substanzen, die derzeit untersucht werden, zeichnen sich durch eine verstärkte 5-HT-Rezeptor-Antagonisierung aus. Die substituierten Benzamide besitzen außer ihrer antiemetischen auch eine prokinetische Wirkung. Benzamidderivaten wie z. B. Cisaprid fehlen die antiemetischen und D2-Rezeptor-antagonistischen Eigenschaften. Sie wirken auf andere 5-HT- Rezeptoren als 5-HT$_3$-Rezeptoren. Ihre pharmakologischen Eigenschaften werden nach der Beschreibung der Prokinetika gemeinsam mit Medikamenten wie Domperidon, ebenfalls ein D2-Antagonist, abgehandelt.

Eine Reihe von Neuroleptika (Phenothiazine und Butyrophenone) wirken aufgrund ihrer Fähigkeit, die Interaktion zwischen Dopamin und D2-Rezeptor zu antagonisieren, in relativ niedriger Dosierung antiemetisch (siehe Tabelle 38.4). Von den bekannten Phenothiazinen hat lediglich Thioridazin keinen klinisch nutzbaren antiemetischen Effekt. Chlorpromazin gilt als der Prototyp der Phenothiazine. Seine potente und selektiv antiemetische Wirkung machen es zu einem nützlichen Antiemetikum bei der Behandlung von Übelkeit und Erbrechen in Folge einer Vielzahl von Erkrankungen sowie Bestrahlung oder Chemotherapie mit mäßig emetogenen Substanzen. Der antiemetische Effekt der Phenothiazine nimmt mit zunehmender Dosis zu, wobei jedoch die Nebenwirkungen im Sinne von Hypoto-

Tabelle 38.5

A. Sinnvolle Kombinationen von Antiemetika für eine gesteigerte Wirksamkeit

PRIMÄRSUBSTANZ	ERGÄNZUNGSSUBSTANZ
5-HT$_3$-Antagonist	Kortikosteroid, Phenothiazin, Butyrophenon
Substituiertes Benzamid	Kortikosteroid ± muskarinerger Antagonist
Phenothiazine/Butyrophenon	Kortikosteroid
Kortikosteroid	Benzodiazepin
Cannabinoid	Kortikosteroid

B. Sinnvolle Kombinationen von Antiemetika für eine verminderte Toxizität des primären Antiemetikums

PRIMÄRSUBSTANZ	ERGÄNZUNGSSUBSTANZ
Substituiertes Benzamid	H$_1$-Antagonist, Kortikosteroid, Benzodiazepin
Phenothiazine/Butyrophenone	H$_1$-Antagonist
Cannabinoid	Phenothiazin

ABKÜRZUNGEN: H, Histamin; 5HT, Serotonin.
QUELLE: Aus Grunberg und Hesketh, 1993, mit freundlicher Erlaubnis.

nie, Sedation und extrapyramidalen Bewegungsstörungen ihren Einsatz limitieren (siehe Kapitel 18). Prochlorperazin zum Beispiel führt insbesondere bei intramuskulärer Gabe häufig zu Dystonien und muß daher mit Vorsicht eingesetzt werden. Desweiteren können Phenothiazine in antiemetischer Dosierung bei chirurgischen und neurologischen Krankheitsbildern die Symptomatik verschleiern. Es wird angenommen, daß neben den D2-antagonistischen Effekten antimuskarinerge und antihistaminerge Eigenschaften zur antiemetischen Wirkung der Phenothiazine beitragen.

Butyrophenone agieren ebenfalls als Dopamin-Antagonisten am D2-Rezeptor. Die zur parenteralen Anwendung verfügbaren Substanzen, zum Beispiel Haloperidol und Droperidol, sind wirksame Antiemetika unter der Therapie mit Zytostatika. Trotz der weitverbreiteten Meinung, daß Butyrophenone lediglich eine mäßige antiemetische Wirkung hätten, sind sie zur Prävention Cisplatin induzierten Erbrechens bei hochdosierter und häufiger Gabe ebenso wirksam wie Metoclopramid. Butyrophenone wirken hierbei weniger sedierend und blutdrucksenkend als Chlorpromazin und Triflupromazin. Eine ausführliche Abhandlung der Butyrophenone findet sich in Kapitel 18.

Kortikosteroide Dexamethason und andere Kortikosteroide sind antiemetisch wirksam. Nach intravenöser Gabe (20 mg Dexamethason, 125 - 375 mg Methylprednisolon) wird ein mäßig starker antiemetischer Effekt erlangt. Darüber hinaus kann durch die kombinierte Gabe von Kortikosteroiden und anderen Antiemetika die Wirkung verbessert und das Auftreten von Nebenwirkungen wie zum Beispiel Durchfälle unter der Therapie mit Metoclopramid, verringert werden. Der zugrundeliegende Wirkmechanismus ist nicht bekannt. Da Kortikosteroide bei Vorliegen eines Diabetes mellitus Hyperglykämien verursachen können und bei psychotischen Erkrankungen akute Psychosen auslösen können, ist bei solchen Grunderkrankungen beim Einsatz von Kortikosteroiden Vorsicht geboten. Die pharmakologischen Eigenschaften der Kortikosteroide werden ausführlich in Kapitel 59 behandelt.

Cannabinoide Δ^9-*Tetrahydrocannabinol* und seine Derivate sind bei mäßiggradig emetisch wirkenden Chemotherapieschemata wirksam. Ihr Einsatz beschränkt sich auf Patienten mit Therapierefraktität oder -intoleranz gegenüber anderen Antiemetika, da durch die zentralnervösen Effekte der Cannabinoide unter anderem Halluzinationen, Desorientiertheit und Schwindel ausgelöst werden können. Die dysphorische Wirkung kann durch gleichzeitige Gabe von *Prochlorperazin* in niedriger Dosierung reduziert werden. Einige neuere Studien lassen vermuten, daß die psychovegetativen und antiemetischen Eigenschaften möglicherweise zu separieren sind (Mechoulam et al., 1991). Die pharmakologischen Eigenschaften der Cannabinoide werden in Kapitel 24 beschrieben.

Antihistaminika und Antimuskarinika Histamin-H$_1$-Rezeptor-Antagonisten mit prominenten anticholinergen Eigenschaften sowie Antimuskarinika sind die Basistherapeutika der Reisekrankheit. Desweiteren können einige H$_1$-Antagonisten im Rahmen der Behandlung von vestibulärem Schwindel eingesetzt werden. Im Rahmen der Therapie von zytostatikainduziertem Erbrechen haben diese Substanzen in der Monotherapie nur eine sehr geringe Wirksamkeit. Sie werden hier jedoch in der Kombination mit D2-Antagonisten eingesetzt, um das Auftreten von extrapyramidalen Nebenwirkungen zu verringern. Antimuskarinerge Substanzen eignen sich, um die Nebenwirkungen von Metoclopramid zu reduzieren. Die pharmakologischen Eigenschaften und Nebenwirkungen (Schwindel, trockener Mund usw.) der Antihistaminika und Antimuskarinergika sowie ihr therapeutischer Einsatz werden in den Kapiteln 7 und 25 behandelt.

Benzodiazepine Ihr antiemetischer Effekt ist gering. Die therapeutische Wirkung beruht wahrscheinlich auf den sedativen, anxiolytischen und amnestischen Eigenschaften. Diese wirken einer antizipierten Übelkeit im Rahmen einer Chemotherapie oder der Behandlung mit hochdosiertem Metoclopramid entgegen. Benzodiazepine, insbesondere Lorazepam und Alprazolam, können in Kombination mit einem anderen Antiemetikum wie z. B. einem Kortikosteroid dessen Wirksamkeit steigern. Die Pharmakologie der Benzodiazepine wird in Kapitel 17 besprochen.

Prokinetika

Die neuronale Regulation der gastralen Motilität unterliegt der Stimulation durch cholinerge Neurone, der (in der Regel) Inhibition durch adrenerge Neurone sowie dem komplexen Einfluß des gastrointestinalen Nervensystems, in dem Dopamin und Serotonin eine Rolle spielen.

Daher können Antagonisten der D2- und 5-HT$_3$-Rezeptoren einschließlich der Benzamide und Benzimidazole wie auch die 5-HT$_4$-Rezeptor-Agonisten die Motilität des Magens stimulieren (siehe Tonini et al., 1991). Hierbei spielt insbesondere die cholinerge Überleitung eine Rolle. Weiter wirken das gastrointestinale Peptid Motilin und das Antibiotikum Erythromycin, das den Motilinrezeptor stimuliert, prokinetisch. Eine Hypomotilität des Magens findet sich bei einer Vielzahl von Krankheitsbildern, wobei in der Mehrheit der Fälle die Ursache ungeklärt ist. Mögliche Ursachen sind eine diabetische Neuropathie, Anorexia nervosa, Achlorhydrie und vorrausgegangene Magenoperationen. Die Beschwerden äußern sich in der Regel in Form von Übelkeit, Erbrechen, Sodbrennen, Völlegefühl und gastroösophagealem Reflux. Obwohl die antiemetischen Phenothiazine und Bethanechol eine Besserung der Beschwerden bewirken, beschleunigen sie jedoch nicht die Magenpassage und sind häufig mit Nebenwirkungen behaftet. Um so größer ist die Bedeutung der Prokinetika *Metoclopramid*, *Cisaprid* und *Domperidon* bei der Behandlung von hypomotilen Magenstörungen.

Benzamide *Metoclopramid* Obwohl es dem Procainamid verwandt ist, besitzt Metoclopramid (*Metoclopramidhydrochlorid*) weder signifikante lokalanästhetische noch antiarrhythmische Eigenschaften. Die Geschichte und die pharmakologischen Eigenschaften des Metoclopramids wurden von Albibi und McCallum (1983) analysiert. Die Strukturformel lautet wie folgt:

METOCLOPRAMID

Pharmakologische Eigenschaften Metoclopramid besitzt die meisten der für eine dopaminerge Blockade typischen Eigenschaften. Dieses beinhaltet den Antagonismus gegen Erbrechen, bedingt durch Apomorphine und Ergotamin wie auch die Hyperprolaktinämie, die bei Frauen zu Galaktorrhoe, Brustempfindlichkeit und Menstruationsstörungen führen kann. Obwohl Metoclopramid keine therapeutische antipsychotische Wirkung hat, kann es, insbesondere in hoher Dosierung, extrapyramidale Symptome, Angstzustände und Depressionen auslösen. Diese Symptome lassen sich in der Regel durch die gleichzeitige Gabe von Diphenhydramin oder Benztropin verhindern. Weitere zentrale Nebenwirkungen wie Müdigkeit und Schwindel sind häufig.

Im Gastrointestinaltrakt intensiviert Metoclopramid die Motilität der glatten Muskultur vom Ösophagus bis zum proximalen Dünndarm. Die Magenentleerung sowie die Darmpassage vom Duodenum zur Ileocoecalklappe werden beschleunigt. Metoclopramid vermindert die rezeptive Relaxierung im oberen Magenanteil und vermehrt die antralen Kontraktionen. Diese Effekte kombinieren sich zu einer beschleunigten Magenentleerung und wirken einem gastroösophagealen Reflux entgegen. Diese für den therapeutischen Einsatz als Prokinetika so wichtigen Eigenschaften können allerdings auch zu Darmstörungen führen. Obwohl Metoclopramid die Resorption vieler Medikamente beschleunigt, wird durch die verminderte Passagezeit die Bioverfügbarkeit anderer Substanzen, insbesondere des Digoxin, vermindert. Desweiteren kann eine verbesserte Verfügbarkeit der Nahrungsbestandteile beim Diabetiker eine Insulindosisanpassung notwendig werden lassen. Metoclopramid hat nur wenig Einfluß auf die Magensekretion oder Motilität des Kolons.

Der zelluläre Wirkmechanismus des Metoclopramids und seine prokinetische Wirkungsweise sind noch nicht vollständig aufgeklärt. Wie bereits erwähnt, wirkt Metoclopramid als dopaminerger Antagonist und kann als solcher die gastrointestinalen Effekte lokal oder sytemisch eingesetzter Dopamin-Agonisten blockieren. Allerdings beschleunigen nicht alle Dopamin-Antagonisten die Magenentleerung. Obwohl eine Vagotomie die prokinetische Wirkung des Metoclopramids nicht aufhebt, kann diese durch Atropin oder muskarinerge Antagonisten gehemmt werden. Die Annahme ist, daß Metoclopramid die Freisetzung von Acetylcholin aus myenterischen Neuronen begünstigt. Da Bethanechol die Effekte von Metoclopramid zudem verstärkt, mag einer erhöhten Empfindlichkeit gegenüber Acetylcholin ebenfalls eine Rolle bei der prokinetischen Wirkung des Metoclopramids zukommen.

Pharmakokinetische Eigenschaften Metoclopramid wird nach oraler Gabe schnell und komplett resorbiert. Durch den hepatischen First-pass-Effekt beträgt seine Bioverfügbarkeit jedoch nur 75%. Die Substanz verteilt sich schnell in den meisten Geweben und passiert die Blut-Hirn- sowie die Plazentarschranke. In der Muttermilch kann die Konzentration den Plasmaspiegel übertreffen. 30% des Metoclopramids werden unverändert mit dem Urin ausgeschieden. Der Rest wird nach Konjugation mit Sulfat oder Glukuronsäure über Urin oder Galle eliminiert. Die Plasmahalbwertszeit beträgt vier bis sechs Stunden, kann jedoch bei Patienten mit einer eingeschränkten Nierenfunktion auf bis zu 24 Stunden ansteigen.

Therapeutische Anwendung Moderate Dosen von Metoclopramid (10 - 15 mg), eingenommen vor den Mahlzeiten und der Nachtruhe, sind bei diabetischer Gastroparese und gastroösophagealem Reflux therapeutisch hilfreich. Des weiteren kann Metoclopramid peroral bei Übelkeit und Erbrechen verschiedenster Ursachen, u. a. auch während der Schwangerschaft eingesetzt werden. In letzterem Fall sollte jedoch eine strenge Indikationsstellung erfolgen. Obwohl im Tiermodell keine signifikanten Effekte auf die fetale Entwicklung nachweisbar sind, fehlen kontrollierte Studien betreffs der Anwendung bei schwangeren Frauen. Da Metoclopramid auch bei hochdosierter intravenöser Gabe in der Regel gut vertragen wird, kommt es vielfach in der Behandlung des chemotherapeutisch induzierten Erbrechens zum Einsatz, insbesondere wenn stark emetogene Zytostatika wie Cisplatin oder Cyclophosphamid verwandt werden. In der Regel wird Metoclopramid in hoher Dosierung mit Diphenhydramin kombiniert. Auch die gleichzeitige intravenöse Gabe von Lorazepam vermindert das Auftreten dystoner Symptome. Darüber hinaus können die durch Lorazepam verursachte Amnesie und Sedation den therapeutischen Effekt unterstützen. Metoclopramid kann in der Behandlung von Erbrechen, verursacht durch stark emetogene Chemotherapien, insgesamt mit folgenden Substanzen sinnvoll kombiniert werden: Kortikosteroiden, Benzodiazepinen, antimuskarinergen Substanzen, Cannabinoiden und H$_1$-Antagonisten (siehe Tabelle 38.4, B und Tabelle 38.5, A und B).

Andere Benzamidderivate wurden mit der Zielsetzung eine bessere antiemetische Wirkung bei weniger Nebenwirkungen zu erlangen, hergestellt (z. B. Alizaprid, siehe Joss et al., 1986). Von den substituierten Benzamiden ist jedoch das Metoclopramid nach wie vor das bevorzugte und wirksamste Antiemetikum.

Trimethobenzamid Trimethobenzamid hat folgende Strukturformel:

TRIMETHOBENZAMID

Der im Vergleich zum Metoclopramid geringere moderate antiemetische Effekt des Trimethobenzamids scheint auf der Blockade von Dopaminrezeptoren zu beruhen. Nach parenteraler Gabe können dystone Beschwerden auftreten. In der Regel sind jedoch Nebenwirkungen abgesehen von lokalen Schmerzen an der Injektionsstelle selten. Es wurde hierbei über Schläfrigkeit, Schwindel, allergische Hautreaktionen, extrapyramidale Symptome und Konvulsionen berichtet.

Cisaprid Cisaprid ist ein Benzamid mit der folgenden Strukturformel:

CISAPRID

Die Effekte von Cisaprid auf die Motilität von Magen und Dünndarm erinnern stark an die des Metoclopramids und Domperidons. Anders als diese Substanzen bewirkt es jedoch zudem eine Zunahme der Kolonmotilität, und es kann dadurch Durchfälle auslösen (siehe McCallum et al., 1988). Diese gastrointestinalen Effekte lassen sich wie beim Metoclopramid durch Atropin blockieren, was eventuell auf eine verstärkte Freisetzung von myenterischem Acetylcholin rückschließen läßt. Cisaprid scheint keine dopaminantagonistischen Eigenschaften zu haben und beeinflußt daher weder den Prolaktinspiegel im Plasma noch verursacht es extrapyramidale Symptome.

Pharmakokinetik, Metabolismus und Nebenwirkungen Die Bioverfügbarkeit von oral appliziertem Cisaprid liegt zwischen 30 und 40%. Der Spitzenspiegel im Serum wird zwei Stunden nach oraler Aufnahme erreicht, wobei postuliert wird, daß er mit gleichzeitiger Nahrungsaufnahme höher liegt. Daher wird Cisaprid (5 - 20 mg) in der Regel direkt vor den Mahlzeiten eingenommen. Da Cisaprid hepatisch über eine N-Dealkylierung und Hydroxylierung metabolisiert wird, sollten Patienten mit einer eingeschränkten Leberfunktion eine Dosisreduktion erfahren. Cisaprid wird normalerweise gut vertragen. Gelegentlich können kurzzeitig Bauchkrämpfe und Durchfälle auftreten (Verlinden et al., 1988). Es wird berichtet, daß Cisaprid die Resorption von Diazepam und Alkohol steigert.

Therapeutische Anwendung Die Wirksamkeit von Cisaprid bei der Behandlung von hypomotilen Magenstörungen entspricht der von Metoclopramid und Domperidon, wobei Cisaprid die dopaminantagonistischen Nebenwirkungen fehlen. Die Eigenschaft des Cisaprids, die Magenentleerung zu verbessern und gleichzeitig den Tonus des unteren Ösophagusphinkters sowie die Peristaltik des Ösophagus zu steigern, machen es zu einem wertvollen Medikament bei der Behandlung des gastroösophagealen Refluxes. Cisaprid ist ebenfalls bei verschiedenen gastroparetischen Krankheitsbildern wirksam. Außerdem kann es bei chronischer idiopathischer Obstipation und bei Hypomotilität des Kolons eingesetzt werden.

Benzimidazol Derivate *Domperidon* Domperidon ist ein Derivat von Benzimidazol und besitzt sowohl prokinetische als auch antiemetische Eigenschaften. Es besitzt folgende Strukturformel:

DOMPERIDON

Pharmakologische Eigenschaften Domperidon ist ein Dopamin-Antagonist. Da es die Blut-Hirn-Schranke nur schlecht passiert, sind seine Effekte auf die Peripherie beschränkt. Im Vergleich zu Metoclopramid ist seine antiemetische Wirkung ebenso wie das Risiko extrapyramidaler Nebenwirkungen daher geringer. Im Bereich der hinteren Hypophyse antagonisiert Domperidon wie andere D2-Rezeptor-Antagonisten, die Wirkung von Dopamin und führt dadurch zu einer Hyperprolaktinämie. Die gastrointestinale Wirkung ähnelt der von Metoclopramid, läßt sich jedoch nicht durch muskarinische cholinerge Antagonisten vermindern. Die therapeutisch erwünschten Effekte wie Hemmung der rezeptiven Relaxation, Verbesserung der koordinierten antral-duodenalen Motilität und die beschleunigte Dünndarmpassage, werden derzeit seiner D2-Rezeptorantagonistischen Wirkung zugeschrieben. Der Einfluß auf die Motilität des Kolons ist vernachlässigbar gering.

Domperidon scheint rasch nach peroraler Gabe resorbiert zu werden. Seine Bioverfügbarkeit liegt jedoch bei nur 15%. Die Plasmaeliminationshalbwertszeit von Domperidon beträgt sieben bis acht Stunden, wobei die Ausscheidung zum größten Teil mit dem Faeces erfolgt.

Therapeutischer Einsatz Domperidon wird in peroralen Dosen von 20 - 40 mg zur Behandlung einer Reihe von gastroparetischen Krankheitsbildern eingesetzt. Es eignet sich des weiteren zur Dauertherapie chronischer, subjektiv belastender Zustände mit Übelkeit und Völlegefühl. Da die Substanz nur geringste zentralnervöse Effekte hat, interferiert sie nicht mit der Therapie des Morbus Parkinson und kann daher auch zur Behandlung der gastrointestinalen Effekte von Levodopa und Bromocriptin genutzt werden. Als Antiemetikum ist Domperidon bei leicht bis mäßig emetogenen Chemotherapien wirksam. Zur Behandlung der gastroösophagealen Refluxkrankheit ist es nicht geeignet. Domperidon wird in den USA, anders als in Deutschland, klinisch nicht eingesetzt.

Nebenwirkungen Domperidon kann Kopfschmerzen und Beschwerden wie Brustschwellung und -schmerzhaftigkeit, Galaktorrhoe und Amennorrhoe, die durch die Prolaktinserumspiegelerhöhung bedingt sind, verursachen.

Motilin und seine Analoga Das gastrointestinale Peptid Motilin ist an der Initiierung des intestinalen interdigestiven myoelektrischen Komplexes beteiligt. Seine Aminosäuresequenz ist Abbildung 38.4 zu entnehmen.

Motilin stimuliert die Magenentleerung und die postprandialen Magenkontraktionen. Seine Effekte resultieren aus der Interaktion mit einem spezifischen Rezeptor im Bereich von Antrum und Duodenum. An diesem Rezeptor fungiert das Antibiotikum Erythromycin ebenfalls als Agonist. Diese Interaktion mag den prokinetischen Effekt von Erythromycin und anderen Makrolidantibiotika erklären (siehe Weber et al., 1993). Erythromycinethylsuccinat (250 mg dreimal täglich per os) beschleunigt bei Patienten mit einer diabetischen Gastroparese die Magenentleerung (siehe Janssens et al., 1990). Die Entwicklung von Makrolid-Analoga des Motilins mag neue Prokinetika hervorbringen.

GALLENSÄUREN

Physiologische Aspekte Gallensäuren und ihre Konjugate sind essentielle Bestandteile der Galle. Die physiologischen Effekte der Gallensäure sind folgende: Induktion des Gallenflusses, Rückkopplungshemmung der Gallensäurensynthese, Modulation der Cholesterinproduktion, Elimination von Cholesterin (Gallensäuren sind wasserlösliche Produkte des Cholesterinmetabolismus und lösen außerdem Cholesterin in der Galle und fördern

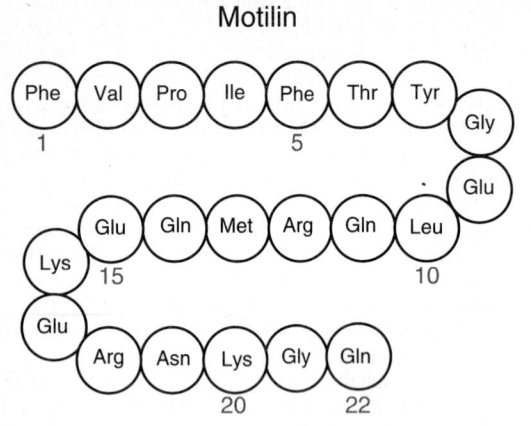

Abbildung 38.4 Die Aminosäuresequenz des Motilins.

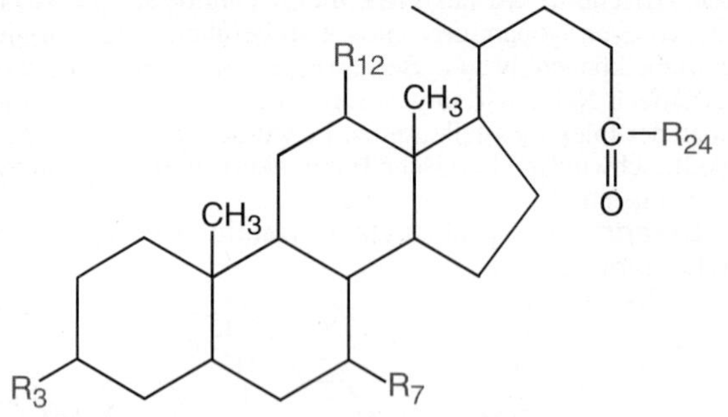

Gallensäuren	R_3	R_7	R_{12}	R_{24}
Cholsäure	–OH	–OH	–OH	
Chenodeeoxycholsäure	–OH	–OH	–H	Glycin (75%)
Deoxycholsäure	–OH	–H	–OH	Taurin (24%)
Lithocholsäure	$-SO_3^-$ / –OH	–H	–H	–OH (<1%)
Ursodeoxycholsäure	–OH	◂ OH	–H	

Abbildung 38.5 Die maßgeblichen Gallensäuren des Erwachsenen.

so die intestinale Cholesterinausscheidung), Erleichterung der Dispersion und Resorption von Lipiden und fettlöslichen Vitaminen.

Nach der Sekretion werden die Gallensäuren zu einem großen Anteil im Ileum reresorbiert und über den enterohepatischen Kreislauf wiederverwertet. Nur kleine Mengen werden mit dem Stuhl ausgeschieden. Ein übermäßiges Angebot an Gallensäuren im Bereich des Kolons kann zu einer verminderten Wasserresorption und damit Diarrhöen führen. Die normale Funktion des Gastrointestinaltraktes hängt von einer regelrechten Produktion und enterohepatischen Zirkulation der Gallensäuren ab (siehe Hoffmann, 1993).

Die Gallensäuresynthese aus Cholesterin beinhaltet eine Reihe von Schritten einschließlich 7-Hydroxylierung, 3-Hydroxyepimerisierung, Sättigung der 5-6 Doppelbindung und oxidativer Spaltung von drei Kohlenstofatomen der Seitenkette. Beim Erwachsenen überwiegen die Cholsäure (3,7,12 Trihydroxycholsäure) und die Chenodeoxycholsäure (3α, 7α-dihydroxycholinsäure; Chenodiol). Durch bakterielle Metabolisierung entstehen aus diesen primären Gallensäuren die sekundären Gallensäuren, deren Hauptvertreterin die Deoxycholsäure ist. Die sekundären Gallensäuren werden im Kolon resorbiert und gelangen mit den primären Gallensäuren in den enterohepatischen Kreislauf. Cholsäure, Chenodeoxycholsäure und Deoxycholsäure machen 95% der biliären Gallensäuren aus. Lithocholsäure und Ursodeoxycholsäure machen nur einen geringen Anteil aus. Die Gallensäuren liegen in der Regel als Salze, konjugiert an Glycin oder Taurin vor. Lithocholylkonjugate sind in der Regel 3-Sulfate (siehe Abbildung 38.5).

Pharmakologische Effekte Gallensäuren vermehren die Gallensekretion und werden daher als choleretisch bezeichnet. Die Gallensäuresalze hingegen haben nur eine geringe choleretische Wirkung. Dehydrocholsäure, ein semisynthetisches Cholat, bewirkt die Sekretion von Galle mit einem niedrigen spezifischen Gewicht und wird daher als hydrocholeretisch beschrieben.

Therapeutischer Einsatz Die volle therapeutische Dosis an Chenodeoxycholsäure (14 - 26 mg/ kg Körpergewicht/d), die zum Auflösen von Gallensteinen notwendig ist, verursacht Durchfall sowie erhöhte Werte für Serum-Transaminasen und -Cholesterin, insbesondere in der LDL-Fraktion (wahrscheinlich bedingt durch die Herunterregulation der LDL-Rezeptoren und die daraus resultierende verminderte Plasmaclearance an LDL). Ursodeoxycholsäure in einer Dosierung von 8 - 10 mg/kg Körpergewicht/Tag ist wirksamer als Chenodeoxycholsäure in gleicher Dosierung und verursacht seltener Durchfälle und keine Erhöhung der Transaminasen und des Cholesterins. Eben wegen dieser Nebenwirkungen ist die Monotherapie mit Chenodeoxycholsäure nicht zu empfehlen. Durch die Kombination von Chenodeoxycholsäure und Ursodeoxycholsäure (jeweils 5 - 7 mg/kg Körpergewicht/Tag) lassen sich mit weit weniger Nebenwirkungen befriedigende therapeutische Erfolge erzielen. Die Monotherapie mit Ursodeoxycholsäure bleibt jedoch die Therapie der Wahl (siehe Paumgartner, 1993).

Therapeutisch macht man sich die Fähigkeiten exogen zugeführter Gallensäuren zu Nutze, den Cholesteringehalt der Galle zu senken und die Auflösung von Gallensteinen zu begünstigen. Von den physiologisch vorkommenden Gallensäuren sind dazu die Chenodeoxycholsäure und Ursodeoxycholsäure in der Lage, nicht aber die Cholsäure. Die Wirkmechanismen sind allerdings verschieden. Während die Chenodeoxycholsäure das limitierende Enzym der hepatischen Cholesterinsynthese, die 3-Hydroxymethyl-Glutaryl-Coenzym-A-Reduktase (HMG-CoA Reduktase) hemmt, bewirkt Ursodeoxycholsäure eine verminderte intestinale Resorption des diätetischen und des in der Galle vorhandenen Cholesterins. Außerdem dämpft Ursodeoxycholsäure die kompensatorische hepatische Cholesterinsynthese. Beide Substanzen reduzieren also den Cholesteringehalt der Galle. Dadurch kommt es zu einer verminderten Formationen und verstärkter Auflösung von Gallensteinen. Weiterhin sind beide Gallensäuren, vor allem die Chenodeoxycholsäure, gallengängig und verbessern so die Löslichkeit des Cholesterins. Ursodeoxycholsäure begünstigt durch die Bildung einer flüssig-kristallinen Phase die Mobilisation von Cholesterin aus Gallensteinen (siehe Tint et al., 1986; Hofmann, 1993). Beide Substanzen haben nur wenig Einfluß auf kalzifizierte Steine oder Pigmentsteine. Eine Therapie ist nur erfolgversprechend, wenn der Patient eine funktionale Gallenblase hat und die Therapie über einen Zeitraum von mindestens zwei Jahren fortgeführt wird (siehe Paumgartner, 1993). Ursodeoxycholsäure kommt zudem in der Behandlung der primär biliären Zirrhose sowie der hepatischen Komplikationen bei Zystischer Fibrose zum Einsatz (siehe Berg und Gollan, 1993).

Chenodeoxycholsäure, in Dosen etwas höher als der übliche therapeutische Bereich, verursacht fetale Anomalien bei Primaten und ist daher in der Schwangerschaft kontraindiziert. Das teratogene Potential von Ursodeoxycholsäure ist unbekannt.

PANKREASENZYME

Die Enzyme des Pankreas sind in Präparationen wie Pankreatin und Pankrelipase verfügbar. Sie beinhalten in der Regel Amylase, Proteasen und Lipase. Pankrelipase wird aus dem Schweinepankreas gewonnen und hat eine höhere Lipaseaktivität als Pankreatin, das eine Mischung aus Schweine- und Rinderpankreas darstellt. Diese Präparate werden zur Behandlung von Erkrankungen eingesetzt, bei denen die Sekretion an Pankreassaft vermindert ist wie z. B. der chronischen Pankreatitis oder der Pankreasinsuffizienz.

Die intraduodenale Verabreichung von Proteasen hemmt die Sekretion von Cholecystokinin und so die Sekretion von Pankreasenzymen. Über diesen Mechanismus wirken Pankreasenzyme, eingesetzt zur Behandlung nicht alkoholinduzierter, idiopathischer chronischer Pankreatiden: Sie reduzieren die Stimulation des Pankreas, vermindern den intraduktalen Druck und wirken so schmerzlindernd.

Pankreasenzyme werden ebenfalls zur Therapie der Pankreasinsuffizienz genutzt, da die Bereitstellung von pankreatischen Proteasen und Lipasen im Duodenum der Steatorrhoe entgegenwirkt. Durch die Inaktivierung der Enzyme durch die Magensäure und Pepsin bedarf es relativ hoher Dosen. Die Resultate enterisch-verkapselter Präparate waren gemischt. Durch die gleichzeitige Gabe eines H_2-Blockers erreicht man, insbesondere bei Patienten mit einer gesteigerten Säureproduktion, eine höhere Verfügbarkeit der Enzyme im Duodenum. Derzeit gilt die Empfehlung ein Pankreasenzympräparat entsprechen 28 000 IU an Lipaseaktivität über die vierstündige postprandiale Zeit zu geben. Zu bemerken ist, daß sich die verschiedenen Präparate stark in ihrem Gehalt an Lipase unterscheiden. Pankreasenzyme haben nur wenige Nebenwirkungen: In hohen Dosierungen kann es zu Übelkeit, Durchfällen und Hyperurikämie kommen.

AUSBLICK

Die Behandlung sowohl des „Zuviels" als auch des „Zuwenigs" an Flüssigkeit im Stuhl beruht auf Therapieschemata, die häufig über unbekannte Mechanismen den Flüssigkeits- und Salzaustausch beeinflussen. Die Behandlung der Verstopfung beruht hierbei auf Substanzen, die osmotisch wirken, Wasser zurückhalten und dadurch den Stuhl weich machen. In vielen Fällen ist eine Behandlung mit Ballaststoffen und gesteigerter Flüssigkeitszufuhr ausreichend. Spezifischere Therapieschemata werden verfügbar, je mehr Kenntnis wir über den gastrointestinalen Wasser- und Elektrolytaustausch gewinnen. Einige dieser Erfahrungen können wir vielleicht in Studien über bakterielle Toxine sammeln, da durch diese das gastrointestinale Gleichgewicht verändert und Durchfälle verursacht werden. Untersuchungen betreffs der Opioidrezeptorsubtypen im Gastrointestinaltrakt mögen auch neue therapeutische Ansätze liefern. Die Identifikation von Hormonen, die Einfluß auf den gastrointestinalen Wasserstrom und die Motilität nehmen, birgt die Möglichkeit mit Agonisten oder Antagonisten direkt am physiologischen Rezeptor therapeutisch anzusetzen. Das Somatostatinanalogon Octreotid und der Motilinrezeptor-Agonist Erythromycin sind Beispiele, denen sicherlich in Zukunft ähnliche Substanzen folgen werden. Dies gilt insbesondere nun, da die Struktur-Aktivitätsverhältnisse an den Somatostatinrezeptorsubtypen und den Motilinrezeptoren aufgeklärt sind. Der Trend in der Behandlung von Übelkeit und Erbrechen geht hin zu Therapien, die die neuronale Übertragung des emetischen Signals hemmen. Durch unser verbessertes Verständnis der Rezeptorsubtypen, insbesondere der des Serotonins, konnte die Spezifität dieser Substanzen verbessert werden. Weitere neurophysiologische Studien über das Erbrechen könnten neue therapeutische Möglichkeiten aufzeigen.

Weitere Informationen zu den Krankheitsbildern, deren medikamentöse Therapie in diesem Kapitel behandelt wurde in *Harrison's Principles of Internal Medicine*, 14th ed., McGraw-Hill, New York, 1998, deren deutsche Ausgabe 1999 erscheint.

LITERATUR

Burkitt, D.P., and Meisner, P. How to manage constipation with high-fiber diet. *Geriatrics*, **1979**, *34*:33—40.

Grunberg, S.J., and Hesketh, P.M. Control of chemotherapy-induced emesis. *N. Engl. J. Med.*, **1993**, *329*:1790—1796.

Janssens, J., Peeters, T.L., Vantrappen, G., Tack, J.L., Urbain, J., De-Roo, M., Muls, E., and Bouillon, R. Improvement of gastric emptying in diabetic gastroparesis by erythromycin. Preliminary studies. *N. Engl. J. Med.*, **1990**, *322*:1028—1031.

Joss, R.A., Galeazzi, R.L., Bischoff, A.K., Pirovino, M., Ryssel, H.J., and Brunner, K.W. The antiemetic activity of high-dose alizapride and high-dose metoclopramide in patients receiving cancer chemotherapy: a prospective, randomized, double-blind trial. *Clin. Pharmacol. Ther.*, **1986**, *39*:619—624.

Joyce, J. *Ulysses* (1922). Random House, New York, **1961**, pp. 66—67.

Markham, A., and Sorkin, E.M. Ondansetron: an update of its therapeutic use in chemotherapy-induced and postoperative nausea and vomiting. *Drugs*, **1993**, *45*:931—952. [Published erratum in *Drugs*, **1993**, *46*:268. Errors in dosage and in doses used in dose-finding studies.]

Mechoulam, R., Breuer, A., Feigenbaum, J.J., and Devane, W.A. Nonpsychotropic synthetic cannabinoids as therapeutic agents. *Farmaco*, **1991**, *46 Suppl.1*:267—276.

Miner, W.D., Sanger, G.J., and Turner, D.H. Evidence that 5-hydroxytryptamines receptors mediate cytotoxic drug and radiation-evoked emesis. *Br. J. Cancer*, **1987**, *56*:159-162.

Tint, G.S., Salen, G., and Shefer, S. Effect of ursodeoxycholic acid and chenodeoxycholic acid on cholesterol and bile acid metabolism. *Gastroenterology*, **1986**, *91*:1007—1018.

Tonini, M., Rizzi, C., Manzo, L., and Onori, L. Novel enteric 5-HT$_4$ receptors and gastrointestinal prokinetic action. *Pharmacol. Res.*, **1991**, *24*:5—14.

Weber, F.H. Jr., Richards, R.D., and McCallum, R.W. Erythromycin: a motilin agonist and gastrointestinal prokinetic agent. *Am. J. Gastroenterol.*, **1993**, *88*:485—490.

Monographien und Übersichtsartikel

Aapro, M.S. 5-HT$_3$ Receptor antagonists: an overview of their present status and future potential in cancer therapy—induced emesis. *Drugs*, **1991**, *42*:551—568.

Albibi, R. and McCallum, R.W., Metoclopramide: pharmacology and clinical application. *Ann. Intern. Med.*, **1983**, *98*: 86—95.

Berg, C.L., and Gollan, J.L. Pharmacotherapy of hepatobiliary disease. In, *Gastrointestinal Pharmacotherapy* (Wolfe, M.M., ed.) W.B. Saunders Co., Philadelphia, **1993**, pp. 245—264.

Delvalle, J. Application of somatostatin and its analogue octreotide in the therapy of gastrointestinal disorders. In, *Gastrointestinal Pharmacotherapy* (Wolfe, M., ed.) W.B. Saunders Co., Philadelphia, **1993**, pp. 275—292.

Devroede, G. Constipation. In, *Gastrointestinal Disease*, 5th ed. (Sleisenger, M.H., and Fordtran, J.S., eds.) W.B. Saunders Co., Philadelphia, **1993**, pp. 837—887.

DuPont, H.L., and Ericsson, C.D. Prevention and treatment of traveler's diarrhea. *N. Engl. J. Med.*, **1993**, *328*:1821—1827.

Fine, K.D., Krejs, G.J., and Fordtran, J.S. Diarrhea. In, *Gastrointestinal Disease*, 5th ed. (Sleisenger, M.H., and Fordtran, J.S., eds.) W.B. Saunders Co., Philadelphia, **1993**, pp. 1043—1072.

Fraser, C.L., and Arieff, A.I. Hepatic encephalopathy. *N. Engl. J. Med.*, **1985**, *313*:865—873.

Friedman, S.L. Gastrointestinal manifestations of acquired immunodeficiency syndrome. In, *Gastrointestinal Disease*, 5th ed. (Sleisenger, M.H., and Fordtran, J.S., eds.) W.B. Saunders Co., Philadelphia, **1993**, pp. 239—267.

Gorbach, S.L. Infectious diarrhea and bacterial food poisoning. In, *Gastrointestinal Disease*, 5th ed. (Sleisenger, M.H., and Fordtran, J.S., eds.) W.B. Saunders Co., Philadelphia, **1993**, pp. 1128—1173.

Hofmann, A.F. The enterohepatic circulaton of bile acids in health and disease. In, *Gastrointestinal Disease*, 5th edition (Sleisinger, M.H., and Fordtran, J.S., eds.) W.B. Saunders Co., Philadelphia, **1993**, pp. 127—150.

Lee, C.R., Plosker, G.L., and McTavish, D. Tropisetron: a review of its pharmacodynamic and pharmacokinetic properties, and therapeutic potential as an antiemetic. *Drugs*, **1993**, *46*:925—943.

Leng-Peschlow, E. Senna and its rational use. *Pharmacology*, **1992**, *44 Suppl. 1*:1—52.

McCallum, R.W., Prakash, C., Campoli-Richards, D.M., and Goa, K.L. Cisapride: a preliminary review of its pharmacodynamic and pharmacokinetic properties, and therapeutic use as a prokinetic agent in gastrointestinal motility disorders. *Drugs*, **1988**, *36*:652—681.

Mitchelson, F. Pharmacological agents affecting emesis: a review (Part I). *Drugs*, **1992a**, *43*:295—315.

Mitchelson, F. Pharmacological agents affecting emesis: a review (Part II). *Drugs*, **1992b**, *43*:443—463.

Owyang, C., and Levitt, M. Chronic pancreatitis. In, *Textbook of Gastroenterology* (Yamada, T., ed.) J.B. Lippincott, Philadelphia, **1991**, pp. 1874—1893.

Paumgartner, G. Nonoperative management of gallstone disease. In, *Gastrointestinal Disease*, 5th ed. (Sleisinger, M.H., and Fordtran, J.S., eds.) W.B. Saunders Co., Philadelphia, **1993**, pp. 1844—1857.

Plosker, G.L., and Goa, K.L. Granisetron: a review of its pharmacological properties and therapeutic use as an antiemetic. *Drugs*, **1991**, *42*:805—824.

Sellin, J.H. Intestinal electrolyte absorption and secretion. In, *Gastrointestinal Disease*, 5th ed. (Sleisinger, M.H., and Fordtran, J.S., eds) W.B. Saunders Co., Philadelphia, **1993**, pp. 954—976.

Verlinden, M., Reyntjens, A., and Schuermans, V. Safety profile of cisapride. In, *Progress in the Treatment of Gastrointestinal Motility Disorders: The Role of Cisapride*. (Johnson, A.G., and Lux, G., eds.) Excerpta Medica, Amsterdam, **1988**, pp. 130—36.

Yarker, Y.E., and McTavish, D. Granisetron. An update of its therapeutic use in nausea and vomiting induced by antineoplastic therapy. *Drugs*, **1994**, *48*:761-793.

TEIL VII MEDIKAMENTE MIT WIRKUNG AUF DIE UTERUSMOTILITÄT

39 GEBÄRMUTTERKONTRAHIERENDE UND -RELAXIERENDE WIRKSTOFFE

Cornelia R. Graves

Arzneimittel, die den Vorgang der Wehen und der Geburt beeinflussen, werden in der Geburtshilfe häufig eingesetzt. Geschichtlich betrachtet, waren Ergotalkaloide die ersten Mittel, die zur Auslösung oder Beschleunigung des Geburtsvorganges eingesetzt wurden. In der modernen Geburtshilfe wird meistens Oxytocin zu diesem Zweck verwendet, wobei Ergotalkaloide häufig bei nachgeburtlichen Blutungen eingesetzt werden. Prostaglandine finden ebenfalls als Gebärmutterstimulanzien Verwendung. In diesem Kapitel wird die Erörterung der Wirkungen von Prostaglandinen des Typs E und F auf deren Potential beim Einsatz als Abortiva im zweiten Trimenon sowie zur Muttermunderöffnung während der Geburt eingeschränkt. β_2-adrenerge Rezeptoragonisten, Magnesiumsulfat, Prostaglandinsynthetasehemmer und Ca^{2+}-Kanalantagonisten werden zur Hemmung der Gebärmutterkontraktion und zur Verzögerung des Geburtsvorganges eingesetzt. Derzeit werden Oxytocin-Antagonisten als mögliche Alternativen zu anderen Tokolytika überprüft.

Physiologische und anatomische Betrachtungen Die glatte Muskulatur der Gebärmutter ist durch eine hohe spontane elektrische und kontraktile Aktivität gekennzeichnet (siehe Kao, 1977). Die Kontraktion ist mit Wellen verminderten Membranpotentials und einer überlagerten Aktivität von Spikes verknüpft. Es tritt eine sich von Zelle zu Zelle ausbreitende Erregung auf, wobei die elektrische Leitfähigkeit allerdings gering ist und rasch abnimmt. Zellkontakte (*gap junctions*) mit niedrigen Widerständen erleichtern die Erregungsausbreitung beträchtlich. Die Anzahl solcher Kontakte wird durch Steroidhormone reguliert und nimmt zum Ende der Schwangerschaft zu. Eine Steigerung der Frequenz und Dauer der Spikeaktivität in „Schrittmacherarealen" und eine sich ausweitende Erregungsausbreitung sind mit einer Erhöhung der Kontraktionskraft verbunden. Bei den meisten Arten (der Mensch eingeschlossen) scheint der Na^+-Influx die Hauptrolle bei der Depolarisation zu spielen. Die Menge an Ca^{2+}, welche die Plasmamembran während der Erregung passiert, reicht nicht aus, um eine Kontraktion direkt zu verursachen. Es reicht allerdings aus, um die Freisetzung weit größerer Ca^{2+}-Mengen aus dem sarkoplasmatischen Retikulum auszulösen (siehe Huszar und Roberts, 1982; van Breemen und Saida, 1989). Die Verfügbarkeit extrazellulären Ca^{2+} (oder die Gegenwart von Ca^{2+}-Kanalblockern) beeinflußt das Ansprechen der glatten Muskulatur der Gebärmutter auf zahlreiche physiologische sowie pharmakologische Reize entscheidend. Wie beim Herz- und Skelettmuskel wird die Interaktion von Aktin und Myosin, die zu einer Muskelkontraktion führt, durch Ca^{2+} veranlaßt. Die anatomische Zusammensetzung und biochemischen Eigenschaften kontraktiler Proteine sind in der glatten Muskulatur einschließich der Gebärmutter allerdings anders geartet. Bei der glatten Muskulatur ist von wesentlicher Bedeutung, daß die Kontraktion mit dem relativ langsamen Vorgang der Phosphorylierung der leichten Myosinketten eingeleitet wird, einer Reaktion die von der Myosinleichtkettenkinase, einem kalzium- und calmodulinabhängigen Enzym, katalysiert wird (siehe Hai und Murphy, 1989).

Die Gebärmutter wird parasympathisch durch den Nervus pelvicus und sympathisch durch postganglionäre Fasern der unteren mesenterialen und hypogastrischen Ganglien innerviert. Beide können eine Aktivitätssteigerung der reifen menschlichen Gebärmutter bewirken, eine Nervendurchtrennung verursacht aber nur geringe Veränderungen der motorischen Gebärmutteraktivität. Sowohl α_1- als auch β_2-adrenerge Rezeptoren lassen sich im Myometrium von Säugern eindeutig nachweisen. Wie bei anderen Abschnitten der glatten Muskulatur wird vermutet, daß die Effekte β_2-adrenerger Rezeptor-Agonisten auf die Gebärmutterkontraktilität durch Adenosin-3',5'-monophosphat (zyklisches AMP) vermittelt werden. Obwohl das zyklische Nukleotid eine hemmende Phosphorylierung der Myosinleichtkettenkinase bewirkt und die Aufnahme sowie die Hinausbeförderung von zytoplasmatischem Ca^{2+} beschleunigen kann, haben sich diese Mechanismen bisher noch nicht als bedeutsam für die Myometriumrelaxation erwiesen (siehe Carsten und Miller, 1987; Kamm und Stull, 1989; van Breemen und Saida, 1989). Relaxin, ein kleines vom Gelbkörper und der Plazenta gebildetes Peptid, hemmt ebenfalls die Gebärmutterkontraktilität (siehe Weiss, 1987). Es konnten erregende Oxytocinrezeptoren nachgewiesen werden. Prostaglandin E_2, Prostaglandin $F_{2\alpha}$ und bei manchen Arten 5-Hydroxytryptamin (5-HT) steigern die kontraktile Gebärmutteraktivität.

Die glatten Muskelzellen der Gebärmutter reagieren ungewöhnlich empfindlich auf endokrine Einflüsse, besonders auf diejenigen von Östrogenen. Die Spontanaktivität steigt daher ebenso wie die Ansprechbarkeit auf neurogene, hormonelle und pharmakologische Reize bis zur Pubertät stark an und schwankt danach mit dem ovulatorischen Zyklus. Bei manchen Arten hemmt Prostaglandin die Gebärmutteraktivität erheblich. Ob Progesteron eine wichtige Rolle bei der Regulation der motorischen Aktivität der menschlichen Gebärmutter spielt, konnte bisher noch nicht eindeutig bewiesen werden.

Neben Faktoren wie dem endokrinen Status werden kontraktile Antworten der glatten Muskulatur der Gebärmutter stark von Variablen wie dem Schwangerschaftsstadium, dem Dehnungsgrad und der jeweiligen Gebärmutterregion beeinflußt. Es kann daher nicht verwundern, daß es viele sich widersprechende Berichte über die Wirkungen von Arzneimitteln auf dieses Organ gibt. Wenn nicht anders erwähnt, wurden die hier dargelegten Arzneimittelwirkungen beim Menschen bestätigt.

Die menschliche Geburt Die menschliche Geburt ist ein komplexes Zusammenspiel zwischen mütterlichem und fetalem Endokrinium. Sie sollte als Höhepunkt oder Reifung einer Reihe von kommunizierenden endokrinen Organsystemen betrachtet werden. Welche Faktoren notwendig sind, um Wehen einzuleiten, ist bisher nicht bekannt. Die Aufmerksamkeit der meisten Forscher hat sich auf die komplementären und manchmal synergistischen Wirkungen von Oxytocin und den Prostaglandinen zugewandt sowie auf die Veränderung ihrer Fähigkeit, bestimmte Effekte zu entfalten, die ein Ergebnis von Entwicklungsereignissen im Feten, der Plazenta und den Eihäuten sein könnten (siehe Fuchs, 1987; Angle und Johnston, 1989).

Oxytocin entfaltet stimulierende Effekte auf die glatte Gebärmuttermuskulatur, die dermaßen wirksam und selektiv sind, daß von einer echten hormonellen Funktion dieses Polypeptids auf diesen Wirkort ausgegangen werden kann. Oxytocin bewirkt Kontraktionen des Fundus, die in ihrer Amplitude, Dauer und Frequenz nicht von denen zu unterscheiden sind, die in der Spätschwangerschaft und während spontaner Wehen beobachtet werden können. Die Empfindlichkeit der Gebärmutter für Oxytocin steigt mit dem Voranschreiten der Schwangerschaft an, wobei die Zahl der Oxytocinrezeptoren im Myometrium und der Dezidua in den Spätstadien der Schwangerschaft beträchtlich erhöht ist. Oxytocin ist während der Spätschwangerschaft sowohl im mütterlichen wie fetalen Kreislauf nachweisbar (Forsling, 1979). Die mittleren Konzentrationen nehmen während der Wehen zu und erreichen ihren Gipfel mit der Geburt (Chard, 1971). Die unmittelbare Beziehung zwischen dem endogenen Oxytocin und dem Beginn der Wehen ist schwer zu ergründen. Die Geburt kann auch bei fehlendem Oxytocin stattfinden, auch wenn die Wehen unter diesen Umständen verlängert sein mögen. Außerdem kann ein mechanischer Reiz auf die Eihäute oder dem Gebärmuttermund Wehen mit einer geringfügigen Veränderung des Plasmaoxytocins induzieren (Geest et al., 1985). Während mütterliches Oxytocin nicht in der Lage zu sein scheint, die Wehen auszulösen, kann es dennoch als wichtiges Hilfsmittel zur Erleichterung des Geburtsvorganges angesehen werden.

Prostaglandine scheinen gleichfalls eine wichtige Rolle bei der menschlichen Geburt zu spielen. Obwohl sich die Empfindlichkeit der Gebärmutter auf Prostaglandine während der Schwangerschaf nur unwesentlich verändert, steigt die spezifische Aktivität der Phospholipasen, die den geschwindigkeitsbestimmenden Schritt der Prostaglandinsynthese katalysieren, im Amnion während der Spätschwangerschaft an. Die Eihäute beinhalten ebenfalls große Mengen an Cyclooxygenase und Phospholipide, die Arachidonsäure enthalten. Die Prostaglandinbildung durch das Amnion scheint während der späten Phasen der Schwangerschaft als Ergebnis einer Ansammlung fetaler Substanzen, insbesondere des plättchenaktivierenden Faktors (PAF), schrittweise zuzunehmen. Abgesehen davon, daß es bei der Prostaglandinbildung mitwirkt, kann PAF eine Gebärmutterkontraktion direkt auslösen. Da die PAF-Hydrolase während des letzten Trimenons im mütterlichen Plasma abnimmt, besteht die Möglichkeit, daß die Mengen an PAF und Prostaglandinen, die das Myometrium erreichen, genügen, um die Wehen in Gang zu setzen (siehe Angle und Johnston, 1989).

Außerdem wird die menschliche Geburt durch Steroidhormone beeinflußt. Große Aufmerksamkeit wurde dabei den zunehmenden Östrogenkonzentrationen im Plasma und in der Amnionflüssigkeit in den Endstadien der Schwangerschaft geschenkt, insbesondere den beträchtlichen Veränderungen der letzten zwei bis drei Wochen. Progesteronkonzentrationen können während desselben Zeitraums abnehmen. Zudem sammelt sich ein progesteronbindendes Protein in den Eihäuten an und scheint an der Senkung der effektiven Hormonkonzentration in jenen Strukturen mitzuwirken. Auf jeden Fall wurde die schrittweise sich entwickelnde Vorherrschaft des Östrogens für die erhöhte Erregbarkeit des Myometriums (durch eine Vermehrung langsamer Na$^+$-Kanäle und *gap junctions*), für die gesteigerte Empfindlichkeit des Myometriums auf Oxytocin und für die vergrößerte Prostaglandinbildungskapazität der Eihäute verantwortlich gemacht. Das sich verändernde hormonelle Milieu scheint auch für die sogenannte Muttermundserweiterung während der Schwangerschaft verantwortlich zu sein. Zu den vielen Veränderungen gehört auch eine beträchtliche, schrittweise vorangehende Abnahme des Kollagenanteils (Uldbjerg et al., 1983). Es wird davon ausgegangen, daß diese Veränderungen wesentlich für die Vorbereitung der Erweichung, Dehnung und Austreibung sind und während der normalen Wehen und Niederkunft auftreten (siehe Huszar und auch Challis und Mitchell, in Symposium, 1981; Liggins, in Symposium, 1983).

OXYTOCIN

Die Struktur, Bildung, Speicherung und Freisetzung der neurohypophysären Hormone – Oxytocin und antidiuretisches Hormon (ADH) – sowie ein Vergleich deren biologischer Aktivität wurde im Kapitel 30 vorgestellt. Die folgende Erörterung befaßt sich eingehender mit den physiologischen und pharmakologischen Eigenschaften von Oxytocin.

Biosynthese und physiologische Rolle des Oxytocins

Oxytocin wird in den Nuclei supraopticus und paraventricularis des Hypothalamus innerhalb von Neuronen gebildet, die sich von denjenigen, die ADH enthalten, unterscheiden. Es wird durch die Weiterverarbeitung eines längeren Vorläufermoleküls gebildet, das auch ein spezifisches Bindungsprotein für das Hormon enthält und als Oxytocin-Neurophysin bezeichnet wird. *Oxytocin-Neurophysin* enthält eine Sequenz von mehr als 90 Aminosäurenresten, die mit einer Region des ADH-Neurophysins identisch sind (Land et al., 1983). Beide Neurophysine können jedes der beiden Hormonen binden (Rholam et al., 1982). Der dimere Komplex von Oxytocin und seinem Neurophysin wird in sekretorischen Granula der Nervenendigungen, besonders in der Neurohypophyse gespeichert und aus ihnen freigesetzt.

Sensible Reize, die vom Gebärmuttermund und der Vagina ausgehen, können die Sekretion von Oxytocin aus der hinteren Hypophyse auslösen; ovarielles Relaxin wirkt hemmend (Ackland et al., 1992). Eine Stimulierung der Brüste führt gleichfalls zu einer Oxytocinsekretion, was eine Kontraktion des Myoepithels bewirkt, das die alveolären Kanäle der Milchdrüsen umgibt. Dieser Milchausschüttungsreflex ist bei völligem Fehlen von Oxytocin nicht vorhanden. Die Sekretion von ADH und Oxytocin wird durch einen Anstieg der Plasmaosmolalität gefördert und durch Äthanol gehemmt. Es ist von geschichtlichem Interesse, daß diese Hemmung die Grundlage der Verwendung von Äthanol als Tokolytikum in der Vergangenheit war.

Obwohl die Wirkungen des Oxytocins in der Peripherie keine bedeutsame Rolle bei den Antworten auf Dehydratation und Hypovolämie zu spielen scheinen, projizieren oxytocinhaltige Neurone in Regionen des Hypothalamus, des Hirnstammes und des Rückenmarkes, von denen bekannt ist, daß sie an der Regulation des autonomen Nervensystems beteiligt sind (siehe Buijs, 1983). Eine von dort aus veranlaßte Freisetzung aus der Neurohypophyse könnte somit eine Aktivierung oxytocinerger Neurone widerspiegeln, die an der zentralen Regulation des Blutdrucks beteiligt zu sein scheinen. Tatsächlich ist die streßinduzierte Freisetzung von Oxytocin mit einer reduzierten Empfindlichkeit des Barorezeptorenreflexes gekoppelt (siehe Petty, 1987).

Pharmakologische Eigenschaften

Gebärmutter Oxytocin fördert sowohl die Frequenz als auch die Kraft der kontraktilen Aktivität in der glatten Muskulatur der Gebärmutter. Mit höheren Konzentrationen tritt eine anhaltende Verringerung des Ruhemembranpotentials ein. Bei Konzentrationen im Bereich des Schwellenwertes, wenn das Membranpotential unverändert ist, löst Oxytocin Entladungen von Spikes aus, erhöht ihre Frequenz und Anzahl während eines Entladungsstoßes und steigert die Amplitude ihrer Entladungen (siehe Kao, 1977). Diese Effekte hängen stark von der Gegenwart von Östrogen ab, wobei die unreife Gebärmutter ziemlich resistent ist. Obwohl Progesteron die stimulierenden Effekte des Oxytocins *in vitro* antagonisiert, konnte der entsprechende Effekt an der Gebärmutter der Schwangeren kaum nachgewiesen werden.

Die motorische Aktivität der menschlichen Gebärmutter bleibt während des ersten und zweiten Trimenons auf einem niedrigen Niveau. Während des dritten Trimenons nimmt die spontane motorische Aktivität schrittweise zu, bis zu einem scharfen Anstieg, der den Beginn der Wehen und des Geburtsvorganges markiert. Die Ansprechbarkeit der Gebärmutter auf Oxytocin geht im großen und ganzen mit dem Anstieg der Spontanaktivität einher. Exogenes Oxytocin kann die rhythmischen Kontraktionen jederzeit initiieren oder steigern. In der Frühschwangerschaft können aber nur sehr hohe Dosen eine Antwort auslösen. Die Ansprechbarkeit verachtfacht sich ungefähr von der 20. bis zur 39. Schwangerschaftswoche, wobei der größte Anstieg innerhalb der letzten neun Wochen stattfindet. Daher ist für gewöhlich bereits eine langsame intravenöse Infusion von wenigen Einheiten Oxytocin wirksam, um die Wehen am Geburtstermin einzuleiten. Bei der Ansprechbarkeit auf Oxytocin gibt es beträchtliche individuelle Schwankungen, so daß Wehen schon mit der Infusion solch geringer Mengen wie 0,5 Millieinheiten pro Minute ausgelöst werden konnten.

Wirkungsmechanismus Es konnten spezifische Oxytocinrezeptoren im menschlichen Myometrium identifiziert werden, wobei ebenfalls Unterschiede in der Rezeptorendichte an verschiedenen Wehenstadien festgestellt werden konnten (Bosmar et al., 1994). Oxytocin wirkt auf die Gebärmutter über zwei unterschiedliche Effekte. Es steuert die kontraktilen Eigenschaften der Myometriumzellen und bewirkt die Prostaglandinherstellung durch endometriale sowie deziduale Zellen. Zumindest im Tiermodell werden diese Effekte über zwei verschiedene Rezeptorsubtypen vermittelt, was zu der Annahme führt, daß als tokolytische Wirkstoffe zur Hemmung frühzeitiger Wehen vorgesehene Oxytocin-Antagonisten sowohl den uterotonen als auch den prostaglandinfreisetzenden Effekt des Oxytocins und somit beide Rezeptorsubtypen blockieren müssen (Chan et al., 1993). Ein menschlicher Oxytocinrezeptor wurde bereits kloniert (Kimura et al., 1994). Die Rezeptorbesetzung wurde mit der Aktivierung der Phospholipase C und der Freisetzung von intrazellulärem Ca^{2+} durch Inositol-1,4,5,-triphosphat sowie auch mit der direkten oder depolarisationsinduzierten Aktivierung von spannungssensitiven Ca^{2+}-Kanälen in Verbindung gebracht. Die genauen Signalwege, welche die unterschiedlichen Effekte des Oxytocins auf den Hypothalamus, der Hypophyse und der Gebärmutter vermitteln, konnten bisher noch nicht aufgeklärt werden.

Brustdrüse Die alveoläre Verästelung der Brustdrüsen wird von einem Geflecht modifizierter glatter Muskelzellen umgeben, dem Myoepithel. Die Kontraktion dieser Zellen läßt die Milch von den alveolären Kanälen in die weiten Sinus fließen, von wo sie dem Säugling leicht zugänglich ist. Dieser Vorgang wird als Milchejektion bezeichnet. Das Myoepithel spricht leicht auf Oxytocin an. Obwohl Katecholamine die Milchejektion hemmen können, wird nicht davon ausgegangen, daß das Myoepithel abhängig von autonomer Innervation ist. Es soll hingegen unter der Kontrolle von Oxytocin und der mit ihm verbundenen Reflexschleife sein, welche die Freisetzung des Hormons auslöst. Gelegentlich wird Oxytocin zur Förderung der Milchejektion eingesetzt, wenn es scheint, daß dieser Bestandteil nicht ausreichend bei der Milchproduktion stillender Mütter wirkt.

Herz-Kreislauf-System Oxytocin verursacht in hohen Dosen eine deutliche, aber nur vorübergehende Relaxation der glatten Gefäßmuskulatur des Menschen. Eine Verminderung des systolischen und besonders des diastolischen Blutdrucks, Flushing, Reflextachykardie und ein Anstieg der Extremitätendurchblutung können ebenfalls beobachtet werden. Die Mengen an Oxytocin, die zu geburtshilflichen Zwecken verwendet werden, reichen für gewöhnlich nicht aus, um größere Änderungen des Blutdrucks zu bewirken. Hohe Dosen können allerdings einen beträchtlichen Abfall des arteriellen Drucks nach sich ziehen, besonders bei Patientinnen in tiefer Narkose.

Bei *in vitro* Untersuchung hat Oxytocin sich als schwach wirksamer Konstriktor auf renale, abdominelle und Skelettmuskelarterien verschiedener Tierarten und des Menschen erwiesen. Häufig kann allerdings eine Relaxation beobachtet werden, wenn das Gefäß zuvor durch einen anderen Wirkstoff kontrahiert wurde. Im Gegensatz dazu ist Oxytocin ein starker Konstriktor der Nabelschnurarterien und -venen. Seine Wirksamkeit auf die menschlichen Gefäße ist ausreichend, um die Annahme zu stützen, daß Oxytocin eine Rolle bei deren Verschluß nach der Geburt spielt (siehe Altura und Altura, 1984).

Andere Wirkungen Wenn aus therapeutischen Gründen hohe Mengen Oxytocin verabreicht werden, kann ein antidiuretischer Effekt eintreten. Es konnten Anzeichen einer Hyponatriämie als Folge einer Retention von freiem Wasser beobachtet werden, wenn zuvor gleichzeitig übermäßige Volumina intravenöser Flüssigkeit verabreicht worden waren. Oxytocin kann ebenfalls die Wirkung von ACTH unterdrücken (Legros et al., 1984).

Resorption, Metabolismus und Exkretion Oxytocin entfaltet seine Wirkung nach einer beliebigen parenteralen Applikationsweise. Ein weniger wirksam aber günstigerer Weg besteht aus der intranasalen Gabe als Spray. Die schnelle Resorption von Oxytocin aus Lutschpastillen erlaubt auch den Gebrauch der Mundschleimhaut als Applikationsweg. Der nasale Applikationsweg ist nachgeburtlichen Zwecken vorbehalten.

Die Verteilung und der Stoffwechsel von Oxytocin sind denjenigen des ADH ähnlich (siehe Kapitel 30). Während es einige Hinweise dafür gibt, daß Oxytocin die Plazenta von Primaten passiert, ist das Ausmaß, mit dem das Hormon die menschlichen Plazenta durchquert, unbekannt (siehe Roy und Karim, 1983). Schätzungen der Halbwertszeit von Oxytocin schwanken zwischen weniger als fünf und mehr als zwölf Minuten. Die Entfernung des Oxytocins aus dem Plasma erfolgt zum größten Teil durch Nieren und Leber.

Während der Schwangerschaft nimmt die Konzentration einer Aminopeptidase (Oxytocinase oder Cystyl-Aminopeptidase) im Plasma etwa um das zehnfache zu (Majkic-Singh et al., 1982). Während dieses Enzym sowohl Oxytocin als auch ADH abbauen kann und vermutlich aus der Plazenta stammt, wo es bei der lokalen Regulation der Oxytocinkonzentration im Uterus zu dienen scheint, hat es wenig mit dem Verschwinden des Oxytocins aus dem Plasma zu tun, da die Halbwertszeit des Hormons bei Frauen in den Wehen und bei Männern ähnlich ist (Amico et al., 1984).

Bioassay und Einheiten Die gebärmutterstimulierende Wirksamkeit von Extrakten des Hypophysenhinterlappens wird in Bioassays mit Hilfe ihrer vasodepressorischen Aktivität in Vögeln bestimmt, welche der gebärmutterstimulierenden Aktivität gleichkommt. Die Aktivität wird in USP-Einheiten gemessen.

> Die Aktivität von Oxytocin wird bei in Deutschland erhältlichen Präparaten in I.E. (internationale Einheiten) gemessen, die den im Originaltext erwähnten USP-units entsprechen. In Deutschland wird Oxytocin in Ampullen mit zwei unterschiedlichen Konzentrationen à 3 I.E./ml bzw. 10 I.E./ml verkauft (Anm. d. Hrsg.).

Die Stärke synthetischer Oxytocinpräparate, die derzeit in Gebrauch sind, wird immer noch in diesen Einheiten ausgedrückt, wobei jede Einheit etwa 2 µg des reinen Hormons entspricht. Oxytocin zur Injektion enthält 10 USP-Einheiten/ml; Oxytocin in Form von Nasalspray enthält 40 USP-Einheiten/ml.

Therapeutischer Einsatz

Die geburtshilflichen Anwendungen von Oxytocin werden später in diesem Kapitel behandelt.

Anwendung beim Stillen Theoretisch sollte Oxytocin vorteilhaft für die Linderung der Brustschwellung während der Stillperiode und in Fällen unzureichenden Milchflusses sein, für die eine ungenügende Milchejektion einer der verantwortlichen Faktoren sein könnte. Das Hormon wird am besten nasal zugeführt. In Fällen unzureichenden Milchflusses wird es mit je einem Sprühstoß in ein oder beide Nasenlöcher zwei bis drei Minuten vor dem Stillen verabreicht. Dies ist häufig erfolglos, aber einfach durchzuführen und für die Patientin ohne Risiken. Ist es aber wirksam, wird damit ein frustrierendes und manchmal schmerzhaftes Problem gelöst. Oxytocin ist nicht sinnvoll, wenn eine unzureichende Milchproduktion die zugrundeliegende Schwierigkeit darstellt.

PROSTAGLANDINE

Die Quellen, Chemie und physiologische Wirkung dieser ubiquitären Gruppe von Autakoiden werden im Kapitel 26 geschildert. Im weiblichen Fortpflanzungssystem kommen Prostaglandine in den Eierstöcken, der Gebärmuttermuskulatur und der Menstrualflüssigkeit in mit dem ovulatorischen Zyklus variierenden Konzentrationen vor. Beim Geschlechtsverkehr werden die durch die Samenflüssigkeit erreichbaren Regionen des weiblichen Fortpflanzungssystems ebenfalls Prostaglandinen ausgesetzt, da sie in hohen Konzentrationen in der Samenflüssigkeit vorkommen. Die Eihäute sind eine wichtige Quelle dieser und anderer Produkte des Arachidonsäurestoffwechsels der Gebärmutter der Schwangeren. Zur Geburt und während der Wehen steigen die Prostaglandinkonzentrationen in der Amnionflüssigkeit, dem Nabelschnur- und dem mütterlichen Blut an. Die physiologische Rolle der Prostaglandine bei der menschlichen Geburt wurde bereits erörtert.

Im Gegensatz zur eindeutig nachweisbaren Wirksamkeit der Prostaglandine bei der Stimulation (oder während kurzer Augenblicke bei der Relaxation) der glatten Muskulatur der Fortpflanzungsorgane bleibt ihre physiologische Stellung bei der Menstruation und Empfängnis umstritten. Nicht steroidale Antiphlogistika sind bei der Behandlung der Gebärmutterhyperkontraktilität und der Krampfschmerzen bei Frauen mit primärer Dysmenorrhoe wirksam und können auch den Beginn spontaner Wehen verzögern oder ihre Dauer verlängern (siehe Kapitel 26, 27 und 57).

Pharmakologische Eigenschaften

Prostaglandine können als lokale Hormone angesehen werden, da sie, abgesehen von wenigen Ausnahmen, ihre Effekte im wesentlichen auf die Organe entfalten, in denen sie synthetisiert werden, und dort auch abgebaut werden. Diejenigen, die hauptsächlich in der Gebärmutter, der Menstruations- und Amnionflüssigkeit gefunden werden, sind vom E- und F-Typ. Prostacyclin (PGI_2) ist im wesentlichen auf das uterine, umbilicale und fetale Gefäßsystem beschränkt, wo es einen ausreichenden Blutfluß und einen offenen Ductus arteriosus sicherstellen soll. Zu den Prostaglandinen, die derzeit im geburtshilflichen Einsatz sind, gehören PGE_2, $PGF_{2\alpha}$ und der synthetische Abkömmling 15-Methyl-$PGF_{2\alpha}$. Seit kurzem befindet sich das PGE_1-Analogon Misoprostol in klinischer Untersuchung als Mittel zur Abtreibung und zur Eröffnung des Gebärmuttermundes.

Myometrium In den letzten beiden Trimena der Schwangerschaft bewirkt die Verabreichung von PGE_2 oder $PGF_{2\alpha}$ eine starke Gebärmutterkontraktion und kann hierdurch die Geburt einleiten (siehe Andersson et al., Symposium 1983). Wie beim Oxytocin nimmt die Empfindlichkeit der Gebärmutter auf Prostaglandine mit dem Fortschritt der Schwangerschaft zu. Die Veränderungen sind allerdings weniger ausgeprägt als beim Oxytocin, wogegen in den ersten Monaten Prostaglandine weitaus wirksamer als Oxytocin bei der Auslösung von Kontraktionen sind. Die hohen Dosen, die notwendig sind, um in den ersten Wochen nach der Empfängnis einen Abort einzuleiten, führen allerdings zu ernsthaften systemischen Effekten.

Bei *in vitro* Untersuchungen hat sich herausgestellt, daß $PGF_{2\alpha}$ durchweg Kontraktionen des Myometriums sowohl schwangerer als auch nicht schwangerer Frauen auslöst, während PGE_2 häufig eine Relaxation bewirkt. Infolgedessen wurde im allgemeinen die Bildung unverhältnismäßig hoher Mengen von $PGF_{2\alpha}$ als verantwortlich für die Gebärmutterhyperkontratilität angesehen, die bei der primären Dysmenorrhoe auftritt. PGE_2 ist bei der Stimulierung von Gebärmutterkontraktionen ab der Spätphase des zweiten Trimenons genauso wirksam wie $PGF_{2\alpha}$.

Gebärmutterhals Die lokale Instillation von Prostaglandinen kann eine Gebärmuttermundöffnung bei Dosen bewirken, die nicht die Gebärmuttermotilität beeinflussen (siehe Symposium, 1983; Brindley und Sokol, 1988). Die Wirkstoffe können auch eine Erweichung des Gebärmutterhalses in der Spätphase des ersten Schwangerschaftstrimenons zu einer Zeit bewirken, in der das zervikale Kollagen größeren Veränderungen unterzogen wurde. Die Mechanismen, die diesem Effekt zugrunde liegen, sind unbekannt. Die Rolle, die endogene Prostaglandine bei der Muttermundsöffnung während der normalen Spontanwehen spielen, muß noch geklärt werden. Sie scheinen allerdings wichtig bei der instrumentell ausgelösten Eröffnung zu sein, bei der eine mechanische Gebärmutterdehnung bewirkt wird.

Nebenwirkungen Die Hauptnebenwirkungen, die mit der Verwendung von PGE_2, $PGF_{2\alpha}$ oder 15-Methyl-$PGF_{2\alpha}$ verbunden sind, hängen mit deren stimulierender Wirkung auf die glatte Muskulatur des Verdauungstraktes zusammen. Daher werden üblicherweise zugleich antiemetische und antidiarrhoische Arzneimittel verabreicht. Außerdem tritt bei vielen Patienten, die PGE_2 oder 15-Methyl-$PGF_{2\alpha}$ erhalten haben, eine vorübergehende Pyrexie auf. Dies ist wahrscheinlich auf Wirkungen dieser Wirkstoffe auf hypothalamische Thermoregulationszentren zurückzuführen.

Hohe Dosen von $PGF_{2\alpha}$ oder 15-Methyl-$PGF_{2\alpha}$ können durch eine Konstriktion der glatten Gefäßmuskulatur einen erhöhten Blutdruck verursachen, während hohe Dosen PGE_2 eine Vasodilatation bewirken können. Misoprostol, derzeit in klinischer Untersuchung zur geburtshilflichen Anwendung, könnte sich als günstigere Alternative zu PGE_2, $PGF_{2\alpha}$ oder 15-Methyl-$PGF_{2\alpha}$ erweisen, da dessen Verwendung mit einer geringeren Häufigkeit von Nebenwirkungen wie Erbrechen, Pyrexie und Diarrhoe verbunden ist.

Therapeutischer Einsatz

Der Hauptanwendungszweck, für den PGE_2 und 15-Methyl-$PGF_{2\alpha}$ in den USA (und Deutschland, Anm. d. Hrsg.) zugelassen ist, ist derjenige zur Durchführung von Schwangerschaftsabbrüchen im zweiten Trimenon. Dieser Anwendungszweck wird noch später in diesem Kapitel erörtert. 15-Methyl-$PGF_{2\alpha}$ kann auch als Alternative zu Ergometrin oder Oxytocin bei der Behandlung der postpartalen Hämorrhagie eingesetzt werden. Außerdem haben zahllose Studien die vorteilhaften Effekte des lokal applizierten Prostaglandins E_2 als Wirkstoff zur Muttermundsöffnung belegt (Buchanan et al., 1984). PGE_2 ist kommerziell als Vaginalsuppositorium erhältlich; die Dosis kann von 0,25 bis zu 0,5 mg schwanken.

ERGOTALKALOIDE

Die Geschichte, Chemie und pharmakologischen Wirkungen der Ergotalkaloide werden ausführlich im Kapitel 21 beschrieben. Die folgende Darstellung wird sich in erster Linie mit den Wirkungen auf die glatte Gebärmuttermuskulatur befassen. Die Wirkung auf adrenerge Rezeptoren und Vasomotorenreflexe werden im Kapitel 10 abgehandelt, Effekte auf das ZNS werden in den Kapitel 22 und 24 erörtert. Die Anwendung von Bromocriptin zur Kontrolle der Prolaktinsekretion wird im Kapitel 55 beschrieben. Die Verwendung von Ergotalkaloiden bei der Behandlung der Migränekopfschmerzen wird im Kapitel 21 dargelegt.

Alle natürlichen Ergotalkaloide steigern die motorische Aktivität der Gebärmutter beträchtlich. Nach Gabe geringer Dosen werden die Frequenz oder die Stärke der Kontraktionen oder auch beides gleichzeitig gesteigert und von einer normalen Relaxation gefolgt. Mit einer Erhöhung der Dosis werden die Kontraktionen stärker und dauern länger an, der Resttonus ist erheblich höher, so daß eine langanhaltende Kontraktion erfolgen kann. Obwohl diese Eigenschaften die Anwendung von Ergotalkaloiden zur Einleitung oder Erleichterung der Wehen geradezu vorherbestimmen, lassen sich diese auch mit ihrer Verwendung zur Kontrolle von Blutungen und zur Aufrechterhaltung der Gebärmutterkontraktion nach einer Geburt oder einem Abort vereinbaren. Die Gebärmutter der Schwangeren reagiert sehr empfindlich, so daß geringe Dosen von Ergotalkaloiden, unmittelbar nach der Geburt verabreicht, eine deutliche Wirkung auf die Gebärmutter ohne wesentliche Nebenwirkungen ausüben.

Obwohl alle natürlichen Ergotalkaloide qualitativ denselben Effekt auf die Gebärmutter entfalten, ist Ergometrin das wirksamste und auch nebenwirkungsärmer als Ergotamin. Aus diesem Grund haben Ergometrin und sein halbsynthetisches Derivat *Methylergometrin* andere uterusstimulierende Ergotpräparate aus der Geburtshilfe verdrängt.

Methylergometrin unterscheidet sich im Hinblick auf die Wirkung auf die Gebärmutter nur unwesentlich. Dihydrogenierte Alkaloide besitzen im experimentellen Tiermodell nicht die uterusstimulierenden Eigenschaften der Stammalkaloide; sie können allerdings stimulierend auf den menschlichen Uterus am Geburtstermin wirken.

Ergometrin und Methylergometrin werden nach oraler Verabreichung schnell und so gut wie vollständig resorbiert und erreichen Plasmaspitzenkonzentrationen nach 60 - 90 Minuten, die mehr als zehnmal so hoch sind wie diejenigen, die mit einer Äquivalentdosis Ergotamin erzielt werden können. Ein uterotonischer Effekt kann bereits zehn Minuten nach oraler Applikation von 0,2 mg Ergometrin an einer Frau post partum beobachtet werden. Nach der relativen Wirkdauer zu urteilen, wird Ergometrin schneller als Ergotamin verstoffwechselt und eliminiert. Die Plasmahalbwertszeit von Methylergometrin reicht von einer halben bis zwei Stunden (Mantyla und Kanto, 1981).

Therapeutischer Einsatz Wie oben bereits erwähnt, werden Ergotalkaloide in der heutigen geburtshilflichen Praxis in erster Linie dazu verwendet, um postpartale Hämorrhagien zu verhindern. Eine weitere Erörterung zu diesem Anwendungszweck wird weiter unten gegeben.

KLINISCHE ANWENDUNG VON ARZNEIMITTELN, DIE DIE MOTILITÄT DER GEBÄRMUTTER FÖRDERN

Es gibt viele Indikationen und Kontraindikationen für die klinische Anwendung von Wirkstoffen, welche die Gebärmutterkontraktilität stimulieren (siehe Kruse, 1986, Brindley und Sokol, 1988; Curtis und Safransky, 1988). Zu den eindeutigsten Indikationen zählen (1) die Auslösung oder Verstärkung von Wehen in bestimmten Fällen, (2) die Kontrolle der postpartalen Uterusatonie und Hämorrhagie, (3) die Erzeugung einer Gebärmutterkontraktion nach einem Kaiserschnitt oder während anderer chirurgischer Eingriff am Uterus und (4) die Einleitung eines therapeutischen Abortes.

Weheneinleitung Gebärmutterstimulierende Wirkstoffe werden häufig zur Einleitung von Wehen eingesetzt. Zu den indizierten Einleitungen zählen Situationen (Diabetes, Isoimmunisierung, hypertensive Zustände, intrauterine Wachstumsverzögerung, Plazentainsuffizienz), bei denen ein Fortbestehen der Schwangerschaft mit höheren Risiken für Mutter oder Kind einhergehen kann als eine Geburt oder pharmakologische Weheneinleitung. Eine elektive Weheneinleitung kann zum Vorteil der Patientin und des Arztes durchgeführt werden und durch eine Vielzahl sozialer sowie medizinischer Faktoren gerechtfertigt sein.

Wenn eine Indikation zur Weheneinleitung gegeben ist, sollte eine sorgfältige Bewertung der klinischen Variablen durchgeführt werden. Eine objektive Bestimmung der fetalen Reife sollte ebenfalls erfolgen, und die Möglichkeit einer fetopelvinen Disproportion sollte berücksichtigt werden. Zu den möglichen Kontraindikationen einer Weheneinleitung zählen abnorme Stellungen des Fetus, Hinweise auf fetalen Streß, plazentare Anomalien und vorangegangene Gebärmutteroperationen.

Das Arzneimittel der Wahl zur Weheneinleitung ist Oxytocin. Bei allen vorgeburtlichen Indikationen, mit Ausnahme des Abortes, sollte Oxytocin in Form der intravenösen Infusion einer verdünnten Lösung verabreicht werden, vorzugsweise mittels einer geschwindigkeitsregulierbaren Infusionspumpe. Eine geeignete Konzentration für die Einleitung von Wehen am Geburtstermin beträgt etwa 10 Millieinheiten pro Milliliter. Obwohl eine fortlaufende Diskussion geführt wird, was den optimalen Vorgang einer Oxytocinverabreichung betrifft (siehe Brindley und Sokol, 1988; Curtis und Safransky, 1988), befürworten zahlreiche Ärzte das Protokoll, das von Seitchik und Castillo entwickelt wurde (1982, 1983). Dies fängt mit einer Dosis von 1 Millieinheit in der Minute an, einer Steigerung der Dosis um nicht mehr als 1 Millieinheit in der Minute alle 30 Minuten und fährt mit einer Erhaltungsdosis von 4 Millieinheiten in der Minute (wenn sie denn überhaupt erreicht wird) über mindestens eine Stunde fort, bevor die Dosis weiter erhöht wird. Mit diesem Protokoll benötigte keine Patientin mehr als 9 Millieinheiten in der Minute. Ein aggressiveres Protokoll wurde von O'Driscoll und Meagher (1986) zur *Verstärkung* (nicht *Einleitung*) von Wehen bei Erstgebärenden empfohlen, bei denen das Risiko einer Gebärmutterruptur außerordentlich gering ist.

Während des gesamten Vorgangs muß geschultes Personal zur Stelle sein, wobei die Gebärmutteraktivität sorgfältig beobachtet werden sollte. Wenn die Kontraktionen zu stark werden, zu häufig auftreten oder der Resttonus gesteigert ist, sollte die Infusion sofort abgebrochen werden. Veränderungen der Herzfrequenz können ein wertvoller Hinweis auf fetalen Streßzustand sein. Gelegentlich kann sogar die vorsichtige Anwendung von Oxytocin die Gebärmutter zu einer anhaltenden tetanischen Kontraktion veranlassen, welche den Plazentakreislauf dermaßen beeinträchtigen kann, daß es notwendig wird, einen β_2-adrenergen Agonisten (wie Terbutalin; siehe Kapitel 10) einzusetzen. Tatsächlich empfehlen manche Ärzte die Verabreichung von Terbutalin über eine niedrigdosierte subkutane Injektion, um die akuten und unerwünschten Nebenwirkungen von Oxytocin während der Wehen zu vermeiden. Wenn die Wehentätigkeit zunimmt, kann es notwendig werden, die Dosierung von Oxytocin zu vermindern oder die Infusion zu beenden. Die Infusion sollte auf eine möglichst geringe Rate eingestellt werden, um eine ausreichende Zunahme der Wehentätigkeit zu erlauben (Baxi et al., 1980).

Wenn Oxytocin am Geburtstermin eingesetzt wird, werden dadurch in den meisten Fällen die Wehen eingeleitet. Wenn zusätzlich eine Amniotomie zum Einsatz kommt, wie sie viele Geburtshelfer durchführen, wird in den meisten Fällen die Geburt erfolgreich eingeleitet.

Wehenverstärkung Oxytocin sollte im allgemeinen nicht zur Wehenverstärkung eingesetzt werden, wenn die Wehentätigkeit ihren normalen Verlauf nimmt. Die Art der erzeugten Kontraktion ist häufig zu kraftvoll und langanhaltend, als daß sie mit der Sicherheit der Mutter und des Kindes vereinbar wäre. Wenn die Gebärmutter sich unter dem Reiz eines Pharmakons zu kräftig gegen einen unvollständig geöffneten und steifen Muttermund kontrahiert, können folgende Komplikationen eintreten: (1) Die Kontraktionskraft kann den vorangehenden Körperteil durch den unvollständig geöffneten Muttermund quetschen und schwere Einrisse bei der Mutter sowie Verletzungen beim Kind verursachen. (2) Wenn Weichteilgewebe darunterliegt, kann es zur Gebärmutterruptur kommen. (3) Die kräftige tetanische Gebärmutterkontraktion kann den plazentaren Austausch und die fetale Sauerstoffversorgung beeinträchtigen.

Es gibt allerdings Gelegenheiten, bei denen Oxytocin vorteilhaft durch einen erfahrenen Geburtshelfer eingesetzt werden kann, um *dysfunktionelle Wehen* unter Kontrolle zu bekommen. Da eine Behandlung mit Oxytocin für Erstgebärende im allgemeinen von Vorteil und das Risiko einer Gebärmutterruptur gering ist, kann eine frühzeitige Intervention in Betracht gezogen werden. Da der unkritische Einsatz von Oxytocin dysfunktionelle Wehen verursachen kann, sollten die Patientinnen dennoch sorgfältig ausgewählt und die Dosierung ständig kontrolliert werden. Oxytocin ist für gewöhnlich bei solchen Patientinnen wirksam, die eine extrem verlängerte Latenzphase bei der Muttermundserweiterung aufweisen, sowie auch bei denjenigen Fällen, bei denen eine wesentliche Verzögerung der Erweiterung oder Senkung vorkommt. Wenn eine verzögerte Erweiterung oder Senkung ohne Stillstand auftritt, kann generell keine Antwort auf gebärmutterstimulierende Substanzen erwartet werden (siehe Friedman, 1978). Bei Patientinnen, die eine Epiduralanästhesie erhalten, kann die reflexartig ausgelöste Freisetzung von Oxytocin im zweiten Wehenstadium beeinträchtigt sein (Goodfellow et al., 1983). Die behutsame Anwendung von Oxytocin kann unter diesen Umständen die Notwendigkeit eines Einsatzes von Geburtszangen vermindern.

Drittes Wehenstadium und Wochenbett Nach der Niederkunft ist es wünschenswert, die Gebärmutter angespannt und aktiv zu halten, da dies zu einer wesentlichen Verminderung des Auftretens und der Dauer postpartaler Hämorrhagien beiträgt. Gebärmutterstimulierende Wirkstoffe werden gewöhnlich nach dem Ausstoß der Plazenta verabreicht. Oxytocin kann eingesetzt werden, um eine Aufrechterhaltung des Gebärmuttertonus nach der Geburt zu unterstützen. Wenn Oxytocin unwirksam ist, kann als nächstes Ergometrin oder Methylergometrin zur Behandlung eines nicht hypertensiven Patienten verwendet werden. Die intramuskuläre Injektion von 0,2 mg löst eine schnelle und anhaltende Antwort aus. Jedes dieser Alkaloide kann auch intravenös in einer Dosis von 0,2 mg verabreicht werden, wenn eine sofortige Wirkung erwünscht wird. Alternativ kann eine intramuskuläre Injektion von 0,25 mg 15-Methyl-$PGF_{2\alpha}$ verabreicht werden. Falls nötig, können zusätzliche Dosen in Intervallen von 15 - 90 Minuten bis zu einer maximalen Gesamtdosis von 2 mg Carboprost gegeben werden.

> In Deutschland wird zu diesem Anwendungszweck Sulproston anstelle von Carboprost eingesetzt; Dosis 25 - 100 µg (Anm. d. Hrsg.).

Normalerweise dauert die Gebärmutterinvolution acht bis zehn Wochen an, wobei der Vorgang während der ersten zehn Tage am schnellsten verläuft. Wenn sich die Involution verzögert, ist eine Stimulation der Gebärmutter auf alle Fälle hilfreich, da eine verzögerte Involution überlicherweise mit einer Gebärmutteratonie einhergeht. Unter solchen Umständen kann entweder Ergometrin (0,2 - 0,4 mg, zwei- bis viermal täglich) oder Methylergometrin (0,2 mg, drei- bis viermal täglich) solange oral verabreicht werden, bis die gewünschten Resultate erzielt werden (üblicherweise zwei bis sieben Tage). Wenn sich in der nachgeburtlichen Gebärmutter eine Infektion entwickelt, kann ihre Ausbreitung durch die Anwendung von Ergometrin beschränkt werden. Bei der Anwendung von Ergometrin über einen längeren Zeitraum muß man Vorsicht walten lassen. Die Möglichkeit einer Wechselwirkung mit der Laktation muß bei der Anwendung eines jeden dieser Alkaloide in Betracht gezogen werden.

Therapeutischer Abort Ein Abort im ersten Trimenon wird üblicherweise mit Hilfe einer Saugcurettage vollzogen. Wie im Kapitel 57 erörtert, ist das synthetische 19-Norsteroid RU486 (Mifepriston) ein Progesteron-Antagonist, der die Wirkung von Progesteron auf die Gebärmutter hemmt und als wirksames Abortivum dient. Aufgrund politischer und öffentlicher Kontroversen steht Mifepriston bisher in den USA (und auch in Deutschland, Anm. d. Hrsg.) nur zur klinischen Untersuchung zur Verfügung und wird auf seine Sicherheit und Wirksamkeit als Abortivum geprüft. Wenn es Frauen in der Frühschwangerschaft zusammen mit einem Prostaglandin verabreicht wird, bewirkt Mifepriston in ungefär 99% aller Fälle einen Abort des Feten (Peyron et al., 1993). Die Kombination von Methotrexat mit Misoprostol führt in der Frühschwangerschaft in 96% aller Fälle zum Abort (Hausknecht, 1995).

In den ersten Wochen des zweiten Trimenons stehen viele Alternativen zur Auswahl. Eine intraamniale Injektion einer hypertonen (20%) Kochsalzlösung wurde durchgeführt, doch kam es dabei zu zahlreichen Störungen, die viele potentielle Gefahren für die Patientin in sich bargen. Vaginalsuppositorien mit PGE_2, die in Intervallen von drei bis fünf Stunden eingeführt wurden, haben sich ebenfalls als erfolgreich erwiesen. Unter bestimmten Umständen, besonders dann, wenn der Gebärmutterinhalt nicht ausgeräumt wurde und ein Blasensprung noch nicht eingetreten ist, hat sich die intramuskuläre Gabe von 0,25 mg Carboprosttromethamin (15-Methyl-$PGF_{2\alpha}$) bewährt. Es können nachfolgend Dosen von bis zu 0,5 mg in Intervallen von etwa zwei Stunden verabreicht werden.

> In Deutschland wird zu diesem Anwendungszweck Sulproston anstelle von Carboprost eingesetzt; Dosis 25 - 100 µg (Anm. d. Hrsg).

Häufige Nebenwirkungen dieser Prostaglandine sind Übelkeit, Erbrechen und Durchfälle. Hierzu kann Misoprostol alle zwölf Stunden in Dosen zu 0,2 mg intravaginal verabreicht werden.

> Misoprostol ist in Deutschland nur in Tablettenform erhältlich, außerdem ist es nur für den gastro-intestinalen Bereich zugelassen (Anm. d. Hrsg.).

Die intraamniale Instillation geringer Dosen (5 - 10 mg) $PGF_{2\alpha}$ in Kombination mit einer hyperosmolaren Harnstofflösung ist untersucht und mit der weitverbreiteten Methode der Dilatation und Evakuation verglichen worden (Kafrissen et al., 1984). Die Hauptaussage war, daß eine durch geschicktes Personal durchgeführte Dilatation und Evakuation die derzeit sicherste und wirksamste Methode einer Schwangerschaftsunterbrechung in der 13. bis 20. Schwangerschaftswoche ist.

Nach einem spontanen oder therapeutischen Abort sowie einer Frühgeburt sind die postpartalen Indikationen eines Einsatzes von Ergometrin, Oxytocin und Carboprost denen einer termingerechten Geburt ähnlich, wenn es um die Kontrolle von Blutungen und die Erhaltung des Gebärmuttertonus geht.

Oxytocin-Belastungstest Oxytocin wurde als vorgeburtlicher Test einer uteroplazentaren Insuffizienz bei Risikoschwangerschaften eingesetzt. Oxytocin wurde hierbei anfangs mit einer Rate von 0,5 Millieinheiten in der Minute infundiert. Die Rate wurde langsam erhöht, bis alle drei bis vier Minuten Gebärmutterkontraktionen auftraten. Eine gleichzeitige Beobachtung des fetalen Herzfrequenzmusters zeigte an, ob die Kontraktionen zu einem fetalen Streß führten oder nicht. Das Ergebnis des Oxytocin-Belastungstests ist bei der Bestimmung einer ausreichenden Plazentareserve zur Fortführung einer Risikoschwangerschaft hilfreich (Freeman, 1975).

KLINISCHE ANWENDUNG VON ARZNEIMITTELN, DIE DIE GEBÄRMUTTERMOTILITÄT HEMMEN

Es gibt viele Indikationen und Kontraindikationen für die klinische Anwendung von Wirkstoffen, die die Gebärmutterkontraktion hemmen. Die eindeutigsten Indikationen sind (1) die Verzögerung oder Verhinderung einer Frühgeburt in bestimmten Fällen und (2) die Verlangsamung oder der Stillstand der Geburt über kurze Zeitspannen, um weitere therapeutische Maßnahmen einleiten zu könen. Zu den tokolytischen Wirkstoffen, die derzeit in Gebrauch sind, gehören Magnesiumsulfat, β_2-adrenerge Rezeptoragonisten (siehe Kapitel 10), Ca^{2+}-Kanalblocker (siehe Kapitel 32) und Prostaglandinsynthetasehemmer (siehe Kapitel 26 und 27).

Frühzeitige Wehen Frühgeburten sind zu einem großen Teil für die perinatale Morbidität und Mortalität verantwortlich. Trotz größerer Fortschritte in der Neonatologie wird in den meisten Fällen eine Retention des Feten *in utero* vorgezogen. Es ist oftmals schwierig einzuschätzen, ob eine Frühgeburt unmittelbar bevorsteht, wobei 50% oder mehr aller Patientinnen, die sich mit regelmäßigen Gebärmutterkontraktionen vorstellen, gut auf Bettruhe und Flüssigkeitszufuhr ansprechen. Hilft dies nicht, kann ein tokolytischer Wirkstoff verabreicht werden. Der Wunsch, die intrauterine Entwicklung aufrecht zu erhalten, muß allerdings gegen die Risiken abgewogen werden, die für Mutter und Kind mit einer Fortführung der Schwangerschaft und ebenso mit einer pharmakologischen Intervention bestehen. Im allgemeinen beschränkt sich der Einsatz tokolytischer Wirkstoffe auf jene Schwangerschaften, bei denen das Gestationsalter größer als 20 Wochen und geringer als 34 bis 36 Wochen ist. Ist die Entscheidung, einen tokolytischen Wirkstoff einzusetzen, gefallen, ist der therapeutische Erfolg am wahrscheinlichsten, wenn die Muttermundserweiterung geringer als 4 cm und die zervikale Ausdünnung kleiner als 80% ist. Eine Tokolyse wird nicht vorgenommen, wenn ein Blasensprung eingetreten ist, da das Infektionsrisiko in dem Fall erhöht ist. Zu den weiteren Kontraindikationen einer Tokolyse zählen Eklampsie oder schwere Präklampsie, Chorionamnionitis, vorzeitige Lösung der Plazenta und fetaler Streß.

β_2-adrenerge Rezeptoragonisten Dies sind die zur Behandlung frühzeitiger Wehen vorzugsweise eingesetzte Wirkstoffe. Da in den USA nur *Ritodrin zu* diesem Zweck zugelassen ist, nimmt es meistens die Stellung von Terbutalin ein.

> In Deutschland sind zu diesem Zweck sowohl Ritodrin als auch Fenoterol zugelassen (Anm. d. Hrsg.).

Ritodrinhydrochlorid steht sowohl als orale wie auch als intravenöse Darreichungsform zur Verfügung.

> Dies gilt in Deutschland nur für Ritodrin, da Fenoterol nur zu Injektionszwecken verfügbar ist (Anm. d. Hrsg.).

Die Ritodrinbehandlung wird mit der intravenösen Infusion einer Ritodrinlösung (0,3 mg/ml) bei einer Rate von 0,1 mg in der Minute begonnen. Ist dies verträglich, wird die Dosis stufenweise (0,05 mg in der Minute alle zehn Minuten) bis auf ein Maximum von 0,35 mg in der Minute erhöht oder bis die Wehentätigkeit unter Kontrolle ist. Wenn die Kontraktionen aufhören, wird die Infusion für gewöhnlich über mindestens zwölf Stunden unter Beibehaltung der Infusionsrate fortgesetzt. Die orale Therapie wird 30 Minuten vor Infusionsende angesetzt, mit einer Verabreichung von 10 mg alle zwei Stunden innerhalb der ersten 24 Stunden, gefolgt von 10 - 20 mg alle vier bis sechs Stunden; die Tagesgesamtdosis sollte 120 mg nicht übersteigen. Terbutalin kann oral in einer Dosis von 2,5 - 5 mg alle sechs Stunden, intravenös zu 10 - 80 µg/Minute und subkutan zu 0,1 - 0,4 µg/Minute über einen Zeitraum von ein bis vier Stunden verabreicht werden.

Wie zu erwarten ist, führt die Verwendung von Ritodrin oder anderer β_2-adrenerger Rezeptoragonisten zu einer Reihe kardiovaskulärer und metabolischer Nebenwirkungen bei der Mutter (siehe Kapitel 10). Obwohl sich der mittlere arterielle Druck nur geringfügig verändert, tritt eine dosisabhängige Tachykardie und eine Steigerung des kardialen Auswurfvolumens auf, die vermutlich die Folge einer Reflexantwort auf den erniedrigten diastolischen Blutdruck in Verbindung mit direkten Wirkungen auf β_1-adrenerge Rezeptoren des Herzens sind. Die Reninsekretion ist erhöht und trägt wahrscheinlich zur verminderten renalen Ausscheidung von Na^+, K^+ und Wasser bei. Wird die Flüssigkeitszufuhr während der Therapie übermäßig betrieben, kann es zu Lungenödemen mit oder ohne Anzeichen einer Herzinsuffizienz kommen. Die Gesamtflüssigkeitszufuhr sollte auf weniger als 2 Liter in 24 Stunden beschränkt sein, wobei sogar eine noninvasive Beobachtung von Herzkreislaufparametern einschliesslich des Lungenkapillardrucks befürwortet wurde (Hadi et al., 1987). Anzeichen einer Herzerkrankung sind eine Kontraindikation für diese Wirkstoffgruppe.

Ritodrin und ähnliche Arzneimittel können eine ausgeprägte Hyperglykämie verursachen. Während dies üblicherweise keiner Behandlung bedarf, kann eine andauernde Hyperglykämie (> 200 mg/dl) zu einer reaktiven

Hypoglykämie beim Feten führen, solange die Schwangerschaft anhält. Die Anwendung β$_2$-adrenerger Rezeptor-Agonisten bei Patienten mit insulinpflichtigem Diabetes ist gefährlich und wird im allgemeinen als Kontraindikation betrachtet. In den meisten Fällen ist eine gleichzeitige Insulininfusion notwendig, um die Entwicklung einer diabetischen Ketoazidose zu verhindern. Hypokaliämie ist eine weitere Folge der Behandlung mit Ritodrin. Da dies die Bewegung von K$^+$ in intrazelluläre Kompartimente widerspiegelt, werden die Körpergesamtspeicher nicht reduziert, so daß eine Behandlung nicht notwendig ist.

Andere selektive β$_2$-adrenerge Rezeptor-Agonisten wurden ebenfalls zur Kontrolle frühzeitiger Wehen eingesetzt, dazu zählen Fenoterol und Albuterol. Die Indikationen, Kontraindikationen und Nebenwirkungen, die mit der Anwendung eines dieser Wirkstoffe verbunden sind, sind denen von Ritodrin und Terbutalin ähnlich.

Magnesiumsulfat Magnesiumsulfat wird in der Schwangerschaft häufig eingesetzt, um eklamptische Anfälle zu kontrollieren. Es wird ebenfalls als hochwirksamer Hemmstoff der Gebärmutteraktivität verwendet. Da die Nebenwirkungen von Magnesiumsulfat eingeschränkt sind, stellt es eine attraktive Alternative dar, wenn β$_2$-adrenerge Rezeptor-Agonisten kontraindiziert sind. Es kamen eine Vielzahl von Protokollen zum Einsatz. Das von Petrie empfohlene Schema (Symposium, 1981) besteht in der intravenösen Verabreichung einer Ladungsdosis von 4 g Magnesiumsulfat über einen Zeitraum von 20 Minuten, gefolgt von einer Infusion mit einer Rate von 1 - 2 g bis die Frequenz der Gebärmutterkontraktionen auf weniger als eine in zehn Minuten reduziert wurde. Danach wird die Infusionsrate auf 1 g in der Stunde gesenkt und die Therapie für weitere 24 - 72 Stunden fortgesetzt. Längeranhaltende Infusionen (bis zu sechs Wochen) wurden ebenfalls angesetzt (Wilkins et al., 1986; Dudley et al., 1989). Eine orale Behandlung mit Magnesiumglukonat (1 g alle zwei bis vier Stunden) kann sich bei Patientinnen als vorteilhaft erweisen, bei denen die Wehen durch eine intravenöse Tokolyse zum Stillstand gebracht worden sind (Martin et al., 1987, 1988). Wenn die Muttermundserweiterung über 5 cm hinausgeht, wird die Gabe von Magnesiumsulfat abgesetzt. Eine wirksame Hemmung von Gebärmutterkontraktionen konnte bei Mg^{2+}-Plasmakonzentrationen von 4 - 8 mg/dl (3,3 - 6,6 mEq/Liter) beobachtet werden. Höhere Konzentrationen führen zu einer zunehmenden Hemmung des Herzreizleitungssystems und der neuromuskulären Transmission, was mit einer Atemdepression oder einem Herzstillstand enden kann.

Andere Wirkstoffe Ca^{2+}-Kanalblocker sind dafür bekannt, daß sie das Myometrium *in vitro* entspannen können und zu einer merklichen Hemmung der Amplitude oxytocininduzierter Kontraktionen führen. Obwohl frühe Untersuchungen am Tiermodell Hinweise auf eine möglicherweise reduzierende Wirkung von Ca^{2+} auf die Plazentaperfusion ergeben hatten, zeigten Studien an normotensiven schwangeren Patienten keine diesbezügliche Korrelation. *Nifedipin* ist der am weitesten verbreitete Ca^{2+}-Kanalblocker zur Behandlung frühzeitiger Wehen.

> Nifedipin ist in Deutschland nicht als wehenhemmendes Mittel zugelassen (Anm. d. Hrsg.).

Eine Ladungsdosis von 10 mg sublingual wird zu Beginn verabreicht und für zwei oder drei weitere Dosen alle 20 Minuten wiederholt. Die Erhaltungstherapie wird mit 10 - 20 mg, alle vier bis sechs Stunden verabreicht, fortgesetzt. In klinischen Studien konnte nachgewiesen werden, daß Ca^{2+}-Kanalblocker genauso wirksam bei der Verhinderung frühzeitiger Wehen sind wie oral verabreichte β-adrenerge Agonisten (Murray et al., 1992).

Prostaglandinsynthetasehemmer Da Prostaglandinsynthetasehemmer wie Indometacin das für die Umwandlung von Arachidonsäure zu Prostaglandinen notwendige Enzym Cyclooxygenase hemmen, wurden sie zum Aufhalten frühzeitiger Wehen eingesetzt. Die Nebenwirkungen mütterlicherseits sind minimal. Bedenken über eine Vielzahl fetaler und neonataler Nebenwirkungen haben den Einsatz dieses Wirkstoffes in der Schwangerschaft allerdings eingeschränkt. Von besonderer Bedeutung ist die Möglichkeit eines vorzeitigen Verschlusses des Ductus arteriosus und die Entstehung eines pulmonalen Hochdruckes. Eine dauerhafte Verabreichung kann auch zur Entwicklung eines Oligohydramnions führen (de Wit et al., 1988). Die Anwendung von *Indometacin* und anderer Wirkstoffe dieser Kategorie zur Hemmung frühzeitiger Wehen ist auf ein Gestationsalter unterhalb von 34 Wochen beschränkt (Morales, 1989). Den Patientinnen wird zu Beginn eine Ladungsdosis von 50 mg verabreicht, für gewöhnlich rektal, gefolgt von 25 mg alle sechs Stunden über einen Zeitraum von zwei bis drei Tagen. Eine fetale Echokardiographie und Ultraschalluntersuchung kann zur Erkennung erster Anzeichen einer Verengung des Ductus arteriosus oder eines Oligohydramnions eingesetzt werden und die weitere Verwendung von Prostaglandinsynthetasehemmern erlauben, solange diese fetalen Anomalien ausbleiben (Moise et al., 1988).

Oxytocinantagonisten Oxytocinantagonisten werden derzeit als mögliche tokolytische Wirkstoffe geprüft. Diese Wirkstoffe erzielen ihren Effekt hauptsächlich über eine Blockade der Wirkung von Oxytocin auf zellulärem Niveau. Goodwin et al. (1994) wiesen in einer randomisierten, plazebokontrollierten Blindstudie nach, daß Atosiban im Gegensatz zum Plazebo eine signifikante Hemmung frühzeitiger Wehen bewirkte. Bei nachgewiesener Wirksamkeit ist die Anwendung von Oxytocin-Antagonisten sehr vielversprechend, zumal ihre Nebenwirkungen minimal zu sein scheinen.

Andere Anwendungen Es gibt eine Vielzahl von Umständen, bei denen eine Hemmung von Gebärmutterkontraktionen über kurze Zeitspannen die Gelegenheit bieten würde, therapeutische Maßnahmen unter günstigeren Bedingungen einzuleiten. Zu den bewährten Situationen gehört die Linderung von fetalem Streß während des

Transportes der Mutter ins Krankenhaus oder der Vorbereitung zur operativen Entbindung, die bei solchen Komplikationen wie Beckenendlage, prolabierten Nabelschnüren oder einer partiellen vorzeitigen Plazentalösung eintreten könnten (siehe Lipshitz, in Symposium, 1981). Sowohl β_2-adrenerge Rezeptor-Agonisten als auch Magnesiumsulfat wurden erfolgreich zur Kontrolle dieser und weiterer Komplikationen spontaner sowie induzierter Wehen eingesetzt.

AUSBLICK

Es stehen therapeutische Weiterentwicklungen bei der Verhinderung frühzeitiger Wehen an, indem Wirkstoffe wie der Oxytocin-Antagonist Atosiban und ähnliche Peptide zum Einsatz gelangen (Goodwin et al., 1994, Pavo et al., 1994). Derzeit wird ebenfalls die Auslösung von Aborten durch Anwendung von Progesteronantagonisten wie Mifepriston bei der frühen Intervention oder von Prostaglandinagonisten vom Typ E und F untersucht, wenn eine Intervention in späteren Schwangerschaftsstadien durchgeführt werden soll.

Für eine Erörterung über medizinische Störungen in der Schwangerschaft siehe *Harrison's Principles of Internal Medicine*, 14th ed., McGraw-Hill, New York, 1998, deren deutsche Ausgabe 1999 erscheint.

LITERATUR

Amico, J.A., Seitchik, J., and Robinson, A.G. Studies of oxytocin in plasma of women during hypocontractile labor. *J. Clin. Endocrinol. Metab.*, **1984**, *58*:274—279.

Barger, G., Carr, F.H., and Dale, H.H. An active alkaloid from ergot. *Br. Med. J.*, **1906**, *2*:1792.

Baxi, L.V., Petrie, R.H., and Caritis, S.N. Induction of labor with low-dose prostaglandin $F_{2\alpha}$ and oxytocin. *Am. J. Obstet. Gynecol.*, **1980**, *136*:28—31.

Bossmar, T., Akerlund, M., Fantoni, G., Szamatowicz, J., Melin, P., and Maggi, M. Receptors for and myometrial responses to oxytocin and vasopressin in preterm and term human pregnancy: effects of the oxytocin antagonist atosiban. *Am. J. Obstet. Gynecol.*, **1994**, *171*:1634—1642.

Buchanan, D., Macer, J., and Yonekura, M.L. Cervical ripening with prostaglandin E2 vaginal suppositories. *Obstet. Gynecol.*, **1984**, *63*:659—663.

Bugalho, A., Bique, C., Almeida, L., and Faundes, A. The effectiveness of intravaginal misoprostol (Cytotec) in inducing abortion after eleven weeks of pregnancy. *Stud. Fam. Plann.*, **1993**, *24*:319—323.

Chan, W.Y., Chen, D.L., and Manning, M. Oxytocin receptor subtypes in the pregnant rat myometrium and decidua: pharmacological differentiations. *Endocrinology*, **1993**, *132(3)*:1381—1386.

Chard, T., Hudson, C.N., Edwards, C.R.W., and Boyd, N.R.H. Release of oxytocin and vasopressin by the human fetus during labour. *Nature*, **1971**, *234*:352—354.

de Geest, K., Thiery, M., Piron-Possuyt, G., and Vanden Driessche, R. Plasma oxytocin in human pregnancy and parturition. *J. Perinat. Med.*, **1985**, *13*:3—13.

de Wit, W., van Mourik, I., and Wiesenhaan, P.F. Prolonged maternal indomethacin therapy associated with oligohydramnios: case reports. *Br. J. Obstet. Gynecol.*, **1988**, *95*:303—305.

Dudley, D., Gagnon, D., and Varner, M. Long-term tocolysis with intravenous magnesium sulfate. *Obstet. Gynecol.*, **1989**, *73*:373—378.

Forsling, M. The neurohypophyseal hormones. In: *Physiology and Control of Parturition in Domestic Animals.* (Ellendorf, F., ed.) Elsevier, Amsterdam, **1979**.

Freeman, R.K. The use of the oxytocin challenge test for antepartum clinical evaluation of uteroplacental respiratory function. *Am. J. Obstet. Gynecol.*, **1975**, *121*:481—489.

Fuchs, A.-R. Prostaglandin F2alpha and oxytocin interactions in ovarian and uterine function. *J. Steroid Biochem.*, **1987**, *27*:1073—1080.

Goodfellow, C.F., Hull, M.G.R., Swaab, D.F., Dogterom, J., and Buijs, R.M. Oxytocin deficiency at delivery with epidural analgesia. *Br. J. Obstet. Gynaecol.*, **1983**, *90*:214—219.

Goodwin, T.M., Paul, R., Silver, H., Spellacy, W., Parsons, M., Chez, R., Hayashi, R., Valenzuela, G., Creasy, G.W., and Merriman, R. The effect of the oxytocin antagonist atosiban on preterm uterine activity in the human. *Am. J. Obstet. Gynecol.*, **1994**, *170*:474—478.

Hadi, H.A., Abdulla, A.M., Fadel, H.E., Stefadouros, M.A., and Metheny, W.P. Cardiovascular effects of ritodrine tocolysis: a new noninvasive method to measure pulmonary capillary pressure during pregnancy. *Obstet. Gynecol.*, **1987**, *70*:608—612.

Hausknecht, R.U. Methotrexate and misoprostol to terminate early pregnancy. *N. Engl. J. Med.*, **1995**, *333*:537—540.

Kafrissen, M.E., Schulz, K.F., Grimes, D.A., and Cates, W., Jr. Midtrimester abortion. Intra-amniotic instillation of hyperosmolar urea and prostaglandin $F_{2\alpha}$ v. dilatation and evacuation. *JAMA*, **1984**, *251*:916—919.

Kimura, T., Makino, Y., Saji, F., Takemura, M., Inoue, T., Kikuchi, T., Kubota, Y., Azuma, C., Nobunaga, T., Tokugawa, Y., and Tanizawa, O. Molecular characterization of a cloned human oxytocin receptor. *Eur. J. Endocrinol.*, **1994**, *131*:385—390.

Kraft, F. Über das Mutterkorn. *Arch. Pharm.*, **1906**, *244*:336—359.

Land, H., Grez, M., Ruppert, S., Schmale, H., Rehbein, M., Richter, D., and SchÅtz, G. Deduced amino acid sequence from the bovine oxytocin—neurophysin I precursor cDNA. *Nature*, **1983**, *302*:342—344.

Legros, J.J., Chiodera, P., Geenen, V., Smitz, S., and von Frenckell, R. Dose-response relationship between plasma oxytocin and cortisol and adrenocorticotropin concentrations during oxytocin infusion in normal men. *J. Clin. Endocrinol. Metab.*, **1984**, *58*:105—109.

Majkic-Singh, N., Vukovic, A., Spasic, S., Ruzic, A., Stojanov, M., and BerkÇs, I. Oxytocinase (CAP) activity in serum during normal pregnancy. *Clin. Biochem.*, **1982**, *15*:152—153.

Mantyla, R., and Kanto, J. Clinical pharmacokinetics of methylergometrine (methylergonovine). *Int. J. Clin. Pharmacol. Ther. Toxicol.*, **1981**, *19*:386—391.

Martin, R.W., Gaddy, D.K., Martin, J.N., Jr., Lucas, J.A., Wiser, W.L., and Morrison, J.C. Tocolysis with oral magnesium. *Am. J. Obstet. Gynecol.*, **1987**, *156*:433—434.

Martin, R.W., Martin, J.N., Jr., Pryor, J.A., Gaddy, D.K., Wiser, W.L., and Morrison, J.C. Comparison of oral ritodrine and magnesium gluconate for ambulatory tocolysis. *Am. J. Obstet. Gynecol.*, **1988**, *158*:1440—1445.

Moir, C. The action of ergot preparations on the puerperal uterus. *Br. Med. J.*, **1932**, *1*:1119—1122.

Moise, K.J., Jr., Huhta, J.C., Sharif, D.S., Ou, C.-N., Kirshon, B., Wasserstrum, N., and Cano, L. Indomethacin in the treatment of premature labor. *N. Engl. J. Med.*, **1988**, *319*:327—331.

Morales, W.J., Smith, S.G., Angel, J.L., O'Brien, W.F., and Knuppel, R.A. Efficacy and safety of indomethacin versus ritodrine in the management of preterm labor: a randomized study. *Obstet. Gynecol.*, **1989**, *74*:567—572.

Murray, C., Haverkamp, A.D., Orleans, M., Berga, S., and Pecht, D. Nifedipine for treatment of preterm labor: a historic prospective study. *Am. J. Obstet. Gynecol.*, **1992**, *167*:52—56.

Pavo, I., Slaninova, J., Klein, U., and Fahrenholz, F. Enhanced selectivity of oxytocin antagonists containing sarcosine in position 7. *J. Med. Chem.*, **1994**, *37*:255—259.

Peyron, R., Aubeny, E., Targosz, V., Silvestre, L., Renault, M., Elkik, F., Leclerc, P., Ulmann, A., and Baulieu, E.E. Early termination of pregnancy with mifepristone (RU 486) and the orally active prostaglandin misoprostol. *N. Engl. J. Med.*, **1993**, *328*:1509—1513.

Rholam, M., Nicolas, P., and Cohen, P. Binding of neurohypophyseal peptides to neurophysin dimer promotes formation of compact and spherical complexes. *Biochemistry*, **1982**, *21*:4968—4973.

Seitchik, J., and Castillo, M. Oxytocin augmentation of dysfunctional labor. I. Clinical data. *Am. J. Obstet. Gynecol.*, **1982**, *144*:899—905.

Seitchik, J., and Castillo, M. Oxytocin augmentation of dysfunctional labor. III. Multiparous patients. *Am. J. Obstet. Gynecol.*, **1983**, *145*:777—780.

Stoll, A. Zur Kenntnis der Mutterkornalkaloide. *Verh. Naturf. Ges. (Basel)*, **1920**, *101*:190—191.

Uldbjerg, N., Ekman, G., Malmström, A., Olsson, K., and Ulmsten, U. Ripening of the human uterine cervix related to changes in collagen, glycosaminoglycans, and collagenolytic activity. *Am. J. Obstet. Gynecol.*, **1983**, *147*:662—666.

Wilkins, I.A., Goldberg, J.D., Phillips, R.N., Bacall, C.J., Chervenak, F.A., and Berkowitz, R.L. Long-term use of magnesium sulfate as a tocolytic agent. *Obstet. Gynecol.*, **1986**, *67 Suppl. 3*:38S—40S.

Monographien und Übersichtsartikel

Ackland, J.F., Schwartz, N.B., Mayo, K.E., and Dodson, R.E. Nonsteroidal signals originating in the gonads. *Physiol. Rev.*, **1992**, *72*:731—787.

Altura, B.M., and Altura, B.T. Actions of vasopressin, oxytocin, and synthetic analogs on vascular smooth muscle. *Fed. Proc.*, **1984**, *43*:80—86.

Angle, M.J., and Johnston, J.M. Fetal tissues in autacoid biosynthesis in relation to the initiation of parturition and implantation. In, *The Cellular Basis of Uterine Function*. (Carsten, M., ed.) Plenum Press, New York, 1989.

Brindley, B.A., and Sokol, R.J. Induction and augmentation of labor: basis and methods for current practice. *Obstet. Gynecol. Surv.*, **1988**, *43*:730—743.

Buijs, R.M. Vasopressin and oxytocin–their role in neurotransmission. *Pharmacol. Ther.*, **1983**, *22*:127—141.

Carsten, M.E., and Miller, J.D. A new look at uterine muscle contraction. *Am. J. Obstet. Gynecol.*, **1987**, *157*:1303—1315.

Curtis, P., and Safransky, N. Rethinking oxytocin protocols in the augmentation of labor. *Birth*, **1988**, *15*:199—204.

Friedman, E.A. *Labor: Clinical Evaluation and Management*, 2nd ed. Appleton-Century-Crofts, New York, **1978**.

Hai, C.-M., and Murphy, R.A. Ca^{2+}, crossbridge phosphorylation, and contraction. *Annu. Rev. Physiol.*, **1989**, *51*:285—298.

Huszar, G., and Roberts, J.M. Biochemistry and pharmacology of the myometrium and labor: regulation at the cellular and molecular levels. *Am. J. Obstet. Gynecol.*, **1982**, *142*:225—237.

Kamm, K.E., and Stull, J.T. Regulation of smooth muscle contractile elements by second messengers. *Annu. Rev. Physiol.*, **1989**, *51*:299—313.

Kao, C.Y. Electrophysiological properties of the uterine smooth muscle. In, *Biology of the Uterus*, 2nd ed. (Wynn, R.M., ed.) Plenum Press, New York, **1977**, pp. 423—496.

Kruse, J. Oxytocin: pharmacology and clinical application. *J. Fam. Pract.*, **1986**, *23*:473—479.

O'Driscoll, K.M., and Meagher, D.J. *Active Management of Labour: The Dublin Experience*, 2nd ed. Balliere Tindall, London, **1986**.

Petty, M.A. The cardiovascular effects of the neurohypophysial hormone oxytocin. *J. Auton. Pharmacol.*, **1987**, *7*:97—104.

Roy, A.C., and Karim, S.M.M. Significance of the inhibition by prostaglandins and cyclic GMP of oxytocinase activity in human pregnancy and labour. *Prostaglandins*, **1983**, *25*:55—70.

Symposium. (Various authors.) Preterm parturition. (Creasy, R.K., ed.) *Semin. Perinatol.*, **1981**, *5*:191—302.

Symposium. (Various authors.) The forces of labor: uterine contractions and the resistance of the cervix. (Ulmsten, U., and Ueland, K., eds.) *Clin. Obstet. Gynecol.*, **1983**, *26*:1—106.

van Breemen, C., and Saida, K. Cellular mechanisms regulating $[Ca^{2+}]_i$ smooth muscle. *Annu. Rev. Physiol.*, **1989**, *51*:315—329.

Weiss, G. The production and function of ovarian relaxin. In, *The Primate Ovary*. (Stouffer, R.L., ed.) Plenum Press, New York, **1987**, pp. 223—236.

DANKSAGUNG

Die Autorin möchte hiermit Dr. Theodore W. Rall ihren Dank aussprechen, dem Autor dieses Kapitels in der 8. Auflage von *Goodman and Gilman's The Pharmacological Basis of Therapeutics*, von dem einige Auszüge in dieser Auflage übernommen wurden.

TEIL VIII CHEMOTHERAPIE PARASITÄRER INFEKTIONEN

EINLEITUNG

James W. Tracy und Leslie T. Webster, Jr.

Von pathogenen Protozoen oder Helminthen (Würmern) verursachte parasitäre Infektionen betreffen weltweit über drei Milliarden Menschen und stellen damit eine beträchtliche gesundheitliche und ökonomische Belastung dar, insbesondere für Entwicklungsländer, wo diese Infektionen eine hohe Prävalenz aufweisen. Bedingungen, die diese Infektionen begünstigen, sind u.a. mangelhafte sanitäre Anlagen, persönliche Hygiene und gesundheitliche Erziehung/Information, Schwächung und Einschränkung der körpereigenen Abwehrmechanismen, hohe Bevölkerungsdichte, inadäquate Kontrolle der parasitären Vektoren/Überträger und der Infektionsreservoirs, verstärkte Migration der Bevölkerung, militärische Operationen, Ferntourismus und schließlich die Resistenz gegen Medikamente zur Chemotherapie und Überträgerkontrolle. Einige parasitäre Infektionen (z. B. Malaria tropica) verlangen besondere Aufmerksamkeit, da sie ohne Behandlung eine hohe Morbidität und Mortalität verursachen. Die meisten werden jedoch aus finanziellen Gründen und weil ihr Effekt auf die Gesundheit nicht so drastisch ist, vernachlässigt.

Trotz ermutigender Fortschritte in der Impfstoffentwicklung stellt die Chemotherapie immer noch das effektivste, effizienteste und kostengünstigste Mittel zur Kontrolle der meisten parasitären Infektionen dar. Die derzeit zur Verfügung stehenden Medikamente sind besonders effektiv bei der Behandlung von Infektionen, die durch Plattwürmer und intestinale Parasiten hervorgerufen werden. Aber neue oder bessere Pharamaka werden dringend gebraucht, um einerseits systemische Infektionen wie Zystizerkose, Filariosen, Leishmaniosen, Trichomoniasis und Trypanosomenerkrankungen zu bekämpfen und andererseits, um der Entwicklung von Resistenzen insbesondere bei Malaria und anderen Protozoen entgegenzuwirken. Aufgrund der schnelleren Vermehrung im Wirt ist bei pathogenen Protozoen die Entwicklung von Resistenzen wesentlich schneller zu beobachten als bei Helminthen.

Viele antiparasitäre Arzneimittel wurden ursprünglich für den Einsatz in der Veterinärmedizin entwickelt und erst später für die Behandlung von Menschen angepaßt. Tatsächlich wurden die meisten Pharmaka durch *screening* von natürlichen Produkten oder synthetischen Substanzen auf Wirksamkeit gegen pathogene Parasiten bei infizierten Tieren entdeckt. Tiermodelle werden auch zur Untersuchung von Wirtsreaktionen auf Parasiten eingesetzt, wobei auch die Bedeutung des Immunsystems und bestimmter Zytokine wie z. B. Interleukin-12 (IL-12), die den Ausgang einer Infektion entscheidend beeinflußen können, Gegenstand der Untersuchung sind. Der Einsatz von Zytokinen zusätzlich zu konventionellen antiparasitären Medikationen ist weitgehend unerforscht. Die Kultivierung pathogener Parasiten *in vitro* gelang bei Protozoen bisher erfolgreicher als bei Helminthen und stellt einen weiteren Ansatz zur Pharmakaentwicklung dar. Diese Technologie erlaubt eine direkte Untersuchungen der Physiologie, Biochemie und Molekular- und Zellbiologie der pathogenen Parasiten. Sie ist hilfreich bei der Identifizierung molekularer Zielstrukturen für den selektiven therapeutischen Einsatz bestimmter Substanzen und für die Aufklärung der Mechanismen der Arzneimittelwirkung und -resistenz. Aufgereinigte Zielstrukturen für Arzneimittel können dann zur Entwicklung schneller, automatisierter und kostengünstiger *in vitro* Tests für potentielle Arzneimoleküle aus komplexen Gemischen synthetischer oder natürlicher Substanzen genutzt werden. Dieser kombinierte Ansatz reduziert wiederum die Anzahl der möglichen Substanzen, die zunächst im Tiermodell und schließlich am Menschen gegen parasitäre Infektionen getestet werden müssen.

Schließlich müssen antiparasitäre Wirkstoffe beim klinischen Einsatz sicher und effektiv sein. Der therapeutische Einsatz antiparasitärer Medikamente ist komplex und hängt von der Unterschiedlichkeit der Patienten und ihrer Umweltfaktoren ab. Der beste Wirkstoff und die optimale Dosis wird oft durch Versuch und Irrtum bestimmt, statt anhand gründlicher pharmakokinetischer und pharmakodynamischer Untersuchungen an Patienten in Endemiegebieten. Eine umfassende Chemotherapie in größeren Populationen sollte erst dann eingeleitet werden, nachdem geeignete epidemiologische Studien die Muster der Transmission und die Beziehung zwischen alterspezifischer Prävalenz und Häufigkeit der Krankheitsentwicklung nach Infektion aufgezeigt haben. Um optimale Resultate zu erzielen, sollte die Chemotherapie mit zusätzlichen Maßnahmen des öffentlichen Gesundheitswesens, die auf die jeweilige Infektion, die Umgebung und die Wirtspopulation abgestimmt sind, kombiniert werden. Der ideale Wirkstoff für die Massenchemotherapie müßte ein breites Wirkungsspektrum gegen alle Entwicklungsstadien der pathogenen Parasiten besitzen. Er müßte auch bei hohen therapeutischen Dosen und einmaliger oraler Einnahme sicher sein und unter den gegebenen Bedingungen (Klima, Lagerung) chemisch stabil bleiben. Er sollte keine Resistenzen induzieren und kostengünstig sein. Wenige der erhältlichen antiparasitären Arzneimittel erfüllen diese Kriterien.

Die wichtigsten parasitären Infektionen des Menschen und die Substanzen, die nach der Meinung der Autoren momentan bevorzugt eingesetzt werden, werden in der Tabelle VIII-1 aufgelistet. Die Pharmakologie der Wirkstoffe gegen Protozoen und Helminthen wird in den Kapiteln 40 bis 42 dargestellt. Die Behandlung der Infektionen mit Ektoparasiten ist hier nicht berücksichtigt. Eine umfassende Abhandlung der Chemotherapie der parasitaren Infektionen des Menschen ist nicht beabsichtigt. Zusätzlich zur aktuellen medizinischen und wissenschaftlichen Literatur sind maßgebliche Informationen zu diesen Themen bei den Centers for Disease Control and Prevention (CDC), Atlanta, Georgia 30333, USA (http://www.cdc.gov) und bei der Weltgesundheitsorganisation (WHO), 1211 Genf 27, Schweiz (http://www.who.ch.) erhältlich.

Tabelle VIII.1 Arzneimittel zur Chemotherapie bei parasitären Infektionen. Die hier gegebenen Empfehlungen entsprechen nicht nur der Beurteilung der Autoren, sondern auch der Bewertung verschiedener Behörden der Vereinigten Staaten und anderer Ländern. Da dieses Gebiet sehr dynamisch ist, werden einige der Empfehlungen mit der Zeit Veränderungen unterliegen.

INFEKTION UND PARASIT	ARZNEIMITTEL DER WAHL		KOMMENTARE
	1. Wahl	2. Wahl	
I. PROTOZOEN-INFEKTIONEN			
Amöbiasis/Amöbeninfektionen			
Entamoeba histolytica			
asymptomatische und milde intestinale Infektion	Diloxanidfuroat	Iodoquinol[b]	Überdosierung von Iodoquinol kann Neurotoxizität verursachen.
moderate bis schwere intestinale Infektion (Amöbendysenterie)	Metronidazol plus Diloxanidfuroat*	Paromomycin plus Diloxanidfuroat*	Iodoquinol kann durch Diloxanidfuroat ersetzt werden.
systemische Amöbiasis, mit Abzessen	Metronidazol plus Diloxanidfuroat*	Chloroquin plus Diloxanidfuroat*	Trotz ihrer Wirksamkeit werden Emetin und Dehydroemetin aufgrund der potentiellen Toxizität *nicht* empfohlen.
Balantidiasis			
Balantidium coli	Tetracyclin[‡]	–	–
Babesia-Infektionen			
Babesia microti (USA) *B. divergens*, *B. bovis* (Europa)	Clindamycin mit Chininsulfat	–	Eine spezifische Therapie ist nur in schweren Fällen und bei immunsupprimierten Patienten nötig.
Kryptosporidiose			
Cryptosporidium spp.	–	–	Momentan ist eine spezifische Therapie nicht erhältlich.
Giardiasis (Lambliasis)			
Giardia lamblia	Metronidazol	Quinacrin	Tinidazol ist auch wirksam.
Leishmaniosen			
Leishmania braziliensis und *L. mexicana* Amerikanische kutane und mukokutane Leishmaniose	Natrium-Stiboglukonat*	Amphotericin B	Amphotericin B wird eingesetzt, wenn Antimonpräparate unwirksam oder kontraindiziert sind.
L. donovani Viszerale Leishmaniose (Kala Azar)	Natrium-Stiboglukonat*	Pentamidin[‡]	Pentamidin wird benutzt, wenn Antimonpräparate unwirksam oder kontraindiziert sind.
L. tropica Kutane Leishmaniose (Orientbeule)	Natrium-Stiboglukonat*	–	Topische Erwärmung kann wirksam sein.
Malaria			
Plasmodium falciparum chloroquinsensitive Stämme			
a. Prophylaxe	Chloroquinphosphat	–	
b. Behandlung	Chloroquinphosphat	–	Chloroquinhydrochlorid wird nur parenteral verordnet, wenn die orale Verabreichung nicht möglich ist.

(*Fortsetzung*)

* Erhältlich vom Center for Infectious Disease, Centers for Disease Control and Prevention (CDC), Atlanta, Georgia 30333, USA.
† In den USA nicht erhältlich.
‡ Nur für Forschungszwecke oder für diese Indikation in USA nicht zugelassen.
§ Beruht auf begrenztem Datenmaterial.
** Erhältlich als Forschungssubstanz für Notfälle (*compassionate use*) von SmithKlineBeecham (Telefon Deutschland: 0180-367-3020).
*** Erhältlich als Forschungssubstanz für Notfälle (*compassionate use*) von Merck, Sharp und Dohme (Telefon Deutschland: 089-456-110).

Tabelle VIII.1 Arzneimittel für die Chemotherapie parasitärer Infektionen *(Fortsetzung)*

INFEKTION UND PARASIT	ARZNEIMITTEL DER WAHL		KOMMENTARE
	1. Wahl	2. Wahl	
Malaria *(Fortsetzung)* chloroquinresistente oder multiresistente Stämme			
a. Prophylaxe	Mefloquin	Chloroquinphosphat und Mitführen der Selbstbehandlungsdosis an Pyrimethamin-Sulfadoxin *oder* Doxycyclin mit oder ohne Chloroquinphosphat *oder* Chloroguanid† plus Chloroquinphosphat	Wahl-Dosierungsschemata sollte bei mefloquinresistenten Stämmen oder dann eingesetzt werden, wenn Mefloquin kontraindiziert ist. Die Medikation hängt von der geographischen Region und anderen Faktoren ab (siehe Text).
b. Behandlung	Chinidinglukonat parenteral, in Kombination mit Pyrimethamin-Sulfadoxin oder Pyrimethamin-Sulfadiazin oder Tetracyclin oder Clindamycin	–	Chinidinglukonat oder Chinidinhydrochlorid in Kombination mit Folatantagonisten oder Antibiotika ist die Therapie der ersten Wahl bei resistenter Falciparum-Malaria bei *nicht immunen* Personen. Die Wahl des Dosierungsschemas hängt von dem Profil der Arzneimittelresistenz und der geographischen Region ab (siehe Tabelle 40.2).
	oder Mefloquin	–	Mefloquin kann nur oral eingenommen werden.
	oder Halofantrin	–	Eine sichere Dosierung ist aufgrund der schwankenden Resorption und arrythmogenen Wirkung schwierig (siehe Text).
P. malariae Prophylaxe und Behandlung	Chloroquinphosphat	–	Chloroquinhydrochlorid wird zur parenteralen Behandlung benutzt, wenn die orale Gabe nicht möglich ist.
P. vivax, P. ovale Prophylaxe und Behandlung	Chloroquinphosphat plus Primaquinphosphat	–	Primaquin wird mit Chloroquin eingesetzt, um Rezidive nach der Abreise aus endemischen Gebieten zu verhindern und um eine „Radikalkur" durchzuführen.
Pneumocystose/ P.-carinii-Infektion *Pneumocystis carinii*			
a. Prophylaxe	Trimethoprim-Sulfamethoxazol	Pentamidin	Pentamidin wird als Aerosol inhaliert.

(Fortsetzung)

* Erhältlich vom Center for Infectious Disease, Centers for Disease Control and Prevention (CDC), Atlanta, Georgia 30333, USA.
† In den USA nicht erhältlich.
‡ Nur für Forschungszwecke oder für diese Indikation in USA nicht zugelassen.
§ Beruht auf begrenztem Datenmaterial.
** Erhältlich als Forschungssubstanz für Notfälle (*compassionate use*) von SmithKlineBeecham (Telefon Deutschland: 0180-367-3020).
*** Erhältlich als Forschungssubstanz für Notfälle (*compassionate use*) von Merck, Sharp und Dohme (Telefon Deutschland: 089-456-110).

Tabelle VIII.1 Arzneimittel für die Chemotherapie parasitärer Infektionen *(Fortsetzung)*

INFEKTION UND PARASIT	ARZNEIMITTEL DER WAHL		KOMMENTARE
	1. Wahl	2. Wahl	
Pneumocystose/ P.-carinii-Infektion (Fortsetzung) b. Behandlung	Trimethoprim-Sulfamethoxazol	Pentamidin oder Atovaquon‡	Parenteral verabreichtes Pentamidin ist bei milden bis moderaten Infektionen wirksam und bei Patienten indiziert, die keine Sulfonamidtherapie vertragen. Atovaquon ist eine Alternative für Patienten mit einer Sulfonamidunverträglichkeit.
Toxoplasmose *Toxoplasma gondii*	Pyrimethamin plus ein Sulfonamid	Atovaquon‡	–
Trichomoniasis *Trichomonas vaginalis*	Metronidazol	Tinidazol†	–
Trypanosomiasis *Trypanosoma cruzi* Südamerikanische Trypanosomiasis (Chagas Krankheit)	Nifurtimox*	Benznidazol†	Diese Arzneimittel sind bei akuter Infektion wirksamer als bei chronischer Erkrankung.
T. brucei gambiense, T. brucei rhodesiense Afrikanische Trypanosomiasis (Schlafkrankheit) a. Frühstadium (ZNS nicht involviert)	Suramin, intravenös plus Pentamidin, intramuskulär oder Eflornithin	Pentamidin‡ –	Diese Medikation ist nur gegen *T.b. gambiense* wirksam. Suramin allein wird gegen *T.b. rhodesiense* eingesetzt, weil Pentamidin unwirksam ist. Eflornithin ist nur gegen *T.b. gambiense* wirksam. Eine Behandlung in den frühen Infektionsstadien ist wahrscheinlich wirksam aber teuer.
b. Spätstadium (ZNS involviert)	Melarsoprol* Suramin*, gefolgt von Melarsoprol*	Eflornithin –	Eflornithin ist nur gegen *T.b. gambiense* wirksam. –

(Fortsetzung)

* Erhältlich vom Center for Infectious Disease, Centers for Disease Control and Prevention (CDC), Atlanta, Georgia 30333, USA.
† In den USA nicht erhältlich.
‡ Nur für Forschungszwecke oder für diese Indikation in USA nicht zugelassen.
§ Beruht auf begrenztem Datenmaterial.
** Erhältlich als Forschungssubstanz für Notfälle *(compassionate use)* von SmithKlineBeecham (Telefon Deutschland: 0180-367-3020).
*** Erhältlich als Forschungssubstanz für Notfälle *(compassionate use)* von Merck, Sharp und Dohme (Telefon Deutschland: 089-456-110).

Tabelle VIII.1 Arzneimittel für die Chemotherapie parasitärer Infektionen *(Fortsetzung)*

INFEKTION UND PARASIT	ARZNEIMITTEL DER WAHL		KOMMENTARE
	1. Wahl	2. Wahl	
II. METAZOEN-INFEKTIONEN (HELMINTHES-INFEKTIONEN)			
A. NEMATODEN- (FADENWÜRMER-) INFEKTIONEN			
Ascariasis			
Ascaris lumbricoides (Spulwurm)	Mebendazol oder Pyrantelpamoat	Piperazincitrat oder Albendazol‡	Die Wahl der Therapeutika wird durch das Spektrum der polyparasitischen Infektionen vorgegeben.
Capillariasis			
Capillaria philippinensis	Albendazol**	Mebendazol	–
Drancunculiasis			
Drancunculus medinensis (Guinea- oder Drachenwurminfektion	Metronidazol‡	–	Die Arzneimitteltherapie hilft nur bei der Extraktion der Würmer.
Enterobiasis			
Enterobius (Oxyuris) vermicularis (Madenwurm-Infektion)	Mebendazol	Pyrantelpamoat oder Albendazol†	–
Filiariasis			
Wuchereria bancrofti, Brugia malayi, Dipetalonema perstans	Diethylcarbamazin oder Ivermectin***	–	–
Loa loa	Diethylcarbamazin	–	toxische Reaktionen gegen absterbende Mikrofiliarien unter Diethylcarbamazepin (siehe Text)
Onchocerca volvulus	Ivermectin***	Diethylcarbamazin	toxische Reaktionen gegen absterbende Mikrofiliarien unter Diethylcarbamazepin (siehe Text)
Hakenwurm-Infektionen			
Necator americanus, * *Ancylostoma duodenale* *	Mebendazol oder Albendazol*	Pyrantelpamoat	–
Kutane Larva migrans	Albendazol*	Tiabendazol	–
Strongyloidiasis			
Strongyloides stercoralis	Ivermectin***	Albendazol**	Bei immunsupprimierten Patienten besteht ein erhöhtes Risiko.

(Fortsetzung)

* Erhältlich vom Center for Infectious Disease, Centers for Disease Control and Prevention (CDC), Atlanta, Georgia 30333, USA.
† In den USA nicht erhältlich.
‡ Nur für Forschungszwecke oder für diese Indikation in USA nicht zugelassen.
§ Beruht auf begrenztem Datenmaterial.
** Erhältlich als Forschungssubstanz für Notfälle *(compassionate use)* von SmithKlineBeecham (Telefon Deutschland: 0180-367-3020).
*** Erhältlich als Forschungssubstanz für Notfälle *(compassionate use)* von Merck, Sharp und Dohme (Telefon Deutschland: 089-456-110).

Tabelle VIII.1 Arzneimittel für die Chemotherapie parasitärer Infektionen *(Fortsetzung)*

INFEKTION UND PARASIT	ARZNEIMITTEL DER WAHL		KOMMENTARE
	1. Wahl	2. Wahl	
Toxocariasis *Toxocara* spp. Larva migrans visceralis	Albendazol**	Tiabendazol *oder* Ivermectin***	Die Wirksamkeit der Arzneimitteltherapie ist fraglich.
Trichinosis *Trichinella spiralis*	Albendazol**	Tiabendazol	Die Wirksamkeit gegen die Larven im Gewebe ist fraglich.
Trichuriasis *Trichuris trichiura* (Peitschenwurm-Infektion)	Mebendazol	Albendazol** *oder* Oxantelpamoat†	–
B. CESTODEN (BANDWURM)-INFEKTIONEN **Taeniasis** *Taenia saginata* (Rinderbandwurm)	Praziquantel‡	Niclosamid	–
Taenia solium (Schweinebandwurm)	Praziquantel‡	Niclosamid‡	Praziquantel wird bei *T. solium* wegen der Gefahr der Zystizerkose vergezogen.
Neurozystizerkose (verursacht durch *T. solium*)	Albendazol**	–	Praziquantel ist nicht wirksam (siehe Text)§.
Diphyllobothriose *Diphyllobothrium latum* (Fischbandwurm)	Praziquantel‡	Niclosamid	–
Hymenolepiasis *Hymenolepis nana*	Praziquantel‡	Niclosamid	–
Echinokokkose *Echinococcus granulosus* (Hundebandwurm) Zystische Echinokokkose	Albendazol**	Mebendazol‡	Behandlung durch chirurgische Entfernung wird empfohlen.
E. multilocularis (Fuchsbandwurm)	Albendazol**	Mebendazol‡	Eine chirurgische Entfernung von der Arzneimitteltherapie wird empfohlen. Mebendazol ist nicht larvizid und die Wirksamkeit ist fraglich.
C. TREMATODEN-(PLATTWURM)-INFEKTIONEN **Trematoden-Infektionen des Blutes (Schistosomiasis)** *Schistosoma hematobium*	Praziquantel	Metrifonat	–
S. japonicum	Praziquantel	–	–
S. mansoni	Praziquantel	Oxamniquin	–
S. mekongi	Praziquantel	–	–

(Fortsetzung)

* Erhältlich vom Center for Infectious Disease, Centers for Disease Control and Prevention (CDC), Atlanta, Georgia 30333, USA.
† In den USA nicht erhältlich.
‡ Nur für Forschungszwecke oder für diese Indikation in USA nicht zugelassen.
§ Beruht auf begrenztem Datenmaterial.
** Erhältlich als Forschungssubstanz für Notfälle *(compassionate use)* von SmithKlineBeecham (Telefon Deutschland: 0180-367-3020).
*** Erhältlich als Forschungssubstanz für Notfälle *(compassionate use)* von Merck, Sharp und Dohme (Telefon Deutschland: 089-456-110).

Tabelle VIII.1 Arzneimittel für die Chemotherapie parasitärer Infektionen *(Fortsetzung)*

INFEKTION UND PARASIT	ARZNEIMITTEL DER WAHL		KOMMENTARE
	1. Wahl	2. Wahl	
Trematoden-Infektionen des Darmes			
Fasciolopsis buski	Praziquantel‡	–	–
Heterophyes heterophyes	Praziquantel‡	–	–
Metagonimus yokogawai	Praziquantel‡	–	–
Trematoden-Infektionen der Leber			
Clonorchis sinensis	Praziquantel‡	–	–
Opisthorchis felineus	Praziquantel‡	–	–
O. viverrini	Praziquantel‡	–	–
Fasciola hepatica	Bithionol*	Triclabendazol§	Praziquantel ist unwirksam
Trematoden-Infektionen der Lunge (Paragonimiasis)			
Paragonimus spp.	Praziquantel‡	–	–
P. westermani	Praziquantel‡	–	–
P. kellicotti	Praziquantel‡	–	–

* Erhältlich vom Center for Infectious Disease, Centers for Disease Control and Prevention (CDC), Atlanta, Georgia 30333, USA.
† In den USA nicht erhältlich.
‡ Nur für Forschungszwecke oder für diese Indikation in USA nicht zugelassen.
§ Beruht auf begrenztem Datenmaterial.
** Erhältlich als Forschungssubstanz für Notfälle *(compassionate use)* von SmithKlineBeecham (Telefon: Deutschland: 0180-367-3020).
*** Erhältlich als Forschungssubstanz für Notfälle *(compassionate use)* von Merck, Sharp und Dohme (Telefon Deutschland: 089-456-110).

40 ARZNEIMITTEL ZUR BEHANDLUNG VON PROTOZOEN-INFEKTIONEN
Malaria

James W. Tracy und Leslie T. Webster, Jr.

Dieses Kapitel bietet Richtlinien für den Einsatz von therapeutischen Wirkstoffen für die Behandlung und Prophylaxe der Malaria. Die Grundlage für die Entwicklung und den Einsatz eines jeden Wirkstoffes wird auf der Basis der Biologie der Malariainfektion und des Entwicklungszyklus des Parasiten betrachtet. Zu den hoch wirksamen Arzneimitteln, die auf die asexuellen, erythrozytären Parasitenformen wirken, gehören Chloroquin, Chinin, Chinidin, Mefloquin und Halofantrin. Pyrimethamin, Sulfonamide, Sulfone und Tetracycline werden ebenfalls besprochen, obwohl ihre Wirkung schwächer ist und langsamer eintritt als bei den zuvor genannten Antimalariamitteln. Sie werden daher typischerweise in Kombination mit anderen Arzneimitteln benutzt. Der Einsatz von Primaquin zur Elimination latenter Gewebeformen der Parasiten, die für die Rezidive bei Plasmodium-vivax- und Plasmodium-ovale-Infektionen verantwortlich sind, wird ebenfalls beschrieben.

Die Malaria stellt mit 300 - 500 Millionen klinischen Fällen und drei Millionen Toten pro Jahr immer noch eine der weltweit verheerendsten Infektionserkrankungen des Menschen dar. Ein Großteil der Mortalität ist auf Infektionen mit *Plasmodium falciparum* zurückzuführen, die für nicht immune Personen und Kindern unter fünf Jahren die größte Gefahr bedeuten. Obwohl die durch Moskitos übertragbare Infektion in den Vereinigten Staaten und anderen westlichen Industrienationen praktisch ausgerottet wurde, stellen Emigration aus und Reisen in die endemischen Regionen weiterhin ein Gesundheitsproblem dar.

Praktische, wirksame und sichere Arzneimittel, Insektizide und Impfstoffe werden weiterhin im Kampf gegen Malaria benötigt. Die Versuche der 50er Jahre, die Malaria auszurotten, schlugen fehl, hauptsächlich weil sich Resistenzen gegen die Insektizide und die Chemotherapeutika ausgebildet hatten. Seit 1960 ist die Übertragung der Malaria in den meisten endemischen Gebieten angestiegen, chloroquinresistente und multiresistente Stämme von *P. falciparum* haben sich ausgebreitet und der Grad der Resistenz ist angestiegen. Seit einiger Zeit sind auch chloroquinresistente *P.-vivax*-Stämme bekannt.

Die meisten Antimalariamittel wurden auf der Grundlage ihrer Wirkung gegen die asexuellen erythrozytären Formen der Malariaparasiten entwickelt, die für die klinische Manifestation der Krankheit verantwortlich sind. Zu den hochwirksamen Chemotherapeutika dieser Kategorie zählen Chloroquin, Chinin, Chinidin, Mefloquin und Halofantrin. Pyrimethamin, Sulfonamide, Sulfone und Tetracycline teilen diese Eigenschaft. Sie wirken aber langsamer, sind weniger effektiv und werden fast immer in Kombination mit anderen Antimalariamittel eingesetzt. Primaquin ist das einzige klinisch eingesetzte Antimalariamittel, welches latente Gewebeformen, die für die Rezidive von *P.-vivax*- und *P.-ovale*-Malaria (Malaria tertiana) verantwortlich sind, eradizieren kann. Qinghaosu (Artemisia annua), ein Sesquiterpenlakton, das in China entdeckt wurde, ist Ausgangssubstanz für neuere Endoperoxidasen mit Antimalariawirkung (u.a. Artemether, Arteether), welche sich im Moment in der Erforschung für den Einsatz gegen chloroquinresistente und multiresistente Stämme von *P. falciparum* befinden.

Die Entdeckung von Techniken zur Langzeit-*in-vitro*-Kultur humaner *P.-falciparum*-Stämme (Trager und Jensen, 1976) erlaubt Versuchsansätze zur Suszeptibilität dieser Organismen gegen Antimalariawirkstoffe. Dieser wichtige Fortschritt wird weiter ausgenutzt, um das Verständnis der Mechanismen von Arzneimittelwirkung und Resistenz zu verbessern und um molekulare Ziele für die Impfstoffentwicklung und den therapeutischen Angriff zu identifizieren. Genaue Erkenntnisse zur Biologie der Malariainfektion sind notwendig, um die Wirkungen und die therapeutischen Anwendungen der Antimalariamittel zu verstehen.

BIOLOGIE DER MALARIA-INFEKTION

Malaria wird bei Menschen durch vier Arten von obligat intrazellulären Protozoen der Gattung *Plasmodium* verursacht. Obwohl Malaria durch die Transfusion infizierten Blutes übertragen werden kann, werden Menschen meist durch Sporozoiten infiziert, die beim Stich der weiblichen *Anophelesmücke* inokuliert werden. Die Parasiten verlassen schnell den Blutkreislauf und dringen in die Hepatozyten ein, wo sie sich differenzieren, vermehren und zu Gewebeschizonten entwickeln (Abb. 40.1). Dieses primäre, asymptomatische Gewebestadium (präerythrozytär oder exoerythrozytär) dauert je nach Plasmodienart 5 - 16 Tage an. Es kommt zur Ruptur der Gewebeschizonten, wobei jedes Tausende von Merozoiten entläßt, die in den Blutkreislauf eintreten, dort Erythrozyten befallen und so das erythrozytäre Stadium der Infektion initiieren. Nach der Ruptur der Schizonten von *P. falciparum* und *P. malariae* verbleiben keine Parasiten in der Leber. Bei *P.-vivax*- und *P.-ovale*-Infektionen können einige Gewebeparasiten persistieren (sog. Hypnozoiten), und diese können Monate und Jahre nach dem primären Ausbruch Rezidive der erythrozytären Infektion verursachen. Der Ursprung solcher latenter Gewebeformen ist unklar (Schmidt, 1986). Haben die Plasmodien einmal den erythrozytären Zyklus erreicht, können sie keine anderen Gewebe befallen. Somit werden keine Gewebeformen der humanen Malaria durch Trans-

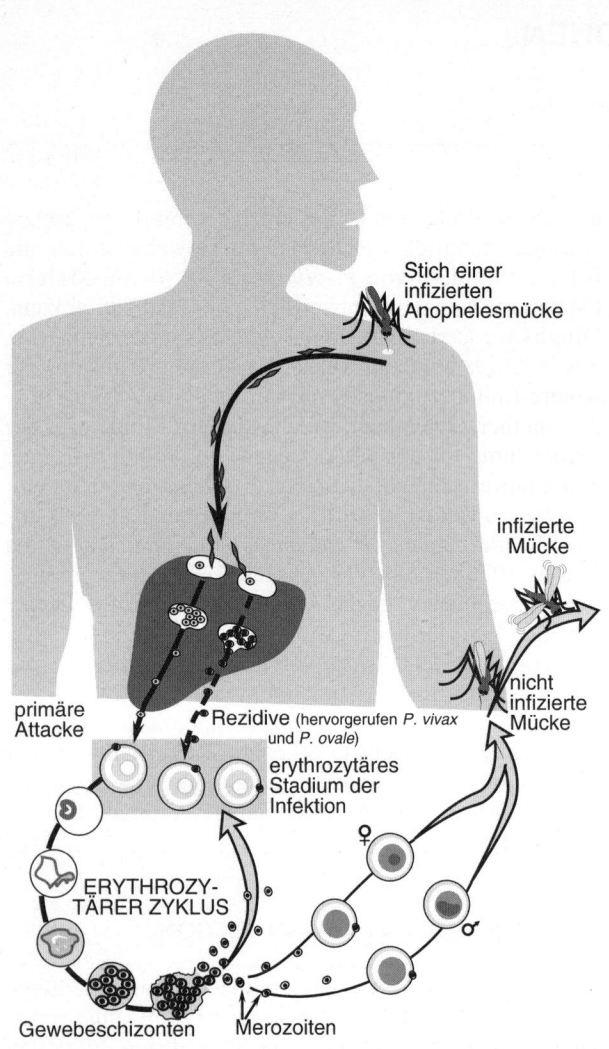

Abbildung 40.1. Lebenszyklus der Malariaparasiten.

fusionen übertragen. In den Erythrozyten entwickelt sich ein Großteil der Parasiten asexuell von jungen Ringformen zu Trophozoiten und schließlich zu reifen Schizonten. Schizontengefüllte Erythrozyten lysieren und entlassen je nach Plasmodienart 6 - 24 Merozoiten. Durch diesen Prozess wird die fiebrige, klinische Attacke verursacht. Im Verlauf des Lebenszyklus befallen die freigesetzten Merozoiten weitere Erythrozyten, was sich fortsetzt bis zum Tode des Wirtes oder einer Modulation durch Arzneimittel oder einer erworbenen Immunabwehr. Die Periodizität der Parasitämie und der fiebrigen Anfälle hängt somit von der Reifungsdauer der erythrozytären Generation der Parasiten ab. Bei *P. falciparum*, *P. vivax* und *P. ovale* dauert der Prozess der erythrozytären Schizogonie ca. 48 Stunden. Die synchrone Ruptur der infizierten Erythrozyten mit der Freisetzung der Merozoiten in den Blutkreislauf führt zu den typischen fiebrigen Schüben an Tag 1 und 3, woher die Bezeichnung der Malaria tertiana rührt. Tatsächlich ist das Muster der fiebrigen Anfälle bei Falciparum-Malaria weniger regelmäßig als oben beschrieben. Der Grund hierfür ist eine Kombination asynchroner Freisetzung der Parasiten und Segregation von Parasiten in der Peripherie. Bei einer *P. malariae*-Infektion dauert die Schizogonie ca. 72 Stunden, was zu Attacken am Tag 1 und 4 führt, daher Malaria quartana.

Einige der erythrozytären Parasiten differenzieren zu sexuellen Formen, sog. Gametozyten. Wird infiziertes Blut des Menschen durch eine weibliche Anophelesmücke aufgenommen, kommt es zur Ausbildung der männlichen Gametozyten sowie zur Gametogenese und der Befruchtung der weiblichen Gametozyten im Verdauungstrakt des Insekts. Die resultierende Zygote, die sich als Oozyt in der Darmwand des Insekts entwickelt, wird dann zu einem infektiösen Sporozoit, welcher wieder die Speicheldrüsen der Mücke befällt. Das Insekt kann dann weitere Menschen bei der Blutmahlzeit infizieren.

Jede Plasmodienart besitzt charakteristische morphologische Eigenschaften im Blutausstrich. Ebenso ist die verursachte Krankheit bei jder Art unterschiedlich. (1) *P. falciparum* verursacht eine maligne Malaria tertiana, die gefährlichste Form der Malaria. Diese Art kann durch die Invasion in Erythrozyten jeder Altersstufe eine überwältigende Parasitämie und fulminante Infektion hervorrufen, die bei nicht-immunen Personen ohne Behandlung schnell zum Tod führen kann. Eine Verzögerung der Behandlung bis zum mikroskopischen Beweis der Parasitämie kann zu einem irreversiblen Schock führen, und es kann zu Todesfällen kommen, selbst wenn das periphere Blut frei von Parasiten ist. Bei einer frühen Behandlung spricht die Infektion normalerweise innerhalb von 48 h auf die geeignete Medikation an. Bei inadäquater Medikation kann es durch die Vermehrung der im Blut persistierenden Parasiten zum *Wiederausbruch* der Infektion kommen. (2) *P. vivax* verursacht die benigne Malaria tertiana und ruft mildere klinische Attacken als *P. falciparum* hervor. Die *P.-vivax*-Infektion hat eine niedrige Mortalitätsrate bei unbehandelten Erwachsenen und ist durch Rezidive charakterisiert, die durch die latenten Gewebeformen verursacht werden. (3) *P. ovale* verusacht eine seltene Form der Malaria, die bezüglich der Periodizität und der Rückfälle *P. vivax* ähnlich ist. Sie ist aber milder und leichter zu heilen. (4) *P. malariae* führt zu Malaria quartana, eine Infektion, die in bestimmten Gebieten der Tropen vorkommt. Die klinischen Attacken können noch Jahre nach der Infektion auftreten, sind aber viel seltener als Infektionen mit *P. vivax*.

KLASSIFIZIERUNG DER ARZNEIMITTEL GEGEN MALARIA

Antimalariamittel können anhand des Entwicklungsstadiums des Parasiten und des klinischen Ziels eingeteilt weden.

Gewebeschizontozide zur kausalen Prophylaxe

Diese Arzneimittel wirken auf die *primären Gewebefor-*

men der Plasmodien in der Leber, die innerhalb eines Monats oder schneller das erythrozytäre Stadium der Infektion initieren. Dadurch wird die Invasion der Erythrozyten und die weitere Transmission der Infektion verhindert. *Chloroguanid (Proguanil)* wird hauptsächlich in der kausalen Prophylaxe von Falciparum-Malaria eingesetzt. Obwohl Primaquin ebenfalls diese Wirkung gegen *P. falciparum* besitzt, ist dieses potentiell toxische Arzneimittel für andere klinische Anwendungen reserviert (siehe unten).

Gewebeschizontozide zur Vermeidung von Rezidiven Diese Substanzen wirken auf die latenten Gewebeformen (Hypnozoiten) von *P. vivax* und *P. ovale*, die nach der Freisetzung der primären hepatischen Formen in die Blutbahn verbleiben. Diese latenten Gewebeformen reifen im Laufe der Zeit, treten in den Blutkreislauf ein und rufen Malaria-Attacken hervor, d. h. es kommt Monate oder Jahre nach der initialen Infektion zu Rückfällen. Schizontozide, die gegen die latenten Gewebeformen wirksam sind, werden zur *terminalen Prophylaxe* und zur *radikalen Heilung* bei Rezidiven der Malariainfektion eingesetzt. Bei der *terminalen* Prophylaxe wird die Gabe des Arzneimittels kurz bevor oder nachdem die Person das endemische Gebiet verläßt, begonnen. Um eine Radikalkur zu erreichen, werden diese Arzneimittel in der langen Latenzperiode der Infektion oder während einer akuten Attacke verabreicht. In letzterem Falle wird dies zusammen mit einem geeigneten Blutschizontozid, normalerweise Chloroquin, gegeben, um alle erythrozytären Stadien von *P. vivax* und *P. ovale* zu eradizieren. Primaquin ist der Prototyp des Arzneimittels zur Vermeidung von *Rückfällen*, die von latenten Gewebeplasmodien herrühren.

Schizontozide (Blutschizontozide) für die klinische und suppressive Behandlung/Heilung Blutschizontozide wirken auf die asexuellen erythrozytären Stadien der Malariaparasiten, um die erythrozytären Schizogonie zu unterbrechen und dadurch die klinischen Attacken zu beenden (*klinische Heilung*). Solche Arzneimittel können auch zu einer *suppressiven Heilung* führen. Darunter versteht man die völlige Eliminierung der Parasiten durch anhaltende Therapie. Eine ungeeignete Therapie mit Blutschizontoziden kann aufgrund der erythrozytären Schizogonie das *Wiederaufflammen* der Infektion zur Folge haben. Mit Ausnahme von Primaquin wurden fast alle in der Klinik verwandten Antimalariamittel mit dem Ziel einer Wirksamkeit gegen Blutschizonten entwickelt. Diese Mittel können in zwei Gruppen eingeteilt werden. Zu den schnell wirkenden Blutschizontozide gehören die klassischen Antimalaria-Alkaloide wie Chloroquin, Chinin und deren verwandte Derivate Chinidin, Mefloquin und Halofantrin. Endoperoxidasen mit Antimalariawirkung (Artemether, Arteether u. a.) gehören auch zu dieser Kategorie. Langsamer wirkende, weniger effektive Blutschizontozide sind beispielsweise Folatantagonisten und antibiotische Substanzen. Diese Arzneimittel werden meist in Kombination mit den o. g. schneller wirksamen Substanzen benutzt.

Gametozide Diese Arzneimittel zielen auf die sexuellen erythrozytären Formen von Plasmodium, wodurch sie die Übertragung der Malaria auf Moskitos verhindern. Chloroquin und Chinin besitzen Wirksamkeit gegen die Gametozyten von *P. vivax*, *P. ovale* und *P. malariae*, wohingegen Primaquin eine besonders starke Aktivität gegen *P. falciparum* zeigt. Diese Antimalariamittel werden jedoch selten nur wegen ihrer gametoziden Wirkung klinisch eingesetzt.

Sporontozide Diese Arzneimittel verhindern die Übertragung von Malaria, indem sie die Bildung der Malaria-Oozyten und -Sporozoiten in infizierten Moskitos verhindern oder hemmen. Obwohl Chloroquin die normale Entwicklung der Plasmodien in den Moskitos, verhindert, werden weder diese noch andere Antimalaria-Substanzen für diesen Zweck klinisch genutzt.

Die Dosierungsschemata, die derzeit für die *Chemoprophylaxe* bei nicht immunen Individuen empfohlen werden, sind in Tabelle 40.1 dargestellt. Die Dosierungsschemata für die *Malariabehandlung* nicht immuner Personen sind in Tabelle 40.2 aufgeführt. Jedes der Arzneimittel wird weiter unter ausführlich besprochen.

ERWORBENE RESISTENZEN GEGEN MALARIAMITTEL

Das Auftreten von Parasiten, die resistent gegen eine oder mehrere Klassen von Antimalariamitteln sind, hat Versuche zur Ausrottung der Malaria durch Chemotherapie zerschlagen und droht die derzeitigen Antimalariamittel obsolet zu machen. Obwohl chloroquinresistente *P.-vivax*-Stämme beschrieben wurden, stellt die Arzneimittelresistenz nur bei *P. falciparum* ein ernstes klinisches Problem dar. *P. falciparum* ist aber für mehr als 85% der Fälle und für einen Großteil der Mortalität unter Malariapatienten verantwortlich. Der intensive Einsatz von Antimalariamitteln, insbesondere von Chloroquin, hat zur Selektion resistenter Parasiten geführt. Chloroquinresistente *P.-falciparum*-Stämme sind in fast allen Gebieten, in denen Chloroquin eingesetzt wurde, zu finden: Südamerika, Zentralamerika östlich des Panamakanals, Westpazifik, Ostasien, Indien und in vielen Regionen Afrikas südlich der Sahara. Mit Ausnahme von Teilen Afrikas besteht eine große geographische Schnittmenge zwischen Chloroquinresistenz und der Resistenz gegen Pyrimethamin-Sulfadoxin. Diese Kombination aus Folat-Antagonisten wurde früher in starkem Ausmaß zur Chemoprophylaxe gegen Malaria tropica genutzt. Mehrfachresistenzen betreffen inzwischen auch die wirksamen aber toxischeren Blutschizontozide wie Chinin und seit neuerem Mefloquin und Halofantrin. Erhöhte Dosierungen dieser Arzneimittel sind häufig zur Behandlung der Falciparum-Malaria trotz des erhöhten Risikos der dosisabhängigen Toxizität nötig. Die steigende Prävalenz der multiplen Resistenzen zeigt deutlich den kontinuierlichen Bedarf an neuen Antimalariawirkstoffen.

Die Selektion arzneimittelresistenter Stämmen in An-

Tabelle 40.1 Chemoprophylaxe der Malaria bei nicht-immunen Personen

Prophylaxe der Infektion mit chloroquinsensitiven P. falciparum*, P. viviax, P. malariae und P. ovale
  Chloroquinphosphat ist zur oralen Gabe erhältlich. Eine Woche vor dem Eintritt in das endemische Gebiet nehmen Erwachsene 500 mg (= 350 mg Base) wöchentlich ein und setzen dies bis vier Wochen nach der Abreise fort. Die pädiatrische Dosierung beträgt 8,3 mg/kg Chloroquinphosphat, oral eingenommen nach dem gleichen Zeitplan wie für Erwachsenen. Anmerkung: Primaquinphosphat wird bei der Eradikation von latenten Gewebeformen von *P. vivax* und *P. ovale* eingesetzt und bewirkt eine „radikale" Heilung nach dem Verlassen des endemischen Gebiets (siehe Tabelle 40.2 und Text).

Prophylaxe der Infektion mit chloroquinresistenten oder mehrfachresistenten P. falciparum**. Anmerkung: Die Wahl der Dosierung hängt vom geographischen Profil der Arzneimittelresistenz und anderen Faktoren ab (siehe Text)

Bevorzugte Dosierung:
  Mefloquinhydrochlorid ist nur zur oralen Gabe erhältlich. Erwachsene und Kinder mit einem Körpergewicht über 45 kg nehmen eine 250 mg Tablette wöchentlich ein. Begonnen wird eine Woche vor dem Eintritt in das endemische Gebiet und beendet wird die Behandlung vier Wochen nach dem Verlassen des Endemiegebiets. Die pädiatrische Dosierung, die dem o.g. Zeitplan folgt, beträgt: Für Kinder mit einem Gewicht von 15 - 19 kg 62,5 mg (0,25 Tablette), bei einem Gewicht von 20 - 30 kg 125 mg und für ein Gewicht von 31- 45 kg 187,5 mg. *Anmerkung*: Mefloquin wird *nicht* empfohlen für schwangere Frauen, für Kinder, die weniger als 15 kg wiegen, für Personen, die einen Schlaganfall erlitten haben oder für Personen, die unter schweren neuropsychatrische Störungen leiden oder empfindlich auf Chinolinderivate reagieren.

Andere Dosierungen:
  Chloroquinphosphat in prophylaktischer Dosierung wie oben aufgeführt, zusammen mit einer Einmaldosis *Pyrimethamin-Sulfadoxin* zur Selbstbehandlung (sog. Stand-by-Therapie). Diese Kombination ist für die orale Gabe in Form von Tabletten, die Pyrimethamin (25 mg) und Sulfadoxin (500 mg) enthalten, erhältlich. Pyrimethamin-Sulfadoxin wird einmalig eingenommen, wenn eine Malariaattacke vermutet wird (Auftreten von Fieber) und kein Arzt zur Verfügung steht. *Medizinische Versorgung muß dann sofort aufgesucht werden*. Die Dosierung von Pyrimethamin-Sulfadoxin ist wie folgt: Erwachsenen nehmen drei Tabletten. Kinder, die 5 - 10 kg wiegen 0,5 Tabletten; 11 - 20 kg 1 Tablette; 21 - 30 kg 1,5 Tabletten; 31 - 45 kg 2 Tabletten; über 45 kg drei Tabletten. *Anmerkung*: Pyrimethamin-Sulfadoxin wird *nicht* empfohlen für Kleinkinder, die jünger als zwei Monate sind, Frauen, die sich im letzten Trimester der Schwangerschaft befinden, oder Personen, die empfindlich auf Sulfonamide reagieren. Diese prophylaktische Behandlung ist unwirksam in geographischen Regionen, wo Resistenzen gegen Chloroquin und Pyrimethamin-Sulfadoxin häufig sind, so z. B. in Teilen von Thailand und Afrika.

  Doxycyclin ist in Form von Kapseln, ummantelten Tabletten und als Flüssigkeit für die orale Gabe erhältlich. Die Dosis an Doxycyclin für Erwachsene beträgt 100 mg täglich. Für Kinder über acht Jahre liegt die Dosierung bei 2 mg/kg einmal täglich. Die Prophylaxe sollte zwei Tage vor der Reise in das endemische Gebiet beginnen und vier Wochen nach der Abreise beendet werden. Diese Medikation wird in Gebieten eingesetzt, in denen mehrfachresistente *P.-falciparum*-Stämme prävalent sind. *Anmerkung*: Die Dauer des Einsatzes von Doxycyclin sollte nicht länger als vier Monate betragen. Doxycyclin sollte nicht an Kinder unter acht Jahren und nicht bei schwangeren Frauen verabreicht werden. Doxycyclin ist kontraindiziert bei einer Überempfindlichkeit gegen Tetracycline.
  Die Doxycyclin-Prophylaxe kann bei chloroquinsensitiver Malaria mit der oben aufgeführten Chloroquin-Medikation kombiniert werden, insbesondere in geographischen Regionen, wo eine Infektion mit mehr als einer Plasmodienart wahrscheinlich ist.

  Chloroguanidhydrochlorid zusammen mit *Chloroquinphospha*t. Die orale Dosis für Erwachsenen liegt bei 100 mg täglich ab Eintritt in das Endemiegebiet und wird für vier Wochen nach Abreise fortgesetzt. Die Dosis kann in stark endemischen Gebieten auf 200 mg erhöht werden. Chloroquinphosphat wird entsprechen der oben beschriebenen Angaben für chloroquinsensitive *P.-falciparum*-Stämme eingenommen. Diese Medikation hat sich als hilfreich im südlichen Afrika erwiesen, aber die Resistenz gegen Chloroguanid nimmt zu. Ein Versagen der Chemoprophylaxe kann auch auftreten, weil manche Personen die Vorstufe des wirksamen Stoffes (Prodrug) nicht in die aktive Form umsetzen können (siehe Text).

* Diese Stämme existieren zur Zeit nur im westlichen Zentralamerika, der Karibik und im mittleren Osten.
** Diese Stämme existieren in anderen geographischen Gebieten, die endemisch für *Malaria tropica* sind.

Nicht alle hier genannten Stoffe sind auf dem Arzneimittelmarkt frei verfügbar. Gegebenenfalls müssen Hersteller oder Tropeninstitute kontaktiert werden (Anm. d. Hrsg.)

---

wesenheit von Antimalariawirkstoffen *in vivo* und *in vitro* hat die Definition der Mechanismen der Resistenz bei *P. falciparum* erleichtert. Solche Untersuchungen werden durch das Vorhandensein von genetisch unterschiedlichen Klonen in den Feldisolaten und der beträchtlichen Variation in deren infektiösen Verhalten erschwert. Daher sind *in vitro* Tests der Suszeptibilität gegen Antimalariawirkstoffe zwar nützlich für epidemiologische Evaluationen, aber sie erlauben noch keine genauen Vorhersagen für das individuelle klinische Ergebnis.

Verschiedene Resistenzmechanismen der Plasmodien gegen Antimalariamittel wurden in einer Übersicht dargestellt (van Es et al., 1993). Die Resistenz gegen Chloroquin und verwandte Chinoline wird unten diskutiert.

Chloroquin und Derivate

Geschichte *Chloroquin* gehört zu einer großen Gruppe von 4-Aminochinolinen, die im Rahmen eines kooperativen Programms zur Antimalariaforschung in den Vereinigten Staaten

Tabelle 40.2 Behandlung der Malaria bei nicht-immunen Personen

Behandlung der Infektion mit P. viviax, P. malariae, P. ovale und chloroquinsensitiven P. falciparum
Chloroquinphosphat ist zur oralen Gabe in 250 mg und 500 mg Tabletten (entsprechen 150 mg und 300 mg der Base) erhältlich. Die Dosierung für Erwachsene und Kinder ist gleich, basierend auf dem Körpergewicht. Zunächst Gabe von 16,7 mg/kg Körpergewicht (10 mg Base pro kg), im Anschluß daran nach 6, 12, 24 und 36 Stunden Gabe von 8,3 mg/kg (5 mg Base pro kg), um eine Gesamtdosis von 50 mg/kg Körpergewicht (30 mg Base pro kg), innerhalb von zwei Tagen zu erreichen. Weitere Dosen von 8,3 mg/kg sollten an Tag 7 und Tag 14 bei *P.-vivax-* und *P.-ovale-*Infektionen gegeben werden. Bei schweren Fällen von Malaria, wenn die orale Verabreichung nicht möglich ist, kann Chloroquin parenteral als Hydrochloridsalz verabreicht werden.
Chloroquinhydrochlorid ist als Lösung, die 50 mg/ml des Salzes enthält (äquivalent zu 40 mg/ml der Base) erhältlich. Parenterales Chloroquin wird mit einer konstanten Geschwindigkeit nicht über 1,0 mg pro kg und pro Stunde intravenös verabreicht (0,83 mg Base pro kg und pro Stunde) oder durch häufige, kleine, subkutane oder intramuskuläre Injektionen von Dosen nicht über 4,4 mg/kg (3,5 mg Base pro kg), um eine Gesamtdosis von 31,2 mg/kg (25 mg Base pro kg) zu erhalten.

Prävention von Rezidiven („Radikalkur"):
Um latente Gewebeformen von *P. vivax* und *P. ovale* zu eradizieren, ist Primaquinphosphat in Tablettenform, die entweder 13,2 oder 26,3 mg des Salzes (7,5 mg bzw. 15 mg Base) enthalten, zur oralen Gabe erhältlich. Die Therapie mit Primaquin wird nach der akuten Attacke begonnen ca am vierten Tag mit einer Dosierung von 26,3 mg (15 mg Base) täglich für 14 Tage. Die pädiatrische Dosis beträgt 0,53 mg/kg (0,3 mg Base pro kg) täglich für 14 Tage. Die gleiche Dosierung von Primaquin kann auch während der letzten zwei Wochen der Chloroquinprophylaxe bei Personen, die endemische Regionen von *P. vivax* und *P. ovale* verlassen haben eingesetzt werden. Alternativ können Erwachsene 500 mg (300 mg Base) Chloroquinphosphat zusammen mit 78,9 mg Primaquinphosphat (45 mg Base) wöchentlich für acht Wochen einnehmen, beginnend nach demVerlassen der endemischen Region.

Behandlung der Infektion mit chloroquinresistenten oder mehrfachresistenten P.-falciparum-Stämmen (Anmerkung: Bei nicht immunen Patienten stellen diese Infektionen einen medizinischen Notfall dar, da sie schnell zu einem tödlichen Ausgang führen können. Die Chemotherapie sollte schnell begonnen werden, sogar vor einer parasitologischen Diagnose; siehe Text)
Bevorzugte Medikation: Bei schweren Infektionen sollte die Therapie mit der parenteralen Verabreichung von Chinidindihydrochlorid oder Chinidinglukonat begonnen werden. Bei unkomplizierteren, milderen Infektionen (< 5% Parasitämie) kann Chininsulfat oral verabreicht werden, wenn die Patienten eine orale Medikation einnehmen können. Außer Chinidin/Chinin sollte eine Zusatztherapie eingeleitet werden (siehe unten).
Sowohl für Kinder als auch für Erwachsene wird Chinidindihydrochlorid oder *Chinidinglukonat* intravenös verabreicht. Begonnen wird mit einer Initialdosis von 10 mg Chinidin/Chinin (Salz) pro kg Körpergewicht, gelöst in 300 ml isotoner NaCl-Lösung, die über ein bis zwei Stunden infundiert wird (Maximaldosis 600 mg). Dies wird gefolgt von der kontinuierlichen Infusion bei einer Rate von 0,02 mg/kg, bis die orale Therapie mit Chininsulfat begonnen werden kann. Während der intravenösen Gabe von Chinin/Chinidin sollten Blutdruck (Hypotonie) und EKG (Verbreiterung des QRS-Komplexes und Verlängerung des Q-T-Intervalls) sowie der Blutzuckerspiegel (wegen Hypoglykämie) ständig beobachtet werden. Diese Komplikationen rechtfertigen eine Unterbrechung der Therapie. Die Behandlung mit diesen Arzneimitteln erfolgt normalerweise drei bis sieben Tage, je nach geographischem Profil der Arzneimittelresistenzen. Die Dosierung sollte nach 48 Stunden reduziert werden, wenn sich keine Besserung einstellt (siehe Text). Chinin und Chinidin sollten mit großer Vorsicht eingesetzt werden, wenn der Patient vorher Mefloquin erhalten hat.
Chininsulfat (650 mg dreimal täglich bei Erwachsenen) kann als Ersatz für die intravenöse Gabe eingesetzt werden, wenn eine orale Verabreichung möglich ist und/oder wenn es sich, wie oben erwähnt, um mildere Fälle handelt. Die Dosis für Kinder liegt bei 10 mg des Salzes pro kg und ist alle acht Stunden zu verabreichen. Die Therapie erfolgt normalerweise für drei bis sieben Tage, je nach geographischem Profil der Arzneimittelresistenzen. Die Dosis sollte herabgesetzt werden, wenn sich nach 48 Stunden keine klinische Besserung zeigt (siehe Text). Chinin und Chinidin sollten mit großer Vorsicht eingesetzt werden, wenn der Patient vorher Mefloquin erhalten hat.

Zusätzliche Therapie:
Die orale Chinintherapie wird mit einem der folgenden Arzneimittel kombiniert. Die Wahl hängt von dem geographischen Profil der Resistenzen ab.
Tetracyclin: Erwachsene erhalten alle sechs Stunden für sieben Tage 250 mg. Die Dosierung für Kinder beträgt 5 mg/kg ebenfalls für sieben Tage alle sechs Stunden. Wegen der Effekte auf Zähne und Knochen sollte Tetracyclin schwangeren Frauen und Kindern unter acht Jahren nicht gegeben werden.
Pyrimethamin-Sulfadoxin: Eine einmalige Dosis wird oral verabreicht (drei Tabletten für Erwachsene und niedrigere Dosen für Kinder wie in Tabelle 40.1 beschrieben)
Pyrimethamin und Sulfadiazin: Die Dosis von 25 mg für Erwachsene wird für zwei Tage zweimal täglich oral eingenommen. Sulfadiazin wird in einer Dosis von 500 mg für Erwachsene viermal täglich über eine Dauer von fünf Tagen eingenommen.
Doxycyclin: Für Erwachsene werden 100 mg zweimal täglich sieben Tage verabreicht (siehe Tabelle 40.1 Dosierung bei Kindern und Kontraindikationen).

Andere Medikationen:
Mefloquinhydrochlorid: Eine Dosis von 15 mg/kg des Salzes bis zu einer Maximaldosis von 1 000 - 1 250 mg wird einmalig oral eingenommen. Die Gabe der Dosis sollte nur dann wiederholt werden, wenn es innerhalb einer Stunde nach Einnahme zum Erbrechen kam. Es kann bei diesen therapeutischen Dosen zu neuropsychatrischen Reaktionen kommen. Wegen seiner langen Halbwertszeit und des Potentials ernster Arzneimittelwechselwirkungen ist beim Einsatz von Alkaloid-Antimalariamittel (z. B. Chinin) nach einer Mefloquingabe große Vorsicht geboten (siehe Tabelle 40.1 und Text zu genaueren Angaben).
Halofantrin: Erwachsene bekommen drei Dosen von jeweils 500 mg, die alle sechs Stunden oral eingenommen werden. Für Kinder gelten 8 mg/kg des Salzes alle sechs Stunden Die Behandlung sollte nach sieben Tagen wiederholt werden.

---

* Diese Stämme kommen in den meisten endemischen Gebieten vor.
† Rat in Notfällen bietet die Malaria-Abteilung des Centers for Disease Control and Prevention (CDC) http://www.cdc.gov

während des Zweiten Weltkriegs gründlich untersucht wurden. Ab 1943 wurden Tausende dieser Substanzen synthetisiert und auf ihre Wirksamkeit getestet. Letztlich zeigte sich Chloroquin als vielversprechend und wurde für Feldstudien freigegeben. Nach Ende des Krieges stellte sich heraus, daß diese Substanz in Deutschland schon seit 1934 unter dem Namen *Resochin* synthetisiert und untersucht worden war.

Chemie und Struktur-Aktivitätsbeziehung Chloroquin hat folgende chemische Struktur:

CHLOROQUIN

Chloroquin ist den veralteten und überholten 8-Aminochinolinen Pamaquin und Primaquin sehr ähnlich. Es enthält die gleiche Seitenkette wie Quinacrin, unterscheidet sich aber von letzterem durch den Besitz eines Chinolinkerns anstelle des Akridinkerns und das Fehlen einer Methoxygruppe.

Die *d-, l-* und *dl-*Formen von Chloroquin sind alle bei akuter Malaria wirksam, aber das *d*-Isomer ist für Säugetiere weniger toxisch als das *l*-Isomer. Ein an Position 7 des Chinolinrings angeknüpftes Chlor verleiht sowohl für aviane als auch für humane Malaria die größte Antimalariawirksamkeit. Die Struktur-Funktions-Beziehung von Chloroquin und seinen Derivaten wird genauer bei Coatney und Kollegen (1953) beschrieben.

Amodiaquin ist ein Derivat des Chloroquins, das nicht mehr für die Chemoprophylaxe von Malaria tropica empfohlen wird, weil es zu Lebertoxizität und Agranulozytose führen kann. *Hydroxychloroquin*, bei dem einer der N-Ethylsubstituenten des Chloroquins β-hydroxyliert ist, ist gegen Malaria tropica genauso effektiv wie Chloroquin. Dieses Analogon wird bei der Behandlung leichter rheumatoider Arthritis und bei Lupus erythematosus bevorzugt, weil die nötigen hohen Dosen weniger Retinopathien verursachen (Esterbrook, 1988; Rynes und Bernstein, 1993) als Chloroquin.

Pharmakologische Wirkung *Wirksamkeit gegen Malaria* Chloroquin ist gegen die erythrozytären Formen von *P. vivax, P. ovale, P. malariae* und gegen chloroquinsensitive Stämme von *P. falciparum* hoch wirksam. Es ist auch gegen die Gametozyten der drei zuerst genannten Plasmodienarten sehr wirksam, nicht aber gegen die von *P. falciparum*. Das Arzneimittel besitzt keine Wirkung gegen die latenten Gewebeformen von *P. vivax* und *P. ovale* und kann daher nicht zur Heilung bzw. Rückfallprophylaxe bei Infektionen dieser Arten eingesetzt werden.

Andere Wirkungen Chloroquin und dessen Analoga werden außer gegen Malaria auch zur Therapie anderer Krankheiten eingesetzt. Die Anwendung von Chloroquin bei extraintestinaler Amöbiasis wird in Kapitel 41 behandelt. Hohe Dosen von Hydroxychloroquin werden gelegentlich zur Behandlung bei rheumatoider Arthritis und häufiger bei Lupus erythematosus verwendet. Bei Photodermatosen wie der Porphyria cutanea tarda kann ebenfalls Chloroquin verabreicht werden (siehe Kapitel 64).

Wirkmechanismen und Resistenz gegen Chloroquin und andere Chinoline Die Wirkstoffe sind schwache Basen und erhöhen nach Anreicherung den pH-Wert in den sauren Nahrungsvakuolen der Parasiten. Dort verursachen sie histologische Veränderungen, die charakteristische für die Arzneimittelklasse sind. Chloroquin verursacht ein schnelles Verklumpen der Pigmente, während die Arylaminoalkohole wie Chinin, Mefloquin und Halofantrin langsamer zu milderen Pigmentveränderungen führen. Die Mechanismen, die diesen histologischen Veränderungen zugrunde liegen sind noch nicht bekannt. Die Verdauung von Hämoglobin des Wirts in den sauren Nahrungsvakuolen der Plasmodien führt zur Freisetzung des Häms (Ferriprotoporphyrin), welches toxisch ist und membranolytische Fähigkeiten besitzt. Das Häm wird durch Umwandlung zu harmlosem, unlöslichen Malariapigment (Hämeazoin) entgiftet. Die Häm-Polymerase-Aktivität der Plasmodien kann durch Chloroquin oder Chinin gehemmt werden und wurde als Katalysator dieser Reaktionen identifiziert. Dies führte zu der Vorstellung, daß sich Häm in Gegenwart dieser Arzneimittel zu toxischen Konzentrationen anreichert (Slater und Cerami, 1992). Ob dieser Mechanismus auch für Mefloquin und Halofantrin zutrifft, bleibt zu untersuchen. Ein anderer potentieller Mechanismus, die Bildung toxischer Arzneimittel-Häm-Komplexe, wird bisher nicht einhellig durch Untersuchungen zu Wechselwirkungen einer Reihe von Antimalariamitteln und Häm unterstützt (Chou et al., 1980; Warhurst, 1987, und Schlesinger et al., 1988). Andere Vorstellungen zum Wirkmechanismus wie die Interkalation mit Parasiten-DNA, Interferenz mit der parasitären DNA/RNA-Biosynthese, Hemmung der Hämoglobin-Reduktase oder anderer Enzyme durch direkte Bindung oder Erhöhung des intravakuolären pH-Werts wurden vorgeschlagen.

Die Empfindlichkeit der intraerythrozytären Plasmodien gegenüber den alkalischen Antimalariamitteln steht in Verbindung zur Fähigkeit dieser Organismen, die Arzneimittel selektiv anzureichern. Zum Beispiel akkumulieren chloroquinsensitive *P.-falciparum*-Stämme hohe Konzentrationen des Arzneimittels, dagegen ist die Konzentration bei resistenten Parasiten niedriger. Ca^{2+}-Kanalblocker (z. B. Verapamil), die den Efflux von Chloroquin reduzieren, können teilweise die Empfindlichkeit der chloroquinresistenten Parasiten wiederherstellen (Martin et al., 1987; Krogstad et al., 1987; Bitoni et al., 1988). Dieses Verhalten erinnert an mehrfach resistente Tumorzellen, die effizient verschiedene, nicht chemisch verwandte Substanzen über einen ATP-abhängigen Mechanismus exportieren können. In Säugern sind Gene bekannt, die für Transporter kodieren, die solche Mehrfachresistenzen (*multidrug resistance*, MDR) verleihen und zur Superfamilie der ATP-Bindungskassette gehören (Hyde et al., 1990). Bemerkenswerterweise sind in *P. falciparum* zwei Homologe dieser Säugergene gefunden worden (Wilson et al., 1989; Foote et al., 1989). Eines dieser Gene, *pfmdr I*, ist in mefloquin- und halofantrinresistenten Stämmen amplifiziert, nicht aber in chloroquinresistenten Stämmen (Wilson et al., 1993). Dieses Ergebnis zeigt einen möglichen Mechanismus der Resistenz gegen Mefloquin und Halofantrin auf und belegt, daß es sich bei der Chloroquinresistenz um einen anderern Mechanismus als die pfmdr-I-Amplifikation handelt (Wellems et al., 1991). Von einigen Forschern wird eine Chloroquin-„Permease" postuliert, die in chloroquinsensitiven Parasiten für die Akkumulation des Wirkstoffs verantwortlich ist (Krostad et al., 1992; Ferrari and Cutler, 1991). Mutationen in diesem Gen (oder anderen), die die Akkummulation des Chloroquins verhindern, könnten diese Resistenz erklären (zur Übersicht van Es et al., 1993).

Resorption, Metabolismus und Exkretion Chloroquin wird gut im Gastrointestinaltrakt resorbiert und auch nach intramuskulärer und subkutaner Injektion schnell resorbiert. Das Arzneimittel verteilt sich relativ langsam und zeigt ein hohes Verteilungsvolumen (100 - 1000 l/kg, siehe White, 1992). Dies ist auf die starke Bindung und Speicherung des Chloroquins im Gewebe, insbesondere in Leber, Milz, Niere, Lunge, den melaninhaltigen Geweben und zu geringerem Anteil in Gehirn und Rückenmark zurückzuführen. Chloroquin bindet mit mittlere Affinität an Plasmaproteine (50 %) und unterliegt einer umfangreichen Metabolisierung. Der Hauptmetbolit Monodesethylchloroquin ist auch gegen Malaria wirksam und erreicht Plasmakonzentrationen, die einen Anteil von 20 - 35 % der Muttersubstanz erlangen. Die renalen Clearance stellt ca. die Hälfte der gesamten systemischen Clearance dar. Unverändertes Chloroquin und dessen Hauptmetabolit machen 50 bzw. 25% der im Urin befindlichen Arzneimittelprodukte aus. Die renale Ausscheidung beider Substanzen wird durch eine pH-Senkung des Urins erhöht.

Sowohl bei Kindern als auch bei Erwachsenen zeigt Chloroquin ein komplexes pharmakologisches Verhalten, da Plasmaspiegel des Arzneimittels nach der Verabreichung hauptsächlich durch die Verteilungsrate und weniger durch die Elimination bestimmt werden (zur Übersichts siehe White, 1992; Edwards et al., 1994). Aufgrund der ausgeprägten Bindung im Gewebe sind entsprechende Initialdosen nötig, um wirksame Plasmakonzentrationen zu erreichen. Nach parenteraler Gabe kann es durch den schnellen Eintritt und den langsamen Austritt aus dem relativ kleinen zentralen Kompartiment transient zu hohen und potentiell letalen Konzentrationen im Plasma kommen. Daher wird Chloroquin entweder langsam intravenös infundiert oder in kleinen unterteilten Dosierungen intramuskulär oder subkutan verabreicht (White et al., 1988). Die orale Chloroquingabe ist sicherer, da so die Resorptionsrate und die Verteilung besser aufeinander abgestimmt sind. Bei oraler Gabe werden maximale Plasmaspiegel nach ca. drei bis fünf Stunden erreicht. Die Halbwertszeit von Chloroquin erhöht sich von einigen Tagen bis zu Wochen, während die Plasmakonzentration absinkt. Dies reflekiert den Übergang von langsamer Verteilung zu noch langsamerer Elimination aus den großen Gewebevorräten/-speichern. Die terminale Halbwertszeit liegt zwischen 30 und 60 Tagen, Spuren des Pharmakons können noch Jahre nach der therapeutischen Gabe im Urin gefunden werden.

Therapeutischer Einsatz Chloroquin ist das vielseitigste Antimalariamittel, seine Verwendbarkeit sinkt aber in den meisten Teilen der Welt, da zunehmend *P.-falciparum*-Stämme auftreten, die relativ oder absolut resistent gegen Chloroquin sind. Der Wirkstoff ist Chinin überlegen, da er stärker wirksam und weniger toxisch ist und zur Suppressionstherapie nur einmal pro Woche gegeben werden muß. Chloroquin ist weder zur Prophylaxe noch zur „Radikalkur" gegen *P.-vivax-* und *P.-ovale*-Malaria-Infektionen wirksam. Trotzdem ist Chloroquin sehr effektiv zur Beendung oder Unterdrückung akuter Malariaanfälle aufgrund dieser Plasmodienarten. Dies gilt mit Ausnahme von Ozeanien, wo relativ resistente Stämme von *P. vivax* existieren (Rieckmann et al., 1989). Rezidive von Vivax-Infektionen können auftreten, wenn die Chloroquintherapie unterbrochen wird, aber die Rezidivintervalle sind verlängert. Zur Eradikation (Radikalkur) kann Primaquin mit Chloroquin verabreicht werden oder es wird mit der Primaquingabe bis nach Abreise aus dem endemischen Gebiet gewartet. Chloroquin ist hoch wirksam in der Prophylaxe und Heilung von Malaria-Infektionen, die von *P. malariae* und sensiblen Stämmen von *P. falciparum* verursacht werden. Solche chloroquinsensitiven Stämme kommen in Zentralamerika westlich des Panamakanals vor, in der Karibik, in Afrika nördlich der Sahara und in Gebieten des Mitteren Ostens. Das Medikament beseitigt schnell die klinischen Symptome und die Parasitämie der akuten Malariaanfälle. 24 - 48 Stunden nach Gabe der therapeutischen Dosis sind die meisten Patienten fieberfrei und Blutausstriche (Dicker Tropfen) sind in der Regel nach 24 - 72 Stunden negativ. Wenn Patienten während des zweiten Therapietages mit Chloroquin nicht ansprechen, müssen resistente *P.-falciparum*-Stämme vermutet werden und es muß mit der Chininbehandlung begonnen werden (oder mit einem anderen rasch wirksamen Blutschizontozid). Chloroquin kann komatösen oder erbrechenden Patienten parenteral verabreicht werden, bis sie das Medikament oral einnehmen können. Von komatösen Kindern wird das Arzneimittel gut resorbiert und ist wirksam, wenn es über eine Nasensonde appliziert wird. Die Tabellen 40.1 und 40.2 enthalten Informationen zu den empfohlenen prophylaktischen und therapeutischen Dosierungsschemata für Chloroquin. Diese Dosierungsschemata müssen gegebenenfalls nach Einschätzung der klinischen Situation und den geographischen Mustern der Chloroquinresistenz modifiziert werden. So entwickeln Bewohner von endemischen Gebieten oft eine partielle Resistenz gegenüber Malaria und benötigen daher weniger oder keine Chemotherapie. Auch das aktuelle Klima in einem Endemiegebiet (z. B. Trockenheit) oder die Höhenlage sind zu berücksichtigen.

Toxizität und unerwünschte Wirkungen Chloroquin ist ein außerordentlich sicheres Arzneimittel, wenn es in richtiger Dosierung angewandt wird. Zur akuten Toxizität kommt es am häufigsten, wenn therapeutische oder hohe Dosen zu schnell parenteral verabreicht werden (siehe oben). Die toxischen Wirkungen manifestieren sich hauptsächlich im kardiovaskulären System. Dazu gehören Hypotension, Vasodilatation, myokardiale Funktionsstörungen, Abnormalitäten im EKG und schließlich Herzstillstand. Bewußtlosigkeit und Krampfanfälle können ebenfalls auftreten. Parenteral verabreichte Dosen von mehr als 5 g sind normalerweise tödlich. Schnelle Behandlung durch mechanische Beatmung, Adrenalin und Diazepam können lebensrettend sein.

Die in der oralen Therapie der akuten Malaria-Attacken eingesetzten Dosen können gastrointestinale Störungen, vorübergehende leichte Kopfschmerzen, Sehstörungen und eine Urtikaria verursachen. Es kann auch zu Pruritus kommen, insbesondere bei dunkelhäutigen Personen. Langandauernde Medikation mit suppressiven Chloroquindosen verursacht in manchen Fällen Kopfschmerzen, verschwommenes Sehen, Diplopie, flechtenartige Hauteruptionen, Bleichung der Haare, Verbreiterung des QRS-Intervals und abnormale T-Wellen. Diese Komplikationen sind normalerweise milde und klingen ab, sobald das Medikament abgesetzt wird. In seltenen Fällen kann es zu einer Hämolyse und Blutbildveränderungen kommen. Unter Chloroquin werden auch eine Entfärbung des Nagelbetts und der Schleimhäute beobachtet.

Hohe tägliche Dosen (> 250 mg) Chloroquin oder Hydroxychloroquin wie sie zur Behandlungen anderer Krankheiten als Malaria eingesetzt werden, können zu irreversibler Ototoxizität und Retinopathie führen. Die Retinopathie hängt wahrscheinlich mit der Anreicherung des Wirkstoffes in melaninreichen Geweben (Bernstein et al., 1963) zusammen und kann vermieden werden, wenn die tägliche Dosis bei 250 mg oder weniger (siehe Dubois, 1978; Rennie, 1993) beschränkt wird. Längere Therapien mit hohen Dosen der 4-Aminochinone können toxische Myopathien, Kardiomyopathien und periphere Neuropathien verursachen. All diese Effekte sollen nach Absetzen reversibel sein (Estes et al., 1987). In seltenen Fällen können neuropsychiatrische Störungen bis zum Selbstmord durch chronische Überdosierung ausgelöst werden (Good und Schader, 1982).

Vorsichtsmaßnahmen und Kontraindikationen Bei Leberfunktionsstörungen, Störungen des Blutbilds, schweren gastrointestinalen oder neurologischen Störungen sollte Chloroquin vorsichtig oder gar nicht eingesetzt werden. Wenn es während der Therapie zu solchen Nebenwirkungen kommt, sollte die Behandlung abgebrochen werden. Chloroquin gehört zu den Antimalariawirkstoffen, die bei Patienten mit Glukose-6-phosphat-Dehydrogenase-Mangel eine Hämolyse verursachen können (siehe auch Primaquin, weiter unten). Von der gemeinsamen Gabe von Goldsalzen oder Phenylbutazonen mit Chloroquin sollte man absehen, da alle drei Substanzen eine Dermatitis hervorrufen. An Patienten mit Porphyria cutanea tarda oder Psoriasis sollte Chloroquin zur Malaria-Prophylaxe oder -Behandlung nicht verabreicht werden, weil es zu schweren Exazerbationen führen kann. Dem steht nicht entgegen, daß geringe Dosen Chloroquin (zweimal 125 mg pro Woche) bei Porphyria cutanea tarda therapeutisch eingesetzt werden. Für Patienten, die eine Langzeittherapie mit hohen Dosen Chloroquin erhalten, werden alle drei bis sechs Monate ophthalmologische und neurologische Untersuchungen empfohlen.

CHLOROGUANID

Geschichte Das als *Proguanil* bekannte *Biguanidderivat* stammt aus der britischen Antimalariaforschung und wurde 1945 entdeckt. Die Antimalariawirkung dieses Arzneimittels beruht auf einem zyklischen Triazinmetaboliten (Cycloguanil), der die bifunktionelle Dihydrofolat-Reduktase-Thymidilat-Synthetase der Plasmodien selektiv hemmt. Forschung an diesen Substanzen führte dann zur Entwicklung von anderen Antimalariamitteln, die die Dihydrofolat-Reduktase inhibieren, so zum Beispiel Pyrimethamin.

Chemie Chloroguanid und sein Triazinmetabolit Cycloguanil haben folgende chemische Struktur:

Von einer großen Anzahl untersuchter Biguanidanaloga mit Anti-Plasmodien-Wirkung zeigt Chloroguanid die größte Anwendungssicherheit. Eine Dihalogensubstitution in Position 3 und 4 des Benzenrings ergibt *Chlorproguanil*. Es ist ein wirksameres Prodrug als Chloroguanid und findet ebenfalls klinischen Einsatz. Der aktive zyklische Triazinmetabolit des Chloroguanids und Pyrimethamin sind strukturell verwandt.

Antimalariawirkung Der aktive Metabolit des Chloroguanids besitzt kausale prophylaktische und suppressive Wirkung gegen die durch Sporozoiten induzierte Aktivität von *P. falciparum*. Chloroguanid kann akute Attacken kontrollieren und führt normalerweise zur Eradikation der Infektion. Chloroguanid supprimiert zwar die akuten Attacken der *P.-vivax*-Infektion, betrifft aber die exoerythrozytären Formen nicht, so daß häufig kurz nach Absetzen des Pharmakons erythrozytären Formen wieder auftreten. Chloroguanid eradiziert nicht die Gametozyten, stört aber die Entwicklung der befruchteten Gametozyten, die als Zysten im Darm der Moskitos vorliegen.

Wirkmechanismen und Resistenz Der aktive Triazinmetabolit des Chloroguanids inhibiert selektiv die bifunktionelle Dihydrofolat-Reduktase-Thymidilat-Synthetase von sensiblen Plasmodien, was zur Inhibition der DNA-Synthese und zu Folsäuremangel führt. Dieser Mechanismus erklärt den im Vergleich zu Chinolinen langsameren Wirkungseintritt der Folatantagonisten. Durch die Klonierung und Sequenzierung der Dihydrofolat-Reduktase-Thymidilat-Synthetase-Gene sensitiver und resistenter *P.-falciparum*-Stämme konnte gezeigt werden, daß der Austausch bestimmter Aminosäuren an den Bindungszentren der Dihydrofolat-Reduktase mit der Resistenz gegen die Triazinmetaboliten und/oder gegen Pyrimethamin verbunden sind (für eine Übersicht siehe van Es et al., 1993). Diese genetische Analyse bestätigt die Existenz von *P.-falciparum*-Stämmen, die klinisch nicht auf Chloroguanid und/oder Pyrimethamin ansprechen.

Resorption, Metabolismus und Exkretion Chloroguanid wird langsam, aber ausreichend aus dem Darm resorbiert. Nach einmaliger oraler Gabe werden Spitzenkonzentrationen im Plasma normalerweise innerhalb von fünf Stunden erreicht. Die durchschnittliche Halbwertszeit beträgt 20 Stunden. Der Chloroguanid-Metabolismus beim Menschen weist einen der Mephenytoin-Oxidation analogen Polymorphismus auf. Dieser beruht auf Isoformen der 2C-Subfamilie des Cytochrom P450 (Ward et al., 1991). Der defiziente Phänotyp (*poor metabolizer*) ist bei 20% der Asiaten und Kenianer und nur bei ca. 3% der Kaukasier anzutreffen. Chloroguanid wird zu zwei Hauptmetaboliten oxidiert, zu dem aktiven Triazin und dem inaktiven 4-Chlorophenylbiguanid. Bei einer Tagesdosis von 200 mg erreichen Personen mit hoher Metabolismusrate Plasmakonzentrationen des aktiven Metaboliten, die über dem therapeutischen Bereich liegen, bei geringem Umsatz hingegen eventuell darunter liegende (Helsby et al., 1993). Der inaktive 4-Chlorophenylbiguanid-Metabolit kann schlecht im Plasma nachgewiesen werden, erscheint aber in erhöhten Mengen im Urin der poor metabolizer. Obwohl Chloroguanid in Erythrozyten dreifach höhere Konzentrationen als im Plasma erreicht, führt es auch bei langfristiger Gabe nicht zu einer signifikanten Akkumulation im Gewebe. Bei Menschen werden ca. 40 - 60% des resorbierten Chloroguanids unverändert oder als aktiver Metabolit im Urin ausgeschieden.

Therapeutischer Einsatz Chloroguanid wird mit Chloroquin als sichere Alternative zu Mefloquin oder anderen Wirkstoffen in der Prophylaxe gegen *P.-falciparum*-Malaria oder Mischinfektionen von *P. vivax* und *P. falciparum* in Ost-, Süd- und Zentralafrika eingesetzt (siehe Tabelle 40.1). Das Arzneimittel wird in Europa und England für Kaukasier bei Reisen in diese Regionen verschrieben, ist aber in den Vereinigten Staaten nicht erhältlich. Chloroguanidresistente *P.-falciparum*-Stämme entwickeln sich rasch in den Regionen, wo das Arzneimittel extensiven Einsatz findet. Zum Durchbruch von Infektionen kann es neben Resistenzen auch durch unzureichende Umwandlung des Prodrugs zum aktiven Metaboliten kommen. Chloroguanid ist unwirksam bei multiresistenten *P.-falciparum*-Stämmen aus Thailand und Neu Guinea. Das Pharmakon kann gegen bestimmte Stämme von *P. falciparum* schützen, die in Teilen Afrikas südlich der Sahara vorkommen und gegen Chloroquin und Pyrimethamin-Sulfadoxin resistent sind (Fogh et al., 1988).

Toxizität und unerwünschte Wirkungen In einer Dosierung von 200 - 300 mg täglich zur Prophylaxe ist Chloroguanid gut verträglich. Es führt nur in seltenen Fällen zu Übelkeit und Diarrhoe. Hohe Dosen (1 g oder mehr pro Tag) können zu Erbrechen, Abdominalschmerzen, Diarrhoe, Hämaturie und transientem Erscheinen epithelialer Zellen und Zylindern im Urin führen. Auch bei starker versehentlicher oder absichtlicher Überdosierung mit 15 g oder mehr kommt es zur vollständigen Erholung. Dosen von 700 mg können ohne ernste Nebenwirkungen zweimal täglich über einen Zeitraum von über zwei Wochen eingenommen werden. Chloroguanid wird auch als sicher während der Schwangerschaft eingestuft.

DIAMINOPYRIMIDINE

Geschichte Aufgrund ihrer antagonistischen Eigenschaft gegenüber Folat und Folsäuren durch Wachstumsförderung von *Lactobacillus casei* wurden eine Reihe von Diaminopyrimidinen auf ihre hemmende Aktivität gegenüber anderen pathogenen Organismen geprüft. Mehrere 2,4-Diaminopyrimidine, darunter Pyrimethamin und das antibiotische Arzneimittel Trimethoprim bewiesen im Tiermodell eine signifikante Antimalariawirkung. Später zeigte sich *Pyrimethamin* besonders wirksam gegen humanpathogene Plasmodien (siehe Falco et al., 1951). Die Kombination der Folat-Antagonisten Pyrimethamin und Sulfadoxin, einem Langzeit-Sulfonamid wurden extensiv zur Prophylaxe und Suppressionstherapie gegen Malaria insbesondere bei chloroquinresistenten *P.-falciparum*-Stämmen eingesetzt. Es kam in Indochina zu einer schnellen Resistenzentwicklung gegen die Kombination, die sich rasch ausbreitete. Nur bestimmte Regionen Afrikas, wo die Kombination hauptsächlich von der einheimischen Bevölkerung zur Suppression der akuten Malariaattacke der chloroquinresistenten *P.-falciparum*-Stämme genutzt wird, sind nicht von der Resistenzentwicklung betroffen. Es wird wegen des Toxizitätsrisikos nicht mehr zur langfristigen Prophylaxe empfohlen (siehe unten). Pyrimethamin hat folgende chemische Struktur:

PYRIMETHAMIN

Wirkung gegen Protozoen *Antimalariawirkung* Pyrimethamin ist ein langsam wirkendes Blutschizontozid, dessen Wirkung *in vivo* vergleichbar mit der Wirkung von Chloroguanid ist. Die Potenz von Pyrimethamin ist jedoch größer, weil es direkt auf die Parasiten wirkt und und eine wesentlich längere Halbwertszeit als der aktive Metabolit Chloroguanid besitzt. Im Gegensatz zu Chloroguanid ist Pyrimethamin wirkungslos gegenüber hepatischen Formen von *P. falciparum*. In der therapeutischen Dosierung kann Pyrimethamin latente Gewebeformen von *P. vivax* oder Gametozyten der Plasmodien nicht eradizieren. Eine Übersicht zur Wirkung von Pyrimethamin und Chloroguanid geben Davey (1963) und Hill (1963).

Wirkung auf andere Protozoen Hohe Dosen Pyrimethamin zusammen mit Sulfadiazin sind die Therapie der Wahl bei Toxoplasmose. Die Infektion durch *Toxoplasma gondii* kann bei Kindern und immunsupprimierten Personen besonders schwer verlaufen (siehe Kapitel 41).

Wirkmechanismus und Resistenz In einer Reihe eleganter Untersuchungen konnte für die 2,4-Diaminopyrimidine gezeigt werden, daß sie in der Lage sind sie Dihydrofolat-Reduktase der Plasmodien zu inhibieren. Hierzu reichen Konzentrationen aus, die bei Säugetieren keine inhibierenden Wirkung haben (Ferone et al., 1969). Weiterhin konnte gezeigt werden, daß sich die Dihydrofolat-Reduktase der Plasmodien von dem Säugerenzym dadurch unterscheidet, daß sie bifunktionell ist und auch eine Thymidilat-Synthetase-Aktivität besitzt. Der synergistische Effekt von Pyrimethamin und Sulfonamiden oder Sulfonen erklärt sich durch die Hemmung eines essentiellen Stoffwechselweges an zwei verschiedenen Stellen (siehe Hitchings und Burchall, 1965). Die beiden betroffenen Schritte sind der Einbau von *p*-Aminobenzoesäure in der Synthese von Dihydropterinsäure, welche durch Sulfonamide gehemmt wird sowie die Reduktion von Dihydrofolat zu Tetrahydrofolat, die durch Pyrimethamin gehemmt wird. Die Inhibition durch Folat-Antagonisten manifestiert sich erst später im Vermehrungszyklus der Parasiten durch Fehler während der Kernteilung bei der Schizontenbildung in den Erythrozyten und der Leber. Der Wirkmechanismus erklärt den im Vergleich zu Chinolinen langsameren Wirkungseintritt der Folatantagonisten. Allerdings kommt es in Gebieten, in denen länger oder verstärkt Pyrimethamin eingesetzt wurde zur Resistenzentwicklung. Das Gen des Ziel-Enzyms resistenter und sensitiver *P.-falciparum*-Stämme wurde kloniert und sequenziert. Verschiedene Mutationen, die durch Austausch von einzelnen Aminosäuren charakterisiert sind, führen zu Pyrimethaminresistenz. Die Veränderungen vermindern wahrscheinlich die Affinität von Pyrimethamin zum aktiven Zentrum der parasitären Dihydrofolat-Reduktase (zum Überblick siehe van Es, 1993)

Resorption, Metabolismus und Exkretion Nach oraler Gabe wird Pyrimethamin langsam, aber vollständig resorbiert. Maximale Plasmakonzentrationen werden in ca. vier bis sechs Stunden erreicht. Die Substanz bindet an Plasmaproteine und reichert sich vor allem in Niere, Lunge, Leber und Milz an. Es wird langsam eliminiert und besitzt eine Plasmahalbwertszeit von 80 - 95 Stunden. Konzentrationen, die suppressiv auf die sensiblen Stämme wirken, bleiben für ca. zwei Wochen im Blut bestehen. Bei Patienten mit Malaria werden niedrigere Plasmakonzentrationen beobachtet (Winstanley et al., 1992). Im Urin finden sich verschiedene Metaboliten des Pyrimethamins. Pyrimethamin wird auch in der Milch von stillenden Müttern ausgeschieden.

Therapeutischer Einsatz Pyrimethamin gehört nicht zu den Antimalariamitteln der ersten Wahl. Es wird immer zusammen mit Sulfonamiden oder Sulfonen verabreicht, wodurch eine synergistische Verstärkung des Folat-Antagonismus erreicht wird. Trotzdem wirken die Folat-Antagonisten im Vergleich zu den Blutschizontoziden der Chinolinderivate langsamer. Die lange Eliminationshalbwertszeit von Pyrimethamin fördert die Selektion resistenter Parasiten. Der Einsatz von Pyrimethamin geht zurück und beschränkt sich heute auf die suppressive Behandlung bei chloroquinresistenter Falciparum-Malaria in den Teilen Afrikas, in denen die Resistenz gegen Folatantagonisten nicht voll entwickelt ist. Reisende in diesen Regionen sind angewiesen, die Behandlungsdosis von Pyrimethamin und Sulfadoxin bei Verdacht auf einen Malariaanfall einzunehmen (Stand-by-Therapie). *Danach sollte so schnell wie möglich eine medizinische Betreuung aufgesucht werden.* Pyrimethamin kann mit einem schnell wirksamen Sulfonamid wie Sulfadiazin als Zusatz zu Chinin bei einem akuten Malaria-Anfall eingenommen werden. Die Dosierungsschemata für beide Arzneimittel sind in Tabelle 40.1 und 40.2 angegeben. Pyrimethamin-Sulfadoxin wird wegen der Toxizität der Sulfonamide nicht mehr zur Prophylaxe empfohlen (siehe unten). Diese Kombination wurde früher zusammen mit Mefloquin zur Prophylaxe und Behandlung von multiresistenter *P.-falciparum*-Malaria benutzt, bedeutet aber ein erhöhtes Toxizitätsrisiko und bietet im Vergleich zur Monotherapie mit Mefloquin wenig Vorteile (siehe Palmer et al., 1993). Pyrimethamin gemeinsam mit Sulfadiazin ist für die Behandlung von Toxoplasmose gebräuchlich (siehe Kapitel 41).

Toxizität, Vorsichtsmaßnahmen und Kontraindikationen Die gegen Malaria wirksamen Dosen von Pyrimethamin sind bis auf gelegentliche Hautausschläge und eine geringgradige Unterdrückung der Hämatopoese gut verträglich. Überdosierung führt ähnlich wie Folsäuremangel zu megaloblastischer Anämie, diese bessert sich aber nach dem Absetzen des Pyrimethamins oder durch Folsäurebehandlung schnell. Bei sehr hohen Dosen wirkt Pyrimethamin teratogen bei Tieren, aber es gibt keine Befunde für eine solche Toxizität bei Menschen.

Es ist eher die Sulfonamidkomponente in der Kombination, welche normalerweise für toxische Effekte verantwortlich ist (siehe Kapitel 44). Die Kombination von Pyrimethamin (25 mg) und Sulfadoxin (500 mg) wird nicht mehr zur Prophylaxe empfohlen, da es in ca. 1:5000 bis 1:8000 Fällen zu schweren und sogar tödlichen Hautreaktionen wie Erythema multiforme, Stevens-Johnson-Syndrom und toxischer epidermaler Nekrolyse kommt. Diese Kombination wird auch in Verbindung mit Urtikaria, exfoliativer Dermatitis und Hepatitis gebracht sowie mit Reaktionen von Typ der Serumkrankheit (Miller et al., 1986). Pyrimethamin-Sulfadoxin ist kontraindiziert bei bekannter Überempfindlichkeit gegen eine der Komponenten, stillenden Müttern und Kleinkindern unter zwei Monaten. In einigen Fällen tritt bei gemeinsamer Gabe von Pyrimethamin und Dapson eine Agranulozytose auf (Cook and Kish, 1985).

HALOFANTRIN

Geschichte Während des schon erwähnten amerikanischen Chemotherapieprogramms im Zweiten Weltkrieg wurde die Antimalaria-Aktivität von Phenantren-Methanolen, dem Chinin strukturell verwandte Substanzen, zuerst entdeckt. Als es um 1960 notwendig wurde, resistente Malariaformen zu bekämpfen, nutzte das Walter-Reed-Forschungsinstitut diese Entdeckung, um WR 171669 (Halofantrin) als das vielversprechendste Antimalariamittel dieser Klasse zu entwickeln. *Halofantrin* wird heute hauptsächlich als Alternative zu Chinin und Mefloquin eingesetzt, um akute Malariaanfälle zu behandeln, die durch chloroquinresistente oder multiresistente *P.-falciparum*-Stämme verursacht werden. Das Arzneimittel wird detailiert bei Bryson und Goa (1992) sowie bei Karbwang und Na Bangchang (1994) besprochen.

HALOFANTRIN

Antimalariawirkung Die (+)- und (-)-Enantiomere von Halofantrin sind in Mäusen gleich wirksam gegen *P.-berghei*-Infektionen (Caroll et al., 1978) und gegen *P. falciparum in vitro* (Basco und Le Bras, 1992). Das Racemat wirkt nur auf die asexuellen erythrozytären Stadien der Plasmodien inklusive chloroquinsensibler und chloroquinresistenter sowie multiresistenter *P.-falciparum*-Stämme. Reifere Parasiten sind besonders empfindlich gegen Halofantrin (Geary et al., 1989). Es hat keine Auswirkungen auf die Gametozyten der Plasmodien und betrifft auch nicht die latenten Gewebeformen von *P. vivax*. Es ist noch nicht klar, ob Halofantrin ähnlich wie Chloroquin, Chinin und Mefloquin wirkt, indem es das angereicherte Ferriprotoporphyrin IX bindet und in den Parasiten toxische, membranschädigende Komplexe bildet (Warhurst 1987; Blauer 1988).

Resorption, Metabolismus und Exkretion Wegen seiner geringen Wasserlöslichkeit war Halofantrin zunächst nicht zur routinemäßigen parenteralen Gabe erhältlich. Diese Eigenschaft erklärt auch die langsame, schwankende und begrenzte Resorption nach oraler Einnahme. Die orale Bioverfügbarkeit kann durch Aufnahme mit fetthaltiger Nahrung oder den Einsatz mikronisierter Formulierungen stark erhöht werden (Milton et al., 1989; Gillespie et al., 1993). Bei Versuchstieren zeigt Halofantrin ein hohes Verteilungsvolumen und wird zu weitgehend unbekannten Substanzen metabolisiert, die zusammen mit dem unveränderten Arneimittel im Faeces ausgeschieden werden. Beim Menschen wird Halofantrin zu N-Desbutylhalofantrin umgewandelt. Dieser Hauptmetablit ist hoch wirksam gegen Malaria (Schuster und Canfield, 1989; Milton et al., 1989; Basco und Le Bras, 1992). Aufgrund der schwankenden Resorption ist die Pharmakokinetik von Halofantrin und seinen Metaboliten sehr variabel. Nach oraler Gabe der therapeutischen Dosis werden Plasmaspitzenspiegel in der Regel nach vier bis acht Stunden erreicht, die Eliminationshalbwertszeit liegt zwischen 10 - 90 Stunden. Entsprechende Schätzwerte für den N-Desbutyl-Metaboliten betragen zehn bis zwölf Stunden bzw. 75 - 118 Stunden. Diese Werte sind sehr schlecht vorhersagbar und stark abhängig von der Formulierung/Applikationsform, der Dosis und dem Dosisschema des Arzneimittels sowie der ethnischen Herkunft (Polymorphismus), der Nahrungsaufnahme und dem Schweregrad der Erkrankung des Patienten (siehe Karbwang und Na Bangchang, 1994).

Therapeutischer Einsatz Halofantrin dient in der Behandlung akuter Malariaanfälle, die auf chloroquinresistente oder multiresistente *P.-falciparum*-Stämme zurückzuführen sind, als Alternative zu Chinin und Mefloquin. Das klinische Ansprechen kann schlecht vorhergesagt werden, was primär an der sehr variablen Arzneimittelresorption liegt. Dementsprechend kann es in manchen Fällen nach Standarddosierungen zu akuter Toxizität kommen, während eine ausbleibende Verbesserung normalerweise eher die schlechte Bioverfügbarkeit reflektiert als eine Resistenz des Parasiten. Neuere, erfolgreiche Formulierungen des Halofantrins für die intravenöse Verabreichung könnten das Problem der variablen Arzneimittelresorption umgehen und das Risiko der Kardiotoxizität verringern (Krishna et al., 1993).

Abgesehen von dem arrythmogenen Potential (siehe unten) ist Halofantrin weniger toxisch als Chinin oder Mefloquin. Eine Resistenz gegen Halofantrin und Mefloquin scheint sich parallel zu entwickeln und zuzunehmen, was den Nutzen von Halofantrin in der Malariabehandlung limitiert. Selbst ohne direkte Halofantrinexposition können chinin- und mefloquinresistente Stämme von *P. falciparum in vitro* eine verringerte Sensibilität gegen Halofantrin aufweisen. Die Resistenzmechanismen der Parasiten gegen diese drei Antimalariawirkstoffe könnten identisch sein (Wilson et al., 1993). Halofantrin sollte nicht vorbeugend eingesetzt werden, da die lange Eliminationsdauer die Selektion resistenter Parasiten fördern könnte.

Toxizität und unerwünschte Wirkungen Halofantrin ist generell gut verträglich. Zu den selbstlimitierenden Nebenwirkungen gehoren Schwindel, Erbrechen, Abdominalschmerzen und Durchfall. Der Durchfall ist dosisabhängig und tritt oft am zweiten oder dritten Tag nach Therapiebeginn auf. Pruritus und Ausschlag können, insbesondere bei dunkelhäutigen Personen auftreten, die ähnliche auf Chloroquin reagiert haben.

Wie Chinin kann Halofantrin auch in therapeutischer Dosierung zur Verlängerung des QT-Intervalls führen Halofantrin zeigt hierbei eine Dosisabhängigkeit (Nosten et al., 1993). Hohe Dosen oder gesteigerte Bioverfügbarkeit der empfohlenen Dosis können zu ventrikulären Rhythmusstörungen bis hin zum Tode führen. Daher sollte Halofantrin nicht in hohen Dosen, und nicht in Situationen, in denen anderweitig eine Verlängerung des QT-Intervalls vorliegt (z. B. Gabe anderer QT-verlängernder Wirkstoffe) gegeben werden. Fettige Speisen können die Resorption erhöhen und die Toxizität verstärken. Schwerwiegende Störungen des Elektrolythaushalts und Thiaminmangel können ebenfalls zur Kardiotoxizität betragen. Ein EKG kann bei der Erkennung gefährdeter Patienten nützlich sein.

Es gibt keine Hinweise auf eine mögliche Mutagenität, Kanzerogenität oder Teratogenität von Halofantrin beim Menschen. Das Arzneimittel wird trotzdem nicht an schwangere und stillende Frauen verabreicht, denn hohe Dosen können sich bei Ratten und Kaninchen embryotoxisch auswirken. Ebenso ist die Lebenserwartung von neugeborenen Ratten, die das Pharmakon in der Muttermilch aufgenommen haben, verkürzt (Schuster und Canfield, 1989).

Hinweise auf Wechselwirkungen mit anderen Arzneimitteln fehlen, aber die Kardiotoxizität kann durch Mefloquin verstärkt werden. Dies gilt insbesondere, wenn hohe Dosen bei Patienten eingesetzt werden, die zuvor nicht auf eine Mefloquintherapie oder -prophylaxe angesprochen haben.

MEFLOQUIN

Geschichte *Mefloquin* ist ein Produkt des Malaria-Forschungsprogramms, das 1963 durch das Walter-Reed-Institut begonnen wurde. Ziel des Programms war die Entwicklung neuer Substanzen zur Beherrschung der resistenten *P.-falciparum*-Stämme. Mefloquin gehört zu den 4-Chinolin-Methanol-Derivaten und ist eines von zahlreichen Substanzen, die aufgrund ihrer strukturellen Ähnlichkeit zu Chinin untersucht wurden. Mefloquin wies eine hohe Antimalariawirksamkeit in Tiermodellen auf. Es ging auch aus klinischen Studien als sicher und hochwirksam gegen resistente *P.-falciparum*-Stämme hervor (Schmidt et al., 1978). Mefloquin wurde zuerst in Thailand gegen chloroquinresistente Stämme von *P. falciparum* eingesetzt. Um die Entwicklung von resistenten Parasiten zu verzögern, wurde es in fixer Kombination mit Pyrimethamin-Sulfadoxin gegeben. Diese Strategie schlug fehl. Dies liegt hauptsächlich an der langsamen Elimination von Mefloquin, die die Selektion resistenter Parasiten bei subtherapeutischen Dosen fördert (siehe White, 1992). Mefloquin wird als Monotherapie und ausschließlich zur Vorbeugung und Behandlung bei chloroquinresistenter oder multiresistenter Falciparum-Malaria eingesetzt. Die Antimalariawirkung, die pharmakokinetischen Eigenschaften, die therapeutische Wirksamkeit und die Nebenwirkungen dieses Arzneimittels wurden ausführlich beschrieben (Palmer et al., 1993).

MEFLOQUIN

Antimalariawirkung Mefloquin existiert als racemische Mischung aus vier optischen Isomeren, die alle ungefähr die gleiche Wirksamkeit gegen Malaria besitzen. Es ist ein hoch wirksames Blutschizontozid insbesondere gegen reife Trophozoiten und Schizontenformen. Mefloquin hat keinen Effekt auf frühe hepatische Stadien und reife Gametozyten von *P. falciparum* oder latente Gewebeformen von *P. vivax*. Das Arzneimittel besitzt möglicherweise sporontozide Wirkung, wird aber in der Klinik nicht für diesen Zweck eingesetzt.

Wirkmechanismus und Resistenzentwicklung Der genaue Wirkmechanismus des Mefloquins ist nicht bekannt (siehe Beschreibung des vorgeschlagenen Mechanismus der Chinolinwirkung unter „Chloroquin"). Als Blutschizontozid verhält sich Mefloquin in vieler Hinsicht wie Chinin, aber es interkaliert nicht in die DNA (Davidson et al., 1977). Die beiden Substanzen verursachen ähnliche morphologische Veränderungen in den frühen erythrozytären ringförmigen Stadien von *P. falciparum* und *P. vivax* (Schmidt et al., 1978). Wie Chinin kompetetiert Mefloquin mit der Chloroquinakkumulation und inhibiert die von Chloroquin induzierte Verklumpung des Malariapigments in den erythrozytären Stadien der Plasmodien (Fitch et al., 1979; Warhurst, 1978). Die durch Mefloquin induzierte Hauptveränderung in den plasmodialen Ultrastrukturen ist das Anschwellen der Nahrungsvakuolen von *P. falciparum* (Jacobs et., 1987). Wie im Falle von Chloroquin wird durch geringe extrazelluläre Konzentrationen von Mefloquin der intravakuoläre pH-Wert der Plasmodien stärker erhöht, als es

sich durch passive Verteilung einer schwachen Base erwarten läßt (Schlesinger et al., 1988). Dies legt eine Anreicherung des Mefloquins in den Plasmodien durch einen unbekannten Mechanismus nahe. Im Gegensatz zu Chloroquin und Chinin ist für Mefloquin noch nicht gezeigt, daß es die Hämpolymerase inhibiert, obwohl es eine hohe Affinität für freies Häm besitzt. (Slater und Cerami, 1992; Chevli und Fitch, 1982). Mefloquin wirkt möglicherweise durch die Bildung toxischer Komplexe mit freiem Häm, welche die Membranen schädigen und mit anderen Komponenten der Plasmodien eine Wechselwirkung eingehen (siehe Palmer et al., 1993). Die räumliche Anordnung der Hydroxyl- und der Amingruppen im Mefloquin können essentiell für die Ausbildung von Wasserstoffbrückenbindungen und die Antimalariawirkung sein (Karle und Karle, 1991).

Bestimmte Isolate von *P. falciparum* zeigen Resistenz gegenüber Mefloquin, insbesondere solche, die von bereits exponierten Personen stammen. Patienten, die resistente Parasiten tragen, benötigen in der Regel höhere Dosen zur Kontrolle der Infektion. Je nach geographischer Herkunft und vorangegangener Exposition gegenüber Antimalariamitteln weisen viele Falciparum-Isolate einen multiresistenten Phänotyp auf. Dies wirft Fragen nach gemeinsamen oder überlappenden Mechanismen der Resistenz, seien sie intrinsisch oder erworben, gegen Mefloquin und seine strukturell verwandten Substanzen auf (siehe Palmer et al., 1993). MDR-Gene können eine Rolle bei der Resistenz von *P. falciparum* gegen Mefloquin spielen. Produkte dieser Genfamilie können den intrazellulären Arzneimittelspiegel senken, indem sie deren Efflux über einen ATP-Transporter erhöhen. Dieser Effekt wird durch manche Kalziumkanalblocker (z. B. Verapamil) inhibiert. Bei *P. falciparum* findet man ein Gen dieser Familie (*pfmdr I*) in Parasitenstämmen, die *in vitro* gegen Mefloquin und Halofantrin resistent sind, durchweg amplifiziert vor, d. h. die Kopienzahl dieses Gens ist stark erhöht. Im Gegensatz dazu sind diese Gene bei chloroquinresistenten Parasiten nicht immer amplifiziert (siehe Wilson et al., 1993).

Resorption, Metabolismus und Exkretion Mefloquin wird oral verabreicht, da parentale Zubereitungen schwere lokale Reaktionen verursachen. Nach der oralen Gabe wird das Arzneimittel gut resorbiert, was durch die Anwesenheit von Nahrung noch verbessert wird. Wahrscheinlich ist es auf eine kontinuierliche Zirkulation im enterogastrischen und enterohepatischen Kreislauf zurückzuführen, daß die Plasmaspiegel von Mefloquin biphasisch ansteigen und ihre Maximalwerte nach ca. 17 Stunden erreichen. Das Pharmakon verteilt sich gut, bindet sehr stark an Plasmaproteine (~98%) und wird langsam mit einer terminalen Halbwertszeit von ca. 20 Tagen eliminiert. Die Biotransformation im Menschen ist bislang nicht gut charakterisiert, obwohl einige Metaboliten bekannt sind. Die Plasmakonzentrationen an inaktiver Mefloquin-4-Carbonsäure übersteigen die Mefloquinkonzentrationen. Beide Substanzen sinken mit ähnlicher Eliminationsrate ab. Im Menschen wird Mefloquin hauptsächlich im Faeces ausgeschieden, nur geringe Mengen des Mefloquins erscheinen im Urin. Dies ist mit tierexperimentellen Befunden einer biliären Exkretion und einem extensiven enterohepatischen Kreislauf konsistent. Die Pharmakokinetik von Mefloquin kann durch Alter, ethnische Herkunft,

Schwangerschaft und dieSchwere der Malaria-Erkrankung variiert werden, aber die Dosierungsschemata bleiben davon im wesentlichen unbeeinflußt (siehe Karbwang und White, 1990; White, 1992; White, 1992; Palmer et al., 1993).

Therapeutischer Einsatz Mefloquin sollte als Monotherapeutikum nur zur Vorbeugung und Behandlung von Malaria, die durch chloroquinresistente und multiresistente P.-falciparum-Stämme verursacht wird, eingesetzt werden. Das Arzneimittel ist zur Prophylaxe für nicht-immune Reisende nützlich, die nur für kurze Zeit in endemischen Gebieten verweilen (siehe Tabelle 40.1). Das Risiko der Mefloquinprophylaxe wird gegenwärtig kontrovers diskutiert, und sein Gebrauch für diese Indikationen ist wegen toxischer Effekte (siehe unten) umstritten. Der prophylaktische Einsatz von Mefloquin für Bewohner endemischer Regionen sollte vermieden werden, um die Selektion mefloquinresistenter Stämme zu verhindern. Mefloquin und Halofantrin sind zur Zeit die einzigen Malariamittel, die zur Suppression und zur Ausheilung von Infektionen durch multiresistente P.-falciparum-Stämme zur Verfügung stehen. Allerdings können beide Arzneiformen nur oral verabreicht werden, was ein großer Nachteil bei akut erkrankten Patienten ist, die am besten durch parenterale Applikation von Chinidin und Chinin zu behandeln sind. Aufgrund möglicher Kreuzresistenzen fördert der falsche Einsatz von Mefloquin bzw. Halofantrin die Selektion von P.-falciparum-Stämmen, die resistent gegen beide Arzneimittel und möglicherweise ebenfalls gegen Chinin sind (siehe Wilson et al., 1993; Karbwang und Na Bangchang, 1994). Der klinischen Resistenz gegen Mefloquin kann durch Dosissteigerung begegnet werden, wobei allerdings eine erhöhte Toxizität in Kauf genommen werden muß. Es kommt häufig zu Erbrechen, wenn hohe Einzeldosen oder mehrere Teildosen zur Behandlung der akuten Malaria-Anfälle eingesetzt werden. Die Patienten müssen daher beobachtet werden und im Falle von Erbrechen innerhalb einer Stunde nach der Gabe muß die volle Dosis erneut verabreicht werden. Typische Dosierungsschemata zur Therapie bei P.-falciparum-Malaria mit Mefloquin sind in Tabelle 40.2 angegeben. Diese können modifiziert werden. So sind z. B. bei teilweise immunen Patienten niedrigere Dosen zur Suppression von akuten Attacken wirksam als in der Tabelle angegeben. Weitere Informationen zu diesem Thema sind in Übersichten von White (1992) und Palmer und Kollegen (1993) zu finden.

Toxizität und unerwünschte Wirkungen Die unerwünschten Wirkungen von Mefloquin werden ausführlich bei Palmer und Kollegen (1993) besprochen. Als einmalige Dosis von 1500 mg oder in 500 mg Dosen wöchentlich wird Mefloquin in der Regel gut vertragen. Nebenwirkungen wie Übelkeit, verzögertes Erbrechen, Abdominalschmerzen, Durchfall, Dysphorie und Schwindel werden allerdings häufig beobachtet und sind dosisabhängig, selbstlimitierend und zeitweise schwer von den Krankheitssymptomen der Malaria zu unterscheiden. Ungefähr bei der Hälfte der Personen, die Mefloquin einnehmen zeigen sich Zeichen von ZNS-Toxizität. Schwindel, Ataxie, Kopfschmerzen, Veränderungen der Motorik oder des Bewußtseins sowie Seh- und Hörstörungen. Sie sind normalerweise mild und selbstlimitierend. Schwere neuropsychiatrische Reaktionen wie Desorientierung, Krampfanfälle, Enzephalopathien und eine Reihe neurotischer und psychotischer Manifestationen sind selten und normalerweise durch Absetzen des Arzneimittels und symptomatische Therapie reversibel. Da diese Komplikationen häufiger während der Therapie als während der Prophylaxe auftreten, scheinen sie unabhängig von den Plasmakonzentrationen zu sein.

Kontraindikationen und Wechselwirkungen In sehr hohen Dosen wirkt Mefloquin auf Nagetiere teratogen und führt zu Entwicklungsstörungen. Solange keine Informationen für den Menschen bekannt sind, sollte Mefloquin nicht bei Schwangeren zur Prophylaxe eingesetzt werden, insbesondere nicht im ersten Trimester. Eine Mefloquinbehandlung während der Schwangerschaft sollte nur nach gründlicher Nutzen-Risiko-Abschätzung erfolgen. Mefloquin sollte nicht bei Kindern unter zwei Jahren oder einem Körpergewicht unter 15 kg benutzt werden. Das Arzneimittel ist kontraindiziert bei Patienten mit einer Epilepsie-Anamnese, schweren neuropsychiatrischen Störungen oder Unverträglichkeitsreaktionen gegen Antimalariamittel der Chinolinklasse wie Chinin, Chinidin und Chloroquin. Der gemeinsame Einsatz von Mefloquin mit diesen Substanzen muß aufgrund des erhöhten Risikos von Krämpfen und Kardiotoxizität vermieden werden. Obwohl die Gabe von Mefloquin zwölf Stunden nach der letzten Einnahme von Chinin sicher ist, kann die umgekehrte Reihenfolge gefährlich sein, da Mefloquin sehr langsam eliminiert wird. Mefloquin verstärkt das Anfallsrisiko bei epileptischen Patienten, die mit Valproinsäure behandelt werden, und es kann eine Immunisierung durch Typhus-Lebendimpfstoffe unterdrücken. Beim Einsatz von Mefloquin zusammen mit Arzneimitteln, die die Erregungsleitung am Herzen beeinflussen (z. B. Betablocker) ist bis zur Verfügbarkeit weiterer Informationen Vorsicht geboten. Patienten, die Mefloquin einnehmen, sollten keine Tätigkeiten ausüben, die eine gute motorischen Koordination erfordern (wie zum Beispiel das Führen von Maschinen).

PRIMAQUIN

Geschichte Die schwache Wirksamkeit von Methylenblau gegen Plasmodien, zuerst von Ehrlich im Jahre 1891 entdeckt, führte später zur Entwicklung einer Gruppe von Antimalariamitteln, die als 8-Aminochinoline bezeichnet werden. Von einer großen Gruppe von Chinolinderivaten, die eine Methoxygruppe und eine substituierte 8-Aminogruppe besitzen, wurde Pamaquin zuerst klinisch eingesetzt (Mühlens, 1926). Während des Zweiten Weltkriegs führte die Forschung nach weniger toxischen und wirksameren 8-Aminochinolinen zur Auswahl von Pentaquin, Isopentaquin und Primaquin (Wieselogle, 1946). Nur *Primaquin*, das auch im Koreakrieg ausführlich getestet wurde, findet heute weitverbreiteten Einsatz. Die chemische Struktur ist wie folgt:

PRIMAQUIN

Antimalariawirkung Primaquin zerstört die späten hepatischen Stadien und die latenten Gewebeformen von *P.*

vivax und *P. ovale* und hat daher in der Klinik zur Ausheilung einer rezidivierenden Malaria einen hohen Stellenwert. Das Arzneimittel kann Anfälle der Vivax-Malaria nicht unterdrücken, obwohl es Wirksamkeit gegen die erythrozytären Stadien von *P. vivax* besitzt. Obwohl Primaquin gegen die hepatischen Formen von *P. falciparum* wirksam ist, ist es unwirksam gegen die erythrozytären Formen dieses Parasitens und wird daher auch nicht in der Behandlung von Falciparum-Malaria benutzt. Einige Stämme von *P. vivax* weisen eine partielle Resistenz gegen Primaquin auf. Dies zeigt die Dringlichkeit zur Vermeidung des Arzneimittelmißbrauchs und der Entwicklung weiterer Antimalariamittel mit ähnlichen Eigenschaften.

Wirkmechanismus Da es zur Zeit noch keine Methoden gibt, um *P. vivax in vitro* zu kultivieren, ist über den Wirkmechanismus der 8-Aminochinoline wenig bekannt. Insbesondere die Frage, warum sie so viel wirksamer gegen die Gewebeformen und Gameten als gegen die asexuellen Formen von Plasmodium im Blut sind, ist noch offen. Primaquin kann zu einer elekrophilen Struktur umgesetzt werden und könnte so als Oxidations-Reduktions-Mediator (Tarlov et al., 1962) wirken. Diese Aktivität könnte durch die Bildung reaktiver Sauerstoffradikale oder durch Interferenz mit dem Elektronentransport in den Parasiten zur Wirksamkeit beitragen.

Resorption, Metabolismus und Exkretion Da Primaquin nach parenteraler Gabe eine deutliche Hypotonie verursacht, wird es über die orale Route verabreicht. Die Resorption aus dem Gastrointestinaltrakt ist fast vollständig. Nach einer Einzeldosis erreicht der Plasmaspiegel nach drei Stunden Maximalwerte und fällt dann mit einer Halbwertszeit von sechs Stunden ab (Flechter et al., 1981). Das Verteilungsvolumen beträgt ein Vielfaches des Körperwassers.

Primaquin wird schnell metabolisiert. Nur ein kleiner Anteil der verabreichten Dosis wird unverändert ausgeschieden. Es wurden drei oxidierte Metaboliten des Primaquin identifiziert: 8-(3-Carboxyl-1-methylpropylamino)-6-methoxychinolin, 5-Hydroxyprimaquin und 5-Hydroxy-6-desmethylprimaquin. Das Carboxylderivat stellt den Hauptmetaboliten im Plasma dar (Mihaly et al., 1984). Nach einer Einzeldosis erreicht dieser Metabolit Plasmaspiegel, die zehnfach über dem Primaquinspiegel liegen. Dieser Metabolit ist nicht toxisch, wird langsamer eliminiert als Primaquin und reichert sich bei mehrfacher Gabe an (Ward et al., 1985). Die drei Primaquinmetaboliten besitzen eine deutlich geringere Antimalariawirksamkeit als Primaquin selbst. Mit Ausnahme des Carboxylderivats ist die hämolytische Aktivität der Metaboliten (siehe unten), beurteilt anhand der Bildung von Methämoglobin *in vitro*, stärker als die der Ausgangssubstanz (Symposium, 1987).

Therapeutischer Einsatz Primaquin ist wegen seiner hohen Wirksamkeit gegen die latenten Gewebeformen von *P. vivax* und *P. ovale* für die terminale Prophylaxe und die rezidivfreie Ausheilung („Radikalkur") dieser Plasmodienarten reserviert. Das Arzneimittel sollte zusammen mit einem Blutschizontozid gegeben werden, normalerweise Chloroquin, um auch die erythrozytären Formen zu zerstören und um die Möglichkeit der Resistenzbilung zu verringern. Zur terminalen Prophylaxe wird die Primaquindosierung kurz vor oder direkt nach der Abreise aus dem endemischen Gebiet begonnen (siehe Tabelle 40.1). Die „Radikalkur" bei *P.-vivax-* und *P.-ovale*-Infektionen kann entweder durch Einnahme in der langfristigen Latenzperiode oder durch Einnahme während einer akuten Attacke erreicht werden. Dosierungsschemata für diese Anwendungen sind in Tabelle 40.2 dargestellt. Durch eine Einmaldosis (45 mg der Base) kann bewirkt werden, daß die Gametozyten der Plasmodien nicht mehr infektiös für die Mücke sind, womit eine Unterbrechung der Malaria-Übertragung erzielt werden kann. Eine langzeitige Anwendung von Primaquin sollte wegen des Toxiztätsrisikos und der Gefahr einer Sensibilisierung vermieden werden.

Toxizität und unerwünschte Wirkungen Primaquin ist bei Gabe normaler therapeutischer Dosen recht harmlos für kaukasische Induviduen. Höhere Dosen verursachen gelegentlich milde bis mittlere abdominale Probleme. Diese Symptome können oft durch die Einnahme des Arzneimittels zu den Mahlzeiten abgemildert werden. Milde Anämien, Zyanosen (Methämoglobinämie) und Leukozytosen sind weniger häufig. Hohe Dosierungen (60 - 240 mg Primaquin täglich) führen häufiger zu abdominalen Symptomen, verursachen in den meisten Patienten Methämoglobinämie und bei einigen Patienten eine Leukopenie. Eine Methämoglobinämie kann auch bei den gewöhnlichen Dosierungen von Primaquin, Chloroquin oder Dapson auftreten und kann bei Individuen mit angeborenem Mangel an NADH-Methämoglobin-Reduktase einen schweren Verlauf nehmen (Cohen et al., 1968). Die Leberfunktion wird nicht beeinträchtigt. Granulozytopenie und Agranulozytose sind seltene Komplikationen der Therapie und treten meist bei Überdosierung auf. Hypertonie, Arrhythmien und ZNS-Symptome gehören auch zu den seltenen Nebenwirkungen.

Für die meisten schwarzen Individuen verhält sich die Toxizität von Primaquin wie oben beschrieben. Bei täglichen Dosen von 15 mg (Base) oder mehr kommt es bei dem Anteil der schwarzen Bevölkerung mit Glukose-6-phosphat-Dehydrogenase-Mangel zu hämolytischen Anämien (ca. 10% der afro-amerikanischen Männer in der Vereinigten Staaten). Diese Empfindlichkeit der Erythrozyten gegen Primaquin kann bei einigen dunkelhäutigen Kaukasiern sogar noch stärker ausgeprägt sein, dies betrifft Sardinier, sephardische Juden, Griechen und Iraner. Da die Primaquinempfindlichkeit durch ein Gen auf dem X-Chromosom vererbt wird, ist die Hämolyse bei heterozygoten Frauen, die zwei Populationen von Erythrozyten besitzen (eine normale und eine mit Glukose-6-phosphat-Dehydrogenase-Mangel) oft mittelschwer. Aufgrund der „variablen Penetranz" sind solche Frauen seltener betroffen als vorhergesagt. Primaquin ist der Prototyp von mehr als 50 Arzneimitteln und anderen Substanzen, die bei Glukose-6-phosphat-Dehydrogenase-Mangel eine Hämolyse verursachen. Weitere Informationen zu diesem Thema findet der Leser in der 8. *(englischen) Auflage* diese Lehrbuchs und in Lehrbüchern der Medizin, Hämatologie und Humangenetik.

Vorsichtsmaßnahmen und Kontraindikationen Wegen der möglichen hämolytischen Reaktionen sollten Patienten auf Glukose-6-phosphat-Dehydrogenase-Mangel untersucht werden, bevor sie Primaquin erhalten. Wenn tägliche Dosen von 30 mg Primaquinbase (15 mg bei sensitiven Patienten) überschritten werden, sollten wiederholt Blutwerte kontrolliert und der Urin auf Hämoglobin untersucht werden.

Primaquin ist kontraindiziert bei akut erkrankten Patienten, die an systemischen Krankheiten leiden, die zu Granulozytopenie führen können, z. B. sehr aktive Formen der rheumatoiden Arthritis und Lupus erythematosus. Primaquin sollte nicht gegeben werden, wenn der Patient schon ein potentiell hämato- oder myelotoxisches Arzneimittel erhält.

CHININ

Geschichte *Chinin* wird seit über 350 Jahren in der Medizin eingesetzt. Chinin ist das Hauptalkaloid der Rindes des südamerikanischenden Chinabaums, auch als peruanische, oder Kardinalsrinde bekannt. 1633 notierte ein Augustinermönch namens Calancha aus Lima, Peru, daß pulverisierte Chinarinde als Getränk verabreicht Fieber und Tertiana heilt. 1640 wurde Chinarinde in Europa zur Behandlung von Fieber benutzt. In der europäischen medizinischen Literatur wird dies 1643 zum ersten Mal erwähnt. Die Jesuiten waren die Hauptimporteure und Verteiler in Europa, woher auch der Name Jesuitenrinde stammt. Die Chinarinde wurde auch als Kardinalsrinde bezeichnet, da ihr Einsatz in Rom durch den berühmten Philosophen und Kardinal Juan de Lugo gefördert wurde. Die Akzeptanz der Chinarinde entwickelte im medizinischen Establishment jedoch nur langsam. Die offizielle Anerkennung verzögerte sich bis 1677, dann erst erfolgte die Aufnahme der Chinarinde als „Cortex Peruanus" in die *London Pharmacopoeia*.

Etwa 200 Jahre wurde die Rinde in der Medizin als Pulver, Extrakt oder Infusion eingesetzt. Nachdem es 1820 Pelletier und Caventou gelang, Chinin und Cinchonin aus der Chinarinde rein darzustellen, fand der Einsatz von Alkaloiden generell mehr Zustimmung.

Chemie Chinin ist zwar synthetisch hergestellt worden, aber der Vorgang ist sehr komplex. Daher werden Chinin und andere Alkaloide immer noch vollständig aus natürlichen Quellen gewonnen. Die Chinarinde enthält ein Mischung aus mehr als 20 Alkaloiden. Die wichtigsten daraus sind zwei Paar optische Isomere, Chinin und Chinidin sowie Cinchonidine und Cinchonine. Chinin und Cinchonidine sind linksdrehende Isomere. Chinin hat folgende Struktur:

CHININ

Chinin enthält eine Chinolingruppe, die über eine sekundäre Alkoholbindung mit den Chinuklidinring verbunden ist. Der Chinolinring enthält eine Methoxyseitenkette, und der Chinuklidinring trägt eine Vinylgruppe. Chinidin besitzt die gleiche Struktur bis auf die sterische Konfiguration der sekundären Alkoholgruppe. Die Stereoisomerie an dieser Position ist bezüglich der Struktur-Wirkungs-Beziehung relativ unwichtig. Chinidin ist im Vergleich zu Chinin sowohl wirksamer gegen Malaria als auch toxischer (siehe White, 1992). Die Vielzahl der natürlichen, chininverwandten Alkaloide und der semisynthetischen Substanzen unterscheiden sich von Chinin hauptsächlich durch die Art der Substitutionen in den Seitenketten. Jede Veränderung in der chemischen Struktur des Chinins führt zu quantitativen, nicht aber qualitativen Veränderungen der pharmakologischen Wirkung der entstandenen Substanzen. Details zur Struktur-Wirkungsbeziehung der Alkaloide aus der Chinarinde sind an anderer Stelle (siehe Wiseogle, 1946) zu finden. Geschichtlich stellen diese Studien die nötige Basis zur Entwicklung effektiverer und weniger toxischer Antimalariamittel wie zum Beispiel *Mefloquin* dar.

Pharmakologische Wirkungen *Antimalariawirkungen* Chinin wirkt primär als Blutschizontozid und übt wenig Wirkung auf Sporozoiten und präerythrozytäre Formen der Malariaparasiten aus. Für *P. vivax* und *P. ovale* ist das Alkaloid auch gametozidal, nicht aber für *P. falciparum*. Aufgrund dieses Wirkungsspektrums wird Chinin nicht in der Prophylaxe eingesetzt. Sowohl als supressive als auch als therapeutische Substanz ist Chinin toxischer und weniger wirksam als Chloroquin gegen solche Malariaparasiten, die auf beide Arzneimittel ansprechen. Chinin ist jedoch sehr wertvoll für die Behandlung schwerer Erkrankungen, die durch chloroquinresistente oder multiresistente Stämme von *P. falciparum* hervorgerufen werden.

Der Wirkmechanismus von Chinin und verwandten Chinolinen wird in diesem Kapitel an anderer Stelle (unter Chloroquin) besprochen. Chinin reichert sich stark in den sauren Nahrungsvakuolen von *P. falciparum* an, was teilweise darauf zurückzuführen ist, daß Chinin eine schwache Base ist. Das Arzneimittel wirkt wahrscheinlich über eine Hemmung der Hämpolymerase, so daß es zu einer Akkumulation des zytotoxischen Substrates Häm kommt (Slater und Cerami, 1992). Häm ist ein Nebenprodukt des Hämoglobinabbaus in den Nahrungsvakuolen und wird normalerweise durch dieses Enzym in das harmlose Malariapigment umgewandelt. Ob Häm selbst oder im Komplex mit Chinin zytotoxisch wirkt ist noch nicht geklärt.

Wirkung auf die Skelettmuskulatur Chinin und verwandte Alkaloide der Chinarinde üben klinisch relevante Effekte auf die Skelettmuskeln aus. Nach einem maximalen Einzelstimulus, der direkt zum Muskel geleitet oder indirekt über die Nerven übertragen wird erhöht Chinin die Muskelspannung. Es erhöht aber auch die Refraktärzeit des Muskels, so daß die Reaktion auf eine Dauerstimulation verringert ist. Die Erregbarkeit an der motorischen Endplatte ist herabgesetzt, dementsprechend ist die Reaktion auf repetitive Nervenreizungen und Acetylcholin reduziert. Chinin kann die Wirkung von Physostigmin auf den Skelettmuskel so effektiv wie Curare antagonisieren. Chinin kann bei Myotonia congenita zu einer symptomatischen Verbesserung führen. Diese Krankheit ist das pharmakologische Gegenstück der Myasthenia gravis, da Arzneimittel, die bei einer der Krankheiten eine Besserung bewirken, bei der anderen eine Verschlimmerung induzieren. Chinin kann bei Patienten mit Myasthenia gravis bedrohliche Störungen der Atmung und eine Dysphagie verursachen.

Resorption, Metabolismus und Exkretion Chinin und seine Derivate werden nach oraler oder intramuskulärer Gabe gut resorbiert. Bei Chinin geschieht die Resorption vor allem im oberen Dünndarm, und sie ist sogar bei Patienten mit deutlichem Durchfall zu mehr als 80% vollständig. Nach oraler Gabe erreicht Chinin nach ca. drei Stunden Spitzenkonzentrationen im Plasma und zeigt bei gesunden Personen ein Verteilungsvolumen von 1,5 l/kg. Die Plasmaspiegel sinken mit einer Halbwertszeit von elf Stunden nach Beendigung der Therapie ab. Wie bei White (1992) zusammenfassend dargestellt, verändert sich die Pharmakokinetik von Chinin mit der Schwere der Malaria-Infektion. Die Werte für das Verteilungsvolumen und die systemische Clearance von Chinin sinken, wobei erstere stärker betroffen ist. Die Eliminationshalbwertszeit steigt dann auf 11 - 18 Stunden. Nach einer therapeutischen Standarddosis von Chinin können bei schwerkranken Thailändern Maximalkonzentrationen im Plasma von 15 - 20 mg pro Liter erreicht werden, ohne starke toxische Reaktionen (siehe unten). Im Gegensatz dazu verursachen Spiegel über 10 mg/l bei normalen Personen Vergiftungen mit schweren Reaktionen (Dyson et al., 1985). Scheinbar verhindern die hohen Konzentrationen des Akutphaseproteins α-1-Glykoprotein, das bei schwerer Malaria im Plasma auftreten kann, die Toxizität von Chinin durch dessen Bindung. Diese Bindung an α-1-Glykoprotein reduziert den Anteil von freiem Chinin von 15% der Gesamtkonzentration im Plasma auf 5 - 10% (Silamut et al., 1991). Wenn es den Patienten besser geht, sinkt der Spiegel an α-1-Glykoproteinen, das apparente Verteilungsvolumen vergrößert sich, die systemischen Elimination steigt an, und die Plasmakonzentration an Chinin sinkt. Die Chininkonzentrationen sind in Erythrozyten (33 - 40%) und in der zerebrospinalen Flüssigkeit (2 - 5%) niedriger als im Plasma. Das Arzneimittel erreicht auch fetales Gewebe.

Die Alkaloide der Chinarinde werden stark metabolisiert, insbesondere in der Leber, so daß nur ca. 20% der verabreichten Dosis unverändert im Urin ausgeschieden werden. Auch bei kontinuierlicher Gabe kommt es nicht zu einer Akkumulation des Arzneimittels im Körper. Die Metaboliten werden im Urin ausgeschieden. Die renale Exkretion ist bei saurem Urin doppelt so schnell wie bei alkalischem Urin.

Therapeutischer Einsatz Behandlung der Malaria
Trotz des toxischen Potentials stellt Chinin den Prototypen der Blutschizontozide für die Suppressionstherapie und für die Ausheilung chloroquinresistenter und multiresistenter Falciparum-Malaria dar. Bei schwerer Erkrankung ist eine schnelle Behandlung mit einer intravenös applizierten Initialdosis erforderlich. Dies kann für nicht-immune Patienten lebensrettend sein. Die orale Medikation zur Aufrechtzuerhaltung therapeutischer Konzentrationen wird verabreicht, sobald dies möglich ist. Insbesondere bei der Behandlung von Infektionen mit multiresistenten *P.-falciparum*-Stämmen werden die langsamer wirkenden Blutschizontozide wie Sulfonamid und Tetracyclin zusammen mit Chinin gegeben, um dessen Wirkung zu verstärken. Darreichungen von Chinin und Chinidin und genaue Dosierungsschemata für den Einsatz bei der Behandlung der *P.-falciparum*-Malaria sind in Tabelle 40.2 aufgelistet.

Die in Tabelle 40.2 gegebenen Empfehlungen entsprechen der aktuellen Praxis und sollten modifiziert werden, wo es erforderlich ist. In eine Reihe von Studien in den 80er Jahren konnte White und seine Mitarbeiter rationale Dosierungsschemata zur Behandlung bei Malaria tropica mit Chinin und Chinidin in Südostasien aufstellen. Dazu gehört auch die Einführung von hohen Initialdosen bei der Chinin- und Chinidinbehandlung. Nach voller therapeutischer Dosis erreichten Erwachsenen sehr hohe Plasmakonzentrationen an Chinin (15 - 20 mg pro Liter) mit nur geringen Zeichen von Toxizität. Scheinbar verhindert der Anstieg von α-1-Glykoprotein in der akuten Phase der Infektion die Toxizität des Chinin durch verstärkte Bindung des freien Wirkstoffanteils im Plasma (siehe oben). Demnach scheint das Verhältnis der Konzentration von freiem (nicht gebundenem) Chinin im Plasma zur minimalen inhibitorischen Konzentration (MIK), die zur Abtötung der Malariaparasiten nötig ist, kritisch für eine erfolgreiche Therapie mit minimaler Toxizität zu sein. Der therapeutische Bereich für „freies" Chinin liegt nach Schätzungen zwischen 0,2 - 2,0 mg pro Liter. Die Dosierungen, die zur Erreichung dieses Ziels notwendig sind, können je nach Alter, Schwere der Krankheit und Ansprechen von *P. falciparum* auf das Arzneimittel variieren. So sind zum Beispiel niedrigere Dosen effektiver bei der Behandlung von Kindern in Afrika als bei Erwachsenen in Südostasien, weil sich sowohl die Pharmakokinetik von Chinin in den beiden Populationen als auch die Empfindlichkeit von *P. falciparum* gegenüber Chinin unterscheiden (Winstanley et al., 1993; Edwards et al., 1994). Wenn Patienten nicht innerhalb von 48 Stunden auf die Therapie ansprechen, sollte die therapeutische Dosis um 30 - 50% verringert werden, um eine zu starke Akkumulation des Arzneimittels und Toxizität zu verhindern (White, 1992). Die Dosierungsschemata für Chinidin sind denen für Chinin ähnlich, obwohl Chinidin schwächer an Plasmaproteine bindet, ein größeres Verteilungsvolumen besitzt, schnellerer systemischer Clearance unterliegt und eine kürzere terminale Eliminationshalbwertszeit aufweist (siehe Miller et al., 1989; White, 1988, 1992).

Behandlung nächtlicher Beinkrämpfe
Das Auftreten von nächtlichen Beinmuskelkrämpfen wird durch Chinin vermindert. Die Dosis liegt bei 200 - 300 mg vor dem Schlafengehen. Für manche Patienten ist nur eine kurze Therapiedauer nötig, bei anderen sind sogar hohen Dosen wirkungslos.

Toxizität und unerwünschte Wirkungen
Für Erwachsenen liegt die tödliche orale Dosis von Chinin bei ca. 2 - 8 g. Wenn Chinin wiederholt in vollen therapeutischen Dosen gegeben wird, kommt es zu einer typischen dosisabhängigen Anhäufung von Symptomen, die Chininismus genannt werden. In der milden Form bedeutet das Ohrgeräusche, Kopfschmerzen, Übelkeit und Sehstörungen. Wenn die Medikation fortgeführt wird oder nach einer hohen Einzeldosis können gastrointestinale, kardiovaskuläre und dermatologische Manifestationen auftreten.

Hören und Sehen sind von den Nebenwirkungen besonders betroffen. Funktionelle Beeinträchtigung des achten Hirnnerven können zu Tinnitus, geringerer Hörschärfe und Schwindel führen. Die visuellen Zeichen sind verschwommene Sicht, gestörte Farbwahrnehmung, Photophobie, Diplopie, Nachtblindheit, eingeschränktes Gesichtsfeld, Skotome, Mydriasis und sogar Erblindung (Bateman und Dyson, 1986). Die visuellen und auditorischen Effekte sind wahrscheinlich auf direkte Neurotoxizität zurückzuführen, obwohl auch sekundäre vaskuläre Veränderungen eine Rolle spielen. Es kommt zu deutlichen Verengungen der Gefäße in der Retina. Die Retina ist ischämisch, und es können sich Ödeme der Retina ausbilden. In schweren Fällen kommt es zur Optikusatrophie. Degenerative Veränderungen der Zellen der Spiralganglien, die Ähnlichkeit mit den Veränderungen der Ganglionzellen in der Retina haben, unterstützen die Annahme, daß die Schädigungen der Zellen durch Chinin direkt verursacht werden.

Gastrointestinale Symptome treten ebenfalls bei Chinismus auf. Übelkeit, Abdominalschmerzen und Durchfall entstehen aufgrund lokaler Irritationen durch orales Chinin, können aber auch ZNS-bedingt sein. Die Haut ist oft heiß und gerötet, die Schweißabsonderung ist verstärkt, und es kommt häufig zu Hautausschlägen. Manchmal wird ein Angioödeme, insbesondere im Gesicht, beobachtet.

Chinin und Chinidin können sogar in therapeutischer Dosierung durch ihren starken stimulatorischen Effekt auf pankreatischen β-Zellen, Hyperinsulinämie und schwere Hypoglykämie hervorrufen. Trotz der Gabe von Glukoseinfusionen kann diese Komplikation ernst und lebensbedrohlich werden, besonders während der Schwangerschaft oder bei langer, schwerer Infektion (siehe White, 1992).

Chinin verursacht selten kardiovaskuläre Komplikationen, wenn therapeutische Plasmaspiegel nicht überschritten werden (White, 1992). Wenn das Arzneimittel zu schnell intravenös verabreicht wird, kann es zu schwerer Hypotonie kommen. Akute Überdosierung kann zu ernsten und sogar tödlichen Rhythmusstörungen (Sinusstillstand, A-V-Block, ventrikuläre Tachykardien und Kammerflimmern) führen (Bateman und Dyson, 1986). Die Wirkungen von Chinin auf das Herz werden ausführlich in Kapitel 35 besprochen.

Wenn schon geringe Dosen der Alkaloide der Chinarinde toxische Manifestationen zeigen, weisen diese Patienten meist eine Überempfindlichkeit gegen das Arzneimittel auf. Nach einmaliger Gabe von Chinin kann es bereits zum Auftreten des Chinismus kommen, der dann in der Regel mild ausgeprägt ist. Die Überempfindlichkeit kommt durch Hautrötungen, Pruritus, Hautauschläge, Fieber, gastrointestinale Beschwerden, Ohrengeräusche und Sehstörungen zum Ausdruck. Extreme Hautrötung und starker, generalisierter Pruritus sind die häufigste Erscheinungsform der Überempfindlichkeit. Seltener kommt es zu einer Hämoglobinurie und einem Asthma-Anfall durch Chinin.

„Schwarzwasser-Fieber" ist eine Kombination aus massiver Hämolyse, Hämoglobinämie und Hämoglobinurie, die zu Anurie, Nierenversagen und sogar zum Tod führen kann. Dies ist ein seltene Form der Hypersensitivität auf Chinin, die bei Malariabehandlung und während der Schwangerschaft auftreten kann. Chinin kann unter Umständen milde Hämolyse verursachen, insbesondere bei Personen mit Glukose-6-phosphat-Mangel. Eine symptomatische thrombozytopenische Purpura, durch Antikörper oder durch Komplement vermittelte Mechanismen ausgelöst, ist ebenfalls eine seltene Chininreaktion, die sogar durch das Trinken von Tonic verursacht werden kann (sog. Cocktail purpurea). Bei hypersensitiven Personen kann Asthma auftreten. Weiterhin kommt es in seltenen Fällen zu einer Hypoprothrombinämie, Leukopenie und Agranulozytose. Die gelegentlich zum Schwangerschaftsabbruch eingesetzen hohen Dosen von Chinin verursachen möglicherweise eine abnormale fetale Entwicklung.

Vorsichtsmaßnahmen, Kontraindikationen und Wechselwirkungen Chinin muß bei Patienten mit bekannter Überempfindlichkeit gegen das Arzneimittel, wenn überhaupt, mit beträchtlicher Vorsicht eingesetzt werden. Dies gilt besonders, wenn sich die Überempfindlichkeit in Form von kutanen, angioödematösen, visuellen oder auditorischen Symptomen äußert. Chinin sollte sofort abgesetzt werden, wenn sich Hinweise auf eine Hämolyse zeigen. Das Arzneimittel sollte nicht bei Patienten mit Tinnitus oder Optikusneuritis eingesetzt werden. Bei Verabreichung von Chinin an Patienten mit Herzrhythmusstörungen sind die gleichen Vorsichtsmaßnahmen wie für Chinidin erforderlich (siehe Kapitel 35).

Da parenterale Chininlösungen stark reizend sind, sollte die Substanz nicht subkutan appliziert werden. Konzentrierte Lösungen können bei intramuskulärer Injektion Abszesse verursachen oder bei intravenöser Infusion ein Thrombophlebitis bewirken. Die Resorption von Chinin aus dem Gastrointestinaltrakt kann durch aluminiumhaltige Antazida verzögert werden. Chinin und Chinidin können die Resorption von Digoxin und verwandten Herzglykosiden verzögern und deren Plasmaspiegel erhöhen (siehe Kapitel 34 und 35). Ebenso kann das Alkaloid die Plasmakonzentrationen von Warfarin und verwandten Antikoagulanzien erhöhen. Die Wirkung von Chinin an der neuromuskuläre Endplatte verstärkt den Effekt neuromuskulärer Hemmstoffe und ist der Wirkung von Acetylcholinesterase-Inhibitoren entgegengesetzt (siehe oben). Die renale Clearance von Chinin wird durch Cimetidin verringert und durch pH-Senkung des Urins erhöht.

ANTIBAKTERIELLE WIRKSTOFFE IN DER MALARIA-THERAPIE

Kurz nach der Einführung der Sulfonamide konnte gezeigt werden, daß sie auch gegen Malaria wirksam sind. Diese Eigenschaft wurde während des Zweiten Weltkriegs eingehend erforscht. Die Sulfone erwiesen sich ebenfalls als wirksam. Die erste Studie mit Dapson bei Infektion mit *P. falciparum* wurde 1943 durchgeführt. Sulfonamide werden gemeinsam mit Pyrimethamin und bei chloroquinresistenter Malaria tropica in bestimmten Teilen Afrikas gemeinsam mit Chinin eingesetzt. Tetracycline sind langsam wirksame Blutschizontozide, die allein zur Prophylaxe und zusammen mit Chinin zur Chemotherapie bei multiresistenter *P.-falciparum*-Malaria verabreicht werden.

Sulfonamide und Sulfone Sulfonamide und Sulfone sind langsam wirksame Blutschizontozide, die gegen *P. falciparum* wirksamer als gegen *P. vivax* sind. Diese Folat-Antagonisten werden gemeinsam mit dem Dihydrofolat-Reduktase-Inhibitor Pyrimethamin eingesetzt, wodurch die Wirksamkeit gegen die Malariaparasiten verstärkt wird. Beispielsweise sind Pyrimethamin und Sulfadiazin in Kombination mit Chinin bei der Behandlung von akuten Malariaattacken, die durch chloroquinresistente *P.-falciparum*-Stämme verursacht werden, wirksam (siehe Tabelle 40.2). Die Kombination von Langzeit-Sulfonamiden (Sulfadoxin) und Pyrimethamin kann in Afrika zur Selbstbehandlung einer mutmaßlichen Malariaattacke nützlich sein, wenn keine medizinische Versorgung erreichbar ist (Stand-by-Therapie). Aufgrund der potentiellen Toxizität der Sulfonkomponente (siehe Abschnitt zu Pyrimethamin) wird weder diese Kombination noch Pyrimethamin-Dapson derzeit zur Langzeitprophylaxe empfohlen.

Tetracycline Tetracycline sind besonders nützlich bei der Behandlung akuter Malariaattacken, die von multiresistenten *P.-falciparum*-Stämmen verursacht werden und die zudem eine Teilresistenz gegenüber Chinin aufweisen (Chongsuphajaisiddhi et al., 1986). Der relativ langsame Wirkeintritt macht eine parallele Gabe von Chinin zur Kontrolle der Parasitämie absolut notwendig. Die verschiedenen Tetracycline erscheinen gleichwertig, in der Regel werden aber nur Tetracyclin oder Doxycyclin empfohlen. Obwohl Tetracyclin eine deutliche Wirkung gegen primäre Gewebeschizonten von chloroquinresistenten *P. falciparum* zeigt, ist der langfristige Einsatz zur Prophylaxe nicht empfehlenswert. Doxycyclin allein wird von Reisenden zur kurzfristigen Prophylaxe gegen multiresistente Stämmen benutzt. Dosisschemata für Tetracyclin und Doxycyclin sind in Tabelle 40.1 und 40.2 aufgeführt. Wegen der nachteiligen Wirkung auf Zähne und Knochen sollte Tetracyclin nicht an Schwangere und Kinder unter acht Jahren verabreicht werden. Photosensitive Reaktion oder arzneimittelinduzierte Superinfektionen können eine Unterbrechung der Therapie oder der Prophylaxe notwendig machen.

RICHTLINIEN ZUR PROPHYLAXE UND CHEMOTHERAPIE DER MALARIA

Die Chemoprophylaxe und Chemotherapie der gefährlichsten Form der Malaria, der Malaria tropica, ist zunehmend komplexer geworden und gegenwärtig unzureichend. Dies liegt hauptsächlich an der Selektion arzneimittelresistenter *P.-falciparum*-Stämme in Gebieten des intensiven Einsatzes von Antimalariamitteln. Da das therapeutische Fenster der meisten erhältlichen Antimalariamittel recht eng ist, bringt eine Erhöhung der Dosis, um der Resistenz entgegenzuwirken, das Risiko der intolerablen Toxizität mit sich. Überdies werden neuere Antimalariamittel, die in die Therapie eingeführt werden, ebenso mit dem Problem der Resistenzentwicklung konfrontiert. Die in den Tabellen 40.1 und 40.2 aufgeführten derzeitigen Empfehlungen für die Arzneimittel und Dosisschemata für die Behandlung und Prophylaxe sind als Richtlinien zu verstehen und müssen je nach Lebensweise und Umgebung des Patienten, dem geographischem Ursprung, Art und Resistenzprofil des infizierenden Parasiten und den lokal zur Malariakontrolle eingesetzten Wirkstoffen modifiziert werden.

Der folgende Abschnitt stellt einen Überblick der Chemoprophylaxe und der Chemotherapie der Malaria dar. Zu genaueren Angaben über einzelne Arzneimittel und deren klinische Anwendung sollte der Leser die entsprechenden Textstellen und die weiterführende Literatur konsultieren, insbesondere die Übersichten von White (1992), Zucker und Campbell (1993) sowie Edwards und Mitarbeitern (1994). Die aktuellsten Informationen zur Malariaprophylaxe sind über die Malaria Hotline beim Centers for Disease Control and Prevention (CDC) erhältlich (Telefon 001 404-332-4555 [rund um die Uhr besetzt] oder http://www.cdc.gov). Konsultationen und Notfallberatung sind über den Malaria-Abteilung des CDC erhältlich (Telefon 001 404-488-7760). Diese Quelle bietet auch über Fax Informationen: 001-404-488-7761.

Arzneimittel sollten keinesfalls einfache und preiswerte Maßnahmen der Malariavorbeugung ersetzten. Personen, die malariaverseuchte Gebieten besuchen, sollten entsprechende Maßnahmen zur Prävention von Moskitostichen einleiten. Moskitos stechen hauptsächlich in der Morgen- und Abenddämmerung, daher sollte man eine Moskito-Exposition in dieser Zeit vermeiden. Weitere Maßnahmen sind das Tragen langärmeliger, dunkler Kleidung und das Benutzen von insektenabweisenden Mittel mit einem mindestens 30%igen Anteil an N,N-Diethylmetatoluamid (DEET). Ebenfalls wichtig für die Prävention ist das Schlafen in geschützten Räumen unter Moskitonetzen, die mit Pyrethrininsektiziden wie Permethrin imprägniert sind (Zucker und Campbell, 1993).

In endemischen Gebieten bleibt Chloroquin das Arzneimittel der Wahl für die Prophylaxe und die Kontrolle der Infektion von *P. vivax*, *P. ovale* und *P. malariae* sowie chloroquinsensitiver *P.-falciparum*-Stämme. Das Arzneimittel wird auch zusammen mit anderen Antimalariamitteln zur Kontrolle gemischter Infektionen von *P. vivax* und chloroquinresistenten *P.-falciparum*-Stämmen benutzt. Eine Radikalkur der Malaria tertiana mit Primaquin sollte erst nach Verlassen des endemischen Gebiets begonnen werden. Aufgrund der potentiellen Toxizität wird in Gebieten, in denen chloroquinresistente *P.-falciparum*-Stämme endemisch sind, Pyrimethamin-Sulfadoxin nicht mehr zur Prophylaxe empfohlen. Statt dessen werden Reisende angewiesen, Chloroquin einmal wöchentlich einzunehmen und eine therapeutische Einmaldosis dieser Kombination mitzuführen, um mutmaßliche Malariaattacken zu behandeln, bis die Hilfe eines Arztes erreichbar ist (Stand-by-Therapie). In bestimmten Teilen Afrikas südlich der Sahara wird Chloroguanid mit Chloroquin zur Prophylaxe gegen chloroquinresistente Malaria tropica eingesetzt. Die Therapie mit Folat-Antagonisten kann bei der Bekämpfung von Attacken durch stark chloroquinresistente oder multiresistente *P.-falciparum*-Stämme, wie sie in Südostasien auftreten, gänzlich versagen. Eine Prophylaxe mit Mefloquin oder Doxycyclin kann in diesen Fällen angezeigt, manchmal gibt es aber keine Alternative als die Kontrolle akuter Attacken mit wiederholten Behandlungszyklen (siehe unten).

Mit der wichtigen Ausnahme der resistenten *P.-falciparum*-Stämme ist die Chemotherapie der akuten Malariaattacken für alle Plasmodienarten gleich, nur die Folgebehandlung hängt von der Plasmodienart ab. Ein Malariaanfall sollte als medizinischer Notfall eingeordnet werden, insbesondere bei nicht immunen Personen wie Reisenden, Schwangeren oder Kleinkindern. Eine Behandlung mit schnell wirksamen Blutschizontoziden muß rasch eingeleitet werden, wenn anhand der Reisegeschichte oder klinischer Befunde Verdacht auf eine Malaria tropica besteht. Man sollte bei diesen Patienten nicht auf eine definitive parasitologische Diagnose warten, da sich der klinische Zustand schnell verschlechtern kann. Zudem kann das klinische Bild atypisch sein und im „dicken Tropfen" können die Plasmodien in den initialen Stadien der Infektion übersehen werden. Chloroquin ist das Arzneimittel der Wahl für *P. vivax*, *P. ovale* und *P. malariae* sowie chloroquinsensitive *P.-falciparum*-Stämme. Chloroquin sollte, wenn möglich, oral gegeben werden, aber es kann auch intramuskulär oder sogar intravenös verabreicht werden, wenn geeignete Vorsichtsmaßnahmen getroffen werden. Innerhalb von 48 - 72 Stunden nach Therapiebeginn sollte sich bei den Patienten eine deutliche Verbesserung des klinischen Zustands zeigen, ebenso einen klaren Rückgang der Parasitämie, die täglich zu überprüfen ist. Das Ausbleiben einer solchen Reaktion oder Versagen bei der Elimination der Parasiten aus dem Blut innerhalb von sieben Tagen weisen auf eine Arzneimittelresistenz hin. Wird entweder aufgrund der Reisegeschichte/-route oder durch mangelndes Ansprechen auf Chloroquin eine Infektion mit einem chloroquinresistentem Erreger vermutet, ist trotz seiner Toxizität Chinin das Blutschizontozid/Mittel der Wahl. Bei multiresistenter Malaria tropica wird Chinin zusammen mit anderen langsamer wirkenden Blutschizontoziden wie den Folat-Antagonisten oder Tetracyclinen gegeben. Die Wahl der zuletzt genannten Arzneimittel ist von vielen Faktoren abhängig (siehe Tabelle 40.2 und Text). Auch hier wird die orale Verabreichung vorgezogen (Chininsulfat), aber intravenöse Applikationsformen (Chinindihydrochlorid) müssen solange gegeben werden, bis eine orale Medikation erfolgen kann. Bei schwerer Malaria kann eine Austauschtransfusion notwendig werden. (Miller et al., 1989).

Selbst ohne eine Neuinfektion kann es zu wiederkehrenden Malariaattacken während oder nach der Malariatherapie kommen. Wiederkehrende Attacken von *P. vivax*, *P. ovale* oder *P. malariae* können normalerweise gut durch eine erneute Gabe von Chloroquin kontrolliert werden. Im Fall von *P.-vivax-* und *P.-ovale*-Infektionen sollte dies kombiniert mit oder gefolgt von einer Primaquingabe erfolgen. Bei einigen Patienten mit Malaria-tertiana-Infektion kann mehr als ein Behandlungszyklus notwendig sein, um eine Radikalkur zu erzielen. Wiederkehrende *P.-falciparum*-Malariaattacken oder (persistierende) Parasitämie nach entsprechender Behandlung mit Chloroquin zeugen normalerweise von einer Infektion mit chloroquinresistenten Plasmodien (zur klinischen Klassifizierung, siehe Weltgesundheitsorganisation WHO, 1981). Ein Behandlungszyklus mit Chinin löst dieses Problem normalerweise. Trotzdem gibt es besonders in Südostasien multiresistente Stämme, die nicht auf die normalen Dosen von Chinin ansprechen. In dieser schwierigen Situation müssen verschiedene Optionen in Betracht gezogen werden. Chinin ist zusammen mit langsamer wirkenden Blutschizontoziden wie z. B. Doxycyclin in Südostasien oder mit Folat-Antagonisten in den meisten Teilen Afrikas erfolgreich eingesetzt worden. Mefloquin stellt besonders in den geographischen Gebieten, in denen es noch nicht zu Resistenzen gegen dieses Alkaloid gekommen ist, eine gute Alternative zu Chinin dar. Mefloquin kann zwar oral gegeben werden, sollte jedoch nicht gemeinsam mit Chinin verabreicht werden. Zur Eradikation der Parasiten, die *in vitro* Resistenz gegen Chinin zeigen, können hohe Mefloquindosen nötig sein. In Fällen, in denen Mefloquin kontraindiziert oder nicht wirksam ist (siehe Tabelle 40.2 und Text), kann Halofantrin von Nutzen sein. Allerdings muß Halofantrin oral verabreicht werden, und seine bekanntermaßen hoch variable Bioverfügbarkeit kann zu therapeutischem Versagen oder intolerabler Kardiotoxizität führen. Zusätzlich kann eine Kreuzresistenz zwischen Halofantrin und Mefloquin auftreten. Die Endoperoxidasen, die gegen Malaria wirksam sind und durch *Artemesinderivate* repräsentiert werden, werden im Moment verstärkt für die Behandlung multiresistenter Falciparum-Malaria geprüft. Diese schnell wirksamen Arzneimittel allein oder in Kombination mit Chinin oder verwandten Blutschizontoziden könnten in Fällen von schwerer Malaria lebensrettend sein (siehe Text und White, 1992).

Die Prophylaxe und Behandlung der Malaria stellt ein besonderes Problem bei sensiblen Populationen wie Kindern und Schwangeren dar. Mit entsprechenden Dosierungsanpassungen und Vorsichtsmaßnahmen gilt für die Behandlung von Kindern das gleiche wie für Erwachsene, mit Ausnahme von Tetracyclinen, die nur in Notfällen an Kinder unter acht Jahren verabreicht werden sollten (siehe Text und Tabellen 40.1 und 40.2). Die Malaria-Infektion insbesondere mit *P. falciparum* verläuft bei Kindern und Schwangeren z. T. besonders schwer. Letztere sollten dahingehend beraten werden, Reisen in endemische Gebiete wenn möglich zu vermeiden. Während Chloroquin und Chinin in der Schwangerschaft eingenommen werden können, sollten Foatantagonisten, Tetracyclin und Primaquin vermieden werden. Die Ausnahme hierzu ist Chloroguanid, das als relativ sicher in der Schwangerschaft angesehen wird.

AUSBLICK

Die Zukunft der Malaria-Chemotherapie mit dem Hauptziel einer Kontrolle der Erkrankungsverbreitung sieht düster aus. Wie im Falle der Antibiotika, hat der intensive Einsatz der Malariamittel zur Selektion von arzneimittelresistenten *P.-falciparum*-Stämmen geführt. Derzeit zur Verfügung stehende Arzneimittel wie Chloroquin veralten schnell, während die Entwicklung neuer Malariamittel wie der Endoperoxidasen nicht schnell genug voranschreiten. Viele Blutschizontozide besitzen ähnliche Wirkmechanismen, so daß unterschiedliche Grade der Kreuzresistenz auftreten. Die klinischen Wirksamkeit der Strategien zur Überwindung der Resistenzen wie z. B. der Einsatz von Ca^{2+}-Kanalblockern (z. B. Verapamil) bei Chloroquinresistenz muß erst noch gezeigt werden.

Die Forschung nach neuartigen Malariamitteln muß beschleunigt werden. Die Kultivierung von *P. falciparum* stellt ein bequemes *in vitro* Testsystem für das Screening einer Vielzahl von Wirkstoffen und Extrakten nach Leitsubstanzen dar. Diese Technologie erleichtert auch Untersuchungen zur Biologie von *P. falciparum*, wodurch neue Ziele für Angriffsorte der Arzneimittelwirkung identifiziert werden können. Mehr Wissen über die Mechanismen der Arzneimittelwirkung und Resistenz sollte aus Untersuchungen mit resistenten und sensitiven Parasiten entstehen. Für diesen Zweck stehen kombinierte Ansätze aus Genetik, Entwicklungsbiologie, Molekularbiologie und Biochemie zu Verfügung.

Die klinische Evaluation muß mit den Identifizierung neuer vielverspechender Wirkstoffe Schritt halten. Der Fortschritt bei der Nutzung des therapeutischen Potentials der Endoperoxidasen zum Beispiel ist enttäuschend langsam. Um die Chemotherapie der Malaria tropica auf rationaler Basis zu einzusetzen, müssen gründliche pharmakokinetische und pharmakodynamische Untersuchungen zur Bestimmung der optimalen Indikationen und geeigneten Dosierungsschemata für verschiedene Populationen durchgeführt werden.

Zur weiteren Diskussion der Malaria siehe *Harrison's Principles of Internal Medicine*, 14th ed., McGraw-Hill, New York, 1998, deren deutsche Ausgabe 1999 erscheint.

LITERATUR

Basco, L.K., and Le Bras, J. *In vitro* activity of halofantrine and its relationship to other standard antimalarial drugs against African isolates and clones of *Plasmodium falciparum*. *Am. J. Trop. Med. Hyg.*, **1992**, *47*:521—527.

Bernstein, H.N., Svaifler, N.J., Rubin, M., and Mausour, A.M. The ocular deposition of chloroquine. *Invest. Ophthalmol. Visual Sci.*, **1963**, *2*:384—392.

Bitonti, A.J., Sjoersdma, A., McCann, P.P., Kyle, D.E., Oduola, A.M.J., Rossan, R.N., Milhous, W.K., and Davidson, D.E., Jr. Reversal of chloroquine resistance in malaria parasite *Plasmodium falciparum* by desipramine. *Science*, **1988**, *242*:1301—1303.

Blauer, G. Interaction of ferriprotoporphyrin IX with the antimalarials amodiaquine and halofantrine. *Biochem. Intl.*, **1988**, *17*:729—734.

Carroll, F.I., Berrang, B., and Linn, C.P. Resolution of antimalarial agents via complex formation with α-(2,4,5,7-tetranitro-9-fluorenylideneaminooxy) propioninc acid. *J. Med. Chem.*, **1978**, *21*:326—330.

Chevli, R., and Fitch, C.D. The antimalarial drug mefloquine binds to membrane phospholipids. *Antimicrob. Agents Chemother.*, **1982**, *21*:581—586.

Chou, A.C., Chevli, R., and Fitch, C.D. Ferriprotoporphyrin IX fulfills the criteria for identification as the chloroquine receptor of malaria parasites. *Biochemistry*, **1980**, *19*:1543—1549.

Cohen, R.J., Sachs, J.R., Wicker, D.J., and Conrad, M.E. Methemoglobinemia provoked by malarial chemoprophylaxis in Vietnam. *N. Engl. J. Med.*, **1968**, *279*:1127—1131.

Cook, I.F., and Kish, M.Y. Haematological safety of long-term malarial prophylaxis with dapsone-pyrimethamine. *Med. J. Aust.*, **1985**, *143*:139—141.

Cosgriff, T.M., Boudreau, E.F., Pamplin, C.L., Doberstyn, E.B., Desjardins, R.E., and Canfield, C.J. Evaluation of the antimalarial activity of the phenanthrenemethanol halofantrine (WR 171,669). *Am. J. Trop. Med. Hyg.*, **1982**, *31*:1075—1079.

Davidson, M.W., Griggs, B.G., Boykin, D.W., and Wilson, W.D. Molecular structural effects involved in the interaction of quinolinemethanolamines with DNA. Implications for antimalarial action. *J. Med. Chem.*, **1977**, *20*:1117—1122.

Dyson, E.H., Proudfoot, A.T., Prescott, L.F., and Heyworth, R. Death and blindness due to overdose of quinine. *Br. Med. J. (Clin. Res. Ed.)*, **1985**, *291*:31—33.

Easterbrook, M. Ocular effects and safety of antimalarial agents. *Am. J. Med.*, **1988**, *85 Suppl. 4A*:23—29.

Estes, M.L., Ewing-Wilson, D., Chou, S.M., Mitsumoto, H., Hanson, M., Shirey, E., and Ratliff, N.B. Chloroquine neuromyotoxicity: clinical and pathologic perspective. *Am. J. Med.*, **1987**, *82*:447—455.

Falco, E.A., Goodwin, L.G., Hitchings, G.H., Rollo, I.M., and Russell, P.B. 2,4-Diaminopyrimidines—a new series of antimalarials. *Br. J. Pharmacol. Chemother.*, **1951**, *6*:185—200.

Ferone, R., Burchall, J.J., and Hitchings, G.H. *Plasmodium berghei* dihydrofolate reductase: isolation, properties, and inhibition by antifolates. *Mol. Pharmacol.*, **1969**, *5*:49—59.

Ferrari, V., and Cutler, D.J. Simulation of kinetic data on the influx and efflux of chloroquine by erythrocytes infected with *Plasmodium falciparum*. Evidence for a drug-importer in chloroquine-sensitive strains. *Biochem. Pharmacol.*, **1991**, *42*:S167—S179.

Fitch, C.D., Chan, R.L., and Chevli, R. Chloroquine resistance in malaria: accessibility of drug receptors to mefloquine. *Antimicrob. Agents Chemother.*, **1979**, *15*:258—262.

Fletcher, K.A., Evans, D.A., Gilles, H.M., Greaves, J., Bunnag, D., and Harinasuta, T. Studies on the pharmacokinetics of primaquine. *Bull. W.H.O.*, **1981**, *59*:407—412.

Fogh, S., Schapira, A., Bygbjerg, I.C., Jepsen, S., Mordhorst, C.H., Kuijlen, K., Ravn, P., Rønn, A., and Gøtzsche, P.C. Malaria chemoprophylaxis in travelers to east Africa: a comparative prospective study of chloroquine plus proguanil with chloroquine plus sulfadoxine-pyrimethamine. *Br. Med. J. (Clin. Res. Ed.)*, **1988**, *296*:820—822.

Foote, S.J., Thompson, J.K., Cowman, A.F., and Kemp, D.J. Amplification of the multidrug resistance gene in some chloroquine-resistant isolates of *P. falciparum*. *Cell*, **1989**, *57*:921—930.

Geary, T.G., Divo, A.A., and Jensen, J.B. Stage specific actions of antimalarial drugs on *Plasmodium falciparum* in culture. *Am. J. Trop. Med. Hyg.*, **1989**, *40*:240—244.

Gillespie, S.H., Msaki, E.P., Ramsay, A., Ngowi, F.I., and Fox, R. A new micronized formulation of halofantrine hydrochloride in the treatment of acute *Plasmodium falciparum* malaria. *Trans. R. Soc. Trop. Med. Hyg.*, **1993**, *87*:467—469.

Helsby, N.A., Edwards, G., Breckenridge, A.M., and Ward, S.A. The multiple dose pharmacokinetics of proguanil. *Br. J. Clin. Pharmacol.*, **1993**, *35*:653—656.

Hyde, S.C., Emsley, P., Hartshorn, M.J., Mimmack, M.M., Gileadi, U., Pearce, S.R., Gallagher, M.P., Gill, D.R., Hubbard, R.E., and Higgins, C.F. Structural model of ATP-binding proteins associated with cystic fibrosis, multidrug resistance and bacterial transport. *Nature*, **1990**, *346*:362—365.

Jacobs, G.H., Aikawa, M., Milhous, W.K., and Rabbege, J.R. An ultrastructural study of the effects of mefloquine on malarial parasites. *Am. J. Trop. Med. Hyg.*, **1987**, *36*:9—14.

Karle, J.M., and Karle, I.L. Crystal structure and molecular structure of mefloquine methylsulfonate monohydrate: implications for a malaria receptor. *Antimicrob. Agents Chemother.*, **1991**, *35*:2238—2245.

Krishna, S., ter Kuile, F., Supanaranond, W., Pukrittayakamee, S., Tejaisavadharm, P., Kyle, D., and White, N.J. Pharmacokinetics, efficacy and toxicity of parenteral halofantrine in uncomplicated malaria. *Br. J. Clin. Pharmacol.*, **1993**, *36*:585—591.

Krogstad, D.J., Gluzman, I.Y., Kyle, D.E., Oduola, A.M.J., Martin, S.K., Milhous, W.K., and Schlesinger, P.H. Efflux of chloroquine from *Plasmodium falciparum*: mechanism of chloroquine resistance. *Science*, **1987**, *238*:1283—1285.

Krogstad, D.J., Gluzman, I.Y., Herwaldt, B.L., Schlesinger, P.H., and Wellems, T.E. Energy dependence of chloroquine accumulation and chloroquine efflux in *Plasmodium falciparum*. *Biochem. Pharmacol.*, **1992**, *43*:57—62.

Martin, S.K., Oduola, A.M.J., and Milhous, W.K. Reversal of chloroquine resistance in *Plasmodium falciparum* by verapamil. *Science*, **1987**, *235*:899—901.

Mihaly, G.W., Ward, S.A., Edwards, G., Orme, M.L., and Breckenridge, A.M. Pharmacokinetics of primaquine in man: identification of the carboxylic acid derivative as a major plasma metabolite. *Br. J. Clin. Pharmacol.*, **1984**, *17*:441—446.

Miller, K.D., Lobel, H.D., Satriale, R.F., Kuritsky, J.N., Stern, R., and Campbell, C.C. Severe cutaneous reactions among American travelers using pyrimethamine-sulfadoxine (fansidar) for malaria prophylaxis. *Am. J. Trop. Med. Hyg.*, **1986**, *35*:451—458.

Miller, K.D., Greenberg, A.E., and Campbell, C.C. Treatment of severe malaria in the United States with a continuous infusion of quinidine gluconate and exchange transfusion. *N. Engl. J. Med.*, **1989**, *321*:65—70.

Milton, K.A., Edwards, G., Ward, S.A., Orme, M.L'E., and Breckenridge, A.M. Pharmacokinetics of halofantrine in man: effects of food and dose size. *Br. J. Clin. Pharmacol.*, **1989**, *28*:71—77.

Mühlens, P. Die Behandlung der natürlichen menschlichen Malaria-Infektion mit Plasmochin. *Naturwissenschaften*, **1926**, *14*:1162—1166.

Nosten, F., ter Kuile, F.O., Luxemburger, C., Woodrow, C., Kyle, D.E., Chongsuphajaisiddhi, T., and White, N.J. Cardiac effects of antimalarial treatment with halofantrine. *Lancet*, **1993**, *341*:1054—1056.

Rieckmann, K.H., Davis, D.R., and Hutton, D.C. *Plasmodium vivax* resistance to chloroquine? *Lancet*, **1989**, *2*:1183—1184.

Rynes, R.I., and Bernstein, H.N. Ophthalmologic safety profile of antimalarial drugs. *Lupus*, **1993**, *2*:S17—S19.

Schmidt, L.H. Compatibility of relapse patterns of *Plasmodium cynomolgi* infections in rhesus monkeys with continuous cyclical development and hypnozoite concepts of relapse. *Am. J. Trop. Med. Hyg.*, **1986**, *35*:1077—1099.

Schmidt, L.H., Crosby, R., Rasco, J., and Vaughan, D. Antimalarial activities of various 4-quinolonemethanols with special attention to WR-142,490 (mefloquine). *Antimicrob. Agents Chemother.*, **1978**, *13*:1011—1030.

Schuster, B.G. and Canfield, C.J. Preclinical studies with halofantrine. *Parasitol. Today*, **1989**, *5 Suppl.*:3—13.

Silamut, K., Molunto, P., Ho, M., Davis, T.M.E., and White, N.J. α_1-acid glycoprotein (orosomucoid) and plasma protein binding of quinine in falciparum malaria. *Br. J. Clin. Pharmacol.*, **1991**, *32*:311—315.

Slater, A.F., and Cerami, A. Inhibition by chloroquine of a novel haem polymerase enzyme activity in malaria trophozoites. *Nature*, **1992**, *355*:167—169.

Trager, W., and Jensen, J.B. Human malaria parasites in continuous culture. *Science*, **1976**, *193*:673—675.

Ward, S.A., Mihaly, G.W., Edwards, G., Looareesuwan, S., Phillips, R.E., Chanthavanich, P., Warrell, D.A., Orme, M.L., and Breckenridge, A.M. Pharmacokinetics of primaquine in man. II. Comparison of acute vs chronic dosage in Thai subjects. *Br. J. Clin. Pharmacol.*, **1985**, *19*:751—755.

Ward, S.A., Helsby, N.A., Skjelbo, E., Brøsen, K., Gram, L.F., and Breckenridge, A.M. The activation of the biguanide antimalarial proguanil co-segregates with the mephenytoin oxidation polymorphism—a panel study. *Br. J. Clin. Pharmacol.*, **1991**, *31*:689—692.

Warhurst, D.C. Antimalarial interaction with ferriprotoporphyrin IX monomer and its relationship to activity of the blood schizontocides. *Ann. Trop. Med. Parasitol.*, **1987**, *81*:65—67.

Wellems, T.E., Walker-Jonah, A., and Panton, L.J. Genetic mapping of the chloroquine-resistance locus on *Plasmodium falciparum* chromosome 7. *Proc. Natl. Acad. Sci. USA*, **1991**, *88*:3382—3386.

White, N.J., Miller, K.D., Churchill, F.C., Berry, C., Brown, J., Williams, S.B., and Greenwood, B.M. Chloroquine treatment of severe malaria in children. Pharmacokinetics, toxicity and new dosage recommendations. *N. Engl. J. Med.*, **1988**, *319*:1493—1500.

Wilson, C.M., Serrano, A.E., Wasley, A., Bogenschutz, M.P., Shankar, A.H., and Wirth, D.F. Amplification of a gene related to mammalian *mdr* genes in drug-resistant *Plasmodium falciparum*. *Science*, **1989**, *244*:1184—1196.

Wilson, C.M., Volkman, S.K., Thaithong, S., Martin, R.K., Kyle, D.E., Milhous, W.K., and Wirth, D.F. Amplification of *pfmdr* 1 associated with mefloquine and halofantrine resistance in *Plasmodium falciparum* from Thailand. *Mol. Biochem. Parasitol.*, **1993**, *57*:151—160.

Winstanley, P.A., Watkins, W.M., Newton, C.R.J.C., Nevill, C., Mberu, E., Warn, P.A., Waruiru, C.M., Mwangi, I.N., Warrell, D.A., and Marsh, K. The disposition of oral and intramuscular pyrimethami-ne/sulphadoxine in Kenyan children with high parasitemia but clinically non-severe falciparum malaria. *Br. J. Clin. Pharmacol.*, **1992**, *33*:143—148.

Winstanley, P., Newton, C., Watkins, W., Mberu, E., Ward, S., Warn, P., Mwangi, I., Waruiru, C., Pasvol, G., Warrell, D., and Marsh, K. Towards optimal regimens of parenteral quinine for young African children with cerebral malaria: importance of unbound quinine concentration. *Trans. R. Soc. Trop. Med. Hyg.*, **1993**, *87*:201—206.

Monographien und Übersichtsartikel

Bateman, D.N., and Dyson, E.H. Quinine toxicity. *Adverse Drug React. Acute Poisoning Rev.*, **1986**, *5*:215—233.

Bryson, H.M., and Goa, K.L. Halofantrine: a review of its antimalarial activity, pharmacokinetic properties and therapeutic potential. *Drugs*, **1992**, *43*:236—258.

Chongsuphajaisiddhi, T., Gilles, C.H.M., Krogstand, D.J., Salako, L.A., Warrell, D.A., White, N.J., Beales, P.F., Najera, J.A., Sheth, U.K., Spencer, H.C., and Wernsdorfer, W.H. Severe and complicated malaria. *Trans. R. Soc. Trop. Med. Hyg.*, 1986, *80 Suppl.*:1—50.

Coatney, G.R., Cooper, W.C., Eddy, N.B., and Greenberg, J. *Survey of Antimalarial Agents: Chemotherapy of Plasmodium gallinaceum Infections; Toxicity; Correlation of Structure and Action.* Public Health Service Monograph No. 9, U.S. Government Printing Office, Washington, D.C., **1953**.

Davey, D.G. Chemotherapy of malaria. Part 1. Biological basis of testing methods. In, *Experimental Chemotherapy*, Vol. 1. (Schnitzer, R. J., and Hawking, F., eds.) Academic Press, Inc., New York, **1963**, pp. 487—511.

Dubois, E.L. Antimalarials in the management of discoid and systemic lupus erythematosus. *Semin. Arthritis Rheum.*, **1978**, *8*:33—51.

Edwards, G., Winstanley, P.A., and Ward, S.A. Clinical pharmacokinetics in the treatment of tropical diseases. Some applications and limitations *Clin. Pharmacokinet.*, **1994**, *27*:150—165.

Good, M.I., and Shader, R.I. Lethality and behavioral side effects of chloroquine. *J. Clin. Psychopharmacol.*, **1982**, *2*:40—47.

Hill, J. Chemotherapy of malaria. Part 2. The antimalarial drugs. In, *Experimental Chemotherapy*, Vol. 1. (Schnitzer, R.J., and Hawking, F., eds.) Academic Press, Inc., New York, **1963**, pp. 513—601.

Hitchings, G.H., and Burchall, J.J. Inhibition of folate biosynthesis and function as a basis for chemotherapy. *Adv. Enzymol.*, **1965**, *27*:417—468.

Karbwang, J., and Na Bangchang, K. Clinical pharmacokinetics of halofantrine. *Clin. Pharmacokinet.*, **1994**, *27*:104—119.

Karbwang, J., and White, N.J. Clinical pharmacokinetics of mefloquine. *Clin. Pharmacokinet.*, **1990**, *19*:264—279.

Palmer, K.J., Holliday, S.M., and Brogden, R.N. Mefloquine: a review of its antimalarial activity, pharmacokinetic properties and therapeutic efficacy. *Drugs*, **1993**, *45*:430—475.

Rennie, I.G. Clinically important ocular reactions to systemic drug therapy. *Drug Saf.*, **1993**, *9*:196—211.

Schlesinger, P.H., Krogstad, D.J., and Herwaldt, B.L. Antimalarial agents: mechanisms of action. *Antimicrob. Agents Chemother.*, **1988**, *32*:793—798.

Symposium on DARAPRIM. (Various authors.) *Trans. R. Soc. Trop. Med. Hyg.*, **1952**, *46*:467—508.

Symposium. (Various authors.) *Primaquine: Pharmacokinetics, Metabolism, Toxicity, and Activity*. Proceedings of a meeting of the Scientific Working Group on the Chemotherapy of Malaria. (Wernsdorfer, W.H., and Trigg, P.I., eds.) John Wiley & Sons, Inc., New York, **1987**.

Tarlov, A.R., Brewer, G.J., Carson, P.E., and Alving, A.S. Primaquine sensitivity. *Arch. Intern. Med.*, **1962**, *109*:209—234.

van Es, H.H., Skamene, E., and Schurr, E. Chemotherapy of malaria: a battle against all odds? *Clin. Invest. Med.*, **1993**, *16*:285—293.

White, N.J. Drug treatment and prevention of malaria. *Eur. J. Clin. Pharmacol.*, **1988**, *34*:1—14.

White, N.J. Antimalarial pharmacokinetics and treatment regimens. *Br. J. Clin. Pharmacol.*, **1992**, *34*:1—10.

Wiselogle, F.Y. (ed.). *A Survey of Antimalarial Drugs*, 1941—1945. J. W. Edwards, Publisher, Inc., Ann Arbor, Mich., **1946**. (Two volumes.)

World Health Organization. *Chemotherapy of Malaria*, 2nd ed. (Bruce-Chwatt, L.J. and Black, R.H., eds.) WHO Monograph Series No. 27, WHO, Geneva, **1981**.

Zucker, J.R., and Campbell, C.C. Malaria: principles of prevention and treatment. *Infect. Dis. Clinic North Am.*, **1993**, *7*:547—567.

41 CHEMOTHERAPIE BEI PROTOZOEN-INFEKTIONEN (Fortsetzung)
Trypanosomiasis, Leishmaniosen, Amöbiasis, Giardiasis, Trichomoniasis und andere Protozonen-Infektionen

James W. Tracy und Leslie T. Webster, Jr.

Menschen sind Wirte für eine große Anzahl von Protozoenparasiten, die direkt aus dem Säugerreservoir oder von Person zu Person durch Insektenvektoren übertragen werden können. Weil sich Protozoen in ihren Wirten vermehren und Impfungen bisher nicht möglich sind, ist eine Chemotherapie der einzige praktikable Weg, um infizierte Personen zu behandeln oder die Übertragung in den Populationen zu reduzieren. Das Immunsystem spielt bei den meisten Protozoen-Wirtsbeziehungen eine entscheidende Rolle und bestimmt den Verlauf und die Folgeerscheinungen der Infektion. Daher sind opportunistische Protozoen-Infektionen besonders bei Kleinkindern, Personen, die an Krebs erkrankt sind, Patienten, die immunsuppressive Arzneimittel erhalten (u.a. nach Transplantation) und Personen, die unter dem erworbenen Immunschwächesyndrom (AIDS) leiden, von Bedeutung. Die Behandlung dieser opportunistischen Infektionen bei immungeschwächten Patienten ist besonders schwierig und das Ergebnis ist häufig unbefriedigend.

Die meisten Antiprotozoenmittel befinden sich seit Jahren im Einsatz, da noch keine besseren Substanzen zur Verfügung stehen. Für die Behandlung wichtiger Protozoen-Infektionen wie der Trypanosomiasis oder der chronischen Chagas-Krankheit sind immer noch keine Pharmaka erhältlich. Zudem sind wirksame Antiprotozoenmittel häufig in therapeutischen Dosen toxisch und in vielen Fällen führt deren weit verbreiteter Einsatz zu verstärkter Resistenz der Parasiten. Mit Ausnahme von Eflornithin müssen Substanzen, die in jüngerer Zeit entwickelt wurden und gut charakterisierte Unterschiede zwischen Parasit und Wirt ausnutzen, erst ihre weitverbreitete therapeutische Anwendung finden.

Hier werden einige der häufigeren humanen Protozoen-Infektionen mit Ausnahme der Malaria (siehe Kapitel 40) und die Arzneimittel zu ihrer Behandlung beschrieben. Zunächst werden Trypanosomiasis und Leishmaniosen dargestellt, zwei verheerende Infektionen, die durch Protozoen aus der Ordnung der Kinetoplastida verursacht werden und Millionen von Menschen in tropischen Gebieten betreffen. Anschließend werden Amöbiasis, Giardiasis und Trichomoniasis diskutiert. Diese drei Infektionen, die von anaeroben Protozoen verursacht werden, gehören zu den häufigsten Protozoen-Infektionen in den entwickelten Ländern. Beschreibungen der Toxoplasmose und Kryptosporidiose schließen sich an. Diese Infektionen treten bei immungeschwächten Individuen (z. B. AIDS-Patienten) besonders häufig auf und zeigen einen schweren Verlauf. Patienten mit AIDS sind auch besonders empfindlich gegenüber Infektionen durch *Pneumocystis carinii*. Dieser Organismus, der manchmal als Protozoon oder als Pilz eingeordnet wird, wird anschließend diskutiert. Schließlich werden Babesiasis und Balantidiasis kurz erwähnt. Nach spezifischen Informationen zu den Arzneimitteln, die gegen die oben genannten Infektionen eingesetzt werden, folgt ein Ausblick auf zukünftige Therapieverfahren gegen Protozoen.

EINFÜHRUNG ÜBER PROTOZOALE ERKRANKUNGEN DES MENSCHEN

Trypanosomiasis Die *afrikanische Trypanosomiasis* wird durch Tsetsefliegen aus der Gattung *Glossina* übertragen und durch eine Unterart des Hämoflagellaten *Trypanosoma brucei* verursacht. Der Parasit läßt sich im Blut, Lymphe und im Liquor nachweisen, im Spätstadium befindet er sich häufiger im Liquor als im Blut oder Lymphknoten. Man unterscheidet zwei Haupttypen der afrikanischen trypanosomalen Schlafkrankheit, den *Rhodiense-Typ* und den *Gambiense-Typ*. *Trypanosoma brucei rhodesiense* verursacht einen progressiven und für gewöhnlich tödlichen Verlauf der Krankheit, der durch einen frühen Befall des zentralen Nervensystems (ZNS) und einem späteren Herzversagen gekennzeichnet ist. Charakteristisch für *Trypanosoma brucei gambiense* ist ein später ZNS-Befall und ein längerfristiger Verlauf. Eine Behandlung mit den Standardmedikamenten wie *Suramin*, *Pentamidin* und *Melarsoprol* ist in der Regel unzureichend und zudem toxisch. Die Therapie muß parenteral über einen längeren Zeitraum erfolgen und führt in den meisten Fällen nicht zum Erfolg (siehe Pépin und Milord, 1994). *T. brucei* bietet eine Anzahl vielversprechender biochemischer Ziele für ein selektives pharmakologisches Eingreifen wie z. B. die Hemmung der Polyamin-Biosynthese durch *Eflornithin* (Opperdoes, 1985; Bacchi, 1993). Dieses Medikament ist ein *suicide*-Inhibitor der Ornithin-Decarboxylase, der zur Abtötung des Parasiten führt und bemerkenswert sicher und wirksam in der Behandlung des Spätstadiums der *Trypanosomiasis gambiense* ist. Trotzdem schränken Pharmakokinetik sowie ökonomische und logistische Probleme einen breiten Einsatz dieses Therapeutikums ein (siehe Pépin und Milord, 1994).

Die *amerikanische Trypanosomiasis*, bekannt als *Chagas-Krankheit*, wird durch *Trypanosoma cruzi* verursacht und betrifft ungefähr 24 Millionen Menschen. Die Verbreitung reicht von Süd-Kalifornien über Argentinien bis Chile (siehe Tanowitz et al., 1992; Kirchhoff, 1993); hier ist die chronische Form dieser Erkrankung beim Erwachsenen eine Hauptursache für Kardiomyopathien, Megaösophagus, Megakolon und den Tod. Übertragen durch blutsaugende Raubwanzen (Triatomidae) dringen metazyklische *Trypomastigoten* in die Wirtszelle ein, in der sie sich intrazellulär zu *Amastigoten* umwandeln. Diese Form differenziert sich intrazellulär zu *Trypomastigoten*, die in die Zirkulation abgegeben werden. Trypomastigoten vermehren sich solange nicht im Blutkreislauf, bis sie andere Zellen befallen oder durch einen Insektenvektor während einer Blutmahlzeit aufgenommen werden. So kann auch eine Bluttransfusion, die diese Form des Parasiten enthält, die Krankheit übertragen. Die chronische Erkrankung des Herzens oder des Magendarmtraktes resultiert aus der progressiven Destruktion myokardialer Zellen und der Neurone des Plexus myentericus. Obwohl nitroheterozyklische Wirkstoffe wie *Nifurtimox* und *Benznidazol* die Parasitämie unterdrücken und die akute Phase der Chagas-Erkrankung verbessern oder vielleicht heilen können, nehmen sie auf die chronische Erkrankung nur einen geringen Einfluß (Kirchhoff, 1993). *Trypanosoma cruzi* ist besonders anfällig für Medikamente, die intrazellulär freie Radikale bilden. Sowohl Nifurtimox als auch Benznidazol besitzen diese Fähigkeit, andere Therapeutika mit ähnlichen Eigenschaften werden gegenwärtig untersucht (siehe Morello, 1988).

Leishmaniosen Die humanpathogene *Leishmaniose* wird durch Protozoa der Gattung *Leishmania* aus der Familie der Trypanosomatidae verursacht. Die Infektion kommt auf allen tropischen Kontinenten außer Australien vor und betrifft möglicherweise mehr als 10 Millionen Menschen. Tiere stellen das Reservoir dieser Infektion dar, die am häufigsten durch den Biß der infizierten Sandmückenweibchen der Gattung *Phlebotomus* übertragen werden. Freie begeißelte *Promastigoten*, die extrazellulär und im Gastrointestinaltrakt und Speichel des Insektenvektors leben, werden während des Bisses in den Wirt injiziert. Dort werden sie von Gewebsmonozyten phagozytiert. Innerhalb dieser Zellen werden sie in *Amastigoten* transformiert, die in den Phagolysosomen leben. Das Auftreten einer lokalen oder systemischen Erkrankung hängt von der Spezies oder Unterart des pathogenen Parasiten, der Verteilung der infizierten Makrophagen und besonders von der Immunantwort des Wirtes ab. In aufsteigender Ordnung des systemischen Befalls und der klinischen Schwere der Erkrankung unterscheidet man *kutane, mukokutane, diffus-kutane* und *viszerale (Kala-Azar)* Krankheitsbilder.

Der natürliche Verlauf und die Chemotherapie der Leishmaniosen sowie die biochemischen Eigenschaften der pathogenen Leishmanien, die die Behandlung bestimmen, wurden umfassend durch Berman (1988) beschrieben. So scheint die kutane Form im Gegensatz zur mukokutanen, diffus-kutanen und viszeralen Form selbstlimitierend zu sein. Eine Frühbehandlung mit *fünfwertigen Antimonverbindungen* nach einem empirisch begründeten Therapieschema scheint in den meisten Fällen zuverlässig und sicher zu wirken, obwohl eine zunehmende Resistenzbildung gegenüber diesen Mitteln beobachtet wird. Pentamidin und Amphotericin B sind auf Grund ihrer zu starken Toxizität bei therapeutisch wirksamer Dosierung nur Mittel der zweiten Wahl. Andere therapeutische Ansätze wie Interferon gamma, Allopurinol-Ribonukleotid, einige Pyrazolopyrimidine, das 8-Aminochinolin WR 6026 und Itraconazol (ein Hemmer der Sterolbiosynthese) befinden sich in unterschiedlichen Entwicklungsstadien (siehe Cook, 1993; Murray, 1993).

Amöbiasis Weltweit sind knapp 480 Millionen Menschen mit *Entamoeba histolytica* infiziert, von denen ungefähr 10% eine klinische Erkrankung entwickeln. Obwohl in der Gesamtbevölkerung der USA die endemische Amöbiasis relativ selten ist, besitzt sie immer noch eine Prävalenz von 2 - 4%. Die Infektion wird ausschließlich fäkal-oral übertragen. Der Mensch stellt den einzig bekannten Wirt dar. Die Infektion tritt besonders bei schlechten hygienischen Verhältnissen in den unteren sozioökonomischen Schichten, in geschlossenen Einrichtungen und bei männlichen Homosexuellen auf. Bei den meisten Infizierten leben die *Trophozoiten* als Kommensalen (Minuta-Form) im Darm. Hier kommt es zur Ausbildung von Zysten, die keine große Gefährdung des Wirtes darstellen. Bei einigen Menschen befallen die Parasiten die intestinale Mukosa und führen zu milden bis schweren Kolitiden (Amöbenruhr). Bei anderen Patienten dringt der Parasit aus der Darmwand in andere Gewebe, zumeist in die Leber, und bildet Abzesse. Eine systemische Erkrankung kann resultieren. Warum die meisten Menschen asymptomatisch bleiben, während einige eine schwere Amöbiasis entwickeln, wurde kürzlich durch die Reklassizierung der *E. histolytica* in zwei zwar morphologisch nicht unterscheidbare, dafür biochemisch und genetisch getrennte Arten erklärt (Diamond und Clark, 1993). Die Darmlumenamöbiasis, durch *E. dispar* verursacht, wird scheinbar niemals invasiv. Im Gegensatz dazu resultiert die Amöbenruhr und die systemische Amöbiasis durch Infektion mit pathogenen Stämmen der *E. histolytica*. Obwohl *E. dispar* scheinbar nicht invasiv ist, bleibt die Pathogenität dieses Organismus umstritten (Diamond und Clark, 1993). Überdies ist die neue Klassifikation noch nicht allseits anerkannt. Konsequenterweise sollten alle Patienten mit einer Amöben-Infektion behandelt werden.

Therapeutika, die in der Behandlung der Amöbiasis eingesetzt werden, können in *luminale, systemische* und *gemischte* Amöbizide eingeteilt werden. Luminale Amöbizide, beispielsweise Diloxanid, sind nur gegen die intestinale Form (Minuta-Form) der Amöbiasis wirksam. Diese Verbindungen können erfolgreich als Monotherapeutikum bei asymptomatischen oder milden Formen der intestinalen Amöbiasis eingesetzt werden oder als Kombinationstherapie mit einem systemischen oder gemischten Amöbizid zur Heilung einer Infektion. Systemische Amöbizide sind nur bei der invasiven Form der Amöbiasis wirksam. Diese Therapeutika werden vorwiegend bei der schweren Amöbenruhr (*Dehydroemetin*) oder bei Leberabszessen (Dehydroemetin oder *Chloroquin*) eingesetzt. Heute sollten sie nur noch verordnet werden, wenn andere Medikamente versagen oder schwere Nebenwirkungen hervorrufen. Gemischte Amöbizide sind sowohl bei der intestinalen als auch der systemischen Form wirksam. *Metronidazol* ist der Prototyp eines gemischten Amöbizids. Sein Einsatz revolutionierte die Behandlung dieser Infektionen. Da Metronidazol gut resorbiert wird und deshalb nicht in ausreichend hohen therapeutischen Konzentrationen den Darm erreicht, ist diese Verbindung wahrscheinlich wirksamer beim Einsatz gegen systemische als gegen die intestinale Amöbiasis. Antibiotika wie das amöbizidale Aminoglykosid *Paromomycin* oder ein *Tetracyclin* können in Verbindung mit Metronidazol zur Behandlung schwerer Formen der intestinalen Amöbiasis eingesetzt werden. Der Metronidazoltherapie folgt normalerweise ein luminales Amöbizid, um eine Heilung zu erreichen.

Giardiasis (Lamblienruhr) Die Giardiasis, die durch das begeißelte Protozoon *Giardia lamblia* verursacht wird, stellt die häufigste intestinale protozoale Infektion in Entwicklungsländern und den USA dar (siehe Wolfe, 1992; Hill, 1993). Die meisten infizierten Personen bleiben asymptomatisch. Diese Organismen können aber durchaus entweder in einzelnen Fällen oder einer Epidemie Diarrhoe verursachen. Neben transienten Verlaufsformen können auch persistierende Diarrhöen auftreten. Malabsorption, manifestiert durch eine Steatorrhoe und Gewichtsverlust, wird ab und zu beobachtet. Die Infektion resultiert aus der oralen Aufnahme von *Zysten* meistens aus fäkal kontaminiertem Wasser oder Nahrung durch Reisende in endemischen Gebieten. Tramper und Rucksacktouristen infizieren sich meist durch Wassertrinken aus kontaminierten Flüssen oder Seen, während Epidemien durch kontaminiertes Wasser aus einer zentralen Wasserspeisung verursacht werden. Obwohl keine intermediären Wirte nötig sind, dienen einige Säugetiere als Infektionsreservoir. Eine Übertragung von Mensch zu Mensch ist besonders häufig in Kindertagesstätten und Kindergärten, in geschlossenen Einrichtungen und Krankenhäusern und bei männlichen Homosexuellen. Oral aufgenommene Zysten werden im oberen Dünndarm zu beweglichen *Trophozoiten*, die eine Diarrhoe auslösen können. Die Diagnose der Lamblienruhr erfolgt durch die Identifizierung von Zysten oder Trophozoiten in Stuhlproben oder Trophozoiten im Duodenalinhalt. Eine Chemotherapie mit *Metronidazol* oder *Quinacrin* ist in der Regel erfolgreich.

Trichomoniasis Die Trichomoniasis wird durch *Trichomonas vaginalis* verursacht. Dieses begeißelte Protozoon besiedelt den Urogenitaltrakt seines menschlichen Wirtes und kann bei Frauen zu einer Vaginitis und bei Männern zu einer Urethritis führen. Die Infektion wird in der Regel durch den Geschlechtsverkehr übertragen, so treten jedes Jahr weltweit 200 Millionen Neuinfizierte auf. In den Vereinigten Staaten werden jedes Jahr mindestens drei Millionen Frauen infiziert, die Prävalenz steigt bei Frauen, die mehrere Geschlechtspartner haben (siehe Heine und McGregor, 1993). Nur die *Trophozoitenform* von *T. vaginalis* konnte aus infizierten Sekreten isoliert werden. Diagnostizierte Fälle werden in der Regel erfolgreich mit Metronidazol (Einmalgabe über sechs Tage behandelt). Ein Behandlungsversagen kann durch Non-Compliance des Patienten oder eine Reinfektion durch unbehandelte, scheinbar asymptomatische Partner bedingt sein. Resistente Isolate werden zunehmend nachgewiesen, und es besteht Aussicht auf eine weitverbreitete Resistenz gegen *Metronidazol*. In Ländern außerhalb der Vereinigten Staaten sind als alternative Arzneistoffe andere nitroheterozyklische Stoffe wie *Tinidazol* oder *Ornidazol* verfügbar.

Toxoplasmose Die Toxoplasmose stellt eine weltweit verbreitete Infektion durch Toxoplasma gondii, einem obligat intrazellulären Protozoon dar (siehe Wong und Remington, 1993). Obwohl Katzen und Katzenartige die natürlichen Wirte sind, konnten aus allen untersuchten Säugetierarten Gewebezysten (*Bradyzoiten*) isoliert werden. Es existieren mindestens vier verschiedene Wege der Infektion für den Menschen: (1) der Genuß von rohem, zystenhaltigem Fleisch, (2) der Verzehr von ungewaschenem Gemüse, das mit infektiösen *Oozysten* kontaminiert ist, (3) direkt oral durch die Aufnahme von Katzenkot, der Oozysten enthält, und (4) kongenital durch akut erkrankte Mütter (infizierte Muttermilch oder diaplazentar).

Obwohl mehr als 70% der Erwachsenen in den Vereinigten Staaten seropositiv sind, führt die Toxoplasmose nur bei wenigen immunkompetenten Personen zu Symptomen. Die kongenitale Toxoplasmose manifestiert sich meist als Augenerkrankung (Chorioretinitis) und tritt erst 10-15 Jahre nach pränataler Exposition auf. Immunsupprimierte Personen besitzen ein höheres Risiko, als Folge einer Reaktivierung von inaktivierten Gewebszysten im Gehirn eine Toxoplasmose-Enzephalitis zu entwickeln. Die Toxoplasmose-Enzephalitis ist eine der Haupttodesursachen bei AIDS-Patienten, hier ist die Chemotherapie unabdingbar und doch inadäquat. Die Frühbehandlung der Toxoplasmose besteht aus der Antifolatkombination, *Pyrimethamin-Sulfadoxin*, über einen langen Zeitraum verabreicht. Alternative Medikamente beinhalten die Antibiotika *Spiramycin, Clindamycin* sowie *Trimetrexat. Atovaquon*, eigentlich bei der Therapie der *Pneumocystis-carinii*-Pneumonie eingesetzt, ist sowohl gegen die *Tachyzoiten* als auch gegen die Zystenform von *Toxoplasma gondii* wirksam. Es könnte in der Prävention der Reaktivierung einer bestehenden, latenten Infektion wirksam sein. Die Chemotherapie kann durch die unterschiedliche Empfindlichkeit der verschiedenen klinischen Isolate von Toxoplasma gondii kompliziert werden (Wong und Remington, 1993).

Kryptosporidiose Die Kryptosporidiose ist eine gastrointestinale Erkrankung, die durch kokkoide Parasiten der Gattung *Cryptosporidium* verursacht wird. Kryptosporidien können bei Verbreitung im Wasser zu epidemisch verlaufenden Durchfallerkrankungen bei Menschen und auch Haustieren führen. Als Resultat einer inadäquaten städtischen Wasserreinigung trat im Jahre 1993 in Milwaukee, Wisconsin, ein großer Ausbruch der Kryptosporidiose auf, der mehr als 400 000 Personen betraf (McKenzie et al., 1994). Nach der Aufnahme besiedeln die *Sporozoiten* die Epithelzellen des Wirtes. Sie dringen in die Zellmembran, aber jedoch nicht weiter in das Zytoplasma ein. Bei den meisten Infizierten limitiert sich die Infektion von selbst. Bei infizierten AIDS-Patienten und anderen immunsupprimierten Personen ist jedoch wegen der besonders schweren und voluminösen Durchfälle eine stationäre Aufnahme notwendig, um ein Entgleisen des Elektrolythaushalts und eine Dehydratation zu verhindern. Bis heute ist noch kein wirksames Medikament gegen die Kryptosporidiose bekannt. Das Aminoglykosid Paromomycin zeigte bei einer kleineren Doppelblindstudie bei AIDS-Patienten eine vielversprechende Wirkung (White et al., al., 1994).

Pneumozystose Pneumozystosis, auch als *Pneumocystis-carinii-Pneumonie* (PCP) bekannt, ist die häufigste der lebensbedrohlichen opportunistischen Infektionen bei immunsupprimierten Personen, besonders bei HIV-Patienten. Bei Kindern stellt die PCP oft die erste klinische Manifestation einer AIDS-Erkrankung dar (Anonymus, 1991). Eine kürzlich durchgeführte molekulargenetische Analyse der ribosomalen RNA von *Pneumocystis carinii*, das früher als klassisches Protozoon charakterisiert wurde, zeigte, daß es eher zu den Pilzen als zu den Parasiten gezählt werden muß (Edmann et al., 1988; Stringer et al., 1989). Trotzdem wird diese Erkrankung hier und nicht in Kapitel 49 erwähnt, da sie zur Zeit eher mit Medikamenten mit Anti-Protozoen-Wirkung als mit Fungiziden behandelt wird. Eine definitive Charakterisierung seines Lebenszyklus fehlt, aber Studien mit einem *in vitro* Zellkulturmodell lassen vermuten, daß sich *Trophozoiten* an das Lungenepithel anheften und danach *Zysten* ausbilden (Pifer et al., 1977). Eine Vermehrung innerhalb der Zysten führt zur Bildung von intrazystischen Körpern, den *Sporozoiten*, die dann freigesetzt werden und neue Trophozoiten bilden. Die Pneumozystosis zeigt sich als respiratorische Erkrankung, die durch Fieber, Kurzatmigkeit und einen trockenen, nicht-produktiven Husten charakterisiert ist. Die wichtigsten Medikamente, die in der Therapie eingesetzt werden, sind *Trimethoprim-Sulfamethoxazol* (siehe Kapitel 44) und *Pentamidin*. Pentamidin als inhalatives Aerosol zeigte sich in der Prophylaxe wirksam (siehe Montgomery et al., 1988; Leoung et al., 1990). Der Einsatz von Kortikosteroiden als Adjuvanzien führte in kontrollierten klinischen Studien bei schweren Fällen von Pneumozystosis zu einer Reduktion des Auftretens von respiratorischem Versagen oder Tod (Montaner et al., 1990). *Atovaquon*, ein Hydroxynaphthochinonderivat, wurde kürzlich in die Therapie einer PCP-Behandlung bei Patienten, die Trimethoprim-Sulfamethoxazol nicht vertragen, eingeführt.

Andere protozoale Infektionen Weniger bekannte protozoale Infektionen des Menschen sind *Balantidiasis* und *Babesiasis*. Während die Balantidiasis auf *Tetracycline* anspricht, ist die Babesiasis unempfindlich für spezifische Chemotherapeutika; sie kann aber auf eine Kombination von *Clindamycin* und *Chinin* ansprechen.

ATOVAQUON

Geschichte Atovaquon ist eines aus einer Serie von synthetischen Hydroxynaphthochinonen die früh in den 80er Jahren entdeckt wurde und eine starke Wirkung gegen *Plasmodien* und einige andere Protozoon besitzen (Hudson et al., 1985). Die Verbindung wurde später durch britische Forscher weiterentwickelt und besitzt eine vielversprechende Aktivität gegen *P. carinii* und *T. gondii*, die die zwei häufigsten und schwersten opportunistischen Infektionen bei AIDS-Patienten auslösen (Hughes et al., 1990). Basierend auf begrenzten klinischen Studien wurde 1992 Atovaquon von der FDA zur Behandlung von milden bis mittelschweren *P.-carinii*-Pneumonien (PCP), bei Patienten, die eine Intoleranz gegen Trimethoprim-Sulfamethoxazol ausgebildet haben, zugelassen. Sein Einsatz bei der Behandlung der Toxoplasmose wird gegenwärtig noch untersucht. Die Pharmakologie und der klinische Einsatz von Atovaquon wurden kürzlich von Haile und Flaherty (1993) beschrieben. Atovaquon hat folgende Strukturformel:

ATOVAQUON

Antiparasitäre Wirkung Atovaquon ist eine stark lipophile Substanz, die in ihrer Struktur dem Ubichinon ähnelt. Im Tiermodell und in *in-vitro*-Systemen zeigt Atovaquon eine starke Wirkung gegen *P. carinii*, *Plasmodien* und gegen die Tachyzoiten und Zystenform von *T. gondii* (Hughes et al., 1990; Wong und Remington, 1993). Die IC_{50} dieser Verbindung gegen *P. carinii* aus Ratten liegt zwischen 0,1 - 3,0 µg/ml. Sein Wirkmechanismus gegen diese Organismen ist nicht bekannt. Als inhibitorisches Analogon von Ubichinon kann Atovaquon selektiv mit dem mitochondrialen Elektronentransport und den damit verbundenen Prozessen wie der ATP und der Pyrimidinbiosynthese in empfindlichen Parasiten interagieren. Zum Beispiel scheint der Cytochrom-bc_1-Komplex (sog. Komplex III) ein hochsensibles molekulares Ziel für Atovaquon in Plasmodien zu sein (Fry und Beesley, 1991; Fry und Pudney, 1992).

Resorption, Metabolismus und Exkretion Die Bioverfügbarkeit von Atovaquon nach oraler Aufnahme ist schlecht, möglicherweise bedingt durch seine schlechte Wasserlöslichkeit. Nach einer einmaligen oralen Dosis ist die Resorption des Medikamentes langsam und extrem variabel. Nach einer fettigen Mahlzeit steigt die Bioverfügbarkeit um etwa das Dreifache. Eine Sättigung der Resorption tritt bei Dosen > 750 mg auf. Das Plasmaspiegel-Zeitprofil zeigt einen zweifachen Gipfel, mit einer beträchtlichen Variabilität. Der erste Gipfel erscheint ein bis acht Stunden nach der Gabe, während der zweite erst nach ein bis vier Tagen auftritt. Dieses Muster könnte auf eine enterohepatische Zirkulation hindeuten, ebenso wie die lange Halbwertszeit von zwei bis drei Tagen. Tatsächlich wird über 94% des Medikamentes unverändert im Stuhl gefunden und nur Spuren lassen sich im Urin nachweisen. Metaboliten von Atovaquon wurden noch nicht bei Menschen nachgewiesen. Über 99% des Medikamentes wird an Plasmaproteine gebunden, die Konzentration im Liquor cerebrospinalis liegt bei weniger als 1% der Plasmakonzentration.

Therapeutischer Einsatz Atovaquon stellt bei Patienten, die eine orale Medikation einnehmen können, aber Trimethoprim-Sulfamethoxazol oder eine parenterale Behandlung mit Pentamidin-Isothionat nicht vertragen, eine gute Alternative bei der Behandlung der milden bis mittelschweren PCP dar. Trotzdem wurde Atovaquon nicht zur Therapie einer schweren PCP oder zur PCP-Prophylaxe zugelassen. Vorläufige Studien zeigen, daß Atovaquon eine höhere Rate von Therapieversagern aufweist, obwohl es weniger toxisch als Trimethoprim-Sulfamethoxazol oder i.v. Pentamidin ist (Hughes et al., 1993; Dohn et al., 1994). Die orale Dosierung für Erwachsene beträgt dreimal 750 mg täglich über 21 Tage, jedoch wurde ein optimales Therapieschema noch nicht etabliert. Die Dosierung sollte so angepaßt werden, daß durchschnittliche Steady-state-Plasmaspiegel von mehr als 10 µg/ml erreicht werden, da niedrigere Werte eher mit einem Therapieversagen in Verbindung gebracht werden. Entsprechende Daten für eine geeignete Dosierung für immunsupprimierte Kinder sind rar. Dosierungen von 40 mg/kg einmal täglich liefern therapeutische Plasmaspiegel, es könnten jedoch auch niedrigere Dosierungen ausreichend sein. AIDS-Patienten weisen häufiger verringerte Steady-state-Plasmaspiegel von Atovaquon auf, der Grund dafür ist noch unklar (siehe Haile und Flaherty, 1993).

Toxizität und Nebenwirkungen Bei sehr entkräfteten und immunsupprimierten Patienten (wie z. B. mit AIDS) sind unerwünschte Wirkungen, die sich direkt auf Atovaquon beziehen, schwer von den Symptomen der zugrundeliegenden Krankheit zu unterscheiden. Atovaquon führte nur zu wenigen Nebenwirkungen, die ein Absetzen der Therapie nach sich zogen. Die häufigsten bekannten Nebenwirkungen sind Ausschlag, Fieber und Kopfschmerzen sowie Erbrechen und Durchfall. Letztere können zu einem Versagen der Therapie wegen einer verminderten Medikamentenresorption führen. Dosisabhängige makulo-papuläre Ausschläge treten bei 20% der behandelten Patienten auf, meistens sind sie jedoch mild und verschlechtern sich nicht, wenn die Therapie fortgesetzt wird. Trotzdem sollte Atovaquon vorsichtshalber nicht bei Patienten mit anamnestisch bekannten Hautallergien oder einer eventuell bereits bestehender Atovaquonallergie eingesetzt werden. Unter Atovaquon konnte gelegentlich eine Veränderung der Serumtransaminasen und der Amylasespiegel nachgewiesen werden. Atovaquon fehlt eine nachweisbare Wirkung gegen bakterielle, virale und die meisten anderen opportunistischen Infektionen, die für gewöhnlich bei immunsupprimierten Patienten auftreten. Diese Infektionen müssen also separat therapiert werden. Insgesamt scheint Atovaquon nur wenige akute unerwünschte Wirkungen zu haben. Trotzdem werden momentan noch mehr klinische Ergebnisse benötigt, besonders um möglicherweise seltene, ungewöhnliche und Langzeitschäden aufzuspüren.

Vorsichtsmaßnahmen und Kontraindikationen Die Anwendungssicherheit von Atovaquon bei Kindern, älteren Menschen, Schwangeren und stillenden Müttern muß noch etabliert werden. Deshalb sollte dieses Medikament nur vorsichtig bei diesen Patienten verordnet werden. Bisher waren Routinetests auf Kanzerogenität, Mutagenität und Teratogenität negativ, allerdings zeigten therapeutische Dosen bei schwangeren Kaninchen toxische Effekte bei der Mutter und beeinträchtigten die normale Entwicklung des Fetus. Atovaquon kann möglicherweise mit bestimmten Pharmaka um die Plasmaproteinbindung konkurrieren. Rifampicin, ein starker Induktor des Medikamentenstoffwechsels, verringert die Atovaquon-Plasmaspiegel. Solange nicht geklärt ist, ob Atovaquon den Lebermetabolismus oder die biliäre Aufnahme und die Elimination anderer Mittel induziert oder hemmt, sollte dieser Wirkstoff nur unter Vorsicht bei Patienten mit schweren Lebererkrankungen eingesetzt werden.

CHLOROQUIN

Die Pharmakologie und die Toxikologie von Chloroquin werden in Kapitel 40 vorgestellt. Einzig seine amöbiziden Eigenschaften sollen hier vorgestellt werden.

Der einzigartige therapeutitische Wert von Chloroquin bei *extraintestinaler Amöbiasis* liegt in seiner direkten toxischen Wirkung gegen die Trophozoiten von *E. histolytica* und der Tatsache, daß der Wirkstoff in der Leber hochkonzentriert auftritt. Chloroquin wird als systemisches Amöbizid zur Behandlung der *hepatischen Amöbiasis* eingesetzt, wenn eine Therapie mit Metronidazol nicht erfolgreich oder kontraindiziert ist. Die klinische Antwort auf Chloroquin erfolgt bei Patienten mit hepatischer Amöbiasis in der Regel prompt und das Auftreten einer Resistenzbildung auf Seiten der Amöben ist bisher noch nicht berichtet worden. Das Medikament ist weit weniger effektiv bei der Behandlung der intestinalen Amöbiasis, da es komplett im Dünndarm resorbiert wird und nur geringe Konzentrationen in der intestinalen Schleimhaut erreicht. Da die Infektion des Kolons mit *E. histolytica* die Quelle für extraintestinale Manifestationen ist, wird routinemäßig jedem Patienten mit hepatischer Amöbiasis, der unter Chloroquintherapie steht zusätzlich ein Medikament mit intestinaler Wirkung verabreicht. Eine derartige Therapie verringert die Rückfallquote.

Das konventielle Therapieschema mit Chloroquinphosphat bei Erwachsenen mit extraintestinaler Amöbiasis beträgt 1 g täglich über zwei Tage, gefolgt von 500g täglich für mindestens zwei bis drei Wochen. Auf Grund seiner niedrigen Toxizität kann der Behandlungsplan nach Bedarf wiederholt oder gesteigert werden.

DILOXANID

Geschichte *Diloxanid* ist ein Dichloroacetamidderivat, das von Bristov (1956) als Resultat von Untersuchungen einer Serie von substituierten Acetaniliden mit amöbizider Wirkung vorgestellt wurde. Von den vielen Diloxanidderivaten war der Furoatester erwiesenermaßen wirksamer in experimentell infizierten Ratten als die Ausgangssubstanz (Main et al., 1960). Die klinischen Ergebnisse von Diloxanid belegen die Wirksamkeit bei Fällen intestinaler Amöbiasis. *Diloxanidfuroat* ist in den Vereinigten Staaten von dem Centers of Disease Control and Prevention (CDC) erhältlich und hat folgende Strukturformel:

DILOXANID-FUROAT

Pharmakologische Wirkung Diloxanid zeigte *in vitro* eine direkte amöbizide Wirkung. Der Furoatester zeigt eine Wirksamkeit bei 0,01 - 0,1 µg/ml und ist folglich beträchtlich wirksamer als Emetin. Es ist nur wenig über seinen Wirkmechanismus bekannt.

Resorption, Metabolismus und Exkretion Nach oraler Aufnahme wird der Ester weitgehend im Lumen oder der Darmmukosa zu Diloxanid und Furonsäure hydrolysiert. In der systemischen Zirkulation erscheint jedoch nur Diloxanid. In experimentellen Tierstudien wurden 60 - 80% einer oral verabreichten Dosis innerhalb von 48 Stunden im Urin hauptsächlich als Glukuronid, gefunden. Mehr als die Hälfte erscheint nach sechs Stunden. Mit dem Stuhl werden 4 - 9% der Dosis ausgeschieden. Die Blutkonzentrationen von Diloxanid zeigen ihr Maximum nach einer Stunde, nach sechs Stunden sind nur noch Bruchteile dieses Spiegels nachweisbar.

Therapeutischer Einsatz Als Monotherapeutikum ist Diloxanid wirksam zur Behandlung von Zystenausscheidern (Krogstad et al., 1978). Andere Medikamente, die bei asymptomatischer Amöbiasis wirken, sind *Iodoquinol* und Paromomycin (Anonymus, 1993). Als Monotherapeutikum zur Therapie einer extraintestinalen Amöbiasis ist es nicht effektiv, seine Wirksamkeit bei akutem Durchfall ist kontrovers. Obwohl auf manchen Gebieten gute Resultate erzielt wurden, war es bei anderen Studien weniger erfolgreich (Suchak et al., 1962). In Studien mit vorwiegend asymptomatischen Patienten, die Trophozoiten oder Zysten ausscheiden, oder bei Patienten mit nondysentrischer, symptomatischer intestinaler Amöbiasis, führte eine Behandlung mit Diloxanid zu einem hohen Prozentsatz von Heilungen (Wolfe, 1973). Diloxanid wird für gewöhnlich mit einem geeigneten systemischen oder gemischten Amöbizid zur Ausheilung der invasiven und extraintestinalen Amöbiasis eingesetzt. Der Wirkstoff wird oral verabreicht. Die empfohlene Dosierung beträgt 500 mg dreimal täglich über zehn Tage. Bei Bedarf kann die Behandlung auf 20 Tage ausgedehnt werden. Kinder sollten 20 mg/kg in mehreren Dosen am Tag über zehn Tage verabreicht werden.

Toxizität und Nebenwirkungen Diloxanidfuroat wird in der Regel gut vertragen und zeigt nur schwache Nebenwirkungen. Am häufigsten werden vermehrte Blähungen berichtet, Erbrechen, Pruritus und Urtikaria treten gelegentlich auf (siehe Wolfe, 1973).

EFLORNITHIN

Geschichte *Eflornithin* (α-*Difluoromethylornithin*) ist ein irreversibler *suicide*-Hemmer der Ornithin-Decarboxylase, ein Enzym, das den ersten und umsatzbeschränkenden Schritt in der Biosynthese der Polyamine katalysiert (Metcalf et al., 1978; beschrieben von Bey et al., 1987; McCann und Pegg, 1992). Die Polyamine Putrescin, Spermindin und bei Säugetieren Spermin werden für die Zellteilung und die Zelldifferenzierung benötigt (Williams-Ashman und Canellakis, 1979; Janne et al., 1991). Sowohl im Tiermodell als auch *in vitro* verhindert Eflornithin das Wachstum einige Arten von Tumorzellen, dieses war die Grundlage für seinen ersten Einsatz in der Tumortherapie (siehe Sloerdsma und Schechter, 1984; Pegg, 1988). Die Entdeckung, daß Eflornithin Infektionen mit *T. brucei* im Nagetiermodell heilen konnte, fokussierte die Aufmerksamkeit auf die Polyaminbiosynthese in Protozoen als potentielles chemotherapeutisches Angriffsziel (Bacchi et al., 1980). Seitdem wurde Eflornithin mit beachtlichem Erfolg zur Behandlung der westafrikanischen Trypasomiasis durch *T. b. gambiense* eingesetzt und zu diesem Zweck 1990 von der FDA zugelassen. Für gewöhnlich führt das Medikament zur Heilung, sogar im Spätstadium eines ZNS-Befalls bei Infektionen, die gegen Arsen-Trypanozide resistent sind (siehe auch Schechter et al., 1987; van Nieuwenhove, 1992; Pepin und Milord, 1994). Die zukünftige Verfügbarkeit von Eflornithin ist jedoch auf Grund seiner sehr hohen Kosten und seinem marginalen Erfolg als Therapeutikum für die Behandlung von Neoplasien oder *P.-carinii*-Pneumonie noch unsicher (siehe McCann und Pegg, 1992; Smith et al., 1992). Eflornithin hat folgende Strukturformel:

$$\begin{array}{c} NH_2 \\ | \\ CH_2 \\ | \\ CH_2 \\ | \\ F \quad CH_2 \\ | \quad | \\ H-C-C-NH_2 \\ | \quad | \\ F \quad COOH \end{array}$$

EFLORNITHIN

Antitrypanosomale Wirkungen Die Wirkung von Eflornithin wurde sowohl bei medikamentenempfindlichen als auch bei medikamentenresistenten *T. brucei in vitro* getestet sowie bei Infektionen mit diesem Parasiten in Nagetiermodellen. Eflornithin besitzt multiple zytostatische Wirkungen gegen Trypanosomen. Nicht nur Polyamin- und Trypanothionbiosynthese sind verringert, sondern generell auch die makromolekulare Biosynthese, die Zellteilung stagniert. Trypanosomen, die Eflornithin ausgesetzt sind, wechseln von ihrer langen, schmalen und schnell teilenden Form, die durch die schnelle Synthese unterschiedlicher Zelloberflächenglykoproteine dem Wirtsabwehrmechanismus entgeht, in eine kurze, nicht vermehrende Form, die nicht diese Oberflächenproteine produzieren kann und so anfällig für Antikörper vermittelte Angriffe wird (siehe auch von Berger und Fairlamb, 1992).

Der molekulare Mechanismus der Eflorithin-Wirkung und -Resistenz bei der afrikanischen Trypanosomiasis ist komplex und kaum geklärt wie auch die Gründe für die bessere Wirkung des Medikamentes gegen *T. b. gambiense* als gegen *T. b. rhodesiense* (siehe Bacchi und Yarlett, 1993). Eflorithin hemmt die Ornithin-Decarboxylase sowohl von Säugetieren als auch die von *Trypanosoma* irreversibel und verhindert die Bildung von Putrescin. Der Wirt ist schneller als der Patient in der Lage, das gehemmte Enzym zu ersetzen, dieses bestimmt die selektive trypanostatische Wirkung von Eflornithin (Wang, 1991). Die Regulation des Polyamin-Metabolismus ist zwischen Säugetierzellen und eflornithinsensitiven Trypanosomen unterschiedlich. Um aus Putrescin Spermicin zu synthetisieren, benötigen beide Zelltypen Aminopropylgruppen, die aus *S*-Adenosylmethionin über decarboxyliertes *S*-Adenosylmethionin abgeleitet werden. Unter Eflornithin steigt der Spiegel dieser beiden Vorstufen in eflornithinsensitiven Isolaten von *T. b.rhodiense* deutlich an, jedoch nicht in eflornithinresistenten Isolaten oder Säugetierzellen. Dies legt nahe, daß die Methylierung in eflornithinsensitiven Trypanosomen nicht fest geregelt ist, so daß abnorme Methylierungsmuster zu der antitrypanosomalen Wirkung dieses Mittels beitragen können. In experimentellen Infektionen zeigte Eflornithin einen Synergismus mit anderen trypanosomalen Medikamenten. Dies könnte ein Hinweis auf einen möglichen Vorteil bei einer Kombinationstherapie zu sein (siehe Bacchi und Yarlett, 1993; Bacchi et al., 1993).

Resorption, Metabolismus und Exkretion Eflornithin kann sowohl intravenös als auch oral verabreicht werden. Nach oraler Applikation liegt seine Bioverfügbarkeit bei etwa 54%. Plasmaspitzenkonzentrationen werden nach oraler Gabe nach vier Stunden erreicht. Die Eliminationshalbwertszeit liegt durchschnittlich ca. drei Stunden. Das Therapeutikum bindet nicht an Plasmaproteine, verteilt sich gut und durchdringt auch die Blut-Hirn-Schranke. Dieser letzte Punkt ist besonders wichtig bei Patienten im Spätstadium der afrikanischen Trypanosomiasis, bei denen das Liquor/Plasma-Verhältnis der Eflornithinkonzentration über 0,9 liegt. Über 80% von Eflornithin wird über die Niere ausgeschieden, das meiste davon in unveränderter Form. Es gibt Hinweise auf eine nicht-lineare Kinetik bei sehr hoher Dosierung (siehe Abeloff et al., 1984; Pépin und Milord, 1994).

Therapeutischer Einsatz Die Erfahrung mit Eflornithin bei der Behandlung der westafrikanischen Trypanosomiasis, verursacht durch *T. b. gambiense*, wurden von Nieuwenhove (1992) und von Pépin und Milord (1994) zusammengefaßt. Die meisten Patienten befanden sich im fortgeschrittenen Stadium mit ZNS-Komplikationen, viele von ihnen erhielten vor der Eflornithin-Behandlung Arsenverbindungen. Als bestes Therapieschema für Erwachsene, erwies sich die Gabe von 100 mg/kg i.v. alle sechs Stunden über 14 Tage. Unter diesem Behandlungsschema verbesserte sich der Zustand bei nahezu allen Patienten bis auf diejenigen, die extrem schwer erkrankt waren. Die geschätze Heilungsrate überstieg 60%. Ob ein kürzerer Behandlungszyklus genauso effektiv wäre, ist nicht bekannt. Kinder benötigen höhere Eflornithindosen, möglicherweise scheiden sie das Medikament schneller als Erwachsene aus und das Mittel reichert sich nicht ausreichend in der Zerebrospinalflüssigkeit an. Aus diesen Gründen richtet sich bei Kindern unter zwölf Jahren das Behandlungsschema mehr nach der Körperoberfläche als nach dem Körpergewicht, und die Gabe sollte ebenfalls intravenös erfolgen (Milord et al., 1993). Sollten bei Kindern zu Behandlungsbeginn mit hohen Dosen Krämpfe auftreten, empfiehlt man zur Zeit 400 mg/kg Eflornithin pro Tag über einige Tage, gefolgt von einer Steigerung für den zweiten Teil der Therapie (Milord et al., 1993).

Gleiche Dosen Eflornithin oral verabreicht haben sich als weniger wirksam erwiesen, vielleicht auf Grund der begrenzten Bioverfügbarkeit. Dieses Problem läßt sich nicht einfach durch eine Erhöhung der Dosierung lösen, da bei höheren Dosen p.o. eine osmotische Diarrhoe auftreten kann. Auf die orale Applikation sollte dann zurückgegriffen werden, wenn eine intravenöse Behandlung nicht praktikabel ist. Bei Patienten, die 100 mg

Eflornithin p.o. alle sechs Stunden über 21 bis 45 Tage erhalten haben, lag die Rückfallrate bei 15%. Rezidive traten dagegen nur bei 5% der Patienten auf, die das optimale 14tägige Therapieschema intravenös erhielten.

Auch sehr hohe Eflornithindosen als Monotherapie konnten die ostafrikanischen Trypanosomiasis durch *T. b. rhodiense* nicht verbessern. Jedoch gibt es experimentelle Hinweise, daß eine Eflornithinbehandlung, gefolgt von anderen Trypanoziden wie Suramin, wirkungsvoll sein könnte (Bacchi et al., 1994).

Toxizität und Nebenwirkungen Eflornithin verursacht eine große Anzahl von unerwünschten Wirkungen (siehe Nieuwenhove, 1992; Pépin und Milord, 1994). Die häufigsten Nebenwirkungen unter intravenöser Behandlung stellten Anämie (48%), Diarrhoe (39%) und Leukopenie (27%) dar. Die Diarrhoe ist dosisabhängig und tritt häufiger nach oraler Verabreichung auf. Krampfanfälle traten bei ungefähr 7% der Behandelten früh auf, scheinen jedoch trotz Fortsetzen der Therapie nicht wiederzukehren. Andere Komplikationen wie Thrombozytopenie, Alopezie, Erbrechen, Bauchschmerzen, Benommenheit, Fieber, Anorexie und Kopfschmerzen treten bei weniger als 10% der Behandelten auf. Die meisten der oben genannten Nebenwirkungen bilden sich nach Absetzen zurück. Obwohl nicht notwendigerweise Anlaß zu regelmäßigen Kontrollen besteht, kann doch unter längerer Behandlung ein Gehörverlust auftreten. Im Tierexperiment zeigte Eflornithin einen negativen Einfluß auf die Embryogenese. Da die therapeutischen Eflornithindosen umfangreich sind, müssen sie bei i. v. Gabe mit großen Volumina verabreicht werden. In der Praxis kann dies durch die Umgebungsbedingungen in Entwicklungsländern erschwert werden und geht ferner bei anfälligen Patienten mit einer Volumenüberlastung einher. In jedem Fall überschreitet das Risiko den Gewinn, wenn eine Eflornithinbehandlung länger als 21 Tage fortgesetzt wird.

EMETIN UND DEHYDROEMETIN

Der Einsatz von Emetin, einem Alkaloid von *Cephaelis ipecacuanha* (Brechwurzwurzel) als direkt systemisch wirksames Amöbizid stammt aus dem frühen Tagen unseres Jahrhunderts. Dehydroemetin besitzt die gleichen pharmakologischen Eigenschaften, ist jedoch weniger toxisch. Obwohl beide Mittel in der Behandlung der schweren invasiven intestinalen und extraintestinalen Amöbiasis eingesetzt werden, wurden sie weitgehend durch das gemischte Amöbizid Metronidazol, das wirksamer und sicherer ist, ersetzt. Deshalb sollten Emetin und Dehydroemetin erst eingesetzt werden, wenn eine Metronidazoltherapie versagt hat oder kontraindiziert ist. Eine genauere Beschreibung der Pharmakologie und Toxikologie von Emetin und Dehydroemetin ist in der fünften und in *früheren* Auflagen dieses Buches enthalten.

8-HYDROXYCHINOLINE

Eine Anzahl halogenierter 8-Hydroxychinoline wurde synthetisiert und in der klinischen Behandlung der luminalen Amöbiasis, besonders bei asymptomatischen Zystenausscheidern, eingesetzt. Solche direkt amöbizid wirkenden Medikamente wurden auch in der Kombinationstherapie mit Metronidazol zur Behandlung der intestinalen Formen der Amöbiasis verwendet. Die bekanntesten Amöbizide aus dieser Klasse von Verbindungen sind *Iodoquinol (Diiodohydroxychinolin)* und *Clioquinol (Iodochlorhydroxychinolin)*. Sie wurden großzügig und zu oft unüberlegt bei Durchfallbehandlungen eingesetzt. Der Einsatz dieser Medikamente, besonders mit Dosierungen, die über eine längeren Zeitraum 2 g/Tag übersteigen, ist unglücklicherweise mit signifikanten Risiken verbunden. Die wichtigste Nebenwirkung, die hauptsächlich von Clioquinol verursacht wurde, ist eine subakute myelooptische Neuropathie. Diese myelitisähnliche Erkrankung wurde zuerst in Japan nach epidemischem Auftreten beschrieben (1000 betroffene Patienten). Anderswo wurde nur von sporadischen Fälle berichtet, jedoch liegt die Prävalenz unzweifelhaft höher. Die Verordnung hoher Iodoquinoldosierungen bei Kindern, die an chronischer Diarrhoe litten, war mit einer Atrophie und anhaltendem Sehverlust vebunden. Immerhin scheint Iodoquinol sicherer als Clioquinol zu sein (vielleicht weil es nach oraler Einnahme weniger gut resorbiert wird) und ist in den USA weiterhin erhältlich. Deloxamid wird für sicherer gehalten, während der routinemäßige Einsatz von Iodoquinol und Clioquinol allgemein nicht mehr zu empfehlen ist. Die Pharmakologie und Toxikologie von 8-Hydroxychinolinen ist ausführlicher in der *fünften und früheren Auflagen* dieses Buches beschrieben (siehe auch Clifford und Gawel, 1984).

MELARSOPROL

Geschichte 1949 konnte Friedheim zeigen, daß Melarsoprol, das Dimerkaptopropanolderivat von Melarsenoxid, wirksam in der Therapie bei fortgeschrittenen Fällen der Trypanosomiasis war (Friedheim, 1949). Zu dieser Zeit war es sicherer als andere damalig erhältliche Trypanozide und wurde das Mittel der ersten Wahl in der Behandlung von west- und ostafrikanischer Trypanosomiasis im Spätstadium (ZNS).

Chemische Struktur und Präparation Melarsoprol hat folgende Strukturformel:

MELARSOPROL

Melarsoprol ist nicht wasserlöslich und wird intravenös als 3,6%ige (w/v) Lösung in Propylenglykol verabreicht. In den USA ist es nur über die CDC erhältlich.

Anti-Protozoen-Wirkung Melarsoprol ist das Arsenoxid einer organischen Arsenverbindung, die sowohl für den trypanoziden Effekt auf afrikanische Trypanosomen als auch für die Toxizität gegenüber dem Wirt verantwortlich ist (siehe Albert, 1979). Arsenoxide reagieren lebhaft und reversibel mit Sulfhydrylgruppen einschließlich ihrer Proteine und inaktivieren dabei eine große Anzahl unterschiedlicher Enzyme. Dieselben unspezifischen Mechanismen, die die tödliche Wirkung von Melarsoprol bei Parasiten verursachen, sind möglicherweise für seine Toxizität gegen das Wirtsgewebe verantwortlich. Allerdings konzentrieren empfindliche afrikanische Trypanosomen Melarsoprol aktiv über einen unüblichen Purintransport (Carter und Fairlamb, 1993).

Melarsoprol ist ein starker Hemmer der Pyruvatkinase (Flynn und Bowmann, 1969). Lange Zeit nahm man an, daß die Unterbrechung des Energiehaushaltes durch Hemmung der Glykolyse den Wirkmechanismus darstellt. Jedoch konnten kürzlich Studien von Fairlamb und Mitarbeitern zeigen, daß das Hauptziel von Melarsoprol Trypanothion ist, ein Dithiol-Spermidin-Gluthadionderivat (N^1, N^8-bis(Gluthathiol)Spermidin) (Fairlamb et al., 1989). Trypanothion ersetzt Gluthadion bei Trypanosomen und anderen Kinetoplastida, um ein intrazelluläres Reduzierungspotential aufrechtzuerhalten (siehe Fairlamb und Cerami, 1992). Die irreversible Bindung von Melarsoprol an Trypanothion führt zu *Mel T*, einer Verbindung, die als kompetitiver Inhibitor der Trypanothionreduktase wirkt. Dieses Enzym ist verantwortlich, Trypanothion in seiner reduzierten Form zu erhalten (Fairlamb et al., 1989). In Konzentrationen von 0,5 - 10 µM verursacht Melarsoprol *in vitro* eine Lyse der sensitiven Stämme von *T. brucei*, während die arsenesistenten Stämme selbst nicht bei Konzentrationen > 100 µM lysiert werden (Yarlett et al., 1991). Arsenresistente Trypanosomen enthalten keine gesteigerten Trypanothionspiegel (Yarlett et al., 1991) und die Trypanothionreduktasen sowohl von arsensensiblen als auch resistenten Stämmen werden durch *Mel T* auf die gleiche Art gehemmt (Fairlamb et al., 1992).

Eine Melarsoprolresistenz scheint das Ergebnis einer veränderten Medikamentenaufnahme über einen unüblichen Purintransporter zu sein (Carter und Fairlamb, 1993). Kreuzresistenzen zwischen Arsenverbindungen und Diamidinen (Pentamidin) bei geklonten *T.-brucei*-Linien weisen darauf hin, daß diese Mittel über das gleiche Transportsystem intrazellulär konzentriert werden (Fairlamb et al., 1992).

Resorption, Metabolismus und Exkretion Melarsoprol wird ausschließlich intravenös verabreicht. Ein kleiner, wenn auch therapeutisch signifikanter Anteil dieses Medikamentes dringt in den Liquor und besitzt eine tödliche Wirkung auf Trypanosomen im ZNS. Die Verbindung wird sehr schnell ausgeschieden, 70 - 80% des Arsens erscheinen im Stuhl (siehe Pépin und Milord, 1994).

Therapeutischer Einsatz Aufgrund seiner ZNS-Penetration ist Melarsoprol das Mittel der Wahl in der Behandlung des Spätstadiums mit Meningoenzephalitis, sowohl bei der westafrikanischen (Gambische) als auch ostafrikanischen (Rhodesische) Trypanosomiasis. Ebenso wirkt es während des frühen hämolytischen Stadiums dieser Erkrankung. Wegen der frühen ZNS-Beteiligung und des relativ schnellen klinischen Verlaufs wird eine Behandlung mit Melarsoprol gleich nach der Diagnose einer ostafrikanischen Trypanosomiasis begonnen. Wegen seiner Toxizität sollte es bei der westafrikanischen Trypanosomiasis auf die Behandlung des Spätstadiums beschränkt sein. Melarsoprol findet wegen seiner Toxizität und seiner schnellen Elimination keine Verwendung in der Prophylaxe der Trypanosomiasis.

Das Ausmaß der Melarsoprolresistenz differiert zwischen den beiden *T.-brucei*-Unterarten. Patienten, die mit dem Rhodesiense-Typ infiziert sind und nach einer Behandlung mit Melarsoprol einen Rückfall bekommen, sprechen in der Regel auf einen zweiten Therapiezyklus an. Im Gegensatz dazu ist ein zweiter Therapiezyklus bei Patienten, die mit *T. b. gambiense* infiziert sind und keine Heilung unter der ersten Melarsoproltherapie zeigten, nur selten ein Gewinn. Diese Patienten sollten mit *Eflornithin* (siehe oben) behandelt werden (Pépin und Milord, 1994).

Behandlungspläne mit Melarsoprol wurden empirisch vor mehr als 40 Jahren erprobt und haben sich bis heute kaum verändert. Melarsoprol sollte langsam als Infusion verabreicht werden, dabei sollte man aufpassen, daß die Infusion nicht paravenös in das umgebende Gewebe dringt, da sie dort zu ernsthaften Irritationen führen kann. Patienten mit fortgeschrittener Meningoenzephalitis, solche mit Fieber oder die ausgezehrt sind sollten erst mit Suramin behandelt werden (zwei- bis viermal 250 - 500 mg jeden zweiten Tag; siehe unten). Erwachsene mit gutem Allgemeinzustand, die mehr als 50 kg wiegen und deren Liquor weniger als 40 mg Protein/100ml enthält, sollten täglich bis zu 3,6 mg/kg Melarsoprol über drei bis vier Tage erhalten. Nach einem Intervall von mindestens sieben Tagen sollte diese Behandlung wiederholt werden. Ein dritter Zyklus kann, falls erforderlich nach weiteren 10 - 21 Tagen erfolgen. Geringere Dosen sollten an Kinder und geschwächte Patienten verabreicht werden. Folgt man diesen Therapieschemata, werden 80 - 90% der Patienten geheilt. Patienten mit westafrikanischer Trypanosomiasis sollten bei einem Rückfall mit Eflornithin behandelt werden, wogegen die mit ostafrikanischer Trypanosomiasis gut auf einen zweiten Melarsoprolzyklus ansprechen (siehe Pépin und Milord, 1994).

Toxizität und Nebenwirkungen Unglücklicherweise sind Nebenwirkungen unter Melarsoprolbehandlung nicht ungewöhnlich (siehe Pépin und Milord, 1994). Oft tritt kurz nach einer Injektion eine fiebrige Reaktion auf, besonders wenn die Parasitenbelastung hoch ist. Die meisten schweren Komplikationen betreffen das Nervensystem. Eine reaktive Enzephalopathie tritt bei 5% der Patienten auf, gewöhnlich nach den beiden ersten Therapiezyklen. Diese Reaktion ist häufiger bei Patienten mit ostafrikanischer als mit westafrikanischer Schlafkrankheit und entwickelt sich besonders leicht bei Patienten, deren Zerebrospinalflüssigkeit Trypanosomen enthält (siehe Pépin und Milord, 1994). Die Enzephalopathie kann zu Krampfanfällen mit Hirnödem führen, andere Fälle zeigen ein schnelles, fortschreitendes Koma oder neurale Störungen ohne neurologische Zeichen. Die Enzephalopathie kann sowohl in dem frühen hämolymphatischen als auch im späten ZNS-Stadium der Erkrankung auftreten. Der Grund ist unklar, man vermutet jedoch eher eine Immunreaktion auf die schnelle Freisetzung von trypanosomalen Antikörpern durch abgestorbene Parasiten als einem direkten toxischen Effekt des Medikamentes (Pépin und Milord, 1991). Hypersensivitätsreaktionen gegenüber Melarsoprol können besonders während des zweiten oder anschließender Therapiezyklen auftreten. Eine gleichzeitige Prednisolongabe kann das Risiko einer reaktiven Enzephalopathie senken (siehe

Pépin und Milord, 1994) und ebenso die Hypersensivitätsreaktionen verringern. Auch eine periphere Neuropathie wurde bei Patienten unter Melarsoproltherapie beobachtet. Hypertonie oder Myokardschäden sind nicht ungewöhnlich, jedoch treten Schockzustände selten auf. Häufig findet man eine Albuminurie, und manchmal machen Harnkonkremente im Urin oder eine Leberfunktionsstörung eine Änderung des Therapieschemas notwendig. Erbrechen und abdominale Koliken sind nicht ungewöhnlich, können aber durch eine langsame Injektion bei ruhig liegenden und nüchternen Patienten verringert werden. Der Patient sollte nach der Injektion im Bett bleiben und für einige Stunden keine Nahrung zu sich nehmen.

Vorsichtsmaßnahmen und Kontraindikationen
Melarsoprol sollte nur unter stationären Bedingungen verabreicht werden, so daß das Behandlungsschema rechtzeitig modifiziert werden kann. Es ist äußerst wichtig, daß die erste Dosierung auf der klinischen Einschätzung des Allgemeinzustandes des Patienten beruht und nicht nur auf dem Körpergewicht. Ein Therapiebeginn während einer Fieberepisode führt möglicherweise zu einem erhöhten Auftreten der reaktiven Enzephalopathie (Haller et al., 1986). Eine Melarsoprolgabe bei Leprapatienten kann ein Erythema nodosum beschleunigen. Eine Kontraindikation für Melarsoprol besteht während einer Grippe-Epidemie. Schwere hämolytische Reaktionen wurden bei Patienten mit einem Mangel an Glukose-6-phosphat-Dehydrogenase beschrieben.

METRONIDAZOL

Geschichte Die Entdeckung von *Azomycin* (2-Nitroimidazol) im Jahre 1955 und die Demonstration seiner Wirkung auf Trichomonaden durch Horie (1956) führten zu der chemischen Synthese und der biologischen Erprobung vieler Nitroimidazole. Eine Verbindung, 1-(β-Hydroxyethyl)-2-methyl-5-nitroimidazol, heute als *Metronidazol* bekannt, zeigte *in vitro* und *in vivo* eine besonders hohe Aktivität gegen *T. vaginalis* und *E. histolytica* (Cosar und Julou, 1959; Cosar et al., 1961). Durel und Mitarbeiter (1960) berichteten, daß der orale Einsatz dieses Medikamentes Trichomonaden im Urin und im Sperma abtötet und hohe Heilungsraten bei Trichomoniasis sowohl bei Frauen und bei Männern erreicht. Metronidazol besitzt ein sehr breites Wirkspektrum in Bezug auf die Anti-Protozoen-Wirkung und antimikrobielle Wirkung, welche bei seinem klinischen Einsatz nützlich ist (siehe unten). Andere klinisch wirksame 5-Nitroimidazole, die in ihrer Struktur mit Metronidazol eng verwandt sind, sind *Tinidazol, Nimorazol* und *Ornidazol*. Ein anderes 5-Nitroimidazol, *Benznidazol*, besitzt ungewöhnlicherweise eine Wirkung bei akuter Chagas-Erkrankung. Metronidazol hat folgende Strukturformel:

$$O_2N-C=N\atop{H-C=N}\!\!\!\diagdown C-CH_3 \atop CH_2CH_2OH$$

METRONIDAZOL

Anti-Protozoen-Wirkung und antimikrobielle Wirkung Metronidazol besitzt eine Wirkung gegen eine Vielzahl von anaeroben Protozoen und anaeroben Bakterien. Die Verbindung wirkt direkt gegen Trichomonaden. Sensitive Isolate von *T. vaginalis* werden unter anaeroben Bedingungen bei < 0,05 µg/ml dieses Medikamentes abgetötet. Höhere Dosierungen sind erforderlich bei Anwesenheit von 1% Sauerstoff oder um auf Isolate von Patienten zu wirken, die eine schlechte Antwort auf Metronidazoltherapie zeigen (siehe Johnson, 1993). Das Mittel besitzt auch eine starke amöbizide Wirkung gegen *E. histolytica*, die als Monokultur oder in einer Mischkultur gewachsen sind (siehe Burchard und Mirelman, 1988). Trophozoiten von *G. lamblia* werden möglicherweise bei Konzentrationen von 1 - 50 µg/ml *in vitro* direkt angegriffen (Jokipii und Jokipii, 1980).

Metronidazol zeigt eine antibakterielle Wirkung gegen alle anaeroben Kokken und sowohl gegen anaerobe gramnegative Bazillen einschließlich *Bacteroides*-Arten als auch gegen grampositive Sporenbildner. Nicht-sporenbildende grampositive Bazillen sind oft resistent wie auch aerobe und fakultativ aerobe Bakterien (siehe Symposium, 1977; Oldenburg und Speck, 1983).

Metronidazol zeigt eine klinische Wirkung gegen Trichomoniasis, Amöbiasis sowie gegen eine Vielzahl von Infektionen, die durch obligat anaerobe Bakterien einschließlich *Bacteroides, Clostridium* und *Helicobacter* verursacht werden. Andere Wirkungen der Nitroimidazole schließen eine Suppression der zellulären Immunität, mutagene und karzinogene Effekte und eine Steigerung der Empfindlichkeit von hypoxischen Zellen gegenüber Bestrahlung ein. Metronidazol kann die Ausscheidung von erwachsenen Drachenwürmer (Dracunculus medinensis, Guinea-Wurm) bei Drakunkulose erleichtern, obwohl es keine direkte Wirkung gegen den Parasiten besitzt (siehe Kapitel 42). Verschiedene Übersichtsarbeiten über Nitroimidazole sind erhältlich (Oldenburg und Speck, 1983; Docampo, 1990; Johnson, 1993).

Wirkmechanismus und Resistenz Der Wirkmechanismus der Nitroimidazole spiegelt sich in der selektiven Toxizität gegen anaerobe oder mikroaerophile Mikroorganismen und in anoxischen oder hypoxischen Zellen wieder (siehe Docampo, 1990; Johnson, 1993). Metronidazol kann in dem Sinn als Prodrug betrachtet werden, daß es von sensitiven Organismen metabolisch aktiviert werden muß. Wenn das Mittel erst einmal in die Zelle diffundiert ist, erhält die Nitrogruppe Elektronen von elektronentransportierenden Proteinen mit genügend niedrigen Redoxpotentialen, zum Beispiel Flavoproteinen in Säugetierzellen und Ferrodoxin oder seinen Äquivalenten bei Protozoen und Bakterien. Im ersten Fall katalysiert eine Nitroreduktase die Reaktion des Flavinradikals mit der Nitroverbindung, im zweiten Fall wird die Reduktion durch Schwefel-Eisen-Komplexe katalysiert. Die Quelle der Elektronen, die für die Reduktion benötigt werden, kann eine Anzahl von endogenen reduzierten Substraten sein wie Nikotinamid-Adenindinukleotid Phosphat (NADPH) oder Sulfide. Die antimikrobielle Wirkung von Metronidazol ergibt sich möglicherweise aus der Bildung von instabilen reaktiven Intermediaten, die während der Vier-Elektronen-Reduktion der Nitrogruppe zum korrespondierenden Hydroxylamin gebildet werden (siehe Docampo, 1990). Die Bildung und das Verschwinden des Nitroradikal-Anions, das das Einelektronreduktionsprodukt darstellt, konnte sowohl in intakten Trichomonaden als auch in zellfreien Extrakten gezeigt werden. Die molekularen Schritte, durch die dieses Intermediärprodukt die Zellen zerstört, konnten noch nicht aufgeklärt werden. Möglicherweise könnten Reaktionen mit Makromolekülen wie DNA, Proteinen und Membranen beteiligt sein. Frühere Arbeiten konnten beweisen, daß Metronidazol die DNA-Synthese in T. vaginalis und *Clostridium bifermentans* hemmt und zur Degradation der vorhandenen DNA im zuletzt genannten Mikroorganismus führt. Weitere Studien mit Säugetier-DNA zeigten, daß Metronidazol in reduzierter Form zum Verlust der helikalen Struktur der DNA, Strangbrüchen und zu einer Beeinträchtigung der DNA-Funktion führt. Diese Ergebnisse stimmen mit den antimikrobiellen und mutagenen Wirkungen von Metronidazol und seiner Fähigkeit überein, die Wirkung der Bestrahlung von hypoxischen Tumorzellen zu verstärken. (siehe Docampo, 1990; Johnson, 1993).

Resistenzbildungen gegenüber Metronidazol wurden ausgiebig sowohl in Laborstämmen als auch in klinischen Isolaten untersucht. So wurden sowohl aerobe als auch anaerobe Resistenzmechanismen nachgewiesen. Die anaerobe Metronidazolresistenz konnte bis heute nur in Laborstudien mit T.-vaginalis- und T.-foetus-Stämmen gezeigt werden, die in Kultur steigenden Metronidazolkonzentrationen ausgesetzt waren. Die Resistenz scheint das Ergebnis einer verminderten oder fehlenden enzymatischen Wirkungen innerhalb der Hydrogenosome, einer einzigartigen Zellorganelle, in der die Glykolyse dieser Organismen stattfindet, zu sein. Im Gegensatz dazu zeigten T.-vaginalis-Stämme, die aus Patienten mit refraktärer Trichomoniasis gewonnen werden konnten, eine aerobe Resistenzentwicklung gegenüber Metronidazol, die man nur entdecken kann, wenn der Organismus unter anaeroben Bedingungen wächst. Diese metronidazolresistenten Stämme zeigten erniedrigte Ferrodoxin-Spiegel, ein Protein, das die Metronidazolreduktion in diesen Organismen katalysiert. Ebenso zeigten sie, verglichen mit den empfindlichen Stämmen, eine korrespondierende Verminderung der Ferrodoxingentranskription (Quon et al., 1992). Die Tatsache, daß die Ferrodoxinspiegel zwar reduziert sind, aber nicht vollständig fehlen, erklärt vermutlich, warum eine Infektion durch diese Stämme gewöhnlich auf höhere Metronidazolgaben und auf eine verlängerte Therapie anspricht (siehe Johnson, 1993).

Resorption, Metabolismus und Exkretion Die pharmakokinetischen Eigenschaften von Metronidazol und seiner beiden Hauptmetaboliten wurden intensiv untersucht (siehe Lau et al., 1992). Nach oraler Verabreichung wird das Medikament für gewöhnlich sofort und vollständig resorbiert. Nach einer einmaligen Dosierung von 500 mg wird nach etwa einer Stunde eine Plasmakonzentration von etwa 10 µg/ml erreicht (für die meisten sensiblen Protozoen und Bakterien liegen die Wirkkonzentrationen bei 8 µg/ml oder weniger). In einem Dosisbereich von 200 - 2000 mg besteht eine lineare Beziehung zwischen Dosierung und Plasmakonzentrationen. Eine wiederholte Gabe alle sechs bis acht Stunden führt zu einer Akkumulation des Medikamentes. Die Plasmaeliminationshalbwertzeit von Metronidazol liegt bei etwa acht Stunden, und sein Verteilungsvolumen ist ungefähr dem der gesamten Körperflüssigkeit vergleichbar. Die Plasmaproteinbindung liegt bei 10%. Metronidazol dringt gut in das Körpergewebe und die Körperflüssigkeiten einschließlich dem Vaginalsekret, der Samenflüssigkeit, Speichel und Muttermilch ein. Therapeutische Konzentrationen werden auch im Liquor erreicht.

Nach der oralen Gabe der Muttersubstanz werden Metronidazol und einige Metaboliten in unterschiedlichen Mengen unverändert mit dem Urin ausgeschieden (siehe Lau et al., 1992). Die Leber stellt das wichtigste Metabolismusorgan dar und ist für über 50% der systemischen Clearance von Metronidazol verantwortlich. Die zwei Hauptmetabolite entstehen durch Oxidation der Seitenketten und besitzen beide eine Aktivität gegen Trichomonaden. Es werden auch Glukuronide gebildet. Geringe Mengen der reduzierten Metabolite einschließlich Ringspaltprodukte werden durch die Darmflora gebildet (Koch et al., 1981). Bei einigen Patienten kann sich der Urin durch noch nicht identifizierte Pigmente als Abbauprodukte von Metronidazol rötlich verfärben. Phenobartbital, Prednison, Rifampicin und vielleicht auch Äthanol können den oxidativen Metabolismus von Metronidazol induzieren. Cimetidin scheint den Abbau von Metronidazol zu hemmen (siehe Lau et al., 1992).

Therapeutischer Einsatz Der klinische Einsatz von Metronidazol ist Gegenstand vieler Übersichtsarbeiten (Oldenburg und Speck, 1983; Heine und McGregor, 1993; Hill, 1993; Johnson, 1993; Wolfe, 1992). Sowohl bei Frauen als auch bei Männern heilt Metronidazol in den meisten Fällen eine genitale Infektionen durch T. vaginalis. Das bevorzugte Behandlungsschema für Frauen und Männer ist eine einmalige orale Gabe von 2 g Metronidazol. Für Patienten, die eine einmalige Dosis von 2 g nicht vertragen kann alternativ über sieben Tage dreimal täglich eine Dosis von je 250 mg verabreicht werden. Falls höhere Dosen oder wiederholte Behandlungen bei nicht geheilten Patienten oder bei Rezidiven erforderlich sind, sollte zwischen den Zyklen ein Intervall von vier bis sechs Wochen liegen. In diesen Fällen sollten die Leukozytenwerte vor, während und nach der Behandlung überprüft werden.

Das Ausbleiben eines therapeutischen Ansprechens kann mit einer chronischen Infektion von Drüsen in der Zervix oder den Skene- und Bartholinischen Drüsen zusammenhängen. Ebenso kann eine Reinfektion durch einen infizierten Patienten zu einem Therapieversagen führen. Obwohl früher selten, tritt ein Therapieversagen gegenwärtig immer häufiger durch resistente T.-vaginalis-Stämme auf. Die meisten dieser Fälle können erfolgreich mit einer zweiten Dosis von 2 g (sowohl für den Patienten als auch den Sexualpartner) behandelt werden. Zusätzlich zur oralen Behandlung kann ein Gel zur oberflächlichen Behandlung mit 0,75% Metronidazol oder ein Vaginalzäpfchen mit 500 - 1000 mg appliziert werden. Dieses führt zu einem Anstieg der lokalen Metronidazolkonzentrationen und kann sich günstig bei rezidivierenden Fällen auswirken (Heine und McGregor, 1993).

Metronidazol stellt ein wirksames Amöbizid dar, das als Mittel der ersten Wahl in der Behandlung aller symptomatischen Formen der Amöbiasis eingesetzt wird. In allen geographischen Gebieten und unabhängig von der Virulenz des Parasiten oder der Form der Infektion wird eine Behandlung mit 750 mg Metronidazol dreimal täglich über zehn Tage empfohlen. Die Tagesdosierung für

Kinder liegt bei 35 bis 50 mg/kg und sollte auf drei Einzeldosen verteilt über zehn Tage gegeben werden. Am wenigsten effektiv ist die Therapie bei asymptomatischen Zystenausscheidern, vielleicht weil der Stoff bereits im oberen Gastrointestinaltrakt resorbiert wird. Obwohl Metronidazol hier auch Wirkung zeigt, ist der Einsatz purer luminaler Amöbizide wie Dilaxonid, effektiver. Diese können als Monotherapeutika oder in Kombination mit Metronidazol gegeben werden. Metronidazolresistente *E. histolytica* konnten trotz des intensiven klinischen Einsatzes noch nicht nachgewiesen werden. Auch *in vitro* ist eine Metronidazolresistenz nicht induzierbar. In relativ abgelegenen Kommunen mit einem hohen endemischen Grad der Amöbiasis zeigte eine *breite Anwendung* von hohen Metronidazoldosen einmal monatlich über einige Monate und danach jeden zweiten Monat eine deutliche Senkung der Inzidenz von Amöbendysenterie.

Metronidazol wurde das Mittel der Wahl zur Behandlung der Giardiasis, obwohl sein Einsatz für diese Indikation noch immer untersucht wird. Es wirkt in den gleichen oder niedrigeren Dosen wie zur Behandlung der Trichomoniasis. Das übliche Behandlungsschema ist für Erwachsene 250 mg dreimal täglich über sieben Tage, für Kinder 5 mg/kg dreimal täglich über sieben Tage (Wolfe, 1992). Eine tägliche Einmaldosis von 2 g über drei Tage wurde ebenso erfolgreich eingesetzt.

Metronidazol ist äußerst nützlich zur Behandlung von schweren Infektionen mit metronidazolempfindlichen Anaerobiern wie *Bacteroides, Clostridium, Fusobacterium, Peptococcus* und *Peptostreptococus, Eubacterium* und *Helicobacter*. Das Mittel kann auch zusammen mit anderen Antibiotika bei gleichzeitiger Infektion mit aeroben Mikroorganismen verabreicht werden. Bei diesen Indikationen wird Metronidazol gewöhnlich intravenös appliziert. Die empfohlenen intravenösen Dosierungen bei anaeroben Infektionen beinhalten einen Bolus (15 mg/kg) und sechs Stunden später eine Erhaltungsdosis von 7,5 mg/kg alle sechs Stunden, gewöhnlich über sieben bis zehn Tage. Das Medikament wird zur Prophylaxe bei postoperativen Abdominal- und Beckeninfektionen und zur Behandlung von Endokarditiden durch *B. fragilis* eingesetzt (siehe Roe, 1977). Metronidazol ist auch Bestandteil der Therapie von peptischen Ulzera durch *Helicobacter pylori* (siehe Hopkins und Morris, 1994). Das Medikament wurde ferner an Stelle von Vancomycin in der Behandlung der pseudomembranösen Kolitis eingesetzt. Auf Grund seiner geringeren Kosten wird in den USA Metronidazol gegenüber oralem Vancomycin bei vielen niedergelassenen Ärzten der Vorzug gegeben.

Metronidazol und andere Nitroimidazole steigern die Strahlensensibilität hypoxischer Tumorzellen, jedoch wird Metronidazol nicht in diesem Bereich klinisch eingesetzt.

Toxizität, Kontraindikationen und Wechselwirkungen Die Toxizität von Metronidazol wird in mehreren Übersichtsarbeiten beschrieben (siehe Roe, 1977; Lau et al., 1992). Nebenwirkungen sind nur selten so gravierend, daß die Therapien abgebrochen werden. Die häufigsten bekannten Nebenwirkungen sind Kopfschmerz, Übelkeit, Mundtrockenheit und ein metallischer Geschmack. Erbrechen, Diarrhoe und abdominale Beschwerden wurden gelegentlich berichtet. Eine belegte Zunge, Glossitis und Stomatitis können unter der Therapie auftreten und mit einer plötzlichen Intensivierung einer Candidiasis verbunden sein. Benommenheit, Schwindel und sehr selten Enzephalopathie, Krampfanfälle, Koordinierungsstörungen und Ataxie sind neurologische Nebenwirkungen, die eine Unterbrechung der Metronidazoltherapie rechtfertigen. Das Medikament sollte auch beim Auftreten von Taubheit und Parästhesien in den Extremitäten abgesetzt werden. Die Rückbildung einer schweren sensorischen Neuropathie kann langsam oder unvollständig sein. Urtikaria, Hautausschlag, Juckreiz, Dysurie, Zystitis und Druckgefühl im Becken wurden berichtet. Metronidazol besitzt eine disulfiramähnliche Wirkung, so daß bei einigen Patienten, wenn sie während der Therapie Alkohol trinken, abdominale Beschwerden, Erbrechen, Ausschläge oder Kopfschmerzen auftreten können. Patienten sollten daher unter Metronidazoltherapie Alkoholkarenz einhalten, obwohl das Risiko schwerer Reaktionen gering ist. Aus demselben Grund ist eine gleichzeitige Gabe von Metronidazol und Disulfiram nicht empfehlenswert, da es zu Verwirrungen und psychotischen Zuständen kommen kann. Obwohl verwandte Stoffe schwere Blutbildveränderungen induzieren können, tritt während einer Metronidazoltherapie höchstens eine temporäre Neutropenie auf, die sich nach Absetzen des Medikamentes zurückbildet (siehe Lau et al., 1992).

Metronidazol sollte wegen seiner potentiellen Neurotoxizität nur mit Vorsicht bei Patienten mit einer akuten ZNS-Erkrankung eingesetzt werden. Die Dosierung sollte bei Patienten mit schwerer obstruktiver Lebererkrankung (Cholestase), alkoholischer Leberzirrhose oder schwerer Niereninsuffizienz reduziert werden (siehe Lau et al., 1992).

Bei Nagetieren ist Metronidazol, hochdosiert über einen längeren Zeitraum gegeben, karzinogen und wirkt in Bakterien mutagen (siehe Voogd, 1981; Lau et al., 1992). Die mutagene Wirkung ist für Metronidazol und auch einiger seiner Metaboliten, die im Urin von behandelten Patienten gefunden wurden, nachweisbar. Trotzdem gibt es bisher keinen Hinweis auf ein signifikant erhöhtes Krebsrisiko bei mit therapeutischen Dosen von Metronidazol behandelten Patienten. Das teratogene Potential von Metronidazol bei Versuchstieren ist nicht eindeutig belegt und die Befunde sind widersprüchlich (siehe Lau et al., 1992). Obwohl Metronidazol in allen Schwangerschaftsstadien ohne bisher bekannt gewordene Zwischenfälle genommen wurde, wird sein Anwendung während des ersten Trimenons nicht empfohlen.

NIFURTIMOX

Geschichte Nitrofurane waren bekannt als wirksame Mittel bei experimentellen Infektionen mit amerikanischer Trypanosomiasis, verursacht durch *T. cruzi*, und Derivate wurden extensiv auf ihre chemotherapeutische Wirkung hin untersucht. Eines dieser Mittel, Nifurtimox (3-Methyl-4(5'-nitrofurfurylideneamino)-tetrahydro-4H-1,4-thiazin-1,1-dioxid) ist relativ wirksam in der Behandlung der akuten Chagas-Erkrankung (Brener, 1979). *Nifurtimox* ist den Vereinigten Staaten nur über die CDC erhältlich. Nifurtimox hat folgende Strukturformel:

$$O_2N-\text{(furan)}-CH=N-N\text{(thiazin)}-SO_2, \text{ mit } CH_3$$

NIFURTIMOX

Anti-Protozoen-Wirkung Nifurtimox wirkt sowohl gegen Trypomastigoten als auch gegen Amastigoten von *T. cruzi* trypanozid. *In vitro* schädigen Konzentrationen von 1 µM intrazelluläre Amastigoten und hemmen ihre Entwicklung. Eine fortgesetzte Exposition mit diesen Arzneimittelkonzentrationen führt zu einer ausgeprägten Verlängerung des intrazellulären Zyklus. Trypomastigoten sind weniger empfindlich; Konzentrationen von 10 µM Nifurtimox hemmen, aber verhindern jedoch nicht das Eindringen in Zellen von Vertebraten (Dvorak und Howe, 1977). Die trypanozide Wirkung von Nifurtimox scheint auf der Fähigkeit zu beruhen, sich einer partiellen Reduktion zu unterziehen, die zu einem Nitroradikalanion führt, gefolgt von einer Auto-Oxidation, die wieder zur Ursprungsverbindung Nitrofuran führt sowie zu der Bildung von Superoxidradikalen und anderen reaktiven Sauerstoffspezies wie Wasserstoffperoxid und Hydroxylradikale (siehe Docampo, 1990). Das trypanosomale Enzym, das für die initiale Nifurtimoxreduktion verantwortlich ist, konnte nicht eindeutig nachgewiesen werden, jedoch ist die Trypanothionreduktase involviert (Henderson et al., 1988). Diese Reaktion führt nicht nur zur Bildung von elektrophilen Folgeprodukten, sondern blockiert auch die Reduktion der Disulfidform des Trypanothions in seine biologisch aktive Dithiolform. Zusätzlich scheint *T. cruzi* defizient in seiner enzymatischen Abwehr gegen reaktive Sauerstoffbildner zu sein (siehe Docampo, 1990). Reaktionen zwischen freien Radikalen und zellulären Makromolekülen führen zu einer Schädigung der Zelle, die u.a. eine Lipid-Peroxidation und Verletzung der Zellmembran, Inaktivierung von Enzymen, Schäden an der DNA und mutagene Effekte beinhalten. Nifurtimox führt zur Bildung von Radikalen und entzieht durch sein Verhalten als Redoxsystem Elektronen aus den zellulären Redoxzyklen des Stoffwechsels. Dies kann zu Schäden im Wirtsgewebe führen (Moreno et al., 1980).

Resorption, Metabolismus und Exkretion Nifurtimox wird gut nach oraler Aufnahme resorbiert, maximale Plasmaspiegel treten nach etwa 3,5 Stunden auf (Paulos et al., 1989). Trotzdem sind nur niedrige Konzentrationen (10 - 20 µM) im Plasma vorhanden und weniger als 0,5% der Dosis werden mit dem Urin ausgeschieden. Die Eliminationshalbwertszeit liegt bei nur drei Stunden. Es werden aber hohe Konzentrationen von nicht identifizierten Metaboliten nachgewiesen. Offensichtlich unterliegt Nifurtimox einer raschen und umfassenden Biotransformation, vielleicht über einen präsystemischen First-pass-Effekt. Es ist noch nicht bekannt, ob die Metabolite eine trypanozide Wirkung besitzen.

Therapeutischer Einsatz Nifurtimox wird in der Behandlung der amerikanischen Trypanosomiasis (Chagas-Krankheit) durch *T. cruzi* eingesetzt. Obwohl durch dieses Medikament die Schwere der akuten Erkrankung reduziert wird, ist es ineffektiv im chronischen Stadium der Infektion (siehe Kirchhoff, 1993). Vielmehr persistiert der Parasitenbefall bei vielen Patienten, die sich einer akuten Therapie unterzogen haben. Eine Nifurtimox-Behandlung zeigt keine Wirkung bei irreversiblen Organschädigungen. Die Kardiomyopathie, die bei der chronischen Erkrankung auftritt, spiegelt tatsächlich eine Autoimmunerkrankung wider, die unabhängig von der Gegenwart viabler Trypanosomen ist (siehe Kirchhoff, 1993). Im akuten Stadium führt eine Therapie bei 80% der Behandelten zu einem Verschwinden der Parasitämie, einer Verbesserung der Symptome und klinischer Heilung. Die klinische Antwort variiert mit den geographischen Regionen; Stämme aus Argentinien, Südbrasilien, Chile und Venezuela scheinen empfindlicher als solche aus Zentralbrasilien zu sein. Die Unterschiede in der Empfindlichkeit verschiedener *T.-cruzi*-Stämme wurde im Tiermodell beschrieben (siehe Brener, 1979), aber es ist nicht bekannt, ob diese auch für die unterschiedliche klinische Effektivität von Nifurtimox verantwortlich sind.

Nifurtimox wird oral verabreicht. Erwachsene mit einer akuten Infektion sollten täglich 8 - 10 mg/kg auf vier Dosen verteilt über 120 Tage erhalten. Kinder zwischen ein bis zehn Jahren, die an einer akuten Chagas-Erkrankung leiden, sollten täglich 15 - 20 mg/kg, auf vier Dosen verteilt, über 90 Tage erhalten, von 11 - 16 Jahren sollten 12,5 bis 15 mg/kg nach dem gleichen Schema verabreicht werden. Magenbeschwerden und Gewichtsverlust können unter der Therapie auftreten. Tritt letzteres auf, sollte die Dosis reduziert werden. Alkohol sollte während der Therapie vermieden werden, da er das Auftreten vieler Nebenwirkungen steigern kann.

Toxizität und Nebenwirkungen Medikamentenabhängige Nebenwirkungen sind nicht ungewöhnlich. Sie reichen von Hypersensivitätsreaktionen wie Dermatitis, Fieber, Ikterus, pulmonale Infiltrate und Anaphylaxie bis hin zu dosis- und altersabhängigen Komplikationen, die vorwiegend den Gastrointestinaltrakt und das periphere und zentrale Nervensystem betreffen (siehe Brener, 1979). Übelkeit und Erbrechen sowie Myalgien und Schwäche sind nicht ungewöhnlich. Eine periphere Neuropathie und die gastrointestinalen Symptome treten besonders nach einer längeren Therapie auf; spätere Komplikationen können zu Gewichtsverlust führen und eine weitere Therapie ausschließen. Kopfschmerzen, psychische Störungen, Parästhesien, Polyneuritis und erhöhte Krampfneigung sind weniger häufig. Eine Leukopenie und eine erniedrigte Spermienzahl wurden ebenfalls berichtet. Die Verbindung kann sowohl *in vitro* als auch *in vivo* die zellvermittelte Immunreaktion unterdrücken (Lelchuk et al., 1977a, 1977b). Kinder scheinen Nifurtimox besser als Erwachsene zu vertragen. Aufgrund der Schwere der Chagas-Krankheit und des Fehlens besserer Behandlungsalternativen gibt es nur wenige absolute Kontraindikationen für den Einsatz von Nifurtimox.

PENTAMIDIN

Geschichte Die Entdeckung der antiprotozoalen Wirkung von Diamidinderivaten war die zufällige Folge der Suche nach blutzuckersenkenden Verbindungen (siehe Lourie und Yok, 1939). Von allen untersuchten Verbindungen konnten drei mit einer außergewöhnlichen Aktivität gefunden werden: *Stilbamidin, Pentamidin* und *Promamidin*. *Pentamidin* ist auf Grund seiner relativen Stabilität, seiner geringeren Toxizität und seiner leichteren Applikation klinisch am wertvollsten. Obwohl es gegen eine Reihe von pathogenen Protozoen wirkt, wird es hauptsächlich als Prophylaxe und zur Behandlung von *Pneumozystosis* eingesetzt. Außerdem wird es in Kombination mit Suramin bei der Behandlung des Frühstadiums der westafrikanischen Trypanosomiasis eingesetzt (siehe Pépin und Milord, 1994). *Diminazen* ist ein verwandtes Diamidin und wird trotz der Tatsache, daß es *nur für veterinärmedizinische* Zwecke zugelassen ist, als billige Alternative zu Pentamidin in einigen endemischen Gebieten in der Frühphase der afrikanischen Trypanosomiasis verwendet (siehe Pépin und Milord, 1994). Eine Anzahl vielversprechender Pentamidinanaloga wurde in einem Rattenmodell zur *Pneumocystis-carinii*-Infektion (siehe Vöhringer und Arastéh, 1993) getestet, jedoch bisher noch nicht klinisch erprobt.

Chemie Pentamidin hat folgende Strukturformel:

$$\text{HN=C(NH}_2\text{)}-\text{C}_6\text{H}_4-\text{OCH}_2(\text{CH}_2)_3\text{CH}_2\text{O}-\text{C}_6\text{H}_4-\text{C(NH}_2\text{)=NH}$$

PENTAMIDIN

Die Verbindung, die in der Klinik Verwendung findet, ist das *Pentamidinisothionat*. Es kann als i.v. Darreichung oder als Aerosol eingesetzt werden. 1,74 mg Pentamidinisothinat entsprechen 1 mg Pentamidin. Die Lösung sollte sofort nach der Herstellung verwendet werden.

Anti-Protozoen-Wirkungen Die aromatischen Diamidine besitzen eine toxische Wirkung gegenüber einer Vielzahl verschiedener Protozoen, zeigen aber eine deutliche Selektivität. Zum Beispiel wirkten sie im Tiermodell bei Infektionen mit *T. b. rhodesiense* und *T. b. congolense* kurativ, waren jedoch ineffektiv bei der Behandlung von Mäusen, die mit *T. cruzi* infiziert waren. Sie können auch eine *Babesia-canis*-Infektion bei Welpen und eine *Leishmania-donovani*-Infektionen bei Hamstern heilen. Diese Ergebnisse legten den Grundstein für die Diamidinbehandlung der afrikanischen Trypanosomiasis und der Leishmainiosis beim Menschen.

Außerdem wirken die Diamidine fungizid. Dieses kann *in vitro* leicht anhand von *Blastomyces dermatitis* demonstriert werden, eine Behandlung einer systemischen Blastomykose mit Diamidinen ist effektiv. Allerdings verringerte der Einsatz von Amphotericin B den Stellenwert von Diamidinen für diese Indikation. Bei annähernd therapeutischen Konzentrationen übt Pentamidin *in vitro* eine direkte letale Wirkung auf die nicht-replizierende Form von *Pneumocystis carinii* aus (Pesanti und Cox, 1981; Pifer et al., 1983). Andere Untersuchungen legen nahe, daß Pentamidin eine eher biostatische als biozide Wirkung ausübt (siehe Vöhringer und Arastéh, 1993).

Wirkmechanismus und Resistenz Der Wirkmechanismus der Diamidine ist nicht bekannt. Diese bikationischen Substanzen können multiple Wirkungen auf einen bestimmten Parasiten haben und bei unterschiedlichen Parasiten durch verschiedenartige Mechanismen agieren (siehe Sands et al., 1985). Zum Beispiel werden die Diamidine bei *T. brucei* über ein energieabhängiges hochaffines Aufnahmesystem konzentriert, welches bei medikamentensensiblen Stämmen weit besser als bei unsensiblen arbeitet (Damper und Patten, 1976). Möglicherweise benutzen die Diamidine ein Transportsystem, das selektiv für Adenin und Adenosin ist; beide Purine benötigt der Parasit zum Überleben (Carter und Fairlamb, 1993). Auf Melamin basierende Arsenverbindungen benutzen denselben Purin(P-2)-Transporter. Dieses erklärt die Kreuzresistenz mit Diamidinen, die manche arsenresistenten *T.-brucei*-Stämme zeigen. Eine andere Wirkmöglichkeit der Diamidine ist die Interferenz mit der Polyaminbiosynthese der Trypanosomen durch eine reversible Hemmung der *S*-Adenosyl-L-Methionin-Decarboxylase (Bitoni et al., 1986). Die DNA könnte der Hauptangriffspunkt dieser positiv geladenen Substanzen sein. Die Diamidine binden an die DNA-Sequenzen, die sich aus mindestens vier aufeinanderfolgenden A-T-Basenpaaren zusammensetzen (Bailly et al., 1994). Pentamidin unterstützt die Linearisierung der Trypanosomenkinetoplasten-DNA und inhibiert die Typ-II-Topoisomerase (Shapiro und Englund, 1990). Pentamidin hemmt ebenfalls die ATP-abhängige Topoisomerase aus *P.-carinii*-Extrakten (Dykstra und Tidwell, 1991). Der Mechanismus der Supprimierung des Glukosemetabolismus bei ruhenden *P. carinii* ist dagegen nicht bekannt (Pesanti und Cox, 1981).

Resorption, Metabolismus und Exkretion Nach einer einmaligen intravenösen Dosierung von Pentamidinisothionat bei AIDS-Patienten verschwindet der Wirkstoff aus dem Plasma mit einer apparenten Halbwertszeit von etwa sechs Stunden (Conte et al., 1991). Trotzdem wird Pentamidin erheblich langsamer als in unveränderter Form mit dem Urin ausgeschieden. Seine renale Clearance beträgt nur etwa 2% der Plasma-Clearance (Conte, 1991). Bei Patienten, die zur Behandlung einer Pneumozystose über 13 Tage mehrere Pentamidin-Injektionen erhalten haben, kam es zu einer Akkumulation und es wurde kein Steady state erreicht (Conte, 1991). Die terminale Eliminationshalbwertszeit lag bei ungefähr zwölf Tagen; bei den meisten Patienten konnte der Wirkstoff noch nach sechs Wochen nachgewiesen werden. Die ausgedehnte Akkumulation von Pentamidin im Gewebe und seine langsame Ausscheidung bei wiederholten Gaben können mit seinen therapeutischen Eigenschaften und seiner prophylaktischen Wirkung gegen die afrikanischen Trypanosomiasis und die Pneumozystosis in Verbindung gebracht werden (siehe Pépin und Milord, 1994). Nach mehreren parenteralen Gaben von Pentamidin enthielten Leber, Nieren, Nebennieren und die Milz von AIDS-Patienten die höchsten Medikamenten-Konzentrationen, während im Gehirn nur Spuren nachweisbar war (Donelly et al., 1988). In den Lungen solcher Patienten lagen nach fünf täglichen Dosen von 4 mg/kg Pentamidin die Konzentrationen des Medikaments im mittleren therapeutischen Bereich. Höhere pulmonale Konzentrationen sollten durch Inhalation eines Pentamidin-Aerosols zur Prophylaxe oder als begleitende Therapie einer leichten bis mittelschweren *P.-carinii*-Pneumonie erreicht werden. Eine Verabreichung des Medikaments über diesen Weg führt bei Erwachsenen und Kindern zu einer geringen systemischen Aufnahme und einer erniedrigten Toxizität, verglichen mit der intravenösen Applikation (Montgomery et al., 1988, Leoung et al., 1990; Hand et al., 1994). Die tatsächliche Dosis, die über die Lungen verabreicht werden soll, hängt von der Partikelgröße durch den Vernebler und von der Lungenfunktion des Patienten ab. Eine weitere Übersicht der pharmakologischen Eigenschaften von Pentamidin geben Vöhringer und Arastéh (1993).

Therapeutischer Einsatz Pentamidin-Isothionat wird gewöhnlich als intramuskuläre Injektion oder durch langsame Infusion über 60 Minuten in Einzeldosen von täglich 4 mg/kg Pentamidinbase verabreicht. Trotzdem variieren die Dosierungsschemata mit der Krankheit und sind in einigen Fällen noch nicht sicher etabliert.

Zur Behandlung des Frühstadiums der lymphatischen afrikanischen Trypanosomiasis durch *T. brucei gambiense* kann Pentamidin an Tag 1, 3, 5, 7, 13 und 17 intramuskulär verabreicht werden, während Suramin am ersten und 13. Tag intravenös (20 mg/kg bis zu einem Maximum von 1 g) appliziert wird. Eine Alternative ist die Gabe von insgesamt sieben intramuskulären Pentamidingaben an alternierenden Tagen als Monotherapie (siehe Pépin und Milord, 1994). Auf Grund seiner schlechten ZNS-Gängigkeit kann Pentamidin nicht bei der Behandlung einer Infektion mit *T. b. rhodesiense*, die früh das Gehirn befällt, eingesetzt werden. Ebenso wirkt es nicht bei Infektionen mit *T. b. gambiense*, wenn diese schon das ZNS einbezogen haben.

In der Therapie der *viszeralen Leishmaniose* (*Kala Azar*, verursacht durch *L. donovani*) wurde Pentamidin erfolgreich als Zyklus von 12 - 15 intramuskulären Dosen mit 2 - 4 mg/kg eingesetzt. Ein zweiter Zyklus, nach einem Intervall von ein bis zwei Wochen, kann in Gebieten notwendig sein, von denen bekannt ist, daß die Therapie weniger gut anschlägt. Pentamidin ist besonders sinnvoll, wenn eine vorherige Antimontherapie nicht gewirkt hat wie zum Beispiel im Sudan, wo diese Erkrankung nur auf hohe Antimondosen anspricht, und in China, wo viele Patienten mit Kala Azar hypersensitiv auf Antimon reagieren. Teilerfolge können sich nach Pentamidingabe bei der *kutanen Leishmaniose* (*Orient-Beule*, verursacht durch *L. tropica*) beobachtet werden, jedoch wird dieses Mittel nicht routinemäßig für diese Indikation verordnet (siehe Berman, 1988).

Pentamidin wird alleine oder in Kombination mit anderen Stoffen zur Prophylaxe und Behandlung der leichten bis mittelschweren *P. carinii*-Pneumonie (PCP), der häufigsten bekannten opportunistischen Infektion bei HIV-Patienten, eingesetzt. In westlichen Ländern konnte dieses Mittel deutlich die PCP-Mortalität senken. Die Therapeutika veränderten das Spektrum der AIDS-assozierten Krankheiten und verlängerten die Lebenserwartung bei den Betroffenen (siehe Hoover et al., 1993).

Eine PCP-Prophylaxe wird bei HIV-infizierten Erwachsenen mit einer CD4+-Zellzahl < 200 mm^3 empfohlen. Empfehlungen für eine PCP-Prophylaxe bei Kindern sind altersabhängig, da die CD4+-Werte signifikant während des Heranwachsens variieren. Zur PCP-Prophylaxe wird Pentamidin direkt als Aerosol inhaliert, um die systemische Toxizität zu minimieren. Die übliche monatliche Dosis beträgt 300 mg einer 5 - 10% wässrigen Lösung als Aerosol, welches über 30 - 45 Minuten über einen Inhalator verabreicht wird (siehe Monk und Benfield, 1990). Bei HIV-infizierten Patienten mit CD4+-Zellzahlen zwischen 100 - 200 pro mm^3 wird dieses Schema zur Prävention einer PCP besser vertragen und ist fast genauso wirksam wie Trimethoprim-Sulfamethoxazol oder Dapson. Bei geschwächten Patienten mit niedrigeren CD4+-Werten ist Pentamidin nicht so wirksam wie die oben genannten Mittel, welche weiterhin im Gegensatz zu Pentamidin auch eine Wirksamkeit gegen *T.-gondii*-Infektionen besitzen (Bozzette et al., 1995). Es sollte nicht vergessen werden, daß einige niedergelassene Ärzte zur Prophylaxe Trimethoprim-Sulfamethoxazol auf Grund der geringeren Kosten den Vorzug gegenüber Pentamidin geben und einige Patienten eine orale Medikamentation einer inhalativen Therapie vorziehen.

Zur Behandlung der leichten bis mittelschweren PCP ist Pentamidin das Mittel der zweiten Wahl und ist besonders geeignet für Patienten, die nicht entkräftet sind, oder solche, die eine Therapie mit Trimethoprim-Sulfamethoxazol oder anderen Sulfonen nicht vertragen. Das übliche Dosierungsschema zur Behandlung beträgt täglich 4 mg/kg parenteral über 14 Tage. Eine niedrigere Dosierung von täglich 2 - 3 mg/kg kann aber genauso wirksam sein und ist mit einer weitaus niedrigeren Toxizität verbunden (siehe Vöhringer und Arastéh, 1993). Ist eine Pentamidintherapie erfolgreich, tritt nach vier bis sechs Tagen eine klinische Besserung ein. Eine hohe Heilungsrate kann erwartet werden, selbst wenn die Behandlung auf Grund von Nebenwirkungen vorzeitig abgesetzt werden mußte. Bei geschwächten Patienten mit einer veränderten Immunität oder Neoplasien ist die Prognose nicht so gut, und mehr als ein Behandlungszyklus kann notwendig sein. In Übereinstimmung mit der biostatischen Wirkung von Pentamidin gegen *P. carinii* sind Therapieversagen, Rezidive, Toxizität und Intoleranz besonders bei AIDS-Patienten weit verbreitet. Diese Patienten sprechen wahrscheinlich eher auf eine Trimethoprim-Sulfamethoxazoltherapie an, so diese vertragen wird.

Der Einsatz von Pentamidin hat die Mortalität bei epidemischem Auftreten von *P. carinii* bei entkräfteten und frühgeborenen Kindern deutlich gesenkt. Obwohl bei Kindern eine Pentamidin-Applikation als Aerosol möglich ist, konnte die Wirksamkeit dieser Therapie noch nicht belegt werden (Hand et al., 1994).

Toxizität und Nebenwirkungen In therapeutischen Dosierungen (4 mg/kg pro Tag) verursacht Pentamidin bei 50% der Behandelten Nebenwirkungen, gleichgültig ob sie an AIDS erkrankt sind oder nicht. Die Hauptnebenwirkungen der Pentamidintherapie wurden ausgiebig beschrieben (siehe Sands et al., 1985; Vöhringer und Arastéh, 1993). Die intravenöse Injektion von Pentamidin (und anderen Diamidinen) kann zu akuten Intoleranzreaktionen führen. Diese beinhalten Atemnot, Tachykardie, Benommenheit oder Ohnmacht, Kopfschmerzen und Erbrechen. Diese Symptome hängen möglicherweise mit dem plötzlichen Blutdruckabfall zuammen, der nach einer zu schnellen Pentamidin-Injektion auftritt, und sie können zum Teil durch die Freisetzung von Histamin bedingt sein kann. Wenn eine Pentamidinlösung nicht langsam über den intravenösen Weg verabreicht werden kann, kann sie auch bei guter Verträglichkeit intramuskular gegeben werden. Es können jedoch sterile Abszesse an der Injektionsstelle auftreten. Pentamidin scheint keine Neuropathien auszulösen. Pankreatitis und Hypoglykämien sowie paradoxerweise Hyperglykämien und insulinabhängiger Diabetes können nach Pentamidin beobachtet werden. Eine Hypoglykämie kann, wenn sie nicht bemerkt wird, lebensbedrohlich oder tödlich sein (siehe Sands et al., 1985). Andere unerwünschte Wirkungen beinhalten Hautausschlag, Thrombophlebitis, Thrombozytopenie, Anämie, Neutropenie, einen Anstieg der Leberenzyme und Nephrotoxizität (Vöhringer und Arastéh, 1993). Eine Störung der Nierenfunktion wurde bei 24% der behandelten Patienten gesehen, ist aber im allgemeinen reversibel. Diese Nebenwirkung kann durch die starke Hemmung der Dihydrofolatreduktase der Niere durch Pentamidin verursacht werden und stellt ein signifikantes Problem bei HIV-infizierten Patienten mit PCP dar.

QUINACRIN

Bei Quinacrin handelt es sich um ein Akridinderivat, das während des zweiten Weltkrieges weitverbreitet als Anti-Malaria-Mittel eingesetzt wurde. Obwohl es durch neuere und sichere Anti-Malaria-Mittel ersetzt wurde (siehe Kapitel 40), ist *Quinacrinhydrochlorid* zur Behandlung der Giardiasis zugelassen (Hill, 1993). Diese Verbindung wirkt sehr effektiv gegen *G. lamblia* und führt zu Heilungsraten von mindestens 90%. Trotzdem wurde die Herstellung von Quinacrin 1992 eingestellt und ist folglich nicht mehr kommerziell erhältlich. Eine ausführlichere Beschreibung der Pharmakologie und Toxikologie von Quinacrin ist in der *fünften oder einer früheren Ausgabe* dieses *Lehrbuches* enthalten.

NATRIUM-STIBOGLUKONAT

Geschichte Antimonverbindungen wurden lange Zeit zur Behandlung der Leishmaniose oder anderer protozoalen Erkrankungen eingesetzt. Die erste dreiwertige Antimonverbindung,

Antimonkaliumtartrat (Brechweinstein), fand seinen Einsatz in der Therapie der kutanen Leishmaniose und bei Kala Azar, war jedoch sowohl toxisch als auch schwierig in der Dosierung. Brechweinstein und andere dreiwertige Arsenverbindungen wurden dann durch fünfwertige Derivate der Phenylstibonsäure ersetzt. Diese Verbindungen waren genauso wirksam, jedoch weit weniger toxisch als Brechweinstein. Dies erlaubte eine höhere Dosierung bei kürzeren Therapieperioden. Danach folgte die Rückkehr zur Synthese eines Brechweinsteintyps der anstelle einer dreiwertigen eine fünfwertige Antimonverbindung besitzt. Ein frühes Mitglied dieser Art von Verbindungen ist *Natrium-Stiboglukonat (Natrium-Antimonglukonat)*. Dieses Medikament wird heute weit eingesetzt und ist ein Hauptpfeiler der Behandlung der Leishmaniosen. *Meglumin-Antimonat* ist eine pentavalente Antimonverbindung, die im französischen Sprachraum bevorzugt verwendet wird. Eine detailiertere Beschreibung der Geschichte der Leishmaniosetherapie bieten die Übersichtsarbeiten von Beveridge (1963) und Berman (1988).

Chemie Natrium-Stiboglukonat besitzt folgende chemische Struktur:

$$\begin{array}{c} CH_2OH \\ | \\ CHOH \\ | \\ CHO \quad OH \\ | \quad \diagdown \diagup \\ CHO-Sb-O-Sb \\ | \quad \diagup \diagdown \\ CHO \\ | \\ COO^- \end{array} \begin{array}{c} HOH_2C \\ | \\ HOHC \\ | \\ O^- \quad OHC \\ \diagdown \diagup \quad | \\ OHC \\ \diagup \diagdown \quad | \\ OHC \\ | \\ ^-OOC \end{array} \quad 3Na^+$$

NATRIUM-STIBOGLUKONAT

Allerdings enthalten Rezepturen von Natrium-Stiboglukonat eine Vielzahl uncharakterisierter molekularer Verbindungen. Einige dieser besitzen eine höhere molekulare Masse als die oben gezeigte Verbindung (siehe Berman, 1988). Typische Rezepturen enthalten gewichtsmäßig 30 - 40% fünfwertiges Antimon. Natrium-Stiboglukonat ist als wäßrige Lösung, die 100 mg Sb^{5+}/ml aufweist, nur auf Anfrage bei Glaxo-Wellcome erhältlich.

Anti-Protozoen-Wirkung Natrium-Stiboglukonat scheint mit biochemischen Reaktionen der Leishmanien-Amastigoten zu interferieren (siehe Berman, 1988). Gehemmt werden sowohl die Glykolyse als auch die β-Fettsäureoxidation. Diese Prozesse sind vorwiegend in einem unüblichen Organellen-Typ, den *Glykosomen*, lokalisiert. Die Wirkung führt insgesamt zu einer Senkung der ATP- und GTP-Bildung. Auch andere Mechanismen könnten relevant sein wie z. B. die nichtspezifische Bindung der Antimone an die Sulfhydrylgruppe von Proteinen der Amastigoten. Es ist nicht bekannt, ob die Reduktion der fünfwertigen Antimone zu dreiwertigen für die Anti-Leishmanien-Wirkung notwendig ist. Liposomumkapselte Antimonverbindungen wurden erfolgreich in der Therapie einer experimentellen *L.-donovani*-Infektion bei Hamstern eingesetzt. In dieser Darreichungsform wird das Medikament selektiv durch Endozytose aufgenommen und erreicht die Phagolysosomen der Makrophagen, in denen sich die Parasiten befinden (siehe Chang, 1983; Cook, 1993).

Resorption, Metabolismus und Exkretion Nach parenteraler Gabe erreichen die fünfwertigen Antimone höhere Plasmakonzentrationen als die dreiwertigen Verbindungen. Folglich wird der größte Anteil einer einmaligen Dosis von Natrium-Stibogluconat innerhalb 24 Stunden mit dem Urin ausgeschieden. Dieses pharmakokinetische Verhalten verändert sich nicht, gleichgültig ob das Mittel intravenös oder intramuskulär verabreicht wird (Pamplin et al., 1981; Chulay et al., 1988). Das Medikament wird nach parenteraler Gabe schnell verteilt ($V_d \approx 0,2$ l/kg) und in zwei Phasen ausgeschieden. Die erste Phase besitzt eine Halbwertszeit von ungefähr zwei Stunden, während die zweite erheblich langsamer ist ($t_{1/2}$ = 33 - 76 Stunden). Die letztere Eliminationsphase könnte die Umwandlung von der fünfwertigen zu der dreiwertigen Antimonverbindung widerspiegeln, ebenso könnte sie die Akkumulation und die langsame Freisetzung dieses Mittels nach wiederholter Gabe anzeigen (Chulay et al., 1988).

Therapeutischer Einsatz Natrium-Stibogluconat kann sowohl intravenös als auch intramuskulär verabreicht werden. Einheitliche Therapieschemata zur Behandlung der multiplen Formen der Leishmaniose sind noch nicht etabliert.

Basierend auf den Analysen von Berman (1988) sollten jedoch einige der früher üblichen Therapieschemata modifiziert werden. Bei der kutanen *Leishmaniose* sollte eine tägliche Dosis Natrium-Stibogluconat (20 mg fünfwertiges Antimon pro kg) über 20 Tage verabreicht werden. Allerdings können unterschiedliche Leishmanien-Arten auch verschieden reagieren. Zum Beispiel zeigte eine plazebokontrollierte Studie, daß das obengenannte Behandlungsschema wirksamer gegen *L. brasiliensis* als gegen *L. mexicana* war (Navin et al., 192). Zur Therapie der mukokutanen Leishmaniose scheint die Empfehlung der WHO mit 20 mg/kg fünfwertigem Antimon über 30 Tage angemessen zu sein. Dieses Schema wird auch bei der systemischen Leishmaniose (*Kala Azar*) empfohlen. Kinder vertragen das Mittel in der Regel gut, und die Dosis pro Kilogramm ist die gleiche wie für Erwachsene. Wenn unerwünschte Wirkungen kurz nach Therapiebeginn bei besonders entkräfteten Patienten auftreten, kann das Medikament an alternierenden Tagen über einen längeren Zeitraum verabreicht werden. Hält man sich an die oben gegebenen Empfehlungen, so sind die Heilungsraten in der Regel hoch. Eine Steigerung der täglichen Dosis von 10 - 20 mg/kg fünfwertigem Antimon verursacht für gewöhnlich nur ein geringes zusätzliches Risiko für den Patienten.

In Endemiegebieten verzeichnet man allerdings einen dramatischen Anstieg der Therapieversagen bei viszeraler, mukokutaner und einigen Formen der kutanen Leishmaniose (Ouellette und Papadopoulou, 1993). Obwohl viele dieser Therapieveragen auf eine Reinfektion oder auf pharmakokinetische oder immunologische Unterschiede bei den Patienten zurückzuführen sind, konnte eine Resistenz gegenüber Natrium-Stibogluconat sowohl bei Laborstämmen als auch bei klinischen Isolaten belegt werden (Berman et al., 1989; Grogl et al., 1992). Der Mechanismus der Resistenzbildung wurde noch nicht aufgeklärt. Es gibt widersprüchliche Befunde, ob Unterschiede in dem Medikamententransport, gemessen an der ^{125}Sb-Akkumulation, beteiligt sind (Berman et al., 1989; Grogl et al., 1991). Trotz der steigenden Anzahl von Resistenzbildungen gegenüber der Antimontherapie bleibt Natrium-Stibogluconat das Mittel der Wahl in der Behandlung von Leishmaniose. Die wichtigsten Nachteile sind die lange Therapiedauer, die Notwendigkeit der parenteralen Applikation und seine relativ hohen Kosten. Bei Fällen der ostafrikanischen Kala Azar, die nicht auf pentavalente Antimone ansprechen, sollte eine Therapie mit Pentamidin oder eine Kombination von Natrium-Stibogluconat und Paromomycin erwogen werden. Auch Amphotericin B ist, obwohl toxisch, eine sehr gute Alternative bei der Behandlung der mukokutanen Leishmaniose.

Toxizität und Nebenwirkungen Im allgemeinen wird Natrium-Stibogluconat relativ gut vertragen. Typische Reaktionen beinhalten Schmerzen an der Injektionsstelle nach der intramuskulären Applikation sowie gastrointestinale Symptome, verzögert können Muskelschmerz und Steifheit in den Gelenken auftreten. Veränderungen im Elektrokardiogramm, die ebenfalls erst verzögert auftreten können, beinhalten ein Abflachen der T-Welle und eine Inversion und Verlängerung des Q-T-Intervalls. Die Erscheinungen sind für gewöhnlich reversibel, jedoch können auch schwere Arrhythmien folgen. Bei Fällen der viszeralen Leishmaniose ist es schwer zu beurteilen, ob die EKG-Veränderungen Folge der Infektion oder der Toxizität des Medikamentes sind (Navin et al., al., 1992). Ein Anstieg der hepatischen Transaminasen wurden beobachtet, der sich nach Absetzen der Therapie zurückbildet. Äußerst selten kann es zu Schock und plötzlichem Todesfall kommen.

SURAMIN

Geschichte Basierend auf der Beobachtung der trypanoziden Wirkung der Färbereagenzien *Trypanrot*, *Trypanblau* und *Afridolviolett* kam es nach einigen Jahren der Forschung in Deutschland 1920 zu der Einführung von Suramin. Heute wird dieses Mittel hauptsächlich in der Behandlung der afrikanischen Trypanosomiasis eingesetzt. Obwohl Suramin auch bei der Elimination der erwachsenen Filarien der *Onchocerciasis* wirkt, wurde es weitgehend für diese Indikation durch Ivermectin ersetzt (siehe Kapitel 42). Suramin ist ein starker Hemmer der retroviralen reversen Transkriptase, ist jedoch bei HIV-Infektionen unwirksam (Cheson et al., 1987). Eine suramininduzierte Nebennierenrindeninsuffizienz regte das Interesse für einen Einsatz in der Behandlung von metastasierenden Nebennierenrindenkarzinomen und bei Nebennierenrindenüberfunktionen an (Pinedo und Van Rijswijk, 1992). Die betreffende klinische Pharmakologie dieses Mittels wurde umfassend beschrieben (siehe Broder et al., 1985; Collins et al., 1986; Cheson et al., 1987).

Chemie und Präparation *Suraminnatrium* ist wasserlöslich, jedoch zersetzen sich die Lösungen schnell an der Luft. Deshalb sollten nur frisch angesetzte Lösungen verwendet werden. Der Wirkstoff ist auf Anfrage beim Hersteller (Bayer AG) erhältlich.

SURAMIN-NATRIUM

Anti-Protozoen-Wirkung Suramin ist ein relativ langsam wirksames Trypanozid (> sechs Stunden *in vitro*). Sein verspäteter Wirkungsbeginn kann durch die langsame endozytotische Aufnahme des Suramin-Proteinkomplexes durch den Parasiten bedingt sein (Fairlamb und Bowman, 1977). Dieses polyanionische Mittel weist eine beträchtliche Strukturspezifität auf, da die Entfernung der zwei Methylgruppen zu einem vollständigen Verlust der antitrypanosomalen Wirkung führt. Suramin hemmt viele trypanosomale Enzyme (siehe Meschnik, 1984). Die Hemmung der Glycerinphosphat-Oxidase, eines Enzyms im Energiestoffwechsel des Parasiten, korreliert mit der antitrypanosomalen Wirkung verschiedener Suraminderivate (Fairlamb und Bowman, 1977). Damit übereinstimmend ist der energetische Stoffwechsel von Trypanosomen, die aus mit Suramin behandelten Tiere gewonnen wurden, erniedrigt. Williamson und Macadam (1965) beobachteten Veränderungen bei suraminbehandelten Trypanosomen, die sich in einer Schädigung von intrazellulärer nicht-lysosomalen Membranstrukturen äußerte. Trotz der umfassenden Beschreibung dieser zahlreichen Medikamenteneffekte ist der eigentliche Wirkmechanismus von Suramin jedoch ungeklärt.

Resorption, Metabolismus und Exkretion Suramin wird intravenös verabreicht, um lokale Entzündungsreaktionen und Nekrosen durch subkutane oder intramuskuläre Reaktionen zu vermeiden. Nach der Gabe zeigt das Medikament eine komplexe Pharmakokinetik. Die Plasmakonzentrationen fallen initial ziemlich schnell über einige Stunden, danach eher langsamer über einige Tage mit einer Halbwertszeit von etwa 48 Stunden und schließlich sehr langsam mit einer terminalen Eliminationshalbwertszeit von ungefähr 50 Tagen. Das Persistieren von Suramin in der Zirkulation hängt mit seiner sehr starken Bindung an Plasmaproteine zusammen. Über 99,7% des Wirkstoffes wird nach einer üblichen Dosis von 1 g an Plasmaeiweiß gebunden (siehe Pépin und Milord, 1994). Das Medikament wird nicht metabolisiert. Seine renale Clearance von 0,3 ml/min macht ca. 80% der Gesamtkörper-Clearance aus. Obwohl das apparente Verteilungsvolumen im Körper von Erwachsenen etwa bei 40 Litern liegt, dringt Suramin als großes, polares Anion schwer in die Zellen ein. So liegen die Gewebekonzentrationen einheitlich unter denen im Plasma. Allerdings zeigte sich in Tierversuchen, daß die Nieren erheblich mehr Suramin enthalten als andere Organe. Diese Retention kann möglicherweise für das relativ häufige Auftreten einer Albuminurie nach einer Injektion von Suramin beim Menschen verantwortlich sein. Nur sehr kleine Mengen Suramin dringen in den Liquor cerebrospinalis, was wahrscheinlich seine fehlende Wirkung bei einem ZNS-Befall mit Trypanosomen erklärt. Die lange Verweildauer von Suramin in der Blutzirkulation begründet seinen Wert bei der Prophylaxe der Trypanosomiasis.

Therapeutischer Einsatz Suramin wird in der Behandlung der afrikanischen Trypanosomiasis eingesetzt, besitzt aber keinen Wert bei der südamerikanischen Trypanosomiasis durch *T. cruzi*. Da nur geringe Mengen in den Liquor gelangen, ist es bei westafrikanischer Trypanosomiasis wirksamer als bei ostafrikanischer. Hauptsächlich auf Grund relativ häufig auftretenden Therapieversagens wird Suramin alleine selten im Frühstadium der westafrikanischen Trypanosomiasis verwendet und statt dessen häufig mit Pentamidin kombiniert (siehe Pépin und Milord, 1994). Suramin ist wirksamer als Pentamidin im Frühstadium einer ostafrikanischer Trypanosomiasis, da aber *T. b. rhodesiense* relativ früh in das ZNS eindringt, ist eine Analyse der Zerebrospinalflüssigkeit auf Trypanosomen indiziert (siehe Pépin und Milord, 1994). Suramin eliminert auch im Spätstadium Trypanosomen aus dem hämolymphatischen System, deshalb wird es manchmal vor einer Behandlung mit Melarsoprol gegeben, um das Risiko einer reaktiven Enzephalopathie nach Arsentherapie zu senken (siehe oben). Im Tiermodell zeigte Suramin einen Synergismus mit anderen Trypanoziden, einschließlich Eflornithin, jedoch konnte dieser Effekt noch nicht beim Menschen nachgewiesen werden.

Suramin wird als langsame intravenöse Injektion im Form einer 10% wäßrigen Lösung verabreicht. Die Behandlung einer aktiven afrikanischen Trypanosomiasis sollte nicht früher als 24 Stunden nach einer diagnostischen Lumbalpunktion begonnen werden. Besondere Vorsicht ist bei Patienten mit Onchocerciasis geboten, da eine sogenannte Manzotti-Reaktion hervorgerufen werden kann. Die übliche Einzeldosis bei Erwachsenen beträgt 1 g. Es ist ratsam, zu Therapiebeginn eine kleine Testdosis von 200 mg zu applizieren, um eine mögliche Sensibilität aufzudecken. Danach kann die normale Dosis an Tag 1, 3, 7, 14 und 21 verabreicht werden, einmal wöchentliche Dosen können danach über bis zu fünf Wochen gegeben werden. Die Dosierung für Kinder beträgt 20 mg/kg und wird nach demselben Schema verabreicht. Patienten mit schlechtem Allgemeinzustand sollten während der ersten Woche vorsichtig behandelt werden. Patienten, die nach Suramin einen Rückfall erleiden, sollten mit Melarsoprol behandelt werden (siehe Pépin und Milord, 1994).

Suramin ist wirksam bei der Prophylaxe der afrikanischen Trypanosomiasis. Für eine Chemoprophylaxe wird eine einmalige Dosis von 1 g wöchentlich über fünf bis sechs Wochen verabreicht. Die Chemoprophylaxe wird nicht für Kurzreisende in endemische Gebiete empfohlen, da das Risiko schwerer Nebenwirkungen höher als das Risiko einer Erkrankung ist (siehe unten).

Toxizität und Nebenwirkungen Suramin kann eine Vielzahl von unerwünschten Wirkungen verursachen, die sich in ihrer Schwere und Häufigkeit unterscheiden und bei entkräfteten Patienten schwerer verlaufen können. Die häufigste schwere Akutreaktion besteht im Auftreten von Übelkeit, Erbrechen, Schock und Bewußtseinsverlust. Glücklicherweise ist die Inzidenz gering (0,1 - 0,3%). Andere übliche akute Wirkungen sind Unwohlsein, Erbrechen und Müdigkeit. Fieber, erythromatöse Hautausschläge und neurologische Komplikationen (z. B. Kopfschmerz, metallischer Geschmack, Parästhesien und periphere Neuropathie) sind ebenfalls häufig. Diese Komplikationen treten ziemlich spät auf und verschwinden fast immer spontan trotz fortgesetzter Therapie. Andere weniger häufige Reaktionen beinhalten Erbrechen, Diarrhoe, Stomatitis, Schüttelfrost, Bauchschmerzen und Ödeme. Eine Veränderung von Laborwerten tritt bei 12 - 26% der suraminbehandelten AIDS-Patienten auf. Beschrieben sind Leukopenie und gelegentliche Agranulozytose, Thrombozytopenie, Proteinurie und ein Ansteigen des Serumkreatinins, der Transaminasen und des Bilirubins. Auch diese Veränderungen sind reversibel. Unerwartete Befunde, die kürzlich bei AIDS-Patienten beschrieben wurden, sind Nebenniereninsuffizienz und Vortex-Keratopathie.

Gegenanzeigen und Kontraindikationen Patienten unter Suramin sollten sorgfältig beobachtet werden. Bei Patienten, die eine Intoleranz gegenüber den initialen Dosen zeigen, sollte die Therapie nicht fortgesetzt werden. Patienten mit Niereninsuffizienz sollte nur unter größter Vorsicht Suramin verabreicht werden. Eine leichte Albuminurie ist gewöhnlich während der initialen Behandlungsphase nachweisbar. Bei anhaltender schwerer Albuminurie ist Vorsicht geboten und es sollte eine Modifikation des Therapieschemas vorgenommen werden. Das Auftreten einer palmar-plantaren Hyperästhesie kann einer peripheren Neuritis vorangehen.

ANTIBIOTIKA MIT ANTI-PROTOZOEN-WIRKUNG

Eine Anzahl von Antibiotika wurde auf ihre Wirkung gegen protozoale Infektionen getestet und einige wurden für nützlich befunden. Zum Beispiel sind *Paromomycin*, einige *Tetracycline* und *Erythromycin* zur Behandlung einer intestinalen Amöbiasis geeignet. Paromomycin wird hier besprochen, da es das einzige Antibiotikum mit einer direkt amöbiziden Wirkung ist. Andere Antibiotika zeigen lediglich eine Wechselwirkung mit der Darmflora, die essentiell für die intraluminale Proliferation der pathogenen Amöben ist. Am häufigsten wurden die älteren Tetracycline, einschließlich Tetracyclin als solches, eingesetzt. Ihre Wirkung hängt möglicherweise von dem relativ großen Umfang der verabreichten Dosis ab, die der Resorption im Darm entgehen. Die neueren, besser resorbierbaren Mittel sind daher weit weniger wirksam. Beim Einsatz von Tetracyclinen sollten diese sowohl bei intestinaler als auch bei extraintestinaler Infektion immer zusammen mit den anderen amöbiziden Mitteln gegeben werden.

Paromomycin Dieses Aminoglykosid, das aus der Kultur von *Streptomyces rimosus* isoliert wurde, wirkt sowohl *in vitro* als auch *in vivo* amöbizid. Viele dieser Eigenschaften sind mit denen anderer Antibiotika dieser Klasse vergleichbar (siehe Kapitel 46). Paromomycin wirkt direkt auf Amöben, besitzt jedoch auch eine antibakterielle Wirkung gegen normale und pathogene Mikroorganismen des Gastrointestinaltraktes. Neben seiner Rolle in der Behandlung der Amöbiasis kann es auch nützlich bei der Therapie anderer protozoaler Infektionen sein. Zum Beispiel zeigte es eine Wirkung bei einigen Fällen der viszeralen Leishmaniose (siehe Cook, 1993) und wurde kürzlich in kleineren kontrollierten Studien an AIDS-Patienten mit Kryptosporidiose geprüft (White et al., 1994). Paromomycin ist ebenso bei der Behandlung vieler Bandwurminfektionen wirksam. Es hat folgende Strukturformel:

PAROMOMYCIN

Die empfohlene *Paromomycinsulfat*-Dosierung beträgt bei intestinaler Amöbiasis 25 - 35 mg/kg. Sie wird auf drei Dosen über den Tag verteilt, die zu den Mahlzeiten eingenommen werden. Die Therapie sollte über sieben Tage erfolgen. Höhere Dosierungen bis 66 mg/kg wurden von einigen Ärzten eingesetzt. Nach der oralen Applikation wird nur eine kleine Menge in die systemische Zirkulation resorbiert. Nebenwirkungen beschränken sich hauptsächlich auf gastrointestinale Beschwerden und Diarrhoe. Ausgeprägte Nierenschädigungen zeigten sich bei Versuchstieren, die parenteral mit Paromomycin behandelt wurden. Die Erfahrung zeigt, daß Paromomycin wirksam in der Therapie der intestinalen Amöbiasis ist, es gibt aber auch Therapieversager. Bei der extraintestinalen Form der Amöbiasis ist Paromomycin unwirksam (siehe Woolfe, 1965).

AUSBLICK

Um die Chemoprophylaxe und die Therapie von Protozoen-Infektionen zu verbessern, müssen zwei Hauptaufgaben in Angriff genommen werden. Zuerst müssen effektive Therapeutika gegen Infektionen wie Kryptosporidiose und die Chagas-Krankheit gefunden werden, die auf bekannte Arzneimittel schlecht oder überhaupt nicht ansprechen. Die zweite Aufgabe besteht darin, die anwachsende inhärente oder erworbene Resistenz von pathogenen Protozoen gegen wirksame Antiprotozoenmitteln zu umzugehen. Zu Beispielen für letzeres gehören die steigende Resistenz von *T. vaginalis* gegen Metronidazol, von *Leishmania* Arten gegen Antimonverbindungen und *T. brucei* gegen Melarsoprol. Fortschritte bei der Entdeckung neuer Antiprotozoenmittel und im Kampf gegen die Arzneimittelresistenz werden durch den Mangel an ökonomischen Resourcen und Anreizen zur Unterstützung der Grundlagenforschung und Arzneimittelentwicklung in diesem Gebiet behindert. Es können verschiedene Strategien eingesetzt werden, um dieser Situation entgegenzuwirken.

Um einige der hohen Kosten, die mit der Arzneimittelentwicklung und -zulassung verbunden sind zu vermeiden, sollten Antiprotozoenmittel mit Breitbandwirkung, die bisher nur für eine Indikation zugelassen sind, auf ihre Wirksamkeit bei anderen Protozoen-Infektionen geprüft werden. Idealerweise würden solche klinischen Untersuchungen durch Versuche *in vitro* und Tierexperimente unterstützt werden. Zum Beispiel ist Atovaquon gegen *P. carinii*, Plasmodienarten und *T.gondii* wirksam, aber bisher nur zur Behandlung von Pneumozystose zugelassen. Eine kleinere klinische Studie zur Wirksamkeit gegen die Chagas-Krankheit und afrikanische Trypanosomiasis könnte für diese Substanz lohnend sein. Auch Arzneimittel, die in einem anderen klinischen Zusammenhang entwickelt wurden, können Antiprotozoen-Wirkung besitzen. Eflornithin wurde so ursprünglich als Wirkstoff gegen Neoplasien getestet, zeigte sich später aber wirksamer bei der Behandlung der westafrikanischen Trypanosomiasis. Arzneimittel, die entwickelt wurden, um Protozoen-Infektionen bei Tieren zu behandeln, sind eine reichhaltige Quelle für potentielle humanwirksame Wirkstoffe, solche Substanzen sind zudem häufig billig und leicht erhältlich. Diminazin kann hier als Beispiel angeführt werden. Dieses aromatische Diamidin, das bei der bovinen Trypanosomiasis eingesetzt wird, ist bei der Behandlung der Ostafrikanischen Trypanosomiasis vielversprechend. Es wird jedoch zur Zeit aus ökonomischen Gründen nicht für den Einsatz beim Menschen weiterentwickelt.

Der kombinierte Einsatz von bekannten, wirksamen Antiprotozoenmitteln ist ebenfalls ein Ansatz, der sich als fruchtbar erweisen kann. Idealerweise würden die Kombinationen auf der Basis von bekannten, komplementären Wirkungen von Antiprotozoenmitteln ausgewählt wie im Falle der Folat-Antagonisten. Alternativ können Arzneimittel, die auf unterschiedliche, vitale Prozesse der Protozoen wirken, synergistisch wirksam sein.

In Studien wurde zusätzlich zur Chemotherapie eine Immuntherapie, welche die Abwehr des Wirts gegen pathogene Protozoen anregt, untersucht. Diese Taktik kann besonders nützlich sein, wenn das Pharmakon den Parasiten nicht direkt abtötet und das Immunsystem des Wirtes zur Elimination nötig ist. Bei der systemischen Form von Leishmaniose ist z. B. die Immunantwort des Patienten gestört. Patienten mit dieser Infektion wurden in Studien mit rekombinantem Interferon gamma oder Bacillus Calmette-Guérin (BCG) behandelt, um eine verstärkte Zerstörung dieser intrazellulären Parasiten zu ermöglichen.

Eine zielgerichtete Freisetzung antiprotozoaler Arzneimittel stellt eine weitere Strategie im Kampf gegen die Protozoen-Infektionen dar. Wie die Immuntherapie ist dieser Ansatz noch in der experimentellen Phase und bisher zu teuer, um von praktischem Nutzen zu sein. Amphotericin B ist z. B. ein wirksames Arzneimittel gegen Leishmaniosen, aber in den notwendigen Dosen zu toxisch für eine systemische Gabe. Die Verpackung des Wirkstoffs in Liposomen erlaubt die selektive Aufnahme durch infizierte Makrophagen, wo der Wirkstoff dann gegen die amastigoten Formen der Leishmanien wirken kann.

Die beste langfristige Abwehr von Protozoen-Infektionen ist allerdings eine kontinuierliche Grundlagenforschung zum Verständnis der Parasitenbiologie, die zum rationalen Design von Arzneimitteln und Impfstoffe beträgt. Obwohl die Investitionen für diese Forschungsarbeiten hoch sind, sind sie durch die ökonomischen Verluste der Infektionen und ihre gesundheitlichen und sozialen Folgen besonders in Entwicklungsländern gerechtfertigt.

Weitere Informationen über Protozoen-Infektionen siehe *Harrison's Principles of Internal Medicine*, 14th ed., McGraw-Hill, New York 1998, deren deutsche Ausgabe 1999 erscheint.

LITERATUR

Abeloff, M.D., Slavik, M., Luk, G.D., Griffin, C.A., Hermann, J., Blanc, O., Sjoerdsma, A., and Baylin, S.B. Phase I trial and pharmacokinetic studies of α-difluoromethylornithine—an inhibitor of polyamine biosynthesis. *J. Clin. Oncol.*, **1984**, *2*:124—130.

Anonymous. Guidelines for prophylaxis against *Pneumocystis carinii* pneumonia for children infected with human immunodeficiency virus. *MMWR*, **1991**, *40*:1—13.

Bacchi, C.J., and Yarlett, N. Effects of antagonists of polyamine metabolism on African trypanosomes. *Acta Trop.*, **1993**, *54*:225—236.

Bacchi, C.J., Nathan, H.C., Hunter, S.H., McCann, P.P., and Sjoersdma, A. Polyamine metabolism: a potential therapeutic target in trypanosomes. *Science*, **1980**, *210*:332—334.

Bacchi, C.J., Garofalo, J., Ciminelli, M., Rattendi, D., Goldberg, B., McCann, P.P., and Yarlett, N. Resistance to DL-α-difluoromethylornithine by clinical isolates of *Trypanosoma brucei rhodeniense*: role of S-adenosylmethionine. *Biochem., Pharmacol.*, **1993**, *46*:471—481.

Bacchi, C.J., Nathan, H.C., Yarlett, N., Goldberg, B., McCann, P.P., Sjoerdsma, A., Saric, M., and Clarkson, A.B., Jr. Combination chemotherapy of drug-resistant *Trypanosoma brucei rhodesiense* infections in mice using DL-α-difluoromethylornithine and standard trypanocides. *Antimicrob. Agents Chemother.*, **1994**, *38*:563—569.

Bailly, C., Donkor, I.O., Gentle, D., Thornalley, M., and Waring, M.J. Sequence-selective binding to DNA of *cis*- and *trans*-butamidine analogues of the anti-*Pneumocystis carinii* pneumonia drug pentamidine. *Mol. Pharmacol.*, **1994**, *46*:313—322.

Bell, C.A., Cory, M., Fairley, T.A., Hall, J.E., and Tidwell, R.R. Structure-activity relationships of pentamidine analogs against *Giardia lamblia* and correlation of antigiardial activity with DNA binding affinity. *Antimicrob. Agents Chemother.*, **1991**, *35*:1099—1107.

Berman, J.D., Edwards, N., King, M., and Grogl, M. Biochemistry of Pentostam resistant leishmania. *Am. J. Trop. Med. Hyg.*, **1989**, *40*:159—164.

Bitonti, A.J., Dumont, J.A., and McCann, P.P. Characterization of *Trypanosoma brucei brucei* S-adenosyl-L-methionine decarboxylase and its inhibition by Berenil, pentamidine and methylglyoxal bis(guanylhydrazone). *Biochem. J.*, **1986**, 237:685—689.

Bozzette, S.A., Finkelstein, D.M., Spector, S.A., Frame, P., Powderly, W.G., He, W., Phillips, L., Craven, D., van der Horst, C., and Feinberg, J. A randomized trial of three antipneumocystis agents in patients with advanced human immunodeficiency virus infection. *N. Engl. J. Med.*, **1995**, *332*:693—699.

Bristow, N.W., Oxley, P., Williams, G.A.H., and Woolfe, G. Entamide, a new amoebicide; preliminary note. *Trans. R. Soc. Trop. Med. Hyg.*, **1956**, *50*:182.

Broder, S., Yarchoan, R., Collins, J.M., Lane, H.C., Markham, P.D., Klecker, R.W., Redfield, R.R., Mitsuya, H., Hoth, D.F., Gelmann, E., Groopman, J.E., Resnick, L., Gallo, R.C., Myers, C.E., and Fauci, A.S. Effects of suramin on HTLV-III/LAV infection presenting as Kaposi's sarcoma or AIDS-related complex: Clinical pharmacology and suppression of virus replication *in vivo*. *Lancet*, **1985**, *2*:627—630.

Burchard, G. D., and Mirelman, D. *Entamoeba histolytica*: Virulence potential and sensitivity to metronidazole and emetine of four isolates possessing nonpathogenic zymodemes. *Exp. Parasitol.*, **1988**, *66*:231—242.

Carter, N.S., and Fairlamb, A.H. Arsenical-resistant trypanosomes lack an unusual adenosine transporter. *Nature*, **1993**, *361*:173—176.

Cheson, B.D., Levine, A.M., Mildvan, D., Kaplan, L.D., Wolfe, P., Rios, A., Groopman, J.E., Gill, P., Volberding, P.A., Poiesz, B.J., Gottlieb, M.S., Holden, H., Volsky, D.J., Silver, S.S., and Hawkins, M. Suramin therapy in AIDS and related disorders. Report of the U.S. Suramin Working Group. *JAMA*, **1987**, *258*:1347—1351.

Chulay, J.D., Fleckenstein, L., and Smith, D. H. Pharmacokinetics of antimony during treatment of visceral leishmaniasis with sodium stibogluconate or meglumine antimoniate. *Trans. R. Soc. Trop. Med. Hyg.*, **1988**, *82*:69—72.

Chunge, C.N., Owate, J., Pamba, H.O., and Donno, L. Treatment of visceral leishmaniasis in Kenya by aminosidine alone or combined with sodium stibogluconate. *Trans. R. Soc. Trop. Med. Hyg.*, **1990**, *84*:221—225.

Collins, J.M., Klecker, R.W., Jr., Yarchoan, R., Lane, H. C., Fauci, A. S., Redfield, R.R., Broder, S., and Myers, C.E. Clinical pharmacokinetics of suramin in patients with HTLV-III/LAV infection. *J. Clin. Pharmacol.*, **1986**, *26*:22—26.

Conte, J.E., Jr. Pharmacokinetics of intravenous pentamidine in patients with normal renal function or receiving hemodialysis. *J. Infect. Dis.*, **1991**, *163*:169—175.

Conte, J.E., Jr., Upton, R.A., and Lin, E.T. Pentamidine pharmacokinetics in patients with AIDS with impaired renal function. *J. Infect. Dis.*, **1987**, *156*:885—890.

Cosar, C., and Julou, L. Activité de l'(hydroxy-2' éthyl)-1—méthyl-2-nitro-5-imidazole (8,823 R.P.) vis-à-vis des infections expérimentales à *Trichomonas vaginalis*. *Ann. Inst. Pasteur (Paris)*, **1959**, *96*:238—241.

Cosar, C., Ganter, P., and Julou, L. Etude expérimentale du métronidazole, 8823 R.P., activités trichomonacide et amoebicide. Toxicité et propriétés pharmacologiques générales. *Presse Med.*, **1961**, *69*:1069—1972.

Diamond, L.S., and Clark, C.G. A redescription of *Entamoeba histolytica* Schaudinn, 1903 (Emended Walker, 1911) separating it from *Entamoeba dispar* Brumpt, **1925**. *J. Euk. Microbiol.*, **1993**, *40*:340—344.

Dohn, M.N., Weinberg, W.G., Torres, R.A., Follansbee, S.E., Caldwell, P.T., Scott, J.D., Gathe, J.C., Jr., Haghighat, D.P., Sampson, J.H., Spotkov, J., Deresinski, S.C., Meyer, R.D., Lancaster, D.J., and the Atovaquone Study Group. Oral atovaquone compared with intravenous pentamidine for *Pneumocystis carinii* pneumonia in patients with AIDS. *Ann. Intern. Med.*, **1994**, *121*:174—180.

Donnelly, H., Bernard, E.M., Rothkotter, H., Gold, J.W.M., and Armstrong, D. Distribution of pentamidine in patients with AIDS. *J. Infect. Dis.*, **1988**, *157*:985—989.

Durel, P., Roiron, V., Siboulet, H., and Borel, L.J. Systemic treatment of human trichomoniasis with a derivative of nitroimidazole, 8823 R.P. *Br. J. Vener. Dis.*, **1960**, *36*:21—26.

Dvorak, J.A., and Howe, C.L. The effects of Lampit (Bayer 2502) on the interaction of *Trypanosoma cruzi* with vertebrate cells *in vitro*. *Am. J. Trop. Med. Hyg.*, **1977**, *26*:58—63.

Dykstra, C.C., and Tidwell, R.R. Inhibition of topoisomerases from *Pneumocystis carinii* by aromatic dicationic molecules. *J. Protozool.*, **1991**, *38*:78S—81S.

Edman, J.C., Kovacs, J.A., Masur, H., Santi, D.V., Elwood, H.J., and Sogin, M.L. Ribosomal RNA sequence shows *Pneumocystis carinii* to be a member of the fungi. *Nature*, **1988**, *334*:519—522.

Fairlamb, A.H., Henderson, G.B., and Cerami, A. Trypanothione is the primary target for arsenical drugs against African trypanosomes. *Proc. Natl. Acad. Sci. U.S.A.*, **1989**, *86*:2607—2611.

Fairlamb, A.H., Carter, N.S., Cunningham, M., and Smith, K. Characterisation of melarsen-resistant *Trypanosoma brucei brucei* with respect to cross-resistance to other drugs and trypanothione metabolism. *Mol. Biochem. Parasitol.*, **1992**, *53*:213—222.

Flynn, I.W., and Bowman, I.B.R. Further studies on the mode of action of arsenicals on trypanosome pyruvate kinase. *Trans. R. Soc. Trop. Med. Hyg.*, **1969**, *63*:121.

Friedheim, E.A.H. Mel B in the treatment of human trypanosomiasis. *Am J. Trop. Med. Hyg.*, **1949**, *29*:173—180.

Fry, M., and Beesley, J.E. Mitochondria of mammalian *Plasmodium* spp. *Parasitology*, **1991**, *102*:17—26.

Fry, M., and Pudney, M. Site of action of the antimalarial hydroxynaphthoquinone, 2-[*trans*-4-(4'-chlorophenyl)cyclohexyl]-3-hydroxy-1,4-naphthoquinone (566C80). *Biochem. Pharmacol.*, **1992**, *43*:1545—1553.

Grogl, M., Martin, R.K., Oduola, A.M.J., Milhous, W.K., and Kyle, D.E. Characteristics of multidrug resistance in *Plasmodium* and *Leishmania*: detection of P-glycoprotein-like components. *Am. J. Trop. Med. Hyg.*, **1991**, *45*:98—111.

Grogl, M., Thomason, T.N., and Franke, E.D. Drug resistance in leishmaniasis: its implications in systemic chemotherapy of cutaneous and mucocutaneous disease. *Am. J. Trop. Med. Hyg.*, **1992**, *47*:117—126.

Haller, L., Adams, H., Merouze, F., and Dago, A. Clinical and pathological aspects of human African trypanosomiasis (*T. b. gambiense*) with particular reference to reactive arsenical encephalopathy. *Am. J. Trop. Med. Hyg.*, **1986**, *35*:94—99.

Hand, I.L., Wiznia, A.A., Porricolo, M., Lambert, G., and Caspe, W.B. Aerosolized pentamidine for prophylaxis of *Pneumocystis carinii* pneumonia in infants with human immunodeficiency virus infection. *Pediatr. Infect. Dis. J.*, **1994**, *13*:100—104.

Henderson, G.B., Ulrich, P., Fairlamb, A.H., Rosenberg, I., Pereira, M., Sela, M., and Cerami, A. "Subversive" substrates for the enzyme trypanothione disulfide reductase. Alternative approach to chemotherapy of Chagas' disease. *Proc. Natl. Acad. Sci. U.S.A.*, **1988**, *85*: 5374—5378.

Hoover, D.R., Saah, A.J., Bacellar, H., Phair, J., Detels, R., Anderson, R., and Kaslow, R.A. Clinical manifestations of AIDS in the era of pneumocystis prophylaxis. Multicenter AIDS Cohort Study. *N. Engl. J. Med.*, **1993**, *329*:1922—1926.

Hopkins, R.J., and Morris, J.G., Jr. *Helicobacter pylori*: the missing link in perspective. *Am. J. Med.*, **1994**, *97*:265—277.

Horie, H. Anti-*Trichomonas* effect of azomycin. *J. Antibiot. (Tokyo)*, **1956**, *9*:168.

Hudson, A.T., Randall, A.W., Fry, M., Ginger, C.D., Hill, B., Latter, V.S., McHardy, N., and Williams, R.B. Novel anti-malarial hydroxynaphthoquinones with potent broad spectrum anti-protozoal activity. *Parasitology*, **1985**, *90*:45—55.

Hughes, W.T., Gray, V.L., Gutteridge, W.E., Latter, V.S., and Pudney, M. Efficacy of a hydroxynaphthoquinone, 566C80, in experimental *Pneumocystis carinii* pneumonitis. *Antimicrob. Agents Chemother.*, **1990**, *34*:225—228.

Hughes, W., Leoung, G., Kramer, F., Bozzette, S.A., Safrin, S., Frame, P., Clumeck, N., Masur, H., Lancaster, D., Chan, C., Lavelle, J., Rosenstock, J., Falloon, J., Feinberg, J., LaFon, S., Rogers, M., and Sattler, F. Comparison of atovaquone (566C80) with trimethoprim-sulfmethoxazole to treat Pneumocystis carinii pneumonia in patients with AIDS. *N. Engl. J. Med.*, **1993**, *328*:1521—1527.

Jokipii, L., and Jokipii, A.M.M. In vitro susceptibility of *Giardia lamblia* trophozoites to metronidazole and tinidazole. *J. Infect. Dis.*, **1980**, *141*:317—325.

Koch, R.L., Beaulieu, B.B., Jr., Chrystal, E.J.T., and Goldman, P. A metronidazole metabolite in urine and its risk. *Science*, **1981**, *211*:398—400.

Lelchuk, R., Cardoni, R.L., and Fuks, A.S. Cell-mediated immunity in Chagas' disease: alterations induced by treatment with a trypanocidal drug (nifurtimox). *Clin. Exp. Immunol.*, **1977a**, *30*:434—438.

Lelchuk, R., Cardoni, R.L., and Levis, S. Nifurtimox-induced alterations in the cell-mediated immune response to PPD in guinea pigs. *Clin. Exp. Immunol.*, **1977b**, *30*:469—473.

Leoung, S.G., Feigal, D.W., Jr., Montgomery, A.B., Corkery, K., Wardlaw, L., Adams, M., Busch, D., Gordon, S., Jacobson, M.A., Volberding, P.A., Abrams, D., and the San Francisco Community Consortium. Aerosolized pentamidine for prophylaxis against *Pneumocystis carinii pneumonia*. *N. Engl. J. Med.*, **1990**, *323*:769—775.

Lourie, E.M., and Yorke, W. Studies in chemotherapy. XXI. The trypanocidal action of certain aromatic diamidines. *Ann. Trop. Med. Parasitol.*, **1939**, *33*:289—304.

Mac Kenzie, W.R., Hoxie, N.J., Proctor, M.E., Gradus, M.S., Blair, K.A., Peterson, D.E., Kazmierczak, J.J., Addiss, D.G., Fox, K.R., Rose, J.B., and Davis, J.P. A massive outbreak in Milwaukee of cryptosporidium infection transmitted through the public water supply. *N. Engl. J. Med.*, **1994**, *331*:161—167.

McCann, P.P., and Pegg, A.E. Ornithine decarboxylase as an enzyme target for therapy. *Pharmacol. Ther.*, **1992**, *54*:195—215.

Main, P.T., Bristow, N.W., Oxley, P., Watkins, T.I., Williams, G.A.H., Wilmshurst, E.C., and Woolfe, G. Entamide. *Ann. Biochem. Exp. Med.*, **1960**, *20*:441—448.

Metcalf, B.W., Bey, P., Danzin, C., Jung, M.J., Casara, P., and Vevert, J.P. Catalytic irreversible inhibition of mammalian ornithine decarboxylase (E.C. 4.1.1.17) by substrate and product analogues. *J. Am. Chem. Soc.*, **1978**, *100*:2551—2553.

Milord, F., Loko, L., Éthier, L., Mpia, B., and Pépin, J. Eflornithine concentrations in serum and cerebrospinal fluid of 63 patients treated for *Trypanosoma brucei gambiense* sleeping sickness. *Trans. R. Soc. Trop. Med. Hyg.*, **1993**, *87*:473—477.

Montaner, J.S.G., Lawson, L.M., Levitt, N., Belzberg, A., Schechter, M.T., and Ruedy, J. Corticosteroids prevent early deterioration in patients with moderately severe *Pneumocystis carinii* pneumonia and the acquired immunodeficiency syndrome (AIDS). *Ann. Intern. Med.*, **1990**, *113*:14—20.

Montgomery, A.B., Debs, R.J., Luce, J.M. Corkery, K.J., Turner, J., Brunette, E.N., Lin, E.T., and Hopewell, P.C. Selective delivery of pentamidine to the lung by aerosol. *Am. Rev. Respir. Dis.*, **1988**, *137*:477—478.

Moreno, S.N.J., Palmero, D.J., Eiguchi de Palmero, K., Docampo, R., and Stoppani, A.O.M. Stimulation of lipid peroxidation and ultrastruc-tural alterations induced by nifurtimox in mammalian tissues. *Medicina (B. Aires)*, **1980**, *40*:553—559.

Murray, H.W. Cytokines as antimicrobial therapy for the T cell-deficient patient: prospects for treatment of nonviral opportunistic infections. *Clin. Infect. Dis.*, **1993**, *17*:S407—S413.

Navin, T.R., Arana, B.A., Arana, F.E., Berman, J.D., and Chajón, J.F. Placebo-controlled clinical trial of sodium stibogluconate (Pentostam) versus ketoconazole for treating cutaneous leishmaniasis in Guatemala. *J. Infect. Dis.*, **1992**, *165*:528—534.

Pamplin, C.L., Desjardins, R., Chulay, J., Tramont, E., Hendricks, L., and Canfield, C. Pharmacokinetics of antimony during sodium stibogluconate therapy for cutaneous leishmaniasis. *Clin. Pharmacol. Ther.*, **1981**, *29*:270—271.

Paulos, C., Paredes, J., Vasquez, I., Thambo, S, Arancibia, A., and Gonzalez-Martin, A. Pharmacokinetics of a nitrofuran compound, nifurtimox, in healthy volunteers. *Int. J. Clin. Pharmacol. Ther. Toxicol.*, **1989**, *27*:454—457.

PÇpin, J., and Milord, F. African trypanosomiasis and drug-induced encephalopathy: risk factors and pathogenesis. *Trans. R. Soc. Trop. Med. Hyg.*, **1991**, *85*:222—224.

Pesanti, E.L., and Cox, C. Metabolic and synthetic activities of *Pneumocystis carinii* in vitro. *Infect. Immun.*, **1981**, *34*:908—914.

Pifer, L.L., Hughes, W.T., and Murphy, M.J., Jr. Propagation of *Pneumocystis carinii* in vitro. *Ped. Res.*, **1977**, *11*:305—316.

Pifer, L.L., Pifer, D.D., and Woods, D.R. Biological profile and response to anti-pneumocystis agents of *Pneumocystis carinii* in cell culture. *Antimicrob. Agents Chemother.*, **1983**, *24*:674—678.

Pinedo, H.M., and van Rijswijk, R.E.N. Suramin awakes? *J. Clin. Oncol.*, **1992**, *10*:875—877.

Quon, D.V.K., d'Oliveira, C.E., and Johnson, P.J. Reduced transcription of the ferredoxin gene in metronidazole-resistant *Trichomonas vaginalis*. *Proc. Natl. Acad. Sci. U.S.A.*, **1992**, *89*:4402—4406.

Shapiro, T.A., and Englund, P.T. Selective cleavage of kinetoplast DNA minicircles promoted by antitrypanosomal drugs. *Proc. Natl. Acad. Sci. U.S.A.*, **1990**, *87*:950—954.

Sjoerdsma, A., and Schechter, P.J. Chemotherapeutic implications of polyamine biosynthesis inhibition. *Clin. Pharmacol. Ther.*, **1984**, *35*:287—300.

Smith, D.E., Davies, S., Smithson, J., Harding, I., and Gazzard, B.G. Eflornithine versus cotrimoxazole in the treatment of *Pneumocystis carinii* pneumonia in AIDS patients. *AIDS*, **1992**, *6*:1489—1493.

Stringer, S.L., Stringer, J.R., Blase, M.A., Walzer, P.D., and Cushion, M.T. *Pneumocystis carinii*: sequence from ribosomal RNA implies a close relationship with fungi. *Exp. Parasitol.*, **1989**, *68*:450—461.

Suchak, N.G., Satoskar, R.S., and Sheth, U.K. Entamide furoate in the treatment of intestinal amoebiasis. *Am. J. Trop. Med. Hyg.*, **1962**, *11*:330—332.

Wang, C.C. A novel suicide inhibitor strategy for antiparasitic drug development. *J. Cell. Biochem.*, **1991**, *45*:49—53.

White, A.C., Jr., Chappell, C.L., Hayat, C.S., Kimball, K.T., Flanigan, T.P., and Goodgame, R.W. Paromomycin for cryptosporidiosis in AIDS: a prospective, double-blind trial. *J. Infect. Dis.*, **1994**, *170*:419—424.

Williamson, J., and Macadam, R.F. Effect of trypanocidal drugs on the fine structure of *Trypanosoma rhodesiense*. *Trans. R. Soc. Trop. Med. Hyg.*, **1965**, *59*:367—368.

Wolfe, M.S. Nondysenteric intestinal amebiasis. Treatment with diloxanide furoate. *JAMA*, **1973**, *224*:1601—1604.

Yarlett, N., Goldberg, B., Nathan, H.C., Garofalo, J., and Bacchi, C.J. Differential susceptibility of *Trypanosoma brucei rhodesiense* isolates to in vitro lysis by arsenicals. *Exp. Parasitol.*, **1991**, *72*:205—215.

Monographien und Übersichtsartikel

Albert, A. *Selective Toxicity: The Physico-Chemical Basis of Therapy*, 6th ed. Chapman & Hall, Ltd., London, **1979**.

Anonymous. Drugs for parasitic infections. *Med. Lett. Drugs Ther.*, **1993**, *35*:111—122.

Bacchi, C.J. Resistance to clinical drugs in African trypanosomiasis. *Parasitol. Today*, **1993**, *9*:190—193.

Berger, B.J., and Fairlamb, A.H. Interactions between immunity and chemotherapy in the treatment of the trypanosomiases and leishmaniases. *Parasitology,* **1992,** *105*:S71—S78.

Berman, J.D. Chemotherapy for leishmaniasis: biochemical mechanisms, clinical efficacy, and future strategies. *Rev. Infect. Dis.* **1988,** *10*:560—586.

Beveridge, E. Chemotherapy of leishmaniasis. In, *Experimental Chemotherapy,* Vol. I. (Schnitzer, R. J., and Hawking, F., eds.) Academic Press, Inc., New York, **1963,** pp. 257—287.

Bey, P., Danzin, C., and Jung, M. Inhibition of basic amino acid decarboxylases involved in polyamine biosynthesis. In, *Inhibition of Polyamine Metabolism, Biological Significance and Basis of New Therapies.* (McCann, P.P., Pegg, A.E., and Sjoerdsma, A., eds.) Academic Press, New York, **1987,** pp. 1—31.

Brener, Z. Present status of chemotherapy and chemoprophylaxis of human trypanosomiasis in the Western Hemisphere. *Pharmacol. Ther.,* **1979,** *7*:71—90.

Chang, K.-P. Cellular and molecular mechanisms of intracellular symbiosis in leishmaniasis. *Int. Rev. Cytol. Suppl.,* **1983,** *14*:267—305.

42 CHEMOTHERAPIE BEI WURMERKRANKUNGEN

James W. Tracy und Leslie T. Webster, Jr.

Die geographische Verbreitung der Helminthiasis, dem Befall mit parasitären Würmern, ist weltweit; man schätzt, daß mehr als zwei Milliarden Menschen befallen sind. In tropischen Regionen ist der simultane Parasitenbefall mit mehr als einer Wurmart weit verbreitet. Überdies können sich Würmer durch Reisende und Migration auch in geographische Regionen ausbreiten, wo es sie zuvor nicht gab.

Für den Menschen pathogene Würmer sind Metazoen, die herkömmlicherweise in Fadenwürmer (Nematoden) und zwei Gruppen von Plattwürmern, die Saugwürmer (Trematoden) und die Bandwürmer (Cestoden), eingeteilt werden. Diese biologisch verschiedenartigen Makroparasiten unterscheiden sich in bezug auf Lebenszyklus, Körperbau, Entwicklung, Physiologie, Lokalisation im Wirt und Empfindlichkeit gegenüber einer Chemotherapie. Die juvenilen Stadien dringen durch die Haut oder den Magen-Darm-Trakt in den Menschen ein und entwickeln sich zu wohldifferenzierten adulten Würmern, die eine charakteristische Verteilung im Gewebe haben. Mit wenigen Ausnahmen, wie z.B. Strongyloides und Echinococcus, können diese Organismen ihre Lebenszyklen nicht im menschlichen Wirt vollenden, d.h. sie können sich dort nicht fortpflanzen. Daher bestimmt das Ausmaß der Exposition gegenüber diesen Parasiten die Stärke des Befalls, und falls keine Reinfektion auftritt, werden die adulten Formen durch die Chemotherapie eliminiert. Die Verbreitung parasitärer Helminthen weist innerhalb einer infizierten Population typischerweise eine negative Binomialverteilung auf, so daß relativ wenige Personen eine schwere Parasitenlast tragen. Ohne Behandlung sind es diese Individuen, die am wahrscheinlichsten manifest erkranken und für das Fortbestehen der Infektion innerhalb der Population verantwortlich sind.

Anthelminthika sind Arzneimittel, die entweder lokal die Ausstoßung der Würmer aus dem Magen-Darm-Trakt oder systemisch die Eradikation adulter Helminthen oder in Organe und Gewebe eindringender Entwicklungsformen bewirken. Infolge der Entdeckung und Entwicklung von Anthelminthika, besonders für veterinärmedizinische Anwendungen, haben Ärzte heute wirksame Mittel, in einigen Fällen sogar Breitspektrumwirkstoffe, welche in der Lage sind, die meisten durch Leberegel oder andere Helminthen verursachten Infektionen zu heilen oder unter Kontrolle zu bringen. Dennoch sind Zystizerkose, Echinokokkose, Filariasis und Trichinose Beispiele systemischer Infektionen, die durch im Gewebe angesiedelte Helminthen verursacht werden und im auch günstigsten Fall nur partiell auf die momentan erhältlichen Arzneimittel ansprechen. Da vielzellige Parasiten im allgemeinen langlebig sind und relativ komplexe Lebenszyklen haben, führen erworbene Resistenzen gegen Anthelminthika zur Zeit noch nicht wesentlich zu einer Einschränkung deren klinischer Wirksamkeit. Mit Hinblick auf die beträchtliche Anwendung von Anthelminthika, wie z.B. den Benzimidazolen in der Veterinärmedizin, sollte die Möglichkeit von Arzneimittelresistenzen bei Wurmerkrankungen allerdings nicht unberücksichtigt bleiben.

Das folgende Kapitel enthält zunächst eine kurze Beschreibungen verschiedener Wurmerkrankungen sowie der wichtigsten Medikamente, die zu ihrer Behandlung eingesetzt werden; danach werden ausgesuchte Anthelminthika in alphabetischer Reihenfolge vorgestellt.

DIE BEHANDLUNG VON WURMERKRANKUNGEN

Nematodes (Fadenwürmer)

Ascaris lumbricoides Ascaris lumbricoides, auch bekannt als Spulwurm, kommt weltweit vor und befällt ungefähr 25% der Weltbevölkerung. Obwohl Fälle von Askariasis auch in den gemäßigten Klimazonen häufiger sind, gedeiht der Parasit in warmen Gebieten am besten. In tropischen Ländern können zwischen 70% und 90% einer Population infiziert sein. Im ländlichen Süden der Vereinigten Staaten ist die Inzidenz von Askariasis besonders hoch bei Kindern armer Familien. Die Infektion erfolgt durch die Aufnahme von Nahrung oder Erde, die mit Eiern verseucht ist. Hauptsächlich wird der Dünndarm befallen.

Ältere, weniger effiziente und giftigere Askarizide sind größtenteils von wirksameren und weniger toxischen Verbindungen abgelöst worden. Mebendazol, Pyrantelpamoat und Albendazol sind bevorzugte Wirkstoffe. Piperazin ist ebenfalls wirksam, wird jedoch aufgrund gelegentlich auftretender Neurotoxizität und Hypersensibilitätsreaktionen weniger häufig verwendet. In nahezu 100% aller Fälle kann mit diesen Arzneimitteln eine Heilung erzielt werden. Wenn eine Askariasis als Komplikation einer Hakenwurminfektion auftritt, sollte bei der Behandlung letzterer mit großer Sorgfalt vorgegangen werden, um die Askariden nicht zu stärkerer Aktivität anzuregen. Unter solchen Umständen können die Spulwürmer das Lumen des Appendix blockieren und so Symptome einer Appendizitis hervorrufen. Sie können auch den Ductus choledochus verstopfen und gelegentlich in das Leberparenchym eindringen. Selten kann es zu einer Perforation der Darmwand und anschließender Peritonitis kommen. Sind die Würmer sehr aktiv, können sie ein Knäuel bilden und Darmverschluß verursachen. Bei der Behandlung solcher Mischinfektionen liegt der Vorteil bei Mebendazol oder Albendazol, da diese Wirkstoffe gegen Spulwürmer und beide Arten von Hakenwürmern besonders wirksam sind. Pyrantelpamoat ist eine akzeptable Alternative, da es nicht das teratogene Potential der Benzimidazole Albendazol und Mebendazol besitzt. Letztere bieten allerdings in sofern einen Vorteil, als daß sie auch gegen Trichuris (siehe unten) wirksam sind.

Der Hakenwurm Necator americanus, Ancylostoma duodenale. N. americanus überwiegt in den Vereinigten Staaten, wohingegen A. duodenale fast ausschließlich in anderen Teilen der Welt vorkommt. Diese verwandten Arten befallen mehr als 20% der menschlichen Bevölkerung und gedeihen hauptsächlich zwischen Breiten von 30°S und 40°N. Eine weiter nördliche Ausbreitung, wo ähnliche Umweltbedingungen herrschen, erfolgte durch Infektionsträger. Solche Bedingungen treten in Minen und großen Bergtunnels auf, daher auch die Bezeichnungen „miner's disease" und „tunnel disease." Hakenwurmlarven leben im Erdboden und dringen in die unbedeckte Haut ein. Die adulten Würmer besiedeln den Magen-Darm-Trakt, besonders den Dünndarm.

Bei der Behandlung von Hakenwurmkrankheit gibt es zwei zusammenhängende Zielsetzungen. Die erste besteht darin, bei chronischer Darmblutung mit konsekutiver Eisenmangelanämie den Normalzustand der Blutwerte wiederherzustellen, und die zweite ist die Ausstoßung der Darmparasiten. Ein angemessener Ernährungsplan und eine Behandlung mit Eisenpräparaten genügen normalerweise zur Erreichung des ersten Zieles, doch gelegentlich sind Bluttransfusionen erforderlich. Mebendazol und Albendazol sind gegenwärtig Arzneimittel der ersten Wahl bei A. duodenale wie auch N. americanus, und beide Wirkstoffe haben den Vorteil, bei einer Mehrfachinfektion auch gegen andere Fadenwürmer wirksam zu sein. Topisch angewendetes oder orales Thiabendazol ist das Arzneimittel der Wahl bei der Behandlung von larva migrans cutanea oder „creeping eruption," die meist durch die Penetration der menschlichen Haut durch Larven des Hundehakenwurms, A. brasiliense, verursacht wird.

Trichuris trichiura Der Trichuris- oder Peitschenwurminfektion begegnet man in der ganzen Welt, besonders in warmem oder feuchtem Klima. Häufig kommt sie gemeinsam mit Spul- und Hakenwürmern vor. Die Infektion wird durch den Verzehr von mit Parasiteneiern verseuchter Nahrung erworben. Normalerweise verursachen die adulten Würmer keine Beschwerden, außer bei stark infizierten kleinen Kindern, die leichte Krankheitssymptome und einen gewissen Grad von Anämie aufweisen können. Selten können die Würmer sich auch im Appendix einnisten oder die Darmwand penetrieren und so Peritonitis auslösen. Mebendazol und Albendazol gelten als die ungefährlichsten und bei der Behandlung von Peitschenwurminfektionen wirksamsten Mittel, unabhängig davon, ob die Peitschenwurminfektion allein vorkommt oder mit Askariasis und Hakenwurmbefall kombiniert ist. Pyrantelpamoat ist gegen den Peitschenwurm unwirksam.

Strongyloides stercoralis S. stercoralis, manchmal auch Fadenwurm oder Zwergfadenwurm genannt, findet man häufig in tropischen und subtropischen Regionen, oft gemeinsam mit anderen intestinalen Helminthen. Die Infektion mit diesem Wurm ist in Teilen der südlichen Vereinigten Staaten weit verbreitet, wo Infektionen auftreten, wenn Larven durch die unbedeckte Haut, wie z.B. nackte Füße, eindringen. Ähnliche Umweltbedingungen existieren oft unterirdisch in Minen, sogar in gemäßigten Zonen, wo der Wurm gelegentlich auftritt. Die Vermehrung des Parasits im Wirt und Autoinfektion sind der Grund für die Persistenz der Infektion. Die Arzneimittel der Wahl für die Behandlung von Strongyloidiasis sind gegenwärtig Ivermectin und die Benzimidazole.

Enterobius vermicularis (Oxyusiasis) Enterobius, der Madenwurm, kommt weltweit vor und ist die häufigste Helminthinfektion in den Vereinigten Staaten und auch in Europa, besonders bei Schulkindern. Eine Oxyuriasis verursacht selten schwere Komplikationen; Pruritus im perianalen und perinealen Bereich kann jedoch recht stark sein, und Kratzen kann zu sekundären Infektionen führen. Bei weiblichen Patienten kann der Wurm auch in den Genitaltrakt wandern und in die Bauchfellhöhle eindringen. Eine Salpingitis oder sogar eine Peritonitis können folgen. Da die Infektion sich leicht unter Mitgliedern einer Familie, einer Schule, oder einer anderen Gemeinschaft ausbreitet, muß der Arzt entscheiden, ob er alle in engem Kontakt zum Infizierten stehenden Individuen behandelt; unter Umständen ist mehr als ein Behandlungszyklus erforderlich.

Mebendazol, Albendazol und Pyrantelpamoat sind höchst wirksam. Wenn ihre Anwendung mit strenger Hygiene kombiniert wird, kann man einen sehr großen Anteil an Heilungen erzielen. Die Behandlung ist einfach und fast ohne Nebenwirkungen. Die Benzimidazole sollten wegen ihres teratogenen Potentials nicht während der Schwangerschaft eingesetzt werden. Tägliche Dosen von Piperazin für die Dauer einer Woche sind auch wirksam, doch weniger praktisch.

Trichinella spiralis Die Trichine ist ungeachtet des Klimas weltweit verbreitet, und lebt auch außerhalb eines Wirts. Man trifft sie häufig in Kanada, Osteuropa und den Vereinigten Staaten an. Eine Infektion erfolgt durch den Verzehr rohen oder ungenügend erhitzten Fleisches von Tieren, die mit Trichinen befallen sind. Jegliches Schweinefleisch, auch Würste aus Schweinefleisch, sollten vor dem Verzehr gründlich erhitzt werden. Die Larvenzysten werden abgetötet, wenn sie fünf Minuten lang 60°C Hitze ausgesetzt sind.

Albendazol und andere Benzimidazole sind gegen die intestinalen Formen von T. spiralis wirksam, die früh im Verlauf der Infektion vorkommen. Die Wirksamkeit dieser Mittel oder irgendeines anderen Anthelminthikums gegen bereits in die Muskelgewebe gewanderte Larven (Muskeltrichinellen) ist fraglich. Corticosteroide können bei der Bekämpfung von akuten und ernsten Manifestationen einer Trichinose erfolgreich eingesetzt werden.

Filariae Filarienparasiten werden durch den Biß spezifischer blutsaugender Vektorinsekten (z.B. Bremsen und Mücken) auf den Menschen übertragen. Die Infektion mit Wuchereria bancrofti (Elephantiasis) ist besonders in Zentralafrika, Südamerika, Indien und Südchina ein Risiko, obwohl sie generell in den Tropen weit verbreitet ist. Brugia malayi ist auf Indonesien, die Malay-Halbinsel, Vietnam, den südlichen Teil von China, Zentralindien und Sri Lanka beschränkt. Die Wanderfilarie, Loa loa, ist eine rein afrikanische Art (Loiasis, Kamerunbeule). Man findet sie hauptsächlich in den großen Flußgebieten West-Zentralafrikas, von Sierra Leone bis Angola. Der Krankheitserreger der „Flußblindheit," Onchocerca volvulus, ist in allen Teilen West- und Zentralafrikas weit verbreitet. Er wurde vermutlich von dort nach Mexiko, ins nordöstliche Venezuela und nach Guatemala eingeschleppt.

Obwohl auch andere Arzneistoffe ein therapeutisches Potential haben mögen, sind Diethylcarbamazin und das Makrolid-Antibiotikum Ivermectin heute die einzigen Wirkstoffe, die sowohl für die Suppression wie auch für die Heilung von Infektionen mit W. bancrofti und B. malayi verwendet werden. Die besten Ergebnisse werden bei Infektionen mit W. bancrofti und B. malayi erzielt, wenn die Chemotherapie früh genug begonnen wird, bevor obstruktive Läsionen des Lymphsystems eingetreten sind. Es kann jedoch sogar bei vorangeschrittener Infektion eine Besserung eintreten. Bei langjähriger Elephantiasis sind allerdings operative Maßnahmen zur Verbesserung der Lymphdrainage und Entfernung gewucherten Gewebes erforderlich. Zur Zeit ist Diethylcarbamazin das beste Arzneimittel, das für die Behandlung von Loiasis erhältlich ist. Es ist ratsam, mit einer kleinen Initialdosis zu beginnen, um eine toxisch-allergische Reaktion auf die Zerstörung der Mikrofilarien zu verringern.Kortikosteroide können zur Bekämpfung akuter Reaktionen erforderlich sein. In seltenen Fällen treten bei der Behandlung von Loiasis schwere zerebrale Reaktionen auf, wahrscheinlich aufgrund der Zerstörung von Mikrofilarien im Hirn. Wenn starke Kopfschmerzen bestehen und andere Hinweise auf Anwesenheit einer adulten L. loa nahe der Orbita vorliegen, ist besondere Sorgfalt bei der Initialdosierung geboten.

Für die Bekämpfung und Behandlung von Onchocercose ist Ivermectin das Arzneimittel der Wahl. Diethylcarbamazin wird nicht mehr empfohlen. Beide Wirkstoffe töten nur die Mikrofilarien von O. volvulus, doch Ivermectin ruft weitaus leichtere systemische Reaktionen und nur wenige Augenkomplikationen hervor. Bei Diethylcarbamazin sind solche Reaktionen mit großer Wahrscheinlichkeit heftig, besonders in Fällen, in denen bereits Augenläsionen vorliegen. Obwohl Suramin (siehe Kapitel 41) adulte *O. volvulus* abtötet, ist die Behandlung mit diesem relativ toxischen Wirkstoff problematisch und nicht gerechtfertigt, wenn eine Onchocercose mit Ivermectin gut unter Kontrolle gebracht werden kann. Nichtsdestotrotz sollte die Suche nach weniger toxischen Makrofilariziden fortgesetzt werden.

Dracunculus medinensis Auch bekannt als Guinea-, Drachen- oder Medinawurm kommt dieser Parasit in Ost- und Westafrika, Indien, Pakistan, Bangladesh, Arabien und im Irak vor, wo er die Drakunkulose hervorruft. Personen infizieren sich durch das Trinken von Wasser, das Copepoda enthält, welche die infektiösen Larven enthalten. Nach ungefähr einem Jahr wandern die adulten weiblichen Würmer an die Körperoberfläche und treten durch die Haut aus.

Für Drakunkulose gibt es keine geeignete Therapie mit Anthelminthika. Die traditionelle Behandlung dieser verkrüppelnden Krankheit besteht darin, den adulten weiblichen Wurm lebendig herauszuziehen. Eingeborene tun dies, indem sie den Wurm auf ein Stückchen Holz aufwickeln und ihn langsam Tag für Tag herausziehen. Wenn der Wurm zerreißt, können schwere Sekundärinfektionen auftreten. Alternativ kann der Wurm unter Lokalanästhesie durch eine seinem Verlauf folgende Inzision entfernt werden. Durch die Gabe von Metronidazol (siehe Kapitel 41) ist eine Heilung mit Austreibung des Wurmes oder wenigstens eine symptomatische und funktionelle Erleichterung erzielt worden. Die orale Dosis für Erwachsene beträgt 250 mg dreimal täglich für eine Dauer von zehn Tagen. Es treten ferner keine lokalen Reaktionen auf, wenn der Wurm bei der Extraktion zerreißt. Wahrscheinlich beruht die Wirkung von Metronidazol eher auf der Suppression der Reaktionen des Wirts als auf einer direkten Auswirkung auf den Parasiten. Dank unlängst unternommener Anstrengungen zur Ausrottung des Guineawurm, die auf nicht-chemotherapeutischen Maßnahmen wie das Filtern von Trinkwasser und die Vermeidung des Kontaktes von Infizierten mit Trinkwasserquellen beruhen, sind die Ansteckung in einigen endemischen Ländern um ungefähr 90% zurückgegangen (siehe Ruiz-Tiben et al., 1995).

CESTODES (BANDWÜRMER)

Taenia saginata Der Mensch ist der Endwirt für *Taenia saginata*, auch bekannt unter dem Namen Rinderbandwurm. Diese häufigste Form des Bandwurms wird meist nach dem Abgang von Proglottiden aus dem Darm entdeckt. Er kommt weltweit vor und führt selten zu schwerer klinischer Erkrankung. Die Infektion muß jedoch von Infektionen mit *Taenia solium* (siehe unten) unterschieden werden.

Praziquantel und Niclosamid sind die Arzneimittel der Wahl für die Behandlung einer Infektion mit *T. saginata*. Beide sind sehr wirksam, leicht zu verabreichen und haben verhältnismäßig wenige Nebenwirkungen. Die Beurteilung des Endpunktes der Heilung kann schwierig sein, da der Wurm (sowohl Segmente wie auch Skolex) normalerweise in teilweise verdautem Zustand ausgeschieden wird. Die Heilung kann nur dann angenommen werden, wenn nach Ablauf von vier Monaten keine weiteren Segmente entdeckt werden können. Wenn die parasitologische Diagnose unsicher ist, so ist Praziquantel aufgrund des Risikos von Cysticercose (siehe unten) das bevorzugte Arzneimittel.

Taenia solium *Taenia solium*, der Schweinebandwurm, ist ebenfalls weltweit verbreitet. Eine auf die Infektion mit *T. solium* beschränkte Gefahr ist Zystizerkose, der Befall des Gewebes des menschlichen Wirts mit den Cysticerci (Larven). Diese Autoinfektion durch Parasiteneier erfolgt meist durch die orale Aufnahme von mit Kot verunreinigtem infizierten Material oder durch Eier, die aus einem graviden Segment freigesetzt wurden und in das Duodenum aufsteigen, wo die äußeren Schichten verdaut werden. In beiden Fällen gelangen die freien Larven, genau wie in ihrem Zyklus im Zwischenwirt, dem Schwein, in die Zirkulation und ins Gewebe. Die Schwere der resultierenden Krankheit hängt von der Art des befallenen Gewebes ab. Die üblichen Gebiete sind Hirn, Orbita, Muskeln, Leber und Lunge. Bei der Behandlung einer Infektion mit *T. solium* wird Praziquantel Niclosamid vorgezogen. Albendazol und Praziquantel sind die Arzneimittel der Wahl für die Behandlung von Zystizerkose, obwohl einige Untersuchungen nahelegen, Albendazol sei wirksamer.

Diphyllobothrium latum *Diphyllobothrium latum*, der Fischbandwurm, ist ein häufiger Parasit in vielen europäischen Ländern, dem Nahen Osten, Sibirien, der nördlichen Mandschurei, Japan und den Gebieten der Seen in Kanada und den Vereinigten Staaten. In Nordamerika ist der Hecht der häufigste zweite Zwischenwirt. Die Larven werden durch Verzehr von ungenügend gegartem, verseuchten Fisch auf den Menschen übertragen. Eine weitere häufige Infektionsursache ist das Abschmecken von Fischgerichten während der Zubereitung. In Ländern, wo die Infektion mit Fischbandwurm weit verbreitet ist, gibt es eine hohe Inzidenz von megaloblastärer Anämie, die der perniziösen Anämie in jeder Hinsicht ähnelt. Dieses Syndrom, das als „Bothriocephalus-Anämie" bezeichnet wird, trifft man besonders häufig in Finnland an, wo in der Vergangenheit in bestimmten Provinzen 90% der Bevölkerung mit Würmern befallen waren. Der Mangel an Vitamin B_{12} resultiert aus dem Verbrauch dieses Vitamins durch den Wurm, und die Ausstoßung des Wurms führt zu vorübergehender hämatologischer Besserung. Die Behandlung ist wieder die gleiche wie für *T. saginata*, d.h. Praziquantel oder Niclosamid. Die Anwesenheit von Eiern im Stuhl nach 18 Tagen oder mehr deutet auf das Versagen des Medikaments oder eine Reinfektion hin.

Hymenolepis nana *Hymenolepis nana*, der Zwergbandwurm, ist der kleinste aller im Dünndarm des Menschen auftretenden Bandwürmer. Kinder infizieren sich häufiger als Erwachsene. Die Infektion tritt weltweit auf, ist jedoch in warmen Klimazonen weiter verbreitet. Es ist die häufigste Bandwurminfektion im Süden der Vereinigten Staaten. *H. nana* kann sich ohne Zwischenwirt im Menschen vom Ovum zur geschlechtsreifen Form entwickeln. Die Cysticerci entwickeln sich drei bis vier Tage lang in den Darmzotten und erreichen dann wieder das intestinale Lumen. Die Behandlung muß daher an diese Form der Entwicklung angepaßt werden. Praziquantel oder Niclosamid sind gegen Infektionen mit *H. nana* wirksam. Ein Versagen der Behandlung oder eine Reinfektion wird durch das Auftreten von Eiern im Stuhl ungefähr vier Wochen nach der letzten Dosis angezeigt.

Trematodes (Saugwürmer)

Schistosoma haematobium, Schistosoma mansoni, Schistosoma japonicum Dies sind die wichtigsten Arten der Pärchenegel, die Schistosomiasis beim Menschen verursachen; weniger weitverbreitete Arten sind *Schistosoma intercalatum* und *Schistosoma mekongi*. Von der Infektion sind über 200 Millionen Personen betroffen, und mehr als 500 Millionen gelten als gefährdet. Schistosomiasis ist auf dem südamerikanischen Kontinent und auf bestimmten Karibischen Inseln weit verbreitet (*S. mansoni*), auf einem Großteil der Arabischen Halbinsel und in Afrika (*S. mansoni* und *S. haematobium*) sowie in China, auf den Philippinen und in Indonesien (*S. japonicum*). Infizierte Schnecken fungieren als Zwischenwirte für die Übertragung der Infektion im Süßwasser, die sich mit der zunehmenden Erschließung von Agrar-

und Wasserressourcen immer weiter ausbreitet. Durch Schistosomen verursachte Erkrankungen, die im allgemeinen mit der Intensität der Infektion übereinstimmen, beeinträchtigen vorwiegend die Leber, die Milz und den Magen-Darm-Trakt (*S. mansoni* und *S. japonicum*) oder den Urogenitaltrakt (*S. haematobium*). Eine enge Verbindung besteht zwischen Schistosomiasis und einigen Formen von Tumorleiden (z. B. Blasenkarzinome, siehe WHO, 1993).

Praziquantel ist das Arzneimittel der Wahl für die Behandlung aller Arten von Schistosomen, die den Menschen befallen. Das Arzneimittel ist ungefährlich und wirksam und kann als Einzeldosis oder in fraktionierten Dosen an einem einzigen Tag oral verabreicht werden. Aufgrund dieser Eigenschaften ist Praziquantel besonders für eine populationsbezogene, flächendeckende Chemotherapie geeignet. Oxamniquin ist klinisch nicht gegen *S. haematobium* und *S. japonicum* wirksam, jedoch wirksam für die Behandlung von Infektionen mit *S. mansoni*, besonders in Südamerika, wo die Empfindlichkeit mancher Arten unter Umständen eine Einzeldosis-Therapie zuläßt. Es ist jedoch von sowohl in der Praxis wie auch im Labor auftretender Resistenz berichtet worden, und für die Behandlung afrikanischer Arten von *S. mansoni* sind höhere Dosen erforderlich als für die Behandlung brasilianischer Arten. Metrifonat ist mit beachtlichem Erfolg bei der Behandlung von Infektionen mit *S. haematobium* eingesetzt worden, das Arzneimittel wirkt aber nicht gegen *S. mansoni* und *S. japonicum*. Metrifonat ist relativ preisgünstig und kann in Verbindung mit Oxamniquin für die Behandlung von Mischinfektionen mit *S. haematobium* und *S. mansoni* eingesetzt werden.

Paragonimus westermani*, *Paragonimus kellicotti Eine Reihe von *Paragonimus*-Arten, die auch Lungenegel genannt werden, sind für Menschen und fleischfressende Säugetiere pathogen. Diese Arten werden im Fernen Osten und auf dem afrikanischen und dem südamerikanischen Kontinent gefunden und haben zwei Zwischenwirte: Schnecken und Crustaceen. Menschen infizieren sich durch den Verzehr von rohem oder ungenügend erhitzten Krabben oder Süßwasserkrebsen. Obwohl diese Saugwürmer *in vitro* ziemlich widerstandsfähig gegen Praziquantel sind, ist das Arzneimittel beim klinischen Einsatz doch wirksam.

Clonorchis sinensis*, *Opisthorchis viverrini*, *Opisthorchis felineus*, *Fasciola hepatica Alle diese Parasiten sind Leberegel. *Clonorchis sinensis*, der Chinesische Leberegel, und die *Opisthorchis*-Arten besiedeln die Gallensystem des Menschen, wo sie Erkrankungen (fibrinöse Leberveränderungen, selten auch Cholangiokarzinome) auslösen können. Schnecken und Fische dienen als Primär- beziehungsweise Sekundärwirte für diese Parasiten. *F. hepatica*, der große Leberegel, findet sich vorwiegend bei pflanzenfressenden Wiederkäuern, doch gelegentlich befällt er auch das menschliche Gallensystem. Schnecken und Süßwasserpflanzen, wie z.B. die Brunnenkresse, dienen diesem Parasiten als End- und Zwischenwirte.

Praziquantel hat ältere, relativ unwirksame Arzneimittel für die Behandlung von Infektionen mit *C. sinensis* und *O. viverrini* abgelöst. Im Gegensatz zu Infektionen mit anderen Egeln spricht Fascioliasis unter Umständen aber nicht auf Praziquantel an. Das Arzneimittel der Wahl ist hier Bithionol, von dem 30 - 50 mg/kg alle zwei Tage und ingesamt 10 - 15 Dosen gegeben werden. Bithionol kann z. B. vom Centers for Disease Control and Prevention (http://www.cdc.gov) erhalten werden. Obwohl die klinische Erprobung bisher begrenzt ist, scheint Triclabendazol, ein in der Veterinärmedizin verwendetes Schmalspektrum-Benzimidazolderivat, vielversprechend für die Behandlung einer Humaninfektion mit *F. hepatica* zu sein (siehe Arjona et al., 1995).

Fasciolopsis buski*, *Heterophyes heterophyes*, *Metagonimus yokogawai *Fasciolopsis buski*, der große Darmegel, kommt hauptsächlich in Südostasien vor, wohingegen die anderen kleineren Darmegel in den verschiedensten Teilen der Welt vorkommen. Bei diesen Parasiten kommt es im allgemeinen nur bei massiver Infektion zu klinischen Symptomen. Wie auch bei Infektionen mit anderen Trematoden ist Praziquantel bei diesen Infektionen das Arzneimittel der Wahl.

ANTHELMINTHISCHE ARZNEIMITTEL

Benzimidazole

Geschichte Die Entdeckung der starken Wirkung von Thiabendazol gegen gastrointestinale Nematoden durch Brown und seine Mitarbeiter (1961) führte zur Weiterentwicklung der Benzimidazole zu Breitband-Anthelminthika gegen Parasiten, die von sowohl veterinär- wie auch humanmedizinischer Bedeutung sind. Von den hunderten von Derivaten, die getestet wurden, besitzen die therapeutisch nützlichsten Derivate Modifikationen am Benzimidazolringsystem in 2 und/oder 5-Stellung (siehe Townsend und Wise, 1990). Drei Verbindungen, Thiabendazol, Mebendazol und Albendazol, sind in umfangreichem Ausmaß bei der Behandlung von Wurmerkrankungen beim Menschen eingesetzt worden. Die chemischen Strukturen dieser Verbindungen sind in Tabelle 42.1 abgebildet. Thiabendazol, das einen Thiazolring in 2-Stellung besitzt, ist gegen eine große Auswahl von Nematoden wirksam, die den Magen-Darm-Trakt befallen; seine Verwendung in der Humanmedizin nimmt gegenwärtig aufgrund seiner relativ großen Toxizität ab. Die Einführung von Mebendazol, dem Prototyp des Benzimidazolcarbamats, für die Behandlung von Fadenwurminfektionen erfolgte aufgrund von Forschungsergebnissen von Brugmans und Mitarbeitern (1971). Albendazol ist ein neueres Benzimidazolcarbamat, das weltweit gegen eine Vielzahl von Helminthen eingesetzt wird (Hanjeet und Mathias, 1991). Es ist zu einem Arzneimittel der Wahl für die Behandlung von Zystizerkose (siehe Del Brutto et al., 1993) und dem Arzneimittel der Wahl gegen zystische Echinikokkose geworden (siehe Horton, 1989; Davis et al., 1989). Albendazol ist in Deutschland zugelassen, in manchen anderen Ländern aber noch nicht. Es kann jedoch vom Hersteller (Smith Kline Beecham, Telefon: 001-800-366 8900) direkt bezogen werden.

Anthelminthische Wirkung Die Benzimidazole, besonders Mebendazol und Albendazol, sind vielseitig verwendbare anthelminthische Wirkstoffe, besonders gegen gastrointestinale

Tabelle 42.1 Struktur der Benzimidazole

R_1	R_2	DERIVAT
(Thiazol-Ring mit N, S)	H–	Thiabendazol
–NHCO$_2$CH$_3$	(Phenyl–C(=O)–)	Mebendazol
–NHCO$_2$CH$_3$	CH$_3$CH$_2$CH$_2$S–	Albendazol

Nematoden bei denen ihre Wirkung nicht von der sytemischen Arzneimittelkonzentration bestimmt wird. Mebendazol und Albendazol sind höchst wirksam gegen Askariasis, intestinale Kapillariasis, Enterobiasis, Trichuriasis und Hakenwurmkrankheit (*Ancylostoma duodenale* und *Necator americanus*) als Einzel- oder Mischinfektionen. Diese Arzneimittel sind sowohl gegen die larvalen wie auch adulten Formen der Nematoden wirksam, die diese Infektionen verursachen. Bei *Ascaris* und *Trichuris* wirken sie ovizid. Immobilisation und Tod von empfindlichen gastrointestinalen Parasiten treten langsam ein, und ihre Clearance aus dem Magen-Darm-Trakt ist unter Umständen erst einige Tage nach der Behandlung abgeschlossen. In einer randomisierten kontrollierten Studie hat sich herausgestellt, daß Albendazol bei Kindern für die Heilung von Hakenwurminfektionen besser wirkt als Mebendazol (Albonico et al., 1994). Überdies ist Albendazol auch wirksamer als Mebendazol gegen Strongyloidiasis (Liu und Weller, 1993), gegen durch *Echinococcus granulosus* verursachte zystische Echinokokkose (Horton, 1989; Davis et al., 1989) sowie gegen Neurozystizerkose, die durch Larven von *Taenia solium* verursacht wird (Botero et al., 1993; Del Brutto et al., 1993). Die Benzimidazole sind wahrscheinlich gegen die intestinalen Formen von *Trichinella spiralis* im Menschen wirksam, greifen jedoch die Larvenformen im Gewebe vermutlich nicht an. Topisch appliziertes Thiabendazol ist wirksam gegen die wandernde, Larva migrans cutanea verursachende Form von Hunde- und Katzenhakenwurm, oral verabreichtes Albendazol ist hier ebenfalls effektiv (Davies et al., 1993).

Benzimidazole rufen bei empfindlichen Nematoden viele biochemische Veränderungen hervor, z.B. die Hemmung der mitochondrialen Fumaratreduktase, einen verringerten Glukosetransport und die Entkopplung der oxidativen Phosphorylierung (s.iehe Lacey, 1988). Die primäre Wirkung dieser Arzneimittel besteht jedoch wahrscheinlich in einer Hemmung der Mikrotubuluspolymerisation durch die Bindung an β-Tubulin (s. Lacey, 1988; Lacey, 1990; Prichard, 1994). Die selektive Toxizität dieser Wirkstoffe beruht darauf, daß die spezifische, hochaffine Bindung an das β-Tubulin des Parasiten schon bei wesentlich niedrigeren Konzentrationen auftritt als die Bindung an das Wirtsprotein. Untersuchungen über benzimidazolresistente Würmer, wie z.B. den nicht-parasitären Nematoden, *Caenorhabditis elegans*, und den Magenwurm des Schafes, *Haemonchus contortus*, haben Einsichten in den Mechanismen der Benzimidazolwirkung ermöglicht (siehe Lacey, 1990; Prichard, 1994; Beech et al., 1994). Insbesondere weisen sowohl im Labor erhaltene wie auch aus der Praxis isolierte Arten des benzimidazolresistenten *H. contortus* eine reduzierte hochaffine Bindung von Arzneimitteln an β-Tubulin auf (Lubega und Prichard, 1990, 1991) sowie Veränderungen in der Genexpression des β-Tubulin-Isotyps (Kwa et al., 1993), die mit der Arzneimittelresistenz korrelieren. Zwar ist eine Benzimidazolresistenz bislang mit einer Mutation in einem Isotyp von β-Tubulin in Verbindung gebracht worden (Kwa et al., 1994), doch wahrscheinlich spiegelt die Resistenz eher Veränderungen in der Allelhäufigkeit von β-Tubulin-Genen als eine arzneimittelinduzierte Mutation wider (Beech et al., 1994).

Resorption, Metabolismus und Exkretion Benzimidazole sind nur begrenzt wasserlöslich; folglich haben geringe Löslichkeitsunterschiede größere Auswirkungen auf die Resorption. Thiabendazol wird nach der oralen Aufnahme rasch resorbiert und erreicht nach etwa einer Stunde Spitzenkonzentrationen im Plasma. Das Medikament wird größtenteils innerhalb von 24 Stunden als 5-Hydroxythiabendazol im Urin ausgeschieden, entweder als Glukuronid oder als Sulfat konjugiert. Im Gegensatz dazu werden Tablettenzubereitungen von Mebendazol nur schlecht und ungleichmäßig resorbiert, und die Arzneimittelkonzentrationen im Plasma sind niedrig und korrelieren nicht mit der eingenommenen Dosis (Witassek et al., 1981). Die geringe systemische Bioverfügbarkeit (22%) von Mebendazol beruht auf einer Kombination aus schlechter Resorption und rascher First-pass-Metabolisierung in der Leber. Mebendazol ist zu ungefähr 95% an Plasmaproteine gebunden und wird weitgehend metabolisiert. Zwei wichtige Stoffwechselprodukte, Methyl-5-(α-hydroxybenzyl)-2-benzimidazolcarbamat und 2-Amino-5-benzoylbenzimidazol, haben eine geringere Clearance als Mebendazol selbst (Braithwaite et al., 1982). Mebendazol scheint eher als seine Metaboliten die aktive Form des Arzneimittels zu sein (siehe Gottschall et al., 1990). Konjugate von Mebendazol und seinen Stoffwechselprodukten sind in der Galle gefunden worden, doch wenig unverändertes Mebendazol erscheint im Urin.

Ähnlich wie Mebendazol wird auch Albendazol nach der oralen Darreichung unterschiedlich und ungleichmäßig resorbiert, obwohl die Resorption durch die Gabe zusammen mit einer fetthaltigen Mahlzeit erhöht werden kann. Nach einer oralen Dosis von 400 mg taucht Albendazol nicht im Plasma auf, da das Arzneimittel in der Leber rasch zu Albendazolsulfoxid metabolisiert wird (Marriner et al., 1986). Anders als die Hauptmetaboliten von Thiabendazol und Mebendazol besitzt Albendazolsulfoxid eine starke anthelminthische Wirkung. Das Sulfoxid erreicht Spitzenkonzentrationen im Plasma von ungefähr 300 ng/ml; es treten jedoch große interindividuelle Unterschiede auf. Albendazolsulfoxid ist zu etwa 70% an Plasmaproteine gebunden und weist im Plasma eine Halbwertzeit von acht bis neun Stunden auf. Es wird gut in die verschiedenen Gewebe verteilt, auch in die Echinokokkenzysten, wo es ungefähr ein Fünftel der im Plasma vorhandenen Konzentration erreicht (Marriner et al., 1986; Morris et al., 1987). Dies erklärt vielleicht, warum Albendazol bei der Behandlung von zystischer Echinokokkose wirksamer ist als Mebendazol. Die Bildung des Albendazolsulfoxids wird vorwiegend durch die mikrosomale Aryl-4-Hydroxylase und zu einem geringeren Anteil durch bestimmte Formen von Cytochrom P450 katalysiert (siehe Gottschall et al., 1990). Ein Teil des Sulfoxids wird zu dem Sulfonmetaboliten weiter oxidiert, der pharmakologisch inaktiv ist (siehe Gottschall et al., 1990). Die Stoffwechselprodukte werden hauptsächlich im Urin ausgeschieden.

Therapeutischer Einsatz Die Einführung von Thiabendazol bedeutete einen wichtigen Fortschritt in der Therapie von Larva migrans cutanea (*creeping eruption*) und der Infektion mit *S. stercoralis*. Die Mehrheit der Patienten erfährt eine deutliche Linderung der kutanen Symptome, und ein hoher Anteil (ca. 98%) an Heilungen wird nach der topikalen Behandlung mit 15% Thiabendazol in einer wasserlöslichen Creme-Grundzubereitung erzielt, die zwei- oder dreimal täglich fünf Tage lang auf die betroffene Stelle aufgetragen wird (Davies et al., 1993). Bei Strongyloidiasis wird 25 mg/kg Thiabendazol in drei fraktionierten Dosen täglich zwei Tage lang gegeben. Obwohl Thiabendazol auch weiterhin für die Behandlung von Strongyloidiasis benutzt wird (Liu und Weller, 1993), scheint es aber weniger effektiv zu sein als eine Einzeldosis Ivermectin (Gann et al., 1994). Thiabendazol kann bei einer frühen Trichinose von Nutzen sein, wenn es in einer Dosierung von 25 mg/kg zweimal täglich für einen Zeitraum von sieben Tagen gegeben wird. Das Arzneimittel hat jedoch keinerlei Auswirkungen auf die wandernden oder bereits im Muskelgewebe sitzenden Larven. Thiabendazol ist auch bei der Infektion mit gastrointestinalen Nematoden wirksam, doch wegen seiner Toxizität sollte es bei diesen Infektionen nicht mehr verwendet werden.

Mebendazol ist höchst wirksam gegen Infektionen mit gastrointestinalen Nematoden und besonders wertvoll bei der Behandlung von Mischinfektionen. Mebendazol wird immer oral eingenommen, und für Erwachsene und Kinder über zwei Jahre gilt der gleiche Dosierungsplan. Für die Bekämpfung von Enterobiasis wird eine einzige 100-mg-Tablette genommen; eine zweite sollte nach zwei Wochen verabreicht werden. Für die Bekämpfung von Askariasis, Trichuriasis und Hakenwurminfektion werden 100 mg morgens und abends an drei aufeinanderfolgenden Tagen genommen. Ist der Patient drei Wochen nach der Behandlung nicht geheilt, sollte ein zweiter Zyklus gegeben werden. Fasten oder die Gabe eines Abführmittels ist nicht erforderlich. Mebendazol ist für die Behandlung von Trichuriasis besser geeignet als Albendazol, aber das Gegenteil scheint für Hakenwurminfektionen bei Kindern zu gelten (Albonico et al., 1994).

Infektionen mit *Capillaria philippinensis* sind widerstandsfähiger gegen die Behandlung mit Mebendazol; hier werden 400 mg des Arzneimittels pro Tag in zwei fraktionierten Dosen für eine Dauer von mindestens 20 Tagen gegeben (Cross, 1992). Mebendazol ist bei der Behandlung von zystischer Echinokokkose eingesetzt worden, obwohl zuerst ein operativer Eingriff vorgenommen werden sollte und eine Therapie mit Albendazol unter Umständen besser ist (Davis et al., 1989). Obwohl ein 3-Tages-Zyklus Mebendazol (300 mg zweimal pro Tag) für die Behandlung von Strongyloidiasis eingesetzt wurde, betragen die Heilungsraten im allgemeinen 50% oder weniger.

Wie Mebendazol bietet auch Albendazol eine sichere und sehr wirksame Therapiemöglichkeit für Infektionen mit gastrointestinalen Nematoden, darunter auch Mischinfektionen mit *Ascaris, Trichuria* und Hakenwürmern. Für die Behandlung von Enterobiasis, Askariasis, Trichuriasis und Hakenwurminfektion wird Albendazol von Erwachsenen und Kindern über zwei Jahren in Form einer oralen 400-mg-Einzeldosis genommen. Für leichte bis mäßige Askariasis liegt die Heilungsrate normalerweise bei mehr als 97%; die Therapie schwerer Infektionen kann zwei bis drei Tage dauern. Bei Kindern scheint Albendazol für die Heilung von Hakenwurminfektionen und die Senkung der Eizahlen besser geeignet zu sein als Mebendazol (Albonico et al., 1994). In einer Dosierung von 400 mg täglich über drei Tage stellt Albendazol bei der Behandlung von Strongyloidiasis eine Alternative zu Thiabendazol dar; die Heilungsrate ist jedoch sehr wechselhaft, und Ivermectin scheint wesentlich wirksamer zu sein (Datry et al., 1994).

Albendazol ist das Arzneimittel der Wahl für die Behandlung inoperabler Fälle von zystischer Echinokokkose und für die Prophylaxe vor dem operativen Entfernen der Zysten. Ein typischer Dosierungsplan sieht täglich 10 mg/kg vor, die in fraktionierten Dosen an 28 aufeinanderfolgenden Tagen genommen werden. Dieser Therapieplan wird drei- oder viermal wiederholt, mit zweiwöchigen Intervallen zwischen den Zyklen (Horton, 1989; Davis et al., 1989). Obwohl die Heilungsrate nach einer nur mit Albendazol durchgeführten Therapie niedrig ist, zeigen die meisten Patienten eine positive Antwort, und wenn auf die Behandlung ein operativer Eingriff erfolgt, sind die Rückfallquoten niedrig (Horton, 1989). Albendazol ist auch die bevorzugte Behandlungsmethode für durch Larvenformen von *T. solium* verursachte Neurozystizerkose (siehe Del Brutto et al., 1993; Botero et al., 1993). Die empfohlene Dosierung ist 15 mg/kg täglich in fraktionierten Dosen für eine Dauer von 28 Tagen, obwohl die Dauer der Therapie in Abhängigkeit vom klinischen Bild und der Anzahl und Lage der Zysten schwanken kann (siehe Botero et al., 1993). Vor dem Beginn der Therapie mit Albendazol werden für gewöhnlich Kortikosteroide gegeben, um die Inzidenz der Nebenwirkungen zu verringern, die aus Entzündungsreaktionen auf tote und sterbende Zysten resultieren.

Toxizität, Nebenwirkungen, Vorsichtsmaßnahmen und Kontraindikationen Der klinische Nutzen von Thiabendazol wird durch seine Toxizität beeinträchtigt. Bei therapeutischen Dosen häufig anzutreffende Nebenwirkungen sind Appetitlosigkeit, Übelkeit, Erbrechen und Schwindel. Weniger häufig treten Diarrhoe, Müdigkeit, Benommenheit, Schwindel und Kopfschmerzen auf. Gelegentlich sind Fieber, Hautausschlag, Erythema multiforme, Halluzinationen, sensorische Störungen und Stevens-Johnson-Syndrom berichtet worden. Seltene Komplikationen der Therapie sind angioneurotische Ödeme, Schock, Tinnitus, Schüttelkrämpfe und intrahepatische Cholestase. Einige Patienten scheiden ein Stoffwechselprodukt aus, das dem Harn einen ähnlichen Geruch wie nach dem Verzehr von Spargel verleiht. Gelegentlich ist von Kristallurie ohne Hämaturie berichtet worden; bei Abbruch der Therapie klingt sie unverzüglich ab. Bei einigen Patienten ist eine transiente Leukopenie berichtet worden. Es gibt keine absoluten Kontraindikationen gegen die Verwendung von Thiabendazol. Da häufig ZNS-Nebenwirkungen auftreten, sollte man während der Therapie Aktivitäten vermeiden, die geistige Aufmerksamkeit fordern. Thiabendazol hat ein hepatotoxisches Potential, und es sollte bei Patienten mit einer Lebererkrankung oder verminderter Leberfunktion nur mit Vorsicht angewendet werden. Die Folgen einer Thiabendazolbehandlung bei Schwangerschaft sind noch nicht hinlänglich untersucht worden. Es sollte daher in der Schwangerschaft nur unter strenger Nutzen-Risiko-Abschätzung eingesetzt werden.

Im Gegensatz zu Thiabendazol ruft Mebendazol bei der routinemäßigen klinischen Anwendung keine bedeutende systemische Toxizität hervor, nicht einmal bei Anwesenheit von Anämie und Unterernährung. Das ist wahrscheinlich eine Folge seiner geringen systemischen Bioverfügbarkeit. Vorübergehende Symptome von Abdominalschmerzen und Diarrhoe können bei massivem Befall und massenhafter Ausstoßung gastrointestinaler Würmer auftreten. Zu den seltenen Nebenwirkungen bei hohen Dosen von Mebendazol gehören allergische Reaktionen, Alopezie, reversible Neutropenie, Agranulozytose und Hypospermie. Mebendazol ist embryotoxisch und wirkt bei Tieren teratogen; Auswirkungen können bei trächtigen Ratten schon nach einer Einzeldosis von nur 10 mg/kg auftreten. Folglich sollte Mebendazol weder an schwangere Frauen verabreicht werden, noch ist es bei Kindern von weniger als zwei Jahren zu empfehlen. Es sollte auch nicht bei Patienten angewandt werden, die in der Vergangenheit auf das Mittel allergisch reagiert haben.

Wie Mebendazol ruft Albendazol, wenn es für die kurzfristige Therapie von gastrointestinaler Helminthiasis benutzt wird, kaum Nebenwirkungen hervor, noch nicht einmal bei Patienten mit schweren Wurmlasten. Gelegentlich treten vorübergehend Abdominalschmerzen, Diarrhoe, Übelkeit, Schwindel und Kopfschmerzen auf. Sogar bei langfristiger Therapie von zystischer Echinokokkose und Neurozystizerkose wird Albendazol von den meisten Patienten gut vertragen. Die häufigste Nebenwirkung ist eine Erhöhung der GOT- und GPT-Aktivität im Serum; in seltenen Fällen können Ikterus oder eine Cholestase festgestellt werden, doch die Enzymaktivitäten normalisieren sich nach Abschluß der Therapie. Die Leberfunktion sollte während einer längeren Albendazoltherapie überwacht werden, und für Patienten mit Leberzirrhose wird das Arzneimittel nicht empfohlen (Davis et al., 1989). Andere Nebenwirkungen, die während längerer Therapie vorkommen können, sind unter anderem gastrointestinale Schmerzen, starke Kopfschmerzen, Fieber, Erschöpfung, Haarausfall, Leukopenie und Thrombozytopenie. Albendazol wirkt bei Tieren teratogen und embryotoxisch und sollte daher nicht schwangeren Frauen verabreicht werden. Die Unbedenklichkeit von Albendazol für Kinder unter zwei Jahren ist noch nicht nachgewiesen.

Diethylcarbamazin

Geschichte Über 1500 Fälle von Filariasis beim amerikanischen Militär während des Zweiten Weltkriegs regten zu der Suche nach wirksamen filariziden Wirkstoffen an. Die Piperazinderivate stellten sich als vielversprechendste Gruppe von filarientötenden Verbindungen heraus, von denen Diethylcarbamazin die wichtigste ist (Hawking, 1979; Mackenzie und Kron, 1985). Diethylcarbamazin ist einer der wichtigsten Wirkstoffe für die Bekämpfung und Behandlung lymphatischer Filariasis und für die Therapie der tropischen Eosinophilie, die durch W. *bancrofti* und *B. malayi* verursacht wird (siehe Ottesen und Ramachandran, 1995). Obwohl dieses Mittel gegen Onchocercose und Loiasis wirksam ist, kann es bei beiden Infektionen schwerwiegende allergische bzw. toxische Reaktionen auf die angegriffenen Mikrofilarien auslösen. Aus diesem Grund hat Ivermectin Diethylcarbamazin in der Therapie von Onchocercose abgelöst. Trotz seiner Toxizität bleibt Diethylcarbamazin aber das beste zur Zeit erhältliche Arzneimittel für die Behandlung von Loiasis.

Chemie Diethylcarbamazin wird in Form eines wasserlöslichen Citratsalzes zubereitet, das 51 Gewichtsprozent der aktiven Base enthält. Da die Verbindung geschmacklos, geruchlos, und hitzestabil ist, kann es auch in Form von angereichertem Kochsalz genommen werden, das 0,2 - 0,4 Gewichtsprozent der Base enthält. Das Medikament ist in 50, 200 und 400 mg Tabletten erhältlich, man kann es auf Anfrage vom Hersteller (Lederle Laboratories, Telefon: 001-914-732-5000) bekommen. Diethylcarbamazin hat folgende chemische Struktur:

DIETHYLCARBAMAZIN

Anthelminthische Wirkung Am stärksten werden von Diethylcarbamazin die Mikrofilarien der empfindlichen Filarienspezies angegriffen, was zu einem raschen Rückgang dieser Entwicklungsformen von *W. bancrofti*, *B. malayi* und *L. loa* im menschlichen Blut führt. Das Arzneimittel bewirkt das Verschwinden der Mikrofilarien von *O. volvulus* aus der Haut, tötet jedoch nicht die Mikrofilarien in den Knötchen, welche die adulten (weiblichen) Würmer enthalten. Es greift die Mikrofilarien von *W. bancrofti*, die sich in einer Hydrozele befinden, nicht an, obwohl es in die Flüssigkeit eindringt. Das Arzneimittel weist zwei Wirkungsmechanismen bei Mikrofilarien auf. Die erste besteht in der Verminderung der Muskelaktivität und schließlich der Immobilisation der Organismen; dies könnte durch die hyperpolarisierende Wirkung des Piperazinanteils erfolgen. Es resultiert eine Ablösung der Parasiten aus ihrer normalen Umgebung im Wirt (Langham und Kramer, 1980). Die zweite Wirkungsweise besteht darin, Veränderungen auf der Membranoberfläche der Mikrofilarien hervorzurufen; dadurch werden sie für die Zerstörung durch die Abwehrmechanismen des Wirts anfälliger (siehe Hawking, 1979; Mackenzie und Kron, 1985). Es gibt Hinweise darauf, daß Diethylcarbamazin Würmer der adulten *L. loa* und wahrscheinlich auch der adulten *W. bancrofti* und *B. malayi* tötet. Es besitzt jedoch geringe Wirkung gegen adulte *O. volvulus*. Der Mechanismus der filariziden Wirkung von Diethylcarbamazin gegen geschlechtsreife Würmer ist noch unbekannt (siehe Hawking, 1979). Einige Studien lassen vermuten, daß Diethylcarbamazin die intrazelluläre Verarbeitung und den Transport bestimmter Makromoleküle zur Zellmembran beeinträchtigt (Spiro et al., 1986). Das Arzneimittel beeinflußt unter Umständen durch bis heute noch ungeklärte Mechanismen auch spezifische Immun- und Entzündungsreaktionen des Wirts (siehe Mackenzie und Kron, 1987).

Resorption, Metabolismus und Exkretion Diethylcarbamazin wird rasch aus dem Magen-Darm-Trakt resorbiert. Spitzenkonzentrationen im Plasma treten nach einer oralen Einzeldosis innerhalb von 1 oder zwei Stunden auf, und die Halbwertzeit im Plasma schwankt in Abhängigkeit vom pH-Wert des Urins zwischen zwei und zehn Stunden. Die Metabolisierung ist sowohl schnell wie auch umfassend (Faulkner und Smith, 1972). Die Ausscheidung erfolgt sowohl renal als auch hepatisch; über 50% einer oralen Dosis werden in saurem Urin unverändert wiedergefunden, dieser Wert ist bei alkalischem Urin geringer (Edwards et al., 1981). In der Tat kann die Alkalisierung des Urins die Konzentration des Wirkstoffes im Plasma erhöhen, die Halbwertzeit verlängern und sowohl die therapeutische Wirkung wie auch die Toxizität von Diethylcarbamazin verstärken (Awadzi et al., 1986). Daher ist es bei Personen mit renaler Dysfunktion oder anhaltend alkalischem Urin unter Umständen erforderlich, die Dosis zu senken.

Therapeutischer Einsatz Die Dosierungen von Diethylcarbamazincitrat, die zur Prophylaxe oder Behandlung von Filarieninfektionen benutzt werden, sind empirisch und variieren je nach örtlicher Erfahrung. Die Therapiepläne unterscheiden sich, je nachdem ob das Medikament für die populationsbezogene Chemotherapie, die Bekämpfung von Filarienerkrankungen oder die Infektionsprophylaxe eingesetzt wird.

W. bancrofti, B. malayi und B. timori Die jüngst eingeführte Anreicherung von Kochsalz mit Diethylcarbamazin (0,2 - 0,4 Gewichtprozent der Base) ist für die Massenbehandlung gedacht. Sie hat das Ziel, die Mikrofilarämie auf für Stechmücken nicht mehr infektiöse Werte zu reduzieren, und sie hat die Prävalenz, Heftigkeit und Übertragung von lymphatischer Filariasis in endemischen Gebieten deutlich verringert (Gelband, 1994). Außerdem haben sich alle sechs bis zwölf Monate oral verabreichte Einzeldosen von 6 mg/kg als ebenso wirksam erwiesen wie die früheren längeren Dosierungsschemata. Ersten Studien zufolge könnte die einmal jährliche Gabe von Diethylcarbamazin zusammen mit einer Einzeldosis Ivermectin (400 µg/kg) einen stärkeren und anhaltenderen Rückgang der Parasitenlast bei *W. bancrofti*- und *B. malayi*-Filariasis bewirken als jedes Arzneimittel einzeln (siehe Ottesen und Ramachandran, 1995). Allergische Reaktionen auf Zerstörung der Mikrofilarien, die nach der oral eingenommenen Tablette größer sind als nach der Kochsalzzubereitung, werden im allgemeinen gut toleriert. Die Massenchemotherapie mit Diethylcarbamazin sollte jedoch nicht in Gegenden durchgeführt werden, wo Onchozerkose und Loiasis gleichzeitig vorkommen, da dieses Arzneimittel sogar als Kochsalzzubereitung bei diesen Infektionen bei hoher Parasitenlast besonders heftige Reaktionen induzieren kann.

Wenn Diethylcarbamazin in Dosen von 2 mg/kg dreimal täglich für eine Dauer von sieben Tagen gegeben wird, bewirkt es ein rasches Verschwinden der Symptome von tropischer Eosinophilie, der für die Infektion mit *W. bancrofti* oder *B. malayi* typischen pulmonalen Entzündungsreaktion. Asymptomatische Individuen mit Mikrofilarämie sollten mit „Standard"-Zyklen von Diethylcarbamazin behandelt werden, z.B. 6 mg/kg pro Tag für eine Dauer von zwölf Tagen (*W. bancrofti*) oder für eine Dauer von sechs Tagen (*B. malayi*), um weitere Lymph- oder Nierenschädigung zu verhindern. Dieses Medikament ist jedoch nicht für die Behandlung der fortgeschritteneren Komplikationen dieser Infektionen geeignet, wie Lymphangitis und Lymphödembildung (Elephantiasis), die besser auf Antibiotika beziehungsweise die Aufrechterhaltung einer guten lokalen Hygiene ansprechen. Eine monatliche Dosis von 50 mg Diethylcarbamazin ist als Prophylaxe gegen die lymphatische Filariasis wirksam.

O. volvulus und L. loa Diethylcarbamazin wird nicht länger für die initiale Behandlung von Onchozerkose empfohlen, da es im Zusammenhang mit der Zerstörung von Mikrofilarien heftige allergische Reaktionen auslöst (siehe unten). Solche Reaktionen sind bei Ivermectin, dem heute bei dieser Infektion bevorzugten Wirkstoff, weitaus weniger heftig. Diethylcarbamazin bleibt trotz seiner Nachteile das beste momentan erhältliche Arzneimittel für die Therapie von Loiasis. Die Behandlung wird mit Testdosen von 1 mg/kg täglich für die Dauer von zwei bis drei Tagen begonnen und dann auf maximal verträgliche tägliche Dosen von 8 - 10 mg/kg gesteigert, die Gesamtdauer der Behandlung beträgt zwei bis drei Wochen. Die niedrigen Testdosen werden gegeben, um die Reaktionen auf sterbende Mikrofilarien und adulte Würmer zu minimieren; diese bestehen aus heftigen allergischen Reaktionen und gelegentlich auch Encephalomeningitis und Koma durch das Eindringen von Mikrofilarien in das ZNS. Zur Heilung von Loiasis können wiederholte Behandlungszyklen mit Diethylcarbamazin im Abstand von drei bis vier Wochen erforderlich sein. Dosen von 300 mg wöchentlich haben sich als wirksame Prophylaxe gegen diese Infektion erwiesen. Ivermectin stellt für die Behandlung von Loiasis keine gute Alternative zu Diethylcarbamazin dar.

Diethylcarbamazin ist klinisch wirksam gegen Mikrofilarien und adulte Würmer von *Dipetalonema streptocerca*. Eine Filariasis aufgrund von *Mansonella perstans*, *M. ozzardi* oder *Disofilaria immitis* reagiert dagegen nur minimal auf diesen Wirkstoff. Der Einsatz von Diethylcarbamazin bei Toxocariasis befindet sich in der Erprobungsphase. Obwohl auch *Ascaris lumbricoides* empfindlich ist, werden bei Askariasis andere Arzneimittel eingesetzt.

Toxizität und Nebenwirkungen Direkte toxische Reaktionen auf Diethylcarbamazin sind selten heftig und verschwinden trotz Fortsetzung der Therapie innerhalb weniger Tage, es sei denn, eine tägliche Dosis von 8 - 10 mg/kg wird überschritten. Zu diesen Reaktionen gehören Anorexie, Übelkeit, Kopfschmerzen und bei hohen Dosen Erbrechen. Die wesentlichen schädlichen Auswirkungen resultieren auf direktem oder indirektem Wege aus der Reaktion des Wirts auf die Zerstörung von Parasiten, hauptsächlich der Mikrofilarien. Reaktionen sind besonders heftig bei Patienten, die stark von *O. volvulus* befallen sind. Im allgemeinen sind sie bei Infektionen mit *B. malayi* oder *L. loa* weniger schwerwiegend und bei *W. bancrofti* leicht, doch gelegentlich induziert das Medikament bei stark von *L. loa* befallenen Patienten Netzhautblutungen und schwere Encephalitis. Bei Patienten mit Onchocercose gibt es eine typische Reaktion (sog. Mazzotti-Reaktion), die innerhalb weniger Stunden nach der ersten oral eingenommenen Dosis auftritt. Sie besteht aus starkem Juckreiz und Hautauschlägen, Anschwellen und Empfindlichkeit der Lymphknoten, manchmal einem zarten papulösen Exanthem, Fieber, Tachykardie, Arthralgie und Kopfschmerzen. Diese Symptome halten drei bis sieben Tage lang an und klingen dann ab, danach können auch hohe Dosen vertragen werden. Zu den Augenkomplikationen zählen Limbitis, Keratitis punctata, Uveitis und Atrophie des pigmenthaltigen Netzhautepithels (Rivas-Alcala et al., 1981; Domonguez-Vazquez et al., 1983). Bei Patienten mit Befall durch *W. bancrofti* oder *Brugia malayi* können entlang des Verlaufs der Lymphgefäße knötchenförmige Schwellungen auftreten, und es kommt zu einer begleitenden Lymphadenitis. Diese Reaktion klingt ebenfalls innerhalb weniger Tage ab. Fast alle Patienten, die diese Therapie erhalten, weisen eine Leukozytose auf, die sich am zweiten Tag manifestiert, am vierten oder fünften Tag den Höhepunkt erreicht und dann allmählich über einen Zeitraum von einigen Wochen abklingt. Es kann eine reversible Proteinurie auftreten, und die bei Patienten mit Filariasis häufig beobachtete Eosinophilie kann durch die Therapie mit Diethylcarbamazin verstärkt werden. Verzögerte Reaktionen auf reifere sterbende Filarienformen sind bei *W. bancrofti* und *Brugia malayi*-Filariasis unter anderem Lymphangitis, Schwellungen und lymphartige Abszesse, sowie bei Loiasis kleine Hautschwielen. Diethylcarbamazin scheint für die Anwendung während der Schwangerschaft ungefährlich zu sein, trotzdem sollte eine sollte eine strenge Indikationsstellung erfolgen.

Vorsichtsmaßnahmen und Kontraindikationen Eine populationsbezogene Chemotherapie mit Diethylcarbamazin sollte in Gebieten vermieden werden, wo Onchozerkose und Loiasis endemisch sind, obwohl das Arzneimittel zum Schutz von ausländischen Reisenden vor diesen Infektionen benutzt werden kann. Oft wird eine Vorbehandlung mit Kortikosteroiden und Antihistaminika durchgeführt, um die allergischen Reaktionen auf sterbende Mikrofilarien zu minimieren. Bei Patienten mit beeinträchtigter Nierenfunktion oder anhaltend alkalischem Urin muß eine Reduktion der Dosis erwogen werden.

Ivermectin

Geschichte Mitte der 70er Jahre zeigte ein Screening von Naturstoffen, daß eine fermentierte Lösung des im Erdboden lebenden Actinomyzeten *Streptomyces avermitilis* bei Mäusen gegen Infektionen mit *Nematospiroides dubius* wirksam war (Burg et al., 1979; Egerton et al., 1979; Miller et al., 1979). Die Isolation der anthelminthischen Komponenten aus Kulturen dieses Organismus führten zu der Entdeckung der Avermectine, einer neuartigen Klasse von 16-gliedrigen Lactonen (siehe Campbell, 1989). Ivermectin (22,23-Dihydroavermectin B_{1a}) ist ein halbsynthetisches Analogon von Avermectin B_{1a} (Abamectin), einem für die Behandlung von Feldfrüchten entwickelten Insektizid. Ivermectin wird heute in beträchtlichem Ausmaße zur Bekämpfung und Behandlung einer breiten Auswahl an Infektionen eingesetzt, die durch parasitäre Nematoden (Fadenwürmer) und durch Vieh und Haustiere befallende Arthropoden (Insekten, Zecken und Milben) verursacht werden (siehe Campbell und Benz, 1984; Campbell, 1994). Beim Menschen ist Ivermectin das bevorzugte Arzneimittel für die Massenbekämpfung und -behandlung von Onchozerkose, derjenigen Filarieninfektion, die für die Flußblindheit verantwortlich ist (siehe Goa et al., 1991). Diese Verbindung wird zur Zeit einer umfassenden klinischen Erprobung für den Einsatz bei lymphatischer Filariasis unterzogen (Kazura, 1993; Ottesen und Ramachandran, 1995; Chodakewitz, 1995). Außerdem ist Ivermectin gegen Strongyloidiasis und einige andere durch intestinale Nematoden beim Menschen ausgelöste Infektionen wirksam (Naquira et al., 1989; Liu und Weller, 1993; Gann et al., 1994).

Bei den Milbemycinen handelt es sich um makrozyklische Laktonanaloga der Avermectine. Einige dieser Verbindungen besitzen ähnliche antiparasitäre Wirksamkeit wie die Avermectine und wirken wahrscheinlich aufgrund eines ähnlichen Mechanismus (Fisher und Mrozik, 1992; Arena et al., 1995).

Die chemische Struktur von Ivermectin ist nachfolgend abgebildet:

INVERMECTIN

Antiparasitäre Wirksamkeit Ivermectin ist wirksam und höchst potent gegen zumindest einige Entwicklungsstadien vieler parasitärer Nematoden und Insekten, die Mensch und Tier befallen. Das Arzneimittel immobilisiert die angegriffenen Organismen durch Induzierung einer tonischen Lähmung der Muskulatur. Frühe Untersuchungen legten nahe, daß Avermectine diese Wirkung hauptsächlich durch eine Modifikation der durch die γ-Amino-*n*-Buttersäure (GABA) vermittelten neurochemischen Erregungsübertragung auslösen (Pong et al., 1980; Wang und Pong, 1982). Jüngste Forschung deutet jedoch darauf hin, daß die Lähmung des nicht-parasitären Fadenwurms *Caenorhabditis elegans* wahrscheinlich durch eine Potenzierung und/oder eine direkte Aktivierung der avermectinempfindlichen, mit Glutamat ausgekleideten Cl⁻-Kanäle gesteuert wird. Diese nur bei Invertebraten gefundenen Kanäle und zwei ihrer geklonten Untereinheiten sind in Eizellen von *Xenopus laevis* exprimiert und charakterisiert worden. In diesem System besteht eine enge Korrelation zwischen der Aktivierung und Potenzierung des glutamatempfindlichen Cl⁻-Stromes durch Avermectine und Milbemycin D, der nematiziden Wirksamkeit und der Membranbindungsaffinität (s. Arena et al., 1995; Rohrer und Arena, 1995; Cully et al., 1994). Mit Glutamat ausgekleidete Cl⁻-Kanäle dienen wahrscheinlich auch bei Insekten und Crustaceen als ein Wirkungsort von Ivermectin (Duce und Scott, 1985; Scott und Duce, 1985; Zufall et al., 1989). In Nematoden wie *Ascaris lumbricoides* und in Insekten binden Avermectine ebenfalls mit hoher Affinität an mit GABA und anderen Liganden ausgekleidete Kanäle, doch die physiologischen Auswirkungen sind weniger genau definiert (zur Übersicht siehe Rohrer und Arena, 1995). Der Mangel an hochaffinen Avermectinrezeptoren in Cestoden und Trematoden erklärt vielleicht, warum diese Helminthen nicht empfindlich gegenüber Ivermectin sind (Shoop et al., 1995). Avermectine interagieren zwar auch mit den GABA-Rezeptoren im Gehirn von Wirbeltieren (Säugetieren), doch ihre Affinität zu den Rezeptoren von Invertebraten ist ungefähr 100mal größer (siehe Rohrer und Arena, 1995; Schaeffer und Haines, 1989).

Bei Menschen, die von *Onchocerca volvulus* befallen sind, bewirkt Ivermectin eine rasche, deutliche Abnahme der Filarienzahlen im Gewebe von Haut und in den Augen, die sechs bis zwölf Monate anhält (Greene et al., 1987; Newland et al., 1988). Das Arzneimittel hat nur eine geringe Wirkung auf adulte Parasiten, greift jedoch sich entwickelnde Larven an und blockiert den Austritt von Mikrofilarien aus dem Uterus adulter weiblicher Würmer (Awadzi et al., 1985; Court et al., 1985). Durch die Verringerung der Anzahl der Mikrofilarien in der Haut reduziert Ivermectin die Übertragung auf den Vektor (Mücken) (Cupp et al., 1986, 1989). Infektionen, die durch gastrointestinalen Nematoden ausgelöst werden (z.B. Strongyloidiasis, Askariasis, Trichuriasis und Enterobiasis), sprechen gut auf Ivermectin an; Hakenwürmer werden in geringerem Maße angegriffen (Naquira et al., 1989).

Resorption, Metabolismus und Exkretion Spitzenkonzentrationen von Ivermectin im Plasma werden beim Menschen innerhalb von vier Stunden nach der oralen Gabe erreicht. Die terminale Halbwertzeit beträgt beim Erwachsenen ca. 27 Stunden. Die systemische Clearance liegt bei ungefähr 1,2 Liter/Stunde, und das scheinbare Verteilungsvolumen bei 47 Litern (Ette et al., 1990). Ivermectin wird zu etwa 93% an Plasmaproteine gebunden (Klotz et al., 1990); im Urin werden nur geringe Mengen unveränderter Substanz oder Konjugate ausgeschieden (Krishna und Klotz, 1993). Bei Tieren wird Ivermectin in den Faeces wiedergefunden, fast gänzlich in Form des unveränderten Arzneimittels, und die höchsten Konzentrationen im Gewebe treten in der Leber und im Fettgewebe auf. Äußerst niedrige Konzentrationen werden im Gehirn gefunden, obwohl man aufgrund seiner Lipidlöslichkeit erwarten würde, daß Ivermectin die Blut-Hirn-Schranke durchdringt. Kürzlich durchgeführte Studien an transgenen Mäusen legen jedoch nahe, daß ein P-Glykoprotein vermittelter Efflux in der Blut-Hirn-Schranke das Ivermectin daran hindert, in das ZNS einzudringen (Schinkel et al., 1994). Dies und die begrenzte Affinität von Ivermectin zu ZNS-Rezeptoren erklärt vielleicht, warum so wenige das ZNS betreffende Nebenwirkungen auftreten und der Wirkstoff für den Menschen relativ gut verträglich ist.

Therapeutischer Einsatz In den Vereinigten Staaten und anderen Ländern ist Ivermectin als Arzneimittel in der klinischen Prüfung und nicht zugelassen. Es ist bei dem Hersteller, Merck, Sharp & Dohme erhältlich (Telefon: 001-610-397-2454).

Onchozerkose Wie von Goa und Kollegen (1991) berichtet, sind orale, alle sechs bis zwölf Monate verabreichte Einzeldosen von Ivermectin (150 µg/kg) wirksam und gut verträglich bei der Bekämpfung von Onchozerkose bei Erwachsenen und Kindern im Alter von fünf Jahren oder älter. Am bedeutendsten ist die Tatsache, daß diese Therapie zu einem Rückgang der Lymphadenopathie und der akuten entzündlichen Veränderungen im Augengewebe führt und die Progression weiterer durch Mikrofilarien verursachter Augenerkrankungen verhindert. Eine deutliche Abnahme an Mikrofilarien im Gewebe der Haut und in den Augen kann innerhalb von wenigen Tagen festgestellt werden und hält für sechs bis zwölf Monate an; dann sollte die Dosis noch einmal verabreicht werden. Eine Heilung wird allerdings nicht erzielt, da Ivermectin wenig Auswirkungen auf adulte *O. volvulus* hat. Das Fortsetzen der jährlichen Behandlung mit Ivermectin verringert die Übertragung von *O. volvulus*, doch weiß man noch nicht, wie lange eine solche Behandlung weitergeführt werden muß.

Lymphatische Filariasis Anfänglichen Untersuchungen zufolge sind einmal jährliche Einzeldosen von Ivermectin (400 µg/kg) für die Massenchemotherapie von Infektionen mit *W. bancrofti* und *B. malayi* sowohl wirksam wie auch ungefährlich (s. Ottesen und Ramachandran, 1995; Chodakewitz, 1995). Ivermectin ist bei der Bekämpfung von lymphatischer Filariasis ebenso wirksam wie Diethylcarbamazin und kann genau wie letzteres in Regionen eingesetzt werden, wo Onchozerkose und/oder Loiasis endemisch sind.

Infektionen mit gastrointestinalen Nematoden Eine Einzeldosis von 150 - 200 mg Ivermectin kann eine Strongyloidiasis beim Menschen heilen, das Arzneimittel ist dabei auch gegen eine gleichzeitig bestehende Askariasis, Trichuriasis und Enterobiasis wirksam (Naquira et al., 1989). Die Behandlung mit Ivermectin ist ebenso wirksam und dabei weniger toxisch als die ursprüngliche Behandlung von Strongyloidiasis mit Thiabendazol (Gann et al., 1994).

Toxizität, Nebenwirkungen und Vorsichtsmaßnahmen Ivermectin wird von nicht-infizierten Menschen und anderen Säugetieren gut vertragen. Bei Tieren treten Zeichen von ZNS-Toxizität, darunter Lethargie, Ataxie, Mydriasis, Tremorerscheinungen und schließlich Tod, nur bei sehr hoher Dosierung auf (Campbell und Benz, 1984). Beim Menschen ist die Toxizität von Ivermectin fast immer eine Folge der Mazzotti-Reaktion auf sterbende Mikrofilarien; die Intensität und Art dieser Reaktionen hängen mit der Mikrofilarienlast und der Dauer und Art der Filarieninfektion zusammen. Nach der Behandlung von *O. volvulus*-Infektionen mit Ivermectin bleiben diese Nebenwirkungen im allgemeinen auf leichten Juckreiz und geschwollene und empfindliche Lymphknoten beschränkt, die in 5 - 35% aller Personen auftreten, einige Tage anhalten und durch Acetylsalicylsäure und Antihistaminika gelindert werden (siehe Goa et al., 1991). Selten treten auch heftigere Reaktionen auf, darunter hohes Fieber, Tachykardie, Hypotonie, Schwindel, Kopfschmerzen, Myalgie, Arthralgie, Diarrhoe und faziale und periphere Ödeme; diese sprechen unter Umständen auf Glukokorticoide an. Ivermectin induziert leichtere Nebenwirkungen als Diethylcarbamazid, und im Gegensatz zu diesem verschlimmert es selten die Schädigung okularen Gewebes bei Onchozerkose. Es gibt bisher keine überzeugenden Hinweise darauf, daß Ivermectin teratogen oder karzinogen ist.

Aufgrund seiner Auswirkungen auf GABA-Rezeptoren im ZNS ist Ivermectin bei solchen Erkrankungen kontraindiziert, bei denen die Blut-Hirn-Schranke geschädigt ist, z.B. bei afrikanischer Trypanosomiasis und Meningitis. Vorsicht ist auch geboten bei der gleichzeitigen Verabreichung von Ivermectin mit anderen Wirkstoffen, welche die ZNS-Aktivität dämpfen. Noch ist Ivermectin nicht für die Verwendung bei Kindern unter fünf Jahren und Schwangeren zugelassen. Das Arzneimittel tritt in die Muttermilch über; die Auswirkungen auf Säuglinge sind noch unbekannt.

als Acetylcholinesterasehemmer bei *S. mansoni* und *S. haematobium* ungefähr gleich stark, doch klinisch ist es nur gegen Infektionen mit *S. haematobium* wirksam. Die Tatsache, daß *S. haematobium* sich im Menschen eher im Plexus vesicalis als im Plexus venosus mesentericus ansiedelt, ist unter Umständen ein für die klinische Wirksamkeit von Metrifonat entscheidender Faktor (Doehring et al., 1986). Alternativ könnte die artenselektive Konjugation von Dichlorvos mit Glutathion, die durch schistosomale Glutathion-S-Transferasen katalysiert wird, die Unwirksamkeit dieses Arzneimittels gegen *S. mansoni* erklären (O'Leary und Tracy, 1991).

Die Spitzenkonzentrationen von Metrifonat (30 mM) und Dichlorvos (0,3 mM) im Plasma werden nach einer oralen Einzeldosis von Metrifonat (10 mg/kg) innerhalb von einer Stunde erreicht. Die Halbwertzeit beider Verbindungen im Plasma beträgt ungefähr 1,5 Stunden; für die spontane Umlagerung von Metrifonat beim physiologischen pH wird ein ähnlicher Wert gefunden. Sobald es sich gebildet hat, wird Dichlorvos sowohl im Plasma wie auch durch schistosomale Arylesterasen rasch abgebaut (Reiner et al., 1980).

Metrifonat wird nur bei der Behandlung von Infektionen mit *S. haematobium* als Alternative zu Praziquantel benutzt. Dank seiner geringen Kosten, seiner Wirksamkeit und der guten Akzeptanz spielt es bei der Behandlung von Urogenitalbilharziose in Afrika eine wichtige Rolle. Die Dosis beträgt 7,5 - 10 mg/kg und wird dreimal oral in Abständen von zwei Wochen verabreicht.

In therapeutischen Dosen bewirkt Metrifonat die rasche und fast vollständige Hemmung der Aktivität der im Plasma des Wirts vorhandenen Cholinesterase; diese erreicht innerhalb weniger Wochen nach Abbruch der Behandlung wieder ein fast normales Niveau. Die in den Erythrozyten vorhandene Acetylcholinesterase wird in geringerem Maße gehemmt, erholt sich jedoch langsamer. Trotz dieser Veränderungen ist das Arzneimittel gut verträglich. Nebenwirkungen wie leichter Schwindel, Erschöpfung, Übelkeit und Kolik hängen mit der Dosis zusammen und treten nur selten auf. Behandelte Patienten sollten in der Zeit vor der Behandlung keinen Insektiziden ausgesetzt gewesen sein, welche die cholinesterasehemmende Wirkung verstärken könnten, und sie sollten für einen Zeitraum von mindestens 48 Stunden nach der Behandlung keine depolarisierenden Muskelrelaxanzien erhalten.

Metrifonat

Metrifonat ist ein phosphororganischer Inhibitor der Cholinesterasen, der zuerst als Insektizid und später als Anthelminthikum eingesetzt wurde. In den frühen 60er Jahren wies man nach, daß es bei verschiedenen Humaninfektionen, darunter auch Schistosomiasis, eine starke anthelminthische Wirksamkeit besitzt. Metrifonat hat folgende chemische Struktur:

METRIFONAT

Metrifonat wird *in vivo* in beträchtlichem Maße metabolisiert, außerdem lagert es sich beim physiologischen pH-Wert spontan zu Dichlorvos (2,2-Dichlorvinyldimethylphosphat, DDVP) um; dieses Stoffwechselprodukt ist wahrscheinlich für die Hemmung von Acetylcholinesterase verantwortlich (siehe Symposium, 1981b). Diese Wirkung allein bietet jedoch keine überzeugende Erklärung für die schistosomiziden Eigenschaften von Metrifonat (Bloom, 1981). *In vitro* ist das Arzneimittel

Niclosamid

Niclosamid ist ein halogeniertes Salicylaniliddderivat, das nach der Laborerprobung an mit *Hymenolepis diminuta* infizierten Ratten als Taenizid eingeführt wurde (Gönnert und Schraufstätter, 1960). Niclosamid hat folgende Strukturformel:

NICLOSAMID

Niclosamid besitzt bedeutende Wirksamkeit gegen die meisten Cestoden, die den Menschen befallen; die Nematode *E. vermicularis* ist ebenfalls empfindlich. In geringen Konzentrationen regt Niclosamid die Sauerstoffaufnahme von *H. diminuta* an, doch bei höheren Konzentrationen wird die Atmung gehemmt und die Aufnahme von Glukose blockiert. Die Hauptwirkung des Arzneimittels ist vermutlich die Hemmung der anaeroben Phosphorylierung von Adenosindiphosphat (ADP) durch die Mitochondrien des Parasiten, einem von der CO_2-Bindung abhängigen, energieerzeugenden Prozess (Scheibel und Saz, 1966; Scheibel et al., 1968). Von diesem Arzneimittel im Darm oder *in vitro* angegriffene Würmer zerfallen, so daß der Kopf und die Segmente unter Umständen teilweise verdaut werden und nicht mehr zu erkennen sind.

Für die Behandlung von Infektionen mit *D. latum*, *H. nana*, *T. saginata* und den meisten anderen den menschlichen Darm befallenden Cestoden, darunter auch *T. solium*, kann Niclosamid als Arzneimittel 2. Wahl nach Praziquantel eingestuft werden. Man muß jedoch beachten, daß die letale Wirkung des Arzneimittels gegen den adulten Wurm nicht für die Eier gilt. Deshalb kann der Einsatz von Niclosamid bei Infektionen mit *T. solium* den Patienten dem Risiko von Zystizerkose aussetzen, da nach der Verdauung der toten Segmente lebensfähige Eier ins Darmlumen freigesetzt werden.

Das Arzneimittel wird oral als Einzeldosis verabreicht, meist nach einer leichten Mahlzeit; Patienten mit chronischer Obstipation sollte vorher ein Laxans verabreicht werden. Die empfohlene Dosis beträgt für Erwachsene 2 g, die Tabletten sollten gründlich gekaut und mit etwas Wasser hinuntergespült werden. Für Kinder, die 11 - 34 kg wiegen, beträgt die Dosis 1 g, für Kinder unter zwei Jahren 0,5 g. Bei kleinen Kindern empfiehlt es sich, die Tabletten so fein wie möglich zu zermahlen und das Pulver in ein wenig Wasser einzurühren. In der Hoffnung, weniger geschädigte Wurmteile und einen identifizierbaren Kopf (Skolex) zu erhalten, kann zwei Stunden nach der Dosis ein Abführmittel gegeben werden.

Bei Infektionen mit *H. nana*, die meist mehrfach sind, sollte die empfohlene Dosis von 2 g einmal täglich sieben Tage lang nach einer leichten Mahlzeit eingenommen werden. Die Ausscheidung von intestinalem Schleim kann durch die Darreichung von sauren Fruchtsäften gefördert werden. Würmer, die unter der Schleimschicht festsitzen, sind dann dem Arzneimittel besser zugänglich.

Niclosamid hat fast keine unerwünschten Nebenwirkungen, außer sehr gelegentlich auftretenden Magen-Darm-Verstimmungen. Nur sehr geringe Mengen werden aus dem Magen-Darm-Trakt resorbiert, und das Medikament hat keine direkte Reizwirkung. Es werden keine Nebenwirkungen beobachtet, wenn Niclosamid an entkräftete oder schwangere Patienten verabreicht wird (Gönnert und Schraufstätter, 1960). Das Arzneimittel bewirkt keine Veränderung der Leber- oder Nierenfunktion oder des Blutbilds behandelter Patienten. Die Gabe eines Abführmittels ist innerhalb von drei bis vier Stunden nach der Medikamentengabe wünschenswert, um den Darm von allen toten Segmenten zu reinigen, bevor diese verdaut werden können. Bei Infektionen mit *T. saginata*, bei denen kein Risiko von Zystizerkose besteht, ist die Gabe eines Abführmittels unnötig, es sei denn, der sofortige Beweis einer Heilung durch das Auffinden des Skolex ist erwünscht.

Oxamniquin

Oxamniquin ist ein Stoffwechselprodukt der aktivsten Verbindung einer neuartigen Reihe von 2-Aminomethyltetrahydrochinolin-Verbindungen, die vielversprechende schistosomizide Wirkung und geringe Toxizität bei Versuchstieren gezeigt haben (siehe Foster, 1973). Oxamniquin hat folgende Strukturformel:

OXAMNIQUIN

S. mansoni ist äußerst anfällig für Oxamniquin, doch *S. haematobium* und *S. japonicum* bleiben von therapeutischen Dosen nahezu unbeeinträchtigt. Adulte männliche Würmer von *S. mansoni* sind anfälliger für die Wirkung von Oxamniquin als die weiblichen Würmer. Das Arzneimittel reichert sich bevorzugt in den Männchen an, die sterben, ohne die Leber zu verlassen. Überlebende unpaarige Weibchen können ins Mesenterium zurückkehren, legen jedoch keine Eier. Obwohl Oxamniquin anticholinerge Eigenschaften aufweist, scheint seine primäre Wirkungsweise aus einer in empfindlichen Schistosomen stattfindenden, ATP-abhängigen enzymatischen Aktivierung des Arzneimittels zu einem instabilen Phosphatester zu resultieren, bei dessen Dissoziation ein chemisch reaktives Carbokation gebildet wird. Dieses Zwischenprodukt alkyliert dann lebensnotwendige Makromoleküle, auch die DNA (siehe Cioli et al., 1993). Dieser Mechanismus ist mit der starken Resistenz einiger Stämme von *S. mansoni* gegen Oxamniquin und ein strukturverwandtes Arzneimittel, Hycanthon, und der Vererbung solcher Resistenz als autosomal rezessives Merkmal konsistent.

Oxamniquin wird nach der oralen Ingestion leicht resorbiert, und Spitzenkonzentrationen im Plasma treten innerhalb von 0,5 - 3 Stunden auf. Die Anwesenheit von Nahrung verlangsamt die Resorption und begrenzt die im Plasma erreichte Konzentration; verglichen mit dem intramuskulösen Zugangsweg beträgt die Bioverfügbarkeit 50 - 70%. Ungefähr 70% einer verabreichten Dosis werden im Urin als Mischung pharmakologisch inaktiver Stoffwechselprodukte ausgeschieden.

Oxamniquin wird, obwohl es wirksam ist, als Arzneimittel 2. Wahl nach Praziquantel bei der Bekämpfung von *S. mansoni* verwendet. Für die Behandlung von Infektionen in Brasilien beträgt die empfohlene Dosis 15 mg/kg, die oral als Einzeldosis verabreicht wird. Für Kinder mit weniger als 30 kg Körpergewicht beträgt die Dosis 20 mg/kg (in zwei Dosen von 10 mg/kg mit einem Intervall von zwei bis acht Stunden). In Afrika liegt die empfohlene Gesamtdosis zwischen 15 - 60 mg/kg, über ein bis drei Tage verteilt. Das beste Dosierungsschema innerhalb dieser Bandbreite wird von dem geographischen Gebiet und dem Stamm von *S. mansoni* bestimmt. Eher als pharmakokinetische Faktoren scheinen intrinsische Unterschiede in der Anfälligkeit der Parasiten gegenüber dem Arzneimittel die Variation in der Dosierung zu erklären (Kaye, 1984; Daneshmend und Homeida, 1987). Oxamniquin ist in Kombination mit Metrifonat erfolgreich bei der Behandlung von Mischinfektionen mit *S. mansoni* und *S. haematobium* eingesetzt worden.

Gelegentlich sind nach der Verabreichung von Oxamniquin Kopfschmerzen, Schwindel, Schläfrigkeit, Übelkeit und Diarrhö berichtet worden. Neuropsychiatrische Störungen und Krampfanfälle sind selten. Eine vorübergehende unbedeutende Erhöhung der Transaminasenaktivität ist vielleicht nur von geringer klinischer Bedeutung, da Oxamniquin ohne Probleme bei Patienten mit schweren Leber- und Milzerkrankung eingesetzt wurde. Die leichte Eosinophilie, die nach der Behandlung auftritt, ist wahrscheinlich auf die Reaktionen des Wirts auf tote und sterbende Würmer zurückzuführen. Nach der Therapie kann eine orange bis rote Verfärbung des Urins auftreten.

Piperazin

Die Entdeckung der anthelminthischen Eigenschaften von Piperazin wird üblicherweise Fayard (1949) zugeschrieben, doch sie wurden zuerst von dem Pharmazeuten Boismare aus Rouen beobachtet, dessen Zubereitungsvorschrift in Fayards Arbeit zitiert wird. Eine große Anzahl substituierter Piperazinderivate weisen anthelminthische Wirksamkeit auf, doch außer Diethylcarbamazin hat keines von ihnen sich in der Therapie bei Menschen durchgesetzt (siehe Standen, 1963). Piperazin, ein cyclisches sekundäres Amin, hat folgende chemische Struktur:

PIPERAZIN

Piperazin ist höchst wirksam gegen sowohl *A. lumbricoides* wie auch *E. vermicularis*. Im wesentlichen bewirkt Piperazin bei Ascariden eine schlaffe Lähmung, die zu der Ausstoßung des Wurmes durch Peristaltik führt. Angegriffene Würmer erholen sich, wenn sie im arzneimittelfreien Medium inkubiert werden. Piperazin hemmt bei *Ascaris* die Reaktion der Muskeln auf Acetylcholin, anscheinend indem es die Permeabilität der Zellmembran für Ionen verändert, die für die Aufrechterhaltung des Ruhepotentials verantwortlich sind. Das Arzneimittel bewirkt Hyperpolarisation und eine Unterdrückung der spontanen Spitzenaktionspotentiale mit begleitender Lähmung (siehe Saz und Bueding, 1966). Die Grundlage für die Selektivität der Wirkung ist unklar, doch Studien, wie sie auch mit Ivermectin durchgeführt wurden (Arena et al., 1995), könnten bei der Lösung dieser Frage behilflich sein. Piperazin wird nach einer oralen Dosis rasch resorbiert. Es wird zu ungefähr 20% unverändert im Urin ausgeschieden (Fletcher et al., 1982).

Piperazincitrat ist nach Mebendazol oder Pyrantelpamoat eine nützliche und kostengünstige Alternative 2. Wahl bei der Behandlung kombinierter Infektionen mit *Ascaris* und *Enterobius*. Piperazinzubereitungen (Tabletten oder Sirup) werden immer oral verabreicht. Vorheriges Fasten oder eine Zusatzbehandlung mit Kathartika oder Einläufen ist unnötig. Viele verschiedene Dosierungspläne sind untersucht worden, und alle haben zu beträchtlichem Erfolg geführt. Bei Askariasis besteht die allgemein anerkannte Therapie in der Gabe von 75 mg/kg Piperazincitrat (bis zu einem Maximum von 3,5 g) als orale Einzeldosis an zwei aufeinanderfolgenden Tagen. Kinder sollten auf die gleiche Weise behandelt werden. Dieser Dosierungsplan führt bei fast allen Patienten zur Heilung. Bei der Behandlung von Askariasis hat Piperazin den Vorteil, die Beweglichkeit der Würmer sehr zu verringern und so das von der Migration ausgehende Risiko zu reduzieren. Da die Würmer im allgemeinen in lebendem Zustand ausgeschieden werden, besteht nur eine geringe Wahrscheinlichkeit der Resorption von Zerfallsprodukten mit konsekutiven allergischen Reaktionen. Wenn als Komplikation der Infektion ein partieller Darmverschluß auftritt, kann eine konservative Behandlung gemeinsam mit der Gabe von Piperazinsirup durch ein Drainagerohr einen operativen Eingriff vermeiden.

Bei Enterobiasis führen tägliche Einzeldosen von 65 mg/kg mit einem Maximum von 2,5 g, die sieben Tage lang verabreicht werden, in 95 - 100% der Fälle zur Heilung. Die Behandlung von Enterobiasis wird durch die große Wahrscheinlichkeit einer Reinfektion erschwert. Deshalb sollte bei ambulanten Patienten ein bis zwei Wochen nach dem ersten ein zweiter Therapiezyklus verabreicht werden. Fachleute befürworten die gleichzeitige Behandlung des gesamten Familie eines Erkrankten mit Piperazin anstatt jedes Mitglied durch Analabstrich zu diagnostizieren.

Piperazin weist eine große therapeutische Breite auf. Patienten, die über mehrere Tage behandelt wurden, zeigen keine laborchemischen Auffälligkeiten. Bislang sind mit seiner Verwendung gelegentliche Magen-Darm-Verstimmungen, passagere neurologische Auswirkungen und urtikarielle Reaktionen bekannt. Piperazin ist ohne schädigende Wirkung während der Schwangerschaft verwendet worden. Letale Dosen bewirken Krampfanfälle und Atemdepression. Bei Patienten mit Epilepsie ist Piperazin daher kontraindiziert. Bei Patienten mit Nierenfunktionseinschränkung treten eher neurotoxische Wirkungen auf, da die Ausscheidung im Urin der wichtigste Eliminationsweg des Arzneimittels ist.

Praziquantel

Praziquantel ist ein Pyrazinoisochinolinderivat, das entwickelt wurde, nachdem man 1972 entdeckt hatte, daß diese Klasse von Verbindungen anthelminthische Wirksamkeit besitzt. Infektionen bei Tieren und Menschen mit vielen verschiedenen Cestoden und Trematoden sprechen positiv auf diesen Wirkstoff an, wohingegen Nematoden nicht angegriffen werden (siehe Symposium, 1981a, Übersichten in: Andrews et al., 1983; Wegner, 1984; Andrews, 1985; King und Mahmoud, 1989). Praziquantel hat folgende chemische Struktur:

PRAZIQUANTEL

Das (-)-Isomer ist für den größten Teil der anthelminthischen Wirksamkeit des Medikamentes verantwortlich.

Anthelminthische Wirkung Nach einer raschen und reversiblen Aufnahme übt Praziquantel auf empfindliche Helminthen zwei Hauptwirkungen aus. Bei niedrigen Wirkkonzentrationen bewirkt es eine erhöhte Muskelaktivität, gefolgt von Kontraktionen und spastischer Lähmung. Angegriffene Würmer lösen sich vom Gewebe des Wirts, was zum Beispiel zu einer raschen Verlagerung adulter Schistosomen aus den Mesenterialvenen in die Leber oder zur Ausstoßung intestinaler Cestoden führt. Bei höheren therapeutischen Konzentrationen führt Praziquantel zu Schädigung der Wurmepidermis (Integument), die den Abwehrmechanismus des Patienten anregt und die Zerstörung der Würmer zur Folge hat (siehe Fallon et al., 1992; Linder und Thors, 1992; Brindley, 1994). Vergleiche zwischen der stadienspezifischen Anfälligkeit von *S. mansoni in vivo* und *in vitro* legen nahe, daß die klinische Wirksamkeit dieses Arzneimittels besser mit seiner integumentalen Wirkung korreliert (Xiao et al., 1985).

Praziquantel scheint hauptsächlich an den Membranen der empfindlichen Helminthen zu wirken, doch der molekulare Mechanismus ist noch unbekannt. Die Verbindung führt zu erhöhter Membranpermeabilität für bestimmte einwertige und zweiwertige Kationen, insbesondere für Ca^{2+} (Pax et al., 1978; Blair et al., 1992). Sowohl für die arzneimittelinduzierten Muskelkontraktionen wie auch für die integumentale Schädigung bei *S. mansoni* ist extrazelluläres Ca^{2+} nötig, doch Praziquantel wirkt anders als K^+ und Ca^{2+}-Ionophore, die die Säugetiermembranen beeinflussen. Praziquantel ruft auch eine Reihe biochemischer Veränderungen hervor, die jedoch weniger bedeutend sind als seine primäre integumentale Wirkung (siehe Andrews et al., 1983; Andrews, 1985; Wiest et al., 1992).

Resorption, Metabolismus und Exkretion Praziquantel wird nach der oralen Darreichung leicht resorbiert, Maximalkonzentrationen im menschlichen Plasma treten innerhalb von ein bis zwei Stunden auf. Die Pharmakokinetik von Praziquantel ist dosisabhängig. Ein beträchtlicher First-pass-Metabolismus zu inaktiven hydroxylierten und konjugierten Abbauprodukten begrenzt die systemische Verfügbarkeit dieses Arzneimittels und führt zu Metabolitenkonzentrationen im Plasma, die mindestens um das 100fache höher sind als die von Praziquantel. Das Arzneimittel ist zu ungefähr 80% an Plasmaproteine gebunden. Die Halbwertzeit im Plasma beträgt für die Muttersubstanz 0,8 - 2,0 Stunden und vier bis sechs Stunden für die Metaboliten. Bei Patienten mit schwerer Lebererkrankung, darunter auch diejenigen mit hepatolienaler Schistosomiasis, kann die Halbwertzeit verlängert sein. Ungefähr 70% einer oralen Dosis Praziquantel werden innerhalb von 24 Stunden als Stoffwechselprodukte im Urin wiedergefunden; der größte Teil des Restes wird in der Leber metabolisiert und in der Galle eliminiert.

Therapeutischer Einsatz Praziquantel ist in den Vereinigten Staaten nur für die Therapie von Schistosomiasis und Leberegelinfektionen zugelassen, doch anderswo wird dieses bemerkenswert vielseitig verwendbare und ungefährliche Arzneimittel auch für die Behandlung von Infektionen mit vielen anderen Trematoden und Cestoden benutzt (siehe Tabelle VIII-1). Praziquantel sollte bei Temperaturen unter 30°C gelagert und wegen seines bitteren Geschmacks unzerkaut mit Wasser eingenommen werden.

Praziquantel ist höchst wirksam gegen alle humanpathogenen Arten von *Schistosoma*. Obwohl es unterschiedliche Dosierungsschemata gibt, führen eine orale Einzeldosis von 40 mg/kg oder drei im Abstand von vier bis sechs Stunden verabreichte Dosen von 20 mg/kg bei Infektionen mit *S. japonicum* oder bei Einzel- oder Mischinfektionen mit *S. mansoni* oder *S. haematobium* zu guten Ergebnissen. Drei am selben Tag im Abstand von vier bis acht Stunden eingenommene Dosen von 25 mg/kg führen zu hohen Heilungsquoten bei Infektionen mit den Leberegeln, *C. sinensis* und *O. viverrini*, oder den Darmegeln, *Fasciolopsis buski*, *Heterophyes heterophyes* und *Metagonimus yokogawi*. Derselbe Drei-Dosis-Plan ist, über zwei Tage angewendet, höchst wirksam gegen Infektionen mit dem Lungenegel, *Paragonimus westermani*. Infektionen mit *Fasciola hepatica* sprechen auf hohe Dosen nicht an, obwohl Praziquantel in diesen Trematoden eindringt. Der Grund für die Unempfindlichkeit von *F. hepatica* gegen Praziquantel ist unbekannt.

Kleine Dosen Praziquantel können erfolgreich bei der Behandlung von Darminfektionen mit adulten Cestoden eingesetzt werden, zum Beispiel eine orale Einzeldosis von 25 mg/kg gegen *Hymenolepis nana* und 10 - 20 mg/kg gegen *D. latum*, *T. saginata* oder *T. solium*. Für stark von *H. nana* befallene Individuen empfiehlt sich eine erneute Behandlung nach sieben bis zehn Tagen. Der Einsatz einer längeren hochdosierten Praziquantelbehandlung ist bei menschlicher Zystizerkose, dem Befall des Gewebes mit intermediären zystischen Larven von *T. solium*, immer noch umstritten. Überdies könnte sich Albendazol bei dieser Indikation als wirksamer herausstellen (siehe Botero et al., 1993; Del Brutto et al., 1993). Weder die „zystische" noch die „alveoläre" Echinokokkose, die durch Larvenstadien von *Echinococcus*-Bandwürmern hervorgerufen werden, sprechen auf Praziquantel an; auch hier ist Albendazol vielversprechender (siehe Horton, 1989; Davis et al., 1989).

Toxizität, Vorsichtsmaßnahmen und Wechselwirkungen Kurz nach der Einnahme von Praziquantel können abdominale Beschwerden, insbesondere Schmerzen und Übelkeit, sowie Kopfschmerzen, Schwindel und Schläfrigkeit auftreten; diese direkten Auswirkungen sind transient und dosisabhängig. Gelegentlich werden indirekte Auswirkungen wie Fieber, Pruritus, Urtikaria, Hautausschlag, Arthralgie und Myalgie festgestellt. Solche Nebenwirkungen und die Verstärkung von Eosinophilie hängen oft mit der Parasitenlast zusammen. Bei Neurozystizerkose können Entzündungsreaktionen zu Meningismus, plötzlichen Krampfanfällen, Wesensveränderungen und Liquorpleozytose führen. Diese Auswirkungen treten meist verzögert auf, halten zwei bis drei Tage an und reagieren auf eine symptomatische Therapie, z. B. mit Analgetika und Antikonvulsiva.

Praziquantel wird für Kinder älter als vier Jahre, die das Arzneimittel wahrscheinlich besser vertragen als Erwachsene, als ungefährlich eingestuft. In geringen Konzentrationen erscheint das Medikament in der Muttermilch, doch es gibt keine Hinweise darauf, daß diese Verbindung mutagen oder karzinogen ist. Hohe Dosen von Praziquantel erhöhen jedoch bei Ratten die Zahl der Aborte, deshalb sollte das Medikament während der Schwangerschaft vermieden bzw. nur bei strenger Indikationsstellung gegeben werden.

Die Bioverfügbarkeit von Praziquantel wird durch Induktoren von hepatischem Cytochrom-P450-Isoenzymen wie Carbamazepin und Phenobarbital verringert; die simultane Verabreichung des Cytochrom-P450-Inhibitors Cimetidin hat den entgegengesetzten Effekt (Bittencourt et al., 1992; Dachman et al., 1994). Dexamethason verringert die Bioverfügbarkeit von Praziquantel, der Mechanismus ist noch nicht geklärt. Unter bestimmten Bedingungen kann Praziquantel die Bioverfügbarkeit von Albendazol erhöhen (Homeida et al., 1994).

Praziquantel ist bei okulärer Zystizerkose kontraindiziert, weil die Reaktion des Patienten auf sterbende Zysten zu irreversiblen Schäden am Auge führen kann. Kurz nach der Einnahme des Medikaments sollte man Autofahren, das Bedienen von Maschinen und andere geistige Aufmerksamkeit erfordernde Aufgaben vermeiden. Bei Patienten mit schwerer Lebererkrankung kann die Halbwertzeit von Praziquantel verlängert sein; eine Korrektur der Dosierung ist unter Umständen bei solchen Patienten erforderlich (Mandour et al., 1990).

Pyrantelpamoat

Pyrantelpamoat wurde in der veterinärmedizinischen Praxis zuerst als Breitband-Anthelminthikum gegen Madenwurm-, Spulwurm- und Hakenwurmbefall eingeführt (Austin et al., 1966). Seine Wirksamkeit und geringe Toxizität führten zu der Erprobung gegen verwandte intestinale Helminthen im Menschen (Bumbalo et al., 1969). Oxantelpamoat, ein *m*-Oxyphenol-Analogon des Pyrantels, ist für die Ein-Dosis-Behandlung von Trichuriasis wirksam. Pyrantel wird als Pamoat-Salz verwendet. Es hat folgende chemische Struktur:

PYRANTEL

Pyrantel und seine analogen Verbindungen sind depolarisierende Muskelrelaxanzien. Sie induzieren eine starke, anhaltende Aktivierung der nikotinergen Rezeptoren, was zu einer spastischen Lähmung des Wurmes führt. Pyrantel hemmt auch die Cholinesterasen. Bei *Ascaris*-Präparaten bewirkt es schon bei 1% der von Acetylcholin für denselben Effekt erforderlichen Konzentration eine langsam zunehmende Kontraktion. In einzelnen Muskelzellen dieses Helminthen bewirkt Pyrantel eine Depolarisation und erhöhte Spike-Frequenz, die von einer Erhöhung der Spannung begleitet werden. Pyrantel ist gegen den Hakenwurm, den Madenwurm und den Spulwurm wirksam; anders als die analoge Verbindung Oxantel ist es gegen *T. trichiura* unwirksam.

Pyrantelpamoat wird nur schlecht aus dem Magen-Darm-Trakt resorbiert, eine Eigenschaft, die zu seiner selektiven Wirkung gegen gastrointestinale Nematoden beiträgt. Weniger als 15% der Dosis werden als Ausgangsverbindung und Stoffwechselprodukte im Urin ausgeschieden. Der Hauptanteil einer verabreichten Dosis wird in den Faeces wiedergefunden.

Pyrantelpamoat stellt bei der Behandlung von Askariasis und Enterobiasis eine Alternative zu Mebendazol dar. Hohe Heilungsquoten hat man nach einer oralen Einzeldosis von 11 mg/kg bis zu einem Maximum von 1 g erzielt. Hohe Heilungsraten bestehen auch bei *Ancylostoma*, *N. americanus* und *Trichostrongylus*. Für Mischinfektionen mit *T. trichiura* sollte das Arzneimittel in Kombination mit Oxantel eingesetzt werden. In Fällen von Madenwurminfektionen ist es ratsam, die Behandlung nach einem Zeitraum von zwei Wochen zu wiederholen.

Bei parenteraler Gabe kann Pyrantel bei Tieren zu vollständigem neuromuskulären Block führen; bei oraler Darreichung werden toxische Wirkungen nur durch sehr große Dosen hervorgerufen. Beim Menschen werden gelegentlich vorübergehende und leichte gastrointestinale Symptome beobachtet, ebenso wie Kopfschmerzen, Schwindel, Hautausschlag und Fieber. Die Auswirkungen von Pyrantelpamoat bei Schwangeren sind noch nicht untersucht worden. Deshalb wird seine Verwendung bei schwangeren Patienten und bei Kindern unter zwei Jahren nicht empfohlen. Da Pyrantelpamoat und Piperazin entgegengesetze Wirkungen haben, was ihre neuromuskulären Auswirkungen auf Parasiten anbetrifft, sollten diese beiden Mittel nicht zusammen eingesetzt werden.

AUSBLICK

Die Ausrottung von Wurmerkrankungen wird aufgrund ihrer engen Verknüpfung mit Armut und schlechten Lebensbedingungen wahrscheinlich nie erreicht werden. Obwohl diese Infektionen häufig und weltweit vorkommen, begünstigt ihr unauffälliger klinischer Verlauf eine Vernachlässigung bis eine manifeste Erkrankung offensichtlich ist. Würmer gedeihen besonders gut in warmen Umgebungen, die sich durch inadäquate sanitäre Einrichtungen, mit Parasiten befallene Reservewirte und Vektoren sowie verseuchte Nahrungs- und Wasserquellen auszeichnen. Wohlstand schützt jedoch nicht gegen diese Infektionen; junge oder geschwächte Individuen sind besonders anfällig, unabhängig vom sozioökonomischen Status.

Bis wirksame Impfstoffe erhältlich sein werden, stellt die Chemotherapie die effizienteste, praktischste und kostengünstigste einzelne Strategie für die Bekämpfung von Helminthen-Infektionen dar. Die periodische Behandlung mit wirksamen Agenzien reduziert die Parasitenlast erfolgreich bis zu einem Punkt, an dem die Übertragung beeinträchtigt wird, da sich wenige Wurmspezies innerhalb des menschlichen Wirts vermehren.

Die Herausforderung besteht darin, wirksame Mittel gegen systemische Helminthinfektionen zu finden, die auf gegenwärtig erhältliche Arzneimittel nur unzureichend ansprechen, z.B. die Filariasen, Echinokokkose, Fascioliasis, Drakunkulose, Trichinose, Toxocariasis und Zystizerkose. Die Entdeckung von Mitteln, die gegen alle Entwicklungsstadien parasitärer Helminthen, z. B. adulte Filarien, wirksam sind, würde in diesem Zusammenhang einen wichtigen Fortschritt bedeuten. Die meisten der wirksamen Anthelminthika sind seit Jahren in Gebrauch, eine Situation, welche die Entwicklung von Resistenz gegen diese Arzneimittel geradezu herausfordert. Obwohl das Auftauchen arzneimittelresistenter Würmer noch nicht zu einem Problem der Anthelminthika-Therapie beim Menschen geworden ist, so ist Resistenz gegen Benzimidazole und Avermectine bei tierischen Infektionen schon festgestellt worden. Diese potentielle Bedrohung verpflichtet zu der Suche nach verbesserten Anthelminthika sogar für die Therapie von Infektionen, die noch adäquat auf erhältliche Arzneimittel ansprechen.

Durch die moderne Forschung nimmt das Wissen um die Biologie humanpathogener Würmer und die Reaktionen des Wirts gegen diese Organismen rapide zu, wodurch die Identifizierung und Charakterisierung molekularer Zielgruppen für die selektive therapeutische Intervention beschleunigt wird. Ein Beispiel hierfür sind die erst kürzlich durchgeführte Klonierung, Expression und Charakterisierung von avermectinempfindlichen, mit Liganden ausgekleideten Cl^--Kanälen aus *C. elegans*. Das rasche, automatische Screening von Verbindungen *in vitro* auf Reaktivität mit lebensnotwendigen parasitären Makromolekülen ist nun durchführbar, und Komponenten mit anthelminthischer Wirksamkeit können leicht in großen Bibliotheken strukturell diverser synthetischer Verbindungen identifiziert werden. Andererseits wird aufgrund mangelnder ökonomischer Anreize die Entdeckung von Arzneimitteln nicht notwendigerweise auch zu einer Entwicklung derselben zu gebrauchsfertigen Produkten führen, da die Gewinnspannen in Entwicklungsländern nicht hoch sind.

Welche anderen Maßnahmen könnten zur Bekämpfung von Wurminfektionen ergriffen werden? Aufklärungsprogramme über Quellen dieser Infektionen, Vektorbekämpfung und einfache hygienische Maßnahmen müssen fortgesetzt werden. Anthelminthika können zur Populationsbehandlung auf neue Art und Weise eingesetzt werden. In der Tat hat der Zusatz von Diethylcarbamazin zum Speisesalz die lymphatische Filariasis bereits zum Rückgang gebracht, und der periodische Einsatz von Praziquantel hat die Parasitenlast, die Übertragungsrate und die Schwere der Erkrankung bei Schistosomiasis reduziert. Empirische Dosierungsschemata müssen fortlaufend einer klinischen Bewertung unterzogen werden. Dieser Prozeß hat bereits zu der Verringerung der Dosen von Diethylcarbamazin und Ivermectin bei der Bekämpfung der Filariasen geführt. Der simultane Einsatz von Arzneimitteln mit unterschiedlichen Wirkungsmechanismen gegen den gleichen Organismus oder die Verwendung verschiedener Breitbandmedikamente mit unterschiedlichen anthelminthischen Wirkungsprofilen muß weiter erforscht werden. Ein Beispiel für diese letzte Herangehensweise ist die Empfehlung, Praziquantel, Ivermectin und Albendazol gemeinsam für die periodische Behandlung von Personengruppen einzusetzen, die mit verschiedenen humanpathogenen Würmern infiziert sind. Arzneimittel, die bei anderen klinischen Indikationen oder zu veterinärmedizinischen Zwecken eingesetzt werden, könnten die Bekämpfung von Wurmerkrankungen beim Menschen verbessern. So könnte sich zum Beispiel Triclabendazol, ein veterinärmedizinisches Anthelminthikum, das gegen Fascioliasis bei Schafen wirksam ist, als ungefährlich und wirksam für die Therapie dieser Infektion beim Menschen erweisen. Bei geschwächten oder besonders anfälligen Patienten könnten Anthelminthika zusammen mit anderen Wirkstoffen gegeben werden, welche auf die Verbesserung des Abwehrsystems des Wirts gegen eindringende Organismen ausgerichtet sind. Letztendlich wird man wahrscheinlich sowohl Arzneimittel wie auch Impfstoffe zur Bekämpfung von Wurmerkrankungen benötigen, die zur Zeit besonders in Entwicklungsländern eine Belastung von menschlicher Gesundheit und Produktivität darstellen.

Weitere Informationen über Wurmerkrankungen siehe *Harrison's Principles of Internal Medicine*, 14th ed., McGraw-Hill, New York, 1998, deren deutsche Ausgabe 1999 erscheint.

LITERATUR

Albonico, M., Smith, P.G., Hall, A., Chwaya, H.M., Alawy, K.S., and Savioli, L. A randomized controlled trial comparing mebendazole and albendazole against *Ascaris*, *Trichuris*, and hookworm infections. *Trans. R. Soc. Trop. Med. Hyg.*, **1994**, *88*:585–589.

Arena, J.P., Liu, K.K., Paress, P.S., Frazier, E.G., Cully, D.F., Mrozik, H., and Schaeffer, J.M. The mechanism of action of avermectins in *Caenorhabditis elegans*: correlation between activation of glutamate-sensitive chloride current, membrane binding, and biological activity. *J. Parasitol.*, **1995**, *81*:286–294.

Arjona, R., Riancho, J.A., Aguado, J.M., Salesa, R., and González-Macías, J. Fascioliasis in developed countries: a review of classic and aberrant forms of the disease. *Medicine*, **1995**, *74*:13–23.

Austin, W.C., Courtney, W., Danilewicz, J.C., Morgan, D.H., Conover, L.H., Howes, H.L., Jr., Lynch, J.E., McFarland, J.W., Cornwall, R.L., and Theodorides, V.J. Pyrantel tartrate, a new anthelmintic effective against infections of domestic animals. *Nature*, **1966**, *212*:1273–1274.

Awadzi, K., Adjepon-Yamoah, K.K., Edwards, G., Orme, M.L., Breckenridge, A.M., and Gilles, H.M. The effect of moderate urine alkalinization on diethycarbamazine therapy in patients with onchocerciasis. *Br. J. Clin. Pharmacol.*, **1986**, *21*:669–676.

Awadzi, K., Dadzie, K.Y., Schulz-Key, H., Haddock, D.R.W., Gilles, H.M., and Aziz, M.A. The chemotherapy of onchocerciasis. X. An assessment of four single-dose treatment regimens of MK-933 (ivermectin) in human onchocerciasis. *Ann. Trop. Med. Parasitol.*, **1985**, *79*:63–78.

Beech, R.N., Prichard, R.K., and Scott, M.E. Genetic variability of the β-tubulin genes in benzimidazole-susceptible and -resistant strains of *Haemonchus contortus*. *Genetics*, **1994**, *138*:103–110.

Bittencourt, P.R., Bracia, C.M., Martins, R., Fernandes, A.G., Diekmann, H.W., and Jung, W. Phenytoin and carbamazepine decreased oral bioavailability of praziquantel. *Neurology*, **1992**, *42*:492–496.

Blair, K.L., Bennett, J.L., and Pax, R.A. Praziquantel: physiological evidence for its site(s) of action in magnesium-paralysed *Schistosoma mansoni*. *Parasitology*, **1992**, *104*:59–66.

Bloom, A. Studies of the mode of action of metrifonate and DDVP in schistosomes––cholinesterase activity and the hepatic shift. *Acta Pharmacol. Toxicol. (Copenh.)*, **1981**, *49 Suppl. 5*: 109–113.

Botero, D., Tanowitz, H.B., Weiss, L.M., and Wittner, M. Taeniasis and cysticercosis. *Infect. Dis. Clin. North. Am.*, **1993**, *7*:683–697.

Braithwaite, P.A., Roberts, M.S., Allan, R.J., and Watson, T.R. Clinical pharmacokinetics of high dose mebendazole in patients treated for hydatid disease. *Eur. J. Clin. Pharmacol.*, **1982**, *22*:161–169.

Brown, H.D., Matzuk, A.R., Ilves, I.R., Peterson, L.H., Harris, S.A., Sarett, L.H., Egerton, J.R., Yakstis, J.J., Campbell, W.C., and Cuckler, A.C. Antiparasitic drugs. IV. 2-(4′-thiazolyl)-benzimidazole, a new anthelmintic. *J. Am. Chem. Soc.*, **1961**, *83*:1764–1765.

Brugmans, J.P., Thienpont, D.C., van Wijngaarden, I., Vanparijs, O.F., Schuermans, V.L., and Lauwers, H.L. Mebendazole in enterobiasis. Radiochemical and pilot clinical study in 1278 subjects. *JAMA*, **1971**, *217*:313–316.

Bumbalo, T.S., Fugazzotto, D.J., and Wyczalek, J.V. Treatment of enterobiasis with pyrantel pamoate. *Am. J. Trop. Med. Hyg.*, **1969**, *18*:50–52.

Burg, R.W., Miller, B.M., Baker, E.E., Birnbaum, J., Currie, S.A., Hartman, R., Kong, Y.L., Monaghan, R.L., Olson, G., Putter, I., Tunac, J.B., Wallick, H., Stapley, E.O., Oiwa, R., and Omura, S. Avermectins, new family of potent anthelmintic agents: producing organism and fermentation. *Antimicrob. Agents Chemother.*, **1979**, *15*:361–367.

Court, J.P., Bianco, A.E., Townson, S., Ham, P.J., and Friedheim, E. Study on the activity of antiparasitic agents against *Onchocerca lienalis* third stage larvae *in vitro*. *Trop. Med. Parasitol.*, **1985**, *36*:117–119.

Cully, D.F., Vassilatis, D.K., Liu, K.K., Paress, P.S., Van der Ploeg, L.H.T., Schaeffer, J.M., and Arena, J.P. Cloning of an avermectin-sensitive glutamate-gated chloride channel from *Caenorhabditis elegans*. *Nature*, **1994**, *371*:707–711.

Cupp, E.W., Bernardo, M.J., Kiszewski, A.E., Collins, R.C., Taylor, H.R., Aziz, M.A., and Greene, B.M. The effects of ivermectin on transmission of *Onchocerca volvulus*. *Science*, **1986**, *231*:740–742.

Cupp, E.W., Onchoa, A.O., Collins, R.C., Ramberg, F.R., and Zea, G. The effect of multiple ivermectin treatments on infection of *Simulium ochraceum* with *Onchocerca volvulus*. *Am. J. Trop. Med. Hyg.*, **1989**, *40*:501–506.

Dachman, W.D., Adubofour, K.O., Bikin, D.S., Johnson, C.H., Mullin, P.D., and Winograd, M. Cimetidine-induced rise in praziquantel levels in a patient with neurocysticercosis being treated with anticonvulsants. *J. Infect. Dis.*, **1994**, *169*:689–691.

Daneshmend, T.K., and Homeida, M.A. Oxamniquine pharmacokinetics in hepatosplenic schistosomiasis in Sudan. *J. Antimicrob. Chemother.*, **1987**, *19*:87—93.

Datry, A., Hilmarsdottir, I., Mayorga-Sagastume, R., Lyagoubi, M., Gaxotte, P., Biligui, S., Chodakewitz, J., Neu, D., Danis, M., and Gentilini, M. Treatment of *Strongyloides stercoralis* infection with ivermectin compared with albendazole: results of an open study of 60 cases. *Trans. R. Soc. Trop. Med. Hyg.*, **1994**, *88*:344—345.

Davies, H.D., Sakuls, P., and Keystone, J.S. Creeping eruption. A review of clinical presentation and management of 60 cases presenting to a tropical disease unit. *Arch. Dermatol.*, **1993**, *129*:588—591.

Davis, A., Dixon, H., and Pawlowski, Z.S. Multicentre clinical trials of benzimidazole-carbamates in human cystic echinococcosis (phase 2). *Bull. WHO*, **1989**, *67*:503—508.

Doehring, E., Poggensee, U., and Feldmeier, H. The effect of metrifonate in mixed *Schistosoma haematobium* and *Schistosoma mansoni* infections in humans. *Am. J. Trop. Med. Hyg.*, **1986**, *35*:323—329.

Dominguez-Vazquez, A., Taylor, H.R., Greene, B.M., Ruvalcaba-Macias, A.M., Rivas-Alcala, A.R., Murphy, R.P., and Beltran-Hernandez, F. Comparison of flubendazole and diethylcarbamazine in treatment of onchocerciasis. *Lancet*, **1983**, *1*:139—143.

Driscoll, M., Dean, E., Reilly, E., Bergholz, E., and Chalfie, M. Genetic and molecular analysis of *Caenorhabditis elegans* β-tubulin that conveys benzimidazole sensitivity. *J. Cell Biol.*, **1989**, *109*:2993—3003.

Duce, I.R., and Scott, R.H. Actions of dihydroavermectin B1a on insect muscle. *Br. J. Pharmacol.*, **1985**, *85*:395—401.

Edwards, G., Breckenridge, A.M., Adjepon-Yamoah, K.K., Orme, M.L., and Ward, S.A. The effect of variations in urinary pH on the pharmacokinetics of diethylcarbamazine. *Br. J. Clin. Pharmacol.*, **1981**, *12*:807—812.

Egerton, J.R., Ostlind, D.A., Blair, L.S., Eary, C.H., Suhayda, D., Cifelli, S., Riek, R.F., and Campbell, W.C. Avermectins, new family of potent anthelmintic agents: efficacy of the B_{1a} component. *Antimicrob. Agents Chemother.*, **1979**, *15*:372—378.

Ette, E.I., Thomas, W.O.A., and Achumba, J.I. Ivermectin: a long-lasting microfilaricidal agent. *DICP*, **1990**, *24*:426—433.

Fallon, P.G., Cooper, R.O., Probert, A.J., and Doenhoff, M.J. Immune-dependent chemotherapy of schistosomiasis. *Parasitology*, **1992**, *105 Suppl.*:S41—S48.

Faulkner, J.K., and Smith, K.J. Dealkylation and N-oxidation in the metabolism of 1-diethyl-carbamyl-4-methylpiperazine in the rat. *Xenobiotica*, **1972**, *2*:59—68.

Fayard, C. Ascaridiose et piperazine. Thesis, Paris, **1949**. (Quoted from *Sem. Hop. Paris*, **1949**, *35*:1778.)

Fletcher, K.A., Evans, D.A.P., and Kelly, J.A. Urinary piperazine excretion in healthy Caucasians. *Ann. Trop. Med. Parasitol.*, **1982**, *76*:77—82.

Foster, R. The preclinical development of oxamniquine. *Rev. Inst. Med. Trop. Sao Paulo*, **1973**, *15*:1—9.

Gann, P.H., Neva, F.A., and Gam, A.A. A randomized trial of single- and two-dose ivermectin versus thiabendazole for treatment of strongyloidiasis. *J. Infect. Dis.*, **1994**, *169*:1076—1079.

Gelband, H. Diethylcarbamazine salt in the control of lymphatic filariasis. *Am. J. Trop. Med. Hyg.*, **1994**, *50*:655—662.

Goa, K.L., McTavish, D., and Clissold, S.P. Ivermectin. A review of its antifilarial activity, pharmacokinetic properties and clinical efficacy in onchocerciasis. *Drugs*, **1991**, *42*:640—658.

Gönnert, R., and Schraufstätter, E. Experimentelle Untersuchungen mit N-(2′-chlor-4′-nitrophenyl)-5-Chlorsalicylamid, einen neuen Bandwurmmittel. I. Mitterlung: Chemotherapeutische Versuche. *Arzneimittelforschung*, **1960**, *10*:881—884.

Greene, B.M., Taylor, H.R., Cupp E.W., Murphy, R.P., White, A.T., Aziz, M.A., Schulz-Key, H., D'Anna, S.A., Newland, H.S., Goldschmidt, L.P., Auer, C., Hanson, A.P., Freeman, S.V., Reber, E.W., and Williams, P.N. Comparison of ivermectin and diethylcarbamazine in the treatment of onchocerciasis. *N. Engl. J. Med.*, **1985**, *313*:133—138.

Greene, B.M., White, A.T., Newland, H.S., Keyvan-Larijani, E., Dukuly, Z.D., Gallin, M.Y., Aziz, M.A., Williams, P.N., and Taylor, H.R. Single dose therapy with ivermectin for onchocerciasis. *Trans. Assoc. Am. Physicians*, **1987**, *100*:131—138.

Homeida, M., Leahey, W., Copeland, S., Ali, M.M.M., and Harron, D.W.G. Pharmacokinetic interaction between praziquantel and albendazole in Sudanese men. *Ann. Trop. Med. Parasitol.*, **1994**, *88*:551—559.

Kaye, B. Oxamniquine: metabolism, pharmacokinetics and mode of action. *WHO Scientific Working Group on the Biochemistry and Chemotherapy of Schistosomiasis*. WHO, Geneva, **1984**, pp. 1—19.

Klotz, U., Ogbuokiri, J.E., and Okonkwo, P.O. Ivermectin binds avidly to plasma proteins. *Eur. J. Clin. Pharmacol.*, **1990**, *39*:607—608.

Krishna, D.R., and Klotz, U. Determination of ivermectin in human plasma by high-performance liquid chromatography. *Arzneimittelforshung*, **1993**, *43*:609—611.

Kwa, M.S.G., Kooyman, F.N.J., Boersema, J.H., and Roos, M.H. Effect of selection for benzimidazole resistance in *Haemonchus contortus* on β-tubulin isotype 1 and isotype 2 genes. *Biochem. Biophys. Res. Commun.*, **1993**, *191*:413—419.

Kwa, M.S.G., Veenstra, J.G., and Roos, M.H. Molecular characterisation of β-tubulin genes present in benzimidazole-resistant populations of *Haemonchus contortus*. *Mol. Biochem. Parasitol.*, **1994**, *60*:133—143.

Lacey, E. The role of the cytoskeletal protein, tubulin, in the mode of action and mechanism of drug resistance to benzimidazoles. *Int. J. Parasitol.*, **1988**, *18*:885—936.

Langham, M.E., and Kramer, T.R. The *in vitro* effect of diethylcarbamazine on the motility and survival of *Onchocerca volvulus* microfilariae. *Tropenmed. Parasitol.*, **1980**, *31*:59—66.

Linder, E., and Thors, C. *Schistosoma mansoni*: praziquantel-induced tegumental lesions exposes actin of surface spines and allows binding of actin depolymerizing factor, gelsolin. *Parasitology*, **1992**, *105*:71—79.

Lubega, G.W., and Prichard, R.K. Specific interaction of benzimidazole anthelmintics with tubulin: high-affinity binding and benzimidazole resistance in *Haemonchus contortus*. *Mol. Biochem. Parasitol.*, **1990**, *38*:221—232.

Lubega, G.W., and Prichard, R.K. Beta-tubulin and benzimidazole resistance in the sheep nematode *Haemonchus contortus*. *Mol. Biochem. Parasitol.*, **1991**, *47*:129—137.

Mandour, M.E.M., el Turabi, H., Homeida, M.M.A., el Sadig, T., Ali, H.M., Bennett, J.L., Leahey, W.J., and Harron, D.W.G. Pharmacokinetics of praziquantel in healthy volunteers and patients with schistosomiasis. *Trans. R. Soc. Trop. Med. Hyg.*, **1990**, *84*:389—393.

Marriner, S.E., Morris, D.L., Dickson, B., and Bogan, J.A. Pharmacokinetics of albendazole in man. *Eur. J. Clin. Pharmacol.*, **1986**, *30*:705—708.

Miller, T.W., Chaiet, L., Cole, D.J., Cole, L.J., Flor, J.E., Goegelman, R.T., Gullo, V.P., Joshua, H., Kempf, A.J., Krellwitz, W.R., Monaghan, R.L., Ormond, R.E., Wilson, K.E., Albers-Schonberg, G., and Putter, I. Avermectins, new family of potent anthelmintic agents: isolation and chromatographic properties. *Antimicrob. Agents Chemother.*, **1979**, *15*:368—371.

Morris, D.L., Chinnery, J.B., Georgiou, G., Stamatakis, G., and Golematis, B. Penetration of albendazole sulfoxide into hydatid cysts. *Gut*, **1987**, *28*:75—80.

Naquira, C., Jimenez, G., Guerra, J.G., Bernal, R., Nalin, D.R., Neu, D., and Aziz, M. Ivermectin for human strongyloidiasis and other intestinal helminths. *Am. J. Trop. Med. Hyg.*, **1989**, *40*:304—309.

Newland, H.S., White, A.T., Greene, B.M., D'Anna, S.A., Keyvan-Larijani, E., Aziz, M.A., Williams, P.N., and Taylor, H.R. Effect of single-dose ivermectin therapy on human *Onchocerca volvulus* infection with onchocercal ocular involvement. *Br. J. Ophthalmol.*, **1988**, *72*:561—569.

O'Leary, K.A., and Tracy, J.W. *Schistosoma mansoni*: glutathione S-transferase-catalyzed detoxication of dichlorvos. *Exp. Parasitol.*, **1991**, *72*:355—361.

Pax, R., Bennet, J.L., and Fetterer, R. A benzodiazepine derivative and praziquantel: effects on musculature of *Schistosoma mansoni* and

Schistosoma japonicum. Naunyn Schmiedebergs Arch. Pharmacol., **1978**, *304*:309—315.

Pong, S.-S., Wang, C.C., and Fritz, L.C. Studies on the mechanism of action of avermectin B_{1a}: stimulation of release of gamma-aminobutyric acid from brain synaptosomes. *J. Neurochem.*, **1980**, *34*:351—358.

Reiner, E., Simeon, V., and Skrinjaric-Spoljar, M. Hydrolysis of O,O-dimethyl-2,2-dichlorovinyl phosphate (DDVP) by esterases in parasitic helminths, and in vertebrate plasma and erythrocytes. *Comp. Biochem. Physiol. [C]*, **1980**, *66C*:149—152.

Rivas-Alcala, A.R., Greene, B.M., Taylor, H.R., Dominguez-Vazquez, A., Ruvalcaba-Macias, A.M., Lugo-Pfeiffer, C., Mackenzie, C.D., and Beltran, F. Chemotherapy of onchocerciasis: a controlled comparison of mebendazole, levamisole, and diethylcarbamazine. *Lancet*, **1981**, *2*:485—490.

Ruiz-Tiben, E., Hopkins, D.R., Ruebush, T.K., and Kaiser, R.L. Progress toward the eradication of dracunculiasis (guinea worm disease): 1994. *Emerging Inf. Dis.*, **1995**, *1*:58—60.

Schaeffer, J.M., and Haines, H.W. Avermectin binding in *Caenorhabditis elegans*: a two-state model for the avermectin binding site. *Biochem. Pharmacol.*, **1989**, *38*:2329—2338.

Scheibel, L.W., and Saz, H.J. The pathway for anaerobic carbohydrate dissimilation in *Hymenolepis diminuta*. *Comp. Biochem. Physiol.*, **1966**, *18*:151—162.

Scheibel, L.W., Saz, H.J., and Bueding, E. The anaerobic incorporation of ^{32}P into adenosine triphosphate by *Hymenolepis diminuta*. *J. Biol. Chem.*, **1968**, *243*:2229—2235.

Schinkel, A.H., Smit, J.J., van Tellingen, O., Beijnen, J.H., Wagenaar, E., van Deemter, L., Mol, C.A., van der Valk, M.A., Robanus-Maandag, E.C., te Riele, H.P., Berus, A.J.M., and Borst, P. Disruption of the mouse *mdr1a* P-glycoprotein gene leads to a deficiency in the blood-brain barrier and to increased sensitivity to drugs. *Cell*, **1994**, *77*:491—502.

Scott, R.H., and Duce, I.R. Effects of 22,23-dihydroavermectin on locust (*Schistocerca gregaria*) muscles may involve several sites of action. *Pest. Science*, **1985**, *16*:599—604.

Shoop, W.L., Ostlind, D.A., Roher, S.P., Mickle, G., Haines, H.W., Michael, B.F., Mrozik, H., and Fisher, M.H. Avermectins and milbemycins against *Fasciola hepatica*: in vivo drug efficacy and in vitro receptor binding. *Int. J. Parasitol.*, **1995**, *25*: 923-927.

Spiro, R.C., Parsons, W.G., Perry, S.K., Caulfield, J.P., Hein, A., Reisfeld, R.A., Harper, J.R., Austen, K.F., and Stevens, R.L. Inhibition of post-translational modification and surface expression of a melanoma-associated chondroitin sulfate proteoglycan by diethylcarbamazine or ammonium chloride. *J. Biol. Chem.*, **1986**, *261*:5121—5129.

Wiest, P.M., Li, Y., Olds, G.R., and Bowen, W.D. Inhibition of phosphoinositide turnover by praziquantel in *Schistosoma mansoni*. *J. Parasitol.*, **1992**, *78*:753—755.

Witassek, F., Burkhardt, B., Eckert, J., and Bircher, J. Chemotherapy of alveolar echinococcosis: comparison of plasma mebendazole concentrations in animals and man. *Eur. J. Clin. Pharmacol.*, **1981**, *20*:427—433.

Xiao, S.H., Catto, B.A., and Webster, L.T., Jr. Effects of praziquantel on different developmental stages of *Schistosoma mansoni* in vitro and in vivo. *J. Infect. Dis.*, **1985**, *151*:1130—1137.

Zufall, F., Franke, C., and Hatt, H. The insecticide avermectin B_{1a} activates a chloride channel in crayfish muscle membrane. *J. Exp. Biol.*, **1989**, *142*:191—205.

Monographien und Übersichtsartikel

Andrews, P. Praziquantel: mechanisms of anti-schistosomal activity. *Pharmacol. Ther.*, **1985**, *29*:129—156.

Andrews, P., Thomas, H., Pohlke, R., and Seubert, J. Praziquantel. *Med. Res. Rev.*, **1983**, *3*:147—200.

Brindley, P.J. Relationships between chemotherapy and immunity in schistosomiasis. *Adv. Parasitol.*, **1994**, *34*:133—161.

Campbell, W.C., ed., *Ivermectin and Abamectin*. Springer-Verlag, New York, **1989**.

Campbell, W.C. Ivermectin, an antiparasitic agent. *Med. Res. Rev.*, **1993**, *13*:61—79.

Campbell, W.C., and Benz, G.W. Ivermectin: a review of efficacy and safety. *J. Vet. Pharmacol. Ther.*, **1984**, *7*:1—16.

Chodakewitz, J.A. Ivermectin and lymphatic filariasis: a clinical update. *Parasitol. Today*, **1995**, *11*:in press.

Cioli, D., Pica-Mattoccia, L., and Archer, S. Drug resistance in schistosomes. *Parasitol. Today*, **1993**, *9*:162—166.

Cross, J.H. Intestinal capillariasis. *Clin. Microbiol. Rev.*, **1992**, *5*:120—129.

Del Brutto, O.H., Sotelo, J., and Roman, G.C. Therapy for neurocysticercosis: a reappraisal. *Clin. Infect. Dis.*, **1993**, *17*:730—735.

Fisher, M.H., and Mrozik, H. The chemistry and pharmacology of avermectins. *Ann. Rev. Pharmacol. Toxicol.*, **1992**, *32*:537—553.

Gottshall, D.W., Theodorides, V.J., and Wang, R. The metabolism of benzimidazole anthelmintics. *Parasitol. Today*, **1990**, *6*:115—124.

Hanjeet, K., and Mathias, R.G. The efficacy of treatment with albendazole. *Acta Tropica*, **1991**, *50*:111—114.

Hawking, F. Diethylcarbamazine and new compounds for the treatment of filariasis. *Adv. Pharmacol. Chemother.*, **1979**, *16*:129—194.

Horton, R.J. Chemotherapy of *Echinococcus* infection in man with albendazole. *Trans. R. Soc. Trop. Med. Hyg.*, **1989**, *83*:97—102.

Kazura, J.W. Ivermectin and human lymphatic filariasis. *Microb. Pathog.*, **1993**, *14*:337—342.

King, C.H., and Mahmoud, A.A. Drugs five years later: praziquantel. *Ann. Intern. Med.*, **1989**, *110*:290—296.

Lacey, E. The mode of action of benzimidazoles. *Parasitol. Today*, **1990**, *6*:112—115.

Liu, L.X., and Weller, P.F. Strongyloidiasis and other intestinal nematode infections. *Infect. Dis. Clin. North. Am.*, **1993**, *7*:655—682.

Mackenzie, C.D., and Kron, M.A. Diethylcarbamazine: a review of its action in onchocerciasis, lymphatic filariasis and inflammation. *Trop. Dis. Bull.*, **1985**, *82*:R1—R37.

Ottesen, E.A. Description, mechanisms and control of reactions to treatment in the human filariases. In, *Filariasis*. Ciba Foundation Symposium 127. John Wiley & Sons Ltd., Chichester, England, **1987**, pp. 265—283.

Ottesen, E.A., and Ramachandran, C.P. Lymphatic filariasis infection and disease: control strategies. *Parasitol. Today*, **1995**, *11*:129—131.

Prichard, R. Anthelmintic resistance. *Vet. Parasitol.*, **1994**, *54*:259—268.

Rohrer, S.P., and Arena, J.P. Ivermectin interactions with invertebrate ion channels. In, *Molecular Action and Pharmacology of Insecticides on Ion Channels*. American Chemical Society, **1995**, in press.

Saz, H.J., and Bueding, E. Relationships between anthelmintic effects and biochemical and physiological mechanisms. *Pharmacol. Rev.*, **1966**, *18*:871—894.

Standen, O.D. Chemotherapy of helminthic infections. In, *Experimental Chemotherapy*, Vol. I. (Schnitzer, R.J., and Hawking, F., eds.) Academic Press, Inc., New York, **1963**, pp. 701—892.

Symposium. (Various authors.) Biltricide symposium on African schistosomiasis. (Classen, H.G., and Schramm, V., eds.) *Arzneimittelforschung*, **1981a**, *31*:535—618.

Symposium. (Various authors.) Metrifonate and dichlorvos: theoretical and practical aspects. *Acta Pharmacol. Toxicol. (Copenh.)*, **1981b**, *49 Suppl. 5*:7—113.

Townsend, L.B., and Wise, D.S. The synthesis and chemistry of certain anthelmintic benzimidazoles. *Parasitol. Today*, **1990**, *6*:107—112.

Wang, C.C., and Pong, S.S. Actions of avermectin B_{1a} on GABA nerves. *Prog. Clin. Biol. Res.*, **1982**, *97*:373—395.

Wegner, D.H.G. The profile of the trematodicidal compound praziquantel. *Arzneimittelforschung*, **1984**, *35*:1132—1136.

WHO Expert Committee on the Control of Schistosomiasis. Public health impact of schistosomiasis: disease and mortality. *Bull. WHO*, **1993**, *71*:657—662.

TEIL IX CHEMOTHERAPIE MIKROBIELLER ERKRANKUNGEN

43 ANTIBIOTIKA
Grundlagen

Henry F. Chambers und Merle A. Sande

Dieses Kapitel gibt einen Überblick über die Entwicklung der Antibiotika, die verschiedenen Antibiotika-Klassen, ihre Wirkungsweise und den Mechanismus der Resistenzentstehung in Bakterien. Die Kriterien für die Auswahl des geeigneten Antibiotikums, die Kombination von Antibiotika und die Rolle der Chemoprophylaxe werden diskutiert. Dieses Kapitel bietet sowohl eine allgemeine und eine praktische Betrachtung zum angemessenen Gebrauch der Antibiotika als auch eine Diskussion der Faktoren, die den Therapieverlauf und -erfolg beeinflussen. Ein Schwerpunkt ist die häufig falsche Anwendung der Antibiotika infolge fehlenden Erregernachweises, welcher in manchen Fällen zur Superinfektion führen kann.

Geschichte Die ersten Forscher, die die klinische Wirksamkeit mikrobieller Produkte als therapeutische Substanzen erkannten, waren Pasteur und Joubert, die ihre Beobachtungen und Vermutungen 1877 veröffentlichten. Sie bemerkten, daß sich *Bac. anthracis* in sterilem Urin schnell vermehrten, sich jedoch in Gegenwart „gewöhnlicher" aerober Bakterien nicht teilten und bald zugrunde gingen. Ein ähnlicher Versuchsansatz bei Tieren führte zu vergleichbaren Ergebnissen. Die Autoren kommentierten dies damit, daß mehr noch als bei höheren Tieren und Pflanzen, in niederen Organismen Leben Leben zerstöre. Die Forscher kamen zu der überraschenden Schlußfolgerung, daß einem Tier große Mengen *Bac. anthracis* verabreicht werden könnten, ohne daß dies erkranke, solange gleichzeitig gewöhnliche Bakterien mitverabreicht würden. Sie sahen darin einen vielversprechenden Ansatz für eine zukünftige Therapie. Im weiteren Verlauf des 19. Jahrhunderts und in den frühen Jahren des 20. Jahrhunderts wurden verschiedene antimikrobielle Substanzen in Bakterienkulturen nachgewiesen. Einige davon wurden sogar klinisch getestet, wegen ihrer Toxizität jedoch als Arzneistoff verworfen.

Die moderne Ära der antibiotischen Chemotherapie begann 1936 mit dem klinischen Einsatz von Sulfanilamid. Das „goldene Zeitalter" der Antibiotika brach 1941 mit der Produktion von Penicillin an. Durch die Massenproduktion dieser Substanz stand erstmalig ein Antibiotikum – wenn auch vorerst begrenzt – für klinische Studien zur Verfügung. Heutzutage erhalten mindestens 30% aller Klinikpatienten Antibiotika in einem oder mehreren Behandlungszyklen, und unzählige potentiell letale Infektionen konnten durch Antibiotika geheilt werden. Gleichzeitig gehören diese Substanzen jedoch zu den Arzneimitteln, die am häufigsten falsch eingesetzt werden. Ein Ergebnis ihres weitverbreiteten Einsatzes ist das Auftreten antibiotikaresistenter Pathogene, die wiederum die Entwicklung neuer Substanzen immer dringlicher machen. Antibiotika tragen dadurch signifikant zu einer Kostenerhöhung im Gesundheitswesen bei.

Definition und Eigenschaften Antibiotika sind Substanzen, die von verschiedenen Spezies von Mikroorganismen (Bakterien, Pilze, Aktinomyceten) gebildet werden. Diese Substanzen verhindern entweder das Wachstum anderer Mikroorganismen (bakteriostatisch) oder töten diese direkt ab (bakterizid). Der Begriff *Antibiotika* wird inzwischen auch auf synthetische antibakterielle Wirkstoffe ausgedehnt, wie z.B. Sulfonamide und Chinolone, die nicht von Mikroorganismen gebildet werden. Hunderte von Antibiotika sind identifiziert und viele soweit entwickelt worden, daß sie für den therapeutischen Einsatz zur Verfügung stehen. Antibiotika unterscheiden sich sowohl in ihren physikalischen, chemischen und pharmakologischen Eigenschaften als auch im Spektrum ihrer antibakteriellen Wirkung und in ihrem Wirkungsmechanismus. Die Kenntnis der molekularen Abläufe der bakteriellen, fungalen und viralen Replikation hat die gezielte Entwicklung von Substanzen erleichtert, die in den Lebenszyklus der Mikroorganismen eingreifen.

Klassifikation und Wirkungsmechanismus Verschiedene Schemata sind vorgeschlagen worden, um Antibiotika zu klassifizieren und in Gruppen zusammenzufassen. Allen gemeinsam sind Ausnahmen und Überlappungen. Die meisten Klassifikationen basieren, historisch bedingt, auf der chemischen Struktur und dem angenommenen Wirkungsmechanismus: (1) Substanzen, die die Synthese der Bakterienzellwand hemmen. Hierzu gehören die strukturell verwandten Penicilline und Cephalosporine, von diesen strukturell verschiedene Substanzen wie *Cycloserin*, *Vancomycin* und *Bacitracin* und antimykotische Substanzen vom *Imidazoltyp* (*Miconazol*, *Ketoconazol* und *Clotrimazol*); (2) Substanzen, die die Permeabilitätsschranke der Zellmembran beschädigen und zu einem Verlust intrazellulärer Bestandteile führen. In diese Gruppe gehören die Detergentien *Polymyxin* und *Colistin* und die polyenen antimykotischen Verbindungen *Nystatin* und *Amphotericin B*, die an Sterole in der Zellwand binden; (3) Substanzen, die die Funktion der 30S- oder 50S-ribosomalen Untereinheiten beeinflussen und eine reversible Inhibition der Proteinsynthese verursachen. Zu diesen bakteriostatischen Verbindungen gehören *Chloramphenicol*, die *Tetracycline*, *Erythromycin* und *Clindamycin*; (4) Substanzen, die an die 30S-ribosomale Untereinheit binden und die Proteinsynthese verändern; dies führt schließlich zum Zelltod. Hierzu gehören die *Aminoglykoside*; (5) Substanzen, die den Nukleinsäure-Metabolismus beeinflussen. Dies kann durch die Hemmung der DNA-abhängigen RNA-Polymerase geschehen (Rifamycine, wie z.B. *Rifampicin*) oder durch Hemmung der Gyrase (*Chinolone*); (6) Antimetaboliten – hierzu gehören *Trimethoprim* und die *Sulfonamide* – die spezifische metabolische Schritte blockieren, die für die Mikroorganismen lebensnotwendig sind; (7) Nukleinsäure-Analoga wie *Zidovudin*, *Ganciclovir*, *Vidarabin* und *Aciclovir*, die die virale Replikation stoppen, indem sie virale Enzyme hemmen, die für die DNA-Synthese unentbehrlich sind. In dem Maß, indem komplexe Wirkungsmechanismen aufgeklärt werden, werden vermutlich neue Klassifikationen entstehen. Derzeit ist der präzise Wirkungsmechanismus einiger Antibiotika noch unklar.

Faktoren, die die Empfindlichkeit und Widerstandsfähigkeit von Mikroorganismen gegenüber Antibiotika bestimmen Beim Einsatz von Antibiotika zur Behandlung einer Infektion ist der therapeutische Erfolg von verschiedenen Faktoren abhängig. Einfach gesagt, hängt der Erfolg davon ab, ob am Infektionsort ausreichend hohe Antibiotikakonzentrationen erreicht werden, um bakterielles Wachstum zu verhindern. Ist die Körperabwehr des Patienten maximal effektiv, kann schon ein geringer inhibitorischer Effekt ausreichen. Dazu eignen sich bakteriostatische Substanzen, die die Proteinsynthese verlangsamen oder die mikrobielle Zellteilung verhindern. Ist die Körperabwehr jedoch eingeschränkt (z. B. ältere oder multimorbide Patienten), kann für eine erfolgreiche Therapie das Abtöten der Erreger (bakterizide Wirkung) notwendig werden. Die Dosis muß einerseits hoch genug sein, um die gewünschte Wirkung im Mikroorganismus zu erzielen. Andererseits dürfen nicht Konzentrationen erreicht werden, bei denen mit toxischen Wirkungen auf menschliche Zellen gerechnet werden muß. Ist es möglich, eine Konzentration zu erzielen, die beide Bedingungen erfüllt, wird der Mikroorganismus als empfindlich gegenüber dem Antibiotikum eingestuft. Ist die benötigte Konzentration jedoch höher als die für den menschlichen Organismus verträgliche Konzentration, gilt der Mikroorganismus als resistent gegenüber dem entsprechenden Antibiotikum.

Die meisten *in vitro* Empfindlichkeitstests sind standardisiert auf der Basis der für den Patienten verträglichen Arzneimittelkonzentration. Sie spiegeln also weder die Konzentrationen wider, die am Infektionsort erreicht werden, noch tragen sie lokalen Faktoren Rechnung, die die Wirksamkeit des Arzneimittels beeinflussen können. Es ist daher sehr wichtig, die Grenzen solcher *in vitro* Tests zu kennen. Ein Beispiel: Viele gramnegative aerobe Bakterien wie z. B. *Pseudomonas aeruginosa* werden *in vitro* durch 2-4 µg/ml Gentamicin oder Tobramycin gehemmt. Dementsprechend werden sie als empfindlich gegenüber diesen Antibiotika eingestuft. Anhaltende Plasmakonzentrationen von mehr als 6-10 µg/ml (*in vivo*) können jedoch bereits ototoxische oder nierentoxische Wirkungen haben. Der Unterschied zwischen toxischer und therapeutischer Konzentration ist demnach sehr gering und der Einsatz solcher Arzneimittel schwierig. Die Konzentrationen dieser Substanzen können an bestimmten Infektionsorten (wie beispielsweise im Liquor) deutlich geringer sein kann als im Plasma. Folglich könnte das Antibiotikum nur gering oder gar nicht wirksam sein, obwohl der standardisierte *in vitro* Test den Mikroorganismus als empfindlich einstuft. Umgekehrt können im Urin höhere Arzneimittelkonzentrationen erreicht werden als im Plasma. Mikroorganismen, die als „resistent" getestet werden, könnten in einem solchen Fall bei einer auf den Harnwegstrakt begrenzten Infektion durchaus auf eine Behandlung ansprechen.

Antibiotika-Resistenzen Damit ein Antibiotikum wirksam sein kann, muß es den Erreger erreichen und daran binden. Bakterien können gegenüber einem Antibiotikum resistent sein, weil (1) das Arzneimittel nicht den Erreger erreicht, (2) das Arzneimittel inaktiviert ist oder sich (3) der Erreger verändert hat (Davies, 1994; Nikaido, 1994; Spratt, 1994). Manche Bakterien produzieren Enzyme, die sich an (oder in) der Zelloberfläche befinden und das Arzneimittel inaktivieren. Andere besitzen undurchlässige Zellmembranen, die den Influx des Arzneimittels verhindern. Hydrophile Antibiotika durchdringen die äußere Membran der Bakterienzellen mittels wasserdurchlässiger Poren, die von spezifischen Proteinen (Porine) gebildet werden. Bakterien, die keine oder nur wenig solcher Poren haben, können resistent gegenüber diesen hydrophilen Antibiotika sein. Andere besitzen nicht das Transportsystem, das für den Eintritt des Arzneimittels in die Bakterienzelle notwendig ist. Da es sich bei vielen Antibiotika um organische Säuren handelt, kann ihre Penetrationsfähigkeit pH-abhängig sein, zusätzlich kann ihre Permeabilität durch die Osmolalität oder durch unterschiedliche Kationen im Außenmilieu verändert werden. Die Transportmechanismen für bestimmte Arzneimittel sind energieabhängig und in einer anaeroben Umgebung nicht wirksam. Hat das Antibiotikum seinen Wirkort erreicht, muß es eine für den Erreger schädliche Wirkung auslösen. Natürliche Abweichungen und erworbene Veränderungen an der Bindungsstelle, die das Binden des Antibiotikums an seinen Wirkort verhindern, können ebenfalls zu einer Resistenz führen.

Resistenz kann durch Mutation erworben und vertikal durch Selektion an Tochterzellen weitergegeben werden. Gewöhnlich wird Resistenz jedoch durch den horizontalen Transfer resistenter Determinanten von einer Donorzelle erworben, oft sogar von einer anderen bakteriellen Spezies. Dies geschieht durch Transformation, Transduktion oder Konjugation. Eine Resistenz, die durch horizontalen Transfer erworben wurde, kann sich schnell und weit verbreiten; entweder durch klonale Ausbreitung des resistenten Stammes oder durch weiteren genetischen Austausch zwischen dem resistenten Stamm und anderen empfindlichen Stämmen. Beispielsweise lassen sich offenbar alle methicillinresistenten Stämme von *Staphylococcus aureus* klonal von einem oder wenigen Ur-Stämmen ableiten. Durch einen (relativ seltenen) horizontalen genetischen Transfer von einer unbekannten Donor-Spezies hat der Urstamm das „mecA"-Gen erworben, das für ein geringaffin penicillinbindendes Protein kodiert, welches die Methicillinresistenz verursacht (Kreiswirth et al., 1993). Im Gegensatz dazu wurde das staphylokokkale plasmidkodierte ß-Lactamase-Gen vermutlich bei zahlreichen Gelegenheiten transferiert, denn es ist weit unter einer großen Zahl nicht weiter verwandter Stämme verbreitet und wurde kürzlich z.B. auch in Enterokokken nachgewiesen (Murray, 1992).

Mutationen Mutationen in Zellen, die zuvor empfindlich gegen bestimmte Antibiotika waren und die folgende antibiotische Selektion dieser resistenten Mutanten sind die molekulare Grundlage der Resistenzentstehung gegen Streptomycin (ribosomale Mutation), Chinolone (Mutation des Gyrasegens) und Rifampicin (Mutation des RNA-Polymerasegens). Dieser Mechanismus ist vermutlich die Ursache für die sekundäre Arzneimittelresistenz des *Myobacterium tuberculosis* gegenüber antituberkulösen Substanzen. Mutationen können auftreten: (1) im Gen, das das Zielprotein kodiert und dessen Struktur so verändert wird, daß das Antibiotikum nicht mehr binden kann; (2) in einem Protein, das am Transport des Arzneimittels beteiligt ist oder (3) in einem Regulator-Gen oder Promotor, so daß es zu einer veränderten quantitativen Expression des Zielproteins, eines Transportproteins oder eines inaktivierenden Enzyms kommt. Jede große Population eines gegen Antibiotika empfindlichen Bakteriums enthält vermutlich einige Mutanten, die relativ resistent gegenüber dem Arzneimittel sind. Es gibt keinen Hinweis, daß diese Mutationen das Ergebnis des Kontaktes mit dem speziellen Arzneimittel sind. Vielmehr sind solche Mutationen zufällige Ereignisse, die der Zelle bei einem erneuten Kontakt mit dem Arzneimittel einen Selektionsvorteil verleihen. In manchen Fällen kann bereits eine Einschritt-Mutation zu einer ausgeprägten Resistenz führen. Werden beispielsweise *Escherichia coli* oder *Staphylococcus aureus* Rifampicin ausgesetzt, tauchen hochresistente Mutanten auf. Verursacht wird diese Resistenz durch eine Punktmutation in der RNA-Polymerase, so daß Rifampicin nicht mehr an das Protein binden kann (Wehrli, 1983). In anderen Fällen sind für die Entstehung einer Resistenz mehrere Schritte notwendig, wobei jeder Schritt für sich eine leichte Veränderung in der Empfindlichkeit verursacht. Die Cefotaximresistenz in Pneumokokken, die durch steigende Antibiotikakonzentrationen *in vitro* ausgelöst werden kann, ist ein Beispiel für eine Resistenz, die durch mehrfache, schrittweise Mutationen entstanden ist (Laible et al., 1989).

Transduktion Die Transduktion wird durch Bakteriophagen (Viren, die Bakterien infizieren) verursacht, die bakterielle DNA enthalten. Enthält dieses genetische Material ein Gen für eine Antibiotikaresistenz, kann eine neu infizierte Bakterienzelle resistent gegen das Antibiotikum werden und in der Lage sein, diese Eigenschaft an die Nachkommen weiterzugeben. Transduktion ist bedeutsam für den Transfer von Antibiotikaresistenzen zwischen Stämmen von *Staph. aureus*. Manche Phagen tragen Plasmide (autonom replizierende Stücke extrachromosomaler DNA), die die Penicillinase kodieren, während andere Phagen Gene transferieren, die Resistenzen gegen Erythromycin, Tetracycline oder Chloramphenicol kodieren.

Transformation Hier wird eine genetische Information transferiert, indem freie DNA ins Bakteriengenom eingebaut wird. Die Transformation ist die molekulare Grundlage der Penicillinresistenz in Pneumokokken und *Neisseria* (Spratt, 1994). Penicillinresistente Pneumokokken produzieren veränderte penicillinbindende Proteine (PBPs), die mit geringer Affinität an Penicillin binden. Nukleotidsequenzanalysen der Gene, die diese veränderten PBPs kodieren, deuten darauf hin, daß es sich um ein Mosaik handelt, in dem Blöcke fremder DNA von einer unbekannten, aber vermutlich eng verwandten Spezies von Streptokokken durch homologe Rekombination in die PBP-Gene eingebaut wurden.

Konjugation Die direkte Gen-Übertragung von Zelle zu Zelle durch einen Sexpilus (Proteinfaden) oder eine Brücke wird Konjugation genannt. Dies wird inzwischen als ein wesentlicher Mechanismus für die Verbreitung von Antibiotikaresistenzen angesehen, da DNA, die Resistenzen gegen zahlreichen Arzneimittel kodiert, auf diese Weise transferiert wird. Die klinische Bedeutung der Konjugation wurde erstmalig 1959 in Japan erkannt, als es zu einer Dysenterie-Epidemie durch *Shigella flexneri* kam. Die Erreger waren resistent gegen vier verschiedene Antibiotikaklassen (Watanabe, 1966). Die Resistenz konnte leicht in empfindliche Stämme sowohl von *Shigella* als auch von anderen Enterobakterien transferiert werden. Das transferierbare genetische Material besteht aus zwei verschiedenen Genabschnitten, die in Plasmiden kodiert sind (Abb. 43.1). Der erste Abschnitt kodiert für die eigentliche Resistenz und wird R-determinantes Plasmid genannt. Im Falle der Resistenz gegen Aminoglykoside oder Chloramphenicol kodiert die R-Determinante für die Synthese Arzneimittel inaktivierender Enzyme (Davies 1994). Das zweite Plasmid, das Resistenz-Transfer-Faktor (RTF) genannt wird, enthält die Gene, die für die bakterielle Konjugation notwendig sind (Datta und Nugent, 1984). Jedes dieser zwei Plasmide kann sowohl unabhängig voneinander vorkommen, sie können sich aber auch zu einem kompletten R-Faktor verbinden, der durch bakterielle Konjugation verbreitet werden kann. Manche Gene, die für Proteine für Resistenzen gegen antimikrobielle Substanzen kodieren, sind auf sogenannten Transposonen lokalisiert. Dabei handelt es sich um mobile, transponierbare Bestandteile, die im bakteriellen Genom oder auf der Plasmid-DNA von Stelle zu Stelle springen können (z.B. von Plasmid zu Plasmid, von Plasmid zu einem Chromosom oder von einem Chromosom zu einem Plasmid).

Der genetische Transfer durch Konjugation findet überwiegend bei gramnegativen Bakterien statt. Die Resistenz wird als singuläres Ereignis in eine empfindliche Zelle übertragen. Trotzdem enthalten Enterokokken auch konjugative Plasmide mit einem breiten Wirtsspektrum, die am Transfer und an der Verbreitung der Resistenzgene unter grampositiven Organismen beteiligt sind. Resistenzgene gegen Vancomycin, die auf dem Transposon Tn1546 kodiert sind, sind auf diese Weise unter Enterokokkenstämmen weit verbreitet worden (Arthur und Courvalin, 1993). Die Konjugation kann im Intestinaltrakt zwischen nicht-pathogenen und pathogenen Mikroorganismen ablaufen. Zwar ist die Effizienz des Transfers *in vitro* gering und in vivo sogar noch schwächer. Durch Antibiotika kann es jedoch zu einem starken Selektionsdruck kommen, der die Entstehung selektiver Stämme begünstigt. Der Anteil der Enterobakterien, der Plasmide für mehrere Antibiotikaresistenzen

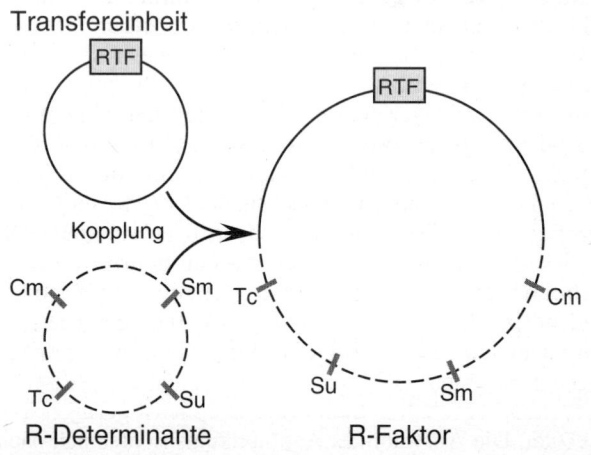

Abbildung 43.1 Bildung eines R-Faktors, der die genetische Information für die Resistenz gegen Tetracycline (Tc), Sulfonamide (Su), Streptomycin (Sm) und Chloramphenicol (Cm) übertragen kann.
Beschreibung siehe Text (nach Pratt und Fekety, 1986; mit freundlicher Genehmigung der Oxford University Press.)

trägt, ist in den letzten 30 Jahren unaufhaltsam gestiegen. In einigen Studien wurden in mehr als 50% der untersuchten Personen mehrfach resistente Kolibakterien mit R-Faktoren nachgewiesen. Große Mengen dieser Bakterien wurden in Flüssen gefunden, die ungeklärtes Abwasser enthielten. Mehrfach resistente Enterobakterien sind zu einem weltweiten Problem geworden, das zu einem permanenten Bedarf an neuen Antibiotika führt. Studien zeigen, daß bei rationaler Antibiotikagabe die Entstehungsrate resistenter Stämme verlangsamt werden konnte bzw. ihr Auftreten sogar reduziert wurde.

Das jüngste Auftreten von Antibiotikaresistenzen in bakteriellen Pathogenen – sowohl nosokomialen Ursprungs als auch im ambulanten Sektor – ist eine ernste Entwicklung, die das Ende der Antibiotika-Ära andeuten könnte. Penicillinresistente Pneumokokken-Stämme machen 50% oder mehr der Keimisolate in einigen europäischen Städten aus, und der Anteil solcher Stämme steigt auch in den Vereinigten Staaten. Das weltweite Auftauchen von ß-Lactmase produzierenden *Haemophilus*-Stämmen und Gonokokken ist ebenfalls ein zentrales Therapieproblem. Methicillinresistente Stämme von *Staph. aureus* sind in Krankenhäusern weit verbreitet und werden zunehmend auch bei ambulant erworbenen Infektionen nachgewiesen. Inzwischen gibt es Enterokokken-, Pseudomonas- und Enterobacter-Stämme, die gegen alle bekannten Antibiotika resistent sind. In den Vereinigten Staaten sind bereits Epidemien multipler resistenter Stämme von M. tuberculosis beschrieben worden. Wenn es nicht zu einem Ende der Antibiotika-Ära kommen soll, ist ein verantwortungsvollerer Gebrauch der Antibiotika unerläßlich. Dies gilt sowohl für die bereits erhältlichen Antibiotika als auch für die Substanzen, die erst in der Zukunft entwickelt werden.

Auswahl eines Antibiotikums

Die vernünftige Auswahl eines Antibiotikums für die Therapie einer Infektion setzt klinisches Urteilsvermögen und detaillierte Kenntnis der pharmakologischen und mikrobiologischen Faktoren voraus. Unglücklicherweise wird die Entscheidung, ein Antibiotikum einzusetzen, oft leichtfertig getroffen. Dabei wird weder dem potentiellen Erreger noch den pharmakologischen Eigenschaften des Arzneimittels Beachtung geschenkt. Antibiotika werden in zwei prinzipiell unterschiedlichen klinischen Situationen eingesetzt: als intitale „Blindtherapie" (empirische Therapie) bei klinischer Infektion, jedoch (noch) nicht isoliertem Erreger oder als definierte Therapie bei bekanntem Erreger. Wird ein Antibiotikum als initiale Therapie eingesetzt, muß das Antibiotikum alle in Frage kommenden Pathogene abdecken, da der (oder die) Erreger zu diesem Zeitpunkt nicht identifiziert ist (sind). Oft wird mit Antibiotikakombinationen oder mit einem Breitbandantibiotikum therapiert. Ist der Erreger jedoch identifiziert, sollte für den weiteren Verlauf der Therapie eine gezielte antimikrobielle Behandlung in die Wege geleitet werden – mit einer nachgewiesenen spezifischen Wirkung des Antibiotikums und möglichst geringer Toxizität. Die Auswahl des Antibiotikums richtet sich nach der Selektivität und der Wahrscheinlichkeit von unerwünschten Arzneimittelwirkungen (toxische oder allergische Reaktionen; siehe Tab. 43.1).

Die erste Entscheidung, die getroffen werden muß, ist, ob der Einsatz eines Antibiotikums tatsächlich erforderlich ist. Viele Ärzte assoziieren Fieber automatisch mit behandelbaren Infektionen und verschreiben Antibiotika. Diese Vorgehensweise ist irrational und potentiell gefährlich. Die Diagnose wird verhindert, wenn vor Therapiebeginn nicht entsprechende Kulturen angelegt werden. Zudem können Antibiotika ernstzunehmende toxische Wirkungen haben. Wie bereits oben erwähnt, kann ein unvernünftiger Einsatz von Antibiotika zu einer Selektion resistenter Mikroorganismen führen. Natürlich kann nicht immer ein Erregernachweis durchgeführt werden, bevor die Behandlung begonnen werden muß. Beim Vorliegen einer schweren Infektion müssen trotz fehlendem Erregernachweis oft Antibiotika eingesetzt werden, wenn das Verzögern der Antibiotikatherapie die Gefahr birgt, daß eine möglicherweise lebensbedrohliche Infektion nicht in den Griff zu bekommen ist.

Der Beginn einer optimalen empirischen („Blind-") Therapie setzt die Kenntnis der am häufigsten in Frage kommenden infizierenden Mikroorganismen und ihrer Empfindlichkeit gegen Antibiotika voraus. Eine Reihe von Verfahren sind hilfreich bei der Auswahl der Antibiotikatherapieregims. Das klinische Bild der Erkrankung läßt oft auf den spezifischen Mikroorganismus schließen. Der Arzt muß die Mikroorganismen kennen, die spezifische Infektionen in einem bestimmten Wirt verursachen. Zusätzlich stehen einfache und schnelle Labormethoden zur Verfügung, um infiziertes Gewebe zu untersuchen. Die wertvollste Methode zum sofortigen Nachweis von Bakterien ist die Untersuchung infektiösen Materials (z.B. Wundsekret, Abstrich) mit der Gramfärbung. Tests wie dieser helfen die Liste der potentiellen Pathogene einzuschränken und erlauben eine vernünftige Auswahl einer initialen antibiotischen Therapie. Trotzdem ist in den meisten Situationen die Identifizierung der Morphologie des infizierenden Organismus nicht ausreichend, um eine spezifische bakteriologische Diagnose zu treffen. In diesen Fällen kann die Auswahl eines einzelnen Antibiotikums mit engem Wirkspektrum unangemessen sein, besonders dann, wenn es sich um eine lebensbedrohliche Infektion handelt. In diesen Fällen ist bis zur Isolierung und Identifizierung des Mikroorganismus eine breite antibiotische Abdeckung angezeigt. *Immer sollten Kulturen aus dem Blut und bestimmter anderer Körperflüssigkeiten genommen werden, bevor eine empirische Antibiotikatherapie begonnen wird.* In der „definitiven" Therapie sollte auf eine spezifischere antimikrobielle Substanz umgestellt werden. Viele Faktoren müssen allerdings bestimmt werden, bevor die Umstellung vollzogen werden kann.

Testung der Bakterien auf Empfindlichkeit gegenüber antimikrobiellen Substanzen Verschiedene Stämme derselben bakteriellen Spezies können unterschiedlich empfindlich gegenüber Antibiotika sein. Für die Wahl des Arzneimittels sind Informationen über das Empfindlichkeitsmuster des Erregers notwendig. Inzwischen sind verschiedene Tests zur Bestimmung der bakteriellen Empfindlichkeit gegenüber antimikrobiellen Substanzen erhältlich. Die beiden am häufigsten verwen-

Tabelle 43.1 Aktueller Einsatz antimikrobieller Chemotherapie bei der Therapie von Infektionskrankheiten

Die Auswahl spezifischer Substanzen zur Behandlung von Infektionskrankheiten führt durch unterschiedliche Sichtweisen oder eigene klinische Erfahrungen unvermeidlich zu Widerspruch und Diskussionen. Auch kann es in einzelnen Fällen gleich wirksame Substanzen geben, so daß die Entscheidung für eine Substanz willkürlich erscheinen mag. Darüber hinaus kann das Empfindlichkeitsmuster von Mikroorganismen in Abhängigkeit von der Klinik, in der sie isoliert werden, stark variieren. Der Inhalt dieser Tabelle repräsentiert nicht nur die Erfahrungen der Autoren in der Behandlung der Erkrankungen, sondern auch die anderer Experten. Die Arzneimittelauswahl gilt ausschließlich für die empirische Anfangstherapie. Jede Wahl muß überprüft werden, indem der Erreger auf seine Empfindlichkeit gegenüber dem Antibiotikum getestet wird. Wichtig ist, daß die hier gegebenen Empfehlungen auf der Basis des aktuellen Erkenntnisstands gegeben sind. Neue Forschungsergebnisse, Erfahrungen mit dem Gebrauch neu eingeführter Arzneimittel über einen längeren Zeitraum und die Entwicklung neuer Substanzen können zu Änderungen in den Empfehlungen führen, sowohl was die Reihenfolge der Chemotherapeutika als auch die einzelnen Substanzen selbst anbetrifft.

I. GRAMPOSITIVE KOKKEN	INDIKATIONEN		REIHENFOLGE DER AUSWAHL		
			1. Wahl	2. Wahl[1]	3. Wahl[1]
Staphylococcus aureus*	Abszesse Bakteriämie Endokarditis Pneumonie Osteomyelitis kutane Infektionen andere	methicillinempfindlich	Nafcillin oder Oxacillin	Cephalosporin (G1)[2] Vancomycin	Clindamycin[3] Erythromycin[3] Trimethoprim-Sulfamethoxazol + Rifampicin[4] Ciprofloxacin + Rifampicin[4]
		methicillinresistent	Vancomycin[5]	Ciprofloxacin + Rifampicin[4]	Trimethoprim-Sulfamethoxazol + Rifampicin[4]
Streptococcus pyogenes (Gruppe A)	Pharyngitis Scharlach Otitis media, Sinusitis kutane Infektionen Wundrose Pneumonie Bakteriämie Toxisches Schocksyndrom andere systemische Infektionen		Penicillin Amoxicillin	Cephalosporin (G1)[2,6] Vancomycin	Erythromycin[3,7] Clindamycin[3]
Streptococcus* (Viridansgruppe)	Endokarditis Bakteriämie		Penicillin G[8] ± Gentamicin	Ceftriaxon	Vancomycin

(Fortsetzung)

* Alle Stämme müssen in vitro auf ihre Empfindlichkeit gegen verschiedene antimikrobielle Chemotherapeutika getestet werden.

[1] Arzneimittel der 2. und 3. Wahl: (a) sind indiziert bei Patienten, die überempfindlich gegenüber gleich oder stärker wirksamen Substanzen sind; (b) sind potentiell gefährlicher als gleich wirksame Arzneimittel; (c) erzeugen weniger wahrscheinlich die erwünschte therapeutische Wirkung oder (d) für die zuverlässige Bewertung ihrer Wirksamkeit werden noch weitere klinische Studien benötigt.

[2] G1, G2 und G3 bezeichnen Cephalosporine der ersten, zweiten und dritten Generation. Ist keine Generation angegeben, hängt die Wahl vom Organismus, dem Empfindlichkeitsspektrum und dem Infektionsort ab (siehe Kapitel 45). Im Liquor cerebrospinalis erreichen die meisten Cephalosporine keine therapeutisch wirksamen Konzentrationen (zu den Ausnahmen gehören Cefotaxim, Ceftriaxon und Ceftizoxim). Zur Behandlung von Infektionen des zentralen Nervensystems (ZNS) sollten daher andere Chemotherapeutika eingesetzt werden.

[3] Nicht indiziert bei Endokarditis und Meningitis oder anderen ZNS-Erkrankungen.

[4] Rifampicin ist hochwirksam gegen die meisten Stämme von *S. aureus*, einschließlich einiger methicillinresistenter Stämme. Da in der Therapie schnell Mutationen auftreten (Einschritt-Mutation), sollte gleichzeitig eine zweite wirksame Substanz wie z.B. Trimethoprim-Sulfamethoxazol oder Ciprofloxacin eingesetzt werden.

[5] Vancomycin und Teicoplanin sind die einzigen Antibiotika, für das die Wirksamkeit bei der Behandlung schwerer, durch methicillinresistente *Staph. aureus* hervorgerufenen, Infektionen nachgewiesen wurde.

[6] Besonders bei Endokarditis oder Bakteriämie.

[7] Die Stämme können gegen Erythromycin resistent sein, daher sollte die Empfindlichkeit des Erregers belegt sein, bevor Erythromycin bei der Behandlung ernster Erkrankungen eingesetzt wird.

[8] Die Therapie hängt von Patient und Erreger ab: (a) Alter > 65 Jahren: Penicillin G (vier Wochen); (b) Alter < 65 Jahren, mit normalen Hör- und Nierenfunktionen: Penicillin G (zwei Wochen) + Gentamicin (2 Wochen); (c) defiziente Stämme von Viridansstreptokokken oder Penicillin MHK ≥ 1 µg/ml: Penicillin G (vier Wochen) + Streptomycin oder Gentamicin (zwei bis vier Wochen).

Tabelle 43.1 Aktueller Einsatz antimikrobieller Chemotherapeutika bei der Therapie von Infektionskrankheiten *(Fortsetzung)*

			REIHENFOLGE DER AUSWAHL		
		INDIKATIONEN	1. Wahl	2. Wahl[1]	3. Wahl[1]
I. GRAMPOSITIVE KOKKEN *(Fortsetzung)*					
Streptococcus agalactiae (Gruppe B)		Bakteriämie Endokarditis	Ampicillin oder Penicillin G[9] ± Aminoglykosid	Cephalosporin (G1)[2]	Vancomycin
		Meningitis	Ampicillin oder Penicillin G[9] ± Aminoglykosid	Ceftriaxon oder Cefotaxim	Chloramphenicol[10]
Streptococcus bovis		Endokarditis Bakteriämie	siehe Viridans-Streptokokken		
*Streptococcus** (anaerobe Spezies)		Bakteriämie Endokarditis Hirnabszess und andere Abszesse Sinusitis	Penicillin G[9]	Cephalosporin (G1)[2] Clindamycin[3]	Chloramphenicol Erythromycin[3]
*Streptococcus pneumoniae** (Pneumococcus)	penicillinempfindlich [minimale Hemmkonzentration (MHK) < 0.1 μg/ml] oder bedingt resistent (MHK) < 0.1 und < 1.0)	Pneumonie Arthritis Sinusitis Otitis	Penicillin Amoxicillin	Cephalosporin (G1)[2] Trimethoprim-Sulfamethoxazol	Chloramphenicol Makrolid Clindamycin
	penicillinresistent (MHK ≥ 1.0)[11]		Ceftriaxon oder Cefotaxim Vancomycin[12] Penicillin[9]	Clindamycin	Chloramphenicol Trimethoprim-Sumfaethoxazol
	penicillinempfindlich (MHK < 0.1)	Endokarditis Meningitis andere ernste Infektionskrankheiten	Penicillin	Ceftriaxon oder Cefotaxim	Chloramphenicol
	bedingt penicillin-resistent (MHK ≥ 0.1 und < 1.0)		Cefotaxim oder Ceftriaxon	Vancomycin[13] + Rifampicin	Chloramphenicol
	Penicillin-G-resistent (MHK ≥ 1.0)		Cefotaxim + Rifampicin Vancomycin[13] + Rifampicin Vancomycin[13] + Cefotaxim	Chloramphenicol[12]	–
Enterococcus[14]		Endokarditis oder andere schwere Infektionskrankheiten (Bakteriämie)	Gentamicin[15] + Penicillin G oder Ampicillin	Vancomycin + Gentamicin[15]	–
		Harnwegsinfektion	Ampicillin oder Penicillin	Vancomycin	Ciprofloxacin

KAPITEL 43 ANTIBIOTIKA

II. GRAMNEGATIVE KOKKEN			
Moraxella catarrhalis[16]	Otitis Sinusitis Pneumonie	Amoxicillin + Clavulanat Ampicillin + Sulbactam Trimethoprim-Sulfamethoxazol	Cephalosporin (G2 oder G3)[2]	Ciprofloxacin Tetracyclin Erythromycin
Neisseria gonorrhoeae (Gonococcus)[17]	penicillinempfindlich	Ampicillin + Probenecid oder Amoxicillin + Probenecid Penicillin G + Probenecid	Ceftriaxon, Cefixim oder Cefoxitin Doxycyclin	Erythromycin Spectinomycin Ciprofloxacin oder Ofloxacin
	Penicillinase bildend	Ceftriaxon oder Cefixim	Cefoxitin Spectinomycin	Ciprofloxacin[18] oder Ofloxacin
Neisseria meningitidis (Meningococcus)	Meningitis	Penicillin G	Ceftriaxon oder Cefotaxim	Chloramphenicol[10]
	Trägerstatus (nach Behandlung persistierender Keimnachweis)	Rifampicin	Minocyclin	Ciprofloxacin
III. GRAMPOSITIVE ERREGER				
Bacillus anthracis*	„Pustula maligna" Pneumonie	Penicillin G	Erythromycin Doxycyclin	Cephalosporin (G1)[2] Chloramphenicol
Corynebacterium diphtheriae[19]	Pharyngitis Laryngotracheitis Pneumonie Andere lokale Läsionen	Erythromycin	Clindamycin	Cephalosporin (G1)[2] Rifampicin
	persistierender Keimnachweis (Trägerstatus)	Erythromycin	–	–
Corynebacterium Spezies,* aerob und anaerob (diphteroide)	Endokarditis infizierte Fremdkörper Bakteriämie	Penicillin G ± Aminoglykosid Vancomycin	Rifampicin + Penicillina G Ampicillin-Sulbactam	–

(Fortsetzung)

[9] Hohe Penicillin-Dosen (20 Millionen Einheiten pro Tag) können nötig sein.
[10] Chloramphenicol ist wirksam bei Infektionen des ZNS bei Patienten, die gegen β-Lactam-Antiobiotika allergisch sind.
[11] Penicillinresistente Stämme sind häufig gegen mehrere Antibiotika resistent. Der Empfindlichkeitsnachweis ist bei der Behandlung mit Substanzen der zweiten und dritten Wahl unbedingt erforderlich.
[12] Einige Experten empfehlen den Einsatz von Vancomycin bei ernsthaft erkrankten oder abwehrgeschwächten Patienten.
[13] Die Gabe von Dexamethason kann die Penetration von Vancomycin in den Liquor cerebrospinalis beeinträchtigen.
[14] Enterokokken-Stämme können gegen Penicillin, Vancomycin und Aminoglykoside resistent sein. Bei schweren Infektionen ist ein Empfindlichkeitstest indiziert.
[15] Manche gentamicinresistente Stämme können gegen Streptomycin empfindlich sein.
[16] So gut wie alle Stämme produzieren β-Lactamase.
[17] Gonokokkenstämme sollten bis zum Beweis des Gegenteils als Penicillinase bildend gelten.
[18] zunehmende Resistenzentwicklung
[19] Antibiotika alleine ändern nicht den klinischen Verlauf einer Diphterie, sie können jedoch den Keim eradizieren und eine weitere Übertragung vermeiden.

Tabelle 43.1 Aktueller Einsatz antimikrobieller Chemotherapeutika bei der Therapie von Infektionskrankheiten *(Fortsetzung)*

INDIKATIONEN		1. Wahl	REIHENFOLGE DER AUSWAHL 2. Wahl[1]	3. Wahl[1]
III. GRAMPOSITIVE ERREGER *(Fortsetzung)*				
Listeria monocytogenes	Meningitis	Ampicillin oder Penicillin G[9] ± Gentamicin	Trimethoprim-Sulfamethoxazol	—
	Bakteriämie	Ampicillin oder Penicillin G[9] ± Gentamicin	Trimethoprim-Sulfamethoxazol	Erythromycin Chloramphenicol
Erysipelothrix rhusiopathiae	Erysipeloid	Penicillin G	Erythromycin Doxycyclin	Chloramphenicol
Clostridium perfringens* und andere Spezies	Gasbrand[20]	Penicillin G	Cefoxitin, Cefotetan, Ceftizoxim Clindamycin[21]	Imipenem Chloramphenicol Doxycyclin
Clostridium tetani	Tetanus	Penicillin G[22] Vancomycin	Clindamycin	Doxycyclin
Clostridium difficile	Pseudomembranöse Kolitis	Metronidazol (oral)	Vancomycin (oral)	—
IV. GRAMNEGATIVE ERREGER				
Escherichia coli*	Harnwegsinfektion[23]	Trimethoprim-Sulfamethoxazol[18] Ciprofloxacin oder Ofloxacin Cephalosporin (G1)[2] Ampicillin + Aminoglykosid	Penicillin + Penicillinase-Inhibitor[24] Aminoglykosid	Aztreonam Nitrofluorantoin Doxycyclin
	andere Infektionen Bakteriämie	Ampicillin und Aminoglykosid Cephalosporin (G1)[2]	Aminoglykosid Penicillin + Penicillinase-Inhibitor[24] Aztreonam	Trimethoprim-Sulfamethoxazol Ciprofloxacin oder Ofloxacin
Enterobacter Spezies	Harnwegsinfektion[25] und andere Infektionen	Imipenem Aminoglykosid	Breitbandpenicillin[26]	Trimethoprim-Sulfamethoxazol Ciprofloxacin oder Ofloxacin
Proteus mirabilis*	Harnwegsinfektion[25] und andere Infektionen	Ampicillin oder Amoxicillin	Cephalosporin[2] Aminoglykosid	Ciprofloxacin oder Ofloxacin
Proteus, andere Spezies*	Harnwegsinfektion[25] und andere Infektionen	Aminoglykosid Cephalosporin (G3)[2]	Penicillin + β-Lactamase-Inhibitor[24]	Aztreonam Imipenem

*Pseudomonas aeruginosa**	Harnwegsinfektion[25]	Breitbandpenicillin[26] Ceftazidim Ciprofloxacin oder Ofloxacin	Aminoglykosid Aztreonam	Imipenem oder Meropenem
	Pneumonie[27] Bakteriämie[27]	Breitbandpenicillin[26] + Aminoglykosid	Ceftazidim[28] + Aminoglykosid Ciprofloxacin + Breitbandpenicillin[26] oder Aminoglykosid	Aztreonam + Aminoglykosid Imipenem + Aminoglykosid
*Klebsiella pneumoniae**	Harnwegsinfektion[25]	Cephalosporin[2]	Aminoglykosid Mezlocillin oder Piperacillin	Trimethoprim-Sulfamethoxazol Ciprofloxacin oder Ofloxacin
	Pneumonie	Cephalosporin[2] ± Aminoglykosid	Mezlocillin oder Piperacillin ± Aminoglykosid Aztreonam	Penicillin + Penicillinase-Inhibitor[24] Imipenem
*Salmonella**	Typhus (abdominalis) Paratyphus Bakteriämie	Ciprofloxacin oder Ofloxacin Ceftriaxon Trimethoprim-Sulfamethoxazol	Ampicillin[29]	Chloramphenicol
	akute Gastroenteritis	keine Therapie Norfloxacin oder Ciprofloxacin	keine Therapie oder Trimethoprim-Sulfamethoxazol	keine Therapie oder Ampicillin[29]
*Shigella**	akute Gastroenteritis	Ciprofloxacin oder Norfloxacin	Trimethoprim-Sulfamethoxazol	Ampicillin[29]
*Serratia**	Vielfalt an nosokomialen und opportunistischen Infektionen	Imipenem Cefoxitin, Cefotetan oder ein Cephalosporin (G3) Breitbandpenicillin[26] + Aminoglykosid	Aztreonam	Ticarcillin-Clavulanat oder Piperacillin-Tazobactam
*Acinetobacter**	verschiedene nosokomiale Infektionen	Imipenem Aminoglykosid	Cephalosporin (G3)[2]	Trimethoprim-Sulfamethoxazol

(Fortsetzung)

[20] Eine angemessene lokale Wundreinigung ist unbedingt notwendig.
[21] Clindamycin hemmt die Toxinproduktion, was von zusätzlichem Nutzen sein kann.
[22] 10-20 Millionen Einheiten Penicillin G täglich mit lokaler Wundreinigung und Tetanus-Immunglobulinen.
[23] Trimethoprim-Sulfamethoxazol, Chinolone und Harnwegs-Antiseptika sind bei akuten Harnwegsinfektionen, insbesondere Zystitis, bei Patienten ohne obstruktive Uropathie oder bei Patienten indiziert, bei denen die Erkrankung nicht chronisch ist. Diese Substanzen sind ebenfalls hilfreich bei einer chronischen Therapie bei Patienten mit rezidivierenden Harnwegsinfektionen. In einigen Gebieten sind 20-40% der ambulant erworbenen Escherichia coli-Infektionen gegen Ampicillin resistent.
[24] Amoxicillin-Clavulansäure, Ampicillin-Sulbactam, Ticarcillin-Clavulansäure oder Piperacillin-Tazobactam.
[25] Harnwegsinfektionen, die durch andere Mikroorganismen als E. coli verursacht werden, sind weniger häufig. Bevorzugt treten sie bei der Harnwegsobstruktion, bei einem Dauerkatheter oder bei aufeinanderfolgenden Infektionen mit Antibiotikabehandlung auf. Die Therapie muß individuell sein, sie ist aber häufig erfolglos, wenn nicht die zugrundeliegenden Ursachen beseitigt werden.
[26] Ticarcillin, Piperacillin, Mezlocillin oder Azlocillin.
[27] Obwohl eine Monotherapie mit einem gegen Pseudomonas wirksamen β-Lactam-Antibiotikum oder einem Aminoglykosid ausreichend für einige, durch Pseud. aeruginosa verusachten Infektionen sein kann, wird die Kombination zweier Antibiotika-Klassen bei ernsten Infektionen empfohlen, insbesondere bei Patienten mit Neutropenie oder Pneumonie.
[28] Zu den Cephalosporinen, die am wirkungsvollsten bei Infektionen durch Pseud. aeruginosa sind, gehören Ceftazidim und Cefoperazon. Im Verlauf der Therapie kann es allerdings zur Resistenz kommen.
[29] Viele Stämme sind inzwischen gegen Ampicillin resistent.

Tabelle 43.1 Aktueller Einsatz antimikrobieller Chemotherapeutika bei der Therapie von Infektionskrankheiten *(Fortsetzung)*

IV. GRAMNEGATIVE ERREGER *(Fortsetzung)*	INDIKATIONEN	REIHENFOLGE DER AUSWAHL		
		1. Wahl[1]	2. Wahl[1]	3. Wahl[1]
Haemophilus influenzae*	Otitis media Sinusitis Pneumonie	Trimethoprim-Sulfamethoxazol Amoxicillin-Clavulanat	Cefuroxim axetil Amoxicillin oder Ampicillin[29]	Ciprofloxacin Azithromycin
	Epiglottitis Meningitis	Ceftriaxon oder Cefotaxim Chloramphenicol	—	—
Haemophilus ducreyi	Ulcus molle	Ceftriaxon Trimethoprim-Sulfamethoxazol Erythromycin	Ciprofloxacin	Sulfonamid Doxycyclin
Brucella	Brucellose	Doxycylin + Gentamicin[31] Doxycyclin + Rifampicin Trimethoprim + Rifampicin	Trimethoprim-Sulfamethoxazol ± Gentamicin	Chloramphenicol
Yersinia pestis	Pest	Streptomycin[32] ± Tetracyclin	Doxycyclin Ciprofloxacin[33]	Chloramphenicol
Yersinia enterocolitica	Yersiniose	Trimethoprim-Sulfamethoxazol	Cephalosporin (G3)[2]	Ciprofloxacin oder Ofloxacin
	Sepsis	Aminoglykosid Chloramphenicol		
Francisella tularensis	Tularämie	Streptomycin oder Gentamicin	Doxycyclin	Chloramphenicol Ciprofloxacin
Pasteurella multocida	Wundinfektion (Tierbiß) Abszesse Bakteriämie Meningitis	Amoxicillin-Clavulansäure Penicillin G	Doxycyclin[3] Cephalosporin (G1) oder Ceftriaxon	—
Vibrio cholerae	Cholera	Doxycyclin Ciprofloxacin oder Ofloxacin	Trimethoprim-Sulfamethoxazol	Chloramphenicol
Flavobacterium meningosepticum	Meningitis	Vancomycin	Trimethoprim-Sulfamethoxazol	Rifampicin
Pseudomonas mallei	Rotz	Streptomycin + Tetracyclin	Streptomycin + Chloramphenicol	—
Pseudomonas pseudomallei	Melioidose	Ceftazidim oder Ceftriaxon Trimethoprim-Sulfamethoxazol	Imipenem Chloramphenicol	—

KAPITEL 43   ANTIBIOTIKA

Campylobacter jejuni*	Enteritis	Ciprofloxacin oder Ofloxacin	Erythromycin	Clindamycin Azithromycin oder Clarithromycin
Campylobacter fetus*	Bakteriämie Endokarditis	Gentamicin Ampicillin	Ceftriaxon Imipenem	Ciprofloxacin oder Ofloxacin
	Meningitis	Ampicillin	Ceftriaxon	Chloramphenicol
Fusobacterium nucleatum	ulzerierende Pharyngitis Lungenabszeß, Empyem Genitalinfektionen Gengivitis	Penicillin G Clindamycin	Metronidazol Cephalosporin (G1)²	Erythromycin Doxycyclin Chloramphenicol Cefoxitin
Calymmatobacterium granulomatis	Inguinalgranulom	Doxycyclin	Trimethoprim-Sulfamethoxazol	–
Streptobacillus moniliformis	Bakteriämie Arthritis Endokarditis Abszesse	Penicillin G	Streptomycin Doxycyclin	Erythromycin Chloramphenicol
Legionella pneumophila	Legionärskrankheit	Erythromycin ± Rifampicin	Ciprofloxacin Azithromycin oder Clarithromycin	Trimethoprim-Sulfamethoxazol
V. SÄURE-FESTE ERREGER				
Mycobacterium avium-intracellulare	disseminierte Erkrankungen bei Aids	Clarithromycin + Ethambutol ± Clofazimin ± Ciprofloxacin	Rifabutin	Amikacin Rifampicin
*Mycobacterium tuberculosis*³⁴	pulmonale, miliare, renale, meningeale und andere tuberkulöse Infektionen	Isoniazid + Rifampicin + Pyrazinamid + Ethambutol	Isoniazid + Rifampicin + Ethambutol	Rifampicin + Ethambutol ± Streptomycin
Mycobacterium leprae	Lepra	Dapson + Rifampicin	Clofazimin Ofloxacin	–
VI. SPIROCHÄTEN				
Treponema pallidum	Syphilis	Penicillin G	Ceftriaxon	Doxycyclin
Treponema pertenue	Frambösie	Penicillin G Streptomycin	Doxycyclin	–

(Fortsetzung)

³⁰ Für die Behandlung der Meningitis mit Ampicillin-Sulbactam liegen nur begrenzt Erfahrungen vor.
³¹ In den ersten fünf Tagen der Therapie ergänzend Gentamicin.
³² Die Wirksamkeit von Gentamicin ist in vitro nachgewiesen und in vivo wahrscheinlich.
³³ Die Wirksamkeit in vitro ist gut.
³⁴ Der Gebrauch von Tuberkulostatika ist ein komplexer Bereich und wird in Kapitel 48 besprochen. Wenn eine Mehrfachresistenz von M. tuberculosis vermutet wird, sollte die initiale Therapie die Behandlung mit Pyrazinamid + Ciprofloxacin (oder Ofloxacin) + Amikacin beinhalten.

Tabelle 43.1 Aktueller Einsatz antimikrobieller Chemotherapeutika bei der Therapie von Infektionskrankheiten *(Fortsetzung)*

	INDIKATIONEN	REIHENFOLGE DER AUSWAHL		
		1. Wahl	2. Wahl[1]	3. Wahl[1]
VI. SPIROCHÄTEN *(Fortsetzung)*				
Borrelia burgdorferi (Lyme disease)	Erythema chronicum migrans – Haut	Doxycyclin	Amoxicillin	Ceftriaxon Azithromycin oder Clarithromycin
	Stadium 2: neurologische Symptome, kardiale Symptome, Arthritis	Ceftriaxon	Penicillin G	Tetracyclin
Borrelia recurrentis	Rückfallfieber	Doxycyclin	Erythromycin	Penicillin G
Leptospira	Morbus Weil Meningitis	Penicillin G[9]	Doxycyclin[35]	–
VII. ACTINOMYCETEN				
Actinomyces israelii	zervikofaziale, abdominale, thorakale und andere Läsionen	Penicillin G[9] Ampicillin	Doxycyclin	Erythromycin
Nocardia asteroides*	pulmonale Läsionen Hirnabszeß Läsionen anderer Organe	Trimethoprim-Sulfamethoxazol Sulfonamid	Minocyclin ± Sulfonamid	Imipenem Amikacin Amoxicillin-Clavulanat Ceftriaxon
VIII. ANDERE ERREGER				
Ureaplasma urealyticum	unspezifische Urethritis	Doxycyclin[36]	Erythromycin	–
Mycoplasma pneumoniae	Atypische Pneumonie	Erythromycin Doxycyclin	Azithrombin oder Clarithromycin	–
Rickettsia	Fleckfieber Murines Fleckfieber Brill-Krankheit Felsengebirgsfleckfieber Q-Fieber Pockenfleckfieber	Doxycyclin	Chloramphenicol	–
Chlamydia psittaci	Psittakose (Ornithose)	Doxycyclin	Chloramphenicol	–
Chlamydia trachomatis	Lymphogranuloma venereum	Docycyclin	Erythromycin Azithrombin Sulfonamid	–
	Trachom	Docycyclin[37]	Erythromycin Azithromycin	Sulfonamid

KAPITEL 43 ANTIBIOTIKA   1063

Chlamydia trachomatis	Einschlußkonjunktivitis (Blennorrhoea)	Doxycyclin	Erythromycin Azithromycin	Sulfonamid
	unspezifische Urethritis Zervizitis	Doxycyclin	Erythromycin Azithromycin	Sulfonamid
Chlamydia pneumoniae	Pneumonie	Doxycyclin	Erythromycin Azithromycin oder Clarithromycin	–
Pneumocystis carinii	Pneumonie bei Abwehrschwäche — leichte oder mittelschwere Infektion[38]	Trimethoprim-Sulfamethoxazol	Trimethoprim-Dapson Clindamycin-Primaquin	Atovaquon
	mittelschwere[39] oder schwere Infektion	Trimethoprim-Sulfamethoxazol	Pentamidin Clindamycin-Primaquin	Trimetrexat
IX. PILZE				
Candida Spezies	dermale oder vaginale Candidose	Ketoconazol oder Fluconazol Nystatin[40]	Itraconazol	–
	Mundsoor	Ketoconazol oder Fluconazol Clotrimazol[40] Nystatin[40]	Itraconazol	–
	tiefe Infektionen	Amphotericin B ± Flucytosin Fluconazol	–	–
Coccidioides immitis	disseminierte Infektion (ohne Beteiligung der Meningen)	Amphotericin B	Fluconazol oder Itraconazol	–
	Meningitis	Amphotericin B[41] Fluconazol	Itraconazol	–
Histoplasma capsulatum	chronische pulmonale Erkrankung	Ketoconazol oder Itraconazol	Amphotericin B	Fluconazol
	disseminierte Infektion	Amphotericin B	Itraconazol	–
Blastomyces dermatitidis	alle	Ketoconazol oder Itraconazol	Amphotericin B	–
Paracoccidioides brasiliensis	alle	Ketoconazol oder Itraconazol	Amphotericin B gefolgt von einem Sulfonamid	–
Sporothrix schenckii	kutan	Iodid	Itraconazol	–
	extrakutan	Amphotericin B	Itraconazol	–

(Fortsetzung)

[35] Manche Ärzte bevorzugen Tetracycline vor Penicillin G als Mittel der 1. Wahl.
[36] 6–10% der Ureaplasma-Bakterien sind resistent gegen Tetracycline.
[37] Ein Tetracyclin kann alleine oral gegeben werden, oder es wird lokal in den Bindehautsack appliziert bei gleichzeitiger oraler Gabe eines Sulfonamids.
[38] Leicht oder mäßig erkrankte Patienten (z.B. arterieller P_{O_2} > 60 mm Hg bei Raumluft) können oral therapiert werden.
[39] Patienten mit mittelschwerer Infektion (arterieller P_{O_2} < 60 mm Hg) sollten parenteral behandelt werden. Die zusätzliche Behandlung mit Glukokortikoiden wird ebenfalls empfohlen.
[40] Topische Anwendung.
[41] Systemisch und intrathekal.

Tabelle 43.1 Aktueller Einsatz antimikrobieller Chemotherapeutika bei der Therapie von Infektionskrankheiten *(Fortsetzung)*

	INDIKATIONEN	REIHENFOLGE DER AUSWAHL		
		1. Wahl	2. Wahl[1]	3. Wahl[1]
IX. PILZE *(Fortsetzung)*				
Aspergillus Spezies	invasiv	Amphotericin B	Itraconazol	Liposomales Amphotericin B
Mucormycosis-Substanzen	alle	Amphotericin B	–	–
Cryptococcus neoformans	pulmonal	keines oder Amphotericin B	–	–
	Meningitis	Amphotericin B ± Flucytosin Fluconazol	–	–
X. VIREN (AUSSER HIV)				
Herpes-simplex Virus (HSV)	Genitalerkrankung	Aciclovir	–	–
	Keratokonjunktivitis	Trifluridin	Aciclovir	Idoxuridin
	Enzephalitis	Aciclovir	–	–
	neonatale HSV	Aciclovir	–	–
	mukokutane HSV bei Abwehrschwäche	Aciclovir	Foscarnet[42]	–
*Varicella-Zoster-*Virus	Herpes zoster oder Varizellen bei Abwehrschwäche, Schwangerschaft	Aciclovir	Foscarnet[42,43]	–
	Varizellen oder Herpes zoster	keine Therapie	Aciclovir	Famciclovir
Cytomegalovirus (CMV)	Retinitis bei Patienten mit Aids	Ganciclovir	Foscarnet	–
Influenza A	Influenza	Amantadin	Rimantadin	–
Respiratory syncytial virus (RS)	Pneumonie und Bronchiolitis im Säuglingsalter	Ribavirin (Aerosol)	–	–
Papillomavirus	Genitalpapillom	Interferon alfa	–	–

[42] Gegen aciclovirresistente Stämme
[43] Unbedenklichkeit in der Schwangerschaft nicht sicher nachgewiesen.

deten Tests sind der Plattendiffusionstest und der Reihenverdünnungstest.

Die Plattendiffusions-Methode ist einfach durchzuführen und relativ preiswert. Sie liefert nur qualitative oder semiqualitative Informationen über die Empfindlichkeit eines bestimmten Mikroorganismus gegenüber einem bestimmten Antibiotikum. Bei dem Test werden kommerziell erhältliche Filterpapierscheibchen, die mit spezifischen Mengen des Arzneimittels imprägniert sind, zur direkten Diffusion auf Agar-Platten gelegt, die mit einer Kultur des Mikroorganismus geimpft sind. Nach einer Inkubationszeit von 18-24 Stunden wird als Maß für die Wirksamkeit der Substanz gegenüber dem Teststamm die Größe der Hemmzone um die aufgetragene Testlösung bestimmt. Die Empfindlichkeitsstandards variieren für jeden Mikroorganismus. Sie basieren auf der Arzneimittelkonzentrationen der Arzneimittel, die zuverlässig im Plasma erreicht werden können, ohne beim Patienten toxische Wirkungen hervorzurufen. Obwohl als Standard für diesen Test sicher erreichbare und tolerable Konzentrationen des Antibiotikums im Plasma gewählt werden, entspricht dies nicht immer der Konzentration am Infektionsort. Es gibt einige nennenswerte Ausnahmen, bei denen der Plattendiffusionstest die therapeutische Wirksamkeit nicht genau voraussagen kann: (1) methicillinresistente Staph. aureus, die gegenüber Cephalosporinen empfindlich erscheinen können, (2) Enterokokken, die gegenüber Cephalosporinen und Trimethoprim-Sulfamethoxazol empfindlich erscheinen können und (3) *Shigella* Spezies, die gegenüber Cephalosporinen empfindlich erscheinen können. Diese Arzneimittel haben sich jedoch als klinisch nicht ausreichend wirksam in der Behandlung solcher Infektionen erwiesen.

Beim Reihenverdünnungstest werden die Antibiotika in verschiedenen Konzentrationen, die durch Verdünnungsreihen hergestellt wurden, in festen Agar oder in Flüssigkeit (Bouillon) gegeben. Diese sind mit Kulturen des zu testenden Mikroorganismus geimpft. Die niedrigste Konzentration der Substanz, die ein sichtbares Wachstum nach einer Inkubationszeit von 18-24 Stunden hemmt, ist die minimale Hemmkonzentration (MHK). Die niedrigste Konzentration, die zu einer 99,9%igen Abnahme der Bakterienzahl führt, wird als minimale bakterizide Konzentration (MBK) bezeichnet. Die Größe MBK ist als klinischer Test bisher nicht eingeführt. Sie kann jedoch in bestimmten Fällen sehr nützlich sein, in denen genaue Informationen über die bakterizide Wirkung einer antimikrobiellen Substanz für die Auswahl entscheidend sind, wie beispielsweise in der Therapie der Endokarditis.

Pharmakokinetische Faktoren Die Kenntnis über die *in vitro* Wirksamkeit eines Antibiotikums gegen einen bestimmten Mikroorganismus ist nicht der einzige Faktor, der berücksichtigt werden muß. Für eine erfolgreiche Therapie muß eine ausreichende antibakterielle Wirsamkeit am Infektionsort erreicht und gleichzeitig aber eine signifikante Toxizität beim Patienten vermieden werden. Es sind verschiedene pharmakokinetische Faktoren und Besonderheiten des Patienten zu berücksichtigen.

Die Wahl des Antibiotikums und die Applikationsart werden in hohem Maß von dem Ort der Infektion bestimmt. Die minimale Arzneimittelkonzentration, die an der infizierten Stelle erreicht wird, sollte ungefähr der minimalen Hemmkonzentration entsprechen. Es ist jedoch in den meisten Fällen ratsam, ein Mehrfaches dieser Konzentration zu erreichen. Allerdings gibt es Hinweise, daß bereits subinhibitorische Konzentrationen der Antibiotika die Phagozytoserate erhöhen (Yourtee and Root,

1984) und daher antibakteriell wirksam sein können. Zwar läßt sich mit diesen und ähnlichen Beobachtungen erklären, warum manche Infektionen geheilt werden, obwohl keine inhibitorischen Konzentrationen erreicht werden. Trotzdem sollte es das Ziel einer antimikrobiellen Therapie sein, während des Behandlungsintervalls ausreichend hohe antimikrobielle Arzneimittelkonzentrationen am Infektionsort zu erreichen. Dies kann nur erreicht werden, wenn die in Kapitel 1 und 2 dargestellten pharmakokinetischen und pharmakodynamischen Prinzipien angewendet werden.

Die Erreichbarkeit des Infektionsortes für das Antibiotikum hängt von mehreren Faktoren ab. Besteht eine Infektion des Liquor cerebrospinalis (Liquor), muß das Arzneimittel die Blut-Hirn-Schranke überwinden. Viele antimikrobielle Chemotherapeutika, die beim physiologischen pH-Wert polar sind, können dies nur unzureichend. Manche Chemotherapeutika, wie z.B. Penicillin G, werden aktiv von einem Anionen-Transportsystem aus dem Liquor in den Plexus choroideus transportiert. Die Konzentrationen der Penicilline und Cephalosporine im Liquor betragen gewöhnlich nur 0,5 -5% der Steady-state-Konzentrationen, die gleichzeitig im Plasma bestimmt werden. Während einer aktiven bakteriellen Infektion wird jedoch die Integrität der Blut-Hirn-Schranke beeinträchtigt; in cerebralen Kapillaren öffnen sich *tight junctions* und führen zu einer deutlichen Zunahme der Penetration sogar polarer Substanzen (Quagliarello et al., 1986). Mit Rückgang der Infektion und der entzündlichen Prozesse wird die ursprüngliche Penetrationsfähigkeit wieder erreicht. Da dies auch geschehen kann, während noch lebensfähige Mikroorganismen im Liquor oder Hirngewebe persistieren, sollte auch bei klinischer Besserung des Zustandes die Antibiotikadosierung nicht reduziert werden, bis angenommen oder nachgewiesen ist, daß der Liquor steril ist.

Die Penetration von Arzneimitteln in infizierte Gebiete ist beinahe immer von passiver Diffusion abhängig. Die Penetrationsrate ist folglich proportional zur Konzentration an freier Substanz in Plasma und Extrazellulärflüssigkeit. Arzneimittel mit einer hohen Proteinbindung können demzufolge nicht in demselben Maße penetrieren wie weniger proteingebundene Substanzen und können daher auch eine reduzierte Wirksamkeit haben, da nur die ungebundene Fraktion antimikrobiell wirksam ist.

Pragmatischerweise sollte versucht werden, die antibakterielle Aktivität am Infektionsort über den Großteil des Dosierungsintervalls aufrecht zu erhalten. Kontroversen bestehen bei der Frage, ob die therapeutische Wirkung, die durch eine relativ konstante antibakterielle Aktivität erreicht wird, größer ist als die Wirkung, die durch hohe Peak-Konzentrationen mit darauffolgenden Perioden subinhibitorischer Aktivität erzielt wird. Zu einem bestimmten Teil hängt dies davon ab, ob ein Arzneimittel das bakterielle Wachstum konzentrations- oder zeitabhängig hemmt. Während beispielsweise die Aktivität der ß-Lactam-Antibiotika primär zeitabhängig ist, ist die Wirksamkeit der Aminoglykoside konzentrationsabhängig. Die Wirksamkeit kann ebenfalls vom spezifischen Organismus und dem Infektionsort abhängen. Studien bei Tieren mit Meningitis lassen vermuten, daß eine periodische Dosierung (= mit Unterbrechungen) der ß-Lactam-Antibiotika wirksamer sein könnte als das Aufrechterhalten eines Dauerwirkspiegels (gleiche Wirksamkeit bei weniger Arzneimittel) (Täuber et al., 1989). Bei anderen experimentellen Infektionen scheint dagegen eine konstante Wirkung effektiver zu sein. Experimentelle Daten zeigen, daß Aminoglykoside bei einer hohen Einzeldosis pro Tag ebenso wirksam und weniger toxisch sind, als bei mehrfacher täglicher Gabe von geringen Einzeldosen (Kapusnik et al., 1988; Wood et al., 1988; Gilbert, 1991). Patientenstudien lassen ebenfalls vermuten, daß eine kontinuierliche Gabe der Aminoglykoside (mehrere Einzeldosen pro Tag) unnötige Toxizität verusachen kann.

Die Kenntnis des individuellen Status des Patienten bezüglich der Eliminationsmechanismen von Antibiotika ist ebenfalls unbedingt erforderlich. Dies gilt insbesondere, wenn zu hohe Plasma- oder Gewebekonzentrationen des Arzneimittels ernsthafte toxische Wirkungen hervorrufen können. Die meisten antimikrobiellen Chemotherapeutika und ihre Metaboliten werden primär über die Nieren ausgeschieden. Spezifische Nomogramme erleichtern die Dosierungsanpassung vieler Substanzen bei Patienten mit Niereninsuffizienz. Diese werden im folgenden bei den einzelnen Arzneimitteln und im Apppendix II besprochen. Bei Patienten mit eingeschränkter Nierenfunktion muß die Behandlung mit Aminoglykosiden, Vancomycin oder Flucytosin unter größter Vorsicht erfolgen, da diese Arzneimittel ausschließlich renal eliminiert werden und ihre Toxizität offenbar eng mit den Konzentrationen in Plasma und Gewebe korreliert. Da die Toxizität zudem bei bestimmten Chemotherapeutika insbesondere die Nieren betrifft, kann bei mangelnder Vorsicht in solchen Fällen ein Circulus vitiosus entstehen.

Bei Arzneimitteln, die über die Leber metabolisiert oder ausgeschieden werden (Erythromycin, Chloramphenicol, Metronidazol, Clindamycin), muß bei Patienten mit eingeschränkter Leberfunktion die Dosierung reduziert werden. Rifampicin und Isoniazid haben ebenfalls eine verlängerte Eliminationshalbwertszeit in Patienten mit Leberzirrhose. Beim Vorliegen einer Infektion im Gallengangsystem können eine hepatische Erkrankung oder eine Gallenwegsobstruktion den Zugang des Antibiotikums zum Infektionsort reduzieren. Dies konnte für Ampicillin und andere Arzneimittel gezeigt werden, die normalerweise über die Galle ausgeschieden werden.

Applikationsart Die Diskussion über die Wahl der Applikationsform aus Kapitel 1 gilt selbstverständlich auch für antimikrobielle Chemotherapeutika. Wo immer möglich wird die orale Gabe vorgezogen. Die parenterale Gabe von Antibiotika wird gewöhnlich bei schwer erkrankten Patienten empfohlen, bei denen vorhersagbare Arzneimittelkonzentrationen sicher erreicht werden müssen. Spezifische Faktoren, die die Wahl der Applikationsform einzelner Wirkstoffe bestimmen, werden in den folgenden Kapiteln über die einzelnen Substanzgruppen vorgestellt.

Wirtsfaktoren Angeborene Faktoren des Patienten, die ohne Bezug zu der Infektionskrankheit erscheinen, sind häufig die entscheidendsten Faktoren nicht nur für den Typ, sondern auch für die Dosierung, Applikationsart, Risiko und Natur unerwünschter Wirkungen und die therapeutische Wirksamkeit eines antimikrobiellen Wirkstoffs.

Körpereigene Abwehrmechanismen Ein kritischer Faktor für die therapeutische Wirksamkeit einer antimikrobiellen Substanz ist der funktionale Zustand der Körperabwehr des Wirts. Wichtig sind sowohl die humorale als auch die zelluläre Immunität. Abnormalitäten bei Typ bzw. Qualität und Quantität von Immunglobulinen, Veränderungen im zellulären Immunsystem oder qualitative oder quantitative Defekte in Phagozytose-Zellen können zu einem therapeutischen Wirkverlust ansonsten geeigneter Arzneimittel führen. Bei einem immunkompetenten Patienten wird eine erfolgreiche Therapie der Infektionskrankheit schon dadurch erreicht, daß die Vermehrung des Mikroorganismus verhindert wird (bakteriostatischer Effekt). Wenn die körpereigene Abwehr eingeschränkt ist, kann dies unzureichend sein. In diesen Fällen sind schnell wirksame, bakterizide Antibiotika zur Heilung notwendig. Beispiele dafür sind: die bakterielle Endokarditis, bei der phagozytierende Zellen vom Infektionsort ausgeschlossen sind; die bakterielle Meningitis, bei der Phagozytose-Zellen durch das Fehlen von Opsoninen am Infektionsort wirkungslos sind; gestreute bakterielle Infektionen bei Patienten mit Neutropenie, bei denen die Zahl phagozytierender Zellen reduziert ist. Patienten mit erworbenem Immundefektsyndrom (Aids) haben eine eingeschränkte zelluläre Immunantwort, und die Therapie verschiedener opportunistischer Infektionen ist in der Regel supprimierend, aber nicht heilend. So reagieren die meisten Aidspatienten mit einer durch *Salmonella* hervorgerufenen Bakteriämie zwar auf eine konventionelle Therapie, die Infektion flammt jedoch sogar nach einer intensivierten, verlängerten Behandlung zumeist wieder auf (Jacobson et al., 1989).

Lokale Faktoren Die erfolgreiche Behandlung einer Infektion mit Antibiotika setzt ein Verständnis darüber voraus, wie lokale Faktoren am Infektionsort die antimikrobielle Wirksamkeit des Arzneimittels beeinflussen. Eiter, der aus Phagozyten, Zelltrümmern, Fibrin und Protein besteht, bindet Aminoglykoside und Vancomycin, was zu einer Verminderung deren antimikrobieller Wirksamkeit führt (Bryant, 1987). Eine starke Anreicherung von Hämoglobin in infizierten Hämatomen kann Penicilline und Tetracycline binden, wodurch die Wirksamkeit dieser Arzneimittel reduziert wird (Craig and Kunin, 1976). Der pH-Wert in Abszesshöhlen und anderen abgegrenzten Infektionsorten (Pleuraspalt, Liquor cerebrospinalis und Urin) ist normalerweise niedrig, was zu einem deutlichen Verlust der Wirksamkeit von Aminoglykosiden, Erythromycin und Clindamycin führt (Strausbaugh and Sande, 1978). Dagegen sind manche

Chemotherapeutika wie Chlortetracycline, Nitrofurantoin und Methenamin in saurer Umgebung sogar stärker wirksam. Die anaeroben Bedingungen, die in Abszeßhöhlen vorliegen, können ebenfalls die Wirksamkeit von Aminoglykosiden verringern (Verklin and Mandell, 1977). Die Penetration antimikrobieller Chemotherapeutika in infizierte Gebiete wie beispielsweise Abszeßhöhlen ist durch eine verminderte vaskuläre Versorgung eingeschränkt. Die erfolgreiche Behandlung von Abszessen erfordert gewöhnlich eine Drainage.

Das Vorhandensein eines Fremdkörpers in der Infektionsstelle reduziert deutlich den Erfolg einer antimikrobiellen Therapie. Dieser Faktor hat im Zeitalter von künstlichen Herzklappen, künstlichen Gelenken, Schrittmachern, Gefäßprothesen und Shunts im Gefäßsystem und im zentralen Nervensystem (ZNS) eine große Bedeutung erlangt. Die Prothesen werden offenbar von phagozytierenden Zellen als Fremdkörper erkannt. Beim Versuch, diese zu phagozytieren und zu zerstören, kommt es zur Degranulation. Dies führt zur Verarmung intrazellulärer bakterizider Substanzen, und die Phagozyten sind beim Abtöten bakterieller Pathogene dann relativ ineffizient. Tatsächlich können Mikroben, geschützt vor den meisten antimikrobiellen Substanzen, sogar innerhalb von Phagozyten vorkommen (Zimmerli et al., 1984). Die Mikroben können sich zudem mit Hilfe eines Glykokalyx-Substrats an Fremdkörpern befestigen. Eingebettet in dieses Substrat sind die Mikroorganismen relativ resistent gegenüber den meisten antimikrobiellen Substanzen. Kennzeichnend für Infektionen, die mit Fremdkörpern assoziiert sind, sind häufige Rückfälle und Therapieresistenz sogar unter einer langfristigen und hochdosierten Antibiotikatherapie. Eine erfolgreiche Behandlung ist gewöhnlich nur durch Entfernen des Fremdkörpers möglich.

Infektiöse Substanzen, die sich innerhalb phagozytierender Zellen befinden (intrazelluläre Parasiten), sind ebenfalls relativ resistent gegen antimikrobielle Substanzen, da viele dieser Arzneimittel diese Zellen nur mangelhaft penetrieren. Dieses Problem kann bei Infektionen mit *Salmonella*, *Brucella*, *Toxoplasma*, *Listeria*, *M. tuberculosis* und, in manchen Fällen, sogar bei Infektionen durch *Staph. aureus* auftreten. Rifampicin und Fluorochinolone können diese Zellen gut penetrieren und viele intraleukozytische Mikroben abtöten.

Alter Das Alter des Patienten ist ein wichtiger Faktor für die pharmakokinetischen Eigenschaften der antimikrobiellen Substanzen (siehe Kapitel 1). Die Ausscheidungsmechanismen, insbesondere die renale Exkretion und die hepatische Biotransformation sind bei Neugeborenen, insbesondere Frühgeburten noch mangelhaft entwickelt. Wird es versäumt, die Therapie an diese Besonderheiten anzupassen, kann dies verheerende Konsequenzen haben (siehe z.B. Diskussion des Grey-Syndroms verursacht durch Chloramphenicol in Kapitel 47). Auch bei älteren Patienten können die Kreatin-Clearance und der Arzneimittelmetabolismus vermindert sein. Ebenso sind ältere Patienten besonders empfindlich gegenüber den ototoxischen Wirkungen der Aminoglykoside.

Die Wachstumsphasen können ebenso die Art der unerwünschten Wirkung eines Arzneimittels bestimmen. Tetracycline binden verstärkt an im Wachstum befindliche Zähne und Knochen. Ihre Gabe bei jungen Kindern kann zu einer Verzögerung des Knochenwachstums und Verfärbung oder Hyperplasie des Zahnschmelzes führen. Fluorochinolone reichern sich im Knorpel im Wachstum befindlicher Knochen an und stören deren normale Entwicklung. Die Gabe von Sulfonamiden bei neugeborenen Säuglingen kann zu einem Kernikterus führen, da diese Antibiotika mit Bilirubin um die Bindungsstelle an den Plasmaproteinen konkurrieren. Magensäuremangel bei jungen Kindern oder älteren Patienten (aber auch eine antazide Therapie) kann die Resorption oral verabreichter Antibiotika verändern (z.B. erhöhte Penicillin-G-Resorption und verminderte Aufnahme von Ketoconazol).

Genetische Faktoren Bei der Verordnung von Antibiotika müssen genetische oder metabolische Abnormalitäten berücksichtigt werden. Eine Reihe von Chemotherapeutika, darunter Sulfonamide, Nitrofurantoin, Chloramphenicol und Nalidixinsäure können z.B. bei Patienten mit Glucose-6-phosphat-Dehydrogenase-Mangel eine akute Hämolyse verursachen. Obwohl bei Afrikanern oder Afro-Amerikanern am stärksten verbreitet, ist dieser Defekt gelegentlich auch bei Kaukasiern gefunden worden. Weiterhin können bei sogenannten schnellen Acetylierern (ca. 15% der kaukasischen Bevölkerung) bei „normalen" Isoniaziddosen suboptimale Plasmakonzentrationen auftreten.

Schwangerschaft In der Schwangerschaft besteht ein erhöhtes Risiko für Mutter und Kind, auf manche antimikrobiellen Substanzen zu reagieren. So war bei Streptomycingabe in der Schwangerschaft ein Hörverlust bei den Neugeborenen nachzuweisen. Tetracycline können sowohl Knochen und Zähne des Fötus beeinflussen als auch toxische Wirkungen bei der Schwangeren hervorrufen. Die Gabe dieser Substanzen bei Schwangeren kann zu letaler Fettgewebsnekrose der Leber, Pankreatitis und assoziierten renalen Schädigungen führen. Die Schwangerschaft kann ferner die Pharmakokinetik verschiedener Antibiotika beeinflussen.

Während der Laktationsperiode können Antibiotika von der Mutter auf das Kind übergehen. Sowohl Nalidixinsäure als auch Sulfonamide in der Muttermilch bei Kindern, die einen Glucose-6-phosphat-Dehydrogenase-Mangel aufweisen, eine Hämolyse auslösen. Außerdem können Sulfonamide, sogar in den geringen Mengen, die über die Muttermilch weitergegeben werden, beim Säugling einen Kernikterus auslösen (Vorherr, 1974).

Arzneimittelallergie Antibiotika, insbesondere die ß-Lactamderivate und ihre Abbauprodukte sind dafür bekannt, daß sie allergische Reaktionen provozieren. Patienten mit einer Anamnese bezüglich einer atopischen Allergie scheinen besonders anfällig für die Entwicklung solcher Reaktionen zu sein. Die Sulfonamide, Trimethoprim, Nitrofurantoin und Erythromycin werden ebenfalls mit hypersensitiven Reaktionen, insbesondere Exanthem in Verbindung gebracht. Bestimmte virale Infektionen, insbesondere solche, die durch den Epstein-Barr-Virus (Mononukleose) hervorgerufen werden, erhöhen bei Gabe von Ampicillin und Amoxicillin dramatisch die Häufigkeit von Exanthemen. Dieses sind jedoch keine genuinen „allergischen" Reaktionen (IgE-vermittelt), sondern sogenannte Pseudoallergische Reaktionen. Wird die Gabe eines Penicillins erwogen, sind eine Anamnese von Anaphylaxie oder Urtikaria und Larynxödem Ausschlußkriterien. Einzige Ausnahme sind extreme, lebensbedrohliche Situationen. Hauttests, insbesondere der Penicilline können in der Vorhersage allergischer Reaktionen wertvoll sein (siehe Kapitel 45). Antimikrobielle Chemotherapeutika und andere Arzneimittel können Arzneifieber auslösen, das als Zeichen einer fortgesetzten Infektion mißverstanden werden kann.

Erkrankungen des Nervensystems Patienten mit Erkrankungen des Nervensystems, die eine Prädisposition für Krampfanfälle beinhalten, haben unter hohen Dosen Penicillin

G ein erhöhtes Risiko für lokalisierte oder generalisierte Krampfanfälle. Die Neurotoxizität von Penicillin und anderen ß-Lactam-Antibiotika korreliert mit hohen Arzneimittelkonzentrationen im Liquor cerebrospinalis und tritt normalerweise bei Patienten mit Niereninsuffizienz auf, die mit hohen Dosen dieser Arzneimittel behandelt werden. Die Abnahme der renalen Funktion führt über zwei Mechanismen zu steigenden Penicillinkonzentrationen im Liquor cerebrospinalis: Zum einen wird die renale Elimination der Penicilline aus dem Plasma reduziert, was einen höheren Konzentrationsgradienten für die passive Diffusion in den Liquor cerebrospinalis zur Folge hat, zum anderen werden organische Säuren in der Urämie akkumuliert, die das Transportsystem in den Plexus choroideus kompetitiv hemmen. Über dieses Transportsystem werden Penicillin und andere organische Säuren aus dem Liquor cerebrospinalis entfernt. Patienten mit Myasthenia gravis oder anderen neuromuskulären Erkrankungen sind anfällig für die neuromuskulär blockierende Wirkung der Aminoglykoside, Polymyxine und Colistin. Dieses betrifft auch Patienten, die sich einer Vollnarkose mit Muskelrelaxantien unterziehen.

Antibiotika-Kombinationstherapie

Die gleichzeitige Gabe zweier oder mehr antimikrobieller Chemotherapeutika wird in bestimmten Situationen empfohlen (Tabelle 43.1). Die Auswahl einer geeigneten Kombination setzt das Verständnis von Interaktionen zwischen Antibiotika voraus. Solche Wechselwirkungen können sowohl für den Mikroorganismus als auch für den Wirt Konsequenzen haben. Da die verschiedenen Antibiotikaklassen unterschiedliche Wirkungen auf die Mikroorganismen ausüben, hat ein Arzneimittel die Möglichkeit, entweder die Wirkung der zweiten Substanz zu verstärken oder zu hemmen. Genauso können Arzneimittelkombinationen, die einzeln zur Behandlung einer Infektion sinnvoll eingesetzt werden könnten, additive oder supraadditive toxische Wirkungen beim Patienten hervorrufen. So hat beispielsweise Vancomycin ebenso wie Tobramycin bei alleiniger Gabe eine minimale nephrotoxische Wirkung. Werden die beiden Substanzen jedoch als Kombination verabreicht, können sie eine deutliche Verminderung der Nierenfunktion verursachen (Farber and Moellering, 1983).

Methoden zur Testung der antimikrobiellen Wirkung von Arzneimittelkombinationen Um die therapeutische Wirksamkeit von Antibiotikakombinationen vorauszusagen, wurden Methoden entwickelt, um die quantitative Wirkung auf das bakterielle Wachstum *in vitro* zu bestimmen. Zwei unterschiedliche Methoden werden dafür genutzt. Bei der einen Methode werden Zweifach-Verdünnungsreihen der Antibiotika in Flüssigmedium mit einer standardisierten Anzahl der Test-Mikroorganismen in einem schachbrettartigen System geimpft, so daß eine große Zahl unterschiedlicher Antibiotikakonzentrationen in unterschiedlichen Verhältnissen zueinander gleichzeitig getestet werden können (Abb. 43.2). Die Hemmung des bakteriellen Wachstums wird nach einer Inkubationszeit von 18 Stunden quantifiziert. Bei diesem Test wird untersucht, ob die minimale Hemmkonzentraktion (MHK) der einen Substanz in An-

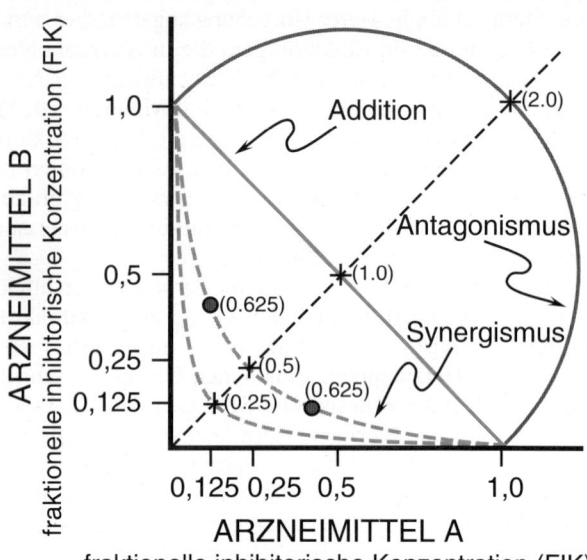

Abbildung 43.2 Der Effekt der Kombination zweier Antibiotika auf die Hemmung des bakteriellen Wachstums. Der Effekt wird ausgedrückt als Isobole und fraktionelle inhibitorische Konzentrations-Indizes (FIK-Index). Der FIK-Index entspricht der Summe der FIK-Werte der einzelnen Arzneimittel:

$$FIK_{index} = \frac{(MHK\ von\ A\ mit\ B)}{(MHK\ von\ A\ allein)} + \frac{(MHK\ von\ B\ mit\ A)}{(MHK\ von\ B\ allein)}$$

Punkte auf der konkaven Isobolen (FIK$_{index}$ < 1) weisen auf eine synergistische Interaktion zwischen den beiden Substanzen hin. Punkte auf der konvexen Isobolen (FIK$_{index}$ > 11) repräsentieren eine antagonistische Wirkung. Die Art der Interaktion läßt sich durch Testung der Kombinationen nachweisen, die auf der schwarzen unterbrochenen Linie (gekennzeichnet mit +) liegen. Weitere Erklärungen siehe Text.

wesenheit der anderen Substanz reduziert wird, unverändert bleibt oder sich erhöht. Als Synergismus gilt, wenn das Wachstum der Mikroorganismen durch Konzentrationen der Antibiotika gehemmt wird, die geringer oder gleich 25% der MHK der Einzelsubstanzen sind. Dies impliziert, daß das eine Arzneimittel den Mikroorganismus so verändert, daß er für die inhibitorische Wirkung der anderen Substanz empfindlicher wird. Wird zur Wachstumshemmung von beiden Substanzen die halbe Hemmkonzentration (MHK) benötigt, wird dies als additiver Effekt bezeichnet (fraktionelle inhibitorische Konzentration [FIK]-Index = 1; siehe Abb. 43.2). Dies läßt darauf schließen, daß die beiden Substanzen unabhängig voneinander wirken. Wird mehr als die halbe MHK jeder Substanz für die inhibitorische Wirkung benötigt, werden die Substanzen als antagonistisch bezeichnet (FIK-Index > 1). Wurden diverse Substanzkonzentration in entsprechenden Verhältnissen wie z.B. im Schachbrettsystem getestet, kann eine Isobolenkurve erstellt werden (siehe Abb. 43.2). Synergismus zeigt sich darin in Form einer konkaven Kurve, die Gerade steht für einen additiven Effekt und Antagonismus führt zu einer konvexen Kurve. Eine potentielle Einschränkung dieser Methode ist die Tatsache, daß der Endpunkt Wachstumshemmung und nicht das Abtöten der Mikroorganismen bedeutet. Dementsprechend zeigt Synergismus nicht eine verstärkte bakterizide Wirkung an.

Bei der zweiten Methode zur Beurteilung von Antibiotika-Kombinationstherapien wird die Stärke der bakteriziden Wirkung erfaßt. Identische Kulturen werden gleichzeitig mit den einzelnen Substanzen und der Antibiotikakombination inkubiert. Zeigt eine Kombination eine schnellere bakterizide Wirkung als die Einzelsubstanzen, wird dies als Synergismus bezeichnet. Moellering (1985) hat vorgeschlagen, als minimales Maß für Synergismus eine zusätzliche 100fache Abnahme der Zahl der Mikroorganismen festzulegen. Ist die bakterizide Wirkung der Kombination geringer als die der einzelnen Substanzen, wird dies als Antagonismus gewertet. Ist die Rate der bakteriziden Wirkung so schnell wie die der schnellsten Einzelkomponente, liegt ein indifferentes Ergebnis vor.

Es sind einige Versuche unternommen worden, Synergismus und Antagonismus durch die Kenntnis der Wirkungsmechanismen der beiden Substanzen vorauszusagen. Jawetz und Gunnison (1952) haben ein simples Schema entwickelt, das noch immer nützlich ist. Sie beobachteten, daß bakteriostatische Antibiotika (wie z.B. Tetracycline, Erythromycin, Chloramphenicol) häufig die Wirkung bakterizider Substanzen antagonisieren (wie z.B. ß-Lactam-Antibiotika, Vancomycin, Aminoglykoside). Bakteriostatische Antibiotika hemmen Zellteilung und Proteinsynthese – Vorgänge, die für die bakterizide Wirkung der meisten bakteriziden Substanzen benötigt werden. Sie stellten weiter fest, daß zwei bakterizide Substanzen synergistisch wirken können. So wird beispielsweise die Aufnahme von Erythromycin in *Enterococcus faecalis* deutlich erhöht, wenn der Organismus vorher Streptomycin ausgesetzt war. Es werden dadurch höhere Erythromycin-Konzentrationen an den Ribosomen erreicht, wodurch der bakterizide Effekt verstärkt wird. Rifampicin-Kombinationen scheinen eine Ausnahme dieser Regel zu sein; obwohl Rifampicin bakterizid wirkt, hemmt es ebenfalls die Proteinsynthese und zeigt typischerweise eine indifferente oder antagonistische Wirkung in vitro, wenn es mit anderen bakteriziden Substanzen kombiniert wird. Die klinische Bedeutung dieses Phänomens ist unklar, da Rifampicin-Kombinationen unwidersprochen klinisch wirksam sind. Der Synergismus, der aus der Kombination von Trimethoprim und Sulfamethoxazol resultiert, ist auf die sequentielle Hemmung zweier Schritte im Biosyntheseweg von Tetrafolat (siehe Kapitel 44) zurückzuführen und repräsentiert einen relativ ungewöhnlichen Mechanismus für einen synergistischen Effekt.

Indikation für den klinischen Einsatz von Antibiotika-Kombinationstherapien Es gibt zahlreiche Gründe, die den Einsatz von Antibiotikakombinationen rechtfertigen. Diese werden im folgenden erläutert.

Behandlung gemischter bakterieller Infektionen
Manche Infektionen werden von zwei oder mehr Mikroorganismen verursacht. Dazu gehören intraabdominale Abszesse, Abszesse in der Leber und Hirnabszesse und manche Infektionen des Genitaltrakts. In diesen Situationen kann es nötig sein, verschiedene Antibiotika mit unterschiedlichen antimikrobiellen Spektren zu verabreichen, um die nötige Wirkungsbreite zu erhalten.

Als Folge einer Perforation im Magen-Darm-Trakt (z.B. Kolon) sind Kontaminationen und Infektionen durch aerobe Enterobakterien, anaerobe und aerobe grampositive Kokken (Streptokokken), anaerobe Bazillen wie *Bacteroides fragilis* und anaerobe grampositive Stäbchen wie *Clostridium spp.* zu erwarten. Da eine einzelne Substanz unwirksam gegen diese Mischinfektionen sein kann, wäre eine vernünftige Kombination ein Aminoglykosid für die Enterobakterien und entweder Clindamycin oder Metronidazol für die anaeroben Mikroorganismen inklusive *B. fragilis*. Solche Kombinationen können aber durch manche der neueren Breitbandantibiotika vom ß-Lactam-Typ (z.B. Cefotetan, Ceftizoxim, Imipenem) ersetzt werden. Die Notwendigkeit einer gegen aerobe und anaerobe Bakterien wirksamen Therapie ist im Tiermodell der intraperitonealen Infektion gezeigt worden, die durch artifizielle Infizierung mit Faeces (Joiner et al., 1982) verursacht wurde. Die unbehandelten Tiere starben schnell an einer durch *E. coli* verursachten Sepsis. Die Tiere, die mit Gentamicin alleine behandelt wurden, waren vor den septischen Komplikationen durch die Enterobakterien geschützt, doch in der Mehrzahl der Fälle entwickelten sich *B. fragilis* enthaltende Abszesse. Die Behandlung mit Clindamycin alleine schützte die Tiere zwar vor der Abszessentstehung, die Tiere starben aber wieder an *E. coli*. Wurden dagegen beide Substanzen als Kombination eingesetzt, überlebten die Tiere ohne Ausbildung von Abszessen.

Therapie schwerer Infektionen ohne Kenntnis der Ursache Die Kombination von Chemotherapeutika wird vermutlich am häufigsten in der empirischen Behandlung (bzw. Blindtherapie) von Infektionen eingesetzt, in denen das verursachende Agens nicht identifiziert werden kann oder bisher nicht konnte. In diesen Fällen ist das Behandlungsziel, die Mikroorganismen „abzudecken", die höchstwahrscheinlich beteiligt sind. Die Auswahl des Antibiotikums muß auf der klinischen Beurteilung durch den Arzt beruhen. Sie spiegelt Kenntnis der Symptome der verschiedenen Infektionskrankheiten, die Mikrobiologie dieser Erkrankungen und das antibiotische Spektrum der erhältlichen Substanzen wider. Die Breite der antibiotischen Abdeckung läßt sich verringern, indem man die Liste potentieller Erreger einschränkt. Doch muß auch die Schwere der Erkrankung berücksichtigt werden, und eine breite Abdeckung wird fortzusetzen sein, wenn der Erreger noch zweifelhaft und die Erkrankung sehr ernst ist.

Eine verlängerte Gabe von Breitbandantibiotika oder mehreren Antibiotika kann zu einem übermäßigen Gebrauch sowohl toxischer als auch teurer Arzneimittel führen. Das Problem tritt meistens dann auf, wenn es der Arzt versäumt hat, eine Identifizierung des Erregers vor Therapiebeginn vorzunehmen oder eine Kombinationstherapie nach Identifikation des Erregers und Bestimmung seiner Empfindlichkeit abzubrechen. Es gibt einen verständlichen Widerwillen, eine antimikrobielle Substanz zu wechseln, die eine günstige klinische Antwort hervorgerufen hat. Trotzdem muß das Ziel einer Chemotherapie immer darin bestehen, die am stärksten selektiv wirksame Substanz mit den geringsten unerwünschten Wirkungen einzusetzen.

Steigerung der antibakteriellen Wirksamkeit bei der Behandlung spezifischer Infektionen Wie schon oben erwähnt, kann die Gabe zweier antimikrobieller Substanzen einen synergistischen Effekt auslösen. Es gibt spezifische klinische Indikationen für die Gabe von Antibiotikakombinationen, die auf einem dokumentierten Nachweis der Wirksamkeit beruhen (Sande and Scheld, 1980).

Vielleicht das am besten dokumentierte Beispiel ist die Wirksamkeit der synergistischen Kombination antimikrobieller Substanzen bei der Behandlung der Endokarditis. Penicillin allein wirkt *in vitro* bakteriostatisch gegenüber den meisten Stämmen von *E. faecalis*, während eine Kombination aus Penicillin und Streptomycin oder Gentamicin bakterizid wirkt. Die Behandlung einer enterokokkalen Endokarditis mit Penicillin allein führt dementsprechend häufig zu Rückfällen, während die Kombination kurativ wirkt.

Penicillin und Streptomycin oder Gentamicin sind ebenfalls *in vitro* synergistisch gegenüber *Viridans* Streptokokken-Stämmen. In Endokarditis-Tiermodellen führen diese Kombinationen schneller als Penicillin G allein zu einer Bakterien-Elimination in den Vegetationen der Herzklappen. Wilson und Mitarbeiter (1978) berichteten von einer 100%igen Heilungsrate bei Patienten mit Viridans-Endokarditis, die in einem kurzen Behandlungszyklus (zwei Wochen) eine Kombinations-Chemotherapie erhielten. Ein identisches Ergebnis wurde von Patienten berichtet, die mit Penicillin G als Monotherapie, dann aber über vier Wochen behandelt wurden (Bisno et al., 1989). Ein Synergismus sowohl *in vitro* als auch in experimentellen Modellen *in vivo* ist für die Kombination von Penicillin und Aminoglykosiden bei *Staph. aureus* gezeigt worden. Patienten mit einer durch *Staph. aureus* verursachten Trikuspidalklappen-Endokarditis können mit Nafcillin und in einer niedrigen Dosierung Tobramycin oder Gentamicin über eine Dauer von zwei Wochen erfolgreich behandelt werden – anstelle der vier bis fünf Wochen, die traditionell zur Behandlung dieser Erkrankung bei Monotherapie benötigt werden (Chambers et al., 1988).

Synergistische antibiotische Kombinationen werden in der Therapie von Pseudomonas-Infektionen bei neutropenischen Patienten empfohlen. *In vitro* sind antipseudomonale Penicilline plus ein Aminoglykosid gegenüber den meisten *Pseudeumona-aeruginosa*-Stämmen synergistisch wirksam. Ergebnisse von Tierversuchen belegen die Überlegenheit der Kombination über die Einzelsubstanzen, und klinische Studien deuten auf eine gesteigerte Überlebensrate unter der Kombinationstherapie hin. Trotz der Tatsache, daß *in vitro* die Mikroorganismen gegenüber Gentamicin empfindlich sind, kann die alleinige Gabe von Gentamicin die Infektion nicht heilen. Es kann darunter sogar zu einer anhaltenden Bakteriämie kommen. Die Zugabe eines antpseudomonalen ß-Lactam-Antibiotikums wie Ticarcillin erhöht deutlich die Heilungsrate; dieses Phänomen ist mit einer schnelleren bakteriziden Wirkung *in vitro* korreliert. Das Beispiel veranschaulicht die Bedeutung von Antibiotika mit einer schnellen bakteriziden Wirkung beim Auftreten einer Infektion bei neutropenischen Patienten (Klastersky and Staquet, 1982).

Sulfonamide kombiniert mit Trimethoprim wirken *in vitro* synergistisch und sind bei Infektionen wirkungsvoll, die durch gegen Sulfonamide allein resistente Mikroorganismen verursacht werden. Eine fixe Kombination von Trimethoprim und Sulfamethoxazol ist wirkungsvoll bei rezidivierenden Harnwegsinfektionen, *Pneumocystis-carinii*-Pneumonie, Typhus, Shigellose und durch ampicillinresistente *Haemophilus influenzae* hervorgerufene Infektionen.

Die Kombination eines ß-Lactamase-Inhibitors (Clavulansäure, Sulbactam oder Tazobactam), der alleine wenig oder keine intrinsische antimikrobielle Aktivität hat, mit einem ß-Lactam-Antibiotikum, das gegenüber ß-Lactamasen empfindlich ist (Amoxicillin, Ampicillin, Ticarcillin oder Piperacillin) ermöglicht eine erfolgreiche Behandlung von Infektionen durch ß-Lactamase produzierenden Bakterien. So können beispielsweise Infektionen, die durch ß-Lactamase produzierende *H. influenzae* ausgelöst werden, mit Ampicillin-Sulbactam oder Amoxicillin-Clavulanat behandelt werden. Auf diese Art kann die Wirksamkeit von Antibiotika wiederhergestellt werden, die gegen bestimmte Infektionen wirkungslos geworden waren.

Auch in der Behandlung von Pilzinfektionen sind durch die Kombination synergistischer Substanzen Fortschritte gemacht worden. Für die Kombination von Flucytosin mit Amphotericin B wurde *in vitro* und in Tiermodell-Infektionen eine synergistische Wirkung gezeigt. In der Behandlung Kryptokokken-Meningitis war eine Kombinationstherapie von Flucytosin mit einer geringen Dosis Amphotericin B über sechs Wochen bei geringerer renaler Toxizität ebenso wirksam wie eine Behandlung mit höheren Dosen Amphotericin B über zehn Wochen (Bennett et al., 1979).

Prävention der Entstehung resistenter Mikroorganismen Kombinationen antimikrobieller Chemotherapeutika wurden als Möglichkeit vorgeschlagen, um die Entstehung resistenter Mutanten im Verlauf der Therapie zu verhindern. Sollten Mikroorganismen ihre Resistenz gegenüber Antibiotika überwiegend durch spontane Mutationen erwerben, würde eine Kombinations-Chemotherapie theoretisch eine wirkungsvolle Methode zur Prävention sein. Ist beispielsweise die Mutationshäufigkeit für die Resistenz gegenüber einem Arzneimittel 10^{-7} und für die Resistenz gegenüber einer zweiten Substanz 10^{-6}, liegt die Wahrscheinlichkeit für die unabhängige Mutation zu einer Resistenz gegenüber beiden Substanzen bei 10^{-13}. Dies macht die Entstehung eines Stammes mit dieser Resistenz statistisch unwahrscheinlich. Dieser Ansatz wird in der Behandlung der Tuberkulose verwendet, bei der die Behandlung mit zwei oder mehr antimykobakteriellen Substanzen die Entstehung resistenter Tuberkelbazillen tatsächlich auffallend reduziert.

Nachteile von Antibiotikakombinationen Es ist wichtig, daß Ärzte die potentiell negativen Aspekte einer Antibiotika-Kombinationstherapie verstehen. Am offensichtlichsten ist das Risiko der Toxizität zweier oder mehr Substanzen, eine unnötige Selektion resistenter Mikroorganismen und erhöhte Kosten für den Patienten. Wie schon oben erwähnt, ist ein weiterer Aspekt der Antagonismus antibakterieller Effekte, die entstehen können, wenn bakteriostatische und bakterizide Substanzen zusammen verabreicht werden. Die klinische Bedeutung des antibiotischen Antagonismus ist nicht geklärt. Obwohl der Antagonismus eines Antibiotikums auf ein anderes *in vitro* häufig beobachtet wird, sind klinische Beispiele dafür kaum dokumentiert. Zu den bemerkenswertesten gehört die Therapie der pneumokokkalen Meningitis.

Im Jahre 1951 berichteten Lepper und Dowling, daß die Sterblichkeitsrate bei Patienten mit Pneumokokken-Meningitis, die mit Penicillin alleine behandelt wurden, bei 21% lag, während sie nach Behandlung mit Penicillin und Chlortetracyclin 79% betrug. Dieser Befund wurde durch Ergebnisse von Mathies und Kollegen (1967) gestützt. Sie behandelten Kinder mit bakterieller Meningitis unterschiedlicher Ursache entweder mit Ampicillin alleine oder mit einer Kombination aus Ampicillin, Chloramphenicol und Streptomycin. Die Sterblichkeitsrate nach Ampicillin-Behandlung war 4,3%, während sie nach der Kombinationsbehandlung mit 10,5% signifikant höher war.

Der Antagonismus zwischen Antibiotika ist vermutlich bei den meisten Infektionen unwichtig. Um antagonistisch zu wirken, müssen zwei Antibiotika gegenüber dem infizierenden Mikroorganismus wirksam sein. Die Zugabe eines bakteriostatischen Arzneimittels zu einer bakteriziden Substanz führt häufig zu einer nur noch bakteriostatischen Wirkung. Bei vielen Infektionen, bei denen die Wirtsabwehr ausreichend ist, hat dies keine Konsequenz. Ist die Körperabwehr jedoch eingeschränkt, wie beispielsweise bei Patienten mit Neutropenie oder bei bestimmten Infektionen wie Endokarditis und Meningitis, ist die bakterizide Wirkung sehr wichtig. In klinischen Untersuchungen waren bei der Behandlung gramnegativer Infektionen bei Patienten mit einer Neutropenie die schneller bakterizid wirkenden Antibiotikakombinationen effektiver als die weniger schnell bakterizid oder nur bakteriostatisch wirkenden Arzneimittel.

HIV-THERAPIE*

Eine rationale und wirksame Behandlungsstrategie bei HIV-Infektion wird bestimmt durch klinische Symptome, HIV-assoziierte Komplikationen, die Zahl der $CD4^{+}$-Lymphozyten im peripheren Blut und das Ausmaß der aktiven Virusreplikation. Insbesondere die letzten beiden Marker haben eine prognostische Bedeutung auch bei asymptomatischen Patienten. Aus theoretischen Erwägungen erscheint ein möglichst frühzeitiger Therapiebeginn der HIV-Infektion sinnvoll.

Die antiretrovirale Therapie verlangsamt die Progression der HIV-Infektion bei symptomatischen Patienten eindrücklich, unabhängig vom Immunstatus. Aus diesem Grund ist hier eine Behandlungsindikation gegeben und sämtlichen Patienten aus diesen Gruppen sollte eine Therapie (siehe initiale Therapieschemata) dringend angeraten werden.

Asymptomatische Patienten Die Grenzen für einen Therapiebeginn können nur unscharf formuliert werden und liegen wahrscheinlich zwischen 350-500 $CD4+/mm^3$ sowie zwischen 10000 - 20000 HIV-RNA-Genomkopien/ml (Viruslast). Hier ist insbesondere bei länger unter Beobachtung stehenden Patienten nicht nur der absolute Wert der Parameter von Bedeutung, sondern auch die zeitliche Entwicklung. Bei einem Patienten mit einem raschen Abfall der $CD4+$-Lymphozyten ist die Therapieempfehlung dringlicher als bei einem Patienten, bei dem seit vielen Monaten konstante Werte gemessen wurden. Asymptomatische Patienten mit einem eingeschränkten Immunsystem (definiert durch <350 $CD4+/mm^3$) haben unabhängig vom Ausmaß der Virusreplikation ein deutliches Risiko der immunologischen und klinischen Progression. Eine Behandlung für diese Patienten ist deshalb sinnvoll. Ein unbekannter Anteil von HIV-infizierten Patienten entwickelt kurz nach der Infektion und meist vor der Serokonversion das sogenannte akute retrovirale Syndrom. Es ist gekennzeichnet durch konstitutionelle Symptome, morbilliformes Exanthem, Lymphknotenschwellungen und hohe HIV-RNA-Werte. Obwohl Daten aus Langzeitstudien zur antiretroviralen Therapie bei solchen Patienten noch nicht vorliegen und deshalb nicht eindeutig feststeht, daß eine Therapie hier einen klinischen Vorteil bedeutet, kann durch eine Therapie die Viruslast rasch gesenkt werden. Möglicherweise bedeutet dies eine Begrenzung der Virusausbreitung im Organismus. Aus diesem Grund wird eine solche Behandlung angeraten.

Initiale Therapieregime Da nach Versagen einer initialen Therapiekombination beim Einsatz eines zweiten Proteaseinhibitors ein deutlich schwächerer antiretroviraler Effekt zu erwarten ist, ist die initiale Kombination von besonderer Bedeutung. Nach Meinung der Mehrheit der Experten sollte die initiale Therapie eine maximale Absenkung der Viruslast bewirken (auch unter die Nachweisgrenze von 50 Genomkopien/ml). In der Regel bedeutet dies eine Kombination zweier Nukleosidanaloga mit mindestens einer dritten Substanz, vorzugsweise einem Proteaseinhibitor. Anzumerken ist, daß Proteaseinhibitoren Fetteinlagerungen von zum Teil groteskem Ausmaß verursachen können. Alternative Kombinationen bestehen aus zwei Nukleosidanaloga (weniger gut virologisch oder klinisch wirksam), aus zwei Nukleosidanaloga und einem nichtnukleosidalen Reverse-Transkriptase-Inhibitor sowie aus zwei Proteaseinhibitoren. Als klinisch additiv wirksam mit Nukleosidanaloga-Kombination haben sich bisher die Proteaseinhibitoren Indinavir, Ritonavir und Saquinavir erwiesen, allerdings nur für Patienten mit höchstens 350 CD4+-Zellen/mm^3. Als additiv wirksam im Rahmen von Laborparameterstudien haben sich Nelfinavir, Nevirapin und Delavirdin erwiesen. Ein Therapieerfolg kann nach den bekannten Daten zur Dynamik der HIV-Replikation frühestens nach vier Wochen, oft erst nach drei Monaten und in Einzelfällen erst nach sechs Monaten beurteilt werden. Das Absinken der HIV-Replikation unter die Nachweisgrenze ist als Therapieerfolg zu werten. Ein geringerer Abfall als ein Logarithmus nach vier Wochen oder das Ausbleiben des Abfalls unter die Nachweisgrenze innerhalb von maximal sechs Monaten ist ein Zeichen für einen ungenügenden Therapieerfolg und

---
* angelehnt an die Deutsch-Österreichischen Richtlinien zur antiretroviralen Therapie der HIV-Infektion; http://www.daig.net/daig/richt/haart. http://www.daig.net/daig/richt/haart.htm (Anm. d. Hrsg.).

sollte Anlaß sein zur Erwägung möglicher additiver oder alternativer Therapieregime. Hinweise auf eine ungenügende Wirksamkeit sind ferner ein signifikanter Abfall der CD^{4+}-Lymphozyten sowie eine weitere klinische Progression.

Die häufigste Ursache für ein Versagen der antiretroviralen Therapie ist eine Resistenzentwicklung, beruhend auf einzelnen oder mehrfachen Punktmutationen charakteristischer Genabschnitte der entsprechenden Ziel-Enzyme. Resistenztestungen (genotypisch und phänotypisch) befinden sich in der klinischen Validierung. Eine Optimierung der Therapie durch eine Resistenztestung ist in Einzelfällen möglich. Primäre Resistenzen (vor Initialtherapie) sind bisher selten beschrieben, ihre Bedeutung und Häufigkeit ist dringend zu klären, u. a. auch bei anderen als HIV-1-B-Subtypen.

Die hier aufgestellten Richtlinien sind weitergehend als die Empfehlungen des British HIV Guidelines Coordinating Committee 1 und sind vergleichbar mit den Empfehlungen der IAS/USA (siehe unten). Dies reflektiert vor allem die zwischenzeitlich publizierten Ergebnisse der randomisierten kontrollierten Studien zum Einsatz von Proteaseinhibitoren.

Literatur:

BHIVA. British HIV Association guidelines for antiretroviral treatment of HIV seropositive individuals. BHIVA Guidelines Co-ordinating Committee. *Lancet* , **1997**,*349*:1086-92.

Carpenter CC, Fischl MA, Hammer SM, et al. Antiretroviral therapy for HIV infection in 1996. Updated recommendations of the International AIDS Society-USA. *Journal of the American Medical Association*, **1997**, *277*:1962-1969.

Infektionsprophylaxe mit Antibiotika

Eine großer Prozentsatz (von 30% bis 50%) der in den USA und anderen westlichen Ländern verabreichten Antibiotika werden eher zur Prävention als zur Behandlung einer Infektion gegeben.

Klinische Studien haben gezeigt, daß in manchen Situationen eine Chemoprophylaxe sehr wirkungsvoll ist, während sie in anderen Fällen völlig nutzlos oder gar nachteilig sein kann. Noch immer gibt es zahlreiche Situationen, in denen der vorbeugende Einsatz antimikrobieller Substanzen umstritten ist. Im allgemeinen ist Chemoprophylaxe dann erfolgreich, wenn ein einziges, wirksames und nicht-toxisches Medikament verwendet wird, um die Infektion durch einen bestimmten Mikroorganismus zu verhindern oder eine frische Infektion zu beseitigen. Eine Prophylaxe der Besiedelung oder Infizierung durch mehrere oder sämtliche in der Umgebung vorhandenen Mikroorganismen mißlingt dagegen oft.

Eine Prophylaxe kann dazu dienen, gesunde Personen vor dem Erwerb oder Eindringen spezifischer Mikroorganismen zu schützen, denen sie ausgesetzt sind. Zu den erfolgreichen Beispielen dieser Praxis gehören: der Einsatz von Penicillin G zur Verhütung einer Infektion durch Gruppe-A-Streptokokken; die Prävention der Gonorrhö oder Syphilis nach Kontakt mit einer infizierten Person; die intermittierende Behandlung mit Trimethoprim-Sulfamethoxazol zur Vermeidung wiederkehrender, üblicherweise durch *E. coli* verursachte Harnwegsinfektionen.

Oft wird eine Chemoprophylaxe bei Patienten mit erhöhtem Infektionsrisiko nach z.B. Organtransplantationen oder einer Krebs-Chemotherapie durchgeführt. Eini-

Neue Wirkstoffe

PROTEASE-HEMMSTOFFE	WICHTIGSTE NEBENWIRKUNG	RELEVANTE INTERAKTIONEN	DOSIS (BEI NORMALER NIERENFUNKTION UND KÖRPERGEWICHT > 60 kg)
Indinavir	Nephrolithiasis, Hyperbilirubinämie	Rifampicin, Terfenadin, Astemizol, Cisaprid	3 × 800 mg
Saquinavir	Diarrhoe, Übelkeit	CYP450-Hemmstoff, multiple Interaktionen	3 × 600 mg (Softgel-Formulierung) - 3 × 1200 mg (Hartgelatine-Kapsel)
Ritonavir	Diarrhoe, Übelkeit, Hypertriglicidämie	Extrem starker CYP450-Hemmstoff, multiple Interaktionen	2 × 600 mg
Nelfinavir	Diarrhoe, Übelkeit	CYP450-Hemmstoff, multiple Interaktionen	3 × 750 mg
nicht-nukleosidische Reverse-Transkriptase-Inhibitoren			
Delavirdin	Exanthem	Anstieg Indinavir-Konzentration	3 × 400 mg
Nevirapin	Exanthem	Abfall der Konzentration (Induktion) von Rifampin, Rifambutin, Proteasehemmstoffen, Kontrazeptiva	2 × 200 mg

ge Zentren haben über eine Abnahme der Inzidenz bakterieller Infektionen bei neutropenischen Patienten nach Gabe von Trimethoprim-Sulfamethoxazol berichtet, obwohl in einigen Studien eine Zunahme fungaler Infektionen beobachtet wurde. Fluorochinolone galten anfänglich als vielversprechende prophylaktische Substanzen für neutropenische Patienten. Das Auftauchen resistenter Organismen hat jedoch zu einer ernsten Einschränkung dieser Indikation geführt. Zudem stellt die normale mikrobielle Flora des Wirts einen wichtigen Schutz vor der Besiedelung und Infektion durch verschiedene Pathogene dar (Sanders and Sanders, 1984). Die Chemoprophylaxe kann diesen Schutz zerstören und damit schädigend wirken.

Die Chemoprophylaxe sollte angewendet werden, um die Entstehung einer Endokarditis bei Patienten zu verhindern, die Herzklappen- oder andere strukturelle Läsionen des Herzens haben und sich dentalen, chirurgischen oder anderen Eingriffen mit einer hohen Inzidenz für Bakteriämien unterziehen (Dajani et al., 1990). Die Endokarditis resultiert aus einer bakteriellen Besiedelung des Endokards, insbesondere der Herzklappen. Besiedelt werden wahrscheinlich Ablagerungen aus Fibrin und Thrombozyten, die auf vorgeschädigten Klappen, insbesondere in Bezirken mit Blutstromturbulenzen auftreten. Jeder Eingriff, der eine muköse Membran verletzt, in der sich eine große Anzahl Bakterien befindet (wie im Oropharyngeal- und Gastrointestinaltrakt) wird zu einer vorübergehenden Bakteriämie führen. Streptokokken aus dem Mund, Enterokokken aus dem Gastrointestinal- oder Urogenitaltrakt und Staphylokokken der Haut neigen dazu, eine Endokarditis zu erzeugen. Daher ist eine Chemoprophylaxe gegen diese Mikroorganismen empfehlenswert. Die Behandlung sollte erst unmittelbar (z.B. zwei Stunden) vor dem Eingriff beginnen, da eine verlängerte Antibiotikagabe zu einer Besiedelung durch resistente Stämme führen kann. Es gibt Kriterien, welche Antibiotika bei welchen Patienten in welchen Situationen eingesetzt werden sollten (Dajani et al., 1990; siehe Kapitel 45).

Die umfassendste Verwendung findet die Chemoprophylaxe zur Verhütung von Wundinfektionen nach chirurgischen Eingriffen. Ergebnisse mehrerer klinischer Studien unterstützen den Einsatz chemoprophylaktischer, antimikrobieller Substanzen bei bestimmten chirurgischen Eingriffen (siehe Tabelle 43.2). Den ersten Nachweis lieferten Bernard and Cole (1964), die die Wirksamkeit einer prophylaktischer Antibiotikatherapie bei Patienten zeigten, die sich Magen-, Pankreas- und Darmoperationen unterzogen. Wundinfektionen entstehen, wenn sich im Moment des Wundverschlusses eine kritische Anzahl Bakterien in der Wunde befindet. Verschiedene Faktoren bestimmen die Größe dieses kritischen Inokulums. Dazu gehören die Virulenz der Bakterien, das Vorhandensein abgestorbenen oder schwach vaskularisierten Gewebes, ein vorhandener Fremdkörper und der Immunstatus des Patienten. Antimikrobielle Substanzen können die Zahl lebensfähiger Bakterien unter den kritischen Bereich drücken und damit eine Infektion verhindern.

In solchen Fällen wird eine vernünftige und erfolgreiche Behandlung mit Antibiotika von verschiedenen Faktoren beeinflußt (Kaiser, 1990). Zum ersten muß die antimikrobielle Wirksamkeit zum Zeitpunkt des Wundverschlusses gegeben sein. Dies hat zu der Empfehlung geführt, das Arzneimittel unmittelbar präoperativ und eventuell intraoperativ zu geben. Zum zweiten muß das Antibiotikum gegen die höchstwahrscheinlich infizierenden Mikroorganismen wirksam sein, was den weitverbreiteten Einsatz von Cephalosporinen der ersten Generation bei dieser Form der Chemoprophylaxe zur Folge hatte. Zum dritten gibt es zunehmende Anhaltspunkte, daß der fortgesetzte Einsatz der Antibiotika nach chirurgischen Eingriffen ungerechtfertigt und potentiell schädlich ist. Es gibt keine Daten, die vermuten lassen, daß die Inzidenz von Wundinfektionen durch eine fortgesetzte Antibiotikabehandlung über den Tag des Eingriffes hinaus gesenkt würde. Die Antibiotikagabe über 24 Stunden hinaus ist nicht nur unnötig, sondern führt auch zur Entwicklung einer stärker resistenten Flora und zu Superinfektionen durch antibiotikaresistente Stämme. Das Toxizitätsrisiko und die unnötigen Kosten sind zusätzliche Nachteile.

Die Chemoprophylaxe sollte nur bei den Operationen durchgeführt werden, für die ihre Wirksamkeit belegt ist. Eine Reihe von Studien weisen darauf hin, daß sie bei verunreinigten und kontaminierten chirurgischen Eingriffen gerechtfertigt ist (wie z.B. die Kolonresektion), bei denen die Inzidenz von Wundinfektionen hoch ist. Dazu gehören jedoch weniger als 10% aller chirurgischer Eingriffe. In aseptischen chirurgischen Eingriffen, die etwa 75% aller Operationen ausmachen, ist die erwartete Häufigkeit von Wundinfektionen weniger als 5%. Daher sollten Antibiotika hier nicht routinemäßig eingesetzt werden. Ausnahmen sind Eingriffe, bei denen ein prothetisches Implantat eingesetzt wird. Zwar gibt es keine eindeutigen Daten aus klinischen Studien, die den Einsatz der Antibiotika während der Implantation prothethischer Herzklappen oder artifizieller orthopädischer Eingriffe rechtfertigen. Die Komplikationen durch Infektionen sind in diesen Fällen jedoch so drastisch, daß derzeit die meisten Experten dieser Indikation zustimmen. Selbstverständlich ersetzt die chemoprophylaktische Behandlung mit Antibiotika nicht die Notwendigkeit steriler Operationstechniken.

Superinfektionen

Zu den unerwünschten Wirkungen antiinfektiöser Substanzen gehören toxische Effekte und Hypersensitivitätsreaktionen. Diese werden für die einzelnen Substanzen in den folgenden Kapiteln besprochen. Antibiotika können aber auch Nebenwirkungen durch Veränderung der mikrobiellen Flora des Patienten verursachen.

Durch Antibiotika wird so die normale mikrobielle Besiedelung des Intestinal-, oberen Respirations- und des Urogenitaltraktes verändert. In manchen Fällen führen diese Veränderungen zur Superinfektion. Superinfektion

Tabelle 43.2 Richtlinien für den prophylaktischen Einsatz von Antibiotika bei chirurgischen Eingriffen

Die Antibiotika sollten innerhalb von zwei Stunden vor OP-Beginn gegeben werden. Eine erneute Gabe kann nötig werden, um im Serum ausreichend hohe Arzneimittel-Konzentrationen während des Eingriffs zu erhalten. Für die meisten chirurgischen Eingriffe ist eine einzelne präoperative Antibiotikadosis gewöhnlich eine ausreichende Prophylaxe. Zu den Ausnahmen gehören infizierte/kontaminierte Fälle, lang dauernde Operationen und Eingriffe, bei denen prothetisches Material eingesetzt wird.

ART DER OPERATION	WAHRSCHEINLICHE KRANKHEITSERREGER	EMPFOHLENE WIRKSTOFFE (DOSIERUNG FÜR ERWACHSENE)	ZEITPUNKT DER ANTIBIOTIKAGABE
I. ASEPTISCH			
A. thorakale, kardiale, vaskuläre und orthopädische Chirurgie	methicillinsensitive *Staph. aureus** werden vermutet	Cefazolin (1.0 g i.v.)	in der Einleitungsphase der Anästhesie
B. Ophthalmisch		Es liegen keine ausreichenden Daten über die Wirksamkeit einer Prophylaxe vor.	
II. ASEPTISCH – EVTL. SEKUNDÄR KONTAMINIERT			
A. Kopf- und Halschirurgie (mögliches Eindringen in ösophageales Lumen)	methicillinsensitive *Staph. aureus* und sensible orale Anaerobier werden vermutet	Cefazolin (1 bis 2 g, i.v.)	in der Einleitungsphase der Anästhesie
B. Abdominalchirurgie - Cholezystektomie und Hochrisiko-Magendarm- bzw.- Gallengangs-OP		Cefazolin (1.0 g, i.v.)	in der Einleitungsphase der Anästhesie
C. Abdominalchirurgie - Appendektomie		Cefoxitin/Cefotetan/ Ceftizoxim (1.0 g, i.v.)	in der Einleitungsphase der Anästhesie
D. kolorektale Chirurgie; präoperative Lavage als Ergänzung zur antimikrobiellen Behandlung empfohlen		Go-LYTELY - Polyethylenglykol-Elektrolytlösung (4 Liter)	präoperativer Tag
1. orale antimikrobielle Prophylaxe		Erythromycin-Stearat (1.0 g oral) *oder* Metronidazol (500 mg oral) *plus* Neomycin (1.0 g oral)	um 13, 14 und 23 Uhr des präoperativen Tages
2. parenterale antimikrobielle Prophylaxe	Patienten, die keine Lavage und orale Prophylaxe erhalten haben, sollten Antibiotika parenteral für < 24 Stunden erhalten. Die Antibiotika sollten aerobe Darmbakterien inklusive *E. coli*, *Klebsiella spp.* und anaerobe Darmbakterien inklusive V. fragilis, *Clostridium spp.*, anaerobe Kokken und *Fusobacterium spp.* abdecken	Cefotetan (1 g, alle 12 Stunden) Ceftizoxim (1 g, alle 12 Stunden) Cefoxitin (1 g, alle 4 bis 8 Stunden)	
E. gynäkologische Eingriffe			
1. vaginale oder abdominale Hysterektomie und Hochrisiko-Kaiserschnitt (nur bei Wehen oder Blasensprung)		Cefazolin (1.0 g, i.v.)	in der Einleitungsphase der Anästhesie oder nach dem Abklemmen der Nabelschnur

(Fortsetzung)

Tabelle 43.2 Richtlinien für den prophylaktischen Einsatz von Antibiotika bei chirurgischen Eingriffen *(Fortsetzung)*

ART DER OPERATION	WAHRSCHEINLICHE KRANKHEITSERREGER	EMPFOHLENE WIRKSTOFFE (DOSIERUNG FÜR ERWACHSENE)	ZEITPUNKT DER ANTIBIOTIKAGABE
II. ASEPTISCH – EVTL. SEKUNDÄR KONTAMINIERT *(Fortsetzung)*			
E. gynäkologische Eingriffe *(Fortsetzung)*			
2. Hochrisiko-Abort, erstes Trimenon		Penicillin G (1 Mill. E., i.v.) oder Doxycyclin (300 mg, oral)	
3. Hochrisiko-Abort, zweites Trimenon		Cefazolin (1 g, i.v.)	
F. Urologie		Es konnte nicht gezeigt werden, daß die prophylaktische Antibiotikagabe die Inzidenz von Wundinfektionen nach urologischen Eingriffen reduziert. Bakteriurie ist die häufigste postoperative Komplikation; es sollten nur Patienten mit Erregernachweis im Urin mit Antibiotika behandelt werden, die gegen den spezifischen, isolierten Erreger wirksam sind	
III. DURCH TRAUMA KONTAMINIERTE WUNDEN			
A. Extremitäten	antimikrobielle Abdeckung von aeroben Gruppe A-Streptokokken, methicillinsensitiven Staphylokokken und *Clostridium* spp.[1]	Cefazolin (1 g, alle 8 Stunden, i.v.)	
B. Bauchfell-Ruptur - Abdomen/Eingeweide-Verletzungen			
1. antimikrobielle Abdeckung von enterischen aerob gramnegativen Aerobiern und *Bacteroides fragilis*		Cefotetan (1 g, alle zwölf Stunden) *oder* Ceftizoxim (1 g, alle zwölf Stunden) *oder* Cefoxitin (1 g, alle sechs Stunden)	
2. wenn eine zusätzliche Abdeckung von Enterokokken gewünscht wird		Ampicillin (2 g, alle sechs Stunden, i.v.) *plus* Gentamicin (1,5 mg/kg alle acht Stunden, i.v.) *plus* Metronidazol 500 mg, alle acht Stunden) *oder* Clindamycin (600 mg alle sechs bis acht Stunden, i.v.)	
C. Bißwunden (Tier und Mensch)	aerobe und anaerobe Streptokokken der Haut und der oralen Flora; Infektion durch Tierbisse kann zusätzlich durch penicillinsensitive *Pasteurella multocida* verursacht werden	Penicillin G (1 Mill. E., alle vier Stunden, i.v.) für stationäre Patienten oder Amoxicillin (0,5 g, dreimal täglich für 24 Stunden, oral) für ambulante Patienten	

* Bei lokaler Häufung von Infektionen durch methicillinresistente Staph. aureus oder Koagulase negative Staphylokokken sollte Vancomycin in Erwägung gezogen und die antibiotische Prophylaxe für 48 Stunden fortgesetzt werden.
[1] bei einer ernsten ß-Lactam-Allergie sollte Vancomycin eingesetzt werden
Abkürzungen: i.v., intravenöse Gabe; Mill.E., Millionen Einheiten
Quelle: modifiziert aus *Medical Letter* (Anonym, 1993).

kann definiert werden als das Auftreten einer bakteriologisch und klinisch nachgewiesenen neuen Infektion während der Chemotherapie einer primären Infektion. Superinfektionen sind weit verbreitet und potentiell gefährlich, da es sich bei den Erregern der neuen Infektion in vielen Fällen um Enterobakterien, Pseudomonas und Candida oder andere Pilze handelt. Diese sind durch die derzeit verfügbaren antiinfektiösen Substanzen schwer zu behandeln. Eine solche Superinfektion wird durch die Abnahme des hemmenden Einflusses der normalen Keimflora verursacht, die Oropharynx und andere Körperöffnungen besiedeln. Viele Vertreter der normalen Flora scheinen antibakterielle Substanzen (Bakteriozine) zu bilden, wahrscheinlich konkurrieren sie auch um essentielle Nährstoffe mit z.B. pathogenen Keimen. Umso „breiter" die Wirkung eines Antibiotikums auf die Mikroorganismen ist, umso größer sind die Veränderungen der normalen Mikroflora und umso größer die Möglichkeit, daß ein einzelner Mikroorganismus überwiegt, sich im Wirt ausbreitet und eine Superinfektion verursacht. Dementsprechend ist die Inzidenz von Superinfektionen bei Penicillin G am geringsten, bei Tetracyclinen und Chloramphenicol größer und am stärksten bei Kombinationen von Breitbandantibiotika und den Cephalosporinen der 3. Generation. Es kann angenommen werden, daß die weitere Entwicklung und der Einsatz von Breitbandsubstanzen zu noch umfassenderen Veränderungen in der normalen Flora und entsprechend zu mehr Superinfektionen führt. Vorteilhaft wäre die Entwicklung von Arzneimitteln, die pathogene Keime selektiv töten und die normale Flora schonen. Wo immer möglich, sollte daher die am stärksten spezifische antimikrobielle Substanz zur Behandlung einer Infektion eingesetzt werden. Die Häufigkeit von Superinfektionen wird ebenfalls durch eine unnötig verlängerte Antibiotikagabe erhöht.

Daß nach einer therapeutischen oder prophylaktischen Behandlung mit antiinfektiösen Substanzen unerwünschte Wirkungen auftreten können, sollte den Arzt nicht entmutigen, diese bei klarer Indikation einzusetzen. Er sollte sie jedoch vorsichtig einsetzen und sehr zögerlich sein, sie in Situationen einzusetzen, in denen eine Indikation fehlt oder nur vermutet wird. Andernfalls geht man das Risiko ein, eine einfache, gutartige und selbst-limitierte Infektion in eine ernste oder sogar tödliche Erkrankung zu verwandeln.

Mißbrauch von Antibiotika

Es war die Absicht dieses einführenden Kapitels, die Grundlagen für die maximal wirksame Nutzung antimikrobieller Arzneimittel zu vermitteln. Unglücklicherweise werden sie in der Behandlungspraxis häufig falsch oder übermäßig eingesetzt (Symposium, 1978).

Behandlung unbehandelbarer Infektionen Ein alltäglicher Mißbrauch findet bei Infektionen statt, für die der experimentelle und klinische Nachweis erbracht wurde, daß sie nicht behandelbar sind. Die Mehrheit dieser durch Viren verursachten Erkrankungen sind selbstlimitiert und reagieren nicht auf die derzeitig verfügbaren Antibiotika. Folglich ist die antimikrobielle Therapie von Masern, Mumps und zumindest 90% der Infektionen des oberen Respirationstraktes unwirksam und daher nutzlos.

Therapie bei Fieber unklarer Genese Es gibt zwei Arten unklaren Fiebers: entweder besteht es nur wenige Tage bis eine Woche, oder es hält für eine längere Zeit an. In beiden Fällen werden häufig Antibiotika eingesetzt. In den meisten Fällen von Pyrexie kurzer Dauer und dem Fehlen lokalisierter Anzeichen handelt es sich vermutlich um undefinierte virale Infektionen, die nicht auf Antibiotika reagieren. In der Mehrheit der Fälle verschwindet das Fieber spontan innerhalb einer Woche. Untersuchungen bei Erkrankungen mit lang anhaltendem Fieber haben gezeigt, daß drei der häufigsten Ursachen die Tuberkulose (oft die disseminierte Form), verborgene pyogene intraabdominale Abszesse und, weniger häufig, die infektiöse Endokarditis sind. Auch die Systemerkrankungen und verschiedene Neoplasmen, insbesondere Lymphome, sind häufig für anhaltendes und ausgeprägtes Fieber verantwortlich. Verschiedene Karzinome, metabolische Erkrankungen, Hepatitis, asymptomatische regionale Enteritis, atypische rheumatoide Arthritis und eine Anzahl anderer nicht infektiöser Erkrankungen können ebenfalls mit Fieber einhergehen (Larson et al., 1982).

Es muß betont werden, daß es sich bei antiinfektiösen Substanzen nicht um Antipyretika handelt (antipyretische Therapie siehe Kapitel 27). Die vernünftigste Herangehensweise an Fieber unklarer Genese ist die Suche nach der Ursache und nicht die Behandlung des Fiebers allein. Der Patient sollte nicht unnötig chemotherapeutisch behandelt werden in der oft vergeblichen Hoffnung, daß, nachdem eine Substanz wirkungslos war, eine andere oder gar eine Kombination hilfreich sein könnte.

Falsche Dosierung Es gibt zwei Arten falscher Dosierung: die Gabe übermäßiger Mengen und die unteroptimale Dosierung. Es gibt kaum einen Zweifel, daß eine Überdosierung der meisten Antibiotika schädlich ist. Die Schwierigkeiten, die durch Überdosierung bei Patienten mit eingeschränkter Eliminationsleistung (z.B. Niereninsuffizienz) auftreten können, wurden bereits besprochen. Den gewünschten Effekt erzielt man andererseits nur mit einer ausreichenden Dosierung. Substanzen wie die Aminoglykoside werden vermutlich aus Angst vor toxischen Wirkungen häufig in subtherapeutischen Dosen gegeben. Die Wahrscheinlichkeit für klinisches Versagen und die Selektion resistenter Organismen ist dadurch entsprechend erhöht (Lesar et al., 1982).

Unangemessenes Vertrauen auf die alleinige Chemotherapie Bei der Behandlung von Infektionen alleine auf die Therapie mit Antibiotika zu vertrauen, ist ein Anspruch an diese Arzneimittel, den sie nicht immer erfüllen können. Gewöhnlich wird dies ein Problem bei Fällen mit eitriger Exsudation, nekrotischem oder infiziertem, nicht vaskularisiertem Gewebe. Dazu zwei Beispiele: Ein Patient mit Pneumonie und Empyem kann nicht alleine durch die Gabe hoher Dosen eines wirksamen Antibiotikums geheilt werden, sondern erst nachdem eine Drainage des betroffenen Gebietes durchgeführt wurde. Der Patient mit Nephrolithiasis leidet, ungeachtet der Anzahl von Antibiotikagaben, solange unter wiederkehrenden Anfällen akuter Pyelonephritis, bis die Steine entfernt sind. Wenn eine merkliche Menge Eiter, nekrotisches Gewebe oder ein Fremdkörper vorhanden sind, ist die wirkungsvollste Therapie die Kombination einer antimikrobiellen Substanz in adäquater Dosierung mit einem gründlich durchgeführten, chirurgischen Eingriff.

Mangel an mikrobiologischer Information Die Hälfte der antimikrobiellen Therapien bei stationären Patienten scheint ohne Unterstützung durch ein mikrobiologisches Labor stattzufinden. Ein großer Anteil der Anwendung dieser Arzneimittel basiert alleine auf dem klinischen Urteil. Einen Hauptteil des fragwürdigen Antibiotika-Einsatzes macht die Chemoprophylaxe bei zweifelhaften Indikationen aus. Bakterielle Kulturen und Gram-Färbung von infiziertem Material werden zu selten durchgeführt, und die Ergebnisse, wenn erhältlich, werden oft bei der Wahl und Applikation der Arzneimitteltherapie nicht beachtet. Der häufige Einsatz von Arzneimittelkombinationen oder Breitbandantibiotika ist ein „Übertünchen" diagnostischer Ungenauigkeit. Die Substanzen werden mehr aus Gewohnheit als aufgrund der spezifischen Indikationen ausgewählt, und die verwendeten Dosierungen sind Routine. Eine rationale antimikrobielle Therapie muß aber auf der Basis der klinischen Situation, der Mikrobiologie und pharmakologischer Gesichtspunkte (die in diesem und den folgenden Kapiteln dieses Abschnitts vorgestellt sind), individuell angepaßt werden.

LITERATUR

Arthur, M., and Courvalin, P. Genetics and mechanisms of glycopeptide resistance in enterococci. *Antimicrob. Agents Chemother.*, **1993**, *37*:1563—1571.

Bennett, J.E., Dismukes, W.E., Duma, R.J., Medoff, G., Sande, M.A., Gallis, H., Leonard, J., Fields, B.T., Bradshaw, M., Haywood, H., McGee, Z.A., Cate, T.R., Cobbs, C.G., Warner, J.F., and Alling, D.W. A comparison of amphotericin B alone and combined with flucytosine in the treatment of cryptococcal meningitis. *N. Engl. J. Med.*, **1979**, *301*:126—131.

Bernard, H.R., and Cole, W.R. The prophylaxis of surgical infections: the effect of prophylactic antimicrobial drugs on the incidence of infection following potentially contaminated operations. *Surgery*, **1964**, *56*:151—157.

Bisno, A.L., Dismukes, W.E., Durack, D.T., Kaplan, E.L., Karchmer, A.W., Kaye, D., Rahimtoola, S.H., Sande, M.A., Sanford, J.P., Watanakunakorn, C., and Wilson, W.R. Antimicrobial treatment of infective endocarditis due to viridans streptococci, enterococci, and staphylococci. *JAMA*, **1989**, *261*:1471—1477.

Chambers, H.F., Miller, R.T., and Newman, M.D. Right-sided *Staphylococcus aureus* endocarditis in intravenous drug abusers: two-week combination therapy. *Ann. Intern. Med.*, **1988**, *109*:619—624.

Dajani A.S., Bisno, A.L., Chung, K.J., Durack, D.T., Freed, M., Gerber, M.A., Karchmer, A.W., Millard, H.D., Rahimtoola S., Shulman, S.T., Watanakunakorn, G., and Taubert, K.A. Prevention of bacterial endocarditis: recommendations by the American Heart Association. *JAMA*, **1990**, *264*:2919—2922.

Davies, J. Inactivation of antibiotics and the dissemination of resistance genes. *Science*, **1994**, *264*:375—382.

Farber, B.F., and Moellering, R.C., Jr. Retrospective study of the toxicity of preparations of vancomycin from 1974—1981. *Antimicrob. Agents Chemother.*, **1983**, *23*:138—141.

Gilbert, D.N. Once-daily aminoglycoside therapy. *Antimicrob. Agents Chemother.*, **1991**, *35*:399—405.

Jacobson, M.A., Hahn, S.M., Gerberding, J.L., Lee, B., and Sande, M.A. Ciprofloxacin for salmonella bacteremia in the acquired immunodeficiency syndrome (AIDS). *Ann. Intern. Med.*, **1989**, *110*:1027—1029.

Jawetz, E., and Gunnison, J.B. Studies on antibiotic synergism and antagonism: the scheme of combined antimicrobial activity. *Antibiot. Chemother.*, **1952**, *2*:243—248.

Joiner, K., Lowe, B., Dzink, J., and Bartlett, J.G. Comparative efficacy of ten antimicrobial agents in experimental infections with *B. fragilis*. *J. Infect. Dis.*, **1982**, *145*:561—568.

Kapusnik, J.E., Hackbarth, C.J., Chambers, H.F., Carpenter, T., and Sande, M.A. Single, large, daily dosing versus intermittent dosing of tobramycin for treating experimental pseudomonas pneumonia. *J. Infect. Dis.*, **1988**, *158*:7—12.

Kreiswirth, B., Kornblum, J., Arbeit, R.D., Eisner, W., Maslow, J.N., McGeer, A., Low, D.E., and Novick, R.P. Evidence for a clonal origin of methicillin resistance in *Staphylococcus aureus*. *Science*, **1993**, *259*:227—230.

Laible, G., Hakenbeck, R., Sicard, M.A., Joris, B., and Ghuysen, J.-M. Nucleotide sequences of the *pbpX* genes encoding the penicillin-binding proteins 2x from *Streptococcus pneumoniae* R6 and a cefotaxime-resistant mutant, C506. *Mol. Microbiol.*, **1989**, *3*:1337—1348.

Larson, E.B., Featherstone, H.J., and Petersdorf, R.G. Fever of undetermined origin: diagnosis and follow-up of 105 cases, 1970—1980. *Medicine*, **1982**, *61*:269—292.

Lepper, M.H., and Dowling, H.F. Treatment of pneumococcic meningitis with penicillin plus Aureomycin: studies including observations on apparent antagonism between penicillin and Aureomycin. *Arch. Intern. Med.*, **1951**, *88*:489—494.

Lesar, T.S., Rotschafer, J.C., Strand, L.M., Solem, L.D., and Zaske, D.E. Gentamicin dosing errors with four commonly used nomograms. *JAMA*, **1982**, *248*:1190—1193.

Mathies, A.W., Jr., Leedom, J.M., Ivler, D., Wehrle, P.F., and Portnoy, B. Antibiotic antagonism in bacterial meningitis. *Antimicrob. Agents Chemother.*, **1967**, *7*:218—224.

Murray, B.E. Beta-lactamase-producing enterococci. *Antimicrob. Agents Chemother.*, **1992**, *36*:2355—2359.

Nikaido, H. Prevention of drug access to bacterial targets: permeability barriers and active efflux. *Science*, **1994**, *264*:382—388.

Pasteur, L., and Joubert, J. Charbonne et septicémie. *C. R. Acad. Sci. [D]*, **1877**, *85*:101-115.

Quagliarello, V.J., Long, W.J., and Scheld, W.M. Morphologic alterations of the blood-brain barrier with experimental meningitis in the rat. Temporal sequence and role of encapsulation. *J. Clin. Invest.*, **1986**, *77*:1084—1095.

Rowlands, B.J., Clark, R.G., and Richards, D.G. Single-dose intraoperative antibiotic prophylaxis in emergency abdominal surgery. *Arch. Surg.*, **1982**, *117*:195—199.

Sande, M.A., and Scheld, W.M. Combination antibiotic therapy of bacterial endocarditis. *Ann. Intern. Med.*, **1980**, *92*:390—395.

Spratt, B.G. Resistance to antibiotics mediated by target alterations. *Science*, **1994**, *264*:388—393.

Strausbaugh, L.J., and Sande, M.A. Factors influencing the therapy of experimental *Proteus mirabilis* meningitis in rabbits. *J. Infect. Dis.*, **1978**, *137*:251—260.

Täuber, M.G., Kunz, S., Zak, O., and Sande, M.A. Influence of antibiotic dose, dosing interval and duration of therapy on outcome in experimental pneumococcal meningitis in rabbits. *Antimicrob. Agents Chemother.*, **1989**, *33*:418—423.

Verklin, R.M., Jr., and Mandell, G.L. Alteration of effectiveness of antibiotics by anaerobiosis. *J. Lab. Clin. Med.*, **1977**, *89*:65—71.

Vorherr, H. Drug excretion in breast milk. *Postgrad. Med.*, **1974**, *56*:97—104.

Watanabe, T. Infectious drug resistance in enteric bacteria. *N. Engl. J. Med.*, **1966**, *275*:888—894.

Wilson, W.R., Geraci, J.E., Wilkowske, C.J., and Washington, J.A., II. Short-term intramuscular therapy with procaine penicillin plus streptomycin for infective endocarditis due to *viridans* streptococci. *Circulation*, **1978**, *57*:1158—1161.

Wood, C.A., Norton, D.R., Kohlhepp, S.J., Kohnen, P.W., Porter, G.A., Houghton, D.C., Brummett, R.E., Bennett, W.M., and Gilbert, D.N. The influence of tobramycin dosage regimens on nephrotoxicity, ototoxicity, and antibacterial efficacy in a rat model of subcutaneous abscess. *J. Infect. Dis.*, **1988**, *158*:13—22.

Zimmerli, W., Lew, P.D., and Waldvogel, F.A. Pathogenesis of foreign body infection. Evidence for a local granulocyte defect. *J. Clin. Invest.*, **1984**, *73*:1191—1200.

Monographie und Übersichtsartikel

Anonymous. Antimicrobial prophylaxis in surgery. *Med. Lett. Drugs Ther.*, **1993**, *35*:91-94.

Bryant, R.E. Pus: friend or foe? In, *New Surgical and Medical Approaches in Infectious Diseases*. (Root, R.K., Trunkey, D.D., and Sande, M.A., eds.) *Contemporary Issues in Infectious Diseases*, Vol.6. Churchill Livingstone, Inc., New York, **1987**, pp. 31—48

Craig, W.A., and Kunin, D.M. Significance of serum protein and tissue binding of antimicrobial agents. *Annu. Rev. Med.*, **1976**, *27*:287—300.

Datta, N., and Nugent, M.E. Bacterial variation. In, *Topley and Wilson's Principles of Bacteriology, Virology, and Immunity*, 7th ed., Vol. 1. (Wilson, G.S., and Dick, H.M., eds.) The Williams & Wilkins Co., Baltimore, **1984**, pp. 145—176.

Kaiser, A. Postoperative infections and antimicrobial prophylaxis. In, *Principles and Practice of Infectious Diseases*, 3rd ed. (Mandell, G.L., Douglas, R.G., Jr., and Bennett, J.E., eds.) Churchill Livingstone, Inc., New York, **1990**, pp. 2245—2257.

Klastersky, J., and Staquet, M.J. (eds.). *Combination Antibiotic Therapy in the Compromised Host*. Vol. 9, *Monograph Series of the European Organization for Research on Treatment of Cancer*. Raven Press, New York, **1982**.

Moellering, R.C., Jr. Principles of anti-infective therapy. In, *Mandell, Douglas, and Bennett's Principles and Practice of Infectious Diseases*, 2nd ed. (Mandell, G.L., Douglas, R.G., Jr., and Bennett, J.E, eds.) John Wiley & Sons, Inc., New York, **1985**, pp.153—164

Pratt, W.B., and Fekety, F.R. (eds.) *The Antimicrobial Drugs*. Oxford University Press, New York, **1986**.

Sanders, W.E., Jr., and Sanders, C.C. Modification of normal flora by antibiotics: effects on individuals and the environment. In, *New Dimensions in Antimicrobial Therapy*. (Root, R.K., and Sande, M.A., eds.) *Contemporary Issues in Infectious Diseases*, Vol. 1. Churchill Livingstone, Inc., New York, **1984**, pp. 217—241.

Symposium. (Various authors). The impact of infections on medical care in the United States. (Kunin, C., and Edelman, R., eds.) *Ann. Intern. Med.*, **1978**, *89*:737—866.

Wehrli, W. Rifampin: mechanisms of action and resistance. *Rev. Infect. Dis.*, **1983**, *5*:S407—S411.

Yourtee, E.L., and Root, R.K. Effect of antibiotics on phagocyte-microbe interactions. In, *New Dimensions in Antimicrobial Therapy*. (Root, R.K., and Sande, M.A., eds.) *Contemporary Issues in Infectious Diseases*, Vol. 1. Churchill Livingstone, Inc., New York, **1984**, pp. 243—275.

44 ANTIMIKROBIELLE WIRKSTOFFE
(Fortsetzung)
Sulfonamide, Trimethoprim-Sulfamethoxazol, Chinolone und Harnwegstherapeutika

Gerald L. Mandell und William A. Petri, Jr.

Sulfonamide werden vor allem zur Behandlung von Harnwegsinfektionen eingesetzt. In Kombination mit Trimethoprim werden sie auch häufig zur Behandlung einer Otitis, Bronchitis, Sinusitis und Pneumocystis-Pneumonie verwendet. Auf anderen Gebieten sind ihre Einsatzmöglichkeiten durch vermehrte Resistenzen eingeschränkt worden.

Die Chinolon-Antibiotika stellen aufgrund ihrer oralen Bioverfügbarkeit sowie ihres breiten antimikrobiellen Wirkungsspektrums gegen aerobe, gramnegative Stäbchen, Staphylokokken und gramnegative Kokken eine sehr bedeutende Antibiotikaklasse dar. Zu ihren therapeutischen Einsatzmöglichkeiten gehören Harnwegsinfektionen, Prostatitis, verschiedene sexuell übertragbare Krankheiten, Osteomyelitis und bakterielle Diarrhoe. Die schlechte Wirksamkeit gegen Pneumokokken schränkt allerdings die Einsatzmöglichkeiten der gegenwärtig erhältlichen Chinolone bei der Monotherapie der Pneumonie ein. Da sie potentiell Knorpelschäden hervorrufen, ist der Einsatz von Chinolon-Antibiotika bei Kindern oder während der Schwangerschaft kontraindiziert.

Das Harnwegs-Antiseptikum Methenamin ist zur Suppressionstherapie chronisch rezidivierender Harnwegsinfekte einsetzbar.

SULFONAMIDE

Die Sulfonamide waren die ersten wirksamen chemotherapeutischen Wirkstoffe, die systemisch zur Prophylaxe und Therapie bakterieller Infektionen beim Menschen eingesetzt wurden. Ihre Bedeutung für die Medizin und die öffentliche Gesundheit sowie ihre spätere weit verbreitete Anwendung spiegelte sich schnell in einem deutlichen Rückgang der Morbiditäts- und Mortalitätszahlen der behandelbaren Infektionserkrankungen wieder. Mit dem Erscheinen von Penicillin, und später der anderen Antibiotika, haben sich die Einsatzmöglichkeiten der Sulfonamide eingeschränkt und gegenwärtig besitzen sie nur einen relativ kleinen Stellenwert im therapeutischen Instrumentarium des Arztes. Die Einführung der Kombination von Trimethoprim und Sulfamethoxazol Mitte der 70er Jahre führte jedoch wieder zu einem gesteigertem Einsatz der Sulfonamide bei der Behandlung spezifischer mikrobieller Infektionen.

Geschichte Forschungen der I. G. Farbenindustrie führten 1932 zu einem deutschen Patent von Klarer und Mietzsch, welches Prontosil und verschiedene andere Azofarbstoffe, die eine Sulfonamidgruppe enthalten, umfaßte. Domagk, ein Forschungsleiter der I. G., der mit Klarer und Mietzsch zusammenarbeitete, wußte, daß synthetische Azofarbstoffe auf ihre Wirkung gegen Streptokokken untersucht worden waren, was ihn dazu veranlaßte, die neuen Verbindungen zu überprüfen. Er beobachtete, daß Mäuse mit streptokokkalen und anderen Infektionen durch Prontosil am Leben erhalten wurden (Domagk, 1935). Die Anerkennung für die Entdeckung der chemotherapeutischen Bedeutung von Prontosil gehört Domagk, der 1938 mit dem Nobelpreis für Medizin ausgezeichnet wurde. 1933 berichtet Foerster von der ersten klinischen Fallstudie, in der er Prontosil einem zehn Monate alten Säugling mit Staphylokokkensepsis gab und eine spektakuläre Heilung erreichte. Jedoch wurde andernorts diesem bahnbrechenden Fortschritt in der Chemotherapie keine größere Aufmerksamkeit geschenkt, bis das Interesse englischer Forscher geweckt wurde. Sowohl Colebrook und Kenny (1936) als auch Buttle und Mitarbeiter (1936) berichteten von ihren positiven klinischen Ergebnissen mit Prontosil und seinem aktiven Metabolit Sulfonilamid bei Kindbettfieber und Meningokokkeninfektionen. Durch diese zwei Veröffentlichungen rückte das neue Gebiet antibakterieller Chemotherapie in das Bewußtsein der Ärzteschaft und bald erschienen eine Fülle experimenteller und klinischer Artikel. Aus den Beobachtungen mit den Sulfonamid-Antibiotika leitete sich die Entwicklung der Diuretika vom Carboanhydrasehemmer-Typ sowie die Sulfonylharnstoff-Antidiabetika ab.

Chemie Der Ausdruck Sulfonamide wird hier als Sammelbezeichnung für Derivate des p-Aminobenzolsulfonamids (Sulfanilamid) verwendet. Die Strukturformeln einiger ausgewählter Mitglieder dieser Klasse sind in Abbildung 44.1 gezeigt. Die meisten sind in Wasser relativ unlöslich, allerdings sind ihre Na-Salze ohne weiteres löslich. Die minimalen strukturellen Voraussetzungen für eine antibakterielle Wirkung sind alle durch Sulfanilamid selbst gegeben. Die -SO_2NH_2-Gruppe ist als solche nicht essentiell, allerdings ist die direkte Bindung des Schwefels am Benzolring wichtig. Die para-NH_2-Gruppe (deren N als N^4 gekennzeichnet wurde) ist essentiell und kann nur durch solche Gruppen ersetzt werden, die *in vivo* zu einer freien Aminogruppe umgewandelt werden können. Substitutionen an der NH_2-Amidgruppe (deren N als N^1 gekennzeichnet wurde) zeigen unterschiedliche Auswirkung auf die antibakterielle Aktivität des Moleküls. So führen Substitutionen am N^1 mit heterozyklischen aromatischen Ringen zu hochpotenten Verbindungen.

WIRKUNG AUF MIKROBIELLE ERREGER

Sulfonamide besitzen eine breite antimikrobielle Aktivität sowohl gegen grampositive als auch gramnegative

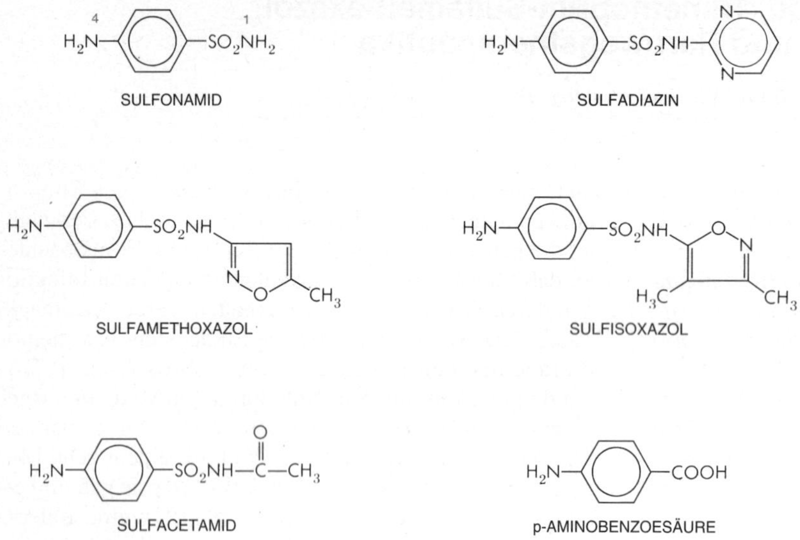

Abbildung 44.1 Strukturformeln ausgewählter Sulfonamide sowie von *p*-Aminobenzoesäure. Das N der para-NH_2-Gruppe ist als N^4 gekennzeichnet; das des Amid -NH_2 als N^1.

Bakterien. In den letzten Jahren sind resistente Stämme jedoch häufig geworden und die Einsatzmöglichkeiten dieser Wirkstoffe haben sich entsprechend verringert. Im allgemeinen zeigen die Sulfonamide nur eine bakteriostatische Wirkung und die zellulären und humoralen Abwehrmechanismen des Wirtes sind letztlich für die vollständige Eliminierung der Erreger erforderlich.

Antibakterielles Spektrum Zu den Mikroorganismen, die gewöhnlich *in vitro* gegen Sulfonamide empfindlich sind, gehören *Streptococcus pyogenes*, *Strep. pneumoniae*, *Haemophilus influenzae*, *H. ducreyi*, *Nocardia*, *Actinomyces*, *Calymmatobacterium granulomatis* sowie *Chlamydia trachomatis*. Die minimalen Hemmkonzentrationen (MHK) schwanken zwischen 0,1 µg/ml für *C. trachomatis* und 4 - 64 µg/ml für *Escherichia coli*. *In vivo* betragen die maximal erreichbaren Plasmakonzentrationen etwa 100 - 200 µg/ml.

Obwohl über viele Jahre die Sulfonamide erfolgreich bei der Behandlung von Meningokokkeninfektionen eingesetzt wurden, sind gegenwärtig die Mehrzahl der *Neisseria meningitidis*-Isolate der Serogruppe B und C in den Vereinigten Staaten sowie der Gruppe A-Isolate aus anderen Ländern resistent. Eine ähnliche Situation tritt auch hinsichtlich *Shigella* auf. *E. coli*-Isolate von Patienten mit Harnwegsinfektionen (ambulant erworben) sind häufig gegen Sulfonamide resistent, so daß diese nicht länger die Therapie der Wahl bei solchen Infektionen darstellen.

Wirkungsmechanismus Sulfonamide sind Strukturanaloga und kompetitive Antagonisten der p-Aminobenzoesäure (PABA) und verhindern so die normale Verwertung von PABA zur Folsäuresynthese (Pteroylglutaminsäure; siehe Fildes, 1940; Woods, 1940). Sie sind kompetitive Inhibitoren der Dihydropteroatsynthase, welche für den Einbau von PABA in Dihydropteroinsäure, der unmittelbaren Vorstufe der Folsäure, verantwortlich ist (Abbildung 44.2). Im Gegensatz zu Bakterien, die präformiertes Folat verwerten können, sind Mikroorganismen, die auf die eigene Folsäuresynthese angewiesen sind, sensitiv. PABA wirkt kompetitiv einer Sulfonamid-induzierten Bakteriostase entgegen. Sulfonamide beeinträchtigen durch diesen Mechanismus keine Säugerzellen, da diese präformierte Folsäure benötigen und nicht selbst synthetisieren können. Sie sind deshalb mit den Sulfonamid-unempfindlichen Bakterien vergleichbar, die präformierte Folsäure verwerten.

Synergisten der Sulfonamide Trimethoprim ist einer der wirksamsten Stoffe, der eine synergistische Wirkung beim Gebrauch mit einem Sulfonamid ausübt (siehe Bushby and Hitchings, 1968). Diese Verbindung ist ein potenter, selektiver kompetitiver Inhibitor der mikrobiellen Dihydrofolat-Reduktase, die Dihydrofolat zu Tetrahydrofolat reduziert. Diese reduzierte Form der Folsäure wird zur Übertragung von Einkohlenstoff-Fragmenten benötigt. Durch die gleichzeitige Gabe eines Sulfonamids mit Trimethoprim werden so aufeinanderfolgende Schritte des Stoffwechselwegs blockiert, durch den Mikroorganismen Tetrahydrofolat aus Vorläufermolekülen synthetisieren. Die Annahme, daß solch eine Kombination zu einer synergistischen antimikrobiellen Wirkung führen würde, konnte sowohl *in vitro* als auch *in vivo* bestätigt werden (siehe unten).

Erworbene bakterielle Resistenz gegen Sulfonamide Vermutlich entstehen bakterielle Resistenzen gegen Sulfonamide durch zufällige Mutation und Selektion oder durch den Resistenztransfer mittels Plasmiden (Kapitel 43). Ist solch eine Resistenz erst einmal voll ausgebildet, ist sie gewöhnlich anhaltend und irreversibel, be-

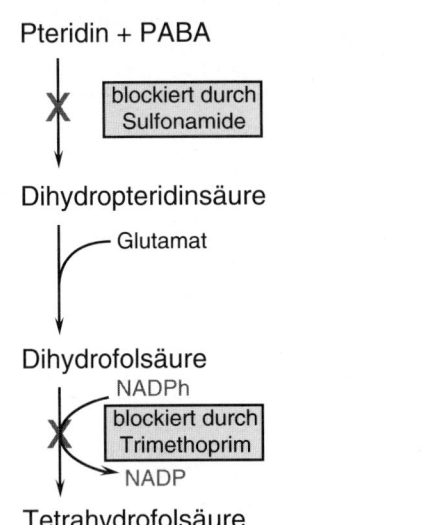

Abbildung 44.2 Reaktionen des Folatstoffwechsels, die durch Sulfonamide und Trimethoprim blockiert werden.

sonders wenn diese sich *in vivo* entwickelte hat. Eine erworbene Resistenz gegen Sulfonamide ist normalerweise nicht mit einer Kreuzresistenz gegen chemotherapeutische Wirkstoffe anderer Klassen verbunden. Die *in vivo* entstandene Resistenz hat keinen oder nur einen geringen Einfluß auf die Virulenz oder die antigene Charakteristik des Mikroorganismus.

Eine Resistenz gegen Sulfonamide ist wahrscheinlich die Folge einer veränderten enzymatischen Ausstattung der Bakterienzelle. Diese kann charakterisiert sein durch (1) eine veränderte Dihydropteroatsynthase (dem PABA-verwertenden Enzym); (2) einer gesteigerten Fähigkeit, das Medikament zu zerstören oder zu inaktivieren; (3) einen alternativen Stoffwechselweg zur Synthese eines essentiellen Metaboliten oder (4) eine gesteigerte Produktion eines essentiellen Metaboliten oder Arzneistoff-Antagonisten. Letztgenannte Möglichkeit erhielt besondere Aufmerksamkeit. So können zum Beispiel einige resistente Staphylokokken 70mal so viel PABA synthetisieren wie die empfindlichen Elternstämme. Dennoch zeigt sich nicht bei allen sulfonamidresistenten Bakterien eine gesteigerte PABA-Produktion. Resistente Mutanten können Enzyme zur Folatbiosynthese besitzen, die schlechter durch Sulfonamide gehemmt werden.

Resorption, Metabolismus und Exkretion

Außer den Sulfonamiden, die besonders für eine lokale Wirkung im Darm vorgesehen sind (z.B. Sulfasalazin), werden diese Medikamente schnell aus dem Gastrointestinaltrakt resorbiert. Etwa 70 - 100% einer oralen Dosis werden resorbiert und innerhalb 30 Minuten nach der Einnahme lassen sich Sulfonamide im Urin nachweisen. Je nach Medikament werden die maximalen Plasmakonzentrationen nach zwei bis sechs Stunden erreicht. Die Resorption findet hauptsächlich im Dünndarm statt, allerdings wird auch ein Teil des Pharmakons aus dem Magen resorbiert. Die Resorption durch Vaginalschleimhaut, Atemwege oder z. B. abgeschürfter Haut ist schwankend und unzuverlässig, allerdings können hierbei unter Umständen ausreichende Mengen in den Körper gelangen und bei empfindlichen Personen toxische Reaktionen verursachen oder zu einer Sensibilisierung führen.

Alle Sulfonamide werden in unterschiedlichem Maße an Plasmaproteine, insbesondere an Albumin, gebunden. Das Ausmaß der Plasmaproteinbindung wird durch die Hydrophobizität der einzelnen Medikamente und ihrer pKa-Werte bestimmt. Bei physiologischem pH zeigen Medikamente mit hohem pKa-Wert ein geringes Maß an Proteinbindung und umgekehrt.

Die Sulfonamide verteilen sich in allen Körpergeweben. Während der diffusionsfähige Anteil von Sulfadiazin einheitlich im gesamten Körperwasser verteilt ist, beschränkt sich Sulfisoxazol hauptsächlich auf den Extrazellularraum. Die Sulfonamide gelangen leicht in Pleura-, Peritoneal-, Synovial-, Okular- und ähnliche Körperflüssigkeiten und können dort 50 - 80% der gleichzeitig herrschenden Blutkonzentration erreichen. Da der Proteingehalt in solch Flüssigkeiten gewöhnlich niedrig ist, liegt das Medikament in der ungebundenen, aktiven Form vor.

Nach systemischer Applikation angemessener Mengen erreichen Sulfadiazin und Sulfisoxazol im Liquor cerebrospinalis Konzentrationen, die bei Meningealinfektionen wirksam sein können. Im *steady state* schwanken die Konzentrationen zwischen 10% und 80% der Blutkonzentration. Aufgrund des Auftauchens sulfonamidresistenter Mikroorganismen, werden diese Medikamente jedoch nur noch selten zur Meningitisbehandlung eingesetzt.

Die Sulfonamide passieren gut die Plazenta und erreichen den fetalen Kreislauf. Die im fetalen Gewebe erreichten Konzentration sind ausreichend, um sowohl antibakterielle als auch toxische Wirkungen zu verursachen.

In vivo unterliegen die Sulfonamide metabolischen Veränderungen, insbesondere in der Leber. Das bedeutendste metabolische Derivat ist das N^4-acetylierte Sulfonamid. Die Acetylierung, die in unterschiedlichem Ausmaß bei den einzelnen Wirkstoffen stattfindet, ist ein Nachteil, da das resultierende Produkt keine antibakterielle Aktivität besitzt, aber immer noch das toxische Potential der Muttersubstanz beibehält.

Ausgeschieden werden die Sulfonamide teils unverändert und teils als metabolische Produkte. Der größte Teil wird mit dem Urin ausgeschieden, die Halbwertszeit der Sulfonamide im Körper ist darum von der Nierenfunktion abhängig. Die älteren Sulfonamide sind im sauren Urin unlöslich und können präzipitieren und kristalline Ablagerungen verursachen, die dann zu Harnwegsobstruktionen führen können (siehe unten). Kleinere Mengen werden auch mit dem Fäzes sowie der Galle, Muttermilch und anderen Sekreten ausgeschieden.

Pharmakologische Eigenschaften der einzelnen Sulfonamide

Auf der Grundlage der Resorptions- und Eliminationsgeschwindigkeiten können die Sulfonamide in drei Gruppen klassifiziert werden: (1) Wirkstoffe wie Sulfisoxazol und Sulfadiazin, die schnell resorbiert und schnell ausgeschieden werden; (2) Wirkstoffe wie Sulfasalazin, die bei oraler Applikation sehr schlecht resorbiert werden und folglich im Darmlumen wirksam sind; (3) Sulfonamide, die hauptsächlich topisch eingesetzt werden wie Sulfacetamid, Mafenid und Silber-Sulfadiazin; und (4) Langzeit-Sulfonamide wie Sulfadoxin, welche schnell resorbiert und langsam ausgeschieden werden (Tabelle 44.1).

Sulfonamide, die schnell resorbiert und schnell eliminiert werden *Sulfisoxazol* Bei Sulfisoxazol handelt es sich um ein Sulfonamid mit ausgezeichneter antibakterieller Wirksamkeit, das schnell resorbiert und schnell ausgeschieden wird. Da seine gute Löslichkeit ein Großteil der Nephrotoxizität aufhebt, die dem Gebrauch älterer Sulfonamide innewohnt, hat es im wesentlichen die schlechtlöslichen Wirkstoffe ersetzt.

Sulfisoxazol ist umfassend an Plasmaproteine gebunden. Nach zwei bis vier Stunden einer oralen Dosis von 2 - 4 g beträgt die maximale Plasmakonzentration 110 - 250 µg/ml. Im Blut liegen 28 - 35% und im Urin 30% des Sulfisoxazols in acetylierter Form vor. Innerhalb von 24 Stunden wird etwa 95% einer Einzeldosis von der Niere ausgeschieden. Die Medikamentenkonzentrationen im Urin übertreffen somit die Blutkonzentrationen beträchtlich und können unter Umständen bakterizid wirken. Die Konzentration im Liquor cerebrospinalis beträgt durchschnittlich ein Drittel der Blutkonzentration.

Die empfohlene orale Tagesdosis von Sulfisoxazol beträgt bei Kindern 150 mg/kg Körpergewicht, wobei initial die Hälfte davon verabreicht wird, gefolgt von einem Viertel oder Sechstel der Tagesdosis alle sechs bzw. vier Stunden (maximal 6 g in 24 Stunden). Bei Erwachsenen beträgt die orale Dosierung initial 2 - 4 g, gefolgt von 4 - 8 g täglich, verteilt auf vier bis sechs Dosen. Der klinische Anwendungsbereich von Sulfisoxazol wird weiter unten besprochen, die Substanz ist in den USA, nicht aber in Deutschland erhältlich.

Sulfisoxazoldiolamin ist zur topischen Anwendung am Auge erhältlich. Acetylsulfisoxazol ist geschmacklos und wird deshalb zur oralen Anwendung bei Kindern bevorzugt. Sulfisoxazol ist ebenfalls in fixer Kombination mit Phenazopyridin (500 mg Sulfisoxazol, 50 mg Phenazopyridin) als Harnwegs-Antiseptikum und Analgetikum erhältlich (USA). Durch das Phenazopyridin, einem orangeroten Farbstoff, verfärbt sich nach Einnahme dieser Mixtur der Urin orangerot. Zur Anwendung bei Kindern mit Mittelohrentzündung ist Acetylsulfisoxazol ebenfalls in Kombination mit Erythromycinethylsuccinat im Handel erhältlich.

Bei weniger als 0,1% der Patienten, die Sulfisoxazol erhalten, zeigen sich schwerwiegende toxische Reaktionen. Die durch diesen Wirkstoff hervorgerufenen Nebenwirkungen ähneln denen der anderen Sulfonamide (s.u.). Aufgrund seiner relativ guten Löslichkeit im Urin, im Vergleich zu Sulfadiazin, führt Sulfisoxazol nur selten zu einer Hämaturie oder Kristallurie (0,2 - 0,3%). Trotzdem sollten Patienten, die dieses Medikament erhalten, eine ausreichende Menge an Flüssigkeit zu sich nehmen. Bei Patienten mit eingeschränkter Nierenfunktion muß Sulfisoxazol (wie alle resorbierbaren Sulfonamide) mit Vorsicht eingesetzt werden. Wie die anderen Sulfonamide kann Sulfisoxazol Überempfindlichkeitsreaktionen hervorrufen, von denen einige potentiell tödlich sind. Wenn ein Sulfonamid indiziert ist, das schnell resorbiert und schnell ausgeschieden wird, ziehen die meisten Kliniker in den USA gegenwärtig Sulfisoxazol den anderen Sulfonamiden vor.

Sulfamethoxazol (nicht in Deutschland erhältlich) Sulfamethoxazol ist ein naher Verwandter des Sulfisoxazols, allerdings ist die Geschwindigkeit der enteralen Resorption und der Ausscheidung mit dem Urin langsamer. Es wird oral verabreicht und sowohl bei systemischen als auch bei Harnwegs-Infektionen eingesetzt. Aufgrund des hohen Anteils der acetylierten, relativ unlöslichen Form des Medikamentes im Urin, müssen Vorsichtsmaßnahmen getroffen werden, um eine Sulfamethoxazol-Kristallurie zu vermeiden. Bei Kindern beträgt die Dosierung von Sulfamethoxazol initial 50 - 60 mg/kg, gefolgt von 25 - 30 mg/kg zweimal täglich. Bei Erwachsenen mit leichten Infektionen beträgt die Dosierung 2 g, gefolgt von 1 g alle zwölf Stunden. Bei schweren Erkrankungen beträgt die Initialdosis 2 g, gefolgt von 1 g alle acht Stunden. Bei Säuglingen ist die Halbwertszeit von Sulfamethoxazol während der ersten zehn Lebenstage beträchtlich länger als bei Erwachsenen. Diese fällt dann schnell ab und beträgt mit drei Wochen etwa neun Stunden und vier bis fünf Stunden mit einem Jahr. Danach steigt sie bis zu der für Erwachsene charakteristischen Halbwertszeit von sechs bis zwölf Stunden an. Die klinische Verwendung von Sulfamethoxazol gleicht der von Sulfisoxazol. Es ist ebenfalls in fixer Kombination mit Phenazopyridin als Harnwegs-Antiseptikum und Analgetikum sowie mit Trimethoprim (s. u.) erhältlich.

Sulfadiazin Oral verabreichtes Sulfadiazin wird schnell aus dem Gastrointestinaltrakt resorbiert. Die maximalen Blutkonzentrationen werden innerhalb von drei bis sechs Stunden

Tabelle 44.1 Sulfonamid-Gruppen

KLASSE	SULFONAMIDE	SERUM-HALBWERTSZEIT, STUNDEN
schnell resorbiert und ausgeschieden	Sulfisoxazol Sulfamethoxazol Sulfadiazin	5-6 11 10
schwer resorbierbar, aktiv im Darmlumen	Sulfasalazin	–
topisch verwendet	Sulfacetamid Silbersulfadiazin	– –
langwirkend	Sulfadoxin	100-230

nach einer Einzeldosis erreicht. Nach einer oralen Dosis von 3 g beträgt die maximale Plasmakonzentration 50 mg/ml. Bei einer Konzentration von 100 mg/ml sind etwa 55% des Medikamentes an Plasmaproteine gebunden, wenn der Plasmaproteinspiegel normal ist. Im Liquor cerebrospinalis werden nach einer Einzeldosis von 60 mg/kg innerhalb von vier Stunden therapeutische Konzentrationen erreicht.

Sulfadiazin wird gut sowohl in der freien als auch in der acetylierten Form von der Niere ausgeschieden, anfänglich schnell, danach über einen Zeitraum von zwei bis drei Tagen langsamer. Nach oraler Einnahme läßt es sich innerhalb 30 Minuten im Urin bestimmen. Etwa 15 - 40% des ausgeschiedenen Sulfadiazins liegen in der acetylierten Form vor, welche leichter als der freie Anteil ausgeschieden wird. Eine Alkalisierung des Urins fördert die renale Clearance beider Formen durch Verringerung ihrer tubulären Rückresorption.

Bei Erwachsenen und Kindern, die mit Sulfadiazin behandelt werden, müssen ausreichende Vorsichtsmaßnahmen getroffen werden, um eine angemessene Flüssigkeitsaufnahme sicherzustellen, so daß die Harnausscheidung bei Erwachsenen wenigstens 1200 ml pro Tag beträgt (bei Kindern die entsprechende Menge). Ist dies nicht gewährleistet, kann unter Umständen Natriumbicarbonat gegeben werden, um das Risiko einer Kristallurie zu verringern.

Sulfamethizol Sulfamethizol ist ein Sulfonamid, das schnell eliminiert wird. Folglich sind nach Applikation der üblichen Dosen die Medikamentenkonzentrationen im Blut gering. Es wird zur Behandlung von Harnwegsinfekten eingesetzt (nicht in Deutschland erhältlich).

Schwerresorbierbare Sulfonamide Sulfasalazin wird sehr schlecht aus dem Gastrointestinaltrakt resorbiert. Es wird bei der Therapie des Morbus Crohn und der Colitis ulcerosa eingesetzt, allerdings ereignen sich bei einem Drittel der Patienten, die anfänglich eine gute Ansprechbarkeit aufwiesen, Rückfälle. Zur Behandlung von schwach oder mittelschwer erkrankten Patienten mit Colitis ulcerosa wird Sulfasalazin von einigen Gastroenterologen den Kortikosteroiden vorgezogen (Riis et al., 1973). Das Medikament wird ebenfalls als Monotherapie zur Behandlung relativ leichter Fälle mit Morbus Crohn sowie bei granulomatöser Kolitis eingesetzt (Peppercorn, 1984). Sulfasalazin wird von Darmbakterien zu Sulfapyridin abgebaut, einem aktiven Sulfonamid, das resorbiert und schließlich mit dem Urin ausgeschieden wird, sowie 5-Aminosalicylat, welches hohe Konzentrationen im Stuhl erreicht. Es gibt Hinweise, daß letztere Verbindung der wirksame Wirkstoff bei der Therapie entzündlicher Darmerkrankungen ist, während Sulfapyridin für den Hauptteil der toxischen Wirkungen verantwortlich ist (Klotz et al., 1980). Zu den toxischen Reaktionen gehören Heinz-Innenkörperchen-Anämie, akute Hämolyse bei Patienten mit Glukose-6-phosphat-Dehydrogenase-Mangel sowie eine Agranulozytose. Bei bis zu 20% der mit diesem Medikament behandelten Patienten treten Übelkeit, Fieber, Arthralgien sowie Ausschläge auf; allerdings kann eine Desensibilisierung wirksam sein (Taffet and Das, 1982). Die übliche tägliche Gesamtdosis beträgt bei Erwachsenen initial 3 - 4 g, gefolgt von 500 mg viermal täglich als Erhaltungsdosis. Es gibt keine Anzeichen, daß das Medikament bei Personen mit Colitis ulcerosa die intestinale Mikroflora verändert.

Sulfonamide zur topischen Anwendung *Sulfacetamid* Sulfacetamid ist das N^1-Acetyl-substituierte Derivat von Sulfanilamid. Seine Wasserlöslichkeit (1:140) ist etwa 90mal höher als von Sulfadiazin. Lösungen des Natriumsalzes des Medikamentes werden bei der Behandlung von Augeninfektionen eingesetzt. Obwohl von topischen Sulfonamiden aufgrund mangelnder Wirksamkeit und dem hohen Risiko einer Sensibilisierung für die meisten Zwecke abzuraten ist, besitzt Sulfacetamid bestimmte Vorteile. Sehr hohe wäßrige Konzentrationen reizen das Auge nicht und sind gegen empfindliche Mikroorganismen wirksam. Eine 30%ige-Lösung des Natriumsalzes hat einen pH von 7,4, während die Lösungen der Natriumsalze der anderen Sulfonamide stark alkalisch sind. Das Medikament penetriert mit hoher Konzentration in Flüssigkeiten und Gewebe des Auges. Eine Sensibilisierung gegen Sulfacetamid findet selten statt, allerdings sollte das Medikament nicht bei Patienten mit bekannter Sulfonamid-Überempfindlichkeit verwendet werden.

Silber-Sulfadiazin Dieses Medikament hemmt in vitro das Wachstum von fast allen pathogenen Bakterien und Pilzen, einschließlich einiger sulfonamidresistenter Arten. Die Verbindung wird topisch eingesetzt, um mikrobielle Ansiedlung sowie das Auftreten von Wundinfektionen bei Verbrennungen zu mindern. Es sollte nicht verwendet werden, um schon manifeste, tiefe Infektionen zu behandeln. Das Silber wird langsam in Konzentrationen, die selektiv toxisch gegen Mikroorganismen wirken, aus dem Präparat freigesetzt. Bei Bakterien kann sich jedoch eine Resistenz gegen Silber-Sulfadiazin entwickeln. Während nur geringe Mengen Silber resorbiert werden, können von Sulfadiazin therapeutische Konzentrationen im Plasma erreicht werden, wenn die Behandlung großflächig erfolgt. Zu den selten auftretenden Nebenwirkungen gehören Brennen, Ausschlag und Jucken der Haut. Von vielen Fachleuten wird Silber-Sulfadiazin als eines der Mittel der Wahl zur Infektionsprophylaxe bei Verbrennungen betrachtet.

Mafenid Dieses Sulfonamid (α-Amino-p-toluensulfonamid) ist als Mafenidacetatcreme erhältlich (USA). Es ist bei topischer Applikation wirksam zur Prävention einer Ansiedlung gramnegativer und grampositiver Bakterien auf Verbrennungen. Es sollte nicht zur Behandlung einer schon bestehenden, tiefen Infektion verwendet werden. Gelegentlich können Superinfektionen mit *Candida* ein Problem darstellen. Die Creme wird ein- oder zweimal täglich in einer Dicke von 1 - 2 mm auf die verbrannte Haut appliziert. Vor jeder Applikation sollte die Reinigung der Wunde und das Entfernen von nekrotischem Gewebe erfolgen. Die Therapie wird solange fortgesetzt bis eine Hauttransplantation möglich ist. Mafenid wird schnell systemisch resorbiert und in p-Carboxybenzolsulfonamid umgewandelt. Resorptionsstudien an verbrannten Oberflächen deuten darauf hin, daß maximale Plasmakonzentrationen in zwei bis vier Stunden erreicht werden. Zu den Nebenwirkungen gehören starke Schmerzen an der Applikationsstelle, allergische Reaktionen sowie Flüssigkeitsverlust durch Verdunstung an den verbrannten Oberflächen, da keine Okklusionsverbände verwendet werden. Das Medikament und sein primärer Metabolit hemmen die Carboanhydrase und der Urin wird alkalisch. Darauf kann eine metabolische Azidose mit kompensatorischer Tachypnoe und Hyperventilation folgen, was die Verwendbarkeit von Mafenid einschränkt (White and Asch, 1971).

Langzeit-Sulfonamide *Sulfadoxin* (N^1-[5,6-dimethoxy-4-pyrimidinyl]-sulfanilamid) ist ein Sulfonamid mit besonders langer Halbwertszeit (sieben bis neun Tage). Es wird in Kombination mit Pyrimethamin (500 mg Sulfadoxin plus 25 mg Pyrimethamin) zur Prophylaxe und Behandlung von Malaria eingesetzt, die durch mefloquinresistente *Plasmodium falciparum*-Stämme ausgelöst wurde (siehe Kapitel 40; Pearson and Hewlett, 1987). Aufgrund der schweren und manchmal tödlichen Nebenwirkungen einschließlich dem Stevens-Johnson-Syndrom sollte das Medikament nur zur Prophylaxe eingesetzt werden, wenn das Risiko für eine ansonsten therapieresistente Malaria hoch ist (Zitelli et al., 1987).

Unerwünschte Wirkungen der Sulfonamide

Die unerwünschten Wirkungen nach Gabe von Sulfonamiden sind zahlreich und mannigfaltig. Die Gesamthäufigkeit für das Auftreten von Nebenwirkungen beträgt etwa 5% (siehe Weinstein et al., 1960). Bestimmte Formen der Toxizität können unter Umständen mit individuellen Unterschieden bezüglich des Sulfonamidmetabolismus verbunden sein (Shear et al., 1986).

Harnabflußstörungen Obwohl das Risiko einer Kristallurie bei den älteren, weniger löslichen Sulfonamiden relativ hoch war, ist die Häufigkeit für das Auftreten dieser Komplikation bei den löslicheren Wirkstoffen wie Sulfisoxazol sehr gering. Eine Kristallurie ereignete sich bei dehydrierten Patienten mit AIDS, die Sulfadiazin zur Behandlung einer Toxoplasmodien-Enzephalitis erhielten. Die Flüssigkeitsaufnahme sollte ein tägliches Harnvolumen von wenigstens 1200 ml (bei Erwachsenen) sicherstellen. Wenn das Harnvolumen oder der pH ungewöhnlich niedrig sind, kann eine Alkalisierung des Urins angebracht sein, da die Löslichkeit von Sulfisoxazol bei einer leichten Erhöhung des pH stark ansteigt.

Störungen des hämatopoetischen Systems *Akute hämolytische Anämie* Eine sulfonamidbedingte, akute hämolytische Anämie kann mehrere Ursachen aufweisen. Zum einen wird eine Art Sensibilisierungsphänomen vermutet, in anderen Fällen fand sich ein Zusammenhang mit einer verringerten Glukose-6-phosphat-Dehydrogenase-Aktivität der Erythrozyten. Eine hämolytische Anämie durch Sulfadiazin ist selten (0,05%), für Sulfisoxazol ist die Inzidenz unbekannt.

Agranulozytose Eine Agranulozytose tritt bei etwa 0,1% der mit Sulfadiazin behandelten Patienten auf und kann ebenfalls nach dem Gebrauch anderer Sulfonamide vorkommen. Obwohl sich die Granulozytenzahlen unter Umständen erst Wochen oder Monate nach Absetzen des Sulfonamids normalisieren, erholen sich die meisten Patienten unter symptomatischer Therapie spontan.

Aplastische Anämie Extrem selten tritt unter einer Sulfonamid-Therapie eine komplette Suppression der Knochenmarksaktivität mit Anämie, Granulozytopenie und Thrombozytopenie auf. Diese resultiert wahrscheinlich aus einer direkten myelotoxischen Wirkung und kann tödlich sein. Häufig ist jedoch eine reversible Unterdrückung des Knochenmarks bei Patienten mit begrenzten Knochenmarksreserven (z.B. Patienten mit AIDS oder solchen, die eine myelosuppressive Chemotherapie erhalten).

Überempfindlichkeitsreaktionen Die Inzidenz für andere Überempfindlichkeitsreaktionen gegen Sulfonamide ist ziemlich schwankend. Zu den Symptomen der Haut und Schleimhäute, die mit einer Sensibilisierung gegen Sulfonamide verbunden sind, gehören masernähnliche, skarlatiniforme, urtikarielle, erysipeloide, pemphigoide und petechiale Ausschläge sowie Erythema nodosum, Erythema exsudativum multiforme vom Stevens-Johnson-Typ, Behçet-Syndrom, Dermatitis exfoliativa und Photosensibilisation. Eine Arzneimitteldermatitis erscheint meist nach der ersten Therapiewoche, kann aber auch bei besonders sensibilisierten Individuen früher auftreten. Fieber, Unwohlsein und Pruritus treten häufig gleichzeitig auf. Die Inzidenz dermatologischer Nebenwirkungen beträgt bei Sulfisoxazol etwa 2%. Bei AIDS-Patienten unter Sulfonamidbehandlung finden sich häufiger Ausschläge als bei anderen Patienten. Ein Syndrom ähnlich der Serumkrankheit kann nach einigen Tagen einer Sulfonamidtherapie in Erscheinung treten. Arzneimittelfieber (sog. *drug fever*) tritt häufig bei einer Sulfonamidbehandlung auf, die Inzidenz dafür beträgt bei Sulfisoxazol etwa 3%.

Bei weniger als 1% der Patienten treten fokale oder diffuse Nekrosen der Leber infolge einer direkten Arzneimitteltoxizität oder einer Sensibilisierung auf. Kopfschmerzen, Übelkeit, Erbrechen, Fieber, Lebervergrößerungen, Gelbsucht sowie veränderte Laborparameter als Zeichen einer hepatozellulären Funktionsstörung erscheinen gewöhnlich drei bis fünf Tage nach Beginn der Sulfonamidgabe. Das Syndrom kann bis zu einer akut gelben Leberatrophie und Tod fortschreiten.

Sonstige Reaktionen Anorexie, Übelkeit und Erbrechen treten bei 1 - 2% der Personen auf, die Sulfonamide erhalten, und können zentral bedingt sein. Die Applikation von Sulfonamiden bei Neugeborenen und insbesondere Frühgeborenen kann zu einer Verdrängung des Bilirubins aus seiner Plasmaalbuminbindung führen. Bei Neugeborenen kann es zu einer Ablagerung an freiem Bilirubin in die Basalganglien und den Nucleus subthalamicus des Gehirns kommen und einen Kernikterus verursachen. Schwangeren Frauen sollten Sulfonamide nicht kurz vor dem Geburtstermin gegeben werden, da diese Medikamente die Plazenta passieren und außerdem in die Milch sekretiert werden.

Arzneimittelinteraktionen Die wichtigsten Wechselwirkungen der Sulfonamide betreffen orale Antikoagulanzien, Sulfonylharnstoff-Antidiabetika und die Hydantoin-Antikonvulsiva. In allen Fällen können Sulfonamide die Wirkung der anderen Medikamente potenzieren, scheinbar in erster Linie durch Hemmung der Metabolisierung und möglicherweise durch Verdrängung aus der Albuminbindung. Bei gleichzeitiger Gabe eines Sulfonamids kann unter Umständen eine Dosisanpassung dieser Wirkstoffe erforderlich sein.

Sulfonamid-Therapie

Die Einsatzmöglichkeiten, in denen die Sulfonamide therapeutisch von Nutzen und Mittel der 1. Wahl sind, haben sich deutlich durch die Entwicklung effektiverer antimikrobieller Wirkstoffe und den kontinuierlichen Anstieg der Resistenz einer Reihe von Bakterien reduziert. Durch die Einführung der Kombination von Trimethoprim und Sulfamethoxazol erlangten die Sulfonamide jedoch einen neuen Aufschwung.

Harnwegsinfektionen Da ein signifikanter Anteil der Harnwegsinfektionen durch sulfonamidresistente Mikroorganismen verursacht wird, sind diese Medikamente hier nicht länger Mittel der 1. Wahl. Die bevorzugten Wirkstoffe sind Trimethoprim-Sulfamethoxazol, ein Chinolon oder Ampicillin. In Gegenden mit geringem Resistenzaufkommen oder bei bekanntermaßen sensitiven Organismen kann Sulfisoxazol unter Umständen erfolgreich eingesetzt werden. Die übliche Dosierung beträgt initial 2 g oral, gefolgt von viermal täglich 1 g oral über fünf bis zehn Tage. Bei Patienten mit akuter Pyelonephritis mit hohem Fieber und anderen ernsten Allgemeinsymptomen besteht das Risiko einer Bakteriämie und eines Schocks. Diese Patienten sollten nicht mit einem Sulfonamid behandelt werden. Die meisten Ärzte bevorzugen die parenterale Applikation eines anderen Antibiotikums, welches aufgrund der erwarteten antimikrobiellen Empfindlichkeit ausgewählt wurde und später, wenn nötig, bei Kenntnis der Bakteriologie abgeändert wird.

Nokardiose Sulfonamide sind nützlich bei der Behandlung von Infektionen durch *Nocardia*-Arten. Nach Behandlung mit einem Sulfonamid war in einer Reihe von Fällen eine vollständig Ausheilung dieser Erkrankung zu verzeichnen. Sulfisoxazol oder Sulfadiazin kann in Dosierungen von 6 - 8 g täglich gegeben werden. Die Sulfonamidkonzentration sollte 80 - 160 µg/ml im Plasma betragen. Nach Stabilisierung aller Symptome wird dieses Behandlungsschema für mehrere Monate fortgeführt. Empfohlen wurde die Gabe eines Sulfonamids zusammen mit einem zweiten Antibiotikum, besonders in fortgeschrittenen Fällen. Für diesen Zweck wurden Ampicillin, Erythromycin oder Streptomycin vorgeschlagen. Die klinische Ansprechbarkeit sowie das Ergebnis der Empfindlichkeitsprüfung können bei der Auswahl eines begleitenden Medikamentes hilfreich sein. Es liegen jedoch keine klinischen Daten vor, die zeigen, daß eine Kombinationstherapie Vorteile gegenüber einer Sulfonamid-Monotherapie hat. Trimethoprim-Sulfamethoxazol konnte ebenfalls wirksam bei Nocardiosen eingesetzt werden, und einige Fachleute halten diese Kombination für das Mittel der Wahl.

Toxoplasmose Bei Toxoplasmose stellt die Kombination von Pyrimethamin und Sulfadiazin die Behandlung der Wahl dar (Beaman et al., 1995). Als Aufsättigungsdosis wird oral 75 mg Pyrimethamin verabreicht, gefolgt von 25 mg täglich plus 1 g Sulfadiazin oral alle sechs Stunden plus täglich 10 mg Folinsäure oral für mindestens drei bis sechs Wochen. Um eine Kristallurie während der Therapie zu vermeiden, sollte die Flüssigkeitszufuhr wenigsten 2 Liter täglich betragen.

Verwendung von Sulfonamiden zur Prophylaxe Die Sulfonamide zeigen einen ähnliche Wirksamkeit wie orales Penicillin bei der Prophylaxe von Streptokokkeninfektionen sowie zur Verhinderung von Rezidive rheumatischen Fiebers bei prädisponierten Individuen. Trotz der Wirksamkeit der Sulfonamide bei der Langzeit-Prophylaxe von rheumatischen Fieber, wird Penicillin für diesen Zweck den Sulfonamiden, wegen ihrer Toxizität und der Möglichkeit einer Infektion durch resistente Streptokokken, vorgezogen. Sulfonamide sollten jedoch ohne Zögern bei Patienten eingesetzt werden, bei denen eine Überempfindlichkeit gegenüber Penicillin besteht. Die empfohlene Dosierung von Sulfisoxazol beträgt 1g zweimal täglich. Bei Kindern unter 27 kg wird die Dosis halbiert. Sollten unerwünschte Reaktionen auftreten, ereignen sich diese gewöhnlich während der ersten acht Therapiewochen. Nach dieser Zeit sind ernste Nebenwirkungen selten. Die Leukozytenzahl sollte während der ersten acht Wochen einmal wöchentlich bestimmt werden.

Trimethoprim-Sulfamethoxazol

Die Einführung von Trimethoprim in Kombination mit Sulfamethoxazol bildete einen wichtigen Fortschritt in der Entwicklung klinisch effektiver, antimikrobieller Wirkstoffe und repräsentiert die praktische Anwendung der theoretischen Überlegung, daß aus der Kombination zweier Medikamente eine synergistische Wirkung resultiert, wenn diese bei Bakterien in aufeinanderfolgenden Schritten eines oblikaten Stoffwechselweges (siehe Abbildung 44.2) eingreifen (siehe Hitchings, 1961). In weiten Teilen der Welt ist die Kombination als Cotrimoxazol bekannt. (Für eine umfassende Übersicht siehe Wormser et al., 1982.) Neben der Kombination mit Sulfamethoxazol ist Trimethoprim auch als Monosubstanz erhältlich.

Chemie Sulfamethoxazol wurde in diesem Kapitel weiter oben besprochen (Strukturformel siehe Abbildung 44.1). Die Geschichte von Trimethoprim, einem Diaminopyrimidin, wird in Kapitel 40 erörtert. Es besitzt folgende Strukturformel:

TRIMETHOPRIM

Antibakterielles Spektrum Das antibakterielle Spektrum von Trimethoprim ähnelt dem von Sulfamethoxazol, obwohl Trimethoprim üblicherweise 20- bis 100mal potenter als Sulfamethoxazol ist. Die meisten gramnegativen und grampositiven Mikroorganismen sind gegen Trimethoprim empfindlich, allerdings können sich bei Monotherapien mit dem Medikament Resistenzen ausbilden (Ward et al., 1982). *Pseudomonas aeruginosa*, *Bacteroides fragilis* sowie Enterokokken sind meist resistent. Aufgrund der Resistenzausbreitung mittels Plasmiden und Transposonen bestehen in verschiedenen geographischen Regionen erhebliche Schwankungen in der Empfindlichkeit von Enterobacteriaceae gegen Trimethoprim (Goldstein et al., 1986). Die im folgenden dargestellten Daten beziehen sich auf die antimikrobielle Aktivität der Kombination von Trimethoprim und Sulfamethoxazol.

Chlamydia diphtheriae und *N. meningitidis* sind gegen Trimethoprim-Sulfamethoxazol empfindlich. Obwohl *Strep. pneumoniae* meist empfindlich ist, erfolgte hier ein beunruhigender Resistenzanstieg (s. u.). Gehemmt werden 50 - 95% der Stämme von *Staph. aureus*, *Staph. epidermidis*, *Strep. pyogenes*, Streptokokken der Viridans-Gruppe, *E. coli*, *Proteus mirabilis*, *P. morganii*, *P. rettgeri*, *Enterobacter* spp., *Salmonella*, *Shigella*, *P. pseudomallei*, *Serratia* sowie *Alcaligenes* spp.. Ebenfalls sensitiv sind *Klebsiella* Arten, *Brucella abortus*, *Pasteurella haemolytica*, *Yersinia pseudotuberculosis*, *Y. enterocolitica* und *N. asteroides*. Obwohl methicillinresistente *Staph.-aureus*-Stämme ebenfalls resistent gegen Trimethoprim oder Sulfamethoxazol alleine sind, kann unter Umständen eine Empfindlichkeit gegen die Kombination bestehen. Eine synergistische Wechselwirkung zwischen den Komponenten des Präparates zeigt sich sogar, wenn die Mikroorganismen resistent gegen das Sulfonamid alleine sind oder resistent gegen Sulfonamid und nur mäßig empfindlich für Trimethoprim. Der maximale Grad an Synergismus tritt jedoch nur auf, wenn die Mikroorganismen sensibel gegen beide Komponenten sind. *In vitro* ist die Wirksamkeit von Trimethoprim-Sulfamethoxazol vom Medium abhängig, in dem diese bestimmt wird. So heben zum Beispiel geringe Thymidinkonzentrationen die antibakterielle Aktivität fast vollständig auf (siehe Symposium, 1973; Pelton et al., 1977).

Wirkungsmechanismus Die antimikrobielle Aktivität der Kombination von Trimethoprim und Sulfamethoxazol resultiert aus seiner Wirkung an zwei Reaktionsschritten der Biosynthese von Tetrahydrofolsäure. Wie in Abbildung 44.2 gezeigt, hemmt Sulfonamid den PABA-Einbau in Folsäure und Trimethoprim verhindert die Reduktion von Dihydrofolat zu Tetrahydrofolat, welches bei der Übertragung von Einkohlenstoff-Fragmenten unentbehrlich ist (z.B. bei der Synthese von Thymidylat aus Desoxyuridylat). Die selektive Toxizität für Mikroorganismen wird auf zwei Wegen erreicht. Zum einen verwenden Säugerzellen präformiertes Folat aus der Nahrung und synthetisieren die Verbindung nicht. Ferner ist Trimethoprim ein hochselektiver Inhibitor der Dihydrofolatreduktase niederer Organismen, wobei zur Hemmung der humanen Reduktase 100000mal mehr Arzneimittel erforderlich ist als zur Hemmung des bakteriellen Enzyms. Dies ist von wesentlicher Bedeutung, da die Dihydrofolatreduktase in allen Spezies eine entscheidende Enzymfunktion darstellt.

Die synergistische Wirkung von Sulfonamid und Trimethoprim ist aus ihrem jeweiligen Mechanismus vorhersagbar. Für den Synergismus entspricht das optimale Konzentrationsverhältnis der zwei Wirkstoffe dem Verhältnis der minimalen Hemmkonzentrationen bei unabhängiger Wirkung der Medikamente. Obwohl dieses Verhältnis für unterschiedliche Bakterien varriiert, ist für die größte Anzahl Mikroorganismen das effektivste Verhältnis 20 Teile Sulfamethoxazol zu einem Teil Trimethoprim. Die Zubereitung der Kombination ist so abgestimmt, daß *in vivo* eine Konzentration an Sulfamethoxazol erreicht wird, die 20mal höher ist als die von Trimethoprim. (Siehe die Artikel von Hitchings, Burchall und Bushby, in Symposium, 1973.) Da relativ konstante Konzentrationen der zwei Komponenten im Körper gewünscht sind, sind die pharmkokinetischen Eigenschaften des für die Kombination mit Trimethoprim ausgewählten Sulfonamides wichtig.

Untersuchungen des Empfindlichkeits-Musters eines typischen *E. coli-* Isolates verdeutlichen das Ausmaß des Synergismus. Die MHK von Sulfamethoxazol alleine beträgt 3 µg/ml, die von Trimethoprim 0,3 µg/ml. Bei Kombination in einem Verhältnis von 20:1 betragen die Hemmkonzentrationen 1,0 µg/ml beziehungsweise 0,05 µg/ml. Auf einige Mikroorganismen wirkt die Kombination sogar bakterizid.

Bakterielle Resistenz Die Häufigkeit für die Entwicklung einer bakteriellen Resistenz gegen Trimethoprim-Sulfamethoxazol ist geringer als für die einzelnen Wirkstoffe, da Mikroorganismen, die eine Resistenz gegen eines der Komponenten erworben haben, immer noch durch die andere Komponente abgetötet werden können. Trimethoprimresistente Mikroorganismen können durch Mutation entstehen. Bei gramnegativen Bakterien ist die Resistenz häufig mit dem Erwerb eines Plasmids verbunden, das für eine veränderte Dihydrofolatreduktase kodiert (Houvinen, 1987). Bei *Staph. aureus* scheint die Resistenz gegen Trimethoprim eher durch ein chromosomales Gen als durch ein Plasmid bestimmt zu sein (Nakhla, 1973). Die Entwicklung einer Resistenz gegen die Kombination ist ebenfalls beschrieben. In einer Untersuchung (in Memphis, Tennessee) an Kindern mit Mittelohrentzündung waren 29% der Isolate penicillinresistent, und 25% von diesen Isolaten waren ebenfalls gegen Trimethoprim-Sulfamethoxazol resistent (Centers for Disease Control, 1994a).

Resorption, Metabolismus und Exkretion Die pharmakokinetischen Profile von Sulfamethoxazol und Trimethoprim ähneln sich, sind aber nicht vollkommen übereinstimmend, um ein konstantes Konzentrationsverhältnis von 20:1 in Blut und Gewebe zu erreichen. Im Blut ist das Verhältnis oftmals größer als 20:1, im Gewebe häufig kleiner. Nach einer einzelnen oralen Dosis des Kombinationspräparates wird Trimethoprim schneller als Sulfamethoxazol resorbiert. Die gleichzeitige Applikation der Medikamente scheint die Resorption von Sulfamethoxazol zu verlangsamen. Maximale Plasmakonzentrationen von Trimethoprim treten bei den meisten Patienten gewöhnlich nach zwei Stunden auf, während die maximale Plasmakonzentrationen von Sulfamethoxazol vier Stunden nach einer einzelnen oralen Dosis erreicht werden. Die Halbwertszeiten von Trimethoprim und Sulfamethoxazol betragen etwa elf bzw. zehn Stunden.

Bei zweimal täglicher Gabe von 800 mg Sulfamethoxazol mit 160 mg Trimethoprim (dem üblichen 5:1-Verhältnis) betragen die maximalen Plasmakonzentrationen der Medikamente etwa 40 und 2 µg/ml, was dem optimalen Verhältnis entspricht. Nach intravenöser Infusion von 800 mg Sulfamethoxazol und 160 mg Trimethoprim über einen Zeitraum von einer Stunde sind die Maximalkonzentrationen ähnlich (46 und 3,4 µg/ml).

Trimethoprim verteilt sich schnell im Gewebe und reichert sich dort an. In Anwesenheit von Sulfamethoxazol ist etwa 40% an Plasmaproteine gebunden. Das Verteilungsvolumen von Trimthoprim ist fast neunmal so groß wie von Sulfamethoxazol. Das Medikament penetriert leich in den Liquor cerebrospinalis und den Sputum. Hohe Konzentrationen der einzelnen Komponenten finden sich ebenfalls in der Galle. Sulfamethoxazol ist zu etwa 65% an Plasmaproteine gebunden.

Etwa 60% des verabreichten Trimethoprims und 25 - 50% des Sulfamethoxazols werden innerhalb 24 Stunden mit dem Urin ausgeschieden. Zwei Drittel des Sulfomamids liegen unkonjugiert vor. Metabolite von Trimethoprim werden ebenfalls ausgeschieden. Bei Patienten mit Urämie sind die Ausscheidungsgeschwindigkeit und die Urinkonzentration signifikant reduziert.

Unerwünschte Wirkungen Es gibt keine Hinweise, daß Trimethoprim-Sulfamethoxazol bei gesunden Personen einen Folatmangel hervorruft, wenn die empfohlenen Dosen verabreicht werden. Die Grenze zwischen einer schädigenden Wirkung auf Bakterien und toxischen Wirkungen beim Menschen kann jedoch unter Umständen relativ eng sein, wenn der Patient einen Folatmangel aufweist. In solchen Fällen kann Trimethoprim-Sulfamethoxazol megaloblastäre Anämien, Leukopenien oder Thrombozytopenien hervorrufen. Bei Routineanwendungen scheint die Kombination nur eine geringe Toxizität auszubilden. Etwa 75% der Nebenwirkungen betreffen die Haut. Diese sind typischerweise solche, die bekanntlich von Sulfonamiden hervogerufen werden (siehe oben). Es wurde jedoch berichtet, daß Trimethoprim-Sulfamethoxazol bis zu dreimal mehr dermatologische Reaktionen verursacht als Sulfisoxazol, wenn dieses alleine gegeben wird (5,9% vs. 1,7%; Arndt and Jick, 1976). Dermatitis exfoliativa, Stevens-Johnson-Syndrom sowie Epidermolysis acuta toxica (Lyell-Syndrom) treten selten und in erster Linie bei älteren Patienten auf. Den Großteil der gastrointestinalen Nebenwirkungen bilden Übelkeit und Erbrechen; Diarrhoe ist selten. Glossitis und Stomatitis sind relativ häufig. Ebenfalls beobachtet wurde eine leichte, vorübergehende Gelbsucht, die histologische Merkmale einer allergisch cholestatischen Hepatitis aufzuweisen scheint. Zu den ZNS-Nebenwirkungen gehören Kopfschmerzen, Depressionen und Halluzinationen. Dies sind alles Symptome, die bekanntlich auch durch Sulfonamide alleine hervorgerufen werden können. Neben den schon oben erwähnten hämatologische Reaktionen finden sich auch verschiedene Anämietypen (einschließlich aplastische, hämolytische und makrozytäre), Gerinnungsstörungen, Granulozytopenie, Agranulozytose, Purpura, Henoch-Schönlein-Purpura und Sulfhämoglobinämie. Bei Patienten mit Nierenerkrankungen kann die Verwendung von Trimethoprim-Sulfamethoxazol zu einer dauerhafte Beeinträchtigung der Nierenfunktion führen (Kalowski et al., 1973). Bei Patienten mit normaler Nierenfunktion wurde eine reversible Verminderung der Kreatinin-Clearance beobachtet (Symposium, 1973; Shouval et al., 1978).

AIDS-Patienten reagieren oft mit Nebenwirkungen, wenn Trimethoprim-Sulfamethoxazol zur Behandlung von *Pneumocystis-carinii*-Infektionen verabreicht wird (Gordin et al., 1984). Die Therapie kann unter Umständen fortgesetzt werden, wenn die Dosis der Kombination verringert wird und die Trimethoprimkonzentrationen im

Plasma überwacht werden (Sattler et al., 1988). Bei Empfängern eines allogenen Nierentransplantats sind schwere hämatologische Schädigungen beschrieben (Bradley et al., 1980).

Therapeutischer Einsatz *Harnwegsinfektionen* Die Behandlung unkomplizierter Infektionen der unteren Harnwege mit Trimethoprim-Sulfamethoxazol ist häufig hochwirksam, sogar wenn der Erreger gegen alleinige Sulfonamide resistent ist. Eine Dosis von 800 mg Sulfamethoxazol plus 160 mg Trimethoprim alle zwölf Stunden bei Erwachsenen und bei Kindern 8 mg/kg Trimethoprim und 40 mg/kg Sulfamethoxazol, verteilt auf zwei Dosen alle zwölf Stunden, über zehn Tage führt bei dem Großteil aller Fälle zu einer Heilung. Wenn der infizierende Mikroorganismus aus der Familie der Enterobacteriaceae stammt, zeigte das Präparat eine bessere therapeutische Wirksamkeit als jede der einzeln verabreichten Komponenten. Eine Einzelgabe (320 mg Trimethoprim plus 1600 mg Sulfamethoxazol bei Erwachsenen) war ebenfalls in einigen Fällen bei der Behandlung akuter, unkomplizierter Harnwegsinfekte erfolgreich, allerdings ist eine mindestens dreitägige Therapiedauer wahrscheinlich effektiver (Zinner and Mayer, 1995; Stamm and Hooton, 1993).

Die Kombination scheint besonders bei chronischen und rezidivierenden Harnwegsinfektionen wirksam zu sein. Die Gabe kleiner Dosen (200 mg Sulfamethoxazol plus 40 mg Trimethoprim täglich oder das zwei- bis vierfache dieser Menge ein- oder zweimal pro Woche) kann die Zahl von rezidivierenden Harnwegsinfekten bei erwachsenen Frauen reduzieren (Stamm et al., 1980). Dieser Effekt steht unter Umständen im Zusammenhang mit der Anwesenheit therapeutischer Trimethoprim-Konzentrationen im Vaginalsekret. Enterobacteriaceae in der Umgebung der Harnröhrenmündung können eliminiert oder deutlich in ihrer Anzahl reduziert werden, so daß das Risiko einer aufsteigenden Reinfektion vermindert ist. Trimethoprim findet sich ebenfalls in therapeutischen Konzentrationen in den Prostatasekreten und Trimethoprim-Sulfamethoxazol ist bei der Behandlung einer bakteriellen Prostatitis wirksam (Dabhiolwala et al., 1976).

Bakterielle Atemwegsinfektionen Trimethoprim-Sulfamethoxazol ist wirksam bei akuter Exazerbation einer chronischen Bronchitis. In mehreren Studien war die Gabe von 800 - 1200 mg Sulfamethoxazol plus 160 - 240 mg Trimethoprim ausreichend, um Fieber, Eiter und Sputummenge sowie die Bakterienzahl im Sputum zu verringern. Die nachgewiesenen Mikroorganismen in diesen Untersuchungen waren *H. influenzae* sowie *Strep. pneumoniae* (siehe Carroll et al., 1977; Tandon, 1977). Trimethoprim-Sulfamethoxazol sollte nicht zur Behandlung einer Streptokokkenpharyngitis eingesetzt werden, da die Erreger nicht vollständig eliminiert werden. Es ist wirksam bei akuter Mittelohrentzündung bei Kindern sowie akuter Sinusitis maxillaris bei Erwachsenen, die durch sensible *H. influenzae-* und *Strep. pneumoniae*-Stämme verursacht ist. Jedoch wurde von Bakteriämien mit resistenten Pneumokokken berichtet (Markman et al., 1982).

Magen-Darm-Infektionen Bei der Behandlung von Shigellosen ist die Kombination eine Alternative zu Fluorochinolonen, da viele Stämme der verursachenden Erreger gegenwärtig resistent gegen Ampicillin sind. Eine Resistenz gegen Trimethoprim-Sulfamethoxazol tritt gegenwärtig jedoch immer häufiger auf. Es ist ebenfalls ein Mittel der 2. Wahl (Ceftriaxon oder ein Fluorchinolon sind die bevorzugten Wirkstoffe) bei Thyphus, allerdings sind auch hier Resistenzentwicklungen ein wachsendes Problem. Bei Erwachsenen scheint eine Dosis von 800 mg Sulfamethoxazol plus 160 mg Trimethoprim alle zwölf Stunden über 15 Tage wirksam zu sein.

Trimethoprim-Sulfamethoxazol scheint wirksam zu sein bei der Behandlung von Infektionsträgern sensibler *S.-typhi*-Stämme sowie anderer *Salmonella*-Arten. Ein vorgeschlagenes Behandlungsschema besteht in der Gabe von 800 mg Sulfamethoxazol plus 160 mg Trimethoprim zweimal täglich über drei Monate, es gab jedoch auch Therapieversager. Eine bestehende chronische Erkrankung der Gallenblase kann zu Fehlschlägen führen, den Trägerstatus (Dauerausscheider) zu sanieren. Eine akute Diarrhoe durch sensible enteropathogene *E.-coli*-Stämme kann entweder mit Trimethoprim oder mit Trimethoprim plus Sulfamethoxazol behandelt oder vorgebeugt werden (DuPont et al., 1982; Hill and Pearson, 1988).

Pneumocystis-carinii-Infektionen Eine Hochdosis-Therapie (20 mg/kg Trimethoprim täglich plus 100 mg/kg Sulfamethoxazol täglich, verteilt auf drei oder vier Dosen) ist bei dieser schweren Infektion bei AIDS-Patienten wirksam. Diese Kombination ist vorteilhafter als Pentamidin zur Behandlung dieser Erkrankung. Patienten mit einem P_{O_2} < 70 mm Hg oder einem alveolär-arteriellen Gradienten > 35 mm Hg sollten unterstützende Kortikosteroide am Anfang einer Pneumocistis-Therapie erhalten (Lane et al., 1994). Bei beiden Behandlungsschemata ist jedoch die Häufigkeit für das Auftreten von Nebenwirkungen hoch (Sattler and Remington, 1983; Lane et al., 1994). Eine niedriger dosierte orale Therapie mit 800 mg Sulfamethoxazol plus 160 mg Trimethoprim (zweimal täglich verabreicht) wurde erfolgreich bei AIDS-Patienten mit weniger schweren Pneumonien (P_{O_2} > 60 mm Hg) eingesetzt (Medina et al., 1990). Die Gabe von 800 mg Sulfamethoxazol und 160 mg Trimethoprim einmal täglich oder dreimal die Woche ist als Prophylaxe einer *Pneumocystis-carinii*-Pneumonie bei AIDS-Patienten wirksam (Schneider et al., 1992; Gallant et al., 1994). Mit den niedrigeren prophylaktischen Dosen von Trimethoprim-Sulfamethoxazol sind Nebenwirkungen weniger häufig. Die häufigsten Komplikationen sind Ausschläge, Fieber, Leukopenie und Hepatitis.

Prophylaxe bei neutropenen Patienten Mehrere Studien konnten die Wirksamkeit einer Nierigdosis-Therapie (150 mg/m2 Körperoberfläche Trimethoprim und 750 mg/m2 Körperoberfläche Sulfamethoxazol) zur Prophylaxe von Infektionen durch *P. carinii* demonstrieren (siehe Hughes et al., 1977). Zusätzlich konnte ein deutlicher Schutz gegen eine durch gram-negative Bakterien verursachte Sepsis beobachtet werden, wenn neutropenen Patienten (z.B. nach Chemotherapie maligner Tumore) 800 mg Sulfamethoxazol plus 160 mg Trimethoprim zweimal täglich verabreicht wurde (Enno et al., 1978; Gurwith et al., 1979; Kauffman et al., 1983). Das Auftauchen von Pilzen sowie resistenter Bakterien kann den Nutzen von Trimethoprim-Sulfamethoxazol zur Prophylaxe einschränken (Gualtieri et al., 1983).

Sonstige Infektionen Nokardieninfektionen wurden erfolgreich mit der Kombination behandelt (Smego et al., 1983), allerdings wurde auch von Fehlschlägen berichtet (Stamm et al., 1983). Obwohl gegenwärtig eine Kombination von Doxycyclin und Streptomycin oder Gentamicin als Behandlung der 1. Wahl bei Brucellosen betrachtet wird, kann Trimethoprim-Sulfamethoxazol ein wirksamer Ersatz dieser Doxycyclin-Kombination sein. Die Dosen von Trimethoprim-Sulfamethoxazol schwanken zwischen einer Tablette (800 mg Sulfamethoxazol plus 160 mg Trimethoprim) dreimal täglich über eine Woche, gefolgt von einer Tablette täglich über zwei Wochen bis zu zwei bis vier Tabletten täglich über zwei Monate. Bei den meisten Patienten findet eine Genesung statt, insbesondere wenn letzteres Dosierungsschema verwendet wird. Jedoch traten sogar nach letztgenanntem Behandlungsschema bei 4% der Behandelten Rückfälle auf. Um das Risiko eines Rückfalls zu minimieren, regten Hassan und Mitarbeiter (1971) an, die Therapie (ein bis zwei Tabletten täglich) für weitere sechs Wochen fortzusetzen.

DIE CHINOLONE

Ältere Mitglieder dieser Klasse synthetischer, antimikrobieller Wirkstoffe, insbesondere Nalidixinsäure, waren für viele Jahre zur Behandlung von Harnwegsinfekten erhältlich. Aufgrund ihres begrenzten therapeutischen Nutzens und der schnellen Resistenzentwicklung sind diese Arzneimittel heute von relativ geringer Bedeutung. Vor diesem Hintergrund stellt die Einführung der fluorierten 4-Chinolone wie Ciprofloxacin und Ofloxacin einen besonders wichtigen Fortschritt dar, da diese Wirkstoffe breite antimikrobielle Aktivität besitzen und nach oraler Applikation wirksam zur Behandlung einer großen Anzahl von Infektionskrankheiten sind. Relativ wenig Nebenwirkungen scheinen die Anwendung dieser Fluor-Chinolone zu begleiten und eine Resistenzentwicklung findet nur langsam statt (siehe Andriole, 1988; Hooper, 1995a).

Chemie Die für den klinischen Gebrauch gegenwärtig in den Vereinigten Staaten erhältlichen Verbindungen sind 4-Chinolone, die alle eine Carboxylsäure-Komponente in Position 3 der zugrundeliegenden Ringstruktur enthalten. Die neueren Fluorchinolone besitzen ebenfalls einen Fluor-Substituenten an Position 6 und viele der Verbindungen enthalten eine Piperazin-Komponente an Position 7 (Tabelle 44.2).

Wirkungsmechanismus Um die DNA-Replikation oder Transkription zu ermöglichen, müssen die zwei Stränge der doppelhelikalen DNA getrennt werden. Die Trennung der Stränge führt zu einer Verdrillung oder ausgedehnt positiven Superspiralisierung der DNA vor dem Trennungspunkt. Um diese mechanische Behinderung zu vermeiden, führt das bakterielle Enzym DNA-Gyrase kontinuierlich negative Superhelices in die DNA ein. Bei dieser ATP-abhängigen Reaktion ist die Spaltung der beiden DNA-Stränge erforderlich, um den Durchtritt eines DNA-Abschnitts durch die Bruchstelle zu ermöglichen. Die Bruchstelle wird dann wieder verschlossen.

Die DNA-Gyrase von *E. coli* besteht aus zwei 105-kd-A-Untereinheiten und aus zwei 95-kd-B-Untereinheiten. Die Untereinheit A, welche die Spaltung der Stränge bewirkt, ist der Angriffsort der Chinolone (Abbildung 44.3). Das Arzneimittel hemmt die gyrasevermittelte Einführung von Superhelices bei Konzentrationen, die gut mit den zur Bakteriostase nötigen Konzentrationen korrelieren (0,1 - 10 µg/ml). Mutationen des Gens für die Untereinheit A können zu Resistenzen gegen diese Medikamente führen (Hooper, 1995a). Eukaryotische Zellen enthalten keine DNA-Gyrase, jedoch enthalten sie eine konzeptionell und mechanistisch ähnliche DNA-Topoisomerase vom Typ II, die positive Superhelices aus der eukaryotischen DNA entfernt, um ihre Verwindung während der Replikation zu verhindern. Chinolone hemmen die eukaryotische Typ-II-Topoisomerase erst bei viel höheren Konzentrationen (100 - 1000 µg/ml).

Antibakterielles Spektrum Obwohl Nalidixinsäure und Cinoxacin auf die meisten der üblichen gramnegativen Bakterien, die Harnwegsinfekte verursachen, bakterizid wirken, ist ihre intrinsische Aktivität beschränkt. Nalidixinsäurekonzentrationen von 20 µg/ml sind erforderlich, um die meisten der im Darm vorkommenden gramnegativen Stäbchen abzutöten; *P. aeruginosa* ist resistent. Im Gegensatz dazu wirken die Fluorchinolone *in vitro* rasch bakterizid und sind wesentlich potenter gegen *E. coli* und verschiedene Arten der Gattungen *Salmonella*, *Shigella*, *Enterobacter*, *Campylobacter* und *Neisseria* (siehe Sanders, 1988). Die minimale Hemmkonzentration der Fluorchinolone für 90% dieser Stämme (MHK90) liegt gewöhnlich unter 0,2 µg/ml (siehe Norris and Mandell, 1988). Ciprofloxacin ist gegen *Pseud. aeruginosa*, Enterokokken und Pneumokokken wirksamer als Norfloxacin; die MHK90-Werte schwanken von 0,5 - 6 µg/ml. Ciprofloxacin, Ofloxacin, Pefloxacin und Sparfloxacin besitzen ebenfalls gute Wirksamkeit gegen Staphylokokken einschließlich der methicillinresistenten Stämme (MHK90 = 0,1 - 1 µg/ml). Mehrere intrazelluläre Bakterien werden durch die im Plasma erreichbaren Fluorchinolonkonzentrationen gehemmt. Dazu gehören Arten der Gattungen *Chlamydia*, *Mycoplasma*, *Legionella*, *Brucella* und *Mycobacterium* (einschließlich *M. tuberculosis*; Leysen et al., 1989). Die MHK90-Werte von Ciprofloxacin, Ofloxacin, Fleroxacin und Sparfloxacin betragen 0,5 - 3 µg/ml für *M. fortuitum*, *M. kansasii* und *M. tuberculosis*. Ofloxacin und Pefloxacin sind in Tiermodellen auch wirksam gegen Lepra (Hooper, 1995a). Die klinische Erfahrung mit diesen Pathogenen ist jedoch noch begrenzt. Die meisten anaeroben Mikroorganismen sind gegen Fluorchinolone außer Sparfloxacin resistent. Während einer Therapie kann sich unter Umständen eine Resistenz gegen diese Arzneimittel entwickeln, insbesondere bei *Pseud. aeruginosa*. Die Häufigkeit für die Selektion einer spontanen Einschritt-Mutante von *E. coli*, die resistent gegen Chinolone ist, ist jedoch bei Ciprofloxacin 100mal geringer als bei Nalidixinsäure.

Resorption, Metabolismus und Exkretion Die Chinolone werden nach oraler Applikation gut resorbiert und verteilen sich in die meisten Körpergewebe. Innerhalb von einer bis drei Stunden nach einer oralen Dosis von 400 mg werden maximale Serumkonzentrationen der Fluorchinolone erreicht, wobei die Maximalkonzentrationen von 1,5 µg/ml für Norfloxacin bis zu 5,8 µg/ml für Pefloxacin schwanken. Die relativ geringen Serumkonzentrationen von Norfloxacin beschränken dessen Einsatzmöglichkeit auf die Behandlung von Harnwegsinfekten. Gleichzeitige Nahrungsaufnahme beeinträchtigt die orale Resorption nicht, kann allerdings den Zeitpunkt der maximalen Serumkonzentration verzögern. Die orale Dosis beträgt bei Erwachsenen 200 - 400 mg alle zwölf Stunden für Oflaxacin und Enoxacin, 400 mg alle zwölf Stunden für Norfloxacin und Pefloxacin, 400 mg alle 24 Stunden für Lomefloxacin sowie 250 - 750 mg alle zwölf Stunden für Ciprofloxacin. Die Bioverfügbarkeit liegt bei allen Fluorchinolonen über 50% und bei mehreren sogar über 95%. Die Serumhalbwertszeiten liegen zwischen drei bis fünf Stunden für Norfloxacin und Ciprofloxacin und zehn bis elf Stunden für Pefloxacin und Fleroxacin. Die Chinolone besitzen ein hohes Verteilungsvolumen, wobei die Chinolonkonzentrationen im Urin, in der Niere, in Lungen- und Prostatagewebe, im Stuhl, in der Galle sowie in Makrophagen und neutrophile Granulozyten höher sind als im Serum. Im Liquor cerebrospinalis und der Prostataflüssigkeit sind die Chinolonkonzentrationen geringer als im Serum. Die Pefloxacin- und Ofloxacinkonzentrationen in der Ascitesflüssigkeit entsprechen in etwa denen im Serum.

Der Eliminationsweg unterscheidet sich bei den einzelnen Chinolonen. Während bei Ofloxacin, Lomefloxacin und Cinoxacin die renale Clearance überwiegt, werden Pefloxacin und Nalidixinsäure überwiegend nichtrenal eliminiert. Bei Patienten mit Niereninsuffizienz ist eine Dosisanpassung für Cinoxacin, Norfloxacin, Ciprofloxacin, Ofloxacin, Enoxacin und Lomefloxacin erforderlich, allerdings nicht für Nalidixinsäure und Pefloxacin. Keiner der Wirkstoffe wird effizient durch Peritoneal- oder Hämodialyse entfernt. Bei Pati-

Tabelle 44.2 Strukturformeln ausgewählter Chinolone und Fluorchinolone

DERIVATE	R_1	R_6	R_7	X
Nalidixinsäure	$-C_2H_5$	$-H$	$-CH_3$	$-N-$
Cinoxacin*	$-C_2H_5$	(verschmolzener Dioxolo-Ring)**		$-CH-$
Norfloxacin	$-C_2H_5$	$-F$	Piperazinyl (NH)	$-CH-$
Ciprofloxacin	Cyclopropyl	$-F$	Piperazinyl (NH)	$-CH-$
Ofloxacin	$-C^8H-O-CH_2-$ (mit CH_3)	$-F$	4-Methyl-piperazinyl ($N-CH_3$)	$-CH-$
Sparfloxacin‡	Cyclopropyl	$-F$	3,5-Dimethyl-piperazinyl (NH)	$-C(F)-$
Lomefloxacin	$-C_2H_5$	$-F$	3-Methyl-piperazinyl (NH)	$-C(F)-$
Fleroxacin	$-CH_2-CH_2-F$	$-F$	4-Methyl-piperazinyl ($N-CH_3$)	$-C(F)-$
Pefloxacin	$-C_2H_5$	$-F$	4-Methyl-piperazinyl ($N-CH_3$)	$-CH-$
Amifloxacin	$-NHCH_3$	$-F$	4-Methyl-piperazinyl ($N-CH_3$)	$-CH-$

* C-2 der Ringstruktur von Cinoxacin ist durch ein N ersetzt.

** $[-O-C(=\ )-O-]$ (Dioxolo-Ring)

‡ Eine -NH_2-Gruppe ist an das C-5 der Ringstruktur von Sparfloxacin gebunden.

enten mit Leberinsuffizienz sollte kein Pefloxacin verwendet werden.

Nebenwirkungen Chinolone und Fluorchinolone werden im allgemeinen gut vertragen. Die häufigsten Nebenwirkungen sind Übelkeit, abdominale Beschwerden, Kopfschmerzen und Schwindel. Seltener traten Halluzinationen, Delirien und Anfälle auf, überwiegend bei Patienten, die auch Theophyllin oder ein NSAID (siehe unten) erhielten. Ausschläge einschließlich Photosensibilisierungen können ebenfalls auftreten. Jeder dieser Wirkstoffe kann in verschiedenen Spezies unausgereifter Tiere Arthropathien hervorrufen. Da sich bei Kindern, die Fluorchinolone erhielten, Arthralgien und Gelenkschwellungen zeigten, ist der Einsatz dieser Medikamente inzwischen bei präpubertären Kindern oder schwangeren Frauen kontraindiziert. Ciprofloxacin und Enoxacin hemmen die Verstoffwechselung von Theophyllin und Koffein. Aufgrund erhöhter Konzentrationen dieser Methylxanthine können Intoxikationserscheinungen

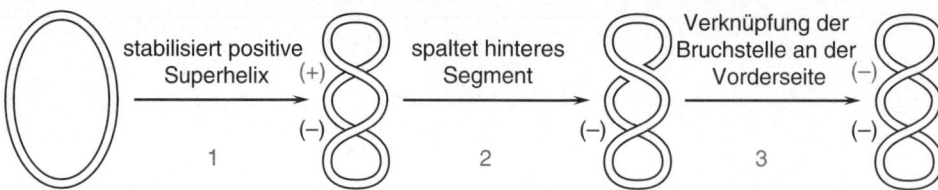

Abbildung 44.3 Schematische Darstellung der Bildung negativer DNA-Superhelices durch die DNA-Gyrase. Das Enzym bindet zwei DNA-Segmente (1) und bildet eine positive (+) Superhelix. Das Enzym führt dann einen Doppelstrangbruch in die DNA ein und befördert das Vordersegment durch die Bruchstelle (2). Die Bruchstelle wird unter Bildung einer negativen (-) Superhelix wieder verknüpft (3). Chinolone hemmen sowohl die Spaltungs- als auch die Wiederverknüpfungs-Aktivität der Gyrase (mit Erlaubnis übernommen aus Cozzarelli, 1980).

auftreten (Schwartz et al., 1988). Die gleichzeitige Gabe eines NSAIDs kann die ZNS-stimulierende Wirkung der Chinolone potenzieren, wobei bei Patienten, die Enoxacin und Fenbufen erhielten, Anfälle beobachtet wurden.

Selten treten Leukopenien und Eosinophilien sowie ein leichter Anstieg der Serumtransaminase auf. Temafloxacin wurde vom Hersteller vom Markt genommen, nachdem etwa eine von 5000 Verschreibungen zu Hämolyse, Nierenversagen, Thrombozytopenie und/oder disseminierter intravasaler Koagulation führte. Diese Komplikationen wurden bei den anderen Chinolonen nur extrem selten beobachtet.

Therapeutischer Einsatz *Harnwegsinfektionen* Nalidixinsäure und Cinoxacin sind nur bei Harnwegsinfekten wirksam, die durch sensible Mikroorganismen verursacht werden. Die Fluorchinolone sind wesentlich potenter und besitzen ein breiteres Wirkungsspektrum. Norfloxacin ist in den Vereinigten Staaten nur für die Verwendung bei Harnwegsinfekten zugelassen. Vergleichende klinische Studien deuten an, daß Norfloxacin, Ciprofloxacin, Ofloxacin sowie Trimethoprim-Sulfamethoxazol gleichermaßen wirksam bei der Behandlung von Harnwegsxinfektionen sind (Stein et al., 1987; Hooper and Wolfson, 1991).

Prostatitis In unkontrollierten Studien waren Norfloxacin, Ciprofloxacin und Ofloxacin wirksam bei der Behandlung von Prostatitis, die durch sensitive Bakterien hervorgerufen wurde. Die Gabe von Fluorchinolonen über vier bis sechs Wochen scheint bei Patienten wirksam zu sein, die nicht auf Trimethoprim-Sulfamethoxazol ansprechen (Hooper and Wolfson 1991).

Sexuell übertragbare Erkrankungen Fluorchinolone besitzen keine Wirksamkeit gegen *Treponema pallidum*, allerdings sind sie *in vitro* wirksam gegen *N. gonorrhoeae*, *C. trachomatis* sowie *H. ducreyi*. Es muß beachtet werden, daß die Chinolone während der Schwangerschaft kontraindiziert sind. Bei Chlamydien-Urethritis/Cervicitis ist eine 7täge Behandlung mit Ofloxacin eine Alternative zur 7tägigen Behandlung mit Doxycyclin oder einer Einzeldosis Azithromycin. Andere erhältliche Chinolone zeigten keine zuverlässige Wirksamkeit. Zur Gonorrhö-Behandlung ist eine einzelne orale Dosis Ofloxacin oder Ciprofloxacin wirksam und stellt bei dieser Infektion eine Alternative zum intramuskulär verabreichten Ceftriaxon oder oralem Cefixim dar, obwohl auch hier Fluorchinolonresistenzen auftauchen (Centers for Disease Control, 1994b). Bei entzündlichen Erkrankungen des kleinen Beckens war eine 14tägige Behandlung mit Ofloxacin in Kombination mit einem gegen Anaerobier aktiven Antibiotikum (Clindamycin oder Metronidazol) erfolgreich. Der weiche Schanker (Infektion durch *H. ducreyi*) kann mit Ciprofloxacin über drei Tage behandelt werden.

Magen-Darm-Infektionen Bei Reisediarrhoe (häufig durch enterotoxinbildende *E. coli* verursacht) entsprechen die Chinolone in ihrer Wirksamkeit dem Trimethoprim-Sulfamethoxazol und reduzieren die Durchfalldauer um ein bis drei Tage (Dupont and Ericsson, 1993). Norfloxacin, Ciprofloxacin und Ofloxacin, verabreicht über fünf Tage, konnten erfolgreich bei der Behandlung von Shigellose-Patienten eingesetzt werden, in vielen Fällen sogar bei kürzeren Behandlungszeiten (Bennish et al., 1992). Bei Cholera ist Norfloxacin dem Trimethoprim-Sulfamethoxazol in der Verkürzung der Diarrhoedauer überlegen (Bhattacharya et al., 1990). Eine Ciprofloxacin- und Ofloxacinbehandlung führt bei den meisten Patienten mit Typhus abdominalis (verursacht durch *S. typhi*) zu einer Heilung, genauso bei bakteriämischen, nicht-typhoidalen Infektionen bei AIDS-Patienten und kann zur Sanierung fekaler Dauerträger eingesetzt werden. Bei der Behandlung von intermittierender Peritonitis, die bei Patienten unter dauerhafter Peritonealdialyse auftreten und häufig durch koagulasenegative Staphylokokken verursacht werden, waren Ciprofloxacin und Ofloxacin weniger wirksam, wahrscheinlich infolge der höheren minimalen Hemmkonzentrationen dieser Medikamente für diese Erreger.

Atemwegsinfektionen Die wichtigste Einschränkung für den Gebrauch der gegenwärtig erhältlichen Chinolone zur Behandlung einer ambulant erworbenen Pneumonie und Bronchitis liegt in ihrer schwachen *in vitro* Aktivität gegen *Strep. pneumoniae* und anaerobe Bakterien. Dies wird durch die klinische Erfahrung mit Pneumokokken bestätigt, wobei eine vollständige Eliminierung aus dem Sputum weniger häufig mit Fluorchinolonen als mit β-Lactam-Antibiotika zu verzeichnen ist (Hooper and Wolfson, 1991). Ansonsten zeigen die Fluorchinolone *in vitro* Aktivität gegen den Rest der allgemein vorgefundenen Atemwegspathogene einschließlich *H. influenzae*, *Moraxella catarrhalis*, *Staph. aureus*, *M. pneumoniae*, *C. pneumoniae* und *Legionella pneumophila*. Fluorchinolone können sowohl *H. influenzae* als auch *M. catarrhalis* vollständig aus dem Sputum entfernen. Leichte bis mäßige Exazerbationen infolge von *P. aeruginosa* bei Patienten mit zystischer Fibrose sprechen auf eine orale Fluorchinolon-Therapie an. Die klinischen Erfahrungen mit Fluorchinolone sind momentan zu begrenzt, um ihre Verwendung als primäre Wirkstoffe bei Infektionen durch *L. pneumophila*, *C. pneumoniae* und *M. pneumoniae* zu empfehlen. Von den neueren Chinolonen besitzt Sparfloxacin die größte *in vitro* Aktivität gegen *Strep. pneumoniae* (MHK90 von 0,25 - 1 µg/ml) und anaerobe Bakterien (MHK90 von 1 - 4 µg/ml), die Wirksamkeit gegen andere Atemwegspathogene entspricht der Aktivität der anderen Fluorchinolone (Hooper, 1995a). Es bleibt abzuwarten, ob Sparfloxacin oder andere neuere Fluorchinolone (z.B. das linksdrehende Isomer des Ofloxacins, Levofloxacin) sich als Monosubstanz bei der Behandlung einer ambulant erworbenen Pneumonie wirksam erweisen.

Knochen-, Gelenk- und Weichteilinfektionen Die Behandlung chronischer Osteomyelitis erfordert eine ausgedehnte (Wochen bis Monate) antimikrobielle Therapie mit Wirkstoffen, die gegen *Staph. aureus* und gramnegative Stäbchen wirksam sind. Aufgrund ihrer oralen Applikation und ihres antibakteriellen Spektrums können die Fluorchinolone in einigen Fällen angemessen sein (Gentry and Rodriguez-Gomez, 1991). Die empfohlene Dosis beträgt 500 mg alle zwölf Stunden oder bei schwereren Infekten 750 mg zweimal täglich. Die Therapie wird gewöhnlich für 7 - 14 Tage fortgesetzt, Knochen- oder Gelenkinfektionen können unter Umständen eine Behandlung über vier bis sechs Wochen oder länger erfordern. Bei Patienten mit stark eingeschränkter Nierenfunktion sollte die Dosierung reduziert werden. Kindern oder schwangeren Frauen darf Ciprofloxacin nicht verabreicht werden. Bei chronischer Osteomyelitis, bei der gramnegative Stäbchen vorherrschten, lag die klinische Heilungsrate bei bis zu 75% (Hooper, 1995a). Ein Therapieversagen stand im Zusammenhang mit einer Resistenzentwicklung bei *Staph. aureus*, *P. aeruginosa* sowie *Serratia marcescens*. Bei diabetischen Fußinfektionen (Fußgangrän), die häufig durch Mischinfektionen infolge gramnegativer Stäbchen, Anaerobier, Streptokokken und Staphylokokken hervorgerufen werden, sind Fluorchinolone in Kombination mit einem antianaeroben Wirkstoff eine geeignete Wahl. Eine Ciprofloxacin-Monotherapie war bei 50% der diabetischen Fußinfektionen wirksam (Peterson et al., 1989).

Andere Infektionen Die Chinolone werden als Teil eines Mehrfach-Therapieschemas bei der Behandlung multiresistenter Tuberkulose sowie zur Behandlung von Infektion mit atypischen Mykobakterien wie auch Infektionen durch *M. avium*-Komplex bei AIDS (siehe Kapitel 48) eingesetzt. Bei neutropenen Krebspatienten mit Fieber ist die Kombination eines Chinolons mit einem Aminoglykosid vergleichbar den β-Lactam-Aminoklykosid-Kombinationen, allerdings ist der Einsatz als Monosubstanz weniger wirksam (Meunier et al., 1991). Die Verwendung von Chinolonen zur Prophylaxe bei neutropenen Patienten verminderte das Auftreten von Bakteriämien mit gramnegativen Stäbchen (GIMEMA Infection Program, 1991).

> In Deutschland sind als neue Fluorochinolone zuletzt *Grepafloxacin*, *Sparfloxacin* und *Levofloxacin* zugelassen worden. Levofloxacin ist das S-Enantiomer des Ofloxacins, welches als Racemat vorliegt. Es wurde vermutet, daß insbesondere ein Teil der ZNS-Nebenwirkungen von Ofloxacin durch das R-Enantiomer verursacht sind, dieses wiederum zeigt aber eine geringere antimikrobielle Wirksamkeit. Levofloxacin ist in den USA zugelassen zur Behandlung chronischer Bronchitis, Harnwegsinfektionen und ambulant erworbener Pneumonie, die genauen Indikationsbereiche in Deutschland waren zur Drucklegung noch nicht bekannt. Die empfohlene Dosierung beträgt 500 mg alle 24 Stunden, neben der oralen Darreichungsform gibt es auch eine intravenöse Zubereitung.
>
> Von der Gabe von Levofloxacin erhofft man sich eine Verbesserung der Verträglichkeit bei gleichbleibender Wirksamkeit, dieses konnte aber bisher nur in einigen Vergleichsstudien mit Ofloxacin belegt werden. Andere Studien zeigten vergleichbare Nebenwirkungsraten bei gleicher klinischer Wirksamkeit. Die Eliminationshalbwertszeit von Levofloxacin liegt bei sechs Stunden, der Wirkstoff wird weitgehend unverändert renal ausgeschieden.
>
> Grepafloxacin und Sparfloxacin werden oral verabreicht, Tagesdosen liegen bei 400 - 600 mg (Grepafloxacin) bzw. 200 mg (Sparfloxacin) und können einmal täglich verabreicht werden (Anm. d. Hrsg.).

ANTISEPTIKA UND ANALGETIKA ZUR BEHANDLUNG VON HARNWEGSINFEKTIONEN

Die Harnwegs-Antiseptika hemmen das Wachstum vieler Bakterienarten. Sie können nicht zur Behandlung systemischer Infektionen verwendet werden, da bei allgemein verträglichen Dosierungen keine wirksamen Plasmakonzentrationen erreicht werden. Da sie jedoch in den Nierentubuli angereichert werden, kann eine orale Applikation verwendet werden, um Harnwegsinfektionen zu behandeln. Außerdem erreichen wirksame antibakterielle Konzentrationen das Nierenbecken und die Blase. Die Behandlung mit solchen Medikamenten kann als lokale Therapie verstanden werden, bei der nur in der Niere und Blase angemessene Konzentrationen erreicht werden (mit einigen unten erwähnten Ausnahmen) (siehe Hooper, 1995b).

Methenamin Methenamin ist ein Harnwegsantiseptikum, das seine Wirksamkeit dem Formaldehyd verdankt.

Chemie Methenamin ist Hexamethylentetramin (Hexamethylenamin). Es besitzt folgende Struktur:

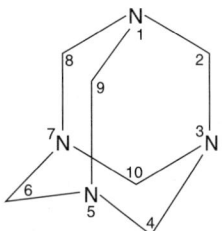

METHENAMIN

Die Verbindung zerfällt in Wasser unter Bildung von Formaldehyd gemäß folgender Reaktion:

$$NH_4(CH_2)_6 + 6H_2O + 4H^+ \rightarrow 4NH_4^+ + 6HCHO$$

Bei pH 7,4 findet fast keine Zersetzung statt. Bei pH 6 lassen sich jedoch 6% der theoretischen Formaldehydmengen erhalten und bei pH 5 sogar 20%. Folglich fördert eine Azidifizierung des Urins die formaldehydabhängige antibakterielle Wirkung. Die Reaktion verläuft ziemlich langsam. Innerhalb von drei Stunden erfolgt 90% der pH-abhängigen maximalen Umsetzung.

Antimikrobielle Aktivität Bei Konzentrationen von etwa 20 μg/ml sind fast alle Bakterien sensitiv gegenüber freiem Formaldehyd. Harnstoffspaltende Mikroorganismen (z.B. *Proteus*-Arten) neigen dazu, den pH des Urins anzuheben und hemmen somit die Formaldehydfreisetzung. Mikroorganismen entwickeln keine Resistenz gegen Formaldehyd.

Pharmakologie und Toxikologie Methenamin wird oral resorbiert, allerdings zerfallen 10 - 30% im Magensaft, wenn das Medikament nicht durch einen Überzug geschützt ist. Aufgrund des freigesetzten Ammoniaks, ist Methenamin bei Leberinsuffizienz kontraindiziert. Die Ausscheidung in den Urin findet fast quantitativ statt. Bei einem Urin-pH von 6 und einem täglichen Urinvolumen von 1000 - 1500 ml beträgt bei einer Tagesdosis von 2 g die Formaldehydkonzentration 18 - 60 μg/ml. Diese liegt über den minimalen Hemmkonzentrationen der meisten Harnwegspathogene. Verschiedene langsam verstoffwechselte Säuren (z.B. Mandelsäure und Hippursäure) können verwendet werden, um den Urin anzusäuern. Ein geringer pH alleine wirkt bakteriostatisch, so daß die Azidifizierung eine doppelte Funktion ausübt.

Dosen über 500 mg viermal täglich verursachen häufig gastrointestinale Beschwerden, sogar bei Verwendung von magensaftfesten Dragées. Dosen von 4 - 8 g täglich, die länger als drei bis vier Wochen verabreicht werden, können zu schmerzhafter und häufiger Miktion, Albuminurie, Hämaturie und Ausschlägen führen. Ist der Urin einmal steril, sollte die hohe Dosis reduziert werden. Da bei den gewöhnlich verwendeten Mengen systemisches Methenamin nur geringe Toxizität besitzt, bildet eine Niereninsuffizienz keine Kontraindikation für die alleinige Anwendung von Methenamin. Allerdings können die gleichzeitig gegebenen Säuren nachteilig sein. Methenaminmandelat ist bei Niereninsuffizienz kontraindiziert. Ferner kann eine Kristallurie durch die Mandelatkomponente auftreten. Methenamin verbindet sich mit Sulfamethizol und vielleicht auch anderen Sulfonamiden im Urin, was zu einem gegenseitigen Antagonismus führt.

Therapeutischer Einsatz und Status Methenamin ist kein Primärmedikament bei der Behandlung akuter Harnwegsinfektionen, allerdings ist es nützlich bei einer dauerhaften Suppressionstherapie (Freeman et al., 1975). Der Wirkstoff ist am geeignetsten gegen *E. coli*-Infektionen. Gewöhnlich kann es aber auch die anderen üblichen gramnegativen Erreger unterdrücken sowie oftmals *Staph. aureus* und *Staph. epidermidis*. *Enterobacter aerogenes* und *Proteus vulgaris* sind in der Regel resistent. Harnstoffspaltende Bakterien (meist *Proteus*) erschweren die Kontrolle des pH-Wertes des Urins. Es sollte angestrebt werden, den pH unter 5,5 zu halten.

Nitrofurantoin Nitrofurantoin ist ein synthetisches Nitrofuran, das zur Prophylaxe und Behandlung von Harnwegsinfektionen eingesetzt wird. Es besitzt folgende Strukturformel:

$$O_2N-\text{Furan}-CH=N-N\overset{C=O}{\underset{H_2C-C=O}{\big|}}NH$$

NITROFURANTOIN

Antimikrobielle Aktivität Enzyme, die in der Lage sind, Nitrofurantoin zu reduzieren, scheinen für seine Aktivierung entscheidend zu sein. Es werden hochreaktive Intermediate gebildet, die vermutlich für die beobachtete DNA-schädigende Wirkung des Medikamentes verantwortlich sind. Bakterien reduzieren Nitrofurantoin schneller als Säugerzellen, was vermutlich die selektive, antimikrobielle Wirksamkeit der Verbindung erklärt. Sensible Bakterien werden selten während einer Therapie resistent. Nitrofurantoin ist gegen viele *E. coli*- und Enterokokken-Stämme wirksam. Allerdings sind die meisten *Proteus*- und *Pseudomonas*-Arten sowie viele *Enterobacter*- und *Klebsiella*-Arten resistent. Nitrofurantoin wirkt auf die meisten empfindlichen Mikroorganismen bakteriostatisch bei Konzentrationen von 32 µg/ml oder weniger. Im sauren Urin ist die antibakterielle Aktivität höher.

Pharmakologie und Toxizität Nitrofurantoin wird schnell und vollständig aus dem Gastrointestinaltrakt resorbiert. Die makrokristalline Form des Medikamentes wird langsamer resorbiert und ausgeschieden. Da das Medikament schnell eliminiert wird, werden nach Einnahme der empfohlenen Dosen keine antibakteriellen Konzentrationen im Plasma erreicht. Die Plasmahalbwertszeit beträgt 0,3 - 1 Stunde, und etwa 40% einer Dosis wird unverändert mit dem Urin ausgeschieden. Die durchschnittliche Nitrofurantoin-Dosis führt zu Urinkonzentrationen von etwa 200 µg/ml. Diese Menge ist löslich bei pH-Werten über 5, allerdings sollte der Urin nicht alkalisiert werden, da dies die antimikrobielle Aktivität reduziert. Die Ausscheidungsgeschwindigkeit steht in linearem Zusammenhang mit der Kreatinin-Clearance, so daß bei Patienten mit eingeschränkter Glomerularfunktion die Wirksamkeit des Medikamentes vermindert und die systemische Toxizität erhöht sein kann. Nitrofurantoin färbt den Urin braun.

Die häufigsten Nebenwirkungen sind Übelkeit, Erbrechen und Diarrhoe. Das makrokristalline Präparat wird besser vertragen. Gelegentlich treten verschiedene Überempfindlichkeitsreaktionen auf. Zu diesen gehören Schüttelfrost, Fieber, Leukopenie, Granulozytopenie, hämolytische Anämie (im Zusammenhang mit einem Glukose-6-phosphat-Dehydrogenase-Mangel), cholestatische Gelbsucht sowie hapatozelluläre Schäden. Eine chronisch aktive Hepatitis ist eine seltene, aber ernste Nebenwirkung (Black et al., 1980; Tolman, 1980). Akute Pneumonitis mit Fieber, Schüttelfrost, Husten, Dyspnoe, Brustschmerzen, Lungeninfiltrate und Eosinophilie können innerhalb von Stunden oder Tagen nach Therapiebeginn auftreten. Diese Nebenwirkungen verschwinden gewöhnlich innerhalb von Stunden nach Absetzen des Medikamentes. Subakute Reaktionen können ebenfalls beobachtet werden und bei Patienten unter dauerhafter Medikation können interstitielle Lungenfibrosen auftreten. Diese scheinen durch die Bildung von Sauerstoffradikalen begründet, resultierend aus einem Redoxzyklus des Medikamentes in der Lunge. Ältere Patienten sind besonders empfindlich für die pulmonale Toxizität von Nitrofurantoin (siehe Holmberg et al., 1980). Selten sind megaloblastäre Anämien. Verschiedene neurologische Störungen werden gelegentlich beobachtet. Kopfschmerzen, Schwindel, Benommenheit, Muskelschmerzen und Nystagmus sind ohne weiteres reversibel, allerdings wurde von schweren Polyneuropathien mit Demyelinisierung und Degeneration sowohl sensorischer als auch motorischer Nerven berichtet. Daraus resultierten Anzeichen einer Denervierung und Muskelatrophie. Neuropathien treten leichter bei Patienten mit eingeschränkter Nierenfunktion sowie bei langandauernder Behandlung auf (Tool and Parrish, 1973). Bestimmte Nebenwirkungen können durch toxische, reaktive Metabolite verursacht werden (Spielberg and Gordon, 1981).

Die orale Dosierung von Nitrofurantoin beträgt bei Erwachsenen 50 - 100 mg viermal täglich mit den Mahlzeiten und zur Schlafenszeit. Alternativ dazu wird die tägliche Dosis besser mit 5 - 7 mg/kg in vier aufgeteilten Dosen (maximal 400 mg) bemessen. Eine einzelne 50- bis 100-mg-Dosis zur Schlafenszeit kann ausreichen, um Rezidiven vorzubeugen. Bei Kindern beträgt die tägliche Dosis 5 - 7 mg/kg, kann bei einer Langzeittherapie allerdings auch nur 1 mg/kg betragen (Lohr et al., 1977). Die Therapiedauer sollte 14 Tage nicht überschreiten, eine längere Behandlung sollte durch behandlungsfreie Phasen unterbrochen sein. Schwangere Frauen, Personen mit eingeschränkter Nierenfunktion (Kreatinin-Clearance kleiner als 40 ml pro Minute) sowie Kinder unter einem Monat sollten kein Nitrofurantoin erhalten.

Nitrofurantoin ist nur zur Behandlung von Harnwegsinfektionen zugelassen, die von empfindlichen Mikroorganismen verursacht sind. Es wird auch verwendet, um rezidivierenden Infektionen vorzubeugen sowie zur Bakteriurie-Prophylaxe nach einer Prostatektomie (Matthew et al., 1978).

Phenazopyridin Phenazopyridinhydrochlorid ist kein Harn-Antiseptikum. Es besitzt jedoch eine analgetische Wirkung auf die Harnwege und lindert Dysurie-Symptome, Häufigkeit, Brennen und Harndrang. Die übliche Dosis beträgt 200 mg dreimal täglich. Die Verbindung ist ein Azofarbstoff, und der Urin färbt sich orange oder rot. Die Patienten sollten darüber informiert werden. Gastrointestinale Beschwerden werden bei bis zu 10% der Patienten beobachtet. Eine Überdosierung kann zu einer Methämoglobinämie führen. Phenazopyridin ist ebenfalls in Kombination mit Sulfisoxazol und Sulfamethoxazol (siehe oben) erhältlich.

AUSBLICK

Der bedeutendste Fortschritt der letzten zehn Jahre im Rahmen der in diesem Kapitel besprochenen antimikrobiellen Wirkstoffe war die Einführung der Fluorchinolone wie Ciprofloxacin und Ofloxacin. Zur Attraktivität dieser Wirkstoffe gehört ihre Bioverfügbarkeit nach oraler Applikation sowie die relativ geringen Nebenwirkungen. Die erhältlichen Wirkstoffe sind vor allem bei der

Behandlung von Infektionen durch gramnegative Bakterien von Nutzen. In der Entwicklung befinden sich vielversprechende, neue Fluorchinolon-Wirkstoffe, die eine breitere antimikrobielle Aktivität zeigen, unter anderem eine Wirksamkeit bei Infektionen durch grampositive und anaerobe Keime (siehe Andriole, 1993; Clement et al., 1994; Cruciani and Bassetti, 1994; Sader et al., 1994). Die verbesserte Wirksamkeit der neueren Chinolone wie Sparfloxacin gegen Anaerobier sowie penicillin- und cephalosporinresistente Pneumokokken-Stämme kann sie zu wichtigen Wirkstoffen bei einer empirischen Pneumoniebehandlung machen. Ein weiterer bedeutender Fortschritt besteht in der Entwicklung und dem Einsatz von Chinolonen zur Behandlung mykobakterieller Infektionen (siehe Kapitel 48).

Für weitere Informationen zu den Infektionen, bei denen die in diesem Kapitel besprochenen Wirkstoffe eingesetzt werden, siehe *Harrison's Principles of Internal Medicine*, 14th ed., McGraw-Hill, New York, 1998, deren deutsche Ausgabe 1999 erscheint.

LITERATUR

Arndt, K.A., and Jick, H. Rates of cutaneous reactions to drugs. *JAMA*, **1976**, *235*:918—923.

Bennish, M.L., Salam, M.A., Khan, W.A., and Khan, A.M. Treatment of shigellosis. III. Comparison of one- or two-dose ciprofloxacin with standard 5 day therapy. A randomized blinded trial. *Ann. Intern. Med.*, **1992**, *117*:727—734.

Bhattacharya, S.K., Bhattacharya, M.K., Dutta, P., Dutta, D., De, S.P., Sikdar, S.N., Maitra, A., Dutta, A., and Pal, S.C. Double-blind, randomized, controlled clinical trial of norfloxacin for cholera. *Antimicrob. Agents Chemother.*, **1990**, *34*:939—940.

Black, M., Rabin, L., and Schatz, N. Nitrofurantoin-induced chronic active hepatitis. *Ann. Intern. Med.*, **1980**, *92*:62—64.

Bradley, P.P., Warden, G.D., Maxwell, J.G., and Rothstein, G. Neutropenia and thrombocytopenia in renal allograft recipients treated with trimethoprim-sulfamethoxazole. *Ann. Intern. Med.*, **1980**, *93*:560—562.

Bushby, S.R.M., and Hitchings, G.H. Trimethoprim, a sulphonamide potentiator. *Br. J. Pharmacol.*, **1968**, *33*:72—90.

Buttle, G.A.H., Gray, W.H., and Stephenson, D. Protection of mice against streptococcal and other infections by p-aminobenzenesulphonamide and related substances. *Lancet*, **1936**, *1*:1286—1290.

Carroll, P.G., Krejci, S.P., Mitchell, J., Puranik, V., Thomas, R., and Wilson, B. A comparative study of co-trimoxazole and amoxycillin in the treatment of acute bronchitis in general practice. *Med. J. Aust.*, **1977**, *2*:286—287.

Centers for Disease Control. Drug-resistant Streptococcus pneumoniae—-Kentucky and Tennessee, 1993. *MMWR*, **1994a**, *43*:23—26 and 31.

Centers for Disease Control. Decreased susceptibility of Neisseria gonorrhoeae to fluoroquinolones—Ohio and Hawaii, 1992—1994. *MMWR*, **1994b**, *43*:325—327.

Clement, J.J., Tanaka, S.K., Alder, J., Vojtko, C., Beyer, J., Hensey, D., Ramer, N., McDaniel, D., and Chu, D.T. In vitro and in vivo evaluations of A-80556, a new fluoroquinolone. *Antimicrob. Agents Chemother.*, **1994**, *38*:1071—1078.

Colebrook, L., and Kenny, M. Treatment of human puerperal infections, and of experimental infections in mice, with prontosil. *Lancet*, **1936**, *1*:1279—1286.

Dabhiolwala, N.F., Bye, A., and Claridge, M. A study of concentrations of trimethoprim-sulfamethoxazole in the human prostate gland. *Br. J. Urol.*, **1976**, *48*:77—81.

Domagk, G. Ein Beitrag zur Chemotherapie der Bakteriellen Infektionen. *Dtsch. Med. Wochenschr.*, **1935**, *61*:250—253.

DuPont, H.L., Reves, R.R., Galindo, E., Sullivan, P.S., Wood, L.V., and Mendiola, J.G. Treatment of travelers' diarrhea with trimethoprim/sulfamethoxazole and with trimethoprim alone. *N. Engl. J. Med.*, **1982**, *307*:841—844.

Enno, A., Catovsky, D., Darrell, J., Goldman, J.M., Hows, J., and Galton, D.A.G. Co-trimoxazole for prevention of infection in acute leukemia. *Lancet*, **1978**, *2*:395—398.

Fildes, P. A rational approach to research in chemotherapy. *Lancet*, **1940**, *1*:955—957.

Freeman, R.B., Smith, W.M., and Richardson, J.A. Long-term therapy for chronic bacteriuria in men: U.S. Public Health Service Cooperative Study. *Ann. Intern. Med.*, **1975**, *83*:133—147.

Gentry, L.O., and Rodriguez-Gomez, G. Ofloxacin versus parenteral therapy for chronic osteomyelitis. *Antimicrob. Agents Chemother.*, **1991**, *35*:538—541.

The GIMEMA Infection Program. Prevention of bacterial infection in neutropenic patients with hematologic malignancies. A randomized, multicenter trial comparing norfloxacin with ciprofloxacin. *Ann. Intern. Med.*, **1991**, *115*:7—12.

Goldstein, F.W., Papdopoulou, B., and Acar, J.R. The changing pattern of trimethoprim resistance in Paris, with a review of worldwide experience. *Rev. Infect. Dis.*, **1986**, *8*:725—737.

Gordin, F.M., Simon, G.L., Wofsy, C.B., and Mills, J. Adverse reactions to trimethoprim-sulfamethoxazole in patients with acquired immunodeficiency syndrome. *Ann. Intern. Med.*, **1984**, *100*:495—499.

Gualtieri, R.J., Donowitz, G.R., Kaiser, D.L., Hess, C.E., and Sande, M.A. Double-blind randomized study of prophylactic trimethoprim/sulfamethoxazole in granulocytopenic patients with hematologic malignancies. *Am. J. Med.*, **1983**, *74*:934—940.

Gurwith, M.J., Brunton, J.L., Lank, B.A., Harding, G.K.M., and Ronald, A.R. A prospective controlled investigation of prophylactic trimethoprim-sulfamethoxazole in hospitalized granulocytic patients. *Am. J. Med.*, **1979**, *66*:248—256.

Hassan, A., Erian, M.M., Farid, Z., Hathout, S.D., and Sorensen, K. Trimethoprim-sulfamethoxazole in acute brucellosis. *Br. Med. J.*, **1971**, *3*:159—160.

Hitchings, G.H. A biochemical approach to chemotherapy. *Ann. N.Y. Acad. Sci.*, **1961**, *23*:700—708.

Holmberg, L., Boman, G., Bottiger, L.E., Eriksson, B.A., Spross, R., and Wessling, A. Adverse reactions to nitrofurantoin. *Am. J. Med.*, **1980**, *69*:733—738.

Houvinen, P. Trimethoprim resistance. *Antimicrob. Agents Chemother.*, **1987**, *31*:1451—1456.

Hughes, W.T., Kuhn, S., Chaudhary, S., Feldman, S., Verzosa, M., Aur, J.A.R., Pratt, C., and George, S.L. Successful chemoprophylaxis for Pneumocystis carinii pneumonitis. *N. Engl. J. Med.*, **1977**, *297*:1419—1426.

Kalowski, S., Nanra, R.S., Mathew, T.H., and Kincaid-Smith, P. Deterioration in renal function in association with co-trimoxazole therapy. *Lancet*, **1973**, *2*:394—397.

Kauffman, C.A., Liepman, M.K., Bergman, A.G., and Mioduszewski, J. Trimethoprim/sulfamethoxazole prophylaxis in neutropenic patients. *Am. J. Med.*, **1983**, *74*:599—607.

Klotz, U., Maier, K., Fischer, C., and Heinkel, K. Therapeutic efficacy of sulfasalazine and its metabolites in patients with ulcerative colitis and Crohn's disease. *N. Engl. J. Med.*, **1980**, *303*:1499—1502.

Leysen, D.C., Haemers, A., and Pattyn, S.R. Mycobacteria and the new quinolones. *Antimicrob. Agents Chemother.*, **1989**, *33*:1—5.

Lohr, J.A., Nunley, D.H., Howards, S.S., and Ford, R.F. Prevention of recurrent urinary tract infections in girls. *Pediatrics*, **1977**, *59*:562—565.

Markman, M., Mannisi, J., Dick, J.D., Filburn, B., Santos, G.W., and Rein, S. Sulfamethoxazole-trimethoprim—resistant pneumococcal sepsis. *J.A.M.A.*, **1982**, *248*:3011—3012.

Matthew, A.D., Gonzalez, R., Jeffords, D., and Pinto, M.H. Prevention of bacteriuria after transurethral prostatectomy with nitrofurantoin macrocrystals. *J. Urol.*, **1978**, *120*:442—443.

Medina, I., Mills, J., Leoung, G., Hopewell, P.C., Lee, B., Modin, G., Benowitz, N., and Wofsy, C.B. Oral therapy for Pneumocystis carinii pneumonia (PCP) in the acquired immune deficiency syndrome: a controlled trial of trimethoprim-sulfamethoxazole versus trimethoprim-dapsone. *N. Engl. J. Med.*, **1990**, *323*:776—782.

Meunier, F., Zinner, S.H., Gaya, H., Calandra, T., Viscoli, C., Klastersky, J., Glauser, M. Prospective randomized evaluation of ciprofloxacin versus piperacillin plus amikacin for empiric antibiotic therapy of febrile granulocytopenic cancer patients with lymphomas and solid tumors. *Antimicrob. Agents Chemother.*, **1991**, *35*:873—878.

Nakhla, L.S. Genetic determinants of trimethoprim resistance in a strain of Staphylococcus aureus. *J. Clin. Pathol.*, **1973**, *26*:712—715.

Pearson, R.D., and Hewlett, E.L. Use of pyrimethamine-sulfadoxine (fansidar) in prophylaxis against chloroquine-resistant Plasmodium falciparum and Pneumocystis carinii. *Ann. Intern. Med.*, **1987**, *106*:714—718.

Pelton, S.I., Shurin, P.A., Klein, J.O., and Finland, M. Quantitative inhibition of Haemophilus influenzae by trimethoprim-sulfamethoxazole. *Antimicrob. Agents Chemother.*, **1977**, *12*:649—654.

Peppercorn, M.A. Sulfasalazine: pharmacology, clinical use, toxicity, and related new drug development. *Ann. Intern. Med.*, **1984**, *3*:377—384.

Peterson, L.R., Lissack, L.M., Canter, K., Fasching, C.E., Clabots, C., and Gerding, D.N. Therapy of lower extremity infections with ciprofloxacin in patients with diabetes mellitus, peripheral vascular disease, or both. *Am. J. Med.*, **1989**, *86*:801—808.

Riis, P., Anthonisen, P., Wulff, R., Folkenborg, O., Bonnevie, O., and Binder, V. The prophylactic effect of salicylazosulphapyridine in ulcerative colitis during long-term treatment. *Scand. J. Gastroenterol.*, **1973**, *8*:71—74.

Sader, H.S., Jones, R.N., Allen, S.D., Gerlach, E.H., Murray, P.R., and Washington, J.A. In vitro comparison of activity of OPC-17116, a new fluoroquinolone, against more than 5,000 recent clinical isolates from five medical centers. *J. Chemotherapy*, **1993**, *5*:283—288.

Sanders, C.C. Ciprofloxacin: in vitro activity, mechanism of action, and resistance. *Rev. Infect. Dis.*, **1988**, *10*:516—527.

Sattler, F.R., and Remington, J.R. Intravenous trimethoprim-sulfamethoxazole therapy for Pneumocystis carinii pneumonia. *Arch. Intern. Med.*, **1983**, *143*:1709—1712.

Sattler, F.R., Cowan R., Nielson, D.M., and Ruskin, J. Trimethoprim-sulfamethoxazole compared with pentamidine for treatment of Pneumocystis carinii pneumonia in the acquired immunodeficiency syndrome. *Ann. Intern. Med.*, **1988**, *109*:280—287.

Schneider, M.M.E., Hoepelman, A.I.M., Eeftinck Schattenkerk, J.K.M., Nielsen, T.L., van der Graaf, Y., Frissen, P.H.J., van der Ende, I.M.E., Kolsters, A.F.P., Borleffs, J.C.C., and the Dutch AIDS Treatment Group. A controlled trial of aerosolized pentamidine or trimethoprim-sulfamethoxazole as primary prophylaxis against Pneumocystis carinii pneumonia in patients with human immunodeficiency virus infection. *N. Engl. J. Med.*, **1992**, *327*:1836—1841.

Schwartz, J., Jauregui, L., Lettieri, J., and Bachmann, K. Impact of ciprofloxacin on theophylline clearance and steady-state concentrations in serum. *Antimicrob. Agents Chemother.*, **1988**, *32*:75—77.

Shear, N.H., Spielberg, S.P., Grant, D.M., Tang, B.K., and Kalow, W. Differences in metabolism of sulfonamides predisposing to idiosyncratic toxicity. *Ann. Intern. Med.*, **1986**, *105*:179—184.

Shouval, D., Ligumsky, M., and Ben-Ishay, D. Effect of co-trimoxazole on normal creatinine clearance. *Lancet*, **1978**, *2*:244—245.

Smego, R.A., Moeller, M.B., and Gallis, H.A. Trimethoprim-sulfamethoxazole therapy for Nocardia infections. *Arch. Intern. Med.*, **1983**, *143*:711—718.

Spielberg, S.P., and Gordon, G.B. Nitrofurantoin cytotoxicity. *J. Clin. Invest.*, **1981**, *67*:37—71.

Stamm, A.M., McFall, D.W., and Dismukes, W.E. Failure of sulfonamides and trimethoprim in the treatment of nocardiosis. *Arch. Intern. Med.*, **1983**, *143*:383—385.

Stamm, W.E., Counts, G.W., Wagner, K.F., Martin, D., Gregory, D., McKevitt, M., Turck, M., and Holmes, K.K. Antimicrobial prophylaxis for recurrent urinary tract infections. *Ann. Intern. Med.*, **1980**, *92*:770—775.

Stein, G.E., Mummaw, N., Goldstein, E.J.C., Boyko, E.J., Reller, L.B., Kurtz, T.O., Miller, K., and Cox, C.E. A multicenter comparative trial of three-day norfloxacin vs. ten-day sulfamethoxazole and trimethoprim for the treatment of uncomplicated urinary tract infections. *Arch. Intern. Med.*, **1987**, *147*:1760—1762.

Taffet, S.L., and Das, K.M. Desensitization of patients with inflammatory bowel disease to sulfasalazine. *Am. J. Med.*, **1982**, *73*:520—524.

Tandon, M.K. A comparative trial of co-trimoxazole and amoxycillin in the treatment of acute exacerbations of chronic bronchitis. *Med. J. Aust.*, **1977**, *2*:281—284.

Tolman, K.G. Nitrofurantoin and chronic active hepatitis. *Ann. Intern. Med.*, **1980**, *92*:119—120.

Toole, J.F., and Parrish, M.L. Nitrofurantoin polyneuropathy. *Neurology*, **1973**, *23*:554—559.

Ward, L.R., Rowe, B., and Threlfall, E.J. Incidence of trimethoprim resistance in salmonellae isolated in Britain: a twelve year study. *Lancet*, **1982**, *2*:705—706.

Weidner, W., Schiefer, H.G., and Dalhoff, A. Treatment of chronic bacterial prostatitis with ciprofloxacin. *Am. J. Med.*, **1987**, *82 Suppl. 4A*: 280—283.

White, M.G., and Asch, M.J. Acid-base effects of topical mafenide acetate in the burned patient. *N. Engl. J. Med.*, **1971**, *284*:1281—1286.

Woods, D.D. Relation of p-aminobenzoic acid to mechanism of action of sulphanilamide. *Br. J. Exp. Pathol.*, **1940**, *21*:74—90.

Zitelli, B.J., Alexander, J., Taylor, S., Miller, K.D., Howrie, D.L., Kuritsky, J.N., Perez, T.H., and Van Thiel, D.H. Fatal hepatic necrosis due to pyrimethamine-sulfadoxine (fansidar). *Ann. Intern. Med.*, **1987**, *106*:393—395.

Monographien und Übersichtsartikel

Andriole, V.T. (ed.). *The Quinolones*. Academic Press, Inc., New York, **1988**.

Andriole, V.T. The future of the quinolones. *Drugs*, **1993**, *45 Suppl 3*: 1—7.

Beaman, M., McCabe, R.E., Wong, S.-Y., Remington, J.S. *Toxoplasma gondii*. In, *Mandell, Douglas, and Bennett's Principles and Practice of Infectious Diseases*, 4th ed. (Mandell, G.L., Bennett, J.E., and Dolin, R., eds.) Churchill Livingstone, Inc., New York, **1995**, pp. 2455—2474.

Cozzarelli, N.R. DNA gyrase and the supercoiling of DNA. *Science*, **1980**, *207*: 957.

Cruciani, M., and Bassetti, D. The fluoroquinolones as treatment for infections caused by gram-positive bacteria. *J. Antimicrob. Chemother.* **1994**, *33*:403—417.

Dupont, H.L., and Ericsson, C.D. Prevention and treatment of traveler's diarrhea. *N. Engl. J. Med.*, **1993**, *328*:1821—1827.

Gallant, J.E., Moore, R.D., and Chaisson, R.E. Prophylaxis for opportunistic infections in patients with HIV infection. *Ann. Intern. Med.*, **1994**, *120*:932—944.

Hill, D.R., and Pearson, R.D. Health advice for international travel. *Ann. Intern. Med.*, **1988**, *108*:839—852.

Hooper, D.C. Quinolones. In, *Mandell, Douglas, and Bennett's Principles and Practice of Infectious Diseases*, 4th ed. (Mandell, G.L., Bennett, J.E., and Dolin, R., eds.) Churchill Livingstone, Inc., New York, **1995a**, pp. 364—375.

Hooper, D.C. Urinary tract agents: nitrofurantoin and methenamine. In, *Mandell, Douglas, and Bennett's Principles and Practice of Infectious Diseases*, 4th ed. (Mandell, G.L., Bennett, J.E., and Dolin, R., eds.) Churchill Livingstone, Inc., New York, **1995b**, pp. 376—380.

Hooper, D.C., and Wolfson, J.S. Fluoroquinolone antimicrobial agents. *N. Engl. J. Med.*, **1991**, *324*:384—394.

Lane, H.C., Laughon, B.E., Falloon, J., Kovacs, J.A., Davey, R.T., Jr., Polis, M.A., and Masur, H. NIH conference. Recent advances in the management of AIDS-related opportunistic infections. *Ann. Intern. Med.*, **1994**, *120*:945—955.

Norris, S., and Mandell, G.L. The quinolones: history and overview. In, *The Quinolones*. (Andriole, V.T., ed.) Academic Press, Inc., New York, **1988**, pp. 1-22.

Stamm, W.E., and Hooten, T.M. Management of urinary tract infection in adults. *N. Engl. J. Med.*, **1993**, *329*:1328—1334.

Symposium. (Various authors.) Trimethoprim-sulfamethoxazole. *J. Infect. Dis.*, **1973**, *128 Suppl*: 425—816.

Weinstein, L., Madoff, M.A., and Samet, C.A. The sulfonamides. *N. Engl. J. Med.*, **1960**, *263*:793—800, 842—849, 900—907.

Wormser, G.P., Keusch, G.T., and Rennie, C.H. Co-trimoxazole (trimethoprim—sulfamethoxazole): an up-dated review of its antibacterial activity and clinical efficacy. *Drugs*, **1982**, *24*:459—518.

Zinner, S.H., and Mayer, K.H. Sulfonamides and trimethoprim. In, *Mandell, Douglas, and Bennett's Principles and Practice of Infectious Diseases*, 4th ed. (Mandell, G.L., Bennett, J.E., and Dolin, R., eds.) Churchill Livingstone, Inc., New York, **1995**, pp.354—363.

45 ANTIMIKROBIELLE WIRKSTOFFE
(Fortsetzung)
Penicilline, Cephalosporine und andere β-Lactam-Antibiotika

Gerald L. Mandell und William A. Petri, Jr.

β-Lactam-Antibiotika sind gegenwärtig die wichtigsten und am häufigsten verschriebenen Antibiotika. Sie besitzen eine gemeinsame Struktur und den gleichen Wirkungsmechanismus – die Hemmung der Synthese der bakteriellen Peptidoglykan-Zellwand. Zu den wichtigen Penicillingruppen gehören Penicillin G und V, welche hochwirksam gegen empfindliche grampositive Kokken sind, die penicillinasestabilen Penicilline wie Oxacillin, die wirksam gegen penicillinaseproduzierende *Staphylococcus aureus* sind, Ampicillin und andere Wirkstoffe mit verbessertem gramnegativen Spektrum sowie Penicilline mit erweitertem Spektrum wie Ticarcillin und Piperacillin mit Wirksamkeit gegen *Pseudomonas aeruginosa*.

Die Cephalosporine werden nach Generationen klassifiziert. Die Wirkstoffe der I. Generation wirken gegen grampositive Keime, zeigen aber nur eine geringe Aktivität gegen gramnegative Mikroorganismen. Die II. Generation besitzt eine etwas bessere Wirksamkeit gegen gramnegative Bakterien und beinhaltet auch einige Wirkstoffe mit antianaerober Aktivität. Die III. Generation hat geringerer Aktivität gegen grampositive Organismen, ist aber bedeutend wirksamer gegen Enterobacteriaceae. Eine Untergruppe der Wirkstoffe der III. Generation ist auch gegen *Pseudomonas aeruginosa* wirksam. Die IV. Generation hat ein ähnliches Spektrum wie die III. Generation, weist allerdings eine gesteigerte β-Lactamase-Stabilität auf.

β-Lactamase-Inhibitoren wie Clavulansäure werden verwendet, um das Spektrum der Penicilline gegen Organismen zu erweitern, die β-Lactamase produzieren. Carbapeneme besitzen das breiteste antimikrobielle Spektrum unter den Antibiotika, während die Monobactame ein gramnegatives Spektrum besitzen, das denen der Aminoglykoside ähnelt.

Die bakterielle Resistenz gegen β-Lactam-Antibiotika nimmt weiterhin mit dramatischer Geschwindigkeit zu. Zu den Resistenzmechanismen gehört nicht nur die Bildung von β-Lactamasen sondern auch Veränderungen an penicillinbindenden Proteinen sowie ein verschlechterter Influx und aktiver Efflux des Antibiotikums aus dem Erreger.

DIE PENICILLINE

Die Penicilline bilden eine der wichtigsten Antibiotikagruppen. Obwohl seit der Entdeckung des Penicillins zahlreiche andere antimikrobielle Wirkstoffe entwickelt wurden, werden Penicilline weiterhin weit eingesetzt, und neue Derivate auf der Basis des Penicillins werden weiterhin hergestellt. Viele besitzen einzigartige Vorteile, so daß Mitglieder dieser Antibiotikagruppe gegenwärtig für eine große Zahl von Infektionserkrankungen das Mittel der Wahl sind.

Geschichte Die Geschichte der hervorragenden Forschungsarbeit, die zur Entdeckung und Entwicklung des Penicillins führte, wurde von den Hauptbeteiligten aufgezeichnet. (siehe Fleming, 1946; Florey, 1946, 1949; Abraham, 1949; Chain, 1954.) Im Laboratorium am St. Mary's Hospital in London beobachtete Alexander Fleming 1928 beim Studium von Staphylokokken-Stämmen, daß ein Schimmelpilz, der eine seine Kulturen kontaminierte, bei den umgebenden Bakterien zur Lyse führte. Das Medium, in dem der Pilz aufwuchs, wirkte auf viele Mikroorganismen deutlich hemmend. Da der Schimmelpilz zu der Gattung *Penicillium* gehörte, nannte Fleming die antibakterielle Substanz *Penicillin*.

Zehn Jahre später wurde durch die gemeinsame Forschung einer Gruppe von Wissenschaftlern an der Oxford Universität unter der Leitung von Florey, Chain und Abraham das Penicillin zu einem systemisch verfügbaren therapeutischen Wirkstoff weiterentwickelt. Bis Mai 1940 konnte gezeigt werden, daß es eine deutliche therapeutische Wirkung ausübt, wenn es Mäusen mit experimentell induzierter Streptokokken-Infektion parenteral verabreicht wurde. Trotz großer Schwierigkeiten bei der Produktion wurde bis 1941 genügend Penicillin gewonnen, um therapeutische Versuche an mehreren hoffnungslos erkrankten Patienten mit Staphylokokken- und Streptokokken-Infektionen auszuführen, bei denen alle anderen Therapieversuche erfolglos waren. In diesem Stadium betrug der Reinheitsgrad des rohen, amorphen Penicillins nur etwa 10%, und es waren fast 100 Liter Medium zur Anzucht des Schimmelpilzes erforderlich, um genügend Antibiotikum zur Behandlung eines Patienten über 24 Stunden zu erhalten. Herrell (1945) berichtet, daß von der Gruppe in Oxford tatsächlich Bettschüsseln für die wachsenden Kulturen von *P. notatum* verwendet wurden. Der erste Fall, über den 1941 von der Gruppe aus Oxford berichtet wurde, war der eines Polizisten, der an einer schweren gemischten Staphylokokken- und Streptokokken-Infektion litt. Er wurde mit Penicillin behandelt, von dem einiges aus dem Urin anderer Patienten, denen das Medikament gegeben wurde, wiedergewonnen wurde. Ein Oxforder Professor soll über das Penicillin gesagt haben, daß es eine bemerkenswerte Substanz sei, die in Bettschüsseln wächst und mittels Passage durch die Oxforder Polizeitruppe aufgereinigt wird.

In den Vereinigten Staaten wurde bald ein großes Forschungsprogramm eingeleitet. Im Laufe des Jahres 1942 konnten 122 Millionen Einheiten Penicillin zu Verfügung gestellt werden, und an der Yale Universität und der Mayo Klinik wurden die ersten klinischen Versuche mit dramatischen Ergebnissen durchgeführt. Bis Frühjahr 1943 wurden 200 Patienten mit dem Medikament behandelt. Die Ergebnisse waren so beeindruckend, daß der Generalstabsarzt der U. S. Army Versuche mit dem Antibiotikum in einem Militärhospital billigte. Bald danach wurde das Penicillin im gesamten medizinischen Hilfsdienst der U. S. Streitkräfte eingeführt.

Die Tiefenkultivierung zur Biosynthese des Penicillins war ein entscheidender Fortschritt zur Großproduktion des Antibiotikums. Von einer Gesamtproduktion von anfänglich einigen hundert Millionen Einheiten im Monat wuchs die erzeugte Menge bis 1950 auf über 200 Billionen Einheiten (fast 150 Tonnen) an. Während das erste marktfähige Penicillin mehrere

Dollar pro 100 000 Einheiten kostete, beträgt der Preis für dieselbe Menge heute nur noch wenige Cents.

Chemie Die Grundstruktur der Penicilline (siehe Abbildung 45.1) besteht aus einem Thiazolidinring (A), der an einen β-Lactamring (B) mit dazugehöriger Seitenkette (R) gebunden ist. Der Penicillinkern selbst ist die wichtigste Strukturvoraussetzung für die biologische Aktivität. Stoffwechselbedingte oder chemische Veränderungen dieses Molekülteils führen zum Verlust aller bedeutsamen antibakteriellen Aktivität. Die Seitenkette (siehe Tabelle 45.1) bestimmt viele der antibakteriellen und pharmakologischen Eigenschaften der einzelnen Penicillintypen. Abhängig von der chemischen Zusammensetzung des verwendeten Fermentationsmediums zur Kultivierung von *Penicillium* lassen sich verschiedene natürlich vorkommende Penicilline gewinnen. Von diesen hat Penicillin G (Benzylpenicillin) die größte antimikrobielle Aktivität und ist das einzig natürlich vorkommende Penicillin, das klinisch verwendet wird.

Semisynthetische Penicilline Die Entdeckung, daß sich 6-Aminopenicillansäure aus Kulturen von *P. chrysogenum* erhalten läßt, denen Seitenkettenvorstufen entzogen waren, führte zur Entwicklung der semisynthetischen Penicilline. Es lassen sich Seitenketten hinzufügen, die die Empfindlichkeit der resultierenden Verbindungen gegenüber inaktivierenden Enzymen (β-Lactamasen) sowie die antibakterielle Aktivität und pharmakologischen Eigenschaften des Medikamentes ändern. Gegenwärtig wird 6-Aminopenicillansäure in großen Mengen mit Hilfe einer Amidase von *P. chrysogenum* produziert (Abbildung 45.1). Dieses Enzym spaltet die Peptidbindung, durch die die Seitenkette des Penicillins mit 6-Aminopenicillansäure verknüpft ist.

Einheiten Die internationale Einheit des Penicillins entspricht der spezifischen Penicillinaktivität von 0,6 µg des kristallinen Natriumsalzes von Penicillin G. Ein Milligramm des reinen Penicillin-G-Natriums entspricht somit 1667 Einheiten und 1,0 mg des reinen Penicillin-G-Kalium 1595 Einheiten. Die Dosierung und antibakterielle Potenz der semisynthetischen Penicilline werden in Gewichtseinheiten ausgedrückt.

Wirkungsmechanismus der Penicilline und Cephalosporine β-Lactam-Antibiotika können empfindliche Bakterien abtöten. Obwohl das Verständnis des Wirkungsmechanismus immer noch unvollständig ist, erlauben die zahlreichen zusammengetragenen Informationen ein Vorstellung von dem zugrundeliegenden Phänom (siehe Tomasz, 1986).

Die Zellwand von Bakterien ist für deren normales Wachstum und Entwicklung von entscheidender Bedeutung. Peptidoglykan ist eine heteropolymere Verbindung der Zellwand, die durch ihre stark quervernetzte Gitterstruktur (Abbildung 45.2) die mechanische Stabilität sicherstellt. In grampositiven Mikroorganismen ist die Zellwand 50 - 100 Moleküle dick, in gramnegativen Bakterien allerdings nur ein bis zwei Moleküle (Abbildung 45.3). Das Peptidoglykan besteht aus Glykanketten, deren linearen Stränge sich aus zwei alternierenden Aminozuckern (N-Acetylglukosamin und N-Acetylmuraminsäure) zusammensetzen, die durch Peptidketten quervernetzt sind.

Die Biosynthese des Peptidoglykans läßt sich in drei Abschnitte gliedern, bei denen etwa 30 bakterielle Enzyme beteiligt sind. Die erste Phase, die Bildung von Vorläufermolekülen, findet im Zytoplasma statt. Das Produkt dieser Phase, Uridindiphosphat (UDP)-Acetylmuramyl-Pentapeptid, nach seinem Entdecker Park-Nukleotid genannt (Park and Strominger, 1957), reichert sich in den Zellen an, wenn nachfolgende Syntheseschritte gehemmt sind. Im letzten Syntheseschritt dieser Verbindung wird das Dipeptid D-Alanyl-D-Alanin angefügt. Bei der Synthese des Dipeptides findet vorher eine Razemisierung von L-Alanin statt. Die Kondensation wird von der D-Alanyl-D-Alanin-Synthetase katalysiert. D-Cycloserin ist ein Strukturanalogon von D-Alanin und wirkt als kompetitiver Inhibitor sowohl der Racemase als auch der Synthetase (siehe Kapitel 48).

Im Verlauf der zweiten Phase wird UDP-Acetylmuramyl-Pentapeptid mit UDP-Acetylglukosamin verknüpft (unter Freisetzung der Uridinnukleotide) und es entsteht ein langes Polymer.

In der dritten und letzten Phase erfolgt die Fertigstellung der Quervernetzung. Dies wird durch eine Transpeptidierungsreaktion außerhalb der Zellmembran erreicht. Die Transpeptidase selbst ist membrangebunden. Der endständige Glycinrest der Pentaglycinbrücke wird mit dem vierten Rest des Pentapeptids (D-Alanin) unter Freisetzung des fünften Restes (ebenfalls D-Alanin) verknüpft (siehe Abbildung 45.2). Dieser letzte Schritt in der Peptidoglykansynthese wird durch die β-Lactam-Antibiotika und Glykopeptid-Antibiotika wie Vancomycin (durch einen anderen Mechanismus als die β-Lactame; siehe

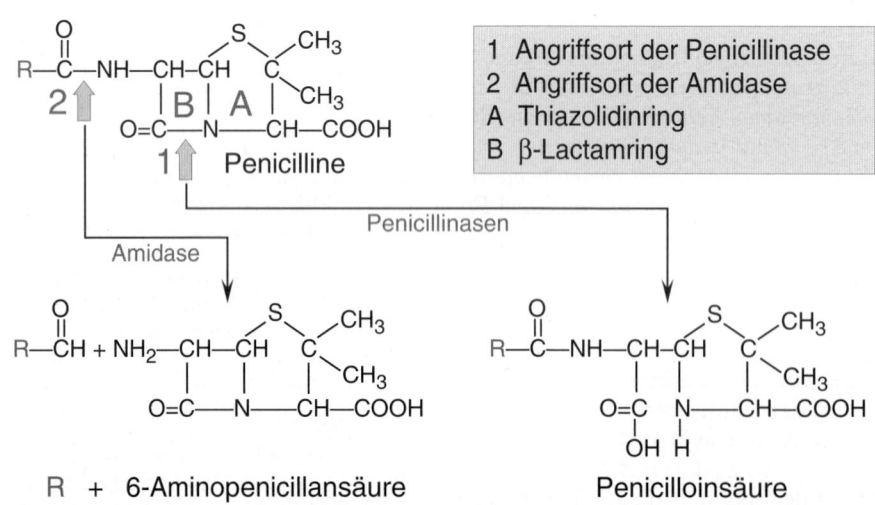

Abbildung 45.1 Struktur der Penicilline und Produkte ihrer enzymatischen Hydrolyse.

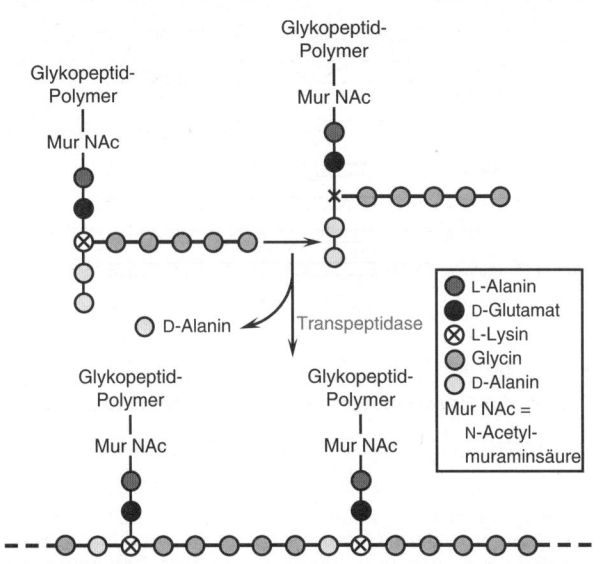

Abbildung 45.2 Die Transpeptidasereaktion in *Staphylococcus aureus*, die durch Penicilline und Cephalosporine gehemmt wird.

Kapitel 46) gehemmt. Stereomodelle zeigen, daß die Konformation von Penicillin der von D-Alanyl-D-Alanin sehr ähnlich ist (Waxman et al., 1980; Kelley et al., 1982). Die Transpeptidase wird wahrscheinlich durch Penicillin acetyliert, d. h. es bildet sich ein Penicillinoyl-Enzym-Komplex unter Spaltung der -CO-N-Bindung des β-Lactamrings.

Obwohl die Hemmung der Transpeptidase nach obigem Mechanismus nachweislich von Bedeutung ist, existieren noch andere, verwandte Ziele für die Wirkung der Penicilline und Cephalosporine. Diese werden gemeinschaftlich als *penicillinbindende Proteine* (PBPs) bezeichnet (Spratt, 1980). Alle Bakterien besitzen mehrere solcher Proteine. So besitzt z. B. *Staphylococcus aureus* vier und *Escherichia coli* mindestens sieben solcher PBPs. Die PBPs variieren in ihrer Affinität für verschiedene β-Lactam-Antibiotika, obwohl letztlich die Wechselwirkung zu einer kovalenten Bindung führt. Bei *E. coli* gehören zu den hochmolekularen PBPs (PBP 1a und 1b) die Transpeptidasen, die für die Peptidoglykansynthese verantwortlich sind. Andere PBPs von *E. coli* sind zur Aufrechterhaltung der Stäbchenform sowie zur Septumbildung bei der Teilung notwendig. Die Hemmung der Transpeptidasen führt zur Sphäroplastenbildung und schnellen Lyse. Die Hemmung der anderen PBPs kann zu einer verzögerten Lyse (PBP 2) oder zur Bildung langer filamentförmiger Bakterien führen (PBP 3).

Die Lyse der Bakterien, welche gewöhnlich nach Exposition mit β-Lactam-Antibiotika erfolgt, ist abhängig von der Aktivität autolytischer Zellwandenzyme, den Autolysinen oder Mureinhydrolasen. Obwohl die natürliche Funktion dieser Enzyme im einzelnen noch unklar ist, spielen sie unter Umständen normalerweise eine Rolle bei der Zellteilung. Der Zusammenhang zwischen der Hemmung der PBP-Aktivität und der Aktivierung von Autolysinen ist unklar. Eine Beeinträchtigung des Peptidoglykan-Netzes bei gleichzeitiger Autolysinaktivität könnte zu einer Zellyse führen, allerdings scheint der Mechanismus komplexer zu sein. Es gibt einige Hinweise, daß die Exposition von Bakterien mit β-Lactam-Antibiotika zum Verlust eines Inhibitors der Autolysine führt. Solche penicillintoleranten Streptokokken- und Staphylokokken-Stämme wurden aus Patienten mit persistierenden Infektionen isoliert (siehe Tomasz and Holtje, 1977; Tomasz, 1979).

Bakterielle Resistenzmechanismen gegen Penicilline und Cephalosporine Obwohl der Großteil aller Bakterien PBPs enthalten, wirken β-Lactam-Antibiotika nicht auf alle Bakterien bakterizid oder bakteriostatisch. Verschiedene bakterielle Resistenzmechanismen gegen diese Wirkstoffe sind wirksam. Eine intrinsische Resistenz kann bei Mikroorganismen aufgrund struktureller

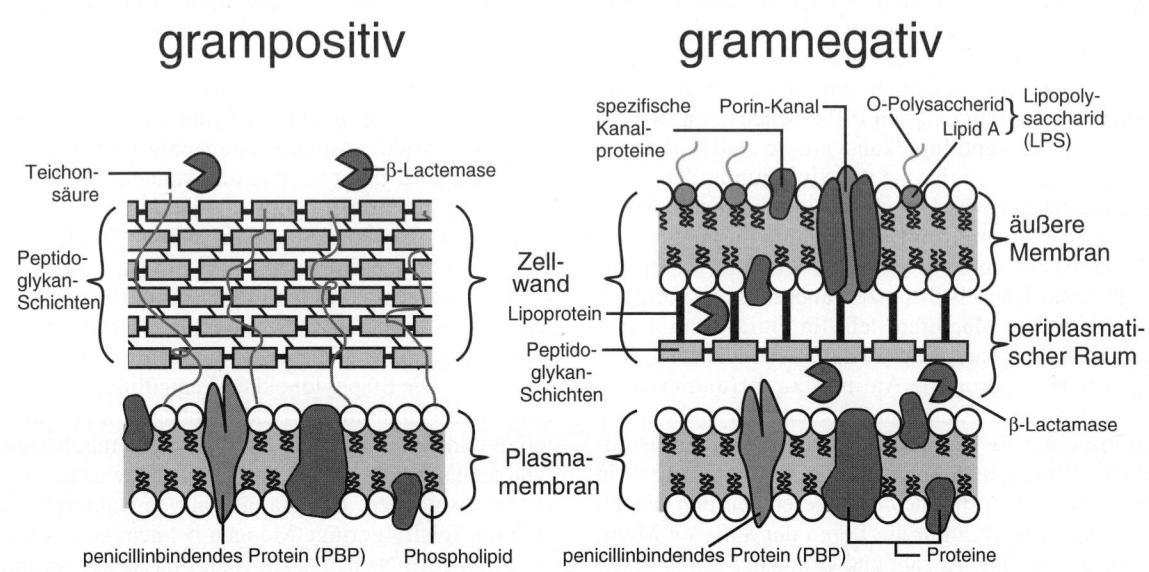

Abbildung 45.3 Vergleich der Struktur und Zusammensetzung grampositiver und gramnegativer Zellwände.

Unterschiede der PBPs, welche die Zielproteine dieser Medikamente darstellen, auftreten. Ferner ist es für einen empfindlichen Stamm möglich, diesen Resistenztyp durch Expression hochmolekularer PBPs mit verringerter Affinität für das Antibiotikum zu erwerben. Da die β-Lactam-Antibiotika in einem einzelnen Bakterium viele verschiedene PBPs hemmen, müssen bei einem resistenten Organismus die Affinitäten für β-Lactam-Antibiotika von mehreren PBPs vermindert sein. Veränderte PBPs mit verminderter Affinität für β-Lactam-Antibiotika werden durch homologe Rekombination zwischen PBP-Genen verschiedener Bakterienarten erworben. Vier der fünf hochmolekularen PBPs der meist gegen Penicilline hochresistenten *Streptococcus-pneumoniae*-Isolate zeigen eine verminderte Affinität für β-Lactam-Antibiotika als Resultat homologer Rekombinationsereignisse zwischen verschiedenen Arten (Abbildung 45.4). Im Gegensatz dazu sind bei Isolaten mit hochgradiger Resistenz gegen Cephalosporine der III. Generation nur zwei der fünf hochmolekularen PBPs verändert, während die anderen PBPs von vornehrein eine verringerte Affinität zu Cephalosporinen der III. Generation zeigen. Bei *Strep. sanguis* tauchte eine Penicillinresistenz scheinbar als Ergebnis eines Austauschs seiner PBPs gegen resistente PBPs von *Strep. pneumoniae* auf. Methicillinresistente *Staph. aureus* sind durch den Erwerb eines zusätzlichen hochmolekularen PBP (mittels Transposon von einem unbekannten Organismus) mit sehr geringer Affinität für alle β-Lactam-Antibiotika resistent. Das Gen, das für dieses neue PBP kodiert, findet sich ebenfalls bei koagulasenegativen Staphylokokken und ist auch dort für die Methicillinresistenz verantwortlich (Spratt, 1994).

Andere Fälle bakterieller Resistenz gegen β-Lactam-Antibiotika beruhen auf der Unfähigkeit des Medikamentes, an seinen Wirkort zu penetrieren (Jaffe et al., 1982; Kobayashi et al., 1982). Bei grampositiven Bakterien befindet sich das Peptidoglykanpolymer sehr nahe der Zelloberfläche (Abbildung 45.3). Nur Oberflächenmakromoleküle (Kapselsubstanzen) befinden sich außerhalb des Peptidoglykans. Die kleinen β-Lactam-Antibiotikum-Moleküle können leicht zur äußeren Schicht der Zytoplasmamembran und den PBPs penetrieren, wo die letzte Phase der Peptidoglykansynthese stattfindet. Bei gramnegativen Bakterien ist die Situation anders. Ihre Oberflächenstruktur ist komplexer und die innere Membran (die analog zur Zytoplasmamembran grampositiver Bakterien ist) ist durch die äußere Membran, Lipopolysaccharid und Kapselsubstanzen überdeckt (Abbildung 45.3). Die äußere Membran stellt für einige Antibiotika eine undurchdringbare Barriere dar (siehe Nakae, 1986). Einige kleine, hydrophile Antibiotika diffundieren jedoch durch wäßrige Kanäle in der äußeren Membran, die durch Proteine, die sog. Porine, gebildet werden. Breitbandpenicilline wie Ampicillin und Amoxicillin sowie die meisten Cephalosporine diffundieren deutlich schneller als Penicillin G durch die Poren der äußeren Membran von *E. coli*. Die Anzahl und Größe der Poren in der äußeren Membran schwanken zwischen verschiedenen gramnegativen Bakterien. Ein Extrembeispiel ist *Pseudo-*

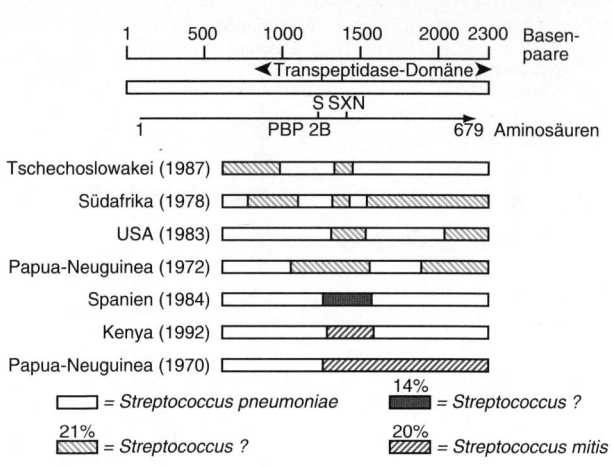

Abbildung 45.4 Mosaik-PBP-2B-Gene in penicillinresistenten Pneumokokken. Gezeigt sind die divergenten Regionen in PBP-2B-Genen von sieben resistenten Pneumokokken aus verschiedenen Ländern. Diese Regionen stammen wenigstens aus drei Quellen, von der eine *Streptococcus mitis* zu sein scheint. Der annähernde Prozentsatz an Sequenzdivergenz der divergenten Regionen der PBP-2B-Gene von empfindlichen Pneumokokken ist gezeigt (mit Erlaubnis aus Spratt, 1994).

monas aeruginosa, der eine intrinsische Resistenz gegenüber einer großen Anzahl Antibiotika besitzt, da ihm die klassischen hochpermeablen Porine fehlen (Nikaido, 1994).

Bakterien können β-Lactam-Antibiotika enzymatisch inaktivieren. Eventuell vorhandene Amidohydrolasen sind relativ inaktiv und schützen die Bakterien nicht. β-Lactamasen sind jedoch in der Lage, bestimmte dieser Antibiotika zu inaktivieren und können in großer Menger vorhanden sein (siehe Abbildung 45.1 und 45.3). Verschiedene Mikroorganismen bilden eine Anzahl unterschiedlicher β-Lactamasen, obwohl die meisten Bakterien nur eine Form des Enzyms bilden. Nach der relativ eingeschränkten Substratspezifität einiger dieser Enzyme werden diese häufig in Penicillinasen und Cephalosporinasen unterteilt. Andere sogenannte Breitbandenzyme sind weniger differenzierend und können eine Reihe von β-Lactam-Antibiotika hydrolysieren. Einzelne Penicilline und Cephalosporine schwanken in ihrer Empfindlichkeit gegenüber diesen Enzymen.

Im allgemeinen bilden grampositive Bakterien große Mengen β-Lactamase, die sie extrazellulär sekretieren (Abbildung 45.3). Die meisten dieser Enzyme sind Penicillinasen. Die Staphylokokken-Penicillinase ist plasmidkodiert und kann mittels Bakteriophagen auf andere Bakterien transferiert werden. Das Enzym ist durch Substrate induzierbar und kann 1% des Trockengewichts von Bakterien ausmachen. Bei gramnegativen Bakterien finden sich nur relativ geringe Mengen β-Lactamase, die allerdings im periplasmatischen Raum zwischen der inneren und äußeren Zellmembran lokalisiert sind (Abbildung 45.3). Da sich die Enzyme der Zellwandsynthese an der äußeren Oberfläche der inneren Membran befinden, sind diese β-Lactamasen zum Schutz des Mikroorganismus optimal lokalisiert. Die β-Lactamasen gramnegativer Bakterien sind entweder chromosomal oder auf Plasmiden kodiert und können konstitutiv oder induzierbar sein. Die Plasmide können zwischen den Bakterien durch Konjugation transferiert werden. Diese Enzyme können Penicilline, Cephalosporine oder beide hydrolysieren (siehe Davies, 1994). Allerdings besteht keine klare Korrelation zwischen der β-Lactamase-Empfindlichkeit eines Antibiotikums und dessen Fähigkeit, den Mikroorganismus abzutöten. So sind z. B. Penicilline, die durch β-Lactamase hydrolysiert werden (z. B. Carbenicillin), durchaus in der Lage, bestimmte β-Lactamase produzierende, gramnegative Mikroorganismen abzutöten.

Andere Faktoren, die die Aktivität von β-Lactam-Antibiotika beeinflussen Die Dichte der Bakterienpopulation und das Alter der Infektion beeinflussen die Aktivität der β-Lactam-Antibiotika. Das Medikament kann unter Umständen mehrere 1000mal potenter sein, wenn es gegen kleine Bakterieninokula eingesetzt wird als gegen dichte Kulturen. Viele Faktoren spielen hierbei eine Rolle, u.a. die größere Anzahl relativ resistenter Mikroorganismen in einer großen Population, die gebildete Menge β-Lactamase sowie die Wachstumsphase der Kultur. Die klinische Bedeutung dieses Effekts der Inokulumgröße ist unklar. Die Intensität und Dauer einer Penicillintherapie, die benötigt wird, um eine experimentell induzierte Infektion bei Tieren zu heilen, steigt der Dauer der Infektion. Der Hauptgrund hierfür liegt in der verlangsamten Vermehrung der Bakterien im Gegensatz zu einer frischen Infektion. Am wirksamsten sind diese Antibiotika gegen Bakterien in der logarithmischen Wachstumsphase. Auf Mikroorganismen in der stationären Phase, wenn kein Bedarf besteht, Zellwandkomponenten zu synthetisieren, haben sie nur einen geringen Einfluß.

Die Anwesenheit von Proteinen und anderer Bestandteile von Eiter, ein geringer pH oder eine geringe Sauerstoffspannung vermindern nur geringfügig die bakterizide Wirksamkeit der β-Lactam-Antibiotika. Allerdings sind Bakterien, die innerhalb lebensfähiger Wirtszellen überleben, vor der Wirkung der β-Lactam-Antibiotika geschützt.

Klassifizierung der Penicilline und Zusammenfassung ihrer pharmakologischen Eigenschaften

Es ist sinnvoll, die Penicilline gemäß ihres antimikrobiellen Wirkungsspektrum zu unterteilen (siehe Tabelle 45.1; Chambers and Neu, 1995).
1. *Penicillin G* und sein naher Verwandter *Penicillin V* sind hochwirksam gegen sensitive grampositive Kokken. Allerdings sind sie penicillinaseempfindlich und daher gegen die meisten *Staphylococcus-aureus*-Stämme unwirksam.
2. Die penicillinasestabilen Penicilline (*Methicillin, Nafcillin, Oxacillin, Cloxacillin* und *Dicloxacillin*) besitzen eine geringere antimikrobielle Aktivität gegen Mikroorganismen, die gegenüber Penicillin G empfindlich sind, allerdings sind sie gegen penicillinaseproduzierende *Staph. aureus* wirksam.
3. *Ampicillin, Amoxicillin, Bacampicillin* und andere bilden eine Gruppe von Penicillinen mit erweitertem Wirkungsspektrum, das auch gramnegative Mikroorganismen wie *Haemophilus influenzae, E. coli* und *Proteus mirabilis* erfaßt. Bedauerlicherweise werden diese Medikamente (sowie die weiter unten aufgeführten) leicht durch Breitband-β-Lactamasen hydrolysiert, die immer häufiger in klinischen Isolaten dieser gramnegativen Bakterien vorgefunden werden.
4. Die antimikrobielle Aktivität von *Carbenicillin*, seinem Indanylester (Carbenicillinindanyl) und *Ticarcillin* ist erweitert und umfaßt auch *Pseudomonas-, Enterobacter-* und *Proteus*-Arten.
5. Zu den anderen Penicillinen mit erweitertem Wirkungsspektrum gehören *Mezlocillin* und *Piperacillin*, die wirksam gegen *Pseudomonas, Klebsiella* sowie bestimmte andere gramnegative Mikroorganismen sind.

Die pharmakologischen Eigenschaften der einzelnen Medikamente werden im Einzelnen weiter unten besprochen, es lassen sich jedoch bestimmte Verallgemeinerungen machen. Nach Resorption von oral verabreichten Penicillinen werden diese auf den gesamten Körper verteilt. Es werden ohne weiteres therapeutische Penicillinkonzentrationen in Geweben und Sekreten wie Gelenkflüssigkeit, Pleuraflüssigkeit, Perikardflüssigkeit und Galle erreicht. Jedoch finden sich nur geringe Konzentrationen in Prostatasekreten, Hirngewebe und Kammerwasser. Penicilline penetrieren nur schlecht in lebende, phagozytierende Zellen. Die Konzentrationen der Penicilline im Liquor cerebrospinalis (CSF) sind schwankend, betragen bei gesunden Meningen aber weniger als 1% der Plasmakonzentration. Beim vorliegen einer Entzündung können die Konzentrationen im CSF auf bis zu 5% der Plasmawerte gesteigert sein. Die Penicilline werden schnell eliminiert, hauptsächlich durch glomeruläre Filtration und renal-tubuläre Sekretion. Die Halbwertszeit im Körper ist kurz und beträgt typischerweise 30 bis 60 Minuten. Daher sind die Medikamentenkonzentrationen im Urin hoch.

Penicillin G und Penicillin V

Antimikrobielle Aktivität Die antimikrobiellen Spektren von Penicillin G (*Benzylpenicillin*) und Penicillin V (das Phenoxymethylderivat) ähneln sich sehr für aerobe, grampositive Mikroorganismen. Penicillin G ist jedoch fünf- bis zehnmal wirksamer gegen penicillinsensitive *Neisseria*-Arten sowie bestimmte Anaerobier.

Penicillin G ist gegen eine Reihe grampositiver und gramnegativer Kokken wirksam, obwohl viele ursprünglich sensitiven Bakterien gegenwärtig resistent sind. Die meisten Streptokokken (allerdings nicht Enterokokken) sind sehr empfindlich; Konzentrationen von weniger als 0,01 µg/ml sind gewöhnlich wirksam. Penicillinresistente *Strep. pneumoniae* werden jedoch immer häufiger: 1992 zeigten 1,3 % der Isolate eine hochgradige Resistenz (minimale Hemmkonzentration [MHK] ≥ 2,0 µg/ml) und bis zu 30% der Isolate eine niedrige Resistenz (MHK (0,1 µg/ml) gegen Penicillin (Centers for Disease Control and Prevention, 1994). Penicillinresistente Pneumokokken sind besonders häufig in pädiatrischen Populationen, z. B. in

Tabelle 45.1 Chemische Strukturen und Haupteigenschaften verschiedener Penicilline

SEITENKETTE	GENERISCHER NAME (INN)	HAUPTEIGENSCHAFTEN		
		Resorption nach oder Applikation	Penicillinase-Stabilität	Einsatzspektrum
(Phenyl)–CH₂–	Penicillin G	variabel (schlecht)	Nein	Streptococcus-Arten, Neisseria meningitidis, viele Anaerobier, Spirochäten, andere
(Phenyl)–OCH₂–	Penicillin V	gut	Nein	
(2,6-Dimethoxyphenyl)	Methicillin	schlecht (keine p.o.-Gabe)	Ja	Staphylococcus aureus
Isoxazolyl-Seitenkette	Oxacillin ($R_1 = R_2 = H$) Cloxacillin ($R_1 = Cl; R_2 = H$) Dicloxacillin ($R_1 = R_2 = Cl$)	gut	Ja	
(Naphthyl-OC₂H₅)	Nafcillin	variabel	Ja	
R–(Phenyl)–CH(NH₂)–	Ampicillin (R = H) Amoxicillin (R = OH)	gut sehr gut	Nein	Listeria monocytogenes, Proteus mirabilis, Escherichia coli, obige plus Pseudomonas-Arten, Enterobacter-Arten und Proteus (indolpositive)
(Phenyl)–CH(COOR)–	Carbenicillin (R = H) Carbenicillinindanyl (R = 5-Indanol)	schlecht (keine p.o.-Gabe) gut	Nein	
(Thienyl)–CH(COOH)–	Ticarcillin	schlecht (keine p.o.-Gabe)	Nein	
(Phenyl)–CH(NHCO-Imidazolidinon-SO₂CH₃)–	Mezlocillin	schlecht (keine p.o.-Gabe)	Nein	Pseudomonas-Arten, Enterobacter-Arten, viele Klebsiella
(Phenyl)–CH(NHCO-Piperazindion-C₂H₅)–	Piperazillin	schlecht (keine p.o.-Gabe)	Nein	Pseudomonas-Arten, Enterobacter-Arten, viele Klebsiella

Kindergärten, anzutreffen. Einige penicillinresistente Pneumokokken sind ebenfalls gegen Cephalosporine der III. Generation resistent. Während früher die meisten Staph.-aureus-Stämme hochsensitiv gegen Penicillin G waren, sind gegenwärtig über 90% der Staphylokokken-Isolate von ambulanten und stationären Patienten resistent gegen Penicillin G. Die meisten *Staph.-epidermidis*-Stämme sind ebenfalls penicillinresistent. Obwohl Gonokokken im allgemeinen sensitiv gegenüber Penicillin G sind, führte die anhaltende Exposition dieser Mikroorganismen mit dem Antibiotikum zu einer allgemeinen Verminderung der Empfindlichkeit. Bedauerlicherweise haben sich auch penicillinaseproduzierende Gonokokken-Stämme, die hochresistent gegenüber Penicillin G sind, immer mehr ausgebreitet. Mit einigen seltenen Ausnahmen sind Meningokokken ziemlich sensitiv für Penicillin G.

Obwohl der Großteil der *Corynebacterium-diphtheriae*-Stämme empfindlich gegenüber Penicillin G sind, sind doch einige hochresistent. Dies ist ebenfalls bei *Bacillus anthracis* der Fall. Die meisten anaeroben Mikroorganismen einschließlich *Clostridium*-Arten sind hochsensitiv. Eine Ausnahme bildet *Bacteroides fragilis*; viele Stämme sind gegenwärtig aufgrund von β-Lactamasen resistent. Einige *B.-melaninogenicus*-Stämme haben dieses Merkmal ebenfalls erworben. *Actinomyces israelii, Streptobacillus moniliformis, Pasteurella multocida* und *Listeria monocytogenes* werden durch Penicillin G gehemmt. Die meisten *Leptospira*-Arten sind mäßig empfindlich. Einer der äußerst empfindlichen Mikroorganismen ist *Treponema pallidum*. Ebenfalls empfindlich ist *Borrelia burgdorferi*, der Erreger der Lyme-Krankheit. Keines der Penicilline ist wirksam gegen Amöben, Plasmodien, Rickettsien, Pilze oder Viren.

Resorption *Orale Applikation von Penicillin G* Etwa ein Drittel einer oral verabreichten Dosis Penicillin G wird unter günstigen Bedingungen aus dem Darmtrakt resorbiert. Bei einem pH von 2 wird das Antibiotikum schnell durch den Magensaft zerstört. Die mit dem Alter verminderte Magensäureproduktion ist für die bessere Resorption von Penicillin G aus dem Gastrointestinaltrakt bei älteren Patienten verantwortlich. Die Resorption erfolgt rasch und maximale Blutkonzentrationen werden in 30 bis 60 Minuten erreicht. Nach einer oralen Dosis von 400 000 Einheiten (etwa 250 mg) beträgt bei einem Erwachsenen die Maximalkonzentration etwa 0,5 Einheiten/ml (0,3 µg/ml). Die Nahrungsaufnahme kann die Darmresorption aller Penicilline beeinträchtigen, vielleicht durch die Adsorption des Antibiotikums an Nahrungspartikel. Aus diesem Grund sollte orales Penicillin G mindestens 30 Minuten vor oder zwei Stunden nach einer Mahlzeit verabreicht werden. Trotz der Annehmlichkeiten einer oralen Applikation von Penicillin G sollte von dieser Möglichkeit nur bei Infektionen Gebrauch gemacht werden, bei denen die klinische Wirksamkeit erwiesen ist.

Orale Applikation von Penicillin V Der einzige Vorteil von Penicillin V im Vergleich zu Penicillin G ist die größere Stabilität in saurem Medium. Penicillin V wird darum besser aus dem Gastrointestinaltrakt resorbiert. Nach einer äquivalenten oralen Dosis Penicillin V (K$^+$-Salz) werden zwei- bis fünfmal höhere Plasmakonzentrationen als mit Penicillin G erreicht. Nach einer oralen Dosis von 500 mg beträgt die Maximalkonzentration im Blut bei einem Erwachsenen fast 3 µg/ml. Das resorbierte Penicillin V wird in derselben Art wie Penicillin G im Körper verteilt und von der Niere ausgeschieden.

Parenterale Applikation von Penicillin G Nach intramuskulärer Injektion werden maximale Plasmakonzentrationen innerhalb von 15 - 30 Minuten erreicht. Da die Halbwertszeit von Penicillin G nur 30 Minuten beträgt, fällt der Blutspiegel rasch ab.

Es wurden viele Methoden getestet, die Verweildauer des Antibiotikums im Körper zu verlängern und damit die Injektionshäufigkeit und auch die Gesamtdosis zu reduzieren. Probenecid blockiert die renal-tubuläre Sekretion von Penicillin, wird aber nur noch selten für diesen Zweck verwendet (siehe unten). Häufiger werden Depotpräparate von Penicillin G eingesetzt, wobei die zwei bevorzugten Verbindungen *Procain-Penicillin-G* und *Benzathin-Penicillin-G* sind. Solche Wirkstoffe setzen Penicillin G nur langsam von dem Injektionsgebiet frei und führen zu relativ geringen, aber anhaltenden Antibiotikumkonzentrationen im Blut.

Procain-Penicillin-G-Suspension ist eine wäßrige Zubereitung des kristallinen Salzes, das nur zu 0,4% in Wasser löslich ist. Procain verbindet sich mit Penicillin in einem molaren Verhältnis von 1:1, eine Dosis von 300 000 Einheiten enthält etwa 120 mg Procain. Bei Applikation großer Dosen Procain-Penicillin-G (z. B. 4,8 Millionen Einheiten) können toxische Procainkonzentrationen im Plasma erreicht werden. Besteht der Verdacht einer Überempfindlichkeit gegenüber Procain, sollte zum Test 0,1 ml einer 1%igen Procainlösung intradermal injiziert werden. Die anästhetische Wirkung des Procains ist teilweise dafür verantwortlich, daß die Injektion von Procain-Penicillin-G praktisch schmerzfrei ist.

Die Injektion von 300 000 Einheiten Procain-Penicillin-G führt innerhalb ein bis drei Stunden zu einer Maximalkonzentration im Plasma von etwa 0,9 µg/ml. Die Konzentration ist nach 24 Stunden auf 0,1 µg/ml und nach 48 Stunden auf 0,03 µg/ml abgefallen. Eine größere Dosis (600 000 Einheiten) führt zu etwas höheren Werten, die bis zu vier bis fünf Tagen aufrechterhalten werden.

Benzathin-Penicillin-G-Suspension ist die wäßrige Suspension des Salzes N,N`-Dibenzylethylendiamin-Dipenicillin-G, das aus der Kombination von 1 mol einer Ammoniumbase und 2 mol Penicillin G entsteht. Das Salz selbst ist nur zu 0,02% in Wasser löslich. Die lange Verweildauer des Penicillins im Blut nach einer intramuskulären Dosis reduziert die Kosten, die Notwendigkeit wiederholter Injektionen sowie lokale Traumata. Der lokalanästhetische Effekt von Benzathin-Penicillin-G ist vergleichbar dem von Procain-Penicillin-G.

Benzathin-Penicillin-G wird sehr langsam aus dem intramuskulären Depot resorbiert und führt von allen erhältlichen Depotpenicillinen am längsten zu meßbaren Antibiotikumkonzentrationen im Blut. Bei Erwachsenen führt z. B. eine intramuskuläre Dosis von 1,2 Millionen Einheiten zu Plasmakonzentrationen von 0,09 µg/ml am ersten, 0,02 µg/ml am vierzehnten und 0,002 µg/ml am 32. Tag nach der Injektion. Die durchschnittliche Dauer nachweislicher antimikrobieller Aktivität im Plasma beträgt etwa 26 Tage. Für neugeborene Kinder sind ähnliche pharmakokinetische Daten berichtet (Kaplan and McCracken, 1973).

Die intrathekale Applikation irgendeines Penicillins wird nicht länger empfohlen. Auf diese Art verabreicht ist Penicillin ein potentes Konvulsivum. Durch Verwendung anderer parenteraler Applikationsarten können bakterizide Medikamentenkonzentrationen im Hirn und den Meningen erreicht werden.

Verteilung Penicillin G wird auf den gesamten Körper verteilt, allerdings unterscheiden sich die Konzentrationen in verschiedenen Flüssigkeiten und Geweben erheblich. Das scheinbare Verteilungsvolumen beträgt etwa 0,35 Liter/kg. Etwa 60% des Penicillin G im Plasma sind reversibel an Albumin gebunden. Signifikante Mengen erscheinen in Leber, Galle, Niere, Sperma, Gelenkflüssigkeiten, Lymphe und Darm.

Während Probenecid deutlich die tubuläre Sekretion der Penicilline vermindert, ist dies nicht der einzige Faktor, der für die erhöhten Antibiotikumkonzentrationen im Plasma nach dessen Applikation verantwortlich ist. Probenecid führt ebenfalls zu einer signifikanten Verringerung des scheinbaren Verteilungsvolumens der Penicilline.

Liquor cerebrospinalis Bei gesunden Meningen ist die Liquorgängigkeit des Penicillins schlecht. Bei akut entzündeten Meningen penetriert Penicillin jedoch leichter in den Liquor cerebrospinalis. Obwohl die erhaltenen Konzentrationen schwanken und nicht voraussagbar sind, liegen diese gewöhnlich im Bereich von 5% der Plasmawerte und sind therapeutisch wirksam gegen empfindliche Mikroorganismen.

Penicillin sowie andere organische Säuren werden rasch aus dem CSF in den Blutstrom durch einen aktiven Transportprozess sezerniert. Probenecid hemmt kompetitiv diesen Transport und erhöht so die Penicillinkonzentration im CSF (Dacey and Sande, 1974). Bei Urämie akkumulieren andere organische Säuren im CSF und konkurrieren mit Penicillin um die Sekretion; das Medikament erreicht gelegentlich toxische Konzentrationen im Gehirn und kann zu Krämpfen führen.

Exkretion Unter normalen Bedingungen wird Penicillin G rasch vom Körper ausgeschieden, hauptsächlich über die Niere, aber in geringen Teilen auch über die Galle und andere Exkretionswege. Etwa 60 - 90% einer intramuskulären Penicillin-G-Dosis in wäßriger Lösung wird mit dem Urin ausgeschieden, größtenteils innerhalb der ersten Stunde nach Injektion. Bei Erwachsenen beträgt die Eliminationshalbwertszeit etwa 30 Minuten. Etwa 10% des Medikaments werden durch glomeruläre Filtration und 90% durch tubuläre Sekretion ausgeschieden. Die renale Clearance entspricht in etwa dem renalen Plasmafluß. Die maximale tubuläre Sekretionskapazität für Penicillin beträgt bei gesunden männlichen Erwachsenen etwa 3 Millionen Einheiten (1,8 g) pro Stunde.

Bei Neugeborenen und Kleinkindern sind die Clearancewerte aufgrund der unvollständig ausgebildeten Nierenfunktion merklich geringer. Nach Bemessung der Dosen entsprechend der Körperoberfläche führt dies u.a. dazu, daß die Verweildauer von Penicillin im Blut bei Frühgeborenen im Gegensatz zu Kindern und Erwachsenen erheblich verlängert ist. Die Halbwertszeit des Antibiotikums beträgt bei Kindern unter einer Woche drei Stunden, bei 14 Tage alten 1,4 Stunden. Nachdem sich die Nierenfunktion bei jungen Kindern voll entwickelt hat, ist die renale Ausscheidungsgeschwindigkeit von Penicillin G deutlich schneller als bei Erwachsenen.

Eine Anurie steigerte die Halbwertszeit von Penicillin G von normalerweise 0,5 Stunden auf etwa zehn Stunden. Bei beeinträchtigter Nierenfunktion können 7 - 10% des Antibiotikums pro Stunde durch die Leber inaktiviert werden. Patienten mit Nierenversagen, die eine Hochdosistherapie mit Penicillin benötigen, können mit drei Millionen Einheiten wäßrigen Penicillin G gefolgt von 1,5 Millionen Einheiten alle acht bis zwölf Stunden behandelt werden. Die Medikamentendosis muß während einer Dialyse und fortschreitender Erholung der Nierenfunktion neu angepaßt werden. Besteht zusätzlich zum Nierenversagen auch noch eine Leberinsuffizienz, ist die Halbwertszeit sogar noch weiter verlängert.

Therapeutischer Einsatz *Pneumokokken-Infektionen*
Penicillin G bleibt das Mittel der Wahl zur Behandlung von Infektionen durch empfindliche *Strep.-pneumoniae*-Stämme. Jedoch finden sich in verschiedenen Ländern (einschließlich den Vereinigten Staaten) immer häufiger Pneumokokken-Stämme, die gegen die üblichen Dosen Penicillin G resistent sind (siehe Centers for Disease Control and Prevention, 1994).

Pneumokokken-Pneumonie Bis es wahrscheinlich oder sicher ist, daß das infektiöse Pneumokokkus-Isolat penicillinempfindlich ist, sollte eine Pneumokokken-Pneumonie mit einem Cephalosporin der III. Generation oder Vancomycin behandelt werden. Für die parenterale Therapie sensitiver Pneumokokken-Isolate wird Penicillin G oder Procain-Penicillin-G bevorzugt. Obwohl eine orale Behandlung mit 500 mg Penicillin V, verabreicht alle sechs Stunden, zur Behandlung einer Pneumonie durch penicillinsensitive Isolate erfolgreich bei dieser Erkrankung eingesetzt werden konnte, kann es aufgrund der Resistenzlage nicht zur anfänglichen Routineanwendung empfohlen werden. Die Therapie sollte sieben bis zehn Tage andauern, einschließlich drei bis fünf Tage nachdem sich die Temperatur des Patienten normalisiert hat.

Pneumokokken-Meningitis Bis sicher ist, daß der infektiöse Pneumokokkus penicillinsensitiv ist, sollte eine Pneumokokken-Meningitis mit einer Kombination aus Vancomycin und einem Cephalosporin der III. Generation behandelt werden (John, 1994; Catalan et al., 1994). Einige Kliniker bevorzugen ein Cephalosporin der III. Generation plus Rifampicin. Vor Auftauchen von Penicillinresistenzen reduzierte eine Penicillinbehandlung die Mortalitätsrate bei dieser Erkrankung von fast 100% auf 25%. Die empfohlene Therapie besteht aus 20 - 24 Millionen Einheiten Penicillin G täglich in Form von intravenösen Dauerinfusionen oder verteilt auf Bolusinjektionen alle zwei bis drei Stunden. Die übliche Therapiedauer beträgt 14 Tage.

Streptokokken-Infektionen *Streptokokken-Pharyngitis (einschließlich Scharlach)* Dies ist die häufigste Erkrankung, die durch *Strep. pyogenes* (β-hämolysierender Streptokokkus der Gruppe A) hervorgerufen wird. Auch hier wurden schon penicillinresistente *Strep. pyogenes* beobachtet (Tomasz, 1994). Bevorzugt wird die orale Therapie mit Penicillin V, 500 mg alle sechs Stunden, über zehn Tage. Ähnlich gute Ergebnisse werden durch die intramuskuläre Applikation von 600 000 Einheiten Procain-Penicillin-G einmal täglich über zehn Tage oder durch eine einzelne Injektion von 1,2 Millionen Einheiten Benzathin-Penicillin-G erzielt. Die parenterale Therapie wird bevorzugt, wenn die Patienten-Compliance ungewiß ist. Die Penicillintherapie einer Streptokokken-Pharyngitis reduziert das Risiko eines nachfolgenden akuten rheumatischen Fiebers. Die Inzidenz einer Glomerulonephritis, die einer Streptokokken-Infektion folgt, wird nach dem gegenwärtigen Kenntnisstand jedoch nicht durch eine Penicillinbehandlung reduziert.

Streptokokken-Pneumonie, Arthritis, Meningitis und Endokarditis Diese seltenen Erkrankungen sollten mit Penicillin G behandelt werden, wenn sie tatsächlich durch *Strep. pyogenes* hervorgerufen sind. Tägliche Dosen von 12 - 20 Millionen Einheiten werden intravenös über zwei bis vier Wochen verabreicht. Eine Endokarditisbehandlung sollte volle vier Wochen andauern.

Infektionen durch andere Streptokokken Viridans-Streptokokken sind der häufigste Grund einer infektiösen Endokarditis. Dies sind α-hämolysierende Mikroorganismen, die gewöhnlich hochempfindlich gegenüber Penicillin G sind (MHK (0,1 μg/ml). Da Enterokokken ebenfalls α-hämolysierend sein können und bestimmte andere α-hämolysierende Stämme relativ penicillinresistent sein können, ist es wichtig, bei Patienten mit Endokarditis die mikrobiellen Empfindlichkeiten gegenüber Penicillin G quantitativ zu bestimmen. Patienten mit penicillinsensitiver Viridans-Streptokokken-Endokarditis können erfolgreich mit 1,2 Millionen Einheiten Procain-Penicillin-G, viermal täglich über zwei Wochen, behandelt werden oder mit täglichen Dosen von 12 - 20 Millionen Einheiten intravenösem Penicillin G über zwei Wochen, beide Vorgehensweisen in Kombination mit Streptomycin (500 mg intramuskulär alle zwölf Stunden) oder Gentamicin (1 mg/kg alle acht Stunden). Von einigen Ärzten wird eine vierwöchige Behandlung mit Penicillin G alleine bevorzugt (Bisno et al., 1981).

Enterokokken-Endokarditis ist eine der wenigen Erkrankungen, die am besten mit zwei Antibiotika behandelt wird. Die empfohlene Therapie besteht aus 20 Millionen Einheiten Penicillin G oder 12 g Ampicillin täglich, intravenös verabreicht, in Kombination mit einem Aminoglykosid. Einige Ärzte bevorzugen die Behandlung mit Streptomycin (500 mg intramuskulär alle zwölf Stunden) in Kombination mit Penicillin. Von anderen wird die Behandlung vorzugsweise mit Gentamicin (1 mg/kg alle acht Stunden) plus Penicillin eingeleitet, da *in vitro* bis zu 40% der Enterokokken-Stämme hochresistent gegenüber Streptomycin sind. Wenn eine synergistische Wirkung zwischen Penicillin und Streptomycin nachgewiesen ist (siehe Kapitel 43), kann die Therapie mit Penicillin und Streptomycin erfolgen. Die Therapie sollte gewöhnlich sechs Wochen andauern, allerdings wurden einzelne Patienten mit kurzer Erkrankungsdauer (weniger als drei Monate) auch erfolgreich in vier Wochen behandelt (Wilson et al., 1984). Es wurden eine steigende Anzahl Isolate gefunden, die β-Lactamase und aminoglykosidinaktivierende Enzyme bilden und/oder vancomycinresistent sind. Diese Stämme erweisen sich mit den konventionellen Therapieschemata als schwer behandelbar (Tomasz, 1994).

Infektionen mit Anaerobier Viele anaerobe Infektionen werden durch eine Mischung von Mikroorganismen verursacht. Die Mehrzahl sind empfindlich gegenüber Penicillin G. Eine Ausnahme bildet die *B.-fragilis*-Gruppe, in der bis zu 75% der Stämme resistent gegen hohe Konzentrationen dieses Antibiotikums sein können. Pulmonalinfektionen sprechen gewöhnlich gut auf Penicillin G an, obwohl in einer multizentrischen Studie Clindamycin wirksamer als Penicillin zur Therapie von Lungenabszessen schien (Levison et al., 1983). Leichte bis mäßige Infektionen können oral behandelt werden (Penicillin G oder Penicillin V, 400 000 Einheiten viermal täglich). Schwerere Infektionen sollten intravenös mit 12 - 20 Millionen Einheiten Penicillin G behandelt werden. Hirnabszesse enthalten ebenfalls häufig verschiedene Anaerobier-Arten. Hier werden hohe Dosen Penicillin G (20 Millionen Einheiten täglich) plus Metronidazol oder Chloramphenicol bevorzugt. Einige Ärzte fügen noch ein Cephalosporin der III. Generation hinzu, wegen der guten Wirkung gegen aerobe, gramnegative Bacilli.

Staphylokokken-Infektionen Der Großteil der Staphylokokken-Infektionen werden durch penicillinaseproduzierende Mikroorganismen verursacht. Patienten mit Staphylokokken-Infektionen, bei denen eine Antibiotikatherapie erforderlich ist, sollten eines der penicillinasefesten Penicilline erhalten, z. B. Nafcillin, Oxacillin oder Methicillin. Die gleichzeitige Gabe eines Aminoglykosides für die ersten fünf Behandlungstage kann die klinische und bakteriologische Ansprechbarkeit beschleunigen.

Sogenannte methicillinresistente Staphylokokken sind gegen Penicillin G, alle penicillinasefesten Penicilline sowie Cephalosporine resistent. *In vitro* können Isolate gelegentlich empfindlich gegen verschiedene Cephalosporine erscheinen, allerdings tauchen während der Behandlung resistente Populationen auf und führen zu Therapieversagern (Chambers et al., 1984). Vancomycin ist bei Infektionen durch diese Bakterien das Mittel der Wahl. Ciprofloxacin kann ebenfalls wirksam sein, obwohl es unter anhaltender Therapie oftmals zum Auftauchen ciprofloxacinresistenter *Staph. aureus* kommt.

Meningokokken-Infektionen Penicillin G bleibt das Mittel der Wahl bei Meningokokken-Erkrankungen. Patienten sollten mit hohen Dosen intravenös verabreichten Penicillin (wie unter Pneumokokken-Meningitis beschrieben) behandelt werden. Penicillinresistente *N.-meningitidis*-Stämme wurden in England und Spanien beobachtet, sind gegenwärtig aber selten. Ihr Vorkommen sollte bei Patienten in Betracht gezogen werden, die nur langsam auf die Behandlung ansprechen (Sprott et al., 1988, Mendelman et al., 1988). Es sollte betont werden, daß Penicillin G nicht den meningokokkalen Trägerstatus saniert und seine Applikation zur Prophylaxe darum unwirksam ist.

Gonokokken-Infektionen Gonokokken werden allmählich immer resistenter gegen Penicillin G, und Penicilline sind nicht länger Mittel der Wahl, außer es ist bekannt, daß Gonokokken-Stämme in einer bestimmten geographischen Region empfindlich sind. Die häufigste Infektion ist eine unkomplizierte gonorrhoische Urethritis, die empfohlene Behandlung besteht aus einer einzelnen intramuskulären Injektion von 250 mg Ceftriaxon (Handsfield and Sparling, 1995). In Gegenden, in denen eine Penicillinresistenz nicht bekannt ist, wird die orale Gabe von Amoxicillin (3 g) plus Probenecid (1 g) oder Ampicillin (3,5 g) plus Probenecid empfohlen. Ähnlich wirksam ist die Gabe von insgesamt 4,8 Millionen Einheiten Procain-Penicillin-G, an zwei verschiedenen Stellen injiziert, kombiniert mit oralen Probenecid (1 g). Die Behandlung von Kontaktpersonen bekannter Gonorrhoe-Fälle entspricht der Behandlung einer gonorrhoischen Urethritis.

Gonokokken-Arthritis, disseminierte Gonokokken-Infektionen mit Hautläsionen sowie eine Gonokokken-Sepsis sollten mit 1 g Ceftriaxon täglich, intravenös oder intramuskulär, über sieben bis zehn Tage behandelt werden. Eine Neugeborenen-Konjunktivitis sollte ebenfalls mit Ceftriaxon für sieben bis zehn Tage behandelt werden (25 - 50 mg/kg täglich i.m oder i.v.).

Syphilis Eine Syphilistherapie mit Penicillin G ist hochwirksam. Primäre, sekundäre und latente Syphilis, die weniger als ein Jahr besteht, kann mit Procain-Penicillin-G (2,4 Millionen Einheiten täglich i.m.) plus Probenecid (1,0 g täglich oral) für zehn Tage oder mit ein bis drei wöchentlichen intramuskulären Dosen von 2,4 Millionen Einheiten Benzathin-Penicillin-G (drei Dosen bei HIV-infizierten Patienten) behandelt werden. Patienten mit einer späten latenten Syphilis, Neurosyphilis oder kardiovaskulärer Syphilis können mit verschiedenen Therapieschemata behandelt werden. Dieses Erkrankungsstadium ist potentiell tödlich, die Progression kann zwar gestoppt werden, aber bestehende Schäden sind nicht rückgängig zu machen. Daher ist eine Intensivtherapie mit täglich 20 Millionen Einheiten Penicillin G über zehn Tage empfohlen.

Kinder mit kongenitaler Syphilis, die bei der Geburt oder während der postnatalen Periode diagnostiziert wurde, sollten für mindestens zehn Tage mit 50 000 Einheiten/kg täglich mit wäßrigen Penicillin G in zwei aufgeteilten Dosen oder 50 000 Einheiten/kg Procain-Penicillin-G als einzelne Tagesdosis behandelt werden (siehe Tramont, 1995).

Die Mehrzahl (70 - 90%) der Patienten mit sekundärer Syphilis entwickeln die Jarisch-Herxheimer-Reaktion. Diese kann ebenfalls bei Patienten mit anderen Syphilisformen beobachtet werden. Mehrere Stunden nach der ersten Penicillininjektion können sich Schüttelfrost, Fieber, Kopfschmerzen, Myalgien und Arthralgien ausbilden. Die syphilitischen Hautläsionen können auffallender, ödematöser und farblich ausgeprägter werden. Die Anzeichen halten gewöhnlich für wenige Stunden an und der Ausschlag beginnt innerhalb 24 Stunden abzuklingen. Bei der zweiten oder späteren Penicillininjektion tritt die Reaktion nicht wieder auf. Diese Reaktion ist vermutlich durch die Freisetzung von Spirochäten-Antigenen bedingt. Aspirin trägt zum Abklingen der Symptome bei, es besteht kein Grund für einen Abbruch der Penicillintherapie.

Aktinomykose Penicillin G ist das Mittel der Wahl bei der Behandlung aller Formen der Aktinomykose. Die Dosis sollte täglich 12 - 20 Millionen Einheiten Penicillin G, intravenös über sechs Wochen, betragen. Einige Ärzte setzen die Therapie über zwei bis drei Monate mit oralem Penicillin V fort (500 mg 4mal täglich). Für eine vollständigen Ausheilung kann unter Umständen das chirurgische Entfernen der Läsion oder eine Drainage erforderlich sein.

Diphterie Es gibt keine Hinweise, daß Penicillin oder ein anderes Antibiotikum einen Einfluß auf die Inzidenz von Komplikationen oder Folgen einer Diphterie hat. Spezifisches Antitoxin ist die einzig wirksame Behandlung. Penicillin G saniert jedoch den Trägerstatus. Die parenterale Applikation von 2 - 3 Millionen Einheiten täglich, in verteilten Dosen für zehn bis zwölf Tage, führt in praktisch 100% der Fällen zu einer Eliminierung der Diphteriebazillen des Pharynx und anderer Stellen. Eine einzelne tägliche Injektion von Procain-Penicillin-G über den selben Zeitraum führt zu den selben Ergebnissen. Erythromycin ist genauso wirksam und wird mitunter bevorzugt.

Anthrax Penicillin G ist das Mittel der Wahl bei der Behandlung aller klinischen Anthraxformen. Jedoch wurden *B.-anthracis*-Stämme aus Humaninfektionen gewonnen, die gegen dieses Antibiotikum resistent sind. Bei Verwendung von Penicillin G sollte die Dosis 12 - 20 Millionen Einheiten betragen.

Clostridien-Infektionen Penicillin G ist das Mittel der Wahl bei Gasbrand. Die Dosis beträgt 12 - 20 Millionen Einheiten täglich, parenteral verabreicht. Ein angemessenes Débridement der infizierten Gebiete ist erforderlich. Antimikrobielle Medikamente haben wahrscheinlich keinen Einfluß auf die letztlichen Folgen einer Tetanus-Infektion. Débridement und Applikation von humanen Tetanusimmunglobulin kann unter Umständen indiziert sein. Penicillin wird jedoch verabreicht, um die vegetativen Bakterienformen, die persistieren können, zu eliminieren.

Fusospirochätose Eine Gingivostomatitis, die durch die synergistische Wirkung von Leptotrichia buccalis und Spirochäten im Mund hervorgerufen wird, ist ohne weiteres mit Penicillin behandelbar. Bei einfacher Plaut-Vincent-Angina sind gewöhnlich 500 mg Penicillin V, über mehrere Tage alle sechs Stunden verabreicht, ausreichend.

Rattenbißfieber Die für diese Infektion verantwortlichen zwei Mikroorganismen, *Spirillum minor* im Orient und *Streptobacillus moniliformis* in Amerika und Europa, sind gegenüber Penicillin G, dem Mittel der Wahl, empfindlich. Da die meisten durch Streptobazillen bedingten Fälle durch eine Bakteriämie und in vielen Fällen durch Pyämien besonders der Synovia und des Endokards verkompliziert werden, sollte eine hohe Dosis verwendet werden. Es wurde eine tägliche Dosis von 12 - 15 Millionen Einheiten, für drei bis vier Wochen parenteral verabreicht, empfohlen.

Listeriose Penicillin G oder Ampicillin mit oder ohne Gentamicin werden als die Mittel der Wahl zur Behandlung von Infektionen durch *L. monocytogenes* betrachtet. Die empfohlene Dosis für Penicillin G beträgt täglich parenteral 15 - 20 Millionen Einheiten für mindestens zwei Wochen. Bei Endokarditis ist die Dosis entsprechend, allerdings sollte die Behandlungsdauer mindestens vier Wochen betragen.

Lyme-Krankheit Obwohl gewöhnlich ein Tetrazyklin Mittel der Wahl bei frühen Erkrankungen ist, ist Amoxicillin ebenfalls wirksam. Die Dosis beträgt dreimal täglich 500 mg über 21 Tage. Schwere Erkrankungen werden mit einem Cephalosporin der III. Generation behandelt oder täglich 20 Millionen Einheiten Penicillin G, intravenös über 14 Tage.

Erysipeloid Der Erreger dieser Krankheit, *Erysipelothrix rhusiopathiae*, ist penicillinempfindlich. Die unkomplizierte Infektion spricht gut auf eine einzelne Injektion von 1,2 Millionen Einheiten Benzathin-Penicillin-G an. Bei vorliegen einer Endokarditis sind täglich 12 - 20 Millionen Einheiten Penicillin G wirksam. Die Therapie sollte vier bis sechs Wochen andauern.

Prophylaktische Verwendung von Penicillin

Dem Nachweis der klinischen Wirksamkeit von Penicillin bei Infektionen folgten bald Versuche, auch die Wirksamkeit zur Infektionsprophylaxe zu belegen. Als Folge davon, wurde das Antibiotikum in fast jeder Situation verabreicht, in der das Risiko einer bakteriellen Infektion bestand. Als der prophylaktische Einsatz unter kontrollierten Bedingungen untersucht wurde, stellte sich heraus, daß Penicillin in einigen Situationen sehr wirksam ist, in anderen jedoch nutzlos und potentiell gefährlich oder von zweifelhaften Wert (siehe Kapitel 43).

Streptokokken-Infektion Die Applikation von Penicillin bei Personen, die *Strep. pyogenes* ausgesetzt sind, gewährleistet einen Infektionsschutz. Die orale Einnahme von 200 000 Einheiten Penicillin G oder Penicillin V zweimal täglich oder eine einzelne Injektion von 1,2 Millionen Einheiten Benzathin-Penicillin-G ist wirksam. Zu den Indikationen für solch eine Prophylaxe gehören Ausbrüche von Streptokokkenerkrankungen in geschlossenen Populationen wie Internaten oder Militärstützpunkten. Bei Patienten mit umfangreichen Verbrennungen besteht ein hohes Risiko für schwere Wundinfektionen mit *Strep. pyogenes*. Mehrere Tage einer Niedrigdosis-Prophylaxe scheint wirksam zu sein, die Inzidenz für diese Komplikation zu verringern.

Rezidive rheumatischen Fiebers Die orale Applikation von 200 000 Einheiten Penicillin G oder Penicillin V alle zwölf Stunden führt zu einer deutlichen Verminderung der Inzidenz von Rezidiven rheumatischen Fiebers. Aufgrund einer schlechten Compliance, ist die parenterale Applikation, besonders bei Kindern, vorzuziehen. Ausgezeichnete Ergebnisse lassen sich mit der intramuskulären Injektion von 1,2 Millionen Einheiten Benzathin-Penicillin-G einmal im Monat erzielen. In Fällen mit Penicillin-Überempfindlichkeit ist Sulfisoxazol oder Sulfadiazin, 1 g zweimal täglich bei Erwachsenen, ebenfalls wirksam. Bei Kindern unter 27 kg wird die Dosis halbiert. Die Prophylaxe muß im Prinzip das ganze Jahr hindurch andauern. Die Dauer solch einer Behandlung ist jedoch problematisch. Da ein rheumatisches Fieber auch noch bei älteren Patienten beobachtet wurde, wurde vorgeschlagen, daß die Prophylaxe lebenslang andauern sollte. Jedoch hat sich die Notwendigkeit für solch eine verlängerte Prophylaxe nicht etabliert. Eine Prophylaxe kann unter Umständen unnötig sein für bestimmte junge Erwachsene, bei denen das Risiko für Rezidive gering eingeschätzt wird (Berrios et al., 1993).

Gonorrhoe Sexuelle Kontaktpersonen von Gonorrhoe-Patienten sollten eine Antibiotikabehandlung erhalten, identisch der Behandlung einer Gonokokken-Urethritis (siehe oben).

Syphilis Die Prophylaxe bei Syphilis-Kontaktpersonen entspricht der Therapie einer primären Syphilis (siehe oben). Danach sollte für wenigstens vier Monate ein serologischer Syphilistest in monatlichen Intervallen durchgeführt werden.

Chirurgische Maßnahmen bei Patienten mit Herzklappenerkrankungen Etwa 25% der Fälle mit subakuter bakterieller Endokarditis folgen nach Zahnextraktionen. Diese Beobachtung und die Tatsache, daß bis zu 80% der Personen, denen Zähne entfernt wurden, eine transiente Bakteriämie zeigen, verdeutlicht die Wichtigkeit einer Chemoprophylaxe bei Patienten mit angeborenen oder erworbenen Herzklappenerkrankungen irgendeiner Art, die sich einer Zahnbehandlung unterziehen müssen. Da eine transiente Bakterieninvasion gelegentlich nach chirurgischen Eingriffen auftritt (z. B. Tonsillektomie und urogenitale und gastrointestinale Eingriffe) sowie während der Entbindung, stellen auch dies Indikationen für eine Prophylaxe bei Patienten mit Herzklappenerkrankungen dar. Ob die Häufigkeit für das Auftreten einer bakteriellen Endokarditis tatsächlich durch diese Art der Chemoprophylaxe verändert wird, ist allerdings nicht gesichert.

Es liegen detaillierte Empfehlungen sowohl für Erwachsene als auch für Kinder mit Herzklappenerkrankungen vor (siehe Dajani et al., 1997; Durack, 1995).

Penicillinasestabile Penicilline

Die Penicilline, die in diesem Abschnitt beschrieben werden, sind gegen die Hydrolyse durch Staphylokken-Penicillinase resistent. Ihr Einsatz sollte auf die Behandlung von Infektionen beschränkt sein, die bekanntlich oder vermutlich durch penicillinasebildende Staphylokken verursacht sind (dies ist der Großteil der Stämme, die im oder außerhalb des Krankenhauses angetroffen werden). Diese Medikamente sind weniger wirksam als Penicillin G gegen andere penicillinsensitive Mikroorganismen einschließlich Staphylokokken, die keine Penicillinase ausbilden.

Die penicillinasestabilen Penicilline bleiben das Mittel der Wahl für die meisten Staphylokokkenerkrankungen, trotz der steigenden Häufigkeit von Isolaten sogenannter methicillinresistenter Mikroorganismen. Im allgemeinen Gebrauch bezeichnet dieser Ausdruck Resistenzen dieser Bakterien gegen alle penicillinasestabilen Penicilline und Cephalosporine. Solche Stämme sind gewöhnlich auch resistent gegen Aminoglykoside, Tetrazykline, Erythromycin und Clindamycin. Als das Mittel der Wahl bei solchen Infektionen gilt Vancomycin. Einige Ärzte verwenden eine Kombination von Vancomycin und Rifampicin, besonders bei lebensbedrohlichen Infektionen und solchen, bei denen Fremdkörper beteiligt sind. Methicillinresistente *Staph. aureus* enthalten ein zusätzliches hochmolekulares PBP mit sehr geringer Affinität für β-Lactam-Antibiotika (Spratt, 1994). Durch denselben Mechanismus sind ebenfalls 40 - 60% der *Staph.-epidermidis*-Stämme gegen penicillinasestabile Penicilline resistent. Wie die methicillinresistenten Staph. aureus können diese Stämme beim Blättchen-Diffusionstest cephalosporinempfindlich erscheinen, allerdings existiert meist eine signifikante Mikrobenpopulation, die gegen Cephalosporine resistent sind und während solch einer Therapie in Erscheinung treten. Vancomycin ist ebenfalls das Mittel der Wahl bei schweren Infektionen durch methicillinresistente *Staph. epidermidis*; Rifampicin wird gleichzeitig verabreicht, wenn ein Fremdkörper beteiligt ist.

Isoxazolylpenicilline: Oxacillin, Cloxacillin und Dicloxacillin Diese drei verwandten halbsynthetischen Penicilline ähneln sich pharmakologisch und werden darum meist zusammen besprochen. Ihre Strukturformeln sind in Tabelle 45.1 gezeigt. Alle sind in saurem Medium relativ stabil und werden nach oraler Applikation ausreichend resorbiert. Alle sind deutlich resistent gegen eine Spaltung durch Penicillinase. Diese Medikamente sind kein Ersatz für Penicillin G bei der Behandlung von Infektionen mit Penicillin-G-empfindlichen Erregern ohne Bildung von Penicillinase. Aufgrund der Schwankungen der intestinalen Resorption ist die orale Applikation kein Ersatz zur parenteralen Gabe bei der Behandlung schwerer Staphylokokkeninfektionen, die ein penicillinasestabiles Penicillin erfordern.

Pharmakologische Eigenschaften Die Isoxazolylpenicilline sind potente Wachstumsinhibitoren der meisten penicillinasebildenden Staphylokokken. Am wirksamsten ist Dicloxacillin, die meisten *Staph.-aureus*-Stämme werden bei Konzentrationen von 0,05 - 0,8 µg/ml gehemmt. Vergleichbare Werte von Cloxacillin und Oxacillin sind 0,1 - 3 µg/ml bzw. 0,4 - 6 µg/ml. Diese Unterschiede haben jedoch nur eine geringe praktische Bedeutung, da die Dosierungen (siehe unten) entsprechend angepaßt sind. Im allgemeinen sind diese Wirkstoffe weniger wirksam gegen Penicillin-G-empfindliche Mikroorganismen und nicht brauchbar gegen gramnegative Bakterien.

Bei Erwachsenen beträgt die tägliche orale Dosis für Oxacillin 2 - 4 g, verteilt auf vier Anteile. Bei Kindern werden entsprechend 50 - 100 mg/kg täglich verabreicht. Eine injizierbare Zubereitung ist ebenfalls erhältlich. Bei Erwachsenen kann eine Gesamtmenge von 2 - 12 g täglich und bei Kindern 100 - 300 mg/kg täglich intravenös oder intramuskulär gegeben werden. Die Injektionen erfolgen alle vier bis sechs Stunden.

Die Dosierung für Cloxacillin-Natrium beträgt bei Erwachsenen mit leichten bis mäßigen Infektionen 250 mg oral alle sechs Stunden, bei schweren Infektionen 500 mg oder mehr alle sechs Stunden. Bei Kindern beträgt die Dosis 50 - 100 mg/kg täglich, verteilt auf gleiche Mengen alle sechs Stunden verabreicht. Bei Kindern über 20 kg sind die Erwachsenendosen empfohlen.

Die Dosierung für Dicloxacillin-Natrium beträgt bei Kindern über 40 kg und Erwachsenen 250 mg oder mehr alle sechs Stunden. Bei Kindern unter 40 kg beträgt die empfohlene Tagesdosis 25 mg/kg, verabreicht in vier gleichen Anteilen alle sechs Stunden. Dicloxacillin sollte ein bis zwei Stunden vor den Mahlzeiten eingenommen werden. Neugeborenen sollte das Medikament nicht verabreicht werden.

Diese Wirkstoffe werden schnell, aber unvollständig (30 - 80%) aus dem Gastrointestinaltrakt resorbiert. Die Resorption ist bei Nüchterngabe besser, deshalb werden die Medikamente vorzugsweise eine Stunde vor oder zwei Stunden nach den Mahlzeiten verabreicht. Maximalkonzentrationen im Plasma werden nach einer Stunde erreicht und betragen etwa 5 - 10 µg/ml nach Einnahme von 1 g Oxacillin. Etwas höhere Konzentration werden nach Applikation von 1 g Cloxacillin erreicht, 1 g Dicloxacillin führt zu maximalen Plasmakonzentrationen von 15 µg/ml. Es gibt kaum Hinweise, daß diese Unterschiede von klinischer Bedeutung sind. Da die Resorption nur unvollständig ist, werden nach intramuskulärer Injektion höhere Plasmakonzentrationen erreicht. So führt z. B. eine intramuskulär verabreichte Dosis von 500 mg Oxacillin nach 30 - 60 Minuten zu maximalen Plasmakonzentrationen von ca. 15 µg/ml. Alle diese Verbindung sind in großem Umfang an Plasmaalbumin gebunden (etwa 90 - 95%), und keine wird in signifikantem Maße durch Hämodialyse aus dem Kreislauf entfernt.

Die Isoxazolylpenicilline werden schnell über die Niere ausgeschieden. Normalerweise wird innerhalb der ersten sechs Stunden nach einer üblichen oralen Dosis etwa die Hälfte mit dem Urin ausgeschieden. Eine hepatische Ausscheidung dieser Wirkstoffe findet ebenfalls in signifikantem Umfang in die Galle statt. Die Halbwertszeiten liegen zwischen 30 und 60 Minuten. Bei Patienten mit Nierenversagen müssen die Dosierungsintervalle von Oxacillin, Cloxacillin und Dicloxacillin nicht verändert werden. Die oben erwähnten Unterschiede der Plasmakonzentrationen nach Gabe der verschiedenen Isoxazolylpenicilline stehen hauptsächlich im Zusammenhang mit Unterschieden in der Geschwindigkeit der renalen Ausscheidung und dem Ausmaß an Resistenz gegenüber einem Abbau in der Leber.

Nafcillin Dieses halbsynthetische Penicillin ist sehr penicillinasestabil und gegen Infektionen durch penicillinasebildende *Staph.-aureus*-Stämme wirksam. Die Strukturformel ist in Tabelle 45.1 gezeigt.

Pharmakologische Eigenschaften Nafcillin ist etwas wirksamer als Oxacillin gegen Penicillin-G-resistente *Staph. aureus* (die meisten Stämme werden durch 0,06 - 2 µg/ml gehemmt). Gegen andere Mikroorganismen ist es zwar das wirksamste der penicillinasestabilen Penicilline, allerdings ist es nicht so potent wie Penicillin G.

Nafcillin wird in unterschiedlichem Maße im sauren Medium des Mageninhalts inaktiviert. Nach oraler Applikation ist die Resorption ungleichmäßig, unabhängig davon, ob das Medikament mit den Mahlzeiten oder nüchtern eingenommen wird. Obwohl orale Präparate erhältlich sind, sollten aufgrund der schwankenden Resorption von Nafcillin aus dem Gastrointestinaltrakt injizierbare Präparate eingesetzt werden. 60 Minuten nach einer intramuskulären Dosis von 1 g beträgt die maximale Plasmakonzentration etwa 8 µg/ml. Nafcillin ist zu etwa 90% an Plasmaproteine gebunden. Maximalkonzentrationen von Nafcillin in der Galle liegen über den Plasmakonzentrationen. Die Konzentrationen des Medikamentes im Liquor cerebrospinalis scheinen für die Therapie einer Staphylokokken-Meningitis ausreichend zu sein.

Die Aminopenicilline: Ampicillin, Amoxicillin und ihre Derivate

Diese Wirkstoffe besitzen alle eine ähnliche antibakterielle Aktivität und ein breiteres Spektrum als die zuvor besprochenen Antibiotika. Sie werden alle durch β-Lactamasen inaktiviert (sowohl von grampositiven als auch gramnegativen Bakterien) und sind darum bei den meisten Staphylokokken-Infektionen unwirksam.

Antimikrobielle Aktivität Ampicillin und die verwandten Aminopenicilline wirken sowohl auf grampositive als auch gramnegative Bakterien bakterizid. Sie sind etwas weniger wirksam als Penicillin G gegen grampositive Kokken, die gegenüber letztgenanntem Wirkstoff empfindlich sind. Meningokokken und *L. monocytogenes* sind empfindlich. Viele Pneumokokken-Isolate zeigen ein unterschiedliches Maß an Resistenz gegenüber Ampicillin. Penicillinresistente Stämme sollten auch als ampicillin- und amoxicillinresistent betrachtet werden. *H. influenzae* und Streptokokken der *Viridans*-Gruppe werden gewöhnlich durch sehr geringe Ampicillinkonzentrationen gehemmt. Jedoch wurden bei Kindern mit Meningitis *H.-influenzae*-Stämme vom Typ b isoliert, die hochresistent gegenüber Ampicillin sind. Schätzungsweise sind gegenwärtig 25 - 30% der Fälle von *H.-influenzae*-Meningitis durch ampicillinresistente Stämme verursacht. Enterokokken sind etwa doppelt so empfindlich gegen Ampicillin wie gegen Penicillin G (MHK für Ampicillin beträgt durchschnittlich 1,5 mg/ml). Obwohl die meisten Stämme von *N. gonorrhoeae, E. coli, P. mirabilis, Salmonella* und *Shigella* hochempfindlich waren, als Ampicillin erstmals Anfang der 60er Jahre eingesetzt wurde, ist ein steigender Prozentsatz dieser Arten gegenwärtig resistent. 30 - 50% der *E.-coli*-Stämme, eine signifikante Anzahl von *P. mirabilis* und praktisch alle *Enterobacter*-Arten sind gegenwärtig unempfindlich. Resistente *Salmonella*-Stämme (plasmidvermittelt) wurden mit steigender Häufigkeit in verschiedenen Teilen der Welt gefunden. Die meisten *Shigella*-Stämme sind gegenwärtig resistent, ebenfalls die meisten Stämme von *Pseudomonas, Klebsiella, Serratia, Acinetobacter* und indolpositive *Proteus*. Gegen *B. fragilis* sind Aminopenicilline weniger wirksam als Penicillin G. Das Wirkungsspektrum dieser Medikamente wird jedoch durch die gleichzeitige Gabe eines β-Lactamase-Inhibitors wie Clavulansäure oder Sulbactam deutlich erweitert (siehe unten).

Ampicillin Dieses Medikament ist der Prototyp dieser Gruppe. Die Strukturformel ist in Tabelle 45.1 gezeigt.

Pharmakologische Eigenschaften Ampicillin ist säurestabil und wird nach oraler Gabe gut resorbiert. Eine orale Dosis von 0,5 g führt nach zwei Stunden zu Maximalkonzentrationen im Plasma von etwa 3 µg/ml. Nahrungsaufnahme vor Einnahme von Ampicillin führt zu einer geringeren Resorption. Die intramuskuläre Injektion von 0,5 oder 1 g Ampicillin-Natrium führt nach einer Stunde zu maximalen Plasmakonzentrationen von etwa 7 bzw. 10 µg/ml. Diese fallen exponentiell mit einer Halbwertszeit von ca. 80 Minuten ab. Schwere Beeinträchtigungen der Nierenfunktion verlängern deutlich die Verweildauer von Ampicillin im Plasma. Eine Peritonealdialyse ist zur Entfernung des Medikamentes aus dem Blut unwirksam, allerdings wird durch Hämodialyse 40% des Körperbestandes in etwa sieben Stunden entfernt. Bei Nierenfunktionsstörungen ist eine Dosisanpassung von Ampicillin erforderlich (siehe Anhang II). Ampicillin erscheint in der Galle, unterliegt einem enterohepatischen Kreislauf und wird in merklichen Mengen mit dem Faeces ausgeschieden.

Die Dosen von Ampicillin schwanken mit dem Typ und der Schwere der zu behandelnden Infektion sowie mit der Nierenfunktion und dem Alter. Neugeborene (bis zu einer Woche alt) sollten 25 - 50 mg/kg alle zwölf Stunden erhalten. Säuglinge (ein bis vier Wochen alt) sollten 100 - 200 mg/kg täglich in drei Anteilen erhalten, ältere Kinder sollten die selbe Tagesdosis in vier Anteilen erhalten. Bei Erwachsenen beträgt die orale Dosis bei leichten bis mäßigen Erkrankungen 1 - 4 g täglich, aufgeteilt alle sechs Stunden verabreicht. Bei schweren Infektionen sollte das Medikament parenteral in Dosen zwischen 6 - 12 g appliziert werden. Die Behandlung einer Meningitis erfordert den Einsatz großer Dosen, bei Kindern bis zu 400 mg/kg täglich parenteral (in gleichen Teilen alle vier Stunden verabreicht) und 12 g täglich bei Erwachsenen.

Amoxicillin Dieses gegenüber Penicillinase empfindliche, halbsynthetische Penicillin ist ein naher chemischer und pharmakologischer Verwandter von Ampicillin (siehe Tabelle 45.1). Das Medikament ist säurestabil und für eine orale Verwendung geeignet. Es wird schneller und vollständiger als Ampicillin aus dem Gastrointestinaltrakt resorbiert. Das antimikrobielle Spektrum von Amoxicillin entspricht im wesentlichen dem von Ampicillin, mit der wichtigen Ausnahme, daß Amoxicillin bei Shigellosen weniger wirksam zu sein scheint als Ampicillin (Neu, 1979).

Nach oraler Applikation sind die Maximalkonzentrationen von Amoxicillin im Plasma 2 - 2,5mal so hoch wie nach der gleichen Dosis Ampicillin. Bei Applikation von 250 mg betragen diese durchschnittlich 4 µg/ml nach zwei Stunden. Die Nahrungsaufnahme beeinträchtigt nicht die Resorption. Die Inzidenz von Diarrhoe ist bei Amoxicillin geringer als nach Applikation von Ampicillin, vielleicht aufgrund der vollständigeren Resorption. Andere Nebenwirkungen scheinen ähnlich häufig zu sein. Während die Halbwertszeit von Amoxicillin der von Ampicillin entspricht, sind im Plasma effektive Konzentrationen von oral verabreichtem Amoxicillin doppelt so lang nachweisbar wie bei Ampicillin. Dies ist ebenfalls durch die vollständigere Resorption bedingt. Etwa 20% des Amoxicillins ist im Plasma an Proteine gebunden, ein ähnlicher Wert wie für Ampicillin. Das meiste einer Amoxicillindosis wird in einer aktiven Form mit dem Urin ausgeschieden. Probenecid verzögert die Ausscheidung des Medikamentes. (Siehe Gordon et al., 1972; siehe auch Anhang II.)

Bacampicillin Dieser Wirkstoff ist der 1-Ethoxycarbonyloxyethylester von Ampicillin. Es wird nach oraler Applikation gut resorbiert und während der Resorption aus dem Gastrointestinaltrakt zu Ampicillin hydrolysiert. Die Konzentrationen im Blut sind um etwa 50% höher als die mit Amoxicillin erreichten. Das Medikament ist wirksam, wenn es zweimal täglich verabreicht wird. *Bacampicillinhydrochlorid* ist zur oralen Applikation erhältlich. Bei Erwachsenen beträgt die übliche Dosis 800 - 1600 mg täglich, verteilt auf zwei Anteile (Scheife and Neu, 1982). Kinder sollten 25 - 50 mg/kg täglich erhalten.

Andere, verwandte Verbindungen *Pivampicillin* ist der Pivaloyloxymethylester von Ampicillin. Es ist ebenfalls nur aktiv nach Umwandlung zu Ampicillin *in vivo*. Nach oraler Applikation ist die Resorption ähnlich der von Amoxicillin. Es gibt keine Indikation, bei der die Verwendung dieses Medikamentes einen Vorteil bietet. *Talampicillin* ist ein anderer, ähnlicher Ester von Ampicillin. Die Aminopenicilline *Epicillin* und *Cyclacillin* sind ebenfalls dem Ampicillin ähnlich und besitzen nur geringe oder keine Vorteile gegenüber der Muttersubstanz. Keiner dieser Verbindungen ist gegenwärtig in den Vereinigten Staaten erhältlich.

Therapeutische Indikationen der Aminopenicilline *Infektionen der oberen Atemwege* Ampicillin und Amoxicillin sind wirksam gegen *Strep. pyogenes* und viele *Strep.-pneumoniae-* und *H.-influenzae*-Stämme, welche die hauptsächlichen bakteriellen Pathogene der oberen Atemwege darstellen. Die Medikamente bieten eine effektive Therapie bei Sinusitis, Mittelohrentzündung, akute Exazerbationen einer chronischen Bronchitis sowie Epiglottis, verursacht durch sensitive Stämme dieser Mikroorganismen. In vielen Regionen können allerdings ampicillinresistente *H. influenzae* auftreten. Eine bakterielle Pharyngitis sollte ferner mit Penicillin G oder Penicillin V behandelt werden, da der hauptsächliche Pathogen *Strep. pyogenes* ist.
Harnwegsinfektionen Die meisten unkomplizierten Harnwegsinfekte werden durch Enterobacteriaceae verursacht, *E. coli* ist die verbreitetste Art. Ampicillin ist oftmals wirksam, obwohl ein Resistenzanstieg nachweisbar ist. Enterokokkale Harnwegsinfektionen werden wirksam mit Ampicillin alleine behandelt.
Meningitis Eine akute, bakterielle Meningitis bei Kindern ist meistens durch *H. influenzae, Strep. pneumoniae* oder *N. meningitidis* verursacht. Da gegenwärtig 20 - 30% der *H.-influenzae-* und *Strep.-pneumoniae*-Stämme resistent gegen dieses Antibiotikum sein können, ist Ampicillin nicht zur Monotherapie einer Meningitis indiziert. Ampicillin besitzt ausgezeichnete Aktivität gegen *L. monocytogenes*, einem Meningitis-Erreger bei abwehrgeschwächten Personen. Die Kombination von Ampicillin plus einem Cephalosporin der III. Generation ist eine vernünftige Vorgehensweise zur empirischen Behandlung einer vermuteten bakteriellen Meningitis.
Salmonellen-Infektionen Erkrankungen im Zusammenhang mit Bakteriämien, Erkrankungen mit Streuherden sowie das Salmonellenenteritis-Syndrom (einschließlich Bauchtyphus) sprechen günstig auf Antibiotika an. Von einigen Experten wird ein Fluorochinolon oder Ceftriaxon als Mittel der Wahl betrachtet, aber die Applikation von Trimethoprim-Sulfamethoxazol oder hohe Dosen Ampicillin (12 g täglich bei Erwachsenen) sind ebenfalls wirksam. In einigen Regionen sind allerdings Ampicillinresistenzen häufig. Bei Patienten ohne Gallenblasenerkrankungen kann der Trägerstatus erfolgreich mit Ampicillin, Trimethoprim-Sulfamethoxazol oder Ciprofloxacin saniert werden.

Gegen Pseudomonas wirksame Penicilline: Die Carboxypenicilline und die Ureidopenicilline

Die Carboxypenicilline *Carbenicillin* und *Ticarcillin* sowie ihre nahen Verwandten sind wirksam gegen einige *P.-aeruginosa*-Isolate und bestimmte indolpositive *Proteus*-Arten, die gegen Ampicillin und seine Verwandten resistent sind. Gegen die meisten *Staph.-aureus*-Stämme sind sie unwirksam. *B. fragilis* ist gegenüber hohen Konzentrationen dieser Medikamente empfindlich, allerdings ist Penicillin G gewichtsbezogen aktiver. Die Ureidopenicilline Mezlocillin und Piperacillin sind ebenfalls gegen *Pseudomonas aeruginosa* wirksam. Zusätzlich sind Mezlocillin und Piperacillin bei der Behandlung von *Klebsiella*-Infektionen von Nutzen. Die Carboxypenicilline und Ureidopenicilline sind gegen β-Lactamasen empfindlich.

Carbenicillin und Carbenicillinindanyl *Carbenicillin* Dieses Medikament ist ein gegenüber Penicillinase empfindliches Derivat der 6-Aminopenicillansäure. Die Strukturformel ist in Tabelle 45.1 gezeigt. Carbenicillin war das erste Penicillin mit Aktivität gegen *Pseudomonas aeruginosa* und einige *Proteus*-Stämme, die gegen Ampicillin resistent sind. Bei den meisten Anwendungen wurde es durch Ticarcillin oder Piperacillin abgelöst (siehe unten).

Carbenicillinpräparate können zusätzlich zu den Nebenwirkungen der anderen Penicilline (siehe unten) noch weitere unerwünschte Wirkungen verursachen. Eine Herzinsuffizienz kann wegen der Applikation von übermäßig viel Na$^+$ dekompensieren. Aufgrund der obligatorischen Ausscheidung von Kationen mit den großen Mengen an nicht-rückresorbierbaren Anionen (Carbenicillin) in den distalen Nierentubuli kann eine Hypokaliämie auftreten. Das Medikament beeinträchtigt die Plättchenfunktion, und es kann zu Blutungen kommen (siehe Shattil et al., 1980).
Carbenicillinindanyl-Natrium Dieses Derivat ist der Indanylester von Carbenicillin Es ist säurestabil und zur oralen Applikation geeignet. Nach Resorption wird der Ester schnell

durch Hydrolyse der Esterbindung zu Carbenicillin umgewandelt. Das antimikrobielle Spektrum des Medikamentes entspricht darum dem von Carbenicillin. Es werden nur relativ geringe Carbenicillinkonzentrationen im Plasma erreicht, und die aktive Komponente wird schnell mit dem Urin ausgeschieden. Darum liegt die einzige Verwendung dieses Medikamentes in der Behandlung von Harnwegsinfekten, die durch *Pseudomonas aeruginosa* und *Proteus*-Arten (außer *Pr. mirabilis*) verursacht sind. Die empfohlenen oralen Tagesdosen betragen 2 - 4 g, verabreicht in vier Anteilen. Die oberen Mengen dieses Dosierungsbereichs werden bei der Behandlung von chronischen oder durch *Pseudomonas* verursachte Infektionen bevorzugt.

Ticarcillin Dieses halbsynthetische Penicillin (Tabelle 45.1) ist dem Carbenicillin sehr ähnlich, ist allerdings zwei- bis viermal wirksamer gegen *Pseudomonas aeruginosa*. Die Dosen sind darum gewöhnlich kleiner, und u. U. treten Nebenwirkungen seltener auf. Ticarcillin ist gegenwärtig das bevorzugte Carboxypenicillin zur Behandlung ernster Infektionen durch *Pseudomonas*.

Ticarcillin-Natrium ist zur parenteralen Injektion erhältlich. Die Tagesdosen betragen 200 - 300 mg/kg, verabreicht in vier bis sechs Anteilen. Bei Patienten mit eingeschränkter Nierenfunktion muß eine Dosisanpassung erfolgen. Ticarcillin enthält etwa 5 mEq Na^+ pro Gramm (siehe Parry and Neu, 1976, 1978).

Mezlocillin Dieses Ureidopenicillin ist gegen *Klebsiella* wirksamer als Carbenicillin. Die *In vitro* Aktivität gegen *Pseudomonas* entspricht der von Ticarcillin. Gegen *Enterococcus faecalis* ist es wirksamer als Ticarcillin. *Mezlocillin-Natrium* enthält etwa 2 mEq Na^+ pro Gramm und ist als Pulver erhältlich, das zur Injektion aufgelöst wird. Bei Erwachsenen beträgt die übliche Dosis 6 - 18 g täglich, verteilt auf vier bis sechs Anteile. Mezlocillin und Piperacillin (siehe unten) werden in signifikantem Maße in die Galle ausgeschieden. Wenn keine Gallengangobstruktion vorliegt, werden durch intravenöse Applikation hohe Mezlocillinkonzentrationen in der Galle erreicht.

Piperacillin Piperacillin ist ein anderes, ähnliches Derivat mit ähnlicher Aktivität wie Mezlocillin gegen *Klebsiella* und gesteigerter Aktivität gegen *Pseudomonas*. Die pharmakokinetischen Eigenschaften entsprechen denen der anderen Ureidopenicilline (siehe Eliopoulos and Moellering, 1982). Ähnlich wie bei Mezlocillin werden hohe Konzentrationen in der Galle erreicht. Die üblichen Dosen betragen 6 - 18 g täglich, verteilt auf drei bis sechs gleiche Anteile. *Piperacillin-Natrium* enthält etwa 2 mEq Na^+ pro Gramm und ist als Pulver zur Solubilisierung und Injektion erhältlich.

Indikationen Diese Penicilline sind wichtige Wirkstoffe zur Behandlung von Patienten mit schweren Infektionen durch gramnegative Bakterien. Solche Patienten haben häufig eine beeinträchtigte Immunabwehr und ihre Infektion häufig im Krankenhaus erworben. Viele Fachleute meinen, daß bei allen solchen Infektionen ein β-Lactam-Wirkstoff, oftmals in Kombination mit einem Aminoglykosid, eingesetzt werden sollte. Diese Penicilline finden darum am meisten Verwendung bei der Behandlung von Bakteriämien, Pneumonien, Infektionen nach Verbrennungen sowie Harnwegsinfektionen durch Penicillin-G- und ampicillinresistente Mikroorganismen. Zu den Bakterien, die dafür hauptsächlich verantwortlich sind, gehören *Pseudomonas aeruginosa*, indolpositive *Proteus*-Stämme und *Enterobacter*-Arten. Da bei neutropenen Patienten *Pseudomonas*-Infektionen häufig sind, sollte die Therapie schwerer bakterieller Infektion bei solchen Patienten ein β-Lactam-Antibiotika mit guter Aktivität gegen diese Mikroorganismen beinhalten.

Unerwünschte Wirkungen der Penicilline

Überempfindlichkeitsreaktionen Überempfindlichkeitsreaktionen sind bei weitem die häufigsten Nebenwirkungen der Penicilline, und diese Wirkstoffe sind wahrscheinlich die häufigste Ursache einer Arzneimittelallergie. Es gibt keine überzeugenden Hinweise, daß ein einzelnes Penicillin sich in seiner Fähigkeit, echte allergische Reaktionen hervorzurufen, von anderen Mitgliedern der Gruppe unterscheidet. Zu den Anzeichen einer Penicillinallergie gehören (mit abnehmender Häufigkeit angeordnet) makulopapulöse Ausschläge, urtikarielle Ausschläge, Fieber, Bronchospasmen, Vaskulitis, Serumkrankheit, Dermatitis exfoliativa, Stevens-Johnson-Syndrom und anaphylaktischer Schock (*Medical Letter*, 1988; Weiss and Adkinson, 1995). Die Gesamthäufigkeit für das Auftreten solcher Reaktionen gegen Penicilline schwankt in verschiedenen Studien zwischen 0,7% und 10%.

Überempfindlichkeitsreaktionen können bei jeder Dosierungsform des Penicillins auftreten. Eine Allergie gegen ein Penicillin setzt den Patienten einem größeren Risiko für Nebenwirkungen aus, wenn ein anderes gegeben wird (Kreuzallergie). Auf der anderen Seite impliziert das Auftreten von Nebenwirkungen nicht notwendigerweise die Wiederholung bei zukünftiger Exposition. Eine Überempfindlichkeitsreaktion kann auch in Erscheinung treten, wenn vorher kein wissentlicher Kontakt mit dem Medikament bestand. Dies kann durch eine vorherige unbemerkte Exposition mit Penicillin aus der Umgebung bedingt sein (z. B. Nahrungsmittel tierischen Ursprungs oder penicillinproduzierende Pilze). Obwohl die Ausscheidung des Antibiotikums gewöhnlich zu einem raschen Verschwinden der allergischen Symptome führt, können diese für ein oder zwei Wochen oder länger anhalten, nachdem die Therapie abgebrochen wurde. In einigen Fällen ist die Reaktion leicht und verschwindet sogar während die Penicillingabe fortgesetzt wird. In anderen Fällen ist die sofortige Einstellung der Penicillinbehandlung erforderlich. In wenigen Fällen ist es aufgrund des Risikos eines letalen Verlaufs notwendig, die zukünftige Verwendung von Penicillin zu verbieten, und der Patient muß entsprechend gewarnt werden. Es muß betont werden, daß Anaphylaxien mit Todesfolgen auch nach Einnahme sehr kleiner Antibiotikadosen oder sogar intrakutaner Hauttests auftraten.

Penicilline und Abbauprodukte der Penicilline wirken nach ihrer kovalenten Bindung an Proteine als Haptene. Das bedeutendste antigene Penicillinintermediat scheint die Penicilloyl-Komponente zu sein, die sich bildet, wenn der β-Lactamring geöffnet wird. Diese wird als die Major-Determinante einer Penicillinallergie betrachtet. Zusätzlich existieren noch Minor-Determinanten. Dazu gehören das intakte Molekül selbst und Penicilloat. Diese Produkte werden *in vivo* gebildet und lassen sich ebenfalls in Lösungen finden, die zur Injektion zubereitet sind. Die Begriffe *Major-* und *Minor-Determinante* verweisen auf die Häufigkeit, mit der Antikörper gegen diese Haptene scheinbar gebildet werden. Sie beziehen sich nicht auf die Schwere der durch sie induzierten Reaktion.

Antipenicillin-Antikörper sind praktisch in allen Patienten nachweisbar, die das Medikament erhielten sowie in vielen, die ihm niemals wissentlich ausgesetzt waren (Klaus and Fellner, 1973). Eine zurückliegende Behandlung mit dem Antibiotikum induziert einen Anstieg der majorspezifischen Antikörper, die eine Sensibilisierung für Hautreaktionen bewirken. Die Häufigkeit einer positiven Hautreaktion ist drei- bis viermal höher bei atopischen als bei nicht-atopischen Individuen. Klinische und immunologische Studien deuten an, daß die Sofortreaktionen durch hautsensibilisierende oder IgE-Antikörper vermittelt sind, gewöhnlich mit Minor-Determinanten-Spezifität. Akzelerierte und späte urtikarielle Reaktionen sind gewöhnlich durch majorspezifische, hautsensibilisierende Antikörper vermittelt. Das rezidivierende Arthralgiesyndrom scheint im Zusammenhang mit der Anwesenheit von hautsensibilisierenden Antikörper mit Minor-Determinanten-Spezifität zu stehen. Einige makulopapulöse und erythematöse Reaktionen scheinen die Folge von toxischen Antigen-Antikörper-Komplexen aus majorspezifischen IgM-Antikörper zu sein. Aufgrund der Ausbildung blockierender Antikörper können akzelerierte und späte urtikarielle Reaktionen auf Penicillin spontan enden.

Durch eine Penicillinallergie können Hautausschläge aller Typen verursacht werden. So können sich skarlatiniforme, morbilliforme, urtikarielle, vesikuläre und bullöse Eruptionen ausbilden. Purpurische Läsionen sind selten und gewöhnlich das Ergebnis einer Vaskulitis. Sehr selten kann eine thrombozytopenische Purpura auftreten. Ebenfalls eine seltene Komplikation ist eine Henoch-Schönlein-Purpura mit Nierenbeteiligung. Gelegentlich wird eine Kontaktdermatitis bei Pharmazeuten, Pflegepersonal und Ärzten beobachtet, die Penicillin-Lösungen zubereiten. Fixe Arzneimittelexantheme traten ebenfalls auf. Ernstere Nebenwirkungen der Haut sind Dermatitis exfoliativa sowie Erythema exsudativum multiforme entweder vom erythematös-papulösen oder vom vesikulär-bullösen Typ. Diese Läsionen können unter Umständen sehr schwer und atypisch in ihrer Verteilung sein und bilden das charakteristische Stevens-Johnson-Syndrom. Die Inzidenz von Hautausschlägen scheint am höchsten nach der Verwendung von Ampicillin zu sein (ca. 9%). Bei fast allen Patienten mit infektiöser Mononukleose treten Hautausschläge nach Applikation von Ampicillin auf. Bei gleichzeitiger Gabe von Allopurinol und Ampicillin steigt die Häufigkeit ebenfalls an. Die ampicillininduzierte Hauteruptionen in solch Patienten stellen unter Umständen eher toxische als echte allergische Reaktionen dar. Eine positive Hautreaktion auf die Major- und Minor-Determinanten der Penicillin-Sensibilisierung kann unter Umständen fehlen. Der Ausschlag kann sich unter Umständen bessern, sogar wenn die Medikamentengabe fortgesetzt wird.

Die schwersten Überempfindlichkeitsreaktionen, die durch Penicilline hervorgerufen werden, sind angioneurotische Ödeme und Anaphylaxien. Angioneurotische Ödeme mit deutlicher Schwellung der Lippen, Zunge, des Gesichts und periorbitalen Gewebe, häufig begleitet von asthmatischen Atmen und sog. Riesen-Quaddeln, wurden nach topischer, oraler oder systemischer Applikation von Penicillinen der verschiedenen Typen beobachtet.

Die durch die verschiedenen Penicillinpräparate induzierten anaphylaktischen oder anaphylaktoiden Reaktionen bilden die wichtigste unmittelbare Gefahr, die mit ihrer Verwendung verbunden ist. Von allen Medikamenten sind die Penicilline am häufigsten für diese Art von Nebenwirkung verantwortlich. Anaphylaktoide Reaktionen können in jedem Alter auftreten. Bei mit Penicillin behandelten Personen liegt die Inzidenz hierfür schätzungsweise bei 0,004 - 0,04% (Kucers and Bennett, 1987). Etwa 0,001% der Patienten, die mit diesen Wirkstoffen behandelt werden, sterben in Folge des anaphylaktischen Schocks. Schätzungsweise sind mindestens 300 Todesfälle pro Jahr durch diese Komplikation bedingt. Etwa 15% der Todesfälle hatten andere Formen von Allergien; 70% erhielten vorher schon einmal Penicillin und ein Drittel von diesen reagierten auf dieses bei einer früheren Gelegenheit. Anaphylaxien folgten am häufigsten der Injektion von Penicillin, obwohl diese auch nach oraler Einnahme des Medikamentes beobachtet wurden und sogar nach intradermaler Instillation sehr kleiner Mengen bei Überempfindlichkeitstests. Das sich ausbildende klinische Bild variiert in seiner Schwere. Am dramatischsten ist eine plötzliche, schwere Hypotension und rascher Tod. In anderen Fällen ist die anaphylaktische Episode durch Bronchokonstriktion mit schweren Asthma, Bauchschmerzen, Übelkeit und Erbrechen, extremer Schwäche und Blutdruckabfall oder Diarrhoe und purpurische Hauteruptionen charakterisiert.

Eine Serumkrankheit variiert von leichtem Fieber, Ausschlag und Leukopenie bis zu schwerer Arthralgie oder Arthritis, Purpura, Lymphadenopathie, Splenomegalie, psychische Veränderungen, elektrokardiographische Abnormitäten, die auf eine Myokarditis hindeuten, generalisierte Ödeme, Albuminurie und Hämaturie. Sie ist durch IgG-Antikörper vermittelt. Gewöhnlich erscheint diese Reaktion, nachdem die Penicillinbehandlung eine Woche oder länger andauerte. Sie kann jedoch ein bis zwei Wochen, nachdem das Medikament abgesetzt wurde, verzögert auftreten. Eine penicillinbedingte Serumkrankheit kann für eine Woche oder länger persistieren.

Eine Vaskulitis der Haut oder anderer Organe kann im Zusammenhang mit einer Penicillin-Überempfindlichkeit stehen. Während einer längeren Therapie mit einem Penicillin oder Cephalosporin wird die Coombs-Reaktion häufig positiv, allerdings sind hämolytische Anämien selten. Eine reversible Neutropenie wurde (selten) bei allen Penicillinen beobachtet und bei bis zu 30% der Patienten, die mit 8 - 12 g Nafcillin länger als 21 Tage behandelt wurden. Das Knochenmark zeigt eine Reifungsverzögerung.

Unter Umständen ist Fieber das einzige Anzeichen einer Überempfindlichkeitsreaktion auf Penicilline. Dieses kann hohe Werte erreichen und anhaltend, remittierend oder intermittierend sein. Gelegentlich tritt Schüttelfrost auf. Die fiebrige Reaktion verschwindet gewöhnlich innerhalb 24 bis 36 Stunden, nachdem das Medikament abgesetzt wurde, kann aber in Einzelfällen auch für Tage persistieren.

Eosinophilie ist eine gelegentliche Begleiterscheinung anderer allergischer Reaktion auf Penicillin. Mitunter kann es die einzige feststellbare Abnormität darstellen, wobei die Eosinophilie 10 - 20% betragen kann.

Selten kann eine interstitielle Nephritis durch Penicilline hervorgerufen werden. Am häufigsten war hierbei Methicillin beteiligt. Hämaturie, Albuminurie, Pyurie, Nierenzell- und andere Zylinder im Urin, Erhöhung des Serumkreatinins und sogar Oligurie wurden beobachtet. Biopsien zeigen ein mononukleäres Infiltrat mit Eosinophilie und tubuläre Schäden sowie einer interstitiellen IgG-Anreicherung (siehe Ditlove et al., 1977; Kancir et al., 1978). Diese Reaktion ist gewöhnlich reversibel.

Behandlung von Patienten mit potentieller Penicillinallergie Die Anamnese ist der praktischste Weg, um den Penicillineinsatz bei Patienten zu vermeiden, bei denen das größte Risiko von Nebenwirkungen besteht. Der Großteil der Patienten, die in der Vergangenheit eine Penicillinallergie zeigten, sollten mit einem anderen Antibiotikumtyp behandelt werden. In dem seltenen Fall, in dem eine Behandlung mit Penicillin unentbehrlich ist, können Hauttests hilfreich sein (Solley et al., 1982). Bei fehlender Ansprechbarkeit auf Benzylpenicilloyl-Polylysin ist es sehr unwahrscheinlich, daß der Patient sofortige oder akzelerierte Reaktionen auf Penicillin ausbildet. Dieses Testpräparat ist nicht immunogen, und es ist auch nicht wahrscheinlich, daß es zu schweren Reaktionen kommt. Ferner entwickeln nur 3% der allergischen Patienten eine verzögerte Reaktion auf den Test (meist Ausschläge). Bei Patienten mit einer positiven Reaktion auf Benzylpenicilloyl-Polylysin besteht ein signifikantes Risiko für ernste Reaktionen und zwei Drittel dieser Patienten entwickeln allergische Reaktionen. Um die Wahrscheinlichkeit einer schweren Sofortreaktion zu reduzieren, sollte möglicherweise auch die Sensibilität für Minor-Antigendeterminanten getestet werden. Bedauerlicherweise sind Mixturen der Minor-Antigendeterminanten nicht im Handel erhältlich. Ein Scratch-Test mit stark verdünnter (5 Einheiten/ml) Lösung des Penicillins, gefolgt von einem Scratch-Test mit einer konzentrierteren Lösung (10000 Einheiten/ml) kann durchgeführt werden. Wenn dieser negativ ist, sollte ebenfalls ein Intrakutan-Test mit 0,02 ml einer Lösung mit 100 Einheiten/ml erfolgen. Fällt dieser negativ aus, kann Penicillin vorsichtig verabreicht werden. Die Applikation von *Adrenalin* ist die Therapie der Wahl bei einer sofortigen oder akzelerierten Reaktion auf Penicillin.

Gelegentlich wird eine *Desensibilisierung* bei Patienten mit einer Penicillinallergie empfohlen, die das Medikament erhalten müssen. Hierbei werden kontinuierlich ansteigende Penicillindosen verabreicht in der Hoffnung, schwere Reaktionen zu vermeiden. Diese Vorgehensweise sollte nur in einer Intensivstation durchgeführt werden. Sie kann zu einer subklinischen anaphylaktischen Entladung führen und der Bindung aller IgE vor Erreichen der vollen Dosis. Penicillin kann in Dosen von 1, 5, 10, 100 und 1 000 Einheiten intrakutan in den Unterarm appliziert werden, mit 60minütigen Intervallen zwischen den Dosen. Wenn dies gut vertragen wird, können 10 000 Einheiten und 50 000 Einheiten subkutan gegeben werden. Eine Desensibilisierung kann ebenfalls mit der oralen Applikation von Penicillin begleitet sein (Sullivan et al., 1982). Wenn die vollen Dosen erreicht sind, sollte Penicillin nicht abgesetzt und erneut gegeben werden, da Sofortreaktionen wieder auftreten können (zu Einzelheiten siehe Weiss and Adkinson, 1995). Der Patient sollte während der Desensibilisierung unter ständiger Beobachtung stehen und einen venösen Zugang haben, Adrenalin sowie Ausrüstung und Fachpersonal für eine künstliche Beatmung müssen verfügbar sein. Es muß betont werden, daß diese Vorgehensweise gefährlich sein kann und die Wirksamkeit nicht erwiesen ist.

Bei Patienten mit lebensbedrohlichen Infektionen (z. B. Endokarditis oder Meningitis) kann die Penicillinbehandlung unter Umständen trotz Ausbildung eines makulopapulösen Ausschlags fortgesetzt werden, obwohl alternative antimikrobielle Wirkstoffe, wann immer dies möglich ist, eingesetzt werden sollten. Oftmals bildet sich der Ausschlag zurück, wenn die Therapie fortgesetzt wird. Dies resultiert vermutlich aus der Ausbildung von blockierenden Antikörpern der IgG-Klasse. Der Ausschlag kann mit Antihistaminika oder Adrenokortikosteroiden behandelt werden, obwohl es keine Hinweise gibt, daß solch eine Therapie wirksam ist. Selten bildet sich bei diesen Patienten eine Dermatitis exfoliativa mit oder ohne Vaskulitis aus, wenn die Penicillintherapie fortgesetzt wird.

Andere unerwünschte Wirkungen Die Penicilline besitzen eine minimale direkte Toxizität. Sichtbare toxische Effekte, die beobachtet wurden, sind Knochenmarksdepression, Granulozytopenie und Hepatitis. Letztgenannte ist selten, zeigte sich aber am häufigsten nach der Applikation von Oxacillin und Nafcillin (Onorato and Axelrod, 1978; Kirkwood et al., 1983). Penicillin G, Carbenicillin oder Ticarcillin werden mit einer Beeinträchtigung der Plättchenaggregation in Verbindung gebracht, die möglicherweise durch eine Wechselwirkung mit Plättchenrezeptoren verursacht wird (Fass et al., 1987).

Die häufigsten irritativen Reaktionen auf Penicillin sind schmerzhafte und sterile Entzündungsreaktionen an der intramuskulären Injektionsstelle. Serumtransaminasen und Lactatdehydrogenase können aufgrund lokaler Muskelschäden erhöht sein. Bei intravenöser Penicillingabe kann sich eine Phlebitis oder Thrombophlebitis ausbilden. Viele Personen, die verschiedene Penicillinpräparate oral einnehmen, leiden unter Übelkeit mit oder ohne Erbrechen und einige haben leichte bis schwere Diarrhoe. Diese Symptome stehen häufig mit der Medikamentendosis im Zusammenhang.

Bei versehentlicher Injektion von Penicillin in den Ischiasnerv kommt es zu schweren Schmerzen, Funktionsstörungen im Verteilungsgebiet dieses Nervs können sich ausbilden und für Wochen persistieren. Intrathekale Injektion von Penicillin G kann eine Arachnoiditis hervorrufen oder schwere und letale Enzephalopathien. Aus diesem Grund sollte die intrathekale oder intraventrikuläre Applikation von Penicillin vermieden werden. Die parenterale Applikation großer Dosen Penicillin G (über 20 Millionen Einheiten täglich, oder weniger bei Niereninsuffizienz) kann zu Lethargie, Desorientierung, Zuckungen, multifokalem Myoklonus oder lokalisierten oder generalisierten, epilepsieartigen Anfällen führen. Diese treten am häufigsten auf bei bestehender Niereninsuffizienz, lokaler Läsionen des ZNS oder Hyponatriämie. Wenn die Konzentration von Penicillin G im Liquor cerebrospinalis 10 µg/ml überschreitet, sind signifikante Funktionsstörungen des ZNS häufig. Bei Personen mit Niereninsuffizienz kann die Injektion von 20 Millionen Einheiten Penicillin-G-Kalium, was 34 mEq K$^+$ enthält, zu schwerer oder sogar letaler Hyperkaliämie führen.

Die Injektion von Procain-Penicillin-G kann zu einer sofortigen Reaktion führen, die durch Schwindel, Tinnitus, Kopfschmerzen, Halluzinationen und (selten) Krampfanfälle charakterisiert ist. Dies ist die Folge der schnellen Freisetzung von toxischen Procainkonzentrationen und trat z. B. bei einem von 200 Patienten auf, die 4,8 Millionen Einheiten Procain-Penicillin-G zur Behandlung ihrer venerischen Erkrankungen erhielten.

Reaktionen ohne Zusammenhang zur Überempfindlichkeit oder Toxizität Unabhängig von der Applikationsart, aber am auffallendsten bei oraler Einnahme, verändert Penicillin die Zusammensetzung der Mikroflora durch die Eliminierung von empfindlichen Mikroorganismen. Dieses Phänom besitzt gewöhnlich keine klinische Bedeutung und die normale Mikroflora stellt sich kurz nach Beendigung der Therapie wieder ein. Bei einigen Personen führen die Veränderungen der Flora jedoch zu Superinfektionen. Eine pseudomembranöse Kolitis im Zusammenhang mit dem übermäßigen Wachstum und der Produktion eines Toxins von *C. difficile* trat nach oraler und, weniger häufig, parenteraler Applikation von Penicillinen auf.

DIE CEPHALOSPORINE

Geschichte und Herkunft *Cephalosporium acremonium*, die erste Quelle von Cephalosporinen, wurde 1948 von Brotzu aus dem Meer nahe einer Abwassereinleitung an Sardiniens Küste isoliert. Rohfiltrate von Kulturen diese Pilzes hemmten *in vitro* das Wachstum von *Staph. aureus* und kurierten beim Menschen Staphylokokken-Infektionen und Abdominaltyphus. Medien, in denen der Pilz kultiviert wurde, enthielten drei verschiedene Antibiotika, die Cephalosporin P, N und C genannt wurden. Mit der Isolierung des aktiven Kerns von Cephalosporin C, 7-Amino-Cephalosporansäure, und dem Anfügen von Seitenketten wurde es möglich, halbsynthetische Verbindungen mit wesentlich höherer antibakterieller Aktivität als die der Muttersubstanz herzustellen. (Für einen geschichtlichen Überblick und Diskussion der Biochemie von Cephalosporinen siehe Abraham, 1962; Flynn, 1972.)

Chemie Cephalosporin C enthält eine von D-α-Aminoadipinsäure abgeleitete Seitenkette, die mit einem Dihydrothiazin-β-Lactamringsystem (7-Aminocephalosporansäure) kondensiert ist. Verbindungen, die 7-Aminocephalosporansäure enthalten, sind in verdünnten Säuren relativ stabil und sehr penicillinasestabil, unabhängig von der Natur der Seitenketten und ihrer Affinität für das Enzym.

Cephalosporin C kann durch Säuren zu 7-Aminocephalosporansäure hydrolysiert werden. Diese Verbindung wurde später durch Anfügen verschiedener Seitenketten modifiziert, um eine ganze Familie von Cephalosporin-Antibiotika zu bilden. Modifikationen an Position 7 des β-Lactamrings scheinen mit Änderungen der antibakteriellen Aktivität verbunden zu sein und Substitutionen an Position 3 des Dihydrothiazinrings mit Änderungen des Metabolismus und der pharmakokinetischen Eigenschaften des Medikamentes (siehe Huber et al., 1972).

Die Cephamycine sind den Cephalosporinen ähnlich, besitzen aber eine Methoxygruppe an Position 7 des β-Lactamrings vom 7-Aminocephalosporansäure-Kern. Die Strukturformeln einiger Cephalosporine und Cephamycine sind in Tabelle 45.2 gezeigt.

Wirkungsmechanismus Cephalosporine und Cephamycine hemmen die bakterielle Zellwandsynthese in gleicher Weise wie Penicillin (siehe oben).

Klassifizierung Die explosive Vermehrung der Cephalosporine während der letzten Dekade strapazierte das beste Gedächtnis und machte ein Klassifizierungssystem wünschenswert. Obwohl die Cephalosporine nach ihrer chemischen Struktur, klinischen Pharmakologie, β-Lactamase-Stabilität oder ihrem antimikrobiellen Spektrum eingeteilt werden können, ist die allgemein anerkannte Klassifizierung nach „Generationen" sehr nützlich, obwohl zugegebenermaßen etwas willkürlich (Tabelle 45.3).

Die *Einteilung nach Generationen* gründet sich auf allgemeine Merkmale der antimikrobiellen Aktivität (siehe Karchmer, 1995). Die Cephalosporine der *I. Generation*, repräsentiert durch *Cephalothin* und *Cefazolin*, besitzen gute Aktivität gegen grampositive Bakterien und relativ mäßige Aktivität gegen gramnegative Mikroorganismen. Die meisten grampositiven Kokken (mit Ausnahme von Enterokokken, methicillinresistente *Staph. aureus* und *Staph. epidermidis*) sind empfindlich. Ebenfalls empfindlich sind die meisten Anaerobier der Mundhöhle, allerdings ist die *B.-fragilis*-Gruppe resistent. Die Aktivität gegen *Moraxella catarrhalis*, *E. coli*, *K. pneumoniae* und *Pr. mirabilis* ist gut. Bei den Cephalosporinen der *II. Generation* ist die Aktivität gegen gramnegative Mikroorganismen etwas verbessert, aber viel schlechter als bei der III. Generation. Eine Untergruppe der Wirkstoffe der II. Generation (*Cefoxitin*, *Cefotetan* und *Cefmetazol*) ist ebenfalls gegen die *B.-fragilis*-Gruppe wirksam. Die Cephalosporine der *III. Generation* sind im allgemeinen weniger wirksam als Wirkstoffe der I. Generation gegen grampositive Kokken, sie sind allerdings viel aktiver gegen die *Enterobacteriaceae*, einschließlich β-Lactamase produzierende Stämme. Eine Untergruppe der Wirkstoffe der III. Generation (*Ceftazidim* und *Cefoperazon*) ist ebenfalls gegen *Pseudomonas aeruginosa* wirksam, aber weniger aktiv als andere Wirkstoffe der III. Generation gegen grampositive Kokken (Donowitz and Mandell, 1988). Die Cephalosporine der *IV. Generation*, wie z. B. *Cefepim*, haben verglichen mit der III. Generation ein erweitertes Wirkungsspektrum sowie eine erhöhte Stabilität gegenüber chromosomalen oder plasmidvermittelten β-Lactamasen. Wirkstoffe der IV. Generation können sich unter Umständen als besonders wertvoll erweisen bei der Behandlung von Infektionen durch aerobe, gramnegative Stäbchen, die resistent gegenüber Cephalosporinen der III. Generation sind.

Bakterielle Resistenzmechanismen gegen Cephalosporine Eine Cephalosporinresistenz kann wie bei Penicillinen bedingt sein durch die Unfähigkeit des Antibiotikums, seinen Wirkort zu erreichen, Veränderungen der penicillinbindenden Proteine (PBPs) oder durch β-Lactamasen, die den β-Lactamring hydrolysieren und die Cephalosporine inaktivieren. Veränderungen zweier PBPs (1A und 2X), so daß dessen Affinitäten

Tabelle 45.2 Namen, Strukturformeln, Dosierung und Dosierungsform einzelner Cephalosporine und verwandter Verbindungen

Cephem-Kern

VERBINDUNG	R_1	R_2	DOSIERUNGSFORM, *ERWACHSENENDOSIERUNG BEI SCHWEREN INFEKTIONEN UND $t_{1/2}$
I. GENERATION			
Cephalothin	Thiophen-2-yl-CH$_2$–	–CH$_2$OC(O)CH$_3$	I: 1-2 g alle vier Stunden $t_{1/2}$ = 0,6 Stunden
Cefazolin	Tetrazol-N-CH$_2$–	–CH$_2$S-(thiadiazol)-CH$_3$	I: 1-1,5 g alle sechs Stunden $t_{1/2}$ = 1,8 Stunden
Cephalexin	Ph-CH(NH$_2$)–	–CH$_3$	O: 1 g alle sechs Stunden $t_{1/2}$ = 0,9 Stunden
Cefadroxil	HO-Ph-CH(NH$_2$)–	–CH$_3$	O: 1 g alle zwölf Stunden $t_{1/2}$ = 1,1 Stunden
II. Generation			
Cefamandol	Ph-CH(OH)–	–CH$_2$S-(tetrazol)-N-CH$_3$	I: 2 g alle 4-6 Stunden $t_{1/2}$ = 0,8 Stunden
Cefoxitin**	Thiophen-2-yl-CH$_2$–	–CH$_2$OC(O)NH$_2$	I: 2 g alle 4 Stunden oder 3 g alle 6 Stunden $t_{1/2}$ = 0,7 Stunden
Cefaclor	Ph-CH(NH$_2$)–	–Cl	O: 1 g alle 8 Stunden $t_{1/2}$ = 0,7 Stunden
Cefuroxim Cefuroximaxetil†	Furan-2-yl-C(=N-OCH$_3$)–	–CH$_2$OC(O)NH$_2$	I: bis zu 3 g alle 8 Stunden $t_{1/2}$ = 1,7 Stunden T: 500 mg alle 12 Stunden
Loracarbef‡	Ph-CH(NH$_2$)–	–Cl	O: 200-400 mg alle 12 Stunden $t_{1/2}$ = 1,1 Stunden
Cefonicid	Ph-CH(OH)–	–CH$_2$S-(tetrazol)-N-CH$_2$SO$_3^-$	I: 2 g alle 24 Stunden $t_{1/2}$ = 4,4 Stunden
Cefotetan	H$_2$NC(O)-(HOOC)C=C(-S-S-)C–	–CH$_2$S-(tetrazol)-N-CH$_3$	I: 2-3 g alle 12 Stunden $t_{1/2}$ = 3,3 Stunden
Ceforanid	(2-CH$_2$NH$_2$-Ph)-CH$_2$–	–CH$_2$S-(tetrazol)-N-CH$_2$COOH	I: 1 g alle 12 Stunden $t_{1/2}$ = 2,6 Stunden

Tabelle 45.2 Namen, Strukturformeln, Dosierung und Dosierungsform einzelner Cephalosporine und verwandter Verbindungen *(Forts.)*

Cephem-Kern (Grundstruktur mit Positionen 1=S, 4=N, 7=C-NH-C(O)-R$_1$, R$_2$ an Position 3, COO$^-$ an Position 4)

VERBINDUNG	R$_1$	R$_2$	DOSIERUNGSFORM, *ERWACHSENENDOSIERUNG BEI SCHWEREN INFEKTIONEN UND $t_{1/2}$
III. Generation			
Cefotaxim	2-Aminothiazol-4-yl, =N-OCH$_3$	–CH$_2$OC(O)CH$_3$	I: 2 g alle 4–8 Stunden; $t_{1/2}$ = 1,1 Stunden
Cefpodoximproxetil§	2-Aminothiazol-4-yl, =N-OCH$_3$	–CH$_2$OCH$_3$	O: 200–400 mg alle 12 Stunden; $t_{1/2}$ = 2,2 Stunden
Cefixim	2-Aminothiazol-4-yl, =N-OCH$_2$COOH	–CH=CH$_2$	O: 400 mg alle 24 Stunden; $t_{1/2}$ = 3,8 Stunden
Ceftizoxim	2-Aminothiazol-4-yl, =N-OCH$_3$	–H	I: 3–4 g alle 8 Stunden; $t_{1/2}$ = 1,8 Stunden
Ceftriaxon	2-Aminothiazol-4-yl, =N-OCH$_3$	–CH$_2$S– (2-Methyl-5,6-dioxo-1,2,5,6-tetrahydro-1,2,4-triazin-3-yl mit OH an 6)	I: 2 g alle 12–24 Stunden; $t_{1/2}$ = 8 Stunden
Cefoperazon	4-Hydroxyphenyl-CH(NHCO-N(4-Ethyl-2,3-dioxopiperazin-1-yl))–	–CH$_2$S–(1-Methyl-1H-tetrazol-5-yl)	I: 1,5–4 g alle 6–8 Stunden; $t_{1/2}$ = 2,1 Stunden
Ceftazidim	2-Aminothiazol-4-yl, =N-OC(CH$_3$)$_2$COOH	–CH$_2$-N$^+$(Pyridinium)	I: 2 g alle 8 Stunden; $t_{1/2}$ = 1,8 Stunden
IV. Generation			
Cefepim	2-Aminothiazol-4-yl, =N-OCH$_3$	–CH$_2$-N$^+$(1-Methylpyrrolidinium)	I: 2 g alle 12 Stunden; $t_{1/2}$ = 2,0 Stunden

* T: Tablette; C: Kapsel; O: Oral-Suspension; I: Injektion.
** Cefoxitin, ein Cephamycin, hat eine –OCH$_3$-Gruppe an Position 7 des Cephem-Kerns.
† Cefuroximaxetil ist der Acetyloxyethylester von Cefuroxim.
‡ Loracarbef, ein Carbacephem, hat einen Kohlenstoff anstelle des Schwefels an Position 1 des Cephem-Kerns.
§ Cefpodoximproxetil hat eine –COOCH(CH$_3$)OCOOCH(CH$_3$)$_2$-Gruppe an Position 4 des Cephem-Kerns.

für Cephalosporine vermindert sind, reichen aus, um bei Pneumokokken eine Resistenz gegen Cephalosporine der III. Generation zu erzeugen, da die anderen drei hochmolekularen PBPs von Natur aus eine geringe Affinität besitzen (Spratt, 1994).

Der am verbreitetste Resistenzmechanismus gegenüber Cephalosporinen ist die Inaktivierung von Cephalosporinen durch Hydrolyse des β-Lactamrings. Viele grampositive Mikroorganismen setzten relativ große Mengen β-Lactamase in das umge-

Tabelle 45.3 Cephalosporin-Generationen

GENERATION	BEISPIELE	EINSATZSPEKTRUM
I.	Cefazolin Cephalothin Cephalexin	*Streptokokken**, *Staphylococcus aureus***; keine Aktivität gegen *Enterokokken* oder *Listeria*
II.	Cefuroxim Cefaclor	*Escherichia coli, Klebsiella, Proteus, Haemophilus influenzae, Moraxella catarrhalis*; nicht so aktiv gegen grampositive Organismen wie Wirkstoffe der I. Generation
	Cefoxitin Cefotetan	ähnliches Spektrum wie Cefuroxim, aber mit zusätzlicher Aktivität gegen *Bacteroides fragilis*
III.	Cefotaxim Ceftriaxon Ceftazidim Cefixim	*Enterobacteriaceae*†, *Pseudomonas aeruginosa*‡, *Serratia, Neisseria gonorrhoeae*, Aktivität gegen *Staphylococcus aureus* und *Streptococcus pyogenes*§ vergleichbar den Wirkstoffen der I. Generation
IV.	Cefepim	vergleichbar der III. Generation, aber stabiler gegen einige β-Lactamasen

* Mit Ausnahme einiger penicillinresistenter Stämme.
** Mit Ausnahme methicillinresistenter Stämme.
† Eine Cephalosporinresistenz kann rasch während einer Therapie induziert werden durch Depression bakterieller chromosomaler β-Lactamasen, die Cephalosporine zerstören.
‡ Nur Ceftazidim und Cefoperazon.
§ In der Klasse ist Cefotaxim am wirksamsten gegen *Staph. aureus* und *Strep. pyogenes*.

bende Medium frei. Obwohl gramnegative Bakterien scheinbar weniger β-Lactamase produzieren, ist durch die Lokalisation der Enzyme im periplasmatischen Raum unter Umständen die Zerstörung von Cephalosporinen effektiver, weil diese durch diesen Raum zu ihren Zielen an der inneren Membran diffundieren müssen. Dies ist auch bei den Penicillinen der Fall (siehe oben). Die Cephalosporine haben jedoch variable β-Lactamase-Empfindlichkeiten. So ist z. B. von den Wirkstoffen der I. Generation Cefazolin empfindlicher als Cephalothin gegenüber einer Hydrolyse durch β-Lactamase von *Staph. aureus*. Cefoxitin, Cefuroxim und die Cephalosporine der III. Generation sind stabiler als Wirkstoffe der I. Generation gegenüber β-Lactamasen, die von gramnegativen Bakterien gebildet werden. Die Cephalosporine der III. Generation sind empfindlich gegenüber induzierbaren, chromosomal kodierten (Typ I) β-Lactamasen. Die Induktion von Typ I-β-Lactamasen infolge einer Behandlung von Infektionen durch aerobe, gramnegative Stäbchen (insbesondere *Enterobacter spp., Citrobacter freundii, Morganella, Serratia, Providencia* und *Pseudomonas aeruginosa*) mit Cephalosporinen der II. oder III. Generation und/oder Imipenem kann zu einer Resistenz gegen alle Cephalosporine der III. Generation führen. Die Cephalosporine der IV. Generation wie Cefepim sind schwache Induktoren der β-Lactamasen vom Typ I und sind weniger empfindlich gegen Typ-I-β-Lactamasen als die Wirkstoffe der III. Generation.

Es ist wichtig sich zu merken, daß keines der Cephalosporine verläßliche Aktivität gegen die folgenden Mikroorganismen hat: penicillinresistente *Strep. pneumoniae*, methicillinresistente *Staph. aureus*, methicillinresistente *Staph. epidermidis* und andere koagulasenegative Staphylokokken, *Enterococcus, L. monocytogenes, Legionella pneumophila, L. micdadei, C. difficile, Pseudomonas maltophilia, P. putida, Campylobacter jejuni, Acinetobacter*-Arten und *Candida albicans*.

Allgemeine Merkmale der Cephalosporine Cephalexin, Cephradin, Cefaclor, Cefadroxil, Loracarbef, Cefprozil, Cefixim, Cefpodoximproxetil, Ceftibuten und Cefuroximaxetil werden nach oraler Applikation resorbiert und können entsprechend verabreicht werden. Cephalothin und Cephapirin verursachen Schmerzen, wenn sie mittels intramuskulärer Injektion verabreicht werden und werden darum gewöhnlich nur intravenös verwendet. Die anderen Wirkstoffe können intramuskulär oder intravenös appliziert werden.

Cephalosporine werden in erster Linie über die Niere ausgeschieden. Bei Patienten mit Niereninsuffizienz sollte darum die Dosierung verändert werden. Probenecid verzögert die tubuläre Sekretion der meisten Cephalosporine, allerdings nicht die von Moxalactam (DeSante et al., 1982). Cefoperazon und Cefpiramid bilden Ausnahmen, da sie hauptsächlich mit der Galle ausgeschieden werden. Cephalothin, Cephapirin und Cefotaxim werden *in vivo* deacetyliert. Die deacetylierten Metabolite besitzen eine geringere antimikrobielle Aktivität als die Muttersubstanzen und werden ebenfalls über die Niere ausgeschieden. Keines der anderen Cephalosporine scheint einem merklichen Metabolismus zu unterliegen.

Mehrere Cephalosporine penetrieren in ausreichenden Konzentrationen in den Liquor zerebrospinalis und sind bei der Behandlung von Meningitiden nützlich. Dazu gehören Cefuroxim, Moxalactam, Cefotaxim, Ceftriaxon, Cefepim und Ceftizoxim (siehe „Therapeutische Verwendung"). Cephalosporine passieren ebenfalls die Plazenta und finden sich auch in hohen Konzentrationen in der Synovial- und Perikardflüssigkeit. Nach systemischer Applikation von Wirkstoffen der III. Generation ist die Penetration ins Kammerwasser des Auges relativ gut, in den Glaskörper allerdings schlecht. Es gibt einige Hinweise, daß nach systemischer Applikation ausreichende therapeutische Konzentrationen zur Therapie von Augeninfektionen durch grampositive und bestimmte gramnegative Mikroorganismen erreicht werden können. Die Konzentrationen in der Galle sind gewöhnlich hoch, die höchsten Konzentrationen werden nach Applikation von Cefoperazon und Cefpiramid erreicht.

Einzelne Wirkstoffe

Cephalosporine der I. Generation *Cephalothin* wird oral nicht gut resorbiert und ist nur zur parenteralen Applikation erhältlich. Aufgrund von Schmerzen bei intramuskulärer Injektion wird es gewöhnlich intravenös verabreicht. Nach einer intramuskulärer Dosis von 1 g betragen die Maximalkonzentrationen im Plasma etwa 20 µg/ml. Cephalothin hat eine kurze Halbwertszeit (30 bis 40 Minuten) und es findet neben der Ausscheidung auch eine Metabolisierung statt. Der deacetylierte Metabolit bildet 20 - 30% des ausgeschiedenen Medikamentes. Cephalothin penetriert schlecht in den Liquor cerebrospinalis, das Medikament sollte daher nicht zur Meningitis-Behandlung eingesetzt werden. Da von den Cephalosporinen Cephalothin am unempfindlichsten gegenüber der Staphylokokken-β-Lactamase ist, ist es sehr wirksam bei schweren Staphylokokkeninfektionen, z.B einer Endokarditis.

Das antibakterielle Spektrum von *Cefazolin* ähnelt dem von Cephalothin. Obwohl Cefazolin wirksamer gegen E. coli und Klebsiella-Arten ist, ist es etwas empfindlicher als Cephalothin gegenüber der Staphylokokken-β-Lactamase (Fong et al., 1976a; Bryant, 1984). Cefazolin wird nach intramuskulärer oder intravenöser Applikation relativ gut vertragen und die Medikamentenkonzentrationen im Plasma sind nach intramuskulärer (64 µg/ml nach 1 g) oder intravenöser Injektion höher als die Konzentrationen von Cephalothin. Die Halbwertszeit ist ebenfalls länger (1,8 Stunden). Die renale Clearance von Cefazolin ist geringer als von Cephalothin. Dies ist vermutlich durch die Tatsache bedingt, daß Cefazolin durch glomeruläre Filtration ausgeschieden wird, während Cephalothin auch noch über die Nierentubuli sezerniert wird. Cefazolin ist in großem Umfang an Plasmaproteine gebunden (etwa 85%). Von den Cephalosporinen der I. Generation wird gewöhnlich Cefazolin bevorzugt, da es aufgrund seiner längeren Halbwertszeit weniger häufig verabreicht werden muß (Quintiliani and Nightingale, 1978).

Cephalexin ist zur oralen Applikation erhältlich und besitzt dasselbe antibakterielle Spektrum wie die anderen Cephalosporine der I. Generation. Es ist jedoch etwas weniger wirksam gegen penicillinaseproduzierende Staphylokokken. Eine orale Therapie mit Cephalexin führt nach einer Dosis von 0,5 g zu Maximalkonzentrationen im Plasma von 16 µg/ml. Dies ist ausreichend zur Hemmung vieler grampositiver und gramnegativer Pathogene, die empfindlich gegenüber Cephalothin sind. Das Medikament wird nicht metabolisiert und zu 70 - 100% unverändert mit dem Urin ausgeschieden.

Cephradin ist in seiner Struktur ähnlich dem Cephalexin und seine *in vitro* Aktivität ist fast identisch. Cephradin wird nicht verstoffwechselt und nach rascher Resorption aus dem Gastrointestinaltrakt unverändert mit dem Urin ausgeschieden. Cephradin kann oral, intramuskulär oder intravenös verabreicht werden. Bei oraler Applikation unterscheiden sich Cephradin und Cephalexin kaum und einige Fachleute meinen, daß diese zwei Medikamente austauschbar eingesetzt werden können. Da Cephradin so gut resorbiert wird, sind die Plasmakonzentrationen nach oraler oder intramuskulärer Applikation nahezu gleich (etwa 10 - 18 µg/ml nach 0,5 g oral oder i.m.; Neiss, 1973).

Cefadroxil ist das p-Hydroxy-Analogon von Cephalexin. Die Cefadroxilkonzentrationen im Plasma und Urin sind etwas höher als die von Cephalexin. Das Medikament kann zur Behandlung von Harnwegsinfektionen oral ein- oder zweimal täglich appliziert werden. Seine *in-vitro*-Aktivität entspricht der von Cephalexin (Hartstein et al., 1977).

Cephalosporine der II. Generation *Cefamandol* ist gegen bestimmte gramnegative Mikroorganismen wirksamer als die Cephalosporine der I. Generation. Dies ist besonders evident für *Enterobacter*-, indolpositive *Proteus*- und *Klebsiella*-Arten (Meyers and Hirschman, 1978). *H.-influenzae*-Stämme, die die Plasmid-β-Lactamase TEM-1 enthalten, sind gegen Cefamandol resistent. Die meisten grampositiven Kokken sind gegenüber Cefamandol empfindlich. Die Halbwertszeit des Medikamentes beträgt 45 Minuten und es wird unverändert mit dem Urin ausgeschieden. Nach einer Dosis von 1 g, intramuskulär verabreicht, betragen die Plasmakonzentrationen 20 - 36 µg/ml (Fong et al., 1976b; Neu, 1978).

Cefoxitin ist ein Cephamycin, das von *Streptomyces lactamdurans* gebildet wird. Es ist gegen einige β-Lactamasen resistent, die von gramnegativen Keimen gebildet werden (Kass and Evans, 1979; Barradell and Bryson, 1994). Dieses Antibiotikum ist gegen bestimmte gramnegative Mikroorganismen wirksamer als Cephalothin, obwohl es weniger wirksam als Cefamandol gegen *Enterobacter*-Arten und *H. influenzae* ist. Es ist ebenfalls weniger wirksam gegen grampositive Bakterien als Cefamandol und die Cephalosporine der I. Generation. Cefoxitin ist wirksamer als andere Wirkstoffe der I. oder II. Generation (außer Cefotetan) gegen Anaerobier, insbesondere *B. fragilis* (Appleman et al., 1991). Diese Aktivität entspricht der von Moxalactam und ist besser als die der anderen Cephalosporine der III. Generation. Nach einer intramuskulären Dosis von 1 g betragen die Plasmakonzentrationen etwa 22 µg/ml. Die Halbwertszeit beträgt etwa 40 Minuten. Cefoxitin spielt eine Rolle bei der Behandlung bestimmter Anaerobier- und gemischter Aerobier/Anaerobier-Infektionen, z. B. bei Adnexitis und Lungenabszessen (Sutter and Finegold, 1975; Bach et al., 1977; Chow and Bednorz, 1978). Es ist ein effektiver Wirkstoff bei Gonorrhoe, die durch penicillinasebildende *Neisseria* verursacht ist (Greaves et al., 1983).

Cefaclor wird oral eingesetzt. Die Plasmakonzentrationen nach oraler Applikation betragen etwa 50% der Konzentrationen, die nach einer äquivalenten oralen Cephalexindosis erreicht werden. Cefaclor ist jedoch wirksamer gegen *H. influenzae* und *M. catarrhalis*, obwohl einige β-Lactamase bildende Stämme dieser Organismen resistent sein können (Jorgensen et al., 1990).

Loracarbef ist ein oral appliziertes Carbacephin, ähnlich in seiner Aktivität dem Cefaclor, ist aber stabiler gegen einige β-Lactamasen (Jorgensen et al., 1990). Die Serumhalbwertszeit beträgt 1,1 Stunden und die empfohlene Dosierung 200 - 400 mg oral alle zwölf Stunden.

Cefuroxim ist in seiner Struktur und antibakteriellen *in vitro* Aktivität dem Cefamandol sehr ähnlich (Smith and LeFrock, 1983), obwohl es etwas stabiler gegen β-Lactamasen ist. Die Halbwertszeit ist länger als die von Cefamandol (1,7 Stunden vs. 0,8 Stunden), das Medikament kann alle acht Stunden gegeben werden. Die Konzentrationen im Liquor cerebrospinalis betragen etwa 10% der Plasmakonzentrationen und das Medikament ist wirksam (aber schwächer als Ceftriaxon) zur Behandlung von Meningitiden durch *H. influenzae* (einschließlich ampicillinresistenter Stämme), *N. meningitidis* und *Strep. pneumoniae* (Schaad et al., 1990).

Cefuroximaxetil ist der 1-Acetyloxyethylester von Cefuroxim. 30 - 50% einer oralen Dosis werden resorbiert und das Medikament wird dann zu Cefuroxim hydrolysiert. Die resultierenden Plasmakonzentrationen sind variabel. Bei Einnahme zusammen mit einer Mahlzeit ist die Resorption stärker.

Cefonicid besitzt *in vitro* eine antimikrobielle Aktivität entsprechend der von Cefamandol. Die Halbwertszeit des Medikamentes beträgt etwa vier Stunden. Eine einmal tägliche Applikation war bei bestimmten Infektionen durch empfindliche Mikroorganismen wirksam (Gremillion et al., 1983).

Cefotetan ist ein Cephamycin und besitzt wie Cefoxitin gute Aktivität gegen *B. fragilis*. Es ist ebenfalls wirksam gegen verschiedene andere *Bacteroides*-Arten und geringfügig wirksamer als Cefoxitin gegen gramnegative Aerobier. Nach einer intramuskulären Dosis von 1 g betragen die maximalen Plasmakonzentrationen von Cefotetan durchschnittlich 70 µg/ml. Es hat eine Halbwertszeit von 3,3 Stunden (Phillips et al., 1983; Wexler and Finegold, 1988). Hypoprothrombinämien mit Blutungen traten bei mangelernährten Patienten auf, die Cefotetan erhielten. Dies läßt sich durch die gleichzeitige Gabe von Vitamin K vermeiden.

Ceforanid ist in seiner Struktur und antimikrobiellen Aktivität dem Cefamandol ähnlich, ist jedoch gegen *H.-influenzae*-Stämme weniger wirksam (Barriere and Mills, 1982). Seine Halbwertszeit beträgt etwa 2,6 Stunden, es wird parenteral alle zwölf Stunden verabreicht.

Cefprozil ist ein oral verabreichter Wirkstoff, der wirksamer als die Cephalosporine der I. Generation gegen penicillinempfindlich Streptokokken, *E. coli, P. mirabilis, Klebsiella spp.* und *Citrobacter spp.* ist. Es hat eine Serumhalbwertszeit von 1,2 - 1,4 Stunden (Barriere, 1992). Die empfohlene Dosierung beträgt 250 mg - 500 mg alle 12 - 24 Stunden.

Cephalosporine der III. Generation *Cefotaxim* war das erste in den Vereinigten Staaten erhältliche Cephalosporin der III. Generation. Das Medikament ist hochresistent gegen viele der bakteriellen β-Lactamasen (aber nicht gegen Enzymen mit erweitertem Spektrum) und besitzt eine gute Aktivität gegen viele grampositive und gramnegative, aerobe Bakterien. Die Aktivität gegen *B. fragilis* ist verglichen mit Wirkstoffen wie Clindamycin und Metronidazol jedoch schlecht (Neu et al., 1979). Cefotaxim hat eine Plasmahalbwertszeit von etwa einer Stunde, das Medikament sollte bei ernsten Infektionen alle vier bis acht Stunden verabreicht werden. *In vivo* wird das Medikament zu Desacetyl-Cefotaxim verstoffwechselt, welches gegen die meisten Mikroorganismen weniger aktiv ist als die Muttersubstanz. Gegen bestimmte Mikroben wirkt der Metabolit mit der Muttersubstanz jedoch synergistisch (Neu, 1982). Cefotaxim wurde erfolgreich eingesetzt bei Meningitiden, die durch *H. influenzae*, penicillinempfindliche *Strep. pneumoniae* und *N. meningitidis* verursacht waren (Landesman et al., 1981; Cherubin et al., 1982; Mullaney and John, 1983).

Moxalactam besitzt eine einzigartige Struktur (bezeichnet als Oxa-β-Lactam), die durch Substitution des Schwefels im Cephemkern durch Sauerstoff gebildet wird. Moxalactam hat die für die Cephalosporine der III. Generation charakteristische breite antimikrobielle Aktivität. Klinisch signifikante (und manchmal letale) Blutungen wurden nach Applikation von Moxalactam beschrieben, wahrscheinlich bedingt durch eine Hypoprothrombinämie (abwendbar durch die prophylaktische Applikation von Vitamin K, 10 mg pro Woche), eine Plättchenfunktionsstörungen oder seltener, einer immunologisch vermittelten Thrombozytopenie (Pakter et al., 1982; Weitekamp and Aber, 1983). Aufgrund dieser Toxizität werden zur klinischen Verwendung andere Wirkstoffe der III. Generation bevorzugt.

Ceftizoxim besitzt *in vitro* ein sehr ähnliches Wirkungsspektrum wie Cefotaxim. Die Halbwertszeit ist etwas länger (1,8 Stunden) und das Medikament kann daher bei ernsten Infektionen alle acht bis zwölf Stunden appliziert werden. Ceftizoxim wird nicht verstoffwechselt, 90% lassen sich im Urin wiederfinden (Neu et al., 1982).

Ceftriaxon hat *in vitro* eine sehr ähnliche Aktivität wie Ceftizoxim und Cefotaxim. Das herausragende Merkmal ist eine Halbwertszeit von ca. acht Stunden. Bei Patienten mit Meningitis war die Applikation des Medikamentes ein- oder zweimal täglich wirksam (Del Rio et al., 1983; Brogden and Ward, 1988), während eine einmal tägliche Dosierung bei anderen Infektionen ausreichend war (Baumgartner and Glauser, 1983). Etwa die Hälfte des Medikamentes läßt sich im Urin wiederfinden, der Rest scheint durch biliäre Sekretion ausgeschieden zu werden. Eine Einzeldosis Ceftriaxon (125 mg) ist bei der Behandlung urethraler, zervikaler, rektaler oder pharyngealer Gonorrhoe wirksam, einschließlich Erkrankungen durch penicillinasebildende Mikroorganismen (Rajan et al., 1982; Handsfield and Murphy, 1983).

Cefixim wird oral verabreicht und ist verglichen mit anderen oral verabreichten Wirkstoffen der II. Generation weniger aktiv gegen grampositive Kokken und wirksamer gegen Enterobacteriaceae und β-Lactamase produzierende *H. influenzae* und *N. gonorrhoeae*. Es besitzt nur eine schlechte Aktivität gegen *Staph. aureus*. Die Serumhalbwertszeit beträgt etwa drei Stunden. Die empfohlene Dosierung beträgt 200 mg alle zwölf Stunden oder 400 mg alle 24 Stunden.

Cefpodoximproxetil ist ein oral verabreichter Wirkstoff der III. Generation mit sehr ähnlicher Aktivität wie Cefixim, außer daß es geringfügig wirksamer gegen *Staph. aureus* ist. Es hat eine Serumhalbwertszeit von 2,2 Stunden. Die empfohlene Dosierung beträgt 200 - 400 mg alle zwölf Stunden.

Cephalosporine der III. Generation mit guter Anti-Pseudomonas-Aktivität *Cefoperazon* ist weniger wirksam als Cefotaxim gegen grampositive Mikroorganismen und weniger wirksam als Cefotaxim oder Moxalactam gegen viele gramnegative Bakterienarten. Es ist aber wirksamer als beide Wirkstoffe gegen *P. aeruginosa*, wenn auch weniger aktiv als Ceftazidim. Bedauerlicherweise können unter einer Behandlung resistente Stämme auftauchen. Die Aktivität gegen *B. fragilis* entspricht der von Cefotaxim. Cefoperazon ist geringfügig instabiler gegenüber β-Lactamasen als die cefotaximähnlichen oder 7-Methoxycephem-Wirkstoffe (Klein and Neu, 1983). Nur 25% einer Cefoperazondosis läßt sich im Urin wiederfinden, der Großteil des Medikamentes wird über die Galle ausgeschieden. Die Halbwertszeit beträgt etwa zwei Stunden. Die Konzentrationen von Cefoperazon in der Galle sind höher als die mit den anderen Cephalosporinen erreichten. Die Blutkonzentrationen erreichen zwei- bis dreifach höhere Werte als bei Cefotaxim. Bei Patienten mit Niereninsuffizienz muß die Cefoperazondosis nicht verändert werden, allerdings beeinträchtigen Leberfunktionsstörungen oder eine Gallengangobstruktion die Ausscheidung. Cefoperazon kann infolge einer Hypoprothrombinämie Blutungen verursachen (prophylaktische Gabe von Vitamin K). Eine disulfiramähnliche Reaktion wurde von Patienten berichtet, die während einer Cefoperazontherapie Alkohol zu sich nahmen.

Ceftazidim ist gewichtsbezogen ein Viertel bis halb so wirksam gegen grampositive Mikroorganismen wie Cefotaxim. Seine Aktivität gegen Enterobacteriaceae ist ähnlich, das Hauptunterscheidungsmerkmal ist die gute Aktivität gegen *Pseudomonas*. Ceftazidim besitzt nur geringe Aktivität gegen *B. fragilis* (Hamilton-Miller and Brumfitt, 1981). Die Plasmahalbwertszeit beträgt etwa 1,5 Stunden, das Medikament wird nicht metabolisiert. Ceftazidim ist in vitro wirksamer gegen *Pseudomonas* als Cefoperazon oder Piperacillin (Neu, 1981; Neu and Labthavikul, 1982).

Cephalosporine der IV. Generation *Cefepim*, ein Cephalosporin der IV. Generation, ist kürzlich zugelassen worden. Cefepim ist gegenüber einer Hydrolyse durch viele der früher identifizierten plasmidkodierten β-Lactamasen (genannt TEM-1, TEM-2 und SHV-1) stabil und nur ein schwacher Induktor chromosomal kodierter β-Lactamasen vom Typ 1. Letzteren gegenüber ist Cefepim relativ stabil. Es ist darum aktiv gegen viele Enterobacteriaceae, die gegen andere Cephalosporine infolge der Induktion von Typ-1-β-Lactamasen resistent sind. Allerdings bleibt es empfindlich gegenüber vielen Bakterien, die plasmidvermittelte β-Lactamasen exprimieren (wie TEM-3 und TEM-10). Gegen problematische gramnegative Bakterien wie *H. influenzae, N. gonorrhoeae* und *N. meningitidis* besitzt Cefepim eine größere in vitro Aktivität als Cefotaxim. Bei *P. aeruginosa* ist die Aktivität von Cefepim vergleichbar der von

Ceftazidim, obwohl es bei anderen *Pseudomonas*-Arten und *Xanthomonas maltophilia* weniger wirksam ist als Ceftazidim. Für Streptokokken und methicillinempfindliche *Staph. aureus* ist die Aktivität von Cefepim höher als von Ceftazidim und vergleichbar der von Cefotaxim. Es ist nicht wirksam gegen methicillinresistente *Staph. aureus*, penicillinresistente Pneumokokken, Enterokokken, *B. fragilis, L. monocytogenes, M.-avium*-Komplex oder *M. tuberculosis*. Cefepim wird zu fast 100% renal ausgeschieden, bei Nierenversagen muß daher eine Dosisanpassung erfolgen. In experimentellen Meningitis-Modellen penetriert Cefepim ausgezeichnet in den Liquor cerebrospinalis. Bei Gabe der empfohlenen Dosierung von 2 g intravenös alle zwölf Stunden bei Erwachsenen schwanken die maximalen Serumkonzentrationen zwischen 126 und 193 µg/ml. Die Serumhalbwertszeit beträgt zwei Stunden.

Nebenwirkungen Die häufigsten Nebenwirkungen sind Überempfindlichkeitsreaktionen gegenüber den Cephalosporinen (siehe Petz, 1978). Es gibt keine Hinweise, daß ein einzelnes Cephalosporin mehr oder weniger häufig solche Sensibilisierungen verursacht. Die Reaktionen scheinen denen zu entsprechen, die durch Penicilline verursacht werden. Dies steht unter Umständen im Zusammenhang mit der gemeinsamen β-Lactam-Struktur beider Antibiotikagruppen (Bennett et al., 1983). Sofortreaktionen wie Anaphylaxien, Bronchospasmen und Urtikaria wurden beobachtet. Häufiger entwickelten sich makulopapulöse Ausschläge, gewöhnlich nach einigen Tagen der Therapie. Diese können, müssen aber nicht, mit Fieber oder Eosinophilie einhergehen.

Aufgrund der strukturellen Ähnlichkeiten der Penicilline und Cephalosporine kann es bei Patienten, die allergisch gegen eine Wirkstoffklasse sind, zu Kreuzreaktionen kommen, wenn ein Medikament der anderen Klasse verabreicht wird. Immunologische Studien zeigten eine Kreuzreaktivität bei bis zu 20% der Patienten mit Penicillinallergie (siehe Levine, 1973), allerdings deuten klinische Studien eine viel geringere Häufigkeit (etwa 1%) für manifeste Reaktionen an (Saxon et al., 1984). Es existieren keine Hauttests, die zuverlässig voraussagen könnten, ob sich bei einem Patienten eine allergische Reaktion auf Cephalosporine ausbilden wird.

Bei Patienten, die in der Vergangenheit eine leichte oder verzögerte Reaktion auf Penicillin zeigten, scheint das Risiko für einen Ausschlag oder andere allergische Reaktionen nach Applikation eines Cephalosporins gering zu sein. Jedoch sollte Patienten, die kürzlich eine schwere Sofortreaktion auf Penicillin zeigten, ein Cephalosporin, wenn überhaupt, nur mit großer Vorsicht gegeben werden. Eine positive Coombs-Reaktion zeigt sich häufig bei Patienten, die große Dosen eines Cephalosporins erhalten. Eine Hämolyse ist gewöhnlich nicht mit diesem Phänomen verbunden, obwohl Einzelfälle berichtet wurden. Cephalosporine führten in seltenen Fällen zu einer Knochenmarksdepression, charakterisiert durch Granulozytopenie (Kammer, 1984).

Die Cephalosporine wurden als potentiell nephrotoxische Wirkstoffe eingestuft, obwohl sie nicht annähernd so nephrotoxisch sind wie Aminoglykoside oder Polymyxine (Barza, 1978). Tubuläre Nekrosen traten nach Applikation von Cephaloridin in Dosen über 4 g täglich auf. Dieser Wirkstoff ist nicht länger in den Vereinigten Staaten erhältlich. Andere Cephalosporine sind viel weniger toxisch und führen bei den empfohlenen Dosen nur selten zu Nierenschäden. Hohe Dosen Cephalothin führten in bestimmten Fällen zu akuten Tubulusnekrosen, die üblichen Dosen (8 - 12 g täglich) verursachten Nierenschädigungen bei Patienten, die schon bestehende Nierenerkrankungen aufwiesen (Pasternack and Stephens, 1975). Es gibt Hinweise, daß die gleichzeitige Gabe von Cephalothin und Gentamicin oder Tobramycin synergistisch nephrotoxisch wirkt (Wade et al., 1978). Dies ist besonders deutlich bei Patienten über 60 Jahren. Die Applikation von Cephalosporinen kann zu einer Diarrhoe führen, u.U. gehäuft bei Wirkstoffen wie Cefoperazon, die eine höhere Gallenausscheidung aufweisen. Alkoholintoleranz (eine disulfiramähnliche Reaktion; siehe Kapitel 17) wurde bei Cefamandol, Cefotetan, Moxalactam und Cefoperazon beobachtet. Bei verschiedenen β-Lactam-Antibiotika wurde von Blutungen im Zusammenhang mit Hypoprothrombinämie, Thrombozytopenie und/oder einer Plättchenfunktionsstörung berichtet (Bank and Kammer, 1983; Sattler et al., 1986). Dieses scheint ein besonderes Problem bei bestimmten Patienten zu sein (älteren, mangelernährten oder solchen mit Niereninsuffizienz), die Moxalactam erhielten.

Therapeutischer Einsatz Die Cephalosporine sind wie die Penicilline weit eingesetzte und therapeutisch wichtige Antibiotika. Bedauerlicherweise führte ihr übermäßiger Einsatz in Situationen, in denen Wirkstoffe mit geringerer Breitbandaktivität angemessener wären, zum Auftauchen vieler resistenter Bakterienstämme. Klinische Studien zeigten, daß die Cephalosporine sowohl wirksame therapeutische als auch prophylaktische Wirkstoffe darstellen (Donowitz and Mandell, 1988). Eine Einzeldosis Cefazolin kurz vor einer Operation ist die bevorzugte Prophylaxe bei Eingriffen, bei denen die Hautflora die wahrscheinlichen Pathogene darstellen. Cephalosporine, entweder mit oder ohne Aminoglykosiden, gelten als Mittel der Wahl bei ernsten Infektionen durch *Klebsiella, Enterobacter, Proteus, Providencia, Serratia* und *Haemophilus*-Arten. Ceftriaxon stellt gegenwärtig die Therapie der Wahl dar bei allen Formen von Gonorrhoe, es sei denn, Stämme in einer bestimmten Region sind nachgewiesen penicillinempfindlich. Aufgrund ihrer antimikrobiellen Aktivität, ihrer guten Liquorgängigkeit und nachweisbaren klinischen Erfolgen sind die Cephalosporine der III. Generation, Cefotaxim oder Ceftriaxon, gegenwärtig die Mittel der Wahl zur Initialbehandlung einer Meningitis bei nicht abwehrgeschwächten Erwachsenen und Kindern über drei Monate (bis zum Erregernachweis). Sie sind nachweislich bei der Behandlung von Meningitiden durch *H. influenzae*, empfindliche *Strep. pneumoniae, N. meningitidis* und gramnegative Enterobakterien wirksam. Ceftazidim plus ein Aminoglykosid ist die Behandlung der Wahl bei Pseudomonas-Meningitis. Cephalosporine der III. Generation zeigen jedoch keine Aktivität gegen *L. monocytogenes* und penicillinresistente Pneumokokken, welche Meningitiden verursachen können.

Cephalosporine sind weiterhin nützliche Alternativen zu Penicillinen bei Patienten mit Streptokokken- und Staphylokokken-Infektionen, welche kein Penicillin vertragen.

Infektionen mit Anaerobiern werden oftmals mit einer Antibiotikakombination behandelt, da gewöhnlich auch aerobe Mikroorganismen anzutreffen sind. Cefoxitin und Cefotetan besitzen gute Aktivität gegen Anaerobier und sind unter bestimmten Bedingungen nützliche Alternativen zu einer Kombinationstherapie. Das Wirkungsspektrum von Cefuroxim, Cefotaxim, Ceftriaxon und Ceftizoxim scheint ausgezeichnet zur Behandlung von ambulant erworbenen Pneumonien zu sein, d. h. solchen, die durch Pneumokokken (außer cephalosporinresistente Isolate), *H. influenzae* (einschließlich β-Lactamase-produzierenden Stämme) oder Staphylokokken verursacht sind.

Cefoperazon und Ceftriaxon wurden effektiv zur Behandlung von Abdominaltyphus eingesetzt (Pape et al., 1986; Farid et al., 1987). Ceftriaxon oder Cefotaxim ist die Behandlung der Wahl bei schweren Formen einer späten Lyme-Erkrankung.

Nosokomiale Infektionen werden häufig durch Mikroorganismen verursacht, die gegen viele der häufig eingesetzten Wirkstoffe resistent sind, so z. B. auch gegen Cephalosporine, Ampicillin und einige der antipseudomonalen Penicilline und Aminoglykoside. Cephalosporine der III. Generation und Imipenem waren bisher nützliche Reservemittel, allerdings schränkt das Auftauchen von induzierbaren, chromosomalen β-Lactamasen und plasmidvermittelten Breitband-β-Lactamasen in nosokomialen, enterischen, gramnegativen Stäbchen ihren Nutzen ein. Es ist zu hoffen, daß die Cephalosporine der IV. Generation auf diesem Gebiet der steigenden Resistenz nosokomialer Infektionen eine Rolle spielen werden. Neutropene Patienten wurden erfolgreich mit einem Cephalosporin der III. Generation plus einem Aminoglykosid, einzelne Patienten mit einem Cephalosporin der III. Generation mit Wirksamkeit gegen *Pseudomonas* (z. B. Ceftazidim) ohne ein Aminoglykosid behandelt (Pizzo et al., 1986). Schwere Infektionen mit *Pseudomonas* sollten mit Ceftazidim plus einem Aminoglykosid behandelt werden.

ANDERE β-LACTAM-ANTIBIOTIKA

Es wurden Wirkstoffe mit einer β-Lactam-Struktur entwickelt, die weder Penicilline noch Cephalosporine sind.

Carbapeneme

Imipenem Imipenem ist gegen eine große Vielzahl von Bakterien der (*in vitro*) wirksamste erhältliche Wirkstoff. Im Handel ist es in Kombination mit Cilastatin erhältlich, einem Medikament, das den Abbau von Imipenem durch eine renal-tubuläre Dipeptidase hemmt.

Herkunft und Chemie Imipenem leitet sich von Thienamycin ab, das von *Streptomyces cattleya* gebildet wird. Thienamycin ist instabil, allerdings ist das N-Formimidoyl-Derivat Imipenem stabil. Imipenem besitzt folgende Strukturformel:

IMIPENEM

Antimikrobielle Aktivität Imipenem bindet wie die anderen β-Lactam-Antibiotika an penicillinbindende Proteine, beeinträchtigt die bakterielle Zellwandsynthese und verursacht das Absterben empfindlicher Mikroorganismen. Es ist sehr stabil gegenüber der Hydrolyse durch die meisten β-Lactamasen.

In vitro besitzt Imipenem eine ausgezeichnete Aktivität gegen eine große Anzahl aerober und anaerober Mikroorganismen. Empfindlich sind Streptokokken, Enterokokken (außer *E. faecium* und nicht β-Lactamase produzierende, penicillinresistente Stämme), Staphylokokken (einschließlich penicillinasebildende Stämme) und *Listeria*. Obwohl einige methicillinresistente Staphylokokken-Stämme empfindlich sind, trifft dies für viele andere Stämme nicht zu. Die Aktivität gegen die Enterobacteriaceae ist ausgezeichnet. Die meisten *Pseudomonas*- und *Acinetobacter*-Stämme werden gehemmt. *X. maltophilia* ist resistent. Anaerobier, einschließlich *B. fragilis*, sind hochempfindlich.

Pharmakokinetik und Nebenwirkungen Imipenem wird nicht oral resorbiert. Das Medikament wird schnell durch eine Dipeptidase im Bürstensaum der proximalen Nierentubuli hydrolysiert (Kropp et al., 1982). Da die Konzentrationen des aktiven Medikamentes im Urin gering waren, wurde ein Dehydropeptidase-Inhibitor synthetisiert. Diese Verbindung wird *Cilastatin* genannt. Die erhältlichen Präparate enthalten gleiche Mengen Imipenem und Cilastatin.

Nach intravenöser Applikation von 500 mg Imipenem betragen die Maximalkonzentrationen im Plasma durchschnittlich 33 µg/ml. Sowohl Imipenem als auch Cilastatin besitzen eine Halbwertszeit von ca. einer Stunde. Bei gleichzeitiger Gabe mit Cilastatin finden sich etwa 70% des verabreichten Imipenems im Urin in der aktiven Form wieder. Bei Patienten mit Niereninsuffizienz sollte die Dosierung angepaßt werden.

Die häufigsten Nebenwirkungen sind Übelkeit und Erbrechen (1 - 20%). Krampfanfälle wurden ebenfalls beobachtet, insbesondere wenn Patienten mit ZNS-Läsionen und solchen mit Niereninsuffizienz hohe Dosen verabreicht wurden. Patienten, die allergisch gegen andere β-Lactam-Antibiotika sind, können unter Umständen auch Überempfindlichkeitsreaktionen bei Gabe von Imipenem zeigen.

Therapeutischer Einsatz Imipenem-Cilastatin ist bei vielen Infektionen wirksam (Eron et al., 1983), einschließlich Infektionen der Harnwege und unteren Atemwege, intraabdominale und gynäkologische Infektionen sowie Haut-, Weichteil-, Knochen- und Gelenkinfektionen. Die Kombination scheint besonders bei der Behandlung von Mischinfektionen durch nosokomiale Organismen nützlich zu sein.

Meropenem Meropenem ist ein Dimethylcarbamoylpyrolidinyl-Derivat von Thienamycin. Da es nicht empfindlich gegen die renale Dipeptidase ist, ist die gleichzeitige Gabe von Cilastatin nicht erforderlich. Die *in vitro* Aktivität entspricht der von Imipenem, mit Aktivität gegen einige imipenemresistente *Pseudomonas aeruginosa*, allerdings geringerer Aktivität gegen grampositive Kokken.

Aztreonam Aztreonam ist eine monozyklische β-Lactam-Verbindung (ein Monobactam), die aus *Chromobacterium violaceum* isoliert wurde (Sykes et al., 1981). Es besitzt folgende Strukturformel:

AZTREONAM

Aztreonam interferiert mit penicillinbindenden Proteinen von empfindlichen Mikroorganismen und induziert die Ausbildung langer, filamentöser Bakterienstrukturen. Die Verbindung ist resistent gegen viele der β-Lactamasen, die von den meisten gramnegativen Bakterien gebildet werden.

Die antimikrobielle Aktivität von Aztreonam unterscheidet sich von der anderer β-Lactam-Antibiotika und entspricht eher der Aktivität der Aminoglykoside. Grampositive Bakterien und anaerobe Organismen sind resistent. Jedoch ist die Aktivität gegen Enterobacteriaceae ausgezeichnet, ebenso gegen *P. aeruginosa. In vitro* ist es ebenfalls hochwirksam gegen *H. influenzae* und Gonokokken.

Aztreonam wird intramuskulär oder intravenös verabreicht. Nach einer intramuskulären Dosis von 1 g betragen die Maximalkonzentrationen im Plasma durchschnittlich 50 µg/ml. Die Eliminationshalbwertszeit beträgt 1,7 Stunden und der Großteil des Medikamentes läßt sich unverändert im Urin wiederfinden. Bei dialysepflichtigen Patienten ist die Halbwertszeit auf etwa sechs Stunden verlängert.

Aztreonam wird im allgemeinen gut vertragen. Interessanterweise scheinen Patienten mit einer Penicillin- oder Cephalosporinallergie nicht auf Aztreonam zu reagieren (Saxon et al., 1984).

Die übliche Dosis von Aztreonam beträgt bei schweren Infektionen 2 g alle sechs bis acht Stunden. Bei Patienten mit Niereninsuffizienz sollte diese reduziert werden. Obwohl Aztreonam erfolgreich bei vielen Infektionen eingesetzt wurde, muß sein Stellenwert bei der Behandlung von Infektionserkrankungen erst noch geklärt werden. In einzelnen Fällen kann es an Stelle eines Aminoglykosides eingesetzt werden.

β-LACTAMASE-INHIBITOREN

Bestimmte Moleküle können an β-Lactamasen binden und diese inaktivieren, so daß die Zerstörung von β-Lactam-Antibiotika, die das Substrat dieser Enzyme darstellen, verhindert wird. β-Lactamase-Inhibitoren sind am wirksamsten gegen plasmidkodierte β-Lactamasen (einschließlich der Ceftazidim- und Cefotaxim-hydrolysierenden Enzyme mit erweitertem Spektrum), allerdings bei klinisch erreichbaren Konzentrationen unwirksam gegen chromosomale β-Lactamasen vom Typ 1, die in gramnegativen Stäbchen durch eine Behandlung mit Cephalosporinen der II. und III. Generation induziert werden.

Clavulansäure wird durch *Streptomyces clavuligerus* gebildet und besitzt folgende Strukturformel:

CLAVULANSÄURE

Clavulansäure besitzt nur schwache intrinsische antimikrobielle Aktivität, allerdings bindet sie β-Lactamasen, die von vielen grampositiven und gramnegativen Mikroorganismen gebildet werden, irreversibel (*suicide-inhibitor*; Neu and Fu, 1978). Clavulansäure wird nach oraler Gabe gut resorbiert und kann ebenfalls parenteral verabreicht werden. Clavulansäure wurde mit Amoxicillin und mit Ticarcillin kombiniert.

Amoxicillin plus Clavulansäure ist *in vitro* und *in vivo* wirksam gegen β-Lactamase produzierende Stämme von Staphylokokken, *H. influenzae*, Gonokokken und *E. coli* (Ball et al., 1980; Yogev et al., 1981). Die Zugabe von Clavulanat zu Ticarcillin erweitert dessen Spektrum derart, daß es ähnlich dem Imipenem auch aerobe, gramnegative Stäbchen, *Staph. aureus* und *Bacteroides*-Arten umfaßt. Es besteht aber keine gesteigerte Aktivität gegen *Pseudomonas*-Arten (Bansal et al., 1985). Die übliche intravenöse Dosierung beträgt bei Erwachsenen mit ernsten Infektionen 1 g Amoxicillin alle acht Stunden bzw. 2 g Ticarcillin alle vier bis sechs Stunden. Bei Patienten mit Niereninsuffizienz sollte eine Anpassung der Dosierung erfolgen. Die Kombination ist nützlich bei nosokomialen Mischinfektionen und wird oftmals mit einem Aminoglykosid eingesetzt.

Sulbactam ist ein weiterer β-Lactamase-Inhibitor und strukturell der Clavulansäure ähnlich. Es kann oral oder parenteral mit β-Lactam-Antibiotika gegeben werden. Zur intravenösen oder intramuskulären Verwendung ist es in Kombination mit Ampicillin erhältlich. Die übliche Dosis beträgt bei Erwachsenen 1 - 2 g Ampicillin plus 0,5 - 1 g Sulbactam alle sechs Stunden. Bei Patienten mit eingeschränkter Nierenfunktion muß die Dosierung angepaßt werden. Die Kombination besitzt eine gute Aktivität gegen grampositive Kokken, einschließlich β-Lactamase produzierende *Staph.-aureus*-Stämme, gramnegative Aerobier (aber nicht *Pseudomonas*) und Anaerobier. Es wurde ebenfalls wirksam zur Behandlung von intraabdominalen Mischinfektionen sowie Mischinfektionen im Beckenbereich eingesetzt (Reinhardt et al., 1986).

Tazobactam ist ein Penicillansäuresulfon-β-Lactamase-Inhibitor. Wie die anderen Inhibitoren besitzt es schlechte Wirksamkeit gegen die induzierbaren, chromosomalen β-Lactamasen der Enterobacteriaceae, besitzt allerdings gute Aktivität gegen viele der Plasmid-β-Lactamasen, einschließlich einiger der Breitband-Gruppe. Es wurde als parenterales Präparat mit *Piperacillin* kombiniert.

Die Kombination von Piperacillin plus Tazobactam steigert nicht die Aktivität von Piperacillin gegen *Pseudomonas aeruginosa*, da die Resistenz durch chromosomale β-Lactamasen oder eine verminderte Permeabilität für Piperacillin in den periplasmatischen Raum bedingt ist. Da die gegenwärtig empfohlene Dosis von Piperacillin in dem Kombinationspräparat (3 g Piperacillin/375 mg Tazobactam alle sechs Stunden) unter der empfohlenen Dosis von Piperacillin liegt, wenn dieses alleine bei ernsten Infektionen verwendet wird (3 - 4 g alle vier bis sechs Stunden), kamen Bedenken auf, daß die Kombination unter Umständen unwirksam bei der Behandlung einiger *Pseudomonas-aeruginosa*-Infektionen sein könnte, die auf Piperacillin ansprechen würden. Die Kombination von Piperacillin plus Tazobactam sollte bezüglich des antimikrobiellen Spektrums dem Ticarcillin plus Clavulanat entsprechen.

AUSBLICK

Neue in der Entwicklung befindliche Carbapeneme und Cephalosporine besitzen gesteigerte Aktivität gegen resistente Organismen wie *Pseudomonas aeruginosa*, methicillinresistente *Staph. aureus*, penicillinresistente *Strep. pneumoniae* und Enterokokken. Zusätzliche β-Lactamase-Inhibitoren, einschließlich Inhibitoren der Cephalosporinasen und carbapenemhydrolysierenden Metallo-β-Lactamasen, sowie neue orale Carbapeneme und Cephalosporine befinden sich ebenfalls in der Entwicklung.

Für weitere Informationen zu den Infektionen, bei denen die in diesem Kapitel besprochenen antimikrobiellen Wirkstoffe eingesetzt werden, wird auf *Harrison's Principles of Internal Medicine*, 14th ed., McGraw-Hill, New York, 1998 verwiesen, deren deutsche Ausgabe 1999 erscheint.

LITERATUR

Appleman, M.D., Heseltine, P.N.R., and Cherubin, C.E. Epidemiology, antimicrobial susceptibility, pathogenicity, and significance of *Bacteroides fragilis* group organisms isolated at Los Angeles County—University of Southern California Medical Center. *Rev. Infect. Dis.*, **1991**, *13*:12—18.

Bach, V.T., Roy, I., and Thadepalli, H. Susceptibility of anaerobic bacteria to cefoxitin and related compounds. *Antimicrob. Agents Chemother.*, **1977**, *11*:912—913.

Ball, A.P., Geddes, A.M., Davey, P.G., Farrell, I.D., and Brookes, G.R. Clavulanic acid and amoxycillin: a clinical, bacteriological, and pharmacological study. *Lancet*, **1980**, *1*:620—623.

Bansal, M.B., Chuah, S.K., and Thadepalli, H. *In vitro* activity and *in vivo* evaluation of ticarcillin plus clavulanic acid against aerobic and anaerobic bacteria. *Am. J. Med.*, **1985**, *79 Suppl. 5B*:33—38.

Barriere, S.L., and Mills, J. Ceforanide: antibacterial activity, pharmacology, and clinical efficacy. *Pharmacotherapy*, **1982**, *2*:322—327.

Barriere, S.L. Pharmacology and pharmacokinetics of cefprozil. *Clin. Infect. Dis.*, **1992**, *14 Suppl. 2*:S184—S188.

Barza, M. The nephrotoxicity of cephalosporins: an overview. *J. Infect. Dis.*, **1978**, *137*:560—573.

Baumgartner, J., and Glauser, M.P. Single daily dose treatment of severe refractory infections with ceftriaxone. *Arch. Intern. Med.*, **1983**, *143*:1868—1881.

Bennett, S., Wise, R., Weston, D., and Dent, J. Pharmacokinetics and tissue penetration of ticarcillin combined with clavulanic acid. *Antimicrob. Agents Chemother.*, **1983**, *23*:831—834.

Berrios, X., del Campo, E., Guzman, B., and Bisno, A.L. Discontinuing rheumatic fever prophylaxis in selected adolescents and young adults: A prospective study. *Ann. Intern. Med.*, **1993**, *118*:401—406.

Bisno, A.L., Dismukes, W.E., Durack, D.T., Kaplan, E.L., Karchmer, A.W., Kaye, D., Sande, M.A., Sanford, J.P., and Wilson, W.R. Treatment of infective endocarditis due to viridans streptococci. *Circulation*, **1981**, *63*:730A—733A.

Brogden, R.N., and Ward, A. Ceftriaxone: a reappraisal of its antibacterial activity and pharmacokinetic properties, and an update on its therapeutic use with particular reference to once-daily administration. *Drugs*, **1988**, *35*:604—645.

Bryant, R.E. Effect of the suppurative environment on antibiotic activity. In, *New Dimensions in Antimicrobial Therapy*. (Root, R.K., and Sande, M.A., eds.) Churchill Livingstone, Inc., New York, **1984**, pp. 313—337.

Catalan, M.J., Fernandez, J.M., Vazquez, A., Varela de Seijas, A., Suarez, A., and Bernaldo de Quiros, J.C. Failure of cefotaxime in the treatment of meningitis due to relatively resistant *Streptococcus pneumoniae*. *Clin. Infect. Dis.*, **1994**, *18*:766—769.

Centers for Disease Control and Prevention. Prevalence of penicillinresistant *Streptococcus pneumoniae*—Connecticut 1992—1993. *MMWR*, **1994**, *43*:216—217, 223.

Chain, E.B. The development of bacterial chemotherapy. *Antibiot. Chemother.*, **1954**, *4*:215—241.

Chambers, H.F., Hackbarth, C.J., Drake, T.A., Rusnak, M.G., and Sande, M.A. Endocarditis due to methicillin-resistant *Staphylococcus aureus* in rabbits: expression of resistance to beta-lactam antibiotics *in vivo* and *in vitro*. *J. Infect. Dis.*, **1984**, *149*:894—903.

Chow, A.W., and Bednorz, D. Comparative *in vitro* activity of newer cephalosporins against anaerobic bacteria. *Antimicrob. Agents Chemother.*, **1978**, *14*:668—671.

Dacey, R.G., and Sande, M.A. Effect of probenecid on cerebrospinal fluid concentrations of penicillin and cephalosporin derivatives. *Antimicrob. Agents Chemother.*, **1974**, *6*:437—441.

Dajani, A.S., Bisno, A.L., Chung, K.J., Durack, D.T., Freed, M., Gerber, M.A., Karchmer, A.W., Millard, H.D., Rahimtoola, S., and Shulman, S.T. Prevention of bacterial endocarditis: recommendations by the American Heart Association. *JAMA*, **1997**, *277*:1794—1801.

Del Rio, M.A., Chrane, D., Shelton, S., McCracken, G.H., and Nelson, J.D. Ceftriaxone versus ampicillin and chloramphenicol for treatment of bacterial meningitis in children. *Lancet*, **1983**, *1*:1241—1244.

DeSante, K.A., Israel, K.S., Brier, G.L., Wolny, J.D., and Hatcher, B.L. Effect of probenecid on the pharmacokinetics of moxalactam. *Antimicrob. Agents Chemother.*, **1982**, *21*:58—61.

Ditlove, J., Weidmann, P., Bernstein, M., and Massry, S.G. Methicillin nephritis. *Medicine*, **1977**, *56*:483—491.

Eliopoulos, G.M., and Moellering, R.C. Azlocillin, mezlocillin, and piperacillin: new broad-spectrum penicillins. *Ann. Intern. Med.*, **1982**, *97*:755—760.

Eron, L.J., Hixon, D.L., Choong, H.P., Goldenberg, R.I., and Poretz, D.M. Imipenem versus moxalactam in the treatment of serious infections. *Antimicrob. Agents Chemother.*, **1983**, *24*:841—846.

Farid, Z., Girgis, N., and El Ella, A.A. Successful treatment of typhoid fever in children with parenteral ceftriaxone. *Scand. J. Infect. Dis.*, **1987**, *19*:467—468.

Fass, R.J., Copelan, E.A., Brandt, J.T., Moeschberger, M.L., and Ashton, J.J. Platelet-mediated bleeding caused by broad-spectrum penicillins. *J. Infect. Dis.*, **1987**, *155*:1242—1248.

Fong, I.W., Engelking, E.R., and Kirby, W.M.M. Relative inactivation by *Staphylococcus aureus* of eight cephalosporin antibiotics. *Antimicrob. Agents Chemother.*, **1976a**, *9*:939—944.

Fong, I.W., Ralph, E.D., Engelking, E.R., and Kirby, W.M.M. Clinical pharmacology of cefamandole as compared with cephalothin. *Antimicrob. Agents Chemother.*, **1976b**, *9*:65—69.

Gordon, C., Regamey, C., and Kirby, W.M.M. Comparative clinical pharmacology of amoxicillin and ampicillin administered orally. *Antimicrob. Agents Chemother.*, **1972**, *1*:504—507.

Greaves, W.L., Kraus, S.J., McCormack, W.M., Biddle, J.W., Zaidi, A., Fiumara, N.J., and Guinan, M.E. Cefoxitin vs penicillin in the treatment of uncomplicated gonorrhea. *Sex. Transm. Dis.*, **1983**, *10*:53—55.

Gremillion, D.H., Winn, R.E., and Vandenbout, E. Clinical trial of cefonicid for treatment of skin infections. *Antimicrob. Agents Chemother.*, **1983**, *23*:944—946.

Hamilton-Miller, J.M.T., and Brumfitt, W. Activity of ceftazidime (GR20263) against nosocomially important pathogens. *Antimicrob. Agents Chemother.*, **1981**, *19*:1067—1069.

Handsfield, H.H., and Murphy, V.L. Comparative study of ceftriaxone and spectinomycin for treatment of uncomplicated gonorrhoea in men. *Lancet*, **1983**, *2*:67—70.

Hartstein, A.I., Patrick, K.E., Jones, S.R., Miller, M.J., and Bryant, R.E. Comparison of pharmacological and antimicrobial properties of cefadroxil and cephalexin. *Antimicrob. Agents Chemother.*, **1977**, *12*:93—97.

Huber, F.M., Chauvette, R.R., and Jackson, B.G. Preparative methods for 7-aminocephalosporanic acid and 6-aminopenicillanic acid. In, *Cephalosporins and Penicillins*. (Flynn, E.H., ed.) Academic Press, Inc., New York, **1972**, p. 27.

Jaffe, A., Chabbert, Y.A., and Semonin, O. Role of porin proteins OmpF and OmpC in the permeation of beta-lactams. *Antimicrob. Agents Chemother.*, **1982**, *22*:942—948.

John, C.C. Treatment failure with use of a third-generation cephalosporin for penicillin-resistant pneumococcal meningitis: case report and review. *Clin. Infect. Dis.*, **1994**, *18*:188—193.

Jorgensen, J.H., Doern, G.V., Maher, L.A., Howell, A.W., and Redding, J.S. Antimicrobial resistance among respiratory isolates of *Haemophilus influenzae*, *Moraxella catarrhalis*, and *Streptococcus pneumoniae* in the United States. *Antimicrob. Agents Chemother.*, **1990**, *34*:2075—2080.

Kancir, L.M., Tuazon, C.U., Cardella, T.A., and Sheagren, J.H. Adverse reactions to methicillin and nafcillin during treatment of serious *Staphylococcus aureus* infections. *Arch. Intern. Med.*, **1978**, *138*:909—911.

Kaplan, J.M., and McCracken, G.H., Jr. Clinical pharmacology of benzathine penicillin G in neonates with regard to its recommended use in congenital syphilis. *J. Pediatr.*, **1973**, *82*:1069—1072.

Kelley, J.A., Moews, P.C., Know, J.R., Frere, J., and Ghuysen, J. Penicillin target enzyme and the antibiotic binding site. *Science*, **1982**, *218*:479—481.

Kirkwood, C.F., Smith, L.L., Rustagi, P.K., and Schentag, J.J. Neutropenia associated with β-lactam antibiotics. *Clin. Pharmacol.*, **1983**, *2*:569—578.

Klaus, M.V., and Fellner, M.J. Penicilloyl-specific serum antibodies in man. Analysis in 592 individuals from the newborn to old age. *J. Gerontol.*, **1973**, *28*:312—316.

Klein, J.O., and Neu, H.C. Empiric therapy for bacterial infections: evaluation of cefoperazone. *Rev. Infect. Dis.*, **1983**, *5*:S1—S209.

Kobayashi, Y., Takahashi, T., and Nakae, T. Diffusion of beta-lactam antibiotics through liposome membranes containing purified porins. *Antimicrob. Agents Chemother.*, **1982**, *22*:775—780.

Kropp, H., Sundelof, J.G., Hajdu, R., and Kahan, F.M. Metabolism of thienamycin and related carbapenem antibiotics by the renal dipeptidase, dehydropeptidase-I. *Antimicrob. Agents Chemother.*, **1982**, *22*:62—70.

Landesman, S.H., Corrado, M.S., Shah, P.M., Armengaud, M., Barza, M., and Cherubin, M.D. Past and current roles for cephalosporin antibiotics in treatment of meningitis. *Am. J. Med.*, **1981**, *71*:693—703.

Levine, B.B. Antigenicity and cross reactivity of penicillins and cephalosporins. *J. Infect. Dis.*, **1973**, *128*:S364—S366.

Levison, M.E., Mangura, C.T., Lorber, B., Abrutyn, E., Pesanti, E.L., Levy, R.S., MacGregor, R.R., and Schwartz, A.R. Clindamycin compared with penicillin for the treatment of anaerobic lung abscess. *Ann. Intern. Med.*, **1983**, *98*:466—471.

Medical Letter. Penicillin allergy. **1988**, *30*:79—80.

Mendelman, P.M., Campos, J., Chaffin, D.O., Serfass, D.A., Smith A.L., and Saez-Nieto, J.A. Relative penicillin G resistance in *Neisseria meningitidis* and reduced affinity of penicillin-binding protein 3. *Antimicrob. Agents Chemother.*, **1988**, *32*:706—709.

Meyers, B.R., and Hirschman, S.Z. Antibacterial activity of cefamandole *in vitro*. *J. Infect. Dis.*, **1978**, *137*:525—531.

Mullaney, D.T., and John, J.F. Cefotaxime therapy. *Arch. Intern. Med.*, **1983**, *143*:1705—1708.

Neiss, E. Cephradine—-summary of preclinical studies and clinical pharmacology. *J. Ir. Med. Assoc.*, **1973**, *44*:S1—S12.

Neu, H.C. Comparison of the pharmacokinetics of cefamandole and other cephalosporin compounds. *J. Infect. Dis.*, **1978**, *137*:S80—S87.

Neu, H.C. Amoxicillin. *Ann. Intern. Med.*, **1979**, *90*:356—360.

Neu, H.C. *In vitro* activity of ceftazidime, a beta-lactamase stable cephalosporin. *J. Antimicrob. Chemother.*, **1981**, *8 Suppl. B*:131—134.

Neu, H.C. Antibacterial activity of desacetylcefotaxime alone and in combination with cefotaxime. *Rev. Infect. Dis.*, **1982**, *4*:S374—S378.

Neu, H.C., Aswapokee, N., Aswapokee, P., and Fu, K.P. HR756, a new cephalosporin active against gram-positive and gram-negative aerobic and anaerobic bacteria. *Antimicrob. Agents Chemother.*, **1979**, *15*:273—281.

Neu, H.C., and Fu, K.P. Clavulanic acid, a novel inhibitor of β-lactamases. *Antimicrob. Agents Chemother.*, **1978**, *14*:650—655.

Neu, H.C., and Labthavikul, P. Antibacterial activity and beta-lactamase stability of ceftazidime, an aminothiazolyl cephalosporin potentially active against *Pseudomonas aeruginosa*. *Antimicrob. Agents Chemother.*, **1982**, *21*:11—18.

Neu, H.C., Turck, M., and Phillips, I. Ceftizoxime, a broad-spectrum beta-lactamase stable cephalosporin. *J. Antimicrob. Chemother.*, **1982**, *10 Suppl. C*:1—355.

Onorato, I.M., and Axelrod, J.L. Hepatitis from intravenous high-dose oxacillin therapy. Findings in an adult inpatient population. *Ann. Intern. Med.*, **1978**, *89*:497—500.

Pakter, R.L., Russel, T.R., Mielke, H., and West, D. Coagulopathy associated with the use of moxalactam. *JAMA*, **1982**, *248*:1100.

Pape, J.W., Gerdes, H., Oriol, L., and Johnson, W.D. Typhoid fever: successful therapy with cefoperazone. *J. Infect. Dis.*, **1986**, *153*:272—276.

Park, J.T., and Strominger, J.L. Mode of action of penicillin. *Science*, **1957**, *125*:99—101.

Parry, M.F., and Neu, H.C. Ticarcillin for treatment of serious infections with gram-negative bacteria. *J. Infect. Dis.*, **1976**, *134*:S476—S485.

Parry, M.F., and Neu, H.C. A comparative study of ticarcillin plus tobramycin versus carbenicillin plus gentamicin for the treatment of serious infections due to gram-negative bacilli. *Am. J. Med.*, **1978**, *64*:961—966.

Pasternack, D.P., and Stephens, B.G. Reversible nephrotoxicity associated with cephalothin therapy. *Arch. Intern. Med.*, **1975**, *135*:599—602.

Petz, L.D. Immunologic cross-reactivity between penicillins and cephalosporins: a review. *J. Infect. Dis.*, **1978**, *137*:S74—S79.

Phillips, I., Wise, R., and Leigh, D.A. Cefotetan: a new cephamycin. *J. Antimicrob. Chemother.*, **1983**, *11 Suppl. A*:1—303.

Pizzo, P.A., and others. A randomized trial comparing ceftazidime alone with combination antibiotic therapy in cancer patients with fever and neutropenia. *N. Engl. J. Med.*, **1986**, *315*:552—558.

Quintiliani, R., and Nightingale, C.H. Cefazolin—diagnosis and treatment. *Ann. Intern. Med.*, **1978**, *89*:650—656.

Rajan, V.S., Sng, E.H., Thirumoorthy, T., and Goh, C.L. Ceftriaxone in the treatment of ordinary and penicillinase-producing strains of *Neisseria gonorrhoeae*. *Br. J. Vener. Dis.*, **1982**, *58*:314—316.

Reinhardt, J.F., and others. A randomized, double-blind comparison of sulbactam/ampicillin and clindamycin for the treatment of aerobic and aerobic-anaerobic infections. *Rev. Infect. Dis.*, **1986**, *8*:S569—S592.

Sattler, F.R., Weitekamp, M.R., and Ballard, J.O. Potential for bleeding with the new beta-lactam antibiotics. *Ann. Intern. Med.*, **1986**, *105*:924—931.

Saxon, A., Hassner, A., Swabb, E.A., Wheller, B., and Adkinson, N.F., Jr. Lack of cross-reactivity between aztreonam, a monobactam antibiotic, and penicillin in penicillin-allergic subjects. *J. Infect. Dis.*, **1984**, *149*:16—22.

Schaad, U.B., Suter, S., Gianella-Borradori, A., Pfenninger, J., Auckenthaler, R., Bernath, O., Chesaux, J.J., and Wedgwood, J. A comparison of ceftriaxone and cefuroxime for the treatment of bacterial meningitis in children. *N. Engl. J. Med.*, **1990**, *322*:141—147.

Scheife, R.T., and Neu, H.C. Bacampicillin hydrochloride: chemistry, pharmacology, and clinical use. *Pharmacotherapy*, **1982**, *2*:313—320.

Shattil, J.S., Bennett, J.S., McDonough, M., and Turnbull, J. Carbenicillin and penicillin G inhibit platelet functions *in vitro* by impairing the interaction of agonists with the platelet surface. *J. Clin. Invest.*, **1980**, *65*:329—337.

Smith, B.R., and LeFrock, J.L. Cefuroxime: antimicrobial activity, pharmacology, and clinical efficacy. *Ther. Drug Monit.*, **1983**, *5*:149—160.

Solley, G.O., Gleich, G.J., and Van Dellen, R.G. Penicillin allergy: clinical experience with a battery of skin-test reagents. *J. Allergy Clin. Immunol.*, **1982**, *69*:238—244.

Spratt, B.G. Biochemical and genetical approaches to the mechanism of action of penicillin. *Philos. Trans. R. Soc. Lond. [Biol.]*, **1980**, *289*:273—283.

Sprott, M.S., Kearns, A.M., and Field, J.M. Penicillin-insensitive *Neisseria meningitidis*. *Lancet*, **1988**, *1*:1167.

Sullivan, T.J., Yecies, L.D., Shatz, G.S., Parker, C.W., and Wedner, H.J. Desensitization of patients allergic to penicillin using orally administered β-lactam antibiotics. *J. Allergy Clin. Immunol.*, **1982**, *69*:275—282.

Sutter, V.L., and Finegold, S.M. Susceptibility of anaerobic bacteria to carbenicillin, cefoxitin, and related drugs. *J. Infect. Dis.*, **1975**, *131*:417—422.

Sykes, R.B., Cimarusti, C.M., Bonner, D.P., Bush K., Floyd, D.M., Georgopapadakou, N.H., Koster, W.M., Liu, W.C., Parker, W.L., Principe, P.A., Rathnum, M.L., Slusarchyk, W.A., Trejo, W.H., and Wells, J.S. Monocyclic β-lactam antibiotics produced by bacteria. *Nature*, **1981**, *291*:489—491.

Tomasz, A. Penicillin-binding proteins and the antibacterial effectiveness of β-lactam antibiotics. *Rev. Infect. Dis.*, **1986**, *8*:S270—S278.

Tomasz, A., and Holtje, J.V. Murein hydrolases and the lytic and killing action of penicillin. In, *Microbiology—-1977*. (Schlessinger, D., ed.) American Society for Microbiology, Washington, D.C., **1977**, pp. 209—215.

Wade, J.C., Smith, C.R., Petty, B.G., Lipsky, J.J., Conrad, G., Ellner, J., and Leitman, P.S. Cephalothin plus an aminoglycoside is more nephrotoxic than methicillin plus an aminoglycoside. *Lancet*, **1978**, *2*:604—606.

Waxman, D.J., Yocum, R.R., and Strominger, J.L. Penicillins and cephalosporins are active site-directed acylating agents: evidence in support of the substrate analogue hypothesis. *Philos. Trans. R. Soc. Lond. [Biol.]*, **1980**, *289*:257—271.

Weitekamp, M.R., and Aber, R.C. Prolonged bleeding times and bleeding diathesis associated with moxalactam administration. *JAMA*, **1983**, *249*:69—71.

Wexler, J.M., and Finegold, S.M. *In vitro* activity of cefotetan compared with that of other antimicrobial agents against anaerobic bacteria. *Antimicrob. Agents Chemother.*, **1988**, *32*:601—604.

Wilson, W.R., Wilkowske, C.J., Wright, A.J., Sande, M.A., and Geraci, J.E. Treatment of streptomycin-susceptible and streptomycin-resistant enterococcal endocarditis. *Ann. Intern. Med.*, **1984**, *100*:816—823.

Yocum, R.R., Waxman, D.W., and Strominger, J.L. The mechanism of action of penicillin. *J. Biol. Chem.*, **1980**, *255*:3977—3986.

Yogev, R., Melick, C., and Kabat, W.J. *In vitro* and *in vivo* synergism between amoxicillin and clavulanic acid against ampicillin-resistant *Haemophilus influenzae* type b. *Antimicrob. Agents Chemother.*, **1981**, *19*:993—996.

Monographien und Übersichtsartikel

Abraham, E.P. The action of antibiotics on bacteria. In, *Antibiotics*, Vol. II. (Florey, H.W., *et al.*, authors.) Oxford University Press, New York, **1949**, pp. 1438—1496.

Abraham, E.P. The cephalosporins. *Pharmacol. Rev.*, **1962**, *14*:473—500.

Bank, N.U., and Kammer, R.B. Hematologic complications associated with beta-lactam antibiotics. *Rev. Infect. Dis.*, **1983**, *5*:S380—S398.

Barradell, L.B., and Bryson, H.M. Cefepime. A review of its antibacterial activity, pharmacokinetic properties and therapeutic use. *Drugs*, **1994**, *47*:471—505.

Bryson, H.M., and Brogden, R.N. Piperacillin/tazobactam. A review of its antibacterial activity, pharmacokinetic properties and therapeutic potential. *Drugs*, **1994**, *47*:506—535.

Chambers, H.F., and Neu, H.C. Penicillins. In, *Mandell, Douglas, and Bennett's Principles and Practice of Infectious Diseases*. 4th ed. (Mandell, G.L., Bennett, J.E., and Dolin, R., eds.) John Wiley & Sons, Inc., New York, **1995**, pp. 233—246.

Cherubin, C.E., Neu, H.C., and Turck, M. Current status of cefotaxime sodium: a new cephalosporin. *Rev. Infect. Dis.*, **1982**, *4*:S281—S488.

Davies, J. Inactivation of antibiotics and the dissemination of resistance genes. *Science*, **1994**, *264*:375—382.

Donowitz, G.R., and Mandell, G.L. Beta-lactam antibiotics. *N. Engl. J. Med.*, **1988**, *318*:419—426 and 490—500.

Durack, D.T. Prophylaxis in infective endocarditis. In, *Mandell, Douglas, and Bennett's Principles and Practice of Infectious Diseases*, 4th ed. (Mandell, G.L., Bennett, J.E., and Dolin, R., eds.) Churchill Livingstone, Inc., New York, **1995**, pp. 793—798.

Fleming, A. History and development of penicillin. In, *Penicillin: Its Practical Application*. (Fleming, A., ed.) The Blakiston Co., Philadelphia, **1946**, pp. 1—33.

Florey, H.W. The use of micro-organisms for therapeutic purposes. *Yale J. Biol. Med.*, **1946**, *19*:101—118.

Florey, H.W. Historical introduction. In, *Antibiotics*, Vol. I. (Florey, H.W., et al., authors.) Oxford University Press, New York, **1949**, pp. 1—73.

Flynn, E.H. (ed.). *Cephalosporins and Penicillins: Chemistry and Biology*. Academic Press, Inc., New York, **1972**.

Handsfield, H., and Sparling, P.F. *Neisseria gonorrhoeae*. In, *Mandell, Douglas, and Bennett's Principles and Practice of Infectious Diseases*, 4th ed. (Mandell, G.L., Bennett, J.E., and Dolin, R., eds.) Churchill Livingstone, Inc., New York, **1995**, pp. 1909—1925.

Herrell, W.E. *Penicillin and Other Antibiotic Agents*. W.B. Saunders Co., Philadelphia, **1945**.

Kammer, R.B. Host effects of beta-lactam antibiotics. In, *Contemporary Issues in Infectious Diseases*. Vol. 1, *New Dimensions in Antimicrobial Therapy*. (Root, R.K., and Sande, M.A., eds.) Churchill Livingstone, Inc., New York, **1984**, pp. 101—119.

Karchmer, A.W. Cephalosporins. In, *Mandell, Douglas, and Bennett's Principles and Practice of Infectious Diseases*, 4th ed. (Mandell, G.L., Bennett, J.E., and Dolin, R., eds.) Churchill Livingstone, Inc., New York, **1995**, pp. 247—263.

Kass, E.H., and Evans, D.A. (eds.). Future prospects and past problems in antimicrobial therapy: the role of cefoxitin. *Rev. Infect. Dis.*, **1979**, *1*:1—244.

Kucers, A., and Bennett, N.M. *The Use of Antibiotics: A Comprehensive Review with Clinical Emphasis*. J.B. Lippincott, Philadelphia, **1987**.

Nakae, T. Outer-membrane permeability of bacteria. *CRC Crit. Rev. Microbiol.*, **1986**, *13*:1—62.

Nikaido, H. Prevention of drug access to bacterial targets: permeability barriers and active efflux. *Science*, **1994**, *264*:382—388.

Spratt, B.G. Resistance to antibiotics mediated by target alterations. *Science*, **1994**, *264*:388—393.

Tomasz, A. From penicillin-binding proteins to the lysis and death of bacteria: a 1979 view. *Rev. Infect. Dis.*, **1979**, *1*:434—467.

Tomasz, A. Special report. Multiple-antibiotic-resistant pathogenic bacteria. A report on the Rockefeller University Workshop. *New Engl. J. Med.*, **1994**, *330*:1247—1251.

Tortora, G.J., Funke, B.R., and Case, C.L. *Microbiology. An Intoduction*, 3rd ed. Benjamin/Cummings, N.Y., **1989**, p. 83.

Tramont, E.C. *Treponema pallidum*. In, *Mandell, Douglas, and Bennett's Principles and Practice of Infectious Diseases*, 4th ed. (Mandell, G.L., Bennett, J.E., and Dolin, R., eds.) Churchill Livingstone, Inc., New York, **1995**, pp. 2117—2132.

Weiss, M.E., and Adkinson, N.F. Beta-lactam allergy. In, *Mandell, Douglas, and Bennett's Principles and Practice of Infectious Diseases*, 4th ed. (Mandell, G.L., Bennett, J.E., and Dolin, R., eds.) Churchill Livingstone, Inc., New York, **1995**, pp. 272—277

46 ANTIMIKROBIELLE WIRKSTOFFE
(Fortsetzung)
Aminoglykoside

Henry F. Chambers und Merle A. Sande

Aminoglykoside, welche zu den aminoglykosidischen Aminocyclitolen gehören, sind bakterizid wirksame Inhibitoren der Proteinsynthese. Obwohl sie im Vergleich zu anderen Antibiotika-Klassen relativ toxisch sind, sind sie weiterhin von Nutzen, vor allem zur Behandlung von Infektionen durch aerobe, gramnegative Bakterien. Streptomycin und Kanamycin sind wichtige Reservestoffe bei der Behandlung der Tuberkulose, besonders in Fällen, bei denen der Verdacht einer Mehrfachresistenz gegen Tuberkulostatika besteht. In diesem Kapitel wird das antibakterielle Spektrum, die Pharmakokinetik und Toxizität dieser Medikamentengruppe besprochen sowie die therapeutische Verwendung der einzelnen Wirkstoffe — Gentamicin, Tobramycin, Amikacin, Netilmicin, Kanamycin, Streptomycin und Neomycin.

Wie der Gruppenname impliziert, enthalten alle Aminoglykoside einen Aminozucker, der an einen Aminocyclitolring über eine glykosidische Bindung verknüpft ist. Sie sind Polykationen und ihre Polarität ist teilweise für ihre gemeinsamen pharmakokinetischen Eigenschaften verantwortlich. Zum Beispiel findet nach oraler Applikation nur geringfügige Resorption statt, ihr Übertritt in den Liquor ist gering, und alle werden relativ schnell über die (gesunde) Niere ausgeschieden.

In erster Linie werden die Aminoglykoside zur Behandlung von Infektionen eingesetzt, die durch aerobe, gramnegative Bakterien hervorgerufen werden. In empfindlichen Mikroorganismen greifen sie in die Proteinsynthese ein. Obwohl die meisten Inhibitoren der mikrobiellen Proteinsynthese bakteriostatisch sind, wirken die Aminoglykoside bakterizid. Mutationen an Proteinen der bakteriellen Ribosomen, die das Ziel der Wirkstoffe darstellen, können zu Resistenzen führen. Resistenzen können ebenfalls aus einer Reduktion des Arzneimitteltransports in die Zelle resultieren oder durch den Erwerb von Plasmiden, deren Gene für Aminoglykosid verstoffwechselnde Enzyme kodieren. Bakterien, die Resistenz gegen ein Aminoglykosid erwerben, können unter Umständen auch resistent gegen andere Aminoglykoside sein. Dies ist jedoch nicht häufig der Fall.

Obwohl der Einsatz der Aminoglykoside weit verbreitet ist und sie wichtige Wirkstoffe darstellen, ist ihre starke Toxizität eine schwerwiegende Einschränkung. Alle Mitglieder der Gruppe besitzen dasselbe Spektrum toxischer Wirkungen. Am bedeutendsten ist die Nephro- und Ototoxizität, welche sowohl die auditiven als auch vestibulären Funktionen des VIII. Hirnnervs betreffen.

Geschichte und Herkunft Die Entwicklung von Streptomycin war das Ergebnis einer gut geplanten, systematischen Suche nach antibakteriell wirksamen Substanzen. Angeregt durch die Entdeckung des Penicillins, untersuchten Waksman und Mitarbeiter zwischen 1939 und 1943 eine Reihe von im Erdboden vorkommenden Actinomyceten. 1943 wurde ein Stamm von *Streptomyces griseus* isoliert, der eine wirksame antimikrobielle Substanz ausbildete. Die erste Veröffentlichung über die Entdeckung dieses neuen Antibiotikums, *Streptomycin*, erschien von Schatz, Bugie und Waksman Anfang 1944. Bald konnte nachgewiesen werden, daß es das Wachstum des Tuberkelbazillus sowie einer Reihe aerober grampositiver und gramnegativer Mikroorganismen hemmt. In weniger als zwei Jahren wurden ausgedehnte bakteriologische, chemische und pharmakologische Untersuchungen an Streptomycin durchgeführt und seine klinischen Einsatzmöglichkeiten etabliert (Waksman, 1949). Allerdings tauchten bald streptomycinresistente gramnegative Stäbchen und grampositive Kokken (Enterokokken) auf und grenzten die klinische Anwendbarkeit ein. Gegenwärtig wird Streptomycin nur selten verwendet, außer zur Behandlung einiger Endokarditiden durch Strepto- oder Enterokokken, Tularämie und Pest sowie zur Tuberkulosebehandlung, besonders wenn bekannt ist oder vermutet wird, daß diese durch einen mehrfachresistenten Stamm hervorgerufen wird.

1949 isolierten Waksman und Lechavalier den Bodenorganismus *Streptomyces fradiae*, der eine Gruppe antibakterieller Substanzen bildete, die *Neomycin* genannt wurde. Eine Komponente, *Neomycin B*, wird immer noch verwendet. Da es bei parenteraler Applikation schwere nephro- und ototoxische Nebenwirkungen verursacht, wird es nur noch topisch oder oral, wegen seiner lokalen Wirkung auf die Darmflora, eingesetzt.

Das Antibiotikum *Kanamycin* wird von *Streptomyces kanamyceticus* gebildet und wurde erstmals 1957 von Umezawa und Mitarbeitern am Japanese National Institutes of Health isoliert. Es konnte gezeigt werden, daß es gegen eine Reihe von Mikroorganismen wirksam ist, und für mehrere Jahre war es ein wichtiges Antibiotikum zur Behandlung schwerer Infektionen, die durch aerobe, gramnegative Stäbchen hervorgerufen werden. Aufgrund der Toxizität und dem Auftauchen resistenter Mikroorganismen ist Kanamycin inzwischen fast vollständig durch neuere Aminoglykoside ersetzt.

Gentamicin und *Netilmicin* sind Breitbandantibiotika, die aus Spezies des Actinomyceten *Micromonospora* gewonnen werden. Die unterschiedliche Schreibweise (*-micin*) verglichen mit den anderen Aminoglykosid-Antibiotika (*-mycin*) deutet den unterschiedlichen Ursprung an. Gentamicin wurde erstmals 1963 von Weinstein und Mitarbeitern erforscht und beschrieben und von Rosselot und Mitarbeitern isoliert, gereinigt und charakterisiert (1964). Es hat ein breiteres Wirkungsspektrum als Kanamycin und findet gegenwärtig ein breites Einsatzspektrum. Tobramycin und Amikacin wurden in den 70er Jahren in die klinische Praxis eingeführt. Tobramycin ist einer der vielen Komponenten eines Aminoglykosidkomplexes (Nebramycin), der von *Streptomyces tenebrarius* gebildet wird (Higgins and Kastners, 1967). Bezüglich der antimikrobiellen Aktivität und Toxizität ist es weitestgehend dem Gentamicin ähnlich. Im Gegensatz zu den anderen Aminoglykosiden sind Amikacin und Netilmicin halbsynthetische Produkte. *Amikacin* ist ein Kanamycin-Derivat und wurde von Kawaguchi und Mitarbeitern beschrieben (1972). Netilmicin ist ein Sisomicin-Derivat. Die Entwicklung neuerer Aminoglykosid-Antibiotika setzt sich fort (Price, 1986), allerdings ist es unwahrscheinlich, daß diese in die klinische Praxis eingeführt werden, da gegenwärtig zahlreiche potente, weniger toxische Alternativen (z.B.

Breitband-β-Lactam-Antibiotika und Chinolone) zu Verfügung stehen.

Chemie Die Aminoglykoside bestehen aus zwei oder mehr Aminozuckern, die glykosidisch an einen Hexosering gebunden sind, der sich gewöhnlich in zentraler Position befindet (siehe Abbildung 46-1). Diese Hexose, oder Aminocyclitol, ist entweder Streptidin (so bei Streptomycin) oder 2-Desoxystreptamin (charakteristisch für alle anderen erhältlichen Aminoglykoside). Diese Verbindungen stellen also aminoglykosidische Aminoclitole dar, obwohl zur Beschreibung meist der einfachere Ausdruck *Aminoglykoside* verwendet wird. Ein weiteres Medikament, Spectinomycin, ist ein Aminocyclitol, das keine Aminozucker enthält. Es wird in Kapitel 47 beschrieben.

Die Aminoglykosidgruppen unterscheiden sich durch die Aminozucker, die an Aminocyclitol gebunden sind. In der Neomycinfamilie sind drei Aminozucker an das zentrale 2-Desoxystreptamin gebunden. Zu dieser Gruppe gehören Neomycin B und Paromomycin, ein Aminoglykosid, das oral zur Behandlung von Amöbiasis und Kryptosporidiosen bei AIDS-Patienten verwendet wird (Sullam et al., 1986; siehe Kapitel 41). Im Gegensatz dazu sind es bei den Familien von Kanamycin und Gentamicin nur zwei solcher Aminozucker. Neomycin B hat folgende Strukturformel:

NEOMYCIN B

Bei der Kanamycinfamilie, zu der Kanamycin A und B, Amikacin und Tobramycin gehören, sind zwei Aminozucker an eine zentral lokalisierte 2-Desoxystreptamin-Komponente gebunden. Einer dieser Aminozucker ist eine 3-Aminohexose (siehe Abbildung 46.1). Kanamycin A, welches die Hauptkomponente des im Handel erhältlichen Produkts ist, besitzt folgende Strukturformel:

KANAMYCIN A

Amikacin ist ein halbsynthetisches Derivat, das aus Kanamycin A durch Acylierung der 1-Aminogruppe des 2-Desoxystreptamin-Anteils mit 2-Hydroxy-4-aminobuttersäure hergestellt wird.

Die Gentamicinfamilie, zu der Gentamicin C_1, C_{1a} und C_2, Sisomicin und Netilmicin (das 1-N-Ethyl-Derivat von Sisomicin) gehören, enthält einen anderen 3-Aminozucker (Garosamin). Unterschiedliche Methylierung der anderen Aminozucker führt zu verschiedenen Formen von Gentamicin (Abbildung 46-1). Diese Modifikationen scheinen nur geringen Einfluß auf die biologische Aktivität zu haben.

Streptomycin und Dihydrostreptomycin (letzteres ist wegen ausgeprägter Ototoxizität nicht mehr länger erhältlich) unterscheiden sich von den anderen Aminoglykosid-Antibiotika dadurch, daß sie Streptidin und nicht 2-Desoxystreptamin enthalten und daß ihr Aminocyclitol sich nicht in zentraler Position befindet. Streptomycin besitzt folgende Strukturformel:

STREPTOMYCIN

$R = CH_3NH$

Wirkungsmechanismus Die Aminoglykosid-Antibiotika wirken rasch bakterizid. Das Absterben der Bakterien ist konzentrationsabhängig: je höher die Konzentration ist, um so höher ist die Geschwindigkeit, mit der die Bakterien absterben (Kapusnik, et al., 1988; Blaser, 1991). Ebenso charakteristisch für die Aminoglykosid-Antibiotika ist ein postantibiotischer Effekt. Dieser besteht darin, daß nach Abfall der Serumkonzentration unter die minimale Hemmkonzentration noch weiterhin eine Restaktivität besteht. Die Dauer dieses Effektes ist konzentrationsabhängig. Diese Eigenschaften begründen wahrscheinlich die Wirksamkeit einer Therapie mit täglicher Einmalgabe der Aminoglykoside, trotz langer Perioden während der das Antibiotikum nicht im Blut nachweisbar ist. Obwohl viel über die Fähigkeit der Aminoglykoside bekannt ist, die Proteinsynthese zu hemmen und die Präzision der mRNA-Translation am Ribosom zu mindern (Shannon and Phillips, 1982), liefern diese Effekte keine einleuchtende Erklärung für die schnell bakterizide Wirkung der Aminoglykoside auf Bakterien.

Die Aminoglykoside diffundieren durch wasserhaltige Kanäle, die von Porinproteinen in der äußeren Membran gramnegativer Bakterien gebildet werden und ge-

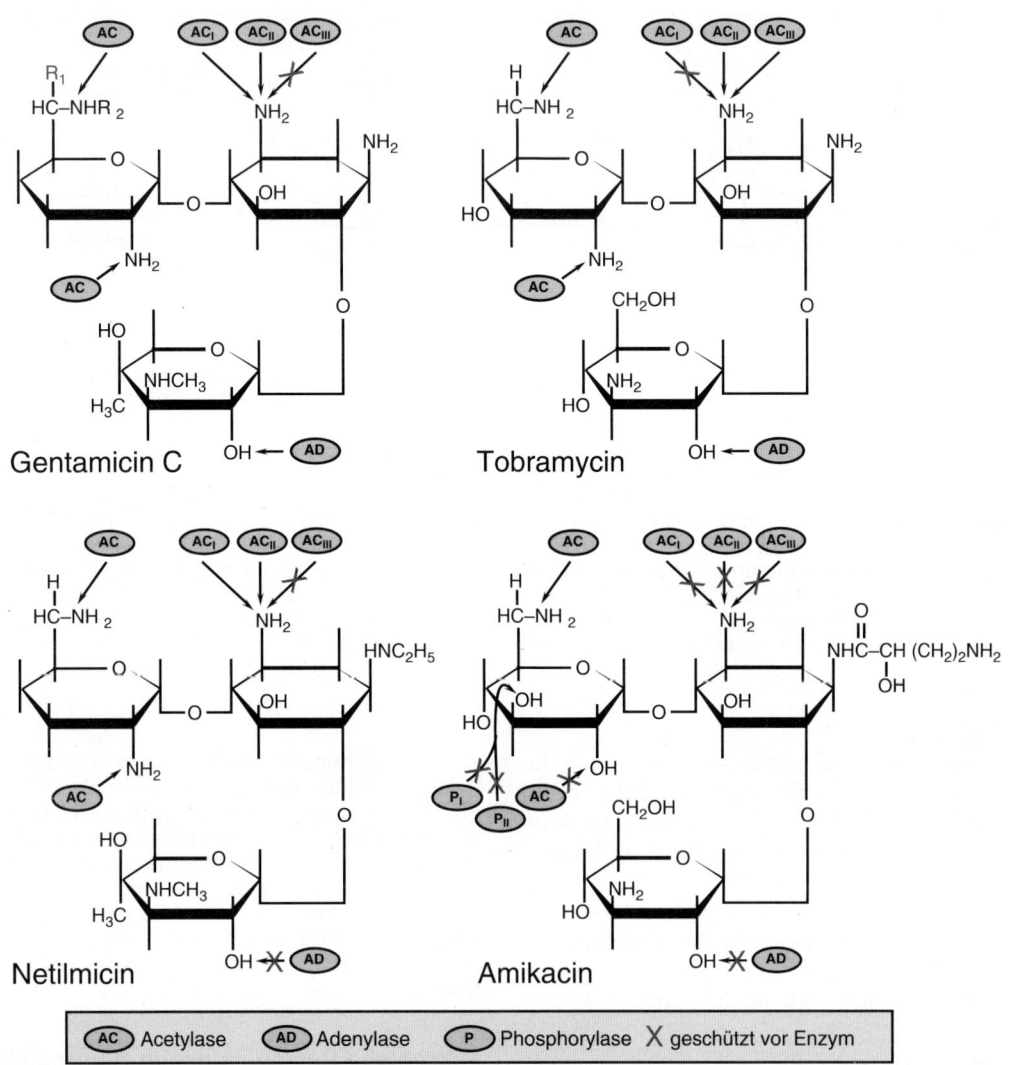

Abbildung 46.1 Wirkort verschiedener plasmidvermittelter Enzyme, die in der Lage sind, Aminoglykoside zu inaktivieren. „X" kennzeichnet Molekülregionen, die vor den bezeichneten Enzymen geschützt sind. Bei Gentamicin C_1: $R_1=R_2=CH_3$; bei Gentamicin C_2: $R_1=CH_3$, $R_2=H$; bei Gentamicin C_{1a}: $R_1=R_2=H$. (Modifiziert nach Moellering, 1977, mit Genehmigung des *Medical Journal of Australia*.)

langen so in den periplasmatischen Raum (Nakae and Nakae, 1982). Der nachfolgende Transport der Aminoglykoside über die zytoplasmatische (innere) Membran ist vom Elektronentransport abhängig, was zumindest teilweise dadurch bedingt ist, daß ein Membranpotential (Innenseite negativ) als treibende Kraft für den Durchtritt dieser Antibiotika erforderlich ist (Bryan and Kwan, 1981, 1983; Mates et al., 1983). Diese Phase des Transports wurde energieabhängige Phase I genannt. Sie ist geschwindigkeitsbestimmend und kann durch zweiwertige Kationen (z.B. Ca^{2+} und Mg^{2+}), Hyperosmolarität, eine Reduktion des pH sowie anaerobe Verhältnisse blockiert oder gehemmt werden. Die zwei letztgenannten Bedingungen beeinträchtigen den Transport in Bakterien (Membranpotential). So ist zum Beispiel die antimikrobielle Wirksamkeit der Aminoglykoside deutlich reduziert in der anaeroben Umgebung eines Abszeßes, in hyperosmolarem, saurem Urin usw. (Bryan and Kwan, 1981). Nach Transport über die Zytoplasmamembran binden die Aminoglykoside an Polysomen und beeinträchtigen die Proteinsynthese, indem bei der Translation Fehlablesungen der mRNA sowie ein vorzeitiger Kettenabbruch verursacht werden (siehe Abbildung 46.2). Die fehlerhaft produzierten Proteine können unter Umständen in die Zellmembran eingebaut werden und zu einer veränderten Permeabilität und weiterer Stimulation des Aminoglykosidtransports führen (Busse et al., 1992). Diese Phase des Aminoglykosidtransports wird *energieabhängige Phase II* genannt und ist noch wenig geklärt. Vermutlich ist sie in irgendeiner Weise mit der Beschädigung der Struktur

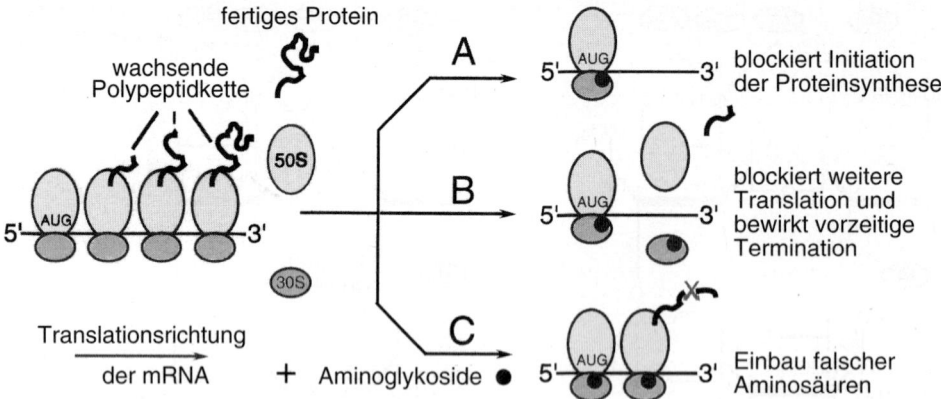

Abbildung 46.2 Wirkung der Aminoglykoside auf die Proteinsynthese.
A. Aminoglykoside (dargestellt durch ausgefüllte Kreise) binden an die ribosomale 30S-Untereinheit und stören die Initiation der Proteinsynthese durch Fixierung des 30S/50S-Ribosomenkomplexes am Startcodon (AUG) der mRNA. Sollten 30S/50S-Komplexe die Translation der mRNA beenden und sich loslösen, akkumulieren die abnormalen Initiationskomplexe, die sogenannten Streptomycin-Monosomen, und verhindern eine weitere Translation. Ein an die 30S-Untereinheit gebundenes Aminoglykosid verursacht außerdem Lesefehler der mRNA, was zu **B**. vorzeitiger Termination der Translation unter Loslösen des Ribosomenkomplexes und unvollständig synthetisierten Proteinen führt oder **C**. zum Einbau falscher Aminosäuren (dargestellt durch „X") und damit zur Bildung abnormaler oder funktionsunfähiger Proteine.

der Zytoplasmamembran gekoppelt, vielleicht durch die fehlerhaften Proteine. Dieses Erklärungsmodell steht im Einklang mit dem beobachteten kontinuierlichen Ausströmen kleiner Ionen, gefolgt von größeren Molekülen und schließlich dem Austritt von Proteinen der Bakterienzelle vor Eintreten des durch Aminoglykosid induzierten Absterbens. Diese fortschreitende Beschädigung der Zellhülle und anderer vitaler Zellprozesse bieten eine Erklärung für die bakterizide Wirkung der Aminoglykoside (Bryan, 1989).

Der primäre intrazelluläre Wirkungsort der Aminoglykoside ist die ribosomale 30S-Untereinheit, die aus 21 Proteinen und einem einzelnen Molekül 16S-RNA besteht (siehe Mitsuhashi, 1975). Wenigstens drei dieser Proteine und vielleicht auch die ribosomale 16S-RNA tragen zu der Bindungsstelle für Streptomycin bei. Veränderungen dieser Moleküle beeinflussen deutlich die Bindung und nachfolgende Wirkung von Streptomycin (Stöffler and Tischendorf, 1975; Cundlieffe, 1989). Zum Beispiel verhindert der Austausch einer einzelnen Aminosäure Asparagin gegen Lysin an der Position 42 eines ribosomalen Proteins (S_{12}) die Bindung des Medikamentes. Die resultierende Mutante ist vollkommen resistent gegen Streptomycin. Eine andere Mutante, in der sich an dieser Position die Aminosäure Glutamin befindet, ist interessanterweise von Streptomycin abhängig und benötigt zum Überleben die Anwesenheit des Antibiotikums. Die anderen Aminoglykoside binden ebenfalls an die ribosomale 30S-Untereinheit. Jedoch scheinen sie ebenso an verschiedene Stellen der ribosomalen 50S-Untereinheit zu binden (Davies, 1988).

Aminoglykoside unterbrechen den normalen ribosomalen Funktionszyklus wenigstens teilweise durch Störung der Initiation der Proteinsynthese, was zu einer Anreicherung abnormaler Initiationskomplexe oder „Streptomycin-Monosomen" führt. Dies ist schematisch in Abbildung 46.2 gezeigt (Luzzatto et al., 1969). Eine andere Wirkung der Aminoglykoside liegt in ihrer Fähigkeit, Fehlablesungen der mRNA zu induzieren, so daß falsche Aminosäuren in die wachsende Polypeptidkette eingefügt werden (siehe Tai et al., 1978). Die Aminoglykoside variieren in ihrer Fähigkeit, solche Lesefehler zu verursachen. Diese Eigenschaft hängt wahrscheinlich von unterschiedlichen Affinitäten für spezifische ribosomale Proteine ab. Obwohl zwischen bakterizider Wirkung und der Fähigkeit, Fehlablesungen zu verursachen, eine starke Korrelation besteht (Hummel and Böck, 1989), fehlt der eindeutige Beleg, daß dies der primäre Mechanismus des Aminoglykosid induzierten Zelltodes ist.

Mikrobielle Resistenz gegen Aminoglykoside Um das Wirkungsspektrum der Aminoglykoside zu verstehen, ist ein Verständnis der Resistenzmechanismen erforderlich (Bryan, 1988). Bakterien können gegen die antimikrobielle Wirkung der Aminoglykoside resistent sein, aufgrund fehlender Permeationsfähigkeit des Antibiotikums, einer geringen Affinität des Arzneimittels zum bakteriellen Ribosom oder durch Inaktivierung des Medikamentes durch mikrobielle Enzyme. Der letztgenannte Mechanismus ist hauptsächlich für die erworbene mikrobielle Resistenz gegen Aminoglykoside, die in der klinischen Praxis anzutreffen ist, verantwortlich.

Das Eindringen des Medikaments in den periplasmatischen Raum durch die Poren der äußeren Membran gramnegativer Bakterien kann verzögert werden, jedoch spielen Resistenzen dieses Typs klinisch keine Rolle. Haben die Aminoglykoside einmal den periplasmatischen Raum erreicht, können sie von mikrobiellen Enzymen verändert werden, die spezifische Hydroxyl- oder Aminogruppen (Abbildung 46.1) phosphorylieren, adenylieren oder acetylieren. Die genetische Information dieser Enzyme wird hauptsächlich durch Konjugation und den Transfer von DNA mittels Plasmiden und Resistenztransferfaktoren erworben (Davies, 1994; siehe Kapitel 43). Diese Plasmide kodieren für eine große Anzahl Enzyme (über 20) und haben (besonders in Krankenhäusern) weite Verbreitung gefunden, was den klinischen Nutzen von Kanamycin und später auch von Gentamicin und Tobramycin deutlich reduziert hat. Amikacin ist aufgrund schützender Molekülseitenketten (Abbildung 46.1) weniger anfällig für diese inaktivierenden Enzyme, so daß dieses Medikament eine besonders wichtige Rolle im Krankenhaus einnimmt. Die Metaboliten der Aminoglykoside können mit der Muttersubstanz um den intrazellulären Transport konkurrieren, allerdings sind sie nicht in der Lage, effektiv an Ribosomen zu binden und die Proteinsynthese zu stören.

Die plasmidvermittelte Ausprägung der Aminoglykosid inaktivierenden Enzyme hat die Behandlung enterokokkaler Infektionen problematisiert. Aufgrund dieses Mechanismus ist in mehreren Kliniken ein beträchtlicher Anteil der klinischen Isolate dieser Organismen (*Enterococcus faecalis* und *Enterococcus faecium*) äußerst resistent gegen alle Aminoglykoside (Spera and Farber, 1992; Vemuri and Zervos, 1993). Da unterschiedliche Enzyme für die Inaktivierung von Gentamicin und Streptomycin verantwortlich sind, wird ein kleiner Anteil gentamicinresistenter Enterokokkenstämme allerdings weiterhin gegen Streptomycin empfindlich sein. Eine Resistenz gegen Gentamicin deutet auch auf eine Resistenz gegen Tobramycin, Amikacin, Kanamycin und Netilmicin hin, da das inaktivierende Enzym bifunktional ist und alle diese Aminoglykoside modifiziert (Murray, 1991). Die synergistische bakterizide Wirksamkeit auf Enterokokken von bestimmten β-Lactam-Antibiotika und Vancomycin in Kombination mit Aminoglykosiden ist inzwischen verloren gegangen. Ein weiterer verkomplizierender Faktor ist die Fähigkeit von Enterokokken, Plasmide zu erwerben, die für β-Laktamasen (Murray und Mederski-Samaroj, 1983) sowie Vancomycinresistenzen kodieren (Leclercq, et al., 1988). Diese Faktoren können die Behandlung ernster enterokokkaler Infektion wie eine Endokarditis extrem erschweren. Tatsächlich sind in den Vereinigten Staaten *E.-faecium*-Stämme als tödliche Krankheitserreger auf Intensivstationen der Krankenhäusern aufgetaucht, die gegen alle bekannten Antibiotika resistent sind.

Eine andere Form von natürlicher Resistenz gegen Aminoglykoside ist dadurch verursacht, daß das Medikament nicht in der Lage ist, die zytoplasmatische (innere) Membran zu durchdringen. Wie oben erwähnt, ist der Transport der Aminoglykoside über die Zytoplasmamembran ein sauerstoffabhängiger, aktiver Prozeß. Strikt anaerobe Bakterien sind deswegen resistent gegen diese Medikamente, da es ihnen an dem nötigen Transportsystem fehlt. Entsprechend sind fakultative Anaerobier im allgemeinen resistenter, wenn sie unter anaeroben Bedingungen aufwachsen (Mates et al., 1983). Die Bedeutung dieser Permeabilitätsbarriere als Erklärung für die Resistenz gegen Aminoglykoside bei aeroben, gramnegativen Stäbchen ist nicht bekannt. Die natürliche Resistenz von Pseudomonas maltophilia und bestimmter anderer Mikroorganismen gegen Amikacin scheint eine ähnliche Basis zu besitzen wie die Resistenz einiger grampositiver Kokken gegen niedrigere Aminoglykosid-Konzentrationen.

Resistenzen, die aus Veränderungen der ribosomalen Struktur resultieren, sind bei den meisten bakteriellen Infektionen klinisch weniger relevant. Einschritt-Mutationen in *Escherichia coli*, die zum Austausch einer einzelnen Aminosäure in einem kritischen ribosomalen Protein führen, können die Bindung des Medikaments verhindern. Obwohl solche *E.-coli*-Stämme hochresistent gegen Streptomycin sind (Stöffler and Tischendorf, 1975), sind sie in der Natur nicht weit verbreitet. Ebenso zeigen nur 5% der *Pseud.-aeruginosa*-Stämme solche ribosomalen Resistenzen gegen Streptomycin. Nach Schätzungen handelt es sich bei etwa der Hälfte der streptomycinresistenten Stämme um ribosomale Resistenzen (Eliopoulos et al., 1984). *In vitro* läßt sich zeigen, daß gegen diese Stämme keine synergistische Wirksamkeit von Penicillin und Streptomycin besteht. Da ribosomale Resistenzen häufig spezifisch für Streptomycin sind, ist der größte Teil dieser Enterokokken-Stämme *in vitro* empfindlich gegen eine Kombination aus Penicillin und Gentamicin.

Antibakterielle Aktivität der Aminoglykoside Die antibakterielle Aktivität von Gentamicin, Tobramycin, Kanamycin, Netilmicin und Amikacin ist in erster Linie gegen aerobe, gramnegative Stäbchen gerichtet. Kanamycin hat ebenso wie Streptomycin ein eingeschränktes antibakterielles Wirkungsspektrum verglichen mit anderen Aminoglykosiden und sollte insbesondere nicht zur Behandlung von Infektionen verwendet werden, die durch *Serratia* oder *Pseud. aeruginosa* verursacht werden. Wie oben schon erwähnt, haben diese Antibiotika geringe Aktivität gegen anaerobe Mikroorganismen oder fakultativ anaerobe Bakterien unter anaeroben Bedingungen. Ihre Wirkung gegen die meisten grampositiven Bakterien ist beschränkt. *Streptococcus pneumoniae* und *Strep. pyogenes* sind hochresistent, und es wurde sogar Blutagarplatten Gentamicin hinzugefügt, um die Isolierung dieser Mikroorganismen aus Sputum und Pharyngealsekret zu erleichtern. Trotz fehlender Wirksamkeit bei alleinigem Einsatz, ist sowohl Streptomycin als auch Gentamicin in Kombination mit einem zellwandaktiven Wirkstoff wie Vancomycin oder einem Penicillin wirksam gegen „sensitive" Enterokokken- und Streptokokken-Stämmen. Solche Kombinationen führen zu einer schnelleren bakteriziden Wirkung als die einzelnen Medikamente (d.h. sie wirken synergistisch). Gentamicin und Tobramycin sind beide *in vitro* gegen mehr als 90% der *Staphylococcus-aureus*-Stämme und 75% der *Staph.-epidermidis*-Stämme wirksam. Die klinische Wirksamkeit bei alleiniger Anwendung von Aminoglykosiden zur Behandlung schwerer Staphylokokkeninfektionen ist allerdings nicht dokumentiert und sie sollten in diesen Fällen nicht eingesetzt werden. Stämme gentamicinresistenter Staphylokokken-Mutanten treten schnell während einer Exposition mit dem Medikament auf. Ferner steigt die staphylokokkale Resistenz an, die durch konjugativ

Tabelle 46.1 Minimale Hemmkonzentrationen der Aminoglykoside, bei denen 90% der klinischen Isolate verschiedener Spezies gehemmt werden (MHK_{90}).

SPEZIES	KANAMYCIN	GENTAMICIN	NETILMICIN	TOBRAMYCIN	AMIKACIN
			MHK_{90}, µg/ml		
Citrobacter freundii	8	0,5	0,25	0,5	1
Enterobacter spp.	4	0,5	0,25	0,5	1
Escherichia coli	16	0,5	0,25	0,5	1
Klebsiella pneumoniae	32	0,5	0,25	1	1
Proteus mirabilis	8	4	4	0,5	2
Providencia stuartii	128	8	16	4	2
Pseudomonas aeruginosa	>128	8	32	4	2
Serratia spp.	>64	4	16	16	8
Enterococcus faecalis	–	32	2	32	≥64
Staphylococcus aureus	2	0,5	0,25	0,25	16

* Nach Wiedemann, B. und Atkinson, B.A., 1991.

transferierte Plasmide vermittelt ist, welche für Aminoglykosid modifizierende Enzyme kodieren (Kucers and Bennett, 1987).

Wie in Tabelle 46.1 gezeigt, variieren die aeroben, gramnegativen Stäbchen in ihrer Empfindlichkeit gegen Aminoglykoside. Mikroorganismen werden als „empfindlich" gegen ein Antibiotikum bezeichnet, wenn sich Konzentrationen des Antibiotikums im Plasma erreichen lassen, die das Bakterienwachstum hemmen, ohne allzu gravierende toxische Nebenwirkungen hervorzurufen. Bei Applikation in 8 - 12-Stunden-Intervallen schwanken diese therapeutischen Maximalkonzentrationen zwischen 4 - 12 µg/ml bei Gentamicin, Tobramycin und Netilmicin und 20 bis 35 µg/ml für Amikacin und Kanamycin. Tobramycin und Gentamicin zeigen ähnliche Wirksamkeit gegen die meisten gramnegativen Stäbchen, obwohl Tobramycin gewöhnlich eine größere Wirksamkeit gegen *Pseud. aeruginosa* sowie einige Stämme der *Proteus*-Arten aufweist. Die meisten gramnegativen Stäbchen (außer *Pseud. aeruginosa*), die gegen Gentamicin aufgrund Plasmid vermittelten, inaktivierenden Enzymen resistent sind, werden ebenfalls Tobramycin inaktivieren. Jedoch bleiben 50% der gentamicinresistenten *Pseud.-aeruginosa*-Stämme gegen Tobramycin empfindlich (Symposium, 1976b). In einigen Krankenhäusern hat sich die nosokomiale Flora in den letzten 20 Jahren in ihrer Empfindlichkeit gegen Antibiotika beträchtlich verändert; es läßt sich ein allmählicher Anstieg der Resistenz gegen Gentamicin und Tobramycin beobachten. Die relative Häufigkeit dieser Veränderung schwankt drastisch, sogar auf den verschiedenen Stationen innerhalb eines Krankenhauses (Cross et al., 1983). Glücklicherweise haben Amikacin (Betts et al., 1984) und in einigen Fällen Netilmicin ihre Wirksamkeit auch in dieser Situation beibehalten. Dieses Phänomen ist auf die Unempfindlichkeit dieser Medikamente gegen viele der Aminoglykosid inaktivierenden Enzyme zurückzuführen. Diese Wirkstoffe besitzen darum Breitbandwirksamkeit und sind besonders wertvoll bei der Behandlung nosokomialer Infektionen.

RESORPTION, VERTEILUNG UND EXKRETION DER AMINOGLYKOSIDE

Resorption Die Aminoglykoside sind hochpolare Kationen und werden darum sehr schlecht aus dem Gastrointestinaltrakt resorbiert. Nach oraler oder rektaler Applikation wird weniger als 1% der Dosis resorbiert. Die Medikamente werden nicht im Darm inaktiviert und mit dem Stuhl ausgeschieden. Jedoch kann die orale oder rektale Langzeit-Applikation bei Patienten mit gestörter Nierenfunktion zu einer Akkumulation der Aminoglykoside bis zu toxischen Konzentrationen führen. Die Resorption von Gentamicin aus dem Gastrointestinaltrakt kann durch gastrointestinale Erkrankungen gesteigert sein (Ulzera, entzündliche Darmerkrankungen; Cox, 1970; Breen et al., 1972). Die Instillation dieser Medikamente in Körperhöhlen mit serösen Oberflächen kann zu einer schnellen Resorption und unerwarteten toxischen Nebenwirkungen führen, z.B. einer neuromuskulären Blockade. Entsprechend können Intoxikationen auftreten, wenn Aminoglykoside topisch über einen langen Zeitraum auf große Wunden, Verbrennungen oder Hautulzerationen appliziert werden, besonders bei gleichzeitig bestehender Niereninsuffizienz.

Alle Aminoglykoside werden bei intramuskulärer Injektion schnell resorbiert. Die Spitzenkonzentrationen im Plasma werden nach 30 bis 90 Minuten erreicht und entsprechen denen, die 30 Minuten nach Beendigung einer 30minütigen intravenösen Infusion der gleichen Dosis erzielt werden. Bei schwer erkrankten Patienten, besonders solchen im Schock, kann die Resorption des Medikamentes von der intramuskulären Injektionsstelle aufgrund schlechter Durchblutung reduziert sein.

Verteilung Aufgrund ihrer polaren Natur gelangen die Aminoglykoside nur in geringem Ausmaß in die Zelle, in das ZNS und das Auge. Außer bei Streptomycin ist die Bindung an Plasmaalbumine gering. Das Verteilungsvolumen von Aminoglykosiden beträgt ca. 25% der fettfreien Körpermasse und entspricht etwa dem Volumen der Extrazellularflüssigkeit (Barza et al., 1975).

Wie erwartet finden sich nur geringe Konzentrationen der Aminoglykoside in Sekreten und Geweben. Hohe Konzentrationen treten nur in der Nierenrinde sowie der Endo- und Perilymphe des Innenohrs auf, was zur Nephro- und Ototoxizität dieser Medikamente beitragen kann (Davis et al., 1984). Als Resultat einer aktiven hepatischen Sekretion werden in der Galle 30% der Plasmakonzentration erreicht, allerdings stellt dies nur einen unbedeutenden Exkretionsweg der Aminoglykoside dar. In die Sekrete der Atemwege erfolgt die Penetration schlecht (Levy, 1986). Die Diffusion in die Pleuraflüssigkeit und Synovia ist relativ langsam, allerdings können nach wiederholter Applikation annähernd die Plasmakonzentrationen erreicht werden. Entzündungen steigern die Penetration der Aminoglykoside in die Peritoneal- und Perikardhöhlen.

Bei parenteraler Gabe finden sich im Liquor cerebrospinalis gewöhnlich nur subtherapeutische Aminoglykosidkonzentrationen. Bei Versuchstieren und Menschen beträgt die Konzentration im Liquor cerebrospinalis weniger als 10% der Plasmakonzentration, wenn keine Entzündung vorliegt. Im Falle einer Meningits kann dieser Wert 25% erreichen (Strausbaugh et al., 1977). Bei Erwachsenen reichen die erhaltenen Konzentrationen daher nicht zur Behandlung einer durch gramnegative Stäbchen hervorgerufenen Meningitis aus. Um therapeutische Konzentrationen zu erreichen, wurden die Aminoglykoside intrathekal oder intraventrikulär appliziert, allerdings ist gegenwärtig dieses Verfahren durch die Verfügbarkeit der Cephalosporine der 3. Generation in den meisten Fällen unnötig. Die Wirksamkeit der parenteralen Aminoglykosidapplikation bei Neugeborenen mit Meningitis sind dagegen gut, möglicherweise weil die Blut-Hirn-Schranke noch nicht ausgereift ist (McCracken et al., 1980; McCracken, 1985). Eine intrathekale Applikation bietet hier keine Vorteile. Aufgrund der schlechten Penetration der Aminoglykoside in das Kammerwasser sind zur effektiven Therapie einer bakteriellen Endophthalmitis periokuläre und intraokuläre Injektionen des Medikamentes erforderlich (Barza, 1978).

Bei Frauen mit fortgeschrittener Schwangerschaft kann die Verabreichung von Aminoglykosiden zu einer Akkumulation des Medikamentes im fetalen Plasma und der Amnionflüssigkeit führen. Streptomycin kann Gehörverlust bei Kindern verursachen, wenn deren Mütter das Medikament während der Schwangerschaft erhielten (Warkany, 1979). Bezüglich der anderen Aminoglykoside sind nur unzureichende Daten verfügbar. Es wird deshalb empfohlen, Aminoglykoside während der Schwangerschaft mit Vorsicht und nur bei strenger klinischer Indikation und bei Abwesenheit geeigneter Alternativen einzusetzen (Sanford et al., 1994).

Exkretion Die Aminoglykoside werden fast vollständig durch glomeruläre Filtration ausgeschieden. Im Urin werden Konzentrationen von 50 - 200 µg/ml erreicht. Der größte Teil einer parenteral verabreichten Menge wird unverändert während der ersten 24 Stunden ausgeschieden, das meiste davon innerhalb der ersten 12 Stunden. Die einzelnen Aminoglykoside besitzen eine ähnliche Plasmahalbwertszeit, die zwischen zwei und drei Stunden bei Patienten mit normaler Nierenfunktion variiert. Die renale Clearance der Aminoglykoside liegt bei etwa 60% der Kreatinin-Clearance. Diese Beobachtung legt nahe, daß ein Teil des Medikamentes tubulär rückresorbiert wird.

Nach einmaliger Applikation eines Aminoglykosides liegt die Abklingrate im Plasma ca. 10% bis 20% über der renalen Ausscheidung. Nach ein bis zwei Therapietagen finden sich dann annähernd 100% der nachfolgenden Dosen im Urin wieder. Dieses Phänomen entsteht vermutlich durch die Sättigung der Bindungsstellen für Aminoglykoside im Gewebe. Die Eliminationsgeschwindigkeit des Medikamentes von diesen Stellen ist erheblich länger als im Plasma. Die Halbwertszeit für gewebegebundene Aminoglykoside wurde zwischen 30 bis 700 Stunden geschätzt (Schentag und Jusko, 1977). Aus diesem Grund können noch 10 bis 20 Tage nach Beendigung der Applikation geringe Mengen der Aminoglykoside im Urin gefunden werden. An Nierengewebe gebundene Aminoglykoside scheinen noch eine antibakterielle Wirkung zu besitzen und im Tierversuch die Niere vor einer bakteriellen Infektion zu schützen, sogar wenn das Medikament nicht mehr im Plasma festgestellt werden kann (Bergeron et al., 1982).

Die durch eine Initial- oder Aufsättigungsdosis erzielte Plasmakonzentration der Aminoglykoside hängt nur vom Verteilungsvolumen des Medikamentes ab. Da die Elimination der Aminoglykoside fast vollständig über die Niere erfolgt, existiert bei Patienten mit leicht beeinträchtigter Nierenfunktion eine lineare Beziehung zwischen der Kreatininkonzentration im Plasma und der Halbwertszeit der Aminoglykoside. Bei nierenlosen Patienten beträgt die Halbwertszeit das 20- bis 40fache der Halbwertszeit von Nierengesunden. *Da ein Zusammenhang zwischen dem Auftreten von nephro- und ototoxischen Nebenwirkungen und der akkumulierten Konzentration eines Aminoglykosides besteht, ist bei Patienten mit eingeschränkter Nierenfunktion eine reduzierte Erhaltungsdosis essentiell*, wobei die Höhe der Einzeldosis oder das Dosierungsintervall oder beides verändert werden können. Es liegen keine schlüssigen Informationen für die beste Vorgehensweise vor. Sogar die gegenwärtig akzeptierten therapeutischen Plasmaspiegel werden in Frage gestellt (McCormack and Jewesson, 1992). Eine Reihe spezieller Empfehlungen und Nomogramme sind in der Literatur beschrieben (z.B. Hull and Sarubbi, 1976). Die Aufsättigungsdosis sollte in Milligramm pro Kilogramm Körpergewicht bemessen werden. Da die Aminoglykoside sich nur minimal im Fettgewebe verteilen, sollte das als Normalgewicht geschätzte Gewicht (bei gegebener Körpergröße) verwendet werden. Methoden zur Bestimmung der Dosis werden in Anhang II beschrieben.

Allerdings bestehen offensichtliche Schwierigkeiten bei der Verwendung jeder dieser Verfahren bei Patienten mit sich schnell ändernder Nierenfunktion (Lesar et al., 1982). Sogar wenn bekannte Faktoren in der Berechnung berücksichtigt werden, ist eine große Schwankungsbreite der erreichten Plasmakonzentrationen nachweisbar (Barza et al., 1975). Wenn das extrazelluläre Volumen ausgeweitet ist (z.B. Ödeme), wird die Aminoglykosidkonzentration verringert sein. Bei Patienten mit Zystischer Fibrose ist aus unbekannten Grund die Clearance erhöht und die Halbwertszeit der Aminoglykoside verringert. Bei Patienten mit Leukämie ist das Verteilungsvolumen vergrößert (Rosenthal et al., 1977; Spyker et al., 1978) und bei Patienten mit Anämie (Hämatokrit < 25%) die Plasmakonzentration höher als erwartet, vermutlich durch eine Verringerung der Anzahl der Bindungsstellen an den roten Blutkörperchen (Siber et al., 1975).

Die Bestimmung der Wirkstoffkonzentration im Plasma kann ein wesentlicher Anhaltspunkt für die geeignete Applikation der Aminoglykoside sein. Idealerweise sollte eine Plasmakonzentration kurz vor Applikation (sog. Talspiegel) und eine Spitzenkonzentration, welche 30 Minuten nach 30minütiger Infusion der Dosis bestimmt wird, ermittelt werden, um ausreichend antimikrobiell wirksame Konzentrationen sicherzustellen (Peak-Wert) und die Akkumulation des Medikamentes zu ermitteln (Talspiegel). Bei Patienten mit lebensbedrohlichen systemischen Infektionen sollten die Aminoglykosidkonzentrationen mehrmals pro Woche (bei Veränderung der Nierenfunktion noch häufiger) bestimmt werden sowie immer innerhalb 24 Stunden nach einer Dosisänderung.

Durch Hämo- oder Peritonealdialyse werden Aminoglykoside aus dem Körper eliminiert. Annähernd 50% der verabreichten Menge werden in 12 Stunden durch Hämodialyse entfernt. Dieses Verfahren wurde zur Behandlung von Überdosierungen eingesetzt (Alexander and Gambertoglio, 1985). Als allgemeine Regel wird nach jeder Hämodialyse eine Dosis verabreicht, die der Hälfte der Aufsättigungsdosis entspricht, um die Plasmakonzentration im therapeutischen Bereich aufrechtzuerhalten. Dies ist aber nur eine grobe Annäherung und häufiges Überwachen der Medikamentenkonzentrationen im Plasma ist auch hier entscheidend.

Zur Elimination von Aminoglykosiden ist die Peritonealdialyse weniger effektiv als die Hämodialyse. Die Clearance-Geschwindigkeit liegt bei 5 - 10 ml pro Minute, ist allerdings sehr variabel (Appel and Neu, 1977). Bei Patienten unter Peritonealdialysen mit bakterieller Peritonitis lassen sich wahrscheinlich keine therapeutischen Aminoglykosidkonzentrationen in der Peritonealflüssigkeit erreichen, da das Verhältnis der Konzentration im Plasma und Peritonealflüssigkeit bei zehn zu eins liegt (Smithivas et al., 1971). Um Konzentrationen zu erreichen, die den angestrebten Plasmakonzentrationen entsprechen (d.h. 4 - 10 µg/ml für Gentamicin, Tobramycin und Netilmicin; 15 - 30 µg/ml für Amikacin und Kanamycin), wird deshalb empfohlen, das Antibiotikum dem Dialysat hinzuzufügen. Dem sollte aber die parenterale Applikation einer Aufsättigungsdosis vorausgehen.

Obwohl die Ausscheidung der Aminoglykoside bei Erwachsenen und Kindern über sechs Monate ähnlich ist, kann die Halbwertszeit der Medikamente bei Neugeborenen deutlich verlängert sein. Bei neugeborenen Säuglingen, die weniger als 2 kg wiegen, beträgt die Halbwertszeit 8 - 11 Stunden während der ersten Lebenswoche, während Neugeborene, die über 2 kg wiegen, diese Medikamente mit einer Halbwertszeit von ca. fünf Stunden eliminieren (Yow, 1977). Es ist daher auch hier von entscheidender Bedeutung, die Aminoglykosidkonzentrationen während einer Behandlung von Neugeborenen zu überwachen (Phillips et al., 1982).

Die Aminoglykoside können von verschiedenen Penicillin-Derivaten *in vitro* (Konishi et al., 1983) sowie bei Patienten mit terminaler Niereninsuffizienz (Blair et al., 1982) inaktiviert werden. Dies macht eine Dosierungsempfehlung noch schwieriger. Besondere Vorsicht ist beim Gewinnen von Blutproben zur Konzentrationsbestimmung dieser Medikamente geboten, da die Inaktivierung der Aminoglykoside *in vitro* andauern kann, wenn nicht das Penicillin mit β-Lactamase inaktiviert oder die Probe eingefroren wurde (Pickering and Gearhart, 1979). Amikacin scheint am wenigsten durch diese Wechselwirkung beeinflußt zu werden.

UNERWÜNSCHTE WIRKUNGEN DER AMINOGLYKOSIDE

Alle Aminoglykoside können reversible und irreversible vestibulare, kochleare sowie renale Schädigungen hervorrufen. Diese Nebenwirkungen komplizieren ihre Anwendung und erschweren eine sachgerechte Applikation (Appel and Neu, 1977).

Ototoxizität Sowohl vestibuläre als auch auditorische Funktionsbeinträchtigungen können nach Applikation jedes der Aminoglykoside erfolgen. Sowohl in Tierversuchen als auch in Studien am Menschen konnte eine fortschreitende Akkumulation dieser Medikamente in der Peri- und Endolymphe des Innenohrs beobachtet werden (Huy et al., 1983). Die Anreicherung findet hauptsächlich bei hohen Plasmakonzentration statt. Die Rückdiffusion in den Blutstrom erfolgt nur langsam. In den Innenohr-Flüssigkeiten ist die Halbwertszeit der Aminoglykoside fünf- bis sechsmal länger als im Plasma. Das Rückdiffundieren ist konzentrationsabhängig und deswegen am größten, wenn die Plasmakonzentration ein Minimum (Tal-Spiegel) erreicht. Folglich treten ototoxische Nebenwirkungen offensichtlich insbesondere bei Patienten mit anhaltend erhöhten Medikamentenkonzentrationen im Plasma auf. Jedoch wurde berichtet, daß sogar eine Einzeldosis Tobramycin während des Zeitraumes der maximalen Plasmakonzentrationen temporär schwache kochleare Funktionseinschränkungen hervorruft (Wilson and Ramsden, 1977). Ob diese Beobachtung mit dem dauerhaften Hörverlust bei Überdosis im Zusammenhang steht, ist nicht bekannt.

Die Ototoxizität ist größtenteils irreversibel und resultiert aus einer fortschreitenden Zerstörung der vestibularen und kochlearen sensorischen Zellen, die hochempfindlich gegenüber Schädigungen durch Aminoglykoside sind (Brummett and Fox., 1982). Studien an Meerschweinchen, die hohen Dosen Gentamicin ausgesetzt wurden, zeigten Degenerationen des Typs I der sensorischen Haarzellen im zentralen Teil der Crista ampullaris (Vestibularorgan) sowie Verschmelzungen einzelner sensorischer Haare zu Riesenhaaren (Wersäll et al., 1973). Ähnliche Studien mit Gentamicin und Tobramycin demonstrierten ebenfalls einen Verlust der Haarzellen im Corti-Organ der Cochlea (Theopold, 1977). Mit ansteigender Dosierung sowie verlängerter Exposition, schreitet die Schädigung von der Basis der Cochlea, wo die hochfrequenten Töne verarbeitet werde, zum Apex fort, der für die Aufnahme der niedrigen Frequenzen zuständig ist. Während diese histologischen Veränderungen mit der Fähigkeit der Cochlea korreliert, ein Aktionspotential als Antwort auf Töne zu generieren, ist der eigentliche biochemischen Mechanismus der Ototoxizität bisher noch nicht vollständig geklärt. Bei experimentell induzierter Ototoxizität konnte gezeigt werden, daß die durch Aminoglykoside hervorgerufenen frühen Veränderungen, durch Ca^{2+} reversibel sind. Sind die sensorischen Zellen jedoch einmal zerstört, findet keine Regeneration mehr statt. Darauf folgt die retrograde Degenerierung des N. acusticus, was zu irreversiblem Gehörverlust führt (Lietman, 1990). Es wurde vermutet, daß die Aminoglykoside das aktive Transportsystem stören, welches für die Aufrechterhaltung des Ionengleichgewichtes der Endolymphe nötig ist (Neu and Bendush, 1976). Dies würde zu einer Veränderung der normalen Ionenkonzentration in den Labyrinthflüssigkeiten mit einer Beeinträchtigung der elektrischen Aktivität und Nervenleitung führen. Durch die Elektrolytveränderungen, oder vielleicht die Medikamente selbst, kommt es schließlich zu einer irreversiblen Schädigung der Haarzellen. Interessant sind die Wechselwirkung der Aminoglykoside mit den Phospholipiden der Membran, insbesondere mit Phosphatidylinositol und seinen phosphorylierten Derivate, welche die Vorstufen für die intrazellulären Botenstoffe (Second messenger) Inositol-1,4,5-triphosphat und Diacylglycerin sind (siehe Kapitel 2).

Das Maß dauerhafter Funktionsstörungen korreliert mit der Anzahl zerstörter oder veränderter sensorischer Haarzellen und wird auf die anhaltende Exposition mit dem Medikament zurückgeführt. Die Wiederholung von Behandlungszyklen mit Aminoglykosiden (wobei jeder den Verlust von mehr Haarzellen zur Folge hat) kann bis zur Gehörlosigkeit führen. Da die Anzahl der Zellen sich mit dem Alter zu verringern scheint, können ältere Patienten unter Umständen empfindlicher für die ototoxischen Nebenwirkungen sein. In Tieren potenzieren Medikamente wie *Etacrynsäure* und *Furosemid* die ototoxischen Wirkungen der Aminoglykoside (Brummett,

1983), wobei die Daten im Zusammenhang mit Furosemid beim Menschen weniger überzeugend sind (Moore et al., 1984a). Bei Patienten mit schon existierenden Hörstörungen ist die Ausbildung eines Hörverlusts nach Exposition mit diesen Wirkstoffen ebenfalls wahrscheinlicher.

Obwohl alle Aminoglykoside in der Lage sind, sowohl kochleare als auch vestibulare Funktionen in Mitleidenschaft zu ziehen, bestehen offensichtlich einige bevorzugte Schädigungen. Streptomycin und Gentamicin bewirken hauptsächlich vestibulare Störungen, während Amikacin, Kanamycin und Neomycin in erster Linie auditorische Funktionen beeinträchtigen und Tobramycin beide Funktionen beeinflusst. Das Auftreten ototoxischer Nebenwirkungen ist extrem schwer zu bestimmen. Daten aus der Audiometrie deuten darauf hin, daß die Inzidenz bis zu 25% betragen kann (Moore et al., 1984a). Die relative Häufigkeit scheint für Tobramycin, Gentamicin und Amikacin gleich zu sein. Anfängliche Studien an Labortieren und am Menschen deuteten darauf hin, daß Netilmicin weniger ototoxisch ist als die anderen Aminoglykoside (Brummett and Fox, 1982; Lerner et al., 1983). Jedoch ist die Häufigkeit für das Auftreten ototoxischer Wirkungen durch Netilmicin nicht zu vernachlässigen; in einem klinischen Versuch entwickelten sich solche Komplikationen bei immerhin 10% der Patienten (Trestman et al., 1978). Eine definitive Einschätzung der relativen Ototoxizität der Aminoglykoside bedarf noch weiterer klinischer Untersuchungen.

Besonders hoch ist das Auftreten vestibulärer Schäden bei Patienten, die Streptomycin erhalten. Fast 20% der Individuen, die zur Behandlung enterokokkaler Endokarditiden 500 mg zweimal täglich über vier Wochen erhielten, entwickelten klinisch apparente, irreversible vestibuläre Schädigungen (Wilson et al., 1984). Weiterhin zeigten bis zu 75% der Patienten, die 2 g Streptomycin länger als 60 Tage erhielten, Anzeichen eines Nystagmus oder Gleichgewichtsstörungen.

Da anfängliche Symptome unter Umständen reversibel sein können, sollten Patienten, die hochdosiert oder langanhaltend mit Aminoglykosiden behandelt werden, sorgfältig auf ototoxische Nebenwirkungen hin überwacht werden. Jedoch kann sich auch noch einige Wochen nach Beendigung der Therapie ein Hörverlust einstellen.

Klinische Symptome der kochlearen Toxizität Ein hochtöniger Tinnitus ist häufig das erste Symptom für bevorstehende Komplikationen. Wenn das Medikament nicht abgesetzt wird, kann sich nach wenigen Tagen eine Beeinträchtigung des Gehörs entwickeln. Der Tinnitus kann für einige Tage bis zu zwei Wochen nach Abbruch der Therapie anhalten. Da das Wahrnehmungsvermögen der Töne im hochfrequenten Bereich (außerhalb des Sprachbereichs) zuerst verloren geht, sind sich die betroffenen Individuen der Komplikationen nicht bewußt. Diese werden auch nicht festgestellt, wenn keine sorgfältigen audiometrischen Untersuchungen durchgeführt werden. Mit fortschreitendem Gehörverlust sind die niedrigeren Tonbereiche betroffen, und die normale Konversation wird erschwert.

Klinische Symptome der vestibularen Toxizität Dem Einsetzen von Funktionsstörungen des Labyrinths können mäßig starke Kopfschmerzen vorausgehen, die ein oder zwei Tage anhalten. Darauf folgt eine akute Phase, in der sich Übelkeit, Erbrechen und Gleichgewichtsstörungen ausbilden und für ein bis zwei Wochen andauern. Herausragende Symptome sind Schwindel in aufrechter Position, die Unfähigkeit, das Ende einer Bewegung wahrzunehmen sowie Schwierigkeiten beim Sitzen oder Stehen ohne visuelle Orientierungshilfe (z.B. mit geschlossenen Augen). Weitere Symptome sind Augendriften am Ende einer Bewegung, so daß Fokussieren und Lesen schwer fallen, positiver Romberg-Versuch und, seltener, pendelnde Rumpfbewegungen sowie spontaner Nystagmus. Die akute Phase endet plötzlich und wird von Anzeichen gefolgt, die einer chronischen Innenohrentzündung entsprechen, in welcher der Patient, obwohl im Liegen symptomlos, Schwierigkeiten beim Laufen oder bei plötzlichen Bewegungen hat. Ataxie ist das offensichtlichste Symptom. Die chronische Phase dauerte etwa zwei Monate und wird allmählich von der kompensatorischen Phase ersetzt, in welcher die Symptome latent bestehen und nur bei geschlossenen Augen auftreten. Die Anpassung an die Beeinträchtigungen der Labyrinthfunktion wird durch den Gebrauch visueller Orientierungshilfen sowie propriozeptiver Wahrnehmung erreicht, um Bewegung und Position zu bestimmen. Dies gelingt bei Jüngeren besser als bei Älteren, ist allerdings unter Umständen nicht ausreichend, um das hohe Maß an Koordination zu gewährleisten, welches für viele Tätigkeiten erforderlich ist. Die Genesung von dieser Phase kann 12 - 18 Monate dauern und die meisten Patienten behalten dauerhafte Schädigungen. Obwohl keine besondere Behandlung der vestibularen Defizite vorliegt, kann das frühe Absetzen des Medikamentes eine Erholung ermöglichen, bevor die Haarzellen irreversibel geschädigt sind.

Nephrotoxizität Bei etwa 8 - 26% der Patienten, die ein Aminoglykosid über mehrere Tage erhalten, wird sich eine leichte Einschränkung der Nierenfunktion ausbilden, die fast immer reversibel ist (Smith et al., 1977, 1980). Die Toxizität scheint das Resultat einer Akkumulation und gesteigerten Retention der Aminoglykoside in den proximalen Tubuluszellen zu sein (Aronoff et al., 1983; Lietman and Smith, 1983). Die initiale Schädigung an dieser Stelle ist durch das Ausscheiden von Enzymen des renal-tubulären Bürstensaums erkennbar (Patel et al., 1975). Nach einigen Tagen kommt es zu einer Einschränkung der renalen Konzentrierungsfähigkeit, leichter Proteinurie und zum Ausscheiden von Hyalin und granulierten Zylindern. Nach einigen weiteren Tagen ist die glomeruläre Filtrationsrate reduziert (Schentag et al., 1979). Es wurde postuliert, daß die nicht-oligurische Phase der Niereninsuffizienz auf die Wirkungen der Aminoglykoside am distalen Teil des Nephrons zurückzuführen sind. Einige Forscher vermuten, daß sie die Empfindlichkeit des Epithels der Sammelrohre für endogenes antidiuretisches Hormon (ADH) vermindern (Appel, 1982). Während in seltenen Fällen schwere akute Tubulusnekrosen auftreten können, ist der häufigste deutliche Befund ein leichter Anstieg des Plasmakreatinins (0,5 - 2,0 mg/dl; 40 - 175 µM). Sehr selten treten Hypokaliämie, Hypokalzämie sowie Hypophosphatämie auf. Die Beeinträchtigung der Nierenfunktion ist fast immer reversibel, da die Zellen des proximalen Tubulus die Fähigkeit besitzen, sich zu regenerieren.

Einige Faktoren scheinen die Nephrotoxizität der Aminoglykoside zu beeinflussen. Die Toxizität korreliert mit der Gesamtmenge des verabreichten Medikamentes. Folglich ist das Auftreten toxischer Nebenwirkung bei längerer Therapiedauer wahrscheinlicher. Bei Ratten und Hunden wirken Dauerinfusionen nephrotoxischer als eine intermittierende Gabe des Medikamentes (Reiner et al., 1978; Powell et al., 1983). Beim Menschen korreliert die Toxizität mit konstant über einen kritischen Talspiegel befindlichen Medikamentenkonzentrationen im Plasma (Keating et al., 1979). Tierversuche lassen vermuten, daß eine geringere Nephrotoxizität bei gleichbleibender Wirksamkeit besteht, wenn die Aminoglykoside einmal täglich verabreicht werden (Kapusnik et al., 1988; Wood et al., 1988). In einigen klinischen Studien wurde die Wirksamkeit und Toxizität der Einmal-Gabe mit der Mehrfach-Gabe für verschiedene Aminoglykoside verglichen, u.a. Gentamicin, Amikacin, Netilmicin und Tobramycin (Gilbert, 1991; ter Braak et al., 1990; Prins et al., 1993; deVries et al., 1990). Eine übereinstimmende Beobachtung ist, daß die einmalige Gabe pro Tag nicht toxischer und in einigen Studien sogar weniger toxisch ist als die mehrmals tägliche Applikation, ohne Verlust an klinischer Wirksamkeit.

Das nephrotoxische Potential variiert bei den einzelnen Aminoglykosiden. Im Tierversuch korreliert die relative Toxizität mit der Medikamentenkonzentration in der Nierenrinde, jedoch konnten klinische Studien diese Beobachtungen nicht übereinstimmend bestätigen. Neomycin, welches sich am meisten anreichert, wirkt am Menschen stark nephrotoxisch und sollte nicht systemisch angewandt werden. Streptomycin reichert sich nicht in der Nierenrinde an und wirkt am geringsten nephrotoxisch. Die meisten Meinungsverschiedenheiten betrafen die relative Toxizität von Gentamicin und Tobramycin. Gentamicin wird in größerem Maße in der Niere angereichert als Tobramycin, allerdings ergaben kontrollierte klinische Studien verschiedene Einschätzungen ihrer relativen Toxizität (Smith et al., 1977, 1980; Fong et al., 1981; Keys et al., 1981). Sollten Unterschiede in der renalen Toxizität dieser zwei Aminoglykoside am Menschen bestehen, so scheinen diese nur schwach zu sein. Vergleichende Studien mit Amikacin, Sisomicin und Netilmicin sind nicht schlüssig. Wichtig ist, daß andere Medikamente wie Amphotericin B, Vancomycin, Cisplatin und Ciclosporin die durch Aminoglykoside hervorgerufene Nephrotoxizität potenzieren können (Wood et al., 1986). Einige Studien deuten darauf hin, daß auch Cephalothin die durch Aminoglykosid bedingte Nephrotoxizität verstärkt (Klastersky et al., 1975; Wade et al., 1978). Bei Ratten steigert Furosemid die Nephrotoxizität der Aminoglykoside, wenn der gleichzeitige Flüssigkeitsverlust nicht ausgeglichen wird (Mitchell et al., 1977). Es wurde vermutet, daß der durch das Diuretikum hervorgerufene K^+-Verlust für diese Toxizität verantwortlich sein könnte. In klinischen Studien konnte nicht schlüssig nachgewiesen werden, ob Furosemid zu einer Verstärkung der Nephrotoxizität führt (Smith und Lietman, 1983); jedoch ist durch Furosemid induzierter Flüssigkeitsverlust als auch K^+-Verlust möglicherweise problematisch.

Es wurde behauptet, daß fortgeschrittenes Alter, Lebererkrankungen und ein septischer Schock Risikofaktoren für das Auftreten der Nephrotoxizität von Aminoglykosiden darstellen, allerdings sind die Daten nicht überzeugend (Moore et al., 1984b). Es sollte betont werden, daß die Nierenfunktion bei älteren Patienten durch die Messung der Kreatininkonzentration im Serum überbewertet wird und es – wie z.B. auch bei Digoxin – zu einer Überdosierung kommt, wenn dieser Wert als einzige Richtlinie bei dieser Patientengruppe verwendet wird.

Veränderungen von Struktur und Funktion der Zellen im proximalen Tubulus sind normalerweise reversibel. Die wichtigste Folge dieser Schädigung kann unter Umständen in einer verringerten Exkretion des Medikamentes liegen, was wiederum zu ototoxischen Wirkungen führen kann. Die Überwachung der Medikamentenkonzentration im Plasma ist sinnvoll, besonders während längerer oder hochdosierter Therapie. Jedoch konnte bisher auch nicht nachgewiesen werden, daß toxische Nebenwirkungen durch die Vermeidung von übermäßigen Spitzen- oder Talspiegeln der Aminoglykoside verhindert werden können. Tatsächlich deutet die praktische Erfahrung mit einmal täglicher Gabe darauf hin, daß hohe Maximalkonzentrationen (z. B. 15 - 25 µg/ml) nicht zu einem Anstieg der Toxizität führen.

Die biochemischen Vorgänge, die zur Schädigung der Tubuluszellen und zu glomerulären Funktionsstörungen führen, sind noch relativ unklar, allerdings kann hierbei unter Umständen die Störung der Zellmembranstruktur eine Rolle spielen. Aminoglykoside hemmen eine Reihe von Phospholipasen, Sphingomyelinasen und ATPasen, und sie verändern die Funktion der Mitochondrien und Ribosomen (Silverblatt, 1982; Queener et al., 1983; Humes et al., 1984). Aufgrund der Fähigkeit der kationischen Aminoglykoside, mit anionischen Phospholipiden in Wechselwirkung zu treten, können diese Medikamente unter Umständen die Bildung in der Membran produzierter Mediatoren und intrazellulärer Botenstoffe wie Prostaglandinen, Inositolphosphaten und Diacylglycerin beeinträchtigen. Die Störung des Prostaglandinstoffwechsels könnte eine Erklärung für den Zusammenhang zwischen den Tubulusschäden und der verminderten glomerulären Filtrationsrate liefern. Bei Tieren, die Aminoglykoside erhielten, wurden morphologische Veränderungen der glomerulären Endothelzellen beobachtet (verringerte Anzahl der Endothelfensterung; Luft and Evans, 1980) sowie eine Verringerung des glomerulären Kapillar-Ultrafiltrations-Koeffizienten (Baylis et al., 1977).

Ca^{2+} hemmt *in vitro* die Aufnahme und die Bindung der Aminoglykoside an der luminalen Bürstensaummembran der Niere und ergänzendes diätisches Ca^{2+} schwächt eine experimentell induzierte Nephrotoxizität ab (Bennett et al., 1982; Humes et al., 1984; Quarum et al., 1984). Die Aminoglykoside werden schließlich durch Pinozytose internalisiert. Morphologisch bestehen klare Anzeichen für eine Akkumulation des Medikamentes in Liposomen, in denen die Aminoglykoside eingeschlossen, angereichert (bis zum 50fachen der Plasmakonzentration; Aronoff et al., 1983) und für die Ausschleusung in den Urin vorbereitet werden, letzteres als multilamellare Phospholipidstrukturen, den sogenannten *Myeloid-Körpern* (Silverblatt, 1982).

Neuromuskuläre Blockade Eine ungewöhnliche toxische Reaktion von Aminoglykosiden besteht in einem akutem neuromuskulären Block und Atemstillstand. Eine Überprüfung von 83 Berichten über verlängerte Myoparalyse ergab Neomycin als die häufigste Ursache (Pittinger et al., 1970). Die Fähigkeit, eine neuromuskuläre Blockade hervorzurufen, nimmt in der Reihenfolge Neomycin, Kanamycin, Amikacin, Gentamicin und Tobramycin ab.

Am Menschen trat eine neuromuskuläre Blockade im

allgemeinen nach intrapleuraler oder intraperitonealer Instillation von großer Mengen Aminoglykosiden auf, jedoch erfolgte die Reaktion auch nach intravenöser, intramuskulärer und sogar oraler Applikation dieser Wirkstoffe (Holtzman, 1976). Die meisten Zwischenfälle ereigneten sich im Zusammenhang mit einer Narkose oder der Gabe anderer neuromuskulär blockierender Wirkstoffe. Patienten mit Myasthenia gravis sind besonders gefährdet, eine neuromuskuläre Blockade durch Aminoglykoside zu entwickeln.

Studien an Tieren lassen vermuten, daß die Aminoglykoside die präsynaptische Freisetzung von Acetylcholin hemmen und gleichzeitig die postsynaptischen Empfindlichkeit für den Transmitter reduzieren (Pittinger and Adamson, 1972; Sokoll and Gergis, 1981). Ca^{2+} überwindet die Wirkung der Aminoglykoside an der neuromuskulären Endplatte, die bevorzugte Behandlung dieser toxischen Nebenwirkung ist daher die intravenöse Gabe von Kalziumsalz (Singh et al., 1978). Inhibitoren der Cholinesterase (Edrophonium, Neostigmin) wurden ebenfalls mit unterschiedlichem Erfolg eingesetzt. Seit Bekanntwerden dieser Wechselwirkungen ist es relativ gut möglich, ihnen im Vorfeld entgegenzuwirken.

Andere Wirkungen auf das Nervensystem Insbesondere die Applikation von Streptomycin kann zu Funktionsstörungen des Sehnervs führen. Scotome, in Form einer Vergrößerung des blinden Flecks, wurden mit der Einnahme des Medikaments in Zusammenhang gebracht.

Zu den selteneren toxischen Reaktion von Streptomycin gehört das Auftreten einer peripheren Neuritis. Diese kann bedingt sein durch eine versehentlichen Injektion eines Nervs während des Verlaufs einer parenteralen Therapie oder durch Schädigungen von Nerven, die nahe der Applikationsstelle liegen. Parästhesien, meist perioral, aber auch in anderen Gebieten des Gesichts oder der Hände, treten gelegentlich nach dem Gebrauch des Antibiotikums auf, meist innerhalb 30 - 60 Minuten nach Injektion des Medikamentes und können für einige Stunden andauern.

Andere unerwünschte Wirkungen Im allgemeinen haben die Aminoglykoside ein geringfügiges allergenes Potential. Sowohl anaphylaktische Reaktionen als auch Ausschläge sind unüblich. Von seltenen Überempfindlichkeitsreaktion wie Hautausschlägen, Eosinophilie, Fieber, Blut-Dyskrasien, angioneurotischem Ödemen, Dermatitis exfoliativa, Stomatitis und anaphylaktischem Schock wurde berichtet. Eine pseudomembranöser Kolitis wurde bei parenteral verabreichten Aminoglykosiden nicht beobachtet, vermutlich weil sie nicht die normale anaerobe Flora zerstören. Andere Reaktionen, die einzelnen Medikamenten zugeschrieben wurden, werden weiter unten besprochen.

STREPTOMYCIN

Streptomycin wird heutzutage zur Behandlung bestimmter seltener Infektionen, meist in Kombination mit anderen antimikrobiellen Wirkstoffen, eingesetzt. Im allgemeinen ist es gegen aerobe, gramnegative Keime weniger wirksam als andere Mitglieder der Gruppe. Es wird gelegentlich bei Tuberkulose verabreicht (siehe Kapitel 48). Streptomycin wird in Form von intermittierenden, tiefen intramuskulären Injektionen gegeben. Diese Injektionen sind häufig schmerzhaft und an der Injektionsstelle können sich entzündliche Infiltrationen bilden.

Therapeutischer Einsatz *Bakterielle Endokarditis* In vitro und im Tiermodell wirken Streptomycin und Penicillin synergistisch bakterizid gegen Enterokokken, Streptokokken der Gruppe D und den verschiedenen oralen Streptokokken aus der Viridans-Gruppe. Viele Fachleute empfehlen eine Kombination dieser Antibiotika (obwohl Gentamicin fast vollständig Streptomycin ersetzt hat) zur Behandlung einer Endokarditis, die durch diese Mikroorganismen hervorgerufen wird. Die alleinige Gabe von Penicillin G ist unwirksam bei der Therapie enterokokkaler Endokarditiden. Um eine Heilung sicherzustellen, muß entweder Streptomycin (500 mg zweimal täglich) oder Gentamicin (1 mg/kg dreimal täglich) zusätzlich verabreicht werden. Bei streptomycinresistenten Stämmen (minimale Hemmkonzentration [MHK] > 2000 µg/ml) wird Gentamicin bevorzugt. Sowohl Penicillin G als auch die Aminoglykoside werden über vier bis sechs Wochen verabreicht. Eine Behandlung über vier Wochen war bei jenen Patienten erfolgreich, die weniger als drei Monate vor Therapiebeginn Symptome aufwiesen (Wilson et al., 1984). Einige Fachleute empfehlen Gentamicin in allen Fällen enterokokkaler Endokarditis, da seine Toxizität in erster Linie renal und reversibel, während die von Streptomycin vestibular und irreversibel ist. Bedauerlicherweise sind inzwischen gentamicinresistente Enterokokken-Stämme aufgetaucht (Eliopoulos et al., 1988). Da die Enzyme, die Gentamicin und Streptomycin inaktivieren, unterschiedlich sind, wird ein kleiner Anteil gentamicinresistenter Stämme weiterhin empfindlich gegen Streptomycin sein.

Endokarditiden, die durch penicillinsensitive Streptokokken hervorgerufen werden (MHK < 0,1 µg/ml), könne erfolgreich mit alleiniger Penicillin-G-Gabe über vier Wochen (Rückfallrate 1- 2%; Karchmer et al., 1979), mit Penicillin G plus Streptomycin (0,5 g zweimal täglich) über zwei Wochen (Rückfallrate 1 - 2%, Wilson et al., 1978) oder mit Penicillin G über vier Wochen kombiniert mit Streptomycin in den ersten zwei Therapiewochen (Rückfallrate 0%; Wolfe and Johnson, 1974) behandelt werden. Abhängig von den Bedürfnissen des einzelnen Patienten, hat der Kliniker mehrere Optionen. Zum Beispiel sollten ältere Patienten mit Streptokokken-Endokarditis, die durch penicillinsensitive Stämme verursacht ist, aufgrund der gesteigerten Toxizität von Streptomycin in dieser Altersgruppe, vorzugsweise Penicillin als Monotherapie für vier Wochen erhalten. Die kurze zweiwöchige Therapie ist bei unkomplizierten Fällen indiziert (Bisno et al., 1989). Wenn jedoch eine künstliche Herzklappe betroffen oder die Infektion durch einen relativ resistenten Stamm (MHK für Penicillin > 0,2 µg/ml) oder durch Nährstoffmangel-Streptokokken (Bedarf an Pyridoxal) verursacht ist, ist eine längere Therapiedauer ratsam (Sande, 1983).

Tularämie Patienten mit Tularämie lassen sich erfolgreich mit Streptomycin behandeln (Evans et al., 1985). Die besten Ergebnisse werden erzielt, wenn die Therapie früh eingeleitet wird, jedoch kann auch eine chronische Tularämie geheilt werden. Die meisten Fälle sprechen auf die Gabe von 1 - 2 g (15 - 25 mg/kg) Streptomycin pro Tag über einen Zeitraum von 7 - 10 Tage an. Tetracycline sind bei Tularämie ebenfalls hochwirksam und werden von einigen Ärzten bei leichten Formen der Erkrankung bevorzugt.

Pest Streptomycin ist eines der wirksamsten Medikamente zur Behandlung aller Formen der Pest. Tetracycline und Chloramphenicol sind bei dieser Erkrankung ebenfalls einsetzbar. Bei Verwendung von Streptomycin kann 7 - 10 Tage lang eine Menge von 1 - 4 g pro Tag, aufgeteilt auf zwei bis vier Dosen, verabreicht werden.

Tuberkulose Streptomycin ist einer der wenigen Wirkstoffe, gegen den mehrfachresistente *Mycobacterium-tuberculosis*-Stämme empfindlich sind. Bei der Tuberkulosebehandlung sollte Streptomycin immer in Kombination mit wenigstens ein oder zwei anderen Medikamenten verwendet werden, für die der verursachende Stamm empfindlich ist. Die Dosis beträgt 15 mg/kg pro Tag, verabreicht als einzelne intramuskuläre Injektion über einen Zeitraum von zwei oder drei Monaten, danach zwei- oder dreimal pro Woche.

GENTAMICIN

Gentamicin ist ein wichtiger Wirkstoff zur Behandlung vieler ernster Infektionen durch gramnegative Stäbchen. Aufgrund seiner geringen Kosten und seiner verläßlichen Wirksamkeit gegen alle gramnegative Aerobier (außer den hochresistenten), ist es das Aminoglykosid der ersten Wahl. Jedoch ist das Auftauchen resistenter Mikroorganismen in einigen Krankenhäusern ein ernstes Problem geworden und könnte den zukünftigen Gebrauch dieses Aminoglykosids einschränken.

Therapeutischer Einsatz von Gentamicin und anderer Aminoglykoside Gentamicin, Tobramycin, Amikacin und Netilmicin können zur Behandlung der meisten der folgenden Krankheiten austauschbar eingesetzt werden und werden zusammen besprochen. Bei den meisten Indikationen ist Gentamicin aufgrund der umfangreichen Erfahrung bei seiner Anwendung und seiner relativ geringen Kosten der bevorzugte Wirkstoff.

Die empfohlene intramuskuläre oder intravenöse Menge Gentamicinsulfat beträgt bei Erwachsenen 2 mg/kg für die Aufsättigungsdosis, danach 3 - 5 mg/kg pro Tag, verteilt auf drei Einzeldosen in achtstündigen Abstand. Verschiedene Dosierungsschemata wurden für Kleinkinder vorgeschlagen: Bei Kindern bis zu zwei Jahren fand sich als sichere Dosierung 2 - 2,5 mg/kg alle acht Stunden; für Neugeborene mit schweren Infektionen wurde 5 mg/kg täglich, aufgeteilt auf zwei Injektionen im 12-Stunden-Intervall, empfohlen. Ein einmal tägliches Dosierungsschema, bei dem die tägliche Gesamtmenge als eine einzelne 30- bis 60minütige Infusion verabreicht wird, kann ebenfalls eingesetzt werden. Maximale Plasmakonzentrationen betragen nach intramuskulärer Applikation von 1 mg/kg annähernd 2 -3 µg/ml, trotzdem werden bei Gabe der empfohlenen Gentamicin-Dosis nicht immer die gewünschten Konzentrationen erreicht. Die periodische Bestimmung der Aminoglykosidkonzentration im Plasma wird nachdrücklich empfohlen, besonders bei schwer kranken Patienten und solchen mit eingeschränkter Nierenfunktion, um sicherzustellen, daß sich die Medikamentenkonzentration innerhalb des therapeutischen Bereiches befindet. Obwohl nicht vollständig geklärt ist, welche Plasmakonzentrationen als toxisch zu bewerten sind, sind Tal-Spiegel über 2 µg/ml über mehr als zehn Tage bedenklich.

Gentamicin und die anderen genannten Aminoglykoside werden häufig (oft in Kombination mit einem Penicillin oder Cephalosporin) zur Therapie von schweren Infektionen durch gramnegative Bakterien eingesetzt, insbesondere bei Infektionen durch *Pseud. aeruginosa*, *Enterobacter*, *Klebsiella*, *Serratia* und anderer, gegen weniger toxische Antibiotika resistente Spezies. Weiterhin finden sie Verwendung bei Harnwegsinfekten, Bakteriämie, infizierten Verbrennungen, Osteomyelitis, Pneumonie, Peritonitis und Otitis.

Penicilline und Aminoglykoside dürfen niemals in derselben Flasche gemischt werden, da Penicillin in erheblichen Maß die Aminoglykoside inaktiviert. Eine ähnliche Unverträglichkeit besteht *in vitro* zwischen Gentamicin und Heparin, Amphotericin B sowie den verschiedenen Cephalosporinen.

Harnwegsinfektionen Aminoglykoside sind gewöhnlich zur Behandlung unkomplizierter Harnwegsinfekte nicht indiziert, obwohl eine einzelne intramuskuläre Gabe Gentamicin (5 mg/kg) oder Kanamycin (500 mg) bei über 90% der Fälle mit unkomplizierten Infektionen der unteren Harnwege wirksam zur Behandlung eingesetzt werden konnte (Ronald et al., 1976; Varese et al., 1980). Bei schwer erkrankten Patienten mit Pyelonephritis bietet ein Aminoglykosid alleine oder in Kombination mit einem β-Lactam-Antibiotikum eine breite und wirksame initiale Abdeckung. Ist der Mikroorganismus isoliert und seine Antibiotikaempfindlichkeit bestimmt, sollte das Aminoglykosid abgesetzt werden, wenn der infektiöse Mikroorganismus sensitiv für weniger toxische Antibiotika ist. Die antibakterielle Aktivität der Aminoglykoside ist deutlich reduziert bei niedrigem pH (Strausbaugh and Sande, 1978) und Hyperosmolarität (Papapetropoulou et al., 1983). Jedoch sind die sehr hohen Konzentrationen, die bei Patienten mit normaler Nierenfunktion im Urin erreicht werden, gewöhnlich ausreichend, um sensitive Mikroorganismen vollständig zu beseitigen. Bei Ratten mit experimentell induzierter Pyelonephritis konnte gezeigt werden, daß die fortdauernde Freisetzung von Gentamicin aus der Nierenrinde nach Beendigung der Therapie noch für einige Monate einen therapeutischen Effekt ausübt (Bergeron et al., 1982).

Pneumonie Die Inzidenz von Pneumonien durch unterschiedliche gramnegative Stäbchen steigt an, besonders bei Krankenhauspatienten, Patienten an Beatmungsgeräten sowie Patienten mit beeinträchtigter Immunabwehr (besonders Neutropenie/Granulozytopenie). Die Auswahl eines Antibiotikums hängt von der Empfindlichkeit des Mikroorganismus ab. Die Mehrzahl der Organismen, die eine ambulant erworbene Pneumonie verursachen, sind gegen Breitband-β-Lactam-Antibiotika empfindlich und es ist gewöhnlich nicht notwendig, ein Aminoglykosid hinzuzufügen. Die alleinige Therapie einer Pneumonie mit Aminoglykosiden ist nicht sehr wirksam, da therapeutische Konzentrationen nur schwer zu erreichen sind. Dies beruht auf der relativ schlechten Penetration des Medikaments in entzündetes Gewebe sowie den dort herrschenden Bedingungen mit niedriger Sauerstoffspannung und niedrigem pH, was beides die antibakterielle Aktivität des Aminoglykosids beeinträchtigt. Ein Aminoglykosid in Kombination mit einem β-Lactam-Antibiotikum ist indiziert für eine empirische Therapie einer im Krankenhaus erworbenen Pneumonie, bei der wahrscheinlich mehrfachresistente, gramnegative Aerobier die verursachenden Erreger sind. Eine Kombinationstherapie wird ebenfalls empfohlen bei der Behandlung von Pneumonien, die durch *Pseud. aeruginosa* hervorgerufen sind.

In vielen Krankenhäusern sind gentamicin- und tobramycinresistente *Klebsiella*-, *Enterobacter*-, *Serratia*-, *Proteus*- und *Pseudomonas*-Stämme aufgetaucht. Das Hauptreservoir dieser Mikroorganismen findet sich in Verbrennungs- und Intensivstationen, wo diese Medikamente umfassend eingesetzt werden. Schwer erkrankte Patienten mit Tracheostomien und geschwächter Immunabwehr sowie solche mit i.v- oder Blasenkatheter werden häufig von resistenten Bakterien besiedelt oder infiziert.

Aminoglykoside sind unwirksam bei der Behandlung von Pneumonien, die durch Anaerobier oder *Strep. pneumoniae* bedingt sind; dieses sind normalerweise die Erreger ambulant erworbener Pneumonien. Aminoglykoside sollten auch nicht zur Monotherapie aerober, grampositiver Kokken (einschließlich *Staph. aureus* oder Streptokokken), die im allgemeinen für eitrige Pneumonien oder Lungenabszeße verantwortlich sind, eingesetzt werden. Somit sollte Gentamicin (oder andere Aminoglykoside) niemals als alleiniges Medikament zur Behandlung einer Pneumonie verwendet werden (Kunin, 1977).

Meningitis Eine durch gramnegative Mikroorganismen verursachte Meningitis stellt ein ernstes therapeutisches Problem dar. Die Verfügbarkeit von Cephalosporinen der III. Generation, insbesondere Cefotaxim und Ceftriaxon, hat die Notwendigkeit einer Behandlung mit Aminoglykosiden in den meisten Fällen reduziert, außer bei seltenen gegen β-Lactam-Antibiotika resistenten Keimisolaten (z.B. *Pseudomonas*- und *Acinetobacter*-Arten). Sollte eine Therapie mit einem Aminoglykosid notwendig sein, wurde die direkte Applikation von Gentamicin (oder anderen Aminoglykosiden) in die Hirnventrikel vorgeschlagen, unter Verwendung von 0,03 mg Gentamicin oder Tobramycin pro ml Liquor oder 0,1 mg Amikacin pro ml Liquor alle 24 Stunden (McGee and Barenger, 1990). In einer Studie konnte jedoch bei Kindern mit Meningitis durch gramnegative Stäbchen durch die direkte Applikation von Gentamicin in die Hirnventrikel keine therapeutische Wirkung erzielt werden.

Peritonitis Bei Patienten, die eine Peritonitis infolge einer Peritonealdialyse entwickelt haben, kann eine Therapie mit einem Aminoglykosid von Nutzen sein. Da unter Umständen bei Patienten in Dialysebehandlung nach intramuskulärer oder intravenöser Applikation nur suboptimale intraperitoneale Antibiotikumkonzentrationen erreicht werden, sollte das Aminoglykosid der Spülflüssigkeit mit ausreichender Konzentration beigefügt werden.

Grampositive Infektionen Obwohl es wenig Indikationen für die Verwendung von Aminoglykosiden bei grampositiven bakteriellen Infektionen gibt, kann ihr Einsatz gelegentlich notwendig und lebensrettend sein. In Fällen von Enterokokken-Endokarditis werden bis zu 50% der Enterokokken-Isolate nicht durch Penicillin plus Streptomycin abgetötet. Diese Stämme sind jedoch fast immer empfindlich gegen Penicillin plus Gentamicin. Zur Behandlung ausgewählter Fälle staphylokokkaler Trikuspidalklappenendokarditis bei i.v.-Drogenkonsumenten kann Gentamicin (oder Tobramycin) in einem zweiwöchigen Behandlungsschema in Kombination mit Nafcillin eingesetzt werden (Chambers et al., 1988).

Sepsis Sollte ein Patient eine Granulozytopenie aufweisen, bei dem eine Infektion (Sepsis) mit *Pseud. aeruginosa* vermutet wird, ist die Gabe eines antipseudomonal wirksamen Penicillins in Kombination mit Gentamicin, Tobramycin, Amikacin oder Netilmicin empfohlen. Die Behandlung einer Sepsis mit gramnegativen Stäbchen, besonders bei neutropenischen Patienten, wurde durch den Einsatz solcher synergistisch wirksamer Kombinationen verbessert (Klastersky, 1987).

Topische Applikation Bei Applikation mittels einer Salbe wird Gentamicin sehr langsam resorbiert, allerdings kann die Resorption unter Umständen schneller erfolgen, wenn eine Creme topisch angewandt wird. Wenn das Antibiotikum großflächig auf Wundoberflächen appliziert wird, wie dies bei Patienten mit Verbrennungen der Fall sein kann, können die Plasmakonzentrationen 1 müg/ml erreichen und 2 - 5% des verwendeten Medikaments kann im Urin erscheinen.

Unerwünschte Wirkungen Die unerwünschten Wirkungen von Gentamicin sind denen der anderen Aminoglykoside ähnlich. Die wichtigsten und ernstzunehmendsten Nebenwirkungen beim Gebrauch von Gentamicin sind die Nephrotoxizität und irreversible Ototoxizität. Die intrathekale oder intraventrikuläre Applikation kann lokale Entzündungen hervorrufen und zu Radikulitis und anderen Komplikationen führen und wird darum selten eingesetzt (siehe unten).

TOBRAMYCIN

Die antimikrobielle Aktivität und pharmakokinetischen Eigenschaften von Tobramycin sind denen von Gentamicin sehr ähnlich. Tobramycin kann entweder intramuskulär oder intravenös verabreicht werden. Die Dosierungen sind mit denen von Gentamicin identisch. Nach Gabe von 1,5 mg/kg intravenös oder intramuskulär alle acht Stunden resultieren maximale Plasmakonzentrationen von 5 - 8 μg/ml und Minimalkonzentrationen von 1 - 2 μg/ml. Toxizität tritt am häufigsten auf, wenn die Tal-Spiegel über einen längeren Zeitraum 2 μg/ml überschreiten. Letztere Beobachtung deutet gewöhnlich auf eine eingeschränkte Nierenfunktion hin und erfordert eine Dosisreduzierung.

Tobramycin ist ebenfalls in ophthalmischen Salben und Lösungen enthalten.

Therapeutischer Einsatz Die Indikationen für den Gebrauch von Tobramycin sind im wesentlichen mit denen von Gentamicin identisch. Durch die bessere Wirksamkeit von Tobramycin gegen *Pseud. aeruginosa* kann dessen Einsatz bei der Behandlung von Bakteriämien, Osteomyelitis sowie Pneumonien, welche durch *Pseudomonas*-Arten hervorgerufen werden, vorzuziehen sein. Es sollte in der Regel gleichzeitig mit einem antipseudomonal wirksamen Penicillin, Aztreonam oder Ceftazidim verabreicht werden.

Im Gegensatz zu Gentamicin zeigt Tobramycin nur schlechte Wirksamkeit in Kombination mit Penicillin gegen Enterokokken. Ein großer Anteil der *E.-faecium*-Stämme sind hochresistent (Moellering et al., 1979). Im Gegensatz zu den meisten anderen Aminoglykosiden ist Tobramycin gegen Mykobakterien unwirksam (Gangadharam et al., 1977).

Unerwünschte Wirkungen Tobramycin besitzt ähnlich den anderen Aminoglykosiden (siehe oben) sowohl nephrotoxische als auch ototoxische Nebenwirkungen. Tierversuche lassen vermuten, daß Tobramycin unter Umständen weniger toxisch für die Haarzellen der kochlearen und vestibulären Nervenzellen ist sowie zu geringeren Schäden an den Nierentubuli führt als Gentamicin (Symposium, 1976b). Jedoch sind die klinischen Daten wenig überzeugend.

AMIKACIN

Das antimikrobielle Wirkungsspektrum von Amikacin ist das breiteste der Gruppe und aufgrund seiner einzigartigen Resistenz gegen die Aminoglykosid inaktivierenden Enzyme spielt es eine besondere Rolle in Krankenhäusern, in denen gentamicin- und tobramycinresistente Mikroorganismen weit verbreitet sind. In der Dosierung und den pharmakokinetischen Eigenschaften ist Amikacin dem Kanamycin ähnlich.

Die empfohlene Dosis von Amikacin beträgt 15 mg/kg täglich, verabreicht als einzelne tägliche Dosis oder aufgeteilt in zwei oder drei gleiche Anteile. Bei Patienten mit Nierenversagen muß die einzelne Menge oder das Dosierungsintervall verändert werden. Das Medikament wird schnell nach intramuskulärer Injektion resorbiert und die maximalen Plasmakonzentrationen betragen nach Injektion von 7,5 mg/kg ca. 20 µg/ml. Eine intravenöse Infusion der gleichen Menge über einen Zeitraum von 30 Minuten führt zu einer maximalen Plasmakonzentration von fast 40 µg/ml bei Infusionsende. Diese fällt 30 Minuten später auf 20 µg/ml ab.

Therapeutischer Einsatz Amikacin wurde in Krankenhäusern, in denen Resistenzen gegen Gentamicin und Tobramycin auftauchten, der bevorzugte Wirkstoff zur initialen Behandlung schwerer nosokomialer Infektionen durch gramnegative Stäbchen. In einigen Krankenhäusern wurde der Gebrauch allerdings wieder eingeschränkt, um das Auftauchen resistenter Stämme zu vermeiden, obwohl dies eigentlich nicht wahrscheinlich ist (Betts et al., 1984).

Aufgrund seiner Resistenz gegen Aminoglykosid inaktivierende Enzyme ist Amikacin wirksam gegen einen Großteil aerober, gramnegativer Stäbchen sowohl in Krankenhäusern als auch bei ambulant erworbenen Infektionen (Symposium, 1976a). Dies umfaßt die meisten Stämme von *Serratia*, *Proteus* und *Pseud. aeruginosa*. Es ist fast gegen alle Stämme von *Klebsiella*, *Enterobacter* und *E. coli* wirksam, die resistent gegen Gentamicin und Tobramycin sind. Die meisten Resistenzen gegen Amikacin finden sich unter den Stämmen der Gattungen *Acinetobacter*, *Providencia*, *Flavobacter* und *Pseudomonas* außer *Pseud. aeruginosa*. Dies sind alles seltene Krankheitserreger. Wie Tobramycin ist Amikacin weniger wirksam als Gentamicin gegen Enterokokken und sollte bei entsprechenden Infektionen nicht eingesetzt werden. Amikacin ist unwirksam gegen den Großteil grampositiver, anaerober Bakterien. Es ist wirksam gegen *M. tuberculosis* (99% der Stämme werden durch 4 µg/ml gehemmt) und bestimmte atypische Mykobakterien (Gangadharam et al., 1977) und wurde zur Behandlung disseminierter atypischer mykobakterieller Infektionen bei AIDS-Patienten eingesetzt.

Unerwünschte Wirkungen Wie die anderen Aminoglykoside hat Amikacin sowohl ototoxische als auch nephrotoxische Nebenwirkungen. Am häufigsten treten Hörstörungen auf.

NETILMICIN

Netilmicin ist das zuletzt auf den Markt gekommene Aminoglykosid. In seinen pharmakokinetischen Eigenschaften und der Dosierung ist es dem Gentamicin und Tobramycin ähnlich. Es besitzt eine breite antibakterielle Aktivität gegen aerobe, gramnegative Stäbchen. Ähnlich dem Amikacin wird es nicht durch die Mehrzahl der Aminoglykosid inaktivierenden Enzyme verstoffwechselt, und es kann unter Umständen gegen bestimmte Bakterien wirksam sein, die gegen Gentamicin resistent sind.

Die empfohlene Dosierung beträgt bei Erwachsenen mit komplizierten Harnwegsinfekten 1,5 - 2 mg/kg alle 12 Stunden. Bei anderen ernsten systemischen Infektionen wird eine tägliche Gesamtmenge von 4 - 6,5 mg/kg als einzelne Gabe oder aufgeteilt auf zwei oder drei Anteile verabreicht. Kinder sollten 3,0 - 7,5 mg/kg, aufgeteilt auf zwei oder drei Dosen, täglich erhalten. Neugeborene erhalten 4 - 6,5 mg/kg pro Tag in zwei Dosen. Die Verteilung und Elimination von Netilmicin, Gentamicin und Tobramycin ist sehr ähnlich. Eine intravenöse Infusion von 2 mg/kg Netilmicin, verabreicht über einen Zeitraum von 60 Minuten, führt zu maximalen Plasmakonzentrationen von annähernd 11 µg/ml (Luft et al., 1978). Die Eliminationshalbwertszeit beträgt bei Erwachsenen gewöhnlich 2 - 2,5 Stunden und steigt bei Niereninsuffizienz an.

Therapeutischer Einsatz Netilmicin ist ein nützliches Antibiotikum zur Behandlung ernster Infektionen, die durch empfindliche Enterobacteriaceae und andere aerobe, gramnegative Stäbchen hervorgerufen werden. Es ist außerdem gegen bestimmte gentamicinresistente Pathogene, außer Enterokokken, wirksam (Panwalker et al., 1978).

Unerwünschte Wirkungen Wie die anderen Aminoglykoside kann Netilmicin ebenfalls ototoxisch und nephrotoxisch wirken. Obwohl Tierversuche andeuten, daß Netilmicin weniger toxisch ist (Luft et al., 1976), ist dies für den Menschen bisher nicht belegt (Trestman et al., 1978; Bock et al., 1980).

KANAMYCIN

Die Verwendung von Kanamycin ist aufgrund seines begrenzten Wirkungsspektrums im Vergleich zu den anderen Aminoglykosiden deutlich zurückgegangen.

Kanamycinsulfat ist als Injektion sowie für den oralen Einsatz erhältlich. Die parenterale Dosis beträgt bei Erwachsenen 15 mg/kg pro Tag (zwei bis vier gleich aufgeteilte Dosen im gleichen Abstand), mit einem Maximum von 1,5 g pro Tag. Kindern kann bis zu 15 mg/kg täglich verabreicht werden.

Therapeutischer Einsatz Für die parenterale Verwendung von Kanamycin bestehen nur wenige Indikationen. In Kombination mit anderen wirksamen Medikamenten wurde Kanamycin zur Tuberkulosebehandlung eingesetzt. Da die Therapie dieser Erkrankung langwierig ist und mit dem Einsatz großer Gesamtmengen des Medikamentes das Risiko der Oto- und Nephrotoxizität verbunden ist, sollte Kanamycin nur zur Behandlung von Patienten eingesetzt werden, bei denen gegen die üblicherweise eingesetzten Wirkstoffe resistente Erreger nachgewiesen sind (siehe Kapitel 48).

Prophylaktische Verwendung Kanamycin kann oral als unterstützende Therapie in Fällen von hepatischem Koma verabreicht werden. Das Grundprinzip für eine solche Therapie ist unter Neomycin beschrieben (siehe unten). Die in der Regel eingesetzte Menge für diesen Zweck beträgt 4 - 6 g pro Tag für 36 - 72 Stunden; Mengen bis zu 12 g täglich wurden gegeben. Die Wirkung auf Darmbakterien kann unter Umständen nicht dauerhaft sein, sogar wenn derart große Mengen Kanamycin appliziert werden.

Unerwünschte Wirkungen Die unerwünschten Wirkungen der oralen Applikation von Aminoglykosiden werden nachfolgend unter Neomycin besprochen.

NEOMYCIN

Neomycin ist ein Breitbandantibiotikum. Empfindliche Mikroorganismen werden gewöhnlich bei Konzentrationen von 5 - 10 µg/ml oder weniger in ihrem Wachstum gehemmt. Hochempfindliche gramnegative Arten sind *E. coli*, *Enterobacter aerogenes*, *Klebsiella pneumoniae* und *Proteus vulgaris*. Zu den grampositiven Mikroorganismen, die gehemmt werden, gehören *Staph. aureus* und *E. faecalis*. *M. tuberculosis* ist ebenfalls empfindlich gegen Neomycin. *Pseud. aeruginosa*-Stämme sind gegen Neomycin resistent.

Neomycinsulfat ist zur topischen und oralen Applikation erhältlich. Neomycin und Polymyxin B wurden zur Blasenspülung eingesetzt in Lösungen, die 40 mg Neomycin und 200 000 Einheiten Polymyxin B pro Milliliter enthalten. Ein Milliliter dieses Präparates werden 1 000 ml einer 0,9%igen Natriumchloridlösung hinzugefügt und zur Dauerspülung der Harnblase mittels geeigneter Kathetersysteme eingesetzt. Das Ziel ist die Vermeidung von Bakteriurie und Bakteriämie im Zusammenhang mit einer Katheterisierung. Die Blasenspülung erfolgt normalerweise mit 1 000 ml alle 24 Stunden.

Neomycin ist gegenwärtig in vielen Sorten Cremes, Salben und anderen Produkten sowohl alleine als auch in Kombination mit Polymyxin, Bacitracin, anderen Antibiotika und einer Reihe von Kortikosteroiden erhältlich. Es gibt keinen Nachweis, daß diese topischen Präparate zu einer verkürzten Wundheilung führen oder daß die Präparate, die ein Steroid enthalten, wirksamer sind.

Therapeutischer Einsatz Neomycin wurde zur topischen Applikation bei einer Reihe von Infektionen der Haut und Schleimhäute eingesetzt, die durch empfindliche Mikroorganismen hervorgerufen sind. Dazu gehören Infektionen im Zusammenhang mit Verbrennungen, Verletzungen, Ulzera und infizierten Dermatosen. Solch eine Behandlung führt jedoch zu keiner vollständigen Eliminierung der Bakterien an der betroffenen Stelle.

Die orale Applikation von Neomycin (im allgemeinen in Kombination mit Erythromycinbase) wurde in erster Linie zur Darmsterilisation in der Chirurgie eingesetzt. Als unterstützende Therapie bei hepatischem Koma kann eine tägliche Menge von 4 - 12 g oral verabreicht werden, vorausgesetzt die Nierenfunktion ist normal. Ziel ist die Senkung der endogenen Ammoniakproduktion im Darm durch Mikroorganismen. Da sich in der Spätphase einer Leberinsuffizienz unter Umständen eine schwere Niereninsuffizienz entwickeln kann, muß die Behandlung mit Neomycin mit größter Vorsicht erfolgen und bei Anzeichen ototoxischer Nebenwirkungen oder beim Auftreten von Schädigungen der Niere abgebrochen werden. Lactulose ist nicht toxisch bei der Behandlung eines hepatischen Komas und hat Neomycin in diesen Fällen weitgehend abgelöst.

Resorption und Exkretion Wie auch die anderen Aminoglykoside wird Neomycin schlecht aus dem Gastrointestinaltrakt resorbiert und über die Niere ausgeschieden. Eine orale Dosis von 3 g führt zu maximalen Plasmakonzentrationen von nur 1 - 4 µg/ml. Bei normaler Nierenfunktion werden bei einer Gesamtzufuhr von 10 g täglich über drei Tage Blutkonzentrationen erreicht, die unterhalb des toxischen Grenzwertes liegen. Bei Patienten mit Niereninsuffizienz kann das Medikament akkumulieren. Über 97% einer oralen Dosis werden nicht resorbiert und unverändert mit dem Faeces ausgeschieden. Obwohl Neomycin sehr jungen Kindern oral in Dosen bis zu 100 mg/kg täglich verabreicht werden kann, sollte ein länger als drei Wochen dauernder Einsatz hier vermieden werden, da eine teilweise Resorption aus dem Intestinaltrakt stattfinden kann, besonders wenn dies der Erkrankungsort ist.

Unerwünschte Wirkungen Bei topischer Applikation von Neomycin treten bei 6 - 8% der Patienten Überempfindlichkeitsreaktionen auf, in erster Linie Hautausschläge. Bei Patienten, die gegen diesen Wirkstoff allergisch sind, kann Kreuzallergenität mit anderen Aminoglykosiden bestehen. Die bedeutendsten toxischen Wirkungen von Neomycin sind Nierenschäden und retrokochleäre Schwerhörigkeit. Diese sind am häufigsten beim parenteralen Einsatz relativ großer Mengen des Medikamentes, aus diesem Grund sollte Neomycin nicht länger auf diese Weise verwendet werden. Nach topischer Applikation oder Spülung von Wunden mit 0,5%iger Neomycin-Lösung traten toxische Wirkungen sogar bei Patienten mit normaler Nierenfunktion auf. Neuromuskuläre Blockaden mit Atemlähmung traten ebenfalls nach Spülung von Wunden oder seröser Höhlen auf.

Die bedeutendsten Nebenwirkungen infolge oraler Applikation von Neomycin sind intestinale Malabsorbtion und Superinfektion. Individuen, die oral mit 4 - 6 g Neomycin täglich behandelt werden, bilden manchmal ein Sprue ähnliches Syndrom mit Durchfall, Steatorrhoe und Azotorrhoe aus. Ein übermäßiges Wachstum von Hefen im Darm kann ebenfalls stattfinden; dies ist in den meisten Fällen nicht mit Durchfall oder anderen Symptomen verbunden. Die orale Applikation sogar großer Mengen Neomycin hat in der Regel keinen Einfluß auf die Konzentrationen von Vitamin-K-abhängigen Gerinnungsfaktoren.

Für weitere Informationen zu den Infektionen, bei denen Aminoglykoside eingesetzt werden, wird auf *Harrison's Principles of Internal Medicine*, 14th ed., McGraw-Hill, New York, 1998, verwiesen, deren deutsche Ausgabe 1999 erscheint.

LITERATUR

Appel, G.B. Aminoglycoside nephrotoxicity: physiologic studies of the sites of nephron damage. In, *The Aminoglycosides: Microbiology, Clinical Use, and Toxicity.* (Whelton, A., and Neu, H.C., eds.) Marcel Dekker, Inc., New York, **1982**, pp. 269—282.

Appel, G.B., and Neu, H.C. Nephrotoxicity of antimicrobial agents. *N. Engl. J. Med.*, **1977**, *296*:722—728.

Aronoff, G.R., Pottratz, S.T.; Brier, M.E., Walker, N.E., Fineberg, N. S., Glant, M.D., and Luft, F.C. Aminoglycoside accumulation kinetics in rat renal parenchyma. *Antimicrob. Agents Chemother.*, **1983**, *23*:74—78.

Barza, M. Factors affecting the intraocular penetration of antibiotics, the influence of route, inflammation, animal species, and tissue pigmentation. *Scand. J. Infect. Dis.*, **1978**, *14*:151—159.

Barza, M., Brown, R.B., Shen, D., Gibaldi, M., and Weinstein, L. Predictability of blood levels of gentamicin in man. *J. Infect. Dis.*, **1975**, *132*:165—174.

Baylis, C., Rennke, H R., and Brenner, B.M. Mechanisms of the defect in glomerular ultrafiltration associated with gentamicin administration. *Kidney Int.*, **1977**, *12*:344—353.

Bennett, W.M., Elliott, W.C., Houghton, D.C., Gilbert, D.N., DeFehr, J., and McCarron, D.A. Reduction of experimental gentamicin nephrotoxicity in rats by dietary calcium loading. *Antimicrob. Agents Chemother.*, **1982**, *22*:508—512.

Bergeron, M.G., Bastille, A., Lessard, C., and Gagnon, P.M. Significance of intrarenal concentrations of gentamicin for the outcome of experimental pyelonephritis in rats. *J. Infect. Dis.*, **1982**, *146*:91—96.

Betts, R.F., Valenti, W.M., Chapman, S.W., Chonmaitree, T., Mowrer, G., Pincus, P., Messner, M., and Robertson, R. Five-year surveillance of aminoglycoside usage in a university hospital. *Ann. Intern. Med.*, **1984**, *100*:219—222.

Bisno, A.L., Dismukes, W.E., Durack, D.T., Kaplan, E.L., Karchmer, A.W., Kaye, D., Rahimtoola, S.H., Sande, M.A., Sanford, J.P., Watanakunakorn, C., and Wilson, W.R. Antimicrobial treatment of infective endocarditis due to viridans streptococci, enterococci, and staphylococci. *JAMA*, **1989**, *261*:1471—1477.

Blair, D.C., Duggan, D.O., and Schroeder, E.T. Inactivation of amikacin and gentamicin by carbenicillin in patients with end-stage renal failure. *Antimicrob. Agents Chemother.*, **1982**, *22*:376—379.

Blaser, J. Efficacy of once- and thrice-daily dosing of aminoglycosides in in-vitro models of infection. *J. Antimicrob. Chemother.*, **1991**, *27* Suppl. C: 21—28.

Bock, B.V., Edelstein, P.H., and Meyer, R.D. Prospective comparative study of efficacy and toxicity of netilmicin and amikacin. *Antimicrob. Agents Chemother.*, **1980**, *17*:217—225.

Breen, K.J., Bryant, R.E., Levinson, J.D., and Schenker, S. Neomycin absorption in man. *Ann. Intern. Med.*, **1972**, *76*:211—218.

Brummett, R.E., Animal models of aminoglycoside antibiotic ototoxicity. *Rev. Infect. Dis.*, **1983**, *5 Suppl.* 2:S294—S303.

Brummett, R.E., and Fox, K.E. Studies of aminoglycoside ototoxicity in animal models. In, *The Aminoglycosides: Microbiology, Clinical Use, and Toxicity.* (Whelton, A., and Neu, H.C., eds.) Marcel Dekker, Inc., New York, **1982**, pp. 419—451.

Bryan, L.E. General mechanisms of resistance to antibiotics. *J. Antimicrob. Chemother.*, **1988**, *22 Suppl.* A:1—15.

Bryan, L.E., and Kwan, S. Mechanisms of aminoglycoside resistance of anaerobic bacteria and facultative bacteria grown anaerobically. *J. Antimicrob. Chemother.*, **1981**, *8 Suppl.* D:1—8.

Bryan, L.E., and Kwan, S. Roles of ribosomal binding, membrane potential, and electron transport in bacterial uptake of streptomycin and gentiamicin. *Antimicrob. Agents Chemother.*, **1983**, *23*:835—845.

Busse, H.-J., Wöstmann, C., and Bakker, E.P. The bactericidal action of streptomycin: membrane permeabilization caused by the insertion of mistranslated proteins into the cytoplasmic membrane of *Escherichia coli* and subsequent caging of the antibiotic inside the cells due to degradation of these proteins. *J. Gen. Microbiol.*, **1992**, *138*:551—561.

Chambers, H.F., Miller, R.T., and Newman, M.D. Right-sided *Staphylococcus aureus* endocarditis in intravenous drug abusers: two-week combination study. *Ann. Intern. Med.*, **1988**, *109*:619—624.

Cox, C.E. Gentamicin. *Med. Clin. North Am.*, **1970**, *54*:1305—1315.

Cross, A.S., Opal, S., and Kopecko, D.J. Progressive increase in antibiotic resistance of gram-negative bacterial isolates. Walter Reed Hospital, 1976 to 1980: specific analysis of gentamicin, tobramycin, and amikacin resistance. *Arch. Intern. Med.*, **1983**, *143*:2075—2080.

Cundlieffe, E. Methylation of RNA and resistance to antibiotics. In, *Microbial Resistance to Drugs.* (Bock, A., and Bryan, L.E., eds.) *Handbook of Experimental Pharmacology*, Vol. 91. Springer-Verlag, Berlin, **1989**, pp. 227—248.

Davis, B.B. The lethal action of aminoglycosides. *J. Antimicrob. Chemother.*, **1988**, *22*:1—3.

Davis, R.R., Brummett, R.E., Bendrick, T.W., and Himes, D.L. Dissociation of maximum concentration of kanamycin in plasma and perilymph from ototoxic effect. *J. Antimicrob. Chemother.*, **1984**, *14*:291—302.

Davies, J. Inactivation of antibiotics and the dissemination of resistance genes. *Science*, **1994**, *264*:375—382.

deVries, P.J., Verkooyen, R.P., Leguit, P., and Verbrugh, H.A. Prospective randomized study of once-daily versus thrice-daily netilmicin regimens in patients with intraabdominal infections. *Eur. J. Clin. Microbiol. Infect. Dis.*, **1990**, *9*:161—168.

Eliopoulos, G.M., Farber, B.F., Murray, B.E., Wennersten, C., and Moellering, R.C., Jr. Ribosomal resistance of clinical enterococcal to streptomycin isolates. *Antimicrob. Agents Chemother.*, **1984**, *25*:398—399.

Eliopoulos, G.M., Wennersten, C., Zighelboim-Daum, S., Reiszner, E., Goldmann, D., and Moellering, R.C., Jr. High-level resistance to gentamicin in clinical isolates of *Streptococcus (enterococcus) faecium. Antimicrob. Agents Chemother.*, **1988**, *32*:1528—1532.

Evans, M.E., Gregory, D.W., Schaffner, W., and McGee, Z.A. Tularemia: a 30-year experience with 88 cases. *Medicine*, **1985**, *64*:251—269.

Fong, I.W., Fenton, R.S., and Bird, R. Comparative toxicity of gentamicin versus tobramycin: a randomized prospective study. *J. Antimicrob. Chemother.*, **1981**, *7*:81—88.

Gangadharam, P.R.J., and Candler, E.R. In vitro antimycobacterial activity of some new aminoglycoside antibiotics. *Tubercle* **1977**, *58*:35—38.

Gilbert, D.N. Mini-review: once-daily aminoglycoside therapy. *Antimicrob. Agents Chemother.*, **1991**, *35*:399—405.

Higgins, C.E., and Kastner, R.E. Nebramycin, a new broad-spectrum antibiotic complex. II. Description of *Streptomyces tenebrarius. Antimicrob. Agents Chemother.*, **1967**, *7*:324—331.

Holtzman, J.L. Gentamicin and neuromuscular blockade. *Ann. Intern. Med.*, **1976**, *84*:55.

Hull, J.H., and Sarubbi, F.A., Jr. Gentamicin serum concentrations: pharmacokinetic predictions. *Ann. Intern. Med.*, **1976**, *85*:183—189.

Humes, H.D., Sastrasinh, M., and Weinberg, J.M. Calcium is a competitive inhibitor of gentamicin-renal membrane binding interactions, and dietary calcium supplementation protects against gentamicin nephrotoxicity. *J. Clin. Invest.*, **1984**, *73*: 134—147.

Hummel, H., and Böck, A. Ribosomal changes resulting in antibiotic resistance. In, *Microbial Resistance to Drugs.* (Bryan, L.E., ed.) *Handbook of Experimental Pharmacology*, vol. 91. Springer-Verlag, Berlin, **1989**, pp. 235—262.

Huy, P.T.B., Meulemans, A., Wassef, M., Manuel, C., Sterkers, O., and Amiel, C. Gentamicin persistence in rat endolymph and perilymph after a two-day constant infusion. *Antimicrob. Agents Chemother.*, **1983**, *23*:344—346.

Kapusnik, J.E., Hackbarth, C.J., Chambers, H.F., Carpenter, T., and

Sande, M.A. Single, large, daily dosing versus intermittent dosing of tobramycin for treating experimental pseudomonas pneumonia. *J. Infect. Dis.*, **1988**, *158*:7—12.

Karchmer, A.W., Moellering, R.C., Jr., Maki, D.G., and Swartz, M.N. Single-antibiotic therapy for streptococcal endocarditis. *JAMA*, **1979**, *241*:1801—1806.

Kawaguchi, H., Naito, T., Nakagawa, S., and Fugisawa, K.I. BB-K8, a new semisynthetic aminoglycoside antibiotic. *J. Antibiot. (Tokyo)*, **1972**, *25*:695.

Keating, M.J., Bodey, G.P., Valdivieso, M., and Rodriguez, V. A randomized comparative trial of three aminoglycosides—comparison of continuous infusions of gentamicin, amikacin, and sisomicin combined with carbenicillin in the treatment of infections in neutropenic patients with malignancies. *Medicine (Baltimore)*, **1979**, *58*:159—170.

Keys, T.F., Kurtz, S.B., Jones, J.D., and Muller, S.M. Renal toxicity during therapy with gentamicin or tobramycin. *Mayo Clin. Proc.*, **1981**, *56*:556—559.

Klastersky, J., Hensgens, C., and Debusscher, L. Empiric therapy for cancer patients: comparative study of ticarcillin-tobramycin, ticarcillin-cephalothin, and cephalothin-tobramycin. *Antimicrob. Agents Chemother.*, **1975**, *7*:640—645.

Konishi, H., Goto, M., Nakamoto, Y., Yamamoto, I., and Yamashina, H. Tobramycin inactivation by carbenicillin, ticarcillin, and piperacillin. *Antimicrob. Agents Chemother.*, **1983**, *23*:653—657.

Kunin, C.M. Blunder drug for pneumonia. *N. Engl. J. Med.*, **1977**, *297*:113—114.

Leclercq, R., Derlot, E., Duval, J., and Courvalin, P. Plasmid-mediated resistance to vancomycin and teicoplanin in *Enterococcus faecium*. *N. Engl. J. Med.*, **1988**, *319*:157—161.

Lerner, A.M., Cone, L.A., Jansen, W., Reyes, M., Blair, D.C., Wright, G.E., and Lorber, R.R. Randomised controlled trial of the comparative efficacy, auditory toxicity, and nephrotoxicity of tobramycin and netilmicin. *Lancet*, **1983**, *1*:1123—1126.

Lesar, T.S., Rotschafer, J.C., Strand, L.M., Solem, L.D., and Zaske, D.E. Gentamicin dosing errors with four commonly used nomograms. *JAMA*, **1982**, *248*:1190—1193.

Levy, J. Antibiotic activity in sputum. *J. Pediatr.*, **1986**, *108*:841—846.

Lietman, P.S., and Smith, C.R. Aminoglycoside nephrotoxicity in humans. *J. Infect. Dis.*, **1983**, *5 Suppl. 2*:S284—S292.

Luft, F.C., Brannon, D.R., Stropes, L.L., Costello, R.J., Sloan, R.S., and Maxwell, D.R. Pharmacokinetics of netilmicin in patients with renal impairment and in patients on dialysis. *Antimicrob. Agents Chemother.*, **1978**, *14*:403—407.

Luft, F.C., and Evan, A.P. Comparative effects of tobramycin and gentamicin on glomerular ultrastructure. *J. Infect. Dis.*, **1980**, *142*:910—914.

Luft, F.C., Yum, M.N., and Kleit, S.A. Comparative nephrotoxicities of netilmicin and gentamicin in rats. *Antimicrob. Agents Chemother.*, **1976**, *10*:845—849.

Luzzatto, L., Apirion, D., and Schlessinger, D. Polyribosome depletion and blockage of the ribosome cycle by streptomycin in *Escherichia coli*. *J. Mol. Biol.*, **1969**, *42*:315—335.

Mates, S.M., Patel, L., Kaback, H.R., and Miller, M.H. Membrane potential in anaerobically growing *Staphylococcus aureus* and its relationship to gentamicin uptake. *Antimicrob. Agents Chemother.*, **1983**, *23*:526—530.

McCormack, J.P., and Jewesson, P.J. A critical reevaluation of the "therapeutic range" of aminoglycosides. *Clin. Infect. Dis.*, **1992**, *14*:320—339.

McCracken, G.H., Jr., Mize, S.G., and Threlkeld, N. Intraventricular gentamicin therapy in gram-negative bacillary meningitis of infancy. Report of the Second Neonatal Meningitis Cooperative Study Group. *Lancet*, **1980**, *1*:787—791.

McGee, Z.A., and Baringer, J.R. Acute meningitis. In, *Principles and Practice of Infectious Diseases*, 3rd ed. (Mandell, G.L., Douglass, R,G., and Bennett, J.E., eds.) Churchill Livingstone, New York, **1990**, pp. 741—755.

Mitchell, C.J., Bullock, S., and Ross, B.D. Renal handling of gentamicin and other antibiotics by the isolated perfused rat kidney: mechanism of nephrotoxicity. *J. Antimicrob. Chemother.* **1977**, *3*:593—600.

Moellering, R.C., Jr,. Korzeniowski, O.M., Sande, M.A., and Wennersten, C.B. Species-specific resistance to antimicrobial synergism in Streptococcus faecium and *Streptococcus faecalis*. *J. Infect. Dis.*, **1979**, *140*:203—208.

Moore, R.D., Smith, C.R., and Lietman, P.S. Risk factors for the development of auditory toxicity in patients receiving aminoglycosides. *J. Infect. Dis.*, **1984a**, *149*:23—30.

Moore, R.D., Smith, C.R., Lipsky, J.J., Mellits, D., and Lietman, P.S. Risk factors for nephrotoxicity in patients with aminoglycosides. *Ann. Intern. Med.*, **1984b**, *100*:352—357.

Murray, B.E. New aspects of antimicrobial resistance and the resulting therapeutic dilemmas. *J. Infect. Dis.*, **1991**, *163*:1184—1194.

Murray, B.E., and Mederski-Samaroj, B. Transferable β-lactamase: a new mechanism for *in vitro* penicillin resistance in *Streptococcus faecalis*. *J. Clin. Invest.*, **1983**, *72*:1168—1171.

Nakae, R., and Nakae, T. Diffusion of aminoglycoside antibiotics across the outer membrane of *Escherichia coli*. *Antimicrob. Agents Chemother.*, **1982**, *22*:554—559.

Neu, H.C., and Bendush, C.L. Ototoxicity of tobramycin: a clinical overview. *J. Infect. Dis.*, **1976**, *134*:S206—S218.

Panwalker, A.P., Malow, J.B., Zimelis, V.M., and Jackson, G.G. Netilmicin: clinical efficacy, tolerance, and toxicity. *Antimicrob. Agents Chemother.*, **1978**, *13*:170—176.

Papapetropoulou, M., Papavassiliou, J., and Legakis, N.J. Effect of the pH and osmolality of urine on the antibacterial activity of gentamicin. *J. Antimicrob. Chemother.*, **1983**, *12*:571—575.

Patel, V., Luft, F.C., Yum, M.N., Patel, B., Zeman, W., and Kleit, S.A. Enzymuria in gentamicin-induced kidney damage. *Antimicrob. Agents Chemother.*, **1975**, *7*:364—369.

Philips, J.B., III, Satterwhite, C., Dworsky, M.E., and Cassady, G. Recommended amikacin doses in newborns often produce excessive serum levels. *Pediatr. Pharmacol.* (New York), **1982**, *2*:121—125.

Pickering, L.K., and Gearhart, P. Effect of time and concentration upon interaction between gentamicin, tobramycin, netilmicin, or amikacin and carbenicillin or ticarcillin. *Antimicrob. Agents Chemother.*, **1979**, *15*:592—596.

Pittinger, C., and Adamson, R. Antibiotic blockade of neuromuscular function. *Annu. Rev. Pharmacol.*, **1972**, *12*:169—184.

Pittinger, C.B., Eryasa, Y., and Adamson, R. Antibiotic-induced paralysis. *Anesth. Analg.*, **1970**, *49*:487—501.

Powell, S.H., Thompson, W.L., Luthe, M.A., Stern, R.C., Grossniklaus, D.A., Bloxham, D.D., Groden, D.L., Jacobs, M.R., DiScenna, A.O., Cash, H.A., and Klinger, J.D. Once-daily vs. continuous aminoglycoside dosing: efficacy and toxicity in animal and clinical studies of gentamicin, netilmicin, and tobramycin. *J. Infect. Dis.*, **1983**, *147*:918—932.

Prins, J.M., Buller, H.R., Kuijper, E.J., Tange, R.A., and Speelman, P. Once versus thrice daily gentamicin in patients with serious infections. *Lancet*, **1993**, *341*:335—339.

Quarum, M.L., Houghton, D.C., Gilbert, D.N., McCarron, D.A., and Bennett, W.M. Increasing dietary calcium moderates experimental gentamicin nephrotoxicity. *J. Lab. Clin. Med.*, **1984**, *103*:104—114.

Queener, S.F., Luft, F.C., and Hamel, F.G. Effect of gentamicin treatment on adenylate cyclase and Na+, K+-ATPase activities in renal tissues of rats. *Antimicrob. Agents Chemother.*, **1983**, *24*:815—818.

Reiner, N.E., Bloxham, D.D., and Thompson, W.L. Nephrotoxicity of gentamicin and tobramycin given once daily or continuously in dogs. *J. Antimicrob. Chemother.*, **1978**, *4 Suppl. A*:85—101.

Ronald, A.R., Boutros, P., and Mourtada, H. Bacteriuria localization and response to single-dose therapy in women. *JAMA*, **1976**, *235*: 1854—1856.

Rosenthal, A., Button, L.N., and Khaw, K.T. Blood volume changes in patients with cystic fibrosis. *Pediatrics*, **1977**, *59*:588—594.

Rosselot, J.P., Marquez, J., Meseck, E., Murawski, A., Hamdan, A., Joyner, C., Schmidt, R., Migliore, D., and Herzog, H.L. Isolation, purification, and characterization of gentamicin. In, *Antimicrobial Agents and Chemotherapy*—1963. (Sylvester, J.C., ed.) American Society for Microbiology, Ann Arbor, Mich., **1964**, pp. 14—16.

Sanford, J.P., Gilbert, D.N., Gerberding, J.G., and Sande, M.A. *The Sanford Guide to Antimicrobial Therapy. Antimicrobial Therapy*, Inc., Dallas, TX, **1994**, p. 104.

Schentag, J.J., Gengo, F.M., Plant, M.E., Danner, D., Mangione, A., and Jusko, W.J. Urinary casts as an indicator of renal tubular damage in patients receiving aminoglycosides. *Antimicrob. Agents Chemother.*, **1979**, *16*:468—474.

Schentag, J.J., and Jusko, W.J. Renal clearance and tissue accumulation of gentamicin. *Clin. Pharmacol. Ther.*, **1977**, *22*:364—370.

Siber, G.R., Echeverria, P., Smith, A.L., Paisley, J.W., and Smith, D.H. Pharmacokinetics of gentamicin in children and adults. *J. Infect. Dis.*, **1975** *132*:637—651.

Silverblatt, F.J. Pathogenesis of nephrotoxicity of cephalosporins and aminoglycosides: a review of current concepts. *Rev. Infect. Dis.*, **1982**, *4*:S360—S365.

Singh, Y.N., Harvey, A.L., and Marshall, I.G. Antibiotic-induced paralysis of the mouse phrenic nerve—-hemidiaphragm preparation and reversibility by calcium and by neostigmine. *Anesthesiology*, **1978**, *48*:418—424.

Smith, C.R., Baughman, K.L., Edwards, C.Q., Rogers, J.F., and Lietman, P.S. Controlled comparison of amikacin and gentamicin. *N. Engl. J. Med.*, **1977**, *296*:349—353.

Smith, C.R., and Lietman, P.S. Effect of furosemide on aminoglycoside-induced nephrotoxicity and auditory toxicity in humans. *Antimicrob. Agents Chemother.*, **1983**, *23*:133—137.

Smith, C.R., Lipsky, J.J., Laskin, O.L., Hellman, D.B., Mellits, E.D., Longstreth, J., and Lietman, P.S. Double-blind comparison of the nephrotoxicity and auditory toxicity of gentamicin and tobramycin. *N. Engl. J. Med.*, **1980**, *302*:1106—1109.

Smithivas, T., Hyams, P.J., Matalon, R., Simberkoff, M.S., and Rahal, J.J. The use of gentamicin in peritoneal dialysis. I. Pharmacologic results. *J. Infect. Dis.*, **1971**, *124 Suppl.*:77—83.

Sokoll, M.D., and Gergis, S.D. Antibiotics and neuromuscular function. *Anesthesiology*, **1981**, *55*:148—159.

Spera, R.V., Jr. and Farber, B.F. Multiply-resistant *Enterococcus faecium*. The nosocomial pathogen of the 1990s. *JAMA*, **1992**, *268*:2563—2564.

Spyker, D.A., Sande, M.A., and Mandell, G.L. Tobramycin pharmacokinetics in patients with cystic fibrosis and leukemia. In, *Eighteenth Interscience Conference on Antimicrobial Agents and Chemotherapy*. American Society for Microbiology, Washington, D.C., **1978**, p. 345.

Stöffler, G., and Tischendorf, G.W. Antibiotic receptor-sites in *E. coli* ribosomes. In, *Drug Receptor Interactions in Antimicrobial Chemotherapy*. Vol. I, *Topics in Infectious Diseases*. (Drews, J., and Hahn, F.E., eds.) Springer-Verlag, New York, **1975**.

Strausbaugh, L.J., Mandaleris, C.D., and Sande, M.A. Comparison of four aminoglycoside antibiotics in the therapy of experimental *E. coli* meningitis. *J. Lab. Clin. Med.*, **1977**, *89*:692—701.

Strausbaugh, L.J., and Sande, M.A. Factors influencing the therapy of experimental *Proteus mirabilis* meningitis. *J. Infect. Dis.*, **1978**, *137*:251—260.

Sullam, P.M., Slutkin, G., Gottlieb, A.B., and Mills, J. Paromomycin therapy of endemic amebiasis in homosexual men. *Sex. Transm. Dis.*, **1986**, *13*:151—155.

Tai, P.-C., Wallace, B.J., and Davis, B.D. Streptomycin causes misreading of natural messenger by interacting with ribosomes after initiation. *Proc. Natl Acad. Sci. U.S.A.*, **1978**, *75*:275—279.

ter Braak, E.W., de Vries, P.J., Bouter, K.P., van der Vegt, S.G., Dorrestein, G.C, Nortier, J.W., van Dijk, A., Verkooyen, R.P., and Verbrugh, H.A. Once-daily dosing regimen for aminoglycoside plus β-lactam combination therapy of serious bacterial infections: comparative trial with netilmicin plus ceftriaxone. *Am. J. Med.*, **1990**, *89*:58—66.

Theopold, H.M. Comparative surface studies of ototoxic effects of various aminoglycoside antibiotics on the organ of Corti in the guinea pig. A scanning electron microscopic study. *Acta Otolaryngol. (Stockh.)*, **1977**, *84*:57—64.

Trestman, I., Parsons, J., Santoro, J., Goodhart, G., and Kaye, D. Pharmacology and efficacy of netilmicin. *Antimicrob. Agents Chemother.*, **1978**, *13*:832—836.

Varese, L.A., Graziolo, F., Viretto, A., and Antoniola, P. Single-dose (bolus) therapy with gentamicin in management of urinary tract infection. *Int. J. Pediatr. Nephrol.*, **1980**, *1*:104—105.

Vemuri, R.K., and Zervos, M.J. Enterococcal infections. The increasing threat of nosocomial spread and drug resistance. *Postgrad. Med.*, **1993**, *93*:121—124, 127—128.

Wade, J.C., Smith, C.R., Petty, B.G., Lipsky, J.J., Conrad, G., Ellner, J., and Lietman, P.S. Cephalothin plus an aminoglycoside is more nephrotoxic than methicillin plus an aminoglycoside. *Lancet*, **1978**, *2*:604—606.

Warkany, J. Antituberculous drugs. *Teratology*, **1979**, *20*:133—138.

Wersäll, J., Bjorkroth, B., Flock, A., and Lundquist, P.-G. Experiments on the ototoxic effects of antibiotics. *Adv. Otorhinolaryngol.*, **1973**, *20*:14—41.

Wiedemann, B., and Atkinson, B.A. Susceptibilitiy to antibiotics: species incidence and trends. In, *Antibiotics in Laboratory Medicine*, 3rd ed. (Lorian, V., ed.) Williams & Wilkins, Baltimore, **1991**, pp. 962—1208.

Wilson, P., and Ramsden, R.T. Immediate effects of tobramycin on human cochlea and correlation with serum tobramycin levels. *Br. Med. J.*, **1977**, *1*:259—261.

Wilson, W.R., Geraci, J.E., Wilkowske, C.J., and Washington, J.A., II. Short-term intramuscular therapy with procaine penicillin plus streptomycin for infective endocarditis due to viridans streptococci. *Circulation*, **1978**, *57*:1158—1161.

Wilson, W.R., Wilkowske, C.J., Wright, A.J., Sande, M.A., and Geraci, J.E. Treatment of streptomycin-susceptible and streptomycin-resistant enterococcal endocarditis. *Ann. Intern. Med.*, **1984**, *100*:816—823.

Wolfe, J.C., and Johnson, W.D., Jr. Penicillin-sensitive streptococcal endocarditis. *In vitro* and clinical observations on penicillin-streptomycin therapy. *Ann. Intern. Med.*, **1974**, *81*:178—181.

Wood, C.A., Kohlhepp, S.J., Houghton, D.C., and Gilbert, D.N. Vancomycin enhancement of experimental tobramycin nephrotoxicity. *Antimicrob. Agents Chemother.*, **1986**, *30*:20—24.

Wood, C.A., Norton, D.R., Kohlhepp, S.J., Kohnen, P.W., Porter, G.A., Houghton, D.C., Brummett, R.E., Bennett, W.M., and Gilbert, D.N. The influence of tobramycin dosage regimens on nephrotoxicity, ototoxicity, and antibacterial efficacy in a rat model of subcutaneous abscess. *J. Infect. Dis.*, **1988**, *158*:13—22.

Yow, M.D. An overview of pediatric experience with amikacin. *Am. J. Med.*, **1977**, *62*:954—958.

Monographien und Übersichtsartikel

Alexander, D.P., and Gambertoglio, J.G. Drug overdose and pharmacologic considerations in dialysis. In, *Introduction to Dialysis*. (Cogan, M.G., Garovoy, M.R., and Gotch, F.A. eds.) Churchill Livingstone, Inc., New York, **1985**, pp. 261—292.

Bryan, L.E. Cytoplasmic membrane transport and antimicrobial resistance. In, *Microbial Resistance to Drugs*. (Bock, A., and Bryan, L.E., eds.) *Handbook of Experimental Pharmacology*, Vol. 91. SpringerVerlag, Berlin, **1989**, pp. 35—57.

Klastersky, J.A. Fever in the compromised host. In, *Internal Medicine*, 2nd ed. (Stein, J.H., ed.) Little, Brown & Co., Boston, **1987**, pp. 1467—1472.

Kucers, A., and Bennett, N. McK. Gentamicin. In, *The Use of Antibiotics, a Comprehensive Review with Clinical Emphasis*, 4th ed. (Kucers, A., Bennett, N. McK., and Kemp R.J., eds.) J. B. Lippincott Co., Philadelphia, **1987**, pp. 619—674.

Lietman, P.S. Aminoglycosides and spectinomycin: aminocyclitols. In, *Principles and Practice of Infectious Diseases*, 3rd ed. (Mandell, G.L., Douglas, R.G., and Bennett, J.E., eds.) Churchill Livingstone, Inc., New York, **1990**, pp. 269—284.

McCracken, G.H., Jr. New developments in the management of neonatal meningitis. In, *Bacterial Meningitis*. (Sande, M.A., Smith, A.L., and Root, R.K., eds.) *Contemporary Issues in Infectious Diseases*, Vol. 3, Churchill Livingstone, Inc., New York, **1985**, pp. 159—166.

Mitsuhashi, S. (ed.). *Aminoglycoside Antibiotics. Drug Action and Drug Resistance in Bacteria*, Vol. 2, University Park Press, Baltimore, **1975**.

Price, K. E. Mini-review: aminoglycoside research 1975—1985: prospects for development of improved agents. *Antimicrob. Agents Chemother.*, **1986**, *29*:543—547.

Sande, M.A. Infective endocarditis. In, *Internal Medicine*. (Stein, J.H., ed.) Little, Brown & Co., Boston, **1983**, pp. 537—546.

Shannon, K., and Phillips, I. Mechanisms of resistance to aminoglycosides in clinical isolates. *J. Antimicrob. Chemother.*, **1982**, *9*:91—102.

Symposium. (Various authors.) Advances in aminoglycoside therapy: amikacin. *J. Infect. Dis.*, **1976a**, *134*:S235—S460.

Symposium. (Various authors.) Tobramycin. *J. Infect. Dis.*, **1976b**, *134*, S1—S234.

Waksman, S.A. (ed.). *Streptomycin: Nature, and Practical Applications*. The Williams & Wilkins Co., Baltimore, **1949**.

47

ANTIMIKROBIELLE CHEMOTHERAPEUTIKA
(Fortsetzung)
Tetracycline, Chloramphenicol, Erythromycin und verschiedene andere antimikrobielle Chemotherapeutika

Joan E. Kapusnik-Uner, Merle A. Sande und Henry F. Chambers

Die antimikrobiellen Substanzen, die in diesem Kapitel besprochen werden, sind wegen rascher Resistenzenwicklung bzw. zunehmender Resistenzlage, Toxizität oder nur auf bestimmte Organismen begrenzte Wirksamkeit grundsätzlich Antibiotika der 2. Wahl. Tetracycline sind Breitbandantibiotika mit Wirksamkeit gegen aerobe und anaerobe grampositive und gramnegative Organismen, Rickettsien, Mycoplasmen und Chlamydien. Ihr Nutzen ist in den letzten zehn Jahren jedoch durch zunehmende Resistenzen eingeschränkt worden. Chloramphenicol ist kein Antibiotikum der 1. Wahl, weil es potentiell eine aplastische Anämie verursachen kann. Es ist aber bei lebensbedrohlichen Infektionen wie bakterieller Meningitis oder Rickettsien-Infektionen indiziert. Erythromycin, bis vor kurzem das einzige Makrolid-Antibiotikum, ist wegen des Auftauchens von Resistenzen und Problemen der gastrointestinalen Verträglichkeit zunehmend weniger gebräuchlich. Dagegen sind inzwischen zwei andere Makrolid-Antibiotika, Clarithromycin und Azithromycin erhältlich. Diese beiden Antibiotika sind, wie auch Erythromycin, gegen grampositive Bakterien, Mycoplasmen und Legionella spp. wirksam, werden aber besser toleriert. Zudem besitzen sie ein breiteres Spektrum mit Wirksamkeit auch gegen Haemophilus influenzae und Mycobacterium avium-intracellulare. Das Lincosamid-Antibiotikum Clindamycin übt eine potente bakteriostatische Wirkung auf Streptokokken, Staphylokokken und anaerobe Organismen inklusive Bacteroides fragilis aus. Es hat sich auch als wirksam in der Behandlung von Infektionen durch Pneumocystis carinii und Toxoplasma gondii erwiesen. Spectinomycin, eine Aminociclitol, wird ausschließlich zur Behandlung bei Patienten mit Neisseria gonorrhoeae eingesetzt, bei denen Kontraindikationen für 1.-Wahl-Therapien (Cephalosporine) bestehen. Polymixin B, wirksam gegen aerobe gramnegative Bazillen inklusive Pseudomonas aeruginosa, kann nur als Salbe oder als Spüllösung eingesetzt werden, da es bei systemischer Anwendung eine hohe nephrotoxische Wirkung hat. Das Glykopeptid-Antibiotikum Vancomycin ist wirksam gegen Staphylokokken (inklusive aller Stämme von Staphylococcus aureus und so gut wie alle Stämme der koagulasenegativen Staphylokokken), Streptokokken und Enterokokken. Das neuere Teicoplanin bietet nur wenig Vorteile gegenüber Vancomycin. Enterokokken galten bislang als empfindlich gegenüber Vancomycin, jedoch sind Infektionen durch resistente Stämme ein zunehmendes Problem. Daher sollte Vancomycin für die Behandlung schwerer Infektionen zurückgehalten werden, die durch Organismen verursacht werden, die gegen Substanzen der 1. Wahl resistent sind oder für Fälle schwerer Allergien gegen b-Lactam-Antibiotika. Bacitracin ist wirksam gegen aerobe grampositive Bakterien, wird jedoch wegen nephrotoxischer Wirkungen bei parenteraler Gabe nur topisch angewendet. Der sinnvolle Einsatz dieser Substanzen und damit verbundene Probleme werden im folgenden diskutiert.

TETRACYCLINE

Geschichte Die Entdeckung der Tetracycline war das Ergebnis eines systematischen Screenings von Erdproben aus vielen Teilen der Erde auf antibiotikaproduzierende Mikroorganismen. Chlortetracyclin wurde als erste dieser Verbindungen 1948 eingeführt. Schon bald nach ihrer ersten Entdeckung zeigte sich, daß die Tetracycline hochwirksam sind gegenüber Rickettsien, einer Anzahl grampositiver und gramnegativer Bakterien und bestimmten Chlamydien-Arten, die verantwortlich für Lymphogranuloma venereum, Einschlußkonjunktivitis und Psittakose sind. Folglich wurden sie als „Breitband"-Antibiotika bekannt. Nach dem Nachweis ihrer antimikrobiellen Aktivität *in vitro*, der Wirksamkeit bei experimentellen Infektionen und aufgrund ihrer pharmakologischen Eigenschaften fanden die Tetracycline schnell einen weit verbreiteten Einsatz in der Therapie (siehe Dowling, 1955; Lepper, 1956).

Obwohl es spezifische Unterschiede zwischen den Tetracyclinen gibt, die derzeit erhältlich sind, sind sie doch ähnlich genug, um sie als Gruppe zu besprechen.

Ursprung und Chemie Chlortetracyclin und Oxytetracyclin werden von *Streptomyces aureofaciens* bzw. *Strep. rimosus* gebildet. Tetracyclin wird halbsynthetisch aus Chlortetracyclin hergestellt, Demeclocyclin ist das Produkt eines mutanten *Strep. aureofaciens*-Stammes und Methacyclin, Doxycyclin und Minocyclin sind halbsynthetische Derivate.

Die Tetracycline sind enge Verwandte polycyclischer Naphthacencarboxamide. Ihre Strukturformeln sind in Tabelle 47.1 gezeigt.

Wirkungen auf Mikroorganismen Die Tetracycline zeigen antimikrobielle Wirksamkeit gegenüber einem großen Bereich aerober und anaerober grampositiver und gramnegativer Bakterien, der sich mit dem Wirksamkeitsspektrum vieler anderer Antibiotika überschneidet. Sie sind ebenfalls gegenüber manchen Mikroorganismen wirksam, die gegen zellwandaktive antimikrobielle Chemotherapeutika resistent sind wie beispielsweise Rickettsien, *Coxiella burnetti*, *Mycoplasma pneumoniae*, *Chlamydia* spp., *Legionella* spp., *Ureaplasma*, manche atypische Mycobakterien und *Plasmodium* spp. Auch gegenüber Pilzen zeigen sie eine geringe Aktivität.

Tetracycline wirken grundsätzlich bakteriostatisch. Empfindlichkeit oder Resistenz eines bestimmten Mikroorganismus ist gegenüber jedem dieser chemisch verwandten Substanzen ähnlich. Chlortetracyclin und Oxytetracyclin werden bei Operationen am Auge einge-

Tabelle 47.1 Chemische Struktur der Tetracycline

TETRACYCLIN

DERIVATE	SUBSTITUENT(EN)	POSITION(EN)
Chlortetracyclin	–Cl	(7)
Oxytetracyclin	–OH,–H	(5)
Demeclocyclin	–OH,–H; –Cl	(6; 7)
Methacyclin	–OH,–H; =CH_2	(5; 6)
Doxycyclin	–OH,–H; –CH_3,–H	(5; 6)
Minocyclin	–H,–H; –$N(CH_3)_2$	(6; 7)

setzt. Methacyclin ist nicht erhältlich. Andere Derivate sind in anderen Ländern erhältlich.

Die stärker lipophilen Arzneimittel Minocyclin und Doxycyclin, gefolgt von Tetracyclin, sind normalerweise die wirksameren. Die meisten bakteriellen Stämme, die von ≤ 4 µg/ml Tetracyclin gehemmt werden, werden als empfindlich eingestuft. Ausnahmen dieser minimalen Hemmkonzentration (MHK) sind *Haemophilus influenzae* und *Streptococcus pneumoniae*, deren MHK bei ≤ 2 µg/ml liegt, und *Neisseria gonorrhoeae* mit einer MHK bei ≤ 0,25 µg/ml.

Bakterien In der Regel werden grampositive Mikroorganismen von geringeren Tetraycyclin-Konzentrationen gehemmt als gramnegative Spezies. Trotzdem sind diese Substanzen wegen Resistenzproblemen und der Verfügbarkeit überlegener Antibiotika nur selten für Infektionen durch grampositive Bakterien indiziert. Die meisten Enterokokken-Stämme sind resistent gegenüber Tetracyclinen. 50% der Gruppe B-Streptokokken und nur 65% von *Staphylococcus aureus* sind empfindlich (Standiford, 1995). Sowohl Tetracyclin als auch Doxycyclin sind gegenüber den meisten *Strep.-pneumoniae*-Stämmen wirksam, obwohl in vielen geographischen Gebieten resistente Pneumokokken gefunden worden sind.

N. gonorrhoeae und *N. menigitidis* werden zwar von Tetracyclinen gehemmt, allerdings sind inzwischen viele Stämme resistent. Die Resistenz kann auch entstehen, wenn Tetracycline als einziges Therapeutikum bei der Gonorrhoe eingesetzt werden (Knapp et al., 1987).

Obwohl die Tetracycline ursprünglich sehr wirksam in der Behandlung von Infektionen durch aerobe gramnegative Bazillen waren, sind viele Enterobakterien inzwischen relativ resistent. Trotzdem sind mehr als 90% der *H.-influenzae*-Stämme noch immer empfindlich gegenüber Doxycyclin (Ringertz und Dornbusch, 1988). Obwohl alle Stämme von *Pseudomonas aeruginosa* resistent sind, sind 90% der *Pseud.-pseudomallei*-Stämme (Auslöser der Melioidose) empfindlich. Die meisten *Brucella*-Stämme sind ebenfalls empfindlich. Tetracycline sind bei Infektionen durch *H. ducreyi* (Ulcus molle), *Brucella* und *Vibrio cholerae* besonders nützlich. Sie hemmen ebenfalls das Wachstum von *Legionella pneumophilia* (Legionärskrankheit, Pontiac-Fieber), *Campylobacter jejuni*, *Helicobacter pylori*, *Yersinia pestis* (Pest), *Y. enterocolitica*, *Francisella tularensis* (Tularämie) und *Pasteurella multocida*.

Die Tetracycline sind gegen viele anaerobe und fakultative Mikroorganismen wirksam, bedeutsam ist ihre Wirksamkeit gegen *Actinomycetes*. Der MHK-Grenzwert für empfindliche anaerobe Bakterien liegt bei 8 µg/ml. Weitere Anaerobier (z.B. *Bacteroides* spp.) sind empfindlich gegenüber Doxycyclin, dem wirksamsten Verwandten von Tetracyclin. Trotzdem ist Doxycyclin weit weniger wirksam gegen *Bacteroides fragilis* als Chloramphenicol, Clindamycin, Metronidazol und bestimmte β-Lactam-Antibiotika. Grampositive Anaerobe variieren ebenfalls in ihrer Empfindlichkeit; *Propionibacterium* ist am sensitivsten und *Peptococcus* am wenigsten empfindlich.

Rickettsien Wie Chloramphenicol sind alle Tetracycline hochwirksam gegen Rickettsien, die für Felsengebirgsfleckfieber, murines Fleckfieber, epidemisches Fleckfieber, japanisches Fleckfieber, Rickettsienpocken und die Balkangrippe (*Coxiella burnetti*) verantwortlich sind.

Verschiedenartige Mikroorganismen Die Tetracycline sind gegen die meisten Spirochäten inklusive *Borrelia recurrentis*, *B. burgdorferi* (Lyme-Krankheit), *Treponema pallidum* (Syphilis) und *T. pertenue* wirksam. Ihre Wirksamkeit gegen Chlamydien und Mycoplasmen ist von zunehmender Bedeutung. Auch einige Stämme von *Mycobacterium marinum* sind empfindlich.

Wirkungen auf die intestinale Flora Da viele Tetracycline nur unvollständig aus dem Gastrointestinaltrakt resorbiert werden, kommt es zu hohen Konzentrationen im Intestinalbereich und dementsprechend wird die intestinale Flora verändert. Viele aerobe und anaerobe koliforme Mikroorganismen und grampositive sporenbildende Bakterien sind empfindlich und werden während langfristiger Tetracyclin-Behandlungen bis zum Auftreten resistenter Stämme deutlich unterdrückt. Der Stuhl wird weicher, geruchlos und bekommt eine gelblich-grüne Färbung. Nehmen die fäkalen koliformen Bakterien ab, kommt es zu einem übermäßigen Wachstum tetracyclinresistenter Mikroorganismen, insbesondere von Sproßpilzen (*Candida* spp.), Enterokokken, *Proteus* und *Pseudomonas*. Tetracycline verursachen gelegentlich eine sogenannte antibiotika-assoziierte Kolitis (pseudomembranöse Kolitis verursacht durch Toxine von *Clostridium difficile*).

Wirkungsmechanismus Es wird angenommen, daß Tetracycline die bakterielle Proteinsynthese hemmen, indem sie an das 30S bakterielle Ribosom binden und so den Zugang der Aminoacyl-t-RNA an die Akzeptorstelle (A) auf dem mRNA-Ribosomen Komplex verhindern (siehe Abbildung 47.1). Zumindest zwei Vorgänge scheinen nötig zu sein, damit diese Antibiotika Zugang zu den Ribosomen gramnegativer Bakterien bekommen: passive Diffusion durch die hydrophilen Kanäle, die von Porinproteinen der äußeren Zellmembran gebildet werden und ein aktiver Transport durch ein energieabhängiges System, das alle Tetracycline durch die innere Zytoplasmamembran pumpt. Obwohl das Eindringen dieser Arzneimittel in grampositive Bakterien weniger gut aufgeklärt ist, benötigt es doch auch ein energieabhängiges System.

Bei hohen Konzentrationen beeinträchtigen diese Verbindungen ebenfalls die Proteinsynthese in Säugetierzellen. Jedoch fehlt den Säugerzellen das aktive Transportsystem, das in Bakterien gefunden wurde. Zudem werden Unterschiede in der Empfindlichkeit auf ribosomalem Niveau als wichtige Determinanten der selektiven Wirkung der Tetracycline angenommen.

Resistenzen gegenüber Tetracyclinen Mikroorganismen, die gegen ein Tetracyclin resistent geworden sind, zeigen häufig auch Resistenzen gegenüber den anderen. Die induzierbare Resistenz von *Escheria coli* und vermutlich auch anderen Spezies gegenüber den Tetracyclinen ist primär plasmidvermittelt. Die drei Hauptmechanismen bei der Resistenzentstehung sind (1) sinkende Tetracyclin-Akkumulation als Ergebnis entweder eines reduzierten Influxes oder Auftreten eines energieabhängigen Efflux-Prozesses, (2) reduzierter Zugang der Tetracycline zu den Ribosomen bei Expression von protektiv wirkenden Proteinen an den Ribsosomen und (3) enzymatische Inaktivierung der Tetracycline (Speer et al., 1992).

Resorption, Verteilung und Exkretion Resorption. Die meisten Tetracycline werden unvollständig aus dem Gastrointestinaltrakt resorbiert. Die prozentuale Resorption nach oraler Gabe (nüchtern) ist bei Chlortetracyclin mit 30% am niedrigsten, bei Oxytetracyclin, Demeclocyclin und Tetracyclin im mittleren Bereich (60% bis 80%) und bei Doxyclin (95%) und Minocyclin (100%) sehr hoch (Barza und Scheife, 1977). Der nicht

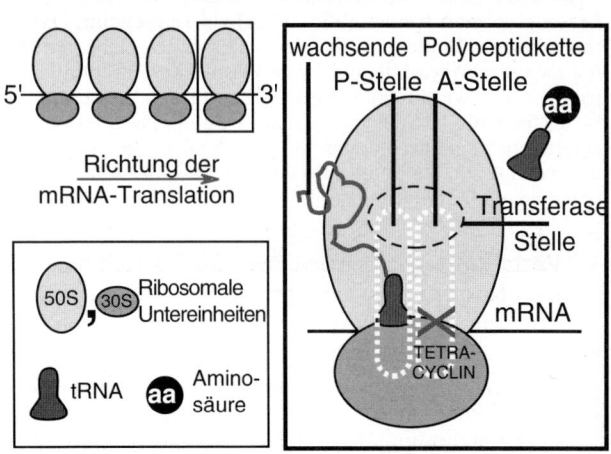

Abbildung 47.1 Hemmung der bakteriellen Proteinsynthese durch Tetracycline. Die *messenger-RNA* (mRNA) bindet an die 30S-Untereinheit der bakteriellen ribosomalen RNA. Die P(peptidyl)-Stelle der 50S ribosomalen RNA-Untereinheit enthält die entstehende Polypeptidkette. Normalerweise wandert die Aminoacyl-tRNA, die mit der nächsten Aminosäure (aa) beladen ist, die an die Kette angeheftet werden soll, zur Akzeptorstelle (A), mit komplementärer Basenpaarung zwischen der Anticodon-Sequenz der tRNA und der Codon-Sequenz der mRNA. Weitere Details der bakteriellen Proteinsynthese werden in Kapitel 46 besprochen. *Tetracycline* hemmen die bakterielle Proteinsynthese, indem sie an die 30S-Untereinheit binden, was das Binden der tRNA an die Akzeptorstelle (A) verhindert.

resorbierte Anteil nimmt mit steigender Dosis zu. Die Resorption findet hauptsächlich im Magen und oberen Dünndarm statt und ist bei Einnahme auf nüchternen Magen größer. Die Tetracyclinresorption ist bei gleichzeitiger Aufnahme von Milchprodukten, Aluminiumhydroxid-haltigen Antazida, Kalzium, Magnesium, Eisen- oder Zinksalze und Wismutsubsalicylat eingeschränkt (Ericsson et al., 1982). Verantwortlich für die reduzierte Resorption scheint die Bildung von Chelaten aus divalenten und trivalenten Kationen zu sein.

Die weite interindividuelle Streuung der Plasmakonzentrationen nach oraler Gabe der verschiedenen Tetracycline hängt mit der Variabilität ihrer Resorption zusammen. Tetracycline können, basierend auf Dosishöhe und -frequenz bei oraler Gabe, in drei Gruppen eingeteilt werden.

Oxytetracyclin und Tetracyclin werden unvollständig resorbiert. Nach einer oralen Einzelgabe wird das Maximum der Plasmakonzentration nach zwei bis vier Stunden erreicht. Die Substanzen haben eine Halbwertszeit im Bereich von sechs bis zwölf Stunden und werden meistens zwei- bis viermal täglich gegeben. Die Gabe von 250 mg alle sechs Stunden führt zu Spitzenplasmakonzentrationen von 2 - 2,5 µg/ml. Liegt die Dosis oberhalb 1 g alle sechs Stunden, führt dies trotzdem nicht zu signifikant höheren Plasmakonzentrationen.

Demeclocyclin wird trotz ebenfalls unvollständiger Resorption gewöhnlich in geringeren Tagesdosen als die oben genannten Substanzen gegeben, da die Halbwertszeit bei 16 Stunden liegt und wirksame Plasmakonzentrationen daher für 24 bis 48 Stunden andauern können.

Doxycyclin und Minocyclin sollten noch niedriger dosiert

werden, da sie bei einer langen Halbwertszeit (16 - 18 Stunden) besser resorbiert werden (90 - 100%) als Tetracyclin, Oxytetracyclin oder Demeclocyclin. Nach einer oralen Gabe von 200 mg Doxycyclin wird die maximale Plasmakonzentration von 3 µg/ml nach zwei Stunden erreicht. Die Plasmakonzentration bleibt für 8 bis 12 Stunden oberhalb 1 µg/ml. Die Plasmakonzentrationen sind nach oraler und parenteraler von Doxycyclin äquivalent. Die Nahrungsaufnahme beeinflußt nicht die Resorption von Doxycyclin oder Minocyclin.

Verteilung Die Tetracycline verteilen sich breit sowohl im Körper und in Geweben als auch in Sekreten inklusive Urin und Prostata. Sie akkumulieren in den retikuloendothelialen Zellen der Leber, Milz und Knochenmark und in der Zahnwurzel und dem Zahnschmelz noch nicht durchgebrochener Zähne (siehe unten).

Eine Entzündung der Meningen ist keine Vorbedingung für die Passage der Tetracycline in den Liquor. Die Penetration dieser Arzneimittel in die meisten anderen Flüssigkeiten und Gewebe ist hervorragend. Die Konzentrationen in der Synovialflüssigkeit und in der Mukosa des Sinus maxillaris nähern sich den Plasmakonzentration. Minocyclin erreicht in Tränen und Speichel eine ausreichend hohe Konzentration, um bei Meningokokken-Trägern eine Eradikation zu bewirken bzw. eine Expositionsprophylaxe durchzuführen. Dieses Charakteristikum ist unter den Tetracyclinen einzigartig für Minocyclin und wird auf dessen größere Lipidlöslichkeit zurückgeführt (siehe Kapitel 65). Die Tetracycline passieren die Plazentarschranke und dringen in den fetalen Kreislauf und ins Fruchtwasser ein. Die Tetracyclin-Konzentrationen liegen im Nabelschnur-Plasma bei 60% und im Fruchtwasser bei 20% der Plasmakonzentration der Mutter. In der Muttermilch sind ebenfalls relativ hohe Konzentrationen dieser Substanzen gefunden worden.

Exkretion Die meisten Tetracycline werden primär über die Niere eliminiert, obwohl sie auch in der Leber konzentriert vorliegen und über die Galle in den Darm ausgeschieden werden. Von dort werden sie teilweise über den enterohepatischen Kreislauf reabsorbiert. Die Elimination über den Intestinaltrakt tritt sogar als Ergebnis der biliären Exkretion bei parenteraler Gabe auf. Minocyclin ist eine Ausnahme und wird im wesentlichen in der Leber metabolisiert.

Die renale Clearance dieser Arzneimittel ist von der glomerulären Filtration und damit signifikant von der renalen Funktion des Patienten abhängig (siehe unten). Von einer intravenösen Dosis von 0,5 g Tetracyclin werden 20% bis 60% innerhalb der ersten 24 Stunden in den Urin ausgeschieden, gleiche Mengen finden sich auch nach oraler Gabe. 10% bis 35% einer Oxytetracyclindosis werden in aktiver Form in den Urin ausgeschieden, in welchem es innerhalb von 30 Minuten nachweisbar ist und seine Maximalkonzentration etwa 5 Stunden nach seiner Gabe erreicht. Die renale Clearance von Demeclocyclin liegt bei weniger als der Hälfte im Vergleich zu Tetracyclin. Ungefähr 50% von Methacyclin werden unverändert in den Urin ausgeschieden. Eine reduzierte hepatische Funktion oder Obstruktion des Ductus choledochus reduziert die biliäre Exkretion dieser Substanzen, was zu längeren Halbwertszeiten und höheren Plasmakonzentrationen führt. Wegen ihres enterohepatischen Kreislaufes können Tetracycline im Körper auch noch lange Zeit nach Beendigung der Therapie vorhanden sein.

Minocyclin ist sowohl im Urin als auch in den Faeces in signifikant niedrigeren Mengen nachweisbar als die anderen Tetracycline. Es scheint in beträchtlichem Umfang metabolisiert zu werden. Die renale Clearance von Minocyclin ist gering. Die Substanz bleibt auch nach Therapieende längere Zeit im Körper nachweisbar. Dies kann auf Retention im Fettgewebe zurückzuführen sein. Die Halbwertszeit von Minocyclin ist bei Patienten mit Leberversagen nicht verlängert.

Ein wichtiger Unterschied sollte bei Doxycyclin gemacht werden. Es ist klar, daß bei konventioneller Dosierung Doxycyclin nicht auf dem gleichen Weg wie die anderen Tetracycline eliminiert wird. Es akkumuliert nur gering bei Patienten mit Nierenversagen und ist daher eines der sichersten Tetracycline bei der Behandlung extrarenaler Infektionen von niereninsuffizienten Patienten. Die Substanz wird weitgehend als inaktives Konjugat oder möglicherweise auch als Chelat in den Faeces ausgeschieden. Daher hat es einen geringeren Einfluß auf die intestinale Mikroflora (Nord und Heimdahl, 1988). Die Halbwertszeit von Doxycyclin kann bei Patienten, die eine Langzeitbehandlung von Barbituraten oder Phenytoin erhalten, von schätzungsweise 16 auf 7 Stunden verkürzt sein.

Darreichungsform und Dosierung Die Tetracycline sind in vielfältiger Form für orale, parenterale und topische Anwendung erhältlich. In den USA sind nur Tetracyclin, Oxytetracyclin, Demeclocyclin, Minocyclin, Doxycyclin und Chlortetracyclin erhältlich.

Orale Gabe Die geeignete orale Dosis der Tetracycline inst von Art und Schweregrad der Infektion abhängig. Für Tetracyclin variiert sie von 1 - 2 g pro Tag bei Erwachsenen. Kinder über acht Jahre sollten 25 - 50 mg/kg täglich erhalten, aufgeteilt in zwei bis vier Einzeldosen. Demeclocyclin wird bei Erwachsenen folgendermaßen dosiert: 150 mg alle sechs Stunden oder 300 mg alle zwölf Stunden. Die Tagesdosis für Kinder über acht Jahren ist 6 - 12 mg/kg aufgeteilt auf zwei bis vier Dosen. Demeclocyclin wird jedoch als Antibiotikum wegen seines höheren Risikos der Photosensibilisierung und eines Diabetes-insipidus-Syndroms kaum noch eingesetzt (siehe unten). Die Dosis für Doxycyclin beträgt bei Erwachsenen 100 mg alle zwölf Stunden während der ersten 24 Stunden und anschließend 100 mg einmal täglich (oder bei schweren Infektionen zweimal täglich). Kinder über acht Jahre sollten am ersten Tag 4-5 mg/kg Doxycyclin aufgeteilt in zwei gleich große Dosen alle zwölf Stunden erhalten. Danach sollte die halbe Menge (2 - 2,5 mg/kg) als tägliche Einzelgabe verabreicht werden. In schweren Fällen wird die 2 - 2,5 mg/kg-Dosis alle zwölf Stunden gegeben. Die Dosis für Minocyclin ist bei Erwachsenen initial 200 mg, gefolgt von 100 mg alle zwölf Stunden. Bei Kindern beträgt sie 4 mg/kg initial, gefolgt von 2 mg/kg alle zwölf Stunden.

Gastrointestinale Beschwerden, Übelkeit und Erbrechen kann durch die Einnahme von Tetracyclinen zusammen mit der Nahrung (keine Milchprodukte) reduziert werden. Nicht gemeinsam mit Tetracyclinen sollten eingenommen werden (da sie Chelate bilden und dadurch die Resorption der Tetracycline beeinflussen können): Milchprodukte; Kalzium enthaltende Antazida, Aluminium, Zink, Magnesium oder Silikate; Vitamine mit Eisen; Sulcralfat (welches Aluminium enthält) und Wismutsubsalicylate.

Parenterale Gabe Doxycyclin ist das bevorzugte parenterale Tetracyclin in den Vereinigten Staaten. Es wird bei schweren Erkrankungen eingesetzt, bei Patienten, die nicht in der Lage sind, das Arzneimittel einzunehmen oder wenn das Arzneimittel bei oraler Gabe starke Übelkeit und Erbrechen verursacht. Trotzdem sollte betont werden, daß es derzeit sehr wenige Indikationen für eine intravenöse Gabe der Tetracycline gibt, da meist bessere Alternativen erhältlich sind und zudem die i.v.-Gabe eine erhebliche Thrombophlebitis verursachen kann (siehe unten). Wegen lokaler Irritationen und schlechter Resorption ist die intramuskuläre Gabe der Tetracycline grundsätzlich unbefriedigend und wird nicht empfohlen.

Die übliche intravenöse Dosis von Doxycyclin ist 200 mg in einer oder zwei Infusionen am ersten Tag und 100 - 200 mg an den folgenden Tagen. Die Dosis für Kinder mit einem Gewicht unter 45 kg ist 4,4 mg/kg am ersten Tag mit entsprechender Reduktion an den folgenden Tagen. Die Gesamttagesdosis für intravenöses Tetracyclin (wo erhältlich) für die meisten akuten Infektionen beträgt 500 mg - 1 g, gewöhnlich in gleichen Dosen in 6-Stunden- oder 12-Stunden-Intervallen gegeben. Parenterale Tetracyclin-Präparate sind in den Vereinigten Staaten und auch in Deutschland nicht mehr erhältlich. Bis zu 2 g pro Tag können bei schweren Infektionen verabreicht werden, allerdings kann diese Dosis bei manchen Patienten Probleme verursachen (siehe toxische Wirkungen, unten). Parenteral sollten nicht mehr als 2 g Tetracyclin pro Tag verabreicht werden. Die intravenöse Dosis von Minocyclin bei Erwachsenen beträgt 200 mg, gefolgt von 100 mg alle zwölf Stunden. Kinder über 8 Jahre sollten als Initialdosis 4 mg/kg erhalten, gefolgt von 2 mg/kg alle zwölf Stunden. 100 mg Minocyclin müssen mit 500 ml - 1 Liter kompatibler Flüssigkeit (z.B. isotone NaCl-Lösung) verdünnt werden und über sechs Stunden langsam verabreicht werden, um toxische Wirkungen zu minimieren.

Lokale Applikation Mit Ausnahme der lokalen Behandlung des Auges wird die topische Anwendung der Tetracycline nicht empfohlen. Zu den ophthalmologischen Präparaten gehören Chlortetracyclinhydrochlorid, Tetracyclinhydrochlorid, und Oxytetracyclinhydrochlorid. Sie sind als Augensalben oder Suspensionen erhältlich. Ihr Einsatz in der ophthalmologischen Therapie wird in Kapitel 65 besprochen.

Therapeutischer Einsatz Die Tetracycline wurden in beträchtlichem Maß sowohl zur Behandlung von Infektionskrankheiten, aber auch als Zusatz bei der Nutztiernahrung eingesetzt, um z. B. das Wachstum zu fördern. Beide Verwendungen haben zu einer drastischen Zunahme bakterieller Resistenzen gegenüber diesen Arzneimitteln geführt, so daß ihre Verwendung abgenommen hat. Tetracycline sind besonders nützlich bei Infektionen, die von Rickettsien, Mycoplasmen und Chlamydien verursacht werden. Der gegenwärtige Status der Tetracycline bei der Therapie verschiedener Infektionskrankheiten ist in Tabelle 44.1 zu sehen.

Rickettsien-Infektionen Tetracycline und Chloramphenicol sind wirksam bei Rickettsien-Infektionen inklusive *Rocky mountain spotted fever*, Q-Fieber, Tsutsugamushi-Fieber und Rickettsienpocken und können unter Umständen lebensrettend sein. Die Besserung der Symptome ist oft schon innerhalb von 24 Stunden nach Therapiebeginn erkennbar.

Mycoplasma-Infektionen *Mycoplasma pneumoniae* ist empfindlich gegenüber Tetracyclinen. Durch die Behandlung der Pneumonie mit Tetracyclin oder Erythromycin wird die Dauer von Fieber, Husten, Unwohlsein, Müdigkeit, Rasselgeräuschen der Lunge und radiologischen Veränderungen in der Lunge verkürzt. Die Mycoplasmen können jedoch trotz schneller Besserung der akuten Infektion nach Absetzen der Therapie im Sputum persistieren.

Chlamydien *Lymphogranuloma venereum*. Die Tetracycline sind derzeit das Mittel der Wahl bei diesen Infektionen (Jones, 1994). 500 mg Tetracyclin oral sollten viermal täglich für zumindest zwei Wochen gegeben werden. Eine längere Behandlung kann bei chronifizierten Verläufen nötig sein. Wahrscheinlich ist auch Doxycyclin in einer Dosierung von 100 mg oral zweimal täglich über zwei Wochen wirksam, hierzu fehlen jedoch ausführliche Untersuchungen. Innerhalb von vier Tagen ist eine deutliche Verkleinerung entzündlich veränderter Lymphknoten festzustellen, und Einschlüsse und Einschlußkörperchen verschwinden aus den Lymphknoten innerhalb einer Woche völlig. Eine lymphogranulomatöse Proktitis bessert sich schnell. Rektale Schmerzen, Ausfluß und Blutung werden deutlich reduziert. Wenn Rückfälle auftreten, wird die Therapie wieder aufgenommen und über einen längeren Zeitraum fortgesetzt.

Durch *Chlamydia pneumoniae* verursachte Pneumonie, Bronchitis oder Sinusitis sprechen auf eine Tetracyclin-Behandlung an. Während Makrolid-Antibiotika eine günstige Wahl für die initiale Therapie dieser Infektionen darstellen, sollten Tetracycline bei rezidivierenden Infektionen eingesetzt werden.

Psittakose Die Tetracycline sind ebenfalls wirksam in der Behandlung der Psittakose, wobei eine Behandlungsdauer von 12 bis 14 Tage gewöhnlich ausreicht.

Trachom Obwohl von einigen Sulfonamide für die Behandlung des Trachoms bevorzugt werden, haben sich die Tetracycline als sehr wirkungsvoll erwiesen. Das wirkungsvollste Behandlungsregime besteht in einer täglichen Einmalgabe von 2,5 bis 4 mg/kg Doxycyclin für 40 Tage (Hoshiwara et al., 1973).

Unspezifische Urethritis Als Ursache für die unspezifische Urethritis wird meistens *Chlamydia trachomatis* angenommen, die gegenüber Tetracyclin empfindlich ist. Es wird die orale Gabe von 500 mg Tetracyclin alle sechs Stunden oder 100 mg Doxycyclin alle zwölf Stunden für sieben Tage empfohlen.

Geschlechtskrankheiten Tetracycline waren früher bei unkomplizierten Gonokokken-Infektionen wirksam, jedoch sind inzwischen Resistenzen aufgetreten. Sie betrugen in einer 1991 durchgeführten Studie (Centers for Disease Control, 1993a) 7,2%. Derzeit werden Ceftriaxon, Cefixim, Ciprofloxacin und Ofloxacin bei fehlendem Keimnachweis als Therapie für unkomplizierte gonokokkale Infektionen empfohlen (Centers for Disease Control, 1993b). Ein Tetracyclin, Ofloxacin oder ein Makrolid sollte bei allen Patienten mit Gonorrhoe empirisch verabreicht werden, um eine potentiell koexistierende Infektion mit *C. trachomatis* zu behandeln.

C. trachomatis ist ein häufiges koexistierendes Pathogen bei der akuten Adnexitis einschließlich Endometritis, Salpingitis, Parametritis und/oder Peritonitis (Walker et al., 1993). Doxycyclin sollte in einer Dosierung von 100 mg zweimal täglich intravenös und bis mindestens 48 Stunden nach deutlicher Besserung der Symptome verabreicht werden. Anschließend ist die orale Therapie in gleicher Dosierung weiterzuführen, bis eine 14tägige Behandlungsdauer erreicht ist. Doxycyclin wird gewöhnlich mit Cefoxitin oder Cefotetan kombiniert, um auch solche Mikroorganismen abzudecken, die gegen Doxycyclin resistent sein können (Anaerobier, fakultative Aerobier und manche Stämme von *N. gonorrhoeae*).

Die akute Epididymitis wird durch C. trachomatis oder N. gonorrhoeae bei Männer unter 35 Jahren verursacht. Zu einem erfolgreichen Behandlungsregime gehören eine einmalige Injektion von Ceftriaxon (250 mg) plus 100 mg Doxycyclin oral zweimal täglich für mindestens zehn Tage. Sexualpartner sollten ebenso behandelt werden.

Nicht-schwangere, penicillinallergische Patienten mit primärer oder sekundärer Syphilis können mit einem Schema wie 200 mg Doxycyclin oral zweimal täglich über zwei Wochen behandelt werden. Schwangere Frauen, die allergisch gegen β-Lactam-Antibiotika sind, sollten dagegen mit Erythromycin behandelt werden (Centers for Disease Control, 1993b).

Bazilleninfektionen *Brucellose* Tetracycline sind wirksam bei der Behandlung akuter und chronischer Infektionen durch *Brucella melitensis, B. suis* und *B. abortus*. Von der WHO wird eine Kombinationstherapie von 200 mg Doxycyclin plus 600 - 900 mg Rifampin täglich für sechs Wochen empfohlen (World Health Organization, 1986). Gute Resultate erbrachte auch die volle Dosis eines Tetracyclins (ohne Rifampicin) über drei Wochen. Rückfälle sind nicht Folge von Resistenzen und sprechen gewöhnlich auf eine zweite Behandlung mit Tetracyclinen an. Die Kombination eines Tetracyclins mit Streptomycin (1 g täglich intramuskulär) hat sich ebenfalls als schnelle und wirkungsvolle Therapie bei Patienten mit einer akuten Brucellose erwiesen.

Tularämie Obwohl Streptomycin vorzuziehen ist, führt auch die Therapie mit Tetracyclinen zu schnellem Erfolg bei der Behandlung der Tularämie (Evans et al., 1985). Sowohl die ulzeroglandulären als auch die typhoidalen Typen dieser Erkrankung reagieren gut auf die Behandlung. Fieber, Toxämie und klinische Anzeichen und Symptome bessern sich rasch.

Cholera In einer kontrollierten Untersuchung über die Wirkung oraler Antibiotika bei Behandlung der Cholera bei Kindern in Pakistan, stellten Lindenbaum und Mitarbeiter (1967) fest, daß Tetracyclin am effektivsten das Stuhlvolumen, die Notwendigkeit intravenöser Flüssigkeitssubstitution und die Dauer der Diarrhoe und positiver Stuhlkulturen reduzierte. Es muß betont werden, daß antimikrobielle Substanzen bei dieser Erkrankung keinen Ersatz für Flüssigkeits- und Elektrolytersatz darstellen. Zudem sind manche Stämme von Vibrio cholera gegen die Tetracycline resistent.

Andere Infektionen durch Bazillen Die Therapie mit Tetracyclinen ist in ihrer Wirkung bei Infektionen durch *Shigella, Salmonella* oder andere Enterobacteriaceae nicht einheitlich. Bedingt ist dies durch die in vielen Gebieten weite Verbreitung arzneimittelresistenter Stämme. Mit Doxycyclin ist das Auftreten der Reisediarrhö erfolgreich reduziert worden, insbesondere, wenn sie durch enterotoxinproduzierende Stämme von *E. coli* verursacht wurden. Durch eine inzwischen weite Verbreitung von Resistenzen bei Darmbakterien ist der Nutzen dieser Substanz bei dieser Indikation eingeschränkt.

Infektionen mit Kokken Durch das Auftauchen von Resistenzen sind die Tetracycline nicht länger bei Infektionen durch Staphylokokken, Streptokokken oder Meningokokken indiziert. Obwohl für Minocyclin (in einer Dosis von 100 mg alle 12 Stunden über 5 Tage) gezeigt wurde, daß es die Entstehung von Meningokokkenerkrankungen verhindert und den Träger-Status verringert, wird Minocyclin für diese Indikation nicht mehr empfohlen, weil es vestibuläre Störungen verursachen kann (siehe unten).

Harnwegsinfektionen Die Wirksamkeit der Tetracycline hat auch bei Harnwegsinfektionen durch die Zunahme resistenter Mikroorganismen deutlich abgenommen. In der Regel sind Tetracycline nicht wirksam gegen *Proteus* und *Pseud. aeruginosa*. Harnwegsinfektionen sollten nur mit Tetracyclinen behandelt werden, wenn der Erreger als empfindlich bekannt ist. Bei schwerer akuter Pyelonephritis sollten Tetracycline vermieden werden. Doxycyclin kann zwar bei Patienten mit renaler Dysfunktion gegeben werden, die Arzneimittelkonzentration im Harn reicht aber nicht aus, um damit Harnwegsinfektionen zu behandeln.

Andere Infektionen Die Aktinomykose kann mit einem Tetracyclin erfolgreich behandelt werden, obwohl sie am stärksten auf Penicillin G anspricht. Minocyclin wird als Alternative zur Behandlung einer Nokardiose vorgeschlagen, allerdings sollte es zusammen mit Sulfonamiden gegeben werden. Frambösie und Rückfallfieber reagieren gut auf Tetracycline und Penicillin (Salih und Mustafa, 1977). Tetracycline haben sich als nützlich in der Akutbehandlung und Prophylaxe der Leptospirose

(*Leptospira* spp.) erwiesen. *Borrellia* spp. inklusive *B. recurrentis* (Rückfallfieber) und *B. burgdorferi* (Lyme-Krankheit) reagieren auf eine Behandlung mit Tetracyclinen, obwohl Tetracycline unwirksam bei fortgeschrittener *B.-burgdorferi*-Infektion sein können (Dattwyler et al., 1987). Tetracycline sind zur Behandlung atypischer Mykobakterien inklusive *Mycobacterium marinum* eingesetzt worden, wenn diese als empfindlich getestet wurden (Izumi et al., 1977).

Akne Tetracycline sind in geringer Dosierung und mit teilweise guten Resultaten in der Behandlung der Akne eingesetzt worden. Die Wirkung von Tetracyclinen könnte auf der Hemmung der Propionibakterien beruhen, die in talgbildenden Follikeln sitzen und Lipide zu hautreizenden freien Fettsäuren metabolisieren. Obwohl allgemein die nützliche Wirkung der Tetracycline und auch anderer Antibiotika bei der Behandlung der Akne akzeptiert ist, erwecken manche plazebokontrollierte Crossover-Studien Zweifel an dem Wert dieser Behandlung. Tetracyclin scheint bei einer Dosierung von 250 mg oral zweimal täglich wenige unerwünschte Wirkungen hervorzurufen, aber auch alternativ topisch eingesetztes Clindamycin hat nur wenige Nebenwirkungen.

Unerwünschte Wirkungen   Toxische Wirkungen

Gastrointestinal Alle Tetracycline führen in unterschiedlichem Maß bei einem Teil der Patienten zu gastrointestinalen Beschwerden, und zwar häufiger nach oraler Gabe. Es kann zu Sodbrennen, abdominalen Beschwerden, Übelkeit und Erbrechen kommen. Die Magenbeschwerden können dadurch reduziert werden, daß das Arzneimittel mit Nahrung zusammen eingenommen wird. Tetracycline sollten allerdings nicht zusammen mit Milchprodukten eingenommen werden. Durch Tetracycline kann es zu Ösophagitis und ösophagalen Ulzera kommen (Winckler, 1981; Amendola und Spera, 1985). Es ist von einem Zusammenhang zwischen Tetracyclinen und Pankreatitis berichtet worden (Elmore und Rogge, 1981). Nach der oralen Gabe von Tetracyclinen kann Diarrhoe auftreten. Es ist dringend erforderlich, hierbei einen Nachweis auf *Clostridium difficile* zu führen, der kennzeichnend für die potentiell lebensbedrohliche pseudomembranöse Kolitis ist (siehe unten).

Lichtempfindlichkeit Demeclocyclin, Doxycyclin und in geringerem Maße auch andere Derivate können leichte bis schwere, durch Sonnenlicht ausgelöste Hautreaktionen verursachen. Bei diesem Phänomen handelt es sich um eine Photosensibilisierung. Sie tritt bei 1% bis 2% der mit Demeclocyclin behandelten Patienten auf. Onycholyse und Pigmentierung der Nägel können zeitgleich entstehen.

Lebertoxizität Oxytetracyclin und Tetracyclin scheinen die am wenigsten lebertoxischen Substanzen dieser Gruppe zu sein. Die Lebertoxizität tritt meist bei Patienten auf, die 2 g oder mehr Arzneimittel pro Tag parenteral erhalten. Jedoch kann diese Komplikation auch auftreten, wenn große Mengen oral verabreicht werden. Schwangere Frauen scheinen besonders anfällig für schwere, tetracyclininduzierte Leberschäden zu sein. Die Gelbsucht tritt zuerst auf, Azotämie, Azidose und irreversibler Schock können folgen.

Nierentoxizität Bei Patienten mit Nierenerkrankungen können Tetracycline eine Urämie verschlimmern, indem sie die Proteinsynthese hemmen und einen katabolischen Prozeß provozieren. Die Azotämie ist dabei durch den Metabolismus der Aminosäuren verstärkt (Shils, 1963). Von Doxycyclin ist berichtet worden, daß es weniger renale Nebenwirkungen verursachen soll als andere Tetracycline. Jedoch wird auch ein möglicher Zusammenhang zwischen diesem Wirkstoff und dem Auftreten von Nierenversagen vermutet (Orr et al., 1978). Renaler Diabetes insipidus ist bei einigen Patienten beobachtet worden, die Demeclocyclin erhalten haben. Dieses Phänomen ist bei der Behandlung der inadäquaten ADH-Sekretion (SIADH) genutzt worden (Forrest et al., 1978; siehe Kapitel 30).

Bei Patienten, die zu lang gelagerte Tetracycline eingenommen haben, ist ein Syndrom beobachtet worden, das durch Übelkeit, Erbrechen, Polyurie, Polydypsie, Proteinurie, Azidose, Glykosurie und Aminoazidurie – einer Form des Fanconi Syndroms – gekennzeichnet ist. Verursacht wird dies durch toxische Wirkung von Zerfallsprodukten auf den proximalen Tubulus.

Einfluß auf die Zähne Kinder, die eine Lang- oder Kurzzeitbehandlung mit Tetracyclinen erhalten, können eine dauerhafte braune Verfärbungen der Zähne bekommen. Umso größer die Dosis bezogen auf das Körpergewicht ist, umso intensiver ist die Verfärbung des Zahnschmelzes; diese Verfärbung ist dauerhaft. Die Therapiedauer scheint weniger wichtig zu sein als die Gesamtmenge an Antibiotika, die veabreicht wurde. Das Risiko dieser unerwünschten Wirkung ist am größten, wenn Neugeborenen und Babys vor dem ersten Zahnen Tetracycline erhalten. Bereits die Behandlung schwangerer Frauen mit Tetracyclinen ab ca. der Schwangerschaftsmitte kann zu einer Zahnverfärbung bei den Kindern führen. Eine Pigmentierung der zweiten Zähne kann allerdings auch auftreten, wenn das Arzneimittel im Alter zwischen zwei Monaten und fünf Jahren verabreicht wird. In dieser Zeit werden die Zähne kalzifiziert. Es können auch Kinder bis zu 8 Jahren auf eine Tetracyclinbehandlung mit dieser Komplikation reagieren. Die Ablagerung der Tetracycline in Zähnen und Knochen ist vermutlich bedingt durch ihre chelatbildende Eigenschaft und die Bildung eines Tetracyclin-Kalzium-Orthophosphat-Komplexes.

Verschiedenartige Wirkungen Tetracycline werden während Schwangerschaft und Kindheit im Knochengerüst abgelagert. Durch Ausmessen des Wadenbeins ließ sich eine 40%ige Senkung des Knochenwachstums bei Frühgeburten nachweisen, die mit diesen Substanzen behandelt wurden (Cohlan et al., 1963). Diese Wachstumshemmung ist reversibel, wenn die Behandlungsdauer kurz ist.

Eine Thrombophlebitis ist häufig die Folge der intravenösen Gabe von Tetracyclinen. Dies gilt insbesondere, wenn mehrfach in dieselbe Vene infundiert wird. Dieser Effekt wird bei Patienten mit malignen Pleuraergüssen therapeutisch genutzt, indem das Antibiotikum in den Pleuraspalt instilliert wird.

Eine Langzeitbehandlung mit Tetracyclinen kann zu Veränderungen des Blutbildes führen. Leukozytose, atypische Lymphozyten, toxische Granulation der Granulozyten und thrombozytopenische Purpura sind beobachtet worden.

Die Tetracycline können bei kleinen Kindern auch in üblicher therapeutischer Dosierung einen erhöhten Hirndruck und eine Vorwölbung der Fontanelle (Pseudotumor cerebri) verursachen. Zwar ist der Hirndruck erhöht, der Liquor selbst ist jedoch normal. Nach Abbruch der Behandlung kehrt der Druck schnell zum Ausgangswert zurück. Diese Komplikation kann in seltenen Fällen auch bei älteren Patienten auftreten (Walters und Gubbay, 1981).

Bei Patienten, die mit Minocyclin behandelt werden, kann eine verstibuläre Toxizität auftreten, die sich in Schwindel, Ataxie, Übelkeit und Erbrechen manifestiert. Die Symptome treten bald nach der initialen Dosis auf und verschwinden im allgemeinen innerhalb von 24 bis 48 Stunden nach Therapieende. Die Häufigkeit dieser unerwünschten Wirkung korreliert mit der Dosis. Sie tritt häufiger bei Frauen als bei Männern auf (Fanning et al., 1977).

Hypersensitivitäts-Reaktionen Verschiedene Hautreaktionen, zu denen masernähnliches Exanthem, Nesselfieber, Arzneimittelexanthem und generalisierte Dermatitis exfoliativa gehören, können durch eine Behandlung mit Tetracyclinen entstehen, sind jedoch selten. Zu den schweren allergischen Reaktionen gehören das Quincke-Ödem und Anaphylaxie. Anaphylaktische Reaktionen können sogar nach oraler Gabe dieser Substanzen auftreten. Zu den anderen Reaktionen, die auf Hypersensitivität beruhen, gehören Augenbrennen, Cheilosis, atrophische oder hypertrophische Glossitis, Pruritus ani oder vulvae und Vaginitis. Diese Reaktionen dauern häufig Wochen oder Monate nach Beendigung der Behandlung fort. Die genaue Ursache dieser Reaktionen ist unbekannt. Tetracycline können auch Fieber und eine Eosinophilie verursachen. Auch das Auftreten von Asthma ist beobachtet worden. Eine Kreuz-Sensibilisierung zwischen den verschiedenen Tetracyclinen ist üblich.

Andere biologische Reaktionen Wie für alle antimikrobiellen Substanzen gilt auch für Tetracycline, daß die orale oder parenterale Gabe zu einer Superinfektion führen kann. Diese wird gewöhnlich durch Bakterien- oder Hefestämme verursacht, die gegen das entsprechende Antibiotikum resistent sind. Es sind vaginale, orale und sogar systemische Infektionen mit Hefen und Pilzen beobachtet worden. Die Inzidenz dieser Infektionen scheint bei Tetracyclinen deutlich höher zu sein als bei Penicillinen.

Die pseudomembranöse Kolitis, verursacht durch ein übermäßiges Wachstum vom toxin-produzierenden *Clostridium difficile*, ist durch schwere Durchfälle, Fieber und einen Stuhl gekennzeichnet, der Schleimhaut und eine große Anzahl neutrophile Granulozyten enthält. Das Toxin ist für Schleimhaut-Zellen zytotoxisch und verursacht typische flache Ulzerationen, die bei einer Sigmoidoskopie erkannt werden können. Ein Abbruch der Behandlung, in manchen Fällen kombiniert mit der oralen Gabe von Metronidazol oder Vancomycin, ist notwendig. Auch unter Therapie mit Metronidazol oder Vancomycin kann es zu Rückfällen kommen (Lyerly et al., 1988).

Um die Häufigkeit der aufgezählten toxischen Effekte zu verringern, sollten Tetracycline weder bei Schwangeren eingesetzt werden, noch für gewöhnliche Infektionen bei Kindern unter acht Jahren. Generell sollten Tetracycline nur bei gesicherter Indikation verabreicht werden.

CHLORAMPHENICOL

Geschichte und Ursprung Chloramphenicol wird von *Streptomyces venezuelae* gebildet. Dieser Organismus ist erstmalig 1947 aus einer Bodenprobe in Venezuela isoliert worden (Bartz, 1948). Nachdem die relativ einfache Struktur des kristallinen Materials aufgeklärt war, wurde dieses Antibiotikum synthetisch hergestellt. Ende 1947 wurde die kleine Menge Chloramphenicol, die verfügbar war, mit aufsehenerregendem Erfolg bei einem epidemischen Typhusausbruch in Bolivien eingesetzt. Bereits 1948 wurde Chloramphenicol in ausreichender Menge für einen generellen Einsatz hergestellt. 1950 wurde jedoch klar, daß das Arzneimittel schwere und z.T. tödliche Blutbildungsstörungen verursachen kann. Aus diesem Grund ist dieses Arzneimittel nur bei Patienten mit schweren Infektionen wie Meningitis oder typhöser Salmonellose indiziert, die wegen Resistenzen oder Allergien keine sichereren Alternativen nehmen können. Es ist ebenfalls bei dem durch *Rickettsia rickettsii* verursachten sogenannten „Rocky mountain spotted fever" wirksam.

Chemie Chloramphenicol hat folgende Strukturformel:

$$O_2N-\text{C}_6H_4-\underset{H}{\underset{|}{C}}(OH)-\underset{H}{\underset{|}{C}}(CH_2OH)-NH-\underset{}{\overset{O}{\underset{\|}{C}}}-CHCl_2$$

CHLORAMPHENICOL

Dieses Antibiotikum ist insofern einzigartig unter natürlichen Verbindungen, als es einen Nitrobenzen-Anteil enthält und ein Derivat der Dichloressigsäure ist. Die biologisch aktive Form ist linksdrehend.

Wirkungsmechanismus Chloramphenicol hemmt die Proteinsynthese in Bakterien und, in geringerem Maß, in Eukaryonten. Die Substanz kann vermutlich durch Diffusion leicht in bakterielle Zellen eindringen. Chloramphenicol wirkt primär, indem es reversibel an die 50S ribosomale Untereinheit (nahe der Bindungsstelle der Makrolid-Antibiotika und Clindamycin, die kompetitiv inhibieren) bindet. Dies stört zwar nicht das Binden der t-RNA an die Codon-Erkennungsstelle auf der 30S ribosomalen Untereinheit. Die Substanz scheint jedoch das Binden der Aminoacyl t-RNA an die Akzeptorstelle auf der 50S ribosomalen Untereinheit zu verhindern. Dadurch kann es nicht zur Interaktion zwischen der Peptidyltransferase und ihrem Aminosäure-Substrat kommen, sodaß die Ausbildung von Peptidbindungen gehemmt wird (siehe Abbildung 47.2).

Chloramphenicol kann auch die mitochondriale Proteinsynthese in Säugetierzellen hemmen. Dies liegt möglicherweise daran, daß die bakteriellen Ribosomen stärker den mitochondrialen Ribosomen (beide sind 70S) als den 80S-zytoplasmatischen Ribosomen der Säugerzellen ähneln. Die Peptidyltransferase der mitochondrialen Ribosomen des Rindes, nicht aber deren zytoplasmatischen Ribosomen sind für die inhibitorische Wirkung von Chloramphenicol empfindlich. Die erythropoetischen Stammzellen scheinen dieser Substanz gegenüber besonders empfindlich zu sein.

Antimikrobielle Wirkung Chloramphenicol besitzt ein ziemliches weites Wirkspektrum. Bakterienstämme werden als empfindlich eingestuft, wenn sie von Konzentrationen im Bereich von 8 µg/ml oder weniger gehemmt werden. Ausnahmen sind

N. gonorrhoeae, Strep. pneumoniae und *H. influenzae*, die niedrigere MHK-*breakpoints* haben. Chloramphenicol wirkt primär bakteriostatisch, obwohl es bei bestimmten Spezies auch bakterizid wirken kann. Dazu gehören *H. influenzae, N. meningitidis* und *Strep. pneumoniae*. Mehr als 95% der folgenden gramnegativen Bakterienstämme werden in vitro von 8,0 µg/ml oder weniger Chloramphenicol gehemmt: *H. influenzae, N. meningitidis, N. gonorrhoeae, Salmonella typhi, Brucella* spp. und *Bordetella pertussis*. Von dieser Konzentration werden sowohl die meisten anaeroben Bakterien, inklusive grampositive Kokken und *Clostridium* spp. als auch gramnegative Stäbchen, inklusive *B. fragilis* gehemmt. Einige aerobe grampositive Kokken, inklusive *Streptococcus pyogenes, Strep. agalatiae* (Gruppe B Streptokokken) und *Strep. pneumoniae* sind empfindlich gegenüber 8 µg/ml, während vierfach höhere Konzentrationen benötigt werden, um mehr als 96% der *Staph. aureus*-Stämme zu hemmen (Standiford, 1995).

Die Enterobacteriaceae haben eine variable Empfindlichkeit gegenüber Chloramphenicol. Obwohl 95% der E. coli-Stämme von 12,5 µg/ml gehemmt werden, sind dies bei *Klebsiella pneumoniae* nur 75%, bei *Enterobacter* 50% und sogar nur 33% bei *Serratia marcescens*. Dagegen werden 90 Prozent der *Proteus mirabilis*-Stämme gehemmt. Zwar werden alle Stämme von *Pseud. pseudomallei* von 12,5 µg/ml gehemmt, dagegen ist *Pseud. aeruginosa* sogar gegen sehr hohe Chloramphenicol-Konzentrationen resistent. 6,3 µg/ml Chloramphenicol hemmen 85% der *Vibrio-cholerae-* und 90% der *Shigella*-Stämme. In experimentellen Rickettsien-Infektionen hat Chloramphenicol sowohl eine prophylaktische als auch eine therapeutische Wirkung. In der Regel unterdrückt die Substanz nur das Wachstum der Rickettsien. Chloramphenicol ist ebenfalls wirksam gegen Chlamydien und Mycoplasmen.

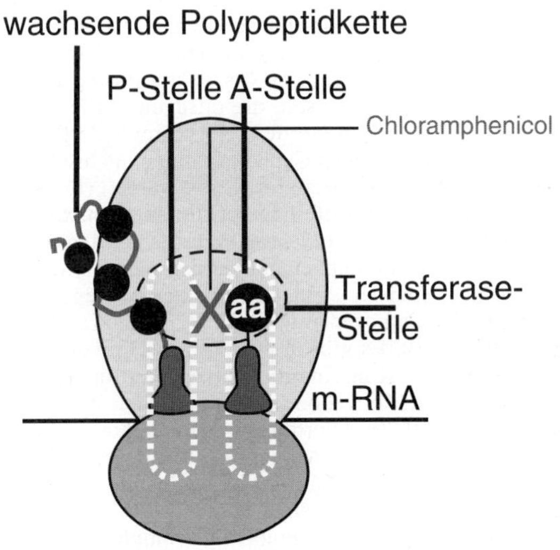

Abbildung 47.2 Mechanismus der Hemmung der bakteriellen Proteinsynthese durch Chloramphenicol.
Chloramphenicol bindet an die 50S ribosomale Untereinheit an der Peptidyltransferase-Stelle (P) und hemmt die Peptidübertragung. Chloramphenicol bindet an die 50S ribosomale Untereinheit nahe der Reaktionsstelle von Clindamycin und den Makrolid-Antibiotika. Diese Substanzen behindern die Bindung von Chloramphenicol und können sich entsprechend gegenseitig behindern, wenn sie gleichzeitig gegeben werden; siehe Abbildung 47.1 und die dazugehörige Legende für zusätzliche Informationen.

Resistenzen gegen Chloramphenicol Die Resistenz grampositiver und gramnegativer Mikroorganismen gegenüber Chloramphenicol *in vivo* ist ein zunehmendes klinisches Problem. Die Resistenz gramnegativer Bakterien gegenüber dieser Substanz wird gewöhnlich durch ein Plasmid erworben, das bei der Konjugation übertragen wird. Verursacht wird die Resistenz durch eine spezifische Acetyltransferase, die das Arzneimittel inaktiviert. Mindestens drei Enzymtypen sind charakterisiert worden (Gaffney und Foster, 1978). Acetylierte Derivate von Chloramphenicol sind nicht in der Lage, an bakterielle Ribosomen zu binden (Piffaretti und Froment, 1978). Stämme von *H. influenzae*, die gegen Chloramphenicol resistent sind, enthalten Plasmide, die nicht nur für die Bildung der Acetyltransferase kodieren, sondern auch gleichbleibend für eine Resistenz gegen Tetracycline. Sie können auch eine β-Lactamase kodieren, die die Resistenz gegenüber Ampicillin vermittelt (Doern et al., 1988). Die Plasmid-vermittelte Resistenz in *Salmonella typhi* gegen Chloramphenicol war z.B. ein ernstes Problem während der Epidemie von 1972 und '73 in Mexiko und den USA (Baine et al., 1977). Die Verbreitung der Chloramphenicol-Resistenz bei Staphylokokken hat zugenommen. Sie variiert in den Kliniken und liegt zum Teil bei 50% und mehr. Resistente Stämme von *Staph. aureus* enthalten eine von mehreren induzierbaren Formen der Acetyltransferase (Sands und Shaw, 1973). Obwohl die Resistenz gegen Chloramphenicol in der Regel durch die Acetylierung des Arzneimittels erfolgt, sind auch eine verringerte Permeabilität der Mikroorganismen (gefunden in *E. coli* und *Pseudomonas*) und Mutanten mit nicht-suszeptiblen Ribosomen beschrieben worden.

Resorption, Verteilung und Exkretion Chloramphenicol ist für die orale Gabe in zwei Formen erhältlich: die aktive Substanz selbst oder die inaktive Vorstufe (*prodrug*) Chloramphenicolpalmitat (als Trockensubstanz, aus der die orale Suspension hergestellt wird). Die Hydrolyse der Esterbindung von Chloramphenicolpalmitat erfolgt unter normalen physiologischen Bedingungen schnell und nahezu vollständig durch Pankreaslipasen im Duodenum (Kauffman et al., 1981). Chloramphenicol wird anschließend im Gastrointestinaltrakt resorbiert. Spitzenkonzentrationen von 10 - 13 µg/ml werden innerhalb von zwei bis drei Stunden nach Gabe einer Dosis von 1 g erreicht. Bei Patienten mit gastrointestinalen Erkrankungen oder bei Neugeborenen ist die Bioverfügbarkeit von Chloramphenicol größer als von Chloramphenicolpalmitat. Dies liegt vermutlich an der unvollständigen Hydrolyse des Palmitats (Smith and Weber, 1983).

Für die parenterale Gabe ist eine wasserlösliche, inaktive Natriumsuccinat-Präparation (Chloramphenicol-Succinat) erhältlich. Nach intravenöser und intramuskulärer Gabe werden ähnliche Konzentrationen von Chloramphenicol-Succinat im Plasma erreicht (Shann et al., 1985). Es ist unklar, wo *in vivo* die Hydrolyse von Chloramphenicolsuccinat erfolgt. Es könnten Esterasen von Leber, Nieren und Lunge beteiligt sein. Chloramphenicolsuccinat wird über die Nieren schnell aus dem Plasma eliminiert. Diese renale Clearance der Vorstufe kann die gesamte Bioverfügbarkeit von Chloramphenicol beeinflussen, da 20 - 30% der Dosis vor der Hydrolyse ausgeschieden werden können. Die geringe renale Funktion bei Neugeborenen und anderen Fälle renaler Insuffizienz führen zu erhöhten Plasmakonzentrationen von Chloramphenicolsuccinat und von Chloramphenicol (Slaughter et al., 1980b; Mulhall et al., 1983). Eine verringerte Esteraseaktivität ist im Plasma von Neugeborenen und kleinen Kindern beobachtet worden. Dadurch ist die Zeit bis zum Erreichen der Spitzenkonzentrationen des aktiven Chloramphenicols verlängert (bis zu 4 Stunden). Ebenfalls ist die renale Clearance von Chloramphenicolsuccinat verringert (Kauffman et al., 1981).

Chloramphenicol verteilt sich gut in den Körperflüssigkeiten und erreicht auch therapeutische Konzentrationen im Liquor cerebrospinalis. Die Konzentrationen betragen dort (mit und ohne Meningitis) etwa 60% der Plasmakonzentrationen (Bereich 45% bis 99%) (Friedman et al., 1979). Die Substanz kann sogar im Hirngewebe akkumulieren (Kramer et al., 1969). Chloramphenicol findet sich in der Galle, wird in die Milch ausgeschieden und kann leicht die Plazentarschranke überwinden. Es penetriert ebenso bei Applikation in die Konjunktiven in das Kammerwasser.

Die Elimination von Chloramphenicol erfolgt hauptsächlich über den hepatischen Metabolismus zu einem inaktiven Glukuronid. Dieser Metabolit wird, ebenso wie Chloramphenicol selber, über Filtration und Sekretion in den Harn ausgeschieden. Über 24 Stunden werden so 75 - 90% einer oral verabreichten Dosis, davon 5 -10% als biologisch aktive Form, ausgeschieden. Patienten mit einer Leberzirrhose haben einen reduzierten Metabolismus. Entsprechend muß die Dosierung bei diesen Patienten angepaßt werden.

Die Halbwertszeit von Chloramphenicol ist mit Plasma-Bilirubinkonzentrationen korreliert worden (Koup et al., 1979). Etwa 50% des Chloramphenicols ist an Plasmaproteine gebunden. Die Proteinbindung ist bei zirrhotischen Patienten und Neugeborenen reduziert (siehe Anhang II). Die Halbwertszeit der aktiven Substanz (vier Stunden) ist bei Patienten mit eingeschränkter Nierenfunktion im Vergleich zu Patienten mit normaler Nierenfunktion nicht signifkant verändert. Auch bei Patienten mit einer Urämie muß die maximale Dosis Chloramphenicol gegeben werden, um therapeutische Konzentrationen zu erreichen. Das Ausmaß, indem bei der Hämodialyse Chloramphenicol aus dem Plasma entfernt wird, ist zu gering, um eine Dosiserhöhung zu rechtfertigen (Blouin et al., 1980). Wenn allerdings bei Dialysepatienten weitere Komplikationen vorhanden sind wie beispielsweise Zirrhose, wird die durch Dialyse verursachte Clearance bedeutsam. In diesen Fällen kann es das Beste sein, die Erhaltungsdosis am Ende der Hämodialyse zu verabreichen, um diesen Effekt zu minimieren (Slaughter et al., 1980a). Die Variabilität in Metabolismus und pharmakokinetischen Parametern von Chloramphenicol bei Neugeborenen, Kleinkindern und Kindern macht das Monitoring der Wirkstoffkonzentrationen im Plasma notwendig, insbesondere, wenn Induktoren wie Phenobarbital, Phenytoin oder Rifampicin gleichzeitig verabreicht werden (McCracken et al., 1987).

Therapeutischer Einsatz *Die Therapie mit Chloramphenicol muß sich auf Infektionen beschränken, bei denen der Nutzen durch den Wirkstoff dessen Risiko durch die potentiell toxischen Wirkungen überwiegt. Sind andere Arzneimittel mit gleicher Wirksamkeit und geringerer Toxizität als Chloramphenicol erhältlich, sollten diese eingesetzt werden* (siehe Kucers and Bennett, 1987; Standiford, 1995).

Typhus Obwohl Chloramphenicol immer noch ein wichtiger Wirkstoff zur Behandlung des Typhus und anderer Typen systemischer Salmonellen-Infektionen (Paratyphus A, B) ist, sind andere, sicherere Substanzen ebenfalls wirksam. Auch sind Epidemien auslösende *S. typhi*-Stämme in manchen Erdteilen wie Südost-Asien hochresistent gegen Chloramphenicol (Miller et al., 1995). Cephalosporine der 3. Generation und Chinolone sind inzwischen Mittel der 1. Wahl für die Behandlung dieser Erkrankung.

Innerhalb weniger Stunden nach Gabe von Chloramphenicol verschwinden *S. typhi* aus dem Blut. Die Stuhlkulturen werden häufig nach wenigen Tagen negativ. Die klinische Besserung ist oft innerhalb von 48 Stunden erkennbar, und Fieber und andere Symptome klingen in der Regel innerhalb von drei bis fünf Tagen ab. Der Patient wird normalerweise fieberfrei, bevor die intestinalen Schädigungen abheilen. Dies kann zur Folge haben, daß intestinale Blutungen und Perforationen zu einem Zeitpunkt auftreten, bei dem sich die klinische Situation bereits gebessert hat. Inzidenz und Dauer des Träger-Status (Dauerausscheider) sind nicht verändert. Die Dosis für Erwachsene bei Typhus ist 1 g alle sechs Stunden über vier Wochen. Obwohl sowohl intravenöse als auch orale Gabe angewendet werden, ist die Reaktion nach oraler Gabe schneller. Rückfälle reagieren gewöhnlich gut auf eine Behandlungswiederholung; Mikroorganismen, die beim Wiederauftreten isoliert werden, sind in der Regel *in vitro* noch empfindlich gegenüber dem Antibiotikum.

Bakterielle Meningitis Die Behandlung mit Chloramphenicol führt bei der durch *H. influenzae* verursachten Meningitis zu sehr guten Erfolgen. Der Behandlungserfolg ist vergleichbar oder sogar größer als nach Behandlung mit Ampicillin (Jones and Hanson, 1977; Koskiniemi et al., 1978). Die Tagesdosis für Kinder beträgt 50 bis 75 mg pro kg Körpergewicht, verteilt auf vier Dosen, die intravenös alle 6 Stunden über 2 Wochen gegeben werden. Hervorragende Ergebnisse konnten ebenso mit einigen Cephalosporinen, inklusive Cefotaxim, Ceftriaxon und Ceftizoxim erzielt werden (Freedman et al., 1983). Diese Wirkstoffe haben Chloramphenicol bei Verdacht auf eine durch *H. influenzae* verursachte Meningitis verdrängt. Obwohl Chloramphenicol bei den meisten Mikroorganismen bakteriostatisch wirkt, ist es bakterizid gegenüber vielen meningealen Pathogenen wie z.B. *H. influenzae* (Rahal and Simberkoff, 1979). Es gibt *in vivo* keinen Hinweis auf einen Antagonismus bei Kombination mit Ampicillin. Tatsächlich kann es zu einer additiven oder synergistischen Wirkung kommen (Feldman, 1978). Allerdings ist bei anderen gramnegativen Erregern in vitro ein Antagonismus zwischen Chloramphenicol und β-Lactam-Antibiotika beobachtet worden (z.B. *Klebsiella* und *Proteus*) (Asmar et al., 1988). Es gibt seltene *H.-influenzae*-Stämme, die gegen Chloramphenicol resistent sind und eine Meningitis verursachen können (Centers for Disease Control, 1984). Daher sollten bei allen Keim-Isolaten Empfindlichkeitstests durchgeführt werden. Schätzungsweise 0,6% der klinischen Isolate in den USA sind resistent (Doern et al., 1988). Chloramphenicol ist nach wie vor bei Patienten mit schwerer Allergie gegen β-Lactam-Antibiotika eine Alternative zur Behandlung der Meningitis, die durch *N. menigitidis* oder *Strep. pneumoniae* verursacht wurde. Die oben erwähnten neueren Cephalosporine sind hier allerdings ebenfalls wirksam und sollten auch in dieser Indikation Chloramphenicol vorgezogen werden (siehe Kapitel 45). Da manche *Strep. pneumoniae*-Stämme durch Chloramphenicol gehemmt, nicht aber abgetötet werden, sollte zwei bis drei Tage nach Therapiebeginn die Lumbalpunktion wiederholt werden, um sicherzustellen, daß eine Wirkung erzielt wurde (Scheld et al., 1979). In manchen Fällen werden höhere Chloramphenicoldosen (100 mg/kg pro Tag) benötigt.

Anaerobe Infektionen Chloramphenicol ist bei den meisten anaeroben Bakterien inklusive Bacteroides spp. recht gut wirksam (Cuchural et al., 1988). Es kann anstelle von Metronidazol oder Clindamycin bei Patienten mit schweren anaeroben Infektionen eingesetzt werden, die vom Darm oder Becken ausgehen. Chloramphenicol wird zusammen mit Penicillin zur Behandlung von Hirnabszessen eingesetzt. Viele Experten empfehlen heute allerdings Penicillin plus Metronidazol. Die meisten dieser Infektionen werden von anaeroben oder gemischt aeroben-anaeroben Bakterien inklusive *B. fragilis* verursacht. Chloramphenicol ist in Verbindung mit einem Penicillin und einem Aminoglykosid zur Behandlung intraabdominaler oder Beckenabszesse eingesetzt worden; allerdings gibt es hierfür gleich wirksame, weniger toxische anaerobe Alternativen (z.B. Clindamycin oder Metronidazol). Begleitend zur antimikrobiellen Therapie sollte, wo immer möglich, eine chirurgische Drainage durchgeführt werden.

Erkrankungen durch Rickettsien Normalerweise sind Tetracycline die bevorzugten Substanzen zur Behandlung von Rickettsien-Infektionen. Bei gegen Tetracycline sensibilisierten Patienten, in Fällen mit eingeschränkter Nierenfunktion, bei Schwangeren, bei Kindern unter 8 Jahren und bei bestimmten Patienten, die wegen schwerer Erkrankungen eine parenterale Therapie benötigen, ist Chloramphenicol das Mittel der Wahl. Sowohl Tetracycline als auch Chloramphenicol sind im Frühstadium des *Rocky mountain spotted fever* nützlich (Saah, 1995). Sowohl klassisches Fleckfieber, sog. Q-Fieber, Tsutsugamushi-Fieber als auch die Rickettsienpocken lassen sich mit Chloramphenicol gut behandeln. Für alle Rickettsien-Infektionen gilt das gleich Behandlungsschema: Bei Erwachsenen werden 50 mg/kg pro Tag empfohlen. Wo immer möglich, sollte die orale Applikation erfolgen. Die tägliche Dosis für Kinder mit diesen Erkrankungen liegt bei 75 mg/kg Körpergewicht. Die Dosis wird auf gleiche Portionen verteilt und alle sechs bis acht Stunden gegeben. Wenn Chloramphenicol-Palmitat verwendet wird, kann die tägliche Erhaltungsdosis 100 mg/kg betragen, verteilt auf die gleichen Intervalle. Die Therapie sollte fortgesetzt werden, bis sich der allgemeine Zustand gebessert hat und 24 - 48 Stunden fieberfrei waren. Die Dauer der Erkrankung, die Rückfallhäufigkeit und Komplikationen sind erheblich reduziert.

Brucellose Chloramphenicol bei der Brucellose weniger wirksam als die Tetracycline. Sind die Tetracycline kontraindiziert, können 750 mg bis 1 g Chloramphenicol oral alle sechs Stunden sowohl die akute als auch die chronische Form dieser Erkrankung günstig beeinflussen. Rückfälle reagieren normalerweise auf Behandlungswiederholung.

Unerwünschte Wirkungen
Chloramphenicol hemmt die Synthese von Proteinen der inneren Mitochondrienmembran, die in Mitochondrien gebildet werden, vermutlich durch Hemmung der ribosomalen Peptidyltransferase. Dazu gehören Untereinheiten der Cytochrom-C-Oxidase, Ubichinon-Cytochrom-C-Reduktase und der Protonen-übertragende ATPase. Ein Großteil der beobachteten Toxizität kann auf diese Effekte zurückgeführt werden (Smith and Weber, 1983).

Überempfindlichkeitsreaktionen Obwohl relativ ungewöhnlich, können fleckige oder bläschenartige Hautausschläge als Folge einer Überempfindlichkeit gegenüber Chloramphenicol auftreten. Fieber kann gleichzeitig oder als einziges Symptom auftreten. Das Quincke-Ödem ist eine seltene Komplikation. Jarisch-Herxheimer-Reaktionen sind kurz nach Therapiebeginn mit Chloramphenicol bei Behandlung der Syphilis, Brucellose und Typhus abdominalis beobachtet worden.

Hämatologische Toxizität Die wichtigste unerwünschte Wirkung von Chloramphenicol betrifft das Knochenmark. Chloramphenicol beeinflußt das hämopoetische System auf zwei Arten: zum einen kann es eine dosisabhängige Toxizität in Form von Anämie, Leukopenie oder Thrombozytopenie verursachen. Zum anderen kann es zu einer idiosynkratischen aplastischen Anämie kommen, die in vielen Fällen zu einer tödlichen Panzytopenie führt. Diese Reaktion ist nicht dosisabhängig. Diese Antwort scheint häufiger bei Patienten aufzutreten, die über einen längeren Zeitraum therapiert werden und insbesondere bei Patienten, die einer Behandlung mit dieser Substanz mehr als einmal ausgesetzt waren. Eine genetische Disposition wird wegen des Auftretens der Panzytopenie bei eineiigen Zwillingen vermutet. Obwohl die Inzidenz dieser Reaktion mit 1 : 30000 oder mehr sehr gering ist, ist die Letalitätsrate hoch, wenn die Knochenmarks-Aplasie vollständig ist. Zudem ist bei den Patienten, die sich erholen, eine erhöhtes Risiko für eine akute Leukämie beschrieben (Shu et al. 1987).

Eine Zusammenstellung von 576 Fällen einer durch Chloramphenicol verursachten Blutbildungsstörungen zeigt, daß die aplastische Anämie mit etwa 70% der Fälle der am häufigsten beschriebene Reaktionstyp war. Die hypoplastische Anämie, Agranulozytose, Thrombozytopenie und Hemmung des Knochenmarks machten den Rest aus. Unter den Patienten mit Panzytopenie war das Ergebnis anscheinend nicht von der Chloramphenicol-Dosis abhängig. Je länger jedoch das Intervall zwischen der letzten Chloramphenicolgabe und dem Auftreten erster Anzeichen von Blutbildungsstörungen waren, umso höher war die Mortalitätsrate. Beinahe alle Patienten starben, bei denen das Intervall länger als zwei Monate war.

Holt (1967) bemerkte, daß es keine Hinweise auf aplastische Anämie nach parenteraler Gabe von Chloramphenicol gab und vermutete, daß die Resorption eines toxischen Abbauproduktes aus dem Gastrointestinaltrakt möglicherweise dafür verantwortlich ist. Später sind wenige Fälle einer aplastischen Anämie bei Patienten beschrieben worden, die Chloramphenicol parenteral erhalten hatten. Einige dieser Patienten hatten allerdings auch andere Substanzen erhalten, von denen bekannt ist, daß diese das Knochenmark beeinflussen (Phenylbutazon und Glutethimid). Dieser Aspekt bleibt ungeklärt (Kucers and Bennett, 1987). Als strukturelles Merkmal von Chloramphenicol, das für die aplastische Anämie verantwortlich ist, wird die Nitrogruppe vermutet, die durch intestinale Bakterien zu einem toxischen Zwischenprodukt metabolisiert werden könnte (Jimenez et all, 1987). Der genaue biochemische Mechanismus ist allerdings noch nicht aufgeklärt.

Das Risiko einer aplastischen Anämie ist keine Kontraindikation für die Verwendung von Chloramphenicol in Situationen, in denen die Substanz notwendig ist. Es unterstreicht jedoch die Tatsache, daß der Wirkstoff nie bei unklarer Indikation oder bei Krankheiten eingesetzt werden darf, die mit anderen Antibiotika sicher und wirksam behandelt werden können.

Ein zweite und dosisabhängige, toxische hämatologische Wirkung von Chloramphenicol ist eine häufige und vorhersagbare (aber reversible) Suppression der Erythropoese im Knochenmark, die vermutlich durch die inhibitorische Wirkung der Substanz auf die mitochondriale Proteinsynthese bedingt ist. Es konnte gezeigt werden, daß die Aufnahme von radioaktiv markiertem Eisen (^{59}Fe) durch die Normoblasten reduziert ist und ein verminderter Einbau des Isotops in die Hämgruppen resultiert (Ward, 1966). Das klinische Bild ist initital gekennzeichnet durch eine Retikulozytopenie, die fünf bis sieben Tage nach Therapiebeginn auftritt, gefolgt von einer Abnahme des Hämoglobins, einer Zunahme an Plasma-Eisen, der zytoplasmatischen Vakuolisierung früher Erythrozytenformen und Granulozytenvorstufen und einer Normoblastose mit einer Verschiebung zu frühen Erythrozytenformen (Scott et al., 1965). Ebenfalls können Leukopenie und Thrombozytopenie auftreten. Die Inzidenz und Schwere dieses Syndroms sind dosisabhängig. Es tritt normalerweise auf, wenn Plasmakonzentrationen von 25 µg/ml oder höher auftreten und wird bei der Verwendung hoher Dosen von Chloramphenicol, längerer Behandlungsdauer oder bei beidem beobachtet. Die dosisabhängige Suppression des Knochenmarks kann allerdings zu einer tödlichen Aplasie voranschreiten. Dieser Verlauf ist jedoch nicht vorhersagbar (Daum et al., 1979). Manche Patienten, die nach einer Chloramphenicolbehandlung eine chronische Knochenmarkshypoplasie entwickelt haben, bekamen anschließend eine akute myeloblastische Leukämie.

Die Gabe von Chloramphenicol bei Patienten mit Lebererkrankungen führt häufig zu einer Verminderung der Erythropoese. Dieser Effekt ist ausgeprägter bei Vorhandensein eines Aszites oder einer Gelbsucht (Suhrland and Weisberger, 1963). Etwa ein Drittel der Patienten mit schwerer Niereninsuffizienz zeigen die gleiche Reaktion.

Toxische und irritierende Reaktionen Übelkeit, Erbrechen, unangenehmer Geschmack und Diarrhoe können auf die orale Gabe von Chloramphenicol folgen. Zu den seltenen toxischen Wirkungen dieses Antibiotikums gehören verschwommenes Sehen und eine digitale Parästhesie. Optikusneuritis trat bei 3% bis 5% der Kinder mit Mukoviszidose auf, die mit Chloramphenicol behandelt wurden. Dabei kam es zu einem symmetrischen Verlust von Ganglienzellen der Retina und Atrophie der Fasern im optischen Nerv (Godel et al., 1980).

Zu einer tödlichen Toxizität kann es bei Neugeborenen, insbesondere Frühgeburten kommen, die mit hohen Dosen Chloramphenicol behandelt werden. Dies sogenannte *gray baby syndrome* beginnt gewöhnlich zwei bis neun Tage (durchschnittlich vier Tage) nach Behandlungsbeginn. Die Symptome in den ersten 24 Stunden sind Erbrechen, Trinkverweigerung, irreguläre und schnelle Atmung, abdominale Blähung, zyanotische Perioden und Entleerung eines weichen, grünen Stuhls. Alle Kinder sind am Ende des ersten Tages schwer krank und werden in den nächsten 24 Stunden schwach, bekommen eine aschgraue Farbe und werden hypothermisch. Eine metabolische Azidose ist als frühes Anzeichen beobachtet worden, insbesondere bei Patienten mit Lebererkrankung (Evans and Kleiman, 1986). Ähnliche „gray"-Syndrome sind auch bei Erwachsenen beobachtet worden, denen versehentlich übermäßige Mengen des Wirkstoffs verabreicht wurden. Es sind ebenfalls potentiell reversible Veränderungen bei der Myokardfunktion beobachtet worden (Fripp et al., 1983). Die Letalitätsrate beträgt etwa 40%. Bei den Patienten, die sich erholen, bleiben gewöhnlich keine Folgewirkungen.

Zwei Mechanismen sind anscheinend für die Toxizität von Chloramphenicol in Neugeborenen verantwortlich (Craft et al., 1974): (1) Mangelnde Bindung der Substanz an Glucuronsäure, infolge einer für die ersten drei bis vier Wochen charakteristischen, unzureichenden Glucuronyl-Transferase-Aktivität in der Leber. (2) Unzureichende renale Exkretion der unkonjugierten Substanz beim Neugeborenen. Beim Ausbruch der klinischen Symptome überschreiten die Chloramphenicolkonzentrationen im Plasma gewöhnlich 100 µg/ml, sie können jedoch auch um die 75 µg/ml betragen. Es sind trotz der geringen Bildungsrate ebenfalls übermäßige Konzentrationen des Glukuronatkonjugats im Plasma vorhanden, da die tubuläre Sekretion, der Exkretionsmechanismus dieser Substanz, im Neugeborenen noch unterentwickelt ist. Die Tagesdosis von Chloramphenicol sollte bei Säuglingen im Alter von zwei Wochen oder jünger 25 mg pro Kilogramm Körpergewicht nicht überschreiten. Älteren, termingerecht geborenen Säuglingen können täglich bis zu 50 mg/kg gegeben werden. Es wurden keine toxischen Wirkungen bei Säuglingen festgestellt, nachdem die Mutter unter der Geburt um die 1 g Chloramphenicol alle zwei Stunden erhalten hatte.

Chloramphenicol wird aus dem Blut nur zu einem sehr geringen Anteil durch Peritonealdialyse oder herkömmliche Hämodialyse entfernt. Trotzdem werden Austauschtransfusion und Kohle-Hämoperfusion zur Behandlung der Überdosierung von Chloramphenicol bei Kleinkindern verwendet (Freundlich et al., 1983).

Andere Organsysteme mit einem hohen Sauerstoffverbrauch können ebenfalls von der Wirkung von Chloramphenicol auf das mitochondriale Enzymsystem betroffen sein. Enzephalopathische Veränderungen (Levine et al., 1970) und Kardiomyopathie sind beobachtet worden (Biancaniello et al., 1981).

Arzneimittelinteraktionen Chloramphenicol hemmt irreversibel hepatische mikrosomale Cytochrom-P450-Enzyme (Halpert et al., 1982) und kann dadurch zu einer Verlängerung der Halbwertszeit der Arzneimittel führen, die durch dieses System metabolisiert werden. Zu diesen Arzneimitteln gehören z.B. Dicumarol, Phenytoin, Chlorpropamid und Tolbutamid. Schwere Intoxikationen und Todesfälle sind dadurch aufgetreten, daß diese Effekte nicht bemerkt wurden.

Umgekehrt können auch andere Arzneimittel die Elimination von Chloramphenicol beeinflussen. Die chronische Gabe von Phenobarbital oder die akute Gabe von Rifampicin verkürzen vermutlich durch eine Enzyminduktion die Halbwertszeit des Antibiotikums und führen dadurch zu subtherapeutischen Wirkstoff-Konzentrationen (Powell et al., 1981; Prober, 1985).

MAKROLIDE (ERYHTROMYCIN, CLARITHROMYCIN UND AZITHROMYCIN)

Geschichte und Ursprung Erythromycin ist ein oral wirksames Antibiotikum, das 1952 von McGuire und Mitarbeitern unter den Abbauprodukten eines *Streptomyces erythreus*-Stammes entdeckt wurde, der ursprünglich aus einer Bodenprobe von der philippinischen Inselgruppe stammte. Diese Entdecker führten auch die ersten in vitro-Experimente durch, bestimmten den Bereich der Toxizität und demonstrierten die Wirksamkeit der Substanz bei experimentellen und natürlichen Infektionen durch grampositive Kokken. Clarithromycin und Azithromycin sind neue halbsynthetische Derivate von Erythromycin.

Chemie Erythromycin ist eines der Makrolid-Antibiotika, die Benennung erfolgte aufgrund eines Lactonringes, mit dem es über einen oder mehrere Deoxyzucker verbunden ist. Clarithromycin unterscheidet sich von Erythromycin nur durch Methylierung der Hydroxylgruppe in Position 6 und Azithromycin unterscheidet sich durch Addition eines Methyl-substituierten Stickstoffatoms im Lactonring. Diese strukturellen Modifikationen verbessern die Säurestabilität und Gewebegängigkeit und erweitern das Wirkspektrum. Die Strukturformeln der Makrolide sind auf dieser und den folgenden Seiten gezeigt.

ERYTHROMYCIN

CLARITHROMYCIN

AZITHROMYCIN

Antibakterielle Wirksamkeit Erythromycin wirkt zwar gewöhnlich bakteriostatisch, in hohen Konzentrationen wurde jedoch auch eine bakterizide Wirkunge bei sehr empfindlichen Organismen nachgewiesen. Das Antibiotikum ist *in vitro* am stärksten wirksam gegen aerobe grampositive Kokken und grampositive Stäbchen (Steigbigel, 1995). Empfindliche Stämme von *Strep. pyogenes* und *Strep. pneumoniae* haben MHK-Bereiche von 0,015 - 1,0 µg/ml. Obwohl noch relativ ungewöhnlich, nehmen jedoch erythromycinresistente Streptokokken-Stämme zu. Erythromycinresistente Stämme von *Strep. pneumoniae* und *Strep. pyogenes* sind oft ebenfalls gegenüber Clindamycin resistent. Viridans-Streptokokken werden oft von 0,06 bis 3,1 µg/ml gehemmt. Obwohl manche Staphylokokken empfindlich gegenüber Erythromycin sind, ist die Reichweite der inhibitorischen Konzentrationen sehr groß (MHK für *Staph. epidermidis* 8 -32 µg/ml, für *Staph. aureus* 0,12 bis > 128 µg/ml). Erythromycinresistente *S. aureus*-Stämme treten häufig in Kliniken auf. Die Resistenz kann während der Behandlung eines einzelnen Patienten entstehen. Erythromycinresistente Stämme von *Staph. aureus* sind auch gegenüber Clarithromycin und Azithromycin resistent und häufig ebenfalls kreuzresistent gegenüber Clindamycin (Fass, 1993). Viele andere grampositive Bazillen sind empfindlich gegenüber Erythromycin. Die MHK-Werte betragen 1 µg/ml für *Clostridium perfringens*, 0,2 - 3 µg/ml für *Corynebacterium diphteriae* und 0,25 bis 4 µg/ml für *Listeria monocytogenes*.

Erythromycin ist gegen die meisten aeroben enterischen gramnegativen Stächen nicht wirksam. Trotzdem hat es in vitro eine mäßige Wirksamkeit gegen andere gramnegative Organismen inklusive *H. influenzae* (MHK 1 - 32 µg/ml), *N. meningitidis* (MHK 0,4 - 1,6 µg/ml) und eine hervorragende Wirksamkeit gegen die meisten Stämme von *N. gonorrhoeae* (MHK 0,12 - 2,0 µg/ml) (Steigbigel, 1995). Eine brauchbare antibakterielle Wirksamkeit ist ebenfalls gegenüber *Pasteurella multocida*, *Borrelia* spp. und *Bordetella pertussis* beobachtet worden. *B. fragilis* sind in der Regel resistent (der MHK-Bereich geht von 2 - 32 µg/ml). Es ist gewöhnlich wirksam gegen *Campylobacter jejuni* (MHK 0,5 - 4 µg/ml). Erythromycin ist wirksam gegen *M. pneumoniae* (MIK 0,004 - 0,02 µg/ml) und *Legionella pneumophila* (MIK 0,01 - 2,0 µg/ml). Die meisten *C.-trachomatis*-Stämme werden von 0,06 - 2,0 µg/ml Erythromycin gehemmt. Manche der atypischen Mycobakterien, inklusive *M. scrofulaceum*, sind *in vitro* gegenüber Erythromycin empfindlich. *M. kansaii* und *M. intracelluare* variieren in der Empfindlichkeit (Molavi and Weinstein, 1971), *M. fortuitum* ist resistent. Makrolide haben keine Wirkung auf Viren, Hefen und Pilze.

Clarithromycin ist gegen *H. influenzae* und *H. gonorrhoeae* nur mäßig, gegen erythromycinempfindliche Stämme von Streptokokken und Staphylokokken jedoch stärker wirksam. Die Substanz hat eine gute Wirksamkeit gegenüber *M. catarrhalis, Chlamydia* spp., *L. pneumophila, B. burgdorferi* und *M. pneumoniae*.

Azithromycin ist grundsätzlich gegen grampositive Organismen (*Streptococcus* spp. und Enterokokken) weniger wirksam als Erythromycin und gegen *H. influenzae* und *Campylobacter* spp. stärker wirksam sowohl als Erythromycin als auch Clarithromycin (Peters et al., 1992). Azithromycin ist sehr gut gegen *M. catarrhalis, Pasteurella multocida, Chlamydia* spp., *Mycoplasma pneumoniae, L. pneumophila, B. burgdorferi, Fusobacterium* spp. und *N. gonorrhoeae* wirksam.

Grundsätzlich werden Organismen als empfindlich gegenüber diesen neueren Substanzen eingestuft, wenn die minimale Hemmkonzentration (MHK-Grenzwert < 2 µg/ml beträgt. Eine Ausnahme ist H. influenzae mit einem MHK-Grenzwert von < 8 µg/ml für Clarithromycin und < 4 µg/ml für Azithromycin.

Sowohl Azithromycin als auch Clarithromycin sind stark wirksam gegen *Mycobacterium avium-intracellulare* und einige Protozoen (z.B. *Toxoplasma gondii, Cryptosporidium* und *Plasmodium* spp.).

Wirkungsmechanismus Die Makrolid-Antibiotika wirken bakteriostatisch, indem sie durch reversibles Binden an die 50S ribosomale Untereinheit sensitiver Mikroorganismen die Proteinsynthese hemmen (Abbildung 47.3) (siehe Brisson-Noel et al., 1988). Für Erythromycin konnte gezeigt werden, daß es Chloramphenicol behindert, das ebenfalls an dieser Stelle wirkt (siehe Abbildung 47.2). Bei bestimmten resistenten Mikroorganismen können die Wirkstoffe nicht binden, da durch Mutationen die Komponenten dieser ribosomalen Untereinheit verändert sind. Es wird vermutet, daß Erythromycin nicht direkt die Peptidbindung verhindert, sonder eher den Translokationsschritt behindert, bei dem ein neues synthetisiertes Peptidyl-tRNA-Molekül von der Akzeptorseite auf dem Ribosom zur Peptidyl- (oder Donor-)seite wandert.

Grampositive Bakterien akkumulieren etwa 100mal mehr Erythromycin als gramnegative Mikroorganismen. Die Zellen sind sehr viel durchlässiger für die nichtionisierte Substanz. Dies erklärt vermutlich die Tatsache, daß bei alkalinem pH-Wert eine erhöhte antimikrobielle Aktivität beobachtet werden kann (Sabath et al., 1968; Vogel et al., 1971).

Die Resistenzen gegen Makrolid-Antibiotika resultieren aus mindestens drei Typen plasmidvermittelter Veränderungen: (1) Die Abnahme der Permeabilität der Zell-

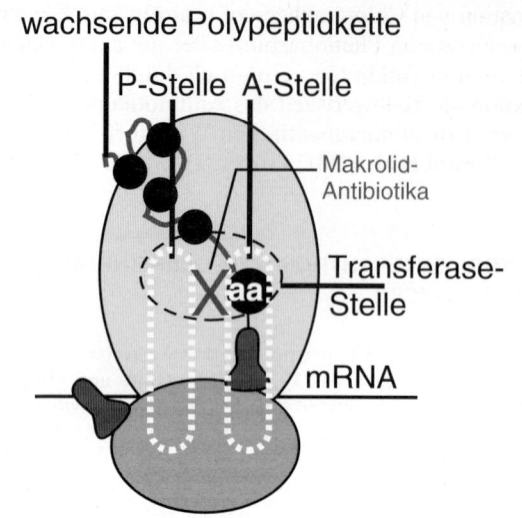

Abbildung 47.3 Hemmung der bakteriellen Proteinsynthese durch die Makrolid-Antibiotika Erythromycin, Clarithromycin und Azithromycin. Makrolid-Antibiotika sind bakteriostatisch wirkende Substanzen, die die Proteinsynthese durch reversible Bindung an die 50S ribosomalen Untereinheiten empfindlicher Organismen hemmen. Erythromycin scheint den Translokationsschritt zu hemmen, in dem die entstehende Peptidkette, die sich zeitweilig an der A-Stelle der Transferasereaktion befindet, daran gehindert wird, zur P- oder Donorstelle zu wandern. Alternativ können Makrolide binden und eine Konformationsänderung verursachen, die die Proteinsynthese dadurch beendet, daß sie indirekt die Peptidübertragung und Translokation behindert; siehe Abbildung 47.1 und dazugehörige Legende für zusätzliche Informationen.

hülle für den Wirkstoff wie bei *Staph. epidermidis* (Lampson et al., 1986). (2) Eine induzierbare oder konstitutive Produktion eines Methylase-Enzyms, das den ribosomalen Angriffspunkt so verändert, daß der Wirkstoff in geringerem Umfang binden kann (Leclerq and Courvalin, 1991). (3) Die Hydrolyse der Makrolide durch von Enterobacteriaceae gebildeten Esterasen (Barthélémy et al., 1984). Es gibt ebenfalls Berichte, daß die bakterielle Resistenz gegenüber Makrolid-, Lincoamid- und Streptogramin-Antibiotika durch eine Modifikationen des Angriffspunktes entsteht. Chromosomale Mutationen, die das 50S ribosomale Protein verändern, können ebenfalls Resistenzen verursachen.

Resorption, Verteilung und Exkretion *Resorption* Erythromycinbase wird unvollständig, aber ausreichend vom oberen Bereich des Dünndarms resorbiert. Da er durch Magensäuren inaktiviert wird, wird der Wirkstoff als enterische Manteltabletten oder Kapseln verabreicht, die darmstabile Pellets enthalten und sich im Duodenum lösen. Die Nahrung erhöht den gastrointestinalen Säuregrad und kann die Resorption verzögern. Vier Stunden nach oraler Gabe von 250 mg Erythromycinbase betragen die Spitzenkonzentrationen im Plasma nur 0,3 - 0,5 µg/ und liegen bei 0,3 - 1,9 µg/ml nach einer Einzelgabe von 500 mg. Die Ester der Erythromycinbase (z.B. Stearat, Estolat und Ethylsuccinat) sind in der Hoffnung entwickelt worden, dadurch die Säurestabilität zu erhöhen und die Resorption zu erleichtern. Die Erythromycin-Plasmakonzentrationen sind jedoch auch bei dem Stearat nicht erhöht. Erythromycinestolat ist weniger säureempfindlich als die Base und wird besser resorbiert als die anderen Verbindungen. Seine Bioverfügbarkeit wird durch Nahrung nicht erkennbar verändert. Die Spitzenkonzentration im Plasma liegt nach oraler Gabe von 250 mg Erythromycin bei etwa 1,5 µg/ml (nach zwei Stunden), bei 500 mg bei 4,0 µg/ml. Diese Konzentrationen beiinhalten allerdings sowohl den inaktiven Ester als auch die freie Base. Die freie Base macht etwa 20 - 35% der Gesamtmenge aus. Folglich ist die tatsächliche Konzentration der aktiven Erythromycin-Base im Plasma bei allen drei Präparationen ähnlich. Erythromycinethylsuccinat ist ein weiterer Ester, der nach oraler Gabe ausreichend resorbiert wird, insbesondere im nüchternen Zustand. Die Spitzenkonzentrationen im Plasma ein bis zwei Stunden nach Gabe einer 500-mg-Dosis betragen 1,5 µg/ml (0,5 µg/ml davon Erythromycinbase).

Hohe Erythromycin-Konzentrationen können durch intravenöse Gabe erzielt werden. Die Werte liegen eine Stunde nach intravenöser Gabe von 500 - 1000 mg von Erythromycinlactobionat oder -gluceptat bei etwa bei 10 µg/ml.

Clarithromycin wird nach oraler Gabe schnell aus dem Gastrointestinaltrakt resorbiert, seine Bioverfügbarkeit ist allerdings wegen eines schnellen First-pass-Metabolismus auf 50% bis 55% reduziert. Die Spitzenkonzentrationen werden etwa zwei Stunden nach Arzneimittelgabe erreicht. Nahrung verzögert die Resorption, verändert aber nicht das Ausmaß der Resorption. Die Steady-state-Spitzenkonzentrationen liegen bei 2 - 3 µg/ml zwei Stunden nach einem Behandlungsregime von 500 mg alle zwölf Stunden (Fraschini et al., 1993).

Azithromycin wird schnell resorbiert und verteilt sich gut im Körper mit Ausnahme der Zerebrospinalflüssigkeit. Die Bioverfügbarkeit wird durch Nahrung um ca. 40% reduziert. Die gleichzeitige Gabe von Aluminium- und Magnesiumhydroxid-Antazida erhöht die Serum-Spitzenkonzentration der Substanz, jedoch nicht die gesamte Bioverfügbarkeit. Die Plasma-Spitzenkonzentrationen von Azithromycin liegen nach einer Initialdosis von 500 mg bei etwa 0,4 µg/ml. Wenn nach der Initialdosis 250 mg einmal täglich über vier Tage verabreicht werden, liegt die steady state Spitzenkonzentration im Plasma bei 0,24 µg/ml.

Verteilung Erythromycin kann leicht in die intrazellulären Flüssigkeiten diffundieren, und die antibakterielle Wirksamkeit kann mit Ausnahme von Hirn und Cerebrospinalflüssigkeit (CSF) überall erreicht werden. Erythromycin dringt in die Prostataflüssigkeit ein und erreicht dort etwa 40% der Plasmakonzentration. Die Konzentrationen im Mittelohr-Exsudat betragen nur 50% der Serumkonzentrationen. Dies kann zur Behandlung der durch *H. influenzae* verursachten Otitis media zuwenig sein. Die Proteinbindung beträgt etwa 70% bis 80% für die Erythromycinbase und für das Estolat 96%. Erythromycin passiert die Plazentarschranke, die Konzentrationen der Substanz im fetalen Plasma betragen etwa 5% bis 20% der Konzentration im mütterlichen Kreislauf. Auch in der Muttermilch sind signifikante Konzentrationen nachweisbar (50% der Serumkonzentration).

Nach der Resorption wird Clarithromycin schnell durch einen First-pass-Metabolismus zu seinem aktiven Metaboliten 14-Hydroxyclarithromycin umgewandelt. Beide Substanzen verteilen sich gut im Körper und erreichen hohe intrazelluläre Konzentrationen. Die Konzentrationen in der Mittelohrflüssigkeit sind Berichten zufolge sowohl für Clarithromycin als auch für den aktiven Metaboliten höher als die gleichzeitigen Serumkonzentrationen. Die Proteinbindung von Clarithromycin ist konzentrationsabhängig und liegt im Bereich von 40% bis 70%.

Die einzigartigen pharmakokinetischen Eigenschaften von Azithromycin umfassen eine ausgeprägte Gewebeverteilung (das Verteilungsvolumen beträgt 31 l/kg) und hohe Konzentrationen in den Zellen. Diese Eigenschaften führen zu bedeutend höheren Gewebe- oder Sekret-Wirkstoff-Konzentrationen im Vergleich zu den gleichzeitigen Serumkonzentrationen. Gewebefibroblasten scheinen als natürliches *in vivo*-Reservoir für die Substanz zu fungieren. Der Transfer des Arzneimittels zu den Phagozyten erfolgt sehr leicht (McDonald and Pruul, 1991). Die Proteinbindung ist niedrig (51%) und scheint konzentrationsabhängig mit steigenden Konzentrationen zuzunehmen.

Elimination Nur 2 - 5% des oral verabreichten Erythromycins wird in aktiver Form in den Urin ausgeschieden. Dieser Wert liegt bei intravenöser Gabe im Bereich von 12 - 15%. Das Antibiotikum wird in der Leber konzentriert und als aktive Verbindung in die Galle ausgeschieden. Die Konzentration kann dort bei sehr hohen Plasmakonzentrationen bis zu 250 µg/ml betragen. Die Eliminationshalbwertszeit von Erythromycin im Plasma beträgt etwa 1,6 Stunden. Obwohl einige Untersuchungen eine verlängerte Halbwertszeit bei Patienten mit Anurie vermuten lassen, wird die Dosisreduktion bei Patienten mit Nierenversagen nicht routinemäßig empfohlen. Der Wirkstoff wird weder bei der Peritonealdialyse noch bei der Hämodialyse signifikant entfernt.

Clarithromycin wird ebenfalls renal und extrarenal eliminiert. Es wird in der Leber zu verschiedenen Metaboliten umgebaut. Der wichtigste ist der 14-Hydroxymetabolit sowohl wegen der Menge, die produziert wird, als auch von seiner biologischen Aktivität. Die Metabolisierungsrate scheint sättigbar zu sein, was vermutlich für die nicht-lineare Pharmakokinetik von Clarithromycin bei höheren Dosierungen verantwortlich ist (Chu et al., 1992). Die primären Metabolisierungwege sind die oxidative N-Demethylierung und stereospezifische Hydroxylierung an Position 14. *In vivo* treten R- und S-Epimere auf, wobei das R-Epimer den größeren Teil ausmacht und eine größere biologische Aktivität besitzt. Die

Eliminationshalbwertszeiten von Clarithromycin und 14-Hydroxyclarithromycin liegen bei etwa drei bis sieben Stunden bzw. fünf bis neun Stunden. Längere Halbwertszeiten werden bei größeren Dosen beobachtet. Der Anteil von Clarithromycin, der unverändert über den Urin ausgeschieden wird, ist abhängig von der verabreichten Dosis und der Formulierung (Tablette oder orale Suspension) im Bereich von 20 - 40%. Zusätzliche 10 - 15% der Dosis werden als 14-Hydroxyclarithromycin über den Urin ausgeschieden. Obwohl sich die Pharmakokinetik von Clarithromycin bei Patienten mit entweder hepatischer oder renaler Funktionseinschränkung ändert, ist eine Dosisanpassung nicht nötig, es sei denn der Patient hat eine schwere Niereninsuffizienz (Kreatinin-Clearance weniger als 30 ml pro Minute).

Der Metabolismus von Azithromycin ist noch nicht vollständig aufgeklärt. Die Substanz wird durch teilweise hepatische Metabolisierung zu inaktiven Metaboliten umgewandelt, jedoch ist die biliäre Exkretion der Hauptweg der Elimination. Nur 6,5% der Substanz wird unverändert über den Urin ausgeschieden. Die Eliminationshalbwertszeit liegt bei 68 Stunden und ist wegen der ausgeprägten Gewebegängigkeit und Gewebebindung verlängert.

Therapeutischer Einsatz Ausgedehnte Studien haben zwar die Nützlichkeit von Erythromycin bei einer Reihe von Infektionen bewiesen; es wird neuerdings jedoch nur noch für wenige Infektionen empfohlen (Modai, 1988).

Die übliche orale Dosis von Erythromycin für Erwachsene liegt abhängig von Art und Schwere der Infektion im Bereich von 1 - 2 g pro Tag, aufgeteilt auf gleiche Portionen und in der Regel alle sechs Stunden verabreicht. Tägliche Erythromycindosen von 8 g oral über einen Zeitraum von drei Monaten sind gut toleriert worden. Eine Nahrungsaufnahme sollte wenn möglich kurz vor und nach oraler Gabe von Erythromycinbase oder -stearat vermieden werden. Diese Vorsichtsmaßnahme ist nicht nötig bei Gabe von Erythromycinestolat oder Erythromycinethylsuccinat. Die orale Dosis von Erythromycin bei Kindern liegt bei 30 - 50 mg/kg pro Tag aufgeteilt auf vier Gaben. Bei schweren Infektionen kann die Dosis verdoppelt werden. Die intramuskuläre Gabe von Erythromycin wird wegen Schmerzen nach der Injektion nicht empfohlen. Die intravenöse Gabe wird selten vorgenommen und ist für die Therapie schwerer Infektionen wie z.B. Legionellose reserviert. Erythromycingluceptat und Erythromycinlactobionat sind für die intravenöse Gabe erhältlich. Die übliche Dosis ist 0,5 - 1 g alle 6 Stunden. 1 g Erythromycingluceptat ist mit Ausnahme von Thrombophlebitis an der Injektionsstelle ohne Probleme über einen Zeitraum von vier Wochen alle sechs Stunden verabreicht worden.

Clarithromycin wird gewöhnlich als 2x-täglich-Regime verabreicht: 250 mg zweimal täglich für Kinder älter als zwölf Jahre und Erwachsene mit leichter bis mäßiger Infektion. Höhere Dosen sind bei schwereren Infektionen (z.B. Pneumonie) oder bei Infektionen durch stärker resistente Organismen (z.B. *H. influenzae*) indiziert. In klinischen Studien haben Kinder unter 12 Jahren 7,5 mg/kg zweimal täglich erhalten. Das Behandlungsregime bei Infektionen durch *Mycobacterium avium-intracellulare* bei erwachsenen AIDS-Patienten kann höhere Dosen benötigen (z.B. 1 g zweimal täglich). Im Rahmen der Eradikationstherapie von *H. pylori* (bei Ulcus pepticum) wird Clarithromycin 2-3x täglich gegeben (Behandlungsschemen variieren) (al-Assi et al., 1994).

Azithromycin ist gegenwärtig nur bei Erwachsenen indiziert und wird einmal täglich 1 Stunde vor oder 2 Stunden nach Mahlzeiten gegeben. Die Aufsättigungsdosis beträgt 500 mg am ersten Tag, gefolgt von 250 mg an den darauffolgenden Tagen. Die Behandlung der *Mycobacterium-avium-intracellulare*-Infektion oder toxoplasmotischer Enzephalitis bei AIDS-Patienten kann höhere Dosen nötig machen (z.B. 500 mg täglich). Die Behandlung der komplikationslosen nicht-gonokokkalen Urethritis (vermutlich verursacht durch *Chlamydia trachomatis*) besteht aus einer einmaligen 1-g-Dosis Azithromycin.

Mycoplasma-pneumoniae-Infektionen Bei *M. pneumoniae* reduziert Erythromycin (viermal täglich 500 mg oral, oder intravenös, wenn die orale Gabe nicht vertragen wird), die Fieberdauer. Zusätzlich erfolgt ein schneller Rückgang der radiologischen Zeichen (schmetterlingsförmige Infiltrate) (Rasch and Mogabgab, 1965). Tetracycline sind ebenso gut wirksam.

Legionärskrankheit Erythromycin wird derzeit für die Behandlung der durch *L. pneumophila, L. micdadei* oder andere *Legionella* spp. verursachten Pneumonie empfohlen, obwohl andere Makrolide und Chinolone sehr vielversprechend sind (Yu, 1995). Das Antibiotikum sollte oral oder intravenös (2 - 4 g pro Tag) für 10 - 14 Tage gegeben werden. Manche empfehlen bei schweren Erkrankungen die gleichzeitige Gabe von Rifampicin, es gibt jedoch keine kontrollierten Studien, die diese Praxis stützen.

Chlamydien-Infektionen Infektionen durch Chlamydien können mit jedem der Makrolide erfolgreich behandelt werden. Azithromycin wird speziell als Alternative zu Doxycyclin bei Patienten mit komplikationslosen Harnröhren-, endozervikalen, rektalen oder Nebenhoden-Infektionen empfohlen (Centers for Disease Control, 1993b). Der Hauptgrund für diese Empfehlung liegt in der besseren Compliance bei einer Einmaldosis-Behandlung. Während der Schwangerschaft wird die Erythromycinbase (500 mg viermal täglich für sieben Tage) als Behandlung 1. Wahl bei Urogenital-Infektionen durch Chlamydien empfohlen. Es wird ebenfalls bei einer durch Chlamydien verursachten Pneumonie bei Säuglingen und Kleinkindern und bei der Neugeborenen-Ophthalmie (50 mg pro Tag auf vier Dosen aufgeteilt für 10 - 14 Tage) vorgezogen, da Tetracycline bei dieser Patientengruppe kontraindiziert sind.

Eine durch *Chlamydia pneumoniae* verursachte Pneumonie scheint auf die Behandlung mit Erythromycin anzusprechen (500 mg p.o. alle sechs Stunden für 14 Tage oder 250 mg p.o. alle sechs Stunden für 21 Tage). Allerdings könnten sich Tetracycline, sofern sie nicht kontraindiziert sind, als bessere Alternative erweisen. Das Dosierungsregime für Tetracycline ist das gleiche wie für Erythromycin (Grayston, 1989). Obwohl dazu bisher wenig klinische Daten vorliegen, scheinen Clarithromycin und Azithromycin ebenfalls wirksam zu sein.

Diphterie Erythromycin eradiziert sehr wirksam *Corynebacterium diphtheriae* bei akuten oder chronischen Trägern des Diphterie-Erregers. Erythromycin-estolat (250 mg viermal täglich für sieben Tage) war in 90% der Erwachsenen wirksam. Die meisten Fehlschläge waren durch mangelnde Compliance bedingt (McClosky et al., 1971). Es muß daran erinnert werden, daß trotzdem weder Erythromycin noch irgend ein anderes Antibiotikum den Verlauf und die Komplikationen einer akuten Infektion mit dem Erreger der Diphterie verändern kann.

Pertussis Erythromycin ist das Mittel der Wahl zur Behandlung von *Bordetella-pertussis*-Erkrankten und zur Postexpositionsprophylaxe aller Haushaltsmitglieder und anderer enger Kontaktpersonen. Wenn es im früh im Verlauf des Keuchhustens gegeben wird, kann Erythromycin die Krankheitsdauer verkürzen. Das Arzneimittel hat nur einen geringen Einfluß auf die Erkrankung, wenn das paroxysmale Stadium erreicht ist, obwohl es die Mikroorganismen aus dem Nasopharynx eliminieren kann (siehe Bass et al., 1969). Bei Personen mit Pertussis, die auf eine Erythromycin-Therapie nicht ansprechen, sollten nasopharyngeale Kulturen genommen werden, da von einer Resistenz berichtet worden ist (Centers for Disease Control, 1994).

Streptokokken-Infektionen Pharyngitis, Scharlach und Wundrose, verursacht durch *Strep. pyogenes*, sprechen auf Makrolide an. Die Behandlung dieser Erkrankungen verhindert das Auftreten von Komplikationen und unterdrückt die Bildung antistreptokokkaler Antikörper. Bei Kindern, die Erythromycinestolat erhielten, wurden höhere Eradikationsraten der Streptokokken und weniger unerwünschte Wirkungen beobachtet als nach Gabe der Erythromycinethylsuccinat-Präparation (Ginsburg et al., 1984). Die Behandlung mit Erythromycin scheint zur gleichen Heilungsquote zu führen wie die Behandlung mit Penicillin G (Shapera et al., 1973). Die Pneumokokken-Pneumonie spricht auf eine orale Therapie mit 250 bis 500 mg Erythromycin alle 6 Stunden an. Erythromycin ist demnach eine wertvolle Alternative zur Behandlung streptokokkaler Infektionen bei Patienten, die auf Penicillin allergisch sind. Penicillinresistente *Strep. pneumoniae*, inbesondere hochresistente Stämme, sind oft auch gegen Erythromycin resistent (Friedland and McCracken, 1994). Diese Stämme würden ebenfalls kreuzresistent gegenüber Clarithromycin und Azithromycin sein.

Staphylokokkalen-Infektionen Erythromycin ist ein alternativer Wirkstoff für die Behandlung einiger weniger Infektionen, die von penicillinempfindlichen oder penicillinresistenten *Staph. aureus* verursacht werden. Jedoch limitiert das Auftreten einer merklichen Anzahl erythromycinresistenter Stämme den Nutzen dieses Antibiotikums. Mit der Verfügbarkeit penicillinaseresistenter Penicilline, der Cephalosporine und der Chinolone, ist die Notwendigkeit, Erythromycin zur Behandlung ernster staphylokokkaler Infektionen heranzuziehen, deutlich reduziert worden.

Infektionen durch Campylobacter Die Behandlung der durch *Campylobacter jejuni* verursachten Gastroenteritis mit Erythromycin (250 bis 500 mg p.o. viermal täglich für sieben Tage) beschleunigt die Eradikation der Mikroorganismen aus dem Stuhl, und die frühe Behandlung von Kindern reduziert die Dauer der Symptome (Salazar-Lindo et al., 1986). Trotzdem hatte Erythromycin z.B. keinen nachweisbaren Nutzen bei Kleinkindern in Thailand, wo die Resistenz gegen die Substanz weit verbreitet ist (Taylor et al., 1987). Die heutige Verfügbarkeit von Chinolon-Antibiotika, die hochwirksam gegen *Campylobacter*-Arten und andere enterische Pathogene sind, macht den Einsatz von Erythromycin zumindestens bei Erwachsenen nicht mehr notwendig. Chinolone sind dagegen bei Kindern unter 10 Jahren kontraindiziert (siehe Kapitel 44).

Tetanus Erythromycin (500 mg per os alle sechs Stunden für 19 Tage) kann bei Patienten, die gegen Penicillin allergisch sind und an Tetanus erkrankt sind, eingesetzt werden, um *Clostridium tetani* abzutöten. Trotzdem sind die Hauptstützen der Therapie die Wundreinigung, die physiologische Unterstützung, Tetanus-Antitoxin und eine medikamentöse Krampfkontrolle.

Syphilis Erythromycin ist erfolgreich in der Behandlung der frühen Syphilis bei Patienten eingesetzt worden, die gegen Penicillin allergisch sind. Jedoch sind hier die Tetracycline die empfohlene Alternative. Bei einer Behandlungsnotwendigkeit während der Schwangerschaft wird empfohlen, die Patienten gegenüber Penicillin zu desensibilisieren (Centers for Disease Control, 1993b).

Gonorrhoe Sowohl Erythromycinestolat als auch die Base sind zur Therapie der gonokokkalen Urethritis eingesetzt worden. Die Behandlungsergebnisse sind nicht überzeugend.

Atypische mykobakterielle Infektionen Es wird empfohlen, daß jede Kombinationsbehandlung der disseminierten *Mycobacterium-avium*-Komplex (MAC)-Infektion bei Patienten mit AIDS entweder Clarithromycin oder Azithromycin enthalten sollte (Centers for Disease Control, 1993c). Keine der Substanzen wird wegen des Auftretens von Resistenzen gegenwärtig zur Prophylaxe oder Mono-Therapie der MAC-Infektionen eingesetzt. Clarithromycin ist zusammen mit Minocyclin ebenfalls zur Bekämpfung vom *Mycobacterium leprae* bei der lepromatösen Lepra eingesetzt worden (Ji et al., 1993).

Andere Infektionen Clarithromycin und Azithromycin wurden teilweise erfolgreich bei AIDS-Patienten bei der Behandlung der enzephalitischen Toxoplasmose (Saba et al., 1993) und der Diarrhoe (durch *Cryptosporidium*) eingesetzt (Rehg, 1991). Clarithromycin wird auch in Kombinationsbehandlungen bei *H.-pylori*-Eradikation (bei Ulkuserkrankung) eingesetzt (al-Assi et al., 1994).

Prophylaktischer Einsatz Obwohl Penicillin das Mittel der Wahl zur Prophylaxe von Rückfällen beim rheumatischen Fieber ist, muß beim Vorhandensein einer Penicillinallergie ein anderer gegen Streptokokken gerichteter Wirkstoff eingesetzt werden. Die Sulfonamide sind für diesen Zweck billig und ausreichend wirksam. In manchen Fällen kann es trotzdem vorteilhaft sein, Erythromycin einzusetzen, das ebenfalls wirksam ist.

In der Vergangenheit wurde Erythromycin als eine Alternative zu Penicillin bei allergischen Patienten zur Prävention der bakteriellen Endokarditis bei zahnärztlichen Eingriffen oder Operationen im Respirationstrakt empfohlen (American Heart Association Committee, 1990). Clindamycin hat Erythromycin bei der Behandlung penicillinallergischer Patienten abgelöst.

Unerwünschte Wirkungen Erythromycin verursacht nur selten ernste unerwünschte Wirkungen. Zu den beobachteten allergischen Reaktionen gehören Fieber, Eosinophilie und Hautausschläge, die alleine oder gemeinsam auftreten können. Jede dieser Reaktionen verschwindet kurz nach Therapieende. Die cholestatische Hepatitis ist die wesentlichste unerwünschte Wirkung. Sie wird hauptsächlich durch Erythromycinestolat und nur selten durch -ethylsuccinat oder -stearat verursacht (siehe Ginsburg and Eichenwald, 1976). Die Krankheit beginnt etwa 10 bis 20 Tage nach der Behandlung und ist initial durch Übelkeit, Erbrechen und abdominale Krämpfe gekennzeichnet. Die Beschwerden ähneln oft denen der akuten Chlolezystitis, so daß es zu unnötigen chirurgischen Eingriffen gekommen ist. Auf diese Symptome folgt kurz danach die Gelbsucht, die von Fieber, Leukozytose, Eosinophilie und erhöhter Transaminase-Aktivität im Plasma begleitet sein kann. Die Biopsie der Leber zeigt eine Cholestase, periportale Infiltration durch Neutrophile, Lymphozyten und Eosinophile und gelegentlich eine Nekrose benachbarter Parenchymzellen. Alle Symptome verschwinden gewöhnlich innerhalb weniger Tage nach Therapieende und dauern nur selten an. Die Symptomatik könnte eine Überempfindlichkeit gegen Estolatester repräsentieren (siehe Tolman et al., 1974). Es kann ebenfalls zu einer leichten Erhöhung der Serum-Aspartat-Aminotransferase-Enzyme kommen (McCormack et al., 1977).

Die orale Gabe von Erythromycin, insbesondere in hohen Dosen, ist häufig von schweren epigastrischen Beschwerden begleitet. Die intravenöse Gabe von Erythromycin kann ähnliche Symptome verursachen, zu denen abdominale Krämpfe, Übelkeit, Erbrechen und Diarrhoe gehören. Der Mechanismus, der diesen unerwünschten Wirkungen zugrunde liegt, ist nicht geklärt. Es konnte jedoch gezeigt werden, daß Erythromycin als ein Motilinrezeptor-Agonist wirkt und dadurch die gastrointestinale Motilität stimuliert. Die gastrointestinalen Symptome scheinen dosisabhängig zu sein und treten häufiger bei Kinder und jungen Erwachsenen auf (Seifert et al., 1989). Sie können durch eine Verlängerung der Infusionszeit auf 1 Stunde oder durch Vorbehandlung mit Glykopyrrolat reduziert werden (Bowler et al., 1992). Die intravenöse Injektion von 1g-Dosen, auch wenn sie in einem großen Volumen gelöst sind, führen häufig zu einer Thrombophlebitis. Diese Reaktion kann durch langsame Infusion minimiert werden.

In seltenen Fällen ist von kardialen Arrythmien, inklusive QT-Verlängerung mit ventrikulärer Tachykardie („torsades de pointes"), im Zusammenhang mit Erythromycin berichtet worden. Die meisten Patienten hatten vorbestehende Herzerkrankungen, oder die Arrythmien traten bei Kombinationen anderer Arzneimittel mit Erythromycin auf (z.B. Terfenadin plus Erythromycin) (Brandriss et al., 1994).

Die vorübergehende Verschlechterung des Gehörs ist eine potentielle Komplikation einer Behandlung mit Erythromycin. Diese Symptomatik wurde als Folge der intravenösen Gabe hoher Dosen des Gluceptats oder Lactobionats (4 g pro Tag) oder der oralen Aufnahme hoher Estolatdosen (Karmody and Weinstein, 1977) beobachtet. Bei fünf Kleinkindern wurde eine hypertrophe Pylorusstenose während der Gabe von Erythromycinestolat beobachtet (San Filippo, 1976).

Arzneimittelinteraktionen Erythromycin, und in einem geringeren Maß Clarithromycin und Azithromycin verursachen signifikante Arzneimittelinteraktionen (Periti et al., 1992). Erythromycin potenziert nach Berichten die Wirkung von Astemizol, Carbamazepin, Corticosteroiden, Ciclosporinen, Digoxin, Ergot-Alkaloiden, Terfenadin, Theophyllin, Triazolam, Valproat und Warfarin, vermutlich durch Beeinflussung des Cytochrom-P450-vermittelten Metabolismus dieser Arzneimittel (Ludden, 1985; Martell et al., 1986; Honig et al., 1992). Die Stärke der P450-Hemmung durch Clarithromycin und Azithromycin ist nicht bekannt. Da sie aber strukturell eng mit Erythromycin verwandt sind, ist das Maß ihrer Arzneimittelinteraktionen vermutlich ähnlich.

CLINDAMYCIN

Chemie Clindamycin ist ein Derivat der Aminosäure *trans*-L-4-*n*-Propylhygrinsäure und ist an ein Schwefel enthaltendes Derivat der Octose gebunden. Es ist strukturell verwandt mit Lincomycin.

CLINDAMYCIN

Wirkungsmechanismus Clindamycin bindet ausschließlich an die 50S-Untereinheit bakterieller Ribosomen und unterdrückt die Proteinsynthese. Obwohl Clindamycin, Erythromycin und Chloramphenicol strukturell nicht verwandt sind, wirken sie alle an dieser Stelle (siehe Abbildung 47.2 und 47.3) und die Bindung eines dieser Antibiotika an das Ribosom kann die Wirkung der anderen hemmen. Es gibt daher keine Indikationen für den gleichzeitigen Einsatz dieser Antibiotika. Eine plasmidvermittelte Resistenz gegenüber Clindamycin (und Erythromycin) ist in *B. fragilis* (Tally et al., 1979) gefunden worden. Sie könnte durch die Methylierung bakterieller RNA verursacht sein, die in der 50S ribosomalen Untereinheit gefunden wurde (Steigbigel, 1995). Die anderen Resistenzmechanismen sind ähnlich denen, die bei Erythromycin besprochen wurden.

Antibakterielle Aktivität Bakterienstämme gelten als empfindlich gegenüber Clindamycin, wenn die minimale Hemmkonzentration bei < 0,5 µg/ml liegt. Ganz allgemein ist die *in vitro* Wirksamkeit von Clindamycin gegenüber Pneumokokken, *Strep. pyogenes* und Viridans-Streptokokken ähnlich wie die von Erythromycin. Beinahe alle dieser Bakterienstämme werden von 0,04 µg/ml gehemmt (Steigbigel, 1995), obwohl auch resistente Mikroorganismen gefunden wurden (Maruyama et al., 1979; Linares et al., 1983). Clindamycin ist ebenfalls gegen viele Stämme von *Staph. aureus* wirksam, in der Regel jedoch nicht gegen methicillinresistente Stämme. Clindamycinresistente Stämme sind oft auch resistent gegen Makrolide und umgekehrt.

Clindamycin ist stärker wirksam als Erythromycin oder Clarithromycin gegen viele anaerobe Bakterien, insbesondere *B. fragilis*. Manche Stämme werden von <0,1 µg/ml und mehr als 90% der Stämme werden von 2 µg/ml gehemmt. In einer neueren Untersuchung in den USA ist eine über fünf Jahre stabile Resistenzrate (3 - 9%) unter Stämmen von *B. fragilis* gefunden worden (minimale Hemmkonzentration >4 µg/ml) (Cuchural et al., 1988). Die minimalen Hemmkonzentrationen für andere aerobe Erreger sind wie folgt: *B. melaningogenicus* 0,1 -1 µg/ml; *Fusobacterium* < 0,5 µg/ml (obwohl die meisten Stämme von *F. varium* resistent sind); *Peptostreptococcus* < 0,1 - 0,5 µg/ml; *Peptococcus* 1 - 100 µg/ml (10% der Stämme sind resistent) und *C. perfringens* < 0,1 - 8 µg/ml. 10 - 20% anderer Clostridienspezies als *Cl. perfringens* sind resistent (Bartlett 1982). *Actinomyces-israelii*- und *Nocardia asteroides*-Stämme sind empfindlich. Alle aeroben gramnegativen Stäbchen sind dagegen resistent gegen Clindamycin.

Im Hinblick auf atypische Organismen und Parasiten ist *M. pneumoniae* resistent, *Chlamydia* spp. sind jedoch unterschiedlich empfindlich. Clindamycin zeigt in experimentellen Modellen eine gute Wirksamkeit bei der *Pneumocystis-carinii*-Pneumonie und der *Toxoplasma-gondii*-Enzephalitis. Clindamycin zeigt eine gewisse Wirksamkeit sowohl gegen chloroquinempfindliche als auch gegen chloroquinresistente Stämme von *Plasmodium falciparum* und *P. vivax*. Allerdings wurde in einer Studie bei Patienten mit Malaria eine Heilungsrate von nur 50% beobachtet (Hall et al., 1975; siehe auch Seaberg et al., 1984).

Resorption, Verteilung und Exkretion *Resorption* Clindamycin wird nach oraler Gabe beinahe vollständig resorbiert. Die Spitzenplasmakonzentrationen von 2 - 3 µg/ml werden innerhalb einer Stunde nach Einnahme von 150 mg erreicht. Gleichzeitige Nahrungsaufnahme führt nicht zu einer signifkanten Resorptionsverminderung. Die Halbwertszeit des Antibiotikums liegt bei etwa drei Stunden. Bei Gabe von Clindamycin in 6-Stunden-Intervallen ist demnach eine mäßige Wirkstoff-Akkumulation zu erwarten.

Das für die orale Gabe bei Kindern verwendete Clindamycinpalmitat ist eine inaktive Vorstufe, der Ester wird jedoch *in vivo* schnell hydrolysiert. Resorptionsrate und -ausmaß sind ähnlich wie bei Clindamycin. Nach wiederholten oralen Gaben von 8 - 16 mg/kg in 6-Stunden-Intervallen liegen die Plasmakonzentrationen bei Kindern bei 2 - 4 µg/ml.

Der Phosphatester von Clindamycin, der parenteral verabreicht wird, wird ebenfalls *in vivo* schnell zu der aktiven Verbindung hydrolysiert. Nach intramuskulärer Injektion werden die Spitzenkonzentrationen im Plasma nicht vor drei Stunden bei Erwachsenen und einer Stunde bei Kindern erreicht. Die Konzentrationen betragen etwa 6 µg/ml nach einer 300-mg-Dosis und 9 µg/ml nach einer 600-mg-Dosis bei Erwachsenen.

Verteilung Während sich Clindamycin in vielen Körperflüssigkeiten und Geweben inklusive Knochen weit verteilt, sind keine signifikanten Konzentrationen im Liquor cerebrospinalis nachweisbar, sogar dann nicht, wenn die Meningen entzündet sind. Dies schließt nicht den Nutzen dieses Wirkstoffs bei der Behandlung der Toxoplasmose enzephalitis aus, vorausgesetzt, daß ausreichend hohe Konzentrationen im Hirngewebe erreicht werden. Die Substanz kann die Plazentarschranke leicht überwinden. Die Proteinbindung von Clindamycin beträgt 90% oder mehr (siehe Panzer et al., 1972). Clindamycin akkumuliert in polymorphonuklearen Leukozyten, in alveolären Makrophagen und in Abszessen.

Exkretion Nur etwa 10% des verabreichten Clindamycin wird unverändert in den Urin ausgeschieden, kleine Mengen sind im Faeces nachweisbar. Trotzdem hält die antimikrobielle Aktivität im Faeces fünf oder mehr Tage nach Beendigung der parenteralen Therapie an. Das Wachstum clindamycinresistenter Mikroorganismen im Kolon kann bis zu zwei Wochen unterdrückt werden (Kager et al., 1981).

Clindamycin wird durch Metabolisierung zu N-Demethylclindamycin und Clindamycinsulfoxid inaktiviert, die in den Urin und die Galle ausgeschieden werden. Bei Patienten mit schweren Leberversagen kann Clindamycin akkumulieren, so daß in diesen Fällen eine Dosisanpassung erfolgen muß.

Therapeutischer Einsatz Die orale Dosis von Clindamycin (Clindamycinhydrochlorid) bei Erwachsenen beträgt 150 - 300 mg alle sechs Stunden. Bei schweren Infektionen liegt sie bei 300 - 450 mg alle sechs Stunden. Kinder sollten 8 - 12 mg/kg pro Tag Clindamycinpalmitathydrochlorid, aufgeteilt auf drei oder vier Dosen erhalten (manche Ärzte empfehlen 10 - 30 mg/kg pro Tag aufgeteilt in sechs Dosen) oder bei schweren Infektionen 13 - 25 mg/kg pro Tag. Kinder mit einem Gewicht von 10 kg oder weniger sollten dreimal täglich einen halben Teelöffel voll Clindamycinpalmitathydrochlorid (37,5 mg) als Minimaldosis erhalten.

Bei schweren Infektionen, verursacht durch aerobe grampositive Kokken und stärker empfindlichere Anaerobiern (jedoch nicht *B. fragilis*, *Peptococcus* und *Clostridium* spp. außer *Cl. perfringes*), wird bei Erwachsenen die intravenöse oder intramuskuläre Gabe in Dosierungen von 600 - 1200 mg pro Tag, aufgeteilt auf zwei bis vier gleiche Portionen empfohlen. Für die intramuskuläre Gabe ist Clindamycinphosphat erhältlich. Bei schwereren Infektionen, insbesondere wenn der Verdacht besteht oder der Nachweis erbracht ist, daß sie durch *B. fragilis*, *Peptococcus* oder *Clostridium* spp. (Ausnahme *Cl. perfringens*) verursacht wurden, wird die parenterale Gabe von 1200 - 1700 mg Clindamycin pro Tag empfohlen. Bei lebensbedrohlichen Infektionen, die Aerobier oder Anaerobier verursacht wurden, können diese Dosen erhöht werden. Dosierungen bis zu 4800 mg am Tag intravenös sind Erwachsenen bereits verabreicht worden. Kinder sollten 10 - 40 mg/kg pro Tag, aufgeteilt auf drei oder vier Dosen erhalten (manche Ärzte empfehlen 25 - 40 mg/kg pro Tag, aufgeteilt auf 6 - 8 Einheiten) erhalten. Bei schweren Infektionen wird unabhängig vom Körpergewicht eine Minimaldosis von 300 mg pro Tag empfohlen.

Obwohl eine Anzahl von Infektionen durch grampositive Kokken sehr gut auf eine Behandlung mit Clindamycin ansprechen, sollte aufgrund der hohen Inzidenz von Diarrhoe und wegen des Auftretens von Kolitis die Behandlung auf solche Infektionen beschränkt werden, bei denen Clindamycin anderen Wirkstoffen eindeutig überlegen ist. Clindamycin ist sehr wertvoll für die Behandlung von Infektionen durch Anaerobier, insbesondere, wenn sie durch *B. fragilis* verursacht wurden (Bartlett, 1982). Es ist ebenfalls erfolgreich in Kombination mit Aminoglykosiden bei Infektionen als Folge fäkaler Verunreinigungen eingesetzt worden (intraabdominale oder Abszesse des Beckens und Peritonitis). Dieses Behandlungsschema ist Kombinationen von Aminoglykosiden und Penicillin oder Cephalothin überlegen (di Zerega et al., 1979). Andere Substanzen scheinen bei Anaeroben ebenso wirksam zu sein wie Clindamycin. Dazu gehören

Metronidazol, Chloramphenicol, Cefoxitin, Cefmetazol, Cefotetan, Ceftizoxim, Cefotaxim, Imipenem oder Penicilline plus β-Lactamase-Inhibitoren (z.B. Ticarcillin und Clavulanat, Ampicillin und Clavulanat, Piperacillin und Tazobactam, Ampicillin und Sulbactam) (Harding et al., 1980; Bartlett, 1982; Solomkin et al., 1985). Zur Behandlung von Hirnabszessen ist die Nützlichkeit von Clindamycin nicht vorhersagbar, da die Penetration in den CSF schwach ist. Hier werden entweder Metronidazol oder Chloramphenicol in Kombination mit Penicillin vorgezogen (Thadepalli et al., 1973).

In einer prospektiven Studie konnte gezeigt werden, daß in der Therapie von Lungenabszessen die parenterale Gabe von Clindamycin (600 mg intravenös alle acht Stunden) der Behandlung mit Penicillin überlegen war (1 Million Einheiten intravenös alle vier Stunden) (Levison et al., 1983). Obwohl kontrovers diskutiert (Bartlett and Gorbach, 1983), könnte dieser Befund die Tatsache widerspiegeln, daß immer häufiger penicillinresistente (β-Lactamase produzierende) Stämme verschiedener Bacteroidesspezies bei bronchopulmonaren Infektionen isoliert werden. Zwar muß die therapeutische Bedeutung von Clindamycin in der Behandlung von Aspirationspneumonie, postobstruktiver Pneumonie oder Lungenabszessen noch entschieden werden, doch scheint es eine vernünftige Alternative zu Penicillin zu sein. Bei der Akne vulgaris und der bakteriellen Vaginose ist die topische (oder orale) Anwendung von Clindamycin ebenfalls wirksam (Leyden et al., 1987).

Clindamycin (1200 mg intravenös alle sechs Stunden) ist in Kombination mit Pyrimethamin (200 mg Inititaldosis gefolgt von 75 mg per os täglich) wirksam zur Akutbehandlung der durch *Toxoplasma gondii* verursachten Enzephalitis bei AIDS-Patienten (Dannemann et al., 1992). Außerdem ist Clindamycin in Kombination mit Primaquin zur Behandlung von leichten bis mäßigen Fällen der *Pneumocystis-carinii*-Pneumonie (PCP) bei AIDS-Patienten nützlich. Verschiedene Behandlungsschemata sind mit guten Ergebnissen erprobt worden: 600 mg intravenös alle sechs Stunden oder 900 mg intravenös alle acht Stunden plus Primaquin 15 - 30 mg einmal täglich (Black et al., 1994; Toma et al., 1993).

Clindamycin ist ebenfalls als topische Lösung, Gel, Lotion oder Vaginalcreme erhältlich.

Unerwünschte Wirkungen Die Inzidenz einer mit Clindamycin assoziierten Diarrhoe variiert von 2 - 20%. Eine Reihe von Patienten (unterschiedlich berichtet von 0,01 - 10%) entwickeln eine pseudomembranöse Kolitis, die durch das Toxin von *Clostridium difficile* ausgelöst wurde (Rifkin et al., 1977). Diese potentiell letale Kolitis ist gekennzeichnet durch abdominale Schmerzen, Diarrhoe, Fieber und Mukus und Blut im Stuhl. Die proktoskopische Untersuchung zeigt weiße bis gelbe Plaques auf der Mukosa des Kolons. In der Regel ist das Absetzen des Arzneimittels, in manchen Fällen kombiniert mit der oralen Gabe von Metronidazol oder Vancomycin, ausreichend. Es können jedoch Rückfälle auftreten (Lyerly et al., 1988). Cholestyramin (4 g drei- oder viermal täglich) hat sich in manchen Fällen als hilfreich erwiesen, sollte aber nicht gleichzeitig mit oralem Vancomycin gegeben werden. Substanzen, die wie z.B. die Opioide die Peristaltik hemmen, können den Zustand verlängern und verschlechtern. Obwohl die Inzidenz dieses Syndroms nicht bekannt ist, sollte die Indikation für Clindamycin (aber auch andere Antibiotika) sehr streng gestellt werden.

Hautausschläge treten bei etwa 10% der mit Clindamycin behandelten Patienten auf, können bei Patienten mit einer HIV-Infektion jedoch häufiger sein. Andere, seltenere Reaktionen umfassen das exsudative Erythema multiforme (Stevens-Johnson-Syndrom), eine reversible Erhöhung der GOT und GPT, Granulozytopenie, Thrombozytopenie und anaphylaktische Reaktionen. Auf die intravenöse Gabe der Substanz kann eine lokale Thrombophlebitis folgen. Clindamycin kann die neuromuskuläre Übertragung hemmen und die Wirkung einer gleichzeitig verabreichten neuromuskulär blockierenden Substanz verstärken (Fogdall and Miller, 1974). Vorsicht ist bei Erkrankungen, die mit einer Störung der neuromuskulären Übertragung einhergehen (z.B. Myasthenia gravis) geboten.

SPECTINOMYCIN

Ursprung und Chemie Spectinomycin wird von *Streptomyces spectabilis* gebildet. Die Substanz ist ein Aminocyclitol, und die Strukturformel ist folgendermaßen:

SPECTINOMYCIN

Antibakterielle Wirksamkeit und Wirkungsmechanismus Obwohl Spectinomycin gegen eine Reihe gramnegativer Bakterienspezies wirksam ist, ist es jedoch anderen Substanzen unterlegen (Schoutens et al., 1972). Sein einziger therapeutischer Nutzen ist die Behandlung der Gonorrhoe, die durch Stämme verursacht ist, die auf 1.-Wahl-Antibiotika resistent sind, oder wenn es Kontraindikationen gegen den Einsatz dieser Antibiotika gibt. Wie bei anderen Antibiotika ist auch bei Spectinomycin die Resistenz ein Problem. Eine neuere Überprüfung in Thailand hat ergeben, daß 9% der getesteten *N.-gonorrhoeae*-Isolate bei Konzentrationen größer als 64 µg/ml resistent gegen Spectinomycin waren (Clendennen et al., 1992).

Spectinomycin hemmt selektiv die Proteinsynthese in grampositiven Bakterien. Das Antibiotikum bindet an die 30S ribosomale Unterheit und hemmt sie. Die Wirkung hat Ähnlichkeit mit der der Aminoglykoside. Spectinomycin ist jedoch nicht bakterizid und verursacht keine Fehlablesung der Polyribonukleotide. Bakterielle Resistenzen entstehen durch Mutation.

Resorption, Verteilung und Exkretion Spectinomycin wird nach intramuskulärer Injektion schnell resorbiert. Eine Einzeldosis von 2 g führt nach einer Stunde zu Spitzenserumkonzentration von 100 µg/ml. Acht Stunden nach Injektion beträgt die Konzentration etwa 15 µg/ml. Die Substanz ist nicht signifikant an

Plasmaproteine gebunden, und die gesamte verabreichte Dosis kann innerhalb von 48 Stunden im Urin nachgewiesen werden.

Therapeutischer Einsatz Neuere Empfehlungen des Centers for Disease Control and Prevention (1993b) zur Behandlung der komplikationslosen gonokokkalen Infektion umfaßt Ceftriaxon, Cefixim, Ciprofloxacin oder Ofloxacin als Mittel der Wahl. Spectinomycin wird jedoch als ein alternatives Behandlungsregime bei Patienten empfohlen, die β-Lactam-Antibiotika oder Chinolone nicht vertragen oder allergisch sind. Spectinomycin ist ebenfalls nützlich bei Schwangeren, wenn β-Lactame nicht vertragen werden und Chinolone kontraindiziert sind. Die empfohlende Dosis ist für Männer und Frauen eine einzelne tiefe intramuskuläre Injektion von 2 g. Einer der Nachteile dieser Behandlung ist, daß Spectinomycin im Gegensatz zu den Mitteln der 1. Wahl keinen Einfluß auf eine entstehende oder bereits ausgebrochene Syphilis hat und nicht wirksam gegen *Chlamydia* spp. ist.

Unerwünschte Wirkungen Spectinomycin ruft bei einer einzelnen, intramuskulären Gabe nur wenige bedeutsame Nebenwirkungen hervor (Duncan et al., 1972). Urtikaria, Schüttelfrost und Fieber wie auch Schwindel, Übelkeit und Schlaflosigkeit sind nach Einzelgaben beobachtet worden. Die Injektion kann schmerzhaft sein.

POLYMYXIN B UND COLISTIN

Wegen der extremen Nephrotoxizität in Verbindung mit der parenteralen Gabe dieser Arzneimittel werden sie mit Ausnahme der topischen Anwendung nur sehr selten eingesetzt.

Ursprung und Chemie Die Polymyxine wurden 1947 entdeckt und sind eine Gruppe eng verwandter antibiotischer Substanzen, die von verschiedenen Stämme des *Bacillus polymyxa* gebildet werden. Dabei handelt es sich um aerobe sporenbildende Stäbchen, die in der Erde gefunden wurden. Colistin (Polymyxin E) wird vom *Bacillus (Aerobacillus) colistinus* gebildet, einem Mikroorganismus, der aus einer Bodenprobe (Fukushima) in Japan isoliert wurde. Bei diesen kationischen Detergenzien handelt es sich um relativ einfache, basische Peptide mit einem Molekulargewicht von etwa 1000 Da. Die Strukturformel von Polymyxin B, das eine Mischung aus Polymyxin B1 und Polymyxin B2 ist, sieht folgendermaßen aus:

$$R-L\text{-}DAB-L\text{-}Thr-L\text{-}DAB-L\text{-}DAB \genfrac{}{}{0pt}{}{L\text{-}DAB-D\text{-}Phe-L\text{-}Leu}{L\text{-}Thr-L\text{-}DAB-L\text{-}DAB}$$

Polymyxin B_1 : R = (+)-6-methyloctanoyl
Polymyxin B_2 : R = 6-methylheptanoyl
DAB = α,γ-Diaminobutyrsäure

Colistin ist Polymyxin E und hat eine ähnliche Struktur. Es ist für den klinischen Einsatz als Colistinsulfat für die orale Gabe und als Colistimethatnatrium für die parenterale Gabe erhältlich.

Antibakterielle Wirksamkeit und Wirkungsmechanismus
Die antimikrobielle Wirksamkeit von Polymyxin B und Colistin ist ähnlich und auf gramnegative Bakterien beschränkt. Dazu gehören *Enterobacter*, *E. coli*, *Klebsiella*, *Salmonella*, *Pasteurella*, *Bordetella* und *Shigella*, die gewöhnlich bei Konzentrationen von 0,05 bis 2,0 μg/ml empfindlich sind. Die meisten Stämme von *Pseud. aeruginosa* werden *in vitro* von weniger als 8 μg/ml gehemmt.

Polymyxine sind oberflächenaktive, amphipathische Substanzen (sie enthalten sowohl lipophile als auch lipophobe Gruppen in ihrem Molekül). Sie interagieren in hohem Maß mit Phospholipiden und penetrieren in die Zellmembran und zerstören dort die Struktur. Bei Kontakt mit der Substanz verändert sich sofort die Permeabilität der bakteriellen Membran. Die Empfindlichkeit gegenüber Polymyxin B hängt anscheinend mit dem Phospholipidgehalt des Zellwand-Membran-Komplexes zusammen (Brown and Wood, 1972). Die Zellwand bestimmter resistenter Bakterien kann den Zugang der Arzneimittel zur Zellmembran verhindern.

Die Bindung von Polymyxin B an den Lipid A-Anteil von Endotoxin (das Lipopolysaccharid der äußeren Membran gramnegativer Bakterien) inaktiviert dieses Molekül. Polymyxin B verhindert auch die meisten der pathophysiologischen Folgereaktionen des Freiwerdens von Endotoxin in mehreren experimentellen Systemen (Shenep et al., 1984; Tauber et al., 1987). Der klinische Nutzen von Polymyxin bei dieser Indikation ist noch nicht nachgewiesen.

Resorption, Verteilung und Exkretion Weder Polymyxin B noch Colistin werden nach oraler Gabe resorbiert. Sie werden ebenfalls sehr schlecht durch die Schleimhäute und die Oberfläche großer Verbrennungen resorbiert.

Therapeutischer Einsatz Polymyxin-B-sulfat ist für die ophtalmologische, otologische und topische Anwendung in Kombination mit einer Reihe anderer Verbindungen erhältlich. Obwohl parenterale Präparationen noch im Handel sind, werden sie nicht empfohlen. Colistinsulfat wird als Puder verkauft, das in destilliertem Wasser suspendiert werden muß. Es ist oral bei Säuglingen und Kindern mit einer Diarrhoe eingesetzt worden, die von empfindlichen Bakterien verursacht wurde. Die Dosis ist 5 - 15 mg/kg täglich, aufgeteilt auf drei Portionen.

Infektionen von Haut, Schleimhaut, Auge und Ohr verursacht durch Polymyxin-B-empfindliche Mikroorganismen sprechen auf die lokale Applikation der Antibiotika in Lösung oder Salbe an. Die Otitis externa, die häufig durch *Pseudomonas* verursacht wird, kann durch die topische Anwendung dieser Substanz geheilt werden. *Pseud. aeruginosa* ist eine häufige Ursache der Infektion des Ulcus corneae. Die lokale Applikation oder subkonjunktivale Injektion von Polymyxin B ist oft kurativ. Die aerosole Gabe der parenteralen Präparation ist auch als Adjuvans bei Patienten mit schwieriger *Pseudomonas*-Pneumonie eingesetzt worden.

Unerwünschte Wirkungen Die Anwendung von Polymyxin B auf der intakten oder verletzter Haut verursacht keine systemischen Reaktionen, da die Substanz so gut wie nicht resorbiert wird. Hypersensibilisierung ist bei dieser Anwendung unüblich. Übelkeit, Erbrechen und Diarrhoe treten nach hohen oralen Dosen (600 mg) auf. Unerwünschte Wirkungen nach parenteraler Gabe dieser Substanzen werden in älteren englischen Ausgaben dieses Buches (5th edition) besprochen.

VANCOMYCIN

Geschichte und Ursprung Vancomycin ist ein Antibiotikum, das von *Streptococcus orientalis*, einem Actinomyzeten, gebildet wird, der in Bodenproben in Indonesien und Indien gefunden wurde. Das Antibiotikum wurde kurze Zeit nach der Entdeckung des Bakteriums gereinigt und die antimikrobiellen Eigenschaften definiert (Mc Cormick et al., 1956). Andere glykopeptische Antibiotika, nämlich Daptomycin und Teicoplanin wurden ebenfalls untersucht. Teicoplanin ist auch in Deutschland erhältlich (Bernareggi et al., 1982).

Chemie Bei Vancomycin handelt es sich um ein komplexes trizyklisches Glykopeptid mit einem Molekulargewicht von etwa 1500 Da. Seine Strukturformel wurde mit Hilfe der Röntgenstruktur-Analyse bestimmt (Sheldrick et al., 1978):

VANCOMYCIN

Antibakterielle Wirksamkeit Vancomycin ist primär gegen grampositive Bakterien wirksam. Die Stämme werden bei MHK-Werten von ≤ 4 µg/ml als empfindlich eingestuft. *Staph. aureus* und *Staph. epidermidis*, zu denen auch methicillinresistente Stämme gehören, werden normalerweise von Konzentrationen zwischen 1,0 - 5,0 µg/ml gehemmt (Fekety, 1995). Ein Synergismus zwischen Vancomycin und Gentamicin oder Tobramycin ist *in vitro* bei *S. aureus* (inklusive der methicillinresistenten Stämme) gezeigt worden (Watanakunakorn and Tisone, 1982). *Strep. pyogenes, Strep. pneumoniae* und Viridans-Streptokokken sind wie auch die meisten *Enterococcus*-Stämme hochempfindlich. Vancomycin ist bei *Enterococcus* spp. nicht grundsätzlich bakterizid wirksam, so daß für einen bakteriziden Effekt die Zugabe eines synergistischen Aminoglykosids notwendig ist (Harwick et al., 1973). *Corynebacterium* spp. (Diphteroide) werden von weniger als 0,04 - 3,1 µg/ml Vancomycin, die meisten *Actinomyces*-Stämme von 5 - 10 µg/ml und *Clostridium* spp. von 0,39 - 6 µg/ml gehemmt. Inzwischen sind mehrere Stämme von *Staph. hemolyticus* und *Lactobacillus* als auch Enterokokken isoliert worden, die hochresistent gegenüber Vancomycin sind (Schwalbe et al., 1987). Die Vancomycin-Resistenzen, die in *Enterococcus faecium* und *E. faecalis* nachgewiesen wurden, sind auf einem konjugativem Plasmid lokalisiert und dementsprechend zwischen Enterokokken und potentiell auch unter grampositiven Organismen allgemein übertragbar (Walsh, 1993; Arthur and Courvalin, 1993). Im wesentlichen sind alle Spezies gramnegativer Bazillen und Mykobakterien gegen Vancomycin resistent (siehe Cunha und Ristuccia, 1983).

Wirkungsmechanismus und Resistenzen Vancomycin hemmt bei empfindlichen Bakterien die Zellwandsynthese, indem es mit hoher Affinität an den D-Alanyl-D-Alanin-Terminus von Zellwandvorstufen bindet (siehe Abbildung 47.4; Nieto and Perkins, 1971a, 1971b). Das Arzneimittel wirkt bei sich teilenden Mikroorganismen schnell bakterizid (Watanakunakorn, 1981). Die Resistenz von Enterokokken gegenüber Vancomycin (siehe oben) ist durch die Expression eines einzelnen Enzyms bedingt, das die Zellwandvorstufe so modifiziert, daß Vancomycin nicht länger daran binden kann (Shlaes et al., 1989).

Drei Resistenztypen sind für Vancomycin beschrieben worden. Der Van-A-Phänotyp vermittelt die Resistenzen gegenüber Teicoplanin und Vancomycin. Die Resistenz ist induzierbar und ist in *E. faecium* und *E. faecalis* nachgewiesen worden. Der Van-B-Phänotyp, der zu einer geringeren Resistenzausprägung führt, ist ebenfalls bei *E. facium* und *E. faecalis* identifiziert worden. Diese Resistenz ist durch Vancomycin, nicht aber durch Teicoplanin induzierbar. Dementsprechend bleiben viele Stämme Teicoplanin gegenüber empfindlich. Der Van-C-Phänotyp, der klinisch unbedeutendste und am wenigsten gut charakterisierte, vermittelt die Resistenz nur gegen Vancomycin, ist konstitutiv und tritt unter Enterokokken nur bei *E. faecalis* und *E. faecium* auf.

Resorption, Verteilung und Exkretion Vancomycin wird nach oraler Gabe nur mangelhaft resorbiert, und große Mengen werden in den Stuhl ausgeschieden. Parenteral sollte der Wirkstoff nur intravenös, niemals aber intramuskulär verabreicht werden. Eine einzelne intravenöse Dosis von 1 g führt bei Erwachsenen einer Stunde nach einer ein- bis zweistündigen Infusion zu Plasmakonzentrationen von 15 - 30 µg/ml. Der Wirkstoff hat eine Serum-Eliminationshalbwertszeit von etwa sechs Stunden (Matzke et al., 1986). Vancomycin ist zu schätzungsweise 55% an Plasmaproteine gebunden. Vancomycin kommt in verschiedenen Körperflüssigkeiten inklusive CSF vor, wenn die Meningen entzündet sind (7 - 30%), wie Galle, Pleura-, Perikardial-, Synovial- und Aszitis-Flüssigkeit (Levine, 1987). Mehr als 90% der injizierten Dosis wird durch glomeruläre Filtration ausgeschieden. Bei Einschränkung der renalen Funktion können gefährlich hohe Konzentrationen akkumulieren, die ototoxisch wirken können. Unter diesen Bedingungen muß die Dosierung angepaßt werden (Cunha et al., 1981; Moellering et al., 1981). Der Wirkstoff kann mit Hilfe einer schnelleren, *high flux* Methode der Hämodialyse schnell aus dem Plasma entfernt werden (Lanese et al., 1989; Quale et al., 1992). Auch Patienten mit eingeschränkter Leberfunktion eliminieren Vancomycin langsamer als normal, so daß auch hier eine Dosisanpassung notwendig sein kann (Brown et al., 1983).

Therapeutischer Einsatz Vancomycinhydrochlorid wird als sterile Trockensubstanz zum Auflösen für die intravenöse Gabe angeboten. Die gewünschte Dosis wird verdünnt und intravenös über einen Zeitraum von mindestens 60 Minuten injiziert, um infusionsbedingte unerwünschte Wirkungen zu vermeiden (siehe unten). Die empirische Vancomycindosis bei Erwachsenen ist 30 mg/kg pro Tag und wird auf Dosierungsintervalle von sechs bis zwölf Stunden verteilt. Dieses Behandlungs-

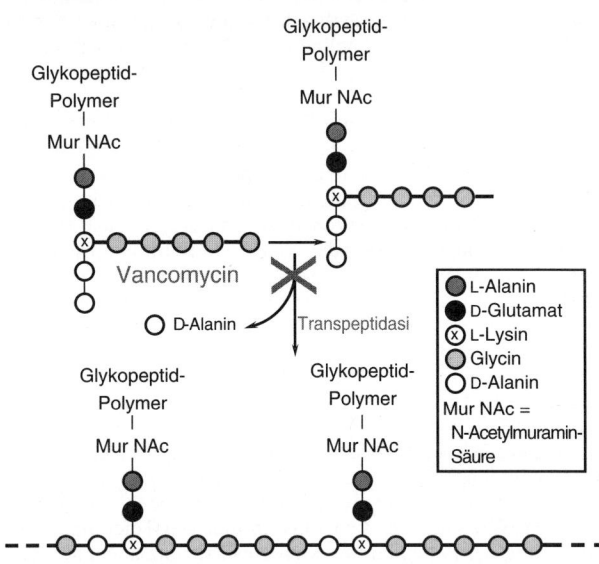

Abbildung 47.4 Hemmung der Zellwandsynthese in empfindlichen Bakterien durch Vancomycin. Vancomycin bindet mit hoher Affinität an das D-Alanyl-D-Alanin-Ende der Zellwand-Vorläufer, hemmt die Freisetzung des Vorläufers vom Carrier und verhindert dadurch die Peptidoglykan-Synthese. Die Resistenz gegenüber Vancomycin ist auf die Expression eines einzelnen Enzyms zurückzuführen, das den Zellwandvorläufer so modifiziert, daß er nicht länger an Vancomycin bindet.

schema führt bei Patienten mit normaler renaler Funktion zu durchschnittlichen Steady-state-Konzentrationen von 15 µg/ml (siehe Moellering et al., 1981). Die „therapeutische Breite" für diese Substanz ist ein wenig kontrovers, es wird jedoch gewöhnlich für die Talspiegel (*trough*) ein Konzentrationsbereich von 5 - 15 µg/ml empfohlen. Es wird nicht empfohlen, die Spitzenkonzentrationen routinemäßig zu überwachen, da die Verteilungsphase dieser Substanz lang ist. Bestimmungen der Spitzenplasmaspiegel müssen daher mit Vorsicht interpretiert werden. Die Spitzenkonzentration sollte generell unter 60 µg/ml liegen, um Ototoxizität zu vermeiden.

Die folgenden Dosierungsschemata werden für die Pädiatrie empfohlen: bei Neugeborenen in den ersten Lebenswochen 15 mg/kg alle zwölf Stunden; für Säuglinge im Alter von 8 - 30 Tagen 15 mg/kg alle acht Stunden; für ältere Säuglinge und Kinder 10 mg/kg alle sechs Stunden (Schaad et al., 1980). Bei Patienten mit eingeschränkter renaler Funktion muß die Dosierung angepaßt werden (siehe Anhang II). Das Arzneimittel wird jedoch erfolgreich bei niereninsuffizienten bzw. dialysepflichtigen Patienten angewandt (Einmalgabe 1 g pro Woche, schätzungsweise 15 mg/kg).

Vancomycin kann bei Patienten mit pseudomembranöser Kolitis (siehe Diskussion der Tetracycline und Clindamycin) oral gegeben werden. Die Dosis für Erwachsene beträgt 125 bis 250 mg alle sechs Stunden; die Gesamt-Tagesdosis für Kinder beträgt 40 mg/kg, verteilt auf drei bis vier Dosen. Für diese Anwendung sind Vancomycinhydrochlorid für eine orale Verdünnung und Kapseln erhältlich.

Vancomycin sollte nur zur Behandlung schwerer Infektionen eingesetzt werden und ist insbesondere nützlich zur Therapie von Infektionen, die durch methicillinresistente Staphylokokken (MRSA) verursacht wurden (inklusive Pneumonie, Empyem, Endokarditis, Osteomyelitis und Weichgewebe-Abszesse) (Sorrell et al., 1982). Das Arzneimittel ist auch überaus wertvoll für die Behandlung schwerer staphylokokkaler Infektionen bei Patienten, die auf Penicilline und Cephalosporine allergisch reagieren (Geraci, 1977). Vancomycin wirkt allerdings weniger schnell bakterizid als irgendeines der antistaphylokokkalen β-Lactam-Antibiotika (z.B. Nafcillin oder Cefazolin) und kann demnach klinisch weniger wirksam sein (Levine et al., 1991; Small and Chambers, 1990). Die Behandlung mit Vancomycin ist bei dialysepflichtigen Patienten (Hämodialyse oder Peritonealdialyse) mit Staphylokokkensepsis oder lokalisierter Infektion des *shunt* indiziert (Nolan et al., 1980; Krothapalli et al., 1983). Die intraventrikuläre Gabe von Vancomycin (via einem *shunt* oder einem Reservoir) ist in wenigen Fällen einer ZNS-Infektion durch vancomycinempfindliche Mikroorganismen notwendig geworden, die auf die alleinige intravenöse Gabe nicht angesprochen haben (Visconti and Peter, 1979; Sutherland et al., 1981).

Die Gabe von Vancomycin ist eine wirkungsvolle Alternative in der Behandlung der durch Viridans-Streptokokken verursachten Endokarditis bei Patienten, die auf Penicillin allergisch reagieren. Zur Behandlung der Endokarditis durch *E. faecalis* kann Vancomycin in Kombination mit einem Aminoglykosid gegeben werden. Vancomycin ist ebenfalls in der Behandlung von Infektionen wirksam, die durch *Flavobacterium* und *Corynebacterium* spp. verursacht werden. Als orales Therapeutikum ist Vancomycin bei Patienten mit einer Kolitis günstig, die durch toxinproduzierende Bakterien wie *Cl. difficile* verursacht wurde. In jüngster Zeit ist Vancomycin zu einem wichtigen Antibiotikum bei der Behandlung nachgewiesener oder vermuteter penicillinresistenter Pneumokokken-Infektionen geworden (Friedland and McCracken, 1994).

Unerwünschte Wirkungen Zu den durch Vancomycin verursachten Überempfindlichkeitsreaktionen gehören makuläre Hautausschläge und Anaphylaxie. Phlebitis und Schmerz an der intravenösen Injektionsstelle sind relativ selten. Schüttelfrost, Ausschläge und Fieber können auftreten. Eine schnelle intravenöse Gabe kann eine Reihe von Symptome verursachen. Dazu gehören erythematöse oder urtikarielle Reaktionen, *flushing*, Tachykardie und Hypotension. Die extreme Hautrötung, die dabei auftreten kann, wird manchmal *red neck* oder *red man syndrome* genannt (Newfield and Roizen, 1979; Davis et al., 1986). Eine langsame Injektion ist daher vorzuziehen.

Ototoxizität und Nephrotoxizität sind die signifikantesten unerwünschten Wirkungen durch Vancomycin. Eine Verschlechterung des Gehörs kann häufig auftreten, muß aber nicht persistieren. Die Ototoxizität ist mit extrem hohen Plasmakonzentrationen der Substanz assoziiert (60 - 100 µg/ml). Die Nephrotoxizität war früher recht häufig, ist inzwischen eine seltene Nebenwirkung, da durch Berücksichtigung der renalen Funktion und Bestimmung der Antibiotika-Konzentrationen im Blut adäquate Dosierungen angewendet werden. Vorsicht ist geboten, wenn andere ototoxische oder nephrotoxische Arzneimittel wie Aminoglykoside gleichzeitig verabreicht werden (Farber and Moellering, 1983) oder bei Patienten mit eingeschränkter Nierenfunktion.

TEICOPLANIN

Ursprung und Chemie Das Antibiotikum Teicoplanin ist ein Glykopeptid, das von *Actinoplanes teichomyetius* gebildet wird. Das Arzneimittel ist eine Mischung aus sechs eng verwandten Verbindungen. Eine Verbindung hat am Sauerstoff einen terminalen Wasserstoff (in der Strukturformel durch ein Sternchen gekennzeichnet), fünf Verbindungen haben einen R-Substituenten, der entweder aus einer Decanoat-Säure [n-, 8-methyl-, 9-methyl, (Z)-4-] oder einer nonanoic-Säure [8-methyl] besteht. In chemischer Struktur, Wirkungsweise, Wirkungsspektrum, und Eliminationsweg (z.B. primär renal) ähnelt es Vancomycin. Die Strukturformel ist folgendermaßen:

TEICOPLANIN

Wirkungsmechanismus und Resistenzen Teicoplanin hemmt wie Vancomycin die Zellwandsynthese und ist nur gegen grampositive Bakterien wirksam. Es wirkt zuverlässig bakterizid bei empfindlichen Stämme mit Ausnahme der Enterokokken. Es ist wirksam gegen methicillinempfindliche und methicillinresistente Staphylokokken, deren minimale Hemmkonzentration typischerweise bei < 4 µg/ml liegt (Wiedemann and Atkinson, 1991). Die minimalen Hemmkonzentrationen für *Listeria monocytogenes, Corynebacterium* spp., *Clostridium* spp. und anaerobe grampositive Kokken liegt im Bereich von 0,25 - 2,0 µg/ml. Nicht-Viridans- und Viridans-Streptokokken, *Strep. pneumoniae* und Enterokokken werden im Konzentrationsbereich von 0,01 - 1,0 µg/ml gehemmt. Manche Stämme sowohl koagulasepositiver als auch koagulasenegativer Staphylokokken, als auch Enterokokken und andere Organismen, die gegen Vancomycin intrinsisch resistent sind (z.B. *Lactobacillus* spp. und *Leuconostoc* spp.) sind gegen Teicoplanin resistent.

Der Mechanismus der Resistenz von Staphylokokken-Stämmen gegen Teicoplanin ist nicht aufgeklärt, die Resistenz kann jedoch im Verlauf einer Behandlung bei einem vorher empfindlichen Stamm auftreten (Kaatz et al., 1990). Der Van-A-Phänotyp vancomycinresistenter Enterokokken bestimmt auch die Resistenz gegen Teicoplanin. Der Mechanismus ist für beide Substanzen gleich: Veränderung des Zellwand-Angriffspunktes, so daß das Glykopeptid nicht mehr bindet (Leclerq et al., 1988). Enterokokken mit einer Van-B-Resistenz sind oft empfindlich gegen Teicoplanin, da Teicoplanin nur ein schwacher Induktor der Enzyme zu sein scheint, die für die Veränderungen in der Zellwand verantwortlich sind. Van-C-Stämme der Enterokokken, die grundsätzlich keine menschlichen Pathogene sind, sind ebenfalls empfindlich gegen Teicoplanin (Arthur and Courvalin, 1993).

Resorption, Verteilung und Exkretion Der Hauptunterschied zwischen Vancomycin und Teicoplanin ist der, daß Teicoplanin sicher intramuskulär verabreicht werden kann. Es ist in hohem Maß an Plasmaproteine gebunden (90 - 95%) und hat eine extrem lange Serum-Eliminationshalbwertszeit (bis zu 100 Stunden bei Patienten mit normaler Nierenfunktion). Die Dosis von Teicoplanin in Erwachsenen ist 6 - 30 mg/kg pro Tag, wobei die höheren Dosierungen für die Behandlung schwerer Staphylokokken-Infektionen vorbehalten sind. Da Teicoplanin eine lange Eliminationshalbwertszeit hat, kann bei der Therapie mit hohen Dosierungen eine besondere Aufsättigungsdosis nötig werden (z.B. 15 mg/kg alle zwölf Stunden für drei Dosen, um schneller therapeutische Wirkstoffkonzentrationen ohne zu hohe Spitzenspiegel zu erreichen (Chambers and Kennedy, 1990). Wegen der langen Serum-Eliminationshalbwertszeit ist eine 1x-pro-Tag-Dosierung zur Behandlung der meisten Infektionen möglich. Wie auch bei Vancomycin muß bei Teicoplanin die Dosierung bei Patienten mit Niereninsuffizienz angepaßt werden. Bei terminal niereninsuffizienten Patienten, ist die Gabe einmal wöchentlich ausreichend. Die Serum-Wirkstoff-Konzentrationen sollten allerdings überwacht werden, um sicherzustellen, daß der therapeutische Bereich erhalten bleibt (z.B. Talspiegel von 15 - 20 µg/ml).

Therapeutischer Einsatz Teicoplanin ist zur Behandlung eines weiten Bereiches von Infektionen eingesetzt worden. Dazu gehören Osteomyelitis und Endokarditis, die durch methicillinresistente und methicillinempfindliche Staphylokokken, Streptokokken und Enterokokken verursacht wurden (Bibler et al., 1987; Glupezynski et al., 1986). Teicoplanin ist in seiner Wirksamkeit mit Vancomycin vergleichbar. Eine Ausnahme bildet das Therapieversagen durch zu niedrige Dosierung bei schweren Infektionen, wie z.B. Endokarditis (Calain et al., 1987). Teicoplanin ist zur Behandlung der Bakteriämie und Endokarditis durch methicillinempfindliche *S.-aureus*-Stämme nicht so wirksam wie Anti-Staphylokokken-Penicilline. Die Heilungsrate von Teicoplanin liegt zwischen 60% und 70%, die Heilungsrate von Penicillinen liegt dagegen bei 85 - 90%. Die Wirksamkeit von Teicoplanin gegen *S. aureus* kann durch die synergistische Wirkung eines Aminoglykosids (z.B. Gentamicin, 1mg/kg alle acht Stunden bei Patienten mit normaler Nierenfunktion) erhöht werden. Streptokokken sind Teicoplanin gegenüber empfindlich. Die Substanz ist bei einem 1x-pro-Tag-Dosisschema in der Behandlung der Streptokokken-Osteomyelitis oder Endokarditis sehr wirkungsvoll (Leport et al., 1989). Bisher begrenzte Erfahrungen deuten darauf hin, daß Teicoplanin (obwohl hier nur bakteriostatisch) bei schweren Enterokokken-Infektionen wirksam ist. Es sollte zur Behandlung der enterokokkalen Endokarditis mit Gentamicin kombiniert werden, um eine bakterizide Wirkung zu erzielen.

Unerwünschte Wirkungen In der Hauptsache kommt es zu Hautausschlägen, die häufiger bei höheren Dosierungen auftreten. Es wurde auch von Überempfindlichkeitsreaktionen, Arzneimittelfieber und Neutropenie berichtet. Eine Ototoxizität ist selten aufgetreten.

BACITRACIN

Geschichte und Ursprung Bacitracin ist ein Antibiotikum, das von dem Tracy-I-Stamm von *Bacillus subtilis* gebildet wird. Es wurde 1943 aus dem verletzten Gewebe eines jungen Mädchens namens Tracy isoliert, die eine verschmutzte offene Fraktur hatte. Daher der Name Bacitracin. Die Geschichte, Eingenschaften und Anwendungsmöglichkeiten von Bacitracin wurden von Meleney und Johnson (1949) zusammengestellt.

Chemie Die Bacitracine sind eine Gruppe von Polypeptid-Antibiotika. Kommerzielle Produkte enthalten oft multiple Komponenten. Der Hauptbestandteil ist Bacitracin. Seine wahrscheinliche Strukturformel ist folgendermaßen

$$
\begin{array}{c}
\text{S}\diagup\text{CH}-\text{CHCH}_2\text{CH}_3 \\
\mid\qquad\mid \\
\text{NH}_2\ \text{CH}_3 \\
\text{N} \\
\mid \\
\text{C}=\text{O} \\
\mid \\
\text{L-Leu} \\
\mid \\
\text{L-His}-\text{D-Asp}-\text{L-Asn}\quad\text{D-Glu} \\
\text{D-Phe}\diagup\qquad\qquad\qquad\diagdown \\
\text{L-Ile}-\text{D-Orn}-\text{L-}\alpha\text{Lys}-\text{L-Ile}
\end{array}
$$

BACITRACIN

Eine Einheit des Antibiotikums entspricht 26 µg nach USP-Standard.

Antibakterielle Wirksamkeit Eine Vielzahl grampositiver Kokken und Bazillen, *Neisseria, H. influenzae* und *Treponema pallidum* sind gegen 0,1 Einheiten pro Milliliter oder weniger Bacitracin empfindlich. Actinomyces und Fusobacterium werden von 0,5 - 5 Einheiten/ml gehemmt. Enterobacteriaceae, *Pseudomonas, Candida* spp. und *Nocardia* sind resistent. Bacitracin hemmt die Zellwandsynthese.

Resorption und Exkretion Bacitracin wurde in der Vergangenheit zwar parenteral angewendet, die derzeitige Nutzung ist aber auf die topische Anwendung beschränkt.

Therapeutischer Einsatz Bacitracin ist in ophthalmologischen und dermatologischen Salben verfügbar. Das Antibiotikum ist auch in Form eines Puders für die Herstellung topischer Lösungen erhältlich. Die Salben werden direkt auf die betroffene Oberfläche ein oder mehmals täglich aufgetragen. Es gibt eine Reihe topischer Präparate von Bacitracin, die zusätzlich Neomycin oder Polymyxin oder beide enthalten. Manche enthalten die drei Antibiotika plus Hydrocortison.

Die topische Anwendung von Bacitracin alleine oder in Kombination mit anderen Antibiotika hat keinen nachgewiesenen Wert in der Behandlung der Furunkulose, Pyodermie, Karbunkel, Impetigo und oberflächlicher und tiefer Abszesse. Bei offenen Infektionen wie infizierten Ekzemen und infizierter Hautgeschwüre kann die lokale Anwendung von Bacitracin von einem gewissen Nutzen sein, um empfindliche Bakterien auszurotten. Bacitracin hat bei dieser topischen Anwendung einen Vorteil gegenüber anderen Antibiotika, indem es sogar als Salbe selten Überempfindlichkeitsreaktionen verursacht. Die eiternde Konjunktivitis und infizierte Corneageschwüre reagieren, wenn sie durch empfindliche Bakterien ausgelöst wurden, gut auf die topische Anwendung von Bacitracin (siehe Kapitel 65). Bacitracin ist mit begrenztem Erfolg zur Eradikation von nasalen Staphylokokken bei Dauerausscheidern eingesetzt worden. Mit einem gewissen Erfolg ist orales Bacitracin auch zur Behandlung der durch *Cl. difficile* verursachten antibiotika-assoziierten Diarrhoe eingesetzt worden (Dudley et al., 1986).

Unerwünschte Wirkungen Bei parenteraler Anwendung kann eine schwere Nierentoxizität resultieren. Bei topischer Anwendung können Überempfindlichkeitsreaktionen auftreten, sie sind aber selten.

AUSBLICK

Es gibt eine kontinuierliche und dringliche Notwendigkeit, neue Therapieverfahren zu entwickeln, um bakterielle Infektionen zu kontrollieren. Es wurde in diesem Kapitel bereits erwähnt, daß die ursprünglich entwickelten Tetracycline, Makrolide und andere Antibiotika über viele Jahre auch tatsächlich erfolgreich eingesetzt wurden. Die Zunahme von Resistenzen gegenüber Antibiotika dieser Gruppen hat jedoch dazu geführt, daß ihre Nutzen immer weiter eingeschränkt wurde. Dies gilt weltweit, wo Antibiotika – von der Behandlung trivialer Infektionen bis zur Tierfütterung – übermäßig eingesetzt wurden. Dementsprechend ist es trotz des derzeitigen Drucks auf die pharmazeutische Industrie, innovative und nicht nur sogenannte „*me too*"-Arzneimittel zu entwickeln, dringend notwendig, mehr Antibiotika der in diesem Kapitel besprochenen Typen zu entwickeln. Zwei Beispiele neuer antibakterieller Substanzen, die sich in der Entwicklung befinden, sind unten vorgestellt.

Dalfopristin-Quinupristin

Dalfopristin-Quinupristin ist eine injizierbare Streptogramin-Kombination, die sich aus Streptogramin A (D) und Streptogramin B (Q) in einem Verhältnis 70:30 zusammensetzt. Beide Verbindungen binden an die 23 S-RNA der 50S ribosomalen Untereinheit und hemmen synergistisch die Proteinsynthese. Anders als andere Angehörige der sogenannten MLS-Gruppe der Antibiotika (Makrolide, Lincosamine und Streptogramine) wirkt D-Q bakterizid gegen eine Reihe grampositiver Bakterien. Keine der Komponenten von D-Q ist ein guter Induktor des Methylase-Enzyms, das die MLS-Resistenz vermittelt. Zusätzlich wirken die Komponenten synergistisch. Daher sind erythromycinresistente Organismen *in vitro* häufig empfindlich gegenüber D-Q (Fass, 1991). Die Pharmakokinetik von D-Q ist in gesunden männlichen Probanden untersucht worden (Etienne et al., 1992). In Anbetracht seines einzigartigen Wirkungsmechanismus könnte D-Q wirksam zur Behandlung von Infektionen sein, die durch sogenannte *multidrug* resistente Stämme von Staphylokokken, Pneumokokken und Enterokokken verursacht werden. Ob seine Wirksamkeit gegenüber erythromycinresistenten Stämme ausreicht, um im klinischen Einsatz nützlich zu sein, muß noch geklärt werden. Sehr limitierte Daten von Studien bei der Kaninchenendokarditis zeigen, daß D-Q *in vivo* bakterizid wirkt und etwa so wirksam wie Vancomycin gegenüber methicillinresistenten *S.-aureus*-Stämmen ist (Chambers, 1992).

Glycylcycline

Glycylcycline sind Derivate der Tetracycline. Zwei Verbindungen, C: 329,998 und CL 331,002, bei denen es sich um die N, N-dimethylglycylamidoderivate von Minocyclin und 6-Demethyl-6-deoxytetracyclin handelt, sind in der frühen Entwicklung. Ihr Wirkungsspektrum ist ähnlich dem der Tetracycline und beinhaltet sowohl grampositive als auch gramnegative Aerobier und Anaerobier (Eliopoulos et al., 1994; Wexler et al., 1994 und Wise and Andrews, 1994). Ganz allgemein sind sie mehrfach wirksamer als Tetracycline oder Minocyclin, und sie hemmen manche tetracyclinresistente Organismen (Goldstein et al., 1994). Sie scheinen auch gegenüber multiplen arzneimittelresistenten Stämmen von Staphylokokken, Pneumokokken und vancomycinresistenten Enterokokken wirksam zu sein.

Zur weiteren Diskussion spezieller Infektionen, bei denen die in diesem Kapitel besprochenen Antibiotika nützlich sind, siehe *Harrison's Principles of Internal Medicine*, 14th ed., McGraw-Hill, New York, 1998, deren deutsche Ausgabe 1999 erscheint.

LITERATUR

al-Assi, M.T., Ramirez, F.C., Lew, G.M., Genta, R.M., and Graham, D.Y., Clarithromycin, tetracycline, and bismuth: a new non-metronidazole therapy for *Helicobacter pylori* infection. *Am. J. Gastroenterol.*, **1994**, *89*:1203—1205.

Amendola, M.A., and Spera, T.D. Doxycycline-induced esophagitis. *JAMA*, **1985**, *253*:1009—1011.

American Heart Association Committee. Prevention of bacterial endocarditis. *JAMA*, **1990**, *264*:2919—2922.

Arthur, M., and Courvalin, P. Genetics and mechanisms of glycopeptide resistance in enterococci. *Antimicrob. Agents Chemother.*, **1993**, *37*:1563—1571.

Asmar, B.I., Prainito, M., and Dajani, A.S. Antagonistic effect of chloramphenicol in combination with cefotaxime or ceftriaxone. *Antimicrob. Agents Chemother.*, **1988**, *32*:1375—1378.

Baine, W.B., Farmer, J.J., III, Gangarosa, E.J., Hermann, G.T., Thornsberry, C., and Rice, P.A. Typhoid fever in the United States associated with the 1972—1973 epidemic in Mexico. *J. Infect. Dis.*, **1977**, *135*:649—653.

Barthélémy, P., Autissier, D., Gerbaud, G., and Courvalin, P. Enzymatic hydrolysis of erythromycin by a strain of *Escherichia coli. J. Antibiot. (Tokyo)*, **1984**, *37*:1692—1696.

Bartlett, J.G. Anti-anaerobic antibacterial agents. *Lancet*, **1982**, *2*:478—481.

Bartlett, J.G., and Gorbach, S.L. Penicillin or clindamycin for primary lung abscesses? *Ann. Intern. Med.*, **1983**, *98*:546—548.

Bartz, Q.R. Isolation and characterization of chloromycetin. *J. Biol. Chem.*, **1948**, *172*:445—450.

Bass, J.W., Klenk, E.L., Klotheimer, J.B., Linnemann, C.C., and Smith, M.H.D. Antimicrobial treatment of pertussis. *J. Pediatr.*, **1969**, *75*:768—781.

Bernareggi, A., Borghi, A., Borgonovi, M., Cavenaghi, L., Ferrari, P., Vekey, K., Zanol, M., and Zerilli, L.F. Teicoplanin metabolism in humans. *Antimicrob. Agents Chemother.*, **1992**, *36*:1744—1749.

Biancaniello, T., Meyer, R.A., and Kaplan, S. Chloramphenicol and cardiotoxicity. *J. Pediatr.*, **1981**, *98*:828—830.

Bibler, M.R., Frame, P.T., Hagler, D.N., Bode, R.B., Staneck J.L., Thamlikitkul, V., Harris, J.E., Haregewoin, A., and Bullock, W.E., Jr. Clinical evaluation of efficacy, pharmacokinetics, and safety of teicoplanin for serious gram-positive infections. *Antimicrob. Agents Chemother.*, **1987**, *31*:207—212.

Black, J.R., Feinberg, J., Murphy, R.L., Fass, R.J., Finkelstein, D., Akil, B., Safrin, S., Carey, J.T., Stansell, J., Plouffe, J.F., He, W., Shelton, B., and Sattler, F.R. Clindamycin and primaquine therapy for mild-to-moderate episodes of *Pneumocystis carinii* pneumonia in patients with AIDS: AIDS clinical trials group 044. *Clin. Infect. Dis.*, **1994**, *18*:905—913.

Blouin, R.A., Erwin, W.G., Dutro, M.P., Bustrack, J.A., and Rowse, K.L. Chloramphenicol hemodialysis clearance. *Ther. Drug Monit.*, **1980**, *2*:351—354.

Bowler, W.A., Hosttettler, C., Samuelson, D., Lavin, B.S., and Oldfield, E., C., III. Gastrointestinal side effects of intravenous erythromycin: incidence and reduction with prolonged infusion time and glycopyrrolate pretreatment. *Am J Med.*, **1992**, *92*:249—253.

Brandriss, M.W., Richardson, W.S., and Barold, S.S. Erythromycin-induced QT prolongation and polymorphic ventricular tachycardia (torsades de pointes): case report and review. *Clin. Infect. Dis.*, **1994**, *18*:995—998.

Brisson-Noël, A., Trieu-Cuot, P., and Courvalis, P. Mechanism of action of spiramycin and other macrolides. *J. Antimicrob. Chemother.*, **1988**, *22 Suppl. B*:13—23.

Brown, M.R.W., and Wood, S.M. Relation between cation and lipid content of cell walls of *Pseudomonas aeruginosa*, *Proteus vulgaris* and *Klebsiella aerogenes* and their sensitivity to polymyxin B and other antibacterial agents. *J. Pharm. Pharmacol.*, **1972**, *24*:215—218.

Brown, N., Ho, D.H.W., Fong, K.-L.L., Bogerd, L., Maksymiuk, A., Bolivar, R., Fainstein, V., and Bodey, G.P. Effects of hepatic function on vancomycin clinical pharmacology. *Antimicrob. Agents Chemother.*, **1983**, *23*:603—609.

Calain, P., Krause, K.H., Vaudaux, P., Auckenthaler, R., Lew, D., Waldvogel, F., and Hirschel, B. Early termination of a prospective, randomized trial comparing teicoplanin and flucloxacillin for treating severe staphylococcal infection. *J. Infect. Dis.*, **1987**, *155*:187—191.

Centers for Disease Control. Ampicillin and chloramphenicol resistance in systemic *Haemophilus influenzae* disease. *M.M.W.R.*, **1984**, *33*:35—37.

Centers for Disease Control. Sentinel surveillance for antimicrobial resistance in Neisseria gonorrhoeae—United States, 1988—1991., *M.M.W.R.*, **1993a**, *42*:SS-3, 29—39.

Centers for Disease Control. 1993 sexually transmitted diseases treatment guidelines, *M.M.W.R.*, **1993b**, *42*:RR-14, 1—102.

Centers for Disease Control. Recommendations on prophylaxis and therapy for disseminated *Mycobacterium avium* complex for adults and adolescents infected with human immunodeficiency virus, *M.M.W.R.*, **1993c**, *42*:RR-9, 17—20.

Centers for Disease Control. Erythromycin-resistant *Bordetella pertussis*—Yuma County, Arizona, May—October 1994. *M.M.W.R.*, **1994**, *43*:807—810.

Chambers, H.F. Studies of RP-59500 *in vitro* and in a rabbit model of aortic valve endocarditis caused by methicillin-resistant *Staphylococcus aureus. J. Antimicrob. Chemother.* **1992**, *30 Suppl. A*:117—122.

Chambers, H.F., and Kennedy, S. Effect of dosage, peak and trough concentrations in serum, protein binding, and bactericidal rate on efficacy of teicoplanin in a rabbit model of endocarditis. *Antimicrob. Agents Chemother.*, **1990**, *34*:510—514.

Chu, S.-Y., Sennello, L.T., Bunnell, S.T., Varga, L.L., Wilson, D.S., and Sonders, R.C. Pharmacokinetics of clarithromycin, a new macrolide, after single ascending oral doses. *Antimicrob. Agents Chemother.*, **1992**, *36*:2447—2453.

Clendennen, T.E., Echeverria, P., Kees, E.S., Boslego, J.W., and Wignall, F.S. Antibiotic susceptibility survey of *Neisseria gonorrhoeae* in Thailand. *Antimicrob. Agents Chemother.*, **1992**, *36*:1682—1687.

Cohlan, S.Q., Bevelander, G., and Tiamsic, T. Growth inhibition of prematures receiving tetracycline: clinical and laboratory investigation. *Am. J. Dis. Child.*, **1963**, *105*:453—461.

Craft, A.W., Brocklebank, J.T., Hey, E.N., and Jackson, R.H. The "grey toddler": chloramphenicol toxicity. *Arch. Dis. Child.*, **1974**, *49*:235—237.

Cuchural, G.J., Jr., Tally, F.P., Jacobus, N.V., Aldridge, K., Cleary, T., Finegold, S.M., Hill, G., Iannini, P., O'Keefe, J.P., Pierson, C., Crook, D., Russo, T., and Hecht, D. Susceptibility of the *Bacteroides fragilis* group in the United States: analysis by site of isolation. *Antimicrob. Agents Chemother.*, **1988**, *32*:717—722.

Cunha, B.A., Quintiliani, R., Deglin, J.M., Izard, M.W., and Nightingale, C.H. Pharmacokinetics of vancomycin in anuria. *Rev. Infect. Dis.*, **1981**, *3*:S269—S272.

Dannemann, B., McCutchan, J.A., Israelski, D., Antoniskis, D., Leport, C., Luft, B., Nussbaum, J., Clumeck, N., Morlat, P., Chiu, J., Vilde, J.-L., Orellana, M., Feigal, D., Bartok, A., Heseltine, P., Leedom, J., Remington, J., and the California Collaborative Treatment Group. Treatment of toxoplasmic encephalitis in patients with AIDS. A randomized trial comparing pyrimethamine plus clindamycin to pyrimethamine plus sulfadiazine. *Ann. Int. Med.*, **1992**, *116*:33—43.

Dattwyler, R.J., Halperin, J.J., Pass, H., and Luft, B.J. Ceftriaxone as effective therapy in refractory Lyme disease. *J. Infect. Dis.*, **1987**, *155*:1322—1325.

Daum, R.S., Cohen, D.L., and Smith, A.L. Fatal aplastic anemia following apparent "dose-related" chloramphenicol toxicity. *J. Pediatr.*, **1979**, *94*:403—406.

Davis, R.L., Smith, A.L., and Koup, J.R. The "red man's syndrome" and slow infusion of vancomycin. *Ann. Intern. Med.*, **1986**, *104*:285—286.

diZerega, G., Yonekura, L., Roy, S., Nakamura, R.M., and Ledger, W.J. A comparison of clindamycin-gentamicin and penicillin-gentamicin in the treatment of post-cesarean section endomyometritis. *Am. J. Obstet. Gynecol.*, **1979**, *134*:238—242.

Doern, G.V., Jorgensen, J.H., Thornsberry, C., Preston, D.A., Tubert, T., Redding, J.S., and Maher, L.A. National collaborative study of the prevalence of antimicrobial resistance among clinical isolates of *Haemophilus influenzae*. *Antimicrob. Agents Chemother.*, **1988**, *32*:180—185.

Dudley, M.N., McLaughlin, J.C., Carrington, G., Frick, J., Nightingale, C.H., and Quintiliani, R. Oral bacitracin vs. vancomycin therapy for *Clostridium difficile*-induced diarrhea. A randomized double-blind trial. *Arch. Intern. Med.*, **1986**, *146*:1101—1104.

Duncan, W.C., Holder, W.R., Roberts, D.P., and Knox, J.M. Treatment of gonorrhea with spectinomycin hydrochloride: comparison with standard penicillin schedules. *Antimicrob. Agents Chemother.*, **1972**, *1*:210—214.

Eliopoulos, G.M., Wennersten, C.B., Cole, G, and Moellering, R.C. In vitro activities of two glycylcyclines against gram-positive bacteria. *Antimicrob. Agents Chemother.*, **1994**, *38*:534—541.

Elmore, M.F., and Rogge, J.D. Tetracycline induced pancreatitis. *Gastroenterology*, **1981**, *81*:1134—1136.

Ericsson, C.D., Feldman, S., Pickering, L.K., and Cleary, T.G. Influence of subsalicylate bismuth on absorption of doxycycline. *JAMA*, **1982**, *247*:2266—2267.

Etienne, S.D., Montay, G., Liboux, A., Frydman, A., and Garaud, J.J. A phase I, double-blind, placebo-controlled study of the tolerance and pharmacokinetic behavior of RP 59500. *J. Antimicrob. Chemother.*, **1992**, *30 Suppl A*:123—131.

Evans, L.S., and Kleiman, M.B. Acidosis as a presenting feature of chloramphenicol toxicity. *J. Pediatr.*, **1986**, *108*:475—477.

Evans, M.E., Gregory, D.W., Schaffner, W., and McGee, Z.A. Tularemia: a 30-year experience with 88 cases. *Medicine (Baltimore)*, **1985**, *64*:251—269.

Fanning, W.L., Gump, D.W., and Sofferman, R.A. Side effects of minocycline: a double-blind study. *Antimicrob. Agents Chemother.*, **1977**, *11*:712—717.

Farber, B.F., and Moellering, R.C., Jr. Retrospective study of the toxicity of preparations of vancomycin from 1974 to 1981. *Antimicrob. Agents Chemother.*, **1983**, *23*:138—141.

Fass, R.J. *In vitro* activity of RP 59500, a semisynthetic injectable pristinamycin, against staphylococci, streptococci, and enterococci. *Antimicrob. Agents Chemother.*, **1991**, *35*:553—59.

Fass, R.J. Erythromycin, clarithromycin, and azithromycin: use of frequency distribution curves, scattergrams, and regression analyses to compare in vitro activities and describe cross-resistance. *Antimicrob. Agents Chemother.*, **1993**, *37*:2080—2086.

Feldman, W.E. Effect of ampicillin and chloramphenicol against *Haemophilus influenzae*. *Pediatrics*, **1978**, *61*:406—409.

Fogdall, R.P., and Miller, R.D. Prolongation of a pancuronium-induced neuromuscular blockade by clindamycin. *Anesthesiology*, **1974**, *41*:407—408.

Forrest, J.N., Jr., Cox, M., Hong, C., Morrison, G., Bia, M., and Singer, I. Superiority of demeclocycline over lithium in the treatment of chronic syndrome of inappropriate secretion of antidiuretic hormone. *N. Engl. J. Med.*, **1978**, *298*:173—177.

Fraschini, F., Scaglione, F., and Demartini, G. Clarithromycin clinical pharmacokinetics. *Clin. Pharmacokinet.*, **1993**, *25*:189—204.

Freedman, J.M., Hoffman, S.H., Scheld, W.M., Lynch, M.A., da Silva, H.R., and Sande, M.A. Moxalactam for the treatment of bacterial meningitis in children. *J. Infect. Dis.*, **1983**, *148*:886—891.

Freundlich, M., Cynamon, H., Tamer, A., Steele, B., Zilleruelo, G., and Strauss, J. Management of chloramphenicol intoxication in infancy by charcoal hemoperfusion. *J. Pediatr.*, **1983**, *103*:485—487.

Friedland, I.R., and McCracken G.H., Jr. Management of infections caused by antibiotic-resistant *Streptococcus pneumoniae*. *N. Engl. J. Med.*, **1994**, *331*:377—382.

Friedman, C.A., Lovejoy, F.C., and Smith, A.L. Chloramphenicol disposition in infants and children. *J. Pediatr.*, **1979**, *95*:1071—1077.

Fripp, R.R., Carter, M.C., Werner, J.C., Schuler, H.G., Rannels, A.M., Whitman, V., and Nelson, N.M. Cardiac function and acute chloramphenicol toxicity. *J. Pediatr.*, **1983**, *103*:487—490.

Gaffney, D.F., and Foster, T.J. Chloramphenicol acetyltransferase determined by R plasmids from gram-negative bacteria. *J. Gen. Microbiol.*, **1978**, *109*:351—358.

Ginsburg, C.M., McCracken, G.H., Jr., Crow, S.D., Dildy, B.R., Morchower, G., Steinberg, J.B., and Lancaster, K. Erythromycin therapy for group A streptococcal pharyngitis. Results of a comparative study of the estolate and ethyl succinate formulations. *Am. J. Dis. Child.*, **1984**, *138*:536—539.

Glupczynski, Y., Lagast, H., Van der Auwera, P., Thys, J.P., Crokaert, E., Yourassowsky, E., Meunier-Carpentier, F., Klastersky, J., Kains, J.P., Serruys-Schoutens, E., and Legrand, J.C. Clinical evaluation of teicoplanin for therapy of severe infections caused by gram-positive bacteria. *Antimicrob. Agents Chemother.*, **1986**, *29*:52—57.

Godel, V., Nemet, P., and Lazar, M. Chloramphenicol optic neuropathy. *Arch. Ophthalmol.*, **1980**, *98*:1417—1421.

Goldstein, F.W., Kitzis, M.D., and Acar, J.F. *N,N*-dimethylglycyl-amido derivative of minocycline and 6-demethyl-6-desoxytetracycline, two new glycylcyclines highly effective against tetracycline-resistant gram-positive cocci. *Antimicrob. Agents Chemother.*, **1994**, *38*:2218—2220.

Grayston, J.T. *Chlamydia pneumoniae*, strain TWAR. *Chest*, **1989**, *95*:664—669.

Hall, A.P., Doberstyn, E.B., Nanakorn, A., and Sonkom, P. Falciparum malaria semiresistant to clindamycin. *Br. Med. J.*, **1975**, *2*:12—14.

Halpert, J. Further studies of the suicide inactivation of purified rat liver cytochrome P-450 by chloramphenicol. *Mol. Pharmacol.*, **1982**, *21*:166—172.

Harding, G.K.M., Buckwold, F.J., Ronald, A.R., Marrie, T.J., Brunton, S., Koss, J.C., Gurwith, M.J., and Albritton, W.L. Prospective, randomized comparative study of clindamycin, chloramphenicol, and ticarcillin, each in combination with gentamicin, in therapy for intraabdominal and female genital tract sepsis. *J. Infect. Dis.*, **1980**, *142*:384—393.

Harwick, H.J., Kalmanson, G.M., and Guze, L.B. *In vitro* activity of ampicillin or vancomycin combined with gentamicin or streptomycin against enterococci. *Antimicrob. Agents Chemother.*, **1973**, *4*:383—387.

Holt, R. The bacterial degradation of chloramphenicol. *Lancet*, **1967**, *1*:1259—1260.

Honig, P.K., Woosley, R.L., Zamani, K., Conner, D.P., and Cantilena, L.R., Jr. Changes in the pharmacokinetics and electrocardiographic pharmacodynamics of terfenadine with concomitant administration of erythromycin. *Clin. Pharmacol. Ther.*, **1992**, *52*:231—238.

Hoshiwara, I., Ostler, H.B., Hanna, L., Cignetti, F., Coleman, V.R., and Jawetz, E. Doxycycline treatment of chronic trachoma. *JAMA*, **1973**, *224*:220—223.

Izumi, A.K., Hanke, C.W., and Higaki, M. *Mycobacterium marinum* infections treated with tetracycline. *Arch. Dermatol.*, **1977**, *113*:1067—1068.

Ji, B., Jamet, P., Perani, E.G., Bobin, P., and Grosset, J.H. Powerful bactericidal activities of clarithromycin and minocycline against *Mycobacterium leprae* in lepromatous leprosy. *J. Infect. Dis.*, **1993**, *168*:188—190.

Jimenez, J.J., Arimura, G.K., Abou-Khalil, W.H., Isildar, M., and Yunis, A.A. Chloramphenicol-induced bone marrow injury: Possible role of bacterial metabolites of chloramphenicol. *Blood*, **1987**, *70*:1180—1185.

Jones, F.E., and Hanson, D.R. *H. influenzae* meningitis treated with ampicillin or chloramphenicol, and subsequent hearing loss. *Dev. Med. Child Neurol.*, **1977**, *19*:593—597.

Kaatz, G.W., Seo, S.M., Dorman, N.J., and Lerner, S.A. Emergence of teicoplanin resistance during therapy of *Staphylococcus aureus* endocarditis. *J. Infect. Dis.*, **1990**, *162*:103—108.

Kager, L., Liljeqvist, L., Malmborg, A.S., and Nord, C.E. Effect of clindamycin prophylaxis on the colonic microflora in patients undergoing colorectal surgery. *Antimicrob. Agents Chemother.*, **1981**, *20*:736—740.

Karmody, C.S., and Weinstein, L. Reversible sensorineural hearing loss with intravenous erythromycin lactobionate. *Ann. Otol. Rhinol. Laryngol.*, **1977**, *86*:9—11.

Kauffman, R.E., Thirumoorthi, M.C., Buckley, J.A., Aravind, M.K., and Dajani, A.S. Relative bioavailability of intravenous chloramphenicol succinate and oral chloramphenicol palmitate in infants and children. *J. Pediatr.*, **1981**, *99*:963—967.

Knapp, J.S., Zenilman, J.M., Biddle, J.W., Perkins, G.H., DeWitt, W.E., Thomas, M.L., Johnson, S.R., and Morse, S.A. Frequency and distribution in the United States of strains of *Neisseria gonorrhoeae* with plasmid-mediated, high-level resistance to tetracycline. *J. Infect. Dis.*, **1987**, *155*:819—822.

Koskiniemi, M., Pettay, O., Raivio, M., and Sarna, S. *Haemophilus influenzae* meningitis. A comparison between chloramphenicol and ampicillin therapy with special reference to impaired hearing. *Acta Paediatr. Scand.*, **1978**, *67*:17—24.

Koup, J.R., Lau, A.H., Brodsky, B., and Slaughter, R.L. Chloramphenicol pharmacokinetics in hospitalized patients. *Antimicrob. Agents Chemother.*, **1979**, *15*:651—657.

Kramer, P.W., Griffith, R.S., and Campbell, R.L. Antibiotic penetration of the brain. A comparative study. *J. Neurosurg.*, **1969**, *31*:295—302.

Krothapalli, R.K., Senekjian, H.O., and Ayus, J.C. Efficacy of intravenous vancomycin in the treatment of gram-positive peritonitis in long-term peritoneal dialysis. *Am. J. Med.*, **1983**, *75*:345—348.

Lampson, B.C., von David, W., and Parisi, J.T. Novel mechanism for plasmid-mediated erythromycin resistance by pNE24 from *Staphylococcus epidermidis*. *Antimicrob. Agents Chemother.*, **1986**, *30*:653—658.

Lanese, D.M., Alfrey, P.S., and Molitoris, B.A. Rapid vancomycin removal during high flux hemodialysis necessitates supplementation to maintain therapeutic levels. *Kidney Int.*, **1989**, *35*:253.

Leclerq, R., Derlot, E., Duval, J., and Courvalin, P. Plasmid-mediated resistance to vancomycin and teicoplanin in *Enterococcus faecium*. *N. Engl. J. Med.*, **1988**, *319*:157—161.

Leport, C., Perronne, C., Massip, P., Canton, P., Leclerq, P., Bernard, E., Lutun, P., Garaud, J.J., and Vilde, J.-L. Evaluation of teicoplanin for treatment of endocarditis caused by gram-positive cocci in 20 patients. *Antimicrob. Agents Chemother.*, **1989**, *33*:871—876.

Levine, D.P., Fromm, B.S., and Reddy, B.R. Slow response to vancomycin or vancomycin plus rifampin in methicillin-resistant *Staphylococcus aureus* endocarditis. *Ann. Intern. Med.*, **1991**, *115*:674—80.

Levine, P.H., Regelson, W., and Holland, J.F. Chloramphenicol-associated encephalopathy. *Clin. Pharmacol. Ther.*, **1970**, *11*:194—199.

Levison, M.E., Mangura, C.T., Lorber, B., Abrutyn, E., Pesanti, E.L., Levy, R.S., MacGregor, R.R., and Schwartz, A.R. Clindamycin compared with penicillin for the treatment of anaerobic lung abscess. *Ann. Intern. Med.*, **1983**, *98*:466—471.

Leyden, J.J., Shalita, A.R., Saatjian, G.D., and Sefton, J. Erythromycin 2% gel in comparison with clindamycin phosphate 1% solution in acne vulgaris. *J. Am. Acad. Dermatol.*, **1987**, *16*:822—827.

Linares, J., Garau, J., Dominguez, C., and Perez, J.L. Antibiotic resistance and serotypes of *Streptococcus pneumoniae* from patients with community-acquired pneumococcal disease. *Antimicrob. Agents Chemother.*, **1983**, *23*:545—547.

Lindenbaum, J., Greenough, W.B., and Islam, M.R. Antibiotic therapy of cholera in children. *Bull. W.H.O.*, **1967**, *37*:529—538.

McCloskey, R.V., Eller, J.J., Green, M., Mauney, C.U., and Richards, S.E.M. The 1970 epidemic of diphtheria in San Antonio. *Ann. Intern. Med.*, **1971**, *75*:495—503.

McCormack, W.M., George, H., Donner, A., Kodgis, L.F., Alpert, S., Lowe, E.W., and Kass, E.H. Hepatotoxicity of erythromycin estolate during pregnancy. *Antimicrob. Agents Chemother.*, **1977**, *12*:630—635.

McDonald, P.J., and Pruul, H. Phagocyte uptake and transport of azithromycin. *Eur. J. Clin Microbiol. Infect Dis.*, **1991**, *10*:828—833.

Martell, R., Heinrichs, D., Stiller, C.R., Jenner, M., Keown, P.A., and Dupre, J. The effects of erythromycin in patients treated with cyclosporine. *Ann. Intern. Med.*, **1986**, *104*:660—661.

Maruyama, S., Yoshioka, H., Fujita, K., Takimoto, M., and Satake, Y. Sensitivity of group A streptococci to antibiotics. Prevalence of resistance to erythromycin in Japan. *Am. J. Dis. Child.*, **1979**, *133*:1143—1145.

Matzke, G.R., Zhanel, G.G., and Guay, D.R.P. Clinical pharmacokinetics of vancomycin. *Clin. Pharmacokinet.*, **1986**, *11*:257—282.

Meleney, F.L., and Johnson, B.A. Bacitracin. *Am. J. Med.*, **1949**, *7*:794—806.

Moellering, R.C., Jr., Krogstad, D.J., and Greenblatt, D.J. Vancomycin therapy in patients with impaired renal function: a nomogram for dosage. *Ann. Intern. Med.*, **1981**, *94*:343—346.

Molavi, A., and Weinstein, L. *In-vitro* activity of erythromycin against atypical mycobacteria. *J. Infect. Dis.*, **1971**, *123*:216—219.

Mulhall, A., de Louvois, J., and Hurley, R. The pharmacokinetics of chloramphenicol in the neonate and young infant. *J. Antimicrob. Chemother.*, **1983**, *12*:629—639.

Newfield, P., and Roizen, M.F. Hazards of rapid administration of vancomycin. *Ann. Intern. Med.*, **1979**, *91*:581.

Nieto, M., and Perkins, H.R. Physicochemical properties of vancomycin and iodovancomycin and their complexes with diacetyl-L-lysyl-d-alanyl-D-alanine. *Biochem. J.*, **1971a**, *123*:773—787.

Nieto, M., and Perkins, H.R. The specificity of combination between ristocetins and peptides related to bacterial cell wall mucopeptide precursors. *Biochem. J.*, **1971b**, *124*:845—852.

Nolan, C.M., Flanigan, W.J., Rastogi, S.P., and Brewer, T.E. Vancomycin penetration into CSF during treatment of patients receiving hemodialysis. *South. Med. J.*, **1980**, *73*:1333—1334.

Nord, C.E., and Heimdahl, A. Impact of different antimicrobial agents on the colonisation resistance in the intestinal tract with special reference to doxycycline. *Scand. J. Infect. Dis. Suppl.*, **1988**, *53*:50—58.

Orr, L.H., Jr., Rudisill, E., Jr., Brodkin, R., and Hamilton, R.W. Exacerbation of renal failure associated with doxycycline. *Arch. Intern. Med.*, **1978**, *138*:793—794.

Panzer, J.D., Brown, D.C., Epstein, W.L., Lipson, R.L., Mahaffrey, H.W., and Atkinson, W.H. Clindamycin levels in various body tissues and fluids. *J. Clin. Pharmacol. New Drugs*, **1972**, *12*:259—262.

Periti, P., Mazzei, T., Mini, E., and Novelli, A. Pharmacokinetic drug interactions of macrolides. *Clin. Pharmacokinet.*, **1992**, *23*:106—131.

Piffaretti, J.C., and Froment, Y. Binding of chloramphenicol and its acetylated derivatives to *Escherichia coli* ribosomal subunits. *Chemotherapy*, **1978**, *24*:24—28.

Powell, D.A., Nahata, M.C., Durrell, D.C., Glazer, J.P., and Hilty, M.D. Interactions among chloramphenicol, phenytoin, and phenobarbital in a pediatric patient. *J. Pediatr.*, **1981**, *98*:1001—1003.

Prober, C.G. Effect of rifampin on chloramphenicol levels. *N. Engl. J. Med.*, **1985**, *312*:788—789.

Quale, J.M., O'Halloran, J.J., DeVincenzo, N., and Barth, R.H. Removal of vancomycin by high-flux hemodialysis membranes. *Antimicrob. Agents. Chemother.*, **1992**, *36*:1424—1426.

Rahal, J.J., Jr., and Simberkoff, M.S. Bactericidal and bacteriostatic action of chloramphenicol against meningeal pathogens. *Antimicrob. Agents Chemother.*, **1979**, *16*:13—18.

Rasch, J.R., and Mogabgab, W.J. Therapeutic effect of erythromycin on *Mycoplasma pneumoniae* pneumonia. *Antimicrob. Agents Chemother.*, **1965**, *5*:693—699.

Rehg, J.E. Activity of azithromycin against cryptosporidia in immunosuppressed rats. *J. Infect. Dis.*, **1991**, *163*:1293—1296.

Rifkin, G.D., Fekety, F.R., and Silva, J., Jr. Antibiotic-induced colitis: implication of a toxin neutralized by *Clostridium sordellii* antitoxin. *Lancet*, **1977**, *2*:1103—1106.

Ringertz, S., and Dornbusch, K. In vitro susceptibility to tetracycline and doxycycline in clinical isolates of *Haemophilus influenzae*. *Scand. J. Infect. Dis. Suppl.*, **1988**, *53*:7—11.

Saba, J., Morlat, P., Raffi, F., Hazebroucq, V., Joly, V., Leport, C., and Vilde J.L. Pyrimethamine plus azithromycin for treatment of acute toxoplasmic encephalitis in patients with AIDS. *Eur. J. Clin. Microbiol. Infect. Dis.*, **1993**, *12*:853—856.

Sabath, L.D., Gerstein, D.A., Loder, P.B., and Finland, M. Excretion of erythromycin and its enhanced activity in urine against gram-negative bacilli with alkalinization. *J. Lab. Clin. Med.*, **1968**, *72*:916—923.

Salazar-Lindo, E., Sack, R.B., Chea-Woo, E., Kay, B.A., Piscoya, Z.A., Leon-Barua, R., and Yi, A. Early treatment with erythromycin of *Campylobacter jejuni*-associated dysentery in children. *J. Pediatr.*, **1986**, *109*:355—360.

Salih, S.Y., and Mustafa, D. Louse-borne relapsing fever. II. Combined penicillin and tetracycline therapy in 160 Sudanese patients. *Trans. R. Soc. Trop. Med. Hyg.*, **1977**, *71*:49—51.

Sands, L.C., and Shaw, W.V. Mechanism of chloramphenicol resistance in staphylococci: characterization and hybridization of variants of chloramphenicol acetyltransferase. *Antimicrob. Agents Chemother.*, **1973**, *3*:299—305.

San Filippo, A. Infantile hypertrophic pyloric stenosis related to ingestion of erythromycine (sic) estolate: a report of five cases. *J. Pediatr. Surg.*, **1976**, *11*:177—180.

Schaad, U.B., McCracken, G.H., Jr., and Nelson, J.D. Clinical pharmacology and efficacy of vancomycin in pediatric patients. *J. Pediatr.*, **1980**, *96*:119—126.

Scheld, W.M., Brown, R.S., Jr., Fletcher, D.D., and Sande, M.A. Bactericidal versus bacteriostatic antibiotic therapy of experimental pneumococcal meningitis. *Ann. Clin. Res.*, **1979**, *27*:355a.

Schoutens, E., Peromet, M., and Yourassowsky, E. Microbiological and clinical study of spectinomycin in urinary tract infections: reevaluation with hospital strains. *Curr. Ther. Res.*, **1972**, *14*:349—357.

Schwalbe, R.S., Stapleton, J.T., and Gilligan, P.H. Emergence of vancomycin resistance in coagulase-negative staphylococci. *N. Engl. J. Med.*, **1987**, *316*:927—931.

Scott, J.L., Finegold, S.M., Belkin, G.A., and Lawrence, J.S. A controlled double-blind study of the hematologic toxicity of chloramphenicol. *N. Engl. J. Med.*, **1965**, *272*:1137—1142.

Seaberg, L.S., Parquette, A.R., Gluzman, I.Y., Phillips, G.W., Jr., Brodasky, T.F., and Krogstad, D.J. Clindamycin activity against chloroquine-resistant *Plasmodium falciparum*. *Antimicrob. Agents Chemother.*, **1984**, *150*:904—911.

Seifert, C.F., Swaney, R.J., and Bellanger-McCleery, R.A. Intravenous erythromycin lactobionate-induced severe nausea and vomiting. *DICP*, **1989**, *23*:40—44.

Shann, F., Linnemann, V., Mackenzie, A., Barker, J., Gratten, M., and Crinis, N. Absorption of chloramphenicol sodium succinate after intramuscular administration in children. *N. Engl. J. Med.*, **1985**, *313*:410—414.

Shapera, R.M., Hable, K.A., and Matsen, J.M. Erythromycin therapy twice daily for streptococcal pharyngitis. Controlled comparison with erythromycin or penicillin phenoxymethyl four times daily or penicillin G benzathine. *JAMA*, **1973**, *226*:531—555.

Sheldrick, G.M., Jones, P.G., Kennard, O., Williams, D.H., and Smith, G.A. Structure of vancomycin and its complex with acyl-D-alanyl-D-alanine. *Nature*, **1978**, *271*:223—225.

Shenep, J.L., Barton, R.P., and Mogan, K.A. Role of antibiotic class in the rate of liberation of endotoxin during therapy for experimental gram-negative bacterial sepsis. *J. Infect. Dis.*, **1984**, *151*:1012—1018.

Shils, M.E. Renal disease and the metabolic effects of tetracycline. *Ann. Intern. Med.*, **1963**, *58*:389—408.

Shlaes, D.M., Bouvet, A., Devine, C., Shlaes, J.H., al-Obeid, S., and Williamson, R. Inducible, transferable resistance to vancomycin in *Enterococcus faecalis* A256. *Antimicrob. Agents Chemother.*, **1989**, *33*:198—203.

Shu, X.O., Gao, Y.T., Linet, M.S., Brinton, L.A., Gao, R.N., Jin, F., and Fraumeni, J.F., Jr. Chloramphenicol use and childhood leukemia in Shanghai. *Lancet*, **1987**, *2*:934—937.

Slaughter, R.L., Cerra, F.B., and Koup, J.R. Effect of hemodialysis on total body clearance of chloramphenicol. *Am. J. Hosp. Pharm.*, **1980a**, *37*:1083—1086.

Slaughter, R.L., Pieper, J.A., Cerra, F.B., Brodsky, B., and Koup, J.R. Chloramphenicol sodium succinate kinetics in critically ill patients. *Clin. Pharmacol. Ther.*, **1980b**, *28*:69—77.

Small, P.M., and Chambers, H.F. Vancomycin for *Staphylococcus aureus* endocarditis in intravenous drug users. *Antimicrob. Agents Chemother.*, **1990**, *34*:1227—1231.

Solomkin, J.S., Fant, W.K., Rivera, J.O., and Alexander, J.W. Randomized trial of imipenem/cilastatin versus gentamicin and clindamycin in mixed flora infections. *Am. J. Med.*, **1985**, *78* Suppl. 6A:85—91.

Sorrell, T.C., Packham, D.R., Shanker, S., Foldes, M., and Munro, R. Vancomycin therapy for methicillin-resistant *Staphylococcus aureus*. *Ann. Intern. Med.*, **1982**, *97*:344—350.

Speer, B.S., Shoemaker, N.B. and Salyers, A.A. Bacterial resistance to tetracycline: mechanisms, transfer, and clinical significance. *Clin. Microbiol. Rev.*, **1992**, *5*:387—399.

Suhrland, L.F., and Weisberger, A.S. Chloramphenicol toxicity in liver and renal disease. *Arch. Intern. Med.*, **1963**, *112*:747—754.

Sutherland, G.E., Palitang, E.G., Marr, J.J., and Luedke, S.L. Sterilization of Ommaya reservoir by instillation of vancomycin. *Am. J. Med.*, **1981**, *71*:1068—1070.

Tally, F.P., Snydman, D.R., Gorbach, S.L., and Malamy, M.H. Plasmid-mediated transferable resistance to clindamycin and erythromycin in *Bacteroides fragilis*. *J. Infect. Dis.*, **1979**, *139*:83—88.

Tauber, M.G., Shibl, A.M., Hackbarth, C.J., Larrick, J.W., and Sande, M.A. Antibiotic therapy, endotoxin concentration in cerebrospinal fluid, and brain edema in experimental *Escherichia coli* meningitis in rabbits. *Antimicrob. Agents Chemother.*, **1987**, *156*:456—462.

Taylor, D.N., Blaser, M.J., Echeverria, P., Pitarangsi, C., Bodhidatta, L., and Wang, W.-L.L. Erythromycin-resistant *Campylobacter* infections in Thailand. *Antimicrob. Agents Chemother.*, **1987**, *31*:438—442.

Thadepalli, H., Gorbach, S.L., Broido, P.W., Norsen, J., and Nyhus, L. Abdominal trauma, anaerobes, and antibiotics. *Surg. Gynecol. Obstet.*, **1973**, *137*:270—276.

Tolman, K.G., Sannella, J.J., and Freston, J.W. Chemical structure of erythromycin and hepatotoxicity. *Ann. Intern. Med.*, **1974**, *81*:58—60.

Toma, E., Fournier, S., Dumont, M., Bolduc, P., and Deschamps, H. Clindamycin/primaquine versus trimethoprim—sulfamethoxazole as primary therapy for *Pneumocystis carinii* pneumonia in AIDS: a randomized, double-blind pilot trial. *Clin. Infect. Dis.*, **1993**, *17*:178—184.

Visconti, E.B., and Peter, G. Vancomycin treatment of cerebrospinal fluid shunt infections. *J. Neurosurg.*, **1979**, *51*:245—246.

Vogel, Z., Vogel, T., and Elson, D. The effect of erythromycin on peptide bond formation and the termination reaction. *FEBS Lett.*, **1971**, *15*:249—253.

Walker, C.K., Kahn, J.G., Washington A.E., Peterson, H.B., and Sweet, R.L. Pelvic inflammatory disease: Metaanalysis of antimicrobial regimen efficacy. *J. Infect. Dis.*, **1993**, *168*:969—978.

Walsh, C.T. Vancomycin resistance: decoding the molecular logic. *Science*, **1993**, *261*:308—309.

Walters, B.N.J., and Gubbay, S.S. Tetracycline and benign intracranial hypertension: report of five cases. *Br. Med. J.*, **1981**, *282*:19—20.

Ward, H.P. The effect of chloramphenicol on RNA and heme synthesis in bone marrow cultures. *J. Lab. Clin. Med.*, **1966**, *68*:400—410.

Watanakunakorn, C., and Tisone, J.C. Synergism between vancomycin and gentamicin or tobramycin for methicillin-susceptible and methicillin-resistant *Staphylococcus aureus* strains. *Antimicrob. Agents Chemother.*, **1982**, *22*:903—905.

Wexler, H.M., Molitoris, E., and Finegold, S.M. *In vitro* activities of two new glycylcyclines, *N,N*-dimethylglycylamido derivatives of minocycline and 6-demethyl-6-deoxytetracycline, against 339 strains of anaerobic bacteria. *Antimicrob. Agents Chemother.*, **1994**, *38*:2513—2515.

Winckler, K. Tetracycline ulcers of the oesophagus; endoscopy, histology, and roentgenology in two cases, and review of the literature. *Endoscopy*, **1981**, *13*:225—228.

Wise, R., and Andrews, J.M. *In vitro* activities of two glycylcyclines. *Antimicrob. Agents Chemother.*, **1994**, *38*:1096—1102.

World Health Organization. Joint FAO/WHO Expert Committee on Brucellosis. *World Health Organ. Tech. Rep. Ser.* **1986**, *740*:1—128.

Monographien und Übersichtsartikel

Barza, M., and Scheife, R.T. Antimicrobial spectrum, pharmacology, and therapeutic use of antibiotics. IV. Aminoglycosides. *J. Maine Med. Assoc.*, **1977**, *68*:194—210.

Cunha, B.A., and Ristuccia, A.M. Clinical usefulness of vancomycin. *Clin. Pharm.*, **1983**, *2*:417—424.

Dowling, H.F. *Tetracycline*. Medical Encyclopedia, Inc., New York, **1955**.

Fekety, R. Vancomycin and teicoplanin. In, *Mandell, Douglas and Bennett's Principles and Practice of Infectious Diseases*, 4th ed. (Mandell, G.L., Bennett, J.E., and Dolin, R., eds.) Churchill Livingstone, New York, **1995**, pp. 346—354.

Geraci, J.E. Vancomycin. *Mayo Clin. Proc.*, **1977**, *52*:631—634.

Ginsburg, C.M., and Eichenwald, H.F. Erythromycin: a review of its uses in pediatric practice. *J. Pediatr.*, **1976**, *86*:872-884.

Jones, R.B. *Chlamydia trachomatis* (trachoma, perinatal infections, lymphogranuloma venereum, and other genital infections). In, *Mandell, Douglas, and Bennett's Principles and Practice of Infectious Diseases*, 4th ed. (Mandell, G.L., Bennett, J.E., and Dolin, R., eds.) Churchill Livingstone, New York, **1994**, pp. 1679—1693.

Kucers, A., and Bennett, N. McK. Chloramphenicol and thiamphenicol. In, *The Use of Antibiotics*, 4th ed. J.B. Lippincott Co., Philadelphia, **1987**, pp. 757—807.

Lepper, M.H. *Aureomycin (Chlortetracycline)*. Medical Encyclopedia, Inc., New York, **1956**.

Levine, J.F. Vancomycin: a review. *Med. Clin. North Am.*, **1987**, *71*:1135—1145.

Ludden, T.M. Pharmacokinetic interactions of the macrolide antibiotics. *Clin. Pharmacokinet.*, **1985**, *10*:63—79.

Lyerly, D.M., Krivan, H.C., and Wilkins, T.D. *Clostridium difficile*: its disease and toxins. *Clin. Microbiol. Rev.*, **1988**, *1*:1—18.

McCormick, M.H., Stark, W.M., Pittenger, G.E., Pittenger, R.C., and McGuire, J.M. Vancomycin, a new antibiotic. I. Chemical and biologic properties. In, *Antibiotics Annual, 1955-1956*. Medical Encyclopedia, Inc., New York, **1956**, pp. 606—611.

McCracken, G.H., Jr., Nelson, J.D., Kaplan, S.L., Overturf, G.D., Rodriquez, W.J., and Steele, R.W. Consensus report: antimicrobial therapy for bacterial meningitis in infants and children. *Pediatr. Infect. Dis. J.*, **1987**, *6*:501—505.

Miller, S.J., Hohmann, E.L., and Pegues, D.A. Salmonella (including *Salmonella typhi*). In, *Mandell, Douglas, and Bennett's Principles and Practice of Infectious Diseases*, 4th ed. (Mandell, G.L., Bennett, J.E., and Dolin, R., eds.) Churchill Livingstone, New York, **1995**, pp. 2013—2032.

Modai, J. The clinical use of macrolides. *J. Antimicrob. Chemother.*, **1988**, *22 Suppl. B*:145—153.

Peters, D.H., Friedel, H.A., McTavish, D. Azithromycin–a review of its antimicrobial activity, pharmacokientic properties, and clinical efficacy. *Drugs.*, **1992**, *44*:750—799.

Saah, A.J. Rickettsiosis. In, *Mandell, Douglas, and Bennett's Principles and Practice of Infectious Diseases*, 4th ed. (Mandell, G.L., Bennett, J.E., and Dolin, R., eds.) Churchill Livingstone, New York, **1995**, pp. 1719—1727.

Smith, A.L., and Weber, A. Pharmacology of chloramphenicol. *Pediatr. Clin. North Am.*, **1983**, *30*:209—236.

Standiford, H.C. Tetracyclines and chloramphenicol. In, *Mandell, Douglas, and Bennett's Principles and Practice of Infectious Diseases*, 4th ed. (Mandell, G.L., Bennett, J.E., and Dolin, R., eds.) Churchill Livingstone, New York, **1995**, pp. 306—317.

Steigbigel, N.H. Macrolides and clindamycin. In, *Mandell, Douglas, and Bennett's Principles and Practice of Infectious Diseases*, 4th ed. (Mandell, G.L., Bennett, J.E., and Dolin, R., eds.) Churchill Livingstone, New York, **1995**, pp. 334—346.

Watanakunakorn, C. The antibacterial action of vancomycin. *Rev. Infect. Dis.*, **1981**, *3*:S210—S215.

Wiedemann, B., and Atkinson B.A. Susceptibility to antibiotics: Species, incidence and trends. In, *Antibiotics in Laboratory Medicine*, 3rd ed. (Lorian, V., ed.) Williams & Wilkins, Philadelphia, **1991**, pp. 926—1208.

Yu, V.L. *Legionella pneumophilia* (Legionnaires' disease). In, *Mandell, Douglas, and Bennett's Principles and Practice of Infectious Diseases*, 4th ed. (Mandell, G.L., Bennett, J.E., and Dolin, R., eds.) Churchill Livingstone, New York, **1995**, pp. 2087—2097.

48 ANTIMIKROBIELLE WIRKSTOFFE
(Fortsetzung)
Chemotherapeutika zur Behandlung der Tuberkulose, bei Infektionen durch den *Mycobacterium-avium*-Komplex und bei Lepra

Gerald L. Mandell und William A. Petri, Jr.

In diesem Kapitel werden die pharmakologischen Eigenschaften und therapeutischen Einsatzmöglichkeiten der Chemotherapeutika besprochen, die zur Behandlung der Tuberkulose, von Erkrankungen durch atypische Mykobakterien (z. B. Mycobacterium-avium-Komplex) und der Lepra eingesetzt werden. Die Behandlung von Mykobakteriosen ist zu einem immer wichtigeren und herausfordernden Problem geworden, zum einen durch das Auftauchen mehrfachresistenter Stämme und zum anderen durch die AIDS-Pandemie, die zu einem deutlichen Anstieg an Tuberkulose und Infektionen durch M.-avium-Komplex führte. Durch das langsame Wachstum der Mikroorganismen und den häufig chronischen Verlauf der Erkrankungen stellen die Patienten-Compliance, die Arzneimitteltoxizität und Resistenzentwicklung besondere therapeutische Probleme dar. Dieses Kapitel gibt einen Überblick über die verwendeten Basis- und Reservemittel zur Tuberkulosebehandlung und über die therapeutischen Strategien, die sich als Folge des Resistenzanstiegs gegen erhältliche Wirkstoffe entwickelten. Weiterhin werden in diesem Kapitel die fünf klinisch auftretenden Lepraformen und die Arzneimittelkombinationen ihrer Behandlung besprochen.

Antituberkulotika können in zwei Hauptkategorien unterteilt werden. Basismittel kombinieren den größten Grad an Wirksamkeit mit einem akzeptablen Maß an Toxizität. Zu diesen gehören Isoniazid, Rifampicin, Ethambutol, Streptomycin und Pyrazinamid. Die Mehrzahl der Tuberkulosepatienten kann erfolgreich mit diesen Wirkstoffen behandelt werden. Mit einer sechsmonatigen Behandlung lassen sich ausgezeichnete Ergebnisse erzielen. Die ersten zwei Monate werden Isoniazid, Rifampicin und Pyrazinamid verabreicht, gefolgt von Isoniazid und Rifampicin über die verbleibenden vier Monate. Die Gabe von Rifampicin in Kombination mit Isoniazid über neun Monate ist ebenfalls wirksam bei allen Formen der Erkrankung, die durch gegen beide Wirkstoffe empfindliche *Mycobacterium-tuberculosis*-Stämme verursacht sind. In Gebieten, in denen primäre Resistenzen gegen Isoniazid vorkommen, besteht die anfängliche Therapie üblicherweise aus vier Medikamenten – Rifampicin, Isoniazid, Pyrazinamid und Ethambutol (oder Streptomycin) – bis die Empfindlichkeitsprüfung abgeschlossen ist. Aufgrund der Resistenzlage oder patientenseitiger Faktoren wie einer HIV-Infektion oder AIDS kann es jedoch gelegentlich notwendig sein, zusätzlich auf Reservemittel zurückzugreifen, so daß die Behandlung unter Umständen mit fünf bis sechs Medikamenten beginnen kann. Zu dieser Kategorie von Wirkstoffen gehören Ofloxacin, Ciprofloxacin, Ethionamid, Aminosalicylsäure, Cycloserin, Amikacin, Kanamycin und Capreomycin (siehe Iseman, 1993).

Isoniazid ist unwirksam zur Behandlung der Lepra oder von Infektionen durch den *M.-avium*-Komplex. Lepromatöse (keimreiche) Lepra wird mit Dapson, Clofazimin und Rifampicin für mindestens zwei Jahre behandelt, während die tuberkuloide (keimarme) Lepra mit Dapson und Rifampicin über sechs Monate behandelt wird.

Zu den antimikrobiellen Wirkstoffen mit Aktivität gegen den *M.-avium*-Komplex gehören Rifabutin, die neuen Makrolide Clarithromycin und Azithromycin sowie die Fluorochinolone. Rifabutin wurde erfolgreich zur Prophylaxe von *M.-avium*-Komplex-Infektionen bei AIDS-Patienten eingesetzt. Zur Behandlung von *M.-avium*-Komplex-Infektionen bei HIV-infizierten Patienten sind nach dem gegenwärtigen Kenntnisstand Clarithromycin oder Azithromycin in Kombination mit Ethambutol (zur Verhinderung einer Resistenzentwicklung) wirksam.

I. ANTITUBERKULOTIKA

ISONIAZID

Isoniazid (Isonikotinsäurehydrazid) gilt weiterhin als das Primärmedikament zur Chemotherapie der Tuberkulose. Alle Patienten mit einer Erkrankung durch isoniazidempfindliche Tuberkelbakterien sollten das Medikament erhalten, sofern sie es vertragen.

Geschichte Die Entdeckung von Isoniazid geschah mehr oder weniger zufällig. 1945 berichtete Chorine, daß Nikotinamid tuberkulostatische Wirkung besitzt. Untersuchungen an verwandten Verbindungen zeigten, daß diese Eigenschaft von einer Vielzahl von Pyridinderivaten geteilt wird. Dazu gehören auch Verwandte der Isonikotinsäure. Da von Thiosemicarbazonen bekannt war, daß sie das Wachstum von *M. tuberculosis* hemmen, wurde das Thiosemicarbazon von Isonikotinaldehyd synthetisiert und untersucht. Als Ausgangsmaterial für diese Synthese diente der Methylester der Isonikotinsäure und das erste Zwischenprodukt war Isonikotinylhydrazid (Isoniazid). Ein Überblick über die interessante Geschichte dieser Entwicklung findet sich bei Fox (1953).

Chemie Isoniazid ist das Hydrazid der Isonikotinsäure mit folgender Strukturformel:

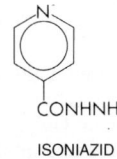

ISONIAZID

Tabelle 48.1 Medikamente zur Behandlung der Tuberkulose, bei Infektionen durch den *Mycobacterium-avium*-Komplex und bei Lepra

MYKOBAKTERIENART	THERAPIE DER 1. WAHL	ALTERNATIVE WIRKSTOFFE
M. tuberculosis	Isoniazid + Rifampicin + Pyrazinamid + Ethambutol oder Streptomycin	Ciprofloxacin oder Ofloxacin, Cycloserin, Capreomycin, Kanamycin, Amikacin, Ethionamid, Clofazimin, Aminosalicylsäure
M.-avium-Komplex	Clarithromycin + Ethambutol oder Clofazimin oder Ciprofloxacin oder Amikacin	Rifabutin, Rifampicin, Ethionamid, Cycloserin, Imipenem, Azithromycin
M. kansasii	Isoniazid + Rifampicin + Ethambutol	Ethionamid, Cycloserin, Clarithromycin, Amikacin, Streptomycin
M.-fortuitum-Komplex	Amikacin + Doxycyclin	Cefoxitin, Rifampicin, ein Sulfonamid, Ciprofloxacin, Ofloxacin, Clarithromycin, Trimethoprim-Sulfamethoxazol, Imipenem
M. marinum	Rifampicin + Ethambutol	Trimethoprim-Sulfamethoxazol, Clarithromycin, Amikacin, Kanamycin, Minocyclin, Doxycyclin
M. leprae	Dapson + Rifampicin ± Clofazimin	Minocyclin, Ofloxacin, Clarithromycin

Das Isopropylderivat von Isoniazid, Iproniazid (1-Isonikotinyl-2-isopropylhydrazid), hemmt ebenfalls die Vermehrung von Tuberkelbakterien. Diese Verbindung, ein potenter Inhibitor der Monoaminoxidase, ist allerdings für die Anwendung beim Menschen zu toxisch. Jedoch führten die Untersuchungen zur weiteren Entwicklung von Monoaminoxidase-Inhibitoren für die Behandlung von Depressionen (siehe Kapitel 19).

Antibakterielle Aktivität Isoniazid wirkt auf ruhende Keime bakteriostatisch, auf sich schnell teilende Mikroorganismen jedoch bakterizid. Die minimale tuberkulostatische Konzentration beträgt 0,025 - 0,05 µg/ml. Die Bakterien unterliegen noch ein oder zwei Teilungen, bevor sich die Vermehrung einstellt. Der Wirkstoff ist bemerkenswert selektiv für Mykobakterien und erst Konzentrationen über 500 µg/ml führen bei anderen Mikroorganismen zu einer Wachstumshemmung.

Im Tierexperiment ist Isoniazid hochwirksam bei der Behandlung einer experimentell induzierten Tuberkulose und einer Behandlung mit Streptomycin deutlich überlegen. Im Gegensatz zu Streptomycin penetriert Isoniazid leicht die Zellen und ist fast so wirksam gegen intrazellulär wachsende Bakterien wie gegen Bakterien in einem Kulturmedium.

Von den verschiedenen nicht-tuberkulösen (atypischen) Mykobakterien ist gewöhnlich nur *M. kansasii* isoniazidempfindlich. Die Empfindlichkeit muß jedoch immer *in vitro* getestet werden, da die benötigten Hemmkonzentrationen unter Umständen sehr hoch sein können.

Bakterielle Resistenz Wenn Tuberkelbakterien mit steigender Isoniazidkonzentration *in vitro* kultiviert werden, lassen sich selbst bei ungewöhnlich hohen Wirkstoffkonzentrationen ohne weiteres resistente Mutanten selektieren. Es kommt jedoch keine Kreuzresistenz zwischen Isoniazid und anderen Antituberkulotika vor (eine Ausnahme bildet Ethionamid, welches strukturell dem Isoniazid verwandt ist). Zumindest ein Resistenzmechanismus ist wahrscheinlich an eine *missense*-Mutation innerhalb des mykobakteriellen *inhA*-Gen gekoppelt, das eine Rolle in der Mykolsäurebiosynthese spielt (Banerjee et al., 1994).

Wie auch für die anderen Tuberkulostatika beschrieben, führt die alleinige Behandlung mit Isoniazid *in vivo* zum Auftauchen resistenter Stämmen. Gelegentlich findet der Wechsel von anfänglich sensitiven zu hauptsächlich unempfindlichen Mikroorganismen innerhalb weniger Wochen nach Therapiebeginn statt. Die Zeit bis zum Auftreten dieses Phänomens variiert jedoch erheblich von Fall zu Fall. Da ungefähr eines von 10^6 Tuberkelbakterien genetisch resistent gegen Isoniazid ist und eine tuberkulöse Kaverne $10^7 - 10^9$ Mikroorganismen enthalten kann, ist es nicht überraschend, daß unter einer Monotherapie mit Isoniazid eine Selektion dieser resistenten Bakterien stattfindet. Bis vor kurzem lag die Häufigkeit für das Auftreten einer primären Resistenz gegen Isoniazid in den Vereinigten Staaten ziemlich konstant bei 2 - 5% der *M.-tuberculosis*-Isolate. Gegenwärtig wird die Resistenzhäufigkeit auf 9% der Isolate geschätzt, allerdings kann dieser Wert in bestimmten Populationen einschließlich asiatischer und hispanischer Immigranten in großen Städten sowie Küsten- und Grenzgebieten unter Umständen viel höher sein (Iseman, 1993).

Wirkungsmechanismus Obwohl der Wirkungsmechanismus von Isoniazid unbekannt ist, wurden verschiedene Hypothesen aufgestellt, die Auswirkungen auf Lipide, Nukleinsäurebiosynthese und Glykolyse beinhalten. Takayama und Mitarbeiter (1975) vermuteten, daß die Hauptwirkung des Isoniazids in einer Hemmung der Mykolsäurebiosynthese liege, einem wichtigen Bestandteil der mykobakteriellen Zellwand. Da die Mykolsäure einzigartig für Mykobakterien ist, würde diese Wirkung das hohe Maß an Selektivität der antimikrobiellen Aktivität von Isoniazid erklären. Die Exposition mit Isoniazid führt zum Verlust der Säurefestigkeit und zu einer Abnahme der Menge an methanolextrahierbarem Lipid der Mikroorganismen.

Resorption, Verteilung und Exkretion Isoniazid wird nach oraler oder parenteraler Applikation gut resorbiert. Aluminiumhaltige Antazida können die Resorption beeinträchtigen. Ein oder zwei Stunden nach oraler Einnahme der üblichen Dosen werden Maximalkonzentrationen von 3 - 5 µg/ml im Plasma erreicht.

Isoniazid verteilt sich gut in alle Körperflüssigkeiten und Zellen. Das Medikament läßt sich in signifikanten Mengen in Pleura- und Aszitesflüssigkeiten feststellen. Die Konzentrationen im Liquor cerebrospinalis (CSF) sind ähnlich denen im Plasma (Holdiness, 1985). Isoniazid penetriert gut in verkästes Gewebe. Anfänglich sind die Wirkstoffkonzentrationen in Plasma und Muskel höher als in den infizierten Geweben. Diese speichern allerdings das Medikament für einen langen Zeitraum in bakteriostatischen Konzentrationen.

75 - 95% einer Isoniaziddosis werden innerhalb von 24 Stunden mit dem Urin meist in Form von Metaboliten ausgeschieden. Beim Menschen sind die wichtigsten Ausscheidungsprodukte das Resultat enzymatischer Acetylierung (Acetylisoniazid) und enzymatischer Hydrolyse (Isonikotinsäure). Kleine Mengen eines Isonikotinsäurekonjugats (wahrscheinlich Isonikotinyglycin), ein oder mehrere Isonikotinylhydrazone sowie Spuren von N-Methylisoniazid sind ebenfalls im Urin feststellbar.

Bei Menschen zeigt sich eine genetische Heterogenität hinsichtlich der Acetylierungsgeschwindigkeit von Isoniazid (Evans et al., 1960). Infolge der unterschiedlichen Aktivitäten einer Acetyltransferase liegt eine bimodale Verteilung von Schnell- und Langsam-Inaktivierern des Medikamentes vor (Abbildung 48.1). Die Acetylierungsgeschwindigkeit beeinflußt deutlich die Medikamentenkonzentration im Plasma sowie die Halbwertszeit im Kreislauf. Auch bei bestehender Leberinsuffizienz kann die Halbwertszeit des Medikamentes verlängert sein.

Die Häufigkeit des jeweiligen Acetylierungsphänotyps ist ethnisch determiniert, wird aber nicht von Geschlecht oder Alter beeinflußt. Bei Eskimos und Japanern finden sich hauptsächlich Schnellacetylierer, während Langsamacetylierer bei den meisten Skandinaviern, Juden und nordafrikanischen Kaukasiern der vorherrschende Phänotyp ist. Unter den verschiedenen Rassetypen in den Vereinigten Staaten liegt die Häufigkeit von Langsamacetylierern bei etwa 50%. Da eine hohe Acetyltransferaseaktivität (Schnellacetylierung) als autosomal-dominantes Merkmal vererbt wird, sind Isoniazid-Schnellacetylierer entweder heterozygot oder homozygot. Die durchschnittlichen Konzentrationen an aktivem Isoniazid im Kreislauf von Schnellacetylierern betragen 30 - 50% der Konzentrationen bei Langsamacetylierern. In der Gesamtpopulation schwankt die Isoniazid-Halbwertszeit von weniger als einer Stunde bis zu mehr als vier Stunden (Abbildung 48-1). Die mittlere Halbwertszeit beträgt bei Schnellacetylierern etwa 70 Minuten, bei Langsamacetylierern zwei bis fünf Stunden. Da Isoniazid jedoch relativ untoxisch ist, können Schnellacetylierern ausreichende Mengen des Medikamentes verabreicht werden, um die gleiche therapeutische Wirkung wie bei Langsamacetylierern zu erzielen.

Die Isoniazid-Clearance ist nur in geringem Maße vom Status der Nierenfunktion abhängig, allerdings können bei Langsa-

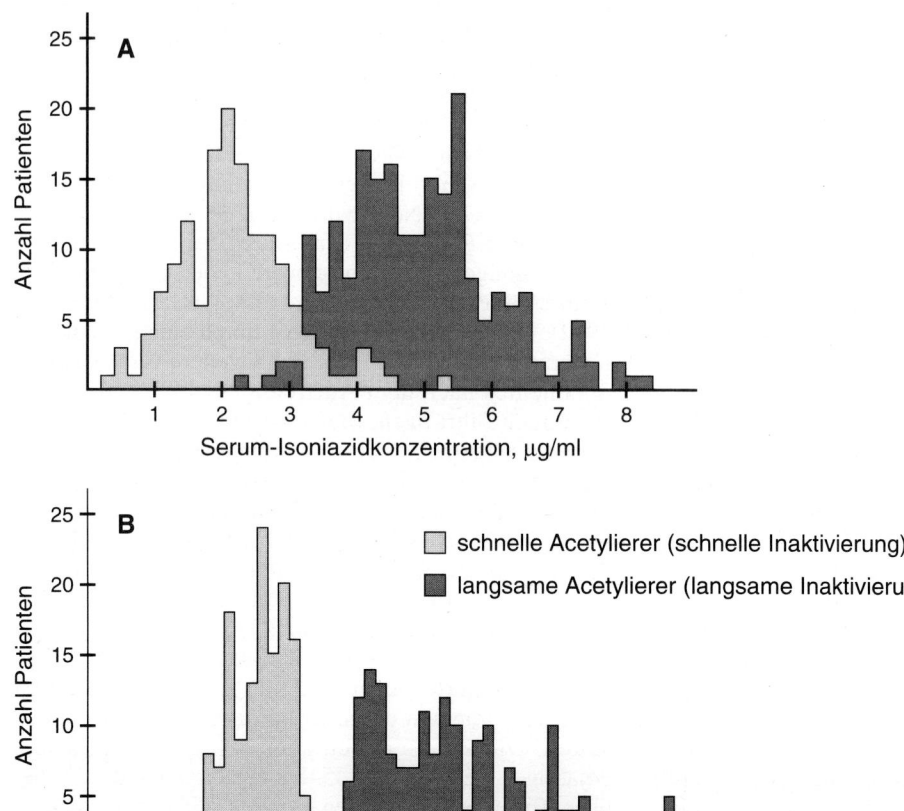

Abbildung 48.1 Bimodale Verteilung der Serum-Isoniazidkonzentrationen und der Isoniazid-Halbwertszeiten in einer großen Gruppe finnischer Patienten.
Über 300 Patienten wurde eine i.v. Injektion von 5 mg/kg Isoniazid gegeben. Die Medikamentenkonzentration im Serum wurde zu mehreren Zeitpunkten nach der Injektion bestimmt. ***A***. Die Verteilung der Serumkonzentration von Isoniazid 180 Minuten nach der Injektion. Die hellgrauen Histogramme repräsentieren die schnellen Inaktivierer und die dunkelgrauen Histogramme die langsamen Inaktivierer. ***B***. Die Verteilung der Serumhalbwertszeiten von Isoniazid von Patienten jeder Gruppe (mit Erlaubnis übernommen von Tiitinen, 1969).

minaktivierern mit eingeschränkter Nierenfunktion unter Umständen toxische Konzentrationen akkumulieren. Nach Bowersox und Mitarbeiter (1973) können bei Individuen, deren Plasma-Kreatininkonzentration weniger als 12 mg/dl (1,1 mM) beträgt, 300 mg des Medikamentes pro Tag ohne gesundheitliche Bedenken verabreicht werden.

Therapeutischer Einsatz Isoniazid ist weltweit weiterhin das wichtigste Medikament zur Behandlung aller Formen der Tuberkulose. Nebenwirkungen können durch eine prophylaktische Therapie mit Pyridoxin und sorgfältiger Überwachung der Patienten minimiert werden. Obwohl es zur Prophylaxe alleine verwendet wird, muß zur Tuberkulosebehandlung das Medikament gleichzeitig mit anderen Wirkstoffen eingesetzt werden.

Isoniazid ist zur oralen und parenteralen Applikation erhältlich. Die übliche Tagesdosis beträgt 5 mg/kg (maximal 300 mg). Die oralen und intramuskulären Dosen sind identisch. Isoniazid wird gewöhnlich täglich als Einzeldosis oral verabreicht, kann aber auch in zwei aufgeteilten Dosen gegeben werden. Obwohl gelegentlich bei schwer erkrankten Patienten Dosen von 10 - 20 mg/kg (maximal 600 mg) verwendet werden, gibt es keine Hinweise, daß diese Vorgehensweise wirksamer ist. Kinder sollten täglich 10 - 20 mg/kg (maximal 300 mg) erhalten. Unter Umständen kann Isoniazid als intermittierende Therapie bei Tuberkulose eingesetzt werden. Nach mindestens zweimonatiger Therapie einer Tuberkulose, die durch sensitive *M.-tuberculosis*-Stämme verursacht ist, mit Isoniazid, Rifampicin und Pyrazinamid können die Patienten unter Umständen mit zweimal wöchentlichen Dosen Isoniazid (15 mg/kg, oral) plus Rifampicin (10 mg/kg, bis zu 600 mg pro Dosis) über vier Monate weiter behandelt werden.

Pyridoxin (15 - 50 mg täglich) sollte mit Isoniazid verabreicht werden, um Nebenwirkungen (siehe unten) bei mangelernährten und zu Neuropathien neigenden Patienten (z. B. ältere Patienten, schwangere Frauen, Diabetiker, Alkoholiker und Patienten mit Niereninsuffizienz; Snider, 1980) zu verringern.

Unerwünschte Wirkungen In einer Untersuchung an mehr als 2000 mit Isoniazid behandelten Patienten lag die Häufigkeit für das Auftreten von Nebenwirkungen insgesamt bei 5,4 %. Die auffallendsten Reaktionen waren Hauterscheinungen (2%), Fieber (1,2%), Gelbsucht (0,6%) sowie periphere Neuritis (0,2%). Eine Überempfindlichkeit gegen Isoniazid kann zu Fieber, verschiedenen Hauteruptionen, Hepatitis sowie zu masernähnlichen, makulopapulösen, purpurischen und urtikariellen Ausschlägen führen. Hämatologische Reaktionen können ebenfalls auftreten (Agranulozytose, Eosinophilie, Thrombozytopenie, Anämie). Während der Behandlung kann eine Vaskulitis in Verbindung mit antinukleären Antikörpern auftreten, die nach Absetzen reversibel ist. Arthritische Symptome (Rückenschmerzen, beidseitige Beeinträchtigung der proximalen Interphalangealgelenke, Arthralgien der Knie, Ellenbogen und Handgelenke und ein Schulter-Arm-Syndrom) wurden ebenfalls diesem Wirkstoff zugeschrieben.

Wenn kein Pyridoxin gleichzeitig gegeben wird, ist eine periphere Neuritis die häufigste Reaktion auf Isoniazid. Diese tritt bei etwa 2% der Patienten auf, die 5 mg/kg des Medikamentes täglich erhalten. Höhere Dosen können bei 10 - 20% der Patienten zu peripherer Neuritis führen. Neuropathien treten häufiger bei Langsamacetylierern sowie bei Personen mit Diabetes mellitus, mangelnder Ernährung oder Anämie auf. In praktisch allen Fällen verhindert die prophylaktische Gabe von Pyridoxin nicht nur die Entwicklung einer peripheren Neuritis, sondern auch die meisten anderen ZNS-Symptome, auch wenn die Therapie bis zu zwei Jahren dauert.

Isoniazid kann bei Patienten mit Anfallsleiden zu Krämpfen führen und in seltenen Fällen auch bei Patienten, bei denen sich zuvor noch keine Anfälle ereigneten. Optikusneuritiden und Atrophien traten ebenfalls während der Therapie mit dem Medikament auf. Muskelzuckungen, Schwindel, Ataxie, Parästhesien, Stupor und unter Umständen tödlich verlaufende, toxische Enzephalopathien sind weitere Manifestationen der Neurotoxizität von Isoniazid. Ebenfalls können sich während der Verwendung des Medikaments eine Reihe psychischer Abnormitäten zeigen wie Euphorie, zeitweise Gedächtnisstörungen, Realitätsverlust, Verlust der Selbstkontrolle sowie Psychosen.

Isoniazid hemmt die Parahydroxylierung von Phenytoin. Bei etwa 27% der Patienten, die beide Medikamente erhalten, treten Intoxikationserscheinungen auf, insbesondere bei Langsamacetylierern (Miller et al., 1979). Die Plasmakonzentration von Phenytoin sollte überwacht und, wenn nötig, angepaßt werden. Die Dosierung von Isoniazid sollte nicht verändert werden.

Obwohl schon längere Zeit bekannt war, daß eine Gelbsucht zu den Nebenwirkungen der Gabe von Isoniazid gehört, wurde erst in den frühen 70er Jahren deutlich, daß bei einigen Patienten schwere Leberschädigungen z. T. mit Todesfolge auftreten können (Garibaldi et al., 1972). Die toxische Wirkung ist durch eine großknotige Leberzirrhose charakterisiert. Die weitere Gabe des Medikamentes nach dem Auftreten der Leberfunktionsstörungen führt dazu, die Schwere der Schädigungen noch zu steigern. Der verantwortliche Mechanismus dieser Toxizität ist unbekannt, obwohl festgestellt wurde, daß Acetylhydrazin, ein Metabolit von Isoniazid, bei Erwachsenen Leberschäden hervorruft. Eine bestehende Alkoholhepatitis wirkt sich zusätzlich negativ auf die Lebertoxizität von Isoniazid aus. Patienten mit chronischer B-Hepatitis vertragen allerdings Isoniazid (McGlynn et al., 1986). Der wichtigste Risikofaktor für die durch Isoniazid induzierte Hepatotoxizität scheint das Alter zu sein. Bei Patienten unter 20 Jahren sind Leberschäden selten. Diese lassen sich aber bei 0,3% der 20- bis 34jährigen, bei 1,2% der 35- bis 49jährigen und 2,3% der über 50jährigen beobachten (American Thoracic Society, 1986; Comstock, 1983). Bei Langsamacetylierern scheint die Inzidenz hepatotoxischer Nebenwirkung ebenfalls erhöht. Bei bis zu 12% der Patienten, die Isoniazid erhalten, kann die Plasmatransaminaseaktivität erhöhte sein (Bailey et al., 1974). Patienten, die Isoniazid erhalten, sollten in monatlichen Intervallen auf Symptome einer Hepatitis hin untersucht werden (Anorexie, Unwohlsein, Übermüdung, Übelkeit und Gelbsucht) und darauf hingewiesen werden, das Medikament bei Auftreten dieser Symptome abzusetzen. Einige Kliniker empfehlen, in monatlichen Intervallen auch die Aspartataminotransferaseaktivität (GOT) im Serum zu bestimmen (Byrd et al., 1979) und bei einem mehr als fünffachen Anstieg der Normalwerte die Therapie abzubrechen. Meist tritt eine Hepatitis vier bis acht Wochen nach Therapiebeginn auf. Bei schon bestehenden Lebererkrankungen sollte Isoniazid mit großer Vorsicht verabreicht werden.

Sonstige Reaktionen in Zusammenhang mit einer Isoniazidtherapie sind Mundtrockenheit, epigastrische Beschwerden, Methämoglobinämie, Tinnitus und Harnstauung. Bei Personen, die zum Auftreten einer Pyrdoxinmangelanämie prädisponiert sind, kann die Gabe von Isoniazid zur Manifestation führen. In solchen Fällen führt eine Behandlung mit hohen Dosen von Vitamin B6 schrittweise wieder zu einem normalen Blutbild (siehe Goldman and Braman, 1972). Von einem arzneimittelinduzierten Syndrom ähnlich dem systemischen Lupus erythematosus wurde berichtet. Eine Überdosis Isoniazid, z. B. bei einem Suicidversuch, kann zu Koma, Anfällen, metabolischer Azidose und Hyperglykämie führen. In diesem Fall ist Pyridoxin ein Antidot. Es sollte in einer Dosis gegeben werden, die etwa der eingenommenen Menge an Isoniazid entspricht.

RIFAMPICIN

Die Rifamycine sind eine Gruppe strukturell ähnlicher, komplexer makrozyklischer Antibiotika, die von *Streptomyces mediterranei* gebildet werden. *Rifampicin* ist ein halbsynthetisches Derivat einer dieser Verbindungen – Rifamycin B.

Chemie Rifampicin ist in organischen Lösungsmitteln und in Wasser bei saurem pH löslich. Es besitzt folgende Strukturformel:

RIFAMPICIN

Antibakterielle Aktivität Rifampicin hemmt das Wachstum der meisten grampositiven Bakterien sowie vieler gramnegativen Mikroorganismen wie *Escherichia coli, Pseudomonas,* indolpositive und indolnegative *Proteus*-Arten sowie *Klebsiella*. Rifampicin ist sehr wirksam gegen *Staphylococcus aureus* und koagulasenegative Staphylokokken. Die bakteriziden Konzentrationen schwanken zwischen 3 - 12 ng/ml. Das Medikament ist ebenfalls hochwirksam gegen *Neisseria meningitidis* und *Haemophilus influenzae*. Die minimalen Hemmkonzentrationen liegen zwischen 0,1 - 0,8 µg/ml. In der Zellkultur und im Tiermodell wirkt Rifampicin stark hemmend auf Legionella-Arten.

In vitro hemmt Rifampicin bei Konzentrationen von 0,005 - 0,2 µg/ml das Wachstum von *M. tuberculosis*. Von den nichttuberkulösen Mykobakterien wird *M. kansasii* bei 0,25 - 1 µg/ml gehemmt. Die Mehrzahl der Stämme von *M. scrofulaceum, M. intracellulare* und *M. avium* werden bei Konzentrationen von 4 µg/ml unterdrückt, allerdings können bestimmte Stämme unter Umständen gegen 16 µg/ml resistent sein. *M. fortuitum* ist gegen das Arzneimittel hochresistent. Rifampicin steigert die *in vitro* Aktivität von Streptomycin und Isoniazid gegen *M. tuberculosis*, allerdings nicht die von Ethambutol (Hobby and Lenert, 1972).

Resistenzentwicklung Mikroorganismen einschließlich der Mykobakterien können *in vitro* schnell eine Einschritt-Resistenz gegen Rifampicin ausbilden. Einer von $10^7 - 10^8$ Tuberkelbakterien ist resistent gegen das Medikament. Da dies ebenso *in vivo* der Fall zu sein scheint, darf das Antibiotikum bei einer Tuberkulosetherapie nicht alleine eingesetzt werden. Beim Einsatz von Rifampicin zur Sanierung von Meningokokkenträgern wurden arzneimittelresistente Bakterien schon nach zwei Behandlungstagen nachgewiesen. Die mikrobielle Resistenz gegen Rifampicin beruht auf einer Veränderung der DNA-abhängigen RNA-Polymerase, dem Angriffsziel des Medikamentes. Bestimmte rifampicinresistente Bakterienmutanten zeigen eine verminderte Virulenz. Eine Tuberkulose, die durch primär rifampicinresistente Mykobakterien verursacht ist, wurde bei Patienten beschrieben, die keine vorherige Chemotherapie erhielten, allerdings ist dies sehr selten (weniger als 1%; Cauthen et al., 1988).

Wirkungsmechanismus Rifampicin hemmt die DNA-abhängige RNA-Polymerase der Mykobakterien und anderer Mikroorganismen durch Bildung eines stabilen Arzneimittel-Enzym-Komplexes, was zur Unterdrückung der Initiation (aber nicht der Elongation) der RNA-Synthese führt. Die β-Untereinheit dieses Enzymkomplexes ist der eigentliche Wirkort des Medikamentes, obwohl Rifampicin nur an das Holoenzym bindet. Die kernständige RNA-Polymerase einer Reihe von eukaryotischen Zellen bindet Rifampicin nicht, die RNA-Synthese bleibt entsprechend unbeeinflußt. Rifampicin vermag die RNA-Synthese in Mitochondrien von Säugerzellen zu hemmen, allerdings nur in erheblich höheren Konzentrationen als zur Hemmung des bakteriellen Enzyms benötigt werden. Hohe Konzentrationen von Rifamycin-Antibiotika hemmen ebenfalls die virale, DNA-abhängige RNA-Polymerase und reverse Transkriptase. Rifampicin wirkt sowohl auf intrazelluläre als auch extrazelluläre Mikroorganismen bakterizid.

Resorption, Verteilung und Exkretion Die orale Applikation von Rifampicin führt innerhalb von zwei bis vier Stunden zu maximalen Plasmakonzentrationen. Nach Einnahme von 600 mg beträgt dieser Wert etwa 7 µg/ml, allerdings besteht eine beträchtliche Variabilität. Aminosalicylsäure kann die Resorption von Rifampicin verzögern und unter Umständen werden keine angemessenen Plasmakonzentrationen erreicht. Bei gleichzeitigem Einsatz dieser Medikamente sollten diese getrennt in einem Abstand von acht bis zwölf Stunden verabreicht werden (siehe Radner, 1973).

Nach Resorption aus dem Gastrointestinaltrakt wird Rifampicin schnell mit der Galle ausgeschieden und ein enterohepatischer Kreislauf wird eingeleitet. Während dieser Zeit wird das Medikament nach und nach deacetyliert, so daß nach sechs Stunden fast das gesamte Antibiotikum in der Galleflüssigkeit in der deacetylierten Form vorliegt. Dieser Metabolit besitzt im wesentlichen die volle antibakterielle Aktivität. Da die Rückresorption im Darm durch die Deacetylierung (ebenso wie durch Nahrung) reduziert ist, wird durch die Metabolisierung des Medikamentes dessen Eliminierung erleichtert. Die Halbwertszeit von Rifampicin liegt zwischen 1,5 - 5 Stunden und ist bei bestehenden Leberfunktionsstörungen verlängert. Bei Patienten, die gleichzeitig Isoniazid erhalten und Langsamacetylierer sind, kann die Halbwertszeit vermindert sein. Aufgrund der Induktion mikrosomaler Leberenzyme mit einer Beschleunigung der Deacetylierung des Medikamentes verkürzt sich die Halbwertszeit während der ersten 14 Behandlungstage kontinuierlich um 40%. Bis zu 30% einer Medikamentendosis wird mit dem Urin und 60 - 65% mit den Faeces ausgeschieden, wobei weniger als die Hälfte davon in der unveränderten Form vorliegen kann. Bei Patienten mit eingeschränkter Nierenfunktion ist keine Dosisanpassung erforderlich.

Rifampicin ist über den gesamten Körper verteilt und in vielen Organen und Körperflüssigkeiten einschließlich dem Liquor cerebrospinalis in wirksamen Konzentrationen anzutreffen (Sippel et al., 1974). Dies wird am eindrucksvollsten durch die Tatsache verdeutlicht, daß das Medikament dem Urin, Faeces, Speichel, Sputum, Tränen und Schweiß eine orangerote Farbe verleihen kann. Die Patienten sollten entsprechend aufgeklärt werden (über die verschiedenen Aspekte des Rifampicinstoffwechsels, siehe Furesz, 1970; Farr, 1995.).

Therapeutischer Einsatz Rifampicin ist alleine sowie in fixer Kombination mit Isoniazid (150 mg Isoniazid, 300 mg Rifampicin) erhältlich. Rifampicin und Isoniazid sind die wirksamsten Medikamente, die zur Tuberkulosebehandlung erhältlich sind. Zur Tuberkulosebehandlung beträgt die Rifampicindosis bei Erwachsenen 600 mg einmal täglich, entweder eine Stunde vor oder zwei Stunden nach der Mahlzeit verabreicht. Kinder sollten auf dieselbe Weise 10 mg/kg erhalten. Dosen von 15 mg/kg oder höher sind bei Kindern mit einer gesteigerten Hepatotoxizität verbunden (Centers for Disease Control, 1980). Aufgrund der schnellen Resistenzentwicklung sollte Rifampicin (genauso wie Isoniazid) bei dieser Erkrankung niemals alleine eingesetzt werden. Trotz der langen Liste an Nebenwirkungen von Rifampicin ist die Häufigkeit deren Auftretens relativ gering und eine Behandlung muß nur selten unterbrochen werden.

Die Verwendung von Rifampicin zur Tuberkulosetherapie wird im einzelnen weiter unten besprochen. Ebenfalls indiziert ist Rifampicin zur Prophylaxe von Meningokokken-Infektionen sowie *H.-influenza*-Meningitiden. Zur Prophylaxe einer Meningokokken-Infektion können Erwachsene mit 600 mg zweimal täglich für zwei Tage behandelt werden. Kinder sollten 10 - 20 mg/kg (maximal 600 mg) erhalten. Zur Prophylaxe einer *H.-influenzae*-(Typ B)-Meningitis empfehlen einige Experten eine Dosis von 20 mg/kg täglich über vier Tage (Broome et al., 1987).

Unerwünschte Wirkungen Rifampicin wird im allgemeinen gut vertragen. Bei Gabe der üblichen Dosen zeigen weniger als 4% der Tuberkulosepatienten signifikante Nebenwirkungen. Am häufigsten sind Ausschlag (0,8%), Fieber (0,5%) sowie Übelkeit und Erbrechen (1,5%) (siehe Grosset and Leventis, 1983). Eine besonders zu erwähnende Komplikation ist die Entwicklung einer Gelbsucht: Bei einem Überblick über insgesamt 500000 behandelte Patienten wurden 16 Todesfälle berichtet (Scheuer et al., 1974). Bei Patienten mit normaler Leberfunktion tritt selten eine Hepatitis infolge Rifampicin auf. Auch die Kombination von Isoniazid mit Rifampicin scheint bei diesen Patienten im Allgemeinen unbedenklich (Gangadharam, 1986). Jedoch scheinen chronische Lebererkrankungen, Alkoholismus sowie fortgeschrittenes Alter die Häufigkeit für das Auftreten ernster Leberfunktionsstörungen zu steigern, wenn Rifampicin alleine oder gleichzeitig mit Isoniazid gegeben wird.

Die Gabe von Rifampicin in einem intermittierenden Dosierungsschema (weniger als zweimal wöchentlich) und/oder Tagesdosen von 1200 mg führen häufig zu Nebenwirkungen, das Medikament sollte daher nicht auf diese Weise verabreicht werden. Bei 20% der so behandelten Patienten entwickelt sich ein grippeähnliches Syndrom mit Fieber, Schüttelfrost und Myalgien. Dieses Syndrom kann ebenfalls eine Eosinophilie, interstitielle Nephritis, akute Tubulusnekrose, Thrombozytopenie und hämolytische Anämie bis hin zum Schock umfassen (Girling and Hitze, 1979).

Da Rifampicin ein potenter Induktor der mikrosomalen Leberenzyme ist, führt seine chronische Gabe zu einer Verringerung der Halbwertszeit einer Reihe von Verbindungen einschließlich Digitoxin, Chinidin, Ketoconazol, Propranolol, Metoprolol, Clofibrat, Verapamil, Methadon, Ciclosporin, Kortikosteroide, oralen Antikoagulanzien, Theophyllin, Barbiturate, oralen Kontrazeptiva, Halothan, Fluconazol sowie Sulfonylharnstoffen. Die Wechselwirkung zwischen Rifampicin und oralen Antikoagulanzien vom Cumarintyp führt zu einer Verminderung der Wirksamkeit dieser Wirkstoffe. Dieser Effekt zeigt sich etwa fünf bis acht Tage nach Beginn der Rifampicinapplikation und bleibt fünf bis sieben Tage nach Beendigung dieser bestehen (O'Reilly, 1975). Die Fähigkeit von Rifampicin, den Abbau einer Reihe von Steroiden zu steigern, führt zu einer verminderten Wirksamkeit oraler Kontrazeptiva (Skolnick et al., 1976). Die gesteigerte Verstoffwechselung von Methadon führte zum plötzlichen Auftreten von Entzugserscheinungen. Rifampicin kann die Ausscheidung gallengängiger Kontrastmittel, die u. a. zur Darstellung der Gallenblase verwendet werden, reduzieren (siehe Baciewicz et al., 1987).

Durch Rifampicin hervorgerufene gastrointestinale Störungen (epigastrische Beschwerden, Übelkeit, Erbrechen, Bauchkrämpfe, Diarrhoe) erforderten gelegentlich das Absetzen des Medikaments. Verschiedene neurologische Nebenwirkungen wurden ebenfalls beobachtet einschließlich Ermüdung, Benommenheit, Kopfschmerzen, Schwindel, Ataxie, Desorientierung, Konzentrationsstörungen, Taubheitsgefühle, Schmerzen in den Extremitäten sowie Muskelschwäche. Zu den Überempfindlichkeitsreaktionen gehören Fieber, Pruritus, Urtikaria, verschieden Formen von Hauteruptionen, Eosinophilie sowie Entzündungen des Mundes und der Zunge. Selten wurden Hämolyse, Hämoglobinurie, Hämaturie, Niereninsuffizienz und akutes Nierenversagen berichtet. Diese stellen vermutlich ebenfalls Überempfindlichkeitsreaktionen dar. Auch eine Thrombozytopenie, transiente Leukopenie sowie eine Anämie können während der Therapie (selten) auftreten. Da das teratogene Potential von Rifampicin nicht bekannt und das Medikament plazentagängig ist, sollte der Einsatz während der Schwangerschaft vermieden werden.

Graber und Mitarbeiter (1973) beobachteten bei etwa 85% der mit Rifampicin behandelten Tuberkulosepatienten eine Leichtketten-Proteinurie (Typ: entweder Kappa, Lambda oder beide). Bei keinem dieser Patienten zeigten sich Symptome oder elektrophoretische Muster, die denen von Myelompatienten vergleichbar waren. Jedoch standen Fälle von Nierenversagen im Zusammenhang mit einer Leichtketten-Proteinurie (Warrington et al., 1977).

Rifampicin unterdrückt die Transformation antigenreaktiver Lymphozyten durch das Antigen. Es wurde beobachtet, daß die Gabe von Rifampicin in den üblichen Dosen die T-Zell-Funktion sowie die kutane Überempfindlichkeit gegen Tuberkulin unterdrückt. Im Tiermodell verursacht Rifampicin ebenfalls eine Immunsuppression. Dieser Effekt steht unter Umständen im Zusammenhang mit einer Hemmung der Proteinsynthese in Zellen, die am Immunprozeß beteiligt sind. Rifampicin unterdrückt jedoch nicht die Antikörperantwort auf Influenzavakzine, und es gibt keine Hinweise, daß die durch Rifampicin induzierte Immunsuppression bei Patienten, die dieses Medikament erhalten, klinische Folgen hat (Farr, 1995).

Rifampicin ist bei gefährdeten Kontaktpersonen das Mittel der Wahl zur Prophylaxe von Meningokokken-Infektionen sowie H.-influenza-Meningitiden. Kombiniert mit einem β-Lactam-Antibiotikum oder Vancomycin kann Rifampicin bei der Therapie ausgewählter Fälle mit Staphylokokken-Endokarditis nützlich sein (sowohl bei natürlichen als auch bei künstlicher Klappen) oder bei Osteomyelitis, insbesondere wenn diese durch penicillinunempfindliche Staphylokokken verursacht ist (Kapusnik et al., 1984). Rifampicin kann unter Umständen zur Infektionsbehandlung bei Patienten mit unzulänglicher bakterizider Leukozytenaktivität sowie zur Sanierung des nasalen Staphylokokkenträgerstatus bei Patienten mit chronischer Furunkulose indiziert sein (Wheat et al., 1983). Ebenfalls kann Rifampicin in Kombination mit Trimethoprim-Sulfamethoxazol bei Patienten mit β-Lactam-Antibiotika-Allergie zur Behandlung von Infektionen mit methicillinresistenten Staphylokokken eingesetzt werden. Rifampicin plus Cefotaxim oder Ceftriaxon ist wirksam bei der Behandlung penicillin- und cephalosporinresistenter Pneumokokkeninfektionen des ZNS.

Rifapentin ist ein Cyclopentylderivat des Rifampicins, welches 1998 von der FDA zur Behandlung der pulmonalen Tuberkulose zugelassen wurde. Seine Eliminationshalbwertszeit ist mit ca. 16 Stunden deutlich länger als bei Rifampicin. Die empfohlene Dosis liegt bei 600 mg p.o. zweimal wöchentlich über zwei Monate, danach über vier Monate bei 600 mg einmal wöchentlich. Rifapentin ist hierbei ähnlich effektiv wie Rifampicin, obwohl über etwas höhere Rückfallraten berichtet wurde. Der Wirkstoff muß wie Rifampicin mit anderen Tuberkulostatika (INH, Ethambutol) kombiniert werden. Rifapentin ist *in vitro* auch wirksam gegen *Mycobacterium-avium*-Komplex, klinische Daten liegen hierzu noch nicht vor. Rifapentin ist ebenfalls ein Induktor hepatischer mikrosomaler Enzyme, das genaue Profil pharmakokinetischer Interaktionen ist noch nicht bekannt (Anm. d. Hrsg.).

Literatur:

Rifapentine approval recommended in US. SCRIP **1998**, *2332/33*: 22.

ETHAMBUTOL

Chemie Ethambutol ist eine wasserlösliche und hitzestabile Verbindung. Es besitzt folgende Strukturformel:

$$H-\underset{C_2H_5}{\underset{|}{C}}-NH-CH_2-CH_2-HN-\underset{CH_2OH}{\underset{|}{C}}-H$$

ETHAMBUTOL

Antibakterielle Aktivität Fast alle *M.-tuberculosis-* und *M.-kansasii*-Stämme ebenso wie eine Reihe *M.-avium*-Komplex-Stämme sind gegen Ethambutol sensitiv. Die Empfindlichkeiten der anderen nichttuberkulösen Mykobakterien sind unterschiedlich. Auf andere Bakterien besitzt Ethambutol keine Wirksamkeit. Es unterdrückt das Wachstum der meisten isoniazid- und streptomycinresistenten Tuberkelbakterien. *In vitro* entwickelt sich eine Ethambutolresistenz nur sehr langsam.

Mykobakterien nehmen Ethambutol schnell auf, wenn das Medikament Kulturen in der exponentiellen Wachstumsphase hinzugefügt wird. Eine signifikante Wachstumshemmung findet jedoch erst nach 24 Stunden statt. Das Medikament wirkt tuberkulostatisch. Der genaue Wirkungsmechanismus von Ethambutol ist unbekannt, allerdings konnte gezeigt werden, daß das Medikament den Einbau von Mykolsäure in die mykobakterielle Zellwand hemmt (Takayama et al., 1979). *In vivo* entwickelt sich bei alleiniger Gabe eine Resistenz gegen das Medikament.

Resorption, Verteilung und Exkretion Oral verabreichtes Ethambutol wird zu 75 - 80% aus dem Gastrointestinaltrakt resorbiert. Maximalkonzentrationen werden beim Menschen zwei bis vier Stunden nach Einnahme erreicht und sind der applizierten Menge proportional. Eine Einzeldosis von 25 mg/kg führt nach zwei bis vier Stunden zu Plasmakonzentrationen von 2 - 5 µg/ml. Die Halbwertszeit beträgt drei bis vier Stunden.

Drei Viertel einer eingenommenen Ethambutoldosis werden innerhalb von 24 Stunden unverändert mit dem Urin ausgeschieden. Bis zu 15% wird in Form zweier Metabolite, einem Aldehyd und einem Dicarbonsäurederivat, ausgeschieden. Die renale Clearance von Ethambutol beträgt etwa 7 ml · min^{-1} · kg^{-1}. Offensichtlich wird das Medikament zusätzlich zur glomerulären Filtration auch durch tubuläre Sekretion ausgeschieden.

Therapeutischer Einsatz Ethambutol (Ethambutolhydrochlorid) wurde zusammen mit Isoniazid mit bemerkenswertem Erfolg zur Therapie der verschiedenen Tuberkuloseformen eingesetzt. Aufgrund der geringeren Inzidenz von Nebenwirkungen und einer besseren Akzeptanz durch die Patienten hat Ethambutol im wesentlichen Aminosalicylsäure ersetzt (siehe Bobrowitz, 1974).

Ethambutol ist zur oralen Applikation in Form von Tabletten erhältlich, die das D-Isomer enthalten. Die übliche Dosis beträgt bei Erwachsenen 15 mg/kg einmal täglich. Einige Ärzte bevorzugen es, die Therapie für die ersten 60 Tage mit einer Dosis von 25 mg/kg täglich einzuleiten und dann die Dosis auf 15 mg/kg täglich zu reduzieren, besonders in den Fällen, die schon vorher eine Therapie erhielten.

Bei Patienten mit eingeschränkter Nierenfunktion findet eine Akkumulation von Ethambutol statt und eine Dosisanpassung ist erforderlich (siehe Anhang II).

Die Verabreichung von Ethambutol ist bei Kindern unter fünf Jahren nicht empfohlen, da u. a. die Messung ihrer Sehschärfe problematisch ist (siehe unten). Kinder zwischen sechs und zwölf Jahren sollten 10 - 15 mg/kg täglich erhalten.

Der Gebrauch von Ethambutol zur Chemotherapie der Tuberkulose wird weiter unten beschrieben.

Unerwünschte Wirkungen Ethambutol führt nur zu sehr wenigen Nebenwirkungen. Tägliche Dosen von 15 mg/kg sind nur gering toxisch. Von fast 2000 Patienten, die 15 mg/kg Ethambutol erhielten, traten bei weniger als 2% unerwünschte Wirkungen auf. Bei 0,8% zeigte sich eine Verminderung der Sehschärfe, bei 0,5% Ausschläge und 0,3% zeigten ein Arzneimittelfieber. Andere Nebenwirkungen sind Pruritus, Gelenkschmerzen, gastrointestinale Beschwerden, allgemeines Unwohlsein, Kopfschmerzen, Schwindel, geistige Verwirrung, Desorientierung sowie eventuell Halluzinationen. Selten sind Taubheit und Kribbeln der Finger infolge einer peripheren Neuropathie sowie Leukopenien und anaphylaktische Reaktionen.

Die bedeutendste Nebenwirkung ist eine Opitkusneuritis, die zu einer Verminderung der Sehschärfe und Rot-Grün-Blindheit führt. Die Häufigkeit für das Auftreten dieser Nebenwirkung ist dosisabhängig und wird bei 15% der Patienten beobachtet, die 50 mg/kg täglich erhalten, bei 5% der Patienten, die 25 mg/kg täglich erhalten und bei weniger als 1% der Patienten, die eine Tagesdosis von 15 mg/kg erhalten. Das Ausmaß der visuellen Komplikationen steht im Zusammenhang mit der Therapiedauer, nachdem eine Verminderung der Sehschärfe das erste Mal in Erscheinung getreten ist, und kann uni- oder bilateral sein. Es wird daher empfohlen, Sehschärfe und Rot-Grün-Unterscheidungsvermögen vor Therapiebeginn sowie periodisch danach zu überprüfen. Nach Absetzen des Medikamentes findet gewöhnlich eine Restitutio statt. Die dafür benötigte Zeit hängt vom Grad der visuellen Beeinträchtigungen ab.

Aufgrund einer verringerten renalen Exkretion von Harnsäure kommt es bei etwa 50% der Patienten unter einer Therapie mit Ethambutol zu ansteigenden Uratkonzentrationen im Blut. Dieser Effekt kann schon 24 Stunden nach einer Einzeldosis, aber auch erst 90 Tage nach Behandlungsbeginn, feststellbar sein. Diese unerwünschte Wirkung wird möglicherweise durch Isoniazid und Pyridoxin gesteigert (Postlethwaite et al., 1972).

STREPTOMYCIN

Eine Diskussion der pharmakologischen Eigenschaften von Streptomycin einschließlich seiner Nebenwirkungen und Verwendung bei anderen Infektionen als Tuberkulose erfolgt in Kapitel 46. Hier werden nur die Aspekte des Medikamentes berücksichtigt, die im Zusammenhang mit seiner antibakteriellen Aktivität und therapeutischen Wirkung bei der Behandlung mykobakterieller Erkrankungen stehen.

Geschichte Streptomycin war das erste klinisch wirksame Medikament, das zur Tuberkulosebehandlung erhältlich war. Anfangs wurde es in großen Dosen gegeben, allerdings schränkte die Toxizität und die Entwicklung resistenter Mikroorganismen die Einsatzmöglichkeiten stark ein. Später wurde das Antibiotikum in kleineren Mengen verabreicht, allerdings erwies sich die alleinige Gabe von Streptomycin weit davon entfernt, ein idealer Wirkstoff zur Behandlung aller Formen dieser Erkrankung zu sein. Die Entdeckung anderer Verbindungen, die bei gleichzeitiger Gabe mit Streptomycin die Geschwindigkeit einer Resistenzentwicklung reduzieren, ermöglichte es jedoch, Tuberkulose effektiv mit Streptomycin zu behandeln. Gegenwärtig ist es der am wenigsten verwendete Basisstoff zur Behandlung einer Tuberkulose.

Antibakterielle Aktivität *In vitro* wirkt Streptomycin auf Tuberkelbakterien bakterizid. Schon Konzentrationen von 0,4 µg/ml können das Wachstum hemmen. Die Mehrzahl der *M.-tuberculosis*-Stämme sind sensitiv gegen 10 µg/ml. *M. kansasii* ist häufig sensitiv, andere nicht-tuberkulöse Mykobakterien sind allerdings nur gelegentlich empfindlich.

Die *in vivo* Aktivität von Streptomycin ist im wesentlichen suppressiv. Wenn das Antibiotikum Tieren vor Inokulation mit dem Tuberkelbazillus appliziert wird, läßt sich eine Ausbildung der Erkrankung nicht verhindern. Die Infektion schreitet voran, bis die tierischen Immunmechanismen ansprechen. Die Anwesenheit lebensfähiger Mikroorganismen in Abszessen und regionalen Lymphknoten unterstützt die Vorstellung, daß Streptomycin *in vivo* zu einer Hemmung und nicht zu einer Eliminierung der Tuberkelbakterien führt. Diese Eigenschaft von Streptomycin steht unter Umständen im Zusammenhang mit der Beobachtung, daß das Medikament nicht ohne weiteres in lebende Zellen eindringt und somit auch nicht intrazelluläre Mikroben abtöten kann.

Resistenzentwicklung Große Populationen von Tuberkelbakterien enthalten immer eine Anzahl von Keimen, die infolge von Mutationen wenig gegen Streptomycin empfindlich sind. Jedoch findet sich in nur 2 - 3% der *M.-tuberculosis*-Isolate eine primäre Resistenz.

Wie *in vitro* findet eine Selektion resistenter Tuberkelbakterien auch *in vivo* statt. Je länger eine Therapie andauert, desto größer ist die Häufigkeit für das Auftreten einer Streptomycinresistenz. Bei alleiniger Gabe von Streptomycin weisen nach vier Monaten der Behandlung bis zu 80% der Patienten unempfindliche Tuberkelbakterien auf. Viele dieser Mikroorganismen werden auch durch Konzentrationen bis zu 1000 µg/ml nicht gehemmt.

Therapeutischer Einsatz Seit andere effektive Wirkstoffe auf den Markt kamen, hat sich der Gebrauch von Streptomycin zur Behandlung von Lungentuberkulosen deutlich reduziert. Bei den schweren Tuberkuloseformen wie bei disseminierten Erkrankungen oder tuberkulöser Meningitis bevorzugen viele Kliniker die Gabe von drei oder vier Medikamenten, von denen Streptomycin eines sein kann.

Bei Tuberkulose sollten Erwachsene 15 mg/kg täglich erhalten, verabreicht in aufgeteilten Dosen alle zwölf Stunden (maximal 2 g pro Tag). Kinder sollten 20 - 40 mg/kg täglich in aufgeteilten Dosen alle 12 - 24 Stunden erhalten (maximal 2 g pro Tag). Die Therapie wird gewöhnlich nach zwei bis drei Monaten beendet oder früher, wenn die Kulturen negativ werden. Dosierungsschemata zur Behandlung der verschiedenen Tuberkuloseformen werden weiter unten besprochen.

Unerwünschte Wirkungen Die Nebenwirkungen von Streptomycin werden detailliert in Kapitel 46 besprochen. In einer Studie an 515 Tuberkulosepatienten, die mit diesem Aminoglykosid behandelt wurden, zeigten 8,2% Nebenwirkungen. Die Hälfte davon betrafen die auditiven und vestibulären Funktionen des VIII. Hirnnerven. Zu den anderen relativ häufigen Problemen gehören Ausschläge (bei 2%) und Fieber (bei 1,4%).

PYRAZINAMID

Chemie Pyrazinamid ist das synthetische Pyrazin-Analogon von Nikotinamid. Es besitzt folgende Strukturformel:

PYRAZINAMID

Antibakterielle Aktivität Pyrazinamid wirkt *in vitro* nur bei leicht saurem pH bakterizid. Tuberkelbakterien in Monozyten werden *in vitro* bei Medikamentenkonzentrationen von 12,5 µg/ml abgetötet. Unter einer Monotherapie mit Pyrazinamid entwickelt sich schnell eine Resistenz. Der Wirkungsmechanismus des Medikamentes ist unbekannt.

Resorption, Verteilung und Exkretion Pyrazinamid wird gut aus dem Gastrointestinaltrakt resorbiert und über den gesamten Körper verteilt. Die orale Gabe von 1 g führt nach zwei Stunden zu Plasmakonzentrationen von 45 µg/ml und nach 15 Stunden zu 10 µg/ml. Das Medikament wird in erster Linie durch renale glomeruläre Filtration ausgeschieden. Nach einer Einzeldosis liegen die Urinkonzentrationen bei 50 - 100 mg/ml. Pyrazinamid wird zu Pyrazinoylsäure hydrolysiert und später zu 5-Hydroxypyrazinoylsäure, dem Hauptausscheidungsprodukt, hydroxyliert.

Therapeutischer Einsatz Pyrazinamid wurde eine wichtige Komponente bei der Kurzzeit-Kombinationstherapie (sechs Monate) der Tuberkulose (British Thoracic Association, 1983; American Thoracic Society, 1986).

Pyrazinamid ist zur oralen Applikation in Form von Tabletten erhältlich. Die Tagesdosis beträgt bei Erwachsenen oral 15 - 30 mg/kg, verabreicht in drei oder vier gleichen Dosen. In einer Reihe von Studien war auch die Gabe einer täglichen Einzeldosis unbedenklich und wirksam. Die maximal verabreichbare Menge beträgt gewichtsunabhängig 3 g pro Tag. Kinder sollten täglich 15 - 30 mg/kg in aufgeteilten Dosen alle 12 - 24 Stunden erhalten (maximal 2 g pro Tag).

Unerwünschte Wirkungen Leberschädigungen sind die häufigsten und bedenklichsten Nebenwirkungen von Pyrazinamid. Bei einer oral verabreichten Dosis von 3 g pro Tag (40 - 50 mg/kg) zeigen sich bei etwa 15% der Patienten Anzeichen und Symptome einer Leberschädigung, mit einer Gelbsucht bei 2 - 3% sowie seltene Todesfälle infolge einer Lebernekrose. Früh wird ein Anstieg von GOT und GPT beobachtet. Die gegenwärtig eingesetzten Therapieschemata (15 - 30 mg/kg täglich) sind unbedenklicher in Hinblick auf Nebenwirkungen (Girling, 1978). Bei Patienten, die mit Pyrazinamid behandelt werden, sollte vor Therapiebeginn eine Leberfunktionsprüfung durchgeführt werden und während der gesamten Therapiedauer in regelmäßigen Abständen wiederholt werden. Wenn Anzeichen signifikanter Leberschäden auftreten, muß die Therapie abgebrochen werden. Sofern nicht absolut unvermeidbar, sollte Pyrazinamid nicht Personen gegeben werden, die in irgendeiner Form Leberfunktionsstörungen aufweisen.

Das Medikament hemmt die Uratausscheidung, was bei fast allen Patienten zu einer Hyperurikämie führt. Akute Episoden einer Gicht können auftreten. Andere Nebenwirkungen, die im Zusammenhang mit Pyrazinamid beobachtet werden, sind Arthralgien, Anorexie, Übelkeit und Erbrechen, Dysurie, Unwohlsein und Fieber.

ETHIONAMID

Chemie Bei Untersuchungen einer Reihe von Thioisonikotinamidderivaten zeigte sich, daß ein α-Ethylderivat, das Ethionamid, erheblich wirksamer als die Muttersubstanz ist. Es besitzt folgende Strukturformel:

ETHIONAMID

Antibakterielle Aktivität Die Vermehrung von *M. tuberculosis* wird bei Ethionamidkonzentrationen zwischen 0,6 - 2,5 µg/ml gehemmt. *In vitro* kann sich schnell eine Resistenz ausbilden. Eine Konzentration von 10 µg/ml oder weniger hemmt etwa 75% der photochromogenen Mykobakterien, die skotochromogenen sind resistenter. Ethionamid ist sehr wirksam zur Behandlung einer experimentell induzierten Tuberkulose bei Tieren, obwohl seine Aktivität stark vom jeweils untersuchten Tiermodell abhängt.

Resorption, Verteilung und Exkretion Die orale Gabe von 1 g Ethionamid führt innerhalb von drei Stunden zu Maximalkonzentrationen im Plasma von etwa 20 µg/ml, nach neun Stunden beträgt die Konzentration 3 µg/ml. Die Halbwertszeit des Medikamentes beträgt etwa zwei Stunden. Aufgrund gastrointestinaler Störungen sind annähernd 50% der Patienten nicht in der Lage, eine Einzeldosis über 500 mg zu tolerieren. Ethionamid wird schnell und breit verteilt. Die Konzentrationen im Blut und in den verschiedenen Organen ist etwa gleich. Signifikante Konzentrationen finden sich im Liquor cerebrospinalis. Ethionamid (wie Aminosalicylsäure) hemmt *in vitro* die Acetylierung von Isoniazid. Weniger als 1% des Ethionamids wird in der aktiven Form mit dem Urin ausgeschieden. Dort finden sich mehrere Metabolite.

Therapeutischer Einsatz Ethionamid ist ein Reservestoff, der gleichzeitig mit anderen Medikamenten verwendet wird, allerdings nur wenn eine Therapie mit Basisstoffen unwirksam oder kontraindiziert ist.

Ethionamid wird nur oral verabreicht. Die anfängliche Dosierung beträgt bei Erwachsenen 250 mg zweimal täglich. Diese wird um 125 mg pro Tag alle fünf Tage gesteigert bis eine Dosis von 15 - 20 mg/kg täglich erreicht ist. Die Maximaldosis beträgt 1 g täglich. Um Magenbeschwerden zu minimieren, wird das Medikament am besten mit den Mahlzeiten in aufgeteilten Dosen eingenommen. Kinder sollten 15 - 20 mg/kg täglich in zwei aufgeteilten Dosen erhalten (maximal 1 g pro Tag).

Unerwünschte Wirkungen Die häufigsten Nebenwirkungen von Ethionamid sind Anorexie, Übelkeit und Erbrechen. Unter Umständen kann auch ein metallischer Geschmack bemerkt werden. Häufig sind schwere orthostatische Hypotonien, Depressionen, Benommenheit sowie Asthenie. Selten sind Krämpfe und periphere Neuropathien. Andere Nebenwirkungen, die das Nervensystem betreffen, umfassen Riechstörungen, unscharfes Sehen, Diplopie, Schwindel, Parästhesien, Kopfschmerzen, Ruhelosigkeit sowie Tremor. Ebenfalls wurden schwere allergische Hautausschläge, Purpura, Stomatitis, Gynäkomastie, Impotenz, Menorrhagie, Akne sowie Alopezie beobachtet. In etwa 5% der Fälle war mit Anwendung des Medikamentes ein Hepatitis verbunden (Simon et al., 1969). Die Anzeichen und Symptome der Hepatotoxizität verschwinden nach Beendigung der Behandlung. Bei Patienten, die Ethionamid erhalten, sollte die Leberfunktion in regelmäßigen Abständen kontrolliert werden. Zusätzlich ist die gleichzeitige Gabe von Pyridoxin empfohlen.

AMINOSALICYLSÄURE

Chemie Aminosalicylsäure besitzt folgende Strukturformel:

AMINOSALICYLSÄURE

Antibakterielle Aktivität Aminosalicylsäure wirkt bakteriostatisch. *In vitro* sind die meisten *M.-tuberculosis*-Stämme sensitiv gegenüber Konzentrationen von 1 µg/ml. Die antimikrobielle Aktivität der Aminosalicylsäure ist hochspezifisch gegen *M. tuberculosis*, andere Mikroorganismen bleiben unbeeinflußt. Die meisten nichttuberkulösen Mykobakterien werden nicht durch das Medikament gehemmt.

Studien zur Behandlung einer experimentell induzierten *M.-tuberculosis*-Infektionen weisen darauf hin, daß die Aminosalicylsäure einen positiven Effekt auf die Erkrankung hat. Die erforderlichen Dosen sind jedoch relativ hoch und müssen in kurzen Abständen gegeben werden. Aminosalicylsäure alleine ist daher zur Tuberkulosebehandlung beim Menschen von geringem Wert.

Resistenzentwicklung *In vitro* können sich Tuberkelbakterien-Stämme ausbilden, die unempfindlich gegen mehr als das Hundertfache der üblichen bakteriostatischen Aminosalicylsäurekonzentration sind. Resistente Stämme tauchen ebenfalls bei mit Aminosalicylsäure behandelten Patienten auf, allerdings viel langsamer als bei mit Streptomycin behandelten.

Wirkungsmechanismus Die Aminosalicylsäure ist ein Strukturanalogon der *p*-Aminobenzoesäure und ihr Wirkungsmechanismus scheint dem der Sulfonamide sehr ähnlich zu sein (siehe Kapitel 44). Da die Sulfonamide selbst unwirksam gegen *M. tuberculosis* sind und die Aminosalicylsäure unwirksam gegen sulfonamidsensitive Bakterien, sind wahrscheinlich die Enzyme der Folatbiosynthese in verschiedenen Mikroorganismen ziemlich genau in der Lage, die verschiedenen Analoga vom richtigen Metaboliten zu unterscheiden.

Resorption, Verteilung und Exkretion Die Aminosalicylsäure wird gut aus dem Gastrointestinaltrakt resorbiert. Eine Einzeldosis von 4 g der freien Säure führt innerhalb 1,5 - 2 Stunden zu Maximalkonzentrationen im Plasma von etwa 75 µg/ml. Das Natriumsalz wird sogar noch schneller resorbiert. Das Medikament scheint sich auf das gesamte Körperwasser zu verteilen und erreicht hohe Konzentrationen in Pleuraflüssigkeit und verkäsenden Gewebe. Im Liquor cerebrospinalis sind die Werte jedoch gering, vielleicht aufgrund eines aktiven Auswärtstransports.

Das Medikament hat eine Halbwertszeit von etwa einer Stunde, innerhalb von vier bis fünf Stunden nach einer üblichen Einzeldosis sind nur noch geringe Plasmakonzentrationen nachweisbar. Über 80% des Medikamentes wird mit dem Urin ausgeschieden, wobei mehr als 50% in der acetylierten Form vorliegt. Der Großteil des Restes wird von der freien Säure gebildet. Bei bestehenden Nierenfunktionsstörungen ist die Ausscheidung der Aminosalicylsäure beträchtlich verzögert, der Einsatz des Medikamentes ist bei solchen Patienten nicht empfohlen. Probenecid verringert die renale Ausscheidung der Aminosalicylsäure.

Therapeutischer Einsatz Aminosalicylsäure ist ein Reservestoff. Ihre Bedeutung bei der Behandlung der Lungen-Tb sowie anderer Formen der Tuberkulose hat sich deutlich vermindert, seit wirksamere und besser verträgliche Wirkstoffe wie Rifampicin und Ethambutol entwickelt wurden (siehe unten).

Natrium-Aminosalicylat ist zur Tuberkulosebehandlung in Form von Tabletten erhältlich. Die Tagesdosis liegt bei 10 - 12 g. Da der Wirkstoff schlecht magenverträglich ist, wird das Medikament am besten nach den Mahlzeiten verabreicht, die Tagesdosis aufgeteilt auf zwei oder drei gleiche Anteile. Kinder sollten 150 - 300 mg/kg täglich in drei oder vier aufgeteilten Dosen erhalten.

Unerwünschte Wirkungen Die Häufigkeit für das Auftreten von Nebenwirkungen im Zusammenhang mit der Verwendung von Aminosalicylsäure beträgt etwa 10 - 30%. Gastrointestinale Probleme einschließlich Anorexie, Übelkeit, epigastrische Schmerzen, Bauchbeschwerden sowie Diarrhoe sind vorherrschend. Patienten mit peptischem Ulkus vertragen das Medikament schlecht. Aufgrund der gastrointestinalen Beschwerden ist die Patienten-Compliance oftmals schlecht. Überempfindlichkeitsreaktionen gegen Aminosalicylsäure werden bei 5 - 10% der Patienten beobachtet. Hohes Fieber mit periodisch auftretenden Spitzen kann sich abrupt entwickeln oder stufenweise mit mäßig erhöhter Temperatur erscheinen. Ein allgemeines Unwohlsein, Gelenkschmerzen oder eine Halsentzündung kann unter Umständen zur gleichen Zeit auftreten. Hautausschläge erscheinen als isolierte Reaktionen oder begleiten das Fieber. Zu den hämatologischen Nebenwirkungen gehören Leukopenie, Agranulozytose, Eosinophilie, Lymphozytose, ein atypisches Mononukleose-Syndrom sowie Thrombozytopenie. In einigen Fällen kann sich eine akute hämolytische Anämie zeigen.

CYCLOSERIN

Cycloserin ist ein Breitbandantibiotikum, das von *Strep. orchidaceus* gebildet wird. Es wurde erstmals 1955 aus einem fermentierenden Medium isoliert und wird heute synthetisiert. Gegenwärtig wird Cycloserin in Verbindung mit anderen tuberkulostatischen Wirkstoffen zur Behandlung der pulmonalen und extrapulmonalen Tuberkulose eingesetzt, wenn Basistherapeutika (Isoniazid, Rifampicin, Ethambutol, Streptomycin) versagen.

Chemie Cycloserin (D-4-Amino-3- isoxazolidon) besitzt folgende Strukturformel:

CYCLOSERIN

Das Medikament ist in alkalischem pH stabil, wird bei neutralem oder saurem pH aber schnell zerstört.

Antibakterielle Aktivität und Wirkungsmechanismus Cycloserin wirkt *in vitro* hemmend auf M. tuberculosis bei Konzentrationen von 5 - 20 µg/ml. Es existieren keine Kreuzresistenzen zwischen Cycloserin und anderen tuberkulostatischen Wirkstoffen. Während das Antibiotikum bei experimentell induzierten Infektionen durch andere Mikroorganismen wirksam ist, zeigten *in vitro* Studien in konventionell verwendeten Medium, das D-Alanin enthält, bei den Kulturen keine Wachstumshemmung. Diese Aminosäure blockiert die antibakterielle Aktivität von Cycloserin. Die zwei Komponenten sind Strukturanaloga und Cycloserin hemmt die Reaktionen, in denen D-Alanin bei der bakteriellen Zellwandsynthese beteiligt ist (siehe Kapitel 45). Bei Verwendung von Medien ohne D-Alanin zeigt sich, daß das Antibiotikum *in vitro* das Wachstum von Enterokoken, *E. coli*, *Staph. aureus*, *Nocardia*-Arten sowie *Chlamydia* hemmt.

Resorption, Verteilung und Exkretion Bei oraler Gabe werden 70 - 90% des Cycloserins schnell resorbiert. Die Maximalkonzentrationen im Plasma werden drei bis vier Stunden nach einer Einzeldosis erreicht und liegen bei Kindern, die 20 mg/kg erhalten, zwischen 20 - 35 µg/ml. Nach zwölf Stunden sind nur noch kleine Mengen im Plasma vorhanden. Cycloserin verteilt sich auf alle Körperflüssigkeiten und Gewebe. Das Medikament passiert leicht die Blut-Hirn-Schranke, und die Konzentrationen im Liquor cerebrospinalis entsprechen in etwa den Plasmakonzentrationen. Etwa 50% einer parenteralen Cycloserindosis werden innerhalb der ersten zwölf Stunden unverändert mit dem Urin ausgeschieden. Insgesamt lassen sich in einem Zeitraum von 72 Stunden 65% in der aktiven Form wiederfinden. Sehr geringe Mengen des Antibiotikums werden metabolisiert. Bei Patienten mit Niereninsuffizienz können toxische Konzentrationen des Medikamentes akkumulieren. Es kann aus dem Kreislauf durch Dialyse entfernt werden.

Therapeutischer Einsatz Cycloserin sollte nur verwendet werden, wenn nach Rückfall eine erneute Behandlung erforderlich ist oder wenn die Mikroorganismen resistent gegen andere Wirkstoffe sind. Zur Tuberkulosebehandlung muß Cycloserin mit anderen effektiven Wirkstoffen zusammen verabreicht werden. Cycloserin ist zur oralen Applikation erhältlich. Die übliche Erwachsenendosis beträgt 250 - 500 mg zweimal täglich.

Unerwünschte Wirkungen Nebenwirkungen von Cycloserin betreffen meist das Zentralnervensystem. Gewöhnlich erscheinen diese in den ersten zwei Wochen und verschwinden, wenn das Medikament abgesetzt ist. Zu den zentralnervösen Nebenwirkungen gehören Schläfrigkeit, Kopfschmerzen, Tremor, Dysarthrie, Vertigo, geistige Verwirrung, Nervosität, Gereiztheit, psychotische Zustände mit Suizidneigung, paranoide Reaktionen, katatone und depressive Reaktionen, Zuckungen, Hyperreflexie, Sehstörungen, Paresen sowie tonisch-klonische Anfälle und Absencen. Hohe Cycloserindosen oder die Einnahme von Ethylalkohol erhöhen das Anfallsrisiko. Cycloserin ist bei Personen mit einer Epilepsieanamese kontraindiziert.

ANDERE MEDIKAMENTE

Die in diesem Abschnitt zusammengefaßten Wirkstoffe ähneln sich in vielerlei Hinsicht. Alle sind Reservestoffe, die nur zur Behandlung von Erkrankungen eingesetzt werden, die durch resistente Mikroorganismen oder nicht-tuberkulöse Mykobakterien verursacht sind. Alle müssen parenteral verabreicht werden und besitzen eine ähnliche Pharmakokinetik und Toxizität. Da diese Wirkstoffe potentiell oto- und nephrotoxisch sind, sollten zwei Medikamente dieser Gruppe nicht gleichzeitig und nicht in Kombination mit Streptomycin eingesetzt werden.

Kanamycin, ein Aminoglykosid, das in Kapitel 46 besprochen wird, hemmt *in vitro* das Wachstum von *M. tuberculosis* bei Konzentrationen von 10 µg/ml oder weniger. In kleinen Studien wurden Tuberkulose-Patienten mit 1 g Kanamycin täglich behandelt. Toxische Wirkungen waren häufig und schlossen ernsthafte Reaktionen wie neuromuskuläre Paralyse, Atemdepression, Agranulozytose, Anaphylaxie sowie Nephrotoxizität ein.

Amikacin ist ebenfalls ein Aminoglykosid (siehe Kapitel 46). Es ist extrem wirksam gegen mehrere Mykobakterienarten und kann zu einem wichtigen Medikament bei der Behandlung von Erkrankungen durch nicht-tuberkulöse Mykobakterien werden (siehe Sanders et al., 1976; Dalovisio and Pankey, 1978).

Capreomycin ist ein antimykobakteriell wirkendes, zyklisches Peptid, das von *Strep. capreolus* gebildet wird. Es besteht aus vier aktiven Komponenten – die Capreomycine IA, IB, IIA und IIB – deren Strukturen größtenteils von Bycroft und Mitarbeitern (1971) aufgeklärt wurden. Der klinisch eingesetzte Wirkstoff enthält in erster Linie IA und IB. Das Medikament ist sowohl *in vitro* als auch bei experimentell induzierter Tuberkulose wirksam (Wilson, 1967). Eine bakterielle Resistenz gegen Capreomycin entwickelt sich unter einer Monotherapie. Solche Mikroorganismen zeigen Kreuzresistenzen mit Kanamycin und Neomycin. Capreomycin wird nur in Verbindung mit anderen geeigneten Antituberkulotika zur Behandlung einer Lungen-Tb eingesetzt, wenn bakterizide Wirkstoffe nicht vertragen werden können oder wenn die verursachenden Erreger resistent wurden.

Capreomycin muß intramuskulär verabreicht werden. Die empfohlene Tagesdosis beträgt 15 - 30 mg/kg täglich oder bis zu 1 g für 60 - 120 Tage, gefolgt von 1 g zwei- oder dreimal pro Woche. Capreomycin sollte zusammen mit anderen effektiven Wirkstoffen verabreicht werden. Es hat sich als nützlich erwiesen bei der Therapie einer „resistenten" oder erfolglos behandelten Tuberkulose, wenn es mit Ethambutol oder Isoniazid kombiniert gegeben wird (Wilson, 1967; Donomae, 1968).

Die Nebenwirkungen im Zusammenhang mit der Verwendung von Capreomycin sind Eosinophilie, Hörverlust, Tinnitus, transiente Proteinurie, Zylindrurie sowie eine Stickstoffretention. Leukozytose, Leukopenie, Ausschläge sowie Fieber wurden ebenfalls beobachtet. Selten kann Nierenversagen auftreten. Die Injektion des Medikamentes kann schmerzhaft sein.

CHEMOTHERAPIE DER TUBERKULOSE

Die Verfügbarkeit effektiver Wirkstoffe hat die Tuberkulosebehandlung insofern verändert, als daß gegenwärtig die meisten Patienten in ambulanten Einrichtungen behandelt werden können, oftmals nach Diagnose und Initialtherapie im Krankenhaus. Dauernde Bettruhe ist nicht erforderlich und nicht hilfreich, um die Genesung zu beschleunigen. Um den Krankheits- und Behandlungsverlauf zu verfolgen, müssen die Patienten in regelmäßigen Abständen untersucht werden. Der örtlichen Gesundheitsbehörde müssen alle Fälle gemeldet werden. Kontaktpersonen sollten auf eine mögliche Erkrankung sowie auf die Angemessenheit einer prophylaktischen Therapie mit Isoniazid hin untersucht werden.

In den Vereinigten Staaten ist die Mehrzahl der Fälle einer unbehandelten Tuberkulose durch Mikroorganismen verursacht, die empfindlich gegenüber Isoniazid, Rifampicin, Ethambutol sowie Streptomycin sind. Um einer häufig während des Therapieverlaufs auftretenden Resistenzentwicklung gegen diese Wirkstoffe vorzubeugen, *muß eine Behandlung wenigstens zwei Medikamente beinhalten, gegen welche die Bakterien empfindlich sind.* Bei Erwachsenen und Kindern mit einer arzneimittelsensitiven Tuberkulose wird gewöhnlich die sechsmonatige Standardbehandlung bevorzugt, die aus Isoniazid, Rifampicin und Pyrazinamid für zwei Monate, gefolgt von Isoniazid und Rifampicin für weitere vier Monate besteht. Ebenso wirksam ist die Kombination von Isoniazid und Rifampicin über neun Monate. Aufgrund der Zunahme von Arzneimittelresistenzen hat das Centers for Disease Control and Prevention (CDC) empfohlen, daß die Initialtherapie mit einer Viererkombination erfolgen sollte (Isoniazid, Rifampicin, Pyrazinamid und Ethambutol oder Streptomycin).

HIV-infizierte Patienten sollten eine intensivere Therapie erhalten. Die Behandlung sollte wenigstens mit einer Viererkombination beginnen, bestehend aus Isoniazid, Rifampicin, Pyrazinamid und Ethambutol oder Streptomycin (Centers for Disease Control, 1993). In Gebieten, in denen mehrfachresistente Stämme vorherrschen, ist unter Umständen initial eine Fünfer- oder Sechserkombination angemessen (Lane et al., 1994). Die Behandlung sollte für wenigstens sechs Monate fortgesetzt werden, nachdem drei negative Kulturen erhalten wurden. Wenn Isoniazid oder Rifampicin nicht verwendet werden können, sollte die Therapie für wenigstens 18 Monate fortgesetzt werden (zwölf Monate nachdem die Kulturen negativ wurden). Eine Chemoprophylaxe (siehe unten) sollte erfolgen, wenn ein HIV-infizierter Patient einen positiven Tuberkulintest aufweist oder anergisch ist und aus einer Risikogruppe bezüglich einer Tuberkuloseerkrankung stammt (Gallant et al., 1994).

Therapie spezifischer Tuberkulosetypen Die Therapie einer unkomplizierten, arzneimittelsensitiven Lungentuberkulose besteht aus Isoniazid (5 mg/kg, bis zu 300 mg täglich), Rifampicin (10 mg/kg täglich, bis zu 600 mg täglich) und Pyrazinamid (15 - 30 mg/kg täglich oder maximal 2 g pro Tag). Bei den meisten Erwachsenen sollte die Behandlung ebenfalls Pyridoxin (15 - 50 mg täglich) beinhalten, um die Nebenwirkungen von Isoniazid zu minimieren (Snider, 1980). Isoniazid, Rifampicin und Pyrazinamid werden für zwei Monate gegeben, Isoniazid und Rifampicin werden dann für vier Monate fortgesetzt. Kinder werden ähnlich behandelt. Die Dosen betragen: 10 mg/kg Isoniazid täglich (maximal 300 mg), 10 - 20 mg/kg Rifampicin täglich (maximal 600 mg), 15 - 30 mg/kg Pyrazinamid täglich (maximal 2 g; American Thoracic Society, 1986). Chirurgische Eingriffe sind selten indiziert (Haas and Des Prez, 1995). Die Kombinationstherapie mit Isoniazid, Rifampicin und Ethambutol wird während der Schwangerschaft als sicher erachtet.

Bestimmte Patienten sollten initial wenigstens vier Medikamente erhalten, um sicherzustellen, daß die Mikroorganismen wenigstens gegen zwei der Wirkstoffe empfindlich sind. Dazu gehören (1) Patienten, die bekanntermaßen arzneimittelresistenten Mikroorganismen ausgesetzt waren, (2) Asiaten und Hispano-Amerikaner, insbesondere wenn sie erst kürzlich immigriert sind, (3) Patienten mit Miliartuberkulose oder anderen extrapulmonalen Erkrankungen, (4) Patienten mit Meningitis, (5) Patienten mit ausgedehnten Lungenerkrankungen sowie (6) Patienten mit HIV-Infektion. Die Mikroorganismen sollten zur Bestimmung ihrer Antibiotika-Empfindlichkeit kultiviert werden, allerdings werden die Ergebnisse erst mehrere Wochen später erhältlich sein. Der vierte Wirkstoff kann entweder Ethambutol (die übliche Erwachsenendosis beträgt 15 mg/kg einmal täglich) oder Streptomycin (1 g täglich) sein. Die Dosierung von Streptomycin wird nach zwei Monaten auf 1 g zweimal wöchentlich reduziert. Einige Ärzte bevorzugen es, die Ethambutoltherapie mit einer Dosis von 25 mg/kg täglich für die ersten 60 Tage einzuleiten und dann die Dosis auf 15 mg/kg täglich zu reduzieren, insbesondere bei Patienten, die schon vorbehandelt sind.

Bei einer angemessenen Behandlung ist bei der Mehrzahl der Patienten mit Lungentuberkulose schnell eine klinische Besserung erkennbar. Die Wirksamkeit zeigt sich gewöhnlich innerhalb der ersten zwei Therapiewochen durch eine Reduktion des Fiebers, Verminderung des Hustens, Gewichtszunahme und einer Besserung des Allgemeinzustands. Eine zunehmende radiologische Besserung ist ebenfalls sichtbar. Abhängig von der Schwere der Erkrankung weisen über 90% der Patienten, die eine optimale Behandlung erhielten, innerhalb von drei bis sechs Monaten negative Kulturen auf. Kulturen, die nach sechs Monaten Therapie positiv bleiben, liefern häufig resistente Mikroorganismen. Die Möglichkeit eines alternativen Therapieprogramms sollte dann in Erwägung gezogen werden.

Ein Therapieversagen kann begründet sein durch: (1) eine irreguläre oder unangemessene Therapie (aus der persistierende oder resistente Mikroorganismen resultieren), verursacht durch eine schlechte Patientencompliance während des langen Therapieverlaufs, (2) Monotherapie mit nur einem Wirkstoff, eventuell mit Unterbrechungen wegen Nebenwirkungen, (3) eine unangemessene Initialtherapie oder (4) die primäre Resistenz der Mikroorganismen.

Probleme bei der Chemotherapie *Resistenzentwicklung*
Einer der bedeutendsten Probleme einer Tuberkulosetherapie ist das Auftreten von Resistenzen. Der Hauptgrund für die Entwicklung einer Arzneimittelresistenz ist eine schlechte Patientencompliance. Die Beaufsichtigung der Einnahme kann bei vielen Patienten ratsam sein. Hierbei beobachtet ein Mitarbeiter des Gesundheitsdienstes die Einnahme der Medikamente zwei- bis fünfmal wöchentlich (Barnes and Barrows, 1993).

In Fällen, in denen Arzneimittelresistenzen erwartet werden, aber die Sensitivität noch nicht bekannt ist (z. B. Patienten, bei denen schon mehrere Therapien erfolgten), sollte die Therapie mit fünf oder sechs Medikamenten eingeleitet werden, einschließlich zwei oder drei solcher, die der Patient in der Vergangenheit noch nicht erhalten hat. Solch ein Programm könnte Isoniazid, Rifampicin, Ethambutol, Streptomycin, Pyrazinamid und Ethionamid enthalten. Die anfängliche Dosierung von Ethionamid beträgt bei Erwachsenen 250 mg zweimal täglich. Diese wird um 125 mg täglich alle fünf Tage gesteigert bis eine Dosis von 15 - 20 mg/kg täglich erreicht ist. Die Maximaldosis beträgt 1 g täglich. Um Magenreizungen zu minimieren, wird das Medikament am besten mit den Mahlzeiten eingenommen. Einige Ärzte beziehen Isoniazid mit in das Therapieprogramm ein, sogar wenn die Mikroorganismen dagegen resistent sind, da einiges darauf hindeutet, daß Erkrankungen mit isoniazidresistenten Mykobakterien während solch einer Therapie nicht fortschreiten. Andere bevorzugen es, Isoniazid abzusetzen, um mögliche toxische Nebenwirkungen zu vermeiden. Die Therapie sollte wenigstens 24 Monate andauern.

Nicht-tuberkulöse (atypische) Mykobakterien Diese Mikroorganismen (ohne den *M.-avium*-Komplex, der später besprochen wird) lassen sich bei Patienten in durch sie verursachten Läsionen (z. B. Hautulzera) nachweisen (Sanders and Horowitz, 1995). Da sie häufig resistent gegen die meist eingesetzten Wirkstoffe sind, muß ihre Empfindlichkeit *in vitro* untersucht werden und die Arzneimitteltherapie auf dieser Basis ausgewählt werden. In einigen Fällen ist die chirurgische Entfernung des infizierten Gewebes erforderlich, gefolgt von einer Langzeitbehandlung mit effektiven Wirkstoffen.

M. kansasii verursacht Erkrankungen ähnlich denen, die durch *M. tuberculosis* hervorgerufen werden, allerdings können sie schwächer sein. Die Mikroorganismen können resistent gegen Isoniazid sein. Eine Kombinationstherapie mit Isoniazid, Rifampicin und Ethambutol zeigte sich erfolgreich (Pezzia et al., 1981; Lane et al., 1994). *M. marinum* verursacht Hautläsionen. Eine Kombination aus Rifampicin und Ethambutol ist wahrscheinlich wirksam. Minocyclin (Loria, 1976) oder Tetracyclin ist *in vitro* wirksam und wird von einigen Ärzten eingesetzt (Izumi et al., 1977). *M. scrofulaceum* verursacht eine zervikale Lymphadenitis, insbesondere bei Kindern. Die chirurgische Entfernung scheint bis jetzt die Behandlung der Wahl zu sein (Lincoln and Gilberg, 1972). Erreger des *M.-fortuitum*-Komplexes (einschließlich *M. chelonei*) sind gewöhnlich Saprophyten, allerdings können sie chronische Lungenerkrankungen und Infektionen der Haut und Weichteile verursachen. Die Mikroorganismen sind gegen die meisten Medikamente hochresistent, *in vitro* sind allerdings Amikacin, Cefoxitin und Tetracycline wirksam (Sanders et al., 1977, Sanders, 1982).

Chemoprophylaxe der Tuberkulose
In bestimmten Fällen kann eine prophylaktische Therapie die Entwicklung einer aktiven Tuberkulose verhindern (Haas and Des Prez, 1995). Es bestehen vier Patientenkategorien, für die eine prophylaktische Therapie in Betracht gezogen werden sollte: Patienten, die Tuberkuloseerregern ausgesetzt sind, aber keine Anzeichen einer Infektion zeigen; Patienten mit Infektion (positiver Tuberkulin-Test: Infiltration >5 mm [HIV-infiziert] oder >10 mm [nicht immungeschwächt] bei fünf Einheiten PPD) und ohne offensichtliche Erkrankung; Patienten mit einer anamnestischen Tuberkulose, bei denen aber die Erkrankung gegenwärtig inaktiv ist sowie anergische Personen aus Risikogruppen für eine Tuberkuloserkrankung (siehe Edwards, 1977; Snider and Farer, 1978; American Thoracic Society, 1986; Gallant et al., 1994).

Enge Kontaktpersonen von Tuberkulosepatienten, die einen negativen Tuberkulintest aufweisen, sollten für wenigstens sechs Monate, nachdem der Kontakt abgebrochen wurde, Isoniazid erhalten. Dies ist besonders wichtig bei Kindern. Wenn der Tuberkulintest positiv wird, sollte die Therapie für zwölf Monate fortgesetzt werden.

Personen ohne sichtbare Erkrankung, deren Hauttest sich von negativ zu positiv innerhalb der vorausgehenden zwei Jahre wandelte, können Isoniazid für zwölf Monate erhalten. Diese Patienten werden als „infiziert" betrachtet, haben aber keine klinische Erkrankung. Von einigen Fachleuten wird empfohlen, daß Personen mit positivem Hauttest (egal wann dieser auftrat), die unter 35 Jahren alt sind oder bei denen das Risiko einer Infektion besteht durch Faktoren wie eine HIV-Infektion, eine immunsuppressive Therapie, Leukämie, ein Lymphom oder eine Silikose für ein Jahr Isoniazid erhalten sollten (American Thoracic Society, 1986; Gallant et al., 1994). Bei Personen über 35 Jahren kann das Risiko der Isoniazidtoxizität den potentiellen Nutzen einer Therapie überwiegen.

Bei Patienten mit einer alten, „inaktiven" Tuberkulose, die in der Vergangenheit keine angemessene Chemotherapie erhielten, sollte eine Behandlung mit Isoniazid für ein Jahr in Betracht gezogen werden (siehe Comstock, 1983). Eine Isoniazidprophylaxe bei HIV-infizierten Personen scheint genauso wirksam zu sein wie bei nicht-immungeschwächten Patienten. Das CDC empfiehlt für die Prophylaxe eine Dauer von zwölf Monaten. Eine Prophylaxe sollten HIV-infizierte Personen mit Infiltration (>5 mm bei fünf Einheiten PPD erhalten sowie anergische, HIV-infizierte Personen aus Risikogruppen für Tuberkulose. Bei HIV-infizierte Personen, die multiresistenter Tuberkulose ausgesetzt sind, sollte eine Prophylaxe mit hohen Dosen Ethambutol und Pyrazinamid mit oder ohne einem Fluorochinolon erfolgen (Gallant et al., 1994).

Eine Isoniazidprophylaxe ist bei Patienten mit einer aktiven Lebererkrankung oder bei solchen, die Reaktionen auf das Medikament zeigen, kontraindiziert. Für Richtlinien zur Prophylaxe mit alternativen Medikamenten wie Rifampicin liegen noch nicht genügend Daten vor. Bei schwangeren Frauen sollte eine Prophylaxe gewöhnlich bis nach der Entbindung verschoben werden. Zur Prophylaxe wird Isoniazid im allgemeinen bei Erwachsenen in einer Tagesdosis von 300 mg gegeben.

Kinder sollten 10 mg/kg bis zu einer maximalen Tagesdosis von 300 mg erhalten.

II. Pharmaka zur Behandlung von Erkrankungen durch den *Mycobacterium-avium*-Komplex

Disseminierte Infektionen mit *M.-avium*-Komplex-(MAK)-Bakterien treten bei 15 - 40% der HIV-infizierten Patienten auf. Patienten mit MAK-Infektionen befinden sich gewöhnlich in einem fortgeschrittenen Stadium einer HIV-Erkrankung mit CD4-T-Lymphozyten unter 100 Zellen/mm^3 und zeigen zum Zeitpunkt der Diagnosestellung Symptome wie Fieber, nächtliches Schwitzen, Gewichtsverlust und Anämie (Masur et al., 1993). Bei nicht HIV-infizierten Personen ist eine MAK-Infektion gewöhnlich auf die Lunge beschränkt und äußert sich durch einen chronisch produktiven Husten. Röntgenaufnahmen des Thorax zeigen Anzeichen einer begrenzten oder diffusen und/oder kavernösen Erkrankung (Havur and Ellner, 1995). Die antimykobakteriellen Standardwirkstoffe besitzen nur geringe Aktivität gegen MAK, es werden aber zunehmend neue antimikrobielle Wirkstoffe mit Aktivität gegen MAK erhältlich. Diese Pharmaka werden gegenwärtig sowohl zur Prophylaxe als auch zur Behandlung von MAK-Infektionen bei AIDS-Patienten eingesetzt.

RIFABUTIN

Rifabutin ist ein Derivat des Rifamycins und besitzt denselben Wirkungsmechanismus wie Rifampicin (Hemmung der mykobakteriellen RNA-Polymerase), ist allerdings *in vitro* und im Tiermodell wirksamer als Rifampicin.

Chemie Rifabutin ist in organischen Lösungsmitteln sowie in geringen Konzentrationen (0,19 mg/ml) in Wasser löslich. Es besitzt folgende Strukturformel:

RIFABUTIN

Antibakterielle Aktivität Rifabutin ist gegen MAK-Bakterien wirksamer als Rifampicin. Rifabutin ist *in vitro* sowohl gegen MAK-Isolate aus HIV-infizierten (bei denen die Mehrzahl der MAK-Infektionen durch *M. avium* bedingt ist) als auch aus nicht-HIV-infizierten Personen (bei denen etwa 40% der MAK-Infektionen durch *M. intracellulare* bedingt sind) wirksam. Rifabutin hemmt das Wachstum der meisten MAK-Isolate bei Konzentrationen zwischen 0,25 - 1,0 µg/ml. Rifabutin hemmt ebenfalls das Wachstum vieler *M.-tuberculosis*-Stämme bei Konzentrationen ≤ 0,125 µg/ml.

Resistenzentwicklung Kreuzresistenzen zwischen Rifampicin und Rifabutin treten in gewissem Grade sowohl bei *M. avium* als auch *M. tuberculosis* auf. Von 225 *M.-avium*-Stämmen, die gegen 10 µg/ml Rifampicin resistent waren, waren 80% sensitiv gegen 1 µg/ml Rifabutin (Heifets et al., 1985).

Resorption, Verteilung und Exkretion Die orale Gabe von 300 mg Rifabutin führt nach zwei bis drei Stunden zu Maximalkonzentrationen im Plasma von annähernd 0,4 µg/ml. Die Ausscheidung des Arzneimittels erfolgt biphasisch mit einer mittleren terminalen Halbwertszeit von 45 Stunden (schwankend zwischen 16 und 96 Stunden). Da Rifabutin ein lipophiles Medikament ist, sind die Konzentrationen im Gewebe wesentlich höher (fünf- bis zehnfach) als im Plasma. Nach Resorption aus dem Gastrointestinaltrakt wird Rifabutin mit dem Urin und der Galle ausgeschieden. Bei Patienten mit eingeschränkter Nierenfunktion ist keine Dosisanpassung erforderlich.

Therapeutischer Einsatz Rifabutin ist zur Prophylaxe von MAK-Infektionen bei HIV-infizierten Patienten zugelassen. Bei einer Dosis von 300 mg pro Tag verringert Rifabutin die Häufigkeit einer MAK-Bakteriämie um die Hälfte (Nightingale et al., 1993).

Unerwünschte Wirkungen Rifabutin wird im allgemeinen von HIV-infizierten Personen gut vertragen. Gründe für einen Abbruch der Therapie sind in erster Linie Hauterscheinungen (4%), gastrointestinale Unverträglichkeit (3%) und Neutropenie (2%; Nightingale et al., 1993). Bei Patienten, die Rifabutindosen über 450 mg täglich in Kombination mit Clarithromycin oder Fluconazol erhielten, traten Uveitis sowie Arthralgien auf. Bei Auftreten von Sehstörungen (schmerzhaftes oder unscharfes Sehen) sollte das Medikament abgesetzt werden. Die Patienten sollten entsprechend informiert werden. Das Arzneimittel verursacht wie Rifampicin eine orangebraune Verfärbung von Haut, Urin, Faeces, Saliva, Tränen und Kontaktlinsen. Selten können bei Patienten, die mit Rifabutin behandelt werden, Thrombozytopenien, ein grippeähnliches Syndrom (*flulike syndrome*), Hämolyse, Myositis, Brustschmerzen sowie Hepatitis auftreten.

Wie bei Rifampicin führt die Gabe von Rifabutin zu einer Induktion der mikrosomalen Leberenzyme mit einer Verminderung der Halbwertszeiten einer Reihe verschiedener, anderer Pharmaka, einschließlich Zidovudin, Prednison, Digitoxin, Chinidin, Ketoconazol, Propranolol, Phenytoin, Sulfonylharnstoff und Warfarin.

MAKROLIDE

Die Besprechung der pharmakologischen Eigenschaften der Makrolide einschließlich ihrer Nebenwirkungen und

Einsatzmöglichkeiten bei Infektionserkrankungen, die nicht durch MAK bedingt sind, erfolgt in Kapitel 47. Hier werden nur die Aspekte der Makrolide betrachtet, die im Zusammenhang mit ihrer Verwendung bei der Behandlung von MAK-Infektionen stehen.

Antibakterielle Aktivität Clarithromycin ist gegen die meisten nichttuberkulösen Mykobakterien aktiv (außer gegen M. simiae bei Konzentrationen ≤ 4 µg/ml) und *in vitro* etwa viermal wirksamer gegen MAK-Bakterien als Azithromycin. Die geringere Wirkungsstärke von Azithromycin kann *in vivo* durch seine größere intrazelluläre Penetrationsfähigkeit kompensiert werden: die Gewebekonzentrationen übertreffen im allgemeinen die Plasmakonzentrationen um zwei Größenordnungen.

Resistenzentwicklung Da die alleinige Verwendung von Clarithromycin oder Azithromycin bei der Therapie von MAK-Infektionen bei langfristiger Behandlung mit einer Resistenzentwicklung verbunden ist, sollten diese Medikamente nicht zur Monotherapie von MAK-Infektionen verwendet werden.

Therapeutischer Einsatz Clarithromycin (500 - 1000 mg zweimal täglich) oder Azithromycin (500 mg täglich) wird in Kombination mit wenigstens einem anderen Wirkstoff wie Ethambutol, Rifampicin, Rifabutin, Ciprofloxacin, Amikacin oder Clofazimin zur Behandlung von MAK-Infektionen eingesetzt. Erste Ergebnisse aus kontrollierten Studien deuten an, daß die Mortalität höher ist, wenn 1000 mg Clarithromycin zweimal an Stelle von 500 mg zweimal täglich verabreicht wird (Masur et al., 1993). Eine Behandlung sollte bei HIV-infizierten Personen lebenslang andauern.

Unerwünschte Nebenwirkungen Wenn hohe Dosen zur Behandlung von MAK-Infektionen eingesetzt wurden, traten gelegentlich Tinnitus, Schwindel sowie reversibler Hörverlust auf.

CHINOLONE

Die Besprechung der pharmakologischen Eigenschaften der Chinolone einschließlich ihrer Nebenwirkungen und Einsatzmöglichkeiten bei Infektionserkrankungen, die nicht durch MAK bedingt sind, erfolgt in Kapitel 44. Hier werden nur die Aspekte der Chinolone betrachtet, die im Zusammenhang mit der Verwendung bei der Behandlung von MAK-Infektionen stehen.

Antibakterielle Aktivität Von den Chinolonen besitzen *in vitro* Ciprofloxacin, Ofloxacin, Fleroxacin und Sparfloxacin eine hemmende Wirkung gegen *M. tuberculosis* und MAK-Bakterien (bei Konzentrationen (1,3 µg/ml für *M. tuberculosis* und ≤ 10 - 100 µg/ml bei MAK-Bakterien). Die minimalen Hemmkonzentrationen dieser Chinolone betragen für *M. fortuitum* und *M. kansasii* ≤ 3 µg/ml.

Resistenzentwicklung Eine Monotherapie von *M. fortuitum*-Infektionen mit Ciprofloxacin war mit einer Resistenzentwicklung verbunden.

Therapeutischer Einsatz Ciprofloxacin, 750 mg zweimal täglich oder 500 mg dreimal täglich, wurde als Teil einer Dreier- (mit Clarithromycin und Amikacin) sowie Viererkombinationstherapie (mit Rifampicin, Ethambutol und Clofazimin) zur Behandlung von MAK-Infektionen bei HIV-infizierten Patienten verwendet und führte zu einer Besserung der Symptome. Die Bakteriämie wurde mit der Dreierkombination besser kontrolliert. Eine multiresistente Tuberkulose konnte mit Ofloxacin, 300 mg oder 800 mg pro Tag, in Kombination mit Reservemitteln behandelt werden.

CLOFAZIMIN

Clofazimin wird ausführlicher unter den Pharmaka zur Behandlung der Lepra besprochen. *In vitro* hemmt es die meisten MAK-Isolate bei Konzentrationen von 1,6 - 2,0 µg/ml, obwohl die klinischen Erfahrungen mit dem Medikament in Kombination mit anderen Wirkstoffen enttäuschend waren.

AMIKACIN

Die antibakterielle Aktivität und pharmakologischen Eigenschaften von Amikacin werden ausführlicher in Kapitel 46 besprochen. Amikacin kann unter Umständen eine Rolle als dritter oder vierter Wirkstoff in einer Kombinationstherapie von MAK-Infektionen spielen. *In vitro* werden die meisten MAK-Isolate bei Konzentrationen von 8 - 32 µg/ml Amikacin gehemmt.

CHEMOTHERAPIE BEI INFEKTIONEN DURCH DEN *MYCOBACTERIUM-AVIUM*-KOMPLEX

Der anfängliche Pessimismus bei der Behandlung von MAK-Infektionen besserte sich mit der Verfügbarkeit von Clarithromycin und Azithromycin. Beide Wirkstoffe sind gegen viele MAK-Stämme ausgezeichnet wirksam. Eine klinische Ansprechbarkeit (Verminderung oder Eliminierung einer Bakteriämie, des nächtlichen Schwitzens und Senkung des Fiebers) konnte sogar unter einer Monotherapie gezeigt werden, diese war jedoch mit dem Auftauchen resistenter Stämme verbunden. Die meisten Kliniker behandeln MAK-Infektionen gegenwärtig mit Clarithromycin oder Azithromycin plus Ethambutol. In einigen Fällen (und mit unklaren Nutzen) wurden Rifabutin, Clofazimin und/oder ein Chinolon dem obigen Therapieschema hinzugefügt. Arzneimittel-Wechselwirkungen und Nebenwirkungen sind bei der Kombinationstherapie häufig. In einer Studie führten diese bei 46% der Patienten zu einem Abbruch der Therapie (Kemper et al., 1992). Eine klinische Besserung sollte in den ersten ein bis zwei Monaten der Behandlung auftreten, wobei keimfreie Blutkulturen erst nach bis zu dreimonatiger Therapie zu erwarten sind (Masur et al., 1993). Die Therapie einer MAK-Infektion bei HIV-infizierten Personen sollte lebenslang andauern, wenn die Therapie mit einer klinischen und mikrobiellen Besserung verbunden ist. Isoniazid und Pyrazinamid spielen keine Rolle bei der Behandlung von MAK-Infektionen.

Eine Prophylaxe von MAK-Infektionen mit Rifabutin sollte bei HIV-infizierten Personen, deren CD4-Zellzahl unter 100 Zellen/mm³ liegt, in Erwägung gezogen werden. Rifabutin ist ein gutverträgliches Medikament, das sich als effektiv erwiesen hat, die Inzidenz von MAK-Infektionen in dieser Patientengruppe zu reduzieren. Der Arzt sollte den Nutzen einer Prophylaxe abwägen gegen mögliche toxische Nebenwirkungen und Arzneimittel-Wechselwirkungen von Rifabutin sowie der Möglichkeit einer Resistenzentwicklung in einer Population mit einer hohen Tuberkuloserate. Arzneimittel-Interaktionen mit Clarithromycin und Zidovudin wurden beobachtet. Die klinische Bedeutung der durch Rifabutin verursachten Verringerung der Zidovudinkonzentrationen im Serum ist unbekannt und wird gegenwärtig in klinischen Versuchen untersucht (Masur et al., 1993). Aufgrund des Risikos der Entwicklung einer resistenten mykobakterielle Infektion, wenn schon eine Infektion besteht, müssen die Patienten vor Beginn einer Rifabutin-Prophylaxe sorgfältig auf das Vorhandensein einer Tuberkulose oder einer MAK-Infektion hin untersucht werden. Die Prophylaxe sollte lebenslang andauern. Die Rolle der neueren Makrolide bei der Behandlung einer MAK-Infektion wird zum jetzigen Zeitpunkt noch untersucht.

III. Pharmaka zur Behandlung der Lepra

Obwohl in den Vereinigten Staaten Lepra (Morbus Hansen) selten auftritt, sind schätzungsweise sechs Millionen Menschen weltweit daran erkrankt. Die Entwicklung einer effektiven Chemotherapie der Lepra ermöglichte es den meisten Patienten, außerhalb des Krankenhauses behandelt zu werden.

SULFONE

Die Sulfone sind Derivate von 4,4'-Diaminodiphenylsulfon (Dapson). Ihnen allen sind bestimmte pharmakologische Eigenschaften gemeinsam. Sie werden hier als Gruppe behandelt und nur Dapson und Sulfoxon werden einzeln betrachtet.

Geschichte Aufgrund ihrer chemischen Verwandtschaft zu den Sulfonamiden zogen die Sulfone erstmals das Interesse auf sich. In den 40er Jahren konnte gezeigt werden, daß die Sulfone wirksam sind, experimentell induzierte Infektionen mit dem Tuberkelbazillus zu hemmen sowie Lepra im Tiermodell (Ratten) zu behandeln. Dieser Entdeckung folgten bald erfolgreiche klinische Therapieversuche von Lepra beim Menschen. Die Sulfone sind gegenwärtig die wichtigsten Wirkstoffe zur Behandlung dieser Erkrankung.

Chemie Alle klinisch bedeutsamen Sulfone sind Derivate des Dapsons. Trotz der Entwicklung einer großen Anzahl Sulfone bleibt dieses Medikament der Wirkstoff mit dem größten klinischen Nutzen. Dapson und Sulfoxon-Natrium besitzen folgende Strukturen:

Antibakterielle Aktivität Da *M. leprae* nicht auf künstlichen Medien wächst, können nicht die üblichen Methoden angewandt werden, um *in vitro* die Empfindlichkeit gegenüber möglichen therapeutischen Wirkstoffen zu bestimmen. Grob kann die Empfindlichkeit von Therapeutika *in vivo* bestimmt werden, durch Injektion von Mikroorganismen in die Fußballen von Mäusen und Behandlung dieser mit dem zu testenden Wirkstoff. Nach sechs bis acht Monaten wird die Maus getötet, die Fußballen homogenisiert und die säurefesten Mikroorganismen unter dem Mikroskop gezählt (Shepard et al., 1976). Dapson wirkt bakteriostatisch, aber nicht bakterizid auf *M. leprae*. Die geschätzte Empfindlichkeit für das Medikament liegt zwischen 1 - 10 ng/ml für Mikroorganismen von unbehandelten Patienten (Levy and Peters, 1976). Während der Therapie kann *M. leprae* resistent gegen das Medikament werden.

Die Sulfone besitzen den selben Wirkungsmechanismus wie die Sulfonamide. Das Wirkungsspektrum beider Wirkstoffgruppen ist in etwa gleich und beide werden durch p-Aminobenzoesäure antagonisiert.

Dapsonresistente *M. leprae*-Stämme werden als „sekundär" bezeichnet, wenn sie während der Therapie auftauchen. Eine sekundäre Resistenz wird gewöhnlich bei lepromatösen (keimreichen) Patienten beobachtet, die mit einem einzelnen Medikament behandelt wurden. Die Inzidenz beträgt bis zu 19% (WHO Study Group, 1982). Abhängig von der geographischen Region wurde eine teilweise bis vollständige primäre Resistenz bei 2,5 - 40% der vorher unbehandelten Patienten beobachtet (Centers for Disease Control, 1982).

Therapeutischer Einsatz *Dapson* ist zur oralen Applikation erhältlich. Mehrere Dosierungsschemata wurden empfohlen (siehe Trautman, 1965; Gelber, 1995). Bei Erwachsenen war eine tägliche Therapie mit 100 mg erfolgreich. Die Therapie wird gewöhnlich mit kleineren Dosen begonnen, die über ein bis zwei Monate auf die empfohlene Menge gesteigert werden. Die Therapie sollte wenigstens drei Jahre andauern und kann unter Umständen lebenslang erforderlich sein.

Bei Patienten, die Dapson nicht vertragen, kann *Sulfoxon-Natrium* eingesetzt werden. Die empfohlene Tagesdosis von Sulfoxon-Natrium beträgt 330 mg.

Der Einsatz der Sulfone bei Malaria, die gegen die üblichen Antimalariamittel resistent ist, wird in Kapitel 40 besprochen.

Unerwünschte Wirkungen Die verschiedenen Sulfone rufen ähnliche Reaktionen hervor. Die häufigste Nebenwirkung ist eine Hämolyse mit unterschiedlichem Ausmaß. Sie tritt bei fast allen Patienten, die mit 200 bis 300 mg Dapson täglich behandelt werden, auf. Dosen von 100 mg oder weniger bei gesunden Personen und 50 mg oder weniger bei gesunden Individuen mit einem Glukose-6-phosphat-Dehydrogenase-Mangel verursachen keine Hämolyse (DeGowin, 1967). Methämoglobinämien sind ebenfalls häufig, und es kann zur Bildung sog. Heinzscher Innenkörper kommen. Bei einem genetischen Mangel der NADH-abhängigen Methämoglobin-Reduktase kann die Gabe von Dapson zu schweren Methämoglobinämien führen. Während die Verwendung von Sulfonen gewöhnlich zu einer verkürzten Lebensdauer der Erythrozyten führt und dies vermutlich ein dosisabhängiger Effekt ihrer oxidierenden Wirkung ist, tritt eine hämolytische Anämie nur selten auf, wenn beim Patient nicht schon eine Störung der Erythrozyten oder des Knochenmarks vorliegt (Pengelly, 1963). Die Hämolyse kann unter Umständen so schwer sein, daß Anzeichen einer Hypoxie auftreten.

Anorexie, Übelkeit und Erbrechen können der oralen Applikation der Sulfone folgen. In einzelnen Fällen wurde von Kopfschmerz, Nervosität, Schlaflosigkeit, unscharfem Sehen, Parästhesien, reversiblen peripheren Neuropathien (vermutlich infolge einer Axondegeneration), Arzneimittelfieber, Hämaturie, Pruritus, Psychosen und einer Reihe von Hautausschlägen berichtet (Rapoport and Guss, 1972). Gelegentlich tritt ein infektiöses, der Mononukleose ähnliches Syndrom auf, welches tödlich enden kann. Die Sulfone können die Exazerbation einer lepromatösen Lepra induzieren, vermutlich als Folge eines Prozesses analog zur Jarisch-Herxheimer-Reaktion. Dieses „Sulfon-Syndrom" kann sich bei mangelernährten Personen fünf bis sechs Wochen nach Behandlungsbeginn entwickeln. Zu den Anzeichen gehören Fieber, Übelkeit, Dermatitis exfoliativa, Gelbsucht mit Lebernekrose, Lymphadenopathien, Methämoglobinämie und Anämie (DeGowin, 1967).

Wenn die richtigen Vorsichtsmaßnahmen eingehalten werden, können die Sulfone ohne Bedenken über viele Jahre gegeben werden, in Dosen, die für eine erfolgreiche Lepratherapie ausreichend sind. Die Behandlung sollte mit kleinen Dosen beginnen, die dann kontinuierlich gesteigert werden. Die Patienten müssen unter konstanter klinischer Kontrolle stehen. Die durch die Sulfone induzierten Reaktionen, besonders solche im Zusammenhang mit einer Exazerbation der Lepra, können sehr schwerwiegend sein und unter Umständen die Einstellung der Behandlung erfordern.

Resorption, Verteilung und Exkretion Dapson wird schnell und fast vollständig aus dem Gastrointestinaltrakt resorbiert. Die disubstituierten Sulfone, wie Sulfoxon, werden nach oraler Gabe nur unvollständig resorbiert und in großen Mengen mit den Faeces ausgeschieden. Die Spitzenkonzentrationen von Dapson im Plasma werden innerhalb von zwei bis acht Stunden nach Applikation erreicht. Die mittlere Eliminationshalbwertszeit beträgt 20 - 30 Stunden. 24 Stunden nach oraler Einnahme von 100 mg schwanken die Plasmakonzentrationen von 0,4 - 1,2 µg/ml (Shepard et al., 1976) und eine Dosis von 100 mg Dapson pro Tag resultiert in durchschnittlich 2 µg freiem Dapson pro Gramm Blut oder nichthepatischem Gewebe. Etwa 70% des Medikamentes ist an Plasmaproteine gebunden. Die Plasmakonzentrationen nach den üblichen Dosen Sulfoxon-Natrium betragen 10 - 15 µg/ml. Diese Werte fallen relativ schnell ab, jedoch sind nach acht Stunden immer noch nennenswerte Mengen nachweisbar.

Die Sulfone verteilen sich auf das gesamte Körperwasser und alle Gewebe. Sie neigen dazu, in Haut und Muskel und besonders in Leber und Niere gespeichert zu werden, so daß geringe Mengen des Medikamentes noch bis zu drei Wochen nach Beendigung der Therapie in diesen Organen zu finden sind. Aufgrund einer Rückresorption im Darm aus der Galle verbleiben die Sulfone für lange Zeit im Kreislauf. Aus diesem Grund sind periodische Unterbrechungen der Therapie ratsam. Dapson wird in der Leber acetyliert, wobei die Geschwindigkeit der Acetylierung genetisch festgelegt ist. Dasselbe Enzym führt die Acetylierung von Isoniazid durch. Die tägliche Gabe von 50 - 100 mg führt zu Serumkonzentrationen, die über den üblichen minimalen Hemmkonzentrationen liegen, sogar bei Schnellacetylierern, bei denen die Serumhalbwertszeit von Dapson und bestimmten anderen Medikamenten kürzer ist als üblich.

Die Ausscheidung der Sulfone über den Harn variiert mit dem Medikamententyp. Etwa 70 - 80% einer Dapsondosis wird auf diesem Weg ausgeschieden. Das Medikament findet sich im Urin als ein säurelabiles Mono-N-Glukuronid und Mono-N-Sulfamat zusätzlich zu einer unbekannten Anzahl nicht identifizierter Metabolite (Shepard, 1969). Probenecid vermindert signifikant die Harnausscheidung der säurelabilen Dapson-Metaboliten sowie in geringerem Ausmaß die von freiem Dapson (Goodwin and Sparell, 1969).

RIFAMPICIN

Rifampicin wurde weiter oben in Hinblick auf seine Verwendung bei der Behandlung der Tuberkulose besprochen. Dieses Antibiotikum wirkt schnell bakterizid auf *M. leprae*, die minimale Hemmkonzentration liegt unter 1 µg/ml. Unter einer Therapie, die Rifampicin mit einschließt, nimmt die Infektiosität der Patienten rasch ab (Bullock, 1983). Aufgrund der weiten Verbreitung von Dapsonresistenzen empfiehlt die WHO Study Group (1982) gegenwärtig ein Therapieschema mit mehreren Medikamenten, einschließlich Rifampicin.

CLOFAZIMIN

Clofazimin ist ein Phenazinfarbstoff mit folgender Strukturformel:

CLOFAZIMIN

Clofazimin kann durch Bindung an die DNA die Transkription hemmen (Morrison and Marley, 1976). Es ist schwach bakterizid gegen *M. intracellulare*. Das Medikament zeigt ebenfalls eine entzündungshemmende Wirkung und verhindert die Ausbildung des Erythema nodosum leprosum. Clofazimin wird gegenwärtig als eine Komponente einer Kombinationstherapie der Lepra empfohlen (siehe unten). Die Verbindung ist ebenfalls nützlich zur Behandlung von chronischen Hautulzera durch *M. ulcerans* und hat geringe Wirksamkeit gegen den *Mycobacterium-avium*-Komplex (Medical Letter, 1987).

Clofazimin wird nach oraler Gabe resorbiert und scheint sich im Gewebe anzureichern. Menschliche Lepra, bei der dapsonresistente Bakterien auftraten, wurde mit Clofazimin mit guten Ergebnissen behandelt. Im Gegensatz zu dapsonempfindlichen Mikroorganismen, die sofort nach Applikation des Dapsons absterben, zeigen dapsonresistente Stämme keine nennenswerte Wirkung bis 50 Tage nach Therapiebeginn mit Clofazimin. Die Tagesdosis Clofazimin beträgt gewöhnlich 100 mg. (Siehe Levy et al., 1972.) Bei Patienten, die mit Clofazimin behandelt werden, kann sich die Haut rot verfärben, was für hellhäutige Individuen sehr unangenehm sein kann. Eine eosinophile Enteritis wurde ebenfalls als Nebenwirkung des Medikaments beschrieben (Mason et al., 1977).

SONSTIGE WIRKSTOFFE

Thalidomid, in Dosen von 100 - 300 mg täglich, ist wirksam zur Behandlung des Erythema nodosum leprosum (Iyer et al., 1971). Aufgrund der Teratogenität von Thalidomid sollte es niemals während der Schwangerschaft oder Frauen im gebärfähigen Alter verabreicht werden. In den Vereinigten Staaten ist es zur Behandlung des Erythema nodosum leprosum sowie unter bestimmten anderen, eingeschränkten Bedingungen zugelassen.

Ethionamid wurde weiter oben als Wirkstoff zur Behandlung der Tuberkulose besprochen. Es kann ersatzweise zu Clofazimin in oralen Dosen von 250 mg - 375 mg täglich verwendet werden. Zu den neueren Wirkstoffen, die aufgrund von Tierversuchen und begrenzten Erfahrungen mit Patienten vielversprechend erscheinen, gehören Minocyclin, Carithromycin, Pefloxacin und Ofloxacin (Gelber, 1995).

CHEMOTHERAPIE DER LEPRA

Die Behandlung einer Lepra sollte Spezialisten vorbehalten bleiben. Deshalb dient nachfolgende Besprechung hauptsächlich dazu, den Leser mit den Fortschritten vertraut zu machen, die in der Behandlung dieser chronischen bakteriellen Erkrankung gemacht wurden, die sich als sehr resistent gegenüber einer Chemotherapie erwiesen hat.

Es lassen sich fünf klinischen Typen der Lepra erkennen. An einem Ende des Spektrums steht die *tuberkuloide Lepra*. Diese Form der Erkrankung ist charakterisiert durch Maculae der Haut mit klaren Zentren und klarumrissenen Rändern. Diese sind stets schmerzlos. M.-leprae-Keime lassen sich selten in Abstrichen von ruhenden Läsionen finden, können sich aber während akiver Phasen zeigen. Virchow-Leprazellen lassen sich nicht nachweisen. Nicht-verkäsende Herde mit Langhans-Riesenzellen sind anwesend. Die zelluläre Immunantwort der Patienten ist normal und der Lepromintest (intradermale Injektion einer Suspension von hitzesterilisiertem, infektiösem Gewebe) ist stets positiv. Die Erkrankung ist durch andauernde Remissionen mit periodischer Reaktivierung gekennzeichnet.

Am anderen Ende des Spektrums ist die weit verbreitete *lepromatöse* Form der Erkrankung. Patienten mit dieser Erkrankung haben eine deutlich beeinträchtigte zelluläre Immunität und sind häufig anergisch. Der Lepromintest verursacht keine Reaktion. Die lepromatöse Erkrankung ist charakterisiert durch diffuse oder schlecht umrissene, lokale Infiltrationen der Haut, die mit der Zeit verdickt, glänzend und gefurcht wird. Gebiete mit verminderter Sensibilität können sich zeigen. M.-leprae-Keime lassen sich in Abstrichen nachweisen und es finden sich Granulome, die mit Bakterien beladene Histiozyten enthalten (Virchow-Leprazellen). Mit Fortschreiten der Krankheit sind große Nervenstämme betroffen, und es kann zu Anästhesien, Atrophien der Haut und Muskeln, Auflösen von kleinen Knochen, Ulzerationen und Spontanamputationen kommen. Drei Zwischenformen dieser Erkrankung lassen sich erkennen: Borderline tuberkuloide Lepra, Borderline lepromatöse Lepra und Borderline-Lepra (Gelber, 1995).

Bei Patienten mit tuberkuloider Lepra kann es unter Umständen zu nicht-lepromatösen Leprareaktionen (*reversal reactions*) kommen, die Anzeichen einer verzögerten Überempfindlichkeit gegen Antigene von *M. leprae* darstellen. Hautulzerationen und Störungen der peripheren Nerven können auftreten. Eine frühe Therapie mit Kortikosteroiden oder Clofazimin ist wirksam.

Lepromatöse Leprareaktionen (Erythema nodosum leprosum) sind charakterisiert durch das Auftreten erhabener, schmerzhafter, intrakutaner Knötchen, schweren Allgemeinsymptomen und hohem Fieber. Diese Reaktion kann durch verschiedene Umstände ausgelöst werden, steht allerdings häufig im Zusammenhang mit einer antimykobakteriellen Therapie. Vermutlich ist dies eine Überempfindlichkeitsreaktion vom Arthus-Typ im Zusammenhang mit der Freisetzung mikrobieller Antigene bei Patienten, die eine große Anzahl von Bakterien beherbergen. Eine Behandlung mit Clofazimin oder Thalidomid ist wirksam.

Durch erfolgreiche Chemotherapie, chirurgische Eingriffe, die helfen, Funktionen wiederherzustellen und Verunstaltungen zu beheben sowie durch das veränderte öffentliche Verhalten gegenüber erkrankten Personen haben sich die Aussichten für Personen mit Lepra deutlich verändert. Das soziale Stigma von Individuen mit diesem Gebrechen ist nach und nach abgelöst worden durch die Erkenntnis, daß Lepra eine potentiell heilbare, bakteriell bedingte Erkrankung ist. Auf Basis des Typs, der Dauer und Wirkung der Therapie können Leprapatienten als „infektiös" oder „nicht-infektiös" klassifiziert werden. Selbst infektiöse Patienten brauchen nicht hospitalisiert zu werden, wenn eine angemessene medizinische Kontrolle und die Aufrechterhaltung der Therapie sichergestellt ist.

Unter einer wirksamen Therapie heilen Ulzera und Schleimhautläsionen innerhalb weniger Monate aus. Kutane Knötchen sprechen langsamer an, und es kann Jahre dauern bis Bakterien aus Schleimhaut, Haut und Nerven vollständig eliminiert sind. Der Grad der verbleibenden Pigmentierung oder Depigmentierung, Atrophie und Vernarbung hängt vom anfänglichen Ausmaß der Betroffenheit ab. Schwere Okularläsionen zeigen eine geringe Ansprechbarkeit auf die Sulfone. Wenn die Behandlung begonnen wird, bevor Okularerkrankungen ersichtlich sind, lassen sich diese unter Umständen vermeiden. Keratokonjunktivitis und Hornhautulzerationen können sekundär zu einer Nervenbeteiligung auftreten.

Die WHO empfiehlt gegenwärtig für alle Leprapatienten eine Therapie mit mehreren Medikamenten (WHO Study Group, 1982). Dieses dient der Vermeidung von Resistenzen und ist angemessen, wenn primäre Resistenzen gegen den einen oder anderen Wirkstoff schon bestehen. Dosierungsempfehlungen für Kontrollprogramme berücksichtigen eine Anzahl von praktischen Beschränkungen. Bei Patienten mit großer Bakterienpopulation (bakterienreiche Formen) einschließlich lepromatöse Erkrankungen, Borderline lepromatöse und Borderline-Lepra wird folgendes Regimen vorgeschlagen: 100 mg Dapson täglich plus 100 mg Clofazimin täglich plus 600 mg Rifampicin einmal im Monat unter Aufsicht. Einige bevorzugen die Gabe einer täglichen Dosis Rifampicin (450 - 600 mg; Jacobson, 1982; Gelber 1995). Alle Medikamente werden oral verabreicht. Die Behandlung sollte mindestens zwei Jahre erfolgen und fortgesetzt werden, bis keine säurefesten Bakterien mehr in den Läsionen feststellbar sind.

Patienten mit geringer Bakterienpopulation (bakterienarme Erkrankung) einschließlich tuberkuloide, Borderline tuberkuloide und indeterminierte Erkrankungen sollten mit 100 mg Dapson täglich plus 600 mg Rifampicin einmal im Monat (unter Aufsicht) über sechs Monate behandelten werden. Rückfälle werden durch wiederholen des Regimes behandelt. Bei Patienten in den Vereinigten Staaten werden länger andauernde Behandlungsprogramme empfohlen (siehe Hastings and Franzblau, 1988).

AUSBLICK

Für Infektionen durch den *Mycobacterium-avium*-Komplex sind neue Prophylaxe- und Therapieschemata in Aussicht, die Makrolide, Rifabutin und Fluorochinolone beinhalten. Ein Verständnis der Resistenzmechanismen gegen antimykobakterielle Wirkstoffe kann zur Entwicklung von effektiveren Wirkstoffen für Infektionen durch resistente Organismen führen. Der Einsatz von Immunmodulatoren wie γ-Interferon mit dem Ziel, das Abtöten intrazelluläre Bakterien durch Makrophagen zu steigern, ist ebenfalls ein potentiell bedeutender, neuer Behandlungsweg.

Für weitere Informationen hinsichtlich der Infektionen, für welche die in diesem Kapitel besprochenen Wirkstoffe eingesetzt werden, siehe *Harrison's Principles of Internal Medicine*, 14th ed., McGraw-Hill, New York, 1998, deren deutsche Ausgabe 1999 erscheint.

LITERATUR

Baciewicz, A.M., Self, T.H., and Bekemeyer, W.B. Update on rifampin drug interactions. *Arch. Intern. Med.*, **1987**, *147*:565.

Bailey, W.C., Weill, H., DeRouen, T.A., Ziskind, M.M., Jackson, H.A., and Greenberg, H.B. The effect of isoniazid on transaminase levels. *Ann. Intern. Med.*, **1974**, *81*:200—202.

Banerjee A., Dubnau, E., Quemard, A., Balasubramanian, V., Um, K.S., Wilson, T., Collins, D., de Lisle, G., Jacobs, W.R., Jr. inhA, a gene encoding a target for isoniazid and ethionamide in *Mycobacterium tuberculosis*. *Science*, **1994**, *263*:227—230.

Bobrowitz, I.D. Ethambutol-isoniazid versus streptomycin-ethambutol-isoniazid in original treatment of cavitary tuberculosis. *Am. Rev. Respir. Dis.*, **1974**, *109*:548—553.

Bowersox, D.W., Winterbauer, R.H., Stewart, G.L., Orme, B., and Barron, E. Isoniazid dosage in patients with renal failure. *N. Engl. J. Med.*, **1973**, *289*:84—87.

British Thoracic Association. A controlled trial of six months chemotherapy in pulmonary tuberculosis. Second report: results during the twenty-four months after the end of chemotherapy. *Am. Rev. Respir. Dis.*, **1983**, *126*:460—462.

Broome, C.V., Mortimer, E.A., Katz, S.L., Fleming, D.W., and Hightower, A.W. Use of chemoprophylaxis to prevent the spread of *Haemophilus influenzae* b in day-care facilities. *N. Engl. J. Med.*, **1987**, *316*:1226—1228.

Bycroft, B.W., Cameron, D., Croft, L.R., Hassanali-Walji, A., Johnson, A.W., and Webb, T. Total structure of capreomycin 1B, a tuberculostatic peptide antibiotic. *Nature*, **1971**, *231*:301—302.

Byrd, R.B., Horn, B.R., Solomon, D.A., and Griggs, G.W. Toxic effects of isoniazid in tuberculosis chemoprophylaxis. *JAMA*, **1979**, *241*:1239—1241.

Cauthen, G.M., Kilburn, J.O., Kelly, G.D., and Good, R.C. Resistance to anti-tuberculosis drugs in patients with and without prior treatment: survey of 31 state and large city laboratories, 1982—1986. *Am. Rev. Respir. Dis.*, **1988**, *137: Suppl.*: 260.

Centers for Disease Control. Adverse drug reactions among children treated for tuberculosis. *M.M.W.R.*, **1980**, *29*:589—591.

Centers for Disease Control. Increase in prevalence of leprosy caused by dapsone-resistant *Mycobacterium leprae*. *M.M.W.R.*, **1982**, *30*:637—638.

Centers for Disease Control. Initial therapy for tuberculosis in the era of multidrug resistance. Recommendations of the Advisory Committee for the Elimination of Tuberculosis. *M.M.W.R.*, **1993**, *42*:1—8.

Comstock, G.W. New data on preventive treatment with isoniazid. *Ann. Intern. Med.*, **1983**, *98*:663—665.

Dalovisio, J.R., and Pankey, G.A. *In vitro* susceptibility of *Mycobacterium fortuitum* and *Mycobacterium chelonei* to amikacin. *J. Infect. Dis.*, **1978**, *137*:318—321.

Donomae, I. The combined use of capreomycin and ethambutol in retreatment of pulmonary tuberculosis. *Am. Rev. Respir. Dis.*, **1968**, *98*:699—702.

Edwards, P.Q. Tuberculosis, now and the future: short-term therapy, preventive therapy, and bacillus Calmette-Guérin. *Bull. N.Y. Acad. Med.*, **1977**, *53*:526—531.

Evans, D.A.P., Manley, K.A., and McKusick, V.A. Genetic control of isoniazid metabolism in man. *Br. Med. J.*, **1960**, *2*:485—491.

Fox, H.H. The chemical attack on tuberculosis. *Trans. N.Y. Acad. Sci.*, **1953**, *15*:234—242.

Furesz, S. Chemical and biological properties of rifampicin. *Antibiot. Chemother.*, **1970**, *16*:316—351.

Gangadharam, P.R.J. Isoniazid, rifampin, and hepatotoxicity. *Am. Rev. Respir. Dis.*, **1986**, *133*:963—965.

Garibaldi, R.A., Drusin, R.E., Ferebee, S.H., and Gregg, M.B. Isoniazid-associated hepatitis. Report of an outbreak. *Am. Rev. Respir. Dis.*, **1972**, *106*:357—365.

Girling, D.J. The hepatic toxicity of antituberculous regimens containing isoniazid, rifampicin and pyrazinamide. *Tubercle*, **1978**, *59*:13—32.

Girling, D.J., and Hitze, H.L. Adverse reactions to rifampicin. *Bull. W.H.O.*, **1979**, *57*:45—49.

Goodwin, C.S., and Sparell, G. Inhibition of dapsone excretion by probenecid. *Lancet*, **1969**, *2*:884—885.

Graber, C.D., Jebaily, J., Galphin, R.L., and Doering, E. Light chain proteinuria and humoral immunocompetence in tuberculous patients treated with rifampin. *Am. Rev. Respir. Dis.*, **1973**, *107*:713—717.

Grosset, J., and Leventis, S. Adverse effects of rifampin. *Rev. Infect. Dis.*, **1983**, *5*:S440—S446.

Heifets, L.B., Iseman, M.D., Lindholm-Levy, P.J., and Kanes, W. Determination of ansamycin MICs for *Mycobacterium avium* complex in liquid medium by radiometric and conventional methods. *Antimicrob. Agents Chemother.*, **1985**, *28*:570—575.

Hobby, G.L., and Lenert, T.F. Observations on the action of rifampin and ethambutol alone and in combination with other antituberculous drugs. *Am. Rev. Respir. Dis.*, **1972**, *105*:292—295.

Holdiness, M.R. Cerebrospinal fluid pharmacokinetics of antituberculosis antibiotics. *Clin. Pharmacokinet.*, **1985**, *10*:532—534.

Iyer, C.G.S., Languillon, J., and Ramanujam, K. WHO coordinated short-term double-blind trial with thalidomide in the treatment of acute lepra reactions in male lepromatous patients. *Bull. W.H.O.*, **1971**, *45*:719—732.

Izumi, A.K., Hanke, E.W., and Higaki, M. *M. marinum* infections treated with tetracycline. *Arch. Dermatol.*, **1977**, *113*:1067—1068.

Kemper, C.A., Meng, T.C., Nussbaum, J., Chiu, J., Feigal, D.F., Bartok, A.E., Leedom, J.M., Tilles, J.G., Deresinski, S.C., McCutchan, J.A., and the California Collaborative Treatment Group. Treatment of *Mycobacterium avium* complex bacteremia in AIDS with a four-drug oral regimen: rifampin, ethambutol, clofazimine and ciprofloxacin. *Ann. Intern. Med.*, **1992**, *116*:466—472.

Levy, L., and Peters, J.H. Susceptibility of *Mycobacterium leprae* to dapsone as a determinant of patient response to acedapsone. *Antimicrob. Agents Chemother.*, **1976**, *9*:102—112.

Levy, L., Shepard, C.C., and Fasal, P. Clofazimine therapy of lepromatous leprosy caused by dapsone-resistant *Mycobacterium leprae*. *Am. J. Trop. Med. Hyg.*, **1972**, *21*:315—321.

Lincoln, E.M., and Gilberg, L.A. Disease in children due to mycobacteria other than *M. tuberculosis*. *Am. Rev. Respir. Dis.*, **1972**, *105*:683—714.

Loria, P.R. Minocycline hydrochloride treatment for atypical acid-fast infection. *Arch. Dermatol.*, **1976**, *112*:517—519.

Mason, G.H., Ellis-Pegler, R.B., and Arthur, J.F. Clofazimine and eosinophilic enteritis. *Lepr. Rev.*, **1977**, *48*:175—180.

McGlynn, K.A., Lustabader, E.D., Sharrar, R.G., Murphy, E.C., and London, W.T. Isoniazid prophylaxis in hepatitis B carriers. *Am. Rev. Respir. Dis.*, **1986**, *134*:666—668.

Medical Letter. Clofazimine for leprosy and *Mycobacterium avium* complex infections. **1987**, *29*:77—78.

Miller, R.R., Porter, J., and Greenblatt, D.J. Clinical importance of the interaction of phenytoin and isoniazid. *Chest*, **1979**, *75*:356—358.

Morrison, N.E., and Marley, G.M. Clofazimine binding studies with deoxyribonucleic acid. *Int. J. Lepr.*, **1976**, *44*:475—481.

Nightingale, S.D., Cameron, D.W., Gordin, F.M., Sullam, P.M., Cohn, D.L., Chaisson, R.E., Eron, L.J., Sparti, P.D., Bihari, B., Kaufman, D.L., Stern, J.J., Pearce, D.D., Weinberg, W.G., LaMarca, A., and Siegal, F.P. Two controlled trials of rifabutin prophylaxis against *Mycobacterium avium* complex infection in AIDS. *New Engl. J. Med.*, **1993**, *329*:828—833.

O'Reilly, R.A. Interaction of chronic daily warfarin therapy and rifampin. *Ann. Intern. Med.*, **1975**, *83*:506—508.

Pengelly, C.D.R. Dapsone-induced hemolysis. *Br. Med. J.*, **1963**, *2*:662—664.

Pezzia, W., Raleigh, J.W., Bailey, M.C., Toth, E.A., and Silverblatt, J. Treatment of pulmonary disease due to *Mycobacterium kansasii*: recent experience with rifampin. *Rev. Infect. Dis.*, **1981**, *3*:1035—1039.

Postlethwaite, A.E., Bartel, A.G., and Kelley, W.N. Hyperuricemia due to ethambutol. *N. Engl. J. Med.*, **1972**, *286*:761—762.

Radner, D.B. Toxicologic and pharmacologic aspects of rifampin. *Chest*, **1973**, *64*:213—216.

Rapoport, A.M., and Guss, S.B. Dapsone-induced peripheral neuropathy. *Arch. Neurol.*, **1972**, *27*:184—186.

Sanders, W.E., Jr. Lung infection caused by rapidly growing mycobacteria. *J. Respir. Dis.*, **1982**, *3*:30—38.

Sanders, W.E., Jr., Cacciatore, R., Valdez, H., Schneider, N., and Hartwig, C. Activity of amikacin against mycobacteria *in vitro* and in experimental infections with *M. tuberculosis*. *Am. Rev. Respir. Dis.*, **1976**, *113*:59.

Sanders, W.E., Jr.; Hartwig, E.C.; Schneider, N.J.; Cacciatore, R., and Valdez, H. Susceptibility of organisms in the *Mycobacterium fortuitum* complex to antituberculous and other antimicrobial agents. *Antimicrob. Agents Chemother.*, **1977**, *12*:295—297.

Scheuer, P.J., Summerfield, J.A., Lal, S., and Sherlock, S. Rifampin hepatitis. *Lancet*, **1974**, *1*:421—425.

Shepard, C.C., Ellard, G.A., Levy, L., Opromolla, V., Pattyn, S.R., Peters, J.H., Rees, R.J.W., and Waters, M.F.R. Experimental chemotherapy of leprosy. *Bull. W.H.O.*, **1976**, *53*:425—433.

Simon, E., Veres, E., and Banki, G. Changes in SGOT activity during treatment with ethionamide. *Scand. J. Respir. Dis.*, **1969**, *50*:314—322.

Sippel, J.E., Mikhail, I.A., Girgis, N.I., and Youssef, H.H. Rifampin concentrations in cerebrospinal fluid of patients with tuberculous meningitis. *Am. Rev. Respir. Dis.*, **1974**, *109*:579—580.

Skolnick, J.L., Stoler, B.S., Katz, D.B., and Anderson, W.H. Rifampin, oral contraceptives, and pregnancy. *JAMA*, **1976**, *236*:1382.

Snider, D.E., Jr. Pyridoxine supplementation during isoniazid therapy. *Tubercle*, **1980**, *61*:191—196.

Snider, D.E., and Farer, L.S. Preventive therapy with isoniazid for "inactive" tuberculosis. *Chest*, **1978**, *73*:4—5.

Takayama, K., Armstrong, E.L., Kunugi, K.A., and Kilburn, J.O. Inhibition by ethambutol of mycolic acid transfer into the cell wall of *Mycobacterium smegmatis*. *Antimicrob. Agents Chemother.*, **1979**, *16*:240.

Takayama, K., Schnoes, H.K., Armstrong, E.L., and Boyle, R.W. Site of inhibitory action of isoniazid in the synthesis of mycolic acids in *Mycobacterium tuberculosis*. *J. Lipid Res.*, **1975**, *16*:308—317.

Tiitinen, H. Isoniazid and ethionamide serum levels and inactivation in Finnish subjects. *Scand. J. Resp. Dis.*, **1969**, *50*:110—124.

Trautman, J.R. The management of leprosy and its complications. *N. Engl. J. Med.*, **1965**, *273*:756—758.

Warrington, R.J., Hogg, G.R., Paraskevas, F., and Tse, K.S. Insidious rifampin-associated renal failure with light-chain proteinuria. *Arch. Intern. Med.*, **1977**, *137*:927—930.

Wheat, L.J., Kohler, R.B., Luft, F.C., and White, A. Long-term studies of the effect of rifampin on nasal carriage of coagulase-positive staphylococci. *Rev. Infect. Dis.*, **1983**, *5*:S459—S462.

WHO Study Group. Chemotherapy of leprosy for control programmes. WHO Technical Report Series No. 675, WHO, Geneva, *1982*, 7—33.

Wilson, T.M. Current therapeutics. CCXL. Capreomycin and ethambutol. *Practitioner*, **1967**, *199*:817—824.

Monographien und Übersichtsartikel

American Thoracic Society. Treatment of tuberculosis and tuberculosis infections in adults and children. *Am. Rev. Respir. Dis.*, **1986**, *134*:363—368.

Barnes, P.F., and Barrows, S.A. Tuberculosis in the 1990s. *Ann. Intern. Med.*, **1993**, *119*:400—410.

Bullock, W.E. Rifampin in the treatment of leprosy. *Rev. Infect. Dis.*, **1983**, *5*:S606—S613.

DeGowin, R.L. A review of the therapeutic and hemolytic effects of dapsone. *Arch. Intern. Med.*, **1967**, *120*:242—248.

Farr, B.F. Rifamycins. In, *Mandell, Douglas and Bennett's Principles and Practice of Infectious Diseases*, 4th ed. (Mandell, G.L., Bennett, J.E., and Dolin, R., eds.) Churchill Livingstone, Inc., New York, **1995**, pp. 317—329.

Gallant, J.E., Moore, R.D., and Chaisson, R.E. Prophylaxis for opportunistic infections in patients with HIV infection. *Ann. Intern. Med.*, **1994**, *120*:932—944.

Gelber, R.H. Leprosy (Hansen's disease). In, *Mandell, Douglas and Bennett's Principles and Practice of Infectious Diseases*, 4th ed. (Mandell, G.L., Dolin, R, and Bennett, J.E., eds.) Churchill Livingstone, Inc., New York, **1995**, pp. 2243—2250.

Goldman, A.L., and Braman, S.S. Isoniazid: a review with emphasis on adverse effects. *Chest*, **1972**, *62*:71—77.

Haas, D.W., and Des Prez, R.M. Mycobacterium tuberculosis. In, *Mandell, Douglas and Bennett's Principles and Practice of Infectious Diseases*, 4th ed. (Mandell, G.L., Dolin, R., and Bennett, J.E., eds.) Churchill Livingstone, Inc., New York, **1995**, pp. 2213—2243.

Hastings, R.C., and Franzblau, S.G. Chemotherapy of leprosy. *Annu. Rev. Pharmacol. Toxicol.*, **1988**, *28*:231—245.

Havur, D.V., and Ellner, J.J. *Mycobacterium avium* complex. In, *Mandell, Douglas and Bennett's Principles and Practice of Infectious Diseases*, 4th ed.(Mandell, C.L., Dolin, R., and Bennett, J.E., eds.) Churchill Livingstone, Inc., New York, **1995**, pp. 2250—2264.

Iseman, M.D. Treatment of multidrug-resistant tuberculosis. *New Engl. J. Med.*, **1993**, *329*:784—791. [Published erratum in *New Engl. J. Med.*, **1993**, *329*:1435 (error in Table 4).]

Jacobson, R.R. The treatment of leprosy (Hansen's disease). *Hosp. Formulary*, **1982**, *17*:1076—1091.

Kapusnik, J.E., Parenti, F., and Sande, M. The use of rifampicin in staphylococcal infections—a review. *J. Antimicrob. Chemother.*, **1984**, *13*:61—66.

Lane, H.C., Laughon, B.E., Falloon, J., Kovacs, J.A., Davey, R.T., Jr., Polis, M.A., and Masur, H. Recent advances in the management of AIDS-related opportunistic infections. *Ann. Intern. Med.*, **1994**, *120*:945—955.

Masur, H., and the Public Health Service Task Force on Prophylaxis and Therapy for *Mycobacterium avium* Complex. Recommendations on prophylaxis and therapy for disseminated *Mycobacterium avium* complex disease in patients infected with the human immunodeficiency virus. *New Engl. J. Med.*, **1993**, *329*:898—904.

Sanders, W.E., Jr., and Horowitz, E.A. Other *Mycobacterium* species. In, *Mandell, Douglas and Bennett's Principles and Practice of Infectious Diseases*, 4th ed. (Mandell, G.L., Bennett, J.E., and Dolin, R., eds.) Churchill Livingstone, Inc., New York, **1995**, pp. 2264—2272.

Shepard, C.C. Chemotherapy of leprosy. *Annu. Rev. Pharmacol.*, **1969**, *9*:37—50.

49 ANTIMIKROBIELLE WIRKSTOFFE
(Fortsetzung)
Antimykotika

John E. Bennet

Pilzinfektionen werden traditionell in zwei Gruppen unterteilt: in systemische und in oberflächliche Mykosen. Aus diesem Grund werden in diesem Kapitel die wichtigsten antimykotisch wirksamen Medikamente unter diesen zwei Gesichtspunkten, systemisch und topisch, behandelt, obwohl diese Unterscheidung in neuerer Zeit nicht mehr ganz angemessen erscheint. So können beispielsweise die Antimykotika vom Imidazol-, Triazol- und Polyentyp sowohl systemisch als auch topisch eingesetzt werden, und viele Oberflächenmykosen können entweder systemisch oder topisch behandelt werden. Amphotericin B, Ketoconazol, Fluconazol und Itraconazol werden besonders ausführlich besprochen. Eine Auswahl anderer Antimykotika, wie z. B. Derivate der Undecylen-, Salicyl-, Benzoe-, Propion- und Kaprylsäure werden ebenfalls angesprochen. Obwohl kürzlich gezeigt wurde, daß Pneumocystis carinii, der für lebensbedrohliche Pneumonien bei abwehrgeschwächten Patienten verantwortlich ist, den Pilzen und nicht den Protozoen angehört, wird seine Behandlung in Kapitel 41 beschrieben, da die gegenwärtig eingesetzten Medikamente auf diesem Gebiet vor allem antiprotozoal und nicht antimykotisch wirken.

Mit Einführung von Ketoconazol in den frühen 70er Jahren begann eine neue Ära der antimykotischen Therapie. Die Verfügbarkeit eines oral einnehmbaren Medikamentes mit geringer Toxizität ermöglichte die ambulante Therapie tiefer Mykosen, die Langzeitprophylaxe immungeschwächter Patienten sowie die Behandlung von leichten Krankheitsverläufen. Alle drei Optionen waren nicht gegeben, solange zur systemischen Therapie nur Amphotericin B zur Verfügung stand, ein toxisches Medikament, das intravenös verabreicht wird. Ketoconazol selber ist inzwischen durch neuere Azolderivate aufgrund ihrer verbesserten Wirksamkeit, ihrer nur geringen Auswirkung auf den Hormonstatus und der Möglichkeit zur intravenösen Gabe weitestgehend ersetzt worden. Zukünftige Azole könnten das antimykotische Spektrum zusätzlich erweitern. In letzter Zeit ist der Gebrauch von Azolen allerdings drastisch angestiegen, womit auch die Sorge um primärere Arzneimittelresistenzen bei ansonsten empfindlichen Arten wächst. Sekundäre Arzneimittelresistenzen treten hauptsächlich nach Monaten oder Jahren einer Therapie oropharyngealer Kandidosen mit Azolderivaten bei Patienten mit fortgeschrittener HIV-1-Infektion (*human immunodeficiency virus* Typ 1) auf. Isolierte *Candida-albicans*-Stämme dieser Patienten scheinen *in vitro* weniger empfindlich gegen Azole zu sein als Isolate anderer Patienten. Der Nachweis von Azolresistenzen hängt von der Zuverlässigkeit der in vitro Sensibilitätstests ab. Es ist zu hoffen, daß solche Testverfahren in Zukunft weiter verbessert sowie einfacher und damit für den klinisch Gebrauch geeigneter werden.

Ein weiterer Fortschritt in der Entwicklung antimykotischer Wirkstoffe war die Herstellung von Amphotericin-B-Zubereitungen mit geringerer toxischer Wirkung nach intravenöser Applikation (z. B. liposomales Amphotericin B). Keine dieser neuen Zubereitungen ist jedoch wirksamer als die ursprüngliche Desoxycholatverbindung von Amphotericin B, auch nicht bei Einsatz höherer Dosen. Klinische Studien müssen erst zeigen, welche der neuen Zubereitungen im Vergleich zur Desoxycholatzubereitung bei gleichwärtiger klinischer Wirksamkeit die geringste Toxizität aufweist.

Mit Ausnahme von Flucytosin bleibt die Bestimmung der Blutkonzentration antimykotischer Medikamente ein experimentelles Verfahren, das nicht in der Klinikroutine eingesetzt wird. Die Toxizität von Flucytosin ist deutlich von der Medikamentenkonzentration abhängig und bei Azotämie steigen Flucytosinkonzentrationen in den toxischen Bereich. Bei Azolen und Amphotericin-B-Zubereitungen erlauben die Blutkonzentrationen keine Vorhersage von Toxizität oder Wirksamkeit.

Das Vordringen systemischer Antimykotika in die ambulante Allgemeinpraxis macht eine klare Charakterisierung von Wirksamkeit, Toxizität und Wechselwirkung mit anderen Medikamenten notwendig. Durch das breite Angebot an topischen Wirkstoffen ist der Auswahlprozess für den Arzt und aufgrund neuer frei verkäuflicher Azolpräparate auch für den Patienten erschwert worden. Tabelle 49.1 zeigt die am häufigst vorkommenden Mykosen und deren Behandlung der Wahl.

SYSTEMISCHE ANTIMYKOTIKA

Amphotericin B

Geschichte und Herkunft *Amphotericin B* wurde 1956 von Gold und Mitarbeitern entdeckt. Sie untersuchten einen Stamm von *Streptomyces nodosus*, einen aeroben Aktinomyceten, den sie aus den Orinoco-Gebiet in Venezuela erhielten.

Chemie Amphotericin B ist ein Polyen-Makrolid-Antibiotikum aus einer der etwa 200 Verbindungen umfassenden Familie mit folgenden gemeinsamen Charakteristika: vier bis sieben konjugierte Doppelbindungen, einen internen zyklischen Ester, schlechte Wasserlöslichkeit, starke Toxizität bei parenteraler Gabe sowie ein gemeinsamer antimykotischer Wirkungsmechanismus. Amphotericin B (Strukturformel siehe unten) ist ein heptaenes Makrolid mit sieben konjugierten Doppelbindungen in trans-Stellung und einem 3-Amino-3,6-didesoxymannose (Mykosamin), die am Hauptring glykosidisch verknüpft ist. Das amphotere Verhalten, welches der Substanz ihren Namen gab, leitet sich durch die Anwesenheit einer Carboxylgruppe am Hauptring sowie einer primären Aminogruppe am Mykosamin ab. Diese Gruppen verleihen dem Molekül Wasserlöslichkeit bei extremen pH-Werten. Röntgenkristallographische Studien haben gezeigt, daß das Molekül starr und stäbchenförmig ist, wobei die hydrophile Hydroxylgruppe des Makrolidrings dem lipophilen polyenen Molekülteil gegenüber liegt.

Zubereitungsformen Amphotericin B ist wasserunlöslich, bildet aber mit dem Gallensalz Desoxycholsäure einen löslichen Komplex, der sich zur intravenösen Infusion eignet. Der Komplex ist als lyophilisiertes Pulver erhältlich, welches 50 mg Amphotericin B, 41 mg Desoxycholat sowie geringe Mengen Natrium-Phosphat-Puffer enthält. Der Amphotericin-B-Desoxycholat-Komplex (DOC) bildet in Wasser ein Kolloid mit einem Partikeldurchmesser 0,4 µm. Bei Verwendung von Filtern im intravenösen Infusionsbesteck, die Partikel mit einem Durchmesser über 0,22 µm ausfiltern, werden daher auch signifikante Mengen des Arzneimittels entfernt. Die Zugabe von Elektrolyten zur Infusionslösung bewirkt eine Aggregation des Kolloids. Die resultierende trübe Lösung sollte nicht infundiert werden, da voraussichtlich nur sehr geringe Blutkonzentrationen erreichen werden.

N-Acyl- und O-Acylderivate des Amphotericin B bilden wasserlösliche Salze, jedoch ist keiner dieser Verbindungen im Handel erhältlich. Die amphothere Natur von Amphotericin B ermöglichte die Entwicklung von Lipidzubereitungen zur intravenösen Infusion. Drei solche Zubereitungen werden gegenwärtig klinisch geprüft bzw. sind zur Behandlung zugelassen worden (Janknegt et al., 1992; de Marie et al., 1994). Amphotericin-B-Kolloid-Dispersion (ABCD) enthält ungefähr äquimolare Mengen Amphotericin B und Cholesterylsulfat. Wie DOC, bildet ABCD eine kolloidale Lösung beim Mischen in wäßriger Lösung. Die ABCD-Partikel sind scheibenförmig, 115 nm breit und 4 nm dick. In Mäusen und Menschen führt ABCD zu viel geringeren Blutkonzentrationen als DOC. Nach wiederholter Gabe ließen sich bei Mäusen 41 - 80% in der Leber wiederfinden (Fielding et al., 1992). Bei Patienten mit Dosen bis zu 7,5 mg/kg pro Tag wurde eine geringe Nephrotoxizität beobachtet. Fast die Hälfte aller Patienten berichteten von Begleiterscheinungen wie Fieber und Schüttelfrost, die jedoch gewöhnlich mit weiteren Infusionen abnahmen. Die klinische Erfahrung ist gegenwärtig zu begrenzt, um die Wirksamkeit von ABCD einschätzen zu können.

Eine sogenannte SUV-Zubereitung (*small unilamellar vesicle*) von Amphotericin B ist in einigen europäischen Ländern zugelassen. Amphotericin B (50 mg) ist hier mit 350 mg eines Lipidgemisches in einem ca. 10%igen molaren Verhältnis kombiniert. Das Lipidgemisch enthält hydriertes Sojalecitin (Phosphatidylcholin), Cholesterin und Distearylphosphatidylglycerin in einem molaren Verhältnis von 10:5:4. Das Mittel wird als eine lyophilisiertes Pulver geliefert, welches mit 5% Glukose rehydriert wird. Bei vollständiger Dispersion beträgt die Partikelgröße über 80 nm. Nach intravenöser Infusion erhält man ähnliche Blutkonzentrationen wie mit DOC. Da die SUV-Zubereitung wegen der geringeren Nierentoxizität jedoch höher dosiert werden kann, lassen sich die mit DOC erreichbaren Blutkonzentrationen überschreiten. Bei der SUV-Zubereitung findet eine höhere Akkumulation von Amphotericin B in Milz und Leber statt als bei DOC (de Marie et al., 1994). In einer Studie mit 23 Patienten, die täglich 3 mg/kg über durchschnittlich 27 Tage lang erhielten, betrug der durchschnittliche Serumkreatininanstieg nur 34%, und bei nur einem Patienten führte die auftretende Nephrotoxizität zu einer Dosisreduktion (Coker et al., 1993). Darüber hinaus traten Schüttelfrost, Hypokaliämie und Leberfunktionseinschränkungen auf, die aber nicht zu einem Therapieabbruch führten (Coker et al., 1993; Meunier et al., 1991). Ein Patient verstarb unter einer ventrikulären Arrhythmie, nachdem zuvor die SUV-Zubereitung in einer Dosis von 3 mg/kg wiederholt und über einen Zeitraum von drei Stunden verabreicht wurde (Aguado et al., 1993). Eine antimykotische Wirksamkeit konnte bei Kryptokokkosen (Coker et al., 1993) und möglicherweise auch bei Aspergillosen gezeigt werden. Allerdings wurde die Wirksamkeit im Verhältnis zu konventionellen DOC nicht untersucht.

Die dritte Zubereitung, die sich in klinischer Erprobung befindet, ist ein Amphotericin-B-Lipidkomplex (ABLC). Dieses Präparat, mit Dimyristoylphosphatidylcholin und Dimyristoylphosphatidylglycerin in einer 7:3 Mischung mit etwa 35 mol % Amphotericin B, bildet eine bänderförmige Schichtung in einer Größenordnung von 1,6 - 11 µm. Das Präparat basierte auf einer älteren ähnlichen Lipidmischung, die nur etwa 5 mol % Amphotericin B enthielt und aus multilamellaren Vesikeln bestand, die in Größe und Amphotericin-B-Gehalt variierten. ABLC führt zu viel geringeren Blutkonzentrationen als DOC und verursacht keine Nephrotoxizität bei Dosen bis zu 5 mg/kg. In einer Studie konnte bei einigen Patienten eine geringe, jedoch nicht anhaltende, Hepatotoxizität beobachtet werden (Kan et al., 1991). Eine antimykotische Wirksamkeit konnte bei Kryptokokkosen, Kandidosen und Mukormykosen nachgewiesen werden.

DOC wurde ferner mit 20%iger Lipidemulsion gemischt und intravenös infundiert. Es ist nicht bekannt, ob Amphotericin B in dem Infusat aggregiert oder an Lipid gebunden ist. Die Nephrotoxizität scheint geringer zu sein als mit 1 mg/kg DOC, allerdings gibt es Hinweise, daß auch die Blutkonzentrationen und die Wirksamkeit geringer sind (Chavanet et al., 1992). Die intravenöse Infusion von DOC mit Lipidemulsion kann gegenwärtig nicht empfohlen werden. Weitere Untersuchungen müssen die genauen Einsatzmöglichkeiten dieser Zubereitungen klären.

Die Zubereitung von Amphotericin B mit Lipiden führt zu einer signifikanten Veränderung der pharmakologischen Eigenschaften des intravenös infundierten Medikamentes, die gegenwärtig nicht erklärt werden kann. Die optimale Dosis und relative Wirksamkeit sind nicht bekannt und wird für jede Zubereitung bestimmt werden müssen. Außer in experimentellen Studien, die dieses Problem lösen könnten, sollten kommerzielle Lipidzubereitungen für Patienten vorbehalten werden, bei denen eine Unverträglichkeit von DOC (z. B. manifeste Nierenschädigung) vorliegt. Im Rest dieses Kapitels werden nur die Desoxycholatzubereitungen besprochen.

AMPHOTERICIN B

Tabella 49.1 Behandlung von Mykosen

TIEFE MYKOSEN	ARZNEIMITTEL	OBERFLÄCHLICHE MYKOSEN	ARZNEIMITTEL
Aspergillose, invasiv		**Kandidosen**	
immunsupprimiert	Amphotericin B	vulvovaginal	topisch
nicht-immunsupprimiert	Amphotericin B, Itraconazol		Butoconazol
			Clotrimazol
			Miconazol
Blastomykose			Nystatin
rasch progressiv	Amphotericin B		Terconazol
oder ZNS-Befall			Ticonazol
andere Verlaufsformen	Itraconazol, Ketoconazol		oral
			Fluconazol
Kokzidioidomykose			
rasch progressiv	Amphotericin B	oropharyngeal	topisch
indolent	Itraconazol, Ketoconazol		Clotrimazol
	Fluconazol		Nystatin
meningeal	Fluconazol, intrathekal		oral (systemisch)
	Amphotericin B		Fluconazol
			Ketoconazol
Kryptokokkose			
Patienten ohne AIDS oder	Amphotericin B	kutan	topisch
im AIDS-Initialstadium	± Flucytosin		Amphotericin B
Erhaltungstherapie, AIDS-	Fluconazol		Clotrimazol
Patienten mit Vollbild			Ciclopirox
			Econazol
Histoplasmose			Ketoconazol
chronisch pulmonal	Itraconazol		Miconazol
disseminiert			Nystatin
rasch progressiv oder ZNS-Befall	Amphotericin B	**Dermatophytosen**	
andere Verlaufsformen	Itraconazol		topisch
			Clotrimazol
Erhaltungstherapie, AIDS-	Itraconazol		Ciclopirox
Patienten mit Vollbild			Econazol
			Haloprogin
Mukormykose	Amphotericin B		Ketoconazol
Pseudoallescheriasis	Itraconazol,		Miconazol
	IV Miconazol		Naftifin
			Terbinafin
Sporotrichose			Undecylenat
kutan	Jodid, Itraconazol		systemisch
extrakutan	Amphotericin B		Griseofulvin
			Itraconazol
			Terbinafin

Antimykotische Wirksamkeit Amphotericin B ist klinisch wirksam gegen *Candida* spp., *Cryptococcus neoformans*, *Blastomyces dermatitidis*, *Histoplasma capsulatum*, *Candida glabrata*, *Coccidioides immitis*, *Paracoccidioides braziliensis*, *Aspergillus* spp., *Penicillium marneffei* sowie Erregern der Mukormykosen. Einige Isolate von *Candida lusitaniae* erscheinen resistent gegen Amphotericin B zu sein.

Amphotericin B besitzt nur begrenzte Wirksamkeit gegen die Protozoen *Leishmania braziliensis* und *Naegleria fowleri*. Das Medikament besitzt keine antibakterielle Wirksamkeit.

Wirkungsmechanismus Die antimykotische Aktivität von Amphotericin B ist zumindest teilweise durch seine Bindung an Sterolkomponenten bedingt, vor allem an das in der Zellmembran sensitiver Pilze befindliche Ergosterol. Aufgrund der Wechselwirkungen mit den Sterolen der Zellmembran scheinen die Polyene Poren oder Kanäle auszubilden. Der daraus resultierende Anstieg der Membranpermeabilität ermöglicht den Verlust einer Reihe kleiner Moleküle aus dem Zellinneren. Zumindest *in vitro* scheint als zusätzlicher Wirkungsmechanismus, eine oxidative Schädigung der Pilzzelle ein Rolle zu spielen.

Pilzresistenzen Bei Mutanten, die *in vitro* auf Resistenz gegen Nystatin oder Amphotericin B selektiert wurden, ist Ergosterol durch bestimmte Sterolvorstufen ersetzt. Da während einer Therapie selten bedeutsame Amphotericin-B-Resistenzen auftreten, ist es unklar, ob ergosteroldefiziente Mutanten überhaupt ausreichend Pathogenität besitzen, um in tiefen Geweben zu überleben. Die größere Empfindlichkeit von Protoplasten (keine Zellwand) läßt vermuten, daß Amphotericin B die Zellwand resistenter Pilzarten eventuell nicht durchdringen kann.

Resorption, Verteilung und Exkretion Amphotericin B wird nur unwesentlich aus dem Gastrointestinaltrakt resorbiert. Bei Erwachsenen führen wiederholte tägliche intravenöse Infusionen von 0,5 mg/kg zu Plasmakonzentrationen bei Infusionsende von etwa 1,0 - 1,5 µg/ml, die 24 Stunden später auf 0,5 - 1,0 µg/ml abgefallen sind. Der Arzneistoff wird im Blutstrom aus seinem Desoxycholatkomplex freigesetzt und das im Plasma verbleibende Amphotericin B zu über 90% an Proteine, hauptsächlich β-Lipoproteinen, gebunden. Bei Patienten werden bei Dauergabe 2 - 5% der Dosis über den Urin ausgeschieden. Leber- oder Gallenerkrankungen haben offenbar keine Auswirkungen auf die Verstoffwechselung des Arzneistoffes. Mindestens ein Drittel einer injizierten Menge läßt sich bei einer Obduktion durch methanolische Gewebeextraktion unverändert wiederfinden. Hierbei finden sich die höchsten Konzentrationen in Leber und Milz sowie kleinere Mengen in Niere und Lunge. Die Konzentrationen von Amphotericin B in Flüssigkeiten der entzündeten Pleura, des Peritoneums, des Synoviums sowie im Kammerwasser betragen etwa zwei Drittel der sog. Talkonzentrationen im Plasma (d.h. Plasmakonzentrationen am Ende eines Dosisintervalls). Nur geringfügige Mengen Amphotericin B dringen in den Liquor cerebrospinalis, den Glaskörper oder die normale Amnionflüssigkeit ein. Aufgrund der ausgeprägten Gewebebindung beträgt die terminale Eliminationshalbwertszeit ca. 15 Tagen.

Therapeutischer Einsatz Die übliche therapeutische Dosis von Amphotericin B beträgt 0,5 - 0,6 mg/kg, verabreicht in 5%iger Glukose über vier Stunden. Eine *Candida*-Ösophagitis spricht bei Erwachsenen auf 0,15 - 0,2 mg/kg täglich an. Schnell fortschreitende Mukormykosen oder invasive Aspergillosen werden mit Dosen von 1,0 - 1,2 mg/kg täglich behandelt, bis die Progression aufgehalten ist. Die Gabe der doppelten Dosis alle zwei Tage kann unter Umständen (z. B. ambulante Therapie) günstiger sein, ist aber nicht weniger toxisch und darum selten indiziert. Die Infusionsflasche braucht nicht, wie hin und wieder empfohlen, vor Lichteinfall geschützt zu werden. Kürzere Infusionsintervalle bis zu einer Stunde wurden angewandt, allerdings führen diese während der ersten fünf bis sieben Therapietage häufiger zu fiebrigen Reaktionen (Drutz, 1992).

Bei Patienten mit Meningitis bei Kokzidioidomykose ist die intrathekale Infusion von Amphotericin B notwendig. Das Medikament kann in die Zerebrospinalflüssigkeit lumbal, in die Cisterna magna oder in die lateralen Ventrikel injiziert werden. Unabhängig von der Injektionsstelle wird die Behandlung mit 0,05 - 0,1 mg angefangen und auf 0,5 mg dreimal pro Woche gesteigert, soweit die Verträglichkeit dies zuläßt. Die Therapie wird dann mit einem zweimal wöchentlichen Behandlungsschema weitergeführt. Fieber und Kopfschmerzen sind übliche Reaktionen und können durch die intrathekale Gabe von 10 - 15 mg Hydrokortison gelindert werden. Lokale Injektion von Amphotericin B in ein Gelenk oder in die Spülflüssigkeit bei Peritonealdialyse erzeugen im allgemeinen Reizungen und Schmerzen. Die intraokulare Injektion nach Pars-plana-Vitrektomie konnte erfolgreich bei fungaler Endophthalmitis eingesetzt werden, allerdings können hierbei Netzhautschädigungen auftreten.

Die intravenöse Gabe von Amphotericin B ist die Behandlung der Wahl bei Mukormykosen, invasiven Aspergillosen, extrakutaner Sporotrichose, Kryptokokkose, Fusariose, Alternariose, Trichosporose sowie bei Penicilliose marneffei. Obwohl Imidazole oder Triazole bei vielen Patienten mit Blastomykose, Histoplasmose, Kokzidioidomykose und Parakokzidioidomykose geeignet sind, wird Amphotericin B bevorzugt, wenn diese Mykosen schnell voranschreiten, einen immunsupprimierten Patienten befallen oder das zentralnervöse System betroffen ist. Weiterhin kann Amphotericin B nützlich sein bei ausgewählten Patienten mit Neutropenie und Fieber, das nicht auf antibakterielle Breitbandwirkstoffe anspricht. Die einmal wöchentliche Gabe von Amphotericin B wurde als Rückfall-Prophylaxe bei AIDS-Patienten eingesetzt, die zuvor erfolgreich gegen Kryptokokkose oder Histoplasmose behandelt wurden.

Blasenspülung mit 50 µg/ml Amphotericin B in sterilem Wasser ist wirksam bei *Candida*-Zystitis. Rückfälle können auftreten, wenn der Katheder in der Blase verbleibt oder nach der Entleerung noch signifikante Mengen Restharn vorliegen. Gabe von Amphotericin B per Inhalation konnte nicht erfolgreich bei der Behandlung pulmonaler Mykosen eingesetzt werden. Auch die intranasale Instillation vermag bei neutropenen Patienten einer Aspergillose nicht vorzubeugen.

Die topische Anwendung von Amphotericin B ist nur bei kutanen Kandidosen geeignet. Die orale Gabe kann bei intestinaler *Candida*-Ansiedlung eingesetzt werden, wenn hierfür eine Indikation besteht.

Unerwünschte Wirkungen Die wichtigsten akuten Reaktionen nach intravenöser Gabe von Amphotericin B sind Fieber und Schüttelfrost. Manchmal kommt es zu Hyperpnoe und respiratorischem Stridor oder einer leichten Hypotonie, allerdings sind echte Bronchospasmen oder ein anaphylaktischer Schock selten. Patienten mit vorhandenen kardialen oder pulmonalen Erkrankungen können aber unter Umständen die metabolischen Auswirkungen dieser Nebenwirkungen schlecht vertragen. Aus diesem Grund sollte eine Testdosis von 1 mg verabreicht werden, um die Schwere einschätzen zu können. Obwohl die Reaktion nach 30 - 45 Minuten spontan endet, kann Meperidin sie noch weiter verkürzen. Vorbehandlung mit Paracetamol p.o. oder Gabe von 0,7 mg/kg Hydrokortisonhemisuccinat i.v. am Anfang der Infusion vermindert die Nebenwirkungen. Fiebrige Reaktionen klingen mit weiteren Infusionen ab. Säuglinge, Kinder sowie Patienten, die eine Kortikosteroidtherapie erhalten, zeigen nur geringere Reaktionen. Als Auslöser der fiebrigen Reaktion wird die Freisetzung von Interleukin-1 und Tumornekrosefaktor von Monozyten und Makrophagen vermutet.

Bei 80% der Patienten, die Amphotericin B zur Behandlung von Systemmykosen erhalten, treten Zeichen einer Nephrotoxizität auf (Carlson and Condon, 1994). Die Toxizität ist dosisabhängig und vorübergehend und wird durch die gleichzeitige Gabe anderer nephrotoxischer Wirkstoffe wie Aminoglykoside oder Ciclosporine gesteigert (Kennedy et al., 1983). Obwohl es sogar während einer kurzen Behandlungsdauer zu histologisch nachweisbaren, irreversiblen Schäden der Nierentubuli kommen kann, treten bei Patienten mit normaler Nierenfunktion kaum dauerhafte funktionelle Defizite auf, sofern die Gesamtdosis 3 - 4 g nicht überschreitet (bei einem Erwachsenen). Ebenso kann es während und einige Wochen nach der Therapie zu einer renal-tubulären Azidose und K^+- und Mg^{2+}-Verlust kommen. Bei anhaltender Therapie muß bei einem Drittel der Patienten K^+ ergänzt werden. Bei mit Amphotericin B behandelten Ratten ist offenbar ein Anstieg des intrarenalen Gefäßwiderstandes der Hauptgrund für die Nephrotoxizität (Tolins and Raij, 1988). Bei Patienten und im Tierversuch konnte durch vermehrte Zufuhr von Natriumchlorid die Nephrotoxizität vermindert werden, sogar wenn kein Wasser- oder Salzmangel vorlag. Es wird vorgeschlagen, bei Patienten ohne weitere Infusionstherapie und ohne Kontraindikationen gegen Na^+- Gabe 1 Liter physiologische NaCl-Lösung am Tag vor der Amphotericin-B-Gabe i.v. zu verabreichen (Branch, 1988).

Das Auftreten einer hypochromen normozytären Anämie ist häufig. In einer Studie ging der Hämatokrit auf 27% zurück. Wahrscheinlich ist hierfür eine abnehmende Erythropoetinproduktion verantwortlich. Patienten mit geringen Plasma-Erythropoetin können unter Umständen auf rekombinantes Erythropoetin ansprechen. Eine bestehende Anämie bildet sich im Anschluß an die Therapie langsam zurück. Zu den häufig vorkommenden Nebenwirkungen gehören Kopfschmerzen, Übelkeit, Erbrechen, Unwohlsein, Gewichtsverlust und Thrombophlebitis an den peripheren Infusionsstellen. Enzephalopathien wurden ebenfalls auf Amphotericin B zurückgeführt (Balmaceda and Walker, 1994). Selten wird ein Thrombozytopenie oder leichte Leukopenie beobachtet.

Flucytosin

Chemie *Flucytosin* ist ein fluoriertes Pyrimidin, welches mit Fluoruracil und Floxuridin verwandt ist. Es ist ein 5-Fluorcytosin mit folgender Strukturformel:

FLUCYTOSIN

Antimykotische Wirkung Flucytosin ist klinisch wirksam gegen *Cryptococcus neoformans, Candida* spp., *Candida glabrata* und den Erregern der Chromomykosen. Bei diesen Arten ist die Bestimmung der Empfindlichkeit *in vitro* extrem von der verwendeten Methode abhängig und Sensibilitätsprüfungen an Isolaten vor Behandlungsbeginn sind nicht mit der klinischen Wirksamkeit korreliert.

Wirkungsmechanismus Alle sensiblen Pilze sind in der Lage, Flucytosin zu 5-Fluoruracil zu desaminieren, welches einen wirksamen Antimetaboliten darstellt (siehe Abbildung 49.1). Fluoruracil wird zu erst von dem Enzym Uridinmonophosphat (UMP)-Pyrophosphorylase in 5-Fluoruridinsäure umgewandelt. Dieses kann entweder in RNA eingebaut (über die Synthese von 5-Fluoruridin-triphosphat) oder zu 5-Fluordesoxyuridinsäure metabolisiert werden, einem potenten Inhibitor der Thymidilat-Synthetase. Dieses führt letztlich zu einer Beeinträchtigung der DNA-Synthese. Säugerzellen wandeln Flucytosin nicht zu Fluoruracil um. Diese Tatsache ist entscheidend für die selektive Wirkung dieser Verbindung.

Pilzresistenz Wenn Flucytosin alleine bei Kryptokokkosen und Kandidosen eingesetzt wird, ist eine sich erst im Verlauf der Therapie entwickelnde Arzneimittelresistenz (sekundäre Resistenz) ein häufiger Grund für ein therapeutisches Versagen. Hierfür spricht auch das Wiederauftreten von Läsionen bei Chromomykosen nach einer anfänglichen Empfindlichkeit. In Isolaten von *Cryptococcus-* und *Candida-*Arten führt die sekundäre Arzneimittelresistenz zu einer Änderung der minimalen Hemmkonzentration von weniger als 2,5 µg/ml auf mehr als 360 µg/ml. Diese Resistenz kann auf dem Verlust der Permease (die nötig für den Cytosintransport ist) oder auf einer verringerten Aktivität der UMP-Pyrophosphorylase oder Cytosindesaminase (siehe Abbildung 49.1) beruhen. Bei *Candida albicans*, einem diploiden Pilz, können, aufgrund eines heterozygoten Mangels der UMP-Pyrophosphorylase, Teilresistenzen auftreten, deren klinische Bedeutung unklar ist.

Resorption, Verteilung und Exkretion Flucytosin wird rasch und vollständig aus dem Gastrointestinaltrakt resorbiert. Es verteilt sich in den meisten Körpergeweben mit einem Verteilungsvolumen, das etwa dem Körperwasser entspricht. Das Medikament ist nur minimal an Plasmaproteine gebunden. Bei Patienten mit normaler Nierenfunktion wird ein bis zwei Stunden nach einer Dosis von 37,5 mg/kg eine Spitzenplasmakonzentration von etwa 70 - 80 µg/ml erreicht. Annähernd 80% der applizierten Menge wird unverändert mit dem Urin ausgeschieden, wobei die Konzentrationen im Urin zwischen 200 und 500 µg/ml schwanken. Die Halbwertszeit des Medikaments beträgt bei gesunden Individuen drei bis sechs Stunden. Bei eingeschränkter Nierenfunktion oder Nierenversagen kann die Halbwertszeit bis zu 200 Stunden betragen. Die Clearance von Flucytosin entspricht in etwa der Kreatinin-Clearance. Wegen der renalen Exkretion des Medikaments ist bei Patienten mit verminderter Nierenfunktion eine Dosisänderung notwendig. Bei Patienten mit Niereninsuffizienz sollten die Plasmakonzentrationen von Flucytosin periodisch bestimmt werden, die Maximalkonzentrationen sollten zwischen 50 und 100 µg/ml liegen. Flucytosin ist dialysierbar. Dialyse-Patienten sollten daher nach der Dialyse eine Einzeldosis von 37,5 mg/kg erhalten. Das Medikament wird außerdem durch Peritonealdialyse entfernt.

Flucytosin findet sich im Liquor cerebrospinalis mit Konzentrationen von 65 - 90% der gleichzeitig bestehenden Plasmakonzentration. Das Medikament scheint auch in das Kammerwasser einzudringen.

Therapeutischer Einsatz Flucytosin wird oral verabreicht in Dosen von 100 - 150 mg/kg pro Tag, verteilt auf vier Einzeldosen. Bei verminderter Nierenfunktion muß eine Dosisanpassung erfolgen. Amphotericin B bleibt der effektivste Wirkstoff zur Behandlung von Infektionen, die auf Hefen oder Pilze zurückzuführen sind. Flucytosin wird meist nur in Kombination mit Amphotericin B eingesetzt. Das schnelle Auftauchen von flucytosinresistenten Stämmen hat seine Verwendung als Einzelmedikament eingeschränkt. Eine Ausnahme bildet hier die Behandlung von Chromomykosen. Flucytosin kann unter Umständen wirksam bei der Behandlung von Harnwegsinfektionen mit *Candida* sein, allerdings nicht bei gleichzeitiger

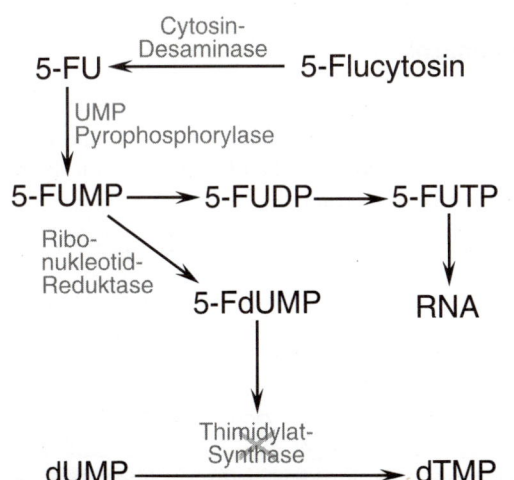

Abbildung 49.1 Wirkung von Flucytosin in Pilzen. 5-Fluorcytosin wird in die Pilzzelle aufgenommen, wo es zu 5-Fluoruracil (5-FU) desaminiert wird. Das 5-FU wird zu 5-Fluoruridinmonophosphat (5-FUMP) umgewandelt und dann entweder in 5-FUTP überführt und in RNA eingebaut oder von der Ribonukleotid-Reduktase zu 5-FdUMP umgewandelt, welches ein potenter Inhibitor der Thymidylat-Synthase ist.

Anwesenheit eines Blasenkatheders. Bei der Behandlung kryptokokkaler sowie durch *Candida* verursachter Meningitis ist die gleichzeitige Gabe von Amphotericin B (0,3 mg/kg pro Tag) und Flucytosin (100 - 150 mg/kg pro Tag) wirksam.

Unerwünschte Wirkungen Flucytosin kann zu einer Knochenmarksdepression führen, mit Entwicklung von Anämie bzw. Leuko- und Thrombozytopenie. Patienten mit hämatologischen Störungen oder die eine Strahlentherapie oder kochenmarksschädigende Medikamente erhalten oder erhalten haben, neigen eher zu den oben genannten Komplikationen. Andere unerwünschte Wirkungen können sein: Ausschlag, Übelkeit, Erbrechen, Durchfall (bis zu einer schweren Enterokolitis). Bei etwa 5% der Patienten kommt es zu einer reversiblen Erhöhung von Leberenzymen. Toxische Nebenwirkungen treten häufiger bei AIDS-Patienten oder Nierenfunktionseinschränkung auf (einschließlich solcher Patienten, die gleichzeitig Amphotericin B erhalten) oder wenn die Plasmakonzentration des Medikamentes 100 µg/ml überschreitet (Stamm et al., 1987). Das Auftreten toxischer Nebenwirkungen kann unter Umständen durch die Umwandlung von Flucytosin zu 5-Fluoruracil durch die mikrobielle Darmflora hervorgerufen werden.

Imidazole und Triazole

Zu den Azolderivaten zählen die zwei umfangreichen Klassen der Imidazole und Triazole. Beide Klassen haben dasselbe antimykotische Spektrum und denselben Wirkungsmechanismus. Die systemisch angewandten Triazole werden langsamer verstoffwechselt und haben einen geringeren Einfluß auf die menschliche Sterolsynthese als die Imidazole. Aufgrund dieser Vorteile sind die meisten in Entwicklung befindlichen neueren Derivate Triazole und nicht Imidazole. Von den zur Zeit auf dem Markt befindlichen Medikamenten gehören zu den Imidazolen Clotrimazol, Miconazol, Ketoconazol, Econazol, Butoconazol, Oxiconazol und Sulconazol und zu den Triazolen Terconazol, Itraconazol und Fluconazol. Die topische Verwendung der Azol-Antimykotika wird im zweiten Teil dieses Kapitels beschrieben. Die Triazole besitzen folgende Struktur:

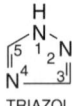

Antimykotische Wirksamkeit Die Empfindlichkeitsprüfung von Azol-Antimykotika hat sich nicht als geeignet erwiesen, um eine Voraussage zu treffen, welche Pilzspezies auf die Therapie ansprechen wird. Obwohl die einzelnen Medikamente ihr eigenes Wirkungsspektrum besitzen, besteht bei den Azolen als Gruppe eine klinische Wirksamkeit gegen *Candida albicans, Candida tropicalis, Candida glabrata, Cryptococcus neoformans, Blastomyces dermatitidis, Histoplasma capsulatum, Coccidioides immitis* sowie Dermatophyten. *Aspergillus* spp. nimmt in der Empfindlichkeit eine Zwischenstellung ein. *Candida krusei* und die Erreger der Mukormykose scheinen resistent zu sein. Diese Medikamente scheinen keine geeignete antibakterielle oder antiparasitäre Wirkung zu besitzen mit Ausnahme einer antiprotozoalen Wirkung gegen *Leishmania major*.

Wirkungsmechanismus Bei Konzentrationen, die bei einer systemischen Anwendung erreicht werden, liegt die Hauptwirkung der Imidazole und Triazole in einer Hemmung der Sterol-14-α-Demethylase, einem mikrosomalen Cytochrom-P-450-abhängigen Enzymsystem. Imidazole und Triazole beeinträchtigen so die Ergosterinbiosynthese für die Zytoplasmamembran und führen zu einer Anhäufung von 14-α-Methylsterol (Vanden Bossche et al., 1995). Diese Methylsterole können zu einer Störung der Verdichtung von Acylketten der Phospholipide führen, so die Funktion bestimmter membrangebundener Enzymsysteme wie der ATPase und Enzymen des Elektronentransportsystems beeinträchtigen und damit das Pilzwachstum hemmen.

Einige Azole wie Clotrimazol bewirken direkt eine Permeabilitätserhöhung der Cytoplasmamembran von Pilzen. Die dafür erforderlichen Konzentrationen werden allerdings nur bei topischer Anwendung erreicht.

Azolresistente Isolate von *Candida albicans* sowie *Candida glabrata* konnten bei AIDS-Patienten mit oropharyngealer Kandidose sowie, in einem Fall, aus dem Urin gewonnen werden. Das Fehlen der klinischen Ansprechbarkeit korrelierte mit einer Abnahme der *in vitro*-Empfindlichkeit. Obwohl die Informationen bis jetzt dürftig sind, werden folgende Mechanismen einer Azolresistenz diskutiert: eine verringerte intrazelluläre Azolkonzentration, die Überproduktion der 14-α-Demethylase, eine veränderte 14-α-Demethylase sowie begleitend eine Mutation der C5-6-Desaturase. Kreuzresistenzen zwischen den Azolen werden häufig beobachtet.

Ketoconazol

Oral appliziertes *Ketoconazol* hat ein breites therapeutisches Potential bei der Behandlung einer Reihe von oberflächlichen und systemischen Pilzinfektionen. Es besitzt folgende Strukturformel:

Resorption, Verteilung und Exkretion Die orale Resorption von Ketoconazol zeigt eine hohe interindividuelle Varriabilität. Da zur Dissolution der Ketoconazole eine saure Umgebung erforderlich ist, ist die Bioverfügbarkeit bei Patienten, die H$_2$-Rezeptor-Antagonisten wie Cimetidin, Ranitidin oder Famotidin einnehmen, verringert. Gleiches gilt vermutlich bei Gabe von Protonenpumpenhemmern (Omeprazol). Die gleichzeitige Gabe von Antazida kann ebenfalls die Resorption beeinträchtigen. Die Nahrungsaufnahme hat keinen merklichen Einfluß auf die Resorption des Medikaments. Nach oraler Dosis von 200, 400 sowie 800 mg betragen die maximalen Plasmakonzentrationen von Ketoconazol 4, 8 sowie 20 µg/ml. Die Halbwertszeit des Medikamentes steigt mit der verabreichten Menge und kann bei einer Dosis von 800 mg sieben bis acht Stunden betragen. Ketoconazol wird umfassend metabolisiert und die inaktiven Stoffwechselprodukte werden mit dem Stuhl ausgeschieden. Die Urinkonzentrationen des Wirkstoffes sind sehr gering. Im Blut sind 84% des Ketoconazol an Plasmaproteine, hauptsächlich Albumine, gebunden. 15% sind an Erythrozyten gebunden und 1% liegt frei vor. Die Ausscheidung bleibt bei Azotämie, Hämodialyse oder Peritonealdialyse unverändert. Leichte Leberfunktionsstörungen haben keinen Einfluß auf die Ketoconazolkonzentration im Blut.

Ketoconazol erreicht die Keratinocyten, die Konzentration im Vaginalsekret ist ähnlich der im Plasma. Bei Patienten mit Pilzmeningitis beträgt die Konzentration von Ketoconazol im Liquor cerebrospinalis weniger als 1% der Plasmakonzentration.

Induktion der mikrosomalen Leberenzyme durch Rifampin und möglicherweise auch durch Phenytoin erhöht die metabolische Clearance von Ketoconazol, die Konzentrationen des Antimykotikums kann um 50% reduziert sein. Ketoconazol führt zu einem Anstieg der Plasmakonzentration von Ciclosporin, da beide Medikamente durch das Cytochrom-P-450-Enzym CYP3A4 verstoffwechselt werden. Ketoconazol führt ebenfalls zu einer Erhöhung der Blutkonzentrationen von Terfenadin und Astemizol, was zu einer Verringerung der Reizleitung und Verlängerung des QT-Intervalls führen und eine potentiell tödlich verlaufende Arrhythmie vom *Torsades-de-pointes*-Typ hervorrufen kann (Hansten and Horn, 1992). Die antikoagulatorische Wirksamkeit von Warfarin kann ebenfalls gesteigert sein. Eine umfassende Übersicht über die pharmakologischen Eigenschaften von Ketoconazol findet sich bei Daneshmend und Warnock (1988).

Therapeutischer Einsatz Ketoconazol ist wirksam bei Blastomykose, Histoplasmose, Kokzidioidomykose, Pseudoallescheriasis, Parakokzidioidomykose, Dermatophytosen (Hautflechten), Tinea versicolor, chronisch mukokutaner Kandidose, *Candida*-Vulvovaginitis sowie oraler und ösophagealer Kandidose. Eine schlechte Wirksamkeit besteht bei Meningitis sowie immunsupprimierten Patienten. Die übliche Dosis beträgt beim Erwachsenen 400 mg einmal täglich. Kinder erhalten 3,3 - 6,6 mg/kg täglich. Die Therapiedauer beträgt fünf Tage bei *Candida*-Vulvovaginitis, zwei Wochen bei *Candida*-Ösophagitis und sechs bis zwölf Monate bei tiefen Mykosen. Der langsame Wirkungseintritt macht Ketoconazol ungeeignet bei Patienten mit schweren oder schnell fortschreitenden Mykosen. In vielen Ländern hat Itraconazol (siehe unten) bei allen obigen Indikationen Ketoconazol ersetzt.

Unerwünschte Wirkungen Die häufigsten Nebenwirkungen von Ketoconazol sind dosisabhängige Übelkeit, Appetitlosigkeit und Erbrechen (Häufigkeit von 20% bei Tagesdosen von 400 mg). Die Einnahme des Medikamentes mit der Mahlzeit, vor dem Schlafen gehen oder in aufgeteilten Dosen kann die Verträglichkeit verbessern. Ein Hautausschlag tritt bei ca. 4% und Pruritus ohne Ausschlag bei ca. 2% der mit Ketoconazol behandelten Patienten auf. Von Haarausfall wurde ebenfalls berichtet (Vidal-Puig et al., 1994).

Ketoconazol hemmt die Steroidsynthese beim Patienten genauso wie in Pilzen durch die Hemmung des Cytochrom-P-450-abhängigen Enzymsystems. Unter Umständen können deshalb einzelne endokrinologische Störungen auftreten. Annähernd 10% der Frauen berichten von menstruellen Unregelmäßigkeiten. Bei einer Reihe von Männern kommt es zu Gynäkomastie, einer verringerten Libido und Potenzstörungen. Bei hohen Dosierungen wurde das Auftreten von Azospermie berichtet, allerdings ohne dauerhafte Sterilität. Ketoconazoldosen von bereits 400 mg können zu einen zeitweisen Rückgang der Plasmakonzentration an freiem Testosteron und 17β-Estradiol führen. Die gleiche Dosierung kann ebenfalls eine zeitweise Abnahme der ACTH-stimulierten Plasmakortisol-Response bewirken sowie die Androgenproduktion bei Frauen mit Stein-Leventhal-Syndrom (polyzystisches Ovar) unterdrücken (Vidal-Puig et al., 1994). Tägliche Gaben von 800 - 1200 mg Ketoconazol wurden bei Patienten mit Morbus Cushing eingesetzt, um Plasmakortisol zu supprimieren. Ähnliche Dosen wurden bei Patienten mit Prostatakarzinom untersucht. Unter Ketoconazol traten Blutdruckerhöhung und Flüssigkeitsretention in Verbindung mit erhöhten Konzentration an Desoxykortisosteron, Kortikosteron sowie 11-Desoxykortisol auf. Obwohl Berichte über das Auftreten von Morbus Addison unter Ketoconazol nicht überzeugend sind, scheint es vernünftig, das Medikament vor chirurgischen Eingriffen abzusetzen sowie hohe Dosen bei Patienten mit Verletzungen, schweren Verbrennungen oder anderer Streßfaktoren zu vermeiden.

Bei 5 - 10% der Patienten findet sich ein leichter, asymptomatischer Anstieg der Aminotransferase-Aktivität (GOT) im Plasma, die sich spontan zurückbildet. Das Auftreten einer Hepatitis ist selten, allerdings potentiell tödlich. Eine Hepatitis kann nach einigen Tagen der Behandlung auftreten oder unter Umständen auch erst nach vielen Monaten Verzögerung. Die frühesten Symptome sind Appetitlosigkeit, Unwohlsein, Übelkeit und Erbrechen mit oder ohne dumpfen Bauchschmerzen. Die Leberfunktionstests gleichen normalerweise dem Bild einer Hepatitis A. Allerdings kann auch ein cholestatisches oder gemischtes Bild auftreten. Die Patienten sollten aufmerksam auf die Symptome achten, ein Leberfunktionstest ist notwendig, wenn Verdacht auf einen toxischen Verlauf besteht. Ketoconazol wirkt im Tierversuch teratogen und verursacht eine Syndaktylie bei Ratten. Während der Schwangerschaft ist der Einsatz daher kontraindiziert. Da das Medikament in die Muttermilch übertritt, ist der Gebrauch bei stillenden Müttern ebenfalls nicht empfehlenswert.

Miconazol

Die topische Anwendung von *Miconazol* wird weiter unten besprochen. Eine parenterale Zubereitung zur intravenösen oder intrathekalen Gabe ist in polyäthoxyliertem Rizinusöl erhältlich. Indikationen für den Gebrauch dieses Präparates sind mit dem Aufkommen neuerer Wirkstoffe selten geworden.

Itraconazol

Dieses Triazol ist dem Ketoconazol nahe verwandt (siehe untenstehende Strukturformel). Itraconazol wird oral ver-

ITRACONAZOL

abreicht und scheint geringere unerwünschte Wirkungen sowie ein breiteres Wirkungsspektrum als Ketoconazol zu besitzen (Anonymous, 1993).

Resorption, Verteilung und Exkretion Die Blutkonzentrationen an *Itraconazol* variieren beträchtlich zwischen den einzelnen Patienten und sind bei fastenden Patienten (Barone et al., 1993), bei verringerter Magensäure oder fortgeschrittenem AIDS (Smith et al., 1992; Lim et al., 1993) um mehr als die Hälfte reduziert. Itraconazol ist zu mehr als 90% an Serumproteine gebunden. Eine ausgeprägte Gewebebindung findet ebenfalls statt. Im Liquor cerebrospinalis ist Itraconazol nicht nachweisbar und nur wenig oder kein intaktes Itraconazol erscheint im Urin. Azotämie und Hämodialyse beeinflussen den Plasmaspiegel nicht. Obwohl Itraconazol in der Leber verstoffwechselt wird, beeinträchtigen leichte Leberschädigungen den Arzneimittelabbau nicht. Ein biologisch aktiver Metabolit, Hydroxyitraconazol, erscheint im Blut in fast doppelt so hohen Konzentrationen wie das unveränderte Medikament (Hostetler et al., 1993). Viele Pilze sind gegenüber der Ausgangssubstanz und dem hydroxylierten Metaboliten gleich empfindlich. Der Beitrag von Hydroxyitraconazol zur therapeutischen Wirksamkeit ist unklar, aber möglicherweise von der behandelten Pilzsorte abhängig. Weder Itraconazol noch Hydroxyitraconazol dringen gut in den Liquor cerebrospinalis und beide werden auch nicht mit dem Urin ausgeschieden. Da ein Steady state erst nach einigen Tagen erreicht wird, verwendet man häufig drei Tage lang eine Aufsättigungsdosis. Nach 15 Tagen Therapie mit 100 mg täglich Itraconazol liegen die maximalen Plasmakonzentrationen bei 0,5 µg/ml. Die Halbwertszeit im Steady state beträgt ca. 30 Stunden (Grant and Clissold, 1989).

Arzneimittelinteraktionen Itraconazolkonzentrationen sind bei gleichzeitiger Therapie mit Rifampin, Phenytoin und Carbamazepin verringert (Tucker et al., 1992). Denselben Einfluß besitzen Medikamente, die zu einer Verringerung der Magensäure führen wie H_2-Antagonisten und Protonenpumpenblocker. Die gleichzeitige Gabe von Itraconazol und Didanosin sollte vermieden werden, da Didanosin mit Puffern zubereitet ist, die die Magensäure neutralisieren. Itraconazol erhöht die Plasmakonzentration von Medikamenten, die vom Cytochrom-P-450-Enzym CYP3A4 verstoffwechselt werden, einschließlich Digoxin (Sachs et al., 1993), Ciclosporin und Phenytoin. Itraconazol führt ebenfalls zu einer Erhöhung der Blutkonzentrationen von Terfenadin und Astemizol, was zu einer Verringerung der Reizleitung und Verlängerung des QT-Intervalls führen und eine potentiell tödlich verlaufende Arrhythmie vom *Torsades-de-pointes*-Typ hervorrufen kann (Crane and Shih, 1993, Kivistö et al., 1994).

Therapeutischer Einsatz Itraconazol wird gegenwärtig Ketoconazol zur Behandlung einer nichtmeningealer Histoplasmose vorgezogen (Dismukes et al., 1992, Graybill et al., 1990). 200 mg Itraconazol zweimal täglich ist das Mittel der Wahl zur Erhaltungstherapie bei AIDS-Patienten mit disseminierter Histoplasmose, deren Erkrankung unter Amphotericin B stabilisiert werden konnte (Wheat et al., 1993). Obwohl das Medikament auch zur anfänglichen Behandlung der Histoplasmose bei AIDS- und anderen immungeschwächten Patienten eingesetzt wurde, ist ein potentiell tödlicher Verlauf in der Anfangsphase der Therapie ein ernsthaftes Risiko. Itraconazol ist geeignet bei kutanen Sporotrichosen bei Patienten, die Jodidverbindungen nicht vertragen. Einige Patienten mit extrakutanen Sporotrichosen sprechen ebenfalls auf Itraconazol an (Winn et al., 1993). Eine Verbesserung konnte auch bei leicht immunosuprimierten Patienten mit invasiver Aspergillose beobachtet werden sowie bei Manifestationen von Pseudoallescheriasis oder Phäohyphomykose außerhalb des zentranlervösen Systems. Bei der Prävention von Aspergillosen bei Patienten mit anhaltender Neutropenie konnten keine klaren Erfolge erzielt werden, was teilweise auf eine ungleichmäßige Resorption zurückzuführen ist (Working Party, 1993). Kryptokokkosen können auf eine Therapie mit Itraconazol ansprechen (Denning et al., 1989), werden aber besser mit Amphotericin B oder Fluconazol behandelt. Itraconazol kann weiterhin eingesetzt werden zur Behandlung oropharyngealer, ösophagealer oder vaginaler Kandidosen, ebenso bei Onychomykosen, griseofulvinresistenten Dermatophytosen sowie ausgedehnter Tinea versicolor (Anonymous, 1993).

Itraconazol ist in Form von 100-mg-Kapseln erhältlich. Eine parenterale Zubereitung steht nicht zu Verfügung. Eine oral verabreichbare Cyclodextrin-Suspension befindet sich in klinischer Erprobung (Cartledge et al., 1994). Itraconazol wird zu 200 mg ein oder zweimal am Tag mit der Mahlzeit verabreicht. Obwohl auch 400 mg einmal täglich gegeben werden kann, scheint die auf den Tag verteilte Dosis weniger Übelkeit hervorzurufen und höhere mittlere Blutkonzentrationen aufrechtzuerhalten. Patienten, die 400 mg täglich erhalten sollen, sollten mit einer Aufsättigungsdosis von dreimal 200 mg pro Tag für zwei bis drei Tage beginnen.

Unerwünschte Wirkungen Itraconazol ist bei 200 mg täglich gut verträglich. Gastrointestinale Beschwerden verhindern gelegentlich den Einsatz von 400 mg pro Tag. In einer Studie mit 189 Patienten, die 50 - 400 mg pro Tag erhielten, wurden Übelkeit und Erbrechen bei 10% verzeichnet, HypertriglyzerIdämie bei 9%, Hypokaliämie bei 6%, erhöhte Serum-Aminotransferase bei 5%, Hautausschlag bei 2% und wenigstens eine Nebenwirkung trat bei 39% der Patienten auf (Tucker et al., 1990). Gelegentlich führt eine Hepatotoxizität (Lavrijsen et al., 1992) oder eine Hautrötung zum Absetzen des Medikamentes. Allerdings lassen sich die meisten der unerwünschten Wirkungen durch eine Dosisreduktion in den Griff bekommen. Eine ausgeprägte Hypokaliämie konnte bei Patienten beobachtet werden, die 600 mg oder mehr täglich erhielten (Sharkey et al., 1991) sowie bei Patienten, die kurz vorher Amphotericin B bekamen. Andere Nebenwirkungen, einschließlich Nebenniereninsuffizienz, Unterschenkel-Ödeme, Bluthochdruck und Rhabdomyolyse (Einzelfallbeobachtung) (Sharkey et al., 1991) wurden bei Dosen von zweimal 300 mg täglich berichtet. Dosen über 400 mg pro Tag werden nicht für den Langzeiteinsatz empfohlen.

Fluconazol

Fluconazol ist ein fluoriertes Bistriazol mit folgender Struktur:

FLUCONAZOL

Resorption, Verteilung und Exkretion Fluconazol wird fast vollständig aus dem Gastrointestinaltrakt resorbiert. Die Plasmakonzentrationen sind im wesentlichen bei oraler oder intravenöser Applikation gleich und die Bioverfügbarkeit wird nicht durch Lebensmittel oder den Magen-pH beeinflußt. Nach wiederholter Gabe von 100 mg betragen die maximalen Plasmakonzentrationen 4 - 8 µg/ml. Fluconazol wird zu über 90% renal ausgeschieden. Die Eliminationshalbwertszeit beträgt 25 - 30 Stunden. Fluconazol verbreitet sich leicht in den Körperflüssigkeiten, einschließlich Sputum und Speichel. Die Konzentrationen im Liquor cerebrospinalis betragen 50 - 90% der Plasmakonzentrationen. Bei einer Kreatinin-Clearance von 21 - 40 ml/min sollte das Dosierungsintervall von 24 auf 48 Studen gesteigert werden, bei 10 - 20 ml/min auf 72 Stunden (Debruyne and Ryckelynck, 1993). Nach jeder Hämodialyse sollte eine Dosis von 100 - 200 mg verabreicht werden. 11 - 12% des im Plasma befindlichen Medikamentes ist an Proteine gebunden (Zervos and Meunier, 1993; Debruyne and Ryckelynck, 1993).

Interaktionen Fluconazol führt zu einem signifikanten Anstieg der Plasmakonzentrationen von Phenytoin (Blum et al., 1991), Zidovudin (Sahai et al., 1994), Rifabutin, Ciclosporin, Sulfonylharnstoff und Warfarin. Es beeinflußt nur gering den Metabolismus von Theophyllin oder von oralen Kontrazeptiva. Fluconazol scheint weniger als Ketoconazol oder Itraconazol, die Konzentrationen von Terfenadin zu erhöhen (Honig and Cantilena, 1994). Bei Gabe von mehr als 400 mg täglich oder bei azotämischen Patienten mit einer erhöhten Blutkonzentrationen von Fluconazol können aber Arzneimittelwechselwirkungen auftreten, die sonst nicht beobachtet werden. Rifampin verringert die AUC von Fluconazol um 25%, diese Induktion ist wahrscheinlich ohne weitere klinische Bedeutung. Medikamente, die den Magen-pH beeinflussen (Ranitidin, Omeprazol), führen zu keiner signifikanten Verminderung der Bioverfügbarkeit von Fluconazol.

Therapeutischer Einsatz *Candidiasis* Fluconazol, 50 - 100 mg täglich, ist wirksam bei oropharyngealen *Candida*-Infektionen. Ösophageale Candidiasis sprechen auf 100 - 200 mg täglich an. Diese Dosierung wurde ebenfalls zur Verringerung der *Candida*-Ausscheidung bei Risikopatienten eingesetzt (Voss et al., 1994). Eine Einzeldosis von 150 mg ist bei vaginaler Candidiasis wirksam. Eine Dosis von 400 mg täglich verringert das Auftreten von tiefen *Candida*-Mykosen bei Patienten mit allogener Knochenmarkstransplantation und ist geeignet zur Behandlung von Candidämien bei nicht-immunsupprimierten Patienten. Es ist bisher nicht bekannt, ob Fluconazol zur Behandlung tiefer *Candida*-Mykosen bei Patienten mit ausgeprägter Neutropenie verwendet werden kann. Da bereits Resistenzen *in vitro* auftreten, läßt sich nicht erwarten, daß *Candida krusei* auf Fluconazol oder andere Azole anspricht.

Kryptokokkosen Fluconazol (200 mg täglich) ist das Mittel der Wahl zur Rückfall-Prophylaxe bei Kryptokokken-Meningitis bei AIDS-Patienten, deren Infektion zuvor mit Amphotericin B stabilisiert wurde. Bei AIDS-Patienten mit akuter Kryptokokken-Meningitis, die bei Bewußtsein und orientiert sind sowie andere günstige prognostische Anzeichen haben, kann unter Umständen eine Initialtherapie mit 400 mg täglich erwogen werden. Die Rolle von Fluconazol bei Patienten mit Kryptokokkosen ohne AIDS ist noch nicht klar definiert.

Andere Mykosen Fluconazol ist das Mittel der Wahl zur Behandlung einer kokzidiodialen Meningitis geworden, und hat die intrathekale Amphotericin-B-Gabe abgelöst. Bei den anderen Formen von Kokzidioidomykosen scheint Fluconazol annähernd mit Itraconazol vergleichbar zu sein. Fluconazol ist wirksam gegen Histoplasmose, Blastomykose, Sporotrichose und Dermatophytosen, allerdings scheint die Ansprechbarkeit geringer als bei Itraconazol zu sein. Fluconazol scheint nicht zur Vorbeugung oder Behandlung von Aspergillosen wirksam zu sein. Wie bei den anderen Azolen besteht keine Wirksamkeit bei Mukormykosen.

Fluconazol ist in Form von Tabletten zur oralen Applikation und als orale Suspension mit 10 bzw. 40 mg/ml erhältlich. Intravenöse Infusionslösungen enthalten 2 mg/ml (in physiologischer NaCl-Lsg.). Die Dosierung beträgt 50 - 400 mg einmal täglich und ist bei der oralen und intravenösen Applikation gleich. Kinder werden mit 3 - 6 mg/kg einmal täglich behandelt.

Unerwünschte Wirkungen Übelkeit und Erbrechen kann bei Dosierungen von 200 mg täglich auftreten. Bei Patienten, die 800 mg täglich erhalten, kann die Gabe von Antiemetika erforderlich sein. Hier kann ebenfalls eine intravenöse Behandlung notwendig sein (Haubrich et al., 1994). Laut Packungsbeilage treten ohne Berücksichtigung der Dosis folgende Nebenwirkungen bei Patienten, die mehr als sieben Tage das Medikament erhalten, auf: Übelkeit (3,7%), Kopfschmerzen (1,9%), Hautausschlag (1,8%), Erbrechen (1,7%), Bauchschmerzen (1,7%) und Durchfall (1,5%). Alopezie tritt gelegentlich auf. Ebenso wurde von seltenen Todesfälle bedingt durch Leberversagen (Jacobson et al., 1994) oder Stevens-Johnson-Syndrom berichtet (Zervos and Meunier, 1993). Obwohl in diesen Fällen der Zusammenhang zwischen den Todesfällen und einer Fluconazolbehandlung nicht eindeutig ist, scheint es ratsam, auf frühe Symptome dieser Störungen zu achten und Fluconazol rechtzeitig abzusetzen.

Griseofulvin

Chemie Griseofulvin besitzt folgende Strukturformel:

GRISEOFULVIN

Das Medikament ist praktisch unlöslich in Wasser.

Antimykotische Wirksamkeit Griseofulvin wirkt *in vitro* fungistatisch auf mehrere Arten der Dermatophyten *Mikrosporum, Epidermophyton* und *Trichophyton*. Das Medikament besitzt keine Wirksamkeit gegen Bakterien oder andere Pilze.

Resistenz Obwohl häufig keine klinische Besserunge bei Tinea-Läsionen eintritt, sind Isolate dieser Patienten gewöhnlich *in vitro* gegen Griseofulvin empfindlich.

Wirkungsmechanismus Eine auffallendes morphologisches Anzeichen der Wirkung von Griseofulvin ist das Auftreten multinuklearer Zellen, da durch das Medikament die Pilzmitose gehemmt wird. Studien zur Wirkung höherer Konzentrationen des Antibiotikums auf Säugerzellen deuten eine Erklärung für dieses Phänomen an. Griseofulvin führt zu einem Auseinderbrechen der mitotischen Spindel durch Wechselwirkung mit den polymerisierten Mikrotubuli. Obwohl die Wirkung des Medikamentes der von Colchicin und den Vinca-Alkaloiden ähnelt, ist die Bindungsstelle am mikrotubulären Protein unterschiedlich. Es gibt Hinweise, daß Griseofulvin, neben seiner Bindung an Tubulin, auch noch an ein Mikrotubuli-assoziertes Protein bindet.

Resorption, Verteilung und Exkretion Die orale Gabe von 0,5 g Griseofulvin führt zu einer maximalen Plasmakonzentration von etwa 1 µg/ml nach etwa vier Stunden. Die Blutkonzentrationen sind ziemlich schwankend. Einige Studien zeigten eine verbesserte Resorption, wenn das Medikamente mit einer fettreichen Mahlzeit eingenommen wurde. Da die Bioverfügbarkeit von Griseofulvin durch die Lösungsgeschwindigkeit limitiert ist, finden gegenwärtig mikronisierte und ultramikronisierte Pulver in den Präparaten Verwendung. Obwohl es heißt, daß die Bioverfügbarkeit der ultramikrokristallinen Präparate 50% über denen der herkömmlichen mikronisierten Pulver liegt, muß dies nicht immer zutreffen. Griseofulvin hat eine Plasmahalbwertszeit von etwa 1 Tag und annähernd 50% der oral verabreichten Menge läßt sich innerhalb von fünf Tagen im Urin, meist in Form von Metaboliten, bestimmen. Der hauptsächliche Metabolit ist 6-Methylgriseofulvin. Barbiturate vermindern die Resorption von Griseofulvin aus dem Gastrointestinaltrakt.

Das Arzneimittel wird in den Vorstufen der Keratinocyten eingelagert. Griseofulvin ist in diesen Zellen während ihrer Differenzierung fest und anhaltend an Keratin gebunden und macht dieses resistent gegen Eindringen der Pilze. Wenn die pilzbefallenen Zellen abschilfern, werden sie von gesunden Gewebe ersetzt. Griseofulvin läßt sich innerhalb von vier bis acht Stunden nach oraler Gabe im Stratum corneum der Haut bestimmen. Schwitzen sowie transepidermaler Flüssigkeitsverlust spielen eine wichtige Rolle beim Transfer des Medikaments in das Stratum corneum. Nur ein kleiner Bruchteil einer verabreichten Menge befindet sich in Körperflüssigkeiten und Gewebe.

Therapeutischer Einsatz Pilzerkrankungen der Haut, Haare und Nägel, verursacht durch *Microsporum, Trichophyton* oder *Epidermophyton*, sprechen auf eine Therapie mit Griseofulvin an. Zu den Infektionen, die leicht mit diesem Wirkstoff behandelbar sind gehören Infektionen der Haare (Tinea capitis), verursacht durch *M. canis, M. audouini, T. schoenleinii* und *T. verrucosum*, Dermatophytosen der Haut, Tinea cruris und Tinea corpris, verursacht durch *M. canis, T. rubrum, T. verrucosum* und *E. floccosum* sowie Tinea der Hände (*T. rubrum, T.mentagrophytes*) und des Bartes (*Trichophyton*-Arten). Griseofulvin ist weiterhin sehr wirksam bei Fußpilz oder Epidermophytosen der Haut und Nägel, wobei die vesikuläre Form meist auf *T. mentagrophytes* und der hyperkeratotische Typ auf *T. rubrum* zurückzuführen sind. Hierbei wird aber die topische Therapie bevorzugt (siehe unten). Bei Infektionen mit *Trichophyton rubrum* und *T. mentagrophytes* können unter Umständen höhere als die herkömmlichen Dosierungen erforderlich sein. Da im Tierversuch sehr hohe Mengen an Griseofulvin karzinogen und teratogen wirken, sollte das Medikament nicht zur Behandlung trivialer Infektionen eingesetzt werden, die auf eine topische Therapie ansprechen.

Die empfohlene tägliche Dosis von Griseofulvin beträgt 10 - 15 mg/kg bei Kindern und 500 mg - 1 g bei Erwachsenen. Dosen von 1,5 - 2,0 g täglich können für einen kurzen Zeitraum bei schweren oder ausgedehnten Infektionen eingesetzt werden. Die besten Resultate erhält man durch Aufteilen der täglichen Dosis und Applikation in Intervallen von sechs Stunden. Die Behandlung muß solange fortgesetzt werden, bis das infizierte Gewebe durch gesunde Haare, Haut oder Nägel ersetzt ist. Dieses dauert bei Kopfhaut und Haare einen Monat, sechs bis neun Monate bei Fingernägeln sowie wenigstens ein Jahr bei Fußnägeln. Bei Onychomykosen ist unter Umständen Itraconazol vorzuziehen. Griseofulvin ist nicht wirksam bei der Behandlung subkutaner oder tiefer Mykosen.

Unerwünschte Wirkungen Das Vorkommen ernster Nebenwirkungen im Zusammenhang mit der Gabe von Griseofulvin ist sehr gering. Die Häufigkeit für das Auftreten von Kopfschmerzen, die manchmal schwer sein können und gewöhnlich im Verlauf der Therapie verschwinden, kann bis zu 15% betragen. Zu anderen Symptomen des Nervensystems gehören periphere Neuritis, Lethargie, geistige Verwirrung, beeinträchtigte Leistung bei Routinearbeiten, Ermüdung, Synkopen, Schwindel, unscharfes Sehen, vorübergehendes Makulaödem sowie eine Verstärkung der Wirkung von Alkohol. Nebenwirkungen, die den Verdauungstrakt betreffen, sind Übelkeit, Erbrechen, Diarrhö, Sodbrennen, Blähungen, trockener Mund und Stomatitis angularis. Hepatotoxizität wurde ebenfalls beobachtet. Zu den hämatologischen Nebenwirkungen gehören Leukopenie, Neutropenie, vermehrtes Auftreten basophiler Granulozyten sowie Monozytose. Diese Erscheinungen verschwinden häufig trotz Fortsetzung der Therapie. Blutuntersuchungen sollten wenigstens einmal die Woche, während des ersten Monats der Behandlung oder länger, durchgeführt werden. Zu den renalen Nebenwirkungen gehören Albuminurie und Zylindrurie, ohne ersichtliche Anzeichen einer Niereninsuffizienz. Hautreaktionen sind Kälte- und Wärmeurtikaria, Photosensibilisierung, Lichen planus, Erythema, Ausschläge, die dem Erythema exsudativum multiforme ähnlich sind sowie vesikuläre und masernähnliche Exantheme. Selten entwickeln sich während einer Behandlung mit Griseofulvin Anzeichen einer Serumkrankheit und ein schweres angioneurotisches Ödem. Östrogenähnliche Wirkungen konnten bei Kindern beobachtet werden. Wenn das Medikament längere Zeit eingenommen wurde, kann mitunter ein leichter Anstieg der fäkalen Protoporphyrine bemerkt werden.

Griseofulvin induziert die mikrosomalen Enzyme der Leber und steigert so den Abbau von Warfarin. Der Einfluß auf Phenprocoumon ist nicht bekannt. Unter Umständen kann bei einigen Patienten eine Dosisanpassung von oralen Antikoagulanzien notwendig sein. Das Arzneimittel kann die Wirksamkeit einiger oraler Kontrazeptiva reduzieren, möglicherweise ebenfalls durch eine Induktion des Metabolismus.

TOPISCHE ANTIMYKOTIKA

Die topische Behandlung ist bei vielen oberflächlichen Pilzinfektionen angezeigt, deren Ausbreitung auf das Stratum corneum, die squamöse Mukosa oder die Cornea beschränkt ist. Zu diesen Erkrankungen gehören Dermatophytosen, Candidiasis, Tinea versicolor, Tinea piedra, Tinea nigra sowie Pilzkeratitis. Die topische Applikation antimykotischer Wirkstoffe ist gewöhnlich nicht wirksam bei Mykosen der Nägel (Onychomykosen) und Haare (Tinea capitis) und wird auch nicht eingesetzt bei der Behandlung subkutaner Mykosen wie Sporotrichosen und Chromomykosen. Die Wirksamkeit topischer Agenzien bei oberflächlichen Mykosen hängt nicht nur von der Art der Erkrankung und dem Wirkungsmechanismus des Medikamentes ab, sondern ebenfalls von der Viskosität, Hydrophobizität sowie Azidität der Zubereitungsform. Ungeachtet der Darreichungsform ist die Penetration der topischen Medikamente in die hyperkeratotischen Läsionen häufig schlecht. Das Entfernen von dichten infizierten Keratinschichten kann manchmal die antimykotische Therapie unterstützen. Dies ist zum Beispiel die hauptsächliche Wirkungsweise der sogenannten Whitfields Salbe (siehe unten).

Eine Fülle topischer Wirkstoffe sind zur Behandlung oberflächlicher Mykosen erhältlich. Viele der älteren Medikamente, einschließlich Gentianaviolett, Karbolfuchsin, Acrisorcin, Triacetin, Schwefel, Jod und Aminacrin, sind heutzutage selten indiziert und werden hier nicht besprochen (siehe ältere Ausgaben dieses Lehrbuchs). Die bevorzugte Darreichungsform der besprochenen topischen Wirkstoffe sind üblicherweise Cremes oder Lösungen. Salben sind unsauber und zu dicht, sie eignen sich daher nicht für aufgeweichte oder aufgesprungene intertriginöse Läsionen. Der Gebrauch von Pudern, welche in Form von Pulverbüchsen oder Aerosolen appliziert werden, ist größtenteils auf Erkrankungen der Füße sowie nässender Läsionen der Leistengegend und anderer intertriginöser Bereiche beschränkt.

Die systemischen Wirkstoffe, die zur Behandlung superfiszialer Mykosen eingesetzt werden, sind im ersten Teil dieses Kapitels besprochen. Einige dieser Wirkstoffe werden ebenfalls topisch verabreicht. Ihr Gebrauch wird hier sowie in Kapitel 64 beschrieben.

Imidazole und Triazole zur topischen Anwendung

Wie oben besprochen, sind diese nahe miteinander verwandten Arzneimittelgruppen synthetische Antimykotika, die sowohl topisch als auch systemisch eingesetzt werden. Indikationen für ihren topischen Einsatz umfassen Dermatophytosen, Tinea versicolor sowie mukokutane Kandidosen. Bei den Pilzen, die diese oberflächlichen Mykosen verursachen, sind Resistenzen gegen Imidazole oder Triazole sehr selten. Die Auswahl einer dieser Wirkstoffe sollte auf Grundlage des Preises und der Verfügbarkeit erfolgen, da die Überprüfung der Pilzempfindlichkeit gegen diese Medikamente *in vitro* noch nicht standardisiert wurde und keine Vorhersage zur klinischen Ansprechbarkeit erlaubt.

Kutane Applikation Die unten beschriebenen Präparate zur kutanen Verwendung sind wirksam bei Tinea corporis, Tinea pedis, Tinea cruris, Tinea versicolor sowie kutaner Candidiasis. Sie sollten zweimal am Tag für drei bis sechs Wochen angewandt werden. Trotz einer gewissen antibakteriellen Wirksamkeit *in vitro* ist dieser Effekt nicht von klinischer Bedeutung. Die kutanen Zubereitungen sind nicht für den oralen, vaginalen oder okularen Gebrauch geeignet.

Vaginale Applikation Vaginalcremes, Suppositorien und Tabletten sind die Mittel der Wahl bei Vaginalkandidosen. Trotz einer geringen Wirksamkeit *in vitro* ist kein Imidazol oder Triazol bei Trichomoniasis geeignet. Sie werden alle einmal am Tag verwendet, bevorzugt zur Schlafenszeit, um die vaginale Retention zu erleichtern. Die meisten Vaginalcremes werden in 5-g-Mengen verabreicht. Drei vaginale Zubereitungen, Clotrimazol-Tabletten, Miconazol-Suppositorien und Terconazol-Creme, sind als niedrig sowie hochdosierte Präparate erhältlich. Für jedes der höherdosierten Präparate wird eine Verkürzung der Therapiedauer empfohlen. Außer den 500-mg-Clotrimazol-Tabletten sowie der Tioconazol-Salbe, die nur einmal appliziert werden, werden diese Präparate drei bis sieben Tage lang verabreicht. Annähernd 5 - 10% der vaginal applizierten Dosis wird resorbiert. Obwohl einige Imidazole bei Nagern embryotoxisch wirken, wird dem vaginalen Gebrauch von Imidazolen oder Triazolen keine schädigenden Wirkungen auf den menschlichen Fetus zugeschrieben. Die häufigsten Nebenwirkungen sind Brennen oder Jucken im Vaginalbereich. Beim männlichen Sexualpartner können leichte Reizungen am Penis auftreten. Begründet durch ihre strukturellen Ähnlichkeiten wird eine Kreuzallergie zwischen den einzelnen Verbindungen vermutet.

Orale Anwendung Der orale Gebrauch von Clotrimazol-Pastillen kommt nur für die topische Therapie im Oropharyngeal-Bereich in Betracht. Die einzige Indikation dieser 10-mg-Pastillen sind oropharyngeale Kandidosen. Die antimykotische Wirksamkeit ist vollständig auf die lokal herrschende Medikamentenkonzentration zurückzuführen. Es besteht keinerlei systemische Wirksamkeit. Der Patient sollte darauf aufmerksam gemacht werden, die Pastille zu lutschen, bis diese vollständig aufgelöst ist.

Clotrimazol Clotrimazol besitzt folgende Struktur:

CLOTRIMAZOL

Nach Applikation auf die intakte Haut wird Clotrimazol zu weniger als 0,5%, bei vaginaler Applikation zu 3 - 10% resorbiert. Fungizide Konzentrationen verbleiben in der Vagina bis zu drei Tagen nach Applikation des Medikamentes. Die geringen resorbierten Mengen werden in der Leber verstoffwechselt und mit der Galle ausgeschieden. Bei Erwachsenen führt eine orale Dosis von 200 mg pro Tag zu Plasmakonzentrationen von 0,2 - 0,35 µg/ml.

Bei einem Teil der Patienten kann Clotrimazol folgende Hautreaktionen hervorrufen: Stechen, Hautrötung, Ödeme, Blasenbildung, Desquamation, Juckreiz sowie Urtikaria. Bei vaginaler Anwendung beklagen sich 1,6% der Behandelten über ein leicht brennendes Gefühl sowie seltener über Unterleibskrämpfe, einen geringfügigen Anstieg der Miktionshäufigkeit oder einen Hautausschlag. Gelegentlich tritt beim Sexualpartner eine Reizung des Penis oder der Harnröhre auf. Bei oraler Gabe von Clotrimazol-Pastillen könne bei 5% der Patienten gastrointestinale Reizungen auftreten.

Therapeutischer Einsatz *Clotrimazol* ist erhältlich als 1%ige Creme, Lotion oder Lösung, 1%ige Vaginalcreme oder Vaginaltabletten sowie 10-mg-Pastillen. Auf der Haut erfolgt die Applikation zweimal täglich. Vaginal wird standardmäßig eine 100-mg-Tablette einmal täglich zur Schlafenszeit sieben Tage lang eingesetzt, eine 500-mg-Tablette nur einmalig oder 5 g Creme einmal täglich für 7 - 14 Tage. Bei nicht-schwangeren

Frauen können zwei 100-mg-Tabletten einmal am Tag für drei Tage gegeben werden. Pastillen sind fünfmal am Tag für 14 Tage langsam im Mund aufzulösen.

Bei Infektionen mit Dermatophyten führt eine Clotrimazol-Therapie in 60 - 100% der Fälle zu einer Heilung. Eine Reihe von Studien zeigen, daß die Heilungsrate bei kutanen Kandidosen 80 - 100% beträgt. Bei vulvovaginalen Kandidosen beträt die Heilungsrate gewöhnlich über 80%, wenn das siebentägige Behandlungsschema verwendet wird. 200 mg einmal am Tag über drei Tage, scheint ähnlich wirksam zu sein wie eine Einzeldosierung (500 mg). Ein Wiederauftreten nach Therapieende ist bei allen Behandlungsmethoden häufig. Die Heilungsrate mit oralen Pastillen bei oralen oder pharyngealen Kandidosen kann bei immunkompetenten Patienten bis zu 100% betragen.

Econazol Econazol ist das Deschlorderivat des Miconazol mit folgender Struktur:

ECONAZOL

Econazol penetriert leicht das Stratum corneum und ist in wirksamen Konzentration unterhalb der mittleren Hautschichten anzutreffen. Jedoch scheint weniger als 1% der verwendeten Menge systemisch resorbiert zu werden. Etwa 3% der Behandelten zeigen lokale Hautrötungen, Brennen, Stechen oder Jucken.

Econazolnitrat ist erhältlich als wassermischbare Creme (1%), die zweimal täglich appliziert wird.

Miconazol Miconazol ist chemisch ein sehr naher Verwandter von Econazol mit folgender Struktur:

MICONAZOL

Miconazol penetriert leicht das Stratum corneum der Haut und verweilt dort über vier Tage nach der Applikation. Weniger als 1% wird systemisch resorbiert. Bei vaginaler Applikation beträgt die Resorption nicht mehr als 1,3%.

Zu den unerwünschte Wirkungen nach vaginaler topischer Applikation gehören Brennen, Jucken oder Reizungen bei 7% der Behandelten sowie seltener Beckenkrämpfe (0,2%), Kopfschmerzen, Nesselsucht oder Hautausschlag. Reizung, Brennen sowie Mazerationen sind nach kutaner Applikation selten. Der Gebrauch von Miconazol während der Schwangerschaft wird als sicher erachtet, obwohl einige Autoren meinen, daß die vaginale Anwendung im ersten Trimenon vermieden werden sollte.

Therapeutischer Einsatz *Miconazolnitrat* ist erhältlich als dermatologische Creme, Spray, Puder oder Lotion. Um Mazerationen zu vermeiden, sollte für intertriginöse Bereiche nur die Lotion verwendet werden. Es ist erhältlich als 2%ige Vaginalcreme und als 100-mg-Zäpfchen zur Anwendung im oberen Vaginalbereich (Applikation zur Schlafenszeit über sieben Tage) sowie als 200-mg-Vaginalzäpfchen für eine 3-Tage-Therapie.

Bei der Behandlung von Tinea pedis, Tinea cruris sowie Tinea versicolor kann die Heilungsrate über 90% betragen. Bei der Behandlung von vulvovaginalen Kandidosen beträgt die Heilungsrate nach einem Monat 80 - 95%. Gelegentlich wird der bestehender Juckreiz schon nach einmaliger Applikation gelindert. Einige Vaginalinfektionen, die durch *Candida glabrata* verursacht werden, sprechen ebenfalls auf eine Behandlung an.

Terconazol und Butoconazol *Terconazol* weist strukturelle Ähnlichkeiten zu Ketoconazol auf. Es besitzt folgende Struktur:

TERCONAZOL

Der Wirkungsmechanismus des Terconazol ist dem der Imidazole ähnlich. Das 80-mg-Vaginalsuppositorium wird drei Tage lang zur Schlafenszeit eingeführt, während die 0,4%ige Vaginalcreme sieben Tage lang verwendet wird. Bei Patienten mit vaginaler Kandidose ist die klinische Wirksamkeit und die Akzeptanz des Patienten für beide Präparate mindestens so gut wie bei Clotrimazol.

Butoconazol ist ein Imidazol und mit Clotrimazol gut vergleichbar. Es besitzt folgende Strukturformel:

BUTOCONAZOL

*Butoconazolnitrat is*t als 2%ige Vaginalcreme erhältlich und wird bei nichtschwangeren Frauen drei Tage lang zur Schlafenszeit angewendet. Während der Schwangerschaft wird aufgrund der langsameren Ansprechbarkeit eine Behandlungsdauer über sechs Tage empfohlen (während des zweiten und dritten Trimenon).

Tioconazol *Tioconazol* ist ein Imidazol, das zur Behandlung von *Candida*-Vulvovaginitis im Handel erhältlich ist. Eine einzelne Gabe von 4,6 g Salbe, die 6,5% des Wirkstoffes enthält, wird zur Schlafenszeit appliziert.

Oxiconazol und Sulconazol Oxiconazol und Sulconazol sind zwei Imidazolderivate, die zur topischen Behandlung von Infektionen mit häufig vorkommenden pathogenen Dermatophyten eingesetzt wird. Während Oxiconazolnitrat als Creme erhältlich ist, wird Sulconazolnitrat als Lösung angeboten.

Ciclopiroxolamin

Ciclopiroxolamin ist ein Breitbandantimykotikum mit folgender chemischer Struktur:

CICLOPIROXOLAMIN

Es wirkt fungizid auf *Candida albicans, Epidermophyton floccosum, Microsporum canis, Trichophyton mentagrophytes* sowie *T. rubrum*. Weiterhin hemmt es das Wachstum von *Malassezia furfur*. Nach Applikation auf die Haut penetriert es in tiefere Hautschichten, aber selbst unter Okklusion wird weniger als 1,5% systemisch resorbiert. Da die Halbwertszeit nur 1,7 Stunden beträgt, findet keine systemische Akkumulation statt. Das Medikament penetriert in Haarfollikel und Talgdrüsen. Manchmal kann es eine Hypersensitivität hervorrufen. Es ist als 1%ige Creme und Lotion zur Behandlung kutaner Kandidosen sowie Tinea corporis, cruris, pedis und versicolor erhältlich. Die Heilungsrate bei Dermatomykosen und *Candida*-Infektionen wird unterschiedlich mit 81 - 94% angegeben. Eine topische Toxizität des Medikamentes ist nicht bekannt.

Haloprogin

Haloprogin ist ein halogenierter Phenolether mit folgender Struktur:

HALOPROGIN

Es wirkt fungizid auf die verschiedensten Arten von *Epidermophyton, Pityrosporum, Microsporum, Trichophyton* und *Candida*. Während der Behandlung treten gelegentlich Reizung, Juckreiz, Brennen, Bläschenbildung, gesteigerter Mazeration und Sensitivierung (oder Verschlimmerung der Läsion) auf, besonders am Fuß, wenn geschlossen Schuhe getragen werden. Haloprogin wird schlecht durch die Haut resorbiert und im Körper zu Trichlorphenol umgewandelt. Bei topischer Applikation scheint die systemische Toxizität gering zu sein.

Haloprogin-Creme oder -Lösung wird zweimal täglich für zwei bis vier Wochen appliziert. Es wird hauptsächlich gegen Tinea pedis eingesetzt, wobei die Heilungsrate ähnliche wie bei Tolnaftat (siehe unten) 80% beträgt. Es wird ebenfalls gegen Tinea cruris, Tinea corporis, Tinea manuum sowie Tinea versicolor verwendet.

Tolnaftat

Tolnaftat ist ein Thiocarbamat mit folgender Struktur:

TOLNAFTAT

Tolnaftat ist wirksam bei den meisten kutanen Mykosen, die ausgelöst werden durch *Trichophyton rubrum, T. mentagrophytes, T. tonsurans, Epidermophyton floccosum, Microsporum canis, Microsporum audouinii, Microsporum gypseum* sowie *Malassezia furfur*. Allerdings ist es gegen *Candida* umwirksam. Bei Tinea pedis beträgt die Heilungsquote um die 80%, verglichen mit 95% für Miconazol. Toxische oder allergische Reaktionen sind von Tolnaftat nicht bekannt.

Tolnaftat ist erhältlich in 1%iger Konzentration als Creme, Gel, Puder, Aerosolpuder sowie topische Lösung oder topische Aerosolflüssigkeit. Die Präparate werden zweimal täglich topisch appliziert. Der Juckreiz wird gewöhnlich innerhalb von 24 - 72 Stunden gelindert. Die Rückbildung interdigitaler Läsionen, die durch auf das Medikament reagierende Pilze hervorgerufen sind, ist häufig innerhalb von 7 - 21 Tagen abgeschlossen.

Naftifin

Naftifin ist ein Allylamin mit folgender Struktur:

NAFTIFIN

Naftifin ist repräsentativ für eine Gruppe synthetischer Agenzien, die die Squalen-2,3-epoxidase hemmen und somit auch die fungale Ergosterolbiosynthese. Das Medikament besitzt in vitro ein breites Spektrum fungizider Wirksamkeit. *Naftifin*hydrochlorid ist als 1%ige Creme erhältlich. Es ist wirksam bei der topischen Behandlung von Tinea cruris und Tinea corporis. Empfohlen wird eine zweimal tägliche Applikation. Das Medikament wird gut vertragen, obwohl lokale Reizungen bei 3% der behandelten Patienten beobachtet wurden. Vom Auftreten einer allergischer Kontaktdermatitis wurde ebenfalls berichtet. Naftifin kann unter Umständen auch bei kutanen Kandidosen und Tinea versicolor wirksam sein, obwohl der Arzneistoff für diese Anwendungen bisher nicht zugelassen wurde.

Terbinafin

Terbinafin ist ein Allylamin mit folgender Struktur:

TERBINAFIN

Der Wirkungsmechanismus ist der gleiche wie bei Naftifin (Balfour et al., 1992). Terbinafin-Creme wird zweimal täglich appliziert und ist wirksam bei Tinea corporis, Tinea cruris und Tinea pedis. Terbinafin ist weniger wirksam gegen *Candida*-Arten sowie *Malassezia furfur*, allerdings kann die Creme auch bei kutanen Kandidosen und Tinea versicolor verwendet werden. Orales Terbinafin scheint auch zur Behandlung von Dermatophytosen und in einigen Fällen bei Onychomykosen wirksam zu sein.

Antimykotische Polyen-Antibiotika

Nystatin Nystadin wurde im New York State Health Laboratory endeckt und entsprechend benannt. Es ist ein tetraenes Makrolid, das von *Streptomyces noursei* gebildet wird. Obwohl Nystatin dem Amphotericin B strukturell ähnlich ist und den selben Wirkungsmechanismus besitzt, ist es toxischer und wird nicht systemisch eingesetzt. Nystatin wird nicht vom Gastrointestinaltrakt, der Haut oder vaginal resorbiert.

Nystatin ist nur zur Behandlung von Kandidosen geeignet und wird in Darreichungsformen bereitgestellt, die zur kutanen, vaginalen oder oralen Verwendung für diesen Zweck bestimmt sind. Infektionen der Nägel sowie hyperkeratinisierte oder verkrustete Hautläsionen sprechen nicht an. Topische Zubereitungen umfassen Salben, Cremes und Puder, die alle 100 000 Einheiten pro Gramm enthalten. Für die meisten Läsionen wird Puder bevorzugt, welches zwei oder dreimal täglich appliziert wird. Cremes oder Salben werden zweimal täglich eingesetzt. Kombinationen von Nystatin mit antibakteriellen Wirkstoffen oder Kortikosteroiden sind ebenfalls erhältlich. Allergische Reaktionen auf Nystatin sind äußerst selten.

Vaginaltabletten, die 100 000 Einheiten Nystatin enthalten, werden zwei Wochen lang einmal täglich eingeführt. Obwohl die Tabletten gut vertragen werden, sind Imidazole oder Triazole die wirksameren Chemotherapeutika bei vaginalen Kandidosen.

Eine orale Suspension mit 100 000 E/ml wird viermal am Tag verabreicht. Frühgeborene und Neugeborene mit geringem Geburtsgewicht erhalten 1 ml dieser Zubereitung, Säuglinge 2 ml und Kinder oder Erwachsene 4 - 6 ml pro Einnahme. Ältere Kinder und Erwachsene sollten angewiesen werden, vor dem Schlucken den Mund mit dem Medikament zu spülen. Wird nicht darauf hingewiesen, kann der Patient die bittere Flüssigkeit ausspucken und eine Behandlung infizierter Schleimhaut im posterioren Pharynx oder Ösophagus fehlschlagen. Nystatinsuspension ist gewöhnlich bei oralen Kandidosen immunkompetenter Patienten wirksam. Außer dem bitteren Geschmack und gelegentlichen Beschwerden über Übelkeit, sind unerwünschte Wirkungen selten. Orale Tabletten mit 500 000 Einheiten wurden eingesetzt, um eine gastrointestinale *Candida*-Ansiedlungen zu verringern, in der Hoffnung, Rückfälle vaginaler Kandidosen vorzubeugen oder Patienten mit Neutropenie vor gastrointestinalen Kandidosen zu schützen. Entsprechende Studien zeigten allerdings keine Wirksamkeit dieser Prophylaxe.

Amphotericin B Topisches Amphotericin B wird ebenfalls bei kutanen und mukokutanen Kandidosen eingesetzt. Im Handel ist es als Lotion, Creme und Salbe mit 3% Amphotericin B erhältlich. Diese Präparate werden alle zwei- bis viermal täglich auf die Läsionen appliziert.

Sonstige antimykotische Wirkstoffe

Undecylensäure Undecylensäure ist 10-Undecensäure, eine ungesättigte Verbindung mit elf Kohlenstoffatomen. Es ist eine gelbe Flüssigkeit mit charakteristisch ranzigem Geruch. Es wirkt hauptsächlich fungistatisch, obwohl auch eine fungizide Wirksamkeit bei langer Exposition mit hohen Wirkstoffkonzentrationen beobachtet werden kann. Das Medikament ist gegen eine Reihe von Pilzen wirksam, einschließlich solcher, die Dermatophytosen verursachen. *Undecylensäure* ist erhältlich als Schaum, Salbe, Creme, Puder, Seife und Flüssigkeit. *Zinkundecylenat* ist in Kombination mit anderen Bestandteilen im Handel erhältlich. Das Zink verleiht eine adstringierende Wirkung, die bei der Entzündungsbekämpfung hilft. Das *Kombinationspräparat in Form einer Undecylensalbe* enthält Undecylensäure (5%) sowie Zinkundecylenat (20%). *Kalziumundecylenat* ist als Puder erhältlich.

Undecylensäurepräparate werden zur Behandlung verschiedenster Dermatomykosen eingesetzt, besonders Tinea pedis. Konzentrationen bis zu 10% können, wie in den kombinierten Salbenpräparate, auf die Haut appliziert werden. Präparate in dieser Zubereitungsform führen gewöhnlich zu keiner Gewebereizung und eine Sensibilisierung findet selten statt. Undecylensäure ist nützlich zur Hemmung des Pilzwachstums bei Tinea pedis, allerdings persistiert häufig die Infektion trotz intensiver Behandlung. Die klinische Heilungsrate beträgt bestenfalls 50% und ist somit viel geringer als beim Einsatz von Imidazolen, Haloprogin oder Tolnaftat. Bei der Behandlung von Tinea capitis besteht nur eine geringfügige Wirksamkeit. Das Medikament wird nicht länger für diesen Zweck eingesetzt. Undecylensäurepräparate sind ebenfalls zur Behandlung von Windeldermatitis, Tinea cruris sowie anderen leichteren dermatologischen Beschwerden geeignet.

Benzoesäure und Salicylsäure Eine Salbe, die Benzoe-und Salicylsäure enthält, ist als *Whitfields Salbe* bekannt. Sie kombiniert die fungistatische Wirkung des Benzoat mit der keratolytischen Wirkung des Salicylats. Sie enthält Benzoesäure und Salicylsäure in einem Verhältnis von 2:1 (gewöhnlich 6%:3%). Sie wird hauptsächlich zur Behandlung von Tinea pedis eingesetzt. Da die Benzoesäure nur fungistatisch wirkt, erfolgt eine komplette Eliminierung der Infektion, nur nachdem das infizierte Stratum corneum abgetragen ist. Eine kontinuierliche Medikation ist über mehrere Wochen bis Monate erforderlich. Die Salicylsäure fördert die Desquamation. Die Salbe wird manchmal auch zur Behandlung von Tinea capitis eingesetzt. Leichte Reizungen können an der Applikationsstelle auftreten.

Propionsäure und Kaprylsäure Propionsäure und Natriumpropionat unterstützen die Behandlung von Dermatomykosen. Ihre geringe Wirksamkeit sowie ihr übertriebener Preis machen ihren Einsatz unvernünftig. Sie können zusammen oder mit Natriumkaprylat oder anderer Wirkstoffen kombiniert werden. Natriumpropionat wird in nicht-rezeptpflichtigen Präparaten in Konzentrationen von 1 - 5% eingesetzt.

Kaliumjodid Eine gesättigte Kaliumjodidlösung mit 1 g/ml ist geeignet zur Behandlung kutaner Sporotrichosen. Das Medikament besitzt einen bitteren Geschmack und verursacht Übelkeit und ausgeprägte Speichelbildung. Die Akzeptanz des Patienten wird verbessert, wenn die Anfangsdosierung gering gehalten wird, z.B durch die dreimal tägliche Gabe von zehn Tropfen in einer geringen Menge Wasser. Das Trinken von Wasser oder Säften sofort nach Applikation verringert den bitteren Nachgeschmack. Die Dosierung wird dann stufenweise auf 25 - 40 Tropfen dreimal täglich bei Kindern und 40 - 50 Tropfen dreimal täglich bei Erwachsenen gesteigert. Die Therapie wird für mindestens sechs Wochen fortgesetzt bis die kutanen Läsionen abgeflacht und etwaige Geschwüre ausgeheilt sind. Eine langsame Vergrößerung der Speichel- und Tränendrüsen ist häufig. Bei Erwachsenen kann sich ein akneähnlicher Ausschlag in den oberen Brustpartien entwickeln. Diese Nebenwirkungen verschwinden nach Therapieende und sind kein Grund für das Absetzen des Medikamentes. Patienten mit einem allergischen Ausschlag sollten allerdings auf eine Itraconazoltherapie umsteigen.

Weitere Ausführungen zum Thema Pilzerkrankungen finden sich in *Harrison's Principles of Internal Medicine*, 14th ed., McGraw-Hill, New York, 1998, deren deutsche Ausgabe 1999 erscheint.

LITERATUR

Aguado, J.M., Hidalgo, M., Moya, I., Alcazar, J.M., Jimenez, M.J., and Noriega, A.R. Ventricular arrhythmias with conventional and liposomal amphotericin. *Lancet*, **1993**, *342*:1239.

Balfour, J.A., and Faulds, D. Terbinafine. A review of its pharmacodynamic and pharmacokinetic properties, and therapeutic potential in superficial mycoses. *Drugs*, **1992**, *43*:258—284.

Balmaceda, C.M., Walker, R.W., Castro-Malaspina, H., and Dalmau, J. Reversal of amphotericin-B-related encephalopathy. *Neurology*, **1994**, *44*:1183—1184.

Barone, J.A., Koh, J.G., Bierman, R.H., Colaizzi, J.L., Swanson, K.A., Gaffar, M.C., Moskovitz, B.L., Mechlinski, W., and van de Velde, V. Food interaction and steady-state pharmacokinetics of itraconazole capsules in healthy male volunteers. *Antimicrob. Agents Chemother.*, **1993**, *37*:778—784.

Blum, R.A., Wilton, J.H., Hilligoss, D.M., Gardner, M.J., Henry, E.B., Harrison, N.J., and Schentag, J.J. Effect of fluconazole on the disposition of phenytoin. *Clin. Pharmacol. Ther.*, **1991**, *49*:420—425.

Branch, R.A. Prevention of amphotericin B-induced renal impairment. A review on the use of sodium supplementation. *Arch. Intern. Med.*, **1988**, *148*:2389—2394.

Carlson, M.A., and Condon, R.E. Nephrotoxicity of amphotericin B. *J. Am. College Surg.*, **1994**, *179*:361—381.

Cartledge, J.D., Midgley, J., Youle, M., and Gazzard, B.G. Itraconazole cyclodextrin solution–effective treatment of HIV-related candidosis unresponsive to other azole therapy. *J. Antimicrob. Chemother.*, **1994**, *33*:1071—1073.

Chavanet, P.Y., Garry, I., Charlier, N., Caillot, D., Kisterman, J.-P., D'Athis, M., and Portier, H. Trial of glucose versus fat emulsion in preparation of amphotericin for use in HIV infected patients with candidiasis. *Br. Med. J.*, **1992**, *305*:921—925.

Coker, R.J., Viviani, M., Gazzard, B.G., Du Pont, B., Pohle, H.D., Murphy, S.M., Atouguia, J., Champalimaud, J.L., and Harris, J.R.W. Treatment of cryptococcosis with liposomal amphotericin B (AmBisome) in 23 patients with AIDS. *AIDS*, **1993**, *7*:829—835.

Crane, J.K., and Shih, H.-T. Syncope and cardiac arrhythmia due to an interaction between itraconazole and terfenadine. *Am. J. Med.*, **1993**, *95*:445—446.

Daneshmend, T.K., and Warnock, D.W. Clinical pharmacokinetics of ketoconazole. *Clin. Pharmacokinet.*, **1988**, *14*:13—34.

Debruyne, D., and Ryckelynck, J.-P. Clinical pharmocokinetics of fluconazole. *Clin. Pharmacokinet.*, **1993**, *24*:10—27.

de Marie, S., Janknegt, R., and Bakker-Woudenberg, I.A.J.M. Clinical use of liposomal and lipid-complexed amphotericin B. *J. Antimicrob. Chemother.*, **1994**, *33*:907—916.

Denning, D.W., Tucker, R.M., Hanson, L.H., Hamilton, J.R., and Stevens, D.A. Itraconazole therapy for cryptococcal meningitis and cryptococcosis. *Arch. Intern. Med.*, **1989**, *149*:2301—2308.

Dismukes, W.E., Bradsher, R.W., Jr., Cloud, G.C., Kauffman, C.A., Chapman, S.W., George, R.B., Stevens, D.A., Girard, W.M., Saag, M.S., Bowles-Patton, C., and the NIAID Mycoses Study Group. Itraconazole therapy for blastomycosis and histoplasmosis. *Am. J. Med.*, **1992**, *93*:489—497.

Drutz, D.J. Rapid infusion of amphotericin B: is it safe, effective and wise? *Am. J. Med.*, **1992**, *93*:119—121.

Fielding, R.M., Singer, A.W., Wang, L.H., Babbar, S., and Guo, L.S. Relationship of pharmacokinetics and drug distribution in tissue to increased safety of amphotericin B colloidal dispersion in dogs. *Antimicrob. Agents Chemother.*, **1992**, *36*:299—307.

Graybill, R.J., Stevens, D.A., Galgiani, J.N., Dismukes, W.E., Cloud, G.A., and the NIAID Mycoses Study Group. Itraconazole treatment of coccidioidomycosis. *Am. J. Med.*, **1990**, *89*:282—290.

Haubrich, R.H., Haghighat, D., Bozzette, S.A., Tilles, J., McCutchan, J.A., and the California Collaborative Treatment Group. High-dose fluconazole for treatment of cryptococcal disease in patients with human immunodeficiency virus infection. *J. Infect. Dis.*, **1994**, *170*: 238—242.

Honig, P.K., and Cantilena, L.R. Ketoconazole and fluconazole drug interactions. *Arch. Intern. Med.*, **1994**, *154*:1038, 1041.

Hostetler, J.S., Heykants, J., Clemons, K.V, Woestenborghs, R., Hanson, L.H., and Stevens, D.A. Discrepancies in bioassay and chromatography determinations explained by metabolism of itraconazole to hydroxyitraconazole: studies of interpatient variations in concentrations. *Antimicrob. Agents Chemother.*, **1993**, *37*:2224—2227.

Jacobson, M.A., Hanks, D.K., and Ferrell, L.D. Fatal acute hepatic necrosis due to fluconazole. *Am. J. Med.*, **1994**, *96*:188—190.

Janknegt, R., de Marie, D., Bakker-Woudenberg, I.A.J.M., and Crommelin, D.J.A. Liposomal and lipid formulations of amphotericin B. Clinical pharmacokinetics. *Clin. Pharmacokinet.*, **1992**, *23*:279—291.

Kan, V.L., Bennett, J.E., Amantea, M.A., Smolskis, M.C., McManus, E., Grasela, D.M., and Sherman, J.W. Comparative safety, tolerance, and pharmacokinetics of amphotericin B lipid complex and amphotericin B desoxycholate in healthy male volunteers. *J. Infect. Dis.*, **1991**, *164*:418—421.

Kennedy, M.S., Deeg, H.J., Siegel, M., Crowley, J.J., Storb, R., and Thomas, E.D. Acute renal toxicity with combined use of amphotericin B and cyclosporine after marrow transplantation. *Transplantation*, **1983**, *35*:211—215.

Kivistî, K.T., Neuvonen, P.J., and Klotz, U. Inhibition of terfenadine metabolism. Pharmacokinetic and pharmacodynamic consequences. *Clin. Pharmacokinet.*, **1994**, *27*:1—5.

Lavrijsen, A.P.M., Balmus, K.J., Nugteren-Huying, W.M., Roldaan, A.C., van't Wout, J.W., and Stricker, B.H.C. Hepatic injury associated with itraconazole. *Lancet*, **1992**, *340*:251—252.

Lim, S.G., Sawyerr, A.M., Hudson, M., Sercombe, J., and Pounder, R.E. Short report: the absorption of fluconazole and itraconazole under conditions of low intragastric acidity. *Aliment. Pharmacol. Ther.*, **1993**, *7*:317—321.

Meunier, F., Prentice, H.G., and Ringden, O. Liposomal amphotericin B (AmBisome): safety data from a phase II/III clinical trial. *J. Antimicrob. Chemother.*, **1991**, *28 Suppl. B.*:83—91.

Sachs, M.K., Blanchard, L.M., and Green, P.J. Interaction of itraconazole and digoxin. *Clin. Infect. Dis.*, **1993**, *16*:400—403.

Sahai, J., Gallicano, K., Pakuts, A., and Cameron, D.W. Effect of fluconazole on zidovudine pharmacokinetics in patients infected with human immunodeficiency virus. *J. Infect. Dis.*, **1994**, *169*: 1103—1107.

Sharkey, P.K., Rinaldi, M.G., Dunn, J.F., Hardin, T.C., Fetchick, R.J., and Graybill, J.R. High-dose itraconazole in the treatment of severe mycoses. *Antimicrob. Agents Chemother.*, **1991**, *35*:707—713.

Smith, D., van de Velde, V., Woestenborghs, R., and Gazzard, B.G. The pharmacokinetics of oral itraconazole in AIDS patients. *J. Pharm. Pharmacol.*, **1992**, *44*:618—619.

Stamm, A.M., Diasio, R.B., Dismukes, W.E., Shadomy, S., Cloud, G.A., Bowles, C.A., Karam, G.H., and Espinel-Ingroff, A. Toxicity of amphotericin B plus flucytosine in 194 patients with cryptococcal meningitis. *Am. J. Med.*, **1987**, *83*:236—242.

Tolins, J.P., and Raij, L. Adverse effect of amphotericin B administration on renal hemodynamics in the rat. Neurohumoral mechanisms and influence of calcium channel blockade. *J. Pharmacol. Exp. Ther.*, **1988**, *245*:594—599.

Tucker, R.M., Haq, Y., Denning, D.W., and Stevens, D.A. Adverse events associated with itraconazole in 189 patients on chronic therapy. *J. Antimicrob. Chemother.*, **1990**, *26*:561—566.

Tucker, R.M., Denning, D.W., Hanson, L.H., Rinaldi, M.G., Graybill, R.J., Sharkey, P.K., Pappagianis, D., and Stevens, D.A. Interaction of azoles with rifampin, phenytoin, and carbamazepine: in vitro and clinical observations. *Clin. Infect. Dis.*, **1992**, *14*:165—174.

vanden Bossche, H., Koymans, L., and Moereels H. P450 inhibitors of use in medical treatment: focus on mechanisms of action. *Pharmac. Ther.*, **1995**, *67*:1—22.

Vidal-Puig, A.J., Muñoz-Torres, M., Jódar-Gimeno, E., García-Calvente, C.J., Lardelli, P., Ruiz-Requena, M.E., Escobar-Jiménez, F. Ketoconazole therapy: hormonal and clinical effects in non-tumoral hyperandrogenism. *Eur. J. Endocrinol.*, **1994**, *130*:333—338.

Voss, A., Meis, J.F.G.M., and Hoogkamp-Korstanje, A.A. Fluconazole in the management of fungal urinary tract infections. *Infection*, **1994**, *22*:247—251.

Wheat, J., Hafner, R., Wulfsohn, M., Spencer, P., Squires, K., Powderly, W., Wong, B., Rinaldi, M., Saag, M., Hamill, R., Murphy, R., Connolly-Stringfield, P., Briggs, N., Owens, S., and the NIAID Mycoses Study Group. Prevention of relapse of histoplamosis with itraconazole in patients with the acquired immunodeficiency syndrome. *Ann. Intern. Med.*, **1993**, *118*:610—616.

Winn, R.E., Anderson, J., Piper, J., Aronson, N.E., and Pluss, J. Systemic sporotrichosis treated with itraconazole. *Clin. Infect. Dis.*, **1993**, *17*:210—217.

Monographien und Übersichtsartikel

Anonymous Itraconazole. *Med. Lett. Drugs Ther.* **1993**, *35*:7—9.

Grant, S.M., and Clissold, S.P. Itraconazole. A review of its pharmacodynamic and pharmacokinetic properties, and therapeutic use in superficial and systemic mycoses. *Drugs*, **1989**, *37*:310—344.

Hansten, P.D., and Horn, J.R. Terfenadine drug interactions. *Drug Interactions Newsletter* **1992**, August Special Issue, 586—588.

Working Party of the British Society for Antimicrobial Chemotherapy. Working Party Report. Chemoprophylaxis for candidosis and aspergillosis in neutropenia and transplantation: a review and recommendations. *J. Antimicrob. Chemother.*, **1993**, *32*:5—21.

Zervos, M., and Meunier, F. Fluconazole (Diflucan): a review. *Int. J. Antimicrob. Agents*, **1993**, *3*:147—170.

50 ANTIMIKROBIELLE WIRKSTOFFE
(Fortsetzung)
Antivirale Wirkstoffe

Frederick G. Hayden

Die Anzahl der antiviralen Substanzen hat sich hauptsächlich als Reaktion auf die HIV-Infektion (human immunodeficiency virus) und deren Folgen im letzten Jahrzehnt stark erhöht. In diesem Kapitel werden die Wirkstoffe, die gegen DNA- und RNA-Viren einschließlich der Retroviren wie HIV verfügbar sind, zusammenfassend dargestellt. Viele der zugelassenen Wirkstoffe sind gegen einen der zahlreichen Schritte im Verlauf der viralen Infektion und Vermehrung gerichtet. Ebenfalls in diesem Kapitel werden Zytokine und Interferone beschrieben, die in den Wirtszellen immunmodulierende und antiproliferative Wirkung hervorrufen (siehe auch Kapitel 52). Themen, die in Verbindung mit einer effektiven, antiviralen Therapie stehen, wie das Auftreten von Resistenzen gegen bestimmte Arzneimittel und immunpathologische Reaktionen auf virale Antigene, werden ebenfalls diskutiert. Purin- und Pyrimidinanaloga werden sowohl in der antiviralen Therapie als auch bei der Behandlung von Neoplasien eingesetzt. Dieser Anwendungsbereich wird in Kapitel 51 beschrieben.

Viren bestehen aus einzelsträngiger oder doppelsträngiger DNA oder RNA, die in einer Proteinhülle, dem sog. Kapsid, verpackt ist. Einige Viren besitzen eine Lipoproteinhülle, die wie das *Kapsid* virale Antigene enthalten kann. Manche Viren besitzen Enzyme, die die Replikation innerhalb der Zelle einleiten. Da Viren keine eigene Stoffwechselmaschinerie besitzen, übernehmen sie die Kontrolle über die der Wirtszellen; sei es ein Bakterium, eine pflanzliche oder eine tierische Zelle. Tabelle 50.1 zeigt die zahlreichen Stadien der viralen Vermehrung und mögliche Ziele für die Entwicklung verschiedener Klassen von antiviralen Wirkstoffen, die in den Prozeß der viralen Replikation eingreifen könnten. Effektive, antivirale Wirkstoffe müssen die virusspezifischen Vermehrungsschritte inhibieren oder vorzugsweise die virusgesteuerte und nicht die wirtsgesteuerte Nukleinsäure- oder Proteinsynthese inhibieren. Die Entdeckung neuartiger antiviraler Inhibitoren ist mit einem besseren Verständnis der molekularen Ereignisse der Virusreplikation verbunden. Dieses Kapitel enthält Informationen zur antiviralen Wirkung, Pharmakologie und dem klinischen Einsatz der spezifischen antiviralen Wirkstoffe. Tabelle 50.2 stellt die Nomenklatur und Dosisschemata der erhältlichen antiviralen Substanzen dar.

Abbildung 50.1 zeigt ein schematisches Diagramm des Replikationszyklus von DNA-Viren (*A*) und von RNA-Viren (*B*). Zu den DNA-Viren und den von ihnen verursachten Krankheiten zählen Pockenviren (Pocken), Herpesviren (Windpocken, Gürtelrose und Herpes), Adenoviren (Konjunktivitis und Halsentzündungen), Hepadnaviren (Hepatitis B) und Papillomaviren (Warzen). Typischerweise gelangen DNA-Viren in den Wirtszellkern, wo die virale DNA durch die wirtseigene RNA-Polymerase in mRNA transkribiert wird. Die mRNA wird über den normalen zellulären Stoffwechselweg in virusspezifische Proteine translatiert. Das Pockenvirus bildet durch den Besitz einer eigenen RNA-Polymerase eine Ausnahme dieser Strategie. Die Replikation findet dementsprechend im Zytoplasma der Wirtszelle statt.

Bei den RNA-Viren beruht die Vermehrungstrategie auf einem viralen Enzym zur mRNA Synthese im Virion (das gesamte infektiöse Partikel), oder die virale RNA selbst dient als mRNA. Die mRNA wird in verschiedene virale Proteine einschließlich der RNA-Polymerase translatiert, die wiederum die Synthese weiterer viraler RNA steuert (siehe Abbildung 50.1 B). Bei den meisten RNA-Viren ist die Wirtszelle nicht an der Replikation des viralen Genoms beteiligt. Hierzu gibt es Ausnahmen. Influenzaviren (Grippe-Viren) müssen aktiv im Zellkern der Wirtszelle transkribiert werden. Zu Beispielen für RNA-Viren und die von ihnen verursachten Krankheiten gehören das Rubellavirus (Röteln), Rhabdoviren (Tollwut), Picornaviren (Poliomyelitis, Meningitis, Erkältungen), Arenaviren (Meningitis, Lassafieber) Arboviren (Gelbfieber, durch Arthropoden übertragene Enzephalitis), Orthomyxoviren (Influenza) und Paramyxoviren (Masern, Mumps).

Eine Gruppe der RNA-Viren, die es besonders hervorzuheben gilt sind Retroviren, die für Krankheiten wie das erworbene Immunschwächesyndrom (AIDS) und T-Zell-Leukämien (humanes T-Zell Leukämie Virus I, HTLV-I) verantwortlich sind. Bei Retroviren enthält das Virus die reverse Transkriptase. Mit diesem vom Virus eingebrachten Enzym wird eine DNA-Kopie der viralen RNA-Matrize synthetisiert. Die DNA-Kopie wird dann in das Wirtsgenom integriert und in diesem Stadium als *Provirus* bezeichnet. Diese provirale DNA wird sowohl in genomische RNA als auch in mRNA zur Erzeugung viralen Proteins transkribiert und generiert so neue Viruspartikel.

Die Erfahrungen in der Entwicklung von antiviralen Wirkstoffen haben zu Erkenntnissen geführt, die auch praktische Auswirkungen besitzen. (1) Obwohl viele Substanzen *in vitro* eine antivirale Aktivität zeigen, beeinträchtigen die meisten auch Wirtszellfunktionen und sind mit inakzeptabler Toxizität verbunden. (2) Effektive Wirkstoffe haben typischerweise ein eingeschränktes antivirales Wirkspektrum und sind gegen ein bestimmtes virales Protein gerichtet. Dabei handelt es sich meist um ein Enzym (Polymerase oder Transkriptase), das an der Synthese der viralen Nukleinsäuren beteiligt ist. (3) Einzelne Nukleotidveränderungen (Punktmutationen), die zu

Tabelle 50.1 Prozesse im viralen Vermehrungszyklus und potentielle Ziele für antivirale Wirkstoffe

PROZESSE DER VIRALEN REPLIKATION	KLASSE DER SELEKTIVEN INHIBITOREN
Eintritt in die Zelle	
Adsorption	Lösliche Rezeptoren als Virus-Falle,
Penetration	Antirezeptor-Antikörper
Uncoating	Ionenkanalblocker, Kapsidstabilisatoren,
Freisetzung des viralen Genoms	Inhibitoren der Fusionsproteine
Transkription des viralen Genoms*	Inhibitoren der viralen DNA-Polymerase,
Transkription der viralen	RNA-Polymerase, reverse Transkriptase,
Boten-RNA	Helikase, Primase oder Integrase
Replikation des viralen Genoms	Antisense-Oligonukleotide, Ribozyme
Translation der viralen Proteine	Interferone, Antisense-Oligonukleotide, Ribozyme
Regulatorische Proteine (frühe Proteine)	Inhibitoren der regulatorischen Proteine
Strukturproteine (späte Proteine)	
Posttranslationale Modifikationen	
Proteolytische Spaltung	Protease-Inhibitoren
Myristilierung, Glykosylierung	
Zusammenbau der viralen Komponenten	Interferone, Inhibitoren der Assemblierungsproteine
Freisetzung	
Budding, Lyse der Zelle	Antivirale Antikörper, zytotoxische Lymphozyten

* Hängt von der Replikationsstrategie der Viren ab, aber viruskodierte Enzyme sind für Teile des Prozesses notwendig.

einem essentiellen Aminosäureaustausch im Zielprotein führen, sind oft ausreichend, um eine Resistenz gegen antivirale Mittel zu verursachen. Die Selektion einer resistenten Variante zeigt, daß das Pharmakon tatsächlich einen spezifischen antiviralen Wirkmechanismus besitzt. (4) Zur Zeit verwendete Wirkstoffe inhibieren die aktive Replikation, so daß die virale Vermehrung nach Absetzen der Medikation wieder aufgenommen werden kann. Eine effektive Immunantwort des Wirtes ist essentiell für die Genesung von Infektionen. Zu einem klinischen Versagen der antiviralen Therapie bei arzneimittelsensitiven Viren kann es bei stark immungeschwächten Patienten oder in Folge des Auftretens von resistenten Varianten kommen. Die meisten arzneimittelresistenten Viren (z. B. Herpesvirus, HIV-1[AIDS]) werden bei immunsupprimierten Personen mit hoher Virusbelastung (viral load) und nach wiederholter oder langer antiviraler Behandlung isoliert. Hierbei bildet das Influenza-A-Virus eine Ausnahme. (5) Die zur Zeit benutzten Wirkstoffe sind nicht in der Lage, nicht-replizierende oder latente Viren zu eliminieren, obwohl manche Arzneimittel effektiv in der dauerhaften Suppression von Krankheitsausbrüchen eingesetzt werden. (6) Die klinische Wirksamkeit hängt davon ab, ob inhibitorische Konzentrationen am Infektionsort, d. h. normalerweise in der infizierten Zelle, erreicht werden können. So müssen zum Beispiel Nukleosidanaloga aufgenommen und intrazellulär phosphoryliert werden, um wirksam zu werden. Folglich beeinflussen die Konzentrationen der betreffenden Enzyme oder der kompetitierenden Substrate den antiviralen Effekt in verschiedenen Zelltypen und Stoffwechselsituationen. (7) Da die *in vitro* Sensitivitätstests für antivirale Wirkstoffe nicht standardisiert sind, variieren die Ergebnisse in Abhängigkeit des Testsystems, Zelltyps, viralen Inokulums und Labors. Daher sind für die meisten antiviralen Wirkstoffe noch keine klaren Beziehungen zwischen der *in vitro* wirksamen Arzneimittelkonzentration, der im Blut oder anderen Körperflüssigkeiten erreichten Konzentration und der klinischen Wirkung aufgestellt worden.

WIRKSTOFFE GEGEN HERPESVIREN

Infektionen mit dem Herpes-simplex-Virus Typ I betreffen den Oropharyngealraum, die Haut, den Ösophagus und das Gehirn. Das Herpes-simplex-Virus Typ II verursacht normalerweise Infektionen der Genitalien, des Rektums, der Haut, der Hände oder Hirnhäute. In beiden Fällen kann es sich entweder um eine Primärinfektion oder eine Aktivierung einer latenten Infektion handeln.

Der erste Wirkstoff mit erwiesener Wirksamkeit gegen Herpesviren war das 1977 in den USA zugelassene *Vidarabin*, welches nur intravenös verfügbar ist. Auf Grund seiner Toxizität war der Einsatz auf lebensbedrohliche Herpes-simplex-Virus- (HSV) und Varizella-Zoster-Virus-Infektionen (VZV) beschränkt. Die Entdeckung und Entwicklung von *Aciclovir*, das 1982 zugelassen wurde, ermöglichte die erste effektive orale Behandlung von weniger schweren HSV- und VZV-Infektionen bei Patienten in der Ambulanz. Nachfolgende Studien zeigten, daß auch intravenös appliziertes Aciclovir Vidarabin bezüglich der Wirksamkeit und/oder der Toxizität bei HSV-Enzephalitis und VZV-Infektionen bei immunsupprimierten Patienten überlegen ist. Aciclovir ist der Prototyp einer Gruppe von Wirkstoffen, die durch eine virale Kinase zuerst intrazellulär phosphoryliert werden, bevor sie als Inhibitoren der viralen DNA-Synthese wirken. Andere Wirkstoffe mit gleichem Aktivierungsmechanismus sind *Penciclovir, Ganciclovir* und *Sorivudin*.

Aciclovir und Valaciclovir

Chemische Struktur und antivirale Wirkung Aciclovir (9-[(2-hydroxy-ethoxy) methyl] 9H-Guanin) ist ein azyklisches

Tabelle 50.2 Nomenklatur und Darreichungsformen von erhältlichen antiviralen Wirkstoffe (siehe auch Update-Box Kapitel 43)

FREINAME	ANDERE KURZBEZEICHNUNG	ERHÄLTLICHE APPLIKATIONSFORMEN
Wirkstoffe gegen Herpesviren		
Aciclovir	ACV, Acycloguanosin	IV, O, T, Ophth
Famciclovir	FCV	O
Foscarnet	PFA, Phosphonoformat	IV, O
Ganciclovir	GCV, DHPG	IV, O
Idoxuridin	IDU, Idurin	Ophth
Sorivudin	BV-ara-U, Brovavir	IV, O
Trifluridin	TFT, Trifluorothymidin	Ophth
Valaciclovir		O
Vidarabin	ara-A, Adeninarabinosid	IV, Ophth
Wirkstoffe gegen Retroviren		
Didanosin	ddI	O
Stavudin	d4T	O
Zalcitabin	ddC	O
Zidovudin	AZT, ZDV, Azido-Thymidin	O
Andere antivirale Wirkstoffe		
Amantadin		O
Interferon-alfa		injizierbar
Ribavirin		Aerosol, O, IV
Rimantidin		O

ABKÜRZUNGEN: IV: intravenös; O: oral; T: topisch; Ophth: ophthalmologisch.

Guanin-Nukleosid-Analogon, dem die 3' Hydroxylgruppe der Seitenkette fehlt.

ACICLOVIR

Aciclovir ist in Kapseln, als Salbe und als Pulver, das für die intravenöse Applikation gelöst werden muß, erhältlich. Valaciclovir ist der L-Valyl-Ester von Aciclovir (Prodrug). Das antivirale Wirkspektrum von Aciclovir ist auf Herpesviren begrenzt. In vitro ist es am effektivsten gegen HSV-1 (0,02 - 0,9 µg/ml), ca. zweifach weniger aktiv gegen HSV-2 (0,03 - 2,2 µg/ml) und zehnfach weniger wirksam gegen VZV (0,8 - 4,0 µg/ml) oder Eppstein-Barr-Virus (EBV). Am geringsten wirksam ist Aciclovir gegen Cytomegalovirus (CMV) (in der Regel > 20 µg/ml) oder humanes Herpesvirus (HHV-6) (Wagstaff et al., 1994). Das Wachstum nicht infizierter Säugerzellen ist durch hohe Aciclovir-Konzentrationen normalerweise nicht betroffen (> 50 µg/ml).

Wirkmechanismus und Resistenz Aciclovir inhibiert die virale DNA-Synthese über einen Mechanismus, der in Abbildung 50.2 dargestellt ist (Elion, 1986). Die Selektivität der Wirkung von Aciclovir basiert auf der Interaktion mit zwei bestimmten viralen Proteinen. Die Aufnahme in die Zelle und die Phosphorylierung von Aciclovir zum Monophosphat werden durch die Thymidinkinase des Virus erleichtert. Die Affinität von Aciclovir für die virale Thymidinkinase ist 200fach höher als für das entsprechende Säugerenzym. Zelluläre Enzyme setzen das Monophosphat zu Aciclovir-Triphosphat um, das in HSV-infizierten Zellen 40- bis 100fach höhere Konzentrationen erreicht als in uninfizierten Zellen und mit dem endogenen Desoxyguanosin-Triphosphat (dGTP) konkurriert. Aciclovir-Triphosphat inhibiert kompetitiv die virale DNA-Polymerase und in geringerem Ausmaß die zellulären DNA-Polymerasen. Wird Aciclovir-Triphosphat in die virale DNA eingebaut, kommt es zum Abbruch der DNA-Synthese, da die 3'-Hydroxylgruppe zur Kettenverlängerung fehlt, d. h. Aciclovir-Triphosphat wirkt als sog. *„chain terminator"*. Weiterhin bleibt der Aciclovir enthaltende, terminierte Matrizenstrang an die DNA-Polymerase gebunden und führt zu deren irreversibler Hemmung. Dieser Mechanismus wird als *Suizid-Inaktivierung* bezeichnet.

Eine Resistenz von HSV gegen Aciclovir wird durch einen der drei folgenden Mechanismen hervorgerufen: das Fehlen oder die nur partielle Synthese der viralen Thymidinkinase, eine veränderte Substratspezifität der Thymidinkinase (z. B. Phosphorylierung von Thymidin, nicht aber von Aciclovir) oder eine Veränderung der viralen DNA-Polymerase (Fields et al., 1994). Veränderungen in den viralen Enzymen werden durch Punktmutationen oder Baseninsertionen oder -deletionen in den entsprechenden Genen verursacht. In zuvor unbehandelten Viruspopulationen sind resistente Varianten vorhanden, bei Isolaten von behandelten Patienten treten heterogene Virusmischungen auf. In klinischen HSV-Isolaten stellt die Defizienz der Thymidinkinase-Aktivität den häufigsten Resistenzmechanismus dar (Hill et al., 1991). Weniger häufig kommt eine veränderte Thymidinkinase-Aktivität vor. DNA-Polymerase-Mutanten sind selten. Die phänotypische Resistenz ist typischerweise durch *in vitro* inhibitorische Konzentrationen von > 2 - 3 µg/ml Aciclovir gekennzeichnet. Diese Werte sind prädikativ für ein Therapieversagen bei immunsupprimierten Patienten (Safrin et al., 1994a).

Aciclovir-Resistenz von VZV-Isolaten wird durch Mutationen der VZV-Thymidinkinase oder in selteneren Fällen durch eine Mutation der DNA-Polymerase verursacht. Isolate mit veränderter Substratspezifität sind bei aciclovirresistenten VZV häufiger als bei aciclovirresistenten HSV.

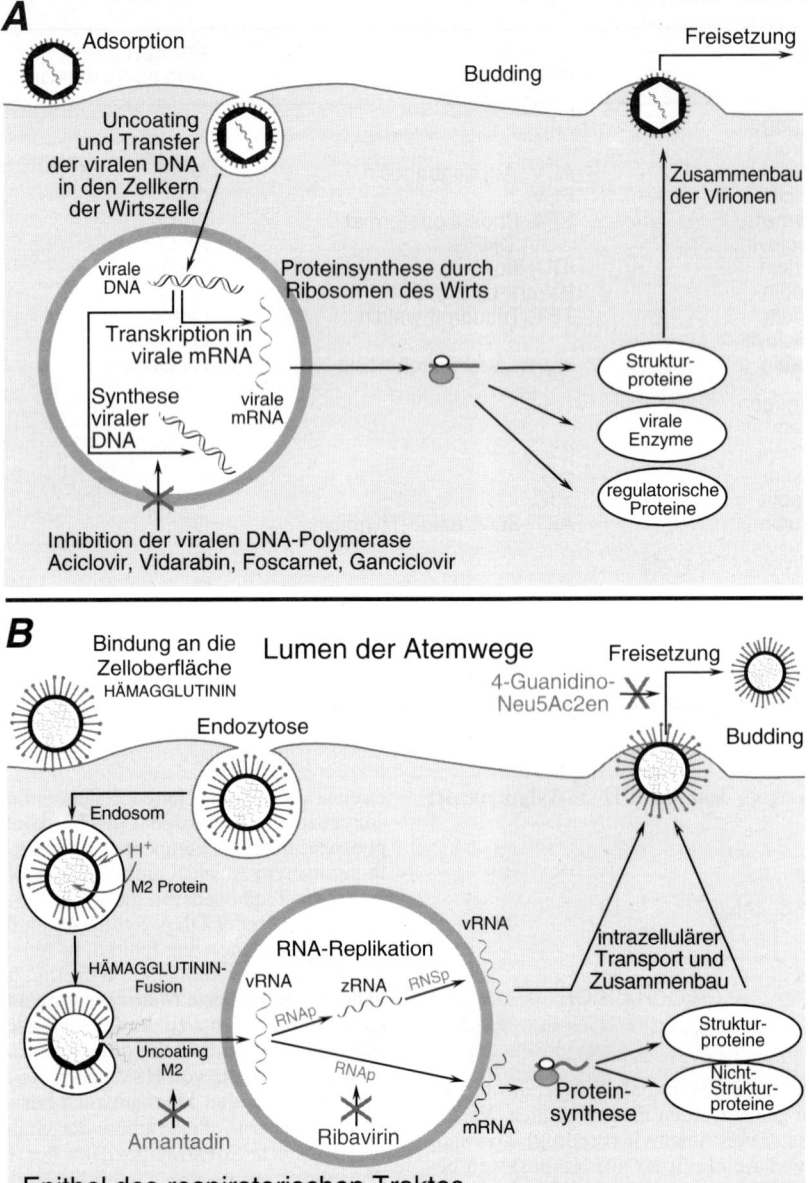

Abbildung 50.1 Vermehrungszyklus von DNA-Viren (**A**) und RNA-Viren (**B**).
Die Vermehrungszyklen von Herpesvirus (**A**) und Influenzavirus (**B**) sind als Beispiele für DNA- bzw. RNA-Viren dargestellt. Die Wirkorte von antiviralen Arzneimitteln werden ebenfalls gezeigt. Abk.: mRNA: Messenger/Boten-RNA; cDNA: komplementäre DNA (Kopie einer RNA); vRNA: virale RNA; DNAp: DNA-Polymerase; RNAp: RNA-Polymerase; cRNA: komplementäre RNA; RNP: Ribonukleoproteine. Durch ein X auf einem Pfeil ist eine Hemmung des Viruswachstums dargestellt.
A. Vermehrungszyklus des Herpes-simplex-Virus, einem Beispiel für DNA-Viren und die wahrscheinlichen Wirkorte von antiviralen Substanzen. Die Replikation des Herpesvirus ist ein regulierter, mehrstufiger Prozess. Nach der Infektion wird eine geringe Anzahl sogenannter Sofort-Gene transkribiert. Diese Gene kodieren für Proteine, die ihre eigene Synthese regulieren und verantwortlich für die sogenannten frühen Gene sind, die an der Virusreplikation beteiligt sind, wie z. B. Thymidinkinase, DNA-Polymerase usw. Nach der DNA-Replikation wird der Hauptteil der HSV-Gene (die sogenannten späten Gene) exprimiert. Diese kodieren für Proteine, die entweder in die Virionen inkorporiert werden oder am Zusammenbau beteiligt sind.
B. Vermehrungszyklus des Influenzavirus, einem Beispiel für RNA-Viren und die Angriffsorte von antiviralen Wirkstoffen. Das M2-Protein der Influenzaviren ermöglicht den Influx von Protonen in das Innere der Virionen, was wiederum die Dissoziation der RNP-Segmente und deren Freisetzung ins Zytoplasma fördert (Uncoating). Für die Influenza mRNA-Synthese ist ein Primer nötig, der aus dem zellulären Bestand stammt und vom viralen RNAp-Komplex benutzt wird. Der Inhibitor der Neuraminidase (4-Guanidino-Neu5Ac2en) hemmt spezifisch die Freisetzung der neuen Viren. Virale Proteine sind durch Kleinbuchstaben gekennzeichnet.

Resorption, Verteilung und Elimination In Tabelle 50.3 werden die pharmakokinetischen Eigenschaften von Aciclovir mit anderen gegen Herpesviren wirksamen Substanzen verglichen. Die orale Bioverfügbarkeit von Aciclovir schwankt zwischen 10 und 30% und sinkt mit steigender Dosis (Wagstaff et al., 1994). Die Plasmaspitzenkonzentrationen liegen nach einer 200 mg Dosis zwischen 0,4 - 0,8 µg/ml bzw. nach einer 800 mg Dosis bei 1,6 µg/ml. Nach intravenöser Applikation von 5 mg/kg bzw. 10 mg/kg alle acht Stunden liegen die Plasmamaximalkonzentrationen und die Talspiegel bei 9,8 µg/ml und 0,7 µg/ml bzw. bei 20,7 µg/ml und 2,3 µg/ml.

Valaciclovir wird von gesunden Erwachsenen nach oraler Einnahme schnell und praktisch vollständig zu Aciclovir umgesetzt. Diese Konversion beruht auf einer intestinalen und hepatischen Hydrolyse (First-pass-Effekt). Nach der Administration von Valaciclovir steigt die relative Bioverfügbarkeit von Aciclovir um das 3- bis 5fache auf ungefähr 50% an. Spitzenkonzentrationen von Aciclovir liegen nach einer Einmaldosis von 1000 mg Valaciclovir zwischen 5 und 6 µg/ml und werden ca. zwei Stunden nach der Gabe erreicht. Durch die Gabe von 2000 mg Valaciclovir viermal täglich werden Plasmamaximalkonzentrationen und Talspiegel von 8,4 bzw. 2,5 µg/ml Aciclovir erreicht; dies entspricht nahezu den Werten nach intravenöser Gabe von Aciclovir (Jacobson et al., 1994). Die Plasmaspitzenkonzentrationen von Valaciclovir betragen nur 4% des Aciclovirspiegels. Weniger als 1% der verabreichten Valaciclovir-Dosis ist im Urin nachzuweisen, der Großteil wird als Aciclovir ausgeschieden.

Aciclovir verteilt sich gut in den Körperflüssigkeiten einschließlich der Bläschen, im Kammerwasser und im Liquor cerebrospinalis. Im Vergleich zum Plasma sind die Konzentrationen im Speichel gering, und die vaginale Sekretion variiert stark. Aciclovir wird in der Muttermilch, der Amnionflüssigkeit und der Plazenta angereichert. Die Plasmakonzentrationen von Neugeborenen liegen im mütterlichen Bereich (Frenkel et al., 1991). Die perkutane Resorption von Aciclovir nach topischer Verabreichung ist gering.

Die mittlere Eliminationshalbwertszeit ($t_{1/2}$) von Aciclovir im Plasma beträgt ca. 2,5 Stunden und schwankt bei Erwachsenen mit normaler Nierenfunktion zwischen 1,5 und 6 Stunden. Bei Neugeborenen beträgt die Halbwertszeit der Plasmaelimination von Aciclovir ca. vier Stunden und steigt bei anurischen Patienten auf 20 Stunden an (Blum et al., 1982). Aciclovir wird hauptsächlich unverändert renal durch glomuläre Filtration und tubuläre Sekretion ausgeschieden. Weniger als 15% werden als 9-Carboxymethoxymethyl-Guanin oder in Form anderer Metaboliten ausgeschieden.

Unerwünschte Wirkungen Aciclovir ist in der Regel gut verträglich. Topisches Aciclovir auf Polyethylenglykolbasis kann zu Irritationen der Mucosa und transientem Brennen beim Auftragen auf Läsionen im Genitalbereich führen.

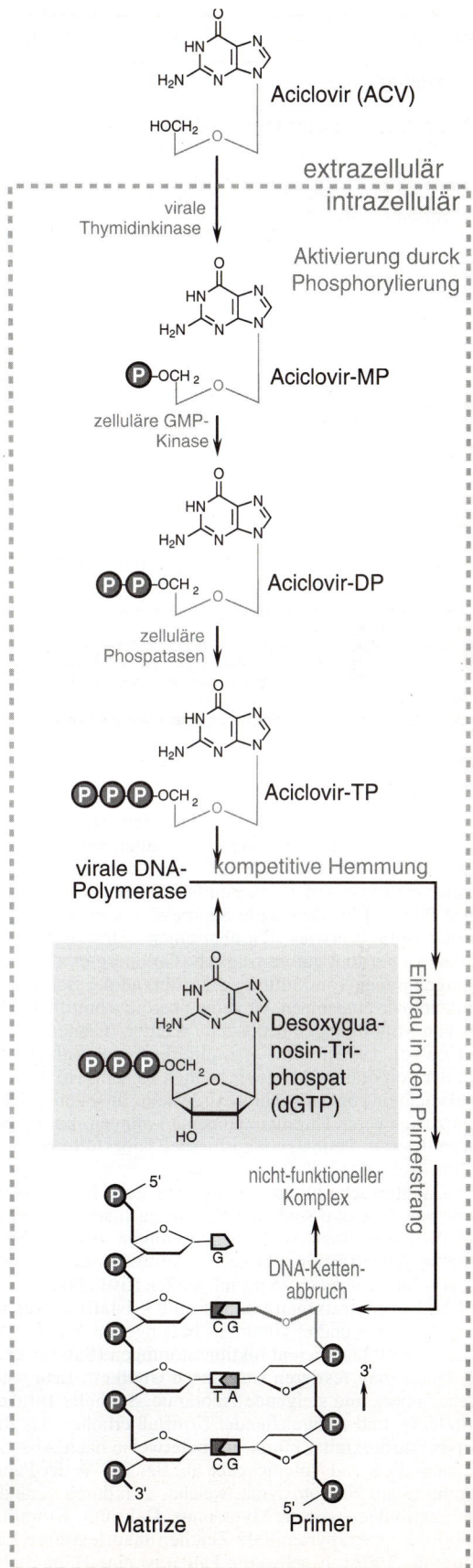

Abbildung 50.2 Umwandlung von Aciclovir zu Aciclovir-Triphosphat, das einen DNA-Syntheseabbruch bewirkt. Aciclovir wird durch eine für das Herpesvirus spezifische Thymidinkinase zum Monophosphat-Derivat umgesetzt. Das Aciclovir-MP wird anschließend durch zelluläre Enzyme zu Aciclovir-DP und Aciclovir-TP phosphoryliert. Uninfizierte Zellen konvertieren wenig bis keinen Wirkstoff in das phosphorylierte Derivat. Daher wird Aciclovir selektiv in Zellen aktiviert, die Herpesvirus infiziert sind und die entsprechende Thymidinkinase besitzen. Der Einbau von Aciclovir-MP (durch Spaltung des Aciclovir-TP) in den Primerstrang während der viralen DNA-Synthese führt zum Abbruch der Kettensynthese und zur Bildung eines inaktiven Komplexes mit der viralen DNA-Polymerase (nach Elion, 1986, mit Erlaubnis).

Tabelle 50.3 Metabolismus und Pharmakokinetik ausgewählter Nukleosid-Wirkstoffe gegen Herpesvirus und Foscarnet

PARAMETER	ACICLOVIR	FAMCICLOVIR***	GANCICLOVIR	SORIVUDIN	FOSCARNET
orale Bioverfügbarkeit, %	10-20	65-77	<10	60	12-22
Einfluß der Nahrungsaufnahme auf AUC	↓ 18%*	vernachlässigbar	↑ 20%	vernachlässigbar	vernachlässigbar
Plasmatische Eliminationshalbwertszeit (Stunden)	Mittel: 2.5 (1.5-6)	2	2-4	5-7	4-8 (zu Beginn)
intrazelluläre Eliminationshalbwertszeit der Triphosphate (Stunden)	~ 1	7-20	>24	unbestimmt	NA
Liquor cerebrospinalis/Plasma Ratio (Mittelwert)	0.5	unbestimmt	0.2-0.7	unbestimmt	0.7
Proteinbindung, %	9-33	<20	1-2	>95	15
Metabolismus, %	~ 15	~ 10	vernachlässigbar	~ 5	vernachlässigbar
renale Exkretion, % (Muttersubstanz)	60-90	90	>90	65-80	>80
Dosis-Anpassungen	Cl_{cr} <50 (IV) Cl_{cr}<25 (PO)**	Cl_{cr} <60	Cl_{cr} <70	Unbestimmt	Cl_{cr} <1.6****

* Mit einer schweren Mahlzeit
** Eine Dosisreduktion von Valacyclovir ist bei Cl_{cr} <50 indiziert
*** Famciclovir ist das Prodrug von Penciclovir; es besitzt keine intrinsische antivirale Aktivität, wird aber schnell zu Penciclovir umgesetzt. Hier sind der Metabolismus zu Penciclovir und die pharmakokinetischen Eigenschaften der wirksamen antiviralen Substanz angegeben.
**** in ml/kg/min
ABK.: AUC (*area under the curve*): Fläche unter der Plasmakonzentrations-Zeit-Kurve; Cl_{cr}: Kreatininclearance in ml/min; ↓: Abfall; ↑: Anstieg; NA: nicht anwendbar.

Orales Aciclovir kann selten zu Übelkeit, Diarrhoe, Ausschlag oder Kopfschmerzen führen. Sehr selten treten eine Nierenfunktionseinschränkung oder eine Neurotoxizität auf. Valaciclovir kann ebenfalls zu Kopfschmerzen, Übelkeit und Diarrhoe führen. Eine dauerhafte Suppression von Herpes genitalis mit Aciclovir erwies sich über einen Zeitraum von fünf Jahren als sicher und gut verträglich (Goldberg et al., 1993). Bei Neugeborenen von Müttern, die während der Schwangerschaft Aciclovir einnahmen, ist keine überdurchschnittliche Häufigkeit von Mißbildungen beobachtet worden (Centers for Disease Control, 1993). Die Verträglichkeit von Valaciclovir scheint der von oralem Aciclovir ähnlich zu sein. Hohe Dosen von Valaciclovir können nephrotoxisch sein. In seltenen Fällen kann es zu schwerer Thrombozytopenie kommen, bei immunkompromittierten Patienten sind hierbei Todesfälle beschrieben.

Die Hauptursache für eine Dosisbegrenzung bei intravenöser Gabe von Aciclovir sind eine Niereninsuffizienz und in seltenen Fällen zentralnervöse Nebenwirkungen. Eine vorbestehende Niereninsuffizienz, hohe Aciclovir-Dosen und hohe Plasmakonzentrationen (> 25 µg/ml) stellen Risikofaktoren dar. Hohe Urinkonzentrationen können eine kristalline Nephropathie verursachen und es kommt es bei ungefähr 5% der Patienten zu reversiblen Nierenfunktionsstörungen (Sawyer et al., 1988). Diese manifestieren sich durch Übelkeit, Erbrechen, Flankenschmerz und steigende Azotämie. Schnelle Infusion, Dehydratation und unzureichender Urinfluß erhöhen das Risiko. Die Nephrotoxizität klingt normalerweise nach Absetzen des Arzneimittels und Volumengabe ab. Bei 1 - 4% der Patienten kommt es zur Neurotoxizität, welches sich von verändertes Tastempfinden, Tremor, Myoklonus, Delirium, Krampfanfälle und/oder extrapyramidale Zeichen manifestieren kann (Haefli et al., 1993). In schweren Fällen ist eine Hämodialyse indiziert. Bei paravasaler Gabe kann eine Phlebitis auftreten. Weiterhin sind Ausschlag, Diaphorese, Übelkeit, Hypotension oder interstitielle Nephritis beschrieben worden.

Unter Kombination von Zidovudin und Aciclovir kann es zu starker Somnolenz und Lethargie kommen. Gleichzeitige Gabe von Ciclosporin und anderen möglicherweise nephrotoxischen Substanzen erhöhen das Risiko der Nephrotoxizität. Probenecid senkt die renale Clearance und verlängert die Halbwertszeit der plasmatischen Elimination. Aciclovir kann die renale Clearance anderer Pharmaka, die über aktive renale Sekretion eliminiert werden, wie z. B. Methotrexat, herabsetzten.

Therapeutischer Einsatz Der klinische Nutzen von Aciclovir ist bei der primären HSV-Infektion bei immunkompetenten Personen größer als bei Rezidiven, die normalerweise milder verlaufen. Aciclovir ist von besonderem Nutzen bei immunsupprimierten Patienten, da diese sowohl häufiger als auch unter schwereren HSV- und VZV-Infektionen leiden. Da VZV schlechter als HSV auf Aciclovir anspricht, müssen bei der Behandlung von Varizella- oder Herpes-zoster-Infektionen höhere Dosen eingesetzt werden als bei HSV-Infektionen.

Orales Valaciclovir befindet sich in der klinischen Prüfung für den Einsatz bei verschiedenen Erkrankungen, bei denen gegenwärtig orales Aciclovir eingesetzt wird. Es ist für die Behandlung von Herpes zoster zugelassen. Bei längeren Dosisintervallen erzielt es vergleichbare klinische Wirkung wie eine Behandlung mit Aciclovir bei rezidivierendem Herpes genitalis (1000 mg zweimal täglich für fünf Tage) oder lokalisiertem Herpes zoster (1000 mg dreimal täglich für sieben Tage).

Infektionen mit Herpes-simplex-Virus Bei der primären genitalen Infektion ist orales Aciclovir (200 mg fünfmal täglich für zehn Tage) verbunden mit einer signifikanten Reduktion der Virusausscheidung, der Symptome und der Heilungsdauer (Bryson et al., 1983). Intravenöses Aciclovir (5 mg/kg alle acht Stunden) besitzt bei hospitalisierten Patienten mit schwerer primärer genitaler HSV-Infektion ähnliche Wirkung. Topisches Aciclovir ist wesentlich weniger effektiv als systemisch verabreichtes. Das Risiko von rezidivierenden genitalen Läsionen kann durch keines dieser Dosierungsschemata verringert werden. Bei rezidivierendem Herpes genitalis führt orales Aciclovir zu einer signifikanten Reduktion der Virusausscheidung, zeigt aber nur eine mäßige klinische Wirkung. Topisches Aciclovir bietet keinen signifikanten Nutzen bei rezidivierendem Herpes genitalis. Häufig wiederauftretender Herpes genitalis kann durch dauerhafte orale Gabe von Aciclovir (400 mg zweimal täglich oder 200 mg dreimal täglich) supprimiert werden (Goldberg et al., 1993). Während der Einnahme ist das Auftreten von Rezidiven um 90% reduziert und der Großteil der Patienten ist für einen Zeitraum von bis zu fünf Jahren symptomfrei. Während der Suppression kann es aber zu einer asymptomatischen Ausscheidung kommen, ebenso zur HSV-Transmission beim Sexualpartner. Die dauerhafte Suppression kann bei Rezidiven von Herpes whitlow oder herpesassoziertem Erythrema multiforme von Nutzen sein.

Orales Aciclovir (600 mg/m^2 viermal täglich für zehn Tage bei Kindern) ist bei primärer Herpes-Gingivostomatitis wirksam, erzielt aber nur mäßigen klinischen Nutzen bei rezidivierendem orolabialen Herpes. Topisches Aciclovir als Salbe bringt keinen klinischen Vorteil bei rezidivierendem Herpes labialis. Topisches Aciclovir als Creme kann bei der Heilung von rezidivierenden labialen und genitalen Herpes-simplex-Infektionen wirksamer sein. Eine prophylaktische Applikation vor der Sonnenbestrahlung (400 mg zweimal täglich für eine Woche) reduziert das Gesamtrisiko bei den UV-induzierten Rezidiven der HSV-Infektionen um 73% (Spruance et al., 1988).

Bei immunsupprimierten Patienten mit mukokutaner HSV-Infektion verkürzt intravenöses Aciclovir (250 mg/m^2 über acht Stunden für sieben Tage) den Heilungszeitraum, das Andauern der Schmerzen und die Dauer der Virusausscheidung (Wade et al., 1982). Orales Aciclovir (800 mg fünfmal täglich) ist ebenfalls wirksam. Rezidive sind allerdings nach Absetzen der Therapie häufig und können eine langfristige Suppression erforderlich machen. Bei sehr lokalisiertem Herpes labialis und faszialis kann topisches Aciclovir nützlich sein. Bei immunsupprimierten Patienten mit einer viszeralen disseminierenden HSV-Infektion und bei HSV-infizierten Brandwunden ist intravenöses Aciclovir indiziert.

Bei seropositiven Patienten unter immunsuppressiver Behandlung ist eine systemische Aciclovir-Prophylaxe hocheffektiv gegen mukokutane Manifestationen von HSV. Bei Knochenmarkstransplantationen verhindert vor der Transplantation intravenös verabreichtes Aciclovir (250 mg/kg alle acht bis zwölf Stunden) und weitere Gabe für einige Wochen die Manifestation einer HSV-Erkrankung. Bei Patienten, die eine orale Medikation vertragen, ist orales Aciclovir (400 mg fünfmal täglich über fünf Wochen) ebenfalls wirksam (Wade et al., 1984). Die langfristige orale Gabe (400 mg dreimal täglich für sechs Monate) reduziert zusätzlich das Risiko einer VZV-Infektion. Bei Patienten, die eine Organtransplantation oder eine Chemotherapie erhalten, ist die orale Aciclovir-Prophylaxe ebenfalls wirksam.

Bei HSV-Enzephalitis verringert Aciclovir (10 mg/kg alle acht Stunden für mindestens zehn Tage) die Mortalität um über 50% und verbessert im Vergleich zu Vidarabin den neurologischen Gesamtstatus (Whitley et al., 1986). Intravenös verabreichtes Aciclovir (10 mg/kg für zehn Stunden für zehn Tage) ist in seiner Wirkung bei neonataler HSV-Infektion mit Vidarabin vergleichbar (Whitley et al., 1991). Bei Neugeborenen und immunsupprimierten Patienten und in seltenen Fällen bei zuvor gesunden Personen zeigt das Auftreten eines Rezidivs der Enzephalitis nach Aciclovir-Gabe, daß eine längere Behandlungsdauer notwendig ist.

Eine ophthalmologische Formulierung von Aciclovir ist bei durch Herpes verursachter Keratokonjunktivitis ebenso wirksam wie topisches Vidarabin oder Trifluridin.

Bei immunsupprimierten Patienten können aciclovirresistente HSV-Isolate mukokutane Herde und in seltenen Fällen Meningoenzephalitis, Pneumonitis oder viszerale Erkrankungen hervorrufen. Infektionen durch resistente HSV sind bei immunkompetenten Personen selten (Kost et al.,1993). Bei 11 - 17% der AIDS- oder Transplantationspatienten, die eine Aciclovir-Behandlung für 2 Wochen oder länger erhalten haben, können resistente HSV isoliert werden (Englund et al., 1990). Normalerweise sind Rezidive nach dem Absetzen der Therapie auf sensitive Viren zurückzuführen, bei AIDS-Patienten können sie aber auf resistente Viren zurückzuführen sein (Safrin et al., 1990). Bei begrenzten aciclovirresistenten HSV-Infektionen kommt es in manchen Fällen nach dem Absetzen von Aciclovir zur Spontanheilung. Bei Patienten mit fortschreitender Krankheit ist Foscarnet (intravenös) wirksam, nicht aber Vidarabin (Safrin et al., 1991).

Varicella-Zoster-Virus-Infektionen Orales Aciclovir ist bei Erwachsenen und Kindern therapeutisch wirksam, wenn die Therapie bis zu 24 Stunden nach Auftreten der ersten Bläschen eingeleitet wird. Bei Kindern ist Aciclovir (20 mg/kg viermal täglich für fünf Tage) fiebersenkend und verringert die Neubildung von Läsionen um ungefähr einen Tag (Dunkle et al., 1991). Bei unkomplizierten Varicella-Infektionen von Kindern wird der routinemäßige Einsatz derzeit nicht empfohlen (Committee on Infectious Diseases, 1993b). Bei Erwachsenen verringert die frühe orale Gabe von Aciclovir (800 mg fünfmal täglich für sieben Tage) die Abheilungsdauer der Läsionen um ungefähr zwei Tage, die Gesamtzahl der Läsionen um die Hälfte sowie die Fieberdauer (Wallace et al., 1992). Ein späterer Behandlungsbeginn bringt keinen Nutzen. Bei zuvor gesunden Patienten mit einer Varicella-Pneumonie oder einer Enzephalitis ist Aciclovir i. v. wirksam. Bei älteren Erwachsenen mit lokalisiertem Herpes zoster vermindert orales Aciclovir den akuten Schmerz und die Genesungsdauer, sofern die Therapie innerhalb von 72 Stunden nach Auftreten des Ausschlags eingeleitet wird (Wood et al., 1988). Durch die Behandlung des Zoster ophtalmicus wird eine Verringerung von Komplikationen insbesondere der Keratitis und anterioren Uveitis erreicht (Cobo et al., 1986). Das Auftreten von sog. postherpetischen Neuralgien wird offensichtlich nicht durch Aciclovir günstig beeinflußt. Bei älteren Patienten (≥ 50 Jahre) kann Valaciclovir (1000 mg dreimal täglich für sieben Tage) den akuten Schmerz bei Herpes-zoster-Infektion besser lindern als Aciclovir (Beutner et al., 1995).

Bei immunsupprimierten Patienten mit Herpes zoster verringert intravenöses Aciclovir (500 mg/m^2 für acht Stunden für sieben Tage) die Virusausscheidung, Genesungsdauer, das Risiko der kutanen Ausbreitung und viszeraler Komplikationen, bei bereits disseminiertem Zoster wird die Dauer des Krankenhausaufenthaltes verringert (Whitley et al., 1992). Bei immunsupprimierten, mit Varicella infizierten Kindern kann die intravenöse Gabe von Aciclovir die Genesungszeit und das Risiko viszeraler Komplikationen reduzieren.

Bei HIV-infizierten Kindern oder Erwachsenen, die chronische hyperkaryotische oder verruköse Läsionen zeigen, sind selten aciclovirresistente VZV-Isolate gefunden worden. Eine auf resistente Viren zurückzuführende Meningoradiculitis ist ebenfalls beschrieben worden. Foscarnet scheint bei intravenöser Gabe gegen aciclovirresistente VZV-Infektionen wirksam zu sein.

Andere Viren Aciclovir ist bei einer bestehenden Cytomegalie-Virus-Infektion (CMV) nicht therapeutisch wirksam, kann aber bei der CMV-Prophylaxe bei Transplantationsempfängern eingesetzt werden. Hochdosiertes intravenöses Aciclovir (500 mg/m^2 alle acht Stunden für einen Monat) bei CMV-positiven Knochenmarksempfängern führt zu einem um ca. 50% verringerten Risiko der CMV-Erkrankung und erhöht in Kombination mit langfristig verabreichtem, oralem Aciclovir (800 mg viermal täglich über sechs Monate) die Überlebensrate (Meyers et al., 1988; Prentice et al., 1994). Suppression mit hochdosiertem, oral eingenommen Aciclovir für einen Zeitraum von drei Monaten kann das Risiko der CMV-Erkrankung bei bestimmten Transplantationen solider Organe verringern (Balfour et al., 1989; Rubin und Tolkoff-Rubin, 1993).

Bei infektiöser Mononukleose zeigt Aciclovir zwar eine transiente antivirale Wirkung, aber keinen klinischen Nutzen (van der Horst et al., 1991). Die durch Eppstein-Barr-Virus (EBV) verursachte orale Haarzell-Leukoplakie kann sich aber unter Aciclovir bessern.

Famciclovir und Penciclovir

Chemische Struktur und antivirale Wirkung Famciclovir ist ein Prodrug des Penciclovirs, das Diacetylesther Derivat besitzt keine intrinsische antivirale Aktivität. Penciclovir (9-[4-hydroxy-3 hydroxymethylbut-1-yl] Guanin) ist ein azyklisches Nukleosid-Analog des Guanins.

PENCICLOVIR

Penciclovir hat gegen HSV und VZV ein ähnliches Wirkspektrum wie Aciclovir (Boyd et al., 1993). Die Seitenkette unterscheidet sich von Aciclovir, indem der Sauerstoff durch einen Kohlenstoff ersetzt und eine weitere Hydroxymethylgruppe vorhanden ist. Die inhibitorischen Konzentrationen von Penciclovir hängen vom Zelltyp ab, liegen aber normalerweise zweifach höher als die von Aciclovir bei HSV und VZV (Boyd et al., 1993). Penciclovir wirkt auch inhibitorisch auf das Hepatitis-B-Virus (HBV).

Wirkmechanismus und Resistenz Penciclovir ist ein Inhibitor der viralen DNA-Synthese. In HSV oder VZV infizierten Zellen wird Penciclovir zunächst von der viralen Thymidinkinase phosphoryliert. Penciclovir-Triphosphat funktioniert dann als kompetitiver Inhibitor der viralen DNA-Polymerase (Vere Hodge, 1993; siehe auch Abbildung 50.2). Obwohl Penciclovir-Triphosphat in der Hemmung der viralen DNA-Polymerase ungefähr 100fach geringer wirksam ist als Aciclovir-Triphosphat, liegt es in der Zelle in wesentlich höherer Konzentration und für einen längeren Zeitraum als Aciclovir-Triphosphat vor. Die längere intrazelluläre $t_{1/2}$ von Penciclovir-Triphosphat, die zwischen 7 und 20 Stunden liegt, führt zu einem längeren antiviralen Effekt. Da Penciclovir eine 3'-Hydroxylgruppe besitzt, ist es kein obligater *chain terminator* und führt somit nicht zwangsläufig zum Kettenabbruch, hemmt aber die DNA-Elongation.

In vitro können resistente Varianten, die Mutationen der Thymidinkinase oder DNA-Polymerase aufweisen, selektiert werden. Zum Auftreten von Resistenzen unter der klinischen Anwendung bestehen zur Zeit keine Erkenntnisse. Thymidinkinasedefiziente, aciclovirresistente Herpesviren sind kreuzresistent gegen Penciclovir.

Resorption, Verteilung und Elimination Im Gegensatz zu oralem Famciclovir besitzt orales Penciclovir nur eine geringe Bioverfügbarkeit (5%). Während und nach der Resorption aus dem Darm wird Famciclovir schnell durch Deacylierung der Seitenkette und Oxidation des Purinrings zu Penciclovir umgesetzt (Pue und Benet, 1993) und nach oraler Gabe von Famciclovir liegt die Bioverfügbarkeit von Penciclovir bei 65 - 77% der als Famciclovir verabreichten Dosis. Nach einer Einzeldosis von 250 oder 500 mg Famciclovir liegen die Plasmaspitzenkonzentrationen des Penciclovirs bei 1,9 bzw. 3,5 µl/ml, während wenig bis kein Famciclovir nachweisbar ist. Nach intravenöser Infusion von 10 mg/kg Penciclovir werden Maximalkonzentrationen von 12 µg/ml im Plasma erreicht. Die Halbwertszeit der Plasmaelimination von Pencilovir beträgt im Durchschnitt zwei Stunden, ca. 90% einer Dosis werden wahrscheinlich sowohl durch Filtration als auch aktive tubuläre Sekretion unverändert im Urin ausgeschieden. Nach der oralen Verabreichung von Famciclovir liegt der nicht renal eliminierte

Anteil der Dosis bei ca. 10%, die hauptsächlich über fäkale Exkretion ausgeschieden werden, während Penciclovir und sein 6-Desoxy-Vorläufer (< 10% der Dosis) hauptsächlich über den Urin eliminiert werden.

Unerwünschte Wirkungen Orales Famciclovir wird in der Regel gut vertragen, kann aber zu Kopfschmerzen, Diarrhoe und Übelkeit führen. Die kurzfristige Verträglichkeit ist vergleichbar mit der des Aciclovirs (Saltzman et al., 1994).

Präklinische Untersuchungen legen nahe, daß die langfristige Verabreichung von Penciclovir karzinogen sein könnte. Im Tierversuch wurde eine testikuläre Toxizität nachgewiesen. *In vitro* ist Penciclovir in hohen Konzentrationen mutagen.

Famciclovir führt zu einer ca. 20%igen Steigerung der Spitzenkonzentrationen von Digoxin.

Therapeutischer Einsatz Orales Famciclovir ist zur Zeit für eine weniger als drei Tage dauernde Behandlung von lokalisiertem Herpes zoster bei immunkompetenten Erwachsenen zugelasssen. Famciclovir (500 mg dreimal täglich für sieben Tage) ist bei akuter Zoster-Infektion ebenso wirksam wie die konventionelle Aciclovirgabe (Tyring et al., 1995, Degreef et al., 1994). Famciclovir reduziert nicht die Häufigkeit von Post-Herpes-Neuralgien, kann aber insbesondere bei Patienten, die älter als 50 Jahre sind, deren Dauer verkürzen. Famciclovir sowie topische und intravenöse Applikationsformen von Penciclovir befinden sich momentan in klinischen Studien für den Einsatz bei verschiedenen Herpes-Infektionen. Famciclovir inhibiert auch die Replikation von HBV beim Menschen. Studien zur Wirksamkeit in der Behandlung von chronischer Hepatitis B werden momentan durchgeführt.

Foscarnet

Chemische Struktur und antivirale Wirkung *Foscarnet* (Trinatrium-Phosphonoformat) ist ein anorganisches Pyrophosphat-Analogon, das inhibitorisch auf alle Herpesviren und HIV wirkt (Oberg, 1989; Chrisp und Clissold, 1991).

$$(NaO)_2PCOONa$$
FOSCARNET-NATRIUM

In vitro liegen die inhibitorischen Konzentrationen normalerweise bei 100 - 300 µM gegen CMV und 80 - 200 µM gegen andere Herpesviren inklusive der meisten ganciclovirresistenten CMV- und aciclovirresistenten HSV- und VZV-Stämme. Bei Konzentrationen von 500 - 1000 µM wird die Proliferation und DNA-Synthese in uninfizierten Zellen reversibel gehemmt.

Wirkmechanismus und Resistenz Foscarnet inhibiert die virale Nukleinsäuresynthese durch direkte Interaktion mit der DNA-Polymerase der Herpesviren bzw. der reversen Transkriptase (Oberg, 1989; Chrisp und Clissold, 1991; siehe Abbildung 50.1B). Es wird langsam in die Zellen aufgenommen und intrazellulär kaum umgesetzt. Foscarnet blockiert die Pyrophosphat-Bindungsstelle der viralen Polymerase auf nicht kompetitive Weise und hemmt die Abspaltung des Pyrophosphats aus den Desoxynukleosid-Triphosphaten. Die inhibitorische Wirkung von Foscarnet auf die DNA-Polymerase der Herpesviren ist ca. 100mal größer als auf die zelluläre DNA-Polymerase α.

Foscarnetresistente Herpesviren zeichnen sich durch Punktmutationen in der viralen DNA-Polymerase aus. Um hier *in vitro* eine vergleichbare Hemmung zu erreichen, ist eine drei- bis fünffach höhere Konzentration von Foscarnet nötig (Safrin et al., 1994b; Sullivan et al., 1991).

Resorption, Verteilung und Elimination Die orale Bioverfügbarkeit von Foscarnet ist gering (siehe Tabelle 50.3). Nach einer intravenösen Infusion von 60 mg/kg für acht Stunden werden Spitzen- bzw. Talplasmakonzentrationen von ungefähr 450 - 475 µM bzw. 80 - 150 µM erreicht.

Über 80% einer Dosis wird durch glomuläre Filtration und wahrscheinlich tubuläre Sekretion unverändert im Urin ausgeschieden. Die Plasma-Clearance sinkt proportional zur Kreatinin-Clearance. Bei geringfügigen Verschlechterungen der Nierenfunktion sind Dosisanpassungen indiziert. Die Plasmaelimination ist komplex, sie zeigt eine initiale bimodale Halbwertszeit, die bei vier bis acht Stunden liegt und eine verlängerte terminale Eliminationshalbwertszeit von durchschnittlich drei bis vier Tagen. 10 - 20% einer Dosis werden in den Knochen sequestriert und von dort langsam freigesetzt.

Unerwünschte Wirkungen Die hauptsächlichen dosislimitierenden toxischen Wirkungen von Foscarnet sind Nephrotoxizität und symptomatische Hypokalziämie. Bei bis zu 50% der Patienten kommt es zu einem Anstieg des Kreatininspiegels, der aber nach Absetzen der Therapie reversibel ist. Hohe Dosen, schnelle Infusion, Dehydrierung und zuvor bestehende Niereninsuffizienz sowie Komplikationen mit ebenfalls nephrotoxischen Arzneimitteln sind Risikofaktoren. Eine akute tubuläre Nekrose, Kristallurie und interstitielle Nephritis sind beschrieben worden. Eine Infusion von isotonischer Kochsalzlösung vor der Foscarnet-Gabe kann das Risiko der Nephrotoxizität senken.

Foscarnet liegt bei physiologischem pH-Wert stark ionisiert vor und metabolische Störungen wie Erhöhung oder Senkung des Ca^{2+}- oder Phosphatspiegels treten häufig auf. Verminderte Ca^{2+}-Spiegel können zu Parästhesien, Arrhytmien, Tetanuskrampf, Anfällen, oder anderen ZNS Störungen führen. Gleichzeitige intravenöse Pentamidin-Gabe erhöht das Risiko der symptomatischen Hypokalziämie.

Zu den zentralnervösen Nebenwirkungen gehören Kopfschmerzen bei ca. einem Viertel der Patienten sowie Tremor, Irritationen, Anfälle und Halluzinationen. Ebenso wurden Fieber, Übelkeit, oder Erbrechen, Anämie, Leukopenie, veränderte Leberfunktionswerte und schmerzhafte Ulzerationen im Genitalbereich als Nebenwirkungen beschriebenen.

Therapeutischer Einsatz Intravenöses Foscarnet ist für die Behandlung von CMV-Retinitis und aciclovirresistenten HSV-Infektionen zugelassen. Es ist auch bei der Behandlung anderer CMV-Infektionen wirksam. Foscarnet ist in wässrigen Lösungen schlecht löslich und erfordert große Volumina bei der Verabreichung. Bei AIDS-Patienten mit CMV-Retinitis wird durch Foscarnet (60 mg/kg alle acht Stunden über 14 bis 21 Tage, gefolgt von einer Erhaltungsdosis von 90 - 120 mg/kg pro Tag als Einmalgabe) eine Stabilisierung bei ca. 90% der Patienten erzielt (Chrisp und Clissold, 1991; Palestine et al., 1991).

In einer vergleichenden Studie von Foscarnet und Ganciclovir bei AIDS-Patienten ergab sich eine ähnliche gute Kontrolle der CMV-Retinitis, aber eine insgesamt längere Überlebenszeit in der Foscarnet-Gruppe (Studies of Ocular Complications of AIDS Research Group, 1992). Diese verbesserte Überlebensrate mit Foscarnet kann von der intrinsischen anti-HIV Wirkung herrühren oder aber auch durch die Tatsache verursacht werden, daß die Patienten der Foscarnet-Gruppe häufiger Zidovudin erhalten haben (siehe unten). Bei Patienten mit eingeschränkter Nierenfunktion zu Beginn der Studie wurde eine erhöhte Mortalität dokumentiert. Auf Grund der unerwünschten Wirkungen brachen Patienten die Therapie dreimal häufiger als bei Ganciclovir ab.

Foscarnet scheint bei der Behandlung ganciclovirresistenter Infektionen effektiv zu sein. Eine Kombination aus Foscarnet und Ganciclovir wird bei refraktärer Retinitis eingesetzt. Foscarnet beeinflußt bei AIDS- und bei Transplantations-Patienten die Symptome einer CMV-Erkrankung positiv. Bei Empfängern von Knochenmarks-Transplantaten ist es aber als Monotherapeutikum unwirksam zur Behandlung einer CMV-Pneumonie (Oberg et al., 1989). Der Einsatz von oralem Foscarnet zur CMV- Prophylaxe wird gegenwärtig untersucht.

Bei aciclovirresistenter mukokutaner HSV-Infektion führen niedrige Dosen von Foscarnet (40 mg/kg für acht Stunden über sieben Tage oder länger) zu einer Beendigung der Virusausscheidung und bei ca. 75% der Patienten zu einer vollständigen Heilung der Läsionen (Safrin et al., 1991). Foscarnet scheint ebenfalls bei aciclovirresistenten VZV-Infektionen wirksam zu sein.

Foscarnetresistente klinische Isolate von Herpesviren sind bekannt und müssen bei ausbleibender klinischer Reaktion auf Foscarnet berücksichtigt werden (Birch et al., 1992; Safrin et al., 1994b).

Ganciclovir

Chemische Struktur und antivirale Wirkung Ganciclovir (9-[1,3-Dihydroxy-2-Propoxymethyl] Guanine) ist ein azyklisches Nukleosid-Analogon, das in seinem Aufbau dem Aciclovir gleicht. Der einzige Unterschied besteht in einer zusätzlichen Hydroxylgruppe an der azyklischen Seitenkette.

GANCICLOVIR

Dieses Therapeutikum besitzt eine inhibierende Wirkung für alle Herpesviren, insbesonders für CMV (Plotkin et al, 1985). Die Hemmkonzentrationen für HSV und VZV sind mit denen von Aciclovir vergleichbar, liegen jedoch für humane CMV-Stämme um das 10- bis 100fache niedriger (0,2 - 2,8 µg/ml).

Die Hemmkonzentrationen für humane Knochenmarksvorläuferzellen sind vergleichbar mit denen für die Hemmung der CMV-Replikation (Sommadossi et al., 1987), das führt zu einer vorhersagbaren Myelotoxizität von Ganciclovir bei seinem klinischen Einsatz. Ebenso tritt bei klinisch erreichten Konzentrationen von 1 - 10 µg/ml eine Hemmung der Lymphoblasten auf.

Wirkmechanismus und Resistenz Ganciclovir hemmt die virale DNA-Synthese (Faulds et al., 1990). Intrazellulär wird es durch virusinduzierte Enzyme zum Monophosphat verstoffwechselt. Die Phosphorylierung wird bei der HSV-Infektion durch die virale Thymidinkinase und bei der CMV-Infektion durch eine virale Phosphotransferase, die durch das UL97 Gen kodiert wird, katalysiert (Sullivan et al., 1992; Littler et al., 1992). Die Di- und Triphosphate von Ganciclovir werden durch zelluläre Enzyme gebildet. In CMV infizierten Zellen liegen die Ganciclovir-Triphosphat-Konzentrationen mindestens um das zehnfache höher als in uninfizierten Zellen. Das Triphosphat ist der kompetitive Hemmer des Desoxyguanosin-Triphosphat-Einbaus in die DNA. Vorzugsweise hemmt es eher die virale DNA-Polymerase als die zelluläre DNA-Polymerase des Wirtes. Der Einbau in die virale DNA führt gegebenfalls zum Abbruch der DNA-Kettenverlängerung (siehe Abbildung 50.1b und Abbildung 50.2).

Die intrazellulären Ganciclovir-Triphosphat-Konzentrationen liegen um das zehnfache höher als die von Aciclovir und besitzen eine erhebliche längere intrazelluläre Eliminationshalbwertszeit, die weit über 24 Stunden liegt (Biron et al., 1985). Diese Unterschiede begründen zum Teil die größere anti-CMV-Aktivität von Ganciclovir und ermöglichen die nur einmal tägliche Dosierung zur Supprimierung der CMV-Infektion.

CMV kann, durch einen von zwei möglichen Mechanismen, eine Resistenz gegen Ganciclovir ausbilden: eine intrazelluläre Reduzierung der Ganciclovir-Phosphorylierung durch Punktmutationen oder Deletionen der viralen Phosphorylase, die durch das UL97 Gen codiert wird (Sullivan et al., 1992; Littler et al., 1992) und durch Mutationen der viralen DNA-Polymerase, die zu einer Teilresistenz führt. Resistente CMV-Isolate führen zu einer 4- bis 20fachen Steigerung der Hemmkonzentration. Resistenzen wurden hauptsächlich mit einer schlechteren Phosphorylierung (Stanat et al., 1991) verbunden, einige resistente CMV-Stämme können jedoch auch DNA-Polymerase-Mutationen aufweisen. Ebenso ist Ganciclovir schwächer wirksam bei aciclovirresistenten, thymidinkinasedefizienten HSV-Stämmen.

Resorption, Verteilung und Elimination Die orale Bioverfügbarkeit von Ganciclovir liegt im Durchschnitt bei 6 - 9%, wenn die Einnahme zusammen mit einer Mahlzeit erfolgt. Maximale und niedrigste Werte liegen nach einer Dosierung von 1000 mg alle acht Stunden bei 1,2 µg/ml beziehungsweise 0,2 µg/ml. Nach wiederholter intravenöser Gabe von 5 mg/kg liegen die Maximalwerte und die Talspiegel durchschnittlich bei 8 - 11 µg/ml beziehungsweise 0,6 - 1,2 µg/ml. Nach intravenöser Gabe sind die Konzentrationen im Auge und an der Retina mit den Serumkonzentrationen vergleichbar (Kuppermann et al., 1993). Intraokulare Ganciclovir-Implantate, die eine gleichmäßige und langandauernde Medikamentenfreisetzung erzielen sollen, werden bei der Behandlung einer CMV-Retinitis eingesetzt.

Die Halbwertszeit der Plasmaelimination liegt bei Patienten mit normaler Nierenfunktion bei zwei bis vier Stunden. Über 90% einer Ganciclovir-Dosis wird nach glomerulärer Filtration und tubulärer Sekretion unverändert mit dem Urin ausgeschieden. Folglich steigt die Eliminationshalbwertszeit linear mit einer sinkenden Kreatinin-Clearance und kann bei schwerer Niereninsuffizienz 28 bis 40 Stunden erreichen (Sommadossi et al., 1988).

Unerwünschte Wirkungen Die wichtigste dosisabhängige Nebenwirkung von Ganciclovir ist seine Myelotoxizität. Eine Neutropenie tritt bei 15 - 40% der Patienten auf, eine Thrombozytopenie wird bei 5 - 20% der Patienten beobachtet (Faulds et al., 1990). Die Neutropenie tritt gewöhnlich während der zweiten Woche der Therapie auf und bildet sich normalerweise innerhalb einer Woche nach Absetzen der Behandlung zurück. Persistierende und letal verlaufende Reaktionen wurden beschrieben. Die

Neutropenie tritt häufiger nach intravenöser Gabe als nach oraler Gabe auf. G-CSF (recombinant granulocyte-colony stimulating factor, z. B. Filgrastim, Lenograstim) kann beim Auftreten einer durch Ganciclovir induzierten Neutropenie nützlich sein (siehe Kapitel 52).

Zentralnervöse (ZNS) Nebenwirkungen treten bei 5 - 15% der Patienten auf und reichen in der Schwere ihrer Auswirkungen von Kopfschmerz über Wesensveränderungen bis hin zu Krampfanfällen und Koma. Etwa ein Drittel der Behandelten muß die Therapie wegen der Knochenmarks- und ZNS-Toxizität unterbrechen oder vorzeitig absetzen. Als weitere Nebenwirkungen wurden eine infusionsbedingte Phlebitis, Azotämie, Anämie, Exanthem, Fieber, Leberfunktionsstörungen, Übelkeit und Erbrechen sowie eine Eosinophilie beschrieben.

Bei Tieren wurden unter Ganciclovir in einer Dosierung, die der therapeutischen Dosis beim Menschen entspricht, sowohl Teratogenität, Embryotoxizität, irreversible Fortpflanzungsschäden als auch Myelotoxizität nachgewiesen.

Zidovudin (Hochster et al., 1990) und andere zytotoxische Therapeutika steigern das Risiko einer Knochenmarkssuppression ebenso wie nephrotoxische Mittel die Ausscheidung von Ganciclovir verschlechtern. Probenicid und eventuell auch Aciclovir senken die renale Clearance von Ganciclovir. Orales Ganciclovir steigert die Plasmakonzentration von Didanosin im Steady state um ungefähr das Zweifache und die von Zidovudin um ungefähr 20%.

Therapeutischer Einsatz Ganciclovir wird zur Zeit in der Therapie und zur chronischen Suppression der CMV-Retinitis bei immunsupprimierten Patienten und zur Prävention einer CMV-Erkrankung bei Transplantatpatienten eingesetzt. Bei CMV-Retinitis führt ein früher Therapiebeginn (5 mg/kg alle zwölf Stunden über 10 bis 21 Tage) bei etwa 85% der Patienten zu einer Verbesserung oder Stabilisierung der Erkrankung (Faulds et al., 1990; Drew et al., 1992). Eine reduzierte Virusausscheidung tritt gewöhnlich nach einer Woche, eine fundoskopisch nachweisbare Verbesserung der Erkrankungsherde nach zwei Wochen auf. Auf Grund des hohen Rückfallrisikos brauchen AIDS-Patienten mit einer Retinitis eine hochdosierte suppressive Ganciclovir-Therapie (30 - 35 mg/kg/Woche). Oral appliziertes Ganciclovir (1000 mg dreimal täglich) ist ebenfalls zur Behandlung einer Retinitis zugelassen, diese Behandlungsform führt aber möglicherweise zu einer schnelleren Progression der Erkrankung.

Rückfälle treten trotz chronischer Suppression bei AIDS-Patienten auf und werden gelegentlich durch eine Ganciclovir-Resistenz verursacht. Eine Studie hat ergeben, daß nach drei Monaten Ganciclovir-Therapie 8% der AIDS-Patienten eine progressive Retinitis entwickelten und Ausscheider von resistenten CMV wurden (Drew et al., 1991). Bei Patienten mit einer ganciclovirresistenten CMV-Infektion kann Forscarnet wirksam sein. Applikation von Ganciclovir in das Kammerwasser kann bei der Behandlung von Patienten mit einer Intoleranz gegen systemisch verabreichtes Ganciclovir eingesetzt werden.

Eine Ganciclovir-Therapie kann bei anderen Manifestationen einer CMV-Infektion bei AIDS-Patienten und Organtransplantierten wirksam sein. Bei AIDS-Patienten mit einer bioptisch bestätigten CMV Kolitis ist eine Ganciclovirbehandlung (5 mg/kg über zwölf Stunden für 14 Tage) mit einer Verbesserung der Mukosaherde und einer verringerten Bildung von CMV-Herden außerhalb des Kolons verbunden, jedoch ohne einen ersichtlichen symptomatischen Gewinn (Dieterich et al., 1993). Bei Patienten nach Knochenmarkstransplantation, die an einer CMV-induzierten Pneumonie oder an gastrointestinalen Läsionen leiden, ist Ganciclovir als Monotherapeutikum unwirksam. Ganciclovir senkt aber in Kombination mit intravenösen Immunglobulinen oder CMV-Hyperimmunglobulinen die Mortalität bei CMV-Pneumonie um die Hälfte. Die Empfindlichkeit der CMV-Stämme, die vor und nach Ganciclovirtherapie bei Transplantatpatienten gewonnen wurde, ist in der Regel unverändert, obwohl einzelne Fälle einer Resistenzbildung berichtet wurden.

Ganciclovir wird sowohl zur Prophylaxe als auch zur Suppression von CMV-Infektionen bei immunsupprimierten Patienten nach einer Transplantation eingesetzt. Bei Knochenmarkstransplantation führt eine Ganciclovir-Behandlung (5 mg/kg über zwölf Stunden für 7 bis 14 Tage, gefolgt von 5 mg/kg/Tag bis zu 100 bis 120 Tage nach der Transplantation), begonnen nach Isolation von CMV z. B. aus einer Bronchiallavage zu einer effizienten Prävention von CMV-Pneumonie und scheint auch die Mortalität bei diesen Patienten positiv zu beeinflussen (Schmidt et al., 1991). Ein früher Beginn der Prophylaxe mit Ganciclovir zum Zeitpunkt der Transplantation reduziert zwar die CMV-Erkrankungsrate, aber nicht die Überlebenszeit. Teilweise beruht dies auf der Tatsache, daß zusätzliche bakterielle Infektionen durch eine ganciclovirinduzierte Neutropenie verursacht werden (Goodrich et al., 1993). Eine präventive Therapie (5 mg/kg zweimal täglich über sieben Tage) beim Auftreten von CMV-Ausscheidung (d. h. ohne manifeste Erkrankung) scheint sich positiv auf den Ausgang einer Abstoßungsreaktion auszuwirken (Singh et al., 1994).

Ganciclovirgabe über einen Monat nach Transplantation verringert das Risiko einer CMV-Erkrankung bei CMV-seropositiven Patienten (Rubin et al., 1993; Merigan et al., 1992). Ganciclovir (5 mg/kg zweimal täglich über zwei Wochen), gefolgt von einer hohen Dosis oralen Aciclovirs (800 mg viermal täglich über drei Monate), ist wirksamer in der Prävention einer CMV-Erkrankung als Aciclovir alleine (Martin et al., 1994). Ein wirksames Therapieschema für eine primäre Prävention einer CMV-Infektion wurde noch nicht entwickelt. Bei CMV-seropositiven HIV-Infizierten verringert eine orale Ganciclovirapplikation (1000 mg alle acht Stunden) das Risiko einer CMV-Erkrankung bei etwa der Hälfte der Patienten (Spector et al., 1994). Weitere Studien zum oralen Einsatz von Ganciclovir sind noch nicht abgeschlossen.

Idoxuridin

Chemische Struktur und antivirale Wirkung Idoxuridin (5'-Jod-2'-Desoxyuridin) ist ein jodiertes Thymidin-Analogon, das die *in vitro* Replikation verschiedener DNA-Viren inklusive Herpes- und Pockenviren hemmt (Prusoff, 1988).

IDOXURIDIN

Die Hemmkonzentrationen gegen HSV-1 liegen zwischen 2 - 10 µg/ml und somit ca. zehnmal höher als die von Aciclovir. Idoxuridin besitzt keine Selektivität und hemmt in niedrigen Konzentrationen auch das Wachstums uninfizierter Zellen.

Wirkmechanismus und Resistenz Die antivirale Wirkung ist noch nicht vollständig geklärt, und die phosphorylierten Derivate interferieren mit einer Vielzahl von Enzymsystemen. Das Triphosphat hemmt die virale DNA-Synthese und wird sowohl in die virale als auch in die zelluläre DNA eingebaut. Diese veränderte DNA ist nun anfälliger für Bruchstellenbildung und für Transkriptionsfehler. *In vitro* Resistenzen gegen Idoxuridin entstehen offenbar recht leicht und kommen auch in viralen Isolaten von Patienten mit einer HSV-Keratitis vor, die mit Idoxuridin behandelt wurden.

Therapeutischer Einsatz Idoxuridin ist zur Behandlung einer oberflächlichen HSV-Keratitis zugelassen, ferner (als Dimethyl-Sulfoxid) zur Behandlung von Herpes labialis, Herpes genitalis und Herpes zoster. Bei oberflächlichen (epithelialen) Herpes-Infektionen am Auge ist topisch appliziertes Idoxuridin, besonders wenn es frühzeitig appliziert wird, wirksam. Bei tiefen Infektionen, die das Stroma betreffen, ist die Wirksamkeit schlechter. Als Nebenwirkungen werden lokale Schmerzen, Juckreiz, Entzündungen, Augen- oder Lidödeme berichtet, selten können allergische Reaktionen auftreten.

Sorivudin

Chemischer Aufbau und antivirale Wirkung Sorivudin (1-β-D-Arabinofuranosyl-E-5[2-Bromovinyl] Uracil) ist ein Pyrimidin-Nukleosidanalogon, das eine starke und selektive Hemmung gegen VZV aufweist (Gnann, 1993).

SORIVUDIN

Die *in vitro* Hemmkonzentrationen gegen VZV (0,0001-0,004 µg/ml) sind mehr als 1000fach niedriger als von Aciclovir. Sorivudin ist *in vitro* auch gegen HSV-1 und EBV, nicht jedoch gegen HSV-2 oder CMV wirksam.

Wirkmechanismen und Resistenz Sorivudin hemmt die virale DNA-Synthese (Yokota et al., 1989). Seine zelluläre Aufnahme in HSV-infizierte Zellen ist mindestens 40fach höher als in uninfizierten Zellen. Die initiale Phosphorylierung wird durch die virale Thymidinkinase vermittelt. Der weitere Stoffwechsel zum Diphosphat ist abhängig von der Aktivität der viralen Thymidylatkinase. Sorivudin-Triphosphat konkurriert mit Desoxythymidin-Triphosphat und hemmt so kompetitiv die virale DNA-Replikation. Im Gegensatz zu Aciclovir-Triphosphat wird Sorivudin-Triphosphat nicht in die virale DNA eingebaut (Yokota et al.,1989). Resistenzen gegen die antiviralen Wirkungen von Sorivudin sind bislang während der klinischen Anwendung noch nicht aufgetreten, jedoch sind Thymidinkinase defiziente Mutanten von VZV *in vitro* resistent.

Resorption, Verteilung und Elimination Sorivudin wird gut nach oraler Applikation resorbiert (Gnann, 1993; sieheTabelle 50.3). Nach oraler Verabreichung von 40 mg einmal täglich liegen maximale und niedrigste Werte bei 1,8 µg/ml bzw. 0,2 µg/ml. Die Halbwertszeit der Plasmaelimination beträgt ca. fünf bis sieben Stunden. Bei älteren Personen liegen Halbwertszeit und Serumspiegel durchschnittlich um 20 - 30% höher. Der Hauptanteil von Sorivudin wird unverändert mit dem Urin ausgeschieden, weniger als 5% werden zu Bromovinyluridin (BVU) metabolisiert. Die sehr hohe Proteinbindung (98%) ist ohne klinische Bedeutung.

Die orale Sorivudin-Gabe als Stoßtherapie (d. h. eine hohe Einmaldosis) wird allgemein gut vertragen. Die häufigsten Nebenwirkungen sind gastrointestinale Beschwerden mit Übelkeit und Erbrechen, sowie Diarrhoe. Kopfschmerzen sind ebenfalls häufig. Eine passagere Erhöhung der Leberenzyme kann auftreten. Langzeitgabe hoher Sorivudindosen führten bei Versuchstieren (Nagern) zu einem Anstieg von Leber- und Hodentumoren.

Der Metabolit BVU kann die Wirkung von 5-Fuorouracil (5-FU) erhöhen, indem das Enzym Dihydropyrimidin-Dehydrogenase, das für den 5-FU Metabolismus benötigt wird, gehemmt wird. Todesfälle (Myelotoxizität) wurden bei Patienten berichtet, die sowohl mit 5-FU als auch mit Sorivudin behandelt wurden.

Therapeutischer Einsatz Klinische Versuche mit immunsupprimierten Patienten, die an lokalem Herpes zoster leiden, und immunkompetenten Erwachsenen, die an Herpes zoster und Windpocken erkrankt sind, werden zur Zeit mit Sorivudin p. o. oder i. v. durchgeführt. Die Behandlung mit Sorivudin (40 mg einmal täglich) scheint effektiver für die Therapie von Herpes zoster bei HIV-infizierten Erwachsenen zu sein, als hohe Dosen von Aciclovir (Dehertogh et al., 1994).

Trifluridin

Trifluridin (5-Trifluoromethyl-2'-Desoxyuridin) ist ein fluoriertes Pyrimidinnukleosid, welches *in vitro* eine hemmende Wirkung gegen HSV-1, HSV-2, CMV und, in geringerem Ausmaß, gegen einige Adenoviren zeigt (Carmine et al., 1982).

TRIFLURIDIN

Trifluridin-Konzentrationen von 0,2 - 10 µg/ml hemmen die Replikation von Herpesviren einschließlich aciclovirresistenter Stämme (Birch et al., 1992). Die zelluläre DNA-Synthese wird ebenfalls bereits durch geringe Konzentrationen gehemmt.

Wirkmechanismus und Resistenz Die antivirale Wirkung von Trifluridin bezieht die Hemmung der DNA-Synthese mit ein. Trifluridin-Monophosphat hemmt die Thymidylat-Synthetase irreversibel. Trifluridin-Triphosphat ist ein kompetitiver Inhibitor des Thymidin-Triphosphat-Einbaus in die DNA durch Hemmung der DNA-Polymerase (Carmine et al., 1982). Trifluridin wird sowohl in die zelluläre als auch virale DNA eingebaut. Trifluridinresistente HSV mit veränderter Thymidinkinase-Substratspezifität können *in vitro* selektiert werden. Resistenzen in klinischen Isolaten wurden ebenfalls beschrieben.

Therapeutischer Einsatz Zur Zeit wird Trifluridin bei der Behandlung der primären Keratokonjunktivitis und rezidivierender epithelialer Keratitis, durch HSV Typ 1 und 2 klinisch erprobt (Kaufman, 1988; Carmine et al., 1982). Bei HSV-Infektionen am Auge ist die oberflächliche Anwendung von Trifluridin wirksamer als Idoxuridin und vergleichbar mit Vidarabin. Bei lokaler Applikation können Lidödeme auftreten. Hypersensitivitätsreaktionen, lokale Irritationen, sowie epitheliale Keratopathien sind selten. Topisches Trifluridin scheint auch bei aciclovirresistenten HSV-Hautinfektionen wirksam zu sein.

Vidarabin

Chemische Struktur und antivirale Wirkung Vidarabin (9-β-D-Ribofuranosyladenin) ist ein Adenosin-Analogon mit einem veränderten Zucker (Arabinose ist das 2'-Epimer der Ribose).

VIDARABIN

Vidarabin wirkt gegen Herpes-, Pocken-, Rhabdo-, Hepadna- und einige RNA-Tumorviren (Whitley et al., 1980). Die Hemmkonzentration liegt bei 3,0 µg/ml oder niedriger bei HSV- oder VZV-Stämmen einschließlich aciclovirresistenten Stämmen.

Wirkmechanismus und Resistenz Der antivirale Mechanismus von Vidarabin ist nicht gänzlich bekannt, jedoch ist es ein Inhibitor der viralen DNA-Synthese (Whitley et al., 1980). Zelluläre Enzyme phosphorylieren Vidarabin zum Triphosphat, dieses hemmt kompetitiv zu Desoxyadenosin-Triphosphat die virale DNA-Polymerase Aktivität. Vidarabin-Triphosphat wird sowohl in die virale als auch zelluläre DNA eingebaut, wo es als *chain terminator* agiert. Vidarabin-Triphosphat hemmt ebenso die Ribonukleosid-Reduktase, RNA-Polyadenylierung und S-Adenosyl-Homocystein-Hydrolase (SAHH), ein Enzym, welches an der Transmethylierung beteiligt ist. Resistente Varianten, die durch Mutationen in der viralen DNA-Polymerase entstanden sind, konnten *in vitro* selektiert werden.

Resorption, Verteilung und Elimination Bei intravenöser Applikation als Infusion wird Vidarabin sehr schnell durch die Adenosindesaminase (Whitley et al., 1980) zu Hypoxanthinarabinosid (ara-Hx) desaminiert. Bei konstanter Infusion (10 mg/kg über zwölf Stunden) lagen die Spitzenplasmaspiegel von ara-Hx bei 3 - 6 µg/ml, die von Vidarabin nur bei 0,2 - 0,4 µg/ml). Die Niere stellt das Hauptausscheidungsorgan dar, 40 - 53% der täglichen Dosis werden im Urin als ara-Hx nachgewiesen und nur 1-3% als Vidarabin. Die Serumeliminationshalbwertszeit von ara-Hx liegt beim Erwachsenen ungefähr bei 3,5 Stunden.

Unerwünschte Wirkungen Intravenös verabreichtes Vidarabin führt dosisabhängig zu gastrointestinalen Beschwerden wie Anorexie, Nausea, Erbrechen, Diarrhoe und folgendem Gewichtsverlust. Wegen der schlechten Löslichkeit muß intravenöses Vidarabin mit großen Volumina verabreicht werden. Als weitere Nebenwirkungen werden eine infusionsinduzierte Phlebitis, Schwächegefühl, Hypokaliämie, Exanthem, erhöhte Transaminasen-Konzentrationen, Anämie, Leukopenie oder Thrombozytopenie und das Syndrom der inadäquaten ADH-Sekretion (SIADH) beschrieben. Akute ZNS-Erscheinungen beinhalten Tremor, Wesens- und Bewußtseinsveränderungen. Koma und Krampfanfälle treten nur selten auf. Eine chronische Vidarabin-Einnahme kann zu einer schmerzhaften peripheren Neuropathie führen.

Im Tierversuch wies Vidarabin teratogene und karzinogene Wirkungen auf. Allopurinol kann mit Vidarabin interferieren (verminderter Abbau von ara-Hx) und zu einer Verstärkung der toxischen Effekte führen.

Therapeutischer Einsatz Intravenöse Applikation von Vidarabin wurde bei HSV-Enzephalitis, neonatalem Herpes und Herpes zoster oder Windpocken bei immunsupprimierten Patienten eingesetzt. Heute wird für diese Indikationen in der Regel Aciclovir verwendet. Vidarabin ist nur mäßig wirksam gegen mukokutane HSV-Infektionen bei immungeschwächten Patienten und zeigt keine Wirkung bei aciclovirresistenen HSV-Infektionen von AIDS-Patienten (Safrin et al., 1991). Die kombinierte Gabe von Vidarabin und Aciclovir wurde gelegentlich zur Behandlung von lebensbedrohlichen Herpes-Infektionen eingesetzt. Bei HSV induzierter Keratokonjunktivitis ist eine oberflächliche Anwendung von Vidarabin wirksamer als Idoxuridin (Kaufman, 1988).

ANTIRETROVIRALE AGENZIEN

Die ersten zugelassenen antiretroviralen Wirkstoffe waren 2'-3'-Didesoxynukleosid-Analoga. Ihnen ist der antivirale Wirkungsmechanismus gemeinsam, die Hemmung der RNA-abhängigen DNA-Polymerase (reverse Transkriptase) von humanen Immundefizienz-Viren (HIV) (siehe Abbildung 50.3). In einem frühen Schritt des Replikationszyklus schreibt dieses Enzym das virale RNA-Genom zur Integration in das Zellgenom zunächst in eine doppelsträngige DNA-Kopie um. Folglich verhindern diese Stoffe eine akute Zellinfektion, sind aber nur schwach wirksam bei bereits chronisch infizierten Patienten. Die Nukleosid-Analoga wirken sowohl als Inhibitoren als auch als Substrat der reversen Transkriptase. Auf Grund einer fehlenden Hydroxylgruppe führt der Einbau zum Abbruch der DNA-Synthese. Trotz ihres gemeinsamen Wirkungsmechanismus unterscheiden sich antivirale Substanzen beträchtlich in ihren pharmakologischen Eigenschaften einschließlich ihrer intrazellulären Aktivierung und ihrer toxikologischen Profile. Zidovudin ist seit 1987 im Handel erhältlich und war das erste Medikament, das einen nachweisbaren klinischen Erfolg bei der HIV-Behandlung zeigte. In Folge wurde eine große Anzahl weiterer Wirkstoffe und neuer Wirkstoffklassen entwickelt und Studien zur kombinierten Gabe von antiviralen Mitteln durchgeführt (s. Update-Box).

Zidovudin

Chemische Struktur und antivirale Wirkung *Zidovudin* (3'-Azido-3'-Desoxythymidin; gewöhnlich als AZT bezeichnet) ist ein Thymidin-Analogon mit antiviraler Wirkung gegen HIV-1 und HIV-2, humanes T-Zell-Leukämie Virus (HTLV1) und anderen Retroviren (Mitsuya et al.,1985; McLeod and Hammer, 1992).

ZIDOVUDIN

Niedrige Konzentrationen (< 0,001 - 0,04 µg/ml) hemmen eine akute HIV-Infektion in humanen T-Zell-Linien und peripheren Lymphozyten. Zidovudin wirkt schwächer in Monozyten und Makrophagen oder latent infizierten Zellen, hemmt jedoch die HIV-Replikation in humanen Makrophagen des Gehirns (Geleziunas et al., 1993). Zidovudin hemmt auch HBV und EBV.

Niedrige Zidovudin-Konzentrationen hemmen die myeloischen und erythroiden Vorläuferzellen in ihrer Proliferation (0,3 - 0,6 µg/ml) sowie die Blastogenese der mononukleären Blutzellen (Heagy et al., 1991; Sommadossi, 1993; Mitsuya et al., 1985).

Wirkmechanismus und Resistenz Nach der Aufnahme in die Wirtszelle wird Zidovudin zunächst von der zellulären Thymidinkinase phosphoryliert. Der umsatzbegrenzende Schritt stellt die Konversion zu Diphosphat durch die Thymidinkinase dar. Aus diesem Grund liegen hohe Monophosphatspiegel und

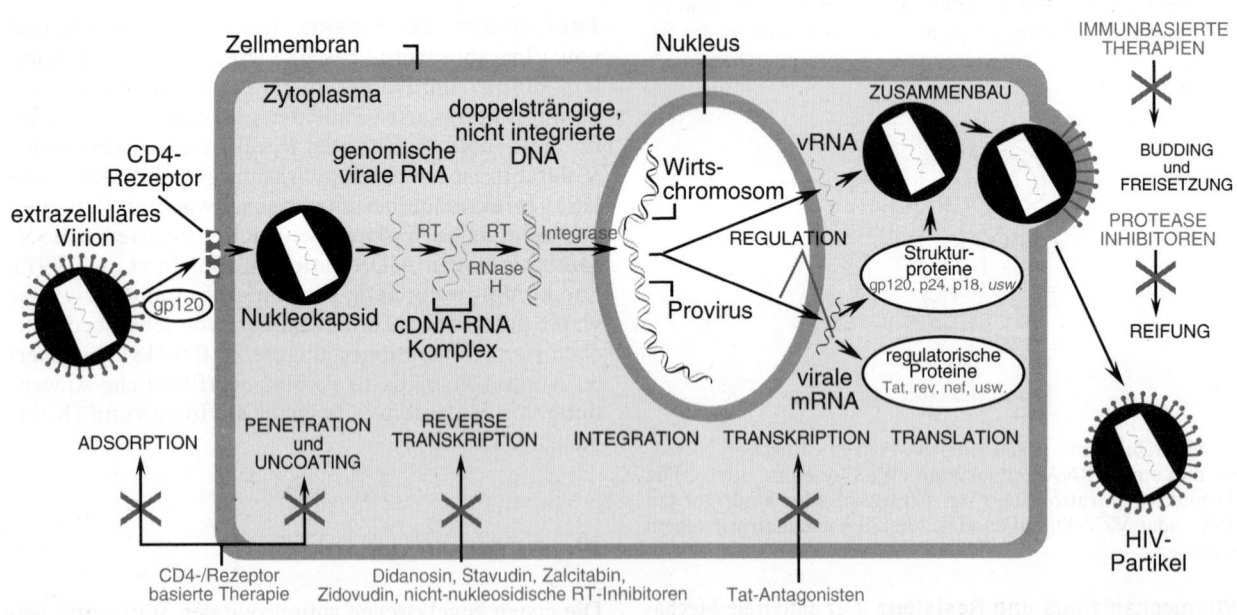

Abbildung 50.3 Replikationszyklus des HIV-1, einem Retrovirus, mit Darstellung der Wirkorte der antiviralen Arzneimittel. Verschiedene antivirale Wirkstoffe sind in grauer Schrift angegeben. Abkürzungen: RT: reverse Transkriptase; cDNA: komplementäre DNA (Kopie einer RNA); mRNA: Messenger/Boten RNA; Tat: ein Protein, das die virale Transkription reguliert und die Replikationsrate beeinflußt; RNaseH: Ribonuklease H; gp 120: glykosiliertes Hüllprotein (modifiziert nach Hirsche und D'Aquila, 1993).

niedrigere Di- und Triphosphatspiegel vor. Zidovudin-Triphosphat, das eine intrazelluläre Eliminationshalbwertszeit von drei bis vier Stunden besitzt, hemmt die reverse Transkriptase kompetitv zu Thymidintriphosphat (TTP). Da die 3'-Azido-Gruppe vor Bildung eines 5'-3'-Phosphodiesters schützt, führt der Zidovudin-Einbau zu einem DNA-Kettenabbruch (St. Clair et al., 1987). Zidovudin-Monophosphat ist ebenso ein kompetitiver Inhibitor der zellulären Thymidinkinase und führt zu verminderten intrazellulären TTP-Spiegeln. Dieser Effekt kann zu seiner Zytotoxizität beitragen und steigert seine antivirale Wirkung durch die Verringerung des konkurrienden TTPs mit Zidovudin-Triphosphat (Furman et al., 1986). Die Selektivität von Zidovudin ist auf seine größere Affinität zur HIV-Transkriptase als zur humanen DNA-Polymerase zurückzuführen, obgleich schon niedrige Konzentrationen die DNA-Polymerase gamma hemmen (Ono et al., 1989).

Resistente Mutanten mit 10- bis 100facher Senkung der Empfindlichkeit wurden von behandelten Patienten gewonnen. Diese können durch gezielte Mutagenese der reversen Transkriptase entstehen (Richman, 1993; Larder und Kemp, 1989). Resistenzen sind assoziiert mit Punktmutationen, die zu Aminosäuresubstitutionen an vielen Stellen der reversen Transkriptase besonders an den Codons 41, 67, 70, 215 und 219 führen. Mutationen treten in der Regel schrittweise auf und es werden mehrere Mutationen benötigt, um eine hochgradige Resistenz auszuprägen.

Resorption, Verteilung und Elimination Die pharmakologischen Eigenschaften der erhältlichen antiviralen Nukleosid-Analoga sind in Tabelle 50.4 zusammengefaßt. Zidovudin wird schnell resorbiert. Die orale Bioverfügbarkeit liegt durchschnittlich bei 60 - 70% (Dudley, 1995; Blum et al., 1988). Resorptionsunterschiede sind in hohem Maß bei HIV-infizierten Patienten zu finden, ebenso verzögert sich die Resorption nach Nahrungsaufnahme. Maximalwerte und Talspiegel liegen bei Patienten, die 100 mg AZT alle vier Stunden erhalten, bei 0,4 - 0,5 µg/ml beziehungsweise 0,1 µg/ml. Die Liquorspiegel schwanken in hohem Maß, bei Erwachsenen liegen sie im Durchschnitt bei 53% der Plasmawerte, bei Kindern bei 24%. Die Blutkonzentrationen sind mit denen des Speichels vergleichbar, liegen jedoch unter den Konzentrationen im Sperma. Die Konzentrationen im Blut Neugeborener sind leicht erhöht, AZT-Spiegel in der Amnionflüssigkeit können gelegentlich über denen des mütterlichen Serums liegen (Watts et al., 1991).

Die Halbwertszeit der Plasmaelimination beträgt etwa 0,9 - 1,5 Stunden. Zidovudin unterliegt einem hepatischen First-pass-Metabolismus und wird schnell zu dem 5'-O-Glukuronid-Metabolit konvertiert. Dieser besitzt eine ähnliche Halbwertszeit der Plasmaelimination, weist aber keine anti-HIV Aktivität auf. Ein anderer Metabolit, 3'-Amino-3'-Desoxythymidin, ist im Plasma in niedriger Konzentration zu finden und besitzt wahrscheinlich myelotoxische Eigenschaften (Stagg et al., 1992). Nach der oralen Einnahme erscheinen Zidovudin und seine glukuronierten Metabolite im Durchschnitt zu 14% bzw. zu 75% im Urin. Die renale Clearance umfaßt glomeruläre Filtration und tubuläre Sekretion. Ein zwei- bis dreifacher Anstieg des Plasmaspiegels und der Eliminationshalbwertszeit von AZT ist bei Leberzirrhose zu finden.

Unerwünschte Wirkungen Zu den wichtigsten Nebenwirkungen von Zidovudin zählen Granulozytopenie und Anämie (McLeod und Hammer, 1992). Das Risiko hämatologischer Schädigungen steigt mit sinkenden CD4-Zahlen, fortgeschrittener Krankheit, höherer Zidovudindosierung und langfristiger Therapie. Bei der üblicherweise empfohlenen Dosierung traten in 30 - 40% der AIDS-Patienten eine schwere Anämie oder Granulozytopenie auf, im Gegensatz zu weniger als 5% bei asymptomatischen HIV-Infizierten (Volberding et al., 1990a; Fischl et al., 1990a; Fischl et al., 1990b). Die Granulozytopenie konnte durch Gabe von rekombinantem G-CSF oder GM-CSF (Molramostin, Sagramostin, siehe Kapitel 52) in den Griff bekommen werden. Trotzdem ist häufig eine Dosisreduktion oder ein Medikamenten-

Tabelle 50.4 Pharmakokinetik der antiretroviralen Nukleoside

PARAMETER	ZIDOVUDIN	DIDANOSIN	STAVUDIN	ZALCITABIN
orale Bioverfügbarkeit, %	60-70	35-45	70-86	88
Einfluß von Mahlzeiten auf AUC	↓ (24%, viel Fett)	↓ ↓ (~ 50%, Säure)	vernachlässigbar	↓ (15%)
Halbwertszeit der Plasmaelimination, Stunden	0,9-1,5	0,6-1,5	0,9-1,2	1,2-3
intrazelluläre Eliminationshalbwertszeit der Triphosphate, Stunden	3-4	8-24	3,5	2-3
LCS/Plasma Ratio (Mittelwert)	0,3-0,5	0,2	0,5	0,2
Proteinbindung, %	20-38	<5	vernachlässigbar	<4
Metabolismus	Glukuronidierung	Purin-Metabolismus	nicht bestimmt	nicht bestimmt
renale Exkretion, % (Muttersubstanz)	15	36-60	40	75
Dosis-Anpassungen	Cl_{cr} <10, Leberversagen	Cl_{cr} <60	Cl_{cr} <50	Cl_{cr} <40

ABKÜRZUNGEN: AUC (*area under the curve*): Fläche unter der Plasmakonzentration-Zeit-Kurve; Cl_{cr}: Kreatininclearance in ml/min; ↓: Abfall; LCS: Liquor cerebrospinalis.

wechsel erforderlich. Eine Makrozytose tritt zwar bei über 90% der Patienten auf, hieraus muß aber nicht eine transfusionsbedürftige Anämie resultieren. Schwere klinische Anämien können durch Transfusion oder bei Patienten mit niedrigen endogenen Erythropoetinspiegeln durch rekombinantes Erythropoetin erfolgreich behandelt werden (siehe Kapitel 53).

Starke Kopfschmerzen, Nausea, Erbrechen, Schlaflosigkeit und Myalgien treten gewöhnlich am Anfang der Zidovudintherapie auf, häufig verringern sich die Symptome bei fortgesetzter Behandlung (Tokars et al., 1993). Andere Nebenwirkungen sind Nagelverfärbungen, Myopathie, Neurotoxizität, eine atypische Hepatitis, ösophageale Ulzerationen oder makuläre Ödeme. Die Myopathie ist verbunden mit Schwäche, Schmerzen, einem Anstieg der CPK-Spiegel und einer veränderten mitochondrialen Morphologie (Dalakas et al., 1990). Kardiomyopathien treten selten auf. Myopathien entwickeln sich unter Langzeittherapie und verschwinden langsam nach Absetzen der Behandlung. Schwere Laktat-Azidosen und Hepatomegalien mit Steatosis wurden ebenso beschrieben (Chattha et al., 1993).

Bei Neugeborenen von Frauen unter Zidovudin-Therapie wurden Anämien und Wachstumshemmung nachgewiesen, jedoch kein Anstieg von Geburtsfehlern (White et al., 1994). Zidovudin ist allerdings nicht unbedenklich, da *in vitro* eine mutagene, kanzerogene und embryotoxische Wirkung nachgewiesen wurde.

Hemmstoffe der Glukuronidierung wie Fluconazol und/oder Probenecid, welches die renale Ausscheidung von Zidovudin beeinflußt, können einen Anstieg des Myelotoxizitätsrisikos zur Folge haben. Rifabutin und Rifampicin können hepatische mikrosomale Enzyme induzieren und so die Plasmaspiegel von Zidovudin senken. Clarithromycin vermindert die Resorption von Zidovudin, gleichzeitig verabreichtes Ganciclovir erhöht deutlich das Risiko schwerer hämatologischer Schäden (Hochster et al., 1990). ZNS-Erscheinungen (starke Somnolenz) können unter Kombinationstherapie von Zidovudin und Aciclovir auftreten (Cooper et al., 1993).

Therapeutischer Einsatz Zidovudin ist ein Mittel der Wahl in der Anfangsphase der Behandlung von HIV Patienten mit einer CD4-Zahl unter 500/mm^3. Es wird gegenwärtig vorwiegend im Rahmen der Tripel-Therapie (s. Update-Box) eingesetzt. Bei Patienten im Stadium AIDS oder ARC (AIDS related complex) kann Zidovudin lebensverlängernd sein, zu einer Senkung der Rate opportunistischer Infektionen führen und die Gewichtszunahme und den allgemeinen Gesundheitsstatus unterstützen. Außerdem steigt die CD4-Zahl, andere immunologische Parameter werden günstig beeinflußt, Virus-RNA im Plasma und p24-Antigen als Marker der Viruslast (McLeod und Hammer, 1992) werden gesenkt. Dosierungen von 500 - 600 mg/Tag sind bei gleicher Wirksamkeit signifikant weniger toxisch als höhere Dosen (Fischl et al., 1990a). Dosierungen von 180 mg/m^2 alle sechs Stunden werden bei Kindern mit fortgeschrittenem Krankeitsverlauf eingesetzt (Mc Kinney et al., 1991). Die Therapie mit AZT kann HIV-assoziierte neurologische Erkrankungen, Thrombozytopenien, Psoriasis und intestinale lymphozytäre Pneumonien bessern. Es ist unsicher, ob niedrigere Dosierungen eine Wirkung bei ZNS-Manifestationen zeigen.

Bei Patienten mit CD4-Zahlen < 500/mm^3, die früh oder asymptomatisch sind, zeigte sich unter Zidovudin-Behandlung (500 mg/Tag) ein langsamerer CD4-Abfall und eine verzögerte Krankheitsprogression (Volberding et al., 1994; Fischl et al., 1990b). Der frühe Therapiebeginn führt bei diesen Patienten allerdings zu keiner Reduktion der Langzeit-Mortalität. Bei asymptomatischen Patienten mit CD4-Zahlen < 500/mm^3 senkt Zidovudin, über einen Zeitraum von ungefähr zwei Jahren, das Risiko für eine Progresssion zu AIDS-definierenden Erkrankungen oder Tod (Volberding et al., 1990; Volberding et al., 1994). Bei asymptomatischen Patienten mit CD4 Werten < 200/mm^3 ist die Meinung über den geeigneten Behandlungsbeginn mit AZT geteilt (Sande et al., 1993), da ein früher Therapiebeginn weder auf Dauer einen guten klinischen Zustand noch eine niedrigere Sterblichkeit garantiert (Concorde Coordinating Committee, 1994). Der zeitlich begrenzte Gewinn einer Zidovudin Monotherapie hat immer mehr zu Kombinationstherapiestrategien geführt.

Die Gabe von AZT alleine ist zur Prophylaxe nach HIV-Exposition z. B. bei Transfusion oder Nadelstichverletzung nicht mehr empfohlen (Tokars et al., 1993). Gabe von AZT bei HIV-infizierten Schwangeren (500 mg/Tag ab der 14. Woche bis zur 34. Woche intrapartum) und Behandlung deren Neugeborener (2 mg/kg alle sechs Stunden über einen Zeitraum von sechs Wochen acht bis zwölf Stunden nach der Geburt beginnend) vermindert das Risiko einer HIV Transmission um 68% (Connor et al., 1994). Zidovudin-Gabe (250 mg zweimal täglich über sechs Monate) direkt nach der HIV- Erstinfektion stabilisiert langfristig die CD4-Zahl und wirkt sich günstig auf den klinischen Verlauf aus (Kinoch-De Loes et al., 1995).

Im Gegensatz zur Monotherapie führt die Kombinationstherapie von Zidovudin mit *Didanosin* oder *Zalcitabin* (siehe unten) zu einem höheren und stabileren Anstieg der CD4-Zahl.

Gleichzeitig oral verabreichtes Aciclovir könnte möglicherweise zu einer verlängerten Überlebenszeit führen, obwohl es weder die CMV-Infektionsrate senkt noch die Progression zum manifesten AIDS-Stadium herauszögert oder die CD4-Zahlen ansteigen läßt (Cooper et al., 1993; Stein et al., 1994). Studien über andere Kombinationstherapien unter Einbeziehung von reversen Transkriptase-Inhibitoren, Protease-Inhibitoren oder Zytokinen werden gegenwärtig durchgeführt (s. Update-Box).

Die Häufigkeit und der Grad einer Zidovudin-Resistenz in HIV-Isolaten korreliert mit dem Stadium der Infektion, der CD4 Zahl und der Therapiedauer (Richman, 1993). Nach einem Jahr läßt sich bei 90% der Isolate von AIDS-Patienten eine Verringerung der Zidovudin-Sensitivität feststellen, verglichen mit 30% bei asymptomatischen oder schwach symptomatischen HIV-Patienten. Über ein Drittel der Isolate von AIDS-Patienten zeigten nach einem Jahr eine starke Resistenz. Bei Patienten werden häufig Mischungen aus resistenten Varianten und Wildtypvarianten gefunden. Die resistenten Formen sind im Plasma oder in den peripheren mononuklearen Blutzellen (PBMC) nachweisbar.

Die klinische Bedeutung der Resistenzentwicklung bleibt unklar, obwohl die Isolation resistenter Varianten mit einem höheren Risiko einer Krankheitsprogression (Tudor-Williams et al., 1992; Montaner et al., 1993) in Zusammenhang stehen könnte. Hochgradige Resistenz ist ein unabhäniger Prädiktor für eine fortschreitende Erkrankung oder den Tod (D'Aquila et al., 1995). Eine primäre Infektion mit resistenten Viren kann durch sexuelle, perkutane und materno-fetale Übertragung seitens behandelter Patienten auftreten (Erice et al., 1993; Fitzgibbon et al., 1993). Eine Restauration der AZT-Sensibilität kann langsam nach Absetzen der Therapie eintreten. Insgesamt steigt das Auftreten von zidovudinresistenten Erstinfektionen an. Besorgniserregend ist auch der zunehmende Nachweis von mehrfachresistenten HIV-Isolaten.

Didanosin

Chemische Struktur und antivirale Wirkung *Didanosin* (2',3'-Didesoxyinosin) ist ein Purin-Analogon, das *in vitro* eine Wirkung gegen HIV-1 und HIV-2 zeigt einschließlich zidovudinresistenter Isolate (McLaren et al., 1991).

DIDANOSIN

Didanosin (ddI) ist in Bezug auf die antivirale Wirkung und die Zytotoxizität in aktivierten PBMC (*peripheral blood mononuclear cells*) 10- bis 100fach schwächer als Zidovudin. Seine Aktivität ist größer in Zellen, die zwar infiziert sind, jedoch kein Virus sezernieren und in sich nichtteilenden humanen Monozyten/Makrophagen (Gao et al., 1993). Im Gegensatz zu Zidovudin ist Didanosin in klinisch relevanter Dosierung weder für hämatopoetische Vorläuferzellen noch für Lymphozyten toxisch (Heagy et al., 1991; Sommadossi, 1993).

Wirkmechanismus und Resistenz Sofort nach der intrazellulären Resorption wird Didanosin über die 5'-Nukleosidase und nachfolgend durch andere zelluläre Enzyme in seinen aktives Derivat, das 2',3'-Didesoyxadenosin-Triphosphat (ddATP) verstoffwechselt. Das Triphosphat konkurriert mit Desoxyadenosin-Triphosphat und wirkt als kompetitiver Hemmer der viralen reversen Transkriptase und als *chain terminator* der viralen DNA-Synthese. Die Selektivität von ddATP beruht auf seiner höheren Affinität für die virale reverse Transkriptase im Vergleich zur Affinität für die zelluläre DNA-Polymerase, wenngleich es die mitochondriale DNA-Synthese (Chen et al., 1991) hemmt. Die relativ lange intrazelluläre Eliminationshalbwertszeit von ddATP (8 bis 24 Stunden) ist der Grund für die niedrige Dosierung.

HIV-Varianten mit verminderter Sensibilität gegen Didanosin wurden bei Patienten unter Didanosin-Therapie nachgewiesen und können *in vitro* selektiert werden. Die Resistenz gegen Didanosin ist verbunden mit Mutationen in den Codonen 74, 135 oder 184 und führt *in vitro* zu einer 2- bis 25fach niedrigeren Sensitivität (St.Clair et al., 1991; Reichman et al., 1993). Wenn bei einer bereits vorhandenen AZT-Resistenz unter ddI eine Mutation in Codon 74 auftritt, ist dies mit einer Restauration der AZT-Sensitivität verbunden. Gegen Didanosin resistente Stämme zeigen Kreuzresistenzen mit Zalcitabin (siehe unten).

Resorption, Verteilung und Elimination Die orale Bioverfügbarkeit von ddI liegt bei 35 - 45%. Bei höheren Dosierungen oder Kindern nimmt sie jedoch ab (Knupp et al., 1991; Balis et al., 1992). Didanosin ist sehr säureinstabil. Gleichzeitige Nahrungsaufnahme kann die Bioverfügbarkeit um mehr als 50% senken. Bei Gabe in einer gepufferten Tablettenform liegt die Bioverfügbarkeit um 20 - 25% höher als in Pulverform. Die Einnahme sollte mindestens eine Stunde vor oder zwei Stunden nach Nahrungsaufnahme erfolgen. Die maximalen Plasmaspiegel liegen nach einer Gabe von 300 mg als Tablette zwischen 0,5 - 2,6 µg/ml. Der Quotient CSF-Plasma liegt im Durchschnitt beim Erwachsenen bei 20%, ist jedoch bei Kindern variabel. Im fetalem Blut lassen sich 15 - 60% der mütterlichen Konzentrationen nachweisen.

Nach intravenöser Applikation werden 40 - 60% der ddI-Dosis nach glomerulärer Filtration und tubulärer Sekretion unverändert im Urin nachgewiesen. Die Halbwertszeit der Plasmaelimination beträgt durchschnittlich 0,6 bis 1,5 Stunden und steigt um das Dreifache bei Nierenversagen. Die nichtrenalen Eliminationswege sind nur unzureichend untersucht, könnten aber mit einem intrazellulären Metabolismus in Verbindung stehen. Purinnukleosid-Phosphorylase katalysiert die Spaltung von Didanosin in Hypoxanthin, das weiter zu Harnsäure metabolisiert wird oder wieder in den Purin-Pool eingeht.

Unerwünschte Wirkungen Eine schmerzhafte periphere Neuropathie und eine Pankreatitis stellen die dosisabhängigen Hauptnebenwirkungen dar. Beide treten in der Regel in den ersten drei Monaten der Therapie auf, verbunden mit höheren Dosen (> 750 mg/Tag) (Liebman und Cooley, 1993). Die Neuropathie verursacht typischerweise Parästhesien, Taubheit, Schmerzen in den unteren Extremitäten und ist für gewöhnlich reversibel. Das Risiko einer Pankreatitis steigt mit anamnestisch bekannter Pankreatitis, der intravenöser Applikation von Pentamidin oder möglicherweise anderer AIDS-Therapeutika sowie fortgeschrittener HIV Erkrankung. Bei der zur Zeit empfohlenen Didanosin-Dosierung treten bei 2 - 7% der Patienten Pankreatitiden auf und eine Hyperamylasie in 6 - 20% der Fälle (Kahn et al., 1992; Spruance et al., 1994).

Weitere ungünstige Nebenwirkungen sind Diarrhoe, Hautausschlag sowie ZNS-Störungen, die von Kopfschmerzen und Schlaflosigkeit bis zu Krampfanfällen reichen. Eine Depigmentation wird bei Kindern beobachtet. Weiterhin sind beschrieben: Neuritis optica, GPT-Anstieg, Harnsäure-Anstieg. Selten kommt es zu Leberversagen, Kardiomyopathien und einem Sicca-Syndrom.

In Tierstudien wurden Gastrointestinale-, Knochenmarks-, Leber-, und Nierentoxizität nachgewiesen, jedoch keine teratogene Wirkung. Die Unbedenklichkeit der ddI-Gabe in der Schwangerschaft ist noch nicht gesichert.

Didanosin in gepufferter Tablettenform kann die Resorption anderer Medikamente wie Ketokonazol, Itrakonazol, Dapson, Tetrazykline und einige Chinolon-Antibiotika vermindern.

Therapeutischer Einsatz Didanosin wird gegenwärtig in der Tripel-Therapie mit weiteren antiretroviralen Komponenten eingesetzt. Es dient zur Zeit als Therapie bei nachgewiesener HIV-Infektion bei Erwachsenen, ebenso bei Kindern, die älter als sechs Monate sind und eine Zidovudin-Intoleranz oder eine Verschlechterung unter Zidovudin-Therapie entwickelt haben, ferner bei Patienten im fortgeschrittenen Stadium einer HIV Infektion, die zuvor Zidovudin vier Monate oder länger eingenommen haben. Bei Patienten, die länger als vier Monate unter Zidovudin-Ersttherapie standen, ist Didanosin (250 mg zweimal täglich) in Bezug auf die Verringerung des Auftretens neuer AIDS-assoziierter Erkrankungen, nicht jedoch in Bezug auf die Lebensverlängerung der Vorzug zu geben (Kahn et al., 1992; Spruance et al., 1994). Bei zuvor noch nicht behandelten Patienten scheint Didanosin jedoch einen geringeren Einfluß auf die Progression zu haben als Zidovudin. Bei Patienten im fortgeschrittenem Krankheitsstadium, die Zidovudin nicht vertragen oder bei denen eine Zidovudintherapie nicht anschlägt, scheint die Wirkung von Didanosin und Zalcitabin (siehe unten) vergleichbar in der Verzögerung der Krankheitsprogression zu sein (Abrams et al., 1994).

Viren mit genetisch determinierter Resistenz sind bereits nach zwei Monaten Therapie nachweisbar und treten bei 50% der Patienten, die von AZT auf ddI umgestiegen sind und länger als sechs Monate mit Didanosin behandelt wurden, auf (Kozal et al., 1994). Nach einer im Schnitt einjährigen ddI-Therapie wird bei zwei Drittel der Patienten eine Verringerung der Sensibilität der HIV-Isolate gegenüber ddI um den Faktor 2 - 14 festgestellt. Die klinische Bedeutung der Resistenzbildung ist ungewiß, war jedoch zeitweise mit einer Senkung der CD4-Zahl verbunden.

Stavudin

Chemische Struktur und antivirale Wirkung Stavudin (2',3'-Didesoxythymidin, d4T) ist ein Thymidin-Nukleosid-Analogon, das die HIV-1-Replikation in einer ähnlichen Konzentration wie Zidovudin hemmt.

STAVUDIN

Zidovudinresistente HIV-Stämme sind empfindlich auf Stavudin. Es wirkt zehnmal weniger toxisch auf Knochenmarksvorläuferzellen als Zidovudin (Sommadossi, 1993), hemmt jedoch die mitochondriale DNA-Synthese (Chen et al., 1991). Diese Eigenschaften könnten einige der d4T-Nebenwirkungen erklären.

Wirkmechanismus und Resistenz Stavudin wird sehr schnell über Diffusion in die Zelle aufgenommen. Wie bei AZT ist auch hier der limitierende Schritt des intrazellulären Metabolismus die initiale Phosphorylierung durch die zelluläre Thymidinkinase. Zelluläre Enzyme konvertieren leicht die Monophosphat-Form in die Di- und Triphosphat-Form. Stavudin konkurriert mit Desoxythymidin-Triphosphat als kompetitiver Inhibitor der reversen Transkriptase. Der Einbau führt zum Abbruch der DNA-Synthese (Riddler et al., 1995). Außerdem wird die zelluläre DNA-Polymerase β und γ gehemmt (Ono et al., 1989).

In vitro Exposition mit d4T führt zu HIV-Varianten mit 7-30fach geringerer Sensibilität gegen Stavudin. Eine HIV-Variante mit einer Mutation im Codon 75 der reversen Transkriptase zeigt eine Kreuzreaktivität mit Stavudin, Didanosin und Zalcitabin (Lacey und Larder, 1994).

Resorption, Verteilung und Elimination Stavudin ist säurestabil und wird gut nach oraler Aufnahme resorbiert. Maximale Plasmakonzentrationen nach einer Dosis von 1,0 mg/kg und Nahrungsaufnahme liegen im Durchschnitt bei 0,8 µg/ml. Stavudin verteilt sich in den Extravasalraum. Die durchschnittlichen LCS-Konzentrationen bei Kindern liegen bei 55% der Plasmakonzentration. Die Halbwertszeit der Plasmaelimination beträgt etwa eine Stunde. Ungefähr 40% des Stavudin werden nach tubulärer Sekretion und glomerulärer Filtration unverändert mit dem Urin ausgeschieden. Die nicht renale Clearance beträgt etwa 50%, der Metabolismus ist allerdings noch nicht vollständig beschrieben. Ein Vergleich der pharmakologischen und pharmakokinetischen Eigenschaften mit anderen antiviralen Nukleosiden ist in Tabelle 50.4 dargestellt. Stavudin könnte in Thymin umgewandelt werden, welches weiter abgebaut oder zur Thymidinsynthese genutzt wird.

Unerwünschte Wirkungen Die häufigste dosisabhängige Nebenwirkung ist eine schmerzhafte periphere sensomotorische Neuropathie (Browne et al., 1993). Unter der zur Zeit empfohlenen Dosierung entwickelt sie sich bei 15 - 20% der Patienten. In der Regel bildet sie sich nach Absetzen der Therapie zurück, manchmal kann die Behandlung mit niedrigeren Dosierungen wieder aufgenommen werden. Niedrigere Dosen (20 mg, zweimal täglich) werden für Patienten im fortgeschrittenen AIDS-Stadium empfohlen, um das Risiko einer Neuropathie zu senken. Weitere Nebenwirkungen sind Pankreatitis in 1% der Fälle, Anämien, Athralgien, Fieber, Ausschlag und bei 10% der Patienten Anstieg der Transaminasenkonzentration. Schwere Knochenmarksschädigungen scheinen bisher noch nicht aufgetreten zu sein.

Im Tierversuch konnten chromosomale Abnormitäten gefunden werden. Eine teratogene oder embryotoxische Wirkung von Stavudin konnte außer bei hoher Dosierung nicht nachgewiesen werden. Die sichere Anwendung in der Schwangerschaft ist nicht belegt.

Auf Grund seiner Neurotoxizität sollte Stavudin nicht gleichzeitig mit anderen neurotoxischen Wirkstoffen wie Didanosin oder Zalcitabin verabreicht werden.

Therapeutischer Einsatz Stavudin wird heute in Kombination mit anderen Wirkstoffen zur Behandlung Erwachsener im fortgeschrittenen Stadium einer HIV-Infektion eingesetzt (siehe auch Update-Box in Kapitel 43). Bei Patienten mit AIDS-Vollbild oder bei fortgeschrittener HIV-Infektion und CD4-Zahlen ≤ 400/mm³ führt Stavudin zu einer deutlichen Besserung der CD4-Zahlen, des p24-Spiegels und der klinischen Symptomatik (Browne et al., 1993). Eine vergleichende Studie zwischen Stavudin und Zidovudin bei Patienten mit CD4-Zahlen zwischen 50 - 500/mm³, die vorher nur mit Zidovudin behandelt wurden, zeigte eine Überlegenheit von Stavudin (40 mg zweimal täglich ab einem Gewicht ≥ 60 kg und 30 mg zweimal täglich bis zu einem Köpergewicht < 60 kg) bei Anstieg der CD4-Zahl und anderer Marker der Infektion (Riddler et al., 1995).

Klinische HIV-Isolate von Patienten, die länger mit Stavudin behandelt werden, zeigen *in vitro* mitunter eine Sensibilitätsverminderung um das vier- bis zwölffache, zusätzlich tritt ungeklärterweise eine Resistenz gegen Zidovudin und/oder Didanosin auf (Lin et al., 1994). Es konnten multiple Mutationen der reversen Transkriptase nachgewiesen werden einschließlich einer Form, die auch bei Zidovudinresistenz bekannt ist.

Zalcibatin

Chemische Struktur und antivirale Wirkung *Zalcitabin* (2',3'-Didesoxycytidin, Kurzbezeichnung ddC) ist ein Cytosin-Nukleosid-Analogon das aktiv gegen HIV-1 und HIV-2 wirkt einschließlich zidovudinresistenter Stämme (Broder, 1990; Whittington and Brogden, 1992).

ZALCITABIN

Zalcitabin hat in PBMCs eine ähnliche Wirkung wie Zidovudin, scheint jedoch eine stärkere Aktivität für Monozyten/Makrophagen und ruhende Zellen zu haben. *In vitro* wirkt es weniger hemmend auf Knochenmarksvorläuferzellen (Sommadossi, 1993).

Wirkmechanismus und Resistenz Zalcitabin dringt über erleichterte Diffusion in die Zelle ein. Es wird initial über die Desoxycytidinkinase phosphoryliert und durch weitere zelluläre Enzyme in seinen aktiven Metaboliten Didesoxycytidin 5'-Triphosphat (ddCTP) verstoffwechselt (Broder, 1990; Whittington und Brogden, 1992). Das Triphosphat konkurriert mit Desoxycytidin-Triphosphat und hemmt so kompetitiv die reverse Transkriptase. Möglicherweise führt dies auch zum Abbruch der viralen DNA-Synthese. Ebenso wird die virale β DNA-Polymerase gehemmt (Ono et al., 1989). Die intrazelluläre Eliminationshalbwertszeit von ddCTP beträgt ungefähr zwei bis drei Stunden. Zudem ist eine Abnahme des intrazellulären dCTP-Pools nachweisbar. Dieses könnte zur antiviralen Wirkung beitragen. Bereits in niedriger Konzentration wird die mitochondriale DNA-Synthese gehemmt (Chen et al., 1991). Diese Effekte sind möglicherweise für einige der klinischen Nebenwirkungen mitverantwortlich.

HIV-1 Varianten mit 7- bis 14fach niedrigerer Sensibilität können *in vitro* und aus behandelten Patienten isoliert werden. Resistente klinische Varianten weisen Punktmutationen in den Codonen 65, 69 oder 184 auf (Gu et al., 1994).

Resorption, Verteilung und Elimination Die orale Bioverfügbarkeit von ddC beträgt beim Erwachsenen über 80% und kann bei Kindern niedriger liegen (Broder, 1990). Spitzenkonzentrationen von 0,02 - 0,04 µg/ml wurden im Plasma nach Dosen von 0,03 mg/kg gemessen. Der LCS-Spiegel liegt im Durchschnitt 15 - 20% über den Plasmawerten. Die renale Exkretion stellt den Haupteliminationsweg dar. Ungefähr 75% des Medikamentes werden nach intravenöser Gabe unverändert mit dem Urin ausgeschieden. Die Halbwertszeit der Plasmaelimination liegt zwischen ein bis drei Stunden und steigt proportional mit einer Abnahme der Nierenfunktion an. Ein Vergleich der pharmakologischen Eigenschaften von Zalcitabin mit anderen antiviralen Nukleosiden ist in Tabelle 50.4 aufgeführt.

Unerwünschte Wirkungen Die dosisbegrenzende Hauptnebenwirkung von ddC ist das Auftreten einer peripheren Neuropathie (Fischl et al., 1993; Whittington und Brogden, 1992). Unter der zur Zeit empfohlenen Dosierung entwickelt sie sich bei 30% der Patienten. Das Risiko einer Neuropathie steigt mit zunehmender Therapiedauer, niedrigen CD4-Zahlen, Niereninsuffizienz und/oder gleichzeitiger Verordnung nephrotoxischer Medikamente. Die Symptome beinhalten für gewöhnlich schmerzhafte Parästhesien und Hypästhesien, die in den unteren Extremitäten nach einigen Monaten der Behandlung beginnen. Die Symptome bilden sich für gewöhnlich nach Absetzen der Therapie wieder zurück.

Während des ersten Behandlungsmonates können Hautausschlag, Nausea, ulcerative Stomatitis und Kopfschmerzen auftreten, wobei die Stomatitis bei fortgesetzter Zalcitabin-Therapie nach ein bis zwei Wochen verschwindet. Schwere hämatopoetische Schädigungen sind ungewöhnlich, immerhin tritt in 10% der Fälle eine Granulozytopenie auf. Pankreatits, Hepatitis, ösophageale Ulzerationen und Kardiomyopathien wurden beschrieben. Höhere Zalcitabin-Dosen wirken im Tier teratogen und embryotoxisch.

Medikamente mit bekannter neurotoxischer Wirkung sollten bei Zalcitabin-Therapie vermieden werden.

Therapeutischer Einsatz Zalcitabin bewährt sich heute in der Kombinationstherapie mit Zidovudin und anderen antiretroviralen Stoffen bei Patienten mit fortgeschrittener HIV-Infektion und CD4-Zahlen < 300/mm^3 (s. Update-Box). Bei Patienten mit AIDS oder fortgeschrittenem ARC (AIDS related complex) und weniger als drei Monaten vorbestehender AZT-Therapie wirkt eine Behandlung mit ddC (0,75 mg alle acht Stunden) weniger effektiv in Bezug auf Lebensverlängerung und Verlauf opportunistischer Infektionen als Zidovudin. Bei Patienten mit vorbestehender Langzeiteinnahme von AZT führt Zalcitabin zu einem Anstieg der CD4-Zahl und einer Gewichtszunahme, zeigte jedoch keine Unterschiede zu AZT in der Überlebensrate oder Auftreten neuer AIDS-assoziierter Erkrankungen (Fischl et al., 1993). Bei AZT-Intoleranz oder bei Patienten, bei denen eine Zidovudin-Therapie nicht anschlägt, bewirkt Zalcitabin genauso effektiv eine Verzögerung der Erkrankungsprogression wie Didanosin (Abrams et al., 1994). Bei Patienten mit CD4-Zahlen ≤ 300/mm^3 und einer vorhergehenden AZT-Gabe ≤ vier Wochen werden nach einer Kombinationstherapie mit Zidovudin (0,75 mg alle acht Stunden) und Zalcitabin (200 mg alle acht Stunden) höhere und stabilere CD4-Zahlen gemessen als nach einer AZT-Monotherapie. Bei Patienten, die zuvor länger mit Zidovudin behandelt wurden und CD4-Zahlen von 150 - 300/mm^3 (aber nicht < 150/mm^3) aufwiesen, zeigte eine Kombinationstherapie Zidovudin und Zalcitabin eine bessere Wirksamkeit als die AZT-Monotherapie (Fischl et al., 1995).

Das Auftreten von Resistenzen gegen ddC ist bei 40% der Patienten beobachtet worden, die klinische Bedeutung bleibt jedoch unklar (Gu et al., 1994). Eine Kombinationstherapie von Zidovudin und Zalcitabin scheint dies nicht zu verhindern. Zalcitabinresistente Stämme zeigen in der Regel auch ein vermindertes Ansprechen auf Didanosin.

ANDERE ANTIVIRALE AGENZIEN

Amantadin und Rimantadin

Chemische Struktur und antivirale Wirkung Amantadin (*1*-Adamantanaminhydrochlorid) und sein alpha-Methylderivat Rimantadin (α-Methyl-*1*-Adamantanmethylaminhydrochlorid) sind einzigartig konfigurierte trizyklische Amine.

AMANTADIN   RIMANTIDIN

In niedriger Konzentration hemmen sie spezifisch die Replikation von Influenza-A-Viren (Hay, 1992). Abhängig von dem Stamm und dem methodischen Ansatz liegen die hemmenden Konzentrationen für Influenza-A-Viren zwischen 0,03 - 1,0 µg/ml. Rimantadin ist in der Regel vier- bis zehnmal wirksamer als Amantadin (Belshe et al., 1989). Konzentrationen von ≥ 10 µg/ml hemmen andere umhüllte Viren, sind im Menschen jedoch nicht zu erreichen, da sie zytotoxisch wirken.

Wirkmechanismus und Resistenz Amantadin und Rimantadin besitzen zwei Mechanismen der antiviralen Wirkung gemeinsam. Sie hemmen einen frühen Schritt der Virusreplikation, vielleicht das *uncoating* des Virus. Bei einigen Stämmen wirken sie auf einen späteren Schritt in der Neubildung des Virus, vielleicht durch eine veränderte Hämagglutinin-Verarbeitung (Hay, 1992). Zielmolekül der Arzneistoffwirkung ist das Protein M2 der Influenza-A-Viren. Bei M2 handelt es sich um ein integrales Membranprotein, das als Ionenkanal fungiert. Durch Interferenz mit dieser Funktion des M2 Proteins hemmen die Medikamente in der frühen Replikationsphase die säureabhängige Dissoziation des Ribonukleoproteinkomplexes. Außerdem potenzieren sie die pH-induzierten Konformationsänderungen im Hämagglutinin während seines späteren intrazellulären Transportes bei der Replikation.

Resistente Varianten können leicht *in vitro* gewonnen werden und sind auch bei behandelten Patienten isoliert worden. Nukleotidveränderungen mit Aminosäuresubstitutionen in der transmembranen Region des M2-Proteins führen zu einer um den Faktor 100 verminderten Empfindlichkeit (Hay, 1992; Hay et al., 1989). Hinsichtlich Empfindlichkeit und Resistenz sind Amantadin und Rimantadin identisch.

Resorption, Verteilung und Elimination Amantadin und Rimantadin werden nach oraler Applikation gut resorbiert (Aoki und Sitar, 1988; Wills et al., 1987). Bei gesunden Erwachsenen liegen die maximalen Plasmakonzentrationen bei einer Dosierung von zweimal 100 mg Amantadin täglich durchschnittlich zwischen 0,5 - 0,8 µg/ml. Vergleichbare Konzentrationen von Rimantadin ergeben Maximalwerte von etwa 0,4 - 0,5 µg/ml und Talspiegel von 0,2 - 0,4 µg/ml. Ältere Menschen benötigen nur die Hälfte der Dosis von jungen Erwachsenen, um einen Talspiegel von 0,3 µg/ml zu erzielen (Aoki und Sitar, 1988). Insgesamt werden bei gleicher Dosis bei älteren Menschen zweifach höhere Plasmakonzentrationen gemessen als bei jungen und gesunden Erwachsenen.

Beide Medikamente besitzen ein großes Verteilungsvolumen. Im Nasensekret und Speichel liegen die Amantadin-Spiegel etwa so hoch wie die im Serum. Der Wirkstoff geht in die Muttermilch über. Die Rimantadin-Spiegel im Nasensekret liegen sogar etwa 50fach höher als die Plasmawerte.

Amantadin wird weitgehend unverändert nach glomerulärer Filtration und wahrscheinlich auch tubulärer Sekretion mit dem Urin ausgeschieden. Bei jungen Erwachsenen liegt die Halbwertszeit der Plasmaelimination zwischen 12 - 18 Stunden. Die Eliminationsrate ist von der Nierenfunktion abhängig und steigt bei älteren Menschen und bei Patienten mit Nierenfunktionsstörungen um mehr als das zweifache an (Horadam et al., 1981). Im Gegensatz dazu wird Rimantadin umfassend metabolisiert. Nach oraler Applikation beträgt die Halbwertszeit der Plasmaelimination im Schnitt 24 - 36 Stunden. Weniger als 15% der verabreichten Dosis erscheint unverändert im Urin, 20% und mehr werden hydroxyliert nachgewiesen (Wills et al., 1987).

Unerwünschte Wirkungen Die häufigsten bekannten Nebenwirkungen von Amantadin und Rimantadin sind geringfügige, dosisabhängige gastrointestinale ZNS-Symptome, Nervosität, Schwindel, Konzentrationsstörungen, Schlaflosigkeit, Appetitverlust oder Nausea (Douglas, 1990). ZNS-Nebenwirkungen treten bei einer Amantidin-Dosierung von 200 mg/Tag bei etwa 5 - 33% der behandelten Fälle auf, sie sind jedoch signifikant seltener unter Rimantadin. Auf Grund der abnehmenden Nierenfunktion ist bei älteren Patienten eine Dosisreduktion von Amantadin (100 mg/Tag) erforderlich. Trotz der niedrigeren Dosierung lassen sich bei 20 - 40% der gebrechlichen älteren Patienten diese Nebenwirkungen feststellen (Stange et al., 1991).

Schwere neurotoxische Reaktionen (Delirium, Halluzinationen, Anfälle und Koma) sowie Herzrythmusstörungen können bei hohen Amantadin-Plasmaspiegeln, z. B. bei Intoxikation, auftreten. Amantadin und möglicherweise Rimantadin kann zur Manifestation einer vorbestehenden Anfallsneigung und zu psychiatrischen Symptomen führen. Bei Tieren konnte eine teratogene Wirkung von Amantadin festgestellt werden. Eine Unbedenklichkeit während der Schwangerschaft ist für beide Wirkstoffe nicht gewährleistet.

Die neurotoxischen Wirkungen von Amantadin scheinen insbesondere bei älteren Menschen durch gleichzeitige Einnahme von Antihistaminika sowie von psychotropen oder cholinergen Wirkstoffen verstärkt zu werden.

Therapeutischer Einsatz Amantadin und Rimantadin werden in den USA zur Prävention und zur Therapie bei Influenza A Infektionen eingesetzt. In Deutschland ist nur Amantadin zugelassen. Jahreszeitlich abhängige Prophylaxe mit einem der beiden Therapeutika (200 mg/Tag bei jungen Erwachsenen) bietet einen 70 - 90% Schutz gegen Grippe (Douglas, 1990). Bei Grippepandemien hat sich ihre Wirksamkeit in der Vorbeugung nosokomialer Influenza und möglicherweise in einer Begrenzung der Übertragung gezeigt. Dosierungen von 100 mg/Tag werden besser vertragen und schützen möglicherweise vor einer Influenza-Erkrankung (Brady et al., 1990). Eine Postexpositions-Prophylaxe mit einem der beiden Wirkstoffe schützt die Familienmitglieder von unbehandelten erkrankten Kindern (Hayden und Couch, 1992).

Eine jahreszeitliche Prophylaxe stellt eine Alternative für Risikopatienten dar, falls diese keine Schutzimpfung vertragen oder diese bei ihnen nicht anschlägt. Wird in einem Gebiet ein Grippeausbruch festgestellt, sollte sofort mit einer Prophylaxe begonnen werden. Sie sollte während der gesamten Risikophase (gewöhnlich über vier bis acht Wochen) fortgeführt werden, da die Schutzwirkung schon einige Tage nach dem Absetzen aufhört.

Alternativ können die Therapeutika in Verbindung mit einer Schutzimpfung eingenommen werden. Die Einnahme sollte über zwei Wochen fortgesetzt werden, bis eine schützende Immunantwort entwickelt wurde.

Bei unkomplizierten Infektionen Erwachsener kann eine frühe Behandlung mit Amantadin oder Rimantadin (200 mg über fünf Tage) sowohl die Fieberdauer als auch die systemischen Beschwerden senken. Zudem fördert es die körperliche Erholung und senkt gelegentlich die Dauer der Virusausscheidung (Douglas, 1990; Hayden, 1991). Bei Kindern kann eine Therapie mit Rimantadin in den ersten zwei Behandlungswochen zu einer Verringerung von Beschwerden und Fieber sowie des Virustiters führen, die Virusausscheidung ist jedoch verlängert (Hall et al., 1987). Die optimale Dosierung und Dauer der Therapie bei Kindern ist für beide Medikamente noch nicht etabliert. Ebenso ungewiß ist, ob die Behandlung die Komplikationen bei Hochrisiko-Patienten reduziert oder ob sie bei Patienten mit bekannten pulmonalen Erkrankungen sinnvoll eingesetzt werden kann.

Resistente Varianten konnten bei rund 30% der behandelten Kinder und Erwachsenen am fünften Tag der Therapie nachgewiesen werden (Hayden und Couch, 1992). Kontakt mit zuvor behandelten Patienten kann zu einer Übertragung resistenter Viren führen, eine Prophylaxe oder Therapie ist dann nicht mehr wirksam (Hayden et al., 1989; Hayden und Couch, 1992). Resistente Varianten scheinen pathogen zu sein und können eine schwere Grippe verursachen.

Die Wirkung von Amantadin bei Morbus Parkinson wurde zufällig entdeckt und wird in Kapitel 22 näher beschrieben.

Interferone

Klassifikation und antivirale Aktivität Interferone sind potente Zytokine, die antivirale, immunmodulierende und antiproliferative Wirkung besitzen (Baron et al., 1992; siehe auch Kapitel 52). Diese Proteine werden als Zellantwort auf eine Vielzahl von Stimuli synthetisiert. Sie können biochemische Veränderungen herbeiführen, aus denen eine antivirale Kompetenz bei Zellen gleicher Art resultiert. Drei Hauptgruppen humaner Interferone mit antiviraler Aktivität sind bekannt: alpha (> 24 individuelle Gruppen), beta und gamma. Bei den in der Klinik eingesetzten, rekombinanten Interferonen (Tabelle 50.2) handelt es sich um nichtglykolisierte Proteine mit einer durchschnittlichen Größe von 19,5 kDa. Natürliche und rekombinante Interferon-alpha-Präparate zur klinischen Verwendung werden verwirrenderweise als Interferon-alfa bezeichnet.

Interferon-alpha und -beta können in fast allen Zellen als Antwort auf eine virale Infektion oder auf eine Vielzahl anderer Stimuli einschließlich Doppelstrang-RNA und gewisse Zytokine (z. B. Interleukin-1, Interleukin-2 und Tumornekrosefaktor) produziert werden. Produktion von Interferon-gamma ist auf T-Lymphozyten und natürliche Killerzellen beschränkt, die auf einen Antigenstimulus, Mitogene und spezifische Zytokine reagieren.

Verglichen mit Interferon-alpha und -beta besitzt Interferon-gamma eine schwächere antivirale, jedoch eine stärkere immunregulierende Wirkung besonders auf die Makrophagenaktivierung, die Expression von Klasse II MHC-Antigenen und in der Vermittlung der lokalen Entzündungsantwort.

Die meisten tierischen Viren reagieren sensitiv auf die antivirale Wirkung der Interferone, obgleich viele DNA-Viren relativ unempfindlich sind. Die biologische Wirkung von Interferon wird an Hand der antiviralen Wirkung in Zellkultur gemessen und als Internationale Einheit (I.U.), die relativ zu Standards festgelegt wurde, angegeben. Zwischen verschiedenen Virusstämmen und Testsystemen können beträchtliche Wirkungsunterschiede festgestellt werden.

Wirkmechanismus Nach ihrer Bindung an spezifische Zellrezeptoren führen Interferone zur Synthese von über zwei Dutzend Proteinen, die zur Resistenz gegen Viren beitragen (Baron et al., 1992; Sen und Ransohoff, 1993; siehe Abbildung 50.4). Die antiviralen Wirkungen des Interferons werden durch die Hemmung der viralen Penetration oder des *uncoating*, der Synthese der mRNA, der Translation der viralen Proteine und/oder von Virusaufbau und -freisetzung vermittelt. Die Hemmung der Proteinsynthese ist bei vielen Viren der Hauptmechanismus. Interferon induziert Proteine wie die 2'-5'-Oligoadenylat-Synthetase [2-5 (A)] und eine Proteinkinase; beide hemmen die Proteinsynthese in Gegenwart einer Doppelstrang-RNA. Die 2-5(A)-Synthetase führt zur Bildung von Adenylat-Oligomeren, die eine latente zelluläre Endonuklease (RNase L) aktivieren, die sowohl zelluläre als auch virale RNA spalten kann. Die Proteinkinase phosphoryliert und inaktiviert ein Protein, den eukaryotischen Initationsfaktor 2 (eIF-2), der an der Proteinsynthese beteiligt ist. Ebenso wird eine Phosphodiesterase durch Interferon induziert, die ihrerseits einen Teil der t-RNA aufspaltet und auf diese Weise die Proteinsynthese behindert. Ein Virus könnte so an mehreren Entwicklungsschritten gehemmt werden. Die Hauptwirkung der Interfone ist je nach Virusfamilie unterscheidlich. Bestimmte Viren sind in der Lage, durch die Blockierung der Synthese oder der Aktivität spezifischer Interferon induzierter Proteine die Interferonwirkung aufzuheben (Sen und Ransohoff, 1993).

Komplexe Interaktionen zwischen Interferonen und anderen Teilen des Immunsystems sind bekannt. Interferone können virale Infektionen durch ihre direkte antivirale Wirkung und/oder durch die Modifizierung der Immunantwort auf die Infektion bessern. Zum Beispiel könnte die interferoninduzierte Expression von MHC-Antigenen die antivirale Wirkung von Interferonen steigern, indem die MHC-Antigene die lytische Wirkung von zytotoxischen T-Lymphozyten verstärken. Zusätzlich zur Kontrolle einer Infektion können Interferone aber auch an der Genese einiger Symptome einer viralen Infektion beteiligt sein und zur immunologisch vermittelten Gewebeschädigung bei bestimmten viralen Erkrankungen beitragen.

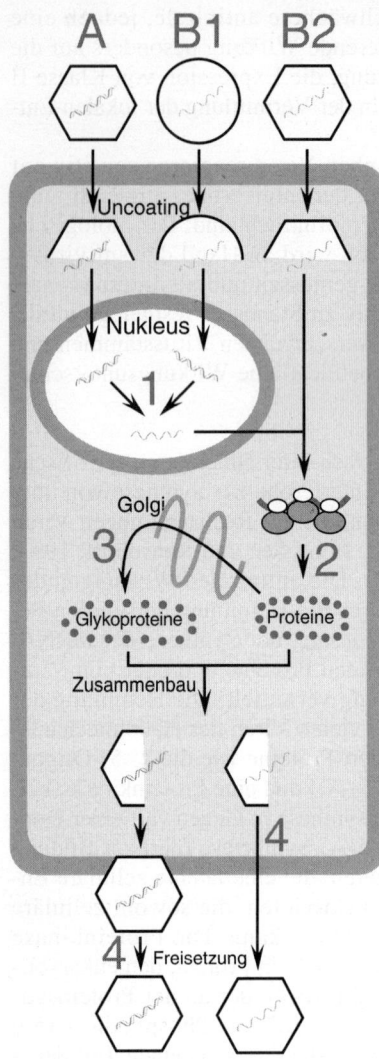

Virus
A. DNA
B. RNA
  1. Orthomyxo-Viren und Retroviren
  2. Picorna-Viren und die meisten RNA-Viren

IFN-Wirkungen

1. Inhibition der Transkription
   aktiviert Mx-Protein
   blockiert mRNA-Synthese

2. Inhibition der Translation
   aktiviert Methylase —>
   blockiert die mRNA-Methylierung

   aktiviert die 2'-5'-Oligoadenylatsynthetase
   —> 2'5'A —> inhibiert das Spleißen der RNA
   und aktiviert RNaseL—> spaltet virale RNA

   aktiviert Proteinkinase P_1 —> blockiert die
   eIF2α-Funktion —>inhibiert die Initiation
   der mRNA-Translation

   aktiviert Phosphodiesterase —> blockiert
   die Funktion der tRNA

3. Inhibition der Proteinprozessierung
   Glykosyltransferase —> blockiert
   die Proteinglykolysierung

4. Inhibition der Virusreifung
   Glykosyltransferase—>blockiert die Glykoproteinreifung

   verursacht Veränderungen der Membran —> blockiert
   das Budding

Abbildung 50.4 Die antivirale Wirkung von Interferon wird über verschiedene Mechanismen vermittelt. Die Bindung von IFN an spezifische Rezeptormoleküle an der Zelloberfläche signalisiert der Zelle, eine Serie von antiviralen Proteine zu bilden. Die Schritte der viralen Vermehrung, die durch IFN induzierte Proteine gehemmt werden, sind hier dargestellt. Die meisten wirken, indem sie die Translation der viralen Proteine inhibieren (Mechanismus 2), aber andere Schrittte der viralen Replikation sind ebenfalls betroffen (Mechanismen 1, 3 und 4). Die Rolle dieser Mechanismen bei anderen IFN Wirkungen werden untersucht. Abkürzungen: IFN: Interferon; mRNA: Messenger/Boten-RNA; Mx: spezifisches zelluläres Protein; tRNA: Transfer-RNA; RNaseL: latente zelluläre Ribonuklease; 2'5'A: 2'-5' Oligoadenylat; eIF-2α: Initiationsfaktor der Proteinsynthese (mit Erlaubnis von Baron et al., 1992, modifiziert).

Resorption, Verteilung und Elimination Nach oraler Applikation lassen sich weder meßbare Interferon-Serumspiegel noch ein Anstieg der 2-5(A)-Synthetase in PBMC nachweisen (Wills, 1990). Nach der intramuskulären oder subkutanen Gabe von Interferon-alpha liegt die systemische Verfügbarkeit über 80%. Die Höhe der Plasmaspiegel ist dosisabhängig. Maximalwerte werden nach vier bis acht Stunden erreicht und kehren nach 18 - 36 Stunden zur Basislinie zurück. Die 2-5(A)-Spiegel in PBMC, die als Marker der biologischen Interferon-Aktivität verwendet werden, zeigen einen Anstieg nach sechs Stunden und bleiben nach einmaliger Interferon-Applikation über vier Tage nachweisbar. Der antivirale Status der PBMC ist nach 24 Stunden am stärksten ausgeprägt und kehrt dann langsam im Laufe von sechs Tage nach Interferongabe zur Basislinie zurück. Die Resorption von Interferon-gamma ist variabel. Intramuskuläre oder subkutane Injektionen von Interferon-beta ergeben geringfügige Plasmaspiegel, nur der 2-5(A) Spiegel in PBMC kann sich erhöhen. Nach systemischer Applikation werden niedrige Interferonspiegel in Sekreten der Atemwege, Liquor cerebrospinalis, Augen und Gehirn gemessen.

Da Interferone langanhaltende biologische Effekte auslösen, ist ihre Wirkung nicht leicht mit Hilfe gängiger pharmakokinetischer Messungen vorauszusagen. Nach intravenöser Gabe von Interferon erfolgt die Clearance aus dem Plasma nach einem komplexen, multiexponentiellen Modell (Bocci, 1992). Die langsame Plasmaeliminationshalbwertzeit von Interferonalpha beträgt etwa zwei Stunden, während die von Interferonbeta oder -gamma bei einer bzw. 0,5 Stunden liegen. Nach intramuskulärer oder subkutaner Injektion von Interferon-alpha steigen die Plasmaspiegel über eine Periode von fünf bis neun Stunden an, um dann langsam abzunehmen. Die Elimination aus dem Blut steht in Verbindung mit der Verteilung im Gewebe, der zellulären Aufnahme und dem primären Abbau in Leber und Niere. Vernachlässigbare Mengen finden sich im Urin.

Nebenwirkungen Injektion von Interferon-Dosen von 1 - 2 Million Einheiten (MU; *units*) und mehr sind mit akuten, grippeähnlichen Symptomen verbunden, die einige Stunden nach der Infektion auftreten. Beschrieben sind Fieber, Schüttelfrost, Kopfschmerzen, Myalgien, Arthralgien, Nausea, Erbrechen und Diarrhoe (Quesada, 1992). Das Fieber verschwindet nach ca. zwölf Stunden. Bei den meisten Patienten entwickelt sich bei wiederholter Gabe eine Toleranz. Das Fieber kann durch Vorbehandlung mit verschiedenen Antipyretika gemäßigt werden. Mehr als die Hälfte der Patienten, die bei Genitalwarzen intraläsional, d. h. lokal therapiert werden, leiden ebenfalls am Anfang an den grippeähnlichen Symptomen sowie Beschwerden im Injektionsbereich und einer Leukopenie.

Die wichtigsten dosisbegrenzenden Nebenwirkungen der systemischen Interferongabe sind Knochenmarksdepression mit Granulozytopenie und Thrombozytopenie, neurotoxische Symptome (Wesensänderungen, selten Krampfanfälle, Neurasthenie mit Müdigkeit und Gewichtsverlust), Schilddrüsenfunktionsstörungen und kardiotoxische Wirkung. Ein Anstieg der Leberenzyme und der Triglyceride, Aloplezie, Proteinurie und Azotämie, interstitielle Nephritis, Bildung von Autoantikörpern sowie Leberschädigungen können ebenfalls auftreten. Die Entstehung neutralisierender Antikörper gegen exogenes Interferon könnte gelegentlich einen Verlust der klinischen Ansprechbarkeit erklären (Antonelli et al., 1991). Interferone können die Fertilität beeinflussen, ein unbedenklicher Einsatz während der Schwangerschaft ist nicht gesichert.

Interferone hemmen den hepatischen, Cytochrom-p450-abhängigen Metabolismus vieler Medikamente und führen z. B. zum signifikanten Anstieg von Theophyllin-Spiegeln. Ebenso verstärken sie die knochenmarksschädigende Wirkung myelotoxischer Mittel wie Zidovudin.

Therapeutischer Einsatz Sowohl rekombinante als auch natürliche Interferone sind zur Zeit in den USA und auch in Deutschland zur Therapie von Condomylata acuminata (Genitalwarzen), chronischer Hepatitis C und B, Kaposi Sarkom bei HIV-Patienten sowie bei anderen malignen Erkrankungen (z.B. Haarzell-Leukämie, CML) und Multiple Sklerose zugelassen. Die Zulassung hängt vom spezifischen Interferon-Typ ab.

Hepatitisviren Bei Patienten mit Virus-Hepatitis wurde durch die Gabe verschiedener Interferone eine Verringerung der Hepatitis-B-Virus-DNA (HBV) und des HBe Antigens (HBeAg), eine Bildung von anti-HBe-Antikörpern sowie eine biochemische und auch histologische Verbesserung bei etwa 25 - 50% der Patienten erreicht (Wong et al, 1993; Hoofnagle, 1992). Ein andauerndes Ansprechen auf die Therapie erfordert eine angemessen hohe Dosierung und eine längere Therapiedauer (ungefähr 5 MU/Tag, dreimal pro Woche über vier Monate). HBV-DNA und die Polymerase-Aktivität fallen bei den meisten Patienten prompt, ein komplettes Verschwinden kann aber nur bei etwa 40% der Patienten nachgewiesen werden. Eine Serokonversion zu Anti-Hbe ist in der Regel mit einem Anstieg der Transaminasen und häufig auch mit einer hepatitisähnlichen Erkrankung während des zweiten und dritten Therapiemonates verbunden. Diese Nebenwirkung ist möglicherweise der immunologischen Elimination von HBV-infizierten Hepatozyten zuzuschreiben.

Remissionen der chronischen Hepatits B nach einer Interferon-Behandlung bleiben bei etwa 80% der behandelten Patienten stabil. Sie sind häufig mit einem Verlust des HBV-Oberflächen-Antigens, einer histologischen Verbesserung oder einem Sistieren der HBV-Replikation in der Leber verbunden (Perillo und Brunt, 1991). Interferon kann bei einem HBV-assoziierten nephrotischen Syndrom oder einer Glomerulonephritis günstig wirken. Eine antivirale Wirkung und klinische Besserung kann bei Infektion mit Hepatitis-D-Virus (HBD) in der Hälfte der behandelten Fälle erreicht werden. Gewöhnlich jedoch kommt es zum Rezidiv, wenn das Hbs-Antigen nicht ganz verschwunden ist (Farci et al., 1994). Eine stabile Besserung läßt sich durch eine längere Behandlung mit der Dosis, die für chronische HBV eingesetzt wird, erzielen. Interferon scheint nicht während der akuten HBV- oder HBD-Infektion wirksam zu sein.

Bei chronischer Hepatitis-C-Virus Infektion führt die subkutane Gabe von Interferon-alpha 2b (3 MU, dreimal pro Woche über sechs Monate) bei 50% der Patienten zu einer Normalisierung der Leberenzyme, Verringerung viraler RNA im Plasma und einer histologisch nachweisbaren Besserung (Davis et al., 1989; DiBisceglie et al., 1989). Es kommt aber bei mindestens 50% der Responder nach Absetzen der Therapie nach ein bis zwei Monaten zu Rückfällen. Viele sprechen jedoch auf eine erneute Behandlung an; eine Eradiktion der Infektion scheint bei einigen Patienten möglich (Romeo et al., 1994). Eine längere Behandlung (zwölf Monate) erhöht die Wahrscheinlichkeit für eine langfristige Normalisierung der Leberenzyme (Jouet et al., 1994). Die Interferon-Therapie kann auch die Hepatitisvirus assoziierte Kryoglobulinämie und Glomerulonephritis günstig beeinflussen. Eine Behandlung während der akuten Phase der Hepatitis C Infektion vermag ferner das Risiko einer Chronifizierung zu senken (Hoofnagle, 1992).

Papillomavirus Bei hartnäckiger Condylomata acuminata (Genitalwarzen) führt die lokale Injektion von verschiedenen rekombinanten und natürlichen Interferonen bei 36 - 62% der Patienten zu einer kompletten Remission der behandelten Warzen (Eron et al., 1986; Friedman-Kien et al., 1988). Patienten mit kompletter Remission scheinen eine sehr geringe Rückfallquote zu besitzen. Die lokale Interferoninjektion kann die Wirksamkeit von oberflächlich applizierten Podophyllin steigern (Douglas et al., 1990). Auch Verucca vulgaris kann auf lokale Interferon-Gabe reagieren. Die intramuskuläre oder subkutane Gabe ist zwar verbunden mit einer Abnahme der Warzengröße, ist jedoch stärker toxisch und ergibt, wenn es als Zusatztherapie zur Lasertherapie eingesetzt wird, keine höhere Quote einer kompletten Remission (Condylomata International Collaborative Study Group, 1993). Systemisches Interferon kann als Zusatztherapie bei rezidivierender juveniler laryngealer Papillomatosis und in der Behandlung von laryngealen Befall bei älteren Patienten wirksam sein (Leventhal et al., 1991).

Andere Viren Interferone haben eine virologische und/oder klinische Wirkung bei verschiedenen Herpesinfektionen einschließlich lokalisiertem Herpes zoster bei Tumorpatienten und älteren Patienten sowie bei CMV-Infektionen nach Nierentransplantationen. Insgesamt zeigt Interferon mehr Nebenwirkungen und einen geringeren klinischen Gewinn als konventionelle antivirale Therapien. Eine lokale Kombinationstherapie von Interferonen und Triflurinen scheint bei arzneimittelresistenten mukokutanen HSV-Infektionen wirksam zu sein (Birch et al., 1992).

Bei HIV-infizierten Personen wurden Interferone mit antiretroviralen Effekten in Verbindung gebracht. Bei fortgeschrittener HIV-Erkrankung zeigt eine Kombinationstherapie von Interferon und Zidovudin jedoch nur eine vorübergehende Wirkung und hat eine drastische Hämatotoxizität. Eine günstigere antivirale Wirkung und eine bessere Verträglichkeit wurde bei Patienten mit höheren CD4-Zahlen beobachtet (Jos Frissen et al., 1994). Interferon-alpha (3 MU, dreimal pro Woche) ist bei der Behandlung einer HIV-assoziierten Thrombozytopenie wirksam, die auf AZT nicht anspricht (Marroni et al., 1994). Die Kombinationstherapie Interferon-alpha und Zidovudin wirkt bei HTLV-1 assoziierter T-Zell-Leukämie (Gill et al., 1995).

In vitro besitzt Interferon eine breite antivirale Aktivität gegen respiratorische Viren außer Adenoviren. Eine prophylaktische intravasale Applikation wirkt allerdings nur bei durch Rhinoviren verursachter Erkältung (Hayden et al., 1986). Der chronische Einsatz ist limitiert durch das Auftreten nasaler Nebenwirkungen. Die intranasale Interferon-Anwendung ist bei bestehender rhinoviraler Erkältung ohne klinischen Nutzen.

Ribavirin

Chemie und antivirale Aktivität *Ribavirin* (1-Beta-D-Ribofuranosyl-1,2,4-Thiazol-3-Carboxamid) ist ein Nukleosid-Analogon mit einer modifizierten Base und einem D-Ribose Zucker.

Ribavirin hemmt die Replikation einer großen Anzahl von RNA- und DNA-Viren einschließlich Orthomyxo-, Paramyxo-, Arena-, Bunya-, Herpes-, Adeno-, Pocken- und Retroviren (Gilbert und Knight, 1986; Huggins, 1989). Die Hemmkonzentrationen *in vitro* liegen zwischen 3 - 10 µg/ml für Influenza, Parainfluenza und respiratorische Viren (RSV). Vergleichbare Konzentrationen können reversibel die makromolekulare Synthese und Proliferation uninfizierter Zellen hemmen. Ebenso wird die Lymphozyten-Antwort reversibel gehemmt (Heagy et al., 1991).

Wirkmechanismus und Resistenz Der antivirale Wirkmechanismus von Ribavirin ist noch nicht vollständig geklärt, wird jedoch mit einer Veränderung des intrazellulären Nukleotidpools und der Hemmung der viralen mRNA-Synthese in Verbindung gebracht (Gilbert und Knight, 1986). Intrazelluläre Phosphorylierung zu Mono-, Di- und Triphosphat-Derivaten wird durch Wirtszellenzyme vermittelt. Sowohl in uninfizierten als auch in RSV infizierten Zellen stellt das Triphosphat (> 80%) das Hauptderivat dar, welches eine intrazelluläre Eliminationshalbwertszeit von weniger als zwei Stunden besitzt.

Ribavirin-Monophosphat hemmt kompetitiv die zelluläre Inosin-5'-Phosphat-Dehydrogenase und interferiert mit der Synthese von Guanosin-Triphosphat und damit der Nukleinsäuresynthese. Ribavirin hemmt ebenso kompetitiv das durch Guanosin-Triphosphat vermittelte 5'-*capping* der viralen mRNA und spezifisch die Aktivität der Transkriptase von Influenzaviren. Ribavirin scheint verschiedene Wirkmechanismen aufzuweisen. Einige (z. B. die Hemmung der GTP-Synthese) können nen andere (z. B. die Hemmung der GTP-abhängigen Enzyme) verstärken.

Resistenzen gegen Ribavirin wurden noch nicht beschrieben, obwohl es möglich ist, Zellen zu selektieren, die Ribavirin nicht in die aktive Form überführen.

Resorption, Verteilung und Elimination Die orale Bioverfügbarkeit liegt im Schnitt bei 40 - 45% (Laskin et al., 1987). Nach einmaliger oraler Dosierung von 600 mg und 1200 mg liegen maximale Plasmakonzentrationen durchschnittlich bei 1,3 µg/ml bzw. 2,5 µg/ml. Nach einer intravenösen Dosierung von 1000 mg und 500 mg lagen die Plasmakonzentrationen im Mittel bei ungefähr 24 µg/ml bzw. 17 µg/ml. Bei einer Applikation als Aerosol stiegen die Plasmaspiegel mit der Dauer der Exposition und lagen nach fünf Tagen zwischen 0,2 - 1,0 µg/ml (Englund et al., 1994). Die Konzentrationen in Sekreten der Atemwege variierten bis um das 1000fache.

Die Ausscheidung von Ribavirin ist komplex. Die Beta-Phase der Eliminationshalbwertszeit beträgt im Schnitt zwei Stunden, es wird aber auch eine verlängerte terminale Eliminationshalbwertszeit mit Werten von 18 bis 36 Stunden beschrieben (Laskin et al., 1987). Ribavirin-Triphosphat reichert sich in Erythrozyten an; die Konzentrationen in den Erythrozyten sinken mit einer Halbwertszeit von 40 Tagen. Die renale Ausscheidung von Ribavirin und seiner Metabolite macht ungefähr 40% der Clearance aus. Der hepatische Metabolismus scheint für die Elimination bedeutsamer zu sein.

Unerwünschte Wirkungen Als Aerosol wird Ribavirin gut vertragen, kann aber leichte konjunktivale Reizungen, Ausschlag, eine transiente Atemnot und gegebenenfalls eine reversible Verschlechterung der Lungenfunktion zur Folge haben. Wenn Ribavirin bei mechanischer Beatmung eingesetzt wird, muß die Geräteeinstellung modifiziert werden. Ferner können Ablagerungen von Ribavirin innerhalb des Beatmungsgerätes, besonders an den Ventilen, zu Verstopfungen führen. Die Exposition des Krankenpflegepersonals mit Ribavirin als Aerosol muß ebenfalls beachtet werden (Committee on Infectious Diseases, 1993a).

Systemisches Ribavirin kann dosisabhängig zu einer Anämie führen, extravasale Hämolysen und Knochenmarksdepression sind ebenfalls beschrieben (Huggins, 1989). Anstieg von Serumbilirubin, Serumeisen und der Harnsäure können während oraler Kurzbehandlung auftreten. Eine Bolusinjektion kann Rigor auslösen. Bei HIV-infizierten Patienten kann eine chronisch orale Behandlung zu einer dosisabhängigen Lymphopenie sowie gastrointestinalen und ZNS-Symptomen (Kopfschmerzen, Lethargie, Schlaflosigkeit und Wesensveränderungen) führen.

Präklinische Untersuchungen zeigten, daß Ribavirin teratogene, embryotoxische, karzinogene und eventuell gonadotoxische Wirkungen besitzt. Schwangere sollten deshalb vorsichtshalber nicht mit Patienten, die unter Ribavirin-Aerosoltherapie stehen, in Berührung kommen.

Therapeutischer Einsatz Ribavirin wird in den USA zur Therapie von RSV-Bronchitis und Pneumonien bei hospitalisierten Kindern eingesetzt. Bei Kindern mit RSV-Pneumonie (einschließlich solche mit vorbestehenden kardiopulmonalen Erkrankungen) bessert Ribavirin als Aerosol (in einer Dosierung von 20 mg/ml/Tag über

18 Stunden verteilt) die Krankheitssymptome, fördert die arterielle Oxygenation und verringert zumindestens teilweise die Virusausscheidung (Hall et al., 1985). Eine hochdosierte Therapie mit kürzerer Dauer (60 mg/ml, dreimal täglich über je zwei Stunden) scheint ebenso effektiv zu wirken (Englund et al., 1994). Bei beatmeten Kindern mit einer RSV-assoziierten Lungenfunktionsstörung kann eine Ribavirin-Behandlung die Beatmungsdauer und die Dauer des Krankenhausaufenthaltes verkürzen (Smith et al., 1991). Eine prophylaktische Behandlung sollte bei Kindern mit erhöhtem Risiko für schwere oder komplizierte RSV Infektionen (beispielsweise solche mit kongenitalen Herzvitien, chronischen Lungenkrankheiten, Immunschwächestatus), hospitalisierten Kindern mit schwerer Lungenerkrankung (P_{O2} < 65 mmHg oder steigendem P_{CO2}) und bei Kindern, die beatmet werden müssen, erwogen werden (Committee on Infectious Diseases, 1993a).

Ribavirin intravenös oder als Aerosol wurde gelegentlich zur Therapie schwerer Grippe-Infektionen, Behandlung immunsupprimierter Patienten sowie bei Parainfluenza und Masern eingesetzt. Die Aerosol-Gabe scheint zu einer Abnahme der Fieberdauer zu führen. Andere klinische oder antivirale Wirkungen bei Grippe-Infektionen hospitalisierter Kinder zeigten sich nicht (Rodriguez et al., 1994). Intravenöses Ribavirin senkt die Mortalität bei Lassa-Fieber (McCormick et al., 1986) und bei hämorrhagischen Fieber mit renaler Beteiligung nach Hanta-Virusinfektionen (Huggins et al.,1991). Eine Studie über den Einsatz von Ribavirin bei mit Hanta-Virus assoziiertem pulmonalen Syndrom ist noch nicht abgeschlossen. Bei HIV-infizierten Patienten hat eine chronische orale Gabe in tolerierbaren Dosen zu keiner dauerhaften therapeutischen Wirkung geführt.

NEUE MEDIKAMENTE IN DER KLINISCHEN ENTWICKLUNG

Tabelle 50.5 faßt Medikamente zusammen, die gegenwärtig in der klinischen Erprobung stehen oder kürzlich zugelassen wurden (s. auch Update-Box). Einige dieser Stoffe werden im Folgenden näher beschrieben.

Lamivudin

Lamivudin, das (-) Enantiomer von 2'-Desoxy-3'-Thiacytidin, ist ein Nukleosid-Analogon, an dessen 3'-Kohlenstoff die Ribose des Zalcitabins durch ein Schwefelatom ersetzt wurde. Das (-) Enantiomer zeigt eine geringere Zytoxität als das (+) Enantiomer. Obwohl im allgemeinen *in vitro* weniger wirksam als Zalcitabin oder Zidovudin in der Hemmung der Replikation von HIV-1 und HIV-2, besitzt Lamivudin eine äußerst geringe zelluläre Zytotoxität (Coates et al., 1992). Lamivudin konkurriert mit dCTP um die reverse Transkriptase und hemmt so kompetitiv deren Aktivität. Die Addition von 5'-Monophosphat führt zu einem Kettenabbruch. Oral verabreichtes Lamivudin wird schnell resorbiert und zeigt eine Bioverfügbarkeit von durchschnittlich 80%. Die Halbwertszeit der Plasmaelimination liegt bei 2,5 Stunden und etwa 70% der Dosis werden unverändert mit dem Urin ausgeschieden (Dudley, 1995). Die intrazelluläre Elinimationshalbwertszeit von Lamivudin-Triphosphat ist verlängert und liegt in PBLs bei über zehn Stunden.

Obwohl es in seiner Struktur mit Zalcitabin vergleichbar ist, verursacht Lamivudin keine peripheren Neuropathien. Während es im allgemeinen gut verträglich ist, wird eine Monotherapie durch das schnelle Auftreten arzneimittelresistenter Viren eingeschränkt. Diese weisen eine Mutation der reversen Transkriptase im Codon 184 auf. Die Resistenzbildung ist verbunden mit einer über 100fachen Senkung der *in vitro* Sensibilität und einem partiellen Verlust der klinischen antiviralen Wirkung (Schuurmann et al., 1995). Im Gegensatz dazu führte eine Kombinationstherapie mit Lamivudin (150 oder 300 mg zweimal täglich) und Zidovudin bei zuvor unbehandelten Patienten, zu einer etwa zehnfachen Reduzierung der Viruslast. Dieser Effekt kann trotz Auftretens einer Mutation im Codon 184 über ein Jahr anhalten. Lamivudin zeigte *in vitro* und bei chronisch infizierten Patienten eine inhibitorische Wirkung gegen das Hepatitis-B-Virus. Studien mit Lamivudin bei Hepatitis-Patienten werden zur Zeit durchgeführt.

Nicht-nukleosidische Reverse-Transkriptase-Inhibitoren

Die nicht-nukleosidischen Inhibitoren der reversen Transkriptase (NNRTI) stellen eine strukturell heterogene Klasse von Medikamenten dar, die selektiv und oft in nanomolaren Konzentrationen die HIV-Replikation hemmen können. In der Regel sind diese Therapeutika bei AZT-resistenten HIV-Varianten wirksam, jedoch fehlt ihnen eine Wirkung gegen HIV-2. Diese Inhibitoren unterliegen nicht dem zellulären Metabolismus und ebenso beruht ihre antivirale Wirkung nicht auf dem Prinzip der kompetitiven Hemmung der reversen Transkriptase. *In vitro* und bei Patienten, die unter Therapie stehen, bildet sich schnell eine Resistenz mit einem mehr als 100fachen Anstieg der Hemmkonzentration. Die Resistenz entsteht durch eine Punktmutation und eine korrespondierende Aminosäuresubstitution in der reversen Transkriptase an der üblichen Bindungsstelle dieser Arzneimittel. Kurzzeitstudien mit einigen Nicht-nukleosidischen Reverse-Transkriptase-Hemmern konnten einen signifikanten Anstieg der antiviralen Wirkung und eine Besserung des Immunstatus zeigen. Jedoch bildeten sich nach zwei bis sechs Wochen resistente Varianten, die mit einem Verlust der antiviralen Wirkung verbunden waren (Havlir und Richman, 1995). Interessanterweise führen hohe Dosen von *Nevirapin* (400 mg/Tag) zu Plasmaspiegeln, die weit über den *in vitro* Hemmkonzentrationen für resistente Varianten liegen. Daraus resultierte bei vielen Patienten eine andauernde Senkung der p24-Spiegel (Havlir et al.,1995). Die Nevirapin-Dosierung wird allerdings eingeschränkt durch das häufige Auftreten von Hautausschlägen. Gewisse Resistenzen, die sich unter NNRTI-Gabe entwickelt haben, vermindern eine Zidovudin-Resistenz, die durch Mutation im Codon 215 verursacht wurden. Gegenwärtig wird die Kombinationstherapie mit verschiedenen Nukleosid-Analoga und NNRTI (auch als konvergente Kombinationstherapie bezeichnet) untersucht (s. Update-Box).

Protease-Inhibitoren

HIV-1 kodiert für eine Aspartat-Protease, die in ihrer aktiven Form zwei symmetrische Untereinheiten enthält. Dieses Enzym wird bei der Spaltung von Polypeptidvorläufern in virale Strukturproteine und Enzyme benötigt einschließlich der reversen Transkriptase, Integrase und der Protease selbst. Eine Vielzahl Protease-Inhibitoren, die auf einer Nachahmung der Peptidsub-

Tabelle 50.5 Beispiele von antiviralen Wirkstoffen, die sich in der Entwicklung befinden (bzw. inzwischen zugelassen sind)

VIRUS	WIRKSTOFF	WIRKGRUPPE/WIRKORT
HIV-1	Lamivudin, FTC	nukleosidische RT-Inhibitoren
	Adefovir (PMEA)	nukleosidische RT-Inhibitoren
	Nevirapin, Delavirin, Lovirid, andere	nicht-nukleosidische RT-Inhibitoren
	Saquinavir, Indinavir, andere	Protease Inhibitoren
Hepatitis-B-Virus	Lamivudin, Famciclovir, Fialuridin	nukleosidische DNAp Inhibitoren
Herpesvirus	Cidofovir (HPMPC)	nukleosidische DNAp Inhibitoren
	Lobucavir	nukleosidische DNAp Inhibitoren
Papillomavirus	Afovirsen	Antisense-Oligonukleotide
Rhinovirus	sICAM-1	löslicher Rezeptor (als „Falle")
	Pirodavir, andere	Kapsidbindende Wirkstoffe
Influenzavirus	GG167	Neuraminidase-Inhibitor

ABKÜRZUNGEN: FTC: 2'3'Didesoxy-5-Flouro-3'Thiacytidin; RT: Reverse Transkriptase; DNAp: DNA Polymerase; sICAM-1: lösliches intrazelluläres Adhäsionsmolekül; GG167: 4 Guanidino-Neu5Ac2en.

strate im Übergangszustand beruhen, wurden beschrieben (Pillay et al., 1995). Andere Inhibitoren interagieren mit katalytischen Seitenketten. Diese Proteaseinhibitoren verhindern die virale Reifung und sind deshalb sowohl bei akut als auch chronisch infizierten Zellen wirksam. Eine Resistenzentwicklung gegenüber diesen Therapeutika, sowohl in vitro als auch bei behandelten Patienten, erfolgt über Monate und schränkt die Wirksamkeit einer Monotherapie ein. Andererseits kann eine Resistenzentwicklung auf eine Wirkstoffklasse die zuvor eingeschränkte Empfindlichkeit auf andere Wirkstoffklassen restaurieren. Einige dieser Protease-Inhibitoren zeigen trotz *in vivo* Wirkung auf Grund ihrer hohen Proteinbindung (besonders an saurem alpha-1-Glykoprotein) ihrer niedrigen Bioverfügbarkeit und/oder ihrer kurzen Plasmaeliminationshalbwertszeit keine klinischen Effekte. Die meisten peptidomimetischen Inhibitoren werden durch das Cytochrom-p450-Enzym der Leber und des Gastrointestinaltraktes metabolisiert. *Saquinavir* (600 mg dreimal täglich) wird gut vertragen und zeigt, trotz seiner geringen oralen Bioverfügbarkeit, eine antivirale Wirkung (ungefähr 4%). Über 50% der Patienten entwickeln nach einem Jahr eine mäßige Resistenz (drei- bis zehnfache Abschwächung der Wirkung). Eine potente antivirale Wirkung *in vivo* wurden bei verschiedenen anderen Protease-Inhibitoren beschrieben (Indinavir, ABT-538; Wei et al., 1995; Ho et al., 1995), die mit einer 10- bis 100fachen Senkung der Viruslast in der Initialphase der Therapie einhergingen. Gegenwärtig werden Studien über verschiedene Kombinationstherapien mit Inhibitoren der Proteasen und anderen Mitteln inklusive Nukleosid-Analoga und NNRTI durchgeführt (siehe Update-Box Kapitel 43).

Azyklische Nukleosid-Phosphonate

Einige neue Nukleosid-Analoga wurden aus der Verbindung von Phosphonat-Analoga und azyklischen Nukleosiden entwickelt (Jones und Bischofberger, 1995). Aufgrund eines Vorhandenseins einer Phosphatgruppe in Form eines Phosphonates sind die azyklischen Nukleosid-Phosphonate nicht auf virale Enzyme für ihre initiale Phosphorylierung angewiesen. Nach der zellulären Aufnahme werden diese Mittel durch zelluläre Enzyme in ihre aktiven Diphosphoryl-Derivate konvertiert (Ho et al., 1992). Diese Derivate interagieren mit der viralen DNA-Polymerase entweder als kompetitive Inhibitoren in Konkurrenz mit den natürlichen Substraten oder als alternatives Substrat. Dieses führt zum Einbau und bei Substanzen, deren azyklische Seitenkette keine Hydroxylgruppe besitzt, zum Kettenabbruch. Die Diphosphoryl-Derivate besitzen ungewöhnlich lange intrazelluläre Halbwertszeiten und damit korrespondierend sowohl in vivo als auch *in vitro* längere antivirale Effekte.

Cidofovir [(S)-1-(3-Hydroxy-2-Phosphorylmethoxy-Propyl-Cytosin; HPMPC] ist ein Cytosin-Analogon, das eine breite antivirale Wirkung einschließlich gegen Herpes-, Adeno-, Pocken-, Papilloma- und Hepadnaviren aufweist. *In vitro* ist es gegen die meisten aciclovirresistenten HSV-Stämme und gegen ganciclovirresistente CMV-Stämme wirksam. Cidofovir intravenös (5 mg/kg einmal pro Woche über zwei Wochen, gefolgt von einer Dosierung jede zweite Woche) scheint bei der Behandlung der peripheren CMV-Retinitis bei AIDS-Patienten wirksam zu sein. Die intravenöse Darreichung ist mit einer dosisabhängigen Schädigung von Zellen des proximalen Tubulus und einem klinischen Bild ähnlich dem Faconi-Syndrom verbunden. Dieses kann durch eine Vorbehandlung mit Probenicid (oral) und einer sehr starken Hydratation verbessert werden. Neutropenie und periphere Neuropathie wurden beschrieben. Topisch appliziertes Cidofovir wurde zur Behandlung von aciclovir- und/oder foscarnetresistenten mukokutanen HSV-Infektionen eingesetzt (Snoeck et al., 1994). Topisch oder intraläsional appliziertes Cidofovir wird zur Zeit bei der Infektion mit Papillomavirus erprobt.

Adefovir (9-(2-Phosphoryl-methoxyethyl)-Adenin; PMEA) ist ein Adenin-Analogon, dessen antivirales Spektrum sich auf Herpes-, Hepadna- und Retroviren einschließlich HIV-1 und HIV-2 erstreckt. Die antivirale Wirkung von intravenös verabreichtem Adefovir war jedoch verbunden mit Neutropenie, Leberfunktionsstörungen und Harnröhrenentzündung. Auf Grund der schlechten Bioverfügbarkeit von Adefovir wird sein Bis(Pivaloyloxymethyl)-Ester [abgekürzt bis(POM) PMEA], der eine gute Resorption aufweist, gegenwärtig in klinischen Studien untersucht.

AUSBLICK

Effektivere antivirale Therapien werden durch die Identifikation von Substanzen mit besseren pharmakokinetischen Eigenschaften, höherer Wirksamkeit und/oder verbesserten Toxizitätsprofilen entwickelt werden. Erfolgversprechend sind auch Untersuchungen zur Freisetzung von Virusstatika am Wirkort, welche die pharmakokinetischen Eigenschaften verbessern oder bestimmte Gewebe erreichen. Prodrugs können eingesetzt werden, um die orale Resorption zu verbessern oder den systemischen Abbau des Wirkstoffes zu vermeiden.

Gegenwärtig wird der kombinierte Einsatz antiviraler Pharmaka intensiv untersucht mit dem Ziel, die antivirale Wirksamkeit zu erhöhen und die Dosis und somit das verbundene Toxizitätsrisiko und die Entwicklung von Resistenzen zu verringern. Da virale Isolate eine Mixtur aus sensitiven und resistenten Viren oder Viren mit verschiedenen Resistenzmutationen sein können, könnte die Behandlung mit Wirkstoffkombinationen eine breitere Wirksamkeit erzielen als eine Monotherapie. Arzneimittel-Kombinationen können die Mutationsfähigkeit der Viren einschränken, die Empfindlichkeit gegenüber einer zweiten Substanz verstärken oder die Replikationsfähigkeit der Viren ausschalten. Bei Entwicklung einer Resistenz gegen bestimmte Hemmer der reversen Transkriptase wie z. B. Didanosin und Lamivudin kann es bei Patienten mit zuvor bestehender AZT-Restistenz bemerkenswerterweise zu einer Wiederherstellung der AZT-Empfindlichkeit kommen. Zahlreiche Studien zu Arzneimittelkombinationen bei HIV-Infektionen werden zur Zeit durchgeführt (Caliendo und Hirsch, 1994). Gegenwärtig ist die Kombinationstherapie mit zwei bis vier Wirkstoffen bei vielen HIV-Patienten zumindest in den westlichen Industrienationen die Regel (siehe Update-Box). Ob Mehrfachkombinationen die Entwicklung resistenter HIV-Stämme beim Menschen verhindern können ist nicht bekannt.

Zukünftige Erfolge in der Therapie werden wahrscheinlich von der Identifikation neuer molekularer Ziele in den Viren abhängen. Neu in der Entwicklung sind z. B. Hemmstoffe von sog. HIV-Co-Rezeptoren, die für den Eintritt des Virus in die Zelle als Bindungsstelle notwendig sind. Ein besonders interessantes Gebiet ist die Erforschung einer Therapieform, die auf einer Hemmung von Genen basiert (d. h. Antisense-Oligonukleotide, Ribozyme). Bei Antisense-Oligonukleotiden handelt es sich um Substanzen, die sich komplementär und spezifisch an bestimmte RNA-Ziel-Sequenzen anlagern können und dadurch die weitere Prozessierung dieser RNA, d. h. die Translation in Proteine, unterbinden können. Ribozyme sind katalytisch aktive RNA-Moleküle, die gezielt spezifische RNA-Sequenzen spalten. Im normalen zellulären Stoffwechsel kommen sie bei der RNA-Prozessierung (Spleißen) vor. Ribozyme könnten dementsprechend RNA, bevor sie translatiert oder in virale Partikel verpackt werden kann, abbauen. Dieser Ansatz könnte somit nicht nur die aktive Replikation hemmen, sondern auch latente virale Infektionen eradizieren (Stein und Cheng, 1993). Zu den interessanten Ansätzen der Gentherapie gehören die Expression von mutierten Proteinen, die als transdominante Inhibitoren wirken können, sowie die Expression von intrazellulären Antikörperfragmenten gegen wichtige virale Proteine. Andere mögliche Therapiestrategien beinhalten Wirkstoffe, die die immunpathologischen Reaktionen des Wirtes abschwächen können, oder Wirkstoffe, die die Immunantworten des Wirtes verstärken können, oder virusspezifische Immuntherapien (z. B. monoklonale Antikörper, therapeutische Impfstoffe).

Zur weiteren Diskussion von humanpathogenen Viren siehe *Harrison's Principles of Internal Medicine*, 14th ed., McGraw-Hill, New York, 1998, deren deutsche Ausgabe 1999 erscheint.

LITERATUR

Abrams, D.I., Goldman, A.I., Launer, C., Korvick, J.A., Neaton, J.D., Crane, L.R., Grodesky, M., Wakefield, S., Muth, K., Kornegay, S., Cohn, D.L., Harris, A., Luskin-Hawk, R., Markowitz, N., Sampson, J.H., Thompson, M., Deyton, L., and the Terry Beirn Community Programs for Clinical Research on AIDS. A comparative trial of didanosine or zalcitabine after treatment with zidovudine in patients with human immunodeficiency virus infection. *N. Engl. J. Med.*, **1994**, *330*:657—662.

Antonelli, G., Currenti, M., Turriziani, O., and Dianzani, F. Neutralizing antibodies to interferon-α: relative frequency in patients treated with different interferon preparations. *J. Infect. Dis.*, **1991**, *163*:882—885.

Aoki, F.Y., and Sitar, D.S. Clinical pharmacokinetics of amantadine hydrochloride. *Clin. Pharmacokinet.*, **1988**, *14*:35—51.

Balfour, H.H., Jr., Chace, B.A., Stapleton, J.T., Simmons, R.L., and Fryd, D.S. A randomized, placebo-controlled trial of oral acyclovir for the prevention of cytomegalovirus disease in recipients of renal allografts. *N. Engl. J. Med.*, **1989**, *320*:1381—1387.

Balis, F.M., Pizzo, P.A., Butler, K.M., Hawkins, M.E., Brouwers, P., Husson, R.N., Jacobsen, F., Blaney, S.M., Gress, J., Jarosinski, P., and Poplack, D.G. Clinical pharmacology of 2′,3′-dideoxyinosine in human immunodeficiency virus—infected children. *J. Infect. Dis.*, **1992**, *165*:99—104.

Belshe, R.B., Burk, B., Newman, F., Cerruti, R.L., and Sim, I.S. Resistance of influenza virus to amantadine and rimantadine: results of one decade of surveillance. *J. Infect. Dis.*, **1989**, *159*:430—435.

Beutner, K.R., Friedman, D.J., Forszpaniak, C., Andersen, P.L., and Wood, M.J. Valaciclovir compared with acyclovir for improved therapy for herpes zoster in immunocompetent adults. *Antimicrob. Agents Chemother*, **1995**, *39*:1546—1553.

Birch, C.J., Tyssen, D.P., Tachedjian, G., Doherty, R., Hayes, K., Mijch, A., and Lucas, C.R. Clinical effects and *in vitro* studies of trifluorothymidine combined with interferon-α for treatment of drug-resistant and -sensitive herpes simplex viral infections. *J. Infect. Dis.*, **1992**, *166*:108—112.

Biron, K.K., Stanat, S.C., Sorrell, J.B., Fyfe, J.A., Keller, P.M., Lambe, C.U., and Nelson, D.J. Metabolic activation of the nucleoside analog 9-[2-hydroxy-1-(hydroxymethyl)ethoxy]methyl guanine in human diploid fibroblasts infected with human cytomegalovirus. *Proc. Natl. Acad. Sci. U.S.A.*, **1985**, *82*:2473—2477.

Blum, R., Liao, S.H.T., Good, S.S., and de Miranda, P. Pharmacokinetics and bioavailability of zidovudine in humans. *Am. J. Med.*, **1988**, *85 Suppl. 2A*: 189—194.

Brady, M.T., Sears, S.D., Pacini, D.L., Samorodin, R., DePamphilis, J., Oakes, M., Soo, W., and Clements, M.L. Safety and prophylactic efficacy of low-dose rimantadine in adults during an influenza A epidemic. *Antimicrob. Agents Chemother.*, **1990**, *34*:1633—1636.

Browne, M.J., Mayer, K.H., Chafee, S.B.D., Dudley, M.N., Posner, M.R., Steinberg, S.M., Graham, K.K., Geletko, S.M., Zinner, S.H., Denman, S.L., Dunkle, L.M., Kaul, S., McLaren, C., Skowron, G., Kouttab, N.M., Kennedy, T.A., Weitberg, A.B., and Curt, G.A. 2′,3′-didehydro-3′-deoxythymidine (d4T) in patients with AIDS or AIDS-related complex: a phase I trial. *J. Infect Dis.*, **1993**, *167*:21—29.

Bryson, Y.J., Dillon, M., Lovett, M., Acuna, G., Taylor, S., Cherry, J.D., Johnson, B.L., Weismeier, E., Growdon, W., Creagh-Kirk, T., and

Keeney, R. Treatment of first episodes of genital herpes simplex virus infection with oral acyclovir. *N. Engl. J. Med.*, **1983**, *308*:916—921.

Caliendo, A.M., and Hirsch, M.S. Combination therapy for infection due to human immunodeficiency virus type 1. *Clin. Infect. Dis.*, **1994**, *18*:516—524. [Published errata in *Clin. Infect. Dis.*, **1994**, *19*:379.]

Centers for Disease Control and Prevention. Pregnancy outcomes following systemic prenatal acyclovir exposure: June 1, 1984—June 30, 1993. *MMWR*, **1993**, *42*:806—809.

Chattha, G., Arieff, A.I., Cummings, C., and Tierney, L.M., Jr. Lactic acidosis complicating the acquired immunodeficiency syndrome. *Ann. Intern. Med.*, **1993**, *118*:37—39.

Chen, C.H., Vazquez-Padua, M., and Cheng, Y.C. Effect of anti-human immunodeficiency virus nucleoside analogs on mitochondrial DNA and its implication for delayed toxicity. *Mol. Pharmacol.*, **1991**, *39*:625—628.

Coates, J.A.V., Cammack, N., Jenkinson, H.J., Jowett, A.J., Jowett, M.I., Pearson, B.A., Penn, C.R., Rouse, P.L., Viner, K.C., and Cameron, J.M. (−)-2′-deoxy-3′-thiacytidine is a potent, highly selective inhibitor of human immunodeficiency virus type 1 and type 2 replication *in vitro*. *Antimicrob. Agents Chemother.*, **1992**, *36*:733—739.

Cobo, L.M., Foulks, G.N., Liesegang, T., Lass, J., Sutphin, J.E., Wilhelmus, K., Jones, D.B., Chapman, S., Segreti, A.C., and King, D.H. Oral acyclovir in the treatment of acute herpes zoster ophthalmicus. *Ophthalmology*, **1986**, *93*:763—770.

Committee on Infectious Diseases. Use of ribavirin in the treatment of respiratory syncytial virus infection. *Pediatrics*, **1993a**, *92*:501—504.

Committee on Infectious Diseases. The use of oral acyclovir in otherwise healthy children with varicella. *Pediatrics*, **1993b**, *91*:674—676. [Published erratum appears in Pediatrics, 1993, 91:858. (Correction of error in recommended dose.)]

Concorde Coordinating Committee. Concorde: MRC/ANRS randomised double-blind controlled trial of immediate and deferred zidovudine in symptom-free HIV infection. *Lancet*, **1994**, *343*:871—881.

Condylomata International Collaborative Study Group. Randomized placebo-controlled double-blind combined therapy with laser surgery and systemic interferon α-2a in the treatment of anogenital condylomata acuminatum. *J. Infect. Dis.*, **1993**, *167*:824—829.

Connor, E.M., Sperling, R.S., Gelber, R., Kiselev, P., Scott, G., O'Sullivan, M.J., VanDyke, R., Bey, M., Shearer, W., Jacobson, R.L., Jimenez, E., O'Neil, E., Bazin, B., Delfraissey, J.F., Culnane, M., Coombs, R., Elkins, M., Moye, J., Stratton, P., and Balsley, J. Reduction of maternal-infant transmission of human immunodeficiency virus type 1 with zivovudine treatment. *N. Engl. J. Med.*, **1994**, *331*:1173—1180.

Cooper, D.A., Pehrson, P.O., Pederson, C., Moroni, M., Oksenhendler, E., Rozenbaum, W., Clumeck, N., Faber, V., Stille, W., Hirschel, B. et al. The efficacy and safety of zidovudine alone or as cotherapy with acyclovir for the treatment of patients with AIDS and AIDSrelated complex: a double blind, randomized trial. *AIDS*, **1993**, *7*:197—207.

Dalakas, M.C., Illa, I., Pezeskpour, G.H., Laukaitis, J.P., Cohen, B., and Griffin, J.L. Mitochondrial myopathy caused by long-term zidovudine therapy. *N. Engl. J. Med.*, **1990**, *322*:1098—1105.

D'Aquila, R.T., Johnson, V.A., Welles, S.L., Japour, A.J., Kuritzkes, D.R., DeGruttola, V., Reichelderfer, P.S., Coombs, R.W., Crumpacker, C.S., Kahn, J.O., and Richman, D.D., for the AIDS Clinical Trials Group Protocol 116B/117 Team and the Virology Committee Resistance Working Group. Zidovudine resistance and HIV-1 disease progression during antiretroviral therapy. *Ann. Intern. Med.*, **1995**, *122*:401—408.

Davis, G.L., Balart, L.A., Schiff, E.R., Lindsay, K., Bodenheimer, H.C., Jr., Perrillo, R.P., Carey, W., Jacobson, I.M., Payne, J., Dienstag, J.L., VanThiel, D.H., Tamburro, C., Lefkowitch, J., Albrecht, J., Meschievitz, C., Ortego, T.J., Gibas, A., and the Hepatitis Interventional Therapy Group. Treatment of chronic hepatitis C with recombinant interferon alfa. A multicenter randomized, controlled trial. *N. Engl. J. Med.*, **1989**, *321*:1501—1506.

Degreef, H., and the Famciclovir Herpes Zoster Clinical Study Group. Famciclovir, a new oral antiherpes drug: results of the first controlled clinical study demonstrating its efficacy and safety in the treatment of uncomplicated herpes zoster in immunocompetent patients. *Int. J. Antimicrob. Agents*, **1994**, *4*:241—246.

Dehertogh, D., Boog, F., Bodsworth, N., Burdge, D.,. The safety and efficacy of sorivudine (BV-araU) for the treatment of zoster in HIV-infected adults. *Abstracts of 34th ICAAC, Amer. Soc. for Microbiol.*, **1994**, p. 7 (Abstr. A/7-addendum).

DiBisceglie, A.M., Martin, P., Kassianides, C., Lisker-Melman, M., Murray, L., Waggoner, J., Goodman, Z., Banks, S.M., and Hoofnagle, J.H. Recombinant interferon alfa therapy for chronic hepatitis C. A randomized, double-blind, placebo-controlled trial. *N. Engl. J. Med.*, **1989**, *321*:1506—1510.

Dieterich, D.T., Kotler, D.P., Busch, D.F., Crumpacker, C., DuMond, C., Dearmand, B., and Buhles, W. Ganciclovir treatment of cytomegalovirus colitis in AIDS: a randomized, double-blind, placebo-controlled multicenter study. *J. Infect. Dis.*, **1993**, *167*:278—282.

Douglas, R.G., Jr. Drug Therapy. Prophylaxis and treatment of influenza. *N. Engl. J. Med.*, **1990**, *322*:443—450.

Douglas, J.M., Jr., Eron, L.J., Judson, F.N., Rogers, M., Alder, M.B., Taylor, E., Tanner, D., and Peets, E. A randomized trial of combination therapy with intralesional interferon α-2b and podophyllin versus podophyllin alone for the therapy of anogenital warts. *J. Infect. Dis.*, **1990**, *162*:52—59.

Drew, W.L. Cytomegalovirus infection in patients with AIDS. *Clin. Infect. Dis.*, **1992**, *14*:608—615.

Drew, W.L., Miner, R.C., Busch, D.F., Follansbee, S.E., Gullett, J., Mehalko, S.G., Gordon, S.M., Owen, W.F., Jr., Matthews, T.R., Buhles, W.C., and DeArmond, B. Prevalence of resistance in patients receiving ganciclovir for serious cytomegalovirus infection. *J. Infect. Dis.*, **1991**, *163*:716—719.

Dunkle, L.M., Arvin, A.M., Whitley, R.J., Rotbart, H.A., Feder, H.M., Jr., Feldman, S., Gershon, A.A., Levy, M.L., Hayden, G.F., McGuirt, P.V., Harris, J., and Balfour, H.H. A controlled trial of acyclovir for chickenpox in normal children. *N. Engl. J. Med.*, **1991**, *325*:1539—1544.

Englund, J.A., Piedra, P., Ahn, Y.-M., Gilbert, B.E., and Hiatt, P. High-dose, short-duration ribavirin aerosol therapy compared with standard ribavirin therapy in children with suspected respiratory syncytial virus infection. *J. Pediatr.*, **1994**, *125*:635—641.

Englund, J.A., Zimmerman, M.E., Swierkosz, E.M., Goodman, J.L., Scholl, D.R., and Balfour, H.H., Jr. Herpes simplex virus resistant to acyclovir. A study in a tertiary care center. *Ann. Intern. Med.*, **1990**, *112*:416—422.

Erice, A., Mayers, D.L., Strike, D.G., Sannerud, K.J., McCutchan, F.E., Henry, K., and Balfour, H.H., Jr. Brief report: primary infection with zidovudine-resistant human immunodeficiency virus type 1. *N. Engl. J. Med.*, **1993**, *328*:1163—1165.

Eron, L.J., Judson, F., Tucker, S., Prawer, S., Mills, J., Murphy, K., Hickey, M., Rogers, M., Flannigan, S., Hien, N., Katz, H., Goldman, S., Gottlieb, A., Adams, K., Burton, P., Tanner, D., Taylor, E., and Peets, E. Interferon therapy for condylomata acuminata. *N. Engl. J. Med.*, **1986**, *315*:1059—1064.

Farci, P., Mandas, A., Coiana, A., Lai, M.E., Desmet, V., Var Eyken, P., Gibo, Y., Caruso, L., Scaccabarozzi, S., Criscuolo, D., Ryff, J.C., and Balestrieri, A. Treatment of chronic hepatitis D with interferon alfa-2a. *N. Engl. J. Med.*, **1994**, *330*:88—94.

Faulds, D., and Heel, R.C. Ganciclovir. A review of its antiviral activity, pharmacokinetic properties and therapeutic efficacy in cytomegalovirus infections. *Drugs*, **1990**, *39*:597—638.

Fischl, M.A., Olson, R.M., Follansbee, S.E., Lalezari, J.P., Henry, D.H., Frame, P.T., Remick, S.C., Salgo, M.P., Lin, A.H., Nauss-Karol, C., Lieberman, J., and Soo, W. Zalcitabine compared with zidovudine in patients with advanced HIV-1 infection who received previous zidovudine therapy. *Ann. Intern. Med.*, **1993**, *118*:762—769.

Fischl, M.A., Parker, C.B., Pettinelli, C., Wulfsohn, M., Hirsch, M.S., Collier, A.C., Antoniskis, D., Ho, M., Richman, D.D., Fuchs, E., Merigan, T.C., Reichman, R.C., Gold, J., Steigbigel, N., Leoung, G.S., Rasheed, S., Tsiatis, A., and the AIDS Clinical Trials Group. A randomized controlled trial of a reduced daily dose of zidovudine in patients with the acquired immunodeficiency syndrome. *N. Engl. J. Med.*, **1990a**, *323*:1009—1014.

Fischl, M.A., Richman, D.D., Hansen, N., Collier, A.C., Carey, J.T., Para, M.F., Hardy, W.D., Dolin, R., Powderly, W.G., Allan, J.D., et al. The safety and efficacy of zidovudine (AZT) in the treatment of subjects with mildly symptomatic human immunodeficiency virus type 1 (HIV) infection. A double-controlled trial. *Ann. Intern. Med.*, **1990b**, *112*:727—737.

Fischl, M.A., Stanley, K., Collier, A.C., Arduire, J.M., Stein, D.S., Feinberg, J.E., Allan, J.D., Goldsmith, J.C., and Powderly, W.G. Combination and monotherapy with zidovudine and zalcitabine in patients with advanced HIV disease. *Ann. Intern. Med.*, **1995**, *122*:24—32.

Fitzgibbon, J.E., Gaur, S., Frenkel, L.D., Laraque, F., Edlin, B.R., and Dubin, D.T. Transmission from one child to another of human immunodeficiency virus type 1 with a zidovudine-resistance mutation. *N. Engl. J. Med.*, **1993**, *329*:1835—1841.

Frenkel, L.M., Brown, Z.A., Bryson, Y.J., Corey, L., Unadkat, J.D., Hensleigh, P.A., Arvin, A.M., Prober, C.G., and Connor, J.D. Pharmacokinetics of acyclovir in the term human pregnancy and neonate. *Am. J. Obstet. Gynecol.*, **1991**, *164*:569—576.

Friedman-Kien, A.E., Eron, L.J., Conant, M., Growdon, W., Badiak, H., Bradstreet, P.W., Fedorczyk, D., Trout, J.R., and Plasse, T.F. Natural interferon-alfa for treatment of condylomata acuminata. *JAMA*, **1988**, *259*:533—538.

Furman, P.A., Fyfe, J.A., St. Clair, M.H., Weinhold, K., Rideout, J.L., Freeman, G.A., Lehrman, S.N., Bolognesi, D.P., Broder, S., Mitsuya, H., and Barry, D.W. Phosphorylation of 3'-azido-3'-deoxythymidine and selective interaction of the 5'-triphosphate with human immunodeficiency virus reverse transcriptase. *Proc. Natl. Acad. Sci. U.S.A.*, **1986**, *83*:8333—8337.

Gao, W., Shirasaka, T., Johns, D.G., Broder, S., and Mitsuya, H. Differential phosphorylation of azidothymidine, dideoxycytidine, and dideoxyinosine in resting and activated peripheral blood mononuclear cells. *J. Clin. Invest.*, **1993**, *91*:2326—2333.

Geleziunas, R., Arts, E.J., Boulerice, F., Goldman, H., and Wainberg, M.A. Effect of 3'-azido-3'-deoxythymidine on human immunodeficiency virus type 1 replication in human fetal brain macrophages. *Antimicrob. Agents. Chemother.*, **1993**, *37*:1305—1312.

Gill, P.S., Harrington, W., Jr., Kaplan, M.H., Ribeiro, R.C., Bennett, J.M., Leibman, H.A., Bernstein-Singer, M., Espina, B.M., Cabral, L., Allen, S., Kornblau, S., Pike, M.C., and Levine, A.M. Treatment of adult T-cell leukemia-lymphoma with a combination of interferon alfa and zidovudine. *N. Engl. J. Med.*, **1995**, *332*:1744—1748.

Goldberg, L.H., Kaufman, R., Kurtz, T.O., Conant, M.A., Eron, L.J., Batenhorst, R.L., and Boone, G.S. Long-term suppression of recurrent genital herpes with acyclovir. *Arch. Dermatol.*, **1993**, *129*:582—587.

Goodrich, J.M., Bowden, R.A., Fisher, L., Keller, C., Schoch, G., and Meyers, J.D. Ganciclovir prophylaxis to prevent cytomegalovirus disease after allogeneic marrow transplant. *Ann. Intern. Med.*, **1993**, *118*:173—178.

Goodrich, J.M., Mori, M., Gleaves, C.A., DuMond, C., Cays, M., Ebeling, D.F., Buhles, W.C., DeArmond, B., and Meyers, J.D. Early treatment with ganciclovir to prevent cytomegalovirus disease after allogeneic bone marrow transplantation. *N. Engl. J. Med.*, **1991**, *325*:1601—1607.

Gu, Z., Gao, Q., Fang, H., Salomon, H., Parniak, M.A., Goldberg, E., Cameron, J., and Wainberg, M.A. Identification of mutation at codon 65 in the IKKK motif of reverse transcriptase that encodes human immunodeficiency virus resistance to 2',3'-dideoxycytidine and 2',3'-dideoxy-3'-thiacytidine. *Antimicrob. Agents Chemother.*, **1994**, *38*:275—281.

Haefeli, W.E., Schoenenberger, R.A.Z., Weiss, P., and Ritz, R.F. Acyclovir-induced neurotoxicity: concentration—side effect relationship in acyclovir overdose. *Am. J. Med.*, **1993**, *94*:212—215.

Hall, C.B., Dolin, R., Gala, C.L., Markovitz, D.M., Zhang, Y.Q., Madore, P.H., Disney, F.A., Talpey, W.B., Green, J.L., Francis, A.B., and Pichichero, M.E. Children with influenza A infection: treatment with rimantadine. *Pediatrics*, **1987**, *80*:275—282.

Hall, C.B., McBride, J.T., Gala, C.L., Hildreth, S.W., and Schnabel, K.C. Ribavirin treatment of respiratory syncytial infection in infants with underlying cardiopulmonary disease. *JAMA*, **1985**, *254*:3047—3051.

Havlir, D., Cheeseman, S.H., McLaughlin, M., Murphy, R., Erice, A., Spector, S.A., Greenough, T.C., Sullivan, J.L., Hall, D., Myers, M., Lamson, M., and Richman, D.D. High-dose nevirapine: safety, pharmacokinetics, and antiviral effect in patients with human immunodeficiency virus infection. *J. Infect. Dis.*, **1995**, *171*:537—545.

Hay, A.J. The action of adamantanamines against influenza A viruses: inhibition of the M2 ion channel protein. *Semin. Virol.*, **1992**, *3*:21—30.

Hayden, F.G., Albrecht, J.K., Kaiser, D.L., and Gwaltney, J.M., Jr. Prevention of natural colds by contact prophylaxis with intranasal alpha$_2$-interferon. *N. Engl. J. Med.*, **1986**, *314*:71—75.

Hayden, F.G., Belshe, R.B., Clover, R.D., Hay, A.J., Oakes, M.G., and Soo, W. Emergence and apparent transmission of rimantadine-resistant influenza A virus in families. *N. Engl. J. Med.*, **1989**, *321*:1696—1702.

Hayden, F.G., Sperber, S.J., Belshe, R.B., Clover, R.D., Hay, A.J., and Pyke, S. Recovery of drug-resistant influenza A virus during therapeutic use of rimantadine. *Antimicrob. Agents Chemother.*, **1991**, *35*:1741—1747.

Heagy, W., Crumpacker, C., Lopez, P.A., and Finberg, R.W. Inhibition of immune functions by antiviral drugs. *J. Clin. Invest.*, **1991**, *87*:1916—1924.

Hill, E.L., Hunter, G.A., and Ellis, M.N. *In vitro* and *in vivo* characterization of herpes simplex virus clinical isolates recovered from patients infected with human immunodeficiency virus. *Antimicrob. Agents Chemother.*, **1991**, *35*:2322—2328.

Ho, D.D., Neumann, A.U., Perelson, A.S., Chen, W., Leonard, J.M., and Markowitz, M. Rapid turnover of plasma virions and CD4 lymphocytes in HIV-1 infection. *Nature*, **1995**, *373*:123—126.

Ho, H.-T, Woods, K.L., Bronson, J.J., De Boeck, H., Martin, J.C., and Hitchcock, M.J. Intracellular metabolism of the antiherpes agent (S)-1-[3-Hydroxy-2-(phosphonylmethoxy)propyl]cytosine. *Mol. Pharmacol.*, **1992**, *41*:197—202.

Hochster, H., Dieterich, D., Bozzette, S., Reichman, R.C., Connor, J.D., Liebes, L., Sonke, R.L., Spector, S.A., Valentine, F., Pettineli, C., and Richman, D.D. Toxicity of combined ganciclovir and zidovudine for cytomegalovirus disease associated with AIDS. *Ann. Intern. Med.*, **1990**, *113*:111—117.

Horadam, V.W., Sharp, J.G., Smilack, J.D., McAnalley, B.H., Garriott, J.C., Stephens, M.K., Prati, R.C., and Brater, D.C. Pharmacokinetics of amantadine hydrochloride in subjects with normal and impaired renal function. *Ann. Intern. Med.*, **1981**, *94*:454—458.

Huggins, J.W. Prospects for treatment of viral hemorrhagic fevers with ribavirin, a broad-spectrum antiviral drug. *Rev. Infect. Dis.*, **1989**, *2*:S750—S761.

Huggins, J.W., Hsiang, C.M., Cosgriff, T.M., Guang, M.Y., Smith, J.I., Wu, Z.O., LeDuc, J.W., Zheng, Z.M., Meegan, J.M., Wang, Q.N., Oland, D.D., Gui, X.E., Gibbs, P.H., Yuan, G.H., and Zhang, T.M. Prospective, double-blind, concurrent, placebo-controlled clinical trial of intravenous ribavirin therapy of hemorrhagic fever with renal syndrome. *J. Infect. Dis.*, **1991**, *164*:1119—1127.

Jacobson, M.A., Gallant, J., Wang, L.H., Coakley, D., Weller, S., Gary, D., Squires, L., Smiley, M.L., Blum, M.R., and Feinberg, J. Phase I trial of valaciclovir, the l-valyl ester of acyclovir, in patients with advanced human immunodeficiency virus disease. *Antimicrob. Agents Chemother.*, **1994**, *38*:1534—1540.

Jos Frissen, P.H., van der Ende, M.E., ten Napel, C.H.H., Weigel, H.M., Schreij, G.S., Kauffmann, R.H., Koopmans, P.P., Hoepelman, A.I., de Boer, J.B., Weverling, G.J., Haverkamp, G., Dowd, P., Miedema, F., Schuurman, R., Boucher, C.A.B., and Lange, J.M.A. Zidovudine and interferon combination therapy versus zidovudine monotherapy in subjects with symptomatic human immunodeficiency virus infection. *J. Infect. Dis.*, **1994**, *189*:1351—1355.

Jouët, P., Roudot-Thorval, F., Dhumeaux, D., and Metreau, J.M. Cooperative efficacy of interferon alfa in cirrhotic and noncirrhotic patients with non-A, non-B,C hepatitis. Gastroenterology, 1994, 106:686—690.

Kahn, J.O., Lagakos, S.W., Richman, D.D., Cross, A., Pettinelli, C., Liou, S.H., Brown, M., Volberding, P.A., Crumpacker, C.S., Beall, G., Sacks, H.S., Merigan, T.C., Beltangady, M., Smaldone, L., Dolin, R., and the NIAID AIDS Clinical Trials Group. A controlled trial comparing continued zidovudine with didanosine in human immunodeficiency virus infection. *N. Engl. J. Med.*, **1992**, *327*:581—587.

Kinoch-De Loes, S., Hirschel, B.J., Hoen, B., Cooper, D.A., Tindall, B., Carr, A., Saurat, J.H., Clumeck, N., Lazzarin, A., Mathiesen, L., Raffi, F., Antunes, F., von Overbeck, J., Luthy, R., Glauser, M., Hawkins, D., Baumberger, C., Yerly, S., Perneger, T.V., and Perrin, L. A controlled trial of zidovudine in primary human immunodeficiency virus infection. *N. Engl. J. Med.*, **1995**, *333*:408—413.

Knupp, C.A., Shyu, W.C., Dolin, R., Valentine, F.T., McLaren, C., Martin, R.R., Pittman, K.A., and Barbhaiya, R.H. Pharmacokinetics of didanosine in patients with acquired immunodeficiency syndrome or acquired immunodeficiency syndrome—related complex. *Clin. Pharmacol. Ther.*, **1991**, *49*:523—535.

Kost, R.G., Hill, E.L., Tigges, M., and Straus, S.E. Brief report: recurrent acyclovir-resistant genital herpes in an immunocompetent patient. *N. Engl. J. Med.*, **1993**, *329*:1777—1782.

Kozal, M.J., Kroodsma, K., and Winters, M.A. Didanosine resistance in HIV-infected patients switched from zidovudine to didanosine monotherapy. *Ann. Intern. Med.*, **1994**, *121*:263—268.

Kuppermann, B.D., Quiceno, J.I., Flores-Aguilar, M., Connor, J.D., Capparelli, E.V., Sherwood, C.H., and Freeman, W.R. Intravitreal ganciclovir concentration after intravenous administration in AIDS patients with cytomegalovirus retinitis: implications for therapy. *J. Infect. Dis.*, **1993**, *168*:1506—1509.

Lacey, S.F., and Larder, B.A. Novel mutation (V75T) in human immunodeficiency virus type 1 reverse transcriptase confers resistance to 2′,3′-didehydro-2′,3′-dideoxythymidine in cell culture. *Antimicrob. Agents Chemother.*, **1994**, *38*:1428—1432.

Larder, B.A., and Kemp, S.D. Multiple mutations in HIV-1 reverse transcriptase confer high-level resistance to zidovudine (AZT). *Science*, **1989**, *246*:1155—1158.

Laskin, O.L., Longstreth, J.A., Hart, C.C., Scavuzzo, D., Kalman, C.M., Connor, J.D., and Roberts, R.B. Ribavirin disposition in high-risk patients for acquired immunodeficiency syndrome. *Clin. Pharmacol. Ther.*, **1987**, *41*:546—555.

Lin, P.F., Samanta, H., Rose, R.E., Patick, A.K., Trimble, J., Bechtold, C.M., Revie, D.R., Khan, N.C., Federici, M.E., Li, H., Lee, A., Anderson, R.E., and Colonno, R.J. Genotypic and phenotypic analysis of human immunodeficiency virus type I isolated from patients on prolonged stavudine therapy. *J. Infect. Dis.*, **1994**, *170*:1157—1164.

Littler, E., Stuart, A.D., and Chee, M.S. Human cytomegalovirus UL97 open reading frame encodes a protein that phosphorylates the antiviral nucleoside analogue ganciclovir. *Nature*, **1992**, *358*:160—162.

Marroni, M., Gresele, P., Londonio, G., Lazzarin, A., Coen, M., Vezza, R., Sinnone, M.S., Boschetti, E., Nosari, A.M., Stagni, G., Nenci, G.G., and Paluzzi, S. Interferon-α is effective in the treatment of HIV-1, severe-related, zidovudine-resistant thrombocytopenia. *Ann. Intern. Med.*, **1994**, *121*:423—429.

Martin, M., Manez, R., Linden, P., Estores, D., Torre-Cisneros, J., Kusne, S., Ondick, L., Ptachcinski, R., Irish, W., Kisor, D., Felser, I., Rinaldo, C., Steiber, A., Fung, J., Ho, M., Simmons, R., and Starzl, T. A prospective randomized trial comparing sequential ganciclovir-high dose acyclovir to high dose acyclovir for prevention of cytomegalovirus disease in adult liver transplant recipients. *Transplantation*, **1994**, *58*:779—785.

McCormick, J.B., King, I.J., Webb, P.A., Scribner, C.L., Craven, R.B., Johnson, K.M., Elliott, L.H., and Belmont-Williams, R. Lassa fever: effective therapy with ribavirin. *N. Engl. J. Med.*, **1986**, *314*:20—26.

McKinney, R.E., Jr., Maha, M.A., Connor, E.M., Feinberg, J., Scott, G.B., Wulfsohn, M., McIntosh, K., Borkowsky, W., Modlin, J.F., Weintrub, P., et al. A multicenter trial of oral zidovudine in children with advanced human immunodeficiency virus disease. *N. Engl. J. Med.*, **1991**, *324*:1018—1025.

Merigan, T.C., Renlund, D.G., Keay, S., Bristow, M.R., Starnes, V., O'Connell, J.B., Resta, S., Dunn, D., Gamberg, P., Ratkovec, R.M., Richenbacher, W.E., Millar, R.C., DuMond, C., DeAmond, B., Sullivan, V., Cheney, T., Buhles, W., and Stinson, E.B. A controlled trial of ganciclovir to prevent cytomegalovirus disease after heart transplantation. *N. Engl. J. Med.*, **1992**, *326*:1182—1186.

Meyers, J.D., Reed, E.C., Shepp, D.H., Thornquist, M., Dandliker, P.S., Vicary, C.A., Fluornoy, N., Kirk, L.E., Kersey, J.H., Thomas, E.D., and Balfour, H.H. Acyclovir for prevention of cytomegalovirus infection and disease after allogeneic marrow transplantation. *N. Engl. J. Med.*, **1988**, *318*:70—75.

Mitsuya, H., Weinhold, K.J., Furman, P.A., St. Clair, M.H., Lehrman, S.N., Gallo, R.C., Bolognesi, D., Barry, D.W., and Broder, S. 3′-Azido-3′ deoxythymidine (BW A509U): an antiviral agent that inhibits the infectivity and cytopathic effect of human T-lymphotropic virus type III/lymphadenopathy-associated virus in vitro. *Proc. Natl. Acad. Sci. U.S.A.*, **1985**, *82*:7096—7100.

Montaner, J.S.G., Singer, J., Schechter, M.T., Raboud, J.M., Tsoukas, C., O'Shaughnessy, M., Ruedy, J., Nagai, K., Salomon, H., Spira, B., et al. Clinical correlates of in vitro HIV-1 resistance to zidovudine. Results of the Multicentre Canadian AZT trial. *AIDS*, **1993**, *7*:189—196.

Oberg, B. Antiviral effects of phosphonoformate (PFA, foscarnet sodium). *Pharmacol. Ther.*, **1989**, *40*:213—285.

Ono, K., Nakane, H., Herdewijn, P., Balzarini, J., and DeCler, E. Differential inhibitor effects of several pyrimidine 2′,3′-dideoxynucleoside 5′-triphosphates on the activities of reverse transcriptase and various cellular DNA polymerases. *Mol. Pharmacol.*, **1989**, *35*: 578—583.

Palestine, A.G., Polis, M.A., De Smet, M.D., Baird, B.F., Falloon, J., Kovacs, J.A., Davey, R.T., Zurlo, J.J., Zunich, K.M., Davis, M., Hubbard, L., Brothers, R., Ferris, F., Chew, E., Davis, J.L., Rubin, B.I., Mellow, S.D., Metcalf, J.A., Manischewitz, J., Minor, J.R., Nussenblatt, R.B., Masur, H., and Lane, H.C. A randomized, controlled trial of foscarnet in the treatment of cytomegalovirus retinitis in patients with AIDS. *Ann. Intern. Med.*, **1991**, *115*:665—673.

Perrillo, R.P., and Brunt, E.M. Hepatic histologic and immunohistochemical changes in chronic hepatitis B after prolonged clearance of hepatitis B e antigen and hepatitis B surface antigen. *Ann. Intern. Med.*, **1991**, *115*:113—115.

Plotkin, S.A., Drew, W.L., Felsenstein, D., and Hirsch, M.S. Sensitivity of clinical isolates of human cytomegalovirus to 9-(1,3-dihydroxy-2-propoxymethyl) guanine. *J. Infect. Dis.*, **1985**, *152*:833—834.

Prentice, H.G., Gluckman, E., Powles, R.L., Ljungman, P., Milpied, N., Fernandez Ranada, J.M., Mandelli, F., Kho, P., Kennedy, L., and Bell, A.R. Impact of long-term acyclovir on cytomegalovirus infection and survival after allogeneic bone marrow transplantation. *Lancet*, **1994**, *343*:749—753.

Pue, M.A., and Benet, L.Z. Pharmacokinetics of famciclovir in man. *Antiviral Chem. Chemother.*, **1993**, *4*:Suppl. 1, 47—55.

Reichman, R.C., Tejani, N., Lambert, J.L., Strussenberg, J., Bonnez, W., Blumberg, B., Epstein, L., and Dolin, R. Didanosine (ddI) and zidovudine (ZDV) susceptibilities of human immunodeficiency virus (HIV) isolates from long-term recipients of ddI. *Antiviral Res.*, **1993**, *20*:267—277.

Richman, D.D. Minireview. Resistance of clinical isolates of HIV to antiretroviral agents. *Antimicrob. Agents Chemother.*, **1993**, *37*:1207—1213.

Riddler, S.A., Anderson, R.E., and Mellors, J.W. Antiretroviral activity of stavudine (2′, 3′-didehydro-3′-deoxythymidine, D4T). *Antiviral Res.*, **1995**, *27*:189—203.

Rodriguez, W.J., Hall, C.B., Welliver, R., Simoes, E.A., Ryan, M.E., Stutman, H., Johnson, G., Van Dyke, R., Groothuis, J.R., Arrobio, J., and Schnabel, K. Efficacy and safety of aerosolized ribavirin in young children hospitalized with influenza: a double-blind, multicenter, placebo-controlled trial. *J. Pediatr.*, **1994**, *125*:129—135.

Romeo, R., Pol, S., Berthelot, P., and Brechot, C. Eradication of hepatitis C virus RNA after alpha-interferon therapy. *Ann. Intern. Med.*, **1994**, *121*:276—277.

Safrin, S., Crumpacker, C.S., Chatis, P., Davis, R., Hafner, R., Rush, J., Kessler, H.A., Landry, B., and Mills, J. A randomized comparison of foscarnet with vidarabine for treatment of acyclovir-resistant mucocutaneous herpes simplex in the acquired immunodeficiency syndrome. *N. Engl. J. Med.*, **1991**, *325*:551—555.

Safrin, S., Elbeik, T., Phan, L., Robinson, D., Rush, J., Elbaggari, A., and Mills, J. Correlation between response to acyclovir and foscarnet therapy and in vitro susceptibility result for isolates of herpes simplex virus from human immunodeficiency virus-infected patients. *Antimicrob. Agents Chemother.*, **1994a**, *38*:1246—1250.

Safrin, S., Kemmerly, S., Plotkin, B., Smith, T., Weissbach, N., De Veranez, D., Phan, L.D., and Cohn, D. Foscarnet-resistant herpes simplex virus infection in patients with AIDS. *J. Infect. Dis.*, **1994b**, *169*:193—196.

Saltzman, R., Jurewicz, R., and Boon, R. Safety of famciclovir in patients with herpes zoster and genital herpes. *Antimicrob. Agents Chemother.*, **1994**, *38*:2454—2457.

Sande, M.A., Carpenter, C.C.J., Cobbs, C.G., Holmes, K.K., and Sanford, J.P. Antiretroviral therapy for adult HIV-infected patients. Recommendations from a state-of-the-art conference. *JAMA*, **1993**, *270*:2583—2589.

Sawyer, M.H., Webb, D.E., Balow, J.E., and Straus, S.E. Acyclovir induced renal failure: clinical course and histology. *Am. J. Med.*, **1988**, *84*:1067—1071.

Schmidt, G.M., Horak, D.A., Niland, J.C., Duncan, S.R., Forman, S.J., and Zaia, J.A. A randomized, controlled trial of prophylactic ganciclovir for cytomegalovirus pulmonary infection in recipients of allogeneic bone marrow transplants. *N. Engl. J. Med.*, **1991**, *324*:1005—1011.

Schuurman, R., Nijhuis, M., van Leeuwen, R., Schipper, P., De Jong, D., Collis, P., Danner, S.A., Mulder, J., Loveday, C., Christopherson, C., Kwok, S., Sninsky, J., and Boucher, C.A.B. Rapid changes in human immunodeficiency virus type 1 RNA load and appearance of drug-resistant virus populations in persons treated with lamivudine (3TC). *J. Infect. Dis.* **1995**, *171*:1411—1419.

Sen, G.C., and Ransohoff, R.M. Interferon-induced antiviral actions and their regulation. *Adv. Virus Res.*, **1993**, *42*:57—102.

Singh, N., Yu, V.L., Mieles, L., Wagener, M.M., Miner, R.C., and Gayowski, T. High-dose acyclovir compared with short-course preemptive ganciclovir therapy to prevent cytomegalovirus disease in liver transplant recipients. A randomized trial. *Ann. Intern. Med.*, **1994**, *120*:375—381.

Smith, D.W., Frankel, L.R., Mathers, L.H., Tang, A.T., Ariagno, R.L., and Prober, C.G. A controlled trial of aerosolized ribavirin in infants receiving mechanical ventilation for severe respiratory syncytial virus infection. *N. Engl. J. Med.*, **1991**, *325*:24—29.

Snoeck, R., Andrei, G., Gerard, M., Silverman, A., Hedderman, A., Balzarini, J., Sadzot-Delvaux, C., Tricot, G., Clumeck, N., and De Clercq, E. Successful treatment of progressive mucocutaneous infection due to acyclovir- and foscarnet-resistant herpes simplex virus with (S)-1-(3-hydroxy-2-phosphonylmethoxypropyl) cytosine (HPMPC). *Clin. Infect. Dis.*, **1994**, *18*:570—578.

Sommadossi, J.P., Bevan, R., Ling, T., Lee, F., Mastre, B., Chaplin, M.D., Nerenberg, C., Koretz, S., and Buhles, W.C., Jr. Clinical pharmacokinetics of ganciclovir in patients with normal and impaired renal function. *Rev. Infect. Dis.*, **1988**, *10*: S507—S514.

Sommadossi, J.P., and Carlisle, R. Toxicity of 3′-azido-3′-deoxythymidine and 9-(1,3-dihydroxy-2-propoxymethyl)guanine for normal human hematopoietic progenitor cells in vitro. *Antimicrob. Agents Chemother.*, **1987**, *31*:452—454.

Spector, S.A., McKinley, K., Drew, W.L., and Stempien, M.J., for the Syntex Ganciclovir Study Group. A randomized, double-blind study of the efficacy and safety of oral ganciclovir for the prevention of cytomegalovirus disease in HIV-infected persons. Program of 34th ICAAC, *Amer. Soc. Microbiol.*, **1994**, p. 7 (Abstr. A/9).

Spruance, S., Pavia, A.T., Peterson, D., Berry, A., Pollard, R., Patterson, T.F., Frank, I., Remick, S.C., Thompson, M., MacArthur, R.D., Morey, G.E., Jr., Ramirez-Ronda, C.H., Bernstein, B.M., Sweet, D.E., Crane, L., Peterson, E.A., Pachucki, C.T., Green, S.L., Brand, J., Rios, A., Dunkle, L.M., Cross, A., Brown, M.J., Ingraham, P., Gugliotti, R., Schindzielorz, A.H., and Smaldone, L. Didanosine compared with continuation of zidovudine in HIV-infected patients with signs of clinical deterioration while receiving zidovudine. A randomized, double-blind clinical trial. *Ann. Intern. Med.*, **1994**, *120*:360—368.

Spruance, S.L., Hamill, M.L., Hoge, W.S., Davis, L.G., and Mills, J. Acyclovir prevents reactivation of herpes simplex labialis in skiers. *JAMA*, **1988**, *260*:1597—1599.

Stagg, M.P., Cretton, E.M., Kidd, L., Diasio, R.B., and Sommadossi, J.P. Clinical pharmacokinetics of 3′-azido-3′-deoxythymidine (zidovudine) and catabolites with formation of a toxic catabolite, 3′-amino-3′-deoxythymidine. *Clin. Pharmacol. Ther.*, **1992**, *51*:668—676.

Stanat, S.C., Reardon, J.E., Erice, A., Jordan, M.C., Drew, W.L., and Biron, K.K. Ganciclovir-resistant cytomegalovirus clinical isolates: mode of resistance to ganciclovir. *Antimicrob. Agents Chemother.*, **1991**, *35*:2191—2197.

Stange, K.C., Little, D.W., and Blatnik, B. Adverse reactions to amantadine prophylaxis of influenza in a retirement home. *J. Am. Geriatr. Soc.*, **1991**, *39*:700—705.

St. Clair, M.H., Martin, J.L., Tudor-Williams, G., Bach, M.C., Vavro, C.L., King, D.M., Kellam, P., Kemp, S.D., and Larder, B.A. Resistance to ddI and sensitivity to AZT induced by a mutation in HIV-1 reverse transcriptase. *Science*, **1991**, *253*:1557—1559.

St. Clair, M.H., Richards, C.A., Spector, T., Weinhold, K.J., Miller, W.H., Langlois, A.J., and Furman, P.A. 3′-Azido-3′-deoxythymidine triphosphate as an inhibitor and substrate of purified human immunodeficiency virus reverse transcriptase. *Antimicrob. Agents Chemother.*, **1987**, *31*:1972—1977.

Stein, D.S., Graham, N.M.H., Park, L.P., Hoover, D.R., Phair, J.P., Detels, R., Ho, M., and Saah, A.J. The effect of the interaction of acyclovir with zidovudine on progression to AIDS and survival. *Ann. Intern. Med.*, **1994**, *121*:100—108.

Studies of Ocular Complications of AIDS Research Group. Mortality in patients with the acquired immunodeficiency syndrome treated with either foscarnet or ganciclovir for cytomegalovirus retinitis. *N. Engl. J. Med.*, **1992**, *326*:213—220.

Sullivan, V., and Coen, D.M. Isolation of foscarnet-resistant human cytomegalovirus patterns of resistance and sensitivity to other antiviral drugs. *J. Infect. Dis.*, **1991**, *164*:781—784.

Sullivan, V., Talarico, C.L., Stanat, S.C., Davis, M., Coen, D.M., and Biron, K.K. A protein kinase homologue controls phosphorylation of ganciclovir in human cytomegalovirus-infected cells. *Nature*, **1992**, *358*:162—164.

Tokars, J.I., Marcus, R., Culver, D.H., Schable, C.A., McKibben, P.S., Bandea, C.I., and Bell, D.M. Surveillance of HIV infection and zidovudine use among health care workers after occupational exposure to HIV-infected blood. *Ann. Intern. Med.*, **1993**, *118*:913—919.

Tudor-Williams, G., St. Clair, M.H., McKinney, R.E., Maha, M., Walter, E., Santacroce, S., Mintz, M., O'Donnell, K., Rudoll, T., Vavro,

C.L., Connor, E., and Wilfert, C.M. HIV-1 sensitivity to zidovudine and clinical outcome in children. *Lancet*, **1992**, *339*:15—19.

Tyring, S., Barbarash, R.A., Nahlik, J.E., Cunningham, A., Marley, J., Heng, M., Jones, T., Rea, T., Boon, R., Saltzman, R., and the Collaborative Famciclovir Herpes Zoster Clinical Study Group. Famciclovir for the treatment of acute herpes zoster: effects on acute disease and postherpetic neuralgia. A randomized, double-blind, placebo-controlled trial. *Ann. Intern. Med.*, **1995**, *123*:89—96.

van der Horst, C., Joncas, J., Ahronheim, G., Gustafson, N., Stein, G., Gurwith, M., Fleisher, G., Sullivan, J., Sixbey, J., Roland, S., Fryer, J., Champney, K., Schooley, R., Suyama, C., and Pagano, J. Lack of effect of peroral acyclovir for the treatment of acute infectious mononucleosis. *J. Infect. Dis.*, **1991**, *164*:788—792.

Vere Hodge, R.A. Review: antiviral portraits series, number 3. Famciclovir and penciclovir. The mode of action of famciclovir including its conversion to penciclovir. *Antiviral Chem. Chemother.*, **1993**, *4*:67—84.

Volberding, P.A., Lagakos, W.S., Grimes, J.M., Stein, D.S., Balfour, H.H., Jr., Reichman, R.C., Bartlett, J.A., Hirsch, M.S., Phair, J.P., Mitsuyasu, R.T., et al. The duration of zidovudine benefit in persons with asymptomatic HIV infection. *JAMA*, **1994**, *272*:437—442.

Volberding, P.A., Lagakos, S.W., Koch, M.A., Pettinelli, C., Myers, M.W., Booth, D.K., Balfour, H.H., Jr., Reichman, R.C., Bartlett, J.A., Hirsch, M.S., Murphy, R.L., Hardy, W.D., Soeiro, R., Fischl, M.A., Bartlett, J.G., Merigan, T.C., Hyslop, N.E., Richman, D.D., Valentine, F.T., Corey, L., and the AIDS Clinical Trial Group of the National Institute of Allergy and Infectious Diseases. Zidovudine in asymptomatic human immunodeficiency virus infection. *N. Engl. J. Med.*, **1990**, *322*:941—949.

Wade, J.C., Newton, B., Flournoy, N., and Meyers, J.D. Oral acyclovir for prevention of herpes simplex virus reactivation after marrow transplantation. *Ann. Intern. Med.*, **1984**, *100*:823—828.

Wade, J.C., Newton, B., McLaren, C., Fluornoy, N., Keeney, R.E., and Meyers, J.D. Intravenous acyclovir to treat mucocutaneous herpes simplex infection after marrow transplantation. A double-blind trial. *Ann. Intern. Med.*, **1982**, *96*:265—269.

Wallace, M.R., Bowler, W.A., Murray, N.B., Brodine, S.K., and Oldfield, E.C., III. Treatment of adult varicella with oral acyclovir. A randomized, placebo-controlled trial. *Ann. Intern. Med.*, **1992**, *117*:358—363.

Watts, D.H., Brown, Z.A., Tartaglione, T., Burchett, S.K., Opheim, K., Coombs, R., and Corey, L. Pharmacokinetic disposition of zidovudine during pregnancy. *J. Infect. Dis.*, **1991**, *163*:226—232.

Wei, X., Ghosh, S.K., Taylor, M.E., Johnson, V.A., Emini, E.A., Deutsch, P., Lifson, J.D., Bonhoeffer, S., Nowak, M.A., Hahn, B.H., Saag, M.S., and Shaw, G.M. Viral dynamics in human immunodeficiency virus type 1 infection. *Nature*, **1995**, *373*:117—122.

White, A., Andrews, E., Eldridge, R., et al. Birth outcomes following zidovudine therapy in pregnant women. *MMWR*, **1994**, *43*:409—416.

Whitley, R.J., Alford, C.A., Hirsch, M.S., Schooley, R.T., Luby, J.P., Aoki, F.Y., Hanley, D., Nahmias, A.J., and Soong, S.J. Vidarabine versus acyclovir therapy in herpes simplex encephalitis. *N. Engl. J. Med.*, **1986**, *314*:144—149.

Whitley, R., Arvin, A., Prober, C., Burchett, S., Corey, L., Powell, D., Plotkin, S., Starr, S., Alford, C., Connor, J., Jacobs, R., Nahmias, A., Soong, S.J., and the National Institute of Allergy and Infectious Diseases Collaborative Antiviral Study Group. A controlled trial comparing vidarabine with acyclovir in neonatal herpes simplex virus infection. *N. Engl. J. Med.*, **1991**, *324*:444—449.

Whitley, R.J., Gnann, J.W., Jr., Hinthorn, D., Liu, C., Pollard, R.B., Hayden, F., Mertz, G.J., Oxman, M., and Soong, S.J. Disseminated herpes zoster in the immunocompromised host: a comparative trial of acyclovir and vidarabine. *J. Infect. Dis.*, **1992**, *165*:450—455.

Wills, R.J., Farolino, D.A., Choma, N., and Keigher, N. Rimantadine pharmacokinetics after single and multiple doses. *Antimicrob. Agents Chemother.*, **1987**, *31*:826—828.

Wong, D.K.H., Cheung, A.M., O'Rourke, K., Naylor, C.D., Detsky, A.S., and Heathcote, J. Effect of alpha-interferon treatment in patients with hepatitis B e antigen-positive chronic hepatitis B. A meta-analysis. *Ann. Intern. Med.*, **1993**, *119*:312—323.

Wood, M.J., Ogan, P.H., McKendrick, M.W., Care, C.D., McGill, J.I., and Webb, E.M. Efficacy of oral acyclovir treatment of acute herpes zoster. *Am. J. Med.*, **1988**, *85 Suppl. 2A*:79—83.

Yokota, T., Konno, K., Mori, S., Shigeta, S., Kumagai, M., Watanabe, Y., and Machida, H. Mechanism of selective inhibition of varicella zoster virus replication by 1-β-D-arabinofuranoysl-E-5-(2-bromovinyl)uracil. *Mol. Pharmacol.*, **1989**, *36*:312—316.

Monographien und Übersichtsartikel

Baron, S., Coppenhaver, D.H., Dianzani, F., et al. Introduction to the interferon system. In, *Interferon: Principles and Medical Applications*. (Baron, S., Dianzani, F., Stanton, G.J., Fleischmann, W.R., Jr., Coppenhaver, D.H., Hughes, T.K., Klimpel, G.R., Niesel, D.W., and Tyring, S.K., eds.) University of Texas, Texas Medical Branch, Galveston, TX, **1992**, pp. 1—15.

Blum, R.M., Liao, S.H.T., and de Miranda, P. Overview of acyclovir pharmacokinetic disposition in adults and children. *Am. J. Med.*, **1982**, *73 Suppl. 1A*:186—192.

Bocci, V. Pharmacokinetics and interferons and routes of administration. In, *Interferon: Principles and Medical Applications*. (Baron, S., et al., eds.) University of Texas, Texas Medical Branch, Galveston, TX, **1992**, pp. 417—425.

Boyd, M.R., Kern, E.R., and Safrin, S. Penciclovir: a review of its spectrum of activity, selectivity and cross-resistance pattern. *Antiviral Chem. Chemother.*, **1993**, *4 Suppl. 1*:3—11.

Broder, S. Pharmacodynamics of 2′,3′-dideoxycytidine: an inhibitor of human immunodeficiency virus. *Am. J. Med.*, **1990**, *88 Suppl. 5B*:2S—7S.

Carmine, A.A., Brogden, R.N., Heel, R.C., Speight, T.M., and Avery, G.S. Trifluridine: a review of its antiviral activity and therapeutic use in the topical treatment of viral eye infections. *Drugs*, **1982**, *23*:329—353.

Chrisp, P., and Clissold, S.P. Foscarnet. A review of its antiviral activity, pharmacokinetic properties and therapeutic use in immunocompromised patients with cytomegalovirus retinitis. *Drugs*, **1991**, *41*:104—129.

Dudley, M.N. Clinical pharmacokinetics of nucleoside antiretroviral agents. *J. Infect. Dis.*, **1995**, *171*:S99—S112.

Elion, G.B. History, mechanism of action, spectrum and selectivity of nucleoside analogs. In, *Antiviral Chemotherapy: New Directions for Clinical Application and Research*. (Mills, J., Corey, L., eds.) Elsevier, New York, **1986**, pp. 118—137.

Field, A.K., and Biron, K.K. "The end of innocence" revisited: resistance of herpesviruses to antiviral drugs. *Clin. Microbiol. Rev.*, **1994**, *7*:1—13.

Gilbert, B.E., and Knight, V. Minireview: biochemistry and clinical applications of ribavirin. *Antimicrob. Agents Chemother.*, **1986**, *30*:201—205.

Gnann, J.W., Jr. BV-araU: preclinical studies and potential application. In, *Antiviral Chemotherapy: New Directions for Clinical Application and Research*. Vol. 3. (Mills, J., and Corey, L. eds.) Prentice-Hall, Englewood Cliffs, NJ, **1993**, pp. 105—115.

Havlir, D.N., and Richman, D.D. Antiretroviral therapy. *Curr. Opin. Infect. Dis.*, **1995**, 8:66—73.

Hayden, F.G., and Couch, R.B. Clinical and epidemiological importance of influenza A viruses resistant to amantadine and rimantadine. *Rev. Med. Virol.*, **1992**, 2:89—96.

Hirsch, M.S., and D'Aquila, R.T. Therapy for human immunodeficiency virus infection. *N. Engl. J. Med.*, **1993**, *328*:1686—1695.

Hoofnagle, J.H. Interferon therapy of viral hepatitis. In, *Interferon Prin-*

ciples and Medical Applications. (Baron, S., et al., eds.) University of Texas, Texas Medical Branch, Galveston, TX, **1992**, pp. 433—462.

Jones R.J., and Bischofberger, N. Minireview: nucleotide prodrugs. *Antiviral Res.*, **1995**, *27*:1—17.

Kaufman, H.E. The treatment of herpetic eye infections with trifluridine and other antivirals. In, *Clinical Use of Antiviral Drugs*. (DeClercq, E., ed.) Martinus Nijhoff, Norwell, MA, **1988**, pp. 25—38.

Liebman, H.A., and Cooley, T.P. Didanosine in the treatment of AIDS and AIDS-related complex: a critical appraisal of the dose and frequency of administration. *Clin. Infect. Dis.*, **1993**, *16*:S52—S58.

McLaren, C., Datema, R., Knupp, C.A., and Buroker, R.A. Review: didanosine. *Antiviral Chem. Chemother.*, **1991**, *2*:321—328.

McLeod, G.X., and Hammer, S.M. Zidovudine: five years later. *Ann. Intern. Med.*, **1992**, *117*:487—501.

Pillay, D., Bryant, M., Getman, D., and Richman, D.D. HIV-1 protease inhibitors: their development, mechanism of action, and clinical potential. *Rev. Med. Virol.*, **1995** (in press).

Prusoff, W.H. Idoxuridine or how it all began. In, *Clinical Use of Antiviral Drugs*. (DeClercq, E., ed.) Martinus Nijhoff, Norwell, MA, **1988**, pp. 15—24.

Quesada, J.R. Toxicity and side effects of interferons. In, *Interferon Principles and Medical Applications*. (Baron, S., et al., eds.) University of Texas, Texas Medical Branch, Galveston, TX, **1992**, pp. 426—432.

Rubin, R.H., and Tolkoff-Rubin, N.E. Minireview. Antimicrobial strategies in the care of organ transplant recipients. *Antimicrob. Agents Chemother.*, **1993**, *37*:619—624.

Sommadossi, J.P. Nucleoside analogs: similarities and differences. *Clin. Infect. Dis.*, **1993**, *16*:S7—S15.

Stein, C.A., and Cheng, Y.-C. Antisense oligonucleotides as therapeutic agents–is the bullet really magical? *Science*, **1993**, *261*:1004—1012.

Wagstaff, A.J., Faulds, D., and Goa, K.L. Aciclovir. A reappraisal of its antiviral activity, pharmacokinetic properties and therapeutic efficacy. *Drugs*, **1994**, *47*:153—205.

Whitley, R., Alford, C., Hess, F., and Buchanan, R. Vidarabine: a preliminary review of its pharmacological properties and therapeutic use. *Drugs*, **1980**, *20*:267—282.

Whittington, R., and Brogden, R.N. Zalcitabine. A review of its pharmacology and clinical potential in acquired immunodeficiency syndrome (AIDS). *Drugs*, **1992**, *44*:656—683.

Wills, R.J. Clinical pharmacokinetics of interferons. *Clin. Pharmacokinet.*, **1990**, *19*:390—399.

TEIL X CHEMOTHERAPIE MALIGNER ERKRANKUNGEN

EINLEITUNG

Paul Calabresi und Bruce A. Chabner

Unter den Disziplinen der klinischen Medizin war es vielleicht die klinische Onkologie, die in den vergangenen beiden Dekaden die praktische Medizin am stärksten veränderte, nämlich insofern, als kurative Therapien für eine Reihe von vormals unheilbaren Malignomen wie zum Beispiel Hodenkrebs, Lymphomen und Leukämien etabliert werden konnten. Neuartige Therapeutika kamen bei Krankheitsbildern zum klinischen Einsatz, die zuvor überhaupt nicht behandelbar waren oder lediglich lokalisierten therapeutischen Eingriffen zugänglich waren, insbesondere chirurgischen oder strahlentherapeutischen Verfahren. Gegenwärtig wird die adjuvante Chemotherapie routinemäßig nach einem lokalen Eingriff bei Brustkrebs und kolorektalen Karzinomen durchgeführt. Hochdosischemotherapie wird häufig angewandt bei Patienten mit Weichteilsarkomen, Sarkomen des Kindesalters, Mammakarzinomrezidiven und Lymphomen. Die Art und Weise der Krebsbehandlung ist einem steten Wandel unterworfen. Klinische Behandlungsschemata machen sich zunehmend Erkenntnisse aus experimentellen Feldern wie der Gentherapie, der Modulation des Immunsystems, der Stimulation des physiologischen blutbildenden Systems, der Induktion von Differenzierungsvorgängen im Tumorgewebe und der Hemmung der Angiogenese zunutze. Die Forschung auf diesen neuen Feldern hat auch zu experimentellen und in einigen Fällen bereits zu routinemäßig angewandten Therapieformen bei nichtmalignen Erkrankungen geführt. Dieselben zytotoxischen Substanzen, die in der Tumortherapie eingesetzt werden, sind inzwischen wichtige Bestandteile immunsuppressiver Therapieschemata bei rheumatoider Arthritis (Methotrexat und Cyclophosphamid), Organtransplantationen (Methotrexat und Azathioprin), Sichelzellanämie (Hydroxyharnstoff), antiinfektiöser Chemotherapie (Trimetrexat und Leucovorin) und Psoriasis (Methotrexat) geworden. Mithin werden diese Medikamente von einer großen Zahl Internisten, Chirurgen und Kinderärzten bei der Behandlung maligner und nichtmaligner Erkrankungen angewandt.

Gleichzeitig haben nur wenige breit angewandte Substanzgruppen einen engeren therapeutischen Bereich und ein größeres Risiko unerwünschter Wirkungen als die Zytostatika. Ein möglichst vollständiges Verständnis der Pharmakologie, Arzneimittelwechselwirkungen und klinischen Pharmakokinetik der Zytostatika ist unabdingbar für die sichere und effektive therapeutische Anwendung am Menschen.

Üblicherweise wurden Zytostatika durch ein breit angelegtes Screening synthetischer Verbindungen und von Naturstoffen auf ihre Wirksamkeit gegenüber Tumoren im Tiermodell, in erster Linie in Leukämiemodellen der Maus, untersucht. Die in den ersten beiden Jahrzehnten der Tumorchemotherapie (1950-1970) entdeckten Wirkstoffe interagieren im wesentlichen mit der DNA oder deren Vorstufen und blockieren dabei die Replikation oder schädigen die DNA unmittelbar. Einen Überblick über diese Substanzen gibt Abbildung X.1. In den letzten Jahren hat sich die Entdeckung neuer Wirkstoffe, ausgehend von eher konventionellen Naturstoffen wie Paclitaxel und halbsynthetischen Verbindungen wie Etoposid, mithin also Substanzen, die auf den Proliferationsprozeß als solchen zielen, auf gänzlich neue Forschungsbereiche ausgedehnt, die das neueste Wissen auf dem Gebiet der Tumorbiologie widerspiegeln. Die ersten erfolgreichen Umsetzungen dieser Erkenntnisse betreffen ganz unterschiedliche Wirkstoffe. Eine dieser Substanzen, Interleukin-2, steuert die Proliferation zytotoxischer T-Zellen und sogenannter natürlicher Killerzellen. Die Anwendung von Interleukin-2 hat bei Patienten mit malignem Melanom und Nierenzellkarzinom, mithin Malignomen, die auf konventionelle Chemotherapeutika praktisch nicht ansprechen, zu klinischen Remissionen geführt. Eine andere Substanz, all-trans-Retinsäure, induziert Differenzierungsvorgänge und führt zur Remission bei Promyelozytenleukämie auch nach Versagen der Standardchemotherapie. Die verwandte Substanz 13-cis-Retinsäure unterdrückt das Auftreten eines zweiten Primärtumors bei Patienten mit Karzinomen im Kopf- und

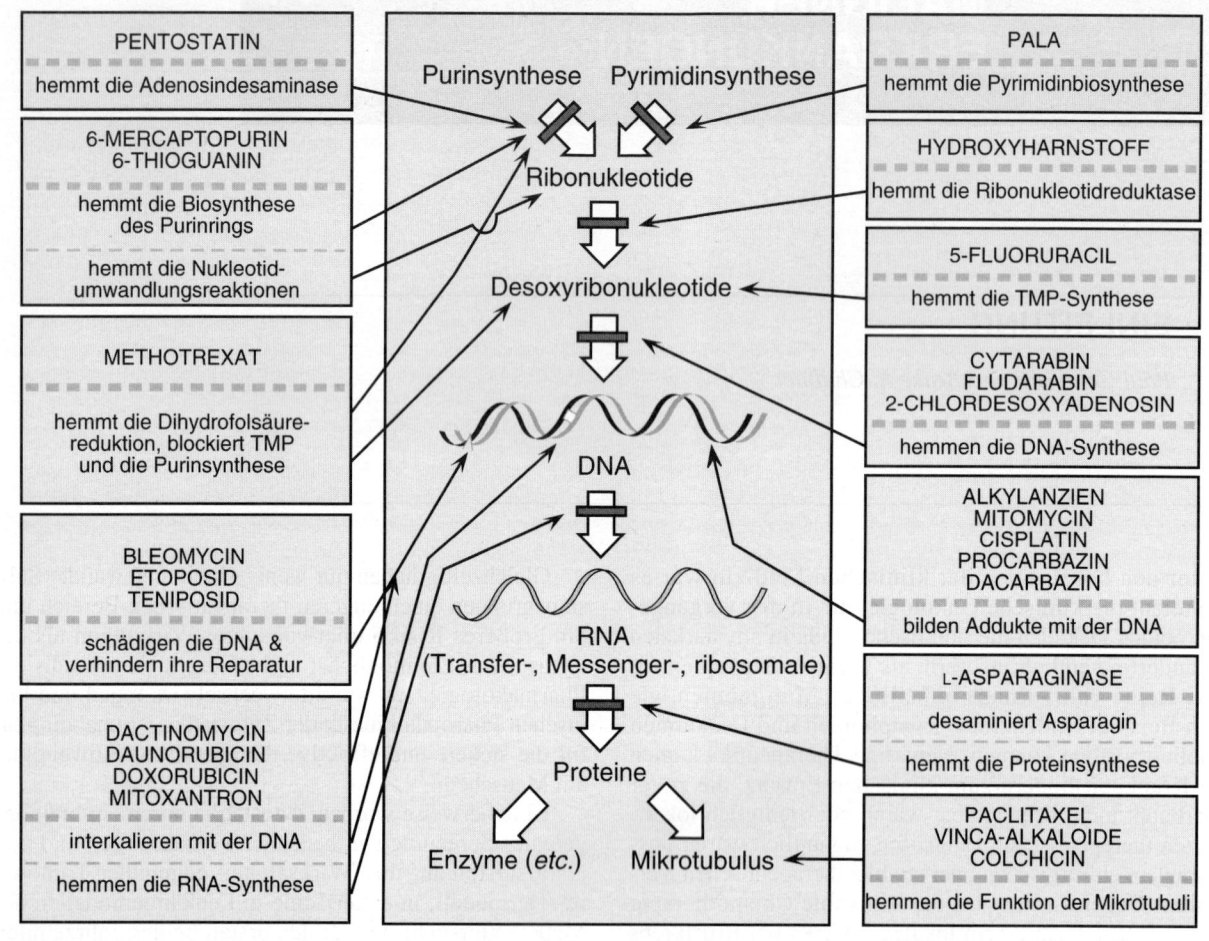

Abbildung X.1 Zusammenfassung der Wirkmechanismen und Wirkorte von Chemotherapeutika, die bei neoplastischen Erkrankungen eingesetzt werden. PALA: N-Phosphonoacetyl-L-Aspartat; TMP: Thymidinmonophosphat.

Halsbereich. Erste Erfolge bei der Identifizierung von auf Melanomzellen exprimierten tumorspezifischen Antigenen und onkogenkodierten Proteinen wie p53-Mutanten oder ras-Proteinen eröffnen die realistische Möglichkeit zur Entwicklung von Tumorimpfstoffen, die derzeit in klinischen Studien untersucht werden. Diese Beispiele unterstreichen, daß die Behandlung von Tumorpatienten mit einiger Wahrscheinlichkeit einem revolutionären Wandel unterworfen wird, da vollkommen neuartige Behandlungsprinzipien auf der Basis der Erkenntnisse der tumorbiologischen Grundlagenforschung entwickelt werden. Die Vielfalt der in der Tumortherapie verwandten Substanzen ist in Tabelle X.1 zusammengefaßt. Die etwas willkürlich erscheinende Klassifizierung im folgenden Kapitel 51 stellt dennoch einen brauchbaren Rahmen zur Beschreibung der unterschiedlichen Substanzgruppen dar.

Es erscheint unwahrscheinlich, daß neue Therapieformen die derzeit angewandten Medikamente vollständig ersetzen werden, da diese Substanzen in den letzten Jahren zunehmend wirksamer eingesetzt wurden und ihre Toxizität besser kontrolliert werden kann. Die Verbesserung in der Anwendung dieser Substanzen hat unter anderem folgende Gründe:

(1) Die Substanzen werden heutzutage allgemein in früheren Krankheitsstadien eingesetzt, oftmals im Zusammenhang mit chirurgischer oder strahlentherapeutischer Intervention, mithin zu einem Zeitpunkt, an dem die Erkrankung noch am ehesten heilbar ist und der Patient noch in einem ausreichend guten Allgemeinzustand ist. So werden adjuvante und neoadjuvante (vor dem chirurgischen Eingriff) Chemotherapien allgemein angewandt bei Patienten mit Karzinomen im Kopf- und Halsbereich, Ösophagus- und Mammakarzinom.

(2) Die Anwendung von Granulozytenwachstumsfaktor (G-CSF; vgl. Kapitel 52) hat die leukopenische Phase nach Hochdosischemotherapie mit der Folge einer höheren Sicherheit knochenmarkablativer Therapieschemata und einer verringerten Inzidenz lebensbedrohender Infektionen verkürzt. Ein vergleichbarer Wachstumsfaktor für Megakaryozyten ist isoliert und charakterisiert worden und wird seit 1995 in klinischen Studien geprüft.

Tabelle X.1 Gegen neoplastische Erkrankungen wirksame Chemotherapeutika

KLASSE	WIRKSTOFFTYP	GENERISCHE NAMEN (ANDERE NAMEN)	ERKRANKUNG*
Alkylanzien	Stickstofflostverbindungen	Mechlorethamin	Hodgkin, Non-Hodgkin-Lymphome
		Cyclophosphamid, Ifosfamid	Akute und chronische Lymphozytenleukämien, Morbus Hodgkin, Non-Hodgkin-Lymphome, Plasmozytom, Neuroblastom, Mamma, Ovar, Lunge, Zervix, Hoden, Wilms-Tumor, Weichteilsarkome
		Melphalan (L-Sarcolysin)	Plasmozytom, Mamma, Ovar
		Chlorambucil	Chronische Lymphozytenleukämie, primäre Makroglobulinämie, Morbus Hodgkin, Non-Hodgkin-Lymphome
	Ethylenimine und Methylmelamine	Hexamethylmelamin	Ovar
		Thiotepa	Harnblase, Mamma, Ovar
	Alkylsulfonate	Busulfan	Chronische Granulozytenleukämie
	Nitrosoharnstoffverbindungen	Carmustin (BCNU)	Morbus Hodgkin, Non-Hodgkin-Lymphome, primäre Hirntumoren, Plasmozytom, malignes Melanom
		Lomustin (CCNU)	Morbus Hodgkin, Non-Hodgkin-Lymphome, primäre Hirntumoren, kleinzelliges Bronchialkarzinom
		Semustin (Methyl-CCNU)	primäre Hirntumoren, Magen, Kolon
		Streptozocin (Streptozotocin)	Malignes Pankreasinsulinom, malignes Karzinoid
	Triazene	Dacarbazin (DTIC; Dimethyltriazenimidazolcarboxamid)	Malignes Melanom, Morbus Hodgkin, Weichteilsarkome
Antimetabolite	Folsäureanaloga	Methotrexat (Amethopterin)	Akute Lymphozytenleukämie, Chorionkarzinom, Mycosis fungoides, Mamma, Kopf und Hals, Lunge, osteogenes Sarkom
	Pyrimidinanaloga	Fluoruracil (5-Fluoruracil; 5-FU) Floxuridin (Fluordesoxyuridin; FUdR)	Mamma, Kolon, Magen, Pankreas, Ovar, Kopf und Hals, Harnblase, prämaligne Hautläsionen (topisch)
		Cytarabin (Cytosinarabinosid)	Akute Granulozyten -und akute Lymphozytenleukämie
	Purinanaloga und verwandte Inhibitoren	Mercaptopurin (6-Mercaptopurin; 6-MP)	Akute Lymphozyten-, akute Granulozyten- und chronische Granulozytenleukämie
		Thioguanin (6-Thioguanin; TG)	Akute Granulozyten-, akute Lymphozyten und chronische Granulozytenleukämie
		Pentostatin (2'-Desoxycoformycin)	Haarzelleukämie, Mycosis fungoides, chronische Lymphozytenleukämie

* Falls nicht anders angegeben, wird Neoplasie gleichbedeutend mit Karzinom verwandt.

(Fortsetzung)

Tabelle X.1 Gegen neoplastische Erkrankungen wirksame Chemotherapeutika *(Fortsetzung)*

KLASSE	WIRKSTOFFTYP	GENERISCHE NAMEN (ANDERE NAMEN)	ERKRANKUNG*
Naturstoffe	*Vinca*-Alkaloide	Vinblastin (VLB)	Morbus Hodgkin, Non-Hodgkin-Lymphome, Mamma, Hoden
		Vincristin	Akute Lymphozytenleukämie, Neuroblastom, Wilms-Tumor, Rhabdomyosarkom, Morbus Hodgkin, Non-Hodgkin-Lymphome, kleinzelliges Bronchialkarzinom
	Epipodophyllotoxine	Etoposid Teniposid	Hoden, Lunge (kleinzelliges Bronchialkarzinom und andere), Mamma, Morbus Hodgkin, Non-Hodgkin-Lymphome, Akute Granulozytenleukämie, Kaposi-Sarkom
	Antibiotika	Dactinomycin (Actinomycin D)	Chorionkarzinom, Wilms-Tumor, Rhabdomyosarkom, Hodenkarzinom, Kaposi-Sarkom
		Daunorubicin (Daunomycin; Rubidomycin)	Akute Granulozyten- und akute Lymphozytenleukämie
		Doxorubicin	Weichteilsarkome, osteogene und andere Sarkome, Morbus Hodgkin, Non-Hodgkin-Lymphome, akute Leukämien, Mamma, Urogenitaltrakt, Schilddrüse, Lunge, Magen, Neuroblastom
		Bleomycin	Hoden, Kopf und Hals, Haut, Ösophagus, Lunge und Urogenitaltrakt, Morbus Hodgkin, Non-Hodgkin-Lymphome
		Plicamycin (Mithramycin)	Hoden, maligne Hyperkalzämie
		Mitomycin (Mitomycin C)	Magen, Zervix, Kolon, Mamma, Pankreas, Blase, Kopf und Hals
	Enzyme	L-Asparaginase	Akute Lymphozytenleukämie
	Modulatoren der biologischen Antwort	Interferon-alfa	Haarzelleukämie, Kaposi-Sarkom, Melanom, Karzinoid, Niere, Ovar, Blase, Non-Hodgkin-Lymphome, Mycosis fungoides, Plasmozytom, chronische Granulozytenleukämie
verschiedene Wirkstoffe	Platinkomplexverbindungen	Cisplatin (*cis*-DDP) Carboplatin	Hoden, Ovar, Blase, Kopf und Hals, Lunge, Schilddrüse, Zervix, Endometrium, Neuroblastom, osteogenes Sarkom
	Anthracendione	Mitoxantron	Akute Granulozytenleukämie, Mammakarzinom
	substituierte Harnstoffverbindungen	Hydroxyharnstoff	Akute Granulozytenleukämie, Polycythämia vera, essentielle Thrombozytose, malignes Melanom
	Methylhydrazin-Derivate	Procarbazin (N-Methylhydrazin, MIH)	Morbus Hodgkin

* Falls nicht anders angegeben, wird Neoplasie gleichbedeutend mit Karzinom verwandt.

(Fortsetzung)

Tabelle X.1 Gegen neoplastische Erkrankungen wirksame Chemotherapeutika *(Fortsetzung)*

KLASSE	WIRKSTOFFTYP	GENERISCHE NAMEN (ANDERE NAMEN)	ERKRANKUNG*
verschiedene Wirkstoffe (Forts.)	Nebennierenrinde supprimierende Wirkstoffe	Mitotan (o,p'-DDD)	Nebennierenrinde
		Aminogluthetimid	Mamma
Hormone und Antagonisten	Nebennierenrindensteroide	Prednison (es sind verschiedene andere, äquivalente Präparate erhältlich; siehe Kapitel 59)	Akute und chronische Lymphozytenleukämie, Non-Hodgkin-Lymphome, Morbus Hodgkin, Mammakarzinom
	Gestagene	Hydroxyprogesteroncaproat Medroxyprogesteronacetat Megestrolacetat	Endometrium, Mammakarzinom
	Östrogene	Diethylstilbestrol Ethinylöstradiol (andere Präparate sind erhältlich; siehe Kapitel 57)	Mamma-, Prostatakarzinom
	Antiöstrogene	Tamoxifen	Mammakarzinom
	Androgene	Testosteronproprionat Fluoxymesteron (andere Präparate sind erhältlich; siehe Kapitel 58)	Mammakarzinom
	Antiandrogene	Flutamid	Prostatakarzinom
	Analoga des Gonadotropin-Releasing-Hormons	Leuprorelin	Prostatakarzinom

* Falls nicht anders angegeben, wird Neoplasie gleichbedeutend mit Karzinom verwandt.

(3) Ein tieferer Einblick in die Mechanismen der Chemotherapieresistenz von Tumorzellen hat zur Entwicklung von besser durchdachten Therapieschemata und den früheren Einsatz intensivierter Therapien geführt. Es wird inzwischen allgemein akzeptiert, daß die niedrig dosierte Chemotherapie mit einer einzelnen Substanz zur Selektion resistenter Tumorzellen führt. Die entstehende Resistenz kann substanzspezifisch sein, z. B. durch Verlust eines für die Aktivierung notwendigen Enzyms (Desoxycytidinkinase bei Cytosinarabinosid) oder von eher allgemeiner Natur sein, z. B. durch Überexpression einer unspezifischen zellauswärts gerichteten Membranpumpe, wie dem P-Glykoprotein, mit der Folge einer breiten Resistenz gegenüber in der Tumortherapie angewandten Naturstoffen. Neueren Datums ist die Erkenntnis, daß die der malignen Transformation zugrunde liegende Mutationen, wie z. B. der Verlust des Tumorsuppressorgens p53, zur Resistenz gegen Chemotherapeutika führen kann. Ein Tumorsuppressorgen ist an der Kontrolle der normalen Zellproliferation beteiligt. Verlust oder Mutation eines Suppressorgens kann zur malignen Transformation der betroffenen Zelle führen. Mutation bzw. Verlust von p53 oder Überexpression des Gens für bcl-2, das bei nodulären Non-Hodgkin-Lymphomen transloziert ist, führen zur Inaktivierung eines entscheidenden Signalweges zum programmierten Zelltod (Apoptose) mit nachfolgender kontinuierlicher Proliferation hochgradig mutierter Tumorzellen, die die Fähigkeit haben, Schädigungen ihrer DNA zu überleben. Bemühungen bei der Entwicklung neuer Wirkstoffe haben neuerdings das Ziel, die Fähigkeit zur Apoptose von Tumorzellen wiederherzustellen, da dieser Prozeß bzw. sein Verlust einen erheblichen Einfluß auf die Empfindlichkeit von Tumorzellen gegenüber Zytostatika hat. Diese die Zytostatikaresistenz betreffenden Aspekte werden im Kapitel 51 näher behandelt.

Bei der Entwicklung spezieller Therapieschemata müssen mehrere Faktoren berücksichtigt werden. Im allgemeinen sind Zytostatika in Kombination wirksamer und haben unter Umständen aufgrund ihrer biochemischen Mechanismen synergistische Effekte, die bei der Schaffung neuer Therapieansätze ausgenutzt werden können. Es ist prinzipiell sinnvoller, Medikamente zu kombinieren, die nicht denselben Resistenzmechanismus induzieren und die möglichst keine Gemeinsamkeiten bei den klinisch wichtigsten Nebenwirkungen besitzen. Zytostatika sollten nach Möglichkeit maximal dosiert werden. Schließlich sollten sie so häufig wie möglich dosiert werden, um eine Erholung des Tumors zu unterdrücken und eine maximale Dosisintensität zu erreichen (Dosis pro Zeitintervall, ein entscheidender Parameter für den Erfolg einer Chemotherapie). Aufgrund der Ergebnisse experimenteller Tumormodelle ist die Eradikation möglichst sämtlicher Tumorzellen zu fordern. Der in jedem Behandlungszyklus abgetötete Anteil der Tumorzellen ist konstant mit einer Erholungsphase des Tumors im Intervall. Deshalb sollte eine maximale Abtötungsrate mit jedem Zyklus angestrebt werden unter Verwendung der höchstmöglichen Dosierung. Gleichzeitig sollte der nächste Behandlungszyklus so früh wie möglich begonnen werden. Da ein makroskopisch sichtbarer Tumor ein Gewicht von mindestens 1g hat (das entspricht 10^9 Zellen) und mit jedem Zyklus weniger als 99% der Tumorzellen abgetötet werden, sind mehrere Chemotherapiezyklen erforderlich, um alle Tumorzellen zu eradizieren.

Der Zellzyklus Ein grundlegendes Verständnis der Kinetik des Zellzyklus ist unerläßlich für die sachgemäße Anwendung moderner Zytostatika. Viele der potentesten Zytostatika wirken in bestimmten Phasen des Zellzyklus und entfalten aus diesem Grund ihre Wirkung nur auf sich teilende Zellen. Folgerichtig sind unter den Malignomen des Menschen solche für eine Chemotherapie am zugänglichsten, die durch eine große Wachstumsfraktion, d. h. einen hohen Prozentsatz sich teilender Zellen, charakterisiert sind. In ähnlicher Weise sind schnell proliferierende normale Gewebe (Knochenmark, Haarfollikel und intestinales Epithel) einer Schädigung durch einige dieser hochpotenten Chemotherapeutika ausgesetzt, und die damit verbundene Toxizität begrenzt die Anwendung derartiger Substanzen. Auf der anderen Seite sprechen langsam wachsende Tumore mit kleiner Wachstumsfraktion (z. B. Kolon- oder Bronchialkarzinome) oftmals nicht auf Zytostatika an. Obwohl es Unterschiede in der Dauer des Zellzyklus zwischen unterschiedlichen Zelltypen gibt, verhalten sich Zellen grundsätzlich ähnlich während des Teilungsvorgangs. Der Zellzyklus wird nachfolgend kurz charakterisiert (siehe Abbildung X.2): (1) Zunächst gibt es eine präsynthetische Phase (G_1). (2) Dann erfolgt die DNA-Replikation (S). (3) Es folgt die postsynthetische Phase nach Beendigung der DNA-Replikation (G_2) und dann (4) beginnt die Mitose (M) – die G_2-Zelle, die über den doppelten Chromosomensatz verfügt, teilt sich in zwei G_1-Tochterzellen. Jede dieser Zellen kann sofort in den Zellzyklus eintreten oder in einem nichtproliferierenden Zustand verharren, der als G_0-Phase bezeichnet wird. Zellen bestimmter spezialisierter Gewebe können terminal differenzieren und sind dann nicht mehr in der Lage sich zu teilen. Andererseits können insbesondere Zellen langsam wachsender Tumore für längere Zeit in der G_0-Phase bleiben, um dann sehr viel später erneut in den Zellzyklus einzutreten. Die meisten Zytostatika greifen spezifisch an Prozessen wie der DNA-Replikation oder der Bildung des Spindelapparates in der Mitose an. Andere blockieren die Nukleotidsynthese oder schädigen die DNA selbst. Die Mehrzahl der zytostatischen Substanzen ist gegenüber aktiv proliferierenden Zellen am wirksamsten, einige (sogenannte zellzyklusphasenspezifische wie z. B. Cytosinarabinosid und Methotrexat) greifen Zellen nur während der S-Phase oder Mitose (z. B. Paclitaxel und *Vinca*-Alkaloide, siehe unten) an und haben keine zytotoxische Wirkung auf ruhende Zellen. Wenn p53 intakt exprimiert wird und seine normale Kontrollfunktion ausüben kann, unterliegen geschädigte Zellen nach Überschreiten der G_1/S-Phasengrenze der Apoptose (programmierter Zelltod). Im Falle einer inaktivierenden Mutation im p53-Gen kann die Zelle unter Umgehung der Apoptose in die S-Phase gelangen mit der Folge der Entstehung einer zytostatikaresistenten Zellpopulation. Aus diesen Gründen ist das Verständnis des Zellzyklus und der Kontrollmechanismen normalen und malignen Wachstums von entscheidender Bedeutung für die Konzeption von Therapieprotokollen und die Entwicklung neuer Wirkstoffe.

Grundsätzliche Überlegungen vor Durchführung einer zytostatischen Chemotherapie Obwohl es nicht das eigentliche Thema dieses Kapitels ist, sei an dieser Stelle betont, daß die Behandlung von Krebspatienten sowohl die sorgfältige Einschätzung des Patienten als auch die genaue Kenntnis der einzusetzenden Substanzen erfordert. Nicht jedes Zytostatikum oder Therapieschema ist für alle Patienten gleichermaßen geeignet, auch dann nicht, wenn Manifestation oder Stadium der Erkrankung vergleichbar sind. Die Nieren- und Leberfunktion muß berücksichtigt werden, ebenso die Knochenmarkreserve und der Allgemeinzustand sowie zusätzliche Gesundheitsprobleme. Darüber hinaus sind weniger gut objektivierbare Parameter zu berücksichtigen wie der natürliche Verlauf der Krebserkrankung, die Bereitschaft des Patienten, eine belastende Therapie durchzustehen, und die zu erwartende längerfristige Prognose.

Das Hauptgewicht von Kapitel 51 liegt auf den Substanzen selbst. Dies ist für ein Lehrbuch der Pharmakologie durchaus angemessen, aber an dieser Stelle sei auf die bedeutende Rolle, die der Patient selbst inne hat, hingewiesen. Es wird allgemein anerkannt, daß Patienten in gutem Ernährungszustand und ohne gravierende Stoffwechselstörungen, Infektionen oder andere Komplikationen eine größere Chance haben, von einer zytostatischen Therapie zu profitieren. Idealerweise sollte der Patient eine normale Funktion von Niere, Leber und Knochenmark haben, die unbeeinträchtigt sind durch Tumorzellinfiltration, vorangegangene Chemotherapie oder Bestrahlung (insbesondere von Wirbelsäule und Becken). Dennoch hat sich auch der Gesundheitszustand von Patienten mit fortgeschrittener Erkrankung unter einer Chemotherapie erheblich gebessert. Gegenwärtig ist die Etablierung von klinischen und biochemischen Kriterien, die die Identifizierung von Patienten, die von einer Therapie profitieren, und eine präzisere Prognose des zu erwartenden Ansprechens eines Tumors auf ein bestimmtes Zytostatikum ermöglichen sollen, Gegenstand aktueller Forschung. Ungeachtet aller Anstrengungen, Komplika-

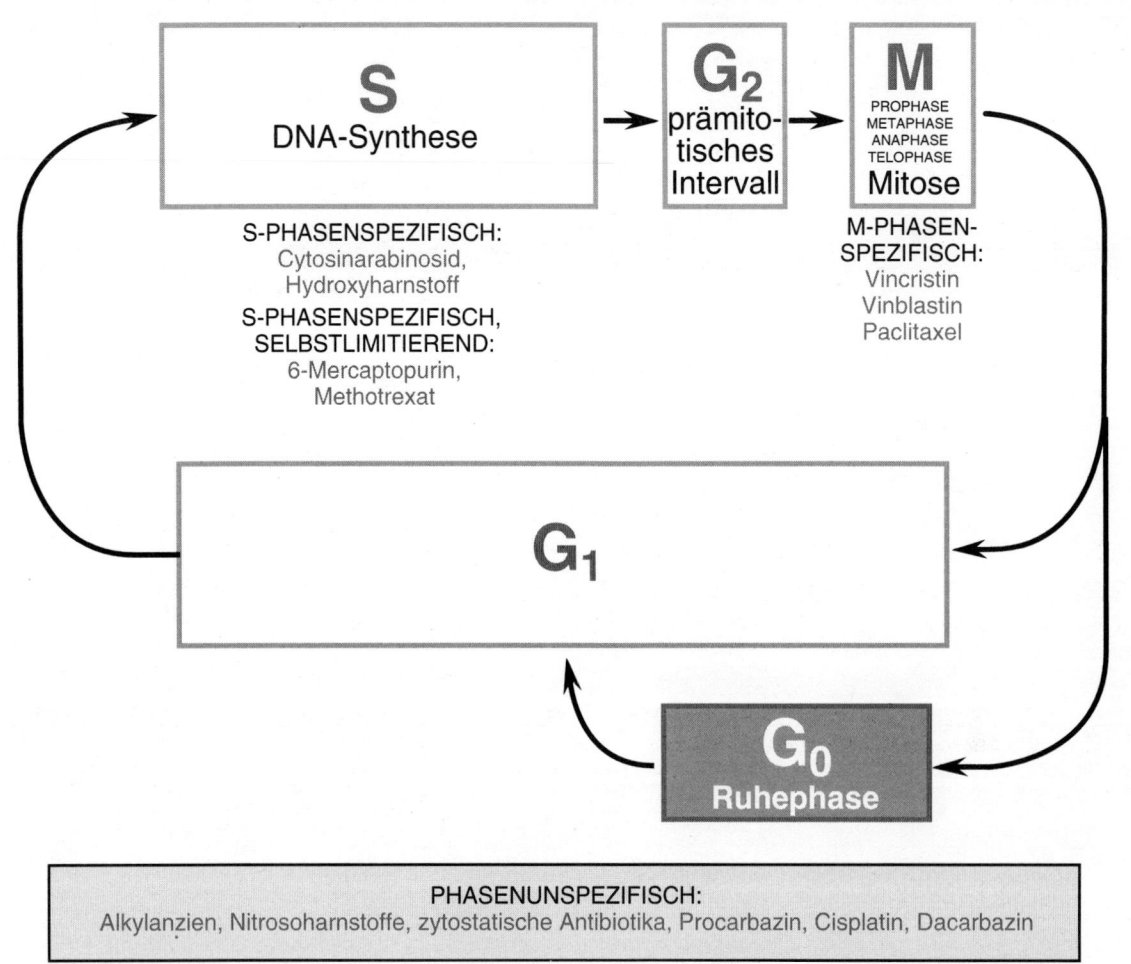

Abbildung X.2 Der Zellzyklus und die Beziehung der zytostatischen Wirkungen zum Zyklus. G_1 ist die Periode zwischen Mitose und Beginn der DNA-Synthese. Von ruhenden Zellen (Zellen, die sich nicht auf die Zellteilung vorbereiten) wird gesagt, daß sie sich in der G_0-Phase, einer Unterphase der G_1-Phase, befinden. S ist die Phase der DNA-Synthese, G_2 das prämitotische Intervall und M die Mitosephase. Beispiele für zellzyklusabhängige Zytostatika sind in blau unterhalb der Phase, in er sie wirksam sind, aufgelistet. Wirkstoffe, die an jedem Punkt des Zellzyklus zytotoxisch wirken, werden als zyklusphasenunspezifische Substanzen bezeichnet (modifiziert nach Pratt et al., 1994, mit freundlicher Genehmigung).

tionen frühzeitig zu erfassen, sind Zytostatika, wie andere Medikamente mit limitierter Selektivität, mit erheblichen Nebenwirkungen behaftet. Unter diesen Umständen sollte der Arzt alle Möglichkeiten einer wirksamen supportiven Therapie haben. Einige werden inzwischen breit angewandt wie z. B. die Thrombozytentransfusion, die Gabe von Allopurinol gegen Hyperurikämie, die Anwendung hochwirksamer Antiemetika wie selektive 5-HT_3-Rezeptorantagonisten und die kalkulierte Therapie des febrilen neutropenischen Patienten mit Breitbandantibiotika. Andere werden zunehmend häufig angewandt wie z. B. die Knochenmarktransplantation, die Transfusion von Stammzellen und die Gabe von hämatopoetischen Wachstumsfaktoren (siehe Kapitel 54).

51 ZYTOSTATIKA

Bruce A. Chabner, Carmen J. Allegra, Gregory A. Curt, und Paul Calabresi

I. ALKYLANZIEN

Geschichte Obwohl Schwefellost bereits 1854 synthetisiert wurde, sind seine blasenbildenden Eigenschaften erst 1887 beschrieben worden. Während des ersten Weltkrieges richtete sich das medizinische Interesse zunächst auf die blasenbildenden Wirkungen von Schwefellost auf Haut, Augen und Atemwege. Später wurde erkannt, daß eine Exposition eine erhebliche systemische Toxizität zur Folge hatte. Im Jahr 1919 beschrieben Krumbhaar und Krumbhaar ihre Beobachtung, daß die Vergiftung mit Schwefellost durch eine Leukopenie gekennzeichnet ist. Autopsien zeigten eine Knochenmarksaplasie, Auflösung des lymphatischen Gewebes und gastrointestinale Ulzerationen.

Zwischen den Weltkriegen wurden die biologischen und chemischen Wirkungen der Stickstofflost-Verbindungen intensiv untersucht. Die bemerkenswerte zytotoxische Wirkung auf lymphatisches Gewebe veranlaßte Gilman, Goodman und T. F. Dougherty, die Wirkung von Stickstofflost auf transplantierte Lymphosarkome bei der Maus zu untersuchen. Im Jahre 1942 wurden klinische Studien begonnen und damit war die Ära der modernen Krebschemotherapie eröffnet (Gilman, 1963).

In der Frühphase wurden die Versuche unter Geheimhaltungsvorschriften durchgeführt, die durch die Klassifizierung dieser Substanzen als chemische Waffen erzwungen wurden. Gegen Ende des zweiten Weltkriegs wurden die Stickstofflost-Verbindungen aus dieser Klassifikation herausgenommen und eine allgemeine Übersichtsarbeit wurde von Gilman und Philips veröffentlicht (1946). Eine aktualisierte Übersichtsarbeit wurde von Ludlum und Tong 1985 publiziert.

Tausende von Variationen der chemischen Grundstruktur der Stickstofflost-Verbindungen wurden synthetisiert, aber unter klinischen Bedingungen erwiesen sich nur wenige als brauchbarer als die ursprünglichen Verbindungen (siehe unten). Derzeit werden fünf Hauptgruppen von Alkylanzien in der Chemotherapie maligner Erkrankungen eingesetzt: (1) die Stickstofflost-Verbindungen, (2) die Ethylenimine, (3) die Alkylsulfonate, (4) die Nitrosoharnstoffe und (5) die Triazene.

Chemie Den Alkylanzien gemeinsam ist die Umwandlung in starke Elektrophile durch Bildung von intermediären Carboniumionen oder Übergangskomplexen mit dem Zielmolekül. Diese Reaktionen führen zur Bildung von kovalenten Bindungen durch Alkylierung unterschiedlicher nukleophiler Strukturen wie Phosphat-, Sulfhydryl-, Hydroxyl-, Carboxyl- und Imidazol-Gruppen. Die chemotherapeutischen und zytostatischen Wirkungen hängen unmittelbar mit der Alkylierung der DNA zusammen. Das 7'-Stickstoffatom von Guanin ist besonders empfindlich gegen die Bildung kovalenter Bindungen mit mono- als auch bifunktionalen Alkylanzien und stellt möglicherweise den entscheidenden Angriffspunkt der alkylierenden Verbindungen dar. Es muß jedoch erwähnt werden, daß andere Atome der Purin- und Pyrimidinbasen der DNA – beispielsweise der 1'- und 3'-Stickstoff im Adenin, der 3'-Stickstoff im Cytosin und der 6'-Sauerstoff im Guanin – in geringerem Umfang alkyliert werden können, wie auch die Phosphat-Gruppen der DNA und mit der DNA assoziierte Proteine.

Zur Erläuterung der Alkylierungsmechanismen zeigt Abbildung 51.1 mögliche Produkte der Reaktion von Mechlorethamin (Stickstofflost) mit den Guaninresten der DNA. Zunächst unterliegt einer der 2-Chlorethylreste einer intramolekularen Zyklisierung erster Ordnung (S_N1) unter Freisetzung eines Chlorid-Ions und Bildung eines hochreaktiven intermediären Ethylenimins. Auf diese Weise entsteht aus einem tertiären Amin eine quaternäre Ammoniumverbindung, die mittels Bildung eines Carbonium-Ions oder intermediären Übergangskomplexes heftig mit Gruppen hoher Elektronendichte reagieren kann. Dieser Schritt vollzieht sich im Sinne einer nukleophilen Substitution zweiter Ordnung (S_N2). Die bevorzugte Alkylierung des 7'-Stickstoffs im Guaninrest kann verschiedene Effekte von beträchtlicher biologischer Bedeutung zur Folge haben, wie Abbildung 51.1 zeigt. Normalerweise liegen Guaninreste der DNA überwiegend als Keto-Tautomer vor und ermöglichen so die Bildung einer Wasserstoffbrückenbindung mit Cytosin im Sinn des Basenpaarmodells von Watson und Crick. Nach Alkylierung des Guanin-7'-Stickstoffs (mit der Folge der Bildung eines quaternären Ammoniums) verhält sich der Guaninrest mehr als Säure und die Enol-Form wird bevorzugt. Dadurch kann es zu Fehlpaarungen des derart veränderten Guanins mit Thyminresten während der DNA-Replikation kommen mit der Folge der Substitution eines Adenin-Thymin-Basenpaares durch ein Guanin-Thymin-Basenpaar. Zweitens wird durch 7'-Alkylierung der Imidazolring instabil mit der Folge einer Öffnung des Rings oder es kommt zur Depurinierung durch Entfernung der Guaninreste. Beides schädigt die DNA so erheblich, daß sie repariert werden muß. Drittens kann durch bifunktionale Alkylanzien, wie z. B. Stickstofflost, der zweite 2'-Chlorethylrest in gleicher Weise zyklisiert werden und den nächsten Guaninrest oder einen anderen nukleophilen Rest alkylieren und so zur Quervernetzung zweier Nukleinsäurereste

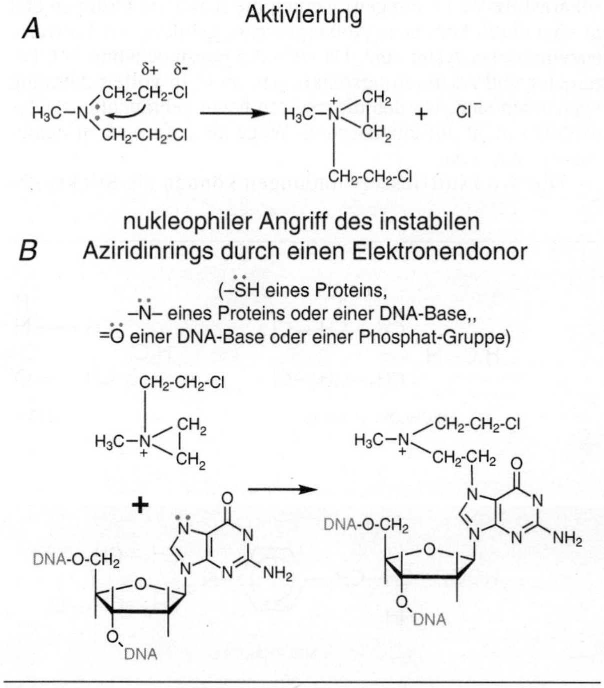

Abbildung 51.1 Wirkungsmechanismus der Alkylanzien.

oder zur Ausbildung einer kovalenten Bindung zwischen der Nukleinsäure und einem Protein führen. Diese Veränderungen hätten eine erhebliche Störung der Nukleinsäurefunktion zur Folge. Jede dieser Wirkungen könnte gleichermaßen die mutagenen und zytotoxischen Wirkungen der Alkylanzien erklären. Die Zytotoxizität der bifunktionalen Alkylanzien korreliert jedoch eng mit der kovalenten Verknüpfung zweier Nukleinsäurestränge (Garcia et al., 1988).

Es ist nicht genau bekannt, warum die Schädigung der DNA letztlich den Tod der Zelle verursacht. Spezifische zelluläre Antworten umfassen das Sistieren des Zellzyklus, Reparatur der DNA und Apoptose, eine besondere Form der Kernfragmentierung, die als programmierter Zelltod bezeichnet wird (Fisher, 1994).

Sämtliche Stickstofflostverbindungen sind chemisch instabil, aber unterscheiden sich beträchtlich im Grad ihrer Instabiliät. Aus diesem Grund müssen die spezifischen chemischen Eigenschaften jeder dieser Verbindungen im jeweiligen Einzelfall besonders berücksichtigt werden. Beispielsweise ist Mechlorethamin sehr instabil und wird innerhalb von wenigen Minuten nach Applikation nahezu vollständig vom Körper abgebaut. Auf der anderen Seite ist eine Substanz wie Chlorambucil ausreichend stabil für die orale Gabe, und Cyclophosphamid muß erst durch das hepatische Cytochrom-P450-System metabolisch zu dem zytotoxischen Wirkstoff aktiviert werden.

Die Ethyleniminderivate reagieren mit einer S_N2-Kinetik. Da die Öffnung der intermediären Ringstruktur säurekatalysiert erfolgt, sind diese Verbindungen bei saurem pH reaktiver.

Struktur-Wirkungsbeziehung Den in der Chemotherapie verwandten Alkylanzien liegen ganz unterschiedliche chemische Strukturen zugrunde, aber allen Substanzen ist die Eigenschaft gemeinsam, unter physiologischen Bedingungen an Makromoleküle wie DNA Alkylreste anzuheften. In den meisten Fällen sind physikalische und chemische Eigenschaften wie z. B. Lipophilie, die Fähigkeit, biologische Membranen zu überwinden, die Säuredissoziationskonstante, die Stabilität in wäßrigem Lösungsmittel und molekulare Angriffspunkte von Bedeutung für ihre biologische Wirksamkeit. Bei einigen der wichtigsten Substanzen (z. B. Cyclophosphamid und die Nitrosoharnstoff-Verbindungen) werden die reaktiven Gruppen erst *in vivo* durch komplexe Abbauprozesse gebildet, die teilweise enzymatischer Natur sind. Da viele der physikochemischen Parameter und Aktivierungsreaktionen nicht in vollem Umfang verstanden sind, wurden die meisten heute gebräuchlichen Zytostatika mehr auf empirischem Wege als aufgrund rationaler Ansätze entdeckt.

Die Stickstofflostverbindungen können als Stickstoff-Analoga der Schwefellostverbindungen aufgefaßt werden. Die biologische Wirkung beider Substanzgruppen beruht auf Bis-(2-chlorethyl)-Resten. Während Mechlorethamin früher weithin angewandt wurde, führten strukturelle Modifikationen zu Substanzen mit höherer Selektivität und Stabilität und deshalb geringerer Toxizität. Die Bis-(2-chlorethyl)-Gruppen wurden mit Aminosäuren (Phenylalanin), substituierten Phenylresten (Aminophenylbutansäure bei Chlorambucil), Pyrimidinbasen (Uracil) und verschiedenen anderen Gruppen mit dem Ziel einer stabileren und oral verfügbaren Verbindung verknüpft. Obwohl keine dieser Modifikationen zu einer für maligne Zellen hochselektiven Verbindung geführt hat, verfügen einige über besondere pharmakologische Eigenschaften und werden klinisch weitaus häufiger als Mechlorethamin eingesetzt. Die Strukturformeln dieser Substanzen zeigt Abbildung 51.2.

Die Addition substituierter Phenylreste führte zu einer Reihe recht stabiler Verbindungen, die weiterhin die Fähigkeit zur Bildung reaktiver geladener Intermediärstrukturen besitzen. Die elektronenanziehende Wirkung des Benzolrings vermindert die Tendenz zur Zyklisierung und Bildung von Carboniumionen erheblich, so daß diese Verbindungen die Körperperipherie erreichen können, bevor sie mit Blut- und Gewebebestandteilen reagieren. Chlorambucil und Melphalan sind die herausragenden Vertreter aus der Gruppe der aromatischen Lostverbindungen. Diese Substanzen können bei Bedarf auch oral verabreicht werden.

Ein typisches Beispiel für die Bedeutung des Metabolismus bei der Aktivierung einer alkylierenden Substanz ist Cyclophosphamid – derzeit die am häufigsten angewandte Verbindung dieser Substanzklasse. Die Synthese des Cyclophosphamidmoleküls beruht auf zwei Grundüberlegungen. Erstens könnte die Substanz durch Ersetzen der N-Methyl-Gruppe des Mechlorethamins durch einen zyklischen Phosphamidrest vergleichsweise inert werden, wahrscheinlich durch Unterbindung der Ionisierung des Bis-(2-chlorethyl)-Restes bis zur Spaltung der Phosphor-Stickstoffbindung des Phosphamidrings. Zweitens wurde von einer hohen Phosphatase- oder Phosphamidaseaktivität maligner Gewebe ausgegangen mit der Folge einer selektiven Bildung der reaktiven Stickstofflost-Verbindung in den Tumorzellen. Übereinstimmend mit diesen Annahmen zeigt Cyclophosphamid in seiner unveränderten Form nur schwach ausgeprägte zytotoxische, mutagene und alkylierende Eigenschaften und ist zudem in wäßriger Lösung recht stabil. Wenn die Substanz jedoch Versuchstieren oder Patienten mit gegen diese Substanz empfindlichen Tumoren verabreicht wird, zeigen sich eindeutig ihre sowohl zytostatischen als auch mutagenen und kanzerogenen Wirkungen. Die für den Wirkungsmechanismus postulierte Rolle der Phosphatasen oder Phosphamidasen erwies

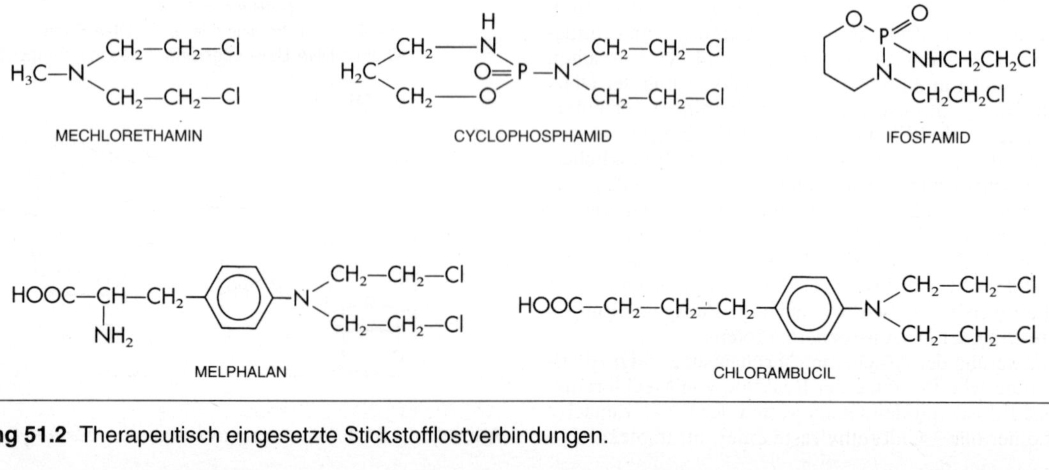

Abbildung 51.2 Therapeutisch eingesetzte Stickstofflostverbindungen.

sich jedoch als unzutreffend. Es ist vielmehr so, daß die Verbindung durch mischfunktionale Oxidasen des hepatischen Cytochrom-P450-Systems durch Hydroxylierung metabolisch aktiviert (siehe Abbildung 51.3) und dann als aktiviertes Intermediärprodukt zum Wirkort transportiert wird, wie nachfolgend ausgeführt. Die selektive Wirkung von Cyclophosphamid auf bestimmte Malignome dürfte teilweise in der Fähigkeit normaler Gewebe wie etwa der Leber begründet sein, sich durch weiteren Abbau mit Hilfe von Aldehyddehydrogenasen und anderen Abbauwegen vor den zytotoxischen Wirkungen der aktivierten Intermediärprodukte zu schützen.

Ifosfamid ist ein dem Cyclophosphamid verwandtes Oxazophorin. Cyclophosphamid besitzt zwei Chlorethylreste am exozyklischen Stickstoffatom, während eine der beiden Chlorethyl-Gruppen des Ifosfamid sich am zyklischen Phosphamidstickstoff des Oxazophosporin-Rings befindet. Ähnlich Cyclophosphamid wird Ifosfamid in der Leber durch Hydroxylierung aktiviert. Die Metabolisierung von Ifofamid vollzieht sich jedoch langsamer und geht mit einem größeren Anfall dechlorierter Metabolite und Chloracetaldehyd einher. Die metabolischen Unterschiede begründen mit einiger Wahrscheinlichkeit die höheren zytotoxischen Äquivalenzdosen von Ifosfamid verglichen mit Cyclophosphamid und mögliche Unterschiede im Wirkspektrum gegenüber Malignomen.

Obwohl das Triazen-Derivat 5-(3,3-dimethyl-1-triazen)-imidazol-4-carboxamid, üblicherweise als Dacarbazin oder DTIC bezeichnet, ursprünglich als Antimetabolit aufgefaßt wurde, wirkt es als tatsächlich über Alkylierung. Die Verbindung hat folgende Strukturformel:

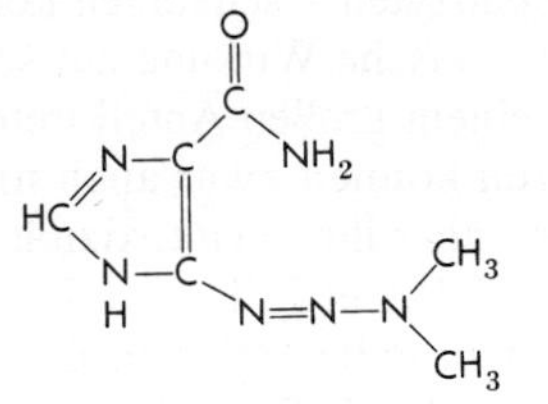

Dacarbazin wird über eine von Cytochrom P450 abhängige N-Demethylierung in der Leber aktiviert. In der Zielzelle führt spontane Spaltung des Metaboliten zu einem alkylierenden Diazomethanrest.

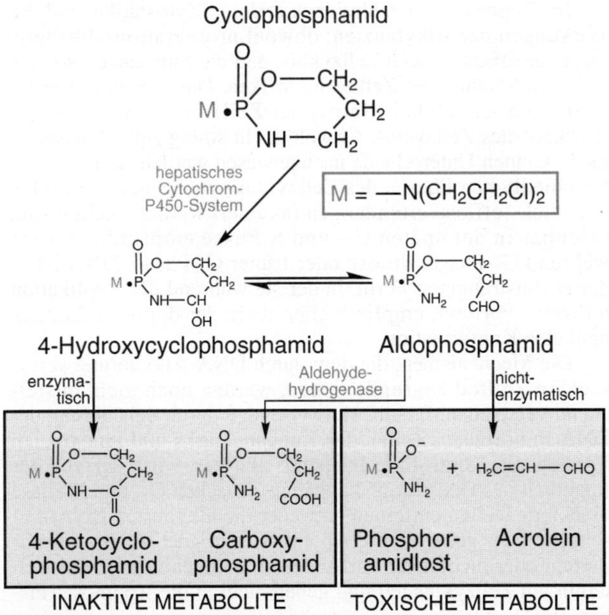

Die Stickstofflostverbindungen wie z. B. 1,3-Bis-(2-chlorethyl)-1-nitrosoharnstoff (Carmustin, BCNU), 1-(2-chlorethyl)-3-cyclohexyl-1-nitrosoharnstoff (Lomustin, CCNU) und sein Methyl-Derivat (Semustin, Methyl-CCNU), wie auch das Antibiotikum Streptozocin (Streptozotocin), entfalten ihre zytotoxische Wirkung nach spontanem Abbau zu alkylierenden und carbamylierenden Gruppen. Ihre Strukturformeln zeigt Abbildung 51.4.

Den zytostatischen Stickstofflost-Verbindungen gemeinsam ist ihre Fähigkeit zum spontanen, nicht-enzymatischen Abbau unter Bildung eines 2-Chlorethylcarboniumons. Diese stark elektrophile Gruppe kann verschiedene Moleküle alkylieren. So wurden Guanin-, Cytidin- und Adenin-Addukte identifiziert (Ludlum, 1990). Ersatz des Halogenatoms führt zu kovalenten Inter- oder Intrastrang-Verknüpfungen der DNA. Die Bildung von Quervernetzungen nach der initialen Alkylierungsreaktion vollzieht sich eher langsam und kann durch das DNA-Reparaturenzym Guanin-O^6-Alkyltransferase (GOAT) (Dolan et al., 1990) aufgehoben werden. Wie bei den Stickstofflostverbindungen wird auch bei den Nitrosoharnstoffverbindungen die Interstrang-Quervernetzung mit ihrer zytotoxischen Wirkung in Verbindung gebracht (Hemminski und Ludlum, 1984). Zusätzlich zur Bildung von Carboniumionen führt der spontane Abbau von BCNU, CCNU und Methyl-CCNU zur Freisetzung organischer Isocyanate, die Carbamyl-Gruppen mit Lysinresten von Proteinen verknüpfen. Diese Reaktion kann offenbar be-

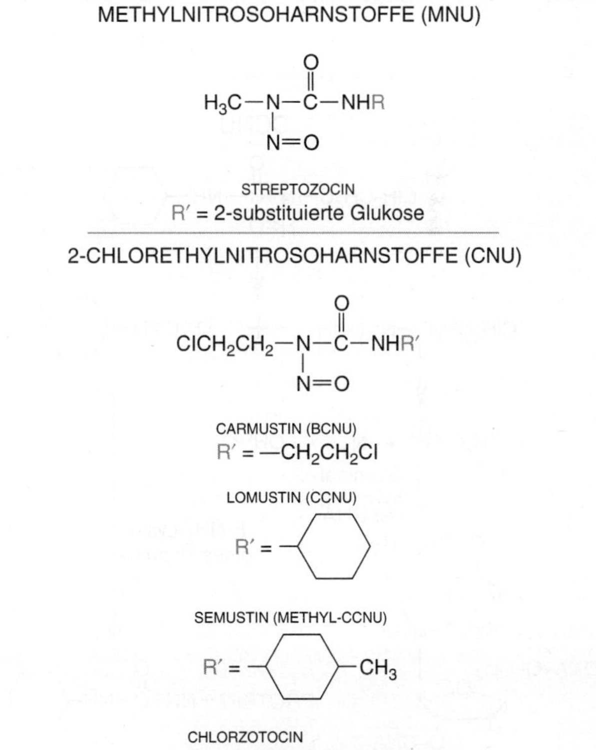

Abbildung 51.3 Metabolismus von Cyclophosphamid.

Abbildung 51.4 Klassifizierung und Strukturen einiger zytostatischer Nitrosoharnstoff-Verbindungen.

stimmte DNA-Reparaturenzyme inaktivieren. Die Reaktionen der Nitrosoharnstoffe mit biologischen Makromolekülen zeigt Abbildung 51.5.

Da die Ionisierung der Ethylenimingruppe den initalen Aktivierungsschritt der Stickstofflostverbindungen darstellt, überrascht es nicht, daß stabile Ethyleniminderivate Antitumoraktivität besitzen. Einige Vertreter dieser Stoffgruppe, unter anderem Triethylenmelamin (TEM) und Triethylenthiophosphoramid (Thiotepa), werden in der Klinik eingesetzt. Abgesehen von einer Myelosuppression ist Thiotepa vergleichsweise wenig toxisch und wird deshalb zunehmend in Hochdosistherapieschemata verwendet. Altretamin (Hexamethylmelamin; HMM) sei an dieser Stelle wegen seiner chemischen Ähnlichkeit mit TEM genannt. Die Methylmelamine werden in Lebermikrosomen unter Freisetzung von Formaldehyd am Stickstoffatom demethyliert. Dabei besteht ein Zusammenhang zwischen dem Grad der Demethylierung und Antitumoraktivität im Mausmodell. Die mikrosomale Aktivierung von HMM ist Voraussetzung der zytotoxischen Wirkung (Friedman et al., 1995).

Eine Reihe interessanter Verbindungen leitet sich von Estern der Alkansulfonsäure ab. Eine dieser Substanzen, das Busulfan, ist bedeutsam bei der Behandlung der chronischen Granulozytenleukämie und in der Hochdosis-Chemotherapie. Die Strukturformel der Substanz wird nachfolgend gezeigt:

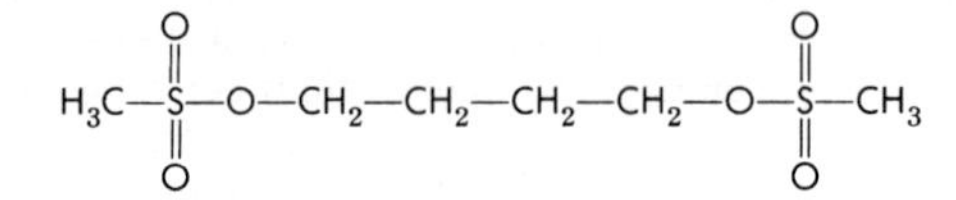

Busulfan gehört zur Gruppe der symmetrischen bis-substituierten Methansulfonsäureester, bei denen die Anzahl der brückenbildenden Methylengruppen zwischen zwei und zehn beträgt. Die Verbindungen mit einer mittleren Zahl von Methylengruppen (n = 4 oder 5) haben die größte Aktivität und therapeutische Wertigkeit. Quervernetzte Guaninreste wurden in mit Busulfan inkubierter DNA nachgewiesen (Tong und Ludlum, 1980).

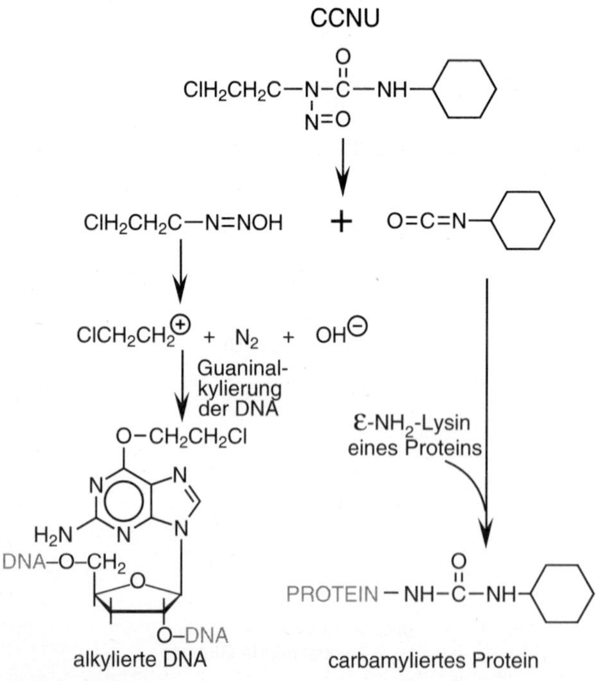

Pharmakologische Wirkungen

Die pharmakologischen Wirkungen der verschiedenen Untergruppen alkylierender Verbindungen werden im folgenden gemeinsam diskutiert. Trotz zahlreicher Ähnlichkeiten gibt es auch einige bemerkenswerte Unterschiede.

Zytotoxische Mechanismen Die wichtigsten pharmakologischen Wirkungen der Alkylanzien betreffen grundlegende, mit der Zellproliferation zusammenhängende Mechanismen, insbesondere die Replikation der DNA und Zellteilung. Die Fähigkeit dieser Substanzen zur Beeinträchtigung von Intaktheit und Funktionalität der DNA in schnell proliferierenden Geweben bildet die Grundlage sowohl ihrer therapeutischen Anwendbarkeit als auch ihre toxischen Eigenschaften. Obwohl bestimmte Alkylanzien durchaus auch Gewebe mit normalerweise niedrigen Mitoseraten – z. B. Leber, Niere und ausdifferenzierte Lymphozyten – schädigen können, haben sie ihre stärkste zytotoxische Wirkung auf schnell wachsende Gewebe mit einem großen Anteil mitotischer Zellen. Diese Substanzen können zwar auch nicht-mitotische Zellen alkylieren, aber ihre Zytotoxizität ist deutlich gesteigert, wenn die DNA in Zellen beschädigt wird, die im Begriff sind, sich zu teilen. Demzufolge ist die Alkylierung der DNA an sich möglicherweise kein letales Ereignis, wenn DNA-Reparaturenzyme den Schaden vor der nächsten Zellteilung beheben können.

Im Gegensatz zu zahlreichen anderen Zytostatika sind die Wirkungen der Alkylanzien, obwohl proliferationsabhängig, nicht spezifisch für den Zellzyklus, und die Substanzen können in jedem Stadium des Zellzyklus wirken. Die Toxizität manifestiert sich jedoch bei Eintritt der Zelle in die S-Phase und Blockade des Zellzyklus. Obwohl nicht streng zellzyklusspezifisch, können Unterschiede nachgewiesen werden, wenn zu unterschiedlichen Phasen des Zellzyklus synchronisierte Zellen mit Stickstofflostverbindungen inkubiert werden. Zellen sind offenbar in der späten G_1- und S-Phase empfindlicher als während G_2-Phase, Mitose oder früher G_1-Phase. DNA ist in der einzelsträngigen Form, in der sie während der Replikation teilweise vorliegt, empfindlicher als in der doppelsträngigen helikalen Konformation.

Die Mechanismen, die dem durch DNA-Alkylierung verursachten Zelltod zugrunde liegen, werden noch nicht ausreichend verstanden. Es gibt Hinweise, daß durch Schädigung der DNA in normalen Zellen des Knochenmarks und intestinalen Epithels ein Kontrollmechanismus aktiviert wird, der von der Intaktheit des Gens für p53 abhängt. Zwischen G_1- und S-Phase blockierte Zellen entfernen entweder die alkylierten DNA-Abschnitte oder gehen in die Apoptose. Maligne Zellen mit mutiertem oder nicht mehr vorhandenem p53 nehmen jedoch weiterhin am Zellzyklus teil und gehen nicht in die Apoptose (Fisher, 1994).

Es gibt eindeutige Hinweise, daß, wie in Abbildung 51.1 gezeigt, die DNA das primäre Angriffsziel für Alkylanzien in

Abbildung 51.5 Abbau von Lomustin (CCNU) unter Bildung alkylierender und carbamylierender Intermediate.

pharmakologischer Dosis darstellt. Hervorgehoben werden muß ein bedeutsamer Unterschied zwischen bifunktionalen Substanzen, bei denen zytotoxische Wirkungen dominieren und monofunktionalen methylierenden Substanzen, die eine wesentlich ausgeprägtere Fähigkeit zur Mutagenese und Kanzerogenese aufweisen. Dies deutet an, daß biochemische Vorgänge wie die Quervernetzung der DNA-Stränge eine weitaus größere Gefahr für die Zelle darstellen als andere Wirkungen, wie die Alkylierung einzelner Basen mit anschließender Depurinierung und Kettenspaltung. Letztgenannte Reaktionen können dauerhafte Modifikationen der Struktur und Sequenz der DNA bewirken, die mit einem Weiterleben der Zelle vereinbar sind und an die Tochterzellen weitergegeben werden können. Diese Modifikationen können Mutagenese und Kanzerogenese zur Folge haben.

Die in den meisten Zellen nachgewiesenen DNA-Reparatursysteme spielen wahrscheinlich eine bedeutsame, wenn auch wenig verstandene Rolle für die vergleichsweise geringe Empfindlichkeit nicht-proliferierender Gewebe, die selektive Wirkung auf bestimmte Zelltypen und die Sekundärresistenz gegenüber Alkylanzien. Auch wenn die Alkylierung eines DNA-Einzelstranges oftmals relativ schnell repariert werden kann, erfordern die durch bifunktionale Alkylanzien verursachten Quervernetzungen zweier Stränge kompliziertere Reparaturmechanismen. Viele der in niedriger Dosis entstandenen Quervernetzungen können möglicherweise korrigiert werden. Höhere Dosen führen jedoch zu Quervernetzungen in erheblichem Umfang und haben den Abbau von DNA der Folge. Spezifische Enzyme für die Entfernung von Alkyl-Gruppen vom O-6 des Guanins (Guanin-O^6-Alkyltransferase) und N-3 des Adenins sowie N-7 des Guanins (3-Methyladenin-DNA-Glykosylase) konnten identifiziert werden (Matijasevic et al., 1993). Ausreichende Guanin-O^6-Alkyltransferase-Aktivität schützt Zellen vor den zytotoxischen Wirkungen der Nitrosoharnstoffe und methylierender Verbindungen (Pegg, 1990).

Genauere Kenntnisse über die Mechanismen der Aufnahme von Alkylanzien in die Zelle gibt es nicht. Mechlorethamin gelangt wahrscheinlich mittels eines aktiven Transportmechanismus, der normalerweise von Cholin benutzt wird, in Tumorzellen der Maus. Melphalan, ein Phenylalanin-Analogon, wird durch mindestens zwei, normalerweise von Leucin und anderen neutralen Aminosäuren genutzten Transportsystemen eingeschleust. Die hochgradig lipophilen Nitrosoharnstoffe Carmustin und Lomustin gelangen durch passive Diffusion in die Zelle.

Resistenzmechanismen gegenüber Alkylanzien
Die Entwicklung einer Resistenz gegen Alkylanzien tritt nicht selten auf und ist oftmals, aber keineswegs immer, mit einer Kreuzresistenz gegen andere Substanzen dieser Gruppe verbunden. Es gibt zwar keine definitive Klarheit über die Mechanismen, die der Entwicklung einer klinisch manifesten Resistenz zugrundeliegen, aber bestimmte biochemische Veränderungen wurden mit der Resistenz von Tumorzellen in Zusammenhang gebracht. Darunter finden sich (1) verringerte Permeation aktiv transportierter Substanzen, (2) erhöhte Synthese nukleophiler Verbindungen wie Glutathion, die mit der DNA um Alkylierung kompetieren, (3) erhöhte Aktivität von DNA-Reparaturenzymen wie Guanin-O^6-Alkyltransferase, die die durch Nitrosoharnstoffe verursachte Alkylierung korrigiert, und (4) erhöhte Überführung der Aktivierungsprodukte von Cyclophosphamid in inaktive Keto- und Carboxy-Metabolite durch die Aldehyddehydrogenase (siehe Abbildung 51.3; Tew et al., 1995).

Anstrengungen zur Umkehrung der zur Resistenz führenden zellulären Mechanismen führten zur Entwicklung von Strategien, die in bestimmten experimentellen Modellen erfolgreich zu sein scheinen. Dazu gehört der Einsatz von Glutathion depletierenden Substanzen wie z. B. L-Buthioninsulfoximin, Schwefelwasserstoffverbindungen wie WR-2721, die normale Zellen selektiv vor toxischen Wirkungen abschirmen, Verbindungen wie O^6-Benzylguanin, die die Guanin-O^6-Alkyltransferase hemmen, schließlich Substanzen wie Ethacrynsäure, die jene Enzyme (Glutathiontransferasen) hemmen, die durch Konjugation Alkylanzien inaktivieren (Tew et al., 1995). Zwar gibt es für jedes dieser Prinzipien experimentelle Hinweise für ihre praktische Anwendbarkeit, ihre klinische Wirksamkeit ist jedoch noch nicht gezeigt.

Toxizität der Alkylanzien
Die Alkylanzien unterscheiden sich in ihrer spezifischen zytostatischen Aktivität und hinsichtlich Art und Schweregrad ihrer unerwünschten Wirkungen. Gemeinsam ist ihnen eine dosislimitierende Toxizität auf das Knochenmark und, in geringerem Umfang, auf die intestinale Mukosa. Die meisten Alkylanzien, darunter Stickstofflost, Melphalan, Chlorambucil, Cyclophosphamid und Ifosfamid, verursachen eine akute Myelosuppression, bei der die niedrigsten Granulozytenzahlen im peripheren Blut nach sechs bis zehn Tagen mit anschließender Erholung nach 14 - 21 Tagen beobachtet werden. Cyclophosphamid hat einen weniger ausgeprägten Einfluß auf die Thrombozytenzahl als andere Alkylanzien. Busulfan supprimiert alle Arten von Blutzellen, insbesondere Stammzellen und vermag eine Monate andauernde und kumulierende Myelodepression auszulösen. Aus diesem Grund dient die Behandlung mit Busulfan auch der Vorbereitung auf eine allogene Knochenmarktransplantation. Carmustin (BCNU) und andere Chlorethylnitrosoharnstoffverbindungen verursachen eine verzögert einsetzende und protrahiert verlaufende Myelodepression, die sowohl Thrombozyten als auch Granulozyten betrifft, und vier bis sechs Wochen nach Dosierung am stärksten ausgeprägt ist und sich danach langsam erholt.

Sowohl die zelluläre als auch die humorale Immunität werden durch Alkylanzien beeinträchtigt, die auch zur Behandlung unterschiedlicher Autoimmunerkrankungen eingesetzt werden. Bei der in den üblichen Dosierungen angewandten Chemotherapie ist die dadurch ausgelöste Immunsuppression reversibel.

Über die Wirkungen auf das hämatopoetische Sytem hinaus wirken Alkylanzien hochgradig toxisch auf proliferierende Mukosazellen bis zur Ausbildung von Ulzerationen der Mundschleimhaut und Verlust der intestinalen Mukosa. Die Wirkungen auf die Mukosa sind besonders gravierend bei der Hochdosischemotherapie vor einer Knochenmarktransplantation, da sie den Patienten anfällig für septische bakterielle Infektionen macht, die ihren Ausgang im Gastrointestinaltrakt nehmen. Melphalan und Thiotepa als Bestandteile solcher Hochdosisprotokolle haben verglichen mit anderen Substanzen den Vorteil einer geringer ausgeprägten Mukosaschädigung. Bei der Anwendung von Hochdosisprotokollen werden Nebenwirkungen, die bei sonst üblicher Dosierung keine Rolle spielen, dosislimitierend. Diese sind in Tabelle 51.1 zusammengefaßt.

Während die Nebenwirkungen auf Mukosa und Knochenmark bei konventionellen Dosierungen kalkulierbar sind, können toxische Wirkungen auf andere Organe, auch wenn sie seltener auftreten, irreversibel und gelegentlich auch letal sein. In Einzelfällen wurden bei allen Alkylanzien Lungenfibrosen und Lebervenenthrombosen beobachtet. Nach mehreren Therapiezyklen können die Nitrosoharnstoffe Nierenversagen verursachen. In hoher Dosierung zeigt Ifosfamid häufig neurotoxische Wirkungen in Form von Krämpfen oder Koma, manchmal mit letalem Ausgang. Alle diese Substanzen können eine Leukämie verursachen, besonders Procarbazin (eine methylierende Substanz) und die Nitrosoharnstoffe. Cyclophosphamid und Ifosfamid bilden den nephro- und urotoxischen Metaboliten Acrolein, der eine schwere hämorrhagische Zystitis verursacht. Diese Nebenwirkung kann durch die gleichzeitige Gabe des SH-Gruppendonors MESNA (2-Mercaptoethansulfonsäure), der toxische Metabolite im Urin konjugiert, verhindert werden.

Die eher instabilen Alkylanzien (insbesondere Stickstofflost und die Nitrosoharnstoffe) sind stark ätzend und schädigen Venen bei wiederholter Anwendung. Bei Extravasation führen sie zu Ulzerationen. Die topische Anwendung von

Tabelle 51.1 Dosislimitierende extramedulläre Nebenwirkungen einzelner Alkylanzien

WIRKSTOFF	MTD,* mg/m²	-FACHE STANDARDDOSIS	WICHTIGSTE ORGANSPEZIFISCHE NEBENWIRKUNGEN
Cyclophosphamid	7000	7,0	kardial
Ifosfamid	16 000	2,7	renal, ZNS
Thiotepa	1000	18,0	GI, ZNS
Melphalan	180	5,6	GI
Busulfan	640	9,0	GI, hepatisch
Carmustin (BCNU)	1050	5,3	Lunge, hepatisch
Cisplatin	200	2,0	PN, renal
Carboplatin	2000	5,0	renal, PN, hepatisch

* maximal tolerable Dosis (MTD; kumulativ) in Behandlungsprotokollen.
GI: gastrointestinal, ZNS: Zentralnervensystem, PN: periphere Neuropathie.

Stickstofflost ist eine wirksame Behandlung von Malignomen der Haut, wie etwa Mycosis fungoides. Die Mehrzahl der Alkylanzien verursacht eine Alopezie.

Toxische Wirkungen auf das zentrale Nervensystem manifestieren sich als Übelkeit und Erbrechen, besonders nach intravenöser Applikation von Stickstofflost oder BCNU. Ifosfamid ist die am stärksten neurotoxische Verbindung dieser Substanzklasse und führt zu Störungen des Bewußtseinszustandes, Koma, generalisierten Krämpfen und Lähmungen. Diese Nebenwirkungen wurden mit der Freisetzung von Chloracetaldehyd aus der phosphatgebundenen Chlorethylseitenkette von Ifosfamid in Verbindung gebracht.

Als Substanzgruppe betrachtet haben die Alkylanzien eine stark ausgeprägte Fähigkeit zur Leukämieinduktion. Akute lymphatische Leukämien, oftmals assoziiert mit partiellem oder vollständigem Verlust von Chromosom 5 oder Chromosom 7, erreichen ihren Häufigkeitsgipfel vier Jahre nach der Therapie und werden bei bis zu 5% der Patienten beobachtet, die mit einem ein Alkylans enthaltenden Therapieschema behandelt wurden (Levine und Bloomfield, 1992). Am stärksten ausgeprägt ist das Potential zur Leukämieinduktion bei Melphalan, den Nitrosoharnstoffen und der methylierenden Verbindung Procarbazin, während Cyclophosphamid in dieser Hinsicht weniger potent ist.

Schließlich haben die Alkylanzien auch Nebenwirkungen auf auf den männlichen und weiblichen Reproduktionstrakt mit der Folge einer anhaltenden Amenorrhoe, besonders bei Frauen um die Menopause, und einer irreversiblen Azoospermie bei Männern (McInnes und Schilsky, 1995).

STICKSTOFFLOSTVERBINDUNGEN

Chemie und pharmakologische Wirkungen der Alkylanzien als Substanzgruppe und damit auch der Stickstofflostverbindungen sind weiter oben dargestellt worden. Nachfolgend werden nur die substanzspezifischen pharmakologischen Besonderheiten erläutert.

Mechlorethamin

Mechlorethamin war das erste Stickstofflost-Derivat, das klinisch eingesetzt wurde und stellt die reaktionsfreudigste Verbindung dieser Klasse dar.

Resorption und Kinetik Schwerwiegende Lokalreaktionen exponierter Gewebe erfordern in den meisten Fällen die intravenöse Injektion von Mechlormethamin. In wäßriger Lösung und Körperflüssigkeiten unterliegt Mechlorethamin pH-abhängig einer raschen Transformation und geht entweder mit Wasser oder nukleophilen zellulären Molekülen Verbindungen ein, so daß die Ausgangssubstanz nur eine extrem kurze Verweildauer im Körper hat.

Therapeutischer Einsatz Mechlorethaminhydrochlorid wird primär im MOPP-Therapieschema (Mechlorethamin, Vincristin, Procarbazin und Prednison) bei Patienten mit Morbus Hodgkin eingesetzt (de Vita et al., 1972). Die Substanz wird intravenös als Bolusinjektion verabreicht in einer Dosierung von 6 mg/m² an den Tagen 1 und 8 eines jeden 28 Tage dauernden Therapiezyklus. Mechlorethamin ist in anderen Schemata durch Cyclophosphamid, Melphalan und andere stabilere Alkylanzien weitgehend ersetzt worden. Die direkte intrakavitäre Applikation der Substanz (0,2 - 0,4 mg/kg) ist von klinischer Bedeutung bei der palliativen Behandlung maligner Ergüsse, insbesondere der Pleura.

> Mechlorethaminhydrochlorid ist in Deutschland nicht im Handel (Anm. d. Hrsg.).

Unerwünschte Wirkungen Die wesentlichen akut toxischen Manifestationen von Mechlorethamin sind Übelkeit, Erbrechen, Tränenfluß und Myelosuppression. Leukopenie und Thrombopenie limitieren die Dosis, die in einem Durchgang gegeben werden kann.

Wie andere Alkylanzien beeinträchtigt Stickstofflost die Funktion des Reproduktionssystems und kann Zyklusunregelmäßigkeiten oder eine vorzeitige Menopause bei Frauen und Oligospermie bei Männern hervorrufen. Aufgrund teratogener Wirkungen sollte die Substanz nicht im ersten Trimenon der Schwangerschaft und in späteren Stadien nur nach sorgfältiger Abwägung gegeben werden. Nach Beginn einer Behandlung mit Mechlorethamin sollte nicht mehr gestillt werden.

Lokale Folgen einer Extravasation von Mechlorethamin in das Subkutangewebe bestehen in einer erheblichen muskelartigen und schmerzempfindlichen Induration, die lange Zeit andauern kann. In besonders schweren Fällen kann es zur Verschorfung kommen. In offensichtlichen Fällen von Extravasation sollte die betroffene Region sofort mit steriler isotoner Natriumthiosulfat-Lösung (1/6 M) infiltriert werden. Intermittierend sollte eine Eiskompresse für insgesamt sechs bis zwölf Stunden aufgelegt werden. Thiosulfat reagiert heftig mit Stickstofflost und schützt dadurch das Gewebe. Mögliche Komplikation der Therapie mit Mechlorethamin ist eine Thrombophlebitis, die gelegentlich auftritt, wenn die Substanz in das Schlauchsystem einer laufenden intravenösen Infusion injiziert wird.

Cyclophosphamid

Pharmakologische und zytotoxische Wirkungen

Obwohl die zytotoxischen Wirkungen der Substanz insgesamt mit denen anderer Alkylanzien vergleichbar sind, gibt es doch einige Besonderheiten. Die Thrombozytopenie ist weniger, die Alopezie hingegen stärker ausgeprägt. Weder in konventioneller noch in Hochdosis werden ernste, akut oder verzögert einsetzende Nebenwirkungen auf das ZNS beobachtet. Übelkeit und Erbrechen treten jedoch auf. Die Substanz bildet keine Blasen, lokale Reaktionen werden nicht beobachtet.

Resorption, Metabolismus und Exkretion Cyclophosphamid wird nach oraler Gabe gut resorbiert. Wie schon erwähnt, wird die Substanz durch das hepatische Cytochrom-P450-System aktiviert (siehe Abbildung 51.3). Cyclophosphamid wird zunächst in 4-Hydroxycyclophosphamid umgewandelt, das sich im Gleichgewicht mit seinem Tautomer Aldophosphamid befindet. *In vitro* Versuche mit menschlichen Lebermikrosomen und klonierten P450-Isoenzymen haben gezeigt, daß Cyclophosphamid durch die CYP2B-Gruppe der P450-Isoenzyme aktiviert wird, während das verwandte Oxazophosphorin Ifosfamid durch CYP3A-Isoenzyme hydroxyliert wird (Chang et al., 1993). Dieser Unterschied erklärt möglicherweise die Unterschiede zwischen diesen beiden eng verwandten Stoffen hinsichtlich zytostatischer Wirkung, pharmakokinetischem Profil und Nebenwirkungen. 4-Hydroxycyclophosphamid kann durch Aldehydoxidasen und andere Enzyme in der Leber oder im Tumorgewebe weiter zu seinen Metaboliten Carboxyphosphamid und 4-Ketocyclophosphamid oxidiert werden, die keine relevante biologische Aktivität haben. Es scheint, daß durch diese sekundären Reaktionen die Schädigung der Leber minimiert wird, während signifikante Mengen der aktivierten Metabolite auf dem Blutweg zu den Zielgeweben gelangen. In der Tumorzelle kann Aldophosphamid spontan und stöchiometrisch zu Phosphoramid und Acrolein abgebaut werden. Der erstgenannte Metabolit wird für die zytostatischen Effekte verantwortlich gemacht, letztere Verbindung ist möglicherweise für die unter der Therapie mit Cyclophosphamid auftretende und bedrohliche hämorrhagische Zystitis verantwortlich. Diese kann in ihrem Schweregrad gemildert oder gänzlich verhindert werden durch prophylaktische parenterale Gabe von MESNA, einer Schwefelwasserstoff-Verbindung, die in der Harnblase rasch mit Acrolein reagiert (Tew et al., 1995).

Ungeachtet der Aktivierung durch Cytochrom P450 wird die Toxizität von Cyclophosphamid bei der Ratte durch Vorbehandlung mit P450-Induktoren wie Phenobarbital nicht beeinflußt, und es gibt auch keine derartigen Hinweise beim Menschen.

Nach intravenöser Applikation werden nur minimale Mengen unverändert in Urin oder Faeces ausgeschieden. Maximale Plasmaspiegel werden eine Stunden nach oraler Gabe erreicht und die Plasmahalbwertszeit beträgt etwa sieben Stunden.

Klinische Anwendung Cyclophosphamid wird im allgemeinen oral oder intravenös appliziert. Die Dosisempfehlungen schwanken erheblich und es wird empfohlen, publizierte Therapieprotokolle hinsichtlich Dosierung sowie Art und Weise der Applikation von Cyclophosphamid und den anderen Zytostatika einzusehen. Als Einzelsubstanz wird eine tägliche orale Dosis von 100 mg/m^2 bei Patienten mit empfindlicheren Malignomen wie Lymphomen und chronischen Leukämien. Bei der Behandlung von Karzinomen und Lymphomen werden oftmals höhere Dosen von 500 mg/m^2 intravenös in Kombination mit anderen Zytostatika angewandt. Bei längerdauernder Therapie eignet sich die Leukozytenzahl im peripheren Blut als Richtgröße für Dosisanpassungen. Eine Leukozytenzahl von 2500 - 4000 pro mm^3 sollte als Zielgröße angestrebt werden. Bei einem Therapieregime im Zusammenhang mit Knochenmark- oder Stammzelltransplantation kann Cyclophosphamid in Dosen von 5 - 7 g/m^2 über drei Tage gegeben werden, die Folge ist jedoch eine protrahierte Knochenmarkaplasie bis zum Anwachsen der transplantierten Zellen. Auftreten können gastrointestinale Ulzera, Zystitis (der mit MESNA, forcierter Hydratation oder anderen Methoden begegnet werden kann), und, weniger häufig, Nebenwirkungen auf Lunge, Niere oder Herz.

Cyclophosphamid verfügt über ein breites klinisches Wirkspektrum. Es ist notwendiger Bestandteil zahlreicher effektiver Wirkstoffkombinationen bei Non-Hodgkin-Lymphomen. Komplette Remissionen und wahrscheinlich auch Heilungen wurden für Burkitt's Lymphom bei Monotherapie mit Cyclophosphamid berichtet. Es wird häufig in Kombination mit Methotrexat (oder Doxorubicin) und Fluorouracil in der adjuvanten Chemotherapie des operierten Mammakarzinom angewandt.

Wichtige Vorteile der Substanz sind ihre orale und parenterale Applizierbarkeit und die Möglichkeit zur fraktionierten Dosierung über einen längeren Zeitraum. Zwischen dem hochreaktiven Mechlorethamin und oral appliziertem Chlorambucil nimmt Cyclophosphamid eine Mittelstellung als flexibel einsetzbares Zytostatikum ein. Günstige Ergebnisse wurden bei Plasmozytom, chronischer lymphatischer Leukämie, Karzinomen von Lunge, Mamma, Zervix und Ovar, aber auch bei Neuroblastom, Retinoblastom und anderen Malignomen des Kindesalters erzielt.

Aufgrund seiner ausgeprägten immunsuppressiven Eigenschaften hat Cyclophosphamid Bedeutung bei der Prävention der Transplantatabstoßung und bei nichtmalignen Krankheiten mit Störungen des Immunsystems, wie Wegeners Granulomatose, rheumatoider Arthritis und dem nephrotischen Syndrom des Kindesalters, erlangt. Besondere Vorsicht ist angezeigt, wenn die Substanz bei diesen Krankheiten eingesetzt werden soll, nicht nur wegen ihrer akuten toxischen Wirkungen, sondern auch wegen ihrer Wirkungen auf das Reproduktionssystem, ihrer Teratogenität und der Induktion von Leukämien.

Unerwünschte Wirkungen Übelkeit und Erbrechen sind häufig und treten unabhängig vom Applikationsweg in Erscheinung. Schleimhautulzera, kurzdauernde Benommenheit, Querfurchung der Fingernägel, verstärkte Hautpigmentierung und, weniger häufig, interstitielle Lungenfibrose können Folge einer Behandlung mit Cyclophosphamid sein. Extravasation der Substanz in das subkutane Gewebe hat keine Lokalreaktion zur

Folge und bei intravenöser Gabe tritt keine Thrombophlebitis auf. Die Inzidenz einer sterilen, hämorrhagischen Zystitis beträgt etwa 5 - 10%. Wie bereits erläutert, wird die Zystitis einer chemischen Irritation durch Acrolein zugeschrieben und ihre Häufigkeit kann durch Koapplikation von MESNA deutlich vermindert werden (Brock und Pohl, 1986). Reichliche Zufuhr von Flüssigkeit und häufiges Wasserlassen werden generell empfohlen. Die Gabe von Cyclophosphamid sollte bei den ersten Anzeichen von Dysurie oder Hämaturie unterbrochen werden. Das Syndrom der inadäquaten Sekretion von adiuretischem Hormon (ADH) wurde bei Patienten, die Cyclophosphamid erhielten, beobachtet, im allgemeinen bei Dosen über 50 mg/kg (DeFronzo et al., 1973). Da die Patienten hyperhydriert werden, muß immer auch an die Möglichkeit einer Wasserintoxikation gedacht werden.

Ifosfamid

Ifosfamid ist eine dem Cyclophosphamid analoge Substanz, die auch in der Leber durch Ring-Hydroxylierung aktiviert wird. Als die Verbindung in den frühen 1970er Jahren eingeführt wurde, waren schwere, das harnableitende System betreffende Nebenwirkungen dosislimitierend. Inzwischen ist durch ausreichende Hydratation und Koapplikation von MESNA ein effektiver klinischer Einsatz der Substanz möglich. Durch Reaktion mit MESNA werden bei saurem pH toxische, eine Zystistis verursachende Metabolite von Ifosfamid im Urin neutralisiert.

Klinische Anwendung Ifosfamid ist derzeit in Kombination mit anderen Zytostatika indiziert für die Behandlung des Keimzellhodenkarzinoms und wird häufig bei der Therapie von Sarkomen im Kindes- und Erwachsenenalter eingesetzt. In klinischen Studien wurde die Wirksamkeit von Ifosfamid auch gegen Zervix- und Bronchialkarzinome und Lymphome nachgewiesen. Zudem ist Ifosfamid allgemein Bestandteil von Hochdosischemotherapieregimen bei Knochenmark- und Stammzelltransplantation. Hierbei kann Ifosfamid schwere neurologische Nebenwirkungen zeigen bis zu Koma und Tod, die möglicherweise durch den Metaboliten Chloracetaldehyd hervorgerufen werden (Colvin, 1982). Über die hämorrhagische Zystitis hinaus verursacht Ifosfamid Übelkeit, Erbrechen, Appetitverlust, Leukopenie, Nephrotoxizität und Störungen des ZNS (insbesondere Somnolenz und Verwirrtheit) (siehe Brade et al., 1987).

Ifosfamid wird üblicherweise intravenös über mindestens 30 Minuten infundiert in einer Dosis von täglich 1,2 g/m^2 für fünf Tage. MESNA wird als Bolus in einer Dosierung, die äquivalent zu 20% der Ifosfamid-Dosis ist, gleichzeitig und nach vier und acht Stunden injiziert, so daß die Gesamtdosis von MESNA 60% der Ifosfamid-Dosis beträgt. Alternativ kann MESNA als einmalige Äquivalenzdosis gleichzeitig mit Ifosfamid gegeben werden. Die Patienten sollten täglich mindestens zwei Liter Flüssigkeit oral oder intravenös bekommen. Die Therapiezyklen werden normalerweise alle drei bis vier Wochen wiederholt.

Pharmakokinetik Die Plasmahalbwertszeit von Ifosfamid beträgt ca. 15 Stunden in einer Dosis von 3,8 - 5,0 g/m^2 und liegt in niedrigeren Dosen etwas darunter.

Melphalan

Pharmakologische und zytotoxische Wirkung Die allgemeinen pharmakologischen und zytotoxischen Wirkungen von Melphalan, einem Phenylalanin-Derivat von Stickstofflost, entsprechen denen anderer Stickstofflostverbindungen. Die Substanz ist nicht blasenbildend.

Resorption, Metabolismus und Exkretion Nach oraler Gabe wird Melphalan unvollständig und ungleichmäßig resorbiert, 20 - 50% der Substanz erscheinen im Stuhl. Die Plasmahalbwertszeit beträgt ca. 90 Minuten und 10 - 15% der applizierten Dosis werden unverändert im Urin ausgeschieden (Alberta et al., 1979b; Tattersall et al., 1978).

Therapeutischer Einsatz Bei multiplem Myelom beträgt die orale Dosis von Melphalan 6 mg täglich über einen Zeitraum von zwei bis drei Wochen, in dem das Blutbild sorgfältig kontrolliert werden sollte. Vor dem nächsten Behandlungszyklus sollte eine Erholungsphase von bis zu vier Wochen liegen. Mit Anstieg der Leukozyten und Thrombozyten beginnt die Erhaltungstherapie mit einer Dosis von 2 - 4 mg täglich. Ein gewisses Maß an Knochenmarkdepression (2500 - 3500 Leukozyten pro mm^3) ist für ein optimales Therapieergebnis erwünscht. Die übliche intravenöse Dosis beträgt 16 mg/m^2 und wird über 10 - 20 Minuten infundiert. Die Dosierung wird viermal in zweiwöchigen Abständen und anschließend, abhängig vom Ansprechen und der Verträglichkeit, in vierwöchigen Abständen wiederholt. Dosisanpassungen sind in Abhängigkeit von Blutbild und Nierenfunktion vorzunehmen.

Wenngleich das allgemeine Wirkspektrum von Melphalan dem anderer Stickstofflostderivate ähnelt, wird die Substanz wegen des Vorteils der oralen Verfügbarkeit bevorzugt bei der Behandlung des Plasmozytoms eingesetzt.

Unerwünschte Wirkungen Die unerwünschten Wirkungen von Melphalan betreffen überwiegend das blutbildende System und sind denen anderer Stickstofflostderivate vergleichbar. Übelkeit und Erbrechen sind eher selten. In üblicher Dosierung tritt kein Haarausfall auf und Veränderungen der Nieren- oder Leberfunktion sind nicht beschrieben.

Chlorambucil

Pharmakologische und zytotoxische Wirkungen Die zytotoxischen Wirkungen von Chlorambucil auf Knochenmark, lymphatische Organe und epitheliale Gewebe sind denen anderer Stickstofflostderivate ähnlich. Wirkungen auf das ZNA können auftreten, aber nur nach hoher Dosierung. Übelkeit und Erbrechen können nach oralen Einzeldosen von 20 mg und mehr auftreten.

Resorption, Metabolismus und Exkretion Nach oraler Gabe wird Chlorambucil ausreichend und zuverlässig resorbiert. Die Plasmahalbwertszeit beträgt ca. 1,5 Stunden. Chlorambucil wird fast vollständig metabolisiert (Alberts et al., 1979a).

Therapeutischer Einsatz Inital beträgt die tägliche Dosierung von Chlorambucil 0,1 - 0,2 mg/kg und wird mindestens drei bis sechs Wochen fortgeführt. Die tägliche Gesamtdosis von normalerweise 4 - 10 mg wird auf einmal gegeben. Bei Rückgang der peripheren Leukozytenzahl oder klinischer Besserung wird die Dosis reduziert. Eine Erhaltungstherapie ist möglich (üblicherweise 2 mg täglich) und kann – abhängig vom klinischen Verlauf – erforderlich werden.

In der empfohlenen Dosierung ist Chlorambucil die Stickstofflostverbindung mit der am langsamsten einsetzenden klinischen Wirkung. Es ist das Standardtherapeutikum bei chronischer lymphatischer Leukämie und primärer Makroglobulinämie (Morbus Waldenström).

Unerwünschte Wirkungen Bei chronischer lymphatischer Leukämie kann Chlorambucil monate- oder jahrelang oral gegeben werden. Die Wirkung stellt sich allmählich ein und oftmals auch ohne zusätzlichen toxischen Effekt auf ein in bereits prekärer Weise vorgeschädigtes Knochenmark. Klinische Besserungen, die mit denen von Melphalan oder Cyclophosphamid vergleichbar sind, wurden bei Patienten mit Plasmozytom beobachtet. Günstige Wirkungen wurden bei Autoimmunkrankheiten, so z. B. bei mit der rheumatoiden Arthritis assoziierten Vaskulitiden oder autoimmuner hämolytischer Anämie mit Kälteagglutininen beobachtet.

Obwohl sehr hohe und über lange Zeit gegebene Dosen von Chlorambucil eine deutliche Knochenmarkhypoplasie induzieren können, ist die myelosuppressive Wirkung von Chlorambucil moderat, allmählich einsetzend und schnell reversibel. Gastrointestinale Beschwerden, Azoospermie, Amenorrhoe, Lungenfibrose, Krämpfe, Dermatitis und Hepatotoxizität treten selten in Erscheinung. Ein signifikanter Anstieg in der Inzidenz von Leukämien und anderen Tumoren ist in einer großen kontrollierten Studie der *National Polycythemia Vera Study Group*, aber auch bei Patientinnen mit Brustkrebs unter adjuvanter Langzeitchemotherapie beobachtet worden (Lerner, 1978).

ETHYLENIMINE UND METHYLMELAMINE

Triethylenmelamin (TEM), Thiotepa (Triethylenthiophosphoramid) und Altretamin (Hexamethylmelamin, HMM)

Pharmakologische und zytotoxische Wirkungen
Obwohl die Ethylenimine in der klinischen Anwendung weitgehend durch Stickstofflostverbindungen verdrängt wurden, gibt es noch einige spezielle Indikationen für diese Substanzklasse. Thiotepa wirkt intrakavitär beim Harnblasenkarzinom und ist Bestandteil in experimentellen Hochdosischemotherapieregimen (Kletzel et al., 1992). Altretamin, früher als Hexamethylmelamin bezeichnet, wird gelegentlich bei Patientinnen mit fortgeschrittenem Ovarialkarzinom nach Versagen der Ersttherapie angewandt.

> Altretamin (bzw. Hexamethylmelamin) ist in Deutschland nicht im Handel (Anm. d. Hrsg.).

Sowohl Thiotepa als auch sein Primärmetabolit Triethylenphosphoramid (TEPA), der schnell durch mischfunktionelle hepatische Oxygenasen gebildet wird (Ng und Waxman, 1991), können DNA quervernetzen. Öffnung des Aziridinrings nach Protonierung des Ringstickstoffs führt zu dem reaktionsfähigen Molekül.

Resorption, Metabolismus und Exkretion TEPA ist bereits 5 Minuten nach Wirkstoffgabe das im Plasma vorherrschende Molekül. Die Ausgangssubstanz hat eine Plasmahalbwertszeit von 1,2 - 2 Stunden, im Vergleich dazu hat TEPA eine Halbwertszeit von 3 - 24 Stunden. Die Pharmakokinetik von Thiotepa in üblicher Dosierung (bis 80 mg/m²) unterscheidet sich nicht bei Kindern und Erwachsenen. Die Halbwertszeiten von Thiotepa und seinen Metaboliten ist bei Kindern auch nach drei Tagen Hochdosistherapie von 300 mg/m² unverändert (Kletzel et al., 1992). Weniger als 10% der Substanz selbst oder des Primärmetaboliten werden unverändert im Urin ausgeschieden. Der Rest wird metabolisiert, reagiert mit biologischen Molekülen oder zerfällt spontan.

Unerwünschte Wirkungen Die unerwünschten Wirkungen von Thiotepa entsprechen denen anderer Alkylanzien, nämlich Myelosuppression und, etwas weniger ausgeprägt, Mukositis. Die durch Thiotepa ausgelöste Myelosuppression manifestiert sich im Vergleich mit Cyclophosphamid etwas später, die Leukopenie hat ihr Maximum nach zwei, die Thrombopenie nach drei Wochen.

ALKYLSULFONATE

Busulfan

Pharmakologische und zytotoxische Wirkungen
Busulfan stellt insofern eine Ausnahme dar, als die Substanz in üblicher Dosierung außer einer Myelosuppression kaum andere pharmakologische Wirkungen besitzt. In geringen Dosen zeigt sich eine selektive Hemmung der Granulopoese. Aufgrund dieser Wirkung ist Busulfan Wirkstoff der ersten Wahl in der chronischen Phase der chronischen myeloischen Leukämie (CML). Bei Dosissteigerung können jedoch auch die Thrombo- und Erythropoese gehemmt werden und in einigen Fällen wurden schwere und protrahiert verlaufende Panzytopenien beobachtet. Die zytotoxischen Wirkungen betreffen offenbar nicht die lymphatischen Gewebe oder das gastrointestinale Epithel. In Hochdosierung können sich andere Nebenwirkungen manifestieren, darunter Lungenfibrose und Lebervenenthrombose.

Resorption, Metabolismus und Exkretion Busulfan wird nach oraler Gabe gut resorbiert und hat eine Plasmahalbwertszeit von zwei bis drei Stunden. Die Substanz wird nahezu vollständig in Form von Methansulfonsäure im Urin ausgeschieden.

Therapeutischer Einsatz Bei der Behandlung der chronischen granulozytären Leukämie hängt die orale Initialdosis von Busulfan von der Gesamtzahl der Leukozyten und dem Schweregrad der Erkrankung ab. Eine Tagesdosis von 2 - 8 mg wird zu Beginn der Behandlung empfohlen und ist dem hämatologischen und klinischen Ansprechen anzupassen. Es wurde berichtet, daß eine Reduktion der Leukozytenzahl auf unter 10000 pro mm³ vor Absetzen der Behandlung zu länger dauernden Remissionen geführt hat. Falls eine Erhaltungstherapie erforderlich ist, sollte die tägliche Dosis bei 1 - 3 mg liegen. Hochdosisregime mit Knochenmarktransplantation erfordern Dosierungen bis zu 640 mg/m².

Die günstige Wirkung von Busulfan bei der chronischen granulozytären Leukämie sind gut belegt und klinische Remissionen sind bei 85 - 90% aller Patienten nach dem initialen Therapiezyklus zu erwarten.

Die Reduktion der Leukozytenzahl wird während der zweiten oder dritten Behandlungswoche beobachtet, gefolgt von einer Regression der Splenomegalie. Günstige Wirkungen wurden auch von anderen myeloproliferativen Krankheiten berichtet, darunter Polyzythämia vera und Myelofibrose mit myeloischer Metaplasie. In hoher Dosierung (640 mg/m²) wurde Busulfan in Kombination mit Cyclophosphamid bei akuter myeloischer Leukämie als Vorbereitung zu einer Knochenmarktransplation eingesetzt (Santos et al., 1983). In der Hochdosistherapie wird Busulfan in mehreren Dosen über drei bis vier Tage gegeben, um die Inzidenz akuter Nebenwirkungen auf das ZNS zu reduzieren, darunter tonisch-klonische Krämpfe, die Stunden nach jeder Dosierung auftreten können.

Unerwünschte Wirkungen Die wichtigsten toxischen Wirkungen von Busulfan sind eine Folge der myelosuppressiven Eigenschaften. Eine protrahiert verlaufende Thrombozytopenie kann gefährlich werden. Über Fälle von Übelkeit, Erbrechen, Diarrhoe, Impotenz, Sterilität, Amenorrhoe und fetale Mißbildungen wurde berichtet. Die Substanz kann Leukämien hervorrufen. In der Frühphase der Behandlung einer granulozytären Leukämie sind eine Hyperurikämie, als Folge eines extensiven Purinmetabolismus durch die schnelle Zerstörung der Tumorzellen, und Nierenschäden infolge Präzipitation von Uratkristallen beobachtet worden. Die gleichzeitige Gabe von Allopurinol wird zur Vermeidung dieser Komplikationen empfohlen. Mehrere ungewöhnliche Komplikationen wurden bei mit Busulfan behandelten Patienten beschrieben, obwohl ein möglicher Zusammenhang mit der Substanz nur wenig verstanden ist. Dazu gehören ein dem Morbus Addison ähnliches Syndrom (aber ohne Steroiddefizienz), Katarakt, Gynäkomastie, Cheilose, Glossitis, Anhidrosis und Lungenfibrosen (Tew et al., 1995).

NITROSOHARNSTOFFE

Die Nitrosoharnstoffe spielen eine wichtige Rolle bei der Behandlung von Gehirntumoren und gastrointestinalen Neoplasien. Offenbar fungieren sie als bifunktionale Alkylanzien, unterscheiden sich jedoch in ihren pharmakologischen und toxikologischen Eigenschaften von konventionellen Stickstofflostverbindungen. Carmustin (BCNU) und Lomustin (CCNU) sind von besonderem Interesse wegen ihrer ausgeprägten Lipophilie und der damit verbundenen Fähigkeit, die Blut-Hirn-Schranke zu passieren, eine wichtige Eigenschaft bei der Behandlung von Gehirntumoren. Leider verursachen die derzeit klinisch eingesetzten Nitrosoharnstoffe mit Ausnahme von Streptozocin eine schwere kumulierende Myelosuppression, die ihren therapeutischen Wert einschränkt. Zusätzlich hat die Langzeitbehandlung mit Nitrosoharnstoffen, besonders Semustin (Methyl-CCNU), zu Nierenversagen geführt. Wie andere Alkylanzien sind auch die Nitrosoharnstoffe hochgradig kanzerogen und mutagen.

Von besonderem Interesse ist das ursprünglich als Antibiotikum charakterisierte Streptozocin. Diese Substanz besitzt eine Methylnitrosoharnstoffgruppe (MNU), die an den 2'-Kohlenstoff von Glukose gekoppelt ist (siehe Abbildung 51.2). Die Substanz hat eine große Affinität zu den β-Zellen der Langerhans-Inseln und verursacht im Tiermodell Diabetes. Streptozocin wird zur Behandlung des menschlichen Inselzellkarzinoms des Pankreas und maligner Karzinoidtumoren eingesetzt. Unverändertes MNU, der aktive Bestandteil des Streptozocins wirkt zytotoxisch auf bestimmte menschliche Tumore und verursacht eine verzögert einsetzende Myelosuppression. Weiterhin hat MNU eine ausgeprägte Neigung zur Carbamylierung von Lysinresten in Proteinen (siehe Abbildung 51.5). Im Unterschied zu MNU ist Streptozocin nicht myelosuppressiv und zeigt nur geringfügige carbamylierende Aktivitäten. Deshalb wurde die Nitrosoharnstoffgruppe auf verschiedene Moleküle übertragen, mit dadurch bewirkter Änderung wesentlicher Eigenschaften wie Gewebespezifität, Verteilung und Toxizität. Chlorozotocin, eine Verbindung bei der der 2'-Kohlenstoff der Glukose durch eine Chlornitrosoharnstoffgruppe (CNU) substituiert wurde, ist nicht diabetogen und verursacht, im Gegensatz zu vielen anderen Nitrosoharnstoffen, nur eine geringe Myelosuppression oder Carbamylierung.

Carmustin (BCNU)

Pharmakologische und zytotoxische Wirkungen
Carmustin hemmt die Synthese von DNA, RNA und Protein. Die Substanz tötet Zellen in allen Phasen des Zellzyklus. Die Substanz verursacht eine mit ungewöhnlicher Verzögerung einsetzende Knochenmarkssuppression mit einem maximalen Rückgang der Leukozyten- und Thrombozytenzahl nach vier bis sechs Wochen. In bei hoher Knochenmarktransplantation üblicher Dosierung verursacht die Substanz Lebernekrosen.

Resorption, Metabolismus und Exkretion BCNU ist in wäßriger Lösung und in Körperflüssigkeiten instabil. Nach intravenöser Infusion wird die Substanz mit einer variablen Halbwertszeit von 15 bis über 90 Minuten aus dem Plasma eliminiert (siehe Appendix II und Levin et al., 1978). Etwa 30 - 80% der Substanz erscheinen in Form von Abbauprodukten innerhalb von 24 Stunden. Der Übertritt alkylierender Metabolite in den Liquor erfolgt rasch und diese erreichen 25 - 30% der Plasmakonzentration (Oliverio, 1976).

Therapeutischer Einsatz Carmustin (BCNU) wird üblicherweise intravenös über ein bis zwei Stunden in einer Dosis von 150 - 200 mg/m² infundiert. Die Infusion wird innerhalb der folgenden sechs Wochen nicht wiederholt. In Kombination mit anderen Zytostatika wird die Dosis normalerweise auf 25 - 50% reduziert.

Das Wirkspektrum von Carmustin ähnelt dem anderer Alkylanzien. Eine deutliche Ansprechrate wird beim Morbus Hodgkin beobachtet, bei anderen Lymphomen und beim Plasmozytom ist die Wirkung weniger ausgeprägt. Aufgrund der Fähigkeit, die Blut-Hirn-Schranke zu passieren, wird Carmustin in der multimodalen Therapie des malignen Astrozytoms und metastatischer Hirntumoren eingesetzt. Bei Patienten mit Melanom und gastrointestinalen Tumoren wurde ein therapeutisches Ansprechen beschrieben.

Unerwünschte Wirkungen. Die bedeutendste Nebenwirkung ist die oben beschriebene, auf charakteristische Weise verzögert auftretende Depression des blutbildenden Systems. Die Substanz ist nicht blasenbildend, aber nach intravenöser Infusion wurde ein lokalisierter brennender Schmerz beschrieben. Übelkeit und Erbrechen treten etwa zwei Stunden nach Infusion auf. Einige Patienten erleiden eine Rötung von Haut und Konjunktiven. Nach kumulativer Dosis von mehr als 1000 mg/m^2 verursacht Carmustin eine interstitielle Lungenfibrose und Nierenversagen und in Hochdosistherapieschemata ist sie hepatotoxisch (Tew et al., 1995).

Lomustin (CCNU) und Semustin (Methyl-CCNU)

Zwei Analoga von BCNU, Lomustin (CCNU) und Semustin (Methyl-CCNU), sind klinisch gründlich untersucht worden. Ein wesentlicher Vorteil ist ihre zuverlässige Bioverfügbarkeit nach oraler Gabe. Die übliche Dosis von Lomustin beträgt 130 mg/m^2, die von Semustin 200 mg/m^2. Beide Substanzen werden als Einzeldosis appliziert, die nach sechs bis acht Wochen wiederholt wird. Beide Substanzen haben dasselbe klinische Wirkspektrum, darunter primäre Hirntumoren, Melanome und gastrointestinale Karzinome, und dasselbe Nebenwirkungsprofil, einschließlich verzögert einsetzender Myelosuppression und spät auftretender Nebenwirkungen auf Niere und Leber ähnlich BCNU. Semustin ist intensiv als Bestandteil adjuvanter Therapieschemata bei kolorektalem Karzinom untersucht worden. In Kombination mit anderen Zytostatika wird die Dosis von Lomustin und Semustin normalerweise erniedrigt.

Streptozocin

Diese natürlich vorkommende, aus *Streptomyces acromegenes* isolierte Nitrosoharnstoffverbindung ist besonders wirksam bei malignen Inselzelltumoren des Pankreas mit funktioneller Aktivität und wirkt in allen Stadien des Zellzyklus.

Resorption, Metabolismus und Exkretion Streptozocin wird parenteral angewandt. Nach intravenöser Infusion von 200 - 1600 mg/m^2 werden Plasmaspitzenspiegel von 30 - 40 µg/ml erreicht. Die Halbwertszeit der Substanz beträgt ca. 15 Minuten. Lediglich 10 - 20% einer Dosis werden im Urin ausgeschieden (Schein et al., 1973).

Therapeutischer Einsatz Streptozocin wird in einer Dosis von 500 mg/m^2 einmal täglich über fünf Tage intravenös appliziert. Dieser Zyklus wird alle sechs Wochen wiederholt. Alternativ können 1000 mg/m^2 wöchentlich für zwei Wochen gegeben werden, wobei die Dosis auf 1500 mg pro Woche gesteigert werden kann.

Streptozocin wird in erster Linie bei Patienten mit metastasiertem Inselzellkarzinom eingesetzt. Eine günstige Wirkung zeigte sich in einem signifikanten Anstieg der 1-Jahres-Überlebensrate und einer Verdoppelung der medianen Überlebensrate von Respondern. Streptozocin ist auch bei Morbus Hodgkin und anderen Lymphomen wirksam, wird jedoch nur selten angewandt (Schein et al., 1973).

> Streptozocin ist in Deutschland nicht im Handel (Anm. d. Hrsg.).

Unerwünschte Wirkungen Übelkeit ist häufig und renale oder hepatische Nebenwirkungen treten in zwei Drittel der Fälle auf. Obwohl normalerweise reversibel, kann eine irreversible renale Toxizität insbesondere unter dem Bild der proximalen Tubulusschädigung auftreten. Engmaschige Bestimmung des Urineiweißgehaltes ist besonders wichtig zur frühzeitigen Erkennung renaler Nebenwirkungen. Hämatologische Nebenwirkungen – Anämie, Leukopenie, Thrombozytopenie – werden bei 20% der Patienten beobachtet.

TRIAZENE

Dacarbazin (DTIC)

Dacarbazin wirkt nach hepatischer Aktivierung als methylierendes Agens und tötet Zellen in allen Stadien des Zellzyklus. Resistenz gegen Dacarbazin wird der Reparatur methylierter Guaninbasen in der DNA durch O^6-Alkyltransferasen zugeschrieben.

Resorption, Metabolismus und Exkretion Dacarbazin wird intravenös appliziert und nach einer initialen raschen Eliminationsphase (t$_{1/2}$ ca. 20 Minuten) mit einer terminalen Halbwertszeit von ca. fünf Stunden aus dem Plasma eliminiert (Loo et al., 1976). Die Halbwertszeit ist bei Leber- oder Nierenkrankheiten verlängert. Fast die Hälfte der Substanz wird unverändert durch tubuläre Sekretion im Urin ausgeschieden. Erhöhte Urinkonzentrationen von 5-Aminoimidazol-4-carboxamid (AIC) sind eher die Folge des Dacarbazinkatabolismus als einer Hemmung der *de novo*-Purinbiosynthese. Der Dacarbazinspiegel im Liquor beträgt etwa 14% der Plasmakonzentration (Friedman et al., 1995).

Therapeutischer Einsatz Dacarbazin wird intravenös in der empfohlenen täglichen Dosis von 3,5 mg/kg über zehn Tage appliziert. Dieser Zyklus wird alle 28 Tage wiederholt. Alternativ können 250 mg/m^2 täglich über fünf Tage mit Wiederholung in dreiwöchigem Abstand gegeben werden. Extravasation der Substanz kann das Gewebe schädigen und starke Schmerzen hervorrufen.

Derzeit wird Dacarbazin in Kombinationschemotherapieschemata bei malignem Melanom, Morbus Hodgkin und Sarkomen im Erwachsenenalter angewandt. Temozdomide, eine spontan aktivierte analoge Substanz, wird in Großbritannien und den Vereinigten Staaten in klinischen Studien geprüft und hat eine früh einsetzende Wirkung bei Patienten mit malignen Gehirntumoren gezeigt (Newlands et al., 1992).

Unerwünschte Wirkungen Die Nebenwirkungen umfassen Übelkeit und Erbrechen, die sich innerhalb von ein bis drei Stunden nach Behandlung bei mehr als 90% der Patienten entwickeln. Die in Form von Leukopenie und Thrombopenie auftretende Myelosuppression ist gewöhnlich von milder bis mittlerer Ausprägung. Ein grippeähnliches Syndrom, bestehend aus Schüttelfrost, Fieber, Krankheitsgefühl und Myalgien kann unter der Behandlung auftreten. Über Hepatotoxizität, Haarausfall, Gesichtsrötung, Neurotoxizität und Hautreaktionen wurde berichtet.

II. ANTIMETABOLITE

FOLSÄURE-ANALOGA

Methotrexat

Die Folsäureantagonisten haben einen besonderen Stellenwert innerhalb der zytostatischen Chemotherapie, da mit ihnen erstmals beeindruckende, wenn auch nur vorübergehende Remissionen bei Leukämie (Farber et al., 1948) und die erste Heilung eines soliden Tumors, des Chorionkarzinoms (Hertz, 1963), erzielt wurden. Der anhaltende Therapieerfolg beim Chorionkarzinom gab der Forschung auf dem Gebiet der Krebschemotherapie einen großen Aufschwung. Das Interesse an Folsäureantagonisten wuchs weiter, als durch Verwendung des reduzierten Folsäurederivates Leukovorin (Folinsäure, Citrovorumfaktor) Hochdosistherapieregime mit verminderter Toxizität möglich wurden. Auf diese Weise wurden Tumoren wie das Osteosarkom, das auf niedrigere Methotrexat-Dosen nicht anspricht, behandelbar.

Die Entdeckung, daß Methotrexat, ein Antagonist der Dihydrofolsäurereduktase, auch direkt folsäureabhängige Enzyme der *de novo* Synthese von Purinen und Thymidilat hemmt, richtete das Augenmerk verstärkt auf die Entwicklung von Antifolsäureanaloga mit spezifischer Hemmwirkung auf derartige folsäureabhängige Enzyme (siehe Abbildung 51.6). Spezifische folsäureantagonistische Inhibitoren der Thymidilatsynthase sind 10-Propargyl-5,8-dideazafolat (PDDF, CB3717) und verwandte Substanzen (Cheng et al., 1985; Calvete et al., 1994). 5,8-Dideazatetrahydrofolsäure (DDATHF) stellt den ersten folsäureanatagonistischen Inhibitor der Glycinamidribonukleotidtransformylase dar, der sich in der klinischen Prüfung befindet (Beardsley et al., 1986).

Methotrexat wird außerdem mit günstiger Wirkung bei der Therapie der Psoriasis, einer nichtmalignen Hautkrankheit, die durch eine abnorme Proliferation epidermaler Zellen chrakterisiert ist, eingesetzt (McDonald, 1981). Weiterhin sind Folsäureantagonisten potente Hemmer zellvermittelter Immunreaktionen und werden als Immunsuppressiva etwa bei allogenen Knochenmark- und Organtransplantationen und zur Behandlung der Dermatomyositis, rheumatoiden Arthritis, Wegeners Granulomatose und des M. Crohn eingesetzt (Chu und Allegra, 1995; Feagan et al., 1995).

Struktur-Wirkungsbeziehung Folsäure ist ein essentieller Nahrungsbestandteil, von dem sich eine Reihe von Tetrahydrofolsäure-Kofaktoren ableiten, die Einkohlenstoffgruppen für die Synthese von Vorstufen der DNA (Thymidilat und Purine) und RNA (Purine) liefern. Eine genauere Beschreibung der biologischen Funktionen und therapeutischen Anwendung von Folsäure findet sich in Kapitel 53.

Die Dihydrofolsäurereduktase (DHFR) ist das primäre Angriffsziel der meisten bis heute untersuchten Folsäure-Analoga (siehe Abbildung 51.6) und 51.7). Die Hemmung der DHFR wirkt toxisch durch den Entzug von Tetrahydrofolsäurekofaktoren, die zur Synthese von Purinen und Thymidilat benötigt werden (Chu und Allegra, 1995), und durch direkte Hemmung der folsäureabhängigen Enzyme des Purin- und Thymidilatstoffwechsels durch Polyglutamate von Methotrexat und Dihydrofolsäurepolyglutamate, die nach DHFR-Hemmung akkumulieren (Abbildung 51.6) (Allegra et al., 1987b; Allegra et al., 1986). Inhibitoren der DHFR zeigen große speziesabhängige Unterschiede ihrer Hemmwirkung. So wurden Substanzen identifiziert, die nur eine geringe Wirkung auf das menschliche Enzym haben, aber eine große Wirksamkeit bei bakteriellen und prasitären Infektionen zeigen (siehe Diskussion von Trimethoprim, Kapitel 44 und Pyrimethamin, Kapitel 40). Im Unterschied dazu ist Methotrexat ein effektiver DHFR-Inhibitor bei allen untersuchten Arten. Durch kristallographische Studien wurde die atomare Grundlage der großen Affinität von Methotrexat zur DHFR (Kraut und Mattews, 1987; Schweitzer et al., 1989; Bystroff und Kraut, 1991) und der Speziesspezifität verschiedener DHFR-Inhibitoren aufgeklärt (Matthews et al., 1985; Stone und Morrison, 1986).

Aufgrund ihrer hohen Polarität passieren Folsäure und ihre Analoga die Blut-Hirn-Schranke nur schlecht und benötigen spezifische Transportmechanismen, um in Säugerzellen zu gelangen (Elwood, 1989; Dixon et al., 1994). In der Zelle werden weitere Glutamatreste durch die Folsäurepolyglutamatsynthetase (Cichowicz und Shane, 1987) an das Molekül angehängt. Es wurden intrazelluläre Methotrexatpolyglutamate mit bis zu sechs Glutamatresten nachgewiesen. Da diese höheren Polyglutamate die Zellmembran, wenn überhaupt, nur schlecht passieren, werden sie auf diese Weise in der Zelle gefangen mit der möglichen Folge der protrahierten Retention von Methotrexat in Tumoren und normalen Geweben wie der Leber. Es gibt Hinweise, daß diese Polyglutamatfolsäurederivate eine beträchtlich größere Affinität zu folsäureabhängigen Enzymen, die zur Purin- und Thymidilatsynthese benötigt werden, haben als das Monoglutamat. Dies gilt nicht für die DHFR.

Es wurden neuere Folsäureantagonisten identifiziert, die

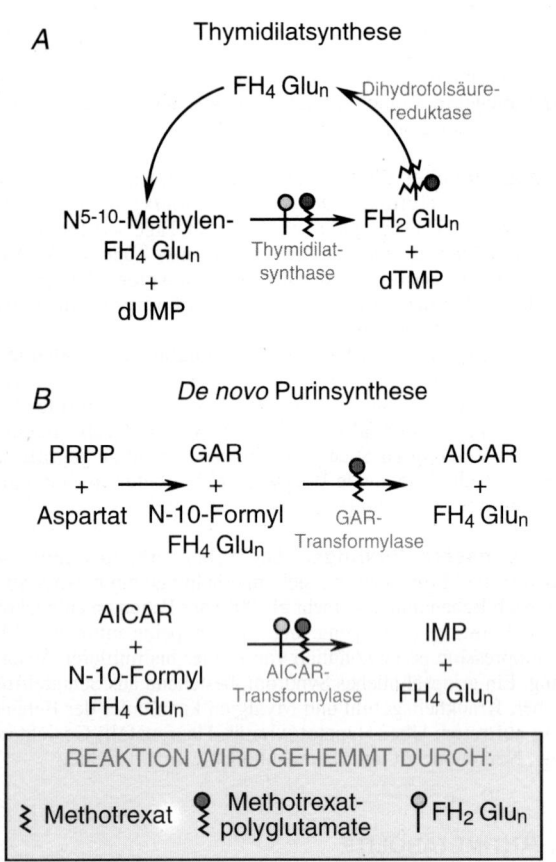

Abbildung 51.6 Wirkorte von Methotrexat und seiner Polyglutamate. AICAR: Aminoimidazolcarboxamid; dTMP: Thymidinmonophosphat; dUMP: Desoxyuridinmonophosphat; FH_2Glu_n: Dihydrofolsäurepolyglutamat; FH_4Glu_n: Tetrahydrofolsäurepolyglutamat; GAR: Glycinamidribonukleotid; IMP: Inosinmonophosphat; PRPP: 5-Phosphoribosyl-1-Pyrophosphat.

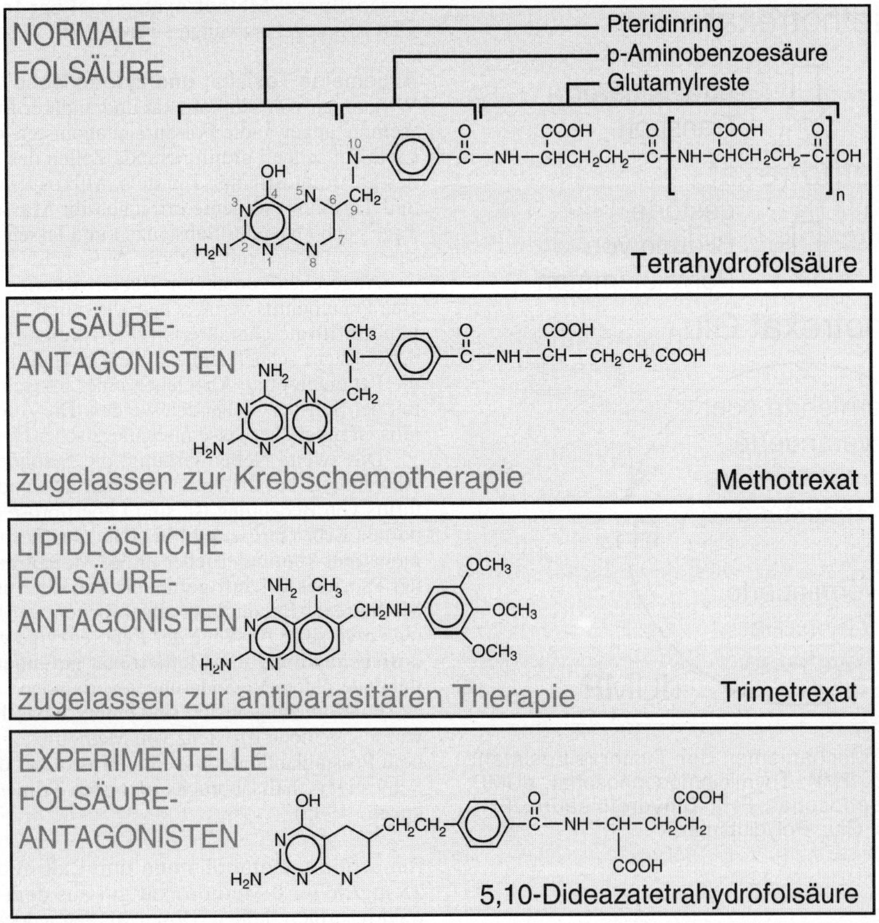

Abbildung 51.7 Die strukturellen Grundlagen der Antifolsäure-Wirkung.

sich die Unterschiede zwischen den Folsäuretransportern bestimmter Tumoren und normalem Gewebe (z. B. Knochenmark) zunutze machen. Das Analogon 10-Deaza,10-ethylaminopterin (Abbildung 51.7) wird in betimmte Tumorzellen mit weitaus größerer Effizienz als in normale Zellen transportiert und ist gleichzeitig ein ausgezeichneter Inhibitor der DHFR. Diese vielversprechende Substanz befindet sich derzeit in der klinischen Prüfung (Grant et al., 1993). Um das obligate Membrantransportsystem zu umgehen und die Passage der Blut-Hirn-Schranke zu erleichtern, wurden auch lipidlösliche Folsäureantagonisten entwickelt. Trimetrexat (Abbildung 51.7) wurde als eine der ersten auf klinische Wirksamkeit getestet. Die zytostatische Wirksamkeit war enttäuschend, aber Metrexat zeigte eine günstige Wirkung bei der Behandlung von *Pneumocystis carinii* (Allegra et al., 1987a).

Wirkungsweise Um als Kofaktor bei Einkohlenstoff-Übertragungen zu fungieren, muß Folsäure zunächst durch die DHFR zu Tetrahydrofolsäure (FH_4) reduziert werden. Einkohlenstoff-Gruppen werden in unterschiedlicher Konfiguration enzymatisch mit FH_4 verknüpft und können dann in spezifischen Reaktionsschritten übertragen werden. In einer durch die Thymidilatsynthase katalysierten Schlüsselreaktion (Abbildung 51.6) wird 2'-Desoxyuridilat (dUMP) zu Thymidilat, einem essentiellen Bestandteil der DNA, umgewandelt. Bei dieser Reaktion wird eine Einkohlenstoffgruppe von 5,10-Methylen-FH_4 auf dUMP übertragen, und der reduzierte Folsäurekofaktor wird dabei zu Dihydrofolsäure (FH_2) reduziert. Um erneut als Kofaktor fungieren zu können, muß FH_2 durch die DHFR zu FH_4 reduziert werden. Inhibitoren mit hoher Affinität zu DHFR wie Methotrexat (K_i ~ 0,01 bis 0,2 nM) unterbinden die Bildung von FH_4 mit der Folge eines intrazellulären Mangels an bestimmten Folsäure-Koenzymen und einer starken Anhäufung des toxischen Inhibitors Polyglutamat-FH_2. Es kommt zum Stillstand der Einkohlenstoffübertragungsreaktionen, die für die *de novo*-Synthese der Purinnukleotide und von Thymidilat notwendig sind, mit nachfolgender Unterbrechung der Synthese von DNA und RNA (wie auch weiteren lebenswichtigen Stoffwechselschritten). Die toxischen Wirkungen von Methotrexat können durch Gabe von Leucovorin (N^5-Formyl-FH_4; Folinsäure) unterbunden werden. Leucovorin ist ein vollständig reduziertes Folsäure-Koenzym, das mit Hilfe eines spezifischen carriergesteuerten Transportsystems in die Zelle gelangt und zu anderen aktiven Folsäure-Kofaktoren umgewandelt wird (Boarman et al., 1990).

Wie die meisten Antimetabolite ist auch Methotrexat nur teilweise selektiv für Tumorzellen und toxisch gegenüber allen sich schnell teilenden Geweben, darunter intestinales Epithel und Knochenmark. Folsäureantagonisten töten Zellen während der S-Phase des Zellzyklus und sind in der exponentiellen Wachstumsphase am wirksamsten.

Resistenzmechanismen gegen Folsäureantagonisten
Unterschiedliche biochemische Mechanismen der erworbenen Methotrexatresistenz wurden nachgewiesen (Abbildung 51.8):

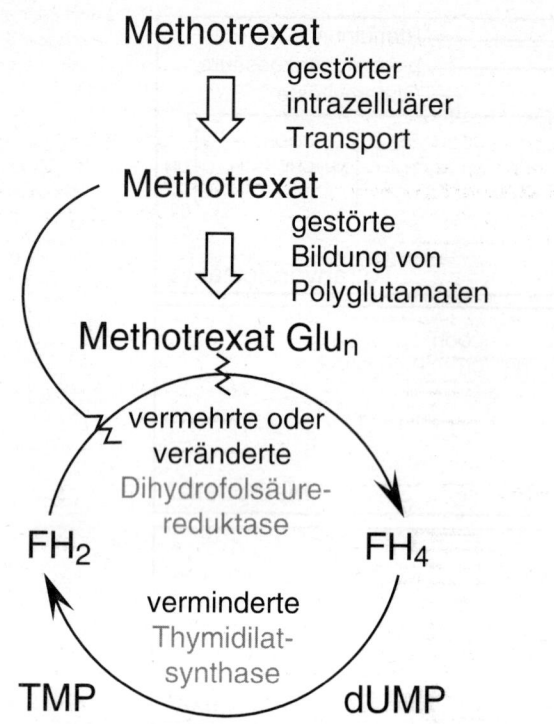

Abbildung 51.8 Mechanismen der Tumorzellresistenz gegen Methotrexat. TMP: Thymidinmonophosphat; dUMP: Desoxyuridinmonophosphat; FH_2: Dihydrofolsäure; FH_4: Tetrahydrofolsäure; Glu_n: Polyglutamat.

(1) Behinderung des Transports von Methotrexat in die Zelle (Assaraf und Schimke, 1987; Tripett et al., 1992), (2) Synthese veränderter Formen der DHFR mit verminderter Affinität für den Inhibitor (Srimatkandada et al., 1989), (3) erhöhte intrazelluläre DHFR-Konzentrationen (Pauletti et al., 1990), (4) verminderte Fähigkeit zur Synthese von Methotrexat-Polyglutamaten (Li et al., 1992) und (5) verminderte Aktivität der Thymidilatsynthase (Curt et al., 1985). Der Spiegel von DHFR in Leukämiezellen steigt innerhalb von Tagen nach Beginn einer Behandlung mit Methotrexat an, ein Effekt, der wahrscheinlich auf eine Induktion der Enzymsynthese zurückzuführen ist. Neuere Untersuchungen haben gezeigt, daß der intrazelluläre DHFR-Spiegel durch einen autoregulatorischen Mechanismus auf der Ebene der Translation der mRNA reguliert wird, bei dem DHFR möglicherweise an die eigene mRNA bindet und die Effizienz der Translation beeinflußt (Chu et al., 1993). Nach längerer Behandlung treten Tumorzellpopulationen mit deutlich erhöhten DHFR-Spiegeln in Erscheinung. Diese Zellen enthalten multiple Kopien des DHFR-Gens entweder in Form von mitotisch instabilen *Double-minute*-Chromosomen oder in Form stabiler, sich homogen anfärbender Regionen oder Amplisomen der Tumorzellchromosomen. Zuerst als Mechanismus der Methotrexatresistenz nachgewiesen (Schimke et al., 1978), wurde die Genamplifikation inzwischen als Resistenzmecshnismus vieler Zytostatika gezeigt, darunter Fluoruracil und Pentostatin (2'-Deoxycoformycin) (Stark und Wahl, 1984). Es gibt Hinweise, die die Hypothese unterstützen, daß die Amplifikation des DHFR-Gens bei bestimmten Patienten klinisch bedeutsam ist (Curt et al., 1983).

Um die Resistenz zu überwinden, kann durch hohe Methotrexatdosen unter Leucovorinschutz der Eintritt der Substanz in Zellen mit Transportdefekt mit der Folge ausreichend hoher intrazeluäirer Methotrexatspiegel zur Inaktivierung hoher DHFR-Spiegel erzwungen werden.

Allgemeine Toxizität und zytotoxische Wirkung Toxische Wirkungen von Methotrexat und anderer in der Tumorchemotherapie angewandte Folsäureantagonisten zeigen sich in erster Linie auf schnell proliferierende Zellen des Knochenmarks und des gastrointestinalen Epithels. Mukositis, Myelosuppression und Thrombozytopenie erreichen ihr Maximum fünf bis zehn Tage nach Gabe der Substanzen und lassen dann wieder, abgesehen von Fällen mit gestörter Ausscheidung, rasch nach.

Abgesehen von akuten Nebenwirkungen kann Methotrexat eine Pneumonitis verursachen, die durch fleckförmige entzündliche Infiltrate charakterisiert ist, welche sich nach Absetzen der Substanz schnell zurückbilden. In einigen dieser Fälle können die Patienten ohne Anzeichen einer toxischen Wirkung erneut mit der Substanz behandelt werden. Die Ätiologie der Pneumonitis ist möglicherweise nichtallergischer Natur.

Die zweite Nebenwirkung, die besonders bei chronischer Anwendung bei Patienten mit Psoriasis und rheumatoider Arthritis von Bedeutung ist, sind Leberfibrose und -zirrhose. Eine portale Leberfibrose wird bei Patienten nach mindestens sechsmonatiger kontinuierlicher oraler Methotrexat-Behandlung einer Psoriasis gehäuft gefunden. Bei diesem Befund sollte die Methotrexat-Behandlung abgebrochen werden. Akut aufgetretene reversible Anstiege der Leberenzyme werden nach Hochdosisbehandlung mit Methotrexat gefunden, sind aber selten mit dauerhaften Veränderungen verbunden.

Folsäureantagonisten sind embryotoxisch. In ersten Studien wurde eine hohe Effizienz von Methotrexat in Kombination mit dem Prostaglandinderivat Misoprostol bei der Induktion eines Schwangerschaftsabbruchs im ersten Trimenon gezeigt (Hausknecht, 1995).

Resorption, Metabolismus und Exkretion In Dosen unter $25\ mg/m^2$ wird Methotrexat gut aus dem Gastrointestinaltrakt resorbiert, höhere Dosen werden jedoch unvollständig resorbiert und normalerweise intravenös appliziert. Bei Dosen von $25 - 100\ mg/m^2$ werden Plasmaspitzenspiegel zwischen 1 - 10 μM errreicht, nach Infusion von hohen Dosen ($1,5\ g/m^2$ und mehr) werden Konzentrationen von 0,1 - 1 mM erzielt (Chu und Allegra, 1995). Nach intravenöser Gabe wird der Wirkstoff in einer dreiphasigen Kinetik aus dem Plasma eliminiert (Sonneveld et al., 1986). Auf eine Phase schneller Verteilung folgt eine Phase, die durch die renale Clearance bestimmt ist ($t_{1/2}$ von etwa zwei bis drei Stunden). Die terminale Phase hat eine Halbwertszeit von ungefähr acht bis zehn Stunden. Diese terminale Phase ist, wenn sie durch Einschränkung der Nierenfunktion übermäßig verlängert wird, wahrscheinlich für die toxischen Hauptwirkungen auf Knochenmark und Gastrointestinaltrakt verantwortlich. Eine Verteilung der Substanz in Körperhöhlen wie Pleura- oder Peritonealspalt vollzieht sich langsam. Falls diese jedoch pathologisch erweitert sind (z. B. bei Aszites oder Pleuraerguß), können sie als Orte der Speicherung und Freisetzung der Substanz dienen mit der Folge protrahiert erhöhter Plasmaspiegel und gesteigerter toxischer Wirkungen.

Ungefähr 50% des Methotrexat sind an Plasmaproteine gebunden und können durch eine Reihe von Wirkstoffen, darunter Sulfonamide, Salicylate, Tetracycline, Chloramphenicol und Phenytoin, aus der Albuminbindung verdrängt werden. Bei gleichzeitiger Gabe ist Vorsicht geboten. Von der resorbierten Substanz werden zwischen 40 - 50% bei geringer Dosis (2,5 - 15 μg/kg) und etwa 90% bei höherer Dosis (150 μg/kg) unverändert innerhalb von 48 Stunden im Urin ausgeschieden, das meiste schon nach acht bis zwölf Stunden. Ein geringer Anteil von Methotrexat wird auch im Stuhl ausgeschieden, wahrscheinlich über die Gallengänge. Beim Menschen wird Methotrexat normalerweise kaum metabolisiert. Jedoch kommt es nach hohen

Dosen zur Anreicherung von Metaboliten. Unter diesen befindet sich das möglicherweise nephrotoxische 7-Hydroxymethotrexat (siehe Chu und Allegra, 1995). Die renale Ausscheidung von Methotrexat erfolgt zum Teil durch glomeruläre Filtration, zum Teil durch aktiven tubulären Transport. Aus diesem Grund kann die gleichzeitige Einnahme von Substanzen, die den renalen Blutfluß erniedrigen (z. B. nichtsteroidale antiinflammatorische Substanzen) oder nephrotoxisch sind (z. B. Cisplatin) oder von schwachen organischen Säuren (z. B. Aspirin oder Piperacillin) zu einer verzögerten Ausscheidung der Substanz mit schwerer Myelosuppression führen (Stoller et al., 1977; Iven und Brasch, 1988; Thyss et al., 1986). Besondere Vorsicht ist bei der Behandlung von Patienten mit Niereninsuffizienz angezeigt.

Methotrexat wird in Form von Polyglutamaten über längere Zeit retiniert, z. B. über Wochen in der Niere und über einige Monate in der Leber. Es gibt ferner Hinweise auf einen enterohepatischen Kreislauf.

Es ist wichtig zu betonen, daß im Gleichgewicht die Konzentration von Methotrexat im Liquor nur etwa 3% der Konzentration in der systemischen Zirkulation erreicht. Es ist deshalb anzunehmen, daß unter Standarddosierung Tumorzellen im ZNS nicht abgetötet werden. Nach Gabe hoher Methotrexat-Dosen (>1,5 g/m^2) unter Leukovorinschutz (siehe unten) werden möglicherweise zytotoxische Konzentrationen von Methotrexat im ZNS erreicht.

Therapeutischer Einsatz Methotrexat (Natriummethotrexat; Amethopterin) wird bei der schweren Psoriasis in oraler Dosis von 2,5 mg über fünf Tage gegeben, gefolgt von einer mindestens zwei Tage dauernden Pause, und intravenös in einer Dosis von 10 - 25 mg einmal wöchentlich. Eine initiale Testdosis von 5 - 10 mg wird empfohlen, um eine mögliche Überempfindlichkeit festzustellen. Die Substanz wird auch intermittierend in niedriger Dosierung zur Remissionsinduktion bei therapierefraktärer rheumatoider Arthritis gegeben. Voraussetzung der Anwendung von Methotrexat bei diesen nichtmalignen Krankheiten ist die genaue Kenntnis ihrer pharmakologischen und toxikologischen Eigenschaften (Weinstein, 1977).

Methotrexat ist ein wichtiges Medikament bei der Behandlung der akuten Lymphoblastenleukämie im Kindesalter. Die Substanz ist von großem Wert für die Remissionserhaltung bei Leukämie, besonders bei intermittierender Gabe in intramuskulärer Dosis von 30 mg/m^2 zweimal die Woche oder in „Stößen" von 175 - 525 mg/m^2 über zwei Tage in monatlichen Abständen. Bei Leukämieformen des Erwachsenenalters ist Methotrexat von geringer Bedeutung, abgesehen von Therapie und Prophylaxe der leukämischen Meningitis. Die intrathekale Applikation von Methotrexat wird bei der Behandlung oder Prophylaxe von meningealen Leukämien oder Lymphomen und zur Behandlung der Meningitis carcinomatosa angewandt. Dieser Applikationsweg erzielt hohe Methotrexatkonzentrationen im Liquor und ist auch bei Patienten wirksam, deren systemische Krankheit resistent geworden ist, da die Leukämiezellen jenseits der Blut-Hirn-Schranke in einer pharmakologischen Nische überlebt haben, in der sie ihre ursprüngliche Empfindlichkeit gegen die Substanz erhalten haben. Die empfohlene intrathekale Dosis für alle Patienten, die älter als drei Jahre sind, beträgt 12 mg (Bleyer, 1978). Die Dosierung wird alle vier Tage wiederholt, bis maligne Zellen im Liquor nicht mehr nachweisbar sind. Leukovorin kann gegeben werden, um der toxischen Wirkung von in die systemische Zirkulation gelangtem Methotrexat zu begegnen, aber diese Maßnahme ist normalerweise nicht erforderlich. Da in den Lumbalsack appliziertes Methotrexat sich nur schlecht über die Großhirnhemispären verteilt, sollte die Substanz besser über ein intraventrikulär implantiertes Ommaya-Reservoir appliziert werden. Methotrexatgabe in 1 mg-Dosen in 12- bis 24stündigen Abständen ist bei verminderter Neurotoxizität therapeutisch wirksam.

Methotrexat ist ein etabliertes Medikament zur Behandlung des Chorionkarzinoms und verwandter trophoblastärer Tumoren bei der Frau. Unter sequentieller Therapie mit Methotrexat und Dactinomycin wird in ungefähr 75% fortgeschrittener Stadien eine Heilung erreicht. Bei frühzeitiger Diagnose beträgt die Heilungsrate mehr als 90%. Bei der Behandlung des Chorionkarzinoms wird Methotrexat in einer Dosis von 1 mg/kg an jedem zweiten Tag viermal im Wechsel mit Leucovorin (0,1 mg/kg jeweils an dem anderen Tag) intramuskulär appliziert. Wenn die Nebenwirkungen es zulassen, werden die Zyklen in dreiwöchigen Intervallen wiederholt. Die Bestimmung der Gonadotropinspiegel im Urin dient als Marker für die Persistenz der Krankheit.

Günstige Wirkungen von Methotrexat wurden auch bei Patienten mit Osteosarkom und Mycosis fungoides und als Bestandteil einer Kombinationstherapie auch bei Patienten mit Burkitts Lymphom und anderen Non-Hodgkin-Lymphomen sowie bei Mammakarzinom, Kopf- und Halskarzinom, Ovarial- und Blasenkarzinom beobachtet. Methotrexat in Hochdosierung unter Leukovorinschutz kann zu einer beträchtlichen Tumorregression bei Osteosarkom und, in Kombination mit anderen Zytostatika, bei Leukämien und Non-Hodgkin-Lymphomen führen. Relativ hohe Methotrexat-Dosen (zwischen 250 mg - 7,5 g/m^2 und mehr) können intermittierend über 6 - 72 Stunden unter Leukovorinschutz infundiert werden. Derartige Schemata erzielen zytotoxische Konzentrationen des Medikaments im Liquor und schützen vor leukämischer Meningitis. Ein typisches Beispiel ist die Infusion von Methotrexat über sechs Stunden, gefolgt von sieben Dosen à 15 mg/m^2 Leukovorin alle sechs Stunden mit dem Ziel, normalen Zellen die Möglichkeit zur Erholung zu geben und dadurch toxischen Wirkungen entgegen zu wirken. Die Gabe von Methotrexat in Hochdosierung beinhaltet das Risiko schwerer toxischer Wirkungen und sollte nur von erfahrenen Onkologen praktiziert werden, die die Möglichkeit des therapeutischen Monitoring des Methotrexatplasmaspiegels zur Verfügung haben. Wenn die Methotrexatspiegel 48 Stunden nach Gabe bei 1 µM oder darüber liegen, müssen höhere Leukovorindosen (100 mg/m^2) gegeben werden, bis die Plasmakonzentration von Methotrexat unter den toxischen Schwellenwert von 2×10^{-8} M gefallen ist (Stoller at al., 1977). Unter adäquaten Vorsichtsmaßnahmen sind diese Schemata vergleichsweise gut verträglich. Es ist besonders wichtig, auf eine ausreichende Produktion alkalischen Urins zu achten, da Methotrexat in saurem Urin in den Tubuli ausfällt. Bei malignen Ergüssen kann die dadurch verzögerte Clearance zu erheblichen toxischen Nebenwirkungen führen. Hochdosiertes Methotrexat mit Leukovorinschutz wird seit einigen Jahren klinisch angewandt und hat vielversprechende Ergebnisse beim Osteosarkom, Leukämien des Kindesalters und Non-Hodgkin-Lymphomen gezeigt. Dennoch müssen Zeitpunkt und Dosis der Leukovoringabe und das Applikationsschema von Methotrexat noch weiter optimiert werden (Ackland und Schildsky, 1987).

Unerwünschte Wirkungen Toxische Wirkungen von Methotrexat betreffen, wie bereits gesagt, primär Knochenmark und intestinales Epithel. Betroffene Patienten haben ein erhöhtes Risiko einer plötzlichen Blutung oder lebensbedrohenden Infektion und müssen unter Umständen prophylaktische Thrombozytentransfusionen oder bei Fieber eine breit angelegte antibiotische Therapie erhalten. Nebenwirkungen bilden sich gewöhnlich innerhalb von zwei Wochen zurück, aber eine protrahierte Knochenmarkdepression kann bei Patienten mit eingeschränkter Nierenfunktion und dadurch verzögerter Ausscheidung der Substanz auftreten. Die Dosierung von Methotrexat muß an die Reduktion der Kreatininclearance angepaßt werden.

Weitere Nebenwirkungen von Methotrexat sind Haarausfall, Dermatitis, interstitielle Pneumonitis, Nephrotoxizität, Hemmung der Oogenese bzw. Spermatogenese, Abort und Teratogenität. Leberfunktionsstörungen sind meist reversibel, können aber nach lange dauernder chronischer Applikation in eine Leberzirrhose münden. Die intrathekale Gabe von Methotrexat verursacht relativ häufig Meningismus und eine entzündliche Reaktion des Liquors. Krämpfe, Koma oder Tod sind seltene Folgen der Anwendung von Methotrexat. Seine Neurotoxizität wird durch Leukovorin nicht gemildert.

PYRIMIDIN-ANALOGA

Diese Substanzklasse umfaßt eine heterogene und interessante Gruppe von Wirkstoffen, die die Eigenschaft besitzen, die Biosynthese der Pyrimidinnukleotide zu hemmen oder deren natürliche Metabolite so zu imitieren, daß sie mit vitalen Zellfunktionen, etwa Synthese und Funktion von Nukleinsäuren, interferieren. Analoga von Desoxycytidin und Thymidin sind als Inhibitoren der DNA-Replikation synthetisiert worden, und das Uracilanalogon 5-Fluoruracil inhibiert effektiv sowohl Funktion und Prozessierung von RNA als auch die Synthese von Thymidilat (siehe Abbildung 51.9). Wirkstoffe aus

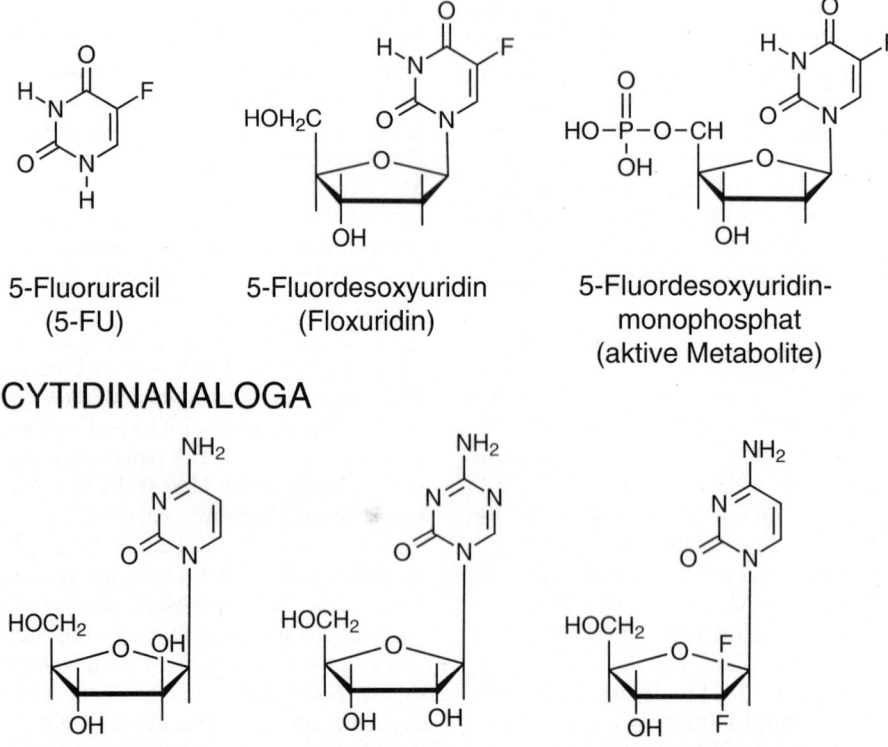

Abbildung 51.9 Strukturen der Pyrimidinanaloga.

dieser Gruppe sind bei der Behandlung verschiedener Krankheiten, darunter Malignome, Psoriasis und durch Pilze und DNA-Viren hervorgerufene Infektionen eingesetzt worden. Die Wege der metabolischen Aktivierung und des Abbaus dieser Substanzen während einer systemischen Anwendung in der Krebstherapie eröffnen Möglichkeiten zur Entwicklung synergistischer Kombinationstherapien mit anderen klinisch wirksamen Substanzen.

Allgemeine Wirkungsmechanismen Die am besten charakterisierten Verbindungen dieser Klasse sind die halogenierten Pyrimidine, die Substanzen wie Fluoruracil (5-Fluoruracil oder 5-FU), Floxuridin (5-Fluor-2'-desoxyuridin oder 5-FUdR) und Idoxuridin (5-Ioddesoxyuridin; siehe Kapitel 50) umfassen. Ein Vergleich der van der Waals-Umfänge der verschiedenen 5'-Substituenten zeigt, daß die Größe des Fluoratoms der des Wasserstoffs ähnlich ist, während die größeren Brom- und Iodatome mit der Methyl-Gruppe vergleichbar sind. Damit verhält sich Idoxuridin wie ein Thymidin-Analogon und seine primären biologischen Wirkungen sind eine Folge der Phosphorylierung und Einbau in die DNA anstelle von Thymidilat. Das kleinere Fluoratom an Position 5 von 5-FU ermöglicht dem Molekül, Uracil biochemisch nachzuahmen. Die im Vergleich mit der C-H-Bindung weitaus stabilere Fluorkohlenstoffbindung verhindert die Methylierung an Position 5 von 5-FU durch die Thymidilatsynthase. Stattdessen stabilisiert das Fluorpyrimidin in Gegenwart des physiologischen Kofaktors 5,10-Methylentetrahydrofolsäure das Enzym in einem inhibierten Zustand. Auf diese Weise führt die Substitution durch ein Halogenatom geeigneter Größe zu einem Molekül, das den natürlich vorkommenden Pyrimidinen hinreichend ähnlich ist, um mit Enzymen des Pyrimidinmetabolismus zu interagieren, und gleichzeitig wirkungsvoll mit bestimmten anderen Aspekten der Pyrimidinwirkung zu interferieren.

Nukleotide der RNA und DNA enthalten entweder Ribose oder 2'-Desoxyribose. Unter den verschiedenen Modifikationen des Zuckerrestes hat der Austausch der Ribose im Cytidin gegen Arabinose mit Cytarabin (AraC) ein brauchbares Zytostatikum ergeben. Wie aus Abbildung 51.9 ersichtlich, ist die Hydroxylgruppe in diesem Molekül in der β-Konfiguration (aufwärts gerichtet) an den 2'-Kohlenstoff gebunden im Unterschied zur α-Position (abwärts gerichtet) der Hydroxylgruppe in der Ribose. Enzymatisch wird das Arabinoseanalogon als ein 2'-Desoxyribosid erkannt. Es wird zu einem Nukleosidtriphosphat phosphoryliert, das mit dCTP um den Einbau in die DNA konkurriert (Chabner, 1995) und dabei die Strangverlängerung der DNA und ihre Funktion als Replikationsmatrix blockiert.

Zwei weitere Cytidinanaloga wurden umfangreichen klinischen Prüfungen unterzogen. 5-Azacytidin ist ein Inhibitor der DNA-Methylierung und gleichzeitig ein Cytidinantimetabolit, wird bevorzugt in die RNA eingebaut und hat antileukämische und differenzierende Wirkungen. Ein neueres Analogon, das 2',2'-Difluordesoxycytidin (Gemcitabine), wird in die DNA eingebaut und hemmt die Elongation entstehender DNA-Stränge (siehe Abbildung 51.9). Es zeigt vielversprechende Wirkungen bei verschiedenen soliden Tumoren des Menschen, darunter Bronchial- und Ovarialkarzinome (Lund et al., 1994).

Fluoruracil und Floxuridin (Fluordesoxyuridin)

Wirkungsmechanismus. 5-FU benötigt die enzymatische Konversion zu dem Nukleotid (Ribosylierung und Phosphorylierung) für seine zytotoxische Aktivität (siehe Abbildung 51.10). Verschiedene Wege zur Bildung des 5'-Monophosphatnukleotids (F-UMP) stehen in tierischen Zellen zur Verfügung. 5-FU kann durch Uridinphosphorylase zu Fluoruridin und dann zu F-UMP durch Uridinkinase umgewandelt werden, oder es kann direkt mit 5-Phosphoribosyl-1-pyrophosphat (PRPP) in einer durch Orotsäurephosphoribosyltransferase katalysierten Reaktion unter Bildung von F-UMP reagieren. F-UMP stehen mehrere metabolische Wege zur Verfügung, darunter der Einbau in die RNA. Eine für die zytostatische Wirkung wichtige Reaktionsfolge umfaßt die Reduzierung des Diphosphatnukleotids zum Desoxynukleotid durch die Ribonukleotiddiphosphatreduktase und die mögliche Bildung von 5-Fluor-2'-desoxyuridin-5'-Phosphat (F-dUMP). 5-FU kann auch durch die Thymidinphosphorylase direkt zum Desoxyribosid 5-FUdR und dann durch die Thymidinkinase weiter zu F-dUMP umgewandelt werden, einem starken Inhibitor der Thymidilat-Synthese. Dieser komplizierte metabolische Weg zur Bildung von F-dUMP kann durch Verwendung des Desoxyribonukleosids von Fluoruracil-Floxuridin (Fluordesoxiuridin, FUdR), das direkt durch die Thymidinkinase zu F-dUMP umgewandelt wird, umgangen werden.

Die Interaktion zwischen F-dUMP und der Thymidilatsynthase führt zum Verlust von TTP, einem essentiellen Bestandteil der DNA (siehe Abbildung 51.11). Der Folsäurekofaktor 5,10-Methylentetrahydrofolsäure und F-dUMP bilden einen kovalent

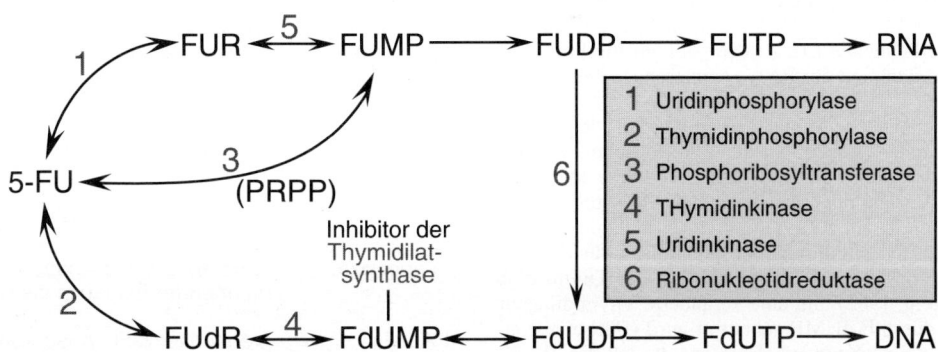

Abbildung 51.10 Aktivierungswege von 5-Fluoruracil (5-FU) und 5-Floxuridin (FUR).
DNAFUDP: Floxuridindiphosphat; FUMP: Floxuridinmonophosphat; FUTP: Floxuridintriphosphat; FUdR: Fluordesoxyuridin; FdUDP: Fluordesoxyuridindiphosphat; FdUMP: Fluordesoxyuridinmonophosphat; FdUPT: Fluordesoxyuridintriphosphat; PRPP: 5-Phosphoribosyl-1-Pyrophosphat.

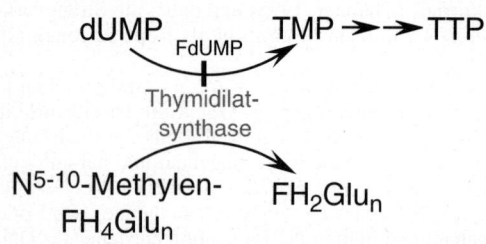

Abbildung 51.11 Wirkort von 5-Fluor-2'-desoxyuridin-5'-phosphat (5'-FdUMP). 5-FU: 5-Fluoruracil; dUMP: Desoxyuridinmonophosphat; TMP: Thymidinmonophosphat; TTP: Thymidintriphosphat; FdUMP: Fluordesoxyuridinmonophosphat; FH_2Glu_n: Dihydrofolsäurepolyglutamat; FH_4Glu_n: Tetrahydrofolsäurepolyglutamat,

gebundenen ternären Komplex mit dem Enzym. Dieser inhibitorische Komplex ähnelt dem Übergangszustand, der während der normalen enzymatischen Konversion von dUMP zu Thymidilat entsteht. Obwohl unter physiologischen Bedingungen diese Reaktion durch den Transfer einer Methylgruppe und zweier Wasserstoffatome von der Folsäure auf dUMP zur Thymidilatsynthese hin fortschreitet, wird sie durch die Stabilität der Fluorwasserstoffbindung von F-dUMP innerhalb des inhibitorischen Komplexes blockiert. Es resultiert eine anhaltende Hemmung der Enzyme (Santi et al., 1974).

5-FU wird sowohl in die RNA als auch DNA eingebaut. In Zellen, die mit 5-FU behandelt werden, werden sowohl F-dUTP als auch dUTP (das Substrat, das sich vor der blockierten Thymidilatsynthase-Reaktion anhäuft) in die DNA anstelle des depletierten physiologischen TTP eingebaut. Die Bedeutung des Einbaues von F-dUTP und dUTP in die DNA ist unklar (Canman et al., 1993). Es wird angenommen, daß der Einbau von Desoxyuridilat und/oder Fluordesoxyuridilat in die DNA den Excisionsreparaturprozeß aktiviert. Dieser Vorgang führt möglicherweise zum Strangbruch der DNA, da die Reparatur von DNA TTP erfordert, dieses Substrat aber in Folge der Hemmung der Thymidilatsynthase fehlt (Mauro et al., 1993). Der Einbau von 5-FU in die RNA hat auch Nebenwirkungen als Folge eines erheblichen Effektes sowohl auf die Prozessierung als auch die Funktion der RNA (Armstrong, 1989; Danenberg et al., 1990).

Mehrere biochemische Mechanismen wurden identifiziert, die mit einer Resistenz gegenüber den zytotoxischen Wirkungen von 5-FU oder Floxuridin assoziiert sind. Diese Mechanismen umfassen: Verlust oder Abnahme der Aktivität von Enzymen, die notwendig zur Aktivierung von 5-FU sind, verminderte Aktivität der Pyrimidinmonophosphatkinase (die den Einbau in die RNA vermindert), Amplifikation der Thymidilatsynthase (Washtein, 1982) und eine veränderte Thymidilatsynthase, die nicht durch F-dUMP gehemmt wird (Barbour et al., 1990). Neuere Untersuchungen haben gezeigt, daß der Thymidilatsynthasespiegel durch einen autoregulatorischen Rückkopplungsmechanismus auf subtile Weise kontrolliert wird. Dabei interagiert die Thymidilatsynthase mit ihrer eigenen mRNA und kontrolliert dadurch die Translationseffizienz. Dieser Mechanismus ist für die schnelle Modulation der Konzentration der Thymidilatsynthase verantwortlich, die für die Zellteilung notwendig ist, und stellt möglicherweise einen wichtigen Mechanismus dar, durch den Tumorzellen schnell unempfindlich gegen die Wirkung von 5-Fluoruracil werden (Chu et al., 1991; Swain et al., 1989). Einige maligne Zellen haben offenbar ungenügende Mengen von 5,10-Methylentetrahydrofolsäure und können deshalb keine maximalen Spiegel des gehemmten ternären Komplexes mit der Thymidilatsynthase bilden. Exogene Zufuhr von Folsäure in Form von 5-Formyltetrahydrofolsäure (Leukovorin) erhöht die Bildung dieses Komplexes sowohl in Laborexperimenten als auch klinischen Versuchen und hat eine gesteigertes Ansprechen gegenüber 5-FU in klinischen Studien gezeigt (Ullman et al., 1978; Grogan et al., 1993). Abgesehen von insuffizienten intrazellulären Folsäurevorräten ist nicht gezeigt, welcher der anderen möglichen Mechanismen (falls überhaupt) mit der klinischen Resistenz gegenüber 5-FU und seinen Derivaten assoziiert ist (Grem et al., 1987).

Außer Leukovorin ist eine Reihe anderer Substanzen mit 5-FU kombiniert worden, um die zytotoxische Wirkung durch biochemische Modulation zu steigern. Tabelle 51.2 zeigt diese Substanzen mit ihren angenommenen Interaktionsmechanismen. Die klinisch interessantesten Kombinationen mit 5-FU sind jene mit Methotrexat, Interferon, Leukovorin oder Cisplatin, die derzeit alle auf ihre definitive klinische Bedeutung überprüft werden. Substanzen, die frühe Schritte der Pyrimidinbiosynthese hemmen, wie z. B. der Aspartattranscarbamylaseinhibitor PALA (n-Phosphonoacetyl-L-aspartat), zeigen zwar synergistische Wirkungen mit 5-FU unter experimentellen Bedingungen, aber eine klinische Bedeutung konnte für diese Kombinationen nicht gezeigt werden (Gren et al., 1988). Durch Hemmung der Purinsynthese und Steigerung des zellulären Vorrats an PRPP steigert Methotrexat die Aktivierung und zytostatische Wirkung von 5-FU, wenn es vor, nicht jedoch, wenn es nach 5-FU gegeben wird. Die Kombination aus Cisplatin und 5-FU hat in klinischen Studien ein beeindruckendes Ansprechen von Tumoren der Larynxpharynxregion gezeigt, aber die molekulare Grundlage ihrer Interaktion ist unbekannt.

Resorption, Metabolismus und Exkretion 5-FU und Floxuridin werden parenteral gegeben, da nach oraler Gabe die

Tabelle 51.2 Modulatoren der zytotoxischen Wirkung von 5-Fluoruracil (5-FU)

MODULATOR	ANGENOMMENE INTERAKTIONSMECHANISMEN
Cisplatin	vermehrt DNA-Strangbrüche sekundär zu verminderter Reparatur verstärkte Inhibition der Thymidilatsynthase
Interferon	verstärkter 5-FU-Anabolismus verminderte Rebound-Synthese der Thymidilatsynthase
Leukovorin	verstärkte Inhibition der Thymidilatsynthase
Methotrexat	verstärkter 5-FU-Anabolismus vermehrter Einbau in die RNA
PALA*	verstärkter 5-FU-Anabolismus vermehrter Einbau in die RNA
Uridin	verminderter Einbau in die RNA (? selektive Erholung normaler Zellen)

* PALA: N-Phosphonoacetyl-L-aspartat

Resorption der Medikmente nicht vorhersagbar und unvollständig ist. Ihr Abbau findet in zahlreichen Geweben statt, besonders aber in der Leber. Floxuridin wird durch Thymidin- oder Desoxyuridinphosphorylasen zu 5-FU umgewandelt. 5-FU wird durch Reduktion des Pyrimidinringes inaktiviert. Diese Reaktion wird durch die Dihydropyrimidindehydrogenase, die in der Leber, der intestinalen Mukosa und anderen Geweben gefunden wird, katalysiert. Der hereditäre Mangel an diesem Enzym führt zu einer erheblich gesteigerten Empfindlichkeit gegenüber 5-FU (Lu et al., 1993). Menschen mit einem Mangel an diesem Enzym können schon bei üblichen Dosen des Wirkstoffs schwerwiegende Nebenwirkungen erleiden. Das Reaktionsprodukt 5-Fluor-5,6-dihydrouracil wird schließlich zu α-Fluor-β-alanin abgebaut (Heidelberger 1975; Zhang et al., 1992).

Die schnelle intravenöse Gabe von 5-FU führt zu Plasmakonzentrationen von 0,1 - 1,0 mM. Die Plasmaelemination erfolgt schnell ($t_{1/2}$ = 10 - 20 Minuten). Die Urinausscheidung einer intravenös gegebenen Einzeldosis von 5-FU erreicht in 24 Stunden nur 5 - 10%. Obwohl die Leber hohe Spiegel an Dihydropyrimidindehydrogenase enthält, muß die Dosierung bei Patienten mit Leberinsuffizienz nicht angepaßt werden, wahrscheinlich wegen extrahepatischer Abbauorte oder infolge exzessiver Spiegel dieses Enzyms in der Leber. Nach kontinuierlicher intravenöser Infusion über 24 - 120 Stunden werden 5-FU-Plasmaspiegel im Bereich von 0,5 - 8,0 µM erreicht. 5-FU tritt leicht in den Liquor über, in dem nach üblicher Dosis Konzentrationen über 0,01 µM für bis zu 12 Stunden aufrecht erhalten werden (Grem, 1995).

Therapeutischer Einsatz *5-Fluoruracil* Die bisherigen Erfahrungen mit 5-FU zeigen, daß das Medikament bei 10 - 30% der Patienten mit metastasierten Karzinomen der Mamma und des Gastrointestinaltrakts zu partiellen Remissionen führt. Therapeutische Effekte wurden auch beim Hepatom beobachtet, aber auch bei Karzinomen des Ovars, der Zervix, der Harnblase, der Prostata, des Pankreas und des Oropharynx. Die empfohlene Dosis bei Patienten mit mittlerem Risiko, in gutem Ernährungszustand und normaler Hämatopoese beträgt täglich 12 mg/kg über vier Tage durch rasche Injektion, gefolgt von vier Dosen von jeweils 6 mg/kg alternierend an den folgenden Tagen, falls Nebenwirkungen nicht beobachtet wurden. Bei diesem Therapieregime wurde die tägliche Maximaldosis willkürlich auf 800 mg festgesetzt. Andere Regime verwenden Tagesdosen von 500 mg/m^2 über fünf Tage in monatlich wiederholten Zyklen. In Kombination mit Leukovorin werden die 5-FU-Tagesdosen wegen Mukositis und Diarrhoe auf 375 - 425 mg über fünf Tage reduziert.

Floxuridin (FUdR). FUdR (Fluordesoxyuridin) wird in erster Linie bei metastasiertem Kolonkarzinom eingesetzt und dabei in die Aorta hepatica infundiert. Die Ansprechrate bei dieser Applikationsform beträgt 40 - 50% und liegt damit doppelt so hoch wie bei intravenöser Gabe. Intrahepatische arterielle Infusion über 14 - 21 Tage kann mit minimierten systemischen Nebenwirkungen durchgeführt werden. Es besteht jedoch nach mehreren Therapiezyklen ein signifikant erhöhtes Risiko, eine biliäre Zirrhose zu entwickeln (Kemeny et a., 1987; Hohn et al., 1986). Kontinuierliche Infusion von Floxuridin in den arteriellen Schenkel der Blutversorgung anderweitig lokalisierter Tumoren, etwa solchen der Kopf- und Halsregion, kann einen therapeutischen Effekt zeigen. Bei all diesen Regimen sollte die Behandlung bei den frühesten Anzeichen von toxischen Wirkungen (meistens Stomatitis oder Diarrhoe) beendet werden, da die maximale Ausprägung von Knochenmarksuppression und toxischen Wirkungen auf den Darm nicht vor den Tagen 7 bis 14 manifest werden.

> Fluordesoxyuridin ist in Deutschland nicht im Handel (Anm. d. Hrsg.).

Kombinationstherapie Höhere Ansprechraten werden bei Kombination von 5-FU mit anderen Substanzen, wie z. B. Cyclophosphamid und Methotrexat (Mammakarzinom), Cisplatin (Ovarialkarzinom und Kopf- und Halskarzinom) und Leukovorin (kolorektales Karzinom) beobachtet (siehe Tabelle 51.2). Bei der adjuvanten Therapie von Mammakarzinomen (Early Breast Cancer Trialists, 1988) und kolorektalen Karzinomen (Wolmark et al., 1993) hat der Einsatz von 5-FU in Kombination die Überlebensrate erhöht. 5-FU wird häufig und mit sehr gutem Erfolg bei der lokalen Behandlung prämaligner Hautkeratosen und multipel auftretenden oberflächlichen Basalzellkarzinomen angewandt (Alper et al., 1985).

Die adjuvante Therapie des kolorektalen Karzinoms durch die Kombination von 5-FU und Levamisol verringert die Rezidivrate und verbessert das Gesamtüberleben nach chirurgischer Resektion im Vergleich mit Levamisol alleine oder ohne adjuvante Therapie (Moertel et al., 1990). Die Verbesserung der Gesamtüberlebensrate lag höher als in vorangegangenen Studien mit 5-FU alleine. Levamisol ist ein häufig angewandtes Antihelminithikum (siehe 7. Auflage dieses Lehrbuchs) mit geringfügigen Nebenwirkungen. Die immunstimulierenden Effekte von Levamisol veranlaßten eine Prüfung beim kolorektalen Karzinom. Derzeitige klinische Studien untersuchen die Kombinationen aus 5-FU mit Levamisol und/oder Leukovorin und/oder Interferon, um den Stellenwert jeder dieser Substanzen in Kombination mit 5-FU bei der adjuvanten Therapie des kolorektalen Karzinoms zu definieren.

Unerwünschte Wirkungen Die klinischen Manifestationen toxischer Wirkungen von 5-FU und Floxuridin sind ähnlich und aufgrund ihres verzögerten Auftretens schwer abzuschätzen. Die frühesten während eines Zyklus auftretenden Nebenwirkungen sind Appetitlosigkeit und Übelkeit, auf die Stomatitis und Diarrhoe als zuverlässige Anzeichen einer ausreichend hohen Dosis folgen. Ulzerationen der Mukosa können an Stellen des Gastrointestinaltraktes auftreten und zu fulminanter Diarrhoe, Schock und zum Tod führen, insbesondere bei Patienten, die kontinuierliche 5-FU-Infusionen oder zusätzlich Leukovorin erhalten. Die schwersten Nebenwirkungen von Bolus-Dosisschemata sind Folge der myelosuppressiven Wirkung dieser Wirkstoffe. Der Höhepunkt der Leukopenie wird gewöhnlich zwischen den Tagen 9 und 14 nach der ersten Injektion erreicht. Thrombozytopenie und Anämie können ebenfalls auftreten. Haarausfall, manchmal bis zur vollständigen Alopezie, Veränderungen der Fingernägel, Dermatitiden und verstärkte Pigmentierung und Atrophie der Haut können auftreten. Es wurden neurologische Manifestationen, darunter ein akutes zerebelläres Syndrom, beschrieben, und nach intrathekaler Gabe von 5-FU wurde eine Myelopathie beobachtet. Kardiale Nebenwirkungen, besonders akute Thoraxschmerzen mit Ischämiezeichen im Elektrokardiogramm können auftreten. Die geringe therapeutische Breite dieser Substanzen erfordert eine besonders sorgfältige Überwachung durch Ärzte, die mit den Wirkungen fluoridierter Pyrimidine und den mögliche Risiken der Chemotherapie vertraut sind.

Cytarabin (Cytosinarabinosid)

Cytarabin (1-β-D-Arabinofuranosylcytosin; AraC) ist der wichtigste bei der Therapie der akuten Myelozytenleukämie angewandte Antimetabolit. Es ist die einzige wirklich effektive Substanz zur Remissionsinduktion dieser Krankheit. (Zur Übersicht siehe Chabner, 1995).

Wirkungsmechanismen Die Verbindung ist ein Analogon von 2'-Desoxycytidin mit der 2'-Hydroxylgruppe in trans zur 3'-Hydroxylgruppe des Zuckerrestes, wie in Abbildung 51.9 gezeigt wird. Die 2'-Hydroxylgruppe behindert sterisch die Drehung der Pyrimidinbase um die Nukleosidbindung. Die Basen der Polyarabinonukleotide können sich nicht auf normale Weise stapeln wie die Basen der Polydesoxynukleotoide.

Wie die meisten Purin- und Pyrimidinantimetabolite muß Cytarabin durch Konversion zum 5'-Monophosphatnukleotid (AraCMP) „aktiviert" werden, in diesem Fall wird die Reaktion durch die Desoxycytidinkinase katalysiert. AraCMP reagiert dann mit den jeweiligen Nukleotidkinasen unter Bildung von Diphosphat- und Triphosphatnukleotiden (AraCDP und AraCTP). Die Anhäufung von AraCTP führt in vielen Zellen zu einer wirksamen Hemmung der DNA-Replikation. Früher wurde angenommen, daß dies die Folge einer kompetitiven Hemmung der DNA-Polymerasen durch AraCTP sei. Neuere Untersuchungen deuten darauf hin, daß in Säugerzellen eine Hemmung der DNA-Synthese bei niedrigen AraCTP-Konzentrationen stattfindet und auf einer Hemmung der DNA-Kettenverlängerung beruht, wenn AraC in die terminale Position der wachsenden DNA-Kette eingebaut wird (Mikita und Beardsley, 1988). Es gibt einen signifikanten Zusammenhang zwischen Hemmung der DNA-Replikation und der Gesamtmenge der in die DNA eingebauten AraC. So vermindert der Einbau von fünf AraC-Molekülen in jeweils 10^4 Basen DNA die zelluläre Klonigenität um etwa 50%. Es gibt auch Hinweise, daß der AraC-Einbau in die DNA die Matrizenfunktion beeinträchtigt.

AraC und andere Cytidinanaloga sind wirksame Induktoren der Tumorzelldifferenzierung. Um diese Eigenschaft zu nutzen, wurden versuchsweise niedrigdosierte AraC-Regime (20 mg/m^2 täglich) zur Remissionsinduktion bei akuter Myelozytenleukämie angewandt. Der Mechanismus ist jedoch unklar und eine schwere Myelosuppression kann bei diesem Regime auftreten.

Der genaue Mechanismus, durch den AraC zellulären Tod herbeiführt, ist unklar. In AraC-behandelten Zellen wird eine DNA-Fragmentierung beobachtet und es gibt zytologische und biochemische Hinweise auf Apoptose in Tumor- und Normalgewebe (Smets, 1994). Wahrscheinlich ist die andauernde Hemmung der DNA-Synthese über die Dauer mindestens eines Zellzyklus notwendig, um Zellen in der S-Phase (DNA-Synthesephase) des Zellzyklus zu exponieren. Dieser Mechanismus ist möglicherweise bedeutsam bei der kontinuierlichen und längerdauernden Infusion von AraC. Einige Untersuchungen haben gezeigt, daß das optimale Dosierungsintervall von AraC-Bolusdosen ungefähr acht bis zwölf Stunden beträgt. Dieses Intervall wird möglicherweise durch die Notwendigkeit bestimmt, intrazellulär inhibitorische AraC-Konzentrationen über die Dauer mindestens eines Zellzyklus aufrecht zu erhalten. Die durchschnittliche Dauer eines Zellzyklus von Tumorzellen der akuten Myelozytenleukämie beträgt ein bis zwei Tage. Typische AraC-Dosierungsschemata verwenden Bolusinjektionen alle zwölf Stunden über fünf bis sieben Tage oder kontinuierliche Infusionen über sieben Tage.

Mechanismen der Cytarabinresistenz Ein wesentlicher Faktor, der das Ansprechen auf Cytarabin bestimmt, sind die relativen Aktivitäten anaboler und kataboler Enzyme, die die Konversion von AraC zu AraCTP beeinflussen. Das geschwindigkeitslimitierende Enzym ist die Desoxycytidinkinase, die AraCMP generiert. Ein wichtiges Abbauenzym ist die Cytidindesaminase, die AraC zu dem nichttoxischen Metaboliten Arauridin abbaut. Cytidindesaminase wird in vielen Geweben in hoher Aktivität gefunden, darunter einigen menschlichen Tumoren. Ein weiteres abbauendes Enzym, die dCMP-Desaminase, wandelt AraCMP zu dem inaktiven Metaboliten AraUMP um. Mithin bestimmt die Balance zwischen anabolen und katabolen Enzymen die erreichbare Konzentration von AraCTP. Zwischen Bildung und Retention von AraCTP in Leukämiezellen und der Dauer kompletter Remissionen bei Patienten mit akuter Myeloblastenleukämie wurde ein Zusammenhang beschrieben (Preisler et al., 1985). Die Fähigkeit von Zellen zum Transport von AraC scheint ebenfalls eine wichtige Determinante für das klinische Ansprechen zu sein (Wiley et al., 1985).

Da die Plasmaspiegel der Substanz schnell unter das zur Sättigung von Transport- und Aktivierungsvorgängen erforderliche Niveau sinken, wurden in der Klinik Hochdosisregime (sechs Dosen von 2 - 3 g/m^2 alle zwölf Stunden) angewandt, um 20- 50fach höhere Serumspiegel zu erzielen und damit vielversprechende Ergebnisse hinsichtlich der Remissionsinduktion bei akuter nichtlymphozytärer Leukämie (ANLL) (Chabner, 1995) und bei der Postremissionsintensivierung nach primärer Therapie der ANLL (Mayer et al., 1994).

Unterschiedliche biochemische Resistenzmechanismen wurden in AraC-resistenten Subpopulationen verschiedener muriner und humaner Tumorzellinien identifiziert. Meistens wurde ein Mangel an Desoxycytidinkinase gefunden (Flasshove at al., 1994). Ein anderer Resistenzmechanismus besteht in einer deutlichen Expansion des dCTP-Vorrats als Folge einer erhöhten CTP-Synthaseaktivität (Chabner, 1995). Es wird angenommen, daß erhöhte intrazelluläre dCTP-Konzentrationen die Wirkung von AraC auf die DNA-Synthese aufheben können. Andere Mechanismen umfassen eine erhöhte Cytidindesaminaseaktivität und eine verminderte Affinität der DNA-Polymerase zu AraCTP. Unter dem klinischen Aspekt ist die AraC-Resistenz weitgehend ungeklärt.

Resorption, Metabolismus und Exkretion AraC wird im Gastrointestinaltrakt abgebaut. Nach oraler Gabe erscheinen nur etwa 20% der Substanz im Kreislauf. Nach intravenöser Injektion von 30 - 300 mg/m^2 werden Spitzenspiegel von 2 - 50 μM im Plasma gemessen. Nach intravenöser Gabe gibt es zunächst eine schnelle Phase der Elemination von AraC ($t_{1/2}$ = 10 Minuten), der eine Elimination mit einer Halbwertszeit von ungefähr 2,5 Stunden folgt. Innerhalb von 12 - 24 Stunden werden weniger als 10% der injizierten Dosis unverändert im Urin ausgeschieden, während das meiste in Form des inaktiven, desaminierten Metaboliten Arabinosyluracil erscheint. Im Liquor werden nach kontinuierlicher Infusion höhere AraC-Konzentrationen erreicht als nach schneller intravenöser Injektion. Nach intrathekaler Gabe der Substanz in einer Dosis von 50 mg/m^2 wird auch nach sieben Stunden relativ wenig Desaminierung beobachtet und Spitzenkonzentrationen von 1 - 2 mM erreicht. Nach intrathekaler Injektion beträgt die Halbwertszeit von AraC im Liquor ungefähr 2 Stunden (Ho und Frei, 1971).

Therapeutischer Einsatz Für die Anwendung von Cytarabin werden zwei Standarddosierungsschemata empfohlen: (1) schnelle intravenöse Injektion von 100 - 200 /m^2 alle zwölf Stunden über fünf bis sieben Tage oder (2) kontinuierliche intravenöse Infusion von 100 - 200 mg/m^2 täglich über fünf bis sieben Tage. Allgemein scheinen Kinder höhere Dosen zu tolerieren als Erwachsene. Eine Erhaltungstherapie mit subkutanen Injektionen von 1mg/kg entweder wöchentlich oder alle zwei Wochen kann angewandt werden, obwohl die Substanz effektiver in der Remissionsinduktion der akuten Leukämie zu sein scheint. Intrathekale Dosen von 30 mg/m² alle vier Tage wurden zur Behandlung der meningealen Leukämie angewandt. Sowohl bei Kindern als auch Erwachsenen mit akuter nichtlymphozytärer Leukämie zeigte hochdosiertes AraC (sechs Dosen von je 2 - 3 g/m²) eine größere Wirksamkeit, aber auch mehr Nebenwirkungen (Mayer et al., 1994).

Cytarabin ist zur Remissionsinduktion akuter Leukämien bei Kindern und Erwachsenen indiziert. Remissionsraten von 20 - 40 % bei Monotherapie wurden beschrieben. Das Medikament ist besonders wirksam bei der akuten nichtlymphozytären Leukämie des Erwachsenen. Cytarabin ist wirksamer in Kombination mit anderen Substanzen, insbesondere den Anthracyclinen oder Mitoxantron. Das Medikament wird auch angewandt in der Kombinationstherapie bei Non-Hodgkin-Lymphomen des Erwachsenen- und Kindesalters und zur Behandlung von Rezidiven akuter lymphozytärer Leukämien in beiden Altersgruppen.

Unerwünschte Wirkungen Cytarabin ist in erster Linie eine stark myelosuppressive Substanz, die schwere Leukopenien, Thrombozytopenien und eine Anämie mit auffallenden megaloblastären Veränderungen verursachen kann. Andere toxische Manifestationen umfassen gastrointestinale Störungen, Stomatitis, Konjunktivitis, milde und reversible Leberfunktionsstörungen, Pneumonitis, Fieber und Dermatitis. Krämpfe und andere neurotoxische Erscheinungen können nach intrathekaler Gabe oder intravenöser Applikation hoher Dosen (insbesondere über 3 g/m²) bei über 60jährigen oder Patienten mit schlechter Nierenfunktion auftreten (Herzig et al., 1987).

PURINANALOGA

Seit den 1942 begonnenen Pionieruntersuchungen von Hitchings und Mitarbeitern wurden viele Analoga der natürlichen Purinbasen, Nukleoside und Nukleotide in unterschiedlichen biologischen und biochemischen Systemen getestet. Diese ausführlichen Untersuchungen führten zu der Entwicklung verschiedener Wirkstoffe, die nicht nur für die Behandlung maligner Erkrankungen (Mercaptopurin, Thioguanin) von Nutzen sind, sondern auch für die immunsuppressive (Azathioprin) und antivirale (Acyclovir, Ganciclovir, Vidarabin, Zidovudin) Therapie (siehe Abbildung 51.12). Das Hypoxanthin-Analogon Allopurinol, ein wirksamer Inhibitor der Xanthinoxidase, ist ein wichtiges Nebenprodukt dieser Anstrengungen (siehe Kapitel 27). Vielversprechend war die Entdeckung starker Inhibitoren der Adenosindesaminase, zum Beispiel Erythro-9-(2-hydroxy-3-nonyl)-adenin (EHNA) und Pentostatin (2'-Desoxycoformycin). Neuere Studien haben die klinische Wirksamkeit von Pentostatin bei bestimmten Leukämien und Lymphomen bestätigt. Unter experimentellen Bedingungen haben diese Inhibitoren der Adenosindesaminase deutliche synergistische Effekte in Kombination mit verschiedenen Adenosinanaloga, z.

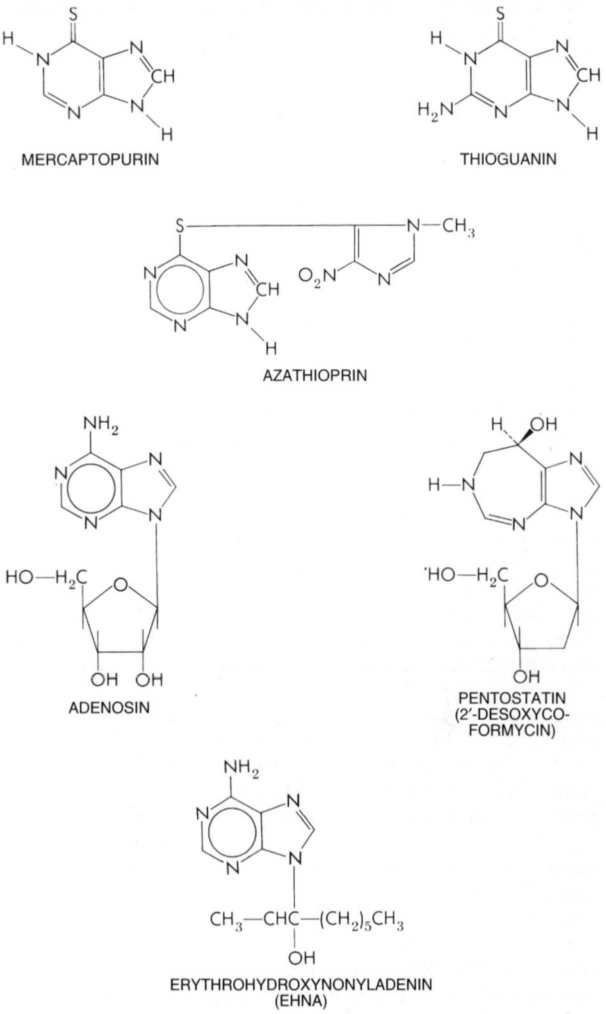

Abbildung 51.12 Strukturformeln von Adenosin und verschiedenen Purinanaloga.

B. Vidarabin (Arabinosyladenin; AraA), gezeigt. Sie sind auch als Immunsuppressiva vielversprechend. (Siehe Übersichten von Elion und Hitchings, 1965; McCormack und Johns, 1982). Zwei neue, gegen die Desaminierung durch Adenosindesaminase resistente Wirkstoffe sind Fludarabinphosphat und Cladribin. Beide Substanzen sind bei verschiedenen Formen von Leukämien und Lymphomen wirksam (Beutler, 1992; Cheson, 1992; Piro 1992; Calabresi und Schein, 1993; Chabner und Wilson 1994).

Strukturwirkungsbeziehung Mercaptopurin und Thioguanin, beide als Substanzen zur Behandlung humaner Leukämien klinisch etabliert, sind Analoga der natürlichen Purine Hypoxanthin und Guanin, bei denen die Keto-Gruppe des Kohlenstoffes 6 im Purinring gegen ein Schwefelatom ausgetauscht ist. Substitution an dieser Position durch Chlor oder Selen resultiert ebenfalls in zytostatisch wirksamen Substanzen. Zytotoxische Effekte zeigen auch die β-D-Ribonukleosid- und β-D-2'-Desoxyribonukleosid-Derivate. Da diese Nukleoside ausgezeichnete Substrate für die in vielen Geweben hochaktive Purinnukleosidphosphorylase sind, verhalten sich die entsprechenden Nukleoside wie ein Prodrug und führen zur Bildung jeweils des Hypoxanthin- oder Guaninanalogon in diesen Geweben. Abgesehen von einigen wichtigen Ausnahmen müssen die Analoga von Purinbasen oder Nukleosiden enzymatisch zu dem Nukleotid umgewandelt werden, um zytotoxisch zu wirken.

Zahlreiche Versuche, die Struktur solcher Analoga zu modifizieren, um ihre therapeutische Breite oder Selektivität zu verbessern, wurden unternommen. Azathioprin (siehe Abb. 51.12) wurde entwickelt mit dem Ziel, das Ausmaß der Inaktivierung von 6-Mercaptopurin durch enzymatische S-Methylierung, nichtenzymatische Oxidation oder Umwandlung zu Thiourat durch die Xanthinoxidase zu vermindern. Azathioprin kann mit Schwefelwasserstoffverbindungen wie Glutathion reagieren (offenbar nicht enzymatisch) und fungiert als Prodrug, wodurch die langsame Freisetzung von Mercaptopurin im Gewebe ermöglicht wird. Im Vergleich mit Mercaptopurin besteht eine überlegene immunsuppressive Wirkung (Elion, 1967).

Ein wichtiger Fortschritt war die Entdeckung wirksamer Inhibitoren der Adenosindesaminase wie z. B. Pentostatin (2'-Desoxycoformycin; K_i = 2,5 pM) und Erythro-9-(2-hydroxy-3-nonyl)-adenin (EHNA; K_i = 2 nM). Pentostatin (siehe Abbildung 51.12) ist ein aus *Streptomyces* isoliertes Naturprodukt. Strukturell ähnelt der Wirkstoff dem Übergangszustand von Adenosin während der Hydrolyse durch Adenosindesaminase. Die Affinität des Wirkstoffes zu dem Enzym ist 10^7fach größer als die des natürlichen Substrates. Der Enzyminhibitorkomplex ist sehr stabil und hat eine Dissoziationshalbwertszeit von ungefähr 25 - 30 Stunden (Agarwal et al., 1977; Agarwal, 1982). Mithin blockiert Pentostatin nicht nur die Desaminierung von natürlichen Nukleosiden, sondern auch die von vielen in der Chemotherapie verwandten Analoga.

Wirkungsmechanismus Zwar besitzen tierische Gewebe Nukleosidkinasen, die Adenosin oder die 2'-Desoxyribonukleoside von Guanin, Hypoxanthin, Adenin und vielen Analoga zu den jeweiligen 5'-Monophosphaten umwandeln können, jedoch finden ähnliche Reaktionen bei Inosin, Guanosin und deren Analoga nicht statt. Letztere werden zunächst durch die in vielen menschlichen Geweben hochaktive Purinnukleosidphosphorylase einer Phosphorolyse unterzogen. Die freigesetzten Basen können dann durch die Hypoxanthinguaninphosphoribosyltransferase (HGPRT) zu den entsprechenden Nukleotiden umgewandelt werden. In ähnlicher Weise können 2'-Desoxyguanosin, 2'-Desoxyinosin und viele verwandte Analoga mit der Purinnukleosigphosphorylase reagieren und die Produkte dieser Reaktion – Purinbasen oder Analoga – können dann zu den entsprechen Ribonukleosid-5'-Monophosphaten umgewandelt werden.

Sowohl Thioguanin als auch Mercaptopurin sind ausgezeichnete Substrate der HGPRT und werden zu den Ribonukleotiden 6-Thioguanosin-5'-Phosphat (6-ThioGMP) und 6-Thioinosin-5'-phosphat (T-IMP) umgewandelt. Da T-IMP ein schlechtes Substrat der Guanylatkinase darstellt, die GMP zu GDP umwandelt, reichert sich T-IMP in der Zelle an. Sorgfältig durchgeführte Studien haben jedoch gezeigt, daß Mercaptopurin in Form von Thioguanindesoxyribonukleotid in die zelluläre DNA eingebaut werden kann. Dies weist darauf hin, daß durch Enzyme des Guaninmetabolismus katalysierte langsame Reaktionen stattfinden. Die Anreicherung von T-IMP kann verschiedene wichtige metabolische Reaktionen hemmen, so z. B. die Umwandlung von Inosinat (IMP) zu Adenylsuccinat (AMPS) und weiter zu Adenosin-5'-Phosphat (AMP) und die Oxidation von IMP zu Xanthilat (XMP) durch die Inosinatdehydrogenase. Diese Reaktionen sind wichtige Schritte bei der Konversion von IMP zu Adenin- und Guaninnukleotiden. Auf der anderen Seite reichert sich in Zellen, die mit Thioguanin inkubiert werden, zunächst 6-ThioGTP an, ein mäßiges, aber definitives Substrat der Guanylatkinase. Somit findet eine langsame Umwandlung zu 6-ThioGDP und 6-ThioGTP und der Einbau der Thioguaninnukleotide in die zellulären Nukleinsäuren statt. Zusätzlich sind die 6-ThioGTP-Konzentrationen ausreichend, um eine fortschreitende und irreversible Hemmung der Inosinatdehydrogenase, wahrscheinlich durch Bildung von Disulfidbrücken, zu erreichen. Weiterhin können sowohl 6-ThioGTP und T-IMP als auch eine Anzahl anderer 5'-Monophosphat-Derivate der PurinnukleosidAnaloga eine „Pseudofeedback-Inhibition" des ersten Schrittes der *de novo* Purinbiosynthese, der Reaktion zwischen Glutamin und PRPP unter Bildung von Ribosylamin-5-phosphat, bewirken. Dieses Enzym ist der wichtigste Kontrollpunkt bei der Biosynthese der Purinnukleotide und seine Aktivität wird durch die intrazelluläre Konzentration von 5'-Mononukleotiden (natürlichen und Analoga) reguliert. Die Synthese von PRPP wird auch durch ADP und ATP oder verwandte Analoga wirkungsvoll inhibiert.

Trotz umfangreicher Untersuchungen ist es noch immer nicht möglich, die Konsequenzen des Einbaus von Thioguanin oder Mercaptopurin in die zelluäre DNA für die Enstehung der therapeutischen oder toxischen Wirkungen exakt festzumachen. Diese Verbindungen können zu einer nachhaltigen Hemmung der koordinierten Induktion verschiedener für die DNA-Synthese notwendiger Enzyme, aber auch zu möglicherweise kritischen Störungen bei der Synthese von polyadenylierter RNA führen (Carrico und Sartorelli, 1977).

Andere Studien haben gezeigt, daß durch eine kurze Exposition gegenüber 6-Thioguanin die Synthese von Membranglykoproteinen unterbrochen werden kann. Dieser unter Umständen für die Zelle letale Effekt wird wahrscheinlich durch Depletion von Guanosindiphosphatzuckern vermittelt. In Anbetracht dieser unterschiedlichen biochemischen Wirkungen, die vitale Prozesse wie z. B. Purinbiosynthese, Nukleotidumwandlungen, DNA- und RNA-Synthese, chromosomale Replikation und Glykoproteinsynthese betreffen, ist es unmöglich, ein einzelnes Ereignis als Ursache der zytotoxischen Wirkungen der Thiopurine anzuführen. Es ist wahrscheinlich, daß diese Klasse von Wirkstoffen über verschiedene Mechanismen wirkt (McCormack und Johns, 1982).

Aus der großen Zahl von experimentell untersuchten Adenosin-Analoga wird Vidarabin (Arabinosyladenin; AraA) bei der Behandlung von Herpesinfektionen angewandt (siehe Kapitel 50), entfaltet jedoch aufgrund rascher Desaminierung keine nennenswerte zytostatische Wirkung. Das gegenüber Desaminierung resistente Analogon 2-Fluor-9-β-D-arabinosyladenin-5'-phosphat (2-F-AraAMP, Fludarabinphosphat) hat eine eindeutige Wirkung bei Patienten mit refraktärer chronischer lymphatischer Leukämie und niedriggradigen Lymphomen. (Zur vertiefenden Diskussion und als Referenzen siehe Bloch, 1975; McCormack und Johns, 1982; Chun et al., 1986; Calabresi und Shein, 1993; Chabner, 1995).

Wie bereits erwähnt, ist Pentostatin ein wirksamer Inhibitor der Adenosindesaminase. Der Zusammenhang zwischen diesem Effekt und der durch den Wirkstoff induzierten zytotoxischen Wirkung ist jedoch unklar. Veränderungen der normalen intrazellulären Konzentrationen Adenosin enthaltender Verbindungen scheinen eine Feedbackinhibition der S-Adenosylhomocysteinhydrolase mit dem Ergebnis gestörter zellulärer Methylierungsreaktionen zu bewirken. Die Substanz interferiert mit der Synthese von Nicotinamidadenindinukleotid. Das Nukleosidtriphosphatanalogon von Pentostatin kann mit der Folge eines Strangbruchs in die DNA eingebaut werden (Siaw und Coleman, 1984; Johnston et al., 1986; Begleiter et al., 1987; Chabner, 1995).

Ein genetischer Mangel an Adenosindesaminase ist mit einer Malfunktion sowohl von T- als auch B-Lymphozyten assoziiert, hat aber nur eine geringe Wirkung auf andere Normalgewebe (Giblett et al., 1972). Deshalb zeigten mit Pentostatin behandelte Tiere eine deutliche Immunsuppression. Schwere opportunistische Infektionen, manchmal mit lebensbedrohendem Verlauf, sind ebenfalls mit der klinischen Anwendung von Pentostatin assoziiert. Die Behandlung mit Pentostatin alleine hat bei Erkrankungen, die von T-Lymphozyten ausgehen (z. B. T-Zell-Leukämie und Mycosis fungoides) Remissionen induziert. Diese klinischen Studien beruhten auf der Beobachtung von hohen Spiegeln an Adenosindesaminase in malignen T-Zellen. Jedoch wurden auch bei B-Zellerkrankungen ermutigende Ergebnisse erzielt. 25% der Patienten mit refraktärer chronischer lymphozytärer Leukämie haben auf die Substanz angesprochen sowie 90% der Patienten mit Haarzellleukämie. Ein weiteres Purinanalogon mit Wirksamkeit bei Haarzellleukämie ist 2-Chlordesoxyadenosin (2-CdA, Cladribin). CdA ist gegen Adenosindesaminase resistent und wird nach intrazellulärer Phosphorylierung durch die Desoxycytidinkinase in die DNA eingebaut. Aufgrund seiner außerordentlich hohen Wirksamkeit und geringeren Toxizität wird Cladribin oft gegenüber Pentostatin bei der Haarzellleukämie bevorzugt. Es ist auch bei anderen Leukämien und Lymphomen wirksam. (siehe Symposium, 1984; Tritsch, 1985; Beutler, 1992; Kay et al., 1992; Estey et al., 1992; Saven und Piro, 1992; Hoffman et al., 1994; Tallman et al., 1995).

Resistenzmechanismen gegen Purinantimetabolite Wie bei anderen zytostatischen Antimetaboliten ist die erworbene Resistenz ein Hauptproblem bei der erfolgreichen Anwendung der Purinanaloga. Der am häufigsten *in vitro* beobachtete Mechanismus ist ein Mangel oder der vollständige Verlust des Enzyms HGPRT. Weiterhin kann Resistenz als Folge einer verringerten Affinität dieses Enzyms gegenüber seinen Substraten sein. Zellen, die aufgrund dieser Mechanismen resistent sind, zeigen gewöhnlich Kreuzresistenz gegenüber analogen Verbindungen, wie z. B. Mercaptopurin, Thioguanin und 8-Azaguanin.

Ein anderer in Zellen von Leukämiepatienten identifizierter Resistenzmechanismus besteht in einem Anstieg der alkalischen Leukozytenphosphatase. Andere Mechanismen umfassen (1) verminderten Substanztransport, (2) erhöhten Abbau der Substanzen oder ihrer intrazellulär „aktivierten" Analoga, (3) veränderte allosterische Inhibition der Ribosylamin-5-phosphatsynthase und (4) Verlust oder Alterationen der Enzyme Adeninphosphoribosyltransferase und Adeninkinase (für Adenin oder Adenosinanaloga). Die wichtigsten Determinanten der Resistenz gegenüber diesen Wirkstoffe unter klinischen Bedingungen sind jedoch unklar. (Zur Übersicht siehe Brockman, 1974; McCormack und Johns, 1982).

Mercaptopurin

Die Einführung von Meracaptopurin durch Elion und Mitarbeiter stellt einen Meilenstein in der Geschichte der zytostatischen und immunsuppressiven Therapie dar. Heutzutage befinden sich Mercaptopurin und sein Derivat Azathioprin unter den wichtigsten und klinisch wertvollsten Wirkstoffen ihrer Klasse. Die Strukturwirkungsbeziehung und der Mechanismus von Wirkung und Resistenz wurden weiter oben besprochen. Die Strukturformel von Mercaptopurin ist in Abb. 51.12 gezeigt.

Resorption, Metabolismus und Exkretion Die Resorption von Mercaptopurin ist nach oraler Einnahme unvollständig und die Bioverfügbarkeit wird infolge eines First-pass-Metabolismus in der Leber vermindert. Die orale Bioverfügbarkeit beträgt nur 5 - 37% mit großen individuellen Schwankungen. Plasmaspiegelbestimmungen des Wirkstoffs können erforderlich sein, um die Therapie mit oral gegebenem Mercaptopurin zu optimieren. Die Plasmahalbwertszeit nach intravenöser Dosis ist relativ kurz (ungefähr 50 Minuten) als Folge der Aufnahme durch Zellen, renalen Ausscheidung und schnellem metabolischen Abbau. Es gibt zwei Hauptwege des Metabolismus von Mercaptopurin. Der erste umfaßt die Methylierung der Schwefelwasserstoffgruppe mit nachfolgender Oxidation der methylierten Derivate. Die Expression des Enzyms Thiopurinmethyltransferase spiegelt die Vererbung polymorpher Allele wieder: Bis zu 15 % der Bevölkerung Großbritanniens haben nur eine geringe oder gar keine Enzymaktivität (Weinshilboum, 1989). Eine geringe Aktivität der Thiopurinmethyltransferase in Erythrozyten ist beim individuellen Patienten mit einer erhöhten Toxizität der Substanz assoziiert. Es wurde gezeigt, daß nach Gabe von Mercaptopurin oder Mercaptopurinribonukleosid Nukleotide von 6-Methylmercaptopurin entstehen. Erhebliche Mengen der Mono-, Di- und Triphosphatnukleotide von 6-Methylmercaptopurinribonukleosid (6-MMPR) sind in Blut und Knochenmark von mit Mercaptopurin oder Azathioprin behandelten Patienten nachgewiesen worden. Eine Abspaltung des Schwefels von den Thiopurinen ist möglich und ein relativ großer Anteil des verabreichten Schwefels wird als anorganisches Sulfat ausgeschieden. Der zweite wichtige Weg des Mercaptopurinmetabolismus schließt das Enzym Xanthinoxidase ein, das in relativ großer Menge in der Leber vorhanden ist. Mercaptopurin ist ein gutes Substrat für dieses Enzym, das es zu dem nichtzytostatischen Metaboliten 6-Thioharnsäure oxidiert.

Ein Versuch, die metabolische Inaktivierung von Mercaptopurin zu modifizieren, führte zu der Entwicklung von Allopurinol. Dieses Hypoxanthinanalogon ist ein starker Inhibitor der Xanthinoxidase und blockiert nicht nur die Umwandlung von Mercaptopurin zu 6-Thioharnsäure, sondern interferiert auch mit der Synthese von Harnsäure aus Hypoxanthin und Xanthin (siehe Kapitel 27). Aufgrund seiner Fähigkeit zur Interferenz mit der enzymatischen Oxidation von Mercaptopurin und verwandten Derivate erhöht Allopurinol die Exposition von Zellen gegen die Wirkung dieser Substanzen. Obwohl Allopurinol die zytostatische Wirkung von Mercaptopurin bei Mäusetumoren erheblich steigert, erhöht es gleichzeitig die toxische Wirkung, so daß keine Verbesserung des therapeutischen Index zu erkennen ist (McCormack und Johns, 1982; Zinner und Klastersky, 1985).

Klinische Anwendung Initial beträgt die durchschnittliche tägliche orale Dosis von Mercaptopurin (6-Mercaptopurin) 2,5 mg/kg. Die Anfangsdosis liegt normalerweise zwischen 100 - 200 mg täglich. Bei hämatologischer und klinischer Besserung wird die Dosis auf ein angemessenes Vielfaches von 25 mg reduziert. Eine Erhaltungstherapie wird im allgemeinen mit 1,5 - 2,5 mg/kg täglich fortgeführt. Falls nach vier Wochen noch keine therapeutischen Effekte festgestellt werden, kann die Tagesdosis schrittweise auf bis zu 5 mg/kg bis zum Auftreten toxischer Wirkungen angehoben werden. Die zur Knochenmarksdepression bei Patienten mit nichthämatologischen Malignomen notwendige Gesamtdosis beträgt ungefähr 45 mg/kg und kann zwischen 18 - 106 mg/kg betragen.

Eine Hyperurikämie mit Hyperurikosurie kann während der Behandlung auftreten. Die Anhäufung von Harnsäure reflektiert wahrscheinlich die Zellzerstörung mit Purinfreisetzung, die durch die Xanthinoxidase oxidiert werden, aber auch die Hemmung der Umwandlung von Inosinsäure zu Vorläufern von Nukleinsäuren. Unter diesen Umständen kann die Anwendung von Allopurinol indiziert sein. Aus oben angeführten Gründen muß bei der Anwendung von Mercaptopurin oder seinem Imidazolderivat Azathioprin in Kombination mit Allopurinol besonders vorsichtig vorgegangen werden. Mit beiden Wirkstoffen gleichzeitig behandelte Patienten sollten ungefähr 25 % der normalen Mercaptopurindosis bekommen (siehe Anhang II).

In frühen Mercaptopurin-Studien wurden Remissionen im Knochenmark bei mehr als 40% der Kinder mit akuter Leukämie beobachtet. Bei Erwachsenen mit akuter Leukämie waren die Ergebnisse weitaus weniger beeindruckend, gelegentlich wurden jedoch Remissionen erzielt. Der Beitrag des Wirkstoffes bei der Behandlung der Lymphoblastenleukämien liegt mehr im Bereich der Remissionserhaltung als -induktion. Kreuzresistenz zwischen Meracaptopurin und anderen Klassen antileukämischer Wirkstoffe besteht nicht.

Bei der Behandlung der chronischen Granulozytenleukämie kann eine Erhaltungstherapie mit Mercaptopurin von Nutzen sein. Mercaptopurin hat selbst in sehr hoher Dosis keinen Stellenwert bei der chronischen Lymphozytenleukämie, beim Morbus Hodgkin und verwandten Lymphomen sowie vielen Karzinomen. In seiner immunsuppressiven Wirkung wird es von seinem Imidazolderivat Azathioprin übertroffen.

Toxische Wirkungen Die wesentliche Nebenwirkung von Mercaptopurin ist die Knochenmarkdepression, die sich im allgemeinen jedoch langsamer als unter Folsäureantagonisten entwickelt. Dementsprechend können Thrombozytopenie, Granulozytopenie oder Anämie einige Wochen lang nicht in Erscheinung treten. Bei Auftreten einer Depression normaler Elemente des Knochenmarks führt das Absetzen der Substanz zu einer prompten Erholung. Appetitlosigleit, Übelkeit oder Erbrechen werden bei ungefähr 25% der Patienten beobachtet, Stomatitis und Durchfall sind hingegen selten. Gastrointestinale Manifestationen sind bei Kindern weniger häufig als bei Erwachsenen. Bei ungefähr einem Drittel der mit Mercaptopurin behandelten Patienten wurde das Auftreten einer Gelbsucht beschrieben. Die Pathogenese dieser Manifestation ist unklar, sie verschwindet jedoch gewöhnlich nach Absetzen der Behandlung und wurde mit Gallestau und hepatischer Nekrose assoziiert. Dermatologische Manifesationen wurden beschrieben. Die unter Langzeittherapie mit Mercaptopurin und seinem Derivat Azathioprin auftretenden Komplikationen wurden von Schein und Winokur diskutiert (1975).

Azathioprin

Das 6-Mercaptopurinderivat Azathioprin wird als Immunsuppressivum eingesetzt. Seine Strukturformel wird in Abbildung 51.12 gezeigt. Weiter oben wurden die zu seiner Entwicklung führenden Überlegungen und die Mechanismen von Wirkung und Abbau diskutiert. In Kapitel 52 finden sich weitere Informationen.

Thioguanin

Die Thioguaninsynthese wurde erstmals 1955 von Elion und Hitchings beschrieben. Die Substanz ist von besonderem Wert in Kombination mit Cytarabin bei der Behandlung der akuten Granulozytenleukämie. Die Strukturformel von Thioguanin ist in Abbildung 51.12 gezeigt und sein Wirkungsmechanismus wurde weiter oben besprochen.

Resorption, Metabolismus und Exkretion Die Resorption von Thioguanin ist unvollständig und schwankt erheblich, die Plasmakonzentrationen des Wirkstoffes können nach oraler Gabe um mehr als den Faktor 10 variieren. Spitzenspiegel im Blut werden zwei bis vier Stunden nach Einnahme erreicht. Nach Anwendung von Thioguanin beim Menschen wird eher das S-Methylierungsprodukt 2-Amino-6-methylthiopurin als freies Thioguanin im Urin ausgeschieden. Ein weiterer Hauptmetabolit im Urin ist anorganisches Sulfat. Von 6-Thioharnsäure werden geringere Mengen gebildet, so daß angenommen werden kann, daß die durch das Enzym Guanase katalysierte Desaminierung keine größere Rolle bei der metabolischen Inaktivierung von Thioguanin spielt. Folglich kann es im Unterschied zu Mercaptopurin und Azathioprin mit Allopurinol ohne Dosisreduktion gegeben werden.

Therapeutischer Einsatz Thioguanin (6-Thioguanin, TG) steht für die orale Gabe zur Verfügung. Die mittlere Tagesdosis beträgt 2 mg/kg. Zeigt sich innerhalb von vier Wochen keine klinische Wirkung oder ein toxischer Effekt, kann die tägliche Dosierung vorsichtig auf 3 mg/kg gesteigert werden.

In der Klinik wurde Thioguanin bei der Behandlung der akuten Leukämie verwandt und in Kombination mit Cytarabin ist es eine der wirksamsten Substanzen zur Remissionsinduktion bei der akuten Granulozytenleukämie. Bei der Behandlung von Patienten mit soliden Tumoren hat es keine Bedeutung. Die Substanz wurde als Immunsuppressivum eingesetzt, insbesondere bei Patienten mit Nephritis oder Kollagenosen.

Nebenwirkungen Zu den toxischen Manifestationen zählen Knochenmarkdepression und gastrointestinale Wirkungen, wenngleich letztere weniger ausgeprägt sein können als unter Mercaptopurin.

Fludarabinphosphat

Als fluoridiertes, desaminaseresistentes Nukleotidanalogon des Virustatikums Vidarabin (9-β-Arabinfuranosyladenin, ara-A) ist diese Verbindung wirksam bei der chronischen Lymphozytenleukämie und niedriggradigen Lymphomen (Calabresi und Schein, 1993; Chabner und Wilson, 1994). Nach rascher Dephosporylierung zu dem Nukleosid Fludarabin durch die membrangebundene 5'-Ektonukleotidase wird es intrazellulär durch die Desoxycytidinkinase zum aktiven Triphosphatderivat rephosphoryliert. Dieser Antimetabolit inhibiert die DNA-Polymerase, DNA-Primase und Ribonukleotidreduktase und wird in DNA und RNA eingebaut (Brockman et al., 1980). Der genaue Mechanismus der Zytotoxizität ist nicht vollständig verstanden.

Die Strukturformeln von Fludarabinphosphat und dem verwandten Adenosin-Analogon Cladribin sind nachstehend gezeigt:

Pentostatin (2'-Desoxycoformycin)

Pentostatin ist ein Übergangszustandanalogon des Intermediärstadiums der Adenosindesaminase (ADA)-Reaktion und ein wirksamer Inhibitor des Enzyms. Diese Verbindung ist auch als 2'-Desoxycoformycin (DCF) bekannt und wurde aus Fermentationskulturen von *Streptomyces antibioticus* isoliert. Inhibition der ADA durch DCF führt zu einer intracellulären Akkumulation von Adenosin und Desoxyadenosinnukleotiden, die die DNA-Synthese durch Inhibition der Ribonukleotidreduktase blockieren können. Desoxyadenosin inaktiviert auch die S-Adenosylhomocysteinhydrolase mit daraus resultierender Anhäufung von S-Adenosylhomocystein, das für Lymphozyten toxisch ist. Pentostatin kann auch die Synthese der RNA hemmen, und sein Triphosphatderivat wird in die DNA eingebaut. Obwohl der genaue zytotoxische Mechanismus nicht bekannt ist, führt wahrscheinlich ein Ungleichgewicht der Purinnukleotidvorräte zu dem zytostatischen Effekt bei der Haarzelleukämie und T-Zellymphomen (siehe Calabresi und Schein, 1993; Chabner und Wilson, 1994).

Die Strukturformel von Pentostatin (2'-Desoxycoformycin) zeigt Abb. 51.12.

Resorption, Metabolismus und Exkretion Pentostatin wird intravenös angewandt und es wurde beschrieben, daß eine Einzeldosis von 4 mg/m² eine Verteilungshalbwertszeit von elf Minuten und eine mittlere terminale Halbwertszeit von 5,7 Stunden hat. Die Substanz wird fast vollständig renal eliminiert. Bei Patienten mit Niereninsuffizienz wird eine Reduktion der Dosierung nach Maßgabe der verminderten Kreatininclearance empfohlen.

Therapeutischer Einsatz Pentostatin ist für die intravenöse Anwendung erhältlich. Die empfohlene Dosierung beträgt 4 mg/m² alle zwei Wochen. Nach Hydratation mit 500 - 1000 ml 5%iger Dextrose in halbkonzentrierter physiologischer Kochsalzlösung wird der Wirkstoff entweder durch schnelle intravenöse Injektion oder durch eine bis zu 30 Minuten dauernde Infusion gegeben, gefolgt von weiteren 500 ml Flüssigkeit. Extravasate führen weder zu subkutanen Entzündungen, noch zu Blasenbildung oder Nekrosen.

Pentostatin ist außerordentlich wirksam bei der Induktion kompletter Remissionen bei der Haarzelleukämie. Komplette Remissionen bei 58% und partielle Remissionen bei 28% der Patienten, die refraktär gegen Interferon-α waren, wurden beschrieben.

Unerwünschte Wirkungen Manifestationen toxischer Wirkungen umfassen Myelosuppression, gastrointestinale Symptome, Hautausschlag und Leberfunktionsstörungen bei Standarddosierungen (4 mg/m²). Bei dieser Dosis tritt ein Rückgang der Zahl normaler T-Zellen auf und opportunistische Infektionen wurden beschrieben (Steis et al., 1992). In höherer Dosierung (10 mg/m²) wurden schwere renale und neurologische Komplikationen beobachtet. Die Anwendung von Pentostatin in Kombination mit Fludarabinphosphat kann schwere oder sogar tödliche pulmonale Nebenwirkungen zur Folge haben.

	R_1	R_2	R_3
FLUDARABIN-5'-PHOSPHAT	F	O-P(OH)(OH)=O	—OH
CLADRIBIN	Cl	H	H

Resorption, Metabolismus und Exkretion Fludarabinphosphat wird intravenös appliziert und im Plasma schnell zu Fludarabin umgewandelt. Die Halbwertszeit von Fludarabin beträgt ungefähr zehn Stunden. Die Verbindung wird in erster Linie renal eliminiert und ungefähr 23% erscheinen aufgrund einer relativ ausgeprägten Resistenz gegen die Adenosindesaminase unverändert im Urin.

Therapeutischer Einsatz Fludarabinphosphat ist zur intravenösen Anwendung erhältlich. Die empfohlene Dosis von Fludarabinphosphat beträgt 20 - 30 mg/m² täglich über fünf Tage. Der Wirkstoff wird über 30 Minuten bis zwei Stunden intravenös infundiert. Bei Niereninsuffizienz muß die Dosierung unter Umständen reduziert werden. Die Behandlung kann alle vier Wochen wiederholt werden und bei diesen Dosen wird eine allmähliche Besserung gewöhnlich nach zwei bis drei Therapiezyklen sichtbar.

Fludarabinphosphat wird in erster Linie bei der Behandlung von Patienten mit chronischer Leukozytenleukämie (CLL) verwandt, jedoch gibt es zunehmend Hinweise, daß es auch bei B-Zellymphomen, die gegen die Standardtherapie refraktär sind, wirksam ist. Bei Patienten mit CLL, die zuvor gegen ein alkylierendes Standardschema refraktär wurden, sind Ansprechraten von 32 - 48% beschrieben.

Unerwünschte Wirkungen Manifestationen der toxischen Wirkung umfassen Myelosuppression, Übelkeit und Erbrechen, Schüttelfrost und Fieber, aber auch Unwohlsein, Appetitlosigkeit und Schwäche. Unter der Therapie kommt es zu einem Rückgang der CD4-positiven Zellen. Opportunistische Infektionen und das Tumorzerfallsyndrom wurden beschrieben. Eine periphere Neuropathie kann bei normalen Dosen auftreten, während ein veränderter Bewußtseinszustand, Krämpfe, Neuritis N. optici und Koma bei höheren Dosen auftreten können. Neurotoxische Wirkungen werden häufiger und stärker ausgeprägt bei älteren Patienten beobachtet. In Kombination mit Pentostatin (Desoxycoformycin) gab es Fälle pulmonaler Nebenwirkungen mit schwerem und auch fatalem Verlauf. Da ein erheblicher Teil der Substanz (ungefähr ein Viertel) renal eliminiert wird, sollten niereninsuffiziente Patienten mit Vorsicht behandelt werden. Die Initialdosierung muß gegebenfalls an den Serumkreatininspiegel angepaßt werden.

Cladribin

Cladribin (2-Chlordesoxyadenosin; 2-CdA), ein gegen Adenosindesaminase resistentes Purinanalogon, hat große Wirksamkeit bei der Haarzelleukämie, chronischer Lymphozytenleukämie und niedriggradigen Lymphomen gezeigt (Estey et al., 1992; Kay et al., 1992; Beutler, 1992). Nach intrazellulärer Phosphorylierung durch die Desoxycytidinkinase wird die Substanz in die DNA eingebaut. Dort führt sie Strangbrüche der DNA und Verlust von NAD und ATP herbei, und in einigen Zellinien auch Apoptose (Piro 1992; Beutler, 1992). Der genaue Mechanismus der Wirkung von 2-CdA ist nicht vollständig verstanden, für die zytotoxische Wirkung der Substanz ist die Zellteilung jedoch nicht notwendig.
Die Strukturformel von 2-Chlordesoxyadenosin wurde mit der von Fludarabin auf der vorigen Seite gezeigt.

Resorption, Metabolismus und Exkretion Cladribin wird nach oraler Gabe nicht besonders gut resorbiert (55 % ± 17 %) und wird gewöhnlich intravenös gegeben (Liliemark et al., 1992). Die Substanz wird in erster Linie renal eleminiert und bei Plasmahalbwertszeiten von 35 Minuten und 6,7 Stunden (Liliemark und Juliusson, 1991).

Therapeutischer Einsatz Cladribin ist in injizierbarer Form erhältlich. Empfohlen wird die einmalige kontinuierliche intravenöse Injektion in einer Dosis von täglich 0,09 mg/kg über sieben Tage.

Cladribin wird aufgrund seiner großen Wirksamkeit und geringen Toxizität als Medikament der Wahl bei der Haarzelleukämie angesehen. Vollständige Remissionen bei 80% und partielle Remissionen bei den übrigen Patienten nach einem Therapiezyklus wurden beschrieben (Saven und Piro, 1992). Die Substanz ist auch wirksam bei chronischer Lymphozytenleukämie, akuter myeloischer Leukämie, niedriggradigen Lymphomen, kutanen T-Zellymphomen einschließlich Mycosis fungoides und Sézary-Syndrom und Morbus Waldenström (Piro et al., 1988; Piro, 1992; Santana, 1992; Kuzel et al., 1992; Kay et al., 1992; Saven et al., 1992; Dimopoulos et al., 1993).

Unerwünschte Wirkungen. Die wichtigste dosislimitierende Nebenwirkung von Cladribin ist die Myelosuppression, nach wiederholten Zyklen kann jedoch auch eine kumulierende Thrombozytopenie auftreten. Weitere Nebenwirkungen sind: Übelkeit, Infektionen, hohes Fieber, Kopfschmerzen, Müdigkeit, Hautausschlag und das Tumorlysesyndrom. Im Vergleich mit Pentostatin treten bei klinisch wirksamen Dosen neurologische und immunsupprimierende Nebenwirkungen weniger in den Vordergrund, möglicherweise deshalb, weil Cladribin die Adenosindesaminase nicht hemmt.

III. NATURSTOFFE

MITOSEHEMMSTOFFE

Zur Geschichte der Vinca-Alkaloide Die Heilwirkungen der Myrtenart *Vinca rosea* Linn. (Immergrün) wurden bereits von der traditionellen Medizin verschiedener Kulturen überliefert. Bei der Überprüfung möglicher therapeutischer Wirkungen von Immergrünextrakten bei Diabetes mellitus haben Noble und Mitarbeiter (1958) bei Ratten enre Granulozytopenie und Knochenmarkdepression beobachtet. Diese Wirkungen führten zur Isolierung des wirksamen Alkaloides. Untersuchungen von Johnson und Mitarbeitern zeigten die Wirksamkeit bestimmter Alkaloidfraktionen gegen akute lymphozytäre Neoplasien bei der Maus. Die weitere Fraktionierung dieser Extrakte führte zur Isolierung von vier aktiven dimeren Alkaloiden: Vinblastin, Vincristin, Vinleurosin und Vinrosidin. Zwei dieser Alkaloide, Vinblastin und Vincristin, sind wichtige Therapeutika bei der Behandlung von Leukämien, Lymphomen und Hodenkrebs. Ein anderer Wirkstoff, Vinorelbin, ist gegen Bronchial- und Mammakarzinome wirksam (siehe Rowinsky und Donehower, 1995).

Chemie Die mitosehemmenden *Vinca*-Alkaloide sind asymmetrische dimere Verbindungen. Die Strukturen von Vinblastin, Vincristin, Vindesin und Vinorelbin sind weiter unten dargestellt.

Strukturwirkungsbeziehung Geringfügige strukturelle Veränderungen haben bemerkenswerte Unterschiede in Toxizität und zytostatischem Wirkungsspektrum der *Vinca*-Alkaloide zur Folge. So ist eine Reihe von verwandten dimeren Alkaloiden ohne jegliche biologischen Wirkungen. Die Elimination einer Acetyl-Gruppe am C4 in einem bestimmten Teil des Vinblastinmoleküls hebt seine Wirksamkeit gegen Leukämien auf, ebenso wie eine Acetylierung der Hydroxylgruppen. Sowohl die Hydrierung der Doppelbindung als auch die Reduzierung zu Carbinolen reduziert oder eliminiert die Wirksamkeit dieser Verbindungen.

Wirkmechanismus Die *Vinca*-Alkaloide sind zellzyklusabhängige Substanzen und blockieren ähnlich wie Colchicin oder Podophyllotoxin den Zellzyklus während der Mitose. Die biologischen Wirkungen dieser Substanzen können mit ihrer Fähigkeit erklärt werden, spezifisch an Tubulin zu binden und dadurch die Polymerisation dieses Proteins zu Mikrotubuli zu hemmen. Bei Inkubation von Zellen mit Vinblastin lösen sich die Mikrotubuli unter Bildung hochgeordneter Kristallstrukuren auf, die jeweils 1 Mol Vinblastin gebunden an 1 Mol Tubulin enthalten. Durch die Zerstörung der Mikrotubuli des Spindelapparates wird die Zellteilung in der Metaphase arretiert. In Abwesenheit eines intakten Spindelapparates verteilen sich die Chromosomen im Zytoplasma (sog. explodierte Mitose) oder verklumpen zu unregelmäßigen Figuren, etwa Kugeln oder Sternen. Es wird angenommen, daß die Unfähigkeit zur korrekten Verteilung von Chromosomen während der Mitose zum Tod der Zelle führt. Sowohl normale als auch maligne Zellen zeigen nach Exposition gegen Vinca-Alkaloide für Apoptose charakteristische Veränderungen (Smets, 1994).

	R_1	R_2	R_3
Struktur **A**			
VINBLASTIN	$-CH_3$	$-\overset{O}{\underset{\|}{C}}-OCH_3$	$-O-\overset{O}{\underset{\|}{C}}-CH_3$
VINCRISTIN	$-\overset{O}{\underset{\|}{CH}}$	$-\overset{O}{\underset{\|}{C}}-OCH_3$	$-O-\overset{O}{\underset{\|}{C}}-CH_3$
VINDESIN	$-CH_3$	$-\overset{O}{\underset{\|}{C}}-NH_2$	$-OH$
Struktur **B**			
VINORELBIN	$-CH_3$	$-\overset{O}{\underset{\|}{C}}-OCH_3$	$-O-\overset{O}{\underset{\|}{C}}-CH_3$

Abgesehen von ihrer Schlüsselfunktion bei der Bildung mitotischer Spindeln sind die Mikrotubuli an weiteren zellulären Funktionen beteiligt, wie z. B. Migration, Phagozytose und axonaler Transport. Die Nebenwirkungen der *Vinca*-Alkaloide, etwa ihre Neurotoxizität, sind möglicherweise die Folge einer Störung dieser Prozesse.

Resistenz Trotz ihrer strukturellen Ähnlichkeit besteht nicht notwendigerweise Kreuzresistenz zwischen den einzelnen *Vinca*-Alkaloiden. Seit einiger Zeit gilt jedoch dem Phänomen der Resistenz gegen multiple Wirksubstanzen eine vermehrte Aufmerksamkeit. Hierbei entwickeln Tumorzellen nach Exposition gegen einen einzelnen (Natur-) Stoff gegen eine Vielzahl chemisch unterschiedlicher Substanzen eine Kreuzresistenz. Derartige vielfach resistente Tumorzellen sind dann gleichzeitig resistent gegen *Vinca*-Alkaloide, Epipodophyllotoxine, Anthracycline, Dactinomycin und Colchicin. In kultivierten resistenten Zellen wurden chromosomale Aberrationen identifiziert, die mit einer Genamplifikation konsistent waren. Die Zellen haben deutlich höhere Konzentrationen der auswärts gerichteten Membranpumpe P-Glykoprotein, die Wirkstoffe aus der Zelle heraustransportiert (siehe Endicott und Ling, 1989). Ca^{2+}-Kanalblocker wie Verapamil können Resistenzen dieser Art aufheben. Es gibt weitere Membrantransporter, die eine Vielfachresistenz verursachen können (Kuss et al., 1994). Eine andere Resistenzform gegen *Vinca*-Alkaloide sind Mutationen des Tubulins, die eine wirksame Bindung der Hemmstoffe an ihren Angriffsort verhindern.

Zytotoxische Wirkungen Sowohl Vincristin und Vinblastin, aber auch Vinorelbin haben starke und selektive zytostatische Wirkungen, ihre Wirkung auf normale Gewebe ist jedoch deutlich unterschiedlich. Vincristin ist Standardbestandteil in Schemata zur Behandlung von kindlichen Leukämien und soliden Tumoren und wird häufig bei der Behandlung von Lymphomen des Erwachsenen verwandt. Vinblastin wird primär zur Behandlung von Hodenkarzinomen und Lymphomen und als Zweitlinientherapie bei verschiedenen soliden Tumoren eingesetzt. Vinorelbin verfügt über eine beeindruckende Wirkung als Monosubstanz bei kleinzelligem Bronchialkarzinom und Mammakarzinom und neue klinische Studien haben sein klinisches Anwendungsspektrum noch erweitert. Die begrenzte myelosuppressive Wirkung von Vincristin macht es zu einem wertvollen Bestandteil von mehreren kombinierten Therapieschemata. Die fehlende Neurotoxizität von Vinblastin stellt einen entscheidenden Vorteil für die Therapie des Lymphomrezidivs und für die Kombination mit Cisplatin dar. Vinorelbin mit seiner milden neurotoxischen und myelosuppressiven Wirkung besitzt ein mittleres Toxizitätsprofil. Vindesin wird in erster Linie in experimentellen Studien in Kombination mit Cisplatin bei der Behandlung von Lungenkrebs eingesetzt.

Myelosuppression. Die durch Vinblastin oder Vinorelbin induzierte Leukopenie erreicht ihren Höhepunkt sieben bis zehn Tage nach Gabe. In der Standarddosis von $1,4 - 2$ mg/m^2 verursacht Vincristin nur eine geringe Verminderung der Blutkörperchenzahl. Alle drei Wirkstoffe bewirken Haarverlust und lokalisierte subkutane Entzündungen nach unbeabsichtigter paravenöser Gabe. Nach Gabe von Vincristin tritt selten das Syndrom der inadaequaten ADH-Sekretion auf.

Neurologische Nebenwirkungen Wenngleich alle drei Derivate neurotoxische Symptome verursachen können, so hat Vincristin doch vorhersehbare kumulative Wirkungen. Taubheit und Kribbeln der Extremitäten, Verlust der tiefen Sehnenreflexe und Schwäche der distalen Gliedmaßenmuskeln stellen die häufigsten und am frühesten auftretenden Zeichen dar. Die sensiblen Störungen müssen nicht zwingend eine sofortige Dosisreduktion nach sich ziehen, aber motorische Ausfallserscheinungen sollten Anlaß zu einer Überprüfung des Therapieplanes sein und erzwingen in den meisten Fällen ein Absetzen des Wirkstoffes. In seltenen Fällen erleiden Patienten eine Lähmung des Stimmbandes oder der quergestreiften Muskulatur des Auges. Vincristin in hoher Dosis verursacht schwere Obstipationen. Unbeabsichtigte intrathekale Applikation von Vincristin führt unweigerlich zu einer verheerenden zentralnervösen Intoxikation mit Krämpfen und irreversiblem Koma (Williams et al., 1983).

Resorption, Metabolismus und Exkretion Von den drei für die klinische Anwendung zugelassenen Wirkstoffen kann lediglich Vinorelbin oral gegeben werden. Seine Bioverfügbarkeit beträgt ungefähr 30%, die mittlere Dosis ist oral dreifach höher als die intravenöse . Alle drei Substanzen werden in der Leber extensiv metabolisiert und ihre Konjugate und Metabolite werden biliär ausgeschieden (Zhuo und Rahamani, 1992). Nur ein geringer Teil (weniger als 15%) wird unverändert im Urin gefunden. Es ist ratsam, bei Patienten mit Leberinsuffizienz (Bilirubin über 3 mg/gl) eine Reduktion der Dosis aller Vinca-Alkaloide um 75% vorzunehmen; feste Richtlinien zur Dosisanpassung gibt es jedoch nicht. Alle drei Wirkstoffe besitzen eine vergleichbare Kinetik, die Halbwertszeit von Vincristin beträgt eine Stunde und 20 Stunden, die von Vinblastin 3 Stunden und 23 Stunden und die von Vinorelbin eine Stunde und 45 Stunden (Marquet et al., 1992).

Vinblastin

Therapeutischer Einsatz Vinblastinsulfat wird intravenös gegeben. Es muß besonders darauf geachtet werden, ein Paravasat in das Subkutangewebe zu vermeiden, da erhebliche Schmerzen und Ulzerationen die Folge sein können. Der Wirkstoff sollte nicht in eine durchblutungsgestörte Extremität injiziert werden. Nach einer Einzeldosis von 0,3 mg/kg Körpergewicht erreicht die myelosuppressive Wirkung ihr größtes Ausmaß nach sieben bis zehn Tagen. Bei Ausbleiben einer mäßiggradigen Leukopenie (ungefähr 3000 Zellen/mm^3) kann die wöchentliche Dosis schrittweise um 0,05 mg/kg Körpergewicht erhöht werden. Bei der kurativen Behandlung von Hodenkrebs wird Vinblastin in einer Dosis von 0,3 mg/kg alle drei Wochen ohne Rücksicht auf das Blutbild oder Nebenwirkungen gegeben.

Die wichtigste klinische Anwendung von Vinblastin in Kombination mit Bleomycin und Cisplatin (siehe unten) liegt in der kurativen Behandlung metastasierter Hodentumore (Williams und Einhorn, 1985), wenngleich es durch Etoposid bei dieser Erkrankung deutlich zurückgedrängt wurde. Therapeutische Wirkungen wurden bei verschiedenen Lymphomen, insbesondere bei Morbus Hodgkin mit deutlichem Ansprechen in 50 - 90% der Fälle, beschrieben. Die Wirksamkeit von Vinblastin bei Lymphomen ist vielfach auch dann nicht vermindert, wenn die Erkrankung refraktär gegen Alkylanzien war. Es ist auch wirksam bei Kaposi-Sarkom, Neuroblastom, Morbus Letterer-Siwe (Histiozytosis X), Mammakarzinom und Chorionkarzinom.

Unerwünschte Wirkungen Die Leukopenie erreicht ihren Höhepunkt ungefähr sieben bis zehn Tage nach Vinblastingabe und geht dann innerhalb von sieben Tagen zurück. Weitere Nebenwirkungen von Vinblastin umfassen die oben beschriebenen neurologischen Manifestationen. Gastrointestinale Störungen, darunter Übelkeit, Erbrechen, Appetitlosigkeit und Diarrhoe können auftreten. Das Syndrom inadaequater Sekretion von adiuretischem Hormon (ADH) wurde beschrieben und kardiale Ischämien sind ebenso beobachtet worden. Haarausfall, Entzündungen der Mundschleimhaut, orale Mukositiden und Hautentzündungen sind selten. Paravasale Injektion kann zu subkutanen Entzündungen und Phlebitiden führen. Lokale Injektionen von Hyaluronidase und maßvolle Wärmeanwendung in dem betroffenen Gebiet können die Verdünnung der Substanz im Gewebe unterstützen.

Vincristin

Therapeutischer Einsatz Vincristinsulfat in Kombination mit Glukortikoiden ist derzeit Mittel der Wahl zur Remissionsinduktion bei Leukämien im Kindesalter. Die optimale Dosierung für Vincristin ist wöchentlich 2 mg/m^2 Körperoberfläche intravenös und für Prednison täglich 40 mg/m^2. Erwachsene mit Morbus Hodgkin oder Non-Hodgkin-Lymphomen erhalten Vincristin gewöhnlich als Bestandteil eines komplizierten Protokolls. Bei Anwendung im MOPP-Schema (siehe unten) beträgt die empfohlene Dosis von Vincristin 1,4 mg/m^2. Hohe Vincristindosen werden von Kindern mit Leukämie offenbar besser toleriert als von Erwachsenen, die ernste neurologische Nebenwirkungen entwickeln können. Eine Gabe der Substanz häufiger als alle sieben Tage oder in höheren Dosen scheint die Nebenwirkungsrate im Vergleich zu der Ansprechrate unproportional zu steigern. Bei Kindern mit Leukämie wird eine Erhaltungstherapie mit Vincristin nicht empfohlen. Bei der intravenösen Gabe von Vincristin ist besondere Sorgfalt zur Vermeidung von Paravasaten anzuwenden.

Das klinische Wirkspektrum von Vincristin ähnelt dem von Vinblastin, es gibt aber einige bemerkenswerte Unterschiede. Auffallend ist die unvollständige Kreuzresistenz zwischen diesen Wirkstoffen trotz großer Ähnlichkeit der chemischen Struktur und gemeinsamem Wirkungsmechanismus. Vincristin ist bei Morbus Hodgkin und anderen Lymphomen wirksam. Obwohl offenbar bei alleiniger Gabe etwas weniger wirksam als Vinblasin bei Morbus Hodgkin, ist es in Kombination mit Mechlorethamin, Prednison und Procarbazin (das sogenannte MOPP-Schema) ein Standardtherapeutikum in fortgeschrittenen Stadien der Erkrankung (DeVita, 1981). Bei Non-Hodgkin-Lymphomen ist Vincristin ein wichtiges Therapeutikum, insbesondere in Kombination mit Cyclophosphamid, Bleomycin, Doxorubicin und Prednison. Wie schon erwähnt ist Vincristin bei Lymphozytenleukämie wirksamer als Vinblastin. Therapeutische Wirkungen wurden bei Patienten mit verschiedenen anderen Malignomen beschrieben, insbesondere bei Wilms-Tumor, Neuroblastom, Hirntumoren, Rhabdomyosarkom sowie Karzinomen von Mamma, Harnblase und männlichem wie weiblichem Genitaltrakt.

Unerwünschte Wirkungen Wie bereits oben ausgeführt, zeigen sich die toxischen Wirkungen von Vincristin meistens in Form neurologischer Symptome, wobei ernste Manifestationsformen durch Absetzen der Therapie oder Dosisreduktion bei Auftreten motorischer Ausfälle vermieden oder zurückgedrängt werden können. Schwere Obstipationen, die manchmal in kolikartige abdominale Schmerzen oder einen Subileus münden, können durch prophylaktische Gabe von Laxantien und hydrophilen Substanzen verhindert werden und stellen normalerweise erst bei Dosen über 2 mg/m^2 ein Problem dar.

Haarausfall tritt bei ungefähr 20% der mit Vincristin behandelten Patienten auf, ist jedoch immer reversibel, häufig auch ohne Absetzen der Therapie. Obwohl weniger häufig als bei Vinblastin, kann eine Leukopenie auch unter Vincristin manifest werden. Gelegentlich wurden Thrombozytopenie, Anämie, Polyurie, Dysurie, Fieber und gastrointestinale Symptome beschrieben. Kardiale Ischämien sind ebenfalls beschrieben worden. Gelegentlich trat das Syndrom der Hyponatriämie bei hohen Na$^+$-Konzentrationen im Urin und inadäquater Sekretion von adiuretischem Hormon unter Vincristintherapie auf. In Anbetracht der schnell einsetzenden Wirkungen der *Vinca*-Alkaloide ist es ratsam, eine angemessene Vorsorge zur Verhinderung einer Hyperurikämie zu treffen. Dies kann durch die Gabe von Allopurinol erreicht werden (siehe oben).

Vinorelbin

Vinorelbin wird in physiologischer Kochsalzlösung als intravenöse Infusion von 30 mg/m^2 über sechs bis zehn Minuten gegeben. Initial wird es als Monosubstanz wöchentlich verabreicht bis zur Krankheitsprogression oder der Manifestation dosislimitierender Nebenwirkungen. In Kombination mit Cisplatin zur Behandlung des nichtkleinzelligen Bronchialkarzinoms wird es weniger häufig (alle vier bis sechs Wochen) gegeben. Seine wichtigste Nebenwirkung ist eine Granulozytopenie bei nur mäßig ausgeprägter Thrombozytopenie. Seine Neurotoxizität ist weniger stark ausgeprägt als die der anderen *Vinca*-Alkaloide. In experimentellen Studien wurde es in Kapselform oral gegeben, die Bioverfügbarkeit erreichte jedoch lediglich 30 - 40% (Fumoleau et al., 1993).

Paclitaxel

Diese erstmals 1971 aus der Rinde der pazifischen Eibe isolierte Substanz (Wani et al., 1971) zeigt einzigartige pharmakologische Wirkungen als Mitosehemmstoff, die sich von denen der *Vinca*-Alkaloide und Colchicinderivate dadurch unterscheiden, daß sie die Bildung von Mikrotubuli unterstützen statt inhibieren. Nach klinischer Prüfung wurde der Wirkstoff 1992 zur Behandlung cisplatinrefraktärer Ovarialkarzinome zugelassen (Rowinsky et al., 1993; Rowinsky und Donehower, 1995) und zeigte vielversprechende Wirkungen bei Karzinomen der Mamma, der Lunge, des Ösophagus und der Kopf- und Halsregion. Die optimale Dosis und das günstigste Dosierungsschemata sowie mögliche Therapiekombinationen müssen noch etabliert werden.

Chemie Paclitaxel ist eine Diterpenverbindung, die als Kernstruktur einen komplexen Taxanring besitzt (siehe Abbildung 51.13). Die an den Kohlenstoff 13 gebundene Seitenkette ist von entscheidender Bedeutung für die zytostatische Aktivität. Die Modifikation der Seitenkette führte zur Entdeckung des wirksameren Analogon Docetaxel (siehe Abbildung 51.13), das bei Mamma- und Ovarialkarzinom klinisch wirksam ist. Die ursprünglich aus Eibenrinde isolierte Substanz wird kommerziell jetzt halbsynthetisch aus dem in Eibennadeln vorkommenden 10-Desacetylbaccatin hergestellt werden. Eine erfolgreiche Synthese aus einfachen Grundchemikalien in einer komplexen Reaktionsfolge wurde ebenfalls beschrieben (Nicolau et al., 1994). Das Molekül ist schlecht löslich und muß in einem Lösungsvermittler, bestehend aus 50% Ethanol und 50% polyethoxyliertem Castoröl (Cremophor EL), appliziert werden, einer Mischung, die wahrscheinlich für die hohe Rate an Hypersensitivitätsreaktionen bei Patienten verantwortlich ist, die nicht durch einen H_1-Histaminantagonisten wie Diphenhydramin, einen H_2-Histaminantagonisten wie Cimetidin (siehe Kapitel 25) und ein Kortikosteroid wie Dexamethason geschützt waren (siehe Kapitel 59).

Wirkungsweise Das Interesse an Paclitaxel wurde durch die Entdeckung seiner einzigartigen Fähigkeit geweckt, die Bildung von Mikrotubuli bei niedrigen Temperaturen und in Abwesenheit von GTP zu fördern. Sie bindet spezifisch an die β-Tubulinuntereinheit und scheint den Abbau dieses Zytoskelettschlüsselproteins zu antagonisieren, mit dem Ergebnis, daß sich in mit Paclitaxel behandelten Zellen Mikrotubulibündel und von Mikrotubuli abgeleitete aberrante Strukturen bilden. Es folgt die Arretierung in der Mitose. Der Tod der Zelle hängt von der Konzentration der Substanz und von der Expositionsdauer ab. Wirkstoffe, die den Fortgang des Zellzyklus von der DNA-Synthese in die Mitose blockieren, antagonisieren die toxischen Wirkungen von Paclitaxel. Schemata für die optimale Anwendung in Kombination mit anderen Zytostatika, darunter Doxorubicin und Cisplatin, sind noch nicht etabliert. Man weiß aber, daß die Gabe von Cisplatin vor Paclitaxel größere Nebenwirkungen erzeugt als in der umgekehrten Reihenfolge (Rowinsky et al., 1991). Wenn Doxorubicin vor Paclitaxel gegeben wird, beobachtet man eine Zunahme der toxischen Wirkungen und einen geringeren therapeutischen Effekt *in vitro* als in der umgekehrten Reihenfolge.

In einigen Tumorzellinien ist die Resistenz gegen Paclitaxel mit einer gesteigerten Expression des Gens für mdr-1 und sein Produkt P-Glykoprotein assoziiert. Andere resistente Zellen besitzen Mutationen im Tubulingen und haben dann möglicherweise eine erhöhte Sensitivität gegen die Vinca-Alkaloide (Cabral, 1983). Die Ursache der klinischen Resistenz ist letztlich unbekannt.

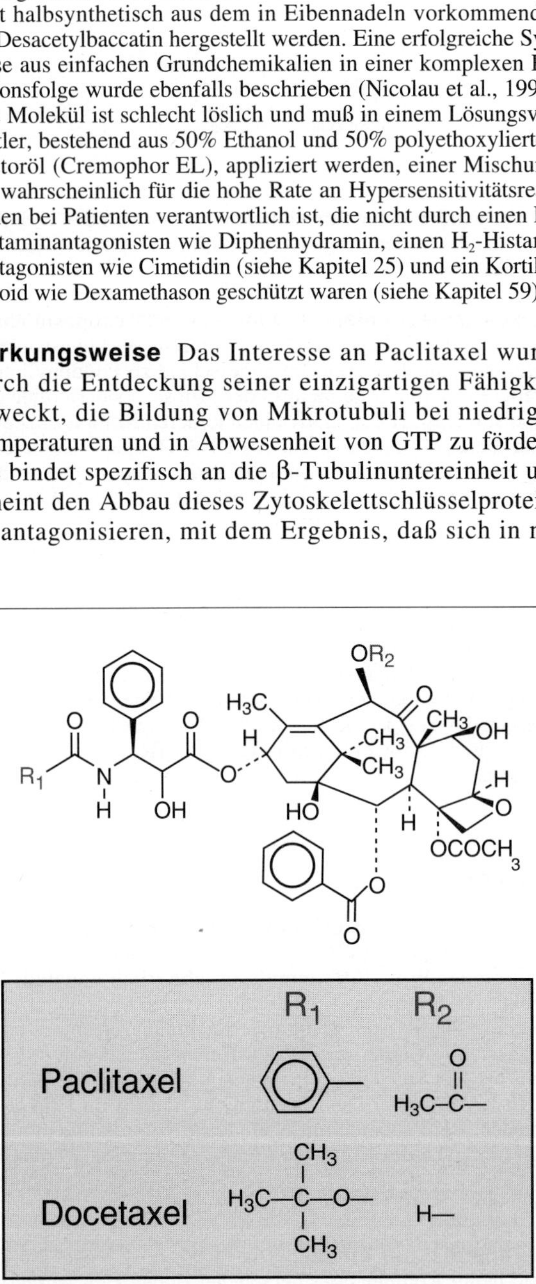

Resorption, Metabolismus und Exkretion Paclitaxel wird in Form einer 3-Stunden- oder 24-Stunden-Infusion appliziert. Länger dauernde Infusionen (96 Stunden) haben in ersten Studien höhere Ansprechraten bei Patientinnen mit Mammakarzinom erzielt (Wilson et al., 1994). Die Substanz wird durch das hepatische P450-System intensiv metabolisiert (Isoenzyme CYP3A und CYP2C), weniger als 10% einer Dosis werden unverändert im Urin ausgeschieden. Der primäre Metabolit ist 6-Hydroxypaclitaxel, aber es werden zahlreiche weitere Produkte in Urin und Plasma gefunden (Cresteil et al., 1994).

Die Clearance von Paclitaxel ist sättigbar und nimmt mit steigenden Einzeldosen oder häufigeren Dosierungen ab (siehe Tabelle 51.3). In Studien mit 96-Stunden-Infusionen von täglich 35 mg/m² war bei Lebermetastasen mit einem Durchmesser von größer als 2 cm die Clearance vermindert mit der Folge höherer Plasmaspiegel und einer stärkeren Myelosuppression. Paclitaxel wird mit Halbwertszeiten von ungefähr 0,2, 2 und 20 Stunden aus dem Plasma eliminiert. Die für die myelosuppressive Wirkung kritische Plasmakonzentration hängt von der Expositionsdauer ab und bewegt sich wahrscheinlich im Bereich von 0,01 bis 0,1 µM (Huizing et al., 1993).

Konkrete Richtlinien zur Dosisreduktion bei Patienten mit Leberinsuffizienz wurden nicht etabliert, bei Lebermetastasen mit einem Durchmesser größer als 2 cm oder bei Patienten mit erhöhten Bilirubinwerten sollten nur 50 - 75% der Standarddosis gegeben werden.

Abbildung 51.13 Chemische Strukturen von Paclitaxel und seinem wirksameren Analogon Docetaxel.

Tabelle 51.3 Paclitaxel-Clearance in Abhängigkeit der Infusionsrate.

REGIME	INFUSIONSRATE, mg/m² pro Stunde	PLASMA-CLEARANCE, ml/min per m²
1. 175 mg/m² über 3 Stunden	58	212
2. 175 mg/m² über 24 Stunden	7	393
3. 140 mg/m² über 96 Stunden	1.5	471

Therapeutischer Einsatz Paclitaxel wurde in den ersten Phasen der klinischen Prüfung bei Patientinnen mit metastasiertem Ovarial- und Mammakarzinom angewandt und zeigte eine signifikante Wirkung bei beiden Erkrankungen, auch bei Patientinnen mit Tumorprogression unter Standardkombinationstherapie. Die Ansprechraten lagen bei Patientinnen mit Rezidiv zwischen 20 -50% in Abhängigkeit von der Art der Vorbehandlung. Erste Studien deuten auf signifikante Ansprechraten bei Karzinomen von Lunge, Kopf- und Halsregion, Ösophagus und Harnblase (Arbuck et al., 1993). Optimale Therapieschemata für Paclitaxel als Monosubstanz oder in Kombination mit anderen Wirkstoffen wurden noch nicht erstellt.

Unerwünschte Wirkungen Paclitaxel wirkt in erster Linie auf das Knochenmark toxisch. Eine Neutropenie erscheint gewöhnlich acht bis elf Tage nach Dosierung und erholt sich rasch an den Tagen 15 bis 21. In Kombination mit G-CSF werden Dosen bis 250 mg/m^2 über 24 Stunden gut toleriert, hier wird eine periphere Neuropathie dosislimitierend (Kohn et al., 1994). Viele Patienten klagen über einige Tage anhaltende Myalgien nach Gabe von Paclitaxel. Unter Hochdosistherapie kann es, insbesondere bei Patienten mit diabetischer oder alkoholtoxischer Vorschädigung, zu einer behindernden strumpf- und handschuhförmigen sensiblen Neuropathie kommen. Während 72- und 96-Stundeninfusionen treten besonders Mukositiden auf.

Hypersensitivitätsreaktionen traten besonders bei Patienten auf, die kurzdauernde Paclitaxelinfusionen erhielten (eine bis sechs Stunden), können aber, wie oben erwähnt, durch prophylaktische Gabe von Dexamethason, Diphenhydramin und Cimetidin weitgehend verhindert werden. Eine Prämedikation ist bei 96-Stunden-Infusionen nicht notwendig. Bei vielen Patienten wurden asymptomatische Bradykardien festgestellt, und gelegentlich treten während der 3- oder 24-Stunden-Infusionen spontan terminierende, klinisch nicht manifeste ventrikuläre Tachykardien auf.

EPIPODOPHYLLOTOXINE

Podophyllotoxin wird aus der Mandragorapflanze (Maiapfel; *Podophyllum peltatum*) gewonnen und wurde als Heilmittel von den amerikanischen Indianern und frühen Kolonisten wegen seiner emetischen, abführenden und antihelmintischen Wirkungen angewandt. Zwei semisynthetische Glykoside des aktiven Wirkstoffs Podophyllotoxin zeigen signifikante therapeutische Wirkungen bei verschiedenen menschlichen Neoplasien, darunter die Leukämie des Kindesalters, kleinzelligen Bronchialkarzinomen, Hodentumoren, Morbus Hodgkin und großzelligen Lymphomen. Diese Verbindungen werden als Etoposid (VP-16-213) und Teniposid (VM-26) bezeichnet. Obwohl Podophyllotoxin, wenn auch an anderer Stelle als die *Vinca*-Alkaloide, an Tubulin bindet, haben Etoposid und Teniposid in üblicher Konzentration keinen Einfluß auf Struktur und Funktion von Tubulin (zur Übersicht über die Epipodophyllotoxine siehe Pommier et al., 1995).

Chemie. Die chemische Strukturen von Etoposid und Teniposid sind unten gezeigt:

Sie wurden unter den zahlreichen Derivaten des Podophyllotoxins, die in den vergangenen 20 Jahren synthestisiert wurden, ausgewählt.

Wirkungsmechanismus Etoposid und Tenoposid ähneln sich in ihrer Wirkungsweise und in ihrem Wirkungsspektrum gegen humane Tumoren. Im Unterschied zu Podophyllotoxin arretieren sie die Zelle nicht in der Mitose, sondern bilden mit Topoisomerase II und DNA einen ternären Komplex. Die Bildung dieses Komplexes führt zu DNA-Doppelstrangbrüchen. Das Entlangfahren der Topoisomerase auf der DNA und die Reparatur des Strangbruches werden durch diese Wirkstoffe verhindert. Das Enzym bleibt an das freie Ende des unterbrochenen Stranges gebunden und es kommt zu einer Häufung von Strangbrüchen, die schließlich zum Tod der Zelle führen (Pommier et al., 1995). In der S- und G$_2$-Phase sind die Zellen besonders empfindlich gegen Etoposid und Teniposid. In resistenten Zellen werden entweder eine Amplifikation des Gens mdr-1 gefunden, das den auswärts gerichteten Fremdstofftransporter P-Glykoprotein kodiert, Mutationen oder eine verminderte Expression der Topoisomerase II, oder Mutationen des Tumorsuppressorgens p53, eines notwendigen Bestandteils des zu Apoptose oder Zelltod führenden Signalweges (Lowe et al., 1993).

Etoposid

Resorption, Metabolismus und Exkretion Die orale Gabe von Etoposid (VP-16-213) wird von einer variablen Resorption des Wirkstoffs mit durchschnittlich ungefähr 50% gefolgt. Nach intravenöser Injektion werden Spitzenkonzentrationen im Plasma von 30 mg/ml erreicht. Die Clearance erfolgt biphasisch mit einer terminalen Halbwertszeit von ungefähr sechs bis acht Stunden bei Patienten mit normaler Nierenfunktion. Etwa 40% einer Dosis werden unverändert im Urin ausgeschieden. Bei Patienten mit Niereninsuffizienz sollte die Dosis nach Maßgabe der Kreatinin-Clearance reduziert werden (Arbuck et al., 1986). Die Liquorkonzentration der Substanz erreicht etwa 1 - 10% der Plasmakonzentration.

Therapeutischer Einsatz Die intravenöse Dosis von Etoposid in der Kombinationstherapie bei Hodenkrebs beträgt 50 - 100 mg/m^2 über fünf Tage oder drei Dosen von 100 mg/m^2 am jeweils übernächsten Tag. Bei der Kombinationstherapie des kleinzelligen Bronchialkarzinoms beträgt die tägliche intravenöse Dosis 50 - 120 mg/m² über drei Tage oder täglich 50 mg oral über 21 Tage. Die Therapiezyklen werden gewöhnlich alle drei bis vier Wochen wiederholt. Das Therapeutikum sollte langsam über 30 - 60 Minuten infundiert werden, um Blutdruckabfall und Bronchospasmen zu vermeiden, die wahrscheinlich durch die Lösungsvermittler des relativ schwerlöslichen Etoposid verursacht werden.

Eine schwerwiegende Komplikation der Therapie mit Etoposid wurde bei der Langzeitnachbeobachtung von Kindern festgestellt, die eine akute Lymphoblastenleukämie hatten. Es handelt sich dabei um eine ungewöhnliche Form einer akuten nichtlymphozytären Leukämie mit einer Translokation von Chromosom 11 im Bereich der Bande 11q23. An dieser Stelle befinden sich ein oder mehrere Gene, die die Proliferation von pluripotenten Stammzellen regulieren. Die Leukämiezellen haben das zytologische Erscheinungsbild einer akuten monozytären oder monomyelozytären Leukämie. Eine weitere Besonderheit der mit Etoposid assoziierten Leukämie sind der kurze Zeitraum zwischen dem Ende der Behandlung und dem Auftreten der Leukämie (1 bis 3 Jahre), verglichen mit dem 4- bis 5-Jahres-Intervall der mit Alkylanzien assoziierten Leukämien, und das Fehlen einer myelodysplastischen Phase, die der Leukämie vorangeht (Levine und Bloofield, 1992).

Etoposid wird in erster Linie bei der Behandlung von Hodentumoren in Kombination mit Bleomycin und Cisplatin und beim kleinzelligen Bronchialkarzinom in Kombination mit Cisplatin angewandt. Es ist außerdem wirksam bei Non-Hodgkin-Lymphomen, akuter nichtlymphozytärer Leukämie, Mammakarzinom und bei dem mit dem erworbenen Immunschwächesyndrom (AIDS) assoziierten Kaposi-Sarkom.

Unerwünschte Wirkungen. Die dosislimitierende Nebenwirkung von Etoposid ist eine Leukopenie mit einem Höhepunkt am Tag 10 bis Tag 14 und Erholung nach drei Wochen. Eine Thrombozytopenie tritt seltener auf und ist gewöhnlich nicht sehr ausgeprägt. Bei ungefähr 15% der intravenös und etwa 50% der oral behandelten Patienten treten Übelkeit, Erbrechen, Stomatitis und Durchfall auf. Haarausfall ist häufig, aber reversibel. Fieber, Phlebitis, Dermatitis und Allergien bis zu anaphylaktischen Reaktionen wurden beschrieben. Toxische Wirkungen auf die Leber werden besonders nach hohen experimentellen Dosen manifest. Etoposid und Teniposid haben eine gesteigerte Toxizität bei Patienten mit niedrigem Serumalbumin. Diese Nebenwirkung ist wahrscheinlich auf die hohe Eiweißbindung der Wirkstoffe zurückzuführen (Stewart et al., 1991).

Teniposid

Teniposid (VM-26) wird intravenös verabreicht und zeigt eine multiphasische Plasmaeliminationskinetik. Nach der Verteilungsphase werden Halbwertszeiten von vier Stunden und 10 - 40 Stunden beobachtet. Ungefähr 45% der Substanz wird im Urin ausgeschieden, im Gegensatz zu Etoposid jedoch zu über 80% in Form von Metaboliten. Antikonvulsia wie Diphenylhydantoin steigern den hepatischen Metabolismus von Teniposid und vermindern die systemische Exposition (Baker et al., 1992). Bei Patienten mit Niereninsuffizienz ist eine Dosisreduktion nicht erforderlich (Sinkle et al., 1984). Weniger als 1% des Wirkstoffs passiert die Blut-Hirn-Schranke.

Teniposid ist zur Behandlung der refraktären akuten Lymphoblastenleukämie bei Kindern zugelassen. Es wird in Form einer intravenösen Infusion von 50 mg/m² täglich über fünf Tage bis 165 mg/m² täglich zweimal pro Woche verabreicht. Das Spektrum seiner klinischen Wirksamkeit schließt die akute Leukämie des Kindesalters ein, insbesondere die Monozytenleukämie im Kleinkindesalter. Die Nebenwirkungen sind in erster Linie Myelosuppression, Übelkeit und Erbrechen.

ANTIBIOTIKA

Dactinomycin (Actinomycin D)

Geschichte Der erste kristalline antibiotische Wirkstoff, der aus dem Kulturmedium eines *Streptomyces*-Stammes isoliert wurde, war Actinomycin A (Waksman und Woodruf, 1940). Zahlreiche verwandte Antibiotika, unter ihnen Actinomycin D, wurden in der Folge isoliert (Waksman Conference on Actinomycins, 1974). Dactinomycin hat therapeutische Wirkungen bei einer Reihe von Tumoren, insbesondere bei bestimmten Malignomen des Kindesalters und dem Chorionkarzinom.

Chemie und Struktur-Wirkungsbeziehung Die Actinomycine sind Chromopeptide und die meisten enthalten als Chromophor das eben gebaute Phenoxazonactinocin, das für die gelb-rote Farbe der Verbindung verantwortlich ist. Die Unterschiede zwischen den natürlich vorkommenden Actinomycinen beschränken sich auf die Peptidseitenketten, die in ihrer Aminosäuresequenz variieren. Durch Veränderung der Aminosäurenzusammensetzung des Kulturmediums können verschiedene Varianten der Actinomycine mit unterschiedlicher biologischer Wirksamkeit hergestellt werden (Crooke, 1983). Die chemische Struktur von Dactinomycin ist wie folgt:

DACTINOMYCIN
(Sar = Sarcosin
Meval = N-Methylvalin)

Wirkungsmechanismus Die Fähigkeit der Actinomycine zur Bindung an die Doppelstrang-Helix der DNA ist der Grund ihrer biologischen Wirkung und Zytotoxizität. Röntgenkristallographische Analysen des Komplexes aus Dactinomycin und Desoxyguanosin ermöglichen die Beschreibung eines Modells, das die Bindung der Substanz an die DNA zu erklären vermag (Sobell, 1973). Der eben gebaute Phenoxazonring interkaliert mit benachbarten Guanin-Cytosin-Basenpaarungen der DNA, wobei die Guaninreste jeweils auf dem Sinn- und dem Gegenstrang liegen, während die Polypeptidketten in die kleine Grube der Doppelhelix hineinragen. Zusammengenommen bewirken diese Wechselwirkungen eine hohe Stabilität des Dactinomycin-DNA-Komplexes mit der Folge, daß nach Dactinomycinbindung die Transkription der DNA durch die RNA-Polymerase blockiert ist. Die DNA-abhängigen RNA-Polymerasen sind weitaus empfindlicher gegen die Effekte von Dactinomycin als die DNA-Polymerasen. Dactinomycin verursacht außerdem DNA-Einzelstrangbrüche, möglicherweise durch ein intermediär gebildetes freies Radikal oder als Folge der Wirkung von Topoisomerase II. (Siehe Waksman Conference on Actinomycins, 1974; Goldberg et al., 1977).

Zytotoxische Wirkungen Dactinomycin hemmt schnell proliferierende normale und maligne Zellen und gehört, gemessen an der molaren, biologisch wirksamen Konzentration, zu den wirksamsten Zytostatika überhaupt. In Tiermodellen findet man eine Atrophie von Thymus, Milz und anderen lymphatischen Geweben. Die Substanz kann Haarausfall verursachen. Ein subkutanes Paravasat hat eine schwere lokale Entzündung zur Folge. Während oder nach Gabe von Dactinomycin wurde ein manchmal bis zur Nekrose fortschreitendes Erythem in Hautarealen beobachtet, die zuvor Röntgenstrahlung ausgesetzt waren.

Resorption, Metabolismus und Exkretion Nach oraler Gabe ist Dactinomycin weitaus weniger wirksam als nach parenteraler Injektion. Der Wirkstoff wird sowohl in der Galle als auch im Urin ausgeschieden und wird mit einer terminalen Halbwertszeit von 36 Stunden aus dem Plasma eliminiert. Der Wirkstoff wird kaum metabolisiert und passiert nicht die Blut-Hirn-Schranke.

Therapeutischer Einsatz Dactinomycin (Actinomycin D) ist für die intravenöse Anwendung erhältlich. Die übliche Tagesdosis beträgt 10 - 15 µg/kg und wird über fünf Tage intravenös gegeben. Falls keine Nebenwirkungen auftreten, können weitere Zyklen in Abständen von zwei bis vier Wochen folgen. Kinder erhalten tägliche Injektionen von 100 - 400 µg über 10 - 14 Tage. Andere Schemata verwenden Tagesdosen von 3 - 6 µg/kg bis zu einer Gesamtdosis von 125 µg/kg. Wöchentliche Erhaltungsdosen von 7,5 µg/kg sind angewandt worden. Obwohl eine Applikation über den Schlauch einer intravenösen Infusion sicherer ist, kann auch direkt intravenös injiziert werden, wenn nach Aufziehen des Wirkstoffs zur Vermeidung subkutaner Reaktionen die Kanüle gewechselt wird.

Die wichtigste klinische Indikation für Dactinomycin ist die kurative Behandlung von Rhabdomyosarkomen und Wilms-Tumoren bei Kindern in Kombination mit chirurgischer Resektion, Strahlentherapie und anderen Zytostatika, insbesondere Vincristin und Cyclophosphamid (Pinkel und Howarth, 1985). Eine zytostatische Wirkung wurde beim Ewing Sarkom, Kaposi Sarkom und Weichteilsarkomen beobachtet. Dactinomycin kann bei Frauen mit fortgeschrittenem Chorionkarzinom wirksam sein. Es zeigt auch eine zuverlässige Wirkung in Kombination mit Chlorambucil und Methotrexat bei Patienten mit metastasiertem Hodenkarzinom, wenngleich diese Kombination den Schemata, die Vinblastin oder Etoposid zusammen mit Cisplatin und Bleomycin verwenden, an Wirksamkeit unterlegen ist. Bei anderen Malignomen des Erwachsenen ist es von begrenztem Wert, auch wenn manchmal ein Ansprechen von Patienten mit Morbus Hodgkin oder Non-Hodgkin-Lymphomen beobachtet werden kann. Insbesondere nach Nierentransplantationen ist Dactinomycin auch als Immunsuppressivum eingesetzt worden.

Unerwünschte Wirkungen Toxische Wirkungen umfassen Appetitlosigkeit, Übelkeit und Erbrechen, die gewöhnlich einige Stunden nach Gabe einsetzen. Eine Hemmung der Hämatopoese mit Panzytopenie kann in der ersten Woche nach Beendigung der Therapie auftreten. Häufig sind Proktitis, Diarrhoe, Glossitis, Cheilitis und Ulzerationen der Mundschleimhaut. Hautmanifestationen zeigen sich als Haarausfall, aber auch als Erytheme, Abschuppungen sowie Entzündungsreaktionen und Pigmentierungen in Arealen, die vorher oder gleichzeitig einer Röntgenbestrahlung ausgesetzt wurden. Paravasate können lokal schwere toxische Schäden verursachen.

Daunorubicin, Doxorubicin und Idarubicin

Diese Anthracyclinantibiotika und ihre Derivate gehören zu den wichtigsten Zytostatika. Sie werden von dem Pilz *Streptomyces peucetius* var. *caesius* gebildet. Idarubicin ist ein synthetisches Derivat. Obwohl sie sich in ihrer chemischen Struktur nur wenig unterscheiden, werden Daunorubicin und Idarubicin in erster Linie bei akuten Leukämien angewandt, während Doxorubicin eine breitere zytostatische Wirksamkeit besitzt, die mehrere solide Tumoren einschließt. Der klinische Wert dieser Substanzen wird durch eine ungewöhnliche Kardiomyopathie eingeschränkt, deren Manifestation mit der Gesamtdosis der Substanzen korreliert und die oftmals irreversibel ist. Auf der Suche nach Wirkstoffen mit hoher zytostatischer Aktivität bei geringerer kardialer Toxizität wurden Hunderte von Anthracyclinderivaten und verwandten Verbindungen synthetisiert. Einige dieser Substanzen waren in klinischen Studien vielversprechend, unter ihnen Idarubicin, Epirubicin und die synthetische Verbindung Mitoxantron, ein Aminoanthracendionderivat (siehe Arlin et al., 1990; Feldman et al., 1993; Berman et al., 1991; Wiernik et al., 1992; Launchbury und Habboubi, 1993).

Chemie Die Anthracyclin-Antibiotika haben Tetracyclin-Ringstrukturen, an die ein ungewöhnlicher Zucker, das Daunosamin, glykosidisch gebunden ist. Sämtliche Zytostatika dieser Klasse besitzen Chinon- und Hydroxychinongruppen an benachbarten Ringen, die es ihnen ermöglichen, als Elektronenakzeptoren und -donatoren zu fungieren. Trotz deutlicher Unterschiede in der klinischen Anwendung von Daunorubicin und Doxorubicin unterscheiden sich ihre chemischen Strukturen lediglich in einer einzigen Hydroxylgruppe an C14. Idarubicin ist identisch mit 4-Demethoxydaunorubicin, einem synthetischen Derivat von Daunorubicin, dem die Methoxy-Gruppe am C4 des Aglykon-Ringes fehlt. Die chemischen Strukturen von Doxoruvicin, Daunorubicin, Epirubicin und Idarubicin werden nachfolgend dargestellt:

	DOXORUBICIN	DAUNORUBICIN	EPIRUBICIN	IDARUBICIN
R_1 =	OCH$_3$	OCH$_3$	OCH$_3$	H
R_2 =	H	H	OH	H
R_3 =	OH	OH	H	OH
R_4 =	OH	H	OH	H

Wirkungsmechanismus Für die Anthracycline und Anthracendione wurden mehrere bedeutsame biochemische Mechanismen beschrieben, von denen jeder für sich oder alle gemeinsam eine Rolle bei den therapeutischen und toxischen Wirkungen dieser Wirkstoffe spielen können. Diese Verbindungen können mit der DNA interkalieren. Zahlreiche Funktionen der DNA sind betroffen, unter anderem die DNA- und RNA-Synthese. Es treten sowohl Einzel- als auch Doppelstrangbrüche auf, des weiteren wurde ein Austausch zwischen Schwesterchromatiden beobachtet. Damit sind die Anthracycline sowohl mutagen als auch kanzerogen. Es wird angenommen, daß die DNA-Strangbrüche entweder durch die Wirkung der Topoisomerase II (Tewey et al., 1984) oder durch Generierung freier Radikale induziert werden. In Anwesenheit reduzierter Nicotinamidadenindinukleotidphosphate (NADPH) reagieren die Anthracycline mit der Cytochrom-P450-Oxidase unter Bildung von radikalischen Semichinonintermediaten, die ihrerseits mit Sauerstoff unter Bildung von Superoxidanionradikalen reagieren. Diese können Wasserstoffperoxid und Hydroxylradikale (·OH) generieren, die außerordentlich zytotoxisch sind. Die Produktion freier Radikale wird durch die Interaktion von Doxorubicin mit Eisen signifikant stimuliert (Myers, 1988). Zusätzlich führen intramolekulare Elekronentransferreaktionen der Semichinonintermediate zur Bildung anderer Radikale und damit zu wirksamen alkylierenden Substanzen. Es wird angenommen, daß Enzyme wie Superoxiddismutase und Katalase eine wichtige Funktion beim Schutz der Zelle gegen die toxischen Effekte der Anthracycline haben. Diese Schutzmechanismen können durch exogene Antioxidantien verstärkt werden wie α-Tocopherol, den Eisenchelator ADR-529 (früher ICRF-187) oder Amifostin (WR-2721; früher Ethiofos) und sein aktiver Metabolit (WR-1065), die gegen die kardiale Toxizität schützen (Speyer et al., 1988; Bhanumathi et al., 1992). Die Anthracycline können auch mit der Zellmembran in Wechselwirkung treten und ihre Funktionen beeinträchtigen. Dies kann für die zytotoxischen Wirkungen dieser Wirkstoffe und die durch sie verursachten myokardialen Nebenwirkungen bedeutsam sein (Tritton et al., 1978).

Wie von die Funktion der DNA hemmenden Substanzen zu erwarten ist, treten die maximalen toxischen Wirkungen während der S-Phase in Erscheinung. Bei niedrigen Wirkstoffkonzentrationen passieren die Zellen die S-Phase und sterben dann in der G_2-Phase.

Wie bereits ausgeführt, wird in anthracyclinexponierten Tumorzellpopulationen das Phänomen der pleiotropen Fremdstoffresistenz beobachtet. Dies scheint die Folge eines gesteigerten Ausstroms von Anthracyclinen und anderer Wirkstoffe aus der Zelle zu sein. P-Glykoprotein, das infolge Genamplifikation in großen Mengen synthetisiert wird, scheint beteiligt zu sein (Endicott und Ling, 1989). Weitere biochemische Veränderungen in resistenten Zellen sind eine gesteigerte Aktivität der Glutathionperoxidase (Sinha et al., 1989) und eine verminderte Aktivität der Topoisomerase II (Deffie et al., 1989).

Resorption, Metabolismus und Exkretion Daunorubicin, Doxorubicin und Idarubicin werden üblicherweise intravenös gegeben und werden schnell aus dem Plasma eliminiert. Doxorubicin hat eine multiphasische Eliminationskurve mit Eliminationshalbwertszeiten von drei Stunden und ungefähr 30 Stunden. Für Idarubicin wurde eine Eliminationskinetik dritten Grades mit einer terminalen Halbwertszeit von 34,7 Stunden beschrieben. Die Wirkstoffe werden schnell in Herz, Niere, Lunge, Leber und Milz aufgenommen, passieren jedoch nicht die Blut-Hirn-Schranke.

Daunorubicin und Doxorubicin werden zu einer Vielzahl weniger aktiver oder inaktiver Metabolite umgewandelt. Idarubicin wird in erster Linie zu Idarubicinol umgewandelt, das im Plasma akkumuliert und eine der Ausgangssubstanz vergleichbare Aktivität besitzt. Daunorubicin wird primär in Daunorubicinol umgewandelt. Doxorubicin wird zu Doxorubicinol, Aglykonen und anderen Derivaten metabolisiert. Genaue Richtlinien zur Dosierung bei Leberinsuffizienz wurden nicht etabliert, aber bei Patienten mit signifikant erhöhten Bilirubinplasmaspiegeln sollte eine Reduktion der Initialdosis erwogen werden.

Idarubicinhydrochlorid Die für Idarubicin empfohlene, intravenös injizierte Dosis beträgt täglich 12 mg/m² über drei Tage in Kombination mit Cytarabin. Langsame Injektion über 10 - 15 Minuten ist ratsam, ein Paravasat wie bei den anderen Anthracyclinen zu vermeiden.

Daunorubicin *Therapeutischer Einsatz* Daunorubicinhydrochlorid (Daunomycin, Rubidomycin) ist für die intravenöse Gabe erhältlich. Die empfohlene Dosis beträgt 30 - 60 mg/m² täglich über drei Tage. Der Wirkstoff muß, zur Vermeidung eines Paravasates, mit größtmöglicher Sorgfalt appliziert werden, da sonst schwere lokalisierte Blasenbildungen die Folge sein können. Den Patienten sollte gesagt werden, daß sich ihr Urin durch das Therapeutikum rot verfärben kann.

Daunorubicin ist von großem Nutzen für die Behandlung der akuten lymphozytären und akuten granulozytären Leukämien. Es gehört zu den wirksamsten Therapeutika zur Behandlung der akuten nicht-lymphoblastären Leukämie (AML) des Erwachsenen. Daunorubicin oder Idarubicin sind in Kombination mit Cytarabin Mittel der Wahl bei der Therapie dieser Krankheiten. Daunrubicin hat eine gewisse Wirksamkeit bei soliden Tumoren im Kindesalter und Lymphomen. Bei soliden Tumoren des Erwachsenen scheint es nur minimal wirksam zu sein.

Unerwünschte Wirkungen Nebenwirkungen von Daunorubicin und Idarubicin sind Knochenmarkdepression, Stomatitis, Haarausfall, Arrhythmien, Dyspnoe, Blutdruckabfall, Perikarderguß und eine nur schlecht auf Digitalis ansprechende Herzinsuffizienz (siehe unten).

Doxorubicin *Therapeutischer Einsatz* Doxorubicinhydrochlorid ist für die intravenöse Anwendung erhältlich. Die empfohlene Dosis beträgt 60 - 75 mg/m², die als Einzeldosis in Form einer schnellen intravenösen Infusion gegeben wird, die nach 21 Tagen wiederholt wird. Große Sorgfalt sollte zur Vermeidung von Paravasaten angewandt werden, die schwere lokalisierte Blasenbildungen und Gewebenekrosen zur Folge haben können. Wie bei Daunorubicin sollten die Patienten über eine mögliche Rotfärbung des Urins durch den Wirkstoff aufgeklärt werden.

Doxorubicin ist bei akuten Leukämien und malignen Lymphomen wirksam. Im Unterschied zu Daunorubicin ist es auch bei einigen soliden Tumoren wirksam, insbesondere beim Mammakarzinom. Gleichzeitig angewandt mit Cyclophosphamid, Vincristin, Procarbazin und anderen Wirksubstanzen ist es ein wichtiger Bestandteil der erfolgreichen Behandlung des Morbus Hodgkin und von Non-Hodgkin-Lymphomen. Zusammen mit Cyclophosphamid und Cisplatin ist es beim Ovarialkarzinom wirksam. Es ist ein wertvoller Bestandteil verschiedener Chemotherapieschemata bei Mammakarzinom und kleinzelligem Bronchialkarzinom. Der Wirkstoff ist auch besonders wirksam bei einer Vielzahl von Sarkomen, darunter dem Osteosarkom, Ewing Sarkom und Weichteilsarkom. Bei metastasierten Schilddrüsenkarzinomen ist Doxorubicin wahrscheinlich das beste derzeit verfügbare Therapeutikum. Die Substanz hat auch Wirkungen gezeigt bei Karzinomen von Endometrium, Hoden, Prostata, Zervix, der Kopf- und Halsregion und beim Plasmocytom (Calabresi und Schein, 1993).

Unerwünschte Wirkungen Die toxischen Wirkungen von Doxorubicin ähneln denen von Daunorubicin. Die wichtigste dosislimitierende Komplikation ist die Myelosuppression mit einer gewöhnlich in der zweiten Therapiewoche maximal ausgeprägten Leukopenie und einer Erholung während der vierten Woche. Thrombozytopenie und Anämie folgen einem ähnlichen zeitlichen Verlauf, sind aber weniger ausgeprägt. Stomatitis, gastrointestinale Störungen und Haarausfall sind häufig, aber reversibel. Erythematöse Streifen in der Nähe der Infusionsstelle („Adriamycin-Leuchten") sind eine benigne allergische Reaktion, die nicht mit einem Paravasat verwechselt werden darf. Gesichtsröte, Konjunktivitis und gesteigerter Tränenfluß können gelegentlich auftreten. Die Substanz kann in bestrahlten Geweben (z. B. Haut, Herz, Lunge, Ösophagus und gastrointestinale Mukosa) lokal schwere Nebenwirkungen hervorrufen. Derartige Reaktionen können auch auftreten, wenn die beiden Therapien nicht gleichzeitig angewandt werden.

Die Kardiomyopathie ist ein einzigartiges Charakteristikum der Anthracyclinantibiotika. Zwei Formen der Kardiomyopathie können auftreten. (1) Eine akute Form, die durch abnorme elektrokardiographische Veränderungen charkterisiert ist, darunter Veränderungen der ST-T-Welle und Arrhythmien. Diese Form ist kurzdauernd und stellt selten ein ernstes Problem dar. Durch kineangiographische Untersuchungen konnte eine akute, reversible Reduktion der Ejektionsfraktion 24 Stunden nach einer Einzeldosis gezeigt werden. Eine überschießende Manifestationsform der akuten myokardialen Schädigung, das „Perikarditis-Myokarditis-Syndrom", kann durch schwere Störungen der Erregungsleitung und eine manifeste, oftmals mit Perikardergüssen assoziierte Herzinsuffizienz charakterisiert werden. (2) Eine chronische, mit der kumulativen Dosis assoziierte Toxizität manifestiert sich als digitalisrefraktäre Herzinsuffizienz, deren Mortalität über 50% beträgt. Durch subendokardiale Biopsien konnte nachgewiesen werden, daß eine Gesamtdosis von 250 mg/m² Doxorubicin für das Myokard bereits toxisch sein kann. Elektronenmikroskopisch finden sich unspezifische Veränderungen, darunter ein Verlust myokardialer Fibrillen, mitochondriale Veränderungen und zelluläre Degeneration. Eine vielversprechende nicht-invasive Methode für die frühzeitige Diagnose einer pharmakainduzierten Herzinsuffizienz ist die Radionuklidkineangiographie. Trotz des Fehlens von praktikablen und absolut zuverlässigen prädiktiven Tests wird bei Gesamtdosen unter 450 mg/m² das Risiko, eine ernste Kardiomyopathie zu entwickeln, auf 1 - 10% geschätzt. Bei Gesamtdosen über 550 mg/m² steigt das Risiko deutlich an (auf >20% der Patienten). Diese Gesamtdosis sollte nur in gut begründeten Ausnahmefällen überschritten werden. Eine Bestrahlung der Herzregion oder die Gabe von Cyclophosphamid oder einem anderen Anthracyclin in hoher Dosis kann die kardiotoxischen Wirkungen steigern. Es gibt Hinweise darauf, daß die Schädigung des Herzens durch die gleichzeitige Gabe des Eisenchelators Dexrazoxane (ADR-529) oder durch Amifostin (WR-2721) bzw. dessen aktivem Metaboliten (WR-1065) vermindert werden kann. Dexrazoxane ist von der Arzneimittelzulassungsbehörde der Vereinigten Staaten von Amerika für die klinische Anwendung zugelassen worden (Speyer et al., 1988; Bhanumathi et al., 1992). Eine spät einsetzende kardiale Toxizität in Form einer sich Jahre nach der Therapie entwickelnden Herzinsuffizienz kann sich sowohl bei Kindern als auch bei Erwachsenen manifestieren (Lipschultz et al., 1991).

> Dexrazoxane ist in Deutschland nicht im Handel (Anm. d. Hrsg.).

Neuere Doxorubicinanaloga Einige vielversprechende Analoga von Doxorubicin haben in ersten Studien eine beeindruckende klinische Wirksamkeit gezeigt und haben möglicherweise geringere kardiale Nebenwirkungen. Dazu gehören Epirubicin (4'-Epidoxorubicin) und Morpholinoderivate. Das verwandte Anthracendion Mitoxantron ist für die Therapie akuter nichtlymphozytärer Leukämien zugelassen. Seine Strukturformel ist wie folgt:

Mitoxantron hat eine geringere Fähigkeit zur Bildung freier Radikale vom Chinontyp und ist weniger kardiotoxisch als Doxorubicin. Mitoxantron wirkt durch die Stimulation der Bildung von DNA-Doppelstrangbrüchen zytostatisch. Dieser Effekt wird durch die Topoisomerase II vermittelt. Es interkaliert außerdem mit der DNA. Die zytostatische Wirkung ist auf Leukämien und das Mammakarzinom begrenzt (Shenkenberg und Von Hoff, 1986), zeigt aber etwas geringere Ansprechraten als Monotherapeutikum beim Mammakarzinom im Vergleich mit Doxorubicin. Die wichtigsten Nebenwirkungen von Mitoxantron sind eine akute Myelosuppression und Mukositiden. Im Vergleich mit Doxorubicin verursacht die Substanz seltener Übelkeit, Erbrechen und Haarausfall.

Mitoxantron ist für die intravenöse Infusion erhältlich. Zur Remissionsinduktion bei der akuten nichtlymphozytären Leukämie des Erwachsenen wird der Wirkstoff als Bestandteil eines Cytosinarabinosid enthaltenden Schemas in einer täglichen Dosis von 12 mg/m² über drei Tage gegeben.

Bleomycine

Die Bleomycine sind eine wichtige Gruppe von Zytostatika, die als Fermentationsprodukte von *Streptomyces verticillus* von Umezawa und Mitarbeitern entdeckt wurden. Das derzeit angewandte Therapeutikum ist eine Mischung der beiden Kupferchelat bildenden Peptide Bleomycin A_2 und B_2. Die Bleomycine unterscheiden sich nur in ihrem terminalen Aminrest (siehe unten), der durch Zugabe verschiedener Amine zum Fermentationsmedium variiert werden kann. Toxizität und zytostatische Wirkung der verschiedenen durch Fermentation hergestellten Bleomycine unterscheiden sich erheblich.

Die Bleomycine sind einerseits aufgrund ihrer deutlichen zytostatischen Wirkung bei Plattenepithelkarzinomen der Kopf- und Halsregion und der Lunge, Lymphomen und Hodentumoren und andererseits wegen ihrer neuartigen Fähigkeit, die DNA zu spalten, von besonderem Interesse. Sie sind nur geringfügig myelo- und immunsuppressiv, verursachen jedoch ungewöhnliche Nebenwirkungen an Haut und Lunge. Aufgrund ihres einzigartigen Wirkungsmechanismus und ihres verglichen mit anderen Zytostatika anderen Spektrums von Nebenwirkungen, haben die Bleomycine eine bedeutende Rolle in der Kombinationschemotherapie.

Chemie Die Bleomycine sind wasserlösliche, basische Glykopeptide. Die Struktur von Bleomycin A_2 und B_2 zeigt Abbildung 51.14 (Oppenheimer et al., 1979). Das Zentrum des Bleomycinmoleküls wird aus einer komlizierten metallbindenden Struktur gebildet, die ein Pyrimidin-Chromophor enthält, das an Propionamid, eine β-Aminoalaninamidseitenkette, und die Zucker L-Gulose und 3-O-Carbamyl-D-mannose gebunden ist. An diesen Kern ist eine Tripeptid-Seitenkette mit einem endständigen Bithiazolcarboxylsäurerest gebunden. Das letzt-

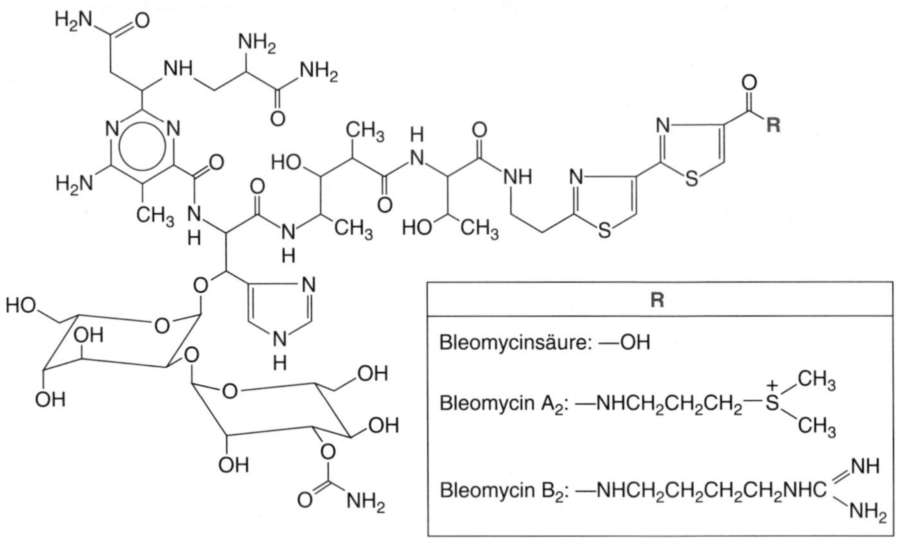

Abbildung 51.14 Chemische Strukturen von Bleomycin A_2 und B_2.

Bleomycinsäure: —OH

Bleomycin A_2: —NHCH$_2$CH$_2$CH$_2$—S$^+$(CH$_3$)$_2$

Bleomycin B_2: —NHCH$_2$CH$_2$CH$_2$CH$_2$NHC(=NH)NH$_2$

genannte Segment bindet an die DNA. Die Bleomycine bilden äquimolare Komplexe mit einer Reihe von Metallen, darunter Cu^{2+} und Fe^{2+}.

Wirkungsmechanismus Die Bleomycine haben eine Reihe von interessanten biochemischen Eigenschaften, ihre zytotoxische Wirkung resultiert jedoch aus ihrer Fähigkeit, DNA zu fragmentieren. *In vitro* Studien haben gezeigt, daß Bleomycin zu einer Anreicherung von Zellen in der G_2-Phase des Zellzyklus führt, wobei viele dieser Zellen chromosomale Aberrationen zeigen, darunter Chromatidbrüche, -lücken und -fragmente, aber auch Translokationen (Twentyman, 1983).

Durch Interaktion mit O_2 und Fe^{2+} induziert Bleomycin DNA-Brüche. In Anwesenheit von O_2 und einem Reduktionsmittel wie Dithiotreitol wird der Metall-Bleomycinkomplex aktiviert und fungiert mechanistisch gesehen als Eisenoxidase, die Elektronen von Fe^{2+} zu molekularem Sauerstoff transferiert unter Bildung aktivierter Sauerstoffspezies (Burger et al., 1986; Lazo und Chabner, 1995). Es wurde auch gezeigt, daß Metallobleomycinkomplexe durch das Flavinenzym NADPH-Cytochrom P450-Reduktase aktiviert werden können. Bleomycin bindet mit Hilfe seines aminoterminalen Peptidrestes an die DNA und der aktivierte Komplex produziert freie Radikale, die für die Spaltung des DNA-Strangs verantwortlich sind (siehe Grollman et al., 1985).

Bleomycin wird durch eine Hydrolase abgebaut, die in verschiedenen normalen Geweben vorkommt, unter anderem in der Leber. Die Aktivität der Hydrolase ist in Haut und Lunge gering (Sebti et al., 1987). Einige bleomycinresistente Zellen enthalten große Mengen an Hydrolase (Sebti et al., 1991). In anderen Zellinien können unterschiedliche Mechanismen, wie etwa eine erhöhte Fähigkeit zur DNA-Reparatur, zur Resistenz führen (Zuckerman et al., 1986).

Resorption, Metabolismus und Exkretion Bleomycin wird parenteral appliziert oder zur Lokalbehandlung des Blasenkarzinoms in die Harnblase instilliert (Bracken et al., 1977). Nach intravenöser Infusion werden relativ hohe Wirkstoffkonzentrationen in Haut und Lunge von Labortieren nachgewiesen. Diese Organe sind auch die wesentlichen Manifestationsorte toxischer Wirkungen. Aufgrund ihres hohen Molekulargewichtes können die Bleomycine die Blut-Hirn-Schranke nur schlecht passieren.

Nach intravenöser Injektion einer Bolusdosis von 15 Einheiten pro m^2 werden Spitzenspiegel von 1 - 5 mU/ml im Plasma erreicht. Die Eliminationshalbwertszeit beträgt ungefähr drei Stunden. Die mittlere Gleichgewichtskonzentration von Bleomycin im Plasma von Patienten, die eine kontinuierliche intravenöse Infusion von täglich 30 Einheiten über vier bis fünf Tage erhalten haben, beträgt ungefähr 0,15 mU/ml. Normalerweise werden fast zwei Drittel des Wirkstoffes, wahrscheinlich durch glomeruläre Filtration, mit dem Urin ausgeschieden. Wenn normale Dosen an Patienten mit Niereninsuffizienz verabreicht werden, steigen die Plasmaspiegel stark an. Diese Patienten haben ein hohes Risiko, pulmonale Nebenwirkungen zu entwickeln. Die Bleomycindosis sollte bei fortgeschrittener Niereninsuffizienz reduziert werden (siehe Dalgleish et al., 1984).

Therapeutischer Einsatz Bleomycinsulfat ist für die intravenöse Anwendung erhältlich. Die empfohlene Bleomycindosis beträgt 10 - 20 Einheiten/m^2 und wird jede Woche oder zweimal pro Woche intravenös oder intramuskulär injiziert. Es kann auch subkutan injiziert oder intrapleural oder intravesikal instilliert werden. Gesamtdosen über 250 Einheiten müssen aufgrund der dann deutlich vermehrt auftretenden pulmonalen Nebenwirkungen unter großer Vorsicht gegeben werden. Toxische Wirkungen auf die Lunge können jedoch schon bei geringeren Dosen auftreten (siehe unten).

Bleomycin ist hochwirksam gegen Keimzelltumoren des Hodens und des Ovars. Bei Hodenkrebs kann es mit Cisplatin und Vinblastin oder Cisplatin und Etoposid zur kurativen Therapie eingesetzt werden (Williams und Einhorn, 1985). Es ist auch hochwirksam in Kombination mit Cisplatin oder anderen Zytostatika bei der Therapie von Plattenepithelkarzinomen der Kopf-und Hals-Region, des Oesophagus und des Urogenitaltraktes. Es wird oft in der Kombinationstherapie des Morbus Hodgkin und von Non-Hodgkin-Lymphomen verwendet.

Unerwünschte Wirkungen Da Bleomycin nur geringfügig myelosuppressiv ist, kann es vorteilhaft in Kombination mit anderen Zytostatika eingesetzt werden. Es verursacht jedoch erhebliche Nebenwirkungen an der Haut, darunter Hyperpigmentierungen, Hyperkeratosen, Eritheme und sogar Geschwüre. Diese Veränderungen können als Spannungsgefühl und Schwellung im Bereich der distalen Phalangen beginnen und schreiten dann fort zu erythematösen, ulzerierenden Läsionen über Ellbogen, Knöchel und anderen, einem mechanischen Druck ausgesetzten Regionen. An diesen Stellen bleiben Hautveränderungen oftmals in Form einer Hyperpigmentierung zurück oder kehren wieder, wenn die Patienten mit anderen Zytostatika behandelt werden.

Die schwerwiegendsten Nebenwirkungen von Bleomycin betreffen die Lunge und beginnen mit trockenem Husten, feinblasigen Rasselgeräuschen und diffusen basalen Infiltraten im Röntgenbild und können zu einer lebensbedrohlichen Lungenfibrose führen. Die radiologischen Veränderungen sind unter Umständen nicht von einer interstitiellen Entzündung oder einem Tumor zu unterscheiden, können sich aber zu Kavernen, Atelektasen, Kollaps eines Lungenlappens oder zu manifesten Gewebsindurationen weiterentwickeln. Ungefähr 5 - 10% der mit Bleomycin behandelten Patienten entwickeln pulmonale Nebenwirkungen und etwa 1% sterben daran. Nach einer Erholung von dieser Nebenwirkung verbessert sich die Lungenfunktion deutlich, die Fibrose kann jedoch irreversibel sein (Van Barneveld et al, 1987). Lungenfunktionsuntersuchungen sind für die Frühdiagnose dieser Komplikation nutzlos. Bei Patienten, die mehr als 250 Einheiten erhalten haben, vermindert sich die CO-Diffusionskapazität. Das Risiko ist von der Gesamtdosis abhängig und steigt deutlich bei Dosen über 250 Einheiten, bei über 70 Jahre alten Patienten und bei Vorerkrankungen der Lunge. Einzeldosen von 30 Einheiten/m² und mehr sind ebenfalls mit einem erhöhten pulmonalen Risiko assoziiert. Bei zuvor mit Bleomycin behandelten Patienten können hohe Sauerstoffkonzentrationen unter Narkose oder unter maschineller Beatmung pulmonale Nebenwirkungen auslösen (Lazo und Chabner, 1995). Eine spezifische Behandlung der durch Bleomycin verursachten Lungenschäden ist nicht bekannt, die Therapie ist lediglich symptomatisch.

Weitere Nebenwirkungen von Bleomycin sind Hyperthermie, Kopfschmerzen, Übelkeit und Erbrechen, außerdem eine bei Lymphompatienten beobachtete eigenartige, akut auftretende, fulminante Reaktion. Diese ist charakterisiert durch eine schwere Hyperthermie, Blutdruckabfall und einem anhaltenden kardiorespiratorischen Schockzustand. Es scheint sich nicht um eine klassische anaphylaktische Reaktion zu handeln, sondern beruht möglicherweise auf der Freisetzung einer endogenen pyrogenen Substanz. Da diese Reaktion bei ungefähr 1% der Lymphompatienten aufgetreten ist und Todesfälle zur Folge hatte, wird empfohlen, daß diese Patienten eine Bleomycin-Testdosis von einer Einheit erhalten und eine Stunde lang beobachtet werden, bevor die Substanz in Standarddosierung gegeben wird. Unter Bleomycinbehandlung wurden auch ungeklärte Exazerbationen einer rheumatoiden Arthritis beschrieben. Bei Patienten mit Hodentumoren, die mit Bleomycin in Kombination mit anderen Zytostatika behandelt wurden, sind das Raynaud-Syndrom und die Manifestation einer koronaren Herzkrankheit beschrieben worden.

Plicamycin

Plicamycin (früher Mitramycin) ist ein zytotoxisches Antibiotikum, das 1960 aus Kulturen von *Streptomyces plicatus* isoliert wurde. Obwohl der Wirkstoff hochgradig toxisch ist, besitzt er eine gewisse klinische Bedeutung bei der Behandlung fortgeschrittener embryonaler Hodentumoren. In niedriger Dosierung hat es eine einzigartige Fähigkeit, die Ca^{2+}-Konzentrationen im Plasma hyperkalzämischer Patienten zu senken, darunter solche mit unterschiedlichen in den Knochen metastasierten Krebsformen. Betreffend der Chemie von Plicamycin und der verwandten Antibiotika siehe Umezawa (1979). Die Strukturformel von Plicamycin ist nachfolgend gezeigt.

Wirkungsmechanismus Plicamycin interkaliert auf ähnliche Weise wie Dactinomycin mit der DNA und bindet dabei bevorzugt an Guanin-Cytosinbasenpaare. Tatsächlich kompetieren beide Wirkstoffe um die gleichen DNA-Bindungsstellen. Plicamycin scheint in erster Linie die RNA-Synthese zu hemmen. Resistenz kann durch Expression des Gens mdr-1 und seines Genproduktes P-Glykoprotein vermittelt werden.

Die relativ spezifische Wirkung von Plicamycin auf die Ca^{2+}-Plasmakonzentration weist darauf hin, daß die Substanz eine direkte Wirkung auf die Osteoklasten hat (Robins und Jowsey, 1973), indem es die durch Parathormon vermittelte Ca^{2+}-Freisetzung hemmt (Cortes et al., 1972).

Resorption, Metabolismus und Exkretion Plicamycin wird intravenös appliziert. Es liegen nur unvollständige Untersuchungen zu seiner klinischen Pharmkologie vor, die eine Halbwertszeit von zwölf Stunden angeben.

Therapeutische Anwendung Plicamycin (Mithramycin) ist für die intravenöse Anwendung erhältlich. Die zur Behandlung von Hodentumoren empfohlene Dosis beträgt 25 - 30 μg/kg an jedem zweiten Tag für insgesamt drei bis acht Dosen oder bis zum Auftreten von Nebenwirkungen. Der Wirkstoff wird gewöhnlich in 1 Liter 5%iger Dextrose in Wasser oder physiologischer Kochsalzlösung über vier bis sechs Stunden intravenös infundiert. Ein Paravasat kann zu lokaler Gewebsreizung und Bindegewebsentzündung führen. Zur Behandlung einer Hyperkalzämie oder Hyperkalzurie werden alle vier bis sieben Tage 15 - 25 μg/kg nach Bedarf verabreicht.

> Plicamycin ist in Deutschland nicht im Handel (Anm. d. Hrsg.).

Plicamycin ist aufgrund seiner Toxizität nur von begrenztem Wert für die Behandlung von Malignomen. Bei der Behandlung von Patienten mit metastasierten Hodenkarzinomen, besonders vom embryonalen Typ, ist es durch andere Therapeutika, insbesondere Vinblastin, Cisplatin, Etoposid und Bleomycin, verdrängt worden. Der Wirkstoff ist von Nutzen bei der Behandlung von Patienten mit schwerer Hyperkalzämie oder Hyperkalzurie, besonders im Zusammenhang mit mit fortgeschrittenen oder metastasierten Karzinomen, die den Knochen befallen haben oder dem Parathormon ähnliche Substanzen synthetisieren. In ersten Studien bei schwerem Morbus Paget zeigte Plicamycin vielversprechende Wirkungen.

Unerwünschte Wirkungen Plicamycin hat Nebenwirkungen auf Knochenmark, Leber und Niere. Bei täglich mit diesem Wirkstoff behandelten Patienten tritt in 5 - 10% der Fälle eine ernste hämorrhagische Diathese auf, die möglicherweise Folge einer Endothelschädigung und einer gestörten Synthese mehrerer Gerinnungsfaktoren neben einer Thrombozytopenie ist. Diese Nebenwirkung beginnt charakteristischerweise als Nasenbluten und kann zu ernsteren hämorrhagischen Komplikationen oder sogar zum Tod führen. Nebenwirkungen auf den Gastrointestinaltrakt, die Haut und das Nervensystems werden gelegentlich beobachtet. In der für die Behandlung der Hyperkalzämie empfohlenen niedrigeren Dosierung treten Nebenwirkungen seltener auf.

Mitomycin

Dieses Antibiotikum wurde von Wakaki und Mitarbeitern 1958 aus *Streptomyces aespitosus* isoliert. Mitomycin enthält in seiner Struktur eine Aziridin- und eine Chinongruppe und einen Mitosanring. Jede dieser Strukturen ist an Alkylierungsreaktionen mit der DNA beteiligt. Seine Strukturformel lautet wie folgt:

MITOMYCIN

Wirkungsmechanismus Nach intrazellulärer enzymatischer oder spontan ablaufender chemischer Reduktion des Chinons und Verlust der Methoxygruppe wird Mitomycin zu einem bi- oder trifunktionalen alkylierenden Wirkstoff (Verweij et al., 1995). In einigen experimentellen Ansätzen läuft die Reduktion bevorzugt in hypoxischen Zellen ab. Der Wirkstoff hemmt die DNA-Synthese und vernetzt die DNA an Position N^6 von Adenin und an Position O^6 und N^7 von Guanin. Zusätzlich verursacht Mitomycin DNA-Einzelstrangbrüche und Chromosomenbrüche. Mitomycin hat starke radiosensitivierende Eigenschaften und ist bei Nagern teratogen und kanzerogen. Resistenz wurde einer unzureichenden Aktivierung, intrazellulärer Inaktivierung des reduzierten Chinons und dem durch P-Glykoprotein vermittelten Auswärtstransport zugeschrieben (Dorr, 1988; Crooke und Bradner, 1976).

Resorption, Metabolismus und Exkretion Mitomycin wird inkonstant aus dem Gastrointestinaltrakt resorbiert und deshalb intravenös gegeben. Nach Injektion wird es schnell mit einer Halbwertszeit von 25 - 90 Minuten aus dem Blut eliminiert. Bei Dosen von 20 mg/m² werden im Plasma Spitzenspiegel von 0,4 µg/ml erreicht (Dorr, 1988). Der Wirkstoff hat ein großes Verteilungsvolumen, wird jedoch im Gehirn nachgewiesen. Inaktivierung erfolgt durch Metabolismus oder chemische Konjugation. Weniger als 10% der aktiven Substanz werden in Urin oder Galle ausgeschieden.

Therapeutischer Einsatz Mitomycin (Mitomycin-C) wird durch intravenöse Infusion verabreicht. Folge paravasaler Infusion können schwere lokalisierte Schädigungen sein. Die normale Dosis (6 - 10 mg/m²) kann intravenös in Form einer einzelnen Bolusinfusion alle sechs Wochen gegeben werden und wird üblicherweise als Bestandteil einer Kombinationschemotherapie zur Behandlung des Kolon- und Magenkarzinoms verabreicht. Die Dosierung wird an die hämatologischen Nebenwirkungen angepaßt. Mitomycin kann zur Behandlung von Blasenkarzinomen auch direkt in die Harnblase instilliert werden (Boccardo et al., 1994).

Mitomycin wird in erster Linie in Kombination mit 5-FU, Cisplatin oder Doxorubicin bei Karzinomen von Zervix, Kolon, Rektum, Mamma, Blase, Lunge und der Kopf- und Halsregion angewandt.

Unerwünschte Wirkungen Wichtigste Nebenwirkung ist eine Myelosuppression, die durch eine ausgeprägte Leukopenie und Thrombozytopenie charakterisiert ist. Nach höheren Dosen treten diese Nebenwirkungen verzögert und kumulierend in Erscheinung und eine Erholung der Panzytopenie tritt erst nach sechs bis acht Wochen ein. Übelkeit, Erbrechen, Diarrhoe, Stomatitis, Dermatitis, Fieber und Unwohlsein werden beobachtet. Das hämolytisch-urämische Syndrom stellt die gefährlichste toxische Manifestationsform von Mitomycin dar und wird auf eine durch den Wirkstoff induzierte Endothelschädigung zurückgeführt. Patienten, die eine Gesamtdosis von mehr als 50 mg/m² erhalten haben, können Hämolysen, neurologische Veränderungen, interstitielle Pneumonien und zur Niereninsuffizinz führende glomeruläre Schädigungen entwickeln. Die Inzidenz der Niereninsuffizienz erreicht bis zu 28% bei Patienten, die Gesamtdosen von 70 mg/m² oder mehr erhalten haben (Valavaara und Nordman, 1985). Eine wirksame Behandlung dieser Erkrankung gibt es nicht. Bluttransfusionen können ein Lungenödem auslösen. Mitomycin verursacht eine interstitielle Lungenfibrose und Gesamtdosen oberhalb 30 mg/m² haben gelegentlich zu einer Herzinsuffizienz geführt (Verweij et al., 1988). Bei gleichzeitiger Gabe kann Mitomycin die kardiotoxische Wirkung von Doxorubicin potenzieren (Bachur et a., 1978).

ENZYME

L-Asparaginase

Geschichte Kidd beschrieb 1953 die antileukämische Wirkung von Meerschweinchenserum und identifizierte L-Asparaginase als Ursache (Kidd, 1953). 15 Jahre später wurde das Enzym unter Ausnutzung eines bestimmten qualitativen Unterschiedes zwischen normalen und malignen Zellen klinisch angewandt.

Wirkungsmechanismus Die meisten Zellen bilden L-Asparagin in für die Proteinsynthese ausreichender Menge. Bestimmte neoplastische Gewebe jedoch, darunter Zellen der akuten Lymphoblastenleukämie, sind auf die exogene Zufuhr dieser Aminosäure angewiesen. Die L-Asparaginase erzeugt durch katalytische Hydrolyse von zirkulierendem Asparagin zu Asparaginsäure und Ammoniak einen Mangel an für diese Zellen zur Proteinsynthese notwendigem Asparagin, mit der Folge des Absterbens dieser Zellen. L-Asparaginase wird gewöhnlich in Kombination mit Methotrexat, Cytarabin, Vincristin oder Prednison bei der Behandlung der akuten Lymphoblastenleukämie angewandt. Die Reihenfolge, in der die jeweiligen Wirkstoffe in diesen Kombinationstherapien gegeben werden, kann kritisch sein. Beispielsweise hat die Gabe von Methotrexat vor dem Enzym eine synergistische zytotoxische Wirkung, die umgekehrte Reihenfolge führt dagegen zu einem Verlust der Zytotoxizität von Methotrexat. Letzteres ist eine Konsequenz der Inhibition der Proteinsynthese durch L-Asparaginase, wodurch der Zellzyklus angehalten und die Wirkung von Methotrexat, das seine stärkste Wirkung während der Phase der DNA-Synthese hat, aufgehoben wird (Capizzi und Handschumacher, 1982).

L-Asparaginase führt durch Aktivierung der Apoptose zum Zelltod. Resistenz ensteht durch die Induktion der Synthese von L-Asparagin in der Tumorzelle.

Resorption, Metabolismus und Exkretion L-Asparaginase wird parenteral verabreicht. Die Plasma-Clearance variiert erheblich mit den verschiedenen Präparationen. Nach intravenöser Gabe wird L-Asparaginase mit einer Rate von 0,035 ml/Minute pro kg vergleichsweise schnell aus dem Plasma eliminiert. Sein Verteilungsvolumen beträgt nur 55 ml/kg, was ungefähr dem Plasmavolumen beim Menschen entspricht. Seine mittlere Halbwertszeit ist mit 14 Stunden für ein Protein relativ kurz (Broome, 1981). PEG-Asparaginase wird (siehe unten) weitaus langsamer eliminiert (Plasmahalbwertszeit von 14,9 Tagen) (Ho et al., 1986).

Therapeutischer Einsatz *Escherichia coli* bildet zwei Isoformen der L-Asparaginase, von denen nur eine (EC-2) bei Leukämien wirksam ist. Das aus *Escherichia coli* aufgereinigte Enzym wird kommerziell angeboten und hat ein Molekulargewicht von 130 000. Es besteht aus vier identischen Untereinheiten (siehe Patterson, 1975). Für Patienten, die gegen das native *Escherichia-coli*-Enzym allergisch sind, sind auch ein aus *Erwinia chrysanthemi* isoliertes Enzym (Minton et al., 1986) und eine aus durch Konjugation mit Polyethylenglykol modifizierte Form aus *Escherichia coli* (PEG-Asparaginase) erhältlich. Das *Escherichia-coli*-Enzym wird intravenös oder intramuskulär in verschiedenen Regimen angewandt. Typischerweise werden 3000 - 6000 Einheiten pro m² an jedem zweiten Tag über drei bis vier Wochen gegeben, oder es werden tägliche Einzeldosen von bis zu 200 Einheiten pro kg verabreicht. Die Plasmaspiegel von L-Asparaginase fallen sofort nach Gabe der Substanz und sind eine bis drei Wochen danach nicht nachweisbar. Intermittierende Applikationen bergen ein erhöhtes Risiko anaphylaktischer Reaktionen. Bei überempfindlichen Patienten inaktivieren zirkulierende Antikörper das Enzym sofort und L-Asparaginasespiegel sind nach Gabe der Substanz innerhalb kurzer Zeit nicht mehr meßbar.

L-Asparaginase ist ein nützlicher Bestandteil von Schemata zur Therapie der akuten Lymphoblastenleukämie und anderen Malignomen des lymphozytären Systems.

Unerwünschte Wirkungen Bei soliden Tumoren wurden in ausgedehnten Studien nur geringe Ansprechraten gefunden. L-Asparaginase hat nur minimale Wirkungen auf das Knochenmark und die gastrointestinale Mukosa. Seine schwerwiegendsten Nebenwirkungen sind die Folge seiner Antigenität als Fremdprotein. Überempfindlichkeitsreaktionen treten bei 5 - 20% der Patienten auf und können einen lebensbedrohlichen Verlauf nehmen. Diese Reaktionen werden bei einigen, aber keineswegs allen überempfindlichen Patienten durch das Auftreten von zirkulierenden neutralisierenden Antikörpern angekündigt. Bei diesen Patienten stellen PEG-Asparaginase oder das Enzym aus *Erwinia* eine sichere Alternative dar (Ho et al., 1986; Keating et al., 1993).

Andere unerwünschte Wirkungen sind eine Folge der Hemmung der Proteinsynthese in normalen Geweben, dazu zählen eine Hyperglykämie infolge Insulinmangels, Gerinnungsstörungen infolge fehlender Gerinnungsfaktoren und eine Hypoalbuminämie. Die Gerinnungsstörungen können als Thrombosen infolge eines Mangels an Protein S, Protein C oder Antithrombin III in Erscheinung treten, oder, weniger häufig, als hämorrhagische Episoden. Intrakranielle Blutungen in der ersten Woche einer Behandlung mit L-Asparaginase sind eine zwar seltene, aber dann oftmals verheerende Komplikation. L-Asparaginase hat außerdem immunsupprimierende Wirkungen (Chabner und Loo, 1995).

Zusätzlich zu diesen Nebenwirkungen kann es in seltenen Fällen zur Entwicklung eines komatösen Zustands kommen, der der toxischen Wirkung des durch die Hydrolyseaktivität von L-Asparaginase gebildeten Ammoniaks zugeschrieben wird. Pankreatitiden wurden auch beobachtet, ihre Ursache ist ungeklärt.

IV. Verschiedene Wirkstoffe

PLATINKOMPLEXVERBINDUNGEN

Die Platinkomplexverbindungen wurden zuerst 1965 von Rosenberg und Mitarbeitern als zytotoxische Wirkstoffe identifiziert. Sie beobachteten die hemmende Wirkung eines zwischen Platinelektroden fließenden Stroms auf die Proliferation von *Escherichia coli*. Die Hemmwirkung auf die Teilung von Bakterien wurde in der Folge der Bildung anorganischer platinenthaltender Komplexe in Anwesenheit von Ammonium- und Chloridionen zugeschrieben (Rosenberg et al., 1965, 1967). Cis-Diammindichloroplatin (II) (Cisplatin) war die wirksamste dieser Substanzen in experimentellen Tumorsystemen und hat sich als klinisch sehr wertvoll erwiesen (Rosenberg, 1973). Mehr als 1000 platinenthaltende Verbindungen sind in der Folge synthetisiert und geprüft worden. Eine dieser Substanzen, das Carboplatin, wurde 1989 für die Behandlung des Ovarialkarzinoms zugelassen, andere befinden sich noch in der Prüfung. Cisplatin besitzt eine breite zytostatische Wirksamkeit und ist insbesondere bei der Behandlung von epithelialen Malignomen von Nutzen. Es ist zur Grundlage kurativer Therapieschemata bei fortgeschrittenem Hodenkrebs geworden und besitzt eine bemerkenswerte Aktivität gegen das Ovarialkarzinom und Karzinome der Kopf- und Halsregion, der Harnblase, des Ösophagus und der Lunge.

Chemie Cis-Diammindichloroplatin (II) (Cisplatin) ist ein divalenter, anorganischer, wasserlöslicher platinenthaltender Komplex. Andere Platinkomplexe, von denen einige in präklinischen Studien keine Kreuzresistenz gezeigt haben, befinden sich derzeit in frühen Phasen der klinischen Prüfung. Darunter sind Tetraplatin, Ormiplatin, Iproplatin und Oxaliplatin (Kelland, 1993). Jedenfalls reduziert die Komplexierung von di- oder tetravalentem Platin mit unterschiedlichen organischen Addukten seine renale Toxizität und stabilisiert das Metallion, aber keine dieser Substanzen zeigte in dieser Phase ihrer Entwicklung charakteristische zytostatische Wirkungen. Im Carboplatin ist Platin in eine komplexeres kohlenstoffhaltiges Molekül eingebunden. Die Strukturformeln von Cisplatin und Carboplatin sind wie folgt:

CISPLATIN   CARBOPLATIN

Wirkungsmechanismus Cisplatin diffundiert offenbar in die Zelle. Durch Reaktion mit Nukleophilen wie den Thiolen können die Chloridionen abgezogen werde. Der Austausch von Chlorid gegen Wasser führt zu einem positiv geladenen Molekül und ist wahrscheinlich für die Aktivierung des Wirkstoffes verantwortlich, der anschließend mit Nukleinsäuren und Proteinen reagiert. Geringe Chloridkonzentrationen begünstigen die Hydratisierung. Hohe Konzentrationen dagegen stabilisieren den Wirkstoff, was die Wirksamkeit einer Chloriddiurese zur Prophylaxe nephrotoxischer Wirkungen erklärt (siehe unten). Die Bidentatcyclobutandicarboxylatgruppe wird durch Hydrolyse von Carboplatin entfernt. Bei Carboplatin erfolgt diese Aktivierung langsamer als bei Cisplatin. Die Platinkomplexe können mit DNA unter Bildung von Quervernetzungen innerhalb eines und zwischen verschiedenen DNA-Strängen reagieren. Das N^7 von Guanin ist sehr reaktionsfreudig und Platin bildet Quervernetzungen zwischen benachbarten Guaninen desselben DNA-Strangs. Guanin-Adeninquervernetzungen werden ebenfalls leicht gebildet. Eine Quervernetzung zwischen den Strängen bildet sich langsamer aus und findet seltener statt. Durch Cisplatin gebildete DNA-Addukte hemmen die Replikation und Transkription von DNA und führen zu Strangbrüchen und Ablesefehlern. Die Fähigkeit von Patienten, DNA-Platinaddukte in peripheren weißen Blutzellen zu bilden, wurde mit einem Ansprechen auf die Therapie assoziiert. Dies deutet an, daß pharmakogenetische Faktoren und eine Tumor- und Normalgewebe gleichermaßen betreffende Exposition das therapeutische Ansprechen beeinflussen können (Parker et al., 1991). Es gibt derzeit keine schlüssigen Beweise für die Assoziation eines bestimmten Typs von biochemischem DNA-Addukt und Zytotoxizität (siehe Comess et al., 1992; Reed et al., 1986).

Die Spezifität von Cisplatin für bestimmte Zellzyklusphasen scheint zwischen verschiedenen Zelltypen zu differieren, auch wenn die Fähigkeit zur Quervernetzung während der S-Phase am stärksten ausgeprägt zu sein scheint. Obwohl Platin mutagen, teratogen und kanzerogen ist, sind Fälle von Leukämie bei mit Platin behandelten Patienten nur selten beschrieben worden (Jeha et al., 1992).

Die Ursache der Resistenz von Tumorzellen gegen Cisplatin und seine Analoga ist nicht vollständig geklärt. Unter experimentellen Bedingungen differieren die verschiedene Analoga in ihrer Kreuzresistenz mit Cisplatin. Carboplatin zeigt Kreuzresistenz in den meisten experimentell erzeugten Tumoren, während Oxaliplatin und die tetravalenten Analoga diese Eigenschaft nicht haben. Dieser Befund richtete das Interesse auf ihre klinische Prüfung. Eine Reihe von Faktoren beeinflussen die Sensitivität von Zellen gegen Cisplatin *in vitro*, darunter intrazelluläre Akkumulation der Substanz, intrazelluläre Konzentrationen von Glutathion und anderen Schwefelwasserstoffverbindungen wie Metallothionein, die den Wirkstoff binden und inaktivieren können (Meijer et al., 1990), und die Reparaturgeschwindigkeit von DNA-Addukten (Parker et al., 1991). Das DNA-Cisplatinaddukt führt zu einer Biegung der Helix und diese Veränderung wird durch spezifische Proteine der „High mobility"-Gruppe erkannt (Huang et al., 1994), von denen man annimmt, daß sie den Reparaturvorgang hemmen. Die enzymatischen Schritte zur Reparatur von Cisplatin-DNA-Addukten umfassen wahrscheinlich das Herausschneiden der betroffenen Base, gefolgt von der Insertion einer neuen Base und Religation des betroffenen Strangs durch das Exzisions-Reparaturenzym ERCC-1, das in resistenten menschlichen Ovarialkarzinomen entdeckt wurde (Dabholkar et al., 1994).

Cisplatin *Resorption, Metabolismus und Exkretion*
Nach schneller intravenöser Gabe üblicher Dosen zeigt der Wirkstoff eine initiale Plasmaeliminationshalbwertszeit von 25 - 50 Minuten. Die Gesamtkonzentration aus gebundenen und freiem Wirkstoff sinkt danach mit einer Halbwertszeit von 24 Stunden und mehr. Mehr als 90% des Platins im Blut sind kovalent an Plasmaproteine gebunden. Hohe Konzentrationen von Cisplatin findet man in Niere, Leber, Darm und Hoden bei nur geringem Übertritt in das Gehirn. Während der ersten sechs Stunden wird nur ein geringer Anteil des Wirkstoffes renal eliminiert. Nach 24 Stunden sind bis zu 25% ausgeschieden und nach fünf Tagen werden bis zu 43% der applizierten Dosis im Urin wiedergefunden. Nach Infusion anstelle schneller Injektion ist die Plasmahalbwertszeit verkürzt und die ausgeschiedene Menge größer. Die Ausscheidung von Cisplatin über Galle und Darm scheinen minimal zu sein (Bajorin et al., 1986).

Therapeutischer Einsatz Cisplatin ist für die intravenöse Anwendung erhältlich. Die übliche intravenöse Dosis von Cisplatin beträgt 20 mg/m² täglich über fünf Tage oder 100 mg/m² einmalig alle vier Wochen. Dosen bis zu 40 mg/m² täglich an fünf aufeinander folgenden Tagen alleine oder mit Cyclophosphamid sind bei der Behandlung von Patientinnen mit Ovarialkarzinom angewandt worden, resultieren jedoch in schwereren Nebenwirkungen auf Niere, Innenohr und Nervensystem (Ozols et al., 1984). Zur Prophylaxe toxischer Wirkungen auf die Niere wird eine Hydratisierung des Patienten durch Infusion von 1 - 2 Litern physiologischer Kochsalzlösung vor Beginn der Behandlung empfohlen. Die nötige Cisplatin-Dosis wird anschließend in einer Dextrose/Kochsalzlösung verdünnt und intravenös über einen Zeitraum von sechs bis acht Stunden gegeben. Da Aluminium mit Cisplatin reagiert und es inaktiviert, dürfen auf keinen Fall aluminiumhaltige Kanülen oder anderes aluminiumhaltiges Material bei Zubereitung und Verabreichung des Wirkstoffs benutzt werden.

Eine Kombinationschemotherapie aus Cisplatin, Bleomycin, Etoposid und Vinblastin führt in 85% der Fälle von fortgeschrittenem Hodenkrebs zu einer Heilung (Williams und Einhorn, 1985; Einhorn, 1986). Der Wirkstoff ist auch wirksam bei Ovarialkarzinom, insbesondere in Kombination mit Paclitaxel, Cyclophosphamid oder Doxorubicin (Durant und Omura, 1985). Cisplatin zeigt regelmäßig ein Ansprechen von Karzinomen der Blase, der Kopf- und Halsregion, des Endometriums, des kleinzelligen Bronchialkarzinom und einigen Neoplasien des Kindesalters. Interessanterweise sensitiviert Cisplatin Zellen auch für die zytotoxische Wirkung einer Strahlentherapie (siehe Pearson und Raghavan, 1985).

Unerwünschte Wirkungen Durch routinemäßige Hydratation und gesteigerte Diurese konnte die cisplatininduzierte Nephrotoxizität weitgehend zurückgedrängt werden. Die durch Cisplatin bedingte Ototoxizität wird durch diuretische Maßnahmen jedoch nicht beeinflußt und manifestiert sich als Tinnitus und Hörverlust im hochfrequenten Bereich (4000 - 8000 Hz). Ototoxische Wirkungen können uni- oder bilateral auftreten, manifestieren sich bei wiederholten Dosen offenbar häufiger und schwerer und können bei Kindern stärker ausgeprägt sein. Bei fast allen Patienten treten schwere Übelkeit und Erbrechen auf, die gewöhnlich mit Ondansetron oder hochdosierten Glukokortikoiden unter Kontrolle gebracht werden können. Bei höherer Dosis oder nach mehreren Therapiezyklen verursacht Cisplatin eine periphere Neuropathie, die sich nach Absetzen des Wirkstoffes noch verschlimmern kann. Eine mild bis mäßig ausgeprägte Myelosuppression mit Leukopenie, Thrombozytopenie und Anämie kann auftreten. Elektrolytstörungen, darunter Hypomagnesiämie, Hypokalzämie, Hypokaliämie und Hypophosphatämie sind häufig. Hypokalzämie und Hypomagnesiämie als Folge renalen Elektrolytverlustes sind beobachtet worden und können eine Tetanie hervorrufen. Routinemäßige Bestimmungen der Magnesiumkonzentrationen im Plasma werden empfohlen. Hyperurikämie, Krämpfe, hämolytische Anämie und kardiale Störungen wurden beschrieben. Durch ein Gesichtsödem, Bronchokonstriktion, Tachykardie und Blutdruckabfall gekennzeichnete anaphylaktoide Reaktionen können innerhalb von Minuten nach Verabreichung auftreten und sollten durch intravenöse Injektion von Adrenalin und Glukokortikoiden oder Antihistaminika behandelt werden.

Carboplatin Wirkungsmechanismus und klinische Wirkungsspektrum von Carboplatin (CBDCA, JM-8) sind dem von Cisplatin ähnlich (siehe oben). Es gibt jedoch deutliche Unterschiede in den chemischen, pharmakokinetischen und toxikologischen Eigenschaften beider Substanzen (siehe Von Hoff, 1987; Muggia, 1989; Ozols, 1989).

Carboplatin ist weniger reaktionsfreudig als Cisplatin und seine Plasmaeiweißbindung erreicht kein signifikantes Ausmaß. Die Folge ist, daß im Plasma keine nennenswerten Mengen von niedermolekularen platinhaltigen Molekülen (außer Carboplatin selbst) zirkulieren. Der größte Teil des Wirkstoffes wird mit einer Halbwertszeit von zwei bis sechs Stunden im Urin ausgeschieden. Aus dem Wirkstoff stammendes Platin wird irreversibel an Plasmaproteine gebunden und in dieser Form wird das Metall nur langsam eliminiert (Halbwertszeiten von fünf Tagen oder mehr).

Carboplatin ist vergleichsweise gut verträglich. Im Vergleich mit Cisplatin werden weniger oft Übelkeit sowie neuro-, oto- und nephrotoxische Wirkungen beobachtet. Stattdessen ist die Myelosuppression, in erster Linie in Form einer Thrombozytopenie, die dosislimitierende Nebenwirkung. Carboplatin und Cisplatin sind offenbar gleichermaßen wirksam bei der Behandlung bestimmter Krebsarten. Jedenfalls stellt Carboplatin bei Ansprechen des Tumors die therapeutische Alternative für Patienten dar, die Cisplatin wegen gestörter Nierenfunktion, therapierefraktärer Übelkeit, signifikanter Beeinträchtigung des Hörvermögens oder einer Neuropathie nicht vertragen. Zusätzlich kann es bei einer Hochdosistherapie mit Knochenmark- oder peripherer Stammzelltransplantation angewandt werden. Die Carboplatindosis sollte bei Patienten mit einer Kreatinin-Clearance unterhalb von 60 mg/ml nach Maßgabe der Kreatinin-Clearance angepaßt werden (Van Echo et al., 1989). Calvert et al. (1989) haben folgende Formel zur Dosisberechnung vorgeschlagen:

$$\text{Dosis (mg)} = \text{AUC} \times (\text{GFR} + 25) \quad (51.1)$$

Dabei liegt die Ziel-AUC (*area under the plasma concentration × time curve*) im Bereich von 5 - 7 mg/ml pro Minute für tolerable Nebenwirkungen bei Patienten, die Carboplatin als Monosubstanz bekommen. (GFR = glomeruläre Filtrationsrate; siehe Kapitel 1.)

Carboplatin wird über mindestens 15 Minuten intravenös infundiert. Die übliche Dosis beträgt 360 mg/m² und wird einmal alle 28 Tage gegeben. Carboplatin befindet sich derzeit in der klinischen Prüfung bei Patientinnen mit Ovarialkarzinom, das nach einer Chemotherapie (auch nach Cisplatin) rezidiviert ist.

Hydroxyharnstoff

Hydroxyharnstoff wurde 1869 erstmals von Dresler und Stein synthetisiert und man fand heraus, daß er im Knochenmark von Kaninchen Leukopenie, Anämie und megaloblastäre Veränderungen hervorrief. Später wurde die zytostatische Wirkung gegen das Sarkom 180 entdeckt. Eine Übersichtsarbeit zu seiner biologischen Wirkung und klinischen Wirksamkeit wurde veröffentlicht (Donehower, 1995). Die Strukturformel von Hydroxyharnstoff ist wie folgt:

$$H_2N-\underset{\underset{O}{\|}}{C}-NH-OH$$

HYDROXYHARNSTOFF

Zytotoxische Wirkung Hydroxyharnstoff repräsentiert eine Reihe von Verbindungen, die primär an dem Enzym Ribonukleosiddiphosphatreduktase angreifen. Eine auffällige Korrelation zwischen der relativen Wachstumsgeschwindigkeit einer Reihe von Rattenhepatomen und der Ribonukleosiddiphosphatreduktase-Aktivität wurde beobachtet. Dieses Enzym katalysiert die reduzierende Umwandlung von Ribonukleotiden zu Desoxyribonukleotiden und stellt einen kritischen und wahrscheinlich geschwindigkeitsbestimmenden Schritt der Biosynthese von DNA und somit ein logisches Ziel der Zytostatikaentwicklung dar. Hydroxyharnstoff inaktiviert ein freies Tyrosinradikal, das im aktiven Zentrum des Enzyms gebildet wird. Die Substanz ist für die S-Phase des Zellzyklus spezifisch und arretiert Zellen am Übergang von der G1 zur S-Phase. Da Zellen in der G_1-Phase des Zellzyklus äußerst strahlensensibel sind, wirkt die Kombination aud Hydroxyharnstoff und Bestrahlung *in vitro* synergistisch (Agrawal und Sartorelli, 1975; Donehower, 1995).

Zwei Mechanismen für die Hydroxyharnstoffresistenz wurden vorgeschlagen: Entstehung von Ribonukleotidreduktasen mit reduzierter Sensitivität für Hydroxyharnstoff und deutlicher Anstieg von Ribonukleotidreduktase, bedingt durch Genamplifikation.

Resorption, Metabolismus und Exkretion Beim Menschen wird Hydroxyharnstoff gut aus dem Magen-Darmtrakt resorbiert und Plasmaspitzenspiegel von 0,3 - 2,0 mM werden ein bis zwei Stunden nach Dosen von 40 - 80 mg/kg erreicht. Seine Plasmahalbwertszeit beträgt etwa zwei Stunden. Hydroxyharnstoff passiert die Blut-Hirn-Schranke. Ungefähr 80% des Wirkstoffes werden nach oraler oder intravenöser Gabe innerhalb von 12 Stunden im Urin wiedergefunden (Donehower, 1995).

Therapeutische Anwendung Für Hydroxyharnstoff werden zwei Dosierungsschemata empfohlen: (1) intermittierende Therapie mit an jedem dritten Tag oral verabreichten Einzeldosen von 80 mg/kg und (2) kontinuierliche Therapie mit 20 - 30 mg/kg täglich als Einzeldosis. Die Dosierung sollte an die Leukozytenzahl im peripheren Blut angepaßt werden. Die Behandlung sollte über einen Zeitraum von sechs Wochen fortgeführt werden, um ihre Wirksamkeit festzustellen. Bei zufriedenstellender zytostatischer Wirkung kann die Behandlung unbegrenzt fortgesetzt werden, wöchentliche Bestimmungen der Leukozytenzahl sind jedoch ratsam.

Gegenwärtig spielt Hydroxyharnstoff in erster Linie eine Rolle bei der Chemotherapie von myeloproliferativen Syndromen, darunter die chronische Granulozytenleukämie, die Polycythämia vera und die essentielle Thrombozytose. Er ist außerdem wirksam beim hypereosinophilen Syndrom (Parillo et al., 1978) und zur Erzielung einer schnelleren Reduktion stark vermehrter Blasten im peripheren Blut von Patienten mit akuter Granulozytenleukämie. Hydroxyharnstoff hat bei Patienten mit metastasiertem malignen Melanom und anderen soliden Tumoren, darunter Karzinome der Kopf- und Halsregion und des Urogenitaltraktes, zu temporären Remissionen geführt.

Aufgrund seiner Fähigkeit, Tumorzellen *in vitro* in einer strahlenempfindlichen Zellzyklusphase (G_1) zu synchronisieren, wird Hydroxyharnstoff in Verbindung mit der Strahlentherapie bei der Behandlung von Karzinomen der Zervix, der Kopf- und Halsregion und der Lunge angewandt. Der Wirkstoff unterdrückt außerdem durch Induktion der Synthese von Hämoglobin F die Hämolyse bei Sichelzellanämie.

Unerwünschte Wirkungen Die wesentliche Nebenwirkung besteht in einer Unterdrückung der Hämatopoese mit Leukopenie, megaloblastärer Anämie und gelegentlicher Thrombozytopenie. Eine Erholung des Knochenmarks setzt gewöhnlich sofort nach Absetzen des Wirkstoffes ein. Andere Nebenwirkungen sind gastrointestinale Beschwerden und milde Hautreaktionen. Seltener begegnet man Stomatitis, Haarausfall und neurologischen Symptomen. Entzündungen und vermehrte Pigmentierungen können in zuvor bestrahlten Arealen auftreten.

Procarbazin

Die Methylhydrazinderivate wurden zusammen mit einer großen Zahl substituierter Hydrazine auf der Suche nach Inhibitoren der Monoaminoneurotransmitter synthetisiert. Bei einigen dieser Verbindungen (Bollag, 1963) wurde eine zytostatische Wirksamkeit festgestellt, aber nur das beim Morbus Hodgkin nützliche Procarbazin hat einen gewissen klinischen Stellenwert erreicht. Umfassende Beschreibungen der Pharmakologie der Procarbazine wurden veröffentlicht (Weinkam et al., 1982). Seine Strukturformel ist wie folgt:

$$CH_3-NH-NH-CH_2-\bigcirc-CONH-CH\begin{array}{c}CH_3\\CH_3\end{array}$$

PROCARBAZIN

Zytotoxische Wirkung Procarbazin muß zunächst in seine unmittelbar zytotoxischen Reaktionsprodukte, die die DNA methylieren können, umgewandelt werden. Die Aktivierungswege sind komplex und nicht vollständig verstanden. Der erste Schritt besteht in der Oxidation des Hydrazinrestes unter Bildung des Azoanalogons. Dies kann in neutralem Milieu spontan durch Reaktion mit molekularem Sauerstoff erfolgen, aber auch enzymatisch durch Reaktion mit dem Cytochrom-P450-System der Leber. Weitere Oxidation kann zur Entstehung von Methylazoxy- und Benzylazoxyzwischenprodukten führen. Es wird angenommen, daß die Methylazoxyverbindung zu einer dem Diazomethan ähnlichen Struktur weiter reagieren kann, einem hochwirksamen methylierenden Molekül. Aktiviertes Procarbazin kann chromosomale Schäden hervorrufen, darunter Chromatidbrüche und Translokationen. Diese Wirkungen stimmen mit seinen mutagenen und kanzerogenen Wirkungen überein. Die Exposition gegenüber Procarbazin führt zur Hemmung der DNA-, RNA- und Proteinsynthese *in vivo*. Wenn Procarbazin als Monosubstanz angewandt wird, entwickelt sich schnell eine Resistenz. Ein Mechanismus beruht auf der gesteigerten Fähigkeit, methylierte Guaninreste durch die Guanin-O^6-Alkyltransferase zu reparieren (Souliotis et al., 1990).

Resorption, Metabolismus und Exkretion Procarbazin wird fast vollständig aus dem Gastrointestinaltrakt resorbiert. Nach parenteraler Gabe verteilt sich der Wirkstoff schnell auf Plasma und Liquor. Beim Menschen wird er schnell metabolisiert und seine Halbwertszeit im Blut beträgt nach intravenöser Injektion ungefähr sieben Minuten. Oxidation von Procarbazin führt zur Bildung der entsprechenden Azoverbindung und Wasserstoffperoxid. Weitere, vermutlich in der Leber stattfindende Metabolisierung führt zu Azoxyderivaten, die im Blutstrom zirkulieren und erhebliche zytotoxische Wirkungen haben (Erickson et al., 1989). Die Induktion mikrosomaler Enzyme durch Phenobarbital und andere Wirkstoffe verstärkt die Konversion von Procarbazin zu seinen aktiven Metaboliten. Somit besteht die Möglichkeit einer Interaktion von Procarbazin mit anderen Wirkstoffen, die durch mikrosomale Enzyme metabolisiert werden. 25 - 75% einer oral oder parenteral verabreichten Dosis werden innerhalb der ersten 24 Stunden nach Gabe im Urin wiedergefunden. Weniger als 5% werden unverändert ausgeschieden, der Rest überwiegend in Form des Metaboliten N-Isopropylterephthalminsäure (Friedman et al., 1995).

Therapeutischer Einsatz Die empfohlene Dosis von Procarbazin bei Erwachsenen ist täglich 100 mg/m^2 über zehn Tage in Kombinationstherapien. Als Monosubstanz wird der Wirkstoff kaum angewandt.

In erster Linie wird Procarbazin in der Kombinationschemotherapie des Morbus Hodgkin eingesetzt. Es wird mit Mechlorethamin, Vincristin und Prednison verabreicht (MOPP-Schema) (DeVita, 1981). Von besonderer Bedeutung ist, daß Procarbazin keine Kreuzresistenz mit Alkylanzien des Lost-Typs aufweist. Procarbazin ist auch wirksam bei Hirntumoren, kleinzelligem Bronchialkarzinom, Non-Hodgkin-Lymphomen, Plasmozytom und Melanom.

Unerwünschte Wirkungen Die häufigsten Nebenwirkungen sind Leukopenie und Thrombozytopenie, die während der zweiten Therapiewoche einsetzen und innerhalb von zwei Wochen nach Absetzen der Therapie abklingen. Bei den meisten Patienten treten gastrointestinale Symptome wie geringgradige Übelkeit und Erbrechen auf. Neurologische und dermatologische Manifestationen sind in 5 - 10% der Fälle beobachtet worden. Verhaltensauffälligkeiten sind ebenfalls beschrieben. Aufgrund einer Verstärkung sedierender Wirkungen sollte die gleichzeitige Einnahme von sedierend wirkenden Psychopharmaka vermieden werden. Bei Patienten, die mit Procarbazin behandelt werden, kann Genuß von Alkohol intensives Hitzegefühl und Rötung des Gesichts sowie andere, dem durch Disulfiram induzierten Acetaldehydsyndrom (siehe Kapitel 17) ähnelnde Wirkungen hervorrufen. Da Procarbazin ein schwacher Monoaminoxidasehemmer ist, können durch gleichzeitige Einnahme von Sympathomimetika, trizyklischen Antidepressiva oder Nahrungsmitteln mit hohem Tyramingehalt hypertensive Zustände ausgelöst werden. Procarbazin ist hochgradig kanzerogen, mutagen und teratogen, und sein Gebrauch im MOPP-Schema ist mit einem Leukämierisiko von 5 - 10% verbunden. Das größte Risiko tragen Patienten, die zusätzlich eine Strahlentherapie erhalten (Tucker et al., 1988). Procarbazin ist außerdem ein wirksames Immunsuppressivum und verursacht insbesondere bei Männern Infertilität.

Mitotan

Das eigentliche Anwendungsgebiet von Mitotan (o,p'-DDD), einer Verbindung, die chemisch den Insektiziden DDT und DDD ähnelt, ist die Behandlung von Tumoren der Nebennierenrinde. Bei toxikologischen Untersuchungen verwandter Insektizide an Hunden wurde beobachtet, daß die Nebennierenrinde durch das o,p'-Isomer von DDD schwer geschädigt wurde, dessen Strukturformel wie folgt aussieht:

MITOTAN

Zytotoxische Wirkung Der Wirkungsmechanismus von Mitotan ist nicht näher untersucht worden, aber sein vergleichsweise selektiver Angriff auf normale und neoplastische Zellen der Nebennierenrinde ist wohlbekannt. Die Verabreichung des Wirkstoffes verursacht eine rasche Abnahme der Konzentration der Nebennierenrindensteroide und ihrer Abbauprodukte in Plasma und Urin. Dieses Ansprechen ist nützlich als Dosierungsrichtlinie und als biochemischer Verlaufsmarker einer Überfunktion der Nebennierenrinde (Cushing-Syndrom) als Folge eines Tumors oder einer Hyperplasie der Nebenniere. Schädigungen von Leber, Niere oder Knochenmark wurden nicht beobachtet.

Resorption, Metabolismus und Exkretion Klinische Studien zeigen, daß ungefähr 40% des oral verabreichten Mitotans resorbiert werden. Nach Tagesdosen von 5 -15 g sind Konzentrationen des unveränderten Wirkstoffs von 10 - 90 μg/ml und der Metaboliten von 30 - 50 μg/ml im Blut nachweisbar. Nach Absetzen der Behandlung ist Mitotan noch sechs bis neun Wochen im Plasma nachweisbar. Der Wirkstoff wird zwar in allen Geweben gefunden, das Fettgewebe ist jedoch der primäre Speicherort. Im Urin wird ein wasserlöslicher Metabolit von Mitotan gefunden und 25% einer oralen oder parenteralen Dosis werden in dieser Form wiedergefunden. Ungefähr 60% einer oralen Dosis werden unverändert in den Faeces ausgeschieden.

Therapeutischer Einsatz Mitotan wird initial in täglichen Dosen von 2 - 6 g gegeben, die gewöhnlich auf drei oder vier Portionen aufgeteilt werden. Die maximal tolerierte Tagesdosis kann jedoch zwischen 2 - 16 g schwanken. Die Behandlung sollte über mindestens drei Monate fortgeführt werden. Bei Eintritt einer therapeutischen Wirkung sollte die Therapie unbegrenzt fortgesetzt werden. Spironolacton sollte nicht gleichzeitig gegeben werden, da es mit der von Mitotan hervorgerufenen Suppression der Nebenniere interferiert (Wortsman und Soler, 1977).

Mitotan ist in Deutschland nicht im Handel (Anm. d. Hrsg.).

Eine Behandlung mit Mitotan ist als Palliativmaßnahme bei inoperablem Karzinom der Nebennierenrinde indiziert. Hutter und Kahoe (1966) haben die Behandlung von 138 Patienten beschrieben, und Lubitz und Mitarbeiter haben 115 Patienten untersucht (1973). Ein therapeutischer Effekt ist in 34 - 54% dieser Fälle beschrieben worden. Offensichtliche Heilungen wurden bei einigen Patienten mit metastasierter Erkrankung beschrieben (Becker und Schumacher, 1975; Ostumi und Roginsky, 1975).

Unerwünschte Wirkungen Obwohl die Anwendung von Mitotan bei 80% der Patienten Appetitlosigkeit und Übelkeit, bei etwa 34% Somnolenz und Apathie und bei 15 - 20% Dermatitiden hervorruft, stellen diese Nebenwirkungen keine Kontraindiaktion gegen die Gabe geringerer Dosen dar. Da die Substanz die Nebennierenrinde schädigt, ist insbesondere bei Patienten mit Zeichen der Nebenniereninsuffizienz, Schock oder schwerem Trauma die Gabe von Nebennierenrindensteroiden indiziert (Hogan et al., 1978).

V. HORMONE UND VERWANDTE WIRKSTOFFE

NEBENNIERENRINDENSTEROIDE

Pharmakologie, wichtigste therapeutische Anwendungen und Nebenwirkungen der Nebennierenrindensteroide werden in Kapitel 59 behandelt. Ausschließlich ihre Anwendung bei der Behandlung maligner Erkrankungen wird an dieser Stelle besprochen. Aufgrund ihrer lymphozytolytischen und hemmenden Wirkungen auf die Mitose von Lymphozyten liegt ihre wichtigste klinische Indikation als Zytostatika bei der Behandlung der akuten Leukämie des Kindesalters und des malignen Lymphoms. Sie sind besonders wirksam bei der Behandlung der hämolytischen Anämie und der mit einer Thrombozytopenie verbundenen Blutungen, die häufig im Verlauf maligner Lymphome und der chronischen Lymphozytenleukämie auftreten.

Bei der akuten Lymphoblastenleukämie oder undifferenzierten Leukämien des Kindesalters können Nebennierenrindensteroide zu prompt einsetzender Besserung und hämatologischen Remissionen bei 30 - 50% der Kinder führen. Obwohl diese Remissionen oftmals durch ein vollständiges Verschwinden aller leukämischen Zellen aus peripherem Blut und Knochenmark gekennzeichnet sind, ist die Dauer der Remissionen außerordentlich unterschiedlich (zwei Wochen bis neun Monate) und es kommt stets zu einem Rezidiv. Remissionen setzen unter Kortikosteroiden schneller als unter Antimetaboliten ein und es gibt keine Hinweise auf Kreuzresistenzen mit nicht verwandten Wirkstoffen. Aus diesen Gründen wird die Therapie zur Remissionsinduktion oftmals mit einem Steroid in Kombination mit anderen Wirkstoffen begonnen, im allgemeinen Vincristin und ein Anthracyclin, mit oder ohne Methotrexat oder Asparaginase. Dieser Ansatz, dem eine koninuierliche Erhaltungstherapie folgt, erzielt länger anhaltende Remissionen (siehe „Methotrexat"). Die Leukämie des Erwachsenen spricht selten auf eine Behandlung mit Glukokortikoiden an, aber viele Symptome dieser Krankheit, einschließlich der durch eine Thrombozytopenie ausgelösten Blutungen, können wirkungsvoll, wenn auch zeitlich begrenzt, ohne nachweisbare Änderungen der Thrombozytenzahl behandelt werden.

Die Nebennierensteroide, insbesondere Dexamethason, werden bei der Strahlentherapie angewandt, um der Entwicklung eines strahleninduzierten Ödems in kritischen Regionen wie dem oberen Mediastinum, Gehirn und Rückenmark, entgegen zu wirken. Dosen von 4 - 6 mg alle sechs Stunden haben dramatische Wirkungen auf die Wiederherstellung neurologischer Funktionsparameter bei Patienten mit Hirnmetastasen, aber diese Effekte sind nur vorübergehend. Akute Änderungen in der Dosierung von Dexamethason können zu einem raschen Wiederauftreten der Symptome führen. Dexamethason sollte bei Patienten, die wegen Hirnmetastasen eine Strahlen- oder Chemotherapie erhalten, nicht plötzlich abgesetzt werden. Eine schrittweise Reduktion der Dosis kann bei Ansprechen auf die definitive zytostatische Therapie versucht werden.

Verschiedene Nebennierenrindensteroide sind erhältlich und haben bei adäquater Dosierung ähnliche Wirkungen (siehe Kapitel 59). Prednison beispielsweise wird in den ersten Tagen üblicherweise in Dosen von 60 - 100 mg oder auch mehr oral verabreicht, die dann schrittweise auf Tagesdosen von 20 - 40 mg reduziert werden. Es sollte stets versucht werden, die zur Kontrolle der Krankheitsmanifestationen erforderliche Dosis auf ein Minimum zu reduzieren.

AMINOGLUTETHIMID

Aminoglutethimid ist ursprünglich als Antikonvulsivum entwickelt worden. Später wurde gezeigt, daß es in der Lage ist, die Synthese der Nebennierenrindensteroide zu hemmen (siehe Kapitel 59). Aminoglutethimid hemmt die Umwandlung von Cholesterin zu Pregnolon, dem ersten Schritt der Kortisolsynthese. Hemmung der Kortisolsynthese führt jedoch zu einem kompensatorischen Anstieg der Sekretion von adrenokortikotropem Hormon (ACTH), der ausreicht, die Blockade der Nebenniere zu überwinden. Gabe von Dexamethason verhindert den Anstieg der ACTH-Sekretion nicht, da Aminoglutethimid den Abbau von Dexamethason verstärkt. Da der Metabolismus von Hydrokortison (Kortisol) durch Aminoglutethimid nicht beeinflußt wird, hemmt diese Kombination zuverlässig die Kortisolsynthese (Santen et al., 1980). Aminoglutethimid wurde bei der Behandlung von Patienten mit Nebennierenrindenkarzinom und Cushing-Syndrom, aber auch mit metastasiertem, hormonabhängigem Mammakarzinom, das refraktär gegen andere Hormontherapien war, angewandt.

Obwohl Aminoglutethimid die Sekretion von Kortisol wirksam blockiert, wird die Synthese anderer Nebennierensteroide, wie Testosteron, Dihydrotestosteron, Androstendion, Progesteron und 17-Hydroxyprogesteron nur teilweise gehemmt. In bestimmten Geweben, darunter Fett, Muskel und Leber, wird Androstendion durch Aromatisierung in Östron und Östradiol umgewandelt. Bei postmenopausalen und ovarektomierten Frauen bildet die Nebenniere keine Östrogene, stellt aber die wichtigste Quelle von Östrogenvorstufen dar. Durch Hemmung Cytochrom-P450-abhängiger Hydroxylierungen, die für Aromatisierungsreaktionen notwendig sind, ist Aminoglutethimid ein wirksamer Inhibitor der Umwandlung von Androgenen zu Östrogenen in extraadrenalen Geweben. Mit Aminoglutethimid behandelte Patienten zeigen Verminderungen der Östradiolkonzentrationen in Plasma und Urin, die denen nach chirurgischer Adrenalektomie entsprechen (Santen et al., 1982).

Therapeutischer Einsatz Bei der Behandlung von Patientinnen mit metastasiertem Mammakarzinom wird Aminoglutethimid zweimal täglich in einer oralen Dosis von je 125 mg in Kombination mit 20 mg Hydrokortison über zwei Wochen gegeben, anschließend wird die Dosis auf zweimal täglich 250 mg zusammen mit 40 mg Hydrokortison (Kortisol), das in Teildosen verabreicht wird, gesteigert. Die größte Hydrokortison-Teildosis von 20 mg wird zur Nacht gegeben. Nach zwei Wochen Therapie mit Aminoglutethimid kommt es zu einer spontanen Erholung der Kortikosteroidsynthese und die Kortisolsubstitution kann abgesetzt werden. Bei Cushingsyndrom wird Aminoglutethimid in gleicher Dosierung, aber ohne Hydrokortison gegeben. Bei diesen Patienten sollten die Plasmakortisolspiegel kontrolliert und die für die Suppression der Nebennieren notwendige Dosis an Aminoglutethimid titriert werden (bis zu 2 g täglich). Bei einigen Patienten wird eine deutliche Hemmung der Nebennierenfunktion schon bei Dosen von 250 - 500 mg täglich erreicht und die Nebenwirkungen können auf diese Weise reduziert werden.

Die Hauptindikation für die Anwendung von Aminoglutethimid ist die Hemmung der Aromataseaktivität (Umwandlung der Androgene zu Östrogen) bei Patientinnen mit fortgeschrittenem, östrogerezeptorpositivem Mammakarzinom. In dieser Konstellation ist Aminoglutethimid jedoch von Tamoxifen verdrängt worden und wird als endokrinologisches Therapieprinzip der zweiten oder dritten Wahl angesehen. Bei unabhängig vom Rezeptorstatus behandelten Frauen beträgt die Ansprechrate 37%, bei Patientinnen mit östrogenrezeptorpositiven Tumorzellen beträgt die Ansprechrate 50%. Metastasen in Haut, Weichteilen und Knochen sprechen häufiger an als an anderen Lokalisationen. Eine derartige Therapie ist einer chirurgischen Adrenalektomie oder Hypophysektomie gleichwertig oder überlegen.

Unerwünschte Wirkungen Früh auftretende Nebenwirkungen von Aminoglutethimid sind Lethargie, Verschwommensehen, Schläfrigkeit und Ataxie. Diese Symptome verschwinden gewöhnlich nach vier bis sechs Wochen Behandlung. Ein juckendes makulopapulöses Ekzem tritt gewöhnlich zehn Tage nach Therapiebeginn auf und verschwindet ungefähr nach fünf weiteren Tagen ohne Absetzen des Wirkstoffs. Da die Nebenniere ihre normale sekretorische Aktivität und Streßantwort 36 Stunden nach Absetzen von Hydrokortison wieder erreicht, ist eine ausschleichende Dosierung des Wirkstoffs nicht notwendig.

GESTAGENE

Gestagene Wirkstoffe (siehe Kapitel 57) sind nützlich als Zweitlinienhormontherapie bei metastasiertem, hormonabhängigem Mammakarzinom und bei der Behandlung des Endometriumkarzinoms, das zuvor chirurgisch und strahlentherapeutisch angegangen wurde. Progesteron selbst wird nach oraler Gabe schlecht resorbiert und muß intramuskulär mit Hilfe einer öligen Trägersubstanz verabreicht werden. Es gibt jedoch auch synthetische Progesteronpräparate. Hydroxyprogesteroncaproat wird üblicherweise intramuskulär in einer Dosis von 1000 mg ein- oder mehrmals die Woche angewandt. Medroxyprogesteronacetat kann intramuskulär in Dosen von 400 - 1000 mg wöchentlich gegeben werden. Ein alternativer Wirkstoff zur oralen Anwendung ist Megestrolacetat (40 - 320 mg täglich in mehreren Teildosen). Günstige Wirkungen in Form einer Regression von Lungenmetastasen sind bei etwa einem Drittel der Patientinnen mit Endometriumkarzinom beobachtet worden. Ein Ansprechen des Mammakarzinoms auf Megestrol hängt von der Anwesenheit von Hormonrezeptoren und von einem Ansprechen auf eine vorangegangene Hormontherapie ab. Die Gestagenwirkung bei Mammakarzinom scheint dosisabhängig zu sein, da Patientinnen ein zweites Ansprechen nach Eskalation der Megestroldosis auf täglich 1600 mg zeigten. Ein Ansprechen auf gestagene Wirkstoffe wurde bei metastasierten Prostata- und Nierenkarzinomen beschrieben.

ÖSTROGENE UND ANDROGENE

Die Pharmakologie der Östrogene und Androgene wird in den Kapiteln 57 und 58 dargestellt. Ihre Anwendung bei der Behandlung bestimmter Malignome wird an dieser Stelle behandelt. Sie ist in diesem Zusammenhang von Interesse, da bestimmte Organe, insbesondere Prostata und Brustdrüse in Wachstum, Funktion und Gewebsmorphologie hormonabhängig sind. Karzinome, die in diesen Organen ihren Ursprung haben, bewahren oftmals einen Teil der Hormonabhängigkeit der entsprechenden normalen Gewebe über unterschiedlich lange Zeiträume. Duch Veränderung des hormonalen Milieus dieser Tumoren ist es möglich, den Verlauf des neoplastischen Prozesses zu beeinflussen.

Androgenkontrollierende Therapie des Prostatakarzinoms Die Entwicklung eines auf der Kontrolle der androgenabhängigen Stimulation des Prostatakarzinoms basierenden Therapieschemas ist im wesentlichen das Verdienst von Huggins und Mitarbeitern (1941). Auch wenn der Hormontherapie des Prostatakarzinoms palliativ ist, so wird die Lebenserwartung doch verlängert und Tausende von Patienten haben von einer solchen Therapie profitiert.

Das lokalisierte Prostatakarzinom ist durch chirurgische Resektion oder Strahlentherapie heilbar. Bei Vorhandensein von Fernmetastasen ist die Hormontherapie jedoch die primäre Therapieform. Die Standardansätze zur Verringerung der Konzentrationen endogener Androgene oder zur Hemmung ihrer Wirkungen sind die bilaterale Orchiektomie und die Verabreichung von Gonadotropin-Releasinghormon (GnRH)-Agonisten mit oder ohne zusätzliche Gabe von Antiandrogenen (siehe unten).

Subjektive und objektive Besserungen zeigen sich rasch nach Beginn der androgenkontrollierenden Therapie bei Prostatakarzinom. Aus der Sicht des Patienten ist die Schmerzlinderung am wichtigsten. Damit verknüpft ist eine Zunahme von Appetit und Gewicht und ein allgemeines Wohlbefinden. Objektiv werden Remissionen des Primärtumors und der Weichteilmetastasen beobachtet, die Tumorzellen verschwinden jedoch nicht gänzlich. Die Aktivität der sauren alkalischen Phosphatase und die Konzentration des prostataspezifischen Antigens im Plasma sind nützliche Marker der Krankheit. Oftmals wird auch die Besserung einer Anämie beobachtet. Möglicherweise werden Prostatatumoren irgendwann unempfindlich gegen den Androgenentzug, es ist jedoch inzwischen allgemein anerkannt, daß eine wirksame Palliation durch den Androgenentzug gewährleistet ist. Die Lebenserwartung der Patienten wird durch die Therapie signifikant verlängert.

Die Androgenentzugstherapie ist eine der nebenwirkungsärmsten Formen der Krebschemotherapie. Das psychische Trauma durch die Orchiektomie ist zwar nicht unerheblich, stellt jedoch für die älteren Patienten gewöhnlich kein Hauptproblem dar. Nach alleiniger Orchiektomie sind Hitzewallungen häufig, die durch Verabreichung eines Östrogens unter Kontrolle gebracht werden können. Östrogene haben jedoch die detailliert in Kapitel 57 beschriebenen Nebenwirkungen. Östrogene können eine Expansion des Extrazellulärvolumens bei Patienten mit schlechter Herzleistung bewirken. Es gibt auch eine signifikante erhöhte Mortalität an kardialen und zerebrovaskulären Komplikationen. In seltenen Fällen ist bei Patienten, die über einen längeren Zeitraum mit Östrogenen behandelt wurden, ein Mammakarzinom aufgetreten.

Östrogene und Androgene bei der Behandlung des Mammakarzinoms
Aufgrund der Seltenheit von Nebenwirkungen und der Wirkungsäquivalenz hat die Anwendung von Antiöstrogenen wie Tamoxifen die Therapie mit Östrogenen und Androgenen als primärer Therapieansatz einer Hormontherapie des Mammakarzinoms weitgehend verdrängt.

Auch wenn die Auswahl des Therapieregimes bei Mammakarzinom weitgehend empirisch ist, haben Fortschritte auf dem Gebiet der Endokrinologie zu der Entwicklung von Methoden für die Auswahl von Patientinnen beigetragen, die wahrscheinlich von einer Hormontherapie profitieren werden. Gewebe, die auf Östrogene ansprechen, besitzen Rezeptoren für diese Hormone, die durch Ligandenbindungsassays oder monoklonale Antikörper nachgewiesen werden können. Karzinome, die keine spezifische Östrogenbindungskapazität besitzen, sprechen nur selten auf eine Hormontherapie an. Tumore, die Rezeptoren haben, sprechen normalerweise an und haben darüber hinaus eine bessere Gesamtprognose unabhängig von der Therapieform. Andere Prädiktoren des Ansprechens auf eine Hormontherapie sind die Anwesenheit von Progesteronrezeptoren und die Begrenzung des Tumors auf den Knochen oder das subkutane Gewebe.

Die Wirkung der Hormone setzt langsam ein und es ist notwendig, die Therapie über acht bis zwölf Wochen fortzusetzen, bevor eine Entscheidung über ihre Wirksamkeit getroffen werden kann. Bei Beobachten einer therapeutischen Wirkung sollte die Hormontherapie bis zu einer erneuten Verschlimmerung der Symptome fortgesetzt werden. Ein Entzug der Hormone zu diesem Zeitpunkt wird von einer Remission in 30% der Fälle gefolgt. Die Dauer einer induzierten Remission hält im Mittel zwischen sechs Monaten und einem Jahr an, es gibt jedoch auch Patienten, die über einige Jahre profitieren.

ANTIÖSTROGENE

Tamoxifen

Wirksame und nebenwirkungsarme antiöstrogene Substanzen sind erst vor relativ kurzer Zeit eingeführt worden (siehe Kapitel 57). Dennoch sind diese Wirkstoffe Erstlinientherapeutika für die hormonelle Behandlung des Mammakarzinoms geworden, sowohl in der adjuvanten Therapie als auch für die Behandlung der metastasierten Krankheit. Tamoxifencitrat ist ein wirksames palliatives Therapeutikum für Patientinnen mit östrogenrezeptorpositivem (*estrogen receptor*; ER) Mammakarzinom. Es kann auch als adjuvantes Therapeutikum bei Frauen in der Postmenopause zur Prävention eines Krankheitsrezidivs eingesetzt werden (Early Breast Cancer Trialists' Coperative Group, 1992) und befindet sich derzeit in einer Studie zur Chemoprävention bei Frauen mit erhöhtem Risiko für die Entwicklung eines Mammakarzinoms.

Wirkungsmechanismus Tamoxifen inhibiert kompetitiv die Bindung von Östradiol an den ER. Durch Bindung an den Rezeptor verändert Tamoxifen die dreidimensionale Struktur des Rezeptors und verhindert dabei seine Bindung an das östrogenresponsive Element (ERE) der DNA. Unter physiologischen Bedingungen stimuliert Östrogen in Tumorzellen die Synthese des Transforming-growth-Faktor β, einem autokrinen Hemmstoff der Tumorzellproliferation. Durch Bockade dieses Signalweges beruht der Nettoeffekt einer Behandlung mit Tamoxifen auf einer Verminderung der autokrinen Stimulation des Wachstums des Mammakarzinoms. Dadurch bleiben die Zellen in der G_1-Phase. Weiterhin vermindert Tamoxifen die lokale Bildung des *insulin-like-growth-faktor-1* (IGF-1) im umgebenden Gewebe. IGF-1 ist ein parakriner Wachstumsfaktor für Mammakarzinomzellen (Jordan und Murphy, 1990).

Resorption, Metabolismus und Exkretion Tamoxifen wird nach oraler Gabe gut resorbiert, danach werden Spitzenspiegel nach vier bis sieben Stunden gemessen und das Fließgleichgewicht wird nach vier bis sechs Wochen erreicht (Jordan, 1982). Der Wirkstoff wird überwiegend zu N-Desmethyltamoxifen und dem Nebenmetaboliten 4-Hydroxytamoxifen umgewandelt. Beide Metabolite können weiter zu 4-Hydroxy-N-desmethyltamoxifen metabolisiert werden, der eine hohe Affinität zum ER besitzt. Die Ausgangssubstanz hat eine terminale Halbwertszeit von sieben Tagen, während die Halbwertszeit von N-Desmethyltamoxifen doppelt so lang ist. Nach enterohepatischem Kreislauf werden Glukuronide und andere Metabolite in den Faeces ausgeschieden. Die Urinausscheidung ist minimal.

Therapeutischer Einsatz Tamoxifencitrat ist für die orale Anwendung erhältlich. Die in den Vereinigten Staaten üblicherweise verordnete Dosis ist zweimal täglich 10 mg, während in anderen Ländern 20 mg zweimal täglich verordnet werden. Tagesdosen bis zu 200 mg sind bei der Therapie des Mammakarzinoms angewandt worden, aber diese hohen Dosen sind mit einer Retinadegeneration assoziiert.

Tamoxifen ist das Hormontherapeutikum der Wahl bei postmenopausalen Frauen mit metastasiertem Mammakarzinom oder mit hohem Rezidivrisiko. Bei metastasiertem Karzinom ist der Nachweis von ER der beste prädiktive Marker für ein Ansprechen auf die Hormontherapie. Ungefähr die Hälfte der Patientinnen mit ER-positivem Tumor, aber weniger als 15% der ER-negativen Patientinnen sprechen auf eine Therapie mit Tamoxifen an. Diese Ansprechraten entsprechen denen einer Behandlung mit Diethylstilbestrol (DES), aber aufgrund der vergleichsweise selteneren Nebenwirkungen stellt Tamoxifen das bevorzugte Hormontherapeutikum dar.

Tamoxifen wird bei prämenopausalen Frauen mit ER-positivem Tumor angewandt. Auch wenn die Ansprechraten offenbar denen bei postmenopausalen Patientinnen entsprechen, haben therapeutische Alternativen wie Ovarektomie oder Analoga des Gonadotropin-Releasing-Hormon (Leuprorelin, Goserelin) den Vorteil, die Östrogensynthese in den Ovarien zu unterdrücken.

Tamoxifen wird als Monosubstanz in der adjuvanten Therapie bei Frauen mit erhöhtem Rezidivrisiko bei erstmalig diagnostiziertem und primär therapiertem Mammakarzinom angewandt. Die Studie der Novaldex Adjuvant Trial Organization (NATO), in der eine zweijährige Behandlung mit Tamoxifen mit abwartendem Verhalten verglichen wurde (Baum, 1988), und eine schottische Studie, in der eine fünfjährige Therapie mit Tamoxifen mit reiner Nachbeobachtung verglichen wurde (Breast Cancer Trials Committee, 1987), deuten auf einen Vorteil hinsichtlich der Überlebensdauer der Patientinnen hin, die Tamoxifen erhielten.

Es wurde auch gezeigt, daß Tamoxifen nach einer Kombinationschemotherapie bei postmenopausalen Frauen wirksam ist (Falkson et al., 1990). In dieser Studie war eine fünf Jahre dauernde Behandlung mit Tamoxifen offenbar einer ein Jahr dauernden Therapie überlegen. Ob Tamoxifen bei adjuvanter Therapie zeitlich unbeschränkt oder über einen begrenzten Zeitraum gegeben werden sollte, ist Gegenstand laufender Studien.

Eine mögliche chemopräventive Wirkung von Tamoxifen bei Frauen mit hohem Risiko für ein Mammakarzinom wird derzeit untersucht. Diese Studien wurden initiiert, da Tamoxifen nicht nur in Tiermodellen die Entstehung von Mammakarzinomen unterdrückt, sondern auch die Bildung eines Zweitkarzinoms der Mamma bei Frauen unter adjuvanter Hormontherapie. Aufgrund der veränderten Nutzen-Risiko-Relation bei der primären Prävention wurde bei der Planung von Präventionsstudien ein besonderes Augenmerk auf mögliche Nebenwirkungen bei der Langzeittherapie mit Tamoxifen gerichtet.

Unerwünschte Wirkungen Die häufigsten Nebenwirkungen von Tamoxifen sind Hitzewallungen, Übelkeit und Erbrechen. Diese können bei bis zu 25% der Patientinnen auftreten und sind nur selten so schwerwiegend, daß die Therapie abgesetzt werden muß. Störungen der Menstruationszyklus, vaginale Blutungen und Fluor, Pruritus vulvae und Dermatitiden treten weniger häufig auf.

Zunehmend Sorge bereitet die Eigenschaft von Tamoxifen, Endometriumkarzinome zu verursachen. Die Inzidenz dieses Tumors ist bei Frauen, die über mindestens zwei Jahre täglich 20 mg Tamoxifen eingenommen haben, mindestens doppelt so hoch wie bei nicht mit Tamoxifen behandelten Frauen. Patientinnen, die Tamoxifen erhalten, sollten mindestens einmal jährlich im Unterleibsbereich untersucht werden und alle Symptome wie Unterleibsbeschwerden oder vaginale Blutungen angeben (Fisher, 1994). Weitere Maßnahmen von möglichem, aber nicht bewiesenem Nutzen in der Nachsorge von Patientinnen, die Tamoxifen einnehmen, sind vaginale Ultraschalluntersuchungen zur Beurteilung der Dicke des Endometriums und endometriale Aspirationsbiopsien.

Besonders bei der Langzeittherapie mit Tamoxifen bestehen weitere mögliche Nebenwirkungen. Aufgrund einer gewissen östrogenartigen Eigenwirkung erhöht Tamoxifen das Risiko thromboembolischer Komplikationen. Wie Östrogen ist auch Tamoxifen ein Leberkarzinogen im Tiermodell, erhöhtes Auftreten des Leberzellkarzinoms bei Patientinnen unter Tamoxifen ist jedoch nicht beobachtet worden. Es wurde beschrieben, daß Tamoxifen Ablagerungen in der Retina, eine Visusreduktion und Katarakte verursachen kann; die Häufigkeit dieser Veränderungen ist jedoch nicht dokumentiert (Longstaff et al., 1989).

Die östrogenartige Wirkung von Tamoxifen hat, über die Hemmung des Wiederauftretens oder Entstehens von Mammakarzinomen hinausgehend, möglicherweise weitere therapeutische Wirkungen. Tamoxifen kann bei postmenopausalen Frauen die Entwicklung einer Osteoporose verlangsamen (Fornander et al., 1990). Zusätzlich senkt Tamoxifen ähnlich bestimmter Östrogene Gesamtcholesterin, LDL-Cholesterin und Lipoproteine im Serum und erhöht die Spiegel von Apolipoprotein AI, mit der möglichen Folge einer Erniedrigung des Myokardinfarktrisikos (Love et al., 1994).

GONADOTROPIN-RELEASING-HORMON-ANALOGA

Eine interessante neuere Entwicklung stellt die Synthese der Analoga des Gonadotropin-Releasing-Hormons (GnRH) dar (siehe Kapitel 55). Ein deutlicher Abfall der Konzentration von zirkulierenden Gonadotropinen und Testosteron kann bei Patienten mit Prostatakarzinom, die mit Goserelin, Leuprorelin und verwandten Peptidanaloga mit langanhaltender Agonistenaktivität behandelt werden, herbeigeführt werden. Diese Verbindungen haben biphasische Wirkungen auf die Hypophyse. Zu Beginn stimulieren sie die Sekretion von follikelstimulierendem Hormon (FSH) und Luteinisierungshormon (LH). Jedoch werden die Zellen nach Langzeitanwendung gegenüber der Wirkung der GnRH-Analoga desensitiviert. Schließlich wird die Sekretion von LH und FSH gehemmt und die Konzentration von Testosteron fällt beim Mann auf ein Niveau wie nach Kastration. Die Östrogenkonzentrationen fallen bei Frauen auf postmenopausale Werte. Randomisierte Studien bei Patienten mit Prostatakarzinom zeigten, verglichen mit Diethylstilbestrol ein gleiches Ansprechen auf Leuprorelin bei signifikant weniger Nebenwirkungen. Eine wichtige Nebenwirkung von Leuprorelin in Form einer vorübergehenden Aggravierung der Krankheit ist wahrscheinlich Folge der initialen Stimulation der Hypophyse und sollte nicht Anlaß zum Abbruch der Therapie sein (in Kapitel 55 wird die Entwicklung von kompetitiven Antagonisten von GnRH dargestellt, die diese Nebenwirkung der langwirkenden GnRH-Agonisten nicht haben). Die Aktivierung der Krankheit durch Leuprorelin kann durch gleichzeitige Gabe eines Antiandrogens wie Flutamid verhindert werden (siehe unten). Flutamid blockiert die Wirkungen der testikulären und adrenalen Androgene. Klinische Studien deuten auf einen gewissen Überlebensvorteil der Kombinationstherapie im Vergleich mit Leuprorelin alleine. Leuprorelin und Goserelin können nicht oral verabreicht werden. Jedoch ist eine Depotform des Peptids für die einmalige monatliche Gabe im Handel.

NICHTSTEROIDALE ANTIANDROGENE

Flutamid

Flutamid ist ein nichtsteroidales Antiandrogen, das in den Vereinigten Staaten für die Anwendung in Kombination mit einer GnRH-Therapie bei Patienten mit Prostatakrebs zugelassen ist. In diesem Zusammenhang wurde gezeigt, daß Flutamid die durch das Anfluten von Testosteron verursachte Aktivierung der Erkrankung im Rahmen einer Monotherapie mit GnRH-Agonisten verhindern kann. Theoretisch führt eine Antiandrogentherapie in Kombination mit einem GnRH-Agonisten zu einer vollständigeren Androgenblockade durch die zusätzliche Hemmung der biologischen Wirkungen von in der Nebenniere gebildeten Androgenen. Tatsächlich haben randomisierte Studien gezeigt, daß die Kombination aus Leuprorelin und Flutamid einer Monotherapie mit Leuprorelin hinsichtlich Lebensqualität und Überleben überlegen ist (Benson et al., 1991).

Flutamid hemmt im Hypothalamus und in der Prostata die Translokation des Androgenrezeptors vom Zytoplasma in den Zellkern. Bei oraler Einnahme der Standarddosis von 250 mg dreimal täglich besitzt Flutamid eindeutig eine zytostatische Wirkung bei fortgeschrittenem Prostatakarzinom (Delaere und Van Thillo, 1991), wobei die Libido bei ungefähr der Hälfte der Patienten erhalten bleibt.

Flutamid steigert die Ausschüttung von FSH und LH und bedingt einen Anstieg der Plasmakonzentrationen von Testosteron und Dihydrotestosteron (Knuth et al., 1984). Aufgrund seiner Hemmwirkung auf die Bindung der Androgene an ihren intrazellulären Rezeptor resultiert letztlich jedoch eine Blockade der Androgenwirkungen. Flutamid wird schnell in α-Hydroxyflutamid umgewandelt, das eine Plasmahalbwertszeit von fünf bis sechs Stunden hat und zu einer stärkeren antiandrogenen Blockade als die Ausgangssubstanz führt. Bei dem üblichen Schema von dreimal täglich 250 mg bewegen sich die Plasmakonzentrationen von Hydroxyflutamid bei einem Spitzenspiegel von 8,5 μM und einem Talspiegel von 3,4 μM.

Da unsicher ist, ob die antiandrogene Wirkung von Flutamid auf zellulärem Niveau auch ausreichend ist, kann eine Monotherapie mit Flutamid nicht als Therapie der ersten Wahl beim Prostatakarzinom angesehen werden, solange die klinischen Studien hierzu noch nicht abgeschlossen sind. Gelegentlich auftretende Diarrhoe, Übelkeit, Erbrechen und reversible Leberfunktionsstörungen sind, neben unterschiedlich ausgeprägten Sexualstörungen, verminderter Libido, Hitzewallungen, Gynäkomastie und Mastodynien, die wesentlichen Nebenwirkungen des Wirkstoffes.

MODULATOREN DER BIOLOGISCHEN ANTWORT

Modulatoren der biologischen Antwort umfassen Wirkstoffe oder Verfahren, die die biologische Antwort des Patienten auf einen Tumor günstig beeinflussen. Darunter sind Wirkstoffe, die ihre zytostatischen Wirkungen indirekt (z. B. durch Steigerung der Immunantwort gegen Tumorzellen) oder direkt auf Tumorzellen ausüben (z. B. Induktoren der Differenzierung). Rekombinante DNA-Techniken haben die Identifizierung und Herstellung einer Reihe humaner Proteine ermöglicht, die starke Wirkungen auf Funktion und Wachstum normaler und neoplastischer Zellen ausüben. Unter den Proteinen, die derzeit in der klinischen Prüfung sind, sind Interferone (siehe Kapitel 50 und 52), Interleukine (siehe Kapitel 52), hämatopoetische Wachstumsfaktoren wie Erythropoetin (siehe Kapitel 53), G-CSF und GM-CSF (siehe unten), Tumornekrosefaktor und verschiedene monoklonale Antikörper und Tumorvakzinen.

Einige dieser Wirkstoffe sind inzwischen aufgrund ihrer spezifischen Wirksamkeit für die klinische Anwendung zugelassen worden. Beispielsweise ist Interferon-α zur Behandlung der Haarzelleukämie, Condylomata acuminata und AIDS-assoziiertem Kaposi-Sarkom zugelassen, Interleukin-2 bei Nierenzellkarzinom, G-CSF zur Prophylaxe der zytostatikainduzierten Neutropenie und GM-CSF bei der Behandlung des drohenden Transplantatversagens oder zur Unterstützung des Transplantatanwachsens bei Patienten, die sich einer autologen Knochenmarktransplantation unterzogen haben. Andere biologische Wirkstoffe wurden für die Behandlung nichtmaligner Krankheiten zugelassen, darunter Interferon-β bei Multipler Sklerose und Interferon-γ bei chronischer Granulomatose.

Es ist absehbar, daß die derzeit laufenden klinischen Studien die Bedeutung der biologischen Wirkstoffe für die Krebsbehandlung erweitern werden. Interleukin-3 und -6 werden auf ihre Fähigkeit zur Stimulation der Thrombozytopoese, Interleukin-1 wird als myeloprotektiver Wirkstoff und *transforming growth factor* β (TGF-β) wird auf seine Wirksamkeit bei Mukositis untersucht. Jene biologischen Wirkstoffe, die bereits für die Krebstherapie oder zur Prophylaxe der Knochenmarkschädigung zugelassen wurden, werden im folgenden besprochen.

Interleukin-2 (IL-2)

Die Isolierung eines ursprünglich T-Zellwachstumsfaktor, später IL-2 genannten Zytokins ermöglichte erste Versuche, Krebs durch die Vermehrung von Lymphozyten, die in erster Linie auf maligne Zellen zytolytisch wirken, zu behandeln (Morgan et al., 1976). IL-2 selbst ist nicht zytotoxisch, sondern bewirkt und verstärkt eine für Tumorzellen zytotoxische T-Zellantwort. In klinischen Studien wurde die zytostatische Aktivität von IL-2 als Monosubstanz und in einer adoptiven Zelltherapie unter Verwendung von mit IL-2 stimulierten, mittels Leukapherese isolierten Leukozyten, den sogenannten lymphokinaktivierten natürlichen Killerzellen (LAK), untersucht. Randomisierte Studien konnten jedoch nicht nachweisen, daß die Addition von LAK-Zellen zu dem jeweiligen Behandlungsschema die Ansprechraten zu steigern vermochte (Rosenberg et al., 1989). In derzeit laufenden adoptiven Zelltherapiestudien werden Lymphozytenpopulationen, die aus Tumorbiopsien isoliert und *in vitro* expandiert wurden, die sogenannten tumorinfiltrierenden Lymphozyten (TIL-Zellen), verwendet (Rosenberg et al., 1994).

Aufgrund der beim Menschen kurzen Halbwertszeit von IL-2 ($t_{1/2}\alpha$ = 13 Minuten; $t_{1/2}\beta$ = 85 Minuten) (Konrad et al., 1990) wurde in den meisten klinischen Therapieschemata entweder eine kontinuierliche Infusion oder multiple intermittierende Dosen angewandt. In anderen Schemata wurde liposomales IL-2 und mit Polyethylenglykol konjugiertes IL-2 eingesetzt, um die Halbwertszeit und die Abgabe von IL-2 an die Tumorzellen zu steigern. Diese alternativen Formen der Therapie mit IL-2 sind zur Zeit noch im experimentellen Stadium (Bukowski et al., 1995). Die stärksten zytostatischen Wirkungen wurden mit den intensivierten Dosierungsschemata erzielt: zwei Zyklen einer kontinuierlichen intravenösen Infusion über fünf Tage in jeder zweiten Woche oder intravenöse Bolusinjektionen alle acht Stunden über fünf Tage in jeder zweiten Woche.

Die Nebenwirkungen von IL-2 hängen wahrscheinlich mit der Aktivierung und Expansion von lytischen Lymphozyten in Organgeweben und Gefäßen zusammen mit der Folge von Entzündungsreaktionen und Gefäßleckagen sowie der sekundären Freisetzung anderer Zytokine, wie Tumornekrosefaktor und Interferon durch aktivierte Zellen. In maximaler, gerade noch tolerabler Dosis von 600 000 U/kg alle acht Stunden über bis zu fünf Tage verursacht IL-2 Hypotension, Arrhythmien, periphere Ödeme, einen prärenalen Anstieg des Gesamtstickstoffes im Serum, Anstieg der Leberenzyme, Anämie, Thrombozytopenie, Übelkeit, Erbrechen, Diarrhoe, Verwirrtheit und Fieber (Rosenberg et al., 1989).

Zytostatische Wirkungen wurden wiederholt bei fortgeschrittenem malignen Melanom und beim Nierenzellkarzinom mit Ansprechen (partiell und komplett) bei 20 - 30% der Patienten beschrieben. Vollständige Remissionen, die bei ungefähr 5 - 10% aller Patienten beobachtet wurden, scheinen von Dauer zu sein, einige Patienten sind jetzt seit 5 Jahren frei von Krankheitszeichen.

IL-2 wird derzeit bei der Behandlung der akuten myeloischen Leukämie untersucht, hier vermag es bei Rezidivpatienten Remissionen zu induzieren (Meloni et al., 1994). In einigen Studien, bei denen IL-2 im Anschluß an eine Knochenmarktransplantation gegeben wurde, scheint es die Remissionsdauer verglichen mit den historischen Kontrollen zu verlängern (Fefer et al., 1993). Randomisierte prospektive Studien zur Überprüfung dieser Hypothese werden zur Zeit durchgeführt.

Granulocyte Colony-Stimulating Factor

Filgastrim ist ein im Handel erhältlicher *granulocyte colony-stimulating factor* (G-CSF). G-CSF ist für die klinische Anwendung zur Prophylaxe der chemotherapieinduzierten Neutropenie zugelassen. Der Faktor wurde ursprünglich aus einer humanen Blasenkarzinomzellinie isoliert und kloniert (Souza et al., 1986). Es wurde gezeigt, daß G-CSF *in vitro* nicht nur zur Expansion der Population neutrophiler Vorläuferzellen, sondern auch durch Verstärkung von Chemotaxis und antikörperabhängiger zellulärer Zytotoxizität die Granulozytenfunktion verbessert. Seine Wirkungen beschränken sich auf die granulozytäre Reihe. Der Faktor verbessert auch die Mobilisierung von Stammzellen in das periphere Blut nach einer zytotoxischen Chemotherapie.

Bei Gesunden und bei Krebspatienten, die keine andere Behandlung erhalten, führt die Gabe von G-CSF zunächst innerhalb von einer Stunde zu einer Verminderung zirkulierender Neutrophiler, es folgt dann ein dosisabhängiger (1 - 60 µg/kg pro Tag) Anstieg der absoluten Neutrophilenzahl (ANZ) (Morstyn et al., 1989). Eine Reihe klinischer Studien, in denen G-CSF zur Vermeidung der Neutropenie bei Hochdosis-Chemotherapie eingesetzt wurde, führte zu einer verbesserten ANZ, die Verabreichung der Chemotherapiedosen nach Plan war war möglich und die Anzahl der Hospitalisierungstage aufgrund fiebriger Neutropenie wde verringert (Gabrilove et al., 1988; Crawford et al., 1991). Es bleibt abzuwarten, ob die durch die Gabe von G-CSF ermöglichte Intensivierung der Zytostatikadosen zu einer Verbesserung des Überlebens der Patienten führt.

> Bei nicht selektierten Patienten mit schwerer, chemotherapieinduzierter afebriler Neutropenie wurde kein praktisch klinischer Nutzen durch die Applikation von G-CSF beobachtet (Hartmann et al., 1997) (Anm. d. Hrsg.).

Die empfohlene Dosis von G-CSF beträgt 5 µg/kg subkutan pro Tag und wird 24 Stunden nach Abschluß der Chemotherapie begonnen und fortgeführt, bis die Leukozytenzahl 10000 Zellen/µl übersteigt. In diesen Dosen wird der Wirkstoff außerordentlich gut vertragen. Die einzige regelmäßig auftretende Nebenwirkung sind Knochenschmerzen in der unteren Rücken-, Sternal- und Beckenregion, die wahrscheinlich eine Folge von Zellexpansion und vermehrtem Blutfluß im Knochenmark sind.

Granulocyte Macrophage-Colony-Stimulating Factor

Sargramostim ist ein im Handel erhältlicher *granulocyte macrophage colony-stimulating factor* (GM-CSF). GM-CSF ist zugelassen zur Regeneration bei Knochenmarktransplantatversagen oder zur Beschleunigung der Transplataterholung bei Patienten nach autologer Knochenmarktransplantation. Humanes GM-CSF wurde ursprünglich aus einer mit einer T-Zelleukämie infizierten lymphoblastoiden Zellinie aufgereinigt und 1985 kloniert (Wong et al., 1985). Die Wirkungen von GM-CSF *in vitro* sind vielfältiger als die des G-CSF, da der Wirkstoff zu einem früheren Zeitpunkt der Differenzierung der pluripotenten Stammzelle wirksam ist. Makrophagen, Neutrophile und Eosinophile reagieren auf GM-CSF mit Proliferation und verstärkter antikörperabhängiger zellulärer Zytotoxizität (Lopez et al., 1986).

Die Glykosilierung von GM-CSF ist variabel und hängt davon ab, ob die Präparation aus Hefezellen (glykosiliert) oder Bakterien (unglykosiliert) gewonnen wurde. Bei Gesunden und Krebspatienten, die keine andere Behandlung erhalten, bewirkt GM-CSF einen dosisabhängigen Anstieg sowohl der Neutrophilen als auch der Eosinophilen und Makrophagen. Im Zusammenhang mit einer autologen Knochenmarktransplantation beschleunigt GM-CSF die Erholung der Neutrophilen im peripheren Blut und verringert die Notwendigkeit der Gabe von Antibiotika zur Behandlung einer febrilen Neutropenie (Nemunaitis et al., 1991).

Die Nebenwirkungen der Präparationen des GM-CSF scheinen zumindest teilweise davon abhängig zu sein, ob das Molekül glykosiliert ist. Das glykosilierte Produkt verursacht gewöhnlich Fieber, Knochen- und Muskelschmerzen. Das unglykosilierte Produkt hat ähnliche Nebenwirkungen, kann aber außerdem eine Perikarditis und ein Phänomen der ersten Dosis, bestehend aus Gesichtsröte, Blutdruckabfall, Hypoxie und Tachykardie bewirken. Diese Symptome verschwinden unter Weiterführung der Therapie, treten aber zu Beginn jedes Therapiezyklus erneut auf. Die üblicherweise empfohlene Dosis von GM-CSF beträgt täglich 250 µg/m^2 intravenös über zwei Stunden. Kontinuierliche Infusion oder subkutane Gabe scheinen ein besseres Ansprechen als die 2-Stunden-Infusion zu erzielen.

AUSBLICK

Die heute praktizierte Behandlung von Krebskrankheiten beruht in erster Linie auf der Anwendung von Chirurgie, Bestrahlung und Chemotherapie. Die Evolution unseres Verständnisses der Biologie der malignen Transformation und den Unterschieden in der Proliferationskontrolle normaler und maligner Zellen eröffnet jedoch zahlreiche neue Möglichkeiten der Krebstherapie. Eine zentrale Rolle spielt dabei die Aufklärung bestimmter Mechanismen des Zellzyklus, die die Integrität der DNA kontrollieren, das Fortschreiten des Zellzyklus überprüfen, wenn Nährstoffe oder Wachstumsfaktoren fehlen, und die Zelle in die Apoptose (programmierter Zelltod) drängen, wenn intrinsische oder extrinsische Faktoren ungünstig für das Überleben der Zelle sind. Es war nahe liegend, daß eine Fehlfunktion der die Proliferation normaler Zellen kontrollierenden Maschinerie Folgen haben würde, die die maligne Transformation begünstigen: Verlust von Kontrollpunkten des Zellzyklus, wie Mutation oder Deletion der Onkogene p53 und p16, eine Amplifikation der Gene, die die Zelle vor Apoptose schützen (wie das bcl-2-Gen, das in nodulären Lymphomen transloziert ist) und eine vermehrte Expression von Cyclin D (des prad-Onkogens), das den Eintritt der Zelle in die Phase der DNA-Synthese fördert. Diese Mechanismen unterstützen nicht nur die Zellproliferation, sie steigern auch die Häufigkeit, mit der sich mutierte und wirkstoffresistente Zellen den normalen Überwachungsmechanismen und der Apoptose entziehen. Der Verlust des Apoptoseweges an sich prädisponiert zur Resistenz gegen Strahlentherapie und Wirkstoffe. Deshalb werden derzeit verstärkt Anstrengungen unternommen, Wirkstoffe zu identifizieren, die die Fähigkeit zur Apoptose und die Funktion von Kontrollinstanzen des Zellzyklus wiederherstellen. Der Ersatz einer fehlenden Funktion, etwa der, die aus der Mutation von p53 resultiert, stellt insofern eine außerordentlich große Herausforderung dar, als ein kleines Molekül gesucht wird, das die Aufgabe eines komplizierten Proteins übernehmen soll (siehe Takimoto und Chabner, 1995).

Andere Zielrichtungen der Entdeckung und Entwicklung von Krebstherapeutika sind aus der tumorbiologischen Forschung hervorgegangen und schließen Differenzierungsinduktoren und Inhibitoren von Angiogenese und Metastasierung ein (siehe Folkman und Ingber, 1992; O'Reilly et al., 1997; Folkman, 1996). Das Feld der Differenzierungsinduktion hat durch die Entdeckung der Wirksamkeit von all-trans-Retinsäure bei der Behandlung der akuten Promyelozytenleukämie einen großen Anschub erhalten. Obwohl bei der Behandlung dieser Krankheit als Monosubstanz nicht kurativ wirksam, induziert all-trans-Retinsäure eine Remission bei therapierefraktärer Krankheit ohne die für Zytostatika charakteristische Phase der Knochenmarkhypoplasie. Hormonelle Wirkstoffe, planarpolare Chemikalien, aber auch verschiedene Retinoide und Analoga des Vitamins D werden als differenzierunginduzierende Wirkstoffe bei manifester Krebskrankheit und zur Prophylaxe der Progression prämaligner Läsionen getestet. Da genetische Untersuchungen zunehmend effektiv bei der Identifizierung von Individuen mit einem hohen Risiko, an Krebs zu erkranken, eingesetzt werden können, wird sich der Schwerpunkt bei der Entwicklung von Krebstherapeutika unvermeidlich in Richtung auf die Entdeckung präventiver oder differenzierender Wirkstoffe verlagern. Das Verständnis der Angiogenese und deren Bedeutung für die Schaffung einer ausreichenden Blutversorgung der malignen Zellen hat neue Perspektiven für die Entwicklung von Krebstherapeutika eröffnet: Inhibitoren der Endothelzellproliferation, darunter etablierte Wirkstoffe wie Paclitaxel, aber auch experimentelle Substanzen wie monoklonale Antikörper gegen Endothelwachstumsfaktoren und Inhibitoren der Bildung des Aktinzytoskelets in Endothelzellen.

Zusätzlich zu diesen gezielten Anstrengungen zur Wirkstoffentwicklung befinden sich neue Ansätze in der klinischen Prüfung, die die Möglichkeit der Nutzbarkeit des Immunsystem zur Krebsbehandlung untersuchen. Diese Ansätze umfassen tumorspezifische Impfstoffe gegen definierte Antigene wie Onkogenprodukte oder Produkte translozierter Gene, mit Toxinen oder Radioisotopen konjugierte monoklonale Antikörper (siehe Kawakami et al., 1994) und genetisch manipulierte Komponenten des Immunsystems. Jeder dieser Ansätze hat die Phase erster klinischer Prüfungen erreicht, jedoch zeigte keiner, mit Ausnahme der Therapie mit IL-2 bei Nierenzellkarzinom und Melanom, befriedigende und reproduzierbare, gegen den Tumor gerichtete Wirkungen. Zukünftige Auflagen dieses Lehrbuchs werden zweifellos ein viel weiteres Spektrum effektiver Wirkstoffe enthalten, und es gibt Anlaß zu einigem Optimismus im Hinblick auf die Perspektiven zur Entwicklung eines Arsenals wesentlich effektiverer und spezifischerer Waffen zur Behandlung dieser tödlichen Krankheit.

Zur weitergehenden Diskussion von neoplastischen Krankheiten siehe *Harrison's Principles of Internal Medicine*, 14th ed., McGraw-Hill, New York, 1998, deren deutsche Ausgabe 1999 erscheint.

LITERATUR

Agarwal, R.P. Inhibitors of adenosine deaminase. *Pharmacol. Ther.*, **1982**, *17*:399—429.

Agarwal, R.P., Spector, T., and Parks, R.E., Jr. Tight-binding inhibitors. IV. Inhibition of adenosine deaminases by various inhibitors. *Biochem. Pharmacol.*, **1977**, *26*:359—367.

Alberts, D.S., Chang, S.Y., Chen, H.S.G., Larcom, B.J., and Jones, S.E. Pharmacokinetics and metabolism of chlorambucil in man: a preliminary report. *Cancer Treat. Rev.*, **1979a**, *6 Suppl.*:9—17.

Alberts, D.S., Chang, S.Y., Chen, H.S.G., Moon, T.E., Evans, T.L., Furner, R.L., Himmelstein, K., and Gross, J.F. Kinetics of intravenous melphalan. *Clin. Pharmacol. Ther.*, **1979b**, *26*:73—80.

Allegra, C.J., Fine, R.L., Drake, J.C., and Chabner, B.A. The effect of methotrexate on intracellular folate pools in human MCF-7 breast cancer cells: evidence for direct inhibition of purine synthesis. *J. Biol. Chem.*, **1986**, *261*:6478—6485.

Allegra, C.J., Chabner, B.A., Tuazon, C.U., Ogata-Arakaki D., Baird, B., Drake, J.C., Simmons, J.T., Lack, E.E., Shelhamer, J.H., Balis, F., Walker, R., Kovacs, J.A., Lane, H.C., and Masur, H. Trimetrexate for the treatment of Pneumocystis carinii pneumonia in patients with acquired immunodeficiency syndrome. *N. Engl. J. Med.*, **1987a**, *317*:978—985.

Allegra, C.J., Hoang, K., Yeh, G.C., Drake, J.C., and Baram, J. Evidence for direct inhibition of de novo purine synthesis in human MCF-7 breast cells as a principal mode of metabolic inhibition by methotrexate. *J. Biol. Chem.*, **1987b**, *262*:13520—13526.

Alper, J.C., Wiemann, M.C., Rueckl, F.S., McDonald, C.J., and Calabresi, P. Rationally designed combination chemotherapy for the treatment of patients with recalcitrant psoriasis. *J. Am. Acad. Dermatol.*, **1985**, *13*:567—577.

Arbuck, S.G., Douglass, H.O., Crom, W.R., Goodwin, P., Silk, Y., Cooper, C., and Evans, W.E. Etoposide pharmacokinetics in patients with normal and abnormal organ function. *J. Clin. Oncol.*, **1986**, *4*:1690—1695.

Arlin, Z., Case, D.C. Jr., Moore, J., Wiernik, P.H., Feldman, E., Saletan, S., Desai, P., Sia, L., and Cartwright, K. Randomized multicenter trial of cytosine arabinoside with mitoxantrone or daunorubicin in previously untreated adult patients with acute nonlymphocytic leukemia (ANLL). *Leukemia*, **1990**, *4*:177—183.

Assaraf, Y.G., and Schimke, R.T. Identification of methotrexate transport deficiency in mammalian cells using fluoresceinated methotrexate and flow cytometry. *Proc. Natl. Acad. Sci. U.S.A.*, **1987**, *84*:7154—7158.

Bachur, R., Gordon, S.L., and Gee, M.V. A general mechanism for microsomal activation of quinone anticancer agents to free radicals. *Cancer Res.*, **1978**, *38*:1745—1750.

Bajorin, D.F., Bosl, G.J., Alcock, N.W., Niedzwiecki, D., Gallina, E., and Shurgot, B. Pharmacokinetics of cis-diamminedichloroplatinum (II) after administration in hypertonic saline. *Cancer Res.*, **1986**, *46*:5969—5972.

Baker, D.K., Relling, M.V., Pui, C.H., Christensen, M.L., Evans, W.E., and Rodman, J.H. Increased teniposide clearance with concomitant anticonvulsant therapy. *J. Clin. Oncol.*, **1992**, *10*:311—315.

Barbour, K.W., Berger, S.H., and Berger, F.G. Single amino acid substitution defines a naturally occurring genetic variant of human thymidylate synthase. *Mol. Pharmacol.*, **1990**, *37*:515—518.

Baum, M. Controlled trial of tamoxifen as a single adjuvant agent in the management of early breast cancer. *Br. J. Cancer*, **1988**, *57*:608—611.

Becker, D., and Schumacher, O.P. o,p'-DDD therapy in invasive adrenocortical carcinoma. *Ann. Intern. Med.*, **1975**, *82*:677-679.

Begleiter, A., Glazer, R.I., Israels, L.G., Pugh, L., and Johnston, J.B. Induction of DNA strand breaks in chronic lymphocytic leukemia following treatment with 2'-deoxycoformycin in vivo and in vitro. *Cancer Res.*, **1987**, *47*:2498—2503.

Benson, R.C., Jr., Crawford, E.D., Eisenberg, M.A., MacLeod, D.G., Spaulding, J.T., and Dorr, F.A. National Cancer Institute study of luteinizing hormone—releasing hormone plus flutamide versus luteinizing hormone—releasing hormone plus placebo. *Semin. Oncol.*, **1991**, *18 Suppl. 6*:9—12.

Berman, E., Heller, G., Santorsa, J., McKenzie, S., Gee, T., Kempin, S., Gulati, S., Andreeff, M., Kolitz, J., Gabrilove, J., Reich, L., Mayer, K., Keefe, D., Trainor, K., Schluger, A., Penenberg, D., Raymond, V., O'Reilly, R., Jhanwar, S., Young, C., and Clarkson, B. Results of a randomized trial comparing idarubicin and cytosine arabinoside with daunorubicin and cytosine arabinoside in adult patients with newly diagnosed acute myelogenous leukemia. *Blood*, **1991**, *77*:1666—1674.

Bhanumathi, P., Saleesh, E.D., and Vasudevan, D.M. Creatinine phosphokinase and cardiotoxicity in adriamycin chemotherapy and its modification by WR-1065. *Biochem. Arch.*, **1992**, *8*:335.

Bloch, A. (ed.). Chemistry, biology, and clinical uses of nucleoside analogs. *Ann. N.Y. Acad. Sci.*, **1975**, *255*:1—610.

Boarman, D.M., Baram, J., and Allegra, C.J. Mechanism of leucovorin reversal of methotrexate cytotoxicity in human MCF-7 breast cancer cells. *Biochem. Pharmacol.*, **1990**, *40*:2651—2660.

Boccardo, F., Cannata, D., Rubagotti, A., Guarneri, D., Decensi, A., Canobbio, L., Curotto, A., Martorana, G., Pegoraro, C., Selvaggi, F., Salvia, G., Comeri, G., Bono, A., Borella, T., and Giuliani, L. Prophylaxis of superficial bladder cancer with mitomycin or interferon-α2b: results of a multicentric Italian study. *J. Clin. Oncol.*, **1994**, *12*:7—13.

Bollag, W. The tumor-inhibitory effects of the methylhydrazine derivative Ro 4-6467/1 (NSC-77213). *Cancer Chemother. Rep.*, **1963**, *33*:1—4.

Bracken, R.B., Johnson, D.E., Rodriquez, L., Samuels, M.L., and Ayala, A. Treatment of multiple superficial tumors of bladder with intravesical bleomycin. *Urology*, **1977**, *9*:161—163.

Breast Cancer Trials Committee, Scottish Cancer Trials Office (MRC). Adjuvant tamoxifen in the management of operable breast cancer: the Scottish Trial. *Lancet*, **1987**, *2*:171—175.

Brock, N., and Pohl, J. Prevention of urotoxic side effects by regional detoxification with increased selectivity of oxazaphosphorine cystostatics. *IARC Sci. Publ.*, **1986**, *78*:269—279.

Brockman, R.W., Chen, Y.-C., Schabel, F.M. Jr., and Montgomery, J.A. Metabolism and chemotherapeutic activity of 9-β-d-arabinofuranosyl-2-fluoroadenine against murine leukemia L1210 and evidence for its phosphorylation by deoxycytidine kinase. *Cancer Res.*, **1980**, *40*:3610—3615.

Burger, R.M., Projan, S.J., Horwitz, S.B., and Peisach, J. The DNA cleavage mechanism of iron-bleomycin. Kinetic resolution of strand scission from base propenal release. *J. Biol. Chem.*, **1986**, *261*:15955—15959.

Bystroff, C., and Kraut, J. Crystal structure of unliganded *Escherichia coli* dihydrofolate reductase. Ligand induces conformational changes and cooperativity in binding. *Biochemistry*, **1991**, *30*:2227—2239.

Cabral, F.R. Isolation of Chinese hamster ovary cell mutants requiring the continuous presence of taxol for cell division. *J. Cell Biol.*, **1983**, *97*:22—29.

Calvert, A.H., Newell, D.R., Gumbrell, L.A., O'Reilly, S., Burnell, M., Boxall, F.E., Siddik, Z.H., Judson, I.R. Gore, M.E., and Wiltshaw, E. Carboplatin dosage: prospective evaluation of a simple formula based on renal function. *J. Clin. Oncol.*, **1989**, *7*:1748—1756.

Canman, C.E., Lawrence, T.S., Shewach, D.S., Tang, H.Y., and Maybaum, J. Resistance to fluorodeoxyuridine-induced DNA damage and cytotoxicity correlates with an elevation of deoxyuridine triphosphate activity and failure to accumulate deoxyuridine triphosphate. *Cancer Res.*, **1993**, *53*:5219—5224.

Carrico, C.K., and Sartorelli, A.C. Effects of 6-thioguanine on macromolecular events in regenerating rat liver. *Cancer Res.*, **1977**, *37*:1868—1875.

Chang, T.K.H., Weber, G.F., Crespi, C.L., and Waxman, D.J. Differential activation of cyclophosphamide and ifosphamide by cytochromes P-450 2B and 3A in human liver microsomes. *Cancer Res.*, **1993**, *53*:5629—5637.

Cheng, Y.C., Dutschman, G.E., Starnes, M.C., Fisher, M.H., Nanavathi, N.T., and Nair, M.G. Activity of the new antifolate N^{10}-propargyl-5,8-dideazafolate and its polyglutamates against human dihydrofolate reductase, human thymidylate synthetase, and KB cells containing different levels of dihydrofolate reductase. *Cancer Res.*, **1985**, *45*:598—600.

Chu, E., Koeller, D.M., Casey, J.L., Drake, J.C., Chabner, B.A., Elwood, P.C., Zinn, S., and Allegra, C.J. Autoregulation of human thymidylate synthase messenger RNA translation by thymidylate synthase. *Proc. Natl. Acad. Sci. U.S.A.*, **1991**, *88*:8977—8981.

Chu, E., Takimoto, C.H., Voeller, D., Grem, J.L., and Allegra, C.J. Specific binding of human dihydrofolate reductase protein to dihydrofolate reductase messenger RNA *in vitro. Biochemistry*, **1993**, *32*:4756—4760.

Chun, H.G., Leyland-Jones, B.R., Caryk, S.M., and Hoth, D.F. Central nervous system toxicity of fludarabine phosphate. *Cancer Treat. Rep.*, **1986**, *70*:1225—1228.

Cichowicz, D.J., and Shane, B. Mammalian folylpoly-γ-glutamate synthetase. l. Purification and general properties of the hog liver enzyme. *Biochemistry*, **1987**, *26*:504—512.

Comess, K.M., Burstyn, J.N., Essigmann, J.M., and Lippard, S.J. Replication inhibition and translesion synthesis on templates containing site-specifically placed cis-diamminedichloroplatinum(II) DNA adducts. *Biochemistry*, **1992**, *31*:3975—3990.

Cortes, E.P., Holland, J.F., Moskowitz, R., and Depoli, E. Effects of mithramycin on bone resorption *in vitro. Cancer Res.*, **1972**, *32*:74—76.

Crawford, J., Ozer, H., Stoller, R., Johnson, D., Lyman, G., Tabbara, I., Kris, M., Grous, J., Picozzi, V., Rausch, G., et al. Reduction by granulocyte colony-stimulating factor of fever and neutropenia induced by chemotherapy in patients with small-cell lung cancer. *N. Engl. J. Med.*, **1991**, *325*:164—170.

Cresteil, T., Monsarrat, B., Alvineric, P., Treluyer, J.M., Vieira, I., and Wright, M. Taxol metabolism by human liver microsomes: identification of cytochrome P540 isoenzymes involved in its biotransformation. *Cancer Res.*, **1994**, *54*:386—392.

Curt, G.A., Carney, D.N., Cowan, K.H., Jolivet, J., Bailey, B.D., Drake, J.C., Chien Song, K.S., Minna, J.D., and Chabner, B.A. Unstable methotrexate resistance in human small-cell carcinoma associated with double minute chromosomes. *N. Engl. J. Med.*, **1983**, *308*:199—202.

Curt, G.A., Jolivet, J., Carney, D.N., Bailey, B.D., Drake, J.C., Clendeninn, N.J., and Chabner, B.A. Determinants of the sensitivity of human small-cell lung cancer cell lines to methotrexate. *J. Clin. Invest.*, **1985**, *76*:1323—1329.

Dabholkar, M., Vionnet, J., Bostick-Bruton, F., Yu, J.J., and Reed, E. Messenger RNA levels of XPAC and ERCC1 in ovarian cancer tissue correlate with response to platinum-based chemotherapy. *J. Clin. Invest.*, **1994**, *94*:703—708.

Dalgleish, A.G., Woods, R.L., and Levi, J.A. Bleomycin pulmonary toxicity: its relationship to renal dysfunction. *Med. Pediatr. Oncol.*, **1984**, *12*:313—317.

Danenberg, P.V., Shea, L.C.C., and Danenberg, K. Effect of 5-fluorouracil substitution on the self-splicing activity of Tetrahymena ribosomal RNA. *Cancer Res.*, **1990**, *50*:1757—1753.

Deffie, A.M., Batra, J.K., and Goldenberg, G.J. Direct correlation between DNA topoisomerase II activity and cytotoxicity in adriamycin-sensitive and -resistant P388 leukemia cell lines. *Cancer Res.*, **1989**, *49*:58—62.

DeFronzo, R.A., Braine, H., Colvin, M., and Davis, P.J. Water intoxication in man after cyclophosphamide therapy. Time course and relation to drug activation. *Ann. Intern. Med.*, **1973**, *78*:861—869.

Dimopoulos, M.A., Kantarjian, H., Estey, E., O'Brien, S., Delasalle, K., Keating, M.J., Freireich, E.J., and Alexanian, R. Treatment of Waldenstrîm macroglobulinemia with 2-chlorodeoxyadenosine. *Ann. Intern. Med.*, **1993**, *118*:195—198.

Dixon, K.H., Lanpher, B.C., Chiu, J., Kelley, K., and Cowan, K.H. A novel cDNA restores reduced folate carrier activity and methotrexate sensitivity to transport deficient cells. *J. Biol. Chem.*, **1994**, *269*:17—20.

Dolan, M.E., Moschel, R.C., and Pegg, A.E. Depletion of mammalian O^6-alkylguanine-DNA alkyltransferase activity by O^6-benzylguanine provides a means to evaluate the role of this protein in protection against carcinogenic and therapeutic alkylating agents. *Proc. Natl. Acad. Sci. U.S.A.*, **1990**, *87*:5368—5372.

Early Breast Cancer Trialists' Collaborative Group. Systemic treatment of early breast cancer by hormonal, cytotoxic, or immune therapy:

133 randomised trials involving 31,000 recurrences, and 24,000 deaths among 75,000 women. *Lancet,* **1992,** *339:*1—15, 71—85.

Early Breast Cancer Trialists' Collaborative Group. Effects of adjuvant tamoxifen and of cytotoxic therapy on mortality in early breast cancer: an overview of 61 randomized trials among 28,896 women. *N. Engl. J. Med.,* **1988,** *319:*1681—1692.

Einhorn, L.H. Have new aggressive chemotherapy regimens improved results in advanced germ cell tumors? *Eur. J. Cancer Clin. Oncol.,* **1986,** *22:*1289—1293.

Elwood, P.C. Molecular cloning and characterization of the human folate binding protein cDNA from placenta and malignant tissue culture (KB) cells. *J. Biol. Chem.,* **1989,** *264:*14893—14901.

Erikson, J.M., Tweedie, D.J., Ducore, J.M., and Prough, R.A. Cytotoxicity and DNA damage caused by the azoxy metabolites of procarbazine in L1210 tumor cells. *Cancer Res.,* **1989,** *49:*127—133.

Estey, E.H., Kurzrock, R., Kantjarian, H.M., O'Brien, S.M., McCredie, K.B., Beran, M., Koller, C., Keating, M.J., Hirsch-Ginsberg, C., Huh, Y.O., Stass, S., and Freireich, E.J. Treatment of hairy-cell leukemia with 2-chlorodeoxyadenosine (2-CdA). *Blood,* **1992,** *79:*882—887.

Falkson, H.C., Gray, R., Wolberg, W.H., Gillchrist, K.W., Harris, J.E., Tormey, D.C., and Falkson, G. Adjuvant trial of 12 cycles of CMFTP followed by observation or continuous tamoxifen vs 4 cycles of CMFTP in postmenopausal women with breast cancer: an Eastern Cooperative Oncology Group phase 3 study. *J. Clin. Oncol.,* **1990,** *8:*599—604.

Farber, S., Diamond, L.K., Mercer, R.D., Sylvester, R.F., and Wolff, V.A. Temporary remissions in acute leukemia in children produced by folic antagonist 4-amethopteroylglutamic acid (aminopterin). *N. Engl. J. Med.,* **1948,** *238:*787—793.

Feagan, B.G., Rochon, J., Fedorak, R.N., Irvine, E.J., Wild, G., Sutherland, L., Steinhart, A.H., Greenberg, G.R., Gillies, R., Hopkins, M., Hanauer, S.B., and McDonald, J.W.D., for the North American Crohn's Study Group Investigators. Methotrexate for the treatment of Crohn's disease. *N. Engl. J. Med.,* **1995,** *332:*292—297.

Feldman, E.J., Alberts, D.S., Arlin, Z., Ahmed, T., Mittelman, A., Baskind, P., Peng, Y.M., Baier, M., and Plezia, P. Phase I clinical and pharmacokinetic evaluation of high-dose mitoxantrone in combination with cytarabine in patients with acute leukemia. *J. Clin. Oncol.,* **1993,** *11:*2002—2009.

Fisher, D.E. Apoptosis in cancer therapy: crossing the threshold. *Cell,* **1994,** *78:*539—542.

Flasshove, M., Strumberg, D., Ayscue, L., Mitchell, B.S., Tirier, C., Heit, W., Seeber, S., and Schutte, J. Structural analysis of the deoxycytidine kinase gene in patients with acute myeloid leukemia and resistance to cytosine arabinoside. *Leukemia,* **1994,** *8:*780—785.

Folkman, J., and Ingber, D. Inhibition of angiogenesis. *Semin. Cancer Biol.,* **1992,** *3:*89—96.

Folkman, J. New perspectives in clinical oncology from angiogenesis research. *Eur. J. Cancer,* **1996 Dec;** *32A(145):* 2534-2539.

Fornander, T., Rutqvist, L.E., Sjoberg, H.E., Blomqvist, L., Mattson, A., and Glas, U. Long-term adjuvant tamoxifen in early breast cancer: effect on bone mineral density in postmenopausal women. *J. Clin. Oncol.,* **1990,** *8:*1019—1024.

Fumoleau, P., Delgado, F.M., Delozier, T., Monnier, A., Gil Delgado, M.A., Kerbrat, P., Garcia-Giralt, E., Keiling, R., Namer, M., Closon, M.T., Goudier, M.J., Chollet, P., Lecourt, L., and Montcuquet, P. Phase II trial of weekly intravenous vinorelbine in first-line advanced breast cancer chemotherapy. *J. Clin. Oncol.,* **1993,** *11:*1245—1252.

Gabrilove, J.L., Jakubowski, A., Scher, H., Sternberg, C., Wong, G., Grous, J., Yagoda, A., Fain, K., Moore, M.A.S., Clarkson, B., Oeettgen, H., Alton, K., Welte, K., and Souza, L. Effect of granulocyte colony-stimulating factor on neutropenia and associated morbidity due to chemotherapy for transitional cell carcinoma of the urothelium. *N. Eng. J. Med.,* **1988,** *318:*1414—1422.

Garcia, S.T., McQuillan, A., and Panasci, L. Correlation between the cytotoxicity of melphalan and DNA crosslinks as detected by the ethidium bromide fluorescence assay in the F_1 variant of B_{16} melanoma cells. *Biochem. Pharmacol.,* **1988,** *37:*3189—3192.

Giblett, E.R., Anderson, J.E., Cohen, F., Pollara, B., and Meuwissen, H.J. Adenosine-deaminase deficiency in two patients with severely impaired cellular immunity. *Lancet,* **1972,** *2:*1067—1069.

Gilman, A. The initial clinical trial of nitrogen mustard. *Am. J. Surg.,* **1963,** *105:*574—578.

Golomb, H.M., and Ratain, M.J. Recent advances in the treatment of hairy cell leukemia. *N. Engl. J. Med.,* **1987,** *316:*870—872.

Grant, S.C., Kris, M.G., Young, C.W., and Sirotnak, F.M. Edatrexate, an antifolate with antitumor activity: a review. *Cancer Invest.,* **1993,** *11:*36—45.

Grem, J.L., King, S.A., O'Dwyer, P.J., and Leyland-Jones, B. Biochemistry and clinical activity of N-(phosphonacetyl)-L-aspartate: a review. *Cancer Res.,* **1988,** *48:*4441—4454.

Grogan, L., Sotos, G.A., and Allegra, C.J. Leucovorin modulation of fluorouracil. *Oncology,* **1993,** *7:*63—72.

Grollman, A.P., Takeshita, M., Pillai, K.M., and Johnson, F. Origin and cytotoxic properties of base propenals derived from DNA. *Cancer Res.,* **1985,** *45:*1127—1131.

Hartmann, L.C., Tschetter, L.K., Habermann, T.M., Ebbert, L.P., Johnson, P.S., Mailliard, J.A., Levitt, R., Suman, V.J., Witzig, T.E., Wieand, H.S., Miller, L.L., Moertel, C.G. Granulocyte colony-stimulating factor in severe chemotherapy-induced afebrile neutropenia. *N. Engl. J. Med.,* **1997 Jun 19;** *336(25):* 1776-1780.

Hausknecht, R.U. Methotrexate and misoprostol to terminate early pregnancy. *N. Engl. J. Med.,* **1995,** *333:*537—540.

Hemminki, K., and Ludlum, D.B. Covalent modification of DNA by antineoplastic agents. *J. Natl. Cancer Inst.,* **1984,** *73:*1021—1028.

Hertz, R. Folic acid antagonists: effects on the cell and the patient. Clinical staff conference at N.I.H. *Ann. Intern. Med.,* **1963,** *59:*931— 956.

Herzig, R.H., Hines, J.D., Herzig, G.P., Wolff, S.N., Cassileth, P.A., Lazarus, H.M., Adelstein, D.J., Brown, R.A., Coccia, P.F., Strandjord, S., Mazza, J.J., Fay, J., and Phillips, G.L. Cerebellar toxicity with high-dose cytosine arabinoside. *J. Clin. Oncol.,* **1987,** *5:*927—932.

Ho, D.H., Brown, N.S., Yen, A., Holmes, R., Keating, M., Abuchowski, A., Newman R.A., and Krakoff, I.H. Clinical pharmacology of polyethylene glycol-L-asparaginase. *Drug Metab. Dispos.,* **1986,** *14:*349—352.

Ho, D.H.W., and Frei, E., III. Clinical pharmacology of 1-β-D-arabinofuranosyl cytosine. *Clin. Pharmacol. Ther.,* **1971,** *12:*944—954.

Hoffman, M., Tallman, M.S., Hakimian, D., Janson, D., Hogan, D., Variakogis, D., Kunzel, T., Gordon, L.I., and Rai, T. 2-Chlorodeoxyadenosine is an active salvage therapy in advanced indolent non-Hodgkin's lymphoma. *J. Clin. Oncol.,* **1994,** *12:*788—792.

Hoffmeister, R.T. Methotrexate therapy in rheumatoid arthritis: 15 years experience. *Am. J. Med.,* **1983,** *30:*69—73.

Hogan, T.F., Citrin, D.L., Johnson, B.M., Nakamura, S., Davis, T.E., and Borden, E.C. *o,p'*-DDD (mitotane) therapy of adrenal cortical carcinoma. *Cancer,* **1978,** *42:*2177—2181.

Hohn, D.C., Rayner, A.A., Economou, J.S., Ignoffo, R.J., Lewis, B.J., and Stagg, R.J. Toxicities and complications of implanted pump hepatic arterial and intravenous floxuridine infusion. *Cancer,* **1986,** *57:*465—470.

Huang, J.C., Zamble, D.B., Reardon, J.T., Lippard, S.J., and Sancar, A. HMG-domain proteins specifically inhibit the repair of the major DNA adduct of the anticancer drug cisplatin by human excision nuclease. *Proc. Natl. Acad. Sci. U.S.A.,* **1994,** *91:*10394—10398.

Huggins, C., Stevens, R.E., Jr., and Hodges, C.V. Studies on prostatic cancer: effects of castration on advanced carcinoma of prostate gland. *Arch. Surg.,* **1941,** *43:*209—223.

Huizing, M.T., Keung, A.C.F., Rosing, H., van der Kuij, V., ten Bokkel Huinink, W.W., Mandjes, I.M., Dubbelman, A.C., Pinedo, H.M., and Beijnen, J.H. Pharmacokinetics of paclitaxel and metabolites in a randomized comparative study in platinum-pretreated ovarian cancer patients. *J. Clin. Oncol.,* **1993,** *11:*2127—2135.

Iven, H., and Brasch, H. The effects of antibiotics and uricosuric drugs on the renal elimination of methotrexate and 7-hydroxymethotrexate in rabbits. *Cancer Chemother. Pharmacol.*, **1988**, *21*:337—342.

Jeha, S., Jaffe, N., and Robertson, R. Secondary acute nonlymphoblastic leukemia in two children following treatment with a *cis*-diamminedichloroplatinum-II-based regimen for osteosarcoma. *Med. Pediatr. Oncol.*, **1992**, *20*:71—74.

Johnston, J.B., Begleiter, A., Pugh, L., Leith, M.K., Wilkins, J.A., Cavers, D.J., and Israels, L.G. Biochemical changes induced in hairy-cell leukemia following treatment with the adenosine deaminase inhibitor 2′-deoxycoformycin. *Cancer Res.*, **1986**, *46*:2179—2184.

Jordan, V.C., and Murphy, C.S. Endocrine pharmacology of antiestrogens as antitumor agents. *Endocr. Rev.*, **1990**, *11*:578—610.

Kawakami, Y., Eliyahu, S., Delgado, C.H., Robbins, P.F., Sakaguchi, K., Apella, E., Yannelli, J.R., Adema, G.J., Miki, T., and Rosenberg, S.A. Identification of a human melanoma antigen recognized by tumor-infiltrating lymphocytes associated with *in vivo* tumor rejection. *Proc. Natl. Acad. Sci. U.S.A.*, **1994**, *91*:6458—6462.

Kay, A.C., Saven, A., Carrera, C.J., Carson, D.A., Thurston, D., Beutler, E., and Piro, L.D. 2-Chlorodeoxyadenosine treatment of low-grade lymphomas. *J. Clin. Oncol.*, **1992**, *10*:371—377.

Kemeny, N., Daly, J., Reichman, B., Geller, N., Botet, J., and Oderman, P. Intrahepatic or systemic infusion of fluorodeoxyuridine in patients with liver metastases from colorectal carcinoma. *Ann. Intern. Med.*, **1987**, *107*:459—465.

Kidd, J.G. Regression of transplanted lymphomas induced *in vivo* by means of normal guinea pig serum. 1. Course of transplanted cancers of various kinds in mice and rats given guinea pig serum, horse serum, or rabbit serum. *J. Exp. Med.*, **1953**, *98*:565—582.

Kletzel, M., Kearns, G.L., Wells, T.G., and Thompson, H.C. Jr. Pharmacokinetics of high-dose thiotepa in children undergoing autologous bone marrow transplantation. *Bone Marrow Transplant.*, **1992**, *10*:171—175.

Knuth, U.A., Hano, R., and Nieschlag, E. Effect of flutamide or cyproterone acetate on pituitary and testicular hormones in normal men. *J. Clin. Endocrinol. Metab.*, **1984**, *59*:963—969.

Kohn, E.C., Sarosy, G., Bicher, A., Link, C., Christian, M., Steinberg, S.M., Rothenberg, M., Adamo, D.O., Davis, P., Ognibene, F.P., Cunnion, R.E., and Reed, E. Dose-intense taxol: high response rate in patients with platinum-resistant recurrent ovarian cancer. *J. Natl. Cancer Inst.*, **1994**, *86*:18—24.

Konrad, M.W., Hemstreet, G., Hersch, E.M., Mansell, P.W., Mertelsmann, R., Kolitz, J.E., and Bradley, E.C. Pharmacokinetics of recombinant interleukin-2 in humans. *Cancer Res.*, **1990**, *50*:2009—2017.

Kuss, B.J., Deeley, R.G., Cole, S.P.C., Willman, C.L., Kopecky, K.J., Wolman, S.R., Eyre, H.J., Lane, S.A., Nancarrow, J.K., Whitmore, S.A., and Callen, D.F. Deletion of gene for multidrug resistance in acute myeloid leukemia with invers-ion in chromosome 16: prognostic implications. *Lancet*, **1994**, *343*:1531—1534.

Kuzel, T., Samuelson, E., Roenigk, H., Torp, E., and Rosen, S. Phase II trial of 2-chlorodeoxyadenosine (2-CdA) for the treatment of mycosis fungoides or the Sézary syndrome (MF/SS). *Proc. Am. Soc. Clin. Oncol.*, **1992**, *11*:321 (Abstract 1089).

Lerner, H.J. Acute myelogenous leukemia in patients receiving chlorambucil as long-term adjuvant chemotherapy for stage II breast cancer. *Cancer Treat. Rep.*, **1978**, *62*:1135—1138.

Levin, V.A., Hoffman, W., and Weinkam, R.J. Pharmacokinetics of BCNU in man: a preliminary study of 20 patients. *Cancer Treat. Rep.*, **1978**, *62*:1305—1312.

Li, W.-W., Lin, J.T., Schweitzer, B.I., Tong, W.P., Niedzwiecki, D., and Bertino, J.R. Intrinsic resistance to methotrexate in human soft tissue sarcoma cell lines. *Cancer Res.*, **1992**, *52*:3908—3913.

Liliemark, J., Albertioni, F., Hassan, M., and Juliusson, G. On the bioavailability of oral and subcutaneous 2-chloro-2′-deoxyadenosine in humans: alternative routes of administration. *J. Clin. Oncol.*, **1992**, *10*:1514—1518.

Liliemark, J., and Juliusson, G. On the pharmacokinetics of 2-chloro-2′-deoxyadenosine in humans. *Cancer Res.*, **1991**, *51*:5570—5572.

Lipschultz, S.E., Colan, S.D., Gelber, R.D., Perez-Atayde, A.R., Sallan, S.E., and Sanders, S.P. Late cardiac effects of doxorubicin therapy for acute lymphoblastic leukemia in childhood. *N. Engl. J. Med.*, **1991**, *324*:808—815.

Longstaff, S., Sigurdson, H., O'Keefe, M., Ogsten, S., and Preece, P. A controlled study of the ocular effects of tamoxifen in conventional doses in the treatment of breast carcinoma. *Eur. J. Cancer Clin. Oncol.*, **1989**, *25*:1805—1808.

Loo, T.L., Housholder, G.E., Gerulath, A.H., Saunders, P.H., and Farquhar, D. Mechanism of action and pharmacology studies with DTIC (NSC-45388). *Cancer Treat. Rep.*, **1976**, *60*:149—152.

Lopez, A.F., Williamson, D.J., Gamble, J.R., Begley, G., Harlan, J.M., Klebanoff, S.J., Waltersdorph, A., Wong, G., Clark, S.C., and Vadas, M.A. Recombinant human granulocyte-macrophage colony-stimulating factor stimulates *in vitro* mature human neutrophil and eosinophil function, surface receptor expression, and survival. *J. Clin. Invest.*, **1986**, *78*:1220—1228.

Love, R.R., Wiebe, D.A., Feyzi, J.M., Newcomb, P.A., and Chappell, R.J. Effects of tamoxifen on cardiovascular risk factors in postmenopausal women after 5 years of treatment. *J. Natl. Cancer Inst.*, **1994**, *86*:1534—1539.

Lowe, S.W., Ruley, H.E., Jacks, T., and Housman, D.E. p53-Dependent apoptosis modulates the cytotoxicity of anticancer agents. *Cell*, **1993**, *74*:957—967.

Lu, Z., Zhang, R., and Diasio, R.B. Dihydropyrimidine dehydrogenase activity in human peripheral blood mononuclear cells and liver: population characteristics, newly identified deficient patients, and clinical implication in 5-fluorouracil chemotherapy. *Cancer Res.*, **1993**, *53*:5433—5438.

Lubitz, J.A., Freeman, L., and Okun, R. Mitotane use in inoperable adrenal cortical carcinoma. *JAMA*, **1973**, *223*:1109—1112.

Ludlum, D.B. DNA alkylation by the haloethylnitrosoureas: nature of modifications produced and their enzymatic repair or removal. *Mutat. Res.*, **1990**, *233*:117—126.

Lund, B., Hansen, O.P., Theilade, K., Hansen, M., and Neijt, J.P. Phase II study of gemcitabine (2′,2′-difluorodeoxycytidine) in previously treated ovarian cancer patients. *J. Natl. Cancer Inst.*, **1994**, *86*:1530—1533.

Marquet, P., Lachatre, G., Debord, J., Eichler, B., Bonnaud, F., and Nicot, G. Pharmacokinetics of vinorelbine in man. *Eur. J. Clin. Pharmacol.*, **1992**, *42*:545—547.

Matijasevic, Z., Boosalis, M., Mackay, W., Samson, L., and Ludlum, D.B. Protection against chloroethylnitrosourea cytotoxicity by eukaryotic 3-methyladenine DNA glycosylase. *Proc. Natl. Acad. Sci. U.S.A.*, **1993**, *90*:11855—11859.

Matthews, D.A., Bolin, J.T., Burridge, J.M., Filman, D.J., Volz, K.W., Kaufman, B.T., Beddell, C.R., Champness, J.N., Stammers, D.K., and Kraut, J. Refined crystal structures of Escherichia coli and chicken liver dihydrofolate reductase containing bound trimethoprim. *J. Biol. Chem.*, **1985**, *260*:381—391.

Mauro, D.J., De Riel, J.K., Tallarida, R.J., and Sirover, M.A. Mechanisms of excision of 5-fluorouracil by uracil DNA glycosylase in normal human cells. *Mol. Pharmacol.*, **1993**, *43*:854—857.

Mayer, R.J., Davis, R.B., Schiffer, C.A., Berg, D.T., Powell, B.L., Schulman, P., Omura, G.A., Moore, J.O., McIntyre, O.R., and Frei, E. for the Cancer and Leukemia Group B. Intensive postremission chemotherapy in adults with acute myeloid leukemia. *N. Engl. J. Med.*, **1994**, *331*:896—903.

McDonald, C.J. The uses of systemic chemotherapeutic agents in psoriasis. *Pharmacol. Ther.*, **1981**, *14*:1—24.

Meijer, C., Mulder, N.H., Hospers, G.A.P., Uges, D.R.A., and deVries, E.G. The role of glutathione in resistance to cisplatin in a human small cell lung cancer cell line. *Br. J. Cancer*, **1990**, *62*:72—77.

Meloni, G., Foa, R., Vignetti, M., Guarini, A., Fenu, S., Tosti, S., Tos,

A.G., and Mandelli, F. Interleukin-2 may induce prolonged remissions in advanced acute myelogenous leukemia. *Blood*, **1994**, *84*:2158—2163.

Mikita, T., and Beardsley, G.P. Functional consequences of the arabinosylcytosine structural lesion in DNA. *Biochemistry*, **1988**, *27*:4698—4705.

Minton, N.P., Bullman, H.M., Scawen, M.D., Atkinson, T., and Gilbert, H.J. Nucleotide sequence of the *Erwinia chrysanthemi* NCPPB 1066 l-asparaginase gene. *Gene*, **1986**, *46*:25—35.

Moertel, C.G., Fleming, T.R., Macdonald, J.S., Haller, D.G., Laurie, J.A., Goodman, P.J., Ungerleider, J.S., Emerson, W.A., Tormey, D.C., Glick, J.H., Veeder, M.H., and Mailliard, J.A. Levamisole and fluorouracil for adjuvant therapy of resected colon carcinoma. *N. Engl. J. Med.*, **1990**, *322*:352—358.

Morgan, D.A., Ruscetti, F.W., and Gallo, R. Selective *in vitro* growth of T lymphocytes from normal human bone marrows. *Science*, **1976**, *193*:1007—1008.

Nemunaitis, J., Rabinowe, S.N., Singer, J.W., Bierman, P.J., Vose, J.M., Freedman, A.S., Onetto, N., Gillis, S., Oette, D., Gold, M., Buckner, C.D., Hansen, J.A., Ritz, J., Applebaum, F.R., Armitage, J.O., and Nadler, L.M. Recombinant granulocyte-macrophage colony-stimulating factor after autologous bone marrow transplantation for lymphoid cancer. *N. Engl. J. Med.*, **1991**, *324*:1773—1778.

Newlands, E.S., Blackledge, G.R.P., Slack, J.A., Rustin, G.J.S., Smith, D.B., Stuart, N.S., Quarterman, C.P., Hoffman, R., Stevens, M.F., Brampton, M.H., and Gibson, A.C. Phase I trial of temozolomide (CCRG 81045: M&B 39831:NSC362856). *Br. J. Cancer*, **1992**, *65*:287—291.

Ng, S.F., and Waxman, D.J. N,N',N''-Triethylenethiophosphoramide (thio-TEPA) oxygenation by constitutive hepatic P450 enzymes and modulation of drug metabolism and clearance in vivo by P450-inducing agents. *Cancer Res.*, **1991**, *51*:2340—2345.

Nicolaou, K.C., Yang, Z., Liu, J.J., Ueno, H., Nantermet, P.G., Guy, R.K., Claiborne, C.F., Renaud, J., Couladouros, E.A., Paulvannan, K., and Sorensen, E.J. Total synthesis of taxol. *Nature*, **1994**, *367*:630—634.

Noble, R.L., Beer, C.T., and Cutts, J.H. Further biological activities of vincaleukoblastine—an alkaloid isolated from Vinca rosea (L.). Biochem. *Pharmacol.*, **1958**, *1*:347—348.

Oppenheimer, N.J., Rodrigues, L.O., and Hecht, S.M. Proton nuclear magnetic resonance study of the structure of bleomycin and the zinc-bleomycin complex. *Biochemistry*, **1979**, *18*:3439—3445.

O'Reilly, M.S., Boehm, T., Shing, Y., Fukai, N., Vasios, G., Lane, W.S.? Flynn, E., Birkhead, J.R., Olsen, B.R., Folkman, J. Endostatin: an endogenous inhibitor of angiogenesis and tumor growth. *Cell.*, **1997** Jan 24; *88(2)*: 277-285.

Ostuni, J.A., and Roginsky, M.S. Metastatic adrenal cortical carcinoma. Documented cure with combined chemotherapy. *Arch. Intern. Med.*, **1975**, *135*:1257—1258.

Ozols, R.F. Optimal dosing with carboplatin. *Semin. Oncol.*, **1989**, *16*:14—18.

Ozols, R.F., Corden, B.J., Jacob, J., Wesley, M.N., Ostchega, Y., and Young, R.C. High-dose cisplatin in hypertonic saline. *Ann. Intern. Med.*, **1984**, *100*:19—24.

Parker, R.J., Eastman, A., Bostick-Bruton, F., and Reed, E. Acquired cisplatin resistance in human ovarian cancer cells is associated with enhanced repair of cisplatin-DNA lesions and reduced drug accumulation. *J. Clin. Invest.*, **1991**, *87*:772—777.

Parker, R.J., Gill, I., Tarone, R., Vionnet, J.A., Grunberg, S., Muggia, F.M., and Reed, E. Platinum-DNA damage in leukocyte DNA of patients receiving carboplatin and cisplatin chemotherapy, measured by atomic absorption spectrometry. *Carcinogenesis*, **1991**, *12*:1253—1258.

Parrillo, J.E., Fauci, A.S., and Wolff, S.M. Therapy of the hyper-eosinophilic syndrome. *Ann. Intern. Med.*, **1978**, *89*:167—172.

Pauletti, G., Lai, E., and Attardi, G. Early appearance and long-term persistence of the submicroscopic extra chromosomal elements (amplisomes) containing the amplified DHFR genes in human cell lines. Proc. *Natl. Acad. Sci. U.S.A.*, **1990**, *87*:2955—2959.

Pearson, B.S., and Raghavan, D. First-line intravenous cisplatin for deeply invasive bladder cancer: update on 70 cases. *Br. J. Urol.*, **1985**, *57*:690—693.

Pegg, A.E. Mammalian O^6-alkylguanine-DNA alkyltransferase: regulation and importance in response to alkylating carcinogenic and therapeutic agents. *Cancer Res.*, **1990**, *50*:6119—6129.

Piro, L.D., Carrera, C.J., Beutler, E., and Carson, D.A. 2-Chlorodeoxyadenosine: an effective new agent for the treatment of chronic lymphocytic leukemia. *Blood*, **1988**, *72*:1069—1073.

Preisler, H.D., Rustum, Y., and Priore, R.L. Relationship between leukemic cell retention of cytosine arabinoside triphosphate and the duration of remission in patients with acute non-lymphocytic leukemia. *Eur. J. Cancer Clin. Oncol.*, **1985**, *21*:23—30.

Reed, E., Yupsa, S.H., Zwelling, L.A., Ozols, R.F., and Poirier, M.C. Quantitation of cis-diamminedichloroplatinum II (cisplatin)-DNA-intrastrand adducts in testicular and ovarian cancer patients receiving cisplatin chemotherapy. *J. Clin. Invest.*, **1986**, *77*:545—550.

Rosenberg, B. Platinum coordination complexes in cancer chemotherapy. *Naturwissenschaften*, **1973**, *60*:399—406.

Rosenberg, B., Van Camp, L., Grimley, E.B., and Thomson, A.J. The in-hibition of growth or cell division in *Escherichia coli* by different ionic species of platinum (IV) complexes. *J. Biol. Chem.*, **1967**, *242*:1347—1352.

Rosenberg, B., Van Camp, L., and Krigas, T. Inhibition of cell division in *Escherichia coli* by electrolysis products from a platinum electrode. *Nature*, **1965**, *205*:698—699.

Rosenberg, S.A., Lotze, M.T., Yang, J.C., Abersold, P.M., Linehan, W.M., Seipp, C.A., and White, D.E. Experience with the use of high-dose interleukin-2 in the treatment of 652 cancer patients. *Ann. Surg.*, **1989**, *210*:474—484.

Rosenberg, S.A., Yannelli, J.R., Yang, J.C., Topalian, S.L., Schwartzentruber, D.J., Weber, J.S., Parkinson, D.R., Seipp, C.A., and Einhorn, J.H. Treatment of patients with metastatic melanoma with autologous tumor-infiltrating lymphocytes and interleukin-2. *J. Natl. Cancer Inst.*, **1994**, *86*:1159—1166.

Rowinsky, E.K., Gilbert, M., McGuire, W.P., Noe, D.A., Grochow, L.B., Forastiere, A.A., Ettinger, D.S., Lubejko, B.G., Clark, B., Sartorius, S.E., Cornblath, D.R., Hendricks, C.B., and Donehower, R.C. Sequences of taxol and cisplatin: a phase I and pharmacologic study. *J. Clin. Oncol.*, **1991**, *9*:1692—1703.

Santana, V.M., Mirro, J., Jr., Kearns, C., Schell, M.J., Crom, W., and Blakley, R.W. 2-Chlorodeoxyadenosine produces a high rate of complete hematologic remission in relapsed acute myeloid leukemia. *J. Clin. Oncol.*, **1992**, *10*:364—370.

Santen, R.J., Samojlik, E., and Wells, S.A. Resistance of the ovary to blockade of aromatization with aminoglutethimide. *J. Clin. Endocrinol. Metab.*, **1980**, *51*:473—477.

Santen, R.J., Worgul, T.J., Lipton, A., Harvey, H., Boucher, A., Samojlik, E., and Wells, S.A. Aminoglutethimide as treatment of postmenopausal women with advanced breast carcinoma. *Ann. Intern. Med.*, **1982**, *96*:94—101.

Santi, D.V., McHenry, C.S., and Sommer, H. Mechanism of interaction of thymidylate synthetase with 5-fluorodeoxyuridylate. *Biochemistry*, **1974**, *13*:471—481.

Santos, G.W., Tutschka, P.J., Brookmeyer, R., Saral, R., Beschorner, W.E., Bias, W.B., Braine, H.G., Burns, W.H., Elfenbein, G.J., Kaizer, H., Mellits, D., Sensenbrenner, L.L., Stuart, R.K., and Yeager, A.M. Marrow transplantation for acute nonlymphocytic leukemia after treatment with busulfan and cyclophosphamide. *N. Engl. J. Med.*, **1983**, *309*:1347—1353.

Saven, A., Carrera, C.J., Carson, D.A., Beutler, E., and Piro, L.D. 2-Chlorodeoxyadenosine: an active agent in the treatment of cutaneous T-cell lymphoma. *Blood*, **1992**, *80*:587—592.

Saven, A., and Piro, L.D. Treatment of hairy cell leukemia. *Blood*, **1992**, *79*:1111—1120.

Schein, P., Kahn, R., Gorden, P., Wells, S., and Devita, V.T. Streptozotocin for malignant insulinomas and carcinoid tumor. *Arch. Intern. Med.*, **1973**, *132*:555—561.

Schein, P.S., and Winokur, S.H. Immunosuppressive and cytotoxic chemotherapy: long-term complications. *Ann. Intern. Med.*, **1975**, *82*:84—95.

Schweitzer, B.I., Srimatkandada, S., Gritsman, H., Sheridan, R., Venkataraghavan, R., and Bertino, J.R. Probing the role of two hydrophobic active site residues in the human dihydrofolate reductase by site-directed mutagenesis. *J. Biol. Chem.*, **1989**, *264*:20786—20795.

Sebti, S.M., DeLeon, J.C., and Lazo, J.S. Purification, characterization, and amino acid composition of rabbit pulmonary bleomycin hydrolase. *Biochemistry*, **1987**, *26*:4213—4219.

Sebti, S.M., Jani, J.P., Mistry, J.S., Gorelik, E., and Lazo, J.S. Metabolic inactivation: a mechanism of human tumor resistance to bleomycin. *Cancer Res.*, **1991**, *51*:227—232.

Siaw, M.F., and Coleman, M.S. *In vitro* metabolism of deoxycoformycin in human T lymphoblastoid cells. Phosphorylation of deoxycoformycin and incorporation into cellular DNA. *J. Biol. Chem.*, **1984**, *259*:9426—9433.

Sinha, B.K., Mimnaugh, E.G., Rajagopalan, S., and Myers, C.E. Adriamycin activation and oxygen free radical formation in human breast tumor cells: protective role of glutathione peroxidase in adriamycin resistance. *Cancer Res.*, **1989**, *49*:3844—3848.

Sinkule, J.A., Stewart, C.F., Crom, W.R., Melton, E.T., Dahl, G.V., and Evans, W.E. Teniposide (VM-26) disposition in children with leukemia. *Cancer Res.*, **1984**, *44*:1235—1237.

Smets, L.A. Programmed cell death (apoptosis) and response to anticancer drugs. *Anti-Cancer Drugs*, **1994**, *5*:3—9.

Sonneveld, P., Schultz, F.W., Nooter, K., and Hahlen, K. Pharmacokinetics of methotrexate and 7-hydroxymethotrexate in plasma and bone marrow of children receiving low-dose oral methotrexate. *Cancer Chemother. Pharmacol.*, **1986**, *18*:111—116.

Souliotis, V.L., Kaila, S., Boussiotis, V.A., Pangalis, G.A., and Kyrtopoulos, S.A. Accumulation of O^6-methylguanine in human blood leukocyte DNA during exposure to procarbazine and its relationships with dose and repair. *Cancer Res.*, **1990**, *50*:2759—2764.

Souza, L.M., Boone, T.C., Gabrilove, J., Lai, P.H., Zsebo, K.M., Murdock, D.C., Chazin, V.R., Brusewski, J., Lu, H., Chen, K.K., Platzer, E., Moore, M.A.S., Mertlesman, R., and Welte, K. Recombinant human granulocyte colony-stimulating factor: effects on normal and leukemic myeloid cells. *Science*, **1986**, *232*:61—65.

Speyer, J., Green, M.D., Kramer, E., Rey, M., Sanger, J., Ward, C., Dubin, N., Ferrans, V., Stecy, P., Zeleniuch-Jacquotte, A., Wernz, J., Feit, F., Slater, W., Blum, R., and Muggia, F. Protective effect of the bispiperazinedione ICRF-187 against doxorubicin-induced cardiac toxicity in women with advanced breast cancer. *N. Engl. J. Med.*, **1988**, *319*: 745—752.

Srimatkandada, S., Schweitzer, B.I., Moroson, B.A., Dube, S., and Bertino, J.R. Amplification of a polymorphic dihydrofolate reductase gene expressing an enzyme with decreased binding to methotrexate in a human colon carcinoma cell line, HCT-8R4, resistant to this drug. *J. Biol. Chem.*, **1989**, *264*:3524—3528.

Steis, R., Urba, W.J., Kopp, W.C., Alvord, W.G., Smith, J.W., II, and Longo, D.L. Kinetics of recovery of CD4+ cells in peripheral blood of deoxycoformycin-treated patients. *J. Natl. Cancer Inst.*, **1992**, *83*:1678—1679.

Stewart, C.F., Arbuck, S.G., Fleming, R.A., and Evans, W.E. Relation of systemic exposure to unbound etoposide and hematologic toxicity. *Clin. Pharmacol. Ther.*, **1991**, *50*:385—393.

Stoller, R.G., Hande, K.R., Jacobs, S.A., Rosenberg, S.A., and Chabner, B.A. Use of plasma pharmacokinetics to predict and prevent methotrexate toxicity. *N. Engl. J. Med.*, **1977**, *297*:630—634.

Stone, S.R., and Morrison, J.F. Mechanism of inhibition of DHFRs from bacterial and vertebrate sources by various classes of folate analogues. *Biochim. Biophys. Acta*, **1986**, *869*:275—285.

Swain, S.M., Lippman, M.E., Egan, E.F., Drake, J.C., Steinberg, S.M., and Allegra, C.J. Fluorouracil and high-dose leucovorin in previously treated patients with metastatic breast cancer. *J. Clin. Oncol.*, **1989**, *7*:890—899.

Takimoto, C.H., and Chabner, B.A. Challenges and promises of cancer therapy. In, *Current Therapy in Hematology-Oncology*, 5th ed. (Brain, M.C., and Carbone, P.P., eds.) C.V. Mosby, Co., St. Louis, **1995**, pp. 1—8.

Tallman, M.S., Hakimian, D., Zanzig, C., Hogan, D.K., Rademaker, A., Rose, E., and Variakojis, D. Cladribine in the treatment of relapsed or refractory chronic lymphocytic leukemia. *J. Clin. Oncol.*, **1995**, *13*:983—988.

Tattersall, M.H.N., Jarman, M., Newlands, E.S., Holyhead, L., Milstead, R.A.V., and Weinberg, A. Pharmacokinetics of melphalan following oral or intravenous administration in patients with malignant disease. *Eur. J. Cancer*, **1978**, *14*:507—513.

Tewey, K.M., Chen, G.L., Nelson, E.M., and Liu, L.F. Intercalative anticancer drugs interfere with the breakage-reunion reaction of mammalian DNA topoisomerase II. *J. Biol. Chem.*, **1984**, *259*:9182—9187.

Thyss, A., Milano, G., Kubar, J., Namer, M., and Schneider, M. Clinical and pharmacokinetic evidence of a life-threatening interaction between methotrexate and ketoprofen. *Lancet*, **1986**, *I*:256—258.

Tong, W.P., and Ludlum, D.B. Crosslinking of DNA by busulfan. Formation of diguanyl derivatives. *Biochim. Biophys. Acta*, **1980**, *608*:174—181.

Trippett, T., Schlemmer, S., Elisseyeff, Y., Goker, E., Wachter, M., Steinherz, P., Tan, C., Berman, E., Wright, J.E., Rosowsky, A., Schweitzer, B., and Bertino, J.R. Defective transport as a mechanism of acquired resistance to methotrexate in patients with acute lymphoblastic leukemia. *Blood*, **1992**, *80*:1158—1162.

Tritsch, G.L. (ed.). Adenosine deaminase in disorders of purine metabolism and in immune deficiency. *Ann. N.Y. Acad. Sci.*, **1985**, *451*:1—345.

Tritton, T.R., Murphree, S.A., and Sartorelli, A.C. Adriamycin: a proposal on the specificity of drug action. *Biochem. Biophys. Res. Commun.*, **1978**, *84*:802—808.

Tucker, M.A., Coleman, C.N., Cox, R.S., Varghese, A., and Rosenberg, S.A. Risk of second cancers after treatment for Hodgkin's disease. *N. Engl. J. Med.*, **1988**, *318*:76—81.

Twentyman, P.R. Bleomycin—mode of action with particular reference to the cell cycle. *Pharmacol. Ther.*, **1983**, *23*:417—441.

Ullman, B., Lee, M., Martin, D.W., Jr., and Santi, D.V. Cytotoxicity of 5fluoro-2'-deoxyuridine: requirement for reduced folate cofactors and antagonism by methotrexate. *Proc. Natl. Acad. Sci. U.S.A.*, **1978**, *75*:980—983.

Valavaara, R., and Nordman, E. Renal complications of mitomycin C therapy with special reference to the total dose. *Cancer*, **1985**, *55*:47—50.

Van Barneveld, P.W., Sleijfer, D.T., van der Mark, T.W., Mulder, N.H., Koops, H.S., Sluiter, H.J., and Peset, R. Natural course of bleomycin-induced pneumonitis: a follow-up study. *Am. Rev. Respir. Dis.*, **1987**, *135*:48—51.

Verweij, J., Funke-Kupper, A.J., Teule, G.J.J., and Pinedo, H.M. A prospective study on the dose dependency of cardiotoxicity induced by mitomycin C. *Med. Oncol. Tumor Pharmacother.*, **1988**, *5*:159—163.

Waksman, S.A., and Woodruff, H.B. Bacteriostatic and bactericidal substances produced by a soil actinomyces. *Proc. Soc. Exp. Biol. Med.*, **1940**, *45*:609—614.

Wani, M.C., Taylor, H.L., Wall, M.E., Coggon, P., and McPhail, A.T. Plant antitumor agents. VI. The isolation and structure of taxol, a novel antileukemic and antitumor agent from Taxus brevifolia. *J. Am. Chem. Soc.*, **1971**, *93*:2325—2327.

Washtein, W.L. Thymidylate synthetase levels as a factor in 5-fluorodeoxyuridine and methotrexate cytotoxicity in gastrointestinal tumor cells. *Mol. Pharmacol.*, **1982**, *21*:723—728.

Weinstein, G.D. Methotrexate. *Ann. Intern. Med.*, **1977**, *86*:199—204.

Wiernik, P.H., Banks, P.L., Case, D.C. Jr., Arlin, Z.A., Periman, P.O., Todd, M.B., Ritch, P.S., Enck, R.E., and Weitberg, A.B. Cytarabine plus idarubicin or daunorubicin as induction and consolidation therapy for previously untreated adult patients with acute myeloid leukemia. *Blood*, **1992**, *79*:313—319.

Wiley, J.S., Taupin, J., Jamieson, G.P., Snook, M., Sawyer, W.H., and Finch, L.R. Cytosine arabinoside transport and metabolism in acute leukemias and T-cell lymphoblastic lymphoma. *J. Clin. Invest.*, **1985**, *75*:632—642.

Williams, M.E., Walker, A.N., Bracikowski, J.P., Garner, L.,Wilson, K.D., and Carpenter, J.T. Ascending myeloencephalopathy due to intrathecal vincristine sulfate. A fatal chemotherapeutic error. *Cancer*, **1983**, *51*: 2041—2147.

Wilson, W.H., Berg, S.L., Bryant, G., Wittes, R.E., Bates, S., Fojo, A., Steinberg, S.M., Goldspiel, B.R., Herdt, J., O'Shaughnessy, J., Balis, F.M., and Chabner, B.A. Paclitaxel in doxorubicin-refractory or mitoxantrone-refractory breast cancer: a phase I/II trial of 96-hour infusion. *J. Clin. Oncol.*, **1994**, *12*:1621—1629.

Wolmark, N., Rockett, H., Fisher, B., Wickerham, D.L., Redmond, C., Fisher, E.R., Jones, J., Mamounas, E.P., Ore, L., Petrelli, N.J., Spurr, C.L., Dimitrov, N., Romond, E.H., Sutherland, C.M., Kardinal, C.G., DeFusco, P.A., and Jochimsen, P. The benefit of leucovorin-modulated fluorouracil as postoperative adjuvant therapy for primary colon cancer: results from NSABP Protocol C-03. *J. Clin. Oncol.*, **1993**, *11*:1879—1887.

Wong, G.G., Witek, J.S., Temple, P.A., Wilkens, K.M., Leary, A.C., Luxenberg, D.P., Jones, S.S., Brown, E.L., Kay, R.M., Orr, E.C., Shoemaker, C., Golde, D., Kaufman, R.J., Hewick, R.M., Wang, E.A., and Clark, S.C. Human GM-CSF: molecular cloning of complementary DNA and purification of the natural and recombinant proteins. *Science*, **1985**, *228*:810—815.

Wortsman, J., and Soler, N.G. Mitotane. Spironolactone antagonism in Cushing's syndrome. *JAMA*, **1977**, *238*:2527.

Zhang, R., Soong, S-J., Liu, T., Barnes, S., and Diasio, R.B. Pharmacokinetics and tissue distribution of 2-fluoro-β-alanine in rats. Potential relevance to toxicity pattern of 5-fluorouracil. *Drug Metab. Dispos.*, **1992**, *20*:113—119.

Zuckerman, J.E., Raffin, T.A., Brown, J.M., Newman, R.A., Etiz, B.B., and Sikic, B.I. In vitro selection and characterization of a bleo-mycin-resistant subline of B16 melanoma. *Cancer Res.*, **1986**, *46*:1748—1753.

Monographien und Übersichtsartikel

Ackland, S.P., and Schilsky, R.L. High-dose methotrexate: a critical reappraisal. *J. Clin. Oncol.*, **1987**, *5*:2017—2031.

Agrawal, K.C., and Sartorelli, A.C. a-(N)-heterocyclic carboxaldehyde thiosemicarbazones. In, *Antineoplastic and Immunosuppressive Agents*, Pt. II. (Sartorelli, A.C., and Johns, D.G., eds.) Handbuch der Experimentellen Pharmakologie, Vol. 38. Springer-Verlag, Berlin, **1975**, pp. 793—807.

Arbuck, S.G., Canetta, R., Onetto, N., and Christian, M.C. Current dosage and schedule issues in the development of paclitaxel (Taxol). *Semin. Oncol.*, **1993**, *20 Suppl. 3*:31—39.

Armstrong, R.D. RNA as a target for antimetabolites. In, *Developments in Cancer Chemotherapy*, Vol. 2. (Glazer, R.I., ed.) CRC Press, Boca Raton, FL, **1989**, pp. 154—174.

Beardsley, G.P., Taylor, E.C., Grindley, G.B., et al. Deaza derivatives of tetrahydrofolic acid. A new class of folate antimetabolite. In, *Chemistry and Biology of Pteridines*. (Cooper, B.A., and Whitehead, V.M., eds.) De Gruyter, Berlin, **1986**, pp. 953—957.

Beutler, E. Cladribine (2-chlorodeoxyadenosine). *Lancet*, **1992**, *340*:952—956.

Bleyer, W. A. The clinical pharmacology of methotrexate: new applications of an old drug. *Cancer*, **1978**, *41*:36—51.

Brade, W.P., Nagel, G.A., and Seeber, S. (eds.). *Ifosfamide in Tumor Therapy*. Karger, New York, **1987**.

Brockman, R.W. Resistance to purine analogs. Clinical pharmacology symposium. *Biochem. Pharmacol.*, **1974**, *23 Suppl. 2*:107—117.

Broome, J.D. L-Asparaginase: discovery and development as a tumor-inhibitory agent. *Cancer Treat. Rep.*, **1981**, *65 Suppl. 4*:111—114.

Bukowski, R.M., McLain, D., and Finke, J. Clinical pharmacokinetics of interleukin-1, interleukin-2, interleukin-3, tumor necrosis factor, and macrophage colony-stimulating factor. In, *Cancer Chemotherapy and Biotherapy: Principles and Practice*, 2nd ed. (Chabner, B.A., and Longo, D.L., eds.), J.B. Lippincott Co., Philadelphia, **1995**.

Calabresi, P., Schein, P.S., and Rosenberg, S.A. (eds.) *Medical Oncology*, 2nd ed., McGraw-Hill, New York, **1993**.

Calvete, J.A., Balmanno, K., Taylor, G.A., Rafi, I., Newell, D.R., Lind, J.J., and Clavert, A.H. Preclinical and clinical studies of prolonged administration of the novel thymidylate synthase inhibitor, AG337. *Ann. Oncol.*, **1994**, *5 Suppl. 5*:134.

Capizzi, R.L., and Handschumacher, R.E. Asparaginase. In, Cancer Medicine, 2nd ed. (Frei, E., and Holland, J.F., eds.) Lea & Febiger, Philadelphia, **1982**, pp. 920—932.

Chabner, B.A. Cytidine analogues. In, *Cancer Chemotherapy and Biotherapy: Principles and Practice*, 2nd ed. (Chabner, B.A., and Longo, D.L., eds.), J.B. Lippincott Co., Philadelphia, **1995**.

Chabner, B.A., and Loo, T.L. Enzyme therapy: L-asparaginase. In, *Cancer Chemotherapy and Biotherapy: Principles and Practice*, 2nd ed. (Chabner, B.A., and Longo, D.L., eds.), J.B. Lippincott Co., Philadelphia, **1995**.

Chabner, B.A., and Wilson, W.H. Pharmacology and toxicity of antineoplastic drugs. In, *Williams' Hematology*, 5th ed. (Beutler, E., Lichtman, M.A., Coller, B.S., and Kipps, T.J., eds.) McGraw-Hill, New York, **1994**, pp. 143—154.

Cheson, B.D. The purine analogs—a therapeutic beauty contest. *J. Clin. Oncol.*, **1992**, *10*:352—355.

Chu, E., and Allegra, C.J. Antimetabolites. In, *Cancer Chemotherapy and Biotherapy: Principles and Practice*, 2nd ed. (Chabner, B.A., and Longo, D.L., eds.) J.B. Lippincott Co., Philadelphia, **1995**.

Colvin, M. The comparative pharmacology of cyclophosphamide and ifosfamide. *Semin. Oncol.*, **1982**, *9 Suppl 1*:2—7.

Crooke, S.T. Antitumor antibiotics II: actinomycin D, bleomycin, mitomycin C and other antibiotics. In, *The Cancer Pharmacology Annual*. (Chabner, B.A., and Pinedo, H.M., eds.) Excerpta Medica, Amsterdam, **1983**, pp. 69—79.

Crooke, S.T., and Bradner, W.T. Mitomycin C: a review. *Cancer Treat. Rev.*, **1976**, *3*:121—139.

Delaere, K.P.J., and Van Thillo, E.L. Flutamide monotherapy as primary treatment in advanced prostatic carcinoma. *Semin. Oncol.*, **1991**, *18 Suppl. 6*:13—19.

DeVita, V.T., Jr. The consequences of the chemotherapy of Hodgkin's disease. *Cancer*, **1981**, *47*:1—13.

DeVita, V.T., Jr., Canellos, G.P., and Moxley, J.H., III. A decade of combination chemotherapy of advanced Hodgkin's disease. *Cancer*, **1972**, *30*:1495—1504.

Donehower, R.C. Hydroxyurea. In, *Cancer Chemotherapy and Biotherapy: Principles and Practice*, 2nd ed. (Chabner, B.A., and Longo, D.L., eds.) J.B. Lippincott Co., Philadelphia, **1995**.

Dorr, R.T. New findings in the pharmacokinetic, metabolic, and drug-resistance aspects of mitomycin C. *Semin. Oncol.*, **1988**, *15 Suppl. 4*:32—41.

Durant, J.R., and Omura, G.A. Gynecologic neoplasms. In, *Medical Oncology*. (Calabresi, P., Schein, P.S., and Rosenberg, S.A., eds.) Macmillan Publishing Co., New York, **1985**, pp. 1004-1044.

Elion, G.B. Biochemistry and pharmacology of purine analogs. *Fed. Proc.*, **1967**, *26*:898—904.

Elion, G.B., and Hitchings, G.H. Metabolic basis for the actions of analogs of purines and pyrimidines. *Adv. Chemother.*, **1965**, *2*:91—177.

Endicott, J.A., and Ling, V. The biochemistry of P-glycoprotein-mediated multidrug resistance. *Ann. Rev. Biochem.*, **1989**, *58*:137—171.

Fefer, A., Benyunes, M.C., Massumoto, C., Higuchi, C., York, A., Buckner, C.D., and Thompson, J.A. Interleukin-2 therapy after autologous bone marrow transplantation for hematologic malignancies. *Semin. Oncol.*, **1993**, *20 Suppl. 9*:41—47.

Friedman, H.S., Averbuch, S.D., and Kurtzberg, J. Nonclassic alkylating agents. In, *Cancer Chemotherapy and Biotherapy: Principles and Practice*, 2nd ed. (Chabner B.A., and Longo, D.L., eds.) J.B. Lippincott Co., Philadelphia, **1995**.

Gilman, A., and Philips, F.S. The biological actions and therapeutic applications of the β-chlorethylamines and sulfides. *Science*, **1946**, *103*:409—415.

Goldberg, I.H., Beerman, T.A., and Poon, R. Antibiotics: nucleic acids as targets in chemotherapy. In, *Cancer 5: A Comprehensive Treatise. Chemotherapy.* (Becker, F.F., ed.) Plenum Press, New York, **1977**, pp. 427—456.

Grem, J.L. 5-Fluropyrimidines. In, *Cancer Chemotherapy and Biotherapy: Principles and Practice*, 2nd ed. (Chabner, B.A., and Longo, D.L., eds.), J.B. Lippincott Co., Philadelphia, **1995**.

Grem, J.L., Hoth, D.F., Hamilton, J.M., King, S.A., and Leyland-Jones, B. Overview of current status and future direction of clinical trials with 5-fluorouracil in combination with folinic acid. *Cancer Treat. Rep.*, **1987**, *71*:1249—1264.

Heidelberger, C. Fluorinated pyrimidines and their nucleosides. In, *Antineoplastic and Immunosuppressive Agents*, Pt. II. (Sartorelli, A.C., and Johns, D.G., eds.) Handbuch der Experimentellen Pharmakologie, Vol. 38. Springer-Verlag, Berlin, **1975**, pp. 193—231.

Hutter, A.M., Jr., and Kayhoe, D.E. Adrenal cortical carcinoma: clinical features of 138 patients. *Am. J. Med.*, **1966**, *41*:572—580.

Jordan, V.C. Metabolites of tamoxifen in animals and man: identification, pharmacology, and significance. *Breast Cancer Res. Treat.*, **1982**, *2*:123—138.

Keating, M.J., Holmes, R., Lerner, S., and Ho, D.H. L-Asparaginase and PEG-asparaginase: past, present and future. *Leuk. Lymphoma*, **1993**, *10 Suppl.*:153—157.

Kelland, L.R. New platinum antitumor complexes. *Crit. Rev. Oncol. Hematol.*, **1993**, *15*:191—219.

Kraut, J., and Matthews, D.A. Dihydrofolate reductase. In, *Biological Macromolecules and Assemblies*, Vol. 3. (Jurnak, F.A., and McPherson, A., eds.) John Wiley & Sons, New York, **1987**, pp. 1—21.

Launchbury, A.P., and Habboubi, N. Epirubicin and doxorubicin: a comparison of their characteristics, therapeutic activity and toxicity. *Cancer Treat. Rev.*, **1993**, *19*:197—228.

Lazo, J.S., and Chabner, B.A. Bleomycin. In, *Cancer Chemotherapy and Biotherapy: Principles and Practice*, 2nd ed. (Chabner, B.A., and Longo, D.L., eds.) J.B. Lippincott Co., Philadelphia, **1995**.

Levine, E.G., and Bloomfield, C.D. Leukemias and myelodysplastic syndromes secondary to drug, radiation, and environmental exposure. *Semin. Oncol.*, **1992**, *19*:47—84.

Ludlum, D.B., and Tong, W.P. DNA modification by the nitrosoureas: chemical nature and cellular repair. In, *Cancer Chemotherapy, Vol. II.* (Muggia, F.M., ed.) Martinus Nijhoff, Boston, **1985**, pp. 141—154.

McCormack, J.J., and Johns, D.G. Purine antimetabolites. In, *Pharmacologic Principles of Cancer Treatment.* (Chabner, B.A., ed.) W.B. Saunders Co., Philadelphia, **1982**, pp. 213—228.

McInnes, S., and Schilsky, R.L. Infertility following cancer chemotherapy. In, *Cancer Chemotherapy and Biotherapy: Principles and Practice*, 2nd ed. (Chabner, B.A., and Longo, D.L., eds.) J.B. Lippincott Co., Philadelphia, **1995**.

Morstyn, G., Lieschke, G.J., Sheridan, W., Layton, L., Cebon, J., and Fox, R.M. Clinical experience with recombinant human granulocyte colony-stimulating factor and granulocyte macrophage colony-stimulating factor. *Semin. Hematol.*, **1989**, *26 Suppl. 2*:9—13.

Muggia, F.M. Overview of carboplatin: replacing, complementing, and extending the therapeutic horizons of cisplatin. *Semin. Oncol.*, **1989**, *16 Suppl. 5*:7—13.

Myers, C.E. Role of iron in anthracycline action. In, *Organ-Directed Toxicities of Anticancer Drugs.* (Hacker, M.P., Lazo, J.S., and Tritton, T.R., eds.) Martinus Nijhoff, Boston, **1988**, pp. 17—30.

Oliverio, V.T. Pharmacology of the nitrosoureas: an overview. *Cancer Treat. Rep.*, **1976**, *60*:703—707.

Patterson, M.K., Jr. l-Asparaginase: basic aspects. In, *Antineoplastic and Immunosuppressive Agents*, Pt. II. (Sartorelli, A.C., and Johns, D.G., eds.) Handbuch der Experimentellen Pharmakologie, Vol. 38. Springer-Verlag, Berlin, **1975**, pp. 695—722.

Pinkel, D., and Howarth, C.B. Pediatric neoplasms. In, *Medical Oncology.* (Calabresi, P., Schein, P.S., and Rosenberg, S.A., eds.) Macmillan Publishing Co., New York, **1985**, pp. 1226—1258.

Piro, L.D. 2-Chlorodeoxyadenosine treatment of lymphoid malignancies. *Blood*, **1992**, *79*:843—845.

Pommier, Y., Fesen, M.R., and Goldwasser, F. Topoisomerase II inhibitors: the epipodophyllotoxins, m-AMSA, and the ellipticine derivatives. In, *Cancer Chemotherapy and Biotherapy: Principles and Practice*, 2nd ed. (Chabner, B.A., and Longo, D.L., eds.). J.B. Lippincott Co., Philadelphia, **1995**.

Pratt, W.B., Ruddon, R.W., Ensminger, W.D., and Maybaum, J. The Anticancer Drugs, 2nd ed. Oxford University Press, New York, 1994.

Robins, P.R., and Jowsey, J. Effect of mithramycin on normal and abnormal bone turnover. *J. Lab. Clin. Med.*, **1973**, *82*:576—586.

Rowinsky, E.K., and Donehower, R.C. Antimitotic agents. In, *Cancer Chemotherapy: Principles and Practice*, 2nd ed. (Chabner, B.A., and Longo, D.L., eds.). J.B. Lippincott Co., Philadelphia, **1995** (in press).

Rowinsky, E.K., McGuire, W.P., and Donehower, R.C. The current status of Taxol. *Prin. Pract. Gynecol. Oncol. Updates*, **1993**, *1 (1)*:1—16.

Rowinsky, E.K., and Donehower, R.C. Paclitaxel (Taxol). *N. Engl. J. Med.*, **1995**, *332*:1004—1014.

Schimke, R.T., Kaufman, R.J., Alt, F.W., and Kellems, R.F. Gene amplification and drug resistance in cultured murine cells. *Science*, **1978**, *202*:1051—1055.

Shenkenberg, T.D., and Von Hoff, D.D. Mitoxanthrone: a new anticancer drug with significant clinical activity. *Ann. Intern. Med.*, **1986**, *105*: 67—81.

Sobell, H.M. The stereochemistry of actinomycin binding to DNA and its implications in molecular biology. *Prog. Nucleic Acid Res. Mol. Biol.*, **1973**, *13*:153—190.

Stark, G.R., and Wahl, G.M. Gene amplification. *Annu. Rev. Biochem.*, **1984**, *53*:447—491.

Symposium. (Various authors.) Proceedings of the conference on 2'-deoxycoformycin: current status and future directions. Cancer Treatment Symposia, Vol. 2. National Cancer Institute, Washington, D.C., **1984**, pp. 1—104.

Tew, K., Colvin, M., and Chabner, B.A. Alkylating agents. In *Cancer Chemotherapy and Biotherapy: Principles and Practice*, 2nd ed. (Chabner, B.A., and Longo, D.L., eds.). J.B. Lippincott Co., Philadelphia, **1995**.

Umezawa, H. Cancer drugs of microbial origin. In, *Methods in Cancer Research, XVI: Cancer Drug Development*, Pt. A. (DeVita, V.T., Jr., and Busch, H., eds.) Academic Press, Inc., New York, **1979**, pp. 43—72.

Van Echo, D.A., Egorin, M.J., and Aisner, J. The pharmacology of carboplatin. *Semin. Oncol.*, **1989**, *16 Suppl. 5*:1—6.

Verweij, J., Schellens, J.H.M., Loo, T.L., and Pinedo, H.M. Antitumor antibiotics. In, *Cancer Chemotherapy and Biotherapy: Principles and Practice*, 2nd ed. (Chabner, B.A., and Longo, D.L., eds.). J.B. Lippincott Co., Philadelphia, **1995**.

Von Hoff, D.D. Whither carboplatin? A replacement for or an alternative to cisplatin? *J. Clin. Oncol.*, **1987**, *5*:169—171.

Waksman Conference on Actinomycins: Their potential for cancer chemotherapy. *Cancer Chemother. Rep.*, **1974**, *58*:1—123.

Weinkam, R.J., Shiba, D.A., and Chabner, B.A. Nonclassical alkylating agents. In, *Pharmacologic Principles of Cancer Treatment*. (Chabner, B.A., ed.) W.B. Saunders Co., Philadelphia, **1982**, pp. 340—362.

Weinshilboum, R. Methyltransferase pharmacogenetics. *Pharmacol. Ther.*, **1989**, *43*:77—90.

Williams, S.D., and Einhorn, L.H. Neoplasms of the testis. In, *Medical Oncology*. (Calabresi, P., Schein, P.S., and Rosenberg, S.A., eds.) Macmillan Publishing Co., New York, **1985**, pp. 1077—1088.

Zhou, X.J., and Rahmani, R. Preclinical and clinical pharmacology of vinca alkaloids. *Drugs*, **1992**, *44 Suppl. 4*:1—16.

Zinner, S.H., and Klastersky, J. Infectious considerations in cancer. In, *Medical Oncology*. (Calabresi, P., Schein, P.S., and Rosenberg, S.A., eds.) Macmillan Publishing Co., New York, **1985**, pp. 1327—1357.

TEIL XI MEDIKAMENTE MIT IMMUNMODULATORISCHER WIRKUNG

52 IMMUNMODULATOREN: IMMUNSUPPRIMIERENDE SUBSTANZEN UND IMMUNSTIMULANZIEN

Robert B. Diasio und Albert F. LoBuglio

Dieses Kapitel gibt eine kurze Übersicht über das Immunsystem als Grundlage zum Verständnis möglicher Wirkorte für die Immunmodulation. Es werden allgemeine Prinzipien, mögliche Angriffspunkte, Hauptindikationen und unerwünschte Wirkungen der pharmakologischen Immunsuppression vorgestellt. Vier Kategorien immunsupprimierender Wirkstoffe werden erörtert: Ciclosporin und Tacrolimus (früher FK506), Nebennierenrindensteroide (siehe auch Kapitel 59), zytotoxische Pharmaka (siehe auch Kapitel 51 und 64) und Antikörper. Eine Übersicht über das aufkeimende Gebiet der Immunstimulation wird ebenso gegeben. Eine Erörterung der allgemeinen Prinzipien und möglichen Angriffspunkte geht den klinischen Anwendungen und einer Beschreibung von derzeit verfügbaren, therapeutisch einsetzbaren Substanzen voran. Dazu gehören Zytokine wie Interleukin-2, synthetische Wirkstoffe wie Levamisol (siehe auch Kapitel 42) und Isoprinosin, Muramyldipeptid und natürliche Adjuvanzien. Das Kapitel schließt mit einer kurzen Vorstellung der Wirkstoffe, die sich derzeit in klinischer Erprobung befinden, und von therapeutischen Ansätzen, deren Entwicklung in den nächsten Jahren ansteht.

DIE IMMUNANTWORT

Die spezifische Immunität hat sich in höheren Organismen zu einem hochentwickelten Verteidigungssystem ausgebildet. Beim Menschen setzt sich die Immunantwort aus zwei größeren Einheiten zusammen: der *zellvermittelten* und *humoralen (antikörpervermittelten) Immunität* (Nossal, 1987). Beide Anworten vermitteln einen hohen Grad an Spezifität, der sich auf antigene Epitope richtet, die von molekularen Bestandteilen infektiösen Materials, fremden (Transplantat) und transformierten (Krebs) Zellen oder sogar autologen Zellen (Autoimmunität) exprimiert werden. Die zellulären Bestandteile, die in die Immunantwort verwickelt sind, werden in Abbildung 52.1 skizziert. Eine Vielzahl von löslichen Wachstums- und Aktivierungsfaktoren (Zytokine) werden von zahlreichen Zellpopulationen freigesetzt, die Teil der Immunantwort sind (siehe Tabelle 52.1) und einen wesentlichen Anteil an der Einleitung und Regulierung jener Immunantwort haben (Bellanti et al., 1994; Kroemer et al., 1993). Die Gene dieser Zytokine wurden kloniert und *in vitro* exprimiert, um reine Zytokinpräparate zu erhalten. Im allgemeinen üben Zytokine auf unterschiedliche Zellarten mehrere Effekte aus, haben an ähnlichen bzw. synergistischen Wirkungen teil und agieren wahrscheinlich innerhalb der Immunantwort als Satz molekularer Mechanismen, die das Zusammenspiel und die Kontrolle einzelner Zellen des Systems koordinieren.

In der Abbildung 55.2 werden die Schlüsselschritte zur Bildung einer Immunantwort skizziert. Die spezifische Antigenerkennung von T-Zellen bezieht einen Rezeptor auf der Zelloberfläche ein (T-Zellrezeptor), der in der Lage ist, kurze, an dem Haupthistokompatibilitätskomplex (MHC) (Ohno, 1994) geknüpfte Peptidsequenzen auf der Oberfläche antigenpräsentierender Zellen (APC) (Germain, 1986) zu erkennen und zu binden. Um eine CD4-T-Zellimmunantwort zu erzeugen bzw. einzuleiten, internalisieren spezielle antigenpräsentierende Zellen (dendritische Retikulumzellen, Makrophagen oder aktivierte B-Zellen) das Fremdeiweiß unter nachfolgender Proteolyse mit einer Erzeugung von Peptiden (8 - 14 Aminosäuren lang), die daraufhin mit Klasse-II-MHC-Molekülen verarbeitet und auf der Zelloberfläche präsentiert werden. Die spezifische Bindung des Peptid-MHC-Klasse II Komplexes an den T-Zellrezeptor veranlaßt die CD4-Zelle zu proliferieren und Lymphokine freizusetzen. Diese CD4-Zellen können einen Spät-Typ der Überempfindlichkeitsreaktion (Entzündungsreaktion) vermitteln, wenn sie am gleichen MHCII/Peptidkomplex binden. Außerdem ist diese Antwort der CD4-Zellen mit der Erzeugung von Lymphokinen notwendig, um die beiden anderen Komponenten der Immunantwort einzuleiten, d. h. die zytotoxische T-Zell- und die Antikörperantwort. Aus diesem Grund wurden CD4-Zellen „Helferzellen" genannt.

Die T-Zellrezeptoren der CD8-Zellen sind für Peptid/MHC Klasse I-Komplexe auf der Oberfläche antigenpräsentierender Zellen spezifisch. Die meisten antigenpräsentierenden Zellen im Körper exprimieren ebenfalls MHC Klasse II. Die Peptidkomponente des MHC-Klasse-II-Komplexes leitet sich von endogenem Eiweiß ab, das in den Zellen synthetisiert wurde (z. B. virale Infektion, maligne Entartung oder Transplantatantigene). Fremdeiweiß wird von den antigenpräsentierenden Zellen exprimiert und innerhalb einer Tasche der MHC-Klasse-I-Peptide für die Präsentation gebunden. Die Erkennung und Bindung des CD8-T-Zellrezeptors an den Peptid/MHC Klasse I-Komplex zusammen mit der CD4-Helferzelle endet mit der Erzeugung zytotoxischer T-Zellen, die in der Lage sind, eine Lyse der Zielzellen einzuleiten, wenn diese den spezifischen Peptid/MHC-Komplex auf ihrer Oberfläche präsentieren.

Die humorale Immunantwort wird von B-Lymphozyten und deren Zelloberflächenrezeptoren vermittelt, die fähig sind, Epitope zu erkennen, die an der Oberfläche intakter Proteine präsentiert werden. Zur Erzeugung einer Antikörperantwort werden einleitend CD4-T-Helferzellen (wie oben beschrieben) benötigt, indem CD4-Zellen und deren Lymphokine mit B-Zellen interagieren, deren Immunglobulin-Zelloberflächenrezeptor

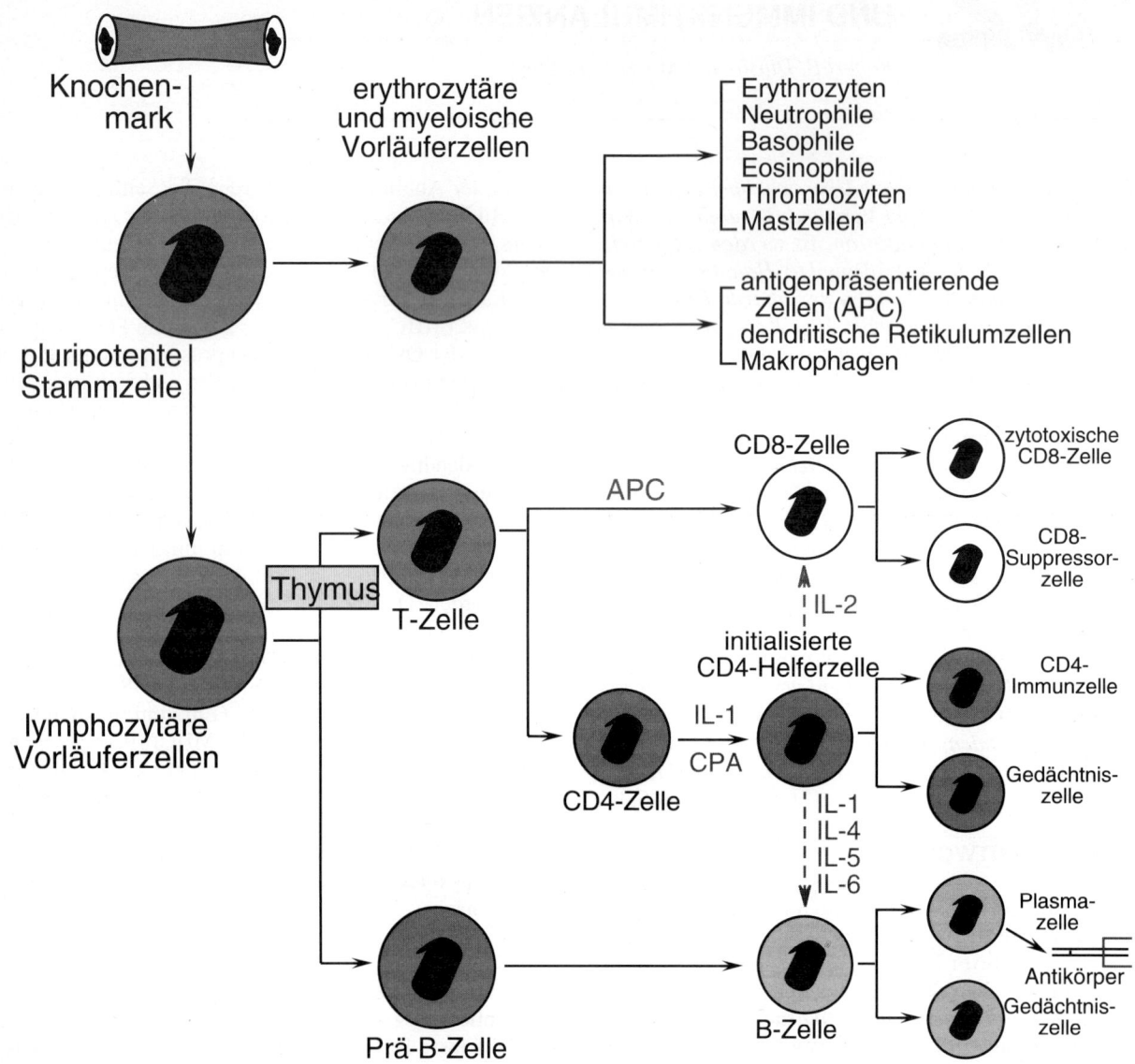

Abbildung 55.1 Ein vereinfachtes Diagramm der Abstammung und Beziehungen von Zellen, die an der Immunantwort teilhaben. Es wird gezeigt, daß das Knochenmark antigenpräsentierende Zellen (APC, Makrophagen und dendritische Retikulumzellen), zelluläre Bestandteile der Entzündungsreaktion und Lymphozytenvorläufer erzeugt. Die wichtige Rolle der initialisierten CD4-Zelle (CD4-„Helferzelle") mit ihrem Einfluß auf T- und B-Zellen wird mit den gestrichelten blauen Pfeilen angedeutet. Manche Lymphokine (Interleukine: IL-1, -2, -3, -4, -5, -6; siehe auch Tabelle 52. 1), die an der Immunantwort teilhaben, werden ebenfalls gezeigt.

ein Eiweißantigen gebunden hat (Powrie und Coffman, 1993). Wenn diese koordinierte Antwort eintritt, proliferieren B-Zellen, die sich zu Plasmazellen differenzieren und Antikörpermoleküle sezernieren, die in der Lage sind, Epitope an der Oberfläche von Eiweißmolekülen zu binden.

Die Entwicklung einer intialen (primären) Immunantwort dauert 8 - 14 Tage. Ein Teil dieser Antwort besteht aus der Erzeugung von B- und T-„Gedächtniszellen", die ein Langzeitsystem für eine schnelle Immunantwort auf eine später folgende Antigenexposition darstellen (*anamnestische* oder *sekundäre* Immunantwort). Dies erlaubt die Entwicklung von immunologischen T-Zellen und Antikörpern innerhalb von ein bis drei Tagen nach erneuter Antigenexposition, um den Immunreiz schnell zu kontrollieren bzw. zu zerstören.

IMMUNSUPPRESSION

Allgemeine Prinzipien

Die folgenden Prinzipien liegen einer klinisch effektiven Immunsuppresion zugrunde.

Tabelle 52.1 Ausgewählte Zytokineffekte bei der Immunantwort

Interleukin-1 (IL-1)	Stimulation früher Knochenmarksstammzellen und Lymphozytenvorläufer
Interleukin-2 (IL-2)	T-Zellproliferation und Erzeugung zytotoxischer „Killerzellen"
Interleukin-3 (IL-3)	Proliferation von Knochenmarksstammzellen, B- und T-Zellen
Interleukin-4 (IL-4)	Aktivierung von B- und T-Zellen sowie Makrophagen
Interleukin-5 (IL-5)	Erzeugung eosinophiler Granulozyten durch das Knochenmark
Interleukin-6 (IL-6)	Proliferation von Knochenmarks- und Plasmazellen
Interleukin-7 (IL-7)	Stimulation von B- und T-Zellen; synergistisch mit IL-2
Interleukin-8 (IL-8)	Chemotaktisch für neutrophile Granulozyten, B- und T-Zellen
Interleukin-9 (IL-9)	Proliferation von Mastzellen
Interleukin-10 (IL-10)	Hemmung von T-Zellen
Interleukin-11 (IL-11)	Synergistisch mit IL-3
Interleukin-12 (IL-12)	Synergistisch mit IL-2
Interferon-α	Aktivierung von Makrophagen, T-Lymphozyten und der natürlichen Killerzellaktivität
Interferon-γ (IFN-γ)	Aktivierung von Makrophagen und T-Zellen, Steigerung der MHC-Expression
Granulocyte macrophage-colony stimulating factor (GM-CSF)	Proliferation des Knochenmarks, Aktivierung antigenpräsentierender Zellen
Tumornekrose-Faktor (TNFα, β)	Zytotoxischer Effekt auf Tumorzellen, Stimulation der Entzündung

1. *Primäre (initiale) Immunantworten können leichter und effektiver unterdrückt werden als sekundäre Immunantworten.* Die zuvor beschriebenen initialen Schritte der primären Immunantwort, d.h. Antigenverarbeitung, Zellproliferation, Lymphokinsynthese und Differenzierung sprechen am leichtesten auf eine immunsupprimierende Therapie an. Wenn im Gegensatz dazu das immunologische Gedächtnis schon vorhanden ist, wird eine immunsupprimierende Therapie im allgemeinen nur von mäßigem Erfolg sein.
2. *Immunsupprimierende Wirkstoffe haben nicht denselben Effekt auf alle Immunantworten.* Die notwendige Dosis, um eine Immunantwort zu hemmen, kann von Antigen zu Antigen variieren.
3. *Die Hemmung einer Immunantwort ist wahrscheinlich dann erfolgreicher, wenn die immunsupprimierende Therapie vor der Exposition des Antigens begonnen wurde, statt hinterher.* Bemerkenswert ist hierbei, daß fast alle Autoimmunerkrankungen des Menschen erst nach dem Geschehen behandelt werden, d.h. wenn die Autoimmunität schon vorhanden und klinisch in Erscheinung getreten ist oder nachdem Transplantate bereits eingesetzt wurden.

Klinische Indikationen für den Einsatz einer immunsupprimierenden Therapie

Es gibt zahlreiche klinische Situationen, wo es Ziel der Therapie ist, eine ungewollte Immunantwort zu verhindern. Heutzutage stellen die Hauptindikationen für den Einsatz einer Immunsuppression die Organtransplantation, die Vermeidung einer Rh-hämolytischen Erkrankung beim Neugeborenen und die Behandlung von Autoimmunerkrankungen dar.

Organtransplantation Damit Gewebe von einer Person zur anderen transplantiert werden kann, ist es notwendig, die normale Immunantwort des Empfängers zu unterdrücken, um die Abstoßung des „fremden" Spendergewebes zu verhindern. In den letzten 30 Jahren wurde eine erfolgreiche Transplantation von Fremdgewebe hauptsächlich durch die Verfügbarkeit wirksamer immunsupprimierender Substanzen ermöglicht. Zu diesen gehörten anfangs unspezifisch zytotoxische Substanzen (z. B. *Azathioprin, Cyclophosphamid*) und Kortikosteroide (z. B. *Prednison*). Nachfolgend wurden diese durch *Ciclosporin, Tacrolimus* und in jüngster Zeit durch *Mycophenolat* Mofetil ergänzt.

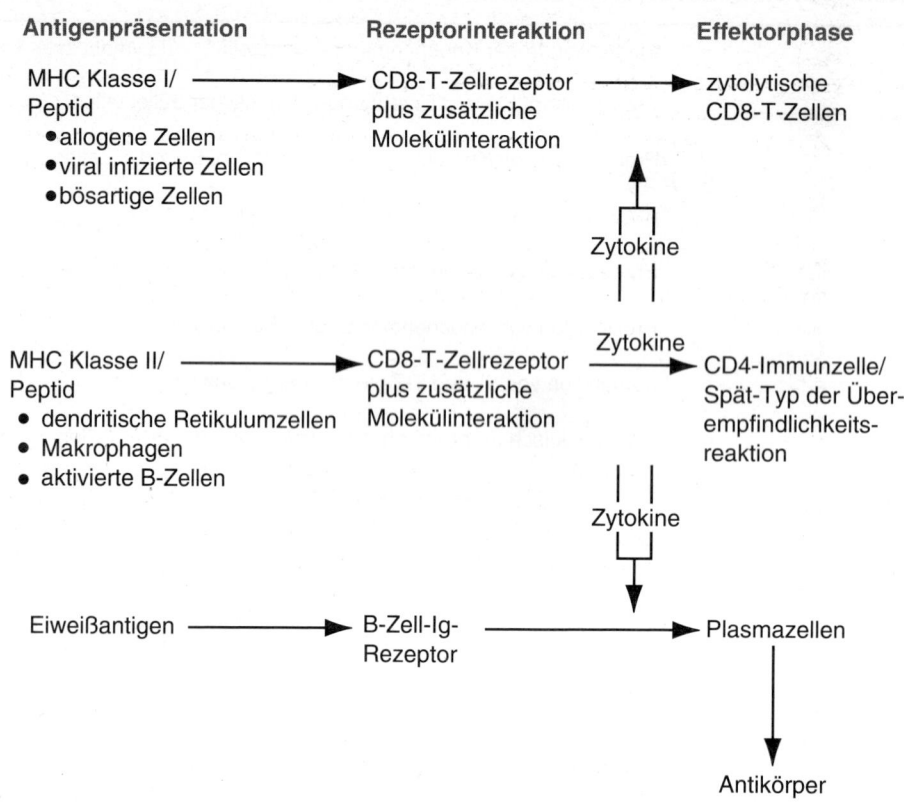

Abbildung 52.2 Überblick über die Entstehung spezifischer Immunantworten.

Die unspezifisch zytotoxischen Wirkstoffe erzielen ihren immunsupprimierenden Effekt über eine Hemmung der Lymphozytenproliferation. Leider üben sie unerwünschte Effekte auf Gewebe mit schneller Zellerneuerung wie das Knochenmark und gastrointestinale Zellen aus. Dies kann zu ernsten Nebenwirkungen in Form einer Knochenmarksdepression oder Infektion führen. Werden Kortikosteroide zusätzlich verabreicht, steigt das Infektionsrisiko sowie die Häufung anderer Komplikationen weiter an. Mit der Einführung von Ciclosporin und, seit kurzem, von Tacrolimus können viele dieser toxischen Nebenerscheinungen vermieden werden. Mehr als jeder andere Wirkstoff ist in jüngster Zeit Ciclosporin für die steigende Anzahl erfolgreicher Organtransplantationen verantwortlich zu machen. Derzeitig kommen Behandlungsschemata für Nieren-, Herz-, Lungen-, Leber-, Pankreas- und Knochenmarkstransplantationen mit Ciclosporin und Prednison zum Einsatz (Barry, 1992). Azathioprin wurde in Kombination mit den beiden letztgenannten Wirkstoffen verwendet, speziell bei Nieren- und Herztransplantationen. Bei einer akuten Abstoßung sind *Lymphozytenimmunglobulin, Antithymozytenglobulin* (vom Pferd) und der monoklonale Antikörper *Muromonab-CD3* häufig wirksam. Im Zusammenhang mit Knochenmarkstransplantationen hat sich der Einsatz von Cyclophosphamid bei der Initialtherapie als wirkungsvoll erwiesen. Es gab auch Bestrebungen, monoklonale Antikörper zur Entfernung von mißliebigen Tumor- oder T-Zellen aus dem Knochenmark vor Transplantationen einzusetzen, wobei letztere an *graft-versus-host* Reaktionen beteiligt sein können.

Selektive Immunsuppression: Verhinderung der Rh-hämolytischen Erkrankung beim Neugeborenen

Eine der effektivsten und spezifischsten immunsupprimierenden Therapien, die heutzutage verfügbar sind, ist die Verhinderung einer Rh-hämolytischen Erkrankung beim Neugeborenen. Diese Vorgehensweise dient dem Zweck, die Immunantwort einer Rh-negativen Mutter selektiv zu steuern, die gegen das D-Antigen fetaler Erythrozyten ihres Rh-positiven Kindes zum Zeitpunkt der Geburt (zum Zeitpunkt der Fehlgeburt oder ektopen Schwangerschaft) sensibilisiert wird, wenn rote Blutkörperchen vom Fetus die Plazenta überwinden und in den mütterlichen Kreislauf gelangen. Mit jeder nachfolgenden Schwangerschaft kann die Anzahl der Antikörper gegen Rh-positive Zellen ansteigen, wobei die Wahrscheinlichkeit des Übertritts von Antikörpern in den Fetus während des dritten Trimenons am höchsten ist (Hadley und Kumpel, 1993). Dies kann mit der Entwicklung einer Erythroblastosis fetalis oder hämolytischen Erkrankung des Neugeborenen enden (Duerbeck und Seeds, 1993).

Die Begründung einer Immunsuppression bei diesem

Zustandsbild liegt darin, daß die primäre Antikörperantwort auf das fremde Antigen (D-Antigen) blockiert werden kann, wenn ein spezifischer anti-D-Antikörper passiv zum Zeitpunkt der Exposition des Antigens verabreicht wird. *Rh(D)-Immunglobulin* ist eine IgG-Lösung vom Menschen, die eine angereicherte Fraktion von Antikörpern enthält, die gegen das D-Antigen gerichtet sind. Solange der Rh(D)-Antikörper der Rh-negativen Mutter innerhalb von 72 Stunden nach der Geburt eines Rh-positiven Kindes (nach der Exposition des Antigens im mütterlichen Blutkreislauf, z. B. nach einem Schwangerschaftsabbruch, einer Fehlgeburt oder ektopen Schwangerschaft) verabreicht werden, kann die mütterliche Antikörperantwort auf die Rh-positiven Zellen des Fetus unterdrückt werden. Dieser therapeutische Ansatz hat es auch ermöglicht, eine hämolytische Erkrankung des Neugeborenen bei Mehrlingsschwangerschaften zu verhindern (Contreras und de Silva, 1994).

Behandlung von Autoimmunstörungen Autoimmunerkrankungen entstehen, wenn das Immunsystem gegen endogenes Eiweiß sensibilisiert wird, das als „fremdes" Antigen angesehen wird. Dies führt zu einer Bildung von Antikörpern oder immunen T-Zellen, die mit dem im Gewebe vorhandenen Antigen reagieren können, um dort destruktive Veränderungen hervorzurufen. Eine immunsupprimierende Therapie hat sich als wirksam bei der Unterdrückung von Autoimmunreaktionen erwiesen (Bach, 1993).

Allerdings hat sich die Wirksamkeit einer immunsupprimierenden Therapie bei der Behandlung von Autoimmunerkrankungen als variabel erwiesen, und sie ist im allgemeinen nicht so effektiv wie bei Organtransplantationen oder bei der Behandlung spezifischer Immunstörungen (z. B. die Verhinderung einer Rh-hämolytischen Erkrankung beim Neugeborenen). Zahlreiche Autoimmunerkrankungen, darunter die idiopathische thrombozytopenische Purpura, die autoimmunhämolytische Anämie und die *akute Glomerulonephritis*, sprechen einigermaßen gut auf eine immunsupprimierende Behandlung an, wobei typischerweise Kortikosteroide allein oder in schwereren Fällen in Kombination mit zytotoxischen Pharmaka verwendet werden.

Unerwünschte Sekundäreffekte der Immunsuppression

Es gibt zwei wesentliche Einschränkungen, die generell beim Einsatz immunsupprimierender Wirkstoffe beachtet werden sollten. Die erste Einschränkung beruht auf einem erhöhten allgemeinen Infektionsrisiko, das nicht nur die üblichen bakteriellen und viralen Krankheitskeime und Pilzerreger betrifft, sondern ebenso zahlreiche, weniger geläufige opportunistische Infektionen mit einschließt. Die zweite und größere Einschränkung fußt auf einem erhöhtem Risiko, Lymphome und ähnliche bösartige Erkrankungen auszubilden (Cleary, 1984; Swinnen et al., 1990), für die ursächlich die Form der Transplantation verantwortlich ist, wobei zumindest einige mit einer gestörten Immunantwort auf das Epstein-Barr-Virus zusammenhängen (Katz et al., 1989), andere aber auf Mechanismen beruhen, die noch aufgeklärt werden müssen.

Ziele der pharmakologischen Immunsuppression

Die Beschreibung der Immunantwort (siehe oben) gibt eine Übersicht der Angriffspunkte, die angesteuert werden können, um eine immunsupprimierende Wirkung zu erzielen.

Dies führte zur Isolierung und Synthese zahlreicher Substanzen, die nicht nur die Analyse der einzelnen Schritte der Immunantwort, sondern auch die Entwicklung vieler, möglicherweise wertvoller therapeutischer Wirkstoffe erlaubt hat. Die Abbildung 52.3 illustriert die kritischen Schritte bei der Regulierung der Immunantwort, die von spezifischen Substanzen blockiert werden können, um eine Immunsuppression zu bewirken. Die Abbildung weist darauf hin, daß es mehrere Ebenen gibt, wo immunsupprimierende Wirkstoffe angreifen können. Einige dieser Pharmaka wirken relativ spezifisch, indem sie, wie die Antikörper Muromonab-CD3 (auch als OKT3 bekannt), Antithymozytenglobulin oder Anti-CD4, die T-Zellpopulation hemmen und verringern, während andere, wie die relativ unspezifisch zytotoxischen Pharmaka (Azathioprin, Cyclophosphamid oder Methotrexat), eher allgemein wachstumshemmende Effekte auf T- und B-Zellen haben. Die Mycophenolsäure ist eine zytotoxische Substanz, die eine selektive Wirkung auf die *de novo* Synthese von Purinen entfaltet. Sie wirkt deswegen selektiver auf die Hemmung von T- und B-Zellen, die vom *de novo* Purinstoffwechselweg abhängen, als auf andere Zellen, die in der Lage sind, den Nebenstoffwechselweg zu nutzen (siehe unten). Die spezifischen Wirkorte der verschiedenen immunsupprimierenden Substanzen werden weiter unten erörtert. In der Abbildung 52.3 wird auf die Notwendigkeit eines „zweiten Signals", das in vielen Systemen von Adhäsions- oder akzessorischen Molekülen vermittelt wird und für die Antigenerzeugung, -erkennung und -antwort zuständig ist, nicht im einzelnen eingegangen. Diese Moleküle, z. B. das CD3-Glykoprotein, werden zunehmend als wichtige Ziele zur Immunsuppression angesehen und werden in der Zusammenfassung dieses Kapitels erwähnt.

SPEZIFISCH IMMUNSUPPRIMIERENDE WIRKSTOFFE

Vier Kategorien immunsupprimierender Pharmaka finden derzeit im klinischen Alltag Verwendung: (1) Ciclosporin und Tacrolimus (vorher als FK506 bekannt), (2) Nebennierenrindensteroide, (3) zytotoxische Substanzen und (4) Antikörperwirkstoffe. Jede dieser Kategorien wird weiter unten erörtert.

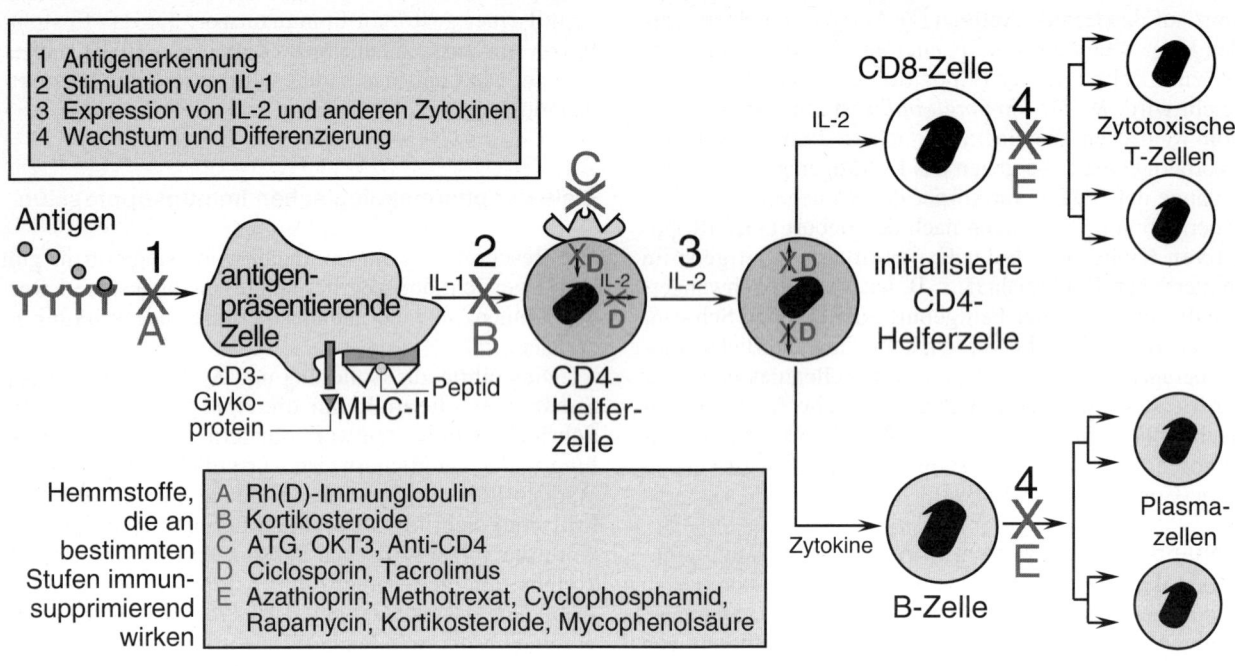

Abbildung 52.3 Wirkorte spezifisch immunsupprimierender Substanzen an verschiedenen Stufen der Immunantwort. Abkürzungen: MHC: major histocompatibility complex; IL: Interleukin; ATG: Antithymozytenglobulin; OKT3: Muromonab-CD3.

Ciclosporin und Tacrolimus

Die Strukturformeln von *Ciclosporin* und *Tacrolimus* (FK506) werden in der Abbildung 52.4 dargestellt. Obwohl beide Substanzen keine gemeinsame chemische Struktur aufweisen und mit verschiedenen biochemischen Zielen reagieren, rufen sie doch ähnliche Effekte bei der Signaltransduktion in T-Lymphozyten hervor, was zum gewünschten immunsupprimierenden Effekt führt (Fliri et al., 1993; Liu, 1993). Ciclosporin ist der zur Zeit vielleicht wichtigste immunsupprimierende Einzelwirkstoff bei Transplantationen und bestimmten Autoimmunstörungen. Tacrolimus, eine vergleichsweise junge immunsupprimierende Substanz, die sich im klinischen

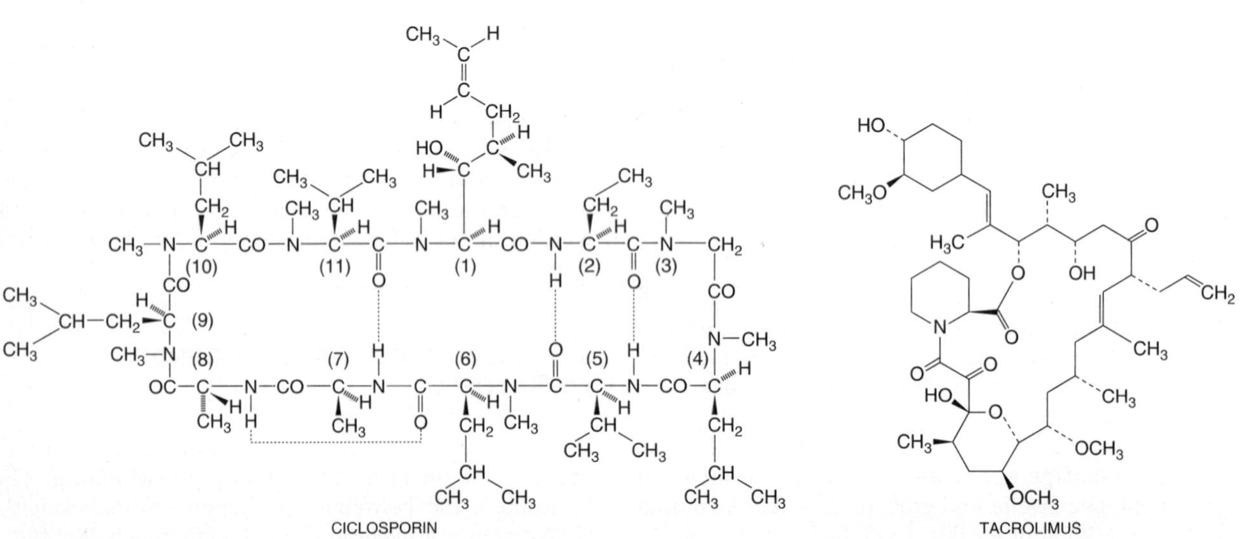

Abbildung 52.4 Chemische Strukturen von Ciclosporin und Tacrolimus (früher FK506).

Einsatz befindet, ist wirksamer als Ciclosporin, und es ist abzusehen, daß seine Bedeutung in den nächsten Jahren wachsen wird.

Ciclosporin *Chemie* Ciclosporin gehört zu einer Gruppe von zyklischen Polypeptiden, die sich vom Pilz *Tolypocladium inflatum* Gams ableiten. Es besteht aus 11 Aminosäureresten (eine einzige C9-Säure an Position 1 eingeschlossen), die zyklisch angeordnet sind, wie in Abbildung 52.4 zu sehen ist. Sämtliche Stickstoffatome der Aminoreste sind entweder wasserstoffgebunden oder methyliert. Ciclosporin besitzt an Position 8 einen einzelnen D-Aminosäurerest. Die Methylamidgruppe zwischen den Resten 9 und 10 ist cis konfiguriert; alle anderen Methylamidgruppen sind in der trans Form angeordnet. Ciclosporin ist lipophil und sehr hydrophob. Ciclosporin muß daher für den therapeutischen Einsatz gelöst werden.

Wirkungsmechanismus Ciclosporin hemmt sehr gezielt Lymphozyten, indem es die frühe zelluläre Antwort auf regulatorische und antigene Reize hemmt. Die immunsupprimierende Wirkung findet mit der Bildung eines heterodimeren Komplexes statt, der aus Ciclosporin und dem bindenden zytoplasmatischen Rezeptoreiweiß, dem Cyclophilin, besteht und schematisch in Abbildung 52.5 dargestellt wird. Der Komplex bindet anschließend an Calcineurin, welches die Ca^{2+}-stimulierte Serin/Threoninphosphataseaktivität hemmt, die entscheidend für die Phosphorylierung zytosolischer Regulationsproteine ist, welche nach der Entfernung der Phosphatgruppen in den Zellkern überführt werden, um als Untereinheiten von Transkriptionskomplexen zu dienen (Schreiber, 1992). Die T-Zellaktivierung führt zu einer vermehrten Transkription einer Vielzahl von T-Zellgenen, die spezifische Zytokine, besonders Interleukin-2 (IL-2, Abbildung 52.1), einige Protoonkogene (z. B. *c-myc* und *H-Ras*) und bestimmte Zytokinrezeptoren (z. B. IL-2 Rezeptor) kodieren. Die Folge der Bindung von Ciclosporin an seinen Rezeptor Cyclophilin ist die Hemmung der Calcineurinaktivität und die Unterdrückung calcineuringesteuerter Ereignisse. Ciclosporin kann auch die IL-2 Produktion durch eine gesteigerte Expression des *transforming growth factor β* (TGF-β) mindern, welcher ein wirkungsvoller Hemmstoff des IL-2 stimulierten T-Zellwachstums und der Erzeugung antigenspezifischer zytotoxischer T-Lymphozyten ist. Eine gesteigerte Expression von TGF-β könnte zum allgemein immunsupprimierenden Effekt von Ciclosporin beitragen (Suthanthiran und Strom, 1994; Wiederrecht et al., 1993).

Verfügbarkeit und Pharmakokinetik Ciclosporin kann intravenös als 50 mg/ml Lösung verabreicht werden, die aus einer Mischung von Ethanol und polyoxyethyliertem Rizinusöl zusammengesetzt ist. Es kann

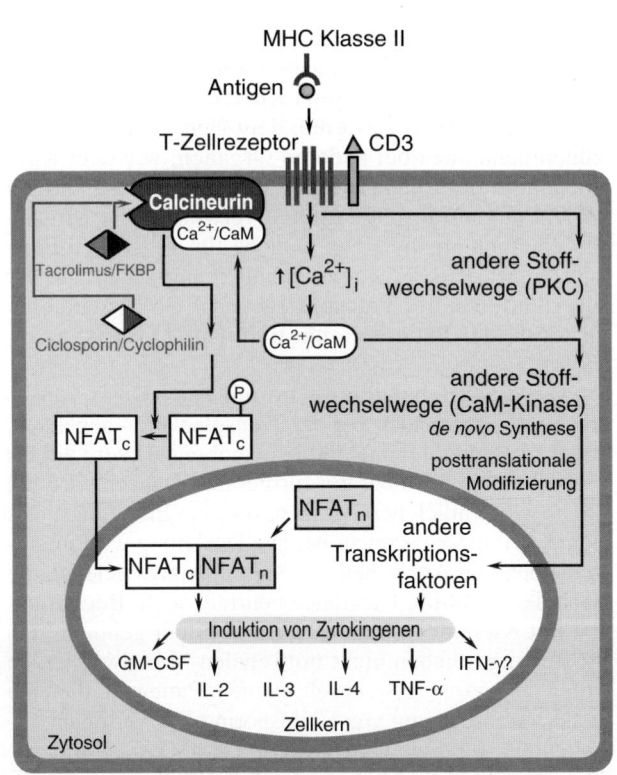

Abbildung 52.5 Zellulärer Wirkmechanismus von Ciclosporin und Tacrolimus.
Sowohl Ciclosporin als auch Tacrolimus dringen leicht in das Zytoplasma der Zielzellen ein. Zu den Stoffwechselwegen, die sie hemmen, gehört der T-zellrezeptoraktivierte Signaltransduktionsweg. Eine Aktivierung des T-Zellrezeptors bewirkt unter anderem eine Erhöhung des intrazellulären Ca^{2+}, was zu einer Aktivierung einer Ca^{2+}-abhängigen Serin/Threonin-Phosphatase, bekannt als Calcineurin, führt. Ein Substrat von Calcineurin, eine zytosolische Komponente von NFAT (NFATc; nukleärer Faktor aktivierter T-Zellen), bewegt sich vom Zytoplasma in den Zellkern mittels einer Dephosphorylierung. Durch Assoziierung mit anderen nukleären Komponenten von NFAT (NFATn) reguliert dieses Calcineurinsubstrat die Transkription zahlreicher Gene, dazu zählen Gene, die Interleukin-2 (IL-2), den granulocyte macrophage-colony stimulating factor (GM-CSF), Tumornekrosefaktor α (TNF-α), Interferon γ (IFNγ) und andere Interleukine kodieren. Calcineurin dephosphoryliert außerdem ein anderes zytosolisches Regulationsprotein, das oktameraktivierende Protein (OAP), welches ebenfalls dephosphoryliert werden muß, um in den Zellkern transportiert zu werden und dort als Transkriptionsfaktor zu dienen (Stoffwechselweg nicht gezeigt). Ciclosporin, gebunden an Cyclophilin, und Tacrolimus, gebunden an FKBP, den jeweiligen Bindungsproteinen, gehen eine stabile Bindung mit Calcineurin an der endofacialen T-Zelloberfläche ein und hemmen die katalytische Aktivierung von Calcineurin, so daß in der Folge die nukleäre Translokation von NFAT und OAP verhindert wird. Das CD3-Glykoprotein steht in enger Nachbarschaft zum antigenerkennenden T-Zellrezeptor. Antikörper, die gegen CD3 gerichtet sind (z. B. Muromonab-CD3) blockieren den Zugang eines Antigens zum T-Zellrezeptor. Dies bildet die Grundlage für den Einsatz von Muromonab-CD3 als immunsupprimierenden Wirkstoff. Abkürzungen: MHC: major histocompatibility complex; CaM: Calmodulin (übernommen von Rao, 1994; und Liu, 1993).

ebenfalls mit 25 oder 50 mg Wirksubstanz als Weichgelatinekapsel oder in neuerer Form als Mikroemulsion oral verabreicht werden. Ciclosporin wird in der ursprünglichen Darreichungsform als Weichgelatinekapsel langsam und unvollständig resorbiert mit einer Bioverfügbarkeit von 20 - 50%. Die Darreichungsform als Mikroemulsion wurde entwickelt, um die Resorptionsquote von Ciclosporin zu erhöhen, und in den USA 1995 für die klinische Anwendung zugelassen. Die Bioverfügbarkeit von Ciclosporin als Mikroemulsion ist gegenüber der von Weichgelatinekapseln erhöht; klinische Studien mit der Mikroemulsion bei gesunden Probanden und bei stabilen Nierentransplantationspatienten belegen eine Verminderung der Inter- und Intra-Patientenvariabilität aller pharmakokinetischer Parameter (Koravik et al., 1993; Mueller et al., 1994a). Wegen der verbesserten Resorptionsquote von Ciclosporin in der Mikroemulsionsgalenik muß bei stabilen Nierentransplantationspatienten mit einem Konversionsfaktor von ungefähr 0,9 bei der Dosierung gerechnet werden, um denselben Plasmaspiegel zu erzielen wie bei der Verabreichung von Weichgelatinekapseln (bei gesunden Probanden ist der Konversionsfaktor niedriger). Mit der geeigneten Überwachung des Plasmaspiegels können beide Darreichungsformen üblicherweise ohne Dosisänderungen untereinander ausgetauscht werden.

Plasmaspitzenspiegel von Ciclosporin werden normalerweise innerhalb von 1,3 - 4 Stunden erreicht (Kovarik et al., 1993). Bei Einnahme einer fettreichen Mahlzeit verzögert sich die Resorption von Ciclosporin in der Darreichungsform von Weichgelatinekapseln, nicht aber in der Mikroemulsionsform; dieser Unterschied hat wichtige Folgen für die Individualisierung der Dosierungsschemata von ambulanten Patienten (Mueller et al., 1994b).

Beim Eintritt in den Blutkreislauf über den oralen oder parenteralen Weg ist die Verteilung des Pharmakons sehr ausgeprägt, dies wird zumindest vom relativ hohen scheinbaren Verteilungsvolumen (13 Liter/kg) angedeutet. Im Gesamtblut sammeln sich 50 - 60% des Ciclosporins in den Erythrozyten. Auch in Leukozyten wird diese Substanz stark angesammelt, wobei 10 - 20% der Gesamtmenge des Pharmakons im Blutkreislauf in der relativ kleinen Leukozytenfraktion zu finden ist. Dafür ist der relativ hohe Cyclophilinanteil dieser Zellen verantwortlich. Der Rest dieses Wirkstoffes innerhalb des Blutkreislaufes wird an Plasmalipoproteine gebunden. Ciclosporin wird mit einer Eliminationshalbwertszeit von ungefähr sechs Stunden aus dem Blutkreislauf entfernt (siehe Anhang II).

Ciclosporin wird in der Leber umfassend zu über 30 Metaboliten verstoffwechselt, wobei eine beträchtliche interindividuelle Variation im Stoffwechsel dieses Wirkstoffes zu beobachten ist (Fahr, 1993; Christians und Sewings, 1993). Die zyklische Peptidstruktur ist relativ resistent gegen eine Verstoffwechselung, die Seitenketten aber werden hauptsächlich vom Cytochrom-P450A3-System einer ausgedehnten Metabolisierung unterzogen. Während davon ausgegangen wird, daß die Verstoffwechselung zu einer Inaktivierung der immunsupprimierenden Eigenschaften von Ciclosporin führt, besteht trotzdem die Möglichkeit, daß einige der Stoffwechselprodukte immunsupprimierend oder toxisch wirken können. Ciclosporin und seine Metabolite werden hauptsächlich biliär und mit den Faeces ausgeschieden; etwa 6% mit dem Urin. Bei Störungen der hepatischen Funktion können Dosisanpassungen notwendig sein.

Wechselwirkungen Ciclosporin interagiert mit einer Vielzahl weitverbreiteter Pharmaka. Die Mechanismen, die für diese Wechselwirkungen verantwortlich sind, sind weitgehend unbekannt. Die Ausscheidungsrate von Ciclosporin wird durch eine gemeinsame Verabreichung mit Phenobarbital, Phenytoin, Trimethoprim-Sulfamethoxazol oder Rifampicin als Folge einer Induktion des hepatischen P450-Systems beschleunigt. Diese Art der Wechselwirkung hatte verminderte Ciclosporinspiegel mit einer Abstoßung transplantierter Organe zur Folge. Die Ausscheidung von Ciclosporin ist vermindert, wenn es gemeinsam mit Amphotericin B, Erythromycin oder Ketoconazol verabreicht wird. Diese Wechselwirkung war mit einem erhöhten Risiko von Ciclosporinnebenwirkungen verbunden. Somit sollten Ciclosporinspiegel engmaschig kontrolliert werden, wenn Patienten eines dieser Pharmaka, oder Substanzen verabreicht bekommen, die im Verdacht stehen, Interaktionen hervorzurufen.

Therapeutischer Einsatz Ciclosporin ist eine der Schlüsselsubstanzen, die verwendet werden, um die Immunsuppression zu erreichen, die notwendig ist, um eine Transplantatabstoßung zu verhindern. Es wird im allgemein zusammen mit anderen immunsupprimierenden Wirkstoffen (meistens Kortikosteroide) bei der Transplantation von Nieren, dem Herz, der Leber und zunehmend auch bei anderen Organen, wie dem Knochenmark, der Lunge, der Bauchspeicheldrüse und bei Herz-Lungentransplantationen verwendet. Es wird im allgemeinen als die Hauptursache für die großen Fortschritte bei der Nierentransplantation angesehen, mit der ein Überleben des Transplantats nach 36 Monaten bei fast 80% der Patienten möglich wurde (Burke et al., 1994).

Die orale Behandlung wird mit einer Dosis von 15 mg/kg 4 - 24 Stunden vor der Transplantation begonnen; diese Dosierung (einmal täglich verabreicht) wird ein bis zwei Wochen postoperativ fortgesetzt. Danach wird die Dosis wöchentlich herabgesetzt, bis eine Erhaltungsdosis von 3 - 10 mg/kg erreicht ist. Die Dosierung wird im allgemeinen von Anzeichen der Nierentoxizität geleitet, die nach der Kreatinin-Clearance beurteilt wird. Bei Patienten mit Nierentransplantaten ist Vorsicht geboten, daß Abstoßungszeichen nicht mit renalen Nebenwirkungen von Ciclosporin verwechselt werden. Patienten, die eine orale Verabreichung von Ciclosporin nicht vertragen, erhalten eine verdünnte intravenöse Darreichungsform, die über zwei bis zu sechs Stunden oder länger langsam infundiert wird. Die tägliche Dosis (üblicherweise 5 - 6 mg/kg) sollte dabei nur ein Drittel der oralen Dosis betragen. Da Reaktionen auf Trägersubstanzen der parenteralen Ciclosporindarreichungsform häufig sind, sollte die intravenöse Verabreichung eingestellt werden, sobald der Patient in der Lage ist, die orale Medikation zu tolerieren.

Ciclosporin besitzt ebenfalls einen therapeutischen Wert für eine Vielzahl von Störungen, wo eine Fehlfunktion der Immunregulation als ätiologische Ursache angesehen wird (Faulds et al., 1993). Es konnte gezeigt werden, daß Ciclosporin ein wirksames Mittel bei der Behandlung des akuten okulären Behçet-Syndroms, der endogenen Uveitis, Psoriasis, atopischen Dermatitis, rheumatoiden Arthritis, der aktiven Phase des Morbus Crohn und des nephrotischen Syndroms ist, wobei es dann zum Einsatz kommt, wenn die Standardtherapie bei diesen Erkrankungen versagt. Bei vielen dieser Fälle wird Ciclosporin mit einem Kortikosteroid kombiniert. Außerdem wird Ciclosporin als Mittel der Wahl bei Patienten mit einer mäßigen bis schweren aplastischen Anämie eingesetzt, die für eine Knochenmarkstransplantation nicht geeignet sind. Neuere Ergebnisse haben eine mögliche Verwendung für die Behandlung einer primären biliären Zirrhose aufgezeigt. Es gibt Hinweise auf eine mögliche Wirksamkeit bei unbehandelbarem Pyoderma gangränosum, Polymyositis/Dermatomyositis und schwerem kortikosteroidabhängigem Asthma.

Unerwünschte Wirkungen Die Hauptnebenwirkung von Ciclosporin ist die renale Nebenwirkung. Nephrotoxische Nebenwirkungen können bei nahezu 75% der Patienten auftreten, die mit Ciclosporin behandelt werden. Es ist eine der Hauptursachen für ein Absetzen oder eine Veränderung der Therapie (Burke et al., 1994). Andere Nebenwirkungserscheinungen sind Bluthochdruck, Hepatotoxizität, Neurotoxizität, Hirsutismus, Zahnfleischhyperplasie und gastrointestinale Störungen (Schwindel, Erbrechen, Diarrhoe, Anorexie und Abdominalschmerzen).

Tracrolimus *Chemie* Tacrolimus (FK506) ist ein Makrolidantibiotikum, das aus einer Gärbrühe des Bodenmikroorganismus *Streptomyces tsukubaensis* extrahiert wurde. Seine Struktur ist in Abbildung 52.4 dargestellt.

Wirkungsmechanismus Ähnlich wie Ciclosporin, hemmt Tracrolimus die T-Zellaktivierung, indem es an ein zytosolisches Protein, in diesem Fall FKBP (FK506-Bindungsprotein), bindet. Der Ligand/FKBP-Komplex lagert sich stabil an Calcineurin an, hemmt die Serin/Threonin-Phosphataseaktivität dieses Ca^{2+}-abhängigen Enzyms und verhindert dadurch die calcineurinabhängige Aktivierung der Lymphokinexpression, Apoptose und Degranulierung (siehe Abbildung 52.5; Wiederrecht et al., 1993). Obwohl sich die intrazellulären Rezeptoren von Tacrolimus biologisch von denen unterscheiden, die Ciclosporin binden (Cyclophiline), hemmen beide Pharmaka Calcineurin und somit die Phosphorylierungsschritte, die für eine frühe Lymphokinexpression nötig sind.

Darreichungsform und Pharmakokinetik Tacrolimus kann intravenös (Kurz- oder Dauerinfusion) oder oral verabreicht werden. Die intravenöse Dosierung beträgt bei Erwachsenen 25 - 50 µg/kg täglich, bei Kindern 50 - 100 µg/kg täglich. Die orale Dosierung pädiatrischer Patienten beträgt 200 - 300 µg/kg täglich. Nach einer intravenösen Kurzinfusion von zwei bis vier Stunden fallen die Konzentrationen von Tacrolimus anfänglich steil ab, daran scheint sich eine relativ lange terminale Eliminationsphase mit einer Halbwertszeit von 11,7 (± 3,9) Stunden bei Patienten mit einem Lebertransplantat und 21,2 (± 8,5) Stunden bei gesunden Probanden anzuschließen. Die Werte scheinen sich einem Zwei-Kompartimenten-Modell anzupassen (Hooks, 1994). Untersuchungen zur oralen Bioverfügbarkeit des Pharmakons haben eine hohe Variationsbreite von 6 - 56% ergeben (Ventkataramanan, 1991). Tacrolimus scheint umfassend in der Leber verstoffwechselt zu werden, weniger als 1% des Pharmakons werden unverändert ausgeschieden.

Klinische Anwendung Die klinische Anwendung von Tacrolimus ist der von Ciclosporin ähnlich, bisher liegen die meisten Erfahrungen mit Organtransplantationen vor, insbesondere mit Lebertransplantationen (aber auch Nieren- und Herztransplantationen). Tacrolimus ist etwa 100mal potenter als Ciclosporin.

Unerwünschte Wirkungen Tacrolimus weist offensichtlich dasselbe Nebenwirkungsspektrum wie Ciclosporin auf. Wie bei Ciclosporin schränkt das bedeutende Problem der Nephrotoxizität die klinische Anwendung dieser Substanz ein. Zusätzlich können neuronale (Kopfschmerz, Tremor, Schlaflosigkeit, Schmerz usw.), gastrointestinale (Diarrhoe, Schwindel usw.), kardiale (Bluthochdruck) und metabolische Störungen (Hyperkaliämie, Hypomagnesiämie, Hyperglykämie) auftreten. Eine Langzeitimmunsuppression hat dieselben Folgen wie auch andere Immunsuppressiva sie aufweisen.

Nebennierenrindensteroide

Nebennierenrindensteroide (Glukokortikoide) werden weiterhin allein oder in Kombination mit anderen immunsupprimierenden Wirkstoffen zur Verhinderung einer Transplantatabstoßung oder zur Behandlung von Autoimmunerkrankungen eingesetzt. Die für diese Indikationen meistverwandten Glukokortikoide sind *Prednison* und *Prednisolon*. Die Chemie, Pharmakokinetik und Wechselwirkungen mit anderen Mitteln sind ausführlich im Kapitel 59 beschrieben.

Wirkungsmechanismus Schon vor langer Zeit wurde beobachtet, daß Nebennierenrindensteroide besonders nach der Verabreichung hoher Dosen eine schnelle, vorübergehende Verminderung von Lymphozyten im peripheren Blut nach sich ziehen. Dieser Effekt, der charakteristischerweise mehrere Stunden anhält, wurde als Folge einer Umverteilung zirkulierender Lymphozyten angesehen. Nach 24 Stunden kehrt die Anzahl zirkulierender Lymphozyten zu dem ursprünglichen Wert vor der Einnahme des Wirkstoffes zurück.

Neuere Untersuchungen legen nahe, daß Kortikosteroide das T-Zellwachstum, die T-zellabhängige Immunität und die Expression von Genen hemmen, die Zytokine kodieren (IL-1, IL-2, IL-6, Interferon α und TNF-α) (Knudsen et al., 1987; Zanker et al., 1990; Arya et al., 1984; Vacca et al., 1992). Zusammen scheinen diese Zytokine die von Kortikosteroiden eingeleitete Hemmung der mitogenstimulierten T-Zellproliferation umkehren zu können (Almawi et al., 1991). Es ist nachgewiesen worden, daß viele Gene, die Zytokine kodieren, ein glukokortikoidresponsibles Element in der 5'-regulativen Sequenz enthalten, welches ein Ziel für den Komplex darstellt, der aus dem mit seinem intrazellulären Rezeptorprotein gekoppelten Kortikosteroid besteht (Suthanthiran und Strom, 1994; siehe auch Kapital 2 und 59). Die Bindung des Komplexes an das glukokortikoidresponsible Element blockiert die Transkription des IL-2-Gens (Vacca et al., 1992). Einige der mutmaßlichen Stufen, an denen Kortikosteroide die Immunantwort hemmen, sind in der Abbildung 52.3 dargestellt. Kortikosteroide rufen ebenfalls unspezifische antiinflammatorische und antiadhäsive Effekte hervor (sie verhindern die Einwanderung entzündlicher Zellen vom Blutkreislauf in das Gewebe), die auch zur Immunsuppression beitragen.

Therapeutischer Einsatz Kortikosteroide werden üblicherweise mit anderen immunsupprimierenden Wirkstoffen zusammen eingesetzt, um eine Transplantatabstoßung zu verhindern. Eine Umkehrung einer akuten Abstoßungsreaktion kann sehr hohe Kortikosteroiddosen über mehrere Tage erforderlich machen. Etwas niedrigere Dosen werden eingesetzt, um akute *Graft-versus-host*-Reaktionen abzuwenden, die manchmal nach Knochenmarkstransplantationen auftreten können.

Kortikosteroide werden ebenfalls verwendet, um allergische Reaktionen zu minimieren, die beim Einsatz antilymphozytären Globulins oder monoklonaler Antikörper auftreten können. Schließlich werden Kortikosteroide auch zur Behandlung zahlreicher Autoimmunerkrankungen eingesetzt.

Unerwünschte Wirkungen Eine Langzeitbehandlung mit Steroiden, wie sie für die Vermeidung einer Transplantatabstoßung benötigt wird, ist oftmals mit unerwünschten Wirkungen verbunden, darunter erhöhtes Infektionsrisiko, Ulzerationen, Hyperglykämie und Osteoporose. Unerwünschte Wirkungen der Nebennierenrindensteroide werden eingehend im Kapitel 59 behandelt.

Zytotoxische Wirkstoffe

Es wurde beobachtet, daß viele zytotoxische Wirkstoffe, die in der Krebschemotherapie eingesetzt werden (siehe Kapitel 51), immunsupprimierend wirken. Dies führte zu einer Überprüfung der Wirksamkeit dieser Stoffe zur Verhinderung von Transplantatabstoßungen und zur Behandlung von Autoimmunstörungen. Es wird davon ausgegangen, daß diese Substanzen einen gemeinsamen Wirkungsmechanismus als immunsupprimierende Wirkstoffe haben, indem sie die klonale Vermehrung sowohl von B- als auch T-Lymphozyten verhindern (Abbildung 52.3).

Azathioprin ***Chemie*** Azathioprin ist ein Purinantimetabolit. Es ist eine Vorstufe von 6-Mercaptopurin, die eine am Schwefelatom an der Position 6 im Purinring gebundene Imidazolgruppe enthält. Die Struktur von Azathioprin ist:

AZATHIOPRIN

Wirkungsmechanismus Nach einem Angriff verschiedener Nukleophiler, wie Glutathion, wird Azathioprin zu 6-Mercaptopurin gespalten, das wiederum in 6-Mercaptopurinnukleotid umgesetzt werden und zu einer Hemmung der *de novo* Purinsynthese oder zur Bildung von Thio-IMP führen kann, welches als falsches Nukleotid mit dem Nebenstoffwechselweg der Purinsynthese in Wechselbeziehung treten kann. Thio-IMP wird nachfolgend zu Thio-GMP und teilweise zu Thio-GTP umgewandelt, was zu einer DNA-Schädigung durch Interkalation von Thio-GMP in das DNA-Rückgrat führt (siehe Kapitel 51). Interessanterweise hat Azathioprin in *in vitro* Studien eine anscheinend höhere Wirksamkeit als 6-Mercaptopurin gezeigt. Die Grundlage der Überlegenheit von Azathioprin ist nicht geklärt, spiegelt aber möglicherweise Unterschiede in der Substanzaufnahme oder in der lokalen Umwandlung in 6-Mercaptopurin in Zielzellen wider, die den immunsupprimierenden Effekt vermitteln, oder es sind pharmakokinetische Besonderheiten bei Azathioprin bzw. 6-Mercaptopurin hierfür verantwortlich.

Verfügbarkeit und Pharmakokinetik Azathioprin ist als orale sowie als intravenöse Darreichungsform verfügbar. Es wird gut aus dem gastrointestinalen Trakt mit Spitzenspiegeln ein bis zwei Stunden nach oraler Aufnahme resorbiert. Der Wirkstoff und seine Metabolite werden hauptsächlich mit dem Urin ausgeschieden.

Wechselwirkungen Wie bei 6-Mercaptopurin selbst kann die gemeinsame Verabreichung von Allopurinol und Azathioprin zu einer gesteigerten Nebenwirkungsrate führen. Dafür ist die Hemmung der Xanthinoxidase durch Allopurinol verantwortlich, einem entscheidenden Enzym für den Abbau zahlreicher Purine, 6-Mercaptopurin eingeschlossen. Somit führt die gemeinsame Einnahme von Allopurinol und Azathioprin zu erhöhten 6-Mercaptopurinspiegeln, was daher mit einer gesteigerten Nebenwirkungsrate enden kann. Im allgemeinen ist es am besten, wenn die gemeinsame Verabreichung beider Wirkstoffe vermieden wird. Wenn es unumgänglich ist, daß beide Pharmaka zusammen verabreicht werden müssen, wird empfohlen, die Azathioprindosis auf 65 - 75% der üblichen Menge zu reduzieren.

Therapeutischer Einsatz In den letzten 20 Jahren war Azathioprin eines der meistverwandten Wirkstoffe zur Verhinderung von Transplantatabstoßungen. Es wird heutzutage weiterhin in Kombination mit Ciclosporin oder Prednison verwendet. In zahlreichen Zentren ist es Patienten vorbehalten, die nicht auf Ciclosporin oder Prednison ansprechen (Schulak und Hricik, 1994). Eine prophylaktische Therapie mit Azathioprin wird normalerweise mit Tagesdosen von 3 - 10 mg/kg, ein bis zwei Tage vor einer Nierentransplantation oder am Tag der Operation begonnen. Außer zur Verhinderung von Transplantatabstoßungen wurde Azathioprin auch zur Behandlung von Autoimmunerkrankungen wie einer schweren refraktären rheumatoiden Arthritis verwendet.

Unerwünschte Wirkungen So wie bei anderen zytotoxischen Wirkstoffen kann Azathioprin schnell wachsende Zellen beeinflussen, Knochenmark und gastrointestinale Zellen eingeschlossen, was zu Leukozytopenie, Thrombozytopenie und gastrointestinalen Störungen führen kann. Zudem wurde von einer Hepatotoxizität (Cholestase) berichtet. Viele der allgemeinen Probleme, die eine Immunsuppression mit sich bringen kann, wie die einer erhöhten Infektionsgefahr, können ebenfalls auftreten. Außerdem gibt es Hinweise auf Mutagenität und eine mögliche Karzinogenität.

Mycophenolat Mofetil *Chemie* Mycophenolat Mofetil ist das 2-Morpholinoethylester der Mycophenolsäure. Seine Struktur ist:

MYCOPHENOLAT MOFETIL

Wirkungsmechanismus Mycophenolsäure (MPS), der aktive Metabolit von Mycophenolat Mofetil, ist ein potenter Inhibitor der Inosinmonophosphatdehydrogenase, ein entscheidendes Enzym für die *de novo* Purinsynthese. Der funktionell selektive Effekt der MPS auf das Immunsystem beruht auf der Abhängigkeit der T- und B-Lymphozyten von der *de novo* Purinbiosynthese, ohne den Hypoxanthin-Guaninphosphorybosyltransferase-Nebenstoffwechselweg nutzen zu können. Die Lymphozyten, die den Nebenstoffwechselweg nur in geringem Maße oder gar nicht nutzen können, sind stärker von diesem Wirkstoff betroffen als andere Knochenmarkszellen oder parenchymale Gewebearten, die eher den Nebenstoffwechselweg der Purinbiosynthese beschreiten.

Mycophenolat Mofetil hemmt die lymphozytäre Proliferation und die Antikörperbildung von B-Zellen. Das Pharmakon kann auch die Ansammlung von Leukozyten an Entzündungsstellen durch Entleerung von leukozytären Guaninnukleotidmolekülen und die Glykosilierung von lymphozytären Glykoproteinen hemmen, die für die Adhäsion an Endothelzellen wichtig sind. Im Tierexperiment war Mycophenolat Mofetil wirksam bei der Hemmung der Transplantatabstoßung, indem es die Transplantatannahmerate erhöhte und sowohl die akute wie auch chronische Abstoßungsrate verminderte.

Verfügbarkeit und Pharmakokinetik Mycophenolat Mofetil wird rasch nach oraler Gabe resorbiert und zu freier MPS, dem aktiven Metaboliten, hydrolysiert. MPS wird hauptsächlich durch die Glukuronyltransferase metabolisiert; der phenolische Glukuronidmetabolit der MPS ist pharmakologisch nicht aktiv. Ein vernachlässigbarer Anteil des Wirkstoffes (< 1%) wird als MPS ausgeschieden; um die 90% des verabreichten Wirkstoffes wird mit dem Urin als MPS-Glukuronid ausgeschieden.

Die Bioverfügbarkeit oral verabreichten Mycophenolat Mofetils beträgt 94% mit einem scheinbaren Verteilungsvolumen von 4 (±1,2) Liter/kg. Bei klinisch relevanten Konzentrationen werden 95% MPS an Plasmaalbumin gebunden. Der phenolische Glukuronidmetabolit der MPS sammelt sich bei Patienten mit einer Niereninsuffizienz oder einem verspäteten Funktionsbeginn des Transplantats an, kann die Bindung der MPS an Plasmaalbumin anscheinend in einer kompetitiven Weise vermindern und so die Ausscheidungsrate der MPS steigern. Plasmakonzentrationen der MPS bei Patienten mit frischen Nierentransplantationen (< 40 Tage nach Transplantation) sind nur halb so hoch wie bei gesunden Probanden oder stabilen nierentransplantierten Patienten. Pharmakokinetische Daten pädiatrischer Patienten mit Nierentransplantaten sind derzeit noch so spärlich, daß ein aussagekräftiger Vergleich mit Befunden von erwachsenen Patienten nicht möglich ist.

Wechselwirkungen Es wurden zahlreiche Untersuchungen über Wechselwirkungen von Mycophenolat Mofetil mit anderen Substanzen durchgeführt. Die gemeinsame Verabreichung von Mycophenolat Mofetil mit Aciclovir oder Ganciclovir hatte keine pharmakokinetischen Interaktionen aufgewiesen, obwohl wegen erhöhter Konzentrationen von MPS-Glukuronid und Aciclovir bzw. Ganciclovir bei Niereninsuffizienz die Möglichkeit einer Kompetition um die tubuläre Sekretion bestünde. Die Koadministration von Mycophenolat Mofetil und Antazida mit Magnesium- oder Aluminiumhydroxydverbindungen führt zu einer Verminderung der Resorption von Mycophenolat Mofetil, so daß beide Substanzklassen nicht gemeinsam eingenommen werden sollten. Cholestyramin vermindert die MPS-Plasmakonzentration nach einer Einzeldosis von Mycophenolat Mofetil in signifikantem Maße. Die Pharmakokinetik von Ciclosporin blieb nach einfacher und auch mehrfachen Gaben von 1,5 g Mycophenolat Mofetil zweimal täglich bei zehn nierentransplantierten Patienten unverändert; die Plasmakonzentrationen von MPS waren denen von gesunden Probanden ähnlich, die demselben Dosierungsschema folgten. Mit Trimethoprim/Sulfamethoxazol konnten ebenfalls keine Wechselwirkungen nachgewiesen werden. Auch unter Einfachgabe von Mycophenolat Mofetil zusammen mit oralen Kontrazeptiva waren keine Interaktionen aufzufinden. Andere Daten über mögliche Wechselwirkungen zwischen Pharmaka, die Patienten mit Nierentransplantaten üblicherweise verabreicht werden, und Mycophenolat Mofetil sind derzeit noch nicht verfügbar.

Therapeutischer Einsatz Mycophenolat Mofetil wurde von der FDA in den USA als orale Darreichungsform zur Anwendung nach Nierentransplantationen zugelassen. Die Erweiterung der Zulassung auf andere allogene Transplantate sowie andere klinische Anwendungen wird derzeit geprüft.

Die erste Dosis Mycophenolat Mofetil sollte innerhalb von 72 Stunden nach der Transplantation gegeben werden. Es wird empfohlen, zweimal täglich eine Dosis von 1 g in Kombination mit Ciclosporin und Kortikosteroiden zu verabreichen. Klinische Versuche haben gezeigt, daß kein Therapievorteil aus einer täglichen Gabe von 3 g Mycophenolat Mofetil erwächst. Patienten, die eine tägliche Dosis von 2 g erhielten, wiesen ein besseres Sicherheitsprofil auf als Patienten, die 3 g am Tag erhielten. Höhere Tagesdosen als 2 g, auf zwei Einzeldosen verteilt, sollten bei Patienten vermieden werden, die auch nach der akuten Posttransplantationsphase unter einer schweren chronischen Nierenfunktionsstörung (glomeruläre Filtrationsrate < 25 ml/min/1,73 m^2) leiden.

Cyclophosphamid *Chemie* Cyclophosphamid gehört zur Stickstofflost Unterklasse der alkylierenden Substanzen. Die Struktur ist in der Abbildung 51.3 zu sehen. Ausführlichere Informationen über die chemische Zusammensetzung, Pharmakokinetik und die Wirkungen von Cyclophosphamid auf den P450-vermittelten Fremdstoffwechsel werden im Kapitel 51 dargelegt.

Wirkungsmechanismus Der Mechanismus von Cyclophosphamid als Immunsuppressivum ist dem der Wirkung als Krebsmittel ähnlich; Cyclophosphamid alkyliert DNA, besonders in wachsenden (aber auch ruhenden) Zellen, wobei es mit der DNA-Synthese und Funktion in Wechselwirkung tritt (siehe Kapitel 51). Sowohl B- als auch T-Zellen sind durch Cyclophosphamid betroffen (Abbildung 52.3), wobei die Wirkung auf B-Zellen größer ist, da ihre Erholungsrate niedriger ist. Folglich liegt der größte Anteil der Wirksamkeit dieser Substanz in der humoralen Immunität begründet. Wird Cyclophosphamid in sehr hohen Dosen verabreicht, so kann sich eine spezifische Toleranz zu einem neuen Antigen entwickeln, wenn der Organismus ihm zur selben Zeit ausgesetzt wird. Cyclophosphamid wirkt auf die T-zellvermittelte Immunität variabler, wobei einige zellvermittelte Antworten gehemmt, andere stimuliert werden können.

Therapeutischer Einsatz Cyclophosphamid wurde in hohen Dosen als immunsuppremierende Substanz hauptsächlich wegen der hemmenden Wirkung auf die lymphoiden Elemente von Patienten eingesetzt, bei denen eine Knochenmarkstransplantation bevorstand. Der Einsatz von Cyclophosphamid in geringeren Dosen ist sinnvoll zur Behandlung einer Vielzahl von Autoimmunerkrankungen wie dem Lupus erythematosus, der Wegnerschen Granulomatose, der idiopathischen thrombozytopenischen Purpura und der rheumatoiden Arthritis.

Unerwünschte Wirkungen Die typischen unerwünschten Wirkungen von Cyclophosphamid werden ausführlich im Kapitel 51 dargestellt. Hohe Dosen von Cyclophosphamid, die bei der Organtransplantation, besonders der Knochenmarkstransplantation, eingesetzt werden, wurden mit der hämorrhagischen Zystitis, einer Kardiotoxizität und der schweren Panzytopenie in Zusammenhang gebracht.

Weitere zytotoxische Substanzen Andere zytotoxische, antikarzinogene Substanzen, die auch zur immunsupprimierenden Therapie verwendet wurden, schließen *Methotrexat, Chlorambucil, Vincristin, Vinblastin* und *Dactinomycin* ein (siehe Kapitel 51 zur ausführlichen Darstellung dieser Substanzen). Von diesen wurde lediglich Methotrexat als immunsupprimierender Wirkstoff weitverbreitet eingesetzt. Es ist ein Mittel der zweiten Wahl zur Behandlung der rheumatoiden Arthritis. Es hat sich auch als wirksam bei der Behandlung der Psoriasis erwiesen, wenn die Standardtherapie versagt hatte. Ein großer Unterschied in der Anwendung von Methotrexat in der Krebschemotherapie, im Gegensatz zur chronischen Gabe relativ niedriger Dosen zur Behandlung der rheumatoiden Arthritis und Psoriasis, besteht darin, daß bei letzteren eine progressive dosisabhängige Lebertoxizität mit hepatischer Fibrose und Zirrhose, manchen klinischen Studien gemäß, in 40% der Fälle folgen kann. Das Risiko ist signifikant erhöht, wenn zusätzlich andere leberschädigende Toxine wie Ethanol eingenommen werden.

Antikörperwirkstoffe

Zur Zeit sind mehrere Antikörperwirkstoffe zur klinischen Anwendung als Immunsuppressiva zugelassen. Viele der in der Vergangenheit hergestellten Antikörper wurden zu Antisera gegen einen antigenen Reiz weiterentwickelt. Antilymphozyten- (oder Antithymozyten-) globulin wurde aus einem Antiserum gegen Lymphozyten oder Thymozyten durch wiederholtes Injizieren von menschlichen Zellen in einen nicht-menschlichen Wirt (z. B. Pferde) hergestellt. Das gewonnene Antiserum oder die gereinigte Immunglobulinfraktion (z. B. IgG oder Gammaglobulin) wurde zur Erzeugung der gewünschten Immunsuppression eingesetzt. Die Wirksamkeit dieser polyklonalen Seren unterscheidet sich häufig von Charge zu Charge. Es besteht ein erhebliches Risiko für die Patienten, Antikörperantworten und allergische Reaktionen auf diese Fremdeiweiße zu bilden, auch wenn sie immunsupprimierend behandelt werden.

Ein wesentlicher Fortschritt bei der Herstellung von Antikörpern ergab sich aus der Anwendung der Hybridomtechnik. Hybridomzellen werden aus der Fusion von murinen antikörperproduzierenden Zellen mit Plasmozytomzellen gebildet, um hochgereinigte und spezifische Antikörperpräparationen herzustellen. Da Hybridomzellen in einer Dauerkultur gehalten werden können, ist es möglich, Antikörper in großen Mengen als standardisierten pharmazeutischen Wirkstoff zu produzieren.

Antikörperwirkstoffe stellen eine verlockende Behandlungsstrategie dar, da sie sowohl eine rasche Abnahme der Anzahl lymphoider Zellen (Lymphozyten oder Thymozyten) als auch eine Hemmung der Funktion besonderer Lymphozytenpopulationen ermöglichen. Jüngste Ansätze mit rekombinanten menschlichen Antikörpern setzen Hoffnungen auf eine Verminderung oder sogar Auslöschung sich entwickelnder Antikörperantworten und allergischer Reaktionen auf Antikörperpräparate.

Antithymozytenglobulin *Antithymozytenglobulin* ist ein gereinigtes Immunglobulin, das kommerziell aus Hyperimmunserum aus mit menschlichen Thymuslymphozyten immunisierten Pferden, Kaninchen, Schafen oder Ziegen hergestellt wird. Das Antithymozytenglobulin bindet an die Oberfläche von T-Lymphozyten, die sich im Blutkreislauf befinden, was zu einer Lymphopenie und einer eingeschränkten T-Zellantwort führt.

Verfügbarkeit und Pharmakokinetik Das Antithymozytenglobulin steht als intravenöse Darreichungsform zur Verfügung. Es wird für gewöhnlich über eine große oder zentrale Vene mit einer Tagesdosis von 10 - 30 mg/kg in einer Kochsalzlösung über mehrere Stunden verabreicht. Die Halbwertszeit dieser Immunglobuline liegt zwischen drei und neun Tagen.

Therapeutischer Einsatz Antithymozytenglobulin wird heutzutage eingesetzt, um allogene Transplantatabstoßungen während akuter Abstoßungsepisoden zu behandeln. Dies schließt sowohl die Nieren und das Herz als auch andere solide Transplantate ein. Es wurde auch zur Prophylaxe der Abstoßungsreaktion verwendet (Parlevliet und Schellekens, 1992; Schwinghammer und Bloom, 1993).

Unerwünschte Wirkungen Die meisten Nebenwirkungen ergeben sich aus der Erkennung des Antithymozytenglobulins als Fremdeiweiß, was zu einer Serumkrankheit und Nephritis führen kann. Andere Nebenwirkungen umfassen Schüttelfrost sowie Fieber, Leukopenie, Thrombozytopenie und Exantheme. Anaphylaktische Reaktionen wurden nur selten beschrieben.

Muromonab CD3 Monoklonale Antikörper *Muromonab-CD3* ist ein monoklonaler Antikörper der Maus, dessen Herstellung wegen seiner monoklonalen Natur eine bessere Konsistenz und Voraussagbarkeit in seinen immunsupprimierenden Eigenschaften besitzt als beispielsweise polyklonale Antikörper des Antithymozytenglobulins.

Wirkungsmechanismus Das CD3-Glykoprotein steht in enger Nachbarschaft zum Antigenerkennungskomplex von T-Lymphozyten (Abbildung 52-5). Wenn sich Muromonab-CD3 an das CD3-Glykoprotein anlagert, wird das Antigen blockiert, so daß es nicht an den Antigenerkennungskomplex binden kann. (siehe Abbildungen 52.3 und 52.5). Muromonab-CD3 bindet auch an T-Lymphozyten, was über eine Aktivierung von T-Zellen zu einer Zytokinfreisetzung führt. Das Ergebnis dieser Ereignisse ist die Verhinderung einer Teilnahme von T-Lymphozyten an der Immunantwort. Dieser Effekt geht rasch vonstatten; alle zirkulierenden T-Zellen verschwinden innerhalb von Minuten nach Verabreichung von Muromonab-CD3 aus dem Blutkreislauf. Wenn die T-Zellen wieder erscheinen, fehlen sowohl der CD3- als auch der Antigenerkennungskomplex. Diese Effekte verhindern eine Transplantatabstoßung.

Therapeutische Anwendung Nähere Einzelheiten über die Verfügbarkeit und Kinetik dieses Antikörpers sind nicht bekannt. Es ist offensichtlich, daß wirksame Spiegel schnell erreicht werden, da CD3-positive T-Zellen innerhalb von Minuten nach Verabreichung verschwinden.

Muromonab-CD3 wurde in erster Linie eingesetzt, um eine akute Abstoßung von Nieren-, Leber-, und Herztransplantaten zu verhindern (Waid et al., 1992; Norman et al. 1993). Außerdem wurde dieser Antikörper dazu eingesetzt, T-Zellen vor einer Knochenmarkstransplantation vom Spenderknochenmark zu entfernen.

Unerwünschte Wirkungen Unerwünschte Wirkungen, die in Zusammenhang mit Muromonab-CD3 stehen, schließen das Zytokinfreisetzungssyndrom, anaphylaktoide Reaktionen, zentralnervöse und Nebenwirkungen ein, die mit einer Hemmung des Immunsystems einhergehen. Das *Zytokinfreisetzungssyndrom* wurde zeitweise mit der Initialdosis von Muromonab-CD3 in Zusammenhang gebracht. Die Auswirkungen reichten von einer leichten grippeähnlichen Erkrankung bis hin zu lebensbedrohlichen, schockähnlichen Zuständen. Die Häufigkeit der schwer beherrschbaren Reaktionen kann vermindert werden, wenn hohe Steroiddosen als Vormedikation ein bis vier Stunden vor der Initialdosis von Muromonab-CD3 verabreicht werden. Die anaphylaktoide Reaktion stellt keinen generalisierten anaphylaktischen Zustand dar, ergibt sich aber aus dem Zytokinfreisetzungssyndrom, das zwischen der ersten bis vierten Stunde nach Gabe einsetzen kann. Wirkungen auf das ZNS schließen Anfälle, Enzephalopathien, Hirnödeme, aseptische Menigitiden und Kopfschmerzen ein. Nebenwirkungen, die sich aus den immunsupprimierenden Effekten einstellen, schließen ein gehäuftes Auftreten von Infektionen (insbesondere virale Infektionen) und ein erhöhtes neoplastisches Risiko (besonders lymphoproliferative Störungen und Hautkrebse) ein (Kreis, 1992).

Rh0(D)-Immunglobulin Das Handelspräparat von *Rh0(D)-Immunglobulin* besteht aus einer Lösung menschlichen IgG-Globulins, die hohe Antikörpertiter gegen das Rh(D)-Antigen auf roten Blutkörperchen besitzt. Der Antikörper wird durch Alkoholfraktionierung des Plasmas von Hepatitis B negativen Spendern gewonnen.

Der Grund, Rh0(D)-Immunglobulin einzusetzen, liegt darin, daß primäre Antikörper, die als Antwort auf ein Fremdantigen gebildet werden, blockiert werden können, wenn ein spezifischer Antikörper zum Zeitpunkt des Erstkontaktes mit dem Antigen passiv zugeführt wird. Eine Rh-negative Mutter kann gegen das „fremde" D-Antigen ihres Rh-positiven Neugeborenen oder Feten zum Zeitpunkt der Geburt, des Abortes oder durch eine ektope Schwangerschaft sensibilisiert werden, wenn fetale Erythrozyten in den Blutkreislauf der Mutter gelangen (Gibble und Ness, 1992).

Das Antikörperpräparat wird üblicherweise intramuskulär verabreicht. Es gibt nur unzureichende Daten über die Verfügbarkeit und Pharmakokinetik dieses Wirkstoffes. Es wird davon ausgegangen, daß die Halbwertszeit eines Immunglobulins im allgemeinen ungefähr 21 - 29 Tage beträgt.

Therapeutischer Einsatz Rh0(D)-Immunglobulin wird spezifisch bei Rh-negativen Müttern eingesetzt, um eine Sensibilisierung gegen das Rh(D)-Antigen zu verhindern, die bei erneuter Exposition möglicherweise zu einer Erythroblastosis fetalis oder hämolytischen Erkrankung des Neugeborenen führen kann.

Unerwünschte Wirkungen Sporadisch werden lokale Mißempfindungen an der Injektionsstelle oder eine leichte Temperaturerhöhung beschrieben. In seltenen Fällen wurde von anaphylaktischen Schockzuständen berichtet. Bei jedem Produkt, das sich von menschlichem Sammelblut ableitet, gibt es Bedenken über mögliche Kontaminationen mit Hepatitisviren oder HIV.

Verschiedene immunsupprimierende Wirkstoffe

Methoxsalen *Methoxsalen* wurde verwendet, um die erythrodermische Phase eines kutanen T-Zell-Lymphoms zu behandeln, das resistent gegen die Standardtherapie wurde. Ungefähr zwei Stunden, nachdem dem Patienten eine orale Methoxsalendosis verabreicht worden ist, wird Blut entnommen und ultraviolettem Licht mit der extrakorporalen Photophorese ausgesetzt. Die bestrahlten Zellen, die anvisierten T-Zellen eingeschlossen, werden dem Patienten nach und nach zurückinfundiert, wobei das Verfahren innerhalb der nächsten 24 Stunden wiederholt wird. Der zweitägige Behandlungszyklus wird in vier- bis achtwöchigen Intervallen wiederholt. Methoxsalen interkaliert im Dunkeln in die DNA. Wenn es dem UV-Licht ausgesetzt wird, findet eine von zwei Photoreaktionsarten statt, welche die Struktur von DNA verändern (siehe Kapitel 65). Andere photochemische Reaktionen von Methoxsalen könnten an einer Hemmung der T-Zellfunktion beteiligt sein. Es wird angenommen, daß die Photosensibilisierung bösartiger T-Zellen, die von Methoxsalen ausgelöst wird, eine Immunreaktion gegen diese Zellen im Körper erleichtert (Edelson et al., 1987).

Thalidomid Obwohl es wegen seiner bekannt gewordenen teratogenen Wirkung über viele Jahre in Verruf geraten ist, wurde Thalidomid, anfangs als Beruhigungsmittel entwickelt, wegen seiner immunsupprimierenden Wirkungen in vorklinischen Studien neu bewertet. Derzeit wird die klinische Anwendung bei der Knochenmarkstransplantation geprüft (Ehninger et al., 1993).

IMMUNSTIMULANZIEN

Allgemeiner Hintergrund

Die Entwicklung immunstimulierender Wirkstoffe liegt in der Vorstellung begründet, daß solche Pharmaka sich auf Patienten mit einer Immunschwäche günstig auswirken. Immunstimulierende Substanzen können ihre Wirkungen über die zelluläre oder humorale Immunität vermitteln. Bis vor kurzem bestand die Einschränkung für einen Einsatz von Immunstimulanzien darin, daß sie generalisierte Effekte auf das gesamte Immunsystem ausübten, ohne bestimmte Zelltypen oder Antikörper anzusprechen. Eine weitere Einschränkung bestand aus einer relativ geringen Wirkung, die ihren Wert zusätzlich schmälerte.

Indikationen

Die drei klinischen Situationen, bei denen Immunstimulanzien eine mögliche Rolle spielen könnten, sind (1) Immunschwächekrankheiten, wie dem erworbenen Immunschwächesyndrom (AIDS), (2) chronische Infektionskrankheiten und (3) Krebserkrankungen, besonders solche, die das lymphatische System betreffen.

Natürliche Adjuvanzien

Bacillus Calmette-Guérin Bacillus Calmette-Guérin (BCG) und sein aktiver Bestandteil, Muramyldipeptid, sind bakterielle Produkte, bei denen eine immunstimulierende Wirkung nachgewiesen wurde. BCG ist ein lebensfähiger, abgeschwächter Stamm des *Mycobacterium bovis*; Muramyldipeptid ist ein aktiver, von BCG abgeleiteter Bestandteil. BCG ist zur Zeit in drei verschiedenen Darreichungsformen verfügbar: lebend nicht lyophilisiert, lebend lyophilisiert und abgetötet lyophilisiert. Die Verabreichung kann intrakutan, intravenös, intraläsional, intravesikulär, oral oder über dem Weg der Vernarburg erfolgen; die verwendeten Dosen sind sehr verschiedenartig.

Therapeutischer Einsatz BCG wirkt in erster Linie auf T-Zellen. Es wird angenommen, daß es auch natürliche Killerzellen stimulieren kann. Auch wenn BCG bei vielen verschiedenen Neoplasien eingesetzt wurde, entfaltete es die größte Wirkung beim Blasenkrebs, wo es sich als effektiv beim Einsatz in der intravesikulären Darreichungsform erwiesen hatte (Friberg, 1993).

Unerwünschte Wirkungen Die unerwünschten Nebenwirkungen schließen Überempfindlichkeitsreaktionen sowie Schock, Schüttelfrost, Fieber, Unwohlsein und die Immunkomplexkrankheit ein.

Andere natürlichen Adjuvanzien Eine Vielzahl anderer bakterieller Wirkstoffe kamen zum Einsatz, wie *Corynebacterium parvum* (Totimpfstoff), das ähnlich wie BCG ebenfalls unspezifisch immunstimulierende Eigenschaften besitzt. Dieser Wirkstoff wurde bei verschiedenartigen bösartigen Geschwulsten mit fraglichem Nutzen verwendet. Es bleibt ein experimenteller Wirkstoff.

Immunglobulin

Immunglobulin wird gewerblich aus menschlichem Sammelplasma von Spendern hergestellt. Es enthält alle Immunglobulinunterklassen und hat üblicherweise nachweisbare Antikörpertiter gegen allgemein bekannte bakterielle, virale und Pathogene von Pilzen (Cometta et al., 1994; Siber und Snydman, 1992). Die in dieser Fraktion vorhandenen Antikörper werden den immungeschwächten Empfängern „passiv" verfügbar gemacht. Normalerweise wird das Immunglobulin intramuskulär oder intravenös verabreicht; die Halbwertszeit beträgt etwa drei Wochen.

Therapeutischer Einsatz Immunglobuline werden bei verschiedenen mit Immunschwäche einhergehenden Zuständen eingesetzt, dazu zählen die Agammaglobulinämie, die kombiniert-variable Immunschwäche und die primäre humorale Immunschwäche. Sie werden sowohl zur Behandlung hämatologischer Störungen wie der idiopathischen thrombozytopenischen Purpura und der autoimmunhämolytischen Anämie als auch bei Infektionskrankheiten wie Masern und Hepatitis eingesetzt. Immunglobuline werden auch zur Prävention von Infektionen bei der chronischen lymphozytären Leukämie, dem multiplen Myelom und dem Kawasaki-Syndrom verwendet (Schwartz, 1992).

Mögliche Nebenwirkungen von Immunglobulinen umfassen allergische Reaktionen wie den anaphylaktischen Schock. Außerdem besteht bei aus menschlichem Sammelplasma abgeleiteten Produkten stets die Gefahr, wie oben bereits erwähnt, einer Hepatitis oder HIV ausgesetzt zu werden.

Synthetische Wirkstoffe

Levamisol Ursprünglich war *Levamisol* als anthelmintische Substanz vorgesehen (siehe Kapitel 42). Nachfolgende Studien beim Menschen haben gezeigt, daß Levamisol die Spät-Typ- oder T-zellvermittelte Überempfindlichkeitsreaktion steigern kann. Levamisol wurde beim Morbus Hodgkin, der rheumatoiden Arthritis und erst kürzlich bei der adjuvanten Chemotherapie des Kolorektalkarzinoms eingesetzt (Chirigos, 1992; Kurman, 1993), auch wenn es beim letzteren nicht geklärt ist, ob der Effekt immunologischer Natur ist.

Isoprinosin *Isoprinosin* ist ein synthetischer Wirkstoff, bei dem eine Steigerung der Zytotoxizität natürlicher Killerzellen sowie eine Aktivitätssteigerung von T-Zellen und Monozyten nachgewiesen wurde. Von einigen Forschern wurde ein geringer Nutzen für AIDS-Patienten hervorgehoben (Benson, 1993).

Zytokine

Zytokine stellen eine Gruppe unterschiedlicher Proteine dar, die von Leukozyten und ihnen verwandten Zellen produziert werden. Sie nehmen eine Vielzahl von genau definierten Funktionen bei der Regulation des Immunsystems und der Hämatopoese wahr (siehe Tabelle 52.1). Rekombinante DNA-Techniken haben die Herstellung gereinigter Zytokine ermöglicht, die ihrerseits wiederum die Forschung weiterer immunregulatorischer Effekte von Zytokinen vorangetrieben haben. In der Tabelle 52.1 sind die meisten derzeit bekannten Zytokine aufgeführt, Interferone, koloniestimulierende Faktoren und Interleukine eingeschlossen. Koloniestimulierende Faktoren, speziell der *granulocyte macrophage-colony stimulating factor* (GM-CSF) und der *granulocyte-colony stimulating factor* (G-CSF) werden im Kapitel 53 erörtert. G-CSF wurde für die klinische Anwendung bei der Prophylaxe einer durch Krebschemotherapie induzierten Neutropenie zugelassen. GM-CSF wird zur Erhaltung einer kritischen Knochenmarkstransplantation eingesetzt und um die Erholung des Transplantats nach einer autologen Knochenmarkstransplantation zu fördern (siehe Kapitel 51). Interferon-alfa und IL-2 gehören heutzutage zu den als Therapeutika meistverwandten Zytokinen. Es ist wahrscheinlich, daß künftig auch andere Zytokine eine Rolle im klinischen Einsatz spielen werden, zumal wechselseitige Beziehungen unter diesen Faktoren vorhanden sind.

Interferon-alfa Es konnte nachgewiesen werden, daß rekombinantes menschliches Interferon-alfa (siehe Kapitel 50) zahlreiche Wirkungen entfaltet, die in eine Immunstimulation münden. Dazu gehören die Aktivierung von Makrophagen, T-Lymphozyten und natürlichen Killerzellen. Interferon war von klinischem Nutzen bei der Behandlung zahlreicher bösartiger Erkrankungen, darunter die Haarzelleukämie, die chronisch myeloische Leukämie und das Kaposi Sarkom (Johnson et al., 1994). Die Pharmakologie von Interferon-alfa wird ausführlich in den Kapiteln 50 und 51 beschrieben.

Interleukin-2 Interleukin-2 (IL-2) ist derzeit als rekombinantes Eiweiß erhältlich. Ursprünglich wurde dieses Zytokin wegen seiner Fähigkeit, die Produktion von T-Helferzellen und zytotoxischen T-Zellen anzuregen, *T-Zell-Wachstumsfaktor* genannt.

Wirkungsmechanismus IL-2 bindet an den IL-2 Rezeptor auf der Oberfläche responsibler Zellen, wobei das Wachstum und die Differenzierung von T-Helferzellen und zytotoxischen T-Zellen eingeleitet wird. Es konnte auch nachgewiesen werden, daß IL-2 die B-Zellproliferation induziert, die Makrophagenaktivität stimuliert und die Toxizität natürlicher Killerzellen steigert (Whittington und Faulds, 1993).

Therapeutischer Einsatz IL-2 wurde als intravenöser Bolus, als intravenöse Dauerinfusion, subkutan oder intramuskulär verabreicht; zu gegenwärtiger Zeit sind pharmakokinetische Daten unvollständig.

Die antineoplastische Aktivität wurde mit größter Zuverlässigkeit beim metastasierenden Melanom und dem Nierenzellkarzinom nachgewiesen. Bei diesen Konstellationen wird IL-2 typischerweise in einem Behandlungsschema mit einer Infusion autologer, lymphokinaktivierter Killerzellen eingesetzt. IL-2 wird im Kapitel 51 ausführlicher behandelt.

Unerwünschte Wirkungen IL-2 kann einen starken Blutdruckabfall mit lebensbedrohlichen kardiovaskulären Komplikationen auslösen. Die größte, dosisbeschränkende Nebenwirkung besteht aus einem Lungenödem als Folgeerscheinung einer erhöhten Kapillarpermeabilität. Zu den anderen Komplikationen gehören renale (Anstieg des Serumkreatinins), hämatologische (Manifestation als Knochenmarksdeppression) und zentralnervöse Nebenwirkungen, die als Somnolenz und Delirium in Erscheinung treten, sowie Nebenwirkungen der Haut mit lokalen Entzündungszeichen, die sich bei subkutaner Anwendung zeigen. Die optimale Dosierung muß derzeit noch geprüft werden. Es scheint so, daß die Nebenwirkungshäufigkeit zurückgeht, wenn die Infusionsrate gemindert wird.

AUSBLICK

Derzeit werden zahlreiche Pharmaka für den möglichen Einsatz als immunsupprimierende Wirkstoffe überprüft (Thomson und Starzl, 1993). Darunter befinden sich Hemmstoffe der Zytokinwirkung, wie das Makrolid Rapamycin (Morris, 1992) und Leflunomid (ein Isoxazolabkömmling), Inhibitoren der DNA-Synthese wie Mizoribin und Brequinar (Makowa et al., 1993), Hemmstoffe der Zellaktivierung und -reifung wie das Polyamin Deoxyspergualin (Thomas et al., 1993) und Induktoren unspezifischer Suppressorzellen wie Azaspiran (SKF 105685).

Das fortwährende Interesse an der Bewertung zahlreicher anderer rekombinanter Interleukine kann als Strategie gedeutet werden, um immunstimulierende Mittel zu gewinnen. Eine Anzahl weiterer chemisch definierter Immunstimulantien steht der klinischen Forschung zur Verfügung, dazu gehören verschiedene Peptide, Lipid-A-Analoga, thymomimetische Pharmaka und Induktoren interferoninduzierender Wirkstoffe (Hadden, 1994).

Für weitere Informationen bezüglich Organtransplantationen, siehe *Harrison's Principles of Internal Medicine*, 14th ed., McGraw-Hill, New York, 1998, deren deutsche Ausgabe 1999 erscheint.

LITERATUR

Almawi, W.Y., Lipman, M.L., Stevens, A.C., Zanker, B., Hadro, E.T., and Strom, T.B. Abrogation of glucocorticoid-mediated inhibition of T cell proliferation by the synergistic action of IL-1, IL-6 and IFN-γ. *J. Immunol.*, **1991**, *146*:3523—3527.

Arya, S.K., Wong-Staal, F., and Gallo, R.C. Dexamethasone-mediated inhibition of human T cell growth factor and gamma interferon messenger RNA. *J. Immunol.*, **1984**, *133*:273—276.

Barry, J.M. Immunosuppressive drugs in renal transplantation. A review of the regimens. *Drugs*, **1992**, *44*:554—566.

Benson, E.M. Immune modulation in HIV infection: fact or fantasy? *J. Acquir. Immune Defic. Syndr.*, **1993**, *6*:S61—S67.

Burke, J.F., Jr., Pirsch, J.D., Ramos, E.L., Salomon, D.R., Stablein, D.M., Van Buren, D.H. and West, J.C. Long-term efficacy and safety of cyclosporine in renal-transplant recipients. *N. Engl. J. Med.*, **1994**, *331*:358—363.

Christians, U., and Sewing, K.F. Cyclosporin metabolism in transplant patients. *Pharmacol. Ther.*, **1993**, *57*:291—345.

Cleary, M.L. and Sklar, J. Lymphoproliferative disorders in cardiac transplant recipients are multiclonal lymphomas. *Lancet*, **1984**, *2*:489—493.

Cometta, A., Baumgartner, J.D., and Glauser, M.P. Polyclonal intravenous immune globulin for prevention and treatment of infections in critically ill patients. *Clin. Exp. Immunol.*, **1994**, *97 Suppl. 1*:69—72.

Contreras, M. and de Silva, M. The prevention and management of haemolytic disease of the newborn. *J. R. Soc. Med.*, **1994**, *87*:256—258.

Duerbeck, N.B. and Seeds, J.W. Rhesus immunization in pregnancy: a review. *Obstet. Gynecol. Surv.*, **1993**, *48*:801—810.

Edelson, R., Berger, C., Gasparro, F., Jegasothy, B., Heald, P., Wintroub, B., Vonderheid, E., Knobler, R., Wolff, K., Plewig, G., McKiernan, G., Christiansen, I., Oster, M., Honigsmann, H., Wilford, H., Kokoschka, E., Rehle, T., Perez, M., Stingl, G., and Laroche, L. Treatment of cutaneous T-cell lymphoma by extracoporeal photochemotherapy. Preliminary results. *N. Engl. J. Med.*, **1987**, *316*:297—303.

Ehninger, G. Eger, K., Stuhler, A., and Schuler, U. Thalidomide—the need for a new clinical evaluation of an old drug. *Bone Marrow Transplant*, **1993**, *12*:S26—S28.

Einhorn, S. and Strander, H. Interferon treatment of human malignancies—-a short review. *Med. Oncol. Tumor Pharmacother.*, **1993**, *10*:25—29.

Fahr, A. Cyclosporin clinical pharmacokinetics. *Clin. Pharmacokinet.*, **1993**, *24*:472—495.

Fliri, H., Baumann, G., Enz. A., Kallen, J., Luyten, M., Mikol, V., Mowa, R., Quesniaux, V., Schreier, M., Walkinshaw, M. Cyclosporins: structure—activity relationships. *Ann. N.Y. Acad. Sci.*, **1993**, *696*:47—53.

Friberg, S. BCG in the treatment of superficial cancer of the bladder: a review. *Med. Oncol. Tumor Pharmacother.*, **1993**, *10*:31—36.

Hadley, A.G. and Kumpel, B.M. The role of Rh antibodies in haemolytic disease of the newborn. *Baillieres Clin. Haematol.*, **1993**, *6*:423—444.

Katz, B.Z., Raab-Traub, N., and Miller, G. Latent and replicating forms of Epstein-Barr virus DNA in lymphomas and lymphoproliferative diseases. *J. Infect. Dis.*, **1989**, *160*:589—598.

Knudsen, P.J., Dinarello, C.A., and Strom, T.B. Glucocorticoids inhibit transcriptional and post-transcriptional expression of interleukin-1 in U937 cells. *J. Immunol.*, **1987**, *139*:4129—4134.

Kovarik, J.M., Mueller, E.A., Johnston, A., Hitzenberger, G., and Kutz, K. Bioequivalence of soft gelatin capsules and oral solution of a new cyclosporine formulation. *Pharmacotherapy*, **1993**, *13*: 613—617.

Kreis, H. Antilymphocytic globulins in kidney transplantation. *Kidney Int.*, **1992**, *42*:S188—S192.

Kroemer, G., Moreno de Alboran, I., Gonzalo, J.A., and Martinez, C. Immunoregulation by cytokines. *Crit. Rev. Immunol.*, **1993**, *13*:163—191.

Kurman, M.R. Recent clinical trials with levamisole. *Ann. N.Y. Acad. Sci.*, **1993**, *685*:269—277.

Makowka, L., Sher, L.S., and Cramer, D.V. The development of Brequinar as an immunosuppressive drug for transplantation. *Immunol. Rev.*, **1993**, *136*:51—70.

Mueller, E.A., Kovarik, J.M., van Bree, J.B., Lison, A.E., and Kutz, K. Pharmacokinetics and tolerability of a microemulsion formulation of cyclosporine in renal allograft recipients—a concentration-controlled comparison with the commercial formulation. *Transplantation*, **1994a**, *57*:1178—1182.

Mueller, E.A., Kovarik, J.M., van Bree, J.B., Grevel, J., Lücker, P.W., and Kutz, K. Influence of a fat-rich meal on the pharmacokinetics of a new oral formulation of cyclosporine in a crossover comparison with the market formulation. *Pharm. Res.*, **1994b**, *11*:151—155.

Norman, D.J., Kahana, L., Stuart, F.P., Jr., Thistlethwaite, J.R., Jr., Shield, C.F., III, Monaco, A., Dehlinger, J., Wu, S-C., Van Horn, A., and Haverty, T.P. A randomized clinical trial of induction therapy with OKT3 in kidney transplantation. *Transplantation*, **1993**, *55*:44—50.

Ohno, S. MHC evolution and development of a recognition system. *Ann. N.Y. Acad. Sci.*, **1994**, *712*:13—19.

Parlevliet, K.J. and Schellekens, P.T. Monoclonal antibodies in renal transplantation: a review. *Transplant. Int.*, **1992**, *5*:234—246.

Powrie, F. and Coffman, R.L. Cytokine regulation of T-cell function: potential for therapeutic intervention. *Trends Pharmacol. Sci.*, **1993**, *14*:164—168.

Schulak, J.A. and Hricik, D.E. Steroid withdrawal after renal transplantation. *Clin. Transplant.*, **1994**, *8*:211—216.

Schwartz, S.A. Clinical use of immune serum globulin as replacement therapy in patients with primary immunodeficiency syndromes. *Clin. Rev. Allergy*, **1992**, *10*:1—12.

Schwinghammer, T.L. and Bloom, E.J. Pharmacologic prophylaxis of acute graft-versus-host disease after allogeneic marrow transplantation. *Clin. Pharm.*, **1993**, *12*:736—761.

Suthanthiran, M. and Strom, T.B. Renal transplantation. *N. Engl. J. Med.*, **1994**, *331*:365—376.

Swinnen, L.J., Costanzo-Nordin, M.R., Fisher, S.G., O'Sullivan, E.J., Johnson, M.R., Heroux, A.L., Dizikes, G.J., Pifarre, R., and Fisher, R.I. Increased incidence of lymphoproliferative disorder after immunosuppression with the monoclonal antibody OKT3 in cardiac-transplant recipients. *N. Engl. J. Med.*, **1990**, *323*:1723—1728.

Vacca, A., Felli, M.P., Farina, A.R., Martinotti, S., Maroder, M., Screpanti, I., Meco, D., Petrangeli, D., Frati, L., and Gulino, A. Glucocorticoid receptor-mediated suppression of the interleukin 2 gene expression through impairment of the cooperativity between nuclear factor of activated T cells and AP-1 enhancer elements. *J. Exp. Med.*, **1992**, *175*:637—646.

Venkataramanan, R., Jain, A., Warty, V.W., Abu-Elmagd, K., Furakawa, H., Imventarza, O., Fung, J., Todo, S., and Starzl, T.E. Pharmacokinetics of FK506 following oral administration: a comparison of FK560 and cyclosporine. *Transplant. Proc.*, **1991**, *23*:931—933.

Waid, T.H., Lucas, B.A., Thompson, J.S., Brown, S.A., Munch, L., Prebeck, R.J., and Jezek, D. Treatment of acute cellular rejection with T10B9.1A-31 or OKT3 in renal allograft recipients. *Transplantation*, **1992**, *53*:80—86.

Zanker, B., Walz, G., Wieder, K.J., and Strom, T.B. Evidence that glucocorticosteroids block expression of the human interleukin-6 gene by accessory cells. *Transplantation*, **1990**, *49*:183—185.

Monographien und Übersichtsartikel

Bach, J.F. Immunosuppressive therapy of autoimmune diseases. *Trends Pharmacol. Sci.*, **1993**, *14*:213—216.

Bellanti, J.A., Kadlec, J.V., and Escobar-Gutierrez, A. Cytokines and the immune response. *Pediatr. Clin. North Am.*, **1994**, *41*:597—621.

Chirigos, M.A. Immunomodulators: current and future development and application. *Thymus*, **1992**, *19*:S7—S20.

Faulds, D., Goa, K.L., and Benfield, P. Cyclosporin. A review of its pharmacodynamic and pharmacokinetic properties, and therapeutic use in immunoregulatory disorders. *Drugs*, **1993**, *45*:953—1040.

Germain, R.N. Immunology: the ins and outs of antigen processing and presentation. *Nature*, **1986**, *322*:687.

Gibble, J.W. and Ness, P.M. Maternal immunity to red cell antigens and fetal transfusion. *Clin. Lab. Med.*, **1992**, *12*:553—576.

Hadden, J.W., Immunostimulants. *Immunology Today*, **1994**, *14*:275—280.

Hooks, M.A., Tacrolimus, a new immunosuppressant—a review of the literature. *Ann. Pharmacother.*, **1994**, *28*:501—511.

Johnson, H.M., Bazer, F.W., Szente, B.E., and Jarpe, M.A. How interferons fight disease. *Sci. Am.*, **1994**, *270*:68—75.

Liu, J. FK-506 and cyclosporin, molecular probes for studying intracellular signal transduction. *Immunol. Today*, **1993**, *14*:290—295.

Morris, R.E. Rapamycins: antifungal, antitumor, antiproliferative, and immunosuppressive macrolides. *Transplant Rev.*, **1992**, *6*:39—87.

Nossal, G.J.V. Current concepts: immunology. The basic components of the immune system. *N. Engl. J. Med.*, **1987**, *316*:1320—1325.

Rao, A. NF-ATp: a transcription factor required for the co-ordinate induction of several cytokine genes. *Immunol. Today*, **1994**, *15*:274—281.

Schreiber, S.L. Immunophilin-sensitive protein phosphatase action in cell signaling pathways. *Cell*, **1992**, *70*:365—368.

Siber, G.R. and Snydman, D.R. Use of immune globulins in the prevention and treatment of infections. *Curr. Clin. Top. Infect. Dis.*, **1992**, *12*:208—256.

Thomas, F.T., Tepper, M.A., Thomas, J.M., and Haisch, C.E. 15-Deoxyspergualin: a novel immunosuppressive drug with clinical potential. *Ann. N.Y. Acad. Sci.*, **1993**, *685*:175—192.

Thomson, A.W. and Starzl, T.E. New immunosupppressive drugs: mechanistic insights and potential therapeutic advances. *Immunol. Rev.*, **1993**, *136*:71—98.

Wiederrecht, G., Lam, E., Hung, S., Martin, M., and Sigal, N. The mechanism of action of FK-506 and cyclosporin A. *Ann. N.Y. Acad. Sci.*, **1993**, *696*:9—19.

Whittington, R. and Faulds, D. Interleukin-2. A review of its pharmacological properties and therapeutic use in patients with cancer. *Drugs*, **1993**, *46*:446—514.

DANKSAGUNG

Die Autoren möchten Dr. Robert E. Handschumacher danken, dem Autor dieses Kapitels in der 8. Auflage, von dessen Text einige Passagen in die aktuelle Auflage übernommen wurden.

TEIL XII   ARZNEIMITTEL MIT WIRKUNG AUF DAS BLUT UND DIE BLUTBILDENDEN ORGANE

Zahlreiche Wirkstoffe einschließlich hormonaler Wachstumsfaktoren, Vitamine und Mineralstoffe, besitzen eine direkte oder indirekte Wirkung auf das Blut und die blutbildenden Organe. Die Wachstumsfaktoren, die Proliferation und Differenzierung der blutbildenden Stammzellen kontrollieren, werden in Kapitel 53 besprochen. Ihre therapeutische Verwendung ist Gegenstand intensiver Forschung. Darüber hinaus behandelt dieses Kapitel Substanzen mit Wirkungen bei spezifischen Anämien wie Eisen-, Kupfer-, Vitamin-B12-, Folsäure-, Pyridoxin- und Riboflavinmangelanämie. Kapitel 54 befaßt sich mit Heparin und den oralen Antikoagulanzien, mit thrombolytischen Wirkstoffen sowie mit Arzneimitteln, die die Funktion der Thrombozyten beeinflussen.

53 HÄMATOPOETISCHE WIRKSTOFFE
Wachstumsfaktoren, Mineralstoffe und Vitamine

Robert S. Hillman

Die kurze Lebensdauer ausgereifter Blutkörperchen macht ihre kontinuierliche Neubildung notwendig. Dieser Prozeß, der als Hämatopoese bezeichnet wird, hat nicht nur den Grundbedarf an Blutkörperchen zu sichern, sondern muß auch flexibel auf Situationen mit gesteigertem Bedarf reagieren. Beispielsweise kann die Erythrozytenbildung infolge einer Anämie oder Hypoxie um ein Fünffaches ansteigen. Die Leukozytenbildung kann sich dramatisch als Reaktion auf eine systemische Infektion erhöhen. Im Falle einer auf Blutplättchenzerstörung beruhenden Thrombopenie steigert sich die Produktion von Thrombozyten um ein Vielfaches.

Die Regulation der Hämatopoese ist ein komplexer Prozess, der sowohl Interaktionen zwischen den Zellen im Knochenmark als auch hämatopoetische und lymphopoetische Wachstumsfaktoren beinhaltet. Verschiedene dieser hormonartigen Glykoproteine wurden mittlerweile identifiziert und beschrieben. Mittels rekombinanter DNA konnten ihre Gene kloniert und die Proteine in für eine therapeutische Nutzung ausreichender Menge produziert werden. Das Spektrum der gegenwärtig erforschten bzw. schon etablierten klinischen Anwendungen reicht von der Behandlung primärer Blutkrankheiten über den unterstützenden Einsatz bei der Behandlung schwerer Infektionen bis zur Behandlung von Patienten, die sich einer Chemotherapie oder Knochenmarkstransplantation unterziehen.

Die Hämatopoese setzt aber auch eine ausreichende Versorgung mit Mineralstoffen wie Eisen und Kupfer sowie verschiedenen Vitaminen, besonders Folsäure, Vitamin B12, Pyridoxin, Ascorbinsäure und Riboflavin voraus. Ein Mangel dieser Mineralien und Vitamine führt im allgemeinen zu charakteristischen Anämien, seltener auch zu einem völligen Versagen der Blutbildung. Die Therapie solcher Mangelerscheinungen erfordert sowohl eine exakte Diagnose des spezifischen Mangelzustands als auch eine genaue Kenntnis der richtigen Dosierung der Arzneistoffe, deren Anwendung in unterschiedlichen Kombinationen und der zu erwartenden Reaktionen.

Dieses Kapitel befaßt sich mit jenen Wachstumsfaktoren, Vitaminen, Mineralstoffen und Arzneimitteln, die auf das Blut und die blutbildenden Organe einwirken.

I. HÄMATOPOETISCHE WACHSTUMSFAKTOREN

Geschichte Die modernen Vorstellungen von hämatopoetischem Zellwachstum und hämatopoetischer Zelldifferenzierung gehen auf die Arbeiten von Jacobson, Ford und anderen in den 50er Jahren dieses Jahrhunderts zurück (Jacobson et al., 1949; Ford et al., 1956). Diese Autoren belegten die Bedeutung von Milz- und Knochenmarkszellen bei der Wiederherstellung von blutbildendem Gewebe bei bestrahlten Tieren. Till & McCulloch zeigten 1961, daß individuelle hämatopoetische Zellen in der Milz bestrahlter Mäuse makroskopisch sichtbare hämatopoetische Knötchen bilden können. Auf ihrer Arbeit basiert das Konzept der *koloniebildenden Stammzellen*. Sie führte nachfolgend auch zum Nachweis, daß die Stammzellen des menschlichen Knochenmarks sich zu Granulozyten, Monozyten, Lymphozyten, Megakaryozyten und Erythrozyten entwickeln können, und somit pluripotent sind.

Mit Hilfe von Knochenmarkskulturen konnten Bradley, Metcalf und andere (Bradley & Metcalf, 1966) die Bedeutung von Wachstumsfaktoren bei der Blutbildung aufzeigen. Diese Methode ermöglichte auch die Untersuchung des Einflusses aus verschiedenen Geweben gewonnener Kultursubstrate sowie die Isolation einzelner Wachstumsfaktoren (Metcalf, 1985; Moore, 1991). Ebenso konnten die Zielzellen dieser Wachstumsfaktoren chararakterisiert werden. Die pluripotente Stammzelle bringt determinierte Vorläuferzellen als einzelne, koloniebildende Einheiten hervor sowie Zellen, die zunehmend differenziert sind.

Die Existenz eines im Blutkreislauf transportierten Wachstumsfaktors, der die Erythropoese steuert, wurde erstmals 1906 von Paul Carnot vorgeschlagen (Carnot & Deflandre, 1906). Er beobachtete einen Anstieg der Zahl der roten Blutkörperchen bei Kaninchen, denen zuvor Serum anämischer Tiere injiziert wurde. Hieraus schloß er auf das Vorhandensein eines Faktors, den er *Hämapoetin* nannte. Es dauerte allerdings bis in die 50er Jahre, bis Reissmann (1950), Erslev (1953) sowie Jacobson und Mitarbeiter (1957) erstmals Herkunftsort und Wirkungsweise dieses nun *Erythropoetin* genannten Hormons beschreiben konnten. Die in der Folgezeit durchgeführten, umfangreichen Studien an Patienten mit Anämie und Polyglobulie führten 1977 zur Isolierung von Erythropoetin aus Urin durch Miyake und Mitarbeiter. Das für die Kodierung des Proteins zuständige Gen konnte mittlerweile geklont und in einem Säugerzellsystem auf hohem Niveau exprimiert werden (Jacobs et al., 1985; Lin et al., 1985). Somit ist nun ein rekombinantes Hormon verfügbar, das von aus menschlichem Urin gewonnenem Erythropoetin nicht unterscheidbar ist. In gleicher Weise konnten komplementäre DNA und Genomklone von Faktoren isoliert werden, die das Koloniewachstum von Granulozyten, Makrophagen und kürzlich auch von Megakaryozyten stimulieren. Es konnten so auch biologisch aktive Wachstumsfaktoren in für klinische Studien notwendigen Mengen produziert werden (Kawasaki et al., 1985; Lee et al., 1985; Wong et al., 1985; Yang et al., 1986; Lok et al., 1994; de Sauvage et al., 1994).

Physiologie der Wachstumsfaktoren Allein zur Aufrechterhaltung des Fließgleichgewichts müssen durch die Hämatopoese täglich über 200 Milliarden (2×10^{11}) Blutkörperchen gebildet werden. Die Produktion der Blutzellen unterliegt einer feinen Regulation und kann bei zunehmendem Bedarf um ein Mehrfaches gesteigert werden. Es ist eine besondere Eigenheit des hämatopoetischen Organs, daß verschiedene reife Zelltypen aus einer viel kleineren Zahl pluripotenter Stammzellen entstehen, die ihrerseits bereits in der frühen Embryonalentwicklung gebildet wurden. Diese Stammzellen sind sowohl in der Lage, sich selbst zu reproduzieren und so ihre Anzahl konstant zu halten als auch sich unter dem Einfluß zellulärer und humoraler Faktoren [Stammzellenfaktor (*stem cell factor*: SCF), Interleukin-3 (IL-3), IL-6 und Granulozyten/Makrophagen-koloniestimulierender Faktor (*granulocyte/macrophage colony-stimulating factor*: GM-CSF)] zu hämatopoetischen und lymphopoetischen Zellen zu differenzieren.

Die Differenzierung der Stammzellen erfolgt in mehreren Schritten, in denen für jede der produzierten Zelltypen sogannte *burst-forming units* (BFU) und koloniebildende Einheiten (*colony-forming units*: CFU) gebildet werden (Quesenberry & Levitt, 1979). Obgleich diese frühen Vorläuferzellen morphologisch noch nicht als Vorläufer eines bestimmten Zelltyps zu identifizieren sind, sind sie in der Lage, sich weiter zu differenzieren und sich um ein 30-faches zu vermehren. Kontrolliert durch mehrere, sich teilweise überschneidende Wachstumsfaktoren (G-CSF, M-CSF, IL-11 und Erythropoetin) entstehen im weiteren Verlauf morphologisch distinkte Zellen. Die weitere Proliferation und Reifung der CFU einer jeden Zellinie kann die Anzahl der produzierten reifen Zellen nochmals um den Faktor 30 erhöhen, so daß eine einzelne determinierte Stammzelle letztendlich mehr als 1000 reife Zellen hervorbringen kann (Lajtha et al., 1969).

Die Bildung hämatopoetischer und lymphopoetischer Wachstumsfaktoren erfolgt durch Zellen des Knochenmarks und in peripheren Geweben. Bei den Wachstumsfaktoren handelt es sich um Glykoproteine, die bereits in sehr geringer Konzentration, normalerweise bei mehr als einer determinierten Zellinie, aktiv sind. Die meisten zeigen synergistische Interaktionen mit anderen Wachstumsfaktoren sowie *networking*, d. h. die Stimulierung einer Zellinie durch einen Wachstumsfaktor induziert die Produktion eines anderen. Darüber hinaus greifen Wachstumsfaktoren allgemein an verschiedenen Stellen in Zellteilungs- und Zelldifferenzierungsprozesse sowie in die Funktion ausgereifter Zellen ein (Metcalf, 1985). Einige der sich überschneidenden Effekte der wichtigsten hämatopoetischen Wachstumsfaktoren sind in Abbildung 53.1 und in Tabelle 53.1 dargestellt.

ERYTHROPOETIN

Obwohl Erythropoetin nicht der einzige für die Erythropoese verantwortliche Wachstumsfaktor ist, stellt es doch den wichtigsten Faktor in der Regulation der Proliferation der determinierten Vorläuferzellen (BFU-E und CFU-E) dar. Sein Fehlen führt in jedem Fall zu schwerer Anämie. Die Regulation der Erythropoetinproduktion erfolgt durch ein empfindliches Feedbacksystem, bei dem ein Sensor in der Niere Schwankungen der Sauerstoffversorgung registriert. Sauerstoffmangel führt zur erhöhten Bildung von Erythropoetin, das seinerseits die vermehrte Bildung erythrozytärer Vorläuferzellen anregt.

Die Produktion von Erythropoetin erfolgt hauptsächlich in den peritubulären Zellen der Nierenrinde. Geringe Mengen des Proteins werden auch in der Leber gebildet.

Das zunächst in der Translation gebildete Protein besteht aus 193 Aminosäuren, von denen 27 während der Sekretion abgespalten werden (Jacobs et al., 1985; Lin et al., 1985). Das endgültige Protein ist stark glykosyliert und besitzt ein Molekulargewicht von 30400 Dalton. Die Glykosylierung dient der Verlängerung der Lebensdauer des Erythropoetin im Kreislauf, hat jedoch keine Auswirkung auf dessen biologische Aktivität. Im Plasma sind ständig meßbare Mengen an Erythropoetin vorhanden. Bei Anämie oder Hypoxämie kann die renale Synthese und Sekretion in kürzester Zeit auf mehr als den 100fachen Wert ansteigen. Das freigesetzte Hormon hat einen positiven Effekt auf die Überlebensrate und Ausreifung später Stadien von (CFU-E) Vorläuferzellen. Der Regelkreis der Erythropoetinproduktion kann an jeder Stelle unterbrochen werden, so z. B. durch Nierenerkrankung, strukturelle Markschädigung oder Eisen-, Vitamin- oder Mineralstoffmangel. Beispielsweise hemmt eine unzureichende Eisenversorgung die Reaktion des Marks auf erhöhte Erythropoetinkonzentrationen. Bei Patienten mit Infektionen oder Entzündungen wird sowohl die Erythropoetinsekretion als auch die Eisenversorgung und die Proliferation der erythrozytären Vorläuferzellen durch entzündungsbedingte Zytokine [Tumor-Nekrose-Faktor (TNF), IL-1, α- und γ-Interferon] gehemmt.

Erythropoetin bindet an einen Rezeptor an der Oberfläche der erythrozytären Vorläuferzellen (Youssoufian et al., 1993). Bei dem Rezeptor scheint es sich um ein Protein zu handeln, das eine einzelne transmembranöse Domäne besitzt (D'Andrea et al., 1989). Bei der Aktivierung des Rezeptors spielen Veränderungen der intrazellulären Phosphorylierung eine Rolle, über die Details der Signalweiterleitung ist jedoch noch kaum etwas bekannt.

Therapeutischer Einsatz Erythropoetin ist bei vielen Anämien hochgradig wirksam, insbesondere bei solchen, die mit einer schwachen erythropoetischen Reaktion einhergehen. Es wird routinemäßig bei der Behandlung anämischer und chronisch nierenkranker Patienten eingesetzt. Der Wirkstoff kann die Notwendigkeit von über Wochen dauernden Transfusionen verringern und eine Normalisierung des Hämatokrits bewirken (Eschbach et al., 1987). Die Minimaldosis liegt zwischen 15 - 50 Einheiten pro kg Körpergewicht, dreimal wöchentlich. Eine Dosis von 50 - 150 Einheiten pro kg, dreimal wöchentlich intravenös oder subkutan verabreicht, normalisiert in drei bis vier Wochen den Hämatokrit bei dialysepflichtigen, anephrischen Patienten (siehe Eschbach et al., 1987). Nach weiteren Erfahrungen aus der Behandlung von Dialysepatienten mit Anämie erscheint eine durchschnittliche Dosis von 75 Einheiten pro kg, dreimal wöchentlich, notwendig, um den Hämatokrit zwischen 30 - 36% zu halten. Während bei manchen Patienten bereits eine geringere Dosierung ausreichend ist, waren in einigen wenigen Fällen bis zu 200 Einheiten pro kg notwendig, um den Hämatokrit über 30% zu halten. Eine Erythropoetinbehandlung von Patienten mit progressivem Nierenversagen, die keine Dialyse benötigen, ist ohne nachteilige Nebenwirkungen auf die Nierenfunktion möglich (Eschbach et al., 1989). Obgleich die Reaktion dieser Patienten mit der von Dialysepatienten vergleichbar ist, kann die zur Hämatokriterhaltung notwendige Dosis geringer sein (dreimal wöchentlich 25 - 50 Einheiten pro kg).

Erythropoetin ist zur Therapie von mit Azidothymidin (AZT) behandelten AIDS-Patienten zugelassen (Fischl et al.,

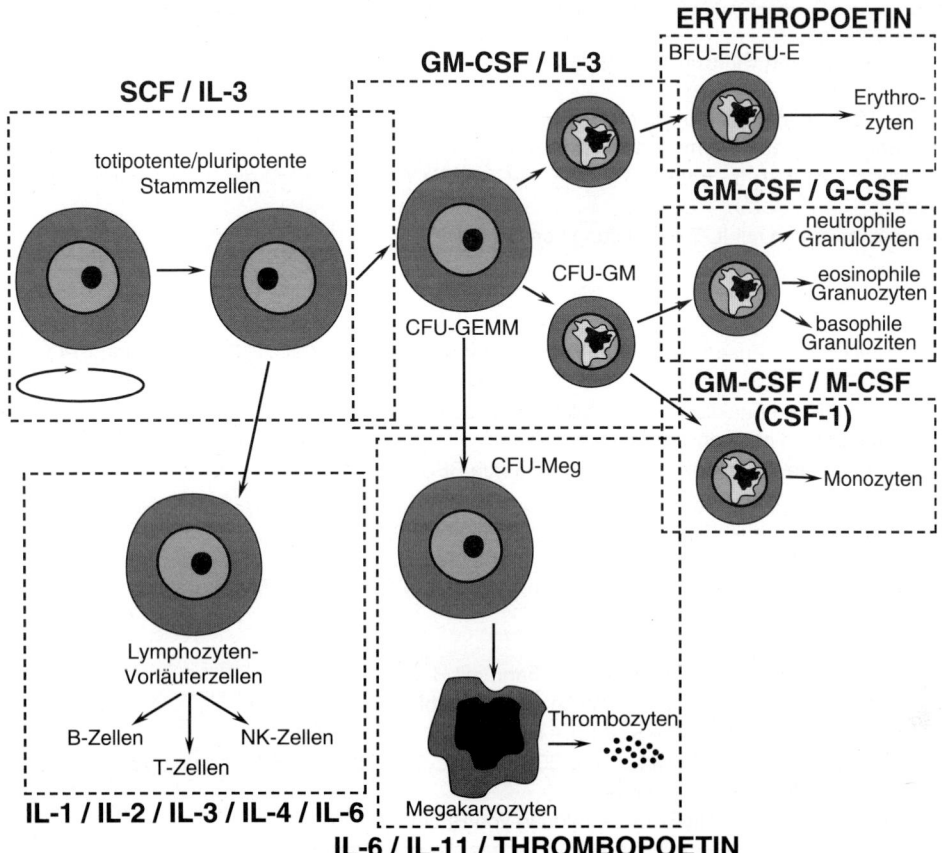

Abbildung 53.1 Die Wirkorte der hämatopoetischen Wachstumsfaktoren bei der Differenzierung und Reifung der Zellinien des Knochenmarks.
Ein sich selbst erhaltender Pool von Knochenmarksstammzellen differenziert sich unter dem Einfluß spezifischer hämatopoetischer Wachstumsfaktoren zu einer Vielzahl verschiedener hämatopoetischer und lymphopoetischer Zellen. Durch Stammzellenfaktor (SCF), Interleukin-3 (IL-3) und *granulocyte macrophage-colony stimulating factor* (GM-CSF) in Verbindung mit Zell-Zell-Interaktionen im Mark werden die Stammzellen zur Bildung von verschiedenen Serien von *burst-forming units* (BFU) und koloniebildenden Einheiten (CFU) stimuliert: CFU-GEMM, CFU-GM, BFU-Meg, BFU-E und CFU-E (GEMM: Granulozyten, Erythrozyten, Monozyten und Megakaryozyten; GM: Granulozyten und Makrophagen; Meg: Megakaryozyten; E: Erythrozyten). Nach einer Proliferationsphase erfolgt die Stimulation der weiteren Differenzierung durch synergistische Interaktionen mit für die einzelnen Zellinien spezifischen Wachstumsfaktoren: *granulocyte-colony stimulating factor* (G-CSF), *monocyte/macrophage-colony stimulating factor* (CSF-1), Thrombopoetin und Erythropoetin. Jeder dieser Faktoren beeinflußt auch Proliferation, Reifung und in einigen Fällen auch die Funktion der nachfolgenden Zellinien (siehe Tabelle 53.1).

1990). Gewöhnlich sprechen AIDS-Patienten mit einem hohen Erythropoetin-Grundspiegel im Serum nicht auf eine Erythropoetintherapie an. Erythropoetin kann auch eine mit einer zytostatischen Chemotherapie einhergehenden Anämie günstig beeinflussen. Es muß in diesem Fall lediglich dann verabreicht werden, wenn der knochenmarkshemmende Effekt der Chemotherapie wirksam ist. Zuweilen ist auch ein erfolgreicher Einsatz bei der Therapie von Patienten mit einer primären Erythropoesestörung möglich. Der Erfolg hängt davon ab, ob genügend determinierte, erythrozytäre Vorläuferzellen vorhanden sind, die auf den Wirkstoff reagieren können. Patienten mit schwerer aplastischer Anämie oder Myelodysplasie sprechen grundsätzlich nicht auf eine Erythropoetinbehandlung an.

Erythropoetin kann auch eingesetzt werden, um bei Patienten, die sich einem Wahleingriff unterziehen, die Menge der notwendigen Transfusionen verringern. Durch eine präoperative Steigerung der Produktion von roten Blutkörperchen kann Erythropoetin die für eine Autoinfusion zur Verfügung stehende Blutmenge vergrößern (Goodnough et al., 1989). Ebenso kann es perioperativ verabreicht werden, um in der unmittelbar postoperativen Phase ein höheres Niveau der Erythrozytenproduktion zu bewirken. Abschließend sei noch die Wirksamkeit von Erythropoetin bei der Behandlung von Anämien erwähnt, die mit einer Ausschüttung unreifer Erythrozytenvorstufen (z. B. Normoblasten, Retikulozyten) einhergehen.

Rekombinantes Human-Erythropoetin ist als Epoetin Alfa oder Epoetin Beta für intravenöse oder subkutane Injektion erhältlich. Bei intravenöser Applikation hat es eine Plasmahalbwertszeit von etwa zehn Stunden. Subkutan verabreicht erreicht es die maximale Plasmakonzentration in 5 - 24 Stunden. Eine dreimal wöchentliche Gabe ist ausreichend, um eine adäquate Wirkung zu erzielen. Für Patienten mit chronischem Nierenversagen ist eine Initialdosis von 50 - 100 Einheiten pro kg, dreimal wöchentlich, empfehlenswert. Die Titration der Dosis hat

Tabelle 53.1 Hämatopoetische Wachstumsfaktoren

ERYTHROPOETIN (EPO)
- Stimuliert die Proliferation und Differenzierung der erythroid determinierten Vorläuferzellen und somit die Produktion der Erythrozyten

STAMMZELLENFAKTOR (SCF, *stem cell factor*, *c-kit ligand*, *steel factor*)
- Stimuliert frühe pluripotente und determinierte Stammzellen
- Stimuliert synergistisch mit IL-1, IL-3, IL-6, GM-CSF, G-CSF, PIXY321 und EPO die Vermehrung und das Wachstum von Kolonien in Kultur
- Stimuliert im Zusammenwirken mit IL-7 die Bildung von B-Zellen
- Stimuliert Mastzellen und Melanozyten

INTERLEUKINE (IL-1-12)

IL-1, IL-3, IL-5, IL-6, IL-9, IL-11
- Stimulieren in synergistischem Zusammenwirken miteinander und mit SCF, GM-CSF, G-CSF und EPO das Wachstum von BFU-E, CFU-GEMM, CFU-G, CFU-M, CFU-E und CFU-Meg
- Verschiedene immunologische Funktionen, u. a. Stimulation des Wachstums der B- und T-Zellen
- IL-6 stimuliert die Proliferation menschlicher Myelomzellen
- IL-6 und IL-11 stimulieren die Thrombozytenproduktion durch BFU-Meg

IL-5
- Steuert Lebensdauer und Differenzierung der eosinophilen Granulozyten

IL-1, IL-2, IL-4, IL-5, IL-7, IL-12
- Stimuliert das Wachstum und die Funktion von T-Zellen, B-Zellen, NK-Zellen und Monozyten
- Trägt zur Stimulation der B-, T- und LAK-Zellen bei

IL-8, IL-10
- Zahlreiche immunologische Funktionen im Zusammenhang mit B- und T-Zellen
- IL-8 fungiert als chemotaktischer Faktor für basophile und neutrophile Granulozyten

GRANULOCYTE/MACROPHAGE-COLONY STIMULATING FACTOR (GM-CSF)
- Stimuliert in synergistischem Zusammenwirken mit SCF, IL-1, IL-3 und IL-6 die Bildung von neutrophilen Granulozyten und Monozyten durch CFU-G, CFU-M und CFU-Meg
- Fördert möglicherweise gemeinsam mit EPO die Bildung von BFU-E
- Steigert Migration, Phagozytose, Superoxidproduktion sowie die antikörperabhängige zellvermittelte Zytotoxizität von neutrophilen und eosinophilen Granulozyten und Monozyten
- Verhindert Lungenproteinose

GRANULOCYTE-COLONY STIMULATING FACTOR (G-CSF)
- Stimuliert CFU-G zu einer Steigerung der Produkion neutrophiler Granulozyten
- Steigert die phagozytische und zytotoxische Aktivität der neutrophilen Granulozyten

MONOCYTE/MACROPHAGE-COLONY STIMULATING FACTOR (M-CSF, CSF-1)
- Stimuliert CFU-G zur vermehrten Bildung monozytischer Vorläuferzellen
- Aktivert Monozyten und Makrophagen und fördert deren Funktion
- Ist für einen normalen Verlauf der Nidation des Embryos sowie der Ausformung der Markhöhle notwendig

PIXY321 (GM-CSF/IL-3-Fusionsprotein)
- Stimuliert das Wachstum von BFU-E-, CFU-GEMM-, CFU-G-, CFU-M- und CFU-Meg-Kulturen
- Steigert die Produktion von neutrophilen Granulozyten und Thrombozyten, wie in ersten klinischen Studien gezeigt wurde

BFU, *burst-forming units*; CFU: koloniebildende Einheiten; E: Erythrozyt; G: Granulozyt; M: Makrophage; Meg: Megakaryozyt; NK-Zellen: Natürliche Killerzellen; LAK-Zellen: lymphokinaktivierte Killerzellen.

mit großer Sorgfalt zu erfolgen, um sowohl einen zu schnellen Hämatokritanstieg zu Beginn der Behandlung als auch einen Anstieg des Hämatokrits auf Werte über 36% während der Erhaltungstherapie zu vermeiden. Zur Kontrolle der Wirkung sollte mindestens einmal wöchentlich eine Hämatokritbestimmung erfolgen. Sollte der Wert innerhalb von zwei Wochen um mehr als 4% ansteigen, ist eine Reduktion der Dosis erforderlich. Falls ein Hämatokritwert von 30% überschritten wird, sollte die Dosis bei gleichzeitiger, regelmäßiger Kontrolle ebenfalls reduziert werden.

Die Initialwirkung von Epoetin kann sich bei manchen Patienten um zwei bis sechs Wochen verzögern. Falls sich der Hämatokrit nach zwei Monaten nicht um wenigstens 5% erhöht, kann die Epoetindosis schrittweise, in monatlichen Intervallen zu 25 Einheiten pro kg gesteigert werden. Da die Produktion von roten Blutkörperchen mit der Eisenversorgung des erythrozytären Knochenmarks korreliert, ist die Wirksamkeit des Epoetin von ausreichend vorhandenen Eisenmengen abhängig. Vor der Epoetingabe muß daher ein Eisenmangel ausgeschlossen werden. Während die Wirkung auf Patienten mit chronischem Nierenversagen und großen Eisenreserven gut kalkulierbar ist, reagieren Patienten mit geringen Eisenreserven oder Eisenmangel nur wenig auf Epoetingaben. Im letzteren Fall kann die Applikation oraler Eisenpräparate angezeigt sein. Gegebenfalls ist eine parenterale Eisengabe notwendig, da orale Eisenpräparate unter Umständen nicht in der Lage sind, den hohen Eisenbedarf des stark proliferierenden Marks abzudecken. Ebenso können Entzündungen die Eisenversorgung des erythrozytären Marks stören und so einen Hämatokritanstieg verzögern. Andere, die Wirkung hemmende Faktoren sind Aluminiumvergiftung, erhöhte Parathormonkonzentration und Ostitis fibrosa.

Selbst bei längerer Anwendung von intravenös oder subkutan appliziertem Epoetin konnten bislang weder allergische Reaktionen noch eine Bildung von Antikörpern gegen den Wachstumsfaktor festgestellt werden. In seltenen Fällen auftetende lokale Hautreaktionen oder Gelenkschmerzen dürften mit der Verwendung von Humanalbumin bei der Herstellung von Epoetin zusammenhängen. Bei nierenkranken Patienten können verstärkter Bluthochdruck, seltener auch Krampfanfälle auftreten. Diese Nebenwirkungen scheinen mit der hohen Geschwindigkeit der Erythrozytenzunahme und den daraus resultierenden Auswirkungen auf Blutvolumen und -viskosität zusammenzuhängen. Bei Dialysepatienten wurde infolge des rapiden Hämatokritanstiegs eine Erhöhung des peripheren Gefäßwiderstands und des Blutdrucks beobachtet. Diese Komplikationen können bei einem durch eine geringere Erythropoetindosierung erreichten, graduelleren Hämatokritanstieg vermieden werden. Hierdurch wird dem Körper eine physiologische Adaptation an die steigende Erythrozytenmasse ermöglicht. Während der Behandlung ist eine ständige Blutdrucküberwachung unerläßlich. Unter Umständen kann es auch erforderlich sein, die Epoetin-Dosis zu titrieren und die antihypertensive Medikation des Patienten auf die Bedingungen der Erythropoetinbehandlung abzustimmen. Mit der Verbesserung des Hämatokrits kann bei Dialysepatienten eine Verschlechterung der Dialyseeffizienz einhergehen. Darüber hinaus erhöht sich die Tendenz zur Verstopfung des Dialysators und des Gefäßzugangs. Dies erfordert eine sorgsame Abstimmung der Heparinisierung während der Dialyse. Bei anderen klinischen Gesamtbildern stellten die erwähnten Nebenwirkungen Hypertonie, Krampfanfälle und Hyperkoagulabilität keine signifikanten Probleme dar.

MYELOISCHE WACHSTUMSFAKTOREN

Bei den myeloische Wachstumsfaktoren handelt es sich um Glykoproteine, die die Proliferation und Differenzierung einer oder mehrerer Knochenmarkszellinien stimulieren. Darüber hinaus steigern sie die Funktion reifer Granulozyten und Monozyten. Mittlerweile konnten verschiedene dieser Wachstumsfaktoren rekombinant hergestellt werden, so z. B. GM-CSF (Lee et al., 1985), G-CSF (Wong et al., 1985), IL-3 (Yang et al., 1986), M-CSF oder CSF-1 (Kawasaki et al., 1985), SCF (Huang et al., 1990) und kürzlich Thrombopoetin (Lok et al., 1994; de Sauvage et al., 1994; Kaushansky et al., 1994). PIXY321 (Williams & Park, 1991) ist ein Fusionsprotein von GM-CSF und IL-3 und wirkt als Wachstumsfaktor sowohl auf myeloische Zellinien als auch auf Megakaryozyten (Tabelle 53.1).

Die myeloischen Wachstumsfaktoren werden natürlicherweise von einer Reihe unterschiedlicher Zelltypen wie Fibroblasten, Endothelzellen, Makrophagen und T-Zellen produziert (Abbildung 53.2). Sie sind bereits in äußerst geringen Konzentrationen aktiv. GM-CSF ist in der Lage, die Proliferation, Differenzierung und Funktion verschiedener myeloischer Zellinien zu stimulieren (Abbildung 53.1). Dabei wirkt es im BFU-Stadium mit anderen Wachstumsfaktoren wie Erythropoetin synergistisch zusammen. Durch GM-CSF wird die Zellproduktion bei CFU-GEMM (Granulozyt/Erythrozyt/Makrophage/Megakaryozyt), CFU-GM, CFU-G, CFU-M, CFU-E und CFU-Meg (Megakaryozyt) stimuliert. Darüber hinaus fördert es die Migration, Phagozytose und Superoxidproduktion sowie die antikörperabhängige zellvermittelte Zytotoxizität von neutrophilen Granulozyten, Monozyten und eosinophilen Granulozyten, wobei auch die Produktion von TNF, IL-1 und M-CSF angeregt wird.

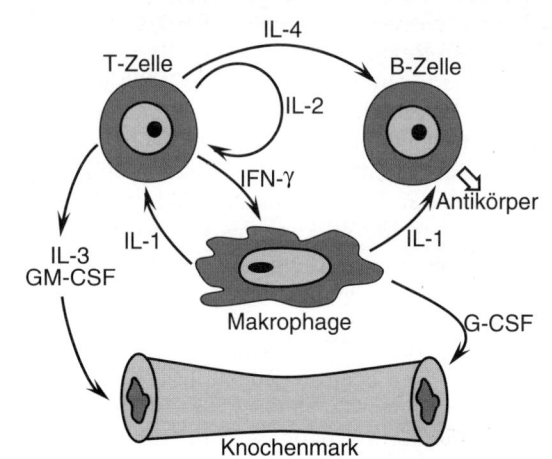

Abbildung 53.2 Interaktionen zwischen Zytokinen und Zelle. Die Interaktion von Makrophagen, T-Zellen, B-Zellen und Knochenmarksstammzellen bei der Immunreaktion gegen bakterielle oder andere fremde Antigene wird durch verschiedene Zytokine [IL (Interleukin)-1, IL-2, IL-3, IL-4, IFN (Interferon)-γ, GM-CSF und G-CSF] vermittelt. Für die unterschiedlichen Funktionen der verschiedenen Zytokine siehe Tabelle 53.1.

Demgegenüber ist die Aktivität von G-CSF stärker zielgerichtet. Seine Hauptfunktion liegt in der Stimulation der Proliferation, Differenzierung und Funktion der Granulozytenlinie. Es wirkt vor allem auf CFU-G, kann aber auch gemeinsam mit IL-3 und GM-CSF eine synergistische Rolle bei der Stimulierung anderer Zellinien spielen. G-CSF fördert die phagozytäre und zytotoxische Aktivität der neutrophilen Granulozyten und hat, im Gegensatz zu GM-CSF, kaum eine Wirkung auf Monozyten, Makrophagen und eosinophile Granulozyten.

Granulocyte Macrophage-Colony Stimulating Factor (GM-CSF) Rekombinantes Human-GM-CSF (*Sargramostim*, in Deutschland: *Molgramostim*) ist ein in Hefe produziertes, aus 127 Aminosäuren bestehendes Glykoprotein. Es unterscheidet sich von endogenem GM-CSF lediglich durch ein in Position 23 substituiertes Leucin und durch Unterschiede in der Glykosylierung. Obwohl Sargramostim wie auch natürliches GM-CSF in Zellkulturen ein breites Aktivitätsspektrum aufweist, besteht seine primäre therapeutische Wirkung in der Stimulation der Myelopoese. Die erste klinische Anwendung von Sargramostim erfolgte bei Patienten, die sich einer autologen Knochenmarkstransplantation unterzogen. Durch die Verkürzung der Dauer der Neutropenie konnte die Transplantatsmorbidität, bei unveränderter langfristiger Überlebensrate und ohne das Risiko der Auslösung eines frühen Rezidivs des malignen Prozesses, signifikant reduziert werden (Brandt et al., 1988; Rabinowe et al., 1993). Welche Rolle die GM-CSF-Therapie bei allogenen Transplantationen spielen kann, ist hingegen weniger klar. Bei Patienten, bei denen eine prophylaktische Behandlung der Transplantatwirtreaktion (GvH-Reaktion) erfolgt, ist die Wirkung des Wachstumsfaktors auf die Erholung der neutrophilen Granulozyten weniger ausgeprägt. In den durchgeführten Studien konnte keine signifikante Wirkung auf die Mortalität des Transplantats, die langfristige Überlebensrate, das Auftreten von GvH-Reaktionen oder die Rückfallrate belegt werden. Nichtsdestominder könnte GM-CSF die Überlebensrate von Transplantationspatienten mit früh eintretendem Transplantatversagen erhöhen (Nemunaitis et al., 1990). Darüber hinaus konnte durch die Verwendung von Sargramostim bei Patienten, die eine intensive Chemotherapie erhalten, die Neutropenieperiode verkürzt und die Morbidität gesenkt werden (Gerhartz et al., 1993). Ebenso ist es in der Lage, die Myelopoese bei Patienten mit Myelodysplasie, aplastischer Anämie oder AIDS-assoziierter Neutropenie zu stimulieren (Groopman et al., 1987; Vadhan-Raj et al., 1987).

Sargramostim wird als subkutane Injektion oder als langsame intravenöse Infusion in einer Dosis von 125 - 500 µg/m² pro Tag verabreicht. Nach subkutaner Injektion steigt der Plasmaspiegel von GM-CSF schnell an und sinkt dann mit einer Halbwertszeit von zwei bis drei Stunden. Bei intravenöser Applikation sollten die Infusionen über drei bis sechs Tage aufrechterhalten werden. Nach einer Knochenmarkstransplantation oder einer intensiven Chemotherapie sollte Sargramostim in der Phase der maximalen Neutropenie (sog. Nadir) täglich verabreicht werden, bis ein nachhaltiger Anstieg der Granulozytenmenge eintritt. Dabei sind häufige Blutbildkontrollen erforderlich, um einen übermäßigen Anstieg der Granulozytenzahl zu verhindern. Falls die Therapie nach 7 - 14 Tagen noch keine Wirkung zeigt, kann die Dosis erhöht werden. Dabei ist zu beachten, daß höhere Dosierungen mit stärker ausgeprägten Nebenwirkungen wie Knochenschmerzen, Unwohlsein, grippeähnlichen Symptomen, Fieber, Durchfall, Atemnot und Exanthemen einhergehen. Manche Patienten reagieren extrem empfindlich auf GM-CSF und zeigen nach der ersten Dosis eine akute Reaktion, die durch Rötung, Hypotonie, Übelkeit, Erbrechen und Atemnot mit einem Abfall der arteriellen Sauerstoffsättigung, bedingt durch eine Sequestration von Granulozyten in den Lungenkreislauf, gekennzeichnet ist. Bei längerer Verabreichung ist in wenigen Fällen die Ausbildung eines Syndroms der blutenden Kapillaren mit peripheren Ödemen und Pleura- sowie Perikarderguß möglich.

Granulocyte-Colony Stimulating Factor (G-CSF)

Rekombinantes Human-G-CSF (*Filgrastim*) ist ein in *Escherichia coli* produziertes, aus 175 Aminosäuren bestehendes Glykoprotein. Im Unterschied zu natürlichem G-CSF ist es nicht glykosyliert und besitzt ein zusätzliches N-terminales Methionin. Die hauptsächliche Wirkung von Filgrastim besteht darin, die Produktion neutrophiler Granulozyten durch die CFU-G zu stimulieren (siehe Abbildung 53.1). Darüber hinaus erhöht es die phagozytische und zytotoxische Funktion der neutrophilen Granulozyten.

Filgrastim ist bei der Behandlung schwerer Neutropenien infolge autologer Knochenmarkstransplantationen und hochdosierter Chemotherapie wirksam (Lieschke & Burgess, 1992). Wie GM-CSF, so verkürzt auch Filgrastim die Dauer einer schweren Neutropenie und verringert die Sekundärerkrankungsrate infolge von bakteriellen Infektionen und Mykosen. In Verbindung mit einer intensiven Chemotherapie verabreicht, kann es sowohl die Zahl von Hospitalisierungen aufgrund fieberhafter Neutropenie als auch von Unterbrechungen des Chemotherapieprotokolls verringern. Ebenso konnte die Wirksamkeit von G-CSF bei der Therapie schwerer kongenitaler Neutropenien belegt werden. In der Therapie der zyklischen Neutropenie vermag es G-CSF zwar nicht, deren zyklisches Auftreten völlig zu unterbinden, es kann jedoch den neutrophilen Granulozytenspiegel erhöhen und die Neutropeniephasen soweit verkürzen, daß rezidivierende bakterielle Infektionen verhindert werden (Hammond et al., 1989). Eine Filgrastim-Therapie kann auch den neutrophilen Granulozytenspiegel bei manchen Patienten mit Rückenmarksfehlbildungen oder -schädigungen (mäßig schwere aplastische Anämien oder Tumorinfiltration ins Mark) verbessern. Desweiteren kann eine teilweise oder vollständige Umkehr der Neutropenie bei mit Azidothymidin behandelten AIDS-Patienten erreicht werden.

Filgrastim wird als subkutane Injektion oder rasche intravenöse Infusion in einer Dosierung von 1 - 20 µg/kg proTag verabreicht. Bei Patienten, die einer knochenmarkshemmenden Chemotherapie unterzogen werden, liegt die übliche Initialdosis bei 5 µg/kg pro Tag. Die Verteilung im Plasma und die Plasmaclearence (Halbwertszeit: 3,5 Stunden) ist bei beiden Applikationsformen gleich. Eine kontinuierliche, 24stündige intravenöse Infusion kann zur Herstellung eines Steady-state im Serumspiegel des Wachstumsfaktors eingesetzt werden. In gleicher Weise wie die GM-CSF-Therapie steigert auch nach einer Knochenmarkstransplantation oder intensiven Chemotherapie verabreichtes Filgrastim die Granulozytenbildung und verkürzt die Dauer der schweren Neutropenie. Die Effektivität der Behandlung sollte durch regelmäßig erstellte Blutbilder kontrolliert werden. Abhängig von der erzielten Wirkung auf die Granulozytenproduktion kann eine Justierung der Dosis nötig sein. Die Therapiedauer hängt von der jeweiligen Indikation ab. Zur Behandlung von Neutropenien in Verbindung mit Markstransplantationen und intensiven Chemotherapien kann eine tägliche Verabfolgung über einen Zeitraum von 14 - 21 Tagen oder auch länger notwendig sein. Bei weniger intensiven Chemotherapien kann bereits eine Behandlung von unter sieben Tagen ausreichen. Bei mit Azidothymidin behandelten AIDS-Patienten oder Patienten mit zyklischer Neutropenie ist häufig eine Dauerbehandlung mit G-CSF erforderlich.

An unerwünschten Nebenwirkungen können bei hohen, über längere Zeit verbreichten Dosen schwache bis moderate Knochenschmerzen, bei subkutaner Injektion lokale Hautreaktionen und selten eine dermale nekrotisierende Vaskulitis auftreten. Weist die Anamnese eine Überempfindlichkeit des Patienten für in *E. coli* produzierte Proteine aus, sollte auf eine Anwendung von G-CSF verzichtet werden. Als Folge einer lange andauernden Filgrastimtherapie kann es zu einer ausgeprägten Granulozytose mit einer Konzentration von mehr als 100000/µl kommen. Bei den aufgetretenen Fällen wurden jedoch keinerlei pathologische Symptome oder gar Todesfälle beobachtet, und das Absetzen der Therapie führte zu einem raschen Rückgang der Granulozytose. Bei längerdauernden Therapien wurden darüber hinaus schwache bis moderate Milzschwellungen beobachtet.

Eine Reihe weiterer klinischer Anwendungen von G-CSF und G-CSF werden derzeit untersucht. Beide Wachstumsfaktoren erhöhen die Anzahl der im Blut zirkulierenden Vorläuferzellen. Dieser Effekt ist für Patienten von Vorteil, die auf eine Stammzellenübertragung vorbereitet werden. Solche Stammzellenübertragungen im Rahmen von autologen Knochenmarkstransplantationen sind derzeit Gegenstand klinischer Versuche. Eine posttransplantationelle Infusion entnommener Stammzellen zusammen mit G-CSF oder GM-CSF könnte eine posttransplantationelle Neutropenie mildern. Vielleicht ist es zukünftig möglich, bei der Durchführung einer autologen Transplantation ausschließlich die durch Pherese gewonnenen Stammzellen zu benutzen.

Welche Rolle myeloische Wachstumsfaktoren bei der Behandlung hämatologischer Malignitäten und aplastischer Anämien spielen, bedarf noch weiterer Untersuchung. Eine Verabfolgung von GM-CSF oder G-CSF im Rahmen einer Leukämietherapie könnte die zytostatische Wirkung steigern, indem der Übergang der Zellen in die S-Phase des Zellzyklus, die Phase der DNA-Replikation, gefördert wird. Gleichzeitig könnten die Wachstumsfaktoren aber auch stimulierend auf die malignen Vorläuferzellen wirken und so einen Rückfall beschleunigen. In Fällen schwerer Knochenmarksschädigung könnte die kombinierte Anwendung verschiedener Wachstumsfaktoren einschließlich G-CSF, GM-CSF, SCF und IL-3 wirksamer als die Therapie mit einem einzelnen Faktor sein. Klinische Versuche mit PIXY321, einem Fusionsprotein aus GM-CSF und IL-3, konnten eine der GM-CMS-Therapie vergleichbare Wirkung auf die Produktion neutrophiler Granulozyten bei gleichzeitig beschleunigter Erholung der Thrombozytenproduktion zeigen. Es ist allerdings zu bedenken, daß die etwas größere therapeutische Wirkung von PIXY321 mit einem stärkeren Auftreten unerwünschter Nebenwirkungen verbunden sein könnte.

Die therapeutische Bedeutung der übrigen Wachstumsfaktoren ist noch unklar. M-CSF mag eine Rolle bei der Stimulation der Monozyten- und Makrophagenproduktion spielen, zeigt aber andererseits auch signifikante Nebenwirkungen wie Splenomegalie und Thrombopenie. Da IL-3 primär auf primitive Markvorläuferzellen wirkt, könnte es in Kombination mit GM-CSF und G-CSF eingesetzt werden. So konnte gezeigt werden, daß die Verabfolgung von IL-3 mit nachfolgender GM-CSF-Gabe eine größere Wirkung auf die neutrophile Granulozyten hat als GM-CSF alleine (Ganser et al., 1992). Die IL-3/GM-CSF-Kombination könnte auch effektiver die Abgabe von CD34+-Stammzellen bei Patienten mit bevorstehender Stammzellenübertragung stimulieren. Die Wirkung von SCF, IL-1, IL-6, IL-9 und IL-11, sowohl alleine als auch untereinander und mit GM-CSF oder G-CSF kombiniert, muß noch untersucht werden. Ebenso sollte die Kombination von IL-3 mit nachfolgend verabreichtem GM-CSF im Zusammenhang mit der Reinfusion entnommener Stammzellen wegen ihrer wachstumsfördernden Aktivität getestet werden. Für die Zukunft ist eine Anwendung von CSF-1 bei einigen Formen der Osteopetrose und von GM-CSF bei alveolärer Proteinose vorstellbar.

Thrombopoetin Die kürzlich gelungene Klonierung und Exprimierung von rekombinantem Human-Thrombopoetin, einem Zytokin, das selektiv die Megakariozytopoese stimuliert, stellt einen weiteren Meilenstein in der Erschließung der hämatopoetischen Wachstumsfaktoren für die therapeutische Nutzung dar (Lok et al., 1994; de Sauvage et al., 1994; Kaushansky et al., 1994). Die von diesem neuen Zytokin im Tierversuch gezeigte Wirkung einer effektiven und rapiden Erhöhung des Thrombozytenspiegels gibt zu der Hoffnung Anlaß, daß der kombinierte Einsatz von Thrombopoetin mit G-CSF oder GM-CSF zusammen mit Erythropoetin in Zukunft eine große Auswirkung auf die Behandlung von primären Bluterkrankungen und Anämien, Neutropenien sowie Thrombopenien, die mit hochdosierter Chemotherapie verbunden sind, haben könnte. Thrombopoetin könnte dazu beitragen, schwere Thrombopenien zu lindern und so die Notwendigkeit multipler Thrombozytentransfusionen zu verringern. Letztere stellen derzeit den wichtigsten limitierenden Faktor bei vielen Chemotherapien dar.

II. Bei Eisenmangelanämien und anderen hypochromen Anämien wirksame Stoffe

EISEN UND EISENSALZE

Eisenmangel ist die häufigste Ursache alimentärer Anämien des Menschen. Schwerer Eisenmangel führt zu charakteristischen mikrozytären, hypochromen Anämien. Die Auswirkungen eines Eisenmangels sind aber nicht auf das Erythron (die funktionelle Einheit von rotem Knochenmark und zirkulierenden Erythrozyten) beschränkt (Dallman, 1982). Eisen ist auch ein essentieller Bestandteil des Myoglobins und von Enzymen, die Häm als funktionale Gruppe enthalten wie z. B. Zytochrome, Katalasen und Peroxidasen sowie der Metalloflavoproteine, zu denen die Enzyme Xanthinoxidase und die mitochondriale α-Glycerophosphatase gehören. Eisenmangel beeinflußt den Muskelstoffwechsel auch unabhängig vom Effekt der Anämie auf die Sauerstoffzufuhr. Dies kann auf eine Aktivitätsminderung eisenabhängiger Mitochondrienenzyme zurückzuführen sein. Eisenmangel kann auch mit Verhaltens- und Lernstörungen bei Kindern, mit Störungen im Katecholaminstoffwechsel und möglicherweise auch mit erhöhter Wärmeproduktion einhergehen (Pollit & Leibel, 1982; Martinez-Torres et al., 1984). Aufgrund der allgegenwärtigen Bedeutung von Eisen ist sowohl eine frühe Erkennung und exakte Bestimmung als auch die Prävention des Eisenmangels von zentralem Interesse.

Geschichte Eisen wurde von europäischen Ärzten bereits im Mittelalter und der Renaissance, wenn auch auf sehr geringer Wissensgrundlage, eingesetzt. Im 16. Jahrhundert begann man, die Rolle des Eisenmangels bei der damals häufigen Chlorose junger Frauen zu erkennen. Es war Sydenham, der Aderlaß und Einläufe durch Eisen als spezifisches Heilmittel ersetzte. Durch den Nachweis von Eisen im Blut (Asche) konnten Lemery und Geremedy 1713 diesen Zusammenhang weiter erhärten (siehe Christian, 1903). 1832 erkannte der französische Arzt Pierre Blaud, daß zu geringe Eisendosierungen für Mißerfolge bei der Chlorosebehandlung verantwortlich waren. Er berichtete von der raschen Heilung von 30 Patienten, denen eine Mischung aus gleichen Teilen Eisensulfat und Kaliumkarbonat in steigenden Dosen von bis zu 770 mg elementarem Eisen täglich verabreicht wurde. Blauds Neffe vertrieb über viele Jahre die „echten Blaudschen Pillen" weltweit. Die Behandlung von Anämien mit Eisen folgte noch bis ins letzte Jahrzehnt des 19. Jahrhunderts den von Sydenham und Blaud aufgestellten Prinzipien. Um diese Zeit begannen unter anderen Bunge, Quincke und von Noorden an diesem Konzept einer unmittelbaren Wirkung des Eisens bei der Chlorosetherapie zu zweifeln. Die angewendeten Eisendosen wurden reduziert und die daraus resultierende Ineffizienz brachte in der Folge die Therapie in Verruf. So dauerte es bis in die 20er und 30er Jahre des 20. Jahrhunderts bis die Arbeiten von Faber und Gram, Bloomfield, Heath und Mitarbeiter sowie Reimann und Mitarbeiter zu einer Rückbesinnung auf die Erkenntnisse von Ärzten wie Sydenham und Blaud führten.

Im Laufe der letzten Hälfte dieses Jahrhunderts konnten viele Aspekte des Eisenstoffwechsels geklärt werden. So wiesen die von McCance und Widdowson 1937 durchgeführten Studien zum Eisenhaushalt auf eine begrenzte tägliche Resorption und Exkretion dieses Elements hin. Im selben Jahr bestimmten Heilmeyer und Plotner die Plasmakonzentration des Eisens und postulierten dessen Transportfunktion. Laurell bestätigte 1947 die Existenz eines eisenhaltigen Transportproteins im Plasma und nannte es Transferrin. Hahn und Mitarbeiter (1943) führten erstmals die Verwendung radioaktiver Eisenisotope als Methode der Resorptionsmessung ein und konnten die Rolle der Darmschleimhaut bei der Regulation dieses Vorgangs aufzeigen. Im folgenden Jahrzehnt initiierten Huff und Mitarbeiter (1950) Isotopenuntersuchungen des inneren Eisenaustauschs. Darüber hinaus wurden auch praktische klinische Meßverfahren zur Bestimmung der Sättigungsgrade des Transferrins und des Protoporphyrins der roten Blutzellen entwickelt. Diese Messungen ermöglichen nicht nur die Diagnose einer Eisenmangel-Erythropoese, sondern die quantitative Bestimmung des Eisens im Plasmaferritin und im Mark gibt auch Aufschluß über die Eisenreserven des Körpers (siehe Bothwell et al., 1979).

Eisen und Umwelt In der Umwelt kommt Eisen vornehmlich in Form von Eisenoxiden, Eisenhydroxiden oder Polymeren vor. In diesem Zustand ist die biologische Verfügbarkeit sehr begrenzt und es bedarf einer Lösung durch Säuren oder chelatisierende Substanzen. So produzieren Bakterien und einige Pflanzen hochgradig affine, chelatisierende Substanzen, um genügend Eisen aus der Umwelt zu gewinnen. Die meisten Säugetiere scheinen keine Probleme zu haben, ihren Eisenbedarf abzudecken. Dies dürfte auf eine reichliche Eisenaufnahme, vielleicht auch auf eine effizientere Eisenresorption zurückzuführen sein. Der Mensch scheint diesbezüglich jedoch eine Ausnahme zu sein. Obgleich die Gesamtaufnahme von elementarem Eisen mit der Nahrung normalerweise den Bedarf übersteigt, ist dessen Bioverfügbarkeit beschränkt.

Eisenstoffwechsel Der gesamte Eisenvorrat des Körpers kann in essentielle eisenhaltige Verbindungen einerseits und überschüssiges, gespeichertes Eisen andererseits unterteilt werden. Hämoglobin stellt die Hauptmasse der essentiellen Eisenverbindungen (siehe Tabelle 53.2). Dieses Protein hat ein Molekulargewicht von 64 500 Da. Es enthält vier Eisenatome pro Molekül, was einer Eisenkonzentration von 1,1 mg pro ml roter Blutzellen (20 mM) entspricht. Darüber hinaus findet sich essentielles Eisen in Form von Myoglobin und verschiedenen, Eisen in Häm- oder Nichthämform enthaltenen Enzymen. Ferritin ist das für die Eisenspeicherung verantwortliche Protein. Es tritt als einzelnes Molekül oder in aggregierter Form auf. Apoferritin hat ein Molekulargewicht von etwa 450 000 und setzt sich aus 24 Polypeptiduntereinheiten zusammen. Diese umschließen einen Speicherraum für Ferrihydroxid-Phosphat-Micellen. Das so gebundene Eisen kann mehr als 30% des Gewichts des Ferritins ausmachen (4000 Eisenatome pro Ferritinmolekül). Die aggregierte Form des Ferritins wird als Hämosiderin bezeichnet. Das Hämosiderin bildet lichtmikroskopisch sichtbare Granulate und enthält etwa ein Drittel des gesamten gespeicherten Eisens. Dieser Anteil kann sich bei steigender Gesamtmenge gespeicherten Eisens noch weiter erhöhen. Die beiden Hauptorte der Eisenspeicherung sind das retikuloendotheliale System und die Leberzellen; kleinere Eisendepots befinden sich auch in den Muskeln (Bothwell et al., 1979).

Beim internen Transport ist des Eisen an das Plasmaprotein Transferrin gebunden (Aisen & Brown, 1977). Dieses β_1-Glykoprotein hat ein Molekulargewicht von etwa 76000 und besitzt zwei Bindungsstellen für dreiwertiges Eisen. Der Transport vom Plasma ins Zellinnere erfolgt mittels spezieller Transferrinrezeptoren in der Plasmamembran. Der Transferrin-Eisenkomplex bindet dabei an den Rezeptor, und der ganze ternäre Komplex wird durch rezeptorvermittelte Endozytose ins Zellinnere aufgenommen. Danach erfolgt eine pH-abhängige Dissoziation des Eisens in das saure Medium des durch die Endozytose entstandenen intrazellulären Vesikels (Endosom). Der Rezeptor transportiert daraufhin das Apotransferrin zurück zur Zelloberfläche, wo es an das extrazelluläre Medium abgegeben wird (Klausner, 1983).

In menschlichen Zellen wird die Bildung von Transferrinrezeptoren und intrazellulärem Ferritin entsprechend der aktuellen Eisenversorgung reguliert. Ist viel Eisen vorhanden, wird die Synthese der Transferrinrezeptoren reduziert und die Ferritinproduktion angekur-

Tabelle 53.2 Eisengehalt des Körpers

	MÄNNER	FRAUEN
	mg/kg Körpergewicht	
essentielles Eisen		
Hämoglobin	31	28
Myoglobin und		
Enzyme	6	5
Eisendepots	13	4
Gesamt	50	37

belt. Umgekehrt werden bei Eisenmangel Transferrinrezeptoren in größerer Zahl exprimiert und die Ferritinkonzentration erniedrigt. Während ersteres die Eisenaufnahme der Zelle maximiert, unterbindet letzteres die Festlegung des Eisens in Speicherform. Die Isolation der menschlichen Gene für die Transferrinrezeptoren und für Ferritin ermöglichte ein besseres Verständnis der molekularen Grundlagen dieser Regulation. In Abhängigkeit von der aktuellen Eisenversorgung kontrolliert ein sog. *iron-responsive element binding protein* (IRE-BP) die Translationsrate und Stabilität der Messenger-RNA-Moleküle, die Ferritin und die Transferrinrezeptoren kodieren (Klausner, 1993).

Bei Erwachsenen werden täglich insgesamt 30 - 40 mg Eisen im Plasma transportiert, was etwa 0,46 mg pro kg Körpergewicht entspricht (Finch & Huebers, 1982). Die Hauptkomponenten des internen Eisenkreislaufs sind das Erythron und die Retikuloendothelialzellen (siehe Abbildung 53.3). Etwa 80% des im Plasma befindlichen Eisens gelangen ins rote Knochenmark und werden dort in neue Erythrozyten eingebaut. Diese zirkulieren normalerweise etwa 120 Tage bis sie im Retikuloendothel wieder abgebaut werden. Ein Teil des dabei freigesetzten Eisens wird sofort auf das im Plasma befindliche Transferrin übertragen, während das übrige in die Ferritindepots der Retikuloendothelialzellen eingebaut und dem Kreislauf nur sukzessiv wieder zugeführt wird. Vorliegende Befunde aus Isotopenuntersuchungen deuten auf einen gewissen Eisenverlust während dieses Prozesses hin, bei dem defekte Zellen oder ungenutzte Anteile ihres Eisengehaltes, unter Umgehung des Blutkreislaufs, zu den Retikuloendothelialzellen während deren Reifung transferiert werden. Treten Anomalien bei der Erythrozytenreifung auf, kann der überwiegende Teil des vom roten Knochenmark assimilierten Eisens bereits nach kurzer Zeit in den Retikuloendothelialzellen lokalisiert werden, wo die schadhaften Erythrozyten abgebaut werden. Dieser Vorgang wird als ineffektive Erythropoese bezeichnet. Bei einer solchen Erythrozytenaplasie kann die *turnover*-Rate des Eisens im Plasma um über die Hälfte reduziert sein, wobei das gesamte Eisen zur Speicherung in die Leberzellen transportiert wird.

Die bemerkenswerteste Eigenheit des Eisenmetabolismus ist die effektive Erhaltung des Eisenvorrats im Körper. Unter normalen Bedingungen verliert der Mensch pro Jahr nur 10% seiner Eisenreserven, d. h. ca. 1 mg pro Tag. Zwei Drittel davon wird durch den Gastrointestinaltrakt in Form von aus den Gefäßen ausgetretenen Erythrozyten oder als in der Gallenflüssigkeit oder in abgeschilferten Mukosazellen enthaltenes Eisen ausgeschieden. Das andere Drittel geht über Hautschuppen und den Urin verloren, in denen ebenfalls kleinere Mengen Eisen enthalten sind. Bei Männern schwankt die Rate dieses physiologischen Eisenverlusts in einem sehr engen Bereich zwischen 0,5 mg pro Tag bei Personen mit Eisenmangel und 1,5 - 2 mg pro Tag bei überschüssiger Eisenaufnahme. Bei Frauen treten zusätzliche Verluste bei der Menstruation auf. Wähend der durchschnittliche Eisenverlust menstruierender Frauen bei etwa 0,5 mg pro Tag liegt, verlieren 10% der normal menstruierenden Frauen über 2 mg pro Tag. Eine Schwangerschaft stellt eine noch weitaus größere Anforderung an die Eisenversorgung dar (Tabelle 53.3). Weitere Ursachen eines Eisenverlustes sind Blutspenden, die Anwendung entzündungshemmender Arzneimittel, die Blutungen der Magenschleimhaut bewirken sowie mit Blutungen einhergehende, gastrointestinale Erkrankungen. Wesentlich seltenere Ursachen sind die infolge einer intravaskulären Hämolyse auftretende Hämosiderinurie und die Lungensiderose, bei der Eisen in der Lunge abgela-

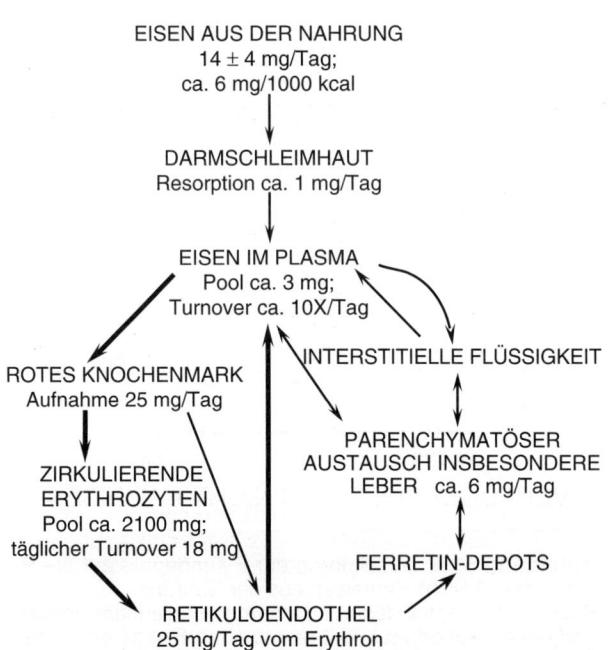

Abbildung 53.3 Stoffwechselwege des Eisens im menschlichen Organismus (ohne Exkretion).

Tabelle 53.3 Eisenbedarf während der Schwangerschaft

	DURCH-SCHNITT, *mg*	SCHWANKUNGS-BEREICH, *mg*
externer Eisenverlust	170	150-200
Zunahme der Erythrozytenmasse	450	200-600
fetales Eisen	270	200-370
Eisen in Plazenta und Nabelschnur	90	30-170
Blutverlust bei der Entbindung	150	90-310
gesamter Bedarf*	980	580-1340
Eisenverlust durch die Schwangerschaft**	680	440-1050

* Blutverlust bei Entbindung nicht berücksichtigt.
** Eisenverlust der Mutter; Zunahme der Erythrozytenmasse nicht berücksichtigt.
QUELLE: Nach Council on Foods and Nutrition, 1968. Mit freundlicher Genehmigung des *Journal of the American Medical Association*.

gert wird und so für den restlichen Körper nicht mehr verfügbar ist.

Die nur geringen physiologischen Eisenverluste weisen auf die Resorption als den primären determinierenden Faktor des Eisenhaushalts hin. Leider ist die Biochemie des Resorptionsprozesses bislang allenfalls in den Grundzügen verstanden. Nach der Ansäuerung und teilweisen Verdauung der Nahrung im Magen gelangt das darin enthaltene Eisen in anorganischer Form oder als Häm zur Darmschleimhaut. Die Eisenfraktionen werden von Zellen des Duodenums und des oberen Dünndarms resorbiert. Das aufgenommene Eisen wird entweder direkt ins Plasma abgegeben oder in den Mukosazellen als Ferritin gespeichert. Die Resorption scheint durch einen einzelnen hämatopoetischen Transkriptionsfaktor (NF-E_2) reguliert zu werden. Dieser verknüpft, unter der Kontrolle eines Gens auf Chromosom 6, den intestinalen Transport mit der Erythropoese (Peters et al., 1993). Die normale Resorption beträgt bei erwachsenen Männern etwa 1 mg pro Tag, bei erwachsenen Frauen etwa 1,4 mg pro Tag. Die Eisenresorption und der Eisentransport in den Blutkreislauf erhöhen sich bei unzureichender Eisenaufnahme, bei erschöpften Eisendepots oder bei steigender Erythropoese. Die maximale Resorptionrate von Eisen aus der Nahrung liegt unter normalen Bedingungen bei 3 - 4 mg.

Eisenbedarf und Bereitstellung durch die Nahrung
Der Eisenbedarf wird durch die unvermeidlichen physiologischen Eisenverluste sowie durch die für Wachstumsprozesse nötigen Eisenmengen bestimmt. Aus diesem Grund liegt der tägliche Eisenbedarf erwachsener Männer bei nur 13 μg/kg (ca. 1 mg), während menstruierende Frauen etwa 21 μg/kg pro Tag (ca. 1,4 mg) benötigen. In den letzten drei Monaten einer Schwangerschaft steigt der Eisenbedarf auf ca. 80 μg/kg pro Tag (5 - 6 mg) an. Aufgrund des schnellen Wachstums von Säuglingen liegt deren Eisenbedarf etwa im selben Bereich. Grundsätzlich muß der Eisenbedarf in Relation zu der über die Nahrung zur Verfügung gestellten Eisenmenge betrachtet werden.

In den entwickelten Ländern enthält die Nahrung normalerweise um die 6 mg Eisen pro 1000 kcal. Somit liegt die durchschnittliche tägliche Eisenaufnahme über die Nahrung bei Männern zwischen 12 - 20 mg und bei Frauen zwischen 8 - 15 mg. Stark eisenhaltige Nahrungmittel (über 5 mg/100 g) sind beispielsweise verschiedene tierische Innereien wie Leber oder Herz, Bierhefe, Weizenkeime, Eigelb, Austern sowie verschiedene getrocknete Bohnen und Früchte. Nahrungsmittel mit geringem Eisengehalt (unter 1 mg/100 g) sind z. B. Milch und Milchprodukte sowie die meisten nicht grünen Gemüse. Ferner kann die Zubereitungsweise den Eisengehalt der Nahrung beeinflussen, so z. B. indem der Nahrung Eisen aus eisernem Kochgeschirr zugefügt wird.

Obwohl der Eisengehalt der Nahrung ganz offensichtlich von Bedeutung ist, stellt die Bioverfügbarkeit dieses Eisens einen noch wichtigeren ernährungsphysiologischen Faktor dar (Hallberg, 1981). Am besten biologisch verfügbar ist in Form von Häm aufgenommenes Eisen. Seine Resorption wird nicht von der Zusammensetzung der Nahrung beeinflußt. Obwohl es nur 6% des gesamten über die Nahrung aufgenommenen Eisens ausmacht, liegt sein Anteil am resorbierten Eisen bei 30%. Nichtsdestominder muß der Hauptaugenmerk auf der Verfügbarkeit der Nicht-Hämfraktion liegen, da diese den bei weitem größten Anteil des Eisens in der Nahrung insbesondere bei wirtschaftlich schwachen Bevölkerungsteilen darstellt. Bei einer vegetarischen Ernährung ist die Resorptionsrate von Nicht-Hämeisen schwach, da verschiedene andere Nahrungsbestandteile, insbesondere Phosphate, die Resorption hemmen (Layrisse & Martinez-Torres, 1971). Ascorbinsäure und Fleisch hingegen fördern die Resorption von Nicht-Hämeisen. Ascorbinsäure bildet einen Komplex mit und/oder reduziert dreiwertiges zu zweiwertigem Eisen. Fleisch fördert die Eisenresorption durch Anregung der Magensäurebildung, möglicherweise auch durch weitere, noch unbekannte Effekte. Sowohl Ascorbinsäure als auch Fleisch können die Bioverfügbarkeit des Eisens um ein Vielfaches erhöhen. Aus diesem Grund sollten in eine Quantifizierung des durch die Nahrung zur Verfügung gestellten Eisens nicht nur die insgesamt aufgenommene Eisenmenge, sondern auch eine Abschätzung der Bioverfügbarkeit auf der Basis der Aufnahme anderer, die Eisenresorption oder -speicherung beeinfussender Nahrungsbestandteile einfließen (siehe Abbildung 53.4); (Monsen et al., 1978).

In Tabelle 53.4 werden Eisenbedarf und Eisenverfügbarkeit in der Nahrung gegenübergestellt. Wie zu sehen ist, sind Säuglingsalter und Schwangerschaft durch eine

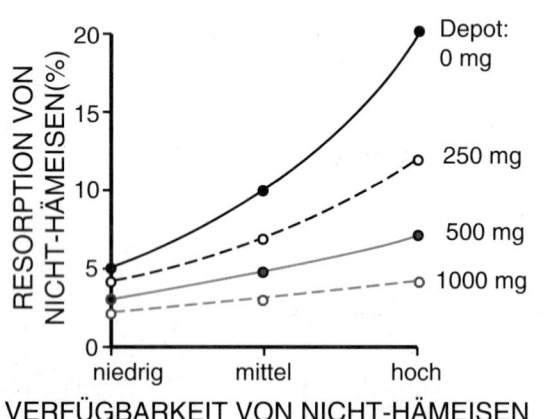

Abbildung 53.4 Auswirkung der Eisendepots auf die Resorption von Nicht-Hämeisen aus der Nahrung.
Prozentualer Anteil des aus Nahrung mit niedriger, mittlerer und hoher Bioverfügbarkeit resorbierten Eisens bei vorhandenen Eisendepots von 0, 250, 500 bzw. 1000 mg. (Nach Monsen et al., 1978. © *American Journal of Clinical Nutrition*. Mit Genehmigung der *American Society for Clinical Nutrition*.)

Tabelle 53.4 Tägliche Eisenaufnahme und Eisenresorption

PERSONEN	EISENBEDARF µg/kg	EISENVERSORGUNG DURCH DIE NAHRUNG BEI SCHLECHTER – GUTER ERNÄHRUNG, µg/kg	SICHERHEITSFAKTOR verfügbares Eisen/Eisenbedarf
Säuglinge/Kleinkinder	67	33-66	0.5-1
Kinder	22	48-96	2-4
Jugendliche (männlich)	21	30-60	1.5-3
Jugendliche (weiblich)	20	30-60	1.5-3
Erwachsene Männer	13	26-52	2-4
Erwachsene Frauen	21	18-36	1-2
mittlere bis späte Schwangerschaft	80	18-36	0.22-0.45

negative Eisenbilanz gekennzeichnet. Auch bei Frauen während der Menstruation besteht das Risiko einer Eisenunterversorgung, während die Eisenversorgung bei Männern und nicht menstruierenden Frauen gut gesichert ist. Die Differenz aus Eisenzufuhr und -bedarf spiegelt sich in der Größe der Eisendepots wieder. Bei kritischer Eisenversorgung finden sich keine oder nur geringe Mengen gespeicherten Eisens, während eine positive Eisenbilanz zu hohen Speichermengen führt (siehe Tabelle 53.2). Aus diesem Grund weisen Säuglinge und Frauen nach den ersten drei Schwangerschaftsmonaten nur vernachlässigbare Eisendepots auf. Die Menge gespeicherten Eisens beträgt bei menstruierenden Frauen nur etwa ein Drittel der von erwachsenen Männern, was den zusätzlichen Verlust von ca. 0,5 mg Eisen pro Tag widerspiegelt.

Eisenmangel Die Häufigkeit des Auftretens von Eisenmangelanämien korreliert mit dem ökonomischen Status der Bevölkerung. Die diesbezüglichen Daten werden aber auch von den Methoden beeinflußt, die der Erhebung zugrundeliegen. Während in Entwicklungsländern 20 - 30% der Kinder und schwangeren Frauen betroffen sind (WHO Joint Meeting, 1975), kommen in den USA durchgeführte Studien zur Häufigkeit von Eisenmangelanämien bei erwachsenen Frauen und Männern auf Werte von 0,2 - 3% (Cook et al., 1986). Ähnliche Werte dürften auch für andere westliche Länder gelten. Die Eisenbilanzen konnten durch verschiedene Maßnahmen wie die Eisenanreicherung von Mehl und künstlichen Babynahrungsprodukten sowie die Verschreibung von Eisenpräparaten während der Schwangerschaft verbessert werden.

Eine Eisenmangelanämie kann auf eine ungenügende, den normalen Bedarf nicht abdeckende Eisenaufnahme durch die Nahrung (alimentäre Eisenmangelanämie), auf Blutverlust oder auf Störungen der Eisenresorption zuückzuführen sein. Meist tritt alimentärer Eisenmangel in den USA und Westeuropa nur in leichter Form auf. Moderate bis schwere Eisenmangelanämien resultieren zumeist aus Blutverlusten im Magen-Darm-Trakt oder im Uterus. Eine Beinträchtigung der Eisenresorption tritt zumeist als Folge einer teilweisen Gastrektomie oder aufgrund einer Malresorption im Dünndarm auf.

Bei der Diagnose eines Eisenmangels muß die Abfolge der Ereignisse, die zum Abbau des Eisenvorrats führen, berücksichtigt werden (Hillman & Finch, 1991). Eine negative Eisenbilanz führt zunächst zu einem Abbau des Eisendepots und zuletzt zu einer parallelen Abnahme des in Erythrozyten und in eisenabhängigen Enzymen enthaltenen Eisens (siehe Abbildung 53.5). Bei Erwachsenen läßt sich die Entleerung der Eisendepots durch einen Ferritinplasmaspiegel von unter 12 µg pro Liter sowie durch das Fehlen von retikuloendothelialem Hämosiderin im Marks-Aspirat erkennen. Eine eisendefizitäre Erythropoese, definiert als suboptimale Eisenversorgung des Erythrons, ist an einer auf unter 16% verminderten Transferrinsättigung und/oder einem übermäßigen Anstieg des Protoporphyringehalts der Erythrozyten zu erkennen. Eine Eisenmangelanämie geht mit einer deutlichen Senkung der Hämoglobinkonzentration im Blut einher. Wegen der auftretenden starken physiologischen Schwankungen des Hämoglobinspiegels werden jedoch nur etwa die Hälfte der Fälle von eisendefizitärer Erythropoese aufgrund der Anämie erkannt (Cook et al., 1976). Darüber hinaus ist zu beachten, daß für Säuglinge und Kleinkinder wegen der in diesem Alter eingeschränkteren Eisenversorgung, andere „Normalwerte" für Hämoglobin- und Eisenkonzentrationen gelten (Dallman et al., 1980).

Die Bedeutsamkeit eines leichten Eisenmangels liegt eher in der Erkennung der dem Mangelzustand zugrundeliegenden Ursachen als in der Schwere der mit dem Eisenmangel unmittelbar verbundenen Symptome. Wegen des weit verbreiteten Auftretens von Eisenmangel bei Säuglingen und menstruierenden oder schwangeren Frauen wird die Notwendigkeit einer umfassenden Diagnostik bei diesen Patienten normalerweise von der Schwere der Anämie besimmt. Hingegen macht ein bei Männern und bei Frauen nach der Menopause festgestellter Eisenmangel die Suche nach einer möglicherweise vorhandenen Blutung notwendig.

Obgleich das Auftreten einer mikrozytären Anämie normalerweise als Indikator eines Eisenmangels gilt, sind Laboruntersuchungen wie die quantitative Bestimmung der Transferrinsättigung, des Erythrozyten-Protoporphyrins oder des Plasmaferritins notwendig, um mögliche andere Ursachen der Mikrozytose auszuschließen. Solche Messungen sind insbesondere dann nützlich, wenn die zirkulierenden Erythrozyten nach einem erst kürzlich erfolgten Blutverlust noch nicht mikrozytär sind, die Erythropoese aber bereits durch den einsetzenden Eisenmangel gehemmt wird. Demgegenüber stellt sich die Differentialdiagnose eines echten Eisenmangels und einer durch eine Entzündung hervorgerufenen eisendefizitären Erythropoese als schwieriger dar. Obgleich sich der Eisenvorrat bei der entzündungsbedingten Form eigentlich vergrößert, wird die Freisetzung des Eisens aus den Retikuloendothelialzellen blockiert. Hierdurch verringert sich die Eisenkonzentration im Plasma, was zu einer Unterversorgung des roten Knochenmarks führt. Auf die Zunahme des Eisenvorrats kann in diesem Fall entwe-

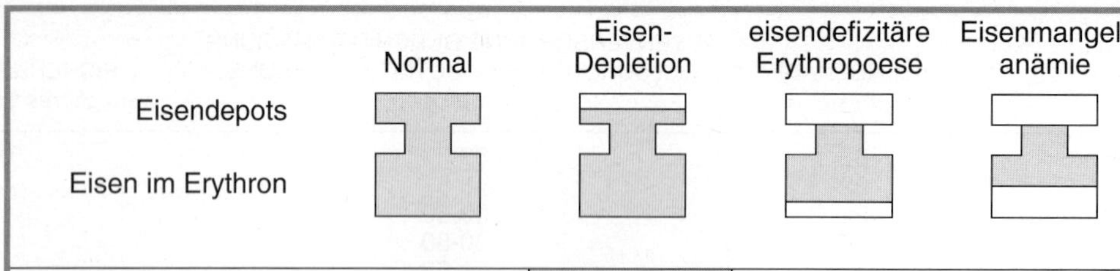

	Normal	Eisen-Depletion	eisendefizitäre Erythropoese	Eisenmangelanämie
RE-Mark-Fe	2–3+	0–1+	0	0
Transferrin µg/100 ml (µM)	330 ± 30 (59 ± 5)	360 (64)	390 (70)	410 (73)
Plasma-Ferritin, µg/l	100 ± 60	20	10	≤10
Eisenresorption, %	5 10	10 15	10 20	10–20
Plasma-Eisen µg/100 ml (µM)	115 ± 50 (21 ± 9)	115 (21)	≤60 (≤11)	≤40 (≤7)
Transferrin-Sättigung, %	35 ± 15	30	≤15	≤10
Sideroblasten, %	40–60	40–60	≤10	≤10
Ery-Protoporphyrin µg/100 ml Ery (µmol pro Liter Ery)	30 (0,53)	30 (0,53)	100 (1,8)	200 (3,5)
Erythrozyten	normal	normal	normal	mikrozytär/ hypochrom

Abbildung 53.5 Schrittweise Veränderungen (von links nach rechts) während der Entwicklung eines Eisenmangels bei Erwachsenen. Die Rechtecke beinhalten pathologische Testergebnisse. RE-Mark-Fe: retikuloendotheliales Hämosiderin; Ery: Erythrozyten (nach Hillman & Finch, 1991, verändert nach Bothwell & Finch, 1962; mit Genehmigung von F. A. Davis Co.).

der indirekt aus einer Erhöhung des Ferritinplasmaspiegels geschlossen werden, oder sie kann direkt durch eine Aspirationsbiopsie des Knochenmarks festgestellt werden (Lipschitz et al., 1974).

Behandlung des Eisenmangels

Allgemeine Prinzipien der Eisenmangeltherapie

Der Therapieerfolg bei Eisenmangelanämien wird von verschiedenen Faktoren beeinflußt, so z. B. von der Ursache und Schwere des Mangelzustands, dem Auftreten anderer, komplizierender Erkrankungen, der Fähigkeit des Patienten zur Resorption von Eisenpräparaten sowie von deren Verträglichkeit. Eine effektive Therapie bewirkt den Anstieg der Erythrozytenproduktion. Die Größenordnung dieses Anstiegs ist proportional zur Schwere der Anämie und zur dem Mark verfügbaren Eisenmenge. Die Untersuchungen von Hillman & Henderson (1969) geben einen Eindruck, wie bedeutsam die Beziehung zwischen Eisenversorgung und Erythropoese ist. So konnte bei gesunden Personen nach Aderlaß eine Reduktion der Erythropoese auf Werte unter ein Drittel der normalen Produktion gemessen werden, wenn die Eisenkonzentration im Plasma unterhalb 12,5 µM (70 µg/dl) lag. Demgegenüber stieg die Erythrozytenproduktion bei einer Eisenplasmakonzentration zwischen 13,4 - 26,9 µM (75 - 150 µg/dl) um mehr als das Dreifache des Ausgangswertes an. Die höchsten Erythropoeseraten traten bei Personen mit gesteigertem Erythrozytenzerfall und erhöhter Eisenplasmakonzentration auf. Diese Situation ergibt sich bei Patienten mit ineffektiver Erythropoese oder beim Auftreten einer Hämolyse reifer Erythrozyten.

Das Ausmaß der Reaktion des Marks auf die Therapie spiegelt auch die Schwere der Anämie und folglich den Grad der Stimulation der Vorläuferzellen im Mark durch die Erythropoese wider. Dies setzt natürlich voraus, daß das Mark zu einer normalen Reaktion in der Lage ist. Eine endogene Erkrankung des Marks oder, noch häufiger, Komplikationen durch das Auftreten anderer, z. B. entzündungsbedingter Erkrankungen können die Therapiewirkung negativ beeinflussen. Der Therapieeffekt im Hinblick auf das Hämoglobin wird auch durch lange andauernde Blutungen vermindert, während die Anzahl der Retikulozyten in diesem Fall trotzdem ansteigt. Weitere wichtige, den Therapieeffekt beeinflussende Faktoren sind die Fähigkeit des Patienten, verbreichtes Eisen zu resorbieren sowie dessen individuelle Toleranz gegenüber dem Eisenpräparat. Die gastrointestinale Verträglichkeit von Eisen ist eindeutig begrenzt. Darüber hinaus reguliert der Dünndarm die Eisenresorption und kann so die Aufnahme des applizierten Eisens in den Blutstrom beschränken. Diese Faktoren definieren die Obergrenze der Eisenmenge, die dem Organismus mittels oraler Applikation zugeführt werden kann. Bei einem Patienten mit mittelschwerer Anämie bewirkt die Maximaldosis oraler Eisenpräparate eine Versorgung des roten Knochenmarks mit 40 - 60 mg Eisen pro Tag. Diese Menge ist ausreichend für eine zwei- bis dreifach über dem Normalwert liegende Erythrozytenproduktion.

Der Effekt einer Eisentherapie kann anhand des Retikulozytenproduktionsindex sowie anhand der Steigungsrate des Hämoglobinspiegels oder des Hämatokrits bestimmt werden. Ein moderater Anstieg des Retikulozytenindex kann bereits vier bis sieben Tage nach Therapiebeginn beobachtet werden. Ein meßbarer Anstieg des Hämoglobins oder des Hämatokrits sollte nach einer Woche einsetzen. War die Hämoglobinkonzentration vor der Behandlung um mehr als 30 g pro Liter reduziert, bewirkt die Normdosis sowohl von oral als auch von parenteral verabreichtem Eisen einen täglichen Anstieg von 2 g pro Liter. Dieser Wert liegt deutlich unter den 6 g pro Liter (drei- bis vierfacher Basiswert), die das erythropoetische Mark bei optimaler Eisenversorgung erreichen kann. Diese Tatsache deutet daraufhin, daß beide Applikationsarten nicht in der Lage sind, die für eine maximale Erythropoese erforderliche Eisenmenge zur Verfügung zu stellen. Eine Entscheidung über die Effektivität der Behandlung sollte frühestens drei bis vier Wochen nach Therapiebeginn getroffen werden. Nach diesem Zeitraum ist ein Anstieg der Hämoglobinkonzentration um 20 g pro Liter oder mehr als positive Wirkung der Therapie zu werten, sofern nicht andere Veränderungen des klinischen Status des Patienten für die Besserung verantwortlich sind oder der Patient in der Zwischenzeit eine Transfusion erhalten hatte.

Bei einer unzureichenden Reaktion auf orales Eisen sollte die Diagnose nochmals überprüft werden. Es sollte eine komplette Laboruntersuchung durchgeführt sowie anderen, der Therapie möglicherweise entgegenwirkenden Faktoren, wie z. B. das Vorhandensein einer Entzündung oder schlechte Patienten-Compliance, nachgegangen werden. Ebenso sollte nach einer andauernden Blutung gesucht werden. Läßt sich keine andere Erklärung finden, sollte eine Bestimmung der Resorptionsfähigkeit des Patienten für orales Eisen erwogen werden. Jedenfalls ist eine bloße Weiterführung der Therapie nach dem Ausbleiben einer positiven Reaktion nach drei bis vier Wochen nicht zu rechtfertigen.

Sofern der Patient positiv auf die orale Eisenmedikation anspricht, sollte die Therapie bis zu einer Normalisierung der Hämoglobinwerte fortgeführt werden. Falls die Bildung größerer Eisendepots erzielt werden soll, kann die Behandlung weiter verlängert werden. Dieser Prozess kann sehr langwierig sein, da die Resorptionsrate im Darm deutlich absinkt, sobald sich die Eisendepots zu füllen beginnen. Eine prophylaktische Anwendung oralen Eisens sollte nur bei Patienten mit einem hohen Risiko für Eisenmangel z. B. bei schwangeren Frauen, Frauen mit außergewöhnlich hohem Blutverlust bei der Menstruation oder bei Säuglingen und Kleinkindern erfolgen. Eine ergänzende Eisengabe kann bei schnell wachsenden, unterdurchschnittlich ernährten Kleinkindern sowie bei unter chronischem Blutverlust leidenden Erwachsenen sinnvoll sein. Außer bei Säuglingen, die routinemäßig mit angereicherten Babynahrungsprodukten ernährt werden, ist vom prophylaktischen Einsatz frei verkäuflicher Vitamin-Mineralstoff-Mischungen abzuraten.

Orale Eisentherapie Oral verabreichtes Eisen(II)-sulfat ist die Medikation der Wahl bei Eisenmangel und zugleich das kostengünstigste der Eisenpräparate (Callender, 1974; Bothwell et al., 1979). Die Resorption von Eisen(II)-Salzen ist etwa dreimal so hoch wie die von Eisen(III)-Salzen, wobei sich dieser Unterschied bei hohen Dosierungen noch verstärkt (Brise & Hallberg, 1962). Die verschiedenen Eisen(II)-Salze wie z. B. Sulfate, Fumarate, Succinate oder Glukonate zeigen so gut wie keine Unterschiede in ihrer Bioverfügbarkeit und werden etwa gleich gut resorbiert.

Eisen(II)-sulfat ist als Salz mit unterschiedlichem Wassergehalt erhältlich. Je nach Hydratisierungsgrad beträgt der Eisenanteil zwischen 20 und 33%. Eisen(II)-Glukonat, -aspartat und -fumarat wurden ebenfalls erfolgreich in der Therapie von Eisenmangelanämien eingesetzt. Das Glukonat hat einen Eisengehalt von 12%. Eine Verbindung aus Eisen(III)-hydroxid und Polymaltose ist ein weiteres, flüssiges Präparat mit vergleichbarer Resorption. Die wirksame Dosis dieser Präparate wird vom jeweiligen Eisengehalt bestimmt.

Andere Eisenverbindungen spielen bei der Anreicherung von Lebensmitteln eine Rolle. Reduziertes Eisen (metallisches Eisen, elementares Eisen) besitzt eine dem Eisen(II)-sulfat vergleichbare Wirksamkeit, vorausgesetzt es wird in Form kleinster Partikel eingesetzt. In Form von größeren Partikeln verabreichtes *Ferrum reductum* oder Eisen(II)-phosphat zeigen eine weit niedrigere biologische Verfügbarkeit (Cook et al., 1973). Die Verwendung solch großer Partikel bei der Eisenanreicherung von Lebensmittel ist zweifellos die Ursache für die Konfusion bezüglich der Wirksamkeit dieser Substanzen. Eisen-EDTA ist ebenfalls gut biologisch verwertbar und zeigt Vorteile hinsichtlich der Erhaltung des normalen Geschmacks und Aussehens der angereicherten Lebensmittel (Viteri et al., 1978).

Für die Wirkung der Eisenpräparate ist die in den Eisentabletten enthaltene, absolute Eisenmenge und nicht die Gesamtmasse der Eisensalze entscheidend. Eisentabletten sollten einen im Magen schnell löslichen Überzug besitzen. Es wird allerdings auch eine Wirkung bestimmter Präparate mit verzögerter Wirkstofffreisetzung berichtet. Mit den Mahlzeiten eingenommen, sollen sie angeblich sogar die Wirkung von Fe(II)-sulfat noch übertreffen. Dies ist besonders wegen der normalerweise schon im oberen Dünndarm erfolgenden Eisenresorption überraschend. Allerdings sind die Befunde zur Resorption solcher Präparate widersprüchlich. Da solche Präparate in einer ganzen Reihe verschiedener Formen auf dem Markt sind und nur beschränkte Informationen zu ihrer Bioverfügbarkeit vorliegen, muß deren Wirksamkeit noch in Frage gestellt bleiben.

Eine Reihe unterschiedlicher Substanzen, die der Förderung der Eisenresorption dienen sollen, sind derzeit im Handel erhältlich. Hierunter fallen z. B. verschiedene oberflächenaktive Agenzien, Kohlehydrate, anorganische Salze, Aminosäuren und Vitamine. Eines der weiter verbreiteten Mittel ist die Ascorbinsäure. Bei einer Dosis von mindestens 200 mg kann Ascorbinsäure die Resorptionsrate therapeutischen Eisens um mindestens 30% steigern. Dieser Anstieg in der Aufnahme ist jedoch mit einer signifikanten Steigerung des Auftretens unerwünschter Nebenwirkungen verbunden (Hallberg et al., 1966). Aus diesem Grund scheint die Kombination von Eisenpräparaten mit Ascorbinsäure keinen Vorteil gegenüber einer Steigerung der verabreichten Eisenmenge zu haben. Von der Anwendung von Präparaten, die selbst eine therapeutische Wirksamkeit besitzen wie z. B. Vitamin B_{12}, Folat oder Kobalt ist abzuraten, da die Reaktion des Patienten auf diese Wirkstoffkombinationen nur schwer vorhersehbar ist.

Die durchschnittliche Dosis für die Behandlung von Eisenmangelanämien liegt bei etwa 200 mg Eisen pro Tag (2 - 3 mg/kg), verabreicht in drei gleichen Dosen zu je 65 mg. Kindern mit einem Gewicht zwischen 15 - 30 kg kann die halbe Erwachsenendosis gegeben werden, während Säuglinge relativ hohe Eisendosen tolerieren (z. B. 5 mg/kg). Die zu verabreichende Dosis ist ein Kompromiß zwischen dem erwünschten therapeutischen Effekt und den zu erwartenden toxischen Nebenwirkungen. Bei der Prophylaxe und der Behandlung leichter alimentärer Eisendefizite sollte sehr maßvoll dosiert werden. So sind beispielsweise zur Prävention eines Eisenmangels bei schwangeren Frauen 15 - 30 mg Eisen pro Tag ausreichend, um den Eisenbedarf von täglich 3 - 6 mg während der letzten beiden Schwangerschaftstrimester abzudecken. Bei der Behandlung einer Eisenmangelanämie sollte, sofern die Umstände keine Eile gebieten, eine Tagesdosis von 100 mg (dreimal täglich 35 mg) verabreicht werden.

Die zu erwartenden Wirkungen unterschiedlicher Dosierungen oral applizierten Eisens sind in Tabelle 53.5 aufgeführt. Es

Tabelle 53.5 Durchschnittliche Wirkung oral verabreichten Eisens

GESAMTDOSIS, mg Eisen pro Tag	ZU ERWARTENDE RESORPTION		HÄMOGLOBIN-ZUNAHME, g/l Blut pro Tag
	%	mg	
35	40	14	0.7
105	24	25	1.4
195	18	35	1.9
390	12	45	2.2

ist jedoch zu beachten, daß diese Dosis-Wirkungsbeziehung durch die Schwere der Eisenmangelanämie und durch den Zeitpunkt der Einnahme relativ zu den Mahlzeiten modifiziert wird. Die Bioverfügbarkeit von mit der Nahrung eingenommenem Eisen beträgt wahrscheinlich nur die Hälfte oder ein Drittel des für fastendende Personen geltenden Wertes (Grebe et al., 1975). Ebenso wird die Eisenresorption durch gleichzeitig eingenommene Antazida behindert. Eine Eisenapplikation auf nüchternen Magen ist auf jeden Fall zu bevorzugen, selbst wenn in diesem Fall die Dosis wegen möglicher gastrointestinaler Nebenwirkungen reduziert werden muß. Bei Patienten, die eine maximale Therapie benötigen, sei es, weil ein schneller Effekt erforderlich ist, oder um anhaltenden Blutungen entgegenzuwirken, kann bis zu 120 mg Eisen viermal täglich verabreicht werden. Hierbei ist das Timing der Applikation von Bedeutung. Zur Aufrechterhaltung dauerhaft hoher Raten der Erythrozytenproduktion ist eine ununterbrochene Eisenzufuhr notwendig. Darum sollten die oralen Applikationen in gleichmäßigen Zeitintervallen erfolgen, um eine kontinuierlich hohe Eisenkonzentration im Plasma aufrecht zu halten.

Die Dauer der Therapie hängt davon ab, wie schnell sich die Hämoglobinwerte normalisieren und ob darüber hinaus ein Aufbau von Eisendepots erzielt werden soll. Ersteres ist von der Schwere der Anämie abhängig. Bei einer täglichen Erholung der Hämoglobinkonzentration um 2 g pro Liter Blut ist die normale Erythrozytenmasse in etwa ein bis zwei Monaten wiederhergestellt. So wird der Normalwert von 150 g Hämoglobin pro Liter von einem Patienten mit einer Hämoglobin-Ausgangskonzentration von 50 g pro Liter in etwa 50 Tagen erreicht, während dies bei einer Ausgangskonzentration von 100 g Hämoglobin pro Liter nur etwa die Hälfte der Zeit erfordert. Demhingegen kann der Aufbau von Eisendepots eine über viele Monate andauernde Verabreichung oralen Eisens erfordern. Da die Resorptionsrate nach der Genesung von der Anämie rapide absinkt, beträgt die Rate der Depotbildung nach einer drei- bis viermonatigen Behandlungsdauer nur etwa 100 mg pro Monat. Die Strategie einer Langzeittherapie mit oralen Eisenpräparaten hängt weitgehend von der Abschätzung der zukünftig zu erwartenden alimentären Eisenbilanz des Patienten ab. Bei Personen mit unzureichender alimentärer Eisenversorgung kann eine kontinuierliche Therapie mit niedrigen Eisendosen erforderlich sein. Bei Personen, deren Blutungen gestoppt werden konnte, kann die Eisengabe nach Wiedererlangen der normalen Hämoglobinwerte eingestellt werden. Hingegen ist bei Patienten mit andauernden Blutungen eine Langzeittherapie mit hohen Eisendosen unbedingt angezeigt.

Unerwünschte Wirkungen oraler Eisenpräparate

Die Unverträglichkeit gegenüber oralen Eisepräparaten hängt hauptsächlich von der im oberen Magen-Darm-Trakt vorhandenen Menge löslichen Eisens sowie von psychischen Faktoren ab. Als Nebenwirkungen treten Sodbrennen, Übelkeit, Beschwerden im oberen Darmtrakt, Verstopfung und Durchfall auf. Es ist ratsam, die Therapie mit einer niedrigen Initialdosis zu beginnen. Dies gilt insbesondere, wenn eine Intoleranz gegenüber Eisenpräparaten bereits früher aufgetreten ist. Nachdem zunächst die gute Verträglichkeit bei dieser Dosierung demonstriert wurde, kann die Dosis schrittweise bis zur erwünschten Höhe gesteigert werden. Bei einer Tagesdosis von 200 g Eisen, aufgeteilt in drei gleiche Portionen, treten Nebenwirkungssymptome in etwa 25% der Fälle auf (gegenüber 13% bei der Gabe von Plazebo). Die Häufigkeit von Nebenwirkungen steigt bei einer Verdopplung der Dosis auf ca. 40% an. Übelkeit und Abdominalschmerzen sind Reaktionen, die besonders häufig in Verbindung mit hohen Dosierungen vorkommen. Dagegen treten Verstopfung und Durchfall, die vermutlich durch eiseninduzierte Veränderungen der bakteriellen Darmflora bedingt sind, sowie Sodbrennen bei hohen Dosierungen nicht häufiger auf als bei durchschnittlichen. Wird das Eisen in Form einer flüssigen Lösung verabreicht, kann diese mit Hilfe eines Tropfers auf den hinteren Teil der Zunge appliziert werden, um so eine vorübergehende Verfärbung der Zähne zu vermeiden.

In mehrere Fallstudien wird berichtet, daß über lange Zeit andauernde Eisengaben eine toxische Überlastung des Körpers mit Eisen (Hämochromatose) verursachen können (siehe z. B. Bothwell et al., 1979). Die vorliegenden Befunde deuten darauf hin, daß normale Personen in der Lage sind, die Eisenresorption auch bei hoher Eisenaufnahme zu kontrollieren. Ein Hämochromatoserisiko scheint lediglich für Personen mit einer pathologisch erhöhten Eisenresorption zu bestehen. Allerdings handelt es sich bei der Hämochromatose nach neueren Daten um eine relativ weit verbreitete genetisch bedingte Erkrankung, von der 0,5% der Bevölkerung betroffen sind.

Eisenvergiftung Eisen(II)-Salze sind in großen Mengen toxisch, führen jedoch bei Erwachsenen nur selten zum Tode. Die meisten Todesfälle treten bei Kindern besonders im Alter zwischen 12 - 24 Monaten auf (Bothwell et al., 1979). Bereits 1 - 2 g Eisen können tödlich sein. Bei den meisten Todesfällen liegt die aufgenommene Eisenmenge jedoch zwischen 2 - 10 g. Die Häufigkeit von Eisenvergiftungen korreliert mit der Verfügbarkeit von Eisenpräparaten im Haushalt. Hierbei spielen vor allem nach einer Schwangerschaft übrig gebliebene Präparate eine Rolle. Gerade der bunte Zuckerüberzug vieler im Handel erhältlicher Präparate führen bei Kindern zu einer Verwechslung mit Süßigkeiten. Darum sollten Eisenpräparate grundsätzlich in kindersicheren Behältern aufbewahrt werden.

Erste Symptome einer schweren Eisenvergiftung können bereits 30 Minuten nach der Aufnahme auftreten. Es ist jedoch auch ein um einige Stunden verzögertes Auftreten möglich. Bei den Symptomen handelt es sich vor allem um Abdominalschmerzen, Durchfall und/oder das Erbrechen eines braunen oder blutigen Mageninhalts, der oft noch Reste der Tabletten enthält. Besonders bedenklich ist das Auftreten von Bleichheit oder Zyanose, Mattigkeit, Benommenheit, durch Azidose bedingte Hyperventilation sowie eines Herz-Kreislauf-Kollapses. Wenn der Patient nicht bereits innerhalb von sechs Stunden nach der Aufnahme stirbt, kann es zu einer vorübergehenden Phase scheinbarer Erholung kommen. Der Tod kann in diesem Fall zwischen 12 - 24 Stunden nach der Eisenaufnahme eintreten. Die durch die Eisenaufnahme verursachte Magenverätzung kann zu einer Pylorusstenose oder anderen Vernarbungen führen. Bei der Autopsie fallen insbesondere hämorrhagische Gastroenteritis und Leberschäden auf. Besteht bei einem Kind der Verdacht einer Eisenaufnahme, kann dies durch einen Eisenfarbtest des Mageninhalts und durch eine Notfallbestimmung der Eisenkonzentration im Plasma überprüft werden. Liegt letztere unter 63 µM (3,5 mg pro Liter), besteht keine unmittelbare Gefahr. Befindet sich Eisen im Magen, sollte das Kind zum Erbrechen gebracht und die Anzahl der noch im Dünndarm befindlichen Eisentabletten mittels Röntgenuntersuchung festgestellt werden (Eisentabletten sind röntgendicht). Eisen kann im oberen Magen-Darm-Trakt durch eine Spülung mit Natriumbikarbonat oder Phosphatlösung ausgefällt werden. Der klinische Nutzen hiervon ist jedoch fraglich. Liegt die Eisenkonzentration im Plasma über der Eisenbindungskapazität (63 µM; 3,5 mg pro Liter), sollte Deferoxamin verabreicht werden. Dosierung und Applikationsart sind in Kapitel 66 beschrieben. Schock, Dehydration und Störungen im Säure-Basen-Haushalt sollten wie üblich behandelt werden. Es ist ausgesprochen wichtig, daß Diagnose und Therapie sehr schnell erfolgen. Durch eine frühe, effektive Behandlung der Eisenvergiftung kann deren Letalität von 45% auf etwa 1% gesenkt werden.

Parenterale Eisentherapie Parenteral verabreichtes Eisen stellt eine Alternative zu den oralen Eisenpräparaten dar (Bothwell et al., 1979). Die Wirkungsrate der parenteralen Therapie gleicht der von in normaler Dosierung verabreichtem oralen Eisen (Pritchard, 1966). Mit Hilfe der parenteralen Eisentherapie lassen sich Eisendepots wesentlich schneller aufbauen als dies durch eine mehrere Monate benötigende orale Eisentherapie möglich ist. Die wichtigste Indikation für die Anwendung einer parenteralen Eisentherapie besteht indes bei Patienten mit Erkrankungen, welche die gastrointestinale Eisenresorption verhindern (z. B. Sprue) oder bei parenteral ernährten Patienten. Eine parenterale Applikation kann auch dann angezeigt sein, wenn entzündliche Darmerkrankungen durch eine orale Eisentherapie verschlimmert werden könnten oder, in seltenen Fällen, wenn eine Unverträglichkeit gegen orale Eisenpräparate eine effektive Behandlung verhindert. Bei chronischen Erkrankungen wie z. B. rheumatoider Arthritis kann die Effektivität der parenteralen Eisentherapie wegen der entzündungsbedingten Blockierung des retikuloendothelianen Eisentransportes suboptimal sein. Verschiedene andere vorgeschlagene Indikationen scheinen nicht ausreichend faktisch begründet zu sein. Dies gilt beispielsweise für die unbewiesenen Vermutungen, daß die Wirkung parenteralen Eisens schneller als bei oralem Eisen einsetzt oder daß bei Dialysepatienten die parenterale Applikation von Vorteil sei. Tatsächlich sind Dialysepatienten bestens in der Lage, oral appliziertes Eisen zu resorbieren. Eine Ausnahme mag die initiale Anwendung der parenteralen Eisentherapie bei nierenkranken Patienten darstellen, die mit Erythropoetin behandelt werden. Diese kann notwendig sein, um zu verhindern, daß die Eisenversorgung zum limitierenden Faktor der Knochenmarksreaktion wird (Eschbach et al., 1987).

Die *Eisendextran*-Injektion ist das derzeit in den USA üblicherweise angewandte Eisenpräparat. Es ist ein Komplex aus Eisen(III)-oxyhydroxid und Dextran mit einem Molekulargewicht von 5000 bis 7000 Dalton. Die viskose Lösung enthält 50 mg Eisen/ml. In Deutschland ist ein Eisen(III)-hydroxid/Polymaltose-Komplex und ein Eisen(III)-Sorbitol-Zitrat-Komplex erhältlich. Beide enthalten ebenfalls 50 mg Fe/ml. Wird das Präparat intramuskulär injiziert, kann es zu einer mehrmonatigen, lokalen Speicherung variabler Anteile der Dosis (10 - 50%) im Muskel kommen. Der übrige Teil gelangt, zumeist über das Lymphsystem, in die Blutbahn. Die innerhalb der ersten Tage oder ein bis zwei Wochen feststellbare Erhöhung des Eisenplasmaspiegels wird durch das im Eisendextrankomplex gebundene Eisen bewirkt und spiegelt somit nicht die in Form von Transferrin verfügbare Eisenmenge wider. Bevor das Eisen für den Körper verfügbar ist, muß das Eisendextran zunächst von den Retikuloendothelialzellen phagozytiert und das Eisen vom Zuckeranteil des Dextrans freigesetzt werden. Ein Teil des freigesetzten Eisens wird schnell wieder ins Plasma abgegeben und so dem erythropoetischen Knochenmark zugeführt. Der größere Teil bleibt jedoch vorübergehend in den Retikuloendothelialzellen eingeschlossen (Henderson & Hillman, 1969). Diese Eisedextran-Depots werden in der Folge allmählich in biologisch verfügbares Eisen umgewandelt. Obwohl letztlich die gesamte Eisenmenge genutzt wird (Kernoff et al., 1975), kann dieser Prozess mehrere Monate in Anspruch nehmen. In der Zwischenzeit kann das in den Retikuloendothelialzellen gespeicherte Eisendextran zu Fehlinterpretationen bei der Bestimmung des Eisenstatus des Patienten führen.

Um die Verträglichkeit zu testen, sollte eine intramuskuläre Injektion zunächst in einer Dosis von 0,5 ml verabreicht werden. Treten keine unerwünschten Reaktionen auf, können die Injektionen nach dem folgenden Zeitplan fortgeführt werden, bis die als notwendig erachtete Gesamtmenge erreicht ist. Die Tagesdosis sollte folgende Werte gewöhnlich nicht überschreiten: 0,5 ml (25 mg Eisen) bei Kindern unter 4,5 kg, 1,0 ml (50 mg Eisen) bei Kindern unter 9,0 kg und 2,0 ml (100 mg Eisen) bei allen übrigen Patienten. Eisendextran sollte ausschließlich in die Muskulatur des oberen, äußeren Quadranten des Gesäßes injiziert werden. Wegen der dennoch auftretenden lokalen Reaktionen, wie z. B. langanhaltende Schmerzen an der Injektionsstelle und lokale Hautverfärbungen sowie aufgrund des Verdachts maligner Veränderungen an der Injektionsstelle (Weinbren et al., 1978), erscheint eine intramuskuläre Applikation nur ratsam, wenn eine intravenöse Injektion nicht möglich ist.

Bei intravenöser Applikation wird zunächst 0,5 ml Eisendextran über einen Zeitraum von fünf Minuten injiziert (In Deutschland ist u. a. ein Na-Fe(III)-Glukonat-Komplex erhältlich, der 12,5 mg Eisen/ml enthält). Treten während einer einstündigen Beobachtungsphase keine Symptome eines anaphylaktischen Schocks auf, kann eine Tagesdosis von 2,0 ml bis zum Erreichen der geplanten Gesamtmenge verabreicht werden. Es ist unbedingt notwendig, daß die Applikation langsam erfolgt. Die Infusion muß sofort gestoppt werden, wenn der Patient über periorale Taubheit, Kribbeln, Rücken- oder Brustschmerzen klagt. Alternativ kann, nachdem in der oben beschriebenen Weise eine Testdosis zum Ausschluß eines anaphylaktischen Schocks verabreicht wurde, die zur Wiederherstellung der Erythrozytenmasse und der Gewebedepots erforderliche Gesamtdosis in 250 - 1000 ml Kochsalzlösung verdünnt und in einer über mehrere Stunden dauernden Infusion verabreicht weden. Diese Gesamtdosis (in mg) kann mit Hilfe der folgenden Formel errechnet werden:

$$\begin{bmatrix} \text{Gesamtes} \\ \text{Eisen} \\ \text{(mg)} \end{bmatrix} = \begin{bmatrix} 0.66 \begin{pmatrix} \text{Körper-} \\ \text{gewicht} \\ \text{(kg)} \end{pmatrix} \end{bmatrix} \times \begin{bmatrix} 100 - \dfrac{\left[\dfrac{\text{Hgb}}{\text{g/dl}}\right] \times 100}{14.8} \end{bmatrix}$$

Hgb steht für den aktuellen Hämoglobinspiegel. Der Gewichtsfaktor (0,66 [Körpergewicht (kg)] kann durch (0,3 [Körpergewicht (lb)]) ersetzt werden, wenn das Körpergewicht in ameri-

kanischen Pounds gemessen wird. In diesen Berechnungen ist weder die verzögerte Verfügbarkeit des injizierten Wirkstoffes noch die Möglichkeit eines kontinuierlichen Eisenverlusts berücksichtigt.

Als unerwünschte Nebenwirkungen einer intravenösen Eisenapplikation können Kopfschmerzen, Unwohlsein, Fieber, generalisierte Lymphknotenerkrankung, Gelenkschmerzen, Nesselfieber und bei manchen Patienten mit rheumatoider Arthritis eine Verschlimmerung der Krankheit auftreten. Lange andauernde Infusionen von konzentrierten Lösungen oder die irrtümliche Verwendung eines nur zur intramuskulären Verwendung zugelassenen Präparats können eine Venenentzündung hervorrufen. Besonders besorgniserregend ist der selten auftretende anaphylaktische Schock, der trotz Behandlung tödlich sein kann. Obwohl nur wenige solcher Todesfälle bekannt wurden, ist dieses Risiko doch ein Hauptargument gegen eine breitere Anwendung von parenteralem Eisen. Aus diesem Grund sollte die parenterale Therapie nur bei gesicherter Indikation eingesetzt werden.

KUPFER

Kupfermangel tritt beim Menschen ausgesprochen selten auf (Evans, 1973). Die in der Nahrung enthaltene Kupfermenge ist mehr als ausreichend, um den ergänzenden täglichen Kupferbedarf des Körpers von etwas über 100 mg abzudecken. Es existieren keine Hinweise darauf, daß jemals, sei es prophylaktisch oder therapeutisch, eine Ergänzung der Nahrung mit Kupfer notwendig wäre. Selbst bei einer mit Kupferunterversorgung verbundenen Erkrankung wie Sprue, Zöliakie oder nephrotisches Syndrom sind normalerweise keine Auswirkungen eines Kupfermangels festzustellen. Nichtsdestominder können durch Kupfermangel bewirkte Anämien bei verschiedenen Personengruppen auftreten. Hierzu gehören Patienten nach operativer Darmverkürzung oder -ausschaltung (Zidar et al., 1977), Patienten, die länger parenteral ernährt werden (Dunlap et al., 1974), mangelernährte Säuglinge und Kleinkinder (Holtzman et al., 1970; Graham & Cordano, 1976) sowie Patienten, die große Mengen Zink aufgenommen hatten (Hoffman et al., 1988). Das Menkes-Syndrom (Kraushaarsyndrom), eine vererbte, den Kupfertransport im Körper störende Stoffwechselerkrankung, mindert zwar die Aktivität verschiedener kupferabhängiger Enzyme, geht jedoch nicht mit hämatologischen Anomalien einher.

Im Tierversuch stört Kupfermangel die Eisenresorption und die Eisenfreisetzung durch die Retikuloendothelialzellen (Lee et al., 1976). Die damit einhergehende mikrozytäre Anämie wird durch die reduzierte Eisenversorgung der Normoblasten und, wohl in noch stärkerem Ausmaß, durch die Reduzierung der mitochondrialen Häm-Produktion verursacht. Letzteres geht möglicherweise auf eine Minderung der Zytochromoxidaseaktivität zurück. Darüber hinaus wurden bei Versuchstieren mit Kupfermangel pathologische Wirkungen auf das Skelett-, das Herz-Kreislauf- und das Nervensystem beobachtet (O'Dell, 1976). Beim Menschen waren Leukozytopenie, insbesondere Granulozytopenie und Anämie die herausragenden Befunde. Die Eisenkonzentrationen im Plasma sind unterschiedlich und die Anämien sind nicht immer mikrozytär. Bei einer niedrigen Kupferkonzentration im Plasma, in Verbindung mit einer Leukozytopenie oder Anämie sowie Rahmenbedingungen, die einen Kupfermangel fördern, kann eine Kupfertherapie versucht werden. Es kann entweder eine Tagesdosis von 0,1 mg/kg Kupfer(II)-sulfat oral verabreicht werden, oder es werden täglich 1 - 2 mg der parenteralen Nährlösung zugefügt. Kupfermangel tritt normalerweise gemeinsam mit einer Vielzahl anderer Nährstoffdefizite auf, so daß die spezifische Rolle, die Kupfer bei der Entstehung von Anämien spielt, nur schwer zu bestimmen ist.

PYRIDOXIN

Der erste bekanntgewordene Fall einer pyrodoxinabhängigen Anämie wurde 1956 von Harris und Mitarbeitern beschrieben. Nachfolgende Berichte deuteten darauf hin, daß Vitamin B_6 möglicherweise die Hämatopoese von bis zu 50% an angeborener oder erworbener sideroachrestischer Anämie leidenden Patienten verbessert (Horrigan & Harris, 1968). Typischerweise zeigen diese Patienten eine Beeinträchtigung der Hämoglobinsynthese und bilden typische Erythroblasten mit Eisenanreicherungen in den perinukleären Mitochondrien, sogenannte Ringsideroblasten. Die angeborene syderoachrestische Anämie ist ein x-chromosomales, rezessiv vererbtes Merkmal mit variabler Penetranz und Expressivität. Typischerweise finden sich im Blutkreislauf betroffener Männer sowohl normale Erythrozyten als auch mikrozytäre, hypochrome Zellen. Demgegenüber zeigen die idiopathisch erworbene syderoachrestische Anämie und die durch verschiedene Medikamente, durch Entzündungen, Tumorleiden oder präleukämisches Syndrom bedingte Sideroblastose sehr variable morphologische Ausprägungen. Darüber hinaus konnte in eythrokinetischen Studien ein ganzes Spektrum von Anomalien, von einem hypoproliferativen Defekt mit geringer Tendenz zur Eisenakkumulation bis zu einer ausgeprägten ineffektiven Erythropoese mit starker Eisenakkumulation im Gewebe, gezeigt werden (Solomon & Hillman, 1979a).

Die orale Pyridoxintherapie ist wirksam bei der Behandlung von sideroachrestischen Anämien, die mit der Gabe von Antituberkulotika wie den Vitamin-B6-Antagonisten Isoniazid und Pyrazinamid einhergehen. Eine Pyridoxin-Tagesdosis von 50 mg korrigiert diese Anämie vollständig, ohne die Tuberkulosetherapie zu stören. Eine routinemäßige, ergänzende Pyridoxingabe ist unter diesen Bedingungen häufig angezeigt (siehe Kapitel 48). Wird Pyrodoxin hingegen verabreicht, um einer mit der Levodopa-Therapie einhergehenden sideroblastischen Anomalie entgegenzuwirken (selten), hat dies eine geringere Wirksamkeit des Levodopas bei der Parkinsontherapie zur Folge. Die Pyridoxintherapie ist nicht in der Lage, durch Chloramphenicol oder Blei verursachte sideroblastische Anomalien zu korrigieren.

Patienten mit idiopathischer, erworbener sideroachrestischer Anämie sprechen im allgemeinen nicht auf oral verabreichtes Pyridoxin an. Falls es sich um eine auf Pyridoxin ansprechende Anämie zu handeln scheint, ist eine hochdosierte Dauertherapie mit Tagesdosen von 50 - 500 mg des Vitamins erforderlich. Leider konnte der anfänglich vorhandene Enthusiasmus für die

Pyridoxintherapie nicht durch die Ergebnisse neuerer Studien gestützt werden (Chillar et al., 1976; Solomon & Hillman, 1979a). Selbst bei Patienten mit sideroachrestischer Anämie, die auf Pyridoxin reagieren, stellt sich nur eine teilweise Besserung ein, da weder die Ringsideroblasten noch der Erythrozyten-Defekt durch die Therapie verschwinden. Auch kommt es nur selten zu einer Normalisierung des Hämatokrits. Trotzdem erscheint es, nicht zuletzt angesichts der nur geringen Toxizität des oralen Pyridoxins, als angemessen, eine Pyridoxin-Therapie zu versuchen.

Wie in Studien an normalen Personen gezeigt werden konnte, bewirkt orales Pyridoxin, dreimal täglich in einer Dosis von 100 mg verabreicht, einen maximalen Anstieg der Pyridoxinkinase der Erythrozyten sowie des wichtigsten pyridoxalphosphatabhängigen Enzyms, der Glutamat-Aspartat-Aminotransferase (Solomon & Hillman, 1978). Für einen adäquaten Therapieversuch sollte das Pyridoxin mindestens über einen Zeitraum von drei Monaten verabreicht werden. Die Wirkung ist dabei durch Bestimmung des Retikulozytenindex und der Hämoglobinkonzentration zu kontrollieren. Verschiedentlich wurde angenommen, daß gegen oral verabfolgtes Pyridoxin unempfindliche Patienten möglicherweise auf eine parenterale Applikation von Pyridoxalphosphat ansprechen könnten (Hines & Love, 1975). Dem stehen Befunde entgegen, nach denen orale Pyridoxingaben, in Dosen von 200 - 300 mg täglich verabreicht, zu intrazellulären Pyridoxalphosphatkonzentrationen führen, die den durch eine Therapie mit dem phosphorylierten Vitamin erzeugten Konzentrationen entsprechen oder sogar noch darüber liegen (Solomon & Hillman, 1979b). Pyridoxin wird in Kapitel 62 näher besprochen.

RIBOFLAVIN

Eine aplastische Anämie, die auf Riboflavingaben anspricht, wurde von Patienten mit Proteinmangel in Verbindung mit komplizierenden Infektionen beschrieben (Foy et al., 1961). Lane und Mitarbeiter (1964) lösten bei Versuchspersonen einen Riboflavinmangel aus und konnten zeigen, daß dies innerhalb eines Monats eine hypoproliferative Anämie zur Folge hatte. Spontan kommt eine aplastische Anämie als Folge eines Riboflavinmangels beim Menschen, wenn überhaupt, nur sehr selten vor. In den beschriebenen Fällen trat sie in Verbindung mit Infektionen und Proteinmangel auf, beides Faktoren, die auch selbst eine hypoproliferatve Anämie verursachen können. Trotzdem erscheint es als angemessen, Riboflavin als Bestandteil der Behandlung von Patienten mit einer schweren allgemeinen Mangelernährung einzusetzen. Riboflavin wird ausführlicher in Kapitel 62 behandelt.

III. Vitamin B_{12}, Folsäure und die Behandlung megaloblastärer Anämien

Vitamin B_{12} und Folssäure sind essentielle Nahrungsbestandteile. Ein Mangel dieser Vitamine bewirkt in sämtlichen Zellen, in denen Chromosomenreduplikation und -teilung erfolgt, eine Störung der DNA-Synthese. Da Gewebe mit hohem Zell-Umsatz (*turnover*) am stärksten betroffen sind, reagiert das hämatopoetische System besonders empfindlich auf einen Mangel dieser Vitamine. Als frühes Anzeichen eines solchen Mangels tritt eine megaloblastäre Anämie auf. Der Patient wird schwer anämisch und bildet abnorme makrozytäre Erythrozyten. Das Erkennen dieses Krankheitsbildes einer abnormalen Hämatopoese erlaubte bereits vor mehr als 100 Jahren eine diagnostische Klassifikation dieser Erkrankung als „perniziöse Anämie" und setzte jene Forschungen in Gang, die zur Entdeckung von Vitamin B_{12} und Folsäure führten. Bis heute ist die charakteristische Anomalie in der Morphologie der Eryrthrozyten bei der Diagnose und als therapeutische Kontrolle nach der Verabreichung der Vitamine von Bedeutung.

Geschichte Die Geschichte der Erforschung von Vitamin B_{12} und Folsäure beginnt vor mehr als 170 Jahren und beinhaltet zwei mit dem Nobelpreis ausgezeichnete Entdeckungen. Die erste Beschreibung einer Erkrankung, bei der es sich wohl um eine megaloblastäre Anämie handelte, stammt von Combe und Addison, die ab 1824 eine Reihe von Fallbeschreibungen veröffentlichten. Auch heute noch ist für die megaloblastäre Anämie die Bezeichnung Addison-Anämie gebräuchlich. Obwohl bereits Combe die Erkrankung mit der Verdauung in Verbindung brachte, war es 1860 erstmals Austin Flint, der eine Magenatrophie beschrieb und auf eine mögliche Verbindung zur Anämie aufmerksam machte. Biermer prägte 1872 die bis heute gebräuchliche Bezeichnung *progressive perniziöse Anämie*.

Angeregt durch die von Whipple im Jahre 1925 gemachte Beobachtung, wonach die Leber bei Hunden mit Eisenmangel eine wirksame hämatopoetische Substanz liefert, führten Minot und Murphy ihre mit dem Nobelpreis ausgezeichneten Experimente durch, die die Wirksamkeit verfütterter Leber bei der Behandlung der perniziösen Anämie nachwiesen. Innerhalb weniger Jahre konstatierte Castle die Notwendigkeit sowohl des *Intrinsic*-Faktors, einer von den Parietalzellen der Magenschleimhaut sezernierten Substanz, als auch des vitaminartigen, aus rohem Leberextrakt gewonnen *Extrinsic*-Faktors. Es vergingen jedoch fast 20 Jahre bis das Vitamin B_{12} erstmalig von Rickes und Mitarbeiter sowie von Smith und Parker isoliert und kristallisiert werden konnte. Dorothy Hodgkins gelang in der Folge die Bestimmung der Kristallstruktur des Vitamins mittels Röntgendiffraktometrie und erhielt für diese Arbeiten den Nobelpreis.

Während verschiedentlich Versuche zur Reinigung des Extrinsic-Faktors unternommen wurden, beschrieben Wills und Mitarbeiter die makrozytäre Anämie einer indischen Frau, die auf die Behandlung mit einem Faktor reagierte, der im rohen Leberextrakt vorhanden, jedoch in den sonst bei perniziösen Anämien wirksamen gereinigten Fraktionen nicht enthalten ist (Wills et al., 1937). Dieser Faktor, der zunächst als Wills-Faktor und später als Vitamin M benannt wurde, wird heute als *Folsäure* bezeichnet. Dieser Name wurde 1941 von Mitchell und Mitarbeitern eingeführt, nachdem die Substanz aus Blattgemüsen isoliert wurde.

Neuere Untersuchungen zeigten, daß es sich bei den aus Nahrungsmitteln gereinigten Formen von Vitamin B_{12} und Folsäure nicht um die im menschlichen Organismus aktiven Koenzyme handelt. Während des Extraktionsprozesses werden die labilen, physiologisch aktiven Formen dieser Vitamine in das stabile Cyano-cobalamin (Vitamin B_{12}) beziehungsweise die stabile Pteroylglutaminsäure (Folsäure) umgewandelt. Um wirksam zu werden, müssen diese Substanzen dann *in vivo* modifiziert werden. Obgleich mittlerweile einiges über die intrazellulären Stoffwechselwege, in denen diese Vitamine als notwendige Kofaktoren fungieren, bekannt ist, blieben doch noch viele Fragen unbeantwortet. Die wichtigste dieser noch offenen Fragen ist, welche Rolle der Vitamin-B_{12}-Mangel bei den mit dieser Störung einhergehenden neurologischen Anomalien spielt (Chanarin et al., 1985).

Beziehungen zwischen Vitamin B_{12} und Folsäure

Die wichtigsten Funktionen von Vitamin B_{12} und Folsäure im intrazellulären Stoffwechsel sind zusammenfassend in Abbildung 53.6 dargestellt. Intrazellulär kommt Vitamin B_{12} nur in den beiden Formen des aktiven Koenzyms, Methyl-cobalamin und Desoxyadenosyl-cobalamin, vor (Linnell et al., 1971). Desoxyadenosyl-cobalamin (Desoxyadenosyl-B_{12}) fungiert als Kofaktor der mitochondrialen Mutase, die die Isomerisierung von L-Methylmalonyl-CoA zu Succinyl-CoA, eine wichtige Reaktion sowohl des Kohlehydrat- als auch des Lipid-Metabolismus, katalysiert (Weissbach & Taylor, 1968). Diese Reaktion steht in keinem direkten Zusammenhang mit stoffwechselwegen des Folats. Demhingegen ist Methylcobalamin (CH_3B_{12}) an der für einen normalen Folatstoffwechsel essentiellen Methioninsynthasereaktion beteiligt (Weir & Scott, 1983). Von Methyltetrahydrofolat ($CH_3H_4PteGlu_1$) abgegebene Methylgruppen werden zur Bildung von Methyl-cobalamin genutzt. Dieses fungiert dann seinerseits als Methylgruppendonator bei der Umwandlung von Homocystein zu Methionin. Diese Folat-Cobalamin-Interaktion ist von zentraler Bedeutung für eine normale Synthese der Purine und Pyrimidine und somit der DNA. Die Methioninsynthasereaktion ist vornehmlich verantwortlich für die Kontrolle des Recyclings der Folat-Kofaktoren, für die Aufrechterhaltung der intrazellulären Folylpolyglutamatkonzentration sowie, durch die Synthese von Methionin und dessen Produkts S-Adenosylmethionin, für die Aufrechterhaltung zahlreicher Methylierungsreaktionen.

Da die Versorgung der Zellen mit Folsäure hauptsächlich in Form von Methyl-tetrahydrofolat erfolgt, ist die Übertragung der Methylgruppe auf das Cobalamin notwendig, um eine adäquate Versorgung mit Tetrahydrofolat ($H_4PteGlu_1$), das als Substrat für zahlreiche Stoffwechselschritte fungiert, sicherzustellen. Tetrahydrofolat ist eine Vorstufe bei der Bildung intrazellulären Folylpolyglutamats. Darüber hinaus fungiert es als Akzeptor eines C1-Fragments bei der Umwandlung von Serin in Glycin, wobei 5,10-Methylentetrahydrofolat (5,10-$CH_2H_4PteGlu$) gebildet wird. Letzteres überträgt die Methylgruppe auf Desoxyuridin-Monophosphat (dUMP) zur Synthese von Desoxythymidin-Monophosphat (dTMP). Diese Reaktion ist bei der DNA-Synthese von großer Bedeutung. Im Reaktionsverlauf wird 5,10-$CH_2H_4PteGlu$ in Dihydrofolat ($H_2PteGlu$) überführt. Der Zyklus wird mit der Reduktion von $H_2PteGlu$ zu $H_4PteGlu$ durch die Dihydrofolatreduktase vollendet, einem Reaktionsschritt, der durch Folatantagonisten wie Methotrexat blockiert wird (siehe Kapitel 51). Wie aus Abbildung 53.6 zu ersehen ist, kann die Synthese von 5,10-Methylentetrahydrofolat auch auf verschiedenen anderen Reaktionswegen erfolgen. Diese sind im Stoffwechsel der Formiminoglutaminsäure (FIGLU) sowie der Purine und Pyrimidine von Bedeutung. (Siehe die Reviews von Weir & Scott, 1983; Chanarin et al., 1985.)

Bei einem Vitamin-B_{12}- oder Folsäure-Mangel bewirkt die verringerte Methionin- und S-Adenosylmethioninsynthese eine Behinderung der Proteinbiosynthese, der Polyaminsynthese sowie verschiedener Methylierungsreaktionen. Als Reaktion auf den Mangel leitet die Zelle darüber hinaus den Stoffwechselweg des Fo-

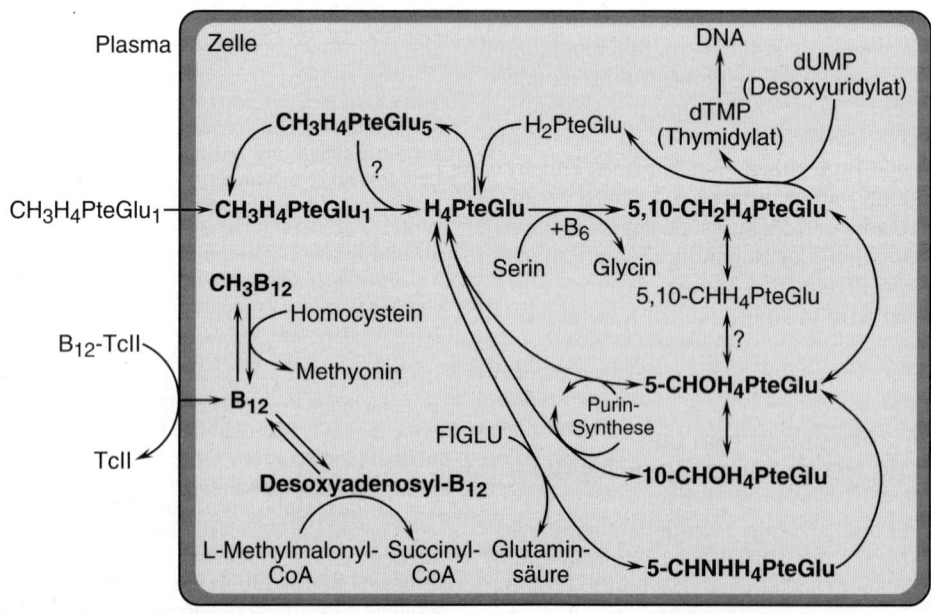

Abbildung 53.6 Wechselbeziehungen und Stoffwechselfunktionen von Vitamin B12 und Folsäure.
Zur Erläuterung der Abbildung siehe Text; für die Struktur der verschiedenen Folat-Koenzyme siehe Abbildung 53.9. FIGLU ist Formiminoglutaminsäure, welche im Histidin-Katabolismus entsteht. TcII ist Transcobalamin II.

lats so um, daß steigende Mengen Methyltetrahydrofolat gebildet werden. Dies sichert, auf Kosten der Nukleinsäurensynthese, die essentiellen Methylisierungsreaktionen. Bei Vitamin-B_{12}-Mangel erhöht sich die Aktivität der Methylentetrahydrofolatreduktase. Hierdurch wird das verfügbare intrazelluläre Folat dem Methyltetrahydrofolat-Pool zugeführt (in Abbildung 53.6 nicht dargestellt). Durch den Vitamin-B_{12}-Mangel werden Abgabe und Transfer von Methylgruppen des Methyltetrahydrofolats unterbunden. Hierdurch werden den nachfolgenden Schritten im Folatstoffwechsel, die Tetrahydrofolat benötigen, das Substrat entzogen. Dieser Prozess ist häufig die Grundlage für mit Vitamin-B_{12}- oder Folsäuremangel verbundene megaloblastäre Anämien.

Über die Mechanismen, die den mit einem Vitamin-B_{12}-Mangel häufig einhergehenden neurologischen Funktionsstörungen zugrundeliegen, ist demgegenüber weniger bekannt (Reynolds, 1976; Weir & Scott, 1983). Die Beschädigung der Myelinscheiden ist die augenfälligste Auswirkung dieser Neuropathie. Diese Beobachtung führte schon früh zu der Vermutung, daß die vom Desoxyadenosylcobalamin abhängige Methylmalonyl-CoA-Mutase-Reaktion, ein Schritt im Propionat-Stoffwechsel, mit dieser Anomalie in Verbindung steht. Es gibt allerdings auch Hinweise darauf, daß eher ein Methioninsynthasemangel und die Blockierung der Umwandlung von Methionin zu S-Adenosylmethionin für diese neurologischen Schädigungen verantwortlich sein könnten (Scott et al., 1981).

Megaloblastische Veränderungen des Marks und Neuropathien, die einem Vitamin-B_{12}-Mangel gleichen, können auch durch das als Anästhetikum eingesetzte Lachgas (Distickstoffmonoxid; N_2O; siehe Kapitel 14) verursacht werden (Chanarin et al., 1985). Studien mit N_2O konnten eine Verringerung der Methioninsynthase und eine reduzierte Methionin- und S-Adenosylmethionin-Konzentration zeigen. S-Adenosylmethionin wird für verschiedene Methylierungsreaktionen benötigt, unter anderem auch in der Synthese von Phospholipiden und Myelin. Die durch N_2O verursachten neurologischen Anomalien können durch die Einnahme von Methionin teilweise verhindert werden. Eine Neuropathie, die der bei Vitamin-B_{12}-Mangel auftretenden gleicht, wurde von Zahnärzten berichtet, die N_2O bei der Narkose ausgesetzt sind (Layzer, 1978).

VITAMIN B_{12}

Chemie Die Strukturformel des Vitamins B_{12} ist in Abbildung 53.7 dargestellt (Pratt, 1972). Das Molekül setzt sich aus drei Hauptkomponenten zusammen:

1. Eine planare Gruppe (Corrinring) – eine porphyrinartige Ringstruktur mit vier reduzierten Pyrrolringen, die mit einem zentralen Kobaltatom verbunden und weitgehend mit Methyl-, Acetamid- und Propionamidresten substituiert sind.
2. Ein 5,6-Dimethylbenzimidazol-Nukleotid, das durch Bindungen mit dem Kobaltatom und der Propionatseitenkette des vierten Pyrrolrings nahezu rechtwinklig mit dem Corrinring verknüpft ist.

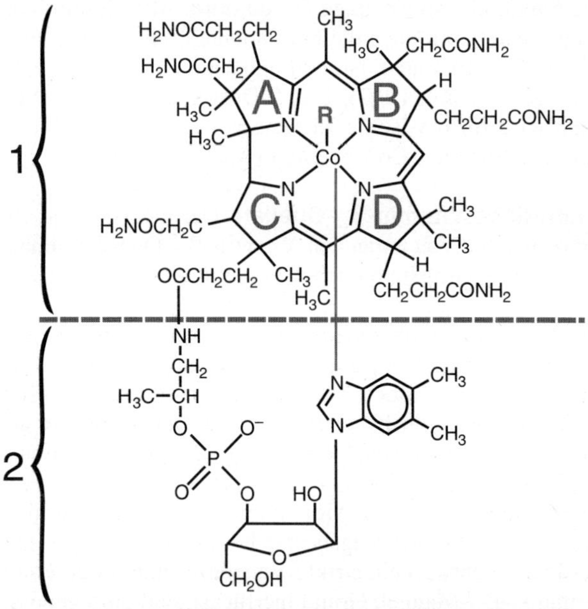

Vitamin-B_{12}-Derivate

Freiname	R-Gruppe
Cyanocobalamin (Vitamin B_{12})	–CN
Hydroxycobalamin	–OH
Methylcobalamin	–CH_3
5'-Desoxyadenosylcobalamin	–5'-Desoxyadenosyl

Abbildung 53.7 Struktur und Nomenklatur der Vitamin-B_{12}-Derivate.

3. Eine variable R-Gruppe. Die wichtigsten finden sich in den stabilen Verbindungen Cyanocobalamin und Hydroxycobalamin sowie den aktiven Koenzymen Methylcobalamin und 5-Desoxyadenosylcobalamin.

Die Bezeichnungen Vitamin B_{12} und Cyanocobalamin werden austauschbar als Oberbegriff für alle beim Menschen aktiven Cobamide benutzt. Vitamin-B_{12}-Präparate für die therapeutische Anwendung enthalten entweder Cyanocobalamin oder Hydroxycobalamin, da nur diese Derivate auch nach einer Lagerung weiter aktiv bleiben.

Funktionen im Stoffwechsel Die aktiven Koenzyme Methylcobalamin und 5-Desoxyadenosylcobalamin sind für das Zellwachstum und die Zellreplikation essentiell. Methylcobalamin wird für die Bildung von Methionin und dessen Derivats S-Adenosylmethionin aus Homocystein benötigt. Darüber hinaus bleibt Folsäure bei einer unzureichenden Vitamin-B_{12}-Konzentration in der Form von Methyltetrahydrofolat „gefangen", was zu einem physiologischen Mangel anderer benötigter intrazellulärer Formen der Folsäure führt (siehe Abbildungen 53.6 und 53.7 sowie obige Diskussion). Aus diesem Vorgang resultieren auch die bei Patienten mit Vitamin-B_{12}-Mangel auftretenden hämatologischen Anomalien (Herbert & Zalusky, 1962). Das 5-Desoxyadenosylcobalamin wird für die Isomerisierung von L-Methylmalonyl-CoA zu Succinyl-CoA benötigt (Abbildung 53.6).

Natürliche Vitamin-B_{12}-Quellen Der menschliche Organismus ist von exogenen Vitamin-B_{12}-Quellen abhängig. Die wichtigste natürliche Quelle sind Vitamin-B_{12}-synthetisierende, in Boden, Wasser und Abwasser sowie im Darmlumen verschiedener Tiere vorkommende Mikroorganismen. Da pflanzliche Nahrungsmittel, sofern sie nicht mit solchen Mikroorganismen kontaminiert sind, kein Vitamin-B_{12} enthalten, sind Tiere entweder auf die Synthese im eigenen Darmtrakt oder auf die Aufnahme Vitamin-B_{12}-haltiger tierischer Produkte angewiesen. Der Tagesbedarf des Menschen von 3 bis 5 µg muß durch tierische Nahrungsbestandteile abgedeckt werden. Trotzdem entwickeln strikte Vegetarier nur selten einen Vitamin-B_{12}-Mangel. Grund hierfür ist, daß eine gewisse Menge dieses Vitamins auch mit Gemüse aufgenommen wird, welches mit Vitamin-B_{12}-synthetisierenden Bakterien kontaminiert ist. Außerdem reichern Vegetarier im allgemeinen ihre Nahrung mit Vitaminen und Mineralstoffen an.

Resorption, Verteilung, Elimination und täglicher Bedarf In der Nahrung enthaltenes Vitamin B_{12} wird in Gegenwart von Magensäure und Pankreasproteasen von einem bindenden Speichelprotein freigesetzt und sofort an den Intrinsic-Faktor, ein Glykoprotein mit einer Molekülmasse von 59000 Da, gebunden. Der so gebildete Vitamin-B_{12}/Intrinsic-Faktorkomplex gelangt daraufhin in das Ileum, wo er mit einem spezifischen Rezeptor der Ileumschleimhautzellen interagiert und in den Kreislauf transportiert wird. Für die Transportprozesse von Vitamin B_{12} im Ileum sind Intrinsic-Faktor, Gallenflüssigkeit und Natriumbikarbonat (bei entsprechendem pH) notwendig (Allen & Mehlman, 1973; Herzlich & Herbert, 1984). Normalerweise resultiert ein Vitamin-B_{12}-Mangel bei Erwachsenen nicht aus einem zu geringen Vitamingehalt der Nahrung. Vielmehr ist zumeist ein Defekt der gastrointestinalen Resorption für den Vitaminmangel verantwortlich (siehe Abbildung 53.8). Die klassische perniziöse Anämie wird durch eine Funktionsstörung der Parietalzellen der Magenschleimhaut und eine verminderte Produktion des gastrischen Intrinsic-Faktors verursacht. Letzterer wird, wegen des wichtigen Beitrags von William B. C. Castle auf diesem Gebiet, auch Castle-Faktor genannt. Für das Versagen der Parietalzellenfunktion können zytotoxische Autoantikörper verantwortlich sein (de Aizpurua et al., 1983).

Verschiedene Darmerkrankungen können sich störend auf die Resorption des Vitamin-B_{12}/Intrinsic-Faktorkomplexes auswirken. So ist die Kombination eines Magensaftmangels mit einer verringerten Intrinsic-Faktorsekretion infolge einer Magenatrophie oder Ma-

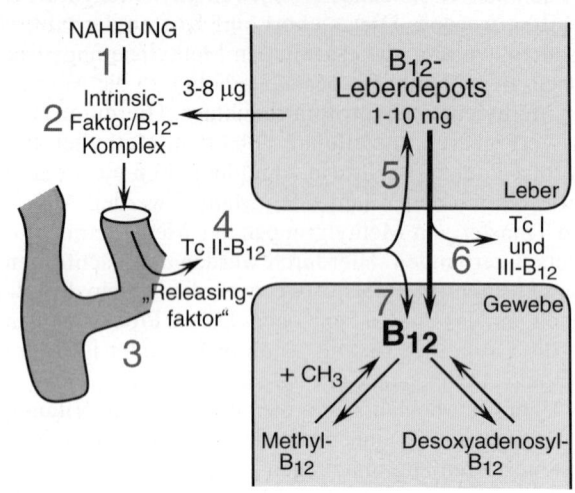

Abbildung 53.8 Resorption und Verteilung von Vitamin B_{12}. Ein Vitamin-B_{12}-Mangel kann durch jede der folgenden angeborenen oder erworbenen Störungen hervorgerufen werden: (1) unzureichende Versorgung durch die Nahrung, (2) unzureichende Sekretion des Intrinsic-Faktors (klassische perniziöse Anämie), (3) Erkrankungen des Ileums, (4) angeborenes Fehlen von Transcobalamin II (Tc II) sowie (5) rasche Entleerung der Leberdepots durch eine Störung der Rückresorption des in der Gallenflüssigkeit ausgeschiedenen Vitamins B_{12}. Die Verwendbarkeit von Vitamin-B_{12}-Plasmakonzentrationsmessungen zur Abschätzung der Versorgung des Gewebes mit diesem Vitamin kann durch eine Lebererkrankung oder (6) durch das Auftreten abnorm großer Mengen von Transcobalamin I und III (TcI und III) im Plasma beeinträchtigt werden. Die Bildung von Methylcobalamin setzt (7) einen normalen Transport in die Zelle sowie eine adäquate Versorgung mit Folsäure in Form von $CH_3H_4PteGlu_1$ voraus.

genoperation eine häufige Ursache eines Vitamin-B_{12}-Mangels bei Erwachsenen. Da Pankreasproteasen für die Freisetzung des Vitamins B_{12} aus der Proteinbindung erforderlich sind, haben Erkrankungen des Pankreas ebenfalls eine Störung der Vitamin-B_{12}-Resorption zur Folge (Herzlich & Herbert, 1984). Auch können Antikörper gegen Intrinsic-Faktor oder den Vitamin-B_{12}/Intrinsic-Faktorkomplex eine Rolle bei der Beeinträchtigung der Resorption durch die Ileumzellen spielen. Bakterienüberwüchse oder bestimmte Darmparasiten können verhindern, daß Vitamin B_{12} in ausreichender Menge zu den Ileumzellen gelangt. Außerdem können jegliche, durch Erkrankungen oder chirurgische Eingriffe verursachte Schädigungen der Ileumschleimhautzellen zu einer Störung der Resorption führen.

Nach erfolgter Resorption bindet Vitamin B_{12} für den Transport zu den Geweben an Transcobalamin II, ein Plasma-β-Globulin. Im Plasma finden sich noch zwei weitere Transcobalamine (I und III). Ihre Konzentration ist mit der Turnover-Rate der Granulozyten korreliert. Möglicherweise handelt es sich bei ihnen um intrazelluläre Speicherproteine, die beim Tod der Zelle freigesetzt werden (Scott et al., 1974). Das an Transcobalamin

II gebundene Vitamin B_{12} wird rasch aus dem Plasma eliminiert und bevorzugt in die Leberparenchymzellen transportiert. Hierbei dient die Leber als Speicherdepot für andere Gewebe. Bei gesunden Erwachsenen befinden sich bis zu 90% des gesamten Vitamin-B_{12}-Depots des Körpers (1 - 10 mg) in der Leber. Vitamin B_{12} wird in Form des aktiven Koenzyms gespeichert. Abhängig von der Größe der Depots im Körper hat es eine Turnover-Rate von 0,5 - 8 µg pro Tag (Heyssel et al., 1966). Der tägliche Mindestbedarf an Vitamin B_{12} wird auf 1 µg geschätzt (Sullivan & Herbert, 1965; FAO/WHO Expert Group, 1970). Empfehlungen für den Nahrungsgehalt finden sich in Tabelle XIV.1.

Täglich werden ca. 3 µg Cobalamin in die Gallenflüssigkeit sezerniert. Hierbei handelt es sich zu 50 - 60% um Cobalaminanaloga, die nicht für eine Rückresorption bestimmt sind. Dieser enterohepatische Zyklus ist von Bedeutung, da eine Störung der Rückresorption infolge einer Darmerkrankung zu einer kontinuierlichen Entleerung der Leberdepots führen kann. Dieser Prozess könnte auch erklären, warum es bei Patienten nach einer größeren Magenoperation innerhalb von drei bis vier Jahren zu einem Vitamin-B_{12}-Mangel kommt, obgleich der tägliche Bedarf von 1 - 2 µg in diesem Zeitraum eigentlich keine Leerung der Leberdepots von mehr als 2 - 3 mg erwarten ließe.

Die Versorgung des Gewebes mit Vitamin B_{12} ist unmittelbar von der Größe der Leberdepots und der vorhandenen Menge an Transcobalamin II gebundenes Vitamin B_{12} abhängig (Abbildung 53.8). Da die Vitamin-B_{12}-Menge in der Leber nur schwierig meßbar ist, dient die Vitamin-B_{12}-Konzentration im Plasma als Routinemaß bei der Diagnose von Vitamin-B_{12}-Mangel. Bei gesunden Personen liegt die Plasmakonzentration im Bereich zwischen 150 - 660 pM (etwa 200 - 900 pg/ml). Bei Konzentrationen unter 150 pM ist ein Mangelzustand zu vermuten. Diese Korrelation ist allerdings nur solange eindeutig, wie es zu keinem Anstieg der Plasmakonzentrationen von Transcobalamin I und III kommt. Dies kann z. B. infolge einer Lebererkrankung oder einer myeloproliferativen Erkrankung eintreten. Sofern Vitamin B_{12} an diese Transportproteine gebunden ist, hat es eine sehr geringe Turnover-Rate und ist für die Zellen kaum verfügbar. Aus diesem Grunde kann es zu einer Mangelversorgung der Gewebe kommen, obwohl die im Plasma gemessenen Vitaminkonzentrationen normal oder sogar hoch sind (Retief et al., 1967). Mindestens in zwei Familien wurde ein angeborenes Fehlen von Transcobalamin II beobachtet (Hakami et al., 1971; Hitzig et al., 1974). Trotz relativ normaler Vitamin-B_{12}-Plasmakonzentrationen trat eine megaloblastäre Anämie auf. Durch eine parenterale Vitamin-B_{12}-Gabe in einer Dosis, die über der renalen Clearance lag, konnte eine klinische Besserung erzielt werden.

Störungen des intrazellulären Vitamin-B_{12}-Metabolismus wurden von Kindern mit Methylmalonazidurie und Homozystinurie berichtet. Als Auslöser dieser Vitamin-B_{12}-Stoffwechselstörung kommen verschiedene Mechanismen in Frage, so z. B. eine Unfähigkeit der Zellen zum Transport oder zur Akkumulation von Vitamin B_{12} infolge eines Versagens der Synthese der intrazellulären Rezeptoren, ein Defekt bei der Bildung von Desoxyadenosylcobalamin oder ein angeborener Mangel an Methylmalonyl-CoA-Isomerase (Cooper, 1976).

Vitamin-B_{12}-Mangel Die klinische Signifikanz des Vitamin-B_{12}-Mangels liegt vor allem in seiner Auswirkung auf die Hämatopoese und das Nervensystem. Das hämatopoetische System reagiert aufgrund seiner hohen Zell-Umsatzraten besonders empfindlich auf den Vitaminmangel. Einen ähnlich hohen Vitaminbedarf zeigen auch andere Gewebe mit hohem Zell-Umsatz, so z. B. die Mukosa oder das Zervixepithel.

Eine unzureichende Vitamin-B_{12}-Versorgung führt zu einer schweren Störung der DNA-Replikation. Bei einer hämatopoetischen Stammzelle, die für eine vorprogrammierte Serie von Zellteilungen determiniert ist, verhindert dieser Defekt der Chromosomenreplikation eine vollständige Kernteilung. Die zytoplasmatischen Wachstums- und Reifungsprozesse werden jedoch mit relativ normaler Rate fortgesetzt. Dies führt zur Produktion morphologisch abnormer Zellen und zum Zelltot während der Reifung. Dieses Phänomen wird als *ineffektive Hämatopoese* bezeichnet (Finch et al., 1956). Diese Anomalie kann durch Untersuchungen des Knochenmarks oder des peripheren Bluts festgestellt werden. Normalerweise zeigen die Erythrozytenlinien die deutlichsten Veränderungen. Die Reifung der Erythrozytenvorläuferzellen verläuft hochgradig abnormal (megaloblastische Erythropoese). Die Anomalien finden sich auch bei jenen Zellen, die das Mark verlassen. Außerdem treten im peripheren Blut viele Zellfragmente, Poikilozyten und Makrozyten auf. Das durchschnittliche Erythrozytenvolumen steigt auf Werte über 110 fl (µm^3) an. Bei schwerem Vitaminmangel sind sämtliche Zellinien betroffen, was eine ausgeprägte Panzytopenie zur Folge hat.

Die Diagnose eines Vitamin-B_{12}-Mangelzustands kann durch Bestimmung der Vitamin-B_{12}-Plasmakonzentration erfolgen. Die Diagnose kann durch die Messung von Methylmalonat in Serum oder Urin sowie die Beobachtung einer Retikulozytose nach einem therapeutischen Versuch mit Vitamin B_{12} gestützt werden. Die Vitamin-B_{12}-Resorption im Ileum kann mit dem Schilling-Test quantifiziert werden. Nach einer oralen Verabreichung von Intrinsic-Faktor ermöglicht der Schilling-Test darüber hinaus, den der Resorptionsstörung zugrundeliegenden Mechanismen nachzugehen (Schilling, 1953).

Ein Vitamin-B_{12}-Mangel kann eine irreversible Schädigung des Nervensystems zur Folge haben. In Wirbelsäule und Kortex kommt es zu einer zunehmenden Schwellung der myelinisierten Neurone, zu Demyelinisation und zum Absterben von Nervenzellen. Hieraus resultiert ein ganzes Spektrum unterschiedlicher neurologischer Symptome: Parästhesie in Händen und Füßen, verminderte Empfindlichkeit der Vibrations- und Lagesinne und daraus folgende Gleichgewichtsstörungen, abgeschwächter Sehnenreflex sowie, im späteren Stadium, Desorientiertheit, Niedergeschlagenheit, Gedächtnisverlust und sogar ein Verlust des zentralen Sehvermögens. Außerdem können Anzeichen von Paranoia, Halluzinationen oder sogar Psychosen auftreten. Da die neurologischen Schädigungen unabhängig von den Störungen des hämatopoetischen Systems auftreten können, sollte ein Vitamin-B_{12}-Mangel bei älteren Patienten mit Demenz und psychiatrischen Störungen auch dann in

Betracht gezogen werden, wenn keine Anämie vorliegt (Lindenbaum et al., 1988).

Vitamin-B$_{12}$-Therapie Vitamin B$_{12}$ ist sowohl in reiner Form als auch in Kombination mit anderen Vitaminen und Mineralstoffen für die orale oder die parenterale Applikation erhältlich. Bei der Wahl des Präparats sollte immer die Ursache des Mangelzustands berücksichtigt werden. Obgleich orale Präparate zur Ergänzung einer Vitamin-B$_{12}$-defizitären Ernährung eingesetzt werden können, zeigen sie bei Patienten mit Intrisic-Faktor-Mangel oder Erkrankungen des Ileums nur geringe Wirkung. Obwohl bereits kleinste Mengen Vitamin B$_{12}$ durch einfache Diffusion resorbiert werden, ist eine orale Applikation bei ausgeprägtem Vitamin-B$_{12}$-Mangel, abnormer Hämatopoese oder neurologischen Störungen nicht verläßlich. Aus diesem Grund ist Cyanocobalamin, intramuskulär oder tief subkutan injiziert, das Mittel der Wahl.

Cyanocobalamin zur Injektion ist eine klare, wäßrige Lösung mit charakteristischer roter Färbung. Die Cyanocobalamininjektion ist sicher, wenn sie intramuskulär oder tief subkutan erfolgt. Cyanocobalamin sollte niemals intravenös verabreicht werden. In seltenen Fällen wurde vom Auftreten vorübergehender Exantheme oder eines anaphylaktischen Schocks infolge einer Injektion berichtet. Ist bereits früher eine Überempfindlichkeit des Patienten gegen injiziertes Vitamin B$_{12}$ aufgetreten, sollte ein Intrakutantest vor Verabreichung der vollen Dosis durchgeführt werden.

Cyanocobalamin wird in Dosierungen von 1 bis 1000 μg verabreicht. Die Aufnahme, Speicherung und Verwertung im Gewebe hängt von der Verfügbarkeit von Transcobalamin II ab (siehe oben). Dosen von mehr als 100 μg werden rasch aus dem Plasma eliminiert und renal ausgeschieden. Aus diesem Grund führt die Verabreichung noch größerer Vitamin-B$_{12}$-Mengen nicht zu einer höheren Retention des Vitamins im Körper. Eine Verabfolgung von 1000 μg sollte bei der Durchführung eines Schilling-Tests erfolgen. Nach einer oralen Applikation von isotopenmarkiertem Vitamin B$_{12}$ findet sich der resorbierte Anteil quantitativ im Urin wieder, wenn zuvor 1000 μg unmarkiertes Cyanocobalamin intramuskulär verabreicht wurden. Durch letzteres werden das Transportsystem und die Bindungsstellen im Gewebe gesättigt, so daß mehr als 90% des markierten und unmarkierten Vitamins innerhalb von 24 Stunden wieder ausgeschieden werden.

Es findet sich eine ganze Reihe von Multivitaminpräparaten im Handel, sei es als Präparate zur Nahrungsergänzung oder zur Behandlung von Anämien. Viele dieser Präparate enthalten bis zu 80 μg Cyanocobalamin, teilweise kombiniert mit einem Intrinsic-Faktor-Konzentrat, das aus Mägen von Schweinen oder anderen Haustieren gewonnen wird. Eine orale Einheit des Intrinsic-Faktors ist definiert als die Menge, die in der Lage ist, 15 μg Cyanocobalamin zu binden und zu transportieren. Die meisten mit Intrinsic-Faktor angereicherten Multivitaminpräparate enthalten 0,5 orale Einheiten pro Tablette. Obwohl eine solche Kombination von Vitamin B$_{12}$ und Intrinsic-Faktor auf den ersten Blick als ideal für Patienten mit Intrinsic-Faktor-Mangel erscheinen mag, sind diese Präparate nicht verläßlich. Antikörper gegen menschlichen Intrinsic-Faktor können der Vitamin-B$_{12}$-Resorption effektiv entgegenwirken. Bei lange andauernder Therapie entwickeln manche Patienten eine Unempfindlichkeit gegen oralen Intrinsic-Faktor, möglicherweise verbunden mit der Produktion eines intraluminalen Antikörpers gegen das Schweineprotein (Ramsey & Herbert, 1965). Mit solchen Präparaten behandelte Patienten sollten darum regelmäßig auf ein Wiederauftreten der perniziösen Anämie hin untersucht werden.

Von Hydroxycobalamin, intramuskulär in Dosen von 100 μg verabreicht, wurde eine nachhaltigere Wirkung als von Cyanocobalamin berichtet. Eine Einzeldosis reichte aus, um die Plasmakonzentration von Vitamin B$_{12}$ bis zu drei Monate im normalen Bereich zu halten. Allerdings sank bei einigen Patienten die Plasmakonzentration bereits nach 30 Tagen, was der Wirkung von Cyanocobalamin entspricht. Darüber hinaus bewirkte die Gabe von Hydroxycobalamin die Bildung von Antikörpern gegen den Vitamin-B$_{12}$/Transcobalamin-II-Komplex (Skouby et al., 1971).

Vitamin B$_{12}$ hat unverdientermaßen den Ruf eines allgemeinen Gesundheitstonikums und wurde bei einer Vielzahl unterschiedlicher Krankheiten eingesetzt. Eine wirksame Anwendung des Vitamins setzt jedoch eine genaue Diagnose sowie die Kenntnis der folgenden allgemeinen Therapiegrundsätze voraus:

1. Zur Prophylaxe sollte Vitamin B$_{12}$ nur dann eingesetzt werden, wenn ein Mangel sehr wahrscheinlich ist. Eine solche Indikation ist beispielsweise bei einem ernährungsbedingten Mangel bei strikten Vegetariern, bei der vorhersehbaren Malabsorption bei Patienten nach erfolgter Gastrektomie oder bei bestimmten Erkrankungen des Dünndarms gegeben. Eine normale Magendarmfunktion vorausgesetzt, kann in diesen Fällen eine orale Prophylaxe mit Vitaminen und Mineralstoffen einschließlich Vitamin B$_{12}$ angezeigt sein. Andernfalls sollten die Patienten eine monatliche Cyanocobalamin-Injektion erhalten.

2. Die relative Unkompliziertheit einer Vitamin-B$_{12}$-Therapie sollte nicht von einer gründlichen Untersuchung der Ätiologie abhalten. Die erste Diagnose basiert meist auf einer makrozytären Anämie oder nicht anders zu erklärenden neuropsychiatrischen Störungen. Ein umfassendes Verständnis der Ätiologie eines Vitamin-B$_{12}$-Mangels erfordert die Abschätzung der Vitaminversorgung durch die Nahrung sowie die Untersuchung der gastrointestinaler Resorption und des Transports.

3. Die Therapie eines Vitamin-B$_{12}$-Mangels sollte immer so spezifisch wie möglich sein. Bei einer „Schrotschuß"-Therapie mit einem der zahlreich erhältlichen Multivitaminpräparate besteht die Gefahr, daß die in diesen Präparaten enthaltene Folsäure zwar eine Besserung der hämatologischen Störung bewirkt, hierdurch aber ein weiterhin bestehender Vitamin-B$_{12}$-Mangel verschleiert wird. Dies kann die Ausbildung oder Verstärkung der durch den Vitaminmangel verursachten neurologischen Störungen zur Folge haben.

4. Ein klassischer therapeutischer Versuch (*ex juvantibus*) mit einer geringen Dosis Vitamin B$_{12}$ kann zwar zur Absicherung der Diagnose hilfreich sein, die damit einhergehende Verzögerung der Therapie sollte aber vor allem bei akut kranken, älteren Patienten mit schwerer Anämie vermieden werden. Solche Patienten benötigen für eine schnelle Besserung ergänzende Bluttransfusionen und eine sofortige Therapie mit Folsäure und Vitamin B$_{12}$.

5. Bei ansonsten gesunden Patienten sollte eine Dauertherapie mit Vitamin B$_{12}$ in Intervallen von sechs bis zwölf Monaten neu bewertet werden. Beim Auftreten zusätzlicher Erkrankungen oder von Bedingungen, die

einen erhöhten Vitaminbedarf mit sich bringen (z. B. Schwangerschaft), sollte diese Neubeurteilung häufiger erfolgen.

Behandlung akut erkrankter Patienten Der zu bevorzugende Therapieansatz hängt von der Schwere der Erkrankung des Patienten ab. Patienten mit einer unkomplizierten perniziösen Anämie, bei der die Anomalie auf eine schwache bis moderate Anämie ohne Leukopenie, Thrombopenie oder neurologische Symptome beschränkt ist, sprechen bereits auf die alleinige Gabe von Vitamin B_{12} an. Bei solchen Patienten kann darüber hinaus die Therapie so lange aufgeschoben werden, bis andere mögliche Ursachen der megaloblastären Anämie ausgeschlossen werden konnten sowie ausreichende Untersuchungen der Magendarmfunktion zur Klärung der dieser Anämie zugrundeliegenden Ursachen durchgeführt wurden. Unter diesen Bedingungen kann ein Therapieversuch mit einer geringen Dosis parenteral verabreichten Vitamins B_{12} (1 - 10 µg pro Tag) erfolgen, um die Diagnose eines unkomplizierten Vitamin-B_{12}-Mangels zu bestätigen.

Demgegenüber benötigen Patienten mit neurologischen Veränderungen, schwerer Leukopenie oder Thrombopenie in Verbindung mit einer Entzündung oder Blutung eine sofortige Behandlung. Bei älteren Patienten mit schwerer Anämie (Hämatokrit unter 20%) treten häufig auch Gewebehypoxie, zerebrovaskuläre Insuffizienz und Herzinsuffizienz auf. Bei solchen Patienten darf mit dem Beginn einer wirksamen Therapie nicht bis zum Vorliegen der Ergebnisse der detaillierten Tests gewartet werden. Sobald eine megaloblastäre Erythropoese diagnostiziert ist und ausreichend Blut für spätere Messungen der Vitamin-B_{12}- und Folsäurekonzentration entnommen wurde, sollte der Patient eine intramuskuläre Injektion von 100 µg Cyanocobalamin und 1 - 5 mg Folsäure erhalten. Während der folgenden ein bis zwei Wochen sollten täglich 100 µg Cyanocobalamin intramuskulär und 1 - 2 mg Folsäure oral verabreicht werden. Da ein effektiver Anstieg der Erythrozytenmasse nicht vor dem Ablauf von 10 - 20 Tagen zu erwarten ist, sollten Patienten mit deutlich erniedrigtem Hämatokrit und Gewebehypoxie zusätzlich Transfusionen von zwei bis drei Einheiten Erythrozytenkonzentrat erhalten. Bei Herzinsuffizienz können, um einen übermäßigen Anstieg des Blutvolumens zu vermeiden, ein Aderlaß zur Entnahme desselben Volumens Vollbluts durchgeführt oder Diuretika verabreicht werden.

Die therapeutische Wirkung von Vitamin B_{12} ist durch verschiedene subjektive und objektive Veränderungen gekennzeichnet. Normalerweise berichten Patienten bereits innerhalb von 24 Stunden nach Therapiebeginn von einer Verbesserung des Befindens. Objektiv können sich Erinnerungs- und Orientierungsvermögen drastisch verbessern, obgleich eine vollständige Erholung der mentalen Funktionen oft Monate dauert oder auch gar nicht eintritt. Darüber hinaus kommt es vor, daß Patienten bereits vor dem Eintreten einer klaren hämatologischen Wirkung eine allgemeine Stärkung, einen verbesserten Appetit und einen Rückgang der Entzündung von Mund und Zunge empfinden.

Die erste objektive hämatologische Veränderung ist das Verschwinden der megaloblastären Morphologie des Knochenmarks. Mit der Verbesserung der ineffektiven Erythropoese sinkt die Eisenkonzentration im Plasma dramatisch ab, da das Eisen nun zur Bildung von Hämoglobin genutzt wird. Dieser Effekt tritt normalerweise innerhalb der ersten 48 Stunden ein. Am zweiten oder dritten Tag setzt im Mark die vollständige Besserung der Reifung der Vorläuferzellen mit der Bildung einer zunehmenden Anzahl von Retikulozyten ein und erreicht etwa drei bis fünf Tage danach ihren Höhepunkt. Bei einer moderaten bis schweren Anämie steigt der Retikulozyten-Index auf das drei- bis fünffache des Normalwertes, d. h. eine Retikulozytenzahl von 20 - 40%, an. Die Geschwindigkeit, mit der sich der Hämatokrit normalisiert, hängt von der Aufrechterhaltung einer hohen Produktionsrate im Mark ab. Bei Patienten mit komplizierendem Eisenmangel, Infektionen, Entzündungen oder Nierenerkrankungen stellt sich möglicherweise keine Verbesserung der Anämie ein. Aus diesem Grund ist es wichtig, den Retikulozyten-Index während der ersten Wochen regelmäßig zu kontrollieren. Falls dieser sein erhöhtes Niveau trotz eines Hämatokrits unter 35% nicht beibehält, sollten die Plasmakonzentrationen von Eisen und Folsäure nochmals bestimmt und der Patient auf andere Erkrankungen, die die Therapiewirkung auf das Mark unterbinden könnten, untersucht werden.

Der Grad und die Geschwindigkeit der Verbesserung der neurologischen Symptome ist von der Schwere und Dauer dieser Störungen abhängig. Während Beschwerden, die erst seit wenigen Monaten auftraten, normalerweise relativ schnell wieder verschwinden, tritt eine vollständige Heilung von Störungen, die über viele Monate oder Jahre bestanden, möglicherweise niemals ein.

Langzeittherapie mit Vitamin B_{12} Einmal begonnen, muß eine Vitamin-B_{12}-Therapie lebenslang fortgeführt werden. Diese Tatsache muß dem Patienten und dessen Familie nachdrücklich vermittelt werden. Außerdem müssen Wege gefunden werden, um auf Dauer die monatliche Cyanocobalamin-Injektion sicherzustellen. Eine intramuskuläre Injektion von 100 µg Cyano-cobalamin alle vier Wochen reicht aus, um eine normale Vitamin-B_{12}-Plasmakonzentration und eine ausreichende Versorgung der Gewebe aufrechtzuerhalten. Patienten mit schweren neurologischen Symptomen können im unmittelbar auf die Diagnose folgenden Zeitraum auch höhere Vitamin-B_{12}-Dosen verabreicht werden. Möglicherweise kann durch die Gabe von täglich oder mehrmals wöchentlich 100 µg über einige Monate eine schnellere und vollständigere Genesung erreicht werden. Zur Kontrolle der Therapiewirkung ist es wichtig, alle 3 bis 6 Monate die Vitamin-B_{12}-Plasmakonzentration zu überprüfen und ein peripheres Blutbild zu erstellen. Da sich eine Unempfindlichkeit gegen die Therapie jederzeit einstellen kann, müssen diese Kontrollen lebenslang erfolgen.

Andere therapeutische Anwendungen von Vitamin B_{12} Vitamin B_{12} wurde zur Therapie vieler Erkrankungen eingesetzt, so z. B. bei Trigeminusneuralgie, multipler Sklerosis und anderen Neuropathien, verschiedenen psychiatrischen Störungen, Wachstums- und Ernährungsstörungen sowie als „Tonikum" für Patienten, die über Müdigkeit und leichte Erschöpfbarkeit klagen. Es gibt jedoch keinerlei Belege für die Wirksamkeit der Therapie bei diesen Beschwerden. Eine Erhaltungstherapie mit Vitamin B_{12} wurde offensichtlich mit einigem Erfolg bei der Behandlung von Kindern mit Methylmalonazidurie eingesetzt (Cooper, 1976).

FOLSÄURE

Chemie und Funktion im Stoffwechsel Die Strukturformel der Pteroylglutaminsäure (PteGlu) ist in Abbildung 53.9 dargestellt. Das Molekül setzt sich aus drei Hauptkomponenten zusammen: Ein Pteridinring ist über eine Methylenbrücke mit p-Aminobenzoesäure verbunden, die über eine Amidbindung an Glutaminsäure gebunden ist. Die Pteroylglutaminsäure ist zwar die verbreitetste pharmazeutische Form der Folsäure, sie ist aber weder das am häufigsten in der Nahrung vorkommende Folsäurederivat noch das eigentliche aktive Koenzym des intrazellulären Metabolismus. Nach der Resorption wird PteGlu rasch an den Positionen 5, 6, 7 und 8 zu Tetrahydrofolsäure (H_4PteGlu) reduziert. Diese fungiert dann als Akzeptor für verschiedene C1-Gruppen. Diese binden entweder an die Positionen 5 oder 10 des Pteridinrings oder überbrücken diese beiden Atome, indem sie einen neuen Fünfer-Ring bilden. Die wichtigsten durch diese Reaktionen gebildeten Formen des Koenzyms sind in Abbildung 53.9 aufgelistet. Jeder dieser Formen kom-

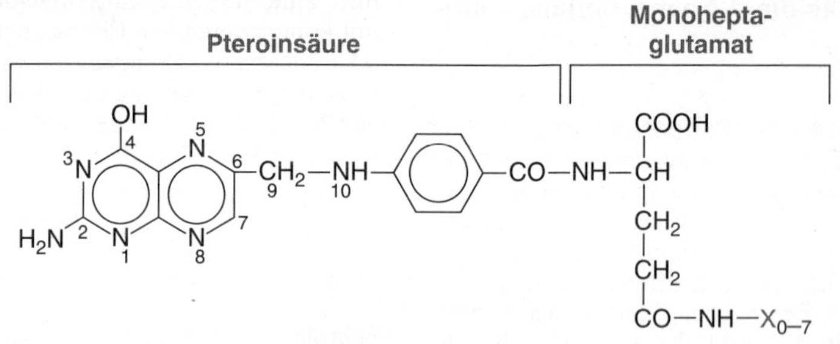

Pteroinsäure — Monoheptaglutamat

Position	Radikal	Derivate	
N^5	$-CH_3$	$CH_3H_4PteGlu$	Methyltetrahydrofolat
N^5	$-CHO$	$5-CHOH_4PteGlu$	Folinsäure (Citrovorum-Faktor)
N^{10}	$-CHO$	$10-CHOH_4PteGlu$	10-Formyltetrahydrofolat
N^{5-10}	$-CH-$	$5,10-CHH_4PteGlu$	5,10-Methenyltetrahydrofolat
N^{5-10}	$-CH_2-$	$5,10-CH_2H_4PteGlu$	5,10-Methylentetrahydrofolat
N^5	$-CHNH$	$CHNHH_4PteGlu$	Formiminotetrahydrofolat
N^{10}	$-CH_2OH$	$CH_2OHH_4PteGlu$	Hydroxymethyltetrahydrofolat

Abbildung 53.9 Struktur und Nomenklatur der Pteroylglutaminsäure (Folsäure) und ihrer Derivate. X steht für zusätzliche Glutamat-Reste; Polyglutamate stellen sowohl die Speicherformen als auch die aktiven Formen des Vitamins dar. Da die Anzahl der Glutamat-Reste variabel ist, wird die tiefgestellte Zahl zu deren Bezeichnung häufig weggelassen.

men im Zellstoffwechsel spezifische Funktionen zu, die im folgenden kurz dagestellt werde (siehe auch „Beziehungen zwischen Vitamin B_{12} und Folsäure" sowie Abbildung 53.6).

1. *Umwandlung von Homocystein in Methionin.* Diese Reaktion benötigt $CH_3H_4PteGlu$ als Methyldonator und benutzt Vitamin B_{12} als Kofaktor.
2. *Umwandlung von Serin in Glycin.* Diese Reaktion benötigt Tetrahydrofolat als Akzeptor für eine Methylengruppe von Serin und benutzt Pyridoxalphosphat als Kofaktor. Hierdurch wird $5,10-CH_2H_4PteGlu$, ein essentielles Koenzym der Thymidylat-Synthese gebildet.
3. *Synthese von Thymidylat.* $5,10-CH_2H_4PteGlu$ liefert eine Methylengruppe und Reduktionsäquivalente, die bei der Thymidylat-Synthese auf Desoxyuridylat übertragen werden. Hierbei handelt es sich um eine die DNA-Syntheserate limitierende Reaktion.
4. *Histidinstoffwechsel.* $H_4PteGlu$ fungiert auch als Akzeptor einer Formiminogruppe bei der Umwandlung von Formiminoglutaminsäure in Glutaminsäure.
5. *Purinsynthese.* Derivate der Folsäure werden für zwei Schritte in der Purin-Synthese benötigt: Die Formylisierung des Glycinamid-Ribonukleotids durch $5,10-CHH_4PteGlu$ und die Formylisierung des 5-Aminoimidazol-4-carboxamid-Ribonukleotids durch $10-CHOH_4PteGlu$. Durch diese Reaktionen werden Kohlenstoffatome in den Positionen 8 bzw. 2 in den wachsenden Purinring eingebaut.
6. *Nutzung und Herstellung von Formiat.* Diese reversible Reaktion verwendet $H_4PteGlu$ und $10-CHOH_4PteGlu$.

Tagesbedarf Viele Nahrungsstoffe sind reich an Folaten. Dies gilt insbesondere für frische grüne Gemüse, Leber, Hefe und verschiedene Früchte. Allerdings können durch lange Kochzeiten bis zu 90% des enthaltenen Folats zerstört werden. In den Vereinigten Staaten werden durch die Nahrung durchschnittlich 50 - 500 µg resorbierbares Folat pro Tag zur Verfügung gestellt. Personen, die sich von viel frischem Gemüse und Fleisch ernähren, nehmen täglich bis zu 2 mg auf. Während bei normalen Erwachsenen von einem täglichen Mindestbedarf von 50 µg ausgegangen wird, kann dieser bei schwangeren oder stillenden Frauen und bei Patienten mit hohem Zell-Turnover (z. B. bei hämolytischer Anämie) bei 100 - 200 µg oder darüber liegen. Empfehlungen für die Nahrung ergänzende Folatgaben werden in Tabelle XIV-1 gegeben.

Resorption, Metabolismus und Exkretion Wie bei Vitamin B_{12} erfordert auch die Diagnose und Behandlung eines Folatmangels das Verständnis der Transportwege und des intrazellulären Stoffwechsels dieses Vitamins (Abbildung 53.10). In der Nahrung ist Folat vornehmlich in Form von reduzierten Polyglutamaten enthalten (Tamura & Stokstad, 1973). Die Resorption erfordert einen Transport und die Aktivität der mit der Mukosa-Zellmembran verbundenen Pteroyl-γ-glutamyl-Carboxypeptidase (Rosenberg, 1976). Die Mukosae des Duodenums und des oberen Teil des Jejunums enthalten viel Dihydrofolatreduktase und sind in der Lage, das meiste oder das gesamte resorbierte reduzierte Folat zu methylieren. Da die Resorption vor allem im proximalen Abschnitt des Dünndarms erfolgt, ist es nicht ungewöhnlich, daß Erkrankungen des Jejunums einen Folatmangel nachsichziehen. So werden Folatmangel und megaloblastäre Anämie häufig durch einheimische oder tropische Sprue verursacht.

Nach der Resorption wird das Folat rasch in Form von $CH_3H_4PteGlu$ zu den Geweben transportiert. Obwohl bestimmte Plasmaproteine auch Folat-Derivate binden, besitzen sie eine größere Affinität zu nichtmethylisierten Analoga. Über die Rolle, die solche Bindungsproteine in

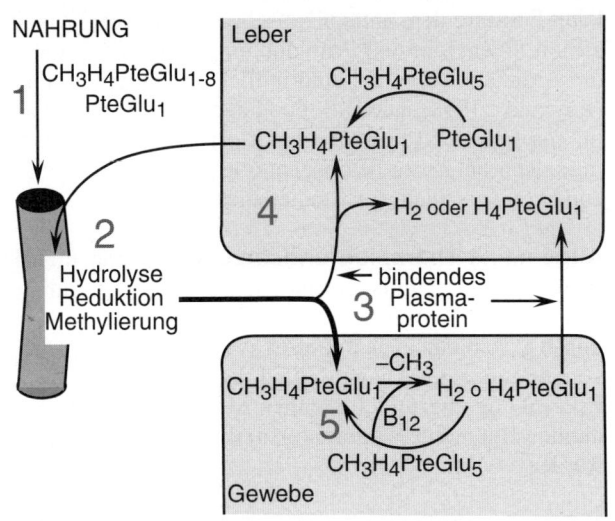

Abbildung 53.10 Resorption und Verteilung von Folatderivaten.
Mit der Nahrung aufgenommene Folatpolyglutamate werden während des gastrointestinalen Transports zu Monoglutamaten hydrolysiert, reduziert und zu $CH_3H_4PteGlu_1$ methyliert. Ein Folatmangel wird normalerweise durch (1) unzureichende Folatzufuhr durch die Nahrung und (2) Erkrankungen des Dünndarms verursacht. Bei Patienten mit Urämie, Alkoholismus oder Leberleiden können Störungen (3) in der Konzentration des folatbindenden Plasmaproteins sowie (4) in der Sezernierung von $CH_3H_4PteGlu_1$ in die Gallenflüssigkeit zum Zwecke der Rückresorption und des Transports zu den Geweben (enterohepatischer Folatkreislauf) auftreten. Ein Vitamin-B_{12}-Mangel (5) blockiert die weitere Umsetzung des in Form von $CH_3H_4PteGlu_1$ vorliegenden Folats (Methylfolat-„Falle") und verringert so die Verfügbarkeit von $H_4PteGlu_1$, dem eine essentielle Rolle in der Purin- und Pyrimidin-Synthese zukommt.

der Folathomöostase spielen, ist noch wenig bekannt. Bei Folatmangel und bestimmten anderen Erkrankungen wie Urämie, Krebs oder Alkoholismus ist ein Anstieg der Bindungskapazität feststellbar. Es bedarf jedoch weiterer Untersuchungen, um zu klären wie sich die Proteinbindung auf den Transport und die Versorgung der Gewebe auswirkt.

Die konstante Versorgung mit $CH_3H_4PteGlu$ wird einerseits durch die Zufuhr über die Nahrung, andererseits über einen enterohepatischen Kreislauf des Vitamins aufrechterhalten. In der Leber wird PteGlu (und H_2 oder $H_3PteGlu$) aktiv reduziert und methyliert. Das so gebildete $CH_3H_4PteGlu$ wird darauf in die Gallenflüssigkeit transportiert, um im Darm rückresorbiert zu werden und letztlich zu den Geweben zu gelangen (Steinberg et al., 1979). Durch dieses Folatrecycling können den Geweben täglich mehr als 200 µg des Vitamins zugeführt werden. Die Bedeutung dieses enterohepatischen Zyklus wird auch durch die Ergebnisse von Tierversuchen unterstrichen. In diesen Versuchen kam es zu einer raschen Absenkung der Folatplasmakonzentration sowohl infolge einer Gallendrainage als auch nach Aufnahme von Alkohol, wodurch anscheinend die Freisetzung von $CH_3H_4PteGlu$ durch die Leberparenchymzellen blockiert wird (Hillman et al., 1977).

Nach der Aufnahme in die Zelle fungiert $CH_3H_4PteGlu$ als Methyldonator bei der Bildung von Methylcobalamin und, wie oben beschrieben, als Quelle für $H_4PteGlu$ und andere Folatderivate. Folat wird intrazellulär in der Form von Polyglutamaten gespeichert (Baugh & Kumdieck, 1969).

Folsäuremangel Folsäuremangel tritt häufig als Komplikation von Erkrankungen des Dünndarms auf, welche die Resorption von Folat aus der Nahrung oder die Rückresorption wiederverwerteten Folats aus dem enterohepatischen Kreislauf stören. Bei akutem oder chronischem Alkoholismus kann die Folatversorgung durch die Nahrung drastisch reduziert und zudem der enterohepatische Zyklus infolge der toxischen Wirkung des Alkohols auf die Leberparenchymzellen gestört sein. Alkoholismus dürfte die häufigste Ursache einer mit Folsäuremangel verbundenen megaloblastären Erythropoese sein. Zugleich ist dies aber auch die einer Therapie am ehesten zugängliche Form des Folsäuremangels, sofern der Alkoholwirkung durch die Wiederherstellung einer normalen Ernährung entgegengewirkt werden kann. Folsäuremangel kann auch als Komplikation bestimmter Krankheitszustände, die durch einen „hohen" Zell-Umsatz charakterisiert sind (z. B. hämolytische Anämie), auftreten. Darüber hinaus können Arzneimittel, welche die Dihydrofolat-Reduktase hemmen (z. B. Methotrexat, Trimethoprim) oder die Folatresorption oder -speicherung im Gewebe stören (z. B. bestimmte Antikonvulsiva oder orale Kontrazeptiva), die Folat-Plasmakonzentration erniedrigen und zuweilen auch eine megaloblastäre Anämie verursachen (Stebbins et al., 1973; Stebbins & Bertino, 1976).

Folsäuremangel wird im allgemeinen anhand seiner Auswirkungen auf das hämatopoetische System erkannt. Wie auch bei Vitamin B_{12} spiegelt sich hierin der aufgrund des hohen Zell-Umsatzes höhere Vitaminbedarf dieses Organs wider. Eine durch Folsäuremangel verursachte megaloblastäre Anämie ist nicht von einer durch Vitamin-B_{12}-Mangel verursachten unterscheidbar. Dies ist nicht verwunderlich, wenn man die Gemeinsamkeiten der beiden Vitamine hinsichtlich ihrer Rolle im Zellstoffwechsel bedenkt. Folsäuremangel ist allerdings, wenn überhaupt, nur selten mit neurologischen Symptomen verbunden. Aus diesem Grund spricht ein Auftreten der charakteristischen Störungen des Vibrations- und des Lagesinns gegen das Vorhandensein eines isolierten Folsäuremangels.

Ein Entzug von Folsäure führt wesentlich schneller zur Entstehung einer megaloblastären Anämie als dies bei einer Unterbrechung der Vitamin-B_{12}-Resorption der Fall ist (z. B. bei Magenoperationen). Dies begründet sich dadurch, daß die Folatdepots *in vivo* sehr begrenzt sind. Herbert konnte in seiner klassischen Studie an einem einzelnen, normalen Probanden zeigen, daß bei einer über mehrere Monate andauernden, folsäurearmen Ernährung nach etwa zehn bis zwölf Wochen eine megaloblastäre Anämie auftritt (Herbert, 1962). Nachfolgende Studien kamen zu dem Ergebnis, daß die Entstehungsrate der megaloblastären Anämie je nach untersuchter Bevölkerungsgruppe und je nach den Ernährungsgewohnheiten der Probanden variiert (Eichner et al., 1971). Ein Folsäuremangelzustand kann, abhängig von den individuellen Ernährungsgewohnheiten und den vorhandenen Vitamindepots, in ein bis vier Wochen auftreten.

Die Diagnose eines Folsäuremangels erfolgt am besten mittels einer Folatmessung im Plasma oder in den Erythrozyten. Die Plasmakonzentration des Folats reagiert extrem empfindlich auf Veränderungen der Folataufnahme durch die Nahrung sowie auf bestimmte Faktoren, die sich hemmend auf den Folatstoffwechsel und -transport auswirken (z. B. Alkohol). Die normale Folat-Plasmakonzentration liegt zwischen 9 - 45 nM (4 - 20 ng/ml). Werte unter 9 nM sind als Mangelzustand zu betrachten. Bei einer ständigen Aufnahme von Alkohol sinkt die Folat-Plasmakonzentration schnell innerhalb von 24 - 48 Stunden auf Werte im Mangelbereich ab (Eichner & Hillman, 1971, 1973). Sobald die Alkoholaufnahme eingestellt wird, kehrt die Folatkonzentration selbst bei weiterhin megaloblastärem Mark sehr schnell zu Normalwerten zurück. Diese rapiden Schwankungen lassen den klinische Nutzen der Folat-Plasmakonzentrationsmessung als fragwürdig erscheinen. Der Folatgehalt der Erythrozyten oder der Depots in den Lymphozyten kann mittels eines Desoxyuridinsupressionstests gemessen und zur Diagnose eines seit langem bestehenden Folsäuremangels herangezogen werden (Herbert et al., 1973). Ein positives Ergebnis eines dieser beiden Tests deutet darauf hin, daß ein Folsäuremangel bereits lange genug bestanden hat, um die Produktion von Zellen mit defizitären Folatdepots zu ermöglichen.

Folsäure ist sowohl in oralen Zubereitungsformen, alleine oder in Kombination mit anderen Vitaminen, als auch als wäßrige Injektionslösung im Handel.

Leucovorin (*Folinsäure*, 5-CHOH$_3$PteGlu, *Citrovorum*-Faktor) ist als Ca^{2+}-Salz für die orale Applikation und für die parenterale Injektion erhältlich. Die wichtigste therapeutische Anwendung der Folinsäure besteht darin, bestimmten, die Dihydrofolatreduktase hemmenden Substanzen wie Methotrexat (siehe Kapitel 51) entgegenzuwirken. Es besteht keine Indikation für die Behandlung von Folsäuremangel. In keinem Fall sollte Leucoverin zur Behandlung einer perniziösen Anämie oder anderer, mit einem Vitamin-B$_{12}$-Mangel verbundenen megaloblastären Anämien eingesetzt werden. In gleicher Weise wie dies bereits bei der Folsäure diskutiert wurde, kann eine solche Behandlung zu einer scheinbaren Verbesserung des hämatopoetischen Systems führen, während gleichzeitig eine neurologische Schädigung eintritt oder voranschreitet.

Unerwünschte Wirkungen In seltenen Fällen sind unerwünschte Reaktionen auf die parenterale Injektion sowohl von Folsäure als auch von Leucovorin möglich. Die Therapie sollte mit Vorsicht erfolgen, wenn früher bereits Unverträglichkeitsreaktionen aufgetreten sind. Oral verabreichte Folsäure ist normalerweise nicht toxisch. Selbst von hochdosierten Applikationen von bis zu 15 mg pro Tag liegen keine fundierten Berichte über Nebenwirkungen vor. In großen Mengen verabreicht kann Folsäure dem antiepileptischen Effekt von Phenobarbital, Phenytoin und Primidon entgegenwirken und so die Anfallsfrequenz bei empfindlichen Kindern erhöhen (Reynolds, 1968). Die U.S. Food and Drug Administration empfiehlt den Folsäuregehalt oraler Tabletten auf 1 mg oder weniger zu begrenzen, obgleich diese Einschätzung von verschiedenen Studien nicht gestützt wird.

Allgemeine Therapiegrundsätze Die therapeutische Anwendung der Folsäure ist auf Vorbeugung und Behandlung des Folsäuremangels begrenzt. Wie bei Vitamin B$_{12}$, so hängt auch der effektive Einsatz der Folsäure von einer exakten Diagnose und der Kenntnis der dieser Erkrankung zugrundeliegenden Mechanismen ab. Folgende allgemeine Therapieprinzipien sollten beachtet werden:

1. Eine Prophylaxe mit Folsäure sollte nur erfolgen, wenn eine klare Indikation für die Nützlichkeit einer solchen Behandlung vorliegt. So ist bei einem erhöhten Bedarf, der nicht durch die normale Ernährung abgedeckt werden kann, eine ergänzende Folsäuregabe angezeigt. Typische Indikationen hierfür bestehen während einer Schwangerschaft wegen des durch den Fötus erhöhten Folatbedarfs sowie während der Laktation, durch die täglich bis zu 50 µg Folat über die Muttermilch verlorengehen. Meist erfolgt die ergänzende Folsäuregabe in diesen Situationen in Form von Multivitamin-Präparaten, die 400 - 500 µg Pteroylglutaminsäure enthalten. Eine Folsäure-Prophylaxis ist auch bei Patienten mit Erkrankungen angezeigt, die durch hohen Zell-Turnover gekennzeichnet sind (z. B. hämolytische Anämie). In solchen Fällen sollten täglich ein bis zwei Tabletten mit je 1 mg Folsäure verabreicht werden. Eine tägliche ergänzende Folsäuregabe sollte auch bei bei vollständig parenteral ernährten Patienten erfolgen. Darüber hinaus existieren Berichte, nach denen eine tägliche Gabe von 4 mg Folsäure bei schwangeren Frauen, die früher bereits ein Kind mit einer Mißbildung des Neuralrohrs geboren hatten, das neurliche Auftreten dieser Fehlbildung verhindern kann (MRC Vitamin Study Research Group, 1991).

2. Wie bei einem Vitamin-B$_{12}$-Mangel, so sollte auch bei Patienten mit Folsäuremangel und megaloblastärer Anämie eine sorgfältige Analyse der dem Mangelzustand zugrundeliegenden Ursachen erfolgen. Hierbei sollten mögliche Effekte anderer Medikationen, die vom Patienten zu sich genommene Alkoholmenge, eine mögliche Reisevorgeschichte sowie die Magendarmfunktion berücksichtigt werden.

3. Die Therapie sollte immer so spezifisch wie möglich sein. Multivitaminpräparate sollten nur gegeben werden, wenn tatsächlich Hinweise auf einen Mangel mehrerer Vitamine vorliegen.

4. Man sollte sich stets des Risikos einer Fehlbehandlung eines Vitanin-B$_{12}$-defizitären Patienten mit Folsäure bewußt sein. Eine hoch dosierte Applikation von Folsäure kann zwar eine scheinbare Verbesserung einer

megaloblastären Anämie bewirken, indem PteGlu durch die Dihydrofolat-Reduktase in H₄PteGlu überführt und die Methylfolat-„Falle" umgangen wird. Die Folsäuretherapie ist jedoch nicht in der Lage, die mit dem Vitamin-B_{12}-Mangel verbundenen neurologischen Symptome zu verbessern. Als Folge der Fehlbehandlung können diese Störungen weiter voranschreiten und irreversibel werden.

Behandlung akut erkrankter Patienten Wie bereits bei der Besprechung von Vitamin B_{12} detailliert ausgeführt wurde, sollte die Therapie eines akut an megaloblastärer Anämie erkrankten Patienten mit einer intramuskulären Injektion von Vitamin B_{12} in Kombination mit Folsäure beginnen. Sofern der Zustand des Patienten einen raschen Therapiebeginn noch vor der Klärung der exakten Erkrankungsursache erfordert, kann durch eine solche Injektion den möglichen Komplikationen eines kombinierten Mangels beider Vitamine entgegengewirkt werden. Besteht ein solcher kombinierter Mangel, dann zeitigt die Gabe nur eines Vitamins keine optimale Wirkung. Ein kombinierter Vitamin-B_{12}/Folsäuremangel tritt beispielsweise häufig in Verbindung mit einer lange bestehenden einheimischen Sprue auf. Ist eine kombinierte Gabe angezeigt, sollten sowohl Vitamin B_{12} (100 µg) als auch Folsäure (1 - 5 mg) intramuskulär verabreicht werden, und der Patient sollte für die nächsten ein bis zwei Wochen auf eine tägliche orale Folsäuregabe von 1 - 2 mg eingestellt werden. Empfehlungen für die Vitamin-B_{12}-Gabe sind oben beschrieben.

Unabhängig von der Ursache des Mangelzustands ist die orale Applikation von Folat bei nicht akut erkrankten Patienten generell ausreichend. Selbst Patienten mit tropischer oder einheimischer Sprue und einer nachweisbaren Störung der Folsäureresorption sprechen gut auf eine solche Therapie an. Eine adäquate Dosierung vorausgesetzt, wird die passive Diffusion durch die Anomalien in der Pteroyl-γ-glutamyl-Carboxypeptidaseaktivität und der Funktion der Mukosazellen nicht unterbunden. Die therapeutische Wirkung wird auch nicht durch die fortgesetzte Aufnahme von Alkohohl oder anderen Drogen verhindert. Den meisten Substanzen, die den Folattransport oder die Dihydrofolat-Reduktase hemmen, kann durch die Applikation pharmakologischer Dosen des Vitamins effektiv entgegengewirkt werden. Die Folinsäure (Citrovorumfaktor) ist die für die Anwendung im Rahmen einer Chemotherapie – einschließlich als Antidot gegen Methotrexat – am besten geeignete Form des Vitamins. Ein schwerer Vitamin-C-Mangel ist vermutlich die einzige Situation, in der eine orale Folsäure-Applikation unwirksam ist. Patienten mit Skorbut können trotz der Einnahme von Folat und trotz normaler oder hoher Konzentrationen des Vitamins in Plasma und Zellen an einer megaloblastären Anämie leiden.

Die Wirkung der Therapie kann mittels der Untersuchung des hämatopoetischen Systems in der oben für die Vitamin-B_{12}-Therapie beschriebenen Weise kontrolliert werden. Die megaloblastäre Erythropoese sollte innerhalb 48 Stunden nach Therapiebeginn verschwinden. Sobald eine effiziente Erythropoese einsetzt, sinkt die Eisenkonzentration im Plasma auf normale oder subnormale Werte ab. Die Retikulozytenanzahl beginnt bereits vom zweiten oder dritten Tag an zu steigen und erreicht zwischen dem fünften und siebten Tag ihren Höhepunkt. Die Retikulozytenmenge spiegelt das Ausmaß der Proliferation im Mark wider. Zuletzt beginnt in der zweiten Woche der Hämatokrit anzusteigen.

Der geschilderte Therapieverlauf kann als Grundlage zur Durchführung eines therapeutischen Versuchs genutzt werden. Zu diesem Zweck sollte der Patient täglich eine parenterale Injektion von 50 - 100 µg Folsäure erhalten. Eine Dosierung von mehr als 100 µg bringt das Risiko mit sich, daß bei Patienten mit Vitamin-B_{12}-Mangel eine hämatopoetische Wirkung induziert wird, während gleichzeitig eine orale Gabe des Vitamins aufgrund intestinaler Malresorption unwirksam ist. Darüber hinaus können sich auch verschiedene andere Komplikationen störend auf einen therapeutischen Versuch auswirken. So ist es möglich, daß Patienten mit Sprue und einem Mangel an anderen Vitaminen oder Eisen nicht auf die Behandlung ansprechen. Bei Patienten mit Alkoholismus kann das Auftreten von Lebererkrankungen, Entzündungen oder Eisenmangel die fördernde Wirkung der Therapie auf die Proliferation des Marks abschwächen und so eine Besserung der Anämie verhindern. Diese Probleme sind für die geringe Popularität dieses Verfahrens der Diagnose von Folsäuremangel verantwortlich.

AUSBLICK

Die interessanteste Perspektive im Hinblick auf eine wirtschaftliche und effektive Kontrolle der Hämatopoese in einer Vielzahl unterschiedlicher klinischer Bereiche liegt in der zunehmenden Verfügbarkeit von rekombinant hergestellten Wachstums- und Differenzierungsfaktoren der Stammzellen. Erste klinische Studien mit vielen dieser Produkte, einschließlich GM-CSF und G-CSF, verliefen vielversprechend. Die sich weiterentwickelnde Erforschung des Vorkommens und der Wirkungsmechanismen einer Fülle von Regulationsstoffen erlauben möglicherweise in Zukunft eine angemessenere kombinierte oder sequentielle Therapie der unterschiedlichsten hämatopoetischen Defekte.

Für eine weitergehende Diskussion der Anämien siehe *Harrison's Principles of Internal Medicine*, 14th ed., McGraw-Hill, New York, 1998, deren deutsche Ausgabe 1999 erscheint. Für Informationen bezüglich Erkrankungen der weißen Blutkörperchen siehe Kapitel 59 des vorliegenden Texts.

LITERATUR

Allen, R.H., and Mehlman, C.S. Isolation of gastric vitamin B_{12}-binding proteins using affinity chromatography. I. Purification and properties of human intrinsic factor. *J. Biol. Chem.*, **1973**, *248*:3660—3669.

Baugh, C.M., and Krumdieck, C.L. Naturally occurring folates. *Ann. N.Y. Acad. Sci.*, **1969**, *186*:7—28.

Bradley, T.R., and Metcalf, D. The growth of mouse bone marrow cells in vitro. *Aust. J. Exp. Biol. Med. Sci.*, **1966**, *44*:287—299.

Brandt, S.J., Peters, W.P., Atwater, S.K., Kurtzberg, J., Borowitz, M.J., Jones, R.B., Shpall, E.J., Bast, R.C., Jr., Gilbert, C.J., and Oette, D.H. Effect of recombinant human granulocyte-macrophage colony-stimulating factor on hematopoietic reconstitution after high-dose chemotherapy and autologous bone marrow transplantation. *N. Engl. J. Med.*, **1988**, *318*:869—876.

Brise, H., and Hallberg, L. Absorbability of different iron compounds. *Acta Med. Scand.*, **1962**, *171 Suppl. 376*:23—38. (See also related articles by these authors, pp. 7—22 and 51—58.)

Carnot, P., and Deflandre, C. Sur l'activité hémopoïétique de sérum au cours de la régénération du sang. *C.R. Acad. Sci. (III)*, **1906**, *143*:384—386.

Chillar, R.K., Johnson, C.S., and Beutler, E. Erythrocyte pyridoxine kinase levels in patients with sideroblastic anemia. *N. Engl. J. Med.*, **1976**, *295*:881—883.

Christian, H.A. A sketch of the history of the treatment of chlorosis with iron. *Med. Lib. Hist. J.*, **1903**, *1*:176—180.

Cook, J.D., Finch, S.A., and Smith, N.J. Evaluation of the iron status of a population. *Blood*, **1976**, *48*:449—455.

Cook, J.D., Minnich, V., Moore, C.V., Rasmussen, A., Bradley, W.B., and Finch, C.A. Absorption of fortification iron in bread. *Am. J. Clin. Nutr.*, **1973**, *26*:861—872.

Cook, J.D., Skikne, B.S., Lynch, S.R., and Reusser, M.E. Estimates of iron sufficiency in the U.S. population. *Blood*, **1986**, *68*:726—731.

Dallman, P.R., Siimes, M.A., and Stekel, A. Iron deficiency in infancy and childhood. *Am. J. Clin. Nutr.*, **1980**, *33*:86—118.

D'Andrea, A.D., Lodish, H.F., and Wong, G.G. Expression cloning of the murine erythropoietin receptor. *Cell*, **1989**, *57*:277—285.

De Aizpurua, H.J., Cosgrove, L.J., Ungar, B., and Toh, B.H. Autoantibodies cytotoxic to gastric parietal cells in serum of patients with pernicious anemia. *N. Engl. J. Med.*, **1983**, *309*:625—629.

de Sauvage, F.J., Hass, P.E., Spencer, S.D., Malloy, B.E., Gurney, A.L., Spencer, S.P., Darbonne, W.C., Henzel, W.J., Wong, S.C., Kuang, W.J., Oles, K.J., Hultgren, B., Solberg, L.A., Jr., Goeddel, D.V., and Eaton, D.L. Stimulation of megakaryocytopoiesis and thrombopoiesis by the c-Mpl ligand. *Nature*, **1994**, *369*:533—538.

Dunlap, W.M., James, G.W., III, and Hume, D.M. Anemia and neutropenia caused by copper deficiency. *Ann. Intern. Med.*, **1974**, *80*:470—476.

Eichner, E.R., and Hillman, R.S. The evolution of anemia in alcoholic patients. *Am. J. Med.*, **1971**, *50*:218—232.

Eichner, E.R., and Hillman, R.S. The effect of alcohol on the serum folate level. *J. Clin. Invest.*, **1973**, *52*:584—591.

Eichner, E.R., Pierce, H.I., and Hillman, R.S. Folate balance in dietary induced megaloblastic anemia. *N. Engl. J. Med.*, **1971**, *284*:933—938.

Eschbach, J.W., Egrie, J.C., Downing, M.R., Browne, J.K., and Adamson, J.W. Correction of the anemia of end stage renal disease with recombinant human erythropoietin: results of a combined phase I and II clinical trial. *N. Engl. J. Med.*, **1987**, *316*:73—78.

Eschbach, J.W., Kelly, M.R., Haley, N.R., Abels, R.I., and Adamson, J.W. Treatment of the anemia of progressive renal failure with recombinant human erythropoietin. *N. Engl. J. Med.*, **1989**, *321*:158—163.

FAO/WHO Expert Group. Requirements of ascorbic acid, vitamin D, vitamin B_{12}, folate and iron. *WHO Tech. Rep. Ser.*, **1970**, *452*:3—75.

Finch, C.A., Colman, D.H., Motulsky, A.G., Donohue, D.M., and Reiff, R.H. Erythrokinetics in pernicious anemia. *Blood*, **1956**, *11*:807—820.

Fischl, M., Galpin, J.E., Levine, J.D., Groopman, J.E., Henry, D.H., Kennedy, P., Miles, S., Robbins, W., Starrett, B., Zalusky, R., Abels, R.I., Tsai, H.C., and Rudnick, S.A. Recombinant human erythropoietin therapy for AIDS patients treated with AZT: a double-blind, placebo-controlled clinical study. *N. Engl. J. Med.*, **1990**, *322*:1488—1493.

Ford, C.E., Hamerton, J.L., Barnes, D.W.H., and Loutit, J.T. Cytological identification of radiation chimeras. *Nature*, **1956**, *177*:452—454.

Foy, H., Kondi, A., and MacDougall, L. Pure red-cell aplasia in marasmus and kwashiorkor treated with riboflavin. *Br. Med. J.*, **1961**, *1*:937—941.

Ganser, A., Lindemann, A., Ottman, O.G., Seipelt, G., Hess, U., Geissler, G., Kanz, L., Frisch, J., Schulz, G., Herrmann, F., Mertelsmann, R., and Hoelzer, D. Sequential in vivo treatment with two recombinant human hematopoietic growth factors (interleukin-3 and granulocyte-macrophage colony-stimulating factor) as a new therapeutic modality to stimulate hematopoiesis. Results of a phase I study. *Blood*, **1992**, *79*:2583—2591.

Gerhartz, H.H., Engellhard, M., Meusers, P., Brittinger, G., Wilmanns, W., Schlimok, G., Mueller, P., Huhn, D., Musch, R., Seigert, W., Gerhartz, D., Hartlapp, J.H., Theil, E., Huber, C., Peschl, C., Spann, W., Emmerich, B., Schadek, C., Westerhausen, M., Pecs, H.W., Radtke, H., Engert, A., Terhardt, E., Schick, H., Binder, T., Fuchs, R., Hasford, J., Brandmaier, R., Stern, A.C., Jones, T.C., Ehrlich, H.J., Stein, H., Parwaresch, M., Tiemann, M., and Lennert, K. Randomized, double-blind, placebo-controlled, phase III study of recombinant human granulocyte-macrophage colony-stimulating factor as adjunct to induction treatment of high-grade malignant non-Hodgkin's lymphomas. *Blood*, **1993**, *82*:2329—2339.

Goodnough, L.T., Rudnick, S., Price, T.H., Ballas, S.K., Collins, M.L., Crowley, J.P., Kosmin, M., Kruskall, M.S., Lenes, B.A., Menitove, J.E., Silberstein, L.E., Smith, K.J., Wallas, C.H., Abels, R., and Von Tress, M. Increased preoperative collection of autologous blood with recombinant human erythropoietin therapy. *N. Engl. J. Med.*, **1989**, *321*:1163—1168.

Grebe, G., Martinez-Torres, C., and Layrisse, M. Effect of meals and ascorbic acid on the absorption of a therapeutic dose of iron as ferrous and ferric salts. *Curr. Ther. Res.*, **1975**, *17*:382—397.

Groopman, J.E., Mitsuyasu, R.T., DeLeo, M.J., Oette, D.H., and Golde, D.W. Effect of recombinant human granulocyte macrophage colony stimulating factor on myelopoiesis in the acquired immunodeficiency syndrome. *N. Engl. J. Med.*, **1987**, *317*:593—598.

Hahn, P.F., Bale, W.F., Ross, J.F., Balfour, W.M., and Whipple, G.H. Radioactive iron absorption by the gastrointestinal tract: influence of anemia, anoxia and antecedent feeding; distribution in growing dogs. *J. Exp. Med.*, **1943**, *78*:169—188.

Hakami, N., Nieman, P.E., Canellos, G.P., and Lazerson, J. Neonatal megaloblastic anemia due to inherited transcobalamin II deficiency in two siblings. *N. Engl. J. Med.*, **1971**, *285*:1163—1170.

Hallberg, L., Ryttinger, L., and Sîlvell, L. Side effects of oral iron therapy. A double blind study of different iron compounds in tablet form. *Acta Med. Scand.*, **1966**, *171. Suppl. 459*:3—10

Hammond, W.P., IV, Price, T.H., Souza, L.M., and Dale, D.C. Treatment of cyclic neutropenia with granulocyte colony-stimulating factor. *N. Engl. J. Med.*, **1989**, *320*:1306—1311

Henderson, P.A., and Hillman, R.S. Characteristics of iron dextran utilization in man. *Blood*, **1969**, *34*:357—375.

Herbert, V. Experimental nutritional folate deficiency in man. *Trans. Assoc. Am. Physicians*, **1962**, *75*:307—320.

Herbert, V., Tisman, G., Go, L.T., and Brenner, L. The dU suppression test using ^{125}I-UdR to define biochemical megaloblastosis. *Br. J. Haematol.*, **1973**, *24*:713—723.

Herbert, V., and Zalusky, R. Interrelations of vitamin B_{12} and folic acid metabolism: folic acid clearance studies. *J. Clin. Invest.*, **1962**, *41*:1263—1276.

Heyssel, R.M., Bozian, R.C., Darby, W.J., and Bell, M.C. Vitamin B_{12} turnover in man: the assimilation of vitamin B_{12} from natural foodstuff by man and estimates of minimal daily dietary requirements. *Am. J. Clin. Nutr.*, **1966**, *18*:176—184.

Hillman, R.S., and Henderson, P.A. Control of marrow production by the level of iron supply. *J. Clin. Invest.*, **1969**, *48*:454—460.

Hillman, R.S., McGuffin, R., and Campbell, C. Alcohol interference with the folate enterohepatic cycle. *Trans. Assoc. Am. Physicians*, **1977**, *90*:145—156.

Hines, J.D., and Love, D.L. Abnormal vitamin B6 metabolism in sideroblastic anemia: effect of pyridoxal phosphate (PLP) therapy. *Clin. Res.*, **1975**, *23*:403A.

Hitzig, W.H., Dohmann, U., Pluss, H.J., and Vischer, D. Hereditary transcobalamin II deficiency: clinical findings in a new family. *J. Pediatr.*, **1974**, *85*:622—628.

Hoffman, H.N., II, Phyliky, R.L., and Fleming, C.R. Zinc-induced copper deficiency. *Gastroenterology*, **1988**, *94*:508—512.

Holtzman, N.A., Charache, P., Cordano, A., and Graham, G.G. Distribution of serum copper in copper deficiency. *Johns Hopkins Med. J.*, **1970**, *126*:34—42.

Huang, E., Nocka, K., Beier, D.R., Chu, T.Y., Buck, J., Lahm, H.W., Wellner, D., Leder, P., and Besmer, P. The hematopoietic growth factor K1 is encoded at the S1 locus and is the ligand of the c-kit receptor, the gene product of the W locus. *Cell*, **1990**, *63*:225—233.

Huff, R.L., Hennessy, T.G., Austin, R.E., Garcia, J.F., Roberts, B.M., and Lawrence, J.H. Plasma and red cell iron turnover in normal subjects and in patients having various hematopoietic disorders. *J. Clin. Invest.*, **1950**, *29*:1041—1052.

Jacobs, K., Shoemaker, C., Rudersdorf, R., Neill, S.D., Kaufman, R.J., Mufson, A., Seehra, J., Jones, S.S., Hewick, R., Fritsch, E.F., Kawakita, M., Shimizu, T., and Miyake, T. Isolation and characterization of genomic and cDNA clones of human erythropoietin. *Nature*, **1985**, *313*:806—810.

Jacobsen, L.O., Goldwasser, E., Freed, W., and Plzak, L. Role of the kidney in erythropoiesis. *Nature*, **1957**, *179*:633—634.

Jacobsen, L.O., Marks, E.K., Gaston, E.O., Robinson, M., and Zirkle, R.E. The role of the spleen in radiation injury. *Proc. Soc. Exp. Biol. Med.*, **1949**, *70*:740—742.

Kaushansky, K., Lok, S., Holly, R.D., Broudy, V.C., Lin, N., Bailey, M.C., Forstrom, J.W., Buddle, M.M., Dort, P.J., Hagen, F.S., Roth, G.J., Papayannopoulou,T., and Foster, D.C. Promotion of megakaryocyte progenitor expansion and differentiation by the c-Mp1 ligand thrombopoietin. *Nature*, **1994**, *369*:568—571.

Kawasaki, E.S., Ladner, M.B., Wang, A.M., Van Ardsell, J., Warren, M.K., Coyne, M.Y., Schweickart, V.L., Lee, M.-T., Wilson, K.J., Boosman, A., Stanley, E.R., Ralph, P., and Mark, D.F. Molecular cloning of a complementary DNA encoding human macrophage-specific colony-stimulating factor (CSF-l). *Science*, **1985**, *230*:291—296.

Kernoff, L.M., Dommisse, J., and du Toit, E.D. Utilization of iron dextran in recurrent iron deficiency anaemia. *Br. J. Haematol.*, **1975**, *30*:419—424.

Klausner, R.D., Rouault, T.A., and Harford, J.B. Regulating the fate of mRNA: the control of cellular iron metabolism. *Cell*, **1993**, *72*:19—28.

Lane, M., Alfrey, C.P., Megel, C.E., Doherty, M.A., and Doherty, J. The rapid induction of human riboflavin deficiency with galactoflavin. *J. Clin. Invest.*, **1964**, *43*:357—373.

Layzer, R.B. Myeloneuropathy after prolonged exposure to nitrous oxide. *Lancet*, **1978**, *2*:1227—1230.

Lee, F., Yokota, T., Otsuka, T., Gemmell, L., Larson, N., Luh, J., Arai, K., and Rennick, D. Isolation of cDNA for a human granulocyte-macrophage colony-stimulating factor by functional expression in mammalian cells. *Proc. Natl. Acad. Sci. U.S.A.*, **1985**, *82*:4360—4364.

Lin, F.K., Suggs, S., Lin, C.H., Browne, J.K., Smalling, R., Egrie, J.C., Chen, K.K., Fox, G.M., Martin, F., Stabinsky, Z., Badrawi, S.M., Lai, P.-H., and Goldwasser, E. Cloning and expression of the human erythropoietin gene. *Proc. Natl. Acad. Sci. U.S.A.*, **1985**, *82*: 7580—7584.

Lindenbaum, J., Healton, E.B., Savage, D.G., Brust, J.C., Garrett, T.J., Podell, E.R., Marcell, P.D., Stabler, S.P., and Allen, R.H. Neuropsychiatric disorders caused by cobalamin deficiency in the absence of anemia or macrocytosis. *N. Engl. J. Med.*, **1988**, *318*:1720—1728.

Linnell, J.C., Hoffbrand, A.V., Peters, T.J., and Matthews, D.M. Chromatographic and bioautographic estimation of plasma cobalamins in various disturbances of vitamin B_{12} metabolism. *Clin. Sci.*, **1971**, *40*:1—16.

Lipschitz, D.A., Cook, J.D., and Finch, C.A. A clinical evaluation of serum ferritin as an index of iron stores. *N. Engl. J. Med.*, **1974**, *290*:1213—1216.

Lok, S., Kaushansky, K., Holly, R.D., Kuijpen, J.L., Lofton-Day, C.E., Oort, P.J., Grant, F.J., Heipel, M.D., Burkhead, S.K., Kramer, J.M., Bell, L.A., Sprechem, C.A., Blumberg, H., Johnson, R., Prunkard, D., Ching, A.F.T., Mathewes, S.L., Bailey, M.C., Forstrom, J.W., Buddle, M.M., Osborn, S.G., Evans, S.J., Sheppard, P.O., Presnell, S.R., O'Hara, P.J., Hagen, F.S., Roth, G.J., and Foster, D.C. Cloning and expression of murine thrombopoietin cDNA and stimulation of platelet production in vivo. *Nature*, **1994**, *369*:565—568.

Monsen, E.R., Hallberg, L., Layrisse, M., Hegsted, D.M., Cook, J.D., Mertz, W., and Finch, C.A. Estimation of available dietary iron. *Am. J. Clin. Nutr.*, **1978**, *31*:134—141.

Nemunaitis, J., Singer, J.W., Buckner, C.D., Durnam, D., Epstein, C., Hill, R., Storb, R., Thomas, E.D., and Applebaum, F.R. Use of recombinant human granulocyte-macrophage colony-stimulating factor in graft failure after bone marrow transplantation. *Blood*, **1990**, *76*:245—253.

Peters, L.L., Andrews, N.C., Eicher, E.M., Davidson, M.B., Orkin, S.H., and Lux, S.E. Mouse microcytic anemia caused by a defect in the gene encoding the globin enhancer-binding protein NF-E2. *Nature*, **1993**, *362*:768—770.

Pritchard, J.A. Hemoglobin regeneration in severe iron deficiency anemia. Response to orally and parenterally administered iron preparations. *JAMA*, **1966**, *195*:717—720.

Rabinowe, S.N., Meuberg, D., Bierman, P.J., Vose, J.M., Nemunaitis, J., Singer, J.W., Freedman, A.S., Mauch, P., Demetri, G., Onetto, N., Gillis, S., Oette, D., Buckner, D., Hansen, J.A., Ritz, J., Armitage, J.O., Nadler, L.M., and Applebaum, F.R. Long-term follow-up of a phase III study of recombinant human granulocyte-macrophage colony-stimulating factor after autologous bone marrow transplantation for lymphoid malignancies. *Blood*, **1993**, *81*:1903—1908.

Ramsey, C., and Herbert, V. Dialysis assay for intrinsic factor and its antibody: demonstration of species specificity of antibodies to human and hog intrinsic factor. *J. Lab. Clin. Med.*, **1965**, *65*:143—152.

Reissmann, K.R. Studies on the mechanism of erythropoietic stimulation in parabiotic rats during hypoxia. *Blood*, **1950**, *5*:372—380.

Retief, F.P., Gottlieb, C.W., and Herbert, V. Delivery of $Co^{57}B_{12}$ to erythrocytes from α and β globulin of normal, B_{12}-deficient, and chronic myeloid leukemia serum. *Blood*, **1967**, *29*:837—851.

Reynolds, E.H. Mental effects of anticonvulsants and folic acid metabolism. *Brain*, **1968**, *91*:197—214.

Schilling, R.F. Intrinsic factor studies. II. The effect of gastric juice on the urinary excretion of radioactivity after the oral administration of radioactive vitamin B_{12}. *J. Lab. Clin. Med.*, **1953**, *42*:860—866.

Scott, J.M., Bloomfield, F.J., Stebbins, R., and Herbert, V. Studies on derivation of transcobalamin III from granulocytes. *J. Clin. Invest.*, **1974**, *53*:228—239.

Scott, J.M., Dinn, J.J., Wilson, P., and Weir, D.G. Pathogenesis of subacute combined degeneration: a result of methyl group deficiency. *Lancet*, **1981**, *2*:334—337.

Skouby, A.P., Hippe, E., and Olesen, H. Antibody to transcobalamin II and B12 binding capacity in patients treated with hydroxycobalamin. *Blood*, **1971**, *38*:769—774.

Solomon, L.R., and Hillman, R.S. Vitamin B_6 metabolism in human red blood cells. I. Variation in normal subjects. *Enzyme*, **1978**, *23*:262—273.

Solomon, L.R., and Hillman, R.S. Vitamin B6 metabolism in idiopathic sideroblastic anaemia and related disorders. *Br. J. Haematol.*, **1979a**, *42*:239—253.

Solomon, L.R., and Hillman, R.S. Vitamin B_6 metabolism in anaemic and alcoholic man. *Br. J. Haematol.*, **1979b**, *41*:343—356.

Stebbins, R., Scott, J., and Herbert, V. Drug-induced megaloblastic anemias. *Semin. Hematol.*, **1973**, *10*:235—251.

Steinberg, S., Campbell, C., and Hillman, R.S. Kinetics of the normal folate enterohepatic cycle. *J. Clin. Invest.*, **1979**, *64*:83—89.

Sullivan, L.W., and Herbert, V. Studies on the minimum daily requirement for vitamin B_{12}: hematopoietic responses to 0.1 microgm. of cyanocobalamin or coenzyme B_{12} and comparison of their relative potency. *N. Engl. J. Med.*, **1965**, *272*:340—346.

Tamura, T., and Stokstad, E.L.R. The availability of food folate in man. *Br. J. Haematol.*, **1973**, *25*:513—532.

Vadhan-Raj, S., Keating, M., LeMaistre, A., Hittelman, W.N., McCredie, K., Trujillo, J.M., Broxmeyer, H.E., Henney, C., and Gutterman, J.U. Effects of recombinant human granulocyte-macrophage colony-stimulating factor in patients with myelodysplastic syndromes. *N. Engl. J. Med.*, **1987**, *317*:1545—1552.

Viteri, F.E., Garcia-Ibanez, R., and Torun, B. Sodium iron NaFeEDTA as an iron fortification compound in Central America. Absorption studies. *Am. J. Clin. Nutr.*, **1978**, *31*:961—971.

Weinbren, K., Salm, R., and Greenberg, G. Intramuscular injections of iron compounds and oncogenesis in man. *Br. Med. J.*, **1978**, *1*:683—685.

Weissbach, H., and Taylor, R.T. Metabolic role of vitamin B_{12}. *Vitam. Horm.*, **1968**, **26**:395—412.

Williams, D.E., and Park, L.S. Hematopoietic effects of a granulocyte-macrophage colony-stimulating factor/interleukin-3 fusion protein. *Cancer*, **1991**, *67*:2705—2707.

Wills, L., Clutterbuck, P.W., and Evans, P.D.F. A new factor in the production and cure of macrocytic anaemias and its relation to other haemopoietic principles curative in pernicious anaemia. *Biochem. J.*, **1937**, *31*:2136—2147.

Wong, G.G., Witek, J.C., Temple, P.A., Wilkens, K.M., Leary, A.C., Luxenberg, D.P., Jones, S.S., Brown, E.L., Kay, R.M., Orr, E.C., Shoemaker, C., Golde, D.W., Kaufman, R.J., Hewick, R.M., Wang, E.A., and Clark, S.C. Human GM-CSF: molecular cloning of the complementary DNA and purification of the natural recombinant proteins. *Science*, **1985**, *228*:810—815.

Yang, Y.C., Ciarletta, A.B., Temple, P.A., Chung, M.P., Kovacic, S., Witek-Giannotti, J.S., Leary, A.C., Kriz, R., Donahue, R.E., Wong, G.G., and Clark, S.C. Human IL-3 (multi-CSF): identification by expression cloning of a novel hematopoietic growth factor related to murine IL-3. *Cell*, **1986**, *47*:3—10.

Youssoufian, B.H., Longmore, G., Neumann, D., Yoshimura, A., and Lodish, H.F. Structure, function, and activation of the erythrocyte receptor. *Blood*, **1993**, *81*:2223—2236.

Zidar, B.L., Shadduck, R.K., Zeigler, Z., and Winkelstein, A. Observations on the anemia and neutropenia of human copper deficiency. *Am. J. Hematol.*, **1977**, *3*:177—185.

Monographien und Übersichtsartikel

Aisen, P., and Brown, E.B. The iron-binding function of transferrin in iron metabolism. *Semin. Hematol.*, **1977**, *14*:31—53.

Bothwell, T.H., Charlton, R.W., Cook, J.D., and Finch, C.A. *Iron Metabolism in Man.* Blackwell Scientific Publications, Oxford, **1979**.

Bothwell, T.H., and Finch, C.A. *Iron Metabolism in Man.* Little, Brown & Co., Boston, **1962**.

Callender, S.T. Treatment of iron deficiency. In, *Iron in Biochemistry and Medicine.* (Jacobs, A., and Worwood, M., eds.) Academic Press, Inc., New York, **1974**, pp. 529—542.

Chanarin, I., Deacon, R., Lumb, M., Muir, M., and Perry, J. Cobalamin-folate interrelationships: a critical review. *Blood*, **1985**, *66*:479—489.

Cooper, B.A. Megaloblastic anaemia and disorders affecting utilization of vitamin B_{12} and folate in childhood. *Clin. Haematol.*, **1976**, *5*:631—659.

Council on Foods and Nutrition. Iron deficiency in the United States. *JAMA*, **1968**, *203*:407—412.

Dallman, P.R. Manifestations of iron deficiency. *Semin. Hematol.*, **1982**, *19*:19—30.

Erslev, A.J. Humoral regulation of red cell production. *Blood*, **1953**, *8*:349—387.

Evans, G.W. Copper homeostasis in the mammalian system. *Physiol. Rev.*, **1973**, *53*:535—570.

Finch, C.A., and Huebers, H. Perspectives in iron metabolism. *N. Engl. J. Med.*, **1982**, *306*:1520—1528.

Graham, G.G., and Cordano, A. Copper deficiency in human subjects. In, *Trace Elements in Human Health and Disease.* Vol. 1, *Zinc and Copper.* (Prasad, A.S., and Oberleas, D., eds.) Academic Press, Inc., New York, **1976**, pp. 363—372.

Hallberg, L. Bioavailability of dietary iron in man. *Annu. Rev. Nutr.*, **1981**, *1*:123—147.

Heilmeyer, L., and Plotner, K. *Das Serumeisen und die Eisenmangelkrankheit.* Gustav Fischer Verlag, Jena, **1937**.

Herzlich, B., and Herbert, V. The role of the pancreas in cobalamin (Vitamin B_{12}) absorption. *Am. J. Gastroenterol.*, **1984**, *79*:489—493.

Hillman, R.S., and Finch, C.A. *Red Cell Manual*, 6th ed. F. A. Davis Co., Philadelphia, **1992**.

Horrigan, D.L., and Harris, J.W. Pyridoxine-responsive anemias in man. *Vitam. Horm.*, **1968**, *26*:549—571.

Klausner, R.D., Ashwell, G., Van Renswoude, J., Harford, J.B., and Bridges, K.R. Binding of apotransferrin to k562 cells: explanation of the transferrin cycle. *Proc. Natl. Acad. Sci. U.S.A.*, **1983**, *80*:2263—2266.

Lajtha, L.G., Pozzi, L.V., Schofield, R., and Fox, M. Kinetic properties of haemopoietic stem cells. *Cell Tissue Kinet.*, **1969**, *2*:39—49.

Laurell, C.B. Studies on the transportation and metabolism of iron in the body. *Acta Physiol. Scand. Suppl.*, **1947**, *46*:1—129,.

Layrisse, M., and Martinez-Torres, C. Food iron absorption: iron supplementation of food. *Prog. Hematol.*, **1971**, *6*:137—160.

Lee, G.R., Williams, D.M., and Cartwright, G.E. Role of copper in iron metabolism and heme biosynthesis. In, *Trace Elements in Human Health and Disease.* Vol. 1, *Zinc and Copper.* (Prasad, A.S., and Oberleas, D., eds.) Academic Press, Inc., New York, **1976**, pp. 373—390.

Lieschke, G.J., and Burgess, A.W. Granulocyte colony-stimulating factor and granulocyte-macrophage colony-stimulating factor (1). *N. Engl. J. Med.*, **1992**, *327*:28—35.

Martinez-Torres, C., Cubeddu, L., Dillmann, E., Brengelmann, G.L., Leets, I., Layrisse, M., Johnson, D.G., and Finch, C.A. Effect of exposure to low temperature on normal and iron deficient subjects. *Am. J. Physiol.*, **1984**, *246*:R380—R383.

Metcalf, D. The granulocyte-macrophage colony-stimulating factors. *Science*, **1985**, *229*:16—22.

Moore, M.A.S. The clinical use of colony-stimulating factors. *Annu. Rev. Immunol.*, **1991**, *9*:159—191.

MRC Vitamin Study Research Group. Prevention of neural tube defects: results of the Medical Research Council Vitamin Study. *Lancet*, **1991**, *338*:131—137.

O'Dell, B.L. Biochemistry of copper. *Med. Clin. North Am.*, **1976**, *60*:687—703.

Pollit, E., and Leibel, R.L. (eds.). *Iron Deficiency: Brain Biochemistry and Behavior.* Raven Press, New York, **1982**.

Pratt, J.M. *Inorganic Chemistry of Vitamin B_{12}.* Academic Press, Inc., New York, **1972**.

Quesenberry, P., and Levitt, L. Hematopoietic stem cells. *N. Engl. J. Med.*, **1979**, *301*:755—761; 819—823; 868—872.

Reynolds, E.H. Neurological aspects of folate and vitamin B_{12} metabolism. *Clin. Haematol.*, **1976**, *5*:661—696.

Rosenberg, I.H. Absorption and malabsorption of folates. *Clin. Haematol.*, **1976**, *5*:589—618.

Stebbins, R., and Bertino, J.R. Megaloblastic anemia produced by drugs. *Clin. Haematol.*, **1976**, *5*:619—630.

Weir, D.G., and Scott, J.M. Interrelationships of folates and cobalamins. In, *Nutrition in Hematology.* (Lindenbaum, J., ed.) *Contemporary Issues in Clinical Nutrition*, Vol. 5. Churchill Livingstone, New York **1983**, pp. 121—142.

WHO Joint Meeting. Control of nutritional anaemia with special reference to iron deficiency. World Health Organization Technical Report Series No. 580, WHO, Geneva, **1975**.

54 ANTIKOAGULANZIEN, THROMBOLYTIKA UND HEMMSTOFFE DER THROMBOZYTENFUNKTION

Philip W. Majerus, George J. Broze Jr., Joseph P. Miletich und Douglas M. Tollefsen

Die physiologischen Systeme, welche die Fluidität des Blutes regeln, sind komplex und elegant. Innerhalb des Gefäßsystems muß das Blut flüssig bleiben, andererseits muß es schnell gerinnen, wenn es an Orten einer Gefäßverletzung nicht-endothelialen Oberflächen ausgesetzt wird. Wenn doch einmal intravaskuläre Thrombi auftreten, wird ein Fibrinolysesystem zur Wiederherstellung der Fließbarkeit aktiviert. Im Normalzustand verhindert ein empfindliches Gleichgewicht sowohl Thrombose als auch Hämorrhagie und ermöglicht eine physiologische Fibrinolyse ohne übermäßige pathologische Fibrinogenolyse. Die in diesem Kapitel besprochenen Arzneimittel haben sehr unterschiedliche Wirkungsmechanismen, doch sie wurden alle für denselben Zweck entwickelt: sie sollen das Gleichgewicht zwischen gerinnungsfördernden und gerinnungshemmenden Reaktionen verändern. Wirksamkeit und Toxizität dieser Arzneimittel sind zwangsläufig miteinander verflochten. So kann zum Beispiel die erwünschte therapeutische Antikoagulation durch den toxischen Effekt einer Blutung aufgehoben werden, die durch eine Überdosis des Antikoagulans ausgelöst wurde. In ähnlicher Weise kann die übermäßige Stimulation der Fibrinolyse zur systemischen Zerstörung von Fibrinogen und Blutgerinnungsfaktoren führen. In diesem Kapitel werden die wichtigsten Wirkstoffe zur Regulierung der Fluidität des Blutes besprochen, darunter (1) gegen Blutplättchen gerichtete Wirkstoffe, insbesondere Aspirin, (2) die Antikoagulanzien vom Cumarintyp, welche multiple Schritte in der Koagulationskaskade hemmen, (3) Heparin und seine Derivate, welche die natürlichen Inhibitoren der gerinnungsfördernden Proteasen stimulieren und (4) Fibrinolytika, welche pathologische Thromben auflösen. Es wird besonders darauf eingegangen, wie ein Gleichgewicht zwischen therapeutischen und toxischen Auswirkungen zu erreichen ist. Die Bedeutung von Aspirin als Antipyretikum und Antiphlogistikum wird in Kapitel 27 behandelt.

ÜBERBLICK ÜBER DIE HÄMOSTASE

Unter Hämostase versteht man das Versiegen des Blutverlustes aus einem verletzten Gefäß. Zuerst haften sich Blutplättchen an Makromoleküle in subendothelialen Bereichen des verletzten Blutgefäßes. Dann verbinden sie sich zum primären hämostatischen Pfropfen. Blutplättchen stimulieren die lokale Aktivierung der Gerinnungsfaktoren im Plasma. Dies führt zu der Bildung eines Fibringerinnsels, welches das Plättchenaggregat verstärkt. Später werden das Plättchenaggregat und das Fibringerinnsel im Verlauf der Wundheilung abgebaut.

Bei einer Thrombose handelt es sich um einen pathologischen Vorgang, bei dem ein Plättchenaggregat und/oder ein Fibringerinnsel ein Blutgefäß verstopft. Eine arterielle Thrombose kann zu einer ischämischen Nekrose des Gewebes führen, welches durch diese Arterie versorgt wird (z. B. Myokardinfarkt infolge von Thrombose einer Koronararterie). Durch Venenthrombose können die durch diese Vene entleerten Gewebe ödematös werden und sich entzünden. Eine Thrombose einer tiefen Vene kann durch eine Lungenembolie kompliziert werden.

Die Blutgerinnung *in vitro* In ein Reagenzglas gefüllt, gerinnt Blut innnerhalb von vier bis acht Minuten. Die Gerinnung wird verhindert, wenn ein Chelator, wie z. B. Ethylendiamintetraessigsäure (EDTA) oder Citrat, zugesetzt wird, um Ca^{2+} zu binden. Rekalzifiziertes Plasma gerinnt innerhalb von zwei bis vier Minuten. Die Gerinnungszeit nach der Rekalzifizierung verkürzt sich durch die Zugabe negativ geladener Phospholipide oder staubfömiger Stoffe wie z. B. Kaolin (Aluminiumsilikat) auf 26 - 33 Sekunden. Dieser Wert wird als aktivierte partielle Thromboplastinzeit (aPTT, *activated partial thromboplastin-time*) bezeichnet. Alternativ gerinnt rekalzifiziertes Plasma innerhalb von 12 - 14 Sekunden nach der Zugabe von „Thromboplastin" (ein salinischer Extrakt von Hirn, der Gewebethromboplastin und Phospholipide enthält). Diesen Wert bezeichnet man als Thromboplastinzeit oder Prothrombinzeit (PT, *Prothrombin-Time*).

Man kennt zwei Koagulationswege. Danach hat ein Individuum mit einer verlängerten aPTT und einer normalen PT einen Defekt im *intrinsischen Gerinnungsweg*, denn alle Bestandteile des aPTT-Tests (außer Kaolin) kommen im Plasma vor. Ein Patient mit einer verlängerten PT und einer normalen aPTT hat dagegen einen Defekt im *extrinsischen Gerinnungsweg*, denn Thromboplastin kommt nicht im Plasma vor. Eine Verlängerung sowohl der aPTT wie auch der PT läßt auf einen Defekt in einem gemeinsamen Weg schließen.

An der Gerinnung sind eine Reihe von Proenzym-Aktivierungsreaktionen beteiligt, wie in Abbildung 54-1 dargestellt (Davie et al., 1991; Esmon, 1993). In jedem Stadium wird ein Vorläuferprotein, oder Proenzym, durch die Spaltung einer oder mehrerer Peptidbindungen im Vorläufermolekül in eine aktive Protease umgewandelt. Zu den Komponenten, die an jedem Stadium beteiligt sein können, gehören eine Protease aus dem vorangegangenen Stadium, ein Proenzym, ein nichtenzymatischer Proteinkofaktor, Ca^{2+}, und eine organisierende Oberfläche, die *in vitro* durch eine Phospholipidemulsion und *in vivo* durch Blutplättchen bereitgestellt wird. Die letzte gebildete Protease ist Thrombin (Faktor IIa).

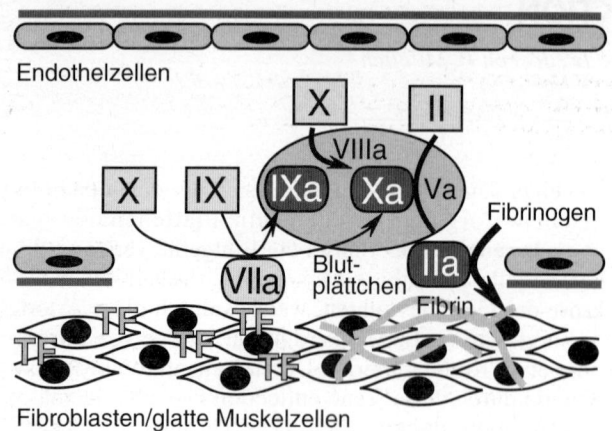

Abbildung 54.1 Die wichtigsten Reaktionen der Blutgerinnung.
Kästchen umschließen die Enzymvorstufen der Gerinnungsfaktoren (dargestellt durch römische Ziffern); die Ovale repräsentieren die aktiven Proteasen. TF = tissue factor (Gewebsfaktor); nach einem aktivierten Faktor steht der Buchstabe „a".

Die Umwandlung von Fibrinogen zu Fibrin Fibrinogen ist ein 330-kDa-Protein, das aus drei Paaren von Polypeptidketten (bezeichnet als Aα, Bβ und γ) besteht, die kovalent über Disulfidbindungen verbunden sind. Thrombin wandelt Fibrinogen durch die Abspaltung der Fibrinopeptide A (16 Aminosäurereste) und B (14 Aminosäurereste) von den aminoterminalen Enden der Aα- beziehungsweise der Bβ-Kette in Fibrin um. Nach dem Entfernen der Fibrinopeptide können die Fibrinmonomere ein Gel bilden, das den Endpunkt des aPTT- und PT-Tests darstellt. Anfangs sind die Fibrinmonomere nicht kovalent aneinander gebunden. Dann katalysiert Faktor XIIIa eine Transglutaminierungsreaktion zwischen den Ketten, bei der benachbarte Fibrinmonomere quervernetzt werden, um das Gerinnsel zu verstärken.

Struktur der Enzymvorstufen der Koagulationsproteasen
Zu den Enzymvorstufen der an der Gerinnung beteiligten Proteasen gehören die Faktoren II (Prothrombin), VII, IX, X, XI, XII und Präkallikrein. Ungefähr 200 Aminosäurereste am carboxylterminalen Ende jedes Proenzyms sind dem Trypsin homolog und enthalten das aktive Zentrum der Protease. Zusätzlich werden neun bis zwölf Glutamatreste in der Nähe der aminoterminalen Enden der Faktoren II, VII, IX und X während der Biosynthese in der Leber zu γ-Carboxyglutamatresten (Gla-Resten) umgewandelt (siehe Kapitel 63). Die Gla-Reste binden Ca^{2+} und sind für die gerinnungsfördernde Wirkung dieser Proteine notwendig.

Nicht-enzymatische Proteinkofaktoren Die Faktoren V und VIII sind homologe 350-kDa-Proteine. Faktor VIII zirkuliert im Plasma an den Willebrand-Faktor gebunden, während Faktor V sowohl ungebunden als auch als Bestandteil von Blutplättchen im Plasma vorliegt. Thrombin spaltet V und VIII, so daß aktivierte Faktoren entstehen (Va und VIIIa), die mindestens das fünfzigfache der gerinnungsfördernden Wirkung der Vorläuferformen besitzen. Die Faktoren Va und VIIIa besitzen selbst keine enzymatische Aktivität, sondern dienen als Kofaktoren, welche die eiweißspaltende Wirksamkeit von Xa beziehungsweise IXa erhöhen. Gewebethromboplastin ist ein nichtenzymatischer Lipoproteinkofaktor, der die eiweißspaltende Wirksamkeit von VIIa stark erhöht. Er kommt auf der Oberfläche von Zellen vor, die normalerweise nicht mit dem Plasma in Kontakt stehen (z. B. von Fibroblasten und glatten Muskelzellen) und initiiert die Blutgerinnung außerhalb eines zerissenen Blutgefäßes. Monozyten und Endothelzellen können ebenfalls Gewebethromboplastin exprimieren, wenn sie einer Vielzahl von Stimuli ausgesetzt sind, z. B. Endotoxin, Tumor-Nekrosefaktor und Interleukin-1. Daher können diese Zellen unter pathologischen Bedingungen an der Thrombusbildung beteiligt sein. Hochmolekulares Kininogen ist ein Plasmaprotein, das als Kofaktor für XIIa dient, wenn beim aPTT-Test die Blutgerinnung *in vitro* eingeleitet wird.

Aktivierung von Prothrombin Faktor Xa spaltet im Prothrombin zwei Peptidbindungen, dadurch entsteht Thrombin. Die Aktivierung von Prothrombin durch Xa wird durch Va, Phospholipide und Ca^{2+} beschleunigt. Wenn alle diese Komponenten anwesend sind, wird Prothrombin fast 20000mal schneller aktiviert als durch Xa und Ca^{2+} allein. Die maximale Aktivierungsgeschwindigkeit wird nur erreicht, wenn sowohl Prothrombin als auch Xa Gla-Reste enthalten und daher die Fähigkeit haben, Phospholipide zu binden. Unter der Voraussetzung, daß die Blutplättchen zur Abgabe von endogenem Plättchenfaktor Va stimuliert werden oder daß Faktor Va exogen zu unstimulierten Plättchen hinzugefügt wird, können gereinigte Blutplättchen Phospholipide und Va bei der Beschleunigung der Prothrombinaktivierung *in vitro* ersetzten. Auf der Oberfläche der am Ort der Hämostase aggregierten Plättchen sammeln sich die zur Aktivierung von Prothrombin erforderlichen Faktoren an.

Einleitung der Koagulation Die Gerinnung auf dem intrinsischen Weg wird *in vitro* dann eingeleitet, wenn XII, Präkallikrein und hochmolekulares Kininogen mit Kaolin, Glas oder einer anderen Oberfläche interagieren und dabei geringe Mengen von XIIa bilden. Darauf folgt die Aktivierung von XI zu XIa und IX zu IXa. Dann aktiviert IXa X in einer Reaktion, die durch VIIIa, Phospholipide und Ca^{2+} beschleunigt wird. Die Aktivierung von Faktor X durch IXa scheint über einen ähnlichen Mechanismus zu verlaufen wie die Aktivierung von Prothrombin und kann *in vivo* auch durch Blutplättchen beschleunigt werden. Eine Aktivierung von Faktor XII ist für die Hämostase nicht erforderlich, da Patienten mit Mangel an XII, Präkallikrein oder hochmolekularem Kininogen nicht ungewöhnlich stark bluten, obwohl ihre aPTT-Werte verlängert sind. Bei Faktor-XI-Mangel tritt eine veränderliche, meist leichte Blutgerinnungsstörung auf. Der Mechanismus für die Aktivierung von Faktor XI *in vivo* ist noch unbekannt, *in vitro* wird Faktor XI durch Thrombin aktiviert.

Die Koagulation wird *in vivo* über den extrinsischen Weg eingeleitet. Bei diesem Weg wird Faktor VII durch sein Produkt, Faktor Xa, aktiviert. Gewebethromboplastin beschleunigt die Aktivierung von Faktor X durch VIIa, Phospholipide und Ca^{2+} ungefähr um das 30000fache. Wahrscheinlich spielt die Verfügbarkeit des Gewebethromboplastins am Ort der Verletzung eine wichtige Rolle bei der Einleitung der Hämostase. In Gegenwart von Thromboplastin kann VIIa auch IX aktivieren. Dadurch bildet er einen Überkreuzungspunkt zwischen dem extrinsischen und dem intrinsischen Weg.

Natürliche gerinnungshemmende Mechanismen
Eine Aktivierung der Blutplättchen und Koagulation treten normalerweise nicht innerhalb eines intakten Blutge-

fäßes auf. Eine Thrombose wird durch verschiedene Regulierungsmechanismen verhindert, die ein normales Gefäßendothel benötigen. Prostacyclin (PGI$_2$), ein Stoffwechselprodukt der Arachidonsäure, wird von Endothelzellen synthetisiert und hemmt die Plättchenaggregation und die Sekretion (siehe Kapitel 26). Antithrombin ist ein Plasmaprotein, das Gerinnungsfaktoren des intrinsischen und des gemeinsamen Weges hemmt (siehe unten). Durch Endothelzellen synthetisierte Heparansulfatproteoglykane stimulieren die Aktivität von Antithrombin. Protein C ist ein Plasmaproenzym, das ein Analogon der Faktoren II, VII, IX und X ist. Seine Aktivität hängt von der Bindung von Ca^{2+} an Gla-Reste innerhalb seiner aminoterminalen Domäne ab. Aktiviertes Protein C baut zusammen mit seinem nicht-enzymatischen Gla-haltigen Kofaktor (Protein S) die Kofaktoren Va und VIIIa ab und verringert so deutlich die Aktivierungsgeschwindigkeit von Prothrombin und Faktor X. Protein C wird nur in Gegenwart von Thrombomodulin, einem integralen Membranprotein von Endothelzellen, von Thrombin aktiviert. Wie Antithrombin scheint auch Protein C in der Nähe von intakten Endothelzellen einen gerinnungshemmenden Effekt auszuüben. *Tissue factor pathway inhibitor* (TFPI) kommt in der Lipoproteinfraktion des Plasmas vor. Wenn es an Faktor Xa gebunden ist, hemmt TFPI Faktor Xa und den FaktorVIIa-Gewebethromboplastinkomplex. Über diesen Mechanismus kann Faktor Xa seine eigene Produktion steuern.

HEPARIN

Geschichte 1916 entdeckte ein Medizinstudent namens McLean bei der Erforschung der Eigenschaften von ätherlöslichen Prokoagulatoren zufällig ein Phospholipid-Antikoagulans. Bald darauf (1922) wurde von Howell, in dessen Labor McLean gearbeitet hatte, ein wasserlösliches Mukopolysaccharid entdeckt, das man wegen seines reichlichen Vorkommens in der Leber *Heparin* nannte (siehe Jacques, 1978). Die Verwendung von Heparin, um *in vitro* die Gerinnung vergossenen Blutes zu verhindern, führte schließlich zu seiner Verwendung *in vivo* bei der Behandlung der Venenthrombose.

Biochemie und Wirkungsweise

Heparin ist ein Glykosaminoglykan, das in den Sekretgranula von Mastzellen vorkommt. Es entsteht aus UDP-Zuckervorläufern als ein Polymer aus alternierenden D-Glukuronsäure- und N-Acetyl-D-Glukosaminresten (Abbildung 54.2; Bourin und Lindahl, 1993). Ungefähr 10 - 15 Glykosaminoglykanketten, von denen jede 200 - 300 Monosaccharid-Einheiten enthält, sind an ein coreprotein gebunden und ergeben ein Proteoglykan mit einer molekularen Masse von 750 - 1000 kDa. Das Glykosaminoglykan durchläuft dann eine Reihe von Modifikationen, darunter N-Deacetylierung und N-Sulfatierung von Glukosaminresten, Epimerisierung von D-Glukuronsäure zu L-Iduronsäure, O-Sulfatierung von Iduron- und Glukuronsäureresten an der C2-Position sowie die O-Sulfatierung von Glukosaminresten an der C3- und C6-Position. Jede diese Modifikationsreaktionen verläuft unvollständig, was zu einer Vielzahl von Oligosaccharidstrukturen führt. Nachdem das Heparinproteoglykan zum Granulum der Mastzelle transportiert worden ist, zerlegt eine Endo-β-D-Glukuronidase die Glykosaminoglykanketten innerhalb von Stunden in Fragmente von 5 - 30 kDa (Mittelwert: ca. 12 kDa).

Verwandte Glykosaminoglykane Heparansulfat ist ein eng verwandtes Glykosaminoglykan, das man auf der Oberfläche der meisten eukaryontischen Zellen und in der Extrazellulärmatrix findet. Es ist aus den gleichen repetitiven Disaccharidvorläufern (an N-Acetyl-D-Glukosamin gebundene D-Glukuronsäure) aufgebaut wie Heparin. Bei Heparansulfat wird das Polymer weniger modifiziert als bei Heparin und enthält daher höhere Anteile an Glukuronsäure und N-Acetylglukosamin, und weniger Sulfatgruppen. Heparansulfat hat einen gerinnungshemmenden Effekt, wenn es dem Plasma *in vitro* hinzugefügt wird, obwohl eine höhere Konzentration als bei Heparin erforderlich ist.

Dermatansulfat ist ein repetitives Polymer aus L-Iduronsäure und N-Acetyl-D-Galactosamin. Die O-Sulfatierung von Iduronsäureresten an der C2-Position und von Galactosaminresten an der C4- und der C6-Position tritt in unterschiedlichem Ausmaß auf. Wie Heparansulfat ist Dermatansulfat ein Bestandteil der Zelloberfläche und der Extrazellulärmatrix. Dermatansulfat hat in vitro ebenfalls eine gerinnungshemmende Wirkung.

Gewinnung Üblicherweise wird Heparin aus der Darmschleimhaut von Schweinen oder aus Rinderlungen gewonnen.

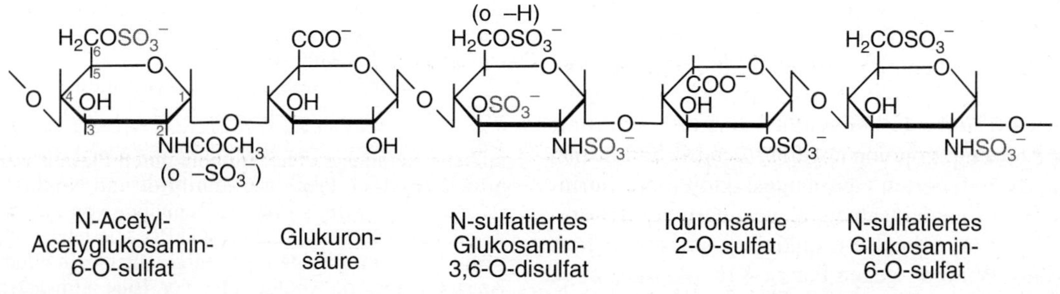

Abbildung 54.2 Die antithrombinbindende Struktur des Heparins. Für die Bindung an Antithrombin erforderliche Sulfatgruppen sind grau dargestellt.

Diese Präparate können kleine Mengen anderer Glykosaminoglykane enthalten. Trotz der Heterogenität der Zusammensetzung der verschiedenen kommerziellen Heparinpräparate sind die biologischen Wirkungen ähnlich.

Niedermolekulare Heparine (1 - 10 kDa; im Mittel 4,5 kDa) werden aus Standardheparin durch Gelfiltrationschromatographie oder differentielle Fällung mit Ethanol isoliert. Alternativ können sie durch partielle Depolymerisierung mit salpetriger Säure und andere chemische Reaktionen gebildet werden. Niedermolekulare Heparine (z. B. Enoxaparin, Dalteparin) unterscheiden sich von Standardheparin sowohl in ihren pharmakokinetischen Eigenschaften als auch in ihren Wirkungsweisen (Hirsh und Levine, 1992). Das „Heparinoid" Org 10172 ist eine Mischung aus Nichtheparinglykosaminoglykanen (80% Heparansulfat, 10% Dermatansulfat, 10% andere), die aus der Darmschleimhaut von Schweinen gewonnen werden. Dieses Präparat kann bei Patienten mit heparininduzierter Thrombozytopenie als Heparinersatz verwendet werden.

Physiologische Funktion Heparin kommt intrazellulär in Geweben vor, die Mastzellen enthalten. Seine Funktion innerhalb der Sekretgranula dieser Zellen ist noch unbekannt. Nach der Freisetzung aus den Mastzellen wird Heparin rasch von Makrophagen aufgenommen und zerstört. Unter normalen Umständen kann Heparin im Plasma nicht nachgewiesen werden. Patienten mit systemischer Mastozytose, bei denen eine massive Degranulierung der Mastzellen stattfindet, können eine leichte Verlängerung der aPTT aufweisen, wahrscheinlich infolge einer Freisetzung von Heparin in den Blutkreislauf.

Heparansulfatmoleküle auf der Oberfläche von Gefäßendothelzellen oder in der subendothelialen Extrazellularmatrix interagieren mit zirkulierendem Antithrombin (siehe unten), um auf diese Weise für einen natürlichen Antithrombosemechanismus zu sorgen. Bei Patienten mit bösartigen Geschwulsten können Blutungen auftreten, die auf zirkulierendes, wahrscheinlich aus der Lyse der Tumorzellen stammendes Heparansulfat oder Dermatansulfat zurückzuführen sind.

Wirkungsweise 1939 entdeckten Brinkhous und seine Mitarbeiter, daß die gerinnungshemmende Wirkung von Heparin durch einen endogenen Bestandteil des Plasmas, den sogenannten Heparinkofaktor, vermittelt wird. Dreißig Jahre später wurde Antithrombin (oder Antithrombin III) aus dem Plasma isoliert und seine Wirkung als Heparinkofaktor nachgewiesen. Bei Antithrombin handelt es sich um ein glykosyliertes, einkettiges Polypeptid mit einer Masse von ca. 58 kDa, das Thrombin nur in Anwesenheit von Heparin rasch hemmt (Olson und Björk, 1992). Das Protein ist der α_1-Antitrypsinfamilie von Proteasehemmern homolog, die auch *Serpine* genannt werden (Serin-Proteinase-Inhibitoren). Antithrombin wird in der Leber synthetisiert und zirkuliert mit einer Konzentration von ungefähr 2,6 µM im Plasma. Es hemmt die aktivierten Gerinnungsfaktoren des intrinsischen und des gemeinsamen Weges, darunter Thrombin, Xa, IXa, XIa, XIIa und Kallikrein. Es besitzt jedoch relativ wenig Wirkung gegen Faktor VIIa. Antithrombin ist ein „Suizid-Substrat" für diese Proteasen. Die Hemmung tritt auf, wenn die Protease eine spezifische Arg-Ser-Peptidbindung der reaktiven Stelle des Antithrombins angreift und als stabiler 1:1 Komplex eingefangen wird.

Heparin erhöht die Geschwindigkeit der Thrombin-Antithrombinreaktion um mindestens das tausendfache, indem es als katalytische Matrix dient, an die sowohl der Inhibitor als auch die Protease binden. Die Bindung von Heparin induziert auch eine Konformationsänderung im Antithrombin, welche die reaktive Stelle für die Protease leichter zugänglich macht. Sobald Thrombin an Antithrombin gebunden ist, wird das Heparinmolekül aus dem Komplex freigesetzt. Die Bindungsstelle für Antithrombin am Heparin ist eine spezifische Pentasaccharidsequenz, die einen 3-O-sulfatierten Glukosaminrest enthält (siehe Abbildung 54.2). Diese Struktur kommt nur bei ca. 30% aller Heparinmoleküle vor; in Heparansulfat ist sie noch weniger häufig. Anderen Glykosaminglykanen (z. B. Dermatansulfat, Chondroitin-4-sulfat und Chondroitin-6-sulfat) fehlt die antithrombinbindende Struktur, sie stimulieren Antithrombin nicht. Heparinmoleküle, die weniger als 18 Monosaccharideinheiten enthalten (3 - 4 kDa), katalysieren die Hemmung von Thrombin durch Antithrombin nicht. Es sind Moleküle dieser Länge oder länger erforderlich, um Thrombin und Antithrombin gleichzeitig zu binden. Im Gegensatz dazu katalysiert das in Abbildung 54.2 dargestellte Pentasaccharid die Hemmung von Faktor Xa durch Antithrombin. In diesem Fall besteht die Katalyse unter Umständen nur in der Induktion einer Konformationsänderung im Antithrombin, welche die Reaktion mit der Protease erleichtert. Niedermolekulare Heparinpräparate, die von ausreichender Länge sind, um die Hemmung von Thrombin zur katalysieren, üben ihre gerinnungshemmende Wirkung hauptsächlich durch die Hemmung von Xa durch Antithrombin aus.

Wenn die Konzentration von Heparin im Plasma 0,1 - 1,0 U/ml beträgt, werden Thrombin, Faktor IXa und Faktor Xa schnell durch Antithrombin gehemmt (Halbwertszeit weniger als 0.1 Sekunde). Dieser Effekt führt zu einer Verlängerung der aPTT und der Thrombinzeit (d. h. der Zeit, die bei Zugabe von exogenem Thrombin zur Gerinnung von Plasma erforderlich ist); die Prothrombinzeit wird in geringerem Ausmaß beeinflußt. Faktor X, der an die Blutplättchen im Prothrombinasekomplex gebunden ist, und an Fibrin gebundenes Thrombin sind in Anwesenheit von Heparin beide vor der Hemmung durch Antithrombin geschützt. Daher kann Heparin die Hemmung von Faktor Xa und Thrombin nur fördern, nachdem sie von diesen Bindungsstellen wegdiffundiert sind. Plättchenfaktor 4, der von den α-Granula während der Plättchenaggregation abgegeben wird, hemmt die Bindung von Antithrombin an Heparin oder Heparansulfat und fördert die lokale Gerinnselbildung am Ort der Hämostase.

In Gegenwart hoher Konzentrationen von Heparin (5 U/ml) oder von Dermatansulfat wird Thrombin in erster Linie durch Heparinkofaktor II gehemmt. Heparin stimuliert ebenfalls die Hemmung von Thrombin durch Plasminaktivatorinhibitor 1 (PAI-1), Protein-C-Inhibitor und Nexin-1-Protease (*glia-derived nexin*) sowie die Hemmung von Faktor Xa durch *tissue factor pathway inhibitor* (TFPI). Die letzten vier Hemmstoffe liegen im Plasma mit weniger als einem hundertstel der Konzentration von Antithrombin vor. Eine intravenöse Infusion von Heparin erhöht die Konzentration des zirkulierenden TFPI um ein mehrfaches, wahrscheinlich indem es eine Freisetzung von TFPI von Bindungsstellen am Endothel bewirkt.

Diverse Effekte In hohen Dosen kann Heparin die Plättchenaggregation stören und so die Blutungszeit verlängern. Es ist unklar, inwiefern die gegen Plättchen gerichtete Wirkung von Heparin zu den hämorragischen Komplikationen beiträgt, die bei der Behandlung auftreten können. Heparin „cleart" hyperlipämisches Plasma *in vivo*, indem es die Abgabe von Lipoproteinlipase an den Blutkreislauf bewirkt. Lipoproteinlipase hydrolysiert Triglyceride zu Glycerol und freien Fettsäuren. Die Klärung hyperlipämischen Plasmas kann schon bei geringeren Heparinkonzentrationen auftreten als die gerinnungshemmende Wirkung. Nach dem Absetzen von Heparin kann eine sog. Reboundhyperlipämie auftreten.

Saurer und basischer Fibroblastenwachstumsfaktor (aFGF und bFGF) binden mit großer Affinität an Heparin. Diese Wachstumsfaktoren sind Mitogene für Endothelzellen, glatte Muskelzellen und andere Mesenchymzellen, sie induzieren auch Angiogenese. Obwohl Heparin allein das Wachstum von Gefäßendothelzellen hemmt, potenziert es die wachstumsfördernde Wirkung von aFGF auf diese Zellen. Dieser Effekt hängt von der Größe und dem Grad der Sulfatierung des Heparinmoleküls ab, nicht jedoch von seiner gerinnungshemmenden Wirkung. Heparansulfatproteoglykane in der Extrazellularmatrix stabilisieren bFGF und können als Speicher dienen, aus dem der Wachstumsfaktor durch einen Überschuß an Heparin oder mittels Heparitinase freigesetzt werden können. Heparansulfat stellt für bFGF eine Bindungsstelle mit niedriger Affinität auf der Oberfläche von Zielmesenchymzellen dar. Außerdem fördert an der Zelloberfläche befindliches Heparansulfat oder exogenes Heparin die Bindung von bFGF an seinen hochaffinen Rezeptor (eine transmembranöse Tyrosinkinase) und ist zur Entfaltung der biologischen Aktivität von bFGF erforderlich.

Klinische Anwendung

Resorption und Pharmakokinetik Heparin wird nicht durch die gastrointestinale Schleimhaut resorbiert und daher parenteral gegeben. Die Verabreichung erfolgt durch intravenöse Dauerinfusion, periodische intravenöse Infusion, oder tiefe subkutane Injektion. Wenn es intravenös verabreicht wird, beginnt Heparin unverzüglich zu wirken. Bei subkutan verabreichtem Heparin dagegen treten beträchtliche Schwankungen in der Bioverfügbarkeit auf, und der Beginn der Wirkung verzögert sich um ein bis zwei Stunden. Niedermolekulare Heparine werden gleichmäßiger resorbiert.

Die Plasmahalbwertszeit von Heparin hängt von der Dosis ab, die gegeben wurde. Werden 100, 400 oder 800 U/kg Heparin intravenös injiziert, so beträgt die Halbwertszeit der gerinnungshemmenden Aktivität ungefähr eine, zweieinhalb bzw. fünf Stunden (siehe unten die Definition von Heparineinheiten, und siehe Anhang für pharmakokinetische Daten). Heparin scheint in erster Linie vom retikuloendothelialen System abgebaut zu werden. Man findet auch eine geringe Menge unveränderten Heparins im Urin. Die Halbwertszeit von Heparin kann bei Patienten mit Lungenembolie ein wenig verkürzt, bei Patienten mit Leberzirrhose oder terminaler Niereninsuffizienz etwas verlängert sein. Niedermolekulare Heparine haben längere Halbwertszeiten als die Standardzubereitungen des Arzneimittels.

Verabreichung und Überwachung Eine Volldosisheparintherapie wird normalerweise über intravenöse Dauerinfusion verabreicht. Die USP-Einheit (United States Pharmacopoeia) an Heparin ist die Menge, welche die Gerinnung von 1,0 ml citrathaltigem Schafplasma nach Zugabe von 0,2 ml 1%iger $CaCl_2$-Lösung für eine Stunde verhindert. Die Behandlung wird mit einer Bolusinjektion von 5000 U begonnen, gefolgt von 1200 bis 1600 U pro Stunde über eine Infusionpumpe. Die Behandlung wird routinemäßig über die aPTT überwacht. Als therapeutisch betrachtet man eine Gerinnungszeit, die das eineinhalb- bis zweieinhalbfache des normalen durchschnittlichen aPTT-Wertes beträgt (in der Regel 50 - 80 Sekunden). Das Risiko des Wiederauftretens einer Thromboembolie ist größer bei Patienten, die diesen Grad an Antikoagulation nicht innerhalb der ersten 24 Stunden erreichen. Anfangs sollte alle sechs Stunden die aPTT gemessen und die Infusionsrate nachreguliert werden; als Hilfe bei der Anpassung der Dosis kann ein Nomogramm benutzt werden (Hull et al., 1992b; Raschke et al., 1993). Sobald ein konstantes Dosierungsschema eingerichtet ist, reicht eine einmal tägliche Messung aus.

Die subkutane Verabreichung von Heparin kann bei der langfristigen Behandlung von Patienten eingesetzt werden, bei denen Cumarine kontraindiziert sind (z. B. in der Schwangerschaft). Eine tägliche Gesamtdosis von ca. 35000 U, verabreicht in fraktionierten Dosen alle acht bis zwölf Stunden, reicht meist aus, um eine aPTT zu erreichen, die das eineinhalbfache des Kontrollwertes beträgt (die Messung erfolgt am zeitlichen Mittelpunkt zwischen den Gaben). Eine Überwachung wird in der Regel unnötig, sobald ein gleichbleibendes Dosierungsschema eingerichtet ist.

Eine niedrig dosierte Heparintherapie wird manchmal prophylaktisch eingesetzt, um tiefe Venenthrombosen und Thromboembolien bei Risikopatienten zu verhindern, z. B. postoperativ. Ein für eine solche Behandlung vorgeschlagenes Behandlungsschema ist 5000 U Heparin, die subkutan alle acht bis zwölf Stunden gegeben werden. Eine Laborüberwachung ist nicht notwendig, da dieses Schema nicht zu einer Verlängerung der aPTT führt.

Niedermolekulare Heparinpräparate unterscheiden sich erheblich in ihrer Zusammensetzung, und man kann nicht annehmen, daß zwei Präparate mit ähnlicher Anti-Xa-Aktivität auch eine äquivalente antithrombotische Wirkung haben. Niedermolekulares Heparin kann für die postoperative Prophylaxe von Thromboembolie oder bei Patienten mit einem Schlaganfall ebenso wirksam sein wie Standardheparin. Niedermolekulare Heparine werden nach einem feststehenden oder gewichtsangepaßten Dosierungsschema ein oder zweimal täglich durch subkutane Injektion verabreicht. Da sie *in vitro* nur eine minimale Auswirkung auf Gerinnungstests haben, werden routinemäßig keine Überwachungen durchgeführt.

Heparinresistenz Die Heparindosis, die für eine therapeutische aPTT erforderlich ist, variiert infolge der unterschiedlichen Konzentrationen an heparinbindenden Proteinen im Plasma, wie z. B. des histidinreichen Glykoproteins Vitronectin und Plättchenfaktor 4. Diese Proteine hemmen die Bindung von Heparin an Antithrombin kompetitiv. Gelegentlich tritt bei einem

Patienten nur dann eine Verlängerung der aPTT bis zum eineinhalbfachen des normalen Mittelwertes auf, wenn sehr hohe Heparindosen (> 50000 U pro Tag) verabreicht werden. Solche Patienten können schon bei der üblichen Dosis therapeutische Konzentrationen von Heparin im Plasma aufweisen, wenn die Werte mit anderen Tests gemessen werden (z. B. über die Anti-Xa-Aktivität oder durch Protaminsulfattitration). Diese Patienten haben unter Umständen vor der Behandlung aufgrund einer erhöhten Konzentration an Faktor VIII sehr kurze aPTT-Werte und sind vielleicht gar nicht wirklich gegen Heparin resistent. Andere Patienten brauchen unter Umständen aufgrund einer beschleunigten Clearance des Arzneimittels größere Dosen Heparin; dieser Fall kann bei massiver Lungenembolie auftreten. Patienten mit einem genetischen Antithrombinmangel weisen für gewöhnlich 40 - 60% der normalen Plasmakonzentration dieses Hemmstoffes auf und sprechen normal auf intravenöses Heparin an. Ein erworbener Mangel an Antithrombin (die Konzentration beträgt weniger als 25% des Normalwertes) kann jedoch bei Patienten mit Leberzirrhose, nephrotischem Syndrom, oder disseminierter intravasaler Koagulation auftreten; unter Umständen verlängern selbst große Dosen von Heparin die aPTT dieser Patienten nicht.

Toxizität Die wichtigsten Nebenwirkungen von Heparin sind Blutungen. Starke Blutungen treten bei 1 - 33% aller Patienten auf, die eine Heparintherapie in irgendeiner Form erhalten, und in einer Studie gab es unter 647 Patienten drei tödliche Blutungsvorfälle (Levine und Hirsh, 1986). Die Anzahl der Blutungsvorfälle nimmt mit der täglichen Gesamtdosis an Heparin und mit dem Grad der Verlängerung der aPTT zu. Die Inzidenz von Blutungen ist ähnlich bei Patienten, welche die gleiche Dosis Heparin entweder als periodische intravenöse Infusion oder als intravenöse Dauerinfusion erhalten. In einer großen randomisierten Studie, in der eine intravenöse Dauerinfusion von Heparin mit einer festgesetzten subkutanen Dosis niedermolekularen Heparins bei Patienten mit Venenthrombose verglichen wurde, war die Inzidenz starker Blutungen bei niedermolekularem Heparin niedriger (Hull et al., 1992a).

Bei 1 - 5% aller Patienten tritt 7 - 14 Tage nach Beginn einer hoch oder niedrig dosierten Heparintherapie eine Thrombozytopenie auf (Thrombozytenzahl < 100000/µl) (Warkentin und Kelton, 1989). Die Thrombozytopenie kann bereits früher einsetzen, wenn der Patient schon einmal Heparin ausgesetzt war. Nach Abbruch der Heparintherapie ist die Thrombozytopenie reversibel. Bei einer Minderheit der Patienten ist die Heparininduzierte Thrombozytopenie (HIT) mit thrombotischen Komplikationen verknüpft (sog. HIT Typ II), darunter Arterienthrombose mit Plättchen-Fibringerinnseln (sogenannte weiße Thrombi), die einen Myokardinfarkt oder einen Schlaganfall verursachen oder eine Gliedmaßenamputation nötig machen können. Unter Umständen kann eine Verbrauchskoagulopathie auftreten. Tödliche Verlaufsformen sind beschrieben. Tests auf heparinabhängiges, in Antiplättchen vorkommendes IgG im Serum von Patienten mit HIT können positiv ausfallen, doch es ist unklar, ob diese Tests das Wiederauftreten von Thrombozytopenie bei einer nachfolgenden Verabreichung von Heparin voraussagen können oder nicht. Eine Thrombozytopenie scheint bei aus Schweinen gewonnenem Heparin weniger häufig zu sein als bei Heparin aus Rindern. Patienten mit einer HIT Anamnese, die akute Antikoagulation benötigen, sind in der Vergangenheit erfolgreich mit dem aus Schlangengift gewonnenem Defibrinisierungsenzym *Ancrod* oder mit dem Heparinoid Org 10172 behandelt worden, als neue Option ist der direkte Thrombininhibitor Hirudin (siehe unten) verfügbar.

Im Gegensatz zu Warfarin passiert Heparin die Plazentaschranke nicht und ist bislang nicht mit foetalen Mißbildungen in Zusammenhang gebracht worden; daher wird Heparin für eine Antikoagulation während der Schwangerschaft eingesetzt. Die Inzidenz der fetalen Sterblichkeit oder Frühgeburt scheint Heparin nicht zu erhöhen. Das Arzneimittel sollte möglichst 24 Stunden vor der Entbindung abgesetzt werden, um das Risiko einer postnatalen Blutung zu minimieren.

Bei Patienten, die Heparin intravenös oder subkutan erhalten, treten häufig Abnormalitäten beim Leberfunktionstest auf. Leicht erhöhte Aktivitäten der hepatischen Transaminasen im Plasma treten ohne eine Erhöhung der Bilirubinkonzentration oder der Aktivität der alkalischen Phosphatase auf. Bei Patienten, die volle therapeutische Gaben von Heparin (mehr als 20000 U pro Tag) über einen längeren Zeitraum (z. B. drei bis sechs Monate) bekommen haben, kann, wenn auch selten, eine Osteoporose auftreten, die spontane Wirbelbrüche zur Folge hat. Heparin kann die Synthese von Aldosteron in den Nebennieren hemmen und verursacht gelegentlich eine Hyperkaliämie, sogar in niedrigen Dosen. Allergische Reaktionen auf Heparin (abgesehen von HIT) sind selten.

Antagonisten Die gerinnungshemmende Wirkung von Heparin läßt innerhalb weniger Stunden nach Absetzen des Medikaments nach. Durch Heparin verursachte leichte Blutungen können in der Regel ohne die Gabe eines Antagonisten unter Kontrolle gebracht werden. Wenn lebensgefährliche Blutungen auftreten, kann die Wirkung von Heparin durch eine langsame intravenöse Infusion von Protaminsulfat rasch aufgehoben werden. Die Protamine sind niedermolekulare, basische Proteine, die aus Fischsperma isoliert werden. *In vitro* binden sie eng an Heparin und neutralisieren so dessen gerinnungshemmende Wirkung. *In vivo* interagiert Protamin auch mit Blutplättchen, Fibrinogen und anderen Plasmaproteinen und kann selbst eine gerinnungshemmende Wirkung haben. Daher sollte man die kleinste Menge Protamin geben, die zur Neutralisation des im Plasma vorliegenden Heparins nötig ist. Diese Menge beträgt ungefähr 1 mg Protamin pro 100 U Heparin, die im Patienten verbleiben; die Gabe erfolgt intravenös und mit geringer Geschwindigkeit (bis zu 50 mg in zehn Minuten).

Protamin wird routinemäßig zur Aufhebung der gerinnungshemmenden Wirkung von Heparin nach der Herzchirurgie oder anderen Gefäßeingriffen verwendet. Anaphylaktische Reaktionen treten bei ungefähr 1% aller Patienten mit Diabetes mellitus auf, die protaminhaltiges

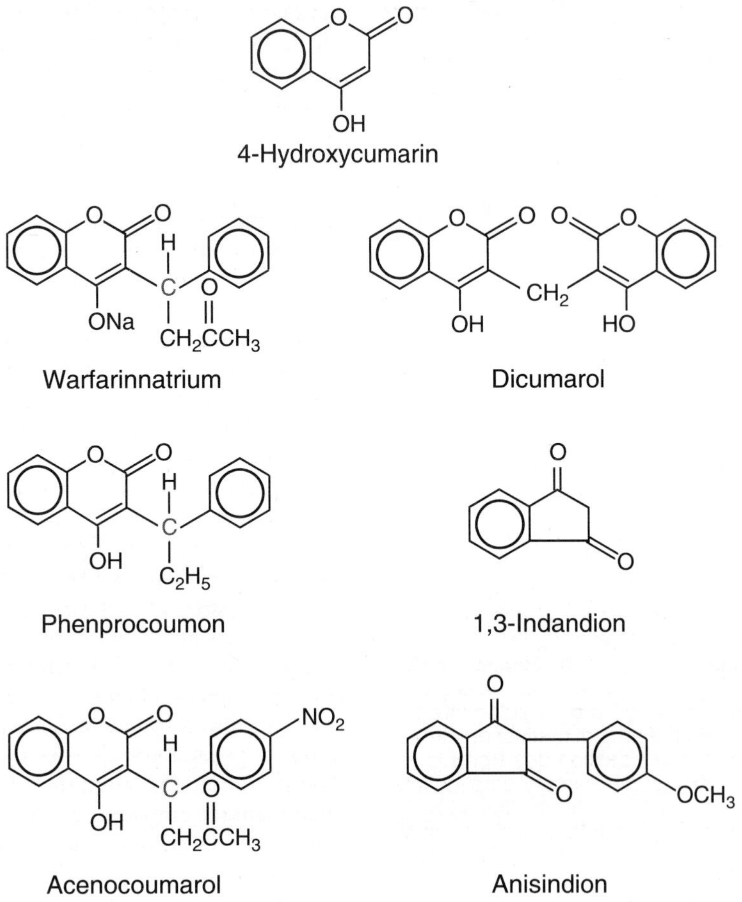

Abbildung 54.3 Die Strukturformeln der oralen Antikoagulanzien. 4-Hydroxycumarin und 1,3-Indandion vertreten die Ausgangsmoleküle, von denen sich die oralen Antikoagulanzien ableiten. Die asymmetrischen Kohlenstoffatome der Cumarine sind blau dargestellt.

Insulin (NPH-Insulin oder Protamin-Zinkinsulin) erhalten haben, sind jedoch nicht auf diese Gruppe beschränkt. Eine weniger häufige Reaktion, die nach der Gabe von Protamin auftreten kann, besteht aus pulmonaler Vasokonstriktion, Funktionsstörungen des rechten Ventrikels, Hypotonie und transienter Neutropenie.

Hirudin Hirudin ist ein direkter Thrombininhibitor. Das Peptid wurde ursprünglich aus dem Blutegel (*Hirudo medicinalis*) gewonnen und inzwischen mit unterschiedlichen Verfahren rekombinant hergestellt.
Hirudin wirkt unabhängig von Antithrombin III und vermag auch im Gerinnsel gebundenes Thrombin zu hemmen. Der Wirkstoff wird renal ausgeschieden, seine Elimination ist bei niereninsuffizienten Patienten verzögert. Sein gegenwärtiger Stellenwert als Alternative zu Heparinen ist unklar. In der GUSTO-IIb-Studie zeigt sich kein Vorteil gegenüber Heparin bei gleichzeitiger thrombolytischer Therapie nach Myokardinfarkt. Der Wirkstoff kann als Alternative zu Heparin bei Auftreten oder Risiko für eine heparininduzierte Thrombozytopenie (HIT) gegeben werden (Anm. d. Hrsg.).

ORALE ANTIKOAGULANZIEN

Geschichte Steinklee wurde um die Jahrhundertwende in den Ebenen von Dakota und in Kanada angebaut, weil es auch auf schlechtem Boden gedieh und bei der Tierfütterung als Ersatz für Mais verwendet werden konnte. 1924 berichtete Schofield von zuvor noch nie beschriebenen Blutungen bei Rindern, die eine Folge des Verzehrs von verdorbenem Steinklee war. Nachdem Roderick die Störung auf eine toxische Reduktion von Prothrombin im Plasma zurückgeführt hatte, identifizierten Campbell und Link 1939 den die Hämorrhagie auslösenden Wirkstoff als Bishydroxycumarin (Dicumarol). 1948 wurde eine potentere, synthetisch hergestellte verwandte Verbindung als äußerst wirksames Rodentizid eingeführt. Die Verbindung hieß Warfarin, ein Acronym, das sich aus dem Namen des Patentträgers (Wisconsin Alumni Research Foundation) und dem aus Cumarin entnommenen Suffix ableitet. Die Möglichkeit eines Einsatzes von Warfarin als therapeutischem Wirkstoff bei thromboembolischen Erkrankungen wurde zwar erkannt, doch nicht weithin akzeptiert, teilweise aus Angst vor untragbarer Toxizität. 1951 überlebte jedoch ein von der Armee eingezogener Mann ohne besondere Vorkommnisse einen Selbstmordversuch mit massiven Dosen eines Warfarinpräparates, das zur

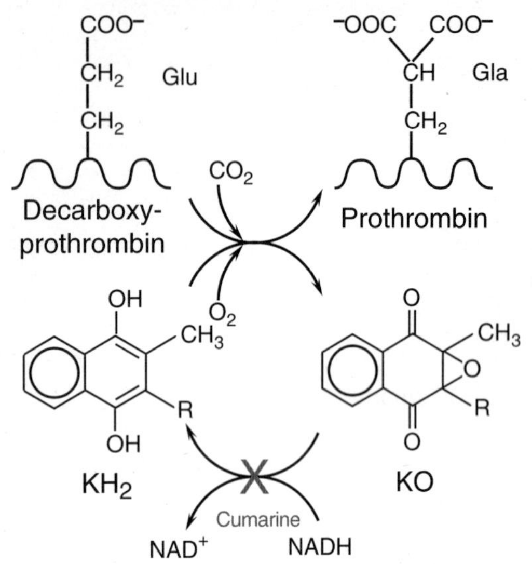

Abbildung 54.4 Der Vitamin-K-Zyklus: metabolische Interkonvertierungen von Vitamin K, die mit der Modifizierung Vitamin-K-abhängiger Proteine zusammenhängen.
Vitamin K_1 oder K_2 wird zum Hydrochinon reduziert (KH2). Die Oxidation zum Vitamin-K-Epoxid (KO) ist an die Carboxylierung von Glutamat (Glu) zu γ-Carboxyglutamatresten (Gla) von Vorläuferproteinen im endoplasmatischen Retikulum gekoppelt. Die enzymatische Reaktion des Epoxids zur Regeneration von Vitamin KH_2 ist der cumarinempfindliche Schritt. Das R am Vitamin-K-Molekül steht im Vitamin K_1 für eine Phytylseitenkette aus 20 Kohlenstoffatomen und im Vitamin K_2 für eine Prenylseitenkette aus fünf bis 65 Kohlenstoffatomen.

Bekämpfung von Nagetieren bestimmt war. Seither sind diese Antikoagulanzien zu einer der wichtigsten Stützen der Thromboembolieprophylaxe geworden, und sie werden jährlich hunderttausenden von Patienten verabreicht. Warfarin ist das erste orale Antikoagulans und wird bei weitem am häufigsten verschrieben. Die gerinnungshemmende Wirkung aller Arzneimittel in dieser Kategorie sind jedoch ähnlich. Sie unterscheiden sich hauptsächlich in Stärke und Dauer der Wirkung.

Chemie Zahlreiche Antikoagulanzien sind als Derivate von 4-Hydroxycumarin und der verwandten Indan-1,3-dione synthetisiert worden (siehe Abbildung 54.3). Nur die Cumarinderivate werden weitverbreitet verwendet; der 4-Hydroxycumarinrest mit einem substituierten nichtpolaren Kohlenstoffatom am C3 ist die minimale strukturelle Voraussetzung für die Wirksamkeit. Dieses Kohlenstoffatom ist bei Warfarin chiral (ebenso bei Phenprocoumon und Acenocoumarol). Die Enantiomere unterscheiden sich in ihrer gerinnungshemmenden Wirkung, Metabolisierung, Elimination und in den Wechselwirkungen mit einigen anderen Arzneimitteln (O'Reilly, 1987). Kommerzielle Präparate dieser Antikoagulanzien sind racemische Mischungen. Bislang konnte kein Vorteil bei der Verabreichung eines einzelnen Enantiomers festgestellt werden.

Pharmakologische Eigenschaften

Wirkungsweise Die oralen Antikoagulanzien sind Antagonisten von Vitamin K (siehe Kapitel 63). Die Gerinnungsfaktoren II, VII, IX und X sowie die gerinnungshemmenden Proteine C und S werden hauptsächlich in der Leber synthetisiert und sind nur biologisch aktiv, wenn neun bis zwölf der aminoterminalen Glutaminsäurereste carboxyliert sind. Die γ-Carboxyglutamatreste (Gla-Reste) verleihen diesen Proteinen Ca^{2+}-bindende Eigenschaften, die für den Zusammenbau zu einem katalytischen Komplex notwendig sind. Für diese Reaktion sind Kohlendioxid, molekularer Sauerstoff, reduziertes Vitamin K und eine Vorläuferform des Zielproteins nötig, das eine Propeptiderkennungsstelle enthält (siehe Abbildung 54.4). Sie wird im rauhen endoplasmatischen Retikulum durch ein Protein mit 758 Resten katalysiert, das kürzlich isoliert, kloniert und charakterisiert wurde (Morris et al., 1993). Die Carboxylierung ist direkt an die Oxidation von Vitamin K zum Epoxid gekoppelt.

Reduziertes Vitamin K muß für die anhaltende Carboxylierung und die Synthese biologisch funktionsfähiger Proteine aus dem Epoxid wiedergewonnen werden. Man weiß zwar wenig über die spezifischen Reduktasen, die an der Regeneration des Vitamins beteiligt sind, doch orale Antikoagulanzien hemmen ihre Wirkung. Die Carboxylase kann ebenfalls irreversibel gehemmt werden, aber nicht bei den therapeutisch erreichten Konzentrationen. Es gibt zwar andere Reduktasen, welche die Reaktion katalysieren können, doch sie benötigen eine höhere Konzentration des Vitamin-K-Epoxidsubstrats. Sie sind auch weniger empfindlich gegen Cumarinarzneimittel, was vielleicht erklärt, warum die Gabe von ausreichend Vitamin K sogar große Dosen von oralen Antikoagulanzien kompensieren kann.

Die normale Erwachsenendosis Warfarin beträgt 5 - 10 mg pro Tag für eine Dauer von zwei bis vier Tagen, danach in Anlehnung an die PT-, oder, in jüngster Zeit, die INR-Messung 2 - 10 mg pro Tag (Definition und Berechnung von INR siehe Abschnitt über die Laborauswertung unten). Therapeutische Dosen von Warfarin erniedrigen die Gesamtmenge jedes von der Leber produzierten Vitamin-K-abhängigen Gerinnungsfaktors um 30 - 50%. Außerdem sind die sezernierten Moleküle untercarboxyliert, was zu einer verringerten biologischen Aktivität führt (10 - 40% des Normalwertes). Ein angeborener Mangel der Gerinnungsfaktoren in diesem Ausmaß verursacht leichte Blutgerinnungsstörungen. Orale Antikoagulanzien haben keine Auswirkungen auf die vollständig carboxylierten Moleküle, die sich im Blutkreislauf befinden. Daher hängt die Zeit, die nach Beginn oder Anpassung der Therapie bis zur Einstellung eines neuen Steady states der Aktivität eines jeden Faktors im Plasma notwendig ist, von der individuellen Clearancegeschwindigkeit ab. Die ungefähren Halbwertszeiten sind: Faktor VII 6 Stunden, Faktor IX 24 Stunden, Faktor X 36 Stunden, Faktor II 50 Stunden, Protein C 8 Stunden und Protein S 30 Stunden. Aufgrund der langen Halbwertszeiten einiger Gerinnungsfaktoren, insbesondere von Faktor II, erreicht man die volle antithrombotische Wirkung erst einige Tage nach dem Beginn einer Warfarintherapie, obwohl die Prothrombinzeit wegen der schnelleren Abnahme von Faktoren mit einer kürzeren Halbwertszeit, insbesondere von Faktor VII, schon bald nach der Verabreichung verlängert sein kann. Es gibt keine offensichtliche Selektivität der Wirkung von Warfarin auf einen bestimmten Vitamin-K-abhängigen Gerinnungsfaktor; doch der antithrombotische Nutzen und das Blutungsrisiko bei der Therapie hängen unter Umständen mit der funktionellen Konzentration von Prothrombin und, in einem geringeren Ausmaß, von Faktor X zusammen (Sise et al., 1958). In vielen Geweben tritt eine Vitamin-K-abhängige Carboxylaseaktivität auf, und andere Proteine haben Gla-Reste. Das Knochengewebe enthält niedermolekulare Vitamin-K-abhängige Proteine (Osteokalzin, Matrix-Gla-Protein), die wahrscheinlich bei der Mineralisation eine Rolle spielen, und die Vitamin-K-abhängige γ-Carboxylierung des 1,25-Dihydroxyvitamin-D_3-Rezeptors beeinflußt seine DNA-Bindung (Sergeev und Norman, 1992). Die Dichte der Knochenmineralien wird bei Erwachsenen durch die therapeutische Verwendung von oralen Antikoagulanzien nicht verändert (Rosen et al., 1993), doch die Bildung von neuem Knochengewebe kann beeinflußt werden. Proteine, die mit Surfactanzien assoziiert sind und Gla-Reste enthalten, sind ebenfalls identifiziert worden, und ihre Konzentrationen sind bei der Entwicklung der fetalen Lunge mit der Aktivität einer Vitamin-K-abhängigen Carboxylase korreliert.

Resorption Die Bioverfügbarkeit von Lösungen racemischen Warfarinnatriums ist nahezu vollständig, wenn das Arzneimittel oral, intramuskulär, intravenös oder rektal verabreicht wird. Bei wiederholtem Hautkontakt mit Lösungen von Warfarin, das als Rodentizid benutzt wird, kam es zu Blutungen. Verschiedene kommerzielle Präparate von Warfarintabletten variieren jedoch in ihrer Auflösungsgeschwindigkeit, und das führt zu gewissen Unterschieden bei Geschwindigkeit und Ausmaß der Resorption. Nahrung im Magen-Darmtrakt kann die Resorptionsgeschwindigkeit ebenfalls herabsetzen. Warfarin kann in der Regel innerhalb einer Stunde nach der oralen Gabe im Plasma nachgewiesen werden; Spitzenkonzentrationen treten innerhalb von zwei bis acht Stunden auf.

Verteilung Warfarin wird fast vollständig (zu 99%) an Plasmaproteine gebunden, hauptsächlich an Albumin, und das Arzneimittel verteilt sich rasch in einem dem Albuminraum äquivalenten Volumen (0,14 Liter/kg). Warfarin passiert die Plazentaschranke, die Konzentrationen im foetalen Plasma nähern sich den mütterlichen Werten an. Im Gegensatz zu anderen Cumarinen und Indandionderivaten findet man kein aktives Warfarin in der Muttermilch.

Metabolismus und Exkretion Warfarin wird durch die Leber und die Nieren zu inaktiven Stoffwechselprodukten umgewandelt, und diese werden über den Urin und den Stuhl ausgeschieden. Die durchschnittliche Plasma-Clearance beträgt 0,045 ml·min^{-1}·kg^{-1}. Die Halbwertszeit liegt zwischen 25 und 60 Stunden, mit einem Mittelwert von ungefähr 40 Stunden; die Wirkungsdauer von Warfarin beträgt zwei bis fünf Tage.

Wechselwirkungen mit Arzneimitteln und andere Wechselwirkungen Die Liste von Arzneimitteln und anderen Faktoren, welche die Wirkung oraler Antikoagulanzien beeinflussen können, ist lang und wird zunehmend länger (siehe Griffin et al., 1988). Dieses gilt auch für das in Deutschland am häufigsten verwendete Cumarinderivat Phenprocoumon. Jeder Stoff oder jeder Zustand ist potentiell gefährlich, wenn er eins oder mehr der folgenden Parameter verändert: (1) die Aufnahme oder die Metabolisierung des oralen Antikoagulans oder von Vitamin K, (2) die Synthese, Funktion oder Clearance jeglicher an der Hämostase oder Fibrinolyse beteiligten Faktoren oder Zellen oder (3) die Unversehrtheit jeglicher Epitheloberfläche. Man muß die Patienten dazu anhalten, das Hinzukommen oder den Wegfall jeglicher Medikamente mitzuteilen, auch von nicht verschreibungspflichtigen Arzneimitteln und Nahrungsmittelzusätzen. Zu den häufiger beschriebenen Faktoren, die eine verringerte Wirksamkeit oraler Antikoagulanzien verursachen, gehören unter anderem: eine verminderte Resorption des Arzneimittels, die durch eine Bindung an Cholestyramin im Magen-Darmtrakt verursacht wird, ein auf Hypoproteinämie folgendes erhöhtes Verteilungsvolumen und eine kürzere Halbwertszeit, wie z. B. beim nephrotischen Syndrom, eine erhöhte metabolische Clearance des Arzneimittels bei Induktion hepatischer Enzyme durch Barbiturate, Rifampin, Phenytoin oder chronischen Alkoholgenuß, der Verzehr größerer Mengen von Vitamin-K-reichen Nahrungsmitteln oder Nahrungsmittelzusätzen und erhöhte Konzentrationen von Gerinnungsfaktoren in der Schwangerschaft. Die PT wird in den meisten dieser Fälle daher verkürzt sein. Eine ererbte Resistenz gegen orale Antikoagulanzien ist berichtet worden, und man hat Defekte in den mikrosomalen Vitamin-K-Reduktasen beschrieben. Dies kann auch zu einer Erhöhung des täglichen Bedarfes an Vitamin K führen, möglicherweise weil alternative, nicht durch orale Antikoagulanzien gehemmte Reduktasen bei der Rückgewinnung von Vitamin K weniger effizient sind.

Zu den häufig genannten Wechselwirkungen, die das Risiko von Blutungen bei Patienten, die orale Antikoagulanzien nehmen, erhöhen, gehören eine verringerte Metabolisierung und/oder Verdrängung aus Proteinbindungsstellen, verursacht durch Phenylbutazon, Sulfinpyrazon, Metronidazol, Disulfiram, Allopurinol, Cimetidin oder die akute Aufnahme von Ethanol. Ein relativer Vitamin-K-Mangel kann aus einem unangemessenen Ernährungsplan resultieren (z. B. wenn postoperative Patienten parenterale Flüssigkeiten erhalten), besonders dann, wenn er mit einer Elimination der Darmflora durch Antibiotika zusammenfällt. Darmbakterien synthetisieren Vitamin K und sind daher eine wichtige Quelle dieses Vitamins. Folglich können Antibiotika bei Patienten, die zuvor mit Warfarin adäquat eingestellt waren, zu einer übermäßigen Verlängerung der Prothrombinzeit führen. Zusätzlich zu einer Zerstörung der Darmflora bewirken Cephalosporine mit heterozyklischen Seitenketten auch eine Hemmung der Vitaminepoxidase (und daher der Carboxylase). Niedrige Konzentrationen von Gerinnungsfaktoren können bei beeinträchtigter Leberfunktion, dekompensierter Herzinsuffizienz oder hypermetabolischen Zuständen, wie z. B. Schilddrüsenüberfunktion, auftreten. Im allgemeinen verstärken diese Faktoren die Verlängerung der PT. Wechselwirkungen mit Blutungsrisiko, welche nicht durch PT-Änderungen erkannt werden, sind unter anderem die Hemmung der Plättchenaggregation durch Wirkstoffe wie Aspirin, sowie durch Antiphlogistika induzierte gastrale Läsionen. Wirkstoffe können mehr als eine Auswirkung haben. Zum Beispiel erhöht Clofibrat die Umsatzrate von Gerinnungsfaktoren und hemmt die Funktion der Blutplättchen. Das Lebensalter korreliert mit einer erhöhten Empfindlichkeit auf orale Antikoagulanzien.

Toxizität Die wichtigsten toxischen Reaktionen auf orale Antikoagulanzien sind Blutungen. Irreversible Schäden können durch das Zusammendrücken von lebenswichtigen Strukturen (z. B. intrakraniell, perikardial, Nervenscheide oder Rückenmark) oder durch massiven inneren

Blutverlust, der unter Umständen nicht schnell diagnostiziert wird (z. B. gastrointestinal, intraperitoneal, retroperitoneal), entstehen. Das Risiko intrazerebraler oder subduraler Hämatome kann bei Patienten, die älter als 50 Jahre sind und ein orales Antikoagulans über einen längeren Zeitraum genommen haben, um das zehnfache erhöht sein (Verstraete und Vermylen, 1988). Patienten müssen informiert und gut beaufsichtigt werden. Jegliche Aktivitäten, die Blutungen auslösen könnten, müssen sorgfältig überdacht und Vorkehrungen für die Behandlungen möglicher hämorrhagischer Vorfälle getroffen werden. Zeigt ein Patient ein Symptom einer Blutung, sollte die nächste Dosis des Antikoagulans nicht gegeben und eine PT-Messung durchgeführt werden. Wenn die Blutung nur gering oder selbstlimitiert ist, kann die Therapie nach Anpassung der Dosis und/oder einer Korrektur der Ursache für die veränderte Reaktion weitergeführt werden.

Vitamin K_1 (Phytomenadion) ist ein wirksames Antidot bei anhaltenden oder ernsten Blutungen. Andere synthetische Derivate des Vitamin K sind bei der Umkehrung der Wirkungen von oralen Antikoagulanzien weniger gleichmäßig und sollten nicht verwendet werden (Griminger, 1966). Da eine Umkehr der Antikoagulation durch Vitamin K die Synthese vollständig carboxylierter Gerinnungsproteine erfordert, tritt eine merkliche Verbesserung der Hämostasis unabhängig vom Zugangsweg erst nach einigen Stunden auf, und bis zur maximalen Wirkung können 24 Stunden oder mehr vergehen. Wenn unverzüglich eine hämostatische Funktionsfähigkeit notwendig ist, können ausreichende Konzentrationen der Vitamin-K-abhängigen Gerinnungsfaktoren durch eine Transfusion von gefrorenem Frischplasma (*frozen fresh plasma*; FFP) erreicht werden (10 - 20 ml/kg). Es sind Konzentrate aus Plasma erhältlich, die stark mit Vitamin-K-abhängigen Proteinen angereichert sind (z. B. PPSB), doch ihr Einsatz wird in einem solchen Fall nicht empfohlen, weil sie in erster Linie für die Therapie von angeborenem oder erworbenen Faktormangel gedacht und nur im Hinblick auf diese Aktivität standardisiert sind. Vitamin K sollte zur Plasmagabe beigefügt werden, da die übertragenen Faktoren, insbesondere Faktor VII, schneller aus dem Blutkreislauf verschwinden als die verbleibende Menge des oralen Antikoagulans. Dies verringert die Notwendigkeit wiederholter Transfusionen. Normalerweise reicht die orale, subkutane oder intravenöse Gabe von 5 - 10 mg Vitamin K aus, doch einige Patienten benötigen viel größere Mengen. Eine wiederholte Verabreichung von Vitamin K kann ebenfalls notwendig werden, besonders bei einer Überdosis oder wenn das orale Antikoagulans eine lange Halbwertszeit hat (z. B. Phenprocoumon). Die Verwendung von Vitamin K_1 kann nachfolgend für einige Tage oder sogar Wochen eine ungleichmäßige Reaktion auf orale Antikoagulanzien bewirken. Daher kann nach der Stillung der Blutung eine kurzfristige Anwendung von Heparin oder anderen Mitteln für die Antikoagulation erforderlich sein. Eine partielle Umkehr der oralen Antikoagulation für kleinere oder elektive Verfahren mit niedrigeren Dosen von Vitamin K_1 ist zwar möglich, sollte jedoch nur von erfahrenen Klinikern vorgenommen werden. Angesichts der Variabilität der Halbwertszeiten der beteiligten Arzneimittel und Proteine sind eine sorgfältige Überwachung auf Anzeichen von Blutungen oder Thrombose sowie häufige Messungen der PT notwendig.

Die Verabreichung von Cumarinen während der Schwangerschaft kann konnatale Defekte und Fehlgeburten verursachen. Die Einnahme von Cumarinen im ersten Trimester kann zu einem Syndrom führen, das durch nasale Hypoplasie und getüpfelte epiphysäre Kalkeinlagerungen, ähnlich wie bei Chondrodysplasia punctata, charakterisiert ist. ZNA-Abnormalitäten sind nach Exposition während des zweiten und dritten Trimesters berichtet worden. Fetale oder neonatale Blutungen und intrauteriner Fruchttod können sogar dann auftreten, wenn die PT-Werte der Mutter im therapeutischen Bereich liegen. Orale Antikoagulanzien sollten daher nicht während einer Schwangerschaft eingesetzt werden, doch wie bereits im vorhergehenden Abschnitt dargestellt, kann in diesem Fall Heparin verwendet werden.

Eine cumarininduzierte Hautnekrose ist eine seltene Komplikation einer Therapie mit oralen Antikoagulanzien. Dieses zuerst 1943 beschriebene Syndrom wird durch das Erscheinen von Hautläsionen drei bis zehn Tage nach Beginn der Behandlung charakterisiert. Die ungewöhnliche Reaktion ist bei verschiedenen Derivaten von Cumarinen und Indandionen beobachtet worden. Betroffene Patienten zeigen mitunter bei einem späteren Behandlungsversuch keine Reaktion. Beim Absetzen des Medikamentes tritt ferner unter Umständen keine Besserung der Läsionen im Vergleich zu einer Fortführung der Therapie auf. Am häufigsten treten die Läsionen an den Extremitäten auf, doch es können auch Fettgewebe, der Penis und die weibliche Brust betroffen sein. Sie sind durch ausgedehnte Thrombose des Mikrogefäßsystems charakterisiert und können sich rasch ausbreiten. Manchmal werden sie nekrotisch, und entstellende Débridements oder gelegentlich Amputationen können nötig werden. Kürzlich sind solche Fälle bei Testpersonen berichtet worden, die heterozygot für einen Protein-C- oder Protein-S-Mangel sind. Da Protein C eine kürzere Halbwertszeit hat als die anderen Vitamin-K-abhängigen Gerinnungsfaktoren (außer Faktor VII), fällt seine funktionelle Aktivität in Reaktion auf die erste Dosis des Vitamin-K-Antagonisten rascher ab. Man vermutet, daß die Hautnekrose eine Manifestation eines vorübergehenden Ungleichgewichts zwischen dem gerinnungshemmenden Protein C und einem oder mehreren der Gerinnungsfaktorvorstufen ist. Eine Hautnekrose tritt jedoch nicht bei allen Patienten mit heterozygotem Mangel an Protein C oder Protein S bei der Behandlung mit oralen Antikoagulanzien auf, und umgekehrt können auch Patienten mit normalen Aktivitäten dieser Proteine betroffen sein. Morphologisch ähnliche Läsionen können auch ohne eine Therapie mit oralen Antikoagulanzien auftreten, besonders bei Patienten mit Vitamin-K-Mangel.

Drei bis acht Wochen nach dem Beginn einer Therapie mit Cumarin-Antikoagulanzien kann eine reversible, manchmal schmerzhafte, blaugetönte Verfärbung an den Fußsohlen und den Seiten der Zehen auftreten, die unter Druck erblaßt und beim Hochlegen der Beine zurückgeht (*purple toe syndrome*). Als Ursache vermutet man Cholesterinemboli, die aus atheromatösen Beeten freigesetzt wurden. Andere seltene Reaktionen sind unter anderem Alopezie, Urtikaria, Dermatitis, Fieber, Übelkeit, Diarrhoe, Abdominalkrämpfe und Anorexie.

Die Laborauswertung der Koagulation und der Therapie mit Antikoagulanzien

Vor dem Beginn einer Therapie führt man Laboruntersuchungen durch, um damit in Verbindung mit der Patientenanamnese und einer körperlichen Untersuchung mögliche hämostatische Defekte aufzudecken, die das Risiko der Verwendung oraler Antikoagulanzien erhöhen würden (angeborener Gerinnungsfaktormangel, Thrombozytopenie, Leber- oder Niereninsuffizienz, vaskuläre Abnormalitäten usw.). Danach wird über die PT die Wirksamkeit und die Compliance der Therapie überwacht. Man hat für verschiedene klinische Indikationen therapeutische Breiten der PT-Verlängerung festgesetzt, deren Erreichen zu einer Verringerung der Morbidität infolge thromboembolischer Erkrankungen führt und dabei das Risiko einer ernsten Blutung so wenig wie möglich erhöht.

Meist wird die PT des Patienten zusammen mit der PT einer Plasmakontrollprobe bestimmt und die beiden Werte als Quotient angegeben. Die PT ist verlängert, wenn die funktionellen Konzentrationen von Fibrinogen, Faktor V oder der Vitamin-K-abhängigen Faktoren II, VII oder X erniedrigt sind. Die Empfindlichkeit auf Konzentrationsänderungen bei jedem dieser Proteine hängt von der Testmethode und dem verwendeten Thromboplastin ab. Erniedrigte Konzentrationen von Faktor IX oder den Proteinen C oder S haben keine Auswirkungen auf die PT. Die Verlängerung der PT eines bestimmten Patienten über den Kontrollwert von einem Labor zum nächsten stark schwanken. Ursachen dieser Variabilität der Ergebnisse sind unter anderem (1) die Methoden der Probenentnahme, des Transports und der Aufbewahrung vor dem Test, (2) das Thromboplastinreagenz, (3) die Methode zum Nachweis von Blutgerinnseln und (4) die Quelle des Kontrollplasmas. Im Idealfall entnimmt man beim nüchternen Patienten eine Blutprobe 8 - 14 Stunden nach Gabe der letzten Dosis.

In letzter Zeit sind erneute Bemühungen unternommen worden, die Tests zwischen den einzelnen Laboratorien zu standardisieren. Ein INR-System (*international normalized ratio*) wurde für die Angabe von Ergebnissen eingeführt; begrifflich handelt es sich dabei um das Verhältnis der Patienten-PT zu einer Kontroll-PT, die man durch eine Standardmethode unter Verwendung eines primären Standard(human)thromboplastins der WHO erhalten würde. PT-Werte können mit Hilfe der folgenden Gleichung in INR-Werte umgerechnet werden:

$$INR = \left(\frac{PT_{Pat.}}{PT_{Kontr.}}\right)^{ISI} \qquad (54.1)$$

wobei INR = Internationaler Normalisierter Quotient (*international normalized ratio*)
ISI = Internationaler Empfindlichkeitsindex (*international sensitivity index*)

Die wichtigsten praktischen Folgen der Standardisierung durch den INR ist die Erkenntnis, daß die kommerziellen Thromboplastine aus Kaninchengewebe (die besonders in Nordamerika eingesetzt werden) relativ unempfindlich gegen kleine Aktivitätsabnahmen der Gerinnungsfaktoren sind. Diese Eigenschaft hat zu der Verabreichung größerer Dosen von oralen Antikoagulanzien geführt, als in vielen der ursprünglichen klinischen Prüfungen (wo in der Regel die empfindlicheren Thromboplastine aus menschlichem Hirn benutzt werden) als optimal angesehen wurde. Die Meinung, eine gute Kontrolle sei durch eine Verlängerung der PT auf das 1,4- bis 2,5fache des Normalwertes aufrechtzuerhalten, ist durch spezifischere, auf dem INR basierende Empfehlungen für jede Indikation ersetzt worden. Das typische Ziel des INR ist gegenwärtig ein Bereich zwischen 2,0 - 3,0, außer bei Patienten mit künstlichen Herzklappen. Das entspricht einem Zielbereich von 1,2 - 1,5 für den PT-Quotienten, wenn Kaninchenthromboplastin benutzt wird, oder von 2,0 - 3,0 bei Humanthromboplastin. Zu Beginn der Therapie (besonders bei gleichzeitiger Gabe von Heparin) kann die Bedeutung des PT-Wertes nur auf der Grundlage der Erfahrung sowohl mit dem Labor- als auch dem Behandlungsprotokoll interpretiert werden. Die Verlängerung der PT ist kein direktes Anzeichen für den antithrombotischen Effekt der Therapie, der sich um einige Tage verzögern kann. Anfangs sind tägliche PT-Messungen indiziert, um einer übermäßigen Antikoagulation bei ungewöhnlich empfindlichen Patienten vorzubeugen; das Testintervall kann bei Patienten in Langzeitbehandlung, bei denen die Testergebnisse stabil sind, allmählich auf Wochen, dann auf Monate verlängert werden.

Andere orale Antikoagulanzien

Dicumarol Dicumarol ist das ursprünglich isolierte und erste klinisch angewendete orale Antikoagulanz, doch heute wird es nur noch selten benutzt, weil es langsam und ungleichmäßig resorbiert wird und häufig gastrointestinale Nebenwirkungen hat. Es wird normalerweise in Erhaltungsdosen von 25 - 200 mg pro Tag verabreicht. Seine Wirkung auf die PT setzt nach ein bis fünf Tagen ein, und die Auswirkungen halten nach Absetzen zwei bis zehn Tage an.

Phenprocoumon, Acenocoumarol und Ethylbiscoumacetat Diese Wirkstoffe sind in den USA allgemein nicht erhältlich, in Europa und anderswo werden sie jedoch häufig verschrieben. *Phenprocoumon* hat eine längere Plasmahalbwertszeit (fünf Tage) als Warfarin und auch eine etwas langsamer einsetzende Wirkung sowie eine längere Wirkungsdauer (7 - 14 Tage). Es wird in täglichen Erhaltungsdosen von 0,75 - 6,0 mg verabreicht. Im Gegensatz dazu hat *Acenocoumarol* (Nicumalon) eine kürzere Halbwertszeit (10 - 24 Stunden), eine raschere Wirkung auf die PT und eine kürzere Wirkungsdauer (zwei Tage). Die Erhaltungsdosis beträgt 1 - 8 mg pro Tag. *Ethylbiscoumacetat* wird selten verwendet; eine stabile Antikoagulation ist selbst dann schwierig zu erreichen, wenn dieser Wirkstoff wegen seiner sehr kurzen Halbwertszeit (zwei bis drei Stunden) in fraktionierten Dosen gegeben wird.

Indandionderivate Anisindion ähnelt in seiner Wirkungskinetik dem Warfarin; es bietet jedoch keine deutlichen Vorteile und führt häufiger zu Nebenwirkungen. Phenindion ist in einigen Ländern noch erhältlich. Es kann jedoch innerhalb von wenigen Wochen nach Beginn der Therapie zu ernsten Überempfindlichkeitsreaktionen kommen, die gelegentlich tödlich verlaufen, und die Verwendung ist daher nicht mehr empfohlen.

Rodentizide *Bromadiolon, Brodifacoum, Diphenadion, Chlorophacinon* und *Pindon* sind langwirkende Mittel (die Verlängerung der PT kann mehrere Wochen anhalten). Sie sind von Interesse, weil sie manchmal zu versehentlichen oder absichtlichen Vergiftungen führen.

THROMBOLYTIKA

Fibrinolyse und Thrombolyse

Das fibrinolytische System löst intravaskuläre Blutgerinnsel durch die Wirkung von Plasmin, einem fibrinabbauenden Enzym, auf. Plasminogen, ein inaktiver Vorläufer, wird durch die Spaltung einer einzigen Peptidbindung in Plasmin umgewandelt. Plasmin ist eine relativ unspezifische Protease. Es baut Fibringerinnsel und andere Plasmaproteine ab, darunter auch einige Gerinnungsfaktoren. Eine Therapie mit Thrombolytika führt häufig zu einer Auflösung sowohl von pathologischen Thrombi als auch von „notwendigen" Fibrinablagerungen an Orten von Gefäßverletzungen. Die Arzneimittel sind also toxisch, ihre größten Nebenwirkungen sind Blutungen.

Das fibrinolytische System wird so gesteuert, daß unerwünschte Fibrinthrombi entfernt werden, während Fibrin in Wunden persistiert, um die Hämostase aufrechtzuerhalten (Collen und Lijnen, 1994). Gewebsplasminaktivator (t-PA) wird als Antwort auf verschiedene Signale, darunter durch Gefäßverschluß hervorgerufene Stase, aus Endothelzellen freigesetzt. Es wird rasch aus dem Blut entfernt oder durch zirkulierende Inhibitoren, Plasminogenaktivator-Inhibitor-1 und Plasminogenaktivator-Inhibitor-2 (PAI-1, PAI-2), gehemmt, und hat so wenig Auswirkungen auf das Plasminogen im Blutkreislauf. t-PA bindet an Fibrin und wandelt Plasminogen, das ebenfalls an Fibrin bindet, in Plasmin um. Plasminogen und Plasmin binden an Fibrin mit Bindungsstellen, die nahe an ihren aminoterminalen Enden liegen, welche reich an Lysinresten sind (siehe unten). Diese Stellen sind auch für die Bindung von Plasmin an den Inhibitor α_2-Antiplasmin nötig. Deshalb ist an Fibrin gebundenes Plasmin vor einer Hemmung geschützt. Jedes Plasmin, das diesem lokalen Milieu entkommt, wird jedoch schnell gehemmt. Etwas α_2-Antiplasmin ist kovalent an Fibrin gebunden und schützt das Fibrin so vor vorzeitiger Lyse. Wenn bei der thrombolytischen Therapie Plasminogenaktivatoren verabreicht werden, wird eine massive Fibrinolyse ausgelöst, und die eben beschriebenen hemmenden Kontrollmechanismen werden überwunden.

Plasminogen Plasminogen ist ein einkettiges Glykoprotein, das 791 Aminosäurereste enthält; durch eine Spaltung bei Arginin 560 wird es in eine aktive Protease umgewandelt. Das Molekül enthält hochaffine, aminoterminale lysinhaltige Bindungsstellen, welche die Bindung von Plasminogen (oder Plasmin) an Fibrin vermitteln; dies verbessert die Fibrinolyse. Diese Stellen liegen in der aminoterminalen „Kringel"-Domäne zwischen den Aminosäuren 80 und 165, und sie fördern ebenfalls die Komplexbildung von Plasmin mit α_2-Antiplasmin, dem wichtigsten physiologischen Plasminhemmer. Die Plasminogenkonzentration im menschlichen Plasma liegt im Durchschnitt bei 2 µM. Eine degradierte Form des Plasminogens, das

Lys-Plasminogen, bindet viel schneller an Fibrin als intaktes Plasminogen.

α_2-Antiplasmin α_2-Antiplasmin ist ein Glykoprotein, das aus 452 Aminosäureresten aufgebaut ist. Es bildet einen stabilen Komplex mit Plasmin, wodurch dieses inaktiviert wird. Plasmakonzentrationen von α_2-Antiplasmin (1 mM) reichen aus, um ungefähr 50% des potentiellen Plasmins zu hemmen. Wenn eine starke Aktivierung von Plasminogen auftritt, wird der Hemmstoff verbraucht, und freies Plasmin bewirkt einen „systemischen lytischen Zustand", in dem die Hämostase behindert wird. In diesem Zustand wird Fibrinogen zerstört; die Produkte des Fibrinogenabbaus stören die Bildung von Fibrin und verstärken so das Bluten der Wunden. α_2-Antiplasmin inaktiviert Plasmin fast sofort, solange die Lysinbindungsstellen am Plasmin nicht durch Fibrin oder andere Antagonisten, wie z. B. Aminocapronsäure (6-Aminocapronsäure, siehe unten) besetzt sind.

Streptokinase *Streptokinase* ist ein 47-kDa-Protein, das von β-hämolysierenden Streptokokken produziert wird. Zwar besitzt es keine intrinsische enzymatische Aktivität, doch es bildet einen stabilen, nicht kovalenten 1:1 Komplex mit Plasminogen. Dies führt zu einer Konformationsänderung, bei der das aktive Zentrum des Plasminogens freigelegt wird, welches durch eine Spaltung von Arginin 560 aus freien Plasminogenmolekülen freies Plasmin bildet.

Um die gegen das Protein gerichteten Plasmaantikörper zu überwinden, muß eine Initialdosis Streptokinase (250000 U; 2,5 mg) intravenös verabreicht werden. Diese inaktivierenden Antikörper stammen aus früheren Streptokokkeninfektionen. Die Halbwertszeit der Streptokinase beträgt (nach Verbrauch der Antikörper) ungefähr 40 - 80 Minuten (Battershill et al., 1994). Der Streptokinase-Plasminogenkomplex wird durch α_2-Antiplasmin nicht gehemmt. Die Antiköperkonzentrationen können zwischen Individuen stark schwanken, doch diese Variable ist wahrscheinlich von geringer klinischer Bedeutung bei den großen Dosen, in denen Streptokinase zur Zeit für die koronare Thrombolyse verabreicht wird. Zu den Nebenwirkungen gehören (abgesehen von den Blutungsproblemen, die allen Fibrinolytika gemeinsam sind) allergische Reaktionen, weniger häufig Anaphylaxie, sowie Fieber.

Ein Streptokinase-Plasminogenkomplex (APSAC, Anistreplase), in dem Lys-Plasminogen am Serin seines katalytischen Zentrums acetyliert ist, wird ebenfalls bei der koronaren Thrombolyse eingesetzt (ISIS-3, 1993). Die Acylgruppe wird *in vivo* hydrolysiert, wodurch der Komplex sich vor der Aktivierung an Fibrin binden kann. Diese Modifikation verleiht dem fibrinolytischen Vorgang eine gewisse Spezifität gegenüber Gerinnseln. Wird dieses Mittel jedoch in der für die koronare Thrombolyse empfohlenen Dosis als Bolusinjektion gegeben, tritt auch eine ausgeprägte systemische Fibrinolyse auf.

Gewebsplasminogenaktivator (t-PA) t-PA ist eine Serinprotease, die 527 Aminosäurereste enthält. In Abwesenheit von Fibrin ist es nur ein schlechter Plasminogenaktivator (Collen und Lijnen, 1994). t-PA bindet über die Lysinbindungsstellen an seinem aminoterminalen Ende an Fibrin und aktiviert gebundenes Plasminogen eini-

Tabelle 54.1 Kontraindikationen einer Therapie mit Thrombolytika

1. Operation innerhalb der letzten zehn Tage, einschließlich Biopsie, Punktur nicht komprimierbarer Gefäße, schweres Trauma, kardiopulmonale Reanimation
2. starke gastrointestinale Blutungen in den letzten drei Monaten
3. Hypertonie (diastolischer Blutdruck > 110 mm Hg)
4. aktive Blutung oder Blutgerinnungsstörung
5. frühere Apoplexie oder aktiver intrakranieller Prozess
6. Aortendissektion
7. akute Perikarditis

ge hundertmal schneller als das Plasminogen im Blutkreislauf. Die Lysinbindungsstellen am t-PA befinden sich in einer „Finger"-Domäne, das ähnlichen Stellen am Fibronectin homolog ist. Unter physiologischen Bedingungen (t-PA-Konzentrationen von 5 - 10 ng/ml) begrenzt die Spezifität von t-PA für Fibrin die systemische Bildung von Plasmin und die Induktion eines systemischen lytischen Zustandes. Während therapeutischer Infusionen von t-PA steigen die Konzentrationen jedoch auf 300 - 3000 ng/ml. Die Clearance von t-PA geschieht vorwiegend über hepatische Metabolisierung, und die Halbwertszeit des Proteins beträgt fünf bis zehn Minuten. t-PA ist bei der Lyse von Thrombi während der Behandlung eines akuten Myokardinfarkts wirksam. t-PA (*Alteplase*) wird durch DNA-Rekombinationstechnik hergestellt. Das zur Zeit empfohlene („beschleunigte") Therapieschema für die koronare Thrombolyse ist ein 15 mg intravenöser Bolus, gefolgt von einer Infusion von 0,75 mg/kg Körpergewicht über einen Zeitraum von 30 Minuten (sollte 50 mg nicht überschreiten) und 0,5 mg/kg (bis zu 35 mg einer Kumulativdosis) im Verlauf der nächsten Stunde. Nebenwirkungen sind unter anderem Blutungen, wie unten besprochen. t-PA ist teuer, es kostet das Mehrfache von Streptokinase pro therapeutischer Dosis.

> Reteplase ist eine ebenfalls rekombinant produzierte t-PA-Variante. Ihre strukturellen Unterschiede zu Alteplase ermöglichen eine Bolusgabe ohne nachfolgende Infusion (Anm. d. Hrsg.).

Urokinase *Urokinase* ist eine zweikettige Serinprotease mit 411 Aminosäureresten. Sie wird aus Nierenzellenkulturen des Menschen isoliert. Urokinase hat eine Halbwertszeit von 15 - 20 Minuten und wird durch die Leber metabolisiert. Empfohlene Dosierungsschemata beinhalten eine intravenöse Initialdosis von 1000 - 4500 U/kg, gefolgt von einer Dauerinfusion von 4400 U/kg pro Stunde über unterschiedliche Zeiträume. Das aktuelle Interesse an Urokinase ist begrenzt, da sie die Nachteile der beiden anderen erhältlichen Thrombolytika vereint. Wie Streptokinase mangelt es ihr an Fibrinspezifität, und sie induziert daher leicht einen systemischen lytischen Zustand. Wie t-PA ist sie sehr teuer. *Saruplase* (Prourokinase; einkettige Urokinase) weist jedoch Selektivität für Gerinnsel auf, denn sie bindet vor der Aktivierung an Fibrin. Saruplase wird zur Zeit als Thrombolytikum erforscht.

Hämorrhagische Komplikationen bei der Therapie mit Thrombolytika Die Haupttoxizität bei allen Thrombolytika besteht in Blutungen, die aus zwei Faktoren resultieren: (1) der Lyse von Fibrin in „physiologischen Thrombi" an Orten von Gefäßverletzungen und (2) einem systemischen lytischen Zustand, der aus der systemischen Bildung von Plasmin resultiert, was zur Fibrinogenolyse und der Zerstörung anderer Gerinnungsfaktoren (insbesondere der Faktoren V und VIII) führt. Die tatsächliche Toxizität von Streptokinase, Urokinase und t-PA ist schwer abzuschätzen. In frühen klinischen Studien waren viele Blutungsvorfälle auf das umfangreiche invasive Monitoring der Therapie zurückzuführen, das vom Protokoll verlangt wurde. Bei den meisten Studien zur Beurteilung von Thrombolyse wurde eine gleichzeitige systemische Heparinisierung durchgeführt, die ebenfalls zu den Blutungskomplikationen beiträgt.

Die Kontraindikationen einer Therapie mit Fibrinolytika sind in Tabelle 54.1 aufgeführt. Patienten mit den angegebenen Erkrankungen sollten keine solche Behandlung erhalten, und invasive Verfahren (z. B. Herzkatheterisierung, arterielle Blutgase) sollten vermieden werden. Bei gleichzeitiger Verwendung von Heparin entweder mit Streptokinase oder t-PA treten bei 2 - 4% aller Patienten starke Blutungen auf. Intrakranielle Blutungen sind das bei weitem größte Problem; sie treten in ungefähr 1% aller Fälle auf, die Häufigkeit ist bei allen drei Thrombolytika gleich. Obwohl t-PA relativ fibrinspezifisch ist, sind Blutungen bei diesem Wirkstoff genauso häufig wie bei den anderen, möglicherweise weil t-PA „physiologische Thrombi" effektiver auflöst als die anderen beiden Medikamente, und das Bluten bei Verletzungen daher trotz geringerer sytemischer Lyse stärker sein kann. Die neuen großen Streptokinasestudien, die Heparin nicht routinemäßig anwendeten, hatten eine sehr geringe Inzidenz starker Blutungen (weniger als 1%). Wenn Streptokinase nach diesen Therapieplänen eingesetzt wird, ist die Toxizität unter Umständen gering genug, um die in Tabelle 54.1 aufgeführten Kontraindikationen zu lockern (z. B. Hypertonie). Die GUSTO-1-Studie (GUSTO Investigators; 1993) läßt darauf schließen, daß intravenöses Heparin die Ergebnisse der Thrombolyse bei der Verwendung von t-PA verbessert.

Die Blutungshäufigkeit ist beim Einsatz von Thrombolytika bei Myokardinfarkt im Vergleich zu Lungenembolie oder Venenthrombose geringer. Ein Hauptunterschied zwischen diesen Therapieplänen liegt in der Dauer. Bei Myokardinfarkt wird ein Thrombolytikum für ein bis drei Stunden über Infusion gegeben; bei venöser Erkrankung beträgt die Infusionsdauer 12 - 72 Stunden. Eine verlängerte Behandlung sollte vermutlich nicht mehr angewendet werden. Neuere Studien legen nahe, daß die gleichzeitige Verabreichung kleiner Dosen Aspirin die Wirksamkeit der thrombolytischen Therapie eines Myokardinfarkts verbessern. Die Rolle anderer Hemmstoffe der Thrombozytenfunktion (siehe unten) sowie alternative Dosierungsschemata werden zur Zeit untersucht.

Aminocapronsäure Aminocapronsäure ist ein Lysinanalogon, das sich an Lysinbindungsstellen von Plasminogen und Plasmin bindet und so die Bindung von Plasmin an Ziel-Fibrin blockiert. Aminocapronsäure ist daher ein potenter Hemmer der Fibrinolyse und kann einer übermäßigen Fibrinolyse entgegenwirken. Obwohl es bei einer Vielzahl von Blutgerinnungsstörungen eingesetzt wurde, ist sein klinischer Nutzen nicht eindeutig belegt (Marder et al., 1987). Das Hauptproblem seiner Verwendung liegt darin, daß Gerinnsel, die sich bei der Behandlung mit dem Medikament bilden, nicht aufgelöst werden können. Bei Patienten mit Hämaturie zum Beispiel kann nach einer Behandlung mit Aminocapronsäure eine Ureterobstruktion durch Gerinnsel zu Nierenversagen führen. Man hat Aminocapronsäure zum Verringern des Blutens nach Prostataoperationen oder Zahnextraktionen bei Blutern eingesetzt. Die klinische Bedeutung eines verringerten Blutens in diesen Fällen ist noch unklar. Die Verwendung von Aminocapronsäure bei der Behandlung einer Vielzahl anderer Blutgerinnungsstörungen blieb bislang ohne Erfolg, entweder aufgrund begrenzten Nutzens oder wegen konsekutiver Thrombose (z. B. nach Subarachnoidalblutung). Aminocapronsäure wird nach der oralen Verabreichung rasch resorbiert, und 50% werden unverändert innerhalb von zwölf Stunden rasch über den Urin ausgeschieden. In der Regel wird eine Initialdosis von 4 - 5 g über eine Stunde verteilt gegeben, gefolgt von einer Infusion von 1 g pro Stunde, bis die Blutung unter Kontrolle gebracht ist. Nicht mehr als 30 g sollten innerhalb von 24 Stunden gegeben werden. Selten verursacht das Arzneimittel Myopathien und Muskelnekrosen.

HEMMSTOFFE DER PLÄTTCHENFUNKTION

Plättchen sorgen für den ersten hämostatischen Pfropfen an Orten von Gefäßverletzung. Sie sind auch an Reaktionen beteiligt, die zu Arteriosklerose und pathologischer Thrombose führen. Antagonisten der Plättchenfunktion sind daher bei Versuchen benutzt worden, Thrombose zu verhindern und den natürlichen Verlauf arteriosklerotischer Gefäßerkrankungen zu beeinflussen.

Acetylsalicylsäure Vorgänge wie Thrombose, Entzündungen, Wundheilung und Allergien werden durch sauerstoffreiche Metaboliten der Arachidonsäure und anderen verwandten mehrfach ungesättigten Fettsäuren, die zusammen als *Eicosanoide* bezeichnet werden, beeinflußt. Eine Interferenz mit der Synthese der Eicosanoide ist die Grundlage für die Effekte vieler therapeutischer Wirkstoffe, darunter Analgetika, Antiphlogistika und Antithrombotika (siehe Kapitel 26 und 27).

In den Plättchen ist das Hauptprodukt der Cyclooxygenase Thromboxan A_2, ein labiler Induktor der Plättchenaggregation und ein wirksamer Vasokonstriktor. Acetylsalicylsäure hemmt die Produktion von Thromboxan A_2 durch die kovalente Acetylierung eines Serinrestes in der Nähe des aktiven Zentrums der Cyclooxygenase, dem Enzym, das den zyklischen Endoperoxidvorläufer von Thromboxan A_2 produziert. Da Plättchen keine neuen Proteine synthetisieren, ist die Wirkung von Acetylsalicylsäure auf die Plättchencyclooxygenase bleibend und hält für die gesamte Lebensdauer des Plättchens (sieben bis zehn Tage) an. Deshalb haben wiederholte Gaben von Acetylsalicylsäure einen kumulativen Effekt auf die Plättchenfunktion. Eine vollständige Inaktivierung der Plättchencyclooxygenase wird bei einer tägliche Einnahme von 160 mg Acetylsalicylsäure erreicht. Die maximale Effektivität von Acetylsalicylsäure als Antithrombotikum wird also schon bei wesentlich geringeren Dosen erreicht, als für anderen Wirkungen des Arzneimittels nötig sind. Zahlreiche Studien weisen darauf hin, daß Acetylsalicylsäure, wenn es als Antithrombotikum eingesetzt wird, schon bei Dosen von 160 - 320 mg pro Tag maximal effektiv ist (Antiplatelet Trialists' Collaboration, 1994a). Höhere Dosen verbessern die Wirksamkeit nicht. Sie sind aufgrund einer Hemmung der Produktion von potentiell antiaggregatorischem Prostacyclin, die durch niedrigere Dosen von Acetylsalicylsäure größtenteils vermieden werden kann, möglicherweise sogar weniger wirksam. Höhere Dosen erhöhen ebenfalls die Toxizität, insbesondere die Blutungsneigung.

Andere Inhibitoren der Eicosanoidbiosynthese sind als mögliche Antithrombotika untersucht worden, besonders Hemmer der Thromboxansynthetase. Diese Arzneimittel haben theoretisch den Vorteil, daß sie die Produktion von Thromboxan A_2 hemmen, ohne die Synthese von Prostacyclin, einem vom Gefäßendothel produzierten antithrombotischen Eicosanoid, zu blockieren. Bei diesen Arzneimitteln können sich jedoch zyklische Endoperoxidzwischenprodukte ansammeln, die selbst die Plättchenaggregation stimulieren. Diese Wirkstoffe waren also bislang relativ ineffektiv und schneiden hinsichtlich der Kosten, der Sicherheit und der Wirksamkeit im Vergleich mit Aspirin nicht gut ab.

Dipyridamol Dipyridamol ist ein Vasodilator, der zusammen mit Warfarin die Embolusbildung an künstlichen Herzklappen hemmt und zusammen mit Aspirin bei Patienten mit thrombotischen Erkrankungen die Thrombose verringert. Dipyridamol allein hat wenig oder keine Wirkung; tatsächlich hatte Dipyridamol in Studien, die ein Therapieschema von Dipyridamol plus Aspirin mit Aspirin allein verglichen, keinen zusätzlichen vorteilhaften Effekt (Antiplatelet Trialists' Collaboration, 1994a, b, c). Dipyridamol hemmt die Plättchenfunktion durch die Erhöhung der zellulären Konzentration von Adenosin-3',5'-monophosphat (cyclo-AMP). Dieser Effekt wird durch eine Hemmung der zyklischen Nukleotidphosphodiesterase und/oder eine Blockade der Aufnahme von Adenosin vermittelt, die an A2-Rezeptoren für Adenosin eine Stimulierung der Plättchenadenylatcyclase bewirkt. Die einzige zur Zeit empfohlene Anwendung von Dipyridamol ist die zur primären Prophylaxe von Thromboembolien bei Patienten mit künstlichen Herzklappen; das Medikament wird zusammen mit Warfarin verabreicht.

Ticlopidin, Clopidogrel *Ticlopidin* und *Clopidogrel* sind Thienopyridine, welche die Plättchenfunktion durch die Induktion eines thrombasthenieähnlichen Zustandes hemmen (DiMinno et al., 1985). Sie blockieren ADP-abhängige Prozesse der Aktivierung von Plättchenglykoprotein IIb/IIIa, um die Bindung von Fibrinogen an aktivierte Plättchen zu hemmen. Glykoprotein IIb/IIIa ist ein Fibrinogenrezeptor, der Plättchen über Fibrinogen zu einem aggregierten Pfropfen verbindet. Diese Wirkung ermöglicht die Gerinnselretraktion. Ticlopidin und Clopidogrel hemmen also die Plättchenaggregation und die Gerinnselretraktion. Die Stoffe verlängern die Blutungszeit, wobei der maximale Effekt erst nach einigen Tagen der Behandlung auftritt; eine abnormale Plättchenfunktion hält einige Tage nach Abbruch der Therapie an. Der jeweilige aktive antithrombotische Wirkstoff ist ein Stoffwechselprodukt der Muttersubstanz. Ticlopidin oder Clopidogrel sind *in vitro* bei der Hemmung der Plättchenaggregation relativ unwirksam im Vergleich mit der *in vivo* Wirkung auf Patienten. Die Arzneimittel haben keine Auswirkungen auf den Eicosanoidmetabolismus und sollten von Aspirin unabhängig wirken. Ticlopidin und Clopidogrel werden zur Zeit für die Thromboseprophylaxe bei zerebrovaskulärer Verschlußkrankheit und bei Koronararterienerkrankungen eingesetzt und für Patienten mit einer Unverträglichkeit gegenüber Aspirin empfohlen. Nebenwirkungen von Ticlopidin sind unter anderem Blutungen, Übelkeit und Diarrhoe bei 10% sowie schwere Neutropenie bei ca. 1% der Patienten. Clopidogrel zeigt eine deutlich bessere Verträglichkeit und wird Ticlopidin sicher in nächster Zeit ablösen. Ein Vorteil von Clopidogrel gegenüber Aspirin (geringere Inzidenz thrombotischer Ereignisse) konnte kürzlich in der sog. CAPRIE-Studie gezeigt werden. Aspirin bleibt aber allein schon aus Kostengründen der wichtigste Thrombozytenaggregationshemmer.

> Allen Wirkstoffen ist ein gewisses Blutungsrisiko gemeinsam, das bei gleichzeitiger Heparingabe erhöht sein kann. Bei ca. 1% aller mit Abciximab behandelten Patienten wird eine passagere Thrombozytopenie beobachtet (Anm. d. Hrsg.).

> Glykoprotein IIb/IIIA-Antagonisten binden an dem Intergrin (III$\alpha\beta$3-Rezeptor, der exclusiv auf Thrombozyten eine Bindungsstelle für Fibrinogen und andere Liganden (z. B. von Willebrands Faktor) darstellt. Aktivierung des Rezeptors, z. B. durch Thrombin oder Thromboxan, führt zur Bindung von löslichem Fibrinogen und zur Vernetzung der Thrombozyten untereinander und somit letzlich zur Ausbildung eines Thrombus. GPIIb/IIIa-Antagonisten wie der monoklonale Antikörper c7E3-Fab (Abciximab) binden an primär an der sog. RGD- (Arg-Gly-Asp-) Bindungsstelle dieses und möglicherweise auch noch anderer Rezeptoren (z. B. $\alpha\gamma\beta$3). Die gegenwärtig zugelassenen oder noch in klinischer Erprobung befindlichen Substanzen sind in drei Gruppen aufgeteilt: (1) monoklonale Antikörper (FAB-Fragmente) gegen den Rezeptor (Abciximab, YM337), diese werden intravenös appliziert; (2) Peptid-Antagonisten, die die RGD-Bindungssequenz des Rezeptors enthalten (Integrelin), auch diese Stoffe müssen intravenös gegeben werden; (3) niedrig molekulare Nicht-Peptide bzw. Peptidomimetika (z. B. Lamifiban oder Tirofiban), die in ihrer Struktur ebenfalls an die RGD-Bindungsstelle binden, diese Stoffe sind auch oral verfügbar.
>
> Die GPIIb/IIIa-Inhibitoren sind vorwiegend hinsichtlich ihrer Wirkung bei akuten Koronarsyndromen (instabile Angina pectoris, Myokardinfarkt) und Interventionen (perkutane transluminale Angioplastie [PTCA] mit oder ohne Stenteinlage) untersucht. Der gegenwärtige Stand der Zulassung in den USA ergibt sich aus den jeweiligen Ergebnissen der klinischen Studien. Integrelin ist für instabile Angina sowie für elektive und für die Akut-PTCA zugelassen, Tirofiban ist für instabile Angina zugelassen, und Abciximab ist für alle PTCA-Formen, nicht aber für instabile Angina ohne PTCA zugelassen. In Deutschland ist gegenwärtig nur Abciximab zum Einsatz bei PTCA erhältlich. Es ist zu erwarten, daß sich der Zulassungsstatus sowie die Zahl der verfügbaren Substanzen auch in Deutschland bald erweitern wird.
>
> Die monoklonalen Antikörper wie Abciximab haben eine engere Bindung an den Rezeptor als die Peptide und Peptidomimetika, und klinische Studien mit Abciximab deuten auf eine bessere Wirksamkeit in den genannten Indikationsgebieten hin. In der EPIC-Studie wurden Patienten mit Risiko-PTCA untersucht. 30 Tage nach der Intervention zeigte sich bei der Gruppe, die Abcximab erhielt, eine signifikante Reduktion der primären Endpunkte (Tod, Myokardinfarkt oder Notfall-Revaskularisierung [Re-PTCA oder CABG]) um 35%. Der Erfolg war auch noch nach sechs Monaten nachweisbar. Abiximab wurde hierbei unmittelbar vor der PTCA gegeben (initaler Bolus 0,25 mg/kg und nachfolgende Infusion mit 0,125 μg/kg/min über zwölf Stunden). In der EPILOG-Studie wurden Patienten mit allen PTCA-Formen untersucht. Hier führte die Gabe von Abciximab zu einer relativen Risikoreduktion für die o.g. Endpunkte um sogar 56%. Die CAPTURE-Studie zeigt bei Patienten mit instabiler Angina und folgender PTCA einen ählichen Nutzen der Abciximab-Gabe, wenn die Therapie bereits 18 - 24 Stunden vor der Intervention begonnen wurde. In der RESTORE-Studie mit Tirofiban fand sich bei Patienten nach Risiko-PTCA eine signifikante Reduktion der o. g. Endpunkte um 38% nach 48 Stunden, 30 Tage nach der Intervention war aber nur noch eine 16%ige Reduktion der Endpunkte nachweisbar.

THERAPEUTISCHE ANWENDUNGEN VON ANTIKOAGULANZIEN, THROMBOLYTIKA UND HEMMSTOFFEN DER PLÄTTCHENFUNKTION

Informationen, die für die Therapiegestaltung bei spezifischen thromboembolischen Krankheiten erforderlich wären, sind häufig unvollständig, widersprüchlich, oder existieren gar nicht. Bei der Prophylaxe von arteriellen thrombotischen Erkrankungen macht die relativ niedrige Häufigkeit von Endpunktereignissen (Myokardinfarkt, Schlaganfall, Tod) hohe Patientenzahlen notwendig, um statistisch signifikante Ergebnisse zu erzielen. Das Risiko von Blutungen und/oder Tod ist bei der Verwendung vieler der in diesem Kapitel besprochenen Arzneimittel, insbesondere der Thrombolytika und der Antikoagulanzien, beträchtlich. Die Nutzen/Risikoeinschätzung eines bestimmten Therapieschemas hängt daher von den Bedingungen des individuellen Patienten ab und entspricht nicht unbedingt den Empfehlungen für die Bevölkerung insgesamt (American College, 1992).

Venöse Thromboembolibehandlung Das Ziel bei der Behandlung von tiefer Venenthrombose und Lungenembolie ist die Prävention einer rezidivierenden, tödlichen Lungenembolie. Heparin ist mit seiner rasch einsetzenden Wirkung für die Anfangsbehandlung nötig (Brandjes et al., 1992). Auf einen intravenösen Bolus mit 5000 U Heparin folgt entweder eine 32000U/24-Stunden-Dauerinfusion oder eine subkutane Injektion von 17500 U alle zwölf Stunden, wobei die Dosen so angepaßt werden, daß die aPTT auf einem therapeutischen Niveau gehalten wird. Heparin wird meist weitere fünf bis zehn Tage gegeben und überschneidet sich für vier bis fünf Tage mit der Cumarinbehandlung. Bei den meisten Patienten kann die Behandlung mit Heparin und Warfarin gleichzeitig initiiert werden. Heparin hat keine wesentlichen Auswirkungen auf die Prothrombinzeit. Sobald die Prothrombinzeit im therapeutischen Bereich liegt, kann das Heparin abgesetzt werden. Bei einer massiven Lungenembolie oder ileofemoraler Thrombose ist unter Umständen eine längere Heparintherapie angebracht. Eine rasche, wirksame Antikoagulation ist dringend notwendig, und validierte Algorithmen für das Erreichen und Aufrechterhalten des therapeutischen Bereiches der Heparinkonzentration können genutzt werden (Hull et al., 1992b; Raschke et al., 1993).

Vermutlich werden niedermolekulare Heparine (*low-molecular-weight heparin*, LMWH) das nichtfraktionierte Standardheparin bei der Behandlung von Venenthrombose ersetzen. Diese neuen Wirkstoffe bieten den Vorteil, als konstante Dosis subkutan verabreicht werden zu können (ein- oder zweimal täglich), ohne Überwachung oder Dosisanpassung. Neuere Studien haben ergeben, daß bestimmte LMWHs bei der Prävention rezidivierender Thrombose mindestens ebenso effektiv sind wie nichtfraktioniertes Heparin, mit einem vergleichbaren oder sogar geringeren Blutungsrisiko (Hull et al., 1992a; Prandoni et al., 1992).

Thrombolytika sind bei der Behandlung von Lungenembolie und tiefen Venenthrombosen eingesetzt worden. Bislang haben Studien keine verringerte Mortalität nach einer thrombolytischen Therapie gezeigt, und die Wirksamkeit der Thrombolyse bei der Prävention von Venenklappeninsuffizienz und postthrombotischem Syndrom muß noch nachgewiesen werden.

Ein Konsensgremium hat eine dreimonatige Antikoagulation nach einem ersten Ereignis einer Lungenembolie und proximaler tiefer Venen- oder Wadengefäßthrombose empfohlen (American College, 1992). Bei Patienten mit rezidivierender Lungenembolie oder einem persistenten Risikofaktor (z. B. Immobilisierung) ist eine längere Antikoagulation angemessen. Cumarine (INR 2.0 bis 3.0) werden am häufigsten für die langfristige Antikoagulation verwendet, obwohl subkutanes Heparin mit Dosisanpassung ebenso wirksam zu sein scheint (Hull et al., 1982).

Prophylaxe Infolge der Morbidität und Mortalität, die mit der Behandlung einer bestehenden Venthrombose verknüpft sind, sind erhebliche Anstrengungen zur Identifizierung effektiver Präventionsmethoden unternommen worden. Eine geeignete prophylaktische Therapie basiert auf der Abwägung des Risikos einer Thromboembolie gegen die Kosten und die Morbidität, die mit dem Einsatz der präventiven Intervention selbst einhergehen (Hull et al., 1986).

Die Inzidenz einer venösen Thromboembolie bei Patienten mit geringem Risiko (kleinere chirurgische Eingriffe bei Patienten über 40 oder unkomplizierte Operationen bei Patienten jünger als 40 ohne andere Risikofaktoren für Thrombose) läßt ein frühes Laufen angebracht erscheinen. Subkutanes *low-dose-*Heparin (5000 U alle zwölf Stunden) ist wirksam bei der Prävention von Thromboembolie bei Patienten mit einem mäßigen Risiko (allgemeinchirurgische Eingriffe von mehr als 30 Minuten Dauer bei Patienten über 40, Myokardinfarkt, dekompensierte Herzinsuffizienz), und außer einer erhöhten Inzidenz von Wundhämatomen trat bei Patienten der Allgemeinchirurgie kein erhöhtes Blutungsrisiko auf. Alternative Präventionsmaßnahmen für Individuen mit mäßigem Risiko sind Kompressionsgummistrümpfe oder externe intermittierende pneumatische Kompression (intermittent pneumatic compression, IPC) der Beine. *Low-dose-*Heparin (5000 U alle acht Stunden) oder LMWH werden für die Patienten der Allgemeinchirurgie mit hohem Risiko (Patienten über 40 mit zusätzlichen Thromboserisikofaktoren, die sich großen chirurgischen Eingriffen unterziehen) empfohlen. Patienten mit hohem Risiko, die zu Wundkomplikationen wie Hämatomen oder Infektionen neigen, können zur Prophylaxe IPC erhalten. Für Patienten der Allgemeinchirurgie mit einem sehr hohen Risiko, die multiple Risikofaktoren für Thrombose aufweisen, hat man IPC zusammen mit *low-dose-*Heparin (5000 U alle acht Stunden), LMWH oder eine Prophylaxe mit Dextran vorgeschlagen.

Niedrig dosiertes Heparin und LMWH sind effektive Möglichkeiten der Prophylaxe bei Patienten mit ischämischem Insult oder Lähmung der unteren Extremitäten. Subkutanes Heparin in angepaßter Dosis oder LMWH werden für Patienten mit einer akuten Rückenmarksverletzung mit Lähmung empfohlen. Cumarine oder IPC können bei diesen Erkrankungen auch wirksam sein. Die IPC wird bevorzugt eingesetzt bei Neurochirurgie und anderen Situationen mit einem hohen Blutungsrisiko (z. B. Augenoperationen, Spinalanästhesie).

Cumarine, LMWH und subkutanes Heparin in angepaßter Dosierung haben sich als die effektivsten Wirkstoffe für Patienten herausgestellt, die eine Hüft- oder Knieendoprothese bekommen. Cumarin oder LMWH sind auch für Patienten mit hüftgelenksnaher Femurfraktur geeignet. Die Prävention einer Thromboembolie bei Patienten mit sehr hohem Risiko ist schwierig, und obwohl prophylaktische Maßnahmen die Inzidenz von Thromboembolien im Vergleich zu gar keiner Behandlung sicherlich senken, bleibt das Risiko einer Thromboembolie doch erheblich. Daher empfehlen einige Kliniker bei ausgesuchten Patienten zusätzlich zu einer prophylaktischen Therapie eine Routineüberprüfung auf tiefe Venenthrombose.

Eine Metaanalyse von verfügbaren Studien läßt darauf schließen, daß eine prophylaktische Behandlung mit Thrombozytenfunktionshemmern die Inzidenz von tiefer Venenthrombose und Lungenembolie senkt (Antiplatelet Trialists' Collaboration, 1994c). Die Wirksamkeit einer solchen Therapie im Vergleich zu einer Therapie mit Antikoagulanzien muß sich erst noch herausstellen.

Myokardinfarkt Bei allen Patienten mit einem akuten Myokardinfarkt sollte eine intravenöse thrombolytische Therapie mit Streptokinase, t-PA oder Anistreplase in Erwägung gezogen werden, da diese Wirkstoffe sowohl den Erhalt der Myokardfunktion als auch eine Verringerung der Mortalität bewirken können. In kardiologischen Zentren, wo qualifiziertes Personal zur Verfügung steht, ist die sofortige Angioplastie (PTCA) eine wichtige alternative Behandlungsmethode, besonders bei Patienten mit hohem Risikos (Grines et al., 1993; de Boer et al., 1994).

Patienten mit normalem EKG oder nur einer ST-Depression profitierten offensichtlich nicht von einer Therapie mit Thrombolytika. Der relative therapeutische Wert einer Behandlung mit Thrombolytika bei sicherem Myokardinfarkt ist um so größer, je schneller diese nach dem Beginn der Symptome verabreicht werden können. Patienten, die sich erst nach sechs Stunden einfinden, besonders solche mit anterioren oder großen Infarkten, können noch von der Thrombolyse profitieren, doch der relative Nutzen ist geringer.

Erste Studien hatten vermuten lassen, daß t-PA die Koronararterien schneller und wirksamer öffnet als andere Thrombolytika, doch zwei spätere große Studien, GISSI-2 und ISIS-3, konnten nicht nachweisen, daß t-PA ein besseres klinisches Ergebnis lieferte als Streptokinase (The International Study Group, 1990; ISIS-3, 1993). Die GUSTO-1-Studie (1993) verglich t-PA noch einmal mit Streptokinase, benutzte jedoch ein „beschleunigtes", (front-loaded) t-PA-Schema (siehe oben) mit gleichzeitigem intravenösen Heparin (5000 U Bolus, gefolgt von 1000 U pro Stunde; GUSTO Investigators, 1993). Andere Gruppen von Patienten erhielten Streptokinase (1,5 Millionen U) über 60 Minuten mit intravenösem oder subkutanem Heparin (12500 U alle zwölf Stunden) oder eine Kombination aus Streptokinase (1,0 Millionen U) und t-PA ($\leq$ 90 mg) und intravenösem Heparin. Allen Patienten wurde Aspirin gegeben (160 - 325 mg pro Tag). Nach 30 Tagen betrug die Mortalität 6,3% für t-PA, 7,3% (gemittelt) für die beiden Streptokinase-plus-Heparin-Schemata und 7,0% für das kombinierte Streptokinase-plus-t-PA-Schema. Die Rate hämorrhagischer Insulte betrugen 0,72%, 0,52% beziehungsweise 0,94%, doch ein kombinierter Endpunkt aus Tod oder Schlaganfall mit bleibenden Schäden zeigten auch weiterhin einen Vorteil für t-PA (6,9%) gegenüber den Streptokinasegruppen (7,8%).

Trotz des 1% Vorteil bei der Mortalität von „beschleunigtem" t-PA gegenüber der Streptokinase in der GUSTO-Studie bleibt das optimale Schema für Thrombolytika umstritten. Kritiker verweisen auf die größeren Kosten von t-PA, auf eine mögliche Verfälschung der Ergebnisse durch das sog. „open label" Design der Studie, den etwas höheren Anteil von „rescue"-PTCA und Bypass-Operationen in der t-PA-Gruppe sowie die scheinbare Abwesenheit irgendeines Vorteils von t-PA für wichtige Untergruppen – zum Beispiel für Patienten über 75 (bei denen das Risiko eines hämorrhagischen Insults mit t-PA besonders erhöht war), oder für Patienten, die sich erst vier Stunden nach Beginn der Symptome meldeten. Die statistischen Möglichkeiten bei der Analyse von Untergruppen werden jedoch durch ihre Größe begrenzt. Gegenwärtig erscheint es wichtiger, daß Patienten mit Myokardinfarkt überhaupt mit einem Thrombolytikum behandelt werden, als mit welchem Wirkstoff dies geschieht.

Aspirin verbessert nachgewiesenermaßen die Überlebensrate, wenn es allein oder als Zusatz zu einer Streptokinasetherapie eingesetzt wird (ISIS-2, 1988). Heparin, das entweder subkutan oder über eine intravenöse Dauerinfusion zusätzlich zu der Aspirin-Streptokinasekombination verabreicht wird, ist nicht eindeutig von Vorteil. Im Gegensatz dazu kann gleichzeitiges intravenöses Heparin die Wirksamkeit einer Aspirin-plus-t-PA-Kombination verbessern.

Die Rate später erneuter Verschlüsse nach einer Therapie mit Thrombolytika ist hoch (Meijer et al., 1993). Eine Aspirintherapie wird prophylaktisch zur Verhinderung eines erneuten Verschlusses eingesetzt, und eine Kombination von Aspirin und Warfarin wird in der laufenden Warfarin-Aspirin-Reinfarktstudie ausgewertet.

> Eine 1997 publizierte Studie zeigt keinen Vorteil einer *low-dose*-Behandlung mit Warfarin (1 - 3 mg) und Acetylsalicylsäure (80 mg) gegenüber Acetylsalicylsäure (160 mg) alleine (Anm. d. Hrsg.).

Patienten mit Myokardinfarkt, die keine thrombolytische Therapie erhielten, sollten Aspirin (160 - 325 mg/Tag) und wenigstens *low-dose*-Heparin (7500 U subkutan alle zwölf Stunden) zur Prophylaxe tiefer Venenthrombose erhalten. Die Inzidenz von zerebraler Embolie bei akutem Myokardinfarkt beträgt 3 - 4%. Mehr als 90% dieser Schlaganfälle treten bei Patienten mit früheren transmuralen Myokardinfarkten auf (von denen ein Großteil wandständige Thrombi entwickelt). Weitere Risikofaktoren für Embolie sind große Infarkte, Herzversagen, Ventrikelaneurysma und Vorhofflimmern. Es wird daher empfohlen, diese Patienten voll zu heparinisieren und anschließend für drei Monate mit Cumarinen (INR 2,0 - 3,0) zu behandeln, da während dieser Zeit bei unbehandelten Patienten die meisten Emboli auftreten.

Instabile Angina pectoris Patienten mit einer stabilen Angina pectoris haben eine jährliche Mortalität von 4% und eine Infarktrate von 5%. Bei Patienten mit einer instabilen Angina pectoris beträgt das Risiko 10% beziehungsweise 8 - 10%. Aspirin (325 mg pro Tag) senkt nachgewiesenermaßen das Risiko eines akuten Myokardinfarkts um 51% und die totale Mortalität ebenfalls um 51% (Lewis et al., 1983). Eine Therapie mit *full-dose*-Heparin scheint während der akuten Phase einer instabilen Angina pectoris noch effektiver zu sein als Aspirin (Theroux et al., 1993), und eine kürzlich durchgeführte Studie läßt vermuten, daß Aspirin (160 mg/Tag) zusammen mit Heparin gefolgt von Warfarin (INR 2,0 - 3,0) die optimale Behandlung darstellt (Cohen et al., 1994). Neuere Therapieschema, die untersucht werden, beinhalten LMWH oder GP-IIb/IIIa-Inhibitoren.

V.-saphena-Bypass-Transplantationen Eine Therapie mit Hemmstoffen der Thrombozytenfunktion senkt das Risiko eines Verschlusses einer V.-saphena-Transplantation, und eine „niedrige" Dosis an Aspirin (325 mg/Tag) ist ebenso wirksam wie eine höhere (975 mg/Tag) oder eine Kombination von Aspirin und Dipyridamol. Die Verschlußraten sind ähnlich, wenn Aspirin vor oder sechs Stunden nach der Operation begonnen wurde, aber die Inzidenz von Blutungen ist bei der präoperativen Verabreichung erhöht (Goldman et al., 1991).

Perkutane transluminale Koronarangioplastie (PTCA) Eine Therapie mit Heparin, die mit einem intranvenösen Bolus von 10000 U begonnen und mit 1000 - 1500 U/Stunde für eine Dauer von 4 - 24 Stunden weitergeführt wird, ist allgemein üblich bei Patienten, die sich einer Angioplastie unterziehen. Einen Tag vor der Operation begonnenes Aspirin senkt die Thrombosegefahr, die bei dieser Prozedur besteht, und sollte wegen seiner guten Auswirkung auf Koronararterienerkrankungen auf unbestimmte Zeit fortgesetzt werden.

> Patienten mit hohem Restenose-Risiko erhalten zusätzlich den GPIIb/IIIa-Antagonisten Abciximab über zwölf Stunden nach der PTCA (siehe unten; Anm. d. Hrsg.).

Vorhofflimmern Mehr als 50% aller Patienten mit zerebraler Embolie weisen Vorhofflimmern auf. Bei der Mehrheit dieser Patienten betrifft das zugrunde liegende Herzleiden nicht die Herzklappen. Das Risiko eines ischämischen Insults bei Vorhofflimmern nimmt mit dem Alter zu, das kumulative Risiko beträgt 35% im Laufe des Lebens eines Patienten. Es sind jedoch nur ein Teil dieser Schlaganfälle embolisch. Der Rest tritt infolge zerebrovaskulärer Arteriosklerose auf. Das relative Risiko eines Schlaganfalls bei nicht-rheumatischem Vorhofflimmern hängt davon ab, ob es eine Anamnese von Hypertonie oder Herzinsuffizienz innerhalb der letzten drei Monate oder frühere Thromboembolien gibt. In Abwesenheit dieser Faktoren beträgt das Risiko 2,5% pro Jahr, bei einem Risikofaktor beträgt es 7,2% pro Jahr, und mit zwei Risikofaktoren oder mehr beträgt es 17,6% pro Jahr (Stroke Prevention in Atrial Fibrillation Investigators, 1992). Das Risiko eines Schlaganfalls steigt ebenfalls von 1% pro Jahr bei Patienten ohne klinische Risikofaktoren und einem normalen EKG auf 5% bei Patienten mit einem echokardiographisch nachweisbaren vergrößerten linken Vorhof oder einer Funktionsstörung des linken Ventrikels.

Ergebnisse aus verschiedenen randomisierten Studien zeigen, daß Warfarin das Risiko eines Schlaganfalls bei Patienten mit nicht-rheumatischem Vorhofflimmern um 68% senkt (auf 1,4% pro Jahr), mit einer überschüssigen Inzidenz von starken Blutungen (darunter auch intrakranielle) von nur 0,3% pro Jahr. Die meisten Patienten in diesen Studien waren jedoch jünger als 75, und mehr als 50% der in Frage kommenden Patienten wurden aufgrund eines potentiellen Blutungsrisikos ausgeschlossen. Die Stärke der Warfarinbehandlung schwankte in diesen Studien zwischen 1,5 - 4,5 INR, doch es gibt keine Hinweise darauf, daß ein Ziel-INR von mehr als 2,0 - 3,0 wirksamer ist. Auch Aspirin senkt das Risiko eines Schlaganfalls bei Patienten mit Vorhofflimmern. In einer Studie an Patienten mit einem vorwiegend geringen Risiko betrug der Rückgang 42%, wohingegen Aspirin in zwei anderen Studien an Patienten mit einem höheren Risiko nur einen bescheidenen und statistisch nicht signifikanten Vorteil brachte (Stroke Prevention in Atrial Fibrillation Investigators, 1994; EAFT Study Group, 1993).

In einer kürzlich durchgeführten Studie wurde Aspirin (325 mg pro Tag) mit Warfarin (INR 2,0 - 4,5) verglichen (Stroke Prevention in Atrial Fibrillation Investigators, 1994). Das jährliche Risiko eines Schlaganfalls oder von systemischer Embolie betrug bei Patienten über 75 mit Aspirin 4,8% und mit Warfarin 3,6%. Bei Patienten unter 75 betrugen die Raten 1,9% beziehungsweise 1,3%. Bei Patienten unter 75 ohne klinische Risikofaktoren betrug die Rate thromboembolischer Vorfälle mit Aspirin 0,5% pro Jahr. Starke Blutungen waren statistisch häufiger bei Patienten über 75; innerhalb dieser Gruppe waren sie statistisch häufiger mit Warfarin (4,2% pro Jahr) als mit Aspirin (1,6% pro Jahr).

Zur Zeit werden Patienten mit nicht-rheumatischem Vorhofflimmern, deren Risiko für Thromboembolie aufgrund von klinischen Merkmalen als gering eingestuft wird, üblicherweise mit Aspirin behandelt. Eine Cumarintherapie wird bei Patienten mit einem höheren Risiko in Betracht gezogen, insbesondere bei solchen mit früherer Thromboembolie, bei denen eine Antikoagulation nicht aufgrund vorhandener Erkrankungen kontraindiziert ist. Laufende Studien sollten das Risiko und den Nutzen von Warfarin versus Aspirin bei älteren Patienten deutlicher herausstellen. Das Risiko eines ischämischen Insults scheint hoch zu sein, wenn Vorhofflimmern zusammen mit einer Herzklappenerkrankung, dilatativer Kardiomyopathie, einem angeborenen Herzleiden und Schilddrüsenüberfunktion auftritt; für diese Patienten wird eine Warfarintherapie empfohlen (INR 2,0 - 3,0).

Patienten, die sich einer elektiven Kardioversion für Vorhofflimmern von mehr als zwei Tagen Dauer unterziehen, sollten mit Antikoagulanzien behandelt werden. Standardempfehlungen sehen eine Cumarintherapie vor, die drei Wochen vor der Kardioversion begonnen und dann fortgeführt wird, bis ein normaler Sinusrhythmus vier Wochen lang aufrechterhalten wurde. Ein jüngerer Bericht schlägt vor, daß man die Cumarintherapie vor der Kardioversion bei Patienten, bei denen die Anwesenheit von Vorhofthrombi durch transösophagaler Echokardiographie (TEE) ausgeschlossen wurde, ohne Gefahr durch eine kurze Heparintherapie ersetzen kann (Manning et al., 1993).

Künstliche Herzklappen Das mit künstlichen Herzklappen verknüpfte Emboliersiko beträgt trotz Antikoagulation 2 - 6% pro Patient und Jahr und ist bei Mitralklappen am höchsten. Für diese Patienten wird eine Cumarintherapie empfohlen (INR 2,5 - 3,5; Saour et al., 1990). Die Zugabe von Aspirin mit einem magensaftresistenten Überzug (100 mg pro Tag) zu Warfarin (INR 3,0 - 4,5) bei stark gefährdeten Patienten (präoperatives Vorhofflimmern, Koronararterienkrankungen, Anamnese von Thromboembolie) mit künstlichen Herzklappen senkt die Inzidenz systemischer Embolie und Tod durch vaskuläre Ursachen (1,9% versus 8,5% pro Jahr), erhöht jedoch das Blutungsrisiko (Turpie et al., 1993). Die Zugabe von Dipyridamol zur Warfarintherapie erhöht das Blutungsrisiko zwar nicht, hat jedoch in klinischen Studien nur einen unbeständigen Nutzen gehabt. Die thrombogenen Eigenschaften von bioprothetischen Klappen sind beträchtlich geringer als die ihrer künstlichen Pendants, obwohl die Klappen weniger haltbar sind. Für Patienten, die eine Bioprothese in der Mitralposition erhalten, empfiehlt man für die Dauer von drei Monaten nach der Operation eine Cumarintherapie (2,0 - 3,0 INR). Bei Patienten mit Vorhofflimmern oder einer Geschichte früherer Thromboembolie ist eine langfristige Antikoagulation mit Cumarinen angemessen.

Herzklappenerkrankungen Bei rheumatischen Erkrankungen der Mitralklappe treten thromboembolische Komplikationen in Raten von 1,5 - 4,7% pro Jahr auf. Die Inzidenz bei Patienten mit Mitralstenose beträgt ungefähr das 1,5- bis 2fache der Inzidenz bei Patienten mit Mitralinsuffizienz. Vorhofflimmern ist bei Herzklappenerkrankungen der wichtigste einzelne Risikofaktor für Thromboembolie. Es erhöht die Inzidenz von Thromboembolie sowohl bei Mitralstenose als auch bei Mitralinsuffizienz um das vier- bis siebenfache. Weitere Risikofaktoren sind hohes Alter und Herzversagen. Patienten mit einer rheumatischen Mitralklappenerkrankung und Vorhofflimmern oder einer Anamnese von Thromboembolie sollten mit oralen Antikoagulanzien behandelt werden (INR 2,0 - 3,0). Einige Kardiologen schlagen vor, daß Patienten mit einer Mitralklappenerkrankung und erhaltenem Sinusrhythmus eine Antikoagulanzientherapie erhalten, wenn sie einen großen linken Vorhof haben (größer als 55 mm), da das Risiko für die Entwicklung von Vorhofflimmern bei diesen Patienten hoch ist.

Ein Prolaps der Mitralklappe ist eine häufige Erscheinung, die bei 4 - 6% der Bevölkerung auftritt. Jüngste Versuchsergebnisse haben einen Zusammenhang zwischen Mitralklappenprolaps und systemischer Embolie hergestellt, die meist als transitorische ischämische Attacke oder als partieller Schlaganfall auftritt (Barnett et al., 1980). Das embolische Risiko eines Patienten mit einem Prolaps ist jedoch gering. Bemühungen, eine Untergruppe von Patienten mit einem besonders hohen Risiko für Thromboembolie zu identifizieren, blieben erfolglos, und bei den meisten Patienten mit embolischen Phänomenen war der Prolaps in der auskultatorischen Untersuchung nicht zu hören. Es wird empfohlen, Patienten mit einem Mitralklappenprolaps und transitorischen ischämischen Attacken mit Aspirin zu behandeln. Patienten mit gleichzeitigem Vorhofflimmern und Patienten mit trotz Aspirinbehandlung wiederkehrenden ischämischen Episoden sollten langfristig mit Antikoagulanzien behandelt werden (INR 2,0 - 3,0).

Zerebrovaskuläre Verschlußkrankheit Die meisten ischämischen Schlaganfälle treten infolge arteriosklerotischer zerebrovaskulärer Verschlußkrankheit auf. Patienten mit einer symptomatischen Karotisstenose von mehr als 70% sollten für eine Endarteriektomie in Betracht gezogen werden. In randomisierten Studien wird zur Zeit untersucht, ob eine Endarteriektomie der A. carotis auch bei Patienten mit einer weniger ausgedehnten symptomatischen Stenose angebracht ist. Aspirin (325 mg pro Tag) wird für Zervikalgeräusche oder eine asymptomatische Karotisstenose empfohlen.

Aspirin wird zur Prophylaxe nach transitorischen ischämischen Attacken und kleineren Schlaganfällen eingesetzt. Eine Meta-Analyse verschiedener Studien läßt vermuten, daß niedrige Dosen von Aspirin ebenso nützlich sind wie hohe Dosen, doch es gibt keine Übereinstimmung auf diesem Gebiet (Antiplatelet Trialists' Collaboration, 1994a).

Die meisten Untersucher verschreiben 325 mg pro Tag, während andere höhere Dosen (975 - 1300 mg pro Tag) für indiziert halten. Ticlopidin ist unter Umständen wirksamer als Aspirin, doch es ist toxischer, und die Behandlung muß sorgfältig überwacht werden (Hass et al., 1989). Die beste Therapie für Patienten mit einem progredienten ischämischen Insult ist umstritten (Heparin versus Aspirin), und die meisten Forscher behandeln Patienten mit einer thrombotischen Apoplexie mit bleibenden neurologischen Defiziten mit Aspirin.

Man nimmt an, daß ungefähr 15% aller ischämischen Insulte auf Emboli zurückzuführen sind. Die klinische Diagnose eines embolischen Schlaganfalls ist schwierig, da viele Patienten sowohl zerebrovaskuläre Arteriosklerose als auch eine kardiale Ursache der Embolie aufweisen. Das Dilemma in Fällen akuter zerebraler Embolie ist das Timing der Antikoagulanzientherapie. Obwohl das Risiko einer rezidivierenden Embolie groß ist (12% innerhalb von zwei Wochen), kann der frühe Einsatz einer Antikoagulation eine hämorrhagische Umbildung des Infarktes bewirken. In Abwesenheit spezifischer Daten, die diese Frage erhellen könnten, hat ein Konsensgremium folgendes empfohlen: (1) Bei Nicht-Hypertonikern mit kleinen oder mittleren embolischen Schlaganfällen ist eine Therapie mit Antikoagulanzien zu initiieren, wenn ein mehr als 48 Stunden nach Beginn des Schlaganfalls durchgeführter CT-Scan die Abwesenheit einer Blutung belegt. (2) Bei großen embolischen Schlaganfällen oder bei Patienten mit unkontrollierter Hypertonie ist eine Therapie mit Antikoagulanzien fünf bis sieben Tage nach Beginn des Schlaganfalls zu initiieren, wenn keine hämorrhagische Umbildung aufgetreten ist. Die Antikoagulanzientherapie wird mit Heparin begonnen (ohne anfänglichen Bolus) und wegen des persistenten hohen Risikos einer rezidivierenden Embolie auf unbestimmte Weise mit Warfarin fortgesetzt (INR 2,0 - 3,0). Wird als Ursache der Embolie nicht-rheumatisches Vorhofflimmern angenommen, ist es unter Umständen vernünftig, die Antikoagulation mit Cumarinen zu initiieren, da das Risiko einer früh wiederkehrenden Embolie für diese Patientengruppe gering zu sein scheint. Der Einsatz von Thrombolytika bei der Akutbehandlung des Schlaganfalles wird gegenwärtig erforscht.

Periphere arterielle Verschlußkrankheit Die Therapie mit Antithrombotika bei akuter peripherer arterieller Verschlußkrankheit ist größtenteils empirisch. Eine Therapie mit Thrombolytika wird typischerweise nur bei Patienten angewandt, bei denen der Verschluß nicht operativ behandelbar ist, sowie in Fällen, wo eine mögliche Verzögerung zwischen dem Beginn der Therapie und der Thrombolyse nicht die Lebensfähigkeit der Extremität gefährden würde. Eine lokale/regionale Verabreichung von Thrombolytika scheint eine größere Lyse zu bewirken (50 - 85%) als eine systemische Therapie und geht unter Umständen mit einer geringeren Inzidenz von Blutungskomplikationen einher, obwohl das Blutungsrisiko beträchtlich bleibt (6 - 20%; Berridge et al., 1991). Patienten nach einer lytischen oder operativen Intervention sowie anderweitig unbehandelte Patienten erhalten routinemäßig Heparin, darauf folgt eine langfristige Aspirintherapie. Patienten mit embolischen Verschlüssen sollten jedoch mit Heparin und anschließend mit Warfarin behandelt werden, um einer rezidivierenden Embolie vorzubeugen.

Die chronische periphere arterielle Verschlußkrankheit wird fast immer durch Arteriosklerose verursacht. Fünf bis zehn Jahre nach dem klinischen Beginn der Krankheit ist sie bei 70 - 80% der Patienten unverändert oder besser, bei 20 - 30% ist sie vorangeschritten und erfordert Intervention, weniger als 10% der Patienten mußten sich einer Amputation unterziehen. Hinweise darauf, daß eine Therapie mit Antithrombotika den natürlichen Verlauf der peripheren Verschlußkrankheit verändert, gibt es nur vereinzelt, doch bei diesen Patienten besteht ein erhöhtes Risiko für kardiovaskuläre Mortalität, und sie sollten daher langfristig mit Aspirin behandelt werden (Antiplatelet Trialists' Collaboration, 1994b). Anfängliche Studien lassen darauf schließen, daß Ticlopidin die Symptome einer chronischen arteriosklerotischen arteriellen Insuffizienz verbessern und auch die Zahl der tödlichen und nicht tödlichen kardiovaskulären Ereignisse reduzieren kann (versus Plazebo), doch sind hier noch weitere Studien erforderlich.

Sekundäre Prophylaxe arterieller Thromboembolie Aspirin und andere Thrombozytenfunktionshemmer sind in Studien mit über 70000 Patienten mit einer Krankengeschichte von Myokardinfarkt, Schlaganfall, transitorischer ischämischer Attacken oder instabiler Angina eingesetzt worden. In den meisten Studien gab es hinsichtlich der gesamten vaskulären Mortalität (und der gesamten Mortalität) einen Trend zugunsten Aspirin, obwohl die Trends keine statistische Signifikanz erreichten. Aus diesem Grund und weil eine Studie an einer riesigen Anzahl von Patienten zur Feststellung eines solchen Nutzens erforderlich wäre, hat man die Ergebnisse von 145 schon beendeten Studien mit einer Meta-Analyse ausgewertet (Antiplatelet Trialists' Collaboration, 1994a). Diese Analyse zeigt, daß eine Behandlung mit Thrombozytenfunktionshemmern die gesamte Mortalität um 17% und die Rate nicht tödlicher vaskulärer Ereignisse (Schlaganfall, Myokardinfarkt) um 30% senkte. Ferner fand man keine Kombination von Wirkstoffen, die niedrigen Dosen von Aspirin allein (75 - 300 mg pro Tag) überlegen war. Obwohl diese Art der Analyse nicht allseits akzeptiert ist, ist sie die Grundlage für die Empfehlung, Patienten nach einem Gefäßverschluß eine langfristige Therapie mit einer niedrigen Aspirindosis zu verabreichen.

Primäre Prophylaxe arterieller Thromboembolie Im Hinblick auf den festgestellten Nutzen von Aspirin bei der sekundären Prophylaxe von Schlaganfall und Myokardinfarkt wurden zwei große Studien zur Untersuchung der Wirkung von Aspirin bei der primären Prophylaxe arterieller Thrombosen ins Leben gerufen, an denen Ärzte als Testpersonen teilnahmen. In der amerikanischen Studie wurden 22000 Freiwillige (zwischen 40 und 84 Jahren) zufällig bestimmt, jeden zweiten Tag 325 mg Aspirin oder ein Plazebo zu nehmen (Steering Committee, 1989). Der Versuch wurde nach einer durchschnittlichen Einnahme von fünf Jahren vorzeitig abgebrochen, als ein Rückgang der Inzidenz von Myokardinfarkten um 45% und ein Rückgang der Inzidenz von tödlichen Myokardinfarkten um 72% bei der Aspirintherapie festgestellt wurde. Die totale Mortalitätsrate war in der Aspiringruppe jedoch nur um 4% zurückgegangen, eine statistisch nicht signifikante Differenz, und es gab mit Aspirin einen Trend zu einem größeren Risiko von hämorrhagischen Insulten. Die prophylaktische Verwendung von Aspirin in einer scheinbar gesunden Bevölkerung wird zu diesem Zeitpunkt daher nicht empfohlen, es sei denn, es bestehen andere Risikofaktoren für eine kardiovaskuläre Erkrankung.

Verschiedene Anwendungsgebiete Antithrombotika werden routinemäßig dazu verwendet, den Verschluß extrakorporaler Kreisläufe zu verhindern, z. B. bei Hämodialyse (Heparin) und in Herz-Lungenmaschinen (Heparin), sowie bei intravaskulären Kanülen (Heparin) und Hämodialyse-Shunts (Aspirin). Außerdem sind sie bei der Behandlung einiger Nierenerkrankungen (Heparin/Warfarin) und bei kleinzelligen Lungenkarzinomen (Warfarin), die mit vermehrten Thrombosen einhergehen, eingesetzt worden. Warfarin (1 mg pro Tag) senkt nachgewiesenermaßen die Inzidenz von axillär-subklavikulärer Venenthrombose bei Patienten mit Zentralvenendauerkathetern (Bern et al., 1990). Die richtige Verwendung von Heparin bei akuter disseminierter intravaskulärer Koagulation bleibt umstritten. Anekdotenhafte Berichte lassen vermuten, daß Heparin statt Warfarin oder Thrombozytenaggregationshemmern die bevorzugte Therapie für eine chronische disseminierte intravaskuläre Koagulation (Trousseau-Syndrom) ist (Bell et al., 1985).

AUSBLICK

Eine große Anzahl neuer Antithrombotika werden zur Zeit untersucht. Neue Wirkstoffe müssen eine im Verhältnis zu erhältlichen Mitteln verbesserte Wirksamkeit aufweisen, jedoch ohne eine erhöhte Toxizität (in der Regel Blutungskomplikationen). Da Wirksamkeit und Toxizität bei Antithrombotika so eng beieinander liegen und aktuelle Arzneimittel bei nur mäßiger Toxizität recht wirksam sind, ist es für neue Wirkstoffe sehr schwierig, in den klinischen Gebrauch zu gelangen. Unter den vielversprechenderen der untersuchten Mittel sind Hirudin (siehe oben) und seine Analoga, die an Thrombin binden und es so inaktivieren. Hirudin hat als Antithrombotikum gegenüber Heparin einen theoretischen Vorteil. An Thrombi oder Plättchen gebundenes Thrombin ist relativ gut vor einer Hemmung durch Heparin geschützt, während Hirudin – zumindest *in vitro* – in diesem Fall noch wirksam ist. Andere vielversprechende Mittel sind unter anderem Fibrinogenrezeptor-Antagonisten, welche die Plättchenaggregation und die Freisetzung eines dichten Granulums durch andere Mechanismen hemmen als Aspirin sowie Hemmer der Thromboxanproduktion. Zu den Inhibitoren des Plättchen-Fibrinogenrezeptor-Glykoproteins IIb/IIIa gehören monoklonale Antikörper gegen den Rezeptor (siehe oben) und Peptid- und Nichtpeptid-Antagonisten der Fibrinogenbindung. Ob diese Wirkstoffe die therapeutische Wirkung von Aspirin verbessern, muß sich noch herausstellen.

Für eine weitere Besprechung von Blutgerinnungsstörungen siehe *Harrison's Principles of Internal Medicine*, 14th ed., McGraw-Hill, New York, 1998, deren deutsche Ausgabe 1999 erscheint.

LITERATUR

Antiplatelet Trialists' Collaboration. Collaborative overview of randomised trials of antiplatelet therapy. I: Prevention of death, myocardial infarction, and stroke by prolonged antiplatelet therapy in various categories of patients. *Br. Med. J.*, **1994a**, *308*:81—106.

Antiplatelet Trialists' Collaboration. Collaborative overview of randomised trials of antiplatelet therapy. II: Maintenance of vascular graft or arterial patency by antiplatelet therapy. *Br. Med. J.*, **1994b**, *308*:159—168.

Antiplatelet Trialists' Collaboration. Collaborative overview of randomised trials of antiplatelet therapy. III: Reduction in venous thrombosis and pulmonary embolism by antiplatelet prophylaxis among surgical and medical patients. *Br. Med. J.*, **1994c**, *308*:235—246.

Barnett, H.J.M., Boughner, D.R., Taylor, D.W., Cooper, P.E., Kostuk, W.J., and Nichol, P.M. Further evidence relating mitral-valve prolapse to cerebral ischemic events. *N. Engl. J. Med.*, **1980**, *302*: 139—144.

Battershill, P.E., Benfield, P., and Goa, K.L. Streptokinase: a review of its pharmacology and therapeutic efficacy in acute myocardial infarction in older patients. *Drugs and Aging*, **1994**, *4*:63—86.

Bell, W.R., Starksen, N.F., Tong, S., and Porterfield, J.K. Trousseau's syndrome: devastating coagulopathy in the absence of heparin. *Am. J. Med.*, **1985**, *79*: 423—430.

Bern, M.M., Lokich, J.J., Wallach, S.R., Bothe, A., Jr., Benotti, P.N., Arkin, C.F., Greco, F.A., Huberman, M., and Moore, C. Very low doses of warfarin can prevent thrombosis in central venous catheters: a randomized prospective trial. *Ann. Intern. Med.*, **1990**, *112*:423—428.

Berridge, D.C., Gregson, R.H.S., Hopkinson, B.R., and Makin, G.S. Randomized trial of intra-arterial recombinant tissue plasminogen activator, intravenous recombinant tissue plasminogen activator and intraarterial streptokinase in peripheral arterial thrombolysis. *Br. J. Surg.*, **1991**, *78*:988—995.

Brandjes, D.P.M., Heijboer, H., Buller, H.R., de Rijk, M., Jagt, H., and ten Cate, J.W. Acenocoumarol and heparin compared with acenocoumarol alone in the initial treatment of proximal-vein thrombosis. *New Engl. J. Med.*, **1992**, *327*:1485—1489.

Cohen, M., Adams, P.C, Parry, G., Xiong, J., Chamberlain, D., Wieczorek, I., Fox, K., Chesebro, J.H, Strain, J., Keller, C., Kelly, A., Lancaster, G., Ali, J., Kronmal, R., Fuster, V., and the Antithrombotic Therapy in Acute Coronary Research Group. Combination antithrombotic therapy in unstable rest angina and non-Q-wave infarction in nonprior aspirin users. Primary end points analysis from the ATACS Trial. *Circulation*, **1994**, *89*:81—89.

de Boer, M.J., Hoorntje, J.C., Ottervanger, J.P., Reiffers, S., Suryapranata, H., and Zijlstra, F. Immediate coronary angioplasty versus intravenous streptokinase in acute myocardial infarction: left ventricular ejection fraction, hospital mortality and reinfarction. *J. Am. Coll. Cardiol.*, **1994**, *23*:1004—1008.

Di Minno, G., Cerbone, A.M., Mattioli, P.L., Turco, S., Iovine, C., and Mancini, M. Functionally thrombasthenic state in normal platelets following the administration of ticlopidine. *J. Clin. Invest.*, **1985**, *75*: 328—338.

EAFT (European Atrial Fibrillation Trial) Study Group. Secondary prevention in non-rheumatic atrial fibrillation after transient ischaemic attack or minor stroke. *Lancet*, **1993**, *342*:1255—1262.

Goldman, S., Copeland, J., Moritz, T., Henderson, W., Zadina, K., Ovitt, T., Kern, K.B., Sethi, G., Sharma, G.V., Khuri S., Richards, K., Grover, F., Morrison, D., Whitman, G., Chesler, E., Sako, Y., Pacold, I., Montoya, A., DeMots, H., Floten, S., Doherty, J., Read, R., Scott, S., Spooner, T., Masud, Z., Haakenson, C., Harker, L.A., and the Department of Veterans Affairs Cooperative Study Group. Starting aspirin therapy after operation. Effects on early graft patency. *Circulation*, **1991**, *84*:520—526.

Grines, C.L., Browne, K.F., Marco, J., Rothbaum, D., Stone, G.W., O'Keefe, J., Overlie, P., Donohue, B., Chelliah, N., Timmis, G.C., Vlietstra, R.E., Strzelcki, M., Puchrowicz-Ochocki, S., O'Neill, W.W. A comparison of immediate angioplasty with thrombolytic therapy for acute myocardial infarction. *N. Engl. J. Med.*, **1993**, *328*:673— 679.

GUSTO Investigators. An international randomized trial comparing four thrombolytic strategies for acute myocardial infarction. *N. Engl. J. Med.*, **1993**, *329*: 673—682.

Hass, W.K., Easton, J.D., Adams, H.P., Jr., Pryse-Phillips, W., Molony, B.A., Anderson, S., and Kamm, B. A randomized trial comparing ticlopidine hydrochloride with aspirin for the prevention of stroke in high-risk patients. *N. Engl. J. Med.*, **1989**, *321*:501—507.

Howell, W. H. Heparin, an anticoagulant: preliminary communication. *Am. J. Physiol.*, **1922**, *63*: 434—435.

Hull, R., Delmore, T., Carter, C., Hirsh, J., Genton, E., Gent, M., Turpie, G., and McLaughlin, D. Adjusted subcutaneous heparin vs warfarin sodium in the long-term treatment of venous thrombosis. *N. Engl. J. Med.*, **1982**, *306*:189—194.

Hull, R.D., Raskob, G.E., Pineo, G.F., Green, D., Trowbridge, A.A., Elliott, C.G., Lerner, R.G., Hall, J., Sparling, T., Brettell, H.R., Norton, J., Carter, C.J., George, R., Merli, G., Ward, J., Mayo, W., Rosenbloom, D., and Brant, R. Subcutaneous low-molecular weight heparin compared with continuous intravenous heparin in the treatment of proximal-vein thrombosis. *N. Engl. J. Med.*, **1992a**, *326*:975—982.

Hull, R.D., Raskob, G.E., Rosenbloom, D., Lemaire, J., Pineo, G.F., Baylis, B., Ginsberg, J.S., Panju, A.A., Brill-Edwards, P., and Brant, R. Optimal therapeutic level of heparin therapy in patients with venous thrombosis. *Arch. Intern. Med.*, **1992b**, *152*:1589—1595.

International Study Group. In-hospital mortality and clinical course of 20,891 patients with suspected acute myocardial infarction randomised between alteplase and streptokinase with or without heparin. *Lancet*, **1990**, *336*:71—75.

ISIS-2 (Second International Study of Infarct Survival) Collaborative Group. Randomized trial of intravenous streptokinase, oral aspirin, both, or neither among 17,187 cases of suspected acute myocardial infarction. *Lancet*, **1988**, *2*: 349—360.

ISIS-3 (Third International Study of Infarct Survival) Collaborative Group. ISIS-3: A randomised comparison of streptokinase vs tissue plasminogen activator vs anistreplase and of aspirin plus heparin vs aspirin alone among 41,299 cases of suspected acute myocardial infarction. *Lancet*, **1992**, *339*:753—770.

Jaques, L.B. Addendum: the discovery of heparin. *Semin. Thromb. Hemost.*, **1978**, *4*:350—353.

Lewis, H.D., Jr., Davis, J.W., Archibald, D.G., Steinke, W.E., Smitherman, T.C., Doherty, J.E., III, Schnaper, H.W., LeWinter, M.M., Linares, E., Pouget, J.M., Sabharwal, S.C., Chesler, E., and DeMots, H. Protective effects of aspirin against acute myocardial infarction and death in men with unstable angina. *N. Engl. J. Med.*, **1983**, *309*: 396—403.

Manning, W.J., Silverman, D.I., Gordon, S.P.F., Krumholz, H.M., and Douglas, P.S. Cardioversion from atrial fibrillation without prolonged anticoagulation with use of transesophageal echocardiography to exclude the presence of atrial thrombi. *N. Engl. J. Med.*, **1993**, *328*:750— 755.

Meijer, A., Verheugt, F.M., Werter, C.J., Lie, K.I., van der Pol, J.M., and van Eenige, M. Aspirin versus coumadin in the prevention of reocclusion and recurrent ischemia after successful thrombolysis: a prospective placebo-controlled angiographic study. Result of the APRICOT Study. *Circulation*, **1993**, *87*:1524—1530.

Morris, D.P., Soute, B.A.M., Vermeer, C., and Stafford, D.W. Characterization of the purified vitamin K-dependent γ-glutamyl carboxylase. *J. Biol. Chem.*, **1993**, *268*:8735—8742.

O'Reilly, R.A. Warfarin metabolism and drug-drug interactions. *Adv. Exp. Med. Biol.*, **1987**, *214*: 205—212.

Prandoni, P., Lensing, A.W.A., Buller, H.R., Carta, M., Cogo, A., Vigo, M., Casara, D., Ruol, A., and ten Cate, J.W. Comparison of subcutaneous low-molecular-weight heparin with intravenous standard heparin in proximal deep-vein thrombosis. *Lancet*, **1992**, *339*:441—445.

Raschke, R.A., Reilly, B.M., Guidry, J.R., Fontana, J.R., and Srinivas, S. The weight-based heparin dosing nomogram compared with a "standard care" nomogram: a randomized controlled trial. *Ann. Intern. Med.*, **1993**, *119*:874—881.

Rosen, H.N., Maitland, L.A., Suttie, J.W., Manning, W.J., Glynn, R.J., and Greenspan, S.L. Vitamin K and maintenance of skeletal integrity in adults. *Am. J. Med.*, **1993**, *94*:62—68.

Saour, J.N., Sieck, J.O., Mamo, L.A.R., and Gallus, A.S. Trial of different intensities of anticoagulation in patients with prosthetic heart valves. *N. Engl. J. Med.*, **1990**, *322*:428—432.

Sergeev, I.N., and Norman, A.W. Vitamin K-dependent gamma-carboxylation of the 1,25-dihydroxyvitamin D3 receptor. *Biochem. Biophys. Res. Commun.*, **1992**, *189*: 1543—1547.

Sise, H.S., Lavelle, S.M., Dionysios, A., and Becker, R. Relations of hemorrhage and thrombosis to prothrombin during treatment with coumarin-type anticoagulants. *N. Engl. J. Med.*, **1958**, *259*:266— 271.

Steering Committee of the Physicians' Health Study Research Group. Final report on the aspirin component of the ongoing Physicians' Health Study. *N. Engl. J. Med.*, **1989**, *321*:129—135.

Stroke Prevention in Atrial Fibrillation Investigators. Predictors of thromboembolism in atrial fibrillation, I: Clinical features of patients at risk. *Ann. Intern. Med.*, **1992**, *116*:1—5.

Stroke Prevention in Atrial Fibrillation Investigators. Warfarin versus aspirin for prevention of thromboembolism in atrial fibrillation: Stroke Prevention in Atrial Fibrillation II Study. *Lancet*, **1994**, *343*:687—691.

Theroux, P., Waters, D., Qiu, S., McCans, J., de Guise, P., and Juneau, M. Aspirin versus heparin to prevent myocardial infarction during the acute phase of unstable angina. *Circulation*, **1993**, *88*:2045—2048.

Turpie, A.G.G., Gent, M., Laupacis, A., Latour, Y., Gunstensen, J., Basile, F., Klimek, M., and Hirsh, J. A comparison of aspirin with placebo in patients treated with warfarin after heart-valve replacement. *N. Engl. J. Med.*, **1993**, *329*:524—529.

Monographien und Übersichtsartikel

American College of Chest Physicians' Consensus Conference on Antithrombotic Therapy. *Chest*, **1992**, *102*:305S—549S.

Bell, W. R. Heparin-associated thrombocytopenia and thrombosis. *J. Lab. Clin. Med.*, **1988**, *111*: 600-605.

Bourin, M.-C., and Lindahl, U. Glycosaminoglycans and the regulation of blood coagulation. *Biochem. J.*, **1993**, *289*:313—330.

Collen, D., and Lijnen, H.R. Fibrinolysis and the control of hemostasis. In, *The Molecular Basis of Blood Diseases*, 2nd ed. (Stamatoyannopoulos, G., Nienhuis, A.W., Majerus, P.W., and Varmus, H., eds). W.B. Saunders Co., Philadelphia, **1994**, pp. 725—752.

Davie, E.W., Fujikawa, K., and Kisiel, W. The coagulation cascade: initiation, maintenance, and regulation. *Biochemistry*, **1991**, *30*: 10363—10370.

Esmon, C.T. Cell mediated events that control blood coagulation and vascular injury. *Annu. Rev. Cell Biol.*, **1993**, *9*:1—26.

Griffin, J. P., D'Arcy, P. F., and Speirs, C. J. Anticoagulants. In, *A Manual of Adverse Drug Interactions*, 4th ed. John Wright, London, **1988**, pp. 137—158.

Griminger, P. Biological activity of the various vitamin K forms. *Vitam. Horm.*, **1966**, *24*: 605—618.

Hirsh, J., and Levine, M.N. Low molecular weight heparin. *Blood*, **1992**, *79*:1—17.

Hull, R.D., Raskob, G.E., and Hirsh, J. Prophylaxis of venous thromboembolism: an overview. *Chest*, **1986**, *89*:374S—383S.

Levine, M.N., and Hirsh, J. Hemorrhagic complications of anticoagulant therapy. *Semin. Thromb. Hemost.*, **1986**, *12*:39—57.

Marder, V.J., Butler, F.A., and Barlow, G.H. Antifibrinolytic therapy. In, *Hemostasis and Thrombosis: Basic Principles and Clinical Practice*, 2nd ed. (Colman, R.W., Hirsh, J., Marder, V.J., and Salsman, E.W., eds.) J. B. Lippincott Co., Philadelphia, **1987**, pp. 380—394.

Olson, S.T., and Bjîrk, I. Regulation of thrombin by antithrombin and heparin cofactor II. In, *Thrombin: Structure and Function*. (Berliner, L.J., ed.) Plenum Press, New York, **1992**, pp. 159—217.

Verstraete, M., and Vermylen, J. Drugs affecting blood coagulation and hemostasis. In, *Meyler's Side Effects of Drugs*, Annual 12. (Dukes, M.N.G., and Beeley, L., eds.) Elsevier Science Publishing Co., Inc., Amsterdam, **1988**, pp. 309—315.

Warkentin, T.E., and Kelton, J.G. Heparin-induced thrombocytopenia. *Annu. Rev. Med.*, **1989**, *40*: 31—44.

TEIL XIII HORMONE UND IHRE ANTAGONISTEN

55 HORMONE DER ADENOHYPOPHYSE UND IHRE HYPOTHALAMISCHEN RELEASINGFAKTOREN

Mario Ascoli und Deborah L. Segaloff

Dieses Kapitel behandelt den diagnostischen und therapeutischen Verwendungszweck einiger Hypophysenvorderlappenhormone und fünf hypothalamischer Faktoren, die deren Freisetzung steuern. Die zu besprechenden Hypophysenvorderlappenhormone umfassen das Wachstumshormon, Prolaktin, das luteinisierende Hormon (LH) und das follikelstimulierende Hormon (FSH). Die hypothalamischen Wirkstoffe, welche die Freisetzung regulieren, umfassen das Wachstumshormon-Releasinghormon (Somatoliberin, GHRH), Somatostatin und das Gonadotropin-Releasinghormon (GnRH). Dopamin, welches die Prolaktinsekretion hemmt, findet hier nur eine kurze Erwähnung, wird aber in den Kapiteln 10 und 12 ausführlich behandelt. Einige Hypophysenvorderlappenhormone und hypothalamische Releasingfaktoren werden in Kapiteln vorgestellt, in denen die entsprechenden endokrinen Drüsen behandelt werden. Thyreotropin und das Thyreotropin-Releasinghormon werden in Kapitel 56, die Gonadotropine und GnRH zusätzlich in den Kapiteln 57 und 58 behandelt. Adrenokortikotropin und das das Kortikotropin-Releasinghormon sind in Kapitel 59 beschrieben.

Die Peptidhormone des Hypophysenvorderlappens sind wesentlich für die Regulation von Wachstum, Fortpflanzung und Zwischenstoffwechsel. Deren Synthese und Sekretion wird von Hormonen hypothalamischen Ursprungs, Hormonen der peripheren endokrinen Drüsen, durch Erkrankungen und zahlreiche Pharmaka beeinflußt. Die wechselseitigen Beziehungen zwischen der Hypophyse und den peripheren Drüsen sind klassische Beispiele einer Rückkopplungsregulation. Das Verständnis dieser Beziehungen ist sowohl für die Diagnose und Behandlung von Störungen des Endokriniums als auch für die Vorhersage von Nebenwirkungen der Pharmaka von Bedeutung, die das endokrine System beeinflußen. Zudem wurden Peptid- und Proteinhormone des Hypophysenvorderlappens und des Hypothalamus durch die strukturelle Aufklärung der Hypophysenvorderlappenhormone, die Entwicklung moderner Verfahren in der Peptidsynthese und die Produktion von rekombinanten Proteinen zu wichtigen diagnostischen und therapeutischen Wirkstoffen.

Bei den Wirbeltieren sind zehn Hypophysenvorderlappenhormone bekannt. Auf der Grundlage ihrer strukturellen Eigenschaften können diese Hormone drei unterschiedlichen Gruppen zugeordnet werden (siehe Tabelle 55.1). Das Wachstumshormon und das Prolaktin gehören zur Gruppe der somatotropen Hormone. Die Gruppe der Glykoproteinhormone umfaßt Thyreotropin, das luteinisierende Hormon und das follikelstimulierende Hormon. Kortikotropin, die beiden melanozytenstimulierenden Hormone und die beiden Lipotropine bilden eine Gruppe, die sich von Proopiomelanokortin ableiten lassen. Außerdem sind zwei Polypeptidhormone der Plazenta, das plazentare Laktogen und Choriongonadotropin, Mitglieder der somatotropen bzw. Glykoproteingruppe. Mit Ausnahme der beiden melanozytenstimulierenden Hormone und der beiden Lipotropine sind die anderen sechs Hypophysenvorderlappenhormone und die beiden plazentaren Homologe nachgewiesenermaßen wichtig für den Menschen. Eine mögliche Bedeutung der anderen vier und die Existenz zusätzlicher Hypophysenvorderlappenhormone kann derzeit nicht völlig ausgeschlossen werden.

Die Synthese und Freisetzung von Hypophysenvorderlappenhormonen wird vom zentralnervösen System beeinflußt. Die hypothalamische Kontrolle der Hypophysenvorderlappenhormone wird von einer Gruppe von Hormonen ausgeübt, die als *Releasinghormone* oder *Releasingfaktoren* bezeichnet werden. Der Ursprung dieser Hormone liegt in der hypothalamischen medianen Eminenz, und sie gelangen zur Hypophyse über das hypothalamisch-adenohypophysäre Portalsystem. Sechs hypothalamische Hormone mit eindeutig charakterisierten Wirkungen auf den Hypophysenvorderlappen sind bekannt: Wachstumshormon-Releasinghormon, Somatostatin, Gonadotropin-Releasinghormon, Thyreotropin-Releasinghormon, Kortikotropin-Releasinghormon und Dopamin.

WACHSTUMSHORMON

Das menschliche Wachstumshormon wird von einem Gen in einem Fünf-Gen-Cluster des langen Arms des Chromosoms 17 kodiert. Die anderen vier Gene kodieren zwei verschiedene Varianten des plazentaren Laktogens bzw. eine Variante des Wachstumshormons, das in der Plazenta exprimiert wird.

Das Wachstumshormon, das von der Hypophyse *in vivo* oder auch von hypophysären Zellen in der Zellkultur sezerniert wird, besteht aus einer heterogenen Mischung von Peptiden, die aufgrund ihrer Größe und Ladung unterschieden werden können (Baumann, 1991). Die Hauptform des Wachstumshormons besteht aus einer einfachen Polypeptidkette mit 191 Aminosäureresten und einem Molekulargewicht von 22 kDa. Dieses Polypeptid besitzt zwei Disulphidbrückenbindungen und ist nicht glykosyliert. Eine kleinere Form des Wachstumshormons mit einem Molekulargewicht von 20 kDa wird ebenfalls sezerniert und und nimmt 5 - 10% der Wachstumshormonmenge ein, die in der Hypophyse oder dem Kreislauf vorhanden ist. Diese Form des Wachstumshormons entsteht durch alternatives *splicing* der Wachstumshormon-

Tabelle 55.1 Eigenschaften der Proteinhormone der menschlichen Adenohypophyse und Plazenta

HORMON	DURCHSCHNITTLICHES MOLEKULARGEWICHT in Da	PEPTIDKETTEN	AMINOSÄURERESTE	KOHLENHYDRATE	KOMMENTAR
Somatotrope Hormone					
Wachstumshormon (STH)	22 000	1	191	0	Humanes STH, PRL und PL weisen eine wesentlich geringere Homologie der Aminosäurensequenz zueinander auf, im Gegensatz zum beträchtlichen Ausmaß bei anderen Arten.
Prolaktin (PRL)	22 500	1	198	0	
plazentares Laktogen (PL)	22 300	1	191	0	
Glykoprotein-Hormone					
Luteinisierendes Hormon	29 400	2	α-92 β-115	23%	Glykoproteine mit nicht identischen Untereinheiten (α und β); biologische Spezifität durch β-Untereinheit.
Follikelstimulierendes Hormon (FSH)	32 600	2	α-92 β-115	28%	Die Aminosäurensequenzen der α-Untereinheiten von LH, FSH, TSH und CG sind identisch.
Choriongonadotropin (CG)	38 600	2	α-92 β-145	33%	Obwohl die Kohlenhydratsequenzen unvollständig sind, gibt es Hinweise auf Heterogenität, selbst innerhalb eines Hormons.
Thyreotropes Hormon (TSH)	30 500	2	α-92 β-112	22%	
*POMC-abgeleitete Hormone**					
Adrenokortikotropes Hormon (ACTH	4500	1	39	0	Diese Peptidgruppe leitet sich von einem gemeinsamen Vorläufer ab, dem Proopiomelanokortin (POMC).
α-Melanozytenstimulierendes Hormon (α-MSH)	1650	1	13	0	Die Gruppen besitzen ein gemeinsames Heptapeptid: Met-Glu-His-Phe-Arg-Trp-Gly.
β-Melanozytenstimulierendes Hormon (β-MSH)	2100	1	18	0	ACTH (1-13) = α-MSH
β-Lipotropin (β-LPH)	9500	1	91	0	β-LPH (1-58) = γ-LPH β-LPH (41-58) = β-MSH
γ-Lipotropin (γ-LPH)	5800	1	58	0	β-LPH (61-91) = β-Endorphin β-LPH (61-65) = Met-Enkephalin

*ausführliche Behandlung in Kapitel 59

mRNA und unterscheidet sich von der 22-kDa-Form durch die Deletion der Aminosäurereste 32 bis 46. Ihre biologische Potenz ist mit der 22-kDa-Form gleichzusetzen. Zusätzliche Formen des Wachstumshormons, die größer oder auch kleiner als die 22-kDa-Form sind, konnten in der Hypophysenvorderlappenzellkultur und im Plasma nachgewiesen werden. Ihre physiologische Bedeutung ist unklar. Die Plazenta produziert noch eine zusätzliche Variante des 22-kDa-Wachstumshormons, die sich vom hypophysären Produkt unterscheiden läßt.

Sekretion

Unter den Hypophysenvorderlappenhormonen ist das Wachstumshormon dasjenige, welches am häufigsten vorkommt. Es wird von somatotropen Zellen, die etwa 50% der hormonsezernierenden Zellen im Hypophysenvorderlappen ausmachen, synthetisiert und sezerniert.

Die Menge an Wachstumshormon, die innerhalb von 24 Stunden sezerniert wird, ist bei Kindern hoch, erreicht in der Adoleszenz ihr Maximum und strebt im Erwachsenenalter dem Minimum zu. Die Sekretion des Wachstumshormons geschieht in Pulsen einzelner aber unregelmäßiger Stöße. Zwischen diesen Stößen fällt die Konzentration des zirkulierenden Wachstumshormons unterhalb der Nachweisgrenze ab. Die Sekretionsamplitude erreicht in der Nacht ihr Maximum, wobei die zuverlässigste Sekretionsperiode kurz nach dem Erreichen des Tiefschlafs auftritt. Aus diesem Grund sind Plasmamessungen tagsüber oder während kurzer Zeitabschnitte von geringem Wert für die Diagnose eines Wachstumshormonmangels. Daher werden Wachstumshormonmessungen über einen Zeitraum von 24 Stunden oder nach akuter Stimulation vorgenommen (siehe unten).

In somatotropen Zellen konnten spontane intrazelluläre Ca^{2+}-Oszillationen nachgewiesen werden, die für die pulsatile Freisetzung des Wachstumshormons verantwortlich gemacht werden (Holl et al. 1988). Die Regulation dieser pulsatilen Freisetzung des Wachstumshormons wird vom Wachstumshormon-Releasinghormon (GHRH) stimuliert und von Somatostatin gehemmt (siehe Abbildung 55.1). Diese Faktoren binden

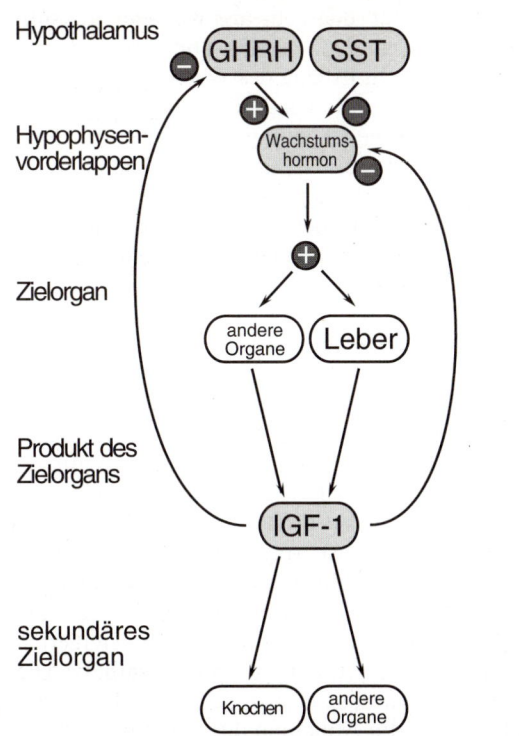

Abbildung 55.1 Sekretion und Wirkung des Wachstumshormons. Zwei hypothalamische Faktoren, das Wachstumshormon-Releasinghormon (GHRH) und das Somatostatin (SST) stimulieren bzw. hemmen die Freisetzung des Wachstumshormons aus der Hypophyse. Der insulinähnliche Wachstumsfaktor-1 (IGF-1), ein Ergebnis der Wirkung des Wachstumshormons auf periphere Gewebe, erzeugt eine negative Rückkopplung mit der Hemmung der Wachstumshormonfreisetzung, indem er sowohl am Hypothalamus als auch an der Hypophyse wirkt. Die Wirkungen des Wachstumshormons können sowohl direkt (siehe Zielorgane) als auch indirekt, über IGF-1 vermittelt erfolgen (siehe sekundäre Zielorgane).

an den entsprechenden Rezeptoren der somatotropen Zellen und führen ihre Wirkung über die Aktivierung von G-Proteinen aus, was eine Steigerung (GHRH) oder einen Abfall (Somatostatin) des cAMP und des intrazellulären Ca^{2+} nach sich zieht. Zahlreiche Neurotransmitter, Pharmaka, Metaboliten und andere Reize beeinflußen ebenfalls die Sekretion des Wachstumshormons, indem sie auf den Hypothalamus wirken und GHRH bzw. Somatostatin freisetzen. So stimulieren beispielsweise Dopamin, 5-Hydroxytriptamin und α-adrenerge Agonisten die Freisetzung des Wachstumshormons, während β-adrenerge Agonisten, freie Fettsäuren, der insulinähnliche Wachstumsfaktor (siehe unten) und das Wachstumshormon selbst seine Freisetzung hemmen. Auch die Plasmaglukose ist ein starker Modulator der Freisetzung des Wachstumshormons. So führt eine Hypoglykämie als Folge einer Insulinverabreichung oder aus anderen Gründen zu einem schnellen Anstieg der Wachstumshormonsekretion. Körperliche Betätigung, Streß, emotionale Aufregung und der Verzehr proteinreicher Mahlzeiten sind ebenfalls Reize für eine vermehrte Sekretion des Wachstumshormons.

Diese Beobachtungen bilden die Grundlage zahlreicher Provokationstests, um die Sekretionskapazität des Wachstumshormons in der Hypophyse zu ermitteln (Thorner et al., 1992). Diese umfassen die Infusion von Arginin, die Verabreichung von Insulin, um eine Hypoglykämie zu erzeugen, oder von Levodopa (einem Vorläufer des Dopamins). All diese Tests rufen einen Gipfel der Wachstumshormonfreisetzung innerhalb von 45 bis 90 Minuten hervor, wobei der Arginintest als der sicherste angesehen wird. Wenn von einer übermäßigen Freisetzung des Wachstumshormons ausgegangen wird, kann ein Suppressionstest mit der Induktion einer Hyperglykämie (d. h. Glukosetoleranztest) durchgeführt werden. Obwohl mit diesen Tests eine Veränderung der Wachstumshormonfreisetzung leicht festgestellt werden kann, können sie nicht zwischen hypothalamischen und hypophysären Ursachen unterscheiden. Dies ist nur mit GHRH möglich, wie es später in diesem Kapitel noch erläutert wird.

Molekulare und zelluläre Grundlagen der Wirkung des Wachstumshormons

Alle Effekte des Wachstumshormons sind letztendlich Ergebnisse der Bindung an spezifische Zelloberflächenrezeptoren, die gleichmäßig in allen Körperabschnitten verteilt sind. Der reife Wachstumshormonrezeptor ist ein transmembranäres Glykoprotein bestehend aus 620 Aminosäureresten. Es besteht aus einer langen N-terminalen extrazellulären Domäne (etwa 250 Aminosäurereste), die für die Bindung des Hormons verantwortlich ist, gefolgt von einer einfachen membrandurchgängigen Domäne und einer C-terminalen zytoplasmatischen Domäne, bestehend aus etwa 350 Aminosäureresten (Leung et al., 1987). Beim Menschen kann die extrazelluläre Domäne des Wachstumshormonrezeptors mit Hilfe von Proteasen derartig gespalten werden, daß ein zirkulierendes Wachstumshormonbindungsprotein mit einem Molekulargewicht von etwa 60 kDa entsteht. Die physiologische Bedeutung dieses zirkulierenden Wachstumshormonbindungsprotein ist unbekannt.

Wie von der strukturellen Ähnlichkeit zwischen Wachstumshormon und Prolaktin zu erwarten (siehe oben), weisen deren Rezeptoren Homologien in ihrer Aminosäuresequenz und strukturellen Organisation auf. Die extrazellulären Domänen der Wachstumshormon- und Prolaktinrezeptoren weisen auch Aminosäuresequenzhomologien zu einer wachsenden Gruppe von Rezeptoren auf, zu denen die mehrerer Interleukine, des Interferons, Erythropoetins und des *macrophage colony-stimulating factor* gehören (Kelly et al., 1991; Mathews, 1991).

Die dreidimensionale Struktur des Komplexes, der vom Wachstumshormon und der extrazellulären Domäne seines Rezeptors gebildet wird, wurde bereits aufgeklärt (de Vos et al., 1992). Der Komplex besteht aus einem Hormonmolekül, das an zwei Rezeptormolekülen bindet. Die Bereiche, mit denen das Hormon an den Rezeptor bindet, sind verschiedenartig, während die Bereiche, mit denen der Rezeptor das Hormon bindet, identisch sind. Der Signaltransduktionsmechanismus, der vom Wachstumshormonrezeptor genutzt wird, ist bisher noch nicht völlig aufgeklärt, es scheint aber eine Dimerisierung des Rezeptors einbezogen zu sein (de Vos et al., 1992). Jüngste Hinweise belegen, daß trotz des Fehlens einer intrinsischen Tyrosinkinaseaktivität des Wachstumshormonrezeptors die Bindung des Wachstumshormons zu einer Erhöhung der Phosphorylierung von Tyrosinresten intrazellulärer Proteine führt. Das initiale Phosphorylierungsereignis wird von bestimmten zytoplasmatischen Proteintyrosinkinasen vermittelt, die physikalisch mit dem an seinem Liganden gebundenen Wachstumshormonrezeptor assoziiert sind und in der Folge mittels dieser Assoziierung aktiviert werden (Campbell et al., 1993).

Obwohl das Wachstumshormon eine direkte Wirkung auf den Fett- und Kohlenhydratstoffwechsel hat (siehe unten), wird sein anaboler und wachstumsfördernder Effekt indirekt über andere Hormone vermittelt, die gemeinhin als *Somatomedine* oder *insulinähnliche Wachstumsfaktoren* (IGFs) bekannt sind (Salmon und Daughaday, 1957). Es gibt zwei IGFs, IGF-1 und IGF-2, die homolog zueinander und zu Insulin sind und einen dem Insulin ähnlichen Effekt haben.

IGF-2 besitzt eine größere insulinähnliche Wirkung als IGF-1, IGF-1 besitzt aber eine größere Abhängigkeit vom Wachstumshormon und ist wirksamer in seiner Eigenschaft als Wachstumsfaktor als IGF-2 (Daughaday und Rotwein, 1989). IGF-1 scheint der Hauptmediator der Wirkungen des Wachstumshormons zu sein. So wird bei Gabe von IGF-1 das Wachstum hypophysektomierter Ratten wiederhergestellt, es steigert die Eingliederung von Sulphaten in Proteoglykane, erhöht die Syntheserate von Proteinen, RNA und DNA, vermittelt den Transport von Aminosäuren und Glukose in die Muskulatur, steigert die Lipogenese im Fettgewebe und den renalen Plasmafluß sowie die glomeruläre Filtrationsrate (Froesch et al., 1985). Niedrige IGF-1 Plasmaspiegel sind mit Zwergwuchs beim Menschen (afrikanische Pygmäen) und bei Tieren (Zwergpudel) vergesellschaftet. Der IGF-1 Rezeptor ist strukturell mit dem Insulinrezeptor verwandt (siehe Kapitel 60) und besitzt eine intrinsische Tyrosinkinaseaktivität, die letztlich für die Vermittlung des Hormonsignals verantwortlich ist (Czech, 1989; Ullrich et al., 1986). IGF-1 Rezeptoren sind, soweit bekannt, in allen Geweben vorhanden; außer IGF-1 können diese Rezeptoren ebenso Insulin und IGF-2 binden. Insulinrezeptoren sind in der Lage, IGF-1 und IGF-2 zu binden, während der IGF-2 Rezeptor zwar IGF-1, aber Insulin nicht binden kann.

Obwohl in vielen Geweben IGF-1 und IGF-2 synthetisiert werden kann, wird die Leber als die Hauptquelle des zirkulierenden IGF-1 angesehen (siehe Abbildung 55.1). Die Synthese und Sekretion von IGFs in extrahepatischen Geweben ist zwar auch wachstumshormonabhängig, aber man glaubt, daß die dort produzierten IGFs lokal als parakrine Modulatoren wirken. Die zirkulierenden IGFs werden an eine Reihe von Bindungsproteinen gebunden, die als Transportproteine dienen, aber auch deren Wirkung am Zielorgan modulieren (Rosenfeld et al., 1990).

Physiologische Effekte des Wachstumshormons

Wie oben bereits angedeutet, können die physiologischen Effekte des Wachstumshormons in direkte und indirekte eingeteilt werden. *Direkte Effekte* schließen die Stimulation der Produktion von IGFs in der Leber und anderen Organen, die Stimulation der Triglyzeridhydrolyse im Fettgewebe und die Stimulation der hepatischen Glukoneogenese ein. Diese Effekte werden durch Glukokortikoide potenziert und stehen den Effekten von Insulin (und IGFs) auf den Fett- und Kohlenhydratstoffwechsel entgegen (Davidson, 1987). Die anabolen und wachstumsfördernden Effekte des Wachstumshormons sind indirekte Effekte, die von IGF-1 vermittelt werden. IGF-1 ist direkt für die Chondrogenese sowie das Skelett- und Weichteilwachstum verantwortlich. Die *indirekten Effekte* des Wachstumshormons sind insulinähnlich (Davidson, 1987) und werden im Gegensatz zu den direkten Effekten (siehe oben) von Glukokortikoiden gehemmt.

In den meisten Geweben wirkt das Wachstumshormon indirekt über IGF-1, indem es die Anzahl der Zellen statt ihrer Größe vermehrt. In Ratten und zwergwüchsigen Menschen mit hypophysärer Unterfunktion sind die wachstumsfördernden Effekte bei Verabreichung des Wachstumshormons untersucht worden. Es stellte sich bei diesen Untersuchungen heraus, daß mit Ausnahme des Gehirns und der Augen die meisten Organe und Gewebe mit einer Vergrößerung antworten. Die Antwort auf das Wachstumshormon war außerdem mit einer positiven Stickstoffbilanz verbunden, solange das Wachstumshormon nicht über einen längeren Zeitraum verabreicht wurde. Das Wachstumshormon steigert den Aminosäurentransport und die Proteinsynthese. Die Umleitung von Aminosäuren in den anabolen Stoffwechsel scheint für die Abnahme des Blutharnstoffs bei Menschen verantwortlich zu sein, die mit Wachstumshormon behandelt werden. Zusätzlich zum Stickstoff fördert das Wachstumshormon die Einlagerung anderer Gewebebestandteile wie Ca^{2+}, Mg^{2+}, K^+, Na^+ und Phosphat. Die Effekte auf den Kohlenhydrat- und Fettstoffwechsel bei der Verabreichung des Wachstumshormons sind komplex. Im allgemeinen führt die Gabe des Wachstumshormons nach mehreren Stunden zu Stoffwechseleffekten, die denen des Insulins entgegengesetzt sind: erhöhte hepatische Glukoneogenese, verminderte Glukoseutilisation und erhöhte Lipolyse. Das Wachstumshormon induziert auch die Insulinresistenz, indem es die Effekte des an seinem Rezeptor gebundenen Insulins blockiert. Zusammenfassend besteht das Nettoresultat der metabolischen Effekte des Wachstumshormons aus einer Verschiebung der Nutzung von Kohlenhydraten als Treibstoffquelle zu den Fetten. Diese Effekte erklären, warum exzessive Mengen des Wachstumshormons zu einer diabetischen Stoffwechsellage führen können.

Wirkstoffe für die Behandlung von Wachstumshormonmangelsyndromen

Wachstumshormon Das Wachstumshormon ist für die Substitutionstherapie bei Kindern zugelassen, die unter einem Wachstumshormonmangel leiden. Die Darreichungsformen werden mit rekombinanter DNA-Technologie hergestellt. *Rekombinantes Somatropin* besitzt dieselbe Aminosäuresequenz wie die des Wachstumshormons, das aus menschlichen Hypophysen isoliert werden kann. *Somatrem* (in Deutschland nicht auf dem Markt) ist ein Wachstumshormonanalogon mit einer Aminosäuresequenz, die identisch mit dem Wachstumshormon in der menschlichen Hypophyse ist, besitzt aber am aminoterminalen Ende einen zusätzlichen Methioninrest. Beide Präparate haben die gleiche Wirksamkeit, Somatrem aber eine höhere Antigenität.

Das Wachstumshormon kann mit gleicher Wirksamkeit als intramuskuläre oder subkutane Injektion verabreicht werden. Die subkutane Darreichungsform wird allerdings bevorzugt, da sie die Selbstverabreichung erleichtert. Die maximalen Plasmaspiegel des Wachstumshormons werden zwei bis sechs Stunden nach Injektion erreicht. Etwa 20% des zirkulierenden Hormons werden an die oben genannten Bindungsproteine des Wachstumshormon gebunden. Das Wachstumshormon wird mit einer Halbwertszeit von 20 bis 30 Minuten eliminiert. Plasmaspitzenkonzentrationen von IGF-1 treten 20 Stunden nach der Verabreichung des Wachstumshormons in Erscheinung. Wegen der langsamen Anflutung und Elimination von IGF-1 überdauern die Effekte des Wachstumshormons seine Nachweisbarkeit im Blutkreislauf um einiges. Das Wachstumshormon wird in der Leber, den Nieren und anderen Geweben abgebaut, ein geringer Anteil wird mit dem Harn ausgeschieden (Bennet und McMartin, 1979).

Ziel der Substitutionstherapie von Kindern mit Wachstumshormonmangelsyndromen ist es, normale Wachstumsraten zu erzielen. Vor 1985, als erstmals rekombinantes Wachstumshormon erhältlich war, war die Substitutionstherapie mit Wachstumshormon den Kindern vorbehalten, die unter den größten Defiziten litten. Entscheidungen, wer und wie zu behandeln war, wurden zum größten Teil vom Angebot des Hormons bestimmt. Heutzutage ist die Frage des Angebotes in den Hintergrund getreten.

Die Mehrheit der Kinder mit Wachstumshormonmangelsyndromen sprechen gut auf die Therapie mit dem Hormon an. Ihre Wachstumsrate bessert sich in den Jahren der Behandlung bis zum Schluß der Epiphysenfugen (Frasier, 1983; Jørgensen, 1991). Üblicherweise ist die Wachstumsrate während des ersten Behandlungsjahres am größten und nimmt im Fortlauf der Behandlung ab. Mit den derzeitigen Behandlungsschemata kann sich die Wachstumsrate während des ersten Jahres verdoppeln. Die Wirkung auf das Wachstum ist eine Funktion der verabreichten Dosis. Das übliche Behandlungsschema ist 0,025 - 0,05 mg/kg Körpergewicht jeden zweiten Tag oder dreimal in der Woche als subkutane oder intramuskuläre Injektion, obwohl eine tägliche Verabreichung eine etwas bessere Wachstumsantwort ohne eine Erhöhung der Nebenwirkungsrate mit sich bringt. Jugendliche sprechen nicht so gut auf die Therapie an wie kleinere Kinder. Übergewichtige sprechen besser an als untergewichtige, und Kinder mit einem ausgeprägten Wachstumshormonmangel sprechen ebenfalls besser an als Kinder mit einem partiellen Mangel. Die Behandlung sollte über die gesamte Kindheit durchgeführt werden. Die Verabreichung der geeigneten Geschlechtshormone (siehe Kapitel 57 und 58) ist bei präpubertären Jungen und Mädchen notwendig, um eine normale Geschlechtsentwicklung einzuleiten und um die Wirksamkeit des Wachstumshormons zu steigern. Die Gabe von Geschlechtshormonen kann in der Pubertät notwendig werden, um eine normale Geschlechtsreifung zu fördern (Underwood und Van Wyk, 1992).

Schmerzen und eine Einschränkung des Wohlbefindens sind nach Wachstumshormoninjektionen selten, subkutane Injektionen können allerdings zu einer lokalen Lipoatrophie führen (Frasier, 1983). Während der Behandlung können Antikörper gegen das Wachstumshormon gebildet werden. Dies tritt allerdings eher bei der Behandlung mit Somatrem als mit Somatropin in Erscheinung. Unter der Therapie mit Somatrem bilden 30 - 40% der Kinder Antikörper gegen das Wachstumshormon, bei Somatropin sind es 7 - 20% (Jørgensen, 1991; Marshak und Liu, 1988). Eine Resistenz gegen die Behandlung ist allerdings selten, und ihr kann meistens mit einer Erhöhung der Hormondosis entgegengewirkt werden.

In vielen Fällen ist ein Wachstumshormonmangel mit einer globalen Hypophyseninsuffizienz verbunden. Ist dies der Fall, so ist eine Substitutionstherapie mit anderen Hormonen (wie dem Schilddrüsenhormon und Glukokortikoiden) ebenfalls nötig und muß vor dem Beginn der Wachstumshormonsubstitution eingeleitet werden. Wegen der Interaktionen zwischen dem Wachstumshormon, den Glukokortikoiden und Insulin (siehe oben sowie Kapitel 59 und 60) muß man Vorsicht bei der Glukokortikoidbehandlung von Kinder walten lassen, die eine Wachstumshormonsubstitution erhalten. Aus ähnlichen Gründen sollten Patienten, die eine Wachstumshormontherapie erhalten, regelmäßig auf Symptome eines Diabetes mellitus hin untersucht werden.

Wegen seiner anabolen Effekte wird untersucht, inwieweit sich das Wachstumshormon als Zusatz zur Behandlung zahlreicher kataboler Zustände wie beispielsweise nach Brandverletzungen, chirurgischen Eingriffen und bei Malabsorptionssyndromen eignet. Die positiven Effekte des Wachstumshormons auf die Ca^{2+}-Retention und die Osteogenese könnten bei der Behandlung der Osteoporose und nichtheilender Frakturen von Nutzen sein.

Die Verfügbarkeit großer Mengen rekombinanten Wachstumshormons erlaubt eine Bewertung seiner Verwendbarkeit auch für andere physiologische und pathologische Zustände. Die Verabreichung des Wachstumshormons hat sich bei der Wachstumsbeschleunigung von Kindern mit konstitutioneller Wachtumsverzögerung (Wachstumsverzögerung mit verspätet eintretender Pubertät) und von kleinwüchsigen Kindern ohne Wachstumshormonmangel als wirksam erwiesen. Ethische und andere medizinische Erwägungen, die Bezug auf die Entscheidungen nehmen, ob solchen Einzelpersonen Wachstumshormon verabreicht werden soll, werden anderswo eingehender erörtert (Lantos et al., 1989; Underwood und Van Wyk, 1992). Zusätzlich zum fragwürdigen Gebrauch zur „Verbesserung" des körperlichen Erscheinungsbildes und der Größe von normalen Kindern besitzt das Wachstumshormon ein großes Mißbrauchspotential bei Erwachsenen. Erwachsene Athleten könnten das Wachstumshormon zu sich nehmen, um die Muskelmasse zu erhöhen und den Körperfettanteil so zu reduzieren, daß es mit derzeitigen Dopingtests nicht nachzuweisen ist. Auch wenn die beschriebenen Stoffwechselwirkungen des Wachstumshormons unter beschränkter Nahrungszufuhr beobachtet werden können, so sind die Auswirkungen auf wohlgenährte Athleten, deren endogene Wachstumshormonproduktion wegen des körperlichen Trainings womöglich erhöht ist, gänzlich unbekannt (Underwood, 1984).

IGF-1 Der Zwergwuchs vom Typ Laron ist eine seltene vererbbare Erkrankung, die durch erhöhte oder normale Spiegel des biologisch aktiven Wachstumshormons, durch verminderte Spiegel zirkulierender IGFs, durch eine normale oder erhöhte Freisetzung des Wachstumshormons nach einem Provokationstest und durch das Fehlen einer Freisetzung von IGF-1 nach Injektion des Wachstumshormons gekennzeichnet ist (Laron et al., 1966). Dieses Syndrom ist Folge einer Mutation des Wachstumshormonrezeptorgens, die entweder eine Bindung des Hormons an den Rezeptor verhindert oder andere Defekte am Rezeptor verursacht, die verhindern, daß das

Wachstumshormon seine biologischen Wirkungen entfalten kann (Rosenfeld et al., 1994). Diese Patienten können offenbar nicht mit Wachstumshormon behandelt werden, weil sie nicht darauf ansprechen. Allerdings scheinen Pilotversuche mit Zwergwüchsigen vom Typ Laron, die rekombinantes humanes IGF-1 erhalten haben, ermutigend zu sein (Rosenfeld et al., 1994), so daß diese Behandlungsform künftig zugelassen werden könnte.

Da viele Effekte des Wachstumshormons über IGF-1 vermittelt werden (siehe oben), könnte sich dieses Hormon als ebenso wirksam wie das Wachstumshormon erweisen. Tatsächlich kann rekombinantes humanes IGF-1 ebenso wir rekombinantes humanes Wachstumshormon einen anabolischen Nettoeffekt auf das Knochengewebe einleiten. Aus diesem Grund wird die Behandlung der Osteoporose mit IGF-1 in klinischen Studien geprüft.

Pharmaka zur Behandlung von Wachstumshormonüberschuß-Syndromen

Dopamin-Agonisten Eine exzessive Sekretion des Wachstumshormons, von GHRH oder IGFs führt bei Erwachsenen zur Akromegalie. Findet die exzessive Sekretion vor dem Schluß der Epiphysenfugen statt, führt dies zu Riesenwuchs. Somatotrope Adenome (d. h. wachstumshormonproduzierende Adenome) sind die Ursache für über 80% der Fälle von Akromegalie. Die Prävalenz dieser Erkrankung liegt bei 50 bis 70 je Million, die jährliche Inzidenz bei drei bis vier Fällen je Million Einwohner (Kilbanski und Zervas, 1991; Melmed, 1990). Die Therapie der Wahl von Patienten mit somatotropen Adenomen ist die Bestrahlung oder chirurgische Entfernung des Tumors. Eine medikamentöse Therapie ist bei jenen Patienten indiziert, die operativ nicht geheilt werden können oder Rezidive erleiden. Die Sekretion des Wachstumshormons bei Adenomen kann mit oral verfügbaren Dopaminagonisten wie *Bromocriptin* gehemmt werden (Melmed, 1990). Die Wirkung dopaninerger Agonisten auf die Sekretion des Wachstumshormons bei hypophysären Adenomen ist paradox, da diese Wirkstoffe eigentlich die Wachstumshormonsekretion in normalen Hypophysen steigern. Dieses Paradoxon spiegelt sich in jenen Adenomen möglicherweise durch die klonale Expansion von Stammzellen wider, die eine inhibitorische dopaminerge Regulation zeigen, die charakteristisch für laktotrope (siehe unten) und nicht für somatotrope Zellen ist. Die Pharmakologie von Bromocriptin wird weiter unten ausführlich behandelt.

Somatostatin und Analoga Wachstumshormonproduzierende Adenome behalten ihre Sensitivität für Somatostatin bei, so daß langwirksame Somatostatinanaloga sich bei der Verminderung der Wachstumshormonausschüttung dieser Tumoren als nützlich erwiesen haben. Obwohl für die pharmakologische Behandlung der Akromegalie Bromocriptin als Medikament der Wahl eingesetzt wird und Octreotid nur als Reservemittel zur Verfügung steht, wird *Octreotid* von vielen als das wirksamere Medikament angesehen. Der Nachteil einer Octreotidtherapie rührt daher, daß es dreimal täglich subkutan injiziert werden muß, um eine Wachstumshormonsekretion über 24 Stunden zu hemmen (Melmed, 1990). Octreotid wird weiter unten ausführlich behandelt.

WACHSTUMSHORMON-RELEASINGHORMON (GHRH)

Das humane GHRH besteht aus einer einfachen Polypeptidkette mit 44 Aminosäureresten, welches sich von einem aus 108 Aminosäureresten bestehenden Vorläuferpeptid ableitet. Synthetische Peptide, die nur aus den ersten 29 Aminosäureresten bestehen, sind voll wirksam und fast genauso wirksam wie das intakte GHRH. GHRH ist ein Mitglied der Glukagonsekretin Peptidfamilie, wobei letztere keine GHRH-Aktivität besitzen.

Biologische Wirkung

Die Bindung von GHRH an seinen spezifischen Rezeptor (ein Mitglied der G-Protein gekoppelten Rezeptorfamilie, siehe Kapitel 2) löst eine Aktivierung der Adenylatcyclase und erhöhte cAMP-Spiegel in somatotropen Zellen aus, wobei auch die Menge zytosolischen Ca^{2+} gesteigert wird. Diese Ereignisse münden in einer Stimulierung der Wachstumshormonsynthese, die sowohl über eine vermehrte Transkriptionsrate des Gens als auch über eine Ausschüttung des Hormons vermittelt wird. Wenn beim Menschen GHRH injiziert wird, so ist die Wirkung auf die Wachstumshormonfreisetzung bemerkenswert spezifisch. Eine Wirkung auf andere Hypophysenhormone ist gering bis nicht nachweisbar.

Pharmakologie von GHRH

GHRH wird hauptsächlich als diagnostischer Wirkstoff eingesetzt. Die Messung der endogenen Wachstumshormonfreisetzung nach GHRH-Injektion erlaubt dem Arzt zu bestimmen, ob ein Wachstumshormonmangel die Folge eines hypothalamischen oder hypophysären Defektes ist. 40 - 80% der Kinder mit einem Wachstumshormonmangel sprechen auf GHRH an, so daß gefolgert werden kann, daß der Defekt tatsächlich hypothalamischer Natur ist. Eine Behandlung dieser Kinder mit GHRH steigert deren Wachstumsrate (Gelato und Meriam, 1986).

SOMATOSTATIN

Obwohl es zu Beginn als eine hypothalamische Substanz beschrieben wurde, das die Freisetzung des Wachstumshormons hemmt, zeichnet sich ab, daß Somatostatin auch in anderen Geweben, wie dem gastrointestinalen Trakt und der Bauchspeicheldrüse, vorhanden ist, wo es die Freisetzung bestimmter gastrointestinaler und pankreatischer Hormone hemmt.

Humanes Somatostatin besteht aus einem Polypeptid mit 14 Aminosäureresten und einer internen Disulphidbrückenbindung zwischen den Resten 3 und 14 (siehe Tabelle 55.2). Sein Vorläufer (Prosomatostatin) unterscheidet sich von Somatostatin durch eine N-terminale Verlängerung von 14 Aminosäureresten. Strukturfunktionsanalysen haben gezeigt, daß die Reste 7 bis 10 (Phe-Trp-Lys-Thr) wesentlich für die biologische Wirksamkeit des Somatostatins sind. Dieser aus einem 4-Aminosäurenrest bestehende Kern und die interne Disulphidbrücke sind auch in Octreotid vorhanden, einem Somatostatinanalogon, das als Medikament von der FDA und vom Bundesinstitut für Arzneimittel und Medizinprodukte zugelassen ist (siehe Tabelle 55.2 und Cai et al., 1986).

Biologische Wirkung

Es gibt verschiedene Arten von Somatostatinrezeptoren, wobei alle Mitglieder der G-Protein gekoppelten Rezeptorfamilie sind. Die Bindung von Somatostatin an Somatostatinrezeptoren in der Hypophyse führt zu einer Hemmung der Adenylatcyclase und spannungssensitiver Ca^{2+}-Kanäle sowie zur Stimulation von K^+-Kanälen. Es ist nicht bekannt, welche der verschiedenen Isoformen der Somatostatinrezeptoren die Freisetzung des Wachstumshormons aus somatotropen Zellen hemmen. Somatostatin beeinflußt nicht die Synthese des Wachstumshormons, aber es wirkt auf den Zeitpunkt und die Amplitude der Freisetzungspulse ein, wahrscheinlich mittels einer Verringerung der cAMP-Akkumulation und des zytosolischen Ca^{2+}. Wenn somatotrope Zellen gleichzeitig GHRH und Somatostatin ausgesetzt sind, dominiert Somatostatin, wobei die Freisetzung des Wachstumshormons gehemmt wird (Thorner et al., 1992).

Da Somatostatinrezeptoren relativ gleichmäßig über sämtliche Gewebe verteilt sind, überrascht es nicht, daß Somatostatin zusätzlich zur Hemmung der Freisetzung des Wachstumshormons auch noch andere biologische Wirkungen entfaltet (Lamberts, 1988). Zu diesen gehören die Hemmung der Freisetzung von Thyreotropin (TSH) aus thyreotropen und Prolaktin aus laktotropen Zellen, die Hemmung der Glukagon- und Insulinsekretion aus dem endokrinen Pankreas und die Hemmung der Freisetzung der meisten gastrointestinalen Sekrete. Die letztgenannte Wirkung führt zu einer Malresorption mit Steatorrhoe, Dyspepsie, Hypochlorhydrie, Cholelithiasis und einer milden wässrigen Diarrhoe. Der renale und hepatische Blutfluß sowie die Durchblutung der Eingeweide und der gastrischen Mucosa ist ebenfalls reduziert.

Pharmakologie von Somatostatin

Die klinische Anwendbarkeit von Somatostatin wird durch zahlreiche Faktoren eingeschränkt, dazu gehören eine kurze Halbwertszeit, die mangelnde inhibitorische Selektivität und eine Rebound-Hypersekretion des Wachstumshormons nach Absetzen der Somatostatingabe. *Octreotid* ist ein Somatostatinanalogon, das für den therapeutischen Einsatz zugelassen ist und eine Reihe von Vorteilen gegenüber einer Somatostatintherapie bietet. Dieses Analogon ist resistent gegen einen enzymatischen Abbau und hat eine längere Halbwertszeit als Somatostatin. Die Selektivität ist ebenfalls erhöht, weil Octreotid vorzugsweise die Wachstumshormonfreisetzung statt der Insulinsekretion hemmt (Lamberts, 1988; Melmed, 1990). Darüber hinaus tritt keine Rebound-Hypersekretion des Wachstumshormons nach Absetzen der Octreotidverabreichung auf.

> Octreotid ist in Deutschland bisher nur zur symptomatischen Behandlung endokrin aktiver Tumoren des Gastrointestinaltraktes zugelassen, hat sich aber bei der Behandlung der Akromegalie als wirksam erwiesen, wenn es als subkutane Dosis von 100 µg dreimal täglich verabreicht wird (Anm. d. Hrsg.).

Zusätzlich zur Hemmung der Freisetzung des Wachstumshormons hemmt es die ektope Freisetzung von GHRH. Dadurch werden durch Octreotid ebenfalls die Symptome und biochemischen Defekte gebessert, die mit

Tabelle 55.2 Aminosäuresequenzen der natürlichen und synthetischen Somatostatin-Peptide

Somatostatin-28 (Pro-Somatostatin):

Ser-Ala-Asn-Ser-Asn-Pro-Ala-Met-Ala-Pro-Arg-Glu-Arg-Lys-Ala-Gly-Cys-Lys-Asn-Phe-Phe-Trp-Lys-Thr-Phe-Thr-Ser-Cys (S—S Disulfidbrücke zwischen den Cys-Resten)

Somatostatin-14:

Ala-Gly-Cys-Lys-Asn-Phe-Phe-Trp-Lys-Thr-Phe-Thr-Ser-Cys (S—S Disulfidbrücke zwischen den Cys-Resten)

Octreotid:

D-Phe-Cys-Phe-D-Trp-Lys-Thr-Cys-Thr-ol (S—S Disulfidbrücke zwischen den Cys-Resten)

einer Akromegalie vergesellschaftet sind und durch eine ektope Sekretion verursacht werden.

Octreotid wurde zur Behandlung von metastasierenden Karzinoiden und Tumoren, die vasoaktive intestinale Peptide sezernieren, zugelassen. Bei diesen Erkrankungen zeigt Octreotid seine Wirksamkeit, indem es die Diarrhoe sowie das Flushing einschränkt und die Elektrolytbilanz wiederherstellt. Die antidiarrhöische Dosierung für erwachsene Patienten mit gastrointestinalen Tumoren ist initial 50 µg ein- bis zweimal täglich. Die Dosis wird nach und nach erhöht auf bis zu 750 µg täglich, verteilt auf zwei bis vier Einzeldosen. Die übliche pädiatrische Dosierung beträgt 1 - 10 µg/kg Körpergewicht.
Die Nebenwirkungen von Octreotid hängen in erster Linie mit der suppressiven Wirkung auf die gastrointestinale Motilität und Sekretion zusammen. Dazu zählen weiche Stühle, Malabsorption, Schwindel und Blähungen. Die Insulinplasmaspiegel können anfangs sinken, eine dem Diabetes mellitus ähnliche Stoffwechsellage ist allerdings üblicherweise nur vorübergehend (Melmed, 1990).

PROLAKTIN

Als ein Mitglied der Familie der somatotropen Hormone (siehe Tabelle 55.1), ist Prolaktin strukturell mit dem Wachstumshormon und dem plazentaren Laktogen verwandt. Ihre Gene besitzen zudem eine gemeinsame strukturelle Organisation und eine signifikante Homologie der Nukleotidsequenzen. Prolaktin wird von einem einzelnen Gen auf dem menschlichen Chromosom 6 kodiert.

Humanes Prolaktin ist ein einfaches Polypeptid mit 199 Aminosäureresten und einem Molekulargewicht von 23 kDa. Dieses Polypeptid besitzt drei Disulphid-Brückenbindungen (eine mehr als das Wachstumshormon). Der größte Teil des Prolaktins in der Hypophyse und im Kreislauf liegt als Monomer von 23 kDa vor. Anders als beim Wachstumshormon, das nicht glykosiliert ist, besitzt das Prolaktin eine Konsesussequenz für eine Asparagin geknüpfte Glykosilierung, daher ist ein bestimmter Anteil des in der Hypophyse und im Kreislauf vorhandenen Prolaktins glykosiliert. Dimere (48 - 56 kDa) und polymere (>100 kDa) Formen sowie Zerfallsprodukte (8 - 16 kDa) des Prolaktins können ebenfalls im Kreislauf nachgewiesen werden. Die biologische Bedeutung dieser Formen ist unbekannt.

Sekretion

Prolaktin wird in laktotropen Zellen synthetisiert. Die Synthese und Sekretion von Prolaktin beginnt in der embryonalen Hypophyse innerhalb der ersten Gestationswochen. Die Prolaktinplasmaspiegel nehmen kurz nach der Geburt ab und bleiben bei Männern zeitlebens niedrig. Bei Frauen mit einem normalen Menstruationszyklus sind die Prolaktinplasmaspiegel etwas höher als bei erwachsenen Männern. Die Prolaktinspiegel steigen während der Schwangerschaft merklich an, erreichen zum Geburtstermin ihr Maximum, um wieder abzunehmen, wenn die Mutter ihr Kind abstillt. Bei stillenden Müttern wird die Prolaktinsekretion durch den Saugreiz und durch Manipulationen an der Brust ausgelöst, so daß die Prolaktinspiegel im Kreislauf um das 10-100fache innerhalb von 30 Minuten ansteigen. Die Reizantwort ist nach einer Stillperiode von mehreren Monaten nicht mehr so ausgeprägt, wobei die Prolaktinkonzentration schließlich abfällt (Thorner et al., 1992).

Prolaktin wird nicht nur von der Hypophyse synthetisiert und sezerniert, sondern auch von Deziduazellen am Ende der Lutealphase innerhalb des Menstruationszyklus. Deziduazellen synthetisieren Prolaktin ebenfalls in der frühen Schwangerschaft, so daß die Amnionflüssigkeit hohe Prolaktinspiegel im ersten Trimester aufweist. Dennoch stammt das Prolaktin, das im mütterlichen und fetalen Blut nachgewiesen werden kann, von der mütterlichen bzw. fetalen Hypophyse und erreicht beim Geburtstermin sein Maximum.

Viele der physiologischen Faktoren, die eine Sekretion des Wachstumshormons beeinflussen, haben eine ähnliche Wirkung auf die Prolaktionsekretion. Schlaf, Streß, körperliche Betätigung und Östrogene steigern die Sekretion beider Hormone.

Wie alle anderen Hypophysenvorderlappenhormone wird auch Prolaktin in Pulsen sezerniert. Anders als bei den anderen Hypophysenhormonen wird die Prolaktinsekretion vom Hypothalamus aus negativ reguliert (siehe Abbildung 55.2). Darüber hinaus fördert Prolaktin im Gegensatz zu den anderen Hypophysenhormonen keine Synthese von weiteren Hormonen in dessen Zielzellen. Somit ist es auch kein Ziel einer Rückkopplungsregulation

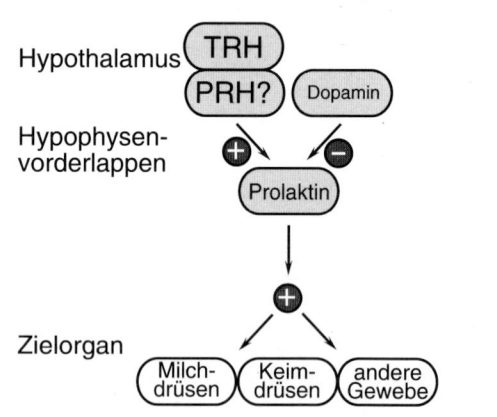

Abbildung 55.2 Sekretion und Wirkung von Prolaktin
Prolaktin ist das einzige Hypophysenvorderlappenhormon, für das kein eigener Releasingfaktor (PRH?) identifiziert werden konnte. Das thyreotrope Releasinghormon (TRH kann allerdings die Prolaktinfreisetzung stimulieren, während Dopamin sie hemmen kann. Prolaktin wirkt auf die Laktation und auf Fortpflanzungsfunktionen ein, hat aber auch noch unterschiedliche Effekte auf zahlreiche andere Gewebe. Prolaktin wird nicht über negative Rückkopplungsmechanismen peripherer Hormone reguliert.

durch Wirkstoffe, die in der Peripherie erzeugt werden (Abbildung 55.2). Die hypothalamische Kontrolle der Prolaktinfreisetzung wird hauptsächlich von Dopamin übernommen. Dopamin bindet am D2-Rezeptor laktotroper Zellen (einem Mitglied der G-Protein gekoppelten Rezeptorfamilie, siehe Kapitel 2 und 12), um die Synthese und Freisetzung von Prolaktin zu hemmen. Ein anderer hypothalamischer Releasingfaktor, das thyreotrope Releasinghormon (TRH) (siehe Kapitel 56) sowie das vasoaktive instestinale Peptid, welches ein hypophysäres Produkt ist, sind als endokrine bzw. parakrine Stimulatoren an der Prolaktinsekretion beteiligt. Obwohl die Bedeutung dieser Komponenten für die Regulation der Prolaktinsekretion bei normalen Individuen unklar ist, zeigen einige Patienten mit primärem Hypothyroidismus (wobei die hypothalamische TRH-Sekretion gesteigert ist) das Bild einer Hyperprolaktinämie und Galaktorrhoe, was darauf hinweist, daß der stimulierende Effekt von TRH auf die Prolaktinsekretion von pathophysiologischer Bedeutung ist.

Molekulare und zelluläre Grundlagen der Wirkung des Prolaktins

Der Prolaktinrezeptor ist strukturell mit dem Wachstumshormonrezeptor und zahlreichen anderen Zytokinrezeptoren verwandt (Boutin et al., 1988). Das Wachstumshormon und plazentare Laktogen binden gut an Prolaktinrezeptoren und besitzen daher prolaktinähnliche (laktogene) Eigenschaften. Dagegen bindet Prolaktin nicht an Wachstumshormonrezeptoren und übt auch keine wachstumshormonähnlichen (somatotropen) Effekte aus. Ähnlich wie beim Wachstumshormonrezeptor wird beim Prolaktinrezeptor davon ausgegangen, daß er unter Stimulation das Signal an zytoplasmatische Tyrosinkinasen weiterleitet (siehe oben). Es gibt mindestens zwei Varianten von Prolaktinrezeptoren, die sich an der Länge ihres zytoplasmatischen Endes voneinander unterscheiden, jedoch biologisch äquivalent sind (Kelly et al., 1991).

Physiologische Effekte des Prolaktins

Die Milchdrüse ist der hauptsächliche Wirkort des Prolaktins. Eine Vielzahl von Hormonen, darunter Östrogene, Progesteron, Prolaktin, plazentares Laktogen, Wachstumshormon (oder dessen plazentare Variante), Insulin, Kortison und die Schilddrüsenhormone beeinflussen die Brustentwicklung während der Schwangerschaft und bereiten sie auf die Sekretion von Milch während der Laktationsperiode vor. Während der Schwangerschaft wird die Milchproduktion durch hohe Spiegel von Östrogen und Progesteron gehemmt. Prolaktin leitet die Laktation nach dem raschen Abfall von Östrogen und Progesteron ein, der einer Entbindung folgt.

Außer in den Milchdrüsen kommt der Prolaktinrezeptor auch in anderen Geweben wie dem Hypothalamus, der Leber, den Testes, den Ovarien und der Prostata vor.

Die physiologischen Effekte von Prolaktin auf diese Wirkorte ist wenig erforscht. Eine Hyperprolaktinämie bringt eine Hemmung der hypothalamisch-hypophysärgonadalen Achse mit sich, wahrscheinlich als Folge der inhibitorischen Wirkung von Prolaktin auf den Hypothalamus und den Gonaden (Thorner et al., 1992). Die gesteigerten Prolaktinspiegel stillender Mütter führen üblicherweise zu einer Hemmung des normalen Menstruationszyklus. Eine pathologische Hyperprolaktinämie ist eine weitverbreitete Ursache für weibliche Infertilität. Schließlich sind Prolaktinrezeptoren auch auf T-Lymphozyten vorhanden, und es konnte gezeigt werden, daß Prolaktin die Immunantwort moduliert.

Wirkstoffe zur Behandlung von Syndromen mit Störungen des Prolaktingleichgewichtes

Prolaktin selbst besitzt keinen therapeutischen Wert. Die Hyperprolaktinämie ist ein weitverbreitetes Syndrom, so daß hier Pharmaka zum Einsatz kommen, die die Prolaktinsekretion verringern (Jones 1989; Klibanski und Zervas, 1991).

Prolaktinsezernierende Tumore sind eine weitverbreitete Ursache für eine Hyperprolaktinämie. Eine Hyperprolaktinämie kann auch durch Pharmaka, wie Dopaminantagonisten, durch hypothalamische oder hypophysäre Störungen, die mit der Regulation der Prolaktinsekretion interferieren, durch Nierenversagen und durch eine primäre Schilddrüsenunterfunktion, die mit erhöhten TRH-Spiegeln verbunden ist (siehe oben und Abbildung 55.2), verursacht werden. Bei Frauen zählen Galaktorrhoe, Amenorrhoe und Infertilität zu den Symptomen einer Hyperprolaktinämie. Bei Männern zählen zu den Symptomen der Hyperprolaktinämie die Infertilität, Impotenz und Galaktorrhoe.

Bromocriptin Da Dopamin die Freisetzung von Prolaktin hemmt (siehe Abbildung 55.2), sind dopaminerge Wirkstoffe nützlich bei der Behandlung einer Hyperprolaktinämie. *Bromocriptin*, ein Dopaminagonist, der sich von Ergotamin ableitet, wird häufig für die Behandlung dieses Syndroms eingesetzt. Es aktiviert laktotrope Dopaminrezeptoren direkt und führt zu einer Hemmung der spontanen und TRH-induzierten Prolaktinfreisetzung (siehe Abbildung 55.2).

Etwa 80% der Frauen, denen Bromocriptin verabreicht wird, stellt sich wieder ein normaler Menstruationszyklus ein, die Schwangerschaftsrate kann auf 70% ansteigen (Jones, 1989). Frauen, die sich einer Bromocriptintherapie unterziehen, aber keinen Eisprung haben, oder einen Eisprung haben, ohne daß eine Empfängnis eintritt, können zusätzliche Pharmaka erhalten, um einen Eisprung zu induzieren bzw. um schwanger zu werden. Zu den Pharmaka, die in dieser Situation nützlich sein können, gehören menschliche menopausale Gonadotropine (siehe unten) oder Clomifen (siehe Kapitel 57). Wenn eine Schwangerschaft festgestellt wurde, sollte die Bromocriptintherapie abgebrochen werden. Die meisten Frauen werden dann eine unkomplizierte Schwangerschaft erleben und normale Kinder zur Welt bringen (Jones, 1989).

Bromocriptin ist das Mittel der Wahl zur Behandlung einer Hyperprolaktinämie, gleichgültig, welche Ursache sie hat oder welchem Geschlecht der Patient angehört. Wenn es Patienten verabreicht wird, die einen prolaktinsezernierenden Tumor aufweisen, so reduziert Bromocriptin die Prolaktinspiegel und bewirkt eine Verkleinerung der Tumormasse, solange die Therapie aufrecht erhalten wird. Allerdings vergrößert sich nach Absetzen der Therapie üblicherweise der Tumor wieder. Bromocriptin wurde ebenfalls in der Therapie von Syndromen eingesetzt, bei denen Wachstumshormon im Überschuß produziert wird.

Die Dosierung von Bromocriptin zur Behandlung einer Hyperprolaktinämie, Amenorrhoe sowie der männlichen oder weiblichen Infertilität beträgt initial 1,25 - 2,5 mg einmal täglich und wird anschließend auf einer Erhaltungsdosis von 2,5 mg zwei- bis dreimal täglich eingestellt. Zur Behandlung der Akromegalie wird die gleiche Initialdosis verwendet, die Erhaltungsdosierung dagegen beträgt 10 - 20 mg auf zwei Tagesdosen verteilt. Die Dosis für hypophysäre Prolaktinome beträgt 1,25 - 20 mg täglich, wobei 5 - 7,5 mg der übliche therapeutische Bereich ist. Höhere Dosen können bei den letzten beiden Indikationen notwendig sein. Um das Auftreten von Nebenwirkungen zu reduzieren, sollte die Dosierung für alle oben genannten Indikationen im Intervall von drei bis sieben Tagen angepaßt werden. Das Pharmakon sollte zusammen mit Nahrung eingenommen werden, wobei eine oder die gesamte Dosis zur Schlafenszeit verabreicht werden sollte, vor allem die Erstdosis.

Bromocriptin wurde in der Vergangenheit eingesetzt, um bei den Frauen, die sich entschlossen hatten, nicht zu stillen, eine Schwellung der Brüste nach der Entbindung zu verhindern. Diese Indikation wurde allerdings wegen der Gefahr zurückgezogen, einen Myokardinfarkt, einen epileptischen Anfall, Bluthochdruck oder starke Kopfschmerzen auszulösen. Bromocriptin wird nicht mehr verschrieben, um die Milchproduktion zu verhindern, es sei denn unter ungewöhnlichen Umständen wie einer Totgeburt.

Bromocriptin ist oral verfügbar und Nebenwirkungen sind relativ häufig. Zu diesen gehören Schwindel, Erbrechen und Übelkeit. Kurz nach der Einnahme kann es zu einer Anschwellung der Nasenschleimhäute kommen. Da Bromocriptin den Blutdruck senken kann, ist Vorsicht bei der gleichzeitigen Einnahme von Antihypertensiva geboten. Die Verwendung von Bromocriptin zur Behandlung des Parkinsonismus wird in Kapitel 22 behandet.

GONADOTROPE HORMONE

Die Hypophysenhormone, das luteinisierende Hormon (LH) und das follikelstimulierende Hormon (FSH) sowie das verwandte plazentare Hormon Choriongonadotropin (CG) werden wegen ihrer Wirkung auf die Keimzellen als *gonadotrope Hormone* bezeichnet. Diese drei Hormone sind zusammen mit dem thyreotropen Hormon (TSH) (siehe Kapitel 56) strukturell verwandt. Wegen der ähnlichen Zusammensetzung und ihrer Glykoproteineigenschaft werden LH, FSH, CG und TSH häufig auch als *Glykoproteinhormone* bezeichnet (siehe Tabelle 55.1).

Alle Glykoproteinhormone sind Heterodimere, die aus zwei unterschiedlichen Untereinheiten (α und β) zusammengesetzt und nicht-kovalent verknüpft sind (Combarnous, 1992). Innerhalb einer bestimmten Spezies sind die α-Untereinheiten aller Glykoproteinkormone untereinander identisch und werden von einem einzigen Gen kodiert, dagegen unterscheiden sich die β-Untereinheiten voneinander und stammen von verschiedenen Genen ab, sind aber homolog zueinander. Obwohl vor einiger Zeit gezeigt wurde, daß einzelne Untereinheiten (und Peptide, die aus ihnen abgeleitet wurden) nur geringe Rezeptorbindungs- und -aktivierungseigenschaften haben, sind die miteinander verknüpften α- und β-Dimere für eine optimale Rezeptorbindung und -aktivierung nötigt. Innerhalb des heterodimeren Hormons sorgt die β-Untereinheit für die Bindungsspezifität. Die isolierten α-Untereinheiten der verschiedenen Glykoproteinhormone sind zwar identisch, nehmen aber wahrscheinlich einzigartige Konformationen an, wenn sie mit den verschiedenen β-Untereinheiten verknüpft sind (Strickland und Puett, 1981; Strickland und Puett, 1982). Da die β-Untereinheiten von LH und CG fast identisch zueinander sind (85% Sequenzidentität bei den ersten 114 Aminosäuren), kann der LH/CG Rezeptor sowohl das hypophysäre LH als auch das plazentare CG erkennen.

Die α- und β-Untereinheiten der Glykoproteinhormone sind stark glykosiliert (Green und Baenziger, 1988a; Green und Baenziger, 1988b; Sairam, 1989). Die α-Untereinheit enthält zwei N-verknüpfte Oligosaccharidketten (an den Positionen 52 und 78), und die β-Untereinheit enthält eine (LH, TSH) bzw. zwei (CG, FSH) N-verknüpfte Oligosaccharidketten. Im Gegensatz zu den anderen β-Untereinheiten, besitzt CGβ zusätzlich eine carboxyterminale Verlängerung, die vier Serin-O-verknüpfte Kohlenhydrate enthält (Kessler et al., 1979). Die zusätzlichen Kohlenhydrate verlängern die Plasmahalbwertszeit von CG im Vergleich zu den anderen Glykoproteinhormonen (Matzuk et al., 1990). Freie α-Untereinheiten, die von der Hypophyse und der Plazenta sezerniert werden, enthalten auch O-verknüpfte Kohlenhydrate. Die O-verknüpften Zuckerreste dieser Untergruppe von α-Untereinheiten scheinen eine Verknüpfung mit den β-Untereinheiten zu verhindern. Die N-verknüpften Oligosaccharide von FSH sind neuraminidiert, während diejenigen von LH und TSH sowohl neuraminidiert als auch sulphatiert sind. Die N- und O-verknüpften Oligosaccharide von CG sind deswegen nur neuraminidiert, weil die Plazenta kein Enzym besitzt, das für die Hormonsulphatierung verantwortlich wäre. Abgesehen davon, daß die N-Acylneuraminsäure notwendig ist, um die Halbwertszeit des Hormons im Blutstrom zu verlängern, zeigt das nicht-neuraminidierte Hormon dieselben *in vitro* Rezeptorbindungs- und -aktivierungseigenschaften (Bahl und Moyle, 1978). Bemerkenswerterweise hat die Entfernung einiger oder aller N-verknüpfter Kohlenhydrate von den Glykoproteinhormonen keine nachteilige Wirkung auf die Fähigkeit der Hormone, Heterodimere zu bilden, sezerniert zu werden oder sich an den Rezeptor mit normaler Affinität zu binden (Combarnous, 1992; Sairam, 1989). Tatsächlich binden die entglykosilierten Hormone sogar mit einer höheren Affinität an ihre Rezeptoren als die glykosilierten Hormone. Die N-verknüpften Kohlenhydrate sind allerdings essentiell für die Fähigkeit der Hormone, den besetzten Rezeptor zu aktivieren. Bei CG wurde in der α-Untereinheit ein N-verknüpfter Kohlenhydratrest an Asn-52 identifiziert, der kritisch für die Ausführung der biologischen Wirkung des CG ist (Matzuk et al., 1989). Daher verhalten sich entglykosilierte im Vergleich zu den glykosilierten Glykoproteinhormonen wie Antagonisten (oder partielle Antagonisten).

Es ist bezeichnend, daß jedes Glykoproteinhormon in Form einer heterogenen Mixtur sezerniert wird, die sich in der Oligosaccharidstruktur unterscheidet, speziell in den Mengen an Sulphat- oder N-Acylneuraminsäureresten, die an den Kohlenhydratketten geknüpft sind. Diese Unterschiede im Kohlenhydratanteil tragen zu den vielgestaltigen physischen und chemischen Eigenschaften der aufgereinigten Hormone bei, so daß die verschiedenen Isoformen sich in ihrer Bioreaktivität oder Reaktion in Immunoassays voneinander unterscheiden können.

Es gibt zehn bzw. zwölf Cysteinreste bei den α- bzw. β-Untereinheiten, die innerhalb unterschiedlicher Arten hoch konserviert sind. Als die Kristallstruktur von CG aufgeklärt wurde (Lapthorn et al., 1994), fand man heraus, daß drei Disulphidbrückenbindungen in jeder Untereinheit ein strukturelles Motiv ergeben, das als *Cystein-Knoten* bezeichnet wird. Das Faltungsmuster innerhalb der α- und β-Untereinheiten wird wiederum zum großen Teil von diesen Cystein-Knoten bestimmt. Obwohl die Primärsequenzen der beiden Untereinheiten nicht homolog sind, weisen die abgeleiteten dreidimensionalen Strukturen einen hohen Ähnlichkeitsgrad auf. Aus der Kristallstruktur konnte ebenfalls abgeleitet werden, wie beide Untereinheiten miteinander interagieren, um das Heterodimer zu bilden. Trotz der Kenntnis der Kristallstruktur des CG (Combarnous, 1992; Lapthorn et al., 1994) und der Anwendung chemischer und rekombinanter DNA-Strategien, um dessen Struktur zu verändern, ist der genaue Mechanismus, wie das Hormon an seinen Rezeptor bindet, ihn aktiviert und den G-Protein gekoppelten Signaltransduktionsweg einleitet, zum größten Teil sowohl für CG als auch bei den anderen Glykoproteinhormonen unbekannt.

Sekretion

Sowohl bei Männern als auch bei Frauen werden LH und FSH von gonadotropen Zellen des Hypophysenvorderlappens synthetisiert und sezerniert. CG wird nur bei Primaten und Pferden produziert und von Synzytiotrophoblasten der Plazenta synthetisiert. Die α-Untereinheit, LHβ und FSHβ werden jeweils von einem Gen kodiert. Im Gegensatz dazu gibt es mindestens sieben humane CGβ (hCGβ) Gene bzw. hCGβ-ähnliche Gene, die in einem Cluster auf dem Chromosom 19 angeordnet sind, der ebenfalls das LHβ-Gen enthält. Der CGβ-Cluster wurde nur bei Primaten und Pferden gefunden.

Unabhängige Regulation der Sekretion von LH und FSH

Die adenohypophysären gonadotropen Zellen synthetisieren sowohl LH als auch FSH; deren Synthese und Freisetzung kann aber unabhängig voneinander reguliert werden. Diese Zellen können α-Untereinheiten in Überschuß zu LHβ und FSHβ synthetisieren und steuern auf diese Weise die Verknüpfung neu synthetisierter β- mit α-Untereinheiten. Die α- und β-Untereinheiten werden im endoplasmatischen Retikulum verknüpft, wo auch die initiale Prozessierung der Kohlenhydrate stattfindet. Weitere hormonspezifische Modifizierungen der Kohlenhydratgruppen geschehen im Golgi-Komplex. Die reifen heterodimeren Hormone werden anschließend in sekretorischen Granula innerhalb der Zellen gespeichert.

Die Sekretion von LH und FSH wird in der Hypophyse positiv vom hypothalamischen Dekapeptid *Gonadotropin-Releasinghormon* (GnRH, was früher in der Literatur als LHRH bezeichnet wurde und weiter unten ausführlich erörtert wird) und negativ über Rückkopplungseffekte der Geschlechtshormone sowie dem gonadalen Peptid *Inhibin* reguliert (siehe Abbildung 55.3) (Carr, 1992; Griffin und Wilson, 1992; Thorner et al., 1992). Bei Frauen hemmen Progesteron und Östrogen die Freisetzung von LH und FSH. Bei Männern hemmen Testosteron und Östradiol die Gonadotropinfreisetzung. In allen Fällen beruhen die inhibitorischen Effekte der Geschlechtshormone zumindest teilweise auf einer Hemmung der GnRH-Freisetzung aus dem Hypothalamus. Außerdem können die Geschlechtshormone auch direkt an der Hypophyse wirken. Auch wenn die Geschlechtshormone sowohl die Freisetzung von LH als auch FSH hemmen, ist deren Wirkung auf die Sekretion von FSH nicht so ausgeprägt wie diejenige auf die Sekretion von LH. Eine Ausnahme der negativen Rückkopplung der Geschlechtshormone auf die Gonadotropinfreisetzung ist, daß Östrogen unter bestimmten Umständen die LH- und FSH-Freisetzung erhöhen kann. Physiologischerweise geschieht dies nur während des letzten Abschnitts der Follikelphase bei Frauen, wenn die schnelle und anhaltende Steigerung des Östradiolspiegels den präovulatorischen Gipfel von LH und FSH auslöst.

Eine zusätzliche Regulation der hypophysären Gonadotropine wird durch Inhibin besorgt, ein Peptid, das sowohl in Te-

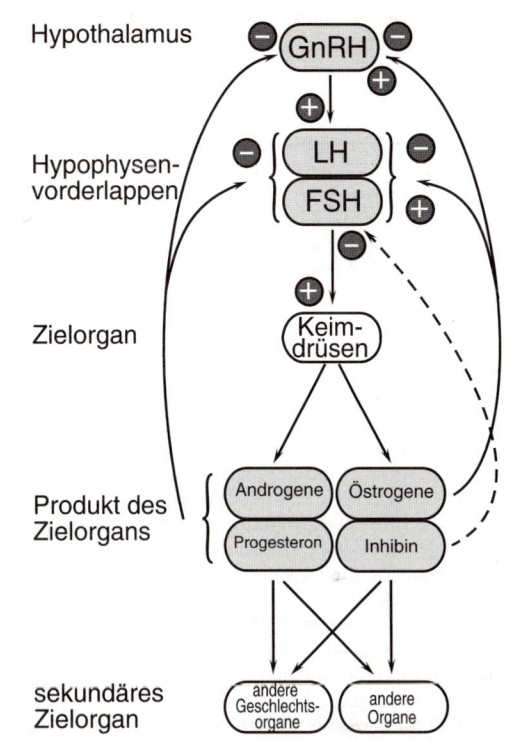

Abbildung 55.3 Die hypothalamisch-hypophysär-gonadale Achse. Als einziger hypothalamischer Releasingfaktor kontrolliert das Gonadotropin-Releasinghormon (GnRH) sowohl bei Männern als auch bei Frauen die Synthese und Freisetzung der beiden Gonadotropine (LH und FSH). Die Geschlechtshormone (Androgene, Östrogene und Progesteron) bewirken eine Rückkopplungshemmung auf der Ebene der Hypophyse und des Hypothalamus. Der präovulatorische Östrogengipfel kann aber auch eine stimulierende Wirkung auf der Ebene der Hypophyse und des Hypothalamus entfalten. Inhibin, ein Polypeptidhormon, das von den Keimdrüsen produziert wird, hemmt spezifisch die Produktion von FSH in der Hypophyse.

stes als auch Ovarien als Antwort auf FSH produziert wird. Inhibin hemmt selektiv die Synthese und Sekretion von FSH, mit unbekannter Wirkung auf die Synthese und Sekretion von LH (de Jong, 1988).

Im Feten fangen die LH- und FSH-Spiegel im Gestationsalter von etwa 80 bis 150 Tagen an zu steigen, nachdem das hypothalamisch-hypophysäre Portalsystem eingerichtet wurde und das GnRH seine Funktion aufgenommen hat. Danach bewirken die Geschlechtshormone allerdings eine Hemmung der Gonadotropinfreisetzung. Daher sind zum Zeitpunkt der Geburt Gonadotropinspiegel nicht nachweisbar. Kurz nach der Geburt steigen die Gonadotropinspiegel wieder an, da das Östrogen und Progesteron, das von der Plazenta zur Verfügung gestellt wurde, nun wegfällt. Die Gonadotropinspiegel bleiben für ein paar Monate nach der Geburt erhöht, um danach abzufallen und bis zur Pubertät unterdrückt zu sein. In der Pubertät beginnt die Sekretion von GnRH, die daraufhin die Sekretion von LH und FSH auslöst. LH und FSH werden von der Hypophyse in Pulsen (etwa ein Puls alle 1,5 - 3 Stunden bei Männern, ein Puls alle 1 - 5 Stunden bei Frauen) als Antwort auf GnRH-Stöße freigesetzt. Frequenz und Amplitude der GnRH-Stöße bestimmen, ob und in welcher Menge LH und FSH freigesetzt werden. Wegen der Änderungen der Gonadotropinspiegel aufgrund ihrer pulsatilen Freisetzung wurde empfohlen, zwei oder drei Blutproben zusammenzufassen statt nur eine einzelne zu bestimmen, um so zuverlässigere Gonadotropinplasmaspiegel zu erhalten. Die Zuverlässigkeit der Bestimmung von Gonadotropinspiegeln wird zumindest teilweise noch weiter dadurch erschwert, daß das Verhältnis von immunoreaktivem zu biologisch aktivem Hormon wegen der variablen Glykosilierung des Hormons nicht unbedingt konstant ist.

Bei Männern ist die Freisetzung von LH und FSH nahezu übereinstimmend, auch wenn die Stärke der LH-Stöße größer als die von FSH ist. Anders als bei Frauen hält dieses parallele Sekretionsmuster von LH und FSH bei Männern zeitlebens an. Ein komplexeres Sekretionsmuster von LH und FSH ist bei Frauen in deren reproduktiver Lebensphase als ein Resultat des Menstruationszyklus nachweisbar. Obwohl auch hier die Gonadotropine in Pulsen freigesetzt werden, variiert der Gesamtspiegel der Hormone mit dem Menstruationszyklus. Das Sekretionsmuster von LH und FSH während des weiblichen Menstruationszyklus wird im Kapitel 57 beschrieben, wo gezeigt wird, daß die LH-Spiegel während des gesamten Zyklus stets höher sind als die von FSH. Die größte Veränderung erfahren die Gonadotropinspiegel mit den präovulatorischen Gipfeln von LH und FSH. Zu diesem Zeitpunkt steigt die Plasmakonzentration von FSH von 5 - 15 IU/Liter auf 12 - 30 IU/Liter, die Plasmakonzentration von LH von 5 - 25 IU/Liter auf 25 - 100 IU/Liter an. Die präovulatorischen Anstiege der Gonadotropine werden Gipfel genannt, weil die Hormonspiegel schnell ansteigen (innerhalb von ein bis zwei Tagen), ihre Spitze erreichen und dann wieder schnell abfallen (innerhalb von ein bis zwei Tagen).

Später im Leben, wenn eine Frau in der Menopause ist, läßt die ovarielle Funktion nach. Da es keine ovariellen Steroide und kein Inhibin mehr gibt, um die LH- und FSH-Sekretion zu hemmen, steigt die Gonadotropinsekretion stark an, wobei die FSH-Spiegel von menopausalen Frauen höher sind als die von LH.

Sekretion von CG Ganz zu Beginn der Schwangerschaft, noch vor der Nidation, fangen die Trophoblasten der Blastozyste an CG zu sezernieren. CG kann im mütterlichen Plasma und Urin bereits acht bis zehn Tage nach der Befruchtung nachgewiesen werden. Nach der Nidation wird die Sekretion von CG durch Synzytiotrophoblasten des plazentaren Chorions aufrechterhalten. Während der ersten Schwangerschaftswochen steigen die CG-Spiegel schnell an und erreichen ein Maximum von etwa 100 000 IU/Liter um die zehnte. Gestationswoche. Danach nehmen die CG-Plasma- und -Urinspiegel wieder ab und verbleiben ungefähr nach 120 Gestationstagen bis zur Entbindung bei etwa 20 000 IU/Liter.

Molekulare und zelluläre Grundlagen der Wirkung von Gonadotropinen

Die Wirkungen von LH und CG werden über LH/CG-Rezeptoren vermittelt, die von FSH über unabhängige FSH-Rezeptoren. Die Isolation und Expression der cDNA der LH/CG- und FSH-Rezeptoren hat ergeben, daß jeder dieser Rezeptoren aus einfachen Polypeptiden mit ungefähr 700 Aminosäuren und sieben transmembranären Regionen bestehen, die charakteristisch für die Obergruppe der G-Protein gekoppelten Rezeptoren sind (McFarland et al., 1989; Sprengel et al., 1990; siehe Kapitel 2). Anders als bei den meisten Mitgliedern dieser Obergruppe besitzen Gonadotropinrezeptoren eine lange aminoterminale, glykosilierte extrazelluläre Domäne, die etwa die Hälfte des Moleküls ausmacht. Verkürzte Versionen des Gonadotropinrezeptors, die nur die aminoterminalen extrazellulären Domänen ausmachen, binden das Hormon mit hoher Affinität (Xie et al., 1990) und legen nahe, daß die extrazelluläre Domäne verantwortlich für die Bindungsspezifität und hohe Bindungsaffinität ist.

Die Bindung des Hormons an den LH/CG- oder FSH-Rezeptoren bewirkt eine Aktivierung des G-Proteins G_s, eine Stimulierung der Adenylatcyclaseaktivität, einen Anstieg intrazellulärer cAMP-Spiegel und den darauf folgenden Anstieg der cAMP-abhängigen Proteinkinaseaktivität. Diese Antwort findet statt, wenn ein sehr geringer Anteil der Zelloberflächenrezeptoren vom Hormon besetzt sind (Mendelson et al., 1975). Bei viel höheren Hormonkonzentrationen, wenn ein größerer Anteil der Zelloberflächenrezeptoren besetzt ist, bewirken die Gonadotropinrezeptoren zudem eine Stimulation der Phospholipase-C-Aktivität (Gudermann et al., 1992). Dies hat eine Steigerung der Spaltungsrate von Polyphosphatidylinositolphosphaten, eine Zunahme intrazellulären Ca^{2+} und der Proteinkinase-C-Aktivität zur Folge. Da die Wirkung von Gonadotropinen *in vitro* durch die Zugabe von cAMP oder anderen Wirkstoffen, die den intrazellulären cAMP-Spiegel steigern, nachgeahmt bzw. blockiert werden kann, wenn die cAMP-abhängige Proteinkinaseaktivität gehemmt wird, ist die Ansicht verbreitet, daß die meisten, wenn nicht alle biologischen Effekte der Gonadotropine über cAMP vermittelt werden (Hunzicker-Dunn und Birnbaumer, 1985). Es ist bisher nicht bekannt, welche physiologische Rolle die Stimulation der Proteinkinase C bei der Vermittlung von Gonadotropineffekten spielt.

Wie oben bereits angesprochen, kann der LH/CG-Rezeptor sowohl LH als auch CG binden. Die Bindung von LH und CG geschieht mit einer ähnlich hohen Affinität, wobei beide Hormone eine ähnliche Wirkungsstärke und -effizienz bei der Stimulation gonadaler Zellen aufweisen. Somit sind beide Hormone auf zellulärer Ebene relativ gleichwertig. *In vivo* besteht der wesentlichste Unterschied zwischen den beiden Hormonen darin, daß CG eine weitaus längere Halbwertszeit besitzt als LH (Sowers et al., 1979; Velduis et al., 1986).

Physiologische Effekte der Gonadotropine

Der primäre physiologische Effekt der Gonadotropine besteht in der Förderung der Keimzellentwicklung und in der Geschlechtshormonproduktion (Carr, 1992; Griffin und Wilson, 1992). LH/CG-Rezeptoren werden im Ovar auf Thekazellen, interstitiellen Zellen, reifen Granulosazellen antraler und präovulatorischer Follikel und auf lutealen Zellen exprimiert. FSH-Rezeptoren werden im Ovar nur auf Granulosazellen exprimiert (sowohl unreife Zellen präantraler Follikel als auch reife Zellen antraler und präovulatorischer Follikel). In den Testes sind LH/CG-Rezeptoren lediglich auf Leydig-Zellen vorhanden, während FSH-Rezeptoren nur von Sertoli-Zellen exprimiert werden. Auch wenn es einige Berichte über Gonadotropinrezeptorexpression in nicht gonadalen Zellen gibt, ist deren physiologische Bedeutung unbekannt.

Wirkung der Gonadotropine in den Testes Beim Mann stimuliert LH die *de novo* Synthese von Androgenen in Leydigzellen, in erster Linie Testosteron. Das sezernierte Testosteron ist notwendig für die Keimzellentwicklung und für die Erhaltung der sexuellen Libido sowie der sekundären Geschlechtsmerkmale. Auf der anderen Seite ist FSH nicht mit in die Geschlechtshormonproduktion beim Mann einbezogen, ist aber wesentlich für die normale Spermienproduktion. Sertolizellen, die FSH-Zelloberflächenrezeptoren exprimieren, erstrecken sich von der Basalmembran bis zum Lumen des Tubulus seminiferus und fördern die sich entwickelnden Spermien, die zwischen den Sertoli-Zellen zum Tubuluslumen hin wandern. *Tight junctions* zwischen den Sertoli-Zellen bilden die Blut-Hodenschranke. Auch wenn die Mechanismen, mit denen FSH die Spermatogenese fördert, nicht genau verstanden werden, scheint FSH die Sertoli-Zellen zur Synthese vieler Proteine und Nährstoffe anzuhalten, die von den reifenden Spermien benötigt werden. Eine andere wichtige Folge der Wirkungen von FSH ist die erhöhte Synthese von androgenbindendem Protein. Auch wenn das androgenbindende Protein in den allgemeinen Blutkreislauf freigesetzt wird, wird es zudem direkt in das Lumen des Tubulus seminiferus sezerniert. Dort wird es benötigt, um lokal für hohe Androgenkonzentrationen zu sorgen und eine normale Spermienentwicklung zu gewährleisten.

Während die Keimzellentwicklung sowohl von FSH als auch von LH abhängig ist, ist die Produktion von Geschlechtshormonen nur von LH abhängig. Dies hat zur Folge, daß eine selektive Suppression der Wirkungen von FSH zu einer Einschränkung der Spermienproduktion führen würde, ohne die Testosteronbiosynthese zu beeinträchtigen. Dies stellt somit einen potentiellen Angriffspunkt zur Entwicklung männlicher Kontrazeptiva dar.

Wirkung von Gonadotropinen auf die Ovarien Die Wirkungen von LH und FSH auf die Ovarien sind bei weitem komplexer als die auf die Testes und zu bestimmten Zeitpunkten voneinander abhängig. Der übergeordnete Effekt von FSH besteht darin, die Synthese von Östrogen zu stimulieren und das Wachstum der sich entwickelnden Follikel zu fördern. Dagegen besteht der übergeordnete Effekt von LH darin, die Ovulation zu induzieren und die Progesteronsynthese zu stimulieren. Zu Beginn der Follikelphase eines jeden Menstruationszyklus wird das Wachstum und die Entwicklung mehrerer Follikel eingeleitet. Während der Follikelphase stimuliert FSH die Produktion von Östrogen in Granulosazellen, indem es die Konversion von Androgenen zu Östrogenen anregt. Die Androgene wiederum werden als Antwort auf LH in Thekazellen *de novo* synthetisiert und den Granulosazellen mittels Diffusion von benachbarten Thekazellen verfügbar gemacht. Die Differenzierung der Granulosazellen während des Follikelwachstums schließt den FSH- und östradiolabhängigen Erwerb von LH/CG-Rezeptoren mit ein, in dessen Folge die Granulosazellen dazu veranlaßt werden, auf den präovulatorischen LH-Gipfel in der Mitte des Zyklus zu antworten. Während der Entwicklung der Follikel wird normalerweise nur ein Follikel (der dominante Follikel) aus der Reihe der wachsenden Follikel ausgewählt, um das Wachstum zum präovulatorischen oder Grafschen Follikel fortzusetzen. Der LH-Gipfel veranlaßt den Bruch des präovulatorischen Follikels und den Eisprung.

Während der lutealen Phase des Menstruationszyklus stimuliert LH die Produktion von Progesteron und Östrogen aus dem Corpus luteum. Das Progesteron, das dort produziert wird, ist kritisch für die Vorbereitung des Uterus zur potentiellen Nidation des befruchteten Eies. Wenn das gesprungene Ei befruchtet wird, „rettet" die nachfolgende Produktion von CG durch die Blastozyste das Corpus luteum und erhält die Sekretion von Progesteron und Östrogen aufrecht, bis die Plazenta in der Lage ist, ausreichende Mengen dieser Steroidhormone zu synthetisieren. Wenn aber das gesprungene Ei unbefruchtet bleibt, degeneriert das Corpus luteum als eine Folge des nun nicht vorhandenen CG, das sonst von der Blastozyste stammen würde, wobei die Produktion von Progesteron und Östrogen nachläßt.

Diagnostische Anwendung von Gonadotropinen

Diagnose der Schwangerschaft Bedeutende Mengen von CG sind während der Schwangerschaft sowohl im mütterlichen Blut als auch Urin vorhanden. CG kann immunologisch mit Antikörpern bestimmt werden, die gegen die einzigartige β-Untereinheit von CG gerichtet sind. Qualitative Assays können die An- oder Abwesenheit von CG im Urin erfassen, womit eine schnelle und noninvasive Methode zum Schwangerschaftsnachweis verfügbar ist. Kommerzielle Kits zum Schwangerschaftsnachweis sind rezeptfrei erhältlich und können wenige Tage nach Ausbleiben der Menstruationsblutung zur Schwangerschaftsbestimmung herangezogen werden.

Quantitative Bestimmungen der CG-Konzentration im Plasma werden mit Radioimmunassays nur in medizinischen Laboratorien durchgeführt. Diese Assays werden üblicherweise benutzt, um zu beurteilen, ob der Schwangerschaftsverlauf normal ist, und um erkennen zu helfen, ob eine ektope Schwangerschaft, eine Blasenmole oder ein Chorionkarzinom vorliegt.

Vorhersage des Eisprungs Der Eisprung findet 36 Stunden nach dem Beginn des LH-Gipfels statt (zehn bis zwölf Stunden nach der Spitze des LH-Spiegels). Daher können LH-Konzentrationen im Urin zur Vorhersage des Zeitpunktes des Eisprungs herangezogen werden. LH wird immunologisch mit Hilfe LH-spezifischer Antikörper bestimmt, die keine anderen Gonadotropine erkennen. Es sind kommerzielle Kits rezeptfrei erhältlich, die mit Hilfe der Beurteilung der Intensität einer Farbreaktion eine semiquantitative Bestimmung des relativen LH-Spiegels erlauben. Dadurch, daß der LH-Spiegel im Urin alle 12 - 24 Stunden ab dem 11. Tag des Menstruationszyklus (wenn der Zyklus 28 Tage lang ist) bestimmt wird, kann der Zeitpunkt des Eisprungs anhand des Anstiegs des LH-Spiegels abgeschätzt werden. Da die freie Spermiengängigkeit im weiblichen Reproduktionstrakt ungefähr 48 Stunden anhält und das gesprungene Ei nur etwa 24 Stunden lang befruchtbar ist, erlaubt die Abschätzung des Zeitpunktes des Eisprungs eine zeitliche Optimierung des Geschlechtsverkehrs oder der technisch assistierten Konzeption, um eine Schwangerschaft einzuleiten.

Diagnose von Erkrankungen des männlichen und weiblichen Fortpflanzungssystems Quantitative Analysen von LH- und FSH-Plasmaspiegeln, die unter Verwendung von Radioimmunoassays und für jedes Hormon spezifische Bioassays durchgeführt werden können, sind für die Diagnose zahlreicher Fortpflanzungsstörungen hilfreich. Sowohl bei Männern als auch bei Frauen sprechen niedrige oder nicht nachweisbare LH- oder FSH-Spiegel für einen hypogonadotropen Hypogonadismus und legen eine hypothalamische Erkrankung oder Störung der Hypophyse nahe. Hohe Gonadotropinspiegel deuten auf eine gonadale Erkrankung oder Störung hin. Daher können Messungen von Plasmagonadotropinen in Fällen von Amenorrhoe bei Frauen und einer verzögerten sexuellen Entwicklung bei beiden Geschlechtern zur Differenzierung zwischen gonadalen oder hypothalamisch-hypophysären Störungen verwendet werden. Bei Frauen ist das Verhältnis von LH zu FSH ebenfalls von diagnostischem Wert, da eine Vergrößerung des Verhältnisses von LH/FSH zusammen mit einer Amenorrhoe auf ein Syndrom der polyzystischen Ovarien hinweisen kann.

Bei Frauen ist auch die Messung von basalen FSH-Spiegeln am dritten Tag des Menstruationszyklus hilfreich, um die relative Fruchtbarkeit zu bestimmen. Bei normalen jungen Frauen liegen die FSH-Plasmaspiegel typischerweise zwischen 5 - 15 IU/Liter. Bei postmenopausalen Frauen können FSH-Spiegel über 40 IU/Liter liegen. Spiegel über 15 IU/Liter werden mit einer reduzierten Fruchtbarkeit assoziiert, auch wenn die Menstruation regelmäßig einsetzt. Deswegen werden üblicherweise die basalen FSH-Spiegel der Frauen bestimmt, um das relative „Alter" der Ovarien festzustellen, bevor eine technisch assistierte Konzeption (wie *in vitro* Fertilisation) als Empfängnishilfe eingesetzt wird. FSH-Spiegel über 15 IU/Liter werden häufig als Kontraindikation interpretiert, um das Follikelwachstum, einen Eisprung und eine Schwangerschaft erfolgreich einzuleiten.

CG wird ebenso für diagnostische Zwecke zur Bestimmung der Funktion von Leydig-Zellen bei Männern eingesetzt, wenn der Verdacht auf eine Störung der Leydig-Zellen vorliegt (z. B. bei verspätetem Eintritt der Pubertät). Die Testosteron-Plasmaspiegel werden nach mehreren CG-Injektionen bestimmt. Eine verminderte Testosteronantwort nach CG weist auf eine Störung der Leydig-Zellen hin, eine normale Testosteronantwort würde auf eine Störung der hypothalamisch-hypophysäre Achse deuten.

Therapeutischer Einsatz von Gonadotropinen

LH- und FSH-Präparate, die sich aus menschlichen Hypophysen ableiten, werden wegen einer möglichen Verunreinigung mit dem Creutzfeld-Jacob-Erreger nicht mehr angewendet. Daher werden sämtliche Gonadotropine, die in den Vereinigten Staaten erhältlich sind, aus Urin gewonnen. *Choriongonadotropin* (CG) wird aus dem Urin schwangerer Frauen, *Menotropin* aus dem Urin postmenopausaler Frauen gewonnen und oft auch als *humanes menopausales Gonadotropines* (hMG) bezeichnet. Dieses Präparat enthält sowohl FSH als auch LH in ungefähr gleichen Mengen. *Urofollitropin* (*uFSH*) ist ein Menotropinpräparat, aus dem der größte Anteil von LH entfernt wurde und somit in erster Linie FSH enthält. All die oben genannten Gonadotropindarreichungsformen können sowohl intramuskulär als auch subkutan injiziert werden.

Die cDNA, die die menschlichen α- und β-Untereinheiten von LH, CG und FSH kodiert, wurde bereits isoliert. Ein bestimmtes gonadotropes Hormon kann auf rekombinantbioaktive Weise durch co-Expression der cDNA von α- und β-Untereinheiten in Säugerzellen hergestellt werden. Rekombinante Formen menschlichen LH, FSH und CG wurden bereits geprüft und für den Gebrauch am Menschen zugelassen.

Weibliche Unfruchtbarkeit Gonadotropine werden zunehmend zur Behandlung der Unfruchtbarkeit eingesetzt. Seit über 30 Jahren werden Gonadotropine unterschiedlicher Zusammensetzung und Reinheit benutzt, um Menschen fruchtbar zu machen. Der erste Einsatz von Gonadotropinen, der einen Eisprung bei hypogonadotropen Frauen auslösen sollte, wurde mit menschlichen Hypophysenextrakten vorgenommen (Gemzell et al., 1958). Der erste Bericht einer Schwangerschaft beim Menschen, die sich nach einer Behandlung mit Gonadotropinen aus dem Urin einstellte, stammt aus dem Jahr 1962 (Lunenfeld et al., 1962).

Urofollitropin oder humane menopausale Gonadotropine (hMG) werden bei Frauen mit oder ohne GnRH-Agonisten eingesetzt, um die endogene Gonadotropinsekretion zu unterdrücken (siehe unten) und um einen Eisprung auszulösen. Auch wenn die eindeutigste Indikation zur Behandlung mit hMG oder Urofollitropin in der hypogonadotropen Anovulation als Sekundärfolge einer hypophysären oder hypothalamischen Störung besteht, wird diese Therapie auch bei Frauen mit anderen Fruchtbarkeitsproblemen eingesetzt. Beispielsweise sind Frauen, die wegen polyzystischer Ovarien keinen Eisprung haben oder bei denen eine Auslösung des Eisprungs mit Clomiphencitrat (siehe Kapitel 57) nicht erfolgreich war, Kandidatinnen für eine Ovulationsauslösung mit hMG oder Urofollitropin. Eine Behandlung mit hMG oder Urofollitropin wird gemeinhin auch dann bei Frauen eingeleitet, die zwar eine regelmäßige Menstruation, aber anscheinend eine reduzierte Fertilität haben, wobei allerdings eine Therapie mit Clomiphencitrat typischerweise zuerst versucht wird. In den meisten Fällen ist die Behandlung mit Urofollitropin (das sehr geringe Anteile an LH enthält) oder sogar mit rekombinantem FSH allein genauso effektiv wie eine Behandlung mit hMG, das sowohl FSH als auch LH enthält. Dennoch ist eine Therapie des hypogonadotropen Hypogonadismus (ein Fehlen oder Mangel von GnRH) mit hMG wirkungsvoller als Urofollitropin.

Obwohl derzeit verschiedene Behandlungsschemata in Gebrauch sind, werden üblicherweise 75 IU hMG oder Urofollitropin täglich über sieben bis zwölf Tage intramuskulär injiziert, um das Follikelwachstum anzuregen. Es ist wichtig, die Antwort auf diese Behandlung engmaschig zu kontrollieren und daraufhin die Dosierung anzupassen, um eine Stimulation des Ovars zu erreichen und eine Überstimulierung zu vermeiden. Wenn die Ovarien am letzten Tag der Therapie übermäßig vergrößert sind, wird kein CG verabreicht. Üblicherweise werden die Östrogen-Plasmaspiegel bestimmt und die Größe der sich entwickelnden Follikel in jedem Eierstock mit Ultraschall beobachtet. Zum gegebenen Zeitpunkt innerhalb des Menstruationszyklus wird den Patientinnen eine Einzelinjektion mit 5000 - 10000 IU CG verabreicht, um einen Eisprung auszulösen (CG wird deshalb statt LH verwendet, weil es leichter verfügbar ist und ähnlich wie LH wirkt). Anschließend wird ihnen angeraten, innerhalb von 48 Stunden Geschlechtsverkehr auszuüben oder eine technisch assistierte Konzeption vornehmen zu lassen. Wenn es Hinweise auf einen Eisprung gibt, eine Schwangerschaft aber ausgeblieben ist, sollte diese Behandlung mindestens weitere zwei Male wiederholt werden, bevor Urofollitropin nach obigen Protokoll auf eine Dosis von 150 IU erhöht wird. Die Behandlung mit dieser Dosis kann ebenfalls zweimal wiederholt werden, wenn es Anzeichen für einen Eisprung gegeben hat, ohne daß sich eine Schwangerschaft eingestellt hätte. Höhere Dosen werden nicht empfohlen. Diese Wirkstoffe sollten nur von Ärzten verwendet werden, die erfahren in der Behandlung der Unfruchtbarkeit oder endokriner Störungen sind.

Die hauptsächlichen Nebenwirkungen einer Behandlung mit hMG oder Urofollitropin zur Auslösung eines Eisprungs bestehen aus der Überstimulation der Ovarien (was eine Vergrößerung der Ovarien und Zystenbildung verursachen kann) und aus der Auslösung von Mehrlingsschwangerschaften, wenn wegen der unphysiologischen Entwicklung mehr als eines präovulatorischen Follikes mehr als ein Eisprung stattfindet. Es gibt Schätzungen, daß 12 - 30% der Schwangerschaften, die aus einer Behandlung mit hMG oder Urofollitropin hervorgehen, zur Geburt von Mehrlingen führen. Das Geschlechtsverhältnis der Kinder, die nach einer Behandlung mit hMG oder Urofollitropin auf die Welt gekommen sind, liegt ungefär bei 50% männlichen und 50% weiblichen Neugeborenen. Die Behandlung mit hMG oder Urofollitropin verursacht auch einen leichten Anstieg der Spontanabortrate, welcher der ovariellen Überstimulation zugewiesen wird. Es bleibt zu erwähnen, daß es Anzeichen eines Anstiegs der Rate von Geburtsanomalien weder bei der Behandlung mit hMG noch mit Urofollitropin gibt.

Die Auslösung eines Eisprungs mit hMG oder Urofollitropin (üblicherweise in Verbindung mit einer GnRH-bedingten Unterdrückung der endogenen Gonadotropine, siehe Abschnitt über GnRH weiter unten) wird ebenfalls in Zusammenhang mit der in vitro Fertilisation (IVF) oder dem Keimzell-Eileitertransfer (GIFT, *gamete intrafallopian-tube transfer*) von Ei und Sperma eingesetzt. In diesem Fall folgt die Verabreichung von Gonadotropinen einem ähnlichen Schema wie dem oben beschriebenen für die Auslösung eines Eisprungs. Innerhalb von 34 Stunden nach Gabe von CG entfernt ein Arzt reife Eizellen chirurgisch aus den präovulatorischen Follikeln. Die so gewonnenen Eier werden anschließend *in vitro* befruchtet und in den Uterus oder Eileiter der Patientin zurückverlegt (IVT), bzw. die unbefruchteten Eier werden zusammen mit Sperma in den Eileiter überführt (GIFT). Das erhöhte Risiko von Mehrfachschwangerschaften ist bei diesen Prozeduren nicht direkt durch die Behandlung mit hMG oder Urofollitropin bedingt, hängt aber von der Anzahl der Eier ab, die für die Rückführung in die Frauen ausgewählt wurden.

Männliche Unfruchtbarkeit Bei Männern mit hypogonadotropen Hypogonadismus (ein Fehlen oder Mangel von GnRH) kann eine Gonadotropinbehandlung zur Erlangung von Fruchtbarkeit eingesetzt werden. Da der Prozess der Keimzellenreifung in den Tubuli zehn Wochen und der Übergang der Spermatozoen durch das Vas deferens weitere Wochen dauert, ist die Behandlung zur Wiederherstellung der Fruchtbarkeit langwierig. Die Behandlung wird üblicherweise mit einer intramuskulären Injektion von 5000 IU CG dreimal in der Woche eingeleitet, um die Testosteronproduktion anzuregen. Dann wird der FSH-abhängige Prozess der Spermatogenese mit einer hMG-Therapie angeregt, wobei einleitend 75 IU FSH- und 75 IU LH-Aktivität dreimal in der Woche intramuskulär verabreicht werden und die CG-Dosis auf 2000 IU zweimal in der Woche reduziert wird. Zur Reifung präpubertärer Hoden wird eine drei bis sechs Monate währende Behandlung mit hohen LH/FSH-Spiegeln durchgeführt. Wenn erst einmal die Spermatogenese mit dieser Therapie eingeleitet wurde, reicht üblicherweise die alleinige Gabe von CG aus, um die Spermaproduktion aufrecht zu erhalten. Zur Erzielung einer optimalen Spermatogenese kann eine Gonadotropintherapie von 12 Monaten notwendig sein. Bei derart langanhaltenden Behandlungszeiträumen ist die Entwicklung von Antikörpern gegen CG zu erwarten, die allerdings nur selten zu einer Resistenz gegen CG führen.

Kryptorchismus Der Kryptorchismus, d. h. die Unfähigkeit eines oder beider Hoden in den Hodensack hinabzugleiten, kann am häufigsten in der Kindheit beobachtet werden, wobei die Prävalenz mit zunehmenden Alter abnimmt. Da der *Descensus testis* von Androgenen stimuliert wird, kann eine CG-Behandlung in jenen Fällen von Kryptorchismus angesetzt werden, wo keine anatomische Blockade vorliegt. Die Therapie besteht aus Injektionen mit CG zwei- oder dreimal in der Woche über mehrere Wochen während eines Alters von 4 bis 9 Jahren. Die Dosierung liegt zwischen 500 - 5000 Einheiten. Das Behandlungsschema hängt im allgemeinen vom bisherigen Grad der sexuellen Entwicklung, dem Alter und Gewicht des Patienten und von den Präferenzen des Arztes ab. Selbst wenn der Descensus testis als Ergebnis einer CG-Therapie nur zeitlich begrenzt ist, ist ein positives Ergebnis der CG-Therapie ein guter Hinweis darauf, daß ein permanenter Descensus während der Pubertät eintreten oder daß eine chirurgische Hodenfixierung erfolgreich sein wird. Die Behandlung des Kryptorchismus wurde, historisch gesehen, aus Motiven psychischen Wohlbefindens unternommen. Neuere Studien belegen aber mögliche Beziehungen zwischen dem Kryptorchismus und Hodenkarzinomen sowie Unfruchtbarkeit, so daß eine aggressive Intervention im frühen Alter begünstigt wurde. Eine mögliche Nebenwirkung der Anwendung von CG zur Korrektur eines Kryptorchismus bei vorpubertären Jungen besteht aus der Auslösung einer Pubertas praecox. Daher wird die CG-Therapie nur solange durchgeführt, wie es für einen Descensus testis nötig ist.

Kontrazeption Wegen der Bedeutung von CG für die Frühschwangerschaft ist die Antagonisierung seiner Effekte Gegenstand der Forschung, um ein Mittel zur Langzeitkontrazeption bei Frauen zu erhalten. Die führenden Strategien sind immunologischer Natur, indem Fragmente von CG zur Herstellung eines Impfstoffes verwendet werden, die die Produktion neutralisierender Antikörper gegen CG einleiten soll.

Es gibt ebenfalls ein starkes Interesse an der Entwicklung männlicher Kontrazeptiva, die auf Substanzen beruhen, welche die Wirkungen von FSH blockieren sollen. Wenn die Wirkung von FSH auf die Testes unterdrückt würde, könnte die Spermatogenese vermindert werden, ohne negative Effekte auf die Androgenproduktion auszuüben.

GONADOTROPIN-RELEASINGHORMON

Das Gonadotropin-Releasinghormon (GnRH oder LHRH) ist für die Regulation der Synthese und Sekretion von FSH und LH notwendig (siehe Abbildung 55.3). Beim reifen endogenen GnRH handelt es sich um ein 10-Aminosäuren-Peptid mit blockierten Amino- und Carboxyltermini (siehe Tabelle 55.3). Es entsteht aus der Spaltung eines Vorläuferpeptids mit 92 Aminosäuren. GnRH kann leicht mit Hilfe der Festphasenpeptidsynthese hergestellt werden. Es besteht die Möglichkeit, spezifische Aminosäuresubstitutionen in synthetisches GnRH einzuführen, um somit nützliche Agonisten oder Antagonisten zu entwerfen. Tausende von GnRH-Analoga wurden bereits hergestellt. Die Strukturen einiger ausgewählter analoger GnRH-Agonisten und deren relative Wirksamkeit sind in Tabelle 55.3 aufgeführt. Die meisten GnRH-Agonisten enthalten eine oder zwei Substitutionen in der Peptidkette, wo der hydrophobe D-Aminosäurenrest Glycin an Position 6 und N-Ethylamin-Glycinamin an Position 10 ersetzt werden (Karten und Rivier, 1986). Diese Peptide sind nicht so leicht der Proteolyse zugänglich und binden mit einer höheren Affinität an GnRH-Rezeptoren (sowie Plasmaproteinen) als natürliches GnRH (das eine Plasmahalbwertszeit von drei bis sechs Minuten hat). Daher ist deren Abbaurate *in vivo* vermindert und deren Wirksamkeit erhöht.

Im Gegensatz zu analogen Agonisten war es weitaus schwieriger, GnRH-Antagonisten zu entwerfen. Viele der GnRH-Antagonisten der ersten Generation fanden keine medizinische Verwendung, da sie eine Histaminfreisetzung und anaphylaktische Reaktionen bei Tieren hervorriefen, ein Problem, das seitdem mit neueren Antagonisten umgangen wurde (Karten und Rivier, 1986).

Sekretion

Die Sekretion von GnRH wird vom „GnRH-Pulsgenerator" (oder „GnRH-Oszillator") gesteuert, der im mediobasalen Hypothalamus angesiedelt und dessen Mechanismus nicht genau bekannt ist. Trotz Aktivität in fetalen und frühkindlichen Altersstufen wird die GnRH-Sekretion während der Kindheit bis zum Eintritt der Pubertät unterdrückt. GnRH wird von hypothalamischen Neuronen in das Pfortadersystem der Hypophyse freigesetzt, wo es mit gonadotropen Zellen der Hypophyse in Kontakt tritt. Ein charakteristisches Merkmal der GnRH-Sekretion ist dessen pulsatile Freisetzung. Wegen der kurzen Halbwertszeit und der Unzugänglichkeit des hypophysären Blutkreislaufes ist es schwierig, direkt die sezernierten GnRH-Mengen zu bestimmen. Daher wurde das Sekretionsmuster von GnRH beim Menschen hauptsächlich von den Mustern des zirkulierenden LH und FSH abgeleitet. Frequenz und Amplitude der GnRH-Pulse bestimmen, ob, und in welcher Menge ein jedes von beiden, FSH und LH, sezerniert wird.

Die GnRH-Sekretion kann negativ durch die Geschlechtshormone reguliert werden (siehe Abbildung 55.3). Allerdings kann Östradiol unter bestimmten Bedingungen, wie es zuvor bereits erwähnt wurde, einen positiven Einfluß auf die GnRH-Sekretion ausüben, beispielsweise kurz vor dem präovulatorischen Gipfel von LH und FSH bei der Frau. Es wurde berichtet, daß auch viele andere hormonelle, neuronale, metabolische und umweltbedingte Faktoren die GnRH-Sekretion beeinflussen. Beispielsweise wurde berichtet, daß inhibitorische Neurotransmitter (z. B. Gamma-Aminobuttersäure), exzitatorische Aminosäuren (z. B. Glutaminsäure), endogene Opioidpeptide, Monoamine des noradrenergen, dopaminergen und serotoninergen Hirnstoffwechsels, Acetylcholin sowie Sekrete des Pinealkörpers (z. B. Melatonin und Vasotocin) die GnRH-Freisetzung modulieren können. Eine langanhaltende starke körperliche Belastung oder ein dramatischer Gewichtsverlust verursacht eine Hemmung der GnRH-Sekretion, was bei Frauen zu einer Amenorrhoe führen kann.

Molekulare und zelluläre Grundlagen der Wirkung von GnRH

Der GnRH-Rezeptor gehört zur Gruppe der G-Protein gekoppelten Rezeptoren. Die Bindung von GnRH (oder

Tabelle 55.3 Struktur und relative Wirksamkeit von GnRH und analoger GnRH-Agonisten

NAME	RELATIVE POTENZ	AMINOSÄURESEQUENZ									
		1 PyroGlu	2 His	3 Trp	4 Ser	5 Tyr	6 Gly	7 Leu	8 Arg	9 Pro	10 Gly-NH$_2$
GnRH	1										
	4										N-EtNH$_2$
	4						D-Ala				
	14						D-Ala				N-EtNH$_2$
Tryptorelin							D-Trp				
Leuprorelin	15						D-Leu				N-EtNH$_2$
Buserelin	20						D-Ser (tBu)				N-EtNH$_2$
Nafarelin							D-Nal (2)				N-EtNH$_2$
Deslorelin	144						D-Trp				N-EtNH$_2$
Histrelin	210						D-His (ImBzl)				N-EtNH$_2$

Abkürzungen: N-EtNH$_2$: N-Ethylamid; tBu: t-Butyl; D-Nal(2): 6[3-(2-Naphtalenyl)-D-Alanin]; ImBzl: Imidobenzyl.
Quelle: Conn und Crowley, 1991 (mit freundlicher Genehmigung).

eines GnRH-Agonisten) an gonadotrope Zellen führt zu einem Influx von extrazellulärem Ca^{2+} ins Zellinnere und stimuliert die Bildung von Inositoltriphosphat, was zusätzlich intrazelluläre Ca^{2+}-Speicher mobilisiert (Conn und Crowley, 1991). Als Antwort auf erhöhte intrazelluläre Ca^{2+}- und Diacylglycerinmengen werden sowohl Calmodulin als auch die Proteinkinase C aktiviert. Diese Ereignisse führen ihrerseits zu einer Freisetzung von vorgeformten LH und FSH sowie freien α-Untereinheiten in den Blutkreislauf. Zusätzlich zur Freisetzung gespeicherten Hormons führt GnRH ebenfalls zur Synthese und Weiterverarbeitung von LH und FSH.

GnRH wird vom Hypothalamus in Pulsen freigesetzt. Die physiologische Bedeutung dieses Freisetzungsmusters wurde von Knobil und Mitarbeiter begründet (Belchetz et al., 1978). Während eine pulsatile Freisetzung von GnRH (mit den richtigen Zeitabständen) die Gonadotropinsynthese und -sekretion stimuliert, unterdrückt im Gegensatz dazu eine kontinuierliche Infusion von GnRH die Gonadotropinsekretion durch Desensibilisierung der gonadotropen Zellen. Diese Eigenschaften von GnRH werden bei der therapeutischen Anwendung genutzt (siehe unten). Somit kann eine Gonadotropinfreisetzung zu therapeutischen Zwecken erreicht werden, wenn GnRH stoßweise verabreicht wird. Wird GnRH (oder ein GnRH-Agonist) kontinuierlich verabreicht, so führt dies zu einer Hemmung der Gonadotropinfreisetzung. Während der ersten bis zweiten Woche einer langanhaltenden Gabe von GnRH-Agonisten ist die Gonadotropinplasmakonzentration erhöht. Danach desensibilisiert die fortgesetzte Verabreichung von GnRH die gonadotropen Zellen, was zu einer Unterdrückung der Sekretion von LH und FSH und in der Folge zu einer Abnahme der Geschlechtshormone führt.

Letztendlich erreichen die Plasmaöstrogen- bzw. Testosteronspiegel diejenigen Spiegel, die bei postmenopausalen Frauen bzw. kastrierten Männern beobachtet werden können und bleiben solange unterdrückt, wie die Verabreichung von GnRH fortbesteht. Die biochemische Kastration, die durch eine langanhaltenden Behandlung mit GnRH erzielt werden kann, ist vollkommen reversibel; eine normale Produktion von Steroiden und die Keimzellentwicklung kehrt nach zweimonatigem Absetzen des Pharmakons zurück. Die Verwendung von langwirksamen GnRH-Agonisten zur Unterdrückung der Gonadotropinsekretion hatte weitreichende Folgen für die gynäkologische und onkologische Praxis, wie es weiter unten ausgeführt wird.

GnRH-Antagonisten könnten ebenfalls zur Unterdrückung der Gonadotropinsekretion verwendet werden. Diese Wirkstoffe wirken schneller bei der Unterdrückung der Gonadotropinsekretion, weil mit ihnen der anfängliche Anstieg der Gonadotropinsekretion umgangen wird, der aus der Verabreichung von GnRH-Agonisten resultiert (Loy, 1994). Die anfangs entwickelten GnRH-Antagonisten hatten die Nebenwirkung, eine Mastzelldegranulation einleiten zu können. Bei neueren Wirkstoffen, an denen zur Zeit geforscht wird (z. B. *Ganirelix*), bleibt die *in vivo* GnRH-antagonistische Wirkungsweise mit nur geringer histaminfreisetzender Aktivität erhalten (Nestor et al. 1992). GnRH-Antagonisten sind immer noch im klinischen Erprobungsstadium und wurden bisher noch nicht von der FDA zur therapeutischen Anwendung zugelassen.

Therapeutischer Einsatz von GnRH

Gonadorelinhydrochlorid ist eine Darreichungsform aus synthetischem humanen GnRH, die als Trockensubstanz im Handel ist. Gonadorelin wird im Gegensatz zu langwirksamen GnRH-Agonisten in Pulsen verabreicht (mit Hilfe einer Pumpe in einem Kit), um die Sekretion von Gonadotropinen zu stimulieren. Obwohl es sowohl subkutan als auch intramuskulär injiziert werden kann, ruft die intravenöse Gabe eine physiologischere Antwort der Gonadotropinsekretion hervor. Der Firmenprospekt des „Zyklus-Puls-Set" sollte wegen der Dosierung und Verabreichung zu Rate gezogen werden. Gonadorelin wird nicht zur Unterdrückung der Gonadotropinsekretion verwendet, da es in dem Fall als Dauerinfusion verabreicht werden müßte.

In den USA sind vier synthetische GnRH-Agonisten im Handel (Leuprorelin, Histrelin, Nafarelin und Goserelin). *Leuprorelin* und *Histrelin* sind synthetische langwirksame GnRH-Agonisten, die einmal täglich subkutan verabreicht werden. In Deutschland werden fünf synthetische GnRH-Agonisten vermarktet (Leuprorelin, Triptorelin, Buserelin, Nafarelin und Goserelin, wobei Triptorelin und Buserelin die gleichen Bedingungen erfüllen wie das hier nicht erhältliche Histrelin). *Nafarelin* ist ebenfalls ein synthetisches langwirksames Analogon von GnRH, das zur Verabreichung als Nasenspray entwickelt wurde. Leuprorelin, Histrelin und Nafarelin müssen länger als zwei Wochen verabreicht werden, bevor sich eine Unterdrückung der Gonadotropinsekretion einstellt. Triptorelin ist in Deutschland auch als Depotpräparat verfügbar (Anm. d. Hrsg.). Zu den GnRH-Agonisten, die nur einmal monatlich verabreicht werden müssen, gehören Depotpräparate mit Leuprorelin, welches in Monatsintervallen intramuskulär injiziert werden kann sowie *Goserelin*, das als subkutane Injektion mit einer kontinuierlichen Freisetzung über 28 Tage entwickelt wurde.

Verwendung von GnRH zur Stimulation der Gonadotropinsekretion

Die Langzeitpulsverabreichung von Gonadorelin mit einer tragbaren Infusionspumpe wurde erfolgreich zur Behandlung einer Vielzahl von Patienten eingesetzt, die unter einem GnRH-Mangel oder an Störungen der Sekretion von GnRH litten. Bei Männern kann ein Wachstum der Testes, normale Geschlechtshormonspiegel und eine Induktion der Spermatogenese erzielt werden. Bei Frauen kann ein normaler Zyklus ovarieller Steroidspiegel erreicht sowie eine normale Menstruation und Ovulation ausgelöst werden. Dosierung und Zeitabstände der pulsatilen Gonadorelingabe müssen oft für jede Einzelperson empirisch optimiert werden. Wegen der Komplexität dieses Behandlungsschemas bieten nur wenige spezialisierte Zentren für reproduktive Endokrinologie diese Therapieform an.

Eine kurzzeitige intranasale Gabe von Nafarelin wurde bei Knaben erfolgreich eingesetzt, um einen Kryptorchismus zu behandeln, der nicht durch eine anatomische Blockade verursacht war. In diesem Fall stimuliert GnRH die Freisetzung von Gonadotropinen, die wiederum eine Sekretion von Geschlechtshormonen anregen, wodurch schließlich der Descensus testis vermittelt wird.

Verwendung langwirksamer GnRH-Agonisten zur Unterdrückung der Gonadotropinsekretion Langwirksame GnRH-Agonisten wurden erfolgreich zur Behandlung einer Reihe von endokrinen Störungen eingesetzt, die auf eine Reduktion von Geschlechtshormonen ansprechen. Vielleicht besteht die eindeutigste Indikation in der Therapie von Kindern mit einer gonadotropinabhängigen Pubertas praecox, die vollständig und ohne Nebenwirkungen durch die chronische Verabreichung eines langwirksamen GnRH-Agonisten aufgehalten werden kann. GnRH-Agonisten werden vielfach bei der technisch assistierten Konzeption verwendet, um den endogenen präovulatorischen LH-Gipfel bei Frauen zu unterdrücken. In diesem Fall wird eine Frau über 10 - 14 Tage, in denen das Follikelwachstum durch Gabe von Gonadotropinen angeregt wird (siehe oben die Erörterung der therapeutischen Verwendung von Gonadotropinen), mit einem GnRH-Agonisten vorbehandelt. Die Stimulierung des Eisprungs kann mit der Gabe einer ovulationsinduzierenden Dosis von CG genau kontrolliert werden.

Außerdem wurden langwirksame GnRH-Agonisten zur erfolgreichen Behandlung des Prostatakarzinoms bei Männern eingesetzt. Um die Effekte zu kappen, die mit dem Anstieg von Gonadotropinen in der ersten Behandlungsphase mit GnRH-Agonisten verbunden sind, werden zusätzlich Antiandrogene eingesetzt (Schlegel, 1994). Bei Frauen wurden GnRH-Agonisten nicht nur zur Behandlung östrogenabhängiger oder östrogenpositiver Brustkrebse eingesetzt, sondern auch, um Endometriosen, uterine (Fibro-)Leiomyome, den Hirsutismus und das Syndrom der polyzystischen Ovarien zu behandeln. Der Einfluß der langwirksamen GnRH-Agonisten auf die Gynäkologie war tiefgreifend. Frühere pharmakologische und sogar chirurgische Therapieansätze zu den oben genannten Indikationen wurden durch sie vollständig ersetzt.

Obwohl der Einsatz von GnRH-Agonisten und -Antagonisten als mögliche empfängnisverhütende Wirkstoffe erforscht wird, hat gerade beim Mann die parallele Senkung der Spermatogenese und der Libido als Folge erniedrigter Testosteronspiegel die Entwicklung erfolgreicher Antikonzeptiva mit diesen Wirkstoffen vereitelt (Bagatell et al., 1993).

Die Nebenwirkungen einer Langzeitbehandlung mit GnRH-Agonisten bei Erwachsenen entsprechen den Symptomen eines Hypogonadismus. Dazu gehören Hitzewallungen (genauso wie Trockenheit und Atrophie der Vagina bei Frauen), ein negativer Ca^{2+}-Haushalt mit einem möglichen Verlust an Knochensubstanz und Veränderungen des Fettstoffwechsels. Deshalb sind die meisten Behandlungen mit GnRH-Agonisten zur Unterdrückung der Gonadotropinsekretion bei Erwachsenen üblicherweise auf sechs Monate beschränkt.

GnRH wird diagnostisch bei Patienten mit Gonadotropinmangel eingesetzt, um die Funktion gonadotroper Zellen zu testen. Ein Gonadotropinmangel kann entweder von einem hypophysären Defekt (wie einem Tumor) oder durch eine unzureichende Stimulation gonadotroper Zellen durch hypothalamisches GnRH herrühren. Um zwischen beiden Ursachen differenzieren zu können, werden 100 µg GnRH als Einzeldosis verabreicht, und während der nächsten zwei Stunden wird der LH-Plasmaspiegel in regelmäßigen Zeitabständen gemessen. Theoretisch sollte die Gabe von GnRH eine normale Gonadotropinantwort bei hypogonadotropen Patienten mit hypothalamischen Läsionen und eine schwache oder nicht nachweisbare Antwort bei Patienten mit einer hypophysären Erkrankung hervorrufen. Die langfristige Abwesenheit von GnRH kann allerdings eine verminderte Ansprechbarkeit ansonsten normaler gonadotroper Zellen zur Folge haben, so daß deren Ansprechbarkeit nur durch wiederholte Gaben von GnRH (*priming*) über mehrere Tage wiederhergestellt werden kann.

AUSBLICK

Die Behandlung von Prostata- und Brustkarzinomen, deren Wachstum von Androgenen bzw. Östrogenen unterstützt wird, wurde von den seit kurzem erhältlichen langwirksamen GnRH-Agonisten, welche die Freisetzung von Gonadotropinen unterdrücken und somit die Funktion der Keimdrüsen blockieren, tiefgreifend verändert. Diese Mittel haben auch die Behandlung der Endometriose, des Hirsutismus, des Syndroms der polyzystischen Ovarien und der Gebärmutterfibrose revolutioniert. Frühe Bemühungen, diese Wirkstoffe als Empfängnisverhütungsmittel zu nutzen, waren wegen des gleichzeitigen Libidoverlustes durch die komplette Unterdrückung der Geschlechtshormone erfolglos. Die Beobachtung, daß ein Antagonismus des FSH bei Männern die Spermatogenese blockiert ohne die Geschlechtshormonproduktion zu hemmen, scheint allerdings vielversprechend für die Entwicklung effektiver männlicher Kontrazeptiva zu sein. GnRH-Antagonisten, die derzeitig in der klinischen Erprobungsphase sind, würden eine Unterdrückung von Keimdrüsenfunktionen ohne eine anfängliche Stimulation der Gonadotropinsekretion mit sich bringen, die charakteristisch für langwirksame GnRH-Agonisten ist ein Effekt, der besonders bei der Behandlung von geschlechtshormonabhängigen Tumoren unerwünscht ist.

Weitere Erörterungen von Störungen, die mit dem Hypophysenvorderlappen und dem Hypothalamus verbunden sind, siehe *Harrison's Principles of Internal Medicine*, 14th ed., McGraw-Hill, New York, 1998, deren deutsche Ausgabe 1999 erscheint.

LITERATUR

Bagatell, C.J., Matsumoto, A.M., Christensen, R.B., Rivier, J.E., Bremner, W.J. Comparison of a gonadotropin releasing-hormone antagonist plus testosterone (T) versus T alone as potential male contraceptive regimens. *J Clin. Endocrinol. Metab.*, **1993**, *77*:427—432.

Belchetz, P.E., Plant, T.M., Nakai, Y., Keogh, E.J. and Knobil, E. Hypophysial responses to continuous and intermittent delivery of hypothalamic gonadotropin-releasing hormone. *Science*, **1978**, *202*: 631—641.

Boutin, J.M., Jolicoeur, C., Okamura, H., Gagnon, J., Edery, M., Shirota, M., Banville, D., Dusanter-Fourt, I., Djiane, J., and Kelly, P.A. Cloning and expression of the rat prolactin receptor, a member of ace the growth hormone/prolactin receptor gene family. *Cell*, **1988**, *53*:69—77.

Cai, R.Z., Szoke, B., Lu, R., Fu, D., Redding, T.W. and Schally, A.V. Synthesis and biological activity of highly potent octapeptide analogs of somatostatin. *Proc. Natl. Acad. Sci. (U.S.A.)*, **1986**, *83*:1896—1900.

Campbell, G.S., Christian, L.J. and Carter-Su, C. Evidence for involvement of the growth hormone receptor-associated tyrosine kinase in actions of growth hormone. *J. Biol. Chem.*, **1993**, *268*:7427—7434.

de Vos, A.M., Ultsch, M., and Kossiakoff, A.A. Human growth hormone and extracellular domain of its receptor: crystal structure of the complex. *Science*, **1992**, *255*:306—312.

Gemzell, C.A., Diczfalusy, E., and Tillinger, K.G. Clinical effect of human pituitary follicle-stimulating hormone (FSH). *J. Clin. Endocrinol. Metab.*, **1958**, *18*:1333—1348.

Green, E.D., and Baenziger, J.U. Asparagine-linked oligosaccharides on lutropin, follitropin and thyrotropin. II. Distribution of sulfated and sialylated oligosaccharides on bovine, ovine, and human pituitary glycoprotein hormones. *J. Biol. Chem.*, **1988a**, *263*:36—44.

Green, E.D., and Baenziger, J.U. Asparagine-linked oligosaccharides on lutropin, follitropin, and thyrotropin. I. Structural elucidation of the sulfated and sialylated oligosaccharides on bovine, ovine, and human pituitary glycoprotein hormones. *J. Biol. Chem.* **1988b**, *263*:25—35.

Gudermann, T., Birnbaumer, M., and Birnbaumer, L. Evidence for dual coupling of the murine luteinizing hormone receptor to adenylyl cyclase and phosphoinositide breakdown and Ca^{2+} mobilization. *J. Biol. Chem.*, **1992**, *267*:4479—4488.

Holl, R.W., Thorner, M.O., Mandell, G.L., Sullivan, J.A., Sinha, Y.N., and Leong, D.A. Spontaneous oscillations of intracellular calcium and growth hormone secretion. *J. Biol. Chem.*, **1988**, *263*:9682—9685.

Kessler, M.J., Mise, T., Ghai, R.D. and Bahl, O.P. Structure and location of the O-glycosidic carbohydrate units of human chorionic gonadotropin. *J. Biol. Chem.*, **1979**, *254*:7909—7914.

Lantos, J., Siegler, M., and Cuttler, L. Ethical issues in growth hormone therapy. *JAMA*, **1989**, *261*:1020—1024.

Lapthorn, A.J., Harris, D.C., Littlejohn, A., Lustbader, J.W., Canfield, R.E., Machin, K.J., Morgan, F.J. and Isaacs, N.W. Crystal structure of human chorionic gonadotropin. *Nature*, **1994**, *369*:455—461.

Laron, Z., Pertzelan, A., and Mannheimer, S. Genetic pituitary dwarfism with high serum concentration of growth hormone—a new inborn error of metabolism? *Isr. J. Med. Sci.*, **1966**, *2*:152—155.

Leung, D.W., Spencer, S.S., Cachianes, G., Hammonds, R.G., Collins, C., Henzel, W.J., Barnard, R., Waters, M.J., and Wood, W.I. Growth hormone receptor and serum binding protein: purification, cloning and expression. *Nature*, **1987**, *330*:537—543.

Loy, R.A. The pharmacology and the potential applications of GnRH antagonists. *Curr. Opin. Obstet. Gynecol.*, **1994**, *6*:262—268.

Lunenfeld, B., Sulimovici, S., Rabau, E., and Eshko, A. L'indution de l'ovulation dans les amenorrhoeas hypophysaires par un traitement combiné de gonadotropines urinaires menopausiques et de gonadotropine chorionique. *C.R. Soc. Fr. Gynecol.*, **1962**, *35*:346—356.

Matzuk, M.M., Hsueh, A.J.W., Lapolt, P., Tsafriri, A., Keene, J.L., and Boime, I. The biological role of the carboxyl-terminal extension of human chorionic gonadotropin β-subunit. *Endocrinology*, **1990**, *126*:376—383.

Matzuk, M.M., Keene, J.L., and Boime, I. Site specificity of the chorionic gonadotropin N-linked oligosaccharides in signal transduction. *J. Biol. Chem.*, **1989**, *264*:2409—2414.

McFarland, K.C., Sprengel, R., Phillips, H.S., Kohler, M., Rosemblit, N., Nikolics, K., Segaloff, D.L., and Seeburg, P.H. Lutropin-choriogonadotropin receptor: an unusual member of the G protein—coupled receptor family. *Science*, **1989**, *245*:494—499.

Mendelson, C., Dufau, M., and Catt, K. Gonadotropin binding and stimulation of cyclic adenosine 3′:5′-monophosphate and testosterone production in isolated Leydig cells. *J. Biol. Chem.*, **1975**, *250*:8818—8823.

Nestor, J.J., Jr., Tahilramani, R., Ho, T.L., Goodpasture, J.C., Vickery, B.H., and Ferrandon, P. Potent gonadotropin releasing hormone antagonists with low histamine-releasing activity. *J. Med. Chem.*, **1992**, *35*:3942—3948.

Salmon, W.D., Jr., and Daughaday, W.H. A hormonally controlled serum factor which stimulates sulfate incorporation by cartilage *in vitro*. *J. Lab. Clin. Med.*, **1957**, *49*:825—836.

Schlegel, P.N. Medical management of prostatic diseases. *Adv. Intern. Med.*, **1994**, *39*:569—601.

Sowers, J.R., Pekary, A.E., Hershman, J.M., Kanter, M. and DiStefano, J.J., III. Metabolism of exogenous human chorionic gonadotrophin in men. *J. Endocrinol.*, **1979**, *80*:83—89.

Sprengel, R., Braun, T., Nikolics, K., Segaloff, D.L., and Seeburg, P.H. The testicular receptor for follicle stimulating hormone: structure and functional expression of cloned cDNA. *Mol. Endocrinol.*, **1990**, *4*:525—530.

Strickland, T.W., and Puett, D. Contribution of subunits to the function of luteinizing hormone/human chorionic gonadotropin recombinants. *Endocrinology*, **1981**, *109*:1933—1942.

Strickland, T.W., and Puett, D. α-Subunit conformation in glycoprotein hormones and recombinants as assessed by specific antisera. *Endocrinology*, **1982**, *111*:95—100.

Ullrich, A., Gray, A., Tam, A.W., Yang-Feng, T., Tsubokawa, M., Collins, C., Henzel, W., Le Bon, T., Kathuria, S., Chen, E., Jacobs, S., Francke, U., Ramachandran, J., and Fujita-Yamaguchi, Y. Insulin-like growth factor I receptor primary structure: comparison with insulin receptor suggests structural determinants that define functional specificity. *EMBO J.*, **1986**, *5*:2503—2512.

Veldhuis, J.D., Fraioli, F., and Rogol, A.D. Metabolic clearance of biologically active luteinizing hormone in man. *J. Clin. Invest.*, **1986**, *77*: 1122—1128.

Xie, Y.-B., Wang, H., and Segaloff, D.L. Extracellular domain of lutropin/choriogonadotropin receptor expressed in transfected cells binds choriogonadotropin with high affinity. *J. Biol. Chem.*, **1990**, *265*:21411—21414.

Monographien und Übersichtsartikel

Bahl, O.P., and Moyle, W.R. Role of carbohydrate in the action of gonadotropins. In, *Receptors and Hormone Action*, Vol. III. (Birnbaumer, L., and O'Malley, B.W., eds.) Academic Press, New York, **1978**, pp. 261—289.

Baumann, G. Growth hormone heterogeneity: genes, isohormones, variants and binding proteins. *Endocrine Rev.*, **1991**, *12*:424—449.

Bennett, H.P.J., and McMartin, C. Peptide hormones and their analogues: distribution, clearance from the circulation, and inactivation *in vivo*. *Pharmacol. Rev.*, **1978**, *30*:247—292.

Carr, B.R. Disorders of the ovary and female reproductive tract. In, *Williams Textbook of Endocrinology*. (Wilson, J.D., and Foster, D.W., eds.) W.B. Saunders Co., Philadelphia, **1992**, pp. 733—798.

Combarnous, Y. Molecular basis of the specificity of binding of glycoprotein hormones to their receptors. *Endocrine Rev.*, **1992**, *13*:670—691.

Conn, P.M., and Crowley, W.F., Jr. Gonadotropin-releasing hormone and its analogues. *New Engl. J. Med.*, **1991**, *324*:93—103.

Czech, M.P. Signal transmission by the insulin-like growth factors. *Cell*, **1989**, *59*:235—238.

Daughaday, W.H., and Rotwein, P. Insulin-like growth factors I and II. Peptide, messenger ribonucleic acid and gene structures, serum, and tissue concentrations. *Endocrine Rev.*, **1989**, *10*:68—91.

Davidson, M.B. Effect of growth hormone on carbohydrate and lipid metabolism. *Endocrine Rev.*, **1987**, *8*:115—131.

de Jong, F.H. Inhibin. *Physiol. Rev.*, **1988**, *68*:555—607.

Frasier, S.D. Human pituitary growth hormone (hGH) therapy in growth hormone deficiency. *Endocrine Rev.*, **1983**, *4*:155—170.

Froesch, E.R., Schmid, C., Schwander, J., and Zapf, J. Actions of insulin-like growth factors. *Annu. Rev. Physiol.*, **1985**, *47*:443—467.

Gelato, M.C., and Merriam, G.R. Growth hormone releasing hormone. *Annu. Rev. Physiol.*, **1986**, *48*:569—591.

Griffin, J.E., and Wilson, J.D. Disorders of the testes and the male reproductive tract. In, *Williams Textbook of Endocrinology*. (Wilson, J.D., and Foster, D.W., eds.) W.B. Saunders Co., Philadelphia, **1992**, pp. 799—852.

Hunzicker-Dunn, M., and Birnbaumer, L. The stimulation of adenylyl cyclase and cAMP-dependent protein kinases in luteinizing hormone actions. In, *Luteinizing Hormone Action and Receptors*. (Ascoli, M., ed.) CRC Press, Boca Raton, FL, **1985**, pp. 57—134.

Jones, E.E. Hyperprolactinemia and female infertility. *J. Repro. Med.*, **1989**, *34*:117—126.

Jørgensen, J.O.L. Human growth hormone replacement therapy: pharmacological and clinical aspects. *Endocrine Rev.*, **1991**, *12*:189—207.

Karten, M.J., and Rivier, J.E. Gonadotropin-releasing hormone analog design. Structure-function studies toward the development of agonists and antagonists: rationale and perspective. *Endocrine Rev.*, **1986**, *7*:44—66.

Kelly, P.A., Djiane, J., Postel-Vinay, M.-C., and Edery, M. The prolactin/growth hormone receptor family. *Endocrine Rev.*, **1991**, *12*:235—251.

Klibanski, A., and Zervas, N.T. Diagnosis and management of hormone-secreting pituitary adenomas. *New Engl. J. Med.*, **1991**, *324*:822—831.

Lamberts, S.W.J. The role of somatostatin in the regulation of anterior pituitary hormone secretion and the use of its analogs in the treatment of human pituitary tumors. *Endocrine Rev.*, **1988**, *9*:417—436.

Marshak, D.R., and Liu, D.T. *Banbury Report 29: Therapeutic Peptides and Proteins: Assessing the New Technologies*, Cold Spring Harbor Laboratory, New York, **1988**.

Mathews, L. Molecular biology of growth hormone receptors. *Trends Endocrinol Metab.*, **1991**, *2*:176—180.

Melmed, S. Acromegaly. *New Engl. J. Med.*, **1990**, *322*: 966—977.

Rosenfeld, R.G., Lamson, G., Pham, H., Oh, Y., Conover, C., De Leon, D.D., Donovan, S.M., Ocrant, I., and Giudice, L. Insulinlike growth factor-binding proteins. *Recent Prog. Horm. Res.*, **1990**, *46*:99—163.

Rosenfeld, R.G., Rosembloom, A.L., and Guevara-Aguirre, J. Growth hormone (GH) insensitivity due to primary GH receptor deficiency. *Endocrine Rev.*, **1994**, *15*:369—390.

Sairam, M.R. Role of carbohydrates in glycoprotein hormone signal transduction. *FASEB J.*, **1989**, *3*:1915—1926.

Thorner, M.O., Vance, M.L., Horvath, E., and Kovacs, K. The anterior pituitary. In, *Williams Textbook of Endocrinology*. (Wilson, J.D., and Foster, D.W., eds.) W.B. Saunders Co., Philadelphia, **1992**, pp. 221—310.

Underwood, L.E. Report of the conference on uses and possible abuses of biosynthetic growth hormone. *N. Engl. J. Med.*, **1984**, *311*:606—608.

Underwood, L.E. and Van Wyk, J.J. Normal and aberrant growth. In, *Williams Textbook of Endocrinology*. (Wilson, J.D., and Foster, D.W., eds.) W.B. Saunders Co. Philadelphia, **1992**, pp. 1079—1138.

DANKSAGUNG

Die Autoren danken Dr. Jeffrey A. Kuret und Dr. Ferid Murad, Autoren dieses Kapitels in der achten Auflage von *Goodman and Gilman: The Pharmacological Basis of Therapeutics*, von denen einige Textauszüge mit in diese Auflage übernommen wurden.

56 SCHILDDRÜSENHORMONE UND THYREOSTATIKA

Alan P. Farwell und Lewis E. Braverman

Dieses Kapitel bearbeitet den Einfluß der thyroidalen Hormone Thyroxin (T4) und Trijodothyronin (T3), auf das Wachstum und den Stoffwechsel sowie die Regulation der Schilddrüsenfunktion durch das aus der Hypophyse sezernierte Thyroidea stimulierende Hormon. Kalzitonin, das ebenfalls in der Schilddrüse gebildet wird, wird in Kapitel 61 behandelt. Die Bestimmung des freien Thyroxins und des TSH-Spiegels als eine Methode der Messung der Schilddrüsenfunktion wird als Einleitung zu dem Abschnitt behandelt, in welchem die Therapie der Hypothyreose mit Hormonsubstitution und die Therapie der Hyperthyreose mit der großen Fülle an Thyreostatika diskutiert wird. Zu den Thyreostatika gehören Propylthiouracil und Methimazol sowie andere thyreostatische Substanzen wie ionische Hemmstoffe, welche mit der Akkumulation von Jodid in der Schilddrüse interferieren, und radioaktives Jod, das sowohl zur Diagnostik als auch zur Behandlung von Schilddrüsenkrankheiten verwendet wird. Erkrankungen der Schilddrüse sind häufig, jedoch gibt es für die meisten dieser Erkrankungen eine effektive Therapie.

Schilddrüsenhormone, die einzigen bekannten biologisch aktiven, Jod enthaltenden Verbindungen haben zwei wichtige Funktionen. Während der Entwicklung von Tieren und Menschen stellen sie Faktoren von entscheidender Bedeutung für eine normale Entwicklung insbesondere des Zentralnervensystems (ZNS) dar. Im adulten Organismus erhalten die Schilddrüsenhormone die Homöostase des Stoffwechsels aufrecht, indem sie die Funktion nahezu aller Organsysteme beeinflussen. Um diesen Anforderungen gerecht zu werden, finden sich große Mengen an vorgefertigten Hormonen in der Schilddrüse. Die Metabolisierung der Schilddrüsenhormone geschieht vor allem in der Leber, obwohl auch vor Ort in den Zielgeweben wie etwa dem Gehirn eine Metabolisierung auftritt. Die Serumkonzentrationen der Schilddrüsenhormone werden mit einem klassischen negativen Rückkopplungsmechanismus durch das Hypophysenhormon Thyrotropin präzise reguliert. Die vornehmlichen Wirkungen des Schilddrüsenhormons werden über die Bindung an nukleäre Schilddrüsenhormonrezeptoren und Beeinflussung der Transkription spezifischer Gene vermittelt. In dieser Beziehung teilen die Schilddrüsenhormone einen mit den Steroidhormonen, dem Vitamin D und den Retinoiden gemeinsamen Wirkungsmechanismus, deren Rezeptoren eine übergeordnete Gruppe von nukleären Rezeptoren bilden (siehe Kapitel 2).

Erkrankungen der Schilddrüse sind häufig. Ihre klinische Symptomatologie läßt sich im Allgemeinen in zwei Gruppen einordnen: Veränderungen der Größe oder der Form der Drüse oder Störungen der Hormonsekretion aus der Drüse. Schilddrüsenknoten und die Struma sind die häufigsten Endokrinopathien bei euthyreoten Patienten und können durch benigne und maligne Tumore bedingt sein. Die Präsentation der manifesten Hyper- oder Hypothyreose stellt sich dem behandelnden Arzt häufig mit dramatischen klinischen Symptomen dar. Während die Diagnose in manchen Fällen allein anhand des klinischen Bildes offensichtlich sein kann, benötigen subtilere Formen den Einsatz biochemischer Tests der Schilddrüsenfunktion zur Diagnosenstellung. Das Screening der Neugeborenen für die kongenitale Hypothyreose, gefolgt von der Durchführung einer angemessenen Schilddrüsenhormonersatztherapie, hat die Inzidenz der geistigen Retardierung und des Kretinismus in den Vereinigten Staaten dramatisch reduziert. Weltweit ist die kongenitale Hypothyreose aufgrund von Jodmangel weiterhin eine bedeutende vermeidbare Ursache für geistige Retardierung.

Eine effektive Behandlung der Schilddrüsenerkrankungen ist problemlos und einfach zu erzielen. Die Behandlung des hypothyreoten Patienten ist unkompliziert und besteht aus einer Hormonersatztherapie. Bei der Behandlung der Hyperthyreose bestehen mehr und unterschiedliche Therapieoptionen, welche den Einsatz von Thyreostatika zur Reduktion der Hormonsynthese und Sekretion durch die Schilddrüse sowie die Verkleinerung der Drüse durch den Einsatz von radioaktivem Jod oder durch operative Resektion oder Entfernung einschließen. Die Behandlung der Schilddrüsenkrankheiten im allgemeinen ist ausgesprochen zufriedenstellend, da die meisten Patienten geheilt oder dauerhaft erfolgreich behandelt werden können (siehe Bravermann und Utiger, 1991; Bravermann und Refetoff, 1994).

SCHILDDRÜSE UND SCHILDDRÜSENHORMONE

Aus der Schilddrüse stammen zwei Hormone völlig unterschiedlicher Art. Zum einen die Jodothyronin-Hormone, zu denen Thyroxin und 3,5,3'-Trijodothyronin gehören. Sie sind für ein normales Wachstum und eine normale Entwicklung von entscheidender Wichtigkeit und spielen eine wichtige Rolle im Energiestoffwechsel. Das andere bekannte sekretorische Produkt der Schilddrüse, Kalzitonin, wird von den parafollikulären (C-) Zellen produziert und wird im Kapitel 61 behandelt.

Geschichte Die Schilddrüse wurde erstmals von Galen beschrieben und im Jahre 1656 von Wharton als Glandula thyroidea bezeichnet. Harington (1935) erstellte eine Übersicht über die zahlreichen früheren Meinungen bezüglich der Funktion dieser Drüse. Wharton zum Beispiel dachte, daß die zähe Flüssigkeit in den Follikeln die Trachea feucht hielte. Er dachte ebenso, daß die Drüse bei Frauen größer wäre, um der Kontur des Halses Anmut zu verleihen. Beeinflußt von der großzügigen Blutversorgung der Drüse, glaubten spätere Untersucher, daß diese einen Umgehungskreislauf für das Gehirn darstellen würde. Rush dachte an diese Funktion, als er im Jahre 1820 die Meinung äußerte, die größere Drüse bei Frauen sei „notwendig zum Schutz des weiblichen Organismus vor den Einflüssen der wesentlich zahlreicheren Ursachen für seelischen Ärger und Verdruß, denen gegenüber die Frauen stärker ausgesetzt sind als das männliche Geschlecht". Jedoch entgegnete Hofrichter im gleichen Jahre dieser Theorie und führte aus, daß „wenn es tatsächlich wahr wäre, daß die Schilddrüse zu manchen Anlässen mehr Blut enthält als zu anderen, so wäre dieser Effekt mit bloßem Auge sichtbar; in diesem Falle würden die Frauen mit Sicherheit seit langem nicht mehr mit nacktem Halse umhergehen, da ihre Gatten das Anschwellen dieser Drüse als Gefahrenzeichen für drohende Auseinandersetzungen mit ihrer besseren Hälfte zu erkennen gelernt hätten."

Die Schilddrüse wurde erstmals als wichtiges Organ erkannt, als ihre Vergrößerung im Zusammenhang mit Veränderungen der Augen und des Herzens in Verbindung gebracht wurde, welche wir heute *Hyperthyreose* nennen. Es ist von Interesse, daß dieser Zustand, dessen Manifestationen in manchen Fällen zu den beeindruckendsten in der Medizin gehören können, sich solange einer Beschreibung entzogen hat, bis Parry seinen ersten Fall im Jahre 1786 sah. Parrys Bericht wurde erst im Jahre 1825 veröffentlicht. Ihm folgten in den Jahren 1835 und 1840 die Beiträge von Graves und Basedow, deren Namen für die Bezeichnung der Erkrankung benutzt wurden. Im Jahre 1874 erstellte Gull den Zusammenhang zwischen einer Atrophie der Drüse und den Symptomen, die heute als charakteristisch für eine insuffiziente Schilddrüse bekannt sind, so daß die Unterfunktion der Schilddrüse, die *Hypothyreose*, des Erwachsenen als *Gullsche Erkrankung* bekannt war. Der Begriff des Myxödems wurde für das klinische Syndrom im Jahre 1878 von Ord aufgrund der Meinung angewandt, daß die charakteristische Verdickung der subkutanen Gewebe durch eine exzessive Bildung von Schleimsubstanzen bedingt war.

Experimente, bei denen die Schilddrüse zur Erforschung ihrer Funktion exstirpiert wurde, wurden anfangs aufgrund der gleichzeitigen Entfernung der Nebenschilddrüsen fehlinterpretiert. Jedoch erlaubte die wissenschaftliche Pionierarbeit von Gley zur Erforschung beider Drüsen im späten 19. Jahrhundert die funktionelle Differenzierung dieser Organe. Daß die Schilddrüse selbst ebenfalls an der Ca^{2+}-Regulation beteiligt ist, wurde nicht früher erkannt als 1961, als das Kalzitonin entdeckt wurde. Im Jahre 1891 wurde erstmals ein Fall von Hypothyreose durch Murray behandelt, indem er ein Schilddrüsenextrakt injizierte; im folgenden Jahre entdeckten Howitz, Mackenzie und Fox unabhängig voneinander, daß Präparate aus Schilddrüsengewebe auch nach oraler Gabe wirksam waren.

Magnus-Levy entdeckte die Wirkung der Schilddrüse auf die Intensität des Gesamtstoffwechsels im Jahre 1895. Er fand, daß die Gabe von Schilddrüsenextrakten bei hypothyreoten und normalen Personen den Sauerstoffverbrauch steigerte.

Chemie der Schilddrüsenhormone Die primären Hormone der Schilddrüse sind die Jod enthaltenden Aminosäureabkömmlinge des Thyronins: *Thyroxin* (T_4) und T_3 (Trijodothyronin; 3,5,3'-Trijodothyronin; siehe Abbildung 56.1). Thyroxin wurde erstmals durch Kendall im Jahre 1915 aus Schilddrüsenhydrolysat in kristalliner Form isoliert. Er entdeckte, daß das kristalline Produkt die gleichen physiologischen Wirkungen entfaltete wie das Extrakt, aus dem es gewonnen wurde. Elf Jahre später wurde die Strukturformel des Thyroxins durch Harington ermittelt und 1927 synthetisierten Harington und Barger das Hormon.

Nach der Isolierung und chemischen Analyse des Thyroxins wurde allgemein angenommen, daß die gesamte hormonale Aktivität des Schilddrüsengewebes seinem Gehalt an Thyroxin zugerechnet werden kann. Jedoch zeigten sorgfältige Untersuchungen, daß unsaubere Schilddrüsen-Präparationen eine größere Wirkung auf die Körperwärme besaßen, als es ihnen allein ihrem Thyroxingehalt zugestanden werden konnte. Dieses Rätsel konnte mit der Identifizierung, Isolierung und Synthese des Trijodothyronins gelöst werden (Gross und Pitt-Rivers, 1952; Roche et al., 1952a, 1952b). Weitere Untersuchungen zeigten, daß Trijodothyronin in seiner biologischen Wirkung qualitativ dem Thyroxin ähnlich, quantitativ jedoch wesentlich wirksamer ist (Gross und Pitt-Rivers, 1953a, 1953b).

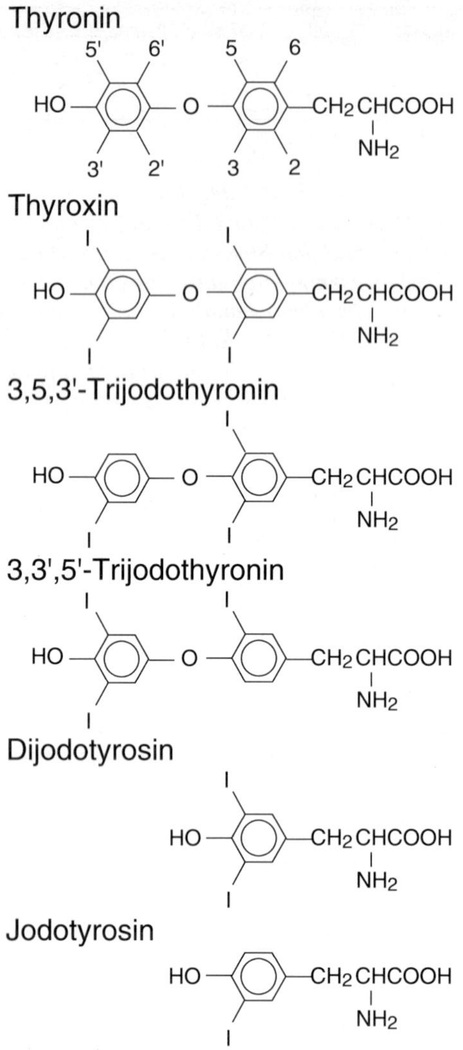

Verhältnis von Struktur und Wirkung Die stereochemischen Eigenschaften der Schilddrüsenhormone spielen eine wichtige Rolle in der Bestimmung ihrer Wirkstärke. Sehr viele Strukturanaloga des Thyroxins wurden zur Bestimmung des Verhältnisses von Struktur und Wirkung synthetisiert, wie etwa zur Identifizierung von Antagonisten der Schilddrüsenhormone oder zur Isolierung von Substanzen, die nur eine erwünschte Wirkung besitzen, wogegen unerwünschte Wirkungen fehlen.

Abbildung 56.1 Thyronin, Schilddrüsenhormone und ihre Vorläufer.

Der einzige bedeutende Erfolg dieser Untersuchungen war die teilweise Trennung der cholesterinsenkenden Wirkung von bestimmten Thyroxinanaloga von ihren kalorigenen oder kardialen Effekten. Zum Beispiel führte die Einführung von spezifischen Arylmethylgruppen an der 3'-Position des Trijodthyronins zu leberselektiveren und weniger kardial wirksamen, thyromimetischen Analoga (Leeson et al., 1989). Das D-Isomer des Thyroxins wurde eine Zeitlang zur Senkung der Cholesterinkonzentration im Plasma eingesetzt, jedoch führten unerwünschte kardiale Wirkungen zu einem Ende des klinischen Einsatzes dieses Hormons. Neuere Analoga lassen hoffen, daß eine bessere Trennung der genannten Wirkungen bald möglich sein wird (Underwood et al., 1986; Shermann und Ladenson, 1992).

Die strukturellen Voraussetzungen für ein ausreichendes Maß an Schilddrüsenhormonaktivität konnten definiert werden (siehe Jorgensen, 1964; Cody, 1980, 1991). 3'-monosubstituierte Verbindungen sind aktiver als 3',5'-disubstituierte Moleküle. Daher besitzt Trijodothyronin eine fünffach höhere Wirkstärke als Thyroxin, während 3'-Isopropyl-3,5-Dijodothyronin siebenmal stärker ist.

Obwohl die chemischen Eigenschaften der 3,5,3' und 5' Substituenten wichtig sind, sind deren Wirkungen auf die Konformation des gesamten Moleküls noch wesentlich bedeutsamer. Bei Thyronin sind beide Ringe in einem Winkel von etwa 120° am Ether-Sauerstoff angeordnet und können sich frei um ihre Achse bewegen. Wie in Abbildung 56.2 schematisch gezeigt, ist die Rotation der beiden Ringmoleküle durch Einführung der beiden 3,5-Jodatome in gewisser Weise eingeschränkt, so daß diese eine senkrechte Anordnung zueinander anstreben. Sogar halogenfreie Derivate besitzen, auch wenn diese von geringer Stärke ist, in der korrekten Konformation eine Wirkung. Im allgemeinen entspricht die Affinität der Jodothyronine für den Thyroidrezeptor ihrer biologischen Wirkstärke (Oppenheimer et al., 1987), jedoch können auch zusätzliche Faktoren wie etwa die Affinität für Plasmaproteine die Geschwindigkeit des Übertrittes in den Zellkern und die Metabolisierungsrate die therapeutische Potenz beeinflussen.

Neuere Untersuchungen zum Zusammenhang von Struktur und Wirkung zeigen, daß bestimmte pflanzliche Flavonoide, die als traditionelle, volkstümliche Heilmittel bekannt sind, antihormonelle Eigenschaften entfalten können, zu denen etwa die Hemmung des die Dejodination von T_4 (Typ I Jodothyronin 5'-Dejodase) katalysierenden Enzyms gehört (Cody, 1991). Diese Verbindungen konkurrieren ebenfalls stark mit der Bindung von Thyroxin an Transthyretin. Rechnergestützte Strukturanalysen legen nahe, daß die stärksten Strukturhomologien zwischen Schilddrüsenhormonen und Flavonoiden in ihren entsprechenden Phenolringstrukruren zu finden sind.

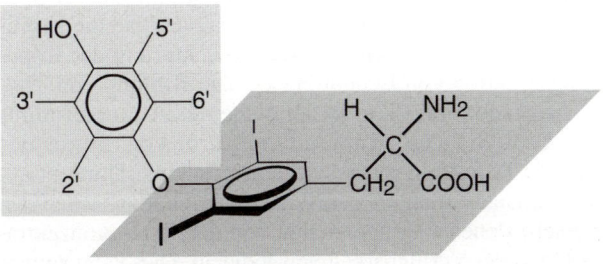

Abbildung 56.2 Strukturformel von 3,5-Dijodothyronin. In der Zeichnung wird die Molekülkonformation dargestellt, bei der die Ebenen der aromatischen Ringe senkrecht zueinander angeordnet sind (überarbeitet nach Jorgensen, 1964; siehe auch Cody, 1980).

Synthese der Schilddrüsenhormone Die Synthese der Schilddrüsenhormone ist einzigartig und komplex, aber anscheinend deutlich ineffizient. Die Schilddrüsenhormone werden synthetisiert und als Aminosäurereste des Thyreoglobulins, eines den größten Anteil des follikulären Kolloids der Schilddrüse ausmachenden Proteins, gespeichert. Die Schilddrüse ist einzigartig in ihrer Eigenschaft, große Mengen an Hormon in nicht wirksamer Form in der Art zu speichern, daß extrazelluläres Thyreoglobulin einen großen Anteil an der Gesamtmasse des Organs ausmachen kann. Thyreoglobulin ist ein komplexes Glykoprotein, das aus zwei offenbar identischen Untereinheiten mit einer Molekülmasse von je 330 kDa besteht. Interessanterweise hat die Klonierung des Moleküls gezeigt, daß Thyreoglobulin zu einer Gruppe von Serinhydrolasen gehört, zu denen auch die Acetylcholinesterase zählt (siehe Kapitel 8).

Die wichtigsten Schritte in der Synthese, Speicherung, Freisetzung und Umwandlung der Schilddrüsenhormone sind hier aufgezählt: (1) Aufnahme von Jodidionen durch die Drüse, (2) Oxidation von Jodid und Jodination von Tyrosylgruppen des Thyreoglobulins, (3) Kopplung der Jodotyrosinresten durch Etherbindung und Bildung von Jodothyroninen, (4) Proteolyse von Thyreoglobulin und Freisetzung von Thyroxin und Trijodothyronin in das Blut und (5) Umwandlung von Thyroxin in Trijodothyronin in peripheren Geweben. Diese Vorgänge sind in Abbildung 56.3 zusammengefaßt.

1. Aufnahme von Jodid Mit der Nahrung aufgenommenes Jod erreicht den Blutkreislauf in der Form von Jodid. Unter normalen Bedingungen ist seine Konzentration im Blut sehr niedrig (0,2 - 0,4 µg/dl; etwa 15 - 30 nM), aber die Schilddrüse vermag das Ion aktiv und wirksam zu transportieren. Daraus resultiert ein Verhältnis von thyroidalem zu plasmatischem Jodid zwischen 20 und 50, das auf weit über 100 ansteigen kann, wenn die Drüse stimuliert wird. Der Transportmechanismus von Jodid kann durch eine Reihe von Ionen wie etwa Thiocyanat und Perchlorat gehemmt werden (Abbildung 56.3). Das Transportsystem wird durch Thyrotropin [Thyroidea stimulierendes Hormon (TSH), siehe unten] stimuliert und zusätzlich durch einen autoregulatorischen Mechanismus kontrolliert. Auf diese Weise steigert eine Reduktion des in der Schilddrüse gespeicherten Jods die Jodaufnahme, während dieser Zustand durch eine Jodgabe umgekehrt wird.

Wird der weitere Metabolismus des Jods durch Thyreostatika blockiert, dann kann der Jodid anreichernde Mechanismus einfacher untersucht werden. Als Resultat dieser Untersuchungen konnte gezeigt werden, daß der Mechanismus der Jodaufnahme dem anderer, Jodid anreichernder Strukturen gleicht, wie etwa dem der Speicheldrüsen, der Magenschleimhaut, der mittleren Dünndarmabschnitte, dem Plexus choroideus, der Haut, der Brustdrüse und wahrscheinlich der Plazenta, die ebenfalls alle eine höhere Jodidkonzentration im Vergleich zu der des Blutes aufrechterhalten. Es wurde vermutet, daß die Akkumulation von Jodid durch die Plazenta und die Brust-

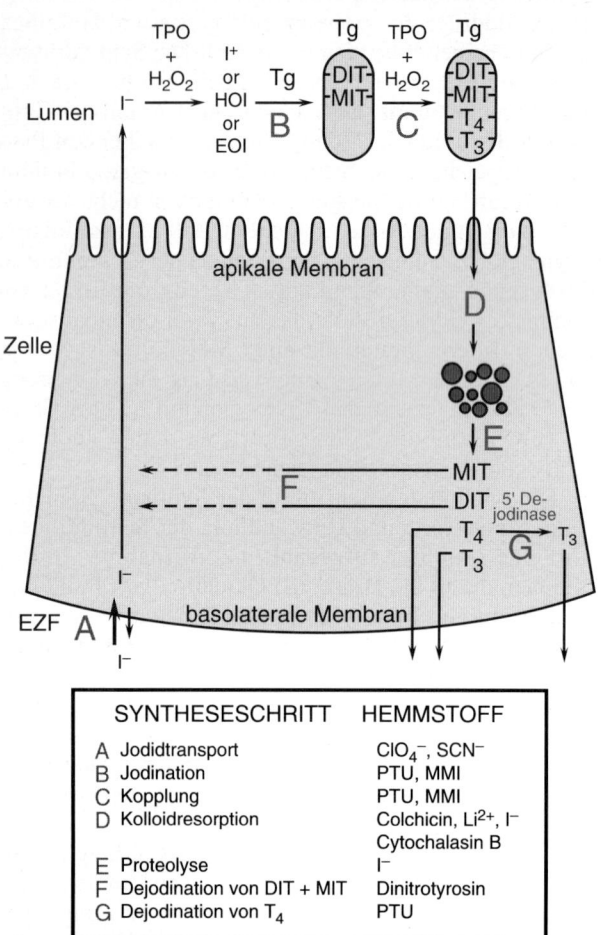

Abbildung 56.3 Übersicht über die wichtigsten Stoffwechselwege in der Biosynthese und Freisetzung von Schilddrüsenhormonen.
Abkürzungen: Tg: Thyreoglobulin; DIT: Dijodotyrosin; MIT: Monojodotyrosin; TPO: thyroidale Peroxidase; HOI: hypojodige Säure; EOI: enzymgebundenes Hypojodid; PTU: Propylthiouracil; MMI: Methimazol; EZF: extrazelluläre Flüssigkeit (überarbeitet nach Taurog, 1991, mit Genehmigung).

drüse für die ausreichende Versorgung des Feten und Neugeborenen von Bedeutung sein könnte. Andererseits besteht kein erkennbarer Zweck in der Akkumulation von Jodid in den anderen, extrathyroidalen Geweben. Es ist jedoch klar, daß das Jodid anreichernde System der Schilddrüse nicht auf dieses eine Organ beschränkt ist und nicht für seine spezifische Funktion, nämlich der Synthese von Schilddrüsenhormonen, verantwortlich ist.

2. Oxidation und Jodination Entsprechend den für eine Halogenierung aromatischer Ringmoleküle allgemein notwendigen Bedingungen ist für die Jodination der Thyrosinreste ein höherer Grad an Oxidation des Jodatoms notwendig als bei dem Jodidanion vorliegt. Die genauen Eigenschaften des für die Jodination verantwortlichen Prinzips waren für viele Jahre unklar. Magnusson und Mitarbeiter (1984) jedoch lieferten überzeugende Nachweise, daß es sich um Hypojodit entweder in Form seiner Säure (HOI) oder in Form einer enzymgebundenen Verbindung (E-OI) handelt.

Die Oxidation von Jodid in seine aktive Form wird durch thyroidale Peroxidase, einem hämhaltigen Enzym, das Wasserstoffsuperoxid (H_2O_2) als Oxidans verwendet, erzielt (Taurog, 1991; Magnusson et al., 1987). Die thyroidale Peroxidase wurde kloniert und als Autoantigen bei Autoimmunerkrankungen der Schilddrüse identifiziert (McLachlan und Rapoport, 1992). Die Peroxidase ist membrangebunden und scheint direkt an oder nahe der apikalen Oberfläche der Schilddrüsenzelle lokalisiert zu sein. Die Reaktion führt zu einer Bildung von Monojodotyrosyl- und Dijodotyrosylresten im Thyreoglobulin direkt vor seiner Speicherung im Schilddrüsenfollikel. Es wird angenommen, daß der Ort der Synthese von H_2O_2, das als Substrat der Peroxidase dient, dem Ort seiner Verwendung direkt benachbart ist und die Oxidation von reduziertem Nikotinamid Adenindinukleotidphosphat (NADPH) mit einschließt. Ein Anstieg in der Synthese von H_2O_2 mag ein wichtiger Aspekt in dem Mechanismus sein, durch den TSH die Akkumulation von Jodid in Schilddrüsenzellen stimuliert. Diese Hypothese erwuchs aus der Beobachtung, daß TSH die Synthese von Inositoltriphosphat stimuliert und die intrazelluläre Ca^{2+}-Konzentration in den Follikelzellen der Schilddrüse erhöht (Corda et al., 1985; Field et al., 1987; Laurent et al., 1987); die Bildung von H_2O_2 wird durch einen Anstieg des zytosolischen Ca^{2+} stimuliert (Takasu et al., 1987).

3. Bildung von Thyroxin und Trijodothyronin aus Jodotyrosinen Der verbleibende Schritt besteht in der Kopplung zweier Dijodotyrosylreste zur Bildung von Thyroxin oder von Monojodotyrosin und Dijodotyrosin zur Bildung von Trijodothyronin. Dies sind ebenfalls oxidative Reaktionen, welche offenbar durch die gleiche Peroxidase katalysiert werden, die auch bei der Jodination von Bedeutung ist und oben beschrieben wurde. Dieser Mechanismus umfaßt den enzymatischen Transfer von Gruppen vermutlich in Form von freien Jodotyrosylradikalen oder positiv geladenen Ionen innerhalb des Thyreoglobulins. Obgleich viele andere Proteine als Substrate der Peroxidase fungieren können, wird jedoch keines der anderen Substrate so wirkungsvoll durch das Enzym metabolisiert wie das Thyreoglobulin bei der Synthese von Thyroxin. Daher wird vermutet, daß die Konfiguration dieses Proteins für die Erleichterung der Kopplungsreaktion von Bedeutung ist. Die Bildung von Thyroxin findet vor allem in der Nähe des Aminoterminus des Proteins statt, während am Carboxyterminus das meiste Trijodothyronin synthetisiert wird (Dunn et al., 1987). Das Verhältnis der Syntheseaktivität zwischen den verschiedenen Regionen hängt von der TSH- Konzentration und der Verfügbarkeit von Jodid ab. Dies kann zumindest teilweise die schon lange bekannte Beziehung zwischen dem Verhältnis von gebildetem Thyroxin zu Trijodothyronin auf der einen und der Verfügbarkeit von Jod oder dem Mengenverhältnis der beiden Jodotyrosine zueinander auf der anderen Seite erklären. Zum Beispiel geht das Verhältnis von Thyroxin zu Trijodothyronin bei der Ratte unter Jodmangel von 4:1 auf 1:3 zurück (Greer et al., 1968). Da Trijodothyronin mindestens fünfmal stärker ist als Thyroxin und lediglich drei Viertel des Jodgehaltes von Thyroxin besitzt, hat ein Rückgang in der Menge des verfügbaren Jods nur einen sehr geringen Einfluß auf die wirksame Menge an Schilddrüsenhormon, die von der Drüse gebildet wird. Obwohl eine Minderung der Verfügbarkeit von Jodid und der damit verbundene Anstieg des Anteils an Monojodotyrosin die Bildung von Trijodotyronin gegenüber Thyroxin fördern, beeinträchtigt ein Mangel an Dijodotyrosin unmittelbar die Bildung beider Formen des Hormons. Zusätzlich zu der Kopplungsreaktion wird intrathyroidales und sezerniertes Trijodothyronin auch durch 5'-Dejodination von Thyroxin gebildet (Chanoine et al., 1993).

4. Sekretion der Schilddrüsenhormone Da Thyroxin und Trijodothyronin in Thyrogobulin gespeichert werden, stellt die Proteolyse einen wichtigen Teil des Sekretionsprozesses dar. Dieser Prozess wird durch die Endozytose von Kolloid aus dem follikulären Lumen über die apikale Oberfläche der Schilddrüsenzellen begonnen. Das aufgenommene Thyreoglobulin erscheint als intrazelluläre Kolloidtröpfchen, welche offenbar anschließend mit den die erforderlichen proteolytischen Enzyme enthaltenden Lysosomen fusionieren. Es wird allgemein angenommen, daß Thyreoglobulin vollständig in seine Aminosäuren aufgespalten werden muß, um die Hormone freizusetzen. Da die Molekülmasse des Thyreoglobulins jedoch 660 kDa beträgt und das Protein aus etwa 300 Kohlenhydratresten und 5500 Aminosäureresten besteht, bei denen jedoch jeweils nur zwei von fünf Thyroxin sind, kann dieser Vorgang als Verschwendung bezeichnet werden. TSH scheint diesen Vorgang durch Steigerung der Aktivität mehrerer lysosomaler Thiol-Endopeptidasen zu verstärken (Dunn und Dunn, 1988). Die Endopeptidasen spalten selektiv Thyreoglobulin und erzeugen hormonenthaltende Zwischenprodukte, die anschließend durch Exopeptidasen weiterverarbeitet werden (Dunn et al., 1991). Die so freigesetzten Hormone verlassen dann wahrscheinlich an der basalseitigen Membran die Zelle. Wenn Thyreoglobulin hydrolysiert wird, werden auch Monojodotyrosin und Dijodotyrosin freigesetzt, die jedoch normalerweise die Zelle nicht verlassen. Anstatt dessen werden sie selektiv umgewandelt, und das in der Form von Jodid freigesetzte Jod wird wieder in Proteine eingebaut. Normalerweise wird das gesamte freigesetzte Jodid wiederverwandt, jedoch kann bei starker TSH-Stimulation ein Teil des Jodids in den Blutkreislauf übertreten, und in manchen Fällen können auch Spuren von Jodotyrosinen in der Zirkulation erscheinen.

5. Umwandlung von Thyroxin in Trijodothyronin in peripheren Geweben Die normale Tagesproduktion von Thyroxin wurde auf 70 - 90 µg geschätzt, während die Menge für Trijodothyronin bei Werten zwischen 15 - 30 µg liegt. Obgleich Trijodothyronin auch von der Schilddrüse sezerniert wird, ist die Umwandlung von Thyroxin durch sequentielle Monodejodination in den peripheren Geweben für 80% des zirkulierenden Trijodothyronins verantwortlich (siehe Abbildung 56.4). Entfernung des 5'-Jods, also des am äußeren Ring befindlichen Jodatoms, führt zu der Bildung von Trijodothyronin und stellt den „aktivierenden" Metabolisierungsweg dar. Die Hauptlokalisation für die Umwandlung von Thyroxin in Trijodothyronin außerhalb der Schilddrüse befindet sich in der Leber. Daher erreicht die Plasmakonzentration des Trijodothyronins auch dann normale Werte, wenn nur Thyroxin an hypothyreote Patienten in einer Dosis verabreicht wird, die für normale Konzentrationen von Thyroxin im Plasma sorgt. Die meisten peripheren Zielgewebe nutzen Trijodothyronin, das aus der Zirkulation stammt. Das Gehirn und die Hypophyse, für die die Bildung von Trijodothyronin vor Ort die hauptsächliche Quelle für dieses intrazelluläre Hormon ist, sind wichtige Ausnahmen. Die Entfernung des Jodatoms an Position 5 des inneren Ringes führt zu der Bildung des metabolisch inaktiven 3,3',5'-Trijodothyronins (reverses T_3, rT_3; siehe Abbildung 56.1). Unter normalen Bedingungen werden etwa 41% des Thyroxins zu Trijodothyronin und etwa 38% zu reversem T_3 umgewandelt, etwa 21% werden über andere Wege wie etwa Konjugation in der Leber und biliäre Exkretion abgebaut. Normale zirkulierende Konzentrationen von Thyroxin im Plasma schwanken zwischen 4,5 - 11,0 µg/dl, während die des Trijodothyronin etwa 100mal kleiner sind (60 - 180 ng/dl).

Das für die Umwandlung von Thyroxin in Trijodothyronin verantwortliche Enzym ist die 5'-Dejodinase, die in Form zweier unterschiedlicher Isoenzymformen, die in den peripheren Geweben unterschiedlich exprimiert und reguliert werden, vorkommt (siehe Abbildung 56.5; Leonard und Visser, 1986). Die 5'-Dejodinase Typ I (5'D-I) ist in Leber, Niere und Schilddrüse lokalisiert und bildet zirkulierendes Trijodothyronin, das von den meisten peripheren Zielgeweben genutzt wird. Obwohl die 5'-Dejodination die hauptsächliche Funktion dieses Isoenzyms ist, katalysiert es auch die 5-Dejodination. Die 5'D-I ist durch verschiedene Faktoren hemmbar (siehe Tabelle 56.1), zu denen auch das Thyreostatikum *Propylthiouracil* gehört. Die herabgesetzte Plasmakonzentration an Trijodothyronin, die bei von der Schilddrüse unabhängigen Erkrankungen beobachtet wird, beruht auf einer Hemmung der 5'D-I (Kapstein, 1986) und einer geringeren intrazellulären Aufnahme von Thyroxin. 5'D-I wird bei Hyperthyreose „heraufreguliert" und bei Hypothyreose „herabreguliert". Die Klonierung von 5'D-I ergab ein Enzym, das als Selenoprotein identifiziert wurde, mit Selenocystin in seinem aktiven Zentrum (Berry et al., 1991; Berry

Tabelle 56.1 Bedingungen und Faktoren, welche die Typ I 5'-Dejodinase hemmen

akute und chronische Krankheiten
Kalorienmangel (insbesondere Kohlenhydrate)
Mangelernährung
Glukokortikoide
β-Adrenozeptorenantagonisten (z. B. Propranolol in hohen Dosen)
orale Gallenkontrastmittel (z. B. Natriumiopodat)
Amiodaron
Propylthiouracil
Fettsäuren
Fetal-/Neonatalperiode
Selenmangel

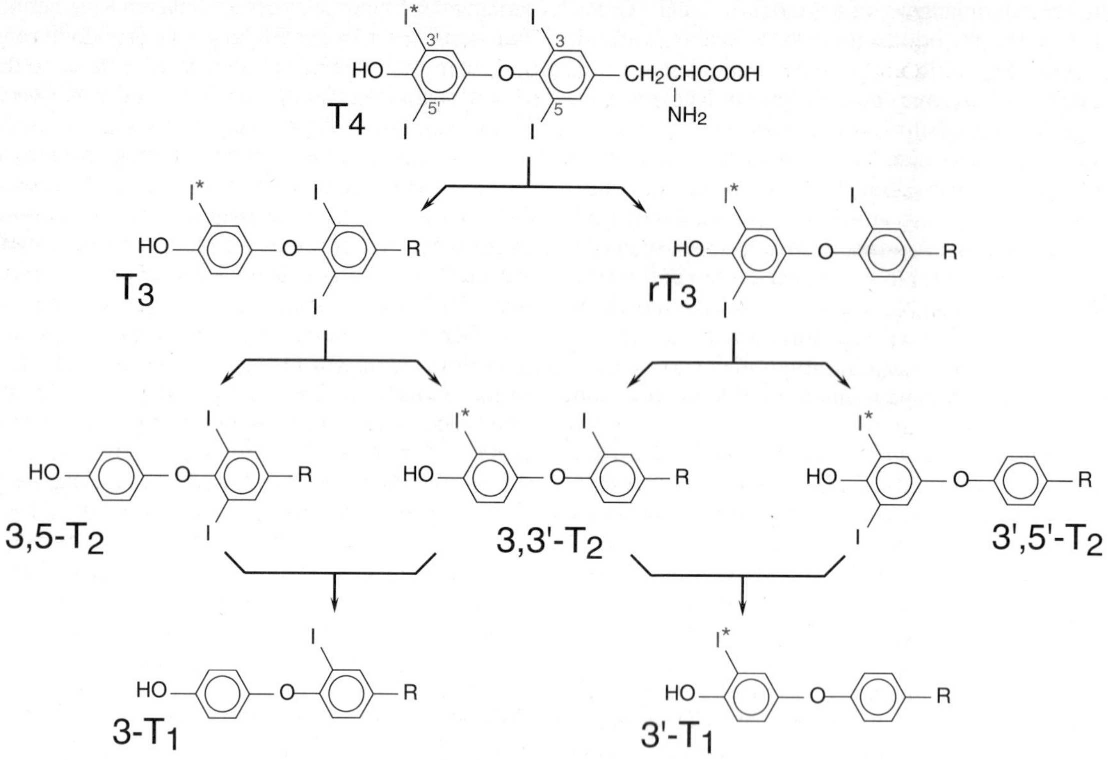

Abbildung 56.4 Reaktionswege in der Jodothyronindejodination.

und Larsen 1992). Typ II 5'-Dejodinase (5'D-II) ist in ihrer Verteilung auf das Gehirn, die Hypophyse und bei der Ratte zusätzlich auf das braune Fettgewebe beschränkt und dient zur Bereitstellung von intrazellulärem Trijodothyronin für diese Gewebe (Visser et al., 1982). 5'D-II besitzt einen wesentlich niedrigeren K_m-Wert für Thyroxin als 5'D-I (in der Dimension nM vs. μM der K_m-Werte) und seine Aktivität wird nicht durch Propylthiouracil beeinflußt. 5'D-II wird in dieser Art und Weise dynamisch durch sein Substrat Thyroxin reguliert, so daß bei Hypothyreose erhöhte Mengen dieses Enzyms angetroffen werden und erniedrigte Mengen bei Hyperthyreose (Leonard et al., 1981). Offenbar kommt es so durch die 5'D-II zu einer Autoregulation der intrazellulären Bereitstellung von Trijodothyronin im Gehirn und in der Hypophyse. 5'D-II ist ein multimeres Protein und kein Selenoenzym (Safran et al., 1991). Die Dejodination des inneren Ringes, also die 5-Dejodination, wird primär durch die Dejodinase Typ III katalysiert (5D), die in der Plazenta, der Haut und im Gehirn angetroffen wird. Ob es sich bei der 5D um ein Selenoprotein handelt ist derzeit unklar.

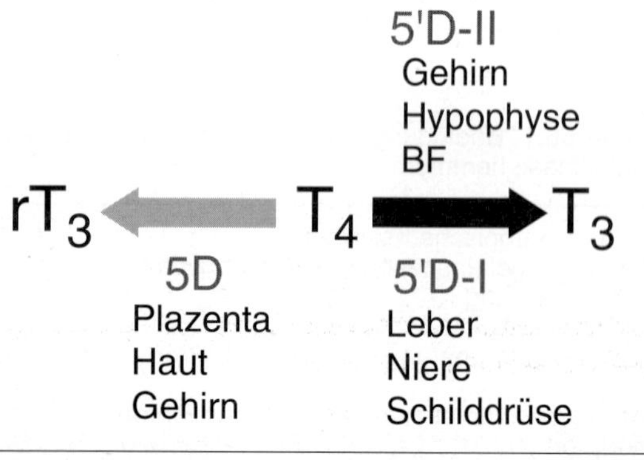

Transport der Schilddrüsenhormone im Blut Jod kommt im Blut in vielen unterschiedlichen Formen vor, wobei 95% als organische Jodverbindungen und 5% als anorganischs Jodid vorkommen. Der größte Anteil des organischen Jods liegt als Thyroxin vor (90 - 95%), während ein relativ kleiner Anteil (etwa 5%) als Trijodothyronin vorkommt. Die Schilddrüsenhormone werden im Blut stark, aber nicht kovalent an Plasmaproteine gebunden transportiert.

Thyroxinbindendes Globulin ist das hauptsächliche Trägerprotein der Schilddrüsenhormone. Es ist ein Glykoprotein mit saurem pH und einer Molekülmasse von etwa 63 kDa. Ein Molekül bindet je ein Thyroxinmolekül mit einer sehr hohen Affinität (die Äquilibrierungs Assoziationskonstante, K_a, beträgt etwa 10^{10} M^{-1}). Trijodothyronin wird weniger stark gebunden. Thyroxin, jedoch nicht Trijodothyronin, wird ebenfalls an Transthyretin

Abbildung 56.5 Dejodinase-Isoenzyme.
Abkürzungen: 5'D-I: Typ I Jodothyronin 5'-Dejodinase; 5'D-II: Typ II Jodothyronin 5'-Dejodinase; 5D: Typ III Jodothyronin 5-Dejodinase; BF: braunes Fettgewebe.

(auch Thyroxin bindendes Präalbumin genannt) gebunden. Dieses Protein kommt in höheren Konzentrationen als das thyroxinbindende Globulin vor, aber es bindet Thyroxin und Trijodothyronin mit Äquilibrium Assoziationskonstanten von jeweils 10^7 M^{-1} und 10^6 M^{-1}. Transthyretin besitzt vier offensichtlich identische Untereinheiten, jedoch nur eine Bindungsstelle mit hoher Affinität. Albumin kann ebenfalls als Transportprotein für Thyroxin dienen, wenn die Transporter mit höherer Affinität gesättigt sind. Die Bedeutung des Albumins bezüglich der Quantität an transportiertem Hormon und auch seine qualitative physiologische Bedeutung ist nicht einzuschätzen. Eine Ausnahme bildet ein hereditäres Syndrom, das als *familiäre dysalbuminämische Hyperthyroxinämie* bekannt ist. Hierbei handelt es sich um eine autosomal dominant vererbte, hereditäre Erkrankung, die sich durch eine gesteigerte Affinität von Albumin für Thyroxin auszeichnet (Ruiz et al., 1982). Thyroxin bindet ebenfalls an die Apolipoproteine der *high density* Lipoproteine HDL$_2$ und HDL$_3$. Die Bedeutung dieses Befundes ist derzeit jedoch nicht klar (Benevenga et al., 1992).

Die Bindung der Schilddrüsenhormone an Plasmaproteine verhindert ihren Abbau und ihre Ausscheidung, woraus ihre langen Plasmahalbwertszeiten resultieren. Das freie, ungebundene Hormon stellt nur einen kleinen Prozentsatz (etwa 0,03% des Thyroxins und etwa 0,3% des Trijodothyronins) der gesamten Hormonmenge im Plasma dar (Larsen et al., 1981). Die unterschiedliche Bindungsaffinität äußert sich auch in der 10- bis 100fachen Differenz in den zirkulierenden Hormonkonzentrationen und Halbwertszeiten von Thyroxin und Trijodothyronin.

Das Verständnis des Konzeptes des „freien Hormons" ist für das Verständnis der Regulation der Schilddrüsenfunktion von entscheidender Bedeutung: Nur das ungebundene Hormon entfaltet eine metabolische Wirksamkeit (Mendel, 1989). Der hohe Grad an Plasmaeiweißbindung der Schilddrüsenhormone bewirkt daher, daß Veränderungen in der Konzentration dieser Bindungsproteine oder der Bindungsaktivität der Hormone an die Proteine einen bedeutenden Effekt auf die Gesamtkonzentration der Hormone im Plasma haben. Bestimmte Medikamente und eine Reihe unterschiedlicher physiologischer oder pathophysiologischer Zustände, z. B. Änderungen der Konzentration von Östrogenen in der Zirkulation während des Menstruationszyklus, können sowohl die Bindung der Schilddrüsenhormone an Plasmaproteine als auch die Konzentrationen dieser Proteine im Plasma verändern (siehe Tabelle 56.2). Jedoch führen diese Veränderungen allenfalls zu minimalen Veränderungen in der freien Hormonkonzentration, da die Hypophyse auf die Konzentration an freien Schilddrüsenhormonen reagiert und diese dann reguliert. Laboruntersuchungen, die nur die gesamte Hormonkonzentration messen, können daher zu Fehlinterpretationen führen. Sinnvolle Tests der Schilddrüsenfunktion werden weiter unten in diesem Kapitel behandelt.

Abbau und Exkretion

(Abbildung 56.6) Die Elimination von Thyroxin aus dem Organismus geschieht langsam mit einer Halbwertszeit von sechs bis sieben Tagen. Bei Hyperthyreose verkürzt sich die Halbwertszeit auf drei oder vier Tage, wobei sie bei Hypothyreose auf neun bis zehn Tage verlängert sein kann. Diese Veränderungen beruhen vermutlich auf einer veränderten Metabolisierungsrate der Hormone. Bei Zuständen, die zu einer gesteigerten Bindung an Plasmaproteine führen, wie etwa während einer Schwangerschaft, wird der Abbau verlangsamt. Ein umgekehrter Effekt tritt auf, wenn die Eiweißbindung der Schilddrüsenhormone reduziert ist oder wenn die Bindung an Proteine durch bestimmte Me-

Tabelle 56.2 Faktoren, die die Bindung von Thyroxin an thyroxinbindendes Globulin beeinflussen

STEIGERT DIE BINDUNG	MINDERT DIE BINDUNG
Medikamente	
Östrogene	Glukokortikoide
Methadon	Androgene
Clofibrat	L-Asparaginase
5-Fluorouracil	Salicylate
Heroin	Mefenaminsäure
Tamoxifen	Antikonvulsiva
	(Phenytoin, Carbamazepin)
	Furosemid
Systemische Faktoren	
Lebererkrankungen	Genetische Faktoren
Porphyrie	Akute und chronische
HIV Infektion	Erkrankungen
Genetische Faktoren	

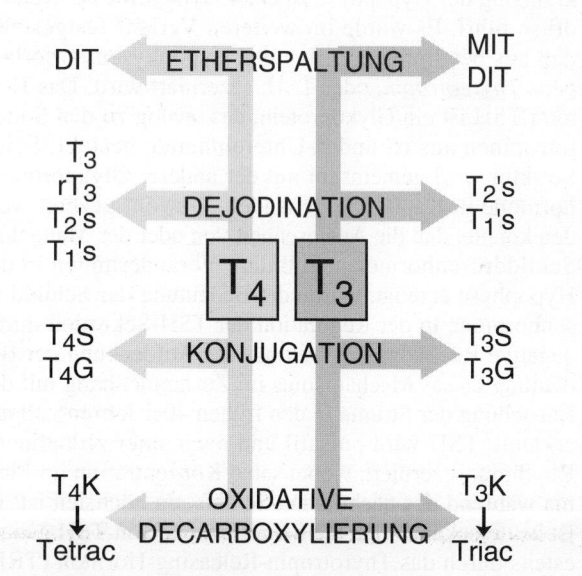

Abbildung 56.6 Metabolisierungswege von Thyroxin (T$_4$) und Trijodothyronin (T$_3$).
Abkürzungen: DIT: Dijodotyrosin; MIT: Monojodotyrosin; T$_4$S: T$_4$-Sulfat; T$_4$G: T$_4$-Glukuronid; T$_3$S: T$_3$-Sulfat; T$_3$G: T$_3$-Glukuronid; T$_4$K: T$_4$-Pyruvat; T$_3$K: T$_3$-Pyruvat; Tetrac: Tetrajodothyroacetat; Triac: Trijodothyroacetat.

dikamente gehemmt wird (siehe Tabelle 56.2). Trijodothyronin, das weniger stark an Proteine gebunden ist, besitzt eine Halbwertszeit von etwa einem Tag.

Der nondejodinative Abbau der Schilddrüsenhormone geschieht vornehmlich in der Leber. Thyroxin und Trijodothyronin werden mit Hilfe ihrer phenolischen Hydroxylgruppe an Glukuron- und Schwefelsäure gekoppelt und biliär ausgeschieden. Es besteht ein enterohepatischer Kreislauf für die Schilddrüsenhormone, die im Darm hydrolytisch dekonjugiert und wieder resorbiert werden. Ein Teil der Konjugate erreicht unverändert das Kolon, wird dort hydrolysiert und dann als freie Substanz mit dem Stuhl ausgeschieden. Beim Menschen werden ungefähr 20% des Thyroxins mit dem Stuhl ausgeschieden.

Wie oben bereits ausgeführt, werden die Schilddrüsenhormone hauptsächlich auf dem Wege der Dejodination zu Trijodothyronin oder reversem T_3 abgebaut. Trijodothyronin wird weiter zu drei verschiedenen Dijodothyroninen (siehe Abbildung 56.4) dejodinativ abgebaut. Es handelt sich dabei um inaktive Metaboliten, die normale Bestandteile des Plasmas darstellen. Zusätzliche Metaboliten, bei denen die Diphenyl-Ether-Bindung aufgebrochen wurde, können sowohl *in vitro* als auch *in vivo* nachgewiesen werden.

Regulation der Schilddrüsenfunktion Im 19. Jahrhundert wurde erkannt, daß zelluläre Veränderungen im Hypophysenvorderlappen sowohl in Verbindung mit der endemischen Struma als auch nach Thyroidektomie auftraten. Die klassischen experimentellen Untersuchungen von Cushing (1912) und die klinischen Studien von Simmonds (1914) zeigten, daß eine Entfernung oder eine Erkrankung der Hypophyse zu einer Hypoplasie der Schilddrüse führt. Es wurde im weiteren Verlauf festgestellt, daß aus bestimmten Zellen des Hypophysenvorderlappens *Thyreotropin*, oder TSH, sezerniert wird. Das Hormon TSH ist ein Glykoprotein, das analog zu den Somatotropinen aus α- und β-Untereinheiten besteht. Seine Struktur wird gemeinsam mit der anderer Glykoproteinhormone in Kapitel 55 behandelt. Obwohl gezeigt werden konnte, daß die Anwesenheit von oder der Mangel an Schilddrüsenhormonen zelluläre Veränderungen in der Hypophyse erzeugt, wurde die Bedeutung der Schilddrüsenhormone in der Regulation der TSH-Sekretion durch negative Rückkopplung erst mit der Aufdeckung der Bedeutung dieses Mechanismus im Zusammenhang mit der Entstehung der Struma in den frühen 40er Jahren voll anerkannt. TSH wird pulsatil und nach einer zirkadianen Rhythmik sezerniert, wobei seine Konzentration im Plasma während des nächtlichen Schlafs am höchsten ist. Es ist heute bekannt, daß die Sekretionsrate von TSH genauestens durch das Thyrotropin-Releasing-Hormon (TRH) und die Konzentration der freien Schilddrüsenhormone im Kreislauf reguliert wird. Wird zusätzliches Schilddrüsenhormon verabreicht, geht die Transkription des Thyrotropingens zurück (siehe Samuels et al., 1988), die Sekretion von TSH wird unterdrückt und die Schilddrüse wird inaktiv und involuiert. Jeglicher Rückgang in der Sekretion von Schilddrüsenhormon bedingt eine gesteigerte Sekretion von TSH, sozusagen als Versuch einer Stimulation der Schilddrüse zur vermehrten Hormonsekretion. Zusätzliche Mechanismen der Beeinflussung der TSH-Sekretion durch Schilddrüsenhormone scheinen eine Reduktion der TRH-Sekretion aus dem Hypothalamus und eine Reduktion der Anzahl von TRH-Rezeptoren auf den Zellen der Hypophyse zu sein.

Thyrotropin-Releasing-Hormon (TRH) TRH stimuliert die Freisetzung von vorgefertigtem TSH aus sekretorischen Granula und stimuliert ebenfalls die weitere Synthese der beiden α- und β-Untereinheiten des TSH. Somatostatin, Dopamin und pharmakologische Dosen von Glukokortikoiden hemmen die durch TRH stimulierte TSH-Freisetzung.

TRH ist ein Tripeptid mit jeweils blockierten terminalen Amino- und Carboxylgruppen (L-Pyroglutamyl-L-histidyl-L-Prolinamid). Das fertige Hormon stammt von einem Vorläuferprotein ab, das sechs Kopien des Tripeptids enthält, die von zwei basischen Aminosäureresten flankiert werden. TRH wird vom Hypothalamus synthetisiert und in die portale Zirkulation des Hypothalamus-Hypophysensystems freigesetzt, wo es dann auf die TRH-Rezeptoren auf der Plasmamembran der basophilen Hypophysenzellen trifft. Die Bindung von TRH an seinen Rezeptor, einen G-Protein gekoppelten Rezeptor, erzeugt eine Stimulation der Hydrolyse von Polyphosphatidylinositolen und eine Aktivierung der Proteinkinase C (Gershenghorn, 1986). Letztendlich stimuliert TRH die Synthese und Freisetzung von TSH aus den basophilen Zellen.

TRH konnte auch in anderen Regionen des ZNS, dem zerebralen Cortex, den zirkumventrikulären Strukturen, der Neurohypophyse, der Glandula pinealis und im Rückenmark lokalisiert werden. Diese Befunde und der Nachweis des Hormons in Nervenendigungen legen eine Funktion des TRH als Neurotransmitter oder Neuromodulator außerhalb des Hypothalamus nahe. Die Gabe von TRH bewirkt bei Versuchstieren ZNS-vermittelte Wirkungen auf das Verhalten, die Thermoregulation, den Tonus des vegetativen Nervensystems und die kardiovaskuläre Funktion mit Blutdruck und Herzfrequenz. TRH wurde ebenfalls in Pankreasinselzellen und bestimmten Regionen des Gastrointestinaltraktes entdeckt. Seine physiologische Rolle hierbei ist jedoch unbekannt.

Wirkungen des TSH auf die Schilddrüse Wird TSH Versuchstieren gegeben, kann innerhalb von Minuten als erste meßbare Wirkung auf den Schilddrüsenhormon-Stoffwechsel eine gesteigerte Sekretion festgestellt werden. Alle Schritte in der Hormonsynthese und Freisetzung werden im folgenden stimuliert: Jodidaufnahme und Einbau, Hormonsynthese, Endozytose und Proteolyse des Kolloids. Es entsteht eine gesteigerte Vaskularisierung sowie Hypertrophie und Hyperplasie von Schilddrüsenzellen. Diese Wirkungen folgen der Bindung des TSH an seinen auf der Zytoplasmamembran gelegenen Rezeptor.

Der TSH-Rezeptor ist Mitglied der Familie von G-Protein-gekoppelten Rezeptoren und besitzt strukturelle

Ähnlichkeit zu den Rezeptoren des luteinisierenden Hormons (LH) und des follikelstimulierenden Hormons (FSH) (siehe Kapitel 55; Parmentier et al., 1989; Vassart und Dumont, 1992; Nagayama und Rapoport, 1992). Diese Rezeptoren haben gemeinsame Aminosäuresequenzen von bedeutsamer Funktion und besitzen große extrazelluläre Domänen, die an der Bindung des Hormons beteiligt sind.

Bindet TSH an seinen Rezeptor, so wird die Adenylylcyclase stimuliert und die intrazelluläre Konzentration an zyklischem AMP steigt. Bei höheren Konzentrationen als für die Stimulation der Synthese von zyklischem AMP notwendig sind, erzeugt TSH eine Aktivierung der Phospholipase C, woraus eine Synthese von Polyphosphatidylinositolen, eine gesteigerte Ca^{2+}-Konzentration und eine Aktivierung der Proteinkinase C resultieren (Manley et al., 1988; Van Sande et al., 1990). Beide Signaltransduktionswege, also sowohl über zyklisches AMP als auch über Phospholipase C, scheinen beim Menschen die Wirkungen von TSH auf die Schilddrüsenfunktion zu vermitteln. Jedoch ist die Adenylylcyclase bei anderen Arten wahrscheinlich der einzige Weg der Signalvermittlung (siehe Vassart und Dumont, 1992).

Der Zusammenhang von Jod und Schilddrüsenfunktion Eine normale Schilddrüsenfunktion erfordert offensichtlich eine angemessene Jodaufnahme; ohne diese können normale Hormonmengen nicht synthetisiert werden, TSH wird im Übermaß sezerniert und die Schilddrüse wird hyperplastisch und hypertrophiert. Die vergrößerte und stimulierte Schilddrüse erreicht eine bemerkenswerte Fähigkeit, die verbleibenden Spuren von Jod aus der Zirkulation zu entnehmen. Der Konzentrationsgradient, der durch den Jod konzentrierenden Mechanismus aufgebaut wird, kann bis zu zehnmal höher als im Normalfall sein, und bei mildem bis mäßigem Jodmangel vermag die Schilddrüse trotzdem ausreichende Mengen an Hormonen zu produzieren. Hypothyreose bei Erwachsenen und Kretinismus bei Kindern können bei noch schwereren Fällen von Jodmangel auftreten.

In einigen Gebieten der Erde ist die einfache oder euthyreote Struma relativ häufig, da das mit der Nahrung aufgenommene Jod nicht ausreicht (Delange et al., 1993). Bedeutsame Jodmangelgebiete finden sich in Zentral- und Südamerika, Afrika, Europa, Südostasien und China. Der tägliche Jodbedarf bei Erwachsenen beträgt 1 - 2 µg/kg Körpergewicht. Die in den Vereinigten Staaten empfohlene Tagesmenge für Jod beträgt 40 - 120 µg für Kinder und 150 µg für Erwachsene sowie zusätzlich 25 µg und 50 µg während der Schwangerschaft und Stillzeit. Gemüse, Fleisch und Geflügel enthalten nur sehr geringe Mengen an Jod, während Milchprodukte und Fisch relativ reich an Jod sind (Tabelle 56.3; Braverman, 1994). Trinkwasser enthält normalerweise vernachlässigbar kleine Mengen Jod.

Jod wird bereits seit 150 Jahren auf empirischer Basis für die Behandlung der Jodmangelstruma eingesetzt. Jedoch ist sein heutiger Einsatz das Resultat der ausgedehnten Untersuchungen von Marine, die in dem Einsatz von Jod zur Vorbeugung der Struma bei Schulkindern in Akron, Ohio, einer Region mit relativ häufiger, endemischer Jodmangelstruma, mündeten (Marine und Kimball, 1917). Der Erfolg dieser Untersuchungen führte zu der breiten Anwendung der Jodprophylaxe und Therapie in vielen Regionen der Welt, in denen die Jodmangelstruma endemisch war. Die praktikabelste Methode zur Bereitstellung von geringen, ergänzenden Mengen an Jod für große Anteile der Bevölkerung ist der Zusatz von Jodid oder Jodat zum Speisesalz; Jodat wird heute der Vorzug gegeben. In manchen Ländern ist der Einsatz von jodiertem Speisesalz gesetzlich vorgeschrieben; in anderen Ländern, so auch den Vereinigten Staaten, ist die Benutzung freiwillig. In den Vereinigten Staaten sind in einem Gramm jodiertem Speisesalz 100 µg Jod enthalten. Andere Träger für die Versorgung großer, an Jodmangel leidender Bevölkerungsanteile umfassen die orale oder intramuskuläre Gabe von jodiertem Öl (Thilly et al., 1973), die Versorgung mit jodiertem Trinkwasser, Bewässerungssysteme mit Jodanreicherung und jodiertes Tierfutter.

Tabelle 56.3 Jodgehalt einiger Nahrungsmittel in den USA (1982-1989)

LEBENSMITTEL	JODGEHALT/PORTION, µg
küchenfertiges Getreide	87
milchhaltige Desserts	70
Fisch	57
Milch	56
Milchprodukte	49
Eier	27
Brot	27
Bohnen, Erbsen, Knollengemüse	17
Fleisch	16
Geflügel	15

QUELLE: Modifiziert nach Braverman, 1994.

Wirkungen der Schilddrüsenhormone Während gerade erst begonnen wird, den genauen biochemischen Mechanismus, durch den Schilddrüsenhormone ihre entwicklungsbiologischen und gewebespezifischen Wirkungen entfalten, zu verstehen, ist das Konzept, daß die meisten Wirkungen der Schilddrüsenhormone über nukleäre Rezeptoren vermittelt werden, seit Mitte der 80er Jahre voll akzeptiert (zur Übersicht siehe Oppenheimer et al., 1987; Brent, 1994). Dieses Modell umfaßt die Bindung von Trijodothyronin an nukleäre Rezeptoren mit hoher Affinität, die dann an eine spezifische DNA-Sequenz (thyroid hormone response element) in der Promoterregion/regulatorischen Region bestimmter Gene binden. Auf diese Weise reguliert Trijodothyronin die Gentranskription und letztendlich die Proteinsynthese. Im allgemeinen wird der nicht an Hormon gebundene Rezeptor in seinem Grundzustand an das *thyroid response element* gebunden. Dies führt typischerweise zu einer Unterdrückung der Gentranskription, obwohl auch einige Beispiele konstitutiver Genaktivität bestehen. Die Bindung von Trijodothyronin könnte die Gentranskription aktivieren, indem es ihre Unterdrückung aufhebt. Hormon-Rezeptorkomplexe könnten auch eigene aktivierende oder unterdrückende Wirkungen besitzen. Thyroxin bindet zwar ebenfalls an diese Rezeptoren, jedoch mit einer wesentlich geringeren Affinität als Trijodothyronin. Es ist wahrscheinlich, daß Thyroxin in erster Linie als „Prohormon" fungiert, aber alle wichtigen Funktionen der Schilddrüsenhormone auf transkriptionellem Niveau von Trijodothyronin erzeugt werden.

Nukleäre Schilddrüsenhormonrezeptoren wurden im Jahre 1986 in zahlreichen unterschiedlichen Labors kloniert (Weinberger et al., 1986; Sap et al., 1986). Sie wurden als zelluläre Homologe eines retroviralen Onkoproteins bei Vögeln, c-erb A, identifiziert. Es besteht eine nennenswerte Homologie zwischen den Schilddrüsenhormonrezeptoren und den nukleären Steroidrezeptoren. Sie bilden gemeinsam eine übergeordnete Gruppe von Genen, zu denen auch die nukleären Rezeptoren der Retinoide und des Vitamin D gehören (siehe Kapitel 2 und 63; Mangelsdorf et al., 1994). Die Schilddrüsenhormonrezeptoren stammen von zwei Genen, c-erb A α (TRα) und c-erb A β (TRβ) ab, von denen multiple Isoformen identifiziert wurden (Abbildung 56.7; Lazar 1993). $TR\alpha_1$ und $TR\beta_1$ werden in nahezu allen Geweben angetroffen, die auf Schilddrüsenhormone reagieren, während die anderen Isoformen eher eine gewebespezifische Verteilung aufweisen. $TR\beta_2$ zum Beispiel wird ausschließlich im Hypophysenvorderlappen angetroffen. Die Isoform c-erb A α_2, die an das *thyroid response element*, jedoch nicht Trijodothyronin bindet, ist die am meisten verbreitete Isoform im Gehirn (Strait et al., 1990).

Zusätzlich zu den über nukleäre Rezeptoren vermittelten Wirkungen finden sich zahlreiche, gut beschriebene, nicht-genomische Wirkungen der Schilddrüsenhormone, zu denen auch die auf dem Niveau der Plasmamembran (Davis et al., 1989) oder der zellulären Zytoarchitektur (Farwell et al., 1990; Siegrist-Kaiser et al., 1990) auftretenden gehören. Außerdem befinden sich gut charakterisierte Bindungsstellen für Schilddrüsenhormone auf den Mitochondrien (Sterling, 1989). In vielen dieser Prozesse erzeugt Thyroxin die Wirkungen. Der Beitrag extranukleärer Strukturen für die zelluläre Regulation ist insgesamt wahrscheinlich von untergeordneter Bedeutung.

Wachstum und Entwicklung Wie oben beschrieben wird allgemein angenommen, daß die Schilddrüsenhormone die meisten, wenn nicht alle ihre Wirkungen über die Regulation der DNA-Transkription und letztendes der Proteinsynthese entfalten. Dies trifft insbesondere auf die Hormonwirkungen für das Wachstum und die Entwicklung des Organismus zu. Das wohl dramatischste Beispiel findet sich bei der Kaulquappe, die sich nahezu wie durch Geisterhand durch die Einwirkung von Schilddrüsenhormon in einen Frosch verwandelt. Es wachsen dem Tier nicht nur Extremitäten, Lungen und weitere Werkzeuge für das Leben an Land, das Hormon stimuliert darüber hinaus die Bildung einer Gruppe von Enzymen und beeinflußt damit die Entwicklung des Schwanzes, der sich infolgedessen auflöst und schrumpft und dessen Material für den Aufbau neuen Gewebes in anderen Regionen genutzt wird.

Das Schilddrüsenhormon spielt eine entscheidende Rolle in der Entwicklung des Gehirns (Dussault und Ruel, 1987; Porterfield und Hendrich, 1993). Das Auftreten funktionierender, chromatingebundener Rezeptoren für Schilddrüsenhormone erfolgt zeitgleich mit der Neurogenese im Gehirn (Strait et al., 1990). Die Abwesenheit von Schilddrüsenhormonen während des Zeitraumes aktiver Neurogenese (bis einschließlich den ersten sechs Wochen *post partum*) führt zu irreversibler geistiger Retardierung (Kretinismus) und wird von vielfältigen morphologischen Veränderungen des Gehirns begleitet (Legrand, 1979). Diese schweren Fehlbildungen führen zu einer gestörten neuronalen Migration, schwer veränderten Axonprojektionen und verminderter Synaptogenese. Die Supplementierung mit Schilddrüsenhormonen während der ersten zwei Lebenswochen verhindert derartige schwere Fehlbildungen.

Myelin basic protein, ein wichtiger Bestandteil von Myelin, ist das Produkt eines bestimmten, während der Entwicklung durch Schilddrüsenhormone regulierten Gens (Farsetti et al.,

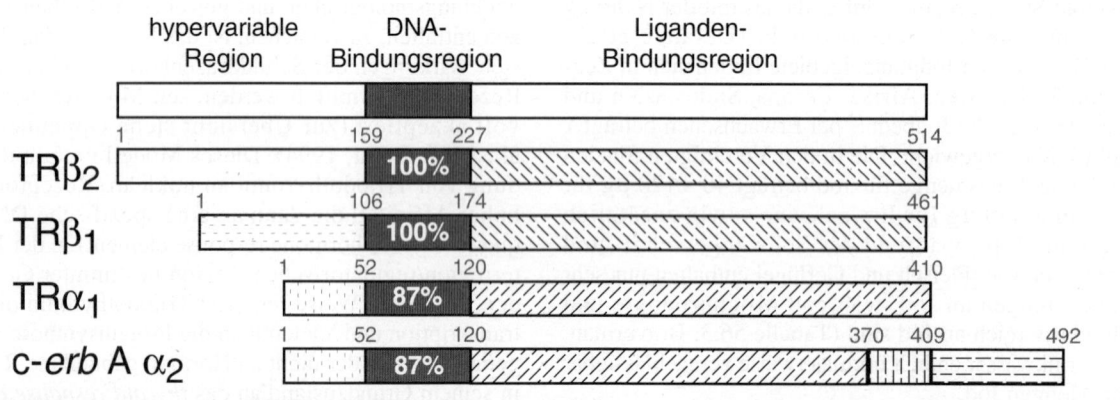

Abbildung 56.7 Schilddrüsenhormonrezeptor-Isoformen
Der prozentuale Anteil der Homologie zwischen den DNA-Bindungsregionen ist angegeben. Gleiche Muster in der hypervariablen Region und Liganden-Bindungsregion weisen auf eine 100%ige Homologie hin. Drei Schilddrüsenhormonrezeptor-Isoformen (TR) binden Schilddrüsenhormone ($TR\beta_1$, $TR\beta_2$ und $TR\alpha_1$); c-erb A α_2 bindet Schilddrüsenhormone nicht.

1991). Eine verminderte Expression von *myelin basic protein* resultiert in einer defekten Myelinisierung im Gehirn des hypothyreoten Organismus. Über viele andere für das Gehirn spezifische Gene wurde berichtet, daß sie einer Regulation durch Schilddrüsenhormon unterliegen (Porterfield und Hendrich, 1993). Ein häufiges Charakteristikum dieser Proteine ist, daß ihre Expression im hypothyreoten Gehirn lediglich verzögert ist und schließlich normale Mengen im Erwachsenenalter erreicht werden.

Die Wirkungen der Schilddrüsenhormone auf die Proteinsynthese sind natürlich nicht auf das Gehirn beschränkt, und eine große Anzahl von verschiedenen Geweben wird durch die Gabe von oder den Mangel an Schilddrüsenhormonen beeinflußt. Die ausgedehnten Fehlbildungen in Wachstum und Entwicklung, die bei Kretinismus angetroffen werden, demonstrieren deutlich die Bedeutung und Vielfältigkeit der Wirkungen der Schilddrüsenhormone bei Normalpersonen.

Der Kretinismus wird üblicherweise in einen endemischen und einen sporadischen eingeteilt. Dem *endemischen Kretinismus* begegnet man in Regionen mit endemischer Struma, und er wird normalerweise durch einen extrem Jodmangel hervorgerufen. Eine Struma kann, muß aber nicht vorhanden sein. Der *sporadische Kretinismus* ist eine Konsequenz aus einem Defekt in der Schilddrüsenentwicklung oder einem Synthesedefekt für Schilddrüsenhormone. Eine Struma ist vorhanden, wenn ein Synthesedefekt vorliegt.

Obwohl der Kretinismus bei Geburt entdeckt werden kann, wird die Erkrankung oft erst im Alter von drei bis fünf Monaten diagnostiziert. Findet keine Behandlung statt, so führt die Erkrankung zu derart deutlichen Veränderungen, daß sie ohne jeden Zweifel erkannt wird. Die Kinder sind zwergwüchsig mit kurzen Extremitäten, es besteht eine mentale Retardierung, Inaktivität, Passivität und Gleichgültigkeit. Das Gesicht ist aufgedunsen und ausdruckslos und die vergrößerte Zunge kann bei halbgeöffnetem Mund durch die vergrößerten Lippen hervorragen. Die Haut hat oft eine gelbliche Färbung, fühlt sich teigig an und ist bei Berührung kühl und trocken. Die Herzfrequenz ist verlangsamt, die Körpertemperatur kann auch vermindert sein, der Verschluß der Fontanellen ist verspätet und die Zähne entwickeln sich ebenfalls spät. Der Appetit der Patienten ist gering, sie trinken langsam und verschlucken sich. Es besteht oft eine Obstipation, Umbilikalhernien können ebenfalls beobachtet werden.

Damit eine Behandlung effektiv sein kann, muß die Diagnose frühzeitig, also vor der Entwicklung offensichtlicher Symptome, gestellt werden. Ein Screening von Neugeborenen zur Entdeckung von Schilddrüsenfunktionsstörungen wird in den Vereinigten Staaten und in den meisten anderen industrialisierten Staaten durchgeführt. Die Konzentrationen von TSH und Thyroxin werden aus Blutproben von der Nabelschnur oder der Ferse des Neugeborenen bestimmt. Die Inzidenz von kongenitalen Funktionsstörungen der Schilddrüse beträgt etwa 1 pro 4000 Geburten (Fisher, 1991).

Kalorigene Wirkungen Eine typische Reaktion warmblütiger Tiere auf Schilddrüsenhormone ist ein gesteigerter Sauerstoffverbrauch (Oppenheimer, 1991). Die meisten peripheren Gewebe tragen zu dieser Wirkung bei: Herz, Skelettmuskel, Leber und Niere werden durch Schilddrüsenhormon deutlich in ihrem Stoffwechsel angeregt. Tatsächlich trägt jedoch die Steigerung der kardialen Kontraktilität mit 30 - 40% zu der von Schilddrüsenhormon abhängigen Steigerung des Sauerstoffverbrauches bei. Mehrere Organe, z. B. das Gehirn, die Gonaden und die Milz, reagieren nicht auf die kalorigenen Wirkungen von Schilddrüsenhormon. Der Wirkungsmechanismus der kalorigenen Wirkung von Schilddrüsenhormon war schwer faßbar. Einmal wurde irrtümlicherweise angenommen, daß Schilddrüsenhormon zu einer Entkoppelung der mitochondrialen Atmungskette führt. Die von Schilddrüsenhormon abhängige Lipogenese könnte ebenfalls einen nennenswerten Anteil an der vom Hormon herbeigeführten Differenz im Energieumsatz ausmachen. In Untersuchungen an Ratten konnte gezeigt werden, daß etwa 4% des gesteigerten Energieumsatzes der Lipogenese zugeschrieben werden können. Die Stimulation der Lipolyse könnte einen Zusammenhang zwischen Lipogenese und Thermogenese herstellen. Schilddrüsenhormon induziert darüber hinaus die Expression mehrerer für die Lipogenese zuständiger Enzyme wie etwa der $NADP^+$-abhängigen Malatdehydrogenase und der Fettsäuresynthetase. Ein Gesamtüberblick über die so induzierte Thermogenese besteht noch nicht, jedoch scheint ein für Schilddrüsenhormone sensitives Reaktionssystem zu existieren, das den Sollwert für den Energieumsatz reguliert und auch die dafür erforderlichen Enzyme induziert.

Kardiovaskuläre Wirkungen Die kardiale Funktion wird direkt und indirekt durch Schilddrüsenhormone beeinflußt. Als ein Ergebnis dieser Wirkungen zeigen sich bei Schilddrüsendysfunktion deutliche klinische Manifestationen am Herzen. Bei Hyperthyreose finden sich die Symptome Tachykardie, erhöhtes Schlagvolumen, erhöhter Herzindex, kardiale Hypertrophie, reduzierter periphervaskulärer Widerstand und erhöhte Bluddruckamplitude. Die Hypothyreose zeichnet sich durch Bradykardie, erniedrigten Herzindex, Perikarderguss, erhöhten periphervaskulären Widerstand, erniedrigte Blutdruckamplitude und Erhöhung des Blutdruckes aus. (Zur Übersicht über die kardialen Wirkungen von Schilddrüsenhormonen siehe Bravermann et al., 1994.)

Schilddrüsenhormone beeinflussen direkt die myokardiale Genexpression. Trijodothyronin reguliert Gene, die für Isoformen der schweren Myosinketten der Sarkomere kodieren, indem es die Expression des α-Gens steigert und die des β-Gens reduziert (Everett et al., 1986). Ein sog. *thyroid hormone response element* konnte in einer Region in 5'-Richtung (also stromauf), dem Gen der schweren Myosin α-Kette benachbart, lokalisiert werden. Trijodothyronin stimuliert ebenso die Expression des Gens für die Myosin Ca^{2+}-ATPase, das eine bedeutsame Rolle in der myokardialen Kontraktion spielt (Rohrer und Dillmann, 1989). Die Regulation dieser beiden Gene führt dann zu den Veränderungen in der Kontraktilität, wie sie bei Hyper- und Hypothyreose beobachtet wird.

Schilddrüsenhormone beeinflussen auch indirekt die kardiale Funktion. Die Sensitivität des kardialen Myozyten für Katecholamine ist bei Hyperthyreose erhöht, bei Hypothyreose erniedrigt, wahrscheinlich aufgrund von Veränderungen in der Expression myokardialer β-Adrenozeptoren. Dieser Effekt bildet die Basis für den Einsatz von β-Adrenozeptoren Antagonisten bei der Behandlung der kardialen Manifestationen der Hyperthyreose. Die kardiale Erregungsbildung und -leitung ist ebenfalls bei Hyperthyreose verstärkt und bei Hypothyreose gehemmt. Diese beiden Faktoren tragen wahrscheinlich zu den chronotropen Wirkungen von Trijodothyronin bei. Letztlich erzeugt Trijodothyronin hämodynamische Veränderungen in der Peripherie, die in Veränderungen der kardialen Chronotropie und Inotropie münden.

Metabolische Effekte Schilddrüsenhormone stimulieren die Umwandlung von Cholesterin in Gallensäuren, daraus läßt sich das Symptom der Hypercholesterinämie bei Hypothyreose erklären. Es konnte gezeigt werden, daß Schilddrüsenhormone die spezifische Bindung von *low density lipoprotein* (LDL) an Leberzellen steigern (Salter et al., 1988), und die Konzentration von hepatischen LDL-Rezeptoren bei Hypothyreose herabgesetzt ist. (Scarabottolo et al., 1986; Gross et al., 1987). Die Anzahl von verfügbaren LDL-Rezeptoren auf den Hepatozyten ist ein sehr wichtiger Faktor für die Cholesterinkonzentration im Plasma (Siehe Kapitel 36).

Schilddrüsenhormone steigern die durch andere Hormone, zum Beispiel Katecholamine, hervorgerufene Lipolyse in Adipozyten. Tatsächlich finden sich erhöhte Konzentrationen freier Fettsäuren bei Hyperthyreose. Im Gegensatz zu anderen lipolytischen Hormonen erhöhen die Schilddrüsenhormone nicht direkt die Konzentrationen zyklischen AMPs. Sie können jedoch die Kapazität anderer Hormone zur Akkumulation von zyklischem AMP durch Reduktion der Aktivität der mikrosomalen Phosphodiesterase, die zyklisches AMP hydrolysiert, steigern (Nunez und Correze, 1981). Es finden sich ebenfalls Hinweise dafür, daß Schilddrüsenhormone ihre Wirkung in Adipozyten durch Aufrechterhaltung der physiologischen Kopplung des β-adrenergen Rezeptors an die katalytische Untereinheit der Adenylylcyclase entfalten. In Fettzellen von hypothyreoten Ratten finden sich erhöhte Konzentrationen von guaninnukleotidbindenden Proteinen (G-Proteinen), die die Herabregulation der Adenylylcyclase vermitteln (siehe Kapitel 2). Dies kann sowohl zu der verminderten Wirksamkeit lipolytischer Hormone als auch zu der erhöhten Sensitivität gegenüber inhibitorisch wirksamen Substanzen wie etwa Adenosin beitragen, welche gleichsam bei Hypothyreose beobachtet werden (Ros et al., 1988).

Die Thyrotoxikose bringt auch einen Zustand der Insulinresistenz mit sich (Gottlieb und Bravermann, 1994). Defekte in der intrazellulären Signalübertragung in der Leber und in peripheren Geweben, die sich in der Verarmung an Glykogen sowie in gesteigerter Gluconeogenese äußern, führen zu einer Insulinresistenz. Gleichzeitig kann eine gesteigerte Glukoseresorption aus dem Darm beobachtet werden. Um nun die Euglykämie zu erhalten, erfolgt eine kompensatorische Steigerung der Insulinsekretion. In dieser Situation kann also ein bisher nicht diagnostizierter Diabetes mellitus manifest werden und auch ein Anstieg des Insulinbedarfs bei bereits behandelten Diabetikern auftreten. Bei Hypothyreose wiederum findet sich eine erniedrigte Resorption von Glukose aus dem Darm sowie eine reduzierte Insulinsekretion. Die periphere Glukoseaufnahme ist bei Hypothyreose ebenfalls verlangsamt, obgleich der zerebrale Glukosestoffwechsel unbeeinflußt bleibt. Der Insulinbedarf ist bei hypothyreoten Diabetikern erniedrigt.

Schilddrüsenüberfunktion Die Überfunktion der Schilddrüse ist ein durch erhöhte freie Konzentrationen an Schilddrüsenhormonen erzeugter Zustand. Verschiedene Erkrankungen unterschiedlicher Ätiologie können zu diesem Syndrom führen. Der Begriff der *Hyperthyreose* ist auf diese Zustände begrenzt, bei denen Schilddrüsenhormone aufgrund einer Überfunktion der Drüse im Übermaß freigesetzt werden. Die Jodaufnahme der Schilddrüse ist gesteigert, was durch die Messung der prozentualen Aufnahme von ^{123}I oder ^{131}I während eines 24-Stunden-Radiojod-Testes (*radioactive iodine uptake test*; RAIU) gemessen werden kann. Im Gegensatz dazu führt bei Entzündung oder Zerstörung der Drüse passiv freigesetztes Schilddrüsenhormon oder die Aufnahme exogenen Hormons zu niedrigen Werten im Jodaufnahmetest.

Die Basedowsche Krankheit oder diffuse toxische Struma ist die häufigste Ursache für eine Überfunktion der Schilddrüse mit gleichzeitig erhöhter Radiojodaufnahme. Sie stellt etwa 60 - 90% der Fälle, abhängig vom Alter und geographischer Region. Der Morbus Basedow ist eine durch die Trias Hyperthyreose, Struma diffusa und an TSH-bindende, aktivierende IgG-Antikörper charakterisierte Autoimmunerkrankung (Burman und Baker, 1985; Bottazzo und Doniach, 1986). Es handelt sich um eine relativ häufige Erkrankung mit einer Inzidenz von 0,02 - 0,4% in den Vereinigten Staaten. Endemische Jodmangelgebiete besitzen eine niedrigere Inzidenz für autoimmunologische Schilddrüsenerkrankungen. Wie bei den meisten Formen der Schilddrüsendysfunktion sind Frauen im Verhältnis von etwa 5:1 bis 7:1 häufiger als Männer betroffen. Der Morbus Basedow ist im Alter von 20 - 50 Jahren häufiger, kann jedoch in jedem Alter auftreten. Die Haplotypen HLA B8 und DR3 sind bei Europäern mit dem Morbus Basedow assoziiert. Der Morbus Basedow ist auch häufig mit anderen Autoimmunerkrankungen assoziiert. Der für die Erkrankung charakteristische Exophthalmus ist eine infiltrative Ophthalmopathie und wird als autoimmunologische Entzündung des periorbitalen Bindegewebes und der äußeren Augenmuskeln angesehen. Dieses Syndrom kann bei nahezu allen Patienten mit Morbus Basedow mittels bildgebender Verfahren, z. B. Ultraschall und CT, nachgewiesen werden und ist in verschiedener Ausprägung bei etwa 50% der Patienten klinisch manifest. Vor kurzem sind zwei Übersichtsarbeiten über die Pathogenese und Behandlung der Autoimmunophthalmopathie erschienen (Burch und Wartofsky, 1993; Bahn und Heufelder, 1993).

Die toxische Struma multinodosa oder der solitäre toxische Schilddrüsenknoten kommen häufiger bei älteren Patienten vor und machen etwa 10 - 40% der Fälle von Hyperthyreose aus. Eine infiltrative Ophthalmopathie ist nicht vorhanden.

Eine reduzierte Radiojodaufnahme findet sich bei den destruierenden Schilddrüsenentzündungen und bei der faktiziellen und iatrogenen Thyreotoxikose durch exogene Zufuhr von Hormon. Eine Thyreotoxikose mit erniedrigter Radiojodaufnahme, hervorgerufen durch eine subakute (schmerzhafte) oder eine chronische (schmerzlose oder lymphozytische) Thyroiditis, stellt 5 - 20% aller Fälle dar. In den Vereinigten Staaten tritt die schmerzlose Thyroiditis bei 5 - 10% der Frauen *post partum* auf (Roti und Emerson, 1992). Andere Ursachen der Thyreotoxikose sind wesentlich seltener.

Die meisten Manifestationen und Symptome der Thyreotoxikose resultieren aus einer übermäßigen Wärmeproduktion sowie einer gesteigerten motorischen Aktivität und Sympathikusaktivität. Die Haut ist gerötet, warm und feucht, die Skelettmuskulatur ist schwach und weist einen Tremor auf; die Herzfrequenz ist erhöht und die Kontraktion verstärkt; der arterielle Puls ist betont und von großer Amplitude. Der erhöhte Energieverbrauch führt zu einem gesteigerten Hungergefühl und bei nicht ausreichender Nahrungszufuhr zum Gewichtsverlust. Es können auch Schlafstörungen, Unruhe und Rastlosigkeit, Angst und Verstimmung, Hitzeunverträglichkeit und eine vermehrte Stuhlfrequenz auftreten. Stenokardien, Arrythmien und Herzinsuffizienz können bei älteren Patienten vorkommen. Bei manchen Patienten kann es zu einer ausgeprägten Muskelatrophie bedingt durch eine Myopathie kommen. Patienten mit langandauernder, unentdeckter oder unzureichend behandelter Schilddrüsenüberfunktion können auf Basis eines erhöhten Knochenumsatzes eine Osteroporose entwickeln (Baran, 1994).

Schilddrüsenunterfunktion Die Unterfunktion der Schilddrüse, die bei starker Ausprägung auch als Myxödem bezeichnet wird, ist die häufigste Funktionsstörung der Schilddrüse. Weltweit ist die Hypothyreose am häufigsten eine Folge von Jodmangel. Außerhalb der Endemiegebiete, wo Jod in ausreichendem Maße vorhanden ist, bildet die chronische Autoimmunthyroiditis (Hashimoto-Thyroiditis) den größten Anteil der Fälle. Die Insuffizienz der Schilddrüse zur Produktion von Hormonen ist die häufigste Ursache für eine Hypothyreose und wird als *primäre Hypothyreose* bezeichnet. Eine *zentrale Hypothyreose* tritt wesentlich seltener auf und resultiert aus einer verminderten Stimulation der Schilddrüse durch TSH aufgrund einer Insuffizienz der Hypophyse (*sekundäre Hypothyreose*) oder des Hypothalamus (*tertiäre Hypothyreose*). Eine bei der Geburt auftretende Hypothyreose wird als *kongenitale Hypothyreose* bezeichnet und ist die weltweit häufigste vermeidbare Ursache mentaler Retardierung. Eine frühzeitige Diagnose und Behandlung mit Schilddrüsenhormon Supplementation beugt, wie oben bereits beschrieben, der Entwicklung des Kretinismus vor.

Eine *Hypothyreose ohne die Ausbildung einer Struma* tritt bei Degeneration und Atrophie der Schilddrüse auf. Der gleiche Zustand entwickelt sich nach chirurgischer Entfernung oder nach Zerstörung der Drüse durch radioaktives Jod. Da auch noch Jahre nach einer thyreostatischen Behandlung bei Morbus Basedow eine Hypothyreose auftreten kann, wurde spekuliert, daß die Hypothyreose ein Endstadium der Basedowschen Erkrankung sein könnte (also ein ausgebrannter Morbus Basedow). Eine *Hypothyreose mit Anwesenheit einer Struma* kommt bei der Hashimoto-Thyroiditis und bei schweren Synthesedefekten von Schiddrüsenhormonen vor. Bei milder Ausprägung der Erkrankung brauchen die Symptome nur diskret in Erscheinung zu treten. Bei schweren Verläufen manifestiert sich die Hypothyreose deutlich und die Symptomatologie ist pathognomonisch. Das Gesicht des Patienten ist eher ausdrucksarm, aufgedunsen und blaß. Die Haut ist kühl und trocken, die Kopfhaut schuppig mit struppigem, brüchigem und lichtem Haar. Die Fingernägel sind verdickt und brüchig, das Unterhautgewebe erscheint verdickt, wobei auch ein echtes Ödem vorhanden sein kann. Die Stimme ist heiser, dumpf und niederfrequent, die Sprache verlangsamt, das Gehör häufig eingeschränkt und das Denken gestört. Auch eine depressive Verstimmung kann vorkommen. Zusätzlich besteht Appetitlosigkeit und die Magen-Darmperistaltik ist vermindert, häufig tritt eine Obstipation auf. Sehr selten kann eine Blasenatonie auftreten, was darauf hinweist, daß auch andere glatte Muskelzellen als die des Darmes betroffen sein können. Die Skelettmuskulatur ist schwach und die Relaxationsphase der Muskeleigenreflexe ist verzögert. Das Herz kann dilatiert sein und es findet sich häufig ein Perikarderguß, der jedoch nur selten klinisch von Bedeutung ist. Es können auch Pleuraergüsse und ein Aszites zu finden sein. Eine meist normochrome und normozytäre Anämie ist häufig vorhanden, obgleich auch eine gestörte Regelblutung mit Menorrhagie zu einer Eisenmangelanämie führen kann. Die Patienten sind lethargisch, haben oft ein vermehrtes Schlafbedürfnis und klagen häufig über Kälteunverträglichkeit.

Schilddrüsenfunktionstests Die Entwicklung von Radioimmunoassays und in neuerer Zeit chemilumineszenz- und enzymgekoppelten Immunoassays zur Bestimmung von Schilddrüsenhormonen hat die Labordiagnostik der Schilddrüsenerkrankungen deutlich verbessert (Surks et al., 1990). Jedoch vermag die Messung der Gesamtkonzentration des Hormons im Plasma nicht immer ein korrektes Bild über die Schilddrüsenaktivität zu geben. Die Gesamtkonzentration von Hormon im Plasma ändert sich abhängig entweder von der Menge an thyroxinbindendem Globulin (TBG) im Plasma oder der Bindungsaffinität des Hormons für TBG. Die Dialyse von unverdünntem Serum bis zum Äquilibrium und die nachfolgende Bestimmung von freiem Thyroxin im Dialysat mittels Radioimmunoassay stellen zwar den Goldstandard für die Bestimmung von freiem Thyroxin dar, diese Methode ist jedoch arbeitsintensiv und wird normalerweise nicht im klinischen Routinelabor durchgeführt (Nelson und Tomei, 1988). Der freie Thyroxin Index ist eine Näherung der freien Thyroxinkonzentration und wird als Produkt aus der Gesamtkonzentration von Thyroxin mit dem Thyroxin-Bindungsverhältnis, einem Schätzwert für den Sättigungsgrad von TBG, ermittelt (Nelson und Tomei, 1989). Weitere Methoden zur Bestimmung der freien Thyroxinkonzentration umfassen einen Radioimmunoassay unter Verwendung von radioaktiv markierten Thyroxinanaloga, welche das Verhältnis von Thyroxin zu thyroxinbindendem Globulin nicht beeinflussen (Nelson und Weiss, 1985), und einen sequentiellen Test, bestehend aus der Thyroxinbindung gekoppelt mit einem kompetitiven Bindungsassay mit radioaktiv markiertem Thyroxin, der als Zweischritt-T_4-Test bezeichnet wird. Der letztgenannte Test korreliert gut mit den bei der wesentlich mühsameren Equilibrium-Dialyse gemessenen Werten für die freie T_4-Konzentration. Der Test ist darüber hinaus einfach in das Repertoire eines klinischen Routinelabors zu integrieren. (Wilke, 1986).

Die Bestimmung der Näherungswerte für das freie Thyroxin sollte um die Bestimmung des TSH im Serum ergänzt werden. Tatsächlich ist die Bestimmung des TSH im Serum bei Patienten mit normaler Funktion des Hypothalamus-Hypophysensystems die Untersuchung der Wahl, da die TSH-Sekretion einer genauen Regulation durch die zirkulierende Schilddrüsenhormonkonzentration unterliegt. Die American Thyroid Association hat in einem Bericht eine Anleitung für Kliniker veröffentlicht, in dem ein systematisches diagnostisches Vorgehen unter Verwendung möglichst weniger Tests vorgeschlagen wird. Hierin wird die Bestimmung des Näherungswertes für freies Thyroxin gemeinsam mit einem sensitiven TSH Test empfohlen (Surks et al., 1990).

Techniken zur Bestimmung von TSH sind seit 1965 erhältlich und sind mittlerweile der Schilddrüsenfunktionstest der Wahl. Die zuerst entwickelten Methoden waren Radioimmunoassays unter Verwendung eines Antikörpers und blieben über 20 Jahre der diagnostische Standard. Diese Tests waren lediglich für die Diagnose der primären Hypothyreose nützlich, da mit ihnen der untere Grenzwert des Referenzbereiches für TSH nicht sicher zu ermitteln war. Der erste „sensitive" TSH-Assay, welchem ein Tandemprinzip mit zwei Antikörpern zugrunde lag, wurde 1985 entwickelt. Unter Verwendung dieser Nachweismethode konnten dann auch TSH-Werte unterhalb des Referenzbereiches gemessen werden. Daher wird jeder Assay dieses Typs als *sensitiver TSH-Assay* bezeichnet (Nicoloff und Spencer, 1990). Ein bedeutsames Anwendungsgebiet des sensitiven TSH-Assays ist die Differenzierung zwischen euthyreoten und hyperthyreoten Patienten, wobei letztere supprimierte TSH-Werte zeigen müßten. Die TSH-Reaktion auf eine Injektion synthetischen TRHs (TRH-Stimulationstest) kann zur Diagnose einer hypothalamischen oder hypophysären Insuffizienz als Ursache einer Hypothyreose von Nutzen sein. Synthetische Thyrotropin-Releasinghormonpräparate (*Protirelin*) sind für die Injektion von Hormon bei Durchführung des TRH Stimulationstestes erhältlich.

Thyrotropin war ein aus Rinderhypophysen gewonnenes Injektionspräparat, das heute aufgrund aufgetretener anaphylaktischer Reaktionen nicht mehr erhältlich ist. Das Präparat wurde zur Bestimmung der Aufnahmekapazität der Schilddrüse für radioaktives Jod verwendet. Für diesen Zweck wird in naher Zukunft rekombinantes, humanes TSH erhältlich sein.

Therapeutischr Einsatz von Schilddrüsenhormonen Die bedeutendste Indikation im therapeutischen Einsatz von Schilddrüsenhormonen ist die Hormonersatztherapie bei Patienten mit Hypothyreose oder Kretinismus und ihr Einsatz zur TSH-Suppressionstherapie bei Patienten mit euthyreoter Struma oder nach der Behandlung eines Schilddrüsenkarzinoms (Roti et al., 1993; Toft, 1994). Eine Behandlung mit Schilddrüsenhormonen ist nicht indiziert zur Behandlung des „niedrigen T_4-Syndroms" (sick euthyroid syndrome), das das Ergebnis einer nicht die Schilddrüse betreffenden Erkrankung ist (Brent und Hershman, 1986).

Synthetische Präparate aus dem Natriumsalz des natürlichen Isomers der Schilddrüsenhormone sind erhältlich und werden verbreitet zur Behandlung eingesetzt. *Levothyroxin-Natrium* (L-T_4) kann in Form von Tabletten und als lyophilisiertes Pulverpräparat zur intravasalen Injektion bezogen werden. *Liothyronin-Natrium* (L-T_3) ist das Natriumsalz des Trijodothyronins und ist in Tablettenform und als Präparat zur Injektion erhältlich. Auch Gemische aus Thyroxin und Trijodothyronin werden vermarktet. Natürliche, aus ganzen Schilddrüsen von Tieren gewonnene Hormonpräparate enthalten sowohl Thyroxin als auch Trijodothyronin und besitzen eine stark schwankende biologische Wirksamkeit. Die Anwendung dieser Präparate ist daher nicht zu befürworten.

Schilddrüsenhormon-Ersatztherapie Für die Schilddrüsenhormon-Ersatztherapie ist Thyroxin (Levothyroxin-Natrium) die Substanz der Wahl, da es eine konstante Wirkstärke und ausreichend lange Wirkdauer besitzt. Die Resorption des Thyroxins aus dem Dünndarm ist mit einem resorbierten Anteil von 50 - 80% variabel und unvollständig (Hays, 1991; Hays und Nielson, 1994). Die Resorption wird verbessert, wenn das Hormon auf nüchternen Magen eingenommen wird. Darüber hinaus können bestimmte Medikamente die enterale Resorption von Levothyroxin beeinflussen. Hierzu gehören Sukralfat, Cholestyramin-Austauscherharze, Eisenpräparate und Aluminiumhydroxid. Ist ein schnellerer Wirkungseintritt zum Beispiel bei der Behandlung des sehr seltenen hypothyreoten Komas (Myxödemkoma) oder bei der Vorbereitung von Patienten mit Schilddrüsenkarzinom für eine ^{131}I-Therapie erwünscht, so kann Trijodothyronin (Liothyronin-Natrium) eingesetzt werden. Für die chronische Hormonersatztherapie sollte Thyroxin vorgezogen werden, da Trijodothyronin in kürzeren Intervallen eingenommen werden muß, die Behandlung kostspieliger ist und es zu vorübergehenden Konzentrationsmaxima über den Referenzbereich hinaus kommen kann.

Die im Mittel erforderliche Tagesdosis bei Ersatztherapie mit Levothyroxin beträgt bei einem Patienten von 68 kg Körpergewicht 112 µg. Die Dosis für Liothyronin beträgt 25 - 50 µg. Bei jüngeren, gesunden Patienten kann die Behandlung mit der vollen, zur Substitution erforderlichen Dosis begonnen werden. Aufgrund der langen Halbwertszeit von Thyroxin (sieben Tage), werden erst vier bis sechs Wochen nach einer Änderung der Tagesdosis wieder Steady-state-Konzentrationen des Hormons erzielt. Daher sollte eine Therapie- bzw. Dosiskontrolle mit Bestimmung von TSH im Serum erst nach einem zeitlichen Intervall von vier bis sechs Wochen durchgeführt werden. Das Ziel bei der Thyroxinsubstitutionstherapie ist, einen TSH-Wert im Referenzbereich zu erreichen, da eine Überbehandlung mit TSH-Supprimierung zu einer Osteoporose und zu kardialen Störungen führen kann (Ross, 1991). Bei Personen über dem 60. Lebensjahr sollte die Behandlung mit niedrigeren Dosen (25 µg pro Tag) begonnen werden, um eine Verschlechterung bereits vorliegender Herzerkrankungen zu vermeiden. Es ist zu bedenken, daß kardiale Arrhythmien mit tödlichem Ausgang bei hypothyreoten Patienten nach Beginn einer Schilddrüsenhormon-Ersatztherapie beobachtet werden konnten. Die Tagesdosis kann in Intervallen von wenigen Monaten in Schritten von 25 µg täglich solange angepaßt werden, bis sich der TSH-Wert normalisiert hat. Bei Personen mit vorbestehenden Herzerkrankungen ist eine Behandlung mit initial 12,5 µg täglich und eine Dosissteigerung von 12,5 - 25 µg täglich alle sechs bis acht Wochen indiziert. Für den Fall einer vorübergehenden internistischen oder chirurgischen Erkrankung kann es vorkommen, daß die orale Einnahme der täglichen Thyroxindosis unmöglich ist. Bedeutsame metabolische Veränderungen sind jedoch bei einem Ausfall der Hormonsubstitution auch über mehrere Tage unwahrscheinlich. Jedoch kann es bei längerdauernder Unterbrechung der oralen Medikation notwendig werden, daß Levothyroxin in einer Menge 20 - 50% unterhalb der erforderlichen oralen Tagesdosis auf parenteralem Wege zugeführt werden muß.

Bei Patienten mit erhöhtem basalem TSH und peripheren Schilddrüsenhormonen im Normbereich, einem als *subklinische Hypothyreose* bezeichneten Syndrom, muß die Entscheidung bezüglich einer Therapie von Fall zu Fall getroffen werden (Cooper, 1991a). Patienten mit subklinischer Hypothyreose und zusätzlich einer Struma, autoimmunen Schilddrüsenerkrankung, Hypercholesterinämie oder manifesten Symptomen der Hypothyreose mögen von einer Behandlung mit Levothyroxin profitieren.

Die Levothyroxin-Dosis bei Patientinnen muß häufig während einer Schwangerschaft erhöht werden, was wahrscheinlich durch eine östrogenbedingte Steigerung der Konzentration von thyroxinbindendem Globulin bedingt ist (Kaplan, 1992; Glinoer, 1993). Zusätzlich kann eine Schwangerschaft bei Patientinnen mit einer bestehenden, subklinischen Autoimmunerkrankung der Schilddrüse oder bei Patientinnen in Jodmangelgebieten die Manifestation einer Hypothyreose auslösen (Glinoer et al., 1994). Daher sollte in solchen Fällen der TSH-Wert im ersten Trimester, bei manifester Hypothyreose jedoch in jedem Trimester kontrolliert, und bei Thyroxinsubstitution das TSH durch Anpassung der Dosis innerhalb des Referenzbereiches gehalten werden.

Wirkungsvergleich verschiedener Schilddrüsenhormonpräparate Es besteht kein signifikanter Unterschied in der qualitativen Wirkung von Thyroxin, Trijodothyronin oder Präparationen aus Schilddrüsengewebe auf Patienten mit Hypothyreose. Es bestehen jedoch deutliche quantitative Unterschiede. Nach der subkutanen Applikation einer großen, experimentellen Dosis von Trijodothyronin kann eine Wirkung auf den Stoffwechsel innerhalb von vier bis sechs Stunden festgestellt werden, wobei in dieser Zeit die Haut merklich wärmer wird und die Herzfrequenz sowie die Körpertemperatur ansteigen. Mit solch einer Dosis kann ein 40%iges Defizit in der metabolischen Aktivität innerhalb von 24 Stunden voll ausgeglichen werden. Das Wirkungsmaximum tritt innerhalb von zwei Tagen auf und die Effekte gehen mit einer Halbwertszeit von etwa acht Tagen wieder zurück. Eine gleich hohe Einzeldosis Thyroxin erzeugt einen weit schwächeren Effekt. Wird Thyroxin jedoch in einer gegenüber Trijodothyronin vierfach höheren Dosis verabreicht, dann wird ein vergleichbarer Anstieg des Stoffwechsels erzielt. Das Wirkungsmaximum einer Einzeldosis tritt etwa neun Tage nach Gabe auf und die Wirkung geht innerhalb von 11 - 15 Tagen auf die Hälfte zurück. Bei beiden Beispielen geht die Wirkung über den Zeitraum hinaus, in dem nachweisbare Konzentrationen des applizierten Hormons im Plasma gefunden werden können, da die Hormone mit einer Halbwertszeit von etwa einem Tag für Trijodothyronin und sieben Tagen für Thyroxin aus dem Blut eliminiert werden.

Myxödemkoma Das hypothyreote Koma oder Myxödemkoma ist ein seltenes Syndrom und stellt die extreme Manifestation einer protrahierten und schweren Hypothyreose dar (Gavin, 1991; Smallridge, 1992). Es handelt sich hierbei um einen internistischen Notfall, bei dem selbst bei frühzeitiger Diagnose und Therapie die Mortalität bis zu 60% betragen kann. Das Myxödemkoma tritt am häufigsten bei älteren Patienten während der Wintermonate auf. Infektionen des Respirationstraktes, akute zerebrovaskuläre Ereignisse und akute Linksherzinsuffizienz gehören zu den häufigen auslösenden Faktoren. Der klinische Verlauf mit anfänglicher Lethargie und Müdigkeit und später Stupor und Koma wird durch den Einsatz anderer Medikamente, besonders Sedativa, Antidepressiva, Anxiolytika und weiterer Betäubungsmittel, beschleunigt. Tatsächlich sind auch häufig Fälle von Myxödemkoma bei hypothyreoten Patienten aufgetreten, die wegen anderer Erkrankungen hospitalisiert worden sind.

Die Leitsymptome des Myxödemkomas sind: (1) eine häufig ausgeprägte Hypothermie, (2) eine Atemdepression und (3) eine Bewußtlosigkeit. Andere Symptome sind Bradykardie, Makroglossie, verzögerte Reflexe und rauhe, trockene Haut. Eine Verdünnungshyponatriämie ist häufig und kann ausgeprägt sein. Eine erhöhte Kreatinphosphokinase (CK) und Laktatdehydrogenase (LDH), Azidose und Anämie sind ebenfalls häufige Symptome. Bei einer Lymbalpunktion findet sich ein erhöhter Öffnungsdruck und ein hoher Proteingehalt. Die Hypothyreose wird dann durch Messung des freien Thyroxinindex und des TSH bestätigt. Das Myxödemkoma wird jedoch in erster Linie klinisch diagnostiziert.

Die wichtigste Behandlung ist in dieser Phase supportiv mit künstlicher Beatmung, Anhebung der Körpertemperatur, Korrektur der Hyponatriämie sowie Behandlung der auslösenden Erkrankung. Da gleichzeitig mit dem Myxödemkoma in 5 - 10% der Fälle auch eine verringerte sekretorische Reserve der Nebennieren vorliegt, ist die Gabe von intravenösen Kortikosteroiden vor Beginn einer Thyroxinbehandlung indiziert. Die parenterale Gabe ist aufgrund der unsicheren enteralen Resorption der Schilddrüsenhormone erforderlich. Es sind heute sowohl Levothyroxin- als auch Liothyroninpräparate für die intravenöse Gabe erhältlich, so daß ein zweckmäßiger Therapieansatz mit einer intravenösen Bolusgabe von 200 - 300 µg Levothyroxin, gefolgt von weiteren 100 µg nach 24 Stunden, durchführbar ist. Manche empfehlen, simultan zu der initialen Levothyroxingabe zusätzlich je 10 µg Liothyronin alle acht Stunden intravenös solange zu verabreichen, bis der Patient stabilisiert und bei Bewußtsein ist. Die Dosierung der Schilddrüsenhormone sollte unter Berücksichtigung der hämodynamischen Stabilität, der gleichzeitigen Existenz von Herzerkrankungen und des Ausmaßes der Elektrolytentgleisung festgelegt werden.

Behandlung des Kretinismus Der Erfolg der Behandlung des Kretinismus hängt vom Alter des Patienten bei Beginn der Therapie ab. Aus diesem Grunde ist das Screening von Neugeborenen hinsichtlich der kongenitalen Hypothyreose in den Vereinigten Staaten, Kanada und vielen anderen Staaten der Welt Routine. Wird die kongenitale Hypothyreose erst bei Manifestation einer retardierten Entwicklung der Behandlung zugeführt, so können die durch Schilddrüsenhormonmangel entstandenen, gravierenden Schäden in der geistigen Entwicklung der Patienten nicht mehr behoben werden. Auf der anderen Seite kann bei Behandlungsbeginn innerhalb der ersten Wochen nach der Geburt eine normale körperliche und geistige Entwicklung nahezu immer erzielt werden. Die Prognose hängt ebenso von der Schwere der Hypothyreose zum Zeitpunkt der Geburt ab und kann bei Neugeborenen mit Schilddrüsenagenesie schwerwiegender sein. Während der Myelinisierungsphase innerhalb des ZNS ungefähr zum Zeitpunkt der Geburt besteht ein besonders kritischer Bedarf an Schilddrüsenhormonen. Um die Thyroxinkonzentration bei hypothyreoten Neugeborenen schnell zu normalisieren, wird eine initiale Gabe von 10 - 15 µg/kg empfohlen (Fisher, 1991). Diese Dosierung hebt die Thyroxin Gesamtkonzentration im Serum bei den meisten Neugeborenen innerhalb der ersten ein bis zwei Wochen in den oberen Normbereich. Die individuelle Tagesdosis an Levothyroxin sollte in den ersten sechs Monaten alle vier bis sechs Wochen, zwischen dem 6. und 18. Monat alle zwei Monate und anschließend in Abständen von drei bis sechs Monaten angepasst werden, damit die Serum Thyroxinkonzentrationen stets zwischen 10 und 16 µg und die TSH-Werte unter 20 mU/l liegen. Die Werte des freien Thyroxins sollten hochnormal oder leicht erhöht sein. Klinische Orientierungspunkte für eine adäquate Substitutionsbehandlung sind das körperliche Wachstum, die Entwicklung der Motorik, die Entwicklung und Ausreifung des Skeletts und die psychische Entwicklung.

Knotige Schilddrüsenveränderungen Erkrankungen mit knotigen Veränderungen in der Schilddrüse sind die häufigsten Ursachen für endokrine Störungen. Die Prävalenz klinisch feststellbarer Knoten beträgt in den Vereinigten Staaten 4 - 7%, wobei die Häufigkeit mit dem Lebensalter ansteigt. Werden die Befunde aus Autopsien und Ultraschalluntersuchungen miteinbezogen, so steigt die Prävalenz der Schilddrüsenknoten auf 50% im Alter von 60 Jahren an. Wie bei anderen Schilddrüsenerkrankungen sind Frauen häufiger betroffen. Es wird geschätzt, daß Schilddrüsenknoten mit einer Rate von 0,1% pro Jahr entstehen. Bei Personen, die ionisierender Strahlung ausgesetzt sind, ist dieser Wert 20mal höher. Die Frage der Malignität stellt sich zwar bei jedem Schilddrüsenknoten, jedoch liegt bei nur 8 - 10% der Patienten mit Knoten ein Karzinom vor. Etwa 12000 Fälle von Schilddrüsenkarzinomen werden jährlich in den USA neu diagnostiziert und 1000 Patienten sterben jährlich nach dieser Diagnose. Klinisch inapparente Fälle von Schilddrüsenkarzinomen kommen jedoch häufig vor, da 35% aller während Operationen oder Autopsien entfernten und untersuchten Schilddrüsen kleine (<1 cm), okkulte, papilläre Karzinome beherbergen.

Die Untersuchung des Patienten mit Schilddrüsenknoten umfaßt die sorgfältige klinische Untersuchung, Laboruntersuchungen hinsichtlich der Schilddrüsenfunktion und die Beurteilung einer möglichen Malignität oder malignen Entartung des Knotens (Mazzaferri, 1993; Gharib und Goellner, 1993). Der zuletzt genannte Teil der Untersuchung erfordert häufig eine Feinnadelaspiration aus dem Knotengewebe sowie eine Radionuklidszintigraphie mit ^{123}I oder ^{131}I zur Beurteilung der endokrinen Funktion des Knotens. Eine das TSH supprimierende Levothyroxinbehandlung kann bei einem solitären, benignen Schilddrüsenknoten erwogen werden. Das Prinzip bei dieser Therapie ist, einen Stillstand im Wachstum oder eine Größenabnahme des Knotens durch die Suppression des TSH und damit durch den Wegfall des Wachstumsstimulus zu erreichen. Die Erfolgsrate einer solchen Behandlung schwankt je nach Studie zwischen 0 - 68%. Mit der Bestimmung des TSH und der Schilddrüsenszintigraphie können diejenigen Patienten identifiziert werden, bei denen eine Suppressionsbehandlung aussichtsreich erscheint. Eine Suppressionstherapie würde keinen Nutzen bei autonomen Schilddrüsenknoten haben, bei denen ein supprimiertes TSH und eine Aufnahme des Radionuklids in der Szintigraphie durch den Knoten feststellbar ist. Knoten, die dem physiologischen Regelkreis der Schilddrüse unterliegen, sind eher einer Suppressionstherapie zugänglich. In jedem Fall sollte, sobald die TSH-Werte supprimiert sind, eine erneute Schilddrüsenszintigraphie (Suppressionsszintigraphie) durchgeführt werden. Besteht weiterhin eine nennenswerte Radionuklidaufnahme, dann ist der Knoten nicht supprimierbar und die Behandlung mit Levothyroxin sollte beendet werden. Die Suppressionstherapie sollte im allgemeinen nicht oder zumindest nur mit Vorsicht bei älteren Patienten oder jenen mit koronarer Herzkrankheit eingesetzt werden. Knoten mit geringerer Funktion als das umgebende Schilddrüsengewebe reagieren mit geringerer Wahrscheinlichkeit auf eine Suppressionstherapie. Ein Suppressionsversuch mit Levothyroxin ist jedoch für sechs bis zwölf Monate vertretbar. Die Behandlung mit Levothyroxin sollte fortgesetzt werden, solange der zu behandelnde Knoten größenregredient ist. Bleibt die Größe dann über sechs bis zwölf Monate stabil, so kann die Behandlung beendet, und der Schilddrüsenknoten auf wiederauftretendes Wachstum hin kontrolliert werden. Jeder unter Suppressionstherapie größenprogrediente Knoten sollte erneut biopsiert und/oder chirurgisch entfernt werden.

THYREOSTATIKA UND ANDERE HEMMSTOFFE DER SCHILDDRÜSENFUNKTION

Zahlreiche Substanzen vermögen die Synthese, Freisetzung oder Wirkung der Schilddrüsenhormone direkt oder indirekt zu beeinflussen (Tabelle 56.4). Eine Reihe dieser Substanzen sind für die vorübergehende oder längerfristige Behandlung hyperthyreoter Zustände von großer Bedeutung. Diese Substanzen werden ausführlich behandelt. Andere sind in erster Linie von wissenschaftlichem oder toxikologischem Interesse und werden nur kurz erwähnt. Die wichtigsten Hemmstoffe können in vier Kategorien eingeteilt werden: (1) Thyreostatika, die direkt mit der Synthese von Schilddrüsenhormonen interagieren, (2) Ionenhemmstoffe, die den Jodid Transportmechanismus blockieren, (3) hohe Jodkonzentrationen, die ihrerseits die Freisetzung von Schilddrüsenhormonen und wahrscheinlich auch die Hormonsynthese selbst hemmen, sowie (4) radioaktives Jod, welches die Schilddrüse mit ionisierender Strahlung zerstört. Eine adjuvante Therapie erfolgt mit Pharmaka, die keine spezifischen Wirkungen auf die Hormonsynthese der Schilddrüse haben, die jedoch für die Behandlung der peripheren Manifestationen der Thyreotoxikose sinnvoll sind. Zu diesen Substanzen gehören Hemmstoffe der peripheren Dejodination von Thyroxin zu dem aktiven Hormon Trijodothyronin sowie β-Adrenozeptorenantagonisten und Kalziumkanalblocker. Die Thyreostatika wurden von Green (1991) und Cooper (1984) in einer Übersichtsarbeit dargestellt. Adrenerge Substanzen werden ausführlich in Kapitel 10 und Kalziumkanalblocker in Kapitel 35 behandelt.

Thyreostatika

Thyreostatika im klinischen Gebrauch sind die Thio-Urylene (oder Thio-Ureylene), die zu der Familie der Thionamide gehören. Propylthiouracil kann als Prototyp angesehen werden.

Geschichte Untersuchungen über die Pathogenese der Struma begannen mit Fütterungsexperimenten an Kaninchen, bei denen unter einer hauptsächlich aus Kohl bestehenden Diät häufig die Entwicklung von Strumen beobachtet wurde. Dieser Befund beruht wahrscheinlich auf der Anwesenheit von Vorläufern des Thiocyanations in den Kohlblättern (siehe unten). Im weiteren Verlauf konnte für zwei aufgereinigte Verbindungen, Sulfaguanidin und Phenylthioharnstoff, eine strumigene Wirkung gezeigt werden.

Die Untersuchung der Wirkungen von Thioharnstoffderivaten zeigte, daß Ratten trotz hyperplastischer Schilddrüsenveränderungen als Zeichen einer starken thyreotropen Stimulation unter einer derartigen Therapie hypothyreot wurden. Unter Einwirkung der Substanz wurden keine Schilddrüsenhormone mehr synthetisiert und die Substanz besaß keine strumigene Potenz, wenn vorab hypophysektomiert oder während der Behandlung mit Schilddrüsenhormonen substituiert wurde. Diese Ergebnisse legten nahe, daß hier die Entwicklung der Struma eine kompensatorische Reaktion auf den durch die Thioharnstoffe erzeugten Zustand der Hypothyreose wa-

Tabelle 56.4 Thyreostatische Verbindungen

BEEINFLUSSTER PROZESS	BEISPIELE FÜR HEMMSTOFFE
aktiver Jodidtransport	Anionenkomplexe: Perchlorat, Fluoborat, Pertechnat, Thiozyanat
Jodination von Thyreoglobulin	Thionamide: Propylthiouracil, Methimazol, Carbimazol Thiozyanate Anilinderivate, Sulfonamide Jodid
Kopplungsreaktion	Thionamide Sulfonamide ? alle übrigen Jodinationshemmer
Hormonfreisetzung	Lithiumsalze Jodid
Jodotyrosin-Dejodination	Nitrotyrosine
periphere Jodothyronin-Dejodination	Thiouracilderivate orale Gallen-Röntgenkontrastmittel Amiodaron
Hormonausscheidung/-inaktivierung	Substanzen, die hepatische, metabolisierende Enzyme induzieren: 　Phenobarbital, Rifampicin, Carbamazepin, Phenytoin
Hormonwirkung	Thyroxinanaloga Amiodaron ? Phenytoin

QUELLE: Modifiziert nach Green, 1991.

ren und daß die primäre Wirkung dieser Verbindungen eine Hemmung der Bildung von Schilddrüsenhormonen war (Astwood, 1945). Die therapeutischen Einsatzmöglichkeiten dieser Substanzen bei Hyperthyreose waren offensichtlich und derartige Substanzen wurden im weiteren Verlauf als *Thyreostatika* bekannt.

Struktur-Wirkungsbeziehung Die beiden in den 40er Jahren entdeckten strumigenen Substanzen erwiesen sich als Prototypen zweier Klassen von Thyreostatika. Diese beiden und später eine weitere Substanzklasse stellen die drei Kategorien dar, in die die Mehrheit der Verbindungen eingeteilt werden kann: (1) Die *Thio-Urylene* (Thioharnstoffe) umfassen alle derzeit klinisch im Einsatz befindlichen Substanzen (Abbildung 56.8). (2) *Anilinderivate*, bei denen die Sulfonamide die größte Gruppe ausmachen, umfassen auch einige wenige Stoffe, bei denen eine die Schilddrüsenhormonsynthese hemmende Wirkung beobachtet wurde. (3) *Polyhydrierte Phenole* wie etwa Resorcinol können beim Menschen nach Applikation auf abradierte Haut eine Struma erzeugen. Einige andere Verbindungen, die in keine dieser Kategorien einzuteilen sind, werden weiter unten kurz erwähnt.

Thioharnstoff und seine einfacheren aliphatischen Derivate sowie heterozyklische Verbindungen, die eine Thio-Urylengruppe enthalten, bilden den überwiegenden Anteil der bekannten, beim Menschen wirksamen Thyreostatika. Obwohl die meisten dieser Substanzen die gesamte Thio-Urylengruppe beinhalten, ist bei manchen Vertretern ein Stickstoffatom durch Sauerstoff oder Schwefel ersetzt, so daß nur die Thioamidgruppe bei allen Vertretern dieser Klasse vorkommt. Unter den heterozyklischen Verbindungen sind als aktive Substanzen die Schwefelderivate des Imidazols, die Oxazole, Hydantoine, Thiazole, Thiadiazole, das Uracil und die Barbitursäure zu nennen.

L-5-Vinyl-2-Thiooxazolidon (engl. *goitrin*) ist für die bei Verzehr von Rüben oder von Samen bzw. grünen Pflanzenteilen der Kreuzblütler entstehende Struma verantwortlich. Diese Pflanzen werden u. a. auch an Kühe verfüttert und finden sich in Gebieten endemischer Struma in Finnland in der Milch wieder. Diese natürliche Verbindung ist beim Menschen etwa so wirksam wie Propylthiouracil. VanEtten (1969) erstellte eine Übersichtsarbeit über die Chemie natürlich vorkommender, strumigener Substanzen.

In Untersuchungen zur industriellen Exposition, in toxikologischen Untersuchungen oder klinischen Studien mit unterschiedlichen Fragestellungen wurden zahlreiche weitere Verbindungen mit thyreostatischer Wirkung identifiziert (Gaitan, 1989; McKinney und Waller, 1994). Thiopental und orale Antidiabetika aus der Klasse der Sulfonylharnstoffe üben bei bestimmten Versuchstieren ebenfalls eine schwache thyreostatische Wirkung aus. Diese Wirkung ist jedoch bei den üblicherweise beim Menschen applizierten Dosen nicht von Bedeutung. Jedoch wurden thyreostatische Wirkungen beim Menschen bei Anwendung von Dimercaprol, Aminogluthetimid und Lithiumsalzen beobachtet. Amiodaron, das bei kardialen Arrhythmien verwendete Pharmakon, übt komplexe Wirkungen auf die Schilddrüsenfunktion aus (Gammage und Franklyn, 1987). In jodreichen Gebieten ist die durch Amiodaron hervorgerufene Hypothyreose keine Seltenheit, während in Jodmangelgebieten die durch die Substanz ausgelöste Thyreotoxikose, sei es durch übermäßiges Jodangebot oder durch eine amiodaroninduzierte Thyroiditis, überwiegt. Amiodaron ist ein wirksamer Hemmstoff der Jodothyronin-Dejodination, wodurch eine Hemmung der Umwandlung von Thyroxin in Trijodothyronin resultiert. Zusätzlich reduziert Desmethylamiodaron, der hauptsächliche Amiodaronmetabolit, die Bindung von Trijodothyronin an seinen nukleären Rezeptor.

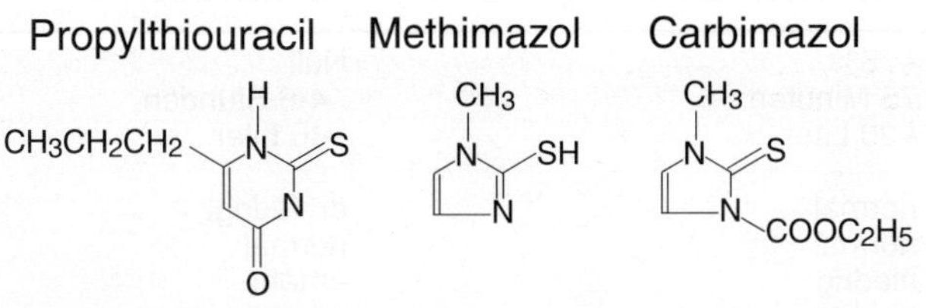

Wirkungsmechanismus Der Wirkungsmechanismus der Thio-Urylenverbindungen wurde von Taurog (1991) ausführlich behandelt. Thyreostatika hemmen die Bildung der Schilddrüsenhormone durch Interaktion mit dem Inkorporationsprozeß des Jods in die Tyrosylreste des Thyreoglobulins. Sie hemmen ebenso die Kopplung der Jodotyrosylreste und damit die Bildung der Jodothyronine. Diese Wirkung beinhaltet eine Beeinflussung der Oxidation des Jodids oder der Jodotyrosylgruppen. Taurog (1976) schlug eine Hypothese vor, nach der die Substanzen das Enzym Peroxidase hemmen und damit die für die Aktivierung der Reaktionsteilnehmer erforderliche Oxidation des Jodids oder der Jodotyrosylgruppen verhindern. Nachfolgende Untersuchungen bestätigten, daß dies tatsächlich der Wirkungsmechanismus der Thyreostatika ist und daß die Substanzen nur dann an die Peroxidase binden und diese inaktivieren, wenn sich das Enzym Peroxidase im oxidierten Zustand befindet (Davidson et al., 1978; Engler et al., 1982). Über einen gewissen Zeitraum führt nun die Hemmung der Hormonsynthese zu einer Entleerung der Speicher an jodiniertem Thyreoglobulin, da das Protein für die Bereitstellung von Hormonen hydrolysiert wird. Erst wenn das vorab synthetisierte und gespeicherte Hormon nicht mehr ausreichend vorhanden ist und zusätzlich die Konzentrationen der zirkulierenden Schilddrüsenhormone beginnen zurückzugehen, machen sich klinische Wirkungen der Thyreostatika bemerkbar.

Es gibt Hinweise dafür, daß die Kopplungsreaktion gegenüber Thyreostatika wie etwa Propylthiouracil sensitiver ist als die Jodinationsreaktion (Taurog, 1991). Dies kann erklären, warum hyperthyreote Patienten bereits gut auf Dosen dieser Substanz ansprechen, die die Organifikation des Jods nur unvollständig hemmen.

Wird bei Morbus Basedow mit Thyreostatika behandelt, dann geht die Konzentration der die Schilddrüse stimulierenden, zirkulierenden Immunglobuline ebenfalls zurück. Dies führte zu der Annahme einiger Wissenschaftler, daß diese Substanzen immunsuppressiv wirksam sind. Burmann und Baker (1985) führten jedoch an, daß das Perchlorat, welches einen völlig anderen Wirkungsmechanismus besitzt, ebenfalls die thyroideastimulierenden Immunglobuline reduziert, und schlugen ihrerseits vor, daß die Korrektur der Hyperthyreose selbst einen positiven Effekt auf den abnormen Immunstatus haben könnte.

Abbildung 56.8 Thyreostatika vom Thiamidtyp.

Zusätzlich zu der Hemmung der Hormonsynthese beeinträchtigt Propylthiouracil auch die periphere Dejodination von Thyroxin zu Trijodothyronin. Methimazol besitzt diesen Effekt nicht und kann Propylthiouracil bei seiner inhibitorischen Wirkung antagonisieren. Obgleich die quantitative Bedeutung der Hemmung der Dejodination nicht genau festgelegt wurde, liefert diese Wirkung jedoch die theoretische Grundlage für die Bevorzugung von Propylthiouracil gegenüber anderen Thyreostatika bei schwerer Hyperthyreose und thyreotoxischer Krise. In dieser akuten Situation ist die Hemmung der peripheren Umwandlung von Thyroxin in Trijodothyronin von Vorteil.

Resorption, Metabolismus, Exkretion Die zur Zeit in den USA eingesetzten Thyreostatika sind *Propylthiouracil* (6-n-Propylthiouracil) und *Methimazol* (1-Methyl-2-mercaptoimidazol). In Europa ist *Carbimazol*, ein Carbethoxiderivat des Methimazol erhältlich, das sich nach der Resorption in das pharmakologisch aktive Methimazol umwandelt. Einige pharmakologische Eigenschaften von Propylthiouracil und Methimazol sind in Tabelle 56.5 dargestellt. Messungen der Organifikation radioaktiven Jods in der Schilddrüse zeigten, daß die Resorption effektiver Mengen Propylthiouracils etwa innerhalb von 20 - 30 Minuten nach oraler Verabreichung auftritt. Die Untersuchungen zeigten auch, daß die Wirkungsdauer der klinisch eingesetzten Pharmaka nur kurz ist. Die Wirkung einer Dosis von 100 mg Propylthiouracil läßt bereits nach zwei bis drei Stunden nach und sogar eine 500 mg Dosis entfaltet nur für etwa sechs bis acht Stunden eine vollständige inhibitorische Wirkung. Eine vergleichbare Auswirkung auf die Jodinkorporation der Schilddrüse wird bereits durch 0,5 mg Methimazol erzielt, jedoch ist eine Einzeldosis von 10 - 25 mg notwendig, um eine Hemmung über einen Zeitraum von 24 Stunden zu erreichen.

Die Plasmahalbwertszeit von Propylthiouracil beträgt etwa 75 Minuten, während die für Methimazol vier bis sechs Stunden mißt. Die Substanzen scheinen in der Schilddrüse angereichert zu werden. Nach der Gabe von Carbimazol akkumuliert das daraus entstehende Methimazol. Die Pharmaka und ihre Metabolite erscheinen zum größten Teil im Urin.

Sowohl Methimazol als auch Propylthiouracil passieren die Placenta und treten auch in die Muttermilch über, jedoch geschieht dies in stärkerem Ausmaß bei Methimazol (Marchant et al., 1977). Der Einsatz dieser Substanzen während der Schwangerschaft wird weiter unten diskutiert.

Unerwünschte Wirkungen Die Inzidenz unerwünschter Wirkungen von Propylthiouracil und Methimazol ist beim derzeitigen Einsatz relativ niedrig. Die gesamte Inzidenz ist, wenn frühe Untersuchungen zusammengefaßt werden, mit 3% für Propylthiouracil und mit 7% für Methimazol anzugeben, und bezogen auf die schwerste Nebenwirkung, die Agranulozytose, beträgt die Inzidenz 0,44% für Propylthiouracil und 0,12% für Methimazol (Meyer-Gessner et al., 1994). Die Entwicklung einer Agranulozytose durch Methimazol scheint dosisabhängig zu sein, während für Propylthiouracil kein derartiger Zusammenhang zu bestehen scheint. Spätere Untersuchungen fanden nur geringe oder keine Unterschiede zwischen den unerwünschten Wirkungen beider Substanzen und geben die Inzidenz einer Agranulozytose für beide Pharmaka mit maximal 1:500 an. Die Agranulozytose tritt gewöhnlich in den ersten Wochen bis Monaten der Therapie auf, kann aber auch später entstehen. Da die Agranulozytose sehr schnell auftritt, sind regelmäßige Messungen der Leukozytenzahl nur von geringem Nutzen. Die Patienten sollten deshalb angewiesen werden, das Auftreten von Halsschmerzen oder Fieber sofort dem behandelnden Arzt mitzuteilen, da diese Symptome den Beginn einer derartigen Reaktion häufig ankündigen. Die Agranulozytose ist nach Absetzen der auslösenden Substanz reversibel und die Erholung der Leukozytenzahl kann durch die Gabe von G-CSF beschleunigt werden (Magner et al., 1994). Eine milde Granulozytopenie kann zwar im Rahmen der Thyreotoxikose auftreten, kann aber auch ein erstes Warnzeichen dieser gefährlichen agranulozytotischen Reaktion sein. In solch einem Fall sind eine vermehrte Aufmerksamkeit und häufige Blutbildkontrollen wichtig.

Die häufigste unerwünschte Wirkung ist ein mildes, gelegentlich auch petechiales, urtikarielles, papulöses Exanthem. Es kommt häufig zu einem spontanen Rückgang der Effloreszenzen auch unter weitergeführter Therapie, jedoch ist manchmal die zusätzliche Gabe eines Antihistaminikums oder auch der Wechsel auf ein ande-

Tabelle 56.5 Ausgewählte pharmakokinetische Eigenschaften zweier Thyreostatika

	PROPYLTHIOURACIL	METHIMAZOL
Plasmaeiweißbindung	~75%	Null
Plasmaeliminationshalbwertszeit	75 Minuten	~4-6 Stunden
Verteilungsvolumen	~20 Liter	~40 Liter
Metabolisierung der Substanz bei Erkrankungen:		
schwere Lebererkrankungen	normal	erniedrigt
schwere Nierenerkrankungen	normal	normal
Plazentagängigkeit	niedrig	erhöht
Konzentrationen in der Muttermilch	niedrig	erhöht

QUELLE: Modifiziert nach Cooper, 1991b.

res Thyreostatikum erforderlich. Kreuzallergien treten selten auf. Andere, weniger häufige Komplikationen sind Gelenkschmerzen und -steifigkeit, Parästhesien, Kopfschmerzen, Übelkeit, pathologische Hautpigmentation und Haarausfall. Febrile Reaktionen (*drug fever*), Hepatitis und Nephritis sind selten, obwohl pathologisch erhöhte Transaminasenspiegel bei höheren Dosen von Propylthiouracil nicht selten vorkommen.

Therapeutischer Einsatz Die Thyreostatika können für drei verschiedene Therapiestrategien eingesetzt werden: (1) zur definitiven Behandlung bis zum Eintritt einer Spontanremission bei Morbus Basedow, (2) in Kombination mit radioaktivem Jod zur Unterstützung der Therapie und zum Überbrücken der Zeit bis zum Wirkungseintritt der Radiojodtherapie, (3) zur supportiven Behandlung der Hyperthyreose vor der chirurgischen Therapie. Es besteht keine einheitliche Meinung über die beste therapeutische Strategie (Soloman et al., 1990). Die Wahl der Behandlung hängt immer von mehreren, unterschiedlichen Faktoren ab und wird im Folgenden behandelt.

Die Anfangsdosis von Propylthiouracil beträgt 100 mg alle acht Stunden oder 150 mg alle zwölf Stunden. Werden Tagesdosen über 300 mg benötigt, dann kann eine weitere Aufteilung in Einzeldosen alle vier bis sechs Stunden hilfreich sein. Methimazol ist auch bei einmal täglicher Gabe wirksam, da es eine verhältnismäßig längere Halbwertszeit im Plasma und in der Schilddrüse besitzt. Reagiert der Patient auch nicht auf Dosen von täglich 300 - 400 mg Propylthiouracil oder 30 - 40 mg Methimazol, so liegt am ehesten eine unzureichende Compliance vor. Ein verspäteter Wirkungsbeginn tritt auch bei Patienten mit sehr großen Strumen oder bei vorangegangener Jodgabe jeglicher Art auf. Wird dann eine Euthyreose durch die Therapie erzielt, was meist innerhalb von zwölf Wochen der Fall ist, so kann die Dosis des Thyreostatikums reduziert werden.

Reaktionen auf die Therapie Die Hyperthyreose kann zweierlei Art sein – im Rahmen eines Morbus Basedow oder ausgehend von einem oder mehreren toxischen Schilddrüsenknoten. Was immer die Ursache ist, die Hyperthyreose reagiert offenbar auf eine thyreostatische Therapie auf die immer gleiche Weise. Nach Beginn der Behandlung findet sich in der Regel eine Latenzzeit von mehreren Wochen, bis die Wirkung sich klar manifestiert. Patienten mit großen Strumen, insbesondere Knotenstrumen, reagieren oft langsamer. Das Ausmaß der Reaktion wird von der Menge gespeicherten Hormons, der Stoffwechselrate des Hormons in der Schilddrüse, der Halbwertszeit des Hormons in der Peripherie und von dem Ausmaß der Syntheseblockade durch die jeweilige Dosis bestimmt. Als Ergebnis einer Überbehandlung kann sich bei Fortsetzung der Gabe von größeren Dosen oder manchmal auch bei der üblichen Erhaltungsdosis eine Hypothyreose entwickeln. Bei ersten Anzeichen einer Hypothyreose ist eine Reduktion der Thyreostatikadosierung angezeigt. Falls die Symptome aber ein beeinträchtigendes Ausmaß erreicht haben, kann auch die vorübergehende Gabe von Thyroxin erwogen werden. Es kann hierbei die für eine Substitutionstherapie erforderliche Dosis an Thyroxin gegeben werden. Desweiteren sollte die jeweils niedrigere der oben angegebenen Erhaltungsdosierungen gegeben werden. Aus Japan wurde über eine erhöhte Remissionsrate bei Morbus Basedow unter gleichzeitiger Behandlung mit Levothyroxin und Thyreostatika berichtet (Hashizume et al., 1991). Dies kann jedoch auf Unterschieden in der Patientenpopulation oder auf der höheren Jodaufnahme in Japan beruhen.

Die Patienten sollten nach Beginn der Behandlung alle zwei bis vier Monate klinisch und mit Schilddrüsenfunktionstests untersucht werden (freier Serum-Thyroxin-Index und Trijodothyroningesamtkonzentration). Nachdem eine euthyreote Stoffwechselsituation erreicht ist, genügt ein Untersuchungsintervall von vier bis sechs Monaten.

Eine erfolgreiche thyreostatische Therapie führt in der Regel zu einer Verkleinerung der Struma. Vergrößert sich das Organ unter Therapie, so ist die Entwicklung einer iatrogenen Hypothyreose wahrscheinlich. Die Gabe von Thyroxin kann in diesem Falle einen schnellen Rückgang des Wachstums erreichen. Man nimmt an, daß in einer solchen Situation TSH aufgrund der erzeugten Hypothyreose in exzessivem Maße sezerniert wird und durch die Thyroxingabe supprimiert werden kann.

Remissionen Die Thyreostatika wurden in vielen Fällen von Morbus Basedow zur Suppression der Schilddrüsenüberfunktion bis zum Eintritt einer Spontanremission eingesetzt. Aus Berichten früherer Untersucher geht hervor, daß 50% aller für die Dauer eines Jahres behandelten Patienten für lange Zeit, wenn nicht dauerhaft in Remission blieben. In neueren Untersuchungen wurde jedoch gezeigt, daß nur ein weitaus kleinerer Anteil derartig behandelter Patienten in einer dauerhaften Remission bleibt. Die neueren, ungünstigeren Zahlen wurden mit der nun höheren Jodaufnahme in Zusammenhang gebracht.

Leider ist eine Prognose des Verlaufes der Erkrankung hinsichtlich des Eintritts und der Dauer einer Remission vor Beginn der Behandlung nicht möglich. Trotzdem kann eindeutig gesagt werden, daß ein günstiger Verlauf bei langer Anamnese, großen Strumen und bei Patienten mit vorab durchgeführten, erfolglosen Therapieversuchen unwahrscheinlich ist. Die Hypothese, daß Remissionen, und im weiteren Verlauf auch das Auftreten einer Hypothyreose, Teil des natürlichen Verlaufs des Morbus Basedow sein können, macht das Problem einer korrekten Behandlung noch komplizierter.

Unter Therapie zeigt die Verkleinerung der Struma eine mögliche Remission an. Die Persistenz der Struma hingegen deutet auf ein Fortbestehen der Erkrankung hin, außer im Falle einer Hypothyreose. Ein weiteres günstiges Zeichen ist die völlige Beschwerdefreiheit des Patienten von hyperthyreoten Symptomen unter einer nur gering dosierten Dauermedikation. Auch ein Rückgang der thyroideastimulierenden Immunglobuline, eine verminderte Aufnahme von ^{123}I in der Schilddrüse unter Thyroxin- oder Trijodothyroningabe sowie ein normaler TSH-Anstieg unter TRH Stimulation sind hilfreich in der Erstellung der Verlaufsprognose, obgleich diese Untersuchungen nicht routinemäßig durchgeführt werden.

Die Wahl der Therapie Obwohl die thyreostatische Pharmakotherapie, die Radiojodtherapie und die subtotale Thyroidektomie allesamt wirksame Behandlungsmethoden für den Morbus Basedow darstellen, besteht seitens der Endokrinologen kein weltweites Einvernehmen bezüglich der besten Behandlungsstrategie. In zwei neueren Übersichtsarbeiten wurden die vorhandenen Therapiemöglichkeiten diskutiert (Franklyn, 1994; Klein et al., 1994). Eine längere thyreostatische Pharmakotherapie mit Abwarten einer Spontanremission ist eher bei kleineren Strumen und milder Hyperthyreose erfolgreich. Patienten mit großen Strumen und stärkerer Hyperthyreose sollten einer definitiven Therapie, also entweder der Radiojodtherapie (^{131}I) oder einer Operation, zugeführt werden. Die Radiojodtherapie wird bei vielen Endokrinologen in den USA als die Behandlung der Wahl angesehen (Soloman et al.,1990). Die schwere endokrine Ophthalmopathie stellt eine relative Kontraindikation für eine Radiojodtherapie dar, da über eine Verschlechterung der Ophthalmopathie nach Radiojodtherapie berichtet worden ist (Tallstedt et al., 1992; Kung et al., 1994). Die Vorbehandlung mit Thyreostatika vor einer Radiojodtherapie bei älteren Patienten ist zur Entspeicherung der Schilddrüse von vorgefertigtem Hormon und damit zur Vorbeugung einer schweren Exazerbation der Hyperthyreose durch die im Verlauf auftretende Strahlenthyroiditis zu empfehlen. Die subtotale Thyroidektomie zur Behandlung des Morbus Basedow wird für junge Patienten mit großen Strumen, Kinder mit Allergien gegen Thyreostatika, Schwangere (üblicherweise im dritten Trimester) mit Allergien gegen Thyreostatika und für Patienten, welche die Operation einer Pharmakotherapie und einer Radiojodtherapie vorziehen, befürwortet. Da bei toxischer Struma nodosa keine Spontanremissionen nach thyreostatischer Therapie auftreten, ist hier eine definitive Therapie mit radioaktivem Jod oder mittels subtotaler Thyroidektomie angezeigt.

Thyreotoxikose während der Schwangerschaft Bei 0,2% der Schwangerschaften tritt eine Thyreotoxikose auf, wobei der Morbus Basedow die häufigste Ätiologie darstellt. Die Behandlung der ersten Wahl erfolgt mit Thyreostatika und eine Radiojodtherapie ist selbstverständlich eindeutig kontraindiziert (Momotani et al., 1986). Propylthiouracil wird dem Methimazol aufgrund seiner geringeren transplazentaren Permeabilität vorgezogen (Marchant et al., 1977). Die Dosierung des Propylthiouracils sollte möglichst gering gehalten werden, um das freie Thyroxin im Serum der Schwangeren im oberen Normbereich oder gering erhöht zu halten. Der Morbus Basedow mildert sich häufig im Verlauf der Schwangerschaft ab. Tatsächlich ist es keine Seltenheit, daß Patientinnen nur eine Erhaltungsdosis von Propylthiouracil von unter 100 mg täglich benötigen oder gar die Beendigung der Therapie zum Schwangerschaftsende hin möglich ist. Aus diesem Grunde sollte die Dosierung des Propylthiouracils möglichst gering gehalten werden und die Schilddrüsenfunktion der Schwangeren regelmäßig kontrolliert werden, um das Risiko einer fetalen Hypothyreose gering zu halten. Ein Rezidiv oder eine Verschlechterung des Morbus Basedow findet sich häufig im Anschluß an die Entbindung, so daß eine engmaschige Überwachung der Patientinnen angezeigt ist. Propylthiouracil ist das Medikament der Wahl für die Stillzeit, da nur sehr geringe Mengen in die Muttermilch übertreten und keine Wirkung auf die Schilddrüsenfunktion des Säuglings zu haben scheinen. Eine Übersicht über die thyreostatische Therapie während der Stillzeit wurde kürzlich veröffentlicht (Mandel et al., 1994).

Adjuvante Therapie Zahlreiche Medikamente, die keine eigene thyreostatische Wirkung haben, sind in der symptomatischen Behandlung der Thyreotoxikose von Nutzen. *β-Adrenozeptorenantagonisten* (Kapitel 10) sind in der Behandlung der Tachykardie, des Tremors und des starren Blickes sowie in der Linderung von Palpitationen, Angst und Anspannung wirksam. Zu Anfang werden gewöhnlich entweder 20 - 40 mg Propranolol viermal täglich oder 50 - 100 mg Atenolol einmal täglich gegeben. Propranolol und Esmolol können bei Bedarf auch intravenös appliziert werden. Propranolol besitzt zusätzlich zu seiner antagonistischen Wirkung auf β-Rezeptoren auch einen schwachen hemmenden Effekt auf die periphere Konversion von Thyroxin zu Trijodothyronin. *Ca^{2+}-Kanalblocker* (Diltiazem, 60 - 120 mg viermal täglich) können zur Behandlung der Tachykardie und zur Reduktion der Inzidenz supraventrikulärer Tachykardien eingesetzt werden (siehe Kapitel 35). Diese Medikation sollte bei Erreichen der Euthyreose abgesetzt werden.

Weitere Pharmaka, die für die Akutbehandlung bei schwerer Thyreotoxikose von Bedeutung sind, stellen Substanzen dar, die die periphere Konversion von Thyroxin zu Trijodothyronin hemmen. Dexamethason (0,5 - 1 mg zwei- bis viermal täglich) und die jodhaltigen Röntgenkontrastmittel Natriumiopodate (500 - 1000 mg einmal täglich) sowie die in den USA erhältliche Dopansäure (500 - 1000 mg einmal täglich) sind für die kurzzeitige Behandlung nützlich und wirksam, sollten jedoch nicht dauerhaft eingesetzt werden.

Präoperative Vorbereitung Vor einer subtotalen Thyroidektomie als definitive Behandlung ihrer Hyperthyreose müssen die Patienten pharmakologisch in den Zustand der Euthyreose gebracht werden, um die perioperative Morbidität und Mortalität zu minimieren. Es ist möglich, bei nahezu 100% aller Patienten eine Euthyreose zu erzielen; die perioperative Mortalität ist dann in der Hand erfahrener Operateuren sehr niedrig. Eine Vorbehandlung mit Thyreostatika ist üblicherweise für das Therapieziel der perioperativen Euthyreose ausreichend. Jodid wird etwa ab sieben bis zehn Tagen präoperativ zusätzlich gegeben und führt zu einer verminderten Durchblutung der Schilddrüse, was eine bessere, festere Gewebekonsistenz während der Operation ergibt und damit den Eingriff erleichtert. Bei Patienten, die gegenüber Thyreostatika allergisch reagieren oder bei Patienten, deren Compliance nicht sicher ist, kann in der Regel eine Euthyreose durch Behandlung mit jodhaltigen Kontrastmitteln, Dexamethason und Propranolol für fünf bis sieben Tage präoperativ erreicht werden. Alle diese Substanzen sollten nach der Operation abgesetzt werden.

Thyreotoxische Krise Die thyreotoxische Krise ist eine seltene, aber lebensbedrohliche Komplikation der Hyperthyreose, bei der eine schwere Hyperthyreose in der Regel durch eine interkurrente Erkrankung ausgelöst wird (Smallridge, 1992; Gavin, 1991). Diese Komplikation kommt bei unbehandelten oder unzureichend behandelten hyperthyreoten Patienten vor. Zu den auslösenden Faktoren der thyreotoxischen Krise gehören Infektionen, psychische Belastungen, Verletzungen, operative Eingriffe an der Schilddrüse und anderen Organen, diabetische Ketoazidose, Entbindung, Herzkrankheiten und Radiojodtherapie.

Die klinische Symptomatik ähnelt der der manifesten Hyperthyreose, ist jedoch stärker ausgeprägt. Die Leitsymptome sind Fieber (Temperaturen in der Regel über 38,5 °C) und eine der Körpertemperatur unangemessene Tachykardie. Übelkeit, Erbrechen, Durchfall, psychische Unruhe und Desorientiertheit sind häufige weitere Symptome. Die Erkrankung kann bei bis zu 20% der Patienten zum Koma und auch zum Tod führen. Die Laborbefunde der Schilddrüsenfunktion ähneln denen bei unkomplizierter Hyperthyreose. Deshalb ist die Diagnose der thyreotoxischen Krise in erster Linie klinisch.

Die Behandlung umfaßt supportive Maßnahmen wie etwa intravenöse Gabe von Flüssigkeit und Antipyretika, physikalische Kühlung und Sedation. Thyreostatika werden hochdosiert angewandt. Propylthiouracil wird dem Methimazol vorgezogen, da es zusätzlich noch die periphere Umwandlung des Thyroxins zu Trijodothyronin hemmt. Die empfohlene Anfangsdosis von Propylthiouracil beträgt 200 - 300 mg alle sechs Stunden. Propylthiouracil und Methimazol können, wenn notwendig, auch per Magensonde oder rektal gegeben werden. Keines dieser Präparate ist in den USA als Zubereitung für die parenterale Anwendung erhältlich.

Jodidpräparate werden nach Gabe der ersten Dosis der Thyreostatika angewandt (siehe unten). Röntgenkontrastmittel können zur Hemmung der Ausschüttung von Schilddrüsenhormonen (dies als Ergebnis der Jodidfreisetzung aus diesen Substanzen) sowie für die Hemmung der Umwandlung von Thyroxin zu Trijodothyronin eingesetzt werden. β-Adrenozeptoren Antagonisten wie Propranolol und Esmolol und Kalziumkanalblocker können zur Behandlung supraventrikulärer Tachyarrythmien angewendet werden. Dexamethason (0,5 - 1 mg intravenös alle sechs Stunden) wird sowohl als supportive Therapie als auch als Hemmstoff der Konversion des Thyroxins zu Trijodothyronin empfohlen. Nicht zuletzt ist auch die Behandlung der auslösenden Erkrankung von großer Bedeutung.

Jodinationshemmer

Der Begriff der *Jodinationshemmer* bezeichnet die Substanzen, welche mit der Akkumulation von Jod in der Schilddrüse interferieren. Als Jodinationshemmstoffe wirksame Substanzen sind selbst Anionen, die dem Jodid ähnlich sind; sie sind allesamt monovalente, hydrierte Anionen von einer dem Jodid vergleichbaren Größe. Der am meisten untersuchte Vertreter, das *Thiocyanat*, unterscheidet sich qualitativ von den anderen Mitgliedern dieser Substanzklasse. Thiocyanat wird nicht in der Schilddrüse akkumuliert und hemmt in hohen Dosen die Organifikation des Jods in der Schilddrüse. Thiocyanat entsteht nach enzymatischer Hydrolyse bestimmter pflanzlicher Glykoside.

Daher tritt bei Verzehr bestimmter Nahrungsmittel (z. B. Kohl) oder bei Zigarettenkonsum sowie auch nach Gabe von Natriumnitroprussid eine erhöhte Konzentration von Thiocyanaten im Blut auf. Die Aufnahme von Thiocyanatvorläufern mit der Nahrung kann zur Entstehung der endemischen Struma in bestimmten Regionen der Erde, insbesondere in Zentralafrika, beitragen, wo die Jodaufnahme mit der Nahrung sehr gering ist (Delange et al., 1993).

Perchlorat (ClO_4^-) ist, wie andere Anionen auch, zehnmal wirksamer als Thiozyanat. Obwohl Perchlorat für die Behandlung der Hyperthyreose eingesetzt werden könnte, hat es doch bei erhöhten Dosierungen (2 - 3 g täglich) aplastische Anämien mit tödlichem Ausgang ausgelöst. In den letzten Jahren wurde Perchlorat jedoch trotzdem zur Behandlung des Morbus Basedow und der durch Amiodaron induzierten Hyperthyreose in Tagesdosen von 750 mg eingesetzt. Perchlorat kann zur Freisetzung von anorganischem Jodid aus der Schilddrüse im Rahmen einer Untersuchung der Organifikation eingesetzt werden. Für andere Ionen, die aufgrund ihrer Größe ausgewählt wurden, konnte ebenfalls eine Effektivität nachgewiesen werden. Fluoborat (BF_4^-) ist ähnlich wirksam wie Perchlorat. Lithium besitzt eine Fülle von Wirkungen auf die Schilddrüsenfunktion, sein vornehmlicher Effekt ist eine Minderung der Sekretion von Thyroxin und Trijodothyronin (Takami, 1994).

Jodid

Jodid ist das älteste Mittel zur Behandlung von Störungen der Schilddrüse. Bevor die Thyreostatika eingeführt wurden, war es die einzige verfügbare Substanz zur Behandlung der Symptome der Hyperthyreose. Sein Einsatz für diese Zwecke ist tatsächlich jedoch paradox und dieses Paradoxon ist noch immer nicht vollständig erklärt.

Wirkungsmechanismus Hohe Jodidkonzentrationen scheinen nahezu alle Aspekte des Jodstoffwechsels der Schilddrüse zu beeinflussen (siehe Ingbar, 1972). Die Fähigkeit des Jodids, seinen eigenen Transport zu hemmen, wurde bereits oben erwähnt. Die akute Hemmung der Synthese von Jodotyrosinen und Jodothyroninen durch Jodid ist ebenfalls gut untersucht (*Wolff-Chaikoff-Effekt*). Diese vorübergehende, zwei Tage andauernde Hemmung wird nur bei Konzentrationen oberhalb einer kritischen Grenze, und zwar eher bezüglich der intrazellulären als der extrazellulären Jodidkonzentration, beobachtet. Nach einer gewissen Zeit „befreit" sich die Schilddrüse von der Hemmung, die mit einer adaptiven Reduktion des Jodidtransports und einer reduzierten intrazellulären Jodidkonzentration assoziiert ist (*escape-Phänomen*) (Bravermann und Ingbar, 1963). Der Mechanismus des Wolff-Chaikoff-Effektes könnte unter anderem durch eine Hemmung der Inositolphosphat-Signaltransduktion innerhalb der Follikelepithelzelle der Schilddrüse vermittelt werden (Corvilain et al., 1994).

Ein sehr wichtiger klinischer Effekt einer hohen Jodkonzentration im Plasma ist die Hemmung der Freisetzung von Schilddrüsenhormonen. Diese Wirkung tritt schnell ein und ist bei schwerer Thyreotoxikose wirksam. Das Plasmajodid wirkt direkt auf die Schilddrüse und kann sowohl bei Versuchstieren als auch bei euthyreoten Versuchspersonen, aber auch bei hyperthyreoten Patienten nachgewiesen werden. Neuere *in vitro* Studien an einer Schilddrüsenzellinie in Kultur weisen darauf hin, daß einige der inhibitorischen Wirkungen von Jodid auf die Proliferation von Schilddrüsenzellen über Wirkungen auf wichtige Regulationspunkte im Zellzyklus vermittelt werden könnten (Smerdely et al., 1993).

Bei euthyreoten Personen resultiert die Gabe von Jodid in einer Dosis zwischen 1,5 - 150 mg täglich in einer geringen Reduktion der Plasmathyroxin- und Plasmatrijodothyroninkonzentrationen sowie einem geringen kompensatorischen TSH-Anstieg, wobei jedoch alle Werte im Referenzbereich verbleiben. Jedoch kann sich bei euthyreoten Patienten mit Vorerkrankungen der Schilddrüse unterschiedlichster Ätiologie bei Exposition gegenüber großen Jodmengen (wie sie in vielen häufig verordneten Medikamenten enthalten sind; siehe Tabelle 56.6) eine jodassoziierte Hypothyreose entwickeln. Bei diesen Patienten bildet sich der Wolff-Chaikoff-Effekt nicht spontan zurück (Braverman, 1994). Unter den Vorerkrankungen der Schilddrüse, die zu einer jodassoziierten Hypothyreose prädisponieren, sind der therapierte Morbus Basedow, die Hashimoto-Thyroiditis, die postpartale lymphozytische Thyroiditis, die subakute schmerzhafte Thyroiditis und der Zustand nach Schilddrüsen-Lobektomie bei benignen Schilddrüsenknoten. Die in den USA meistverwendeten jodhaltigen Arzneimittel sind bestimmte Expektorantien, Antiseptika und Röntgenkontrastmittel.

Wirkung von Jod bei Hyperthyreose Die Reaktion von Patienten mit Hyperthyreose auf Jodidgaben ist häufig eindrucksvoll und tritt schnell auf. Der Effekt ist in der Regel innerhalb von 24 Stunden erkennbar und umfaßt einen Abfall der basalen Stoffwechselrate, die in ihrer Dynamik mit der nach Thyroidektomie vergleichbar sein kann. Zusätzlich kann die Schilddrüsenhormonsynthese ebenfalls vermindert sein. Der maximale Effekt wird nach 10 - 15 Tagen kontinuierlicher Behandlung erreicht, wenn die Symptome und klinischen Zeichen der Hyperthyreose sich deutlich verbessert haben.

Die Veränderungen in der Schilddrüse unter Jodbehandlung sind ausführlich untersucht worden. Die Durchblutung ist vermindert, die Schilddrüse wird deutlich konsistenter, die Follikelzellen verkleinern sich, Schilddrüsenkolloid wird wieder in den Follikeln gespeichert und die Menge des chemisch gebundenen Jods nimmt zu. Diese Veränderungen wären ebenso bei Entfernung eines übermäßigen thyreotropen Stimulus oder seiner Antagonisierung zu erwarten gewesen.

Leider werden die Auswirkungen der Hyperthyreose durch eine Jodidbehandlung nicht vollständig unterdrückt und nach einem gewissen zeitlichen Intervall verschwindet der therapeutische Effekt. Bei fortgesetzter Behandlung kann der vorherige, hyperthyreote Funktionszustand wieder zurückkehren oder sich sogar verstärken. Aus diesem Grunde war der Einsatz des Jodids in der Zeit, in der keine andere pharmakologische Behandlungsmöglichkeit der Hyperthyreose bestand, auf die Vorbereitung des Patienten vor einer Thyroidektomie beschränkt.

Therapeutischer Einsatz Jodid wird in der Behandlung der Hyperthyreose in der präoperativen Phase vor einer Thyroidektomie und in Kombination mit Thyreostatika und Propranolol

Tabelle 56.6 Häufig angewandte jodhaltige Arzneimittel

ARZNEIMITTEL	JODGEHALT
Zur oralen oder lokalen Anwendung	
Amiodaron	75 mg/Tablette
Kalziumjodid	26 mg/ml
Jodochinol (Dijodohydroxyquin)*	134-416 mg/Tablette
Phospholinjodid Augentropfen*	5-41 µg/Tablette
Hydrogenjodid Sirup*	13-15 mg/ml
Dijodoquin*	104 mg/Tablette
Jodhaltige Vitamine	0.15 mg/Tablette
Jodiertes Glycerin	15 mg/Tablette
Idoxuridin Augentropfen	18 µg/Tropfen
Kelp	0.15 mg/Tablette
Kaliumjodid	145 mg/Tablette
Lugolsche Lösung	6.3 mg/Tropfen
Nicotinamidhydrojodid und Kaliumjodid	115 mg/Tablette
Ponaris Nasensalbe*	5 mg/0,8 ml
Gesättigte Kaliumjodidlösung	38 mg/Tropfen
Präparationen zur parenteralen Anwendung	
10%ige Natriumjodidlösung	85 mg/ml
Antiseptika und Desinfektionsmittel	
Jodochinol (Jodohydroxyquin) Creme*	6 mg/g
Jodtinktur	40 mg/ml
Jodochlorhydroxyquin Creme*	12 mg/g
Jodoformgaze	4.8 mg/100 mg Gaze
Polyvidonjod	10 mg/ml
Röntgenkontrastmittel	
Diatrizoat Meglumin Natrium	370 mg/ml
Propyljodon*	340 mg/ml
Iopansäure*	333 mg/Tablette
Iopodat	308 mg/Kapsel
Iothalaminsäure Na	480 mg/ml
Metrizamid*	483 mg/ml unverdünnt
Iohexol	463 mg/ml

* Fertigarzneimittel in Deutschland nicht erhältlich (Anm. d. Hrsg.)
QUELLE: Modifiziert nach Braverman, 1994.

bei der Behandlung der thyreotoxischen Krise eingesetzt. Präoperativ wird Jodid gelegentlich auch allein angewandt. Viel häufiger jedoch erfolgt sein Einsatz nach erfolgreicher Behandlung der Hyperthyreose durch Thyreostatika. Das Jodid wird in diesem Zusammenhang für sieben bis zehn Tage unmittelbar präoperativ appliziert. Die wirkungsvollste Kontrolle der Hyperthyreose erfolgt dann, wenn zu Anfang Thyreostatika allein gegeben werden. Wird Jod bereits zu Beginn der thyreostatischen Behandlung appliziert, so werden unterschiedliche Reaktionen beobachtet. Gelegentlich überwiegt die Wirkung des Jodids, die Speicherung und Akkumulation des Hormons wird gefördert und eine verlängerte Phase thyreostatischer Therapie ist erforderlich, bevor die Hyperthyreose ausreichend supprimiert worden ist. Diese klinischen Befunde könnten durch die Fähigkeit des Jods erklärt werden, die Inaktivierung der Schilddrüsenperoxidase durch Thyreostatika zu verhindern (Taurog, 1991).

Ein weiteres Einsatzgebiet des Jods ist der Schutz der Schilddrüse vor radioaktivem Jod aus dem *fallout* nach Unfällen in Atomkraftwerken. Da die Jodaufnahme durch die Schilddrüse umgekehrt proportional zu der Serumkonzentration stabilen Jods ist, reduziert die tägliche Einnahme von 30 - 100 mg Jodid die Aufnahme radioaktiver Jodisotope beträchtlich. Nach dem Unfall im Atomkraftwerk von Tschernobyl im Jahre 1986 erhielten etwa 10 Millionen Kinder und Erwachsene in Polen stabiles Jod, um die Aufnahme radioaktiver Jodisotope aus der Atmosphäre oder aus Milchprodukten von auf kontaminierten Weiden grasenden Kühen zu hemmen (Naumann und Wolf, 1993).

Die Dosierung und die Form des angewandten Jodids hat nur einen geringen Einfluß auf seine Wirkung bei Hyperthyreose, solange nicht weniger als die minimal wirksame Dosis gegeben wird. Diese Dosis beträgt 6 mg pro Tag bei den meisten, wenn nicht bei allen Patienten. Konzentrierte Jodlösung (Lugolsche Lösung) wird verbreitet eingesetzt und besteht aus 5% Jod und 10% Kaliumjodid, was einer Menge von 6,6 mg Jod pro Tropfen Lösung entspricht. Das elementare Jod wird im Darm vor der Resorption zu Jodid reduziert. Gesättigte Kaliumjodidlösungen mit 38 mg pro Tropfen sind ebenfalls erhältlich. Übliche Dosen sind drei bis fünf Tropfen Lugolsche Lösung oder ein bis drei Tropfen gesättigte Kaliumjodidlösung jeweils dreimal täglich. Diese Dosierungen wurden empirisch ermittelt und sind weitaus höher als benötigt wird.

Unerwünschte Wirkungen Manche Personen zeigen starke Unverträglichkeitsreaktionen gegenüber Jodid oder jodhaltigen organischen Verbindungen, wenn die Präparate intravenös verabreicht werden. Die Unverträglichkeitsreaktionen können sofort oder erst mehrere Stunden nach der Gabe auftreten. Das Angioödem ist hierbei das Leitsymptom und die Schwellung der Larynxschleimhaut kann zur Erstickung führen. Multiple Hautblutungen können ebenfalls auftreten sowie auch Reaktionen vom Typ der Serumkrankheit wie Fieber, Arthralgien, Lymphknotenschwellungen und Eosinophilie. Es wurden auch Fälle von thrombotisch thrombotzytopenischer Purpura sowie lebensbedrohlicher Panarteriitis nodosa beschrieben.

Die Schwere der Symptome einer chronischen Intoxikation

mit Jodid (*Jodismus*) ist dosisabhängig. Die Symptomatik umfaßt zu Anfang einen unangenehmen, metallischen Geschmack und ein Brennen in Mund und Rachen sowie einen brennenden Schmerz in Zähnen und Zahnfleisch. Es fällt auch eine verstärkte Speichelbildung auf. Häufige Befunde sind ebenfalls eine Rhinitis mit Sekretion und Niesreiz, Konjunktivitis und Schwellung der Augenlider. Ein milder Jodismus kann eine Erkältungskrankheit nachahmen. Die Patienten klagen häufig über schwere, in der Region der Stirnhöhlen auftretende Kopfschmerzen. Die Reizung der Schleimdrüsen der Luftwege erzeugt einen produktiven Husten. Eine übermäßige Transsudation in den Bronchialbaum kann zu einem Lungenödem führen. Zusätzlich können die Parotis und die submaxillaren Speicheldrüsen schmerzhaft anschwellen, so daß dieses Syndrom mit der Parotitis epidemica (Mumps) verwechselt werden kann. Es kann auch Pharyngitis, Laryngitis oder Tonsillitis vorkommen. Hautläsionen sind häufig und variieren in ihrer Art und Schwere. Sie sind in der Regel mild, akneähnlich und finden sich in den seborrhoischen Regionen der Haut. Nach langer Anwendung von Jodid können selten schwere und gelegentlich auch lebensbedrohliche Effloreszenzen (Ioderma) auftreten. Die Läsionen sind von bizarrer Form und ähneln den beim seltenen Bromismus auftretenden Veränderungen. Die Effloreszenzen gehen nach Absetzen des Jodids schnell zurück. Symptome einer Irritation der Magenschleimhaut treten häufig auf, auch eine Diarrhoe, die gelegentlich blutig ist, kann auftreten. Fieber wird in machen Fällen beobachtet und Anorexie sowie depressive Verstimmungen können vorhanden sein. Die Pathogenese all dieser Veränderungen ist bis heute unbekannt.

Glücklicherweise verschwinden die Symptome des Jodismus spontan wenige Tage nach Ende der Jodidgabe. Die renale Elimination von Jodidionen kann durch Maßnahmen, die die Chloridelimination fördern, z. B. durch osmotische Diurese oder Diuretika mit verstärkter chlorideliminierender Wirkung, gesteigert werden. Diese Maßnahmen können bei schweren Fällen von Jodismus sinnvoll sein.

Radioaktives Jod

Physikalische und chemische Eigenschaften Obwohl verschiedene radioaktive Jodisotope existieren, wurde das ^{131}I bisher am meisten verwendet. Es besitzt eine Halbwertszeit von acht Tagen, so daß 99% seiner Radioaktivität innerhalb von 56 Tagen verbraucht werden. Die radioaktiven Emissionen bestehen aus γ-Strahlen und β-Strahlen. Das kurzlebige ^{123}I Radionuklid des Jods ist vor allem ein γ-Strahler mit einer Halbwertszeit von nur 13 Stunden. Diese Eigenschaften erlauben eine nur kleine Exposition des Patienten bei Schilddrüsenszintigraphien.

Wirkungen auf die Schilddrüse Das chemische Verhalten der radioaktiven Isotope gleicht dem des stabilen Jodisotops, ^{127}I. ^{131}I wird sehr schnell und effizient von der Schilddrüse aufgenommen, in die Jodoaminosäuren eingebaut und im Schilddrüsenkolloid der Follikel abgelagert, von dem aus es wieder langsam freigesetzt wird. Daher wirken die aus dem Follikellumen kommenden, gewebeschädigenden β-Strahlen nahezu ausschließlich auf das Schilddrüsenparenchym und üben nur geringe oder keine negativen Effekte auf das umgebende Gewebe aus. Die γ-Strahlung dringt durch das Gewebe hindurch und kann außerhalb des Körpers detektiert und quantifiziert werden. Die Wirkungen der Srahlung hängen von ihrer Dosis und damit von der Dosis des Radionuklids ab. Werden nur kleine Dosen von ^{131}I verabreicht, so wird die Schilddrüsenfunktion nicht beeinträchtigt. Gelangen jedoch größere Mengen radioaktiven Jods in die Schilddrüse, so entwickeln sich die für ionisierende Strahlung typischen zytotoxischen Veränderungen. Man beobachtet eine Pyknose und Nekrose der Follikelzellen, gefolgt vom Schwund des Schilddrüsenkolloids und von der Fibrose der Drüse. Bei korrekt gewählten Dosen von ^{131}I ist es möglich, die Schilddrüse ohne eine nachweisbare Schädigung des umgebenden Gewebes vollständig zu zerstören. Nach Gabe kleinerer Dosierungen bleibt in der Regel in der Peripherie der Schilddrüse die Funktion einiger Follikel erhalten.

Therapeutischer Einsatz *Natriumjodid ^{131}I* ist als Lösung oder in trägerfreies ^{131}I enthaltenden Kapseln zur oralen Einnahme erhältlich. *Natriumjodid ^{123}I* ist für die Szintigraphie erhältlich. Radioaktives Jod wird am häufigsten zur Behandlung der Hyperthyreose und zur Schilddrüsenfunktionsdiagnostik eingesetzt. Diese Abhandlung sei auf die genannten Themen begrenzt.

Hyperthyreose Radioaktives Jod ist für die Behandlung der Hyperthyreose von großem Nutzen und wird in vielen derartigen Situationen als Methode der Wahl angesehen (Soloman et al., 1990; zur Übersicht siehe Farrar und Toff, 1991). Die Behandlung der Hyperthyreose mit radioaktivem Jod schließt allerdings eine vorangegangene Therapie und bestimmte bildgebende Untersuchungen unter Verwendung radioaktiven Jods aus.

Dosierung und Technik ^{131}I wird peroral verabreicht und die effektive Dosis variiert von Patient zu Patient. Sie hängt dabei vor allem von der Größe der Drüse, der Menge des aufgenommenen Jods und der Geschwindigkeit der Freisetzung des radioaktiven Jodes nach Einbau in das Schilddrüsenkolloid ab. Um diese Faktoren bestimmen zu können, verabreichen viele Untersucher eine Testdosis von ^{131}I und bestimmen dann die von der Schilddrüse aufgenommene Menge ^{131}I sowie deren anschließende Freisetzung aus der Schilddrüse. Das Gewicht der Drüse wird durch Palpation geschätzt. Aus diesen Werten wird die Dosis an Isotop berechnet, die für die Applikation von 7000 - 10000 rad pro Gramm Schilddrüsengewebe benötigt wird. Selbst bei einer solchen Berechnung der Dosis ist es noch schwer, die Wirkung einer bestimmten Menge an Isotop auf einen bestimmten Patienten vorauszusagen. Aus diesem Grunde schwankt die optimale Dosis des ^{131}I, die in Mikrocurie aufgenommener Radioaktivität pro Gramm Schilddrüsengewebe angegeben wird, in vielen Labors zwischen 80 - 150 µCi. Die übliche Gesamtdosis beträgt meist 4 - 15 mCi. Eine niedriger dosierte ^{131}I-Therapie mit 80 µCi/g Schilddrüsengewebe wurde in der Vergangenheit zur Vermeidung einer nachfolgenden Hypothyreose empfohlen. Während nach einer derartigen Therapie zwar die Inzidenz der in den ersten Jahren nach der Behandlung einsetzenden Hypothyreose reduziert wird, bleiben jedoch viele Patienten mit spät einsetzender Hypothyreose unentdeckt. Insgesamt scheinen also Hypothyreosen nach niedrigdosierter Radiojodtherapie nicht seltener aufzutreten als nach höher dosierter Therapie (Glennon et al., 1972). Darüber hinaus ist die Rezidivrate und die Anzahl primärer Therapieversager bei Patienten nach niedrigdosierter Therapie erhöht.

Krankheitsverlauf Der Verlauf der Hyperthyreose bei einem Patienten nach optimal dosierter ^{131}I-Therapie ist durch eine schrittweise Besserung seines Zustandes charakterisiert.

Schmerzen in der Schilddrüsenloge werden ausgesprochen selten verspürt und wären nach einer solchen Therapie eher ungewöhnlich. Auch Exazerbationen der Hyperthyreose konnten von den meisten Untersuchern nicht festgestellt werden, wenn sie durch eine der Radiojodtherapie vorangegangene thyreostatische Therapie eine Depletion der in der Schilddrüse gespeicherten Hormone erzielt haben. Die Symptome der Hyperthyreose beginnen einige Wochen nach der Behandlung zurückzugehen und der Rückgang setzt sich über eine Zeit von zwei bis drei Monaten fort. War die Behandlung nicht erfolgreich und ist eine erneute Therapie indiziert, so wird dies innerhalb von sechs bis zwölf Monaten deutlich.

In gewissem Maße abhängig vom Dosierungsschema werden die Hälfte bis zwei Drittel der Patienten mit einer Radiojodgabe erfolgreich behandelt, ein Fünftel bis ein Drittel der Patienten benötigt eine zweite Applikation und alle verbliebenen Patienten gar drei oder mehr Behandlungen, bevor die Hyperthyreose beseitigt werden kann. Bei Einsatz größerer Dosen von ^{131}I entwickeln die Patienten nahezu immer innerhalb weniger Monate eine Hypothyreose.

Propranolol, Thyreostatika oder beide Substanzen in Kombination können zur Linderung der Hyperthyreose bis zum Einsetzen der vollen Wirkung des radioaktiven Jods eingesetzt werden. Jedoch sollten wenige Tage vor und nach Gabe des radioaktiven Jods keine Thyreostatika gegeben werden.

Vorteile Es gibt zahlreiche Vorteile der Radiojodtherapie bei der Behandlung des Morbus Basedow. Bisher wurde noch über keinen Todesfall als direkte Folge einer Radiojodtherapie berichtet und ein derartiges Ereignis wäre auch nur bei einer groben Fehlberechnung der Dosis denkbar. Außer bei Schwangeren wird bei Patienten kein anderes Gewebe als die Schilddrüse durch eine Radiojodtherapie erkennbar verändert. Trotzdem veranlaßt die Sorge über eine mögliche Strahlenschädigung der Gonaden einige Endokrinologen dazu, bei jüngeren Patienten eine pharmakologische Behandlung oder eine Operation zu empfehlen, zumal dieses Patientenkollektiv auch ein niedriges Operationsrisiko besitzt (Cooper, 1991b). Nach einer Operation besteht jedoch ein geringes Risiko für die Entwicklung eines Hypoparathyroidismus. Und die Radiojodtherapie hat den Vorteil, daß sämtliche Risiken und Nachteile einer Operation wie etwa Hospitalisation, Unterbrechung der üblichen Tätigkeiten, Schmerzen und höhere Kosten umgangen werden. Die Radiojodtherapie kann in den USA ambulant durchgeführt werden.

> Die Radiojodtherapie muß in Deutschland aus Gründen des Strahlenschutzes stationär in speziellen Abteilungen durchgeführt werden (Anm. d. Hrsg.).

Nachteile Der Hauptnachteil der Radiojodtherapie ist die Entstehung einer durch die Behandlung induzierten, verspätet auftretenden Hypothyreose. Selbst wenn ausgefeilte Methoden zur Bestimmung der Jodaufnahme und Größe der Schilddrüse angewendet werden, wird ein bestimmter Prozentsatz der Patienten stets übertherapiert werden. Eine problematische Eigenschaft dieser Komplikation ist ihre mit dem zeitlichen Abstand zum Therapiezeitpunkt ansteigende Prävalenz; je länger der zeitliche Abstand zur Behandlung, desto höher die Inzidenz. Zahlreiche Untersuchungen an Patienten, die vor zehn oder mehr Jahren behandelt wurden, ergaben eine Hypothyreose bei insgesamt über 80% der Patienten. Jedoch scheint es auch bei Patienten nach subtotaler Thyroidektomie eine fortschreitend ansteigende Inzidenz von Hypothyreosen zu geben. Dieser Erkrankungsverlauf könnte also zum natürlichen Verlauf des Morbus Basedow gehören und therapieunabhängig sein.

Obwohl die Hypothyreose nicht als schwere Komplikation angesehen wird, da sie sehr leicht mit einer Hormonsubstitution behandelbar ist, kann der Beginn der Hypothyreose sehr schleichend und unauffällig sein und deshalb übersehen werden. Auch nach der Diagnose einer derartigen Komplikation kann es schwierig sein sicherzustellen, daß die Patienten die Hormonpräparate auch tatsächlich regelmäßig einnehmen. Die Hypothyreose ist also tatsächlich eine schwere Komplikation, die eine sehr genaue und andauernde Kontrolle der Schilddrüsenfunktion bzw. der Substitutionstherapie erfordert.

Ein weiterer Nachteil der Radiojodtherapie ist die gelegentlich lange Dauer bis die Hyperthyreose ausreichend behandelt ist. Falls eine einzige Dosierung erfolgreich ist, so ist auch der zeitliche Verlauf zufriedenstellend. Werden jedoch mehrere Dosierungen benötigt, so kann es viele Monate, ein Jahr oder länger dauern, bis die Behandlung abgeschlossen ist. Dieses Problem kann durch eine gleich zu Beginn ausreichend hohe Dosis vermieden werden. Zu den weiteren Nachteilen zählt auch eine mögliche Verschlechterung der endokrinen Ophthalmopathie nach Radiojodtherapie, wobei die Meinungen hierzu kontrovers sind (Tallstedt et al., 1992). Obwohl sehr selten, ist auch über das Auftreten thyreotoxischer Krisen nach Behandlung mit ^{131}I berichtet worden.

Indikationen Die eindeutigste Indikation für diese Form der Behandlung ist die Hyperthyreose bei älteren und herzkranken Patienten. Radioaktives Jod eignet sich im Falle eines Rezidivs oder einer Persistenz des Morbus Basedow nach subtotaler Thyroidektomie oder bei Ausbleiben einer Remission nach längerer thyreostatischer Therapie am besten zur Behandlung. Außerdem ist die Radiojodtherapie zur Behandlung der toxischen Struma nodosa indiziert, da hier keine Spontanremission auftritt. Das Risiko einer Hypothyreose nach der Behandlung ist bei autonomen Schilddrüsenknoten niedriger als bei Morbus Basedow, wahrscheinlich aufgrund des natürlichen Verlaufs des Morbus Basedow oder aufgrund des bei der autonomen Knotenstruma nach Radiojodtherapie noch erhaltenen nichtautonomen Schilddrüsengewebes. Bei der Behandlung der Knotenstruma sind in der Regel höhere Dosen radioaktiven Jods erforderlich als bei der Behandlung des Morbus Basedow.

Kontraindikationen Dem erhöhten Risiko für die Entstehung von Schilddrüsenneoplasien nach Radiojodtherapie ist seit der Einführung dieser Behandlungsform immer eine große Beachtung geschenkt worden, und bisher wurden nur sehr wenige Kinder auf diese Weise behandelt. Tatsächlich wurde die Anwendung radioaktiven Jods bei jüngeren Patienten in vielen Kliniken aus Angst, Karzinome zu erzeugen, reduziert und die Therapie auf Patienten ab einem willkürlich gewählten Alter von etwa 25 - 30 Jahren beschränkt. Bei nunmehr großen Erfahrungen mit der Radiojodtherapie sind diese Altersbeschränkungen in den USA nun niedriger als in der Vergangenheit. Es gibt keine Hinweise für die Entstehung von Schilddrüsenkarzinomen oder anderen Tumorerkrankungen im Zusammenhang mit der Radiojodtherapie bei Morbus Basedow beim Erwachsenen, obgleich jedoch die wesentlich höheren Dosen zur Behandlung von Schilddrüsenkarzinomen (siehe unten) mit der Entstehung von Leukämien im Zusammenhang stehen können. Der Einsatz radioaktiven Jods während der Schwangerschaft ist kontraindiziert. Nach dem ersten Trimester würde die fetale Schilddrüse das radioaktive Isotop akkumulieren und geschädigt werden, aber auch während des ersten Trimesters sollte auf die Anwendung radioaktiven Jods verzichtet werden, da andere fetale Gewebe durch die Strahlung geschädigt werden können.

Metastasierendes Schilddrüsenkarzinom Obwohl die meisten gut differenzierten Schilddrüsenkarzinome nur sehr wenig Jod akkumulieren, kann deren Jodaufnahme durch TSH häufig erfolgreich stimuliert werden, um Metastasen zu behandeln. Insbesondere follikuläre Karzinome, die etwa 10 - 15% aller Schilddrüsenkarzinome ausmachen, sind einer solchen Behandlung zugänglich. Zur Zeit wird für eine TSH-Stimulation der Anstieg des endogenen TSH durch Absetzen der Schilddrüsenhormonersatztherapie bei Patienten induziert, die zuvor mit einer subtotalen Thyroidektomie mit oder ohne anschließender

Radiojodablation des Restgewebes behandelt worden sind. In Zukunft könnte die Injektion rekombinanten TSHs ausreichend sein (Meier et al., 1994). Ein ^{131}I-Ganzkörperszintigramm im Zustand der Hypothyreose (TSH>35 mU/l), sollte für die Suche nach Filiae oder zur Identifikation von Restgewebe in der Schilddrüsenloge durchgeführt werden. Abhängig von der Menge verbliebenen, jodakkumulierenden Gewebes im Schilddrüsenbett oder von der Anwesenheit metastatischer Absiedelungen wird nun eine ablative Dosis von ^{131}I zwischen 30 - 150 mCi appliziert und ein weiteres Ganzkörperszintigramm eine Woche später durchgeführt. Die genaue Menge an ^{131}I, die zur Behandlung von Tumorresiduen benötigt wird, ist kontrovers.

Nach Abschluß der Behandlung eines Schilddrüsenkarzinoms ist bei allen Patienten eine Suppressionstherapie mit Levothyroxin indiziert. Das Ziel einer solchen Therapie ist die Suppression des TSH unter den Referenzbereich (Burmeister et al., 1992). Eine regelmäßige Nachsorge alle sechs Monate mit gleichzeitiger Bestimmung der Thyreoglobulinkonzentration im Serum ist sinnvoll. Der Anstieg der Thyreoglobulinkonzentration ist häufig das erste Anzeichen eines Rezidivs. Die Prognose des Schilddrüsenkarzinoms hängt von der Histologie, dem Grad der Ausbreitung und der Größe des Tumors ab und ist im allgemeinen bei älteren Patienten schlechter (siehe Farid et al., 1994). Das Schilddrüsenkarzinom selbst jedoch ist bei der überwiegenden Mehrzahl der Schilddrüsenkarzinompatienten insgesamt nicht die bedeutendste Todesursache. Das papilläre Schilddrüsenkarzinom ist kein aggressiver Tumor. Er metastasiert lokal und besitzt eine 10-Jahres-Überlebensrate von über 90%. Lymphknotenmetastasen zum Zeitpunkt der Diagnose beeinflussen die Prognose nur in geringem Maße. Das follikuläre Schilddrüsenkarzinom ist aggressiver und kann hämatogen metastasieren. Trotzdem ist die Prognose eher günstig und ein Langzeitüberleben häufig. Das anaplastische Karzinom jedoch setzt sich von den anderen Schilddrüsenkarzinomen ab, da es sich hochmaligne verhält und die Überlebensdauer der betroffenen Patienten normalerweise unter einem Jahr liegt.

Diagnostischer Einsatz Untersuchungen mit radioaktiven Markersubstanzen haben breite Anwendung in der Untersuchung von Schilddrüsenerkrankungen gefunden. Die Messung der Akkumulation radioaktiver Marker ist in der Diagnostik der Hyperthyreose, Hypothyreose und Struma von Bedeutung. Die Reaktion der Schilddrüse auf TSH Stimulation oder auf TSH Suppression durch Gabe von Schilddrüsenhormonen kann ebenfalls auf diesem Wege ermittelt werden. Die Verteilung der nach Verabreichung einer Dosis Markersubstanz mit speziellen Detektoren gemessenen und abgebildeten Radioaktivität kann zur Identifikation funktioneller („heißer") oder nicht funktioneller („kalter") Schilddrüsenknoten, zum Nachweis ektopen Schilddrüsengewebes oder für die Entdeckung metastatischer Absiedelungen von Schilddrüsengeweben hilfreich sein.

Für eine weitere, ausführlichere Behandlung der Schilddrüsenerkrankungen siehe *Harrison's Principles of Internal Medicine*, 14th ed., McGraw Hill, New York, 1998, deren deutsche Ausgabe 1999 erscheint.

LITERATUR

Astwood, E.B. Chemotherapy of hyperthyroidism. *Harvey Lect.*, **1945**, *40*:195—235.

Baran, D.T. Thyroid hormone and bone mass: The clinician's dilemma [editorial]. *Thyroid*, **1994**, *4*:143—144.

Benevenga, S., Cahnmann, H.J., Rader, D., Kindt, M., and Robbins, J. Thyroxine binding to the apolipoproteins of high density lipoproteins HDL$_2$ and HDL$_3$. *Endocrinology*, **1992**, *131*:2805—2811.

Berry, M.J., Banu, L., and Larsen, P.R. Type I iodothyronine 5'-deiodinase is a selenocystine-containing enzyme. *Nature*, **1991**, *349*:438—440.

Berry, M.J., and Larsen, P.R. The role of selenium in thyroid hormone action. *Endocr. Rev.*, **1992**, *13*:207—219.

Braverman, L.E., and Ingbar, S.H. Changes in thyroidal function during adaptation to large doses of iodine. *J. Clin. Invest.*, **1963**, *42*:1216—1231.

Brent, G.A., and Hershman, J.M. Thyroxine therapy in patients with severe nonthyroidal illnesses and low serum thyroxine concentration. *J. Clin. Endocrinol. Metab.*, **1986**, *63*:1—8.

Burmeister, L.A., Goumaz, M.O., Mariash, C.N., and Oppenheimer, J.H. Levothyroxine dose requirements for thyrotropin suppression in the treatment of differentiated thyroid cancer. *J. Clin. Endocrinol. Metab.*, **1992**, *75*:344—350.

Chanoine, J.P., Braverman, L.E., Farwell, A.P., Safran, M., Alex, S., Dubord, S., Braverman, L.E., and Leonard, J.L. The thyroid gland is a major source of circulating T3 in the rat. *J. Clin. Invest.*, **1993**, *91*:2709—2713.

Corda, D., Marcocci, C., Kohn, L.D., Axelrod, J., and Luini, A. Association of the changes in cytosolic Ca^{2+} and iodide efflux induced by thyrotropin and by stimulation of alpha 1-adrenergic receptors in cultured rat thyroid cells. *J. Biol. Chem.*, **1985**, *260*:9230—9236.

Corvilain, B., Laurent, E., Lecomte, M., Vansande, J., and Dumont, J.E. Role of the cyclic adenosine 3',5'-monophosphate and the phosphatidylinositol-Ca^{2+} cascades in mediating the effects of thyrotropin and iodide on hormone synthesis and secretion in human thyroid slices. *J. Clin. Endocrinol. Metab.*, **1994**, *79*:152—159.

Cushing, H. *The Pituitary Body and Its Disorders*. J.B. Lippincott Co., Philadelphia, **1912**.

Davidson, B, Soodak, M, Neary, J.T, Strout, H.V., Kieffer, J.D., Mover, H., and Maloof, F. The irreversible inactivation of thyroid peroxidase by methylmercaptoimidazole, thiouracil and propylthiouracil in vitro and its relationship to in vivo findings. *Endocrinology*, **1978**, *103*:871—882.

Davis, P.J., Davis, F.B., and Lawrence, W.D. Thyroid hormone regulation and membrane Ca^{2+}-ATPase activity. *Endocr. Res.*, **1989**, *15*:651—682.

Dunn, A.D., Crutchfield, H.E., and Dunn, J.T. Proteolytic processing of thyroglobulin by extracts of thyroid lysosomes. *Endocrinology*, **1991**, *128*:3073—3080.

Dunn, A.D., and Dunn, J.T. Cysteine proteinases from human thyroids and their actions on thyroglobulin. *Endocrinology*, **1988**, *123*:1089—1097.

Dunn, J.T., Anderson, P.C., Fox, J.W., Fassler, C.A., Dunn, A.D., Hite, L.A., and Moore, R.C. The sites of thyroid hormone formation in rabbit thyroglobulin. *J. Biol. Chem.*, **1987**, *262*:16948—16952.

Engler, H, Taurog, A., and Nakashima, T. Mechanism of inactivation of thyroid peroxidase by thioureylene drugs. *Biochem. Pharmacol.*, **1982**, *31*:3801—3806

Everett, A.W., Umeda, P.K., Sinha, A.M., Rabinowitz, M., and Zak, R. Expression of myosin heavy chains during thyroid hormone-induced cardiac growth. *Fed. Proc.*, **1986**, *45*:2568—2572.

Farsetti, A., Mitsuhashi, T., Desvergne, B., Robbins, J., and Nikodem, V.M. Molecular basis of thyroid hormone regulation of myelin basic protein gene expression in rodent brain. *J. Biol. Chem.*, **1991**, *266*:23226—23232.

Farwell, A.P., Lynch, R.M., Okulicz, W.C., Comi, A.M., and Leonard, J.L. The actin cytoskeleton mediates the hormonally regulated translocation of type II iodothyronine 5'-deiodinase in astrocytes. *J. Biol. Chem.*, **1990**, *265*:18546—18553.

Field, J.B., Ealey, P.A., Marshall, N.J., and Cockcroft, S. Thyroid-stimulating hormone stimulates increases in inositol phosphates as well as cyclic AMP in the FRTL-5 rat thyroid cell line. *Biochem. J.*, **1987**, *247*:519—524.

Glennon, J.A., Gordon, E.S., and Sawin, C.T. Hypothyroidism after low-dose ^{131}I treatment of hyperthyroidism. *Ann. Intern. Med.*, **1972**, *76*:721—723.

Glinoer, D., Riahi, M., Grun, J.P., and Kinthaert, J. Risk of subclinical hypothyroidism in pregnant women with asymptomatic autoimmune thyroid disorders. *J. Clin. Endocrinol. Metab.*, **1994**, *79*:197—204.

Greer, M.A., Grimm, Y., and Studer, H. Qualitative changes in the secretion of thyroid hormones induced by iodine deficiency. *Endocrinology*, **1968**, *83*:1193—1198.

Gross, G., Sykes, M., Arellano, R., Fong, B., and Angel, A. HDL clearance and receptor-mediated catabolism of LDL are reduced in hypothyroid rats. *Atherosclerosis*, **1987**, *66*:269—275.

Gross, J., and Pitt-Rivers, R. The identification of 3:5:3'-l-triiodothyronine in human plasma. *Lancet*, **1952**, *1*:439—441.

Gross, J., and Pitt-Rivers, R. 3:5:3'-Triiodothyronine. 1. Isolation from thyroid gland and synthesis. *Biochem. J.*, **1953a**, *53*:645—652. 2. Physiological activity, *Ibid*, **1953b**, *53*:652—657.

Harington, C.R. Biochemical basis of thyroid function. *Lancet*, **1935**, *1*:1199—1204, 1261—1266.

Hashizume, K., Ichikawa, K., Sakurai, A., Suzuki, S., Takeda, T., Kobayashi, M., Miyamoto, T., Arai, M., and Nagasawa, T. Administration of thyroxine in treated Graves' disease: effects on the level of antibodies to thyroid-stimulating hormone receptors and on the risk of recurrance of hyperthyroidism. *N. Engl. J. Med.*, **1991**, *324*:947—953.

Hays, M.T., Localization of human thyroxine absorption. *Thyroid*, **1991**, *1*:241—248.

Hays, M.T., and Nielsen, K.R. Human thyroxine absorption: age effects and methodological analyses. *Thyroid*, **1994**, *4*:55—64.

Jorgensen, E.C. Stereochemistry of thyroxine and analogues. *Mayo Clin. Proc.*, **1964**, *39*:560—568.

Kaplan, M.M. Assessment of thyroid function during pregnancy. *Thyroid*, **1992**, *2*:57—61.

Kung, A.W., Yau, C.C., and Cheng, A. The incidence of ophthalmopathy after radioiodine therapy for Graves' disease: prognostic factors and the role of methimazole. *J. Clin. Endocrinol. Metab.*, **1994**, *79*:542—546.

Laurent, E., Mockel, J., Van Sande, J., Graff, I., and Dumont, J.E. Dual activation by thyrotropin of the phospholipase C and cyclic AMP cascades in human thyroid. *Mol. Cell. Endocrinol.*, **1987**, *52*:273—278.

Leeson, P.D., Emmett, J.C., Shah, V.P., Showell, G.A., Novelli, R., Prain, D., Benson, M.G., Ellis, D., Pearce, N.J., and Underwood, A.H. Selective thyromimetics. Cardiac-sparing thyroid hormone analogues containing 3'-arylmethyl substituents. *J. Med. Chem.*, **1989**, *32*:320—336.

Leonard, J.L., Kaplan, M.M., Visser, T.J., Silva, J.E., and Larsen, P.R. Cerebral cortex responds rapidly to thyroid hormones. *Science*, **1981**, *214*:571—573.

Magner, J.A., and Synder, D.K. Methimazole-induced agranulocytosis treated with recombinant human granulocyte colony-stimulating factor (G-CSF). *Thyroid*, **1994**, *4*:295—296.

Magnusson, R.P., Gestautas, J., Taurog, A., and Rapoport, B. Molecular cloning of the structural gene for porcine thyroid peroxidase. *J. Biol. Chem.*, **1987**, *262*:13885—13888.

Magnusson, R.P., Taurog, A., and Dorris, M.L. Mechanisms of thyroid peroxidase- and lactoperoxidase-catalyzed reactions involving iodide. *J. Biol. Chem.*, **1984**, *259*:13783—13790.

Manley, S.W., Rose, D.S., Huxham, G.J., and Bourke, J.R. Role of calcium in the secretomotor response of the thyroid: effects of calcium ionophore A23187 on radioiodine turnover, membrane potential and fluid transport in cultured porcine thyroid cells. *J. Endocrinol.*, **1988**, *116*:373—380.

Marchant, B., Brownlie, B.E.W., Hart, D.W., Horton, P.W., and Alexander, W.D. The placental transfer of propylthiouracil, methimazole and carbimazole. *J. Clin. Endocrinol. Metab.*, **1977**, *45*:1187—1193.

Marine, D., and Kimball, O.P. The prevention of simple goiter in man: a survey of the incidence and types of thyroid enlargements in the schoolgirls of Akron, Ohio, from the 5th to the 12th grades, inclusive; the plan of prevention proposed. *J. Lab. Clin. Med.*, **1917**, *3*:40—48.

McKinney, J.D., and Waller, C.L. Polychlorinated biphenyls as hormonally active structural analogues. *Environ. Health Perspect.*, **1994**, *102*:290—297.

Meier, C.A., Braverman, L.E., Ebner, S.A., Veronikis, I., Daniels, G.H., Ross, D.S., Deraska, D.J., Davies, T.F., Valentine, M., DeGroot, L.J., Curran, P., McEllin, K., Reynolds, J., Robbins, J., and Weintraub, B.D. Diagnostic use of recombinant human thyrotropin in patients with thyroid carcinoma (Phase I/II study). *J. Clin. Endocrinol. Metab.*, **1994**, *78*:188—196.

Momotani, N., Noh, J., Oyanagi, H., Ishikawa, N., and Ito, K. Antithyroid drug therapy for Graves' disease during pregnancy. Optimal regimen for fetal thyroid status. *N. Engl. J. Med.*, **1986**, *315*:24—28.

Nauman, J., and Wolff, J. Iodide prophylaxis in Poland after the Chernobyl reactor accident: benefits and risks. *Am. J. Med.*, **1993**, *94*:524—532.

Nelson, J.C., and Tomei, R.T. Direct determination of free thyroxin in undiluted serum by equilibrium dialysis/radioimmunoassay. *Clin. Chem.*, **1988**, *34*:1737—1744.

Nelson, J.C., and Tomei, R.T. Dependence of the thyroxin/thyroxin-binding globulin (TBG) ratio and the free thyroxin index on TBG concentrations. *Clin. Chem.*, **1989**, *35*:541—544.

Nelson, J.C., and Weiss, R.M. The effect of serum dilution on free thyroxine (T_4) concentration in the low T4 syndrome of nonthyroidal illness. *J. Clin. Endocrinol. Metab.*, **1985**, *61*:239—246.

Nunez, J., and Correze, C. Interdependent effects of thyroid hormones and cAMP on lipolysis and lipogenesis in the fat cell. *Adv. Cyclic Nucleotide Res.*, **1981**, *14*:539—554.

Parmentier, M., Libert, F., Maenhaut, C., Lefort, A., Gerard, C., Perret, J., Van Sande, J, Dumont, J.E., and Vassart, G. Molecular cloning of the thyrotropin receptor. *Science*, **1989**, *246*:1620—1622.

Roche, J., Lissitzky, S., and Michel, R. Sur la triiodothyronine, produit intermÇdiare de la transformation de la diiodothyronine en thyroxine. *C. R. Acad. Sci. [D] (Paris)*, **1952a**, *234*:997—998.

Roche, J., Lissitzky, S., and Michael, R. Sur la présence detriiodothyronine dans la thyroglobuline. *C.R. Acad. Sci. [D](Paris)*, **1952b**, *234*:1228—1230.

Rohrer, D., and Dillman, W.H. Thyroid hormone markedly increases the mRNA coding for sarcomeric reticulum Ca^{2+}-ATPase in the rat heart. *J. Biol. Chem.*, **1989**, *263*:6941—6944.

Ros, M., Northup, J.K., and Malbon, C.C. Steady-state levels of G-proteins and β-adrenergic receptors in rat fat cells. Permissive effects of thyroid hormones. *J. Biol. Chem.*, **1988**, *263*:4362—4368.

Roti, E., Minelli, R., Gardini, E., and Braverman, L.E. The use and misuse of thyroid hormone. *Endocr. Rev.*, **1993**, *14*:401—423.

Ruiz, M., Rajatanavin, R., Young, R.A., Taylor, C., Brown, R., Braverman, L.E., and Ingbar, S.H. Familial dysalbuminemic hyperthyroxinemia: a syndrome that can be confused with thyrotoxicosis. *N. Engl. J. Med.*, **1982**, *306*:635—639.

Safran, M., Farwell, A.P., and Leonard, J.L. Evidence that type II 5' deiodinase is not a selenoprotein. *J. Biol. Chem.*, **1991**, *266*:13477—13480.

Salter, A.M., Fisher, S.C., and Brindley, D.N. Interactions of triiodothyronine, insulin, and dexamethasone on the binding of human LDL to rat hepatocytes in monolayer culture. *Atherosclerosis*, **1988**, *71*:77—80.

Samuels, H.H., Forman, B.M., Horowitz, Z.D., and Ye, Z.-S. Regulation of gene expression by thyroid hormone. *J. Clin. Invest.*, **1988**, *81*:957—967.

Sap, J., Munoz, A., Damm, K., Goldberg, Y., Ghysdael, J., Leutz, A., Beug, H., and Vennstrom, B. The c-*erb*-A protein is a high affinity receptor for thyroid hormone. *Nature*, **1986**, *324*:635—640.

Scarabottolo, L., Trezzi, E., Roma, P., and Catapano, A.L. Experimental hypothyroidism modulates the expression of low density lipoprotein receptor by the liver. *Atherosclerosis*, **1986**, *59*:329—333.

Sherman, S.I., and Ladenson, P.W. Organ-specific effects of tiratricol: a thyroid hormone analog with hepatic, not pituitary, superagonist effects. *J. Clin. Endocrinol. Metab.*, **1992**, *75*:901—905.

Simmonds, M. Ueber Hypophysisschwund mit todlichem Ausang. *Dtsch. Med. Wochenschr.*, **1914**, *40*:322—323.

Smerdely, P., Pitsiavas, V., and Boyages, S.C. Evidence that the inhibitory effects of iodide on thyroid cell proliferation are due to arrest of the cell cycle at G0G1 and G2M phases. *Endocrinology*, **1993**, *133*:2881—2888.

Soloman, B., Glinoer, D., Lagasse, R., and Wartofsky, L. Current trends in the management of Graves' disease. *J. Clin. Endocrinol. Metab.*, **1990**, *70*:1518—1524.

Sterling, K. Direct triiodothyronine (T_3) action by a primary mitochondrial pathway. *Endocr. Res.*, **1989**, *15*:683—715.

Strait, K.A., Schwartz, H.L., Perez-Castillo, A., and Oppenheimer, J.H. Relationship of c-*erb*A mRNA content to tissue triiodothyronine nuclear binding capacity and function in developing and adult rats. *J. Biol. Chem.*, **1990**, *265*:10514—10521.

Takami, H. Lithium in the preoperative preparation of Graves' disease. *Int. Surg.*, **1994**, *79*:89—90.

Takasu, N., Yamada, T., and Shimizu, Y. Generation of H_2O_2 is regulated by cytoplasmic free calcium in cultured porcine thyroid cells. *Biochem. Biophys. Res. Commun.*, **1987**, *148*:1527—1532.

Tallstedt, L., Lundell, G., Tørring, O., Wallin, G., Ljunggren, J.-G., Blomgren, H., Taube, A., and the Thyroid Study Group. Occurrence of ophthalmopathy after treatment for Graves' hyperthyroidism. *N. Engl. J. Med.*, **1992**, *326*:1733—1738.

Taurog, A. The mechanism of action of thioureylene antithyroid drugs. *Endocrinology*, **1976**, *98*:1031—1046.

Thilly, C.H., Delange, F., Goldstein-Golaire, J., and Ermans, A.M. Endemic goiter prevention by iodized oil: a reassessment. *J. Clin. Endocrinol. Metab.*, **1973**, *36*:1196—1204.

Underwood, A.H., Emmett, J.C., Ellis, D., Flynn, S.B., Leeson, P.D., Benson, G.M., Novelli, R., Pearce, N.J., and Shah, V.P. A thyromimetic that decreases plasma cholesterol levels without increasing cardiac activity. *Nature*, **1986**, *324*:425—429.

Van Sande, J., Raspe, E., Perret, J., Lejeune, C., Maenhaut, C., Vassart, G., and Dumont, J.E. Thyrotropin activates both the cyclic AMP and the PIP_2 cascades in CHO cells expressing the human cDNA of the TSH receptor. *Mol. Cell. Endocrinol.*, **1990**, *74*:R1—R6.

Visser, T.J., Leonard, J.L., Kaplan, M.M., and Larsen, P.R. Kinetic evidence suggesting two mechanisms for iodothyronine 5'-deiodination in rat cerebral cortex. *Proc. Natl. Acad. Sci. U.S.A.*, **1982**, *79*:5080—5084.

Weinberger, C., Thompson, C.C., Ong, E.S., Lebo, R., Gruol, D.J., and Evans, R.M. The c-*erb*-A gene encodes a thyroid hormone receptor. *Nature*, **1986**, *324*:641—646.

Wilke, T.J. Estimation of free thyroid hormone concentrations in the clinical laboratory. *Clin. Chem.*, **1986**, *32*:585—592.

Monographien und Übersichtsartikel

Bahn, R.S., and Heufelder, A.E. Pathogenesis of Graves' ophthalmopathy. *N. Engl. J. Med.*, **1993**, *329*:1468—1475.

Bottazzo, G.F., and Doniach, D. Autoimmune thyroid disease. *Annu. Rev. Med.*, **1986**, *37*:353—359.

Braverman, L.E. Iodine and the thyroid: 33 years of study. *Thyroid*, **1994**, *4*:351—356.

Braverman, L.E., Eber, O., and Langsteger, W. *Heart and Thyroid*. Blackwell-MZV, Vienna, **1994**.

Braverman, L.E., and Refetoff, S. Clinical and Molecular Diseases of the Thyroid. *Endocrine Society Press*, Bethesda, **1994**.

Braverman, L.E., and Utiger, R.D. *Werner and Ingbar's The Thyroid.* J.B. Lippincott Co., Philadelphia, **1991**.

Brent, G.A. The molecular basis of thyroid hormone action. *N. Engl. J. Med.*, **1994**, *331*:847—853.

Burch, H.B., and Wartofsky, L. Graves' ophthalmopathy: current concepts regarding pathogenesis and management. *Endocr. Rev.*, **1993**, *14*:747—793.

Burman, K.D., and Baker, J.R., Jr. Immune mechanisms in Graves' disease. *Endocr. Rev.*, **1985**, *6*:183—232.

Cody, V. Thyroid hormone interactions: molecular conformation, protein binding and hormone action. *Endocr. Rev.*, **1980**, *1*:140—166.

Cody, V. Thyroid hormone structure-function relationships. In, *Werner and Ingbar's The Thyroid*. (Braverman, L.E., and Utiger, R.D., eds.) J.B. Lippincott Co., Philadelphia, **1991**, pp. 225—229.

Cooper, D.S. Subclinical hypothyroidism. *Adv. Endocrinol. Metab.*, **1991a**, *2*:77—89.

Cooper, D.S. Treatment of thyrotoxicosis. In, *Werner and Ingbar's The Thyroid*. (Braverman, L.E., and Utiger, R.D., eds.) J.B. Lippincott Co., Philadelphia, **1991b**, pp. 887—916.

Cooper, D.S. Antithyroid drugs. *N. Engl. J. Med.*, **1984**, *311*:1353—1362.

Delange, F., Dunn, J.T., and Glinoer, D. *Iodine Deficiency in Europe: A Continuing Concern*. Plenum Press, New York, **1993**.

Dussault, J.H., and Ruel, J. Thyroid hormones and brain development. *Annu. Rev. Physiol.*, **1987**, *49*:321—334.

Farid, N.R., Shi, Y., and Zou, M. Molecular basis of thyroid cancer. *Endocr. Rev.*, **1994**, *15*:202—232.

Farrar, J.J., and Toft, A.D. Iodine-131 treatment of hyperthyroidism: current issues. *Clin. Endocrinol.*, **1991**, *35*:207—212.

Fisher, D.A. Management of congenital hypothyroidism. *J. Clin. Endocrinol. Metab.*, **1991**, *72*:523—529.

Franklyn, J.A. The management of hyperthyroidism. *N. Engl. J. Med.*, **1994**, *330*:1731—1738.

Gaitan, E. *Environmental Goitrogenesis*. CRC Press, Boca Raton, FL, **1989**.

Gammage, M.D., and Franklyn, J.A. Amiodarone and the thyroid. *Q. J. Med.*, **1987**, *62*:83—86.

Gavin, L.A. Thyroid crises. *Med. Clin. North Am.*, **1991**, *75*:179—193.

Gershengorn, M.C. Mechanism of thyrotropin releasing hormone stimulation of pituitary hormone secretion. *Annu. Rev. Physiol.*, **1986**, *48*:515—526.

Gharib, H., and Goellner, J.R. Fine-needle aspiration biopsy of the thyroid: an appraisal. *Ann. Intern. Med.*, **1993**, *118*:282—289.

Glinoer, D. Maternal thyroid function in pregnancy. *J. Endocrinol. Invest.*, **1993**, *16*:374—378.

Gottlieb, P.A., and Braverman, L.E. The effect of thyroid disease on diabetes. *Clin. Diabetes*, **1994**, *12*:15—18.

Green, W.L. Antithyroid compounds. In, *Werner and Ingbar's The Thyroid*. (Braverman, L.E., and Utiger, R.D., eds.) J.B. Lippincott Co., Philadelphia, **1991**, pp. 322—334.

Ingbar, S.H. Autoregulation of the thyroid. Response to iodide excess and depletion. *Mayo Clin. Proc.*, **1972**, *47*:814—823.

Kaptein, E.M. Thyroid hormone metabolism in illness. In, *Thyroid Hormone Metabolism. Basic and Clinical Endocrinology*, Vol. 8. (Hennemann, G., ed.) Marcel Dekker, Inc., New York, **1986**, pp. 297—333.

Klein, I., Becker, D.V., and Levey, G.S. Treatment of hyperthyroid disease. *Ann. Intern. Med.*, **1994**, *121*:281—288.

Larsen, P.R., Silva, J.E., and Kaplan, M.M. Relationships between circulating and intracellular thyroid hormones: physiological and clinical implications. *Endocr. Rev.*, **1981**, *2*:87—102.

Lazar, M.A. Thyroid hormone receptors: multiple forms, multiple possibilities. *Endocr. Rev.*, **1993**, *14*:184—193.

Legrand, J. Morphogenic actions of thyroid hormones. *Trends Neurosci.*, **1979**, *2*:234—236.

Leonard, J.L., and Visser, T.J. Biochemistry of deiodination. In, *Thyroid Hormone Metabolism*. (Hennemann, G., ed.) *Basic and Clinical Endocrinology*, Vol. 8. Marcel Dekker, Inc., New York, **1986**, pp. 189—230.

Mandel, S.J., Brent, G.A., and Larsen, P.R. Review of antithyroid drug use during pregnancy and report of a case of aplasia cutis. *Thyroid*, **1994**, *4*:129—133.

Mangelsdorf, D.J., Umesono, K., and Evans, R.M. The retinoid receptors. In, *The Retinoids: Biology, Chemistry, and Medicine*, 2nd ed.

(Sporn, M.B., Roberts, A.B., and Goodman, D.S., eds.) Raven Press, New York, **1994**, pp. 319—349.

Mazzaferri, E.L. Management of a solitary thyroid nodule. *N. Engl. J. Med.*, **1993**, *328*:553—559.

McLachlan, S.M., and Rapoport, B. The molecular biology of thyroid peroxidase: cloning, expression and role as autoantigen in autoimmune thyroid disease. *Endocr. Rev.*, **1992**, *13*:192—206.

Mendel, C.M. The free hormone hypothesis: a physiologically based mathematical model. *Endocr. Rev.*, **1989**, *10*:232—274.

Meyer—Gessner, M., Benker, G., Lederbogen, S., Olbricht, T., and Reinwein, D. Antithyroid drug-induced agranulocytosis: clinical experience with ten patients treated at one institution and review of the literature. *J. Endocrinol. Invest.*, **1994**, *17*:29—36.

Nagayama, Y., and Rapoport, B. The thyrotropin receptor 25 years after its discovery: new insight after its molecular cloning. *Mol. Endocrinol.*, **1992**, *6*:145—156.

Nicoloff, J.T., and Spencer, C.A. The use and misuse of the sensitive thyrotropin assays. *J. Clin. Endocrinol. Metab.*, **1990**, *71*:553—558.

Oppenheimer, J.H. Thyroid hormone action at the molecular level. In, *Werner and Ingbar's The Thyroid*. (Braverman, L.E., and Utiger, R.D., eds.) J.B. Lippincott Co., Philadelphia, **1991**, pp. 204—224.

Oppenheimer, J.H., Schwartz, H.L., Mariash, C.N., Kinlaw, W.B., Wong, N.C.W., and Freake, H.C. Advances in our understanding of thyroid hormone action at the cellular level. *Endocr. Rev.*, **1987**, *8*:288—308.

Porterfield, S.P., and Hendrich, C.E. The role of thyroid hormones in prenatal and neonatal neurological development: current perspectives. *Endocr. Rev.*, **1993**, 14:94—106.

Ross, D.R. Subclinical thyrotoxicosis. *Adv. Endocrinol. Metab.*, **1991**, *2*:89—103.

Roti, E., and Emerson, C.H. Postpartum thyroiditis. *J. Clin. Endocrinol. Metab.*, **1992**, *74*:3—5.

Siegrist-Kaiser, C.A., Juge-Aubry, C., Tranter, M.P., Ekenbarger, D.M., and Leonard, J.L. Thyroxine-dependent modulation of actin polymerization in cultured astrocytes. A novel, extranuclear action of thyroid hormone. *J. Biol. Chem.*, **1990**, *265*:5296—5302.

Smallridge, R.C. Metabolic and anatomic thyroid emergencies: a review. *Crit. Care Med.*, **1992**, *20*:276—291.

Surks, M.I., Chopra, I.J., Mariash, C.N., Nicoloff, J.T., and Solomon, D.H. American Thyroid Association guidelines for use of laboratory tests in thyroid disorders. *J.A.M.A.*, **1990**, *263*:1529—1532.

Taurog, A. Hormone synthesis: thyroid iodine metabolism. In, *Werner and Ingbar's The Thyroid*. (Braverman, L.E., and Utiger, R.D., eds.) J.B. Lippincott Co., Philadelphia, **1991**, pp. 51—97.

Toft, A.D. Thyroxine therapy. *N. Engl. J. Med.*, **1994**, *331*:174—180.

VanEtten, C.H. Goitrogens. In, *Toxic Constituents of Plant Foodstuffs* (Liener, I.E., ed.) Academic Press, Inc., New York, **1969**, pp. 103—142.

Vassart, G., and Dumont, J.E. The thyrotropin receptor and the regulation of thyrocyte function and growth. *Endocr. Rev.*, **1992**, *13*:596—611.

57 ÖSTROGENE UND GESTAGENE

Cynthia L. Williams und George M. Stancel

Oral verabreichte Östrogene und Gestagene zählen zu den am häufigsten verschriebenen Pharmaka. Dieses Kapitel befaßt sich mit dem Gebrauch von Östrogenen und Gestagenen allein oder in Kombination, sei es zur Schwangerschaftsverhütung oder zur Hormonsubstitutionstherapie bei postmenopausalen Frauen. Die Anwendung von Östrogen allein oder zusammen mit Wachstumshormon sowie Gonadotropinen zur Behandlung von Entwicklungsverzögerungen oder eines Hypogonadismus wird ebenfalls erörtert (im Kapitel 55 werden zusätzliche Inhalte zu diesem Thema abgehandelt). Die Verwendung von Östrogenrezeptorantagonisten oder Gestagenen als funktionelle Östrogenantagonisten zur Behandlung östrogenabhängiger Neoplasien wird auch beschrieben. Die Anwendung und potentielle Anwendung von Progesteronantagonisten wie Mifepriston (RU 486) wird ebenfalls erörtert. Strategien von Krebschemotherapien, die auf einer Blockade von Östrogen- sowie Progesteronrezeptorfunktionen beruhen, werden im Kapitel 51 ausführlicher dargestellt. Therapeutische Zusatzstrategien, die auf einer Unterdrückung der Gonadotropinsekretion durch langwirksame Gonadotropin-Releasinghormonagonisten beruhen, werden im Kapitel 55 erörtert.

Östrogene und Gestagene sind endogene Hormone, denen zahlreiche physiologische Wirkungen folgen. Bei Frauen zählen dazu Wirkungen auf die Entwicklung, auf das Neuroendokrinium, das mit der Kontrolle des Eisprungs verbunden ist, die zyklische Vorbereitung des Fortpflanzungssystems auf die Befruchtung und Einnistung sowie größere Auswirkungen auf den Mineral-, Kohlenhydrat-, Eiweiß- und Fettstoffwechsel. Viele Eigenschaften des weiblichen Erscheinungsbildes werden ebenfalls von diesen Hormonen beeinflußt.

Die grundlegenden Eigenschaften der Biosynthese, Biotransformation und Disposition dieser Wirkstoffe sind gut etabliert, wobei das nukleäre Rezeptorsystem dieser Hormone eingehend charakterisiert ist. Diese Kenntnis stellt eine feste Verständnisgrundlage der physiologischen und pharmakologischen Wirkungen beider Hormone dar.

Die therapeutische Anwendung von Östrogenen und Gestagenen ist sehr weit verbreitet, wobei deren pharmakologische Wirkungen zum großen Teil Erweiterungen ihrer physiologischen Effekte widerspiegeln. Zu den üblichsten Verwendungszwecken dieser Wirkstoffe zählen die Hormonsubstitutionstherapie bei postmenopausalen Frauen und die Schwangerschaftsverhütung. Die einzelnen Substanzen und Dosierungen, die in den jeweiligen Fällen verwendet werden, sind jedoch grundverschieden. Obwohl orale Kontrazeptiva in erster Linie zur Schwangerschaftsverhütung eingesetzt werden, besitzen sie darüber hinaus bedeutende Vorteile für die Gesundheit. Natürliche und synthetische Verbindungen stehen zur oralen sowie parenteralen Anwendung zur Verfügung.

Östrogen- und Progesteronrezeptorantagonisten stehen ebenfalls zur Verfügung. Das Hauptanwendungsgebiet von Antiöstrogenen ist die Behandlung des hormonresponsiblen Brustkrebses. Zudem haben sie in der Gynäkologie einen hervorgehobenen Stellenwert bei der Behandlung der weiblichen Unfruchtbarkeit.

Eine Vielzahl von Umweltchemikalien, sowohl natürliche wie synthetische, sind in der Lage, die Wirkungen von Östrogenen in experimentellen Testsystemen nachzuahmen, zu antagonisieren oder sie anderweitig zu beeinflussen. Zwar sind die Auswirkungen dieser Umweltchemikalien auf den Menschen nicht genau bekannt, sie sind aber Gegenstand intensiver Forschung.

Geschichte Es ist seit langer Zeit bekannt, daß die Entfernung der Eierstöcke zu einer Atrophie des Uterus und einem Verlust sexueller Funktionen führt. Die hormonelle Basis der ovariellen Kontrolle über das weibliche Fortpflanzungssystem wurde 1900 von Knauer begründet, als er herausfand, daß Eierstocktransplantate Symptome einer Gonadektomie verhinderten. Diese Beobachtungen wurden durch Halban (1900) ergänzt, der zeigte, daß eine normale sexuelle Entwicklung und Funktion selbst bei unreifen Tieren sichergestellt ist, wenn die Geschlechtsdrüsen transplantiert werden. Allen und Doisy entwickelten 1923 einen einfachen Bioassay für ovarielle Extrakte, der auf Veränderungen im Vaginalabstrich von Ratten beruhte. Loewe (1925) berichtete als erster von einem weiblichen Geschlechtshormon im Blut verschiedener Arten, kurz danach wiesen Frank und Mitarbeiter (1925) ein aktives Geschlechtsprinzip im Blut brünstiger Sauen nach. Von noch größerer Bedeutung war die Entdeckung eines weiblichen Geschlechtshormons im Urin menstruierender Frauen durch Loewe und Lange (1926) und die Beobachtung, daß sich die Konzentration des Hormons im Urin mit den Phasen des Menstruationszyklus veränderte. Von der Ausscheidung großer Östrogenmengen mit dem Urin während der Schwangerschaft wurde ebenfalls berichtet (Zondek, 1928). Dieser Befund war für Chemiker ein großer Glücksfall, die bald darauf eine aktive Substanz in kristalliner Form isolierten (Butenandt, 1929; Doisy et al., 1929, 1930). Einige Jahre später wurde die chemische Struktur aufgedeckt.

Ergebnisse früherer Untersuchungen wiesen darauf hin, daß Eierstöcke zwei Substanzen sezernieren. Beard (1897) forderte, daß der Gelbkörper eine für die Schwangerschaft notwendige Funktion besitzt, und Fraenkel (1903) zeigte, daß die Zerstörung der Gelbkörper bei trächtigen Kaninchen einen Abort nach sich zieht. Die Beiträge von Corner und Allen festigten die Ansichten über die hormonelle Funktion des Gelbkörpers. Diese Forscher zeigten, daß der Abort, der auf eine Entfernung der Gelbkörper bei trächtigen Kaninchen folgt, durch die Injektion von Gelbkörperextrakten verhindert werden kann.

In den frühen 1960ern wiesen erste Studien von Jensen und Mitarbeiter auf die Anwesenheit intrazellulärer Rezeptoren für Östrogen im Zielgewebe hin (Jensen und Jacobsen, 1962). Dies war von historischer Bedeutung, da dies der erste Hinweis auf

ÖSTROGENE

Chemie Die Östrogenaktivität ist vielen steroidalen und nichtsteroidalen Verbindungen eigen, von denen einige in Tabelle 57.1 und Abbildung 57.1 dargestellt sind. Das wirksamste natürliche Östrogen beim Menschen ist 17β-Östradiol, gefolgt von Östron und Östriol. Jedes dieser Moleküle ist ein 18-Kohlenstoffsteroid, das einen phenolischen A-Ring (ein aromatischer Ring mit einer Hydroxylgruppe am Kohlenstoff 3) und eine β-Hydroxylgruppe oder einen Ketonrest an Position 17 im Ring D enthält. Der phenolische A-Ring ist der hauptsächliche strukturelle Bestandteil, der für die selektive hochaffine Bindung an den Östrogenrezeptor zuständig ist (Jordan et al., 1985; Duax et al., 1988). Die meisten Alkylsubstituenten am phenolischen A-Ring schränken die Bindungsfähigkeit ein, Substituenten am Ring C oder D werden jedoch toleriert. Ethinylsubstituenten an der C-17 Position erhöhen die orale Wirksamkeit durch Hemmung des hepatischen First-pass-Metabolismus beträchtlich.

Eines der ersten nichtsteroidalen Östrogene, das synthetisiert wurde, war Diethylstilbestrol oder DES (siehe Tabelle 57.1), das dem Östradiol strukturell ähnlich ist, wenn es in der *trans*-Konformation betrachtet wird. DES ist in den meisten Ansätzen genauso wirksam wie Östradiol, ist aber auch oral aktiv und besitzt eine längere biologische Halbwertszeit. DES wird nicht mehr so häufig angewandt, hat aber seinen Platz in der Geschichte, da seine Einführung als kostengünstiges, in ausreichenden Mengen vorhandenes, oral aktives Östrogen zu einer Zeit, wo natürliche Verbindungen kaum vorhanden waren, einen Meilenstein für die Entwicklung einer wirksamen endokrinen Behandlung darstellte (Dodds et al., 1938).

Nichtsteroidale Verbindungen mit östrogener oder antiöstrogener Wirkung – dazu gehören Flavone, Isoflavone (z. B. Genistein) und Coumestan-Abkömmlinge – kommen in natürlicher Form in einer Vielzahl von Pflanzen und Pilzen vor. Eine Anzahl synthetischer Wirkstoffe wie Pestizide (z. B. p,p'-DDT), Weichmacher (z. B. Bisphenol A) und verschiedene andere Industriechemikalien (z. B. polychlorierte Biphenyle) besitzen ebenfalls eine hormonelle oder antihormonelle Wirkung.

Tabelle 57.1 Strukturformeln ausgewählter Östrogene

Derivat	R_1	R_2	R_3
Östradiol	–H	–H	–H
Östradiolvalerat	–H	–H	–C(O)(CH$_2$)$_3$CH$_3$
Östradiolzyklopentanpropionat	–H	–H	–C(O)(CH$_2$)$_2$-cyclopentyl
Ethinylöstradiol	–H	–C≡CH	–H
Mestranol	–CH$_3$	–C≡CH	–H
Quinestrol	-cyclopentyl	–C≡CH	–H
Östron	–H	–*	=O*
Östronsulphat	–SO$_3$H	–*	=O*
Equilin**	–H	–*	=O*

nicht-steroidale Verbindungen mit östrogener Wirkung: Diethylstilbestrol, p,p'–DDT, Bisphenol A, Genistein

* Bezeichnet ein C17 Keton
** Enthält zusätzlich eine 7,8-Doppelbindung

Viele dieser polyzyklischen Verbindungen enthalten einen phenolischen Ring, der dem A-Ring der Steroide ähnelt. Während die Affinität dieser „Umweltöstrogene" zum Östrogenrezeptor relativ niedrig ist, bestehen angesichts ihrer Mengen, der Bioakkumulation im Fettgewebe und ihrer Umweltbeständigkeit dennoch Bedenken bezüglich ihrer möglichen Nebenwirkungen für Mensch und Tier (Colburn und Clement, 1992).

Biosynthese Steroidale Östrogene werden entweder über Androstendion oder Testosteron als unmittelbare Vorläufer gebildet (siehe Abbildung 57.1). Die Reaktion schließt eine Aromatisierung des A-Ringes ein und wird in drei Schritten durch einen Monooxygenasenenzymkomplex (Aromatase) unter Verwendung von NADPH und molekularem Sauerstoff als Kosubstrate katalysiert (Miller, 1988). Im ersten Reaktionsschritt wird C19 (die angewinkelte Methylgruppe auf C10 der Androgenvorläufer) hydroxyliert. Eine zweite Hydroxylierung führt zur Elimination der neugebildeten C19-Hydroxymethylgruppe, und eine abschließende Hydroxylierung von C2 führt zur Bildung eines instabilen Zwischenproduktes, das sich umorganisiert, um den phenolischen A-Ring zu bilden. Die gesamte Reaktion erfordert jeweils drei Moleküle Sauerstoff und NADPH.

Die Aromataseaktivität hat ihren Sitz innerhalb eines transmembranären Glykoproteins (P450-Familie der Monooxygenasen; Nebert und Gonzalez, 1987; Corbin et al., 1988). Ein ubiquitäres Flavoprotein, NADPH-Cytochrom-P450-Reduktase, ist ebenfalls notwendig. Beide Proteine können im endoplasmatischen Retikulum der ovariellen Granulosazellen, testikulären Sertoli- und Leydig-Zellen, Stromazellen des Fettgewebes, plazentaren Synzytiotrophoblasten, der Präimplantationsblastozysten und verschiedener Hirnregionen nachgewiesen werden.

Die Eierstöcke sind die Hauptquelle des zirkulierenden Östrogens bei der prämenopausalen Frau. Das wichtigste Sekretionsprodukt ist Östradiol, das in Granulosazellen aus androgenen Vorläufern synthetisiert wird, die von Thekazellen zur Verfügung gestellt werden. Die Aromataseaktivität wird durch Gonadotropine induziert, die mittels Plasmamembranrezeptoren wirken, um die intrazelluläre Konzentration von Adenosin-3'-5'-monophosphat (cAMP) anzuheben. Gonadotropine und cAMP erhöhen ebenfalls die Aktivität des cholesterinseitenkettenspaltenden Enzyms und erleichtern den Transport von Cholesterin (dem Vorläufer aller Steroide) in die Mitochondrien von Zellen, die Steroide synthetisieren. Das sezernierte Östradiol wird durch die 17-Hydroxysteroiddehydrogenase reversibel zu Östron umgesetzt, wobei diese beiden Östrogene zu Östriol umgewandelt werden können (siehe Abbildung 57.1). Diese Umwandlungen finden zum größten Teil in der Leber statt. Alle drei Östrogene werden mit dem Urin zusammen mit Glukuronid- und Sulfatkonjugaten ausgeschieden. Bei Männern und postmenopausalen Frauen ist die Hauptquelle von Östrogenen das Fettgewebsstroma, wo Östron aus Dehydroepiandrosteron synthetisiert wird, das von den Nebennierenrinden sezerniert

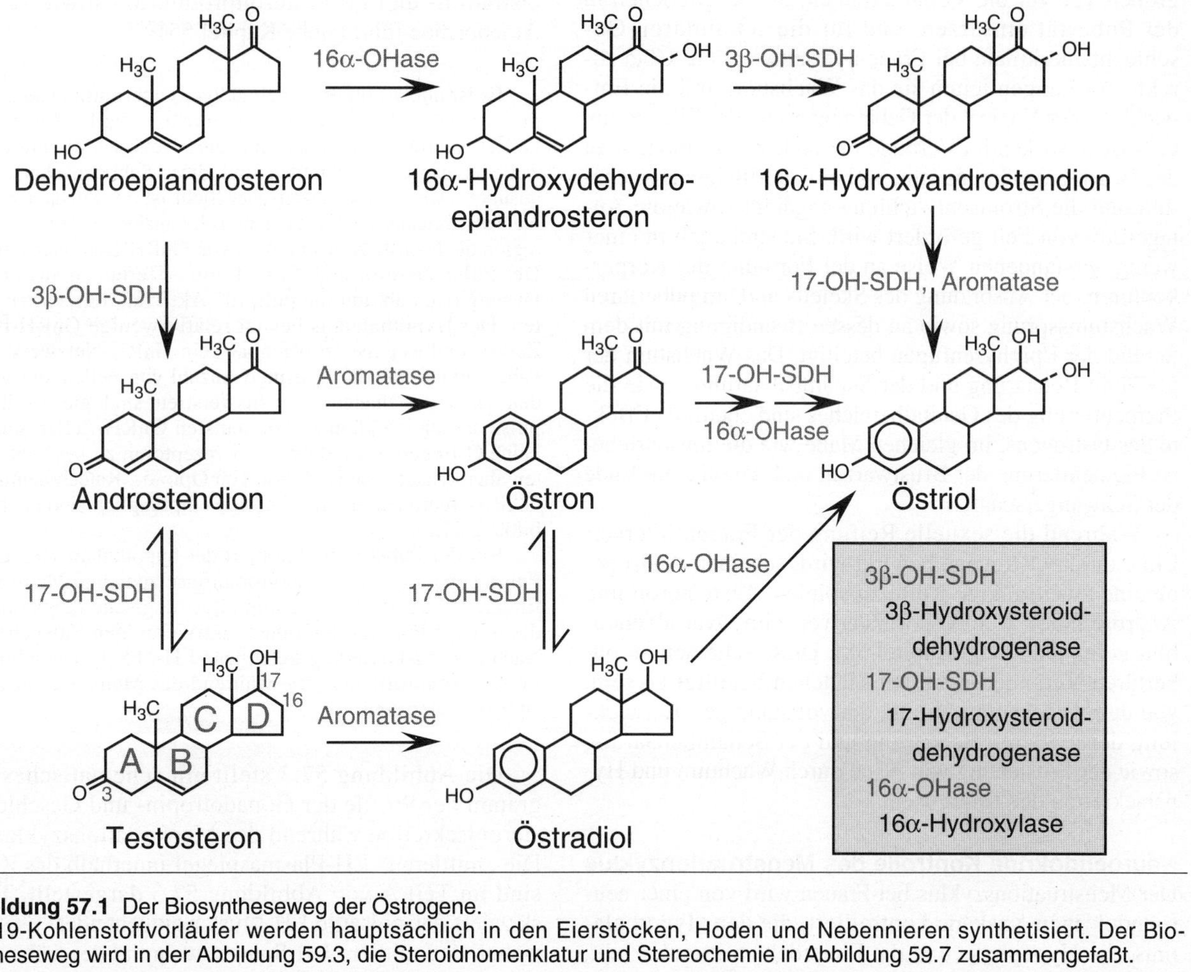

Abbildung 57.1 Der Biosyntheseweg der Östrogene.
Die 19-Kohlenstoffvorläufer werden hauptsächlich in den Eierstöcken, Hoden und Nebennieren synthetisiert. Der Biosyntheseweg wird in der Abbildung 59.3, die Steroidnomenklatur und Stereochemie in Abbildung 59.7 zusammengefaßt.

wird. Der Östrogenspiegel wird somit teilweise über die Verfügbarkeit androgener Vorläufer reguliert (Mendelson und Simpson, 1987).

Die Effekte von Östrogenen werden meistens den zirkulierenden Hormonen zugeschrieben, Östrogene können aber unter bestimmten Umständen auch lokal produziert werden. Beispielsweise scheinen Östrogene aus Androgenen durch Aromatasewirkung oder aus Östrogenkonjugaten durch Hydrolyse zu entstehen. Eine derartige lokale Produktion kann eine kausale Rolle bei der Entwicklung bestimmter Krankheiten wie Brustkrebs spielen, zumal Mammatumore sowohl Aromatase als auch hydrolytische Enzyme besitzen. Auf ähnliche Weise können Östrogene aus Androgenen mit Hilfe der Aromatase hergestellt werden, die im ZNS vorhanden ist, und lokale Wirkungen in der Nähe ihres Herstellungsortes ausüben.

Große Östrogenmengen werden von der Plazenta hergestellt, welche fetales Dehydroepiandrosteron und dessen 16α-Hydroxylabkömmling verwendet, um Östron bzw. Östriol zu produzieren, wodurch menschlicher Schwangerschaftsurin zu einer reichhaltigen Quelle von natürlichen Östrogenen wird. Trächtige Stuten scheiden täglich über 100 mg aus, ein Rekord, der nur noch von Hengsten übertroffen wird, die trotz eindeutig männlichee Ausprägung mehr Östrogene in die Umwelt entlassen als jedes andere Lebewesen.

Physiologische und pharmakologische Wirkungen

Wirkungen auf die Entwicklung Östrogene sind zum großen Teil für die Veränderungen, die bei Mädchen in der Pubertät einsetzen, und für die sekundären Geschlechtsmerkmale bei Frauen verantwortlich. Über direkte Wirkungen leiten sie das Wachstum und die Entwicklung der Vagina, der Gebärmutter und der Eileiter ein. Östrogene wirken im Verbund mit anderen Hormonen bei der Brustvergrößerung mit, wobei das Milchgangwachstum und die Stromaentwicklung angeregt sowie die Anlagerung von Fett gefördert wird. Sie sind auch in einer wenig verstandenen Weise an der Formung der Körperkonturen, der Ausbildung des Skeletts und am pubertären Wachstumssprung sowie an dessen Beendigung mit dem Schluß der Epiphysenfugen beteiligt. Das Wachstum der axillären Behaarung und der Schambehaarung sowie die Pigmentierung des Genitalbereiches sind ebenfalls Effekte des Östrogens, im gleichen Maße wie die umschriebene Pigmentierung der Brustwarzen und Areolae am Ende der Schwangerschaft.

Während die sexuelle Reifung der Frauen in erster Linie durch Östrogene bewirkt wird, scheinen Androgene eine zweitrangige Rolle zu spielen. Testosteron und Androstendion werden normalerweise im Ovarialvenenblut gefunden (siehe Kapitel 58). Diese scheinen an pubertären Veränderungen bei Mädchen beteiligt zu sein, wie dem Wachstumssprung, der vollständigen Entwicklung der axillären Behaarung und der Schambehaarung sowie der Entstehung von Akne durch Wachtum und Hypersekretion der Talgdrüsen.

Neuroendokrine Kontrolle des Menstruationzyklus

Der Menstruationszyklus bei Frauen wird von einer neuroendokrinen Kaskade kontrolliert, die den Hypothalamus, die Hypophyse und die Eierstöcke mit einbezieht, wie in Abbildung 57.2 dargestellt. Ein neuronaler Oszillator, oder die „Uhr", die sich im Hypothalamus befindet, sendet in regelmäßigen Intervallen Impulse aus, was zu einer periodischen Freisetzung des Gonadotropin-Releasinghormons (GnRH) in das hypothalamisch-hypophysären Pfortadersystem führt (siehe Kapitel 55). Das GnRH interagiert anschließend mit dem entsprechenden Rezeptor auf gonadotropen Zellen und bewirkt die Sekretion des luteinisierenden (LH) und follikelstimulierenden Hormons (FSH) aus dem Hypophysenvorderlappen. Die Gonadotropine (LH und FSH) sind in den Eierstöcken für die Reifung des Graafschen Follikels und für die Produktion von Östrogen sowie Progesteron verantwortlich. Progesteron wiederum übt eine Rückkopplungsregulation auf die Hypophyse und den Hypothalamus aus, während die Rückkopplungsreaktion der Östrogene hauptsächlich auf die Hypophyse wirkt.

Da die Freisetzung von GnRH intermittierend ist, geschieht die Sekretion von LH und FSH stoßweise, so wie es von der neuronalen „Uhr" bestimmt wird (siehe Abbildung 57.2), die als hypothalamischer GnRH-Pulsgenerator bezeichnet wird (Knobil, 1981; Wilson et al., 1984). Die intermittierende, pulsatile Natur der Hormonfreisetzung ist *wesentlich* zur Erhaltung normaler ovulatorischer Menstruationszyklen, da eine *konstante* GnRH-Infusion zum Erliegen der LH- und FSH-Sekretion, einer Abnahme der Östradiol- und Progesteronproduktion sowie zu einer Amenorrhoe führt (siehe Kapitel 55).

Es ist unklar, ob die regelmäßigen, intermittierenden Entladungen des Pulsgenerators eine intrinsische Eigenschaft der GnRH-Neuronen sind oder ob andere Neurone, die mit GnRH-Zellen synaptisch verbunden sind, diese Schrittmacherfunktion ausüben. Aus neuroanatomischer Sicht ist der Pulsgenerator im Nucleus arcuatus des Hypothalamus lokalisiert, wobei diese Hirnregion die höchste Konzentration von GnRH-Neuronen aufweist. Der Pulsgenerator hängt nicht von Afferenzen aus anderen Hirnregionen ab, um die pulsatile Aktivität aufrecht zu erhalten. Der Hypothalamus besitzt relativ wenige GnRH-haltige Zellen, und es existiert offenbar kein GnRH-Netzwerk. Es ist daher unklar, wie diese geringe Anzahl von Zellen, die auf beiden Seiten des Nucleus arcuatus verstreut sind, gleichzeitig Impulse aussenden können. Die meisten GnRH-Zellen scheinen keine Östrogen- oder Progesteronrezeptoren zu besitzen, erhalten aber synaptische Einflüsse von Opioid-, Katecholamin- und GABA-Neuronen, die für Steroide empfänglich sind (siehe Abbildung 57.2).

Vor der Pubertät funktioniert der hypothalamische GnRH-Pulsgenerator nicht; Gonadotropinfreisetzung und Menstruation finden nicht statt. Unbekannte physiologische Mechanismen, die mit der Pubertät beginnen, aktivieren den Pulsgenerator. Nach seiner Aktivierung treten jene LH-, FSH-, Östradiol- und Progesteronprofile auf, die während des Menstruationszyklus zu beobachten sind.

Die Abbildung 57.3 stellt ein schematisches Diagramm der Profile der Gonadotropin- und Geschlechtssteroidsekretion während des Menstruationszyklus dar. Die „mittleren" LH-Plasmaspiegel innerhalb des Zyklus sind im Teil A von Abbildung 57.3 dargestellt, Teil B skizziert das pulsatile LH-Muster eingehender. Es sei erwähnt, daß mittlere LH-Spiegel während der frühen (fol-

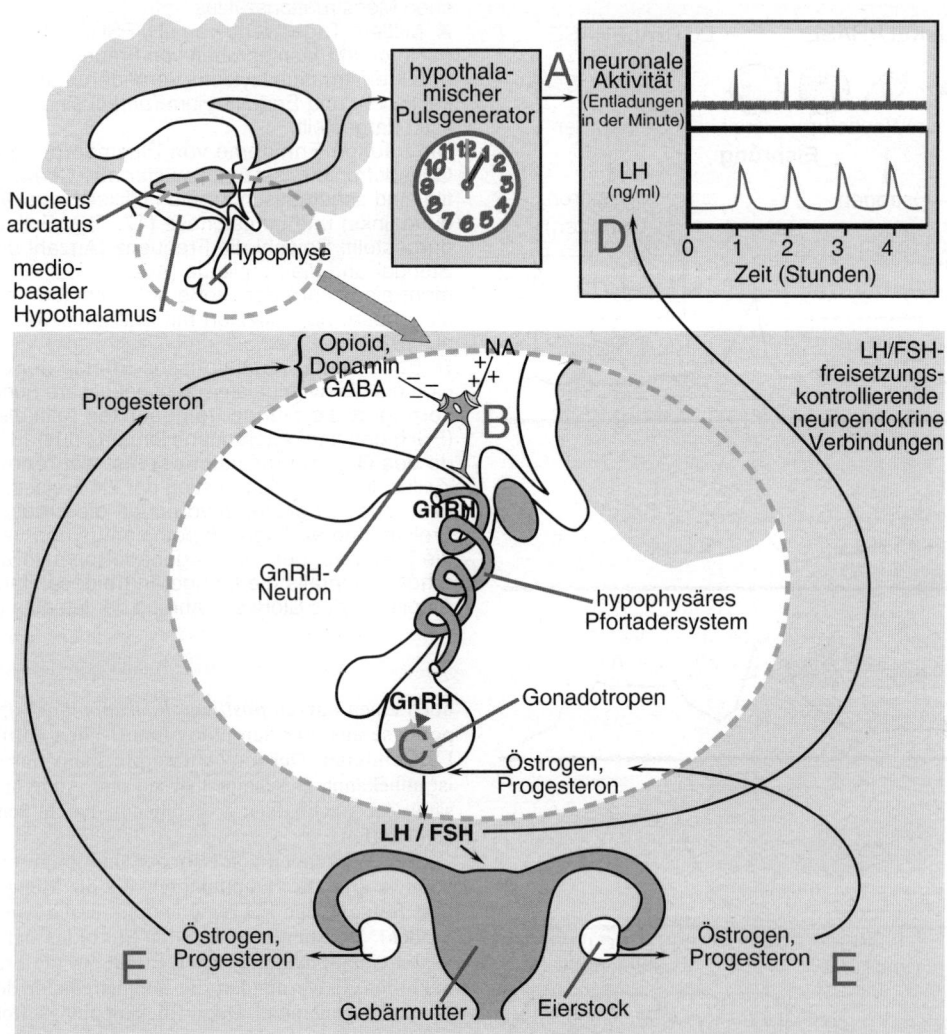

Abbildung 57.2 Neuroendokrine Kontrolle der Gonadotropinsekretion bei Frauen. Der hypothalamische Pulsgenerator im Nucleus arcuatus des Hypothalamus fungiert als neuronale „Uhr", die in regelmäßigen, stündlichen Intervallen Impulse aussendet (**A**). Dies führt zu einer periodischen Freisetzung des Gonadotropin-Releasinghormons (GnRH) aus GnRH-haltigen Neuronen in das hypothalamisch-hypophysäre Pfortadergefäßsystem (**B**). GnRH-Neuronen (**B**) erhalten hemmende Impulse von Opioid-, Dopamin- und GABA-Neuronen und erregende Impulse von noradrenergen Neuronen. Die GnRH-Stöße lösen eine intermittierende Freisetzung von LH und FSH aus Gonadotropen der Hypophyse aus (**C**), was zu einem pulsatilen Plasmaprofil führt (**D**). FSH und LH regulieren die Herstellung von Östrogen und Progesteron in den Eierstöcken, welche dann eine Rückkopplungskontrolle ausüben (**E**). (Siehe Text und Abbildung 57.3 für zusätzliche Einzelheiten.)

likulären) und späten (lutealen) Zyklusphasen ähnlich sind, *Frequenz* und *Amplitude* der beiden Phasen sich aber sehr voneinander unterscheiden. Dieses charakteristische Muster der Hormonsekretion ergibt sich aus komplexen positiven und negativen Rückkopplungsmechanismen (für eine genauere Übersicht siehe Hotchkiss und Knobil, 1994).

In der frühen Follikelphase des Zyklus: (1) Der Pulsgenerator erzeugt einen Stoß neuronaler Aktivität mit einer ungefähr einstündigen Frequenz, was zu einer Freisetzung von GnRH führt, (2) dies bewirkt eine entsprechend pulsatile Sekretion von LH und FSH aus hypophysären Gonadotropen, wobei FSH vor allem (3) die Reifung des Graafschen Follikels und dessen Östrogensekretion bewirkt. In diesem Zeitabschnitt ist die Wirkung von Östrogenen auf die Hypophyse hemmend. Daher verringert das Steroid, sobald die Östrogenspiegel steigen, die Mengen von LH und FSH, die von der Hypophyse ausgeschüttet werden (d. h. die Amplitude des LH-Stoßes), so daß daraufhin die Gonadotropinspiegel schrittweise sinken, wie in Abbildung 57.3 dargestellt. Inhibin, das von den Eierstöcken produziert wird, übt ebenfalls eine negative Rückkopplung aus und senkt in diesem Zeitraum die FSH-Spiegel (siehe Kapitel 55).

In der Zyklusmitte kommt ein weiterer Satz von Regulationswechselwirkungen zum Zuge. In diesem Zeitraum steigt der Östradiolplasmaspiegel etwa 36 Stunden lang über den Schwellenwert von 150 - 200 pg/ml. Diese anhaltend hohen Östrogenspiegel hemmen die Gonadotropinsekretion nicht länger und

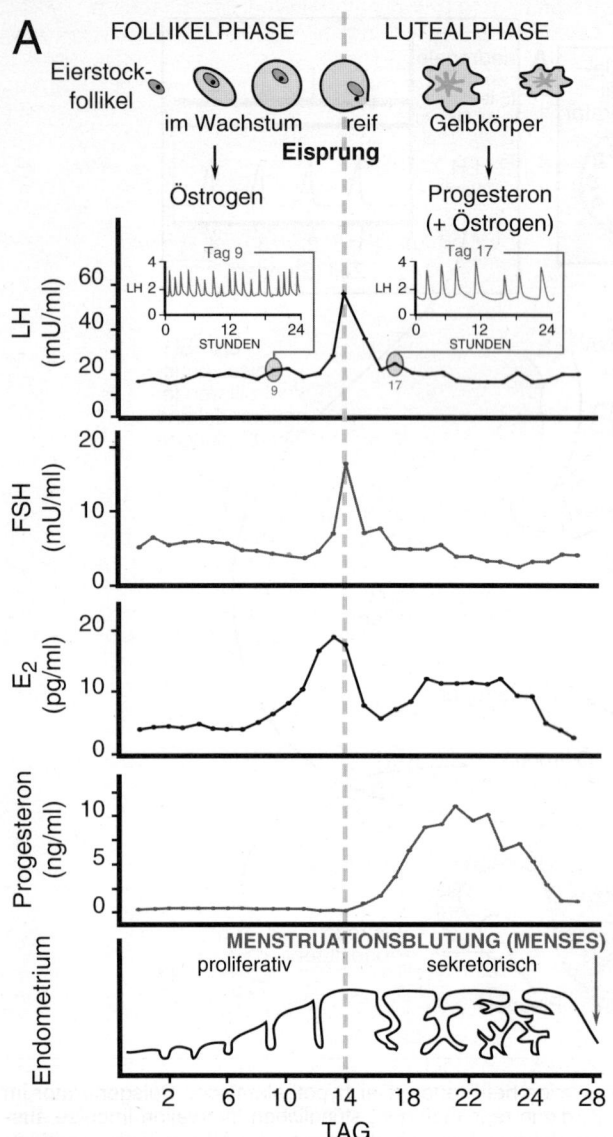
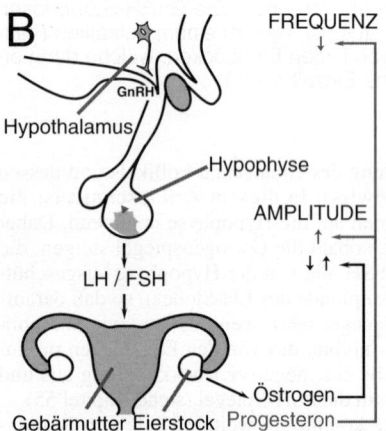

Abbildung 57.3 Hormonelle Beziehungen des menschlichen Menstruationszyklus.
A. Mittlere Tageswerte von LH, FSH, Östradiol (E_2) und Progesteron in Plasmaproben von Frauen mit normalem 28tägigen Menstruationszyklen. Veränderungen im Eierstockfollikel (*oben*) und Endometrium (*unten*) sind ebenfalls schematisch dargestellt.
Die häufige Entnahme von Plasmaproben weist pulsatile Gonadotropinfreisetzungsmuster auf. Charakteristische Profile sind schematisch für die Follikelphase (9. Tag, Einblendung links) und Lutealphase (17. Tag, Einblendung rechts) dargestellt. Sowohl die Frequenz (Anzahl der Stöße in der Stunde) und die Amplitude (Ausmaß der Änderung der Hormonfreisetzung) der Stöße unterscheiden sich je nach Zyklusphase (neu skizziert mit Erlaubnis von Thorneycroft et al., 1971).
B. Bedeutende regulatorische Effekte der ovariellen Steroide auf die hypothalamisch-hypophysäre Funktion. Östrogen verringert die Menge freigesetzten follikelstimulierenden (FSH) und luteinisierenden Hormons (LH) (d. h. die Amplitude des Gonadotropinstoßes) fast während des gesamten Zyklus, löst aber den Anstieg der LH-Freisetzung zur Zyklusmitte aus. Progesteron verringert die Frequenz der GnRH-Freisetzung aus dem Hypothalamus und vermindert somit die Frequenz der Plasmagonadotropinstöße. Progesteron erhöht ebenfalls die Menge an freigesetztem LH (d. h. die Amplitude des Stoßes) während der lutealen Zyklusphase.

üben einen kurzen *positiven Rückkopplungseffekt* auf die Hypophyse aus, der den präovulatorischen Gipfel von LH und FSH einleitet. Der molekulare Mechanismus dieses Effektes ist unbekannt, es scheint aber auf eine Änderung der hypophysären Ansprechbarkeit zu beruhen und nicht den Hypothalamus zu betreffen.

Die Wirkungen von Östrogen und Progesteron auf die Hypophyse sind die Hauptfaktoren, die die Menge des mit jedem Puls freigesetzten LH regulieren (d. h. die Amplitude des LH-Stoßes). Von beiden ovariellen Steroiden hat nur das Progesteron einen physiologischen Effekt auf die Frequenz der LH-Sekretion. Es vermindert die Impulsfrequenz des hypothalamischen Pulsgenerators. Diese Rückkopplungseffekte der Steroide in Verbindung mit der intrinsischen Aktivität des hypothalamischen Pulsgenerators erzeugen relativ häufige LH-Stöße geringer Amplitude in der Follikelphase und weniger häufige Stöße größerer Amplitude in der Lutealphase des Zyklus.

Der Gonadotropingipfel in der Zyklusmitte stimuliert die Follikelruptur und den Eisprung innerhalb von ein bis zwei Tagen. Der geborstene Follikel wandelt sich anschließend in den Gelbkörper um, der unter Einfluß von LH während der zweiten Zyklushälfte große Mengen an Progesteron und Östrogen produziert. Wenn es nicht zur Schwangerschaft gekommen ist, hört der Gelbkörper nach mehreren Tagen mit seiner Funktion auf, die Steroidspiegel fallen und die Menstruation tritt ein. Die Lutealphase des Zyklus wird daher durch eine beschränkte funktionelle Lebenszeit des Gelbkörpers von 14 Tagen bestimmt. Das Gesamtsystem wird daraufhin zurückgesetzt, und ein neuer ovarieller Zyklus beginnt.

Erhöhte Progesteronspiegel während der Lutealphase beeinflussen sowohl die Frequenz als auch die Amplitude der LH-Stöße. Progesteron verringert die Frequenz des hypothalamischen Pulsgenerators direkt, der wiederum die Frequenz des aus der Hypophyse freigesetzten LH herabsetzt. Progesteron übt auch einen direkten Effekt auf die Hypophyse aus, um den hemmenden Einflüssen des Östrogens entgegenzuwirken und somit die Menge des freigesetzten LH zu erhöhen (d. h. die Amplitude der LH-Stöße).

Wenn die Eierstöcke entfernt werden oder aufhören zu funktionieren, findet eine Überproduktion von LH und FSH statt, die mit dem Urin ausgeschieden wird. Die Messung von LH im Plasma oder Urin ist ein wertvoller klinischer Parameter, sie kann zur Bestimmung der hypophysären Funktion herangezogen werden und um die Effektivität der Substitutionsdosen von Östrogen zu zeigen, die eine Senkung der LH-Spiegel bewirken. Obwohl die FSH-Spiegel zu Beginn einer Hormonsubstitutionstherapie sinken, werden sie als Folge einer vermehrten Inhibinbildung in den Eierstöcken nicht zu den Normalwerten zurückkehren (siehe Kapitel 55). Folglich ist eine Messung von FSH-Spiegeln als Mittel zur Bestimmung der Effektivität einer Hormonsubstitutionstherapie klinisch nicht sinnvoll.

Zusätzliche Gesichtspunkte zur Regulation der Sekretion und Wirkungen von Gonadotropinen werden in den Kapiteln 55 und 58 dargelegt.

Wirkung der zyklischen Geschlechtssteroide auf das Fortpflanzungssystem Die zyklischen Veränderungen der Östrogen- und Progesteronproduktion durch die Eierstöcke steuern entsprechende Ereignisse in den Eileitern, der Gebärmutter, dem Gebärmutterhals und der Scheide. Aus physiologischer Sicht bereiten diese Veränderungen die Gebärmutter auf die Einnistung vor, wenn das Ei befruchtet wurde. Der richtige zeitliche Ablauf der Ereignisse in diesen Geweben ist für eine erfolgreiche Schwangerschaft wesentlich. Tritt keine Schwangerschaft ein, wird das Endometrium abgestoßen, was äußerlich als Menstruationsblutung sichtbar wird.

Die Gebärmutter setzt sich aus Endometrium und Myometrium zusammen. Das Endometrium besteht aus einem Epithel, das die Gebärmutterhöhle auskleidet, und einem darunterliegenden Stroma. Das Myometrium besteht aus glatten Muskelzellen, die für die Gebärmutterkontraktionen verantwortlich sind. Diese Zellschichten, die Eileiter, der Gebärmutterhals und die Scheide zeigen einen charakteristischen Satz von Antworten auf Östrogene und Gestagene. Die Veränderungen, die üblicherweise mit der Menstruation in Verbindung gebracht werden, treten zum größten Teil im Endometrium auf, das während der Menstruationsblutung bzw. Menses abgestoßen wird (siehe Abbildung 57.3).

Das Endometrium ist die Schleimhaut, welche die Gebärmutterhöhle auskleidet. Die luminale Oberfläche des Endometriums besteht aus einem einschichtigen Säulenepithel mit sekretorischen und zilientragenden Zellen. Dieses Epithel ist mit Öffnungen zahlloser Drüsen durchzogen, die sich durch das darunterliegende Stroma bis zum Rand des Myometriums erstrecken. Nach distal geht das endometriale Epithel in das schleimabsondernde Epithel der Endozervix, nach proximal in das Epithel des Eileiters über. Die Befruchtung geschieht für gewöhnlich im Eileiter. Wenn eine Einnistung Erfolg haben soll, muß der Eisprung, der Transport des befruchteten Eies durch den Eileiter und die Vorbereitung der endometrialen Oberfläche zeitlich koordiniert ablaufen.

Das endometriale Stroma ist eine zellreiche Bindegewebsschicht, die mit einer Vielzahl von Blutgefäßen durchzogen und von zyklischen Veränderungen im Zusammenhang mit der Menstruation betroffen ist. Die im Stroma vorherrschende Zellart sind Fibroblasten, es liegt jedoch auch eine beträchtliche Anzahl von Makrophagen, Lymphozyten und anderen migratorischen sowie residenten Zellarten vor.

Nach allgemeiner Übereinkunft wird der Beginn des Menstruationszyklus durch die Menstruationsblutung festgelegt. Während der Follikelphase (oder Proliferationsphase) des Zyklus leitet Östrogen den Wiederaufbau des Endometriums durch Stimulierung von Wachstum und Differenzierung ein: zahlreiche Mitosen werden sichtbar, die Schichtdicke nimmt zu und charakteristische Veränderungen treten bei den Drüsen und Blutgefäßen des Gewebes auf. Eine wichtige Antwort auf Östrogen im Endometrium und in anderen Gewebearten besteht aus der Induktion des Progesteronrezeptors, der eine Antwort auf dieses Hormon in der zweiten Zyklushälfte ermöglicht.

Während der Lutealphase (oder Sekretionsphase) des Zyklus steigen die Progesteronspiegel wegen der Sekretion aus dem Gelbkörper rasch an, wobei die Östrogenspiegel erhöht bleiben. Progesteron schränkt die proliferativen Effekte von Östrogen auf das Endometrium durch Förderung der Differenzierung ein. Zu den wesentlichen durch Progesteron vermittelten Ereignissen in diesem Zeitabschnitt zählen die Stimulation der epithelialen Schleimabsonderung, die für die Einnistung der Blastozyste (dem in diesem Entwicklungsstadium befruchteten Ei) wichtig ist, das Epithelwachstum und die Ausprägung des charakteristischen endometrialen Blutgefäßwachstums. Progesteron ist daher wesentlich für die Vorbereitungen zur Einnistung und für die Veränderungen, die in der Gebärmutter an der Einnistungsstelle stattfinden (d. h. die Deziduaantwort). Tritt keine Schwangerschaft ein, entwickelt sich der Gelbkörper wegen mangelnder LH-Sekretion zurück, die Östrogen- und Progesteronspiegel sinken, das Endometrium kann nicht aufrechterhalten werden und wird abgestoßen, was zur Menstruationsblutung führt, wie in Abbildung 57.3 dargestellt.

Findet eine Einnistung statt, interagiert humanes Choriongonadotropin (CG; siehe Kapitel 55), das zu Beginn von Trophoblasten der Blastozyste und später von der Plazenta produziert wird, mit den LH-Rezeptoren des Gelbkörpers, um die Steroidhormonproduktion während der Anfangsstadien der Schwangerschaft aufrechtzuerhalten. In den späteren Schwangerschaftsstadien wird die Plazenta zum Hauptsyntheseort von Östrogen und Progesteron.

Östrogene und Gestagene üben bedeutende Effekte auf die Eileiter, das Myometrium und den Gebärmutterhals aus. Im Eileiter stimulieren Östrogene die Proliferation und Differenzierung, während Gestagene diese Effekte aufheben. Ebenso steigern Östrogene die Kontraktilität der Tubenmuskulatur, während Gestagene sie hemmen, was die Durchgangszeit des Eies durch den Eileiter in die Gebärmutter beeinflußt. Östrogene erhöhen den Wasseranteil des Zervikalschleimes und erleichtern so den Eintritt von Spermien in den Gebärmutterhals, während Gestagene den gegenteiligen Effekt haben. Östrogene begünstigen rhythmische Kontraktionen des Gebärmuttermyometriums, während Gestagene sie vermindern. Diese Wirkungen sind physiologisch von Bedeutung und scheinen zu einigen der schwangerschaftsverhütenden Eigenschaften von Östrogenen und Gestagenen beizutragen.

Wirkungen auf den Stoffwechsel Östrogene nehmen auf zahlreiche Gewebearten Einfluß und haben viele Stoffwechseleffekte bei Mensch und Tier. Es ist nicht bekannt, ob alle Effekte ein Ergebnis direkter Hormonwirkungen auf das Gewebe oder Folgen von Wirkungen an anderer Stelle sind. Es ist jetzt immerhin bekannt, daß viele nichtreproduktive Gewebearten (z. B. Knochen, Gefäßendothel, Leber, zentrales Nervensystem und Herz) Östrogenrezeptoren in geringem Maße exprimieren. Viele der Stoffwechseleffekte von Östrogenen scheinen daher ein unmittelbares Ergebnis rezeptorvermittelter Wirkungen in den betroffenen Organen zu sein. Wenngleich Östrogene viele metabolische Antworten vermitteln, sind deren Wirkungen auf bestimmte Teile des Mineral-, Kohlehydrat- und Eiweißstoffwechsels wichtig für das Verständnis ihrer pharmakologischen Auswirkungen.

Es ist seit langer Zeit bekannt, daß Östrogene positive Auswirkungen auf die Knochensubstanz ausüben (zusammengefaßt von Riggs und Melton, 1992). Normalerweise werden Knochen einer beständigen Neuanordnung unterzogen, die aus einem Gleichgewicht zwischen Anbau und Resorption des mineralisierten Gewebes besteht (siehe Kapitel 61). Die Hauptwirkung der Östrogene besteht aus einer Resorptionsblockade, wobei jüngste Berichte auch von einem geringfügigen Anstieg der Knochenneubildung zeugen. Knochengewebe enthält in geringem Umfang funktionelle Östrogenrezeptoren, so daß davon auszugehen ist, daß wenigstens einige Hormonwirkungen direkt ausgeübt werden. Östrogene scheinen noch andere systemische Effekte auf den Mineralstoffwechsel auszuüben, um zum Erhalt einer positiven Kalziumbilanz beizutragen. Eine dieser Wirkungen, die bei Vögeln gut bekannt ist und mit gewissen Einschränkungen auch für den Menschen zuzutreffen scheint, besteht aus einem Anstieg der Menge jener Hydroxylase, die Vitamin D in dessen aktive Form (1,25-Dihydroxyvitamin D_3) in der Niere umwandelt. Östrogene beeinflussen das Knochenwachstum und den Epiphysenschluß bei Mädchen, und sie erhalten die Knochensubstanz von postmenopausalen Frauen aufrecht. Jüngste Untersuchungen weisen darauf hin, daß sie ebenfalls größere Auswirkungen auf Männer haben (Smith et al., 1994).

Östrogene üben zahlreiche Wirkungen auf den Fettstoffwechsel aus. Von großer Bedeutung sind ihre Effekte auf Plasmalipoprotein- und Triglyzeridspiegel (Lobo, 1991; Walsh et al., 1994). Im allgemeinen heben Östrogene den Plasmatriglyzeridspiegel leicht an, während sie den Plasmagesamtcholesterinspiegel geringfügig absenken. Als wichtigere Auswirkung wird eine Erhöhung von *high-density* Lipoproteinen (HDL) und eine Absenkung von *low-density* Lipoproteinen angesehen (siehe Kapitel 36). Dieses günstige Verähltnis von HDL zu LDL ist eine der positiven Nebenwirkungen der Östrogenbehandlung postmenopausaler Frauen. Das Vorhandensein von Östrogenrezeptoren in der Leber weist darauf hin, daß die nutzbringenden Effekte von Östrogen auf den Lipoproteinstoffwechsel teilweise auf direkte Wirkungen auf die Leber zurückzuführen sind. Andere Wirkorte können dabei allerdings nicht ausgeschlossen werden. Zusätzlich zu den Auswirkungen auf die Plasmalipide verändern Östrogene die Zusammensetzung der Gallenflüssigkeit, indem der Cholesterinanteil erhöht und die Gallensäureausscheidung vermindert wird. Dies führt zu einer vermehrten Sättigung der Gallenflüssigkeit mit Cholesterin und scheint die Grundlage einer vermehrten Gallensteinbildung bei Frauen zu sein, die Östrogene erhalten.

Östrogene allein scheinen Blutzuckerwerte und Insulin im nüchternen Zustand leicht herabzusetzen (Barret-Connor und Laakso, 1990), wobei sie aber keine größeren Auswirkungen auf den Kohlenhydratstoffwechsel ausüben. Einige der älteren Studien mit oralen Kombinationspräparaten (die höhere Anteile von Östrogenen und Gestagenen enthielten als heutzutage) wiesen auf eine verminderte Glukosetoleranz durch Östrogene hin, wobei allerdings unklar blieb, ob diese Effekte vom Östrogen- oder Gestagenanteil der alten Kombinationspräparate herrührten.

Östrogene üben Wirkungen auf zahlreiche Plasmaproteine aus, insbesondere auf jene, die an der Hormonbindung und Gerinnungskaskade beteiligt sind. Im allgemeinen neigen Östrogene dazu, die Plasmaspiegel des kortisolbindenden Globulins (CGB oder Transcortin), des thyroxinbindenden Globulins (TBG) und des geschlechtssteroidbindenden Globulins (*sex steroid-binding globuline*, SSBG) zu erhöhen, welches sowohl Androgene wie Östrogene bindet. Es wurden zahlreiche biochemische und epidemiologische Untersuchungen über Wirkungen durchgeführt, die Östrogene allein oder in Kombination mit Gestagenen auf Faktoren ausüben, die mit dem Gerinnungssystem zusammenhängen. Eindeutige Aussagen über den Nettoeffekt von Östrogenen in physiologischen oder derzeit pharmakologisch eingesetzten Dosen auf die Gerinnung konnten allerdings nicht getroffen werden (Beller, 1994).

Wirkungsmechanismus

Es ist davon auszugehen, daß Östrogene, wie andere Steroidhormone auch, in erster Linie über eine Steuerung der Genexpression wirken. Diese lipophilen Hormone diffundieren passiv durch Zellmembranen und binden an einem Rezeptor, der sich im Kern befindet und eine große Homologie zu Rezeptoren anderer Steroidhormone, des Schilddrüsenhormons, des Vitamin D und der Retinoide besitzt (siehe Kapitel 2 und Evans, 1988). Östrogenrezeptoren befinden sich im weiblichen Fortpflanzungssystem, der Brust, Hypophyse, Hypothalamus, Knochen, Leber und in anderen Geweben sowie ebenfalls in zahlreichen Gewebearten des Mannes. Der in diesen Geweben exprimierte Östrogenrezeptor scheint von einem einzigen Gen kodiert zu werden. Der Rezeptor hat eine Molekülmasse von etwa 66000 Dalton mit einer einzigen Hormonbindungsstelle.

Der Rezeptor interagiert mit spezifischen Nukleotidsequenzen, die als östrogenresponsible Elemente (oder EREs, *estrogen response elements*) bezeichnet werden und in den Zielgenen vorhanden sind, wobei die Wechselwirkung zu einer Steigerung, in manchen Fällen auch zu einer Abnahme der Transkriptionsrate hormonregulierter Gene führt. Zusätzlich zu den EREs enthalten viele östrogenresponsible Gene Elemente, die die Effekte anderer Regulationsfaktoren vermitteln. Dies scheint einen Mechanismus zu ergeben, über den Signale von Östrogenen und anderen Wirkstoffen an gemeinsamen Orten im Genom zusammentreffen, um zelluläre Antworten auf vielfache Reize hin zu integrieren (Power et al., 1992).

Der Rezeptor besitzt zwei unterschiedliche Regionen oder Domänen für die Hormon- bzw. für die DNA-Bindung und zwei weitere Domänen, die mit der transkriptionellen Aktivierung verbunden sind und als transkriptionsaktivierende Funktionen bezeichnet werden. Die genauen Beziehungen zwischen der Hormonbindung und dem Rezeptor, die Wechselwirkung des Östrogen-Rezeptor-Komplexes mit dem ERE und die Genaktivierung sind nicht vollständig geklärt, auch wenn die Hormonbindung an den Rezeptor nicht zwingend für eine Bindung des Rezeptors an das ERE erforderlich ist. Nach allgemeiner Übereinkunft bindet der Östrogen-Rezeptor-Komples an die DNA und stabilisiert einen Multiproteinkomplex, der die RNA-Polymerase und andere Proteine, die für eine effiziente Initiation der RNA-Synthese notwendig sind, mit einschließt (Tsai und O'-Malley, 1994).

Die Antworten mancher Gewebearten auf Östrogen scheint in erster Linie aus einer direkten Aktivierung eines oder einer begrenzten Anzahl von Genen zu bestehen (beispielsweise die sofortige Synthese oder Ausschüttung von Proteinen). Bei komplexeren Antworten (beispielsweise das endometriale oder Knochenwachstum) wird davon ausgegangen, daß der Östrogen-Rezeptor-Komplex zu Beginn die Transkription einer beschränkten Zahl von *early response* Genen aktiviert. Deren Produkte regulieren eine Kaskade von Folgeereignissen, die mit der Gesamtantwort des Gewebes verbunden sind. Die pharmakokinetischen Eigenschaften einzelner Östrogene scheinen auch auf zellulärer Ebene von Bedeutung zu sein, da Antworten wie die des Wachstums eine ständige Besetzung des Rezeptors erfordern und nicht durch einen kurzen, vorübergehenden Zeitraum der Rezeptorbelegung vermittelt werden könnten.

Resorption, Stoffwechsel und Elimination

Zahlreiche Östrogene stehen als orale, parenterale, transdermale oder topische Darreichungsformen zur Verfügung (siehe Tabelle 57.1 für die Struktur dieser Wirkstoffe). Wegen der lipophilen Natur der Östrogene ist die Resorption eines geeigneten Präparates im allgemeinen gut. Es stehen viele Darreichungsformen zur oralen Anwendung zur Verfügung. Wässrige oder auf Öl basierende Östradiol- und Östronester sind als intramuskuläre Injektionen verfügbar, die einmal für mehrere Tage bis einmal im Monat verabreicht werden können. Transdermale Pflaster, die zweimal in der Woche gewechselt werden, stellen eine kontinuierliche Versorgung mit Östradiol über die Haut sicher. Viele Präparate stehen für die topische Anwendung in der Vagina zur Verfügung.

Orale Darreichungsformen sind häufig und enthalten Östradiol, Ester von Östron oder anderen Östrogenen und Ethinylöstradiol. Östradiol selbst wird nicht so häufig verwendet, da es einem ausgedehnten First-pass-Metabolismus in der Leber unterliegt, aber es steht eine mikronisierte Darreichungsform zur oralen Anwendung zur Verfügung, die eine große Oberfläche zur schnellen Resorption besitzt (in Deutschland nicht auf dem Markt, Anm. d. Hrsg.). Ethinylöstradiol wird häufig als orales Kontrazeptivum verabreicht, entweder allein oder in Kombination mit einem Gestagen. Der Ethinylsubstituent an der C17-Position verhindert den First-pass-Metabolismus. Die Resorption dieser Östrogene aus dem gastrointestinalen Trakt geschieht im allgemeinen schnell und vollständig. Andere, weit verbreitete orale Darreichungsformen enthalten konjugierte Östrogene, die hauptsächlich Sulfatester von Östron, Equilin und anderen natürlichen Verbindungen sind. Diese werden durch Enzyme hydrolysiert, die im unteren Darmabschnitt vorkommen, die geladenen Sulfatgruppen abspalten und die Resorption des Östrogens durch das Darmepithel erlauben. In einer anderen oralen Darreichungsform liegt Östrogen in löslicher Form als Sulfat vor und wird durch Piperazin stabilisiert. Wegen großer Unterschiede bei der Verstoffwechselung ist die Wirksamkeit der vielen oralen Präparate sehr verschieden: Ethinylöstradiol ist beispielsweise viel wirksamer als konjugierte Östrogene. Quinestrol ist eine langwirksame orale Darreichungsform, die im Körperfett gespeichert wird (in Deutschland nicht auf dem Markt, Anm. d. Hrsg.). Es wird langsam über mehrere Tage freigesetzt und zu Ethinylöstradiol verstoffwechselt.

Durch die Verabreichung von Östradiol über Hautpflaster wird eine langanhaltende Freisetzung, systemische Verteilung und ein gleichmäßigerer Hormonblutspiegel erzielt als es mit oralen Anwendungsformen der Fall wäre. Zusätzlich führt die transdermale Verabreichung nicht zu den hohen Pharmakamengen, die nach oraler Einnahme über den Pfortaderkreislauf in die Leber gelangen und somit erklären könnten, warum beide Darreichungsformen unterschiedliche Wirkungen auf das Lipoproteinprofil haben (Walsh et al., 1994 und folgender Abschnitt).

Zur intramuskulären Injektion stehen andere Präparate zur Verfügung. Östradiolester werden gut resorbiert, wenn sie in Öl gelöst und injiziert werden. Aryl- und Alkylester besitzen eine umso geringere Polarität, je mehr die Größe der Substituenten zunimmt. Dementsprechend wird die Resorptionsrate von öligen Präparationen zunehmend verringert und die Wirkdauer verlängert. Eine einzelne therapeutische Dosis von solchen Verbindungen wie Östradiolvalerat oder Östradiolcyclopentanpropionat (in Deutschland nicht auf dem Markt, Anm. d. Hrsg.) kann über mehrere Wochen nach einer einzigen intramuskulären Injektion resorbiert werden. Suspensionen, die Östron oder eine Kombination von Estern (hauptsächlich Östron- und Equilinsulfat) enthalten, können ebenfalls intramuskulär verabreicht werden.

Darreichungsformen mit Östradiol und konjugierten Östrogenen stehen zur topischen Anwendung in der Vagina zur Verfügung. Diese sind lokal wirksam, systemische Effekte können allerdings auch erfolgen, da die Resorptionsrate hieraus beträchtlich sein kann (Rigg et al., 1978).

Östradiol, Ethinylöstradiol und andere Verbindungen sind im Blutplasma zum größten Teil an Plasmaproteine gebunden. Östradiol und andere natürliche Östrogene sind hauptsächlich am geschlechtssteroidbindenden Globulin (*sex steroid binding protein*, SSBG) und in geringerem Umfang an Albumin gebunden. Im Gegensatz dazu wird Ethinylöstradiol extensiv an Plasmaalbumin gebunden, nicht aber an SSBG. Wegen ihrer lipophilen Eigenschaft verlassen ungebundene Östrogene den Plasmaraum bald und verteilen sich ausgedehnt in Gewebekompartimenten.

Es gibt Unterschiede bei der Verstoffwechselung von Östrogenen, sie hängen vom Stadium des Menstruationszyklus und davon ab, ob die Person prä- oder postmenopausal ist. Im allgemeinen wird das Hormon einer schnellen hepatischen Biotransformation mit Plasmahalbwertszeiten unterzogen, die in Minuten gezählt werden. Östradiol wird hauptsächlich zu Östron durch die 17α-Hydroxysteroiddehydrogenase verstoffwechselt, das durch eine 16α-Hydroxylierung und 17-Ketoreduktion zu Östriol umgewandelt wird, welches den Hauptmetaboliten im Urin darstellt. Eine Vielzahl von Sulfat- und Glukuronidkonjugate wird ebenfalls mit dem Urin ausgeschieden. Ein geringer Anteil des Östrons wird zum Katecholöstrogen, 2-Hydroxyöstron, umgewandelt, der anschließend zu 2-Methoxyöstron methyliert wird. Östrogene unterliegen ebenfalls dem enterohepatischen Kreislauf über (1) eine Sulfat- und Glukuronidkonjugation in der Leber, (2) eine biliäre Sekretion der Konjugate in den Darm und (3) eine Hydrolyse gefolgt von einer Rückresorption im Darm.

Ethinylöstradiol wird viel langsamer eliminiert als Östradiol, da seine hepatische Verstoffwechselungsrate niedriger ist, wobei die Eliminationshalbwertszeit in zahlreichen Studien mit 13 zu 27 Stunden angegeben wurde. Anders als Östradiol führt der Hauptbiotransformationsweg von Ethinylöstradiol über eine 2-Hydroxylierung und einer anschließenden Bildung der entsprechenden 2- und 3-Methylether. Mestranol, ein weiteres halbsynthetisches Östrogen und ein Bestandteil mancher oraler antikonzeptiver Kombinationspräparate, ist der 3-Methylether von Ethinylöstradiol. Im Körper wird es rasch zu Ethinylöstradiol in der Leber demethyliert, welches der aktive Bestandteil ist.

Messungen von Östrogenen und seinen Metaboliten im Plasma und Urin werden für zahlreiche Zwecke durchgeführt. Beim normalen Menstruationszyklus beträgt die mittlere Tagesausschüttung von Östrogenen am Maximum mit dem Eisprung in der Zyklusmitte 25 - 100 µg; der zweite Anstieg während der Lutealphase hält länger an, die maximalen Ausschüttungsraten sind allerdings etwas geringer (10 - 80 µg pro Tag). Nach der Menopause beträgt die mittlere Ausschüttungsrate von Östrogenen bei normalen Frauen ungefähr 5 - 10µg täglich, wobei die Östrogensynthese hauptsächlich in nichtovariellen Geweben aus Androgenvorläufern stattfindet. Die Werte bei normalen Männern betragen 2 - 25 µg pro Tag, Östrogenmengen, die in etwa denen von Frauen während der ersten Woche des Menstruationszyklus entsprechen. Östrogene sind im Urin von Kleinkindern nicht nachweisbar. Im ersten Schwangerschaftstrimenon wird die Plazenta die wichtigste Quelle von im Urin nachweisbaren Östrogenen, deren Menge bis zum Erreichen von einem Spiegel von etwa 30 mg am Tag um den Geburtstermin herum stetig ansteigt. In der Vergangenheit wurden serielle Östrogenbestimmungen durchgeführt, um die plazentare und fetale Funktion zu bestimmen. Seit dem Aufkommen fetaler Monitore wird diese Untersuchungsmethode allerdings nicht mehr durchgeführt.

Unerwünschte Wirkungen

Für die meisten ihrer therapeutischen Zwecke sind Östrogene sehr wirksam. Die Entscheidung über ihre Anwendung ist somit von einer Nutzen-Risiko-Analyse bei jedem einzelnen Patienten abhängig. Historisch gesehen setzten sich die meisten Bedenken bei der Anwendung von Östrogenen aus der Entstehung von Krebs, thromboembolischen Erkrankungen, Veränderungen des Kohlenhydrat- und Fettstoffwechsels, Bluthochdruck, Gallenblasenerkrankungen, Übelkeit, Migräne, Stimmungsveränderungen und weiteren weniger wichtigen Nebenwirkungen zusammen.

Die Literatur zu diesem Thema ist reichhaltig, komplex und oft schwierig zu interpretieren, wobei eine historische Sicht hilfreich für die Abschätzung des Nutzen-Risikoverhältnisses heutiger Präparate ist. Zum einen erwuchsen anfangs viele Bedenken aus Untersuchungen früher oraler Kontrazeptiva, die höhere Östrogendosen enthielten als es für andere Zwecke der Fall war, beispielsweise der Hormonsubstitutionstherapie bei postmenopausalen Frauen. Da unerwünschte Wirkungen von Östrogenen dosisabhängig sind, ist die Extrapolation von Nebenwirkungen oraler Kontrazeptiva auf andere Situationen ungeeignet. Desweiteren wurde heutzutage erkannt, daß einige der deletären Wirkungen oraler Kontrazeptiva, die ursprünglich den Östrogenen zugeschrieben wurden, sich vom Gestagenanteil ableiten lassen. Die Erkenntnis beider oben genannter Aspekte hat zu einer beträchtlichen Abnahme der Mengen von Östrogen (und Gestagen) in oralen Kontrazeptiva geführt, was zu einer dramatischen Verringerung von Risiken bei den heutigen oralen Kontrazeptivapräparationen geführt hat. Berichte, die Anwendungen in den 1960ern und 1970ern berücksichtigen, haben die Ansicht gefestigt, daß nicht opponierte Östrogene Endometriumkarzinome auslösen können. Seitdem wurden Östrogene gemeinsam mit Gestagenen verabreicht, was zu einer ansehnlichen Verringerung dieses Risikos geführt hat. Schließlich wurde erkannt, daß die beiden großen Anwendungsbereiche von Östrogenen, die postmenopausale Hormonsubstitution und die Kontrazeption, auch wesentliche Vorteile für die Gesundheit haben, die vorher nicht erkannt wurden.

Bedenken über karzinogene Wirkungen Die Möglichkeit, daß sich ein Krebs entwickelt, führt wahrscheinlich zu den größten Bedenken bei der Anwendung von Östrogenen und oralen Kontrazeptiva. Bei mehreren Säugetierarten führt die Gabe von Östrogenen zur Entwicklung bestimmter Tumore. Seit den frühen Untersuchungen von Lacassagne (1936) ist bekannt, daß Östrogene Tumoren der Brust, der Gebärmutter, des Hodens, der Knochen, der Niere und mehrerer anderer Gewebearten bei verschiedenen Tierarten auslösen können. Diese frühen Untersuchungen verbreiteten die Furcht vor Krebs bei der Anwendung von Östrogenen.

Später wurde von einer gesteigerten Häufigkeit vaginaler und zervikaler Adenokarzinome berichtet, die bei weiblichen Nachkommen von Müttern auftraten, die während des ersten Schwangerschaftstrimenons Diethylstilbestrol (DES) eingenommen hatten (Greenwald et al., 1971; Herbst et al., 1971). Dies könnte ein Ergebnis der Unfähigkeit des Feten sein, DES zu verstoffwechseln, was dann zu einer Ansammlung im Feten geführt hatte. Die Inzidenz eines vaginalen oder zervikalen Klarzelladenokarzinoms bei Frauen, die Östrogenen *in utero* ausgesetzt waren, beträgt nur 0,01 - 0,1% (FDA Drug Bulletin, 1985), dennoch weisen diese Befunde zum erstenmal darauf hin, daß eine Exposition von Östrogenen während der Entwicklung mit einem Anstieg der Krebshäufigkeit beim Menschen verbunden war. Die Anwendung von Östrogenen während der Schwangerschaft kann auch die Inzidenz nichtmaligner Geschlechtsabnormalitäten bei männlichen wie weiblichen Nachkommen steigern. Wegen möglicher Nebenwirkungen auf das Fortpflanzungssystem des Feten sollten Schwangeren keine Östrogene verabreicht werden. Es gibt auch Bedenken hinsichtlich einer Exposition von Umweltsubstanzen mit Östrogenaktivität während der Schwangerschaft, und daß diese Substanzen Entwicklungsstörungen beim Fetus verursachen könnten.

In anderen Untersuchungen wurde festgestellt, daß nichtopponierte Östrogene zur Hormonsubstitution postmenopausaler Frauen mit der Entwicklung von Endometriumkarzinomen verbunden sind (Shapiro et al., 1985). Es wird geschätzt, daß das Risiko durch Östrogene auf das 5- bis 15fache in Abhängigkeit von Dosis und Anwendungsdauer erhöht wird; mehrere Jahre nach Absetzen allerdings wieder auf das Normalmaß zurückgeht. Epidemiologische Studien weisen darauf hin, daß die Inzidenz von Endometriumkarzinomen sinkt, wenn geringe Östrogendosen zyklisch verabreicht werden oder wenn ein Gestagen zusätzlich eingenommen wird (Gambrell, 1985).

Eine große Frage erwächst daraus, inwieweit Östrogene oder orale Kontrazeptiva das Risiko eines Brustkrebses erhöhe, der ungefähr eine von zehn Frauen in den USA betrifft. Zur Beantwortung dieser Frage wurden intensive Forschungen unternommen, sie konnte aber bis jetzt nicht eindeutig beantwortet werden (siehe Gray, 1990; Bernstein et al., 1992). Die meisten Untersucher kamen zum Schluß, daß die derzeit verwendeten Dosen mit einem, wenn überhaupt, geringen Risikoanstieg eines Brustkrebses in großen, heterogenen Populationen verbunden sind. Es gibt allenfalls Bendenken darüber, daß bestimmte Untergruppen von Frauen – beispielsweise Frauen, die einen ausgiebigen Gebrauch von oralen Kontrazeptiva in frühen Lebensabschnitten machten – ein mäßig erhöhtes Risiko haben könnten. Derartige Bedenken leiten sich vermutlich von Daten über Personen ab, die ältere Darreichungsformen oraler Kontrazeptiva einsetzten, die höhere Östrogendosen als derzeitige Präparate enthielten.

Wirkungen auf den Stoffwechsel und das Herzkreislaufsystem Östrogene selbst haben im allgemeinen einen günstigen Gesamteffekt auf Plasmalipoproteinprofile, auch wenn sie die Plasmatriglyzeridspiegel leicht erhöhen mögen. (Allerdings können Gestagene, wie es in einem späteren Abschnitt erörtert wird, der sich mit Hormonsubstitutionsbehandlungen befaßt, die günstigen Eigenschaften der Östrogene wieder vermindern.) Im Gegensatz dazu steigern Östrogene die Cholesterinspiegel in der Gallenflüssigkeit und bewirken eine zwei- bis dreifache Erhöhung des relativen Risikos, an Gallenblasenleiden zu erkranken.

Es gibt keine Anhaltspunkte dafür, daß Östrogendosen, die derzeit zur Hormonsubstitutionstherapie bei postmenopausalen Frauen eingesetzt werden, zu einer Erhöhung des Risikos für Bluthochdruck, Herzkrankheit, Schlaganfall oder Venenthrombose beitragen. Diese Bedenken sind zum größten Teil aus Studien zu einer Zeit erwachsen, in der orale Kontrazeptiva untersucht wurden, die beträchtlich höhere Östrogendosen enthielten, als es heutzutage der Fall sowohl für orale Kontrazeptiva als auch für Hormonsubstitutionstherapien bei postmenopausalen Frauen ist.

Weitere mögliche unerwünschten Wirkungen Übelkeit und Erbrechen können anfängliche Reaktionen auf eine Östrogentherapie bei manchen Frauen sein; diese Wirkungen können aber mit der Zeit verschwinden und vermindert werden, wenn Östrogene mit der Nahrung oder vor dem Schlafengehen eingenommen werden. Ein Anschwellen oder Spannungsgefühl in den Brüsten sowie Ödeme können auftreten, aber manchmal durch eine Dosisreduktion vermindert werden. Östrogene können eine Endometriose und die begleitenden Schmerzen reaktivieren oder verschlimmern.

Östrogene wie DES wurden auch zur Behandlung des Prostatakrebses eingesetzt, um die Androgenproduktion in den Hoden zu senken, was eine Folge der Hemmung der LH-Sekretion aus der Hypophyse ist. In diesem Zusammenhang können sich Gynäkomastie und andere feminisierenden Effekte störend auf männliche Patienten auswirken.

Therapeutischer Einsatz

Östrogene gehören in den USA (und auch in Deutschland, Anm. d. Hrsg.) zu den am meisten verschriebenen Pharmaka. Die beiden häufigsten Anwendungen betreffen die oralen Kontrazeptiva (im nächsten Abschnitt behandelt) und die Hormonsubstitutionstherapie postmenopausaler Frauen. Außerdem werden sie in geringerem Maße zu einer Vielzahl anderer Zwecke eingesetzt. Wie bereits erwähnt, sollte vor allem das Nutzen-Risikoverhältnis beachtet werden, wenn ihr therapeutischer Einsatz erwogen wird, zumal sie im allgemeinen hochwirksam sind.

Die pharmakologischen Betrachtungen über die Verwendung von Östrogenen zur oralen Antikonzeption und zur postmenopausalen Hormonsubstitutionstherapie laufen auf wesentliche Unterschiede hinaus, hauptsächlich wegen der Dosen, die jeweils zum Einsatz kommen. Von der Geschichte her waren konjugierte Östrogene die am weitesten verbreiteten Wirkstoffe für die postmenopausale Anwendung, wobei 0,625 mg/Tag bei den meisten Frauen wirksam sind (obwohl auch 1,25 mg bei Patienten, für die es notwendig ist, eingesetzt werden). Im Gegensatz dazu wird in den meisten heutzutage erhältlichen Kombinationspräparaten oraler Kontrazeptiva 20 - 35 µg/Tag Ethinylöstradiol verwendet. Konjugierte Östrogene und Ethinylöstradiol besitzen ausgeprägte Unterschiede, was ihre orale Wirksamkeit angeht. So werden beispielsweise Dosen von 0,625 mg konjugierter Östrogene im allgemeinen als äquivalent zu 5 - 10 µg Ethinylöstradiol angesehen.

Es ist wichtig, daß die Östrogendosen, die zur postmenopausalen Hormonsubstitutionstherapie eingesetzt werden, wesentlich geringer sind als diejenigen zur oralen Antikonzeption, wenn die Unterschiede in der Wirksamkeit der beiden Substanzklassen berücksichtigt werden, die hierbei jeweils üblicherweise eingesetzt werden. Da unerwünschte Wirkungen von Östrogenen dosisabhängig sind, wird die Auftrittswahrscheinlichkeit und die Schwere von gemeldeten Nebenwirkungen von oralen Kontrazeptiva bei weitem größer sein als bei der Hormonsubstitution. Dazu kommt, daß ein großer Teil der epidemiologischen Literatur, die Nebenwirkungen von oralen Kontrazeptiva betrachtet, von Studien abgeleitet ist, wo ältere Präparate verwendet wurden, die im allgemeinen 50 - 150 µg Mestranol oder Ethinylöstradiol enthielten, und nicht Dosen von 20 - 35 µg, die heutzutage meistens eingesetzt werden.

Postmenopausale Hormonsubstitutionstherapie
Die Abnahme der von den Eierstöcken abgeleiteten Östrogensekretion durch die Eierstöcke ist ein langsamer und schrittweise vor sich gehender Prozeß, der einige Jahre lang andauert, nachdem die Menstruation aufgehört hat (siehe Eskin, 1978). Es kann häufig beobachtet werden, daß menopausale Symptome ausgeprägter sind, wenn Östrogene abrupt entzogen werden wie bei einer Eierstockentfernung, als bei den, natürlich eintretenden Wechseljahren. Die wichtigste Bedeutung einer Behandlung postmenopausaler Frauen mit Östrogenen liegt in der Vermeidung eines Verlustes an Knochensubstanz.

Osteoporose Die Osteoporose ist eine Störung des Skelettsystems, die mit einem Verlust sowohl von Hydroxylapatit (Kalziumphosphatkomplexe) als auch Eiweißmatrix verbunden ist (siehe Kapitel 61 für zusätzliche Angaben). Dies führt zu einer Ausdünnung und Schwäche der Knochen und zu einer erhöhten Bruchhäufigkeit, besonders zu Kompressionsfrakturen der Wirbel und zu Brüchen der Hüft- wie Handgelenke nach geringfügigen Verletzungen. Die Häufigkeit und Schwere dieser Frakturen und die damit verbundenen Komplikationen stellen ein *bedeutendes* Problem für die öffentliche Gesundheit dar, ganz besonders dann, wenn das Alter der Population weiterhin zunimmt. Von den Patienten, die eine Hüftgelenksfraktur erleiden, sterben 20% innerhalb von zwölf Monaten als Folge des Ereignisses. Eine Osteoporose stellt eine Hauptindikation für eine Östrogensubstitutionstherapie dar und ist in diesem Fall auch eindeutig wirksam.

Der Hauptmechanismus, über den Östrogene wirken, besteht aus einer Verminderung der Knochenresorption, und folglich sind Östrogene erfolgreicher bei der *Vorbeugung* von Knochenverlust als bei der *Wiederherstellung* (Prince et al., 1991; Belchetz, 1994). Östrogene sind am wirksamsten, wenn die Behandlung begonnen wird, bevor deutliche Knochensubstanzverluste bemerkt werden können, wobei sie ständig eingesetzt werden müssen, damit sie ihre günstigen Effekte entfalten können. Der Verlust an Knochensubstanz setzt sich fort, wenn die Behandlung abgebrochen wird. Eine geeignete Diät mit ausreichender Kalziumzufuhr und gewichtserhaltender sportlicher Betätigung unterstützt die Effekte der Östrogenbehandlung. Es gibt Vorschläge, daß höhere Östrogendosen zu einer Erhöhung der Knochenmasse beitragen könnten, wobei Kombinationen von Östrogenen mit Kalzium, Fluorid und anderen Wirkstoffen, welche die Menge an Knochensubstanz steigern könnten, geprüft werden. Bemühungen im öffentlichen Gesundheitswesen, Mädchen und jungen Frauen solche diätetischen Maßnahmen und sportliche Angebote nahezulegen, basieren auf der Grundlage, die Knochensubstanzmenge vor dem Eintritt einer postmenopausalen Osteoporose zu erhöhen.

Vasomotorische Symptome Die Abnahme der ovariellen Funktion in der Menopause ist bei den meisten Frauen mit vasomotorischen Symptomen aufgrund des Östrogenmangels verbunden. Die charakteristischen Hitzewallungen können sich mit Fröstelgefühlen, übermäßiger Schweißproduktion und Parästhesien abwechseln. Eine Behandlung mit Östrogenen ist spezifisch und sehr wirksam (Belchetz, 1994). Wenn dieser Wirkstoff aber kontraindiziert oder aus anderen Gründen unerwünscht ist, müssen andere Optionen erwogen werden (Young et al., 1990). Medroxyprogesteronacetat (erörtert im folgenden Abschnitt über Gestagene) kann bei bestimmten Patienten lindernd auf die vasomotorischen Symptome wirken. Bei manchen Frauen vermindert der α_2-adrenerge Agonist Clonidin vasomotorische Symptome, vermutlich über eine Blockade der Signale, die vom ZNS ausgehen und den Blutfluß in den Hautgefäßen steuern. Bei vielen Frauen nehmen die Hitzewallungen mit den Jahren ab.

Prävention von Herz-Kreislauf-Erkrankungen In den vergangenen Jahren wurde die Vorbeugung der Osteoporose, Hitzewallungen und anderer mit der Menopause verbundener Symptome als größter Nutzen, der sich aus der Östrogensubstitution ergibt, angesehen. Heutzutage gilt es als erwiesen, daß die Haupttodesursache von über 65 Jahre alten Frauen in den USA Herz-Kreislauf-Erkrankungen sind, insbesondere der Myokardinfarkt. Begründet auf den Anstieg von Herz-Kreislauf-Erkrankungen bei postmenopausalen Frauen, der geringeren Inzidenz von Herzanfällen bei Frauen vor der Menopause im Vergleich zu altersgruppierten Männern und epidemiologischen Untersuchungen, die eine Verminderung von koronaren Herzerkrankungen bei postmenopausalen Frauen, die Östrogene erhalten, zeigen, ist weithin anerkannt worden, daß Östrogene begünstigende Effekte auf die Herz-Kreislauf-Gesundheit haben. Dies wird heutzutage folglich als wesentlicher Nutzen einer postmenopausalen Hormonsubstitutionstherapie angesehen (Belchetz, 1994). Obwohl die Mechanismen, die für diesen protektiven Effekt verantwortlich sind, nicht vollständig geklärt sind, wird davon ausgegangen, daß die günstigen Wirkungen auf das Plasmalipoproteinprofil (siehe vorheriger Abschnitt) eine wichtige Rolle dabei spielen (siehe Kapitel 36).

Vaginitis Als Folge verminderter Östrogenspiegel in der Menopause verringert sich die Stärke des Vaginalepithels, treten biochemische Veränderungen ein und der pH-Wert der Vagina verändert sich. Diese vaginalen Veränderungen können das Risiko einer sekundären Entzündung als Folge eines Traumas oder einer Infektion erhöhen, und eine schwere Atrophie oder Vaginitis kann zu einem schmerzhaften Geschlechtsverkehr führen. Die Veränderungen sprechen gut auf eine systemische Behandlung wie auch auf Vaginalsalben an, die Östrogene enthalten (Belchetz, 1994). Die Krauroris vulvae, die mit juckenden Beschwerden teilweise aufgrund eines Östrogenmangels verbunden ist, spricht ebenfalls gut auf eine Hormonbehandlung an.

Andere therapeutische Effekte Bei postmenopausalen Frauen treten viele andere Veränderungen einschließlich einer allgemeinen Ausdünnung der Haut auf: Veränderungen der Harnröhre, der Vulva und der äußeren Geschlechtsmerkmale, eine Verringerung der Körpergröße, eine Hyperkyphosierung der Brustwirbelsäule („Witwenbuckel") und ein vorgewölbtes

Abdomen sowie eine Vielzahl weiterer Veränderungen, wozu Kopfschmerzen, Müdigkeit und Konzentrationsstörungen gehören, die oft ihre Ursache in einem chronischen Schlafdefizit haben, das durch Hitzewallungen und andere vasomotorische Symptome verursacht wird. Eine Östrogensubstitution kann zur Linderung oder Verringerung dieser Symptome über direkte Wirkungen beitragen (z. B. Verbesserung der Vasomotorensymptome, direkte Wirkungen auf das Skelett) oder die Folge einer Besserung des allgemeinen Wohlbefindens sein (Belchetz, 1994).

Hormonsubstitutionsbehandlungen In den 1960ern und 1970ern gab es einen Anstieg der Östrogensubstitutionstherapien (d. h. Östrogen allein) bei postmenopausalen Frauen, in erster Linie um Vasomotorensymptome, die Vaginitis und Osteoporose zu reduzieren. Um 1980 wiesen epidemiologische Studien darauf hin, daß diese Behandlungsart mit einem großen Häufigkeitsanstieg von Endometriumkarzinomen verbunden war, zum Teil wahrscheinlich wegen der kontinuierlichen Stimulation einer endometrialen Hyperplasie durch nichtopponierte Östrogene. Diese Erkenntnis führte zu einer *Hormonsubstitutionstherapie*, die sowohl ein *Östrogen* wegen seiner nutzbringenden Effekte als auch ein *Gestagen* enthielt, um die endometriale Hyperplasie einzuschränken. Da die Wirkungen von Progesteron auf das Endometrium komplex sind, scheinen seine Effekte auf die östrogeninduzierte Hyperplasie mit einer Reduktion des Östrogenrezeptorgehaltes, mit einer gesteigerten lokalen Umwandlungsrate von Östradiol zum weniger wirksamen Östron über die Induktion der 17β-Hydroxysteroiddehydrogenase im Gewebe und mit der Umwandlung des Endometriums vom proliferativen ins sekretorische Stadium verbunden zu sein.

Eine Hormonsubstitutionstherapie mit einem Östrogen und einem Gestagen wird heutzutage für alle postmenopausalen Frauen mit einer Gebärmutter empfohlen (Belchetz, 1994). Für all die Frauen mit einer Gebärmutter, die ein Gestagen nicht vertragen oder ein hohes Risiko für Herz-Kreislauf-Erkrankungen aufgrund unvorteilhafter Lipoproteinprofile haben (siehe unten), kann die alleinige Gabe eines Östrogens von Nutzen sein. Bei Frauen, die sich einer Hysterektomie unterzogen haben, stellt das Endometriumkarzinom kein Problem dar, so daß üblicherweise ein Östrogen allein wegen der möglicherweise negativen Wirkungen von Gestagenen verabreicht wird (siehe unten).

Medroxyprogesteronacetat (MPA) ist das Gestagen, das am häufigsten bei der Hormonsubstitutionstherapie eingesetzt wird. Dies ist ein C21-Abkömmling des Progesterons, das eine geringere androgene Wirkung besitzt als andere Gestagene wie die 19-Nor-Verbindungen, die üblicherweise in Kombinationspräparaten oraler Kontrazeptiva verwendet werden (siehe folgender Abschnitt). Die Wahl eines hochselektiven Gestagens wie MPA stellt eine wichtige pharmakologische Überlegung dar, da die 19-Verbindungen unerwünschte Wirkungen auf den Fett- und Kohlenhydratstoffwechsel wegen ihrer teilandrogenen Effekte entfalten können. Es gab beträchtliche Bedenken, daß die Einbeziehung eines Gestagens den nutzbringenden Effekten der Östrogene auf das Lipoproteinprofil entgegenwirken und andere unerwünschte Stoffwechseleffekte haben würde, was derzeit Gegenstand intensiver Forschung ist.

Es kamen zahlreiche Hormonsubstitutionstherapieschemata zum Einsatz. Ein übliches, „zyklisches" Behandlungsschema wird folgendermaßen durchgeführt: (1) die Verabreichung eines Östrogens über 25 Tage, (2) die Zugabe eines Gestagens über die letzten 10 - 13 Tage der Östrogenbehandlung und eine (3) fünf- bis sechstägige Behandlungspause ohne Hormone, in der normalerweise eine Entzugsblutung aufgrund des Zusammenbruchs und der Abstoßung des Endometriums eintritt. Ein anderes, häufig eingesetztes Schema besteht aus der „kontinuierlichen" Gabe von Hormonen, wobei das Östrogen beständig täglich verabreicht wird und das Gestagen in den ersten 10 - 13 Tagen eines Monats zugegeben wird. Die Zugabe des Gestagens während eines Teils eines jeden Behandlungszyklus reduziert eine endometriale Hyperplasie und die Inzidenz endometrialer Karzinome effektiv, wobei die Gesamtmenge des verabreichten Gestagens klein gehalten werden kann. Es bestehen Bemühungen, Schemata zu entwickeln, in denen die günstigen Eigenschaften der Östrogene beibehalten werden sollen, ohne daß Entzugsblutungen auftreten, welche die Compliance mancher Frauen mindern können.

Eine weitere pharmakologische Überlegung besteht aus dem Weg der Östrogenverabreichung, d. h. oral gegenüber transdermal. Eine orale Verabreichung setzt die Leber hohen Östrogenkonzentrationen über den Pfortaderkreislauf aus und verursacht eine schnelle Umwandlung von Östradiol oder konjugiertem Östron zu Östron. Diese beiden Effekte werden durch transdermal zugeführtes Östradiol vermindert. Beide Wege lindern vasomotorische Symptome und schützen gegen Knochenschwund. Die orale, nicht aber die transdermale Verabreichung von Östrogenen kann die Menge des geschlechtssteroidbindenden Globulins, anderer Globuline und des Reninsubstrates erhöhen; zudem scheint bei der oralen Route der Cholesterinanteil der Gallenflüssigkeit gesteigert zu werden. Transdermale Östrogene scheinen günstige Veränderungen des Lipoproteinprofils zu schmälern (ungefähr 50% dessen, was bei der oralen Route beobachtet werden kann), vermutlich weil die Leber nicht so hohen Östrogenspiegeln ausgesetzt wird, wie sie nach oraler Gabe auftreten (Walsh et al., 1994). Manche Frauen zeigen Hautreaktionen auf das transdermale Pflaster. Zum gegenwärtigen Zeitpunkt scheint somit die Wahl des Präparates von den Eigenschaften und Vorlieben der Patienten sowie von der möglichen Compliance mit den beiden unterschiedlichen Darreichungsformen beeinflußt zu sein (Miller-Bass und Adashi, 1990).

Östrogenbehandlung bei ovariellen Entwicklungsstörungen Unter verschiedenen Umständen entwickeln sich die Eierstöcke nicht, so daß keine Pubertät eintritt. Bei der mit Zwergwuchs verbundenen ovariellen Dysgenese (Turner-Syndrom) kann eine zur rechten Zeit begonnene Östrogenbehandlung die Pubertätsereignisse bis auf den Wachstumssprung und die Veränderungen der Eierstöcke einleiten. Die Geschlechtsstrukturen wachsen zur normalen Größe heran, die Brüste entwickeln sich, die Achsel- und Schambehaarung wächst und der Körper nimmt eine normale weibliche Gestalt an. Androgene (siehe Kapitel 58) und Wachstumshormon (siehe Kapitel 55) können eingesetzt werden, um ein normales Längenwachstum auszulösen.

Störungen der ovariellen Funktion sind ebenfalls mit Hypophysenunterfunktionen in der Kindheit verbunden. Mängel an Schilddrüsen- und Nebennierenrindenhormonen können leicht durch eine Substitutionstherapie korrigiert werden, und die Störung der Geschlechtsentwicklung kann mit Östrogen behandelt werden. Die Verabreichung von Wachstumshormon erlaubt das Erreichen einer Größe, die der des Erwachsenen nahekommt (siehe Kapitel 55). Von einer Behandlung mit Östrogenen im normalen Pubertätsalter kann eine leichte Wachstumsbeschleunigung erwartet werden, der Zusatz geringer Androgenmengen hat aber eine größere wachstumsfördernde Wirkung. Während Östrogene und Androgene das Knochenwachstum fördern, können sie auch die Epiphysenfusion beschleunigen, so daß ihr vorzeitiger Einsatz zu einer geringeren Endgröße führen kann.

Frühere Anwendungen von Östrogenen Östrogene, speziell Diethylstilbestrol, waren aus historischer Sicht wegen der Fähigkeit, die hypophysäre LH-Sekretion über negative Rückkopplungseffekte zu senken und damit die Testosteronproduktion in den Hoden zu hemmen, bedeutend für die Behandlung testosteronabhängiger Prostatakarzinome. Heutzutage hat der Einsatz von Gonadotropin-Releasinghormonanaloga für diesen Zweck allgemeine Akzeptanz gefunden, da sie ein geringeres Maß an unerwünschten Wirkungen als Östrogene bei der Behandlung männlicher Patienten aufweisen (siehe Kapitel 58).

Östrogene allein, in Kombination mit Gestagenen oder oralen Kontrazeptiva wurden in manchen Fällen dysfunktioneller Uterusblutungen und der Dysmenorrhoe eingesetzt. Eine solche Anwendung hängt von den besonderen Umständen ab, wobei hier im allgemeinen auch andere Optionen offenstehen.

In der Vergangenheit wurden Östrogene oder orale Kontrazeptiva gelegentlich Mädchen verschrieben, um eine schwere zystische Akne durch eine Produktionhemmung ovarieller Androgene, welche Talgdrüsen stimulieren, zu behandeln. Heutzutage sind Retinoide (siehe Kapitel 64) und Antibiotika zu diesem Zweck weiter verbreitet.

Östrogene wurden in der Vergangenheit auch manchmal zur Behandlung des Hirsutismus bei Frauen eingesetzt, um die ovarielle Androgenproduktion zu hemmen. Eine weitere Verwendung, die jetzt größtenteils nicht mehr üblich ist, war die Unterdrückung der postpartalen Laktation. Auch wenn Östrogene, Gestagene und Androgene eingesetzt wurden, um die Milchproduktion in der nachgeburtlichen Periode zu unterdrücken, hat deren Anwendung zu diesem Zweck in den letzten Jahren wegen der Abnahme der Häufigkeit schmerzlicher Brustschwellungen und der Tatsache, daß dieser Zustand mit Analgetika gut zu handhaben ist, nachgelassen.

ANTIÖSTROGENE

Die Antiöstrogene Tamoxifen und Clomiphen werden hauptsächlich zur Behandlung von Brustkrebs und der weiblichen Unfruchtbarkeit eingesetzt. Diese Wirkstoffe werden wegen ihrer antiöstrogenen Effekte therapeutisch eingesetzt, können aber genauso östrogene Wirkungen wie antiöstrogene entfalten. Beide Wirkstoffe blockieren kompetitiv die Bindung von Östradiol an seinen Rezeptor, die spezifische pharmakologische Wirkung hängt aber von der Art, dem Gewebe und dem gemessenen zellulären Endpunkt ab. Folglich wirken diese Substanzen als Antagonisten, Agonisten oder partielle Agonisten, je nachdem in welchem Zusammenhang sie Verwendung finden.

Geschichte Es ist schon seit einiger Zeit bekannt, daß eine Vielzahl von hormonellen Wirkstoffen, beispielsweise Glukokortikoide, Androgene, Gestagene und schwach wirksame Östrogene wie Chlorotrianisen (Segal und Thompson, 1956) bestimmten Effekten von Östradiol bei intakten Tieren entgegenwirken oder sie beschränken können. Lerner und Mitarbeiter (Lerner et al., 1958) beschrieben daraufhin ein spezifisches Antiöstrogen, MER25 oder Ethamoxytriphetol, das keine östrogene Aktivität entfaltete, aber die Wirkungen von Östrogenen auf den Uterus, die Vagina und Hypophyse von Nagetieren und Affen sowie die Östrogenwirkung auf den Eileiter von Hühnern blockierte. Da diese Verbindung als zu toxisch für die Anwendung beim Menschen angesehen wurde, entwickelten Lerner und Mitarbeiter verwandte Verbindungen wie Clomiphen. In der Folge wurde bemerkt, daß Clomiphen den Eisprung bei Frauen mit einer Amenorrhoe induzieren kann (Greenblatt et al., 1962).

Walpole und Mitarbeiter (Harper und Walpole, 1966) erkannten die postkoitale kontrazeptive Aktivität von Tamoxifen bei Ratten, es wurde aber entdeckt, daß diese Verbindung beim Menschen einen Eisprung auslösen kann und wurde in manchen Ländern zur Behandlung der Unfruchtbarkeit eingesetzt (Klopper und Hall, 1971). Später wurde entdeckt, daß Tamoxifen an den menschlichen Östrogenrezeptor bindet und das Wachstum von Brustkrebszellen verhindern kann, so daß es heutzutage weithin zur Behandlung dieser Erkrankung eingesetzt wird (siehe Lerner und Jordan, 1990).

Chemie Die Strukturformeln von Enclomiphen (das *trans*-Isomer von Clomiphen) und das *trans*-Isomer von Tamoxifen stellen sich wie folgt dar:

	ENCLOMIPHEN	TAMOXIFEN
R_1:	—CH_2CH_3	—CH_3
R_2:	—Cl	—CH_2CH_3

Clomiphen und *Tamoxifen* gehören zur Triphenylethylengruppe von Verbindungen, die sich vom gleichen Stilbenkern ableiten wie Diethylstilbestrol. Verbindungen dieser Gruppe entfalten eine Reihe östrogener wie antiöstrogener Wirkungen. Die *trans*-Konformationen zeigen eine antiöstrogene, während die *cis*-Konformationen eine leicht östrogene Wirkung aufweisen, in denen das Wachstum von menschlichen Brustkrebszellen gehemmt wird oder in denen hypophysäre Zellkulturen vermehrt Prolaktin freisetzen. Die pharmakologische Aktivität der *trans*-Verbindungen hängt dabei von der Tierart und dem Endpunkt ab, der bestimmt wird. Die Muttersubstanzen werden nicht isomerisiert, die hochaktiven 4-Hydroxymetaboliten, die *in vivo* gebildet werden, isomerisieren leicht; dies erschwert einen Vergleich von *in vivo* Effekten der Substanzen mit deren *in vitro* Wirkungen. Tamoxifen wird als reines *trans*-Isomer vermarktet, während Clomiphen ein Razematgemisch aus trans-(Enclomiphen) sowie *cis*-Isomeren (Zuclomiphen) ist.

In jüngerer Zeit wurde eine Reihe von 7α-Alkylamidderivaten des Östradiols entwickelt. Als Beispiel sei die Verbindung ICI 164,384 erwähnt (Bowler et al., 1989). Dabei handelt es sich eher um Verbindungen vom steroidalen als vom Triphenylethylen-Typ, wobei deren Wirkungen, bisherigen Untersuchungen nach, eine reinere antiöstrogene Eigenschaft besitzen. Diese Verbindungen sind derzeit in den USA noch nicht zur Anwendung zugelassen (Das gleiche gilt für Deutschland, Anm. d. Hrsg.). Die Strukturformel von ICI 164,384 ist unten dargestellt:

$$HO-C_6H_3-...(CH_2)_9SO(CH_2)_3CF_2CF_3$$

ICI 164,384

Pharmakologische Wirkungen Anfängliche Untersuchungen mit Clomiphen am Tier zeigten eine leichte östrogene und eine mäßige antiöstrogene Aktivität, der bemerkenswerteste Effekt war aber die Hemmung der hypophysären gonadotropen Funktion. Sowohl bei männlichen als auch weiblichen Tieren wirkte die Verbindung als Kontrazeptivum. Im Gegensatz hierzu bestand der bedeutendste Effekt *bei Frauen* aus einer Vergrößerung der Eierstöcke, wobei Greenblatt und Mitarbeiter (1962) entdeckten, daß dieses Pharmakon einen Eisprung bei vielen Patienten mit einer Amenorrhoe, einem Stein-Leventhal Syndrom und dysfunktionellen Blutungen mit anovulatorischen Zyklen einleitete. Dies stellt die Grundlage der wesentlichen pharmakologischen Verwendung bei Frauen dar, welche aus der Induktion eines Eisprungs bei Patienten mit einer funktionierenden hypothalamisch-hypophysären Achse und ausreichender endogener Östrogenproduktion besteht. Clomiphen kann zur Ovulationsinduktion in Verbindung mit menschlichen Menotropinen und CG eingesetzt werden (siehe Kapitel 55).

In Tierstudien entfaltet Tamoxifen in Abhängigkeit der Art und des gemessenen Endpunktes antiöstrogene, östrogene oder gemischte Wirkungen. In klinischen oder Laboruntersuchungen mit menschlichen Zellen hängt die Aktivität des Pharmakons ebenfalls vom Gewebe und gemessenen Endpunkt ab (Jordan und Murphy, 1990). So *hemmt* Tamoxifen beispielsweise das Wachstum kultivierter menschlicher Brustkrebszellen, scheint jedoch das Wachstum endometrialer Zellen zu *stimulieren.* Es gab auch Berichte über östrogenähnliche Wirkungen von Tamoxifen, was die Vergrößerung der Knochendichte angeht. Das Pharmakon entfaltet *keine* antiöstrogene Wirkung auf das Lipoproteinprofil beim Menschen.

Sowohl Tamoxifen als auch Clomiphen bewirken bei manchen Frauen Hitzewallungen, vasomotorische Effekte wie sie bei Antiöstrogenen erwartet werden.

Wirkungsmechanismus Clomiphen und Tamoxifen binden eindeutig am Östrogenrezeptor und können die Bindung von Östrogenen verhindern. Es gibt Hinweise darauf, daß diese Pharmaka und Östradiol mit überlappenden, aber leicht unterschiedlichen Regionen der ligandenbindenden Stelle des Östrogenrezeptors interagieren. In Abhängigkeit des spezifischen zellulären Kontextes und des fraglichen Gens kann das gebundene Antiöstrogen einen Rezeptorkomplex ansteuern, der eine vollständige, partielle oder keine intrinsische Aktivität ver-

mittelt. Dies erklärt vermutlich scheinbar widersprüchliche Berichte ihrer Wirkungen in Tierexperimenten und in *in vitro* Untersuchungen, bei denen von menschlichem Gewebe abgeleitete Zellpräparationen verwendet wurden. Wenn sie zu ihrer Hauptindikation eingesetzt werden, können Antiöstrogene bei Brustkrebszellen und der Hypophyse am ehesten als funktionell kompetitive Antagonisten angesehen werden (Jordan und Murphy, 1990; Santen et al., 1990).

Clomiphen kann den Eisprung bei Frauen auslösen, die keinen Eisprung haben, deren hypothalamisch-hypophysär-ovarielle Achse aber intakt ist und die geeignete Menge endogener Östrogene produzieren (Goldfarb, 1989). In diesen Fällen wird davon ausgegangen, daß das Pharmakon der negativen Rückkopplung endogener Östrogene entgegenwirkt, was zu einer erhöhten Gonadotropinsekretion und zu einer Auslösung des Eisprungs führt. Die meisten Untersuchungen weisen auf eine Erhöhung der Amplitude von LH- und FSH-Stößen hin, ohne die Pulsfrequenz zu steigern. Dies läßt vermuten, daß das Pharmakon zum großen Teil auf der hypophysären Ebene wirkt, um die hemmenden Effekte von Östrogenen auf die Gonadotropinfreisetzung aus der Drüse zu blockieren und den Hypothalamus auf irgendeine Weise zu bewegen, größere Gonadotropin-Releasinghormonmengen je Stoß freizusetzen. Clomiphen wurde auch bei Männern eingesetzt, um die Gonadotropinfreisetzung zu stimulieren und die Spermatogenese zu steigern.

Die Wirkung von Tamoxifen auf die Proliferation von Brustkrebszellen scheint hauptsächlich durch die Östrogenrezeptorblockade bedingt zu sein (Jordan und Murphy, 1990; Santen et al., 1990). Die Proliferation zahlreicher Mammatumorzellinien vom Menschen und vielen Tieren ist vermindert, die hemmenden Effekte korrelieren mit der Rezeptoraffinität für das Antiöstrogen, wobei die Hemmung mit höheren Östrogenkonzentrationen im Kulturmedium rückgängig gemacht werden und Tamoxifen einige der spezifischen biochemischen Effekte von Östradiol blockieren kann. Aus Sicht der Klinik besitzen Mammatumoren mit Östrogenrezeptoren eine höhere Ansprechrate auf Antiöstrogene als Tumoren ohne nennenswerte Rezeptormengen. Dennoch wurde von Tamoxifen berichtet, daß es das Wachstum mancher Brustkrebszellinien in *Abwesenheit* von Östrogen einschränkt, so daß ein geringer Anteil östrogenrezeptornegativer Tumoren auf das Pharmakon ansprechen könnte. Dies könnte darauf hinweisen, daß die Wirkungen von Tamoxifen auf Brustkrebszellen komplexer sind als eine simple kompetitive Blockade der Östrogenrezeptorbindung.

Resorption, Metabolismus und Exkretion Clomiphen wird nach oraler Gabe gut resorbiert. Das Pharmakon wird mit seinen Metaboliten hauptsächlich mit den Faeces und weniger mit dem Urin ausgeschieden. Die ziemlich lange Plasmahalbwertszeit (ungefähr fünf bis sieben Tage) ist im wesentlichen auf die Plasmaeiweißbindung, den enterohepatischen Kreislauf und die Speicherung im Fettgewebe zurückzuführen. Aktive Stoffwechselprodukte mit langen Halbwertszeiten könnten dabei auch anfallen.

Tamoxifen wird wie Clomiphen auch oral verabreicht. Plasmaspitzenspiegel werden innerhalb von vier bis sieben Stunden nach Gabe erreicht. Tamoxifen weist zwei Eliminationsphasen mit 7 - 14 Stunden für die erste und vier bis elf Tage für die zweite auf. Wegen der langen Halbwertszeit werden zwei bis drei Wochen einer Behandlung mit Tamoxifen benötigt, um Steady-state-Spiegel im Plasma zu erreichen. Die Muttersubstanz wird innerhalb von vier bis sechs Stunden nach oraler Gabe extensiv verstoffwechselt, wobei im Leberstoffwechsel entstandenes 4-Hydroxytamoxifen als Antiöstrogen wesentlich wirksamer als die Muttersubstanz ist. Der Haupteliminationsweg von Tamoxifen führt über eine N-Desmethylierung und Desaminierung. Das Pharmakon nimmt am enterohepatischen Kreislauf teil, wobei die Ausscheidung in erster Linie mit dem Faeces als Konjugat des desaminierten Stoffwechselproduktes geschieht.

Therapeutischer Einsatz *Unfruchtbarkeit* Bei 15 - 25% aller Fälle von unfruchtbaren Paaren sind ovulatorische Störungen vorhanden. Über 25 Jahre lang wurde Clomiphen in solchen Fällen eingesetzt, weil es im Gegensatz zu anderen Behandlungsmöglichkeiten kostengünstig, oral verfügbar und eine nicht so ausgiebige Kontrolle erfordert wie andere Behandlungsprotokolle. Die Substanz kann allerdings auch unerwünschte Wirkungen entfalten, dazu gehören die ovarielle Überstimulation, erhöhte Inzidenz von Mehrlingsschwangerschaften, Eierstockzysten, antiöstrogene Effekte auf den sich entwickelnden Follikel und endometriale sowie zervikale Schleimbildung, die den günstigen Wirkungen auf die Gonadotropinfreisetzung entgegenwirken könnte. Manche Personen weisen auch Hitzewallungen und Visusstörungen. Clomipheninduzierte Zyklen zeigen eine relativ hohe Inzidenz einer Lutealphasenstörung wegen einer inadäquaten Progesteronproduktion. Aus diesen Gründen können andere Behandlungsstrategien wie menschliche menopausale Gonadotropine in Kombination mit langwirksamen GnRH-Analoga und humanem Choriongonadotropin günstiger für die Auslösung eines Eisprungs und die Aufrechterhaltung der Implantation des befruchteten Eies sein (siehe Kapitel 55). Aufgrund von Berichten über teratogene Effekte von Clomiphen auf Tieren sollte die Substanz schwangeren Frauen nicht verabreicht werden, auch wenn es keine Anhaltspunkte für fetale Mißbildungen in Fällen gegeben hat, als das Pharmakon zur Auslösung eines Eisprungs beim Menschen angewendet wurde.

Brustkrebs Tamoxifen wird weithin zur Behandlung des Brustkrebses eingesetzt, wobei zahlreiche Untersuchungen nutzbringende Effekte für dieses Einsatzgebiet belegt haben. Es wird allein zur palliativen Behandlung bei Frauen, die unter fortgeschrittenem Brustkrebs mit östrogenrezeptorpositiven Tumoren leiden und adjuvant (in Zusammenhang mit chirurgischen Eingriffen oder einer Chemotherapie) bei bestimmten Formen des Frühstadiums der Erkrankung eingesetzt, die vom Alter des Patienten, vom Rezeptorstatus des Tumors und dem Grad der Lymphknotenbeteiligung abhängen. Zu den bekanntesten Nebenwirkungen gehören Übelkeit und Erbrechen sowie Hitzewallungen. Vaginalblutungen, Menstruationsstörungen und Hautrötungen kommen weniger häufig vor. Zu den seltenen Nebenwirkungen zählen Hyperkalziämie, Ödeme, Anorexie, Pruritus vulvae, Depressionen, Schwindel, Photophobie und Kopfschmerzen. Es gab Berichte über thromboembolische Ereignisse, wobei allerdings keine spezifische Beziehung zu Tamoxifen selbst hergestellt werden konnte, da die Patienten, die Tamoxifen erhielten, zeitgleich chemotherapeutisch behandelt wurden. Die Anwendung von Tamoxifen konnte nicht mit der Osteoporose oder unvorteilhaften Veränderungen des Lipoproteinprofils in Verbindung gebracht werden. Tatsächlich aber, obwohl dies noch nicht sicher feststeht, gibt es Berichte über östrogenähnliche Wirkungen dieser Substanz auf diese Parameter (Love et al., 1991, 1992). Es wird auch in mehreren Studien über eine Erhöhung der Inzidenz von Endometriumkarzinomen durch Tamoxifen berichtet.

Eine Tamoxifenbehandlung von Frauen mit einem Krebs in einer Brust kann die Häufigkeit einer nachfolgenden Tumorentwicklung in der kontralateralen Brust verringern. Dies führte zum Vorschlag, daß der Wirkstoff für eine effektive Prävention des Brustkrebses eingesetzt werden könnte, besonders bei Frauen mit Risikofaktoren für diese Erkrankung (Fentiman, 1992). Wegen der Furcht vor Nebenwirkungen, besonders der vor Endometriumkarzinomen, und wegen der Entwicklung hormonunabhängiger Brusttumore (die eine weniger günstige Prognose und begrenzte Behandlungsmöglichkeiten aufweisen), wird eine beträchtliche Kontroverse über diesen Anwendungsvorschlag geführt (Davidson, 1992). Um zuverlässige Informationen zu diesem Thema zu erhalten, hat die National Surgical Adjuvant Breast and Bowel Project Group eine Studie ins Leben gerufen, die von National Cancer Institute finanziert wird. Dies ist eine randomisierte, doppelblinde, plazebokontrollierte Studie, an der 16000 gesunde Frauen mit Risikofaktoren teilnehmen, um das Nutzen-Risikoverhältnis dieses Anwendungsgebietes zu ergründen. Für zusätzliche Erörterungen über die Anwendung von Tamoxifen bei der Krebsbehandlung siehe Kapitel 51.

Östrogensynthesehemmer

Es können zahlreiche Wirkstoffe zur Verminderung der Effekte endogener Östrogene eingesetzt werden, indem ihre Biosynthese gehemmt wird. Eine dieser Möglichkeiten besteht aus der kontinuierlichen Verabreichung von Gonadotropin-Releasinghormon (GnRH) oder von langwirksamen GnRH-Agonisten. Beide verhindern die Synthese von Östrogen in den Eierstöcken ohne die periphere Synthese von Östrogenen aus Nebennierenandrogenen zu beeinflussen (siehe Kapitel 55). *Aminoglutethimid* (siehe Kapitel 58) hemmt die Aromataseaktivität und blockiert somit die Östrogenbiosynthse aus allen Vorläufern. Dieser Wirkstoff ist allerdings nicht selektiv, da er auch andere P450-Enzyme hemmt, die an der Steroidbiosynthse beteiligt sind.

GESTAGENE

Die Gestagene umfassen das natürlich vorkommende Hormon Progesteron, was nur selten therapeutisch zum Einsatz kommt, und eine Vielzahl synthetischer Verbindungen, die eine Gestagenaktivität entfalten. Diese synthetischen Wirkstoffe werden meistens in Verbindung mit Östrogenen zur Hormonsubstitutionstherapie bei postmenopausalen Frauen und, entweder allein oder in Kombination mit Östrogenen, zur Schwangerschaftsverhütung eingesetzt. Aus geschichtlicher Sicht wurden zwei Hauptgruppen synthetischer Gestagene in der Therapie verwendet (siehe Abbildung 57.4), wobei wesentliche Unterschiede in deren chemischen und biologischen Eigenschaften vorliegen.

Eine Gruppe von Gestagenen enthält das 21-Kohlenstoffskelett von Progesteron. Diese Wirkstoffe sind hochselektiv und besitzen ein Aktivitätsspektrum, das dem des endogenen Hormons relativ nahekommt. Diese Verbindungen werden meistens im Zusammenhang mit

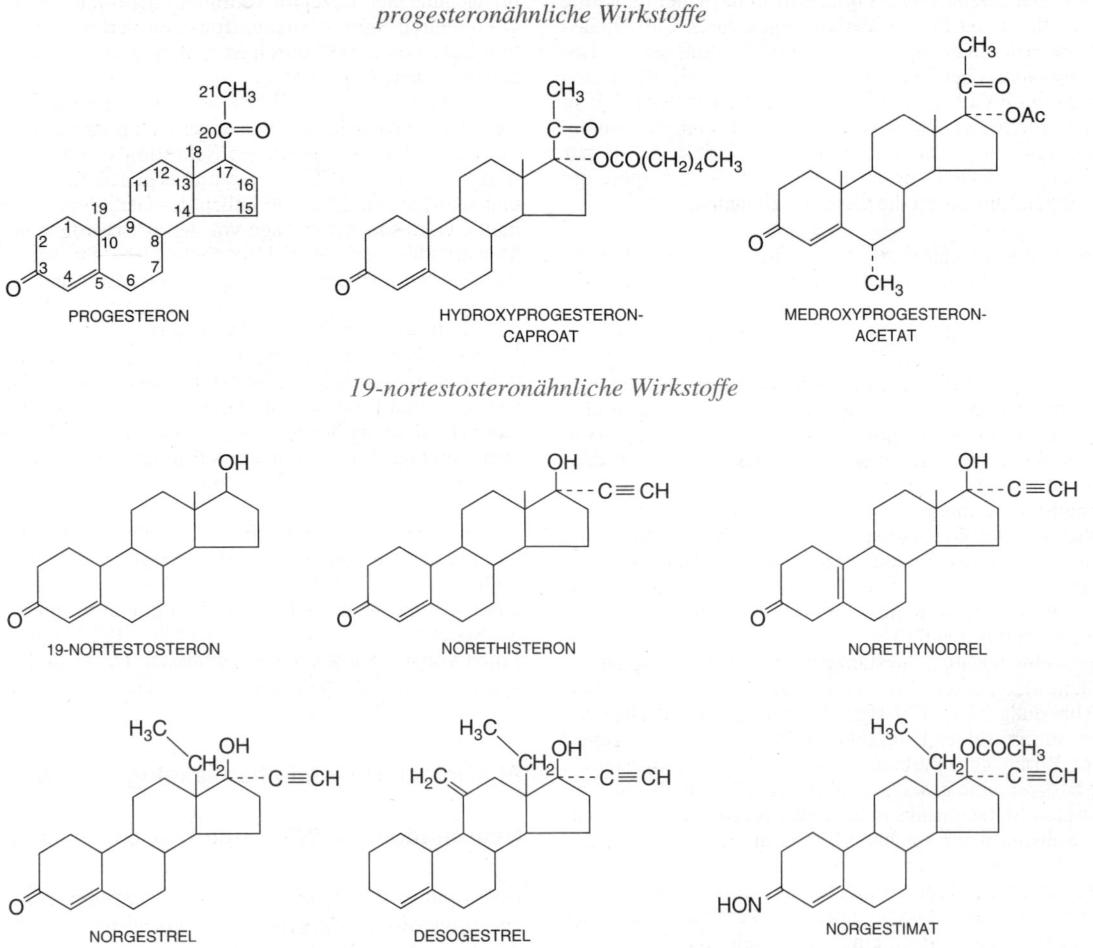

progesteronähnliche Wirkstoffe

PROGESTERON

HYDROXYPROGESTERON-CAPROAT

MEDROXYPROGESTERON-ACETAT

19-nortestosteronähnliche Wirkstoffe

19-NORTESTOSTERON

NORETHISTERON

NORETHYNODREL

NORGESTREL

DESOGESTREL

NORGESTIMAT

Abbildung 57.4 Strukturformeln einiger Gestagene

Östrogenen zur Hormonsubstitutionstherapie bei postmenopausalen Frauen und in Situationen eingesetzt, in denen ein selektiver Gestageneffekt erwünscht ist.

Die zweite Hauptgruppe leitet sich von 19-Nortestosteron ab. Diesen sogenannten „19-Nor-Verbindungen" fehlen die C19-, C20- und C21-Kohlenstoffatome, die bei Progesteron vorhanden sind, und ähneln in der Umgebung des D-Ringes dem Testosteron. Verbindungen dieser 19-Nor-Kategorie wurden aus historischer Sicht als Gestagenkomponente oraler antikonzeptiver Kombinationspräparate eingesetzt. Diese 19-Nor-Verbindungen besitzen eine wirksame Gestagenaktivität, weisen aber eine Reihe androgener und anderer Wirkungen auf, von denen angenommen wird, daß sie zu deren Nebenwirkungsspektrum beitragen. Eine in jüngerer Zeit entwickelte Serie von 19-Nor-Verbindungen, die 13-Ethylsubstituenten (Gonane) enthalten, besitzt im allgemeinen eine geringere Androgenaktivität.

Geschichte Corner und Allen isolierten ursprünglich 1933 ein Hormon aus dem Gelbkörper von Schweinen und nannten es „Progestin". In den darauffolgenden Jahren isolierten mehrere europäische Forschungsgruppen ebenfalls die kristalline Verbindung und nannten sie in Unkenntnis der vorangegangenen Namensgebung durch Corner und Allen „Luteo-Steron". Diese Differenz in der Nomenklatur wurde 1935 auf einer Gartenparty des berühmten englischen Pharmakologen Sir Henry Dale beglichen, der half, alle Parteien davon zu überzeugen, daß der Name „Progesteron" einen geeigneten Kompromiß darstellt, indem Elemente der ursprünglichen Bezeichnungen einbezogen wurden.

Untersuchungen mit Progesteron wurden anfangs durch die extrem schwierige und zeitraubende Herstellung aus tierischen Quellen behindert. Die Preise von Progesteron betrugen 1000 Dollar je Gramm, was, von der Weltwirtschaft in den 1930ern aus betrachtet, eine astronomische Summe darstellte. Hinzu kam die Tatsache, daß Progesteron selbst wegen seiner ausgiebigen First-pass-Verstoffwechselung in der Leber oral nicht wirksam war, was seine pharmakologische Anwendung einschränkte.

Diese Schwierigkeiten wurden durch zwei größere Fortschritte in der Steroidchemie, die von mehreren hervorragenden Chemikern geleistet wurden, überwunden (siehe Perone, 1994). Der erste Fortschritt wurde von Russel Marker in den 1940ern erbracht, als er Progesteron aus dem pflanzlichen Produkt Diosgenin synthetisierte. Die Synthese war ein wirklicher Durchbruch, da sie große Mengen relativ kostengünstigen Progesterons lieferte und Kreuzverunreinigungen mit Verbindungen eliminierte, die bei der Aufreinigung aus tierischen Quellen vorkamen. Der zweite große Fortschritt in der Chemie wurde mit der Synthese von 19-Nor-Verbindungen durch Carl Djerassi, der Norethisteron bei Syntex, und Frank Colton, der das Isomer Norethynodrel bei Searle synthetisierte, erzielt, den ersten oral wirksamen Gestagenen in den frühen 1950ern. Diese gehören zweifellos zu den wichtigsten Fortschritten der synthetischen organischen Chemie im 20. Jahrhundert, da sie zur Entwicklung wirksamer oraler Kontrazeptiva beitrugen, die einen enormen Einfluß auf die Gesellschaft hatten.

Chemie Anders als der Östrogenrezeptor, der einen phenolischen A-Ring zur hochaffinen Bindung benötigt, zieht der Progesteronrezeptor eine Δ^4-3-on A-Ringstruktur in einer invertierten $1\beta,2\alpha$-Konformation vor (Duax et al., 1988). Andere Steroidhormonrezeptoren binden diese nichtphenolische A-Ringstruktur ebenfalls, obwohl die optimale Konformation sich von der des Progesteronrezeptors unterscheidet. Daher gehen einige synthetische Gestagene (besonders 19-Nor-Verbindungen) in begrenzter Weise Verbindungen mit Glukokortikoid-, Androgen- und Mineralokortikoidrezeptoren ein, eine Eigenschaft, die vermutlich für einige der nichtgestagenen Wirkungen verantwortlich ist. Das Wirkungsspektrum dieser Verbindungen ist in hohen Maßen abhängig von spezifischen Substituentengruppen, besonders die Eigenschaft des C17-Substituenten am D-Ring, das Vorhandensein einer C19-Methylgruppe und einer Ethylgruppe an Position C13.

Es gibt eine wichtige Substanzgruppe, die dem Progesteron und seinem Metaboliten, 17α-Hydroxyprogesteron, ähnlich ist (siehe Abbildung 57.4). 17α-Hydroxyprogesteron ist selbst unwirksam, einige seiner Esterabkömmlinge besitzen dagegen gestagene Wirkungen. Verbindungen wie Hydroxyprogesteroncaproat besitzen eine gestagene Wirkung, müssen aber wegen des First-pass-Metabolismus in der Leber parenteral verabreicht werden. Substitutionen solcher 17-Ester an der Position 6 des B-Ringes ergeben oral wirksame Verbindungen wie Medroxyprogesteronacetat, Megestrolacetat und Chlormadionacetat (6α-Chloro-Δ^6-17α-acetoxyprogesteron). Verbindungen dieser chemischen Gruppe weisen eine relativ selektive Gestagenwirkung auf.

Die zweite Hauptgruppe von Verbindungen mit Gestagenwirkung ist die 19-Nor-Gruppe. 19-Norprogesteron (ähnlich wie Progesteron aufgebaut, mit Ausnahme der C19-Methylgruppe, die duch ein Wasserstoffatom ersetzt wurde) besitzt eine wesentliche Gestagenaktivität, wobei 19-Nortestosteronderivate hauptsächlich gestagene statt androgene Wirkungen entfalten. Ein Ethinylsubstituent an C17 vermindert die Verstoffwechselungsrate in der Leber und führt zu 19-Nortestosteronanaloga wie Norethisteron, Norethynodrel und Ethynodioldiacetat, die oral aktiv sind. Der Zusatz einer 13-Ethylgruppe zum Norethisteron führt zum Gonan Norgestrel, das wirksamer als die Muttersubstanz ist. Diese Verbindungen sind weniger selektiv als die Progesteronester, die oben erwähnt wurden, und weisen unterschiedliche androgene, östrogene und antiöstrogene Wirkungen auf. Seit kurzem stehen drei weitere Gonane (Gestoden, Norgestimat und Desogestrel) zur Verfügung, von denen berichtet wird, daß sie die geringste Androgenwirkung all dieser als Gestagene eingesetzten Verbindungen entfalten. (Rebar und Zeserson, 1991).

Synthese und Sekretion Progesteron wird von den Eierstöcken hauptsächlich vom Gelbkörper während der zweiten Hälfte des Menstruationszyklus, wie in Abbildung 57.3 dargestellt, sezerniert. Die Sekretion setzt durch den Follikel, der für die Freisetzung des Eies vorgesehen ist, kurz vor dem Eisprung ein. Die Bildung von Progesteron aus Steroidvorläufern ist ausführlich im Kapitel 59 dargestellt, sie findet in den Eierstöcken, den Hoden, den Nebennierenrinden und der Plazenta statt. Die stimulierende Wirkung von LH auf die Progesteronsynthese und die Sekretion aus dem Gelbkörper wird von einem membrangebundenen Rezeptor vermittelt, der mit einem G-Protein-gekoppelten Signaltransduktionsweg verbunden ist, der die Synthese von cAMP durch Stimulation der Adenylatzyklase einleitet (siehe Kapitel 55).

Wenn das Ei befruchtet wird, findet die Einnistung etwa sieben Tage danach statt, wobei der sich entwickelnde Trophoblast fast gleichzeitig mit der Sekretion von humanem Choriongonadotropin (CG) in den mütterlichen Kreislauf beginnt und somit das funktionelle Leben des Gelbkörpers aufrecht erhält. CG, das mehrere Tage vor der zu erwartenden nächsten Menstruationsperiode im Urin nachweisbar ist, wird innerhalb der nächsten 5 Wochen in stetig ansteigenden Mengen, und daraufhin in verringerten Mengen während der restlichen Schwangerschaft ausgeschieden. Während des zweiten oder dritten Schwangerschaftsmonats beginnt die sich entwickelnde Plazenta in Zusammenarbeit mit fetalen Drüsen mit der Sekretion von Östrogen und Progesteron; danach ist der Gelbkörper für die Aufrechterhaltung der Schwangerschaft nicht mehr notwendig. Östrogen und Progesteron werden weiterhin bis zum Ende der Schwangerschaft in großen Mengen von der Plazenta ausgeschüttet.

Messungen der Sekretionsrate von Progesteron weisen darauf hin, daß sie von ein paar Miligramm am Tag während der Follikelphase des Zyklus auf 10 - 20 mg während der Lutealphase und auf mehrere Hundert Milligramm während des späten Schwangerschaftsstadiums anwächst. Bei Männern wurden Raten von 1 - 5 mg am Tag gemessen. Diese sind mit denen von Frauen in der Follikelphase vergleichbar.

Physiologische und pharmakologische Wirkungen

Neuroendokrine Wirkungen Wie in einem vorangegangenen Abschnitt bereits erörtert, entfaltet das in der Lutealphase des Zyklus hergestellte Progesteron zahlreiche physiologische Effekte. Es vermindert die Frequenz des hypothalamischen Pulsgenerators und steigert die Amplitude der hypophysären LH-Stöße.

Fortpflanzungssystem Progesteron, das während der Lutealphase des Zyklus freigesetzt wird, vermindert die östrogengesteuerte Endometriumproliferation und führt zur Entwicklung des sekretorischen Endometriums (siehe Abbildung 57.3). Der plötzliche Abfall der Progesteronfreisetzung aus dem Gelbkörper am Zyklusende ist die Hauptdeterminante des Menstruationsbeginns. Wird die Dauer der Lutealphase künstlich verlängert, sei es durch Erhaltung der Gelbkörperfunktion oder durch Behandlung mit Progesteron, werden deziduale Veränderungen im Endometriumstroma eingeleitet, die denen der frühen Schwangerschaft ähnlich sind. Unter gewöhnlichen Umständen geht Östrogen den Wirkungen von Progesteron auf das Endometrium voran, begleitet sie und ist für das normale Menstruationsmuster wesentlich.

Progesteron beeinflußt auch die endozervikalen Drüsen, so daß die relativ wässrige Sekretion der östrogenstimulierten Strukturen in ein zähes und visköses Material übergeht. Wie vorher bereits erwähnt, vermindern diese und andere Wirkungen der Gestagene das Eindringen von Sperma in den Gebärmutterhals.

Die östrogeninduzierte Reifung des menschlichen Vaginalepithels wird durch die Wirkung von Progesteron in den Zustand, der bei der Schwangerschaft vorliegt, umgewandelt, und kann durch zytologische Veränderungen des vaginalen Abstrichs bestimmt werden. Wenn die Menge des gleichzeitig wirkenden Östrogens bekannt ist, oder dies durch die Gabe von Östrogenen gesichert ist, kann die zytologische Antwort auf ein Gestagen dazu verwendet werden, seine gestagene Wirksamkeit zu bewerten.

Progesteron ist für die Aufrechterhaltung der Schwangerschaft wesentlich. Die wichtigsten Aufgaben des Hormons bestehen aus einer Hemmung der Menstruation und Gebärmutterkontraktilität, andere Effekte scheinen aber ebenfalls von Bedeutung zu sein. Die schwangerschaftserhaltende Wirkung führte in der Vergangenheit zur Anwendung von Gestagenen bei drohenden Aborten. Eine derartige Behandlung ist allerdings von zweifelhaftem Wert, wahrscheinlich weil verringerte Progesteronmengen selten die Ursache eines Spontanabortes sind (siehe unten).

Brustdrüse Während der Schwangerschaft und in geringerem Ausmaß während der Lutealphase des Zyklus führt Progesteron im Zusammenspiel mit Östrogen zu einer Proliferation der Brustdrüsenazini. Zum Ende der Schwangerschaft hin füllen sich die Azini mit Sekreten, wobei die Drüsengefäße sich beträchtlich vermehren. Die Laktation beginnt allerdings erst, wenn die Östrogen- und Progesteronspiegel nach der Geburt fallen.

Während des gewöhnlichen Menstruationszyklus ist die mitotische Aktivität im Brustepithel während der Follikelphase sehr gering und hat ihren Gipfel in der Lutealphase. Dieses Muster ist durch Progesteron bedingt, das *je Zyklus einen* Mitosezyklus im Brustepithel einleitet. Dieser Effekt ist vorübergehend, wobei eine kontinuierliche Exposition mit dem Hormon rasch zu einem Wachstumsstillstand der Epithelzellen führt (Clarke und Sutherland, 1993). Dies steht im Gegensatz zum Endometrium, wo die Proliferation während der Follikelphase aufgrund steigender Östrogenspiegel am größten ist und der durch Progesteron in der zweiten Zyklushälfte entgegengewirkt wird. Die hormonelle Wachstumskontrolle unterscheidet sich somit bei beiden Geweben, wobei man sich diese zellspezifischen Wirkungen vergegenwärtigen sollte, wenn therapeutische und unerwünschte Wirkungen dieser beiden Wirkstoffe interpretiert werden sollen.

Wirkungen auf das ZNS Wenn die Körpertemperatur sorgfältig jeden Tag während eines normalen Menstruationszyklus beobachtet wird, kann eine Erhöhung um etwa 0,5 °C in der Zyklusmitte festgestellt werden; dies fällt mit dem Eisprung zusammen. Die Temperaturerhöhung hält für den Rest des Zyklus bis zum Beginn der Menstruationsblutung an. Diese Temperaturerhöhung ist eindeutig auf Progesteron zurückzuführen, was mit der Gabe des Hormons bestätigt werden kann. Der genaue zentrale Mechanismus ist derzeit nicht bekannt, eine Veränderung des Temperaturregulationszentrums im Hypothalamus scheint aber daran beteiligt zu sein.

Progesteron steigert auch die ventilatorische Antwort des Atemzentrums auf Kohlendioxyd und führt zu einem reduzierten arteriellen und alveolären Pco_2 während der Lutealphase des Menstruationszyklus und während der Schwangerschaft. Progesteron scheint auch depressive und schlaffördernde Wirkungen auf das ZNS zu haben, von denen Berichte über Müdigkeit nach Hormongabe zeugen.

Wirkungen auf den Stoffwechsel Gestagene üben zahlreiche Wirkungen auf den Stoffwechsel aus. Progesteron selbst erhöht die basalen Insulinspiegel und den Insulinanstieg nach Kohlenhydratzufuhr, verursacht aber gewöhnlicherweise keine Veränderungen der Glukosetoleranz. Eine langfristige Verabreichung wirksamerer Gestagene wie Norgestrel kann allerdings die Glukosetoleranz verringern. Progesteron stimuliert die Lipoproteinlipaseaktivität und scheint die Fettanlagerung zu begünstigen. Von Progesteron und Analoga wie Medroxyprogesteronacetat wurde berichtet, daß sie nicht oder mäßig reduzierend auf HDL-Plasmaspiegel wirken. Im Gegensatz dazu scheinen 19-Nor-Gestagene HDL-Spiegel ausgeprägter zu senken, was wahrscheinlich an deren androgenen Aktivität liegen könnte. Dies hat zu Bedenken geführt, daß Gestagene die günstigen Effekte von Östrogenen, auf das Plasmalipoproteinprofil in Situationen vermindern könnten, wo beide gemeinsam verabreicht werden wie bei der Antikonzeption und bei postmenopausalen Frauen. Progesteron scheint ebenfalls die Wirkungen von Aldosteron auf den Nierentubulus zu mindern, was zu einer Steigerung der Mineralokortikoidsekretion aus der Nebennierenrinde führen könnte.

Wirkungsmechanismus

Gestagene sind normalerweise ziemlich lipophil und diffundieren frei in die Zellen, wo sie an den Progesteronrezeptor binden. Wie bei den anderen Mitgliedern der Steroid/Thyreoid-Rezeptorobergruppe ist der Progesteronrezeptor ein ligandenaktivierter nukleärer Transkriptionsfaktor, der mit einem progesteronresponsiblen Element in Zielgenen interagiert, um deren Expression zu steuern (Tsai und O'Malley, 1994). Der Progesteronrezeptor wird im weiblichen Fortpflanzungssystem, der Brustdrüse, dem ZNS (die Region des Pulsgenerators im Hypothalamus eingeschlossen) und in der Hypophyse exprimiert, weist aber im allgemeinen eine eingeschränktere Gewebeverteilung als Östrogen- oder andere Steroidhormonrezeptoren auf. Bei vielen Zellarten wird die Expression von Progesteronrezeptoren durch Östrogene eingeleitet, so daß ihre Anwesenheit als ein verbreiteter Marker für die Östrogenwirkung in der Forschung sowie der Klinik dient.

Es gibt ein einziges Progesteronrezeptorgen, aber zwei Formen des Rezeptors. Diese sogenannten A- und B-Formen können in manchen Geweben nachgewiesen werden. Die Formen kommen durch zwei verschiedene Translationsstartkodons zustande. Der A-Rezeptor ist die kleinere und gekürzte Form des B-Rezeptors. Beide Rezeptoren binden das Hormon und sind als Transkriptionsfaktoren aktiv, die physiologische und pharmakologische Bedeutung der beiden Formen bleibt aber derzeit im Dunkeln.

In vielen biologischen Systemen steigern Gestagene die Differenzierung und wirken den Östrogeneffekten bei der Stimulation des Zellwachstums entgegen. Wie zuvor bereits angemerkt, scheint diese Wirkung der Gestagene mit einer Verringerung der Östrogenrezeptorspiegel, einer Steigerung der lokalen Verstoffwechselung von Östrogenen zu weniger wirksamen Metaboliten oder einer Induktion von Genprodukten zusammenzuhängen, welche die zellulären Antworten von Östrogenwirkstoffen unterdrücken.

Resorption, Metabolismus und Exkretion Progesteron besitzt keine nennenswerte Aktivität, wenn es oral eingenommen wird, da es einem ausgiebigen First-pass-Metabolismus unterliegt. Progesteron steht als Öllösung für intramuskuläre Injektionszwecke zur Verfügung, das Präparat kann aber zu beträchtlichen lokalen Reizungen führen, wenn es auf diese Art verabreicht wird. Ester wie *Hydroxyprogesteroncaproat* und *Medroxyprogesteronacetat* (MPA) stehen für die intramuskuläre Injektion zur Verfügung, wobei MPA und *Megestrolacetat* oral verabreicht werden können, da deren Verstoffwechselung in der Leber im Vergleich zur Muttersubstanz wesentlich vermindert ist. Die 19-Nor-Steroide besitzen eine gute orale Verfügbarkeit, da der Ethinylsubstituent an C17 die Leberverstoffwechselung beträchtlich reduziert. Implantate (in Deutschland nicht auf dem Markt, Anm. d. Hrsg.) und Depotpräparate synthetischer Gestagene stehen zur Freisetzung über lange Zeiträume zur Verfügung (Beispiele siehe Abschnitt über Kontrazeptiva).

Im Plasma wird Progesteron an Albumin und kortikosteroidbindendem Globulin (CBG oder Transcortin), aber nicht in nennenswertem Maße am geschlechtssteroidbindenden Globulin (*sex binding globulin*, SSBG) gebunden. 19-Nor-Verbindungen wie Norethisteron, Norgestrel und Desogestrel binden an SSBG und Albumin, und Ester wie MPA hauptsächlich an Albumin. Die Gesamtbindung dieser synthetischen Verbindungen an Plasmaproteine ist beträchtlich und beträgt 90% oder mehr, wobei die Verteilung der Bindung an unterschiedliche Proteine spezifisch für die jeweilige Verbindung ist.

Die Eliminationshalbwertszeit von Progesteron beträgt ungefähr fünf Minuten, wobei das Hormon hauptsächlich in der Leber zu hydroxylierten Metaboliten und deren Sulfat- sowie Glukuronidkonjugate verstoffwechselt wird, die mit dem Harn ausgeschieden werden. Ein für den Progesteronstoffwechsel kennzeichnender Urinhauptmetabolit ist Pregnan-3α,20α-diol. Seine Messung im Urin und Plasma wird als Index zur endogenen Progesteronsekretion genutzt. Die synthetischen Gestagene haben viel längere Halbwertszeiten, z. B. ungefähr sieben Stunden für Norethisteron, 16 Stunden für Norgestrel, zwölf Stunden für Gestoden und 24 Stunden für MPA. Obwohl vollständige Informationen über synthetische Gestagene fehlen, wird angenommen, daß deren Verstoffwechselung hauptsächlich in der Leber geschieht, wobei die Elimination mit dem Harn in Form von Konjugaten oder verschiedenen polaren Metaboliten stattfindet.

Therapeutischer Einsatz

Die beiden häufigsten Anwendungen für Gestagene sind die Antikonzeption, sei es allein oder zusammen mit Östradiol sowie Mestranol in oralen Kontrazeptiva, und in Kombination mit Östrogen zur Hormonsubstitutionstherapie bei postmenopausalen Frauen. Diese beiden Anwendungsformen werden an anderer Stelle in diesem Kapitel eingehend erörtert.

Gestagene werden auch in verschiedenen Fällen zur ovariellen Hemmung eingesetzt, z. B. Dysmenorrhoe, Endometriose, Hirsutismus und Gebärmutterblutungen. Zu den für dieses Einsatzgebiet geeigneten oralen Gestagenen gehören neben Medroxyprogesteronacetat auch *Norethisteron* und *Norethisteronacetat*. Norethisteronacetat unterscheidet sich von Norethisteron nur in der Wirksamkeit, wobei das Essigsäuresalz zweimal so wirksam ist. Im allgemeinen stellen die Anwendungen der oralen Gestagene Erweiterungen der physiologischen Wirkungen von Progesteron auf die neuroendrokrine Kontrolle der Eierstockfunktion und auf das Endometrium dar. Gestagene wurden ebenfalls zur Behandlung des prämenstruellen Syndroms eingesetzt, deren Effektivität konnte aber bisher nicht durch klinische Studien belegt werden.

Progesteron kann diagnostisch zur Bestimmung der Östrogensekretion und der Ansprechbarkeit des Endometriums eingesetzt werden. Nach einer fünf- bis siebentägigen Verabreichung von Progesteron an amenorrhoische Frauen tritt eine Entzugsblutung ein, wenn das Endometrium zuvor durch endogene Östrogene stimuliert wurde. Kombinationen aus Östrogenen und Gestagenen können ebenfalls zur Bestimmung der endometrialen Ansprechbarkeit bei Patienten mit Amenorrhoe eingesetzt werden.

Obwohl Gestagene in der Vergangenheit wegen ihrer Eigenschaft, die Kontraktilität des Myometriums zu senken, ausgiebig zur Verhinderung drohender oder habitueller Aborte verwendet wurden, sind sie mindestens seit einem Jahrzehnt nicht mehr zu diesem Zweck eingesetzt worden. Es gibt keinen Hinweis dafür, daß Gestagene bei einer signifikanten Anzahl solcher Fälle wirksam gewesen wären, und außerdem bestehen bei deren Verwendung mögliche Risiken für den Feten (z. B. Virilisierung und Geschlechtsmißbildungen).

Gestagene wurden zur palliativen Behandlung für metastasierende Endometriumkarzinome und zur Therapie von Nieren- sowie Brustkarzinomen eingesetzt.

ANTIGESTAGENE

Obwohl Antiöstrogene bereits Ende der 1950er Jahre verfügbar waren, erschien der erste Bericht über ein Antigestagen nicht vor 1981. In jenem Jahr wurde auf dem VIII. Internationalen Pharmakologischen Kongress in Tokio über den Glukokortikoidantagonisten RU 38486 (jetzt als RU 486 bezeichnet) oder *Mifepriston* berichtet, der einige antigestage Wirkungen aufwies (Philibert et al., 1981). 1982 wurde der erste Bericht über eine Unterbrechung des menschlichen Menstruationszyklus und einer Frühschwangerschaft durch diesen Wirkstoff vor der Französischen Akademie der Wissenschaften vorgestellt (Hermann et al., 1982).

Seit 1988 steht Mifepriston in Frankreich und einigen anderen europäischen Ländern zur Schwangerschaftsbeendigung (Peyron et al., 1993) und Ende 1994 in den USA als Forschungssubstanz zur Verfügung. Auch wenn bisher das Hauptaugenmerk auf die Schwangerschaftsbeendigung durch Mifepriston lag, können Antigestagene auch für andere Anwendungszwecke, wie zur Antikonzeption, zur Krebsbehandlung und Weheneinleitung eingesetzt werden (Spitz und Bardin, 1993).

Mifepriston

Chemie Mifepriston (RU 486) ist ein Abkömmling des 19-Nor-Gestagens Norethisteron, das einen Dimethylaminophenylsubstituenten an der 11β-Position enthält. Es ist ein wirksamer kompetitiver Antagonist sowohl der Gestagen- als auch der Glukokortikoidbindung an den jeweiligen Rezeptoren. Es wurden bis jetzt viele andere Verbindungen mit einer ähnlichen Aktivität synthetisiert, wobei die meisten eine ähnliche 11β-aromatische Gruppe wie Mifepriston enthalten. Mifepriston hat die folgende Struktur:

MIFEPRISTON

Pharmakologische Wirkungen In Gegenwart von Gestagenen wirkt Mifepriston als kompetitiver Rezeptorantagonist, besitzt aber, allein gegeben, eine Wirkung als partieller Agonist.

Wenn es im Frühstadium der Schwangerschaft verabreicht wird, verursacht Mifepriston einen Zusammenbruch der Dezidua durch Blockade der uterinen Progesteronrezeptoren. Dies führt zu einer Ablösung des Blastozysten, der daraufhin die CG-Produktion reduziert. Dies wiederum führt zu einer Verringerung der Progesteronsekretion aus dem Gelbkörper, was den dezidualen Zusammenbruch weiter beschleunigt. Verminderte endogene Progesteronmengen verbunden mit einer Blockade der Progesteronrezeptoren der Gebärmutter erhöhen die uterinen Prostaglandinspiegel und steigern die Empfindlichkeit des Myometriums auf die kontraktilen Effekte der Prostaglandine. Ein davon unabhängiger Effekt des Mifepriston besteht aus einer Entspannung des Gebärmutterhalses, was eine Ausstoßung des abgelösten Blastozysten erleichtert.

Mifepriston entfaltet auch Wirkungen auf den Eisprung. Wenn es akut in der mittleren bis späten Follikelphase verabreicht wird, verzögert es die Follikelreifung und den LH-Gipfel, so daß der Eisprung später als sonst eintritt. Wird das Pharmakon *intermittierend* (z. B. einmal in der Woche) oder *kontinuierlich* verabreicht, wird der Eisprung in den meisten, aber nicht allen Fällen verhindert. Diese Wirkungen beruhen auf Effekten auf den Hypothalamus sowie der Hypophyse und weniger auf die Eierstöcke, allerdings sind die Mechanismen nicht genau geklärt.

Wenn es einen oder mehrere Tage lang in der mittleren oder späten Lutealphase verabreicht wird, verhindert Mifepriston die Entwicklung eines sekretorischen Endometriums und löst eine Monatsblutung aus. Die Progesteronrezeptorblockade in dieser Zeit ist das pharmakologische Äquivalent eines Progesteronentzugs, so daß die Blutung üblicherweise nach einigen Tagen einsetzt und für ein bis zwei Wochen nach Antigestagenbehandlung fortbesteht.

Mifepriston scheint auch Wirkungen auf den Gebärmutterhals, das Myometrium, ektope Endometriumgewebe (z. B. Endometriose), bestimmte Brustkrebsarten und Meningiome durch seine antigestagene Aktivität zu entfalten. Außerdem bindet die Substanz an den Glukokortikoidrezeptor und entfaltet somit antiglukokortikoide Wirkungen. Ein beim Menschen im Vordergrund stehender Effekt besteht aus der Hemmung des Rückkopplungsmechanismus von Kortisol auf die ACTH-Sekretion aus der Hypophyse, was zu einer Steigerung von Kortikotropin und den Nebennierensteroidspiegeln im Plasma führt. Daher könnte diese Substanz möglicherweise allenfalls bei Cushing-Syndromen, die durch eine ektope Kortikotropinsekretion oder ein Nebennierenrindenkarzinom verursacht werden, ein nützlicher Glukokortikoidantagonist sein.

Resorption, Metabolismus und Exkretion Mifepriston ist oral wirksam und besitzt hierbei eine gute Bioverfügbarkeit. Plasmaspitzenspiegel treten mehrere Stunden nach Gabe auf, und die Substanz wird nur langsam mit Plasmahalbwertszeiten von 20 - 40 Stunden abgebaut. Im Plasma wird Mifepriston mit hoher Affinität an das saure α_1-Glykoprotein gebunden, was zu dieser langen Halbwertszeit beitragen mag. Mono- und didesmethylierte Produkte, von denen angenommen wird, daß sie eine pharmakologische Wirkung besitzen, stellen die hauptsächlichen Metabolite dar; in geringerem Umfang auch hydroxylierte Verbindungen. Das Pharmakon wird in der Leber verstoffwechselt und nimmt am enterohepatischen Kreislauf teil, die Stoffwechselprodukte werden hauptsächlich im Faeces vorgefunden.

Therapeutischer Einsatz und Ausblick Zur Zeit wird Mifepriston in Frankreich, Großbritannien und Schweden zur klinischen Anwendung eingesetzt. Sein Hauptanwendungszweck besteht aus der medizinischen Schwangerschaftsunterbrechung im ersten Trimenon. Wenn Mifepriston zur medizinischen Schwangerschaftsunterbrechung eingesetzt wird, wird 48 Stunden nach der Antigestagengabe ein Prostaglandin verabreicht, um die Kontraktionen des Myometriums noch weiter zu steigern und die Austreibung des abgelösten Blastozysten zu sichern. Es wurden intramuskuläres *Sulproston*, intravaginales *Gemeprost* und orales *Mifepriston* eingesetzt (Peyron et al., 1993). Es gab gelegentliche Berichte über unerwünschte Wirkungen einer Einzeldosis Mifepriston, zu denen schwere Blutungen, Schwindel, Erbrechen, Anorexie, Bauchschmerzen und Müdigkeit zählen (Peyron et al., 1993; Spitz und Bardin, 1993). Einige Berichte wiesen auf kardiovaskuläre Komplikationen bei Frauen hin, die Mifepriston und Prostaglandine erhielten, diese Wirkungen werden allerdings den Prostaglandinen zugeschrieben und können durch die orale Gabe einer Substanz wie Misoprostol verringert werden.

Mifepriston wurde auch als postkoitales Kontrazeptivum eingesetzt und scheint eine geringfügig stärkere Wirksamkeit zu besitzen als hochdosierte Östrogen-Progesteron-Kombinationen (Glasier et al., 1992). Es wird angenommen, daß der Wirkungsmechanismus in diesem Fall aus der Verhinderung der Einnistung besteht. Der regelmäßige Einsatz eines Antigestagens in der späten Lutealphase wurde als wirksame Antikonzeption vorgeschlagen, da es eine Abstoßung des Endometriums und das Auftreten einer Menstruation in jedem Zyklus sicherstellen würde (Nieman et al., 1987).

Zu den weiteren Einsätzen von Mifepriston in der Forschung oder aus anderen Bewegründen gehören die Weheneinleitung nach dem Fruchttod sowie, am Ende des dritten Trimenon, die Behandlung der Endometriose und von Leiomyomen, Brustkrebs und Meningiomen (Spitz und Bardin, 1993).

Seit den ersten Berichten über die antigestagenen Wirkungen von Mifepriston wurden viele weitere Verbindungen mit einer ähnlichen antigestagenen und antiglukokortikoiden Wirkung synthetisiert, wobei derzeit möglicherweise mehr als tausend Literaturartikel über die verschiedenen Gesichtspunkte dieser Substanzen existieren. Angesichts der vielen möglichen Anwendungen dieser Wirkstoffe zu klinischen und experimentellen Zwecken wird erwartet, daß dies auch noch in den kommenden Jahren ein Hauptforschungsfeld bei der Entwicklung von Therapien bleiben wird.

HORMONELLE KONTRAZEPTIVA

Von den verschreibungspflichtigen Pharmaka gehören die oralen Kontrazeptiva zu den am meisten angewendeten Substanzen in den USA sowie weltweit. Als sie 1960 auf den Markt kamen, haben sie das Leben von Millionen von Menschen verändert und hatten revolutionäre Ausmaße für die Gesellschaft. Zum ersten Mal in der Geschichte stand ein bequemes, kostengünstiges und vollständig zuverlässiges Empfängnisverhütungsmittel für die Familienplanung und die Vermeidung ungewollter Schwangerschaften zur Verfügung.

Es ist wichtig, im Vorfeld einige Schlüsselpunkte zur Pharmakologie der einzelnen hormonellen Empfängnisverhütungsmittel zu betrachten. (1) Hormonelle Empfängnisverhütungsmittel gehören zu den wirksamsten verfügbaren Pharmaka. (2) Es stehen eine Reihe von Wirkstoffen mit sehr unterschiedlichen Bestandteilen, Dosen und Nebenwirkungen zur Verfügung, die echte therapeutische Wahlmöglichkeiten eröffnen. (3) Im Gegensatz zu Pharmaka, die eingesetzt werden, um Krankheiten zu behandeln, werden diese Wirkstoffe im allgemeinen bei einer relativ jungen und gesunden Bevölkerungsgruppe eingesetzt, so daß die Berücksichtigung möglicher Nebenwirkungen besonders wichtig ist. (4) Abgesehen von den schwangerschaftsverhütenden Eigenschaften besitzen diese Substanzen wesentliche Vorteile für die Gesundheit. (5) Wegen der Unterschiede in Dosierung und Zusammensetzung ist es nicht ratsam, unerwünschte Wirkungen von hormonellen Empfängnisverhütungsmitteln direkt mit Hormonsubstitutionstherapien oder umgekehrt zu vergleichen. Obwohl diese Punkte wichtig sind, besitzen orale Empfängnisverhütungsmittel eine ausgezeichnete Wirksamkeit und weisen bei den meisten Frauen eine niedrige Inzidenz unerwünschter Wirkungen auf.

Geschichte Zu Beginn des 20. Jahrhunderts entwickelte eine Reihe europäischer Wissenschaftler, zu denen Beard, Prenant und Loeb zählten, das Konzept, daß Sekrete des Gelbkörperhormons den Eisprung während der Schwangerschaft verhindern könnten. Diese und andere Forscher zielten darauf ab, die Grundlagen der Fortpflanzungsphysiologie zu verstehen, wobei der österreichische Physiologe Haberlandt dieses Konzept erweiterte und die Vorstellung voranbrachte, daß Hormone zum Zwecke der Sterilisierung eingesetzt werden könnten (siehe Perone, 1994). 1927 veröffentlichte er eine Arbeit mit dem Titel „Von der hormonellen Sterilisierung weiblicher Tiere", in der er von der Erzeugung einer zeitweiligen Sterilität bei Nagetieren berichtete, indem Extrakte aus den Eierstöcken und der Plazenta verfüttert wurden (Haberlandt, 1927) – d. h. ein eindeutiges Beispiel für ein orales Kontrazeptivum! Nachdem Progesteron aus dem Gelbkörper isoliert worden war, berichteten Makepeace und Mitarbeiter 1937, daß das reine Hormon den Eisprung in Kaninchen verhinderte (Makepeace et al., 1937). Zwei Jahre später beobachteten Astwood und Fevold (1939) einen ähnlichen Effekt bei Ratten.

In den 1950ern fanden Pincus, Garcia und Rock heraus, daß Progesteron und 19-Nor-Gestagene den Eisprung bei Frauen verhindern (Rock et al., 1957). Bemerkenswerterweise entsprang diese Entdeckung ihren Bemühungen, die Unfruchtbarkeit mit Gestagenen oder Östrogen-Gestagen-Kombinationen zu behandeln. Die anfänglichen Beobachtungen waren, daß jede der beiden Behandlungsarten den Eisprung bei den meisten Frauen wirksam verhinderte. Bedenken über die Entwicklung von Neoplasien und anderen möglichen Nebenwirkungen des Östrogens (Diethylstilbestrol) führten in ihren Untersuchungen schließlich zur alleinigen Verwendung von Gestagenen.

Eine der Verbindungen war Norethynodrel, wobei erste Chargen dieser Substanz mit kleinen Mengen Mestranol verunreinigt waren. Als das Mestranol entfernt worden war, wurde bemerkt, daß die Behandlung mit reinem Norethynodrel vermehrt zu Durchbruchblutungen führte und eine Hemmung des Eisprungs nicht immer gewährleistet war. Daraufhin wurde Mestranol dem Präparat wieder zugefügt, so daß diese Kombination die erste war, die für eine groß angelegte klinische Studie eingesetzt wurde.

Die klinischen Studien, die von Pincus, Rock, Garcia und Mitarbeiter in der Mitte der 1950er in Puerto Rico und Haiti durchgeführt wurden, belegten den praktisch vollständigen antikonzeptiven Erfolg der Norethynodrel-Mestranol-Kombination (Pincus et al., 1959). Ende 1959 war Enovid (Norethynodrel mit Mestranol) die erste durch das FDA zugelassene „Pille" zur Anwendung als Empfängnisverhütungsmittel in den USA und wurde 1962 von der Zulassung von Ortho-Novum (Norethisteron mit Mestranol) gefolgt. Um 1966 herum waren ungefähr ein Dutzend Präparate auf dem US-amerikanischen Markt, in denen entweder Mestranol oder Ethinylöstradiol in Kombination mit einem der vielen verschiedenen 19-Nor-Gestagenen vorhanden war. Im selben Jahr veröffentlichte die Arbeitsgruppe von Goldzieher den ersten Bericht darüber, daß synthetische Gestagene als langwirksame injizierbare Kontrazeptiva verwendet werden können (Zanartu et al., 1966), allerdings ließ das FDA diese Anwendung erst viel später in den USA zu. Mitte der 1960er waren die Grundlagen der Pharmakologie der hormonellen Schwangerschaftsverhütung etabliert.

Millionen von Frauen in den USA und anderen Ländern fingen an, Kontrazeptiva einzunehmen, so daß Berichte über unerwünschte Wirkungen anfang der 1970er sich zu häufen begannen (siehe Kols et al., 1982). Die Erkenntnis, daß diese Nebenwirkungen dosisabhängig waren und daß Östrogene sowie Gestagene den Eisprung synergistisch hemmen, führte zu einer Dosisreduktion und zur Entwicklung sogenannter niedrigdosierter Kontrazeptiva. Die zunehmende Anwendung von biphasischen und triphasischen Präparaten in den 1980ern reduzierte die Steroiddosis weiterhin. Es scheint so, daß die heutzutage käuflich erwerblichen Dosen die niedrigsten sind, die noch eine zuverlässige Empfängnisverhütung gewährleisten.

Zu den weiteren Hauptentwicklungen der 1980er zählte die sich schnell verbreitende Erkenntnis, daß orale Kontrazeptiva eine Reihe wesentlicher Vorteile für die Gesundheit aufweisen (Kols et al., 1982). Tatsächlich wurde in einem vor kurzem erschienenem Bericht die Frage gestellt, ob die Hormondosen in oralen Kontrazeptiva jetzt so niedrig sind, daß sie die im vergangenen Jahrzehnt erkannten Vorteile nicht mehr bewirken können (Goldzieher, 1994).

Arten hormoneller Kontrazeptiva

Kombinationspräparate oraler Kontrazeptiva Die in den USA am häufigsten angewandten Pharmaka sind

Kombinationspräparate oraler Kontrazeptiva, die sowohl ein Östrogen als auch ein Gestagen enthalten. Sie sind hochwirksam, mit einer allgemein anerkannten theoretischen Zuverlässigkeit von 99,9% und einer Anwendungszuverlässigkeit von 97% bis 98%. Ethinylöstradiol und Mestranol sind die beiden verwendeten Östrogene (Ethinylöstradiol wird weitaus häufiger eingesetzt), wobei verschiedene Gestagene eingesetzt werden. (Tabelle 57.2). Die Gestagene sind 19-Nor-Verbindungen und jede besitzt unterschiedliche androgene, östrogene sowie antiöstrogene Wirkungen, die für manche ihrer Nebenwirkungen verantwortlich sein können. Verbindungen wie Desogestrel und Norgestimat sind die jüngsten Entwicklungen. Von diesen wird berichtet, daß sie eine geringere androgene Wirkung besitzen als andere 19-Nor-Verbindungen (Shoupe, 1994; Archer 1994; Rebar und Zeserson, 1991). Die Resorption, Verstoffwechselung und Ausscheidung der einzelnen Verbindungen wurden bereits in einem vorherigen Abschnitt erörtert.

Kombinationspräparate oraler Kontrazeptiva sind als Ein-, Zwei- und Dreiphasenpräparate für gewöhnlich als 21-Tage-Packungen erhältlich (siehe Tabelle 57.2). Beim Einphasenpräparat enthält jede Tablette gleichbleibende Mengen an Östrogen und Gestagen, die täglich über 21 Tage eingenommen werden mit einem sich anschließenden siebentägigen „pillenfreien" Zeitabschnitt. (Manche Präparate bestehen aus 28-Tage-Packungen, wobei die Tabletten der letzten sieben Tage wirkungslose Bestandteile enthalten.) Die Zwei- und Dreiphasenpräparate enthalten zwei oder drei verschiedene Tabletten mit unterschiedlichen Mengen wirksamer Bestandteile, die zu verschiedenen Zeiten während des 21-Tage-Zyklus

Tabelle 57.2 Zusammensetzung einiger oraler Kontrazeptiva*

TYP	PRÄPARATE	ÖSTROGEN (mg)	GESTAGEN (mg)
Einphasenpräparate			
Ethylöstradiol/Norethisteron	Eve 20	0,02	0,5
	Sinovula mikro	0,03	0,5
	Neorlest 21	0,03	0,6**
	Ovysmen 0,5/35	0,035	0,5
	Ovysmen 1/35	0,035	1
	Non-Ovlon	0,05	1**
Ethinylöstradiol/Levonorgestrel	Miranova	0,02	0,1
	Minisistron	0,03	0,125
	Microgynom	0,03	0,15
	Gravistat	0,05	0,125
	Neogynon	0,05	0,25
Ethynilöstradiol/Norgestrel	Stediril	0,05	0,5
Mestranol/Norethisteron	Ortho-Novum 1/50	0,05	1
Ethynilöstradiol/Desogestrel	Lovelle	0,02	0,15
	Marvelon	0,03	0,15
Ethynilöstradiol/Norgestimat	Cilest	0,035	0,25
Zweiphasenpräparate			
Ethynilöstradiol/Norethisteron	Sequostat	0,05 (6 Tabl.)	0,00
		0,05 (15 Tabl.)	1
Dreiphasenpräparate			
Ethynilöstradiol/Norethisteron	Synphasec	0,035 (7 Tabl.)	0,5
		0,035 (9 Tabl.)	1
		0,035 (5 Tabl.)	0,5
	TriNovum	0,035 (7 Tabl.)	0,5
		0,035 (7 Tabl.)	0,75
		0,035 (7 Tabl.)	1
Ethynilöstradiol/Levonorgestrel	Triette	0,04 (6 Tabl.)	0,05
		0,04 (5 Tabl.)	0,075
		0,03 (10 Tabl.)	0,125
	Triquilar	0,03 (6 Tabl.)	0,05
		0,04 (5 Tabl.)	0,075
		0,03 (10 Tabl.)	0,125
	Trisiston	0,03 (6 Tabl.)	0,05
		0,04 (6 Tabl.)	0,075
		0,03 (9 Tabl.)	0,125
Gestagen			
Norethisteron	Norethisteron	0,00	0,35
Levonorgestrel	Microlut	0,00	0,03
	Mikro-30 Wyeth	0,00	0,03
	28 mini	0,00	0,03

* Diese Tabelle wurde den deutschen Verhältnissen angepasst.
** als Norethisteronacetat.
Abkürzung: Tabl.: Tabletten.
Präparate gem. deutschen Handelsnamen (Anm. d. Hrsg.).

eingenommen werden sollen. Hierdurch wird die Gesamtmenge der verabreichten Steroide vermindert, wobei sich die Verhältnisse von Östrogen zu Gestagen denjenigen während des Menstruationszyklus weitgehend annähern (wobei sich das Verhältnis während der Lutealphase im allgemeinen zu einem höheren Gestagenanteil hin verschiebt; siehe Abbildung 57.3). Phasenpräparate wurden in den 1980ern hauptsächlich deswegen entwickelt, um die Gestagendosen in oralen Kontrazeptiva zu reduzieren, als erkannt wurde, daß diese nachteilige Wirkungen auf das Herzkreislaufsystem entfalten könnten.

Der Östrogenanteil heutiger Präparate erstreckt sich von 20 - 50 µg. Die Mehrheit enthält 30 - 35µg. Präparate, die 35 µg oder weniger enthalten werden im allgemeinen als „niedrigdosierte" oder „moderne" Tabletten bezeichnet. Die Dosis des Gestagens ist wegen der Wirksamkeitsunterschiede der verwendeten Verbindungen variabler, der Anteil der meisten beträgt aber 1 mg oder weniger. Der zuerst verfügbare Wirkstoff enthielt 10 mg Norethynodrel und 150 µg Mestranol. 1966 enthielten die meisten auf dem Markt erhältlichen Präparate 50 - 100 µg des östrogenen und 2 - 10 mg des gestagenen Wirkstoffes. Die großen Dosisunterschiede erschweren eine Übertragung von Daten früher epidemiologischer Studien mit „hochdosierten" oralen Kontrazeptiva auf die heutigen „niedrigdosierten" Präparate. Die Kombination von Mestranol und Norethynodrel wird auch heute noch hergestellt (in Deutschland nicht auf dem Markt, Anm. d. Hrsg.). Das Produkt wird allerdings nicht zur Empfängnisverhütung, sondern bei der Endometriose oder der Hypermenorrhoe eingesetzt.

Sequenzpräparate Für kurze Zeit, von 1965 bis 1970, waren „Sequenzpräparate" auf dem US-amerikanischen Markt erhältlich. Bei diesen wurde über 14 Tage ausschließlich ein Östrogen verwendet, gefolgt von einer Östrogen-Gestagen-Kombination für sieben Tage. Die Sequenzpräparate wurden vom US-amerikanischen Markt durch das FDA genommen, weil Bedenken wegen ihrer Wirksamkeit gegenüber anderen Präparaten bestanden und Berichte vorlagen, die eine endometriale Pathologie mit ihrer Anwendung in Verbindung brachten.

Gestagenkontrazeptiva Es stehen mehrere Präparate zur Gestagenkontrazeption zur Verfügung. Sie besitzen eine etwas geringere Zuverlässigkeit als Kombinationspräparate oraler Kontrazeptiva mit einer theoretischen Zuverlässigkeit von 99% und einer Anwendungszuverlässigkeit von 96 - 97,5%. Die Wirkstoffe hemmen den Eisprung allerdings weniger effektiv als Kombinationspräparate, was zur Annahme führt, daß sie zusätzliche Wirkmechanismen entfalten. Zu den einzelnen Präparaten gehört die „Minipille" oder orale Darreichungsformen niedriger Gestagendosen (z. B. 350 µg Norethisteron oder 75 µg Norgestrel), die täglich ohne Unterbrechung eingenommen werden müssen; subdermale Implantate mit 216 mg Norgestrel (in Deutschland nicht auf dem Markt, Anm. d. Hrsg.) für die langsame Freisetzung und der sich daraus ergebenden Langzeitschwangerschaftsverhütung (z. B. bis zu fünf Jahren) und Medroxyprogesteronacetat für die intramuskuläre Injektion von 150 mg Wirkstoff alle drei Monate.

Eine Vorrichtung, die geringe Mengen Progesteron lokal freisetzt, wird intrauterin eingesetzt und wirkt ein Jahr lang (in Deutschland nicht auf dem Markt, Anm. d. Hrsg.). Ihre Zuverlässigkeit wird mit 97 - 98% angegeben, wobei die schwangerschaftsverhütenden Eigenschaften vermutlich auf lokale Effekte auf die Gebärmutterschleimhaut zurückzuführen ist.

Postkoitale Kontrazeptiva Zahlreiche Anwendungsverfahren wurden zur postkoitalen Kontrazeption eingesetzt, dazu gehören (1) Ethinylöstradiol (100 µg) und Norgestrel (1 mg) zweimal eingenommen im 12-Stunden-Intervall, (2) Ethinylöstradiol allein (2,5 mg zweimal täglich über fünf Tage), (3) konjugierte Östrogene (30 mg täglich über fünf Tage), (4) Östron (5 mg dreimal täglich über fünf Tage) und (5) Diethylstilbestrol (25 mg zweimal täglich über fünf Tage). Hochdosiertes Diethylstilbestrol war die erste Behandlungsart für diese Situation, dabei werden bei den jüngeren Ethinylöstradiol-Norgestrelkombinationen viel niedrigere Dosen verwendet, die eine geringere Häufigkeit und Schwere von Nebenwirkungen aufweisen. Die überlieferten Schätzungen über die Zuverlässigkeit der letztgenannten Behandlungsweise betragen 90 - 98%, wenn sie innerhalb von 72 Stunden nach dem Geschlechtsverkehr eingeleitet wird. Der Wirkungsmechanismus dieses Behandlungsverfahrens ist unklar, möglich sind Wirkungen auf den Eileitertransport des Eies oder die Entwicklung eines für die Einnistung ungeeigneten Endometriums.

Diese hohen Östrogendosen erzeugen häufig ernste Nebenwirkungen wie Kopfschmerzen, Übelkeit, Brustspannung, Waden- und Bauchkrämpfe. Schwindel und Erbrechen treten regelmäßig auf und sind häufig so schwer, daß sie Antiemetika erforderlich machen. Wegen der Schwere und Häufigkeit der Nebenwirkungen und der relativ hohen Dosen ist die postkoitale Schwangerschaftsverhütung nicht als Routinemethode geeignet und ist normalerweise Notsituationen wie Vergewaltigungen und Inzest vorbehalten.

Wirkungsmechanismus

Kombinationspräparate oraler Kontrazeptiva Kombinationspräparate oraler Kontrazeptiva wirken durch die Verhinderung des Eisprungs (Lobo und Stanczyk, 1994). Direkte Plasmahormonmessungen weisen auf eine Hemmung von LH- und FSH-Spiegel hin, der LH-Gipfel zur Zyklusmitte setzt aus, die Spiegel endogener Steroide sind erniedrigt und der Eisprung wird nicht ausgelöst. Unter Umständen kann jeder Einzelbestandteil diese Effekte erzielen, die Kombination aber vermindert auf synergistische Weise die Plasmagonadotropinspiegel und verhindert den Eisprung zuverlässiger als die jeweilige Einzelkomponente.

Angesichts der vielseitigen Wirkungen von Östrogenen und Gestagenen auf die hypothalamisch-hypophysäre-ovarielle Achse während des Menstrualzyklus bewirken wahrscheinlich mehrere Effekte eine Hemmung des Eisprungs. Zudem scheint die langfristige Anwendung dieser Pharmaka noch andere Effekte ins Spiel zu bringen, die nicht auf physiologische Weise mit dem Menstruationszyklus zusammenhängen. Solange nicht eindeutig geklärt ist, ob ein einzelner oder mehrere Effekte vorherrschend für die schwangerschaftsverhütende Wirkung sind, gilt es als wahrscheinlich, daß mehrere Faktoren daran beteiligt sind. Tatsächlich scheint es so, daß der Grund für die außerordentlich hohe Wirksamkeit dieser Substanzen darauf beruht, daß ihre schwangerschaftsverhütenden Eigenschaften auf mehreren Mechanismen begründet sind.

Die hypothalamischen Wirkungen der Steroide spielen eine Hauptrolle bei den schwangerschaftsverhütenden Eigenschaften oraler Kontrazeptiva. Progesteron vermindert eindeutig die Frequenz von GnRH-Stößen. Da die Frequenz, mit der LH freigesetzt wird, wesentlich für den Eisprung ist, kann davon ausgegangen werden, daß diese Eigenschaft des Progesterons bedeutend für seine schwangerschaftsverhütende Wirkung ist. Bei Affen und Menschen mit einem Menstruationzyklus beeinflussen Östrogene nicht die Frequenz des Pulsgenerators. Hat der Menstruationszyklus über eine lange Zeitspanne ausgesetzt (z. B. bei ovariektomierten Affen und postmenopausalen Frauen, siehe Hotchkiss und Knobil, 1994), vermindern Östrogene die Frequenz des Pulsgenerators beträchtlich, wobei Progesteron diesen Effekt verstärkt. Von der Theorie her könnten diese Wirkungen der Östrogene auf den Hypothalamus ins Spiel kommen, wenn orale Kontrazeptiva über längere Zeiträume eingesetzt werden.

Effekte auf die Hypophyse scheinen ebenfalls zu den Wirkungen oraler Kontrazeptiva zu gehören. Die Gabe von exogenem GnRH an Frauen, die orale Kontrazeptiva einnehmen, erhöht die LH-Plasmaspiegel. Der Anstieg ist allerdings viel geringer als bei Kontrollpersonen, was darauf hinweist, daß orale Kontrazeptiva die hypophysäre Ansprechbarkeit auf GnRH verringern (Mishell et al., 1977). Östrogene vermindern normalerweise die Freisetzung von FSH aus der Hypophyse während der Follikelphase des Menstruationszyklus, wobei dieser Effekt zur fehlenden Entwicklung des Follikel bei Anwendern oraler Kontrazeptiva beitragen könnte. Anhaltend hohe Östrogenspiegel oberhalb eines bestimmten Schwellenwertes lösen auch den LH-Gipfel zur Zyklusmitte aus, der für den Eisprung notwendig ist. Physiologischerweise beeinflußt Progesteron diesen Prozeß nicht, seine pharmakologische Verabreichung aber hemmt den östrogeninduzierten LH-Gipfel. Somit scheinen vielseitige Effekte auf die Hypophyse zur Wirkung oraler Kontrazeptiva beizutragen.

Zusätzlich zur Verhinderung des Eisprungs wird von weiteren Effekten ausgegangen, die zur außerordentlichen Wirksamkeit von Kombinationspräparaten oraler Kontrazeptiva beitragen. Der Transport des befruchteten Eies durch den Eileiter und die richtige Entwicklung der Gebärmutterschleimhaut für die Einnistung muß koordiniert ablaufen, wobei von oralen Kontrazeptiva zu Recht angenommen wird, daß sie beides beeinflussen. Zudem werden durch Östrogen-Gestagen-Kombinationen die Zusammensetzung und Eigenschaften des Zervikalschleimes beeinflußt. Sie sind für das Überleben der Spermien und ihre Penetration wichtig. Es ist schwierig, den Anteil zu bestimmen, den diese Wirkungen auf die Kontrazeption haben, da diese Pharmaka bereits den Eisprung so wirksam hemmen.

Gestagenkontrazeptiva Gestagenkontrazeptiva verhindern einen Eisprung bei 70 - 80% aller Zyklen im wesentlichen durch eine Verlangsamung der Frequenz des GnRH-Pulsgenerators und durch eine Verhinderung des LH-Gipfels. Frauen, die derartige Pharmaka einnehmen, weisen allerdings große Unterschiede in den LH- und FSH-Mustern auf (Landgren et al., 1979). Von diesen Effekten wird angenommen, daß sie hauptsächlich auf hypothalamischer Ebene stattfinden, da die Hypophyse auch bei Frauen, die diese Wirkstoffe einnehmen, auf exogenes GnRH ansprechen kann (Toppozada et al., 1978). Die Zuverlässigkeit dieser Wirkstoffe wird im allgemeinen mit ungefähr 96 - 98% angegeben, was nahelegt, daß noch andere Mechanismen für deren Effekte verantwortlich sind. Eine Eindickung des Zevikalschleimes, um die Penetration von Spermien einzudämmen, und Veränderungen an der Gebärmutterschleimhaut, die eine Einnistung verhindern, werden daher als wesentliche Beiträge zu ihrer Wirksamkeit angesehen.

Unerwünschte Wirkungen

Kombinationspräparate oraler Kontrazeptiva Bereits kurz nach der Einführung von Kombinationspräparaten oraler Kontrazeptiva erschienen Berichte über unerwünschte Wirkungen, die auf ihre Anwendung zurückgeführt wurden (siehe Kols et al., 1982). Viele Nebenwirkungen, so fand man heraus, waren dosisabhängig, was zur Entwicklung der heutigen niedrigdosierten Präparate führte. Unerwünschte Wirkungen hormoneller Kontrazeptiva lassen sich in mehrere Hauptkategorien einteilen: unerwünschte Wirkungen auf das Herzkreislaufsystem, mehrere Krebsarten und eine Reihe endokriner sowie metabolischer Effekte. Die derzeitige Übereinkunft ist, daß niedrigdosierte Präparate für Frauen, die keine prädisponierenden Risikofaktoren aufweisen, mit geringen Gesundheitsrisiken verbunden sind, wobei diese Pharmaka auch zahlreiche nutzbringende Wirkungen auf die Gesundheit entfalten (Blair und Glasier, 1994).

Kardiovaskuläre Effekte Die Frage nach kardiovaskulären Nebenwirkungen wurde für die jüngeren niedrigdosierten oralen Kontrazeptiva neu gestellt (Blair und Glasier, 1994; Godsland und Crook, 1994; Samsioe, 1994). Für Nichtraucher ohne weitere Risikofaktoren gibt es keine signifikante Risikoerhöhung für einen Myokardinfarkt oder Schlaganfall. Über das venöse Thromboembolierisiko wird derzeit noch diskutiert, es scheint sich aber ein allenfalls geringfügiger Anstieg abzuzeichnen. Bei rauchenden Frauen über 35 Jahren besteht ein erhöhtes kardiovaskuläres Risiko, besonders für Myokardinfarkte, auch bei niedrigdosierten Präparaten.

Wie zuvor bereits erwähnt, erhöhen Östrogene HDL-Plasmaspiegel während sie LDL-Spiegel senken, Gestagene neigen dagegen dazu, diese Wirkung umzukehren. Jüngere Untersuchungen über niedrigdosierte Präparate konnten keinen signifikanten Unterschied im Plasmagesamtcholesterin oder Lipoproteinprofil feststellen, obwohl von einem geringfügigen Anstieg der Triglyzeride berichtet wurde (Fotherby, 1989). Frühe Studien mit hochdosierten Hormonpräparaten wiesen darauf hin, daß Kombinationspräparate oraler Kontrazeptiva bei 4% bis 5% aller normotensiven Frauen einen Bluthochdruck verursachen und daß eine Erhöhung des Blutdrucks bei 10% bis 15% der Frauen mit einem vorhandenen Bluthochdruck verzeichnet wurde. Die Inzidenz ist für niedrigdosierte Tabletten weitaus geringer, wobei jeder Effekt fast immer umkehrbar ist, wenn die Wirkstoffe abgesetzt werden.

Krebs Angesichts der wachstumsfördernden Wirkungen von Östrogenen bestanden langwährende Bedenken, daß orale Kontrazeptiva die Häufigkeit endometrialer, ovarieller und anderer Krebsarten steigern könnte. Diese Bedenken wurden Ende der 1960er weiter durch Berichte über Veränderungen an der Gebärmutterschleimhaut durch Sequenzpräparate genährt, die seitdem in den USA vom Markt genommen wurden. Es gilt nunmehr als gesichert, daß es *keinen* allgemeinen Zusammenhang zwischen der Anwendung oraler Kontrazeptiva und Krebs gibt (siehe Bernstein et al., 1992 sowie Baird und Glasier, 1994).

Kombinationspräparate oraler Kontrazeptiva erhöhen *nicht* die Inzidenz eines Endometriumkarzinoms, sie ziehen sogar eine 50%ige *Verringerung* der Inzidenz dieser Krankheit nach sich, die noch weitere 15 Jahre anhält, nachdem die Einnahme beendet wurde. Es wird angenommen, daß dies auf die Einbeziehung von Gestagenen zurückzuführen ist, die während der 21 Tage ihrer Einnahme einer östrogeninduzierten Proliferation entgegenwirken. Auf ähnliche Weise *senken* sie die Inzidenz von Eierstockkarzinomen, wobei eine verringerte Stimulation der Eierstöcke durch Gonadotropin die logische Grundlage dieses Effektes darstellt.

Es gab Berichte über eine geringe Erhöhung der Inzidenz von Leberadenomen bei Anwendern oraler Kontrazeptiva. Diese Erkrankung kommt allerdings relativ selten vor. Die Hauptbedenken bestehen darin, daß diese benignen Tumore rupturieren und intraperitoneale Blutungen nach sich ziehen könnten. Von einer Verbindung zwischen malignen Hepatomen und Kombinationspräparaten oraler Kontrazeptiva wurde zwar auch berichtet, maligne Hepatome kommen jedoch in den USA und Großbritannien ebenfalls selten vor, wobei die Inzidenzanalyse dieser Krankheit durch eine mögliche Infektion mit Hepatitis B Viren kompliziert wird.

Es gab Berichte über ein erhöhtes Auftreten von Zervikalkarzinomen bei Anwenderinnen oraler Kontrazeptiva. Die Inzidenz wird allerdings durch die sexuelle Aktivität beeinflußt, durch die ein Papillomavirus übertragen werden kann, das an der Ätiologie der Erkrankung beteiligt ist, wobei Anwenderinnen oraler Kontrazeptiva eine höhere Sexualaktivität aufzuweisen scheinen als Nicht-Anwenderinnen. Weiterhin vermindern barrierebildende Kontrazeptionsmethoden, die wiederum eher von Nicht-Anwenderinnen als von Anwenderinnen oraler Kontrazeptiva eingesetzt werden, die Wahrscheinlichkeit einer Virenübertragung. Zur Zeit gibt es keine Hinweise, die auf eine Beteiligung oraler Kontrazeptiva an der Entstehung von Zervikalkarzinomen deuten.

Die hauptsächlichen Bedenken über karzinogene Wirkungen oraler Kontrazeptiva zielt derzeit auf den Brustkrebs. Zahlreiche Studien haben sich mit diesem Thema befaßt, wobei sich folgendes Allgemeinbild abgezeichnet hat. Die Anwendung oraler Kontrazeptiva während der reproduktiven Jahre ist bei den meisten Frauen nicht mit einem signifikanten Anstieg der Inzidenz von Brustkrebsen verbunden. Auch wenn von einer kleinen Untergruppe von Frauen, die hochdosierte orale Kontrazeptiva über einen langen Zeitraum zu einem frühen Lebensalter eingenommen hatten (d. h. Frauen, die mit der Anwendung vor dem 20. Lebensjahr begonnen haben oder fünf Anwendungsjahre hinter sich hatten, bevor sie eine Schwangerschaft vollständig austrugen), berichtet wurde, daß ihr relatives Risiko, einen Brustkrebs vor dem 45. Lebensjahr zu erleiden, um das 1,5fache ansteigt, gibt es andere Berichte, die diesem Ergebnis widersprechen. Begrenztes Datenmaterial weist darauf hin, daß auch dieses Risiko vermindert wird, wenn Präparate eingesetzt werden, die weniger als 50 µg Östrogen enthalten. Es gibt einige Hinweise darauf, daß die Anwendung oraler Kontrazeptiva um den Zeitraum der Menopause herum zu einer Erhöhung des Brustkrebsrisikos führen könnte; es muß allerdings noch einiges an Forschungsarbeit geleistet werden, bevor einigermaßen stichhaltige Schlußfolgerungen gezogen werden können. Die Zusammenfassung lautet, daß das Brustkrebsrisiko bei den meisten Frauen, die orale Kontrazeptiva über den größten Teil ihrer reproduktiven Jahre, z. B. vom 20. - 45. Lebensjahr, einnehmen, nicht erhöht ist.

Metabolische und endokrine Effekte Frühe Untersuchungen mit hochdosierten oralen Kontrazeptiva berichteten im allgemeinen über eine verminderte Glukosetoleranz, die durch erhöhte Nüchternblutzucker- und Insulinspiegel sowie durch das Ansprechverhalten auf eine Glukosebelastung bestimmt wurde. Diese Effekte wurden vermindert seitdem die Steroiddosen gesenkt wurden, obwohl ein klares, eindeutiges Bild bisher nicht aufgezeigt werden konnte. Jüngere Berichte über niedrigdosierte Präparate deuten anscheinend auf eine Erhöhung der Insulinresistenz in der Peripherie hin, der durch leicht erhöhte Hormonmengen entgegengesteuert wird, so daß normale Glukosespiegel beibehalten werden können (siehe Godland und Crook, 1994; Elking-Hirsch und Goldzieher, 1994). Trotz des seit langem bestehenden Bewußtseins über mögliche Veränderungen des Kohlenhydratstoffwechsels sind Berichte über bedeutende Konsequenzen für die Klinik, die sich aus der Anwendung oraler Kontrazeptiva ergeben, selten (siehe Elking-Hirsch und Goldzieher, 1994). Zum gegenwärtigen Zeitpunkt gibt es keine eindeutige Übereinstimmung über die jeweilige Beteiligung von Östrogen- sowie Gestagenanteilen an den überlieferten Veränderungen des Kohlenhydratstoffwechsels.

Es scheint eine zwei- bis dreimal höhere Auftrittswahrscheinlichkeit für Gallenblasenerkrankungen bei Anwendern oraler Kontrazeptiva zu geben (Diehl, 1991). Es wird angenommen, daß dies auf östrogenen Wirkungen beruht, die das Verhältnis von Cholesterin zu Gallensäuren in der Gallenflüssigkeit erhöhen. Das veränderte Verhältnis senkt die Löslichkeit von Cholesterin, so daß sich die Auftrittswahrscheinlichkeit einer Gallensteinbildung erhöht.

Der Östrogenanteil scheint die Synthese einer Vielzahl von Plasmaproteinen in der Leber zu erhöhen, dazu gehören jene, welche die Schilddrüsenhormone, Glukokortikoide und Geschlechtssteroide binden. Da physiologische Rückkopplungsmechanismen im allgemeinen die Hormonsynthese so einstellen, daß normale Spiegel des „freien" Hormons aufrechterhalten werden, kann diese Veränderung die Auslegung endokriner Funktionstest beeinflussen, in denen Plasmagesamthormonspiegel gemessen werden.

Weitere Wirkungen Schwindel, Ödeme und leichte Kopfschmerzen treten bei manchen Personen auf, wobei die schwereren Migränekopfschmerzen anscheinend nur bei einer kleineren Gruppe von Frauen durch die Einnahme oraler Kontrazeptiva ausgelöst werden. Bei einigen Anwendern können Durchbruchsblutungen während des 21tägigen Zyklus der Tabletteneinnahme auftreten. Entzugsblutungen können bei einer kleinen Anzahl von Frauen während der 7tägigen Einnahmepause ausbleiben, so daß eine vermeintliche Schwangerschaft Anlaß zur Verwirrung geben kann. Eine Gewichtszunahme, Akne und Hirsutismus sind vermutlich der androgenen Aktivität von 19-Nor-Gestagenen zuzuschreiben.

Gestagenkontrazeptiva Episoden unregelmäßiger, unvorhersagbarer Schmier- und Durchbruchblutungen im ersten Jahr gehören zu den am häufigsten vorgefundenen Nebenwirkungen und stellen den Hauptgrund dar, weswegen Frauen die Verwendung von Gestagen-Kontrazeptiva einstellen. Mit der Zeit nimmt die Auftrittswahrscheinlichkeit ab, so daß üblicherweise am Ende des ersten Anwendungsjahres eine Amenorrhoe eintritt.

Es gibt keine epidemiologischen Hinweise eines erhöhten Risikos für kardiovaskuläre Erkrankungen bei Frauen, die Gestagenkontrazeptiva einnehmen. Die Wahrscheinlichkeit unerwünschter Wirkungen von Gestagenen auf Plasmalipoproteinprofile lassen mögliche Bedenken aufkommen, wobei langfristige Effekte auf eine Thrombose und andere Störungen nicht im selben Ausmaß untersucht wurden wie bei kombinierten Östrogen-Gestagen-Präparaten.

Zu den weiteren veröffentlichten Nebenwirkungen zählen Ödeme, Gewichtszunahme und abdominelle Blähungen. Über Depressionen und Kopfschmerzen wurde ebenfalls berichtet. Medroxyprogesteronacetat verursacht Brusttumoren bei Hunden (Beagle), dies scheint aber ein artspezifischer Effekt zu sein, wobei sich keine Hinweise ähnlicher Effekte bei Menschen und Affen ergeben haben. Es gab gelegentliche Andeutungen auf Fruchtbarkeitsstörungen, nachdem Frauen Gestagenkontrazeptiva abgesetzt hatten. Die meisten Untersuchungen weisen aber darauf hin, daß die Mehrzahl der Frauen, die dies wünscht, im ersten Jahr nach Beendigung der Einnahme schwanger wird.

Kontraindikationen

Während die Anwendung moderner oraler Kontrazeptiva für die meisten gesunden Frauen im allgemeinen als sicher angesehen wird, können diese Wirkstoffe das Auftreten und die Schwere bestimmter Erkrankungen beeinflussen, wenn andere Risikofaktoren vorhanden sind. Daher werden folgende Zustände als absolute Kontraindikation für die Einnahme oraler kontrazeptiver Kombinationspräparate angesehen: eine gegenwärtige oder aus der Krankengeschichte hervorgehende thromboembolische Erkrankung, zerebrovaskuläre Erkrankungen, Myokardinfarkt, koronare Herzkrankheit oder eine angeborene Hyperlipidämie, bekannte oder gemutmaßte Brustkarzinome, Karzinome des weiblichen Fortpflanzungssystems oder andere hormonabhängige/auf Hormone ansprechende Neoplasien, anormale, nicht diagnostizierte Vaginalblutungen, bekannte oder gemutmaßte Schwangerschaften und Lebertumoren in der Vergangenheit oder Gegenwart sowie eine eingeschränkte Leberfunktion. *Das Risiko ernster kardiovaskulärer Nebenwirkungen ist besonders bei Frauen ausgeprägt, die über 35 Jahre alt sind und stark rauchen* (z. B. über 15 Zigaretten am Tag), wobei sogar niedrigdosierte orale Kontrazeptiva bei solchen Personen kontraindiziert sind.

Mehrere andere Zustände stellen relative Kontraindikationen dar und sollten individuell erwogen werden. Zu diesen zählen Migränekopfschmerzen, Bluthochdruck, Diabetes mellitus, Verschlußikterus aufgrund einer Schwangerschaft oder früheren Einnahme oraler Kontrazeptiva und Gallenblasenerkrankungen. Wenn ein elektiver chirurgischer Eingriff vorgesehen ist, empfehlen viele Ärzte das Absetzen oraler Kontrazeptiva mehrere Wochen bis einen Monat vorher, um die Wahrscheinlichkeit thromboembolischer Komplikationen nach dem Eingriff zu minimieren. Diese Wirkstoffe sollten bei Frauen mit einem früheren Schwangerschaftsdiabetes oder Gebärmutterfibroiden zurückhaltend eingesetzt werden, wobei niedrigdosierten Tabletten hier im allgemeinen der Vorzug gegeben werden sollte.

Wahl des Präparates

Es stehen zahllose Präparate zur Verfügung, die sich wesentlich in der Dosierung und ihren einzelnen Bestandteilen voneinander unterscheiden und somit die Wahl des für jede Person am besten geeigneten Präparates geben. Nach allgemeiner Ansicht sollte eine Behandlung mit Präparaten begonnen werden, welche die niedrigst mögliche Steroiddosis beinhalten, um eine wirksame Schwangerschaftsverhütung zu gewährleisten. Dies wird häufig schon durch Tabletten mit 30 - 35 µg Östrogen geleistet, wobei aber Präparate mit 20 µg für Frauen, die weitaus weniger als der Durchschnitt wiegen, bereits ausreichend sein können. Für überdurchschnittlich schwere Frauen können Präparate mit 50 µg erforderlich sein. Durchbruchsblutungen können bei manchen Frauen auftreten, wenn das Verhältnis von Östrogen zu Gestagen zu niedrig ist, um eine stabile Gebärmutterschleimhaut aufzubauen, was durch eine Umstellung auf Präparate mit einem höheren Östrogen- bzw. geringeren Gestagenanteil vermieden werden kann. Für Frauen, für die Östrogene kontraindiziert oder unerwünscht sind, können Gestagenkontrazeptiva eine Alternative sein.

Weiterhin muß die Anwendung anderer Pharmaka berücksichtigt werden, welche die Verstoffwechselungsrate von Östrogenen erhöhen können (z. B. Rifampicin, Barbiturate und Phenytoin) oder ihren enterohepatischen Kreislauf einschränken (z. B. Tetracycline und Ampicillin). Antimikrobielle Substanzen können die Darmflora beeinträchtigen, die Enzyme herstellt, welche für die Hydrolyse und Wiederaufnahme konjugierter Stoffwechselprodukte, die anfangs mit der Galle ausgeschieden wurden, notwendig sind. Unter diesen Umständen könnte eine niedrigdosierte Tablette wegen des verringerten Plasmaspiegels des östrogenen Bestandteils keinen 99,9%igen Schutz gewährleisten.

Die Wahl eines Präparates kann ebenfalls durch die jeweilige 19-Nor-Gestagenkomponente beeinflußt werden, da dieser Bestandteil androgene und andere Wirkungen in unterschiedlichem Maße aufweisen kann. Die androgenen Effekte dieses Bestandteils kann zu solchen unerwünschten Wirkungen beitragen wie Gewichtszunahme, Akne wegen hypersekretorischer Talgdrüsen sowie zu ungünstigen Lipoproteinprofilen. Anwenderinnen, bei denen sich derartige Nebenwirkungen zeigen, können davon profitieren, daß sie zu Präparaten wechseln, die Gestagene mit geringerer androgener Aktivität beinhalten. Von den Gestagenen, die in oralen Kontrazeptiva Verwendung finden, wird Norgestrel im allgemeinen als dasjenige angesehen, das die höchste androgene Aktivität besitzt. Norethisteron und Ethynodiolacetat besitzen eine mäßige androgene Aktivität, und Desogestrel sowie Norgestimat besitzen die niedrigste.

Zusammenfassend kann gesagt werden, daß für eine bestimmte Person sowohl die Wirksamkeit als auch die Nebenwirkungen hormoneller Kontrazeptiva von Präparat zu Präparat beträchtlich schwanken können. Die Auswahlmöglichkeiten sind groß, wobei mit einem Präparatewechsel die Auftrittswahrscheinlichkeit von Nebenwirkungen bei einem bestimmten Anwender gesenkt werden kann, ohne den antikonzeptiven Schutz zu beeinträchtigen.

Nicht-kontrazeptive Vorteile für die Gesundheit

Es wird seit über einem Jahrzehnt anerkannt, daß Kombinationspräparate oraler Kontrazeptiva wesentliche Vorteile für die Gesundheit besitzen, die nicht unmittelbar mit ihrer Verwendung zur Empfängnisverhütung zusammenhängen (siehe Kol et al., 1982; Goldzieher, 1994; Baird und Glasier, 1994). Zu diesen zählen Einflüsse auf Endometrium- und Ovarialkarzinome, eine Vielzahl häufig vorkommender Menstruationsstörungen und viele weitere Erkrankungen.

Orale Kontrazeptiva reduzieren die Inzidenz ovarieller und endometrialer Karzinome signifikant nach sechsmonatiger Anwendung, wobei die Inzidenz nach zweijähriger Anwendung um 50% vermindert wird. Zudem besteht dieser protektive Effekt bis zu 15 Jahre nach Beendigung der Einnahme von Kontrazeptiva fort. Diese Wirkstoffe vermindern ebenfalls die Inzidenz von Eierstockzysten und der gutartigen zystisch-fibrösen Mastopathie.

Kombinationspräparate oraler Kontrazeptiva besitzen für viele Frauen Vorteile hinsichtlich der Menstruation. Zu diesen zählen regelmäßigere Menstruationen, verminderter Blutverlust und geringere Häufigkeiten von Eisenmangelanämie, verminderte prämenstruelle Spannungen und eine Verringerung des Auftretens von Dysmenorrhoe. Die Inzidenz der Adnexitis, ektoper Schwangerschaften und Endometriose scheint verringert zu sein.

Es herrscht nun Übereinstimmung darüber, daß Kombinationspräparate oraler Kontrazeptiva Tausende von Todesfällen, das Aufkommen zahlreicher Erkrankungen und Krankenhauseinweisungen allein in den USA jedes Jahr verhindert haben. Ungefähr 20% aller Schwangeren werden wegen Komplikationen ins Krankenhaus vor der Entbindung eingewiesen, wobei die mit der Geburt eines Kindes verbundene Mortalität (etwa 20 je 100 000 Geburten bei Frauen unter 35 Jahren in entwickelten Ländern) nicht unbedeutend ist. Vom rein statistischen Blickwinkel betrachtet ist daher eine Steuerung der Fruchtbarkeit mit oralen Kontrazeptiva wesentlich sicherer als die meisten Schwangerschaften oder Kindesgeburten (Grimes, 1994), selbst dann, wenn die zusätzlichen Gesundheitsvorteile dieser Wirkstoffe nicht berücksichtigt werden.

AUSBLICK

Das Augenmerk der Hormonsubstitutionstherapie richtet sich aller Wahrscheinlichkeit nach auf eine Optimierung der Dosierungen und Verabreichungswege, um das Nutzen-Risikoverhältnis zu verbessern, auf die Forschung nicht-östrogener Pharmaka und nicht-pharmakologischer Herangehensweisen bei bestimmten Therapiezielen (z. B. Verhinderung oder Umkehrung der Osteoporose) und auf die Bestimmung molekularer sowie zellulärer Mechanismen, über die Östrogene ihre positiven Effekte auf das Herz-kreislaufsystem entfalten, den Verlust von Knochensubstanz verhindern und vasomotorische Symptome lindern. Mit Hilfe epidemiologischer Untersuchungen wird sich herausstellen, wie lang die nutzbringenden Wirkungen einer Hormonsubstitutionstherapie anhalten und ob das Auftreten unerwünschter Wirkungen mit langfristigen Behandlungszeiträumen zunimmt. Dies sind besonders wichtige Fragen, da das Alter des Bevölkerungsanteils postmenopausaler Frauen weiter ansteigen wird.

Es werden sich so bald keine neuen Konzepte bei der hormonellen Kontrazeption abzeichnen. Epidemiologische Studien werden sich voraussichtlich mit der Beziehung von Nebenwirkungen (besonders Brustkrebs) zur Anwendung hormoneller Kontrazeptiva bei bestimmten Untergruppen von Frauen, mit den nichtkontrazeptiven Vorteilen der Kombinationspräparate für die Gesundheit sowie mit kardiovaskulären und metabolischen Effekten neuerer Präparate befassen, die Gestagene mit verminderter androgener Aktivität beinhalten.

Ergebnisse einer groß angelegten Untersuchung, in der Tamoxifen als ein chemoprophylaktischer Wirkstoff gegen den Brustkrebs eingesetzt wird, werden in den nächsten fünf Jahren zur Verfügung stehen. Neue steroidale Substanzen, die als reinere Antiöstrogene als Tamoxifen wirken, werden weiterhin zur Verwendung bei bestimmten Brustkrebsarten und anderen Erkrankungen untersucht werden.

Die Anwendung von Mifepriston und anderen Antigestagenen für verschiedene Zwecke wird weiterhin ausgewertet werden, wobei ihr Einsatz zum medizinischen Schwangerschaftsabbruch und zur Schwangerschaftsverhütung voraussichtlich auch künftig noch umstritten sein wird.

Die Bedenken darüber, daß sowohl natürliche sowie synthetische Umweltsubstanzen als „endokrine Unterbrecher" durch ihre östrogenen wie antiöstrogenen Eigenschaften wirken könnten, werden weiterhin anwachsen. Da es schwierig ist, die Effekte solcher Wirkstoffe auf Mensch und Tier mit den derzeit vorhandenen Daten kritisch zu bewerten, ist es wahrscheinlich, daß dies künftig ein Hauptfeld der Forschung sein wird.

Für weitere Erörterungen über ovarielle und Störungen des weiblichen Reproduktionssystems siehe *Harrison's Principles of Internal Medicine*, 14th ed., McGraw-Hill, New York 1998, deren deutsche Ausgabe 1999 erscheint.

LITERATUR

Allen, E., and Doisy, E.A. An ovarian hormone: a preliminary report on its localization, extraction, and partial purification, and action in test animals. JAMA, 1923, 81:819—821.

Archer, D.F. Clinical and metabolic features of desogestrel: a new oral contraceptive preparation. *Am. J. Obstet. Gynecol.*, **1994**, *170*:1550—1555.

Astwood, E.B., and Fevold, H.L. Action of progesterone on the gonadotropic activity of the pituitary. *Am. J. Physiol.*, **1939**, *127*:192—198.

Beard, J. *The Span of Gestation and the Cause of Birth.* Gustav Fischer Verlag, Jena, **1897**.

Bowler, J., Lilley, T.J., Pittam, J.D., and Wakeling, A.E. Novel steroidal pure antiestrogens. *Steroids*, **1989**, *54*:71—99.

Butenandt, A. Über 'PROGYNON,' ein crystallisiertes, weibliches Sexualhormon. *Naturwisschenschaften*, **1929**, *17*:879.

Corbin, C.J., Graham-Lorence, S., McPhaul, M., Mason, J.I., Mendelson, C.R., and Simpson, E.R. Isolation of a full-length cDNA insert encoding human aromatase system cytochrome P-450 and its expression in nonsteroidogenic cells. *Proc. Natl. Acad. Sci. U.S.A.*, **1988**, *85*:8948—8952.

Corner, G.W., and Allen, W.M. Physiology of the corpus luteum. II. Production of a special uterine reaction (progestational proliferation) by extracts of the corpus luteum. *Am. J. Physiol.*, **1929**, *88*:326—346.

Diertsche, D.J., Bhattacharya, A.N., Atkinson, L.E., and Knobil, E. Circhoral oscillations of plasma LH in the ovariectomized rhesus monkey. *Endocrinology*, **1970**, *87*:850—853.

Dodds, E.C., Golberg, L., Lawson, W., and Robinson, R. Oestrogenic activity of alkylated stilboestrols. *Nature*, **1938**, *142*:34.

Doisy, E.A., Veler, C.D., and Thayer, S.A. Folliculin from the urine of pregnant women. *Am. J. Physiol.*, **1929**, *90*:329—330.

Doisy, E.A., Veler, C.D., and Thayer, S.A. The preparation of the crystalline ovarian hormone from the urine of pregnant women. *Am. J. Physiol.*, **1930**, *86*:499—509.

FDA Drug Bulletin. Recommendations of DES Task Force. **1985**, *15*:40—42.

Fraenkel, L. Die Funktion des Corpus Luteum. *Arch. Gynaekol.*, **1903**, *68*:483—545.

Frank, R.T., Frank, M.L., Gustavson, R.G., and Weyerts, W.W. Demonstration of the female sex hormone in the circulating blood. I. Preliminary report. *JAMA*, **1925**, *85*:510.

Gambrell, R.D., Jr. Evidence supports estrogen-progesterone replacement therapy. *Postgrad. Med.*, **1985**, *78*:35, 38.

Glasier, A., Thong, K.J., Dewar, M., Mackie, M., and Baird, D.T. Mifepristone (RU-486) compared with high-dose estrogen and progestogen for emergency postcoital contraception. *N. Engl. J. Med.*, **1992**, *327*:1041—1044.

Goldzieher, J.W. Are low dose contraceptives safer and better? *Am. J. Obstet. Gynecol.*, **1994**, *171*:587—590.

Greenblatt, R.B., Roy, S., Mahesh, V.B., Barfield, W.E., and Jungck, E.C. Induction of ovulation. *Am. J. Obstet. Gynecol.* **1962**, *84*:900—909.

Greenwald, P., Barlow, J.J., Nasca, P.C., and Burnett, W.S. Vaginal cancer after maternal treatment with synthetic estrogens. *N. Engl. J. Med.*, **1971**, *285*:390—392.

Grimes, D.A. The morbidity and mortality of pregnancy: still risky business. *Am. J. Obstet. Gynecol.*, **1994**, *170*:1489—1494.

Haberlandt, L. Ueber hormonale sterilisierung weiblicher tiere (futterungsversuche mit ovarial-und plazenta-opton. *Munch. Med. Wochenschr.*, **1927**, 49—55.

Halban, J. Ueber den Einfluss der Ovarien auf die Entwicklung des Genitales. *Monatsschr. Geburtshilfe Gynäkol.*, **1900**, 496—503.

Harper, M.J.K., and Walpole, A.L. Contrasting endocrine activities of cis and trans isomers in a series of substituted triphenylethylenes. *Nature*, **1966**, 212:87.

Herbst, A.L., Ulfelder, H., and Poskanzer, D.C. Adenocarcinoma of the vagina. Association of maternal stilbestrol therapy with tumor appearance in young women. *N. Engl. J. Med.*, **1971**, *284*:878—881.

Hermann, W., Wyss, R., Riondel, A., Philibert, D., Teutsch, G., Sakiz, E., and Baulieu, E.E. Effect d'un steroid antiprogesterone chez la femme, interruption du cycle menstruel et de la grossesse au debut. *C.R. Acad. Sci. Paris*, **1982**, *294*:933—938.

Jensen, E.V., and Jacobsen, H.I. Basic guides to the mechanism of estrogen action. *Recent Prog. Horm. Res.* (Pincus, G., ed.) **1962**, *XVIII*:387—414.

Klopper, A., and Hall, M. New synthetic agent for the induction of ovulation: preliminary trials in women. *Br. Med. J.*, **1971**, *1*:152—154.

Knauer, E. Die Ovarien-Transplantation. *Arch. Gynaekol.*, **1900**, *60*:322—376.

Knobil, E. Patterns of hypophysiotropic signals and gonadotropin secretion in the rhesus monkey. *Biol. Reprod.*, **1981**, *24*:44—49.

Lacassagne, A. Tumeurs malignes apparus au cours d'un traitement hormonal combiné, chez des souris appartenant à des lignées réfractaires au cancer spontané. *C.R. Soc. Biol. (Paris)*, **1936**, *121*:607—609.

Landgren, B.M., Balogh, A., Shin, M.W., and Diczfalusy, E. Hormonal effects of the 300 microgram norethisterone (NET) minipill. 2. Daily gonadotropin levels in 43 subjects during a pretreatment cycle and during the second month of NET administration. *Contraception*, **1979**, *20*:585—605.

Lindsay, R., Hart, D.M., and Clark, D.M. The minimum effective dose of estrogen for prevention of postmenopausal bone loss. *Obstet. Gynecol.*, **1984**, *63*:759—763.

Love, R.R., Mazess, R.B., Barden, H.S., Epstein, S., Newcomb, P.A., Jordan, V.C., Carbone, P.P., and DeMets, D.L. Effects of tamoxifen on bone mineral density in postmenopausal women with breast cancer. *N. Engl. J. Med.*, **1992**, *326*:852—856.

Loewe, S. Nachweis brusterzeugender Stoffe im weiblichen Blute. *Klin. Wochenschr.*, **1925**, *4*:1407—1408.

Loewe, S., and Lange, F. Der Gehalt des Frauenharns an brunsterzeugenden Stoffen in AbhÑngigkeit von ovariellen Zyklus. *Klin. Wochenschr.*, **1926**, *5*:1038—1039.

Makepeace, A.W., Weinstein, G.L., and Friedman, M.H. The effect of progestin and progesterone on ovulation in the rabbit, *Am. J. Physiol.*, **1937**, *119*:512—526.

Matsumoto, A.M., Gross, K.M., and Bremner, W.J. The physiological significance of pulsatile LHRH secretion in man: gonadotropin responses to physiological doses of pulsatile versus continuous LHRH administration. *Int. J. Androl.*, **1991**, *14*:23—32.

Mishell, D.R., Jr., Kletzky, O.A., Brenner, P.F., Roy, S., and Nicoloff, J. The effect of contraceptive steroids on hypothalamic-pituitary function. *Am. J. Obstet. Gynecol.*, **1977**, *128*:60—74.

Nieman, L.K., Choate, T.M., Chrousos, G.P., Healy, D.L., Morin, M., Renquist, D., Merriam, G.R., Spitz, I.M., Bardin, C.W., Baulieu, E.E., and Loriaux, D.L. The progesterone antagonist RU 486. A potential new contraceptive agent. *N. Engl. J. Med.*, **1987**, *316*:187—191.

Ory, H.W. The noncontraceptive health benefits from oral contraceptive use. *Fam. Plann. Perspect.*, **1982**, *14*:182—184.

Peyron, R., Aubeny, E., Targosz, V., Silvestre, L., Renault, M., Elkik, F., Leclerc, P., Ulmann, A., and Baulieu, E.E. Early termination of pregnancy with mifepristone (RU 486) and the orally active prostaglandin misoprostol. *N. Engl. J. Med.*, **1993**, *328*:1509—1513.

Philibert, D., Deraedt, R., and Teutsch, G. RU 38486: a potent antiglucocorticoid *in vivo*. (Abstract.) *VIII Int. Congr. Pharmacol.*, **1981**, 14631.

Pincus, G., Garcia, C., Rock, J., Paniagua, M., Pendleton, A., Laroque, F., Nicolas, R., Borno, R., and Pean, V. Effectiveness of an oral contraceptive. *Science*, **1959**, *130*:81—83.

Plant, T.M., Krey, L.C., Moossy, J., McCormack, J.T., Hess, D.L., and Knobil, E. The arcuate nucleus and the control of gonadotropin and prolactin secretion in the female rhesus monkey (*Macaca mulatta*). *Endocrinology*, **1978**, *102*:52—62.

Prince, R.L., Smith, M., Dick, I.M., Price, R.I., Webb, P.G., Henderson N.K., and Harris, M.M. Prevention of postmenopausal osteoporosis. A comparative study of exercise, calcium supplementation, and hormone-replacement therapy. *N. Engl. J. Med.*, **1991**, *325*:1189—1195.

Rebar, R.W., and Zeserson, K. Characteristics of the new progestogens in combination oral contraceptives. *Contraception*, **1991**, *44*:1—10.

Reddi, K., Wickings, E.J., McNeilly, A.S., Baird, D.T., and Hillier, S.G. Circulating bioactive follicle stimulating hormone and immunoreactive inhibin levels during the normal human menstrual cycle. *Clin. Endocrinol. (Oxf.)*, **1990**, *33*:547—557.

Rigg, L.A., Hermann, H., and Yen, S.S.C. Absorption of estrogens from vaginal creams. *N. Engl. J. Med.*, **1978**, *298*:195—197.

Segal, S.J., and Thompson, C.R. Inhibition of estradiol-induced pituitary hypertrophy in rats. *Proc. Soc. Exp. Biol. Med.*, **1956**, *91*:623—625.

Shapiro, S., Kelly, J.P., Rosenberg, L., Kaufman, D.W., Helmrich, S.P., Rosenshein, N.B., Lewis, J.L., Jr., Knapp, R.C., Stolley, P.D., and Schottenfeld, D. Risk of localized and widespread endometrial cancer in relation to recent and discontinued use of conjugated estrogens. *N. Engl. J. Med.*, **1985**, *313*:969—972.

Shoupe, D. New progestins—-clinical experiences: gestodene. *Am. J. Obstet. Gynecol.*, **1994**, *170*:1562—1568.

Smith, E.P., Boyd, J., Frank, G.R., Takahashi, H., Cohen, R.M., Specker, B., Williams, T.C., Lubahn, D.B., and Korach, K.S. Estrogen resistance caused by a mutation in the estrogen-receptor gene in a man. *N. Engl. J. Med.*, **1994**, *331*:1056—1061.

Thorneycroft, I.H., Mishell, D.R., Jr., Stone, S.C., Kharma, K.M., and Nakamura, R.M. The relation of serum 17-hydroxyprogesterone and estradiol-17{beta} levels during the human menstrual cycle. *Am. J. Obstet. Gynecol.*, **1971**, *111*:947—951.

Toppozada, M., Parmar, C., and Fotherby, K. Effect of injectable contraceptives Depo-Provera and norethisterone oenanthate on pituitary gonadotropin response to luteinizing hormone-releasing hormone. *Fertil. Steril.*, **1978**, *30*:545—548.

Walsh, B.W., Li, H., and Sacks, F.M. Effects of postmenopausal hormone replacement with oral and transdermal estrogen on high density lipoprotein metabolism. *J. Lipid Res.*, **1994**, *35*:2083—2093.

Wilson, R.C., Kesner, J.S., Kaufman, J.M., Uemura, T., Akema, T., and Knobil, E. Central electrophysiologic correlates of pulsatile luteinizing hormone secretion in the rhesus monkey. *Neuroendocrinology*, **1984**, *39*:256—260.

Yen, S.S.C., Tsai, C.C., Naftolin, F., Vandenberg, G., and Ajabor, L. Pulsatile patterns of gonadotropin release in subjects with and without ovarian function. *J. Clin. Endocrinol. Metab.*, **1972**, *34*:671— 675.

Zanartu, J., Rice-Wray, E., and Goldzieher, J.W. Fertility control with long-acting injectable steroids. A preliminary report. *Obstet. Gynecol.*, **1966**, *28*:513—515.

Zondek, B. Darstellung des weiblichen Sexualhormon aus dem Harn, insbesondere dem Harn von Schwangeren. *Klin. Wochenschr.*, **1928**, *7*:485—486.

Monographien und Übersichtsartikel

Baird, D.T., and Glasier, A.F. Hormonal contraception, *N. Engl. J. Med.*, **1994**, *328*:1543—1549.

Barrett-Connor, E., and Laakso, M. Ischemic heart disease risk in postmenopausal women: effects of estrogen use on glucose and insulin levels. *Arteriosclerosis*, **1990**, *10*:531—534.

Belchetz, P.E. Hormonal treatment of postmenopausal women, *N. Engl. J. Med.*, **1994**, *330*:1062—1071.

Beller, F.K. Cardiovascular system: coagulation, thrombosis, and contraceptive steroids—is there a link? In, *Pharmacology of the Contraceptive Steroids*. (Goldzieher, J.W., ed.) Raven Press, New York, **1994**, pp. 309—333.

Bernstein, B.A., Ross, R.K., and Henderson, B.E. Relationship of hormone use to cancer risk. *J. Natl. Cancer Inst. Monograph*, **1992**, *12*:137—147.

Clarke, C.L., and Sutherland, R.L. Progestin regulation of cellular proliferation: update 1993. *Endocrine Reviews Monographs 1*. Endocrine Aspects of Cancer. (Horwitz, K.B., ed.) The Endocrine Society, **1993**, pp. 132—135.

Colborn, T., and Clement, C. (eds.) *Chemically-induced Alterations in Sexual and Functional Development: the Wildlife/Human Connection. Adv. Modern Environ. Toxicol.*, Vol. 21. Princeton Scientific Publishing, Princeton, New Jersey, **1992**.

Davidson, N.E. Tamoxifen—-panacea or Pandora's box. *N. Engl. J. Med.*, **1992**, *326*:885—886.

Diehl, A.K. Epidemiology and natural history of gallstone disease. *Gastroenterol. Clin. North Am.*, **1991**, *20*:1—19.

Drew, F.L. The epidemiology of secondary amenorrhea. *J. Chron. Dis.*, **1961**, *14*:396—407.

Duax, W.L., Griffin, J.F., Weeks, C.M., and Wawrzak, Z. The mechanism of action of steroid antagonists: insights from crystallographic studies. *J. Steroid Biochem.*, **1988**, *31*:481—492.

Elking-Hirsch, K., and Goldzieher, J.W. Metabolism: carbohydrate metabolism. In, *Pharmacology of the Contraceptive Steroids*. (Goldzieher, J.W., ed.) Raven Press, New York, **1994**, pp. 345—356.

Eskin, B.A. Sex hormones and aging. *Adv. Exp. Med. Biol.*, **1978**, *97*:207—224.

Evans, R.M. The steroid and thyroid hormone receptor superfamily. *Science*, **1988**, *240*:889—895.

Fentiman, I.S. Prospects for the prevention of breast cancer, *Annu. Rev. Med.*, **1992**, *43*:181—194.

Fotherby, K. Oral contraceptives and lipids. *Br. Med. J.*, **1989**, *298*:1049—1050.

Godsland, I.F., and Crook, D. Update on the metabolic effects of steroidal contraceptives and their relationship to cardiovascular disease risk. *Am. J. Obstet. Gynecol.*, **1994**, *170*:1528—1536.

Goldfarb, A.F. (ed). Ovulation induction: state of the art symposium. *J. Reprod. Med.*, **1989**, *34*:65—116.

Gray, R. Breast cancer and oral contraceptives: an update. *Postgrad. Obstet. Gynecol.*, **1990**, *10*:1—6.

Hotchkiss, J., and Knobil, E. The menstrual cycle and its neuroendocrine control. In, *The Physiology of Reproduction*, 2nd ed. (Knobil, E., and Neill, J.D., eds.) Raven Press, Ltd., New York, **1994**, pp. 711—749.

Jensen, E.V., and DeSombre, E.R. Mechanism of action of the female sex hormones. *Annu. Rev. Biochem.*, **1972**, *41*:203—230.

Jordan, V.C., Mittal, S., Gosden, B., Koch, R., and Lieberman, M.E. Structure-activity relationships of estrogens. *Environ. Health Perspect.*, **1985**, *61*:97—110.

Jordan, V.C., and Murphy, C.S. Endocrine pharmacology of antiestrogens as antitumor agents. *Endocr. Rev.*, **1990**, *11*:578—610.

Kols, M., Rinehart, W., Piotrow, P.T., Coucette, L., and Quillin, W.F. Oral Contraceptives in the 1980s. *Popul. Rep. A.*, **1982**, *6*:189—222.

Lerner, L.J., Holthaus, F.J., and Thompson, C.R. A non-steroidal estrogen antagonist 1-(p-2-diethylaminoethoxyphenyl)-1-phenyl-2-p-methoxyphenylethanol. *Endocrinology*, **1958**, *63*:295—318.

Lerner, L.J., and Jordan, V.C. Development of antiestrogens and their use in breast cancer: eighth Cain Memorial Award Lecture. *Cancer Res.*, **1990**, *50*:4177—4189.

Lobo, R.A. Clinical review 27: effects of hormonal replacement on lipids and lipoproteins in postmenopausal women. *J. Clin. Endocrinol. Metab.*, **1991**, *73*:925—930.

Lobo, R.A., and Stanczyk, F.Z. New knowledge in the physiology of hormonal contraceptives. *Am. J. Obstet. Gynecol.*, **1994**, *170*:1499—1507.

Love, R.R., Wiebe, D.A., Newcomb, P.A., Cameron, L., Leventhal, H., Jordan, V.C., Feyzi, J., and DeMets, D.L. Effects of tamoxifen on cardiovascular risk factors in postmenopausal women. *Ann. Intern. Med.*, **1991**, *115*:860—864.

Mendelson, C.R., and Simpson, E.R. Regulation of estrogen biosynthesis by human adipose cells *in vitro*. *Mol. Cell. Endocrinol.*, **1987**, *52*:169—176.

Miller, W.L. Molecular biology of steroid hormone synthesis. *Endocr. Rev.*, **1988**, *9*:295—318.

Miller-Bass, K., and Adashi, E.Y. Current status and future prospects for transdermal estrogen replacement therapy. *Fertil.Steril.*, **1990**, *53*:961—974.

Nebert, D.W., and Gonzalez, F.J. P450 genes: structure, evolution, and regulation. *Annu. Rev. Biochem.*, **1987**, *56*:945—993.

Perone, N. The progestins. In, *Pharmacology of the Contraceptive Steroids.* (Goldzieher, J.W., ed.) Raven Press, New York, **1994**, pp. 5—19.

Power, R.F., Conneely, O.M., and O'Malley, B.W. New insights into activation of the steroid hormone receptor superfamily. *Trends Pharmacol. Sci.*, **1992**, *13*:318—323.

Riggs, B.L., and Melton, L.J., III. The prevention and treatment of osteoporosis. *N. Engl. J. Med.,* **1992**, *327*:620—627. [Published erratum in *N. Engl. J. Med.*, **1993**, *328*:65.]

Rock, J., Garcia, C.M., and Pincus, G. Synthetic progestins in the normal human menstrual cycle. *Recent Prog. Horm. Res.*, **1957**, *13*:323—339.

Samsioe, G. Coagulation and anticoagulation effects of contraceptive steroids. *Am. J. Obstet. Gynecol.*, **1994**, *170*:1523—1527.

Santen, R.J., Manni, A., Harvey, H., and Redmond, C. Endocrine treatment of breast cancer in women. *Endocr. Rev.*, **1990**, *11*:221—265.

Silverman, A.J., Livne, I., and Witkin, J.W. The gonadotropin-releasing hormone (GnRH) neuronal systems: immunocytochemistry and in situ hybridization. In, *The Physiology of Reproduction*, 2nd ed. (Knobil, E., and Neill, J.D., eds.) Raven Press, Ltd. New York, **1994**, pp. 1683—1709.

Spitz, I.M., and Bardin, C.W. Mifepristone (RU 486)—-a modulator of progestin and glucocorticoid action. *N. Engl. J. Med.*, **1993**, *329*:404—412.

Tsai, M.-J., and O'Malley, B.W. Molecular mechanisms of action of steroid/thyroid receptor superfamily members. *Annu. Rev. Biochem.*, **1994**, *63*:451—486.

Young, R.L., Kumar, N.S., and Goldzieher, J.W. Management of menopause when estrogen cannot be used. *Drugs*, **1990**, *40*:220—230.

DANKSAGUNG

Die Autoren möchten hiermit der Arbeit von Dr. Ferid Murad und Dr. Jeffrey A. Kuret, Autoren dieses Kapitels in der 8. Auflage von *Goodman and Gilman's The Pharmacological Basis of Therapeutics*, von denen einige Auszüge in dieser Auflage stammen, ihre Anerkennung aussprechen.

58 ANDROGENE

Jean D. Wilson

Die Pharmakologie der Androgene wird durch ihren Stoffwechsel in zweifacher Weise nachhaltig beeinflußt. Erstens wird das vom Hoden sezernierte Hormon Testosteron in peripheren Geweben zu anderen, hormonell aktiven Steroiden metabolisiert. Die Gesamtwirkung des Hormons besteht aus den Wirkungen von Testosteron selbst, des 5α-reduzierten Dihydrotestosterons und östrogenartiger Metaboliten. Testosteron und Dihydrotestosteron wirken über einen gemeinsamen Rezeptor, während die östrogenartigen Metaboliten ihre Wirkungen über den Östrogenrezeptor ausüben. Die pharmakologischen Wirkstoffe unterscheiden sich in ihrem Abbau zu diesen unterschiedlichen Formen wirksamer Steroide. Zweitens werden Testosteron und seine Metaboliten sehr schnell in der Leber katabolisiert. Aus diesem Grund wurden über viele Jahre Ansätze verfolgt, wirksame Plasmaspiegel des Hormons über einen längeren Zeitraum aufrecht zu erhalten. Der gebräuchlichste Weg, dieses Ziel zu erreichen, besteht in der parenteralen Gabe von Testosteronesterverbindungen in ein- bis dreiwöchigen Abständen. Diese Ester werden in vivo *hydrolisiert und Testosteron wird in die Zirkulation freigesetzt. Transdermale Applikationssysteme für Testosteron stellen eine Alternative zur parenteralen Therapie dar und ermöglichen nach Erreichen des Gleichgewichtszustandes länger anhaltende, wirksame Blutspiegel. Sämtliche derzeit verfügbaren, oral wirksamen Substanzen müssen entweder sehr häufig eingenommen oder chemisch modifiziert werden, um ihre Inaktivierung durch die Leber zu verlangsamen.*

Eine eindeutige Indikation zur Androgentherapie ist der männliche Hypogonadismus. Bei diesen Männern erzielt eine Normalisierung des Plasmatestosterons alle bekannten Testosteronwirkungen mit Ausnahme der Spermatogenese. Androgene wurden in der Hoffnung auf eine therapeutische pharmakologische Wirkung auch bei einer Reihe anderer Krankheiten eingesetzt. Meistens werden in diesen therapeutischen Regimen oral wirksame Androgene eingesetzt, die 17α-Alkylsubstitutionen enthalten. Derzeit ist die Wirksamkeit einer derartigen Therapie nur für bestimmte Formen refraktärer Anämien und das hereditäre angioneurotische Ödem belegt. Androgene werden außerdem in hohen Dosen bei Sportlern mit dem Ziel einer Steigerung der körperlichen Leistungsfähigkeit angewandt.

Nebenwirkungen der Androgene sind Virilisierung (bei Frauen und Knaben), feminisierende Wirkungen (Männer und Knaben) und toxische Wirkungen (alle Behandelten), die von Wirkstoff, Dosis und Therapiedauer abhängen.

Es sind nun auch Wirkstoffe verfügbar, die die Synthese von Testosteron auf der Ebene der Hypophyse (GnRH-Agonisten; siehe auch Kapitel 55) und des Hodens (Ketoconazol, Liarazole) inhibieren, die Konversion von Testosteron zu Dihydrotestosteron in extraglandulären Geweben verhindern (Finasterid) und die Bindung von Androgen an seinen Rezeptor hemmen (Flutamid, Cyproteronacetat). Diese Wirkstoffe werden derzeit an Männern und Frauen bei einer Reihe von Krankheiten überprüft.

Geschichte Die Beobachtung, daß sich nach Kastration ein Eunuch entwickelt, stand praktisch am Anfang der Endokrinologie. Die Entdeckung, daß der Hoden eine Drüse der inneren Sekretion darstellt, wird Berthold zugeschrieben, der 1849 zeigte, daß die Transplantation von Hoden in kastrierte Hähne die typischen Zeichen der Kastration zu verhindern vermochte. Dies war der erste veröffentlichte experimentelle Nachweis der Wirkung einer endokrinen Drüse (Berthold, 1849). Dennoch war Testosteron eines der letzten in Reinform isolierten Steroidhormone.

Chemie Die Aufklärung der Chemie der männlichen Geschlechtshormone wurde durch die Entwicklung von geeigneten Nachweismethoden ermöglicht. Die Methode von Koch und Mitarbeitern zur Bestimmung der androgenen Wirkung auf den Kamm des Kapauns wurde von Butenandt bei der erstmaligen Isolierung des Wirkstoffs aus Urin genutzt (1931), der mit immensem Aufwand 15 mg Androsteron (5α-Androstan-3α-ol-17-on) aus 25000 Litern männlichen Urins gewann.

Jedoch konnten durch Androsteron die androgenen Wirkungen testikulärer Extrakte nicht erklärt werden. Das testikuläre Hormon Testosteron wurde von David et al. (1935) in kristalliner Form isoliert und als Testosteron identifiziert und anschließend von Ruzicka und Wettstein synthetisiert (1935).

Testosteron wird von den Hoden sezerniert und ist das Hauptandrogen im Plasma des Mannes. Bei der Frau wird Testosteron in geringen Mengen in den Ovarien und Nebennieren gebildet. In vielen Zielgeweben der Androgene wird Testosteron an der 5α-Position zu Dihydrotestosteron reduziert, das intrazellulär die meisten Androgenwirkungen vermittelt. Dihydrotestosteron bindet stärker als Testosteron an den intrazellulären Androgenrezeptor und der Dihydrotestosteron-Rezeptorkomplex ist stabiler als der Testosteron-Rezeptorkomplex. Damit ist seine stärkere androgene Potenz zu erklären. Es existieren weitere schwache Androgene, darunter die Testosteronvorstufe Androstendion, das adrenale Androgen Dehydrepiandrosteron und die Dihydrotestosterometaboliten 5α-Androstan-3α,17β-diol und Androstendion. Diese Steroide binden jedoch so schwach an den Androgenrezeptor, daß es unwahrscheinlich ist, daß sie in physiologischen Konzentrationen direkt als Hormone wirken können. Es wird nun angenommen, daß sie nur insofern Androgene darstellen, als sie *in vivo* in Testosteron und/oder Dihydrotestosteron umgewandelt werden. Somit hat sich die Vorstellung schwach wirksamer Androgene in das Konzept schwach wirksamer Androgenvorstufen umgewandelt.

Die Hauptmetaboliten der Androgene im Urin – freie Steroide und wasserlösliche Konjugate – sind physiologisch schwach oder gar nicht wirksam. Die vorherrschenden Metabolite sind Etiocholanolon, ein 5α-reduzierter Metabolit von Δ^4,3-Keto-

Androgenen, und Androsteron, ein Metabolit von Dihydrotestosteron (siehe Abbildung 58.1).

Testosteron (aber nicht Dihydrotestosteron) kann auch in verschiedenen extraglandulären Geweben zu Östradiol aromatisiert werden. Auf diese Weise findet hauptsächlich die Östrogensynthese beim Mann und der postmenopausalen Frau statt (siehe Siiteri und Macdonald, 1973). Die Menge von ungefähr 50 μg Östradiol, die von gesunden Männern täglich gebildet wird, ist wahrscheinlich für den Epiphysenschluß von Bedeutung. Ein relativer oder absoluter Überschuß von Östrogen führt zur Feminisierung des Mannes.

Bald nach der Identifizierung von Testosteron als dem wichtigsten testikulären Androgen wurde erkannt, daß es schwierig ist, das Hormon effizient oral oder parenteral zu applizieren. Auf die orale Gabe von Testosteron (oder Dihydrotestosteron) folgen die Resorption in das Pfortaderblut und ein schneller Abbau in der Leber, so daß nur unzureichende Mengen des Hormons die systemische Zirkulation erreichen. Auch auf die parenterale Applikation folgt ein rascher Metabolismus. Es ist deshalb notwendig, das Androgenmolekül so zu modifizieren, daß sich seine Eigenschaften ändern, sowie Applikationsformen zu entwickeln, die seinen schnellen Abbau umgehen, oder eine Formulierung zu verwenden, nach deren Applikation anhaltende physiologische Plasmaspiegel des Hormons resultieren.

Das Ziel der chemischen Modifikation ist eine Retardierung der Abbaurate oder eine Steigerung der androgenen Potenz des einzelnen Moleküls. Drei Wege zur Androgenmodifikation sind besonders nützlich. (1) Veresterung der β-Hydroxylgruppe mit verschiedenen Carbonsäuren vermindert die Polarität des Moleküls, verbessert seine Löslichkeit in den zur Injektion verwandten Lipidträgern und verlangsamt auf diese Weise die Freisetzung der injizierten Steroids in die Zirkulation. Je länger die Kohlenstoffkette des Esters ist, um so besser ist die Lipidlöslichkeit des Steroids und um so länger ist es wirksam. Derartige Ester müssen hydrolysiert werden, bevor das Hormon wirken kann, und die Wirsamkeit der Therapie kann somit durch die Bestimmung der Plasmakonzentration von Testosteron kontrolliert werden. Die meisten Ester müssen injiziert werden, aber zwei dieser Verbindungen, Methenolonacetat und Testosteronundecanoat, haben Eigenschaften, die eine orale Gabe ermöglichen. Testosteronundecanoat wird eher von intestinalen Lymphwegen als durch das Pfortadersystem aufgenommen und hat damit direkten Zugang zur systemischen Zirkulation. Die Methylgruppe an Position 1 von Methenolonacetat verlangsamt die hepatische Inaktivierung und ermöglicht damit wirksame Blutspiegel. (2) Auch eine Alkylierung an Position 17α (z. B. bei Methyltestosteron und Fluoxymesteron) ermöglicht eine orale Wirksamkeit von Androgenen, da die alkylierten Derivate langsam in der Leber metabolisiert werden. Die Alkylgruppe selbst wird nicht metabolisch abgebaut. Damit steuern die alkylierten Derivate die intrazelluläre Wirkung der Hormone. (3) Andere Strukturveränderungen wurden mehr empirisch durchgeführt. In einigen Fällen ist eine Verminderung der Inaktivierungsgeschwindigkeit die Folge, in anderen Fällen verstärkt die Modifikation die Wirkung und in wiederum anderen Fällen wird die Art und Weise des Metabolismus verändert. Beispielsweise ist Fluoxymesteron ein wirksames Androgen, aber eine schwache Östrogenvorstufe, während 19-Nortestosteron, ähnlich wie Dihydrotestosteron, fester an den Androgenrezeptor bindet. Die meisten alkylierten und veränderten Steroide sind nur schlecht mit Hilfe von Immunoassays für Testosteron nachweisbar. Deshalb können die Blutspiegel dieser Verbindungen in den meisten klinisch-chemischen Laboratorien nicht bestimmt werden.

Verschiedene Testosteronformulierungen wurden entwickelt, um das Problem der schnellen Clearance oral und parenteral verabreichter Wirkstoffe zu umgehen. Darunter sind transdermale Präparationen (mit und ohne Emulgatoren), Pellets zur subkutanen Implantation, bioabbaubare Mikroverkapselungen zur Injektion und Einschlußkomplexe, die die sublinguale Resorption der Hormone verbessern. Unter diesen ist das transdermale System für die skrotale Applikation am besten untersucht worden und nun im Handel erhältlich. Unter optimalen Bedingungen nähert sich diese Applikationsform dem physiologischen Hormontagesprofil und stellt eine Alternative zur parenteralen Therapie dar.

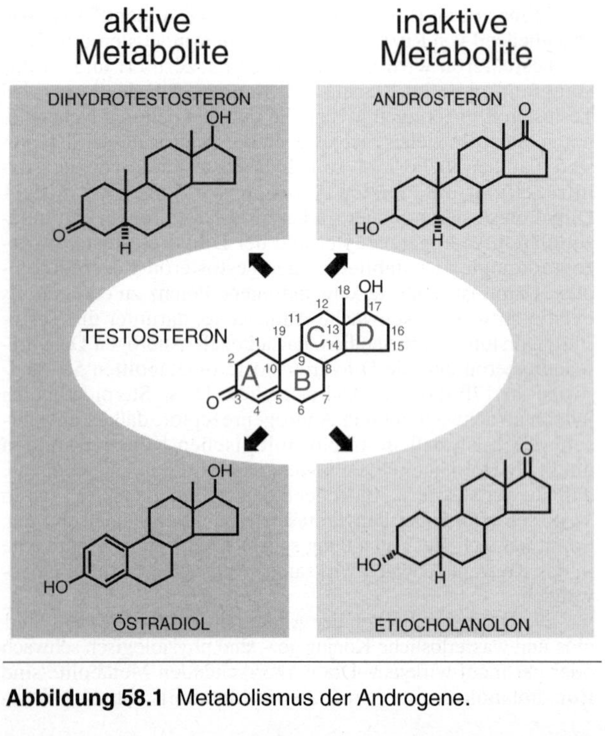

Synthese und Sekretion von Testosteron Beim Mann ist die Plasmakonzentration von Testosteron während drei Lebensabschnitten vergleichsweise hoch: in der Phase der embryonalen Entwicklung, in der die Differenzierung zum männlichen Phänotyp stattfindet, in der Neonatalperiode und während des gesamten sexuell aktiven Lebensabschnitts (siehe Abbildung 58.2). Bei männlichen Embryonen beginnt der Anstieg der Konzentration etwa in der achten Woche und nimmt vor der Geburt wieder ab. Während der Neonatalperiode steigt der Spiegel erneut an und fällt dann im ersten Lebensjahr auf typische präpubertäre Werte. Mit Beginn der männlichen Pubertät beginnt die Hypophyse mit der Sekretion steigender Mengen der Gonadotropine Luteinisierungshormon (LH) und follikelstimulierendes Hormon (FSH). Die Gonadotropine werden initial zyklisch und synchron mit den Schlafphasen sezerniert. Mit fortschreitender Pubertät tritt jedoch eine pulsatile Sekretion während der Schlaf- und Wachphasen ein (siehe Boyar, 1978). Hypothalamus und Hypophyse werden während der Pubertät weniger empfindlich gegen die Feedbackhemmung durch die Geschlechtshormone. Das Ereignis, das diese Phänomene in Gang setzt, ist unbekannt.

Vor der Pubertät sind die Plasmakonzentrationen von Testosteron niedrig (unter 20 ng/dl [0,7 nM]), obwohl

Abbildung 58.1 Metabolismus der Androgene.

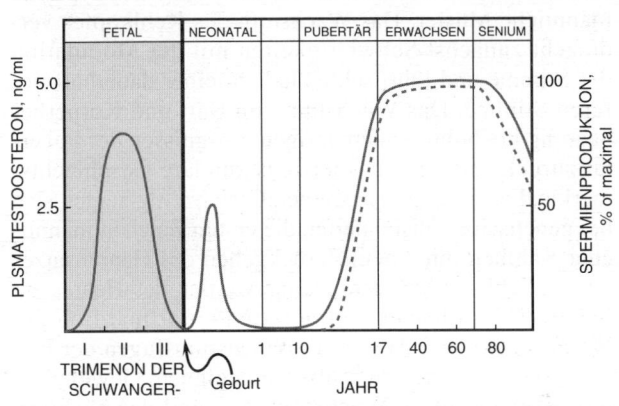

Abbildung 58.2 Schematische Darstellung der einzelnen Phasen der männlichen Sexualfunktion, angezeigt als mittlere Plasmatestosteronspiegel (durchgezogene Kurve) und Spermienproduktion (unterbrochene Kurve) in den unterschiedlichen Lebensabschnitten. (Nach Griffin und Wilson, 1980, mit freundlicher Genehmigung).

die unreifen Hoden imstande sind, nach Stimulation mit Gonadotropinen Androgene zu bilden. Beim erwachsenen Mann liegen die Plasmakonzentrationen von Testosteron zwischen 300 - 1000 ng/dl (10 - 35 nM) und die Produktionsrate beträgt zwischen 2,5 - 11 mg täglich (Rosenfield, 1972). Die Biosynthesewege zu den Androgenen sind in Abbildung 57.1 gezeigt. Im Plasma sind etwa 40% des Testosterons an ein sexualhormonbindendes Globulin gebunden und 2% liegen in freier (ungebundener) Form vor. Der Rest ist an Albumin und andere Proteine gebunden. Albumingebundenes Testosteron kann im Kapillarbett dissoziieren, so daß ungefähr die Hälfte des gesamten Hormons schnell in die Zelle gelangen kann (siehe Pardridge, 1986).

Wechselwirkungen zwischen Androgenen und Gonadotropinen Die Gonadotropine und Testosteron werden pulsatil sezerniert. Bei erwachsenen Männern schwanken die Plasmakonzentrationen von LH, FSH und Testosteron während des Tages, die täglich sezernierten Gesamtmengen sind jedoch vergleichsweise konstant.

Gemeinsam regulieren LH und FSH Hodenwachstum, Spermatogenese und Steroidsynthese. Wachstumshormon kann mit LH synergistisch auf den Hoden wirken, während die Östrogene die Wirkungen von LH auf die Testosteronsynthese vermindern können. Die Wirkungen der Gonadotropine werden zumindest teilweise durch cAMP vermittelt (siehe Cooke et al., 1992). LH interagiert mit den interstitiellen Zellen (Leydig-Zellen) des Hodens bei der gesteigerten Synthese von cAMP und der nachfolgenden Umwandlung von Cholesterin zu den Androgenen. Durch cAMP wird die Aktivität verschiedener an der Steroidsynthese beteiligter Enzyme gesteigert, darunter das cholesterinseitenkettenabspaltende Enzym. Es kann außerdem das Angebot an Cholesterinsubstrat beeinflussen (siehe Miller, 1988). Die Hauptwirkung von FSH besteht in der Förderung der Spermatogenese in den Tubuli seminiferi und die von LH in der Regulation der Testosteronsynthese in den Leydig-Zellen. FSH kann auch die Wirkung von LH verstärken und die Testosteronsynthese steigern (siehe Lipsett, 1980). Darüberhinaus wird Testosteron zur Spermatogenese und Spermienreifung benötigt. Immunhistochemisch ist LH überwiegend in Leydig-Zellen und peritubulären Zellen nachweisbar, während FSH an die Sertoli-Zellen der Tubuli seminiferi bindet (Castro et al., 1972; Ritzén et al., 1989). Von den Leydig-Zellen sezernierte Androgene diffundieren in die Tubuli, wo sie die Spermatogenese stimulieren und gelangen in die Zirkulation, wo sie in der Pubertät ihre virilisierenden Wirkungen entfalten (Matsumoto 1989). Sowohl LH als auch FSH haben eine wachstumsfördernde Wirkung auf den Hoden. Im menschlichen Hoden scheinen die Wirkungen von humanem Choriongonadotropin identisch mit denen von LH zu sein.

Die Gabe von Testosteron an gesunde Tiere unterdrückt die Sekretion von LH und führt dadurch zur Atrophie des interstitiellen Gewebes. Die Gabe von Testosteron unterdrückt auch die exzessive Sekretion von FSH nach der Kastration, es ist jedoch unklar, ob Testosteron eine wichtige Rolle bei der physiologischen Regulation von FSH spielt. Topische Applikation von Testosteron in die Eminentia mediana von Ratten hemmt die hypophysäre Sekretion von Gonadotropin durch Verminderung der Konzentration von Gonadotropin-Releasinghormon (GnRH; früher als Luteinisierungshormon-Releasinghormon, LHRH, bezeichnet) (siehe Schally, 1978; vergleiche auch Kapitel 55). In ähnlicher Weise führt die Gabe von Testosteron bei Männern mit Hypogonadismus, wahrscheinlich infolge Hemmung der GnRH-Freisetzung, zu einer Abnahme von Frequenz und Amplitude der pulsatilen LH-Sekretion (Matsumoto und Bremner, 1984).

Beim gesunden Mann werden etwa 15% des Östradiols von den Hoden sezerniert, wahrscheinlich von den Leydig-Zellen (siehe Lipsett, 1980). Beim Mann werden Östrogene auch in extraglandulären Geweben, einschließlich Gehirn, aus Androgenen synthetisiert (Siiteri und MacDonald, 1973; Marcus und Korenman, 1976). Östrogene, die im Gehirn lokal aus exogen zugeführten oder endogenen Androgenen gebildet werden, spielen möglicherweise eine Rolle bei der Regulation der Gonadotropinsekretion durch Testosteron.

An der Feedbackhemmung der FSH-Sekretion durch testikuläre Hormone sind Peptide und Steroide beteiligt (Keogh et al., 1976; Ramasharma und Sairam, 1982). Inhibin ist ein Peptidhormon, das aus 20000 und 15000 Dalton großen Untereinheiten besteht (siehe Baird und Smith, 1993). Das Protein wird in Sertoli-Zellen und Ovarien gebildet, und es wird angenommen, daß es die Synthese der mRNA der β-Untereinheit von FSH in der Hypophyse vermindert (Findlay et al., 1991).

Androgene aus Ovarien und Nebennieren
Testosteron und andere Androgene werden vom Ovar und der Nebennierenrinde, aber auch vom Hoden sezerniert. Weiterhin können Androstendion und Dehydroepiandrosteron, die beide auch in Ovar und Nebenniere ge-

bildet werden, in peripheren Geweben in Testosteron und Östrogen umgewandelt werden (siehe Rosenfield, 1972; Givnes, 1978). Beim Kaninchen werden Synthese und Sekretion von Testosteron im Ovar durch die Gabe von LH stimuliert (Hilliard et al., 1974).

Änderungen der Plasmakonzentrationen von Testosteron und Androstendion finden während des Menstruationszyklus statt. Die Testosteronkonzentrationen im Plasma liegen bei Frauen zwischen 15 - 65 ng/dl (0,5 - 2,3 nM). Zwei Androgenspitzenspiegel korrespondieren mit denen des Plasmaöstrogens in der präovulatorischen und lutealen Phase des Zyklus (Judd und Yen, 1973). Bei einigen Krankheiten des Ovars werden vermehrt Androgene von den Ovarien mit der Folge einer Virilisierung sezerniert.

Beim normalen Mann reicht die Testosteronsynthese der Nebennierenrinde nicht aus, um Spermatogenese und sekundäre Geschlechtsmerkmale des Erwachsenen aufrecht zu erhalten. Unter bestimmten Umständen, wie z. B. bei der angeborenen Hyperplasie und Tumoren der Nebenniere, kann die Nebennierenrinde große Mengen von Androstendion sezernieren, aus denen extraglandulär erhebliche Mengen von Testosteron gebildet werden können.

Physiologische und pharmakologische Wirkungen Die Androgene haben in verschiedenen Lebensabschnitten unterschiedliche Funktionen. Während des embryonalen Lebens virilisieren sie den Urogenitaltrakt des männlichen Embryos und ihre Wirkung ist damit notwendig für die Entwicklung des männlichen Phänotyps. Die Rolle der Androgene während des Anstiegs in der neonatalen Periode, so es überhaupt eine gibt, ist unklar und hat möglicherweise eine Entwicklungsfunktion innerhalb des zentralen Nervensystems. Während der Pubertät bewirken die Hormone den Übergang vom Knaben zum Mann. Die minimale Androgensekretion der präpubertären Hoden und der Nebennierenrinde unterdrücken die Sekretion der Gonadotropine, bis ihre Freisetzung altersvariabel weniger empfindlich gegen die Feedbackhemmung wird und die Hoden allmählich größer werden (siehe Franchimont, 1977; Boyar, 1978). Kurz darauf beginnen Penis und Skrotum zu wachsen und die Schambehaarung wird sichtbar. In der frühen Pubertät treten bei den meisten Jungen gehäuft Erektionen des Penis, nächtliche Ejakulationen und Masturbation auf. Fast gleichzeitig bedingt die wachstumsfördernde Eigenschaft der Androgene eine Größenzunahme und die Entwicklung der Skelettmuskulatur, die zu der schnellen Zunahme des Körpergewichts beitragen. Durch das Muskelwachstum nimmt die körperliche Kraft zu. Die Hoden erreichen bereits vor Ende der Pubertät die Größe der erwachsenen. Als Folge der Androgenwirkung wird die Haut dicker und aufgrund der Proliferation der Talgdrüsen tendenziell fettig. Letztere neigen zu Verstopfungen und Entzündungen, die zur Entwicklung von Akne prädisponieren. Das subkutane Fettgewebe geht zurück und unter der Haut treten die Venen hervor. Die Achselbehaarung beginnt zu wachsen und die Behaarung von Stamm und Gliedmaßen zeigt das typische männliche Muster. Das Wachstum des Kehlkopfes verursacht zunächst Schwierigkeiten mit der Modulation der Stimme und führt schließlich zu einer dauerhaft tieferen Stimme. Das Wachstum von Bart und Körperbehaarung bleibt hinter den übrigen Ereignissen der Pubertät zurück und stellt das letzte sekundäre Geschlechtsmerkmal dar, das sich ausbildet. Gleichzeitig zeigen sich bei genetisch Prädisponierten die ersten Zeichen männlicher Kahlheit mit einem Zurückgehen des Haaransatzes an den Schläfen und dem Dünnerwerden des Haares am Scheitel. Zu diesem Zeitpunkt endet allmählich der Wachstumsschub, da sich die Wachstumsfugen der langen Röhrenknochen zu schließen beginnen. Gewöhnlich beträgt das weitere Wachstum während der nächsten Jahre nur noch 1 - 2 cm.

Androgene sind möglicherweise zum Teil für das männliche Aggressions- und Sexualverhalten verantwortlich (siehe Lunde und Hamburg, 1972; Wilson, 1982) und haben bei einigen Arten eine Wirkung auf die Organisation des Gehirns während des pränatalen und frühen postnatalen Lebens (siehe Pardridge et al., 1982). Es handelt sich letztendlich um eine schwierig zu beantwortende Frage; die unterschiedlichen Verhaltensmuster von männlichen und weiblichen Tieren vieler Arten legen jedoch nahe, daß Sexualhormone eine bedeutende Rolle beim Verhalten spielen. Obwohl psychotisches Verhalten bei Männern nicht mit einem veränderten Androgenmetabolismus assoziiert ist, zeigt die kurzzeitige Gabe pharmakologischer Androgendosen bei gesunden Männern Wirkungen auf Stimmung und Verhalten (Su et al., 1993).

Wenn Androgene vor der Pubertät oder einem jungen, orchiektomierten Mann gegeben werden, stellen sich die Veränderungen der normalen Pubertät ein und der Zeitraum bis zur Vollendung der normalen pubertären Virilisierung (zwei Jahre und mehr) ist nicht wesentlich verkürzt. Bald nach Beginn der Behandlung treten Erektionen auf, die ohne adäquaten Anlaß und unangenehm häufig sein können. Bei fortgesetzter Behandlung in gleicher Dosis nimmt diese Reaktion jedoch ab. Eine Zunahme der körperlichen Kraft wird nach einigen Wochen bemerkt und ein Gefühl allgemeinen Wohlbefindens stellt sich ein. Eine deutliche Veränderung der Stimme kann eintreten. Bald nach Beginn der Behandlung beginnt der Penis zu wachsen, und Achsel- und Schambehaarung werden üppiger. Die Geschwindigkeit des Skelettwachstums ist beeindruckend bei Jungen, die vor oder während der Zeit der normalen Pubertät behandelt werden. Die Körpergröße kann während des ersten Jahres um 10 cm und mehr und danach mit geringerer Rate für zwei bis drei Jahre weiter zunehmen. Mit fortgesetzter Behandlung folgt die Entwicklung dem normalen Verlauf in der Pubertät, mit Bartwuchs und Auftreten von Körperbehaarung als späten Manifestationen der Therapie.

Ausbleiben der Pubertät infolge Hypogonadismus
Die normalen Wirkungen der Androgene werden an den Folge-

erscheinungen eines Mangels deutlich. Bei Versagen der Hodenfunktion oder Entfernung der Hoden in der Kindheit bleibt die Pubertät aus. Ein Ausbleiben der Hodenentwicklung kann Folge eines Mangels an Gonadotropinen oder einer primären Störung der Hoden sein. Ein derart betroffener Junge wächst weiter und wird abnorm groß. Hände und Füße werden besonders groß und die Gliedmaßen sind übermäßig lang. Kindliche Erscheinung und Benehmen stehen in einem auffallenden Gegensatz zur körperlichen Statur. Der Kehlkopf wächst nicht und die Stimme bleibt hoch. Die Skelettmuskatur ist unterentwickelt und die Knochendichte unterhalb der Norm. Fettgewebe findet sich besonders um Schultern und Brust und auf Oberschenkeln, Hüften und Bauch; insgesamt ergibt sich ein Eindruck mißratener Feminität. Eine Glatzenbildung des männlichen Typs tritt nicht auf, der Bart ist dürftig oder gar nicht vorhanden, Achsel- und Schambehaarung sind spärlich und das Körperhaar ist kurz und fein. Die Genitalien entsprechen denen eines Kindes und der Geschlechtstrieb fehlt vollständig.

Hypogonadismus nach der Pubertät Einige der während der Pubertät entstandenen Merkmale sind dauerhaft, während andere eine kontinuierliche Androgenwirkung benötigen. Der Hypogonadismus des Erwachsenen entspricht einer Orchiektomie nach der Pubertät. Die allgemeinen Körperproportionen bleiben unverändert, der Penis wird nicht kleiner, die Stimme ändert sich nicht und Bartwuchs und Körperbehaarung bleiben für lange Zeit unverändert. Die Libido ist deutlich vermindert oder fehlt vollständig, Erektionen während des Schlafs sind vermindert, aber normal nach visueller erotischer Stimulation (Carani et al., 1992). Prostata und Samenbläschen entwickeln sich zurück und die Menge des Samens ist gering oder er fehlt gänzlich. Eine Osteopenie ist häufig.

Ein vollständiger Verlust der endokrinen Hodenfunktion beim Erwachsenen tritt selten auf. Ein Teilverlust kann Folge einer unvollständigen Hodenentwicklung während der Pubertät sein, etwa bei 47,XXY-Männern mit Klinefelter-Syndrom, oder Folge einer Störung im Erwachsenenalter sein, etwa nach Versagen der Hypophysenfunktion, oder nach einer Virusinfektion der Hoden (siehe Odell und Swerdloff, 1978). Die Hodenfunktion nimmt mit dem Lebensalter allmählich ab, beginnend ab der fünften Dekade. Die Abnahme der Erektion, die oftmals bei alternden Männern beobachtet wird, kann jedoch nicht der veränderten Hodenfunktion zugeschrieben werden (Gray et al., 1991).

Wirkungen auf den Hoden und akzessorische Strukturen
Etwa um die achte Woche des fetalen Lebens beginnt die Sekretion testikulärer Androgene, die dann ihre bedeutsamen Wirkungen auf Differenzierung und Entwicklung des männlichen Reproduktionssystems ausüben (siehe Jost et al., 1971). Ein Androgenmangel des männlichen Fetuses resultiert in der Entwicklung eines weiblichen äußeren Phänotyps. Die sich entwickelnden Hoden bilden auch ein Peptidhormon (Müller-inhibierende Substanz), die eine Regression des Müllerschen Gangs des Fetuses bewirkt (siehe Donahoe et al., 1987). Anschließend differenziert der Wolffsche Gang unter dem Einfluß von Testosteron zu Nebenhoden, Samenleiter und Samenbläschen. Dihydrotestosteron bewirkt die Verschmelzung und Verlängerung der labioskrotalen Falte mit Entwicklung der männlichen Harnleiter, von Penis und Hodensack und die Virilisierung des Sinus urogenitalis mit Bildung der Prostata. Während des letzten Abschnitts der Schwangerschaft fallen die Plasmaspiegel der Androgene wieder ab und sind zum Zeitunkt der Geburt nicht nachweisbar (siehe Rosenfield, 1972).

Während und nach der Pubertät üben die Androgene eine unmittelbare Wirkung auf den Hoden aus. Androgene sind notwendig für die Spermatogenese in den Tubuli seminiferi und für die Reifung der Spermien während der Passage durch Nebenhoden und Samenleiter. Diese komplexen Vorgänge laufen geordnet ab, aber auf welche Weise Testosteron darauf Einfluß nimmt, ist unbekannt. Untersuchungen dieser Vorgänge sind durch die Tatsache erschwert, daß die vollständige Spermatogenese zehn Wochen dauert und für die Samenleiterpassage und Reifung der Spermien weitere zwei bis drei Wochen benötigt werden.

Während der fetalen, präpubertären und pubertären Phase bewirkt Testosteron das Wachstum von Klitoris und Penis. Androgene kontrollieren auch Wachstum und Funktion von Samenbläschen und Prostata.

Anabole Wirkungen Die stickstoffretinierende Wirkung der Androgene wurde erstmalig bei kastrierten Hunden gezeigt (Kochakian und Murlin, 1935). Papanicolaou und Falk (1938) zeigten, daß bestimmte Skelettmuskeln männlicher Meerschweinchen größer als die weiblicher Tiere sind, und daß der Unterschied durch Entfernung der Hoden ausgeglichen wird. Testosterongabe an weibliche oder kastrierte männliche Tiere bewirkt eine typisch männliche Muskelentwicklung. Somit stellt die männliche Muskelentwicklung ein phänotypisches Merkmal dar, dessen Ausbildung androgenabhängig ist. Beim Menschen findet sich der größte Unterschied in der Muskelentwicklung zwischen den Geschlechtern in der Muskulatur des Schultergürtels. Die anabolen Wirkungen der Androgene werden von dem gleichen Rezeptor vermittelt, der die Hormonwirkungen in den anderen Zielgeweben vermittelt (siehe unten; siehe auch Saartok et al., 1984).

Die anabolen (stickstoffretinierenden) Wirkungen der Androgene sind im Vergleich zu normalen Männern bei Männern mit Hypogonadismus, Jungen vor der Pubertät und Frauen stärker ausgeprägt (Knowlton et al., 1942). Tatsächlich haben normale Männer nur eine vorübergehende und gering ausgeprägte positive Stickstoffbilanz, wenn übliche pharmakologische Androgendosen angewandt werden. Bei Männern mit Hypogonadismus bewirkt eine tägliche Dosis von 25 mg Testosteronpropionat eine mittlere Stickstoffretention von 63 mg/kg Körpergewicht. Es wird auch eine Retention von K^+, Na^+, Cl^-, Phosphat und Schwefel und eine Gewichtszunahme beobachtet, die im wesentlichen auf eine Wasserretention im Zusammenhang mit den retinierten Elektrolyten und Protein zurück geführt werden kann. Nach Absetzen der Androgengabe verliert der Körper schnell Na^+, Cl^- und Wasser. Phosphat und K^+ werden weniger schnell und unvollständig ausgeschieden und der gespeicherte Stickstoff wird für Wochen retiniert.

Wirkungen auf die Talgdrüsen Die Entwicklung von Akne in der Pubertät hängt mit dem Wachstum und der Sekretion der Talgdrüsen zusammen. Exogene Zufuhr von Androgenen kann ebenfalls Akne verursachen, bei erwachsenen Männern ist diese Wirkung jedoch weniger ausgeprägt (siehe Ebling, 1970).

Wirkungsmechanismus An vielen Orten im Körper ist Testosteron nicht die aktive Form des Hormons. Es wird in den Zielgeweben durch Steroid-5α-Reduktasen zu dem aktiven Dihydrotestosteron umgewandelt (siehe Tabelle 58.1; siehe Russell und Wilson, 1994). Die Steroid-5α-Reduktase-1 wird überwiegend in Haut und Leber gebildet, die Steroid-5α-Reduktase-2 ist in erster Linie im männlichen Urogenitalsystem und in der Genitalhaut beider Geschlechter vorhanden. In einer Form des männlichen Pseudohermaphroditismus haben die Zielgewebe einen Mangel an Steroid-5α-Reduktase-2. Bei dieser Störung sezernieren die Hoden der genotypisch männlichen Individuen normale Mengen Testosteron, aber das Hormon wird nicht zu Dihydrotestosteron umgewandelt und das äußere männliche Genitale entwickelt sich nicht. Im Unterschied dazu findet während der Embryonalphase eine normale Virilisierung des Wolffschen Ganges statt. Es wird angenommen, daß Testosteron der entscheidende Regulator der LH-Bildung im hypothalamisch-hypophysären System und der Spermatogenese darstellt (Griffin et al., 1994).

Testosteron und Dihydrotestosteron binden an einen intrazellulären Proteinrezeptor (siehe Abbildung 58.3) und der Hormon-Rezeptorkomplex bindet im Zellkern an spezifische hormonregulierte Elemente der Chromosomen und stimuliert die Synthese spezifischer mRNA und Proteine. Der humane Androgenrezeptor ist ein typischer Vertreter der Steroid- und Schilddrüsenhormonrezeptor-Superfamilie (siehe Carson-Jurica et al., 1990; siehe auch Kapitel 2). Er wird durch ein auf dem X-Chromosom lokalisiertes Gen kodiert und enthält androgenbindende, DNA-bindende und funktionelle Domänen (Chang et al., 1988). Der angenommene allgemeine Mechanismus, über den Testosteron und Dihydrotestosteron ihre virilisierenden Wirkungen ausüben, ist in Abbildung 58.4 schematisch dargestellt. Mutationen, die entweder die Funktion der 5α-Reduktase oder des Androgenrezeptors betreffen, beeinträchtigen die Virilisierung des männlichen Embryos und resultieren in männlichem Pseudohermaphroditismus (siehe Griffin et al., 1994).

Resorption, Metabolismus und Exkretion In Öl gelöstes Testosteron wird rasch resorbiert, metabolisiert und ausgeschieden, so daß die androgene Wirkung gering ist. Oral verabreichtes Testosteron wird leicht resorbiert, ist aber noch weniger wirksam, da das Hormon größtenteils in den Pfortaderkreislauf gelangt und vor Erreichen der systemischen Zirkulation in der Leber metabolisiert wird. Alternative Methoden der Applikation von Testosteron sind entwickelt worden, um diese Schwierigkeiten zu umgehen (siehe oben).

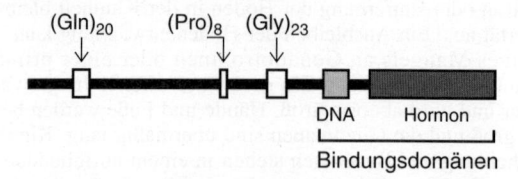

Abbildung 58.3 Schematische Darstellung des aus 917 Aminosäuren bestehenden Androgenrezeptors des Menschen. In der N-terminalen Domäne befinden sich drei Regionen bestehend aus homopolymeren *repeat*, eine Region mit einer modalen Zahl von 20 Glutaminresten (Gln), eine mit 8 Prolin- (Pro) und eine mit 23 Glycinresten (Gly).

Testosteronester sind weniger polar als das freie Steroid und werden, wenn solche Ester in Öl gelöst intramuskulär injiziert werden, langsamer resorbiert. Beispielsweise ist Testosteronpropionat wirksamer als Testosteron, auch wenn beide täglich injiziert werden. Die Cypionat- und Enantatester sind vollwirksam, wenn sie in 1- bis 3-wöchigen Abständen in entsprechend höheren Dosen gegeben werden. Der ultralang wirksame Ester Testosteronbuciclat kann in 12-Wochen-Abständen gegeben werden (Behre und Nieschlag, 1992). Da diese Ester hydrolysiert werden müssen, um wirksam zu werden, können die Plasmakonzentrationen von Testosteron mit Hilfe eines konventionellen Immunoassays kontrolliert werden. Auf diese Weise wird die Gabe individuell wirksamer Dosen erleichtert (Caminos-Torres et al., 1977).

Testosteron wird in erster Linie in der Leber inaktiviert. An der Metabolisierung zu Androstendion ist die Oxidation der 17-OH-Gruppe beteiligt. 5α-Reduktion des Rings A von Androstendion führt zur Bildung von Androstendion und nach Reduktion der 3-Ketogruppe entsteht Androsteron. Alternativ kann Androstendion in der 5β-Position reduziert werden mit nachfolgender 3-Ketoreduktion zu Etiocholanolon (siehe Abbildung 58.1). Dihydrotestosteron selbst wird in der Leber zu

Tabelle 58.1 Vergleich der Steroid-5α-Reduktasen-1 und -2 des Menschen

	5α-REDUKTASE	5α-REDUKTASE
pH-Optimum	7,5	5,0
Genlokalisation	Chromosom 5	Chromosom 2
Gewebeverteilung	Leber und nichtgenitale Haut	Leber und männlicher Urogenitaltrakt
K_m für Testosteron	4 µM	1 µM
K_i für Finasterid	300 nM	3-5 nM
Aktivität bei Steroid 5α-Reduktasemangel	normal	niedrig oder fehlt
Sequenzhomologie	ungefähr 50%	ungefähr 50%

QUELLE: Modifiziert nach Russell und Wilson, 1994, mit freundlicher Genehmigung.

Androsteron, Androstandion und Androstandiol umgewandelt werden (siehe Fotherby und James, 1972). Alkylierung der Androgene an Position 17 verlangsamt ihre hepatische Metabolisierung deutlich und ermöglicht die wirksame orale Gabe solcher Verbindungen (siehe unten).

Nach Gabe von radioaktiv markiertem Testosteron erscheinen etwa 90% der Radioaktivität im Urin, 6% nach entero-hepatischem Kreislauf in den Faeces. Unter den Urinprodukten sind Androsteron und Etiocholanolon. In geringem Umfang werden auch Androstandiol und Östrogene ausgeschieden, überwiegend als Glukuronide und konjugierte Sulfate.

Androsteron und Etiocholanolon werden in den gebräuchlichen klinischen Assays wie viele andere Verbindungen als 17-Ketosteroide im Urin bestimmt. Jedoch besteht die Hauptfraktion der Ketosteroide im Urin in Nebennierensteroiden. Somit ist die Bestimmung der Ausscheidung von 17-Ketosteroiden kein valider Test auf die Funktion des Hodens. Niedrige Werte können eher auf eine Nebenniereninsuffizienz als auf Hypogonadismus hinweisen, und hohe Werte zeigen fast immer eine Überfunktion der Nebennierenrinde oder einen Tumor an. Bei fehlenden Hoden hat ein Mann einen Androgenmangel, auch wenn die 17-Ketosteroide im Urin im Normbereich liegen. In ähnlicher Weise ist bei Frauen die Messung der Ausschcidung von 17-Ketosteroiden selten hilfreich zur Beantwortung der Frage, ob ein Androgenüberschuß in den Ovarien oder den Nebennieren seine Ursache hat.

Die Testosteronester werden zu freiem Testosteron hydrolysiert und anschließend auf die gleiche Weise wie Testosteron selbst metabolisiert, aber zahlreiche andere Modifikationen des Moleküls (wie bei Methyltestosteron und Fluoxymesteron) ändern den Abbauweg. Im Ergebnis werden viele synthetische Androgene weniger rasch als Testosteron metabolisiert und haben längere Halbwertszeiten. Unveränderte Verbindungen, Metaboliten und Konjugate werden in Urin und Faeces ausgeschieden (Fotherby und James, 1972). Die Tatsache, daß diese veränderten Steroidmoleküle und ihre Metaboliten im Urin ausgeschieden werden, ermöglicht ihren Nachweis beim Doping von Sportlern (siehe Wilson, 1988).

Assays Zur Beurteilung der androgenen Wirksamkeit neuer Verbindungen wird ein Bioassay verwandt. Der klassische Assay basiert auf dem Wachstum des Kammes eines Kapauns. Der am weitesten verbreitete Test beruht auf dem Wachstum der Samenbläschen und der ventralen Prostata bei der kastrierten Ratte. Bei der Suche nach anabolen Steroiden wurden verschiedene Bioassays verwandt, darunter die Beurteilung des Wachstums der Niere oder des M. levator ani bei der kastrierten Ratte. Leider ist keiner dieser Assays völlig befriedigend und geeignet, die Ergebnisse klinischer Studien vorherzusagen, und kein ausschließlich anaboles Steroid ohne androgene Wirkungen ist jemals beschrieben worden. Das Scheitern der Bemühungen, androgene von anabolen Wirkungen zu trennen, ist nicht überraschend, da androgene und anabole Wirkungen durch den gleichen Rezeptor vermittelt werden.

Applikation und Dosierung Einige der für die parenterale und orale klinische Anwendung erhältlichen Androgenpräparate sind in den Tabellen 58.2 und 58.3 zusammngengefaßt.

Mit Androgenen werden in erster Linie androgendefiziente Männer behandelt, um die Entwicklung der sekundären Geschlechtsmerkmale einzuleiten oder aufrecht zu erhalten. Wenn eine Androgentherapie erforderlich ist, sollten die wirksameren intramuskulären Präparate angewandt werden. Die Androgendosierung sollte bei etwa 6 - 10 mg täglich liegen. Im Fall von Testosteronpropionat wird dies mit der Gabe von 25 mg dreimal wöchentlich erreicht. Bei den länger wirksamen Estern beträgt die Dosis etwa 200 mg alle zwei bis drei Wochen. Eine Langzeittherapie mit diesen Dosen führt im allgemeinen zur vollständigen Entwicklung der Muskulatur unter der Voraussetzung eines ausreichend frühzeitigen Beginns der Behandlung. Bei einem späten Beginn der Androgentherapie (jenseits des 25. Lebensjahres) ist der erzielte Grad der Virilisierung unterschiedlich, kann aber ein nahezu normales Ausmaß erreichen.

Ein Testosteronpräparat für die transdermale Anwendung wurde entwickelt, bei dem eine testosteronbeladene Membran täglich auf die Skrotalhaut aufgelegt wird (transdermales Testosteronsystem, in Deutschland nicht im Handel, Anm. d. Hrsg.). Mit diesem Präparat werden Plasmakonzentrationen von Testo-

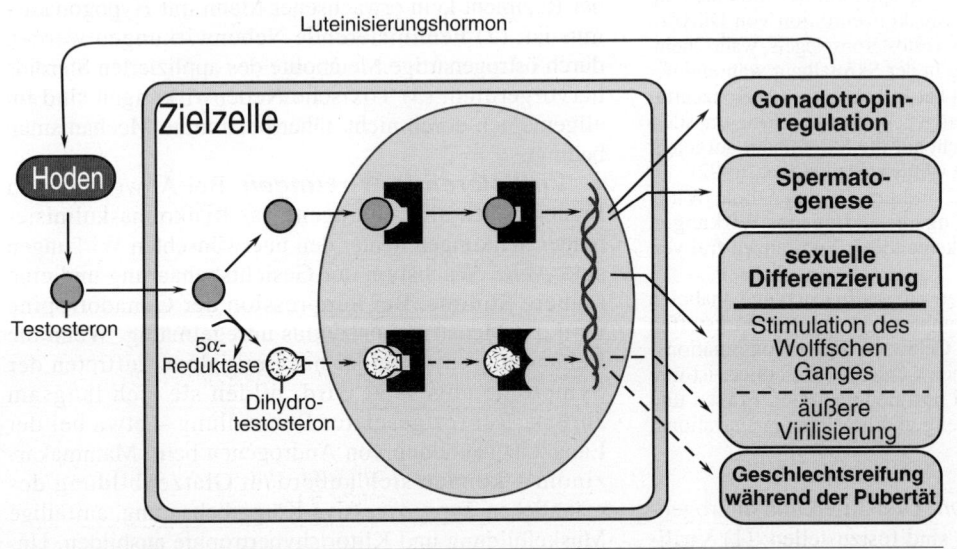

Abbildung 58.4 Ein schematisches Diagramm der Mechanismen der wichtigsten Androgenwirkungen in den Zielgeweben. (Nachdruck mit freundlicher Genehmigung des New England Journal of Medicine, 326:611, 1992.)

Tabelle 58.2 Einige therapeutisch eingesetzte Androgene für die parenterale Gabe

GENERIKABEZEICHNUNG	CHEMISCHE STRUKTUR	DOSIERUNGSFORMEN UND ÜBLICHE DOSIERUNG BEI ANDROGENMANGEL
Testosteron*	OH	wässrige Suspension zur intramuskulären Anwendung; 10 - 50 mg dreimal wöchentlich
Testosteronpropionat	O—COCH$_2$CH$_3$	ölige Lösung zur intramuskulären Anwendung; 10 - 25 mg zwei- bis dreimal wöchentlich
Testosteronenantat	O—CO(CH$_2$)$_5$CH$_3$	ölige Lösung zur intramuskulären Anwendung; 50 - 400 mg alle zwei bis vier Wochen
Testosteroncypionat*	O—COCH$_2$CH$_2$—	ölige Lösung zur intramuskulären Anwendung; 50 - 400 mg alle zwei bis vier Wochen

* in Deutschland nicht im Handel (Anm. d. Hrsg.).

steron im normalen Bereich aufrechterhalten und die Notwendigkeit der parenteralen Applikation umgangen (Findley et al., 1987; Bals-Pratsch et al., 1988). Diese Therapieform bewirkt einen unproportionalen Anstieg der Plasmakonzentration von Dihydotestosteron auf 30% bis 40% des Testosteronspiegels, wahrscheinlich infolge einer Umwandlung in der Skrotalhaut während der Resorption. Dihydrotestosteron hat jedoch in diesen Konzentrationen keine bekannten, nachteiligen Wirkungen. Eine transdermale Applikationsform, die nicht auf die Skrotalhaut aufgelegt werden muß, ist auch entwickelt worden (Meikle et al., 1992).

Einige Androgenpräparate sind primär als anabole Wirkstoffe mit der Erwartung geringerer androgener Wirkungen eingeführt worden. Jedoch ist keine dieser Substanzen frei von androgenen Eigenschaften.

Verschiedene Mischpräparate aus androgenen und anabolen Steroiden mit Östrogenen, Vitaminen und anderen Wirkstoffen sind ebenfalls erhältlich. Vom Gebrauch dieser Kombinationspräparate sollte jedoch abgesehen werden. Insbesondere ist ihre längerfristige Anwendung bei postmenopausalen Frauen und geriatrischen Patienten kostspielig und im allgemeinen rational nicht begründet.

Unerwünschte Wirkungen Drei Arten von androgenbedingten Nebenwirkungen sind festzustellen: (1) Virilisierende Nebenwirkungen werden über den Androgenrezeptor vermittelt und sind nur dann unangemessen, wenn der Rezipient kein erwachsener Mann mit Hypogonadismus ist. (2) Feminisierende Nebenwirkungen werden durch östrogenartige Metabolite des applizierten Steroids hervorgerufen. (3) Toxische Nebenwirkungen sind im allgemeinen durch nicht näher bestimmte Mechanismen bedingt.

Virilisierende Wirkungen Bei Anwendung an Frauen haben alle Androgene das Risiko maskulinisierender Wirkungen. Unter den unerwünschten Wirkungen sind Akne, Wachstum der Gesichtsbehaarung und eine rauhere Stimme. Bei Suppression der Gonadotropine wird der Menstruationszyklus unregelmäßig. Wenn die Behandlung unmittelbar nach initialem Auftreten der Symptome abgesetzt wird, bilden sie sich langsam zurück. Bei fortgesetzter Behandlung – etwa bei der Langzeitanwendung von Androgenen beim Mammakarzinom – können sich außerdem Glatzenbildung des männlichen Typs, exzessive Körperbehaarung, auffällige Muskelbildung und Klitorishypertrophie ausbilden. Un-

Tabelle 58.3 Einige oral und buccal wirksame therapeutisch angewandte Androgene*

GENERIKABEZEICHNUNG	CHEMISCHE STRUKTUR	DOSIERUNGSFORMEN UND ÜBLICHE DOSIERUNG
Danazol°°		Kapseln; 200-800 mg täglich
Fluoxymesteron		Tabletten; 2,5-20 mg täglich
Methyltestosteron**		Tabletten und Kapseln; 10 bis 50 mg täglich Tabletten für die Anwendung; 5 bis 25 mg täglich
Oxandrolone°		Tabletten; 2,5 bis 20 mg täglich

*in Deutschland ist für die orale Anwendung Testosteronundecanoat zur Substitutionstherapie im Handel (max. Tagesdosis 160 mg).
**in Deutschland nicht im Handel (Anm. d. Hrsg.).

°experimentelle Substanz; Status eines *orphan drug*.
°°In erster Linie angewandt zur Suppression der Hypophysenfunktion und Behandlung des hereditären angioneurotischen Ödems.

ter längerfristiger Behandlung sind viele dieser Wirkungen, etwa das Tieferwerden der Stimme, irreversibel. Zu Beginn der Androgensubstitutiontherapie können anhaltende Erektionen beobachtet werden. Unter fortgesetzter Therapie in gleicher oder niedrigeren Androgendosen läßt diese Wirkung nach.

Eine tiefgreifende Virilisierung und schwere Störungen von Wachstum und Knochenentwicklung können auftreten, wenn Androgene an Kinder verabreicht werden. Die Eigenschaft der Androgene, den Epiphysenschluß bei Kindern zu beschleunigen, kann noch Monate nach Absetzen der Substanzen andauern. Bei Kindern sollten Androgene mit größter Vorsicht angewandt werden und sie sollten nicht während der Schwangerschaft eingesetzt werden, da sie die Plazentaschranke passieren und einen weiblichen Feten maskulinisieren können.

Obwohl Androgene für die Spermatogenese benötigt werden und sie im Tiermodell nach Hypophysektomie die Spermatogenese über längere Zeit aufrecht erhalten können, kann die andauernde Anwendung von Androgenen beim Mann eine Azoospermie infolge Hemmung der Gonadotropinsekretion und Konversion der Androgene zu Östrogenen zur Folge haben. Anabole Steroide können die gleiche Wirkung haben, und eine Verminderung der Spermienzahl kann manchmal Monate nach Absetzen der anabolen Steroide andauern.

Feminisierende Wirkungen Feminisierende Nebenwirkungen, insbesondere eine Gynäkomastie, kann bei Männern auftreten, die Androgene nehmen. Wie bereits oben ausgeführt, können Androgene, die eine Δ^4,3-Ketokonfiguration aufweisen, in extraglandulären Geweben zu Östrogenen konvertiert (aromatisiert) werden und die Applikation von Testosteronestern führt zu einem Anstieg der Östrogenplasmakonzentrationen. Die feminisierenden Nebenwirkungen sind besonders schwer bei Kindern (möglicherweise infolge einer im Vergleich zu Erwachsenen gesteigerten extraglandulären Aromataseaktivität) und Männern mit Lebererkrankungen (diese haben eine verminderte Androgen-Clearance und damit einen *shunt* der Androgensubstrate zu extraglandulären

Aromatisierungsorten). Feminisierung ist keine Nebenwirkung von Androgenen wie 19-Nortestosteron und Fluoxymesteron, die nur schwache Substrate der Aromataseenzyme sind.

Weitere unerwünschte Wirkungen *Ödeme* Retention von Wasser zusammen mit Natriumchlorid ist offenbar eine konstant auftretende Androgenwirkung und erklärt zum großen Teil die Gewichtszunahme zumindest bei der kurzzeitigen Behandlung. Bei den zur Behandlung des Hypogonadismus verwandten Dosen führt die Flüssigkeitsretention nicht zu einem sichtbaren Ödem, die Ödembildung kann jedoch problematisch werden, wenn hohe Dosen zur Behandlung neoplastischer Krankheiten gegeben werden. Ödeme sind auch häufig bei Patienten mit Herz- oder/und Niereninsuffizienz und bei Patienten, die aus anderen Gründen zu Ödemen neigen, wie z. B. bei Leberzirrhose oder Hypoproteinämie. Die Salz- und Wasserretention spricht gewöhnlich auf die Gabe von Diuretika an.

Ikterus Methyltestosteron war das erste Androgen, bei dem gefunden wurde, daß es eine cholestatische Hepatitis verursacht, jedoch können alle Androgene mit 17α-Alkylsubstitutionen diese Komplikation bewirken. Der Ikterus stellt das auffällige klinische Symptom einer Störung dar, der Stase und Ansammlung von Galle in den Gallengangskapillaren im zentralen Bereich der Leberläppchen ohne Obstruktion der größeren Gänge zugrunde liegen (siehe Ishak, 1981). Der Ikterus entwickelt sich im allgemeinen nach zwei bis fünf Monaten Behandlung. Veränderungen verschiedener Leberfunktionstests treten häufiger als der Ikterus auf und schließen Anstiege der Plasmaspiegel von Bilirubin, Aspartataminotransferase und alkalischer Phophatase ein. Das Ausmaß der Reaktion hängt von der applizierten Dosis der 17α-Alkyltestosteronderivate ab und ist besonders ausgeprägt bei hohen Dosen, etwa bei der palliativen Behandlung von Tumorerkrankungen. Eine Störung der Leberfunktion wurde bei der parenteralen Gabe von Testosteronestern nicht beobachtet. Folglich sollten in praktisch allen Situationen Testosteronester anstelle von 17α-substituierten Steroiden gegeben werden (mit Ausnahme des hereditären angioneurotischen Ödems). Insbesondere sollte die Anwendung von 17α-substituierten Estern bei Patienten mit Leberkrankheiten vermieden werden. Andere Leberkrankheiten wie die Peliosis hepatitis sind in seltenen Fällen mit der Anwendung von Androgenen assoziiert (siehe Ishak, 1981).

Leberzellkarzinom Patienten, die über längere Zeit 17α-alkylsubstituierte Androgene bekommen haben, können ein Adenokarzinom der Leber entwickeln. Die meisten Patienten haben die Wirksubstanzen über ein bis sieben Jahre bekommen. Diese Komplikation scheint häufiger bei Patienten mit Fanconi-Anämie aufzutreten (siehe Ishak, 1979).

Wirkungen auf Laborparameter Androgene können die Plasmakonzentrationen von thyroxinbindendem Globulin vermindern und dadurch Schilddrüsenfunktionstests beeinflussen, die Ausscheidung von 17-Ketosteroiden steigern, die Plasma-LDL-Cholesterinspiegel erhöhen, die Plasma-HDL-Spiegel erniedrigen und den Hämatokrit anheben (siehe auch Kapitel 36 und 54). 17α-alkylsubstituierte Steroide bewirken eine Steigerung der Lebersynthese und Plasmaspiegel verschiedener Glykoproteine (Barbosa et al., 1971). Die Veränderungen von Leberfunktionstests wurden weiter oben besprochen.

Therapeutischer Einsatz Eine eindeutige therapeutische Indikation für die Anwendung von Androgenen besteht bei unzureichender endokriner Funktion des Hodens. Außerdem wurden sie in unterschiedlichen anderen Situationen in der Hoffnung angewandt, daß sie therapeutische Wirkungen auf nichtgenitale Gewebe haben würden. In jedem Fall sollten bevorzugt Testosteronester eingesetzt werden. Aufgrund ihrer Nebenwirkungen (siehe oben) sollte die Anwendung alkylierter Androgene auf das hereditäre angioneurotische Ödem beschränkt bleiben (siehe unten) und auf die kurzdauernde Behandlung von schwerkranken Patienten.

Hypogonadismus Ein Versagen der endokrinen Hodenfunktion mainfestiert sich gewöhnlich durch ein Ausbleiben der Pubertät. Der Zeitpunkt des Einsetzens der Pubertät zeigt erhebliche interindividuelle Schwankungen. Wenn im Alter von 15 bis 17 Jahren keinerlei Anzeichen der Pubertät zu sehen sind, sind die Betroffenen und deren Eltern im allgemeinen verunsichert. Androgengabe zur Beschleunigung der pubertätsbedingten Veränderungen bei normalen Knaben, deren Geschlechtsreifung verzögert stattfindet, wird derzeit diskutiert. Die meisten Ärzte würden darin zustimmen, daß Androgene zurückgehalten werden sollten, solange die psychologische Entwicklung nicht beeinträchtigt ist.

Patienten mit verzögerter Pubertät sollten auf eine Hypophysen- und Gonadendysfunktion untersucht werden. Hypogonadismus kann Folge eines primären testikulären Versagens oder erniedrigter Gonadotropinspiegel sein. Letzteres kann die Folge einer Unterfunktion der Hypophyse, die weiter unten besprochen wird, oder niedriger GnRH-Spiegel sein. Die Anwendung von Gonadotropinen und GnRH beim sekundären Hypogonadismus wird in Kapitel 55 besprochen.

Wenn ein Androgen einem Knaben mit verzögert einsetzender Pubertät ohne sichere Diagnose eines Hypogonadismus gegeben wird, kann es zunächst über vier bis sechs Monate verabreicht werden, worauf sich eine ebenso lange dauernde Androgenpause anschließen sollte, um abzuwarten, ob ein Hodenwachstum stattfindet und die körperliche Entwicklung spontan einsetzt. Die Gonadotropinsekretion muß nach Absetzen der Androgene überprüft werden. Derartige Regime haben keinen Einfluß auf die letztlich erreichte Körpergröße (Urena et al., 1992).

Bei vollständigem Versagen der Hodenfunktion und dadurch bedingtem Ausbleiben der Pubertät ist eine längerfristige Therapie erforderlich. Langwirksame Testosteronester wie Cypionat oder Enantat können intramuskulär verabreicht werden. Es wird empfohlen, zu Beginn für die Dauer von sechs Monaten bis zu einem Jahr ungefähr die Hälfte der zu erwartenden Erhaltungsdosen zu geben. Die zu erwartende Erhaltungsdosis langwirksamer Testosteronester beträgt ungefähr 200 mg alle zwei Wochen. Die Testosteron-Plasmaspiegel sollten bei allen Patienten in den normalen Bereich titriert werden (Caminos-Torres et al., 1977). Wie bereits weiter oben ausgeführt, sollten 17α-alkylsubstituierte Androgene nicht bei der Substitutionstherapie eingesetzt werden.

Bei Beginn der Therapie zum erwarteten Zeitpunkt der Pubertät bei Knaben mit primärem oder sekundärem Hypogonadismus läuft die Pubertät im normalen Rahmen ab. Der normale Wachstumsschub tritt ein und die Entwicklung des Penis, das Tieferwerden der Stimme und die sekundären Geschlechtsmerkmale treten innerhalb des ersten Jahres in Erscheinung. Die normale Pubertät erstreckt sich über einige Jahre und eine Behandlung mit dem Ziel, die normale Entwicklung zu imitieren, kann den Prozeß nicht weiter beschleunigen. Testosteron entfaltet seine volle Wirkung nur in einem balancierten hormonellen Milieu, insbesondere in Anwesenheit einer ausreichenden Menge von Wachstumshormon. Folglich zeigen Knaben mit gleichzeitig bestehendem Mangel an Wachstumshormon solange ein vermindertes Ansprechen auf Androgene hinsichtlich Wachstum und Virilisierung, bis beide Hormone gleichzeitig substituiert werden.

Wenn die Behandlung erst spät nach dem üblichen zeitlichen Beginn der Pubertät einsetzt, gibt es Unterschiede im Grad der erreichten Virilisierung. Viele Patienten durchlaufen einen späten, aber vergleichsweise vollständigen anatomischen und funktionellen Reifungsprozeß. Bei primärem und langdauerndem Hypogonadismus kann eine Suppression des LH-Plasmaspiegels in den normalen Bereich Monate dauern. Bei Patienten mit hypogonadotropem Hypogonadismus wird die Androgentherapie bis zum erwünschten Zeitpunkt der Fertilität durchgeführt, an dem dann Gonadotropin oder GnRH appliziert werden, um die Spermatogenese zu unterstützen (siehe Kapitel 55). Erwartungsgemäß führt eine Androgensubstitution bei Männern mit Hypogonadismus zu einem normalen Wachstum von Prostata und Samenbläschen (Sasagawa et al., 1990).

Bei postpubertärem Versagen der Hodenfunktion auch nach langjähriger Dauer wird die normale sexuelle Aktivität durch eine adäquate Substitution wiederhergestellt. Die Hauptwirkung der Androgene auf den Geschlechtstrieb scheint die Libido zu betreffen. Die Ejakulatmenge und andere sekundäre Geschlechtsmerkmale normalisieren sich und die Wirkungen pubertärer Androgene auf Hämoglobin, Stickstoffretention und Skelettentwicklung werden reproduziert. Im Unterschied dazu hat die Testosterongabe an Männer mit normalen Plasmaspiegeln des Hormons auf die Libido keine Wirkung.

Stickstoffbalance und Muskelentwicklung Bei Männern mit Hypogonadismus und kastrierten Männern bewirken Androgene eine Verminderung der Urinausscheidung von Stickstoff, Na^+, K^+ und Cl^- sowie eine Gewichtszunahme (siehe Wilson und Griffin, 1980). Bei allen anderen Zuständen, die nicht mit Hypogonadismus einhergehen, ist die positive Stickstoffbilanz von kurzer Dauer (wahrscheinlich nicht länger als ein bis zwei Monate).

Da die Androgene deutliche Wirkungen auf Muskelmasse und Körpergewicht haben, wenn sie an Männer mit einem Hypogonadismus verabreicht werden, wurde angenommen, aber niemals bewiesen, daß Androgene in pharmakologischen Dosen ein stärkeres Muskelwachstum als das durch die normale Testosteronsekretion bewirkte hervorrufen können. Diese Annahme beruhte auf der Vorstellung, daß anabole und androgene Wirkungsmechanismen unterschiedlich sind, und es wurden Anstrengungen unternommen, ausschließlich „anabole" Steroide ohne androgene Wirkungen zu entwickeln. Tatsächlich sind die androgenen und anabolen Wirkungen nicht Folge unterschiedlicher Wirkungen desselben Hormons, sondern stellen vielmehr dieselbe Wirkung an verschiedenen Geweben dar. Ein androgenempfindlicher Muskel enthält den gleichen Rezeptor, der die Androgenwirkungen in den anderen Zielgeweben vermittelt (Saartok et al., 1984). Alle bis heute untersuchten anabolen Hormone sind auch androgen. In entsprechenden Dosen können die meisten anabolen Wirksubstanzen zur Androgensubstitution verwendet werden. Beispielsweise ist Methandrostenolon, das bezogen auf die Gewichtseinheit eine größere Wirkung auf die Stickstoffbilanz als Methyltestosteron hat, ein potentes Androgen, das in der Substitutionstherapie von Männern mit Hypogonadismus eingesetzt wurde. Nichtsdestoweniger sind Androgene in einer Vielzahl anderer klinischer Situationen als Hypogonadismus eingesetzt worden in der Hoffnung, daß eine Verbesserung der Stickstoffbilanz und der Muskelentwicklung die ungünstigen Wirkungen aufwiegen würde.

Katabole Zustände Körpereiweiß wird nach einem Trauma oder einem chirurgischen Eingriff schneller ab- als aufgebaut, so daß überschüssiger Stickstoff im Urin ausgeschieden wird. Während der darauffolgenden Erholungsphase wird das Stickstoffdefizit ausgeglichen. Anabole Steroide können zwar während der ersten Tage nach einer kleineren Operation bei Patienten in gutem Ernährungszustand die Stickstoffbilanz verbessern, aber die Abnahme des Stickstoffverlustes ist lediglich geringfügig und ohne nachweisbaren therapeutischen Nutzen. Ebenso beruhen die Wirkungen der Androgene auf das Körpergewicht bei unterernährten, geschwächten oder älteren Menschen in erster Linie auf einer Zunahme des Appetits. In adäquat kontrollierten Studien konnten konstante Wirkungen auf Körpergewicht oder Kraft nach einer Behandlung mit Androgenen nicht gezeigt werden. Diese negativen Ergebnisse sind wahrscheinlich durch verschiedene Faktoren bedingt, darunter die Abhängigkeit anaboler Wirkungen von einer ausreichenden Ernährung und guter Konstitution, das geringe Ausmaß der Androgenwirkungen bei Männern mit normalen Testosteronspiegeln und die Tatsache, daß Androgenwirkungen auf die Stickstoffbilanz, wenn sie überhaupt auftreten, nur von vorübergehender Dauer sind. Kurz gesagt sind Androgene nicht imstande, eine anabole Stoffwechsellage bei akuten Erkrankungen, schweren Traumen und mit chronischen Krankheiten assoziierten Eiweißverlusten herbeizuführen (siehe Wilson und Griffin, 1980). Androgene sind auch von geringem Wert für die Behandlung der Stickstoffakkumulation bei chronischem Nierenversagen. Bestenfalls führen sie zu einer transienten Verbesserung der Stickstoffbilanz, die von zweifelhaftem Wert ist. Bei akutem Nierenversagen bewirken Androgene eine Verminderung der Harnstoffsynthese und damit bei einigen Patienten eine Reduktion der Dialysehäufigkeit. In dieser klinischen Situation kommen die meisten Patienten gut ohne eine Therapie mit Androgenen aus.

Sportliches Leistungsvermögen Androgene werden gelegentlich von Sportlern in der Annahme genommen, daß ihre körperliche Leistungsfähigkeit gesteigert wird. Gewichtheber und Bodybuilder haben in den 50er Jahren damit angefangen, diese Substanzen zu nehmen, und der Mißbrauch von Androgenen wurde auf allen Ebenen sportlicher Wettkämpfe ein weit verbreitetes Phänomen. Tatsächlich nimmt das Problem noch weiter zu und hat infolge der Disqualifikation von Sportlern bei Wettkämpfen großes Interesse in den Medien gefunden. Viele der Sportler, die Androgene mißbrauchen, einschließlich derer, die veterinärmedizinische Präparate einnehmen, die nicht für die Anwendung beim Menschen zugelassen sind, beziehen diese über den „Steroid-Schwarzmarkt", andere erhalten sie auf ärztliche Verschreibung. Die Tatsache, daß Mißbrauchtreibende Androgene von Ärzten überhaupt bekommen, ist besonders bedauerlich auch deshalb, weil viele Aspekte des Androgenmißbrauchs nur wenig verstanden sind.

Androgene fördern das Wachstum der Muskeln bei Knaben und Frauen jedes Alters. Dieses Phänomen wird durch den Androgenrezeptor vermittelt. Es ist jedoch nicht bekannt, ob Androgene günstige Wirkungen auf Muskelwachstum, Stickstoffbilanz oder sportliches Leistungsvermögen von geschlechtsreifen Männern haben. Adäquat kontrollierte Studien der Androgenwirkungen auf physische Kraft und Leistungsfähigkeit bei trainierten Sportlern haben widersprüchliche Ergebnisse gebracht. Wenn Androgene günstige Wirkungen haben, dann ist nicht klar, wie sie zustande kommen, da die Androgenrezeptoren bei erwachsenen Männern offenbar in einem funktionellen Sättigungszustand vorliegen. Zwei Hinweise deuten an, daß massive Androgendosen die Muskelentwicklung bei Männern steigern können. Die Gabe pharmakologischer Mengen von Testosteronenantat bewirkt eine Zunahme des Körpergewichts ohne Zunahme des Fettgewebes (Forbes et al., 1992) und eine Zunahme der Proteinsynthese des gesamten Körpers (Griggs et al., 1989). Hohe Androgendosen wirken möglicherweise über den Glukokortikoidrezeptor, indem sie die katabolen Wirkungen der Glukokortikoide hemmen (zur Übersicht siehe Wilson, 1988).

Die Frage nach der Androgenwirkung auf die sportliche Leistungsfähigkeit von Männern ist aus verschiedenen Gründen wissenschaftlich nicht einfach zu beantworten. (1) Die Nebenwirkungen der von Sportlern genommenen Dosen sind so ausgeprägt, daß die Durchführung echter Blindstudien auf ihre mögliche Wirksamkeit ausgeschlossen ist. (2) Nur ein kleiner Anteil der Anwender hat möglicherweise einen Nutzen, so daß es schwierig werden kann, die seltenen Responder zu identifizieren. (3) Wirkungen auf die sportliche Leistungsfähigkeit sind umso schwerer zu beurteilen, je mehr das sportliche Format zunimmt. So kann ein Gruppenunterschied von 1% in Kraft oder Geschwindigkeit schwer zu dokumentieren sein, aber kann einen signifikanten Unterschied für das individuelle Leistungsvermögen des Sportler darstellen. Ungeachtet der ungelösten wissenschaftlichen Fragen glauben viele Sportler, Trainer und Ärzte, daß diese Wirkstoffe die sportliche Leistungsfähigkeit steigern. Als Konsequenz hat sich im professionellen Sport das Gewicht tendenziell von erzieherischen Maßnahmen auf die obligatorische Durchführung von Dopingkontrollen verlagert.

Die Nebenwirkungen des Androgenmißbrauchs sind nur unvollständig bekannt, teilweise, weil viele der von den Sportlern genommenen Wirkstoffe entweder veterinärmedizinische Präparate oder andere nicht zugelassene Derivate sind, für die Sicherheitsdaten beim Menschen nur unvollständig vorliegen. Weiterhin werden bestimmte Nebenwirkungen, wie die Peliosis hepatitis, nur gelegentlich manifest. Schließlich sind adäquate toxikologische Langzeituntersuchungen für keine der Substanzen durchgeführt worden. Wie oben ausgeführt, können die Nebenwirkungen der Androgene in virilisierende und feminisierende Wirkungen sowie toxische Wirkungen eingeteilt werden. Alle Nebenwirkungen treten häufiger bei Frauen und Kindern in Erscheinung und schließen somit die Anwendung von Androgenen bei diesen aus – mit der Ausnahme einer kleinen Gruppe fanatischer Sportlerinnen. Die feminisierenden und virilisierenden Nebenwirkungen bei erwachsenen Männern sind weitgehend reversibel, auch wenn einige Wirkungen, wie die Unterdrückung der Spermatogenese, noch Monate nach Absetzen der Wirkstoffe andauern können. Bestimmte Langzeitnebenwirkungen, wie Störungen der Leberfunktion und eine Verminderung der Konzentration von High-density-Lipoproteinen, können wahrscheinlich durch eine intermittierende Wirkstoffgabe allgemein gelindert werden. Insgesamt jedoch sind die Nebenwirkungen bei Männern schwer genug, um die Anwendung von Androgenen für solche Zwecke aus medizinischen Gründen auszuschließen.

Stimulation der Erythropoese Der Unterschied des Hämatokrits zwischen Männern und Frauen beruht auf der stimulierenden Wirkung von Testosteron auf die Erythropoetinbildung. Orchiektomie führt bei Männern zu einer Abnahme der Erythrozytenmenge um 10%, einem Rückgang des Zelldurchmessers und einer Zunahme der osmotischen Empfindlichkeit. Gelegentlich ist die Anämie auch stärker ausgeprägt. Androgengabe an Frauen steigert die Erythropoese und einige Frauen entwickeln unter einer Langzeitgabe von Androgenen eine Polycythämia vera, so etwa bei der Behandlung des Mammakarzinoms (Shahidi, 1973). Bei mit pharmakologischen Testosterondosen behandelten Frauen steigt die Hämoglobinkonzentration um durchschnittlich 43 g/Liter und der Hämatokrit um 0,11 (oder 11%). Der mittlere Anstieg von Hämoglobin bei normalen Männern, die mit pharmakologischen Dosen von Testosteronestern behandelt werden, beträgt etwa 10 g/Liter und das Erythrozytenvolumen steigt proportional an. Aufgrund dieser Wirkungen sind Androgene in der Therapie refraktärer Anämien bei Männern und Frauen angewandt worden. Die Fähigkeit zur Steigerung der Erythropoese ist allen biologisch aktiven Androgenen gemeinsam. Eine gewisse Erythropoetinbildung findet außer in der Niere auch in anderen Geweben statt. Das Vorhandensein von Nierengewebe ist damit keine notwendige Bedingung für die androgenstimulierte Erythropoese.

Eine Androgentherapie ist auch bei Anämien versucht worden, die mit Knochenmarkinsuffizienz, Myelofibrose oder Nierenversagen assoziiert waren. Gelegentlich werden dramatische Anstiege von Hämoglobin nach Gabe von Androgenen bei Patienten mit Knochenmarkinsuffizienz beobachtet (Azen und Shahidi, 1977). Unter einer großen Zahl unselektierter, mit Androgenen behandelter Patienten zeigt etwa die Hälfte ein Ansprechen, insbesondere bei hypoplastischem oder fibrotischem Knochenmark. Bei Patienten mit Fanconi-Anämie, einer autosomal rezessiven, mit einer aplastischen Anämie assoziierten Krankheit, scheint eine Behandlung mit Androgenen die Lebenserwartung um ungefähr vier Jahre zu verlängern (Alter, 1992). Unsicher ist jedoch die Häufigkeit einer Koinzidenz von Wirkstoffgabe und therapeutischem Ansprechen bei Patienten mit erworbenen aplastischen Anämien, bei denen während der Behandlung eine spontane Remission eintreten kann (Branda et al., 1977; Camitta et al., 1979). Zusätzliche randomisierte Studien sind erforderlich, bevor der Stellenwert der Androgene in der Routinebehandlung aplastischer Anämien definiert werden kann. Es wurde jedoch beschrieben, daß die Androgentherapie bei aplastischen Anämien unterschiedlicher Ätiologie zu verbesserten Überlebensraten führt (Kaltwasser et al., 1988). Bei offensichtlichem Ansprechen sollte der Wirkstoff vorübergehend abgesetzt werden, um eine Ursache-Wirkungsbeziehung zwischen Wirkstoff und klinischem Ansprechen festzustellen.

Androgene sind von untergeordneter Bedeutung bei der Behandlung der Anämie bei Niereninsuffizienz, insbesondere wegen der Verfügbarkeit von rekombinantem, humanem Erythropoetin (siehe Kapitel 53). Androgeninduzierte Anstiege der Konzentrationen von Erythropoetin und Hämoglobin sind weniger ausgeprägt bei Patienten mit Niereninsuffizienz als bei gesunden Menschen. Weiterhin kann sich die renale Anämie im Lauf der Zeit durch Dialysebehandlung und Korrektur weiterer Ursachen der Anämie allmählich bessern. Dennoch wurde in den meisten Studien gezeigt, daß unter Voraussetzung einer adäquaten Dialysebehandlung und normaler Eisen- und Folsäurespeicher die Androgentherapie eine Zunahme von Hämoglobin (10 - 50 g/Liter) und Erythrozytenvolumen (325 - 350 ml) bewirkt (von Hartizsch et al., 1977). Ob diese therapeutischen Wirkungen die möglichen Nebenwirkungen überwiegen, ist ungeklärt und es gibt widersprüchliche Hinweise, ob eine Androgentherapie bei Patienten mit Niereninsuffizienz synergistisch zu Erythropoetin wirkt oder nicht (Berns et al., 1992).

Das hereditäre angioneurotische Ödem Beim hereditären angioneurotischen Ödem, einer autosomal dominanten Krankheit, enthält das Plasma entweder einen nicht-funktionellen Inhibitor der ersten Komplementkomponente oder erniedrigte Konzentrationen des Inhibitors. Somit besteht eine ungehemmte Aktivierung der Komplementkaskade, die zur Bildung von Faktoren führt, die die Gefäßpermeabilität erhöhen und zur anfallsartigen Bildung von Angioödemen führen. Verschiedene oral wirksame 17α-alkylierte Steroide steigern die Plasmaaktivität des Inhibitors mit der Folge der Wiederherstellung der verbrauchten Komponenten des Komplementsystems. Eine derartige Behandlung bewirkt normalerweise ein vollständiges Verschwinden der Symptome (Cicardi et al., 1991). Schwach androgen wirkende Steroide wie Danazol scheinen genauso oder sogar wirksamer zu sein als hochpotente Androgene (siehe Tabelle 58.3). Außerdem scheint das Ansprechen von Männern und Frauen auf solche oral wirksamen Substanzen gleich zu sein. 17α-alkylierte Androgene (nicht aber Testosteron oder

Testosteronester) verursachen im Plasma Konzentrationserhöhungen verschiedener in der Leber gebildeter Glykoproteine, darunter einige Gerinnungsfaktoren und den Inhibitor der ersten Komplementkomponente. Die therapeutische Wirkung oral verfügbarer Androgene bei dieser Krankheit beruht somit wahrscheinlich eher auf einer Nebenwirkung der 17α-alkylierten Steroide auf die Leberfunktion als auf der eigentlichen Androgenwirkung (Barbosa et al., 1971; Gralnick und Rick, 1983). Trotz einer signifikanten Inzidenz von Nebenwirkungen scheint eine Langzeitbehandlung mit Danazol bei dieser Krankheit insgesamt sicher zu sein (Zurlo und Frank, 1990).

Minderwuchs Androgene sind bei der Behandlung von Wachstumsretardierungen verwandt worden, die ihre Ursache nicht in einer Hypophyseninsuffizienz haben. Ihre Anwendung vor dem Epiphysenschluß bewirkt ein verstärktes Längenwachstum und der mittlere Gewinn an Körpergröße kann beeindruckender sein als die Knochenreifung (siehe Wilson und Griffin, 1980). Eine derartige, über kurze Zeit (sechs Monate oder kürzer) angewandte Therapie hat keine dauerhaften Folgen für die hypothalamisch-hypophysäre oder gonadale Entwicklung. Diese Wachstumszunahme kann die Folge sowohl des Anstiegs der Plasmakonzentration von Wachstumshormon als auch eine direkte Wirkung der Androgene selbst sein (Clayton et al., 1988). Ob eine solche Therapie bei jeder Form von Minderwuchs einen therapeutischen Effekt auf die beim Erwachsenen letztlich erreichbare Körpergröße hat, ist unbekannt. Beispielsweise hat eine Behandlung mit oralen Androgenen und Wachstumshormon bei Patienten mit dem Karyotyp 45,X und Gonadendysgenesie keine größere Wirkung auf die schließlich erreichte Körpergröße als die Behandlung nur mit Wachstumshormon (Rosenfeld et al., 1992). Außerdem kann die Anwendung von Androgenen bei minderwüchsigen Kindern jünger als neun Jahre sogar eine ungünstige Wirkung auf die Größe als Erwachsener haben (Bettman et al., 1971). Damit ist der Stellenwert der Androgene bei der Behandlung von anderen Formen des Minderwuchses als dem hypophysären Zwergwuchs nicht gesichert.

Mammakarzinom Testosteron hat eine palliative Wirkung bei manchen Frauen mit Mammakarzinom. Der Mechanismus ist nicht bekannt, aber es ist möglich, daß das Androgen antiöstrogen wirksam ist. Die Ansprechraten entsprechen denen, die durch eine Behandlung mit hohen Östrogendosen erzielt werden (dabei ist möglicherweise auch ein antiöstrogener Mechanismus wirksam). Es gibt kein wirksameres Androgen als Testosteron und strukturelle Veränderungen des Androgenmoleküls, die seine androgene Wirkung vermindern, führen auch zu einer geringeren Wirksamkeit beim Mammakarzinom. Da die Remissionsraten einer konventionellen Chemotherapie höher sind, haben Androgene bei der Therapie dieser Krankheit keine größere Bedeutung (siehe Santen et al., 1990).

Osteoporose Eine Therapie mit Androgenen ist wirksam bei Behandlung einer Osteoporose, die als Komplikation des Androgenmangels auftritt, wobei ein dramatisches Ansprechen auf die Hormonsubstitution beobachtet werden kann (Isaia et al., 1992). Ein Stellenwert der Androgene bei der vom männlichen Hypogonadismus unabhängigen Osteoporose konnte nicht gezeigt werden. In Kapitel 61 wird die Therapie der Osteoporose ausführlicher behandelt.

ANTIANDROGENE

Verbindungen, die die Synthese oder Wirkung der Androgene blockieren, können bei der Therapie von Prostatahyperplasie und Prostatakarzinom, Akne, Alopezie vom männlichen Typ, virilisierenden Syndromen der Frau und vorzeitiger Pubertät von Knaben sowie zur Unterdrückung des Sexualtriebs von männlichen Triebtätern von Nutzen sein.

Inhibitoren der Androgensynthese Die wirksamsten Inhibitoren der Testosteronsynthese sind entweder das Gonadotropin-releasinghormon (GnRH) selbst oder Agonisten wie Leuprorelin oder Gonadorelin. Wenn solche Substanzen kontinuierlich gegeben werden, sinken die Plasmakonzentrationen von LH und Testosteron, so daß insgesamt eine pharmakologische (und reversible) Kastration erfolgt (siehe Kapitel 55). Eine derartige Therapie ist eine Alternative zur Orchiektomie, um bei Männern mit Prostatakarzinom, die Stilbestrol nicht vertragen, einen Androgenmangel zu induzieren (siehe Santen, 1992).

Mykostatika aus der Gruppe der Imidazole wie Ketoconazol und Liarozol haben als Sekundärwirkung die Fähigkeit, an der Steroidbiosynthese beteiligte Cytochrom-P450-Enzyme zu hemmen (Feldman, 1986). Diese Sekundärwirkung hat sich bei bestimmten Patienten mit Prostatakarzinom aufgrund des dadurch induzierten Androgenmangels als therapeutischer Vorteil herausgestellt (Mahler et al., 1993). Gastrointestinale Nebenwirkungen, eine kurze Dauer der Wirkung und die (bei einigen Wirkstoffen vorhandene) Hemmung der Biosynthese von Nebennierenglukokortikoiden schränken den Nutzen dieser Substanzen ein.

Der Aldosteronantagonist Spironolacton (siehe Kapitel 29) wirkt als schwacher Inhibitor der Androgenbindung an den Androgenrezeptor, hemmt jedoch in erster Linie die Androgenbiosynthese. Bei einigen Frauen mit Hirsutismus vermindert der Wirkstoff die Wuchsrate und die Ausdehnung der Gesichtsbehaarung (Dorrington-Ware et al., 1985). Aufgrund der Auslösung von Metrorrhagien wird Spironolacton im allgemeinen mit einem oralen Kontrazeptivum verabreicht (Helfer et al., 1988). In Untersuchungen zur Wirksamkeit zeigte sich Spironolacton gemessen an einer Hirsutismusskala weniger wirksam als Flutamid (Cusan et al., 1994).

5α-Reduktasehemmer Da die Umwandlung von Testosteron zu Dihydrotestosteron für bestimmte Androgenwirkungen notwendig ist, sollte die Hemmung der 5α-Reduktase die Androgenwirkung selektiv in den Geweben blockieren (Prostata, Haarfollikel), in denen eine kontinuierliche Bildung von Dihydrotestosteron essentiell ist. Das Azasteroid Finasterid (siehe Tabelle 58.4) ist ein oral wirksamer, kompetitiver Antagonist, der bevorzugt die Steroid-5α-reduktase 2, aber auch das Isoenzym 1 inhibiert (siehe Rittmaster, 1994). Der Wirkstoff bewirkt einen deutlichen Rückgang der Konzentration von Dihydrotestosteron im Plasma (Vermeulen et al., 1989) und in der Prostata (McConnell et al., 1992), führt aber nicht zu Veränderungen der Plasmaspiegel von Testosteron und LH.

Bei Männern mit Prostatahyperplasie bewirkt Finasterid einen konstanten Rückgang der Prostatagröße und bei einem Drittel der mit diesem Wirkstoff behandelten Männer eine Verbesserung von Urinfluß und Symptomen. Damit stellt es eine Alternative zur chirurgischen Resektion bei Männern mit mäßig ausgeprägten Krankheitsmanifestationen dar (Stoner, 1992). Finasterid befindet sich in der klinischen Prüfung bei der Behandlung der Alopezie vom männlichen Typ. Weitere 5α-Reduktasehemmer, darunter für die Steroid-5α-Reduktase-1 spezifische Wirkstoffe, sind in der Entwicklung.

Androgenrezeptorantagonisten Verschiedene Wirkstoffe sind spezifische Antagonisten der Androgenbindung an den Rezeptor.

Cyproteronacetat Progesteron selbst wirkt schwach antiandrogen. Bei der Suche nach oral wirksamen Gestagenen wurde Cyproteronacetat als potenter Androgenantagonist identifiziert (siehe Tabelle 58.4). Cyproteronacetat besitzt auch eine gestagene Wirkung und supprimiert die Sekretion von Gonadotropinen (Neri 1976; Neumann, 1982; Neumann und Töpert, 1986). Der Wirkstoff kompetiert mit Dihydrotestosteron um die Bindung an den Androgenrezeptor (Brown et al., 1981). Wenn Cyproteronacetat an trächtige Tiere verabreicht wird, hemmt es

Tabelle 58.4 Einige Androgenrezeptorantagonisten und 5α-Reduktasehemmer

GENERIKABEZEICHNUNG	CHEMISCHE STRUKTUR	DOSIERUNG UND INDIKATIONEN
Cyproteronacetat		bei schwerem Hirsutismus; experimentell
Flutamid		Kapseln; 750 mg /Tag in Kombination mit GnRH-agonistischen Analoga; beim metastasierten Prostatakarzinom
Finasterid		Tabletten; 5 mg/Tag; bei der benignen Prostatahyperplasie

die Androgenwirkungen beim männlichen Feten und bewirkt dadurch eine Form von männlichem Pseudohermaphroditismus (Hamada et al., 1963). Beim kastrierten Tier vermindert der Antagonist in etwa fünffach höherer Dosis als das Testosteron das Ansprechen auf Androgene um ungefähr 50%. In höheren Dosen wirkt Cyproteronacetat nahezu als vollständiger Antagonist (Neumann et al., 1970).

Die Gabe von täglich 100 mg Cyproteronacetat an hormonell normale junge Männer bewirkt eine Verminderung der Plasmakonzentrationen von LH und FSH jeweils um 50% und von Testosteron um 75%. Die Wirkungen der Substanz beruhen sowohl auf einer Hemmung der Testosteronbildung als auch auf einer Interferenz mit der Androgenwirkung (Knuth et al., 1984). Der Wirkstoff wird angewandt bei der Behandlung von Akne, Alopezie vom männlichen Typ, Hirsutismus und virilisierenden Syndromen (siehe Neri, 1976; Neumann, 1982; Neumann und Töpert, 1986). Es wurde auch eingesetzt zur Behandlung der Pubertas praecox (Kauli et al., 1976), bei Prostatahyperplasie und -karzinom (siehe Namer, 1988) und zur Unterdrückung der Libido bei Männern mit schweren Abweichungen vom normalen Sexualverhalten (Laschet et al., 1967). Obwohl Cyproteronacetat noch Gegenstand wissenschaftlicher Untersuchungen ist, hat der Wirkstoff in den Vereinigten Staaten den Status eines *orphan drug* für die Behandlung des schweren Hirsutismus.

Flutamid Flutamid (siehe Tabelle 58.4) ist ein nicht-steroidales Antiandrogen, das keine eigene Hormonwirkung besitzt. Es wird wahrscheinlich wirksam nach Umwandlung *in vivo* zu 2-Hydroxyflutamid, das ein potenter kompetitiver Inhibitor von Dihydrotestosteron um die Bindung an den Androgenrezeptor ist (siehe Neri, 1976). Bei der adulten Ratte bewirkt die Substanz eine Rückbildung von androgenabhängigen Geweben wie Prostata und Samenbläschen. Durch Inhibition der Feedbackhemmung von Testosteron auf die Bildung von LH bewirkt sie einen deutlichen Anstieg der Plasmakonzentrationen von LH und Testosteron (Marchetti und Labrie, 1988). Ähnliche Wirkungen wurden bei Männern beobachtet, die täglich mit 750 mg Flutamid behandelt wurden (Kurth et al., 1984). Die bedeutsamste hypophysäre Wirkung von Flutamid besteht offenbar in einer Steigerung der Pulsfrequenz der LH-Sekretion (Urban et al., 1988). Obwohl der Wirkstoff *in vitro* ein potentes Antiandrogen ist, begrenzt der Anstieg der Plasmakonzentration von Testosteron seine antiandrogene Wirksamkeit. Folglich hat Flutamid seinen größten Nutzen bei der Hemmung der Nebennierenandrogene bei orchiektomierten Männern, bei Männern, die kontinuierlich GnRH erhalten (GnRH-Blockade) und in Situationen, in denen die Bildung von LH nicht in erster Linie durch Androgene gesteuert wird (etwa bei hormonell normalen Frauen).

Flutamid wird derzeit in erster Linie bei der Behandlung des Prostatakarzinoms eingesetzt, üblicherweise in Kombination mit einer GnRH-Blockade oder Östrogenen (siehe Geller et al., 1988). Flutamid ist in experimentellen Studien auch in Kombination mit oralen Kontrazeptiva bei Frauen zur Behandlung von Hirsutismus eingesetzt worden (siehe Cusan et al., 1994). Wenn Flutamid die Plazentaschranke passiert, ist zu erwarten, daß – wie im Fall von Cyproteronacetat – ein männlicher Pseudohermaphroditismus die Folge wäre. Seine Hepatotoxizität bis zur progressiven Leberinsuffizienz beschränken seine klinische Anwendung (Dankoff, 1992; Wysowski et al., 1993). Zur Behandlung des metastasierten Prostatakarzinoms sollte Flutamid in Kombination mit einem GnRH-Antagonisten wie Leuprorelin angewandt werden.

Weitere Antiandrogene wie Nilutamide und Casodex werden derzeit untersucht.

KONTRAZEPTIVA FÜR DEN MANN

Es gibt eine Reihe von Forderungen an ein ideales Kontrazeptivum: einfache Anwendung, Akzeptanz, Reversibiltät, keine Nebenwirkungen und natürlich Wirksamkeit. Obwohl nicht alle dieser Kriterien von den für Frauen erhältlichen oralen Kontrazeptiva erfüllt werden, kommen die in Kapitel 57 besprochenen Wirkstoffe diesen doch recht nahe. Das Fehlen von wirksamen und sicheren Kontrazeptiva für den Mann ist in erster Linie eine Folge der Schwierigkeit, die Spermatogenese vollständig zu unterdrücken. Männer haben auch dann noch Kinder gezeugt, wenn die Spermienzahl um 99% vermindert war (auf Werte von ungefähr 1 Million pro Milliliter) (siehe Diller und Hembree, 1977; Bialy und Patanelli, 1981; Reyes und Chavarria, 1981).

Zusätzlich zu den oben besprochenen Antiandrogenen können unterschiedliche andere Verbindungen die Spermatogenese hemmen. Darunter befinden sich Zytostatika, Kadmium, Nitrofurane, α-Chlorhydrin und Dinitropyrrol. Die irreversible Wirkung einzelner und die Nebenwirkungen vieler dieser Substanzen schließen ihre klinische Anwendung aus.

Gossypol ist eine aus der Baumwollpflanze isolierte Phenolverbindung, die bei 99,9% der Männer die Spermienzahl auf unter 4 Millionen/ml vermindern kann und die Beweglichkeit der Spermien beeinträchtigt. Die normale Spermienzahl wird innerhalb einiger Monate nach Absetzen des Wirkstoffs wiederhergestellt (siehe Lawrence, 1981). Leider verursacht die Anwendung von Gossypol Hypokaliämie und Schwäche. Diarrhoe, Ödeme, Dyspnoe, Neuritiden und Lähmungen wurden nach Einnahme höherer Dosen beobachtet. Diese Wirkungen werden auch nach einer Vergiftung mit Baumwollsamen beschrieben.

In den Gonaden gebildete Steroide können die Sekretion von FSH und LH, die für die Spermatogenese und Testosteronsynthese durch den Hoden benötigt werden, unterdrücken (siehe Kapitel 55 und 57). Während Östrogene und Gestagene beim Mann kontrazeptiv wirksam sind, bewirkt die Suppression von Testosteron einen Rückgang von Libido und Potenz; auch eine Gynäkomastie kann manifest werden. Die Injektion von Testosteronestern in höheren als physiologischen Dosen inhibiert die Gonadotropinsekretion und Spermatogenese und befindet sich als kontrazeptives Prinzip in der klinischen Prüfung.

Ein anderer Ansatz zur männlichen Kontrazeption verfolgte die gleichzeitige Applikation eines Androgens und eines Gestagens (Brenner et al., 1975). Die hinter dieser Kombination stehende Überlegung bestand darin, die Gonadotropinsekretion und Spermatogenese zu unterdrücken, ohne die akzessorischen Organstrukturen zu verändern (Bremner und DeKretser, 1976). Leider entwickeln nicht alle Behandelten eine Azoospermie und die Spermienzahl wird erst Monate nach Beginn der Behandlung vermindert. Nach Absetzen der Wirkstoffe dauert es ähnlich lange bis zur Erholung der Spermatogenese.

Hochwirksame Agonisten und Antagonisten von GnRH können die Gonadotropinsekretion hemmen und mit Testosteron kombiniert verabreicht werden. Wenngleich dieses Schema auch keine einheitliche Azoospermie bewirkt, so scheint es doch einigen Studien zufolge eine anhaltende Infertilität zu erzeugen (Pavlou et al., 1991). Sämtliche vorstehend beschriebenen Methoden der männlichen Kontrazeption sind experimenteller Natur.

Zur weiteren Diskussion der mit Hodenfunktionsstörungen assoziierten Krankheiten siehe *Harrison's Principles of Internal Medicine*, 14th ed., McGraw-Hill, New York, 1998, deren deutsche Ausgabe 1999 erscheint.

LITERATUR

Alter, B.P. Fanconi's anemia. Current concepts. *Am. J. Pediatr. Hematol. Oncol.*, **1992**, *14*:170—176.

Azen, E.A., and Shahidi, N.T. Androgen dependency in acquired aplastic anemia. *Am. J. Med.*, **1977**, *63*:320—324.

Bals-Pratsch, M., Langer, K., Place, V.A., and Nieschlag, E. Substitution therapy of hypogonadal men with transdermal testosterone over one year. *Acta Endocrinol. (Copenh.)*, **1988**, *118*:7—13.

Barbosa, J., Seal, U.S., and Doe, R.P. Effects of anabolic steroids on haptoglobin, orosomucoid, plasminogen, fibrinogen, transferrin, ceruloplasmin, α_1-antitrypsin, β-glucuronidase, and total serum proteins. *J. Clin. Endocrinol. Metab.*, **1971**, *33*:388—398.

Behre, H.M., and Nieschlag, E. Testosterone buciclate (20 Aet-1) in hypogonadal men: pharmacokinetics and pharmacodynamics of the new long-acting androgen ester. *J. Clin. Endocrinol. Metab.*, **1992**, *75*:1204—1210.

Berns, J.S., Rudnick, M.R., and Cohen, R.M. A controlled trial of recombinant human erythropoietin and nandrolone decanoate in the treatment of anemia in patients on chronic hemodialysis. *Clin. Nephrol.*, **1992**, *37*:264—267.

Berthold, A.A. Transplantation der hoden. *Arch. Anat. Physiol. Wiss. Med.*, **1849**, *16*:42—46.

Bettmann, H.K., Goldman, H.S., Abramowicz, M., and Sobel, E.H. Oxandrolone treatment of short stature: effect on predicted mature height. *J. Pediatr.*, **1971**, *79*:1018—1023.

Bialy, G., and Patanelli, D.J. Potential use of male antifertility agents in developed countries. *Chemotherapy*, **1981**, *27 Suppl. 2*:102—106.

Branda, R.F., Amsden, T.W., and Jacob, H.S. Randomized study of nandrolone therapy for anemias due to bone marrow failure. *Arch. Intern. Med.*, **1977**, *137*:65—69.

Brenner, P.F., Bernstein, G.S., Roy, S., Jecht, E.W., and Mishell, D.R., Jr. Administration of norethandrolone and testosterone as a contraceptive agent for men. *Contraception*, **1975**, *11*:193—207.

Brown, T.R., Rothwell, S.W., Sultan, C., and Migeon, C.J. Inhibition of androgen binding in human foreskin fibroblasts by antiandrogens. *Steroids*, **1981**, *37*:635—648.

Butenandt, A. über die chemische Untersuchung der Sexualhormons. *Z. Angew. Chem.*, **1931**, *44*:905—908.

Caminos-Torres, R., Ma, L., and Snyder, P.J. Testosterone-induced inhibition of the LH and FSH responses to gonadotropin-releasing hormone occurs slowly. *J. Clin. Endocrinol Metab.*, **1977**, *44*:1142—1153.

Camitta, B.M., Thomas, E.D., Nathan, D.G. Gale, R.P., Kopecky, K.J., Rappeport, J.M., Santos, G., Gordon-Smith, E.C., and Storb, R. A prospective study of androgens and bone marrow transplantation for treatment of severe aplastic anemia. *Blood*, **1979**, *53*:504—514.

Carani, C., Bancroft, J., Granata, A., Del Rio, G., and Marrama, P. Testosterone and erectile function, nocturnal penile tumescence and rigidity, and erectile response to visual erotic stimuli in hypogonadal and eugonadal men. *Psychoneuroendocrinology*, **1992**, *17*:647—654.

Castro, A.E., Alonso, A., and Mancini, R.E. Localization of follicle-stimulating and luteinizing hormones in the rat testis using immunohistological tests. *J. Endocrinol.*, **1972**, *52*:129—136.

Chang, C., Kokontis, J., and Liao, S.T. Molecular cloning of human and rat complementary DNA encoding androgen receptors. *Science*, **1988**, *240*:324—326.

Cicardi, M., Bergamaschini, L., Cugno, M., Hack, E., Agostoni, G., and Agostoni, A. Long-term treatment of hereditary angioedema with attenuated androgens: a survey of a 13-year experience. *J. Allergy Clin. Immunol.*, **1991**, *87*:768—773.

Clayton, P.E., Shalet, S.M., Price, D.A., and Addison, G.M. Growth and growth hormone responses to oxandrolone in boys with constitutional delay of growth and puberty (CDGP). *Clin. Endocrinol. (Oxf.)*, **1988**, *29*:123—130.

Cusan, L., Dupont, A., Gomez, J.-L., Tremblay, R.R., and Labrie, F.

Comparison of flutamide and spironolactone in the treatment of hirsutism: a randomized controlled trial. *Fertil. Steril.*, **1994**, *61*:281—287.

Dankoff, J.S. Near fatal liver dysfunction secondary to administration of flutamide for prostate cancer. *J. Urol.*, **1992**, *148*:1914.

David K., Dingemanse, E., Freud, J., and Laqueur, E. Über krystallinisches männliches Hormon aus Hoden (Testosteron), wirksamer als aus Harn oder aus Cholesterin bereitetes Androsteron. *Hoppe Seylers Z. Physiol. Chem.*, **1935**, *233*:281—282.

Diller, L., and Hembree, W. Male contraception and family planning: a social and historical review. *Fertil. Steril.*, **1977**, *28*:1271—1279.

Dorrington-Ward, P., McCartney, A.C.E., Holland, S., Scully, J., Carter, G., Alaghband-Zadeh, J., and Wise, P. The effect of spironolactone on hirsutism and female androgen metabolism. *Clin. Endocrinol.*, **1985**, *23*:161—167.

Findlay, J.D., Place, V.A., and Snyder, P.J. Transdermal delivery of testosterone. *J. Clin. Endocrinol. Metab.*, **1987**, *64*:266—268.

Forbes, G.B., Porta, C.R., Herr, B.E., and Griggs, R.C. Sequence of changes in body composition induced by testosterone and reversal of changes after drug is stopped. *JAMA*, **1992**, *267*:397—399.

Gralnick, H.R., and Rick, M.E. Danazol increases factor VIII and factor IX in classic hemophilia and Christmas disease. *N. Engl. J. Med.*, **1983**, *308*:1393—1395.

Gray, A., Feldman, H.A., McKinlay, J.B., and Longcope, C. Age, disease, and changing sex hormone levels in middle-aged men: results of the Massachusetts Male Aging Study. *J. Clin. Endocrinol. Metab.*, **1991**, *73*:1016—1025.

Griggs, R.C., Kingston, W., Jozefowicz, R.F., Herr, B.E., Forbes, G., and Halliday, D. Effect of testosterone on muscle mass and muscle protein synthesis. *J. Appl. Physiol.*, **1989**, *66*:498—503.

Hamada, H., Neumann, F., and Junkmann, K. Intrauterine antimaskuline Beinflüssung von Rattenfeten durch ein stark Gestagen wirksames Steroid. *Acta Endocrinol. (Copenh.)*, **1963**, *44*:380—388.

Helfer, E.L., Miller, J.L., and Rose, L.I. Side-effects of spironolactone therapy in the hirsute woman. *J. Clin. Endocrinol. Metab.*, **1988**, *66*:208—211.

Hilliard, J., Scaramuzzi, R.J., Pang, C.-N., Penardi, R., and Sawyer, C.H. Testosterone secretion by rabbit ovary *in vivo*. *Endocrinology*, **1974**, *94*:267—271.

Isaia, G., Mussetta, M., Pecchio, F., Sciolla, A., di Stefano, M., and Molinatti, G.M. Effect of testosterone on bone in hypogonadal males. *Maturitas*, **1992**, *15*:47—51.

Ishak, K.G. Hepatic neoplasms associated with contraceptive and anabolic steroids. *Recent Results Cancer Res.*, **1979**, *66*:73—128.

Judd, H.L., and Yen, S.S.C. Serum adrenostenedione and testosterone levels during the menstrual cycle. *J. Clin. Endocrinol. Metab.*, **1973**, *36*:475—481.

Kaltwasser, J.P., Dix, U., Schalk, K.P., and Vogt, H. Effect of androgens on the response to antithymocyte globulin in patients with aplastic anaemia. *Eur. J. Haematol.*, **1988**, *40*:111—118.

Kauli, R., Pertzelan, A., Prager-Lewin, R., Grünebaum, M., and Laron, Z. Cyproterone acetate in treatment of precocious puberty. *Arch. Dis. Child.*, **1976**, *51*:202—208.

Keogh, E.J., Lee, V.W.K., Rennie, G.C., Burger, H.G., Hudson, B., and De Kretser, D.M. Selective suppression of FSH by testicular extracts. *Endocrinology*, **1976**, *98*:997—1004.

Knowlton, K., Kenyon, A.T., Sandiford, I., Lotwin, G., and Fricker, R. Comparative study of metabolic effects of estradiol benzoate and testosterone propionate in man. *J. Clin. Endocrinol. Metab.*, **1942**, *2*:671—684.

Knuth, U.A., Hano, R., and Nieschlag, E. Effect of flutamide or cyproterone acetate on pituitary and testicular hormones in normal men. *J. Clin. Endocrinol. Metab.*, **1984**, *59*:963—969.

Kochakian, C.D., and Murlin, J.R. The effect of male hormone on the protein and energy metabolism of castrate dogs. *J. Nutr.*, **1935**, *10*:437—459.

Laschet, U., Laschet, L., Felzner, H.-R., Glaesel, H.-U., Mall, G., and Naab, M. Results in the treatment of hyper- and abnormal sexuality of men with antiandrogens. *Acta Endocrinol. (Copenh.)*, **1967**, *56 Suppl. 119*:54.

McConnell, J.D., Wilson, J.D., George, F.W., Geller, J., Pappas, F., and Stoner, E. Finasteride, an inhibitor of 5α-reductase, suppresses prostatic dihydrotestosterone in men with benign prostatic hyperplasia. *J. Clin. Endocrinol. Metab.*, **1992**, *74*:505—508.

Mahler, C., Verhelst, J., and Denis, L. Ketoconazole and liarozole in the treatment of advanced prostatic cancer. *Cancer*, **1993**, *71 Suppl. 3*:1068—1073.

Marchetti, B., and Labrie, F. Characteristics of flutamide action on prostatic and testicular functions in the rat. *J. Steroid Biochem.*, **1988**, *29*:691—698.

Matsumoto, A.M., and Bremner, W.J. Modulation of pulsatile gonadotropin secretion by testosterone in man. *J. Clin. Endocrinol. Metab.*, **1984**, *58*:609—614.

Meikle, A.W., Mazer, N.A., Moellmer, J.F., Stringham, J.D., Tolman, K.G., Sanders, S.W., and Odell, W.D. Enhanced transdermal delivery of testosterone across nonscrotal skin produces physiological concentrations of testosterone and its metabolites in hypogonadal men. *J. Clin. Endocrinol. Metab.*, **1992**, *74*:623—628.

Papanicolaou, G.N., and Falk, E.A. General muscular hypertrophy induced by androgenic hormones. *Science*, **1938**, *87*:238—239.

Pardridge, W.M., Gorski, R.A., Lippe, B.M., and Green, R. Androgens and sexual behavior. *Ann. Intern. Med.*, **1982**, *96*:488—501.

Pavlou, S.N., Brewer, K., Farley, M.G., Lindner, J., Bastias, M.-C., Rogers, B.J., Swift, L.L., Rivier, J.E., Vale, W.W., Conn, P.M., and Herbert, C.M. Combined administration of a gonadotropin-releasing hormone antagonist and testosterone in men induces reversible azoospermia without loss of libido. *J. Clin. Endocrinol. Metab.*, **1991**, *73*:1360—1369.

Ramasharma, K., and Sairam, M.R. Isolation and characterization of inhibin from human seminal plasma. *Ann. N.Y. Acad. Sci.*, **1982**, *383*:307—328.

Reyes, A., and Chavarria, M.E. Interference with epididymal physiology as possible site of male contraception. *Arch. Androl.*, **1981**, *7*:159—168.

Rosenfeld, R.G., Frane, J., Attie, K.M., Brasel, J.A., Burstein, S., Cara, J.F., Chernausek, S., Gotlin, R.W., Kuntze, J., Lippe, B.M., Mahoney, P.C., Moore, W.V., Saenger, P., and Johanson A.J. Six-year results of a randomized, prospective trial of human growth hormone and oxandrolone in Turner syndrome. *J. Pediatr.*, **1992**, *121*:49—55.

Ruzicka, L., and Wettstein, A. Synthetische Darstellung des Testishormons, Testosteron (Androsten-3-on-17-ol). *Helv. Chim. Acta*, **1935**, *18*:1264—1275.

Saartok, T., Dahlberg, E., and Gustafsson, J.A. Relative binding affinity of anabolic-androgenic steroids: comparison of the binding to the androgen receptors in skeletal muscle and in prostate, as well as to sex hormone—binding globulin. *Endocrinology*, **1984**, *114*:2100—2106.

Sasagawa, I., Nakada, T., Kazama, T., Satomi, S., Terada, T., and Katayama, T. Volume change of the prostate and seminal vesicles in male hypogonadism after androgen replacement therapy. *Int. Urol. Nephrol.*, **1990**, *22*:279—284.

Shahidi, N.T. Androgens and erythropoiesis. *N. Engl. J. Med.*, **1973**, *289*:72—80.

Stoner, E. The clinical effects of a 5α-reductase inhibitor, finasteride, on benign prostatic hyperplasia: The Finasteride Study Group. *J. Urol.*, **1992**, *147*:1298—1302.

Su, T.-P., Pagliaro, M., Schmidt, P.J., Pickar, D., Wolkowitz, O., and Rubinow, D.R. Neuropsychiatric effects of anabolic steroids in male normal volunteers. *JAMA*, **1993**, *269*:2760—2764.

Urban, R.J., Davis, M.R., Rogol, A.D., Johnson, M.L., and Veldhuis, J.D. Acute androgen receptor blockade increases luteinizing hormone secretory activity in men. *J. Clin. Endocrinol. Metab.*, **1988**, *67*:1149—1155.

Uruena, M., Pantsiotou, S., Preece, M.A., and Stanhope, R. Is testosterone therapy for boys with constitutional delay of growth and puberty associated with impaired final height and suppression of the hypothalamo-pituitary-gonadal axis? *Eur. J. Pediatr.*, **1992**, *151*:15—18.

Vermeulen, A., Giagulli, V.A., De Schepper, P., Buntinx, A., and Stoner, E. Hormonal effects of an orally active 4-azasteroid inhibitor of 5α-reductase in humans. *Prostate*, **1989**, *14*:45—53.

von Hartitzsch, B., Kerr, D.N.S., Morley, G., and Marks, B. Androgens in the anemia of chronic renal failure. *Nephron*, **1977**, *18*:13—20.

Wysowski, D.K., Freiman, J.P., Tourtelot, J.B., and Horton, M.L., III. Fatal and nonfatal hepatotoxicity associated with flutamide. *Ann. Intern. Med.*, **1993**, *118*:860—864.

Zurlo, J.J., and Frank, M.M. The long-term safety of danazol in women with hereditary angioedema. *Fertil. Steril.*, **1990**, *54*:64—72.

Monographien und Übersichtsartikel

Baird, D.T., and Smith, K.B. Inhibin and related peptides in the regulation of reproduction. *Oxf. Rev. Reprod. Biol.*, **1993**, *15*:191—232.

Boyar, R.M. Control of the onset of puberty. *Annu. Rev. Med.*, **1978**, *29*:509—520.

Bremner, W.J., and de Kretser, D.M. The prospects for new, reversible male contraceptives. *N. Engl. J. Med.*, **1976**, *295*:1111—1116.

Carson-Jurica, M.A., Schrader, W.T., and O'Malley, B.W. Steroid receptor family: structure and functions. *Endocr. Rev.*, **1990**, *11*:201—220.

Cooke, B.A., Choi, M.C.K., Dirami, G., Lopez-Ruiz, M.P., and West, A.P. Control of steroidogenesis in Leydig cells. *J. Steroid Mol. Biol.*, **1992**, *43*:445—449.

Donahoe, P.K., Cate, R.L., MacLaughlin, D.T., Epstein, J., Fuller, A.F., Takahasi, M., Coughlin, J.P., Ninfa, E.G., and Taylor, L.A. Mullerian-inhibiting substance: gene structure and mechanism of action of a fetal regressor. *Recent Prog. Horm. Res.*, **1987**, *43*:431—467.

Ebling, F.J. Steroids, hormones and sebaceous secretion. *Adv. Steroid Biochem. Pharmacol.*, **1970**, *2*:1—39.

Feldman, D. Ketoconazole and other imidazole derivatives as inhibitors of steroidogenesis. *Endocr. Rev.*, **1986**, *7*:409—420.

Findlay, J.K., Clarke, I.J., Luck, M.R., Rodgers, R.J., Shukovski, L., Robertson, D.M., Klein, R., Murray, J.F., Scaramuzzi, R.J., Bindon, B.M., O'Shea, T., Tsonis, C.G., and Forage, R.G. Peripheral and intragonadal actions of inhibin-related peptides. *J. Reprod. Fertil. Suppl.*, **1991**, *43*:139—150.

Fotherby, K., and James, F. Metabolism of synthetic steroids. *Adv. Steroid Biochem. Pharmacol.*, **1972**, *3*:67—165.

Franchimont, P. Pituitary gonadotropins. *Clin. Endocrinol. Metab.*, **1977**, *6*:101—116.

Geller, J., Albert, J., and Vik, A. Advantages of total androgen blockade in the treatment of advanced prostatic cancer. *Semin. Oncol.*, **1988**, *15 Suppl. 1*:53—61.

Givens, J.R. Normal and abnormal androgen metabolism. *Clin. Obstet. Gynecol.*, **1978**, *21*:115—123.

Griffin, J.E. Androgen resistance—the clinical and molecular spectrum. *N. Engl. J. Med.*, **1992**, *326*:611—618.

Griffin, J.E., McPhaul, M.J., Russell, D.W., and Wilson, J.D. The androgen resistance syndromes: steroid 5α-reductase 2 deficiency, testicular feminization, and related disorders. In, *The Metabolic and Molecular Bases of Inherited Disease*, 7th ed. (Scriver, C.R., Beaudet, A.L., Sly, W.S., and Valle, D., eds.) McGraw-Hill, New York, **1995**, pp. 2967—2998.

Griffin, J.E. and Wilson, J.P. The testis. In, *Metabolic Control and Disease*, 8th ed. (Bondy, P.K. and Rosenberg, L.E., eds.). W.B. Saunders, Philadelphia, **1980**, pp. 1535—1578.

Ishak, K.G. Hepatic lesions caused by anabolic and contraceptive steroids. *Semin. Liver Dis.*, **1981**, *2*:116—128.

Jost, A. Embryonic sexual differentiation. In, *Hermaphroditism, Genital Anomalies and Related Endocrine Disorders*, 2nd ed. (Jones, H.W. and Scott, W.W., eds.) The Williams & Wilkins Co., Baltimore, **1971**, pp. 16—64.

Lawrence, S.V. Gossypol: a potential male contraceptive? *Am. Pharm.*, **1981**, *21*:57—59.

Lipsett, M.B. Physiology and pathology of the Leydig cell. *N. Engl. J. Med.*, **1980**, *303*:682—688.

Lunde, D.T., and Hamburg, D.A. Techniques for assessing the effects of sex hormones on affect, arousal, and aggression in humans. *Recent Prog. Horm. Res.*, **1972**, *28*:627—663.

Marcus, R., and Korenman, S.G. Estrogens and the human male. *Annu. Rev. Med.*, **1976**, *27*:357—370.

Matsumoto, A.M. Hormonal control of human spermatogenesis, In, *The Testis*, 2nd ed. (Burger, H. and de Kretser, D., eds.) Raven Press, New York, **1989**, pp. 181—196.

Miller, W.L. Molecular biology of steroid hormone synthesis. *Endocr. Rev.*, **1988**, *9*:295—318.

Namer, M. Clinical applications of antiandrogens. *J. Steroid Biochem.*, **1988**, *31*:719—729.

Neri, R.O. Antiandrogens. *Adv. Sex Horm. Res.*, **1976**, *2*:233—262.

Neumann, F. Pharmacology and clinical use of antiandrogens: A short review. *Ir. J. Med. Sci.*, **1982**, *151*:61—70.

Neumann, F., von Berswordt-Wallrabe, R., Elger, W., Steinbeck, H., Hahn, J.D., and Kramer, M. Aspects of androgen-dependent events as studied by antiandrogens. *Recent Prog. Horm. Res.*, **1970**, *26*:337—405.

Neumann, F., and Töpert, M. Pharmacology of antiandrogens. *J. Steroid Biochem.*, **1986**, *25*:885—895.

Odell, W.D., and Swerdloff, R.S. Abnormalities of gonadal function in men. *Clin. Endocrinol. (Oxf.)*, **1978**, *8*:149—180.

Pardridge, W.M. Serum bioavailability of sex steroid hormones. *Clin. Endocrinol. Metab.*, **1986**, *15*:259—278.

Rittmaster, R.S. Finasteride. *N. Engl. J. Med.*, **1994**, *330*:120—125.

Ritzén, E.M., Hansson, V., and French, F.S. The Sertoli cell. In, *The Testis*. (Burger, H., and de Kretser, D., eds.) Raven Press, New York, **1989**, pp. 269—302.

Rosenfield, R.L. Role of androgens in growth and development of the fetus, child, and adolescent. *Adv. Pediatr.*, **1972**, *19*:172—213.

Russell, D.W., and Wilson, J.D. Steroid 5α-reductase: Two genes/two enzymes. *Annu. Rev. Biochem.*, **1994**, *63*:25—61.

Santen, R.J. Endocrine treatment of prostate cancer. *J. Clin. Endocrinol. Metab.*, **1992**, *75*:685—689.

Santen, R.J., Manni, A., Harvey, H., and Redmond, C. Endocrine treatment of breast cancer in women. *Endocr. Rev.*, **1990**, *11*:221—265.

Schally, A.V. Aspects of hypothalamic regulation of the pituitary gland: its implications for the control of reproductive processes. *Science*, **1978**, *202*:18—28.

Siiteri, P.K., and MacDonald, P.C. Role of extraglandular estrogen in human endocrinology. In, *Female Reproductive System*, Vol. 2, Pt. 1. Sect. 7, *Endocrinology. Handbook of Physiology*. (Greep, R.O., and Astwood, E.B., eds.) American Physiological Society, Washington, D.C., **1973**, pp. 615—629.

Wilson, J.D. Gonadal hormones and sexual behavior. In, *Clinical Neuroendocrinology*, Vol. II. (Martini, L., and Besser, G.M., eds.) Academic Press, Inc., New York, **1982**, pp. 1—19.

Wilson, J.D. Androgen abuse by athletes. *Endocr. Rev.*, **1988**, *9*:181—199.

Wilson, J.D., and Griffin, J.E. The use and misuse of androgens. *Metabolism*, **1980**, *29*:1278—1295.

59 ADRENOKORTIKOTROPES HORMON; NEBENNIERENRINDENSTEROIDE UND DEREN SYNTHETISCHE ANALOGA; HEMMSTOFFE DER SYNTHESE UND WIRKUNGEN DER NEBENNIERENRINDENHORMONE

Bernard P. Schimmer und Keith L. Parker

Das adrenokortikotrope Hormon (ACTH; Kortikotropin) und die Steroidhormonprodukte der Nebennierenrinde werden in diesem Kapitel gemeinsam behandelt, da sich die meisten physiologischen und pharmakologischen Effekte von ACTH aus seiner Wirkung ergeben, die Ausschüttung von Nebennierenrindensteroiden zu fördern. Es werden diagnostische Anwendungszwecke von ACTH beschrieben. Da alle therapeutischen Effekte von ACTH mit Kortikosteroiden erzielt werden können, wurde ACTH im klinischen Einsatz im wesentlichen durch Steroidhormone ersetzt.

Kortikosteroide und biologisch aktive, synthetische Analoga werden mit Hinblick auf deren relative glukokortikoide (metabolische) und mineralokortikoide (elektrolytregulierende) Wirkungen behandelt. Diese Wirkstoffe werden sowohl zur Substitutionstherapie als auch bei einer Reihe von nichtendokrinen Erkrankungen eingesetzt. Kortikosteroide erzielen weitreichende Effekte auf fast jedes Organsystem und zählen aufgrund dieser verschiedenartigen Wirkungen zu den meistverwendeten Pharmaka. Als Folge ihrer pleiotropen Effekte wird der klinische Einsatz und das Absetzen von Kortikosteroiden von einer Anzahl ernsthafter Nebenwirkungen erschwert, von denen manche lebensbedrohlich sind. Daher erfordert die Entscheidung, Kortikosteroide therapeutisch einzusetzen, immer eine umsichtige Erwägung des relativen Risikos sowie Nutzens für jeden einzelnen Patienten.

Es werden Wirkstoffe dargestellt, die verschiedene Reaktionen des Steroidstoffwechsels hemmen und daher das Sekretionsmuster von Nebennierenrindensteroiden verändern. Dazu zählen synthetische Steroide wie Mifepriston (siehe auch Kapitel 57), die die Wirkung von Glukokortikoiden inhibieren. Wirkstoffe, welche die Wirkung von Aldosteron hemmen, werden im Kapitel 29 vorgestellt, Wirkstoffe, die das Wachstum steroidabhängiger Tumore hemmen, im Kapitel 51 behandelt.

Geschichte Die medizinische Bedeutung der Nebennierendrüsen wurde zuerst von Addison erkannt, der tödliche Folgeerscheinungen bei Patienten mit Nebennierenschädigungen während eines Vortrages vor der South London Medical Society 1849 beschrieb. Diese später veröffentlichten Forschungsergebnisse (Addison, 1855) wurden bald durch Brown-Séquard ergänzt, der bewies, daß eine beidseitige Entfernung der Nebennieren tödliche Auswirkungen auf Labortiere hatte. Später wurde mit diesen Experimenten gezeigt, daß die Nebennierenrinde und weniger das Mark entscheidend für das Überleben war. Weitere Forschungsarbeiten demonstrierten, daß die Nebennierenrinde sowohl den Kohlenhydratstoffwechsel als auch den Flüssigkeits- und Elektrolythaushalt beeinflußt. Die Bemühungen zahlreicher Forscher führten letztlich zur Isolierung und Charakterisierung der verschiedenen Nebennierenrindensteroide. Untersuchungen der Faktoren, die den Kohlenhydratstoffwechsel regulieren (Glukokortikoide genannt), gipfelten in der Synthese von Kortison, das erste in großen Mengen verfügbare, biologisch aktive Glukokortikoid. Nachfolgend isolierten und charakterisierten Tate und Mitarbeiter ein andersartiges Kortikosteroid, Aldosteron, das eine starke Wirkung auf den Flüssigkeits- und Elektrolythaushalt entfaltet (und daher Mineralokortikoid genannt wurde). Die Isolierung unterschiedlicher Kortikosteroide, die den Kohlenhydratstoffwechsel sowie den Flüssigkeits- und Elektrolythaushalt regulierten, führte schließlich zur Auffassung, daß die Nebennierenrinde aus zwei im wesentlichen unabhängigen Einheiten besteht: einer äußeren Zone, die Mineralokortikoide synthetisiert, und einer inneren Zone, die Glukokortikoide und schwache Androgene synthetisiert.

Untersuchungen der Nebennierenrindensteroide hatten eine Schlüsselposition bei der Beschreibung der Rolle, die der Hypophysenvorderlappen bei endokrinen Funktionen spielt. Bereits 1912 beschrieb Cushing Patienten (darunter Minnie G.) mit Nebennierenvergrößerungen. Er erkannte später, daß eine hypophysäre Basophilie für die Nebennierenrindenüberfunktion verantwortlich war (Cushing, 1932), womit er die Beziehung zwischen dem Hypophysenvorderlappen und der Nebennierenfunktion begründete. Diese Untersuchungen führten schließlich zur Aufreinigung von ACTH (Astwood et al., 1952) und zur Bestimmung seiner chemischen Struktur. Es wurde weiterhin gezeigt, daß ACTH wesentlich für die Erhaltung der strukturellen Integrität und der Fähigkeit zur Steroidbiosynthese der inneren Rindenzonen ist. Die Rolle des Hypothalamus bei der hypophysären Kontrolle wurde von Harris (1948) beschrieben, der daraufhin forderte, daß ein vom Hypothalamus gebildeter, löslicher Faktor die ACTH-Sekretion bewirkt. Diese Forschungen hatten ihren Höhepunkt in der Strukturbestimmung des kortikotropen Releasinghormons (CRH) durch Vale und Mitarbeiter. CRH ist ein hypothalamisches Peptid, das die Sekretion von ACTH aus der Hypophyse reguliert (Vale et al., 1981).

Kurz nachdem synthetisches Kortison zur Verfügung stand, demonstrierten Hench und Mitarbeiter den dramatischen Effekt von Glukokortikoiden und ACTH auf die Behandlung der rheumatoiden Arthritis (Hench et al., 1949). Diese Untersuchungen setzten Zeichen für die klinische Anwendung von Kortikosteroiden, die bei einer großen Vielzahl von Krankheitszuständen eingesetzt werden können, was weiter unten noch erörtert wird.

ADRENOKORTIKOTROPES HORMON (ACTH; KORTIKOTROPIN)

Die Sequenz des menschlichen ACTH, einem Peptid mit 39 Aminosäuren, ist in Abbildung 59.1 skizziert. Während die Entfernung auch nur einer einzigen Aminosäure vom aminoterminalen Ende die biologische Aktivität beträchtlich einschränkt, kann eine bestimmte Anzahl vom karboxyterminalen Ende ohne bemerkenswerte Effekte entfernt werden. Die Struktur-Aktivitätsbeziehungen von ACTH wurden eingehend untersucht, wobei davon ausgegangen wird, daß ein Bereich von vier Aminosäuren an den Positionen 15 bis 18 für die hochaffine

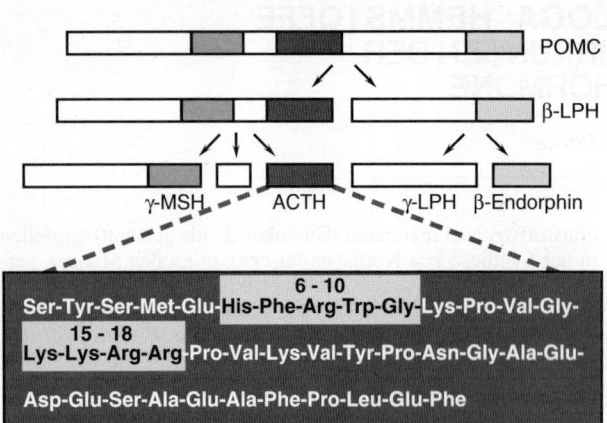

Abbildung 59.1 ACTH-Synthese und Sequenz von ACTH. Hier wird eine schematische Darstellung des Stoffwechselweges gezeigt, über den Pro-Opiomelanokortin (POMC) in ACTH und andere Peptide im Hypophysenvorderlappen umgewandelt wird. Die hellblauen Kästen hinter der ACTH-Struktur weisen auf Regionen hin, die als bedeutsam für die Aktivität der Steroidbiosynthese (Reste 6 - 10) und für die Bindung an den ACTH-Rezeptor (15 - 18) erkannt worden sind. Es wird die Aminosäuresequenz für menschliches ACTH gezeigt. LPH: Lipotropin; MSH: melanozytenstimulierendes Hormon.

Bindung von ACTH an seinen Rezeptor bestimmend ist, während die Aminosäuren 6 bis 10 wichtig für die Rezeptoraktivierung sind (Imura, 1994). Wie im Kapitel 23 erörtert und in Abbildung 59.1 dargestellt, wird ACTH als Teil eines großen Vorläuferproteins synthetisiert, dem Pro-Opiomelanokortin (POMC), und aus diesem Vorläufer durch eine proteolytische Spaltung freigesetzt. Eine Vielzahl weiterer biologisch bedeutender Peptide leiten sich ebenfalls vom selben Vorläufer ab: dazu gehören Endorphine, Lipotropine und das melanozytenstimulierende Hormon (MSH).

Wirkung auf die Nebennierenrinde ACTH veranlaßt die Nebennierenrinde, Glukokortikoide, Mineralokortikoide und schwache Androgene wie das Androstendion und Dehydroepiandrosteron auszuschütten, die in der Peripherie zu wirksameren Androgenen umgewandelt werden können. Basierend auf histologischen Analysen wurde die Nebennierenrinde ursprünglich in drei Schichten unterteilt: die Zona glomerulosa, Zona fasciculata und Zona reticularis. Vom funktionellen Standpunkt aus betrachtet ist es zweckdienlicher, die Nebennierenrinde in zwei diskrete Kompartimente zu unterteilen: die äußere Zona glomerulosa, die das Mineralokortikoid Aldosteron sezerniert, und die innere Zona fasciculata/reticularis, die das Glukokortikoid Kortisol und die Nebennierenandrogene ausschüttet (siehe Abbildung 59.2). Die biochemischen Grundlagen für diese Unterschiede in der Steroidhormonsynthese konnten genau bestimmt werden. Die Zellen der äußeren Schicht besitzen Angiotensin II Rezeptoren und exprimieren die Aldosteronsynthase, ein Enzym, das die terminalen Reaktionen der Mineralokortikoidsynthese katalysiert. Im Gegensatz dazu besitzen die Zellen der inneren Schichten keine Angiotensin II Rezeptoren und exprimieren zwei Enzyme, die 17α-Steroidhydroxylase ($p450_{17\alpha}$) und die 11β-Hydroxylase ($p450_{11\beta}$), welche die Herstellung von Glukokortikoiden katalysieren.

In Abwesenheit der Adenohypophyse atrophieren die inneren Nebennierenrindenschichten, und die Produktion von Glukokortikoiden sowie Nebennierenandrogenen nimmt merklich ab. Obwohl ACTH akut die Herstellung von Mineralokortikoid in der Zona glomerulosa stimulieren kann, wird diese Schicht vorwiegend durch Angiotensin II und extrazelluläres K^+ (siehe Kapitel 31) reguliert und atrophiert nicht, wenn die fortwährende Stimulation durch die Hypophyse nachläßt. Im Fall eines ständig erhöhten ACTH-Spiegels steigen die Mineralokortikoidspiegel anfänglich an, kehren aber später wieder zu ihren ursprünglichen Werten zurück (ein Phänomen, das ACTH-*escape* genannt wird).

Ständig erhöhte ACTH-Spiegel, sei es durch wiederholte Gabe hoher ACTH-Dosen oder durch eine exzessive endogene ACTH-Produktion, leiten eine Hyperplasie und Hypertrophie der inneren Nebennierenrindenschichten mit einer Überproduktion von Kortisol und Nebennierenandrogenen ein. Eine Nebennierenrindenhyperplasie ist bei angeborenen Störungen der Steroidbiosynthese am ausgeprägtesten, wobei die ACTH-Spiegel als Folgeantwort auf eine Beeinträchtigung der Kortisolbiosynthese ständig erhöht sind.

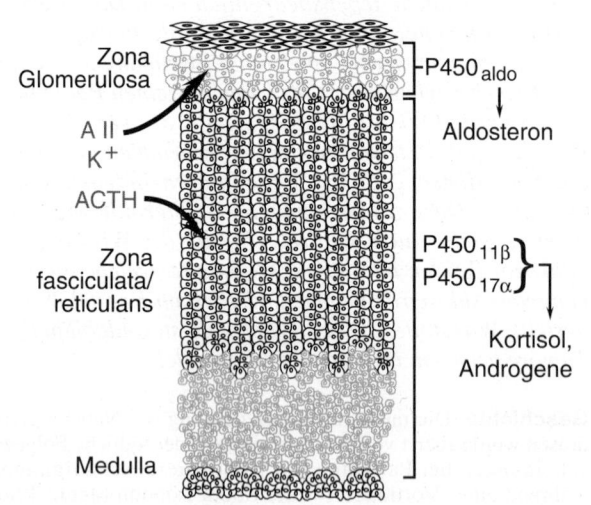

Abbildung 59.2 Die Nebennierenrinde besteht aus zwei sich anatomisch und funktionell voneinander unterscheidenden Abteilungen.
Es werden die wesentlichen funktionellen Abteilungen der Nebennierenrinde zusammen mit den Enzymen der Steroidbiosynthese gezeigt, die das einzigartige Profil der Nebennierenrindensteroidprodukte bestimmen. Die vorherrschenden physiologischen Regulatoren der Steroidproduktion werden ebenfalls gezeigt: Angiotensin II (AII) und K^+ in der Zona glomerulosa sowie ACTH in der Zona fasciculata/reticularis.

Wirkungsmechanismus ACTH stimuliert die Synthese und Freisetzung von Nebennierenrindenhormonen. Da spezifische Mechanismen einer Steroidhormonausschüttung bisher nicht bekannt sind und Steroide nicht in nennenswerten Ausmaßen in den Nebennierenrinden gespeichert werden, wird davon ausgegangen, daß die steroidhormonproduktionssteigernde Wirkung von ACTH überwiegend auf der Ebene einer *de novo* Biosynthese vermittelt wird. ACTH interagiert wie die meisten Peptidhormone mit spezifischen Membranrezeptoren. Es stellte sich heraus, daß der vor kurzem klonierte, menschliche ACTH-Rezeptor ein Mitglied der G-Protein gekoppelten Rezeptorfamilie ist, der in seiner Struktur große Ähnlichkeiten mit den Rezeptoren des melanozytenstimulierenden Hormons hat (Cone und Mountjoy, 1993). ACTH wirkt über das G-Protein G_s, aktiviert die Adenylatcyclase und erhöht dadurch den intrazellulären zyklischen AMP-Gehalt. Zyklisches AMP ist ein obligater Second messenger für die meisten, wenn nicht alle Wirkungen von ACTH auf die Steroidbiosynthese. In jüngsten Untersuchungen wurden Mutationen des ACTH-Rezeptors mit familiären Resistenzen gegen ACTH in Zusammenhang gebracht (Clark et al., 1993).

Zeitlich betrachtet unterteilt sich die Antwort von Nebennierenrindenzellen auf ACTH in zwei Phasen: Eine Akutphase, die sich innerhalb von Sekunden bis Minuten abspielt, wird von einem gesteigerten Cholesterinangebot als Substrat der Enzyme der Steroidbiosynthese widergespiegelt. Eine langfristige Phase, die sich innerhalb von Stunden bis Tagen abspielt, ergibt sich aus einer erhöhten Transkriptionsrate der an der Steroidbiosynthese beteiligten Enzyme. Eine Zusammenfassung der Stoffwechselwege der Nebennierenrindensteroidbiosynthese, die Strukturen der wichtigsten Steroidzwischenprodukte und die Produkte der menschlichen Nebennierenrinde werden in Abbildung 59.3 gegeben. Der geschwindigkeitsbestimmende Schritt der Steroidhormonproduktion besteht in der Umwandlung von Cholesterin zu Pregnenolon, eine Reaktion, die vom cholesterinseitenkettenspaltenden Enzym, $P450_{scc}$ bezeichnet, katalysiert wird. Die meisten Enzyme, die für die Steroidhormonbiosynthese benötigt werden, $P450_{scc}$ eingeschlossen, sind Mitglieder der Cytochrom-P450-Obergruppe, eine untereinander verwandte Familie mischfunktioneller Oxidasen, die sowohl eine bedeutende Rolle beim Fremdstoffwechsel, von dem Pharmaka und Umweltgifte betroffen sind, als auch bei der Biosynthese körpereigener Substanzen spielt, wie Steroidhormone, Vitamin D, Gallensäuren, Fettsäuren, Prostaglandine und biogene Amine (siehe Kapitel 1; Nelson et al., 1993). Die geschwindigkeitsbestimmenden Komponenten dieser Reaktion bestehen aus der Mobilisierung des Substrates Cholesterin und aus seiner Anlieferung an $P450_{scc}$, das sich innerhalb der inneren mitochondrialen Matrix befindet.

Die Nebennierenrinde nutzt vielfältige Cholesterinquellen, um eine ausreichende Versorgung der Steroidbiosynthese mit diesem Substrat zu gewährleisten. Diese Quellen schließen (1) zirkulierendes Cholesterin und über den LDL-Rezeptorstoffwechselweg aufgenommenes Cholesterinester, (2) die Freisetzung von Cholesterinester aus endogenen Cholesterinesterspeicher mittels Aktivierung der Cholesterinesterase und (3) eine gesteigerte *de novo* Biosynthese ein.

Die Mechanismen, mit denen ACTH die Translokation von Cholesterin in die innere Mitochondrienmatrix einleitet, sind nicht genau bekannt. Mehrere Mediatoren wurden als Kandidaten einer kurzfristigen Anlieferung von Cholesterin an die Mitochondrien vorgeschlagen. Dazu gehören ein 30 kDa großes Phosphoprotein, das von ACTH in allen primären Geweben der Steroidbiosynthese induziert wird, der periphere Benzodiazepinrezeptor und das Sterol-Carrierprotein-2. Die cDNA, die das 30 kDa-Phosphoprotein (als steroidogenes akutes Regulationsprotein oder StAR bezeichnet) kodiert, wurde erst vor kurzem kloniert, wobei gezeigt werden konnte, daß es die Steroidbiosynthese aktiviert (Clark et al., 1994). Es ist von Bedeutung, daß Mutationen des Genes, das StAR kodiert, bei Patienten gefunden wurden, die unter der angeborenen lipoiden Nebennierenrindenhyperplasie leiden. Bei dieser handelt es sich um eine seltene angeborene Störung, bei der Nebennierenzellen sich aufgrund der Unfähigkeit, ein bestimmtes Steroidhormon zu produzieren, mit Cholesterinspeichern anfüllen (Lin et al., 1995). Dieser Befund deutet auf eine Schlüsselfunktion von StAR bei der regulierten Auslieferung von Cholesterin an den Steroidbiosynthesestoffwechselweg hin.

Ein wichtiger Bestandteil der trophischen Effekte von ACTH besteht aus einer Transkriptionssteigerung von Genen, die die einzelnen steroidogenen Enzyme kodieren, was mit einer Kapazitätssteigerung der Steroidbiosynthese in der Nebennierenrinde einhergeht. Auch wenn die molekularen Mechanismen derzeit noch untersucht werden, scheint es so, daß eine Vielzahl unterschiedlicher Transkriptionsregulatoren die Induktion der Steroidhydroxylasen durch ACTH vermitteln (Waterman, 1994; Parker und Schimmer, 1995).

Extraadrenale Effekte von ACTH In hohen Dosen verursacht ACTH bei adrenektomierten Tieren eine Vielzahl von Stoffwechselveränderungen, dazu gehören Ketose, Lipolyse, Hypoglykämie (unmittelbar nach Gabe) und Insulinresistenz (später). Wegen der hohen Dosen von ACTH, die benötigt werden, um diese Effekte zu erzielen, bleibt die physiologische Bedeutung zweifelhaft. ACTH kann ebenfalls die Lernfähigkeit im Tierexperiment steigern. Dieser Effekt scheint nicht-endokriner Natur zu sein und über verschiedene Rezeptoren des zentralen Nervensystems vermittelt zu werden. Patienten mit einer primären Nebennierenrindeninsuffizienz und ständig erhöhten ACTH-Spiegeln sind charakteristischerweise stark pigmentiert. Diese Hyperpigmentierung ist wahrscheinlich die Folge einer Aktivierung von MSH-Rezeptoren der Melanozyten durch ACTH, was sich vielleicht aus der Sequenzgleichheit der ersten 13 Aminosäuren von ACTH und MSH ergibt.

Regulation der ACTH-Sekretion *Die hypothalamisch-hypophysär-adrenale Achse* Schwankungen der Sekretionsrate von Glukokortikoiden werden durch Schwankungen der ACTH-Ausschüttung aus hypophysären kortikotropen Zellen verursacht. Diese kortikotropen Zellen wiederum werden vom kortikotropen Releasinghormon (CRH) reguliert, einem Peptidhormon, das von CRH-Neuronen des endokrinen Hypothalamus freigesetzt wird. Diese drei Organe werden in ihrem Zusammenspiel als hypothalamisch-hypophysär-adrenale (HHA) Achse bezeichnet, ein integriertes System, das adäquate Glukokortikoidspiegel aufrecht erhält (siehe Abbildung 59.4 für einen Überblick über diese Achse). Es gibt drei charakteristische Regulationsebenen der HHA-Achse: ein Tagesrhythmus der basalen Steroidbiosynthese, eine negative Rückkopplungsregulation durch Nebennierenrindensteroide und ein beträchtlicher An-

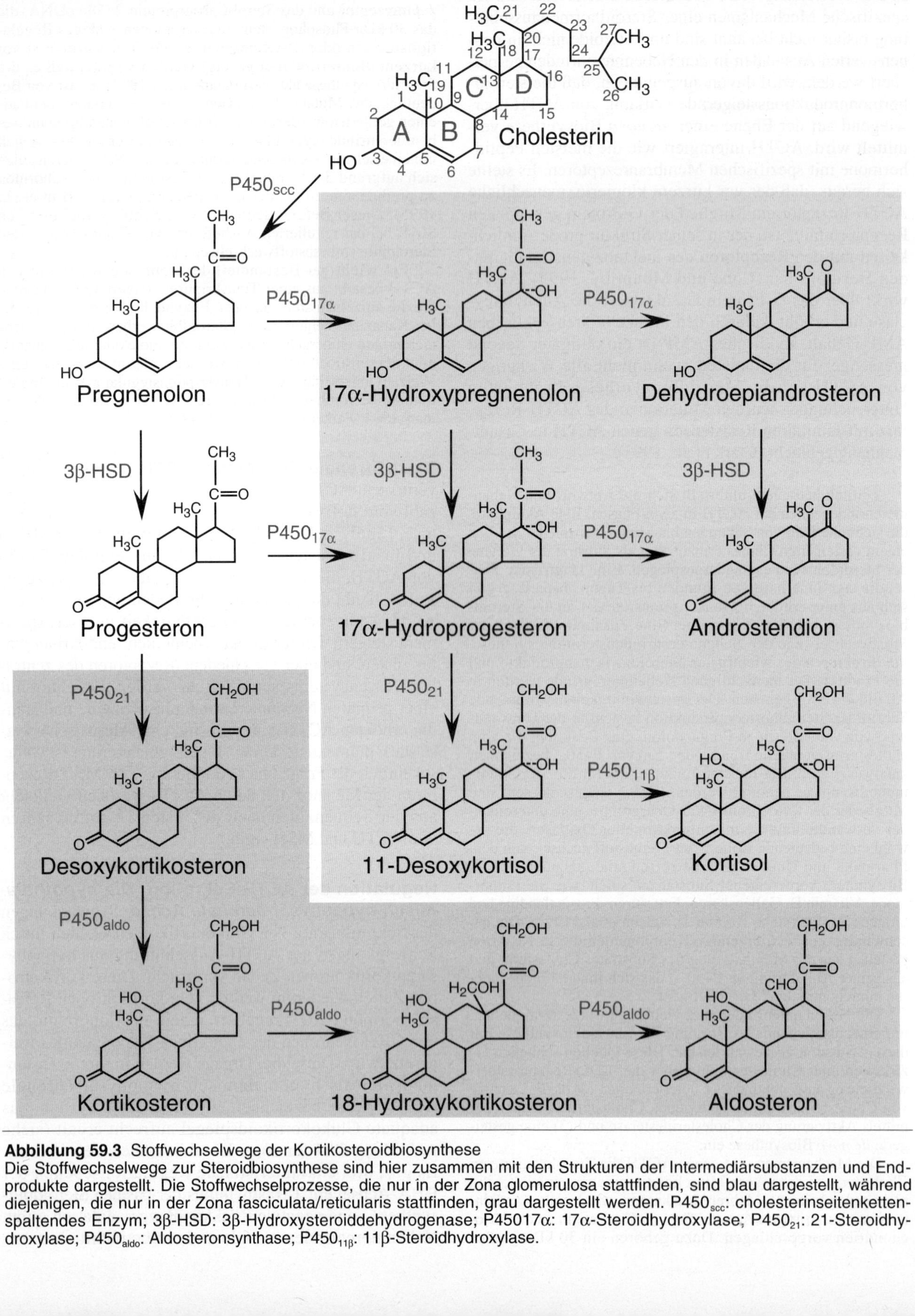

Abbildung 59.3 Stoffwechselwege der Kortikosteroidbiosynthese
Die Stoffwechselwege zur Steroidbiosynthese sind hier zusammen mit den Strukturen der Intermediärsubstanzen und Endprodukte dargestellt. Die Stoffwechselprozesse, die nur in der Zona glomerulosa stattfinden, sind blau dargestellt, während diejenigen, die nur in der Zona fasciculata/reticularis stattfinden, grau dargestellt werden. $P450_{scc}$: cholesterinseitenkettenspaltendes Enzym; 3β-HSD: 3β-Hydroxysteroiddehydrogenase; $P450_{17\alpha}$: 17α-Steroidhydroxylase; $P450_{21}$: 21-Steroidhydroxylase; $P450_{aldo}$: Aldosteronsynthase; $P450_{11\beta}$: 11β-Steroidhydroxylase.

stieg der Steroidbiosynthese unter Streß (Chrousos, 1995). Der Tagesrhythmus wird von höheren neuronalen Zentren in Antwort auf den Schlaf-Wachzyklus gesteuert, wobei der ACTH-Gipfel in die frühen Morgenstunden fällt, was dazu führt, daß der zirkulierende Glukokortikoidspiegel seinen Gipfel ungefähr um 8 Uhr morgens erreicht. Wie weiter unten noch ausgeführt wird, geschieht die negative Rückkopplung auf verschiedenen Ebenen der HHA-Achse und stellt den Hauptmechanismus zur Aufrechterhaltung angemessener Glukokortikoidspiegel im Blutkreislauf dar. Streßreize können sich über diesen normalen negativen Rückkopplungsmechanismus hinwegsetzen, was zu einem beträchtlichen Anstieg der Plasmakonzentrationen von Nebennierenrindensteroiden führen kann.

Zentralnervöses System Das zentrale Nervensystem (ZNS) umfaßt eine Vielzahl positiver und negativer Einflüsse auf die ACTH-Sekretion (siehe Abbildung 59.4). Diese Signale laufen bei den CRH-Neuronen zusammen, die im wesentlichen in der parvozellulären Region des paraventrikulären Hypothalamuskerns angeordnet sind und axonale Verbindungen zur medianen Eminenz des Hypothalamus knüpfen (siehe Chrousos, 1995; siehe auch Kapitel 12). Nach der Freisetzung in den hypophysären Plexus wird CRH über dieses Pfortadersystem in die Hypophyse transportiert, wo es an spezifische Membranrezeptoren auf kortikotropen Zellen bindet. Nach der CRH-Bindung aktiviert der CRH-Rezeptor die Adenylatcyclase und erhöht die Spiegel von zyklischem AMP innerhalb der Kortikotropen, was schließlich zu einer Steigerung der ACTH-Biosynthese und -Sekretion führt. Der menschliche CRH-Rezeptor wurde kloniert, wobei gezeigt werden konnte, daß seine Sequenz am ehesten der Kalzitonin/vasoaktives intestinales Peptid/Wachstumshormon-Releasinghormon-Familie von G-Protein gekoppelten Rezeptoren ähnelt (Chen et al., 1993).

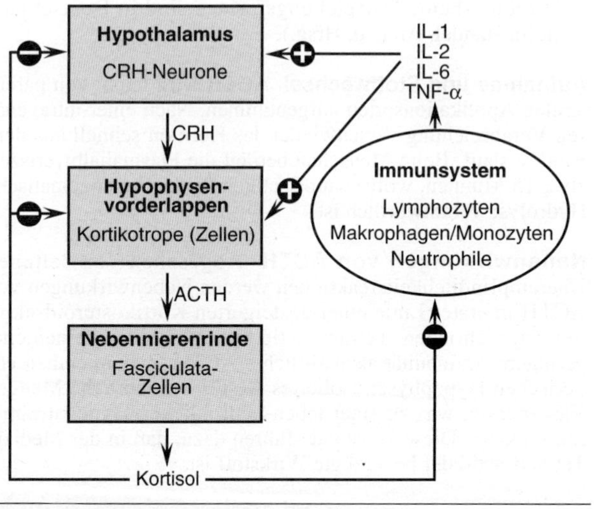

Arginin-Vasopressin Arginin-Vasopressin (AVP) wirkt ebenfalls sekretionsstimulierend auf kortikotrope Zellen, was die Effekte von CRH bedeutend steigert. Wie im Tierexperiment nachgewiesen werden konnte, spielt die Potenzierung der CRH-Antwort durch AVP wahrscheinlich eine physiologisch bedeutende Rolle bei der Streßantwort. AVP wird ebenfalls in den parvozellulären Neuronen des supraventrikulären Kerns, aber auch von magnozellulären Neuronen des Nucleus supraopticus gebildet und in den hypophysären Plexus von der medianen Eminenz her sezerniert. Nach der Bindung an spezifische Membranrezeptoren aktiviert AVP mittels G-Proteinen die Phospholipase-C und produziert Diacylglycerin sowie 1,4,5-Inositoltriphosphat als Second messenger zur Freisetzung von ACTH (siehe Kapitel 2 und 12). Im Gegensatz zu CRH scheint AVP offensichtlich nicht die Synthese von ACTH zu steigern.

Negative Rückkopplung der Glukokortikoide Glukokortikoide hemmen die ACTH-Sekretion mittels direkter und indirekter Wirkungen auf CRH-Neurone, um dort CRH-mRNA-Spiegel und die CRH-Freisetzung zu mindern, und mittels direkter Wirkungen auf kortikotrope Zellen. Die Wirkung auf die Freisetzung von CRH könnte über spezifische Kortikosteroidrezeptoren im Hippocampus vermittelt werden, von denen angenommen wird, daß sie eine wichtige Rolle bei der negativen Rückkopplungshemmung spielen, die von Glukokortikoiden ausgelöst wird (Jacobson und Sapolsky, 1991). Bei niedrigeren Kortisolspiegeln gehört der Mineralokortikoidrezeptor (Typ I), der eine höhere Affinität zu Glukokortikoiden besitzt und in erster Linie im Hippocampus lokalisiert ist, zur meistbesetzten Rezeptorgruppe. Wenn die Glukokortikoidkonzentration ansteigt, wird auch der Glukokortikoidrezeptor (Typ II) besetzt, wobei die Bindungskapazität der Mineralokortikoidrezeptoren überschritten wird. Die Grundaktivität der HHA-Achse wird offenbar von beiden Rezeptorklassen kontrolliert, während an der Rückkopplungshemmung durch Glukokortikoide vorwiegend die Glukokortikoidrezeptoren beteiligt sind.

In der Hypophyse wirken Glukokortikoide über den Glukokortikoidrezeptor und hemmen sowohl die Expression von POMC in den kortikotropen Zellen als auch die Ausschüttung von ACTH. Diese Wirkungen sind sowohl schnell (sie geschehen innerhalb von Sekunden bis Minuten und werden möglicherweise über glukokortikoidrezeptorunabhängige Mechanismen gesteuert) als auch verzögert (indem sie Stunden benötigen und Veränderungen der über Glukokortikoidrezeptoren vermittelten Gentranskription einbeziehen).

Streßantwort Streßsituationen überstimmen die negative Rückkopplungsregulation der HHA-Achse und führen zu einem merklichen Anstieg der Glukokortikoidproduktion. Zu den Beispielen, bei denen Streßsignale vermittelt werden, zählen Verletzungen, Blutverlust, schwere Infektionen, größere chirurgische Eingriffe, Hypoglykämie, Kälte, Schmerz und Angst. Obwohl der genauen Vorgänge, die dieser Streßantwort zugrundeliegen, und die wesentlichen Auswirkungen der Glukokortikoide nicht vollständig geklärt sind, ist es eindeutig, daß die Glukokortikoidausschüttung lebenswichtig für die Aufrechterhaltung der Homöostase in solchen Streßsituationen ist. Wie weiter unten noch erörtert, scheinen komplexe Wechselbeziehungen zwischen der HHA-Achse und dem Immunsystem ein fundamentaler physiologischer Bestandteil der Streßantwort zu sein (siehe Munck et al., 1984).

Abbildung 59.4 Überblick über die hypothalamisch-hypophysär-adrenale (HHA) Achse und ihre bidirektionale Kommunikation mit dem Immunsystem.
Es werden die komplexen regulatorischen Wechselwirkungen zwischen der HHA-Achse und dem Immun-/Entzündungsnetzwerk dargestellt. + zeigt einen positiven, – zeigt einen negativen Regulator an. IL-1: Interleukin-1; IL-2: Interleukin-2; IL-6: Interleukin-6; TNF-α: Tumornekrosefaktor-α; CRH: kortikotropes Releasinghormon.

Bestimmung von ACTH Anfangs wurden ACTH-Spiegel mit Bioassays gemessen, welche die induzierte Glukokortikoidproduktion oder die Entleerung von Ascorbinsäure aus den Nebennieren maßen. Solche Verfahren wurden zur Standardisierung der ACTH-Menge in verschiedenen Darreichungsformen eingesetzt, die zu diagnostischen oder therapeutischen Zwecken verwendet wurden. Später wurden Radioimmunoassays entwickelt, um ACTH-Spiegel einzelner Patienten zu bestimmen. Sie waren allerdings nicht immer reproduzierbar, und deren Sensitivität konnte nicht immer klar zwischen hohen oder normalen Hormonspiegeln unterscheiden. Eine immunradiometrische Bestimmungsmethode, die zuverlässig ACTH-Spiegel mißt, ist erst seit kurzem allgemein verfügbar (Findling et al., 1990). Dieses Verfahren, das sich zwei verschiedene Antikörper gegen getrennte Epitope des ACTH-Moleküls zunutze macht, hat die Fähigkeit beträchtlich gesteigert, zwischen der primären Nebennierenrindeninsuffizienz, die sich von Erkrankungen der Nebenniere selbst ableitet, und sekundären Formen zu unterscheiden, die ihre Ursache in hypothalamischen oder hypophysären Störungen haben. Patienten, die unter einer primären Nebennierenrindeninsuffizienz leiden, weisen hohe ACTH-Spiegel auf, da bei ihnen die normale Glukokortikoidrückkopplungshemmung fehlt, während Patienten mit einer sekundären Nebennierenrindeninsuffizienz unter hypothalamischen oder hypophysären Erkrankungen leiden, die niedrige ACTH-Spiegel zur Folge haben. Die immunradiometrische ACTH-Bestimmung ist ebenfalls nützlich zur Differenzierung zwischen ACTH-abhängigen und ACTH-unabhängigen Formen der Nebennierenrindenüberfunktion. Hohe ACTH-Spiegel in Zusammenhang mit einer Nebennierenrindenüberfunktion können bei hypophysären Adenomen (z. B. Morbus Cushing) oder nicht-hypophysären Tumoren gemessen werden, die ACTH aussondern (z. B. ektope ACTH-Adenome), während sehr niedrige ACTH-Spiegel bei Patienten mit exzessiver Glukokortikoidproduktion gemessen werden können, die unter primären Nebennierenrindenstörungen leiden. Trotz seiner gewichtigen Vorteile weist der immunradiometrische ACTH-Assay wegen seiner Spezifität für intaktes ACTH die Unzulänglichkeit auf, falsch-niedrige Werte bei Patienten mit ektoper ACTH-Sekretion zu messen. Diese Tumoren sezernieren häufig aberrante ACTH-Formen, die zwar biologisch aktiv sind, aber nicht mit dem Antikörperassay reagieren.

Therapeutische und diagnostische Anwendungen für ACTH Es gibt anekdotenhafte Berichte über ausgewählte Fälle, die besser auf ACTH als auf Kortikosteroide ansprechen (z. B. Multiple Sklerose), so daß manche Kliniker bei solchen Zuständen auch weiterhin eine ACTH-Therapie befürworten. ACTH wird trotz dieses Umstandes derzeit nur unter Einschränkungen als therapeutischer Wirkstoff eingesetzt. Eine Behandlung mit ACTH ist weniger vorhersagbar und zudem unvorteilhafter als eine Behandlung mit einem geeigneten Steroid. ACTH stimuliert zusätzlich die Sekretion von Mineralokortikoiden und Nebennierenrindenandrogenen, was zu einer akuten Salz- und Wasserretention sowie zu einer Virilisierung führen kann. Da ACTH und Kortikosteroide pharmakologisch nicht äquivalent sind, können alle therapeutischen Wirkungen von ACTH auch mit den geeigneten Dosen eines Kortikosteroids bei geringeren Risiken und Nebenwirkungen erreicht werden. ACTH wurde deswegen bei den meisten medizinischen Anwendungen durch Steroidhormone abgelöst.

Integritätsprüfung der HHA-Achse Zur Zeit besteht der Hauptanwendungszweck von ACTH im klinischen Alltag in der Integritätsprüfung der HHA-Achse, um jene Patienten zu identifizieren, die eine Steroidzusatzmedikation in Streßsituationen benötigen. Cosyntropin (in Deutschland unter dem Namen Tetracosactid, Anm. d. Hrsg.) ist ein synthetisches Peptid, das den Aminosäureresten 1 bis 24 des menschlichen ACTH entspricht. Es wird intramuskulär oder intravenös appliziert. Bei einer Dosis von 0,25 mg stimuliert Tetracosactid die Nebennierenrinde maximal im selben Ausmaß wie 25 Einheiten des natürlichen ACTH. Beim schnellen Tetracosactidstimulationstest (im deutschen Sprachgebrauch häufig als ACTH-Test bezeichnet, Anm. d. Hrsg.), werden 0,25 mg Tetracosactid intramuskulär oder intravenös verabreicht, wobei Kortisolspiegel vor (basal) und 30 Minuten nach dem Test bestimmt werden. Ein Anstieg zirkulierender Kortisolspiegel von mehr als 20 μg/100 ml weist auf eine normale Antwort hin. Andere haben auch einen Anstieg von 7μg/100 ml über den Basalwert als positive Antwort angesehen, was jedoch nicht allgemein akzeptiert wird.) Der Tetracosactidstimulationstest kann zu irreführenden Ergebnissen bei Patienten führen, deren hypothalamische oder hypophysäre Erkrankung erst vor kurzem eingesetzt hat oder die sich erst kürzlich einem chirurgischen Eingriff zur Behandlung eines Hypophysentumors unterzogen haben, da die Dauer des ACTH-Mangels nicht ausreichend für die Entwicklung einer Nebennierenrindenatrophie war. Patienten, denen Hydrokortison (die generische Pharmakabezeichnung für Kortisol) verabreicht wird, sollten am Tage des Tests eine Einnahme vor dem Test auslassen. Wie oben bereits erwähnt, haben verbesserte ACTH-Bestimmungsmethoden den Langzeit-ACTH-Stimulationstest, um zwischen primären und sekundären Nebennierenrindenunterfunktionen zu unterscheiden, weitgehend abgelöst. Aus tierischen Hypophysen gereinigtes ACTH steht als injizierbare Gel-Langzeitdarreichungsform in Gelatinelösung und als Zinkhydroxyd-Adsorbatssuspension zur Verfügung (beide Darreichungsformen sind in Deutschland nicht im Handel, Anm. d. Hrsg.).

Aufnahme und Stoffwechsel ACTH wird leicht von parenteralen Applikationssorten aufgenommen. Nach einer intravenösen Verabreichung verschwindet das Hormon schnell aus dem Blutkreislauf. Beim Menschen beträgt die Plasmahalbwertszeit etwa 15 Minuten, wofür hauptsächlich die rasche enzymatische Hydrolyse verantwortlich ist.

Nebenwirkungen von ACTH Abgesehen von seltenen Überempfindlichkeitsreaktionen werden Nebenwirkungen von ACTH in erster Linie einer gesteigerten Kortikosteroidsekretion zugeschrieben. Tetracosactid besitzt im allgemeinen eine geringere Antigenität als natürliches ACTH. Zudem enthält aus tierischen Hypophysen isoliertes ACTH beträchtliche Mengen Vasopressin, was zu einer lebensbedrohlichen Hyponatriämie führen kann. Diese Umstände führen dazu, daß in der Medizin Tetracosactid der bevorzugte Wirkstoff ist.

NEBENNIERENRINDENSTEROIDE

In der Nebennierenrinde werden zwei Klassen von Steroiden synthetisiert: Kortikosteroide (Glukokortikoide und Mineralokortikoide) mit 21 Kohlenstoffatomen und Androgene mit 19 Kohlenstoffatomen (siehe Abbildung 59.3). Die Wirkungen von Kortikosteroiden wird aus historischer

Tabelle 59.1 Normale Tagesproduktion und zirkulierende Spiegel der wichtigsten Kortikosteroide

	KORTISOL	ALDOSTERON
Sekretionsrate unter optimalen Bedingungen	10 mg/Tag	0,125 mg/Tag
Konzentration im peripheren Plasma		
8:00 Uhr	16 µg/100 ml	0,01 µg/100 ml
16:00 Uhr	4 µg/100 ml	0,01 µg/100 ml

Sicht als glukokortikoid (den Kohlenhydratstoffwechsel regulierend) und als mineralokortikoid (den Elektrolythaushalt regulierend) beschrieben. Die Nebennierenkortikosteroide unterscheiden sich in ihrer relativen glukokortikoiden und mineralokortikoiden Wirksamkeit. Beim Menschen stellt Hydrokortison (Kortisol) das Hauptglukokortikoid, Aldosteron das Hauptmineralokortkoid dar. Die Regulationsmechanismen der Glukokortikoidbiosynthese durch ACTH wurden oben bereits dargestellt, die Regulation der Aldosteronproduktion wird im Kapitel 31 beschrieben. Die Tabelle 59.1 zeigt typische Sekretionsraten der physiologisch bedeutendsten Kortikosteroide beim Menschen - Kortisol und Aldosteron - sowie deren normale periphere Plasmakonzentrationen auf. Gegen frühere Studien, daß die täglich produzierte Kortisolmenge 20 mg betrage, verweisen neuere Untersuchungen auf eine Menge von ungefähr 10 mg/Tag (Esteban et al., 1991).

Physiologische Funktionen und pharmakologische Effekte

Physiologische Wirkungen Die Wirkungen von Glukokortikoiden sind vielfältig und breitgefächert. Zu den verschiedenen Wirkungen gehören: Veränderungen des Kohlenhydrat-, Eiweiß- und Fettstoffwechsels, Aufrechterhaltung des Flüssigkeits- und Elektrolythaushalts sowie die Bewahrung der normalen Funktionen des Herzkreislauf- und Immunsystems, der Nieren, der Skelettmuskulatur, des Endokrinismus und des Nervensystems. Zusätzlich statten Glukokortikoide durch Mechanismen, die noch nicht vollständig erfaßt sind, den Organismus mit der Fähigkeit aus, Streßsituationen, schädigenden Reizen und Umweltveränderungen zu widerstehen. Bei fehlender Nebennierenrinde ist das Überleben nur möglich, wenn ein optimales Milieu aufrechterhalten wird, wozu eine ausgewogene und regelmäßige Nahrungsaufnahme, Einnahme relativ hoher Natriumchloridmengen und die Erhaltung einer optimalen Umgebungstemperatur zählen.

Bis vor kurzem wurden die Wirkungen von Glukokortikoiden als physiologisch (Wirkungen auf Dosen, die den täglichen Produktionsmengen entsprechen) oder als pharmakologisch angesehen (Wirkungen, die nur dann eintreten, wenn die normale Tagesproduktion überschritten wird). Jüngere Konzepte fassen entzündungshemmende und immunsupprimierende Wirkungen der Kortikosteroide, einige der verbreitetsten „pharmakologischen" Anwendungen dieser Pharmakagruppe, als protektiven Mechanismus auf, der auch im physiologischen Fall eintritt, da viele Immunmediatoren, die im Zusammenhang mit der Entzündungsreaktion stehen, den Gefäßtonus reduzieren und zum Kreislaufkollaps führen würden, wenn Nebennierenkortikosteroide ihnen nicht entgegenwirkten. Diese Hypothese wird dadurch gestützt, daß die Tagesproduktion von Kortisol bei schweren Streßsituationen erheblich (mindestens zehnfach) ansteigen kann. Zudem scheinen, wie weiter unten erörtert, pharmakologische Wirkungen von Kortikosteroiden auf verschiedene Gewebearten und viele der physiologischen Effekte über denselben Rezeptor vermittelt zu werden. Daher üben verschiedene Glukokortikoidabkömmlinge, die als pharmakologische Wirkstoffe eingesetzt werden, Nebenwirkungen auf physiologische Prozesse aus, die deren therapeutische Wirkungen begleiten. Die Wirkungen von Kortikosteroiden stehen in komplexen Beziehungen zu anderen Hormonen. Beispielsweise entfaltet Kortisol überhaupt keine Wirkungen auf die Lipolyserate von Adipozyten, wenn lipolytische Hormone fehlen. Auf ähnliche Weise haben Adrenalin und Noradrenalin beim Fehlen von Glukokortikoiden nur geringe Wirkungen auf die Lipolyse. Die Gabe einer geringen Glukokortikoidmenge steigert die lipolytische Wirkung dieser Amine erheblich. Diese Effekte von Kortikosteroiden, die im Zusammenspiel mit anderen hormonalen Regulatoren auftreten, werden als permissiv bezeichnet und spiegeln am ehesten steroidinduzierte Änderungen der Proteinbiosynthese wider, die ihrerseits die Ansprechbarkeit von Geweben modifizieren.

Kortikosteroide werden je nach ihrer relativen Wirksamkeit auf die Na^+-Retention, auf den Kohlenhydratstoffwechsel (z. B. Glykogenspeicherung und Glukoneogenese in der Leber) und auf die Entzündungshemmung eingeteilt. Im allgemeinen kommt die Wirksamkeit von Steroiden, die nach der Fähigkeit beurteilt wird, ein adrenektomiertes Tier am Leben zu erhalten, derjenigen auf die Na^+-Retention gleich. Die Wirksamkeit, die Effekte auf den Glukosestoffwechsel berücksichtigt, steht in enger Verbindung mit den entzündungshemmenden Wirkungen. Die Wirksamkeit auf die Na^+-Retention und auf den Kohlenhydratstoffwechsel bzw. der entzündungshemmende Effekt stehen nicht in enger Beziehung zueinander. Wegen dieser unterschiedlichen Wirksamkeiten werden die Kortikosteroide traditionellerweise in Mineralokortikoide und Glukokortikoide unterteilt. Abschätzungen der Wirksamkeit repräsentativer Steroide auf diese unterschiedlichen Effekte werden in der Tabelle 59.2 aufgeführt. Es sollte bedacht werden, daß eine Reihe von

Tabelle 59.2 Relative Wirksamkeit und Äquivalentdosen ausgewählter Kortikosteroide

WIRKSTOFF	ENTZÜNDUNGS-HEMMENDE WIRKSAMKEIT	NA⁺-RETINIERENDE WIRKSAMKEIT	WIRKUNGSDAUER*	ÄQUIVALENTDOSIS**, mg
Kortisol	1	1	K	20
Kortison	0,8	0,8	K	25
Fludrokortison	10	125	K	‡
Prednison	4	0,8	M	5
Prednisolon	4	0,8	M	5
6α-Methylprednisolon	5	0,5	M	4
Triamcinolon	5	0	M	4
Betamethason	25	0	L	0,75
Dexamethason	25	0	L	0,75

* K: kurz (d. h. 8 - 12 Stunden biologische Halbwertszeit); M: mittel (d. h. 12 - 36 Stunden biologische Halbwertszeit); L: lang (d. h. 36 - 72 Stunden biologische Halbwertszeit).
** Diese Dosis-Wirkungsbeziehungen können nur auf die orale und intravenöse Darreichungsform übertragen werden, da die Wirksamkeit von Glukokortikoiden bei intramuskulärer oder intraartikulärer Verabreichung sehr stark voneinander abweichen kann.
‡ Dieser Wirkstoff wird nicht zur Erzielung glukokortikoider Effekte eingesetzt.

Steroiden, die vorwiegend als Glukokortikoide angesehen werden, wie Kortisol und Prednison, eine mäßige, aber nicht zu vernachlässigende mineralokortikoide Wirksamkeit besitzen. Klinisch relevante Veränderungen im Flüssigkeits- und Elektrolythaushalt können sich aus den mineralokortikoiden Wirkungen dieser „Glukokortikoide" herleiten. Im Gegensatz dazu entfaltet Aldosteron seine Wirkung überwiegend auf die Na⁺-Retention und besitzt nur einen mäßigen Einfluß auf den Kohlenhydratstoffwechsel. Bei normalen Sekretionsraten aus den Nebennierenrinden oder bei Dosen, die eine maximale Wirkung auf den Elektrolythaushalt haben, besitzt Aldosteron keine signifikante Glukokortikoidwirkung, so daß es als reines Mineralokortikoid angesehen werden kann.

Allgemeine Mechanismen der Kortikosteroidwirkungen

Kortikosteroide interagieren mit spezifischen Rezeptorproteinen im Zielgewebe, um die Expression kortikosteroidresponsibler Gene zu regulieren, womit die Menge und Zusammensetzung der Proteine, die in den verschiedenen Geweben synthetisiert werden, verändert wird (siehe Abbildung 59.5). Als Folge der Zeitspanne, die benötigt wird, um die Genexpression und die Proteinsynthese zu ändern, treten die meisten Wirkungen von Kortikosteroiden nicht sofort, sondern erst nach einigen Stunden ein. Dies ist von Bedeutung für die Klinik, da zunächst von einer Verzögerung auszugehen ist, bevor die nutzbringenden Effekte einer Kortikosteroidtherapie eintreten. Obwohl Kortikosteroide in erster Linie die Expression von Zielgenen steigern, gibt es gut dokumentierte Beispiele, wo Glukokortikoide die Expression von Zielgenen verringern, was weiter unten erläutert wird. Im Gegensatz zu diesen genomischen Effekten wurde in jüngeren Untersuchungen die Möglichkeit erörtert, daß manche Kortikosteroidwirkungen sofortiger Natur sind und von membrangebundenen Rezeptoren vermittelt werden (Wehling, 1994).

Mit Hilfe molekularbiologischer Methoden wurden die Rezeptoren der Kortikosteroidhormone kloniert und deren Strukturen entschlüsselt. Diese Rezeptoren gehören einer Obergruppe strukturverwandter Proteine an, den nukleären Rezeptoren, die die Effekte einer unterschiedlich gearteten Schar von kleinen, hydrophoben Liganden übermitteln, zu denen neben den Steroidhormone, die Schilddrüsenhormone, Vitamin D und die Retinoide gehören (Mangelsdorf et al., 1994). Diese Rezeptoren haben alle zwei hochkonservierte Domänen, die sich gleichen: Eine Region von ungefähr 70 Aminosäuren, die zwei zinkbindende Domänen, Zinkfinger genannt, bilden, welche wesentlich für die Wechselwirkung des Rezeptors mit spezifischen DNA-Sequenzen sind, und eine Region am carboxyterminalen Ende, die mit den Liganden interagiert (ligandenbindende Domäne genannt). Eine Entfernung der ligandenbindenden Domäne vom Glukokortikoidrezeptor führt zu einer konstitutiven Aktivierung (d. h. Aktivierung in Abwesenheit des Liganden), was nahelegt, daß Glukokortikoide ihre Rezeptoren durch eine Aufhebung hemmender Einflüsse der carboxyterminalen Region aktivieren.

Glukokortikoidrezeptor Wie in der Abbildung 59.5 skizziert, befindet sich der Glukokortikoidrezeptor (GR) überwiegend im Zytoplasma in inaktiver Form, bis er den als S in der Abbildung symbolisierten Glukokortikosteroidliganden bindet. Die Steroidbindung führt zu einer Rezeptoraktivierung und Translokation in den Zellkern. Der inaktive GR liegt als Komplex mit anderen Proteinen vor, darunter das Hitzeschockprotein (HSP) 90, einem Mitglied der Hitzeschockgruppe streßinduzierter Proteine, HSP70 und ein 56 kDa-Immunophilin, eines aus der Gruppe der intrazellulären Proteine, welches die immunsupprimierenden Wirkstoffe Ciclosporin und Tacrolimus bindet (frühere Bezeichnung FK506; siehe Kapitel 52 für eine Erläuterung dieser Substanzen). Über eine Wechselwirkung mit der steroidbindenden Domäne kann HSP90 die Faltung von GR in eine geeignete Konformation erleichtern, von der angenommen wird, daß sie wesentlich für die Ligandenbindung ist.

Regulation der Genexpression durch Glukokortikoide Nach der Ligandenbindung dissoziieren HSP90 und andere im Komplex verbundene Proteine, wobei sich GR zum Kern richtet, wo eine Interaktion mit spezifischen DNA-Sequenzen innerhalb regulativer Regionen betroffener Gene stattfindet. Die kurzen DNA-Sequenzen, die vom aktivierten Glukokortikoidrezeptor erkannt werden, werden als glukokortikoid-responsible Elemente (GRE) bezeichnet und ermöglichen eine spezifische Induktion der Gentranskription durch Glukokortikoide. Die derzeit anerkannte Konsensus-GRE-DNA-Sequenz ist GGTACAnnnTGTTCT, wobei n ein beliebiges Nukleotid sein kann.

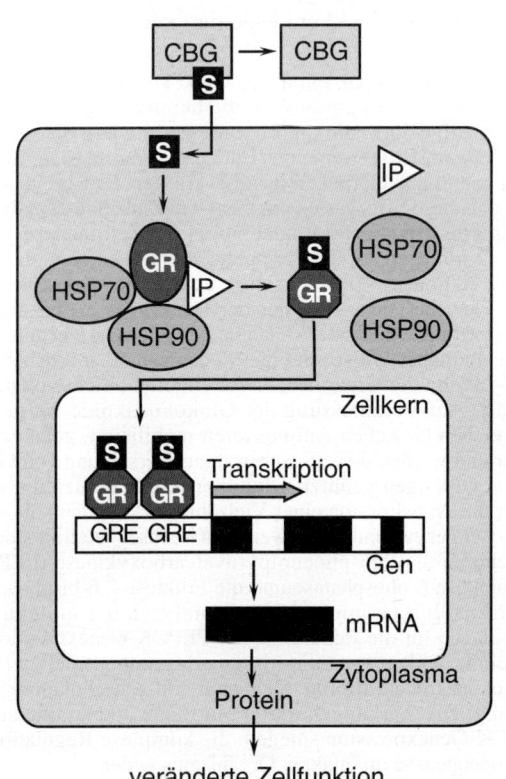

Abbildung 59.5 Intrazellulärer Wirkungsmechanismus des Glukokortikoidrezeptors
Hier wird der molekulare Stoffwechselweg skizziert, wie Glukokortikosteroide (als S gekennzeichnet) in die Zelle gelangen und dort mit dem Glukokortikoidrezeptor (GR) interagieren, um die GR-Konformation zu verändern (durch Veränderung des Umrisses von GR angedeutet), wie die nukleäre Translokation von GR und wie die Transkription der Zielgene eingeleitet wird. Das Beispiel zeigt, wie Glukokortikoide die Expression von Zielgenen aktivieren. Die Expression mancher Gene, dazu zählt die Expression von Pro-Opiomelanokortin (POMC) in kortikotropen Zellen, wird durch Glukokortikoidgabe gehemmt. CBG: Kortikosteroidbindendes Globulin; GR: Glukokortikoidrezeptor; S: Steroidhormon; HSP90: 90 kDa-Hitzeschockprotein; HSP70: 70 kDa-Hitzeschockprotein; IP: 56 kDa-Immunophilin; GRE: glukokortikoid-responsibles Element in der DNA, das GR erkennt und bindet, wodurch es eine spezifische Induktion durch Glukokortikoide gewährleistet. Innerhalb des Gens sind Introns (nicht schattiert) und Exons (schattiert). Die Transkription und Weiterverarbeitung zu mRNA erfolgt über das Spleissen und die Entfernung von Introns sowie über die Zusammensetzung der Exons.

Es wurden auch Gene identifiziert, die negativ durch Glukokortikoide reguliert werden (Saatcioglu et al., 1994). Ein gut charakterisiertes Beispiel stellt die negative Glukokortikoidregulation der POMC-Genexpression in kortikotropen Zellen dar, eine Wirkung, die ein wichtiger Bestandteil der negativen Rückkopplungsregulation der Glukokortikoidsekretion ist. In diesem Fall geht man davon aus, daß der GR direkt als negativer Transkriptionsregulator mit seinem hormonresponsiblen Element reagiert. Zu den anderen Genen, die negativ von Glukokortikoiden reguliert werden, zählen jene, die eine Vielzahl von Zytokinen kodieren – regulatorische Moleküle, die Schlüsselfunktionen innerhalb des Immunsystems und Entzündungsablaufs innehaben (siehe Kapitel 27 und 52) – sowie für Kollagenase und Stromelysin, Enzyme, von denen angenommen wird, daß sie eine Hauptrolle bei der Zerstörung von Zellbindungen spielen, wie es bei der entzündlichen Arthritis beobachtet werden kann. Zumindest teilweise bezieht die negative Regulation dieser Gene durch Glukokortikoide eine Wechselwirkung zwischen dem Glukokortikoidrezeptor und Mitgliedern der Fos-/Jun-Familie transkriptioneller Regulationsproteine mit ein. Diese Mitglieder der Fos-/Jun-Familie induzieren in Form eines heterodimeren Komplexes, Aktivatorprotein 1 (AP1) genannt, die Expression vieler Gene, darunter Zytokine und die Kollagenase. Der GR verringert die AP-1-abhängige Aktivierung mancher Gene, indem er direkt mit AP-1 interagiert, wobei AP-1 seiner Bindungsstelle entzogen wird. Bei manchen anderen Genen befinden sich in Promotor-/Regulationsregionen GREs in der Nähe von AP-1-Bindungsstellen, so daß die Wechselwirkung zwischen GR und GRE die Fähigkeit von AP-1, an die benachbarte Stelle zu binden, sterisch verhindert.

Mineralokortikoidrezeptor Wie der Glukokortikoidrezeptor ist der Mineralokortikoidrezeptor ebenfalls ein ligandenaktivierter Transkriptionsfaktor, der an ein sehr ähnliches, wenn nicht gar dasselbe responsible Element bindet. Auch wenn die Effekte nicht so ausführlich untersucht wurden wie beim Glukokortikoidrezeptor, scheinen die grundlegenden Wirkprinzipien dieselben zu sein. Im einzelnen bindet der Mineralokortikoidrezeptor ebenfalls an HSP90 und aktiviert gleichfalls die Transkription bestimmter Gengruppen innerhalb des Zielgewebes. Bisher liegen noch keine Ergebnisse vor, in denen unterschiedliche DNA-Erkennungsmuster für Glukokortikoide und Mineralokortikoide entdeckt wurden, die die Fähigkeiten, unterschiedliche Zielgene zu aktivieren, erklären würden. Die Glukokortikoid- und Mineralokortikoidrezeptoren unterscheiden sich aber offensichtlich in ihrer Fähigkeit, die AP-1-vermittelte Induktion der Transkription zu unterdrücken, womit ein potentieller Mechanismus zur Erklärung unterschiedlicher Effekte auf die Zellfunktion vorhanden wäre (Pearce und Yamamoto, 1993). Zudem ist die Expression des Mineralokortikoidrezeptors, anders als beim Glukokortikoidrezeptor, eingeschränkt, wobei die hauptsächlichen Expressionsorte die Nieren (distaler Tubulus contortus und kortikales Sammelrohr), das Kolon, die Speicheldrüsen, die Schweißdrüsen und der Hippocampus sind.

Rezeptorunabhängige Mechanismen der Kortikosteroidspezifität Die Verfügbarkeit klonierter Gene, die den Glukokortikoid- und Mineralokortikoidrezeptor kodieren, führte zum überraschenden Befund, daß Aldosteron (ein klassisches Mineralokortikoid) und Kortisol (im allgemeinen hauptsächlich als Glukokortikoid angesehen) am mineralokortikoiden Rezeptor mit der gleichen Affinität binden. Dies führte zur Frage, wie Aldosteron seine offensichtliche Affinität zum Mineralokortikoidrezeptor angesichts viel höherer Konzentrationen zirkulierender Glukokortikoide beibehält (Funder, 1994). Jüngste Untersuchungen haben ein steroidmetabolisierendes Enzym ausgemacht, die 11β-Hydroxysteroiddehydrogenase, die anscheinend eine Schlüsselposition für die Kortikoidspezifität, besonders in Nieren, Kolon und Speicheldrüsen besetzt. Die 11β-Hydroxysteroiddehydrogenase bildet eine enzymatische Barriere in bestimmten Geweben, die auf Mineralokortikoide ansprechen, indem sie Glukokortikoide wie Kortisol zu rezeptorinaktiven 11-Keto-Derivaten wie Kortison verstoffwechselt (Abbildung 59.6). Es wird davon ausgegangen, daß Aldosteron resistent gegen eine Verstoffwechselung durch die 11β-Hydroxysteroiddehydrogenase ist, da die physiologischerweise vorherrschende Form ein Hemiacetalabkömmling ist, das dem enzymatischen Abbau durch die 11β-Hydroxysteroiddehydrogenase widersteht. Bei fehlender 11β-Hydroxysteroiddehydrogenase, wie es bei der erblichen Krankheit des Syndroms des scheinbaren Mineralkortikoidüberschusses der Fall ist, wird der Mine-

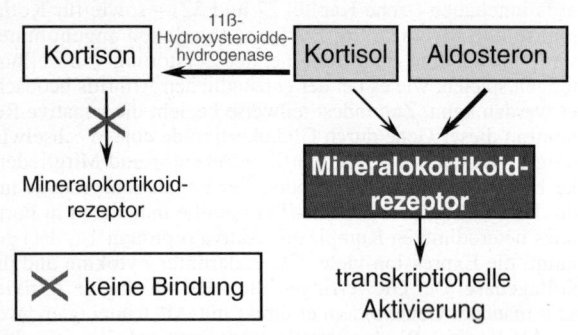

Abbildung 59.6 Rezeptorunabhängiger Mechanismus zur Erlangung einer spezifischen Glukokortikoidwirkung Durch Umwandlung von Kortisol (das an den Mineralokortikoidrezeptor bindet) zu Kortison (das nicht an den Mineralokortikoidrezeptor bindet) schützt die 11β-Hydroxysteroiddehydrogenase den Mineralokortikoidrezeptor vor der hohen Konzentration zirkulierender Glukokortikoide, wodurch spezifische Antworten auf Aldosteron in klassischen mineralokortikoidempfindlichen Zellen möglich werden.

ralkortikoidrezeptor mit Kortisol überschwemmt, was zu einer schweren Hypokaliämie und einem mineralokortikoidabhängigen Bluthochdruck führt. Der Zustand eines Hypermineralokortikoidismus kann auch durch die Hemmung der 11β-Hydroxysteroiddehydrogenase mit Glyzyrrhizinsäure entstehen, einem Bestandteil des Lakritzes, der zu einem durch Lakritz induzierten Bluthochdruck führen kann.

Neuere Untersuchungen haben einige der Mechanismen aufgedeckt, über die Aldosteron den Elektrolyttransport verändert (Horisberger und Rossier, 1992). Nach der Bindung an den Mineralokortikoidrezeptor entsprechender Zellen aktiviert Aldosteron die Expression mehrerer Gene, von denen das am besten untersuchte dasjenige ist, welches die Na$^+$/K$^+$-ATPase kodiert. Dieses Protein befindet sich an der basolateralen Membran der Tubuluszellen und erzeugt den elektrochemischen Gradienten, der monovalente Kationen (z. B. Na$^+$ und K$^+$) durch die entsprechenden Membrankanäle befördert. Zudem wurde die Induktion anderer Gene durch Aldosteron aufgedeckt, so daß fortwährende Anstrengungen, die Genprodukte zu bestimmen, neue Aufschlüsse über die Mechanismen der Mineralokortikoidwirkung geben sollten.

Kohlenhydrat- und Eiweißstoffwechsel Glukokortikoide haben eine große Wirkung auf den Kohlenhydrat- und Eiweißstoffwechsel. Von der teleologischen Seite betrachtet, schützen diese Wirkungen auf den Zwischenstoffwechsel glukoseabhängige Gewebe (z. B. Gehirn und Herz) vor der Auszehrung. Dies wird dadurch erreicht, daß die Leber dazu veranlaßt wird, aus Aminosäuren und Glycerin Glukose herzustellen, und daß Glukose in Form von Glykogen in der Leber gespeichert wird. In der Peripherie vermindern Glukokortikoide die Glukoseverwertung, erhöhen den Eiweißabbau und leiten die Lipolyse ein, womit sie Aminosäuren und Glycerin für die Glukoneogenese zur Verfügung stellen. Das Nettoresultat besteht aus einer Erhöhung der Blutglukosespiegel. Aufgrund dieser Effekte auf den Glukosestoffwechsel kann die Behandlung mit Glukokortikoiden die Einstellung des Blutzuckers diabetischer Patienten erschweren oder eine Hyperglykämie bei Patienten auslösen, die entsprechend prädisponiert sind.

Die Mechanismen, mit denen Glukokortikoide die Glukoseutilisation im peripheren Gewebe hemmen, sind nicht vollständig aufgeklärt. Glukokortikoide vermindern die Glukoseaufnahme im Fettgewebe, der Haut, den Fibroblasten, Thymozyten und in polymorphkernigen Leukozyten. Es wird angenommen, daß diese Effekte sich aus einer Translokation der Glukosetransporter von der Plasmamembran ins Zellinnere ergeben. Diese Wirkungen auf die Peripherie sind mit einer Vielzahl kataboler Aktionen verbunden, wozu eine Atrophie des lymphatischen Gewebes, eine Abnahme der Muskelmasse, eine negative Stickstoffbilanz und eine Abnahme der Hautstärke gehören.

In ähnlicher Weise sind die Mechanismen, mit denen Glukokortikoide die Glukoneogenese einleiten, nicht vollständig geklärt. Auf Veranlassung der Glukokortikoide werden aus zahlreichen Geweben Aminosäuren mobilisiert, gelangen zur Leber und werden dort als Substrat zur Herstellung von Glukose und Glykogen genutzt. Glukokortikoide induzieren in der Leber die Transkription einer Vielzahl von Enzymen, die an der Glukoneogenese und am Eiweißstoffwechsel beteiligt sind, dazu gehören die Phosphoenolpyruvatcarboxykinase (PEPCK), die Glukose-6-phosphatase und die Fruktose-2,6-bisphosphatase (Pilkis und Granner, 1992). Analysen der molekularen Grundlagen für die Regulation der PEPCK-Genexpression haben ein komplexes regulatorisches Zusammenspiel zwischen Glukokortikoiden, Insulin, Glukagon und Katecholaminen aufgedeckt. Die Wirkungen dieser Hormone und Amine auf die PEPCK-Genexpression spiegeln die komplexe Regulation der Glukoneogenese im intakten Organismus wider.

Fettstoffwechsel Es gibt zwei gesicherte Effekte von Glukokortikoiden auf den Fettstoffwechsel. Der erste besteht aus der dramatischen Umverteilung des Körperfetts im Fall einer Nebennierenrindenüberfunktion wie dem Cushingsyndrom. Der zweite besteht aus einer permissiven Erleichterung von Wirkungen, die andere Substanzen vermitteln, wie das Wachstumshormon und den β-adrenergen Rezeptoragonisten, sowie aus einer Induktion der Lipolyse in Fettzellen, was zu einem Anstieg freier Fettsäuren nach Verabreichung von Glukokortikoiden führt. Bei der Umverteilung von Fett kann eine Vermehrung des Fettanteils im Nacken („Stiernacken"), Gesicht („Vollmondgesicht") und dem supraklavikulären Bereich, verbunden mit einem Fettverlust an den Extremitäten, beobachtet werden.

Eine Hypothese, die dieses Phänomen zu erklären versucht, gründet darauf, daß sich periphere Fettzellen und Stammfettzellen in ihrer relativen Empfindlichkeit gegenüber Insulin und lipolytischen Effekten, die von Glukokortikoiden erleichtert werden, unterscheiden. Nach dieser Hypothese sprechen Stammfettzellen vorwiegend auf gesteigerte Insulinspiegel an, die sich aus einer glukokortikoidinduzierten Hyperglykämie ergeben, während periphere Fettzellen weniger empfindlich auf Insulin reagieren und vorwiegend für glukokortikoiderleichterte, lipolytische Effekte anderer Hormone empfänglich sind.

Elektrolyt- und Wasserhaushalt Aldosteron ist das bei weitem wirksamste, natürliche Kortikosteroid im Hinblick auf den Flüssigkeits- und Elektrolythaushalt. Ein Hinweis darauf ergibt sich aus einem relativ normalen Elektrolythaushalt bei hypophysektomierten Tieren, auch wenn die Glukokortikoidproduktion in den inneren Rindenschichten fehlt. Mineralokortikoide wirken auf distale Tubuli und Sammelrohre der Niere, um die Na$^+$-Rückresorption aus der tubulären Flüssigkeit zu steigern. Sie erhöhen ebenfalls die Ausscheidung von K$^+$ und H$^+$ mit dem Harn. Vom Ansatz her ist es sinnvoll, sich vorzustellen, daß Aldosteron den renalen Austausch zwischen Na$^+$ und K$^+$ oder H$^+$ stimuliert, obwohl der molekulare Mechanismus zur Handhabung monovalenter Kationen nicht auf einen simplen 1:1 Kationenaustausch in den Nierentubuli hinausläuft.

Die renale Wirkung auf den Elektrolyttransport scheint in Verbindung mit ähnlichen Effekten auf andere Gewebe (z. B. Kolon, Speicheldrüsen und Schweißdrüsen) zu den physiologischen und pharmakologischen Aktivitäten zu zählen, die charakteristisch für Mineralokortikoide sind. Somit gehört zu den Haupteigenschaften eines Hyperaldosteronismus eine positive Na$^+$-Bilanz mit einer nachfolgenden Erweiterung des extrazellulären Flüssigkeitsvolumens, einem normalen bis leichten Anstieg der Na$^+$-Plasmakonzentration, einer Hypokaliämie und Alkalose. Dagegen führt ein Mineralokortikoidmangel zu einem Na$^+$-Verlust und einer Einengung des extrazellulären Flüssigkeitsvolumens, einer Hyponatriämie, Hyperkaliämie und Azidose. Ein chronischer Hyperaldosteronismus kann zu einem Bluthochdruck führen, während ein Aldosteronmangel zu einem verminderten Blutdruck und vaskulären Kollaps führen kann. Wegen der Effekte von Mineralokortikoiden auf die Elektrolythandhabung von Schweißdrüsen sind Patienten mit einer Nebennierenrindeninsuffizienz besonders geneigt, in heißen Umgebungen unter Na$^+$- und Wasserverlusten durch exzessive Schweißbildung zu leiden.

Aldosteron entfaltet seine Wirkungen auf das Na$^+$- und K$^+$-Gleichgewicht hauptsächlich über seinen Einfluß auf die Hauptzellen der distalen Nierentubuli und Sammelrohre, während die Effekte auf die H$^+$-Ausscheidung zum größten Teil von den Schaltzellen ausgeübt werden. Auch wenn die genauen Vorgänge nicht bekannt sind, erhöht Aldosteron die Anzahl offener Na$^+$- und K$^+$-Kanäle in der luminalen Membran, was zu einer Erhöhung der Na$^+$-Aufnahme in Tubuluszellen führt. Aldosteron steigert auch direkt die Aktivität der Na$^+$/K$^+$-ATPase in der basolateralen Membran, so daß Na$^+$ im Austausch von K$^+$ in den systemischen Kreislauf gelangt. Jüngste Studien haben gezeigt, daß die β-Untereinheit des amiloridsensitiven Na$^+$-Kanals ein wichtiger Bestandteil der Mineralokortikoidwirkungen ist (Shimkets et al., 1994). Das Gen, welches diese Untereinheit kodiert, ist bei Patienten mit dem Liddle-Syndrom (Pseudoaldosteronismus) mutiert, einer autosomal dominanten Erkrankung, die sich mit einem Bluthochdruck und einer Hypokaliämie in Zusammenhang mit einem niedrigen Plasmarenin- und Aldosteronspiegel manifestiert. Vermutlich ahmt die konstitutive Aktivität der Na$^+$-Kanäle, die von dieser Mutation vermittelt wird, die Wirkung von Aldosteron nach.

Glukokortikoide wirken ebenfalls auf den Elektrolyt- und Flüssigkeitshaushalt hauptsächlich über permissive Effekte auf die tubuläre Funktion und auf Aktionen, die die glomeruläre Filtrationsrate aufrechterhalten. Glukokortikoide entfalten eine permissive Wirkung auf die renale Ausscheidung von freiem Wasser. Die Fähigkeit, unter einer Volumenbelastung adäquat auszuscheiden, wurde einst zur Diagnose einer Nebennierenrindeninsuffizienz genutzt. Das Unvermögen von Addison-Patienten, freies Wasser auszuscheiden, rührt zum Teil von einer erhöhten Sekretion von AVP her, das die Wasserrückresorption in der Niere stimuliert.

Zusätzlich zu ihren Wirkungen auf monovalente Kationen und Wasser üben Glukokortikoide auch zahlreiche Effekte auf den Ca^{2+}-Stoffwechsel aus. Im Darmtrakt nehmen Glukokortikoide über unbekannte Mechanismen Einfluß auf die Ca^{2+}-Aufnahme, während auf der renalen Ebene eine erhöhte Ca^{2+}-Ausscheidung festgestellt wurde. Diese Wirkungen führen gemeinsam zu einer Verminderung der Gesamtkörperspeicher von Ca^{2+}.

Herz-Kreislauf-System Wie oben bereits angemerkt, rühren die maßgeblichen Effekte der Kortikosteroide auf das Herzkreislaufsystem von den mineralokortikoidinduzierten Änderungen der renalen Na$^+$-Ausscheidung her, was im Fall des primären Aldosteronismus eindeutig ist. Der sich ergebende Bluthochdruck kann eine Reihe von nachteiligen Wirkungen auf das Herzkreislaufsystem ausüben, wozu eine Verstärkung der Atherosklerose, Hirnblutungen, Herzinfarkt und eine hypertensive Kardiomyopathie gehören. Die Vorgänge, die dem Bluthochdruck zugrunde liegen, sind zum Teil ungeklärt. Eine Einschränkung der Kochsalzzufuhr mit der Nahrung kann den Blutdruck beträchtlich senken.

Die zweite Hauptwirkung, die Glukokortikoide auf das Herzkreislaufsystem entfalten, besteht aus einer Empfindlichkeitssteigerung der Gefäße auf vasoaktive Substanzen. Eine Nebennierenrindeninsuffizienz ist im allgemeinen mit einem erniedrigten Blutdruck und einer verringerten Ansprechbarkeit auf Vasokonstriktoren wie Noradrenalin und Angiotensin II vergesellschaftet. Die verminderte Pressorenantwort konnte teilweise mit jüngeren Studien an experimentellen Systemen geklärt werden, wonach Glukokortikoide die Expression adrenerger Rezeptoren auf der Gefäßwand zu steigern vermögen. Umgekehrt kann ein Bluthochdruck bei Patienten mit übermäßiger Glukokortikoidsekretion beobachtet werden, was bei den meisten Patienten mit einem Cushing-Syndrom und bei einer bestimmten Zahl von Patienten der Fall ist, die mit synthetischen Glukokortikoiden behandelt werden (selbst bei denen, die keine signifikante mineralokortikoide Wirkung entfalten).

Der zugrundeliegende Mechanismus eines glukokortikoidinduzierten Bluthochdrucks ist ebenfalls unbekannt. Beim Bluthochdruck, verbunden mit einer endogenen Kortisolsekretion, wie es bei Patienten mit einem Cushing-Syndrom beobachtet werden kann, ist nicht bekannt, ob die Effekte über den Glukokortikoid- oder Mineralokortikoidrezeptor vermittelt werden. Anders als beim Bluthochdruck, der durch hohe Aldosteronspiegel verursacht wird, ist der Bluthochdruck, der sich aus einem Übermaß an Glukokortikoiden ergibt, im allgemeinen resistent gegen eine Einschränkung der Na$^+$-Zufuhr.

Neuere Untersuchungen konnten direkte Wirkungen von Aldosteron auf das Herz und das Gefäßsystem nachweisen. Ratten, die mit Aldosteron behandelt wurden, entwickelten einen Bluthochdruck und eine Herzfibrose (Young et al., 1994).

Die gesteigerte Herzfibroserate wurde als Resultat einer direkten Einwirkung von Mineralokortikoiden auf das Herz angesehen, statt vom Bluthochdruck herzurühren, da eine Behandlung mit Spironolakton, einem Mineralokortikoidantagonisten, die Fibrose zum Erliegen brachte, ohne den Blutdruck zu verändern. Damit dieser Befund auch für den Menschen Bedeutung erlangt, muß ein weiterer Mechanismus vorliegen, bei dem ein Überschuß an Mineralokortikoiden zu lebensgefährlichen und mitunter tödlichen kardiovaskulären Ereignissen führt.

Skelettmuskel Permissive Kortikosteroiddosen sind für eine normale Funktion der Skelettmuskulatur unabdingbar. Eine Verminderung der körperlichen Leistungsfähigkeit ist ein deutliches Zeichen einer Nebennierenrindeninsuffizienz. Bei Patienten mit einem Morbus Addison sind Schwächegefühl und Müdigkeit häufige Anzeichen, und es wird davon ausgegangen, daß sie meistens eine mangelnde Anpassungsfähigkeit des Kreislaufsystems widerspiegeln. Übermäßige Mengen von Mineralokortikoiden oder Glukokortikoiden verschlechtern ebenfalls die Muskelfunktion. Beim primären Aldosteronismus ist die Muskelschwäche vorwiegend auf die Hypokaliämie zurückzuführen und nicht auf direkte Wirkungen der Mineralokortikoide auf die Skelettmuskeln. Im Gegensatz dazu führen übermäßige Glukokortikoidspiegel über einen längeren Zeitraum, sei es als Folge einer Glukokortikoidtherapie oder durch eine endogene Nebennierenrindenüberfunktion, zu einem Abbau der Skelettmuskulatur über bisher nicht bekannte Mechanismen. Diese Auswirkung, Steroidmyopathie genannt, ist zumindest teilweise für die Schwäche und Müdigkeit bei cushingoiden Patienten verantwortlich und wird weiter unten eingehender erörtert.

ZNS Kortikosteroide entfalten eine Vielzahl indirekter Effekte auf das ZNS, sei es über die Aufrechterhaltung des Blutdruckes, der Plasmaglukose- oder Elektrolytkonzentration. Gesteigertes Interesse an der Verteilung und Funktion von Glukokortikoidrezeptoren im Gehirn hat zu einer Vermehrung des Wissens über direkte Effekte von Kortikosteroiden auf das ZNS geführt. Dazu zählen Wirkungen auf die Stimmung, das Verhalten und die Erregbarkeit.

Patienten, die unter dem Morbus Addison leiden, können unterschiedliche psychiatrische Erscheinungsbilder aufzeigen wie Apathie, Depression und Übererregbarkeit. Manche Patienten sind regelrecht psychotisch. Eine geeignete Substitutionstherapie berichtigt diese Erscheinungen. Von größerer medizinischer Bedeutung ist die Tatsache, daß die Verabreichung von Glukokortikoiden viele verschiedenartige ZNS-Reaktionen hervorrufen kann. Viele Patienten reagieren mit einer Stimmungsanhebung, die ein Gefühl des Wohlbefindens trotz des Weiterbestehens der Grunderkrankung vermitteln kann. Manche Patienten zeigen auffällige Verhaltensänderungen wie Euphorie, Schlaf- und Ruhelosigkeit sowie eine gesteigerte motorische Aktivität. Ein geringerer, aber immer noch bedeutender Anteil der Patienten, die mit Glukokortikoiden behandelt werden, können ängstlich, deprimiert oder psychotisch werden. Unter Patienten mit einem Cushing-Syndrom wurde eine hohe Inzidenz von Neurosen und Psychosen bemerkt. Diese Abnormalitäten verschwinden üblicherweise nach Beendigung der Glukokortikoidtherapie oder mit der Therapie des Morbus Cushing.

Die Vorgänge, über die Glukokortikoide die neuronale Aktivität beeinflussen, sind unbekannt. Jüngere Untersuchungen deuten auf lokale, im Gehirn produzierte Glukokortikoide (Neurosteroide genannt) hin, welche die neuronale Erregung steuern könnten (Mellon, 1994).

Zelluläre Blutbestandteile Glukokortikoide üben gewisse Effekte auf den Hämoglobin- und Erythrozytenanteil des Blutes aus, was durch das häufige Auftreten einer Polycytaemia vera beim Cushing-Syndrom und einer normochromen, normozytären Anämie beim Morbus Addison nachgewiesen werden kann. Weitreichendere Auswirkungen können beim Fall einer autoimmunhämolytischen Anämie beobachtet werden, wo immunsupprimierende Effekte der Glukokortikoide die Selbstzerstörung von Erythrozyten einschränken.

Kortikosteroide wirken ebenfalls auf zirkulierende weiße Blutkörperchen ein. Der Morbus Addison ist, wie Addison in seinem Erstbericht vermerkte, mit einer Vermehrung des lymphatischen Gewebes und einer Lymphozytose verbunden. Im Gegensatz dazu ist das Cushing-Syndrom durch eine Lymphozytopenie und eine Abnahme lymphatischen Gewebes gekennzeichnet. Die Verabreichung von Glukokortikoiden führt zu einer Abnahme der Lymphozytenzahl, Eosinophilen, Monozyten und Basophilen im Blut. Eine Einzeldosis Hydrokortison führt zu einer Abnahme dieser Blutzellen innerhalb von vier bis sechs Stunden. Diese Wirkung hält 24 Stunden an. Sie ist eher ein Ergebnis einer Umverteilung der Zellen weg von der Peripherie und weniger das Resultat eines verstärkten Abbaus. Im Gegensatz hierzu erhöhen Glukokortikoide die Anzahl zirkulierender polymorphkerniger Leukozyten, was eine Folge einer gesteigerten Freisetzung aus dem Knochenmark, einer verminderten Entfernung aus dem Blutkreislauf und einer gesteigerten Ablösung aus den Gefäßwänden ist. Bestimmte lymphozytäre Neoplasien können durch eine Behandlung mit Glukokortikoiden behandelt werden. Diese Wirkung könnte mit dem raschen lytischen Effekt von Glukokortikoiden auf lymphatisches Gewebe von Nagetieren zusammenhängen, der im normalen menschlichen Gewebe nicht zu beobachten ist.

Entzündungshemmende und immunsupprimierende Wirkungen Zusätzlich zur Wirkung auf die Lymphozytenzahl verändern Glukokortikoide die Immunantwort von Lymphozyten. Diese Effekte stellen eine wichtige Seite der entzündungshemmenden und immunsupprimierenden Wirkungen von Glukokortikoiden dar. Glukokortikoide vermögen eine Entzündung als Antwort auf verschiedene auslösende Ereignisse wie Strahlung, mechanische, chemische, infektiöse oder immunologische Reize zu hemmen bzw. zu unterdrücken. Obwohl die Verwendung von Glukokortikoiden als entzündungshemmende Substanzen nicht die grundlegende Ursache einer Erkrankung anspricht, ist die Unterdrückung der Entzündung von enormem medizinischen Nutzen und hat diese Wirkstoffe zu einer der meistverschriebenen Pharmaka gemacht. Auf ähnliche Weise sind Glukokortikoide bei der Behand-

Tabelle 59.3 Wirkungen der Glukokortikoide auf Bestandteile der Entzündungs-/Immunantwort

ZELLART	FAKTOR	KOMMENTAR
Makrophagen und Monozyten	Arachidonsäure und ihre Metaboliten (Prostaglandine und Leukotriene)	teilweise Hemmung mittels glukortikoidinduziertem Protein (Lipocortin), das die Phospholipase A2 hemmt.
	Zytokine, dazu zählen: Interleukin-(IL)-1, IL-6 und TNF-α	Produktion und Freisetzung werden blockiert. Die Zytokine üben zahlreiche Effekte auf die Entzündungsreaktion aus (z. B. Aktivierung von T-Zellen, Stimulierung der Fibroblastenproliferation).
	Akutphaseproteine	Hierzu zählt der dritte Bestandteil des Komplementsystems.
Endothelzellen	Endotheliales Leukozytenadhäsionsmolekül-1 (ELAM-1) und intrazelluläres Adhäsionsmolekül-1 (ICAM-1)	ELAM-1 und ICAM-1 sind intrazelluläre Adhäsionsmoleküle, die wesentlich für die Leukozytenlokalisation sind.
	Akutphaseproteine	wie oben für Makrophagen und Monozyten
	Zytokine (z. B. IL-1)	wie oben für Makrophagen und Monozyten
	Arachidonsäure und Abkömmlinge	wie oben für Makrophagen und Monozyten
Basophile	Histamin Leukotrien C4	IgE-abhängige Freisetzung gehemmt durch Glukokortikoide.
Fibroblasten	Arachidonsäure und Metaboliten	wie oben für Makrophagen und Monozyten. Glukokortikoide unterdrücken auch die durch Wachstumshormon induzierte DNA-Synthese und Fibroblastenproliferation
Lymphozyten	Zytokine (IL-1, IL-2, IL-3, IL-6, TNF-α, GM-CSF, γ-Interferon)	wie oben für Makrophagen und Monozyten

lung von Erkrankungen als Folge unerwünschter Immunreaktionen sehr wertvoll. Diese Erkrankungen erstrecken sich von Zuständen, die sich vorwiegend von der humoralen Immunität ableiten lassen, wie die Urtikaria, bis hin zu Geschehen, die durch zelluläre Immunvorgänge vermittelt werden, wie die Transplantatabstoßung. Die immunsupprimierenden und entzündungshemmenden Eigenschaften der Glukokortikoide sind unentwirrbar miteinander verbunden, vielleicht weil beide sich aus spezifischen leukozytären Funktionen ergeben (Chrousos, 1995).

In die Unterdrückung von Entzündungen durch Glukokortikoide sind zahlreiche Mechanismen einbezogen. Es wurde in jüngster Zeit geklärt, daß Glukokortikoide die Produktion von vielen Faktoren, die wesentlich für die Entstehung einer Entzündungsantwort sind, in den Zellen hemmen. Daraus folgt eine Verminderung der Freisetzung von vasoaktiven und chemotaktischen Faktoren, eine verringerte Sekretion von lipolytischen und proteolytischen Enzymen, eine geminderte Extravasation von Leukozyten in verletzte Areale und schließlich eine Verringerung der Fibrosierung. Einige der Zellarten und Mediatoren, die durch Glukokortikoide gehemmt werden, sind in der Tabelle 59.3 zusammengefaßt. Der Nettoeffekt dieser Wirkungen auf die verschiedenen Zellarten ist eine erhebliche Minderung der Entzündungsantwort.

Glukokortikoide üben ebenfalls tiefgreifende Wirkungen auf spezifische Immunantworten des Wirtes aus, zum Teil über deren weitreichende Effekte auf die Zytokinproduktion. Zu den Faktoren, die gehemmt werden, gehören γ-Interferon, der Granulozyten/Monozyten koloniestimulierende Faktor (GM-CSF), Interleukine (IL-1, IL-2, IL-3, IL-6) und der Tumornekrosefaktor α (TNF-α). Da das Zytokinnetzwerk eine wesentliche Rolle bei den integrierten Aktionen von Makrophagen/Monozyten, T-Lymphozyten und B-Lymphozyten spielt, über die die Immunantworten auf verschiedene Pathogene eingeleitet werden, überrascht es nicht, daß die Hemmung der Zytokinsynthese und -wirkungen durch Glukokortikoide die Immunantwort in erheblichem Maße unterdrückt (siehe auch die Erörterung molekularer Mechanismen, die an der Immunantwort beteiligt sind, in den Kapiteln 27 und 52).

Neuere Untersuchungen weisen auf einen engen Zusammenhang zwischen dem Immunsystem und der HHA-Achse hin. Wie oben bereites erwähnt, wird derzeit davon ausgegangen, daß diese Wechselwirkungen zumindest einen der Mechanismen darstellen, über die Glukokortikoide auf die Streßantwort einwirken (siehe Abbildung 59.4 für eine Zusammenfassung dieser Wechselwirkungen). Glukokortikoide hemmen verschiedene Ansatzpunkte des Immunsystems. Man meint, daß diese Glukokortikoidwirkungen den Organismus vor möglicherweise lebensbedrohlichen Folgen einer voll aktivierten Entzündungsreaktion „schützen". Es gibt eindeutige Hinweise darauf, daß zahlreiche Zytokine die HHA-Achse steuern (Reichlin,

1993). Zu den Substanzen, die am eingehendsten untersucht worden sind, zählen IL-1, IL-2, IL-6 und TNF-α, die allesamt stimulierend wirken. Unter diesen scheint IL-1 die größte Wirkungsspanne zu besitzen. IL-1 stimuliert die Freisetzung von CRH aus hypothalamischen Neuronen, interagiert direkt mit der Hypophyse, um die ACTH-Sekretion zu steigern und dürfte auch direkt mit den Nebennieren interagieren, um die Glukokortikoidfreisetzung zu erhöhen. Somit sind die HHA-Achse und das Immunsystem in der Lage, während der Streßantwort in eine bidirektionale Wechselbeziehung zueinander zu treten. Diese Interaktionen scheinen dabei wichtig für die Homöostase zu sein.

Resorption, Transport, Metabolismus und Exkretion

Resorption Hydrokortison und viele artverwandte Substanzen, synthetische Analoga eingeschlossen, sind oral wirksam. Bestimmte wasserlösliche Hydrokortisonester und deren synthetische Analoga können intravenös verabreicht werden, um rasch hohe Pharmakaspiegel in den Körperflüssigkeiten zu erreichen. Eine längeranhaltende Wirkung kann durch eine intramuskuläre Injektion von Suspensionen mit Hydrokortison, seinen Generika und Estern erzielt werden. Geringfügige Änderungen der chemischen Struktur können zu einer beträchtlichen Änderung der Resorptionsrate, des Wirkungsbeginns und der Wirkungsdauer führen.

Glukokortikosteroide werden auch von lokalen Applikationsstellen wie dem Synovialraum, dem Bindehautsack, der Haut und dem Respirationstrakt systemisch resorbiert. Wenn die Verabreichung über längere Zeit anhält, die Applikationsstelle mit einem Okklusivverband bedeckt wird oder wenn große Hautareale betroffen sind, kann die Resorption so hoch sein, daß systemische Effekte eintreten können, wozu auch eine Hemmung der HHA-Achse gehören kann.

Transport, Metabolismus und Exkretion Nach der Resorption werden unter normalen Umständen 90% oder mehr Kortison reversibel an Plasmaeiweiß gebunden. Nur der ungebundene Anteil der Kortikosteroide kann in Zellen gelangen und dort seine Wirkungen entfalten. Zwei Plasmaproteine übernehmen nahezu die gesamte Steroidbindungskapazität: das kortikosteroidbindende Globulin (CBG, auch Transkortin genannt) und Albumin. CBG ist ein α-Globulin, das von der Leber sezerniert wird und eine hohe Affinität zu Steroiden, aber eine relativ niedrige Bindungskapazität besitzt, wogegen Albumin, das auch in der Leber hergestellt wird, eine niedrige Affinität, aber eine große Bindungskapazität besitzt. Bei normalen oder niedrigen Kortikosteroidkonzentrationen ist der größte Anteil des Hormons eiweißgebunden. Bei höheren Steroidkonzentrationen wird die Bindungskapazität überfordert, so daß ein bedeutend höherer Anteil an Steroiden im freien Zustand vorliegt. Kortikosteroide wetteifern untereinander um CBG-Bindungsstellen. CBG besitzt eine relativ hohe Affinität zu Kortisol und den meisten seiner synthetischen Analoga, zeigt aber eine geringe Affinität für Aldosteron und glukuronidkonjugierte Steroidstoffwechselprodukte. Daher können höhere Anteile der letztgenannten Steroide in freier Form vorgefunden werden.

Während der Schwangerschaft oder einer Östrogenbehandlung steigt CBG, das Gesamtplasmakortisol und freie Kortisol um ein Vielfaches an. Die physiologische Bedeutung dieser Veränderungen muß noch geklärt werden.

Alle biologisch aktiven Nebennierenrindensteroide und deren synthetische Analoga weisen eine Doppelbindung an der 4,5 Position und eine Ketogruppe an C3 auf. Als allgemeine Regel gilt, daß die Verstoffwechselung von Steroidhormonen über eine sequentielle Anfügung von Sauerstoff- oder Wasserstoffatomen führt, der eine Konjugation folgt, um wasserlösliche Derivate zu bilden. Die Reduktion der 4,5 Doppelbindung geschieht an hepatischen und extrahepatischen Stellen, was zu inaktiven Verbindungen führt. Eine sich anschließende Reduktion des 3-Ketosubstituenten zu einem 3-Hydroxylderivat, wobei sich Tetrahydrokortisol bildet, findet nur in der Leber statt. Die meisten dieser A-Ring-reduzierten Steroide werden an der 3-Hydroxylgruppe mit Sulphaten oder Glukuronide mittels enzymatischer Reaktionen konjugiert, die in der Leber und in geringerem Umfang in den Nieren stattfinden. Die sich ergebenden Sulphatester und Glukuronide bilden wasserlösliche Produkte, die vorwiegend mit dem Harn ausgeschieden werden. Weder die biliäre noch die Ausscheidung mit den Faeces ist beim Menschen von quantitativer Bedeutung.

Obwohl gemeinhin annerkannt wird, daß die Spezifität der Steroidhormone über Wechselbeziehungen mit deren korrespondierenden Steroidhormonrezeptoren bestimmt wird, haben jüngere Untersuchungen die wichtige Rolle des steroidmetabolisierenden Enzyms 11β-Hydroxysteroiddehydrogenase in Geweben aufgedeckt, die auf Mineralokortikoide ansprechen (siehe oben). Dieses Enzym schützt den Mineralokortikoidrezeptor, indem es die 11β-Hydroxylgruppe des Kortisols oxidiert, um Kortison, einen inaktiven Metaboliten, zu bilden. Synthetische Steroide mit einem 11-Ketosubstituenten wie Kortison und Prednison müssen enzymatisch zu den entsprechenden 11β-Hydroxyderivaten reduziert werden, bevor sie biologisch aktiv werden können. Diese Reaktion wird von einer andersartigen 11β-Hydroxysteroiddehydrogenase besorgt, einem in der Leber vorhandenen Isoenzym, welches reduzierend arbeitet. In Fällen, bei denen die enzymatische Kapazität vermindert ist, z. B. bei schweren Lebererkrankungen, ist es daher empfehlenswert, 11β-Hydroxysteroide zu verwenden, die keiner enzymatischen Aktivierung bedürfen (so wie Kortisol und Prednisolon) statt solcher, bei denen eine metabolische Konversion stattfinden muß.

Struktur-Aktivitätsbeziehung

Chemische Modifizierungen am Kortisolmolekül haben zu Derivaten mit einer ausgeprägteren Trennung zwischen glukokortikoider und mineralokortikoider Wirkung geführt. Bei zahlreichen synthetischen Glukokortikoiden sind die Effekte auf Elektrolyte minimal, selbst wenn Höchstdosen verabreicht werden. Zudem haben diese Modifizierungen zu Derivaten mit einer größeren Wirksamkeit und längeranhaltenden Wirkdauer geführt. Es steht daher eine weite Palette verschiedener Steroidpräparate für den oralen, parenteralen und topischen Gebrauch zur Verfügung. Einige dieser Präparate sind in der Tabelle 59.4 zusammengefaßt. Da die entzündungshemmenden und metabo-

Tabelle 59.4 Verfügbare Nebennierensteroidpräparate und deren synthetische Analoga

GENERISCHER NAME	DARREICHUNGSFORM	GENERISCHER NAME	DARREICHUNGSFORM
Alclometasondipropionat	topisch	Dexamethasonacetat	injizierbar
Amcinonid	topisch	Dexamethason-Natriumphosphat	topisch, ophthalmisch, inhalativ, injizierbar
Beclomethasondipropionat	inhalativ	Diflorason-Diacetat	topisch
Betamethasonl	oral	Fludrokortisonacetat†	oral
Betamethasonbenzoat	topisch	Flunisolid	inhalativ, nasal, oral
Betamethasondipropionat	topisch	Fluocinolonacetonid	topisch
Betamethason-Natriumphosphat	injizierbar	Fluocinonid	topisch
Betamethason-Natriumphosphat und -acetat	injizierbar	Fluorometholon	ophthalmisch
Betamethasonvalerat	topisch	Flurandrenolid	topisch
Clobetasolpropionat	topisch	Halcinonid	topisch
Clocortolonpivalat	topisch	Medryson	ophthalmisch
Kortisol (Hydrokortison)	topisch, Einlauf, Ohrentropfen, oral, injizierbar	Methylprednisolon	oral
		Methylprednisolonacetat	topisch*, injizierbar
Kortisol- (Hydrokortison-) Acetat	topisch, Suppositorien, Rektalschaum, injizierbar	Methylprednisolon-Natriumsuccinat	injizierbar
		Mometasonfuroat	topisch
Kortisol- (Hydrokortison-) Butyrat	topisch	Paramethasonacetat*	oral
Kortisol- (Hydrokortison-) Aceponat	oral	Prednisolon	oral
		Prednisolonacetat	ophthalmisch, injizierbar
Kortisol- (Hydrokortison-) Natriumphosphat*	injizierbar	Prednisolon-Natriumphosphat	oral, ophthalmisch, injizierbar
Kortisol- (Hydrokortison-) Natriumsuccinat	injizierbar	Prednisolontebutat*	injizierbar
Kortisol- (Hydrokortison-) Valerat*	topisch	Prednison	oral
Kortisonacetat	oral, injizierbar*	Triamcinolon	oral
Desonid	topisch, Ohrentropfen*	Triamcinolonacetonid	topisch, inhalativ*, injizierbar
Desoximetason	topisch	Triamcinolondiacetat	oral, injizierbar
Dexamethason	oral, topisch	Triamcinolonhexacetonid	injizierbar

*in Deutschland nicht im Handel (Anm. d. Hrsg.).

† Fludrocortisonacetat wird als Mineralokortikoid eingesetzt.
Anmerkung: Zu den topischen Darreichungsformen zählen Präparate, die auf der Haut oder Schleimhaut als Cremes, Lösungen, Salben, Gele, Pasten (für Läsionen im Mund) und Aerosole angewandt werden. Ophthalmische Präparate schließen Lösungen, Suspensionen und Salben ein. Zu den Inhalationspräparaten zählen nasale oder orale Darreichungsformen.

lischen Effekte von Glukokortikoiden über denselben Glukokortikoiderezeptor vermittelt werden, können mit den verschiedenen Präparaten entzündungshemmende Wirkungen von Einflüssen auf den Kohlenhydrat-, Eiweiß- und Fettstoffwechsel und auf die HHA-Achse nicht effektiv voneinander getrennt werden.

Die Strukturformeln von Hydrokortison (Kortisol) und einiger seiner wichtigeren Derivate werden in der Abbildung 59.7

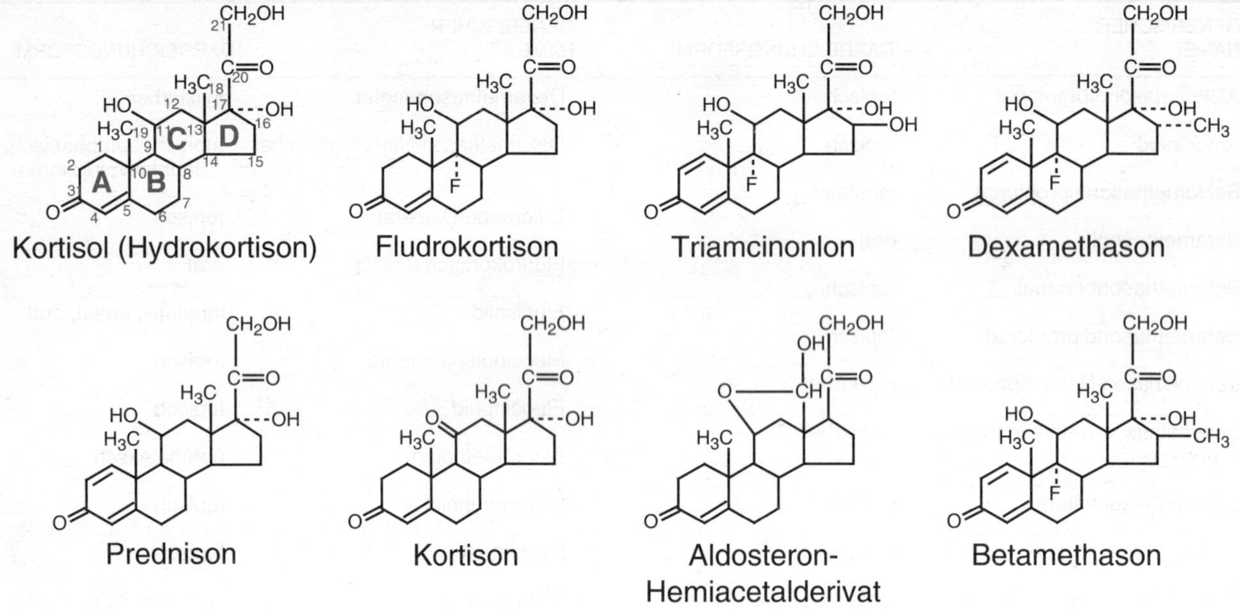

Kortisol (Hydrokortison) Fludrokortison Triamcinolon Dexamethason

Prednison Kortison Aldosteron-Hemiacetalderivat Betamethason

Abbildung 59.7 Struktur und Nomenklatur von Kortikosteroidprodukten und ausgewählten Derivaten
Die Struktur von Hydrokortison wird in zwei Dimensionen dargestellt. Es muß angemerkt werden, daß das Steroidringsystem nicht vollständig planar ist und daß die Orientierung der Gruppen, die am Steroidring anliegen, eine wichtige Determinante für die biologische Aktivität ist. Die Methylgruppen an C18 und C19 und die Hydroxylgruppe an C11 sind nach oben projiziert (nach vorne in der zweidimensionalen Darstellung und werden durch eine durchgehende Linie, die die Atome verbindet, dargestellt) und werden mit β gekennzeichnet. Die Hydroxylgruppe an C17 projiziert sich unterhalb der Ebene (nach hinten in der zweidimensionalen Darstellung und wird durch eine gestrichelte Linie, welche die Atome verbindet, dargestellt) und wird mit α gekennzeichnet.

dargestellt. Veränderungen der chemischen Struktur können eine unterschiedliche Spezifität oder Wirksamkeit als Folge von Veränderungen der Affinität und intrinsischen Aktivität am Kortikosteroidrezeptor, Veränderungen der Resorptionsrate der Eiweißbindung, Metabolisierungs- sowie Ausscheidungsrate oder Membrandurchlässigkeit mit sich bringen. Die Auswirkungen von unterschiedlichen Substituenten auf die glukokortikoide sowie mineralokortikoide Aktivität und auf die Wirkdauer werden in der Tabelle 59.2 zusammengefaßt. Die 4,5 Doppelbindung und die 3-Ketogruppe auf Ring A sind wesentlich für die glukokortikoide und mineralokortikoide Wirkung. Für die Glukokortikoid-, aber nicht für die Mineralokortikoidwirkung wird eine 11β-Hydroxylgruppe am Ring C benötigt. Eine Hydroxylgruppe an C21 am Ring D ist in allen natürlich vorkommenden Kortikosteroiden und den meisten aktiven synthetischen Analoga vorhanden und scheint absolut notwendig für die Entfaltung der Mineralokortikoid-, aber nicht für die Glukokortikoidwirkung zu sein. Die 17α-Hydroxylgruppe am Ring D ist ein Substituent vom Kortisol und aller derzeit verwendeten synthetischen Glukokortikoide. Während Steroide ohne die 17α-Hydroxylgruppe (z. B. Kortikosteron) eine ansehnliche Glukokortikoid-Wirkung entfalten, sorgt die 17α-Hydroxylgruppe für eine optimale Wirksamkeit.

Die Einführung einer zusätzlichen Doppelbindung in die 1,2-Position von Ring A wie bei Prednisolon oder Prednison erhöht selektiv die Glukokortikoidwirkung (ungefähr um das Vierfache im Vergleich zu Hydrokortison), was zu einem Anstieg des Verhältnisses der glukokortikoiden zur mineralokortikoiden Wirksamkeit führt. Die Modifikation führt auch zu Verbindungen, die langsamer verstoffwechselt werden als Hydrokortison.

Eine Fluorinierung an der 9α-Position am Ring B steigert sowohl die glukokortikoide wie mineralokortikoide Wirkung und hängt wahrscheinlich mit einem elektronenentziehenden Effekt auf die nahegelegene 11β-Hydroxylgruppe zusammen. Fludrokortison (9α-Fluorokortisol) besitzt eine verstärkte Aktivität am Glukokortikoidrezeptor (das Zehnfache in Bezug auf Kortisol), entfaltet aber eine umso stärkere Wirkung am Mineralokortikoidrezeptor (das 125fache in Bezug auf Kortisol). Es wird zur Mineralokortikoidsubstitutionstherapie eingesetzt (siehe unten) und besitzt in den üblichen Tagesdosen von 0,05 - 0,2 mg keine nennenswerten Glukokortikoidwirkungen. In Verbindung mit der 1,2-Doppelbindung am Ring A und anderen Substituenten an C16 am Ring D (siehe Abbildung 59.7) besitzen die so entstandenen 9α-Fluoroderivate (z. B. Triamcinolon, Dexamethason, Betamethason) eine beträchtliche Glukokortikoidwirkung. Die Substituenten an C16 eliminieren praktisch die mineralokortikoide Wirkung.

Andere Substituenten 6α-Substituenten am Ring B entfalten in gewisser Weise unvorhersagbare Effekte. 6α-Methylkortisol besitzt eine erhöhte glukokortikoide und mineralokortikoide Wirkung, wogegen 6α-Methylprednisolon eine etwas größere glukokortikoide und eine etwas geringere mineralokortikoide Wirkung als Prednisolon besitzt. Eine Anzahl von Modifikationen verwandelt Glukokortikoide zu lipophileren Molekülen mit einem größeren Verhältnis der topischen zur systemischen Wirksamkeit. Zu den Beispielen zählen die Einführung eines Acetonids zwischen den Hydroxylgruppen von C16 und C17, eine Veresterung der Hydroxylgruppe mit Valeronsäure an C17, eine Veresterung der Hydroxylgruppe mit Propionsäure an C17 und C21 sowie eine Substitution der Hydroxylgruppe an C21 mit Chlor. Zu den anderen Ansätzen, um eine lokale Glukokortikoidwirkung unter Minimierung systemischer Effekte zu erzielen, gehört die Herstellung von Analoga, die rasch nach der Resorption inaktiviert werden. Als Beispiele dazu seien C21-Carboxylat- oder Carbothionatglukokortikoidester angeführt, die schnell zu inaktiven 21-Carboxylsäuren umgewandelt werden.

Nebenwirkungen von Nebennierenrindensteroiden

Es gibt zwei Arten von Nebenwirkungen, die sich von der therapeutischen Anwendung von Kortikosteroiden herleiten lassen: diejenigen durch Absetzen einer Steroidtherapie und diejenigen, die sich aus der Gabe von Dosen oberhalb des physiologischen Bereiches ergeben. Beide Arten von Nebenwirkungen können möglicherweise lebensgefährlich sein und erfordern bei jedem Patienten eine sorgfältige Abwägung des Risikos und Nutzens.

Absetzen der Therapie Das Absetzen einer Kortikosteroidtherapie birgt eine Zahl schwieriger Entscheidungen. Es ist wichtig, daran zu erinnern, daß das häufigste Problem des Absetzens von Steroiden im Wiederaufflammen der Grundkrankheit besteht, die zur Verabreichung des Glukokortikoids geführt hatte. Es gibt mehrere Komplikationen, die mit dem Absetzen von Steroiden verbunden sind, wie es von Sullivan dargestellt wird (1982). Die schwerste Komplikation des Steroidentzugs, die akute Nebennierenrindeninsuffizienz, ergibt sich aus einem zu schnellen Absetzen der Kortikosteroide nach einer langanhaltenden Therapie, in der die Funktion der HHA-Achse unterdrückt wurde. Die therapeutische Herangehensweise bei einer Nebennierenrindeninsuffizienz wird weiter unten ausführlich beschrieben. Es gibt bedeutende Unterschiede unter den Patienten, was die Ausprägung und Dauer einer Nebennierenhemmung nach der Kortikosteroidtherapie angeht, so daß es schwierig ist, das persönliche Risiko eines bestimmten Patienten einzuschätzen. Viele Patienten erholen sich von einer kortikosteroidinduzierten HHA-Unterdückung innerhalb von Wochen bis Monaten. Bei manchen Individuen kann die Erholungszeit allerdings ein Jahr oder noch länger andauern.

Im Bemühen, die Risiken einer iatrogenen Nebennierenrindeninsuffizienz zu verringern, wurden Protokolle für die Beendigung einer Kortikosteroidtherapie bei Patienten unter Langzeitbehandlung vorgeschlagen (als Beispiel siehe Byyny, 1976). Im allgemeinen sollte beachtet werden, daß Patienten, die innerhalb des letzten Jahres eine mindestens zwei Wochen anhaltende Therapie mit supraphysiologischen Glukokortikoiddosen erhalten haben, im Fall von akutem Streß eine wie auch immer geartete HHA-Störung aufweisen können und entsprechend behandelt werden sollten.

Zusätzlich zu dieser schwersten Form des Entzugs besteht ein charakteristisches Glukokortikoidentzugssyndrom aus Fieber, Myalgien, Gelenkschmerzen und einem allgemeinen Krankheitsgefühl – Symptome, die schwer von einigen der Grundkrankheiten zu unterscheiden sind, die Grund der Glukokortikoidtherapie waren. Schließlich ist der Pseudotumor cerebri, ein klinisches Syndrom, das aus einem erhöhten intrakraniellen Druck mit Papillenödem besteht, ein seltener Zustand, der manchmal mit einer Reduktion oder einem Absetzen der Glukokortikoidtherapie verbunden ist.

Anhaltende Anwendung supraphysiologischer Kortikosteroiddosen Abgesehen von den Folgen, die sich aus einer Unterdrückung der HHA-Achse ergeben, gibt es eine Vielzahl von Komplikationen, die sich aus einer langanhaltenden Therapie mit Kortikosteroiden ergibt. Zu diesen gehören anormale Flüssigkeits- und Elektrolytverhältnisse, Bluthochdruck, Hyperglykämie, erhöhtes Infektionsrisiko, Osteoporose, Myopathie, Verhaltensstörungen, der graue Star, Wachstumsstillstand und der charakteristische Habitus einer Steroidüberdosierung, wozu die Fettumverteilung, Striae, Ekchymosen, Akne und Hirsutismus zählen.

Flüssigkeits- und Elektrolythaushalt Veränderungen im Flüssigkeits- und Elektrolythaushalt können zu einer hypokaliämischen Alkalose, Ödem und Bluthochdruck führen, besonders bei Patienten mit einem primären Hyperaldosteronismus als Folge eines Nebennierenadenoms oder bei Patienten, die mit hochwirksamen Mineralokortikoiden behandelt werden. Auf ähnliche Weise ist ein Bluthochdruck eine übliche Nebenerscheinung bei Patienten mit endogener Glukokortikoidüberproduktion und kann auch bei Patienten beobachtet werden, die mit Glukokortikoiden ohne nennenswerte mineralokortikoide Wirkung behandelt werden. Eine Hyperglykämie mit Glukosurie kann normalerweise mit einer Diät oder Insulin in den Griff bekommen werden, so daß solche Erscheinungen nicht die Entscheidung beeinflussen sollte, eine Kortikosteroidtherapie bei diabetischen Patienten zu beginnen oder weiterzuführen.

Immunantwort Wegen ihrer vielfachen Wirkungen auf die Hemmung des Immunsystems und der Entzündungsantwort ist die Verwendung von Glukokortikoiden mit einem erhöhten Infektionsrisiko und der Gefahr verbunden, daß eine latente Tuberkulose reaktiviert wird. Bei bekannten Infektionen sollten Glukokortikoide nur verabreicht werden, wenn es absolut notwendig ist und eine geeignete sowie wirksame antimikrobielle Behandlung oder Chemotherapie gegen Pilze durchgeführt wird.

Mögliche Risiken eines peptischen Ulkus Es besteht Unstimmigkeit über die Verbindung zwischen Magengeschwüren und einer Glukokortikoidtherapie. Das in Zusammenhang mit diesen Geschwüren mögliche Auftreten von Blutungen und Perforationen sowie deren heimtückisches Wesen lassen peptische Ulzera zu schwerwiegenden therapeutischen Problemen werden. Es wurden zahlreiche Untersuchungen unternommen, um den Risikoanteil von Glukokortikoiden abzuschätzen. Ein Bericht weist darauf hin, daß die meisten Patienten, bei denen sich gastointestinale Blutungen unter Kortikosteroidbehandlung entwickeln, zeitgleich nicht-steroidale antiinflammatorische Substanzen verabreicht bekammen, die bekannt für ihre Ulzerogenität sind. Die Rolle der Kortikosteroide bleibt derweil noch offen (Piper et al., 1991). Daher ist es bei Patienten, die mit Kortikosteroiden behandelt werden, vernünftig, besonders auf die Bildung von Magengeschwüren zu achten, insbesondere wenn sie gleichzeitig mit nicht-steroidalen antiinflammatorischen Substanzen behandelt werden.

Myopathie Myopathien, die durch eine Schwäche der proximalen Extremitätenmuskulatur gekennzeichnet sind, können gelegentlich bei Patieenten auftreten, die hohe Kortikosteroiddosen erhalten, und ist auch Teil des klinischen Erscheinungsbildes von Patienten mit endogenen Cushing-Syndrom. Sie kann dermaßen ausgeprägt sein, daß die Fortbewegung erschwert wird, so daß die Therapie abgebrochen werden sollte. In jüngerer Zeit ist die Steroidmyopathie der Atemmuskulatur bei Patienten mit Asthma oder chronisch obstruktiven Lungenerkrankungen in den Vordergrund gerückt (siehe Kapitel 28); diese Komplikation kann die respiratorische Funktion vermindern. Die Erholung von einer Steroidmyopathie kann langwierig und unvollständig sein.

Verhaltensänderungen Verhaltensänderungen können gemeinhin nach Gabe von Kortikosteroiden und bei Patienten mit Cushing-Syndromen als Folge einer endogenen Nebennierenrindenüberfunktion beobachtet werden. Die Erscheinungsbilder dieser Störungen können vielfältig sein, dazu zählen Gereiztheit, Schlaflosigkeit, Änderungen der Stimmung oder der Persönlichkeit sowie offene Psychosen (Haskett, 1985). Selbstmordtendenzen sind nicht unüblich. Eine vorangegangene psychiatrische Erkrankung schließt nicht die Anwendung von Steroiden aus, wenn sie aus anderen Gründen indiziert ist. Andererseits ist das Fehlen einer psychiatrischen Krankheit in der Krankengeschichte keine Garantie dafür, daß sich bei einem bestimmten Patienten unter Steroiden keine psychiatrischen Störungen entwickeln können.

Katarakt Katarakte sind wohlbekannte Komplikationen einer Glukokortikoidtherapie und hängen sowohl von der Dosierung als auch von der Behandlungsdauer ab. Kinder scheinen hierbei besonders gefährdet zu sein. Ein Abbruch der Therapie muß nicht zum vollständigen Verschwinden der Trübungen führen, und der graue Star kann trotz einer Reduktion oder eines Abbruchs der Therapie weiter voranschreiten. Patienten, die unter Langzeittherapie mit Glukokortikoiden stehen und Tagesdosen von 10 - 15 mg oder mehr an Prednison erhalten, sollten regelmäßig zu Spaltlampenuntersuchungen bestellt werden, um rechtzeitig glukokortikoidinduzierte, hintere subcapsuläre Katarakte zu erkennen.

Osteoporose Die Osteoporose und Kompressionsfrakturen der Wirbelkörper sind häufige und ernste Komplikationen einer Glukokortikoidtherapie bei Patienten aller Altersstufen und hängen sowohl von der Dosis als auch von der Behandlungsdauer ab (Adachi et al., 1993). Eine gute Einschätzung besagt, daß sich bei 30 - 50% aller Patienten, die unter einer Dauerbehandlung mit Glukokortikoiden stehen, schließlich eine Osteoporose entwickeln wird. Rippen und Wirbelkörper, die zum großen Teil aus trabekulären Strukturen bestehen, sind die Stellen, die am ehesten betroffen sind. Glukokortikoide hemmen die Aktivität von Osteoblasten direkt, so daß es zu einer Reduktion der Knochenbildung kommt. Außerdem führen Glukokortikoide wegen der Hemmung der Ca^{2+}-Aufnahme aus dem Darm zu einer Zunahme der Parathormon-(PTH)-Sekretion. PTH wirkt wiederum auf Osteoklasten ein, so daß es zu einer Steigerung der Knochenresorption kommt. Letztendlich, wie oben bereits angemerkt, erhöhen Glukokortikoide die Ca^{2+}-Ausscheidung in der Niere. Der Nettoeffekt all dieser Veränderungen besteht aus einer Abnahme der Knochendichte. Wenn dies festgestellt wird, besteht die allgemeine Übereinkunft, daß eine Osteoporose, wenn immer möglich, eine Indikation für den Therapieabbruch ist. Es bestehen noch erhebliche Fragen darüber, welche die beste Herangehensweise ist, um Patienten mit hohem Osteoporoserisiko auszumachen, über den angemessenen Einsatz von Knochendichtemessungen vor und während der Therapie und die Rolle der Prophylaxe anhand zahlreicher Behandlungsschemata (Luckert und Raisz, 1994). Unter Zugrundelegung des relativ häufigen Auftretens einer Osteoporose bei Patienten unter Glukokortikoiddauertherapie befürworten viele Experten eine Routineprophylaxe mit oraler Ca^{2+}-Gabe, um eine tägliche Einnahme von 1,5 g mit oder ohne Vitamin D (400 IU/Tag) sicherzustellen. Entsprechend sollten Patienten, die offensichtlich zu niedrige Vitamin-D-Spiegel aufweisen, einen Vitamin-D-Zusatz erhalten. Hypogonadale Patienten, bei denen ein unabhängiges Osteoporoserisiko vorliegt, sind Kandidaten einer Behandlung mit Geschlechtssteroiden, soweit keine Kontraindikation besteht. Zusätzliche Erörterungen zu diesen Wirkstoffen werden in den Kapiteln 57 und 61 gegeben.

Osteonekrose Eine aseptische Nekrose des Knochens (Osteonekrose) kann als Komplikation einer Glukokortikoiddauerbehandlung auftreten und wurde auch bei kurzfristigen Hochdosistherapien beobachtet. Am häufigsten war der Femurkopf betroffen, wobei aber auch andere großen Gelenke gefährdet sind. Gelenkschmerz und -steifheit sind die frühesten Symptome, wobei das Syndrom sich häufig derart weiterentwickelt, daß letztendlich ein Gelenkersatz nötig wird (Mankin, 1992).

Wachtumsverzögerung Eine Wachstumsverzögerung kann bereits durch Gabe relativ niedriger Glukokortikoiddosen bei Kindern auftreten. Obwohl die genauen Vorgänge nicht bekannt sind, gibt es Berichte, wonach die Kollagensynthese und das Längenwachstum der Knochen bei diesen Kindern mit der Gabe von Wachstumshormon wiederhergestellt werden kann. Es müssen weitere Studien folgen, um bei dieser Konstellation die Rolle der Gegenbehandlung mit Wachstumshormon zu bestimmen. Weitere Untersuchungen sind ebenfalls nötig, um mögliche Effekte auf eine Kortikosteroidexposition *in utero* zu erkunden. Tierexperimentelle Untersuchungen haben erwiesen, daß eine vorgeburtliche Exposition mit Glukokortikoiden eindeutig mit der Bildung von Gaumenspalten verbunden ist und die neuronale Entwicklung beeinflussen kann, was schließlich zu komplexen Verhaltensanomalitäten führen könnte. Obwohl die Einwirkungen von Glukokortikoiden bei der Förderung der Zelldifferenzierung eine wichtige physiologische Rolle in der menschlichen Entwicklung während der neonatalen Periode spielen (z. B. Induktion der hepatischen Glukoneogeneseenzyme und Produktion von Surfactant in den Lungen), besteht dennoch die Möglichkeit, daß die Gabe von Steroiden in der Schwangerschaft empfindliche Veränderungen in der fetalen Entwicklung hervorrufen kann.

Therapeutischer Einsatz

Mit Ausnahme der Substitutionstherapie bei Mangelzuständen ist die Anwendung von Glukokortikoiden meistens empirisch. Begründet auf weitreichende klinische Erfahrungen können einige Behandlungsprinzipien aufgeführt werden. Zunächst erfordert die Entscheidung, eine Therapie mit Glukokortikoiden zu beginnen, angesichts der Vielzahl und Schwere möglicher Nebenwirkungen eine umsichtige Erwägung von Nutzen und Risiko bei jedem einzelnen Patienten. Für jede Erkrankung, bei jedem Patienten muß die geeignete Dosis durch Versuch und Irrtum bestimmt werden, um einen bestimmten therapeutischen Effekt zu erzielen. Die Behandlung muß in bestimmten Zeitabständen immer neu bewertet werden, da sich die Aktivität der Grundkrankheit verändern kann oder Behandlungskomplikationen auftreten können. Eine Einzeldosis eines Glukokortikoids, sei es auch eine hohe, hat praktisch keine schwerwiegenden Auswirkungen, und es ist unwahrscheinlich, daß eine kurzfristige Therapie (bis zu einer Woche) bei Fehlen spezifischer Kontraindikationen schwerwiegende Folgen haben kann. Wenn die Dauer der Glukokortikoidtherapie länger als eine Woche beträgt, steigt das dosis- und zeitabhängige Auftreten von beeinträchtigenden und möglicherweise lethalen Effekten an. Mit Ausnahme von Patienten, die eine Substitutionstherapie erhalten, sind Glukokortikoide weder spezifisch noch kurativ und wirken stattdessen durch ihre entzündungshemmenden und immunsuprimierenden Effekte nur lindernd. Schließlich ist eine abrupte Beendigung der Glukokortikoidgabe nach einer Dauertherapie mit einem erheblichen Risiko einer Nebennierenrindeninsuffizienz verbunden, die lebensgefährliche Auswirkungen haben kann.

Diese Grundlagen haben zahlreiche Folgen für den medizinischen Alltag. Werden Glukokortikoide über einen längeren Zeitraum verabreicht, muß die Dosis empirisch ermittelt werden und gerade so hoch sein, daß der gewünschte Effekt eintritt. Besteht das Behandlungsziel aus der Linderung schmerz- und qualvoller Zustände, die nicht unmittelbar lebensbedrohlich sind, sollte die Anfangsdosis niedrig sein und stufenweise erhöht werden, bis die Symptome auf ein erträgliches Niveau reduziert worden sind. Eine vollständige Abschaltung der Symptome ist nicht erwünscht. In bestimmten Zeitabständen sollte die Dosis reduziert werden, bis sich wieder Symptome zeigen. Dies dient der Ermittlung der akzeptierbaren Mindestdosis. Ist die Therapie auf eine lebensbedrohende Erkrankung (z. B. Pemphigus) gerichtet, sollte die Anfangsdosis hoch genug sein, um die kritische Situation so schnell wie möglich unter Kontrolle zu bekommen. Wenn die Wirkung sich nicht rasch einstellt, sollte die Dosis verdoppelt oder verdreifacht werden. Nachdem eine anfangs lebensbedrohliche Situation unter Kontrolle ist, sollte die Dosisreduktion nur unter Bedingungen erfolgen, die eine fortwährende Beobachtung des Patienten gewährleisten. Es ist wesentlich, daß die Gefahren, die mit der Therapie verbunden sind, stets mit der Erkrankung, die behandelt werden soll, vorsichtig abgewägt werden.

Das erwiesene Fehlen von deletären Effekten nach einer Einzeldosis von Glukokortikoiden innerhalb der konventionellen therapeutischen Schranken berechtigt deren Gabe an kritisch erkrankte Patienten, die unter einer Nebennierenrindeninsuffizienz leiden könnten. Sind die zugrundeliegenden Erscheinungen Folge eines Glukokortikoidmangels, wird eine einzelne intravenöse Verabreichung eines löslichen Glukokortikoids den unmittelbaren Tod verhindern können und genügend Spielraum geben, um eine endgültige Diagnose zu stellen. Sollte es sich bei der Grunderkrankung nicht um eine Nebennierenrindeninsuffizienz handeln, wird diese Einzeldosis den Patienten nicht schädigen.

Fehlen spezifische Kontraindikationen, können kurzfristig systemisch in hohen Dosen verabreichte Glukokortikoide auch bei nicht lebensbedrohenden Erkrankungen verabreicht werden. Die allgemein akzeptierte Regel besagt aber, daß Dauerbehandlungen mit hohen Dosen nur lebensbedrohlichen Erkrankungen vorbehalten bleiben sollten. In besonderen Situationen, wenn ein Patient beispielsweise von einer permanenten Behinderung bedroht wird, kann diese Regel zu Recht übergangen werden.

In der Absicht, therapeutische von unerwünschten Wirkungen zu trennen, wurden zahlreiche Behandlungsschemata der Steroidgabe versucht. Beim Versuch, der Hemmung der HHA-Achse entgegenzuwirken, wurde eine Behandlung mit kurzlebigen Steroiden (z. B. Prednison), die jeden zweiten Tag verabreicht wurden, angesetzt. Bestimmte Patienten sprechen auf dieses Behandlungsschema mit einer adäquaten Therapieantwort an. Dagegen wird eine Stoßtherapie mit höheren Glukokortikoiddosen (z. B. 1,0 - 1,5 g/Tag hohe Dosen Methylprednisolon über drei Tage) als Initialtherapie bei Patienten mit fulminanten, immunologisch bedingten Erkrankungen wie einer akuten Transplantatabstoßung, nekrotisierender Glomerulonephritis und Lupusnephritis angesetzt (Boumpas et al., 1993). Der Nutzen solcher Stoßtherapien bei Dauerbehandlungsschemata muß noch ergründet werden.

Substitutionstherapie Eine Nebennierenrindeninsuffizienz kann Folge einer strukturellen oder funktionellen Schädigung der Nebennierenrinde (primäre Nebennierenrindeninsuffizienz) oder Folge einer strukturellen oder funktionellen Schädigung des Hypophysenvorderlappens oder Hypothalamus (sekundäre Nebennierenrindeninsuffizienz) sein. In beiden Fällen kann der Patient mit einer akuten, lebensbedrohlichen (Nebennierenkrise) oder einer chronischen Nebennierenrindeninsuffizienz vorstellig werden. Unter verschiedenen Bedingungen können verschiedene Bestandteile der normalen Kortikosteroidsekretion selektiv gestört sein.

Akute Nebennierenrindeninsuffizienz Diese lebensbedrohliche Erkrankung ist durch gastrointestinale Symptome, Dehydrierung, Hyponatriämie, Schwäche, Lethargie und einen verminderten Blutdruck gekennzeichnet. Sie ist eher mit Störungen der Nebennieren als mit Störungen der Hypophyse oder des Hypothalamus verbunden und ist häufig Folge eines abrupten Entzugs von Glukokortikoiden, die hochdosiert oder über einen längeren Zeitraum eingesetzt wurden.

Die unmittelbaren Bedürfnisse eines solchen Patienten bestehen aus Wasser, Natriumchlorid, Glukose, Kortisol und einer angemessenen Behandlung auslösender Ursachen wie Infektionen, Verletzungen oder Blutungen. Die entscheidende intravenöse Infusion sollte aus einer isotonischen Natriumchloridlösung bestehen, die zusammen mit Glukose zur Ernährung verabreicht werden sollte. Da die Herzkreislauffunktion im Fall einer Nebennierenrindeninsuffizienz häufig vermindert ist, sollte der Patient auf Anzeichen einer Volumenüberladung beobachtet werden, wie einem Anstieg des zentralvenösen Druckes oder ein Lungenödem. Nach einem anfänglichen intravenösen Bolus von 100 mg sollte Hydrokortison in Form einer Dauerinfusion mit einer Rate von 100 mg alle acht Stunden verabreicht werden, was der maximalen Tagesausschüttung von Kortisol im Fall einer Streßsituation nahekommt. Stabilisiert sich der Patient, kann Hydrokortison intramuskulär in einer Dosis von 25 mg alle sechs bis acht Stunden verabreicht werden.

Zur Behandlung einer mutmaßlichen, aber unbestätigten Nebennierenrindeninsuffizienz sollte Hydrokortison durch 4 mg Dexamethasonnatriumphosphat ersetzt werden, da es nicht mit einer Kortisolmessung oder mit dem (Cosyntropin-) ACTH-Stimulationstest zur Funktionsbestimmung der HHA-Achse interferieren wird. Eine in diesem Fall fehlende Antwort auf ACTH bestätigt die Diagnose einer Nebennierenrindeninsuffizienz. Eine Plasmaprobe sollte zur Bestimmung des ACTH-Spiegels abgenommen werden, da dadurch Informationen über die zugrundeliegende Ursache gewonnen werden können, wenn die Diagnose der Nebennierenrindeninsuffizienz gesichert worden ist.

Chronische primäre Nebennierenrindeninsuffizienz Diese Störung rührt von Operationen an den Nebennieren oder von destruktiven Schädigungen der Nebennierenrinde her, zumeist als Folge einer autoimmunen Nebennierenerkrankung, aber auch als Folgeerscheinung einer Tuberkulose oder einer bilateralen Nebennierenblutung. Es ist zunehmend erkannt worden, daß auch Patienten mit dem erworbenen Immunschwächesyndrom (AIDS) das Erscheinungsbild einer Nebennierenrindeninsuffizienz ausbilden können (Masharani und Schambelan, 1993). Patienten, die unter einer chronischen primären Nebennierenrindeninsuffizienz leiden, erhalten ihre tägliche Glukokortikoidgabe in zwei Einzeldosen, meistens Hydrokortison, 20 mg morgens und 10 mg abends. Ein alternatives Behandlungsschema wird mit Kortisonacetat durchgeführt, 25 mg morgens und 12,5 mg abends. Die Dosis muß den jeweiligen Bedürfnissen und individuellen Schwankungen angepaßt werden, insbesondere im Hinblick darauf, daß in neueren Untersuchungen eine Tagesproduktion von 10 mg Kortisol bei gesunden Einzelpersonen festgestellt wurde (siehe Tabelle 59.1). Auch wenn manche Patienten allein mit Hydrokortison unter freizügiger Kochsalzzufuhr substituiert werden können, benötigen die meisten Patienten eine gleichzeitige Behandlung mit einem Mineralokortikoid. Fludrokortisonacetat wird im allgemeinen in Dosen von 0,05 - 0,2 mg/Tag verabreicht. Die Behandlung richtet sich nach dem Wohlbefinden des Patienten, Vigilanz, Appetit, Gewicht, Muskelkraft, Pigmentierung, Blutdruck und nach dem Vorhandensein orthostatischer Kreislaufprobleme.

Sekundäre Nebennierenrindeninsuffizienz Eine Nebennierenrindeninsuffizienz als Folgererscheinung einer hypophysären oder hypothalamischen Dysfunktion stellt sich im allgemeinen heimtückischer dar als eine primäre Störung, es sei denn, es treten dramatische Anzeichen auf (z. B. exzessiver Flüssigkeitsverlust, Verletzung oder Kachexie). Hinzu kommt, daß Patienten keine Zunahme der Pigmentierung zeigen, wie dies bei Patienten mit primärer Nebennierenrindeninsuffizienz beobachtet werden kann. Eine Hypoglykämie ist eine häufige Ursache von Symptomen, und Laborparameter weisen auf eine Verdünnungshyponatriämie hin. Die alleinige Verabreichung von Glukokortikoiden (üblicherweise Hydrokortison, 20 mg morgens und 10 mg abends) genügt, da die äußeren Nebennierenrindenschichten, die Mineralokortikoide ausschütten, bei sekundären Störungen noch erhalten sind. Wenn eine Therapie bei Patienten mit einem Panhypopituitarismus begonnen wird, empfiehlt es sich, Glukokortikoide vor Thyroidhormonen zu supplementieren, da umgekehrt eine akute Nebennierenrindeninsuffizienz heraufbeschwört werden kann. In Streßperioden werden größere Glukokortikoiddosen (300 - 400 mg Hydrokortison oder Äquivalent täglich) verabreicht, um den Anforderungen gerecht zu werden, die unter Streß eintreten.

Angeborene Nebennierenrindenhyperplasie Unter dieser Bezeichnung sind eine Reihe von genetisch bedingten Störungen zusammengefaßt, bei denen eines der vielen Enzyme für die Biosynthese von Glukokortikoiden inaktiv ist. Die gestörte Produktion von Kortisol, Aldosteron oder beidem und der darauffolgende Mangel einer negativen Rückkopplungshemmung führt zu einer vermehrten Sekretion von ACTH oder Angiotensin II, wobei eine Überproduktion anderer hormonell aktiver Steroide angeregt wird, die proximal der enzymatischen Blockade des Steroidbiosyntheseweges gelegen sind. Das genaue klinische Erscheinungsbild, die Laborbefunde und Behandlung hängen vom fehlenden Enzym ab, wobei sich das Spektrum von Defekten, die sich nur auf die Nebennierensteroidbiosynthese auswirken, bis hin zu komplexen Auswirkungen auf die Biosynthese von Nebennieren- und Geschlechtssteroiden erstreckt (siehe White, 1994, für eine allgemeine Erörterung der verschiedenen Formen einer angeborenen Nebennierenrindenhyperplasie).

Bei ungefähr 90% aller Patienten rührt die angeborene Nebennierenrindenhyperplasie (ANH) von $P450_{21}$-Mutationen her, dem Enzym, das die 21-Hydroxylierungsreaktion durchführt (Miller, 1994). Symptomatisch werden die Patienten unterteilt in diejeniegen mit der klassischen ANH, die mit schweren Defekten in der enzymatischen Aktivität und ersten Erscheinungen im Kindesalter vorstellig werden, und diejenigen mit nichtklassischer ANH, die mit relativ milden Defekten in der enzymatischen Aktivität verbunden ist und bei jungen Frauen mit Symptomen eines leichten Androgenüberschusses wie dem Hirsutismus, der Amenorrhoe, Unfruchtbarkeit und Akne auftritt. Weibliche Patienten mit klassischer ANH werden häufig mit vermännlichten äußeren Geschlechtsmerkmalen (weiblicher Pseudohermaphroditismus) geboren, während Knaben eine vorzeitige Entwicklung sekundärer Geschlechtsmerkmale aufweisen (isosexuelle Pubertas präcox). Bei beiden Geschlechtern ist das Längenwachstum während der Kindheit beschleunigt, die Größe ist aber wegen des vorzeitigen Epiphysenschlusses im Erwachsenenalter vermindert.

Bei einer Untergruppe von Patienten mit klassischer ANH ist der enzymatische Defekt dermaßen ausgeprägt, daß die Aldosteronproduktion mit betroffen ist. Solche Patienten sind normalerweise unfähig, Na^+ zu bewahren, und leiden wegen des Volumenverlustes häufig unter kardiovaskulären Kollapszuständen. Diese Patienten werden als „Salzverschwender" bezeichnet. Im Bemühen, solche lebensbedrohlichen Vorkommnisse besonders bei Knaben zu vermeiden, die bei der Geburt völlig unauffällig erscheinen, führen einige Stellen bei Neugeborenen ein Screening von 17-Hydroxyprogesteronspiegeln durch, dem Steroidvorläufer unmittelbar vor der Blockade.

Alle Patienten mit klassischer ANH, die Folge eines schweren P45021-Mangels ist, benötigen eine Substitutionstherapie mit Hydrokortison oder einem geeigneten Analogon, wobei all jene mit einer Neigung zum Salzverlust auch ein Na^+-bewahrendes Steroid brauchen. Die Therapieziele bestehen aus einer Einstellung der Steroidhormonspiegel auf normale physiologische Werte sowie aus einer Hemmung der ACTH-Ausschüttung, um die hormonellen Effekte einer Überproduktion androgener Nebenierenhormone abzustellen. Die übliche orale Dosis von Hydrokortison beträgt 0,6 mg/kg täglich, unterteilt in zwei bis drei Einzeldosen. Das Mineralokortikoid, das verabreicht wird, ist Fludrokortisonacetat in einer Dosis von 0,05 - 0,2 mg/Tag. Der Erfolg der Therapie wird an der Gewichts- und Größenzunahme gemessen sowie an der Ausscheidung von 17-Ketosteroiden mit dem Urin (oder alternativ durch Plasmamessungen von 17-Hydroxyprogesteron) und anhand des Blutdruckes. Ein plötzlicher Sprung beim Längenwachstum zeigt häufig eine unzureichende Unterdrückung der Hypophyse und eine übermäßige Androgensekretion an, wogegen eine Wachstumsverzögerung auf eine Überdosierung mit Glukokortikoiden hinweist.

Unabhängig von der Ätiologie sind Patienten mit einer Nebennierenrindeninsuffizienz auf eine Langzeitbehandlung mit Glukokortikoiden angewiesen, so daß die Krankheitserziehung ein wichtiger Faktor der optimalen Patientenführung ist. Alle Patienten sollten angewiesen werden, ein Dokument mit sich zu tragen, das auf ihre Nebennierenrindeninsuffizienz hinweist. In Fällen von leichten Streßsituationen wie einer von Fieber begleiteten akuten viralen Infektion, sollte die Tagesdosis verdoppelt werden. Bei schwerwiegenderen Infektionen sollte die Dosis verdreifacht werden. Wenn es Übelkeit und Erbrechen für den Patienten unmöglich machen, oral eingenommene Pharmaka über zwölf Stunden zu halten, sollte der Patient geschult werden, sich Glukokortikoide parenteral zu verabreichen (z. B. Hydrokortison, 50 - 100 mg intramuskulär), und er sollte zwecks weiterer Anweisungen unverzüglich mit dem Arzt in Verbindung treten.

Therapeutischer Einsatz bei nicht-endokrinen Erkrankungen Weiter unten wird die Anwendung von Glukokortikoiden bei Krankheiten, die nicht direkt mit der HHA-Achse zusammenhängen, kurz umrissen. Die entsprechenden Störungen sollen dabei nicht vollständig beschrieben werden. Sie sollen vielmehr Prinzipien illustrieren, die die Anwendung von Glukokortikoiden bei Krankheiten, wo sie häufiger eingesetzt werden, regeln. Der Einfachheit halber werden in der folgenden Erörterung ungefähre Dosisangaben für ein repräsentatives Glukokortikoid (im allgemeinen Prednison) gemacht. Die Wahl ist nicht als Empfehlung für ein bestimmtes Glukokortikoidpräparat zu verstehen, dem der Vorzug gegenüber anderen Analoga gegeben würde, sie dient einzig der Veranschaulichung.

Rheumatische Erkrankungen Glukokortikoide kommen bei einer Vielzahl rheumatischer Erkrankungen zum Einsatz und bilden eine Hauptstütze bei der Behandlung schwerwiegender entzündlicher rheumatischer Krankheiten wie dem systemischen Lupus erythematosus und bei verschiedenen vaskulitischen Störungen wie der Panarteritis nodosa, der Wegenerschen Granulomatose und der Riesenzellarteriitis. Die Anfangsdosis des Glukokortikoids sollte bei diesen ernsteren Störungen hoch genug sein, um die Erkrankung rasch einzudämmen und den anschließenden Gewebsschaden zu verringern. Zu Beginn wird oftmals Prednison (1 mg/kg täglich in geteilten Einzeldosen) verabreicht, im allgemeinen folgt darauf eine Zusammenführung zu einer Einzelgabe mit anschließender Verringerung auf eine wirksame Mindestdosis, die von klinischen Variablen bestimmt wird.

Es gibt Kontroversen, was die Rolle von Glukokortikoiden bei der rheumatoiden Arthritis angeht, besonders wegen der ernsten Nebenwirkungen und der Abschwächung der Wirkung, die mit einer chronischen Anwendung verbunden sind. Manche Experten empfehlen die Anwendung von Glukokortikoiden nur als zeitweilige Mittel für progressive Krankheitsphasen, die nicht auf die Therapie der Wahl ansprechen, wie Physiotherapie und Verabreichung von nichtsteroidalen antiinflammatorischen Substanzen. In diesem Fall sorgen Glukokortikoide für eine Abnahme der Beschwerden, bis andere antirheumatische Mittel wie Methotrexat oder Gold, deren Wirkung langsamer eintritt, ansprechen. Die Anfangsdosis sollte klein sein und stufenweise gesteigert werden, bis die Behandlung anschlägt. Der symptomatische Effekt geringfügiger Dosisreduktionen (vielleicht 1mg/Tag Prednison alle drei Wochen) soll regelmäßig geprüft werden, um die minimale Wirkdosis zu erhalten, wobei eine vollständige Ausschaltung der Symptome nicht erstrebt wird. Dabei wird eine gleichzeitige Therapie mit anderen Mitteln weiterverfolgt. Eine typische Anfangsdosis beträgt 5 - 7,5 mg Prednison täglich. Im Fall einer akuten Verschlimmerung können höhere Glukokortikoiddosen (üblicherweise 20 - 40 mg Prednison oder ein Äquivalent) verabreicht werden, die anschließend schnell minimiert werden sollten. Alternativ können Patienten mit größeren Beschwerden, die ein oder mehrere Gelenke betreffen, mit intraartikulären Steroidinjektionen behandelt werden. In Abhängigkeit der Gelenksgröße bestehen übliche Dosen aus 5 - 20 mg Triamcinolonacetonid oder Äquivalent.

Bei nicht-entzündlichen degenerativen Gelenkserkrankungen (z. B. Arthrosis deformans) oder einer Reihe von regionalen Schmerzsyndromen (z. B. Sehnenentzündung oder Schleimbeutelentzündung) können Glukokortikoide bei der Behandlung von Episoden, wo die Erkrankung wiederaufflammt, lokal injiziert werden. Es ist wichtig, daß die Zahl lokaler Glukokortikoidgaben möglichst klein gehalten wird. Im Falle einer wiederholten intraartikulären Injektion von Glukokortikoiden besteht eine erhöhte Gefahr, daß eine schmerzlose Gelenksdestruktion eintritt, die der Charcotschen Arthropathie ähnelt. Es wird empfohlen, intraartikuläre Injektionen im Mindestabstand von drei Monaten durchzuführen, um solche Komplikationen zu vermeiden.

Glukokortikoide sind ein wichtiger Bestandteil der Behandlung der meisten vaskulitischen Syndrome, oft in Verbindung mit anderen immunsuppressiven Wirkstoffen wie dem Cyclophosphamid. Bei der Behandlung mancher Vaskulitiden (z. B. Panarteriitis nodosa) mit Glukokortikoiden ist Vorsicht geboten, da zugrundeliegende Infektionen mit Hepatitisviren eine Rolle bei der Pathogenese spielen können. Auch wenn Glukokortikoide in diesen Fällen indiziert sind, besteht zumindest die theoretische Erwägung, daß Glukokortikoide den Verlauf einer viralen Infektion durch Hemmung des Immunsystems verschlimmern könnten. Kurzwirksamen Glukokortikoiden wie Prednison oder Methylprednisolon wird gegenüber langwirksamen Steroiden wie Dexamethason der Vorzug gegeben, um eine Dosisreduktion oder eine Hinwendung zu Therapieschemata zu erleichtern, wo die Substanz jeden zweiten Tag verabreicht wird. Weisman und Weinblatt haben Richtlinien zur Behandlung der wichtigsten vaskulitischen Syndrome herausgegeben (1995).

Nierenerkrankungen Der Nutzen von Glukokortikoiden zur Behandlung von Nierenerkrankungen ist ebenfalls Gegenstand beträchtlicher Auseinandersetzungen. Patienten mit einem nephrotischen Syndrom, das Folge einer *minimal-change* Glomerulonephritis ist, sprechen im allgemeinen gut auf eine Steroidtherapie an, so daß Glukokortikoide heutzutage einhellig als Mittel der Wahl zur Behandlung von Erwachsenen wie Kindern akzeptiert sind. Die Initialtherapie beginnt mit Prednisontagesdosen von 1 - 2 mg/kg über sechs Wochen, gefolgt von einer stufenweisen Dosisreduktion über sechs bis acht Wochen, wobei manche Nephrologen ein jeden zweiten Tag alternierendes Dosierungsschema befürworten. Ein objektiver Beweis, daß die Therapie anschlägt (wie eine verminderte Proteinurie), kann innerhalb von zwei bis drei Wochen bei 85% der Patienten festgestellt werden. Über 95% der Patienten erzielen eine Remission innerhalb von drei Monaten. Ein Absetzen der Behandlung wird häufig durch einen Rückfall kompliziert, der sich durch ein Wiederauftreten der Proteinurie bemerkbar macht. Patienten, die regelmäßig Rückfälle erleiden, werden als steroidresistent bezeichnet und daraufhin mit anderen immunsuppressiven Mitteln wie Azathioprin oder Cyclophosphamid behandelt. Patienten, die unter einer Nierenerkrankung als Folge eines Lupus erythematosus leiden, werden in der Regel versuchsweise mit Glukokortikoiden behandelt.

Untersuchungen an anderen Formen von Nierenerkrankungen wie der membranösen und membranoproliferativen Glomerulonephritis sowie der fokal-segmentalen Glomerulosklerose, haben widersprüchliche Ergebnisse erbracht, was die Rolle der Glukokortikoide angeht. Im klinischen Alltag wird diesen Patienten häufig versuchsweise ein Glukokortikoid verabreicht, wobei Laborparameter sorgfältig auf ein Ansprechen der Therapie hin überwacht werden. Im Fall einer membranösen Glomerulonephritis empfehlen viele Nephrologen eine versuchsweise Glukokortikoidgabe, alternierend an jedem zweiten Tag über acht bis zehn Wochen (z. B. Prednison, 120 mg jeden zweiten Tag), gefolgt von einer ein bis zwei Monate währenden Periode der Dosisreduktion.

Allergische Erkrankungen Es muß betont werden, daß der Wirkungseintritt von Glukokortikoiden bei allergischen Erkrankungen verzögert ist, so daß Patienten mit einer schwerwiegenden allergischen Reaktion wie dem anaphylaktischem Schock, eine sofortige Behandlung mit Adrenalin benötigen: bei Erwachsenen 0,5 ml einer 1:1000 Lösung intramuskulär oder subkutan (wenn nötig alle 15 Minuten bis zu dreimal wiederholt). Das Erscheinungsbild einer allergischen Erkrankung von limitierter Dauer, wie Heuschnupfen, Serumkrankheit, Urtikaria, Kontaktdermatitis, Medikamentenallergie, Bienenstich und angioneurotisches Ödem kann mit entsprechenden Glukokortikoiddosen als Zusatz zur eigentlichen Therapie unterdrückt werden. Bei schweren Erkrankungen ist die intravenöse Gabe von Glukokortikoiden angebracht (Methylprednisolon 125 mg intravenös alle sechs Stunden, oder Äquivalent). In weniger schweren Situationen sind Antihistaminika die Mittel der Wahl. Bei der allergischen Rhinitis können intranasal verabreichte Steroide Linderung verschaffen.

Asthma bronchiale Kortikosteroide werden häufig zur Behandlung des Asthma bronchiale eingesetzt (siehe Kapitel 28). Manchmal werden sie zur Behandlung der chronisch obstruktiven Lungenerkrankung (COLD) verwendet, vor allem, wenn es Anzeichen für eine Reversibilität der Obstruktion gibt. Daten über die Wirksamkeit von Kortikosteroiden sind für das Asthma bronchiale überzeugender als für COLD. Der Zuwachs des Einsatzes von Kortikosteroiden zur Behandlung von Asthma spiegelt die ansteigende Bedeutung wider, die dem Entzündungsgeschehen bei der Immunpathogenese dieser Störung zugeschrieben wird (Goldstein et al., 1994). Bei schweren Asthmaanfällen, die einer Krankenhauseinweisung bedürfen, wird eine aggressive Behandlung mit parenteralen Glukokortikoiden als wesentlich erachtet, obwohl deren Wirkung erst mit sechs bis zwölf Stunden Verspätung eintritt. 60 - 120 mg Methylprednisolon (oder Äquivalent) werden zu Beginn alle sechs Stunden intravenös verabreicht, gefolgt von einer täglichen oralen Gabe von Prednison (40 - 60 mg), sobald sich der akute Anfall gelöst hat. Anschließend wird eine stufenweise Dosisreduktion eingeleitet, wobei eine Absetzung zehn Tagen bis zwei Wochen nach Beginn der Steroidtherapie angestrebt wird. Im allgemeinen können die Patienten daraufhin ihr früheres Therapieschema weiterführen.

Weniger schwerwiegende akute Exazerbationen des Asthmas (sowie ein akutes Wiederaufflammen der COLD) werden häufig mit kurzfristigen Zyklen oraler Glukokortikoide behandelt. Erwachsenen Patienten werden 40 - 60 mg Prednison täglich über fünf Tage verabreicht. Dabei kann eine zusätzliche Behandlungswoche mit niedrigeren Dosen notwendig sein. Nach Lösung der akuten Exazerbation kann die Glukokortikoidtherapie schnell und ohne wesentlichen Nebenwirkungen ausgeleitet werden. Eine wie auch immer geartete Hemmung der Nebennierenrindenfunktion ist normalerweise nach ein bis zwei Wochen überwunden. Bei der Behandlung eines schweren Asthma bronchiale (weniger häufig COLD), das mit anderen Mitteln nicht in den Griff zu bekommen ist, kann eine Langzeittherapie mit Glukokortikoiden notwendig sein. Wie bei anderen langfristigen Anwendungen mit diesen Wirkstoffe wird auch hier eine wirksame Mindestdosis angestrebt, wobei Vorsicht beim Versuch, die Behandlung abzusetzen, geboten ist. Angesichts der Risiken einer Dauerbehandlung mit Glukokortikoiden ist es besonders wichtig, objektive Hinweise eines Ansprechens der Therapie zu dokumentieren (z. B. eine Besserung bei Lungenfunktionstests). Die Risiken gebieten außerdem, daß eine Glukokortikoiddauerbehandlung nur für solche Patienten vorgesehen ist, die nicht auf andere Behandlungsschemata ansprechen (siehe Kapitel 28).

Bei vielen Patienten kann die Anwendung inhalierbarer Steroide (meistens Beclomethasondipropionat, Triamcinolonacetonid, Flunisolid oder Budenosid) die Notwendigkeit oraler Kortikosteroide herabsetzen oder sie vollständig ersetzen (siehe Barnes, 1995). Zudem ziehen viele Ärzte inhalierbare Glukokortikoide dem früher verordneten, oralen Theophyllin bei der Behandlung von Kindern mit mäßig schwerem Asthma vor, was teilweise auf die Nebenwirkungen zurückzuführen ist, die sich bei langfristiger Theophyllingabe im Verhalten äußern (siehe Kapitel 28). Wenn sie wie empfohlen eingenommen werden, sind inhalierbare Glukokortikoide bei der Reduktion der bronchialen Hyperreagibilität wirksam, wobei eine Hemmung der Nebennierenrindenfunktion geringer ist als bei oral verabreichten Glukokortikoiden. Es kann zu Heiserkeit oder einer oralen Candidiasis kommen. Das Auftreten solcher Nebenwirkungen kann beträchtlich durch geeignete Maßnahmen verringert werden, die eine Ablagerung der Substanz in der Mundhöhle vermindern, dazu gehören der Gebrauch von Spacern und das Ausspülen des Mundes. Die Weiterentwicklung der Glukokortikoidanwendung in der Asthmatherapie wurde vor kurzem in einer Übersichtsarbeit erfaßt (Goldstein et al., 1994) und wird eingehend im Kapitel 28 erörtert.

Infektionskrankheiten Obwohl es widersprüchlich erscheinen mag, Glukokortikoide bei Infektionskrankheiten einzusetzen, gibt es eine beschränkte Anzahl von Situationen, in denen sie zur Behandlung spezifischer Infektionserreger angezeigt sind (McGowan et al., 1992). Ein anschauliches Bespiel für den günstigen Effekt kann bei AIDS-Patienten mit *Pneumocystis-carinii*-Pneumonie und mäßiger bis schwerer Hypoxie gegeben werden. Der Zusatz von Glukokortikoiden zur antibiotischen Behandlung führt zu einer besseren Sauerstoffversorgung und vermindert die Auftrittswahrscheinlichkeit einer Ateminsuffizienz und Mortalität. Glukokortikoide sind gleichfalls Teil der Standardtherapie bei der Behandlung von Hirnhautentzündungen mit *Haemophilus-influenzae*-Typ-B bei Kindern mit einem Mindestalter von zwei Monaten geworden, wobei eine Abnahme von langfristigen neurologischen Ausfallserscheinungen verzeichnet wurde.

Augenkrankheiten Die Pharmakologie des Auges, dazu zählt auch die Darstellung der Anwendung von Glukokortikoiden, wird im Kapitel 65 beschrieben. Glukokortikoide werden häufig eingesetzt, um Entzündungen am Auge zu unterdrücken, und können helfen, das Augenlicht zu bewahren, wenn sie richtig eingesetzt werden. Sie werden bei Erkrankungen des äußeren Auges und der vorderen Augenkammer topisch verabreicht und erlangen therapeutische Konzentrationen im wässrigen Milieu des Tränenfilms, wenn sie in den Bindegewebssack eingeträufelt werden. Um Erkrankungen der hinteren Augenkammer erfolgreich zu behandeln, bedarf es einer systemischen Therapie. Im allgemeinen ist es empfehlenswert, die Anwendung von Glukokortikoiden am Auge unter Aufsicht eines Ophthalmologen zu stellen.

Eine typische Verschreibung besteht aus 0,1% Dexamethasonnatriumphosphatlösung (ophthalmisch), zwei Tropfen in den Konjunktivalsack alle vier Stunden während der Wachphase und 0,05% Dexamethasonnatriumphosphatsalbe (ophthalmisch) während der Schlafenszeit. Bei einer Entzündung der hinteren Augenkammer ist eine systemische Therapie notwendig, wobei die übliche Behandlung aus 30 mg Prednisonäquivalent täglich in geteilten oralen Dosen besteht. Eine topische Glukokortikoidtherapie steigert häufig den Augeninnendruck bei normalen Personen und verschlimmert einen Innenaugenhochdruck bei Patienten mit einem vorbestehendem Glaukom. Das Glaukom ist durch Absetzen der Glukokortikoidbehandlung nicht immer umkehrbar. Der Augeninnendruck sollte regelmäßig kontrolliert werden, wenn Glukokortikoide über mehr als zwei Wochen am Auge angewandt wurden.

Eine topische Verabreichung von Glukokortikoiden bei Patienten mit einer bakteriellen, viralen oder einer pilzbedingten Konjunktivitis, kann Hinweise auf ein Voranschreiten der Infektion maskieren, bis das Augenlicht irreversibel verloren ist. Glukokortikoide sind bei einer *Herpes-simplex*-Keratitis kontraindiziert, da ein Voranschreiten der Infektion zu einer irreversiblen Trübung der Hornhaut führen kann. Topisch verabreichte Glukokortikoide sollten nicht zur Behandlung mechanischer Verletzungen des Auges verwendet werden, da durch sie eine Heilung verzögert und die Entwicklung sowie Weiterverbreitung einer Infektion gefördert wird.

Hautkrankheiten Glukokortikoide zeigen eine bemerkenswerte Wirksamkeit bei der Behandlung einer Vielzahl von entzündlichen Hauterkrankungen. Daher steht eine große Vielfalt verschiedener topischer Glukokortikoidpräparate in unterschiedlichen Konzentrationen und Wirksamkeiten zur Verfügung. Die typische Behandlung eines Ekzems wird mit einer 1%igen Hydrokortisonsalbe zweimal täglich durchgeführt. Die Wirksamkeit kann durch die Anwendung eines topischen Steroids in einem Okklusionsverband, beispielsweise unter einer Kunststofffolie, gesteigert werden. Unglücklicherweise erhöht sich dadurch die Wahrscheinlichkeit einer systemischen Resorption, was zu bedeutsamen Problemen führen kann, wenn wirksamere Glukokortikoide auf die entzündete Haut aufgetragen werden. Glukokortikoide werden systemisch bei schweren Episoden einer akuten Hauterkrankung oder bei Exazerbationen einer chronischen Erkrankung verabreicht. In diesem Fall beträgt die Dosis 40 mg Prednison am Tag. Eine systemische Gabe kann beim Pemphigus lebensrettend sein, hierbei werden Dosen von bis zu 120 mg Prednison am Tag eingesetzt. Eine weitere Erörterung der Behandlung von Hautkrankheiten findet sich im Kapitel 64.

Gastrointestinale Krankheiten Eine Glukokortikoidtherapie ist bei ausgewählten Patienten mit entzündlichen Darmerkrankungen (Colitis ulcerosa und Morbus Crohn) angezeigt. Patienten, bei denen eine konservativere Herangehensweise (z. B. Ruhe, Diät und Sulfasalazin) versagt, können von Glukokortikoiden profitieren. Steroide sind für die Behandlung akuter Exazerbationen am besten geeignet. Bei einer leichten Colitis ulcerosa kann Hydrokortison (100 mg) in Form eines Einlaufes mit guten Erfolgsaussichten verabreicht werden. Bei schwereren akuten Exazerbationen wird häufig oral verabreichtes Prednison (10 - 30 mg/Tag) gegeben. Bei schwerkranken Patienten mit Fieber, Anorexie, Anämie und schlechtem Ernährungszustand sollten größere Mengen (60 - 120 mg Prednison täglich) eingesetzt werden. Trotz Glukokortikoidtherapie können größere Komplikationen bei der Colitis ulcerosa oder dem Morbus Crohn eintreten, wobei Glukokortikoide Ereignisse wie eine Darmperforation oder eine Peritonitis maskieren können.

Lebererkrankungen Die Anwendung von Kortikosteroiden bei Lebererkrankungen war Gegenstand großer Kontroversen. Glukokortikoide bieten klare Vorteile bei der chronischen aktiven Autoimmunhepatitis, wo 80% der Patienten eine histologische Remission vorweisen, wenn sie mit Prednison behandelt werden (40 - 60 mg zu Beginn täglich, mit anschließender Reduktion auf eine Erhaltungsdosis von 7,5 - 10 mg täglich, nachdem die Serumtransaminasespiegel gefallen sind). Die Rolle der Kortikosteroide bei der alkoholischen Lebererkrankung ist nicht vollständig definiert. Neueste Untersuchungen, darunter Metaanalysen früherer Studien, deuten auf eine nutzbringende Rolle von Prednisolon (40 mg/Tag über vier Wochen) bei Patienten mit schweren Krankheitsindikatoren ohne aktive gastrointestinale Blutungen hin (Carey, 1992). Weitere Studien sind nötig, um die Rolle der Steroide für diesen Fall zu festigen oder zu entkräften. Bei schweren Lebererkrankungen gibt es zumindest theoretische Gründe, warum Prednisolon statt Prednison angewandt werden sollte, da Prednison einer hepatischen Umwandlung bedarf, um aktiv zu werden.

Bösartige Erkrankungen Glukokortikoide werden bei der Chemotherapie akuter lymphatischer Leukämien und bei Lymphomen wegen ihrer antilymphozytären Effekte eingesetzt. Üblicherweise sind Glukokortikoide ein Bestandteil chemotherapeutischer Behandlungsschemata. Weitere Beschreibungen der Chemotherapie bösartiger Erkrankungen werden im Kapitel 51 dargelegt. Glukokortikoide wurden einst häufig im Fall einer malignombedingten Hyperkalziämie eingesetzt, wurden aber durch wirksamere Mittel wie die Bisphosphonate ersetzt.

Hirnödem Kortikosteroide haben einen gewissen Stellenwert bei der Herabsetzung oder Vermeidung eines Hirnödems im Rahmen parasitärer Erkrankungen sowie von Neoplasien, besonders bei denen, die metastatischer Natur sind. Auch wenn sie häufig zur Behandlung von Hirnödemen verwendet werden, die im Zusammenhang mit Verletzungen oder zerebrovaskulären Ereignissen stehen, unterstützen kontrollierte klinische Studien ihre Anwendung in diesen Fällen nicht.

Verschiedene Erkrankungen und Zustände *Sarkoidose* Die Sarkoidose wird mit Kortikosteroiden (ungefähr 1 mg/kg Prednison täglich oder äquivalente Dosen eines anderen Steroids) behandelt, um eine Remission einzuleiten. Erhaltungsdosen, die oft über lange Zeiträume notwendig sind, sollten auf niedrigere Bereiche von etwa 10 mg Prednison täglich eingestellt werden. Diese Patienten haben wie alle Personen, die eine langfristige Glukokortikoidtherapie mit Dosen erhalten, die über die normale Produktionsrate hinausgehen, ein erhöhtes Risiko, eine Sekundärtuberkulose zu entwickeln. Daher sollten alle Patienten mit einer positiven Tuberkulinreaktion oder anderen Hinweisen auf eine Tuberkulose eine prophylaktische Antituberkulosetherapie erhalten.

Thrombozytopenie Bei der Thrombozytopenie wird Prednison (0,5 mg/kg) eingesetzt, um die Blutungswahrscheinlichkeit herabzusetzen. In schwerwiegenderen Situationen und bei der Initialtherapie der idiopathischen Thrombozytopenie werden tägliche Prednisondosen (1 - 1,5 mg/kg) eingesetzt. Patienten, die unter einer refraktären idiopathischen Thrombozytopenie leiden, können auf eine hochdosierte Glukokortikoidstoßtherapie ansprechen.

Autoimmunzerstörung von Erythrozyten Patienten, die unter einer Autoimmunzerstörung von Erythrozyten leiden (z. B. hämolytische Anämie mit positivem Coombs-Test), werden mit Prednison (1 mg/kg täglich) behandelt. In Fällen, wo eine schwere Hämolyse besteht, können höhere Dosen eingesetzt werden, wobei die Dosis reduziert wird, sobald sich die Anämie bessert. Bei Patienten, die darauf ansprechen, können geringe Erhaltungsdosen über mehrere Monate notwendig sein.

Organtransplantation Bei der Organtransplantation werden hohe Prednisondosen (50 - 100 mg) zum Zeitpunkt der Operation in Verbindung mit anderen Immunsuppressiva verabreicht. Später wird bei den meisten Patienten eine Erhaltungstherapie angesetzt, die auch geringere Glukokortikoiddosen enthält.

Schlaganfall und Verletzungen des Rückenmarks Neuere Untersuchungen haben signifikante Abnahmen neurologischer Defizite bei Patienten mit akuten Rückenmarksverletzungen nachweisen können, die innerhalb von acht Stunden nach Verletzung mit hohen Dosen Methylprednisolon (30 mg/kg zu Beginn, gefolgt von einer Infusion mit 5,4 mg/kg in der Stunde über 23 Stunden) erhalten haben. Die Fähigkeit von Kortikosteroiden, bei hohen Dosen vor der durch freie Radikale verursachten Zellzerstörung zu schützen (wie es nach Ischämie und Reperfusion der Fall ist) hat zur Entwicklung einer Reihe von 21-Aminosteroidanaloga (Hall, 1993) mit gesteigerter Antilipidperoxidasewirkung geführt. Ein solcher Wirkstoff, Tirilazadmesylat, wurde in manchen europäischen Ländern zur Behandlung von Subarachnoidalblutungen zugelassen. An anderen Orten wird es in Hinblick auf denselben Verwendungszweck und für die Anwendung nach Schlaganfällen, Rückenmarks- und Kopfverletzungen untersucht.

Diagnostische Anwendung von Nebennierenrindensteroiden

Hochwirksame synthetische Glukokortikoide wie Dexamethason kommen als diagnostische Wirkstoffe bei möglichen Fällen einer Nebennierenrindenüberfunktion zum Einsatz (siehe Orth, 1995). Um zwischen verschiedenen Ursachen eines Cushing-Syndroms unterscheiden zu können, wird der Dexamethasonlangzeittest weithin eingesetzt. Die Gabe von 0,5 mg Dexamethason alle sechs Stunden über zwei Tage hemmt die Ausscheidung von Kortisolmetaboliten bei normalen Individuen merklich, bei Patienten mit einem Cushing-Syndrom geschieht dies nicht. Bei einer Fortführung des Tests über weitere 48 Stunden mit höheren Dosen (2 mg alle sechs Stunden) antworten Patienten mit einem hypophysär bedingtem Cushing-Syndrom (d. h. Morbus Cushing) im allgemeinen mit einer verminderten Ausscheidung von Kortisolmetaboliten. Schließlich reagieren Patienten mit einer ektopen ACTH-Produktion oder Nebennierenrindentumoren üblicherweise nicht mit einer Hemmung der Kortisolmetaboliten, auch wenn gelegentlich über hemmbare Tumore berichtet worden ist. Begründet auf die erheblichen organisatorischen Probleme, die ein Dexamethason-Langzeittest mit sich bringt, wird auch ein Dexamethasonkurzzeittest eingesetzt, um zwischen Patienten mit einem Cushing-Syndrom und solchen mit gelegentlichen Erhöhungen der Kortisolspiegel zu unterscheiden. Nach der Gabe von 1 mg Dexamethason um 23:00 Uhr reagieren normale Patienten mit einer Hemmung der morgendlichen Kortisolspiegel (um 8:00 Uhr) auf weniger als 5,0 mg/100 ml. Es ist wichtig zu beachten, daß diese Tests weder vollkommen sensitiv noch spezifisch sind, so daß es nötig ist, die Ergebnisse im Kontext des jeweiligen Patienten zu interpretieren. Es können zusätzliche Tests nötig sein, um zu einer endgültigen Diagnose zu gelangen.

HEMMUNG DER BIOSYNTHESE UND DER WIRKUNGEN VON NEBENNIERENRINDENSTEROIDEN

Fünf pharmakologische Wirkstoffe haben sich zur Hemmung der Nebennierenrindensekretion als nützlich erwiesen. Mitotan (o,p'-DDD), eine adrenokortikolytischer Wirkstoff, wird im Kapitel 51 beschrieben. Die anderen Hemmstoffe der Steroidhormonsynthese wie Metyrapon, Aminoglutethimid, Ketoconazol und Trilostan werden im folgenden erörtert. Metyrapon, Amonoglutethimid und Ketoconazol wirken über die Hemmung von Cytochrom-P450-Enzymen, die an der Nebennierenrindensteroidbiosynthese beteiligt sind. Die unterschiedliche Selektivität für bestimmte Steroidhydroxylasen sorgt für eine gewisse Spezifität bei deren Wirkungsweise. Trilostan ist ein kompetitiver Hemmstoff der Umwandlung von Pregnenolon in Progesteron, eine Reaktion, die von der 3β-Hydroxysteroiddehydrogenase katalysiert wird. Außerdem werden hier Wirkstoffe vorgestellt, die als Glukokortikoidrezeptorantagonisten (Antiglukokortikoide) wirken (Mineralokortikoidantagonisten werden im Kapitel 29 vorgestellt).

Aminogluthetimid Aminoglutethimid (α-Ethyl-p-Aminophenylglutarimid) hemmt in erster Linie $P450_{scc}$, welches den initialen und geschwindigkeitslimitierenden Schritt der Biosynthese aller physiologischen Steroide katalysiert. Dies hat zur Folge, daß die Produktion aller Arten von Steroidhormonen beeinträchtigt wird. Aminoglutethimid hemmt ebenfalls $P450_{11\beta}$ und das Enzym Aromatase, welches Androgene in Östrogene umwandelt. Aminoglutethimid wurde zur Hemmung der Hypersekretion von Kortisol bei Patienten mit einem Cushing-Syndrom als Folge autonomer Niebennierenadenome oder einer ektopen ACTH-Ausschüttung eingesetzt. Wegen seiner hemmenden Wirkung auf die Aromatase wurde Aminoglutethimid auch als vielversprechendes Therapeutikum zur Behandlung des Brustkrebses eingesetzt (siehe Kapitel 51). Dosisabhängige gastrointestinale und neurologische Nebenwirkungen kommen relativ häufig vor sowie ein vorübergehendes makulopapulöses Exanthem. Die übliche Dosierung besteht aus 250 mg alle sechs Stunden mit stufenweiser Erhöhung um 250 mg am Tag in ein- bis zweiwöchigen Intervallen, bis der gewünschte biochemische Effekt erzielt wurde, wobei Nebenwirkungen und eine maximale Tagesdosis von 2 g eine weitere Steigerung verbieten. Da Aminoglutethimid eine echte Nebennierenrindenunterfunktion, manchmal zusammen mit Zeichen eines Mineralokortikoidmangels, bewirken kann, kann eine Glukokortikoidsubstitutionstherapie zusammen mit Mineralokortikoidgaben notwendig sein.

Ketoconazol Ketoconazol ist ein Mittel gegen Pilzinfektionen, wobei dies auch das wichtigste medizinische Anwendungsgebiet ist (siehe Kapitel 49). Bei einer Dosierung, die höher ist als beim Einsatz gegen Pilzinfektionen, ist es ein wirksamer Hemmstoff der adrenalen und gonadalen Steroidbiosynthese, in erster Linie wegen seiner hemmenden Wirkung auf die C17-20-Lyaseaktivität von $P450_{17\alpha}$. Bei noch höheren Dosen hemmt Ketoconazol auch $P450_{scc}$, wobei es die Steroidbiosynthese in allen primären steroidsynthetisierenden Geweben wirksam hemmt. Ketoconazol wurde als der wirksamste Hemmstoff der Steroidhormonsynthese bei Patienten mit Morbus Cushing betrachtet, dennoch sind weitere Untersuchungen notwendig, um dessen genauen Stellenwert bei diesen und anderen Patienten mit einer exzessiven

Steroidhormonproduktion zu bestimmen. Eine typische Dosierung zur Nebennierensuppression besteht aus 600 - 800 mg täglich, unterteilt in zwei Einzeldosen. Zu den Nebenwirkungen gehören Leberstoffwechselstörungen, die sich in Form eines asymptomatischen Transaminasenanstiegs bis hin zu schweren Leberfunktionsstörungen äußern können. Von seltenen, aber möglicherweise lebensbedrohlichen Wechselwirkungen zwischen Ketoconazol und nicht-sedierenden Antihistaminika (z. B. Terfenadin, Astemizol) wurde erst kürzlich berichtet (Honig et al., 1993). Eine Hemmung von hepatischen Cytochrom-P450-Enzymen durch Ketoconazol vermindert die Verstoffwechselungsrate dieser Antihistaminika, so daß es zu einer Verlängerung des Q-T Intervalls und der Möglichkeit zur Entwicklung ventrikulärer Tachyarrhythmien kommen kann (siehe auch Kapitel 35).

Trilostan Trilostan ([2α,4α,5α,17β]-4,5-Epoxy-17-hydroxy-3-oxoandrostan-2-carbonitril ist ein reversibler Hemmstoff der 3β-Hydroxysteroiddehydrogenase, die Pregnenolon in Progesteron umwandelt (siehe Abbildung 59.3). Trilostan reduziert die Syntheserate von Kortisol und Aldosteron in der Nebenniere und erhöht die Ausscheidung von 17-Ketosteroiden mit dem Harn. Dieses Pharmakon wurde zur Therapie des Cushing-Syndroms eingesetzt, wenn eine endgültige Behandlung nicht durchgeführt werden konnte. Trilostan steht als orale Darreichungsform zur Verfügung; die Anfangsdosis besteht aus 30 mg, viermal täglich, und wird stufenweise in drei- bis viertägigen Abständen auf eine Maximaldosis von 480 mg erhöht. Eine behandlungsabhängige Nebennierenrindenunterfunktion wurde beschrieben. Im allgemeinen war die Wirksamkeit von Trilostan enttäuschend, so daß der Einsatz beschränkt blieb.

Trilostan ist in Deutschland nicht im Handel (Anm. d. Hrsg.).

Metyrapon Metyrapon vermindert die Kortikosteroidbiosyntheserate durch eine Hemmung von $P450_{11\beta}$, ein Enzym, das die 11β-Hydroxylierung durchführt. Die Wirkungen auf $P450_{scc}$ (das seitenkettenspaltende Enzym) und $P450_{aldo}$ (Aldosteronsynthase) sind nicht so ausgeprägt. Wegen dieser Hemmung ist die Biosyntheserate von Kortisol erheblich beeinträchtigt, wobei die Spiegel der Steroidvorstufen vor dem blockierten Schritt beträchtlich ansteigen. Die Abnahme der Kortisolbiosynthese vermindert die Glukokortikoidrückkopplungshemmung, was zu einer erhöhten ACTH-Ausschüttung und zu einer gesteigerten Produktion von Steroiden auf der proximalen Seite des Biosyntheseweges führt (siehe Abbildung 59.3). Der Nettoeffekt führt zu einer erheblichen Steigerung des Spiegels von 17-Hydroxysteroiden wie beispielsweise von 11-Desoxykortisol. Metyrapon ist in den USA (und auch in Deutschland, Anm. d. Hrsg.) nicht mehr in seiner ursprünglichen Tablettenform im Handel; es steht als Forschungssubstanz zur Verfügung, die vom Hersteller in einer anderen Formulierung auf gemeinnütziger Grundlage für diagnostische und therapeutische Verwendungszwecke vertrieben wird. Metyrapon wird eingesetzt, um die Funktionsfähigkeit der HHA-Achse zu prüfen. Patienten mit einer durch Störungen in den Nebennieren (primäre Nebennierenrindeninsuffizienz) oder durch hypothalamische/hypophysäre Defekte (sekundäre Nebennierenrindeninsuffizienz) verursachte Funktionseinschränkung der HHA-Achse sind unfähig, kompensatorisch 17-Hydroxykortikoide vermehrt zu produzieren. Der Test ist auch nützlich, um die Ursache eines Cushing-Syndroms nachzuvollziehen. Patienten mit einem Morbus Cushing (d. h. ein Cushing-Syndrom als Folge einer hypophysären Erkrankung) werden eine überschießende Antwort aufweisen, während die meisten Patienten mit einem Cushing-Syndrom als Folge einer ektopen Produktion von ACTH nicht auf die Substanz ansprechen werden.

Die Fähigkeit der Nebennierenrinde auf ACTH anzusprechen, sollte aus zwei Gründen vorher mit dem ACTH-Stimulationstest vor dem Einsatz von Metyrapon ermittelt werden: (1) Die Information über die hypothalamisch-hypophysäre Funktion ist nur dann von Bedeutung, wenn die Nebennierenrinde in der Lage ist auf ACTH anzusprechen, und (2) der Wirkstoff kann eine akute Nebennierenrindeninsuffizienz verursachen, wenn er Patienten mit einer reduzierten Nebennierenfunktion verabreicht wird. Obwohl Metyrapon $P450_{aldo}$ hemmen kann, wobei es die Aldosteronbiosynhse vermindert, wird dieser Effekt durch die Produktion von 11-Desoxykortikosteron ausgeglichen, das ebenfalls eine mineralokortikoide Wirkung besitzt. Daher treten klinische Erscheinungsbilder eines Mineralokortikoidmangels nicht auf. Tatsächlich kann eine längeranhaltende Behandlung mit Metyrapon einen Bluthochdruck aufgrund eines Überschusses an Mineralokortikoiden bewirken.

Metyrapon wurde erfolgreich zur Behandlung einer Nebennierenrindenüberfunktion eingesetzt, die entweder durch Nebennierenneoplasien oder durch eine ektope ACTH-Produktion von Tumoren verursacht wurde. Sein Einsatz, entweder allein oder in Kombination mit anderen Wirkstoffen, bei der Behandlung von Cushing-Syndromen als Folge einer übermäßigen ACTH-Produktion durch die Hypophyse ist umstritten (siehe Miller und Crapo, 1993, als Übersichtsarbeit über den Einsatz von Metyrapon und anderen Wirkstoffen zur Behandlung des Cushing-Syndroms). Eine häufige Nebenwirkung im Fall einer Dauerbehandlung ist der Hirsutismus, der mit einer übermäßigen Produktion von Nebennierenandrogenen aufgrund der enzymatischen Blockade zusammenhängt.

Metyparon ist in Deutschland nicht im Handel (Anm. d. Hrsg.).

ANTIGLUKOKORTIKOIDE

Der Progesteronrezeptorantagonist Mifepriston [RU-486; (11β-4-Dimethylaminophenyl)-17β-hydroxy-7α-(propyl-1-ynyl)estra-4,9-dien-3-on] zog wegen seiner Verwendbarkeit als Antiprogestogen, um Schwangerschaftsabbrüche einzuleiten, eine erheblich Aufmerksamkeit auf sich (siehe Kapitel 57). Höher dosiert, hemmt Mifepriston auch den Glukokortikoidrezeptor, wobei die Rückkopplungsregulation der HHA-Achse gehemmt wird und folglich die endogenen ACTH- und Kortisolspiegel ansteigen. Wegen seiner Fähigkeit, Glukokortikoidwirkungen zu hemmen, wurde auch der Einsatz von Mifepriston als möglicher Wirkstoff zur Behandlung von Patienten mit Nebennierenrindenüberfunktionen untersucht. Eine der Schwierigkeiten einer solchen Anwendung besteht aus der Bestimmung der geeigneten Dosis und der Etablierung von Methoden zur Patientenführung, da eine übermäßige Glukokortikoidrezeptorblockade das Risiko in sich birgt, eine akute Nebennierenrindeninsuffizienz auszulösen.

AUSBLICK

Viele der derzeitigen klinischen Anwendungen von Kortikosteroiden basieren mehr auf empirischen Annäherungen als auf einem detaillierten Verständnis der Glukokortikoidwirkungen. Der bemerkenswerte Zuwachs unseres Verständnisses darüber, wie Kortikosteroide ihre Wirkung entfalten, ist, wenn auch nicht direkt für die Klinik verwertbar, vielversprechend im Hinblick auf neue therapeutische Perspektiven. Insofern die entzündungshemmenden und metabolischen Effekte der Glukokortikoide über denselben Rezeptor vermittelt werden, blieben Bemühungen, die erwünschten therapeutischen Wirkungen von den unerwünschten Wirkungen zu trennen, bisher im Großen und Ganzen erfolglos. Dennoch gibt es Berichte über neue Steroidanaloga, die ein besseres therapeutisches Profil aufweisen könnten. Von Deflazacort, einem Prednisolonabkömmling mit geringerer Fettlöslichkeit, wird erhofft, daß es eine geringere Wirkung auf den Knochen-, Kohlenhydrat- und Fettstoffwechsel als Prednisolon entfaltet. Von Budenosid wird berichtet, daß es aufgrund des extensiven First-pass Metabolismus in der Leber eine verminderte systemische Wirkung besitzt, wenn es topisch zur Behandlung entzündlicher Darmerkrankungen oder einer allergischen Rhinitis eingesetzt wird. Werden diese Ergebnisse in künftigen Untersuchungen bestätigt, könnte es möglich sein, die Häufigkeit unerwünschter Wirkungen in Zusammenhang mit einer Glukokortikoidbehandlung um einiges zu verringern.

Andererseits kann die Zunahme unseres Verständnisses über die Pathogenese bestimmter Nebenwirkungen der Korikosteroidtherapie helfen, Substanzen zu erkennen, die bei gleichzeitiger Gabe diese Nebenwirkungen einzudämmen vermögen. Manche Experten schlagen beispielsweise Maßnahmen wie eine ergänzende Ca^{2+}- und Vitamin-D-Verabreichung in Verbindung mit gewichtsneutralen körperlichen Übungen vor, um die Auftrittshäufigkeit einer glukokortikoidinduzierten Osteoporose zu vermindern (siehe Kapitel 61). Es gibt ähnliche Berichte über eine Verminderung der kortikosteroidbedingten Wachstumsverzögerung bei Kindern, wenn gleichzeitig Wachstumshormon verabreicht wird. Mit dem Ausmaß, mit dem das Verständnis über Mechanismen ansteigt, wie präventive Maßnahmen diese und andere Nebenwirkungen vermindern, könnte auch das mit der Anwendung von Kortikosteroiden verbundene Auftreten von Störungen reduziert werden.

Ein letztes Verfahren, die mit Kortikosteroiden verbundenen Komplikationen zu verringern, leitet sich von unserer wachsenden Kenntnis der Art und Weise ab, wie Kortikoidrezeptoren mit anderen Signaltransduktionswegen innerhalb der Zellen in Wechselwirkung treten. Je mehr wir über die genauen Wirkungsmechanismen lernen, über die Glukokortikoide mit diesen Stoffwechselwegen interagieren, um entzündungshemmende Effekte zu vermitteln, desto eher sind wir in der Lage, neue Wirkstoffe zu entwickeln, die die Effekte von Kortikosteroiden nachahmen. Die Entwicklung solcher hochwirksamen Immunsuppressiva wie Ciclosporin und Tacrolimus (FK506) hat beispielsweise die Erfolgsraten der Organtransplantation beträchtlich gesteigert, was eine Verminderung der Glukokortikoiddosen erlaubte und Langzeitkomplikationen verringert hat (siehe Kapitel 52). Wie oben bereits dargestellt, interagieren diese Substanzen zumindest teilweise mit der AP-1-vermittelten Transkriptionsaktivierung in Lymphozyten und stellen somit die Grundlage für deren gemeinsame immunsupprimierende Wirkungsweise dar. Neuartige Substanzen, die ebenfalls auf die Aktivierungskaskade von Lymphozyten wirken, könnten zu alternativen entzündungshemmenden und immunsupprimierenden Pharmaka mit geringeren Nebenwirkungen führen.

Ein anderer Aspekt, der erhöhte Aufmerksamkeit auf sich ziehen wird, ist die vorgeburtliche Anwendung von Kortikosteroiden. Beruhend auf nützlichen Effekten bei der Lungenreifung und der Vermeidung intraventrikulärer Blutungen wurde kürzlich in einem Kompromißpapier der NIH (National Institute of Health, USA) empfohlen, daß bei allen Feten zwischen der 24. und 34. Schwangerschaftswoche mit einem Frühgeburtsrisiko eine Behandlung mit Kortikosteroiden erwogen werden sollte (Anonym, 1994). Unter der Annahme, daß etwa 7 - 10% aller Schwangerschaften durch eine Frühgeburt kompliziert werden, würde eine beträchtliche Anzahl von Müttern (und Feten) vorgeburtliche Glukokortikoidinjektionen erhalten, sollte diese Empfehlung zur Standardvorsorgemaßnahme erhoben werden. Man hofft, daß diese Verfahrensweise zu einer bedeutenden Abnahme der Ateminsuffizienz aufgrund von Surfactantmangel in unreifen Lungen führt. Werden Berichte über Entwicklungsstörungen bei Tieren, die vor der Geburt mit Steroiden behandelt wurden, als Grundlage angeführt, ist es schwierig, endgültige Richtlinien in Bezug auf absolute Indikationen einer Glukokortikoidbehandlung herauszugeben. Obwohl im NIH-Kompromißpapier erwähnt wird, daß eine derartige Behandlung kein erhöhtes Risiko für neuronale Fehlentwicklungen aufweist (anonym, 1994), sind Langzeiteffekte auf das Wachstum und die neurologische Entwicklung nicht völlig geklärt.

> Die Anwendung von Glukokortikoiden in der Schwangerschaft zur Förderung der fetalen Reife ist in Deutschland umstritten (Anm. d. Hrsg.).

Eine weiterer Fall, in dem Steroide vor der Geburt eingesetzt wurden, liegt mit der Behandlung von Feten mit einem erhöhten Risiko einer angeborenen Nebennierenrindenhyperplasie vor (Speiser und New, 1994). Das Ziel ist hier, eine abnormale Androgenproduktion *in utero* zu hemmen, um zu verhindern, daß die äußeren Geschlechtsmerkmale weiblicher Feten maskulinisieren. Untersuchungen an einer begrenzten Zahl von Risikopatienten belegen die Wirksamkeit dieser Herangehensweise, um den Grad der Vermännlichung von Feten mit angeborenen Störungen der Steroidbiosynthese einzuschränken, wobei die Notwendigkeit rekonstruktiver Operationsmaßnahmen ebenfalls verringert wird. Das optimale Behandlungsschema, die Langzeiteffekte auf Wachstum und Entwicklung sowie die Rolle einer Glukokortikoidtherapie bei Risikoschwangerschaften für eine angeborene Nebennierenrindenhyperplasie muß noch näher bestimmt werden. Vorläufige Ergebnisse belegen, daß eine Glukokortikoidbehandlung nur dann von Nutzen ist, wenn die Behandlung im ersten Trimenon begonnen wird, bevor also eine endgültige Diagnose einer angeborenen Nebennierenrindenhyperplasie routinemäßig gestellt werden kann.

Zur weiteren Erörterung von Krankheiten der Nebennierenrinde siehe *Harrison's Principles of Internal Medicine*, 14th ed., McGraw-Hill, New York, 1998, deren deutsche Ausgabe 1999 erscheint.

LITERATUR

Anonymous. Effect of corticosteroids for fetal maturation on perinatal outcomes. *NIH Consensus Statement.*, **1994**, *12(2)*:21—24.

Barnes, P.J. Inhaled glucocorticoids for asthma. *N. Engl. J. Med.*, **1995**, *332*:868—875.

Boumpas, D.T., Chrousos, G.P., Wilder, R.L., Cupps, T.R., and Balow, J.E. Glucocorticoid therapy for immune-mediated disease: basic and clinical correlates. *Ann. Intern. Med.*, **1993**, *119*:1198—1208.

Byyny, R.L. Withdrawal from glucocorticoid therapy. *N. Engl. J. Med.*, **1976**, *295*:30—32.

Carey, W.D. Steroids in alcoholic hepatitis: another salvo of data. *Am. J. Gastroenterol.*, **1992**, *87*:1219—1220.

Chen, R., Lewis, K.A., Perrin, M.H., and Vale, W.W. Expression cloning of a human corticotropin-releasing-factor receptor. *Proc. Natl. Acad. Sci. USA*, **1993**, *90*:8967—8971.

Clark, A.J.L., McLoughlin, L., and Grossman, A. Familial glucocorticoid deficiency associated with point mutation in the adrenocorticotropin receptor. *Lancet*, **1993**, *341*:461—462.

Clark, B.J., Wells, J., King, S.R., and Stocco, D.M. The purification, cloning, and expression of a novel luteinizing hormone-induced mitochondrial protein in MA-10 mouse Leydig tumor cells: characterization of the steroidogenic acute regulatory protein (StAR). *J. Biol. Chem.*, **1994**, *269*:28314—28322.

Esteban, N.V., Loughlin, T., Yergey, A.L., Zawadzki, J.K., Booth, J.D., Winterer, J.C., and Loriaux, D.L. Daily cortisol production rate in man determined by stable isotope dilution/mass spectrometry. *J. Clin. Endocrinol. Metab.*, **1991**, *72*:39—45.

Findling, J.W., Engeland, W.C., and Raff, H. The use of immunoradiometric assay for the measurement of ACTH in human plasma. *Trends Endocrinol. Metab.*, **1990**, *1*:283—287.

Haskett, R.F. Diagnostic categorization of psychiatric disturbance in Cushing's syndrome. *Am. J. Psychiatry*, **1985**, *142*:911—916.

Hench, P.S., Kendall, E.C., Slocumb, C.H., and Polley, H.F. The effect of a hormone of the adrenal cortex (17-hydroxy-11-dehydrocorticosterone; compound E) and of pituitary adrenocorticotropic hormone on rheumatoid arthritis. *Proc. Staff Meet. Mayo Clin.*, **1949**, *24*:181—197.

Honig, P.K., Wortham, D.C., Zamani, K., Conner, D.P., Mullin, J.C., and Cantilena, L.R. Terfenadine-ketoconazole interaction. Pharmacokinetic and electrocardiographic consequences. *JAMA*, **1993**, *269*:1513—1518

Horisberger, J.D., and Rossier, B.C. Aldosterone regulation of gene transcription leading to control of ion transport. *Hypertension*, **1992**, *19*:221—227.

Lin, D., Sugawara, T., Strauss, J.F. III, Clark, B.J., Stocco, D.M., Saenger, P., Rogol, A., and Miller, W.L. Role of steroidogenic acute regulatory protein in adrenal and gonadal steroidogenesis. *Science*, **1995**, *267*:1828—1831.

Masharani, U., and Schambelan, M. The endocrine complications of the acquired immunodeficiency syndrome. *Adv. Intern. Med.*, **1993**, *38*:323—336.

Pearce, D., and Yamamoto, K.R. Mineralocorticoid and glucocorticoid receptor activities distinguished by nonreceptor factors at a composite response element. *Science*, **1993**, *259*:1161—1165.

Piper, J.M., Ray, W.A., Daugherty, J.R., and Griffin, M.R. Corticosteroid use and peptic ulcer disease: role of nonsteroidal anti-inflammatory drugs. *Ann. Intern. Med.*, **1991**, *114*:735—740.

Shimkets, R.A., Warnock, D.G., Bositis, C.M., Nelson-Williams, C., Hansson, J.H., Schambelan, M., Gill, J.R. Jr., Ulick, S., Milora, R.V., Findling, J.W., Canessa, C.M., Rossier, B.C., and Lifton, R.P. Liddle's syndrome: heritable human hypertension caused by mutations in the β subunit of the epithelial sodium channel. *Cell*, **1994**, *79*:407—414.

Speiser, P.W., and New, M.I. Prenatal diagnosis and management of congenital adrenal hyperplasia. *Clin. Perinatol.*, **1994**, *21*:631—645.

Vale, W., Spiess, J., Rivier, C., and Rivier, J. Characterization of a 41-residue ovine hypothalamic peptide that stimulates secretion of corticotropin and β-endorphin. *Science*, **1981**, 213:1394—1397.

Waterman, M.R. Biochemical diversity of cAMP-dependent transcription of steroid hydroxylase genes in the adrenal cortex. *J. Biol. Chem.*, **1994**, *269*:27783—27786.

Wehling, M. Novel aldosterone receptors: specificity conferring mechanism at the level of the cell membrane. *Steroids*, **1994**, *59*:160—163.

Young, M., Fullerton, M., Dilley, R., and Funder, J. Mineralocorticoids, hypertension, and cardiac fibrosis. *J. Clin. Invest.*, **1994**, *93*:2578—2583.

Monographien und Übersichtsartikel

Adachi, J.D., Bensen,W.G., and Hodsman, A.B. Corticosteroid-induced osteoporosis. *Semin. Arthritis Rheum.*, **1993**, *22*:375—384.

Addison, T. *On the Constitutional and Local Effects of Disease of the Suprarenal Capsules*. Samuel Highley, London, **1855**.

Astwood, E.B., Raben, M.S., and Payne, R.W. Chemistry of corticotrophin. *Recent Prog. Horm. Res.*, **1952**, *7*:1—57.

Chrousos, G.P. The hypothalamic—pituitary—adrenal axis and immune-mediated inflammation. *N. Engl. J. Med.* **1995**, *332*:1351—1362.

Cone, R.D., and Mountjoy, K.G. Molecular genetics of the ACTH and melanocyte-stimulating hormone receptors. *Trends Endocrinol. Metab.*, **1993**, *4*:242—247.

Cushing, H. The basophil adenomas of the pituitary body and their clinical manifestations. *Bull. Johns Hopkins Hosp.*, **1932**, *50*:137—195.

Funder, J.W. Enzymatic regulation of ligands. *Semin. Cell Biol.*, **1994**, *5*:77—82.

Goldstein, R.A., Paul, W.E., Metcalfe, D.D., Busse, W.W., and Reece, E.R. Asthma. *Ann. Intern. Med.*, **1994**, *121*:698—708.

Hall, E.D. Neuroprotective actions of glucocorticoid and nonglucocortoid steroids in acute neuronal injury. *Cell. Mol. Neurobiol.* **1993**, *13*:415—432.

Harris, G.W. Neural control of the pituitary gland. *Physiol. Rev.*, **1948**, *28*:139—179.

Imura, H. Adrenocorticotropic hormone. In, *Endocrinology*. (Degroot, L.J., ed.) Saunders, Philadelphia, **1994**, pp. 355—367.

Jacobson, L., and Sapolsky, R. The role of the hippocampus in feedback regulation of the hypothalamic-pituitary-adrenocortical axis. *Endocr. Rev.*, **1991**, *12*:118—134.

Lukert, B.P., and Raisz, L.G. Glucocorticoid-induced osteoporosis. *Rheum. Dis. Clin. North Am.*, **1994**, *20*:629—650.

Mangelsdorf, D.J., Umesono, K., and Evans, R.M. The retinoid receptors. In, *The Retinoids: Biology, Chemistry, and Medicine*, 2nd ed. (Sporn, M.G., Roberts, A.B., and Goodman, D.S., eds.) Raven Press, New York, **1994**, pp. 319—349.

Mankin, H.J. Nontraumatic necrosis of bone (osteonecrosis). *N. Engl. J. Med.*, **1992**, *326*:1473—1479.

McGowan, J.E. Jr., Chesney, P.J., Crossley, K.B., and LaForce, F.M. Guidelines for the use of systemic glucocorticosteroids in the management of selected infections. *J. Infect. Dis.*, **1992**, *165*:1—13.

Mellon, S.H. Neurosteroids: biochemistry, modes of action, and clinical relevance. *J. Clin. Endocrinol. Metab.*, **1994**, *78*:1003—1008.

Miller, J.W., and Crapo, L. The medical treatment of Cushing's syndrome. *Endocr. Rev.*, **1993**, *14*:443—458.

Miller W.L. Clinical review 54: genetics, diagnosis, and management of 21-hydroxylase deficiency. *J. Clin. Endocrinol. Metab.*, **1994**, *78*:241—246.

Munck, A., Guyre, P.M., and Holbrook, N.J. Physiological functions of glucocorticoids in stress and their relation to pharmacological actions. *Endocr. Rev.*, **1984**, *5*:25—44.

Nelson, D.R., Kamataki, T., Waxman, D.J., Guengerich, F.P., Estabrook, R.W., Feyereisen, R., Gonzalez, F.J., Coon, M.J., Gunsalus, I.C., Gotoh, O., Okuda, K., and Nebert, D.W. The P450 superfamily: update on new sequences, gene mapping, accession numbers, early trivial names of enzymes, and nomenclature. *DNA Cell Biol.*, **1993**, *12*:1—51.

Orth, D.N. Cushing's syndrome. *N. Engl. J. Med.*, **1995**, *332*:791—803.

Parker, K.L., and Schimmer, B.P. Transcriptional regulation of the genes encoding the cytochrome P450 steroid hydroxylases. *Vitam. Horm.*, **1996**, *51*:339—370.

Pilkis, S.J., and Granner, D.K. Molecular physiology of the regulation of hepatic gluconeogenesis and glycolysis. *Annu. Rev. Physiol.*, **1992**, *54*:885—909.

Reichlin, S. Neuroendocrine-immune interactions. *N. Engl. J. Med.*, **1993**, *329*:1246—1253.

Saatcioglu, F., Claret, F.-X., and Karin, M. Negative transcriptional regulation by nuclear receptors. *Semin. Cancer Biol.*, **1994**, *5*:347—359.

Sullivan, J.N. Saturday conference: steroid withdrawal syndromes. *South. Med. J.*, **1982**, *75*:726—733.

Weisman, M.H., and Weinblatt, M.E. *Treatment of the Rheumatic Diseases. Companion to the Textbook of Rheumatology*. W.B. Saunders Co., Philadelphia, **1995**.

White, P.C. Genetic diseases of steroid metabolism. *Vit. Horm.*, **1994**, *49*:131—195.

ANMERKUNG

Zu den topischen Darreichungsformen zählen Präparate, die auf der Haut oder Schleimhaut als Cremes, Lösungen, Salben, Gele, Pasten (für Läsionen im Mund) und Aerosole angewandt werden. Ophthalmische Präparate schließen Lösungen, Suspensionen und Salben ein. Zu den Inhalationspräparaten zählen nasale oder orale Darreichungsformen.

60 INSULIN, ORALE ANTIDIABETIKA UND DIE PHARMAKOLOGIE DES ENDOKRINEN PANKREAS

Stephen N. Davis und Daryl K. Granner

Dieses Kapitel liefert Grundlagen über die pharmakologischen Wirkungen von Insulin, Glukagon, Somatostatin und oralen Antidiabetika. Die Entdeckung des Insulins im Jahre 1921 erlaubte es, die ehemals tödliche Erkrankung des insulinabhängigen Diabetes mellitus zu behandeln, und stellt damit einen Meilenstein in der Geschichte der Medizin dar. Im ersten Teil dieses Kapitels werden die verschiedenen physiologischen Funktionen des Insulins auf zellulärem Niveau und im Bezug auf den gesamten Organismus beschrieben. Dieser Abschnitt definiert die Rolle des Insulins in der Behandlung des Diabetes mellitus. Der nächste Abschnitt beschreibt die Pharmakodynamik und Pharmakokinetik von exogen appliziertem Insulin und betont die Vorteile der intensiven Insulintherapie durch Begrenzung der langfristigen Gewebekomplikationen des Diabetes. Das Kapitel wird mit der Beschreibung oraler Antidiabetika fortgesetzt. Diese Substanzen spielen eine wichtige Rolle in der Behandlung des nicht insulinpflichtigen Diabetes mellitus, der häufigsten Form des Diabetes.

INSULIN

Geschichte Wenige Ereignisse in der Geschichte der Medizin waren dramatischer als die Entdeckung des Insulins. Obwohl die Entdeckung des Insulins eigentlich Banting und Best zugesprochen wird, lieferten zahlreiche andere Wissenschaftler und deren Mitarbeiter wichtige Beobachtungen und Methoden, welche diese erst ermöglichten. Im Jahre 1869 beobachtete Paul Langerhans, ein deutscher Medizinstudent, daß das Pankreas zwei verschiedene Gruppen von Zellen enthält: Die Azinuszellen, welche Verdauungsenzyme sezernieren, und Zellen, die zu Inseln gruppiert sind, von denen er glaubte, daß sie einer anderen Funktion dienen würden. Der direkte Nachweis für diese Funktion folgte im Jahre 1889, als Oskar Minkowski und Joseph von Mering zeigten, daß Hunde, denen man das Pankreas entfernt hatte, ein dem Diabetes mellitus des Menschen ähnliches Syndrom entwickeln (siehe Minkowski, 1989).

Es gab zahlreiche Versuche, die Pankreassubstanz zu extrahieren, die für die Regulation der Blutglukose verantwortlich ist. Im frühen zwanzigsten Jahrhundert versuchte Gurg Ludwig Zülzer, ein Berliner Internist, einen im Sterben liegenden Diabetiker mit Pankreasextrakten zu behandeln. Der Zustand des Patienten besserte sich zwar vorübergehend, doch sank er in den komatösen Zustand zurück und starb, als der Vorrat an Extrakt aufgebraucht war. E. L. Scott, ein Student an der Universität von Chicago, unternahm im Jahre 1911 einen weiteren frühen Versuch, eine wirksame Substanz zu isolieren. Unter Verwendung alkoholischer Extrakte, welche sich nicht sehr von denen von Banting und Best verwendeten unterschieden, behandelte Scott mehrere diabetische Hunde mit ermutigenden Ergebnissen, jedoch mangelte es ihm an klaren Kontrollmethoden für die Blutglukose-Konzentration, so daß sein Professor die Experimente als bestenfalls nicht aussagekräftig betrachtete. Zwischen 1916 und 1920 führte der rumänische Physiologe Nicolas Paulesco eine Reihe von Experimenten durch, in welchen er fand, daß Injektionen von Pankreasextrakten die Zucker- und Ketonmenge im Urin diabetischer Hunde reduzierten. Obwohl er die Ergebnisse seiner Experimente veröffentlichte, wurde deren Bedeutung erst viele Jahre später voll anerkannt.

Ohne Kenntnis eines Großteils der vorangegangenen Arbeiten überzeugte Frederick G. Banting, ein junger kanadischer Chirurg, im Jahre 1921 einen Professor der Physiologie in Toronto, J. J. R. Macleod, ihm Zugang zu einem Laboratorium zwecks Erforschung des antidiabetischen Prinzips des Pankreas zu gewähren. Banting nahm an, daß die Inselzellen Insulin sezernierten, jedoch das Hormon durch proteolytische Spaltung vor oder während der Extraktion zerstört wurde. Gemeinsam mit einem Medizinstudenten im letzten Ausbildungsjahr, Charles H. Best, versuchte er, dieses Problem durch Abschnüren der Pankreasgänge zu überwinden. Das Azinusgewebe degenerierte und ließ die Inselzellen unbeeinflußt zurück. Das verbliebene Gewebe wurde dann mit Ethanol und Säure extrahiert. Banting und Best gewannen somit ein Pankreasextrakt, das effektiv in der Reduktion der Blutglukose von diabetischen Hunden war.

Der erste Patient, der die von Banting und Best hergestellten, wirksamen Extrakte bekommen sollte, war der vierzehnjährige Leonard Thompson (Banting et al., 1922). Er kam im Toronto General Hospital mit einer Blutglukose von 500 mg/dl (28 mM) zur Aufnahme und schied täglich 3 - 5 Liter Urin aus. Trotz streng kontrollierter Diät mit 450 kcal. pro Tag setzte sich die Ausscheidung großer Glukosemengen fort, und ohne Insulin wäre das wahrscheinlichste Ergebnis der Tod nach wenigen Monaten gewesen. Diese Gabe von Extrakten erzeugte einen Rückgang in der Plasmakonzentration und in der Urinausscheidung von Glukose. Tägliche Injektionen wurden nun begonnen, und es kam zu einer unmittelbaren Verbesserung. Die Glukoseausscheidung wurde von 100 auf 7,5 g pro Tag reduziert. Desweiteren „wurde der Knabe lebhafter, sah besser aus und sagte, er fühle sich stärker". Somit durchbrach die Substitutionstherapie mit dem kürzlich entdeckten Hormon Insulin einen Zustand, der andernfalls eine sicher tödliche Stoffwechselstörung gewesen wäre (Banting et al., 1922). Im folgenden Jahre hatten Banting und Best vielen Gerichtsprozessen und Anfeindungen zu begegnen. Es war schwierig, wiederholt wirksame Extrakte zu gewinnen. Das führte zu einer stärkeren Beteiligung Macleods. Banting ersuchte ebenfalls Hilfe von J. B. Collip, einem Chemiker mit besonderer Sachkenntnis auf dem Gebiet der Adrenalinextraktion und Reindarstellung. Im weiteren Verlauf wurden stabile Extrakte gewonnen, und bald konnten Patienten in vielen Teilen Nordamerikas mit Insulin aus Schweine- und Rinderpankreas behandelt werden. Heute wird infolge der rekombinanten Gentechnologie Humaninsulin zur Therapie eingesetzt. Banting und Macleod wurden bemerkenswert schnell 1923 mit dem Nobelpreis für Medizin bzw. Physiologie ausgezeichnet, und unmittelbar anschließend folgte ein Sturm der Begeisterung. Banting verlautbarte, daß er den Preis mit Best teilen würde; Macleod tat das gleiche mit Collip. Die frühe Geschichte der Entdeckung des Insulins wurde von Bliss (1982) zusammengefaßt.

Chemie Insulin wurde von Abel innerhalb weniger Jahre nach seiner Entdeckung gereinigt und kristallisiert. Die Aminosäuresequenz des Insulins wurde 1960 von Sanger bestimmt, was zu der vollständigen Synthese des Proteins im Jahre 1963 und zu der Aufklärung seiner dreidimensionalen Struktur durch Hodgkin und Mitarbeiter 1972 führte. Insulin war das erste Hormon, für das ein Radioimmunassay entwickelt wurde (Yalow, 1978).

Die β-Zellen der Pankreasinseln bilden Insulin aus einem einkettigen Vorläufer aus 110 Aminosäuren, genannt Präproinsulin. Nach Translokation durch die Membran des rauhen endoplasmatischen Retikulums wird das N-terminale 24-Aminosäuren-Signalpeptid durch Proteolyse abgespalten (siehe Abbildung 60.1). Das Molekül faltet sich nun und die Disulfidbrücken werden gebildet. Während der Umwandlung des humanen Proinsulins in Insulin im Golgi-Apparat werden vier basische Aminosäuren und das noch verbliebene Konnektor- oder C-Peptid durch Proteolyse entfernt. So entstehen die zwei Peptidketten (A und B) des Insulinmoleküls, welches je eine Disulfidbrücke innerhalb einer und zwei zwischen beiden Untergruppen des Moleküls besitzt. Die A-Kette ist üblicherweise aus 21 Aminosäureresten zusammengesetzt, während die B-Kette 30 besitzt. Die Molekülmasse beträgt somit 5800 Da. Obwohl die Aminosäuresequenz des Insulins während der Evolution hochgradig konserviert wurde, gibt es bedeutsame Variationen, die für Unterschiede in der Wirkstärke sowie in der Immunogenität sorgen (De Meyts, 1994). Bei den meisten Arten existiert ein einziges Insulingen und ein einziges Proteinprodukt. Ratten und Mäuse haben jedoch zwei für Insulin kodierende Gene, und sie synthetisieren zwei Moleküle, die sich in zwei Aminosäureresten in der B-Kette unterscheiden.

Die kristalline Struktur, die heute bis 1,5 Å aufgelöst ist, zeigt, daß die beiden Ketten des Insulins eine hochgradig geordnete Struktur mit mehreren α-helikalen Regionen sowohl in der A- als auch in der B-Kette bilden. Eine einzelne Kette des Insulinmoleküls ist nicht wirksam. Insulin kann in Lösung als Monomer, Dimer oder einem aus drei Dimeren bestehendem Hexamer vorkommen. Zwei Zn^{2+} Moleküle sind innerhalb des Hexamers angeordnet, und Insulin ist wahrscheinlich in dieser Form in den Granula der B-Zellen des Pankreas gespeichert. Es wird angenommen, daß Zn^{2+} eine funktionelle Bedeutung in der Bildung von Kristallen hat und daß die Kristallisation die Umwandlung von Proinsulin in Insulin und seine Speicherung erleichtert. In den hochkonzentrierten für die Therapie benutzten Präparationen liegt Insulin als Hexamer vor. Wird das Hormon resorbiert und fällt damit seine Konzentration auf physiologische (nanomolare) Werte ab, so dissoziiert es in Monomere, welche höchstwahrscheinlich die biologisch aktive Form des Insulins sind.

Viele wichtige Informationen über das Verhältnis von Struktur und Wirkung wurden anhand von Untersuchungen an gereinigten Insulinen von einem breiten Spektrum verschiedener Arten sowie durch Modifikationen am Molekül gewonnen. Ein Dutzend nicht veränderliche Aminosäurereste in der A- und B-Kette bilden eine Oberfläche, die mit dem Insulinrezeptor interagiert (Abbildung 60.2). Diese Aminosäurereste, Gly^{A1}, Glu^{A4}, Gln^{A5}, Tyr^{A19}, Asn^{A21}, Val^{B12}, Tyr^{B16}, Gly^{B23}, Phe^{B24}, Phe^{B25}

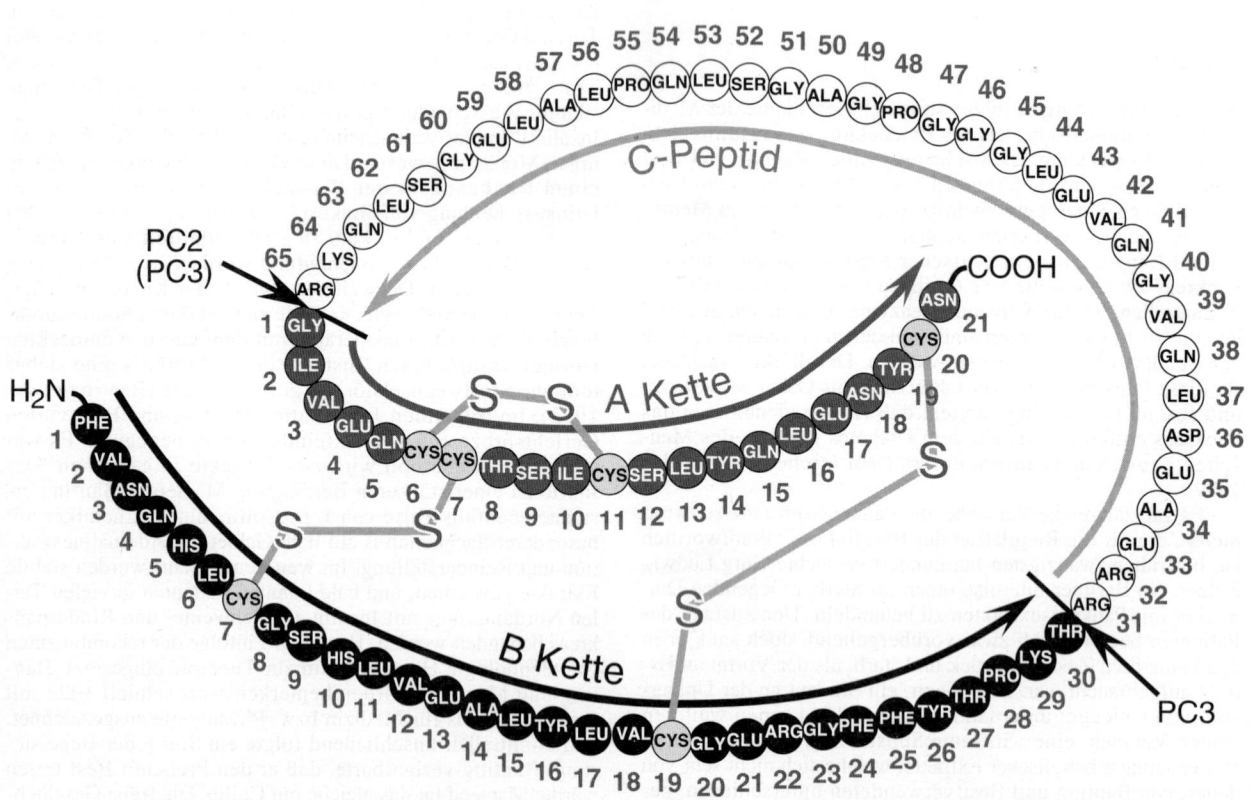

Abbildung 60.1 Humanes Proinsulin und seine Umwandlung in Insulin.
Die Aminosäuresequenz von humanem Proinsulin ist abgebildet. Durch proteolytische Spaltung werden vier basische Aminosäuren (Position 31, 32, 64, 65) und das C-Peptid entfernt und Proinsulin in Insulin überführt. Die Angriffsorte der Endopeptidasen sind dargestellt.

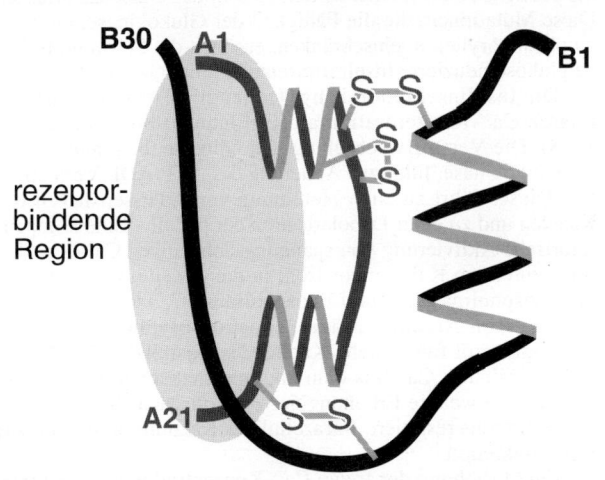

Abbildung 60.2 Modell der dreidimensionalen Insulinstruktur. Die schattierte Fläche stellt die rezeptorbindende Region des Insulinmoleküls dar (siehe Pullen et al., 1976).

und Thyr[B26] befinden sich überlappend auch in Domänen, die an der Dimerisierung des Insulins beteiligt sind (De Meyts, 1994). Insulin bindet an die aus N-terminalen und C-terminalen Regionen der α-Untereinheit des Rezeptors gebildeten Oberflächen. Eine cysteinreiche Region in der α-Kette des Rezeptors scheint an der Bindung des Insulins beteiligt zu sein. In jedem Falle besteht eine enge Beziehung zwischen der Affinität eines Insulins zu seinem Rezeptor und seiner Fähigkeit, Effekte auf den Glukosestoffwechsel auszuüben. Verglichen mit humanem Insulin sind Rinder- und Schweineinsulin gleichstark. Insulin des südamerikanischen Meerschweinchens ist viel weniger stark wirksam, während bestimmte Vogelinsuline wesentlich stärker wirksam sind.

Insulin ist Mitglied einer Familie verwandter, *insulin-like growth factors* (IGFs) genannter Peptide. Zwei IGFs (IGF-I und IGF-II) sind aus Plasma isoliert und sequenziert worden (Cohick und Clemmons, 1993). Beide haben Molekülmassen von etwa 7500 Da sowie zu Proinsulin homologe Strukturen. Jedoch werden die kurzen, dem C-Peptid des Proinsulins entsprechenden Sequenzen bei der Biosynthese der IGFs nicht entfernt. Im Gegensatz zu Insulin werden IGFs in vielen Geweben gebildet und haben wahrscheinlich in der Regulation des Wachstums eine größere Bedeutung als im Stoffwechsel. Diese Peptide, insbesondere IGF-I, werden als Mediatoren für die Wirkung des Wachstumshormons angesehen und auch als Somatomedine bezeichnet (siehe Kapitel 55). Auch das Uterushormon Relaxin könnte ein entfernter Verwandter dieser Familie von Polypeptiden sein.

Die Rezeptoren für Insulin und IGF-I sind ebenfalls eng verwandt (Duronio und Jacobs, 1988). Somit kann Insulin an den IGF-I Rezeptor mit niedriger Affinität binden und umgekehrt. Die wachstumsfördernden Wirkungen des Insulins scheinen teilweise über den IGF-I Rezeptor vermittelt zu werden, und es könnte Ungleichmäßigkeiten zwischen der metabolischen Wirkung und der wachstumsfördernden Wirkung von Insulinanaloga geben. Zum Beispiel besitzt Proinsulin *in vitro* nur 2% der metabolischen Wirkstärke von Insulin, aber es ist halb so wirksam wie Insulin in der Stimulation von Zellteilungsvorgängen (King und Kahn, 1981). Diese Tatsache könnte für die Auswahl von Insulinen für die Behandlung bedeutsam sein, da die mitogene Aktivität von Insulin zu einem erhöhten Atheroskleroserisiko führen kann.

Synthese, Sekretion, Distribution und Abbau von Insulin

Insulinproduktion Die an der Synthese, Speicherung und Sekretion von Insulin durch die β-Zelle beteiligten molekularen und zellulären Ereignisse und der endgültige Abbau des Hormons durch seine Zielgewebe wurden mit großer Genauigkeit untersucht und dienten als Modell für die Untersuchung anderer Zelltypen der Pankreasinseln (Orci, 1986). Die Langerhansschen Inseln sind aus vier Zelltypen zusammengesetzt, von denen jeder einzelne ein unterschiedliches Polypeptidhormon bildet und ausschüttet: Insulin in der β(B)-Zelle, Glukagon in der α(A)-Zelle, Somatostatin in der δ(D)-Zelle und *pankreatic polypeptide* in der PP- oder F-Zelle. Die β-Zellen machen 60 - 80% des Inselgewebes aus und bilden seinen zentralen Kern. Die α-, δ- und F-Zellen bilden einen ungleichmäßigen, bis zu drei Zellen dicken Mantel um diesen Kern.

Die Zellen in der Insel sind durch *tight junctions*, die den Durchtritt kleiner Moleküle und eine geordnete Steuerung der Zellen ermöglichen, miteinander verbunden (Orci, 1986). Arteriolen treten in die Inseln ein und zweigen sich zu einem glomerulusartigen Kapillarkonvolut innerhalb der β-Zellen auf. Die Kapillaren gelangen nun an den Rand der Insel und vereinigen sich zu Sammelvenolen (Bonner-Weir und Orci, 1982). Innerhalb der Inseln fließt das Blut von den β- zu den α- und δ-Zellen (Samols et al., 1986). Die β-Zelle ist deshalb der primäre Glukosesensor der Pankreasinsel, wobei die anderen Zelltypen wahrscheinlich hohen Insulinkonzentrationen ausgesetzt sind.

Wie oben betont, wird Insulin als einkettiger Vorläufer synthetisiert, in dem die A- und B-Kette durch das C-Peptid verbunden sind. Das anfängliche Translationsprodukt Präproinsulin enthält eine Sequenz aus 24 an dem Aminoterminus der B-Kette befindlichen vornehmlich hydrophoben Aminosäureresten. Diese Signalsequenz ist für den Prozeß der Anlagerung und Penetration des entstehenden Präproinsulins in das Lumen des rauhen endoplasmatischen Retikulums erforderlich. Diese Sequenz wird schnell abgespalten und das Proinsulin wird nun in kleinen Vesikeln zum Golgi-Apparat transportiert. Hier wird das Proinsulin gemeinsam mit den für seine Konversion zu Insulin erforderlichen Enzymen in sekretorische Granula verpackt (Orci, 1986).

Die Umwandlung von Proinsulin in Insulin beginnt im Golgi-Apparat, wird in den sekretorischen Granula fortgesetzt und ist zum Zeitpunkt der Exkretion beinahe abgeschlossen. Dadurch werden äquimolare Mengen von C-Peptid und Insulin in den Blutkreislauf freigesetzt. Für das C-Peptid ist keine physiologische Funktion bekannt, es kann jedoch als Indikator für die Insulinsekretion von nutzen sein (Polonski und Rubinstein, 1986). Es werden ebenfalls kleine Mengen Proinsulin aus β-Zellen freigesetzt. Dies spiegelt wahrscheinlich entweder die Exozytose von Granula wider, in welchen die Umwandlung in Insulin noch nicht abgeschlossen ist oder die Sekretion über einen anderen Weg. Da die Halbwertszeit von Proinsulin im Blutkreislauf wesentlich länger ist, als die von Insulin, sind etwa 10% des immunologisch meßbaren Insulins im Plasma in Wahrheit Proinsulin.

Zwei verschiedene Ca^{2+}-abhängige Endopeptidasen, die in den Granula der Inselzellen sowie in anderen neuroendokrinen Zellen zu finden sind, sind für die Umwandlung von Proinsulin in Insulin verantwortlich. Diese Endopeptidasen, PC2 und PC3, haben dem Subtilisin ähnliche katalytische Domänen und spalten bei Lysin-Arginin oder Arginin-Arginin Sequenzen (Steiner et al. 1992). PC2 spaltet selektiv an der Bindung von C-Peptid und A-Kette (siehe Abbildung 60.1). PC3 spaltet vornehmlich an der Bindung zwischen C-Peptid und B-Kette, besitzt jedoch auch etwas Aktivität an der A-Kette. Obwohl noch weitere Mitglieder dieser Familie von Endopeptidasen existieren (PC1 und Furin), scheinen PC2 und PC3 die für die Umwandlung von Proinsulin in Insulin verantwortlichen Enzyme zu sein.

Regulation der Insulinsekretion Die Insulinsekretion ist ein streng geregelter Prozeß, der sich für die Bereitstellung gleichmäßig hoher Blutglukosekonzentrationen sowohl während der Nahrungskarenz als auch während der Nahrungsaufnahme entwickelt hat. Diese Regulation wird durch das koordinierte Zusammenspiel verschiedener Nährstoffe, gastrointestinaler Hormone, Pankreashormone und autonomer Neurotransmitter erzielt. Glukose, Aminosäuren, Fettsäuren und Ketonkörper fördern die Insulinsekretion. Die Pankreasinseln sind sowohl mit adrenergen als auch mit cholinergen Nerven intensiv versorgt. Stimulation der α_2-Rezeptoren hemmt die Insulinsekretion, während β_2-Adrenorezeptor-Agonisten und Vagusstimulation die Freisetzung steigern. Im allgemeinen hemmt jeglicher das autonome Nervensystem aktivierende Zustand wie etwa Hypoxie, Hypothermie, operative Eingriffe oder schwere Verbrennungen die Sekretion von Insulin durch die Stimulation von α_2-Adrenorezeptoren. Wie zu erwarten wäre, erhöhen α_2-Adrenorezeptor-Antagonisten die basale Insulinkonzentration während β-Adrenorezeptoren-Antagonisten sie senken (Porte und Halter, 1981).

Glukose ist beim Menschen der hauptsächliche Stimulus für die Insulinsekretion und ein bedeutender permissiver Faktor für andere Sekretionsvorgänge (Meglasson und Matschinsky, 1986). Für die Auslösung der Insulinsekretion ist oral aufgenommener Zucker wirksamer als intravenös appliziertet. Die orale Aufnahme von Glukose oder anderer Nahrung führt zur Freisetzung von gastrointestinalen Hormonen und zur Vagusstimulation, was dieses Phänomen erklärt (Malaisse, 1986; Brelje und Sorenson, 1988). Verschiedene gastrointestinale Hormone fördern die Insulinsekretion (Ebert und Creutzfeld, 1987). Das stärkste dieser sind *gastric inhibitory peptide* und *glucagon-like peptide*-1. Die Insulinausschüttung wird ebenfalls durch Gastrin, Sekretin, Cholezystokinin, *vasoaktive intestinal peptide, gastrin-releasing peptide* und Enteroglukagon stimuliert.

Wird sie durch Glukose ausgelöst, dann ist die Insulinsekretion biphasisch: Die erste Phase erreicht nach ein bis zwei Minuten ihr Maximum und ist von kurzer Dauer, während die zweite Phase einen verspäteten Beginn hat und von längerer Dauer ist. Der genaue Mechanismus, durch den Glukose zu einer Insulinausschüttung führt, ist nicht völlig geklärt, der Eintritt in die β-Zelle und die Verstoffwechselung sind aber Voraussetzung (Meglasson und Matschimnsky, 1986).

Glukose tritt in die β-Zelle durch erleichterten Transport ein, der durch Glut2, einen bestimmten Glukosetransporter-Subtyp, vermittelt wird. Der Zucker wird dann durch Glukokinase phosphoryliert. Im Gegensatz zu anderen Hexokinasen, die in vielen Geweben vertreten sind, ist die Expression von Glukokinase auf an der Glukoseregulation beteiligte Zellen und Gewebe wie etwa Leber und β-Zellen des Pankreas begrenzt. Der relativ hohe K_m der Glukokinase (10 - 20 mM) verleiht ihr eine wichtige Rolle in der Regulation physiologischer Glukosekonzentrationen. Die Fähigkeit anderer Zucker, der Phosphorylierung und nachfolgend der Glykolyse zugeführt zu werden, hängt stark von deren Eigenschaft ab, eine Insulinfreisetzung herbeizuführen. Diese Tatsache hat zu der Hypothese geführt, daß ein oder mehrere Intermediärprodukte der Glykolyse oder Enzymkofaktoren die tatsächlichen Stimulatoren der Insulinsekretion sind (Megalson und Matschinski, 1986). Der Verdacht einer Rolle der Glukokinase als Glukosesensor wurde durch den kürzlich entdeckten Zusammenhang zwischen Mutationen des Glukokinasegens und dem *maturity onset diabetes of the young* (MODY), einer seltenen Form des Diabetes, erhärtet. Diese Mutationen, die die Fähigkeit der Glukokinase, Glukose zu phosphorylieren, einschränken, erhöhen die Schwelle für eine glukoseinduzierte Insulinfreisetzung (Gidh-Jain et al. 1993).

Die Insulinsekretion hängt letztendlich von der intrazellulären Ca^{2+}-Konzentration ab (Hellman, 1986; Wolf et. al., 1988). Die Verstoffwechselung von Glukose, begonnen durch die Glukokinase, führt zur Änderung des ATP/ADP Verhältnisses. Dieses führt zu einer Hemmung von ATP-sensitiven K^+-Kanälen und zu einer Depolarisation der β-Zelle. Eine kompensatorische Aktivierung von spannungsabhängigen Ca^{2+}-Kanälen führt zu einem Kalziumeinstrom in die β-Zelle. Ca^{2+} aktiviert die Phospholipase A2 und Phospholipase C, welches zu einer Bildung von Arachidonsäure, Inositolpolyphosphaten und Diacylglycerol führt (siehe Kapitel 2). Inositol-1,4,5-trisphosphat mobilisiert Ca^{2+} aus dem endoplasmatischen Retikulum, woraus eine weitere Erhöhung der zytosolischen Konzentration dieses Kations resultiert. Intrazelluläres Kalzium führt dann zur Insulinsekretion.

Eine Erhöhung der freien Ca^{2+}-Konzentration tritt ebenfalls als Reaktion auf eine durch Azetylcholin, Cholezystokinin oder durch intrazelluläres cAMP erhöhende Hormone auftretende Phospholipase C-Stimulation auf (Ebert und Creutzfeldt, 1987). Adenylylcyclase, das cAMP synthetisierende Enzym wird durch Glukagon, *gastrointestinal inhibitory peptide* und *glucagon-like peptide*-1 aktiviert und durch Somatostatin und α-Adrenorezeptoren-Agonisten gehemmt (Fleischer und Erlichmann, 1989).

Die meisten die Insulinsekretion stimulierenden Nährstoffe und Hormone steigern auch die Biosynthese dieses Hormons (Gold et al. 1982). Obwohl eine enge Beziehung zwischen Synthese und Sekretion besteht, beeinflussen manche Faktoren nur einen Prozeß. Zum Beispiel hemmt eine Senkung des exztrazellulären Ca^{2+} die Insulinsekretion, ohne seine Synthese zu beeinflussen.

Das Verhältnis zwischen den Mengen des von den Pankreasinseln sezernierten Insulins und Glukagons ist normalerweise reziprok (Unger, 1985). Dieses Verhältnis spiegelt den Einfluß von Insulin sowohl auf die α-Zelle als auch auf die Glukose und andere Substrate wider. Zusätzlich kann Somatostatin, das dritte Inselzellhormon, die Sekretion beider Hormone modulieren (siehe unten). Glukagon stimuliert die Freisetzung von Somatostatin, welches die Sekretion unterdrücken kann, jedoch nicht zu den bedeutsamen physiologischen Einflußgrößen dieses Prozesses gehört. Da der Blutfluß in der Pankreasinsel ausgehend von den β-Zellen im Inneren hin zu den α- und δ-Zellen außen orientiert ist (Samols et al. 19986), kann Insulin als ein die Glukagonfreisetzung hemmendes parakrines Hormon fungieren, Somatostatin muß jedoch die gesamte Zirkulation passieren, bevor es α- und β-Zellen erreicht. Deshalb ist die Rolle des Inselzell-Somatostatins unklar, während Insulin die Sekretion von Glukagon und *pancreatic polypeptide* hemmt.

Verteilung und Abbau von Insulin Insulin zirkuliert als freies Monomer im Blut, wobei sein Verteilungsvolumen etwa dem der extrazellulären Flüssigkeit entspricht. Während der Nahrungskarenz sezerniert das Pankreas etwa 40 µg (1 unit [U]) Insulin pro Stunde in die Portalvene und erzielt dabei eine Konzentration von 2 - 4 ng/ml (50 - 100 µU/ml) im Portalvenenblut und 0,5 ng/ml (12 µU/ml) oder etwa 1 nM in der peripheren Zirkulation. Nach Einnahme einer Mahlzeit tritt ein schneller Anstieg der Insulinkonzentration im Portalvenenblut auf, der von einem gleichsinnigen jedoch geringeren Anstieg im peripheren Blut gefolgt wird. Ziel der Insulintherapie ist es, dieses Sekretionsmuster nachzuahmen.

Die Plasmahalbwertszeit von Insulin beträgt bei gesunden Personen und Patienten mit unkompliziertem Diabetes etwa fünf bis sechs Minuten (Sodoyez et al., 1983). Dieser Wert kann bei Diabetikern, die Insulin-Antikörper bilden, erhöht sein. Die Halbwertszeit von Proinsulin ist länger als die des Insulins (etwa 17 min), so daß dieses Protein 10% des immunologisch meßbaren Insulins im Plasma ausmacht (Robbins et al., 1984).

Der Abbau von Insulin erfolgt vornehmlich in der Niere und im Muskelgewebe (Duckworth, 1988). Etwa 50% des Insulins, das die Leber über die Portalvene erreicht, wird abgebaut und erreicht den peripheren Kreislauf nie. Insulin wird von den Glomerula der Niere filtriert und von den Tubuli reabsorbiert und abgebaut. Eine schwere Einschränkung der Nierenfunktion scheint die Geschwindigkeit der Insulinelimination aus dem Kreislauf stärker zu beeinflussen als eine Lebererkrankung (Rabkin et al., 1984). Der Abbau von Insulin in der Leber befindet sich an der oberen Grenze seiner Kapazität und kann nicht zum Ausgleich eines schlechteren renalen Abbaus gesteigert werden. Die orale Glukoseaufnahme scheint die Insulinextraktion aus dem Blut zu senken (Hanks et al., 1984). Periphere Gewebe, zum Beispiel Fettgewebe, inaktivieren ebenfalls Insulin, was jedoch quantitativ weniger ins Gewicht fällt.

Der proteolytische Insulinabbau in der Leber tritt vornehmlich nach Internalisierung des Hormons mit seinem Rezeptor sowie in geringerem Maße an der Zelloberfläche auf (Bermann et al., 1980). Die Internalisierung erfolgt in erster Linie über rezeptorvermittelte Endozytose. Der Komplex aus Insulin und seinem Rezeptor wird innerhalb von kleinen, als Endosomen bezeichneten Vesikeln internalisiert, und sein Abbau beginnt (Duckworth, 1988). Etwas Insulin wird zum Abbau an Lysosomen weitergegeben.

In welchem Ausmaß internalisiertes Insulin abgebaut wird, schwankt von Zelltyp zu Zelltyp. In Hepatozyten werden über 50% des internalisierten Insulins abgebaut, während das meiste von Endothelzellen aufgenommene Insulin wieder in intakter Form freigesetzt wird. Im letzteren Falle scheint dieser Befund mit der Transzytose von Insulinmolekülen aus dem intra- in den extravaskulären Raum in Zusammenhang zu stehen (King und Johnson, 1985). Die Transzytose spielt eine wichtige Rolle im Transport von Insulin zu seinen Zielzellen bei Geweben, in welchen Endothelzellen *tight junctions* bilden wie etwa Skelettmuskel- und Fettgewebe.

Verschiedene Enzyme wurden mit dem Insulinabbau in Verbindung gebracht. Das primäre insulinabbauende Enzym ist eine Thiol-Metalloproteinase. Es ist vornehmlich in Hepatozyten lokalisiert (Shii und Roth, 1986), aber immunologisch verwandte Moleküle wurden auch im Muskel, in der Niere und im Gehirn gefunden (Duckworth, 1988). Die stärkste Aktivität des insulinabbauenden Enzyms scheint im Zytosol vorzuliegen. Es stellt sich die Frage, wie das internalisierte, in Vesikeln vorliegende Insulin mit seinem abbauenden Enzym in Kontakt kommt, obwohl Enzymaktivität auch in Endosomen gefunden wurde (Hamel et al., 1991). Ein zweites insulinabbauendes Enzym wurde ebenfalls beschrieben (Authier et al., 1994). Die Rolle eines Enzyms im Vergleich zum anderen konnte noch nicht geklärt werden. Das insulinabbauende Enzym könnte auch eine Funktion im Abbau anderer Hormone, unter anderem des Glukagons, haben.

Molekulare Mechanismen der Insulinwirkung

Zelluläre Wirkungen von Insulin Insulin erzeugt ein bemerkenswert breites Spektrum von physiologischen Reaktionen. Die bedeutenden Zielgewebe für die Steuerung der Glukosehomöostase durch Insulin sind Leber-, Skelettmuskel- und Fettgewebe, jedoch erzeugt Insulin starke regulatorische Wirkungen auch an anderen Geweben. Es sollte jedem bewußt sein, daß Insulin das wichtigste Hormon zur zellulären Aufnahme, Verwertung und Speicherung von Nährstoffen ist. Die anabolen Wirkungen von Insulin umfassen die Stimulation der intrazellulären Verwertung und Speicherung von Glukose, Aminosäuren und Fettsäuren, während katabole Vorgänge wie etwa der Abbau von Glykogen, Fett und Proteinen gehemmt werden. Insulin erzielt diese Funktionen durch Stimulation des Transportes von Substraten und Ionen in das Zellinnere, Förderung des Austausches von Proteinen zwischen Zellkompartimenten, Aktivierung und Inaktivierung bestimmter Enzyme und Änderung der Menge von Proteinen durch Veränderung der Transkriptionsrate bestimmter Gene (siehe Abbildung 60.3).

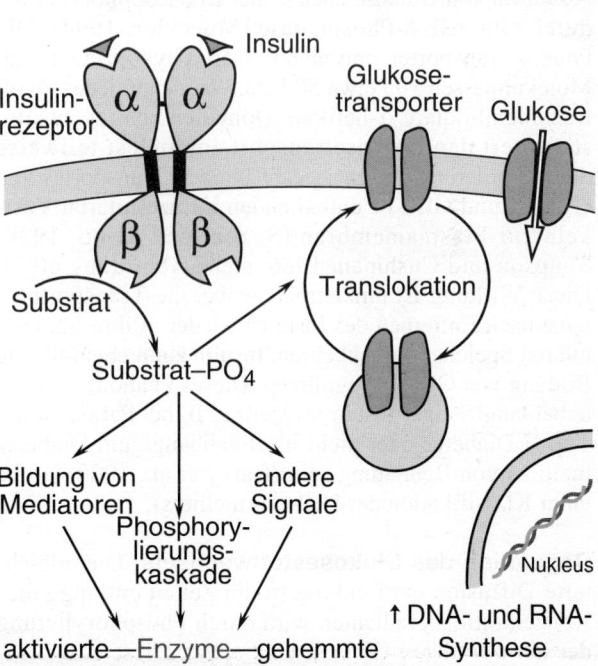

Abbildung 60.3 Modell der Insulinwirkung auf zellulärem und molekularem Niveau. Insulin bindet an die α-Untereinheiten des Insulinrezeptors und stimuliert die Tyrosinkinaseaktivität der β-Untereinheiten. Dadurch beginnt eine komplizierte Kaskade biochemischer Interaktionen (siehe Text), die in vielen unterschiedlichen physiologischen, biochemischen und molekularen Vorgängen mündet.

Manche Effekte des Insulins, wozu die Aktivierung von Glukose- und Ionentransportsystemen, die kovalente Modifikation, d. h. die Phosphorylierung und Dephosphorylierung von Enzymen und der Einfluß auf die Transkription, also Hemmung des Phosphoenolpyruvatcarboxykinasegens (Granner, 1987, O'Brian und Granner 1991), gehören, treten binnen Sekunden oder Minuten auf. Andere Effekte wie diese auf die Gentranskription und Proteinsynthese können einige Stunden benötigen. Effekte des Insulins auf Zellproliferation und Differenzierung können Tage beanspruchen. Ob derartige Unterschiede in der Kinetik auf verschiedenen Wirkungsmechanismen des Insulins beruhen oder lediglich durch Unterschiede in der Dauer der einzelnen Prozesse selbst hervorgerufen werden, ist nicht klar.

Regulation des Glukosetransportes Die Stimulation des Glukosetransportes im Muskel- und Fettgewebe ist ein entscheidender Teil der physiologischen Reaktion auf Insulin. Glukose tritt durch erleichterte Diffusion mit Hilfe einer Familie von Glukosetransportern in Zellen ein. Bis heute wurden die komplementären DNA-Moleküle kloniert und sequenziert, die bei Säugetieren für eine Familie von sechs unterschiedlichen Transportmolekülen kodieren. Bei fünf dieser Moleküle (GLUT1 bis GLUT5) wird angenommen, daß sie an der Na$^+$-unabhängigen, erleichterten Glukosediffusion in die Zelle beteiligt sind. GLUT6 ist ein Pseudogen, GLUT7 wird im endoplasmatischen Retikulum angetroffen und erlaubt den Ausstrom von Glukose nach seiner Dephosophorylierung durch Glukose-6-Phosphatase (Mueckler, 1994). Die Glukosetransporter sind membranäre Glykoproteine mit Molekülmassen von etwa 50 kDa, von denen jedes zwölf transmembranäre α-helikale Domänen besitzt. Insulin stimuliert den Glukosetransport zumindest teilweise durch Förderung des energieabhängigen Transportes von GLUT4 und GLUT1 enthaltenden intrazellulären Vesikeln zur Plasmamembran (Suzuki und Kono, 1980; Simpson und Cushman, 1986; siehe Abbildung 60.3). Diese Wirkung ist umkehrbar, wobei die Transportproteine nach Entfernen des Insulins wieder in ihre intrazellulären Speicher zurückkehren. Insulin kann ebenfalls die Bildung von GLUT4 regulieren. Dieses Phänomen könnte bei langfristiger Insulinresistenz z. B. bei Patienten mit Typ-II Diabetes oder nicht insulinabhängigem Diabetes mellitus von Bedeutung sein (Garvy et al., 1989) (siehe unter Klassifikation des Diabetes mellitus).

Regulation des Glukosestoffwechsels Die erleichterte Diffusion der Glukose in die Zellen entlang eines Konzentrationsgradienten wird durch Phosphorylierung der intrazellulären Glukose unterstützt. Diese enzymatische Reaktion, nämlich die Umwandlung von Glukose in Glukose-6-Phosphat (G6P), erfolgt durch eine der Hexokinasen. Die vier Hexokinasen (I bis IV) sind, ähnlich den Glukosetransportern, in den Geweben unterschiedlich verteilt und zwei der Hexokinasen werden durch Insulin reguliert. Hexokinase IV, ein im allgemeinen Glukokinase genanntes 50 kDa-Enzym, wird gemeinsam mit GLUT2 in der Leber und in den β-Zellen des Pankreas angetroffen. Zwar gibt es nur ein Glukokinasegen, jedoch werden zwei unterschiedliche erste Exons und Promoter in den beiden Geweben verwendet (Printz et al., 1993a). Das Glukokinasegen in der Leber wird durch Insulin reguliert (Magnuson et al., 1989). Hexokinase II, ein 100 kDa-Enzym befindet sich gemeinsam mit GLUT4 im Skelett- und Herzmuskel- sowie im Fettgewebe. Wie GLUT4 wird Hexokinase II durch Insulin auf dem Niveau der Transkription reguliert (Printz et al., 1993b).

G6P ist ein Substrat am Verzweigungspunkt vieler Stoffwechselwege. Es kann der Glykolyse unterworfen werden und durch eine Reihe enzymatischer Prozesse, von denen viele durch Insulin gesteuert werden, zur ATP Produktion beitragen. Die Beeinflussung dieses Stoffwechselweges durch Insulin geschieht durch Gentranskription oder durch Veränderung von Enzymaktivitäten mittels Phosphorylierung oder Dephosphorylierung von Serin- oder Threoninresten. G6P kann alternativ nach Isomerisierung zu Glukose-1-Phosphat (G1P) in Glykogen eingebaut werden. Insulin fördert die Glykogenspeicherung durch Stimulation der Glykogensynthaseaktivität, dem geschwindigkeitslimitierenden Schritt der Glykogensynthese, sowie durch Hemmung der Phosphorylase, dem geschwindigkeitsbestimmenden Enzym des Glykogenabbaus. Wie bei der Glykolyse werden diese Wirkungen durch Änderung der Phosphorylierung der Enzyme erzielt. Die kovalente Modifikation von Enzymen durch Phosphorylierung/Dephosphorylierung ist ein bedeutender Wirkmechanismus des Insulins. Zum Beispiel steigert Phosphorylierung die Aktivität der Acetyl-CoA-Karboxylase und Citratlyase, während Glykogensynthase und Pyruvatdehydrogenase durch Dephosphorylierung aktiviert werden. Letzteres tritt als Ergebnis einer Aktivierung von Phosphatasen durch Insulin auf. Dutzende von Proteinen werden so modifiziert und verändern damit ihre Aktivität (Denton, 1986).

Regulation der Gentranskription Es ist mittlerweile bekannt, daß eine wichtige Funktion des Insulins die Regulation der Transkription bestimmter Gene ist. Das zu Anfang beschriebene Beispiel dieser Wirkung war die Hemmung der Transkription der Phosphoenolpyruvatcarboxykinase durch Insulin (Granner et al., 1983). Dieser Befund erklärte, wie Insulin die Glukoneogenese hemmen kann (Sasaki et al., 1984) und könnte auch erklären, warum die Leber im Zustand der Insulinresistenz übermäßig viel Glukose produziert wie es bei nicht insulinabhängigem Diabetes charakteristisch ist (Granner und O'Brien, 1992). Es gibt jetzt über 100 Beispiele von Genen, die durch Insulin reguliert werden (O'Brien und Granner, 1991), und diese Liste von Beispielen wächst weiter. Der genaue Mechanismus, durch den diese Wirkungen erzielt werden, ist nicht bekannt.

Insulinrezeptor Die Wirkungen von Insulin werden durch seine Bindung an einen Rezeptor an der Zelloberfläche eingeleitet. Derartige Rezeptoren sind an nahezu jeder Säugetierzelle vorhanden (Kahn und White,

1988), wozu nicht nur die klassischen Zielorgane des Insulins (Leber-, Muskel- und Fettgewebe), sondern auch nicht klassische Zielgewebe wie Blutzellen, Gehirnzellen und Gonadenzellen gehören. Die Anzahl an Rezeptoren pro Zelle variiert von etwa 40 pro Zelle auf Erythrozyten bis 300 000 pro Zelle auf Adipozyten und Hepatozyten.

Der Insulinrezeptor ist ein großes transmembranäres, aus zwei 135-kDa-α-Untereinheiten (719 oder 731 Aminosäuren, in Abhängigkeit davon ob eine Insertion durch geändertes mRNA-Spleissen aufgetreten ist) und zwei 95-kDa-β-Untereinheiten (620 Aminosäuren) bestehendes Glykoprotein. Die Untereinheiten sind durch Disulfidbrücken zu einem β-α-α-β-Heterotetramer zusammengefügt (Kahn und White, 1988). Beide Untereinheiten leiten sich von einem einsträngigen Vorgängermolekül ab, das jeweils die gesamte Sequenz der α und β Untereinheit enthält, und durch eine aus vier Aminosäureresten bestehende, für die weitere Umwandlung zuständige Region getrennt wird. Diese beiden Untereinheiten dienen speziell den beiden Funktionen des Rezeptors. Die α-Untereinheiten sind vollständig extrazellulär und enthalten die Insulinbindungsdomänen (siehe oben), während die β-Untereinheiten transmembranäre Proteine sind, die Tyrosinkinaseaktivität besitzen. Nach Bindung von Insulin aggregieren die Rezeptoren und werden rasch internalisiert. Da bivalente (jedoch nicht monovalente) Insulinrezeptor-Antikörper zur Quervernetzung benachbarter Rezeptoren führen und damit eine rasche Insulinwirkung nachahmen, wurde die Rezeptoraggregation als entscheidend für die Signaltransduktion vorgeschlagen. Nach Internalisierung kann der Rezeptor abgebaut oder wieder an die Zelloberfläche gebracht werden.

Tyrosinphosphorylierung und Insulin-Wirkungskaskade

Der Insulinrezeptor und die Rezeptoren verschiedener anderer Wachstumsfaktoren sind durch Liganden aktivierbare Tyrosinkinasen (siehe White und Kahn, 1994 und Kapitel 2). Andere Wachstumsfaktor-Rezeptoren, die eine derartige Aktivität entfalten, sind diejenigen für *epidermal growth factor* (EGF), IGF-I, *platelet-derived growth factor* (PDGF) und *colony-stimulating factor*-1 (Yarden und Ullrich, 1988). Die große Familie der Tyrosinkinasen umfaßt auch verschiedene durch Retroviren kodierte Proteine, die eine Transformation von Zellen hervorrufen können (z. B. Src).

Die Bindung des Hormons an die α-Untereinheiten des heterotetrameren Insulinrezeptors führt zu einer raschen intramolekularen Autophosphorylierung mehrerer Tyrosinreste in den β-Untereinheiten. Die Phosphorylierung des Rezeptors ist autokatalytisch und führt zu einer deutlichen Steigerung der Tyrosinkinaseaktivität des Rezeptors gegenüber anderen Substraten. In intakten Zellen wird der Insulinrezeptor auch an Serin- und Threoninresten wahrscheinlich mittels der Proteinkinase C und der von zyklischem AMP abhängigen Proteinkinase phosphoryliert. Eine derartige Phosphorylierung hemmt die Tyrosinkinaseaktivität des Insulinrezeptors (White und Kahn, 1994; Cheatham und Kahn, 1995).

Die Tyrosinkinaseaktivität des Insulinrezeptors scheint für die Signaltransduktion erforderlich zu sein. Eine Mutation des Insulinrezeptors mit Modifikation der ATP-Bindungstellen oder Ersatz der Tyrosinreste an wichtigen Positionen der Autophosphorylierung führt zu einer Minderung sowohl der durch Insulin stimulierten Kinaseaktivität als auch der zellulären Insulinreaktion (Ellis et al. 1986; Chou et al. 1987). Ein nicht zur Tyrosinphosphorylierung befähigter Insulinrezeptor ist biologisch inert.

Die aktivierte Rezeptorkinase leitet eine Kaskade von Vorgängen ein, indem zuerst ein Insulin-Rezeptor-Substrat-1 (IRS-1) phosphoryliert wird (White et al., 1985; White und Kahn 1994). Das phosphorylierte IRS-1 dient als Bindungsprotein für Proteine, die sogenannte Src-Homologie-2(SH2)-Domänen enthalten. Eines dieser SH2-Domänen enthaltenden Proteine ist die Phosphoinositol(PI)-3-Kinase. PI-3-Kinase ist ein aus einer 110 kDa (p110) katalytischen Untereinheit und einer 85 kDa (p85) regulierenden Untereinheit bestehendes Heterodimer. Die p85 Untereinheit enthält zwei SH2-Domänen, die an IRS-1 binden. PI-3-Kinase katalysiert die Einführung einer Phosphatgruppe bei Posphoinositolen an der Position drei des D-myo-Inositol-Rings. Diese Gruppen sind anscheinend an der Signaltransduktion beteiligt. PI-3-Kinase wird durch eine Anzahl von Hormonen, die die Mitogenese steigern, inklusive PDGF, EGF und Interleukin-4 (IL-4), aktiviert (Myers et al., 1994). Es wird nicht angenommen, daß PI-3-Kinase der eigentliche mitogenetische Mediator ist, sondern es scheinen andere Schritte z. B. die Aktivierung einer oder mehrerer Kinasen beteiligt zu sein.

Das Ras-Onkoprotein ist eines der stärksten Mitogene. Ras wurde mit dem Insulin-Wirkungsmechanismus in Verbindung gebracht, da es für seine Aktivierung von MAP-Kinasen (*mitogen activated protein*) bekannt ist, und die MAP-Kinasen ihrerseits zu den zahlreichen Kinasen gehören, die bekanntermaßen durch Insulin aktiviert werden (Avruch et al., 1994). Die biochemische Grundlage dieser Beziehung ist in den letzten Jahren aufgeklärt worden. Obwohl viele Punkte unklar bleiben, resultiert die Aktivierung von Rezeptortyrosinkinasen wie etwa dem Insulinrezeptor in einer Bindung von Grb2, einem weiteren SH2-Domänen enthaltenden Protein mit phosphoryliertem IRS-1. Grb2 bindet an den Guanin-Nukleotid-Austauschfaktor mSos. Dieser Komplex steigert die Affinität von Ras für GTP. Aktiviertes Ras bindet an Raf-1, eine Serin/Threonin-Proteinkinase, die ihrerseits die MAP-Kinase-Kaskade aktiviert. Alternativ kann das SH2-Domänen enthaltende Shc-Protein durch den aktivierten Insulinrezeptor phosphoryliert werden. Phospho-Shc bindet ebenfalls an Grb2 und aktiviert die MAP-Kinasekaskade über Ras und Raf-1, vermutlich durch Steigerung der mSos-Anlagerung an die oberflächliche Zellmembran. Obwohl der genaue Mechanismus der mitogenetischen Reaktion auf Insulin unklar ist, scheinen zahlreiche und wahrscheinlich redundante Wirkungsweisen beteiligt zu sein (White und Kahn, 1994; Avruch et al., 1994).

Die Wirkungen von Insulin auf den Stoffwechsel sind nicht so gut bekannt. Die Translokation des Adipozyten und Myozyten Glukosetransporters und die damit einhergehende Steigerung der Glukoseaufnahme ist eine wichtige Wirkung des Hormons. Die Translokation des Glukosetransporters wird durch Wortmannin, ein nPI 3-Kinase-Inhibitor, gehemmt. Der Rezeptor-IRS-1-Weg kann deshalb an diesem Effekt beteiligt sein (Kahn, 1994).

Diabetes mellitus und die physiologischen Insulinwirkungen

Diabetes mellitus ist eine Gruppe von Syndromen, die durch Hyperglykämie, veränderten Fett-, Kohlenhydrat- und Proteinstoffwechsel sowie durch ein erhöhtes Risiko von Komplikationen durch Gefäßerkrankungen charakterisiert sind. Die meisten Patienten können klinisch in insulinabhängige (IDDM oder Typ I Diabetes) und nicht-insulinabhängige Diabetiker (NIDDM oder Typ II Diabetes) eingeteilt werden. Diabetes mellitus oder Kohlenhydratintoleranz ist auch mit bestimmten anderen Störungen oder Syndromen verbunden (siehe Tabelle 60.1).

Die Inzidenz der einzelnen Diabetestypen variiert stark zwischen den verschiedenen Regionen der Welt. In den Vereinigten Staaten sind etwa 10% der Diabetiker an IDDM erkrankt, die Inzidenz beträgt 18 pro 100 000 Ein-

Tabelle 60.1 Verschiedene Formen des Diabetes mellitus

Allgemein
  Insulinabhängiger Diabetes mellitus (IDDM oder Typ I)
  Nichtinsulinabhängiger Diabetes mellitus (NIDDM oder Typ II)
  Schwangerschaftsdiabetes mellitus

Spezifisch
  Maturity onset diabetes of the young (MODY, Glukokinase Genmutation)
  Insulinrezeptormutationen (eingeschlossen Leprechaunismus-Syndrom)
  Insulingenmutationen
  Tropischer Diabetes (chronische Pankreatitis aufgrund toxischer- und Ernährungsfaktoren)
  Sekundärer Diabetes nach Pankreaserkrankungen und Operationen
  Diabetes in Verbindung mit genetischen Syndromen, z. B. Prader-Willi-Syndrom
  Sekundärer Diabetes bei Endokrinopathien

wohner pro Jahr. Die Inzidenz in Großbritannien (17 pro 100 000) ist ähnlich. Die Inzidenz des IDDM innerhalb Europas zeigt große Schwankungen. Die größte Häufigkeit findet sich in Nordeuropa (Finnland, 43 pro 100 000), die geringste im Süden (Frankreich, Italien und Israel, 8 pro 100 000). Eine Ausnahme von dieser Regel stellt die Insel Sardinien dar, auf der eine Inzidenz von 30 pro 100 000 besteht. Jedoch sind die relativ niedrigen Inzidenzziffern in Südeuropa wesentlich höher als die in Japan, welche etwa 1 pro 100 000 Einwohner betragen.

Die große Mehrheit der Diabetiker leidet an NIDDM. In den Vereinigten Staaten haben etwa 90% aller Diabetiker NIDDM. Die Inzidenz für NIDDM steigt mit dem Alter mit einer durchschnittlichen Rate von etwa 440 pro 100 000 Männer in der sechsten Lebensdekade pro Jahr. Die unterschiedliche Herkunft der Einwohner eines Landes kann ebenfalls die Inzidenz von NIDDM beeinflussen. In den USA beträgt die durchschnittliche Rate bei männlichen Afroamerikanern 540 pro 100 000 und die der Pima-Indianer 5000 pro 100 000. Im Gegensatz zum IDDM, ist die Inzidenz für NIDDM niedriger in Nordeuropa (100 bis 250 pro 100 000) als in Südeuropa (Israel, 800 pro 100 000). Obwohl auch Prävalenzzahlen für NIDDM existieren, sollte beachtet werden, daß eine vergleichbar große Anzahl an nicht diagnostizierten Fällen existiert.

In bestimmten tropischen Ländern ist die häufigste Ursache für Diabetes eine mit der Ernährung oder mit toxischen Faktoren in Zusammenhang stehende chronische Pankreatitis (also eine Form von sekundärem Diabetes). In sehr seltenen Fällen entsteht der Diabetes durch Punktmutationen im Insulingen (Chan et al., 1987). Die Substitutionen von Aminosäuren durch derartige Mutationen können zu Insulinen mit geringerer Wirkstärke oder zu einer veränderten Umwandlung von Proinsulin zu Insulin führen (siehe oben).

Sowohl genetische Faktoren als auch Umweltfaktoren spielen bei der Entwicklung des IDDM und NIDDM eine Rolle. Eine Reihe von Faktoren setzten Individuen einem hohen Risiko für die Entwicklung eines NIDDM aus. Eine positive Familienanamnese ist für diese Erkrankung prädiktiv. In Studien zeigt sich eine Konkordanzrate für NIDDM von 95% bei eineiigen Zwillingen (Pyke, 1977). Zusätzlich findet sich eine hohe NIDDM-Prävalenz bei Nachkommen von erkrankten Eltern sowie bei Geschwistern von betroffenen Individuen. Personen mit über 20% Übergewicht besitzen ebenfalls ein erhöhtes Risiko, einen NIDDM zu entwickeln. Tatsächlich sind 70% der an NIDDM Erkrankten adipös. In den USA haben bestimmte ethnische Gruppen eine höhere Inzidenz für NIDDM (Personen indianischer, afroamerikanischer, lateinamerikanischer und polynesischer Herkunft). Zusätzlich sind auch eine vor Krankheitsbeginn festgestellte gestörte Glukosetoleranz, Schwangerschaftsdiabetes, Hypertonie und deutliche Hyperlipidämie mit einem erhöhten Risiko für die Entwicklung eines NIDDM verbunden. Diese Daten legen nahe, daß eine bedeutende genetische Grundlage für NIDDM besteht, jedoch sind die hieran beteiligten genetischen Mechanismen (oder der Mechanismus) nicht bekannt (Kahn, 1994). Neuere Arbeiten zeigten, daß sowohl ein Pankreas-β-Zelldefekt als auch eine geminderte Gewebeempfindlichkeit für Insulin erforderlich sind, bevor sich der NIDDM-Phänotyp entwickeln kann. Jedoch ist NIDDM eine extrem heterogene Erkrankung, und eine Beteiligung vieler unterschiedlicher Gene ist wahrscheinlich. Zusätzlich können Umweltfaktoren eine Rolle spielen. Daher wird angenommen, daß es sich beim NIDDM um eine multifaktorielle Erkrankung handelt. Jegliche Kombination oder Summation aus genetischen Faktoren und Umweltfaktoren, die eine bestimmte Schwelle überschreitet, kann zum NIDDM führen. Die genetische Grundlage des NIDDM konnte in einer kleinen Untergruppe von Patienten festgestellt werden. Die Hälfte der Patienten mit dem MODY (*maturity-onset diabetes of the young*) genannten, sehr seltenen Typ von NIDDM haben eine Mutation des Glukokinasegens als primären Grund für ihren Diabetes. Aufgrund der geminderten Glukokinaseaktivität kommt es bei den Patienten zu einer Erhöhung der Blutglukoseschwelle für die Insulinausschüttung. Dies wiederum führt zu einer andauernden milden Hyperglykämie. Diese Form des MODY ist familiär, mit autosomal dominantem Erbgang und scheint recht unterschiedlich von dem üblichen Typ des NIDDM zu sein.

Bei dem IDDM beträgt die Konkordanzrate für eineiige Zwillinge nur 25 - 50%, was eine wichtige Rolle von Umweltfaktoren und auch von genetischen Faktoren bei dieser Erkrankung nahelegt. Es sind jedoch die genetischen Faktoren bei dem IDDM gut untersucht. Sie haben engen Bezug zu den Genen, die die Immunantwort regulieren. Es bestehen starke Hinweise dafür, daß der IDDM eine Autoimmunerkrankung der Pankreas-β-Zelle ist. Antikörper gegen Inselzellbestandteile können in 80% der Patienten mit IDDM in der Phase kurz nach Beginn oder vor Beginn der klinischen Manifestation der Erkrankung nachgewiesen werden. Die Antikörper sind sowohl gegen zytoplasmatische als auch membrangebundene Antigene gerichtet und umfassen Inselzellantikörper, Insulinautoantikörper, Antikörper gegen Glutamatdecarboxylase-65 und -67 (GAD-65 und -67), Antikörper gegen Hitzeschockprotein-65 (HSP-65) und Antikörper gegen Kälberserumalbumin.

Obwohl es heute als akzeptiert gilt, daß diese Antikörper mit der klinischen Manifestation des IDDM korrelieren, wird kontrovers diskutiert, ob anhand ihrer Anwesenheit die Entwicklung eines IDDM vorausgesagt werden kann. Die meisten prospektiven Studien zur Untersuchung der Vorhersagbarkeit des IDDM anhand von Autoantikörpern wurden an gesunden Verwandten ersten Grades von Diabetikern durchgeführt. In diesen Studien wurde festgestellt, daß die Anwesenheit von Insulin-Autoantikörpern (IAA) nur ein kleines Risiko für die Entwicklung eines IDDM mit sich bringt. Auf der anderen Seite besteht für Verwandte ersten Grades ein sehr großes Risiko für die Entwicklung eines IDDM bei Existenz von Inselzell-Antikörpern (IZA) hohen Titers und GAD-Antikörpern oder IZA in Verbindung mit IAA.

Da die meisten die Vorhersagbarkeit des IDDM untersuchenden Studien an Verwandten ersten Grades von Diabetikern durchgeführt wurden, ist nicht bekannt, ob das Auftreten von IZA bei Individuen einer Normalpopulation ein ähnliches Risiko für die klinische Manifestation eines Diabetes mit sich bringt. Die meisten verfügbaren Daten zeigen ein geringeres Risiko für die Entwicklung eines IDDM bei Anwesenheit von IZA bei Individuen einer Normalpopulation an. Es ist jedoch anzunehmen, daß wie bei Verwandten ersten Grades die Existenz von mehr als einer Form von Autoantikörpern bei Individuen aus der Normalpopulation ein bedeutenderer prädiktiver Faktor in der Entwicklung eines klinisch manifesten Diabetes darstellt (Bingley et al., 1993). Individuen mit IDDM neigen ebenfalls dazu, gegen andere endokrine Gewebe wie etwa Nebennieren, Schilddrüse und Nebenschilddrüsen gerichtete Antikörper zu besitzen. Unter ihnen findet sich auch eine höhere Inzidenz anderer Autoimmunerkrankungen.

Es besteht ein Zusammenhang zwischen IDDM und bestimmten humanen Leukozyten-Antigen(HLA)-Typen, insbesondere an den B- und Dr-Loci. Etwa 95% der Patienten mit Typ-1-Diabetes sind HLA-Dr3 und/oder -Dr4 positiv, im Vergleich zu nur 40% in der Normalpopulation (Nerup et al., 1984). Im Gegensatz dazu scheint der Haplotyp HLA-Dr2 in negativem Zusammenhang mit der Entstehung der Erkrankung zu stehen. Ein Polymorphismus der HLA-DQ-β-Kette in Position 57 korreliert sogar noch enger mit der Bereitschaft, Diabetes zu entwickeln (Todd et al., 1987). IDDM steht mit Allelen in Zusammenhang, die in Position 57 der HLA-DQ-β-Kette für Alanin, Valin oder Serin kodieren, während in dieser Position Aspartat (bei Europäern) negativ mit der Erkrankung korreliert ist (siehe Dotta und Eisenbarth, 1989). Diese Befunde schließen sowohl humorale als auch zellvermittelte Immunmechanismen in die Ätiologie des IDDM mit ein.

Der Auslöser für die Immunreaktion bleibt weiterhin unbekannt. Es finden sich direkte Hinweise auf eine virale Ursache des Diabetes bei Tieren. Beim Menschen finden sich in sehr seltenen Fällen Hinweise einer derartigen Genese (Yoon et al., 1979), jedoch findet sich bei den meisten Patienten mit IDDM kein eindeutiges diabetogenes Virus. Die Identifikation des auslösenden Mechanismus gestaltet sich schwierig, da sich die autoimmunologische Zerstörung der Pankreas-β-Zellen über einen Zeitraum von mehreren Monaten bis Jahren erstrecken kann, bis die Erkrankung manifest wird (Srikanta et al., 1983). Was auch immer die Ursache ist, das endgültige Ergebnis bei IDDM ist ein ausgedehnter und selektiver Verlust von Pankreas-β-Zellen und ein Zustand absoluten Insulinmangels.

Die Situation bei dem NIDDM ist nicht so klar zu umreißen. Die meisten Studien zeigen, daß eine Minderung in der β-Zellmenge bei NIDDM Patienten besteht. Adipositas, Dauer des Diabetes und vorherrschende Hyperglykämie können die Interpretation der Daten möglicherweise erschweren, jedoch wurde in Studien, die bezüglich dieser Variablen standardisiert waren, eine etwa 50%ige Reduktion der β-Zellmasse bei Patienten mit NIDDM im Vergleich zu gesunden Probanden mitgeteilt (Leahy, 1990). Wegen des heterogenen Charakters des NIDDM wurden die mittleren 24-Stunden-Insulin-Plasmakonzentration von Patienten untersucht und gezeigt, daß diese von niedrigen über normale und sogar bis zu erhöhten Werten schwanken. Es ist jedoch wichtig, sich vor Augen zu führen, daß die Routine-Radioimmunassay-Untersuchung Insulinvorläufer (Proinsulin) und intermediäre Formen von Proinsulin (32/33 und 64/65 „split"-Insulin) nachweist. In Studien, bei denen spezifische Nachweismethoden für Insulin und Proinsulin benutzt wurden (Temple et al., 1989), konnte gezeigt werden, daß die „wahren" Insulinwerte von „hyperinsulinämischen" NIDDM Patienten in Wahrheit nicht größer oder sogar deutlich niedriger waren als bei Kontrollpersonen. Deshalb haben erhöhte Proinsulinmengen die korrekte Beurteilung des erniedrigten Insulinspiegels bei Patienten mit NIDDM beeinträchtigt.

Bei gesunden Personen trägt Proinsulin nur wenig zu den basalen immunreaktiv nachweisbaren Insulinkonzentrationen bei. Proinsulin macht etwa 6% des immunreaktiv nachweisbaren Insulins in der Portalvene aus. Jedoch beträgt der Anteil an Proinsulin in der systemischen Zirkulation aufgrund seiner längeren Halbwertszeit (etwa 44 Minuten) und zehnmal langsameren Metabolisierung 10% des immunreaktiv gemessenen Insulins. Diese Menge ist unter physiologischen Bedingungen unbedeutend, da Proinsulin nur etwa 5% der metabolischen Wirkung von Insulin besitzt (Davis et al., 1991b). Nichtsdestoweniger zeigen neuere Ergebnisse, daß das Plasmaproinsulin bei NIDDM auf etwa 20% des immunreaktiven Gesamtinsulins erhöht ist. Außerdem steigen die Proinsulinspiegel durch jede β-Zellstimulation.

NIDDM ist ebenfalls mit vielen verschiedenen Defekten in der Insulinsekretion assoziiert. Die früheste Manifestation ist ein Verlust der regelmäßigen Periodizität der Insulinsekretion. Zum Zeitpunkt der Diagnose findet sich ein deutlicher Defekt in der Erstphase der Insulinsekretion nach intravenöser Glukosebelastung. Die Reaktionen auf andere Sekretagoge (z. B. Isoproterenol oder Arginin) sind erhalten, jedoch ist die Potenzierung durch Glukose geringer (Weir et al., 1986; Leahy et al., 1987). Diese Veränderungen der β-Zelle sind wahrscheinlich sekundär durch Desensitisierung aufgrund chronischer Hyperglykämie bedingt. Die Beziehung zwischen Nüchtern-Blutglukose und Plasma-Insulinkonzentration bei Patienten mit NIDDM ist biphasisch. Patienten mit Nüchtern-Blutglukose Werten zwischen 6 - 10 mM (108 - 180 mg/dl) haben Insulinplasmakonzentrationen, die sowohl nüchtern als auch nach Stimulation denen euglykämischer Vergleichspersonen entsprechen. Schwerer hyperglykämische Personen sind klar hypoinsulinämisch. Die Insulinspiegel bei mild hyperglykämischen NIDDM-Patienten sind, obwohl mit denen von euglykämischen Kontrollpersonen vergleichbar, unverhältnismäßig niedrig, da sie in Zusammenhang mit dem hyperglykämischen Stimulus erhöht sein müßten.

Beinahe alle Formen des Diabetes mellitus sind durch einen Rückgang der Insulinkonzentration im Kreislauf (Insulinmangel) und durch einem Rückgang der Empfindlichkeit der peripheren Gewebe auf Insulin (Insulinresistenz) bedingt. Diese Störungen führen zu Veränderungen im Stoffwechsel von Kohlenhydraten, Lipiden, Ketonen und Aminosäuren; das wichtigste Merkmal des Syndroms ist die Hyperglykämie (siehe Abbildung 60.4).

Insulin senkt die Konzentration von Glukose im Blut durch Hemmung der hepatischen Glukoseproduktion und durch Stimulation der Glukoseaufnahme und Verstoffwechselung durch Muskel- und Fettgewebe (siehe Tabelle 60.2). Diese beiden wichtigen Effekte treten bei verschiedenen Insulinkonzentrationen auf. Die Glukoseproduktion wird durch eine Insulinkonzentration von etwa 20 µU/ml halbmaximal gehemmt, während die Glukoseverstoffwechselung bei etwa 50 µU/ml halbmaximal gesteigert wird. Bei beiden Diabetestypen antagonisiert Glukagon (dessen Plasmaspiegel bei unbehandelten Patienten erhöht ist) die Insulinwirkung auf die Leber durch Stimulation der Glykogenolyse und Glukoneogenese, hat jedoch relativ wenig Einfluß auf die periphere Glukoseverwertung. Daher findet sich bei dem Diabetiker, der insulindefizient oder insulinresistent und hyperglukagonämisch ist, eine Erhöhung der hepatischen Glukoseproduktion, eine Reduktion in der peripheren Glukoseaufnahme und ein Rückgang der Umwandlung von Glukose in Glykogen in der Leber (Foster, 1984).

Veränderungen in der Insulin- und Glukagonsekretion haben ebenfalls tiefgreifende Auswirkungen auf den Lipid-, Keton- und Proteinmetabolismus. Bei Konzentrationen unterhalb des zur Stimulation der Glukoseaufnahme erforderlichen Niveaus hemmt Insulin die hormonsensitive Lipase im Fettgewebe und hemmt so die Hydrolyse von in Adipozyten gespeicherten Triglyceriden. Das wirkt der lipolytischen Wirkung von Katecholaminen, Kortisol und Wachstumshormonen entgegen und senkt die Konzentrationen von Glycerol (ein Substrat der Glukoneogenese) und freien Fettsäuren (ein Substrat der Ketonkörpersynthese und ein wichtiger Energielieferant für die Glukoneogenese). Diese Insulinwirkungen sind bei dem Diabetiker defizient, was zu gesteigerter Glukoneogenese und Ketogenese führt.

Die Leber bildet Ketonkörper durch die Oxidation freier Fettsäuren zu Acetyl-CoA, welches dann zu Acetoacetat und β-Hydroxybutyrat umgewandelt wird. Der initiale Schritt in der Fettsäureoxidation ist der Transport der Fettsäuren in die Mitochondrien. Dies schließt die Umwandlung der CoA- und Carnitinester der Fettsäuren ineinander durch das Enzym Acylcarnitintransferase ein. Die Aktivität dieses Enzyms wird durch intramitochondriales Malonyl-CoA, eines der Produkte der Fettsäuresynthese, gehemmt. Unter normalen Bedingungen hemmt Insulin die Lipolyse, stimuliert die Fettsäuresynthese (hierdurch wird die Konzentration von Malonyl-CoA gesteigert) und senkt die Konzentration von Carnitin in der Leber. All diese Faktoren reduzieren die Ketonkörperproduktion. Im Gegensatz dazu stimuliert Glukagon die Ketonkörperproduktion durch Erhöhung der Fettsäureoxidation und Reduktion der Malonyl-CoA-Konzentration. Bei einem Diabetespatienten, insbesondere einem Patienten mit IDDM, erzeugen der Insulinmangel und der Glukagonüberschuß ein hormonales Milieu, daß die Ketogenese fördert und bei fehlender adäquater Therapie zur Ketonämie und Azidose führen kann (siehe Foster, 1984).

Insulin steigert ebenfalls die Transkription der Lipoprotein-Lipase im Kapillarendothel. Dieses Enzym hydrolysiert die in den *very-low-density lipoproteins* (VLDL) und in den Chylomikronen enthaltenen Triglyceride, was zur Entstehung von *intermediate-density lipoproteins* (IDL) führt (siehe auch Kapitel 36). Die IDL-Partikel werden von der Leber in die an Cholesterol noch reicheren *low-density lipoproteins* (LDL) umgewandelt. So tritt bei unbehandelten oder unterbehandelten Diabetikern eine Hypertriglyceridämie und Hypercholesterinämie häufig auf. Zusätzlich kann ein Insulinmangel mit einer erhöhten VLDL-Produktion einhergehen.

Die bedeutende Rolle des Insulins im Proteinmetabolismus des Diabetikers wird normalerweise nur bei dauerhaft mangelhafter therapeutischer Kontrolle der Erkrankung evident. Insulin stimuliert die Aufnahme von Aminosäuren und die Proteinsynthese und hemmt den Proteinabbau im Muskel und anderen Geweben; es erzeugt so eine Abnahme in den Plasmakonzentrationen der meisten Aminosäuren. Gemeinsam mit Glutamin ist Alanin ein Hauptsubstrat der Glukoneogenese. Insulin senkt die Alaninkonzentrationen während hyperinsulinämischen, euglykämischen Zuständen. Die Rate der Alaninproduktion wird durch die gesteigerte Transami-

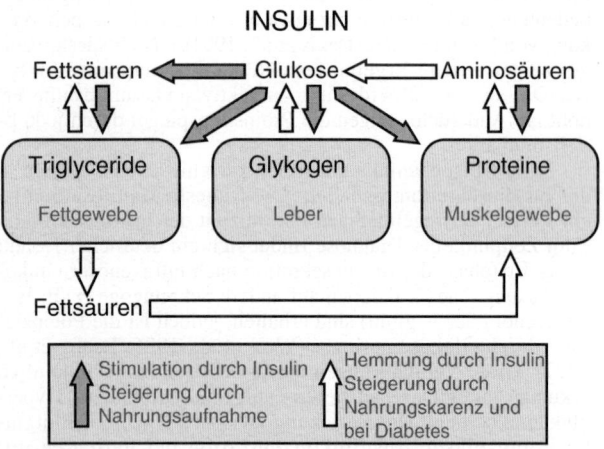

Abbildung 60.4 Übersicht über die Insulinwirkungen. Insulin stimuliert die Speicherung von Glukose in Form von Glykogen in der Leber sowie in Form von Triglyceriden in Fettgewebe und von Aminosäuren in Form von Proteinen im Muskelgewebe. Insulin fördert ebenfalls die Glukoseverwertung im Muskelgewebe zur Energiegewinnung. Diese Stoffwechselwege, welche ebenfalls im postprandialen Zustand gesteigert sind, sind durch die ausgefüllten blauen Pfeile angezeigt. Insulin hemmt den Abbau von Triglyceriden, Glykogen und Proteinen sowie die Umwandlung von Aminosäuren in Glukose (Glukoneogenese), was durch die nicht ausgefüllten, weißen Pfeile angezeigt ist. Diese Stoffwechselwege werden durch Nahrungskarenz und Diabetes mellitus gesteigert. Die Umwandlung von Aminosäuren in Glukose und von Glukose in Fettsäuren tritt vornehmlich in der Leber auf.

Tabelle 60.2 Glukosesenkende Wirkungen des Insulins

LEBER	MUSKEL	FETTGEWEBE
hemmt hepatische Glukoseproduktion (senkt Glukoneogenese und Glykogenolyse)	stimuliert Glukoseaufnahme	stimuliert Glukoseaufnahme (verglichen mit Muskelgewebe in geringerer Menge)
stimuliert hepatische Glukoseaufnahme	hemmt den Transport von Vorläufern der Glukoneogenese zur Leber (z. B. Alanin, Laktat und Pyruvat)	hemmt den Transport von Vorläufern der Glukoneogenese zur Leber (Glycerin) und reduziert die Bereitstellung von Energieträgern für die Glukoneogenese (nicht-veresterte Fettsäuren)

nierung von Pyruvat zu Alanin teilweise aufrechterhalten. Jedoch übertrifft die Alaninutilisation bei weitem die Alaninproduktion (bedingt durch erhöhte Aufnahme und fraktionierter Extraktion dieser Aminosäure in der Leber), wodurch ein Abfall der peripheren Alaninkonzentration resultiert. Bei einem mangelhaft behandelten diabetischen Patienten findet sich eine erhöhte Umwandlung von Alanin aus Glukose, welche zur beschleunigten Glukoneogenese beiträgt. Die Umwandlung größerer Mengen von Aminosäuren führt auch zu einer vermehrten Synthese und Auscheidung von Harnstoff und Ammoniak. Zusätzlich finden sich, als Ergebnis einer gesteigerten Proteolyse, herabgesetzter Proteinsynthese und erhöhter Freisetzung von verzweigtkettigen Aminosäuren aus der Leber, erhöhte zirkulierende Konzentrationen an verzweigtkettigen Aminosäuren.

Ein beinahe pathognomonisches Merkmal des Diabetes mellitus ist die Verbreiterung der kapillären Basalmembran sowie andere Gefäßveränderungen, die während des Verlaufs der Erkrankung auftreten. Die Kumulation der Effekte führt zu einer zunehmenden Verschmälerung der Gefäßlumina, was zu einer unzureichenden Perfusion in kritischen Regionen bestimmter Organe führt. Die Matrix ist in vielen Gefäßwänden, in der Basalmembran der Retina (Kohner et al., 1982) und in den Mesangiumzellen der Glomerula der Niere (Maurer et al., 1984) vermehrt. In vielen großen Gefäßen trägt die Zellproliferation zur Lumenverschmälerung bei. Diese pathologischen Veränderungen tragen zu einigen der bedeutenden diabetischen Komplikationen einschließlich vorzeitiger Atherosklerose, interkapillärer Glomerulosklerose, Retinopathie, Neuropathie sowie Ulzeration und Gangrän der Extremitäten bei.

Es entstand die Hypothese, daß der für die Entstehung der meisten diabetischen Komplikationen verantwortliche Faktor die langfristige Exposition der Gewebe gegenüber Glukose ist (Pirart, 1978), und neuere Ergebnisse des *Diabetes Control and Complications Trial* (DCCT) haben diese Frage definitiv positiv beantwortet.

Der DCCT (DCCT Research Group, 1993) war eine randomisierte, multizentrische, klinische Studie zum Vergleich der intensivierten mit der konventionellen Insulintherapie mit der Zielsetzung, deren Effekte bezüglich der Entwicklung der frühzeitigen vaskulären und neurologischen Komplikationen des IDDM zu untersuchen. Der intensivierte Therapieplan wurde entwickelt, um die Blutglukose mittels dreier oder mehr täglich verabreichter Insulininjektionen durch eine externe Pumpe möglichst innerhalb des normalen Bereiches zu halten. Die konventionelle Insulintherapie bestand aus einer oder zwei Insulininjektionen täglich. Zwei Gruppen von Patienten wurden zur Beantwortung verschiedener, jedoch ähnlicher Fragen untersucht. Die erste Frage war, ob das intensivierte Therapieregime die Entstehung von diabetischen Gewebekomplikationen wie diabetischer Retinopathie, Nephropathie und Neuropathie verhindern könnte (Primärprävention). Die zweite Frage war, ob das intensivierte Therapieregime die Progredienz bestehender Gewebekomplikationen verlangsamen könnte (sekundäre Intervention).

Die Ergebnisse der DCCT waren eindeutig. In der Gruppe der Primärprävention minderte die intensivierte Insulintherapie das mittlere Risiko für die Entwicklung einer diabetischen Retinopathie um 76% im Vergleich zu der konventionellen Therapie. In der Gruppe der sekundären Intervention verlangsamte die intensivierte Insulintherapie die Progression der Retinopathie um 54%. Das Risiko einer Nephropathie wurde um 34% in der Gruppe primärer Prävention und um 43% in der Gruppe sekundärer Intervention reduziert. Damit vergleichbar wurde die Neuropathie um etwa 60% in beiden Gruppen, Primärprävention und Sekundärintervention, reduziert. Die Entwicklung einer Hypercholesterinämie wurde in beiden Gruppen durch intensivierte Insulintherapie um 34% gesenkt. Aufgrund des geringen Alters der Patienten ging man davon aus, daß die Beobachtung therapieabhängiger Unterschiede für makrovaskuläre Komplikationen unwahrscheinlich sein würde. Trotzdem senkte die intensivierte Therapie das Risiko makrovaskulärer Erkrankungen in beiden Gruppen um 41%. Hieraus wird klar, daß die Verbesserung der täglichen Kontrolle und Behandlung der Blutglukose zu einem dramatischen Rückgang sowie zu einer Verlangsamung der Progression diabetischer Gewebekomplikationen führt.

Eine ernste Komplikation der intensivierten Insulintherapie war ein gehäuftes Auftreten schwerer Hypoglykämien. Patienten, die die intensivierte Therapie erhielten, hatten ein dreifach erhöhtes Risiko für die Entwicklung einer schweren Hypoglykämie (Blutglukose unter 50 mg/dl oder 2,8 mM und die Notwendigkeit von Erste-Hilfe-Maßnahmen Dritter) bzw. eines hypoglykämischen Komas als konventionell behandelte Personen. Deshalb enthalten die von der *American Diabetes Association* herausgegebenen Therapierichtlinien eine Kontraindikation für die Durchführung einer nächtlichen Stoffwechselbeeinflussung bei Kindern unter zwei Jahren sowie den Rat zu extremer Vorsicht bei Kindern zwischen zwei und sieben Jahren, da eine Hypoglykämie die Gehirnentwicklung negativ beeinflussen könnte. Ältere Patienten mit ausgeprägter Arteriosklerose könnten ebenfalls eine erhöhte Vulnerabilität gegenüber andauernden Schädigungen durch Hypoglykämie aufweisen.

Die DCCT wurde an relativ jungen Patienten mit IDDM durchgeführt. Es stellte sich die Frage, ob eine intensivierte Therapie ähnliche Vorteile auch bei den NIDDM-Patienten mittleren und höheren Alters bringen würde. Theoretisch müßten die Ergebnisse der DCCT auch auf Patienten mit NIDDM anwendbar sein. Die pathologischen Veränderungen an Auge, Niere und Nerven scheinen bei dem IDDM und dem NIDDM ähnlich zu sein, und es ist wahrscheinlich, daß die gleichen oder ähnliche Pathomechanismen diesen Veränderungen zugrunde liegen. Jedoch könnte aufgrund der höheren Prävalenz makrovaskulärer Komplikationen bei älteren Patienten mit NIDDM eine größere Vulnerabilität für die Folgen schwerer Hypoglykämien bestehen. Daher sollte, wie bei jedem Fall von Diabetes, die Therapie individuell angepaßt werden. Nichtsdestoweniger weisen die Ergebnisse der DCCT darauf hin, daß viele im übrigen gesunde NIDDM-Patienten eine exakte metabolische Kontrolle anstreben sollten.

Die toxischen Effekte der Hyperglykämie können die Folge einer Ansammlung nichtenzymatisch glykosylierter Produkte und osmotisch wirksamer Zuckeralkohole wie z. B. Sorbitol in Geweben sein. Die Wirkungen von Glukose auf den Zellmetabolismus können ebenfalls verantwortlich sein (Brownlee und Cerami, 1981). Die kovalente Verbindung von Glukose mit Hämoglobin liefert eine bequeme Methode, Hinweise für den glykämischen Zustand des Patienten über einen längeren Zeitraum zu gewinnen. Das Hämoglobin erfährt eine Glykosylierung an seinem aminoterminalen Valinrest und bildet eine Glukosyl-Valinverbindung des Hämoglobins, genannt Hämoglobin-A1C (Garlick et al., 1983). Die Halbwertszeit des modifizierten Hämoglobins ist mit der des Erythrozyten identisch (etwa 120 Tage). Da die Menge an gebildetem glykosyliertem Hämoglobin proportional zu der Glukosekonzentration und der Expositionszeit des Proteins gegenüber Glukose ist, spiegelt die Hämoglobin-A1C-Konzentration in der Zirkulation die Schwere der Hyperglykämie über einen längeren Zeitraum (etwa vier bis zwölf Wochen) vor Probenentnahme wider. Somit zeigt eine Erhöhung des Hämoglobin-A1C von 5% auf 10% eine langfristige Verdopplung der mittleren Blutglukose-Konzentration an. Obwohl dieser Test breite Anwendung findet, ist die Messung anderer glykosylierter Proteine (z. B. Albumin) mit kürzerer Lebensdauer bei der Behandlung schwangerer Diabetikerinnen ebenfalls von Nutzen.

Glykosylierte Substanzen akkumulieren in Geweben und können im weiteren Verlauf quervernetzte Proteine, sog. *advanced glycosylation end products* bilden (Kent et al., 1985). Es ist möglich, daß die nichtenzymatische Glykosylierung für die Vermehrung der Matrix der Gefäßwand und damit für die Gefäßkomplikationen des Diabetes direkt verantwortlich ist. Die Inkubation von Kollagen mit Glukose führt *in vitro* zu einer Quervernetzung (*cross-linking*) der Moleküle. Auch zirkulierende Proteine lagern sich irreversibel in den Basalmembranen der retinalen und glomerulären Arteriolen von an Diabetes Erkrankten ab (Cohn et al., 1978; Michael and Brown, 1981). Die veränderte zelluläre proliferative Aktivität in Gefäßläsionen diabetischer Patienten könnte ebenfalls durch diesen Vorgang erklärt werden, da Makrophagen Rezeptoren für die Endprodukte der nichtenzymatischen Glykosylierung zu besitzen scheinen. Die Bindung derartiger glykosylierter Proteine an Makrophagen innerhalb der Gefäßläsionen kann die Produktion von Zytokinen wie z. B. Tumor-Nekrose-Faktor und Interleukin-1 stimulieren, was wiederum abbauende Prozesse in mesenchymalen sowie Wachstum und Proliferation fördernde Prozesse in endothelialen Zellen erzeugen kann.

Zusätzlich existieren weitere Erklärungen für die toxischen Auswirkungen der Hyperglykämie. Die intrazelluläre Glukose wird durch das Enzym Aldosereduktase in ihren entsprechenden Zuckeralkohol Sorbitol umgewandelt (Burg und Kador, 1988), wobei die Umwandlungsrate von der Glukosekonzentration in der Umgebung abhängt. Dies gilt insbesondere für Gewebe wie die Linse, Retina, arterielle Gefäßwand und die Schwannzellen peripherer Nerven. Bei Diabetikern und auch bei diabetischen Nagetieren finden sich erhöhte intrazelluläre Sorbitolkonzentrationen, die zu einer gesteigerten Osmose und Gewebsschädigung beitragen können. Hemmstoffe der Aldosereduktase werden zur Zeit für ihren therapeutischen Einsatz bei diabetischer Neuropathie und Retinopathie geprüft. Die Ergebnisse von Studien mit diesen Präparaten waren bisher jedoch in gewissem Maße widersprüchlich und nicht aussagekräftig (Übersicht von Frank, 1994).

Glukose konkurriert im Nervengewebe und wahrscheinlich auch in anderen Geweben mit Myoinositol um den Transport nach intrazellulär (Green et al., 1987). Eine Reduktion der zellulären Konzentration von Myoinositol könnte zu einer veränderten Nervenfunktion und zur Neuropathie beitragen. Die *de novo* Synthese von Diacylglycerol könnte ebenfalls durch Hyperglykämie gesteigert werden, was eine dauerhafte Aktivierung der Proteinkinase C erleichtern könnte (Lee et al., 1989).

Insulintherapie

Die Insulintherapie ist das wichtigste Behandlungsprinzip bei nahezu allen IDDM- und vielen NIDDM-Patienten. Wenn notwendig, kann Insulin intravenös oder intramuskulär appliziert werden. Jedoch basiert die langfristige Therapie hauptsächlich auf der subkutanen Injektion des Hormons. Die subkutane Insulingabe unterscheidet sich von seiner physiologischen Sekretion in zwei wichtigen Punkten: Die Kinetik ahmt nicht den normalen, sehr raschen Anstieg und Abfall der Insulinsekretion als Folge der Nahrungsaufnahme nach, und Insulin diffundiert in die periphere Zirkulation anstatt in den Portalkreislauf freigesetzt zu werden. Dies bewirkt, daß der vornehmliche Effekt des physiologisch sezernierten Insulins auf den Lebermetabolismus bei der Insulintherapie nicht besteht. Trotzdem wird bei exakter Behandlung ein eindeutiger Therapieerfolg erzielt.

Insulinpräparationen können entsprechend ihrer Wirkungsdauer in kurz-, intermediär- und langwirksame und nach ihrer Herkunft in Human-, Schweine-, Rinder- oder gemischte Rinder- und Schweineinsuline eingeteilt werden. Als Ergebnis der Herstellung mit rekombinanten DNA-Techniken ist Humaninsulin nun weit verbreitet. Schweineinsulin unterscheidet sich von humanem Insulin durch eine Aminosäure (Alanin anstelle von Leucin am carboxyterminalen Ende der B-Kette, d. h. in Position B30). Rinderinsulin unterscheidet sich von humanem Insulin an zwei weiteren Positionen in der A-Kette (Threonin und Isoleucin sind an den Positionen A8 und A10 jeweils durch Alanin und Valin ersetzt). Bis in die erste

Hälfte der 70er Jahre enthielten kommerziell erhältliche Insulinpräparate Proinsulin oder dem Glukagon verwandte Substanzen, *pancreatic polypeptide*, Somatostatin und *vasoactive intestinal polypeptides*. Diese Verunreinigungen konnten seit der Einführung von monokomponenten Schweineinsulinen vermieden werden. In den späten 70er Jahren wurde intensiv an der Entwicklung von biosynthetischem Humaninsulin gearbeitet. Dies führte zur erstmaligen Verabreichung von Humaninsulin an gesunde Freiwillige im Sommer des Jahres 1980.

Die physikalischen und chemischen Eigenschaften von Human-, Schweine- und Rinderinsulin unterscheiden sich aufgrund ihrer Aminosäuresequenz. Durch rekombinante DNA-Technologie gewonnenes Humaninsulin ist besser in wässeriger Phase löslich als Insulin des Schweins, da es Threonin anstelle des Alanin enthält, was eine zusätzliche Hydroxylgruppe enthält. Alle Präparationen werden jetzt mit neutralem pH geliefert, was die Stabilität verbessert und eine Lagerung bei Raumtemperatur für viele Tage erlaubt.

Einteilung in Einheiten Für die therapeutische Anwendung wird die Insulindosis und Konzentration in Einheiten (units, U) angegeben. Diese Tradition geht auf die Zeit zurück, als die Präparationen des Hormons nicht rein waren und eine Standardisierung durch ein Bioassay notwendig war. Eine Einheit Insulin entsprach der Menge, die zur Senkung der Blutglukose eines Kaninchens unter Nahrungskarenz auf 45 mg/dl (2,5 mM) notwendig war. Nahezu alle kommerziellen Insulinpräparationen werden als Lösung oder Suspension mit einer Konzentration von 100 U/ml geliefert, was etwa 3,6 mg Insulin pro ml (0,06 mM) entspricht. Für Patienten mit einer Resistenz gegenüber Insulin ist das Hormon ebenfalls in einer stärker konzentrierten Form erhältlich.

Klassifikation der Insuline Kurz- oder schnell wirkende Insuline sind einfache Lösungen von normalem, kristallinem Zinkinsulin (Altinsulin) gelöst in einem Puffer bei neutralem pH. Diese Präparationen haben den schnellsten Wirkungsbeginn, jedoch die kürzeste Wirkungsdauer (siehe Tabelle 60.3). Schnell wirksames Insulin sollte üblicherweise 30 - 45 Minuten vor den Mahlzeiten injiziert werden (Dimitriadas und Gerich, 1983). Normalinsulin kann ebenfalls intravenös oder intramuskulär gegeben werden. Nach intravenöser Injektion findet ein rascher Abfall der Blutglukosekonzentration statt, der seinen tiefsten Stand in 20 - 30 Minuten erreicht. Bei Fehlen einer anhaltenden Insulininfusion wird das Hormon sehr schnell eliminiert und gegenregulatorische Hormone (Glukagon, Adrenalin, Noradrenalin, Kortisol und Wachstumshormon) bringen die Plasmaglukose innerhalb von zwei bis drei Stunden wieder auf den Ausgangswert. In Abwesenheit einer normalen gegenregulatorischen Reaktion (z. B. bei Diabetikern mit autonomer Neuropathie) wird die Plasmaglukose-Konzentration für viele Stunden nach einem Insulinbolus von 0,15 U/kg supprimiert sein, weil die zellulären Wirkungen des Insulins noch lange Zeit nach seiner Elimination aus dem Plasma fortbestehen. Intravenöse Insulininfusionen sind bei Patienten mit Ketoazidose und in Situationen mit schnell wechselndem Insulinbedarf z. B. perioperativ, während der Geburt und Entbindung und in intensivmedizinischen Situationen von Nutzen (siehe unten).

Bei stabilen Stoffwechselverhältnissen wird Normalinsulin üblicherweise subkutan und in Kombination mit einem intermediär wirkendem oder lang wirkendem Insulin verabreicht. Kurzwirksames Insulin ist die einzige Form des Hormons, die mit subkutanen Infusionspumpen benutzt werden kann. Spezielle, gepufferte Formulierungen von Normalinsulin wurden für die letztere Funktion hergestellt. Diese kristallisieren während der langsamen Infusion, die mit der genannten Therapieform verbunden ist, in den Infusionssystemen wesentlich seltener aus (Lougheed et al., 1980).

Die Resorptionskinetik von semilentem Insulin (*prompt insulin zinc suspension*) und Normalinsulin ist vergleichbar, jedoch hat semilentes Insulin eine längere Wirkdauer. Es ist lediglich als Insulin tierischer Herkunft (Rind, Schwein) erhältlich und wird heute nur noch sehr selten verwandt.

Intermediär wirkende Insuline sind so präpariert, daß sie sich nach subkutaner Gabe langsamer und gleichmäßiger auflösen, ihre Wirkungsdauer ist daher länger. Die beiden am häufigsten verwandten Präparationen sind Neutrales-Protamin-Insulin-Hagedorn (NPH-Insulin, Isophaninsulin-Suspension) und Lente-Insulin (Insulin-Zink-Suspension). NPH-Insulin ist eine Insulinsuspension als Komplex mit Zink und Protamin in einem Phosphatpuffer. Lente-Insulin ist ein Gemisch aus kristallisierten (Ultralente) und amorphen (Semilente) Insulinen in einem Acetatpuffer, welcher die Löslichkeit des Insulins stark herabsetzt. Die pharmakokinetischen Eigenschaften von humanem, intermediär wirkendem Insulin sind leicht unterschiedlich

Tabelle 60.3 Eigenschaften von Insulinpräparationen

TYP	AUSSEHEN	PROTEIN-ZUSATZ	ZINK-GEHALT, mg/100 U	PUFFER*	WIRKUNGSDAUER IN STUNDEN#		
					Beginn	Maximum	Dauer
kurz wirkend							
normal (kristallin)	klar	Nein	0,01-0,04	Nein	0,3-0,7	2-4	5-8
semilente	trüb	Nein	0,2-0,25	Acetat	0,5-1	2-8	12-16
intermediär wirkend							
NPH (Isophan)	trüb	Protamin	0,016-0,04	Phosphat	1-2	6-12	18-24
Lente	trüb	Nein	0,2-0,25	Acetat	1-2	6-12	18-24
lang wirkend							
Ultralente	trüb	Nein	0,2-0,25	Acetat	4-6	16-18	20-36
Protamin-Zink	trüb	Protamin	0,2-0,25	Phosphat	4-6	14-20	24-36

* Zur Zeit werden alle Insulinpräparationen bei pH 7,2-7,4 geliefert
# Dies sind annähernde Zahlen. Es bestehen nennenswerte Variationen von Patient zu Patient und von Zeitpunkt zu Zeitpunkt beim jeweiligen Patienten.

gegenüber den Präparationen vom Schwein. Humaninsuline haben einen schnelleren Wirkungseintritt und eine kürzere Wirkungsdauer als Insuline von Schwein. Dieser Unterschied kann auf den stärker hydrophoben Eigenschaften des Humaninsulins oder auf Unterschieden in der Interaktion von Human- und Schweineinsulinen mit Zink- und Protaminkristallen beruhen. Dieser Unterschied kann zu einem Problem in der Wahl des optimalen Injektionszeitpunktes führen; Humaninsulinpräparationen würden, wenn vor dem Abendessen verabreicht, keine ausreichende Wirkungsdauer aufweisen, um einer morgendlichen Hyperglykämie vorzubeugen. Es ist zu bedenken, daß keine Beweise für unterschiedliche pharmakodynamische Effekte von Lente- oder NPH-Insulinen bestehen, wenn diese gemeinsam mit Normalinsulin in einem zweimal täglichen Dosierungsschema verwendet werden (Tunbridge et al., 1989). Intermediär wirkende Insuline werden entweder einmal täglich vor dem Frühstück oder zweimal täglich verabreicht. Bei Patienten mit NIDDM kann zur Nacht gegebenes intermediär wirkendes Insulin helfen, die Nüchtern-Blutglukose zu normalisieren (Riddle, 1985). Wird Lente-Insulin mit Normalinsulin gemischt, dann kann sich nach vielen Stunden ein Anteil des Normalinsulins zu einem Komplex mit dem enthaltenen Protamin oder Zn^{2+} bilden, wodurch die Absorption des kurz wirksamen Insulins verlangsamt werden kann (Colagiuri und Villalobos, 1986). NPH-Insulin verlangsamt die Wirkung von Normalinsulin nicht, wenn die beiden Präparate vom Anwender kräftig gemischt werden oder wenn das Gemisch als fertiges, kommerziell erhältliches Präparat vorhanden ist (siehe unten; Davis et al., 1991a).

Ultralente-Insulin (*extended insulin zinc suspension*) und Protamin-Zink-Insulin-Suspension sind lang wirkende Insuline. Sie haben einen sehr langsamen Wirkungsbeginn und ein verspätetes und abgeflachtes Wirkungsmaximum. Die Gabe dieser Präparate wurde zur Herstellung einer niedrigen, basalen Konzentration von Insulin über den gesamten Tag empfohlen. Die lange Halbwertszeit der Ultralente-Insuline macht es schwierig, eine optimale Dosis zu bestimmen, da zum Erreichen eines Steady-state mehrere Tage Therapie notwendig sind. Entsprechend den intermediär wirkenden Insulinen besitzt Ultralente-Insulin vom Schwein oder Rind eine noch stärker verlängerte Wirkungsdauer als humanes Ultralente-Insulin. Einmal oder zweimal täglich gegebene Dosen werden entsprechend der nüchternen Blutglukosekonzentration angepaßt. Protamin-Zink-Insulin wird aufgrund seiner unvorhersehbaren und verlängerten Wirkdauer heute nur noch selten verwandt und ist in den Vereinigten Staaten nicht mehr erhältlich. In den USA für den klinischen Gebrauch erhältliche Insulinpräparationen sind in Tabelle 60.4 angegeben.

Eine große Streubreite in der Kinetik der Insulinwirkung zwischen verschiedenen Personen und sogar auch bei einer Person muß betont werden. Die Zeit bis zum maximalen hypoglykämischen Effekt und die Zeit bis zum Maximum der Insulinspiegel kann um 50% schwanken. Diese Variabilität wird zumindest teilweise durch große Schwankungen in der subkutanen Absorption hervorgerufen. Es wurde häufig gesagt, daß die Schwankungen bei Verwendung von intermediär und lang wirksamen Insulinen spürbarer sind. Jedoch zeigten neuere Ergebnisse, daß auch bei Gabe von Normalinsulin ähnliche Schwankungen auftreten (Davis et al., 1991a). Wenn diese Variabilität sich mit den normalen Schwankungen in der Nahrungsaufnahme und körperliche Aktivität kombiniert, dann ist es manchmal überraschend, wie viele Patienten trotzdem eine gute Kontrolle ihrer Blutglukosekonzentrationen erreichen.

Indikationen und Therapieziele Die subkutane Gabe von Insulin ist die primäre Behandlung für alle Patienten mit IDDM, für Patienten mit NIDDM, die nicht ausreichend mit Diät und/oder oralen Antidiabetika behandelt werden können, und für Patienten mit Postpankreatektomie-Diabetes oder Schwangerschaftsdiabetes (Frazier et al., 1987). Zusätzlich ist Insulin von entscheidender Bedeutung in der Behandlung der diabetischen Ketoazidose und auch von großer Bedeutung in der Behandlung des nichtketotischen hyperglykämischen Komas sowie in der perioperativen Behandlung sowohl der IDDM- als auch der NIDDM-Patienten. In allen Fällen ist das Ziel die Normalisierung nicht nur der Blutglukose, sondern auch aller anderen Stoffwechselvorgänge, wobei letzteres schwierig zu erreichen ist. Eine optimale Behandlung erfordert ein koordiniertes Zusammenspiel von Ernährung, körperlicher Aktivität und Insulingabe. Im weiteren wird ein kurzer Überblick über die Therapieprinzipien gegeben. (Für eine detailliertere Beschreibung, siehe Marble et al., 1985.)

Nahezu eine Normoglykämie kann bei Patienten mit vielfachen täglichen Dosierungen von Insulin oder mit der sogenannten Pumpentherapie erzielt werden. Das Ziel ist es, eine Nüchtern-Blutglukosekonzentration zwischen 90 - 120 mg/dl (5 - 6,7 mM) und zwei Stunden postprandial einen Wert von unter 150 mg/dl (8,3 mM) zu erreichen. Bei weniger disziplinierten Patienten oder

Tabelle 60.4 In den USA erhältliche Insulinpräparationen*

TYP	HUMAN	RINDER-/SCHWEINEINSULIN	RINDERINSULIN	SCHWEINEINSULIN
kurz wirkend				
Normalinsulin (Alt-, reguläres Insulin)	R, RP	S	P	G, C, S, PB
intermediär wirkend				
Isophaninsulin-Suspension (NPH)	R	S	S, G	G
Insulin-Zink-Suspension (Lente)	R	S	S, G	G
lang wirkend				
Verlängert wirkende Insulin-Zink-Suspension (Ultralente)	R	S	S, G	—
Gemische				
30% Normal/70% NPH	R	—	—	—
50% Normal/50% NPH	R	—	—	—

* S: Standardinsuline; G: gereinigte Insuline; C: gereinigte, konzentrierte Insuline; R: rekombinante oder semisynthetische Humaninsuline; RP: gepufferte humane Insuline; PB: gereinigte, gepufferte Insuline.

Patienten mit gestörter Antwort gegenregulatorischer Hormone kann es erforderlich sein, höhere Nüchtern-Blutglukose-Konzentrationen (z. B. 140 mg/dl [7,8 mM]) und 2-Stunden-postprandial-Konzentrationen (200 - 250 mg/dl [11,1 - 13,9 mM]) zu tolerieren.

Täglicher Bedarf Die Insulinproduktion einer normalen, gesunden und schlanken Person beträgt zwischen 18 und 40 Einheiten pro Tag oder etwa 0,2 - 0,5 U pro Kilogramm Körpergewicht pro Tag (Polonsky und Rubenstein, 1986). Etwa die Hälfte dieser Menge wird als Basalsekretion und die andere Hälfte als Reaktion auf Mahlzeiten abgegeben. So beträgt die Basalsekretion etwa 0,5 - 1 U pro Stunde. Nach einer oralen Glukosebelastung kann die Insulinsekretion bis 6 U pro Stunde ansteigen (Waldhausl et al., 1979). Bei adipösen, nichtdiabetischen, insulinresistenten Individuen kann die Insulinsekretion vierfach oder noch stärker erhöht sein. Insulin wird in den Portalkreislauf sezerniert, und etwa 50% werden vor Erreichen der systemischen Zirkulation abgebaut.

In einer gemischten Population von Patienten mit IDDM beträgt die durchschnittliche Insulindosis üblicherweise 0,6 - 0,7 U pro Kilogramm Körpergewicht pro Tag mit einer Schwankungsbreite von 0,2 - 1 U/kg pro Tag. Adipöse Patienten benötigen im allgemeinen mehr (etwa 2 U/kg und Tag) aufgrund der Resistenz peripherer Gewebe gegenüber Insulin. Patienten, die weniger als 0,5 U/kg pro Tag benötigen, könnten noch eine endogene Insulinproduktion besitzen oder aufgrund guter physischer Konstitution eine höhere Sensitivität gegenüber dem Hormon haben. Wie bei Nichtdiabetikern kann der tägliche Bedarf in den basalen und postprandialen Bedarf aufgeteilt werden. Die basale Dosis unterdrückt die hepatische Glukoseausschüttung. Sie beträgt normalerweise 40 - 60% der Tagesdosis. Die für die Verstoffwechselung von Nährstoffen erforderliche Dosis wird normalerweise vor der Mahlzeit verabreicht. Insulin wurde häufig als Einzeldosis bestehend aus einem intermediär wirkenden Insulin allein oder in Kombination mit Normalinsulin verabreicht. Dies ist nur selten zum Erreichen einer Euglykämie ausreichend, und in Betracht der DCCT Ergebnisse, welche die Hyperglykämie als Hauptfaktor für die langfristigen Komplikationen des Diabetes herausstellen, wurden komplexere Therapiepläne, die Kombinationen aus intermediär- oder langwirksamen Insulinen mit Normalinsulin umfassen, zum Erreichen dieses Zieles eingesetzt.

Eine Reihe häufig verwandter Dosierungsregimes, die Gemische aus zwei bis dreimal täglich verabreichtem Insulin enthalten, sind in Abbildung 60.5 aufgeführt (Marble et al., 1985). Das am häufigsten verwandte ist das sogenannte *split-mixed*-Regime, bestehend aus der Gabe einer Mischung aus Normalinsulin und intermediär wirksamem Insulin jeweils vor dem Frühstück und Abendessen (Abbildung 60.5, *A*). Ist die abendliche Gabe des NPH oder Lente-Insulins für eine Kontrolle des Blutzuckers während der Nacht nicht ausreichend, so kann die abendliche Dosis in eine Normalinsulin Gabe vor dem Abendessen und eine NPH- oder Lente-Insulingabe zur Nacht aufgeteilt werden (Abbildung 60.5, *B*). Sowohl gesunde als auch diabetische Individuen haben einen erhöhten Insulinbedarf am frühen Morgen. Dies wurde als *dawn phenomenon* bezeichnet (Blanckard et al., 1989). Es macht die Kinetik und die Wahl des Zeitpunktes der abendlichen Insulingabe außerordentlich bedeutsam.

Ein weiteres Therapieregime besteht aus je einer Dosis Ultralente-Insulin und Normalinsulin vor dem Frühstück, gefolgt von weiteren Normalinsulininjektionen mittags und abends (Abbildung 60.5, *C*). In diesem Fall deckt die Ultralente-Insulin den basalen Bedarf und das Normalinsulin den postprandialen Bedarf. Um eine gleichmäßigere Verteilung der basalen Konzentration von Insulin zu erreichen, wird das Ultralente-Insulin häufig in zwei Teile, eine morgendliche und eine abendliche Dosis, halbiert. Dieses Therapieregime ist sehr ähnlich mit dem mit der subkutanen Insulinpumpen-Infusion erzielten Muster (Abbildung 60.5, *D*), nur ist es mit der Pumpe möglich, die basale Gabe präziser zu kontrollieren und zu variieren (Kitabchi et al., 1983). Eine seltener verwandte Variante eines Multidosis-Regimes ist die Gabe von Normalinsulin zu den Mahlzeiten mit zusätzlicher Verabreichung von NPH- oder Lente-Insulin (ohne Ultralente-Insulin) zur Nacht.

Bei allen Patienten wird die exakte Dosis durch genaue Kontrolle der therapeutischen Endpunkte ermittelt. Dieses Vorgehen wird durch die Anwendung von Heimmeßgeräten für Blutglukose und durch Messung der Hämoglobin A1C-Konzentrationen erleichtert. Bestehen weitere Grunderkrankungen, Defizienzen anderer endokriner Systeme (adrenokortikale oder hypophysäre Insuffizienz) oder eine bedeutsame Insulinresistenz, muß mit besonderer Vorsicht vorgegangen werden.

Die Insulinresorption beeinflussende Faktoren Das Ausmaß der Beeinflussung der Plasmaglukosekonzentration kann durch eine Veränderung der Glukoseresorption, eine Veränderung der die Insulinwirkung beeinflussenden Faktoren, der Ernährung, der körperlichen Aktivität und anderer Faktoren, von denen viele wahrscheinlich nicht spezifiziert sind, beeinflußt werden. Faktoren, welche die Resorptionsrate von Insulin nach subkutaner Applikation beeinflussen, umfassen den Injektionsort, den Insulintyp, die Durchblutung des Subkutangewebes, die Muskelaktivität in der Nähe des Injektionsortes, das Volumen und die Konzentration des injizierten Insulins und die Injektionstiefe (der Wirkungsbeginn bei intramuskulärer Injektion ist schneller als bei subkutaner Gabe).

Wird Insulin subkutan injiziert, kann eine initiale „Verzögerungsphase" gefolgt von einer langsam aber stetig ansteigenden Resorptionsrate auftreten. Die anfängliche Verzögerungsphase kommt bei Verwendung geringer Injektionsvolumina oder -konzentrationen nahezu nicht vor.

Insulin wird gewöhnlich in das subkutane Gewebe der Abdominalwand, des Gesäßes, des anterioren Oberschenkels oder des posterioren Oberarms gespritzt. Die Resorption ist normalerweise von der Bauchwand am schnellsten, gefolgt von den Injektionsstellen des Arms, Gesäßes und Oberschenkels (Galloway et al., 1981). Der Wechsel der Insulin-Injektionsstellen wird zur Vorbeugung der Lipohypertrophie und Lipoatrophie traditionell empfohlen, obgleich das Auftreten dieser Komplikationen bei Verwendung hochgereinigter Insulinpräparationen unwahrscheinlicher ist. Ist ein Patient zur Injektion in die abdominelle Region bereit, können die Injektionsorte wechselweise an allen Stellen der gesamten Region durchgeführt werden, was die Wahl des Injektionsortes als Ursache einer unterschiedlichen Resorptionsdauer beseitigt. Das Abdomen ist zur Zeit der bevorzugte Injektionsort für die morgendliche Gabe, da Insulin etwa 20 - 30% schneller aus dieser Region resorbiert wird als vom Arm. Lehnt der Patient die Injektion in die Abdominalregion ab, sollten feste Injektionsstellen für jede Komponente der Insulintherapie ausgewählt werden (z. B. morgendliche Dosis in den Oberschenkel, Abenddosis in den Arm).

Viele andere Faktoren können die Resorption von Insulin beeinflussen. Eine gesteigerte subkutane Durchblu-

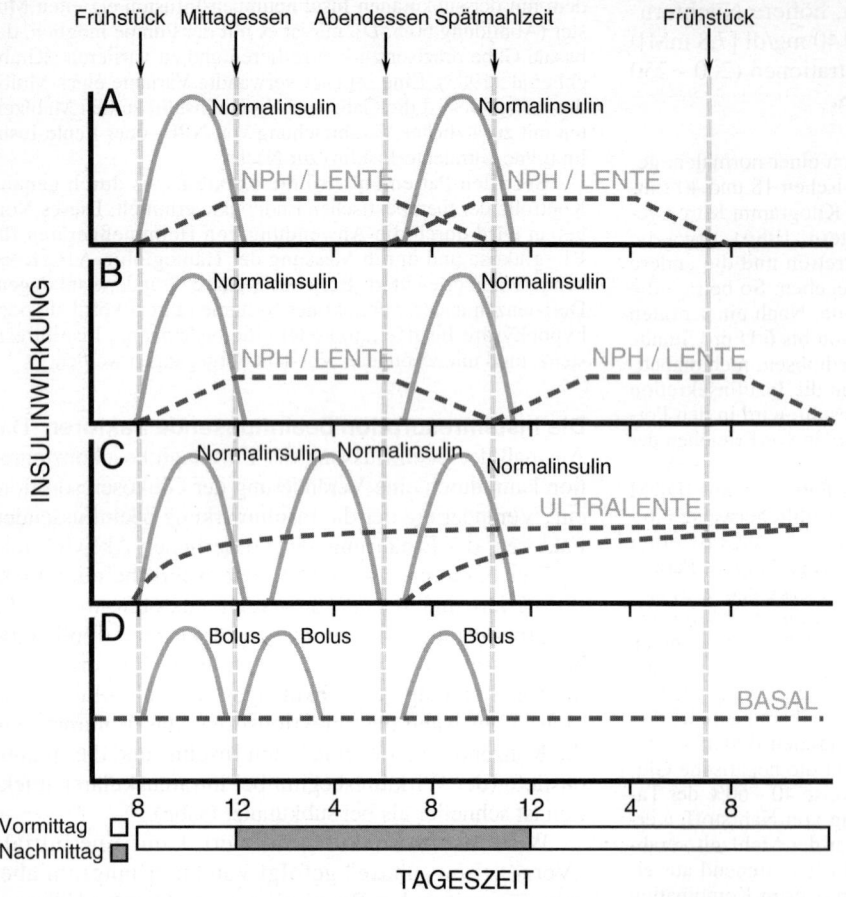

Abbildung 60.5 Übliche Multidosis-Insulin-Therapieprotokolle.
A. Ein typisches *split-mixed*-Therapieregime bestehend aus der zweimaligen Injektion eines aus normal- und intermediär wirkendem Insulin bestehenden Gemisches. **B.** Eine Variation, in der die Gabe des abendlichen Intermediärinsulins auf den Zeitpunkt der Spätmahlzeit verschoben wird, damit am nächsten Morgen mehr Insulin verfügbar ist. **C.** Ein Therapieschema, das die Verwendung von Ultralentem Insulin mit einbezieht. **D.** Muster der Insulingabe bei einer Behandlung mit kontinuierlicher subkutaner Infusion.

tung (erzeugt durch Massage, heiße Bäder und körperliche Aktivität) erhöht die Resorptionsrate. In aufrechter Position reduziert sich die subkutane Perfusion in bedeutsamem Maße in den Beinen und in geringerem Maße in der Bauchwand. Ein verändertes Volumen oder eine veränderte Konzentration des injizierten Insulins verändert die Resorptionsrate und die Wirkungsdauer. Wird Normalinsulin mit Lente-Insulin gemischt, kommt es zur Modifikation eines Teils des Normalinsulins, was zu einem teilweisen Verlust der schnellwirksamen Komponente führt (Galloway et al., 1981). Dieses Problem wird sogar noch bedeutsamer, wenn Normalinsulin mit Ultralente-Insulin gemischt wird. Werden also Gemische aus verschiedenen Insulinpräparationen angefertigt, sollten diese ohne zeitliche Verzögerung injiziert und nicht zu lang gelagert werden. Es findet sich eine geringere Verzögerung der Resorption von Normalinsulin, wenn es mit NPH-Insulin gemischt ist. Haltbare Gemische aus einer Kombination von NPH- und Normalinsulin im Verhältnis von jeweils 50:50, 70:30, 80:20 sind kommerziell erhältlich. In den Vereinigten Staaten sind nur Gemische im Verhältnis 70:30 und 50:50 erhältlich. In letzter Zeit wurden vorgefüllte Normal-, NPH- oder vorgefertigte Gemische aus Normal- und NPH-Insulin enthaltende Injektionsspritzen eingeführt, und sie sind bei vielen Diabetikern verbreitet. In einer kleinen Patientengruppe wurde ein subkutaner Abbau von Insulin beobachtet, was die Gabe großer Mengen von Insulin zur ausreichenden Stoffwechseleinstellung erforderlich machte (Schade und Duckworth, 1986).

Seit neuerem wurden *Jet-injector*-Systeme zur subkutanen Verabreichung von Insulin ohne Verwendung einer Nadel eingeführt. Diese Vorrichtungen sind eher recht teuer und kompliziert in der Bedienung, wurden jedoch von einer kleinen Anzahl von Patienten bevorzugt. Eine feine Verteilung des Insulins im Subkutangewebe müßte zu einer verbesserten Resorptionsrate sowohl von Normal- als auch von intermediär wirkenden Insulinen führen (Malone et al., 1986). Diese Beobachtung konnte jedoch nicht immer bestätigt werden (Galloway et al., 1981).

> Derartige Systeme sind zur Zeit in Deutschland noch nicht zugelassen (Anm. d. Hrsg.).

Die subkutane Insulingabe führt zu einer gG-Antikörper-Bildung gegen Insulin. Ältere, unreine Präparationen von Tierinsulinen führten zu einer weitaus stärkeren Antikörperproduktion als neuere, gereinigte Präparate vom Rind und Schwein sowie rekombinante Humaninsulin-Präparationen. Es wird diskutiert, ob bei der dauerhaften Behandlung mit Humaninsulin die Antikörperproduktion im Vergleich zu monokomponentem Insulin vom Schwein reduziert ist. Dessenungeachtet ist jedoch klar, daß Humaninsulin immunogen ist. Bei der überwiegenden Mehrzahl der mit Insulin behandelten Patienten ändern zirkulierende Insulin-Antikörper die Pharmakokinetik des injizierten Hormons nicht.

Bei sehr wenigen Patienten, die hohe Titer von Insulin-Antikörpern besitzen, kann die Kinetik von Normalinsulin etwa der eines intermediär wirkenden Insulins entsprechen, welches sich seinerseits wiederum wie ein lang wirkendes Insulin verhalten würde. Derartige Effekte könnten aufgrund der reduzierten Wirkung von Normalinsulin zu einer gesteigerten postprandialen Hyperglykämie und zu einer nächtlichen Hypoglykämie aufgrund verlängerter Wirkung des intermediären Insulins führen.

IgG-Antikörper können die Plazenta passieren, wodurch die Möglichkeit besteht, daß Insulin-Antikörper eine fetale Hyperglykämie durch Neutralisierung fetalen Insulins bewirken könnten. Andererseits kann durch die unerwünschte und unvorhersehbare Freisetzung von Insulin aus den Antigen-Antikörperkomplexen eine fetale und/oder neonatale Hypoglykämie resultieren. Es konnte demonstriert werden, daß bei einem Ersatz der im Einsatz befindlichen Gemische aus Rinder- und Schweineinsulin durch monokomponente Insuline die Bildung von Insulin-Antikörpern reduziert werden kann. Dies hat zu der Empfehlung geführt, daß nur Humaninsulin während der Schwangerschaft zur Therapie verwandt werden sollte (Chertow et al., 1988).

Kontinuierliche Insulininfusion Eine Reihe von Insulinpumpen sind für die kontinuierliche subkutane Insulin-Infusionstherapie (KSII) erhältlich (Kitabchi et al., 1983). KSII oder „Pumpen"-Therapie ist nicht für alle Patienten geeignet, da sie eine beträchtliche Schulung und Mitarbeit des Anwenders erfordert, insbesondere während der Anfangsphase der Therapie. Jedoch könnte für an einer weiteren Verbesserung der Insulintherapie interessierte Patienten die Pumpentherapie eine attraktive Alternative gegenüber der konventionellen intensivierten Insulintherapie sein. Die meisten modernen Pumpen ermöglichen eine konstante basale Insulininfusion und besitzen die Möglichkeit, verschiedene Infusionsgeschwindigkeiten während der Tages- und Nachtzeit zur besseren Behandlung des *dawn*-Phänomens einzustellen, und Bolusinjektionen, die entsprechend des Umfanges und der Zusammensetzung der Mahlzeiten programmiert werden, zu verabreichen.

Mit der Pumpentherapie sind einige spezielle Probleme verbunden. Da das verwandte Insulin sämtlich kurzwirksam ist und sich zu jedem Zeitpunkt nur eine minimale Insulinmenge im subkutanen Speicher befindet, können sich Insulinmangel und Ketoazidose rasch entwickeln, wenn die Behandlung unvorhergesehenermaßen unterbrochen wird. Jedoch besitzen moderne Pumpen Warnsysteme zur Detektion von Änderungen des Druckes innerhalb des Infusionssystems, von mechanischen Problemen wie Pumpenausfall, Nadeldislokation, Ausfällung von Insulin im Infusionssystem oder dem Abknicken des subkutanen Infusionskatheters. Es besteht auch die Gefahr der Entstehung von Abszessen und Cellulitis. Die Auswahl der am besten geeigneten Patienten ist außerordentlich wichtig für den Erfolg der Pumpentherapie. Es fanden sich bisher auch keine gut dokumentierten Vorteile der Pumpentherapie gegenüber anderen Behandlungsregimen wie der intensivierten Insulintherapie.

Unerwünschte Wirkungen *Hypoglykämie* Die häufigste unerwünschte Wirkung von Insulin ist die Hypoglykämie. Dies kann das Ergebnis einer unangemessen hohen Dosierung, eines Mißverhältnisses zwischen dem Zeitpunkt maximalen Insulinangebotes und der Nahrungsaufnahme oder der Überlagerung weiterer die Insulinempfindlichkeit steigernder Faktoren (Nebenniereninsuffizienz, Hypophyseninsuffizienz) bzw. insulinunabhängiger, die Glukoseaufnahme steigernder Faktoren (körperliche Aktivität) sein. Je energischer der Versuch ist, eine Normoglykämie zu erreichen, desto häufiger sind hypoglykämische Episoden. Im *Diabetes Control Complications Trial* war die Inzidenz hypoglykämischer Reaktionen dreimal häufiger in der intensivierten Therapiegruppe als in der konventionellen Therapiegruppe (DCCT Research Group 1993). Mildere, aber bedeutsame hypoglykämische Episoden sind wesentlich häufiger als schwere Reaktionen, und ihre Häufigkeit war bei der intensivierten Therapie ebenfalls erhöht. Die Hypoglykämie ist das Hauptrisiko, das gegenüber den Vorteilen der intensivierten Insulintherapie abgewogen werden muß.

Es besteht eine Hierarchie physiologischer Reaktionen bei Hypoglykämie. Die initiale Reaktion ist eine Reduktion der endogenen Insulinproduktion, worauf ab einer Plasmaglukosekonzentration von etwa 70 mg/dl (3,9 mM) die gegenregulatorischen Hormone Adrenalin, Glukagon, Wachstumshormon, Kortisol und Noradrenalin freigesetzt werden. Die Symptome der Hypoglykämie werden ab einem Plasma-Glukosespiegel von 60 - 80 mg/dl (3,3 - 3,9 mM) erstmals erkennbar. Symptome wie Schwitzen, Hunger, Parästhesien, Palpitation, Tremor und Angst, die vornehmlich autonomen Ursprungs sind, werden üblicherweise zuerst beobachtet. Konzentrationsschwäche, Konfusion, Schwäche, Schläfrigkeit, Wärmeempfindungen, Schwindel, Sehstörungen und Bewußtseinsverlust werden als neuroglykopenische Symptome bezeichnet und treten normalerweise bei niedrigeren Plasmaglukosespiegeln auf als die autonomen Symptome. Bei gesunden Individuen werden die Plasmaglukosespiegel genau reguliert, und nur in sehr seltenen Fällen tritt eine Hypoglykämie auf.

Glukagon ist das vorherrschende gegenregulatorische Hormon bei akuter Hypoglykämie bei neudiagnostizierten Patienten mit IDDM und gesunden Personen. Ist die Hypoglykämie langandauernd, werden Katecholamine, Kortisol und Wachstumshormon bedeutsamer. Bei Personen mit IDDM längerer Dauer wird die Glukagonantwort zunehmend defizient, jedoch tritt trotzdem eine effektive Gegenregulation auf, da Adrenalin eine kompensatorische Rolle spielt. Die Gegenregulation bei IDDM Patienten wird daher von Adrenalin abhängig, und bei auftretender Insuffizienz dieses Mechanismus nimmt die Inzidenz schwerer Hypoglykämien zu. Dies tritt bei Patienten mit langandauerndem Diabetes auf, die unter einer autonomen Neuropathie leiden. Die Abwesenheit von sowohl Glukagon als auch Adrenalin kann zu protrahierten Hypoglykämien insbesondere während der Nacht führen, so daß einige Patienten extrem niedrige Plasma-Glukosekonzentrationen über mehrere Stunden aufweisen können. Eine Schwere Hypoglykämie kann zu Konvulsionen und Koma führen.

Zusätzlich zu der autonomen Neuropathie tragen viele verwandte Syndrome defekter Gegenregulation zu der erhöhten Inzidenz schwerer Hypoglykämien bei intensiviert behandelten IDDM Patienten bei. Diese umfassen fehlende Erkennung der Hypoglykämie, geänderte Schwellenwerte für die Freisetzung gegenregulatorischer Hormone und nicht ausreichende Sekretion gegenregulatorischer Hormone (Übersicht von Cryer 1992, 1993).

Mit der direkten Verfügbarkeit von Heim-Glukosemeßgeräten kann die Hypoglykämie von den meisten Patienten, die hinweisende Symptome verspüren, gemessen werden. Im Schlaf auftretende Hypoglykämie kann schwierig festzustellen sein, sollte jedoch bei einer Anamnese mit morgendlichen Kopfschmerzen, Nachtschweiß oder Hypothermiesymptomen in Betracht gezogen werden. Nächtliche Hypoglykämie ist als Ursache der morgendlichen Hyperglykämie bei IDDM Patienten vorgeschlagen worden. Es wird angegeben, daß dieses Syndrom, bekannt als Somogyi-Phänomen, aufgrund einer Erhöhung gegenregulatorischer Hormone in Reaktion auf die nächtliche Hypoglykämie auftritt. Die Existenz des Somogyi-Phänomens ist jedoch in jüngerer Zeit angezweifelt worden, da von vielen Arbeitsgruppen das Phänomen nicht reproduziert werden konnte. Außerdem ist heute bekannt, daß gegenregulatorische Hormone mit der Erkrankungsdauer und bei strenger Diabeteskontrolle stark reduziert werden. Daher ist es unwahrscheinlich, daß bei Patienten mit reduzierten neuroendokrinen Reaktionen auf eine Hypoglykämie eben diese nächtlichen gegenregulatorischen Reaktionen auf eine Hypoglykämie für die morgendliche Hyperglykämie verantwortlich sein sollen. Die Praxis der Reduktion der nächtlichen Insulindosen bei Patienten mit IDDM und morgendlicher Hyperglykämie kann daher heute nicht mehr empfohlen werden. Es ist wahrscheinlicher, daß eine verminderte Wirkung von injiziertem intermediär wirksamem Insulin gemeinsam mit dem *dawn*-Phänomen die Ursache der morgendlichen Hyperglykämie ist. Die derzeitig empfohlene Therapiemaßnahme zur Behandlung der morgendlichen Hyperglykämie ist, mehr intermediär wirksames Insulin am vorhergehenden Abend, etwa zur Nacht, zu verabreichen oder die basale Infusionsrate der KSII Pumpe zwischen 3 und 7 Uhr morgens zu erhöhen.

Alle Diabetiker, die Insulin erhalten, sollten die Symptome der Hypoglykämie kennen, eine Form von schnell einzunehmender Glukose mit sich führen und eine Identifikationskarte oder einen Armreifen mit wichtigen medizinischen Informationen bei sich tragen. Wenn möglich sollten Patienten, die den Verdacht haben, daß sich eine Hypoglykämie entwickelt, ihre Glukosekonzentration mittels einer Messung dokumentieren. Milde bis mäßige Hypoglykämien können einfach durch Einnahme von Glukose behandelt werden. Ist die Hypoglykämie schwerer, sollte sie mit Glukose intravenös oder einer Injektion von Glukagon behandelt werden (siehe unten).

Insulinallergie und Resistenz Durch den Einsatz von humanem Insulin oder hochgereinigten Insulinpräparationen erfolgte ein dramatischer Rückgang in der Inzidenz von Resistenzen und allergischen Reaktionen gegenüber Insulin. Trotzdem treten diese Reaktionen auch heute noch bei allen Präparationen auf. Dies kann das Ergebnis einer allergischen Reaktion gegen kleine Mengen von aggregiertem oder denaturiertem Insulin sein, als Reaktion gegenüber geringen Kontaminationen auftreten oder aufgrund einer Sensitisierung gegen eine der jeweiligen Insulinpräparation zugesetzten Komponente (Protamin, Zn^{2+}, Phenol usw.) entstehen. Die häufigsten allergischen Manifestationen sind IgE-vermittelte, lokale, kutane Reaktionen, obwohl sich selten auch lebensbedrohliche systemische Reaktionen oder aber eine Insulinresistenz bedingt durch IgG-Antikörper entwickeln können (Kahn und Rosenthal, 1979). Es sollte der Versuch zur Identifikation der zugrundeliegenden Ursache der Hypersensitivitätsreaktion unternommen werden, indem insulinspezifische IgG- und IgE-Antikörper gemessen werden. Ein Hauttest ist ebenfalls nützlich, jedoch reagieren viele Patienten mit einer allergischen Reaktion auf eine intradermale Insulininjektion ohne jegliche unerwünschte Wirkungen nach subkutaner Injektionen zu erleben. Haben Patienten allergische Reaktionen gegen Gemische aus Schweine- und Rinderinsulin, sollte Humaninsulin verwendet werden. Bleibt die Allergie bestehen, kann eine Desensibilisierung versucht werden; diese ist in etwa 50% der Fälle erfolgreich. Antihistaminika können Linderung bei Patienten mit kutanen Reaktionen bringen, während Glukokortikoide bei Patienten mit Resistenz gegenüber Insulin aufgrund von Insulinantikörpern und bei Patienten mit schweren, systemisch-allergischen Reaktionen verwendet werden.

Lipoatrophie und Lipohypertrophie Die Atrophie des subkutanen Fettgewebes an der Injektionsstelle (Lipoatrophie) ist wahrscheinlich eine Variante einer Immunreaktion gegen Insulin, während Lipohypertrophie (Vergrößerung der subkutanen Fettdepots) der lipogenetischen Wirkung lokal hoher Insulinkonzentrationen zugesprochen wird (Marble et al., 1985). Diese beiden Probleme könnten auch mit Kontaminationen im Insulin in Zusammenhang stehen, denn sie sind bei der Benutzung stärker gereinigter Präparate sehr selten. Jedoch tritt Lipohypertrophie häufig bei Humaninsulinen auf, wenn die Patienten sich wiederholt an derselben Stelle injizieren. Treten diese Phänomene auf, können sie eine ungleichmäßige Resorption von Insulin und zusätzlich kosmetische Probleme erzeugen. Die empfohlene Behandlung ist, die hypertrophen Regionen durch Benutzung anderer Injektionsstellen zu umgehen, und, als Versuch eines Aufbaus von subkutanem Fettgewebe, Insulin in die Peripherie atropher Regionen zu injizieren.

Insulinödem Ein gewisses Ausmaß an Ödemen, Meteorismus und unscharfem Sehen entwickelt sich bei vielen Diabetikern mit schwerer Hyperglykämie oder Ketoazidose, die mit Insulin behandelt werden (Wheatly und Edwards, 1985). Dies ist mit einer Gewichtszunahme von 0,5 - 2,5 kg verbunden. Das Ödem verschwindet normalerweise spontan innerhalb von mehreren Tagen bis einer Woche, solange keine kardiale oder renale

Grundkrankheit besteht. Dem Ödem wird vorrangig eine Na⁺-Retention zugrundegelegt, wobei eine erhöhte kapilläre Permeabilität im Zusammenhang mit einer unzureichenden Korrektur der metabolischen Entgleisung ebenfalls zu dem Zustand beitragen kann.

Insulinbehandlung bei Ketoazidose und anderen besonderen Situationen Akut erkrankte Diabetiker können metabolische Störungen erleiden, die schwer genug sind oder eine derartige metabolische Instabilität hervorrufen, daß eine intravenöse Insulingabe gerechtfertigt ist. Eine derartige Therapie ist für Patienten mit Ketoazidose am besten geeignet (Schade und Eaton, 1983; Kitabchi, 1989). Obwohl es manche Kontroverse bezüglich der passenden Insulindosierung gegeben hat, erzeugt die Infusion einer relativ kleinen Dosis von Insulin (0,1 U/kg pro Stunde) eine Insulinkonzentration im Plasma von etwa 199 µU/ml – ein Niveau, das die Lipolyse und Glukoneogenese vollständig hemmt und eine nahezu maximale Stimulation der zellulären Glukoseaufnahme bei Gesunden erzeugt. Bei den meisten Patienten mit Ketoazidose fallen die Glukosekonzentrationen um 10% pro Stunde, die Azidose normalisiert sich langsamer. Im weiteren Verlauf der Behandlung kann eine gleichzeitige Glukosegabe gemeinsam mit dem Insulin erforderlich sein, um eine Hypoglykämie zu verhindern, aber gleichzeitig die Elimination der gesamten Ketone zu ermöglichen. Einige Ärzte ziehen es vor, die Therapie mit einer Bolusgabe von Insulin zu beginnen, da jedoch innerhalb von 30 Minuten eine konstante Konzentration erzielt wird, erscheint dieses Vorgehen unnötig. Patienten mit nichtketotischem, hyperglykämischem Koma reagieren häufig sensitiver auf Insulin als Patienten mit Ketoazidose. Ein angemessener Flüssigkeits- und Elektrolytersatz ist ein wesentlicher Bestandteil der Therapie in beiden Situationen, da stets ein ausgeprägtes Defizit besteht. Ungeachtet des genauen verwendeten Insulinschemas ist der Schlüssel zu einer wirksamen Therapie die sorgfältige und engmaschige Überwachung des klinischen Zustandes des Patienten, seiner Blutglukose und Elektrolyte. Ein häufig gemachter Fehler in der Behandlung solcher Patienten ist zu versäumen, mindestens 30 Minuten vor Ende der Insulininfusion mit der subkutanen Insulingabe zu beginnen. Dieses Vorgehen ist jedoch aufgrund der sehr kurzen Halbwertszeit von Insulin erforderlich.

Die intravenöse Gabe von Insulin ist ebenfalls gut zur Behandlung von Diabetikern während perioperativer Situationen und während der Entbindung geeignet. Der ideale Applikationsweg während operativer Eingriffe wird jedoch strittig diskutiert. Obwohl manche Kliniker die subkutane Gabe befürworten, wird heute von der Mehrheit die intravenöse Insulininfusion empfohlen. Die beiden meistverwendeten Protokolle für die intravenöse Insulingabe sind das sog. *variable-rate regimen* (Watts et al., 1987) und die Glukose-, Flüssigkeits- und Kaliuminfusionsmethode (GIK) (Thomas et al., 1984). Beide Protokolle liefern stabile Plasmaglukose-, Flüssigkeits- und Elektrolytverläufe während der operativen und postoperativen Phase. Trotz dieser Empfehlungen geben viele Ärzte ihren Patienten die Hälfte der Insulintagesdosis in Form eines intermediären Insulins subkutan am Morgen vor dem Eingriff und verabreichen dann während der Operation Infusionen 5%iger Glukoselösung, um die Glukosekonzentration zu halten. Obwohl dies bei manchen Patienten zufriedenstellend sein mag, erlaubt die Verwendung eines intermediär wirkenden Insulins weniger kurzzeitige Korrekturmöglichkeiten als bei einem intravenösen Regime möglich sind. Die begrenzten Informationen bezüglich dieses Themas zeigen auf, daß intravenöse Protokolle der subkutanen Insulingabe überlegen sind.

Medikamenteninteraktionen und Glukosemetabolismus Eine große Anzahl von Medikamenten kann eine Hypoglykämie oder eine Hyperglykämie erzeugen oder die Reaktion diabetischer Patienten auf die von ihnen verwandten Therapieregime ändern (siehe Koffler et al., 1989; Seltzer, 1989). Eine Zusammenfassung von Medikamenten mit hypoglykämischen und hyperglykämischen Wirkungen und deren vermuteter Wirkorte ist in Tabelle 60.5 angegeben.

Neben den durch Insulin und orale Antidiabetika hervorgerufenen Hypoglykämien stellen Ethanol, β₂-Adrenorezeptor-Antagonisten und Salicylate die häufigsten Ursachen Medikamenten- bzw. durch Drogen- oder Genußmittel induzierten Hypoglykämien dar. Die vornehmliche Wirkung des Ethanols ist es, die Glukoneogenese zu hemmen. Dieser Effekt ist keine Folge einer Idiosynkrasie, sondern tritt bei allen Individuen auf. Bei Diabetikern stellen β-Adrenorezeptor-Antagonisten ein Risiko dar, da sie die Wirkung von Katecholaminen auf die Glukoneogenese und Glykogenolyse hemmen. Diese Substanzen können ebenso die sympathikusvermittelten Symptome, die in Verbindung mit einem Abfall der Blutglukose auftreten (z. B. Tremor und Palpitationen), maskieren. Salicylate auf der anderen Seite entwickeln ihren hypoglykämischen Effekt durch Steigerung der Glukosesensitivität der Pankreas-β-Zelle und damit Potenzierung der Insulinsekretion. Diese Substanzen besitzen ebenfalls eine insulinähnliche Wirkung in der Peripherie. Pentamidin, eine gegen Protozoen wirksame Substanz, die heute häufig zur Behandlung von Infektionen durch *Pneumocystis carinii* verwendet wird, kann offenbar sowohl eine Hypoglykämie wie auch eine Hyperglykämie erzeugen. Der hypoglykämische Effekt resultiert aus der Destruktion von β-Zellen und Insulinfreisetzung. Bei weiterer Anwendung kann eine sekundäre Hypoinsulinämie und damit eine Hyperglykämie entstehen.

Eine gleich große Gruppe von Substanzen kann eine Hyperglykämie bei gesunden Individuen erzeugen sowie die metabolische Steuerung bei Diabetikern beeinträchtigen. Viele dieser Substanzen besitzen direkte Wirkungen auf periphere Gewebe, die der Insulinwirkung entgegengesetzt sind. Beispiele umfassen Adrenalin, Glukokortikoide und orale Kontrazeptiva. Andere Substanzen erzeugen eine Hyperglykämie durch direkte Hemmung der Insulinsekretion (Phenytoin, Clonidin, Ca²⁺-Kanal Blocker) oder indirekt durch K⁺ Depletion (Diuretika). Eine Anzahl von Substanzen besitzt keine direkte hypoglykämische Wirkung, kann aber die Wirkungen der Sulfonylharnstoffe potenzieren (siehe unten). Es ist wichtig, sich derartiger Interaktionen bewußt zu sein und den Behandlungsplan diabetischer Patienten entsprechend anzupassen.

Neue Formen der Insulintherapie Es existiert eine Reihe experimenteller Herangehensweisen an die Technik der Insulinverabreichung inklusive der Benutzung neuer Insuline, neuer Verabreichungswege, intraperitonealer Applikationsgeräte, implantierbarer Pellets, künstlichem Pankreas, Inselzell- und Pankreastransplantation sowie Gentherapie.

Insulinanaloga Die nativen Insulinmonomere liegen in den derzeit erhältlichen Insulinpräparationen als Hexamere vor. Diese Hexamere verlangsamen die Absorption und ver-

Tabelle 60.5 Medikamente, die eine Hypoglykämie oder Hyperglykämie erzeugen

SUBSTANZ	MÖGLICHER WIRKORT			
	Pankreas	Leber	Peripherie	Andere
Medikamente mit hypoglykämischem Effekt				
β-Adrenorezeptoren-Antagonisten		+	+	+
Salicylate	+			
Indometacin*				
Naproxen*				
Ethanol		+		
Clofibrat			+	
ACE-Hemmer			+	
Li⁺		+	+	
Theophyllin	+			
Ca²⁺	+			
Bromocriptin			+	
Mebendazol	+			
Sufonamide				+
Ampicillin/Sulbactam*				
Tetracyclin*				
Pyridoxin		+		
Pentamidine#	+			
Medikamente mit hyperglykämischem Effekt				
Adrenalin	+	+	+	
Glukokortikoide		+	+	
Diuretika	+		+	
Diazoxid	+			
Orale Kontrazeptiva	+		+	
β₂-Adrenorezeptoren-Agonisten	+	+	+	
Ca²⁺-Kanal-Blocker	+			
Phenytoin	+			
Clonidin	+			+
H₂-Rezeptoren-Antagonisten	+			
Pentamidin#				+
Morphin	+			
Heparin				+
Nalidixinsäure				?
Sulfinpyrazon*				
Marijuana				+
Nikotin*				

* Obwohl diese Substanzen einen dokumentierten Effekt auf die Diabetesbehandlung (z. B. den Insulinbedarf) haben, gibt es keine schlüssigen Informationen über ihren Effekt auf den Kohlenhydratmetabolismus.
# Ein kurzzeitiger Effekt ist die Insulinfreisetzung und Hypoglykämie. Quelle: Modifiziert nach Koffler et al., 1989 (mit Genehmigung der Autoren).

mindern die postprandialen Spitzenkonzentrationen subkutan verabreichten Insulins. Diese unbefriedigende Situation hat die Entwicklung einer Reihe von Insulinanaloga gefördert, die eine monomere oder dimere Konfiguration beibehalten. Mehr als 35 derartige Verbindungen werden derzeit untersucht (Brange et al., 1990). Diese Analoga werden dreimal schneller aus ihren subkutanen Depots resorbiert als Humaninsulin. Folglich findet sich ein schnellerer Anstieg der Plasma-Insulinkonzentration und damit eine frühere hypoglykämische Reaktion. Die Injektion von Analoga unmittelbar vor der Einnahme einer Mahlzeit liefert einen ähnlichen Behandlungserfolg wie die Injektion von Humaninsulin 30 Minuten vor der Mahlzeit.

Zur Zeit besteht die größte klinische Erfahrung in der Anwendung sehr schnell wirksamer Insuline mit Lys(B28)-Pro(B29)-Humaninsulin. Dieses Analogon ist mit Humaninsulin nahezu identisch mit zwei Ausnahmen an den Positionen B28 und B29, an denen die Sequenz der beiden Aminosäurereste vertauscht wurde und damit der in IGF-I entspricht, einem Protein, dessen Monomere sich nicht assoziieren. Klinische Studien mit diesem Insulinanalogon sind ermutigend gewesen und die Substanz könnte demnächst für klinische Studien zugelassen werden.

> LysPro-Insulin ist mittlerweile für den klinischen Gebrauch zugelassen (Anm. d. Hrsg.).

Die Insulinersatztherapie umfaßt in der ganz überwiegenden Mehrzahl der Patienten die Verwendung mittel- und langwirksamen Insulins. Die Suche nach einem idealen intermediärwirksamen Insulin schritt ebenfalls in den letzten 15 Jahren voran. Eine Verbindung, die frühzeitig zu nenenswerten Hoffnungen geführt hatte, war humanes Proinsulin (HPI). Tierexperimentelle Studien unter Verwendung von Proinsulin vom Schwein zeigten, daß die Substanz ein löslicher, intermediär wirkender Insulinagonist ist, der eine größere Wirkung auf die Suppression der hepatischen Glukoseproduktion ausübt als auf die periphere Glukoseelimination. Dieses Wirkungsprofil erschien für den klinischen Einsatz bei Diabetikern vorteilhaft, da die unbeschränkte hepatische Glukoseproduktion ein wichtiges Merkmal dieser Erkrankung ist und ein hepatospezifisches Insulin tendenziell die periphere Insulinämie und das damit einhergehende Risiko einer Hypoglykämie reduzieren würde. Frühe Studien mit HPI am Menschen bestätigten seine hepatospezifische Wirkung und zeigten, daß die Wirkungsdauer ähnlich der von NPH-Insulinen war. Vorläufige Ergebnisse von klinischen Studien zeigten jedoch an, daß HPI keine Vorteile gegenüber derzeit erhältlichen Humaninsulinen erbringt. Alle klinischen Studien wurden bald abgebrochen, da sich eine hohe Inzidenz von Myokardinfarkten bei Personen unter HPI-Therapie ergab. Aufgrund pharmakokinetischer Limitationen der Ultralente-Insuline besteht klinisch ein großer Bedarf für ein Insulinanalogon, das keine nennenswerte Spitze im Verlauf seiner Plasmakonzentration und Wirkung aufweist.

Neue Applikationswege Es wurden Versuche unternommen, Insulin oral, nasal, rektal und mittels subkutaner Implantation von Pellets zu applizieren. Am vielversprechendsten ist die nasale Gabe, die durch Zusatz verschiedener Adjuvantien wie etwa Fusidinsäure zu Insulin erreicht werden kann, was zu einer gesteigerten Insulinresorption durch die nasale Mukosa führt (Salzman et al., 1985; Longenecker et al., 1987). Die Absorptionskinetik ist sehr schnell und nähert sich der durch intravenöse Gabe erzielten. Implantierbare Pellets wurden für die langsame Insulinabgabe über Tage oder Wochen entwickelt. Obwohl die orale Verabreichung von Patienten bevorzugt werden würde und auch vergleichsweise höhere Insulinkonzentrationen im Portalkreislauf erzielen würde, waren die Versuche, die zur Steigerung der intestinalen Resorption unternommen wurden, nur von begrenztem Erfolg. Die Anstrengungen wurden vornehmlich auf den Schutz von Insulin durch Verkapselung oder Inkorporierung in Liposomen konzentriert. Die intraperitoneale Insulininfusion in die portale Zirkulation wurde beim Menschen im experimentellen Rahmen über Zeiträume von vielen Monaten angewandt.

Transplantation und Gentherapie Transplantation und Gentherapie sind herausfordernde Ansätze der Insulinersatztherapie. Die segmentale Pankreastransplantation wurde erfolgreich bei vielen hundert Patienten angewandt (Sutherland et al., 1989). Jedoch ist der Eingriff technisch kompliziert und wird normalerweise nur bei Patienten mit fortgeschrittener Erkrankung und Komplikationen erwogen. Inselzell-Transplantationen sind in der Theorie nicht derart kompliziert. Sie wurden in experimentellen Diabetes-Modellen bei Nagetieren vorgenommen. Es ist jedoch schwierig, ausreichende Mengen an Gewebe für die Transplantation beim Menschen zu gewinnen. Die Einführung eines aktiven Insulingens in Zellen wie etwa Fibroblasten, die dann dem Patienten wieder zugeführt werden, ist ebenfalls bei Nagetieren erfolgreich vorgenommen worden.

ORALE ANTIDIABETIKA

Geschichte Im Gegensatz zu den systematischen Forschungen, die zur Isolation und Identifikation von Insulin führten, wurden die Sulfonylharnstoffpräparate zufällig entdeckt. Im Jahre 1942 beobachteten Janbon und Mitarbeiter, daß manche Sulfonamide bei Versuchstieren Hypoglykämien auslösten. Diese Beobachtungen wurden bald ausgeweitet und mit 1-Butyl-3-sulfonylharnstoff (Carbutamid) entstand der erste, klinisch einsetzbare Sulfonylharnstoff zur Behandlung des Diabetes. Diese Substanz wurde später aufgrund ihrer unerwünschten Wirkungen auf das Knochenmark wieder vom Markt genommen, führte aber zur Entwicklung der gesamten Klasse von Sulfonylharnstoffpräparaten. In den frühen 50er Jahren wurden klinische Studien mit Tolbutamid, dem ersten verbreiteten Sulfonylharnstoffpräparat, an Patienten mit NIDDM vorgenommen. Seit dieser Zeit sind etwa 20 verschiedene Substanzen weltweit eingesetzt worden.

In der ersten Hälfte dieses Jahrhunderts wurde die Substanz Guanadin in einer Pflanze (*Galega officinalis*, dt. „Geißrute"), welche in mittelalterlichen Zeiten in Europa zur Behandlung des Diabetes benutzt wurde, entdeckt. Guanadine besitzt hypoglykämische Eigenschaften, sind aber für den klinischen Einsatz zu toxisch. Während der 20er Jahre wurden Biguanide für ihren Einsatz bei Diabetes untersucht, was jedoch von der Entdeckung des Insulins überschattet wurde. In späteren Jahren konnte eine schwache hypoglykämische Wirkung für das Antimalariamittel Chloroguanid festgestellt werden. Kurz nach der Einführung der Sulfonylharnstoffe wurden die ersten Biguanide für den klinischen Einsatz erhältlich. Phenformin, die hauptsächliche Verbindung dieser Substanzgruppe, wurde jedoch in den Vereinigten Staaten und in Europa aufgrund der erhöhten Anzahl von therapieassoziierten Laktatazidosen vom Markt genommen. Ein anderes Biguanid, Metformin, wurde ohne das Auftreten bedeutender unerwünschter Wirkungen in Europa häufig eingesetzt und wurde auch in den Vereinigten Staaten 1995 zugelassen.

Sulfonylharnstoffe

Chemie Die Sulfonylharnstoffe werden traditionell in zwei Substanzgruppen oder Generationen eingeteilt. Ihre strukturelle Verwandtschaft ist in Tabelle 60.6 dargestellt. Alle Mitglieder dieser Substanzklasse sind substituierte Arylsulfonylharnstoffe. Sie unterscheiden sich durch die Substitutionen in der p-Position des Benzolrings und in einem Stickstoffrest der Harnstoffgruppe. Die erste Gruppe der Sulfonylharnstoffe umfaßt das Tolbutamid, Acetohexamid, Tolazamid und Chlorpropamid. Eine zweite Generation von hypoglykämisch wirksamen Sulfonylharnstoffen ist ebenfalls entstanden. Diese Substanzen (Glyburid [Glibenclamid], Glipizid und Gliclazid) besitzen eine nennenswert höhere Potenz als die früheren Präparate.

Wirkungsmechanismus Sulfonylharnstoffe erzeugen eine Hypoglykämie durch Stimulation der Insulinfreisetzung aus den β-Zellen des Pankreas. Ihre Wirkungen in der Diabetesbehandlung sind jedoch komplexer. Die akute Verabreichung von Sulfonylharnstoffen an Patienten mit NIDDM erhöht die Insulinfreisetzung aus dem Pankreas. Sulfonylharnstoffe können den Insulinspiegel durch Reduktion des hepatischen Abbaus des Hormons noch weiter steigern. In den ersten Monaten der Therapie mit Sulfonylharnstoffen sind die Insulinplasmaspiegel im nüchternen Zustand und nach Glukosebelastung erhöht. Bei chronischer Gabe gehen die zirkulierenden Insulinspiegel auf das Niveau vor Behandlungsbeginn zurück, aber es werden trotz dieser Reduktion der Insulinspiegel erniedrigte Glukosekonzentrationen beibehalten. Dafür findet sich keine eindeutige Erklärung, aber es könnte ein Zusammenhang zu der Tatsache bestehen, daß eine niedrige Glukosekonzentration dem zirkulierenden Insulin eine verbesserte Wirkung auf seine Zielgewebe ermöglicht und daß chronische Hyperglykämie *per se* die Insulinsekretion hemmt.

Es bedarf der Beachtung, daß kein meßbarer akuter stimulatorischer Effekt der Sulfonylharnstoffe auf die Insulinsekretion während der chronischen Behandlung zu finden ist. Es wird angenommen, daß dies durch eine Herabregulation von an der Oberfläche von Pankreas-β-Zellen befindlichen Sulfonylharnstoffrezeptoren bedingt ist. Wird die Behandlung mit Sulfonylharnstoffen beendet, erholt sich die Empfindlichkeit der Pankreas-β-Zellen auf Sulfonylharnstoffe wieder. Es stellt sich dadurch die Frage, ob NIDDM-Patienten, die auf maximale Dosen von Sulfonylharnstoffen nur unzureichend reagieren,

Tabelle 60.6 Strukturformeln der Sulfonylharnstoffpräparate

Allgemeine Strukturformel: $R_1\text{—}\bigcirc\text{—}SO_2NHCNH\text{—}R_2$ (mit C=O)

	R_1	R_2
Analoga erster Generation		
Tolbutamid	$H_3C\text{—}$	$\text{—}C_4H_9$
Chlorpropamid	$Cl\text{—}$	$\text{—}C_3H_7$
Tolazamid	$H_3C\text{—}$	—N(piperidin)
Acetohexamid	$H_3CCO\text{—}$	—(cyclohexyl)
Analoga zweiter Generation		
Glyburid (Glibenclamid)	5-Cl, 2-OCH_3-Phenyl-$CONH(CH_2)_2\text{—}$	—(cyclohexyl)
Glipizid	5-Methylpyrazin-2-yl-$CONH(CH_2)_2\text{—}$	—(cyclohexyl)
Gliclazid	$H_3C\text{—}$	—N(octahydrocyclopenta[c]pyrrol)

von einer kurzen Unterbrechung der Behandlung mit dieser Substanz profitieren würden. Sulfonylharnstoffe stimulieren auch die Freisetzung von Somatostatin und können wahrscheinlich die Sekretion von Glukagon in geringem Maße unterdrücken (Krall, 1985).

Die Wirkungen von Sulfonylharnstoffen werden durch Bindung an und Blockierung eines ATP-sensitiven K^+-Kanals eingeleitet, der vor kurzer Zeit kloniert wurde (Philipson und Steiner, 1995). Diese Substanzen ähneln daher physiologischen Sekretagogen (z. B. Glukose, Leucin), die ebenfalls die Leitfähigkeit dieses Kanals reduzieren (Ribalet und Ciani, 1987; Boyd, 1988). Eine reduzierte K^+-Leitfähigkeit erzeugt eine Membrandepolarisation und Influx von Ca^{2+} durch spannungssensitive Ca^{2+}-Kanäle.

Es ist strittig gewesen, ob Sulfonylharnstoffe klinisch bedeutsame extrapankreatische Wirkungen haben (Beck-Nielsen, 1988). Die Konzentration von Insulinrezeptoren steigt auf den Monozyten, Adipozyten und Erythrozyten von NIDDM-Patienten an, die orale Antidiabetika erhalten (Olefsky und Reaven, 1976). Sulfonylharnstoffe verstärken die Insulinwirkung auf kultivierte Zellen und stimulieren die Synthese von Glukosetransportern (Jacobs et al., 1989). Es konnte ebenfalls gezeigt werden, daß Sulfonylharnstoffe die hepatische Glukoneogenese unterdrücken (Blumenthal, 1977), jedoch ist nicht klar, ob dies ein direkter Effekt der Substanz oder ein Ergebnis der gesteigerten Sensitivität gegenüber Insulin ist. Versuche, die langfristigen blutglukosesenkenden Wirkungen der Sulfonylharnstoffe einer spezifischen Verbesserung der Insulinresistenz durch diese Substanzen zuzuschreiben, waren nicht erfolgreich, denn die blutglukosesenkenden Eigenschaften erzeugen *per se* eine geänderte Insulinsensitivität. Obwohl extrapankreatische Wirkungen von Sulfonylharnstoffen demonstriert werden können, sind diese in der Behandlung von Patienten mit NIDDM von geringer klinischer Bedeutung.

Resorption, Verteilung, Metabolismus und Exkretion Die Sulfonylharnstoffe besitzen ähnliche Wirkungscharakteristika und unterscheiden sich in erster Linie hinsichtlich ihrer pharmakokinetischen Eigenschaften (siehe Anhang II). Obwohl es Unterschiede in der Resorptionsrate der verschiedenen Sulfonylharnstoffe gibt, werden alle in ausreichendem Maße nach peroraler Gabe resorbiert. Jedoch können Nahrungsaufnahme und Hyperglykämie die Resorption der Sulfonylharnstoffe reduzieren (Hyperglykämie hemmt *per se* die Magen- und Darmmotilität und kann auf diese Weise die Resorption vieler Medikamente beeinträchtigen). Zieht man die für die Entstehung einer optimalen Plasmakonzentration benötigte Zeit in Betracht, sind Sulfonylharnstoffe mit kurzer Halbwertszeit besser wirksam, wenn sie 30 Minuten vor den Mahlzeiten eingenommen werden. Sulfonylharnstoffe sind im Plasma weitgehend (zu 90 - 99%) an Proteine, vor allem Albumin, gebunden. Die Plasmaeiweißbindung ist für Chlorpropamid am geringsten und für Glyburid [Glibenclamid] am höchsten. Die Verteilungsvolumina der meisten Sulfonylharnstoffe betragen etwa 0,2 Liter/kg.

Die Sulfonylharnstoffe der ersten Generation unterscheiden sich nennenswert in ihren Halbwertszeiten und Metabolisierungsraten. Die Halbwertszeit von Acetohexamid ist kurz, die Substanz wird jedoch zu einer aktiven Verbindung reduziert, deren Halbwertszeit etwa denen von Tolbutamid und Tolazamid (vier bis sieben Stunden) entspricht. Es kann notwendig sein, diese Substanzen in zwei täglichen Dosierungen einzunehmen. Chlorpropamid besitzt eine lange Halbwertszeit (24 - 48 Stunden). Die Substanzen der zweiten Generation sind etwa 100mal stärker als die der ersten Gruppe (Lebovitz und Feinglos, 1983). Obwohl ihre Halbwertszeiten kurz sind (1,5 - 5 Stunden), sind ihre hypoglykämischen Wirkungen für 12 - 24 Stunden feststellbar, so daß eine einmal tägliche Gabe hier oft möglich ist. Die Ursache für die Diskrepanz zwischen der Halbwertszeit und der Wirkungsdauer ist nicht klar.

Alle Sulfonylharnstoffe werden hepatisch metabolisiert und die entstehenden Metaboliten renal ausgeschieden. Die Verstoffwechselung von Chlopropamid ist unvollständig und etwa 20% der Substanz werden unverändert ausgeschieden. Daher sollten die Sulfonylharnstoffe nur mit Vorsicht an Patienten mit renaler oder hepatischer Insuffizienz verabreicht werden.

Unerwünschte Wirkungen Unerwünschte Arzneimittelwirkungen der Sulfonylharnstoffe sind selten, treten in etwa 4% der mit Substanzen der ersten Generation behandelten Patienten auf und sind anscheinend bei den Patienten, die mit Vertretern der zweiten Generation behandelt werden, etwas seltener (Paice et al., 1985). Es überrascht nicht, daß Sulfonylharnstoffe hypoglykämische Reaktionen bis hin zum hypoglykämischen Koma hervorrufen können (Ferner und Neil, 1988, Seltzer, 1989). Das ist insbesondere bei älteren Patienten mit eingeschränkter Leber- oder Nierenfunktion, die längerwirksame Sulfonylharnstoffe einnehmen, ein Problem. Sulfonylharnstoffe können entsprechend ihrer Halbwertszeiten nach fallendem Risiko eingeordnet werden. Je länger die Halbwertszeit einer Substanz, desto größer das Risiko, eine Hypoglykämie auszulösen. Eine schwere Hypoglykämie kann sich bei einem älteren Patienten als akuter neurologischer Notfall darstellen, der auch das Bild eines zerebrovaskulären Ereignisses nachahmen kann. Die Untersuchung der Plasmaglukose jedes mit neurologischen Symptomen sich vorstellenden älteren Patienten ist daher wichtig. Aufgrund der langen Halbwertszeiten mancher Sulfonylharnstoffe kann es notwendig sein, einen älteren hypoglykämischen Patienten über 24 - 48 Stunden mit einer intravenösen Glukoseinfusion zu behandeln.

Eine Anzahl anderer Medikamente kann die Wirkung der Sulfonylharnstoffe und insbesondere die der ersten Generation potenzieren, indem deren Metabolisierung oder Exkretion gehemmt wird. Manche Substanzen verdrängen die Sulfonylharnstoffe von ihrer Plasmaeiweißbindung und erhöhen so ihre freie Konzentration vorübergehend (Seltzer, 1989). Hierbei handelt es sich um andere Sulfonamide, Clofibrat, Dicumarol, Salicylate und Phenylbutazon. Andere Substanzen wie etwa Ethanol können die Wirkung der Sulfonylharnstoffe durch Erzeugung einer Hypoglykämie verstärken.

Weitere unerwünschte Wirkungen umfassen Übelkeit und Erbrechen, cholestatischen Ikterus, Agranulozytose, aplastische und hämolytische Anämien, systemische Unverträglichkeitsreaktionen und dermatologische Reaktionen. Etwa 10 - 15% der Patienten, die diese Substanzen, insbesondere aber das Chlorpropamid, einnehmen, entwickeln einen alkoholinduzierten Flush, der dem durch Disulfiram hervorgerufenen ähnlich ist. Sulfonylharnstoffe, auch hier besonders das Chlorpropamid, können ebenfalls eine Hyponatriämie durch Potenzierung der Wirkung von antidiuretischem Hormon am Sammelrohr der Niere hervorrufen (Paice et al., 1985). Diese unerwünschte Wirkung tritt in bis zu 5% aller Patienten auf und ist weniger häufig bei Einsatz von Glyburid und Glipizid. Dieser Effekt wurde für die Behandlung milder Formen des Diabetes insipidus ausgenutzt (Kapitel 29).

Die Frage, ob eine Behandlung mit Sulfonylharnstoffen mit einer erhöhten kardiovaskulären Mortalität verbunden sein kann, ist ungelöst. Dieses Risiko wurde durch eine große multizentrische Studie (*University Group Diabetes Program* oder UGDP) nahegelegt. Die UGDP wurde zur Untersuchung der Effekte und unterschiedlichen Auswirkungen von Diät, oralen Antidiabetika (Tolbutamid oder Phenformin) und fest dosierten Insulinschemata auf vaskuläre Komplikationen bei NIDDM-Patienten geplant. Während einer achtjährigen Beobachtungsperiode hatten Patienten, die Tolbutamid erhielten, ein zweifach höheres Risiko für einen kardiovaskulär bedingten Tod als die mit Plazebo oder Insulin behandelte Gruppe (*University Group Diabetes Program*, 1970). Anschließend erfolgte eine zehnjährige

Debatte über die Validität dieses Ergebnisses, weil einerseits ein derartiges Ergebnis nicht erwartet wurde und überraschend war, weil die Studie nicht zur Beantwortung dieser Frage geplant worden und darüber hinaus die erhöhte Mortalität nur in drei der verschiedenen Studienzentren aufgetreten war. Obgleich keine vergleichbare Studie diese Beobachtung vollständig widerlegen konnte, benutzen die meisten Ärzte weiterhin orale Antidiabetika, da es nur wenige therapeutische Alternativen neben Insulin für die NIDDM-Patienten gibt, bei denen die Diättherapie gescheitert ist.

Therapeutischer Einsatz Sulfonylharnstoffe werden bei Patienten mit NIDDM zur Behandlung der Hyperglykämie eingesetzt, bei denen keine ausreichende Kontrolle durch Änderungen der Ernährung allein erreicht werden konnte. Bei allen Patienten sind jedoch diätetische Maßnahmen weiterhin von entscheidender Bedeutung, um die Wirksamkeit der Sulfonylharnstoffe zu maximieren. Manche Ärzte betrachten trotzdem in solchen Fällen die Insulinbehandlung als den vorzuziehenden Therapieansatz. Patienten mit NIDDM, bei denen die Erkrankung mit verhältnismäßig geringen Dosen von Insulin (weniger als 40 U pro Tag) kontrolliert werden kann, reagieren mit größerer Wahrscheinlichkeit auf Sulfonylharnstoffe als solche Patienten, die adipös und/oder über 40 Jahre alt sind. Kontraindikationen für die Behandlung mit den genannten Substanzen ist der IDDM, die Schwangerschaft, Stillzeit und signifikante renale oder hepatische Insuffizienz.

Zwischen 50 - 80% korrekt ausgewählte Patienten würden initial auf ein orales Antidiabetikum reagieren (Krall, 1985). Alle Substanzen scheinen ähnlich effektiv zu sein. Die Glukosekonzentrationen werden häufig in einem Maße gesenkt, das zur Behandlung der für die Hyperglykämie typischen Symptome ausreichend ist, jedoch werden normale Niveaus nicht zwingend erreicht. Da jedoch die Komplikationen des Diabetes in bedeutendem Maße durch die Hyperglykämie bedingt sind, sollte das Ziel der Behandlung die Normalisierung sowohl der nüchternen als auch der postprandialen Glukosekonzentrationen sein. Da jedoch nur wenige therapeutische Optionen bestehen, wird in der Praxis die Behandlung mit Sulfonylharnstoffen bei Patienten auch häufig dann noch fortgesetzt, wenn trotzdem eine andauernde milde bis mäßige Hyperglykämie besteht. Von den Patienten, die initial gut auf Sulfonylharnstoffe reagieren, entwickeln 5 - 10% pro Jahr ein sekundäres Therapieversagen, was sich in Form einer unakzeptablen Hyperglykämie äußert. Dies kann als Ergebnis einer geänderten Metabolisierung des Präparates, eines fortschreitenden β-Zellversagens, einer Änderung in der diätetischen Compliance oder einer fehlerhaften Diagnose eines Patienten mit langsam beginnenden IDDM auftreten. Der Wechsel zu einem anderen oralen Präparat führt gelegentlich zu einem zufriedenstellenden Ergebnis, aber die meisten dieser Patienten werden im weiteren Verlauf Insulin benötigen.

Die übliche Tagesdosis Tolbutamid ist 500 mg, während 3000 mg die maximale effektive Dosis darstellt. Die entsprechenden Dosen für Acetohexamid betragen 250 mg und 1500 mg. Tolazamid und Chlorpropamid werden normalerweise in einer täglichen Dosierung von 100 - 250 mg, und maximal 750 - 1000 mg, gegeben. Tolbutamid, Acetohexamid und Tolazamid werden häufig zweimal täglich jeweils 30 Minuten vor dem Frühstück und Abendessen eingenommen. Die anfängliche Tagesdosis von Glyburid (Glibenclamid) beträgt 2,5 - 5 mg, während Tagesdosen über 20 mg nicht empfohlen werden. Eine Behandlung mit Glipizid wird gewöhnlich mit 5 mg einmal täglich begonnen. Die maximal empfohlene Dosierung beträgt 40 mg; Dosen über 15 mg sollten geteilt werden. Die Anfangsdosis von Gliclacid ist 40 - 80 mg pro Tag, und die maximale Tagesdosis beträgt 320 mg. Die Behandlung mit Sulfonylharnstoffen muß nach dem individuellen Therapieverhalten des Patienten gerichtet werden, das engmaschig kontrolliert werden muß.

Kombinationen aus Insulin und Sulfonylharnstoffen sind bei einigen Patienten mit IDDM und NIDDM angewandt worden. Die Begründung für eine derartige Behandlung basiert auf der Eigenschaft der Sulfonylharnstoffe, eine Steigerung der Insulinsensitivität von Geweben zu erzielen. Studien an Patienten mit IDDM lieferten keinerlei Beweise, daß die Kontrolle der Blutglukose durch eine derartige Kombinationstherapie verbessert wird. Die Ergebnisse bei NIDDM-Patienten hierzu sind uneindeutig. Einige Studien konnten keine Verbesserung durch eine Kombinationstherapie demonstrieren, während andere eine Verbesserung der Stoffwechselkontrolle zeigten. Eine Voraussetzung für den therapeutischen Nutzen der Kombinationstherapie ist eine residuelle β-Zellaktivität, sowie eine kurze Dauer des Diabetes.

Biguanide

Metformin und Phenformin wurden im Jahre 1957, Buformin im Jahre 1958 eingeführt. Das letztere wurde nur begrenzt eingesetzt, während der Einsatz von Metformin und Phenformin verbreitet war. Phenformin wurde während der 70er Jahre aufgrund des Zusammenhanges mit Laktatazidosen in vielen Ländern von Markt genommen. Metformin wurde nur selten mit dieser Komplikation in Zusammenhang gebracht und ist in Europa und Kanada verbreitet eingesetzt worden. Die Substanz ist seit 1995 in den Vereinigten Staaten erhältlich. Metformin verbessert allein oder in Kombination mit Sulfonylharnstoffen gegeben die Kontrolle der Hyperglykämie und senkt die Lipidkonzentrationen bei Patienten, die schlecht auf Diät oder Sulfonylharnstoffe allein reagieren (DeFronzo et al., 1995).

Metformin wird hauptsächlich im Dünndarm resorbiert. Die Substanz ist stabil, bindet nicht an Plasmaeiweiße und wird unverändert im Urin ausgeschieden. Sie hat eine Halbwertszeit von 1,3 - 4,5 Stunden (siehe Bailey, 1992). Die maximal empfohlene Metformin Tagesdosis beträgt 3 g und wird aufgeteilt in drei Einzeldosen zu den Mahlzeiten eingenommen.

Metformin wirkt antihyperglykämisch und nicht hypoglykämisch (siehe Bailey, 1992). Es erzeugt keine Insulinfreisetzung aus dem Pankreas und selbst bei großen Dosierungen keine Hypoglykämie. Metformin hat keinen nennenswerten Einfluß auf die Sekretion von Glukagon, Kortisol, Wachstumshormon oder Somatostatin.

Die hauptächliche Ursache für einen reduzierten Glukosespiegel unter Metformintherapie scheint eine Steigerung der Wirkung von Insulin auf periphere Gewebe (siehe Bailey, 1992) und eine reduzierte hepatische Glukoseausschüttung aufgrund geminderter Glukoneogenese (Sturmvoll et al., 1995) zu sein. Metformin könnte auch die Plasmaglukose durch Reduktion der Resorption von Glukose aus dem Darm senken, eine klinische Relevanz dieser Wirkung konnte jedoch nicht gezeigt werden.

Patienten mit Niereninsuffizienz sollten kein Metformin erhalten. Lebererkrankungen, eine positive Anamnese bezüglich Laktatazidosen (jeglichen Ursprungs), Herzinsuffizienz oder chronischer zur Hypoxie führender Lungenerkrankungen sind ebenfalls Kontraindikationen für die Anwendung dieser Substanz. All diese Zustände prädisponieren zu vermehrter Bildung von Laktat und daher zu den deletären Komplikationen der

Laktatazidose. Die Inzidenz der Laktatazidose unter Behandlung mit Metformin wird mit unter 0,1 Fall pro 1000 Patientenjahren mitgeteilt, das Mortalitätsrisiko ist noch niedriger.

Akute unerwünschte Wirkungen des Metformins, welche bei bis zu 20% der Patienten auftreten, umfassen Diarrhoe, abdominelle Beschwerden, Übelkeit, metallischen Geschmack und Appetitmangel. Die Symptome sind normalerweise durch langsame Dosissteigerung und Einnahme während der Mahlzeiten zu minimieren. Die intestinale Absorption von Vitamin B12 und Folat ist unter Metformintherapie häufig beeinträchtigt.

Der Abbruch einer Behandlung mit Metformin sollte erwogen werden, wenn die Laktatkonzentration im Plasma über 3 mM ansteigt. Auch besteht bei eingeschränkter Nieren- oder Leberfunktion eine deutliche Kontraindikation für die Behandlung. Es ist auch angebracht, Metformin bei längerem Fasten oder bei Behandlung des Patienten mit einer sehr wenige Kalorien beinhaltenden Diät abzusetzen. Ein Myokardinfarkt oder eine Sepsis verlangen einen sofortigen Therapieabbruch. Metformin wird häufig in Kombination mit Sulfonylharnstoffen angewandt (Hermann et al., 1994).

Andere orale, hypoglykämisch wirksame Verbindungen

Ciglitazon, Pioglitazon Diese Substanzen sind Thiazolidindione. Sie wirken antihyperglykämisch bei einer Anzahl verschiedener, insulinresistenter, diabetischer Tiermodelle. Ähnlich den Biguaniden erzeugen sie bei Diabetikern wie auch bei Normalpersonen keine Hypoglykämie. Ciglitazon reduziert bei zahlreichen insulinresistenten Tiermodellen nach oraler Verabreichung die Plasmaglukose, das Insulin und die Lipidkonzentrationen. Die Reduktion der Insulinkonzentrationen im Plasma folgt dem Rückgang der Plasmaglukosekonzentration, wobei angenommen wird, daß die Herabsetzung der Insulinresistenz von Leber, Skelettmuskel und Fettgewebe hierfür verantwortlich ist. Die Gabe dieser Substanzen an normale Versuchstiere potenziert die Insulinwirkungen nicht. Thiazolidindione scheinen die Insulinwirkung bei insulinresistenten Tieren durch Steigerung der Anzahl von Glukosetransportern zu verstärken. Die genannten Verbindungen werden derzeit gemeinsam mit zahlreichen anderen, neueren Analoga in klinischen Phase I und II Studien getestet.

α-Glukosidase-Hemmstoffe α-Glukosidase-Hemmstoffe wie die Acarbose reduzieren die intestinale Resorption von Stärke, Dextrin und Disacchariden durch Hemmung der Funktion der intestinalen, am Bürstensaum lokalisierten α-Glukosidase. Eine Inhibition dieses Enzyms verlangsamt die Absorption von Kohlenhydraten, so daß der postprandiale Anstieg der Plasmaglukose bei normalen und diabetischen Personen abgemildert wird.

Die Acarbose hemmt ebenfalls kompetitiv die Glukoamylase und Sukrase, hat aber nur schwache Wirkungen auf die pankreatische α-Amylase. Sie senkt die postprandialen Glukosespiegel bei Personen mit IDDM und NIDDM. Jedoch wurden nur geringe Verbesserungen der HbA1C-Werte mitgeteilt. Die Substanz wird nur in geringem Maße resorbiert.

Die Acarbose führt zu dosisabhängiger Malabsorption, Flatulenz und Meteorismus. Dosen von 50 - 100 mg zu jeder Mahlzeit gegeben werden normalerweise gut toleriert. Bei Zwischenmahlzeiten werden kleinere Dosen gegeben. Die Acarbose ist am wirksamsten, wenn sie bei einer stärkereichen und faserreichen Diät mit begrenzen Mengen an Glukose und Sukrose eingesetzt wird (Bressler und Johnson, 1992).

GLUKAGON

Geschichte Verschiedene Zellpopulationen wurden in den Langerhansschen Inseln noch vor der Entdeckung des Insulins identifiziert. Glukagon selbst wurde von Murlin und Kimball im Jahre 1923, weniger als zwei Jahre nach dem Insulin, entdeckt. Im Gegensatz zu dem Aufsehen, das die Entdeckung des Insulins erregte, gab es nur wenig Interesse am Glukagon, und es wurde für die Dauer von 40 Jahren nicht als bedeutsames Hormon anerkannt. Es ist heute bekannt, daß Glukagon eine wichtige physiologische Rolle in der Regulation des Glukose- und Ketonstoffwechsels spielt. Es besteht jedoch nur eine geringe therapeutische Bedeutung und zwar in der Akuttherapie der Hypoglykämie. Es wird ebenfalls in der Radiologie aufgrund seines inhibitorischen Effektes auf die glatte Muskulatur des Magen-Darm-Traktes eingesetzt.

Chemie Glukagon ist ein einkettiges 29-Aminosäuren-Polypeptid (Abbildung 60.6). Es besteht eine bedeutende Homologie mit zahlreichen anderen Polypeptid-Hormonen wie etwa Sekretin, *vasoactive intestinal peptide* und *gastrointestinal inhibitory peptide*. Die primäre Sequenz des Glukagons ist hochkonserviert und ist bei Menschen, Rindern, Schweinen und Ratten identisch.

Glukagon wird aus Präproglukagon, einem 180-Aminosäuren-Vorläufer mit fünf unabhängig prozessierten Domänen (Bell et al., 1983) synthetisiert. Ein aminoterminales Signalpeptid wird von *glicentin-related pancreatic peptide*, Glukagon, *glucagon-like peptide*-1 und *glucagon-like peptide*-2 gefolgt. Die Prozessierung des Proteins ist sequenziell und erfolgt in einer gewebespezifischen Weise. Dies führt zu verschiedenen sekretorischen Peptiden in den α-Zellen des Pankreas und in α-ähnlichen Zellen des Darms (genannt L-Zellen) (Mosjov et al., 1986). Glicentin, ein wichtiges Zwischenprodukt der Prozessierung, besteht aus *glicentin-related pancreatic polypeptide* am Aminoterminus und Glukagon am Carboxyterminus mit einem Arg-Arg-Paar zwischen beiden Gruppen. Enteroglukagon (oder Oxyntomodulin) besteht aus Glukagon und einem carboxyterminalen Hexapeptid, vebunden durch ein Arg-Arg-Paar.

Die biologische Bedeutung dieser Vorläuferpeptide ist unklar, aber die streng geregelte Art der Prozessierung legt nahe, daß diese Peptide bestimmte, voneinander verschiedene biologische Funktionen haben könnten. In der α-Zelle des Pankreas besteht ein Granulum aus einem zentralen Kern bestehend aus Glukagon umgeben von einem Halo aus Glicentin. Intestinale L-Zellen enthalten nur Glicentin und vermutlich fehlt ihnen das für die Umwandlung dieses Vorläufers zu Glukagon erforderliche Enzym. Enteroglukagon bindet an hepatische Glukagonrezeptoren und stimuliert die Adenylylcyclase mit 10 - 20% der Potenz des Glukagon. *Glucagon-like peptide*-1 ist ein extrem potenter Verstärker der Insulinsekretion. Ihm fehlt jedoch offensichtlich eine nennenswerte hepatische Wirkung. Glicentin, Enteroglukagon und die *glucagon-like peptides* finden sich vornehmlich im Intestinum, so daß sich ihre Sekretion nach totaler Pankreatektomie fortsetzt.

$$
\begin{array}{c}
\text{NH}_2 \\
|\\
\text{H–HIS–SER–GLU–GLY–THR–PHE–THR–SER–ASP–TYR–}
\end{array}
$$

$$
\begin{array}{c}
\text{NH}_2 \\
|\\
\text{SER–LYS–TYR–LEU–ASP–SER–ARG–ARG–ALA–GLU–}
\end{array}
$$

$$
\begin{array}{c}
\text{NH}_2 \qquad\qquad \text{NH}_2 \\
|\qquad\qquad\qquad |\\
\text{ASP–PHE–VAL–GLU–TRP–LEU–MET–ASP–THR–OH}
\end{array}
$$

Abbildung 60.6 Die Aminosäuresequenz des Glukagon.

Regulation der Sekretion Die Sekretion von Glukagon wird durch in der Nahrung enthaltene Glukose, Insulin, Aminosäuren und Fettsäuren reguliert, wobei Glukose ein potenter Hemmstoff ist. Wie auch bei der Insulinsekretion ist die Glukose effektiver in der Hemmung der Glukagonsekretion, wenn die Gabe oral anstatt intravenös erfolgt, was eine mögliche Bedeutung eines gastrointestinalen Hormons für diese Reaktion nahelegt. Die Wirkung der Glukose geht bei unbehandelten oder unterbehandelten IDDM-Patienten und bei isolierten α-Zellen des Pankreas verloren, was anzeigt, daß der Effekt zumindest teilweise sekundär aufgrund einer Stimulation der Insulinsekretion auftritt. Somatostatin hemmt wie auch freie Fettsäuren und Ketone die Glukagonsekretion.

Die meisten Aminosäuren stimulieren die Freisetzung von sowohl Insulin als auch Glukagon. Diese koordinierte Reaktion auf Aminosäuren mag eine durch Insulin erzeugte Hypoglykämie bei Individuen, die eine reine Proteinmahlzeit einnähmen, verhindern. Ähnlich der Glukose sind auch die Aminosäuren nach oraler Einnahme stärker wirksam, und so könnten daher ebenfalls gastrointestinale Hormone an ihrer Wirkung beteiligt sein. Die Glukagonsekretion wird ebenfalls durch die autonome Innervation der Pankreasinseln reguliert. Die Stimulation sympathischer Nerven oder die Applikation sympathomimetischer Amine erhöht die Glukagonsekretion. Acetylcholin hat einen ähnlichen Effekt.

Glukagon bei Diabetes mellitus Die Plasmakonzentrationen von Glukagon sind bei mangelhaft eingestellten Diabetikern erhöht. Aufgrund seiner Fähigkeit, die Glukoneogenese und Glykogenolyse zu fördern, wird die bei Diabetes bestehende Hyperglykämie durch Glukagon noch weiter verstärkt. Diese Störung scheint jedoch sekundär zu der diabetischen Stoffwechsellage zu sein und wird durch eine verbesserte Behandlung der Erkrankung korrigiert (Unger, 1985). Die Bedeutung der Hyperglukagonämie bei Diabetes ist durch die Gabe von Somatostatin untersucht worden (Gerich et al., 1975). Obwohl Somatostatin den Stoffwechsel nicht völlig normalisiert, verlangsamt es doch die Geschwindigkeit der Entwicklung von Hyperglykämie und Ketonämie bei insulinopenischen Personen mit IDDM. Bei Normalpersonen wird die Glukagonsekretion als Reaktion auf eine Hypoglykämie gesteigert, jedoch ist bei Patienten mit IDDM dieser Schutzmechanismus (gegen insulininduzierte Hypoglykämie) früh im Verlauf der Erkrankung verloren gegangen.

Abbau Glukagon wird überwiegend in der Leber, Niere und im Plasma sowie an seinen Wirkorten abgebaut (Peterson et al., 1982). Seine Plasmahalbwertszeit beträgt etwa drei bis sechs Minuten. Die proteolytische Abspaltung des aminoterminalen Histidinrestes führt zu einem Verlust der biologischen Wirkung.

Zelluläre und physiologische Wirkungen Glukagon interagiert mit einem 60-kDa-Glykoproteinrezeptor auf der Plasmamembran der Zielzellen (Sheetz und Tager, 1988). Obwohl die genaue Struktur des Rezeptors bis heute unbekannt ist weiß man, daß er mit dem stimulatorischen, guaninnukleotidbindenden Regulationsprotein G_s interagiert, das die Adenylatcyclase (siehe Kapitel 2) aktiviert. Die primären Wirkungen von Glukagon auf die Leber sind durch zyklisches AMP vermittelt. Im allgemeinen resultieren Modifikationen an der aminoterminalen Region des Glukagons (z. B. [Phe^1]Glukagon und des-His$_1$-[Glu^9]Glukagonamid) in Molekülen, die sich wie partielle Agonisten verhalten. Sie behalten eine gewisse Affinität für den Glukagonrezeptor, haben aber eine deutlich reduzierte Fähigkeit, die Adenylylcyclase zu stimulieren (Unson et al., 1989).

Die Phosphorylase, das geschwindigkeitsbestimmende Enzym bei der Glykogenolyse, wird letztlich als Ergebnis einer durch zyklisches AMP stimulierten Phosphorylierung durch Glukagon aktiviert, während die gleichzeitige Phosphorylierung der Glykogensynthase ebendieses Enzym inaktiviert. Die Glykogenolyse wird gesteigert und die Glykogensynthese gehemmt. Zyklisches AMP stimuliert auch die Transkription von Genen für die Phosphoenolpyruvatcarboxykinase, ein geschwindigkeitsbestimmendes Enzym in der Glukoneogenese (Granner et al., 1986). Die genannten Wirkungen werden normalerweise durch Insulin antagonisiert. Bestehen äquivalente Mengen beider Hormone, so überwiegt die Wirkung des Insulins.

Zyklisches AMP stimuliert ebenso die Phosphorylierung des bifunktionalen Enzyms 6-Phosphofrukto-2-kinase/Fruktose-2,6-bisphosphatase (Pilkis et al., 1981; Foster, 1984). Dieses Enzym bestimmt die zelluläre Konzentration von Fruktose-2,6-bisphosphat, das als potenter Regulator der Glukoneogenese und Glykogenolyse fungiert. Ist die Konzentration von Glukagon im Vergleich zu Insulin hoch, wird das oben genannte Enzym phosphoryliert und fungiert als eine Phosphatase, wodurch es die Konzentration von Fruktose-2,6-bisphosphat in der Leber reduziert. Ist die Insulinkonzentration im Vergleich zu Glukagon erhöht, wird das Enzym dephosphoryliert und fungiert als Kinase, indem es Fruktose-6-phosphat an Position 2 phosphoryliert, und damit zum Anstieg der Fruktose-2,6-bisphosphatkonzentrationen führt. Fruktose-2,6-bisphosphat interagiert allosterisch mit Phosphofruktokinase-1, dem geschwindigkeitsbestimmenden Enzym der Glykolyse, und steigert ihre Aktivität. Daher wird bei hohen Glukagonkonzentrationen die Glykolyse gehemmt und die Glukoneogenese stimuliert. Dies führt ebenfalls zu einer Senkung der Malonyl-CoA-Konzentration, Stimulation der Fettsäureoxidation und Bildung von Ketonkörpern. Im Gegensatz dazu wird bei hohen Insulinkonzentrationen die Glykolyse stimuliert und die Glukoneogenese und Ketogenese inhibiert (siehe Foster, 1984).

Glukagon übt ebenfalls insbesondere bei höheren Konzentrationen Wirkungen auf extrahepatische Gewebe aus. Im Fettgewebe stimuliert es die Adenylylcyclase und steigert die Lipolyse. Am Herzen wird die Kontraktilität verstärkt. Glukagon besitzt relaxierende Effekte auf den Gastrointestinaltrakt. Diese Beobachtung konnte auch bei Anwendung von Analoga gemacht werden, die die Adenylylcyclase nicht stimulieren. Manche Gewebe (unter anderem auch Lebergewebe) besitzen einen zweiten Rezeptortyp, der an die Bildung von Inositoltrisphosphat, Diacylglycerol und Ca^{2+} gekoppelt ist (Murphy et al., 1987). Die Rolle dieses Rezeptors in der Steuerung des Metabolismus bleibt unklar.

Therapeutischer Einsatz Glukagon wird zur Behandlung der schweren Hypoglykämie angewandt, insbesondere bei Diabetikern, wenn intravenöse Glukoselösungen nicht unmittelbar verfügbar sind. Aufgrund seiner inhibitorischen Wirkungen auf den Gastrointestinaltrakt wird es ebenfalls von Radiologen benutzt.

Alles klinisch angewandte Glukagon stammt vom Pankreas des Schweines oder Rindes, dessen Sequenz identisch mit der des menschlichen Hormons ist. Bei hypoglykämischen Zuständen wird 1 mg intravenös, intramuskulär oder subkutan verabreicht. Einer der beiden ersteren Verabreichungswege wird im Notfall bevorzugt. Eine klinische Besserung wird, zur Minimierung des Risikos neurologischer Schäden, innerhalb von 10 Minuten angestrebt. Die hyperglykämische Wirkung von Glukagon ist nur vorübergehend und kann auch inadäquat sein, falls die hepatischen Glykogenspeicher verbraucht sind. Nach anfänglicher Reaktion auf Glukagon sollten daher Patienten zum Essen aufgefordert oder Glukose verabreicht werden, um eine Wiederkehr der Hypoglykämie zu vermeiden. Übelkeit und Erbrechen sind die häufigsten Nebenwirkungen.

Glukagon wird auch zur Relaxation des Intestinaltraktes und damit zur Erleichterung radiologischer Untersuchungen des oberen und unteren Gastrointestinaltrakes mit Bariumkontrast und bei der retrograden Ileographie (Monsein et al., 1986) und bei der kernspintomographischen Untersuchung des Gastrointestinaltraktes (Goldberg und Thoeni, 1989) angewandt. Glukagon wurde auch zur Behandlung des mit der akuten Divertikulitis und mit Störungen der ableitenden Gallenwege verbundenen Spasmus des Sphincter Oddi verwendet. Die Substanz wurde als Adjuvans bei endoskopischen Gallengangsstein-Extraktionen, Spasmus des Ösophagus und Invagination eingesetzt (Friedland, 1983; Mortensson et al., 1984; Kadir und Gadacz, 1987). Es wurde ebenfalls für diagnostische Zwecke bei der Unterscheidung von obstruktivem und hepatozellulärem Ikterus benutzt (Berstock et al., 1982).

Glukagon setzt Katecholamine aus Phäochromozytomen frei und wurde im experimentellen Rahmen als diagnostischer Test für diese Erkrankung angewandt. Das Hormon wurde außerdem als kardial inotrope Substanz für die Behandlung des Schocks vor allem im Falle einer Vorbehandlung mit β-Adrenorezeptoren-Antagonisten verwendet, wenn aus diesem Grunde β-Adrenorezeptoren Agonisten ineffektiv sind.

SOMATOSTATIN

Als Folge der Suche nach hypothalamischen Faktoren, welche die Sekretion von Wachstumshormon aus der Hypophyse regulieren können, wurde Somatostatin erstmalig im Jahre 1973 isoliert und synthetisiert (Brazeau et al., 1973; siehe auch Kapitel 55). Die Beobachtung, daß Somatostatin die Sekretion von Insulin und Glukagon hemmt, legte eine mögliche physiologische Bedeutung von Somatostatin für die Pankreasinseln nahe (Alberti et al., 1973); Gerich et al., 1974). Das Peptid wurde im weiteren Verlauf in den D-Zellen der Pankreasinseln, in ähnlichen Zellen des Gastrointestinaltraktes und im Zentralnervensystem identifiziert (Dubois, 1975).

Der Name Somatostatin wurde ursprünglich einem 14 Aminosäuren enthaltenden zyklischen Peptid gegeben. Diese Substanz ist jedoch, wie heute bekannt ist, ein Vertreter einer Gruppe von verwandten Peptiden. Diese umfassen das originäre Somatostatin (S-14), ein erweitertes 28-Aminosäuren großes Peptidmolekül (S-28) und ein die ersten 12 Aminosäuren enthaltendes Fragment aus Somatostatin-28 (S-28[1-12]). Somatostatin-14 ist die im Gehirn vorherrschende Form, während Somatostatin-28 der Hauptvertreter im Intestinaltrakt ist. Somatostatin hemmt die Freisetzung von Thyroidea stimulierendem Hormon und Wachstumshormon aus der Hypophyse, von Gastrin, Motilin, *vasoactive intestinal peptide* (VIP), Glicentin und *gastointestinal polypeptide* aus dem Darm, sowie von Insulin, Glukagon, *pancreatic polypeptide* und Somatostatin aus dem Pankreas.

Aus dem Pankreas sezerniertes Somatostatin kann die Hypophysenfunktion regulieren und fungiert somit als echtes Neurohormon. Im Darm jedoch fungiert Somatostatin als parakrine Substanz, indem es die Funktion benachbarter Zellen beeinflußt. Es kann auch als autokrine Substanz wirken, indem es seine eigene Freisetzung aus dem Pankreas hemmt. Die D-Zelle befindet sich bei der Blutversorgung der Pankreasinsel an letzter Stelle, d. h., daß sich die D-Zelle in der Zirkulation distal gegenüber den β- und α-Zellen befindet (Samols et al., 1986). Daher könnte Somatostatin die Sekretion von Insulin und Glukagon nur über die systemische Zirkulation beeinflussen.

Somatostatin wird in Reaktion auf viele der Nährstoffe und Hormone freigesetzt, die auch die Insulinsekretion stimulieren, wozu Glukose, Arginin, Leucin, Glukagon, vasoaktive intestinal polypeptide, Cholezystokinin und sogar Tolbutamid gehören (Ipp et al., 1977; Weir et al., 1979). Die physiologische Rolle des Somatostatins ist bisher nicht genau definiert worden. In pharmakologischen Dosierungen appliziert, hemmt Somatostatin nahezu sämtliche endokrinen und exokrinen Sekretionen des Pankreas, des Darmes und der Gallenblase. Somatostatin kann ebenfalls die Sekretion der Speicheldrüsen und unter bestimmten Bedingungen auch die Sekretion von PTH, Kalzitonin, Prolaktin und ACTH hemmen. Die α-Zelle ist etwa 50mal so sensitiv gegenüber Somatostatin wie die β-Zelle, aber die Inhibition von Glukagon ist nur von kurzfristigerem, vorübergehenden Charakter. Somatostatin hemmt ebenfalls die Resorption von Nährstoffen aus dem Darm, vermindert die intestinale Motilität und reduziert den Blutfluß im Splanchnikusgebiet.

Der therapeutische Einsatz von Somatostatin ist hauptsächlich auf die Hemmung der Freisetzung von Hormonen aus endokrin aktiven Tumoren beschränkt. Dies umfaßt Insulinome, Glukakonome, VIPome, Karzinoide und Somatotropinome (diese erzeugen Akromegalie). Aufgrund der kurzen biologischen Halbwertszeit des Somatostatins (3 bis 6 Minuten) wurden große Anstrengungen aufgewendet, ein länger wirksames Analogon herzustellen. Eine derartige Substanz, Octreotid, ist nun in den Vereinigten Staaten für die Behandlung von Karzinoiden, Glukagonomen, VIPomen und Akromegalie erhältlich (siehe auch Kapitel 55).

> Octreotid ist mittlerweile u.a. auch in Deutschland für die genannten Indikationen zugelassen (Anm. d. Hrsg.).

Octreotid hemmt in den meisten Fällen erfolgreich die übermäßige Sekretion von Wachstumshormon. Zusätzlich wurde über einen Rückgang der Größe der Hypophysentumoren unter Behandlung in etwa einem Drittel der Fälle berichtet. Octreotid wurde ebenfalls zur Linderung der schwer einschränkenden Form von Diarrhoe, die gelegentlich bei diabetischer Neuropathie auftreten kann, eingesetzt. Weil Octreotid auch die Blutzirkulation im Gastrointestinaltrakt drosselt, wurde die Verbindung zur Behandlung blutender Ösophagusvarizen, peptischer Ulcera und bei postprandialer orthostatischer Hypotension verwendet.

Gallenblasenerkrankungen (Konkremente und Gallensludge) wie auch Herzrhythmusstörungen und gastrointestinale Symptome treten häufig bei chronischer Anwendung des Peptides auf. Hypoglykämie, Hyperglykämie, Hypothyroidismus und Struma waren bedeutsame Komplikationen bei Patienten, die bei Akromegalie mit Octreotid behandelt wurden.

DIAZOXID

Diazoxid ist ein antihypertensives, antidiuretisch wirksames Bezothiadiazinderivat mit bei oraler Gabe starker hyperglykämischer Wirkung (siehe Kapitel 33). Die Hyperglykämie tritt primär aufgrund einer Hemmung der Insulinsekretion auf (Levin et al., 1975). Diazoxid interagiert mit einem ATP-sensitiven K^+-Kanal und hemmt entweder den Verschluß des Kanals oder verlängert seine Öffnungsdauer. Dieser Effekt ist gegensätzlich zu den Sulfonylharnstoffen (Panteu et al., 1989). Das Medikament hemmt nicht die Insulinsynthese, was zu einer Akkumulation von Insulin in der β-Zelle führt. Diazoxid besitzt ebenfalls eine geringe Fähigkeit, die periphere Glukoseutilisation der Muskulatur zu hemmen sowie die hepatische Glukoneogenese zu stimulieren.

Diazoxid wurde zur Behandlung von Patienten mit unterschiedlichen Formen der Hypoglykämie verwendet (Grant et al., 1986). Die übliche orale Dosis beträgt 3 - 8 mg/kg pro Tag bei Erwachsenen und 8 - 15 mg/kg täglich bei Kleinkindern und Neugeborenen. Die Substanz kann Erbrechen und Übelkeit auslösen und wird daher üblicherweise in geteilten Einzeldosen zu den Mahlzeiten verabreicht. Diazoxid wird im Blutkreislauf weitgehend an Plasmaproteine gebunden und hat eine Halbwertszeit von etwa 48 Stunden. Aus diesem Grunde sollte jegliche Dosierung vor Beurteilung des Therapieerfolges für mehrere Tage beibehalten werden.

Diazoxid hat eine Reihe von unerwünschten Wirkungen, die manchmal seinen Nutzen in der Behandlung der Hypoglykämie einschränken. Diese umfassen Na⁺- und Wasserretention, Hyperurikämie, Hypertrichose (vor allem bei Kindern), Thrombozytopenie und Leukopenie. Trotz dieser Nebenwirkungen kann die Substanz bei der Behandlung von Patienten mit inoperabelem Insulinom (Schein et al., 1973) und bei Kindern mit Hyperinsulinismus bei Nesidioblastose (Grant et al., 1986) nützlich sein.

Für die weitergehende Diskussion des Diabetes mellitus, siehe auch *Harrison's Principles of Internal Medicine*, 14th ed., McGraw-Hill, New York, 1998, deren deutsche Ausgabe 1999 erscheint.

LITERATUR

Alberti, K.G.M.M., Christensen, N.J., Christensen, S.E., Hansen, A.P., Iversen, J., Lundback, K., Seyer-Hansen, K., and Orskov, H. Inhibition of insulin secretion by somatostatin. *Lancet*, **1973**, *2*:1299—1301.

Authier, F., Rachubinski, R., Posner, B.I., Bergeron, J.J. Endosomal proteolysis of insulin by an acidic thiol metalloprotease unrelated to insulin degrading enzyme. *J. Biol. Chem.*, **1994**, *269*:3010—3016.

Banting, F.G., Best, C.H., Collip, J.B., Campbell, W.R., and Fletcher, A.A. Pancreatic extracts in the treatment of diabetes mellitus. *Can. Med. Assoc. J.*, **1922**, *12*:141—146.

Bell, G.I., Sanchez-Pescador, R., Laybourn, P.J., and Najarian, R.C. Exon duplication and divergence in the human pre-proglucagon gene. *Nature*, **1983**, *304*:368—371.

Berman, M., McGuire, E.A., Roth, J., and Zeleznik, A.J. Kinetic modeling of insulin binding to receptors and degradation *in vivo* in rabbits. *Diabetes*, **1980**, *29*:50—59.

Berstock, D.A., Wood, J.R., and Williams, R. The glucagon test in obstructive and hepatocellular jaundice. *Postgrad. Med. J.*, **1982**, *58*:485—486.

Bingley, P.J., Bonifacio, E., and Gale, E.A. Can we really predict IDDM? *Diabetes*, **1993**, *42*:213—220.

Blackard, W.G., Barlascini, C.O., Clore, J.N., and Nestler, J.E. Morning insulin requirements: critique of dawn and meal phenomena. *Diabetes*, **1989**, *38*:273—277.

Blumenthal, S.A. Potentiation of the hepatic action of insulin by chlorpropamide. *Diabetes*, **1977**, *26*:485—489.

Bonner-Weir, S., and Orci, L. New perspectives on the microvasculature of the islets of Langerhans in the rat. *Diabetes*, **1982**, *31*:883—889.

Brazeau, P., Vale, W., Burgus, R., Ling, N., Butcher, M., Rivier, J., and Guillemin, R. Hypothalamic polypeptide that inhibits the secretion of immunoreactive pituitary growth hormone. *Science*, **1973**, *179*:77—79.

Brelje, T.C., and Sorenson, R.L. Nutrient and hormonal regulation of the threshold of glucose-stimulated insulin secretion in isolated rat pancreases. *Endocrinology*, **1988**, *123*:1582—1590.

Chan, S.J., Seino, S., Gruppuso, P.A., Schwartz, R., and Steiner, D.F. A mutation in the B chain coding region is associated with impaired proinsulin conversion in a family with hyperproinsulinemia. *Proc. Natl. Acad. Sci. U.S.A.*, **1987**, *84*:2194—2197.

Chertow, B.S., Baranetsky, N.G., Sivitz, W.I., Swain, P.A., Grey, J., and Charles, D. The effect of human insulin on antibody formation in pregnant diabetics and their newborns. *Obstet. Gynecol.*, **1988**, *72*:724—728.

Chou, C.K., Dull, T.J., Russell, D.S., Gherzi, R., Lebwohl, D., Ullrich, A., and Rosen, O.M. Human insulin receptors mutated at the ATP-binding site lack protein tyrosine kinase activity and fail to mediate postreceptor effects of insulin. *J. Biol. Chem.*, **1987**, *262*:1842—1847.

Cohn, R.A., Mauer, S.M., Barbosa, J., and Michael, A.F. Immunofluorescence studies of skeletal muscle extracellular membranes in diabetes mellitus. *Lab. Invest.*, **1978**, *39*:13—16.

Colagiuri, S., and Villalobos, S. Assessing effect of mixing insulins by glucose clamp technique in subjects with diabetes mellitus. *Diabetes Care*, **1986**, *9*:579—586.

Davis, S.N., Thompson, C., Brown, M.D., Home, P.D., and Alberti, K.G.M.M. A comparison of the pharmacokinetics and metabolic effects of human regular and NPH insulin mixtures. *Diabetes Res. and Clin. Pract.* **1991a**, *13*:107—117.

Davis, S.N., Butler, P.C., Brown, M., Beer, S., Sobey, W., Hanning, I., Home, P.D., Hales, N., and Alberti, K.G.M.M. The effects of human proinsulin on glucose turnover and intermediary metabolism. *Metabolism*, **1991b**, *40*:953—961.

DCCT Research Group. The effect of intensive treatment of diabetes on the development and progression of long-term complications in insulin-dependent diabetes mellitus. *N. Engl. J. Med.*, **1993**, *329*:977—986.

DeFronzo, R.A., Goodman, A.M., and the Multicenter Metformin Study Group. Efficacy of metformin in patients with non-insulin-dependent diabetes mellitus. *N. Engl. J. Med.*, **1995**, *333*:541—549.

De Meyts, P. The structural basis of insulin and insulin-like growth factor-I receptor binding and negative cooperativity, and its relevance to mitogenic versus metabolic signalling. *Diabetologia*, **1994**, *37*: S135—S148.

Dimitriadas, G.D., and Gerich, J.E. Importance of timing of preprandial subcutaneous insulin administration in the management of diabetes mellitus. *Diabetes Care*, **1983**, *6*:374—377.

Dubois, M.P. Immunoreactive somatostatin is present in discrete cells of the endocrine pancreas. *Proc. Natl. Acad. Sci. U.S.A.*, **1975**, *72*:1340—1343.

Ellis, L., Clauser, E., Morgan, D.O., Edery, M., Roth, R.A., and Rutter, W.J. Replacement of insulin receptor tyrosine residues 1162 and 1163 compromises insulin-stimulated kinase activity and uptake of 2-deoxy-glucose. *Cell*, **1986**, *45*:721—732.

Ferner, R.E., and Neil, H.A.W. Sulfonylureas and hypoglycaemia. *Br. Med. J.*, **1988**, *296*:949—950.

Frazier, L.M., Mulrow, C.D., Alexander, L.T., Jr., Harris, R.T., Heise, K.R., Brown, J.T., and Feussner, J.R. Need for insulin therapy in type II diabetes mellitus: a randomized trial. *Arch. Intern. Med.*, **1987**, *147*: 1085—1089.

Friedland, G.W. The treatment of acute esophageal food impaction. *Radiology*, **1983**, *149*:601—602.

Galloway, J.A., Spradlin, C.T., Nelson, R.L., Wentworth, S.M., Davidson, J.A., and Swarner, J.L. Factors influencing the absorption, serum insulin concentration, and blood glucose responses after injections of regular insulin and various insulin mixtures. *Diabetes Care*, **1981**, *4*:366—376.

Garlick, R.L., Mazer, J.S., Higgins, P.J., and Bunn, H.F. Characterization of glycosylated hemoglobins. Relevance to monitoring of diabetic control and analysis of other proteins. *J. Clin. Invest.*, **1983**, *71*:1062—1072.

Garvey, W.T., Huecksteadt, T.P., and Birnbaum, M.J. Pretranslational suppression of an insulin-responsive glucose transporter in rats with diabetes mellitus. *Science*, **1989**, *245*:60—63.

Gerich, J.E., Lorenzi, M., Schneider, V., Kwan, C.W., Karam, J.H., Guillemin, R., and Forsham, P.H. Inhibition of pancreatic glucagon secretion to arginine by somatostatin in normal man and in insulindependent diabetes. *Diabetes*, **1974**, *23*:876—880.

Gerich, J.E., Lorenzi, M., Bier, D.M., Schneider, V., Tsalikian, E., Karam, J.H., and Forsham, P.H. Prevention of human diabetic ketoacidosis by somatostatin. Evidence for an essential role of glucagon. *N. Engl. J. Med.*, **1975**, *292*:985—989.

Gidh-Jain, M., Takeda J., Xu, L.Z., Lange, A.J., Vionnet, N., Stoffel, M., Froguel, P., Velho, G., Sun, F., Cohen, D., Patel, P., Lo, Y-M.D., Hattersley, A.T., Luthman, H., Wedell, A., Charles, R.S.T., Harrison, R.W., Weber, I.T., Bell, G.I., and Pilkis, S.J. Glucokinase mutations associated with non-insulin-dependent (type 2) diabetes mellitus have decreased enzyme activity: implications for structure/function relationships. *Proc. Natl. Acad. Sci. U.S.A.*, **1993**, *90*:1932—1936.

Gold, G., Gishizky, M.L., and Grodsky, G.M. Evidence that glucose "marks" β cells resulting in preferential release of newly synthesized insulin. *Science*, **1982**, *218*:56—58.

Granner, D.K., and O'Brien, R.M. Molecular physiology and genetics of NIDDM. *Diabetes Care*, **1992**, *15*:369—395.

Granner, D., Andreone, T., Sasaki, K., and Beale, E. Insulin decreases transcription of the phosphoenolpyruvate carboxykinase gene. *Nature*, **1983**, *305*:545—549.

Grant, D.B., Dunger, D.B., and Burns, E.C. Long-term treatment with diazoxide in childhood hyperinsulinism. *Acta Endocrinol. Suppl. (Copenh.)*, **1986**, *279*:340—345.

Hamel, F.G., Mahoney M.J., and Duckworth, W.C. Degradation of intraendosomal insulin by insulin degrading enzyme without acidification. *Diabetes*, **1991**, *40*:436—443.

Hanks, J.B., Andersen, D.K., Wise, J.E., Putnam, W.S., Meyers, W.C., and Jones, R.S. The hepatic extraction of gastrointestinal inhibitory polypeptide and insulin. *Endocrinology*, **1984**, *115*:1011—1018.

Hermann, L.S., Schersten, B., Bitzen, P. O., Kjellstrom, T., Lindgarde, F., and Melander, A. Therapeutic comparison of metformin and sulfonylurea, alone and in various combinations. *Diabetes Care*, **1994**, *17*:1100—1109.

Ipp, E., Dobb, R.E., Arimura, A., Vale, W., Harris, V., and Unger, R.H. Release of immunoreactive somatostatin from the pancreas in response to glucose, amino acids, pancreozymin-cholecystokinin, and tolbutamide. *J. Clin. Invest.*, **1977**, *60*:760—765.

Jacobs, D.B., Hayes, G.R., and Lockwood, D.H. In vitro effects of sulfonylureas on glucose transport and translocation of glucose transporters in adipocytes from streptozocin-induced diabetic rats. *Diabetes*, **1989**, *38*:205—211.

Kadir, S., and Gadacz, T.R. Adjuncts and modifications to basket retrieval of retained biliary calculi. *Cardiovasc. Intervent. Radiol.*, **1987**, *10*: 295—300.

Kent, M.J.C., Light, N.D., and Bailey, A.J. Evidence for glucose-mediated covalent cross-linking of collagen after glycosylation in vitro. *Biochem. J.*, **1985**, *225*:745—752.

King, G.L., and Johnson, S.M. Receptor-mediated transport of insulin across endothelial cells. *Science*, **1985**, *227*:1583—1586.

King, G.L., and Kahn, C.R. Non-parallel evolution of metabolic and growth promoting functions of insulin. *Nature*, **1981**, *292*:644—646.

Kitabchi, A.E., Fisher, J.N., Matteri, R., and Murphy, M.B. The use of continuous insulin delivery systems in treatment of diabetes mellitus. *Adv. Intern. Med.*, **1983**, *28*:449—490.

Kohner, E.M., McLeod, D., and Marshall, J. Diabetic eye disease. In, Complications of Diabetes, 2nd ed. (Keen, H., and Jarrett, J., eds.) Edward Arnold, London, **1982**, pp. 19—108.

Leahy, J.L., Cooper, H.E., Deal, D.A., and Weir, G.C. Chronic hyperglycemia is associated with impaired glucose influence on insulin secretion: A study in normal rats using chronic in vivo glucose infusions. *J. Clin. Invest.*, **1987**, *77*:908—915.

Lee, T.-S., Saltsman, K.A., Ohashi, H., and King, G.L. Activation of protein kinase C by elevation of glucose concentration: proposal for a mechanism in the development of vascular diabetic complications. *Proc. Natl. Acad. Sci. U.S.A.*, **1989**, *86*:5141—5145. Published erratum appears in *Proc. Natl. Acad. Sci. U.S.A.*, **1991**, *88*:9907.

Levin, S.R., Charles, M.A., O'Connor, M., and Grodsky, G.M. Use of diphenylhydantoin and diazoxide to investigate insulin secretory mechanisms. *Am. J. Physiol.*, **1975**, *229*:49—54.

Longenecker, J.P., Moses, A.C., Flier, J.S., Silver, R.D., Carey, M.C., and Dubovi, E.J. Effects of sodium taurodihydrofusidate on nasal absorption of insulin in sheep. *J. Pharm. Sci.*, **1987**, *76*:351—355.

Lougheed, W.D., Woulfe-Flanagan, H., Clement, J.R., and Albisser, A.M. Insulin aggregation in artificial delivery systems. *Diabetologia*, **1980**, *19*:1—9.

Magnuson, M.A., Andreone, T.L., Printz, R.L., Koch, S., and Granner, D.K. The rat glucokinase gene. Structure and regulation by insulin. *Proc. Natl. Acad. Sci. U.S.A.*, **1989**, *86*:4838—4842.

Malone, J.I., Lowitt, S., Grove, N.P., and Shah, S.C. A comparison of insulin levels after injection by jet stream and the disposable insulin syringe. *Diabetes Care*, **1986**, *9*:637—640.

Mauer, S.M., Steffes, M.W., Ellis, E.N., Sutherland, D.E.R., Brown, D.M., and Goetz, F.C. Structural-functional relationships in diabetic nephropathy. *J. Clin. Invest.*, **1984**, *74*:1143—1155.

Michael, A.F., and Brown, D.M. Increased concentration of albumin in kidney basement membranes in diabetes mellitus. *Diabetes*, **1981**, *30*:843—846.

Minkowski, O. Historical development of the theory of pancreatic diabetes. (Introduction and translation by R. Levine). *Diabetes*, **1989**, *38*:1—6.

Mojsov, S., Heinrich, G., Wilson, I.B., Ravazzola, M., Orci, L., and Habener, J.F. Preproglucagon gene expression in pancreas and intestine diversifies at the level of post-translational processing. *J. Biol. Chem.*, **1986**, *261*:11880—11889.

Monsein, L.H., Halpert, R.D., Harris, E.D., and Feczko, P.J. Retrograde ileography: value of glucagon. *Radiology*, **1986**, *161*:558—559.

Mortensson, W., Eklof, O., and Laurin, S. Hydrostatic reduction of childhood intussusception. The role of adjuvant glucagon medication. *Acta Radiol. Diagn.*, **1984**, *25*:261—264.

Murphy, G.J., Hruby, V.J., Trivedi, D., Wakelam, M.J.O., and Houslay, M.D. The rapid desensitization of glucagon-stimulated adenylate cyclase is a cyclic AMP-independent process that can be mimicked by hormones which stimulate inositol phospholipid metabolism. *Biochem. J.*, **1987**, *243*:39—46.

Olefsky, J.M., and Reaven, G.M. Effects of sulfonylurea therapy on insulin binding to mononuclear leukocytes of diabetic patients. *Am. J. Med.*, **1976**, *60*:89—95.

Panten, U., Burgfeld, J., Goerke, F., Rennicke, M., Schwanstecher, M., Wallasch, A., Zunkler, B.J., and Lenzen, S. Control of insulin secretion by sulfonylureas, meglitinide and diazoxide in relation to their binding to the sulfonylurea receptor in pancreatic islets. *Biochem. Pharmacol.*, **1989**, *38*:1217—1229.

Peterson, D.R., Carone, F.A., Oparil, S., and Christensen, E.I. Differences between renal tubular processing of glucagon and insulin. *Am. J. Physiol.*, **1982**, *242*:F112—F118.

Philipson, L.H., and Steiner, D.F. Pas de deux or more: the sulfonylurea receptor and K+ channels. *Science*, **1995**, *268*:372—373.

Pilkis, S.J., El-Maghrabi, M.R., Pilkis, J., and Claus, T.H. Fructose-2,6-bisphosphate: A new activator of phosphofructokinase. *J. Biol. Chem.*, **1981**, *256*:3171—3174.

Pirart, J. Diabetes mellitus and its degenerative complications: Prospective study of 4,400 patients observed between 1947 and 1973. *Diabetes Care*, **1978**, *1*:168—188, 252—263.

Printz, R.L., Koch, S., Potter, L.R., O'Doherty, R.M., Tiesinga, J.J., Moritz, S., and Granner, D.K. Hexokinase II mRNA and gene structure, regulation by insulin, and evolution. *J. Biol. Chem.*, **1993b**, *268*:5209—5219.

Pullen, R.A., Lindsay, D.G., Wood, S.P., Tickle, I.J., Blundell, T.L., Wollmer, A., Krail, G., Brandenburg, D., Zahn, H., Gliemann, J., and Gammeltoft, S. Receptor-binding region of insulin. *Nature*, **1976**, *259*:369—373.

Pyke, D.A. Genetics of diabetes. *J. Clin. Endocrinol. Metab.*, **1977**, *6*:285—303.

Rabkin, R., Ryan, M.P., and Duckworth, W.C. The renal metabolism of insulin. *Diabetologia*, **1984**, *27*:351—357.

Ribalet, B., and Ciani, S. Regulation by cell metabolism and adenine nucleotides of a K+ channel in insulin-secreting beta-cells (RIN m5F). *Proc. Natl. Acad. Sci. U.S.A.*, **1987**, *84*:1721—1725.

Riddle, M.C. New tactics for type II diabetes: regimens based on intermediate-acting insulin taken at bedtime. *Lancet*, **1985**, *1*:192—195.

Salzman, R., Manson, J.E., Griffing, G.T., Kimmerle, R., Ruderman, N., McCall, A., Stoltz, E.I., Mullin, C., Small, D., Armstrong, J., and Melby, J.C. Intranasal aerosolized insulin: mixed meal studies and long-term use in type I diabetes. *N. Engl. J. Med.*, **1985**, *312*:1078—1084.

Sasaki, K., Cripe, T.P., Koch, S.R., Andreone, T.L., Petersen, D.D., Beale, E.G., and Granner, D.K., Multihormonal regulation of phosphoenolpyruvate carboxykinase gene transcription. The dominant role of insulin. *J. Biol. Chem.*, **1984**, *259*:15242—15251.

Schade, D.S., and Duckworth, W.C. In search of subcutaneous insulin resistance syndrome. *N. Engl. J. Med.*, **1986**, *315*:147—153.

Sheetz, M.J., and Tager, H.S. Receptor-linked proteolysis of membrane-bound glucagon yields a membrane-associated hormone fragment. *J. Biol. Chem.*, **1988**, *263*:8509—8514.

Shii, K., and Roth, R.A. Inhibition of insulin degradation by hepatoma cells after microinjection of monoclonal antibodies to a specific cytosolic protease. *Proc. Natl. Acad. Sci. U.S.A.*, **1986**, *83*:4147—4151.

Sodoyez, J.C., Sodoyez-Goffaux, F., Guillaume, M., and Merchie, G. ^{123}I-insulin metabolism in normal rats and humans: external detection by a scintillation camera. *Science*, **1983**, *219*:865—867.

Srikanta, S., Ganda, O.P., Jackson, R.A., Gleason, R.E., Kaldany, A., Garovoy, M.R., Milford, E.L., Carpenter, C.B., Soeldner, J.S., and Eisenbarth, G.S. Type I diabetes mellitus in monozygotic twins: chronic progressive beta cell dysfunction. *Ann. Intern. Med.*, **1983**, *99*:320—326.

Stumvoll, M., Nurjan, N., Perriello, G., Dailey, G., and Gerich, J.E. Metabolic effects of metformin in non-insulin-dependent diabetes mellitus. *N. Engl. J. Med.*, **1995**, *333*:550—554.

Sutherland, D.E.R., Moudry, K.C., and Fryd, D.S. Results of pancreas transplant registry. *Diabetes*, **1989**, *38 Suppl. 1*:46—54.

Suzuki, K., and Kono, T. Evidence that insulin causes translocation of glucose transport activity of the plasma membrane from an intracellular storage site. *Proc. Natl. Acad. Sci. U.S.A.*, **1980**, *77*:2542—2545.

Temple, R.C., Carrington, C.A., Luzio, S.D., Owens, D.R., Schneider, A.E., Sobey, W.J., and Hales, C.N. Insulin deficiency in non-insulin-dependent diabetes. *Lancet*, **1989**, *1*:293—295.

Thomas, D.J., Platt, H.S., and Alberti, K.G.M.M. Insulin-dependent diabetes during the perioperative period: an assessment of continuous glucose-insulin-potassium infusion, and traditional treatment. *Anaesthesia*, **1984**, *39*:629—637.

Todd, J.A., Bell, J.F., and McDevitt, H.O. HLA-DQβ gene contributes to susceptibility and resistance to insulin-dependent diabetes mellitus. *Nature*, **1987**, *329*:599—604.

Tunbridge, F.K., Newens, A., Home, P.D., Davis, S.N., Murphy, M., Burrin, J.M., Alberti, K.G.M.M., and Jensen, I. A double-blind crossover trial of isophane (NPH)-and lente-based insulin regimens. *Diabetes Care*, **1989**, *12*:115—119.

University Group Diabetes Program. A story of the effects of hypoglycemic agents on vascular complications in patients with adultonset diabetes. II. Mortality results. *Diabetes*, **1970**, *19*:789—830.

Unson, C.G., Gurzenda, E.M., Iwasa, K., and Merrifield, R.B. Glucagon antagonists: contributions to binding and activity of the amino terminal sequence 1-5, position 12, and the putative α-helical segment of 19-27. *J. Biol. Chem.*, **1989**, *264*:789—794.

Waldhausl, W., Bratusch-Marrain, P., Gasic, S., Korn, A., and Nowotny, P. Insulin production rate following glucose ingestion estimated by splanchnic C-peptide output in normal man. *Diabetologia*, **1979**, *17*:221—227.

Watts, N.B., Gebhart, S.S., Clark, R.V., and Phillips, L.S., Postoperative management of diabetes mellitus: steady state glucose control with bedside algorithm for insulin adjustment. *Diabetes Care*, **1987**, *10*:722—728.

Wheatly, T., and Edwards, O.M. Insulin oedema and its clinical significance: metabolic studies in three cases. *Diabetic Med.*, **1985**, *2*:400—404.

White, M.F., Maron, R., and Kahn, C.R. Insulin rapidly stimulates tyrosine phosphorylation of a Mr-185,000 protein in intact cells. *Nature*, **1985**, *318*:183—186.

Wolf, B.A., Colca, J.R., Turk, J., Florholmen, J., and McDaniel, M.L. Regulation of Ca^{2+} homeostasis by islet endoplasmic reticulum and its role in insulin secretion. *Am. J. Physiol.*, **1988**, *254*:E121—E136.

Yalow, R.S. Radioimmunoassay: a probe for the fine structure of biological systems. *Science*, **1978**, *200*:1236—1245.

Yoon, J.W., Austin, M., Onodera, T., and Notkins, A.L. Virus-induced diabetes mellitus: isolation of a virus from the pancreas of a child with diabetic ketoacidosis. *N. Engl. J. Med.*, **1979**, *300*:1173—1179.

Monographien und Übersichtsartikel

Avruch, J., Zhang, X.-F., and Kyriakis, J.M. Raf meets Ras: completing the framework of a signal transduction pathway. *Trends Biochem Sci.*, **1994**, *19*:279—283.

Bailey, C.J. Biguanides and NIDDM. *Diabetes Care*, **1992**, *15*:755—772.

Beck-Nielsen, H., Hother-Nielsen O., and Pedersen, O. Mechanism of action of sulphonylureas with special reference to the extrapancreatic effect: an overview. *Diabetic Med.*, **1988**, *5*:613—620.

Bliss, M. *The Discovery of Insulin*. University of Chicago Press, Chicago, **1982**.

Boyd, A.E., III. Sulfonylurea receptors, ion channels, and fruit flies. *Diabetes*, **1988**, *37*:847—850.

Brange, J., Owens, D., Kang, S., and Volund, A. Monomeric insulins and their experimental and clinical implications. *Diabetes Care*, **1990**, *13*:923—954.

Bressler, R., and Johnson, D. New pharmacological approaches to therapy of NIDDM. *Diabetes Care*, **1992**, *15*:792—805.

Brownlee, M., and Cerami, A. The biochemistry of the complications of diabetes mellitus. *Annu. Rev. Biochem.*, **1981**, *50*:385—432.

Burg, M.B., and Kador, P.F. Sorbitol, osmoregulation, and the complications of diabetes. *J. Clin. Invest.*, **1988**, *81*:635—640.

Cheatham, B., and Kahn, C.R. Insulin action and the insulin signaling network. *Endocrine Rev.*, **1995**, *16*:117—142.

Cohick, W.S., and Clemmons, D.R. The insulin-like growth factors. *Annu. Rev. Physiol.*, **1993**, *55*:131—153.

Cryer, P.E. Iatrogenic hypoglycemia as a cause of hypoglycemia-associated autonomic failure in IDDM. A vicious cycle. *Diabetes*, **1992**, *41*:255—260.

Cryer, P.E. Hypoglycemia begets hypoglycemia in IDDM. *Diabetes*, **1993**, *42*:1691—1693.

Denton, R.M. Early events in insulin actions. *Adv. Cyclic Nucleotide Protein Phosphorylation Res.*, **1986**, *20*:293—341.

Dotta, F., and Eisenbarth, G.S. Type I diabetes mellitus: a predictable autoimmune disease with interindividual variation in the rate of β cell destruction. *Clin. Immunol. Immunopathol.*, **1989**, *50*:S85—S95.

Duckworth, W.C. Insulin degradation: mechanisms, products and significance. *Endocr. Rev.*, **1988**, *9*:319—345.

Duronio, V., and Jacobs, S. Comparison of insulin and IGF-I receptors. In, *Insulin Receptors*, Part B. *Clinical Assessment, Biological Responses and Comparison to the IGF-I Receptor*. (Kahn, C.R., and Harrison, L.C., eds.) Alan R. Liss, Inc., New York, **1988**, pp. 3—18.

Ebert, R., and Creutzfeld, W. Gastrointestinal peptides and insulin secretion. *Diabetes Metab. Rev.*, **1987**, *3*:1—26.

Fleischer, N., and Erlichman, J. Intracellular signals and protein phosphorylation: regulatory mechanisms in the control of insulin secretion from the pancreatic β cells. In, *Molecular and Cellular Biology of Diabetes Mellitus*, Vol. I. *Insulin Secretion*. (Draznin, B., Melmed, S., and LeRoith, D., eds.) Alan R. Liss, Inc., New York, **1989**, pp. 107—116.

Foster, D.W. From glycogen to ketones and back. *Diabetes*, **1984**, *33*:1188—1199.

Frank, R.N. The aldose reductase controversy. *Diabetes*, **1994**, *43*:169—172.

Goldberg, H.I., and Thoeni, R.F. MRI of the gastrointestinal tract. *Radiol. Clin. North Am.*, **1989**, *27*:805—812.

Granner, D.K. The molecular biology of insulin action on protein synthesis. *Kidney Int. Suppl.*, **1987**, *23*:S82—S96.

Granner, D.K., Sasaki, K., and Chu, D. Multihormonal regulation of phosphoenolpyruvate carboxykinase gene transcription: the dominant role of insulin. *Ann. N.Y. Acad. Sci.*, **1986**, *478*:175—190.

Green, D.A., Lattimer, S.A., and Sima, A.A. Sorbitol, phosphoinositides and sodium-potassium-ATPase in the pathogenesis of diabetic complications. *N. Engl. J. Med.*, **1987**, *316*:599—606.

Hellman, B. Calcium transport in the pancreatic β-cells: implications for glucose regulation of insulin release. *Diabetes Metab. Rev.*, **1986**, *2*:215—241.

Kahn, C.R. Banting Lecture. Insulin action, diabetogenes, and the cause of type II diabetes. *Diabetes*, **1994**, *43*:1066—1084.

Kahn, C.R., and Rosenthal, A.S. Immunologic reactions to insulin: insulin allergy, insulin resistance, and the autoimmune insulin syndrome. *Diabetes Care*, **1979**, *2*:283—295.

Kahn, C.R., and White, M.F. The insulin receptor and the molecular mechanism of insulin action. *J. Clin. Invest.*, **1988**, *82*:1151—1156.

Kitabchi, A.E. Low-dose insulin therapy in diabetic ketoacidosis: fact or fiction. *Diabetes Metab. Rev.*, **1989**, *5*:337—363.

Koffler, M., Ramirez, L.C., and Raskin, P. The effect of many commonly used drugs on diabetic control. *Diabetes, Nutrition, and Metabolism*, **1989**, *2*:75—93.

Krall, L.P. Oral hypoglycemic agents. In, *Joslin's Diabetes Mellitus*, 12th ed. (Marble, A., Krall, L.P., Bradley, R.F., Christlieb, A.R., and Soeldner, J.S., eds.) Lea & Febiger, Philadelphia, **1985**, pp. 412—452.

Leahy, J.L. Natural history of {beta}-cell dysfunction in NIDDM. *Diabetes Care*, **1990**, *13*:992—1010.

Lebovitz, H.E., and Feinglos, M.N. The oral hypoglycemic agents. In, *Diabetes Mellitus, Theory and Practice*, 3rd ed. (Ellenberg, M., and Rifkin, H., eds.) Medical Examination Publishing, New Hyde Park, New York, **1983**, pp. 591—610.

Malaisse, W.J. Stimulus-secretion coupling in the pancreatic B-cell: the cholinergic pathway for insulin release. *Diabetes Metab. Rev.*, **1986**, *2*:243—259.

Marble, A., Krall, L.P., Bradley, R.F., Christlieb, A.R., and Soeldner, J.S. (eds.). *Joslin's Diabetes Mellitus*, 12th ed., Lea & Febiger, Philadelphia, **1985**.

Meglasson, M.D., and Matschinsky, F.M. Pancreatic islet glucose metabolism and regulation of insulin secretion. *Diabetes Metab. Rev.*, **1986**, *2*:163—214.

Mueckler, M. Facilitative glucose transporters. *Eur. J. Biochem.*, **1994**, *219*:713—725.

Myers, M.G., Jr., Sun, X.J., and White, M.F. The IRS-1 signaling system. *Trends Biochem. Sci.*, **1994**, *19*:289—293.

Nerup, J., Christy, M., Patz, P., Ryder, L.P., and Suejgaard, A. Aspects of the genetics of insulin dependent diabetes mellitus. In, *Immunology in Diabetes*. (Adreani, D., Dimario, R., Federlin, K.F., and Heddings, L.G., eds.) Kimpton, Medical Publications, London, **1984**, pp. 63—70.

O'Brien, R.M., and Granner, D.K., Regulation of gene expression by insulin. *Biochem J.*, **1991**, *278*:609—619.

Orci, L. The insulin cell: its cellular environment and how it processes (pro)insulin. *Diabetes Metab. Rev.*, **1986**, *2*:71—106.

Paice, B.J., Paterson, K.R., and Lawson, D.H. Undesired effects of sulphonylurea drugs. *Adverse Drug React. Acute Poisoning Rev.*, **1985**, *4*:23—36.

Polonsky, K.S., and Rubenstein, A.H. Current approaches to measurement of insulin secretion. *Diabetes Metab. Rev.*, **1986**, *2*:315—329.

Porte, D., Jr., and Halter, J.B. The endocrine pancreas and diabetes mellitus. In, *Textbook of Endocrinology*, 6th ed. (Williams, R.H., ed.) W.B. Saunders Co., Philadelphia, **1981**, pp. 716—843.

Printz, R.L., Magnuson, M.A., and Granner, D.K. Mammalian glucokinase. *Annu. Rev. Nutr.* **1993a**, *13*:463—496.

Robbins, D.C., Tager, H.S., and Rubenstein, A.H. Biologic and clinical importance of proinsulin. *N. Engl. J. Med.*, **1984**, *310*:1165—1175.

Samols, E., Bonner-Weir, S., and Weir, G.C. Intra-islet insulin—glucagon—somatostatin relationships. *Clin. Endocrinol. Metab.*, **1986**, *15*:33—58.

Schade, D.S., and Eaton, R.P. Diabetic ketoacidosis—pathogenesis, prevention and therapy. *Clin. Endocrinol. Metab.*, **1983**, *12*:321—338.

Schein, P.S., DeLellis, R.A., Kahn, C.R., Gorden, P., and Kraft, A.R. Islet cell tumors: current concepts and management. *Ann. Intern. Med.*, **1973**, *79*:239—257.

Seltzer, H.S. Drug-induced hypoglycemia. *Endocrinol. Metab. Clin. North Am.*, **1989**, *18*:163—183.

Simpson, I.A., and Cushman, S.W. Hormonal regulation of mammalian glucose transport. *Annu. Rev. Biochem.*, **1986**, *55*:1059—1089.

Steiner, D.F., Smeekens, S.P., Ohagi, S., and Chan, S.J. The new enzymology of precursor processing endoproteases. *J. Biol. Chem.*, **1992**, *267*:23435—23438.

Unger, R.H. Glucagon in diabetes. In, *Diabetes Annual*, Vol. I. (Alberti, K.G.M.M., and Krall, L.P., eds.) Elsevier Publishing Co., Amsterdam, **1985**, pp. 480—491.

Weir, G.C., Samols, E., Loo, S., Patel, Y.C., and Gabbay, K.H. Somatostatin and pancreatic polypeptide secretion. Effects of glucagon, insulin and arginine. *Diabetes*, **1979**, *28*:35—40.

Weir, G.C., Leahy, J.L., and Bonner-Weir, S. Experimental reduction of B-cell mass; implications for the pathogenesis of diabetes. *Diabetes Metab. Rev.*, **1986**, *2*:125—161.

White, M.F., and Kahn, C.R. The insulin signaling system. *J. Biol. Chem.*, **1994**, *269*:1—4.

Yarden, Y., and Ullrich, A. Growth factor receptor tyrosine kinases. *Annu. Rev. Biochem.*, **1988**, *57*:443—478.

61 MINERALISATION UND KNOCHENSTOFFWECHSEL BEEINFLUSSENDE SUBSTANZEN
Kalzium, Phosphat, Parathormon, Vitamin D, Kalzitonin und andere Verbindungen

Robert Marcus

In früheren Ausgaben konzentrierte sich dieses Kapitel auf die Hormone, welche für die Kalziumhomöostase verantwortlich sind, auf die Wirkungsmechanismen der Hormone, die eine normale Kalziumkonzentration im Blut aufrechterhalten sowie auf die Pathophysiologie des Kalziumstoffwechsels, die aus einem Mangel oder Überschuß dieser Hormone resultiert. In den vergangenen Jahren hat sich jedoch eine Schwerpunktverlagerung bei den unterschiedlichen Störungen des Knochenstoffwechsels bezüglich ihrer Prävalenz und ihrer Schwere vollzogen. Der primäre Hyperparathyroidismus wird häufiger diagnostiziert als in früheren Jahren, ist aber heute sehr häufig von milder Ausprägung und bedarf nicht in jedem Falle der Behandlung. Im Gegensatz dazu sind Frakturen bei Osteoporose und hier in erster Linie Hüftfrakturen zu einem bedeutenden Problem in der Gesundheitsfürsorge geworden. Sie ist zu einem großen Anteil für Behinderungen, Pflegebedürftigkeit, Mortalität und Gesundheitskosten in den industrialisierten Ländern verantwortlich. Bedeutende Erkenntnisse über die Physiologie des Aufbaus und nachfolgenden Abbaus der Knochenmasse sowie über den Einfluß genetischer Faktoren, körperlicher Aktivität und der Sexualhormone auf den Zustand des Skeletts konnten ermittelt werden. Wichtige, obgleich nur unvollständige Informationen über die zentrale Rolle des Knochenumbaus (remodeling) als wichtigsten Prozeß, der im Erwachsenenalter zum Verlust an Knochenmasse beiträgt, konnten ebenfalls gewonnen werden.

Eine zunehmende Anzahl an wissenschaftlichen Befunden unterstützt die Hypothese, daß regelmäßige körperliche Aktivität, angemessene Ca^{2+}-Aufnahme z. B. durch angepaßte Ernährung oder Supplementation und eine rechtzeitig begonnene Östrogenersatztherapie den Knochenumbau vermindert, den Rückgang der Knochenmasse aufhält und das Frakturrisiko mindert. In jedem Fall bleibt die Behandlung der manifesten Osteoporose eine ausgesprochen große Herausforderung. Ähnlich dem Östrogen und dem Ca^{2+} wirken andere in letzter Zeit entwickelte Behandlungsprinzipien wie etwa Kalzitonin und Bisphosphonate vor allem auf die Minderung der Knochenresorption und weniger auf den Wiederaufbau einer normalen Knochenmasse. Obwohl diese Substanzen willkommene zusätzliche Behandlungsoptionen darstellen, werden diese Therapieprinzipien zu dem Problem des Aufbaus neuer Knochenmasse keine Lösungen liefern können. Tatsächlich können Substanzen, die die Knochenresorption hemmen, letztlich sogar die Knochenmasse reduzieren, da der Knochenumbau ein aus mehreren Vorgängen zusammengesetzter Prozeß ist. Die größte Herausforderung für zukünftige Forschung auf diesem Gebiet wird in der Entwicklung von Substanzen liegen, die ohne größere Risiken zum Aufbau einer normal großen Knochenmasse beitragen. Fluorid bleibt hierfür weiterhin ein möglicher Kandidat, obwohl die therapeutische Breite dieser Substanz sehr klein ist. Neuere Untersuchungen mit Einsatz niedriger Dosen stimmen optimistisch, daß Fluoride zu einer nutzbringend einsetzbaren Substanz für einen quantitativ nennenswerten Aufbau von Knochenmasse und für eine Reduktion des Frakturrisikos werden könnten. Zur Zeit besteht ein großes Interesse in der Entwicklung von Analoga des Parathormons und des Vitamins D, der traditionellen Wachstumsfaktoren des Skeletts wie etwa Wachstumshormon und insulinlike growth factor I sowie verschiedener anderer knochenaufbauender Proteine als potentielle Behandlungsprinzipien der Osteoporose.

Eine weitere, neuere Entwicklung entstand aus der Beobachtung, daß Vitamin D eine wichtige Rolle als Differenzierungsfaktor in physiologischen Systemen spielen könnte, die nicht direkt mit dem Kalziumstoffwechsel im Zusammenhang stehen. Kalzitriol, das Vitamin-D-Hormon, wird als Behandlungsprinzip bei der Psoriasis hoffnungsvoll beurteilt und wird ebenfalls für die Behandlung von einigen malignen Erkrankungen untersucht. Der therapeutische Nutzen des Kalzitriols wird durch seine Wirkungen auf die Kalziumkonzentration begrenzt, jedoch werden nicht hyperkalzämisch wirksame Analoga zur Zeit entwickelt. Derartige Analoga könnten ein neues Behandlungsprinzip bei verschiedenen Erkrankungen vom primären über den sekundären Hyperparathyroidismus bis hin zu malignen Erkrankungen und Leukämien darstellen.

KALZIUM

Ca^{2+} ist das wichtigste bivalente, extrazelluläre Kation. Die Masse des gesamten Körperkalziums beträgt bei normalkonstituierten Männern und Frauen jeweils 1300 bzw. 1000 g, wovon sich 99% im Knochen befinden. Ca^{2+} befindet sich in geringen Mengen in der extrazellulären Flüssigkeit und zu einem noch geringeren Anteil im Intrazellulärraum, wo die Konzentration von ionisiertem Ca^{2+} etwa 0,1 µM beträgt. Als Reaktion auf hormonelle, elektrophysiologische oder mechanische Stimuli wird die intrazelluläre Konzentration durch einen vorübergehenden Anstieg des Ca^{2+}-Einstroms einem Wert von 1 µM angenähert und erlaubt so Interaktionen des Ions mit spezifischen Ca^{2+}-bindenden Proteinen, die zahlreiche Prozesse aktivieren können. Das wichtigste Ca^{2+}-Bindungsprotein in allen Organismen ist Calmodulin, ein phylogenetisch hochkonserviertes Protein, das vier Mol Ca^{2+} pro Mol Protein bindet. Ca^{2+} ist essentiell für viele wichtige

Prozesse, zu denen die Erregungsbildung in Neuronen, die Freisetzung von Neurotransmittern, die Muskelkontraktion, Membranstabilität und Blutgerinnung gehören. Zusätzlich dient Ca^{2+} als Second messenger bei der intrazellulären Signaltransduktion von vielen Hormonen.

Um diese unterschiedlichen Funktionen wahrnehmen zu können, muß Ca^{2+} in der benötigten Konzentration vorliegen. In menschlichem Plasma findet sich Kalzium in einer Konzentration von etwa 8,5 - 10,4 mg/dl (2,1 - 2,6 mM). Hiervon sind etwa 45% an Plasmaproteine, in erster Linie an Albumin, gebunden, desweiteren sind etwa 10% an anionische Puffersubstanzen wie Citrat und Phosphat komplexartig gebunden. Der übrige Anteil ist das ionisierte Kalzium und damit der Anteil, der die physiologische Wirkung entfaltet und, im Falle einer Erniedrigung, die Symptome einer Hypokalzämie erzeugt. Daher ist die Interpretation jeglicher Gesamtkalziumbestimmung im Serum ohne eine gleichzeitige Berücksichtigung der Konzentration der Plasmaproteine nicht möglich. Näherungsweise ist von einer Änderung der Plasmaalbuminkonzentration um 1,0 mg/dl, ausgehend von einem Wert von 4,0 g/dl, eine Änderung des Gesamtkalziums um 0,8 mg/dl zu erwarten.

Die extrazelluläre Ca^{2+}-Konzentration wird hormonell über die Aufnahme aus dem Darm und die Ausscheidung über die Niere streng reguliert. Im Falle eines zu geringen intestinalen Angebotes regulieren Hormone auch die Mobilisierung aus dem großen Reservoir des Skeletts.

Kalziumspeicher Das Skelett enthält 99% des Gesamtkörperkalziums in einer dem mineralischen Hydroxylapatit $[Ca_{10}(PO_4)_6(OH)_2]$ ähnlichen, kristallinen Form. Andere Ionen wie etwa Na^+, K^+, Mg^{2+} und F^- sind jedoch auch in dem Kristallgitter enthalten. Der Kalziumgehalt des Knochens im Äquilibrium spiegelt die Nettobilanz aus Knochenresorption und Knochenaufbau wider, welche zwei miteinander gekoppelte Prozesse im Umbau (*remodeling*) des Knochengewebes sind (siehe unten). Zusätzlich kann eine bestimmte „labile" Menge an Ca^{2+} jederzeit mit der interstitiellen Flüssigkeit ausgetauscht werden. Das Ausmaß dieses Austauschs wird durch Pharmaka, Hormone, Vitamine und andere Faktoren moduliert, die den Knochenstoffwechsel direkt verändern oder den Ca^{2+}-Spiegel in der interstitiellen Flüssigkeit beeinflussen.*

Kalziumresorption und -exkretion In den USA werden etwa 75% des mit der Nahrung aufgenommenen Kalziums aus Milch und Milchprodukten bezogen. Die empfohlene Tagesmenge für Jugendliche und Erwachsene bis 24 Jahre beträgt 1200 mg/Tag und für ältere Erwachsene 800 mg/Tag. Obwohl die Kalziumaufnahme der männlichen Bevölkerung in den USA in allen Altersstufen in etwa der empfohlenen Tagesmenge entspricht, erreichen Mädchen und Frauen in den USA im Durchschnitt die für sie empfohlenen Tagesmengen ab dem 11. Lebensjahr auf Dauer nicht mehr (Carroll et al., 1983).

Abbildung 61.1 zeigt die Komponenten und die

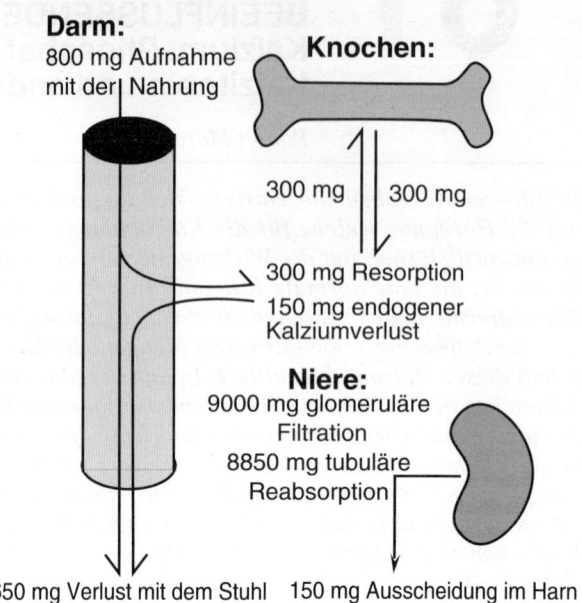

Abbildung 61.1 Schematische Darstellung des täglichen Gesamtumsatzes an Kalzium (modifiziert nach Yanagawa und Lee, 1992, mit freundlicher Genehmigung).

Mengen des täglichen Kalziumstoffwechsels. Ca^{2+} gelangt über den Darm in den Organismus. Zwei unterschiedliche Mechanismen tragen zu diesem eher ineffektiven Prozeß bei. Im proximalen Duodenum findet ein *aktiver* Vitamin-D-abhängiger Transport statt. Zusätzlich erfolgt ein großer Anteil der gesamten Ca^{2+}-Aufnahme durch eine *erleichterte Diffusion* über den gesamten Dünndarm. Es findet sich auch ein unvermeidbarer täglicher Ca^{2+}-Verlust von etwa 150 mg/Tag, der durch den Verlust mineralhaltiger Schleimhaut- und Gallensekrete sowie durch abgeschilferte Darmepithelzellen zu erklären ist.

Die Effektivität der Ca^{2+}-Resorption ist umgekehrt proportional zur Kalziumaufnahme mit der Nahrung, so daß eine Ca^{2+}-arme Ernährung zum Teil durch Aktivierung von Vitamin D zu einer erhöhten anteiligen Kalziumresorption im Darm führt. Die Ausprägung dieser Reaktion geht mit dem Alter deutlich zurück. Pharmaka wie etwa Glukokortikoide und Phenytoin hemmen den intestinalen Ca^{2+}-Transport. Einige Substanzen in der Nahrung z. B. Phytat und Oxalat hemmen die Ca^{2+}-Resorption durch Bildung nichtresorbierbarer Komplexe. Erkrankungen, die mit Steatorrhoe, Diarrhoe und chronischer intestinaler Malabsorption verbunden sind, fördern ebenfalls den Verlust von Kalzium über den Stuhl.

Die Ausscheidung von Kalzium im Urin ergibt sich aus der Bilanz von der im Glomerulum filtrierten und im Tubulus rückresorbierten Menge. Ungefähr 9 g Ca^{2+} werden täglich glomerulär filtriert. Die tubuläre rückresorption ist sehr effektiv, so daß über 98% des filtrierten Ca^{2+} wieder der Zirkulation zugeführt werden. Das Ausmaß der Reabsorption wird durch das Parathormon (PTH) genau reguliert, aber auch durch die Menge an filtriertem Na⁺, die Anwesenheit nicht reabsorbierter Anionen und durch Diuretika beeinflußt. Diuretika, die am aufsteigenden Schenkel der Henleschen Schleife wirken, erhöhen die Kalziurese. Im Gegensatz dazu vermögen einzig die Thiaziddiuretika die Verbindung von Na⁺ und Ca^{2+}-Ausscheidung zu trennen, was zu einer verminderten Kalziurie führt (Lehmann et al., 1985). Die momentane, also kurzfristige Regulation des Plasma-Ca^{2+} scheint auf der Wirkung von PTH auf das Tubulussystem zu beruhen (Nordin und Peacock, 1969). Das Urinkalzium wird bei gesunden Personen nur sehr gering durch die Kalziumaufnahme in der Nahrung beeinflußt. Bedeutsame Mengen von Kalzium werden während der Laktationsphase in die Muttermilch sezerniert. Im Schweiß findet sich ebenfalls Ca^{2+}, so daß ein kleiner Anteil der täglichen Ca^{2+}-Verluste hierdurch bedingt ist.

Knochenumbau Wachstum und Entwicklung des enchondralen Knochengewebes werden von einem Prozess angetrieben, der als *modeling* bezeichnet wird. Sobald neuer Knochen gebildet worden ist, wird er durch einen ständigen Abbauprozeß und erneuten Aufbau umgebaut. Es handelt sich hierbei um einen lebenslang andauernden Prozeß. Nachdem das Langenwachstum der Knochen beendet und die maximale Knochenmasse erreicht worden ist, stellt der fortwährende Knochenumbau den Hauptanpassungsprozeß des Knochens im Erwachsenenalter dar. Der Knochenumbau wird durch eine Vielzahl von einzelnen, voneinander getrennt fungierenden „Knochenumbaueinheiten", die über das gesamte Skelett verteilt sind, durchgeführt (siehe Abbildung 61.2). Dieser Prozeß findet an der Oberfläche des Knochens statt, wobei sich etwa 90% der Oberfläche im Ruhezustand befindet und von einem dünnen Saum von Deckzellen bedeckt ist. Als Reaktion auf physikalische oder biochemische Reize werden Knochenmarkvorläuferzellen an eine Stelle der Knochenoberfläche gebracht, fusionieren zu den charakteristischen mehrkernigen Osteoklasten und resorbieren Knochenmatrix, so daß eine Lakune entsteht. Neuere Ergebnisse weisen darauf hin, daß zumindest einige der Signale als Zytokine, insbesondere Interleukin-1 und Interleukin-6, zu identifizieren sind, die von Osteoblasten abgegeben werden (Boyce et al., 1989; Lowik et al., 1989; Feyen et al., 1989; Ishimi et al., 1990). In der Kortikalis des Knochens bilden sich durch Resorption Tunnel zwischen Haversschen Kanälen, während in der Spongiosa muschelschalenartige Läsionen an der Oberfläche der Trabekel entstehen, die als Howshipsche Lakunen bezeichnet werden. Nach Beendigung der Resorptionsphase verbleibt eine Lakune, die etwa 60 μm tief und an ihrer tiefsten Stelle mit einer Zementschicht, einer Region mit locker angeordneten Kollagenfibrillen ausgekleidet ist.

Nach Vervollständigung der Resorptionsphase wandern aus dem Stroma des Knochenmarks stammende Proosteoblasten in die Basis der Resorptionshöhle ein. Diese Zellen entwickeln den charakteristischen Phänotyp des Osteoblasten und beginnen, den resorbierten Knochen durch Bildung neuer Knochenmatrixanteile wie Kollagen, Osteokalzin und anderer Proteine zu ersetzen. Sobald das neu gebildete Osteoid eine Dicke von etwa 20 μm erreicht, beginnt seine Mineralisation. Der vollständige Abschluß eines Knochenumbauzyklus erfordert normalerweise etwa sechs Monate.

Entspräche der Ersatz resorbierten Knochens genau der Menge der entfernten Substanz, würde der Knochenumbau zu keiner Veränderung der Gesamtmasse des Knochens führen, wäre in der Bilanz also gleich Null. Jedoch verbleibt immer ein Defizit nach Beendigung eines Umbauzyklus, was eine gewisse Insuffizienz dieses Prozesses widerspiegelt. Demzufolge liegt eine Summation lebenslanger Defizite der Knochenumbauprozesse dem gut dokumentierten altersabhängigen Knochenverlust zugrunde, einem Prozeß, der kurz nach Ende des Knochenwachstums beginnt. *Veränderungen in der Aktivität des Knochenumbaus stellen die Endstrecke von vielen unterschiedlichen Stimuli wie Mangelernährung, Wirkung von Hormonen und Pharmaka dar, durch die der Umsatz der Knochenmasse beeinflußt wird.* Eine Änderung in der Knochenumbaurate des gesamten Skeletts kann durch definierte Störungen in der Dynamik des Knochenumbaus hervorgerufen werden. Veränderungen im hormonellen Milieu führen oft zu einem Anstieg in der Anzahl aktivierter Knochenumbaueinheiten. Zu den Beispielen gehören die Hyperthyreose, der Hyperparathyroidismus und die D-Hypervitaminose. Andere Faktoren wie etwa hohe Kortikosteroid- oder Ethanoldosen können die Funktionsfähigkeit von Osteoblasten einschränken. Letztendlich scheint ein Östrogenmangel einen steigernden Effekt auf die resorptive Kapazität von Osteoklasten auszuüben (Siehe Marcus, 1987; Dempster, 1992).

Zu jedem beliebigen Zeitpunkt kann ein vorübergehendes Defizit von Knochensubstanz festgestellt werden, das als Umbauzone bezeichnet wird und das durch Orte der Knochenresorption mit noch unvollständigem Ersatz repräsentiert wird. Als Reaktion eines beliebigen Stimulus, der die Entstehungsrate neuer Umbaueinheiten ändert, wird die Knochenumbauzone der Natur des Stimulus entsprechend entweder an Umfang zunehmen oder abnehmen, bis sich ein neuer stabiler Zustand einpendelt. Diese Veränderung äußert sich als Zu- oder Abnahme der Knochenmasse.

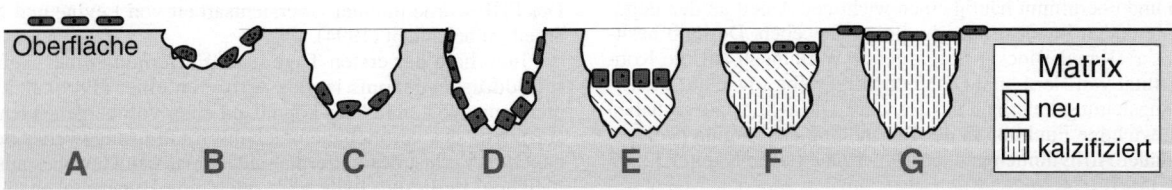

Abbildung 61.2 Der Knochenumbauzyklus. *A*: ruhende Trabekeloberfläche; *B*: *vielkernige Osteoklasten* bilden eine etwa 20 μm große Lakune; *C*: *mononukleäre Phagozyten* vergrößern die Lakune auf die endgültige Größe von 60 μm; *D*: *Osteoblasten* werden angelockt und wandern zur Basis der Lakune; *E*: *Osteoblasten* sezernieren neue Knochenmatrix; *F*: die Kalzifikation beginnt, während weiterhin neue Knochenmatrix sezerniert wird; *G*: die Mineralisation der neugebildeten Knochenmatrix ist vollständig. Der Knochen ist in seinen Ruhezustand zurückgekehrt, aber ein kleines Defizit an Knochenmasse bleibt zurück (modifiziert nach Marcus, 1987, mit freundlicher Genehmigung).

Physiologische und pharmakologische Wirkungen

Neuromuskuläres System Mäßige Erhöhungen von extrazellulärem Ca^{2+} müssen keinen klinisch feststellbaren Effekt auf Muskeln und Nervensystem haben. Ist die Hyperkalzämie jedoch ausgeprägter, wird die Erregungsschwelle für Nerven und Muskeln heraufgesetzt. Dies manifestiert sich klinisch durch Muskelschwäche, Lethargie oder gar Koma. Im Gegensatz dazu können leichte bis mäßige Erniedrigungen der freien Ca^{2+}-Konzentration die Erregungsschwelle herabsetzen und damit zu den Chvostek- und Trousseau-Zeichen, zu tonischen Krämpfen und Laryngospasmus führen. Die Rolle des Ca^{2+} in der Regulation der Erregbarkeit von Geweben ist noch nicht vollständig aufgeklärt worden. Es wird angenommen, daß der Ca^{2+}-Einstrom in Zellen durch erleichterte, über Transportproteine vermittelte Diffusion und durch den Austausch von Ca^{2+} gegen Na^+ vonstatten geht. Zahlreiche zellmembranständige Ca^{2+}-Kanäle werden durch Hormone, Neurotransmitter und durch das Membranpotential gesteuert. In der Leber und im Skelettmuskel wird die intrazelluläre Kalziumaktivität vor allem durch das endoplasmatische bzw. sarkoplasmatische Retikulum kontrolliert, welche beide Ca^{2+} aus ihrem Inneren abgeben können.

Ca^{2+} spielt eine wichtige Rolle in der elektromechanischen Kopplung. Das Aktionspotential stimuliert eine Ca^{2+}-Freisetzung aus dem sarkoplasmatischen Retikulum. Das freigesetzte Ca^{2+} aktiviert die Kontraktion durch Bindung an Troponin über die Aufhebung des inhibitorischen Effektes von Troponin auf die Actin-Myosin Interaktion. Die Muskelrelaxation tritt nach Zurückpumpen des Ca^{2+} in das sarkoplasmatische Retikulum und damit Freigabe des Troponins auf.

Ca^{2+} ist ebenfalls für die Exozytose notwendig und hat eine wichtige Rolle in der Kopplung des Sekretionsstimulus mit der tatsächlichen Sekretion bei den meisten exokrinen und endokrinen Drüsen. Für die Freisetzung von Katecholaminen aus dem Nebennierenmark, die Ausschüttung von Neurotransmittern an der präsynaptischen Membran sowie von bestimmten Gewebemediatoren (z. B. Histamin aus Mastzellen) wird ebenfalls Ca^{2+} benötigt.

Kardiovaskuläres System Ca^{2+} ist für die elektromechanische Kopplung wie auch für die Erregungsleitung im Herzmuskel insbesondere im AV-Knoten von entscheidender Bedeutung. Die Depolarisation der Herzmuskelzellen öffnet spannungsabhängige Ca^{2+}-Kanäle und erzeugt den langsamen einwärts gerichteten Strom, der während der Plateauphase des Aktionspotentials auftritt. Dieser Strom erlaubt einen Übertritt von ausreichend Ca^{2+}, um die Freisetzung von zusätzlichem Kalzium aus dem sarkoplasmatischen Retikulum und damit eine Kontraktion auszulösen. In Geweben wie z. B. dem AV-Knoten bildet der Eintritt von Ca^{2+} durch ähnliche Kanäle nahezu den gesamten Einwärtsstrom an positiver Ladung (Depolarisation) während des Aktionspotentials.

Ca^{2+} ist für die Auslösung einer Kontraktion in glatten Gefäßmuskelzellen und anderen glatten Muskelzellen verantwortlich und übernimmt häufig einen wichtigen Anteil an den depolarisierenden Ionenströmen in diesen Geweben. Deshalb besitzen Ca^{2+}-Kanal-Blocker tiefgreifende Wirkungen auf die Kontraktilität von Herz- und Gefäßmuskelgewebe sowie auf die Erregungsleitung innerhalb des Herzens. Diese Substanzen haben eine wichtige Funktion in der Behandlung der Angina pectoris, kardialer Arrhythmien und der Hypertonie (siehe Kapitel 32, 33 und 35).

Verschiedene andere Wirkungen Ca^{2+} spielt eine Rolle in der Erhaltung der Integrität der Schleimhäute, bei Zelladhäsionen und auch bei Funktionen bestimmter Zellmembranen. Der Einsatz von Kalziumsalzen zur Vorbeugung einer Sequestration aus Kapillarendothelmembranen ist jedoch ohne einen nachweisbaren Nutzen gewesen. Ca^{2+} ist in der Blutgerinnung von Bedeutung, wobei das Ion aber nicht für die Behandlung von Gerinnungsstörungen eingesetzt wird. Kalziumchlorid ist ein Salz, daß harnansäuernd und diuretisch wirkt, jedoch haben Ammoniumsalze eine deutlich stärker ansäuernde Wirkung.

Störungen des Kalziumhaushaltes

Hypokalzämische Zustände Folgende Symptome stehen bei Hypokalzämie im Vordergrund: Tetanie und verwandte Phänomene wie Parästhesien, erhöhte neuromuskuläre Erregbarkeit, Laryngospasmus, Muskelkrämpfe und tonisch-klonische Krampfanfälle. Einige Ursachen der Hypokalzämie werden im folgenden erläutert.

Eine gemeinsame Entfernung von Ca^{2+} und Vitamin D kann recht schnell eine Hypokalzämie erzeugen. Die Kombination beider Mangelzustände wird bei den unterschiedlichen Malresorptionszuständen beobachtet und kann auch bei einer Mangel- oder Fehlernährung auftreten. Wenn eine Malapsorption die Ursache ist, dann wird die Hypokalzämie von einem erniedrigten Phosphatspiegel begleitet. Die Gesamtproteinkonzentration im Plasma ist niedrig und eine Hypomagnesiämie ist häufig. Bei gleichzeitigem Mg^{2+}-Mangel kann die Hypokalzämie durch eine verminderte Sekretion und Wirkung von PTH (siehe unten) verstärkt werden. Eine Hypokalzämie stimuliert die PTH-Sekretion, die den Knochenumbau steigert und damit zu einer vermehrten Freisetzung von Ca^{2+} aus dem Skelett in die extrazelluläre Flüssigkeit führt. Bei Säuglingen mit Malresorption oder mangelndem Kalziumgehalt in der Nahrung sind die Ca^{2+}-Konzentrationen normalerweise erniedrigt, es findet sich eine Hypophosphatämie und es resultiert die Knochenerkrankung Rachitis (siehe „Vitamin D").

Der *Hypoparathyroidismus* entsteht oft nach Schilddrüsen- oder anderen Halsoperationen, kann aber auch aufgrund von genetischen oder autoimmunologischen Erkrankungen auftreten. Bei Hypoparathyroidismus ist die Hypokalzämie von einer Hyperphosphatämie begleitet, was einen verminderten PTH-vermittelten Einfluß auf die Behandlung des Phosphats im Tubulusapparat der Niere widerspiegelt. Augenlinsentrübung, Papillenödem und Kalziumablagerungen in den Basalganglien des ZNS treten zwar auch bei anderen Formen der Hypokalzämie auf, sind jedoch häufiger bei Hypoparathyroidismus zu beobachten. Der *Pseudohypoparathyroidismus* (PHP) ist durch multiple somatische Fehlbildungen sowie durch eine fehlende Reaktion auf exogen zugeführtes PTH gekennzeichnet. Die morphologischen Symptome umfassen ein rundes Gesicht, Minderwuchs und verkürzte Metakarpal- und Metatarsalknochen (Albrights hereditäre Osteodystrophie). In seiner klassischen Form entsteht der PHP aufgrund einer Mutation eines Guaninnukleotid bindenden Proteins, das normalerweise die hormoninduzierte Aktivierung der Adenylylcyclase vermittelt (siehe Kapitel 2). Eine ganze Gruppe hormoneller Erkrankungen wurde mit diesem Typ des PHP in Verbindung gebracht, aber keine ist so schwerwiegend wie die mangelnde Empfindlichkeit auf PTH. Der PHP wurde in einer Übersichtsarbeit von Levine und Mitarbeitern behandelt (1994).

Innerhalb der ersten Tage nach Entfernung eines Nebenschilddrüsenadenoms ist das Auftreten einer Hypokalzämie nicht ungewöhnlich. Dies könnte auf einer vorübergehenden Insuffizienz des verbliebenen Nebenschilddrüsengewebes beruhen, den Verlust des entfernten adenomatösen Gewebes auszugleichen. In diesem Falle wird auch eine Hyperphosphatämie beobachtet und der Zustand ist eine Form des funktionellen Hypoparathyroidismus. Bei Patienten mit Knochenerkrankungen aufgrund von Nebenschilddrüsenerkrankungen kann eine postoperative Hypokalzämie eine ausgeprägte und schnelle Aufnahme von Kalzium in den Knochen, das sog. Syndrom der hungrigen Knochen, widerspiegeln. Hierbei ist die Konzentration anorganischen Phosphates im Serum, bedingt durch seinen gleichzeitigen Einbau in den Knochen, niedrig und eine schwere und persistente Hypokalzämie kann die Gabe von Vitamin D- und Kalziumpräparaten über viele Monate notwendig machen.

Eine neonatale Tetanie wird gelegentlich bei Säuglingen von Müttern mit Hyperparathyroidismus beobachtet. Tatsächlich kommt es vor, daß erst die Tetanie des Kindes die Aufmerksamkeit auf eine Erkrankung der Mutter lenkt. Dieses Problem ist normalerweise nur von vorübergehender Natur und verschwindet, sobald die Nebenschilddrüsen des Kindes ihre normale Funktion aufnehmen.

Die fortgeschrittene Niereninsuffizienz ist ebenfalls mit einer Hypokalzämie bei gleichzeitiger Hyperphosphatämie verbunden. Aus Gründen, die unklar sind, entwickeln viele Patienten mit dieser Störung solange keine Tetanie, wie die gleichzeitige Azidose unbehandelt bleibt. Hohe Phosphatkonzentrationen im Plasma hemmen die Umwandlung von 25-Hydroxycholecalciferol zu 1,25-Dihydroxycholecalciferol (Haussler und McCain, 1977). Der exzessive Einsatz von Kaliumphosphat in der Behandlung der Diabetischen Ketoazidose kann eine Hypokalzämie und Hypomagnesiämie hervorrufen. Kaliumchlorid wird daher hier vorgezogen.

Natriumfluorid bildet mit Ca^{2+} ein unlösliches Salz und kann, wenn es in ausreichend großen Mengen oral aufgenommen wird, zu einer Hypokalzämie und Tetanie führen (siehe unten). Eine Hypokalzämie kann auch nach einer Massentransfusion von mit Citrat behandeltem Blut auftreten. Die unterschiedlichen Ursachen und Behandlungskonzepte wurden von Zaloga und Chernow in einer Übersicht dargestellt (1986).

Behandlung der Hypokalzämie und andere therapeutische Einsatzmöglichkeiten von Kalzium Kalzium wird bei Ca^{2+}-Mangelzuständen und als Nahrungszusatz angewandt. Ca^{2+}-Salze wirken spezifisch in der Akutbehandlung der hypokalzämischen Tetanie unabhängig von ihrer Ätiologie. Bei schwerer, manifester Tetanie können die Symptome am besten durch eine intravenöse Infusion kontrolliert werden. *Kalziumchlorid* ($CaCl_2 \cdot 2H_2O$) enthält 27% Ca^{2+} und ist für die Behandlung der hypokalzämischen Tetanie und des Laryngospasmus von Bedeutung. Das Salz kann als Lösung intravenös gegeben werden, *darf jedoch nie in Gewebe injiziert werden*. Es reizt ferner die Schleimhäute des Gatrointestinaltraktes. Kalziumchloridinjektionen führen zu einer peripheren Vasodilatation und zu einem brennenden Gefühl auf der Haut. Das Salz wird üblicherweise in einer Konzentration von 10% (entsprechend 1,36 mEq Ca^{2+}/ml) injiziert. Die Injektion sollte langsam (nicht schneller als 1ml/Minute) erfolgen, um kardiale Konzentrationsspitzen, die zu einer Synkope führen könnten, zu vermeiden. Ein mäßiger Blutdruckabfall kann mit der Injektion einhergehen. Da Kalziumchlorid ein sauer reagierendes Salz ist, ist seine Gabe bei Hypokalzämien im Rahmen einer Niereninsuffizienz normalerweise nicht wünschenswert. *Kalziumgluceptat-Injektionslösung* (Kalziumglukoheptonat) (eine 22%ige Lösung; 18 mg oder 0,9 mEq Ca^{2+}/ml) wird bei schwerer hypokalzämischer Tetanie mit einer Dosis von 5 bis 20 ml intravenös injiziert. Die Injektion kann vorübergehend Parästhesien erzeugen. Ist eine intravenöse Gabe nicht durchführbar, kann die Gabe in einer Dosis von bis zu 5 ml intramuskulär gegeben werden, was jedoch eine milde lokale Reizung erzeugen kann. Kalziumglukonat Injektionslösung (eine 10%ige Lösung; 9,0 mg Ca^{2+}/ml) ist eine schnell verfügbare Form von Ca^{2+}, und die intravenöse Gabe dieses Salzes ist die Behandlung der Wahl bei schwerer hypokalzämischer Tetanie. Patienten mit mäßiger bis schwerer Hypokalzämie können etwa mit einer Infusion von 10 - 15 mg Ca^{2+}/kg Körpergewicht über vier bis sechs Stunden behandelt werden. Da die üblichen Ampullen mit 10%iger Lösung 10 ml Volumen, also nur 90 mg Ca^{2+} enthalten, werden viele Ampullen benötigt. Eine intramuskuläre Injektion sollte vermieden werden, da sich an der Injektionsstelle ein Abszeß bilden kann.

Zur Behandlung milderer Formen der Hypokalzämie reicht eine orale Gabe aus, die häufig in Kombination mit Vitamin D oder eines seiner aktiven Metabolite durchgeführt wird. Zahlreiche Ca^{2+}-Salze sind zur oralen Behandlung erhältlich. Für die Behandlung von Patienten mit Hypokalzämie sind normalerweise Kalziumglukonattagesdosen von 15 g über den Tag verteilt, bei Kalziumlaktat 4 g mit 8 g Laktose zu jeder Mahlzeit und bei Kalziumcarbonat oder -phosphat 1 - 2 g mit den Mahlzeiten üblich.

Kalziumcarbonat und -acetat werden zur Minderung der Phosphatresorption bei Patienten mit chronischem Nierenversagen und zur Minderung der Oxalatresorption bei Patienten mit chronisch entzündlicher Darmerkrankung eingesetzt. Die sofortige Gabe von Kalzium kann bei Patienten mit extremer Hyperkaliämie lebensrettend sein. Kalziumglukonat (10 - 30 ml einer 10%igen Lösung) kann einige der schädigenden Wirkungen der Hyperkaliämie aufheben und somit helfen, Zeit für die erfolgreiche Anwendung von Maßnahmen zur Senkung der hohen Kaliumkonzentration zu gewinnen.

Der Einsatz von Ca^{2+}-Präparaten in der Vorbeugung und Behandlung der Osteoporose wird weiter unten diskutiert.

Hyperkalzämische Zustände Die Hyperkalzämie tritt im Zusammenhang mit vielen unterschiedlichen klinischen Zuständen auf und erfordert eine sorgfältige Differentialdiagnose sowie der Diagnose entsprechende Behandlungsmethoden. Die Einnahme großer Mengen von Ca^{2+}-Salzen erzeugt *per se* noch keine Hyperkalzämie, außer bei Patienten mit Hyperparathyroidismus, die Ca^{2+} mit größerer Effektivität enteral resorbieren (Benker et al., 1988). Bei der seltenen, als *Milch-Alkali-Syndrom* bezeichneten hyperkalzämischen Störung, wird Milch gleichzeitig mit alkalisierenden Substanzen (z. B. Antacida) eingenommen, wobei die renale Ca^{2+}-Elimination gestört ist.

Unter ambulanten Patienten kommt eine Hyperkalzämie am häufigsten aufgrund eines primären Hyperparathyroidismus (HPT) vor und wird häufig von einer ausgeprägten Hypophosphatämie begleitet. Letztere erklärt sich durch die verminderte renaltubuläre Rückresorption aufgrund der Hypersekretion von PTH. Einige Patienten entwickeln Harnwegskonkremente und peptische Ulzera und bei wenigen findet sich auch eine klassische Osteodystrophie. Jedoch zeigen Patienten heute, wenn überhaupt, nur noch sehr wenige Symptome, wobei vorhandene Zeichen dann oft sehr vage und unspezifisch sind. Der gleichzeitige Einsatz von immunradiometrischen (IRMA) Assays für die Messung des intakten PTH-Moleküls beugt den vielen Schwierigkeiten vor, die sich bei Benutzung früherer Assays ergaben und besitzt eine diagnostische Genauigkeit von über 90% (Endres et al., 1991).

Die benigne familiäre Hyperkalzämie (oder familiäre hypokalziurische Hyperkalzämie) ist eine vererbte hyperkalzämische Erkrankung, die üblicherweise mit einer extrem erniedrigten Ca^{2+}-Ausscheidung verbunden ist. Die Hyperkalzämie ist meist mild und das zirkulierende PTH ist häufig normal bis leicht erhöht. Die Identifikation dieser Erkrankung ist wichtig, da bei diesen Patienten, bei denen fälschlicherweise ein HPT angenommen werden könnte, eventuell unnötigerweise eine operative Exploration der Nebenschilddrüsen vorgenommen würde, die natürlich dann ohne Ergebnis wäre. Aus der Störung ergeben sich keine langfristigen klinischen Konsequenzen, außer jedoch bei homozygoten Neugeborenen, bei denen eine schwere, manchmal auch lethale Hyperkalzämie auftreten kann. Die Diagnose kann gestellt werden, wenn bei Verwandten ersten Grades auch eine Hyperkalzämie nachgewiesen werden kann. Die molekularbiologische Grundlage der benignen familiären Hyperkalzämie ist wahrscheinlich eine Mutation im in jüngster Zeit entdeckten Ca^{2+}-Sensor (Pollak et al., 1993).

Die häufigste Ursache der Hyperkalzämie bei stationär behandelten Patienten ist mit disseminierten, malignen Erkrankungen verbunden, sei es mit oder ohne Knochenmetastasen. PTH-*related protein* (PTHrP) ist ein einfaches, hochkonserviertes Protein, das gelegentlich von malignem Tumorgewebe, insbesondere von Plattenepithel oder anderen epithelialen Zellen, exprimiert wird (siehe Martin, 1990; Strewler und Nissenson, 1990; Broadus, 1992). Die Anwesenheit einer größeren Sequenzhomologie des aminoterminalen Anteils des PTHrP mit dem nativen PTH erlaubt diesem Molekül mit dem PTH-Rezeptor in den Zielgeweben zu interagieren und liegt damit der Hyperkalzämie und Hyperphosphatämie, die bei der tumorassoziierten Hyperkalzämie vorkommt, zugrunde (siehe Grill und Martin, 1994). Andere Tumorgewebe sezernieren Zytokine oder Prostaglandine, welche die Knochenresorption steigern. Die tumorassoziierte Hyperkalzämie ist im allgemeinen ausgeprägter als die bei HPT (häufig >13 mg/dl) und kann mit Symptomen wie Lethargie, Schwäche, Übelkeit, Erbrechen, Polydipsie und Polyurie verbunden sein. Assays zum Nachweis von PTHrP sind seit neuerer Zeit kommerziell erhältlich und können die Diagnostik unterstützen. Bei einigen Patienten mit Lymphomen ist die Hyperkalzämie die Folge einer 1,25-Dihydroxyvitamin-D-Überproduktion durch die Tumorzellen. Ein ähnlicher Mechanismus existiert auch bei der Sarkoidose, bei der gelegentlich auch eine Hyperkalzämie beobachtet wird.

Eine *übermäßige Aufnahme von Vitamin D* kann eine Hyperkalzämie auslösen. In diesem Fall ist ausreichend 25-Hydroxyvitamin D vorhanden, um die übermäßige Resorption von Ca^{2+} auszulösen, die zu einer Hyperkalzämie und Suppression der PTH- und 1,25-Dihydroxyvitamin-D-Produktion führt. Daher führt hier die Messung des 25-Hydroxyvitamin D zur Diagnose. Gelegentlich entwickeln Patienten mit *Hyperthyreose* eine milde Hyperkalzämie, wahrscheinlich aufgrund eines direkten Effektes der Schilddrüsenhormone auf den Knochenstoffwechsel. Bei Kindern und jungen Erwachsenen während des Wachstums kann durch *Immobilisation* eine Hyperkalzämie ausgelöst werden. Eine derartige Ursache der Hyperkalzämie ist bei älteren Individuen jedoch ungewöhnlich. In der Regel ist sie bei diesen Patienten mit Zuständen erhöhten Knochenumbaus wie dem Morbus Paget oder der Hyperthyreose verbunden. Manchmal findet sich eine Hyperkalzämie bei adrenokortikaler Insuffizienz z. B. beim Morbus Addison oder nach Entfernung eines hyperfunktionellen Nebennierenrindentumors. Aufgrund der Persistenz einer bei Niereninsuffizienz entstandenen Nebenschilddrüsenüberfunktion kann nach Nierentransplantation eine Hyperkalzämie auftreten.

Die Differentialdiagnose der unterschiedlichen Ursachen der Hyperkalzämie kann Schwierigkeiten bereiten, doch haben jüngere Fortschritte in den Nachweisverfahren von PTH, PTHrP, 25-Hdroxy- und 1,25-Dihydroxyvitamin D eine korrekte Diagnosenstellung in der überwiegenden Mehrheit der Fälle erleichtert. Eine Hyperkalzämie jeglicher Ursache kann schlimme Folgen haben. Die pathophysiologisch bedeutsamste Konsequenz dieses Zustandes ist die Einschränkung der Nierenfunktion und die Nephrokalzinose.

Behandlung der Hyperkalzämie Eine Hyperkalzämie kann manchmal lebensgefährliche Folgen haben. Patienten mit dieser Störung sind häufig schwer dehydriert, da die erhöhte Ca^{2+}-Konzentration im Serum die Konzentrationsfähigkeit der Niere beeinträchtigt. Daher muß eine Flüssigkeitsrestitution mit isotonischer Kochsalzlösung frühzeitig und mit Nachdruck erfolgen (6 - 8 Liter/Tag). Die Ca^{2+}-Exkretion steigernde Substanzen wie etwa Schleifendiuretika können zwar einer Überinfusion durch Kochsalzlösung entgegenwirken, sind selbst jedoch kontraindiziert, da sie die Dehydratation und die Hyperkalzämie verschlimmern würden. Die Behandlung der Hyperkalzämie wurde von Bilezikian in einer Übersicht dargestellt (1993).

Kortikosteroide können, wenn sie in hoher Dosierung verabreicht werden (z. B. 40 - 80 mg Prednisolon/Tag), im Falle einer Hyperkalzämie aufgrund von Erkrankungen wie Sarkoidose, Lymphomen, oder Vitamin-D-Überdosierung von Nutzen sein. Die Wirkung setzt jedoch langsam ein und bis zu einem Rückgang der Ca^{2+}-Konzentration können ein bis zwei Wochen vergehen.

Kalzitonin wirkt spezifisch hemmend auf die durch Osteoklasten bedingte Knochenresorption und kann bei der Behandlung der Hyperkalzämie von Nutzen sein. In einer Dosis von 100 Einheiten alle zwölf Stunden kann eine sehr schnelle Reduktion der Ca^{2+}-Konzentration im Plasma erzielt werden, jedoch geht die Wirksamkeit des Hormons nach mehren Tagen Therapie wieder zurück.

Plicamycin (Mithramycin) ist ein zytostatisch wirksames Antibiotikum, das ebenfalls durch Hemmung der Knochenresorption die Kalziumkonzentration senkt. Eine Minderung der Plasma-Ca^{2+}-Konzentrationen tritt bei relativ niedrig gewählter Dosierung der Substanz (15 - 25 µg/kg Körpergewicht) zur Minimierung systemisch zytotoxischer Nebenwirkungen innerhalb von 24 - 48 Stunden auf.

Für *intravenöse Bisphosphonate (Etidronat, Pamidronat)* konnte eine sehr gute Wirksamkeit bei der Behandlung der Hyperkalzämie nachgewiesen werden. Diese Substanzen sind starke Hemmstoffe der Knochenresorption. Orales Etidronat, das bei Morbus Paget und in der Behandlung der postmenopausalen Osteoporose eingesetzt wird, war für die Behandlung der Hyperkalzämie wenig wirksam. Für das letztere Einsatzgebiet wird *Etidronat* (7,5 mg/kg pro Tag) über drei oder mehr aufeinanderfolgende Tage jeweils mehrere Stunden intravenös infundiert. *Pamidronat* wird als intravenöse Infusion von 60 - 90 mg jeweils über eine Zeit von vier bis sechs Stunden gegeben. Bei dem Einsatz von Bisphosphonaten geht die Hyperkalzämie in der Regel innerhalb mehrerer Tage zurück und die Wirkung hält üblicherweise mehrere Wochen lang an.

Galliumnitrat ist ein starker Inhibitor der Knochenresorption, der in letzter Zeit in den USA für die Behandlung der tumorassoziierten Hyperkalzämie zugelassen wurde (Warrell et al., 1988). Einige Hinweise deuten auch auf eine Stimulation der Osteoblasten durch die Substanz hin. Das Mittel kann als einmalige oder wiederholte Infusion (200 mg/m² über 24 Stunden) in der Akutbehandlung der Hyperkalzämie eingesetzt werden. Die Wirkung setzt umgehend ein und kann bis zu ein oder zwei Wochen anhalten. Als antiresorptive Substanz wurde Galliumnitrat auch in Form täglicher, subkutaner Injektionen zur Erhaltung der Knochenmasse bei multiplem Myelom benutzt (Warrell et al., 1993). Galliumnitrat wurde bisher noch nicht bei anderen Formen der Hyperkalzämie getestet, so daß sein derzeitig zugelassener Einsatz auf die tumorassoziierte Hyperkalzämie begrenzt ist. Galliumnitrat kann nephrotoxisch wirken und sollte nicht bei Patienten mit Nierenfunktionseinschränkung eingesetzt werden.

> Galliumnitrat ist in Deutschland nicht für diese Indikation zugelassen (Anm. d. Hrsg.).

Orales Natriumphosphat senkt die Plasmakonzentration von Ca^{2+} und kann zu einer kurzzeitigen Besserung einer Hyperkalzämie bei Patienten mit HPT, die auf eine Operation warten, beitragen. Jedoch besteht das Risiko der Ausfällung von Kalziumphosphatsalzen im Binde- und Muskelgewebe in verschiedenen Regionen des Körpers. Die gute Wirksamkeit anderer Substanzen in Betracht ziehend, kann die intravenöse Gabe von Natriumphosphat zur Behandlung einer Hyperkalzämie nicht empfohlen werden.

Dinatrium-EDTA ist ein Chelatbildner, der mit Ca^{2+} lösliche Komplexe bildet. Es sei hier nur aus historischen Gründen erwähnt, da es derzeit für den klinischen Gebrauch bei jeglicher, das Ca^{2+} betreffenden Indikation nicht empfohlen wird. Die intravenöse Anwendung von Chelatbildnern führt zu einem schnellen Absinken der freien Ca^{2+}-Konzentration, so daß es zu schwerwiegenden kardialen, renalen und neurologischen Komplikationen kommen kann. EDTA (als Kalzium-, Dinatriumsalz) kann zur Chelatbehandlung bei Schwermetallvergiftungen eingesetzt werden (siehe Kapitel 66).

PHOSPHAT

Zusätzlich zu seiner Rolle als dynamischer Bestandteil des Intermediär- und Energiestoffwechsels verändert Phosphat die Ca^{2+}-Konzentrationen in Geweben und spielt eine wichtige Rolle in der renalen H^+-Ausscheidung.

Resorption, Distribution und Exkretion Phosphat wird aus dem Gastrointestinaltrakt resorbiert und in begrenztem Umfang auch sezerniert. Der Phosphattransport aus dem Darmlumen ist ein aktiver, energieabhängiger Prozess, der durch viele Faktoren modifiziert werden kann. Die Anwesenheit großer Mengen von Ca^{2+} oder Al^{3+} kann zu der Bildung größerer Mengen unlöslichen Phosphats führen und so die Nettoresorption von Phosphat vermindern. Vitamin D stimuliert die Phosphatresorption, wobei über diesen Effekt berichtet wird, daß er der Steigerung der Ca^{2+}-Resorption vorangeht. (Birge und Miller, 1977). Bei Erwachsenen werden etwa zwei Drittel des mit der Nahrung aufgenommen Phosphats resorbiert, wobei das resorbierte Phosphat nahezu vollständig wieder mit dem Urin ausgeschieden wird. Bei Kindern während des Wachstums ist die Phosphatbilanz positiv. Kinder haben auch eine höhere Plasmakonzentration von Phosphat als Erwachsene. Diese „Hyperphosphatämie" hemmt die Affinität von Hämoglobin für Sauerstoff, was zu der Annahme geführt hat, dies könnte die Ursache der physiologischen „Anämie" während der Kindheit sein (Card und Brain, 1973).

Phosphat kommt im Plasma und im Extrazellulärraum, in Zellmembranen und in der intrazellulären Flüssigkeit sowie in Kollagen und im Knochengewebe vor. Der größte Anteil des Phosphats kommt in der extrazellulären Flüssigkeit als anorganisches Phosphat in Form zweier Salze vor, des NaH_2PO_4 und des Na_2HPO_4. Bei einem pH von 7,40 beträgt das Verhältnis von Dinatrium- zu Mononatriumphosphat 4:1. Dieses Verhältnis ist abhängig vom pH-Wert. Phosphat trägt aber aufgrund seiner relativ niedrigen Konzentration nur wenig zur gesamten Pufferkapazität der extrazellulären Flüssigkeit bei. Die Konzentration von anorganischem Phosphat im Plasma ändert sich mit dem Alter (Greenberg et al., 1960). Die Plasmakonzentration von Phosphat ist umgekehrt proportional zu der Hydroxylierungsgeschwindigkeit von 25-Hydroxycholecalciferol in der Niere (siehe unten). Eine Minderung der Phosphatkonzentration im Plasma erlaubt die Anwesenheit größerer Mengen von Ca^{2+} ohne Überschreitung des Löslichkeitsproduktes und damit ohne die Ausfällung kristallinen Salzes.

Die renale Phosphatausscheidung ist ausführlich untersucht worden. Mehr als 90% des Plasmaphosphats ist filtrierbar, wovon 80% aktiv rückresorbiert werden. Der größte Anteil wird im ersten Segment des proximalen Tubulus und ein kleinerer Anteil in der Pars recta resorbiert. Das Ausmaß der Rückresorption in weiter distal gelegenen Abschnitten ist weiterhin umstritten (siehe Yanagawa und Lee, 1992). Es bestehen nur wenig Hinweise für die Existenz einer tubulären Phosphatsekretion in der Niere von Säugetieren. Die Menge des renal eliminierten Phosphats ergibt sich daher aus der Differenz aus filtrierter und rückresorbierter Menge. Eine Expansion des Plasmavolumens erhöht die Phosphatausscheidung im Urin (Steele, 1970). PTH erhöht ebenfalls die Phosphatelimination durch Hemmung der Rückresorption. Vitamin D und seine Metabolite stimulieren die proximale tubuläre Phosphatrückresorption direkt (Puschett et al., 1972).

Die Bedeutung des Phosphats für die Ansäuerung des Urins Die Phosphatkonzentration in der extrazellulären Flüssigkeit ist zwar niedrig, aber das Anion wird im renalen Tubulussystem von proximal nach distal konzentriert und stellt dann im distalen Tubuluslumen die quantitativ vorherrschende Puffersubstanz dar. An dieser Position des Tubulus wird H^+ im Austausch gegen Na^+ von den Tubulusepithelzellen in das Lumen sezerniert und wandelt Dinatriumhydrogenphosphat in Natriumhydrogenphosphat um. Auf diese Weise können große Mengen Säure sezerniert werden, ohne eine Senkung des Urin-pH auf ein Niveau zu bewirken, das den H^+-Transport von der Tubuluszelle in die luminale Flüssigkeit durch einen dann bestehenden hohen Konzentrationsgradienten hemmen würde.

Wirkungen des Phosphations Phosphat übt nur einen sehr geringen pharmakologischen Effekt auf den Organismus aus, wenn es in Geweben und Körperflüssigkeiten erscheint. Bei enteraler Aufnahme von Phosphat wird das resorbierte Ion rasch wieder renal ausgeschieden. Werden große Mengen enteral angeboten, so wird ein Teil nicht resorbiert. Das enteral verbliebene Phosphat führt zu einer Flüssigkeits- und Volumenzunahme sowie zu einer Verkürzung der Transitzeit des Stuhls, so daß Phosphatsalze als milde Laxantien eingesetzt wurden. Über Vergiftungen durch anorganisches Phosphat nach Einnahme von Laxantien bei Kindern und Erwachsenen wurde berichtet (McConnell, 1971). Die Einnahme von großen Mengen an Natriumdihydrogenphosphat senkt den Urin-pH ab. Werden Phosphatsalze in Übermaß intravenös oder oral verabreicht, können sie sich durch die Absenkung der Ca^{2+}-Konzentration im Kreislauf oder durch die Ausfällung von Kalziumphosphat im Binde- und Muskelgewebe als toxisch erweisen (Vernava et al., 1987).

Phosphatmangel Phosphat kommt in gängigen Nahrungsmitteln ubiquitär vor, so daß ein Phosphatmangel nicht durch eine einfache Fehlernährung entstehen kann. Jedoch kann bei anhaltendem Mißbrauch von aluminiumhaltigen Antazida die enterale Resorption von Phosphat stark reduziert werden und zu einem klinisch bedeutsamen Phosphatmangel führen, der sich als allgemeines Krankheitsgefühl, Muskelschwäche und Osteomalazie manifestieren kann. Die *familiäre Hypophosphatämie* wird X-chromosomal vererbt, beruht auf einem fehlerhaften enteralen oder renalen Phosphattransport und äußert sich in Form einer Rachitis und eines Minderwuchses. Eine Hypophosphatämie kann den ATP- und 2,3-Bisphosphoglyceratgehalt in Erythrozyten stark herabsenken. Bei schwerer Hypophosphatämie kann gar eine akute hämolytische Anämie mit gestörter Gewebeoxygenierung auftreten (Jacob und Amsden, 1971), was die Möglichkeit einer zusätzlichen Verarmung der zellulären Speicher an energiereichen Phosphaten nahelegt.

Das in üblichen Nahrungsmitteln enthaltene Phosphat ist für eine adäquate Versorgung mit dem Ion völlig ausreichend.

Die Benutzung teurer, organische Phosphatverbindungen enthaltender „Tonika" besitzt keine ernährungsphysiologische Rechtfertigung.

Mit einem gestörtem Phosphatstoffwechsel verbundene, krankhafte Zustände

Rachitis Die Konsequenzen eines Vitamin-D-Mangels in Bezug auf den Kalzium- und Phosphatstoffwechsel wie auch andere Formen der Rachitis werden weiter unten beschrieben. Die familiäre Hypophosphatämie beruht wie oben beschrieben auf einer defekten Phosphatresorption/exkretion.

Osteomalazie Die Osteomalazie ist durch die Anwesenheit nicht ausreichend mineralisierter Knochenmatrix charakterisiert. Eine Osteomalazie kann bei andauerndem Phosphatmangel auf Basis einer Hemmung der enteralen Phosphatresorption (etwa durch aluminiumhaltige Antazida) oder auf Basis einer durch PTH gesteigerten Exkretion auftreten.

Primärer oder sekundärer Hyperparathyroidismus Bei diesen Erkrankungen fördert die Steigerung der PTH-Sekretion eine Reduktion der renalen tubulären Rückresorption von Phosphat und senkt die Plasmakonzentration von anorganischem Phosphat. Im Gegensatz dazu führt bei *Hypo-* oder *Pseudohypoparathyroidismus* eine verringerte PTH-Wirkung auf das Tubulussystem zu einem Anstieg der Phosphatkonzentration im Plasma.

Chronisches Nierenversagen Bei diesem Zustand ist die Phosphatretention der primäre pathogenetische Faktor und spiegelt das Ausmaß der renalen Funktionseinschränkung wider. Eine Ca^{2+}-Absenkung bedingt durch den Phosphatanstieg stimuliert die PTH-Sekretion. Die Hyperphosphatämie besteht jedoch aufgrund der stark eingeschränkten Nierenfunktion weiter fort. Die andauernde Hyperphosphatämie kann durch konsequenten Einsatz von Aluminiumhydroxydgel oder Kalziumcarbonatsupplementen behandelt werden.

Therapeutische Einsatzmöglichkeiten

Phosphate können nur sehr begrenzt therapeutisch genutzt werden. Natriumphosphat wurde zur Behandlung der Hyperkalzämie eingesetzt (siehe oben). Die Phosphate spielen in der Behandlung des Phosphatmangelsyndroms und in der langfristigen Therapie von Patienten mit Vitamin D-resistenter, hypophosphatämischer Rachitis eine Rolle. Phosphatsalze sind darüber hinaus wirksame Laxanzien (siehe Kapitel 38).

PARATHORMON (PTH)

Geschichte Die Entdeckung der Nebenschilddrüse wird üblicherweise Sandstrom zugeschrieben, der im Jahre 1880 einen jedoch wenig beachteten anatomischen Bericht zu dem Thema veröffentlichte. Ein Jahrzehnt später wurden die Epithelkörperchen durch Gley wiederentdeckt, der die pathophysiologischen Konsequenzen einer Extirpation dieser Drüsen gemeinsam mit der Schilddrüse feststellte. Vassale und Generali gelang es dann, isoliert die Nebenschilddrüsen zu entfernen, und sie beobachteten, daß im Verlauf Tetanie, Konvulsionen und der Tod schnell eintraten.

MacCallum und Voegtlin (1909) beobachteten erstmals die Wirkung einer Parathyroidektomie auf die Konzentration von Ca^{2+} im Plasma. Der Zusammenhang zwischen niedrigem Plasmakalzium und den beobachteten Symptomen wurde bald erkannt und ein umfangreicheres Bild über die Funktionen der Nebenschilddrüsen begann sich zu entwickeln. Im Verlauf wurden wirksame Extrakte aus Drüsengewebe hergestellt (Bermann, 1924; Collip, 1925; Hanson, 1925), für die gezeigt werden konnte, daß sie die Symptome der hypokalzämischen Tetanie bei parathyroidektomierten Versuchstieren mindern und die Konzentration von Ca^{2+} im Plasma von gesunden Tieren erhöhen können. Der Zusammenhang klinischer Auffälligkeiten mit einer Überfunktion der Nebenschilddrüse wurde erstmals erkannt.

Während US-amerikanische und britische Wissenschaftler die Funktion der Nebenschilddrüsen mit physiologischen Untersuchungsansätzen zu erforschen suchten, brachten deutsche und österreichische Pathologen die Veränderungen der Osteitis fibrosa cystica mit der Anwesenheit von Nebenschilddrüsentumoren in Verbindung. In einer sehr interessanten medizinhistorischen Übersichtsarbeit beschreibt Albright (1948), wie sich aus den beiden unterschiedlichen Untersuchungsansätzen letztlich die gleichen Ergebnisse ergaben.

Chemie Das Parathormon-Molekül besteht sowohl beim Menschen als auch beim Rind und Schwein aus einer einzelnen Polypeptidkette von 84 Aminosäuren. Ihre Molekülmassen entsprechen etwa 9500 Dalton und für jedes der drei Vertreter ist die Aminosäuresequenz bereits aufgeschlüsselt worden. Die biologische Aktivität ist mit dem N-terminalen Anteil des Peptids verbunden. Die Aminosäurereste 1 bis 27 werden für eine optimale Bindung an den PTH-Rezeptor und für die Entfaltung der Hormonaktivität benötigt. Analoga, denen der erste oder zweite Aminosäurerest fehlt, binden zwar an den PTH-Rezeptor, sind jedoch funktionell inert (Aurbach, 1988). Rinder- und Schweine-PTH unterscheiden sich durch sieben Aminosäuren voneinander und der aminoterminale Anteil des menschlichen PTH unterscheidet sich sowohl von seinen Analoga vom Rind als auch von denen vom Schwein in jeweils nur vier bzw. drei Aminosäureresten. Die drei Hormone unterscheiden sich nur gering in ihrer biologischen Aktivität, lassen sich aber auf immunologischem Wege unterscheiden. Sie kreuzreagieren jedoch mit einem einzigen Antiserum, eine Eigenschaft, die man sich für die Entwicklung von Radioimmunoassays für dieses Hormon zunutze gemacht hat.

Synthese, Sekretion und Immunoassay PTH wird in Form seines Prähormons sezerniert. Das 115-Aminosäurentranslationsprodukt, aus dem im weiteren PTH entsteht, wird auch *Präproparathormon* genannt. Dieses einkettige Peptid wird durch Abspaltung von 25-Aminosäureresten umgehend zu Proparathormon weiterverarbeitet, während das Peptid in das Innere des endoplasmatischen Retikulums transportiert wird. Proparathormon, das etwas länger als sein Vorläufer existiert (20 Minuten im Vergleich zu 2 Minuten), wird zum Golgi Apparat gebracht und durch Abspaltung sechs vornehmlich basischer Aminosäuren in PTH umgewandelt. PTH wird in sekretorischen Granula gespeichert, bevor es in die Blutzirkulation sezerniert wird. Der größere Anteil der PTH-Menge wird normalerweise durch Proteolyse abgebaut, bevor er sezerniert werden kann. Während einer Hypokalzämie wird mehr PTH sezerniert und weniger hydrolysiert. Durch diesen Mechanismus kann eine bestimmte Menge an Hormon bei Bedarf schnell zusätzlich mobilisiert werden, ohne daß Zeit für eine zusätzliche Synthese verbraucht wird. Bei länger andauernder Hypokalzämie wird auch die PTH-Synthese gesteigert und die Epithelkörperchen hypertrophieren. Weder Präproparathormon noch Proparathormon erscheinen im Plasma. Die Synthese und Prozessierung von PTH wurde von Kronenberg et al. (1994) in einer Übersichtsarbeit zusammengefasst.

Intaktes PTH besitzt eine Plasmahalbwertszeit von zwei bis fünf Minuten. Leber und Niere tragen zu 90% zu der Elimination des Hormons bei. Der Abbau des PTH erzeugt Molekülbruchstücke, die im Blut zirkulieren. Derartige Fragmente entstehen auch durch eine Proteolyse des PTH in den Sekretgranula der Nebenschilddrüsen und werden gemeinsam mit dem PTH freigesetzt. Ein carboxyterminales Fragment von etwa 6 kDa stellt das vorherrschende Hormonfragment in der Blutzirkulation dar. Obgleich dieses Peptid nicht biologisch aktiv ist, bindet es trotzdem mit Antikörpern, die für das intakte Hormon hergestellt werden. Darüber hinaus ist das biologisch aktive Hormon

PTH(1-27) weniger immunologisch reaktiv. Trotzdem konnten zufriedenstellende immunologische Tests für den klinischen Einsatz entwickelt werden. In neuester Zeit erlauben immunradiometrische Tests mit Einsatz zweier monoklonaler Antikörper, wobei einer gegen das aminoterminale und einer gegen das carboxyterminale Ende gerichtet ist, eine exakte Messung des intakten PTHs. Diese Assays werden wahrscheinlich die Standardradioimmunoassays im klinisch-diagnostischen Einsatz ersetzen (siehe Nussbaum und Potts, 1992).

Physiologische Funktionen Die wichtigste Funktion von PTH ist die Anpassungsreaktionen des Organismus für die Aufrechterhaltung einer konstanten Ca^{2+}-Konzentration im Extrazellulärraum zu steuern. Zu den Prozessen, die dieser Regulation unterworfen sind, gehören die intestinale Ca^{2+}-Resorption, die Mobilisierung von Ca^{2+} aus dem Knochen und seine Exkretion in Urin, Stuhl und Schweiß sowie seine Sekretion in die Muttermilch (siehe Abbildung 61.3). Die Wirkungen von PTH auf seine Zielgewebe werden durch einen an der Zellmembran lokalisierten, G-Protein gekoppelten Rezeptor vermittelt (siehe Kapitel 2). Seine Aminosäuresequenz und die angenommene Topographie aus sieben transmembranären Domänen wurde durch Klonierung ermittelt (Jüppner et al., 1991).

Regulation der Sekretion Die Ca^{2+}-Konzentration im Plasma ist der Faktor, der die sekretorische Aktivität der Nebenschilddrüse an stärksten beeinflußt. Ist die Ca^{2+}-Konzentration niedrig, erhöht sich die PTH-Sekretion und eine Hypertrophie und Hyperplasie der Epithelkörperchen entwickelt sich, wenn die Hypokalzämie persistiert. Ist die Ca^{2+}-Konzentration hoch, geht die PTH-Sekretion zurück. *In vitro* Untersuchungen zeigten, daß der Transport von Aminosäuren, die Synthese von Nukleinsäuren und Proteinen, die Zunahme an Zytoplasmasubstanz sowie auch die PTH-Sekretion durch Exposition des Nebenschilddrüsengewebes gegenüber niedrigen Ca^{2+}-Konzentrationen stimuliert und gegenüber hohen Ca^{2+}-Konzentrationen über einen längeren Zeitraum supprimiert werden. Ca^{2+} scheint also *per se* das Wachstum der Nebenschilddrüse sowie auch die Hormonsynthese und Sekretion zu regulieren.

Neuere Untersuchungsergebnisse weisen darauf hin, daß Änderungen der zirkulierenden Ca^{2+}-Konzentration die PTH-Sekretion über einen an der Plasmamembran assoziierten Kalziumsensor an der Oberfläche von Nebenschilddrüsenzellen regulieren (Brown et al., 1993). Die Bindung von Ca^{2+} an diesen Sensor hemmt die PTH-Sekretion, wogegen eine verminderte Besetzung der Kalziumsensoren die Hormonsekretion fördert. Die molekulare Grundlage dieser Reaktion konnte bisher nicht genau festgestellt werden. Eine Hyperkalzämie ist mit einer erniedrigten cAMP-Konzentration und einer geminderten Proteinkinase C (PKC)-Aktivität verbunden, während ein erniedrigter zirkulierender Ca^{2+}-Spiegel zu einer gesteigerten Aktivität der PKC führt. Jedoch konnte der genaue Zusammenhang zwischen diesen Veränderungen und den Änderungen der Hormonsekretion nicht völlig geklärt werden. Andere Substanzen, die die Konzentration von cAMP in den Nebenschilddrüsenzellen erhöhen, wie etwa β-Adrenozeptoren-Agonisten und Dopamin, steigern ebenfalls die PTH-Sekretion. Jedoch ist die Reaktion quantitativ viel schwächer als die bei Hypokalzämie beobachtete. Der aktive Vitamin-D-Metabolit 1,25-Dihydroxyvitamin D (*Kalzitriol*) hemmt direkt die PTH-Genexpression. Es scheint keinen Zusammenhang zwischen der extrazellulären Phosphatkonzentration und der PTH-Sekretion zu geben, wenn man davon absieht, daß sich Veränderungen in der Phosphatkonzentration auf die zirkulierende Kalziumkonzentration auswirken. Die PTH-Sekretion kann ferner durch eine schwere Hyper- und auch Hypomagnesiämie gehemmt werden (Rude et al., 1976).

Die extrazelluläre Ca^{2+}-Konzentration wird durch einen differenzierten und komplizierten Rückkopplungsmechanismus reguliert, in dem der afferente Schenkel eine Sensitivität gegenüber der umgebenden freien Ca^{2+}-Konzentration besitzt und der efferente Schenkel PTH sezerniert. Dieses Hormon wirkt auf verschiedene periphere Gewebe, die Ca^{2+} in die extrazelluläre Flüssigkeit freisetzen und so die Konzentration von Ca^{2+} normalisieren.

Wirkungen auf den Knochen Die Wirkung von PTH auf den Knochen erhöht die Freisetzung von Ca^{2+} in die extrazelluläre Flüssigkeit durch allgemeine Steige-

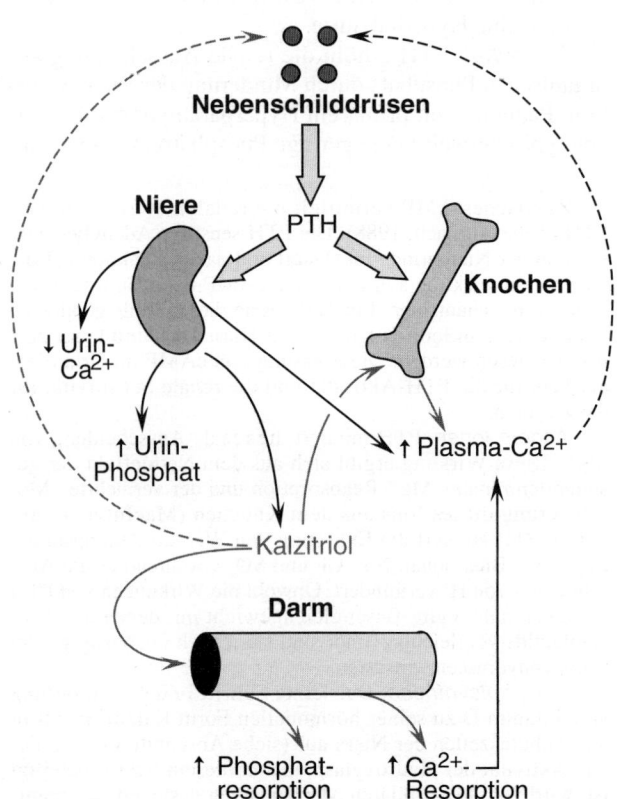

Abbildung 61.3 Die Kalziumhomöostase und ihre Regulation durch Parathormon (PTH) und 1,25-Dihydroxyvitamin D. PTH besitzt stimulierende Wirkungen auf Knochen und Niere, zu denen auch die Stimulation der 1-α-Hydroxylaseaktivität in den Mitochondrien der Niere gehört, die zu einer gesteigerten Produktion von 1,25-Dihydroxyvitamin D (Kalzitriol) aus 25-Hydroxycholecalciferol, dem monohydroxylierten Vitamin D-Metaboliten, führt (siehe auch Abbildung 61.6). Kalzitriol ist der biologisch aktive Vitamin-D-Metabolit. Die durchgezogenen Linien weisen auf einen positiven Effekt hin, gestrichelte Linien auf einen negativen Rückkopplungsmechanismus; siehe Text zur weiteren Erklärung.

rung des Knochenumsatzes. Dieser Prozeß führt zur Freisetzung von anorganischer und organischer Knochensubstanz. Die Zielzelle des PTH im Knochen ist wahrscheinlich der Osteoblast. Außer bei Vögeln sind bisher keine spezifischen PTH-Rezeptoren auf Osteoklasten beschrieben worden. Weiterhin tritt nach Inkubation von auf devitalisiertem Knochen befindlichen Osteoklasten mit PTH keine Steigerung der Knochenresorption auf. Eine Reagibilität tritt dann auf, wenn Osteoklasten aus Zellkulturen von mit PTH vorbehandelten Osteoblasten kultiviert werden, was eine wichtige Rolle der Osteoblasten in der PTH-abhängigen Knochenresorption nahelegt (McSheehy und Chambers, 1986; Perry et al., 1987; Takahashi et al., 1988).

PTH führt zur Rekrutierung von Osteoklastenvorläuferzellen zu den neu zu bildenden Knochenumbaueinheiten. Eine anhaltende Erhöhung des zirkulierenden PTH resultiert in charakteristischen histologischen Veränderungen des Knochens, zu welchen eine Zunahme der Anzahl an osteoklastischen Resorptionsorten und eine Zunahme des Anteils an von unmineralisierter Matrix bedeckter Knochenoberfläche gehört. Obwohl eine exzessive Zunahme der osteoidbedeckten Oberflächen des Knochens ein Hinweis auf eine defekte Mineralisierung sein kann, zeigen diese jedoch in der hier diskutierten Situation eine Zunahme der an der Knochenbildung beteiligten Oberfläche als Folge eines gesteigerten Knochenumbaus an.

Die direkten Wirkungen von PTH auf einzeln inkubierte Osteoblasten sind in der Regel inhibitorisch und umfassen eine Hemmung der Synthese von Typ I Kollagen, alkalischer Phosphatase und Osteokalzin. Die meßbare Wirkung von PTH *in vivo* spiegelt jedoch nicht nur die Hormonwirkung auf einzelne Zellen, sondern auch die gesteigerte Anzahl aktiver Osteoblasten als Folge der Bildung neuer Knochenumbaueinheiten wider. Infolgedessen können die Plasmakonzentrationen von Osteokalzin und alkalischer Phosphatase erhöht sein. Bis heute konnte keine zufriedenstellende Hypothese aufgestellt werden, die die Wirkungen von PTH auf den Knochen auf molekularer Ebene erklären könnte. PTH stimuliert die Adenylylcyclase und erhöht die cAMP-Spiegel in Osteoblasten, jedoch bestehen auch Hinweise für eine Rolle des intrazellulären Kalziums in der Vermittlung der PTH-Wirkungen auf den Knochen.

Wirkungen auf die Niere PTH wirkt auf die Niere, indem es die Effektivität der Kalziumreabsorption erhöht, die tubuläre Reabsorption von Phosphat hemmt und die Umwandlung von Vitamin D in seine aktive, hormonelle Form, das 1,25-Dihydroxyvitamin D oder Kalzitriol fördert (siehe Abbildung 61.3 sowie folgenden Text). Als Ergebnis dieser Wirkungen kommt es zu einer starken Retention des filtrierten Ca^{2+} und zu einer Anhebung der Ca^{2+}-Konzentration im Plasma. Phosphat wird verstärkt ausgeschieden und seine Plasmakonzentration fällt. Gleichzeitig wird Kalzitriol in die Blutbahn sezerniert, wo es mit spezifischen, hochaffinen Rezeptoren im Darm interagiert. Es trägt zu Steigerung des Serumkalziums durch Verbesserung der Effektivität der intestinalen Ca^{2+}-Resorption bei.

Kalzium PTH erhöht die tubuläre Rückresorption von Ca^{2+} am distalen Tubulusabschnitt (Agus et al., 1973). Ist die Plasmakonzentration von Ca^{2+} normal, wird durch eine Entfernung der Nebenschilddrüse die tubuläre Rückresorption vermindert und somit die Ausscheidung von Ca^{2+} im Urin erhöht. Fällt die Plasmakonzentration unter 7 mg/dl (1,75 mM), geht die Ca^{2+}-Ausscheidung zurück, weil die Ca^{2+}-Menge, die in den Glomerula abgepreßt wird, bis zu dem Punkt zurückgegangen ist, bei dem das Kation trotz der verminderten tubulären Resorptionskapazität beinahe vollständig tubulär rückresorbiert wird. Wird PTH Tieren oder auch Menschen mit Hypoparathyroidismus verabreicht, so steigt die tubuläre Ca^{2+}-Rückresorption und die renale Ca^{2+}-Ausscheidung sinkt. Diese Wirkung führt gemeinsam mit der Mobilisierung von Ca^{2+} aus dem Knochen und der gesteigerten Resorption aus dem Darm zu einem Anstieg der Ca^{2+}-Konzentration im Plasma. Steigt die Ca^{2+}-Konzentration über den Referenzbereich an, übersteigt die daraus resultierende vermehrte glomeruläre Filtration von Ca^{2+} seine durch PTH stimulierte tubuläre Rückresorption und es resultiert letztlich eine Hyperkalziurie.

Phosphat PTH erhöht die renale Ausscheidung anorganischen Phosphats durch Minderung der Rückresorption. Patienten mit primärem Hyperparathyroidismus zeigen typischerweise eine geringe Phosphatrückresorption.

Zyklisches AMP vermittelt die renalen Wirkungen von PTH (siehe Aurbach, 1988). Die PTH sensitive Adenylylcyclase ist in der Nierenrinde lokalisiert und das in Reaktion auf die Hormoneinwirkung synthetisierte cAMP beeinflußt tubuläre Transportmechanismen. Ein Teil des an dieser Stelle gebildeten zyklischen Nukleotids tritt in den Harn über und kann dort nachgewiesen werden. Die Messung von cAMP im Urin dient als Maß für die PTH-Aktivität und die renale Sensitivität für das Hormon.

Andere Ionen PTH mindert die renale Ausscheidung von Mg^{2+}. Diese Wirkung ergibt sich aus dem Nettoeffekt der gesteigerten renalen Mg^{2+}-Reabsorption und der vermehrten Mobilisierung dieses Ions aus dem Knochen (MacIntyre et al., 1963). PTH steigert die Exkretion von Wasser, Aminosäuren, Zitrat, K^+, Bicarbonat, Na^+, Cl^- und SO_4^{2-}, während es die Ausscheidung von H^+ vermindert. Obwohl die Wirkungen von PTH auf das renale Säure-Basengleichgewicht mit denen des Acetazolamids vergleichbar sind, sind sie jedoch unabhängig vom Carboanhydraseenzymsystem.

Kalzitriolsynthese Der letzte Schritt in der Aktivierung von Vitamin D zu seiner hormonellen Form Kalzitriol tritt in den Tubuluszellen der Niere auf (siehe Abschnitt Vitamin D). Die Aktivität der Hydroxylase, die an diesem Schritt beteiligt ist, wird von drei primären Mechanismen gesteuert: anorganisches Phosphat, PTH und Ca^{2+}. Eine Minderung in der Plasma- oder Gewebekonzentration von Phosphat steigert die Kalzitriolsynthese sehr schnell, während eine Hyperphosphatämie die Synthese supprimiert. Daher wird bei einer durch Hypokalzämie bedingten Steigerung der PTH-Konzentration die zirkulierende Kalzitriolkonzentration einerseits durch die PTH-abhängige Phosphaterniedrigung und andererseits durch den direkten Effekt des PTH gesteigert.

Weitere Wirkungen PTH senkt die Ca^{2+}-Konzentration in der Muttermilch und im Speichel. Diese Wirkungen sind den Veränderungen, die durch eine PTH-bedingte Zunahme des Plasma-Ca^{2+} zu erwarten wären, genau entgegengesetzt. Es scheint daher, daß das Hormon den Ca^{2+}-Transport in die Muttermilch und den Speichel reduzieren und so Ca^{2+} in der extrazellulären Flüssigkeit retinieren kann.

Integrierte Regulation der extrazellulären Ca^{2+}-Konzentration durch PTH

Die Reaktion der Nebenschilddrüsenzellen auch auf eine nur geringe Senkung des Ca^{2+} erfolgt binnen Minuten. Für die akute, kurzfristige Ca^{2+}-Regulation reichen Anpassungen der renalen Ca^{2+}-Elimination oder Retention völlig aus, um die Plasmakonzentration konstant zu halten. Bei einem längeren hypokalzämischen Reiz führt die Aktivierung des renalen 1 α-Hydroxylasesystems zu einer stärkeren Kalzitriolsekretion, die direkt die intestinale Ca^{2+}-Resorption stimuliert (siehe Abbildung 61.3). Zusätzlich tritt eine gesteigerte Freisetzung labilen Kalziums aus dem Knochen in die extrazelluläre Flüssigkeit auf. Bei einem längeranhaltenden und schwereren hypokalzämischen Zustand wird mittels einer Aktivierung neuer Knochenumbaueinheiten die zirkulierende Ca^{2+}-Konzentration korrigiert. Dies geschieht jedoch auf Kosten der Knochenmasse und damit der Skelettintegrität.

Nimmt die Ca^{2+}-Aktivität im Plasma zu, wird die PTH-Sekretion supprimiert und die tubuläre Ca^{2+}-Rückresorption geht zurück. Der Rückgang der zirkulierenden PTH-Konzentration fördert die renale Phosphatretention und beide Vorgänge mindern die renale Kalzitriolsynthese, wodurch die intestinale Ca^{2+}-Resorption wiederum abnimmt. Zuletzt wird der Knochenumbau unterdrückt. Man könnte nun ein auf der Teilnahme der zwei Hormone PTH und 1,25-Dihydroxyvitamin D basierendes, zusammenhängendes Modell der Kalziumhomöostase konstruieren, das die hierarchisch gegliederten Beiträge von Niere, Darm und Knochen enthält (siehe Abbildung 61.3). Die Bedeutung anderer Hormone wie dem Kalzitonin beim Menschen bleibt unklar, jedoch ist eher eine modulierende Funktion in Bezug auf die Ca^{2+}-PTH-Vitamin D-Achse, als eine primäre regulative Funktion wahrscheinlich.

Hypoparathyroidismus

Der Hypoparathyroidismus ist nur einer von vielen Ursachen für eine Hypokalzämie (siehe oben) und kommt nur selten vor. Der Mangelzustand tritt am häufigsten nach operativen Eingriffen an der Nebenschilddrüse oder Schilddrüse auf. Seltener ist eine derartige Störung genetisch oder autoimmunologisch bedingt. Der Pseudohypoparathyroidismus (PHP) ist eine Erkrankung, die durch die pathophysiologischen Auswirkungen des Hypoparathyroidismus bei jedoch erhöhten zirkulierenden PTH-Werten charakterisiert ist. Bei dieser Störung ist die Sensitivität der Endorgane auf PTH durch Mutationen im Adenylylcyclase-G-Proteinkomplex schwer eingeschränkt (Chase et al., 1969; siehe Levine et al., 1994).

Bei allen Varianten des Hypoparathyroidismus begegnet man einer Hypokalzämie und den durch sie erzeugten Symptomen. Die frühesten Symptome der Hypokalzämie sind Parästhesien der Extremitäten. Die mechanische Stimulation peripherer Nerven während der klinischen Untersuchung kann zu einer Kontraktion der entsprechenden Skelettmuskeln führen (Chvosteksches Zeichen). Diese Zeichen und Symptome können dann von einer Tetanie gefolgt werden, zu denen Muskelspasmen insbesondere der Hände und Füße und der Laryngospasmus gehören. Im weiteren Verlauf treten generalisierte Krampfanfälle und andere Symptome des Zentralnervensystems auf. Die glatte Muskulatur ist ebenfalls betroffen. Bei Hypokalzämie können Spasmen des Ciliarmuskels, der Iris, des Ösophagus, des Darms, der Harnblase und der Bronchien beobachtet werden. EKG-Veränderungen und eine deutliche Tachykardie weisen auf eine kardiale Beteiligung hin. Gefäßspasmen in Fingern und Zehen wird ebenfalls häufig beobachtet. Bei chronischem Hypoparathyroidismus finden sich ektodermale Veränderungen wie Haarausfall, gekerbte und brüchige Fingernägel, Zahnschmelzschäden und Linsentrübungen. Kalzifikationen in den Basalganglien können u. U. bei Schädelröntgenaufnahmen gesehen werden. Psychiatrische Symptome wie emotionale Labilität, Angst, Depressivität und Wahnvorstellungen kommen häufig vor.

Der Hypoparathyroidismus wird vornehmlich mit Vitamin D behandelt (siehe unten). Eine orale Kalziumgabe kann ebenfalls notwendig werden.

Hyperparathyroidismus

Der *primäre* Hyperparathyroidismus (HPT) resultiert aus einer Hypersekretion von PTH durch ein oder mehrere Epithelkörperchen. Die Plasmakonzentration von Ca^{2+} kann gelegentlich bei HPT normal sein, ist aber normalerweise erhöht. Die Konzentration von anorganischem Phosphat ist gewöhnlich niedrignormal bis erniedrigt. Die Ca^{2+}-Ausscheidung im Urin ist im allgemeinen erhöht, was die Dominanz der erhöhten glomerulären Filtration des Ca^{2+} über die PTH-abhängige Steigerung der tubulären Ca^{2+}-Rückresorption widerspiegelt. Jedoch ist bei HPT für jede beliebige Ca^{2+}-Plasmakonzentration die Ca^{2+}-Urinausscheidung niedriger als es bei hyperkalzämischen Zuständen nichtparathyreoten Ursprungs der Fall wäre. Ein sekundärer Hyperparathyroidismus entsteht als Kompensation bei erniedrigtem Plasmakalzium und ist nicht mit einer Hyperkalzämie verbunden. In derartigen Situationen ist die Konzentration von anorganischem Phosphat besonders niedrig (außer bei Niereninsuffizienz) und die Aktivität der alkalischen Phosphatase im Serum sehr hoch.

Ein schwerer primärer oder sekundärer HPT kann mit krankhaften Skelettveränderungen verbunden sein, die Osteitis fibrosa cystica genannt werden. Jedoch haben die meisten Patienten mit primärem HPT, wenn überhaupt, nur wenige Skelettveränderungen. Diese sind im allgemeinen auf eine mäßige Verminderung der allgemeinen Knochendichte insbesondere der Knochenkompakta beschränkt. Im Gegensatz dazu zeigen Patienten mit primärem HPT oft eine recht gut erhaltene Knochendichte des trabekulären Knochens (siehe Bilezikian et al., 1994).

Die Diagnose eines HPT wurde durch die Einführung spezifischer immunradiometrischer Testverfahren zum Nachweis des intakten PTH-Moleküls vereinfacht. Eine Kombination aus Hyperkalzämie und einer erhöhten intakten PTH-Konzentration ist für die Diagnosestellung einer HPT mit einer Genauigkeit von über 90% ausreichend.

Behandlung des HPT Der HPT kann durch einen erfahrenen Chirurgen durch Resektion eines einzelnen Adenoms (in etwa 80% der Fälle von HPT) oder durch Entfernung der diffus hyperplastischen Drüsen (in 15% der Fälle) geheilt werden. Eine vorübergehende, postoperative Hypokalzämie kann auf einer kurzzeitigen Perfusionsstörung des Nebenschilddrüsengewebes oder auf einem hohem Ca^{2+}-Bedarf des Skelettknochens nach Wegfall des Hyperparathyroidismus beruhen. Ein dauerhafter Hypoparathyroidismus ist eine seltene, aber ernste Komplikation der Nebenschilddrüsenchirurgie, die eine lebenslange Behandlung mit Vitamin-D- und Kalziumsupplementen erfordert.

Klinischer Einsatz von PTH

PTH besitzt zur Zeit kein anerkanntes therapeutisches Anwendungsgebiet. Obgleich das Hormon in der Vergangenheit zur Anhebung der Ca^{2+}-Konzentration im Plasma eingesetzt wurde, kann dieser Zweck wesentlich sicherer und mit größerer Effektivität durch die Gabe von Vitamin D- und/oder Kalziumpräparaten erfüllt werden. Es konnte gezeigt werden, daß die tägliche Gabe von PTH(1-34) bei der Behandlung der Osteoporose der Wirbelsäule einen therapeutischen Wert haben könnte. Obwohl es sich hierbei noch um eine experimentelle Behandlungsstrategie handelt, konnte bereits eine deutliche Vermehrung der Knochenmasse bei Patienten mit Osteoporose nach täglicher Behandlung mit PTH(1-34) beobachtet werden (siehe Marcus, 1994). PTH(1-34) kann in der Differentialdiagnose zwischen Pseudohypoparathyroidismus und Hypoparathyroidismus eingesetzt werden. Da die erstgenannte Erkrankung durch eine Resistenz der Endorgane gegenüber PTH gekennzeichnet ist, kommt es bei Patienten mit PHP nach Gabe des Peptids nicht zu einem Anstieg der cAMP-Ausscheidung im Harn. Dieser Test eignet sich zwar zur Bestimmung spezifischer Defekte bei Patienten oder Verwandten von Patienten mit PHP, für die klinische Diagnostik reicht jedoch normalerweise die Messung der Konzentration intakten PTHs im Plasma aus.

VITAMIN D

Vitamin D wurde traditionell eine passive Rolle im Kalziummetabolismus zugeordnet. Es wurde angenommen, daß eine effektive Ca^{2+}-Resorption aus dem Darm und eine volle Entfaltung der PTH-Wirkungen von seiner Anwesenheit in ausreichend hoher Konzentration abhängig wären. Es ist heute bekannt, daß Vitamin D eine wesentlich aktivere Rolle in der Kalziumhomöostase spielt. Obwohl es als „Vitamin" bezeichnet wird, handelt es sich vielmehr um ein Hormon, das neben PTH ein Hauptfaktor in der Regulation der Ca^{2+}-Konzentration im Plasma ist. Die folgenden Charakteristika des Vitamin D sprechen für seine hormonellen Eigenschaften: Es wird in der Haut gebildet und muß unter idealen Bedingungen wahrscheinlich nicht mit der Nahrung aufgenommen werden. Es wird mit dem Blutstrom zu unterschiedlichen Orten im Organismus gebracht, wo es jeweils durch ein streng reguliertes Enzym aktiviert wird. Seine aktive Form bindet an spezifische Rezeptoren in den Zielgeweben und führt unmittelbar zu einer Steigerung der Ca^{2+}-Konzentration im Plasma. Darüber hinaus ist heute bekannt, daß Rezeptoren für aktiviertes Vitamin D in vielen Zellen überall im Organismus exprimiert werden, zu denen auch hämatopoetische Zellen, Lymphozyten, Epidermiszellen, Pankreasinselzellen, Muskel- und Nervenzellen gehören. Diese Rezeptoren vermitteln eine Reihe unterschiedlicher Wirkungen, die nicht mit der Ca^{2+}-Homöostase im Zusammenhang stehen.

Geschichte Vitamin D wurde als Bezeichnung für zwei verwandte, fettlösliche Substanzen gewählt: das Cholecalciferol und das Ergocalciferol. Beide Substanzen besitzen die Eigenschaft, der Rachitis vorzubeugen oder sie zu heilen. Vor der Entdeckung des Vitamin D erkrankte ein großer Anteil der Kinder in den industriellen Ballungszentren gemäßigter Klimazonen an Rachitis. Einige Wissenschaftler vermuteten, daß diese Erkrankung aufgrund eines Mangels an frischer Luft und Sonnenschein aufträte, während andere Forscher diätetische Faktoren verantwortlich machten. Mellanby (1919) und Huldschinsky (1919) wiesen nach, daß beide Hypothesen korrekt waren, da sowohl die Gabe von Kabeljaulebertran als auch eine ausreichende Exposition der Kinder gegenüber Sonnenlicht die Erkrankung heilen oder ihr vorbeugen konnte. 1924 wurde schließlich entdeckt, daß die Exposition von Tiernahrung gegenüber ultraviolettem Licht die gleiche Wirsamkeit bei Rachitis besaß wie die UV-Bestrahlung der Tiere selbst (Hess und Weinstock, 1924; Steenbock und Black, 1924). Diese Beobachtungen führten zu der Identifikation der Strukturen von Chole- und Ergocalciferol und schließlich zu der Entdeckung, daß diese Verbindungen für ihre Aktivierung im Körper weiterverarbeitet werden müssen. Die Entdeckung dieser metabolischen Aktivierung ist in erster Linie den Untersuchungen der Laboratorien von DeLuca in den USA und Kodicek in Großbritannien zuzurechnen (siehe Kodicek, 1974; DeLuca und Schnoes, 1976).

Chemie und Vorkommen Durch ultraviolette Bestrahlung unterschiedlicher tierischer und pflanzlicher Sterole kommt es zu einer Umwandlung dieser Substanzen in Verbindungen mit Vitamin-D-Aktivität. Die Spaltung der C-C-Bindung zwischen C9 und C10 ist dabei die entscheidende durch diesen photochemischen Prozeß erzeugte Veränderung, wobei jedoch nicht alle Sterole durch diese Modifikation eine antirachitische Wirkung erlangen. Das vorherrschende, in tierischen Geweben gefundene Provitamin ist 7-Dehydrocholesterin, das in der Haut synthetisiert wird. Die Exposition der Haut gegenüber Sonnenlicht führt zu der Umwandlung von 7-Dehydrocholesterin in Cholecalciferol (Vitamin D_3) (siehe Abbildung 61.4). Holick und Mitarbeiter identifizierten ein Zwischenprodukt in dieser Photolysereaktion: Provitamin D_3, ein 6,7-cis-Isomer, das sich in der Haut nach Exposition gegenüber ultravioletter Strahlung anreichert (siehe Holick, 1981). Das Isomer wandelt sich langsam spontan in Vitamin D_3 um und könnte für eine gewisse Zeit nach UV-Exposition als Speichersubstanz für die stetige Bereitstellung von D_3 dienen.

Ergosterin, das in Pflanzen vorkommt, ist das Provitamin für Vitamin D_2 (Ergocalciferol). Ergosterin und Vitamin D_2 unterscheiden sich von 7-Dehydrocholesterin bzw. Vitamin D_3 nur dadurch, daß die Moleküle jeweils eine Doppelbindung zwischen C22 und C23 und eine Methylgruppe an der Position C24 haben. Vitamin D_2 ist die wirksame Substanz in einer Reihe von in den USA kommerziell erhältlichen Vitaminpräparaten sowie in UV-bestrahltem Brot und UV-bestrahlter Milch.

> Eine UV-Bestrahlung von Lebensmitteln wird in Deutschland nur zur Keimreduktion von Lebensmitteln (z. B. Käse) durchgeführt (Anm. d. Hrsg.).

Für die Verbindung, welche historisch als Vitamin D_1 bezeichnet worden ist, konnte im weiteren Verlauf nachgewiesen werden, daß es sich um ein Gemisch aus verschiedenen antirachitischen Substanzen handelt. Die antirachitischen Wirkstärken von Vitamin D_2 und Vitamin D_3 unterscheiden sich bei einigen Arten stark voneinander. Beim Menschen besteht praktisch kein Unterschied zwischen diesen Verbindungen und im folgenden soll der Begriff Vitamin D als Oberbegriff für beide Vitamine verwendet werden (siehe Abbildung 61.5).

Metabolische Aktivierung

Sowohl mit der Nahrung aufgenommenes, als auch vom Organismus selbst synthetisiertes Vitamin D benötigt eine Aktivierung, um biologisch wirksam zu werden. Der wichtigste aktive Metabolit des Vitamins ist Kalzitriol (1,25-Dihydroxyvitamin D), das Produkt aus zwei nacheinander durchgeführten Hydroxylierungen von Vitamin D. Die metabolischen Schritte der Aktivierung werden in Abbildung 61.6 gezeigt. Übersichtsarbeiten zu diesem Thema wurden von DeLuca und Schnoes (1976) und von Fraser (1988) erstellt.

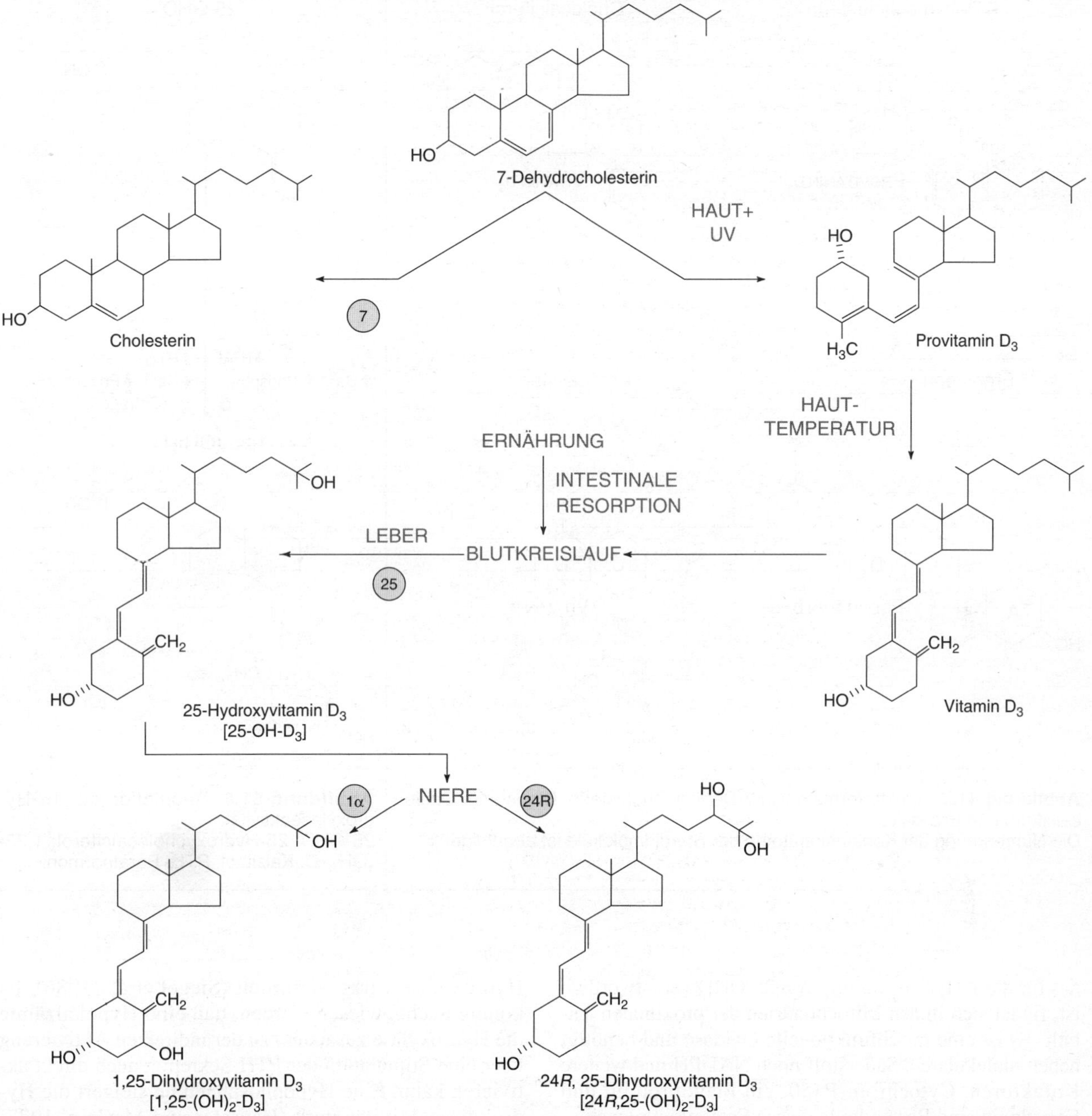

Abbildung 61.4 Photobiogenese und Metabolisierungswege für die Vitamin-D-Produktion und -Biotransformation. Umkreiste Symbole stehen für spezifische Enzyme: 7: 7-Dehydrocholesterin-Reduktase; 25: Vitamin-D-25-Hydroxylase; 1α: 25-OHD-1α Hydroxylase; 24R: 25-OHD-24R-Hydroxylase (modifiziert nach Holick, 1981, mit freundlicher Genehmigung).

25-Hydroxylierung von Vitamin D Der erste Schritt in der Aktivierung von Vitamin D wird in der Leber vollzogen, wodurch 25-Hydroxycholecalciferol (25-OHD oder Calcidiol) entsteht. Das für die 25-Hydroxylierung von Vitamin D verantwortliche hepatische Enzymsystem kann den mikrosomalen und mitochondrialen Fraktionen von Leberzellhomogenaten zugeordnet werden und erfordert NADPH und molekularen Sauerstoff.

1-Hydroxylierung von 25-OHD Nach seiner Synthese in der Leber tritt 25-OHD in die Blutzirkulation über und wird vom Vitamin-D-bindenden Globulin transportiert. Die endgültige Aktivierung zu Kalzitriol findet vornehmlich in der Niere statt, kommt aber auch in Plazenta und Dezidua (Weismann et al., 1979) und in Makrophagen vor (Reichel et al., 1989). Die Niere ist die wichtigste Quelle für das Kalzitriol im Plasma. Das Enzymsystem,

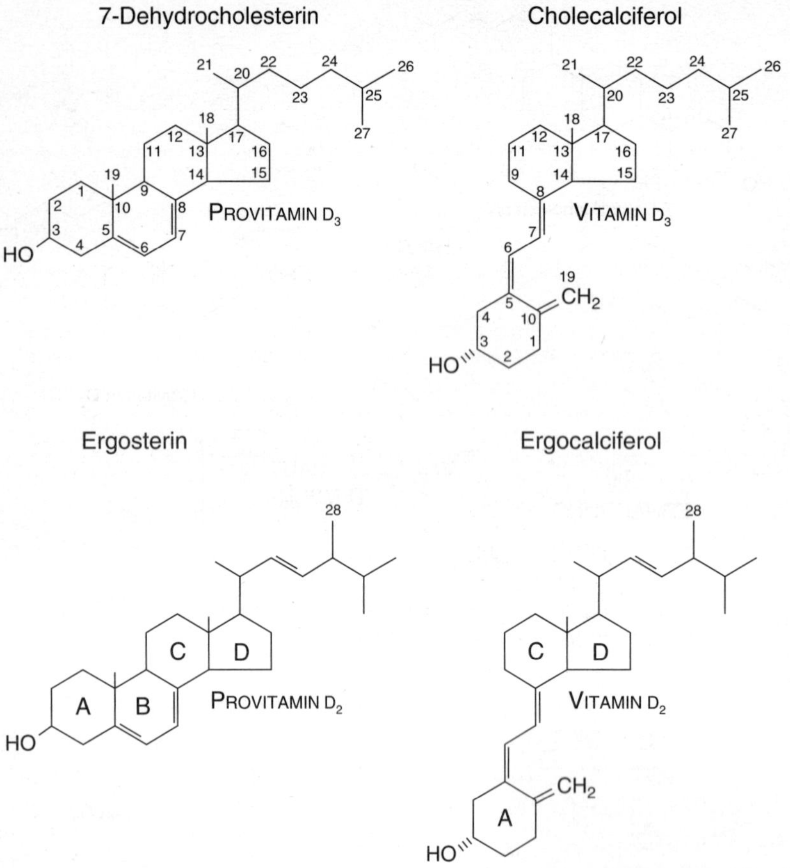

Abbildung 61.5 Strukturformeln von 7-Dehydrocholesterin, Ergosterin, Cholecalciferol und Ergocalciferol.
Die Numerierung der Kohlenstoffatome der Steroidmoleküle ist abgebildet.

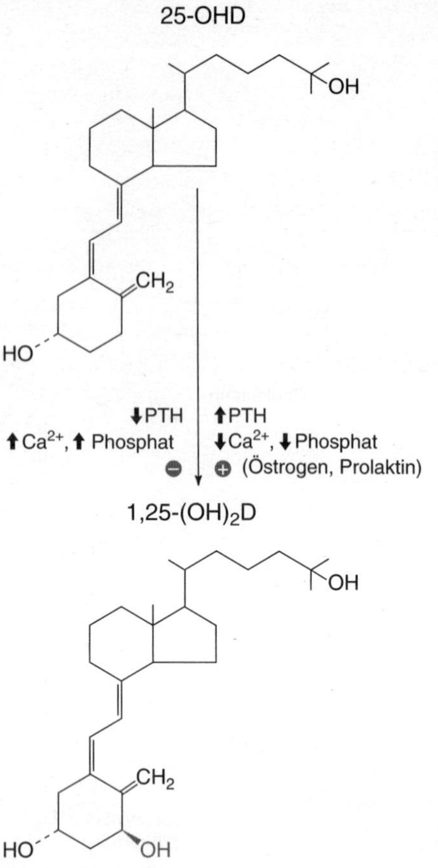

Abbildung 61.6 Regulation der 1α-Hydroxylaseaktivität.
25-OHD: 25-Hydroxycholecalciferol; 1,25-(OH)$_2$-D: Kalzitriol; PTH: Parathormon.

das für die 1-Hydroxylierung von 25-OHD verantwortlich ist, findet sich in den Mitochondrien der proximalen Tubuli. Es ist eine mischfunktionelle Oxidase und benötigt neben molekularem Sauerstoff noch NADPH und weitere Kofaktoren. Cytochrom-P450, ein Flavoprotein, und Ferredoxin sind Bestandteile dieses Enzymkomplexes.

Die 1α-Hydroxylase unterliegt einer exakten Regulation, was in einer Kalzitriolsekretion resultiert, die eine Konstanthaltung der Ca^{2+}-Homöostase ermöglicht. Die Enzymaktivität nimmt bei Mangel an Vitamin D, Kalzium und Phosphat zu. Sie wird durch PTH stimuliert und möglicherweise auch durch Prolaktin oder Östrogen. Im Gegensatz dazu wird die Aktivität durch eine hohe Kalzium-, Phosphat- und Vitamin-D-Aufnahme gehemmt. Die Regulation verläuft sowohl chronisch, was auf eine Änderung der Enyzmproteinsynthese hinweist, als auch akut (siehe Abbildung 61.6). Im Falle von PTH wird ein schneller Anstieg der Kalzitriolproduktion durch cAMP offensichtlich über eine direkte Stimulation einer Phosphoproteinphosphatase, die auf die Ferredoxinkomponente der Hydroxylase wirkt, vermittelt (Siegel et al., 1986). Es konnte nachgewiesen werden, daß eine Hypokalzämie die Hydroxylase zusätzlich zu der indirekten Aktivierung über eine Stimulation der PTH-Sekretion auch direkt aktivieren kann. Eine Hypophosphatämie steigert die Hydroxylaseaktivität stark (Haussler und McCain, 1977; Fraser, 1980; Rosen und Chesney, 1983). Kalzitriol übt einen negativen Rückkopplungsmechanismus auf das Enzym aus, der über einen direkten Einfluß auf die Niere sowie über eine Hemmung der PTH-Sekretion vermittelt wird. Die Natur der Regulationsmechanismen von Östrogen und Prolaktin auf die 1α-Hydroxylase ist nicht bekannt.

Physiologische Funktionen, Wirkungsmechanismus und pharmakologische Eigenschaften

Vitamin D kann am besten als positiver Regulator der Ca^{2+}-Homöostase bezeichnet werden. Der Phosphatmetabolismus wird in gleicher Weise wie der des Ca^{2+} beeinflußt. Obwohl die Regulation der Ca^{2+}-Homöostase als seine primäre Funktion angesehen wird, gibt es zunehmend Befunde, die auf eine Bedeutung des Vitamin D bei einer Reihe weiterer Prozesse hinweisen (siehe unten).

Vitamin D hält die Konzentrationen von Ca^{2+} und Phosphat konstant, indem es ihre Resorption im Dünndarm erleichtert, mit PTH interagiert, um die Freisetzung der Ionen aus dem Knochen zu verstärken, sowie die Ca^{2+}- und Phosphatausscheidung über die Niere hemmt. Es war sehr schwierig, eine direkte Rolle des Vitamins für die Mineralisierung des Knochens nachzuweisen. Die vorherrschende Meinung besteht vielmehr darin, daß die Knochenneubildung dann auftritt, wenn die Ca^{2+}- und Phosphatkonzentrationen im Plasma adäquat sind. Jedoch ist es jetzt klar, daß Vitamin D gleichzeitig direkte und indirekte Wirkungen auf die Zellen des Knochenumbaus ausübt.

Der Wirkungsmechanismus des Kalzitriols ähnelt dem der Steroide und Schilddrüsenhormone. Kalzitriol bindet an zytosolische Rezeptoren in Zielzellen, der Hormon-Rezeptor-Komplex interagiert mit der DNA und wirkt sich entweder stimulierend oder inhibierend auf die Gentranskription aus. Die strukturelle Analyse des Kalzitriolrezeptors ergibt, daß dieser zur gleichen Superfamilie von Genen gehört, zu der auch die Steroid- und Schilddrüsenrezeptoren zählen (siehe Evans, 1988; Pike, 1992; siehe auch Kapitel 2). Einige Wirkungen des Kalzitriols scheinen derart schnell einzutreten, daß ein anderer Wirkungsmechanismus als der über eine Modulation der Genexpression angenommen wird (siehe Barsony und Marx, 1988).

Intestinale Kalziumresorption Bereits vor über 50 Jahren konnte gezeigt werden, daß bei Ratten mit Vitamin-D-Mangel eine defekte intestinale Ca^{2+}-Resorption auftritt. Die Behandlung dieser Versuchstiere mit der aktiven Form des Hormons führt innerhalb von zwei bis vier Stunden zu einer Steigerung des Transports von Ca^{2+} von der mukosalen zur serosalen Seite der Darmwand. Die dieser Wirkung zugrundeliegenden Mechanismen sind noch nicht aufgeklärt. Eine relativ frühe Wirkung ist die Induktion der Synthese einer Familie von kleinen CaBP-bindenden Proteinen (CaBP oder Calbindin). Von einigen Untersuchern wird vorgeschlagen, daß CaBP die Passage von Ca^{2+} durch den Bürstensaum und seine Diffusion zur basolateralen Membran der Darmmukosazellen erleichtert. Andere wiederum behaupten, daß die Akkumulation von Ca^{2+} nur schlecht mit dem Transport von Ca^{2+} korreliert (Nemere und Norman, 1986 und 1988). Im Gegensatz dazu wird vorgeschlagen, daß Kalzitriol die endozytotische Aufnahme von Ca^{2+} aus dem Darmlumen in Vesikel innerhalb des mukosalen Bürstensaums steigert. Diese Vesikel fusionieren mit Lysosomen, die das Ca^{2+} dann an der basolateralen Membran für den Austritt aus der Zelle bereitstellen (siehe Cancela et al., 1988). Die Mechanismen, durch die Kalzitriol den über Vesikel vermittelten Ca^{2+}-Transport fördern könnte, wurden bislang noch nicht identifiziert. Obgleich die Dauer bis zum Wirkungsbeginn bei Versuchstieren mit Vitamin-D-Mangel eine Wirkungsweise über Mechanismen der Genregulation nahelegt, bewirkt Kalzitriol gleichfalls eine schnelle (innerhalb von Minuten), rezeptorvermittelte Steigerung des Ca^{2+}-Transports in Versuchstieren, deren Mangel an Vitamin D ausgeglichen worden ist (siehe Cancela et al., 1988).

Mobilisierung der mineralischen Knochensubstanz Obwohl Versuchstiere mit Vitamin-D-Mangel deutliche Defizite bei der Knochenmineralisation aufweisen, gibt es nur spärliche Hinweise auf eine direkte Förderung der Knochenmineralisation durch Vitamin D. Daher wird angenommen, daß eine normale Mineralisation durch gleichbleibende Einhaltung adäquater Ca^{2+}- und Phosphatkonzentrationen über eine Aktivierung der intestinalen Resorption erfolgt (siehe Stern, 1980). Tatsächlich konnten Kinder mit Vitamin-D-resistenter Rachitis Typ II erfolgreich mit intravenösen Infusionen von Kalzium und Phosphat behandelt werden (siehe unten). Im Gegensatz dazu fördern physiologische Mengen von Vitamin D die Mobilisierung von Ca^{2+} aus dem Knochen, und große Mengen erzeugen einen übermäßigen Knochenumbau. Obwohl die durch Vitamin D induzierte Knochenresorption bei parathyroidektomierten Versuchstieren zurückgehen kann, tritt dieses Phänomen nach Korrektur der Hyperphosphatämie wieder auf (siehe Stern, 1980). Insofern fördern PTH und Kalzitriol unabhängig voneinander die Knochenresorption.

Die Mechanismen, über die Kalzitriol den Knochenumbau steigert, konnten teilweise identifiziert werden und umfassen das Ineinandergreifen unterschiedlicher Vorgänge (siehe Haussler, 1986; Reichel et al., 1989). Reife Osteoklasten scheinen keiner Beeinflussung durch Kalzitriol zu unterliegen und enthalten offensichtlich auch keine Kalzitriolrezeptoren. Andererseits fördert Kalzitriol die Rekrutierung von Osteoklastenvorläuferzellen zu den Orten der Knochenresorption sowie die Entwicklung von differenzierten Funktionen, die reife Osteoklasten charakterisieren (Mimura et al., 1994). Die Osteopetrose ist eine durch defekte Knochenresorption charakterisierte Knochenerkrankung, bei der die Empfindlichkeit der Osteoklasten gegenüber Kalzitriol und anderen resorptiven Substanzen stark eingeschränkt ist. Die für die Knochenbildung verantwortlichen Zellen (Osteoblasten) enthalten Kalzitriolrezeptoren. Kalzitriol stimuliert bei ihnen die Synthese verschiedener Proteine wie Osteokalzin, einem Vitamin-K-abhängigen Protein, das γ-Carboxyglutamylreste enthält, und Interleukin-1, einem Lymphokin, das die Knochenresorption fördert (Spear et al., 1988).

Renale Kalzium- und Phosphatretention Die Bedeutung der Wirkungen des Vitamin D für die renale Ca^{2+}- und Phosphat-Regulation ist unklar. Vitamin D steigert unabhängig vom Phosphat die Retention von Ca^{2+} und steigert wahrscheinlich die Rückresorption beider Ionen in den proximalen Tubulusabschnitten.

Andere Wirkungen von Kalzitriol Es kann heute als bewiesen gelten, daß die Wirkungen des Kalzitriol über die Kalziumhomöostase hinausgehen. Kalzitriolrezeptoren kommen im gesamten Organismus verteilt vor (siehe Pike, 1992). Kalzitriol beeinflußt die Reifung und Differenzierung mononukleärer Zellen und beeinflußt die Zytokinproduktion. Die Effekte auf das Immunsystem wurden von Amento in einer Übersicht dargestellt (1987). Ein wichtiger Aspekt derzeitiger Untersuchungen ist der potentielle therapeutische Einsatz der antiproliferativen Eigenschaften des Kalzitriols sowie seiner günstigen Wirkungen auf die Differenzierung maligner Zellen (siehe Haussler, 1986). Die potentielle Möglichkeit, die hyperkalzämische Wirkung des Kalzitriols von seiner inhibierenden Wirkung auf die Proliferation sowie seiner fördernden Wirkung auf die Differenzierung zu trennen, hat zu der Suche nach Analoga ermutigt, die gegebenenfalls bei der Behandlung maligner Erkrankungen von Nutzen sein könnten. Kalzitriol hemmt die epidermale Proliferation und stimuliert die epidermale Differenzierung. Es bietet somit Grundlagen für die Entwicklung neuer Therapieprinzipien bei der Behandlung der Psoriasis vulgaris (siehe unten; siehe auch Holick, 1993; Kragballe, 1992).

Der Zusammenhang von Vitamin D und der Funktion des Skelettmuskels wurde von Boland in einer Übersicht zusammengefaßt (1986) und mögliche Wirkungen von Vitamin D auf das Gehirn wurden von Luine und Mitarbeitern abgehandelt (1987).

Vitamin-D-Mangelsymptome Ein Vitamin-D-Mangel führt zu einer mangelnden Resorption von Ca^{2+} und Phosphat. Die daraus folgende Minderung der Ca^{2+}-Konzentration im Plasma stimuliert eine PTH-Sekretion. Das PTH vermag die Ca^{2+}-Konzentration wieder zu normalisieren, jedoch auf Kosten des Skelettknochens, während die Plasmakonzentration von Phosphat aufgrund der erhöhten PTH-Sekretion mit ihrer phosphaturischen Wirkung weiterhin erniedrigt bleibt. Diese Vorgänge führen bei Kindern zu einer insuffizienten Mineralisation neugebildeter Knochensubstanz und Knorpelmatrix, was zu den typischen, als Rachitis bekannten Wachstumsstörungen führt. Als ein Ergebnis der nicht ausreichenden Kalzifikation sind die rachitischen Knochen weich und ihre Gewichtsbelastung führt zu charakteristischen Deformitäten.

Bei Erwachsenen führt ein Vitamin-D-Mangel zur Osteomalazie, einer durch generalisierte Anreicherung nicht ausreichend mineralisierter Knochenmatrix charakterisierten Erkrankung. Schwere Formen können mit stärksten Knochenschmerzen (Spontan- und Druckschmerzen) einhergehen. Eine Muskelschwäche insbesondere der großen, proximalen Muskelgruppen ist typisch. Die Grundlage dieser Muskelsymptome ist nicht völlig klar, könnte jedoch durch die Hypophosphatämie und die verminderte Vitamin-D-Wirkung auf die Muskulatur bedingt sein. Gröbere Knochendeformationen treten nur bei sehr fortgeschrittenen Krankheitsbildern auf. Zirkulierende 25-OHD-Konzentrationen unter 8 ng/ml weisen stark auf eine Osteomalazie hin.

Vitamin-D-Hypervitaminose Die akute oder chronische Aufnahme übermäßig hoher Mengen an Vitamin D oder eine verstärkte Sensitivität gegenüber normalen Mengen des Vitamins führt zu klinisch manifesten Entgleisungen im Kalziummetabolismus. Das Ausmaß der Reaktion auf Vitamin D setzt sich aus der endogenen Vitamin-D-Synthese, der Sensitivität der Gewebe gegenüber Vitamin D und der Aufnahme von Vitamin D mit der Nahrung zusammen. Im Kindesalter kommen Fälle von Hyperreaktivität gegenüber geringen Vitamin-D-Mengen vor. Bei Erwachsenen kommt eine Hypervitaminose mit Vitamin D bei einer übermäßigen Substitution bei Hypothyroidismus und bei mißbräuchlicher Einnahme übermäßig großer Dosen vor. Bei Kindern können Intoxikationen gelegentlich auch nach fälschlicher Gabe von Erwachsenendosierungen vorkommen.

Die Menge an Vitamin D, die groß genug ist, eine Hypervitaminose zu erzeugen, ist interindividuell sehr variabel. Grob geschätzt kann die tägliche Einnahme von 50000 Einheiten oder mehr durch eine Person mit normaler Nebenschilddrüsenfunktion und Vitamin-D-Sensitivität zu einer Intoxikation führen. Eine Vitamin-D-Überdosierung ist bei Patienten, die mit Digitalispräparaten behandelt werden, besonders gefährlich, da eine Hyperkalzämie die toxischen Effekte der Digitalisglykoside noch verstärkt (siehe Kapitel 34 und 35).

Klinische Symptomatik Die ersten Zeichen einer Vitamin-D-Toxizität gleichen denen bei der Hyperkalzämie (siehe oben). Eine Hyperkalzämie bei Vitamin-D-Hypervitaminose ist allein durch die hohen Plasmakonzentrationen an 25-OHD bedingt, wobei PTH und Kalzitriol beide supprimiert sind.

Bei Kindern kann ein einziges Ereignis einer mäßigen bis schweren Hyperkalzämie das Körperwachstum für sechs Monate oder länger vollständig zum Stillstand bringen, wobei das so entstehende Größendefizit unter Umständen nie mehr ausgeglichen werden kann.

Die Vitamin-D-Toxizität kann sich auch am Feten manifestieren. Es besteht ein Zusammenhang zwischen einer übermäßig hohen Vitamin-D-Aufnahme bzw. starken Sensitivität der Mutter und der kongenitalen, nichtfamiliären, supravalvulären Aortenstenose des Kindes. Bei Kindern tritt diese Anomalie häufig mit anderen hyperkalzämischen Stigmata auf. Eine Hyperkalzämie bei der Mutter kann beim Neugeborenen auch zu einer Suppression der Nebenschilddrüsenfunktion mit resultierender Hypokalzämie und Tetanie sowie Konvulsionen führen.

Behandlung Die Behandlung der Vitamin-D-Überdosierung besteht aus sofortigem Absetzen des Vitamin D, einer kalziumarmen Diät, der Gabe von Glukokortikoiden und einer hohen Flüssigkeitszufuhr. Durch eine derartige Behandlung fällt das Plasmakalzium auf normale Werte ab und das Ca^{2+} aus dem Binde- und Muskelgewebe kann mobilisiert werden. Die Nierenfunktion erholt sich normalerweise wieder, falls keine gravierenden Schädigungen entstanden sind.

Resorption, Distribution, Metabolismus und Exkretion Vitamin D wird für gewöhnlich oral appliziert, wobei die Resorption in den meisten Fällen ausreichend ist. Beide Vitamine, D_2 und D_3, werden vom Dünndarm aufgenommen, wobei Vitamin D_3 eher besser resorbiert wird. Der genaue Dünndarmabschnitt, in dem die Resorption von Vitamin D am effektivsten ist, wird durch die Trägersubstanz charakterisiert, in die das Vitamin gelöst ist. Der größte Anteil an Vitamin D findet sich in den Chylomikronen der Lymphe.

Gallensalze sind für eine ausreichende Resorption von Vitamin D essentiell, wobei Desoxycholsäure den wichtigsten Faktor für diese Funktion darstellt. Aus diesem Grunde ist die Resorption von Vitamin D bei Störungen der Leberfunktion oder bei Erkrankungen der Gallenwege deutlich gestört.

Resorbiertes Vitamin D zirkuliert im Blut in Verbindung mit Vitamin-D-bindendem Protein, einem spezifischen α-Globulin. Das Vitamin besitzt eine Plasmahalbwertszeit von 19 - 25 Stunden, wird aber durch Umverteilung im Fettgewebe angereichert und kann dort über längere Zeit gespeichert werden.

Wie oben beschrieben, ist die Leber der Ort der 25-Hydroxylierung von Vitamin D zu 25-OHD, das mit dem gleichen Bindungsprotein im Plasma transportiert wird wie Vitamin D. Tatsächlich besitzt 25-OHD eine höhere Affinität zu dem Bindungsprotein als seine Vorläufersubstanz. Die 25-Hydroxyverbindung besitzt eine biologische Halbwertszeit von 19 Tagen und stellt die vorherrschende Form von Vitamin D in der Zirkulation dar. Normale Steady-state-Konzentrationen von 25-OHD betragen beim Menschen 15 - 50 ng/ml, obwohl Konzentrationen unter 20 ng/ml schon mit einem erhöhten PTH und einem gesteigerten Knochenumbau verbunden sein können. Die Plasmahalbwertszeit von Kalzitriol beim Menschen wird auf drei bis fünf Tage geschätzt, wobei 40% einer verabreichten Dosis innerhalb von zehn Tagen ausgeschieden werden (Mawer et al., 1976). Kalzitriol wird durch eine renale Hydroxylase weiter zu 1,24,25-$(OH)_3D_3$ hydroxyliert, welche durch Kalzitriol induziert und durch Faktoren, welche die 25-OHD_3-1α-Hydroxylase stimulieren, gehemmt wird. Dieses Enzym hydroxyliert auch 25-OHD und bildet somit 24,25-$(OH)_2D_3$. Beide an der Position 24 hydroxylierten Verbindungen sind gegenüber Kalzitriol weniger aktiv und stellen wahrscheinlich für die Ausscheidung bestimmte Metabolite dar. Eine Oxidation der Seitenkette des Kalzitriols tritt ebenfalls auf.

Vitamin D wird in erster Linie biliär ausgeschieden. Nur ein kleiner Prozentsatz einer applizierten Dosis wird im Urin angetroffen. Das biliär ausgeschiedene Vitamin D und seine Metabolite unterliegen zu einem hohen Prozentsatz einem enterohepatischen Kreislauf.

Eine wichtige Interaktion zwischen Vitamin D, Phenytoin und Phenobarbital konnte beschrieben werden. Und zwar konnten Fälle von Rachitis und Osteomalazie bei Patienten unter chronischer antikonvulsiver Therapie nachgewiesen werden. Noch häufiger erzeugen diese Pharmaka den Zustand einer Osteoporose mit hohem Knochenumsatz, welche sekundär zu einer geminderten intestinalen Kalziumresorption auftritt (siehe Weinstein et al., 1984). Bei Patienten unter antikonvulsiver Therapie sind die Plasmakonzentrationen von 25-OHD erniedrigt und es wurde angenommen, daß Phenytoin und Phenobarbital den Metabolismus von Vitamin D zu inaktiven Stoffwechselprodukten beschleunigen können (Hahn et al., 1972). Überraschenderweise bleiben die Konzentrationen von Kalzitriol im Plasma bei Patienten unter antikonvulsiver Therapie normal (Jubiz et al., 1977). Die genannten Pharmaka beschleunigen ebenfalls den hepatischen Metabolismus von Vitamin K und hemmen die Synthese des Vitamin-K-abhängigen Osteokalzins (siehe Kapitel 20).

Bedarf beim Menschen und Einteilung in Einheiten Eine erschöpfende und kritische Zusammenfassung über den zur Prophylaxe notwendigen Vitamin-D-Bedarf wurde durch das sog. *Commitee on Nutrition* der *American Academy of Pediatrics* zusammengestellt (siehe *Committee on Nutrition*, 1963). Viele Jahre sind seit 1919 vergangen, als Mellanby die Wirksamkeit von Kabeljaulebertran bei der Prophylaxe der Rachitis bewies. Die Rachitis ist inzwischen in den USA zu einer Rarität geworden. Obwohl in den äquatornahen Regionen der Welt die Sonneneinstrahlung allein schon eine ausreichende Prophylaxe darstellt, so muß in den gemäßigten Klimazonen die nicht ausreichende Sonneneinstrahlung durch eine diätetische Vitamin-D-Supplementation ausgeglichen werden. In früherer Zeit konnte in den USA wie in den meisten anderen Ländern auch die empfohlene Tagesmenge an Vitamin D durch die zusätzliche Einnahme von Vitaminpräparaten erreicht werden. Seit jedoch in den USA Vitamin D diversen Nahrungsmitteln (insbesondere Milch, Milchprodukten, Getreideprodukten und Süßigkeiten) zugesetzt wird, erhalten Personen aller Altersklassen bereits ohne Supplementation unterschiedlich hohe und unter Umständen sogar zu hohe Mengen an Vitamin D. Daher hängt der individuelle Bedarf an zusätzlichem Vitamin D nicht nur vom Alter oder einer ggf. bestehenden Schwangerschaft oder Stillzeit, sondern auch von der Qualität der täglichen Ernährung ab. Eine übermäßige Einnahme von Vitamin D kann zu ernsten Komplikationen führen. Bereits 1800 USP (siehe unten) pro Tag können das Wachstum bei Kleinkindern hemmen. Aus diesem Grund darf eine Empfehlung zur Vitamin-D-Supplementierung nur unter sorgfältiger Berücksichtigung der Ernährung erfolgen. Sowohl bei Frühgeborenen als auch bei Kleinkindern garantieren 400 Einheiten Vitamin D pro Tag, unabhängig von der Quelle, eine vollständige Rachitisprophylaxe und ein optimales Wachstum. Während der Adoleszenz und darüber hinaus reicht die genannte Menge wahrscheinlich ebenfalls aus. Es bestehen Hinweise dafür, daß während der Schwangerschaft und Stillzeit der Bedarf an Vitamin D erhöht sein könnte, obwohl auch in dieser Situation die Aufnahme von 400 Einheiten täglich ausreichen dürfte (siehe Tabelle XIV-1).

Die USP-Einheit ist mit der internationalen Einheit (I.E.) identisch und entspricht der spezifischen biologischen Aktivität von 0,025 µg Vitamin D_3 (d. h. 1 mg entspricht 40000 Einheiten).

Die in der Vergangenheit angewandten Bioassay-Methoden waren auf eine Beseitigung des rachitischen Krankheitszustandes hin ausgerichtet. Bei experimentellen Untersuchungen sind sie immer noch im Einsatz.

Modifizierte Formen von Vitamin D Einige Derivate des Vitamins D sind von großem experimentellem und therapeutischem Interesse. Dihydrotachysterol (DHT) ist ein Vitamin-D-Analogon, das als reduziertes Vitamin D_2 angesehen werden kann (und gelegentlich als DHT_2 bezeichnet wird). Seine Strukturformel ist wie folgt:

DIHYDROTACHYSTEROL (DHT)

DHT besitzt nur 1/450 der Aktivität des Vitamin D im antirachitischen Assay, hat jedoch bei hoher Dosierung einen wesentlich stärkeren Effekt auf die Ca^{2+}-Mobilisierung aus dem Knochen. Der letztere Effekt bildet die Grundlage für den Einsatz von DHT bei der Aufrechterhaltung einer normalen Ca^{2+}-Konzentration in Serum bei Hypoparathyroidismus.

DHT wird in Position 25 hydroxyliert und bildet 25-Hydroxydihydrotachysterol (25-OHDHT), welches sowohl im Knochen als auch im Darm biologisch aktiv zu sein scheint. 25-OHDHT besitzt auch bei nephrektomierten Ratten eine biologische Aktivität, wodurch gezeigt wird, daß diese Substanz keine 1-Hydroxylierung in der Niere für ihre biologische Aktivierung benötigt. Ein Vergleich der Strukturen von DHT und 1,25-$(OH)_2D$ zeigt, daß der A-Ring des DHT-Moleküls in der Art rotiert ist, daß seine 3-Hydroxylgruppe sich in etwa der gleichen geometrischen Position befindet wie die 1-Hydroxylgruppe des 1,25-$(OH)_2D$, jedoch ohne eine Hydroxylierung in Position 1. DHT umgeht damit die renalen Kontrollmechanismen des Vitamin D-Metabolismus.

1α-Hydroxycholecalciferol (1-OHD_3) ist ein synthetisches Vitamin D_3-Derivat, welches in Position 1α hydroxyliert ist.

Diese Substanz wird nach Einnahme umgehend in der Leber durch die mikrosomalen Enzymsysteme in Position 25 hydroxyliert und es entsteht 1,25-(OH)$_2$D. (1-OHD$_3$) wurde deshalb als Ersatz für 1,25-(OH)$_2$D in die Therapie eingeführt. Mit Bioassays an Hühnern konnte eine dem Kalzitriol gleichwertige Aktivität hinsichtlich der intestinalen Ca^{2+}-Resorption und Knochenmineralisation festgestellt werden. Da es keiner Hydroxylierung in der Niere bedarf, wurde es zur Behandlung der renalen Osteodystrophie eingesetzt. Die Substanz ist in den USA für experimentelle Zwecke erhältlich.

> Mittlerweile unter der Bezeichnung α-Calcidol für den klinischen Gebrauch zugelassen (Anm. d. Hrsg.).

Experimentell eingesetzte Kalzitriol-Analoga Kalzipotriol enthält eine 22-23 Doppelbindung, eine 24(S)-Hydroxy-Gruppe und in einen Cyclopropanring eingebaute Kohlenstoffatome 25-27. Diese Verbindung besitzt eine dem Kalzitriol entsprechende Rezeptoraffinität, aber weniger als 1% der biologischen Aktivität des Kalzitriol hinsichtlich der Regulation des Kalziummetabolismus. Kalzipotriol wurde als potentielles Pharmakon für die Behandlung der Psoriasis sehr intensiv untersucht. In klinischen Studien konnte die Effektivität und Sicherheit dieser Substanz bei topischer Anwendung mit einer gering stärkeren Wirksamkeit gegenüber Glukokortikoiden nachgewiesen werden. Der Wirkungsmechanismus des Kalzipotriols bei der Psoriasis ist nicht bekannt.

> Als topisches Präparat zur Behandlung der Psoriasis zugelassen (Anm. d. Hrsg.).

22-Oxakalzitriol ist ein starker Suppressor der PTH-Genexpression, übt aber nur eine sehr begrenzte metabolische Wirkung auf Darm und Knochen aus. Es wäre daher eine interessante Substanz für die Behandlung von Patienten mit einer PTH-Überproduktion, wie es etwa bei chronischer Niereninsuffizienz oder sogar bei primärem Hyperparathyroidismus der Fall ist.

Therapeutischer Einsatz

Viele Vitamin D enthaltende Präparate sind auf dem Arzneimittelmarkt anzutreffen. *Ergocalciferol (Calciferol)* ist ein reines Vitamin-D$_2$-Präparat. Es ist in Präparationen zur oralen und intramuskulären Applikation erhältlich. *Dihydrotachysterol* (DHT; A.T.10) ist die kristalline Reinsubstanz, die durch Reduktion von Vitamin D$_2$ gewonnen wird und als orale Präparation erhältlich ist. *Calcifediol (25-Hydroxycholecalciferol)* ist ebenfalls für die orale Einnahme aufbereitet. *Kalzitriol (1,25-Dihydroxycholecalciferol)* ist zur oralen Gabe und für die Injektion aufbereitet erhältlich.

Die wichtigsten therapeutischen Indikationen für Vitamin D können in vier Kategorien eingeteilt werden: (1) Prophylaxe und Behandlung der alimentären Rachitis, (2) Behandlung der metabolischen Rachitis und Osteomalazie, insbesondere bei bestehender chronischer Niereninsuffizienz, (3) Behandlung des Hypoparathyroidismus und (4) Prophylaxe und Therapie der Osteoporose.

Alimentäre Rachitis Die alimentäre Rachitis entsteht bei nicht ausreichender Sonnenexposition oder einem Mangel an Vitamin D in der Nahrung. Diese Erkrankung ist in den USA und in anderen Ländern, in denen Nahrungsmittel mit Vitamin D angereichert werden, sehr selten. Säuglinge und Kinder, die ausreichende Mengen an mit Vitamin D angereicherter Nahrung erhalten, benötigen keine weiteren Zusätze des Vitamins. Jedoch sollten gestillte Säuglinge und Kinder, die nicht mit Vitamin D angereicherte Nahrung erhalten, 400 Einheiten Vitamin D täglich zusätzlich einnehmen. In den USA werden üblicherweise Vitamin A und Vitamin D gemeinsam gegeben. Hierzu sind ausgewogen zusammengesetzte Kombinationspräparate erhältlich. Frühgeborene sind besonders gefährdet, eine Rachitis zu entwickeln, und könnten daher ebenfalls eine Vitamin-D-Supplementation benötigen, da der Fetus mehr als 85% seines Körperkalziums während des dritten Trimesters aufbaut.

Die für die Behandlung einer ausgeprägten Rachitis benötigte Dosis an Vitamin D ist höher als die für eine Prophylaxe benötigte. Eintausend Einheiten täglich vermögen die Ca^{2+}- und Phosphatkonzentrationen im Plasma innerhalb von etwa zehn Tagen zu normalisieren, und röntgenologische Anzeichen einer Heilung finden sich etwa innerhalb von drei Wochen. Jedoch werden häufig 3000 - 4000 Einheiten täglich verordnet, um eine schnellere Heilung zu erzielen, was insbesondere bei schweren Formen von thorakaler Rachitis und eingeschränkter Atmung von Bedeutung ist.

Bestimmte Zustände führen bekanntermaßen zu einer schlechten Vitamin-D-Resorption. Erfolgt hier keine zusätzliche Vitaminsupplementation, kann sich ein ausgeprägter Mangel entwickeln. Vitamin D ist daher von großer prophylaktischer Bedeutung bei Erkrankungen wie Diarrhoe, Steatorrhoe, Cholestase sowie aller anderen gastrointestinalen Funktionsstörungen, bei denen die intestinale Resorption nennenswert vermindert ist. In solchen Fällen kann auch eine parenterale Substitution durchgeführt werden.

Metabolische Rachitis und Osteomalazie Diese Gruppe von Erkrankungen ist durch eine Kalzitriolsynthesestörung oder durch eine veränderte Sensitivität gegenüber Kalzitriol charakterisiert.

Die hypophosphatämische Vitamin-D-resistente Rachitis in ihrer charakteristischen Form ist eine X-chromosomale Kalzium- und Phosphatstoffwechselerkrankung (XLH). Obwohl hier die Kalzitriolkonzentration normal ist, müßte sie bezogen auf das Ausmaß der bestehenden Hypophosphatämie wesentlich höher sein. Die Behandlung der Patienten mit hohen Dosen von Vitamin D, üblicherweise kombiniert mit einer Phosphatsubstitution, erbringt eine klinische Besserung. Jedoch bleiben selbst unter dieser Behandlung die Kalzitriolkonzentrationen niedriger als zu erwarten wäre. Die spezifische Mutation, die zu der XLH führt, ist unbekannt. Mit der XLH eng verwandte Erkrankungen wie etwa die *hereditäre hypophosphatämische Rachitis mit Hyperkalziurie* (HHRH) und die *autosomal dominante hypophosphatämische Rachitis* sind beschrieben worden. Die genauen Mechanismen der Vererbung und der Pathogenese dieser Varianten ist ebenfalls unbekannt (siehe Econs und Drezner, 1992).

Die *Vitamin-D-abhängige Rachitis* ist eine autosomal rezessive Erkrankung, die durch eine hereditäre Störung des Vitamin D-Metabolismus bedingt ist und einen Defekt der Synthese von Kalzitriol aus 25-OHD betrifft. Diese Erkrankung ist mit physiologischen Dosen von Kalzitriol behandelbar (Fraser et al., 1973).

Die *hereditäre 1,25-Dihydroxyvitamin-D-Resistenz* (auch Vitamin-D-abhängige Rachitis Typ II genannt) ist eine autosomal rezessive Erkrankung, die durch eine Hypokalzämie, Osteomalazie und Rachitis sowie eine komplette Alopezie geprägt ist. Untersuchungen an Hautfibroblasten dieser Patienten zeigten die Anwesenheit von Mutationen des Kalzitriolrezeptors, die entweder zu einer Störung der Hormon-Rezeptor Interaktion oder zu einem Defekt im Bindungsvorgang des Hormon-Rezeptorkomplexes an die DNA führen. Die letzteren Mutationen sind durch Substitutionen einzelner Aminosäuren der Zinkfingerabschnitte auf der DNA-Bindungsdomäne des Vitamin-D-Rezeptors bedingt (siehe Pike, 1992). Betroffene Kinder sind völlig areaktiv gegenüber massiven Vitamin-D- und Kalzitrioldosierungen und sie benötigen gegebenenfalls eine langfristige parenterale Substitution mit Ca^{2+}. Während der Adoleszenz läßt sich eine gewisse Verbesserung der Symptomatik beobachten, wobei die Grundlage dieser Besserung unbekannt ist.

Die renale Osteodystrophie (renale Rachitis) ist mit der chronischen Niereninsuffizienz assoziiert und wird durch eine verminderte Umwandlung von 25-OHD in Kalzitriol charakterisiert. Die Phosphatretention senkt die Konzentrationen von Ca^{2+} im Plasma, was zu einem sekundären Hyperparathyroidismus führt. Zusätzlich beeinträchtigt der Mangel an Kalzitriol die intestinale Kalziumresorption sowie die Mobilisierung aus dem Knochen. So entsteht häufig eine Hypokalzämie (obwohl bei manchen Patienten durch den protrahierten und schweren Hyperparathyroidismus sich im weiteren Verlauf eine Hyperkalzämie entwickeln kann). Eine Ablagerung von Aluminium im Knochen kann ebenfalls bei der Entwicklung einer Osteopathie eine Rolle spielen (siehe Kapitel 37).

Pathomorphologisch gleichen die Läsionen typischen Veränderungen bei Hyperparathyroidismus (Osteitis fibrosa), Vitamin-D-Mangel (Osteomalazie) oder beider Erkrankungen gleichzeitig. Bei Patienten mit Niereninsuffizienz, die keine Dialyse erhalten, liegt der Schwerpunkt der Behandlung in der Bekämpfung der Hyperphosphatämie mit Phosphatbindern und Kalziumsubstitution. Diese Therapieziele lassen sich durch die orale Gabe von Kalziumcarbonat gemeinsam mit einer Phosphatrestriktion erreichen (Coburn und Salusky, 1989). Die Gabe von Vitamin-D-Analoga bei Patienten, die noch keine Dialyse erhalten, ist experimentell, jedoch ist die Anwendung bei Dialysepatienten eindeutig von Nutzen. Die Gabe von Kalzitriol hebt die Konzentration von Ca^{2+} im Plasma, senkt die PTH-Konzentration und ermöglicht eine Erhaltung der Knochenmineralisation und bei Kindern des Knochenwachstums (Berl et al., 1978; Chesney et al., 1978). Bei Patienten, die auf eine orale Therapie nicht ansprechen, kann die intravenöse Gabe von Kalzitriol sinnvoll eingesetzt werden (Andress et al., 1989). DHT und 1-OHD_3 können ebenfalls erfolgreich eingesetzt werden, da eine Hydroxylierung in der Niere für ihre Effektivität nicht erforderlich ist. 25-OHD kann zwar auch wirksam sein, es werden jedoch hohe Dosen benötigt.

Hypoparathyroidismus Die Charakteristika des Hypoparathyroidismus sind die Hypokalzämie und Hyperphosphatämie (siehe oben). DHT wird schon seit langem für die Behandlung dieser Erkrankung eingesetzt, da es einen schnelleren Wirkungsbeginn, eine kürzere Wirkdauer und eine stärker mobilisierende Wirkung auf den Knochen besitzt. Kalzitriol ist ebenfalls effektiv in der Behandlung des Hypoparathyroidismus und auch bei zumindest bestimmten Formen von Pseudohypoparathyroidismus, bei denen die endogenen Kalzitriolspiegel pathologisch erniedrigt sind. Jedoch reagieren die meisten Patienten mit Hypoparathyroidismus auf jegliche Form von Vitamin D. Kalzitriol kann zur vorübergehenden Behandlung der Hypokalzämie bis zum Einsetzen der Wirkung einer langsameren Substanz das Mittel der Wahl darstellen.

Weitere Einsatzmöglichkeiten des Vitamin D Zu den weiteren Indikationen gehört auch die Hypophosphatämie bei Fanconi-Syndrom. Der Einsatz großer Dosen von Vitamin D (über 10000 Einheiten/Tag) bei Patienten mit Osteoporose ist ohne Nutzen und kann auch gefährlich sein. Jedoch konnte gezeigt werden, daß die Gabe von 400 - 800 Einheiten täglich bei älteren Osteoporotikern den Knochenumbau unterdrücken, die Knochenmasse erhalten und die Frakturhäufigkeit vermindern kann (siehe unten im Abschnitt Osteoporose). In klinischen Studien konnte für Kalzitriol gezeigt werden, daß es eine wichtige Substanz in der Behandlung der Psoriasis werden könnte (siehe Holick, 1993; Kragballe, 1992). Aufgrund der Entdeckung von immer neuen Einsatzmöglichkeiten für Vitamin D wird es zunehmend wichtig werden, Analoga des Kalzitriol zu entwickeln, die zwar die zelluläre Differenzierung beeinflussen, aber keine Wirkung auf den Kalziumstoffwechsel besitzen und somit keine Hyperkalzämie mehr auslösen können.

KALZITONIN

Geschichte und Syntheseort Ein hypokalzämisch wirkendes Hormon, dessen Effekte im allgemeinen denen des PTH entgegengesetzt sind, wurde durch Copp im Jahre 1962 entdeckt und als Kalzitonin bezeichnet (siehe Copp, 1964). Es wurde durch Perfusionsexperimente der Nebenschilddrüsen und der Schilddrüse bei Kaninchen nachgewiesen, indem diese mit hyperkalzämischem Blut perfundiert wurden, was zu einem schnellen und vorübergehenden hypokalzämischen Effekt führte. Dieser Effekt trat signifikant früher auf als eine Hypokalzämie nach totaler Parathyroidektomie. Copp schloß daraus, daß die Glandulae parathyroideae Kalzitonin als Reaktion auf eine Hyperkalzämie sezernierten und somit die Ca^{2+}-Konzentration regulierten. Munson und Mitarbeiter (Hirsch et al., 1963) beobachteten, daß nach einer durch Kauterisierung vorgenommenen Ablation der Nebenschilddrüsen bei Ratten eine schwerere Hypokalzämie auftrat als nach einer kombinierten Thyroparathyroidektomie. Die Untersucher vermuteten daher, daß in der Schilddrüse eine hypokalzämisch wirkende Substanz vorhanden sein muß und konnten auch die Entstehung einer Hypokalzämie nach Gabe von Schilddrüsenextrakten beobachten. Diese hypokalzämisch wirkende Substanz wurde Thyrokalzitonin genannt. Heute ist bekannt, daß beide Faktoren ein und dieselbe Substanz sind und daß das Hormon aus der Schilddrüse stammt. Trotzdem wird dieses Hormon als Kalzitonin bezeichnet.

Die parafollikulären C-Zellen der Schilddrüse, die embryologisch aus dem Ektoderm der Neuralleiste stammen, sind der Syntheseort für Kalzitonin. Bei nicht zu den Säugern gehörenden Wirbeltieren wird Kalzitonin in den ultimobranchialen Körperchen angetroffen, welche eigene, von der Schilddrüse getrennte Organe darstellen. Beim Menschen sind die C-Zellen über die Schilddrüse, Nebenschilddrüse und den Thymus verteilt.

Chemie und Immunreaktivität Kalzitonin ist ein einsträngiges Peptid von 32 Aminosäureresten. Acht dieser Aminosäurereste sind nicht variabel. Zu diesen gehören ein carboxyterminales Prolinamid und eine Disulfidbrücke zwischen den Zysteinresten an den Positionen 1 und 7. Diese beiden strukturellen Eigenschaften sind für die biologische Aktivität von entscheidender Bedeutung. Die Aminosäurereste im mittleren Abschnitt des Moleküls (Positionen 10 bis 27) sind variabel und scheinen die Wirkstärke und die Wirkdauer zu beeinflussen. Kalzitonin vom Lachs und Aal ist sowohl *in vitro* als auch *in vivo* stärker wirksam als das thyroidale Kalzitonin von Säugetieren. Sie unterscheiden sich von dem Hormon des Menschen jeweils durch entsprechend 13 bzw. 16 Aminosäurereste. Die stärkere therapeutische Wirkung des Lachskalzitonins gegenüber dem humanen Kalzitonin scheint zumindest teilweise durch seine längere Verweildauer im Plasma bedingt zu sein.

Humanes Kalzitonin wird aus einem Propeptid mit 135 Aminosäureresten gebildet; zwei zusätzliche Peptide werden ebenfalls synthetisiert, jedoch ist ihre biologische Funktion und Bedeutung unbekannt. Das Kalzitoningen enthält sechs Exons. Kalzitonin selbst wird durch Exon 4 kodiert. In den C-Zellen wird die mRNA derart prozessiert, daß die Exons 1 bis 4 im endgültigen Transkript enthalten sind. Im Nervengewebe wird die mit Exon 4 korrespondierende Sequenz entfernt und die für die Exons kodierenden Sequenzen 1 bis 3, 5 und 6 verwendet. Nach Translation und proteolytischer Spaltung des Vorläufermoleküls entsteht ein fertiges Peptid mit 37 Aminosäuren, das *calcitonine gene-related peptide* (CGRP). CGRP ahmt bei einigen Arten einige Effekte des Kalzitonins nach, wohingegen es PTH-ähnliche Wirkungen bei anderen Arten erzeugt. Es entfaltet seine Wirkungen offensichtlich über andere Rezeptoren als jene, die die Wirkungen des Kalzitonins vermitteln. Da nur wenig oder gar kein CGRP durch die C-Zellen der Schilddrüse synthetisiert wird, ist eine Funktion der Substanz in der Kalziumhomöostase unwahrscheinlich. CGRP und seine Bindungsstellen kommen im ZNS weitverbreitet vor und es wird angenommen, daß das Peptid hier als Neurotransmitter fungiert. CGRP ist in vielen bipolaren Neuronen der sensiblen Ganglien lokalisiert und erzeugt eine starke Vasodilatation. Die Struktur und Synthese von Kalzitonin und CGRP wurden von McIntyre und Mitarbeitern in einer Übersichtsarbeit dargestellt (1987).

Kalzitonin kommt im Plasma in vielen verschiedenen Formen vor, so etwa als hochmolekulare Aggregate oder quervernetzte Reaktionsprodukte. Dieser Umstand verhinderte die Entwicklung verläßlicher Immunoassays für Kalzitonin. Nachweismethoden für das intakte, monomere Peptid wurden eingeführt (Body und Heath, 1983).

Sekretionsregulation Die Biosynthese und Sekretion von Kalzitonin werden durch die Konzentration von Ca^{2+} im Plasma reguliert. Ist das Plasmakalzium erhöht, so wird die Kalzitoninsekretion gesteigert, ist die Ca^{2+}-Konzentration niedrig, ist die Kalzitoninsekretion niedrig oder nicht nachweisbar. Die normale Konzentration für Kalzitonin liegt beim Menschen meist unter 10 pg/ml (Body und Heath, 1983). Bei Frauen sind die mittleren Konzentrationen für Kalzitonin meist niedriger als bei Männern, die Reaktion auf die Sekretionsstimuli Pentagastrin und Ca^{2+} ist ebenfalls bei Frauen niedriger. Die Plasmahalbwertszeit von Kalzitonin beträgt etwa zehn Minuten.

Die Sekretion von Kalzitonin wird durch eine Reihe von Substanzen stimuliert, zu denen Katecholamine, Glukagon, Gastrin und Cholezystokinin gehören. Jedoch gibt es nur wenig Hinweise für eine physiologische Funktion einer durch diese Substanzen induzierten Kalzitoninsekretion. Auch ist es noch nicht einmal geklärt, ob Kalzitonin eine nennenswert wichtige Rolle in der Kalziumhomöostase des Menschen spielt. Thyroidektomierte Patienten mit nicht nachweisbarem Kalzitonin besitzen einen normalen Kalziummetabolismus sowie eine normale Knochenmasse. Bei Patienten mit medullärem Schilddrüsenkarzinom konnten im Plasma, Urin und Tumorgewebe hohe Konzentrationen von Kalzitonin (50- bis 5000mal höher als normal) gefunden werden. Der Tumor geht von den parafollikulären Schilddrüsenzellen aus und die Erkrankung stellt ein exemplarisches Beispiel eines Kalzitoninexzesssyndroms dar. Die Bestimmung der Reaktion des Kalzitonin im Plasma auf eine Infusion mit Kalziumglukonat und Pentagastrin ist die Standardmethode zum Nachweis dieser Erkrankung (Wells et al., 1978). Da eine Form dieser Erkrankung mit einem dominantem Erbgang weitergegeben wird [Multiple Endokrine Neoplasie Typ II (MEN II)], sollten Verwandte von Patienten mit medullärem Schilddrüsenkarzinom vom Kindesalter an regelmäßig untersucht werden (Tashjian et al., 1974). Der kürzlich erfolgte Nachweis einer Mutation im RET-Protoonkogen bei MEN II läßt auf die Entwicklung einer molekulargenetischen Screeningmethode hoffen, welche den derzeitigen Kalzium/Pentagastrintest verdrängen könnte (Donis-Keller et al., 1993; Carlson et al., 1994).

Wirkungsmechanismus Die kalzium- und phosphatsenkende Wirkung von Kalzitonin wird vornehmlich durch eine direkte Hemmung der Knochenresorption durch Osteoklasten bewirkt (siehe McIntyre et al., 1987). Es bestehen Hinweise für eine Stimulation der Knochenbildung über eine Wirkung auf Osteoblasten (Farley et al., 1988).

Obwohl Kalzitonin die Wirkungen von PTH auf den Knochenabbau hemmen kann, kann es doch nicht alle Wirkungen des PTH antagonisieren. Es kann weder die Aktivierung der Adenylylcyclase durch PTH in Zellen des Knochens noch die durch PTH induzierte Ca^{2+}-Aufnahme in den Knochen hemmen. Die Wirkungen des Kalzitonin können nicht durch Hemmstoffe der RNA- oder Proteinsynthese unterdrückt werden. Kalzitonin interagiert direkt mit Rezeptoren auf Osteoklasten und bewirkt eine schnelle und ausgeprägte Minderung ihrer gewellten Oberfläche und reduziert damit ihre resorptive Aktivität.

Eine verminderte Knochenresorption führt zu einem Rückgang der Ausscheidung von Ca^{2+}, Mg^{2+} und Hydroxyprolin im Harn. Die Phosphatkonzentration im Plasma geht ebenfalls zurück, was auch auf eine vermehrte renale Ausscheidung zurückzuführen ist. Die direkten Wirkungen von Kalzitonin auf die Niere sind von Art zu Art unterschiedlich. Beim Menschen wird die Ausscheidung von Ca^{2+}, Phosphat und Na^+ durch Kalzitonin gesteigert. Es werden zumindest einige der Wirkungen von Kalzitonin auf Niere und Knochen über cAMP vermittelt (Murad et al., 1970; Heersche et al., 1974; Chambers et al., 1985). Zur Bestimmung der Wirksamkeit von Kalzitoninpräparaten wurden Bioassay-Methoden entwickelt, die die Senkung von Ca^{2+} im Plasma von Ratten messen. Die Kalzitonine von Lachs und Aal sind wirksamer als die von Mensch und Schwein (siehe oben).

Therapeutischer Einsatz Kalzitonin senkt die Konzentrationen von Ca^{2+} und Phosphat bei Patienten mit Hyperkalzämie, wobei die Wirkung einer einzigen Dosierung etwa sechs bis zehn Stunden anhält. Diese Wirkung resultiert aus einer verminderten Knochenresorption und ist bei Patienten mit beschleunigtem Knochenumbau höher. Obgleich Kalzitonin im Anfangsstadium der Behandlung einer Hyperkalzämie wirksam ist, geht die Wirkung nach wenigen Behandlungstagen zurück und verschwindet im weiteren völlig (*escape* Phänomen). Eine Behandlung mit Kalzitonin erspart nicht die Durchführung einer großzügigen Flüssigkeitssubstitution, außerdem kann die Wirkung anderer Substanzen wie etwa der Bisphosphonate dem Kalzitonin überlegen sein (siehe oben unter Hyperkalzämie).

Kalzitonin ist bei Erkrankungen wirksam, die durch einen gesteigerten Knochenumbau charakterisiert sind. Zu diesen Erkrankungen gehören der Morbus Paget und bestimmte Fälle von Osteoporose (siehe unten). Bei Morbus Paget führt der langfristige Einsatz von Kalzitonin zu einer anhaltenden Verbesserung der Symptome sowie zu einem Rückgang der Aktivität der alkalischen Phosphatase. Bei langfristiger Behandlung kann es zur Bildung von Antikörpern gegen Kalzitonin kommen, was jedoch nicht zwingend mit einem Verlust der klinischen Wirksamkeit verbunden sein muß. Nach einer initialen Dosierung mit 100 Einheiten/Tag werden im weiteren Verlauf zufriedenstellende Ergebnisse mit einer dauerhaften Gabe von 50 Einheiten dreimal pro Woche erzielt. Zu den unerwünschten Wirkungen gehören Übelkeit, Schwellung der Hände, Urtikaria und selten Darmkoliken. Die Nebenwirkungen scheinen mit gleicher Häufigkeit bei humanem und bei Lachskalzitonin aufzutreten. Lachskalzitonin ist für den klinischen Gebrauch zugelassen. Eine subkutane oder intramuskuläre Gabe von Kalzitonin in Dosen von 100 Einheiten bis zu 8 Einheiten/kg Körpergewicht alle zwölf Stunden ist zur Behandlung der Hyperkalzämie angewandt worden. Bei Morbus Paget werden initial 100 Einheiten pro Tag und, nachdem die Wirkung eingesetzt hat, 50 Einheiten dreimal pro Woche gegeben. Lachskalzitonin wurde ebenfalls für die Behandlung der postmenopausalen Osteoporose zugelassen (siehe unten). Synthetisches humanes Kalzitonin ist erhältlich. Die initiale Dosierung bei Morbus Paget beträgt 0,5 mg.

BISPHOSPHONATE

Als Bisphosphonate werden Substanzen bezeichnet, die eine paarige Bisphosphonatgruppe enthalten (siehe Abbildung 61.7). Diese Substanzen können, wenn sie geeigneten Lösungen zugesetzt werden, die Bildung und Auflösung von Hydroxylapatitkristallen verlangsamen. Das erste Bisphosphonat, das entwickelt wurde, war Etidronat (siehe Abbildung 61.7), der stärkste Mineralisationshemmstoff dieser Gruppe. Die im weiteren Verlauf gewonnene klinische Erfahrung mit dieser Substanz zeigte, daß die Mineralisationshemmung tatsächlich eher einen Nachteil darstellt, weil sie langfristig zu einer Osteomalazie führen kann. Bisphosphonate der zweiten und dritten Generation wurden zur Minimierung dieser nachteiligen Wirkung entwickelt. Der klinische Nutzen der Bisphosphonate erklärt sich aus ihrer Fähigkeit, die Knochenresorption zu hemmen. Der Wirkungsmechanismus dieses antiresorptiven Effektes wurde nicht völlig aufgekärt. Es wird jedoch angenommen, daß die Bisphosphonate in die Knochenmatrix eingebaut und dann von Osteoklasten während der Knochenresorption aufgenommen werden. Die weitere Funktion des Osteoklasten wird dadurch gestört und die Knochenresorption gehemmt.

Zwei Bisphosphonate sind zur Zeit in den USA erhältlich. *Natriumetidronat* wird zur Behandlung des Morbus Paget eingesetzt und kann bei Hyperkalzämie auf parenteralem Weg angewandt werden. *Pamidronat* (siehe Abbildung 61.7) ist u. a. in den USA für die Behandlung der Hyperkalzämie zugelassen, wobei jedoch auch eine Wirksamkeit bei Morbus Paget festgestellt werden konnte. Pamidronat ist in den USA nur für die parenterale Anwendung zugelassen. Zur Behandlung der Hyperkalzämie wird Etidronat (7,5 mg/kg) jeweils an drei aufeinanderfolgenden Tagen über mehrere Stunden intravenös infundiert, während Pamidronat als intravenöse Infusion von 60 - 90 mg über vier bis sechs Stunden angewandt wird. Zur Behandlung des Morbus Paget wird Etidronat in täglichen, oralen Dosierungen von 5 - 7,5 mg/kg gegeben. Unter experimentellen Rahmenbedingungen konnte gezeigt werden, daß Einzelinfusionen von 60 - 90 mg Pamidronat eine symptomatische sowie laborchemische Verbesserung des Morbus Paget hervorrufen. Sämtliche Bisphosphonate werden nur sehr schlecht enteral resorbiert. Daher ist es wichtig, daß diese Substanzen stets 90 Minuten vor oder nach den Mahlzeiten und nur mit Wasser eingenommen werden.

Zur Zeit werden zahlreiche neue Bisphosphonate (z. B. Alendronat, Residronat und Teludronat) in klinischen Studien auf ihren Nutzen bei Morbus Paget und Osteoporose hin untersucht. Diese Substanzen hemmen die Mineralisation nicht, so daß wahrscheinlich einige oder alle von ihnen das Etidronat in wenigen Jahren ersetzen werden.

> Alendronat ist mittlerweile in Deutschland für den klinischen Gebrauch zugelassen (Anm. d. Hrsg.).

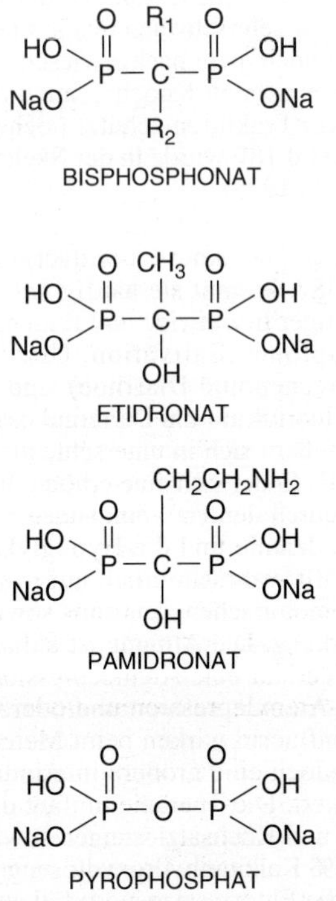

Therapeutischer Einsatz *Morbus Paget* Der Morbus Paget ist eine uni- oder multifokale Erkrankung des Skeletts, die durch einen gestörten Knochenumbau gekennzeichnet ist. Paget Läsionen sind durch zahlreiche, vielkernige Osteoklasten in Verbindung mit einem gestörten, mosaikartigen Muster der Knochenbildung charakterisiert. Der Knochen ist bei Morbus Paget verdickt und besitzt eine krankhafte Mikroarchitektur. Die Veränderungen in der Struktur des Knochens können sekundäre Veränderungen wie etwa Schwerhörigkeit und Taubheit, Wirbelkörperkompressionen, eine hyperdyname Kreislaufsituation mit Herzinsuffizienz und Knochenschmerzen hervorrufen. Selten kann als Komplikation eines Morbus Paget eine maligne Transformation zu einem Osteosarkom auftreten, die dann meist lethal verläuft. Bisphosphonate und Kalzitonin senken die erhöhten, für einen gesteigerten Knochenumbau charakteristischen, biochemischen Marker wie etwa die alkalische Phosphatase im Plasma oder die Ausscheidung von Hydroxyprolin im Urin. Unter der Therapie bemerken die Patienten eine über mehrere Wochen bis Monate anhaltende Linderung ihrer Beschwerden. Die übliche initiale Dosis für Etidronat beträgt bei

Abbildung 61.7 Strukturformeln einiger Bisphosphonate.

Behandlung des Morbus Paget einmal täglich 5 mg/kg in Zyklen von jeweils höchstens sechs Monaten. Eine derartige Behandlung kann zu einer langfristigen Remission führen. Bei einem Rezidiv können zusätzliche Therapiezyklen erneut wirksam sein. Die Anwendung höherer Dosierungen von Etidronat (10 - 20 mg/kg pro Tag) birgt ein wesentliches Risiko der Entwicklung einer Osteomalazie in sich. Bei Einsatz mäßig hoher Dosierungen (5 - 7,5 mg/kg pro Tag) wurde gelegentlich die Entwicklung einer fokalen Osteomalazie beobachtet. Andererseits erzeugen weder Pamidronat noch Kalzitonin eine defekte Mineralisation.

Die optimale Therapie des Morbus Paget ist von Patient zu Patient unterschiedlich. Etidronat besitzt die Vorteile des oralen Applikationsweges, der günstigeren Behandlungskosten, der nicht vorhandenen Antigenität und der im allgemeinen geringeren Häufigkeit von Nebenwirkungen gegenüber Kalzitonin. Jedoch stellt Kalzitonin eine sehr zuverlässige Therapiemethode dar, erzeugt keine Osteomalazie und könnte eine nicht mit den übrigen Wirkungsmechanismen zusammenhängende, analgetische Komponente besitzen. Es bestehen Hinweise, daß die Behandlung mit einer Kombination aus Bisphosphonaten und Kalzitonin noch effektiver sein könnte (O'Donoghue und Hosking, 1987). Mithramycin wurde gelegentlich bei komplizierten Fällen von Morbus Paget angewandt. Der therapeutische Nutzen dieser Substanz ist jedoch aufgrund seiner potentiell hohen Toxizität stark eingeschränkt und sein Einsatz wird daher nicht allgemein empfohlen.

Hyperkalzämie Etidronat und Pamidronat wurden in der Behandlung der Hyperkalzämie bei malignen Erkrankungen erfolgreich eingesetzt. Etidronat wurde mit der Hoffnung verwendet, daß seine mineralisationshemmende Eigenschaft bei Patienten mit heterotoper Knochenbildung und Myositis ossificans hilfreich sein würde. Die Ergebnisse waren bisher noch nicht beeindruckend.

Postmenopausale Osteoporose Einer möglichen Rolle der Bisphosphonate in der Behandlung der Osteoporose wird zur Zeit große Beachtung geschenkt (siehe unter Osteoporose). Neuere, kontrollierte Studien über die Anwendung von Etidronat bei postmenopausaler Osteoporose zeigen eine mäßige Steigerung der spinalen Knochenmasse unter der Therapie und einen Schutz vor Wirbelkörperkompressionsfrakturen bei den am stärksten betroffenen Frauen (Storm et al., 1990; Harris et al., 1993). Bei dieser Erkrankung wurde Etidronat über drei Jahre in Zyklen von jeweils zwei Wochen alle drei Monate gegeben, um Mineralisationsstörungen bei kontinuierlicher Therapie vorzubeugen.

Etidronat ist für die Behandlung der postmenopausalen Osteoporose mittlerweile zugelassen (Anm. d. Hrsg.).

FLUORID

Fluoride sind aufgrund ihrer toxischen Eigenschaften und ihrer Wirkungen auf die Zahnbildung und den Knochen interessant. Fluoride kommen in der Natur weitverbreitet vor und es finden sich starke Unterschiede im Fluoridgehalt der Böden in verschiedenen Regionen der Welt. In der Atmosphäre vorkommendes Fluorid stammt aus der Verbrennung von Braunkohle, der Herstellung von Phophatdünger, und der Aluminium-, Stahl-, Blei-, Kupfer- und Nickelverhüttung. Der Mensch nimmt Fluoride in erster Linie mit pflanzlicher Nahrung und Wasser auf.

Resorption, Verteilung und Exkretion Fluoride werden aus dem Darm, der Lunge und über die Haut resorbiert. Der Darm ist der wichtigste Resorptionsort. Der Anteil an resorbiertem Fluorid läßt sich am besten mit seiner Löslichkeit in wässriger Phase korrelieren. Die relativ gut löslichen Fluoridverbindungen wie etwa Natriumfluorid werden nahezu vollständig resorbiert, während eher schlecht lösliche Substanzen wie Cryolit (Na_3AlF_6) und das in Knochenmehl vorkommende Fluoroapatit schlecht resorbiert werden. Der zweitwichtigste Resorptionsweg ist der über die Lungen. Die Inhalation von fluoridhaltigen Stäuben und Gasen stellt einen wichtigen Faktor der industriellen Fluorexposition dar.

Fluoride konnten in allen Organen und Geweben nachgewiesen werden und werden im Knochen, in der Schilddrüse, in der Aortenwand und wahrscheinlich auch in der Niere akkumuliert. Fluorid wird dabei vor allem in den Knochen und in Zähnen abgelagert und die im Skelett enthaltene Menge hängt von der Fluoridaufnahme und vom Alter ab. Die Ablagerung im Knochen ist von der Intensität des Knochenumbaus abhängig, wobei der Knochen während des Wachstums mehr Fluoride aufnimmt als der Knochen adulter Tiere.

Der hauptsächliche Eliminationsweg für Fluoride ist der über die Nieren, jedoch erscheinen kleine Mengen von Fluorid im Schweiß, in der Milch und in gastrointestinalen Sekreten. Bei sehr starker Schweißabsonderung kann der Anteil des über den Schweiß ausgeschiedenen Fluorids bis zu 50% der Gesamtausscheidung ausmachen. Etwa 90% des glomerulär filtrierten Fluorids wird vom Tubulussystem rückresorbiert.

Pharmakologische Wirkungen Die pharmakologischen Wirkungen von Fluorid können mit Ausnahme der Effekte auf den Knochen und die Zähne als toxisch bezeichnet werden. Fluorid ist ein Hemmstoff vieler Enzymsysteme und vermindert die Zellatmung und die anaerobe Glykolyse. Fluorid kann *in vitro* als Antikoagulans benutzt werden, da es Ca^{2+} bindet. Es hemmt auch die Glykolyse in Erythrozyten. Aus diesem Grunde werden Fluoride den Probenbehältern für Blutglukosebestimmungen zugesetzt.

Fluorid wirkt mitogen auf Osteoblasten und stimuliert die Knochenneubildung (Baylink et al., 1970). Aus diesem Grunde wurde dem Fluorid als möglichem Behandlungsprinzip bei Osteoporose Beachtung geschenkt. Viele, aber nicht alle mit Fluoriden behandelte Patienten zeigen eine wesentliche Zunahme an trabekulärem Knochen, während der kortikale Knochen, wenn überhaupt, nur sehr schwach reagiert (Briancon und Meunier, 1981). Es ist noch nicht nachgewiesen, ob die Zunahme an Knochenmasse der axialen Knochen auch deren Stabilität erhöht und damit vor Frakturen schützt (siehe unter Osteoporose). Das Radionuklid 18F wurde in der Skelettszintigraphie eingesetzt (Jones et al., 1973).

Akute Vergiftung Die akute Fluoridvergiftung ist keine Seltenheit. In den USA kommt sie häufig bei akzidenteller Aufnahme fluoridhaltiger Insektizide und Rattengifte vor.

Initiale Symptome (Salivation, Übelkeit, abdominelle Schmerzen, Erbrechen und Diarrhoe) sind durch die lokalen Wirkungen des Fluorids auf die Darmmukosa bedingt. Systemische Symptome äußern sich in unterschiedlicher Form und sind schwerwiegend. Es findet eine erhöhte Irritabilität des Nervensystems, die durch den Ca^{2+}-bindenden Effekt des Fluorids, durch die Hypokalzämie und die Hypoglykämie erklärt wird. Der Blutdruck fällt wahrscheinlich aufgrund einer zentralen Störung des vasomotorischen Zentrums sowie einer direkt kardiotoxischen Wirkung. Die Atmung ist anfangs gesteigert, wobei im weiteren Verlauf eine Atemdepression auftritt. Der Tod tritt meist durch Atemdepression und/oder Herzversagen ein. Etwa 5 g Natriumfluorid wirken beim Menschen in der Regel tödlich, wobei jedoch eine größere interindividuelle Schwankungsbreite existiert. Die Therapie umfaßt die intravenöse Gabe von Glukose- und Kochsalzlösungen sowie die Spülung des Magens mit 0,15% Kalziumhydroxydlösung oder anderen Kalziumsalzen, um die Fluoridsalze auszufällen. Kalziumglukonat wird bei auftretender Tetanie intravenös gegeben und das Urinvolumen durch die Infusion großer Mengen Flüssigkeit angehoben.

Chronische Intoxikation Die wichtigsten Manifestationen einer chronischen Fluoridintoxikation sind eine Osteosklerose und fleckige Veränderungen des Zahnschmelzes. Die Osteosklerose ist ein Syndrom, bei dem die Knochendichte aufgrund einer gesteigerten Osteoblastentätigkeit sowie durch den Austausch von Hydroxylapatit durch das dichtere Fluoroapatit erhöht ist. Der Pathomechanismus dieser Vorgänge ist bis heute unbekannt. Das Ausmaß der Skelettbeteiligung variiert zwischen mit radiologischen Methoden gerade erkennbaren Veränderungen und deutlichen, kortikalen Verdickungen der langen Röhrenknochen sowie zahlreichen, über das gesamte Skelett verteilten Exostosen und Kalzifikationen der Bänder, Sehnen und Muskelansätze. In ihrer schwersten Form ist sie eine schwere, deformierende und immobilisierende Erkrankung.

Zahnschmelzflecken oder Fluorosis dentalis ist eine wohlbekannte Veränderung, die bereits vor 60 Jahren erstmals beschrieben wurde. Makroskopisch bestehen bei sehr milden Formen die Flecken aus kleinen, trüben, papierweißen Läsionen, die unregelmäßig über die Oberfläche der Zähne verteilt sind. In schweren Fällen verleihen umschriebene oder konfluierende, dunkelbraun oder schwarz verfärbte Punkte dem Zahn einen korrodierten Aspekt. Geflecktes Zahnschmelz entsteht durch Defekte bei der Synthese und Ablagerung des Schmelzes durch die zahnschmelzbildenden Zellen. Es handelt sich um eine unspezifische Reaktion auf unterschiedliche Stimuli, von denen eines eine übermäßige Fluoridaufnahme ist.

Da geflecktes Zahnschmelz eine entwicklungsbiologische Störung ist, hat eine Fluoridingestion nach der Zahnentwicklung keinen derartigen Effekt mehr auf die Zähne. Die fleckigen Veränderungen gehören zu den ersten Anzeichen einer übermäßigen Fluoridaufnahme während der Kindheit. Bei ständiger Benutzung von Trinkwasser mit einem Fluoridgehalt von 1,0 ppm kann bei etwa 10% der Kinder eine milde Zahnschmelzfleckung auftreten. bei 4,0 - 6,0 ppm nähert sich die Häufigkeit der Zahnschmelzflecken 100%, mit einer gleichzeitigen deutlichen Zunahme der schweren Veränderungen.

Fälle von schwerer dentaler Fluorose traten in der Vergangenheit in Regionen mit hoher Fluoridbelastung im Trinkwasser auf (im italienischen Pompeii und in Pike's Peak, Colorado). In einigen Regionen im ariden Südwesten des amerikanischen Kontinents finden sich sehr hohe Fluoridkonzentrationen im Trinkwasser und bei vielen Tieren, die in diesen Regionen grasen, findet sich eine skelettale Fluorose. In den USA ist zur Zeit durch bundesweite Regelungen die Begrenzung des Fluoridgehalts im Trinkwasser oder die Bereitstellung unbelasteten Wassers für die Bevölkerung betroffener Regionen festgelegt. Ein dauerhafter Konsum von Trinkwasser mit einen Fluoridgehalt über 4mg/l ist nachweislich mit Verlusten kortikaler Knochenmasse sowie einem beschleunigten Verlust an Knochenmasse über die Zeit verbunden (Sowers et al., 1991).

Fluorid und Karies der Zähne Die Versuche, die Fluoridbelastung im Trinkwasser zu begrenzen, erfuhren eine unerwartete und bedeutsame Wendung als beobachtet wurde, daß in dem Ort Bauxite, Arkansas, geborenen Kinder nach Austausch der Trinkwasserversorgung eine wesentlich höhere Inzidenz für Karies zeigten als die Kinder, die noch mit dem früheren, fluoridreicheren Wasser aufgewachsen waren. Diese Beobachtung führte zu ausgedehnten, vom United States Public Health Service durchgeführten Studien mit dem Ziel, sichere Aussagen über einen Nutzen der Trinkwasserfluoridierung in der Prävention des Zahnkaries zu gewinnen. Mittlerweile konnte aufgrund umfangreicher Studien festgestellt werden, daß ein kontrollierter, gleichmäßiger Gehalt von 1,0 ppm Fluorid im Trinkwasser eine sichere und unkomplizierte Präventivmaßnahme zur Reduktion der Kariesinzidenz in bleibenden Zähnen darstellt.

Ein gewisser protektiver Effekt ist für Kinder stets gegeben, gleich in welchem Alter sie mit dem Konsum fluoridierten Trinkwassers begonnen haben; jedoch erbringt nur der Beginn einer Flouridzufuhr vor dem Durchbruch der bleibenden Zähne einen optimalen Effekt. Die lokale Applikation von Fluoridlösungen durch zahnärztliches Personal scheint bei neu durchgebrochenen Zähnen besonders wirksam zu sein und kann die Inzidenz von Karies um 30 - 40% reduzieren. Die Verordnung von Fluoridpräparaten zur Nahrungsergänzung sollte bei Kindern unter zwölf Jahren, deren Trinkwasser weniger als 0,7 ppm Fluorid enthält, in Erwägung gezogen werden. Über Studien hinsichtlich des prophylaktischen Effekts fluoridhaltiger Zahnpasten wurden widersprüchliche Ergebnisse verlautbart.

Eine ausreichende Inkorporation von Fluorid in Zähne bewirkt eine Härtung und Verbesserung der Resistenz gegenüber einer Demineralisierung der äußeren Zahnschmelzschichten. Die Fluoridablagerung scheint ein Anionenaustauschvorgang mit Hydroxyl- oder Citrationen zu sein. Fluorid nimmt den Platz für Anionen innerhalb der Kristalloberfläche des Schmelzes ein. Der Mechanismus der Kariesprävention durch Fluoride ist nicht völlig geklärt. Es gibt keine überzeugenden Hinweise für einen protektiven Effekt jedweden Fluorids bei der Entstehung von Karies, nachdem sich die bleibenden Zähne vollständig ausgebildet haben (etwa mit dem 14. Lebensjahr).

Die in Zahnpflegemitteln üblicherweise enthaltenen Fluoridsalze sind Natriumfluorid und Zinnverbindungen des Fluors. Natriumfluorid, Natriumfluorosilikat (Na_2SiF_6) und Cryolit sind in Insektiziden häufig enthaltene Salze.

Die Fluoridanreicherung des öffentlichen Trinkwassers in den USA hat seit ihrer Einführung regelmäßig zu lautstarkem Widerstand einer ganzen Reihe von Gruppen geführt. Die Ursachen derartiger Gegnerschaft reichten von rein weltanschaulicher Rhetorik bis hin zu Behauptungen über mutmaßlich schädigende Wirkungen fluoridierten Trinkwassers auf den Menschen. Sorgfältige Untersuchungen zu diesem Thema im Rahmen von Studien, die vom *National Cancer Institute* und vom *United States Public Health Service* unterstützt wurden, zeigen, daß sich die Mortalität durch Tumorerkrankungen sowie auch die Gesamtmortalität in Orten mit fluoridiertem Trinkwasser nicht signifikant von der in Orten ohne fluoridiertes Trinkwasser unterscheidet (Hoover et al., 1976; Erickson, 1978).

OSTEOPOROSE

Die Osteoporose ist ein pathologischer Zustand, der durch eine niedrige Knochenmasse und Störungen der Mikroarchitektur des Knochens charakterisiert ist und in Frakturen bei nur minimalen Traumata resultiert. Die charakteristischen Frakturlokalisationen sind u.a. die Wirbelsäule, der distale Radius und der proximale Femur, jedoch besitzt das Skelett der Osteoporotiker allgemein eine geringere Stabilität und Frakturen treten auch an anderen Stellen, wie den Rippen und langen Röhrenknochen, auf.

Die Osteoporose stellt ein großes und zunehmendes Problem für die ältere weibliche und männliche Bevölkerung und auch für das öffentliche Gesundheitswesen der westlichen Industriegesellschaften dar. Im allgemeinen erfolgt eine Einteilung in *primäre* und *sekundäre* Formen der Osteoporose. Eine sekundäre Osteoporose tritt im Rahmen von systemischen Erkrankungen oder als unerwünschte Wirkung bei der Einnahme von bestimmten Pharmaka wie z. B. Glukokortikoiden oder Diphenylhydantoin auf. In solchen Fällen ist die Diagnose und Behandlung einer der sekundären Osteoporose zugrundeliegenden Erkrankung das erfolgversprechendste Therapieprinzip. Da jedoch der Pathomechanismus aller sekundären

Osteoporoseformen auf einen gestörten Knochenumbau zurückgeführt werden kann, sind oft die gleichen Therapieansätze wirksam, die bei der primären Osteoporose eingesetzt werden können.

Albright und Reifenstein stellten im Jahre 1948 fest, daß die primäre Osteoporose in zwei Gruppen eingeteilt werden kann: die eine ist mit dem postmenopausalen Östrogenrückgang und die andere mit Alterungsprozessen verbunden. Riggs und Mitarbeiter (1982) bestätigten diese Ansicht in einer Veröffentlichung, in der vorgeschlagen wurde, daß die primäre Osteoporose aus zwei grundlegend verschiedenen pathophysiologischen Entitäten besteht: Die *Osteoporose Typ I*, bei der aufgrund eines Östrogenmangels nach der Menopause ein Verlust an trabekulärem Knochen auftritt und die *Osteoporose Typ II*, bei der sowohl bei Frauen als auch bei Männern ein Verlust an trabekulärem und kortikalem Knochen aufgrund langfristiger Insuffizienz des Knochenumbaus, Fehlernährung und Aktivierung der Nebenschilddrüsenfunktion im Alter auftritt. Überzeugende Beweise für einen tatsächlichen Unterschied zwischen diesen beiden Formen konnten nicht hervorgebracht werden. Dieses Erklärungsmodell schenkt auch dem Phänomen der verminderten Knochenmasse nach inadäquatem Skelettaufbau während des Wachstums keine Beachtung. Obgleich viele Frauen ohne Zweifel den stärksten Verlust an Knochenmasse nach der Menopause erfahren, scheint es doch adäquater zu sein, die Osteoporose als ein Ergebnis vieler unterschiedlicher physikalischer, hormoneller und ernährungsphysiologischer Faktoren anzusehen, die allein oder im Zusammenhang wirken.

Skelettaufbau Da die Geschwindigkeit des Knochenumbaus in unterschiedlichen Skelettabschnitten unterschiedlich ist, ist es wichtig, das appendikuläre oder periphere Skelett von dem axialen oder zentralen Skelett zu unterscheiden. Periphere Skelettanteile stellen etwa 80% der gesamten Knochenmasse dar und bestehen hauptsächlich aus kortikalem Knochen (Kompakta). Das axiale Skelett hingegen, zu dem die Wirbelsäule und das Becken gehören, enthält wesentliche Anteile an trabekulärem Knochen (Spongiosa), der von einer dünnen Schicht Kompakta eingeschlossen ist. Trabekulärer Knochen besteht aus einem dichten Geflecht miteinander verbundener Knochenplättchen ähnlich einem Honigwabenmuster. Die Zwischenräume dieses Geflechtes enthalten Knochenmark und Fettgewebe. Veränderungen im Knochenumbau werden aus verschiedenen Gründen zuerst, und auch am deutlichsten im axialen Knochen beobachtet und erst später und schwächer im appendikulären Skelett. Zu den Gründen dieses Phänomens gehören die Tatsachen, daß der Knochenumbau vor allem an der Oberfläche der Knochensubstanz stattfindet, daß trabekulärer Knochen eine größere Oberfläche als kortikaler Knochen besitzt und daß im trabekulären Knochen die Knochenmarkvorläuferzellen, welche letztendlich am Knochenumbauprozeß aktiv teilnehmen, der Trabekeloberfläche direkt benachbart sind.

Knochenmasse Die Knochendichte und das Frakturrisiko des Knochens in späteren Jahren hängen vom maximalen Mineralgehalt der Knochen zum Zeitpunkt der Skelettreife (*peak bone mass*) und der Dynamik des darauffolgenden Abbaus der Knochenmasse ab. Die stärkste Zunahme an Knochenmasse, die etwa 60% der adulten Knochenmasse ausmacht, tritt während der Adoleszenz und hier vor allen Dingen während der Phase des schnellsten Längenwachstums auf. Der Aufbau der Knochenmasse ist bei weiblichen Jugendlichen im Alter von 17 Jahren und bei männlichen Jugendlichen im Alter von 20 Jahren nahezu vollständig. Die interindividuelle Variabilität im Aufbau der Knochenmasse ist in erster Linie genetisch bedingt, jedoch spielen andere Faktoren wie Östrogen- oder Androgenspiegel, körperliche Aktivität und Kalziumaufnahme mit der Nahrung ebenfalls eine Rolle.

Nach Beendigung des Wachstums geht die Knochenmasse im Laufe des Lebens zurück. Garn und Mitarbeiter (1966) beobachteten mittels radiologischer Methoden an Metacarpalknochen die Entwicklung der Knochenmasse über die gesamte Lebenszeit und beschrieben eine charakteristische Kurve der Entwicklung der Knochenmasse, bei der diese während der 3. Lebensdekade ein Maximum erreicht und etwa bis zum 50. Lebensjahr stabil bleibt, um dann stetig wieder zurückzugehen. Diese Kurven kommen bei Männern und Frauen gleichsam vor und sind bei allen ethnischen Gruppen ähnlich. Auch für kortikalen Knochen konnte dieses Modell als grundsätzlich korrekt bestätigt werden, obwohl der Beginn des Verlustes an Knochenmasse bei trabekulärem Knochen in manchen Körperregionen wahrscheinlich vor dem 50. Lebensjahr beginnt. Bei Frauen beschleunigt der nach der Menopause auftretende Verlust an Östrogenen den Rückgang der Knochenmasse über viele Jahre.

Die Knochenmasse des adulten Skeletts wird in erster Linie durch die körperliche Aktivität, den Sexualhormonstatus und die Kalziumaufnahme mit der Nahrung reguliert. Ein optimaler Erhalt der Knochenmasse erfordert die Gegenwart aller drei Faktoren in ausreichendem Maße. Der Mangel eines Faktors kann nicht durch die übermäßige Präsenz eines anderen Faktors ersetzt werden. Zum Beispiel verlieren amenorrhoische Spitzensportlerinnen Knochenmasse, obwohl sie häufig und intensiv körperlich trainieren (Marcus et al., 1985).

Prävention und Behandlung der Osteoporose

Die oben genannten Überlegungen bilden die Grundlage einer rationalen Strategie der Osteoporoseprävention. Eine vernünftig bemessene körperliche Aktivität ist für alle Altersstufen zu empfehlen. Für Kinder und Jugendliche ist eine ausreichende Kalziumversorgung von Bedeutung, damit die maximal erreichbare Knochenmasse entsprechend der individuellen genetischen Ausstattung auch erreicht wird. Ab der 7. Lebensdekade und darüber hinaus sollte insbesondere auf eine adäquate Ernährung geachtet werden, wobei dies in Form einer erhöhten Kalziumaufnahme und/oder Vitamin-D-Supplementation erfolgen kann. Bei Frauen in oder nach der Menopause ist die rechtzeitige Östrogensubstitution die wirksamste Präventionsmaßnahme zur Erhaltung der Knochenmasse und zur Vorbeugung von Frakturen. Tatsächlich ist für jedes Alter die Korrektur eines Hypogonadismus eine wichtige Maßnahme. Werden diese präventiven Faktoren lebenslang beachtet, so kann eine entscheidende Reduktion des Frakturrisikos erreicht werden.

In der Behandlung der Osteoporose eingesetzte Pharmaka wirken über eine Reduktion der Geschwindigkeit der Knochenresorption, wobei der Knochenverlust verlangsamt oder die Knochenneubildung gefördert wird. Einzig die eine verlangsamte Knochenresorption erzeugenden Substanzen sind zur Zeit in den USA für die Behandlung der Osteoporose zugelassen. Da aber der Knochenumbau ein gekoppelter Prozeß ist, hemmen antiresorptive Substanzen letztlich die Knochenneubildung. Daher kann eine antiresorptive Therapie nicht zu einer nennenswerten Zunahme der Knochenmasse führen. Die geringe Zunahme in der Knochenmasse, welche typischerweise nach einem Jahr antiresorptiver Therapie auftritt, stellt lediglich eine Abnahme der Knochenumbauzone dar, so daß wieder ein neues Gleichgewicht erreicht wird, bei dem die Knochenmasse sich einem Plateau nähert und nicht weiter ansteigt. Eine aus dieser Erkenntnis zu ziehende Konsequenz ist, daß alle klinischen Osteoporosestudien ausreichend lang andauern müssen um nachweisen zu können, daß es sich bei einer etwaigen Erhöhung der Knochenmasse nicht einfach nur um eine Minderung der Knochenumbauzone handelt. Zu diesem Zweck scheinen zumindest 2 Jahre erforderlich zu sein.

Antiresorptive Substanzen *Kalzium* Die physiologische Rolle des Kalziums und sein therapeutischer Einsatz bei der Behandlung der Hypokalzämie wurde weiter oben behandelt. Die physiologische Grundlage einer Behandlung mit Kalzium ändert sich mit dem Lebensalter. Bei Kindern und Jugendlichen ist eine ausreichende Versorgung mit Kalzium für den Knochenaufbau von Bedeutung. In kontrollierten Studien konnte aufgezeigt werden, daß die zusätzliche Gabe von Kalziumpräparaten den Aufbau der Knochenmasse während der Adoleszenz fördert (Johnston et al., 1992; Lloyd et al., 1993), jedoch ist der Einfluß einer solchen Behandlung auf die maximale Knochenmasse nicht bekannt. Eine höhere Kalziumaufnahme während des dritten Lebensjahrzehnts ist mit einem günstigeren Verlauf der letzten Phase des Knochenaufbaus verbunden (Recker et al., 1992). Es bestehen unterschiedliche Meinungen über die Rolle des Kalziums in den ersten Jahren nach der Menopause, da der Hauptstimulus für den Knochenverlust der Östrogenmangel ist. Während über einen Einfluß des Kalziums auf den trabekulären Knochen nicht berichtet werden kann, so wurde doch eine gewisse Minderung des Verlustes an kortikaler Knochenmasse unter einer Kalziumsubstitution selbst in Populationen mit hohem Kalziumgehalt in der Nahrung beobachtet (Riis et al., 1987). Bei älteren Personen hemmt die zusätzliche Einnahme von Kalzium den Knochenumbau, wirkt sich günstig auf die Knochenmasse aus und konnte, wie durch eine große klinische Studie demonstriert wurde, die Frakturinzidenz reduzieren (Chapuy et al., 1992).

Patienten, die nicht gewillt oder in der Lage sind, eine Anhebung ihrer Kalziumaufnahme allein durch Änderung der Ernährung anzustreben, können zwischen vielen wohlschmeckenden und kostengünstigen Kalziumpräparationen auswählen. Zahlreiche Ca^{2+}-Salze sind für die Nahrungsergänzung erhältlich, von denen die meisten aus dem Karbonat bestehen. Andere in derartigen Präparaten enthaltene Salze sind das Kalziumlaktat, -glukonat und -citrat sowie auch das Hydroxyapatit. Die Bleikontamination einiger Chargen dieses Knochenmehlpräparates macht das letztgenannte Präparat weniger empfehlenswert. Kalziumcitrat wird wahrscheinlich besser resorbiert als andere Salze. Jedoch ist die enterale Resorption für alle üblicherweise verordneten Kalziumpräparate ausreichend und für die meisten Patienten sind die Kosten und der Geschmack des Präparates von wesentlich größerer Bedeutung als geringe Unterschiede in der enteralen Resorption. Die Dosierung für Kalziumpräparate beträgt traditionellerweise etwa 1000 mg/Tag, was in etwa der Kalziummenge eines knappen Liters Milch entspricht. Kommt diese Menge zu den typischerweise täglich von älteren Frauen und Männern mit der Nahrung aufgenommenen 500 - 600 mg Kalzium hinzu, so kommt ein Tagesangebot von etwa 1500 mg zustande. Um endogene, intestinale Kalziumverluste auszugleichen ist gegebenenfalls mehr erforderlich, jedoch gehen Dosierungen von 2000 mg oder mehr oft mit einer Obstipation einher. Kalziumpräparate werden oft zusammen mit Mahlzeiten eingenommen. Die abendliche Einnahme eines Teils der Tagesdosis zielt auf eine Suppression der nächtlichen PTH Spitzen ab, jedoch ist der Wert dieser Maßnahme noch nicht ausreichend überprüft worden.

Vitamin D und seine Analoga Die physiologische Bedeutung von Vitamin D und seiner Metabolite wie auch ihr Einsatz in der Behandlung der hypokalzämischen Störungen, der Rachitis und der Osteomalazie wird weiter oben beschrieben. Eine mäßige Nahrungsergänzung mit Vitamin D (400 - 800 I.E. pro Tag) kann gegebenenfalls die intestinale Kalziumresorption verbessern, den Knochenumbau vermindern und die Knochenmasse bei Personen mit grenzwertiger oder mangelhafter Vitamin-D-Versorgung verbessern. Eine Vitamin-D-Ergänzung konnte, wie durch zwei europäische Studien gezeigt wurde, die Frakturinzidenz reduzieren (Chapuy et al., 1992; Heikinheimo et al., 1992). Der therapeutische Einsatz von Kalzitriol in der Behandlung der Osteoporose unterscheidet sich deutlich von der Sicherstellung einer ausreichenden Vitamin-D-Versorgung. Hier besteht die theoretische Grundlage in einer Suppression der Nebenschilddrüsenfunktion und damit einer Reduktion des Knochenumbaus. In Japan und in anderen Ländern werden Kalzitriol und ein anderer polarer Vitamin-D-Metabolit, das 1-α-Hydroxycholecalciferol, eingesetzt (Fujita, 1992; Tilyard et al., 1992), wobei jedoch die Erfahrungen in den USA bisher nur begrenzt und darüber hinaus widersprüchlich waren. Höhere Dosen Kalzitriol können eher die Knochenmasse verbessern, wobei dies jedoch durch ein erhöhtes Risiko einer Hyperkalziurie und Hyperkalzämie erkauft wird, so daß Patienten bei einer derartigen Therapie engmaschig überprüft und gegebenenfalls die Dosis angepaßt werden muß. Durch eine diätetische Kalziumrestriktion kann das Risiko während einer Kalzitrioltherapie begrenzt werden (Gallagher und Goldgar, 1990). Eine niedrige Inzidenz hyperkalziurischer und hyperkalzämischer Komplikationen unter einer derartigen Therapie in Japan kann unter Umständen durch die niedrige diätetische Kalziumaufnahme in diesem Land erklärt werden. Polare Vitamin-D-Metabolite sind hoffnungsvolle Substanzen für die Zukunft, jedoch wäre es angesichts ihrer Toxizität verfrüht, ihre breite Anwendung schon heute zu empfehlen.

Östrogen Die Ergebnisse aus klinischen Studien bestätigen in überwältigender Weise die bedeutende Rolle der postmenopausalen Östrogensubstitution für die Erhaltung der Knochenmasse und in der Prävention von osteoporotisch bedingten Frakturen (Lindsay et al., 1976; Horsman et al., 1977; Recker et al., 1977; Hutchinson et al., 1979; Weiss et al., 1980). Jüngere Studien weisen darauf hin, daß 17β-Östradiol auf den Knochen wirkt, indem es die Interleukin-6-Produktion der Osteoblasten hemmt und damit auf die Rekrutierung von Osteoklastenvorläuferzellen Einfluß nimmt (Girasole et al., 1992).

Als Einzeltherapie beträgt die minimale effektive Dosis für Östrogene in der Osteoporoseprophylaxe 0,625 mg/Tag an konjugierten equinen Östrogenen oder deren Äquivalenten. Sowohl oral als auch transdermal angewandtes Östrogen hemmt den Knochenumbau und erhält die Knochenmasse. Für einen

Schutz gegenüber Hüftfrakturen scheinen mindestens fünf Jahre an kontinuierlicher Therapie notwendig zu sein (Weiss et al., 1980). Eine Beendigung der Behandlung führt wieder zu einem Verlust an Knochenmasse, so daß die Therapie langfristig sein sollte. Es wird empfohlen, bei Pantientinnen mit intaktem Uterus zusätzlich Gestagene zyklisch oder kontinuierlich zu applizieren. Die C-21 Progesterone (z. B. *Medroxyprogesteronacetat*) haben keinen Einfluß auf die Wirkungen der Östrogene auf den Knochenstoffwechsel, während Gestagene mit androgener Wirkung (z. B. *Norethisteron*) ggf. sogar die Knochenmasse erhöhen können und somit synergistisch mit den Östrogenen wirken können (Christiansen und Riis, 1990). Bei Patientinnen nach Hysterektomie kann eine kontinuierliche Östrogentherapie angewandt werden und es ist keine zusätzliche Gestagengabe notwendig.

Der optimale Zeitpunkt für den Beginn einer Östrogensubstitutionstherapie liegt in der frühen Menopause, wenn der Knochenumbau beschleunigt stattfindet. Jedoch konnten sogar für Frauen über dem 65. Lebensjahr positive Effekte auf das Skelett durch Östrogentherapie beobachtet werden. Viele ältere Frauen tolerieren jedoch nicht das Wiederauftreten von zyklischen Blutungen oder anderen unerwünschten Wirkungen der Östrogentherapie. Daher sollte über den Beginn einer solchen Behandlung, obgleich sie für alle älteren Frauen sinnvoll wäre, individuell entschieden werden. Für eine weitere Behandlung der Östrogene und Gestagene siehe Kapitel 57.

Kalzitonin Die physiologische Rolle und die therapeutische Bedeutung von Kalzitonin bei der Hyperkalzämie und beim Morbus Paget wurden weiter oben behandelt. Kalzitonin erzeugt als starker Hemmstoff der Knochenresorption durch Osteoklasten bei Patienten mit Osteoporose einen mäßigen Anstieg der Knochenmasse (Gruber et al., 1984; Civitelli et al., 1988; Mazzuoli et al., 1986). Der Anstieg der Knochenmasse ist bei Patienten mit einem raschen Knochenumbau am eindrucksvollsten und kann dann bis zu 10 bis 15% erreichen, bevor er sich einem Maximum nähert. Dieser Anstieg der Knochenmasse ist jedoch lediglich durch einen Rückgang im Knochenumbauraum bedingt. Ob Kalzitonin das Frakturrisiko reduziert, ist unklar. Da jedoch viele Patientinnen eine Östrogensubstitution ablehnen oder nicht tolerieren, kann Kalzitonin in diesen Fällen zur Erhaltung der Knochenmasse eingesetzt werden.

Bisphosphonate Der Eisatz dieser antiresorptiven Substanzen in der Behandlung der Hyperkalzämie und des Morbus Paget wurde weiter oben behandelt. Wie beschrieben, ist die Osteomalazie eine erstzunehmende unerwünschte Wirkung des Etidronat. Folglich sollte diese Substanz nur mit Vorsicht bei der Osteoporose eingesetzt werden. Die theoretische Grundlage der derzeitigen Therapiestrategie ist es, eine ausreichende Dosierung des Bisphosphonats anzubieten, um die Knochenresorption zu hemmen, und anschließend die Medikation zu pausieren, um eine normale Mineralisation zu erlauben. In zwei klinischen Studien (Storm et al., 1990; Harris et al., 1993) wurde unter zyklisch gegebenem Etidronat (400 mg/Tag für 14 Tage gefolgt von drei Monaten Therapiepause) eine mäßige Zunahme der Knochenmasse innerhalb von zwei bis drei Jahren und eine reduzierte Wirbelfrakturrate beobachtet. Die langfristige Sicherheit einer Behandlung mit Etidronat bleibt unklar und die zahlreichen neueren Bisphosphonate, welche die Mineralisation nicht hemmen, werden das Etidronat wahrscheinlich in der Zukunft ablösen.

Obwohl für Etidronat eine Reduktion der Rate an Wirbelkörperkompressionsfrakturen nachgewiesen werden konnte, so konnte im Gegensatz zu den Östrogenen keine Reduktion von Hüftfrakturen und anderen Frakturen kortikaler Knochen gezeigt werden. Es konnte folglich nicht nachgewiesen werden, daß die Bisphosphonate den Östrogenen in ihrer protektiven Wirkung ebenbürtig sind. Frauen, die eine Östrogensubstitution durchführen können, sollten dazu ermutigt werden. Es ist nicht nachgewiesen, ob eine zusätzliche Gabe von Bisphosphonaten bei bestehender Östrogentherapie auch einen zusätzlichen Nutzen bringt. Viele Patienten, die Östrogene nicht einnehmen werden oder einnehmen können, können ggf. von einer Behandlung mit Bisphosphonaten profitieren. Dazu gehören Frauen mit einem Mammakarzinom in der Anamnese und Männer. Eine Behandlung mit Bisphosphonaten kann sich bei Patienten, die dauerhaft mit Glukokortikoiden behandelt werden, als sehr nützlich erweisen.

Thiaziddiuretika Thiazide können zwar nicht direkt als Antiresorptiva bezeichnet werden, aber sie reduzieren die Ca^{2+}-Ausscheidung im Harn und verhindern damit einen Verlust an Knochenmasse bei Patienten mit Hyperkalziurie. Es ist nicht klar, ob diese Substanzen auch bei Patienten mit normaler Ca^{2+}-Ausscheidung einen Effekt haben. Auf der anderen Seite legen einige Ergebnisse einen positiven Effekt auf das Hüftfrakturrisiko nahe. Hydrochlorothiazid kann in Dosen von ein- bis zweimal 25 mg täglich einen wesentlichen Rückgang der Kalziurie herbeiführen. Thiazide wirken aber auch schon in Dosen mindernd auf die Ca^{2+}-Ausscheidung, die im allgemeinen niedriger als die zur Blutdrucksenkung notwendigen sind. Für eine ausführlichere Behandlung der Thiaziddiuretika siehe Kapitel 29.

Die Knochenbildung fördernde Substanzen *Fluoride* Die toxischen Wirkungen von Fluoridüberdosierungen auf das Skelett und die Bedeutung der Trinkwasserfluoridierung in der Prävention des Karies der Zähne wurden weiter oben behandelt. Natriumfluorid erhöht das Knochenvolumen, ein insbesondere aufgrund einer vermehrten Osteoblastenaktivität hervorgerufener Effekt (Baylink et al., 1970; Briancon und Meunier, 1981). In Dosen von 30 - 60 mg/Tag erhöhen Fluoride die trabekuläre Knochenmasse bei vielen, nicht aber bei allen Patienten. In einer kontrollierten klinischen Studie (Riggs et al., 1990) konnte kein protektiver Effekt hinsichtlich Wirbelkompressionsfrakturen trotz einer signifikanten Erhöhung der Knochendichte in der Lendenwirbelsäule nachgewiesen werden. In der gleichen Studie wiesen Riggs und Mitarbeiter (1990) jedoch eine signifikant erhöhte Häufigkeit an peripheren Frakturen und Ermüdungsfrakturen in der mit Fluoriden behandelten Gruppe nach. Die Studie wurde wegen der Anwendung relativ hoher Dosen von Fluoriden (75 mg/Tag) kritisiert und in einer weiteren Studie (Mamelle et al., 1988) konnte gezeigt werden, daß Natriumfluorid in einer Dosierung von 30 - 50 mg/Tag das Frakturrisiko reduzieren kann. In einer neueren Untersuchung mit retardierten Fluoridpräparaten, deren Anwendung mit niedrigeren Fluoridkonzentrationen im Blut einhergeht, konnten positive Resultate zur Frakturinzidenz gezeigt werden (Pak et al., 1994). Jedoch zeigen die Ergebnisse der Studie von Riggs et al. (1990) eindeutig, daß eine erhöhte Knochenmasse nicht gleichbedeutend mit einer Verbesserung der Knochenstabilität sein muß und daß auch bei Nachweis der Wirksamkeit einer bestimmten Dosierung die therapeutische Breite auf jeden Fall eingeschränkt sein wird.

> Mittlerweile wurde ein Natriumfluorid enthaltendes Fertigarzneimittel für die Behandlung der Osteoporose in Deutschland zugelassen (Anm. d. Hrsg.).

Androgene Eine Testosteronsubstitutionstherapie vermag bei Männern mit Hypogonadismus die Knochenmasse zu steigern. Androgene verbessern die Knochenmasse auch bei Frauen mit Osteoporose, wobei der therapeutische Nutzen durch virilisierende Nebenwirkungen begrenzt wird. Nandrolondecanoat (eine Injektion von 50 mg alle drei Wochen) steigert die periphere und axiale Knochenmasse ohne störende unerwünschte Wirkungen. Das androgen wirkende Gestagen *Norethisteronacetat* wirkt mit verabreichten Östrogenen synergistisch in der Anhebung der Knochenmasse bei Frauen mit Osteoporose (Christiansen und Riis, 1990). Zur Zeit bestehen noch keine sicheren Daten zur Beeinflussung des Frakturrisikos und damit kann noch keine Schlußfolgerung über den klinischen Nutzen dieses Therapieansatzes gezogen werden (siehe Kapitel 58 für eine ausführlichere Behandlung der Androgene.)

Parathormon (PTH) Die destruierenden Wirkungen von PTH auf das Skelett von Patienten mit schwerem Hyperparathyroidismus wurden weiter oben ausgeführt. Für die intermittierende Gabe von PTH konnte ein anaboler Effekt auf trabekulären Knochen nachgewiesen werden. Dementsprechend untersuchten viele Arbeitsgruppen die Wirkungen von PTH auf die Knochenmasse von Osteoporotikern. In diesen Studien vermochte das synthetische hPTH(1-34) Analogon eine verbesserte Mineralisierung des axialen Skeletts zu erbringen, wobei die Ergebnisse für den kortikalen Knochen jedoch enttäuschend waren. Die Kombination von hPTH(1-34) mit Östrogenen oder synthetischen Androgenen führte zu eindrucksvollen Verbesserungen der Mineralisierung des axialen Knochens ohne Verlust an kortikaler Knochenmasse. Erbringt eine zur Zeit noch ausstehende kontrollierte Studie ebenfalls positive Ergebnisse, dann könnte hPTH(1-34) ein aussichtsreicher Kandidat für weitere Untersuchungen bleiben (siehe Marcus, 1994).

Experimentelle Therapieansätze bei Osteoporose

Die antiresorptive Therapie erhält in erster Linie die Knochensubstanz und trägt eher nicht zum Aufbau neuer Knochensubstanz bei. Substanzen, die eine Knochenneubildung stimulieren, sind entweder risikoreich oder werden noch untersucht, so daß Therapiestrategien zur Steigerung der Knochenmasse bei Osteoporotikern schwer faßbar sind. Ein Therapieansatz von nennenswertem Interesse war, die Abfolge der einzelnen Prozesse des Knochenumbaus so zu manipulieren, daß die Knochenneubildung optimiert wird. Dieser Ansatz, ADFR genannt (*activate-depress-free-repeat*) oder „Kohärenztherapie" ist eher von theoretischem Interesse und wurde bis heute nur gelegentlich angewandt. Die Behandlung beginnt mit der mehrtägigen Gabe einer Substanz, die die Entstehung von neuen Knochenumbaueinheiten stimuliert, wie etwa PTH, anorganisches Phosphat, Kalzitriol oder Triiodothyronin. Danach wird eine Verbindung wie Bisphosphonat oder Kalzitonin gegeben, die die Osteoklastenfunktion hemmt und die Knochenresorption vermindert. Diese Phase wird von einer Therapiepause gefolgt, die eine Vervollständigung der Knochenbildung erlauben soll. Der Zyklus wird anschließend wiederholt. Man hofft, durch die Kombination einer Stimulation des Knochenumbaus mit einer Hemmung der Knochenresorption eine positive Nettobilanz des Knochenumbaus und damit eine Knochenneubildung zu erzielen. Trotz einiger ermutigender Ergebnisse ist der klinische Wert eines derartigen Vorgehens weiterhin unklar. Einige Peptidhormone und andere biologische Substanzen besitzen ein therapeutisches Potential für die Behandlung der Osteoporose. Die Bedeutung des PTH wurde weiter oben diskutiert. Der *transforming growth factor*-β wurde zwar nicht in Behandlungsprotokolle eingeschlossen, stellt aber trotzdem eine attraktive Behandlungsform dar, da er die Knochenresorption hemmt und die Knochenneubildung fördert. Rekombinantes Somatotropin (STH) aktiviert den Knochenumbau. Daher könnten auch das STH oder analog wirksame Substanzen wie *insulin-like growth factor* I für eine Verbesserung der Knochenmasse eingesetzt werden.

Für eine weiterführende Behandlung des Knochen- und Mineralstoffwechsels, siehe *Harrison's Principles of Internal Medicine*, 14th ed., McGraw-Hill, New York, 1998, deren deutsche Ausgabe 1999 erscheint.

LITERATUR

Agus, Z.S., Gardner, L.B., Beck, L.H., and Goldberg, M. Effects of parathyroid hormone on renal tubular reabsorption of calcium, sodium, and phosphate. *Am. J. Physiol.*, **1973**, *224*:1143—1148.

Amento, E.P. Vitamin D and the immune system. *Steroids*, **1987**, *49*:55—72.

Andress, D.L., Norris, K.C., Coburn, J.W., Slatopolsky, E.A., and Sherrard, D.J. Intravenous calcitriol in the treatment of refractory osteitis fibrosa of chronic renal failure. *N. Engl. J. Med.*, **1989**, *321*:274—279.

Aurbach, G.D. Calcium-regulating hormones: parathyroid hormone and calcitonin. In, *Calcium in Human Biology*. (Nordin, B.E.C., ed.) Springer-Verlag, Berlin, **1988**, pp. 43—68.

Barsony, J., and Marx, S.J. Receptor-mediated rapid action of 1α, 25-dihydroxycholecalciferol: increase of intracellular cGMP in human fibroblasts. *Proc. Natl. Acad. Sci. U.S.A.*, **1988**, *85*:1223—1226.

Baylink, D.J., Wergedal, J.E., Stauffer, M., and Rich, C. Effect of fluoride on bone formation, mineralization, and resorption in the rat. In *Fluoride and Medicine*. (Vischer, T.L., ed.) Hans Huber, Bern, **1970**, pp. 37—69.

Benker, G., Breuer, N., Windeck, R., and Reinwein, D. Calcium metabolism in thyroid disease. *J. Endocrinol. Invest.*, **1988**, *11*:61—69.

Berl, T., Berns, A.S., Huffer, W.E., Hammill, K., Alfrey, A.C., Arnaud, C.D., and Schrier, R.W. 1,25 Dihydroxycholecalciferol effects in chronic dialysis. *Ann. Intern. Med.*, **1978**, *88*:774—780.

Berman, L.A. Crystalline substance from the parathyroid glands that influences the calcium content of the blood. *Proc. Soc. Exp. Biol. Med.*, **1924**, *21*:465.

Bilezikian, J.P., Silverberg, S.J., Gartenberg, F., Kim, T.-S., Jacobs, T.P., Siris, E.S., and Shane, E. Clinical presentation of primary hyperparathyroidism. In *The Parathyroids: Basic and Clinical concepts*. (Bilezikian, J.P., Marcus, R., and Levine, M.A., eds.) Raven Press Ltd., New York, **1994**, pp. 457—469.

Birge, S.J., and Miller, R. The role of phosphate in the action of vitamin D on the intestine. *J. Clin. Invest.*, **1977**, *60*:980—988.

Body, J.J., Heath, H., III. Estimates of circulating monomeric calcitonin: physiological studies in normal and thyroidectomized man. *J. Clin. Endocrinol. Metab.*, **1983**, *57*:897—905.

Boyce, B.F., Aufdemorte T.B., Garrett, I.R., Yates, A.J.P., and Mundy, G.R. Effects of interleukin-1 on bone turnover in normal mice. *Endocrinology*, **1989**, *125*:1142—1150.

Briancon, D., and Meunier, P.J. Treatment of osteoporosis with fluoride, calcium, and vitamin D. *Orthop. Clin. North. Am.*, **1981**, *12*:629—648.

Broadus, A.E. Identification of the parathyroid hormone related peptide. In, *Parathyroid Hormone-Related Protein: Normal Physiology and its Role in Cancer*. (Halloran, B.P., and Nissenson, R.A., eds.) CRC Press, Boca Raton, FL, **1992**, pp. 1—23.

Brown, E.M., Gamba, G., Riccardi, D., Lombardi, M., Butters, R., Kifor, O., Sun, A., Hediger, M.A., Lytton, J., and Hebert, S.C. Cloning and characterization of an extracellular Ca^{2+}-sensing receptor from bovine parathyroid. *Nature*, **1993**, *366*:575—80.

Cancela, L., Nemere, I., and Norman, A.W. 1α,25(OH)$_2$ vitamin D$_3$: a steroid hormone capable of producing pleiotropic receptor-mediated biological responses by both genomic and nongenomic mechanisms. *J. Steroid Biochem.*, **1988**, *30*:33—39.

Card, R.T., and Brain, M.C. The "anemia" of childhood: evidence for a physiologic response to hyperphosphatemia. *N. Engl. J. Med.*, **1973**, *288*:388—392.

Carlson, K.M., Dou, S., Chi, D., Scavarda, N., Toshima, K., Jackson, C.E., Wells, S.A., Jr., Goodfellow, P.J., and Donis-Keller, H. Single missense mutation in the tyrosine kinase catalytic domain of the RET protooncogene is associated with multiple endocrine neoplasia type 2B. *Proc. Natl. Acad. Sci. U.S.A.*, **1994**, *91*:1579—1583.

Carroll, M.D., Abraham, S., and Dresser, C.M. *Dietary Intake Source Data, United States, 1976—1980*. DHHS Publication No (PHS) 83-1681, U.S. Government Printing Office, Washington, DC, **1983**.

Chambers, T.J., Fuller, K., McSheehy, P.M.J., and Pringle, J.A.S. The effect of calcium-regulating hormones on bone resorption by isolated human osteoclastoma cells. *J. Pathol.*, **1985**, *145*:297—305.

Chapuy, M.C., Arlot, M.E., Duboeuf, F., Brun, J., Crouzet, B., Arnaud, S., Delmas, P.D., Meunier, P.J. Vitamin D_3 and calcium to prevent hip fractures in the elderly women. *New Engl. J. Med.*, **1992**, *327*:1637—1642.

Chase, L.R., Melson, G.L., and Aurbach, G.D. Pseudohypoparathyroidism: defective excretion of 3',5'-AMP in response to parathyroid hormone. *J. Clin. Invest.*, **1969**, *48*:1832—1844.

Chesney, R.W., Moorthy, A.V., Eisman, J.A., Jax, D.K., Mazess, R.B., and DeLuca, H.F. Increased growth after long-term oral $1\alpha,25$-vitamin D_3 in childhood renal osteodystrophy. *N. Engl. J. Med.*, **1978**, *298*:238—242.

Christiansen, C., and Riis, B.J. 17β-estradiol and continuous norethisterone: a unique treatment for established osteoporosis in elderly women. *J. Clin. Endocrinol. Metab.*, **1990**, *71*:836—41.

Civitelli, R., Gonnelli, S., Zacchei, F., Bigazzi, S., Vattimo, A., Avioli, L.V. and Gennari, C. Bone turnover in postmenopausal osteoporosis. Effect of calcitonin treatment. *J. Clin. Invest.*, **1988**, *82*:1268—1274.

Coburn, J.W., and Salusky, I.B. Control of serum phosphorous in uremia. *N. Engl. J. Med.*, **1989**, *320*:1140—1142.

Collip, J.B. The extraction of a parathyroid hormone which will prevent or control parathyroid tetany and which regulates the level of blood calcium. *J. Biol. Chem.*, **1925**, *63*:395—438.

Committee on Nutrition. The prophylactic requirement and toxicity of vitamin D. *Pediatrics*, **1963**, *31*:512—523.

Dempster, D.W. Bone remodeling, In, *Disorders of Bone and Mineral Metabolism.* (Coe, F.L., and Favus, M.J., eds.) Raven Press Ltd., New York, **1992**, pp. 355—380.

Donis-Keller, H., Dou, S., Chi, D., Carlson, K.M., Toshima, K., Lairmore, T.C., Howe, J.R., Moley, J.F., Goodfellow, P., and Wells, S. A., Jr. Mutations in the RET proto-oncogene are associated with MEN2A and FMTC. *Hum. Mol. Genet.*, **1993**, *2*:851—856.

Econs, M.J., and Drezner, M.K. Bone disease resulting from inherited disorders of renal tubule transport and vitamin D metabolism. In, *Disorders of Bone and Mineral Metabolism.* (Coe, F.L., and Favus, M.J., eds.) Raven Press Ltd., New York, **1992**, pp. 935—950.

Endres, D.B., Villanueva, R., Sharp, C.F., Jr., and Singer, F.R. Immunochemiluminometric and immunoradiometric determinations of intact and total immunoreactive parathyrin: performance in the differential diagnosis of hypercalcemia and hypoparathyroidism. *Clin. Chem.*, **1991**, *37*:162—168.

Erickson, J.D. Mortality in selected cities with fluoridated and non-fluoridated water supplies. *N. Engl. J. Med.*, **1978**, *298*:1112—1116.

Farley, J.R., Tarbaux, N.M., Hall, S.L., Linkhart, T.A., and Baylink, D.J. The anti-bone-resorptive agent calcitonin also acts *in vitro* to directly increase bone formation and bone cell proliferation. *Endocrinology*, **1988**, *123*:159—167.

Feyen, J.H.M., Elford, P., DiPadova, F.E., and Trechsel, U. Interleukin-6 is produced by bone and modulated by parathyroid hormone. *J. Bone Min. Res.*, **1989**, *4*:633—638.

Finch, J.L., Brown, A.J., Kubodera, N., Nishii, Y., and Slatopolsky, E. Differential effects of 1,25-(OH)2D3 and 22-oxacalcitriol on phosphate and calcium metabolism. *Kidney Int.*, **1993**, *43*:561—566.

Fraser, D.R. Calcium regulating hormones: vitamin D. In, *Calcium in Human Biology.* (Nordin, B.E.C., ed.) Springer-Verlag, Berlin, **1988**, pp. 27—41.

Fraser, D., Kooh, S.W., Kind, H.P., Holick, M.F., Tanaka, Y., and DeLuca, H.F. Pathogenesis of hereditary vitamin-D-dependent rickets: an inborn error of vitamin D metabolism involving defective conversion of 25-hydroxyvitamin D to $1\alpha,25$-dihydroxyvitamin D. *N. Engl. J. Med.*, **1973**, *289*:817—822.

Fujita, T. Vitamin D in the treatment of osteoporosis. *Proc. Soc. Exp. Biol. Med.*, **1992**, *199*:394—399.

Gallagher, J.C., and Goldgar, D. Treatment of postmenopausal osteoporosis with high doses of synthetic calcitriol. A randomized controlled study. *Ann. Int. Med.*, **1990**, *113*:649—655.

Garn, S.M., Rohman, C.G., Nolan, P., Jr. The developmental nature of bone changes during aging. *Relations of Development and Aging.* (Birren, J.E., ed.) C.C. Thomas, Springfield, IL, **1966**.

Girasole, G., Jilka, R.L., Passeri, G., Boswell, S., Boder, G., Williams, D.C., and Manolagas, S.C. 17β-estradiol inhibits interleukin-6 production by bone marrow-derived stromal cells and osteoblasts *in vitro*: a potential mechanism for the antiosteoporotic effect of estrogens. *J. Clin. Invest.*, **1992**, *89*:883—891.

Greenberg, B.G., Winters, R.W., and Graham, J.B. The normal range of serum inorganic phosphorus and its utility as a discriminant in the diagnosis of congenital hypophosphatemia. *J. Clin. Endocrinol. Metab.*, **1960**, *20*:364—379.

Grill, V., and Martin, T.J. Parathyroid hormone-related protein as a cause of hypercalcemia in malignancy. In, *The Parathyroids: Basic and Clinical Concepts.* (Bilezikian, J.P., Marcus, R., and Levine, M.A., eds.) Raven Press, Ltd., New York, **1994**, pp. 295—310.

Gruber, H.E., Ivey, J.L., Baylink, D.J., Matthews, M., Nelp, W.B., Sisom, K., and Chesnut, C.H., III. Long-term calcitonin therapy in postmenopausal osteoporosis. *Metabolism*, **1984**, *33*:295—303.

Hahn, T.J., Hendin, B.A., Scharp, C.R., and Haddad, J.G., Jr. Effect of chronic anticonvulsant therapy on serum 25-hydroxycalciferol levels in adults. *N. Engl. J. Med.*, **1972**, *287*:900—904.

Hanson, A.M. The hormone of the parathyroid gland. *Proc. Soc. Exp. Biol. Med.*, **1925**, *22*:560—561.

Harris, S.T., Watts, N.B., Jackson, R.D., Genant, H.K., Wasnich, R.D., Ross, P., Miller, P.D., Licata, A.A., and Chesnut, C.H., III. Four-year study of intermittent cyclical etidronate treatment of postmenopausal osteoporosis: three years of blinded therapy followed by one year of open therapy. *Am. J. Med.*, **1993**, *95*:557—567.

Heersche, J.N.M., Marcus, R., and Aurbach, G.D. Calcitonin and the formation of 3',5'-AMP in bone and kidney. *Endocrinology*, **1974**, *94*:241—247.

Heikinheimo, R.J., Inkovaara, J.A., Harju, E.J., Haavisto, M.V., Kaarela, R.H., Kataja, J.M., Kokko, A.M.L., Kolho, L.A., and Rajala, S.A. Annual injection of vitamin D and fractures of aged bones. *Calcif. Tissue. Int.*, **1992**, *51*:105—110.

Hess, A.F., and Weinstock, M. Antirachitic properties imparted to inert fluids and to green vegetables by ultraviolet irradiation. *J. Biol. Chem.*, **1924**, *62*:301—313.

Hirsch, P.F., Gauthier, G.F., and Munson, P.C. Thyroid hypocalcemic principle and recurrent laryngeal nerve injury as factors affecting the response to parathyroidectomy in rats. *Endocrinology*, **1963**, *73*:244—252.

Holick, M.F. Active vitamin D compounds and analogues: a new therapeutic era for dermatology in the 21st century. *Mayo Clin. Proc.*, **1993**, *68*:925—927.

Holick, M.F. The cutaneous photosynthesis of previtamin D_3: a unique photoendocrine system. *J. Invest. Dermatol.*, **1981**, *77*:51—58.

Hoover, R.N., McKay, F.W., and Fraumeni, J.F., Jr. Fluoridated drinking water and the occurrence of cancer. *J. Natl. Cancer Inst.*, **1976**, *57*:757—768.

Horsman, A., Gallagher, J.C., Simpson, M., and Nordin, B.E.C. Prospective trial of oestrogen and calcium in postmenopausal women. *Br. Med. J.*, **1977**, *2*:789—792.

Huldschinsky, K. Heilung von Rachitis durch Künstliche Hohensonne. *Dtsch. Med. Wochenschr.*, **1919**, *14*:712—713.

Hutchinson, T.A., Polansky, S.M., and Feinstein, A.R. Post-menopausal oestrogens protect against fractures of hip and distal radius. A case-control study. *Lancet*, **1979**, *2*:705—709.

Ishimi, Y., Miyaura, C., Jin, C.H., Akatsu, T., Abe, E., Nakamura, Y., Yamaguchi, A., Yoshiki, S., Matsuda, T., Hirano, T., Kishimoto, T., and Suda, T. IL-6 is produced by osteoblasts and induces bone resorption. *J. Immunol.*, **1990**, *145*:3297—3303.

Jacob, H.S., and Amsden, T. Acute hemolytic anemia with rigid red cells in hypophosphatemia. *N. Engl. J. Med.*, **1971**, *285*:1446—1450.

Johnston C.C., Jr., Miller, J.Z., Slemenda, C.W., Reister, T.K., Hui, S., Christian, J.C., and Peacock, M. Calcium supplementation and increases in bone mineral density in children. *N. Engl. J. Med.*, **1992**, *327*:82—87.

Jones, A.E., Ghaed, N., Dunson, G. L., and Hosain, F. Clinical evaluation of orally administered fluorine 18 for bone scanning. *Radiology*, **1973**, *107*:129—131.

Jubiz, W., Haussler, M.R., McCain, T.A., and Tolman, K.G. Plasma 1,25-dihydroxyvitamin D levels in patients receiving anticonvulsant drugs. *J. Clin. Endocrinol. Metab.*, **1977**, *44*:617—621.

JÅppner, H., Abou-Samra, A.B., Freeman, M., Kong, X.F., Schipani, E., Richards, J., Kolakowski, L.F., Jr., Hock, J., Potts, J.T., Jr., Kronenberg, H.M., and Segre, G.V. A G protein—linked receptor for parathyroid hormone and parathyroid hormone—related peptide. *Science*, **1991**, *254*:1024—1026.

Kragballe, K. Vitamin D analogues in the treatment of psoriasis. *J. Cell. Biochem.*, **1992**, *49*:46—52.

Kronenberg, H.M., Bringhurst, F.R., Segre, G.V., and Potts, J.T., Jr. Parathyroid hormone biosynthesis and metabolism. In, *The Parathyroids: Basic and Clinical Concepts*. (Bilezikian, J.P., Marcus, R., and Levine, M.A., eds.) Raven Press, Ltd., New York, **1994**, pp. 125—137.

Lemann, J., Jr., Gray, R.W., Maierhofer, W.J., and Cheung, H.S. Hydrochlorothiazide inhibits bone resorption in men despite experimentally elevated serum 1,25-dihydroxyvitamin D concentrations. *Kidney Int.*, **1985**, *28*:951—958.

Levine, M.A., Schwindinger, W.F., Downs, R.W., Jr., and Moses, A.M. Pseudohypoparathyroidism: clinical, biochemical, and molecular features. In, *The Parathyroids: Basic and Clinical Concepts*. (Bilezikian, J.P., Marcus, R., and Levine, M.A., eds.) Raven Press, Ltd., New York, **1994**, pp. 781—800.

Lindsay, R., Hart, D.M., Aitken, J.M., MacDonald, E.B., Anderson, J.B., and Clarke, A.C. Long-term prevention of postmenopausal osteoporosis by oestrogen. Evidence for an increased bone mass after delayed onset of oestrogen treatment. *Lancet*, **1976**, *1*:1038—1041.

Lloyd, T., Andon, M.B., Rollings, N., Martel, J.K., Landis, J.R., Demers, L.M., Eggli, D.F., Kieselhorst, K., and Kulin, H.E. Calcium supplementation and bone mineral density in adolescent girls. *JAMA*, **1993**, *270*:841—844.

Lîwik, C.W. G.M., van der Pluijm, G., Bloys, H., Hoekman, K., Bijvoet, O.L.M., Aarden, L.A., and Papapoulos, S.E. Parathyroid hormone (PTH) and PTH-like protein (PLP) stimulate interleukin-6 production by osteogenic cells: a possible role of interleukin-6 in osteoclastogenesis. *Biochem. Biophys. Res. Comm.*, **1989**, *162*:1546—1552.

Luine, V.N., Sonnenberg, J., and Christakos, S. Vitamin-D: is the brain a target? *Steroids*, **1987**, *49*:133—153.

MacCallum, S.G., and Voegtlin, C. On the relation of tetany to the parathyroid glands and to calcium metabolism. *J. Exp. Med.*, **1909**, *11*:118—151.

MacIntyre, I., Alevizaki, M., Bevis, P.J.R., and Zaidi, M. Calcitonin and the peptides from the calcitonin gene. *Clin. Orthop.*, **1987**, *217*:45—55.

MacIntyre, I., Boss, S., and Troughton, V.A. Parathyroid hormone and magnesium homeostasis. *Nature*, **1963**, *198*:1058—1060.

Mamelle, N., Meunier, P.J., Dusan, R., Guillaume, M., Martin, J.L., Gaucher, A., Prost, A., Zeigler, G., and Netter, P. Risk-benefit ratio of sodium fluoride treatment in primary vertebral osteoporosis. *Lancet*, **1988**, *2*:361—365.

Marcus, R. Normal and abnormal bone remodeling in man. *Annu. Rev. Med.*, **1987**, *38*:129—141.

Marcus, R. Parathyroid hormone and growth hormone in the treatment of osteoporosis. In, *The Parathyroids: Basic and Clinical Concepts*. (Bilezikian, J.P., Marcus, R., and Levine, M.A., eds.) Raven Press Ltd., New York, **1994**, pp. 813—822.

Marcus, R., Cann, C., Madvig, P., Minkoff, J., Goddard, M., Bayer, M., Martin, M., Gaudiani, L., Haskell, W., and Genant, H., Menstrual function and bone mass in elite women distance runners. Endocrine and metabolic features. *Ann. Intern. Med.*, **1985**, *102*:158—163.

Martin, T.J. Properties of parathyroid hormone—related protein and its role in malignant hypercalcemia. *Q. J. Med.*, **1990**, *76*:771—786.

Mawer, E.B., Backhouse, J., Davies, M., Hill, L.F., and Taylor, C.M. Metabolic fate of administered 1,25-dihydroxycholecalciferol in controls and in patients with hypoparathyroidism. *Lancet*, **1976**, *1*:1203—1206.

Mazzuoli, G.F., Passeri, M., Gennari, C., Minisola, S., Antonelli, R., Valtorta, C., Palummeri, E., Cervellin, G.F., Gonnelli, S., and Francini, G. Effects of salmon calcitonin in postmenopausal osteoporosis: a controlled double-blind clinical study. *Calcif. Tissue Int.*, **1986**, *38*:3—8.

McConnell, T.H. Fatal hypocalcemia from phosphate absorption from laxative preparations. *JAMA*, **1971**, *216*:147—148.

McSheehy, P.M.J., and Chambers, T.J. Osteoblast-like cells in the presence of parathyroid hormone release soluble factor that stimulates osteoclastic bone resorption. *Endocriology*, **1986**, *119*:1654—1659.

Mellanby, E. An experimental investigation of rickets. *Lancet*, **1919**, *1*:407—412.

Mimura, H., Cao, X., Ross, F.P., Chiba, M., and Teitelbaum, S.L. 1,25Dihydroxyvitamin D3 transcriptionally activates the beta 3-integrin subunit gene in avian osteoclast precursors. *Endocrinology*, **1994**, *134*: 1061—1066.

Murad, F., Brewer, H.B., Jr., and Vaughan, M. Effect of thyrocalcitonin on adenosine 3',5'-cyclic phosphate formation by rat kidney and bone. *Proc. Natl. Acad. Sci. U.S.A.*, **1970**, *65*:446—453.

Nemere, I., and Norman, A.W. Parathyroid hormone stimulates calcium transport in perfused duodena from normal chicks: comparison with the rapid (transcaltachic) effect of 1,25-dihydroxyvitamin D_3. *Endocrinology*, **1986**, *119*:1406—1408.

Nemere, I., and Norman, A.W. 1,25-Dihydroxyvitamin D_3—mediated vesicular transport of calcium in intestine: time course studies. *Endocrinology*, **1988**, *122*:2962—2969.

Nordin, B.E.C., and Peacock, M. The role of the kidney in serum calcium homeostasis. In, *Calcitonin*. (Taylor, S., and Foster, G., eds.) Heineman Medical, London, *1969*, pp. 472—482.

Nussbaum, S.R., and Potts, J.T., Jr. Advances in immunoassays for parathyroid hormone: clinical applications to skeletal disorders of bone and mineral metabolism. In, *The Parathyroids: Basic and Clinical Concepts*. (Bilezikian, J.P., Marcus, R., and Levine, M.A., eds.) Raven Press, Ltd., New York, **1994**, pp. 157—170.

O'Donoghue, D.J., and Hosking, D.J. Biochemical response to combination of disodium etidronate with calcitonin in Paget's disease. *Bone*, **1987**, *8*:219—225.

Pak, C.Y.C., Sakhaee, K., Piziak, V., Peterson, R.D., Breslau, N.A., Boyd, P., Poindexter, J.R., Herzog, J., Heard-Sakhaee, A., Haynes, S., Adams-Huet, B., and Reisch, J.S., Slow-release sodium fluoride in the management of postmenopausal osteoporosis. A randomized controlled trial. *Ann. Intern. Med.*, **1994**, *120*:625—632.

Perry, H.M., Skogen, W., Chappel, J.C., Wilner, G.D., Kahn, A.J., and Teitelbaum, S.L. Conditioned medium from osteoblast-like cells mediate parathyroid hormone—induced bone resorption. *Calcif. Tiss. Int.*, **1987**, *40*:298—300.

Pike, J.W. Molecular mechanisms of cellular response to the vitamin D_3 hormone. In, Disorders of Bone and Mineral Metabolism. (Coe, F.L., and Favus, M.J., eds.) Raven Press Ltd., New York, **1992**, pp. 163—193.

Pollak, M.R., Brown, E.M., Chou, Y.H., Hebert, S.C., Marx, S.J., Steinmann, B., Levi, T., Seidman, C.E., and Seidman, J.G. Mutations in the human Ca^{2+}-sensing receptor gene cause familial hypocalciuric hypercalcemia and neonatal severe hyperparathyroidism. *Cell*, **1993**, *75*:1297—1303.

Puschett, J.B., Moranz, J., and Kurnick, W.S. Evidence for a direct action of cholecalciferol and 25-hydroxycholecalciferol on the renal transport of phosphate, sodium, and calcium. *J. Clin. Invest.*, **1972**, *51*:373—385.

Recker, R.R., Davies, K.M., Hinders, S.M., Heaney, R.P., Stegman, M.R., and Kimmel, D.B. Bone gain in young adult women. *JAMA*, **1992**, *268*:2403—2408.

Recker, R.R., Saville, P.D., and Heaney, R.P. Effect of estrogens and calcium carbonate on bone loss in postmenopausal women. *Ann. Intern. Med.*, **1977**, *87*:649—655.

Riggs B.L., Hodgson, S., O'Fallon, W.M., Chao, E.Y.S., Wahner, H.W., Muhs, J.M., Cedel, S.L., and Melton, L.J., III. Effect of fluoride treatment on the fracture rate in postmenopausal women with osteoporosis. *N. Engl. J. Med.*, **1990**, *322*:802—809.

Riggs, B.L., Wahner, H.W., Seeman, E., Offord, K.P., Dunn, W.L., Mazess, R.B., Johnson, K.A., and Melton, L.J., III. Changes in bone mineral density of the proximal femur and spine with aging. Differences between the postmenopausal and senile osteoporosis syndromes. *J. Clin. Invest.*, **1982**, *70*:716—723.

Riis B., Thomsen, K., Christiansen, C. Does calcium supplementation prevent postmenopausal bone loss? A double-blind, controlled clinical study. *N. Engl. J. Med.*, **1987**, *316*:173—177.

Rosen, J.F., and Chesney, R.W. Circulating calcitriol concentrations in health and disease. *J. Pediatr.*, **1983**, *103*:1—17.

Rude, R.K., Oldham, S.B., and Singer, F.R. Functional hypoparathyroidism and parathyroid hormone end-organ resistance in human magnesium deficiency. *Clin. Endocrinol. (Oxf.)*, **1976**, *5*:209—224.

Siegel, N., Wongsurawat, N., and Armbrecht, H.J. Parathyroid hormone stimulates dephosphorylation of the renoredoxin component of the 25-hydroxy D_3-1α-hydroxylase from rat renal cortex. *J. Biol. Chem.*, **1986**, *261*:16988—17003.

Sowers, M.F., Clark, M.K., Jannausch, M.L., and Wallace, R.B. A prospective study of bone mineral content and fracture in communities with differential fluoride exposure. *Am. J. Epidemiol.*, **1991**, *133*:649—660.

Spear, G.T., Paulnock, D.M., Helgeson, D.O., and Borden, E.C. Requirement of differentiative signals of both interferon-γ and 1,25dihydroxyvitamin D_3 for induction and secretion of interleukin-1 by HL-60 cells. *Cancer Res.*, **1988**, *48*:1740—1744.

Steele, T.H. Increased urinary phosphate excretion following volume expansion in normal man. *Metabolism*, **1970**, *19*:129—139.

Steenbock, H., and Black, A. Fat-soluble vitamins. XVII. The induction of growth-promoting and calcifying properties in a ration by exposure to ultraviolet light. *J. Biol. Chem.*, **1924**, *61*:405—422.

Storm, T., Thamsborg, G., Steiniche, T., Genant, H.K., and Sorensen, O.H. Effect of intermittent cyclical etidronate therapy on bone mass and fracture rate in women with postmenopausal osteoporosis. *N. Engl. J. Med.*, **1990**, *322*:1265—1271.

Strewler, G.J., and Nissenson, R.A. Hypercalcemia in malignancy. *West. J. Med.*, **1990**, *153*:635—640.

Takahashi, N., Akatsu, T., Udagawa, N., Sasaki, T., Yamaguchi, A., Moseley, J.M., Martin, T.J., and Suda, T. Osteoblastic cells are involved in osteoclast formation. *Endocrinology*, **1988**, *123*:2600—2602.

Tashjian, A.H., Jr., Wolfe, H.J., and Voelkel, E.F. Human calcitonin. Immunologic assay, cytologic localization and studies on medullary thyroid carcinoma. *Am. J. Med.*, **1974**, *56*:840—849.

Tilyard, M.W., Spears, G.F., Thomson, J., and Dovey, S. Treatment of postmenopausal osteoporosis with calcitriol or calcium. *N. Engl. J. Med.*, **1992**, *326*:357—362.

Vernava, A.M., III, O'Neal, L.W., and Palermo, V. Lethal hyperparathyroid crisis: hazards of phosphate administration. *Surgery*, **1987**, *102*:941—948.

Warrell R.P., Jr., Israel, R., Frisone, M., Snyder, T., Gaynor, J.J., and Bockman, R.S. Gallium nitrate for acute treatment of cancer-related hypercalcemia: a randomized, double-blind comparison to calcitonin. *Ann. Intern. Med.*, **1988**, *108*:669—674.

Warrell, R.P., Jr., Lovett, D., Dilmanian, F.A., Schneider, R., and Heelan, R.T. Low-dose gallium nitrate for prevention of osteolysis in myeloma: results of a pilot randomized study. *J. Clin. Oncol.*, **1993**, *11*:2443—2450.

Weinstein, R.S., Bryce, G.F., Sappington, L.J., King, D.W., and Gallagher, B.B. Decreased serum ionized calcium and normal vitamin D metabolite levels with anticonvulsant drug treatment. *J. Clin. Endocrinol. Metab.*, **1984**, *58*:1003—1009.

Weisman, Y., Harell, A., Edelstein, S., David, M., Spirer, Z., and Golander, A. 1α,-25-Dihydroxyvitamin D_3 and 24,25-dihydroxyvitamin D_3 *in vitro* synthesis by human decidua and placenta. *Nature*, **1979**, *281*:317—319.

Weiss, N.S., Ure, C.L., Ballard, J.H., Williams, A.R., and Daling, J.R. Decreased risk of fractures of the hip and lower forearm with postmenopausal use of estrogen. *N. Engl. J. Med.*, **1980**, *303*: 1195—1198.

Wells, S.A., Jr., Baylin, S.B., Linehan, W.M., Farrell, R.E., Cox, E.B., and Cooper, C.W. Provocative agents and the diagnosis of medullary carcinoma of the thyroid gland. *Ann. Surg.*, **1978**, *188*:139—141.

Yanagawa, N., and Lee, D.B.N. Renal handling of calcium and phosphorus. In, *Disorders of Bone and Mineral Metabolism*. (Coe, F.L., and Favus, M.J., eds.) Raven Press Ltd., New York, **1992**, pp. 3—40.

Monographien und Übersichtsartikel

Albright, F. A page out of the history of hyperparathyroidism. *J. Clin. Endocrinol. Metab.*, **1948**, *8*:637—657.

Boland, R. Role of vitamin D in skeletal muscle function. *Endocr. Rev.*, **1986**, *7*:434—448.

Copp, D.H. Parathyroids, calcitonin, and control of plasma calcium. *Recent Prog. Horm. Res.*, **1964**, *20*:59—88.

DeLuca, H.F., and Schnoes, H.K. Metabolism and mechanism of action of vitamin D. *Annu. Rev. Biochem.*, **1976**, *45*:631—666.

Evans, R.M. The steroid and thyroid hormone receptor superfamily. *Science*, **1988**, *240*:889—895.

Fraser, D.R. Regulation of the metabolism of vitamin D. *Physiol. Rev.*, **1980**, *60*:551—613.

Haussler, M.R. Vitamin D receptors: nature and function. *Annu. Rev. Nutr.*, **1986**, *6*:527—562.

Haussler, M.R., and McCain, T.A. Basic and clinical concepts related to vitamin D metabolism and action (first of two parts). *N. Engl. J. Med.*, **1977**, *297*:974—983.

Kodicek, E. The story of vitamin D: from vitamin to hormone. *Lancet*, **1974**, *1*:325—329.

Reichel, H., Koeffler, H.P., and Norman, A.W. The role of the vitamin D endocrine system in health and disease. *N. Engl. J. Med.*, **1989**, *320*:980—991.

Stern, P.H. The D vitamins and bone. *Pharmacol. Rev.*, **1980**, *32*:47—80.

Zaloga, G.P., and Chernow, B. Hypocalcemia in critical illness. *JAMA*, **1986**, *256*:1924—1929.

TEIL XIV VITAMINE

EINFÜHRUNG

Robert Marcus und Ann M. Coulston

Etwa 40 Nährstoffe bezieht der Mensch aus seinen Nahrungsmitteln. Diese werden üblicherweise in energieliefernde Nährstoffe (Kohlenhydrate, Fette und Eiweiß), essentielle und nicht-essentielle Aminosäuren (Eiweiß), essentielle ungesättigte Fettsäuren (Fette), Mineralstoffe (Spurenelemente eingeschlossen) und Vitamine (wasserlösliche und fettlösliche organische Verbindungen) eingeteilt (siehe Shils 1994).

Vitamine können trotz ihrer unterschiedlichen chemischen Zusammensetzung als *organische* Substanzen definiert werden, die von der Umwelt in geringen Mengen zur Verfügung gestellt werden müssen, entweder weil sie vom Menschen nicht *de novo* synthetisiert werden können oder weil ihre Syntheserate für die Erhaltung des Wohlbefindens unzureichend ist (z. B. die Synthese von Nikotinsäure [Niacin] aus Tryptophan). Meistens stellt die Nahrung die externe Quelle dar, wobei die endogene Synthese von Vitamin D unter dem Einfluß ultravioletten Lichtes eine offensichtliche Ausnahme dieser allgemeinen Regel ist. Diese Definition unterscheidet Vitamine von essentiellen Spurenelementen, die *anorganische*, in geringen Mengen benötigte Nahrungsbestandteile sind. Sie schließt ebenfalls essentielle Aminosäuren aus, die organische Substanzen darstellen, die, in der Nahrung bereits vorgeformt, in viel größeren Mengen benötigt werden. Der Begriff *Vitamin* beschränkt sich hier auf organische Substanzen, die für die Ernährung von Säugern notwendig sind. Substanzen, die nur von Mikroorganismen und Zellen in Gewebekulturen benötigt werden, sollten als *Wachstumsfaktoren* bezeichnet werden, um wissenschaftlich nicht haltbare Ansprüche auf einen therapeutischen Nutzen, wie es bei den *Vitaminen* für den Menschen der Fall ist, zu vermeiden. Wenn ein Vitamin in mehr als einer chemischen Form (z. B. Pyridoxin, Pyridoxal, Pyridoxamin) oder als Vorläufer (z. B. Caroten für Vitamin A) vorkommt, werden diese Analoga manchmal als Vitamere bezeichnet.

Obwohl die einzelnen Vitamine sich sehr in Struktur und Funktion voneinander unterscheiden, können dennoch einige allgemeine Aussagen getroffen werden. *Wasserlösliche Vitamine* werden nur in begrenztem Umfang gespeichert, so daß eine regelmäßige Einnahme notwendig ist, um eine Gewebesättigung zu erreichen. *Fettlösliche Vitamine* können im großen Umfang gespeichert werden, wobei diese Eigenschaft die Möglichkeit ernsthafter Nebenwirkungen mit sich bringt, welche die der wasserlöslichen Gruppe bei weitem übertrifft. Bei der Aufnahme sind viele Vitamine biologisch nicht aktiv und werden notwendigerweise *in vivo* weiterverarbeitet. Im Fall vieler wasserlösliche Vitamine gehört zur Aktivierung eine Phosphorylierung (Thiamin, Riboflavin, Nikotinsäure, Pyridoxin) und auch eine Bindung an Purin- oder Pyrimidinnukleotide (Riboflavin, Nikotinsäure). Die bekannteste Hauptwirkung wasserlöslicher Vitamine besteht in der Mitwirkung als Kofaktoren bestimmter Enzyme, wogegen sich mindestens zwei der fettlöslichen Vitamine (A und D) eher wie Hormone verhalten und mit bestimmten intrazellulären Rezeptoren in ihren Zielgeweben interagieren.

Vitaminbedarf *Empfehlungen für die Nährstoffzufuhr* In vielen Ländern in der ganzen Welt setzen wissenschaftliche Zusammenkünfte regelmäßig Beschlüsse über den Bedarf der Bevölkerung an einzelnen Nahrungsbestandteilen fest. Zu den Aufgaben des *Food and Nutrition Boards* des *Institute of Medicine of the National Academy of Sciences* gehören Empfehlungen für die Nährstoffzufuhr mit dem Ziel einer gesunden Ernährung und um „in den USA Ernährungsgewohnheiten zu unterstützen, welche die Gesundheit erhalten und fördern sollen" (Food and Nutrition Board, 1989). Empfehlungen für die Nährstoffzufuhr wurden zum erstenmal 1941 veröffentlicht und regelmäßig durch das Food and Nutrition Board überarbeitet, um neue Erkenntnisse berücksichtigen zu können. Sie werden als *Recommended Dietary Allowances* (Empfehlungen für die Nährstoffzufuhr) veröffentlicht. Die derzeitigen (1989) Empfehlungen für Männer und Frauen unterschiedlichen Alters sind in der Tabelle XIV-1 zusammengestellt. Die Richtwerte sind hoch angesetzt, damit der Bedarf fast aller gesunden Personen einer bestimmten Alters- oder Geschlechtsgruppe gedeckt wird. Die Mengen sind auch deswegen so hoch angesetzt, weil die benötigten Nährstoffmengen für jede Einzelperson in der Bevölkerung nicht bekannt sind, wobei Schätzungen anhand von Experimenten mit einer begrenzten Zahl von Personen gemacht worden sind. Wenn die Bereichsobergrenze in der Nahrung enthalten ist, ist es unwahrscheinlich, daß eine Mangelerscheinung auftreten wird. Alle diejenigen, deren Aufnahme unterhalb der empfohlenen Richtwerte liegt, werden zwar nicht zwingend eine Mangelerscheinung entwickeln, ihr langfristiges Risiko einer Mangelerscheinung wächst allerdings proportional in dem Ausmaß an, in dem die empfohlenen Richtwerte nicht eingehalten werden.

Es ist wichtig, sich zu vergegenwärtigen, daß die Empfehlungen für die Nährstoffzufuhr Gegenstand regelmäßiger Überarbeitungen sind und daß Veränderungen eintreten können. Sobald der besondere Bedarf eines oder mehrerer Nährstoffe für bestimmte Bevölkerungsgruppen (z. B. postmenopausale Frauen) bekannt wird, ist eine weitere Überarbeitung der Empfehlungen für die Nährstoffzufuhr zu erwarten.

In der Vergangenheit wurde in den Empfehlungen für die Nährstoffzufuhr zu einer Mischkost geraten, um auch den Bedarf an unbekannten Nährstoffen abzudecken und um eine ausreichende Menge essentieller Nährstoffe sicherzustellen, für die keine Richtwerte gegeben werden konnten. Der wachsende Konsum von Fertignahrung, hochprozessierten Nahrungsmitteln und Vitamin- sowie Spurenelementzusätzen birgt allerdings ein erhöhtes Risiko für Nährstoffungleichgewichte wie Mangelzustände durch Unterversorgung mancher Bevölkerungsgruppen einerseits und Nebenwirkungen durch Überversorgung andererseits. In den gegenwärtigen Empfehlungen für die Nährstoffzufuhr werden daher Richtwerte für gewisse Zusatznährstoffe in Form von Bereichen aufgestellt, innerhalb derer eine ausreichende Aufnahme gesichert ist (Tabelle XIV-2). Diese vorübergehenden Richtwerte schließen zwei wasserlösliche Vitamine (Biotin und Pantothensäure) sowie mehrere Spurenelemente (Kupfer, Mangan, Fluor, Chrom und Molybdän) ein. Obwohl diese vorläufigen Richtwerte als empfohlene Aufnahmebereiche dargestellt werden, muß betont werden, daß eine Aufnahme von Mengen, die an die eine Bereichsgrenze heranreicht, nicht einer Aufnahme von Mengen an der anderen Bereichsgrenze vorgezogen werden sollte. Jede Aufnahme innerhalb der empfohlenen Bereiche kann somit als sicher und wirksam betrachtet werden, wogegen ein über einen längeren Zeitraum betriebener Konsum ober- oder unterhalb der Bereichsgrenzen ein erhöhtes Risiko für Nebenwirkungen oder Mangelerscheinungen mit sich bringt.

Es gibt eine Vielzahl weiterer Nahrungsbestandteile, die sich als für den Menschen notwendig erwiesen haben. Wie es in den Empfehlungen für die Nährstoffzufuhr beschrieben wird, werden diese Stoffe in vier Gruppen unterteilt: (1) Stoffe, von denen man weiß, daß sie für manche Tiere essentiell sind, dies aber für den Menschen nicht erwiesen ist, wie für Nickel, Vanadium und Silizium; (2) Stoffe, die nur bei niederen Lebensformen als Wachstumsfaktoren wirken, wie Paraaminobenzoesäure, Carnitin und Pimelinsäure; (3) Stoffe, die in der Nahrung vorkommen und als Vitamine angesehen werden, deren Wirkungen aber möglicherweise pharmakologischer Natur oder nicht vorhanden sind, wie Rutin, für welches der unbegründete Anspruch besteht, antihämorrhagische und andere Wirkungen zu entfalten; (4) Substanzen, für die bisher kein wissenschaftlicher Beweis einer Wirkung als Nährstoff erbracht wurde (Herbert, 1979a, 1979b) wie Pangamsäure (fälschlicherweise als Vitamin B_{15} bezeichnet), Laetril (fälschlicherweise Vitamin B_{17}) sowie weitere Substanzen, die in Literatur über gesunde Ernährung und in kommerziellen Prospekten hervorgehoben werden. Die *Recommended Dietary Allowances* dienen als Standard eines intelligenten Gebrauchs von Vitaminen und Mineralzusätzen.

Bundesvorschriften über Vitamine und Mineralstoffe (USA) Die Nahrungs- und Arzneimittelbehörde (Food and Drug Administration, FDA) der USA setzt die Bestimmungen des Bundesgesetzes über Nahrung, Arzneimittel und Kosmetika um, die die Kennzeichnung von Vitamin- und Mineralprodukten regeln, welche als Nahrung oder Arzneimittel verkauft werden. Um die Kennzeichnung herkömmlicher Nahrungsmittel im Hinblick auf Vitamine und Mineralstoffe zu erleichtern, setzt die FDA eine empfohlene Tageszufuhr (*Reference Daily Intake*, RDI) ein, die auf den Etiketten als Tageswerte erscheinen, die auf der Grundlage einer Aufnahme von 2000 kcal errechnet wurden. Derzeit sind, wie es vom Gesetz über Nahrungsmittelzusätze vorgesehen ist (1992), diese Werte dieselben wie die früheren Werte der Empfehlungen für die Nährstoffzufuhr der USA. Die FDA hat nur einen eingeschränkten Einfluß auf die Überprüfung der Nährstoffinhalte von Zusätzen, es sei denn, sie sind für die Anwendung bei Kindern unter zwölf Jahren und für schwangere oder stillende Frauen vorgesehen. Wegen der einheitlichen Kennzeichnungen weiß der Käufer, welcher Anteil der empfohlenen Tagesmenge eines jeden Nährstoffes in einer bestimmten Menge Nahrung enthalten ist.

Die FDA versuchte 1973 *alle* Vitamin- und Mineralpräparate, in denen die Dosen über 150% derjenigen der Empfehlungen für die Nährstoffzufuhr der USA lagen, als Arzneimittel statt als Spezialnahrung einzustufen. Diese Bestimmung wurde jedoch durch einen Gerichtsbeschluß verhindert. In jenem Jahr kamen auch Bestimmungen auf, durch die der freie Verkauf von Vitamin A und D in Dosen höher als 10000 I.E. (internationale Einheiten) für Vitamin A und 400 I.E. für Vitamin D verhindert werden sollte, da Bedenken bestanden, daß höhere Dosen dieser fettlöslichen Vitamine Nebenwirkungen verursachen könnten. Diese Bestimmungen wurden 1978 durch Gerichtsbeschluß widerrufen, da Dosen, die jene Mengen übertreffen, durch die FDA nicht *in ihrer Gesamtheit* als Arzneimittel eingestuft werden können. Ein

Tabelle XIV.1 Richtwerte für die empfohlene tägliche Nährstoffzufuhr[a]

GRUPPE	ALTER (JAHRE) ODER ZUSTAND	GEWICHT (kg)	GRÖSSE (cm)	EIWEISS (g)	FETTLÖSLICHE VITAMINE					WASSERLÖSLICHE VITAMINE								MINERALSTOFFE					
					VITA-MIN A (µg RE)[b]	VITA-MIN D (µg)[c]	VITA-MIN E (mg α-TE)[d]	VITA-MIN K (µg)	VITA-MIN C (mg)	THIA-MIN (mg)	RIBO-FLAVIN (mg)	NIACIN (mg NE)[e]	VITA-MIN B$_6$ (mg)	FOL-SÄURE (µg)	VITA-MIN B$_{12}$ (µg)	KAL-ZIUM (mg)	PHOS-PHOR (mg)	MAGNE-SIUM (mg)	EISEN (mg)	ZINK (mg)	JOD (µg)	SELEN (µg)
Säuglinge	0,0–0,5	6	60	13	375	7,5	3	5	30	0,3	0,4	5	0,3	25	0,3	400	300	40	6	5	40	10
	0,5–1,0	9	71	14	375	10	4	10	35	0,4	0,5	6	0,6	35	0,5	600	500	60	10	5	50	15
Kinder	1–3	13	90	16	400	10	6	15	40	0,7	0,8	9	1,0	50	0,7	800	800	80	10	10	70	20
	4–6	20	112	24	500	10	7	20	45	0,9	1,1	12	1,1	75	1,0	800	800	120	10	10	90	20
	7–10	28	132	28	700	10	7	30	45	1,0	1,2	13	1,4	100	1,4	800	800	170	10	10	120	30
Männer	11–14	45	157	45	1000	10	10	45	50	1,3	1,5	17	1,7	150	2,0	1200	1200	270	12	15	150	40
	15–18	66	176	59	1000	10	10	65	60	1,5	1,8	20	2,0	200	2,0	1200	1200	400	12	15	150	50
	19–24	72	177	58	1000	10	10	70	60	1,5	1,7	19	2,0	200	2,0	1200	1200	350	10	15	150	70
	25–50	79	176	63	1000	5	10	80	60	1,5	1,7	19	2,0	200	2,0	800	800	350	10	15	150	70
	51+	77	173	63	1000	5	10	80	60	1,2	1,4	15	2,0	200	2,0	800	800	350	10	15	150	70
Frauen	11–14	46	157	46	800	10	8	45	50	1,1	1,3	15	1,4	150	2,0	1200	1200	280	15	12	150	45
	15–18	55	163	44	800	10	8	55	60	1,1	1,3	15	1,5	180	2,0	1200	1200	300	15	12	150	50
	19–24	58	164	46	800	10	8	60	60	1,1	1,3	15	1,6	180	2,0	1200	1200	280	15	12	150	55
	25–50	63	163	50	800	5	8	65	60	1,1	1,3	15	1,6	180	2,0	800	800	280	15	12	150	55
	51+	65	160	50	800	5	8	65	60	1,0	1,2	13	1,6	180	2,0	800	800	280	10	12	150	55
Schwangere				60	800	10	10	65	70	1,5	1,6	17	2,2	400	2,2	1200	1200	320	30	15	175	65
Stillende	erste 6 Monate			65	1300	10	12	65	95	1,6	1,8	20	2,1	280	2,6	1200	1200	355	15	19	200	75
	zweite 6 Monate			62	1200	10	11	65	90	1,6	1,7	20	2,1	260	2,6	1200	1200	340	15	16	200	75

[a] Die Richtwerte werden in Form einer mittleren Tageszufuhr ausgedrückt. Beabsichtigt ist, individuelle Schwankungen, wie sie unter normalen Personen zu finden sind, die in den USA unter den üblichen Umweltbedingungen leben, mit zu berücksichtigen. Die Nahrung sollte aus einer Mischkost gewöhnlicher Nahrungsmittel bestehen, um auch die Versorgung mit Nährstoffen sicherzustellen, für die der menschliche Bedarf weniger bekannt ist.
[b] Retinol-Äquivalente. 1 Retinol-Äquivalent = 1 µg Retinol oder 6 µg β-Carotin. Siehe Text zur Berechnung der Aktivität von Vitamin A in der Nahrung als Retinol-Äquivalente.
[c] Als Cholecalciferol. 10 µg Cholecalciferol = 400 IU Vitamin D.
[d] α-Tocopherol-Äquivalente; 1 mg d-α-Tocopherol = 1 α-TE. Siehe Text für Schwankungen der Richtwerte und zur Berechnung der Aktivität von Vitamin E in der Nahrung als α-Tocopherol-Äquivalenz.
[e] NE (Niacin-Äquivalent) entspricht 1 mg Niacin oder 60 mg Tryptophan in der Nahrung.
(verändert aus dem Food and Nutrition Board. Nationaler Forschungsrat, 1989).

Tabelle XIV.2 Geschätzte sichere und ausreichende Tageszufuhr zusätzlicher Vitamine und Mineralstoffe*

	ALTER (Jahre)	VITAMINE		SPURENELEMENTE				
		BIOTIN (µg)	PANTOTHENSÄURE (mg)	KUPFER (mg)	MANGAN (mg)	FLUOR (mg)	CHROM (µg)	MOLYBDÄN (µg)
Säuglinge	0-0,5	10	2	0,4-0,6	0,3-0,6	0,1-0,5	10-40	15-30
	0,5-1	15	3	0,6-0,7	0,6-1,0	0,2-1,0	20-60	20-40
Kinder und	1-3	20	3	0,7-1,0	1,0-1,5	0,5-1,5	20-80	25-50
Jugendliche	4-6	25	3-4	1,0-1,5	1,5-2,0	1,0-2,5	30-120	30-75
	7-10	30	4-5	1,0-2,0	2,0-3,0	1,5-2,5	50-200	50-150
	11+	30-100	4-7	1,5-2,5	2,0-5,0	1,5-2,5	50-200	75-250
Erwachsene		30-100	4-7	1,5-3,0	2,0-5,0	1,5-4,0	50-200	75-250

* Da es nur wenig Informationen über die Grundlagen der Richtwerte gibt, werden diese nicht in der Haupttabelle der empfohlenen Nährstoffzufuhr dargestellt, werden aber als Bereiche der empfohlenen Zufuhr wiedergegeben. Da der toxische Bereich vieler Spurenelemente nur um einiges höher als die übliche Zufuhr liegen könnte, sollten die oberen Grenzwerte bei den in dieser Tabelle wiedergegebenen Spurenelementen nicht regelmäßig überschritten werden (verändert aus dem Food and Nutrition Board. Nationaler Forschungsrat, 1989).

Zusatz zum Bundesgesetz über Nahrung, Arzneimittel und Kosmetika, das vom Kongreß 1976 angenommen wurde, schränkt die Kontrollmöglichkeiten der FDA über Zusätze in Nahrungsmitteln für Erwachsene auf diejenigen Fälle ein, bei denen Nebenwirkungen nachgewiesen werden konnten. Es hält jedoch den Einfluß der FDA über Nahrungsmittelzusätze für Kinder unter zwölf Jahren und schwangere sowie stillende Frauen aufrecht.

Der Einsatz von Vitaminen und anderen Nährstoffen zum Zweck der Behandlung von Krankheiten steht unter Aufsicht der FDA, sei es als Diätnahrung (einschließlich Nahrungszusätzen) oder sei es als rezeptfreie wie rezeptpflichtige Arzneimittel, je nach dem Verwendungszweck, für den das Produkt vorgesehen ist, und je nach der Anforderung, die es erfüllen soll. Nährstoffe enthaltende Produkte, die für den besonderen Einsatz in der medizinischen Behandlung vorgesehen sind, wie parenterale Lösungen für die hochkalorische Ernährung und sogenannte medizinische Nahrungsmittel (z. B. definierte Fertignahrung), werden hinsichtlich der Sicherheit und Wirksamkeit genauso eingestuft wie rezeptfreie Arzneimittel, die Vitamine und Mineralstoffe enthalten.

Konsum von Vitaminen und Mineralstoffen Millionen von Menschen in den USA nehmen regelmäßig Mengen von Vitaminen ein, welche die der Empfehlungen für die Nährstoffzufuhr um einiges überschreiten. Eine Studie (Subar und Block, 1990) ergab, daß die Hälfte aller erwachsenen Amerikaner gelegentlich Vitamin/Mineral-Zusätze einnahmen, wovon 23% dies täglich taten. Dies verstärkt die Bedenken, daß viele Amerikaner überzogene Vorstellungen über den Nutzen einer Einnahme zusätzlicher Vitamine und Mineralstoffe haben. Ein Grund, weswegen Menschen Vitaminzusätze einnehmen, ist der irrtümliche Glauben, daß solche Präparate zusätzliche Energie verfügbar machen und daß man sich durch sie „besser fühlt". Die Hinweise auf eine weitverbreitete Selbstmedikation mit Nährstoffen, die durch andere Untersuchungen bestätigt wurden, sollten beachtet werden, wenn eine Medikamentenanamnese bei Patienten aufgestellt wird.

Der Einsatz von Vitaminzusätzen ist aus medizinischen Gründen in einer Vielzahl von Umständen gerechtfertigt, wenn *Vitaminmangelzustände* eintreten könnten. Solche Umstände können durch eine unzureichende Nahrungsaufnahme, Malresorption, erhöhten Gewebeverbrauch oder angeborene Stoffwechseldefekte entstehen. In der Praxis können sich die Ursachen überschneiden, wie es bei Alkoholikern der Fall ist, die sowohl eine unzureichende Nahrungsaufnahme als auch eine gestörte Resorption aufweisen könnten.

Während weitverbreitete Vitaminmangelzustände wegen unzureichender Nahrungsaufnahme in unterentwickelten Gebieten dieser Welt vorgefunden werden können, gibt es in den USA nur wenige ausgeprägte Fälle. Die Regierung der USA veranlaßt regelmäßig Untersuchungen über die Nahrungsaufnahme. Eine Untersuchung (National Center for Health Statistics, 1983) wies darauf hin, daß die Durchschnittsaufnahme durchweg die Empfehlungen für die Nährstoffzufuhr für mehrere Hauptvitamine (Vitamin A, Thiamin, Riboflavin, Niacin und Ascorbinsäure) übertrifft. Daten dieser und anderer Untersuchungen zeigten, daß Personen, die unterhalb der Armutsgrenze leben (besonders ältere und ethnische Minderheiten) ein wesentlich höheres Risiko einer unzureichenden Vitaminaufnahme, besonders für Vitamin A und C, haben. Die Daten weisen allerdings auf ein *relatives Risiko* eines Mangelzustandes hin, wobei in keinem Fall eine signifikante Inzidenz eines tatsächlichen Vitaminmangels beobachtet werden konnte. Die Ergebnisse einer Follow-up-Studie (NHANES III) werden derzeit analysiert. Es sollte hierbei beachtet werden, daß Daten über eine Zufuhr von Nährstoffen Verzerrungsfaktoren wie die relative Bioverfügbarkeit von Nährstoffen in Nahrungsmitteln und Lagerungs- sowie Zubereitungsverluste nicht berücksichtigen.

Bestimmte Personen haben eine unzureichende Aufnahme von Vitaminen aufgrund exzentrischer Diäten, durch Modeerscheinungen beeinflußte Eßgewohnheiten oder durch Nahrungsverweigerung wie bei der Anorexie. Die Vitaminaufnahme kann bei Personen, die Reduktionsdiäten einhalten, und bei älteren Menschen, die aus wirtschaftlichen oder sozialen Gründen wenig essen, unterhalb der empfohlenen Bereiche liegen. Der Konsum übermäßiger Alkoholmengen kann ebenfalls zu einer unzureichenden Zufuhr an Vitaminen und anderen Nährstoffen führen.

Eine Malresorption von Vitaminen kann unter verschiedenen Bedingungen beobachtet werden. Zu den Beispielen zählen hepatobiliäre und pankreatische Erkrankungen, langanhaltende Durchfallerkrankungen, Schilddrüsenunterfunktion, perniziöse Anämie, Sprue und intestinale Bypass-Operationen. Da ein wesentlicher Anteil an Vitamin K und Biotin durch Bakterien des gastrointestinalen Traktes synthetisiert wird, führt zudem eine Behandlung mit antimikrobiellen Wirkstoffen, welche die Magen-Darmflora verändern, unvermeidbar zu einer verminderten Verfügbarkeit dieser Vitamine.

Ein vermehrter Bedarf des Gewebes an Vitaminen kann sich zur Ursache eines Nährstoffmangels entwickeln, obwohl die bisherige Nahrungsversorgung ausreichend gewesen ist. So kann sich beispielsweise der Bedarf bestimmter Vitamine bei der Einnahme gewisser antivitaminer Arzneimittel ändern, wie bei der Wechselwirkung der Folsäureutilisation durch die Einnahme von Trimethoprim (siehe Roe, 1981). Erkrankungen, die mit einer erhöhten Stoffwechselrate verbunden sind, wie eine Schilddrüsenüberfunktion und fiebrige sowie katabole Zustände, steigern ebenfalls den Bedarf des Körpers an Vitaminen.

Schließlich wird eine wachsende Anzahl von Fällen verzeichnet, bei denen genetische Anomalien zu einem gesteigerten Vitaminbedarf führen können. Dies ist häufig bei anomalen Strukturen eines Enzyms zu beobachten, für welches das Vitamin einen Kofaktor darstellt. Dies kann zu einer Verminderung der Affinität des anomalen Enzymproteins zu seinem Kofaktor führen (Scriver, 1973).

Bedeutung von Vitaminen in Arzneimitteln Orale Vitaminzusätze sind bei Zuständen gerechtfertigt, die mit einem erhöhten Risiko, Vitaminmangelerscheinungen zu entwickeln, verbunden sind. 1987 veröffentliche eine Arbeitsgruppe der *American Dietetic Association* eine Stellungnahme zu Vitamin- und Mineralzusätzen, mit der die *American Medical Association* und das *American Institute of Nutrition* übereinstimmten. In der Stellungnahme kommt man zu dem Schluß, daß „die Empfehlungen für die Nährstoffzufuhr die beste derzeit verfügbare Bewertung über eine sichere und ausreichende Zufuhr darstellen und Grundlage für die auf vielen Etiketten angegebenen amerikanischen empfohlenen Tagesmengen sind" (Kommentar, 1987). Dennoch ist klar, daß viele Amerikaner Vitaminzusätze zu sich nehmen. Um die möglichen Risiken, die mit dieser Praxis verbunden sind, in Grenzen zu halten, hat der Wissenschaftsrat der *American Medical Association* empfohlen, daß gesunde Personen nicht mehr als 150% der empfohlenen Tagesmengen eines jeden einzelnen Vitamins zu sich nehmen sollten (Wissenschaftsrat, 1987). Die therapeutische Anwendung bestimmter Vitamine oder deren Analoga, wie Retinoide, Carotenoide oder polare Metaboliten des Vitamin D (siehe Kapitel 62 und 64) kann zu Dosen führen, die die für die Ernährung relevanten erheblich übersteigen. Eine derartige Anwendung von Vitaminen sollte unter ärztlicher Aufsicht erfolgen, wobei die erwünschten Effekte als pharmakologisch und nicht als ernährungsbedingt betrachtet werden sollten.

Patienten, die normale Nahrung nicht in ausreichendem Maß zu sich nehmen können, steht Spezialnahrung zur Verfügung. Der Vitamingehalt dieser Produkte wird von der FDA als medizinische Nahrung geregelt. Manche Patienten bedürfen einer vollständigen parenteralen Nährstoffversorgung. In diesem Fall kann der Gehalt an wasserlöslichen Vitaminen wegen einer übermäßigen Ausscheidung im Harn höher sein.

Die Auswirkungen, die eine Krankheit auf den Bedarf an Nährstoffen hat, kann je nach Stadium und Intensität unterschiedlich sein. Die Notwendigkeit einer Behandlung mit Vitaminen kann sich mit dem Verlauf der Erkrankung verändern, wobei die Heilung schließlich mit dem Absetzen dieser Therapie verbunden sein sollte.

LITERATUR

Commentary. Recommendations concerning supplement usage: ADA statement. *J. Am. Diet. Assoc.*, **1987**, *87*:1342—1343.

Council on Scientific Affairs. Vitamin preparations as dietary supplements and as therapeutic agents. *JAMA*, **1987**, *257*:1929—1936.

Food and Nutrition Board, National Research Council. *Recommended Dietary Allowances*, 10th ed. National Academy of Sciences, Washington, D. C., **1989**.

Herbert, V. Laetrile: the cult of cyanide—promoting poison for profit. *Am. J. Clin. Nutr.*, **1979a**, *32*:1121-1158.

Herbert, V. Pangamic acid ("vitamin B_{15}"). *Am. J. Clin. Nutr.*, **1979b**, *32*:1534—1540.

National Center for Health Statistics, Carroll, M. D., Abraham, S., and Dress, C. M. Dietary intake source data: United States, 1976—80. *Vital Health Stat.* [*11*], No. 231. U.S. Government Printing Office, Washington, D.C., **1983**.

Roe, D. A. Drug interference with the assessment of nutritional status. *Clin. Lab. Med.*, **1981**, *1*:647—664.

Scriver, C. R. Vitamin-responsive inborn error of metabolism. *Metabolism*, **1973**, *22*:1319—1344.

Shils, M.E., Olson, J.A., and Shike, M. (eds.). *Modern Nutrition in Health and Disease*, 8th ed. Lea & Febiger, Philadelphia, 1994.

Subar, A.F., and Block, G. Use of vitamin and mineral supplements: demographics and amounts of nutrients consumed. The 1987 Health Interview Survey. *Am. J. Epidemiol.*, **1990**, *132*:1091—1101.

62
WASSERLÖSLICHE VITAMINE
Vitamin-B-Komplex und Ascorbinsäure

Robert Marcus und Ann M. Coulston

Dieses Kapitel liefert einen Überblick über die physiologische und therapeutische Bedeutung der Substanzen des Vitamin-B-Komplexes und der Ascorbinsäure.

Zum Vitamin-B-Komplex gehört eine große Anzahl von Verbindungen, die sich in ihrer chemischen Struktur und biologischen Wirkung stark voneinander unterscheiden. Sie werden in eine Gruppe zusammengefaßt, weil sie ursprünglich aus denselben Quellen isoliert worden sind, hauptsächlich aus Leber und Hefe. Traditionellerweise zählt man elf Mitglieder zum Vitamin-B-Komplex, nämlich Thiamin, Riboflavin, Nikotinsäure, Pyridoxin, Pantothensäure, Biotin, Folsäure, Cyanocobalamin, Cholin, Inositol und Paraaminobenzoesäure. Die Paraaminobenzoesäure wird in diesem Kapitel nicht behandelt, da sie kein echtes Vitamin für irgendeine Säugetierart darstellt, aber ein Wachstumsfaktor für bestimmte Bakterien ist, wo es als Vorläufer zur Folsäuresynthese dient. Obwohl es kein traditionelles Mitglied der Gruppe ist, wird Carnitin in diesem Kapitel wegen seiner biosynthetischen Beziehung zu Cholin und der in jüngster Zeit gewonnenen Erkenntnis über Mangelzustände ebenfalls abgehandelt. Folsäure und Cyanocobalamin werden im Kapitel 53 wegen ihrer besonderen Funktion bei der Hämatopoese behandelt.

Vitamin C kommt in Zitrusfrüchten besonders konzentriert vor und wird daher meistens aus Quellen gewonnen, die sich von denen der Mitglieder des Vitamin-B-Komplexes unterscheiden.

I. Der Vitamin-B-Komplex

THIAMIN

Geschichte Thiamin oder Vitamin B1 war das Mitglied des Vitamin-B-Komplexes, das zuerst identifiziert wurde. Der Mangel an Thiamin führt zu einer Form der Polyneuritis, die als Beri-Beri bekannt ist. Diese Krankheit war im Ost-Asien des 19. Jahrhunderts weitverbreitet, als dampfbetriebene Reismühlen eingeführt wurden, die polierten Reis herstellten, dem die vitaminreiche Hülse fehlte. Eine nahrungsmittelbedingte Ursache dieser Krankheit wurde zuerst 1880 identifiziert, als Admiral Takaki das Auftreten von Beri-Beri in der japanischen Marine durch Hinzufügung von Fisch, Fleisch, Gerste und Gemüse zur Seemannsnahrung, die nur aus poliertem Reis bestand, stark reduzierte. 1897 zeigte Eijkman, ein holländischer Arzt, der auf Java arbeitete, wo Beri-Beri ebenfalls verbreitet war, daß Geflügel, welches mit poliertem Reis gefüttert wurde, eine dem Beri-Beri ähnliche Polyneuritis entwickelte. Man konnte die Tiere mit Hilfe des Abfallproduktes der Reispolitur (Hülsen) oder eines wässrigen Extraktes dieses Abfallproduktes heilen. Er wies ebenfalls nach, daß das Abfallprodukt der Reispolitur Beri-Beri beim Menschen heilen konnte.

1911 isolierte Funk eine hochkonzentrierte Form des aktiven Faktors und erkannte, daß er einer neuen Gruppe von Nahrungsmittelfaktoren angehörte, die er *Vitamine* nannte. Der aktive Faktor wurde in der Folge Vitamin B_1 genannt. 1926 wurde er von Jansen und Donath in kristalliner Form isoliert, und seine Struktur wurde 1936 durch Williams aufgedeckt. Der *Council on Pharmacy and Chemistry* übernahm den Namen *Thiamin*, um das kristalline Vitamin B_1 zu bezeichnen.

Chemie Thiamin enthält einen Pyrimidin- und einen Thiazolkern, die durch eine Methylenbrücke verbunden werden. Thiamin nimmt im Körper die Funktion des Koenzyms Thiaminpyrophosphat (TPP) ein. Die Strukturen von Thiamin und Thiaminpyrophosphat stellen sich wie folgt dar:

Die Umwandlung von Thiamin zu seiner Koenzymform erfolgt durch das Enzym Thiamindiphosphokinase mit Adenosintriphosphat (ATP) als Pyrophosphat(PP)-Donor. Es wurden Antimetaboliten des Thiamins synthetisiert, die dieses Enzym hemmen. Zu den wichtigsten zählen *Neopyrithiamin* (Pyrithiamin) und *Oxythiamin*.

Pharmakologische Wirkungen Thiamin besitzt praktisch keine pharmakodynamischen Wirkungen, wenn es in den üblichen therapeutischen Dosen verabreicht wird, auch hohe Dosen führen zu keinen wahrnehmbaren Effekten. Vereinzelte klinische Berichte über toxische Reaktionen auf langfristige parenterale Verabreichungen von Thiamin entsprechen möglicherweise seltenen Überempfindlichkeitsreaktionen.

Physiologische Funktionen Die Vitamine des B-Komplexes spielen bei vielen Reaktionen des Zwischenstoffwechsels eine Rolle, einige davon sind in der Abbildung 62.1 zusammengestellt. Thiaminpyrophosphat, die physiologisch aktive Form des Thiamins, fungiert im Kohlenhydratstoffwechsel als Koenzym bei der Decarboxylierung von α-Ketosäuren wie Pyruvat und α-Ketoglutarat sowie beim Stoffwechsel der Pentose im Hexosemonophosphatweg. Bei der letztgenannten Funktion wird das thiaminpyrophosphatabhängige Enzym Transketolase einbezogen. Mehrere Stoffwechselveränderungen, die von klinischer Bedeutung sind, können direkt mit der biochemischen Wikung des Thiamins in Zusammenhang gebracht werden. Beim Thiaminmangel ist die Oxidation von α-Ketosäuren beeinträchtigt, so daß ein Anstieg der Pyruvatkonzentration im Blut als eines der diagnostischen Kennzeichen eines Mangelzustandes verwendet wurde. Ein spezifischerer diagnostischer Test für einen Thiaminmangel basiert auf der Messung der Transketolaseaktivität in Erythrozyten (Brin, 1968). Der Thiaminbedarf hängt mit der Stoffwechselrate zusammen und ist am größten, wenn Kohlenhydrate die Energiequelle darstellen. Dieser Umstand ist für Patienten von praktischer Bedeutung, die mit parenteraler Ernährung versorgt werden und dabei einen wesentlichen Anteil ihrer Kalorien in Form von Dextrose erhalten. Solche Patienten sollten großzügig mit diesem Vitamin versorgt werden.

Symptome des Mangelzustandes Ein schwerwiegender Thiaminmangel führt zu jenem Zustand, der als *Beri-Beri* bekannt ist. In Asien tritt er auf, wenn die Hauptnahrungsquelle aus poliertem Reis besteht, dem dieses Vitamin fehlt. In Europa und Nordamerika kann ein Thiaminmangel meistens bei Alkoholikern festgestellt werden. Dialysepflichtige Patienten mit chronischer Niereninsuffizienz und Patienten, die vollständig parenteral ernährt werden, gehören ebenfalls zur Risikogruppe. Eine schwerwiegende Form des akuten Thiaminmangels kann auch bei Säuglingen auftreten.

Der überwiegende Teil der Symptome eines Thiaminmangels sind mit dem zentralen Nervensystem (trockene Beri-Beri) und dem Herzkreislaufsystem (feuchte Beri-Beri) verbunden. Viele der neurologischen Anzeichen und Symptome sind typisch für eine periphere Neuritis mit Sensibilitätsstörungen in den Extremitäten, wozu begrenzte hyperästhetische und anästhetische Areale gehören. Die Kraft in der Muskulatur geht stufenweise verloren und kann zu einer Fallhand oder einer vollständigen Lähmung einzelner Gliedmaßen führen. Der Vitaminmangel kann sich auch in Form von Persönlichkeitsstörungen, Depressionen, Antriebs- und Gedächtnisverlust äußern sowie in solch extremen Syndromen wie der Wernickeschen Enzephalopathie und der Korsakoff-Psychose (siehe unten).

Es können auch kardiovaskuläre Symptome im Vordergrund stehen und sich als Belastungsdyspnoe, Palpitationen, Tachykardie und anderen kardialen Störungen, die durch ein

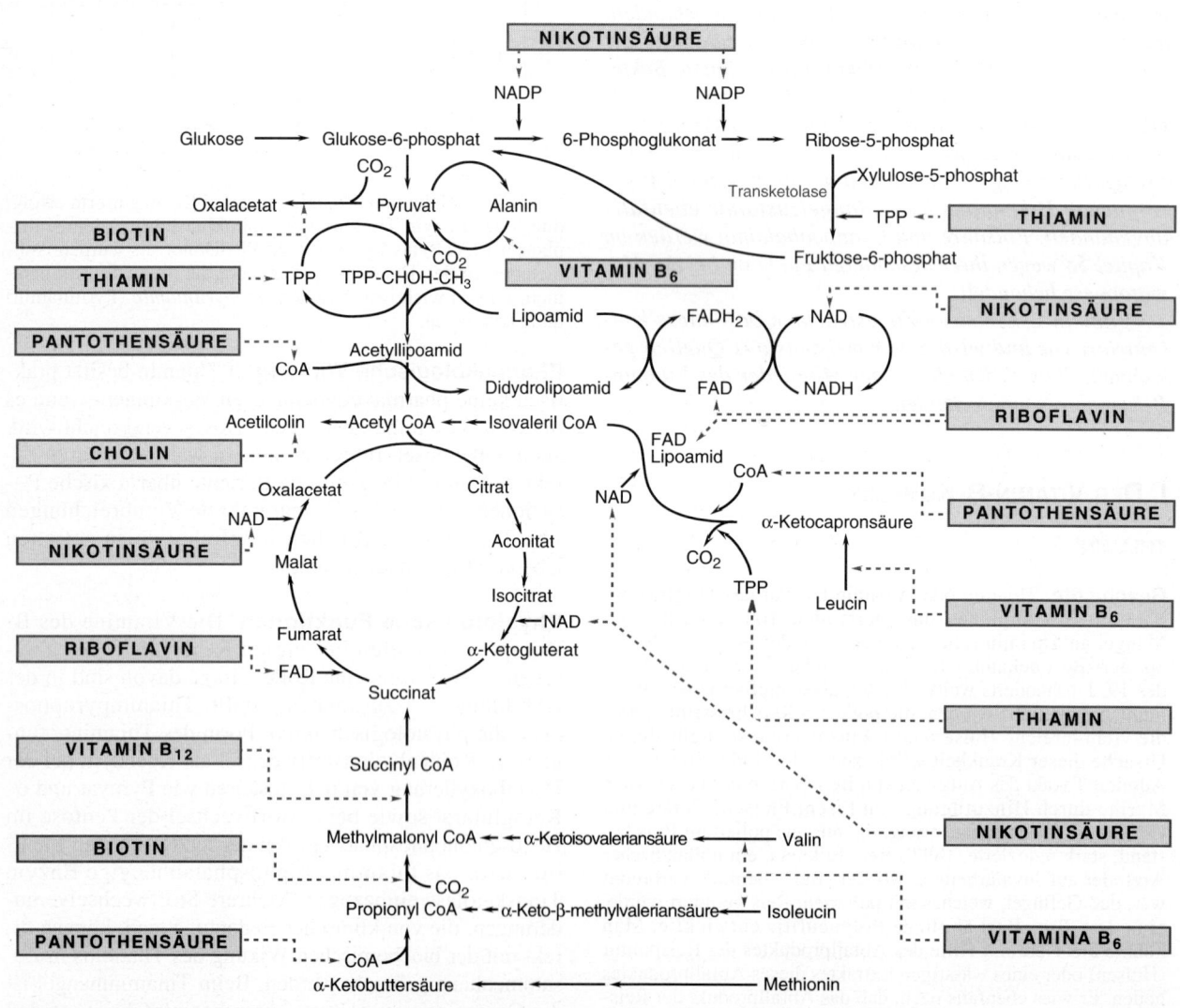

Abbildung 62.1 Einige Hauptstoffwechselwege, an denen aus wasserlöslichen Vitaminen gebildete Koenzyme beteiligt sind. (Abkürzungen werden im Text dieses Kapitels erklärt.)

anormales EKG gekennzeichnet sind (hauptsächlich niedrige R-Zacken, Inversion der T-Welle und Verlängerung des Q/T-Intervalls), sowie durch eine Herzinsuffizienz mit hoher Auswurfleistung äußern. Eine derartige Störung wird als *feuchte Beri-Beri* bezeichnet. Es bestehen ausgeprägte Ödeme, hauptsächlich als Folge einer Hypoproteinämie durch unzureichende Eiweißaufnahme oder einer begleitenden Lebererkrankung in Verbindung mit einer nachlassenden Ventrikelfunktion.

Resorption, Metabolismus und Exkretion Die Resorption der üblichen Thiaminmengen aus dem Gastrointestinaltrakt, die mit der Nahrung aufgenommen werden, geschieht durch einen Na^+-abhängigen aktiven Transport, bei höheren Konzentrationen ist auch die passive Diffusion von Bedeutung (Rindi und Ventura, 1972). Die Resorption beschränkt sich für gewöhnlich auf eine maximale Tagesmenge von 8 - 15 mg, diese Menge kann aber durch orale Verabreichung in geteilten Dosen zusammen mit der Nahrung übertroffen werden.

Bei Erwachsenen wird täglich ungefähr ein 1 mg Thiamin vollständig vom Gewebe abgebaut, was in etwa dem täglichen Mindestbedarf entspricht. Wenn die Zufuhr auf solch geringem Niveau stattfindet, wird nur wenig oder gar kein Thiamin mit dem Harn ausgeschieden. Wenn die Zufuhr den Mindestbedarf übertrifft, werden zunächst die Gewebespeicher gesättigt. Anschließend erscheint der Überschuß quantitativ im Harn als intaktes Thiamin oder als Pyrimidin, das aus dem Abbau des Thiaminmoleküls hervorgeht. Wird die Zufuhr weiter gesteigert, erscheinen größere Anteile des Überschusses unverändert.

Therapeutischer Einsatz Die einzig bewährte therapeutische Anwendung von Thiamin besteht aus der Behandlung oder Prophylaxe der Thiaminmangelerscheinung. Um die Störung so schnell wie möglich zu korrigieren, werden gemeinhin intravenöse Dosen in Form parenteraler Flüssigkeit mit 100 mg je Liter verabreicht. Wenn der Thiaminmangel ausgeglichen wurde, besteht keine Notwendigkeit mehr, weitere parenterale Gaben oder Mengen, die den Tagesbedarf übertreffen, zu verabreichen, es sei denn, gastrointestinale Störungen verhindern die Zufuhr oder Resorption ausreichender Vitaminmengen.

Die Syndrome eines Thiaminmangelzustandes können sich klinisch von Beri-Beri über die Wernickesche Enzephalopathie und dem Korsakoff-Syndrom bis hin zur alkoholischen Polyneuropathie erstrecken. Da der normale Kohlenhydratstoffwechsel mit einem Verbrauch von Thiamin verbunden ist, konnte wiederholt beobachtet werden, daß die Zufuhr von Glukose akute Symptome eines Thiaminmangels bei grenzwertig mangelernährten Personen auslösen kann. Dies konnte auch während des Ausgleichs einer endogenen Hyperglykämie beobachtet werden. *Daher sollte jeder Person, deren Vitaminstatus verdächtig ist, das Vitamin vor oder zusammen mit dextrosehaltigen Flüssigkeiten verabreicht werden. Alle Alkoholiker, die in die Notaufnahme kommen, sollten routinemäßig 50 - 100 mg Thiamin erhalten.* Das klinische Erscheinungsbild scheint von der Intensität des Mangels abzuhängen (McLaren, 1978). Eine Enzephalopathie und das Korsakoff-Syndrom sind Ergebnisse eines schweren Mangelzustandes, wogegen eine Beri-Beri-Herzerkrankung bereits bei Personen mit geringeren Mangelzuständen auftritt. Auch eine Polyneuritis kann bereits bei geringfügigen Mangelzuständen beobachtet werden. Die folgende Erörterung geht auf Unterschiede der Thiaminmangelerscheinungen und ihre Behandlung ein.

Alkoholische Neuritis Der Alkoholismus gehört zu den häufigsten Ursachen eines Thiaminmangels in den USA (dies trifft auch für Deutschland zu, Anm. d. Hrsg.). Die alkoholische Neuritis wird durch eine unzureichende Thiaminzufuhr verursacht. Zwei Faktoren sind bei einem chronischen Alkoholiker an einer derartigen unzureichenden Zufuhr beteiligt: (1) Der Appetit ist im allgemeinen gering, so daß sich die Nahrungsaufnahme verringert. (2) Ein großer Anteil der kalorischen Zufuhr geschieht in Form von Alkohol. Die Symptome einer neurologischen Beteiligung bei Alkoholikern sind die einer Polyneuritis mit motorischen und sensiblen Defekten. Das Wernicke-Syndrom ist eine zusätzliche, ernsthafte Folgeerscheinung des Alkoholismus und Thiaminmangels. Bestimmte charakteristische Anzeichen der Erkrankung, besonders Ophthalmoplegie, Nystagmus und Ataxie sprechen rasch auf die Gabe von Thiamin, aber keines anderen Vitamins an. Das Wernicke-Syndrom kann von einem allgemeinen Verwirrungszustand begleitet sein, der ebenfalls auf Thiamin ansprechen kann. Unbehandelt führt die Wernickesche Enzephalopathie häufig zu einer chronischen Störung, bei der vor allem Lern- und Gedächtnisfunktionen im Gegensatz zu anderen kognitiven Funktionen des ansonsten wachen und ansprechbaren Patienten beeinträchtigt sind. Die Korsakoff-Psychose ist durch Konfabulationen gekennzeichnet, und es bestehen geringere Aussichten, sie umzukehren, wenn sie erst einmal manifest wurde (Victor et al., 1971). Im Hinblick darauf, daß die Vitaminspeicher mancher Patienten mit einer Wernickeschen Enzephalopathie denen ohne auffällige neurologische Befunde ähnlich sind, konnte bei Patienten mit einer Wernickeschen Enzephalopathie eine Besonderheit beim thiaminabhängigen Enzym Transketolase entdeckt werden (siehe Haas, 1988). Unter derartigen Bedingungen können Thiaminkonzentrationen im unteren Grenzbereich zu schwerwiegenden neurologischen Schäden führen.

Chronische Alkoholiker mit einer Polyneuritis und motorischen sowie sensiblen Ausfallserscheinungen sollten bis zu 40 mg Thiamin täglich erhalten. Das Wernicke-Korsakoff-Syndrom stellt eine akute Notfallsituation dar, die mit mindestens 100 mg täglich intravenös behandelt werden sollte.

Beri-Beri bei Kindern Ein Thiaminmangel kann auch als akute Erkrankung in der Kindheit vorkommen und dabei einen schnellen und fulminanten Verlauf nehmen. Obwohl in modernen Gesellschaften selten, war Beri-Beri bei Kindern in diesem Jahrhundert in Regionen mit hohem Reiskonsum eine verbreitete Ursache des Kindstodes. Es ist in Ländern der Dritten Welt immer noch von Bedeutung und hat seine Ursache im geringen Thiamingehalt der Muttermilch von Frauen mit Thiaminmangel. Das Erscheinungsbild besteht aus einem Appetitverlust, Erbrechen und grünlichen Stühlen, gefolgt von plötzlichen Anfällen von Muskelsteifheit. Die aufgrund des Verlustes der laryngealen Nervenfunktion auftretende Heiserkeit ist ein diagnostisches Kennzeichen. Anzeichen kardialer Beteiligung sind vorherrschend. Der Tod kann innerhalb von 12 - 24 Stunden eintreten, wenn keine konsequente Behandlung eingeleitet wird. Kinder mit einer milden Form dieses Zustandes sprechen auf eine orale Therapie mit 10 mg Thiamin täglich an. Tritt ein akuter Kollaps ein, können intravenöse Dosen von 25 mg vorsichtig gegeben werden, die Prognose bleibt aber schlecht.

Subakute nekrotisierende Enzephalomyopathie Dies ist eine vererbare Kinderkrankheit mit tödlichem Ausgang. Das neuropathologische Bild gleicht dem des Wernicke-Korsakoff-Syndroms. Zu den klinischen Erscheinungen zählen Schwierigkeiten beim Füttern und Schlucken, Erbrechen, Hypotonie, externe Ophthalmoplegie, periphere Neuropathie und Krampfanfälle. Obgleich das Syndrom verschiedene Ursachen zu haben scheint, weisen das Muster der Störungen und die erhöhten Plasmaspiegel von Pyruvat und Laktat auf eine pathogene Beziehung zum Thiamin hin; dies blieb allerdings unbestätigt (siehe Haas, 1988). Einige Fälle scheinen von einem zirkulierenden Hemmstoff desjenigen Enzyms verursacht zu werden, das im Gehirn aus Thiaminpyrophosphat Thiamintriphosphat synthetisiert; der Nachweis eines Enzymhemmstoffes im Urin, der aus Glykoproteinen besteht, wurde bereits erbracht (Pincus et al., 1974). Anormale Stoffwechselverhältnisse wie Defekte der Pyruvatdehydrogenase und Cytochrom-C-Oxidase wurden auch in Gewebeproben betroffener Kinder gefunden (Medina et al., 1990). Es wurden noch andere angeborene Stoffwechseldefekte beschrieben, die auf eine Thiamingabe ansprechen (siehe Scriver, 1973).

Herz-Kreislauf-Erkrankung Ernährungsbedingte Herz-Kreislauf-Erkrankungen können bei chronischen Alkoholikern, Schwangeren, Personen mit Magen-Darm-Erkrankungen und bei denjenigen, deren Ernährung aus anderen Gründen unzureichend ist, beobachtet werden. Wurde die Diagnose einer thiaminmangelbedingten Herz-Kreislauf-Erkrankung zurecht gestellt, führt die Gabe von Thiamin zu einer schnellen Besserung. Eines der pathognomonischen Kennzeichen des Syndroms ist ein erhöhtes Herzminutenvolumen bedingt durch arterioläre Dilatation. Innerhalb weniger Stunden nach Thiamingabe wird die Herzauswurfleistung vermindert, und der Sauerstoffverbrauch erlangt wieder Normalwerte. Waren wegen der Herzinsuffizienz Ödeme vorhanden, führt die geeignete Behandlung zur gesteigerten Diurese. Die individuellen Störungen, die sich aus einem chronischen Mangelzustand ergeben haben können, bedürfen allerdings einer längeren Behandlung. Die übliche Dosierung besteht aus 10 - 30 mg Thiamin, täglich dreimal parenteral verabreicht. Die Dosis kann reduziert und der Patient mit einer oralen Medikation oder einer besonderen Diät weiterversorgt werden, nachdem sich die Zeichen des Mangelzustandes zurückgebildet haben. Es sei betont, daß die Verabreichung von Glukose an Personen mit Thiaminwerten im unteren Grenzbereich eine Herzinsuffizienz auslösen kann. Alle Patienten, die möglicherweise in diese Kategorie fallen, sollten Thiamin daher prophylaktisch erhalten. Üblicherweise werden 100 mg intramuskulär verabreicht oder den ersten Litern der parenteralen Lösung hinzugefügt.

Magen-Darm-Störungen Beim experimentellen und klinischen Beri-Beri können manche Symptome dem Magen-Darm-Trakt zugeordnet werden. Darum kam es zum unkritischen Einsatz von Thiamin bei solchen, davon unabhängigen Zuständen wie der Colitis ulcerosa, der gastrointestinalen Hypotonie und chronischen Durchfallerkrankungen. Solange die zu behandelnde Krankheit nicht eine unmittelbare Folgeerscheinung des Thiaminmangels ist, bleibt das Vitamin wirkungslos.

Schwangerschaftsneuritis Während der Schwangerschaft ist der Thiaminbedarf leicht erhöht. Eine Schwangerschaftsneuritis nimmt Formen einer multiplen Beteiligung peripherer Nerven an, wobei die Anzeichen und Symptome bei ausgeprägten Fällen denen ähnlich sind, wie sie bei Patienten mit Beri-Beri beschrieben wurden. Das Problem kann wegen einer unzureichenden Thiaminzufuhr oder bei Patienten mit Hyperemesis gravidarum aufkommen. Der Beweis, daß die Neuritis aufgrund eines Thiaminmangels eingetreten ist, kann in den Fällen geführt werden, bei denen eine Thiaminbehandlung zu einer dramatischen Verbesserung des klinischen Erscheinungsbildes führt. Die Dosis, die hier eingesetzt wird, reicht von 5 - 10 mg täglich und wird parenteral verabreicht, wenn das Erbrechen schwerwiegend ist.

RIBOFLAVIN

Geschichte Zu verschiedenen Zeitpunkten von 1879 an wurde eine Reihe von gelb pigmentierten Verbindungen aus einer Vielzahl von Quellen isoliert, als Flavine bezeichnet, und mit einem jeweiligen Präfix versehen, um die Herkunft erkennen zu lassen (z. B. Lakto-, Ovo-, Hepatoflavin). In der Folge konnte gezeigt werden, daß diese verschiedenen Flavine eine identische chemische Zusammensetzung haben.

Unterdessen wurde das wasserlösliche Vitamin B in einen hitzelabilen Anti-Beri-Beri Faktor (B_1) und in einen hitzestabilen Wachstumsfaktor (B_2) getrennt, wobei schließlich erkannt wurde, daß Konzentrate des sogenannten Vitamin B_2 eine gelbe Farbe hatten. 1932 beschrieben Warburg und Christian ein gelbes Atmungsenzym in der Hefe. 1933 wurde der gelbe Pigmentanteil des Enzyms als Vitamin B_2 identifiziert. Alle Zweifel über die Beschaffenheit von Vitamin B_2 und den natürlich vorkommenden Flavinen wurden beseitigt, als Laktoflavin synthetisiert wurde und nachgewiesen werden konnte, daß das synthetische Produkt die volle biologische Wirksamkeit besaß. Das Vitamin wurde als *Riboflavin* bezeichnet, da seine Struktur Ribose beinhaltet.

Chemie Riboflavin führt seine Funktion im Körper als eines der beiden Koenzyme Riboflavinphosphat, gemeinhin auch als Flavinmononukleotid (FMN) bekannt, und Flavinadenindinukleotid (FAD) aus. Die Strukturen von Riboflavin, FMN und FAD sind auf der nächsten Seite dargestellt.

Riboflavin wird in FMN und FAD durch zwei von Enzymen katalysierte Reaktionen, dargestellt in (62.1) und (62.2), umgewandelt:

$$\text{Riboflavin} + \text{ATP} \to \text{FMN} + \text{ADP} \qquad (62.1)$$
$$\text{FMN} + \text{ATP} \to \text{FAD} + \text{PP} \qquad (62.2)$$

Pharmakologische Wirkungen Nach der oralen oder parenteralen Verabreichung von Riboflavin folgen keine offensichtlichen pharmakologischen Effekte.

Physiologische Funktionen FMN und FAD, die physiologisch aktiven Formen des Riboflavins, nehmen eine zentrale Rolle im Stoffwechsel als Koenzyme einer großen Anzahl von respiratorischen Flavoproteinen ein, von denen manche Metalle enthalten (z. B. Xanthinoxidase).

Mangelerscheinungen Die Eigenschaften eines spontanen oder experimentell erzeugten Riboflavinmangels wurden von McCormick in einer Übersichtsarbeit dargestellt (1989). Halsschmerzen und Mundwinkelrhagaden treten zuerst auf. Später kommen Glossitis, Cheilosis (rote, wunde Lippen), seborrhoeische Dermatitis im Gesicht, am Rumpf und den Extremitäten hinzu, gefolgt von Anämie und Neuropathie. Bei manchen Personen stehen eine Vaskularisierung der Hornhaut und die Bildung einer Katarakt im Vordergrund.

Die Anämie, die sich unter Riboflavinmangel entwickelt, ist normochrom und normozytär sowie mit einer Retikulozytopenie verbunden. Leukozyten und Blutplättchen sind im allgemeinen unauffällig. Die Verabreichung von Riboflavin an Patienten mit einem Mangelzustand führt zu einer Retikulozytose, so daß die Hämoglobinkonzentration bald wieder ihren Normalwert erreicht. Eine Anämie bei Patienten mit Riboflavinmangelzuständen kann zumindest teilweise mit Störungen des Folsäurestoffwechsels verbunden sein.

Das Problem der Erkennung von Riboflavinmangelzuständen in der Klinik besteht darin, daß bestimmte Kennzeichen, wie die Glossitis und Dermatitis, verbreitete Erscheinungsbilder anderer Erkrankungen sind, Vitaminmangelzustände eingeschlossen. Die Erkennung der Riboflavinmangelzustände wird zusätzlich dadurch erschwert, daß sie selten isoliert auftreten. Untersuchungen über das Ernährungsverhalten von Stadtkindern und willkürlich ausgewählten Krankenhauspatienten ergaben, daß Riboflavinmangelzustände häufig zu beobachten sind, aber fast immer in Verbindung mit anderen Vitaminmangelerscheinungen vorkommen. Riboflavinmangelzustände wurden gleichfalls in Verbindung mit anderen Vitaminmangelzuständen bei einem Großteil der Alkoholiker mit geringem Einkommen in Städten beobachtet. Ein biochemischer Hinweis eines Riboflavinmangelzustandes konnte bei Neugeborenen erbracht werden, die mit ultraviolettem Licht wegen einer Hyperbilirubinämie behandelt wurden. Gestillte Säuglinge sind wegen des geringen Riboflavingehaltes der Muttermilch für dieses Problem am empfänglichsten. Die Bestimmung des Riboflavinstatus wird über einen Vergleich der Ernährungsanamnese mit klinischen und Laborbefunden durchgeführt. Zu den biochemischen Bestimmungsmethoden gehört die Auswertung der Vitaminausscheidung mit dem Harn (eine Ausscheidung von weniger als 50 µg Riboflavin weist auf einen Mangelzustand hin). Obwohl die Flavinkonzentrationen im Blut nicht von diagnostischem Wert sind, stimmt ein Enzymaktivierungsassay, bei dem die erythrozytäre Glutathiontransferase zum Einsatz kommt, gut mit dem Riboflavinstatus überein (Prentice und Bates, 1981).

Bedarf des Menschen Das *Dietary Allowances Committee of the National Research Council* empfiehlt eine Riboflavinzufuhr von 0,6 mg/1000 kcal, was in etwa 1,6 mg (Deutsche Gesellschaft für Ernährung DGE 1,7 mg, Anm. d. Hrsg.) für junge erwachsene Männer und 1,2 mg (Deutsche Gesellschaft für Ernährung DGE 1,5 mg, Anm. d. Hrsg.) für junge erwachsene Frauen entspricht. Es wird empfohlen, daß die Zufuhr von 1,2 mg (Deutsche Gesellschaft für Ernährung DGE 1,5 mg, Anm. d. Hrsg.) bei älteren Erwachsenen nicht unterschritten werden sollte, auch wenn die Kalorienzufuhr weniger als 2000 kcal beträgt. Der Riboflavinumsatz scheint mit dem Energieverbrauch zusammenzuhängen, wobei Perioden einer erhöhten körperlichen Aktivität mit einem leichten Anstieg des Bedarfs verbunden sind (Belko et al., 1983).

Nahrungsquellen Riboflavin ist reichlich in Milch, Käse, Innereien, Eiern, Blattgemüse und Vollkornprodukten vorhanden.

Resorption, Metabolismus und Exkretion
Riboflavin wird aus dem oberen Magen-Darm-Trakt durch einen spezifischen, mit einer Phosphorylierung des Vitamins zu FMN verbundenen Transportmechanismus vollständig resorbiert (Reaktion 62.1; Jusko und Levy, 1975). Hier und in anderen Geweben wird Riboflavin durch die Flavokinase zu FMN umgewandelt, eine Reaktion, die empfindlich auf den Schilddrüsenhormonstatus reagiert und durch Chlorpromazin sowie trizyklische Antidepressiva gehemmt werden kann. Das Antimalariamittel Quinacrin interferiert ebenfalls mit dem Riboflavinstoffwechsel. Riboflavin verteilt sich in alle Gewebearten, die Konzentrationen sind aber überall gering, wobei nur wenig gespeichert wird. Wenn die Riboflavinzufuhr in Mengen stattfindet, die annähernd denen des minimalen Tagesbedarfes entsprechen, erscheinen nur etwa 9% im Harn. Wenn die Riboflavinzufuhr über derjenigen des Mindestbedarfs liegt, wird ein größerer Anteil unverändert mit dem Harn ausgeschieden. Borsäure, eine weitverbreitete Haushaltschemikalie, bildet mit Riboflavin einen Komplex und fördert somit dessen Ausscheidung mit dem Harn. Eine Borsäurevergiftung kann daher zu einem Riboflavinmangel führen.

Riboflavin kommt auch in den Faeces vor. Dies entspricht wahrscheinlich dem Vitamin, das von Darmmikroorganismen synthetisiert wird, zumal bei niedriger Riboflavinzufuhr der Anteil in den Faeces denjenigen, der zugeführt wurde, übertrifft. Es gibt keine Hinweise darauf, daß von Bakterien synthetisiertes Riboflavin aus dem Kolon resorbiert werden kann.

Therapeutischer Einsatz Die einzige etablierte therapeutische Anwendung des Riboflavins ist die Behandlung oder Prophylaxe von Erkrankungen, die von Mangelzuständen verursacht werden. Eine Ariboflavinose tritt in den USA (und in Deutschland, Anm. d. Hrsg.) nur selten als Einzelerscheinung auf, kann aber mit anderen Ernährungsstörungen vergesellschaftet sein. Eine spezifische Therapie mit 5 - 10 mg Riboflavin täglich sollte in Verbindung mit der Behandlung multipler Ernährungsstörungen angesetzt werden.

NIKOTINSÄURE

Geschichte Pellagra (aus dem Italienischen *pella agra*, „rauhe Haut") ist seit Jahrhunderten in Ländern bekannt, in denen

Mais in größeren Mengen gegessen wird, besonders in Italien und Nordamerika. 1914 ging Funk davon aus, daß die Ursache der Erkrankung ein Ernährungsmangel war. In den darauffolgenden Jahren zeigten Goldberger und Mitarbeiter überzeugend, daß Pellagra vermieden werden kann, wenn der Konsum von Frischfleisch, Eiern und Milch erhöht wird. Goldberger führte daraufhin ein vorzügliches Tiermodell für die menschliche Pellagra ein, die „Schwarzzunge", in dem Hunde mangelernährt wurden. Obwohl man anfänglich dachte, daß es sich um einen Mangel an essentiellen Aminosäuren handele, entdeckte man bald darauf, daß die Erkrankung durch einen andersartigen hitzeresistenten Faktor in wasserlöslichen Vitamin-B-Präparationen verhindert werden konnte.

1935 präparierten Warburg und Mitarbeiter Nikotinsäureamid (Nikotinamid) aus einem Koenzym, das aus roten Blutkörperchen von Pferden isoliert wurde; dies regte das Interesse am Nährwert der Nikotinsäure an. Da von Leberextrakten bekannt war, daß sie sehr wirksam bei der Behandlung der menschlichen Pellagra und der Schwarzzunge bei Hunden sind, bereiteten Elvehjem und seine Mitarbeiter hochwirksame Extrakte aus der Leber. 1937 entdeckten sie, daß Nikotinamid die Substanz war, die wirksam bei der Behandlung der Schwarzzunge war. Der Beweis wurde mit der Demonstration geführt, daß synthetische Nikotinsäureabkömmlinge ebenfalls wirksam bei der Linderung der Symptome der Schwarzzunge und bei der Heilung der menschlichen Pellagra waren. Goldberger und Tanner zeigten vorher, daß Tryptophan die menschliche Pellagra heilen konnte. Dieser Effekt wurde später der Umwandlung von Tryptophan zu Nikotinsäure zugeschrieben. Goldsmith (1958) erzeugte experimentell eine Pellagra bei Menschen, indem er ihnen eine Nahrung verabreichte, der es an Nikotinsäure und Tryptophan fehlte.

Nikotinsäure ist auch unter dem Namen *Niacin* bekannt, ein Begriff, der eingeführt wurde, um Verwechslungen zwischen dem Vitamin und dem Alkaloid Nikotin zu vermeiden. Pellagra tritt heutzutage in den USA ziemlich selten auf (dies trifft auch für Deutschland zu, Anm. d. Hrsg.), wahrscheinlich als unmittelbares Ergebnis der Zugabe von Nikotinsäure zum Mehl seit 1939.

> Niacinmangel ist in Mitteleuropa unter gewöhnlichen Ernährungsgewohnheiten nahezu ausgeschlossen. Ein Zusatz zu Mehl ist nicht nötig (Anm. d. Hrsg.).

Chemie Nikotinsäure nimmt ihre Funktion im Körper auf, nachdem sie entweder zu Nikotinamid-adenin-dinukleotid (NAD) oder zu Nikotinamid-adenin-dinukleotid-phosphat (NADP) umgewandelt wurde. Es sei angemerkt, daß Nikotinsäure in diesen beiden Nukleotiden in Form des Amins Nikotinamin auftritt. Die Strukturen von Nikotinsäure, Nikotinamin, NAD und NADP sind unten dargestellt, wobei **R**=H in NAD und **R**=PO$_3$H$_2$ in NADP ist. Zu den synthetischen Analoga mit antivitaminer Wirkung gehören Pyridin-3-sulfonsäure und 3-Acetylpyridin.

Pharmakologische Wirkungen Nikotinsäure und Nikotinamin sind in ihrer Funktion als Vitamin identisch. Sie unterscheiden sich als pharmakologische Wirkstoffe allerdings erheblich, was von dem Umstand herrührt, daß Nikotinsäure nicht direkt in Nikotinamin umgewandelt wird, das nur aus der Verstoffwechselung von NAD hervorgehen kann. Die pharmakologischen Wirkungen und Nebenwirkungen von Nikotinsäure schließen Flushing, Juckreiz, gastrointestinale Störungen, Hepatotoxizität und Aktivierung peptischer Ulzera ein. Hohe Nikotinsäuredosen (2 - 6 g täglich) werden gelegentlich zur Therapie einer Hyperlipoproteinämie eingesetzt (siehe Kapitel 36). Die wesentlichen Nebenwirkungen von Nikotinsäure werden im allgemeinen nur bei diesen Dosen gesehen.

Physiologische Funktionen NAD und NADP, die physiologisch aktiven Formen von Nikotinsäure nehmen als Koenzyme einer großen Zahl von Proteinen, die für die Gewebsatmung wesentliche Redoxreaktionen katalysieren, eine zentrale Rolle im Stoffwechsel ein. Die an die geeigneten Hydroxygenasen gebundenen Koenzyme fungieren als Oxidatoren, indem sie Elektronen und Wasserstoff von Substraten akzeptieren und somit reduziert werden. Die reduzierten Pyridinnukleotide werden wiederum durch Flavoproteine reoxidiert. NAD nimmt auch als Substrat am Transfer von ADP-Ribosyluntereinheiten zu den Proteinen teil.

Der Stoffwechsel der Umwandlung von Nikotinsäure zu NAD wurde für eine Reihe von Gewebearten, darunter menschliche Erythrozyten, aufgeklärt. [Siehe Reaktion (62.3) bis Reaktion (62.5), wo PRPP 5-Phosphoribosyl-1-pyrophosphat darstellt. NADP wird aus NAD gemäß der Reaktion (62.6) synthetisiert.] Die Biosynthese von NAD aus Tryptophan ist komplizierter. Tryptophan wird zu Chinolinsäure über einer Reihe enzymatischer Reaktionen umgewandelt. Die Chinolinsäure wird zu Nikotinsäureribonukleotid umgewandelt, das den Stoffwechselweg bei der Reaktion (62.4) betritt.

Nikotinsäure + PRPP
$\quad \rightarrow$ Nikotinsäureribonukleotid + PP $\quad$ (62.3)
Nikotinsäureribonukleotid + ATP
$\quad \rightarrow$ Desamido-NAD + PP $\quad$ (62.4)
Desamido-NAD + Glutamin + ATP
$\quad \rightarrow$ NAD + Glutamat + ADP + P $\quad$ (62.5)
NAD + ATP $\rightarrow$ NADP + ADP $\quad$ (62.6)

Mangelerscheinungen Ein Nikotinsäuremangel führt zum klinischen Erscheinungsbild, das als Pellagra bekannt ist. Pellagra ist durch Symptome und Anzeichen charakterisiert, die sich insbesondere auf die Haut, den Magen-Darmtrakt und das zentrale Nervensystem beziehen lassen, eine Triade, die häufig als Dematitis, Diarrhoe und Demenz oder die „3 D" bezeichnet wird. Pellagra tritt heutzutage meistens im Zusammenhang mit chronischem Alkoholismus, eiweißkalorischer Fehlernährung und Mangelzuständen mehrerer Vitamine auf. Zunächst tritt ein erythematöser Ausschlag auf dem Handrücken auf, der einem Sonnenbrand ähnlich ist. Andere, dem Licht ausgesetzte Körperteile (Stirn, Nacken und Füße) sind später betroffen, wobei sich die betroffenen Stellen schließlich weiter ausbreiten. Die Manifestationen an der Haut sind kennzeichnenderweise symmetrisch und können dunkler werden, schuppen und vernarben.

Die Hauptsymptome des Verdauungstraktes sind Stomatitis, Enteritis und Diarrhoe. Die Zunge wird sehr rot und schwillt an, wobei sich auch Geschwüre bilden können. Die Speichelabsonderung ist vermehrt, wobei die Speicheldrüsen vergrößert sein können. Schwindel und Erbrechen treten häufig auf. Es können Fettstühle vorkommen, auch wenn kein Durchfall besteht. Wenn vorhanden, können Durchfälle immer wiederkehren, wobei die Stühle wässrig und gelegentlich blutig sind.

Zu den Symptomen des zentralen Nervensystems gehören Kopfschmerzen, Benommenheit, Schlaflosigkeit, Depression und Gedächtnisstörungen. In schweren Fällen können Wahnvorstellungen, Halluzinationen und Demenz auftreten. Motorische sowie sensible Störungen der peripheren Nerven können ebenfalls vorkommen. Zu den häufigsten Laborbefunden zählen eine makrozytäre Anämie, Hypoalbuminämie und Hyperurikämie.

Es gibt Versuche, eine biochemische Bestimmung über eine Messung der Ausscheidung methylierter Stoffwechselprodukte der Nikotinsäure mit dem Urin durchzuführen (z. B. N-Methylnikotinamin). Diese Tests geben keine fehlerfreie Auskunft über Mangelzustände. Die Messung von Nikotinamin im Blut oder Urin hat sich nicht als sinnvoll bei der Bewertung des Niacinstatus erwiesen. Bei den meisten Fällen beruht die Diagnose auf einem Zusammenspiel zwischen klinischen Befunden und dem Ansprechen auf Nikotinaminzusätze.

Menschlicher Bedarf Wie oben angedeutet, kann der Nährstoffbedarf dieses Vitamins nicht nur durch Nikotinsäure, sondern auch durch Nikotinamin und die Aminosäure Tryptophan gedeckt werden. Daher wird der Nikotinsäurebedarf von der Menge und Qualität des Nahrungseiweißes beeinflußt. Die Verabreichung von Tryptophan an normale Personen und Patienten mit Pellagra sowie eine Auswertung von Harnmetaboliten zeigen, daß etwa 60 mg mit der Nahrung aufgenommenes Tryptophan 1 mg Nikotinsäure entsprechen. Dieses Umwandlungsverhältnis ist bei Frauen, die orale Kontrazeptiva einnehmen, vermindert. Der Mindestbedarf an Nikotinsäure (das aus Tryptophan gebildete eingeschlossen), um Pellagra zu verhindern, beträgt ungefähr 4,4 mg/1000 kcal. Die empfohlenen Mengen des *Dietary Allowances Committee of the National Research Council* (USA) beläuft sich, als Nikotinsäureäquivalente ausgedrückt, auf 6,6 mg/1000 kcal (siehe Tabelle XIV-1). Bei Personen, die nur wenig Kalorien verbrauchen (z. B. ältere Menschen), sollte die Tageszufuhr nicht unterhalb von 13 mg Nikotinsäure oder Nikotinsäureäquivalent liegen.

Die Beziehungen zwischen dem Bedarf an Nikotinsäure und der Tryptophanzufuhr hat geholfen, den geschichtlichen Zusammenhang zwischen dem Auftreten von Pellagra und dem Vorkommen großer Maismengen in der Nahrung aufzudecken. Das Protein des Mais ist arm an Tryptophan, wobei die Nikotinsäure im Mais und anderen Getreidearten größtenteils nicht erschlossen werden kann. Wenn Mais den größten Anteil des Nahrungseiweißes darstellt, kann sich eine Pellagra unter dieser Nikotinsäurezufuhr entwickeln, die andernfalls ausreichend wäre, wenn das Nahrungseiweiß mehr Tryptophan enthielte. Die Zufuhr von tierischem Eiweiß ist unter den Amerikanern (wie in Mitteleuropa, Anm. d. Hrsg.) hoch; somit unterstützt Tryptophan den Erhalt des Niacintagesbedarfs.

Nahrungsquellen Nikotinsäure ist in der Leber, Fleisch, Fisch, Geflügel, Vollkornprodukten, Nüssen und Hülsenfrüchten enthalten. Tryptophan als Vorläufer wird insbesondere durch tierisches Eiweiß verfügbar gemacht.

Resorption, Metabolismus und Exkretion Sowohl Nikotinsäure als auch Nikotinamid werden vollständig aus allen Darmabschnitten resorbiert und in allen Geweben verteilt. Werden therapeutische Dosen an Nikotinsäure oder ihres Amins verabreicht, erscheinen nur geringe Mengen des unveränderten Vitamins im Harn. Werden extrem hohe Dosen dieser Vitamine verabreicht, stellt das unveränderte Vitamin im Harn den größten Anteil dar. Der Hauptstoffwechselweg der Nikotinsäure und des Nikotinamids führt über die Bildung von N-Methylnikotinamid, das weiter verstoffwechselt wird.

Therapeutischer Einsatz Nikotinsäure, Nikotinamid und ihre Derivate werden prophylaktisch und zur Behandlung von Pellagra eingesetzt. Bei einem akuten Ausbruch der Erkrankung muß die Behandlung intensiv sein. Die empfohlene orale Dosis beträgt 50 mg und kann bis zu zehnmal am Tag verabreicht werden. Wenn eine orale Verabreichung unmöglich ist, kann eine intravenöse Injektion von 25 mg zwei- oder mehrmals täglich gegeben werden. Pellagra kann im Verlauf von zwei Stoffwechselkrankheiten auftreten. Bei der Hartnupschen Krankheit ist der intestinale und renale Transport des Tryptophans gestört. Bei einigen Patienten mit Karzinoidtumoren werden große Mengen Tryptophan vom Tumor verbraucht, um 5-Hydroxytryptophan und 5-Hydroxytryptamin (Serotonin) herzustellen.

Die Antwort auf Nikotinsäure oder ihre Derivate ist dramatisch. Innerhalb von 24 Stunden verschwinden die feurige Röte und Schwellung der Zunge sowie die Sialorrhoe. Damit verbundene Mundinfektionen heilen rasch ab. Andere Schleimhautinfektionen verschwinden ebenfalls. Schwindel, Erbrechen und Diarrhoe klingen innerhalb von 24 Stunden ab, wobei der betroffene Patient von epigastrischen Störungen, Bauchschmerzen und Verspannungen befreit wird. Der Appetit nimmt zu. Mentale Symptome werden schnell gelindert, manchmal über Nacht. Verwirrte Patienten bekommen wieder ein klares Bewußtsein, diejenigen, die delirant waren, beruhigen sich, können sich ihrer Umgebung wieder anpassen und erinnern sich an die Ereignisse während ihres psychotischen Zustandes. Die Wirkung von Nikotinsäure und ihren Derivaten ist in dieser Hinsicht so spezifisch, daß sie diagnostisch bei Patienten mit offenen Psychosen, aber fraglichen Hinweisen auf Pellagra eingesetzt werden kann. Es werden große Niacindosen empfohlen, besonders wenn die Psychose mit einer Enzephalopathie verbunden ist. Die Hautveränderungen gehen zurück, nehmen den natürliche Farbton an und heilen ab, allerdings viel langsamer. Das Vitamin hat nur geringe Wirkung auf feuchte, ulzerierende und pigmentierte Hautläsionen. Die mit der Pellagra verbundenen Porphyrinurie kommt ebenfalls zum Erliegen.

Eine Pellagra kann durch eine mit einem Thiaminmangel verbundene periphere Neuritis kompliziert werden. Diese Komplikation spricht nicht auf Nikotinsäure oder ihre Analoga an und muß mit Thiamin behandelt werden. Viele Pellagra-Patienten profitieren ebenfalls von einer Zusatztherapie mit Riboflavin und Pyridoxin.

PYRIDOXIN

Geschichte 1926 wurde bei Ratten eine Dermatitis durch Fütterung einer Vitamin-B_2-freien Kost ausgelöst. György trennte 1936 einen wasserlöslichen Faktor vom Vitamin B_2, der für die Dermatitis verantwortlich war und nannte ihn Vitamin B_6. Die Struktur des Vitamins wurde 1939 aufgeklärt. Viele verwandte natürliche Verbindungen (Pyridoxin, Pyridoxal, Pyridoxamin) wiesen die gleichen biologischen Wirkungen auf und sollten daher gemeinsam als Vitamin B_6 bezeichnet werden. Der *Council on Pharmacy and Chemistry* (USA) hat allerdings dem Vitamin den Namen *Pyridoxin* zugewiesen.

Chemie Die Strukturen der drei Formen des Vitamin B_6 – Pyridoxin, Pyridoxal und Pyridoxamin – werden unten gezeigt.

Die Verbindungen unterscheiden sich in der Beschaffenheit des Substituenten am Kohlenstoffatom an der Position 4 des Pyridinkernes: ein primärer Alkohol (Pyridoxin), das entsprechende Aldehyd (Pyridoxal), eine Aminoethylgruppe (Pyridoxamin). Jede dieser Verbindungen kann von Säugetieren nach der Umwandlung zu Pyridoxal-5'-phosphat in der Leber leicht genutzt werden.

Es wurden Antimetabolite zum Pyridoxin synthetisiert, die die Wirkung des Vitamins blockieren und Mangelsymptome auslösen können. Das wirksamste ist *4-Desoxypyridoxin,* dessen antivitamine Eigenschaft der *in vivo* Bildung von 4-Desoxypyridoxin-5-phosphat zugeschrieben wurde, einem kompetitiven Hemmstoff mehrerer pyridoxalphosphatabhängiger Enzyme.

Isonikotinsäurehydrazid (*Isoniazid*; siehe Kapitel 48) ebenso wie andere Carbonylverbindungen schließen sich mit Pyridoxal oder Pyridoxalphosphat zusammen, um Hydrazone zu bilden; das Ergebnis ist ein wirksamer Hemmstoff der Pyridoxalkinase. Enzymatische Reaktionen, an denen Pyridoxalphosphat als Koenzym beteiligt ist, werden ebenfalls gehemmt, aber erst bei viel höheren Konzentrationen als jenen, die zur Hemmung der Pyridoxalphosphatbildung benötigt werden. Isoniazid scheint somit seinen Effekt als Antivitamin B_6 hauptsächlich über die Hemmung der Bildung des Koenzyms aus dem Vitamin auszuüben.

Pharmakologische Wirkungen Pyridoxin hat nur geringe akute Nebenwirkungen und bewirkt keine bemerkenswerten pharmakodynamischen Effekte nach oraler oder intravenöser Gabe. Es können sich aber durch eine langfristige Zufuhr so geringer Dosen wie 200 mg Pyridoxin pro Tag neurotoxische Nebenwirkungen entwickeln (Schaumber et al., 1983; Parry und Bredesen, 1985), wobei auch Abhängigkeitssymptome bei Erwachsenen bemerkt wurden, die 200 mg täglich einnahmen (Canham et al., 1964).

Physiologische Funktionen Als Koenzym ist Pyridoxinphosphat an mehreren Stoffwechseltransformationen von Aminosäuren beteiligt, dazu gehören Decarboxylierung, Transaminierung und Razemisierung, ebenso wie enzymatische Schritte beim Stoffwechsel von schwefelhaltigen Aminosäuren und Hydroxyaminosäuren. Bei der Transaminierung wird das enzymgebundene Pyridoxalphosphat zu Pyridoxamin durch die Donorenaminosäure aminiert, wobei anschließend das gebundene Pyridoxaminphosphat zu Pyridoxalphosphat durch die Akzeptor-α-ketosäure desaminiert wird. Vitamin B_6 ist auch am Tryptophanstoffwechsel beteiligt. Eine bemerkenswerte Reaktion ist die Umwandlung von Tryptophan zu 5-Hydroxytryptamin. Bei Menschen und Tieren mit Vitamin-B_6-Mangelerscheinungen werden eine Anzahl von Tryptophanmetaboliten in abnorm hohen Mengen ausgeschieden. Die Messung dieser Urinmetaboliten, insbesondere Xanthinsäure, wird nach Tryptophanbelastung als Test für den Vitamin-B_6-Status herangezogen. Die Umwandlung von Methionin zu Cystein ist ebenfalls von diesem Vitamin abhängig.

Wechselwirkungen mit Arzneimitteln Es treten biochemische Wechselwirkungen zwischen Pyridoxalphosphat und manchen Pharmaka sowie Toxinen auf. Die Beziehung zu Isoniazid wurde bereits oben erläutert. Eine langfristige Einnahme von Penicillamin kann einen Vitamin-B6-Mangel hervorrufen. Die Arzneimittel *Cycloserin* und *Hydralazin* sind ebenfalls Antagonisten des Vitamins, so daß eine Gabe von Vitamin B_6 die neurologischen Nebenwirkungen, die mit der Einnahme dieser Mittel verbunden sind, verringern kann. Vitamin B_6 erhöht die Decarboxylierungsrate von Levodopa und reduziert dessen Wirksamkeit bei der Behandlung der Parkinsonschen Krankheit (siehe Kapitel 22).

Mangelerscheinungen *Haut* Seborrhoeähnliche Hautläsionen um die Augen, Nase und Mund herum, begleitet von Glossitis und Stomatitis können innerhalb einiger Wochen nach Einnahme einer an Vitamin-B-Komplex armen Diät und täglichen Dosen des Vitaminantagonisten 4-Desoxypyridoxin auftreten. Die Läsionen treten rasch nach der Gabe von Pyridoxin zurück, sprechen aber nicht auf andere Mitglieder des B-Komplexes an.

Nervensystem Wenn Menschen einer pyridoxinarmen Ernährung ausgesetzt sind, können Krampfanfälle auftreten, die mit dem Vitamin verhindert werden können. Die Auslösung von Krampfanfällen durch Pyridoxinmangel scheint das Ergebnis einer verminderten Konzentration von Gamma-Aminobuttersäure zu sein; die Glutamatdecarboxylase, ein pyridoxalphosphatabhängiges Enzym, synthetisiert diesen dämpfenden ZNS-Neurotransmitter (siehe Kapitel 12). Zudem führt ein Pyridoxinmangel zu verminderten Konzentrationen der Neurotransmitter Noradrenalin und 5-Hydroxytryptamin. Eine periphere Neuritis verbunden mit einer Schwellung und Anspannung der karpalen Synovia (*Karpaltunnelsyndrom*) wurde manchen Fällen eines Pyridoxinmangels zugewiesen, obwohl frühere Aussagen, daß höhere Pyridoxindosen das Karpaltunnelsyndrom umkehren können, sich nicht bestätigen ließen (Smith et al., 1984).

Erythropoese Obwohl in seltenen Fällen ein ernährungsbedingter Pyridoxinmangel beim Menschen die Ursache einer Anämie sein könnte, ist die gewöhnliche, auf Pyridoxingabe ansprechende Anämie normalerweise offensichtlich nicht durch eine unzureichende Vitaminzufuhr begründet. Diese Art der Anämie wird im Kapitel 53 beschrieben.

Bedarf des Menschen Der Pyridoxinbedarf nimmt mit dem Eiweißanteil der Nahrung zu. Der mittlere Pyridoxinmindestbedarf eines Erwachsenen beträgt bei Personen, die 100 g Eiweiß am Tag zu sich nehmen, etwa 1,5 mg. Um eine vernünftige Sicherheitsgrenze aufzustellen und eine tägliche Eiweißzufuhr von mehr als 100 g zu ermöglichen, wurden die Empfehlungen für die Nährstoffzufuhr für Pyridoxin auf 2,0 mg (die DGE empfiehlt 1,8 mg, Anm. d. Hrsg.) für erwachsene Männer und 1,6 mg für erwachsene Frauen gesetzt (siehe Tabelle XIV-1).

Nahrungsquellen Pyridoxin ist in Fleisch, Leber, Vollkornprodukten, Sojabohnen und Gemüse enthalten. Durch Kochen treten wesentliche Verluste auf, und Pyridoxin reagiert empfindlich auf ultraviolettes Licht sowie auf Oxidation.

Resorption, Metabolismus und Exkretion Pyridoxin, Pyridoxal und Pyridoxamin werden leicht aus dem Magen-Darmtrakt resorbiert, gefolgt von einer Hydrolyse der phosphorylierten Derivate. Pyridoxalphosphat macht mindestens 60% des zirkulierenden Vitamin B_6 aus. Piridoxal ist wahrscheinlich die Hauptform, welche die Zellmembranen passiert. Wenn eine der drei Formen des Vitamins Menschen zugeführt wird, ist das Hauptausscheidungsprodukt 4-Pyridoxinsäure, die durch die Wirkung der hepatischen Aldehydoxidase aus freiem Pyridoxal gebildet wird (Leklem, 1988).

Therapeutischer Einsatz Obwohl keine Zweifel darüber bestehen, daß Pyridoxin essentiell für die Ernährung des Menschen ist, tritt das klinische Syndrom eines einseitigen Pyridoxinmangels selten auf. Es kann trotzdem davon ausgegangen werden, daß eine Person mit einem Mangel an anderen Mitgliedern des B-Komplexes ebenfalls einen Pyridoxinmangel aufweist. Da Pyridoxin essentiell für die menschliche Ernährung ist, wird es zwecks Prophylaxe vielen Multivitaminpräparaten zugefügt.

Wie oben bereits erwähnt, beeinflußt Vitamin B_6 den Stoffwechsel bestimmter Arzneimittel und umgekehrt. Mit einiger Berechtigung wird Vitamin B_6 prophylaktisch Patienten verabreicht, die Isoniazid einnehmen, um die Entwicklung einer peripheren Neuritis zu verhindern. Zudem ist Pyridoxin ein Gegenmittel gegen Krampfanfälle und gegen eine Azidose bei Patienten, die eine Überdosis Isoniazid zu sich genommen haben.

Die Pyridoxalphosphatkonzentration im Blut von Frauen, die schwanger sind oder orale Kontrazeptiva einnehmen, sind erniedrigt, auch wenn die empfohlene Zufuhr von Vitamin B_6 ausreichend zu sein scheint, um den Anforderungen dieser Personen zu genügen.

Eine pyridoxinresponsible Anämie ist ein gut dokumentierter, aber seltener Zustand. Die Anwendung des Vitamins bei dieser Erkrankung wird im Kapitel 53 erörtert. Zur Gruppe genetisch determinierter klinischer Zustände unter „Pyridoxinabhängigkeit", die durch den Bedarf großer Mengen dieses Vitamins gekennzeichnet sind, gehören pyridoxinresponsible Anämien bei Patienten ohne einen erkennbaren Pyridoxinmangel, ein Anfallsleiden bei Kindern, das auf die Gabe von Pyridoxin anspricht, und jene Störungen, die durch eine xanthurenische Azidurie, eine primäre Cystathioninurie oder Homocystinurie bestimmt sind (siehe Fowler, 1985).

PANTOTHENSÄURE

Geschichte Pantothensäure wurde zuerst als ein für das Hefewachstum essentielles Substrat von Williams und seinen Mitarbeiter 1933 identifiziert. Sein aus dem Griechischen abgeleiteter Name, der „von überall her" bedeutet, weist auf die große Verbreitung des Vitamins in der Natur hin. Die Rolle der Pantothensäure für die Tierernährung wurde zuerst bei Hühnern entdeckt, bei denen bekannt war, daß eine durch Hautläsionen gekennzeichnete Mangelerscheinung mit aus Leberextrakten zubereiteten Auszügen geheilt werden konnte. Zunächst wurde gedacht, daß es sich um eine Form der „Hühnerpellagra" handele, die aber nicht durch Nikotinsäure geheilt werden konnte. 1939 zeigten Wooley und seine Mitarbeiter ebenso wie Jukes, daß Pantothensäure der Hühnerantidermatitisfaktor ist. Die Aufklärung der biochemischen Funktion des Vitamins begann 1947, als Lipman und Mitarbeiter nachwiesen, daß zur Acetylierung von Sulfanilamid ein Kofaktor benötigt wurde, der Pantothensäure enthielt.

Chemie Pantothenat besteht aus Pantoinsäure, die mit β-Alanin zu einem Komplex verbunden ist. Dies wird im Körper zu 4'-Phosphopantethein durch Phosphorylierung und Bindung an Cysteamin umgewandelt. Dieser Abkömmling wird entweder in das Coenzym A oder das Acyl-Trägerprotein eingegliedert, die funktionellen Formen des Vitamins. Die chemischen Strukturen der Pantothensäure und von Coenzym A stellen sich wie folgt dar:

Es wurden zahlreiche Analoga der Pantothensäure untersucht, um einen Antimetaboliten zu finden. Auch wenn aktive Antagonisten synthetisiert wurden (z. B. ω-Methylpantothenat) und nützlich für Forschungszwecke sind, stellen sie keine therapeutischen Wirkstoffe dar.

Pharmakologische Wirkungen Pantothensäure entfaltet keine erwähnenswerten pharmakologischen Wirkungen, wenn es tierexperimentell eingesetzt oder Menschen verabreicht wird, nicht einmal bei hohen Dosen.

Physiologische Funktionen Coenzym A dient als Kofaktor einer Vielzahl enzymkatalysierter Reaktionen, an denen ein Transfer von Acetylgruppen (zwei Kohlenstoffatome) beteiligt sind; Vorläuferfragmente unterschiedlicher Länge werden an die Sulfhydrylgruppe des Coenzyms A gebunden. Solche Reaktionen sind wichtig für den oxidativen Stoffwechsel von Kohlenhydraten, die Glukoneogenese, den Abbau von Fettsäuren sowie die Synthese von Sterinen, Steroidhormonen und Porphyrinen. Als ein Bestandteil des Acyl-Trägerproteins hat das Pantothenat teil an der Fettsäuresynthese. Coenzym A beteiligt sich auch an der posttranslationalen Modifikation von Proteinen, wozu die N-terminale Acetylierung, die Acetylierung interner Aminosäuren und die Fettsäureacylierung gehören. Derartige Modifikationen können die intrazelluläre Lokalisation, Stabilität und Aktivität der Proteine beeinflussen.

Mangelerscheinungen Ein Pantothensäuremangel ist durch Symptome einer neuromuskulären Degeneration und Nebenniereninsuffizienz gekennzeichnet. Wird eine pantothensäurefreie Diät verabreicht, entsteht ein Syndrom, das durch Müdigkeit, Kopfschmerzen, Schlafstörungen, Schwindel, Abdominalkrämpfe, Erbrechen und Flatulenz mit Beschwerden über Parästhesien in den Extremitäten, Muskelkrämpfen und Koordinationsstörungen charakterisiert ist (Fry et al., 1976). Ein Pantothensäuremangel konnte bei Menschen mit normalen Ernährungsgewohnheiten nicht erkannt werden, wahrscheinlich wegen der Allgegenwärtigkeit des Vitamins in gewöhnlicher Nahrung.

Menschlicher Bedarf Pantothensäure ist ein notwendiger Nährstoff, seine Bedarfsgröße ist aber nicht genau bekannt. Dementsprechend spricht das Committee on Dietary Allowances (USA) eine vorläufige Empfehlung in Form eines Einnahmebereiches aus (Tabelle (VIV-2). Für Erwachsene beträgt er 4 - 7 mg am Tag. Die Zufuhr für andere Personengruppen ist proportional zu ihrem Kalorienverbrauch. Angesichts der großen Verbreitung der Pantothensäure in Nahrungsmitteln ist ein Mangel sehr unwahrscheinlich.

Nahrungsquellen Pantothensäure ist allgegenwärtig. Sie ist besonders reichhaltig in Eingeweiden, Rindfleisch und Eigelb. Pantothensäure wird allerdings leicht durch Hitze und alkalische Bedingungen zerstört.

Resorption, Metabolismus und Exkretion Pantothensäure wird leicht aus dem Magen-Darmtrakt resorbiert. Es ist in allen Gewebearten in Konzentrationen von 2 - 45 µg/g gegenwärtig. Pantothensäure wird anscheinend nicht im menschlichen Körper abgebaut, da die Zufuhr und Ausscheidung des Vitamins in etwa übereinstimmen. Etwa 70% der resorbierten Pantothensäure wird mit dem Urin ausgeschieden.

Therapeutischer Einsatz Es gibt keine eindeutigen Definitionen für die Anwendung von Pantothensäure, obwohl sie für gewöhnlich Multivitaminpräparaten und Produkten zur enteralen wie parenteralen Ernährung zugefügt wird.

BIOTIN

Geschichte 1916 beobachtete Bateman, daß Ratten, die Futter bekamen, das als einzige Proteinquelle rohes Eiklar enthielt, ein Syndrom entwickelten, das durch neuromuskuläre Störungen, schwerer Dermatitis und Haarverlust gekennzeichnet war. Das Syndrom konnte verhindert werden, indem das Eiklar gekocht, Hefe, Leber oder Extrakte aus beiden hinzugefügt wurden. 1936 isolierten Kögl und Tönnis aus Eigelb einen Faktor in kristalliner Form, der essentiell für das Wachstum von Hefe war und den sie *Biotin* nannten. Es konnte gezeigt werden, daß Biotin und der Faktor, der vor den Nebenwirkungen des Eiklars schützt, identisch waren (György, 1940). 1942 klärte du Vigneaud die Strukturformel von Biotin auf, so daß das Vitamin kurze Zeit später synthetisiert werden konnte.

In der Zwischenzeit wurde der Natur des Biotinantagonisten im Eiklar große Aufmerksamkeit geschenkt. Bei der Verbindung handelte es sich um ein Protein, das zuerst von Eakin und Mitarbeiter 1940 isoliert und Avidin genannt wurde. Avidin ist ein Glykoprotein, das Biotin mit hoher Affinität bindet und damit seine Resorption verhindert.

Chemie Biotin besitzt die folgende Strukturformel:

$$\begin{array}{c} \text{O} \\ \| \\ \text{C} \\ \text{HN} \quad \text{NH} \\ | \quad \quad | \\ \text{HC} \quad \text{CH} \\ | \quad \quad | \\ \text{H}_2\text{C} \quad \text{CHCH}_2\text{CH}_2\text{CH}_2\text{CH}_2\text{COOH} \\ \diagdown \quad \diagup \\ \text{S} \end{array}$$

BIOTIN

In natürlichen Substanzen konnten, abgesehen vom freien Biotin selbst, drei Biotinformen ausfindig gemacht werden. Diese Abkömmlinge sind Biocytin (ε-Biotinyl-L-Lysin) und die D- sowie L-Sulfoxide des Biotins. Obwohl die Derivate des Biotins aktiv bei der Unterstützung des Wachstums mancher Mikroorganismen sind, ist deren Wirksamkeit als Biotinersatzstoffe für die menschlichen Ernährung unbekannt. Biocytin scheint ein Abbauprodukt eines Biotinproteinkomplexes zu sein, da das Vitamin in seiner Rolle als Koenzym kovalent an eine ε-Aminogruppe eines Lysinrests des beteiligten Apoenzym gebunden ist.

Eine Reihe von Verbindungen können die Wirkungen von Biotin antagonisieren. Zu diesen zählen Biotinsulfon, Desthiobiotin und bestimmte Imidazolidoncarboxylsäuren. Der Antagonismus zwischen Avidin und Biotin wurde bereits oben beschrieben.

Pharmakologische Wirkungen Es gibt keine Berichte über Nebenwirkungen von Biotin beim Menschen, trotz Verabreichung großer Mengen über sechs Monate (siehe Miller und Hayes, 1982).

Physiologische Funktionen Im menschlichen Gewebe stellt Biotin einen Kofaktor zur enzymatischen Carboxylierung von vier Substraten dar: Pyruvat, Acetyl-Coenzym A (CoA), Propionyl-CoA und β-Methylcrotonyl-CoA. Es nimmt als solches eine wichtige Stellung sowohl beim Kohlenhydrat- als auch beim Fettstoffwechsel ein. Die CO_2-Fixierung erfolgt über eine zweistufige Reaktion, die erste erstreckt sich auf eine Bindung von CO_2 an die Biotinuntereinheit des Gesamtenzyms, die zweite besteht aus einem Transfer des biotingebundenen CO_2 an einem geeigneten Akzeptor.

Mangelerscheinungen Bei den meisten Arten (vermutlich wegen der Synthese des Vitamins durch Darmbakterien) müssen die Bakterien im Intestinaltrakt eliminiert, rohes Eiklar oder Biotinantimetaboliten verabreicht werden, um Biotinmangelerscheinungen aufkommen zu lassen. Beim Menschen zählen zu den Mangelerscheinungen Dermatitis, atrophische Glossitis, Hyperästhesien, Muskelschmerzen, Mattigkeit, Anorexie, leichte Anämie und EKG-Veränderungen. Spontane Mangelerscheinungen konnten bei manchen Personen beobachtet werden, die über lange Zeiträume rohe Eier gegessen haben. Es sind angeborene Störungen biotinabhängiger Enzyme bekannt geworden, die auf massive Biotindosen ansprechen (Baumgartner et al., 1984).

Es wurden symptomatische Biotinmangelzustände bei Kindern und Erwachsenen beschrieben, die langfristig parenteral mit Präparaten ernährt wurden, denen es an Biotin fehlte. Diese Patienten litten an chronischen Darmentzündungen, wobei eine unzureichende Biotinsynthese durch die Darmflora vermutlich dazu beitrug. Die Läsionen bestehen aus einer schweren exfoliativen Dermatitis und Alopezie, die denen eines Zinkmangelzustands ähnlich sind; allerdings sprechen sie auf geringe Biotindosen an. Es gibt nur wenige Berichte über biochemische Bewertungen eines Biotinmangelzustands. In einem Fall weist die Korrektur einer erhöhten Urinausscheidungsrate der β-Hydroxyisovaleriansäure durch Biotin auf eine gestörte Funktion der biotinabhängigen β-Methylcrotonyl-CoA-carboxylase hin (Gillis et al., 1982).

Menschlicher Bedarf Dem Biotintagesbedarf von Erwachsenen wurde durch das *Committee of Dietary Allowances* (USA) ein vorübergehender Wert von 100 - 200 µg zugewiesen (Tabelle XIV.2).

Die Deutsche Gesellschaft für Ernährung (DGE) empfiehlt 30 - 100 µg/Tag (Anm. d. Hrsg.).

Die durchschnittliche US-amerikanische Nahrungsaufnahme liefert 100 - 300 µg des Vitamins. Ein Teil des von Bakterien der Darmflora synthetisierten Biotins steht ebenfalls der Resorption zur Verfügung.

Nahrungsquellen Eingeweide, Eigelb, Milch, Fisch und Nüsse sind reichhaltige Biotinquellen. Biotin ist kochbeständig, jedoch weniger im alkalischen Milieu.

Resorption, Metabolismus und Exkretion Aufgenommenes Biotin wird rasch aus dem Magen-Darmtrakt resorbiert, erscheint im Harn in Gestalt des unveränderten Biotins und im geringeren Umfang in Form der Stoffwechselprodukte *bis*-Norbiotin sowie Biotinsulfoxid. Säugetiere können das Ringsystem des Biotins nicht abbauen.

Therapeutischer Einsatz Hohe Biotindosen (5 - 10 mg am Tag) werden Kleinkindern mit infantiler Seborrhoe und Personen mit genetischen Veränderungen biotinabhängiger Enzyme verabreicht. Patienten, die langfristig parenteral ernährt werden, sollten Vitaminpräparate erhalten, denen Biotin beigefügt ist.

CHOLIN

Cholin ist kein Vitamin, wie es oben definiert wurde, obwohl es aus historischer Sicht als Teil des Vitamin-B-Komplexes angesehen wurde. Da Zweifel darüber bestehen, ob ein Bedarf für diese Substanz besteht, wird sie bei Darstellungen über wasserlösliche Vitamine üblicherweise berücksichtigt.

Geschichte 1932 beobachteten Best und Mitarbeiter, daß Hunde, denen die Bauchspeicheldrüse entfernt und Insulin verabreicht wurde, eine Fettleber entwickelten; dies konnte durch Zufügung von rohem Eigelblecithin oder Rinderbauchspeicheldrüse behoben werden. Es stellte sich heraus, daß es sich bei der Substanz, die für diesen Effekt verantwortlich war, um Cholin handelte. Diese Untersuchungen waren der Beginn einer umfangreichen Forschung zur Rolle lipotroper Substanzen für die Tierernährung, insbesondere von Cholin. Cholin nimmt über die mit dem Fettstoffwechsel verbundenen Funktionen hinaus noch weitere wichtige Aufgaben wahr.

Chemie Cholin (Trimethylethanolamin) besitzt folgende Strukturformel:

$$H_3C-\underset{\underset{CH_3}{|}}{\overset{\overset{CH_3}{|}}{N^+}}-CH_2CH_2OH$$

CHOLIN

Pharmakologische Wirkungen Die Qualität der Wirkungen von Cholin sind dieselben wie des Acetylcholins, sie sind aber bei weitem weniger stark. Eine orale Einzeldosis von 10 g ruft keine offensichtlichen pharmakodynamischen Wirkungen hervor.

Physiologische Funktionen Cholin spielt verschiedene Rollen im Organismus. Es ist ein wichtiger Bestandteil von Phospholipiden, beeinflußt die Fettmobilisation aus der Leber (lipotrope Wirkung), wirkt als Methyldonor und ist essentiell für die Bildung des Neurotransmitters Acetylcholin (siehe Kapitel 6) sowie des Autacoids Plättchen aktivierender Faktor (PAF) (siehe Kapitel 26).

Bestandteil des Phospholipids Cholin ist ein Bestandteil des wichtigen Phospholipids Lecithin und von Plasmalogen, das reichlich in Mitochondrien vorhanden, sowie von Sphingomyelin, das besonders stark im Gehirn angereichert ist. Cholin stellt somit einen essentiellen Strukturbestandteil vieler biologischer Membranen und vieler Plasmalipoproteine dar.

Lipotrope Wirkung Wie bereits erwähnt, beruhte die Entdeckung von Cholin als bedeutenden Ernährungsfaktor auf der Fähigkeit, den Fettgehalt der Leber diabetischer Hunde zu vermindern. Substanzen, die eine Entfernung überflüssigen Fettes aus der Leber ermöglichen, sind als lipotrope Wirkstoffe bekannt, zu denen Cholin, Inositol, Methionin, Vitamin B_{12} und Folsäure zählen. Einige dieser Verbindungen scheinen Methylgruppen für die Cholinsynthese im Körper zur Verfügung zu stellen. Dadurch wird die Bildung der Lipidkomponente von Plasmalipoproteinen ermöglicht, was den Transport von Fett aus der Leber erleichtert.

Methyldonor Cholin kann Methylgruppen zur Synthese anderer Verbindungen zur Verfügung stellen. Der erste Schritt besteht aus der Bildung von Betain, welches der unmittelbare Donor der Methylgruppe ist. So kann Cholin Homocystein eine Methylgruppe zur Bildung von Methionin übertragen. Die Bedeutung von Cyanocobalamin und Folsäure werden beim Stoffwechsel von Ein-Kohlenstoffverbindungen im Kapitel 53 dargestellt.

Bildung von Acetylcholin Acetylcholin wird aus Cholin und Acetyl-CoA durch die Cholinacetyltransferase synthetisiert und durch Acetylcholinesterase zersetzt (siehe Kapitel 6). Cholin wird zwischen Gehirn und Plasma über ein bidirektionales System transportiert, das sich im Endothel von Hirnkapillaren befindet. Dieses System beruht auf einer erleichterten Diffusion, so daß die Menge an Cholin, die den zentralen Neuronen zur Verfügung steht, mit der Konzentration des Cholins im Plasma variiert. Wird Ratten Cholinchlorid verabreicht, erhöhen sich in der Folge die Plasmacholin-, Hirncholin- und Hirnacetylcholinkonzentrationen. Diese Befunde scheinen für die Behandlung von Krankheiten von Bedeutung zu sein, die mit einer verminderten Synthesekapazität für Acetylcholin verbunden sind (siehe unten).

Synthese von PAF Dieses Autacoid wird aus einer Untergruppe cholinhaltiger Membranphospholipide gebildet, bei denen die Untereinheit an Position 1 des Glyceringerüstes aus einem Alkylether und nicht aus einem Fettsäureester besteht. Die hormonell gesteurte Phospholipase A bewirkt die Umwandlung von Phospholipid zu 1-O-Alkyl-lysophosphatidylcholin. Dieses Zwischenprodukt wird zu PAF über eine Acetylierung an Position 2 durch Acetyl-CoA in einer Reaktion umgewandelt, die durch die Lyso-PAF-Transacetylase katalysiert wird. PAF nimmt wichtige Funktionen bei Entzündungen und anderen Prozessen ein (siehe Kapitel 26).

Mangelerscheinungen Tiere mit Cholinmangelzuständen zeigen vielseitige Störungen, wozu eine Fettansammlung in der Leber, Zirrhose, gesteigerte Inzidenz hepatozellulärer Karzinome, hämorrhagische Nierenläsionen und motorische Koordinationsstörungen gehören. Glücklicherweise konnte keine dieser Mangelerscheinungen je beim Menschen festgestellt werden.

Bedarf des Menschen Der Gewebecholinbedarf wird sowohl von exogenen (Nahrung) als auch endogenen (Stoffwechsel) Quellen gedeckt. Die Cholinbiosynthese vollzieht sich über eine Transmethylierung von Ethanolamin mit der Methylgruppe des Methionins oder über eine Anzahl von Reaktionen, für die Vitamin B_{12} und Folat als Kofaktoren benötigt werden (siehe Kapitel 53). Daher ist eine ausreichende Versorgung mit Methylgruppendonoren in der Nahrung erforderlich, um einen Schutz vor der Ansammlung von Fett in der Leber zu bieten. Zudem scheinen große Cholinmengen eine therapeutische Wirkung auf bestimmte Krankheiten des Nervensystems zu haben, wahrscheinlich über die Stimulation der Acetylcholinsynthese. Keine der Funktionen von Cholin rechtfertigt allerdings seine Einordnung als Vitamin. Es konnte nicht als Kofaktor irgendeiner enzymatischen Reaktion nachgewiesen werden, zudem sind die Dosen, die benötigt werden, um therapeutische Wirkungen zu erzielen (mehrere Gramm), höher als die eines jeden Vitamins.

Aufgrund fehlender Hinweise auf ein Mangelsyndrom beim Menschen kann Cholin im allgemeinen nicht als ein essentieller Nahrungsbestandteil angesehen werden. Außerdem sind bei der US-amerikanischen Ernährung täglich 400 - 900 mg Cholin als Bestandteil des Lecithins vorhanden; es ist daher schwierig, sich cholinarm zu ernähren. Wenn Methionin und Folat in der Nahrung nicht im Überschuß vorkommen, kann ein Cholinmangel zu biochemischen Anzeichen einer Leberstörung führen, so daß unter diesen Bedingungen Cholin als begrenzter Nahrungsbestandteil angesehen werden könnte (Zeisel et al., 1991). Der Ernährungsausschuß der Amerikanischen Akademie der Kinderärzte (1993) empfiehlt den Zusatz von mindestens 7 mg Cholin/100 kcal zur Säuglingsnahrung, was in etwa 9 ± 2 mg/dl Cholin in der menschlichen Muttermilch entspricht.

Nahrungsquellen Cholin kommt in Eigelb, Leber und Erdnüssen überwiegend als Lecithin vor.

Resorption, Metabolismus und Exkretion Cholin selbst oder Lecithin wird aus der Nahrung resorbiert. Letzteres wird in der Darmmukosa zu Glycerophosphorylcholin hydrolisiert, welches entweder in die Leber gelangt, um dort Cholin freizusetzen, oder über die intestinalen Lymphbahnen zum peripheren Gewebe transportiert wird. Freies Cholin wird nicht vollständig resorbiert, besonders bei hohen Dosen, so daß es von Darmbakterien zu Trimethylamin verstoffwechselt wird. Da von dieser Verbindung ein strenger Geruch nach verfaulendem Fisch ausgeht, ist Lecithin das bevorzugte Vehikel zur oralen Zufuhr von Cholin.

Therapeutischer Einsatz Der Gebrauch von Cholin, um eine Fettleber und Zirrhose zu behandeln, gewöhnlich mit alkoholischer Ätiologie, hat sich nicht als wirksam erwiesen. Wegen der Synthese von Cholin aus anderen Methyldonoren ist eine ausgeglichene Ernährung genauso wirksam wie eine Cholinbehandlung zur Linderung von Leberfunktionsstörungen. Eine Fettinfiltration wurde häufig bei Patienten beobachtet, die vollständig parenteral ernährt wurden. Da parenteralen Nährlösungen im allgemeinen kein Cholin zugefügt wird, könnte ein kausaler Zusammenhang zwischen einer Hepatotoxizität und einem Cholinmangelzustand bei solchen Patienten hergestellt werden.

In der Vergangenheit wurde die Anwendung hoher Cholindosen zur Behandlung nervöser Störungen befürwortet, die einer verminderten Acetylcholinsyntheserate oder cholinergen Funktion zugeschrieben werden könnten, doch für keinen dieser Zustände (tardive Dyskinesie, Chorea Huntington, Tourette-Syndrom, Friedreich-Ataxie und Alzheimersche Krankheit) hat sich die Wahl von Cholin als therapeutischer Wirkstoff bewährt (siehe Kapitel 19 und 22).

INOSITOL

Geschichte Obwohl Inositol vor mehr als 100 Jahren im Harn diabetischer Patienten nachgewiesen wurde, wurde eine Rolle dieser Substanz als Nährstoff nicht vor 1941 vermutet, als Gavin und McHenry die lipotrope Wirkung bei Ratten entdeckten. Nachfolgend wurde beobachtet, daß Inositol eine ernährungsbedingte Alopezie bei Ratten und Mäusen zu heilen vermochte. Die Bedeutung von Inositol als Nährstoff wurde beträchtlich gefestigt, als Eagle und seine Mitarbeiter 1957 zeigten, daß diese Substanz essentiell für das Wachstum menschlicher und tierischer Zellen in Gewebekulturen ist. Sein Status als Vitamin in der menschlichen Ernährung bleibt allerdings aus weiter unten angeführten Gründen unbestimmt.

Chemie Inositol (Hexahydrocyclohexan) ist ein Glukoseisomer. Es gibt sieben optisch inaktive und ein Paar optisch aktiver Stereoisomere von Inositol, von denen nur eines, das optisch inaktive *Myo*-Inositol, für die Ernährung von Bedeutung ist. Es besitzt folgende Strukturformel:

Pharmakologische Wirkungen Inositol weist keine bedeutenden pharmakologischen Wirkungen auf, wenn es Menschen parenteral in Dosen von 1 - 2 g verabreicht wird.

Physiologische Funktionen Die physiologische Rolle des Inositols ist der des Cholins teilweise ähnlich. Inositol kommt in Form von Phosphatidylinositol in den Phospholipiden von Zellmembranen und Plasmalipoproteinen vor. Phophosphorylierte Abkömmlinge des Inositols werden aus solchen Phospholipidmembranen als Antwort auf eine Vielzahl von Hormonen, Autacoiden und Neurotransmittern freigesetzt. Eines dieser Abkömmlinge, Inositol-1,4,5-Trisphosphat, fungiert als intrazellulärer Second messenger, indem es die Freisetzung von Ca^{2+} aus intrazellulären Speichern einleitet (siehe Kapitel 2).

Bedarf des Menschen Eine Notwendigkeit für den Menschen, Inositol mit der Nahrung aufnehmen zu müssen, hat sich nicht nachweisen lassen, vermutlich wegen seiner Synthese durch Darmbakterien, wegen verschiedener Gewebereserven, die nach der Resorption aus der Nahrung angelegt werden, und der möglichen *de novo* Synthese in manchen Organen. Obwohl ein Inositolbedarf beim Menschen nicht nachgewiesen werden konnte, enthält die menschliche Muttermilch hohe Konzentrationen. Wie bei Cholin scheint es erstrebenswert zu sein, Säuglingsnahrung Inositol zuzusetzen, um der Zusammensetzung der Muttermilch näher zu kommen (Committee on Nutrition of the American Academy of Pediatrics, 1993).

Nahrungsquellen Die normale Tageszufuhr von Inositol beträgt etwa 1 g, hauptsächlich aus Obst und anderen pflanzlichen Quellen. Inositol ist im Vollkorn als das Hexaphosphat Phytinsäure enthalten. Inositol ist in dieser Form nach einer Hydrolyse in der Darmmukosa teilweise für die Resorption verfügbar. Inositol kommt ebenfalls in anderen Formen in Gemüse und tierischen Nahrungsmitteln vor.

Resorption, Metabolismus und Exkretion Inositol wird leicht aus dem Magen-Darm-Trakt resorbiert. Es wird leicht zu Glukose verstoffwechselt und ist bei der Behebung der Hungerketose etwa zu einem Drittel so wirksam wie Glukose. Die Inositolkonzentration im menschlichen Plasma beträgt ungefähr 5 mg/Liter (28 µM). Die Inositolkonzentration ist innerhalb des Gewebes besonders hoch im Herzmuskel, dem Gehirn und dem Skelettmuskel (jeweils 1,6, 0,9, und 0,4 g/100 g Trockengewicht). Der Harn enthält normalerweise nur geringe Inositolmengen, bei diabetischen Menschen wie Tieren ist die Menge allerdings wesentlich höher, möglicherweise aufgrund einer Kompetition zwischen Inositol und Glukose um die Rückresorption aus dem Nierentubulus.

Therapeutischer Einsatz Inositol wurde zur Behandlung von Erkrankungen eingesetzt, die mit Störungen des Transports und Stoffwechsels von Fetten verbunden sind, es haben sich aber keine überzeugenden Hinweise einer therapeutischen Wirkung ergeben. Periphere Nerven diabetischer Tiere und Patienten enthalten erhöhte Mengen freien Zuckers und verminderte Myo-Inositolspiegel. Es konnte ebenfalls eine gestörte Inkorporation von *Myo*-Inositol in neurale Phospholipide nachgewiesen werden, die Wirkung einer Verabreichung von *Myo*-Inositol bei diabetischen Neuropathien bleibt allerdings unklar (siehe Kapitel 60).

CARNITIN

Geschichte Carnitin wurde als stickstoffhaltiger Bestandteil des Muskels 1905 identifiziert. Nach seiner Einordnung als Wachstumsfaktor für Mehlwurmlarven durch Frankael und seine Mitarbeiter wurde die Stellung von Carnitin für der Oxidierung langkettiger Fettsäuren bei Säugern in den Laboren von Fritz und Bremer in den späten 1950ern etabliert.

Chemie Carnitin (β-Hydroxy-γ-trimethylammoniumbutyrat) besitzt folgende Strukturformel:

$$(H_3C)_3\overset{+}{N}-CH_2-\underset{\underset{OH}{|}}{CH}-CH_2-COO^-$$

CARNITIN

Im Gewebe wird nur L-Carnitin synthetisiert und besitzt eine biologische Wirkung. Der Stoffwechselweg der Carnitinbiosynthese wurde von Rebouche in einer Übersichtsarbeit dargestellt (1991).

Pharmakologische Wirkungen Die Verabreichung von L-Carnitin an normale Personen hat keine erwähnenswerte Wirkung, und Dosen von bis zu 15 g am Tag werden für gewöhnlich gut vertragen. Im Gegensatz dazu kann die Gabe von DL-Carnitin ein Syndrom hervorrufen, das der Myasthenia gravis ähnelt, vermutlich wegen des hemmenden Effektes des D-Isomers auf den Transport und die Funktion von L-Carnitin.

Physiologische Funktionen Im allgemeinen ist Carnitin wichtig bei der Oxidierung von Fettsäuren. Es erleichtert ebenfalls den aeroben Kohlenhydratstoffwechsel, vergrößert die oxidative Phosphorylierungsrate und fördert die Ausscheidung bestimmter organischer Säuren (Rebouche, 1992). Diese Funktionen ergeben sich aus den folgenden Umständen: (1) Es gibt eine Vielzahl von Carnitinacyltransferasen (CAT), welche die Interkonversion von Coenzym-A-(CoA)-Fettsäureestern und Carnitin katalysieren; diese sind strategisch im Zytosol und in den Mitochondrienmembranen lokalisiert. (2) Die CoA-Esther und Carnitin sind thermodynamisch äquivalent, so daß die Nettoformation eines jeden von ihnen allein von der relativen Konzentration der Reaktionsteilnehmer abhängt. (3) Es gibt spezifische Translokasen in Mitochondrien- und Plasmamembranen. Die Translokasen erleichtern den Transport von freiem Carnitin sowie seinen Esthern in beide Richtungen, wobei diejenige in der luminalen Plasmamembran von Nierentubuluszellen fast ausschließlich nur freies *Carnitin* aus dem Tubulusharn transportiert. Die Eigenschaften anderer Translokasen in Plasmamembranen sind weniger gut charakterisiert; dennoch wird freies Carnitin aktiv in die Zellen hinein transportiert, während die Acylcarnitine (vor allem kurzkettige Esther) aus den Zellen hinaus transportiert werden. (4) CoA-Fettsäureesther werden nahezu ausschließlich im Zytosol gebildet und nicht durch Membranen hindurch transportiert; sie hemmen auch Enzyme des Krebs-Zyklus und diejenigen, die an der oxidativen Phosphorylierung beteiligt sind. Die Oxidation von Fettsäuren benötigt daher die Bildung von Acylcarnitinen und deren Translokation in die Mitochondrien, wo die CoA-Esther neu gebildet und verstoffwechselt werden. Ist die O_2-Spannung grenzwertig, dient Carnitin zur Erhaltung des Verhältnisses von freiem zu verestertem CoA innerhalb der Mitochondrien, das optimal für die oxidative Phosphorylierung und für den Verbrauch von Acetyl-CoA ist. Beim ischämischen Herz- oder Skelettmuskel führt dies zu einer verminderten Laktatproduktion und zu einer Steigerung der Fähigkeit, mechanische Arbeit zu leisten (Goa und Brogden, 1987).

Bei einem genetischen Defekt einer der Acyl-CoA-Deydrogenasen fördert Carnitin die Entfernung der entsprechenden organischen Säure aus den Zellen und dem Blut, da Acylcarnitin zwar aus Mitochondrien in den Kreislauf transportiert, aber nicht aus dem Nierentubulus rückresorbiert werden kann. Eine derartige Entfernung von Acylcarnitinen aus den Zellen oder dem Blut birgt das Risiko in sich, einen Zustand relativen Carnitinmangels hervorzurufen.

Mangelerscheinungen Ein primärer Carnitinmangel kann am eindeutigsten bei einer Gruppe ungewöhnlicher, vererbter Störungen beobachtet werden. Der Fettstoffwechsel ist schwer betroffen, was zu einer Speicherung von Fett in den Muskeln und zu funktionellen Ausfällen der Herz- sowie Skelettmuskulatur führt. Die Zustände wurden entweder als systemisch oder myopathisch eingeordnet. Systemische Störungen weisen geringe Carnitinkonzentrationen in Plasma, Muskulatur und Leber auf. Die Symptome sind unterschiedlich, schließen aber eine Muskelschwäche, Kardiomyopathie, Leberfunktionsstörungen, eine gestörte Ketogenese und Hypoglykämie beim Fasten ein. Die myopathische Erkrankung ist vornehmlich durch eine Muskelschwäche gekennzeichnet. Eine Fettinfiltration von Muskelfasern kann bei einer Biopsie festgestellt werden, wobei die Carnitinkonzentration niedrig ist; die Carnitinplasmakonzentration ist allerdings normal (20 - 70 μM). Ein gestörter Carnitintransport in Muskelzellen, gekoppelt mit einer mangelhaften Rückresorption durch die Nieren scheint vielen Fällen einem primären Carnitinmangels zugrundezuliegen (Treem et al., 1988).

Sekundäre Formen eines Carnitinmangels sind ebenfalls bekannt. Zu diesen zählen Nierentubulusstörungen, bei denen die Ausscheidung von Carnitin übermäßig ist, und die chronische Niereninsuffizienz, bei der die Hämodialyse übermäßige Verluste verursachen kann. Patienten mit angeborenen Stoffwechselerkrankungen, die mit erhöhten Konzentrationen zirkulierender organischer Säuren verbunden sind, können ebenfalls unter einem Carnitinmangel leiden. Diese Folgeerscheinung ist angesichts der Rolle von Carnitin bei der Unterstützung der Ausscheidung organischer Säuren nicht verwunderlich. Gelegentlich zeigen Patienten, die mit Lösungen vollständig parenteral ernährt werden und denen es an Carnitin fehlt, ebenfalls biochemische und symptomatische Hinweise auf einen Mangelzustand, der durch Zugabe von Carnitin umgekehrt werden kann.

Bedarf des Menschen Der Carnitinbedarf eines Erwachsenen wird mit Nahrungsquellen und durch die Synthese vorwiegend in Leber und Nieren gedeckt. Frühgeborene und untergewichtige Neugeborene haben allerdings ein größeres Risiko eines Carnitinmangelzustandes. Diese Kinder werden fettreich ernährt, um das Wachstum zu fördern, und scheinen dabei von exogenen Carnitinquellen zu profitieren (Rebouche, 1992). Carnitin wird aus Lysinresten verschiedener Proteine synthetisiert, angefangen bei der Bildung von 6-N-Methyllysin über eine Reaktionskette, an der S-Adenosylmethionin beteiligt ist (siehe Rebouche, 1991). Vier Mikronährstoffe werden für die verschiedenen Reaktionsschritte benötigt, dazu gehören Ascorbinsäure, Niacin, Pyridoxin und Eisen. Obwohl ein Carnitinmangelzustand durch eine Ernährung, die auf Getreide und andere pflanzliche Eiweißquellen beschränkt ist, hervorgerufen werden kann, wurden keine formellen Ernährungsrichtwerte eingeführt.

Nahrungsquellen Die Hauptquellen des Nahrungscarnitins sind Fleisch- und Milchprodukte. Getreidekörner enthalten kein Carnitin und sind ebenfalls relativ arm an Lysin und Methionin, seinen Aminosäurenvorläufern.

Resorption, Metabolismus und Exkretion L-Carnitin in der Nahrung wird fast vollständig aus dem Darm resorbiert, größtenteils über sättigbare Transportmechanismen. Daher nimmt der relative Anteil der resorbierten Menge mit einer Steigerung der oralen Zufuhr ab.

Carnitin wird in die meisten Zellen über einen aktiven Mechanismus transportiert. D-Carnitin wird ebenfalls transportiert und kann die Aufnahme von L-Carnitin hemmen. Carnitin wird nur geringfügig verstoffwechselt, wobei der größte Teil mit dem Harn in Form von Acylcarnitinen ausgeschieden wird. Die Nierentubuli resorbieren für gewöhnlich mehr als 90% des unveresterten Carnitins (Goa und Brogden, 1987).

Therapeutischer Einsatz Carnitin (*Levocarnitin*) wurde 1986 von der FDA als Arzneimittel zur Behandlung des primären Carnitinmangels zugelassen. Es kann auch zur Behandlung von Patienten mit Zuständen nützlich sein, von denen bekannt ist, daß sie einen sekundären Carnitinmangel hervorrufen. Ein bis zwei Gramm täglich in geteilten Dosen sind für die meisten therapeutischen Zwecke ausreichend. Intravenöse Dosen erstrecken sich von 40 - 100 mg/kg. Kindern wird orales L-Carnitin in Dosen von 100 mg/kg täglich verabreicht.

Primärer Carnitinmangelzustand Die Hauptstrategie der Behandlung eines systemischen Carnitinmangels besteht aus einer kohlenhydratreichen und fettarmen Diät. Eine Carnitinzufuhr bei Patienten, die sowohl unter myopathischen als auch systemischen Störungen leiden, wurde des öfteren versucht, ohne einhellige Ergebnisse zu erzielen. Einige Patienten erfahren dramatische symptomatische und funktionelle Vorteile nach einer Gabe von bis zu 4 g am Tag, während bei anderen keine Besserung erfolgt. Die Beziehung von biochemischen Veränderungen zu einer symptomatischen Besserung ist nicht vorhersagbar. Allen Patienten mit einem primären Carnitinmangelzustand sollte versuchsweise eine orale Zufuhr zuteil werden.

Nierenerkrankung Patienten, die chronisch hämodialysiert werden, können einen Carnitinmangel der Skelett- und möglicherweise Herzmuskulatur entwickeln. Eine orale Behandlung mit L-Carnitin scheint den Grad des Mangelzustandes zu vermindern, und es wurde berichtet, daß sich Symptome wie Muskelschwäche und -krämpfe gebessert hätten (Bellinghieri et al., 1983). Carnitin scheint auch die kardiale Funktion hämodialysierter Patienten zu verbessern (Fagher et al., 1985), dieses Anwendungsgebiet ist allerdings widersprüchlicher.

Kardiomyopathien und ischämische Herzerkrankungen Der größte Anteil des myokardialen Energiebedarfs wird durch die Fettsäureoxidation abgedeckt. Die Möglichkeit, daß manche Personen mit einer primären Kardiopathie unter einem Carnitinmangel leiden könnten, hat angesichts der kritischen Stellung, die Carnitin für den normalen Energiestoffwechsel des Herzens einnimmt, und der Entwicklung von Kardiomyopathien bei manifesten Carnitinmangelzuständen großes Interesse hervorgerufen. Zudem verursacht eine Myokardischämie einen Verlust von kardialem Carnitin und eine Ansammlung von langkettigen CoA- und Carnitinfettsäureestern. Acylcarnitine scheinen dabei wichtig bei der Entstehung von Herzarrhythmien zu sein. Die Gabe von Carnitin scheint die körperliche Belastungstoleranz von Patienten mit koronarer Herzkrankung zu steigern und kann Patienten mit einer Herzinsuffizienz von Nutzen sein (Ghidini et al., 1988). Eine Skelettmuskelischämie verursacht ähnliche Störungen im Fett- und Carnitinstoffwechsel, außerdem kann die Gabe von Carnitin die Gehstrecke von Patienten, die unter einer Claudicatio intermittens leiden, erhöhen (Brevetti et al., 1988). Obwohl diese Ergebnisse therapeutische Anregungen geben, muß die therapeutische Stellung von Carnitin für diese Zustände noch gefestigt werden.

II. Ascorbinsäure (Vitamin C)

Geschichte Skorbut, die Mangelerscheinung, die durch das Fehlen von Vitamin C verursacht wird, ist seit der Zeit der Kreuzfahrten bekannt, besonders unter der nordeuropäischen Bevölkerung, deren Nahrung es über weite Teile des Jahres an frischem Obst und Gemüse mangelte. Das Vorkommen von Skorbut wurde mit der Einführung der Kartoffel (eine Vitamin-C-Quelle) nach Europa im 17. Jahrhundert vermindert. Während der langen Seefahrten des 17. und 18. Jahrhunderts, die ohne Vorräte an frischem Obst und Gemüse unternommen wurden, starb ein großer Teil der Mannschaften an Skorbut.

Eine ernährungsbedingte Ursache für den Skorbut wurde lange vermutet. 1535 lernte Jacques Cartier von kanadischen Indianern den Skorbut seiner Mannschaft zu heilen, indem er einen Sud aus Fichtennadeln herstellte, außerdem verhinderten oder heilten weitere Kapitäne Skorbut durch Zugabe von Zitronensaft. Eine systematische Untersuchung über den Zusammenhang zwischen Ernährung und Skorbut mußte bis 1747 warten, als Lind, ein Arzt der Britischen Königlichen Marine, einen klinischen Versuch mit manifest Skorbutkranken durchführte, denen entweder Apfelsaft, Vitriol, Essig, Meereswasser, Apfelsinen und Zitronen oder Knoblauch und Senf verabreicht wurde. Diejenigen, die Zitrusfrüchte bekamen, erholten sich schnell. Die nachfolgende Einführung von Zitronensaft in die Britische Marine im Jahr 1800 führte zu einer dramatischen Reduktion der Skorbutfälle. Während das Krankenhaus der Königlichen Marine in Portsmouth im Jahr 1780 noch 1457 Fälle aufnahm, waren es 1806 nur noch zwei.

Die nächste bedeutende Episode in der Geschichte des Vitamins C war 1907 die Entdeckung eines geeigneten experimentellen Tiermodells durch Holst und Fröhlich, die herausfanden, daß Meerschweinchen Skorbut unter einer Diät aus Hafer und Kleie entwickelten, die nicht durch frisches Gemüse ergänzt wurde. Nachfolgend konnte gezeigt werden, daß die meisten Säugetiere Ascorbinsäure synthetisieren können. Menschen, Menschenaffen, Meerschweinchen und indische Obst-Fledermäuse sind Ausnahmen. Die Entstehung von Skorbut bei Meerschweinchen erlaubte verschiedene Fraktionen von Zitrusfrüchten auf deren antiskorbutische Wirksamkeit zu untersuchen. 1928 isolierte Szent-Györgyi einen reduzierenden Wirkstoff aus Kohl und Nebennieren, 1932 identifizierten Waugh und King die Verbindung von Szent-Györgyi als den aktiven antiskorbutischen Faktor im Zitronensaft. Bald darauf wurde die chemische Struktur dieser Substanz in verschiedenen Laboren aufgedeckt, wobei die chemische Trivialbezeichnung Ascorbinsäure gewählt wurde, um damit die skorbutverhindernde Funktion zu beschreiben.

Die Manifestation von Skorbut aufgrund eines Vitamin-C-Mangels wurde ebenfalls aufgedeckt, nachdem Skorbut durch Ernährungseinschränkungen experimentell ausgelöst wurde. Beispielsweise hatte der Chirurg Crandon sich selbst einer Vitamin-C-freien Ernährung über 161 Tagen unterzogen. Die Konzentration von Ascorbinsäure im Plasma fiel innerhalb von 41 Tagen auf vernachlässigbare Werte, die Konzentration in seinen weißen Blutzellen war nach 121 nicht mehr nachweisbar. Eine perifolliküläre Hyperkeratose (eine Ansammlung von Hautzellen um die Haarfollikel herum) trat nach 120 Tagen auf, nach 161 stellten sich Blutergüsse unter der Haut (Petechien und Ekchymosen) ein, eine Wunde, die dem Rücken beigebracht wurde, heilte nicht mehr ab (Crandon et al., 1940).

Der Begriff *Vitamin C* sollte als generische Beschreibung aller Verbindungen verwendet werden, die qualitativ dieselbe biologische Wirkung wie Ascorbinsäure entfalten.

Chemie Ascorbinsäure ist ein Ketolacton mit sechs Kohlenstoffatomen, das strukturverwandt mit Glukose und anderen Hexosen ist. Es kann im Körper reversibel zu Dehydroascorbinsäure oxidiert werden. Die letztgenannte Verbindung besitzt eine vollständige Wirksamkeit als Vitamin C. Die Strukturformeln von Ascorbinsäure und Dehydroascorbinsäure stellen sich wie folgt dar:

ASCORBINSÄURE   DEHYDROASCORBINSÄURE

Die Ascorbinsäure besitzt ein optisch aktives Kohlenstoffatom, die antiskorbutische Wirksamkeit beruht dabei fast vollständig auf dem L-Isomer. Ein weiteres Isomer, Erythorbinsäure (D-Isoascorbinsäure, D-Araboascorbinsäure) besitzt eine sehr schwache antiskorbutische Wirkung, hat aber ein ähnliches Redoxpotential. Beide Verbindungen wurden deshalb zur Verhinderung der Nitrosaminbildung aus Nitriten bei gepökeltem Fleisch wie dem Schinkenspeck verwendet. Der Grund für die geringere antiskorbutische Wirkung der Erythorbinsäure liegt wahrscheinlich in der Unfähigkeit des Gewebes, diese in den Mengen zu speichern, wie es bei der Ascorbinsäure der Fall ist. Eine Folge der leichten Oxidation von Ascorbinsäure ist die Schnelligkeit, mit der sie durch Lufteinwirkung zerstört werden kann, insbesondere in alkalischer Umgebung und wenn Kupfer als Katalysator gegenwärtig ist.

Pharmakologische Wirkungen Vitamin C besitzt wenige pharmakologische Wirkungen. Die Verabreichung dieser Verbindung in Mengen, die denen des physiologischen Bedarf bei weitem übertreffen, verursacht wenige Effekte, außer bei Personen mit Skorbut, bei denen die Symptome rasch gelindert werden.

Physiologische Funktionen Ascorbinsäure fungiert als ein Kofaktor bei vielen Hydroxylierungs- und Amidierungsreaktionen, indem sie Elektronen zu Enzymen transportiert, die reduzierende Valenzen bieten (siehe Levine, 1986; Levine et al., 1993). Sie erleichtert bzw. ist essentiell für die Umwandlung bestimmter Prolin- und Lysinreste im Prokollagen zu Hydroxyprolin und Hydroxylysin im Verlauf der Kollagensynthese, die Oxidierung von Lysinseitenketten in Proteinen, welche Hydroxytrimethyllysin für die Carnitinsynthese liefern, die Umwandlung von Folsäure in Folinsäure, die mikrosomale Arzneimittelverstoffwechselung und die Hydroxylierung von Dopamin zur Noradrenalinsynthese. Ascorbinsäure fördert die Aktivität eines amidierenden Enzyms, von dem angenommen wird, daß es in die Weiterverarbeitung gewisser Peptidhormone einbezogen wird, wie Oxytocin, antidiuretisches Hormon und Cholecystokinin (siehe Levine, 1986; Levine et al., 1993). Ascorbinsäure fördert ebenfalls die intestinale Eisenresoption, indem es dreiwertiges in zweiwertiges Eisen im Magen reduziert. Zudem spielt Ascorbinsäure eine, wenn auch wenig beschriebene Rolle bei der adrenalen Steroidogenese.

Auf Gewebeebene besteht die Hauptfunktion der Ascorbinsäure aus der Synthese von Kollagen, Proteoglykanen und anderen organischen Bestandteilen der intrazellulären Matrix solch unterschiedlicher Gewebearten wie den Zähnen, Knochen und dem Kapillarendothel. Obwohl die Wirkung der Ascorbinsäure auf die Kollagensynthese der Hydroxylierung des Prolins zugeschrieben wurde, lassen einige Hinweise vermuten, daß eine direkte Stimulierung der Kollagenpeptidsynthese auch eine Rolle spielen könnte. Skorbut ist mit einer Störung der Kollagensynthese verbunden, die sich als defekte Wundheilung, gestörte Zahnbildung und die Ruptur von Kapillaren zeigt, was zu unzähligen Petechien und zu ihrem Zusammenfluß zu Ekchymosen führt. Während letzteres einer Leckbildung an den Kapillaren aufgrund einer unzureichenden Adhäsion der Endothelzellen zugeschrieben wurde, wird auch davon ausgegangen, daß das perikapilläre Bindegewebe beim Skorbut gestört ist, so daß es zu einer unzureichenden Stützung der Kapillaren und unter Druck zu einer Ruptur kommt.

Resorption, Metabolismus und Exkretion Ascorbinsäure wird rasch aus dem Darm über einen energieabhängigen Vorgang aufgenommen, der dosisabhängig sättigbar ist. Die Resorption von Ascorbinsäure aus der Nahrung ist fast vollständig (Kallner et al., 1977). Wenn Vitamin C in Form einer oralen Einzeldosis verabreicht wird, sinkt die Resorption von 75% bei 1 g auf 20% bei 5 g. Ascorbinsäure ist im Plasma und in allen Körperzellen vorhanden. Die Vitaminkonzentrationen der Leukozyten werden manchmal verwendet, um einen Wert zu erhalten, der dem des Gewebes gleichkommt und weniger empfindlich auf eine Entleerung reagiert als das Plasma. Die weißen Blutzellen gesunder Erwachsener weisen Konzentrationen von etwa 27 µg Ascorbinsäure in 10^8 Zellen auf. Es sei angemerkt, daß die Menge an Ascorbinsäure in Leukozyten umgekehrt proportional zu deren Anzahl sein kann, so daß Schätzungen des Ascorbinsäurestatus falsch niedrig sein können, wenn bei Patienten mit einer Leukozytose die Ascorbinsäure in weißen Blutzellen gemessen wird (Vallance, 1979). Die Plasmakonzentrationen schwanken ebenfalls mit der Zufuhr. Eine ausreichende Zufuhr führt zu Konzentrationen oberhalb von 0,5 mg/dl (28 µM), während Konzentrationen von 0,15 mg/dl (8,5 µM) bei Personen mit manifestem Skorbut beobachtet werden können.

Wenn die Ernährung frei von Ascorbinsäure ist, sinken die Plasmakonzentrationen. Die Symptome des Skorbut werden, wie erwähnt, offensichtlich, wenn ein Wert von 0,15 mg/dl (8,5 µM) erreicht wird, wobei der Gesamtkörperspeicher des Vitamins etwa 300 mg beträgt. Wenn die Zufuhr von Ascorbinsäure gesteigert wird, steigt ebenfalls die Plasmakonzentration – zunächst linear. Die tägliche Zufuhr von 5 - 10 mg führt zu einem Gesamtkörperspeicher von 600 - 1000 mg Ascorbinsäure. Wenn täglich 60 mg Vitamin C eingenommen werden (die empfohlenen Tagesmengen für Erwachsene; die DGE empfiehlt 70 mg, Anm. d. Hrsg.) kommen die Plasmakonzentrationen an etwa 0,8 mg/dl (45 µM) heran, und der Gesamtkörperspeicher beträgt ungefähr 1500 mg. Wird die Zufuhr auf 200 mg täglich gesteigert, strebt der Gesamtkörperspeicher einem Wert von 2500 mg zu, wobei die Plasmakonzentration etwa 2,5 mg/dl (110 µM) beträgt. Die Nierenschwelle für Ascorbinsäure beträgt etwa 1,5 mg/dl (85 µM) im Plasma, so daß eine höhere Ascorbinsäuremenge zur Ausscheidung führt, wenn die tägliche Zufuhr 100 mg überschreitet.

Ascorbinsäure wird bei Ratten und Meerschweinen zu CO_2 oxidiert, im Menschen kann aber nur eine wesentlich geringere Umwandlungsrate gemessen werden. Ein Stoffwechselweg des Vitamins führt beim Menschen über eine Umwandlung zu Oxalat und letztlich zur Ausscheidung mit dem Harn; Dehydroascorbinsäure ist dabei vermutlich ein Zwischenprodukt. Ascorbinsäure-2-sulfat konnte ebenfalls als ein Stoffwechselprodukt des Vitamin C im Menschen ausgemacht werden.

Biosynthese der Ascorbinsäure Menschen, andere Primaten, Meerschweinchen und einige Fledermäuse sind die einzigen Säuger, die bekanntermaßen keine Ascorbinsäure synthetisieren können. Folglich benötigen sie Vitamin C in der Nahrung zur Verhinderung des Skorbut. Ein charakteristisches Beispiel für Tiere, die kein Vitamin C mit der Nahrung aufnehmen müssen, ist die Ratte, die Ascorbinsäure aus Glukose über die Zwischenstufen D-Glukuronsäure, L-Gulonsäure und L-Gulonolacton synthetisiert. Menschen, Affen und Meerschweinchen fehlt das Leberenzym, das die letzte Reaktion ausführt – die Umwandlung des L-Gulonolactons zu L-Ascorbinsäure.

Mangelerscheinungen Eine mangelhafte Zufuhr von Vitamin C kann zu Skorbut führen. Skorbutfälle können bei alten, alleinstehenden Menschen, Alkoholikern, Drogenabhängigen und anderen fehlernährten Personen auftreten, Kleinkinder eingeschlossen. Bei spontanen Skorbutfällen treten üblicherweise eine Lockerung der Zähne, Gingivitis und Anämie auf, die durch eine bestimmte Funktion der Ascorbinsäure bei der Hämoglobinsynthese verursacht zu werden scheint. Das Bild eines spontanen Skorbuts wird im klinischen Alltag häufig durch weitere Nährstoffmangelerscheinungen kompliziert.

Skorbut kann auch bei Kleinkindern auftreten, die zuhause zubereitete Fertignahrung mit unzureichenden Ascorbinsäuremengen erhalten. Das Kind ist leicht reizbar und klagt bei Berührung über Schmerzen. Die Schmerzen werden durch Blutergüsse unter dem Periost langer Röhrenknochen verursacht, wobei die entstandenen Hämatome häufig als Schwellungen auf dem Knochenschaft sichtbar sind.

Menschlicher Bedarf Die Tageszufuhr an Ascorbinsäure muß der ausgeschiedenen oder durch Oxidierung abgebauten Menge entsprechen. Gesunde Erwachsene verlieren täglich 3 - 4% ihres Gesamtkörperspeichers. Um einen Gesamtspeicher von 1500 mg Ascorbinsäure oder mehr bei einem erwachsenen Mann aufrecht zu erhalten, ist es notwendig, etwa 60 mg täglich zu resorbieren. Die Werte für den Bedarf an Vitamin C bei anderen Altersgruppen gründet auf ähnlichen Überlegungen (siehe Tabelle XIV-1).

Unter besonderen Umständen scheinen größere Ascorbinsäuremengen notwendig zu sein, um normale Plasmaspiegel beizubehalten. Niedrige Plasmaspiegel an Vitamin C können bei Rauchern als Ergebnis einer erhöhten Verstoffwechslungsrate beobachtet werden. Daher wurden die empfohlenen Tagesmengen für Raucher auf 100 mg/Tag gesetzt, um einen ausreichenden Vitaminstatus zu gewährleisten (Food and Nutrition Board, 1989). Die Plasma-Ascorbinsäurekonzentrationen sind bei der Anwendung oraler Kontrazeptiva ebenfalls verringert. Der Bedarf kann bei bestimmten Erkrankungen erhöht sein, besonders bei Infektionserkrankungen und auch nach chirurgischen Eingriffen (Levine et al., 1993).

Nahrungsquellen Ascorbinsäure ist in Zitrusfrüchten, Tomaten, Erdbeeren, Kohlgemüse und Kartoffeln enthalten. Apfelsinen und Zitronen sind besonders reichhaltige Quellen und enthalten etwa 0,5 mg/ml (2,8 mM). Ascorbinsäure wird leicht durch Hitze, Oxidierung und im alkalischen Millieu zersetzt. Abgesehen von der Bedeutung für die Ernährung wird Ascorbinsäure im allgemeinen auch als Antioxidans zur Bewahrung des natürlichen Geschmacks und der Farbe vieler Nahrungsmittel eingesetzt (z. B. weiterverarbeitetes Obst, Gemüse und Milchprodukte).

Zufuhrwege Vitamin C wird üblicherweise oral zugeführt. Bei Zuständen, die keine ausreichende Resorption aus dem Magen-Darm-Trakt gewährleisten, können parenterale Lösungen verabreicht werden. Außerdem sollte es grundsätzlich Patienten bei parenteraler Ernährung verabreicht werden. Wegen des Verlustes großer Mengen an infundierter Ascorbinsäure durch Ausscheidung mit dem Harn sind bei solchen Personen Tagesdosen von 200 mg notwendig, um normale Plasmakonzentrationen von etwa 1 mg/dl (60 µM) aufrechtzuerhalten (Nichoalds et al., 1977).

Therapeutischer Einsatz Vitamin C wird für die Behandlung von Ascorbinsäure-Mangelzuständen, insbesondere des manifesten Skorbut eingesetzt, der bei Kindern wie Erwachsenen ziemlich selten ist.

Menschliche Muttermilch enthält in Abhängigkeit der mütterlichen Zufuhr 30 - 55 mg Ascorbinsäure je Liter (etwa 200 µM). Folglich nimmt ein Säugling mit 850 ml Muttermilch etwa 35 mg Ascorbinsäure auf, was als empfohlener Ernährungsrichtwert angesetzt wurde (siehe Tabelle XIV-1).

Die DGE empfiehlt 40 mg (Anm. d. Hrsg.).

Kommerzieller Fertignahrung wird üblicherweise Ascorbinsäure zugesetzt. Säuglinge, die auf Kuhmilch basierte Fertignahrung erhalten, sollten zusätzlich Apfelsinensaft trinken, um den Vitamin-C-Bedarf zu decken. Im seltenen Falls eines Kinderskorbut werden viel höhere, therapeutische Dosen eingesetzt. Erwachsene mit Skorbut sollten bis zu 1 g Ascorbinsäure am Tag erhalten. Diese Dosis wird zu einem schnellen Verschwinden subkutaner Blutergüsse führen.

Die reduzierenden Eigenschaften von Vitamin C wurden auch zur Kontrolle der *idiopathischen Methhämoglobinämie* genutzt, obwohl es weit weniger wirksam als Methylenblau ist. Dosen von mindestens 150 mg Ascorbinsäure werden benötigt, um unter diesen Umständen eine Wirkung zu erzielen.

Ascorbinsäure und andere Antioxidanzien in der Nahrung wurden mit dem Schutz vor altersbedingter Kataraktbildung und Makuladegeneration in Verbindung gebracht (siehe Gershoff 1993). Ergebnisse der Baltimore Longitudinalstudie des Alterns legen die Vermutung nahe, daß der Gesamtstatus der antioxidativen Nährstoffe, dazu zählen Vitamin C, α-Tocopherol und β-Carotin, einen protektiven Effekt hat (West et al., 1994). Datenmaterial aus publizierten Studien, das Vitamine und Mineralstoffe und Augenerkrankungen berücksichtigt, ist vielversprechend, jedoch unzureichend, um klinische Empfehlungen zu stützen.

Fehlen einer klinischen Wirkung von Megadosen Zusätzlich zu jenen spezifischen Anwendungen von Vitamin C erschienen umfangreiche Veröffentlichungen über Applikationen dieses Vitamins bei einer großen Anzahl von Krankheiten. Viele solcher Erwähnungen schildern die Behandlung mit Megadosen. Gelegentliche Berichte über die Wirksamkeit von Vitamin C bei der Heilung von Krebs oder einer einfachen Erkältung konnten nicht bestätigt werden (Gershoff, 1993). Ein wie auch immer gearteter präventiver Vorteil, der sich aus einer solchen Anwendung der Ascorbinsäure ableiten ließe, erscheint angesichts der Kosten und Risiken der Behandlung mit Megadosen gering. Megadosen sind mit der Bildung von Nierensteinen aufgrund einer übermäßigen Oxalatausscheidung, mit einem Rebound-Skorbut bei Nachkommen von Müttern, die hohe Dosen einnehmen, und mit einem ähnlichen Phänomen bei Personen verbunden, die große Mengen von Vitamin C zu sich nehmen und plötzlich damit aufhören. Diese Rebound-Phänomene ergeben sich vermutlich aus der Induktion von abbauenden Ascorbinsäurestoffwechselwegen als Ergebnis vorangegangener hoher Dosierungen.

Zur weiteren Erörterung über Störungen, die mit Vitaminmangelzuständen und -exzessen verbunden sind, siehe *Harrison's Principles of Internal Medicine*, 14th ed., McGraw-Hill, New York, 1998, deren deutsche Ausgabe 1999 erscheint.

LITERATUR

Baumgartner, E. R., Suormala, T., Wick, H., and Bonjour, J. P. Biotinresponsive multiple carboxylase deficiency: deficient biotinidase activity. *J. Inherited Metab. Dis.*, **1984**, *7 Suppl.* 2:123—125.

Belko, A. Z., Obarzanek, E., Kalkwarf, H. J., Rotter, M. A., Bogusz, B. S., Miller, D., Haas, J. D., and Roe, D. A. Effects of exercise on riboflavin requirements of young women. *Am. J. Clin. Nutr.*, **1983**, *37*:509—517.

Bellinghieri, G., Savica, V., Mallamace, A., Di Stefano, C., Consolo, F., Spagnoli, L. G., Villaschi, S., Palmieri, G., Corsi, M., and Maccari, F. Correlation between increased serum and tissue L-carnitine levels and improved muscle symptoms in hemodialyzed patients. *Am. J. Clin. Nutr.*, **1983**, *38*:523—531.

Brevetti, G., Chiariello, M., Ferulano, G., Policicchio, A., Nevola, E., Rossini, A., Attisano, T., Ambrosio, G. Siliprandi, N., and Angelini, C. Increases in walking distance in patients with peripheral vascular disease treated with L-carnitine: a double-blind, cross-over study. *Circulation*, **1988**, *77*:767—773.

Brin, M. Blood transketolase determination in the diagnosis of thiamine deficiency. *Heart Bull.*, **1968**, *17*:86—89.

Canham, J. E., Nunes, W. T., and Eberlin, E. W. Electroencephalographic and central nervous system manifestations of B_6 deficiency and induced B_6 dependency in normal human adults. In, *Proceedings of the Sixth International Congress of Nutrition*. E. & S. Livingstone, Ltd., Edinburgh, **1964**, p. 537.

Committee on Nutrition, The American Academy of Pediatrics. *Pediatric Nutrition Handbook*, 3rd ed. (Barnes, L. A., ed.) American Academy of Pediatrics, Elk Grove Village, IL, **1993**, pp. 8—17; Appendix C, pp. 354—357; Appendix D, pp. 360—361.

Crandon, J. H., Lund, C. C., and Dill, D. B. Experimental human scurvy. *N. Engl. J. Med.*, **1940**, *223*:353—369.

Fagher, B., Cederblad, G., Monti, M., Olsson, L., Rasmussen, B., and Thysell, H. Carnitine and left ventricular function in haemodialysis patients. *Scand. J. Clin. Lab. Invest.*, **1985**, *45*:193—198.

Fry, P. C., Fox, H. M., and Tao, H. G. Metabolic response to a pantothenic acid deficient diet in humans. *J. Nutr. Sci. Vitaminol.*, **1976**, *22*:339—346.

Ghidini, O., Azzurro, M., Vita, G., and Sartori, G. Evaluation of the therapeutic efficacy of L-carnitine in congestive heart failure. *Int. J. Clin. Pharmacol. Ther. Toxicol.*, **1988**, *26*:217—220.

Gillis, J., Murphy, F. R., Boxall, L. B. H., and Pencharz, P. B. Biotin deficiency in a child on long-term TPN. *J. P. E. N.*, **1982**, *6*:308—310.

Goldsmith, G. A. Niacin-tryptophan relationship in man and niacin requirement. *Am. J. Clin. Nutr.*, **1958**, *6*:479—486.

Györgyi, P. A further note on the identity of vitamin H with biotin. *Science*, **1940**, *92*:609.

Jusko, W. J., and Levy, G. Absorption, protein binding, and elimination of riboflavin. In, *Riboflavin*. (Rivlin, R. S., ed.) Plenum Press, New York, **1975**, pp. 99—152.

Kallner, A., Hartman, D., and Hornig, D. On the absorption of ascorbic acid in man. *Int. J. Vitam. Nutr. Res.*, **1977**, *47*:383—388.

McLaren, D. Metabolic disorders. In, *Current Therapy*. (Conn, H. F., ed.) W. B. Saunders Co., Philadelphia, **1978**, pp. 409—410.

Medina, L., Chi, T. L., DeVivo, D. C., and Hilal, S. K. MR findings in patients with subacute necrotizing encephalomyelopathy (Leigh syndrome): correlation with biochemical defect. *AJR. Am. J. Roentgenol.*, **1990**, *154*:1269—1274.

Miller, D. R., and Hayes, K. C. Vitamin excess and toxicity. In, *Nutritional Toxicology*, Vol. 1. (Hathcock, J. N., ed.) Academic Press, Inc., New York, **1982**, pp. 81—133.

Nichoalds, G. E., Meng, H. C., and Caldwell, M. D. Vitamin requirements in patients receiving total parenteral nutrition. *Arch. Surg.*, **1977**, *112*:1061—1064.

Parry, G. J., and Bredesen, D. E. Sensory neuropathy with low-dose pyridoxine. *Neurology*, **1985**, *35*:1466—1468.

Pincus, J. H., Cooper, J. R., Piros, K., and Turner, V. Specificity of the urine inhibitor test for Leigh's disease. *Neurology*, **1974**, *24*:885—890.

Prentice, A. M., and Bates, C. J. A biochemical evaluation of the erythrocyte glutathione reductase (*EC* 1.6.4.2) test for riboflavin status. 1. Rate and specificity of response in acute deficiency. *Br. J. Nutr.*, **1981**, *45*:37—52.

Rindi, G., and Ventura, U. Thiamine intestinal transport. *Physiol. Rev.*, **1972**, *52*:821—827.

Schaumberg, H., Kaplan, J., Windebank, A., Vick, N., Rasmus, S., Pleasure, D., and Brown, M. J. Sensory neuropathy from pyridoxine abuse. A new megavitamin syndrome. *N. Engl. J. Med.*, **1983**, *309*:445—448.

Smith, G. P., Rudge, P. J., and Peters, T. J. Biochemical studies of pyridoxal and pyridoxal phosphate status and therapeutic trial of pyridoxine in patients with carpal tunnel syndrome. *Ann. Neurol.*, **1984**, *15*:104—107.

Treem, W. R., Stanley, C. A., Finegold, D. N., Hale, D. E., and Coates, P. M. Primary carnitine deficiency due to a failure of carnitine transport in kidney, muscle, and fibroblasts. *N. Engl. J. Med.*, **1988**, *319*:1331—1336.

Vallance, S. Leucocyte ascorbic acid and the leucocyte count. *Br. J. Nutr.*, **1979**, *41*:409—411.

Victor, M., Adams, R. D., and Collins, G. H. (eds.) *The Wernicke-Korsakoff Syndrome. Contemporary Neurology Series*, Vol. 7. F. A. Davis Co., Philadelphia, **1971**, pp. 1—206.

West, S., Vitale, S., Hallfrisch, J., Mu§oz, B., Muller, D., Bressler, S., and Bressler, N. M., Are antioxidants or supplements protective for age-related macular degeneration? *Arch Ophthalmol.*, **1994**, *112*:222—227.

Monographien und Übersichtsartikel

Food and Nutrition Board, National Research Council. *Recommended Dietary Allowances*, 10th ed. National Academy of Sciences, Washington, D. C., **1989**.

Fowler, B. Recent advances in the mechanism of pyridoxine-responsive disorders. *J. Inherited Metab. Dis.*, **1985**, *8 Suppl. 1*:76—83.

Gershoff, S. N. Vitamin C (ascorbic acid): new roles, new requirements? *Nutr. Rev.*, **1993**, *51*:313—326.

Goa, K. L., and Brogden, R. N. L-Carnitine. A preliminary review of its pharmacokinetics, and its therapeutic use in ischaemic cardiac disease and primary and secondary carnitine deficiencies in relationship to its role in fatty acid metabolism. *Drugs*, **1987**, *34*:1—24.

Haas, R. H. Thiamin and the brain. *Annu. Rev. Nutr.* **1988**, *8*:483—515

Leklem, J. E. Vitamin B_6 metabolism and function in humans. In, *Clinical and Physiological Applications of Vitamin B6.* (Leklem, J. E., and Reynolds, R. D., eds.) *Current Topics in Nutrition and Disease*, Vol. 19. Alan R. Liss, Inc., New York, **1988**, pp. 3—28.

Levine, M. New concepts in the biology and biochemistry of ascorbic acid. *N. Engl. J. Med.*, **1986**, *314*:892—902.

Levine, M., Cantilena, CC., and Dhariwal KR. In situ kinetics and ascorbic acid requirements. *World Rev. Nutr. Diet.*, **1993**, *72*:114—127.

McCormick, D. B. Two interconnected B vitamins: riboflavin and pyridoxine. *Physiol. Rev.*, **1989**, *69*:1170—1198.

Rebouche, C. J. Ascorbic acid and carnitine biosynthesis. *Am J. Clin. Nutr.*, **1991**, *54*:1147S—1152S.

Rebouche, C. J. Carnitine function and requirements during the life cycle. *FASEB J.*, **1992**, *6*:3379—3386.

Scriver, C. R. Vitamin-responsive inborn errors of metabolism. *Metabolism*, **1973**, *22*:1319—1344.

Zeisel, S. H., Da Costa, K-A., Franklin, P. D., Alexander, E. A., Lamont, J. T., Sheard, N. F., and Beiser, A. Choline, an essential nutrient for humans. *FASEB J.*, **1991**, *5*:2093—2098.

63 FETTLÖSLICHE VITAMINE
Vitamin A, K und E

Robert Marcus und Ann M. Coulston

Zahlreiche Entwicklungen und Forschungsergebnisse haben das Wissen über die Funktion und Bedeutung dieser Gruppe von Vitaminen in jüngster Zeit grundlegend verändert. Die unerwarteten biologischen Eigenschaften der Analoga des Vitamin D sind bereits in Kapitel 61 beschrieben worden. Gleichermaßen aufsehenerregend sind neue Erkenntnisse über die Wirkungen des Vitamin A und der Carotinoide. Dies gilt ganz besonders für die Entdeckung der Retinolsäurerezeptoren, einer Gruppe von verwandten Rezeptoren, die für die biologischen Effekte von Retinolsäure, aber auch Calcitriol oder Thyroidhormone verantwortlich sind. In diesem Zusammenhang wurde weiterhin 9-cis-Retinolsäure als der natürliche Ligand dieser Rezeptoren identifiziert, eine Tatsache, die diesem Analogon des Vitamin A eine zentrale Bedeutung bei der Vermittlung zellulärer Differenzierung durch diese Substanzgruppe zukommen läßt.

Umfangreiche epidemiologische Studien haben sich während vergangener Jahre auch der Rolle von Vitamin A, C und E als Antioxidanzien im Zusammenhang mit einer protektiven Wirkung gegenüber Krebs und kardiovaskulären Erkrankungen gewidmet. Obgleich Ernährungsstudien eine derartige protektive Wirkung Nahrungsmitteln zuschreiben, die reich an dieser Gruppe von Vitaminen sind, so konnte diese Aussage durch klinische Studien nicht gefestigt werden. Den umfangreichen Veröffentlichungen ist so im wesentlichen nur die Erkenntnis zu entnehmen, daß eine Unterversorgung mit diesen Nahrungmitteln ein Krankheitsrisiko darstellt und entsprechend ein Ausgleich dieses Mangels Besserung in Aussicht stellt. Umgekehrt ist die exzessive Aufnahme dieser Vitamine bei ausreichender Ernährung eher überflüssig oder gar schädlich.

Dieses Kapitel faßt die Wirkungen der fettlöslichen Vitamine A, E und K zusammen sowie deren physiologische Bedeutung und therapeutische Anwendung. Besonders berücksichtigt ist dabei eine klare Gegenüberstellung der tierexperimentell begründeten, positiven Beurteilung einer physiologisch notwendigen Substitution eines Vitaminmangels und der andererseits nicht verifizierbaren pharmakologischen Wirkung dieser Vitamine beim Menschen.

VITAMIN A

Obgleich Vitamin A exogen, also über die Nahrung, aufgenommen werden muß, vermittelt es seine biologische Wirkung analog dem Vitamin D als Hormon über spezifische Rezeptoren. Über seine lang bekannte Funktion beim Sehprozeß hinaus reguliert Vitamin A eine Reihe zellulärer Funktionen sowie Differenzierungsvorgänge. Entsprechend ihres ausgeprägten Effekts auf die Differenzierung von Epithelzellen haben Vitamin-A-Analoga bereits bedeutende therapeutische Anwendungen in der Dermatologie erfahren, wobei insbesondere hinsichtlich einer prophylaktischen Wirkung gegenüber dermalen Tumoren besondere Bedeutung zukommen könnte.

Geschichte Um 1500 v. Chr. wurde in Ägypten erstmals das Phänomen der Nachtblindheit beschrieben. Obgleich der Zusammenhang mit einem Vitaminmangel nicht bekannt war, wurde eine Behandlung mit gebratener Leber empfohlen. Später riet Hippokrates, diesem Leiden mit dem Verzehr von Rinderleber zu begegnen. Der tatsächliche Zusammenhang zwischen dieser Krankheit und einem Ernährungsmangel wurde erst im 19. Jh. erkannt. Ophtalmia brasiliana, eine Augenkrankheit, die insbesondere unterernährte Sklaven heimsuchte, wurde erstmals 1865 beschrieben. Wenig später, im Jahr 1887, wurde von einer Form der Nachtblindheit berichtet, die endemisch bei den streng Gläubigen der Russisch-Orthodoxen Kirche während der Fastenzeit auftrat. Noch deutlichere Hinweise ergaben sich aus der Beobachtung, daß Säuglinge von fastenden Müttern mit auffälliger Häufigkeit an einer spontanen Hornhautablösung litten. Alsbald folgten weltweit weitere Berichte von nahrungsbedingter Keratomalazie.

Ungeachtet dieser klinischen Befunde sollte es dennoch bis Anfang des 20 Jh. dauern, ehe das Vitamin A, nun auf experimentellem Wege, entdeckt werden konnte. Unabhängig voneinander berichteten 1913 zwei Forschergruppen (McCollum und Davis, 1913; Osborne und Mendel, 1913), daß Ratten, die mit Schweineschmalz als ausschließlichen Fettbestandteil gefüttert wurden, typische Nahrungsmangelsymptome aufwiesen, denen durch die Zugabe von einer Substanz, die offensichtlich in Butter, Eigelb oder Dorschlebertran enthalten ist, begegnet werden konnte. Das hervorstechendste Symptom dieser mangelernährten Ratten war die Xerophtalmie (Austrockung und Verdickung der Bindehaut). Diese experimentellen Befunde wurden endgültig mit einem klinischen Erscheinungsbild in Zusammenhang gebracht, als während des 1. Weltkriegs der Mangel an Butterfett für das vermehrte Auftreten von Xerophtalmie verantwortlich gemacht werden konnte.

Chemie und Nomenklatur Zwar wird mit dem Begriff Vitamin A im engeren Sinne eine Gruppe bestimmter chemischer Substanzen bezeichnet, die sich aus dem Retinol sowie dessen Ester zusammensetzt, jedoch bezeichnet dieser Name mittlerweile eher alle solchen Substanzen, die gleiche biologische Eigenschaften besitzen wie Retinol. Die Bezeichnung Retinoid leitet sich ab von der Struktur des Retinols sowie seiner natürlich vorkommender Derivate. Retinoide bezeichnen ebenso strukturverwandte synthetische Analoga, die allerdings nicht über die biologische Aktivität des Retinols (Vitamin A) verfügen müssen.

Die einfache Feststellung Steenbocks (1919), daß der unterschiedliche Vitamin-A-Gehalt in Gemüsen mit deren Pigmentierung zusammenhängt, ebnete den Weg zur Isolation und chemischen Charakterisierung diese Vitamins. Wenig später konnte gezeigt werden, daß das pflanzliche Pigment Carotin (Provitamin A) eine bedeutende Ausgangssubstanz für das Vitamin A darstellt. Die Strukturformel von β-Carotin, dem wirksamsten pflanzlichen Carotinoid, ist in Abbildung 63.1, A dargestellt.

Die Strukturformeln der Vitamin-A-Gruppe von Retinoiden sind in Abbildung 63.1, B aufgeführt.

Retinol (Vitamin A$_1$), ein primärer Alkohol, ist in veresterter Form im Gewebe von Tieren und Meeresfischen, besonders in der Leber, angereichert und besitzt folgende Struktur:

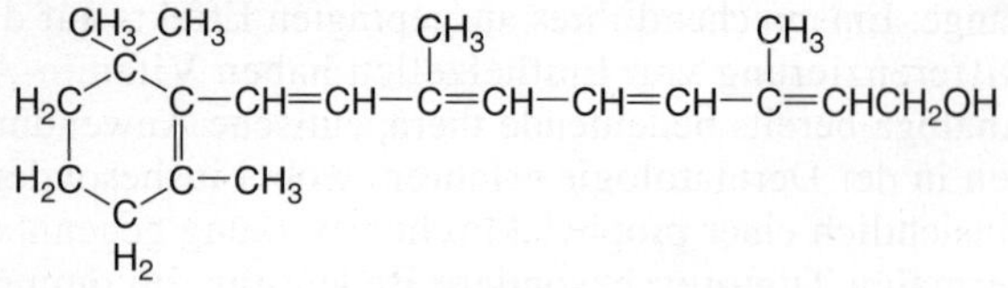

RETINOL

Eine sehr ähnliche Verbindung stellt das 3-Dehydroretinol (Vitamin A$_2$) dar, das insbesondere bei Süßwasserfischen meist zusammen mit Retinol vorkommt.

Aufgrund der Doppelbindungen in der Seitenkette des Retinols existieren natürlicherweise verschiedene Isomere entsprechend ihrer cis/trans Konfiguration. So enthält Fischleberöl eine Mischung dieser cis/trans Stereoisomere, hingegen besitzt synthetisches Retinol ausschließlich die all-trans-Konfiguration. Eine Umwandlung dieser Stereoisomere findet verbreitet im Körper statt. So erfordert die Wechselwirkung von Retinal (Vitamin-A-Aldehyd) mit Opsin, die zur Bildung des Sehpigmentes Rhodopsin führt, dessen 11-cis-Isomer.

Auch Ether- und Esterverbindungen des Retinols zeigen biologische Aktivität *in vivo*. Die Ringstruktur beim Retinol (β-Ionon) oder die um eine ungesättigte Verbindung reichere Ringstruktur des 3-Dehydroretinols (Dehydro-β-ionon) sind essentiell für die biologische Wirkung; die Hydrogenierung führt entsprechend zu deren Verlust. Von allen Derivaten des Retinols zeigen das all-trans-Retinol und dessen Aldehyd, das Retinal, die größte biologische Aktivität *in vivo*; das 3-Dehydroretinol zeigt eine gegenüber all-trans-Retinol um 60% verminderte Wirkungspotenz.

Retinolsäure (Vitamin-A-Säure) entsteht durch Oxidation der Alkoholgruppe und weist einige, jedoch nicht alle, biologischen Wirkungen des Retinols auf. So ist die Retinolsäure im Gegensatz zum Retinol bei einigen Arten unwirksam beim Sehvorgang und bezüglich von Reproduktionsfunktionen. Hingegen ist die Retinolsäure von besonderer Wirkung im Zusammenhang mit der Regulation des Zellwachstums und der Differenzierung sowie der Erhaltung von Epithelgewebe in Vitamin-A-defizienten Tieren. Tatsächlich scheint all-trans-Retinolsäure

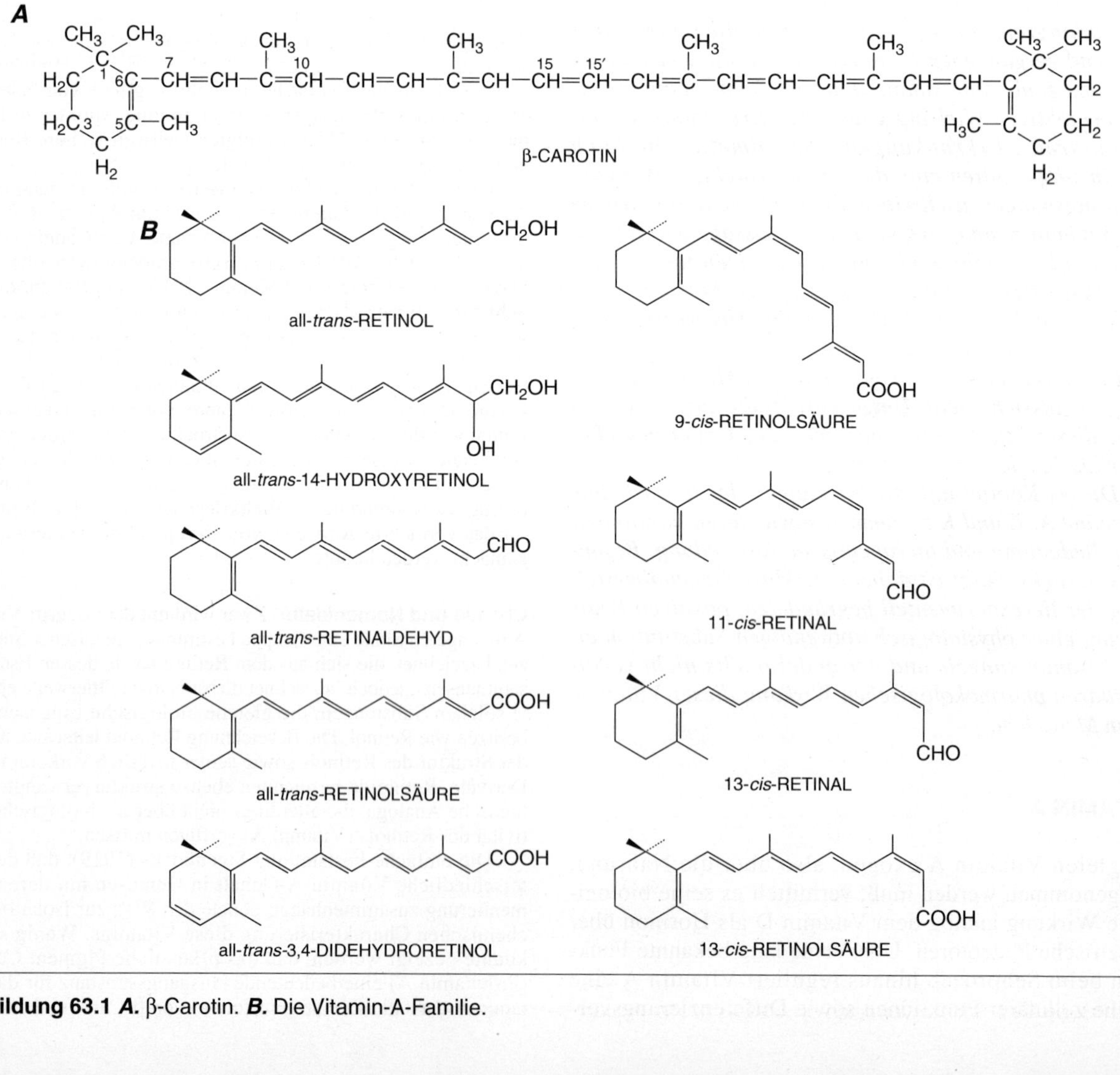

Abbildung 63.1 *A.* β-Carotin. *B.* Die Vitamin-A-Familie.

(Tretinoin) in allen Geweben mit Ausnahme der Retina, die aktive Form von Vitamin A darzustellen, wobei eine 10- bis 100 fach höhere Wirkungspotenz *in vitro* gegenüber Retinol besteht. Durch Isomerisierung im Körper entsteht weiterhin die 13-cis-Retinolsäure (Isotretinoin), die hinsichtlich ihrer biologischen Wirkung im Epithelgewebe vergleichbar potent ist wie Tretinoin, jedoch hinsichtlich toxischer Symptome bei einer Hypervitaminose A um ein fünffaches weniger potent.

Eine Vielzahl von Analoga der Retinolsäure wurden synthetisch hergestellt. Zu erwähnen ist hierbei das Etretinat, eine ethylveresterte Vorstufe des Acitretin, das stellvertretend ist für die Gruppe von Retinolsäuren, die eine nun aromatische Ringstruktur (gegenüber dem β-Ionon) besitzen und als Retinolsäuren 2. Generation bezeichnet werden. Diese Analoga zeichnen sich in einigen biologischen Effekten durch eine höhere Wirksamkeit gegenüber dem Tretinoin aus. Die höchst wirksame Gruppe von Retinolsäuren der 3. Generation zeichnet sich durch zwei aromatische Ringstrukturen aus, die zu einer Herabsenkung der Flexibilität der Polyensäure-Seitenkette führen. Diese Analoga werden als Arotinoide bezeichnet. Zu ihnen gehört das Analogon Ro 13-7410 mit einer freien Carboxylgruppe und das Analogon Ro 15-1570 mit einer Ethylsulfongruppe. Die Strukturformeln der Retinolsäureanaloga 1.-3. Generation sind in Abbildung 63.2 zusammengefaßt. Eine Übersicht über die Struktur-Wirkungsbeziehung von synthetischen Retinolsäureanaloga enthält ein Symposiumsbericht (Symposium, 1989b).

Physiologische Funktionen und pharmakologische Wirkungen

Eine ganze Reihe bedeutender biologischer Funktionen sind für das Vitamin A bekannt. Seine essentielle Beteiligung am Sehprozeß in der Retina gehört ebsenso zu diesen Funktionen wie seine Wirkung auf das Wachstum und die Differenzierung von Epithelgewebe, auf das Knochenwachstum, auf die Fortpflanzung oder auf embryonale Entwicklungsprozesse. Zusammen mit bestimmten Carotinoiden vermag Vitamin A Funktionen des Immunsystems zu verstärken, was sich in einer erhöhten Resistenz gegenüber Infektionskrankheiten und sogar gegenüber bestimmten Krebserkrankungen widerspiegelt. Hinsichtlich des letzteren Aspekts sind die Retinoide mittlerweile von höchstem Interesse für einen Einsatz zur medikamentösen Krebsprophylaxe und Frühtherapie. Aufgrund der Wirkung von Vitamin A in epithelialem Gewebe werden Retinoide zur medikamentösen Behandlung von insbesondere solchen Hauterkrankungen eingesetzt, die durch Hautalterung und Sonnenüberexposition bedingt sind (vergleiche Kapitel 64).

Die verschiedenen Wirkungen des Vitamin A hängen von bestimmten Abkömmlingen des Retinols ab. Am Sehprozeß ist als aktives Vitamin A das Retinal beteiligt, während für die regulierende Wirkung auf Zellwachstum und Differenzierung die Retinolsäure die aktive Form des Vitamin A ist.

Retinal und der Sehprozeß

Schon lange ist bekannt, daß ein Mangel an Vitamin A mit schlechtem Sehen in der Dunkelheit, der Nachtblindheit (Nyctalopia), einhergeht. Der physiologische Hintergrund dieses Phänomens wurde durch die grundlegenden Entdeckungen von Hecht (1937), Hubbard und Kollegen (1965) sowie Wald (1968) verständlich.

Der physikochemische Vorgang des Sehens, die Photorezeption, wird von zwei Sorten spezialisierter retinaler Zellen getragen, die als Zapfen und Stäbchen bezeichnet werden. Stäbchen sind besonders sensitiv gegenüber niedriger Lichtintensität, während Zapfen für die Rezeption von Licht hoher Intensität und das Farbensehen verantwortlich sind. Auslösendes Moment beim Sehvorgang ist die photonenvermittelte Anregung eines an ein spezifisches Protein gebundenen Chromophors. Dieser Chromophor ist in Zapfen und Stäbchen gleichermaßen das 11-cis-Retinal, wobei es in Stäbchen als prosthetische Gruppe mit dem Protein Opsin den Holorezeptor Rhodospsin bildet. In den drei Typen von Zapfen (rot, grün und blau) ist das 11-cis-Retinal hingegen in Photorezeptoren enthalten, die sich aus anderen strukturverwandten

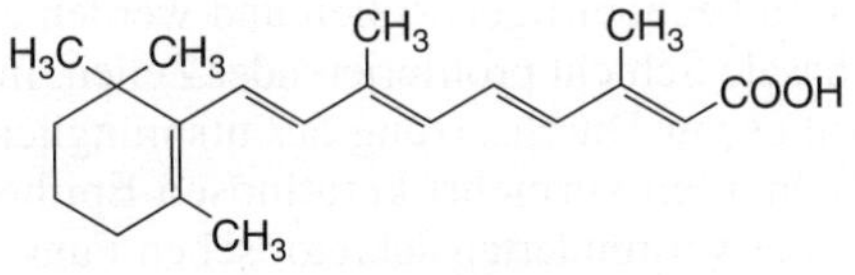

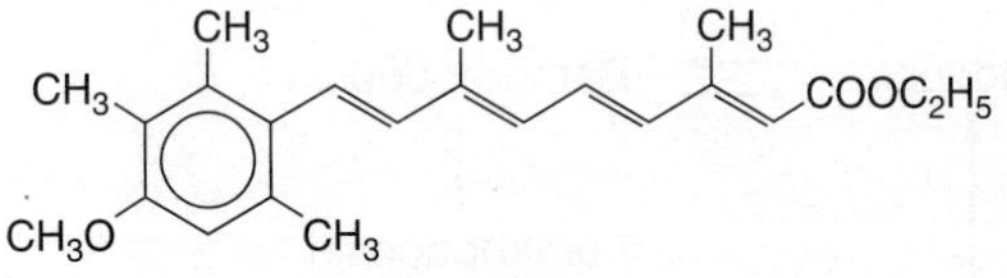

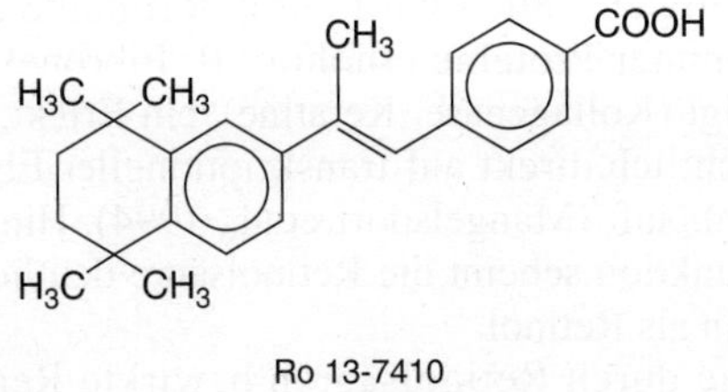

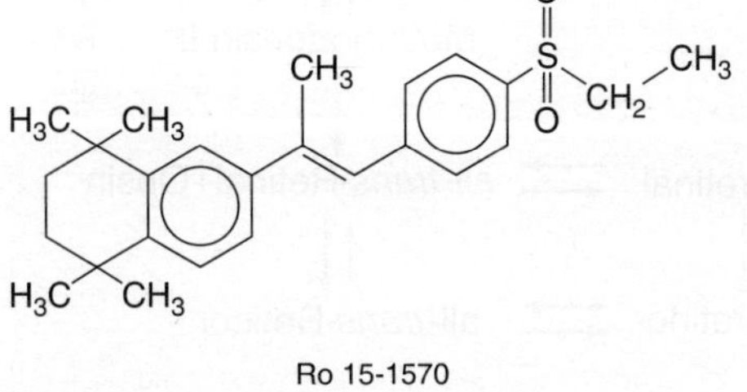

Abbildung 63.2 Strukturvergleich synthetischer Retinolsäuren mit nativen all-*trans*-Retinolsäurederivaten.

Proteinen zusammensetzen und eine optimale Sensitivität gegenüber Licht bestimmter Wellenlängen aufweisen.

Bei der Synthese von Rhodopsin wird das 11-cis-Retinol in einer reversiblen, von Pyridin-Nukleotiden abhängigen Reaktion in das 11-cis-Retinal umgewandelt, das anschließend mit der ε-Aminogruppe eines spezifischen Lysinrestes des Opsins verknüpft wird. Der größte Anteil an Rhodopsin befindet sich auf den Membranscheiben an der Außenseite der Stäbchen, wobei dessen Polypeptidkette die Membran siebenmal in Form von hydrophoben Abschnitten (Domänen) durchmißt, eine Eigenschaft, durch die alle bekannten Rezeptoren, die mit G-Proteinen assoziiert sind, charakterisiert sind (vergleiche Kapitel 2).

Der physikochemische Ablauf des Sehens, dargestellt in Abbildung 63.3, beginnt mit der Absorption eines Photons, durch die eine Kaskade von sehr raschen Konformationsänderungen des Rhodopsins ausgelöst wird, in deren Verlauf 11-cis-Retinal in das all-trans Isomer umgewandelt wird und dieses vom Opsin hydrolytisch abgespalten wird (Photodissoziation oder Bleichung). Die intermediär aufgetretene aktive Form des Rhodopsins tritt sehr rasch mit einem weiteren Protein des äußeren Segments der Stäbchen in Wechselwirkung, dem G-Protein Transducin (Gt). Transducin stimuliert dabei eine Guanosin-3',5'-monophosphat (zyklisches GMP) spezifische Phosphordiesterase. Die durch diese ausgelöste Abnahme an zyklischem GMP (cGMP) bewirkt eine verminderte Öffnung von cGMP regulierten Na^+-Kanälen in der Plasmamembran und entsprechend eine Erhöhung des Membranpotentials. Diese regionale, am aktivierten Photorezeptor induzierte Hyperpolarisierung in der Stäbchenzelle löst dann an den Synapsen der Retina Aktionspotentiale aus, die dann über den Sehnerv an das Gehirn weitergeleitet werden (siehe hierzu Stryer, 1991).

All-trans-Retinal kann entweder direkt wieder zu 11-cis-Retinal isomerisieren und mit Opsin reassoziieren oder aber erst zu all-trans-Retinol reduziert werden und hierüber in die 11-cis-Konformation isomerisieren (Abbildung 63.3).

Beim Menschen führt ein nahrungsbedingter Mangel an Vitamin A zu einer schrittweisen Verminderung der Dunkeladaptation. Das Sehen über die Stäbchen ist hierbei stärker betroffen als das Sehen über die Zapfen. Mit dem Verlust von Retinol in der Leber und im Blut, der mit einem Plasmaspiegel von Retinol von weniger als 20 µg/dl (0,7 µM) einhergeht, nimmt die Konzentration von Retinol und Rhodopsin in der Retina ab. Bei fortdauerndem Mangel an Retinol wird Opsin durch das Fehlen von Retinal destabilisiert und zunehmend abgebaut, und es kommt zur Degeneration der äußeren Segmente der Stäbchenzellen. Bei Ratten führte anhaltender Vitamin-A-Mangel letzlich zur irreversiblen Umbildung der anatomischen Ultrastruktur der Stäbchen und zur Erblindung, ein Prozeß von etwa zehn Monaten.

Nach einem kurzzeitigen Vitamin-A-Mangel kann jedoch die Dunkeladaptation durch Zufuhr von Vitamin A in der Nahrung wiederhergestellt werden. Dennoch benötigt die Rückkehr zu normalen Sehen trotz adäquater Versorgung mit Retinol mehrere Wochen, eine Verzögerung, deren Ursache noch unbekannt ist.

Vitamin A und Epithelstruktur Die strukturelle und funktionelle Integrität von epithelialen Zellen hängt von einer ausreichenden Versorgung mit Vitamin A ab. Dieses Vitamin spielt eine wichtige Rolle bei der Regulation der epithelialen Differenzierung besonders in den muzinösen und keratinösen Zellschichten der Haut. So ist in Gegenwart von Retinol oder Retinolsäure die Muzinproduktion basaler Zellschichten erhöht, und bei einem Überschuß dieser Retinoide bilden sich dicke Muzinschichten aus, während die Keratinbildung gehemmt wird und es zur Ausbildung von Kelchzellen kommt.

In Abwesenheit von Vitamin A verschwinden diese mukösen becherartigen Zellen und werden ersetzt durch eine basale Schicht proliferierender Zellen. Infolgedessen kommt es zur Durchsetzung des ursprünglichen Epithels mit Schichten vermehrt keratinösen Epithels, das aufgrund der verminderten sekretorischen Funktionen zu einer Häufung von Infektionen und Reizungen der Haut führt. Durch Zufuhr von Retinol, Retinolsäure oder anderer Retinoide können diese Veränderungen jedoch rückgängig gemacht werden.

Wirkungsmechanismus In isolierten Fibroblasten oder epithelialen Zellen wird durch Retinoide die Synthese bestimmter Proteine erhöht (z.B. Fibronektin) oder erniedrigt (Kollagenase, Keratine), ein Effekt, der ganz offensichtlich direkt auf transkriptioneller Ebene im Zellkern abläuft (Mangelsdorf et al., 1994). Hinsichtlich dieser Funktion scheint die Retinolsäure deutlich wirksamer zu sein als Retinol.

Die durch Retinolsäuren bewirkte Regulation von Genexpression wird durch nukleäre Retinolsäurerezeptoren vermittelt, von denen mehrere Formen bekannt

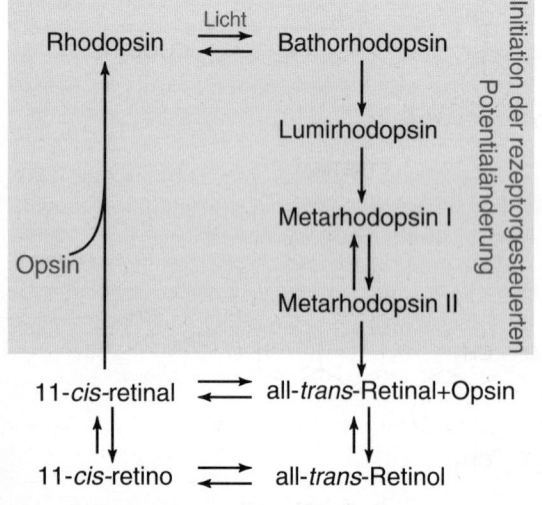

Abbildung 63.3 Der Zyklus des Sehvorgangs.

sind. Die Gene dreier davon, als α, β und γ bezeichnet, konnten beim Menschen auf den Chromosomen 17, 3 bzw. 12 lokalisiert werden und weisen eine ausgeprägte Übereinstimmung hinsichtlich ihrer Sequenz sowohl der DNA-bindenden als auch der hormonbindenden Domänen auf. Die Retinolsäurerezeptoren zählen darüberhinaus zu einer Familie verwandter Rezeptoren, zu denen auch die Rezeptoren für Steroid- und Thyroidhormone oder für Calcitriol gehören (Mangelsdorf et al., 1994; siehe auch Kapitel 2). Ein vor kurzem entdecktes weiteres Mitglied dieser Rezeptorfamilie stellt die Gruppe der RXR dar, deren Anwesenheit im Zellkern zu einer Verstärkung der durch Thyroid- und Steroidhormone, Calcitriol oder Retinolsäure induzierten transkriptionellen Effekte führt. Gene, die durch diese Hormone reguliert werden, zeichnen sich durch hormonspezifische Bindungsabschnitte in ihrer Promotorregion aus. Eine Induktion dieser Gene erfordert die Bindung eines entsprechenden Hormon-Rezeptor-Komplexes gefolgt von einer Dimerisierung mit dem Komplex aus RXR und dessen Liganden, der 9-cis-Retinolsäure. Da bislang kein vergleichbarer Rezeptor für das Retinol beschrieben wurde, kann angenommen werden, daß bezüglich dieser zellulären Effekte Retinol zunächst zur Retinolsäure oxidiert werden muß.

Da Retinoide auch die Expression von Rezeptoren für Hormone und Wachstumsfaktoren beeinflussen, scheinen sie direkt und indirekt an der Regulation von Zellwachstum und Differenzierung sowie von Zellfunktionen beteiligt zu sein (Love und Gudas, 1994).

Vitamin A und Karzinogenese Vor dem Hintergrund der Tatsache, daß Vitamin A regulierend auf die Proliferation und Differenzierung von epithelialen Zellen wirkt, ist es von besonderem Interesse, daß Retinol und dessen Abkömmlinge offensichtlich die Entstehung von Karzinomen verhindern können (Moon et al., 1994; Hong und Itri, 1994). Ein Mangel an Vitamin A beim Menschen stellt ein erhöhtes Krebsrisiko dar, da basale Zellen verschiedener epithelialer Gewebe eine deutliche Hyperplasie und zunehmende Dedifferenzierung aufweisen. Verabreichung von Retinol oder anderer Retinoide im Tierversuch führt entsprechend zu einer Umkehr dieser zellulären Veränderungen von epithelialen Zellen im respiratorischen Trakt, der Mamma, der Harnblase oder der Haut. So konnte bei Versuchstieren die Progression von prämalignen zu invasiven, malignen Zellen verlangsamt und aufgehalten oder sogar umgekehrt werden (Moon et al., 1994). Dieser inhibitorische Effekt auf die Bildung maligner Tumore epithelialen oder mesenchymalen Ursprungs wurde sowohl bei chemisch oder viral induzierten Malignomen beobachtet als auch bei solchen, die durch Bestrahlung oder durch Wachstumsfaktoren hervorgegangen waren. Eine Umkehr des Wachstums oder der Metastasierung von ausgebildeten Tumoren *in vivo* ist jedoch ebenso begrenzt wie die Hemmung des Wachstums von im Tierexperiment transplantierten Neoplasien.

Obgleich der genaue Mechanismus des antikanzerogenen Effektes noch nicht bekannt ist, so ist er dennoch von außerordentlicher Bedeutung. Insbesondere die Tatsache, daß die protektive Wirkung von Retinoiden auch dann zu beobachten ist, wenn deren Verabreichung erst mehrere Wochen nach der karzinogenen Exposition erfolgt, ist ein starker Hinweis darauf, daß dieser Effekt auf einer Inhibition der Tumorentwicklung und Tumorprogression beruht. Ein möglicher Mechanismus, mit dem dieser inhibitorische Effekt einhergeht, könnte die Induktion von zellulären Vorgängen in malignen Zellen sein, wodurch diese zu morphologisch reifen und normalen Zellen differenzieren. So regulieren beispielsweise Retinoide die Expression von Proteinen (z.B. Keratin), die direkt zur Differenzierung von Epithelzellen beitragen. Dies schließt auch bestimmte Glykoproteine und Glykolipide mit ein, an deren Synthese ebenfalls Vitamin A beteiligt ist und deren Expression an der Zelloberfläche und in der Extrazellulärmatrix für Adhärenz und Kommunikation zwischen Zellen sorgt. So wird Retinol in Epithelzellen zu Retinolphosphat und dann in einer mikrosomalen Reaktion zu Mannosyl-Retinolphosphat umgewandelt, einem glykosylierten Retinolderivat, das als Donor für Mannose bei der Glykosylierung von Zelloberflächenproteinen dient. Die Entstehung derartig glykosylierter Proteine ist drastisch vermindert im Falle eines Mangels an Vitamin A, eine Tatsache, die die essentielle Bedeutung dieses Vitamins bei zellulären Vorgängen widerspiegelt, welche auf der Integrität der Zelloberfläche beruhen. Dies ist sicherlich ein bedeutender Wirkungsmechanismus hinsichtlich der Unterdrückung maligner Tumore und möglicherweise auch für eine verbesserte Immunabwehr. Ein direkter zytotoxischer Effekt kann hingegen als unwahrscheinlich angesehen werden (Hong und Itri, 1994).

Trotz der Hinweise auf eine inverse Beziehung zwischen einer nahrungsbedingten Aufnahme von Vitamin A und der Morbidität und Mortalität von Krebserkrankungen (besonders Lungenkrebs), wie sie durch eine Reihe epidemiologischer Studien erhalten wurden, ist eine entsprechende Korrelation mit der Aufnahme von Retinol nicht eindeutig nachzuweisen (Hong und Itri, 1994). Daher richtet sich das Interesse nun auf β-Carotin und andere Carotinoide hinsichtlich deren biologischer Effekte, die dem Retinol nicht zueigen sind (Vgl. unten).

Vitamin A und Immunfunktion Schon seit Jahren ist bekannt, daß ein Mangel an Vitamin A mit einer erhöhten Anfälligkeit gegenüber bakteriellen, parasitären und viralen Infektionen einhergeht. Eine verminderte Resistenz gegenüber derartigen Infektionen konnte in vielen tierexperimentellen Studien des Vitamin-A-Mangels gezeigt werden, wobei bereits im Falle eines leicht erniedrigten Vitamin-A-Spiegels eine Zunahme der Dauer und Schwere einer Infektion festzustellen war. Obgleich in Vitamin-A-defizienten Tieren eine Veränderung lymphatischer Organe hinsichtlich Größe und Zellularität beobachtet wurde, war dieser Befund nicht einheitlich in Bezug auf das verwendete Tiermodell und das Ausmaß des Vitamin-A-Mangels. Im Zusammenhang mit der zellulären Immunität konnte eine Verminderung der Proliferation von Lymphozyten in der Milz ebenso beobachtet werden wie eine Abnahme der Zytotoxizität von Killerzellen. Hingegen sind Veränderungen im Zusammenhang mit der humoralen Immunität von spezifischen Antigenen determiniert. So konnte in Tieren übereinstimmend eine Abhängigkeit der Antikörperbildung gegen das Tetanustoxoid vom Vitamin-A-Status gezeigt werden, und Tetanusimpfungen von Vitamin-A-unterversorgten Menschen führten in einigen beschriebenen Fällen zu einer erhöhten Immunantwort, wenn gleichzeitig Vitamin A verabreicht wurde. Ein Zusammenhang zwischen Masernerkrankung und Vitamin-A-Versorgung ist ebenfalls umfassend dokumentiert. Große klinische Studien konnten zeigen, daß die Morbidität und Mortalität von an Masern erkrankten Kindern in ausgeprägtem Maße zurückging, wenn diesen Vitamin A verabreicht wurde (Hussey und Klein, 1990). Bei Masernerkrankungen von Kindern in Ländern mit einer diesbezüglichen Sterblichkeitsrate von 1% oder mehr weist die WHO/UNICEF laut einer gemeinsamen Empfehlung, entsprechend die unverzügliche Gabe von 30 - 60 mg (100 000 bis 200 000 IU) Vitamin A, je nach Lebensalter, aus (Anonym, 1987). Der Zusammenhang von Immunität und Infektionskrankheiten mit dem Vitamin-A-Status ist in der Übersichtsarbeit von Ross (1992) zusammengefaßt.

Mangelsymptome Die im Gewebe von gesunden Menschen befindlichen Reserven an Retinoiden sind groß genug, um eine nahrungsbedingte Unterversorgung über einen gewissen Zeitraum auszugleichen. Ein sich manifestierender Mangelzustand tritt erst bei lang andauernder Unterversorgung auf, meist im Zusammenhang mit einer chronischen Magen-Darm Erkrankung, bei der die Fettresorption beeinträchtigt ist. Hierzu zählen Funktionsstörungen der Galle oder des Pankreas, Sprue, Morbus Crohn unter Einbeziehung des terminalen Ileums, Portalzirrhose sowie Zustände nach partieller Gastrektomie oder extremer und chronischer Fehlernährung.

Der Vitamin-A-Mangel ist eine der bedeutensten ernährungsbedingten Mangelerkrankungen weltweit. Verbreitungsgebiete sind im wesentlichen die von Nahrungsknappheit heimgesuchten Gebiete Südostasiens, des Mittleren Ostens, Afrikas sowie Mittel- und Südamerikas, wobei Kinder besonders betroffen sind. Vitamin-A-Mangel mit letalen Folgen tritt insbesondere bei Neugeborenen und Kleinkindern mit Kwashiorkor und Marasmus auf. Nach allgemeinen Schätzungen erleiden weltweit eine viertel Millionen Kinder jedes Jahr an irreversibler Erblindung als Folge von mangelnder Vitamin-A-Versorgung. Sogar milde Verläufe von Xerophtalmie sind begleitet von einer erhöhten Inzidenz von Infektionen der Atemwege und Diarrhöen sowie einer gesteigerten Mortalität aufgrund dieser Erkrankungen und von Masern (Sommer, Symposium 1989a). In den USA ist ein Unterschreiten des unteren Normwertes von 20 µg/dl (0,7 µM) bei 3% der Gesunden zu beobachten. Meist sind dies Säuglinge und Kleinkinder.

Anzeichen und Symptome eines milden Verlaufs von Vitamin-A-Mangel werden oft übersehen. Hautschädigungen wie follikuläre Hyperkeratose oder auch Infektionen sind die frühesten Anzeichen. Eine klinisch apparente Manifestationen stellt jedoch erst die Nachtblindheit dar, obgleich deren Auftreten bereits eher mit einem schweren Vitamin-A-Mangel einhergeht. Grundsätzlich sind von einem Vitamin-A-Mangel rasch regenerierende und proliferierende Gewebe stärker betroffen als solche, die durch langsameres Wachstum charakterisiert sind, wobei insbesondere eine erhöhte Neigung zur Dedifferenzierung besteht.

Augen Keratomalazie, charakterisiert durch Austrocknung, Ulzeration und Xerose der Horn- und Bindehaut wird gelegentlich als ein akutes Symptom bei Neugeborenen beobachtet, die unter schwerer Mangelernährung leiden. Vorangekündigt wird dies normalerweise durch Nachtblindheit, die früheste Augenveränderung bei Vitamin-A-Mangel. Als Spätfolge können eine eingeschränkte Sehfähigkeit oder gar Erblindung eintreten.

Bronchialtrakt Veränderungen des Epithelgewebes im bronchorespiratorischen Traktes, insbesondere Mukussekretion und Keratininsierung, führen zur erhöhten Inzidenz von Atemwegsinfektionen bei Vitamin-A-Mangel. Weiterhin nimmt die Elastizität der Lunge sowie anderer Gewebe ab.

Haut Keratinisierung und Trockenheit der Epidermis sowie gelegentliche Papulaebildung in den Haarfollikeln, insbesondere im Bereich der Extremitäten.

Urogenitaltrakt Vitamin-A-Mangel ist häufig von dem Auftreten von Harnsteinen begleitet. Auch das Epithel des Urogenitaltraktes ist von den generellen epithelialen Veränderungen betroffen, wobei epitheliale Zelltrümmer den Kristallisationskeim für Harnsteine bilden können. Pathologische Veränderungen der Reproduktionsorgane schließen Störungen der Spermatogenese, degenerative Veränderungen der Testes, Aborte und fötale Mißbildungen ein.

Gastrointestinaltrakt Verminderung der Zahl an Becherzellen in der intestinalen Mukosa, jedoch keine Keratinisierung. Veränderungen des intestinalen Epithels und Metaplasie von epithelialen Zellen des Pankreasganges sind häufig und vermutlich verantwortlich für die gelegentlich auftretenden Diarrhöen bei Vitamin-A-Mangel.

Schweißdrüsen Atrophie und keratinisierende Metaplasie möglich.

Knochen Bei Tieren wurde unter Vitamin-A-Mangel eine fehlerhafte Knochenbildung festgestellt, wobei es vermehrt zur Bildung von dicken und hohlen Knochen anstatt solcher von dünnerer und kompakter Struktur kommt.

Verschiedenes Sehr häufig kommt es zu einer Beeinträchtigung des Schmeck- und Riechvermögens, zweifellos eine Folge der zunehmenden Keratinisierung, sowie zu einer Verschlechterung des Hörens. Ein Vitamin-A-Mangel kann auch zu einer gestörten Erythropoese führen, die durch einen erhöhten Flüssigkeitsverlust jedoch zuweilen inapparent bleibt. Nervenschädigungen, erhöhter Liquordruck und Hydrozephalus sind ebenfalls dokumentiert worden.

Hypervitaminose A Eine weit über den Bedarf hinausgehende Aufnahme von Retinoiden führt zu einem toxischen Syndrom, das als Hypervitaminose A bekannt ist. Mehr oder weniger alle Symptome einer Hypervitaminose A manifestieren sich auch als toxische Nebenwirkungen während der Behandlung von Hautkrankheiten mit natürlichen oder synthetischen Retionoiden (siehe auch Kapitel 64).

Am häufigsten kommt eine kritische Überdosierung von Vitamin A bei Kindern vor; sie ist durch mißverstandene prophylaktische Vitamintherapie seitens der Eltern verursacht. Vergiftungen bei Erwachsenen treten in der Regel durch übertriebene und unkontrollierte Selbstmedikation oder Vitamindiäten auf, aber auch bei der Therapie von Akne und Hautschädigungen mit Retinoiden. Generell hängt die Toxizität von Retinol vom Alter des Patienten sowie von der verabreichten Dosis und der Applikationsdauer ab. Obgleich eine toxische Wirkung von Vitamin A bei Erwachsenen, die weniger als 30 mg Retinol pro Tag zu sich nehmen, ungewöhnlich ist, kann es dennoch zu abgeschwächten Symptomen einer chronischen Retinoidintoxikation kommen, wenn eine Dosis von 10 mg pro Tag für sechs Monate verabreicht wurde (vgl. Bendich und Langseth, 1989). Bei Kindern hingegen führt bereits die tägliche Zufuhr von 7,5 - 15 mg Retinol für 30 Tage zur Intoxikation. Bei einmaliger Aufnahme führen beim Erwachsenen mehr als 500 mg, bei Kindern 100 mg und bei Säuglingen 30 mg Retinol zu einer akuten Vergiftung. Eine akute Vergiftung mit zuweilen letalem Verlauf bei Menschen ist z. B. nach Verzehr von Eisbärenleber berichtet worden, die einen Retinolgehalt von 12 mg/g (!) besitzt. Das Gremium für Lebensmittel und Ernährung des „National Research Council" der USA weist darauf hin, daß eine tägliche Zufuhr von mehr als 7,5 mg Retinol als gesundheitsschädlich anzusehen ist. Dennoch wird diese Dosis von ca. 5% der Vitamin-A-Konsumenten in den USA überschritten.

Als frühe Anzeichen und Symptome einer chronischen Retinoidintoxikation gelten eine trockene und juckende Haut, Hautschuppung und Erytheme, Haarwuchsstörungen, spröde Lippen, Schmerzen und Empfindlichkeit der Knochen, Kopfschmerzen, Appetitlosigkeit, Müdigkeit, Ödeme, Erregbarkeit und Hämorrhagien. Weiterhin treten neurologische Symptome infolge erhöhten Hirndrucks auf, die denen eines Hirntumors ähnlich sind (Pseudotumor cerebri). Bei Neugeborenen geht dieser erhöhte Hirndruck mit einer Vorwölbung der Fontanelle und Übelkeit als Frühsymptome einher. Zudem kommt es zur Hepatosplenomegalie sowie zu anderen hepatischen Veränderungen wie Fettleber und Fibrose oder gar Zirrhose der Leber mit deren typischer Symptomatik. Aufgrund von einer Hypertrophie von Osteoblasten ist der Plasmaspiegel der alkalischen Phosphatase erhöht, und bei Kindern kann eine Hyperkalziämie auftreten. Desweiteren sind gelegentlich Plasmaspiegel von Triglyzeriden erhöht, von Cholesterol und HDL hingegen erniedrigt.

Die akute Retinolvergiftung ist durch Schläfrigkeit, Gereiztheit oder dem unwiderstehlichen Bedürfnis nach Schlaf gekennzeichnet sowie durch Kopfschmerzen infolge von erhöhtem Hirndruck, Schwindel, Erbrechen, Vergrößerung der Leber und nach 24 Stunden generalisierte Abschälung der Haut.

Ein Plasmaspiegel von Retinol über 100 µg/dl (3,5 µM) zeigt üblicherweise eine Hypervitaminose A, der durch unverzüglichen Entzug von Retinoiden begegnet werden muß. Mehrheitlich klingen die Symptome innerhalb einer Woche ab, die Hautschuppung und Hyperostose sind noch für Monate apparent, und in seltenen Fällen bleiben Knochenmißbildungen und Leberschäden sogar über Jahre erhalten und bisweilen irreversibel.

Das Risiko für eine Hypervitaminose A erhöht sich bei einer Abnahme des Plasmaspiegels des Retinolbindungsproteins (RBP, vgl.unten), ein Zustand, der bei Proteinmangelernährung oder Erkrankungen der Leber eintreten kann. Da Vitamin A und D oftmals zusammen aufgenommen werden, sind einige der Symptome der Hypervitaminose A (z.B. Hyperkalziämie) eher auf eine Überdosierung von Vitamin D zurückzuführen. Hohe Mengen an Vitamin A können sogar einige ungünstige Wirkungen einer Hypervitaminose D hinsichtlich des Knochenstoffwechsels kompensieren. Weiterhin scheint die bei einer Hypervitaminose A auftretende Hypoprothrombinämie auf der Antagonisierung von Vitamin K zu beruhen. Im Tierexperiment konnten durch Verabreichung von Vitamin E einige der toxischen Wirkungen des Vitamin A beseitigt werden. Obgleich diesbezügliche Befunde beim Menschen nicht bestätigt wurden, werden kleine Vitamin-E-Mengen Vitamin-A-Präparaten zugesetzt, die in Entwicklungländern für die regelmäßige Hochdosisapplikation eingesetzt werden (Bendich und Langseth, 1989).

Entwicklungsanomalien bei Neugeborenen können auftreten, wenn werdende Mütter im ersten Trimester der Schwangerschaft 7,5 -12 mg Retinol täglich zu sich genommen haben (Bernhardt und Dorsey, 1974), so daß während der Schwangerschaft keine die empfohlenen Dosen überschreitende Menge an Retinoiden aufgenommen werden sollte. Darüber hinaus sind bei Frauen, die für eine gewisse Zeit mit synthetischen, sich im Fettgewebe anreichernden Retinoiden behandelt wurden, bis zu deren Eliminierung kontrazeptive Maßnahmen indiziert; dies kann bei längerer Aufnahme von Etretinat bis zu 2 Jahren oder mehr dauern (vgl. unten).

Vitamin-A-Bedarf beim Menschen Der Bedarf des Menschen an Vitamin A wurde abgeleitet von Versuchen, experimentell ausgelösten Mangelzuständen durch Zufuhr von Vitamin A zu begegnen. Die aktuelle Empfehlung durch das Gremium für Lebensmittel und Ernährung des „National Research Council" der USA basiert auf einer Menge an Retinoid, die zur Aufrechterhaltung der Dunkeladaptation notwendig ist plus einer zusätzlichen sicherstellenden Dosis, die einer unterschiedlichen Resorption und Utilisierung von Retinol Rechnung trägt. Empfohlen wird bei Erwachsenen eine tägliche Dosis von 1000 bei Männern und von 800 Retinoläquivalenten bei Frauen (5000 bzw. 4000 Einheiten unter der Annahme, daß 50% des Vitamin A der Nahrung aus Retinol und 50% aus β-Carotin besteht). Die empfohlenen Mengen für Säuglinge und Kinder sind der Tabelle XIV-1 sowie dem Abschnitt unten zu entnehmen.

Nahrungsquellen In den USA nimmt ein Erwachsener üblicherweise die Hälfte seines Vitamin A als Retinol oder Retinylester auf, den Rest in Form von Carotinoiden. Hauptnahrungsquellen für Vitamin A sind Leber, Butter, Käse, Vollmilch, Eigelb und Fisch. β-Carotin ist in gelben und grünen Gemüsen bzw. Früchten vorhanden. Diese Nahrungsmittel enthalten weiterhin verschieden Carotinoide, die nicht in Retinol umgewandelt werden können. Diese können jedoch aufgrund ihrer antioxidativen Wirkung durchaus von gesundheitsfördernder Bedeutung sein (Symposium 1989a).

Resorption, Metabolismus und Exkretion *Retinol* Mehr als 90% des Retinols liegt in Form von Estern vor, hauptsächlich als Palmitoylester. Wie Triglyzeride werden auch die meisten Retinylester vor ihrer Resorption im Dünndarmlumen und im Bürstensaum des Dünndarmepithels durch pankreatische Enzyme hydrolysiert. Obgleich lipophil, erfolgt die intestinale Aufnahme des Retinols vermutlich über einen durch Carrier vermittelten Mechanismus, wobei dieser durch ein cytosolisches Protein begünstigt wird, das mit hoher Affinität spezifisch Retinol bindet. Dieses intestinale zelluläre Retinol bindende Protein (CRBP), welches dem in vielen Zellen des Körpers exprimierten CRBP ähnlich ist, wird als CRBP II bezeichnet. Es ist ausschließlich in den absorbierenden Zellen des Dünndarms exprimiert, wo es bis zu 1% des löslichen Proteins ausmacht (Ong et al., 1994). In diesen Zellen wird das Retinol dann reesterifiziert (erneut mit Palminsäure) und in Chylomikronen inkorporiert. Bei hoher oraler Retinolzufuhr werden diese Retinylester auch in Assoziation mit *low density* Protein in der Zirkulation gefunden. Eine gewisse Menge dieser Retinylester gelangt auch direkt in die Zirkulation und ist dort mit dem plasmaständigen, retinolbindenden Protein (RBP) assoziiert.

Bei bedarfsgemäßer oraler Zufuhr erfolgt die intestinale Aufnahme von Retinol vollständig, wobei vier Stunden nach Aufnahme die Plasmaspiegel des veresterten Retinols Maximalwerte erreichen. Hingegen wird Retinol bei Überdosierung über den Stuhl wieder ausgeschieden. Bei Fettabsorptions- und -verdauungsstörungen, z.B. bei Patienten mit Funktionsstörungen der Leber oder des Pankreas, mit Darmentzündungen oder Zystischer Fibrose, wird Retinol nur unzureichend resorbiert. Diesen Patienten sollten wasserlösliche Präparate verabreicht werden.

Die in der Zirkulation befindlichen Retinylester werden als Bestandteil von Resten der Chylomikronen, hauptsächlich in der Leber über einen rezeptorvermittelten Mechanismus aufgenommen (Kapitel 36). Bis zur Sättigung ihrer Speicherkapazität akkumuliert Retinol hauptsächlich in der Leber und nicht im Blut. Die durchschnittliche Konzentration an Retinylester in der Leber beträgt 100 - 300 µg/g und im Plasma 30 - 70 µg/dl (1,1 - 2,4 µM). Bei verminderter Zufuhr von Retinol mit der Nahrung wird dessen Plasmaspiegel durch entsprechende Bereitstellung aus den Reserven der Leber über viele Monate hin aufrechterhalten. Die Halbwertszeit dieser Reserven beträgt 50 - 100 Tage. Die Menge an Vitamin A im Blut ist daher kein genauer Hinweis auf den individuellen Vitamin-A-Status, jedoch deutet ein niedriger Plasmaspiegel auf die Erschöpfung hepatischer Reserven hin. Anzeichen und Symptome eines Vitamin-A-Mangels werden bei einem Plasmaspiegel von unter 10 - 20 µg/dl (0,35 - 0,7 µM) apparent, oder bei einer hepatischen Menge von Retionoiden von unter 5 - 20 µg/g. Beispielsweise fällt im Falle der alkoholbedingten Lebererkrankung die hepatische Retinoidmenge stark ab (Leo und Lieber, 1982).

Vor ihrem Übergang aus der Leber in die Zirkulation werden die hepatischen Retinylester hydrolysiert und das entstanden Retinol zu 90 - 95% an α1-Globulin gebunden, das eine einzelne Retinolbindungstelle aufweist. Dieses RBP wird in der Leber gebildet und in das Blut sezerniert, wo es dann in Form eines stabilisierenden Komplexes mit Transthyretin, einem tyroxinbindenden Präalbumin, zirkuliert. Dieser Komplex verhindert, daß das zirkulierende RBP, und mit ihm das Retinol, metabolisiert und renal ausgeschieden wird.

Mehr als 95% aller im Plasma befindlichen Retinoide sind normalerweise an RBP gebunden. Bei Absättigung der hepatischen Speicherkapazität sowie des RBP-Transportmechanismus infolge übermäßiger Retinolaufnahme oder einer Leberschädigung liegen bis zu 65% der Retinoide im Plasma als an Lipoproteine gebundene Retinylester vor. In ähnlicher Weise akkumulieren Retinylester nach übermäßigen Alkoholgenuß. Während Retinol in seiner an RBP gebundenen Form biologisch inert ist, können von den Retinylestern in ihrer Surfacteigenschaft eine Reihe toxischer Effekte ausgehen.

Das an RBP gebundene Retinol wird in vielen Zielorganen über membranständige Rezeptoren aufgenommen, dann an ein membrangebundenes Protein transferiert, das eng verwandt ist mit dem löslichen CRBP und anschließend in Retinylester umgewandelt. Dieser Ester wird durch eine membranständige Hydrolase erneut gespalten sofern ein für Retinol aufnahmebereites cytosolisches CRBP verfügbar ist. Dieses CRBP ist praktisch in allen Geweben, mit wenigen Ausnahmen wie Herz- und Skelettmuskel sowie ilealer Mukosa exprimiert, wo das CRBP II vorhanden ist (siehe oben). Neben seiner Funktion zur Aufnahme von Retinol dient CRBP als zellulärer Speicher für Retinol und transportiert das Vitamin an die entsprechenden Orte seiner Umwandlung in die aktive Form. In der Retina wird Retinol in das 11-cis-Retinal umgewandelt und in das Rhodopsin inkorporiert, wobei ein spezifisches von CRBP unterscheidbares Bindungsprotein beteiligt ist. In anderen Zielgeweben wird Retinol hauptsächlich oxidativ zu Retinolsäure umgewandelt, welche dann in Assoziation mit dem retinolsäurebindenden Protein (*cellular retinoic acid-binding protein*, CRABP) zu seinen nukleären Rezeptoren transferriert wird. Die Gewebsverteilung von CRABP ist nahezu identisch mit der von CRBP, ausgenommen die adulte Leber, in der CRABP fehlt (Ong et al., 1994).

Der Plasmagehalt an RBP ist von großer Bedeutung für die Regulation des Plasmaspiegels von Retinol und dessen Transport zum Zielgewebe. Bei Vitamin-A-Mangel dauert die Synthese von RBP an, so daß dessen Gehalt in der Leber steigt, während der Plasmaspiegel aufgrund einer Blockade der hepatischen Sekretion fällt. Sowie Retinol wieder verfügbar ist, wird das RBP sofort von der Leber in das Blut freigesetzt, wodurch ein rascher Transport zu den Zielgeweben ermöglicht wird. Unter Proteinmangel (z.B. bei Unterernährung, Kwashiorkor oder Erkrankung des Leberparenchyms) sind die Mengen an RBP jedoch nicht ausreichend, so daß der Plasmaspiegel an Retinol trotz normaler Leberspeicher abnimmt. Durch protein- und kalorienreiche Diät kann dieser Defekt behoben werden, eine Tatsache, die auch bei gleichzeitigem Mangel von RBP und Retinol von Wichtigkeit ist, da die alleinige Verabreichung von Retinol unwirksam sein würde.

Auch andere pathologische Situationen beeinflussen die Plasmaspiegel von Retinol und RBP. Bei Zystischer Fibrose, alkoholbedingter Leberzirrhose und anderen Lebererkrankungen ist die hepatische Synthese und Freisetzung von RBP herabgesetzt, so daß die Plasmaspiegel an Retinol entsprechend erniedrigt sind. Bei Proteinurie, fiebrigen Infektionen oder Stress kann es aufgrund einer vermehrten renalen Ausscheidung ebenso zu einer drastischen Verminderung des Plasma-Retinolspiegels kommen. Bei einer chronischen Nierenerkrankung kommt es hingegen zu einer Herabsetzung des RBP-Katabolismus, wodurch der Spiegel an RBP und Retinol steigt.

Östrogene und orale Kontrazeptiva erhöhen die Plasmakonzentration von RBP, wogegen die Veränderungen während der Schwangerschaft sehr komplex sind. Im ersten Trimester sinkt der durchschnittliche Plasmaspiegel von Retinol, gefolgt von einem langsamen Wiederanstieg zu normalen Konzentrationen bei der Entbindung. Wahrscheinlich ist der erhöhte Bedarf an Retinol für dessen vermehrten Entzug aus dem Blut verantwortlich, wobei dieser nicht vollständig aus den hepatischen Reserven kompensiert wird. Der Transfer von Retinol und Carotinoiden über die Plazenta ist jedoch stark eingeschränkt. In Tierexperimenten konnte gezeigt werden, daß transplazentärer Transport von RBP nur während der frühen Schwangerschaft stattfindet und danach bereits fötales RBP entsteht. Entsprechend ist der fötale Plasmaspiegel an Retinol niedriger als der maternale. Kolostrum und Muttermilch enthalten ausreichend Retinol und sorgen für eine adäquate Versorgung des Neugeborenen. Die Konzentration an Retinol in der Milch ist von einem konstanten maximalen Wert, solange die Ernährung der Mutter eine ausreichende Retinolzufuhr und die Auffüllung der Leberreserven sicherstellt.

Retinol liegt teilweise in konjugierter Form als β-Glukuronid vor, wobei es in die enterohepatische Zirkulation eintritt und zu Retinal und Retinolsäure oxidiert wird. Hinweise auf eine mögliche physiologische Funktion der Retinylglukuronide ergaben sich aus der Beobachtung (Zile et al., 1992), daß diese an verschiedenen Zellinien Differenzierungsprozesse auslösen, wobei dieser Effekt unabhängig von Retinolsäurerezeptoren und über bislang unbekannte Mechanismen verläuft. Ein indirekter Effekt könnte auch darin bestehen, daß durch Hydrolyse all-trans Retinolsäure freigesetzt wird oder es zur Bildung von retinoylierten Proteinen kommt (Olson, 1993). Ein neuer bedeutsamer Aspekt bezüglich der Eigenschaften von Retinoylglukuroniden ist eine offensichtlich geringe Toxizität verglichen mit anderen Retinoiden, so daß sich hieraus wichtige Neuentwicklungen für die Retinoidtherapie ergeben könnten.

Eine Reihe anderer wasserlösliche Metaboliten werden ebenso im Urin und im Stuhl ausgeschieden, so daß normalerweise kein unmodifiziertes Retinol im menschlichen Urin aufzufinden ist.

Carotinoide Mehr als 600 Carotinoide kommen natürlicherweise vor, wobei vierzig davon regulär mit der Nahrung aufgenommen werden und sechs im humanen Serum nachweisbar sind. β-Carotin, α-Carotin und Kryptoxanthin werden zu Vitamin A umgewandelt, Lutein und Lykopen hingegen nicht (Bendich und Olson, 1989). Im Gegensatz zur vollständigen Resorption von Retinol werden nur ungefähr ein Drittel des β-Carotins oder anderer Carotinoide vom Menschen absorbiert. Die Resorption von Carotinoiden verläuft relativ unspezifisch und erfordert die Anwesenheit von Galle und absorbierbaren Fett im Intestinaltrakt; entsprechend ist die Aufnahme von Carotinoiden bei Steatorrhoe, chronischer Diarrhoe und sehr fettarmer Diät erniedrigt. Ein Teil des β-Carotins wird in der Dünndarmwand durch oxidative Spaltung der 15,15' Doppelbindung in Retinal umgewandelt, welches je zu 50% zu Retinol reduziert oder zu Retinolsäure oxidiert wird. In Form von Retinylestern tritt Retinol dann, wie oben beschrieben, in das Lymphsystem über. Obgleich die symmetrische Spaltung des β-Carotins den vorherrschenden metabolischen Umwandlungsschritt darstellt, konnte vor kurzem auch eine asymmetrische Aufspaltung unter Entstehung von verschiedenen Produkten nachgewiesen werden (Lakshman et al., 1989; Olson, 1993). Carotinoide werden über die Lymphe zur Leber transportiert, von wo sie aus in Assoziation mit Lipoproteinen in die Zirkulation gelangen und in der Leber, in den Nebennieren, im Hoden und im Fettgewebe angereichert werden. Dort können Carotinoide dann in Vitamin A umgewandelt werden. (Olson, Symposium 1989a; Kaplan et al., 1990). Zum Teil wird auch β-Carotin als solches resorbiert und in lipoproteinassoziierter Form in die Zirkulation überführt, von wo aus es sich in sämtlichen fetthaltigen Geweben einschließlich der Leber anreichert und dort in Vitamin A umgewandelt wird (Olson, Symposium 1989a; Stahl et al., 1992). Bei Aufnahme von sehr großen Mengen an Carotin können sehr hohe Konzentrationen im Blut (300 μg/dl; 5,6 μM) entstehen, wobei sich die daraus resultierende Hypercarotinämie durch eine reversible Gelbverfärbung der Haut auszeichnet, nicht jedoch durch gleichzeitige sklerale Pigmentation wie bei der Gelbsucht. Aufgrund einer begrenzten Umwandlung von Carotinoiden zu Retinol entwickelt sich jedoch keine Hypervitaminose.

Carotinoide und deren Metabolite entfalten verschiedene biologische Wirkungen, insbesondere in ihrer Funktion als Ausgangssubstanzen für Retinoide und als lipohile Antioxidantien. Fallstudien und andere epidemiologische Studien haben übereinstimmend einen Zusammenhang von mangelnder Ernährung mit Obst, Gemüsen oder Carotinoiden und einem erhöhten Krebsrisiko, insbesondere bei Lungen- und Magenkrebs (van Poppel, 1993), gezeigt. Dennoch war eine diesbezüglich intervenierende Therapie mit β-Carotin und anderen Antioxidantien nicht von erhofftem Erfolg. In einer groß angelegten Studie zur Primärprävention war sogar eine erhöhte Lungenkrebs-Inzidenz bei Administration von β-Carotin beobachtet worden (Alpha-Tocopherol, β-Carotene Cancer Prevention Study Group, 1994) und in einer weiteren Studie konnte keine protektive Wirkung gegenüber dem Kolonkarzinom erzielt werden (Greenberg et al., 1994). Niedrige Plasmaspiegel von Antioxidantien aus der Nahrung werden ebenso als ein erhöhtes Risiko für die ischiämische Herzkrankheit angesehen und oxidative Veränderungen von *low density* Lipoproteinen (LDL) sind frühe Ereignisse bei der Entstehung von Artherogenese. Dennoch scheint β-Carotin keinen ausreichenden Schutz vor Oxidation der LDL zu bieten (Reaven et al., 1993).

Retinolsäure Im Gegensatz zu Retinol wird nur wenig all-trans Retinolsäure (Tretinoin) mit der Nahrung zugeführt, und spezifische Mechanismen zu ihrer Resorption sowie ihrem Transport im Plasma und ihrer Speicherung im Gewebe sind nicht existent. Nach oraler Verabreichung erreicht Retinolsäure die Zirkulation über die Portalvene und wird dabei in albumingebundener Form transportiert, allerdings ist die quantitative Bedeutung dieses Resorptionswegs beim Menschen nicht genau untersucht. Bei Aufnahme über die Haut werden ca. 5% der Retinolsäure und deren Metabolite im Urin wiedergewonnen. Eine systemische Vergiftung tritt hierbei nur in geringer Weise auf. Der Versuch einer Behandlung von Dermatosen mit oraler Verabreichung von Retinolsäure kann hingegen zu sehr schweren Symptomen einer Hypervitaminose A führen.

Tretinoin wird schnell in der Leber metabolisiert und in Form verschiedener Konjugate oder Degradationsprodukte in die Galle sezerniert und im Urin und im Stuhl ausgeschieden. Neben der 13-cis-Retinolsäure (Isotretinoin) werden Konjugate mit Glukuronsäure oder Taurin gebildet, und die β-Ionon-Ringstruktur wird an Position 4 oxidiert (Allen und Bloxham, Symposium, 1989b). Tretinoin wurde bereits therapeutisch zur Induktion von Differenzierung in Leukämiezellen bei Patienten mit akuter myeolischen Leukämie eingesetzt, wobei allerdings nur kurze Remissionseffekte aufgrund der pharmakokinetischen Eigenschaften des Tretinoins erzielt wurden und sich bei Langzeitdosierung eine zunehmende Abnahme der maximalen Plasmaspiegel einstellten (vgl. unten). 9-cis-Retinolsäure vermag an die gleiche Gruppe von Retinolsäurerezeptoren zu binden und diese zu aktivieren wie all-trans-Retinolsäure (Tretinoin), ist also von gleichem therapeutischem Potential. Aufgrund der unterschiedlichen Pharmakokinetik von 9-cis-Retinolsäure und Tretinoin, wie in Nacktmäusen beobachtet, erscheint die Erwägung des therapeutischen Einsatzes von 9-cis-Retinolsäure zur Induktion von Zelldifferenzierung bei akuter promyeloischen Leukämie gerechtfertigt (Achkar et al., 1994).

Isotretinoin Nach oraler Gabe steigt der Plasmaspiegel an 13-cis-Retinolsäure (Isotretinoin) innerhalb von zwei bis vier Stunden auf einen Maximalwert. Bei nüchternen Personen beträgt die Bioverfügbarkeit ungefähr 20%; die Zufuhr von Nahrung führt zu einer deutlichen Erhöhung der systemischen Resorption. Dieses Retinolsäure-Isomer ist ohne Wirkung und kommt im Plasma ebenfalls in an Albumin gebundener Form vor, wobei die Konzentrationen im Gewebe höher als in der Zirkulation sind.

Isotretinoin und Tretinoin sind *in vivo* ineinander überführbar, und 20 - 30% des Isotretinoins werden auf diesem Wege metabolisiert. Bei wiederholter Gabe kommt es zur Akkumulation von 4-Oxo-isotretinoin als Hauptmetaboliten im Blut. Die

Ausscheidung dieser Metaboliten sowie ihrer Ausgangsverbindung in der Galle erfordert deren zuvorige Konjugation an Glukoronsäure. Die Halbwertszeit von Isotretinoin im Plasma schwankt zwischen 6 und 36 Stunden, und bei wiederholter Gabe stellt sich nach fünf bis sieben Tagen ein *steady state* Plasmaspiegel ein. Einige Metaboliten des Isotretinoins werden allerdings eher langsam ausgeschieden, so daß in Anbetracht der allgemeinen teratogenen Wirkung von Retinoiden kontrazeptive Maßnahmen für mindestens einen weiteren Monat nach Isotretinoin-Behandlung angezeigt sind. Die Pharmakokinetik des Isotretinoins ist einer Übersichtsarbeit von Allen und Bloxham (Symposium 1989b) zu entnehmen.

Etretinat Etretinat ist ein Ethylester des synthetischen Retinolsäure-Analogon Acitretin und stellt vermutlich dessen biologisch aktives Derivat dar (siehe Abb. 63.2). Die orale Bioverfügbarkeit von Etretinat beträgt rund 50%, und seine Resorption ist in Gegenwart von Milch und fetthaltigen Nahrungsbestandteilen erhöht. Nach einmaliger oraler Verabreichung stellen sich etwa gleiche Plasmaspiegel von Etretinat und Acitretin ein, wobei jeweils ein Maximum nach zwei bis drei Stunden erreicht wird, gefolgt von einer Abnahme mit einer Halbwertszeit von sieben bis neun Stunden. Im Gegensatz dazu führt die regelmäßige Einnahme zur Akkumulation von Etretinat und dessen aktiver Metaboliten im Plasma und Fettgewebe sowie zu einer proportional zur Einnahmedauer zunehmenden Halbwertszeit, die so nach einem Jahr 60 - 170 Tage betragen kann. Infolgedessen kann bei Frauen nach einer abgeschlossenen mehrjährigen Behandlung eine mehr als zweijährige Kontrazeption notwendig sein.

Zusätzlich zu seiner Deesterifizierung im Darm und in der Leber wird Etretinat in verschiedenster Weise metabolisiert und konjugiert, bevor es mit der Galle und dem Urin ausgeschieden wird. Unter den bekannten Metaboliten des Acitretins sind insbesondere das 13-cis-Acitretin sowie verschiedene demethylierte Produkte von Bedeutung. Die Pharmakokinetik des Etretinats ist einer Übersichtsarbeit von Allen und Bloxham (Symposium 1989b) zu entnehmen.

Bioassay und Einheitensystem Die meisten kommerziellen Vitamin-A-Präparate bestehen aus synthetischen Retinylestern. Präparate, die aus tierischem Material gewonnen werden, müssen zunächst biologisch auf ihre Wirksamkeit untersucht werden. Der hierbei zugrundeliegende Test besteht in der Fähigkeit von Retinol, das Wachstum von vitamindefizienten Ratten zu unterstützen. Die Konzentration von hinreichend angereicherten Präparaten kann dann spektrophotometrisch ermittelt werden. Eine IU an Vitamin A entspricht der biologischen Aktivität von 0,3 µg all-trans-Retinol oder 0,6 µg β-Carotin. Aufgrund der verglichen mit Retinol relativ ineffizienten Verwertung von β-Carotin in der Nahrung bezieht sich die Nomenklatur auf das entsprechende Equivalent an Retinol, das 1 µg all-trans-Retinol, 6 µg β-Carotin in der Nahrung und 12 µg anderer Provitamin-A-Carotinoide beträgt. Ein Retinoläquivalent entspricht 3,3 IU Vitamin A auf der Grundlage von Retinol und 10 IU Vitamin A auf der Grundlage von β-Carotin. Die Standardisierungsmethoden für Retinol und Carotinoide sind einer Übersichtsarbeit (Simpson, 1983) zu entnehmen.

Therapeutischer Einsatz *Vitamin-A-Mangelerkrankungen* Der normale Bedarf an VitaminA von Erwachsenen wird durch eine adäquate Ernährung gedeckt. Die zusätzliche Gabe begründet sich in der Behandlung des Vitamin-A-Mangels sowie in einer prophylaktischen Maßnahme bei Risikopersonen mit erhöhtem Bedarf, z. B. während der Schwangerschaft oder der Stillzeit sowie bei Neugeborenen. Bei Diagnostizierung eines Mangels sollte unverzüglich zunächst eine intensive Therapie vorgenommen werden, gefolgt von einer entsprechenden vitaminhaltigen Diät.

Retinolhaltige Präparate existieren in mannigfaltiger Form, wobei die größte Absorbierbarkeit bei wasserlöslicher Verabreichung, eine mittelmäßige Resorption bei Emulsionen und die niedrigste Resorption bei Ölen besteht. Während letztere zu einer stärkeren hepatischen Speicherung von Vitamin A führen, stellen sich bei wasserlöslichen Präparaten generell höhere Plasmaspiegel ein. Vitamin A ist als Kapsel erhältlich, Tretinoin (all-trans-Retinolsäure) zur örtlichen Applikation und Isotretinoin (13-cis-Retinolsäure) wie auch Etretinat zur oralen Verabreichung.

Während der Schwangerschaft und Stillzeit ist eine 25%ige Erhöhung der Vitamin-A-Zufuhr bei der Mutter ratsam, wobei in westlichen Ländern die mit der Nahrung aufgenommenen Mengen an Vitamin A normalerweise adäquat sind und eine zusätzliche Verabreichung nicht indiziert ist. Dennoch wird bei Neugeborenen und Kleinkindern verbreitet Vitamin A zusätzlich verabreicht, obgleich die tägliche Aufnahme von bereits 6 mg (20 000 IU) Retinol für ein bis zwei Monate bei gesunden und ausreichend ernährten Kindern durchaus schon zu Vergiftungserscheinungen führen kann.

In seltenen Fällen, wenn Resorption, Mobilisation oder Speicherung von Retinol in ungünstiger Weise eingeschränkt sind, z. B. bei Patienten mit Steatorrhoe, Gallenerkrankungen, Leberezirrhose oder nach Gastrektomie, empfiehlt sich eine Langzeittherapie mit Retinol. Auch bei anderen schwerwiegenden krankheitsbedingten Mangelzuständen ist eine zusätzliche Verabreichung von Vitamin A notwendig. Die parenterale Verabreichung von wasserlöslichen Präparaten ist bei Patienten mit Malabsorption oder schwerer Augensymptomatik indiziert. Bei verschiedenen Infektionskrankheiten, die mit verstärkter Schleim- und Sekretproduktion sowie einer erhöhten renalen Retinolausscheidung einhergehen, ist der Bedarf an Retinol erhöht. Dennoch ist bislang kein bedeutender Einfluß einer verstärkten Zufuhr von Retinol auf das Vorkommen von Infektionskrankheiten bei Normalpersonen mit adäquater Ernährung gezeigt worden. Obgleich niedrigere Dosen an Vitamin A nicht schädlich sind, können diese zur Potenzierung hepatotoxischer Effekte bei chronischen Alkoholikern führen. Bei Verschreibung einer täglich zusätzlich zur Nahrung verabreichten Dosis von 1,5 mg Retinol entspricht dies dem eineinhalbfachen der als täglich zulässig empfohlenen Menge. Längerfristige Aufnahme größerer Mengen kann zu Hypervitaminose führen.

Bei Kwashiorkor und anderen schweren Vitamin-A-Mangelzuständen bei Kindern wird eine einmalige intramuskuläre Injektion von 30 mg Retinol, z. B. in Form des wassermischbaren Palmitates, bevorzugt, gefolgt von einer wiederholten oralen Zufuhr von Retinoiden. Das von der Weltgesundheitsorganisation (WHO) herausgegebene Therapieschema für die Behandlung von Xerophtalmie bei Kindern ab dem ersten Lebensjahr beinhaltet die Verabreichung von 110 mg Retinylpalmitat oral oder von 55 mg intramuskulär plus einer zusätzlichen oralen Dosis von 110 mg am nächsten Tag sowie nochmals bei Entlassung. Zur Verbesserung der Wirksamkeit des Retinols sollte dieses zusammen mit 40 U Vitamin E verabreicht werden. Bei schwangeren Frauen sollten grundsätzlich niedrige Dosen an Retinoiden gegeben werden.

Hauterkrankungen Vitamin A ist sicherlich von günstiger Wirkung bei bestimmten Hauterkrankungen wie Akne, Psoriasis, Dariersche Krankheit und Ichtyose. Hierbei hat der Gebrauch von anderen Retinoiden den von Retinol selbst größtenteils ersetzt (siehe Kapitel 64).

Krebserkrankungen. Besonderes Interesse richtet sich auf die Möglichkeit, daß Vitamin A und andere Retinoide eine wichtige Anwendung bei der chemopräventiven und/oder -therapeutischen Behandlungen von Krebserkrankungen finden könnten (Lippman et al., 1994). Jüngste klinische Studien haben einen chemopräventiven Effekt bei Krebserkrankungen des Kopfes und Halses, beim Hautkrebs oder beim Kolon- und Zervixkarzinom zeigen können sowie günstige Veränderungen bei bereits ausgebildeten Tumoren im Kopf- und Halsbereich oder in der Lunge. Die Ergebnisse fortdauernder klinischer Studien sollten in naher Zukunft die mögliche Verwendbarkeit von Retinoiden in dieser Hinsicht klarstellen. Einige jüngste Studien über Interventionsmaßnahmen haben einen protektiven Effekt von Retinoiden nicht zeigen können, so daß die Empfehlung der Zufuhr von Carotinoiden oder Retinoiden als Präventivmaßnahme gegenüber Krebserkrankungen noch als verfrüht angesehen werden muß. Es erscheint weiterhin eher sinnvoll, den reichlichen Verzehr von Früchten und Gemüsen als Teil einer ausgewogenen Ernährung zu empfehlen.

Eine pathogene und therapeutische Bedeutung von Retinolsäure ist bislang insbesondere bei der akuten promyeloischen Leukämie nachgewiesen worden. Eine bestimmte chromosomale Translokation (15;17) betrifft das Gen für den α-Retinolsäurerezeptor auf Chromosom 17 und wird bei der überwiegenden Mehrheit von Patienten mit akuter promyeloischen Leukämie, die ca. 15% der akuten nichtlymphoblastischen Leukämien bei Erwachsenen ausmacht, gefunden (Chen et al., 1991). Weiterhin ist für Retinolsäure eine regulierende Wirkung auf das Wachstum und die Differenzierung von promyeloischen Zellen *in vitro* gezeigt worden (Collins et al., 1990). Die Gabe von all-trans-Retinolsäure bei Patienten mit akuter promyeloischer Leukämie war mit häufiger Remission verbunden, die mit einer Reifung leukämischer Klone einherging. Die auf die Therapie ansprechenden Patienten zeigten eine Expression des aberranten α-Retinolsäurerezeptors (Castaigne et al., 1990; Warrell et al., 1991). Unglücklicherweise sind trotz häufiger kompletter Remission meistens frühe Rückfälle zu beobachten, ungeachtet der Anschlußtherapie (Castaigne et al., 1990). Dennoch ist Optimismus dahingehend angebracht, daß durch die eine Differenzierung auslösende Wirkung neuer Retinoide eine effektive Therapie bei Leukämien und anderen verbreiteten malignen Tumoren möglich sein dürfte.

VITAMIN K

Geschichte Vitamin K ist die nahrungsbedingte Grundlage für eine normale Synthese von einer Reihe von Faktoren der Blutgerinnung. Dam beobachtete 1929 erstmals, daß ungenügend ernährte Hühner eine Mangelkrankheit entwickelten, die sich insbesondere durch eine erhöhte spontane Blutungsneigung auszeichnete, was wiederum auf einen Mangel an Prothrombin im Blut zurückzuführen war. Später konnten er und seine Mitarbeiter (1935, 1936) zeigen, daß eine rasche Verbesserung dieses Zustandes durch Verabreichung einer unbekannten fettlöslichen Substanz eintrat. Diese Substanz wurde als Vitamin K (Koagulationsvitamin) bezeichnet und unabhängig auch von Almquist und Stokstad (1935) im Zusammenhang mit deren Untersuchungen zu derselben haemorrhagischen Krankheit bei Hühnern sowie deren Vorbeugung beschrieben.

Diese Erkenntnisse fielen in eine Zeit, in der sich die Aufmerksamkeit vieler Arbeitsgruppen auf die Ursachen von Hämorrhagien bei Patienten mit Gallenwegsobstruktion und Leberkrankheiten richteten. So wurde von Quick und Mitarbeitern (1935) festgestellt, daß der Koagulationsdefekt bei Personen mit Gelbsucht auf der Abnahme an Prothrombin im Blut beruhte. Im gleichen Jahr konnten Hawkins und Whipple zeigen, daß bei Tieren mit Gallenfisteln eine hohe Neigung zur Blutung zu bestehen schien. Hawkins und Brinkhous (1936) zeigten kurze Zeit später, daß dies auf einen Mangel an Prothrombin zurückzuführen war und sich durch Fütterung mit Gallensäuresalzen beheben ließ.

Diese experimentellen Untersuchungen gipfelten in der Beobachtung durch Butt und Mitarbeiter (1938) sowie Warner und Mitarbeiter (1938), daß eine Kombinationstherapie mit Vitamin K und Gallensalzen wirksam gegenüber Hämorrhagien bei Gelbsuchtfällen ist. Damit war der Zusammenhang zwischen Vitamin K, adäquater Leberfunktion und der Physiologie einer normalen Blutgerinnung bewiesen.

Chemie und Vorkommen Die Wirkung von Vitamin K ist mit mindestens zwei verschiedenen in der Natur vorkommenden Substanzen verbunden, die als Vitamin K_1 und K_2 bezeichnet werden. Vitamin K_1, 2-Methyl-3-phytyl-1,4-naphtochinon, ist auch als Phytonadion (Phyllochinon) bekannt, kommt in Pflanzen vor und ist das einzige natürliche Vitamin K von therapeutischer Anwendung. Vitamin K_2 umfaßt eine Gruppe von Substanzen (die Menachinone), bei denen die Phytylseitenkette des Phytonadion durch eine Seitenkette bestehend aus 2-13 Prenyleinheiten ersetzt ist. Bedeutende Produzenten von Menachinonen sind gramnegative Bakterien; so sind Darmbakterien für das Entstehen großer Vitamin K Mengen im Kot von Mensch und Tier verantwortlich (Bentley und Meganathan, 1982). Bei Tieren kann Menachinon-4 aus der Vitaminvorstufe Menadion (2-Methyl-1,4-naphtochinon) oder Vitamin K_3 hervorgehen. In Abhängigkeit von der Art des Bioassays ist auf molarer Basis Menadion mindestens von gleicher Aktivität wie Phytonadion. Die Struktur von Phytonadion, der Gruppe von Menachinonen sowie von Menadion sind weiter unten gezeigt.

Die natürlichen Vitamin-K-Formen sowie Menadion sind alle fettlöslich, wobei es möglich ist, von letzterem aktive Derivate herzustellen, die als Natriumbisulfit- oder Tetranatrium-Salze eines entsprechenden Diphosporsäureesters wasserlöslich sind. Diese Verbindungen werden im Körper zu Menadion umgewandelt.

Physiologische und pharmakologische Wirkungen

Bei Tier und Mensch sind Phytonadion und die Gruppe der Menachinone normalerweise ohne besondere pharmakodynamische Aktivität. Bei Tieren und Menschen mit Mangel an Vitamin K zeigt Vitamin K pharmakologische Wirkungen, die identisch zur physiologischen Funktion sind, nämlich die Förderung der Synthese von Faktor II (Prothrombin), Faktor VII, Faktor IX und Faktor X in der Leber. Die Rolle dieser Faktoren bei der Blutgerinnung ist in Kapitel 54 beschrieben.

PHYTONADION (Vitamin K_1, phyllochinon)

MENACHINON- (Vitamin K_2-) gruppe
$n=1-12$

MENADION (Vitamin K_3)

Die Vitamin-K-abhängigen Faktoren der Blutgerinnung bleiben in Abwesenheit von Vitamin K (oder in Anwesenheit von Cumarin-Antikoagulanzien) als inaktive Vorstufen in der Leber. Vitamin K funktioniert als essentieller Kofaktor eines mikrosomalen Enzymsystems, das mehrere N-terminal lokalisierte Glutaminsäurereste der Vorstufen in γ-Carboxyglutamate umwandelt. Durch Bildung dieser besonderen Aminosäuren ist es den Proteinen möglich, Komplexe mit Ca^{2+}-Ionen zu bilden und hierüber an eine Phospholipidoberfläche zu binden, beides notwendige Initiatoren der Blutgerinnungskaskade (siehe Kapitel 54). Die aktive Form des Vitamin K ist das reduzierte Vitamin-K-Hydrochinon, das in Gegenwart von O_2, CO_2 und der mikrosomalen Carboxylase in das 2,3-Epoxid umgewandelt wird, während gleichzeitig die γ-Carboxylierung stattfindet. Die Reduktion des 2,3-Epoxids zum Vitamin K Hydrochinon erfolgt durch eine cumarinsensitive Epoxidreduktase (siehe Kapitel 54).

Carboxyglutamat kommt außer bei den Vitamin-K-abhängigen Gerinnungsfaktoren auch in verschiedenen anderen Proteinen vor (Galloway et al., 1980). Eines dieser Proteine ist das Osteocalcin im Knochen, einem sekretorischen Produkt der Osteoblasten, dessen Synthese von der aktiven Form des Vitamin D, dem Calcitriol reguliert wird. Die Menge an Osteocalcin im Plasma ist ein direkter Parameter für den metabolischen Umsatz des Knochens. Im Blut enthalten weiterhin Faktor S und Faktor C ebenfalls Carboxyglutamat. Beide Faktoren haben eine antikoagulative Funktion, indem sie Faktor V und VIII inaktivieren (siehe Kapitel 54).

Bedarf des Menschen Der Bedarf des Menschen an Vitamin K ist bisher nicht genau ermittelt worden, doch erscheint er extrem gering zu sein. Frick und seine Mitarbeiter (1967) bestimmten den täglichen Bedarf bei Patienten mit Nahrungskarenz und drei bis vierwöchiger Antibiotikatherapie auf ein Minimum von 0,03 µg/kg Körpergewicht. Anderen Angaben zufolge beläuft sich der Tagesbedarf auf 0,5 - 1 µg/kg und die zulässige von dem Gremium für Lebensmittel und Ernährung des „National Research Council" der USA empfohlenen Tagesdosis beträgt ca. 1 µg/kg (siehe Tabelle XIV-1). Diese Bestimmungen beruhen auf der Erhaltung bzw. Wiederherstellung der Prothrombinzeit, einem Verfahren, das nicht genügend sensitiv ist, um subklinische Vitamin-K-Mangelzustände nachzuweisen (siehe Kapitel 54). Bei Kindern reichen 10 µg/kg Phytonadion aus, um eine Hypothrombinämie zu verhindern, eine Menge, die durch normale Ernährung vollständig sichergestellt ist, zumal auch das Vitamin K aus Darmbakterien für den Körperbedarf verfügbar ist.

Mangelerscheinungen Die hauptsächliche klinische Manifestation eines Vitamin-K-Mangels ist die erhöhte Blutungsneigung. Ecchymose, Nasenbluten, Hämaturie, gastrointestinale Blutungen und postoperative Hämorrhagien sind typische Symptome, zuweilen können auch intrakranielle, jedoch kaum pulmonale oder bronchiale Blutungen auftreten. Eine weiterführende Erörterung der Hypoprothrobinämie beinhaltet der Abschnitt über orale Antikoagulanzien (Kapitel 54). Die Entdeckung eines Vitamin-K-abhängigen Proteins im Knochen könnte ein Hinweis darauf sein, daß fötale Knochenmißbildungen nach Einnahme von oralen Antikoagulanzien während des ersten Trimesters (*fetal warfarin syndrome*) mit einem Mangel an diesem Vitamin zusammenhängen.

Toxizität Phytonadion und die Gruppe der Menachinone sind im Tierversuch selbst bei größten Mengen nicht toxisch. Beim Menschen wurden nach intravenöser Verabreichung von Phytonadion jedoch Fälle von Flushbildung, Atemnot, Brustschmerz, Herz-Kreislauf-Versagen und vereinzelt sogar Todesfällen berichtet (Barash et al. 1976). Es ist jedoch unklar, ob diese Wirkungen auf das Vitamin oder die zur Lösung oder Emulgation verwendeten Zusätze zurückzuführen waren.

Menadion reizt die Haut und die Atemwege, und Lösungen dieser Substanz führen zur Bildung von Blasen. Weiterhin können Menadion und dessen Derivate zur hämolytischen Anämie, Hyperbilirubinämie und zu einem Kernikterus bei Neugeborenen, insbesondere bei einer Frühgeburt, führen. Menadion besitzt auch eine hämolytische Wirkung bei Patienten mit genetischem Defekt der Glukose-6-phosphat-Dehydrogenase, und bei solchen mit schwerer Lebererkrankung können Menadion und Phytonadion die Leberfunktion weiter einschränken (siehe unten).

Resorption, Metabolismus und Exkretion Der Mechanismus der intestinalen Aufnahme von Substanzen mit Vitamin-K-Aktivität hängt sehr von deren Löslichkeit ab. Phytonadion und Menachinonderivate werden im Gastrointestinaltrakt nur in Gegenwart von Gallensäuresalzen ausreichend absorbiert, während dies bei Menadion und dessen wasserlöslichen Derivaten nicht notwendig ist. Phytonadion und Menachinone werden fast ausschließlich über die Lymphe absorbiert, die wasserlöslichen Menadione hingegen direkt über das Blut. Phytonadion wird durch einen energieabhängigen und saturablen Prozeß im proximalen Abschnitt des Dünndarms absorbiert, während Menachinone und Menadione durch Diffusion im distalen Abschnitt des Dünndarms und im Kolon aufgenommen werden. Nach intramuskulärer Injektion werden synthetische Vitamin-K-Präparate schnell absorbiert. Fast die gesamte absorbierte Menge an Phytonadion wird vorübergehend in der Leber konzentriert, jedoch kaum in anderen Geweben.

Phytonadion wird schnell zu polareren Metaboliten umgewandelt und mit der Galle und mit dem Urin ausgeschieden. Die Hauptmetaboliten, die im Urin ausgeschieden werden, entstehen durch oxidative Verkürzung der hydrophoben Seitenkette auf fünf bis sieben Kohlenstofatome und einer anschließenden Konjugation der entstandenen Karbonsäuren mit Glukuronat. Die Behandlung mit cumarinartigen Antikoagulanzien ist von einem deutlichen Anstieg der Menge an Phytonadion-2,3-epoxid in der Leber und im Blut begleitet. Weiterhin werden vermehrt Metaboliten des Phytonadion-2,3-epoxids, meist dessen Degradationsprodukte, mit dem Urin ausgeschieden. Menadion wird zum Diol (Hydrochinon) reduziert und als Glukuronylkonjugat oder als Sulfat ausgeschieden.

Offensichtlich werden nur sehr geringe Mengen an Vitamin K im Körper gespeichert, und die wenigen Vitamin-K-Speicher im Gewebe werden nur langsam abgebaut. Unter Bedingungen, unter denen aufgrund des

Mangels an Galle die Aufnahme von Vitamin K vermindert ist, entwickelt sich daher ein Mangelzustand in Form einer Hypoprothrombinämie sehr langsam über einen Zeitraum von mehreren Wochen.

Bestimmung und Einheitensystem Medikamente mit Vitamin-K-Aktivität bedürfen keiner biologischen Testung, sondern werden chemisch bestimmt. Zur Ermittlung des Vitamin-K-Gehaltes von Nahrungsmitteln wird eine biologische Bestimmungsmethode herangezogen, welche auf der Fähigkeit einer Probe beruht, die Menge an Prothrombin bei Hühnern mit Hypoprothrombinämie zu erhöhen.

Therapeutischer Einsatz Der therapeutische Einsatz von Vitamin-K-Präparaten ist in seiner Wirkung begründet, Blutungen und Hämorrhagien bei einem entsprechenden Mangel zu beheben. Ein Mangel an Vitamin K und die damit verbundene Abnahme an Prothrombin und anderer ähnlicher Blutgerinnungsfaktoren kann durch inadäquate Ernährung, Resorption oder Utilisation versursacht sein oder aber durch einen Vitamin-K-Antagonisten.

Phytonadion (Vitamin K_1, Phyllochinon) ist als Tablette erhältlich und in dispergierter Form mit Polysorbat und Propylenglykol (ausschließlich zur intramuskulären Verabreichung) oder mit Polyoxyethylfettsäurederivaten und Dextrose. Letztere Form kann zwar auf verschiedenem Wege parenteral verabreicht werden; dabei kann die intravenöse Gabe zu schweren anaphylaktischen Nebenwirkungen führen, so daß die intramuskuläre oder subkutane Gabe zu bevorzugen ist. Menadion (Vitamin K_3) ist praktisch wasserunlöslich, wird jedoch in Form von Menadiol-Natriumbiphosphat als Tablette oder Injektionslösung angeboten.

Inadäquate Aufnahme Nach dem Kindesalter ist eine Hypoprothrombinämie infolge einer nahrungsbedingten Unterversorgung mit Vitamin K extrem selten, insbesondere aufgrund der zusätzlichen Vitamin-K-Versorgung durch Darmbakterien. Im Zusammenwirken einer mangelhaften Ernährung und dem längeren Einsatz von Antibiotika, durch den das Wachstum von Darmbakterien herabgesetzt wird, kann es zu einem Vitamin-K-Mangel kommen. Auch bereits der Einsatz eines Breitbandantibiotikums kann zu einer Hypoprothrombinämie führen, die jedoch schnell durch niedrige Dosen Vitamin K oder nach Regeneration der Darmflora aufgehoben ist. Der Gebrauch dieses Antibiotikums kann jedoch bei Patienten mit Hypoprothrombinämie anderer Ursache oder mit Vitamin-K-Mangel nachhaltigere Konsequenzen haben. Hypothrombinämien sind außerdem bei Patienten nach längerer parenteraler Ernährung möglich.

Hypothrombinämie bei Neugeborenen Gesunde Neugeborene haben für einige Tage nach der Geburt niedrige Plasmakonzentrationen an Vitamin-K-abhängigen Gerinnungsfaktoren, bis sie ernährungsbedingt ausreichend Vitamin K aufgenommen und eine Darmflora aufgebaut haben. Danach steigen die Plasmaspiegel dieser Faktoren auf die Werte eines Erwachsenen. Bei Frühgeburten und bei Kindern mit hämorrhagischer Neugeborenenkrankheit sind die Konzentrationen der Gerinnungsfaktoren jedoch in besonderem Maße vermindert. Das Ausmaß, in dem diese Veränderungen tatsächlich von einem Mangel an Vitamin K abhängen, ist umstritten. Shapiro und Mitarbeiter konnten bei 3% aller Lebendgeburten einen Vitamin-K-Mangel festestellen (1986).

Die hämorrhagische Neugeborenenkrankheit ist eine Folge ausschließlichen Stillens, da Vitamin K nur in sehr geringen Mengen in der Muttermilch vorhanden ist (Haroon et al., 1982) und darüber hinaus die Darmflora gestillter Säuglinge nur unzureichende Mengen an Vitamin-K-bildenden Bakterien enthält (Keenan et al., 1971). Die in letzter Zeit zunehmende Häufigkeit der hämorrhagischen Neugeborenenkrankheit wird daher auf vermehrte Geburten außerhalb von Krankenhäusern und vermehrtes ausschließliches Stillen zurückgeführt.

Die Verabreichung von Vitamin K bei Neugeborenen vermag zwar die Konzentrationsabnahme an Gerinnungsfaktoren während der ersten Tage nach der Geburt zu verhindern, jedoch reicht dies nicht zur Einstellung adulter Plasmaspiegel. Bei Frühgeburten ist das Ansprechen auf die Vitamin-K-Verabreichung geringer, während bei Kindern mit hämorrhagischer Neugeborenenkrankheit die Gabe von Vitamin K zu einem Anstieg der Gerinnungsfaktoren führt und innerhalb von sechs Stunden die Blutungsneigung reguliert.

Eine routinemäßige Gabe von kleinen Mengen an Phytonadion bei Neugeborenen wird von der amerikanischen Pädiatern empfohlen (Committee on Nutrition, 1961), da hierbei keine Toxizität zu bestehen scheint. Eine einzelne Dosis von 0,5 - 1 mg sollte unmittelbar nach der Entbindung parenteral verabreicht werden, wobei diese Dosis erhöht oder die Gabe wiederholt werden sollte, wenn die Mutter zuvor mit Antikoagulanzien oder Antikonvulsiva behandelt wurde oder das Kind zu Blutungen neigt. Alternativ wird bei werdenden Müttern, die mit Antikonvulsiva behandelt werden, vor der Entbindung Vitamin K (20 mg täglich für zwei Wochen) oral verabreicht (Vert und Deblay, 1981).

Säuglinge sind besonders im Alter von ein bis fünf Monaten empfänglich für einen Vitamin-K-Mangel, insbesondere dann wenn zuvor keine prophylaktische Vitamin-K-Gabe bei der Geburt erfolgt ist. Bei adäquater Fütterung decken die meisten kommerziell erhältlichen Babynahrungen die empfohlene Vitamin-K-Zufuhr, jedoch kann es bei inadäquater Diät und zusätzlich eintretenden Durchfällen, bei Verminderung der Darmflora durch Antibiotika oder bei Malabsorption zu einem Vitamin-K-Mangel kommen (Committee on Nutrition, 1971).

Inadäquate Resorption Hypoprothrombinämien können im Zusammenhang mit sowohl intra- als auch extrahepatischen Gallenwegsobstruktionen auftreten, da das lipophile Vitamin in Abwesenheit von Galle nur sehr schlecht absorbiert wird. Ein Defekt der intestinalen Fettresorption verschiedenster Ursache kann ebenfalls mit einer verminderten Vitamin-K-Resorption verbunden sein.

Gallenwegsobstruktion und Gallenfistel Blutungen, die begleitend mit einem obstruktiven Ikterus auftreten, sind sehr schnell durch Vitamin-K-Behandlung zu beheben. Die orale Verabreichung von Phytonadion zusammen mit Gallensalzen ist eine sichere sowie wirksame Maßnahme bei der Behandlung von ikterischen Patienten, sowohl prä- als auch postoperativ. Ohne Beteiligung einer hepatozellulären Erkrankung stellt sich sehr rasch eine normale Aktivität von Prothrombin im Blut ein. Bei Ausschluß einer oralen Verabreichung sollte Vitamin K in Form eines geeigneten Präparates parenteral gegeben werden (üblicherweise 10 mg täglich).

Die Behandlung hämorrhagischer Patienten mit Bluttransfusionen oder mit Transfusionen von Plasmakonzentraten sollte auch die Gabe von Vitamin K beinhalten, allerdings ist bei einer Schädigung der Leber das Ansprechen auf Vitamin K schlecht.

Malresorptionssymptome Verschiedene Krankheiten, die zu einer inadäquaten Resorption im Intestinaltrakt führen, sind auch Ursache von Vitamin-K-Mangel und Hypoprothrombinämie. Zu diesen gehören Zystische Fibrose, Sprue, Morbus Crohn und Enterokolitis, ulzerative Kolitis, Dysenterie und Zustand nach ausgedehnter Darmresektion. Da die medikamentöse Therapie hierbei in vielen Fällen zur Zerstörung einer gesunden Darmflora führt, kann es zur weiteren Einschränkung der Vitaminzufuhr kommen, ebenso durch eine restriktive Nahrungsaufnahme. Entsprechend ist zur Behebung des Vitaminmangels eine parenterale Therapie mit Vitamin K ratsam.

Inadäquate Verwertung Hepatozelluläre Erkrankungen, die auch erst sekundär durch langwierige Gallenwegsobstruktionen enstanden sind, können mit einer Hypoprothrombinämie einhergehen oder diese zur Folge haben. Schadhafte Leberparenchymzellen können unter diesen Bedingungen trotz ausreichender Vitamin-K-Versorgung keine Gerinnungsfaktoren bilden. Auf der anderen Seite kann eine inadäquate Sekretion von Galle zu diesem Symptom beitragen, so daß durch Gabe von 10 mg Phytonadion täglich dennoch eine Besserung erreicht werden kann. Paradoxerweise kann bei der Behandlung einer Hypoprothrombinämie im Zusammenhang mit einer schwerer Hepatitis oder einer Leberzirrhose durch therapeutischen Einsatz hoher Dosen an Vitamin K eine weitere Redukion der Prothrombinkonzentration eintreten. Der Mechanismus dieses Phänomens ist bislang unbekannt.

Medikamenteninduzierte Hypoprothrombinämie Antikoagulanzien, wie Warfarin und dessen verwandte Verbindungen, wirken als kompetitive Vitamin-K-Antagonisten und vermindern die Biosynthese von Prothrombin sowie den Faktoren VII, IX und X in der Leber. Der Mechanismus dieses Antagonismus wurde bereits oben sowie in Kapitel 54 erläutert. Die Behandlung von Blutungen infolge oraler Antikoagulanzien ist ebenfalls in Kapitel 54 dargestellt.

Vitamin K ist hilfreich bei der Blutungsstillung und Behebung der Hypoprothrombinämie nach Schlangenbissen durch die Südamerikanische Grubenotter und andere Arten, deren Gift Prothrombin hemmt oder degradiert.

VITAMIN E

Bei Tieren zeichnet sich ein Mangel an Vitamin E unter anderem durch funktionelle und strukturelle Anomalien verschiedener Organe aus. Diese morphologischen Veränderungen sind von biochemischen Defekten begleitet, die insbesondere den Metabolismus von Fettsäuren aber auch viele andere Enzymsysteme zu betreffen scheinen. Interessanterweise spiegeln viele Symptome eines Vitamin-E-Mangels bei Tieren Krankheitszustände beim Menschen wider, allerdings ist eine entsprechende Bedeutung von Vitamin E beim Menschen nicht eindeutig bewiesen.

Geschichte Die Existenz von Vitamin E wurde erstmals von Evans und Bishop (1922) nachgewiesen, wobei sie herausfanden, daß weibliche Ratten zur Aufrechterhaltung einer normalen Schwangerschaft einen damals noch unbekannten Nahrungsbestandteil benötigten. Ratten mit einem diesbezüglichen Mangel zeigten zwar eine normale Ovulation und Konzeption, jedoch kam es irgendwann während der Gestation zum Absterben und zur Resorption des Fötus. Ebenso wurden Schädigungen des Hodens beschrieben, so daß für einige Zeit dieses Vitamin als Antisterilitätsvitamin bezeichnet wurde. Weitere Untersuchungen zeigten jedoch bald, daß ein Mangel dieses Vitamins viel weitreichendere Auswirkungen hatte.

Chemie Evans und seinen Mitarbeitern (1936) gelang erstmalig die Isolation von Vitamin E aus Weizenkeimöl. Acht natürlicherweise vorkommende Derivate des Tocopherols mit Vitamin-E-Aktivität sind bis heute bekannt. α-Tocopherol (5,7,8-Trimethyltocol) wird allgemein als das bedeutendste angesehen, da es etwa 90% des gesamten Tocopherols in tierischen Geweben ausmacht und in den meisten Bioassays die größte biologische Aktivität zeigt. Optische Isomerie beeinflußt die Aktivität von Tocopherol; so sind d-Isomere aktiver als l-Isomere.

α-TOCOPHEROL

α-Tocopherol besitzt eine ausgeprägte strukturelle Ähnlichkeit mit der 6-Chromanol-Form des Coenzyms Q4, mit dem es auch eine Reihe biologischer Wirkungen gemeinsam hat.

Eine der bedeutenden chemischen Eigenschaften des Tocopherols ist das Verhalten als Reduktionmittel, so daß entsprechend die meisten oder sogar alle der Wirkungen des Vitamin E auf dessen Funktion als Antioxidanz beruhen. Tocopherole zerfallen langsam bei Exposition an Luft oder UV-Licht.

Physiologie und pharmakologische Wirkungen Neben den Auswirkungen eines Mangels bei trächtigen Tieren zeigt Vitamin E keine nennenswerten pharmakologischen Effekte oder Toxizität. Die Literatur über Vitamin E ist durch eine Vielzahl widersprüchlicher Befunde und Berichte über angebliche Wirkungen gekennzeichnet. Teilweise rührt der Widerspruch daher, daß für die deutlichen substitutiven Effekte von Vitamin E im Tierversuch, insbesondere bei Ratten, nicht die entsprechenden therapeutischen Wirkungen bei Menschen erhalten werden konnten. Beispiele hierfür werden in den nachfolgenden Abschnitten im Zusammenhang mit bestimmten Krankheitszuständen dargestellt. In seiner Funktion als Antioxidanz verhindert Vitamin E vermutlich die Oxidation von essentiellen Zellbestandteilen oder die Entstehung von toxischen Oxidationsprodukten, z. B. von Peroxiden ungesättigter Fettsäuren, wie sie in Abwesenheit von Vitamin E gefunden wurden. Einige Symptome eines Vitamin-E-Mangels im Tierversuch ließen sich jedoch nicht durch andere Antioxidantien aufheben, was die Vermutung nahe legt, daß hierbei eher hochspezifische Wirkungen des Vitamins zugrunde liegen.

Weiterhin scheint bezüglich ihrer Wirksamkeit ein Zusammenhang von Vitamin A und Vitamin E zu bestehen, und zwar insofern, als daß die intestinale Resorption von Vitamin A sowie dessen hepatische und zelluläre Konzentration durch Vitamin E erhöht wird. Dieser Effekt scheint auf der antioxidativen Protektion von Vitamin A durch Vitamin E zu beruhen. Darüber hinaus scheint Vitamin E vor verschiedenen Auswirkungen einer Hypervitaminose A zu schützen.

Mangelsymptome Obgleich sich ein Vitamin-E-Mangel im Tierversuch vielfältig manifestiert, sind verschiedene Auswirkungen auf das Nervensystem, auf die Muskulatur sowie auf das kardiovaskuläre und hämatopoietische System hervorzuheben, da diese am ehesten klinische Symptome widerspiegeln, die angeblich durch eine Vitamin-E-Therapie günstig beeinflußt werden.

Nervensystem Bei Tieren, insbesondere Ratten, ist ein Mangel an Vitamin E mit einer axonalen Dystrophie verbunden, wobei eine Degeneration des hinteren Rückenmarkstranges sowie des Nucleus gracilis und Nucleus cuneatus involviert ist. Beobachtungen bei Menschen deuten auf einen Zusammenhang zwischen Vitamin-E-Mangel und vergleichbaren klinischen Syndromen hin. Patienten mit Malabsorption von Vitamin E entwickeln eine neurologische Symptomatik, die durch herabgesetzte Reflexe, Gangunsicherheiten, abnehmende Sensitivität gegenüber Schwingungen und abnehmende Propriozeption sowie Lähmung des Augenmuskels gekennzeichnet sind. Verschlechtertes Sehen kann weiterhin durch eine pigmentöse Retinopathie entstehen. Neuropathologische Schäden, z. B. axonale Degeneration des hinteren Rückenmarks oder des Nucleus gracilis, sind mit denen im Tierversuch vergleichbar. In einigen Studien konnte bei entsprechenden Patienten durch Gabe pharmakologischer Dosen an Vitamin E eine weitere Progression der neurologischen Veränderungen verhindert oder sogar eine Verbesserung der Symptomatik erzielt werden (Bieri et al., 1983; Sokol, 1988).

Fortpflanzungssystem Es konnte schon frühzeitig bewiesen werden, daß Vitamin E von essentieller Bedeutung bei der Fortpflanzung vieler Säugetierarten ist. Vor dem Hintergrund diesbezüglicher Tierexperimente wurde Vitamin E klinisch zur Therapie der Infertilität von Frauen und Männern sowie bei wiederholten Fehlgeburten eingesetzt. Weiterhin wurde Vitamin E bereits zur Behandlung von Blutvergiftungen, Menstruationsstörungen, Vaginitis und menopausalen Symptomen verwendet. Allerdings konnte bei all diesen therapeutischen Einsätzen kein eindeutig bessernder Effekt von Vitamin E nachgewiesen werden.

Muskulatur In vielen Arten führt ein Mangel an Vitamin E zu einer nekrotisierenden Myopathie, die einer Muskeldystrophie gleicht und durch α-Tocopherol oder andere fett-lösliche Antioxidantien verhindert werden bzw. verbessert werden kann. Obgleich ähnliche myopathische Veränderungen auch bei Menschen mit mangelnder Vitamin-E-Zufuhr eintreten können, gibt es keinen ursächlichen Beweis für einen Vitamin-E-Mangel bei Patienten mit Muskeldystrophie, und eine Behandlung mit Vitamin E ist bei dieser Erkrankung wirkungslos.

Kardiovaskuläres System Die bei Vitamin-E-Mangel auftretenden muskulären Schädigungen, wie z.B. des Skelettmuskels, betreffen bei verschiedenen Arten auch den Herzmuskel, wenngleich Auswirkungen auf das Herz generell weniger verbreitet und ausgeprägt sind. Vor diesem Hintergrund wurde Vitamin E therapeutisch bei vielen Herzerkrankungen eingesetzt, doch auch hier konnte in sorgfältig durchgeführten klinischen Studien eine tatsächlich bessernde Wirkung nicht gezeigt werden (Olsen, 1973).

Atherosklerose Vermehrte experimentelle Befunde deuten daraufhin, daß die Oxidation von *low density* Lipoproteinen (LDL) einen wesentlichen Beitrag zur Atherogenese darstellt. Oxidiertes LDL wird verglichen mit nativem LDL effektiver von Makrophagen aufgenommen und kann vaskuläre Endothelzellen nachteilig beeinflussen oder kann vasokonstriktiv wirken. Pharmakologische Mengen an Vitamin E (1600 mg/Tag) scheinen eine Oxidation von LDL zu verhindern (Reaven et al., 1993). In der Literatur wurde ein Zusammenhang von Vitamin E und der koronaren Herzkrankheit oder peripheren vaskulären Erkrankungen bislang nur unzureichend behandelt. Zwei große epidemiologische Studien konnten jedoch mittlerweile belegen, daß der supplementäre Gebrauch von Vitamin E das Risiko der koronaren Herzkrankheit vermindert. Bei Frauen mittleren Alters in der Gruppe mit der höchsten Vitamin-E-Zufuhr, war das Risiko eines Myokardinfarktes und ischämischer Herzerkrankungen um fast 40% niedriger als bei Frauen in der Gruppe mit der niedrigsten Vitamin-E-Dosierung (Stampfer et al., 1993). Darüber hinaus wurde erkannt, daß primär die zusätzliche Verabreichung von Vitamin E für die Verbesserung verantwortlich ist, da ein Zusammenhang zwischen alleiniger nahrungsbedingter Vitamin-E-Aufnahme und dem Risiko der koronaren Herzkrankheit nicht gezeigt werden konnte. Eine andere Studie zeigte einen vergleichbaren Rückgang des Risikos der koronaren Herzkrankheit bei Männern, die für zwei Jahre mindestens 100 IU Vitamin E pro Tag eingenommen hatten (Rimm et al., 1993). Gegenwärtig ist es jedoch verfrüht über Mechanismen zu spekulieren, wie Vitamin E diese kardiovaskuläre Protektion bewirken könnte. Obgleich in diesem Zusammenhang oft die antioxidative Wirkung als Wirkungsprinzip angesehen wird könnte hierbei jedoch auch ein prohämorrhagischer Effekt zugrunde liegen.

Krebs In einigen Tierexperimenten konnte eine inhibitorische Wirkung von Vitamin E auf die Bildung karzinogener Nitrosamine beobachtet werden sowie ein verändertes Vorkommen und Verhalten von Tumoren. Derartige Effekte beim Menschen sind jedoch noch ungeklärt, wenngleich der nahrungsbedingten Aufnahme großer Mengen der antioxidativen Vitamine A, C und E eine verminderte Inzidenz maligner Krebserkrankungen zugeschrieben wurde. Dennoch konnte in einer großen epidemiologischen Studie bei Frauen selbst durch sehr hohe Dosen an Vitamin E kein protektiver Effekt gegenüber Brustkrebs erzielt werden (Hunter et al., 1993). In einer neueren klinischen Studie wurde ein Zusammenhang von erhöhten Plasmaspiegeln von α-Tocopherol und einem verminderten Lungenkrebsrisiko postuliert, jedoch zeigte sich, daß Vitamin E tatsächlich nachfolgend zu einem 18%igen Anstieg der Inzidenz von Lungenkrebs führte (Alpha-Tocopherol, β-Carotene Cancer Prevention Study Group, 1994). Es kann somit festgestellt werden, daß zwar ein ernährungsbedingter Mangel dieser antioxidativen Vitamine möglicherweise ein erhöhtes Krebsrisiko darstellt, welches durch entsprechende Substitution vermindert werden kann, daß jedoch die Gabe von pharmakologischen Dosen dieser antioxidativen Substanzen eher wirkungslos oder gar schädlich ist (Herbert, 1994).

Hämatopoietisches System Bei einigen Tierarten ist ein Mangel an Vitamin E mit einer Anämie assoziiert, deren Erscheinungsform sowohl auf eine abnorme Hämatopoiese als auch auf eine verminderte Lebensdauer von Erythrozyten hindeutet. So sind die Erythrozyten solcher Tiere empfindlicher gegenüber oxidativer Lyse, und beim Menschen liefert ein diesbezüglicher Labortest den einzigen aussagefähigen biologischen Parameter für einen erniedrigten Plasmaspiegel an α-Tocopherol (Leonard und Losowsky, 1967). In begrenzteren klinischen Studien bei Patienten mit einem genetisch bedingten Mangel an Glukose-6-phosphat-Dehydrogenase konnte eine erhöhte Lebensdauer von Erythrozyten festgestellt werden, wenn dauerhaft hohe Mengen an Vitamin E verabreicht wurden, verbunden mit einer deutlichen Verbesserung der klinischen Befunde dieser Patienten (Corash et al., 1980).

Vier klinische Situationen wurden im Zusammenhang mit einer α-Tocopherol responsiven Anämie beschrieben (Darby, 1968). (1) Eine makrozytäre megaloblastische Anämie bei Kindern mit schwerer Protein- und kalorischer Unterernährung, die nicht durch Verabreichung von Eisen, Cyanocobalamin, Folsäure oder Ascorbinsäure gemindert werden konnte, wurde durch Zufuhr von hohen Dosen an α-Tocopherolacetat reversibel. Allerdings ist in nachfolgenden kontrollierten Studien der Defekt bei der Hämatopoiese eher einem Mangel an Protein und Eisen zugeschrieben worden und nicht dem Mangel an Vitamin E (Bieri und Farrell, 1976). (2) Bei Frühgeborenen kann es zu einer hämolytischen Anämie kommen, die zuweilen mit einer erhöhten Empfindlichkeit von Erythrozyten gegenüber peroxidativer Lyse und erniedrigten Konzentration von Tocopherol im Plasma einhergeht. Solche Anämien treten jedoch nur bei Kindern auf, denen Nahrung verabreicht wird, die reich an mehrfach ungesättigten Fettsäuren und Eisen ist (Williams et al., 1975). Kommerzielle Kost für Neugeborene enthält daher mittlerweile weniger Eisen und ein ausgewogenes Verhältnis von Vitamin E zu Fettsäuren. Eine zusätzliche Verabreichung von Vitamin E bei Frühgeborenen scheint in routinemäßiger Form nicht mehr notwendig (Zipursky et al., 1987). (3) Spontan *in vitro* lysierende Erythrozyten sind ein Anzeichen für die Acanthozytose, wobei Patienten mit dieser seltenen genetischen Erkrankung kein Plasma-β-Lipoprotein besitzen und entsprechend niedrige Konzentrationen an α-Tocopherol in der Zirkulation sowie eine verminderte intestinale Resorption aufweisen. Die parenterale Gabe von 100 mg α-Tocopherolacetat vermag den Plasmaspiegel an α-Tocopherol zu erhöhen und offensichtlich die Autohämolyse im Zusammenhang mit dieser Krankheit für mehrere Wochen zu beheben. (4) Bei Maladsorptionskrankheiten mit Steatorrhoe wird α-Tocopherol nicht ausreichend absorbiert. Auch hierbei ist eine reduzierte Lebensdauer von Erythrozyten infolge einer erhöhten Empfindlichkeit gegenüber Peroxiden zu beobachten, die im Zusammenhang mit erniedrigten Plasmaspiegeln an α-Tocopherol steht und entsprechend durch Verabreichung dieses Vitamins behoben werden kann. Bei Erwachsenen, die beabsichtigterweise für längere Zeit einem Vitamin-E-Entzug ausgesetzt wurden, zeigten ähnliche hämatologische Läsionen, die mit α-Tocopherol behandelt werden konnten (Horwitt et al., 1963).

Während die eben dargestellten Erkenntnisse auf eine Beteiligung von Vitamin E bei der Hämatopoiese hindeutet, müssen jedoch andere Faktoren ebenso berücksichtigt werden. Bei allen angeführten Erkrankungen besteht eine multiple Mangelsymptomatik und die Tatsache, daß Coenzym Q, Selen, andere Antioxidantien oder sulfhydrylhaltige Aminosäuren in unterschiedlichem Maße bei der Behandlung von Vitamin-E-responsiven Syndromen wirksam sind, läßt eine schlüssige Interpretation der klinischen Bedeutung von Vitamin E nicht ohne weiteres zu (Bieri und Farrell, 1976; Machlin, 1980).

Bedarf beim Menschen Bei langfristigem Entzug von Vitamin E beim Menschen stellt sich erst nach Monaten mit entsprechender Mangeldiät eine signifikante Abnahme des Plasmaspiegels an Vitamin E ein (Horwitt, 1962). Die tägliche Aufnahme von schätzungsweise 10 - 30 mg Vitamin E ist ausreichend für eine Aufrechterhaltung der normalen Vitaminkonzentration im Blut. Obgleich einige Studien zeigen konnten, daß bei einer an ungesättigten Fettsäuren reichen Nahrung der tägliche Bedarf an Vitamin E erhöht ist, sollte berücksichtigt werden, daß solche Nahrungsquellen ebenfalls reich an Tocopherol sind. Nahrungquellen, die Selen, sulfhydrylhaltige Aminosäuren, Chromenole oder andere Antioxidantien enthalten erniedrigen den Vitamin-E-Bedarf.

Das Gremium für Lebensmittel und Ernährung des „National Research Council" der USA empfiehlt für Männer die Verabreichung von 10 mg, für Frauen von 8 mg d-α-Tocopherol pro Tag (vgl. Tabelle XIV.1). Muttermilch enthält im Gegensatz zu Kuhmilch genügend α-Tocopherol, um den Bedarf von Säuglingen ausreichend zu decken. Eine ausreichende Zufuhr von Tocopherol ist bei Erwachsenen ebenso durch adäquate Ernährung sichergestellt, und ein Vitamin-E-Mangel ist in der Tat bisher nicht in Form einer primären Mangelerkrankung bei sonst gesunden Kindern oder Erwachsenen beobachtet worden.

Resorption, Metabolismus und Exkretion Vitamin E wird vermutlich im Gastrointestinaltrakt über einen ähnlichen Mechanismus absorbiert wie die anderen fettlöslichen Vitamine und hierbei von der Verfügbarkeit von Galle abhängen. Wenn als Ester verabreicht, erfolgt im Dünndarm die Hydrolyse, wonach Vitamin E dann über die Lymphe in an Chylomikronen gebundener Form in die Zirkulation gelangt. In der Leber wird Vitamin E zusammen mit Chylomikronenresten aufgenommen und in Assoziation mit very low density Lipoproteinen wieder freigesetzt. Anschließend wird Vitamin E in Assoziation mit Plasma-β-Lipoproteinen in alle Gewebe verbreitet. Bei Neugeborenen besteht hingegen ein erniedrigter Plasmaspiegel von Tocopherol, der lediglich ein Fünftel des maternalen Plasmaspiegels beträgt und auf einen geringen Plazentatransfer von Vitamin E hindeutet. Im Gewebe gespeichertes Vitamin E (hauptsächlich in der Leber und im Fettgewebe) ist über längere Zeiträume für eine ausreichende Bereitstellung in der Zirkulation verfügbar, was die lange asympomatische Dauer des Vitamin-E-Entzuges erklärt. In seiner Funktion als Antioxidanz wird Vitamin E oxidiert, kann jedoch regeniert werden durch Reduktion mit anderen Antioxidanzien, hauptsächlich Ascorbinsäure und Glutathion.

Nach intravenöser Applikation von radioaktiv markiertem Vitamin E werden innerhalb einer Woche hiervon 70 - 80% durch die Leber freigesetzt und in Form von verschiedenen Metaboliten im Urin ausgeschieden. Diese Metaboliten sind meist Konjugate der Tocpheronsäure oder dessen γ-Lactons mit Glukuronat. Eine Reihe weiterer Metabolite mit Chinonstruktur sind in Geweben nachgewiesen worden, und dimere oder trimere Formen des Vitamins sind vermutlich Produkte von einer Reaktion mit Lipidperoxiden (Draper und Csallany, 1970).

Bei Normalpersonen variieren die Plasmakonzentrationen an Vitamin E stark und fluktuieren im Zusammenhang mit dem Plasmalipidspiegel. Infolgedessen wird der Vitamin-E-Status durch Bestimmung des Verhältnisses von Vitamin E zu den Gesamtlipiden im Plasma ermittelt, wobei ein Wert von weniger als 0,8 mg/g einen Vitamin-E-Mangel anzeigt (Horwitt et al., 1972). Generell scheint die Plasmakonzentration von Tocopherol von der Nahrungsaufnahme und Defekten bei der intestinalen Fettabsorption abzuhängen, jedoch weniger vom Vorliegen einer Krankheit.

Bestimmung und Einheitensystem Die Vitamin-E-Aktivität in Nahrungsmitteln kann chemisch oder biologisch bestimmt werden. Eine internationale Einheit (IU) entspricht der Aktivität von 1 mg D,L-α-Tocopherylacetat. Die Potenz von D-α-Tocopherylacetat beträgt 1,36 IU/mg, von D-α-Tocopherol 1,49 IU/mg und von D-α-Tocopherylsuccinat 1,21 IU/mg. Die Aktivität von 1 mg D-α-Tocopherol entspricht einem Äquivalent α-Tocopherol.

Therapeutischer Einsatz Die meist fehlende Wirksamkeit von Vitamin E bei der Behandlung von Krankheiten, die im Tierexperiment im Zusammenhang mit einem Vitamin-E-Mangel beobachtet wurden (z.B. wiederholte Fehlgeburten, progressive Muskeldystrophie und Kardiomyopathie) wurde bereits diskutiert. Über diese Krankheiten hinaus wurde ein wesentlich umfangreicheres Spektrum von Erkrankungen hinsichtlich einer Therapierbarkeit mit Vitamin E untersucht, welches von kleineren Hautschädigungen bishin zur Schizophrenie reicht.

Vitamin E wird als ein Gemisch aus den D- bzw D- und L-Isomeren von α-Tocopherol, α-Tocopherolacetat oder α-Tocopherolsuccinat eingesetzt. Zur Behandlung eines schweren Vitamin E-Mangels bei Kindern steht eine Injektionslösung von D,L-α-Tocopherol zur Verfügung.

Zur Vorbeugung oder Verminderung der Auswirkungen einer axonalen Dystrophie (vgl. oben) scheint die zusätzliche Verabreichung von Vitamin E bei solchen Patienten indiziert zu sein, die ein Risiko eines Vitaminmangels aufweisen. Kinder mit Zystischer Fibrose, cholestatischer Lebererkrankung oder anderen Malresorptionssyndromen weisen ein besonders hohes Risiko für einen Vitamin-E-Mangel auf. Daneben ist eine genetisch determinierte Krankheit bekannt, die durch einen Vitamin-E-Mangel und eine neurologische Symptomatik charakterisiert ist, jedoch nicht auf einer intestinalen Resorptionsstörung beruht (Sokol, 1988). Eine Korrektur eines bestehenden Vitamin-E-Mangels kann durch die Gabe von hohen Dosen an Vitamin E (50 - 200 IU/kg) erreicht werden. Diese Dosis muß im Hinblick auf eine Veränderung des Verhältnisses von Vitamin E zu den Gesamtlipiden im Plasma u.U. entsprechend angepaßt werden. Bei ausbleibendem Erfolg einer oralen Therapie kann D,L-α-Tocopherol intramuskulär (1-2 mg/kg täglich) verabreicht werden (Sokol, 1988). In pharmakologischen Dosen wurde Vitamin E auch als Antioxidanz bei Frühgeborenen eingesetzt, die hohen Konzentrationen an Sauerstoff ausgesetzt waren. Hierbei kann bei prophylaktischer Applikation einer oralen Dosis von 100 mg/kg pro Tag durchaus die Entstehung einer retrolentalen Fibroplasie verhindert oder zumindest die Schwere dieser Erkrankung gemindert weden (Hittner et al., 1981). Keine eindeutigen therapeutischen Effekte wurden hingegen bei der Behandlung des *respiratory distress* Syndroms bei Neugeborenen erhalten.

AUSBLICK

Weitere Erkenntnisse über die Vielfalt und Bedeutung der nukleären Rezeptoren für die Retinolsäure sollten es ermöglichen, gezielt Substanzen zu entwickeln, die Differenzierungsprozesse in Gang setzen. Auf dieser Grundlage könnten solche Substanzen später von therapeutischem Nutzen sein bei der Behandlung von malignen Erkrankungen wie der akuten promyeloischen Leukämie. Weiterhin kann die genauere Aufklärung der Mechanismen des oxidativen Streß dazu beitragen, Therapeutika zu generieren, die ihre Wirkung gezielt entwickeln und nicht wie bislang zur generalisierten Protektion eingesetzt werden, die in Form einer überschüssigen Aufnahme von Vitamin E nicht von belegbarem therapeutischem Nutzen ist. Auch eine Veränderung des öffentlichen Bewußtseins hinsichtlich des Vitaminbedarfs, insbesondere der Konsequenzen einer Unter- aber auch Überversorgungen mit Vitaminen, sollte wesentlich zur Verbesserung der allgemeinen Gesundheit beitragen.

Eine ausführliche Darstellung von Krankheiten im Zusammenhang mit Vitaminmangel bzw. -überschuß siehe *Harrison's Principles of Internal Medicine*, 14th ed., McGraw-Hill, New York, 1998, deren deutsche Ausgabe 1999 erscheint.

LITERATUR

Achkar, C.C., Bentel, J.M., Boylan, J.F., Scher, H.I., Gudas, L.J., and Miller, W.H., Jr. Differences in the pharmacokinetic properties of orally administered all-*trans*-retinoic acid and 9-*cis*-retinoic acid in the plasma of nude mice. *Drug Metab. Dispos.*, **1994**, *22*:451—458.

Almquist, H.J., and Stokstad, C.L.R. Hemorrhagic chick disease of dietary origin. *J. Biol. Chem.*, **1935**, *111*:105—113.

Anonymous. Vitamin A for measles [Editorial]. *Lancet*, **1987**, *1*:1067—1068.

Barash, P., Kitahata, L.M., and Mandel, S. Acute cardiovascular collapse after intravenous phytonadione. *Anesth. Analg.*, **1976**, *55*:304—306.

Bernhardt, I.B., and Dorsey, D.J. Hypervitaminosis A and congenital renal anomalies in a human infant. *Obstet. Gynecol.*, **1974**, *43*:750—755.

Butt, H.R., Snell, A.M., and Osterberg, A.E. The use of vitamin K and bile in treatment of hemorrhagic diathesis in cases of jaundice. *Proc. Staff Meet. Mayo Clin.*, **1938**, *13*:74—80.

Committee on Nutrition, American Academy of Pediatrics. Vitamin K compounds and the water-soluble analogues: use in therapy and prophylaxis in pediatrics. *Pediatrics*, **1961**, *28*:501—506.

Committee on Nutrition, American Academy of Pediatrics. Vitamin K supplementation for infants receiving milk substitute milk formulas and for those with fat malabsorption. *Pediatrics*, **1971**, *48*:483—487.

Corash, L., Spielberg, S., Bartsocas, C., Boxer, L., Steinherz, R., Sheetz, M., Egan, M., Schlessleman, J., and Schulman, J.D. Reduced chronic hemolysis during high-dose vitamin E administration in Mediterranean-type glucose-6-phosphate dehydrogenase deficiency. *N. Engl. J. Med.*, **1980**, *303*:416—420.

Dam, H., and Schønheyder, F. The antihaemorrhagic vitamin of the chick. *Nature*, **1935**, *135*:652—653.

Dam, H., Schønheyder, F., and Tage-Hansen, E. Studies on the mode of action of vitamin K. *Biochem. J.*, **1936**, *30*:1075—1079.

Draper, H.H., and Csallany, A.S. Metabolism of vitamin E. In, *The Fat Soluble Vitamins*. (DeLuca, H.F., and Suttie, J.W., eds.) University of Wisconsin Press, Madison, **1970**, pp. 347—353.

Evans, H.M., and Bishop, K.S. On the relationship between fertility and nutrition. II. The ovulation rhythm in the rat on inadequate nutritional regimes. *J. Metab. Res.*, **1922**, *1*:319—356.

Evans, H.M., Emerson, O.H., and Emerson, G.A. The isolation from wheat germ oil of an alcohol, α-tocopherol, having properties of vitamin E. *J. Biol. Chem.*, **1936**, *113*:329—332.

Food and Nutrition Board, National Research Council. Fat-soluble vitamins. Vitamin A. In, *Recommended Dietary Allowances*, 9th ed. National Academy of Sciences, Washington, D.C., **1980**, pp. 55—60.

Frick, P.G., Riedler, G., and Brögli, H. Dose response and minimal daily requirement for vitamin K in man. *J. Appl. Physiol.*, **1967**, *23*:387—389.

Greenberg, E.R., Baron, J.A., Tosteson, T.D., Freeman, D.H., Jr., Beck, G.J., Bond, J.H., Colacchio, T.A., Coller, J.A., Frankl, H.D., Haile, R.W., Mandel, J.S., Nierenberg, D.W., Rothstein, R., Snover, D.C., Stevens, M.M., Summers, R.W., and van Stolk, R.U., for the Polyp Prevention Study Group. A clinical trial of antioxidant vitamins to prevent colorectal adenoma. *N. Engl. J. Med.*, **1994**, *331*:141—147.

Haroon, Y., Shearer, M.J., Rahim, S., Gunn, W.G., McEnery, G., and Barkhan, P. The content of phylloquinone (vitamin K_1) in human milk, cows' milk, and infant formula foods determined by high-performance liquid chromatography. *J. Nutr.*, **1982**, *112*:1105—1117.

Hawkins, W.B., and Brinkhous, K.M. Prothrombin deficiency as the cause of bleeding in bile fistula dogs. *J. Exp. Med.*, **1936**, *63*:795—801.

Hecht, S. Rods, cones, and the chemical basis of vision. *Physiol. Rev.*, **1937**, *17*:239—290.

Hittner, H.M., Godio, L.B., Rudolph, A.J., Adams, J.M., Garcia-Prats, J.A., Friedman, Z., Kautz, J.A., and Monaco, W.A. Retrolental fibroplasia: efficacy of vitamin E in a double-blind clinical study of preterm infants. *N. Engl. J. Med.*, **1981**, *305*:1365—1371.

Horwitt, M.K. Interrelations between vitamin E and polyunsaturated fatty acids in adult men. *Vitam. Horm.*, **1962**, *20*:541—558.

Horwitt, M.K., Century, B., and Zeman, A.A. Erythrocyte survival time and reticulocyte level after tocopherol depletion in man. *Am. J. Clin. Nutr.*, **1963**, *12*:99—106.

Horwitt, M.K., Harvey, C.C., Dahm, C.H., Jr., and Searcy, M.T. Relationship between tocopherol and serum lipid levels for determination of nutritional adequacy. *Ann. N.Y. Acad. Sci.*, **1972**, *203*:223—236.

Hubbard, R., Bownds, D., and Yoshizawa, T. The chemistry of visual photoreception. *Cold Spring Harb. Symp. Quant. Biol.*, **1965**, *30*:301-315.

Keenan, W.J., Jewett, T., and Glueck, H.I. Role of feeding and vitamin K in hypoprothrombinemia of the newborn. *Am. J. Dis. Child.*, **1971**, *121*:271—277.

Leo, M.A., and Lieber, C.S. Hepatic vitamin A depletion in alcoholic liver injury. *N. Engl. J. Med.*, **1982**, *307*:597—601.

Leonard, P.J., and Losowsky, M.S. Relationship between plasma vitamin E level and peroxide hemolysis test in human subjects. *Am. J. Clin. Nutr.*, **1967**, *20*:795—798.

McCollum, E.V., and Davis, M. The necessity of certain lipids in the diet during growth. *J. Biol. Chem.*, **1913**, *15*:167—175.

Olson, R.E. Vitamin E and its relation to heart disease. *Circulation*, **1973**, *48*:179—184.

Osborne, T.B., and Mendel, L.B. The relation of growth to the chemical constituents of the diet. *J. Biol. Chem.*, **1913**, *15*:311—326.

Petkovich, P.M., Heersche, J.N.M., Aubin, J.E., Grigoriadis, A.E., and Jones, G. Retinoic acid—induced changes in 1 α, 25-dihydroxyvitamin D3 receptor levels in tumor and nontumor cells derived from rat bone. *J. Natl. Cancer Inst.*, **1987**, *78*:265—270.

Quick, A.J., Stanley-Brown, M., and Bancroft, F.W. A study of the coagulation defect in hemophilia and in jaundice. *Am. J. Med. Sci.*, **1935**, *190*:501—511.

Rosso, G.C., De Luca, L., Warren, C.D., and Wolf, G. Enzymatic synthesis of mannosyl retinyl phosphate from retinyl phosphate and guanosine diphosphate mannose. *J. Lipid Res.*, **1975**, *16*:235—243.

Shapiro, A.D., Jacobson, L.J., Armon, M.E., Manco-Johnson, M.J., Hulac, P., Lane, P.A., and Hathaway, W.E. Vitamin K deficiency in the newborn infant: prevalence and perinatal risk factors. *J. Pediatr.*, **1986**, *109*:675—680.

Steenbock, H. White corn vs. yellow corn, and a probable relation between the fat-soluble vitamin and yellow plant pigments. *Science*, **1919**, *50*:352—353.

Vert, P., and Deblay, M.F. Hemorrhagic disorders in infants of epileptic mothers. In, *Epilepsy, Pregnancy and the Child*. (Janz, D., Bossi, L., Daum, M., Helge, H., Richens, A., and Schmidt, D., eds.) Raven Press, New York, **1981**, pp. 387—388.

Wald, G. The molecular basis of visual excitation. *Nature*, **1968**, *219*:800—807.

Warner, E.D., Brinkhous, K.M., and Smith, H.P. Bleeding tendency of obstructive jaundice: prothrombin deficiency and dietary factors. *Proc. Soc. Exp. Biol. Med.*, **1938**, *37*:628—630.

Williams, M.L., Shoot, R.J., O'Neal, P.L., and Oski, F.A. Role of dietary iron and fat on vitamin E deficiency anemia of infancy. *N. Engl. J. Med.*, **1975**, *292*:887—890.

Zipursky, A., Brown, E.J., Watts, J., Milner, R., Rand, C., Blanchette, V.S., Bell, E.F., Paes, B., and Ling, E. Oral vitamin E supplementation for the prevention of anemia in premature infants: a controlled trial. *Pediatrics*, **1987**, *79*:61—68.

Monographien und Übersichtsartikel

Alpha-Tocopherol, β-Carotene Cancer Prevention Study Group. The effect of vitamin E and beta-carotene on the incidence of lung cancer and other cancers in male smokers. *N. Engl. J. Med.*, **1994**, *330*:1029-1035.

Bendich, A., and Langseth, L. Safety of vitamin A. *Am. J. Clin. Nutr.*, **1989**, *49*:358—371.

Bendich, A., and Olson, J.A. Biological actions of carotenoids. *FASEB J.*, **1989**, *3*:1927—1932.

Bentley, R., and Meganathan, R. Biosynthesis of vitamin K (menaquinone) in bacteria. *Microbiol. Rev.*, **1982**, *46*:241—280.

Bieri, J.G., Corash, L., and Hubbard, V.S. Medical uses of vitamin E. *N. Engl. J. Med.*, **1983**, *308*:1063—1071.

Bieri, J.G., and Farrell, P.M. Vitamin E. *Vitam. Horm.*, **1976**, *34*:31—75.

Castaigne, S., Chomienne, C., Daniel, M.T., Ballerini, P., Berger, R., Fenaux, P., and Degos, L. All-*trans* retinoic acid as a differentiation therapy for acute promyelocytic leukemia. I. Clinical results. *Blood*, **1990**, *76*:1704—1709.

Chen, S.-J., Zhu, Y.-J., Tong, J.-H., Dong, S., Huang, W., Chen, Y., Xiang, W.-M., Zhang, L., Li, X.-S., Qian, G.-Q., Wang, Z.-Y., Chen, Z., Larsen, C.-J., and Berger, R. Rearrangements in the second intron of the RARA gene are present in a large majority of patients with acute promyelocytic leukemia and are used as molecular marker for retinoic acid-induced leukemic cell differentiation. *Blood*, **1991**, *78*:2696—2701.

Collins, S.J., Robertson, K.A., and Mueller, L. Retinoic acid-induced granulocytic differentiation of HL-60 myeloid leukemia cells is mediated directly through the retinoic acid receptor (RAR-alpha). *Mol. Cell. Biol.*, **1990**, *10*:2154—2163.

Darby, W.J. Tocopherol-responsive anemias in man. *Vitam. Horm.*, **1968**, *26*:685—704.

Gallop, P.M., Lian, J.B., and Hauschka, P.V. Carboxylated calcium-binding proteins and vitamin K. *N. Engl. J. Med.*, **1980**, *302*:1460—1466.

Herbert, V. The antioxidant supplement myth. *Am. J. Clin. Nutr.*, **1994**, *60*:157—158.

Heyman, R.A., Mangelsdorf, D.J., Dyck, J.A., Stein, R.B., Eichele, G., Evans, R.M., and Thaller, C. 9-*cis* retinoic acid is a high affinity ligand for the retinoid X receptor. *Cell*, **1992**, *68*:397—406.

Hong, W.K., and Itri, L.M. Retinoids and human cancer. In, *The Retinoids: Biology, Chemistry, and Medicine*, 2nd ed. (Sporn, M.B., Roberts, A.B., Goodman, DeW.S., eds.) Raven Press, New York. **1994**, pp. 597—630.

Hunter, D.J., Manson, J.E., Colditz, G.A., Stampfer, M.J., Rosner, B., Hennekens, C.H., Speizer, F.E., and Willett, W.C. 1993, A prospective study of the intake of vitamins C, E, and A and the risk of breast cancer. *N. Engl. J. Med.*, **1993**, *329*:234—240.

Hussey, G.D., and Klein, M. A randomized, controlled trial of vitamin A in children with severe measles. *N. Engl. J. Med.*, **1990**, *323*:160—164.

Kaplan, L.A., Lau, J.M., and Stein, E.A. Carotenoid composition, concentration and relationship in various human organs. *Clin. Physiol. Biochem.*, **1990**, *8*:1—10.

Lakshman, M.R., Mychkovsky, I., and Attlesey, M. Enzymatic conversion of all-*trans*-β-carotene to retinal by a cytosolic enzyme from rabbit and rat intestinal mucosa. *Proc. Natl. Acad. Sci. U.S.A.*, **1989**, *86*:9124—9128.

Levin, A.A., Sturzenbecker, L.J., Kazmer, S., Bosakowski, T., Huselton, C., Allenby, G., Speck, J., Kratzeisen, C.I., Rosenberger, M., Lovey, A., and Grippo, J.F. 9-*cis* retinoic acid stereoisomer binds and activates the nuclear receptor RXRα. *Nature*, **1992**, *355*:359—361.

Lippman, S.M., Benner, S.E., and Hong, W.K. Cancer chemoprevention. *J. Clin. Oncol.*, **1994**, *12*:851—873.

Love, J.H., and Gudas, L.J. Vitamin A, differentiation and cancer. *Curr. Opin. Cell Biol.*, **1994**, *6*:825—831.

Machlin, L.J. (ed.). *Vitamin E: A Comprehensive Treatise*. Marcel Dekker, Inc., New York, **1980**.

Mangelsdorf, D.J., Umesomo, K., and Evans, R.M. The retinoid receptors. In, *The Retinoids: Biology, Chemistry, and Medicine*, 2nd ed. (Sporn, M.B., Roberts, A.B., and Goodman, DeW.S., eds.) Raven Press, New York. **1994**, pp. 319—350.

Moon, R.C., Mehta, R.G., and Rao, K.V.N. Retinoids and cancer in experimental animals. In, *The Retinoids: Biology, Chemistry, and Medicine*, 2nd ed. (Sporn, M.B., Roberts, A.B., Goodman, DeW. S., eds.) Raven Press, New York, **1994**, pp. 576—598.

Olson, J.A. The irresistible fascination of carotenoids and vitamin A: The 1992 Atwater Lecture. *Am. J. Clin. Nutr.*, **1993**, *57*:833—839.

Ong, D., Newcomer, M., and Chytil, F. Cellular retinoid binding proteins. In, *The Retinoids: Biology, Chemistry, and Medicine*, 2nd ed. (Sporn, M.B., Roberts, A.B., Goodman, DeW. S. eds.) Raven Press, New York, **1994**, pp. 283—317.

Reaven, P.D., Khouw, A., Beltz, W.F., Parthasarathy, S., and Witzum, J.L. Effect of dietary antioxidant combinations in humans. Protection of LDL by vitamin E but not by β-carotene. *Arteriosclerosis Thromb.*, **1993**, *13*:590—600.

Rimm, E.B., Stampfer, M.J., Ascherio, A., Giovannucci, E., Colditz, G.A., and Willett, W.C. Vitamin E consumption and the risk of coronary heart disease in men. *N. Engl. J. Med.*, **1993**, *328*:1450—1456.

Ross, A.C. Vitamin A status: relationship to immunity and the antibody response. Minireview. *Proc. Soc. Exp. Biol. Med.*, **1992**, *200*:303— 320.

Simpson, K.L. Relative value of carotenoids as precursors of vitamin A. *Proc. Nutr. Soc.*, **1983**, *42*:7—17.

Sokol, R.J. Vitamin E deficiency and neurologic disease. *Annu. Rev. Nutr.*, **1988**, *8*:351—373.

Stahl, W., Schwarz, W., Sundquist, A.R., and Sies, H. *Cis-trans* isomers of lycopene and β-carotene in human serum and tissues. *Arch. Biochem. Biophys.*, **1992**, *294*:173—177.

Stampfer, M.J., Hennekens, C.H., Manson, J.E., Colditz, G.A., Rosner, B., and Willett, W.C. Vitamin E consumption and the risk of coronary disease in women. *N. Engl. J. Med.*, **1993**, *328*:1444—1449.

Stryer, L. Visual excitation and recovery. *J. Biol. Chem.*, **1991**, *266*:10711—10714.

Symposium. (Various authors.) Biological actions of carotenoids. *J. Nutr.*, **1989a**, *119*:94—136.

Symposium. (Various authors.) Retinoids. (MacKie, R.M., ed.) *Pharmacol. Ther.*, **1989b**, *40*:1—169.

van Poppel, G. Carotenoids and cancer: an update with emphasis on human intervention studies. *Eur. J. Cancer*, **1993**, *29A*:1335—1344.

Warrell, R.P., Jr., Frankel, S.R., Miller, W.H., Jr., Scheinberg, D.A., Itri, L.M., Hittelman, W.N., Vyas, R., Andreeff, M., Tafuri, A., Jakubowski, A., Gabrilove, J., Gordon, M.S., and Dmitrovsky, E. Differentiation therapy of acute promyelocytic leukemia with tretinoin (all-*trans*-retinoic acid). *N. Engl. J. Med.*, **1991**, *324*:1385—1393.

Zile, M.H., Inhorn, R.C., and DeLuca, H.F. Metabolism in vivo of all-*trans*-retinoic acid. Biosynthesis of 13-cis-retinoic acid and all-trans- and 13-*cis*-retinoyl β-glucuronides in the intestinal mucosa of the rat. *J. Biol. Chem.*, **1982**, *257*:3544—3550.

TEIL XV DERMATOLOGIE

64 PHARMAKOLOGIE DER HAUT

Cynthia A. Guzzo, Gerald S. Lazarus und Victoria P. Werth

Zu den zahlreichen wichtigen Funktionen der Haut gehören Schutzfunktion, Regulation des Wärmehaushalts, Immunantwort, Biosyntheseleistungen, Sinneswahrnehmung sowie soziale und sexuelle Kommunikation. Therapien mit dem Ziel der Korrektur einer Fehlfunktion dieser Eigenschaften können systemisch, innerhalb einer Läsion, topisch oder mittels ultravioletter Strahlung angewandt werden. Die topische Therapie stellt eine zwar naheliegende Therapieform dar, aber ihre Wirksamkeit setzt das Verständnis der Barrierefunktion der Haut voraus, insbesondere der des Stratum corneum.

Kortikosteroide und Retinoide sind wichtige systemische und topische Therapeutika bei Hautkrankheiten. Steroide werden oral zur Behandlung schwerer Effloreszenzen der Haut eingesetzt. Eine bedeutsame Entwicklung der vergangenen Jahre war, daß durch strukturelle Modifikationen des Hydrokortisonmoleküls Verbindungen mit gesteigerter Wirksamkeit synthetisiert werden konnten, die nun zur topischen Behandlung zahlreicher Hautkrankheiten angewandt werden. Hochwirksame Retinoide, darunter Isotretinoin zur Behandlung der Akne, und Etretinate für die Behandlung der Psoriasis werden oral verabreicht. Modifikationen dieser Moleküle führten zu topisch wirksamen Substanzen, die auf ihre antikanzerogenen und den Alterungsprozeß hemmenden Wirkungen untersucht werden.

Antibakterielle, antivirale und antimykotische Wirkstoffe werden in großem Umfang sowohl topisch als auch systemisch angewandt. Orale Antimalariamittel, Zytostatika und Immunsuppressiva, Dapson und Antihistaminika werden häufig zur Behandlung von Hautkrankheiten eingesetzt. Anthralin und das Vitamin-D-Analogon Kalzipotriol sind wichtige topische Wirkstoffe bei der Psoriasis. Eine Therapie mit ultravioletter Strahlung wird häufig bei der Behandlung der Psoriasis angewandt und kann heutzutage unabhängig oder in Kombination mit Wirkstoffen wie den Psoralenen oder Kohlenteer eingesetzt werden. Andererseits induziert ultraviolette Strahlung die Entstehung von Hautkrebs. Der prophylaktische Gebrauch von Sonnenschutzmitteln kann die durch UV-Licht ausgelösten prämalignen und malignen Hautläsionen vermindern oder verhindern, so daß ihre Anwendung dringend empfohlen wird. Zahlreiche andere Verbindungen werden in der dermatologischen Therapie eingesetzt, darunter Minoxidil, der einzige für die Behandlung der Alopecia androgenetica zugelassene Wirkstoff.

Schließlich stellt die Haut einen vielversprechenden Zugangsweg für die Behandlung kutaner und systemischer Krankheiten mit Hilfe zukünftiger gentherapeutischer Ansätze dar.

Die Umsätze der kosmetischen Industrie in den Vereinigten Staaten werden auf jährlich ungefähr 20 Milliarden Dollar geschätzt. Dermatologische Pharmazeutika wurden im Jahr 1993 für annähernd 4 Milliarden Dollar verkauft. Diese Zahlen spiegeln die Bedeutung wieder, die in der heutigen Gesellschaft dem äußeren Erscheinungsbild und dem durch die Haut vermittelten Wohlbefinden zukommen. Die Dermatopharmakologie weist in verschiedener Hinsicht Besonderheiten auf. Anwendung und Indikation einiger Dermatopharmaka und kosmetischer Produkte überschneiden sich. Unter den Hauttherapeutika befinden sich Sonnenschutzmittel, Feuchtigkeitscremes und topisch angewandte Produkte, die dem Alterungsprozeß entgegenwirken. Unter den Dermatotherapeutika befinden sich altbewährte topische Medikationen ohne rational begründeten Wirkungsmechanismus (wie z. B. topisch angewandter Steinkohlenteer bei Psoriasis) und Wirkstoffe, die auf der Grundlage der neuesten Erkenntnisse über Struktur-Wirkungsbeziehungen und Untersuchungen zu Resorption, Transport und Metabolismus *in vitro* entwickelt wurden (z. B. Isotretinin zur Behandlung der Akne).

Ein einzigartiger Aspekt der Dermatopharmakologie ist die Zugänglichkeit der Haut für Diagnostik und Therapie. Therapeutische Wirkstoffe können sowohl epidermale Keratinozyten als auch immunkompetente Zellen der Haut, die an der Pathogenese von Hautkrankheiten beteiligt sind, erreichen. Wirkstoffe zur Therapie von Hautkrankheiten können systemisch oder topisch appliziert oder direkt in die Dermis injiziert werden. Die Phototherapie, die ultraviolette Strahlung anwendet und insofern eine ungewöhnliche Behandlungsform darstellt, kann allein oder in Kombination mit einer oralen Medikation angewandt werden. Ein Beispiel für die multimodale Therapie von Hautkrankheiten zeigt Abbildung 64.1, in der dargestellt wird, daß bei der Behandlung der Psoriasis sämtliche therapeutischen Zugangswege beschritten werden. Um eine wirksame topische Anwendung zu gewährleisten, müssen jedoch die Epidermisbarriere und die Parameter, die die Resorption durch diese Barriere beeinflussen, verstanden worden sein.

Die Barrierefunktion der Haut Die Haut stellt in beiden Richtungen eine Barriere gegen den Verlust von Wasser und Elektrolyten dar. Die Barrierenfunktion wird weitgehend von der Epidermis getragen, genauer gesagt von der äußeren Schicht, dem Stratum corneum; dies zeigt sich in den annähernd gleichen Durchdringungsgeschwindigkeiten von Chemikalien durch das isolierte Stratum corneum und die gesamte Haut (Wepierre und Marty, 1979). Die Zellen des Stratum corneum, die Korneozyten, sind nicht lebensfähig und haben den Zellkern und die zytoplasmatischen Organellen verloren. Die Zellen sind abgeflacht und die Faserproteine oder Ke-

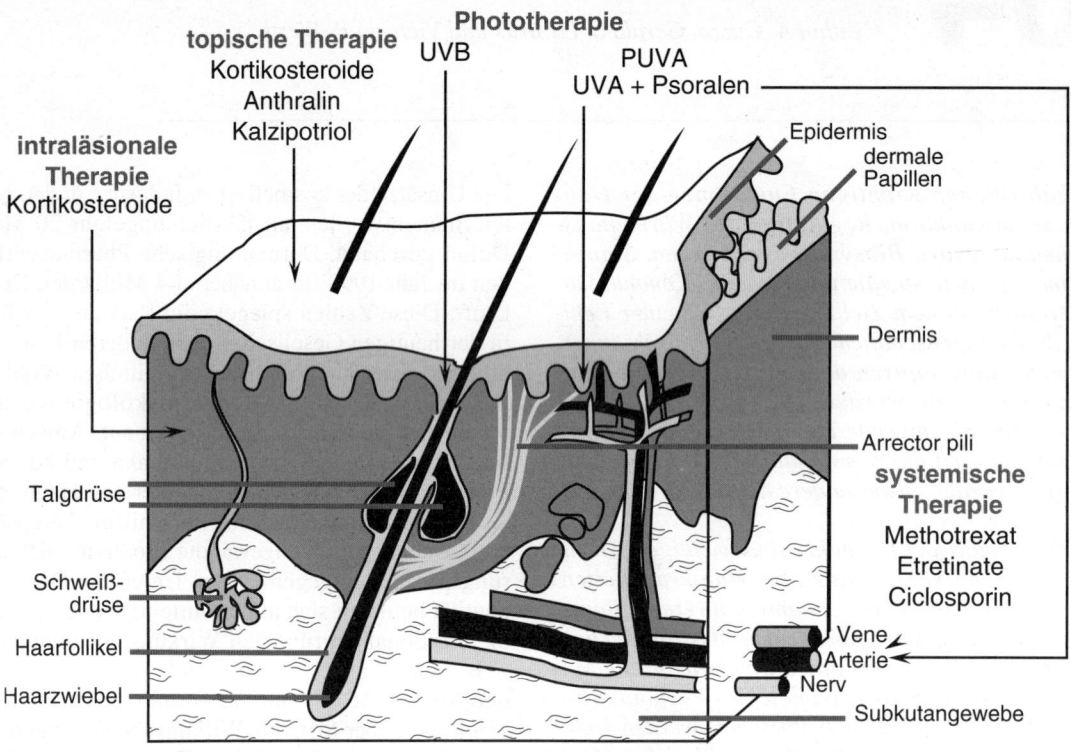

Abbildung 64.1 Behandlung der Psoriasis. Bei der Psoriais, einer hyperproliferativen Krankheit, werden alle vier Modalitäten der therapeutischen Wirkstoffapplikation angewandt: topische Therapie, intraläsionale Therapie, Phototherapie und systemische Therapie. Größere Strukturen der normalen Haut sind gezeigt. PUVA: Psoralen plus Ultraviolett A, UVB: Ultraviolett B.

ratine sind an Filaggrin, der vorherrschenden Proteinkomponente der Keratohyalingranula, assoziiert und in Makrofasern angeordnet, die über Disulfidbrücken quervernetzt sind. Jede Zelle bildet eine verhornte Hülle aus quervernetztem Involucrin und Keratohyalin. Diese bildet das unlösliche Exoskelett, das als starres Gerüst für die internen Keratinfilamente fungiert. Die interzellulären Räume sind mit stark hydrophoben lamellären Lipiden angefüllt, einem Produkt membranständiger Granula. Die Kombination aus hydrophilen verhornten Zellen in hydrophobem interzellulärem Material stellt eine Barriere sowohl für hydrophile als auch hydrophobe Substanzen dar (Ebling, 1993). Auch eine verdickte Epidermis kann die Konzentration pharmakologischer Wirkstoffe in der Haut vermindern.

Die Resorption steuernde Parameter Die Resorption eines Wirkstoffs ergibt sich aus der Art des Wirkstoffs, den Eigenschaften der Trägersubstanz und dem Zustand der Haut. Drei Hauptvariablen bestimmen die Unterschiede in den Resorptions- und Flußraten verschiedener topischer Wirkstoffe oder desselben Wirkstoffs in unterschiedlichen Trägersubstanzen: die Konzentration des Wirkstoffs in der Trägersubstanz, der Verteilungskoeffizient des Wirkstoffs zwischen Stratum corneum und Trägersubstanz sowie der Diffusionskoeffizient des Wirkstoffs im Stratum corneum.

Die Diffusionsgeschwindigkeit ist proportional zur Konzentration des Wirkstoffs in der Trägersubstanz. Die Beziehung ist nur für niedrige Wirkstoffkonzentrationen linear und gilt nur für den tatsächlich in der Trägersubstanz gelösten Wirkstoff. Letzteres mag unterschiedliche therapeutische Wirkungen verschiedener Formulierungen desselben Wirkstoffs erklären. Der Verteilungskoeffizient ist ein Maß für die Diffusion des Wirkstoffs aus der Trägersubstanz und wird definiert als Gleichgewichtslöslichkeit des Wirkstoffs im oberflächlichen Bereich des Stratum corneum bezogen auf seine Löslichkeit in der Trägersubstanz. Erhöhte Lipidlöslichkeit begünstigt die Penetration von Wirkstoffen durch die Haut infolge erhöhter Löslichkeit im vergleichsweise lipophilen Stratum corneum. Der Diffusionskoeffizient gibt das Ausmaß an, in dem die Matrixbarriere die Beweglichkeit des Wirkstoffes begrenzt. Ein steigendes Molekulargewicht des Wirkstoffes erhöht den Reibungswiderstand und vermindert den Diffusionskoeffizienten (Franz, 1983). Moleküle von mehr als 1000 Dalton werden gewöhnlich nicht leicht in die normale Haut eines Erwachsenen resorbiert.

Insgesamt stellt das intakte Stratum corneum eine exzellente Barriere dar, aber bei Krankheit geht die Resorptionsbarriere rasch verloren, und Resorptionsvorgänge können somit erleichtert werden.

Allgemeine Richtlinien für die topische Therapie
Dosierung Die dem Patienten zugeteilte Menge an topischer Medikation muß ausreichen, um die befallene Köperoberfläche wiederholt behandeln zu können. Als allgemeine Regel gilt, daß ungefähr 30 g erforderlich sind, um den gesamten Körper eines Erwachsenen einmal abzudecken. Die mit dieser Applikationsform verbundenen Kosten und Unannehmlichkeiten können der wiederholten Anwendung einer topischen Therapie ausgedehnter Körperareale entgegenstehen.

Regionale anatomische Unterschiede Die Permeabilität ist im allgemeinen proportional zu der Dicke des Stratum corneum. Jedoch können in bestimmten Arealen Unterschiede in der Lipidkonzentration die perkutane Resorption in Abhängigkeit von der wirkstoffspezifischen Lipophilie oder Hydrophilie beeinflussen. Die Penetration eines Wirkstoffs ist im Gesicht und intertriginösen Arealen und besonders im Perineum höher. Folglich entwickelt sich eine durch Steroide hervorgerufene Sensibilisierung, Reizung und Atrophie häufiger in diesen Regionen.

Veränderte Barrierenfunktion Bei vielen Hautkrankheiten, wie der Psoriasis, ist das Stratum corneum abnorm verändert und die Barrierefunktion verlorengegangen. Die topische Resorption von Standarddosen ist bis zum Eintritt systemischer Nebenwirkungen gesteigert, zum Beispiel die Suppression der hypothalamisch-hypophysär-adrenalen Achse infolge der systemischen Resorption hochwirksamer topischer Steroide.

Hydratation Die Wirkstoffresorption steigt mit der Hydratation, die als Zunahme des Wassergehalts des Stratum corneum definiert ist, die durch Hemmung des transdermalen Wasserverlustes hervorgerufen wird. Hydratationsmethoden umfassen die Okklusion mit einer undurchlässigen Folie, die Applikation von lipophilen Okklusionsmitteln wie Salben und das Benetzen trockener Haut vor Anlegen eines Okklusivverbandes.

Trägersubstanz Die topische Therapie wird mit Hilfe verschiedener Trägersubstanzen durchgeführt, meistens handelt es sich um Puder, Lotionen, Lösungen, Cremes und Salben mit in dieser Reihenfolge ansteigender Hydratationswirkung. Die Auswahl der Trägersubstanz kann so bedeutsam wie der aktive Wirkstoff sein. Allgemein werden akute Entzündungen mit wässrigen, trocknenden Präparationen behandelt und chronische Entzündungen mit hydratisierenden Präparationen. Puder sind die einfachste Methode, akut nässende Effloreszenzen auszutrocknen. Lotionen (Suspension von Pulver in Wasser) und Lösungen (in einer Trägersubstanz gelöste Medikationen) sind ideal für behaarte und intertriginöse Areale. Cremes oder Öl-in-Wasser-Emulsionen werden resorbiert und von den Patienten kosmetisch am ehesten akzeptiert. Salben (Wasser-in-Öl-Emulsionen) sind die wirksamsten hydratisierenden Mittel und für trockene, schuppende Effloreszenzen geeignet, aber aufgrund ihrer schmierigen Konsistenz unbeliebt. Zahlreiche Cremes und Salben werden ohne aktiven Wirkstoff als feuchtigkeitsspendende Mittel verkauft.

Alter Bei Kindern ist das Verhältnis von Körperoberfläche zu Körpergewicht größer als bei Erwachsenen, und die gleiche Menge eines topischen Wirkstoffs erzielt eine größere systemische Dosis. Die Durchlässigkeit der kindlichen Haut ist bei Frühgeborenen erhöht (Barker et al., 1987).

Anwendungshäufigkeit Topische Wirkstoffe werden oftmals zweimal täglich appliziert. Bei bestimmten Wirkstoffen kann jedoch die einmal tägliche Applikation einer höheren Dosis genauso wirksam wie die häufigere Anwendung geringerer Dosen sein. Das Stratum corneum kann als Reservoir dienen und die allmähliche Penetration eines Wirkstoffs in die lebendigen Hautschichten über einen längeren Zeitraum ermöglichen. Eine intermittierende Stoßtherapie – die Behandlung über mehrere Tage oder Wochen alternierend mit einer behandlungsfreien Zeit – kann die Entwicklung einer mit topischen Steroiden assoziierten Tachyphylaxie verhindern.

GLUKOKORTIKOIDE

Glukokortikoide werden aufgrund ihrer immunsuppressiven und antiinflammatorischen Eigenschaften häufig verordnet. Sie werden lokal topisch oder intraläsional sowie systemisch intramuskulär, intravenös oder oral appliziert.

Die Mechanismen der Glukokortikoidwirkung sind, wie in Kapitel 59 besprochen, vielfältiger Natur. Darunter befinden sich hemmende Wirkungen auf den Arachidonsäuremetabolismus, Unterdrückung der Synthese vieler Zytokine und Wirkungen auf Entzündungszellen.

Topische Glukokortikosteroide

Kurz nach der Synthese von Hydrokortison im Jahr 1951 wurde erkannt, daß topische Steroide wirksame Substanzen zur Behandlung von Hautkrankheiten sind (Sulzberger und Witten, 1952). Neuere halogenierte Glukokortikoide mit deutlich gesteigerter Wirksamkeit wurden Mitte der 1950er Jahre entwickelt. Durch die Entwicklung geeigneter Trägersubstanzen wurden diese Wirkstoffe schnell zu einem Hauptpfeiler der Therapie zahlreicher entzündlicher Hautkrankheiten.

Topische Glukokortikoide wurden nach abnehmender Wirkungsstärke in sieben Klassen eingeteilt (Tabelle 64.1). Ihre Wirksamkeit wird mit Hilfe eines Vasokonstriktionstests, bei dem der Wirkstoff unter Okklusion auf die Haut gebracht und das Areal der Hautabblassung bewertet wird, und des Psoriasis-Bioassays bestimmt, bei dem die Wirkung von Steroiden auf psoriatische Läsionen quantifiziert wird (McKenzie und Stoughton 1962; Dumas und Scholtz, 1972). Andere Assays zur Bestimmung der Wirkungsstärke von Steroiden verwenden die Erythem- und Ödemunterdrückung nach einer experimentell erzeugten Entzündung.

Therapeutischer Einsatz Viele entzündliche Hautkrankheiten sprechen auf eine topische oder intraläsionale Applikation von Glukokortikoiden an. Die Resorption variiert mit den verschiedenen Körperregionen. Das anzuwendende Steroid wird auf der Basis seiner Wirkungsstärke, der betroffenen Körperstelle und des Schweregrades der Hautkrankheit ausgewählt. Oftmals wird initial ein potenteres Steroid gewählt, dem ein weniger wirkungsstarkes folgt. Die meisten praktisch tätigen Ärzte gewinnen Erfahrung mit der Anwendung von einem oder zwei Wirkstoffen aus jeder Klasse, so daß sie die angemessene Wirkungsstärke dosieren können. Eine zweimal tägliche Anwendung ist ausreichend, eine häufi-

Tabelle 64.1 Wirkungsstärke ausgewählter topischer Glukokortikoide

WIRKSTOFFKLASSE*	GENERISCHE BEZEICHNUNG, FORMULIERUNG
1	Betamethasondipropionat-Creme, Salbe 0,05% (in optimiertem Trägerstoff) Clobetasolpropionat Creme, Salbe 0,05% Diflorasondiacetat-Salbe 0,05%[†] Halobetasolpropionat-Salbe 0,05%[†]
2	Amcinonid-Salbe 0,1% Betamethasondipropionat-Salbe 0,05% Desoximetason Creme, Salbe 0,25%, Gel 0,05% Diflorasondiacetat-Salbe 0,05% Fluocinonid-Creme, Salbe; Gel 0,05% Halcinonid-Creme, Salbe 0,1%
3	Betamethasondipropionat-Creme 0,05% Betamethasonvalerat-Salbe 0,1% Diflorasondiacetat-Creme 0,05% Triamcinolonacetat Salbe 0,1%, Creme 0,5%[1]
4	Amcinonid-Creme 0,1% Desoximetason-Creme 0,05%[‡] Fluocinolonacetonid-Creme 0,2%[2] Fluocinolonacetonid-Salbe 0,025% Flurandrenolid-Creme 0,05%[†] Hydrokortisonvalerat-Creme 0,2%[†] Triamcinolonacetonid-Creme 0,1%
5	Betamethasondipropionat-Lotio 0,05% Betamethasonvalerat Creme; Lotio 0,1% Fluocinolonacetonid Creme 0,025% Flurandrenolid Creme 0,05%[†] Hydrokortisonbutyrat Creme 0,1% Hydrokortisonvalerat Creme 0,2% Triamcinolonacetonid Creme, Lotio 0,1% Triamcinolonacetonid Creme 0,025%
6	Aclometasondipropionat Creme, Salbe 0,05%[†] Betamethason-17-valerat-Lotio 0,1% Desonid-Creme 0,05% Fluochinolonacetonid Creme, Lösung 0,01% Mometasonfuroat-Creme, Salbe 0,1%
7	Dexamethasonnatriumphosphat Creme 0,1%[3] Hydrokortison-Creme, Salbe, Lotio 0,5%, 1,0%, 2,5% Methylprednisolonacetat-Salbe 1%

* Klasse 1 ist am stärksten, Klasse 7 am schwächsten wirksam.

[†] Wirkstoff in Deutschland nicht im Handel.
[‡] Zubereitung in Deutschland nicht im Handel.
[1] Wirkstoff in Deutschland wird für die topische Anwendung im Handel.
[2] In Deutschland als 0,025% Creme in Handel.
[3] In Deutschland als Salbe und Fettsalbe (0,1%) und 0,05% Creme in Handel (Anm. d. Hrsg).

QUELLE: Modifiziert nach Arnst, 1989, mit freundlicher Genehmigung.

gere Applikation verbessert das Ansprechen nicht (Yohn und Weston, 1990). Im allgemeinen stellt Hydrokortison oder ein Äquivalent das wirkungsstärkste im Gesichtsbereich oder bedeckten Arealen, wie Achselhöhle oder Leiste, anzuwendende Steroid dar. Eine Tachyphylaxie kann auftreten und oftmals ist der Wechsel zu einem anderen Glukokortikoid oder eine weniger häufige Anwendung des Wirkstoffs hilfreich (Singh und Singh, 1986).

Die intraläsionale Injektion von Glukokortikoiden wird gewöhnlich mit unlöslichen Triamcinolonpräparaten (Triamcinolonacetonid und Triamcinolonhexacetonid) durchgeführt, die sich nur langsam auflösen und deshalb eine verlängerte Wirkungsdauer besitzen. Das Hexacetonid vermag die therapeutische Wirkung noch weiter zu verlängern. Intraläsionale Steroide sind besonders wertvoll, wenn die entzündete Region im Fettgewebe liegt, wie bei der entzündlichen Alopezie der Kopfhaut oder der Panniculitis. Sie können auch angewandt weden, um hohe Dosen der Medikation an mehr oberflächlich gelegene, entzündliche Dermatosen abzugeben, wie bei Psoriasis, Lupus discoides und entzündeten Zysten.

Nebenwirkungen und Therapiekontrolle Die Anwendung höher wirksamer topischer Glukokortikoide ist mit vermehrten lokalen und systemischen Nebenwirkungen assoziert. Lokal finden sich Hautatrophie, Striae, Teleangiektasien, Purpura, akneähnliche Effloreszenzen, periorale Dermatitis, Expansion der Hautflora, Hypopigmentierung der pigmentierten Haut und Rosacea. Striae treten am häufigsten in intertriginösen Arealen auf, können aber auch diffus erscheinen. Periorale Dermatitiden und Rosacea treten im Gesicht nach Absetzen des Steroids in Erscheinung. Deshalb sollte die Anwendung halogenierter Glukokortikoide im Gesichtsbereich vermieden werden. Langzeitanwendung nahe dem Auge kann Katarakte oder Glaukome auslösen. Die potentesten Glukokortikoide werden von entzündeter Haut so gut resorbiert, daß systemische Nebenwirkungen auftreten, einschließlich einer Suppression der hypothalamisch-hypophysär-adrenalen Achse und, insbesondere bei jüngeren Kindern, Wachstumsretardierungen (Bondi und Kligman, 1980; Wester und Maibach, 1993). Faktoren, die die systemische Resorption steigern, sind angewandte Steroidmenge, Ausdehnung des behandelten Areals, Häufigkeit der Anwendung, Dauer der Behandlung, Wirkungsstärke des Steroids und Anlage eines Okklusivverbandes.

Intraläsionale Glukokortikoide können Hautatrophien und Hypopigmentierungen verursachen. Um die Atrophie zu minimieren, sind die Dosen im Gesichtsbereich gewöhnlich auf 1 - 3 mg/ml Triamcinolonacetonid begrenzt. Systemische Nebenwirkungen einschließlich Suppression der hypothalamisch-hypophysär-adrenalen Achse sind minimal, wenn die monatliche Gesamtdosis von Triamcinolonacetonid unterhalb von 20 mg bleibt.

Systemische Glukokortikoide

Therapeutischer Einsatz Eine systemische Glukokortikoidtherapie wird bei einer Reihe von schweren Hautkrankheiten angewandt (siehe Tabelle 64.2). Im allgemeinen ist zu empfehlen, die Anwendung systemischer Glukokortikoide auf die Akutbehandlung vorübergehender Erkrankungen oder die Behandlung lebensbedrohlicher Dermatosen zu beschränken. Die chronische Therapie der atopischen Dermatitis mit oralen Glukokortikoiden ist in Anbetracht der mit einer Langzeitanwendung assoziierten Anwendung problematisch (siehe Kapitel 59). Neuere Studien scheinen zu belegen, daß Glukokortikoide die Entwicklung einer postherpetischen Neuralgie nicht verhindern können (Wood et al., 1994).

Im allgemeinen ist initial eine morgendliche Prednisondosierung notwendig, gelegentlich wird die tägliche Dosis zur Erhöhung der Wirksamkeit auch aufgeteilt. Eine geringere Zahl von Nebenwirkungen wird bei einer Dosierung an jedem zweiten Tag beobachtet und Prednison wird, sobald dies möglich ist, nur noch an jedem zweiten Tag dosiert. Die intramuskuläre Applikation wird gelegentlich bei mangelnder Compliance des Patienten gewählt, dieser Zugang ist jedoch aufgrund einer ungleichmäßigen Resorption und länger anhaltender Suppression der hypothalamisch-hypophysär-adrenalen Achse, die mit den üblicherweise injizierten, Langwirksamen Präparaten assoziiert ist, nicht allgemein zu empfehlen. Eine Stoßtherapie mit hohen Tagesdosen von Methylprednisolonnatriumsuccinat wird intravenös verabreicht bei resistenter Pyoderma gangraenosum, Pemphigus vulgaris, bullösem Pemphigoid, viszeralem Lupus erythematodes und Dermatomyositis (Werth, 1993). Die gewöhnlich 0,5 - 1 g betragende Dosis wird über zwei bis drei Stunden gegeben. Eine schnellere Infusion ist mit erhöhtem Auftreten von Hypotonie, Elektrolytverschiebungen und Arrhythmien assoziiert.

Nebenwirkungen und Therapiekontrolle Orale Glukokortikoide haben zahlreiche systemische Wirkungen, wie in Kapitel 59 besprochen wird. Die meisten Nebenwirkungen sind dosisabhängig. Die Kurzzeitanwendung ist mit einer Reihe von Komplikationen verbunden, darunter psychiatrische Komplikationen, Katarakte, Myopathien, Nekrosen und Hypertonie. Zusätzlich kann bei Psoriasispatienten, die Glukokortikoide einnehmen, ein pustulöser Ausschlag bei Reduktion der Medikation auftreten. Patienten, die multiple intravenöse Glukokortikoidinjektionen erhalten haben, zeigen die gleichen Nebenwirkungen wie oral behandelte.

Die intravenöse Stoßtherapie mit Glukokortikoiden kann Hypo- oder Hypertonien, Hyperglykämien, Hypo- oder Hyperkaliämien, anaphylaktische Reaktionen, akute Psychosen, Krämpfe und plötzliche Todesfälle hervorrufen. Herzinsuffizienz und Lungenödeme können auftreten. Nach Beendigung einer kurzzeitigen, hochdosierten Behandlung kann sich ein Entzugssyndrom mit transienten Arthralgien, Myalgien und Gelenkergüssen entwickeln, jedoch ohne die Anzeichen einer Addison-Krise (Kimberly, 1982).

RETINOIDE

Die Retinoide umfassen jene natürlichen Verbindungen und synthetischen Derivate des Retinols, die Vitamin-A-Wirkungen zeigen (siehe Kapitel 63). Die essentielle Bedeutung von Vitamin A für das Sehvermögen ist gut belegt. Die Retinoide zeigen jedoch auch bemerkenswerte Wirkungen auf Epithelien und haben die dermatologische Therapie in den beiden letzten Jahrzehnten revolutioniert. Da Vitamin A die normale epitheliale Differenzierung beeinflußt, wurde es bei der Behandlung von Hautkrankheiten untersucht und zunächst aufgrund ungünstiger Nebenwirkungen wieder verlassen. Im Zuge der Synthese zahlreicher neuer Retinoide wurden Wirkstoffe mit spezifischeren Wirkungen und geringeren Nebenwirkungen entwickelt. Geringe strukturelle Veränderungen hatten große funktionelle Wirkungen zur Folge (siehe Abbildung 64.2). Verbindungen der ersten Generation sind Retinol und davon metabolisch abgeleitete Verbindungen wie Tretinoin und Isotretinoin. Die Retinoide der zweiten Generation sind synthetische Analoga, bei denen ein Teil des Moleküls durch Addition eines aromatischen Rings verändert wurde. Die wichtigsten Wirkstoffe in dieser Gruppe sind Etretinat und Acitretin. Die Retinoide der dritten Generation wurden umfangreich modifiziert und umfassen polyaromatische Retinoide, sogenannte Arotinoide, die gegenwärtig in der Entwicklung sind.

Tabelle 64.2 Mit Glukokortikoiden behandelte Hautkrankheiten

Langzeittherapie erforderlich	Sprechen auf eine Kurzzeittherapie an
Bullöse Krankheiten	Kontaktdermatitis (akute)
Pemphigus vulgaris	Atopische Dermatitis
Bullöses Pemphigoid	Lichen planus
Herpes gestationis	Dermatitis exfoliativa
Kollagenosen	Erythema nodosum
Dermatomyositis	*Sprechen auf niedrig dosierte Therapie vor dem Schlafengehen an**
Systemischer Lupus erythematodes	Hormonelle Störungen
Eosinophile Fasziitis	Akne
Rezidivierende Polychondritis	Hirsutismus
Vaskulitis (entzündlich)	*Steroidtherapie umstritten*
Sarkoidose	Toxische Epidermolyse
M. Sweet	Erythema multiforme
Pyoderma gangraenosum	Kutanes T-Zellymphom
Lepromatöse Lepra	Diskoider Lupus erythematodes
Kapilläre Hämangiome	

* Androgensuppression.
QUELLE: Modifiziert nach Werth, 1983, mit freundlicher Genehmigung.

Retinoide beeinflussen ein weites Spektrum biologischer Aktivitäten, darunter Zellproliferation und Differenzierung, Immunfunktionen, Entzündungsreaktionen und Talgproduktion (Orfanos et al., 1987). Die Wirkungen der Retinoide werden über nukleäre Retinsäurerezeptoren (*retinoic acid receptors*, RARs) vermittelt, die Mitglieder der Thyroid/Steroidrezeptorsuperfamilie sind. Diese Rezeptoren binden an die Retinoide und fungieren als Transkriptionsfaktoren, die die Transkriptionsinitiierung steigern. Es gibt eine zweite Familie von Retinoidrezeptoren, die als RXRs bezeichnet werden, aber ihre Funktion konnte noch nicht aufgeklärt werden.

Isotretinoin und Tretinoin sind für die Behandlung der Akne und Etretinat ist für die Behandlung der Psoriasis zugelassen. Diese Wirkstoffe werden auch zur Therapie zahlreicher anderer Hautkrankheiten verordnet (siehe Tabelle 64.3).

Etretinat ist in Deutschland nicht im Handel (Anm. d. Hrsg.).

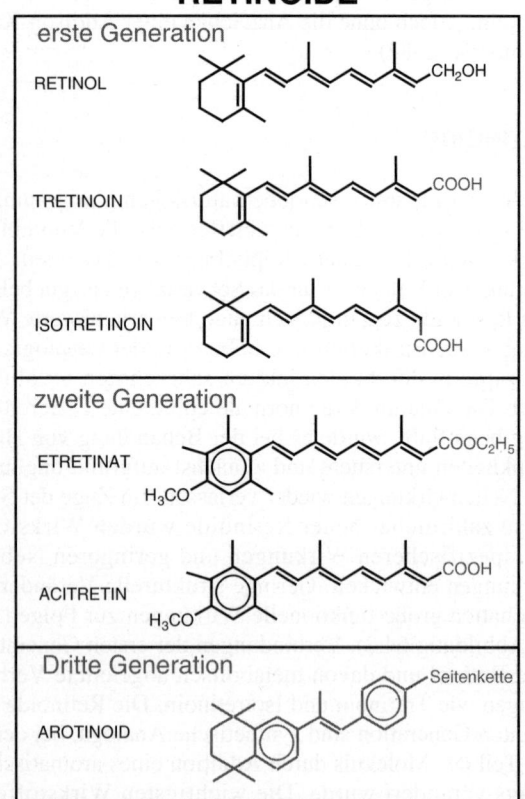

Abbildung 64.2 Die drei Generationen der Retinoide. Die wesentlichen Strukturveränderungen in jeder Generation sind grau dargestellt.

Tretinoin

Tretinoin wird als topisches Präparat verwendet. Die erfogreiche topische Behandlung von Akne mit Tretinoin wurde erstmals 1969 gezeigt (Kligman et al., 1969). Eine Primärwirkung von Tretinoin ist die Reduktion der Hyperkeratinisierung, die zur Bildung von Mikrokomedonen führt, der ersten Läsion bei der Akne. Die Kohärenz der follikulären Korneozyten nimmt infolge Desmosomenverlust, Verminderung von Tonofilamenten, zunehmender Autolyse von Keratinozyten und intrazellulärer Ablagerung von Glykogen ab (Wolff et al., 1975).

Die erfogreiche Behandlung lichtgeschädigter Haut mit Tretinoin beim Menschen wurde erstmals 1986 beschrieben (Kligman et al., 1986) und in zahlreichen Studien klinisch und histologisch bestätigt. Die epidermalen Wirkungen sind eine Verdickung der Epidermis und Zunahme der mittleren Dicke der granulären Schicht, eine verminderte Stärke der Tonofilamente und Desmosomen, eine verminderte Melanozytenaktivität und die gesteigerte Sekretion einer dem Glukosaminoglykan ähnlichen

Tabelle 64.3 Die wichtigsten retinoidempfindlichen Hautkrankeiten

KRANKHEIT	RETINOID*
Akne	
Zystische Akne	I
Papulöse Akne	I, T
Gramnegative Follikulitis	I
Hidradenitis suppurutiva	I
Verhornungsstörungen	
Ichthyosen	I, E, T
M. Darier	I, E
Pityriasis rubra pilaris	I, E
Erythrokeratoderma variabilis	I, E
Hautkrebs	
Basalzellkarzinom	I, E
Plattenepithelkarzinom	I, E
Keratoakanthom	I, E
Kutanes T-Zellymphom	I, E
Präkanzerosen	
Aktinische Keratose	T, E
Dysplastischer Naevus	T
Leukoplakie	I, E
Psoriasis	
Psoriasis vulgaris	E
Psoriasis pustulosa	E, I
Psoriasis pustulosa, Handflächen und Fußsohlen	E
Erythrodermia psoriatica	E
Psoriasis arthropathica	E
Hautalterung	T
Verschiedene	
Diskoider Lupus erythematodes, Skleromyxödem, verruköser epidermaler Naevus, subkorneale pustulöse Dermatitis, Reiter-Syndrom, Warzen, Lichen planus, Acanthosis nigrans, Sarkoidose, M. Grover, Porokeratose	

*I = Isotretinoin; E = Etretinat; T = Tretinoin.

Substanz in den Interzellularraum. In der Dermis wurden eine Dilatation der Blutgefäße, Angiogenese und eine vermehrte papilläre dermale Kollagensynthese beschrieben. Klinisch entspricht dies einem Rückgang feiner und grober Falten, einer glatteren Textur, einer Zunahme der rosaroten Hautfarbe und einer Abblassung hyperpigmentierter Areale (Green et al., 1993).

Therapeutischer Einsatz Tretinoin ist derzeit nur zur Behandlung der Akne zugelassen. Topische Präparate enthalten zwischen 0,01% und 0,1% Tretinoin. Ein Therapiebeginn mit schwächeren Präparaten und Übergang zu stärker wirksamen wird empfohlen. Die Medikation wird einmal täglich vor dem Zubettgehen angewandt, um den lichtinduzierten Abbau zu minimieren. Bis zum maximalen klinischen Ansprechen können vier Monate vergehen, und eine Erhaltungstherapie ist notwendig.

Eine den Emollientien zuzuordnende Formulierung von Tretinoin als Creme zur Behandlung lichtgeschädigter Haut steht vor der Zulassung.

Diese Zubereitung ist in Deutschland nicht im Handel (Anm. d. Hrsg.).

Die regelmäßige Anwendung zur Nacht erzielt ein maximales Ansprechen innerhalb eines Jahres und die ein- bis dreimalige wöchentliche Applikation hält den Zustand der Besserung aufrecht (Green et al., 1993). Die Behandlung muß mit der Verwendung von Sonnenschutzmitteln und einer Verminderung der Sonnenexposition einhergehen.

Nebenwirkungen und Therapiekontrolle Die unerwünschten Wirkungen des Tretinoins bestehen in Erythemen, Hautabschälungen, Brennen und Stechen. Diese Wirkungen gehen mit der Zeit oftmals spontan zurück und werden durch den Gebrauch von Emollientien gemildert. Photosensibilisierungen mit der Folge einer erhöhten Sonnenbrandgefährdung treten auf. Oral verabreichtes Tretinoin ist hochgradig teratogen. Jedoch konnte ein Zusammenhang zwischen den niedrigen Blutspiegeln bei topischer Anwendung und fetalen Mißbildungen nicht nachgewiesen werden (Jick et al., 1993). Tretinoin wird von der FDA zur topischen Anwendung in der Schwangerschaft nur empfohlen, wenn der zu erwartende Nutzen die möglichen Risiken übersteigt.

Isotretinoin

Orales *Isotretinoin* bei Akne wurde erstmals 1971 untersucht (Bollag und Geiger, 1984). Seine Wirksamkeit wurde 1979 bstätigt (Peck et al., 1979), und es wurde 1982 in den Vereinigten Staaten zur Behandlung der schweren nodulozytären Akne vulgaris freigegeben. Der Wirkstoff führt zu einer Besserung und lange anhaltenden Remissionen. Seine Wirkungen bestehen in einer Normalisierung der Verhornungsvorgänge des follikulären Epithels, Verminderung der Sebozytenzahl mit verringerter Talgsynthese und Reduktion der Keimzahl von Propionibacterium acnes, des Organismus, der die Entzündungen bei Akne hervorruft (Layton und Cunliffe, 1992).

Therapeutischer Einsatz Isotretinoin wird oral eingenommen. Die empfohlene Dosis beträgt 0,5 - 2 mg/kg täglich über 15 - 20 Wochen. Niedrigere Dosen sind wirksam, führen aber zu kürzer anhaltenden Remissionen. Da auch die kumulative Dosis relevant ist, können geringere Dosen über einen längeren Zeitraum angewandt werden, um die Gesamtdosis von 120 mg/kg zu erreichen. Ungefähr 40% der Patienten erleiden gewöhnlich innerhalb von drei Jahren nach der Behandlung ein Rezidiv und benötigen eine erneute Therapie (Layton et al., 1993).

Obwohl der Wirkstoff gegenwärtig bei der schweren, refraktären nodulären Akne zugelassen ist, wird er häufig bei mäßiggradiger Akne verordnet, die auf Antibiotika nicht anspricht, und bei vernarbender Akne. Er wird auch häufig bei verwandten Krankheiten angewandt, wie der gramnegativen Follikulitis, Acne rosacea und Hidradenitis suppurativa (Leyden et al., 1988).

Nebenwirkungen und Therapiekontrolle Unerwünschte Wirkungen auf Haut und Schleimhäute sind die am häufigsten beobachteten Nebenwirkungen. Cheilitiden, trockene Schleimhäute, Augentrockenheit, Blepharokonjunktivitiden, erythematöse Effloreszenzen und Xerose sind häufig. Veränderungen der epidermalen Oberfläche begünstigen möglicherweise eine Besiedlung durch Staphylococcus aureus und nachfolgend gelegentlich auftretende Infektionen. Haarausfall, Bildung von Granulationsgewebe, Photosensibilisierungen und Störungen der Dunkeladaptation treten seltener in Erscheinung.

Die systemischen Nebenwirkungen sind bei kurzzeitiger Therapie weniger schwer. Selten treten vorübergehende Anstiege der Serumtransaminasen auf. Unter Isotretinin wurde im Gegensatz zu Etretinat keine akute Überempfindlichkeitshepatitis beschrieben. Eine Hyperlipidämie ist häufig. 25% der Patienten entwickeln eine Hypertriglyzeridämie und seltener eine Hypercholesterinämie mit Erhöhung der LDL- und Erniedrigung der HDL-Fraktion (Bershad et al., 1985). Über Myalgien und Arthralgien wird häufig geklagt. Kopfschmerzen können auftreten und in seltenen Fällen das Symptom eines Pseudotumor cerebri sein. Gelegentlich haben die Patienten wirkstoffassoziierte depressive Episoden. Eine Langzeittherapie kann Nebenwirkungen auf das Skelett haben, darunter diffuse idiopathische Hyperostosen, extraskelettale Ossifikationen, insbesondere an Sehneninsertionen, und bei Kindern ein frühzeitiger Epiphysenschluß (DiGiovanna et al., 1986).

Teratogenität ist die schwerwiegendste Nebenwirkung. Sie tritt bei Gabe des Wirkstoffs in den ersten drei Schwangerschaftswochen auf und ist nicht dosisabhängig. Die teratogenen Wirkungen bestehen in Anomalien von ZNS, Thymus, Herz und kraniofazialen Anomalien. Bei einem Drittel der Patientinnen kommt es zum Spontanabort (Lammer et al., 1985). *Eine Schwangerschaft stellt eine absolute Kontraindikation für die Anwendung von Isotretinin dar.* Frauen im gebärfähigen Alter sollten mit der Therapie am Anfang des normalen Menstruationszyklus beginnen, nachdem sie über die Nebenwirkungen aufgeklärt wurden und einen negativen Schwangerschaftstest hatten. Zwei Formen der Kontrazeption müssen während und für jeweils einen Monat vor und nach der Behandlung praktiziert werden. Schwangerschaftstests sollten monatlich wiederholt werden.

Weitere Laboruntersuchungen sollten ein komplettes Blutbild, Leberfunktionstests und eine Bestimmung der Nüchternlipidwerte vor Beginn der Therapie einschließen. Die Untersuchungen sollten einen Monat nach Therapiebeginn wiederholt werden, aber anschließend nur dann, wenn abnorme Werte gefunden wurden.

Etretinat

Etretinat, ein aromatisches Retinoid, dessen Wirksamkeit bei der Behandlung der Psoriasis 1976 beschrieben wurde (Orfanos und Runne, 1976), ist in den Vereinigten Staaten 1986 zur Behandlung der schweren refraktären Psoriasis zugelassen worden.

> Etretinat war in Deutschland zugelassen und wurde vom Markt zurückgezogen (Anm. d. Hrsg.).

Der Wirkstoff ist am wirksamsten bei den entzündlichen Formen der Psoriasis, wie Psoriasis pustulosa und die Erythrodermia psoriatica. Aufgrund seiner hohen Lipophilie wird Etretinat im Fettgewebe gespeichert. Nach Absetzen der Therapie wird der Wirkstoff allmählich aus dem Fettgewebe freigesetzt. Der Wirkstoff ist noch zwei bis drei Jahre nach Beendigung der Behandlung im Plasma nachgewiesen worden. Acitretin, der Hauptmetabolit von Etretinat akkumuliert nicht und hat eine Eliminationshalbwertszeit von zwei Tagen.

> In Deutschland ist der Etretinat-Metabolit Acitretin im Handel (Anm. d. Hrsg.).

Im Vergleich dazu hat Etretinat eine Eliminationshalbwertszeit von 100 Tagen. Acitrecin wird jedoch *in vivo* unter Bildung von Etretinat verestert, und diese Reaktion wird durch Alkohol verstärkt (Larsen et al., 1993). Dadurch wird der Vorteil der kurzen Halbwertszeit von Acitretin wieder aufgehoben.

Etretinat fördert bei der Psoriasis wahrscheinlich die terminale Differenzierung durch eine Normalisierung der Keratinexpression in epidermalen Zellen. Etretinat unterdrückt auch die Chemotaxis, vermindert die Kohäsivität des Stratum corneum und kann wie Retinsäure mit Zytokinwirkungen interferieren. Seine therapeutische Wirkung ist wahrscheinlich eine Folge der Kombination dieser Faktoren.

Therapeutischer Einsatz Etretinate ist am wirksamsten bei Psoriasis pustulosa und der Erythrodermia psoriatica und wird oft als Monotherapeutikum eingesetzt. Bei der empfohlenen Tagesdosis von 1 mg/kg sind die Nebenwirkungen oftmals nicht tolerabel. Bei der pustulösen Form sind 0,5 - 0,75 mg/kg täglich geeignet. Ein Ansprechen erfolgt schnell, die Pusteln lösen sich innerhalb von zwei Wochen auf, bei einem langsameren Abklingen der Residuen über zwei bis drei Monate. Die Initialdosis bei Erythrodermia psoriatica sollte niedrig bei täglich 0,25 - 0,5 mg/kg liegen und schrittweise nach Verträglichkeit gesteigert werden. Die Ansprechrate entspricht der bei der pustulösen Form. Etretinat ist weniger wirksam bei der Behandlung psoriatischer Plaques.

> Für die Behandlung der Plaque-Psoriasis ist das Retinoid Tazaroten (0,05%ig und 0,1%ig) als Gel in Deutschland im Handel (Anm. d. Hrsg.).

Die Dosis zur Behandlung der Plaqueform entspricht der bei der pustulösen Form. Ein Ansprechen tritt langsamer ein und bis zur maximalen Wirkung können 16 Wochen vergehen. Wenig mehr als die Hälfte der Patienten zeigt ein größeres Ansprechen als 75%, und an diesem

Punkt wird oftmals eine Kombinationstherapie begonnen. Am wirksamsten ist die Kombination aus Etretinat und ultravioletter Bestrahlung. Sowohl kurzwellige ultraviolette B-Strahlung (UVB) als auch eine Psoralen-Ultraviolett-A-(PUVA)-Photochemotherapie können angewandt werden (siehe unten). Etretinat kombiniert mit PUVA wird als RE-PUVA bezeichnet. Im Unterschied zur Aknetherapie mit Isotretinin bewirkt Etretinat keine langdauernden Remissionen der Psoriasis, so daß eine Erhaltungstherapie oftmals notwendig wird (Fritsch, 1992).

Etretinat ist bei der Behandlung der Arthritis psoriatica wirksam, und ein Ansprechen tritt innerhalb eines Behandlungsmonats ein. Viele der Ichthyosis ähnliche Krankheiten sprechen auf Etretinat an, auch wenn eine vollständige Normalisierung der Haut selten ist.

Nebenwirkungen und Therapiekontrolle Die Nebenwirkungen von Etretinat sind denen des Isotretinins ähnlich, es gibt jedoch wichtige Unterschiede. Konjuktivale Symptome sind weniger häufig, während Haarausfall, initiale Hautabschälungen, das Gefühl der „klebrigen" Haut, Purpura und Leberfunktionsstörungen bei Etretinat häufiger sind. Selten treten ernste hepatotoxische Reaktionen auf. Da bei älteren Patienten oftmals eine längerfristige Therapie erforderlich ist, müssen insbesondere die Hyperlipidämie und Knochenveränderungen sorgsam abgewogen werden.

Etretinat ist ebenfalls teratogen und die lange Halbwertszeit schafft für Frauen im gebärfähigen Alter große Probleme. *Deshalb sollte Etretinat bei Frauen im gebärfähigen Alter nicht verabreicht werden.* Wird der Wirkstoff dennoch angewandt, sollte während der Behandlung und für mindestens drei Jahre nach Ende der Therapie Kontrazeption praktiziert werden. Der Wirkstoffspiegel sollte vor Planung einer Schwangerschaft bestimmt werden, obwohl ein für eine Schwangerschaft sicherer Zeitpunkt nicht garantiert werden kann.

Vor Beginn der Therapie sind ein vollständiges Blutbild und laborchemische Untersuchungen einschließlich eines umfassenden Lipid- und Leberprofils notwendig. Die Laboruntersuchungen sollten nach zwei Wochen, nach einem Monat und dann alle zwei bis drei Monate wiederholt werden. Vor Therapiebeginn sollte eine Schwangerschaft ausgeschlossen werden.

Retinoide in der Chemoprävention

Die Assoziation eines Vitamin-A-Mangels mit Plattenepithelmetaplasien, gesteigerter Zellproliferation, Hyperkeratosen und Karzinomen weist darauf hin, daß Retinoide einen Nutzen bei der Behandlung und Prävention prämaligner und maligner Hautkrankheiten haben können. Klinische Studien haben gezeigt, daß Retinoide eine signifikante Wirksamkeit bei der Regression von Präkanzerosen von Mundschleimhaut, Haut und Zervix und bei der Prävention von primären Tumoren der Kopf- und Halsregion, von Lunge und Haut besitzen. Ähnlich der Behandlung anderer Hautkrankheiten zeigen die jeweiligen Retinoide Wirkungsselektivität bei Tumorprävention und Tumortherapie.

Hohe Dosen von Isotretinoin bewirken eine partielle Regression multipler Basalzellkarzinome (Peck et al., 1988), sind jedoch wirksamer bei der Suppression der Tumorneubildung, wie bei Patienten mit Xeroderma pigmentosum gezeigt wurde (Kramer et al., 1988). Isotretinoin verhindert auch die Entstehung von sekundären Primärtumoren bei Patienten, die zuvor ein Plattenepithelkarzinom der Kopf- und Halsregion hatten (Hong et al., 1990). Kontrollierte Studien haben die Wirksamkeit von Retinoiden bei der Behandlung prämaligner Läsionen gezeigt, darunter Isotretinoin bei oraler Leukoplakie (Hong et al., 1986), topisches Tretinoin bei aktinischen Keratosen (Misiewicz et al., 1991) und dysplastischen Nävi (Halpern et al., 1994) und Etretinat bei aktinischen Keratosen (Watson et al., 1986). Nicht-epitheliale Malignome wie kutane T-Zellymphome haben sich ebenfalls unter einer Therapie mit Etretinat in Kombination mit Interferon alfa gebessert (Zachariae und Thestrup-Pedersen, 1990). Der Nutzen einer Langzeitanwendung muß gegen die Nebenwirkungen abgewogen werden. Da die Retinoide photosensibilisierende Wirkstoffe sind, sollte ihre Anwendung von Sonnenschutz begleitet werden, um Sonnenbrände und die Entstehung neuer Läsionen durch ultraviolettes Licht zu vermeiden.

β-Carotin *β-Carotin* ist ein Vorläufer von Vitamin A, der in grünen und gelben Gemüsen vorhanden ist. Das Hauptinteresse an diesem vergleichsweise gut verträglichen Wirkstoff richtete sich aufgrund seiner antioxidativen chemischen Struktur auf seine chemopräventiven Wirkungen. Die Wirksubstanz wird in zahlreichen Studien untersucht, eine Untersuchung zur Prävention von Hautkrebs ergab jedoch negative Ergebnisse (Lippman et al., 1993).

Der Wirkstoff wird in der Dermatologie angewandt, um bei Patienten mit erythropoetischer Protoporphyrie die Photosensibilität der Haut zu vermindern. Der Wirkungsmechanismus ist umstritten, eine erniedrigte Synthese freier Radikale oder von Singulett-Sauerstoff kann jedoch beteiligt sein (Harber und Bickers, 1989).

Die wichtigste Nebenwirkung von β-Carotin ist eine gelb-orangene Verfärbung der Haut. Aufgeweichter Stuhl tritt gelegentlich auf und selten wurden Ekchymosen und Arthralgien beschrieben. Neuere Daten weisen darauf hin, daß β-Carotin im Serum und im Gewebe zu einem Verlust von Vitamin E führt, eine Beobachtung, die Fragen hinsichtlich einer Langzeitanwendung aufwirft (Lippman et al., 1993).

ZYTOTOXISCHE UND IMMUNSUPPRESSIVE WIRKSTOFFE

Zytotoxische und immunsuppressive Wirkstoffe werden in der Dermatologie bei hyperproliferativen Krankheiten wie der Psoriasis und bei Immunkrankheiten wie bullösen Dermatosen und der leukozytoklastischen Vaskulitis angewandt. Diese Wirkstoffe werden auch in den Kapiteln 51 und 52 besprochen.

Antimetabolite

Gubner fand 1951 heraus, daß der zur Leukämiebehandlung angewandte Folsäureantagonist Aminopterin bei Psoriasis wirksam ist. Retrospektiv ist das nicht überraschend, da die Psoriasis eine durch vermehrte Keratinozytenproliferation charakterisierte, genetisch determinierte Krankheit darstellt. Das weniger toxische Methotrexat ist jetzt von der FDA zur Anwendung bei Psoriasis zugelassen und wird bei Versagen topischer Wirkstoffe routinemäßig bei hyperproliferativen Hautkrankheiten angewandt (Psoriasis, Pityriasis rubra pilaris, M. Reiter). Dieser Wirkstoff ist für bestimmte entzündliche Krankheiten wie Vaskulitiden, Sarkoidose und Dermatomyositis vorgeschlagen worden. Basierend auf Kasuistiken und kleineren Studien kann die Substanz als Zweitlinienwirkstoff bei anderen Krankheiten wie Pityriasis lichenoides et varioliformis acuta, lymphomatoider Papulose, Pemphigus vulgaris, Lupus erythematodes und chronischer aktinischer Dermatitis nützlich sein. Bei der Behandlung der Psoriasis mit Methotrexat ist die Auswahl der Patienten bedeutsam. Patienten mit Leberkrankheiten oder Alkoholmißbrauch sollten nicht behandelt werden. Der Wirkstoff ist für die Behandlung der schweren Psoriasis geeignet, die auf topische Wirksubstanzen nicht anspricht, insbesondere wenn eine Erythrodermia psoriatica, pustulöse Psoriasis oder schwere Arthritis psoriatica vorliegt. Methotrexat wird wöchentlich als Einzeldosis oder in Teildosen alle zwölf Stunden über 24 - 36 Stunden gegeben (Tung und Maibach, 1990). Initial wird eine Testdosis von 5 mg oder 7,5 mg verabreicht, auf die fünf bis sechs Tage danach eine sorgfältige Untersuchung des gesamten Blutbildes und der Leberfunktion folgt. Die Dosis wird nach Bedarf wöchentlich in Stufen von 2,5 mg bis 5 mg gesteigert, die Zieldosis liegt zwischen 7,5 - 30 mg pro Woche. Therapieziel ist die Kontrolle, nicht aber die vollständige Beseitigung der Hautläsionen. Bei Wirksamkeit und Verträglichkeit der Substanz wird eine als Referenz dienende Leberbiopsie entnommen. Eine weitere Leberbiopsie erfolgt nach kumulativer Einnahme von 1500 mg des Wirkstoffs. Leberfunktionsuntersuchungen und bildgebende Verfahren sind ungeeignet zur frühzeitigen Erfassung einer durch Methotrexat induzierten Leberfibrose. Aufgrund ihrer Risiken ist die Notwendigkeit von Leberbiopsien bei Patienten mit rheumatoider Arthritis, die mit Methotrexat behandelt werden, unter Rheumatologen umstritten. Es ist nicht geklärt, ob bei Patienten mit rheumatoider Arthritis die durch Methotrexat induzierte Lebertoxizität im Vergleich zu Psoriasispatienten geringer ist.

> Methotrexat ist in Deutschland für die Behandlung der Psoriasis zugelassen (Anm. d. Hrsg.).

Azathioprin wird nun seit nahezu 30 Jahren angewandt. Seine Eigenschaften werden in den Kapiteln 51 und 52 besprochen. In der Dermatologie wird die Substanz oft als steroidsparender Wirkstoff für von der FDA nicht zugelassene Indikationen wie Pemphigoid, Lupus und Dermatomyositis eingesetzt. Er ist auch bei ausgewählten Fällen von M. Behçet und Psoriasis empfohlen worden (Bystryn, 1984; Du Vivier et al., 1974). Blasenbildende Krankheiten sind autoimmuner Natur mit zirkulierenden Antikörpern gegen verschiedene Proteine, die an der Adhäsion von Zellen an andere Zellen oder die Basalmembran beteiligt sind. Azathioprin vermindert zusätzlich zu seinen weiteren antiinflammatorischen Eigenschaften die Produktion derartiger Antikörper. Die übliche Anfangsdosis beträgt 1 - 2 mg/kg täglich und wird auf eine oder zwei Dosen aufgeteilt. Die Erhaltungsdosen werden auf die Hälfte der Startdosis oder der minimalen wirksamen Dosis reduziert und variieren stark mit dem jeweiligen Krankheitsverlauf. Da es oftmals sechs bis acht Wochen dauert, bis sich eine Wirkung zeigt, wird die Therapie mit Azathioprin frühzeitig während des Krankheitsverlaufs begonnen, um die zur Eindämmung der Krankheit erforderliche Glukokortikoiddosis zu vermindern. Sorgfältige Laborkontrolluntersuchungen sind wichtig (Ho und Zloty, 1993).

> Azathioprin ist in Deutschland für die Indikationen Lupus erythematodes und Dermatomyositis zugelassen (Anm. d. Hrsg.).

Fluoruracil ist von der FDA zur Behandlung multipler aktinischer Keratosen und zur Behandlung des oberflächlichen Basalzellkarzinoms, das für andere Therapieformen nicht zugänglich ist, zugelassen. Es wird topisch über einen Zeitraum von zwei bis vier Wochen angewandt, die systemische Resorption ist minimal (Breza et al., 1976). Während der Therapie entzünden sich die behandelten Areale. Nach Absetzen des Wirkstoffs gehen die Entzündungen zurück. Fluoruracil wird bei nicht von der FDA zugelassenen Indikationen wie Keratoakanthome, Warzen und Porokeratosen direkt in die Läsionen injiziert (Odom und Goette, 1978). Die wichtigsten Nebenwirkungen des in die Läsion applizierten 5-Fluoruracil sind Brennen während der Injektion und nachfolgend lokale Erytheme, Ödeme und sogar Ulzerationen.

> 5-Fluoruracil ist als Salbe für die genannten Indikationen in Deutschland zugelassen (Anm. d. Hrsg.).

Hydroxyharnstoff und *6-Thioguanin* werden, obwohl für diese Indikation nicht zugelassen, zur Behandlung der Psoriasis angewandt, insbesondere in den Fällen, bei denen Methotrexat wegen einer Leberkrankheit nicht eingesetzt werden kann. Sie sind nicht so wirksam wie Methotrexat und 60% der Patienten zeigen eine Besserung (Moschella und Greenwald, 1973). Sie werden bei Patienten angewandt, die auf topische Therapien nicht ansprechen und bei denen Kontraindikationen gegen andere systemische Therapien vorliegen.

Alkylanzien

Cyclophosphamid wird seit 1958 klinisch eingesetzt und ist einer der wirksamsten zytotoxischen und immunsuppressiven Wirkstoffe (siehe Kapitel 51 und 52). Cyclophosphamid hat zahlreiche toxische Nebenwirkungen, einschließlich sekundärer Malignome und Knochenmarksuppression und wird deshalb nur bei den schwersten therapierefraktären dermatologischen Krankheiten angewandt. Unter den sekundären Malignomen befanden sich Harnblasenkarzinome und myeloproliferative und lymphoproliferative Malignome, die nach Cyclophosphamid alleine oder mit anderen Zytostatika kombiniert beobachtet wurden. Cyclophosphamid ist von der FDA für die Behandlung des fortgeschrittenen kutanen T-Zellymphoms zugelassen. Weiterhin wird es therapeutisch angewandt bei Patienten mit gegen Azathioprin refraktärem Pemphigus, Wegener-Granulomatose, schweren nekrotisierenden Vaskulitiden wie der Polyarteriitis nodosa und Churg-Strauss-Syndrom, M. Behçet, Skleromyxödem und zytophagischer histiolytischer Pannikulitis (Ho und Zloty, 1993). Die übliche orale Dosis beträgt 2 - 3 mg/kg täglich in Teildosen und oftmals wird eine vier- bis sechswöchige Verzögerung bis zum Einsetzen der Wirkung beobachtet. Neueren Berichten zufolge sind monatliche intravenöse Cyclophosphamidinfusionen (0,5 - 1,0 g/m2 über eine Stunde infundiert) sicherer und gleichermaßen wirksam (Pandya und Sontheimer, 1992; Klippel, 1993).

> Cyclophasphamid ist in Deutschland für die Indikationen Arthrapathia psoriatica, Lupus erythematodes und Sklerodermie zugelassen (Anm. d. Hrsg.).

Mechlorethaminhydrochlorid (in Deutschland nicht im Handel, Anm. d. Hrsg.) und *Carmustin* (1,3-Bis(2-chlorethyl)-1-nitrosoharnstoff, BCNU, BICNU; siehe Kapitel 51) werden topisch bei der Behandlung des kutanen T-Zellymphoms angewandt. Beide können als Lösung oder in Salbenform appliziert werden. Die Lösungen müssen täglich neu angesetzt werden und sind deshalb vergleichsweise teuer. Möglicherweise sind sie aber etwas wirksamer als die Salben, die für zwei Monate stabil sind. Aufgrund systemischer Resorption ist es wichtig, die Leberfunktion und das gesamte Blutbild zu kontrollieren. Nebenwirkungen sind Kontaktdermatitis, lokale Reizungen, Sekundärmalignome der Haut und Pigmentveränderungen. Carmustin kann auch Erytheme und posttherapeutische Teleangiektasien sowie eine stärkere Knochenmarksuppression als Mechlorethamin verursachen (Zackheim et al., 1990).

Ciclosporin

Ciclosporin wird klinisch seit 1978 eingesetzt (siehe Kapitel 52), aber seine dermatologische Anwendung ist neueren Datums. Aufgrund seiner inhibitorischen Wirkungen auf die T-Zellaktivierung und -proliferation und seine Wirkungen auf Langerhans-Zellen, Mastzellen und Endothelzellen wird es bei einer Reihe dermatologischer und Autoimmunkrankheiten angewandt (Faulds et al., 1993). Es ist wirksam bei der Behandlung der schweren Psoriasis, des Lichen planus, Pyoderma gangraenosum, ekzematoider Dermatitiden, Epidermolysis bullosa aquisita, Alopecia areata, Pemphigus und bullösem Pemphigoid (Ho und Zloty, 1993; Ellis et al., 1991). Die übliche orale Initialdosis beträgt 3 - 4 mg/kg täglich und wird als Einzeldosis oder aufgeteilt auf zwei Teildosen genommen. Aufgrund der Möglichkeit einer dauerhaften Nierenschädigung, des Ausbleibens einer anhaltenden Krankheitsremission nach Therapie und ungeklärter Sicherheit bei Langzeitanwendung sollte Ciclosporin für die Behandlung schwerer dermatologischer Krankheiten reserviert bleiben, die refraktär gegen konventionelle, weniger toxische Therapien sind (Pei et al., 1994).

> Ciclosporin ist in Deutschland für die Behandlung der therapierefraktären Psoriasis zugelassen (Anm. d. Hrsg.).

Verschiedene Wirkstoffe

Systemisches *Vinblastin* ist für die Behandlung des Kaposi-Sarkoms und fortgeschrittener T-Zellymphome zugelassen. Direkt in die Läsion injiziertes Vinblastin wird auch zur Behandlung des Kaposi-Sarkoms bei HIV-infizierten Patienten eingesetzt (Boudreaux et al., 1992). Die Iontophorese (durch einen elektrischen Strom erleichterte Resorption) ist ein weniger schmerzhafter Weg, Vinblastin zu applizieren (Smith et al., 1992). In die Läsion gespritztes Bleomycin wird bei Warzen angewandt und und hat sowohl zytotoxische als auch proinflammatorische Wirkungen (Templeton et al., 1994). Intraläsional appliziertes Bleomycin ist mit dem M. Raynaud und lokalen Hautnekrosen assoziiert. Signifikante Bleomycinplasmaspiegel wurden nach intraläsionaler Injektion von 1 mg des Wirkstoffs vorübergehend gemessen (James et al., 1993). Eine Vielfach-Punktionsmethode zur Applikation von Bleomycin unter Verwendung einer Bifurkationsimpfnadel wurde als weniger schmerzhafte Alternative empfohlen (Shelley und Shelley, 1991). Intraläsional appliziertes Bleomycin ist zur palliativen Behandlung des Plattenepithelkarzinoms eingesetzt worden, obwohl chirurgische Resektion oder Strahlentherapie die bevorzugten Alternativen darstellen. In Kapitel 51 werden diese Wirkstoffe ausführlicher besprochen.

DAPSON UND SULFASALAZIN

Dapson (4,4'-Diaminodiphenylsulfon) ist seit nahezu 50 Jahren im klinischen Gebrauch (siehe Kapitel 48). Es wird aufgrund seiner antiinflammatorischen Eigenschaften in der Dermatologie angewandt, insbesondere bei aseptischen (nicht-infizierten) pustulösen Hautkrankheiten. Dapson unterbindet den durch die Myeloperoxidase ausgelösten oxidativen *burst* und unterdrückt die Neutrophilenmigration durch die Blockade der integrinvermittelten Adhäsion (Booth et al., 1992). Weiterhin inhibiert Dapson die bei Autoimmunkrankheiten der Haut wahrscheinlich bedeutsame Adhäsion von Antikörpern an Neutrophile (Thuong-Nguyen et al., 1993).

Dapson ist für die Behandlung der Dermatitis herpetiformis und Lepra zugelassen. Es ist außerdem wirksam bei bullösem Pemphigoid, narbigem Pemphigoid, Pemphigus vulgaris, linearer Immunglobulin-A-(IgA)-Dermatose, bullösem systemischen Lupus erythematodes, leukozytoklastischer Vaskulitis, urtikarieller Vaskulitis, Erythema elevatum diutinum, M. Sweet, subkornealer pustulöser Dermatose und Pyoderma gangraenosum. Einige Berichte beschreiben eine Wirkung bei Patienten mit schwerer Acne conglobata und anderen Formen von kutanem Lupus erythematodes, Granuloma faciale, rezidivierender Polychondritis und Granuloma anulare. Die verordnete Initialdosis beträgt 50 mg täglich, auf die Anstiege der täglichen Dosis um jeweils 25 mg in wöchentlichen Abständen folgen, wobei eine Woche nach jeder Dosiserhöhung geeignete Laboruntersuchungen durchgeführt werden sollen. Der Spiegel von Glukose-6-phosphat-dehydrogenase (G6PD) sollte bei allen Patienten vor Beginn einer Behandlung mit Dapson bestimmt werden, da der durch Hydroxylierung gebildete toxische Metabolit Dapsonhydroxylamin G6PD-defizienten Zellen Glutathion entzieht. Das Nitrosoderivat verursacht daraufhin Peroxidationsreaktionen, die zu einer raschen Hämolyse führen (Todd et al., 1994; Coleman, 1993). Die tägliche Maximaldosis von 150 - 300 mg sollte auf mehrere Dosen aufgeteilt werden, um das Risiko einer Methämoglobinämie zu minimieren. Bei einer Dosis von dreimal täglich 400 mg verändert Cimetidin durch Kompetition mit Dapson um Cytochrom P450 den Grad der Methämoglobinämie (Coleman, 1993). Nebenwirkungen und Wirkungskontrolle von Dapson werden in Kapitel 48 besprochen.

Die Pharmakologie und Toxikologie von Sulfasalazin werden in Kapitel 44 besprochen. Zusätzlich zu seiner Verwendung als antibakterieller Wirkstoff wird Sulfasalazin aufgrund seiner antiinflammatorischen Eigenschaften bei der Behandlung von Psoriasis und Pyoderma gangraenosum angewandt. Auch wenn durch Sulfasalazin verursachte Effloreszenzen der Haut häufig sind, ist eine Desensibilisierung gegen den Wirkstoff oftmals erfolgreich (Koski, 1993).

ANTIMALARIAMITTEL

Chinin wurde im neunzehnten Jahrhundert bei der Behandlung des Lupus erythematodes angewandt, aber andere Antimalariamittel wurden zu diesem Zweck bis 1951 nicht eingesetzt (Page, 1951). Unter den häufig in der Dermatologie verwendeten befinden sich *Chloroquin*, *Hydroxychloroquin* (siehe Kapitel 40) und *Quinacrin* (in Deutschland nicht im Handel, Anm. d. Hrsg.) (siehe Kapitel 41). Alle drei Wirkstoffe werden in der Dermatologie als antiinflammatorische Therapeutika eingesetzt, insbesondere bei Kollagenosen und Photodermatosen. Obwohl Hydroxychloroquin der einzige Wirkstoff dieses Typs ist, der bei Lupus zugelassen ist, gibt es Hinweise, daß die

Kombination aus Hydroxychloroquin und Quinacrin bei Patienten, die auf Hydroxychloroquin alleine nicht ansprechen, wirksam sein kann und daß Chloroquin bei den gleichen Indikationen sehr wirksam sein kann.

Der Wirkungsmechanismus der Antimalariamittel ist umstritten, es gibt jedoch sowohl immunologische als auch antiinflammatorische Wirkungen. Unter den wahrscheinlichen Wirkungsmechanismen sind Hemmung der Phospholipase A_2, zahlreiche lysosomale Wirkungen (pH-Anstieg, Membranstabilisierung, Hemmung der Freisetzung und Aktivität lysosomaler Enzyme), Phagozytosehemmung, Hemmung der Superoxidsynthese, Anstieg des intrazellulären pH-Wertes in zytoplasmatischen Vakuolen mit der Folge einer geringeren Stimulation autoimmuner CD4+-T-Zellen, verminderte Zytokinfreisetzung aus stimulierten Monozyten, Hemmung der Antikörperproduktion und antioxidative Wirkungen (Cutler, 1993; Fox, 1993). Chloroquin und Hydroxychloroquin binden an Porphyrine und erleichtern ihre Clearance in den Urin. Ihre Fähigkeit, an Melanin und andere Pigmente zu binden, trägt möglicherweise zu den retinalen Nebenwirkungen bei, die gelegentlich bei der Anwendung von Antimalariamitteln beobachtet werden.

Therapeutischer Einsatz Unter den von der FDA zugelassenen dermatologischen Indikationen des Hydroxychloroquins sind die Behandlung des diskoiden und des systemischen Lupus erythematodes. Nicht zugelassene, aber präferentielle Anwendungen sind die Behandlung der kutanen Dermatomyositis, der Porphyria cutanea tarda und der polymorphen Lichtdermatose. Diese Wirkstoffe werden als Zweitlinientherapeutika bei Sarkoidose, eosinophiler Fasciitis, des lymphozytären Infiltrats Jessner, Sonnenstrahlenurtikaria, Granuloma anulare und einigen Formen der Pannikulitis eingesetzt.

> Hydroxychloroquin ist in Deutschland für die Indikation systemischer Lupus erythematodes zugelassen (Anm. d. Hrsg.).

Die üblichen Dosen der Antimalariamittel sind wie folgt: zweimal täglich 200 mg Hydroxychloroquin, täglich 100 mg Quinacrin und täglich 250 mg Chloroquin. Üblicherweise wird mit Hydroxychloroquin begonnen. Tritt nach vier bis sechs Wochen keine Besserung ein, wird zusätzlich Quinacrin gegeben. Alternativ wird Chloroquin als Monosubstanz verabreicht. Die Dosierung sollte bei leichtgewichtigen Patienten angepaßt werden, damit die Chloroquindosis bei ≤ 3 mg/kg täglich und die Hydroxychloroquindosis bei ≤ 6,5 mg/kg täglich liegt. Antimalariamittel sind in Kombination mit topischen Glukokortikoiden und Sonnencremes Mittel der Wahl bei disseminiertem kutanem Lupus (Rothe und Kerdel, 1992). Ein verzögerter Eintritt der vollen klinischen Wirkung nach mehreren Monaten wurde beschrieben (Tett, 1993).

Patienten mit Porphyria cutanea tarda, die gewöhnlich durch Phlebotomie behandelt wird, benötigen eine andere Dosierung an Chloroquin oder Hydroxychloroquin, da bei den üblichen Dosen Kopfschmerzen, Übelkeit, Fieber, erhöhte Transaminasewerte und die Ausscheidung großer Mengen von Uroporphyrinen beobachtet werden (Cripps und Curtis, 1962). Es gibt verschiedene Dosierungsregime, beispielsweise zweimal wöchentlich 125 mg Chloroquin über längere Zeit (Kordac et al. 1977), drei Phlebotomien gefolgt von täglich 250 mg Chloroquin über sieben Tage (Swanbeck und Wennersten, 1977) oder eine einmalige Phlebotomie gefolgt von täglich 250 mg Chloroquin über drei Tage (Petersen und Thomsen, 1992).

Nebenwirkungen und Therapiekontrolle Die Nebenwirkungen der Antimalariamittel werden in Kapitel 40 beschrieben. Die Inzidenz der durch Chloroquin und Hydroxychloroquin verursachten Retinopathie ist gering, vorausgesetzt, die Dosen orientieren sich an den oben angeführten Richtwerten und die Dauer der Medikation bei Patienten mit normaler Nierenfunktion liegt unter zehn Jahren (Easterbrook, 1993; Spalton et al., 1993). Quinacrin verursacht keine Retinopathie. Die derzeitigen Empfehlungen für die augenärztliche Überwachung sind vielleicht übervorsichtig, Augenuntersuchungen alle sechs Monate oder sogar einmal jährlich nach einer Basisuntersuchung sind wahrscheinlich ausreichend, wenn die Dosierungsrichtlinien befolgt werden. Antimalariamittel sind in der Schwangerschaft wahrscheinlich als sicher einzustufen, auch wenn große Studien nicht durchgeführt worden sind. Einige Veröffentlichungen empfehlen das Absetzen von Hydroxychloroquin sechs Monate vor einer geplanten Schwangerschaft (Parke, 1993).

Eine Agranulozytose wurde bei Quinacrin beschrieben, fast immer bei Dosen über 100 mg täglich. Leberfunktionsuntersuchungen und ein vollständiges Blutbild sollten zu Beginn der Therapie monatlich und mindestens alle drei Monate während der weiteren Behandlung durchgeführt werden.

ANTIMIKROBIELLE WIRKSTOFFE

Antibakterielle Wirkstoffe

Antibakterielle Wirkstoffe werden häufig bei der Behandlung von Hautkrankheiten angewandt. Sie werden zur Behandlung von Hautinfektionen und nicht-infektiösen Krankheiten eingesetzt. Topische Wirkstoffe sind sehr wirksam bei der Behandlung oberflächlicher bakterieller Infektionen und der Akne. Systemische Antibiotika werden im allgemeinen bei Akne und tieferen bakteriellen Infektionen verordnet. Die Pharmakologie antibakterieller Wirkstoffe wird in den Kapiteln 44 bis 48 besprochen. An dieser Stelle werden lediglich die grundsätzlichen Anwendungen topischer und systemischer antibakterieller Wirkstoffe in der Dermatologie dargestellt.

Akne Antibiotika werden in der Dermatologie am häufigsten zur Behandlung der Acne vulgaris angewandt. Der Anaerobier *Proionobacterium acnes* vermehrt sich im verstopften Lumen der aus Haar und Talgdrüse bestehenden anatomischen Einheit, in der ein niedriger Sauerstoffpartialdruck herrscht. *P. acnes* produziert freie Fettsäuren, die zur Bildung von Mikrokomedonen beitragen und die Entzündung der Akne induzieren können. Die Suppression von *P. acnes* durch eine antibiotische Therapie geht mit einer klinischen Besserung einher (Eichenfield und Leyden, 1991).

Die *topische Therapie* wird bei milder Akne und als Erhaltungstherapie angewandt. *Benzoylperoxid* hat eine deutliche antibakterielle Wirkung gegen *P. acnes* infolge starker oxidierender Wirkungen. Lokale Reizungen sind häufig und eine Kontaktallergie kann auftreten. Benzoylperoxid ist in Form von Cremes, Gelen, Lotionen, Spülungen und Seifen als verschreibungspflichtiges und frei verkäufliches Präparat erhältlich. Ein Erythromycin und Benzoylperoxid enthaltendes Gel ist den jeweiligen Monosubstanzen überlegen (Kombination in Deutschland nicht im Handel, Anm. d. Hrsg.). Sowohl Clindamycin als auch Erythromycin sind für die topische Aknebehandlung zugelassen und in verschiedenen Präparaten zur Anwendung auf der Haut erhältlich.

Acne rosacea ist eine chronische Effloreszenz des zentralen Gesichtsbereichs, die durch Flush, persistierendes Erythem und Teleangiektasien mit entzündlichen Papeln und Pusteln charakterisiert ist. *Metronidazol* ist für die topische Behandlung der Acne rosacea zugelassen. Es vermindert die Papeln, Pusteln und das Erythem, nicht aber die Teleangiektasien.

> Diese Zubereitung ist in Deutschland nicht im Handel (Anm. d. Hrsg.).

Eine *systemische Therapie* wird bei schwerer Akne und bei gegen die topische Therapie refraktärer Akne verordnet. Wirksame Substanzen sind Tetracyclin, Minocyclin, Erythromycin, Clindamycin (siehe Kapitel 47) und Trimethoprim-Sulfamethoxazol (siehe Kapitel 44). Die Antibiotika werden gewöhnlich zweimal täglich angewandt und die Dosis wird nach Erreichen der klinischen Wirkung ausschleichend reduziert. Tetracyclin ist das am häufigsten angewandte Antibiotikum, da es preiswert, sicher und wirksam ist. Die initiale tägliche Dosis beträgt gewöhnlich 1 g in mehreren Teildosen. Täglich 100 - 200 mg Minocyclin sind mit gutem Erfolg bei tetracyclinrefraktären Patienten angewandt worden. Erythromycin wird in täglichen Dosen von 0,5 - 1 g eingesetzt. Clindamycin wird in der Dermatologie selten oral eingesetzt, da es mit der pseudomembranösen Kolitis assoziiert ist. Trimethoprim-Sulfamethoxazol ist wirksam, wird aber wegen assoziierter Hautreaktionen von Dermatologen weniger häufig verwendet. Bei sonst gesunden Patienten, die orale Antibiotika wegen einer Akne nehmen, sind Laboruntersuchungen nicht erforderlich (Driscoll et al., 1993). Häufige Indikationen für orale Antibiotika bei nicht-infektiösen Zuständen sind Acne rosacea und atopische Dermatitis.

Hautinfektionen Im allgemeinen werden Infektionen von Haut und Weichteilen von grampositiven Organismen, etwa *Staphylococcus aureus* und *Streptococcus pyogenes*, verursacht und manifestieren sich als Pyodermie. Hautinfektionen durch gramnegative Bakterien sind zwar selten, kommen aber bei immunsupprimierten Patienten und Diabetikern durchaus vor. Eine geeignete, parenterale antibiotische Therapie ist zu ihrer Behandlung erforderlich.

Bei der Impetigo, der häufigsten durch *S. aureus* und *S. pyogenes* verursachten oberflächlichen bakteriellen Hautinfektion ist oftmals eine *topische Behandlung* ausreichend. Das von *Pseudomonas fluorescens* gebildete *Mupirocin* ist bei derartigen oberflächlichen und lokalisierten Infektionen wirksam. Es hemmt die Proteinsynthese durch Bindung an die bakterielle Isoleucin-tRNA-Synthetase. Muripocin ist gegen Staphylokokken und alle Streptokokken wirksam, ausgenommen die der Gruppe D. Es ist gegen gramnegative Organismen weniger wirksam, besitzt aber eine *in vitro* Aktivität gegen *Haemophilus influenzae*, *Neisseria gonorrhoeae*, *Pasteurella multocida*, *Moraxella catarrhalis* und *Bordetella pertussis*. Mupirocin ist gegen die normale Hautflora nicht wirksam (Leyden, 1992). Mupirocin ist als Salbe erhältlich und wird dreimal täglich aufgetragen. Seine Struktur ist wie folgt:

MUPIROCIN

Eine topische Therapie wird oftmals zur Prophylaxe oberflächlicher Infektionen bei Wunden und Verletzungen angewandt. Neomycin ist gegen Staphylokokken und die meisten gramnegativen Bakterien wirksam. Seine Anwendung ist mit einer allergischen Kontaktdermatitis assoziiert, insbesondere auf verletzter Haut (Fraki et al., 1979). Bacitracin hemmt Staphylokokken, Streptokokken und grampositive Bakterien. Bacitracin und Polymyxin B werden in einer Anzahl frei verkäuflicher Präparate kombiniert.

Eine *systemische Therapie* mit Erythromycin oder einem oralen, halbsynthetischen penicillinasestabilen Penicillin (siehe Kapitel 45) ist bei diffuser Impetigo angezeigt, wenn eine Erythromycinresistenz vorliegt. Die Zellulitis ist eine akute, sich ausbreitende Infektion des Weichgewebes, die Muskeln ausgenommen. *S. pyogenes* ist die häufigste Ursache, aber es kann auch eine *S.-aureus*-Infektion zugrundeliegen. Die orale, oftmals auch eine parenterale Therapie mit einem halbsynthetischen Penicillin oder einem Cephalosporin wird bevorzugt angewandt.

Die nekrotisiernde Fasziitis betrifft die oberflächlichen Faszien und das subkutane Fettgewebe und ist mit einer erheblichen Mortalität behaftet. Unter den Erregern sind *S. pyogenes* und verschiedene Darmorganismen. Chirurgische Wundexision kombiniert mit parenteralen Antibiotika, etwa einem Penicillin bei S. pyogenes oder Clindamycin und Gentamycin bei gemischten Infektionen, ist zwingend erforderlich. Trotz Behandlung ist die Mortaliät hoch (Feingold, 1993).

Der Nutzen von Antibiotika bei der Behandlung von Hautulzera ist umstritten und die Empfehlungen hängen von der Art der Ulzeration ab. Falls eine Infektion in der Gewebekultur nachgewiesen wird, kann eine gezielte antibiotische Therapie angezeigt sein.

Antimykotika

Pilzinfektionen gehören zu den häufigsten Ursachen von Hautkrankheiten in den Vereinigten Staaten. Eine Vielzahl neuer topischer und oraler Antimykotika ist während der letzten Jahre eingeführt worden. Heutzutage sind orales *Griseofulvin*, topische und orale Azole (eingeteilt in Imidiazole und Triazole) und Allylamine die wirksamsten verfügbaren Wirkstoffe. Die beiden oralen Triazole *Itraconazol* und *Fluconazol* und das Allylamin *Terbinafin* werden wahrscheinlich die Therapie kutaner Pilzinfektionen nachhaltig verändern. Keine der Substanzen ist bereits für die Therapie von Hautkrankheiten zugelassen, aber alle werden gegenwärtig überprüft. Alle Substanzen erreichen hohe Konzentrationen in der Epidermis und deren Anhangsgebilden und diese Spiegel persistieren nach Absetzen der Therapie. Die derzeit vorliegenden Sicherheitsprofile sind akzeptabel. Pharmakologie, Anwendung und Nebenwirkungen der Antimykotika werden in Kapitel 49 besprochen. In diesem Abschnitt werden nur die Behandlung häufiger Pilzkrankheiten der Haut und einige Problemfelder angesprochen.

Die topische Therapie mit Azolen (z. B. *Miconazol*, *Econazol*) und Allylaminen (z. B. *Naftifin*) ist wirksam bei der Behandlung der lokalisierten Tinea corporis und der unkomplizierten Tinea pedis. Terbinafin in Form einer Creme kann die Therapiedauer abkürzen, da Wirkstoffspiegel oberhalb fungizider Konzentrationen eine Woche nach Absetzen einer Behandlung von sieben Tagen nachweisbar sind. Die topische Therapie mit Azolen wird bei der lokalisierten kutanen Candidiasis und Tinea versicolor bevorzugt.

> Terbinafin ist in Deutschland als Creme für die Behandlung von Hautinfektionen zugelassen (Anm. d. Hrsg.).

Eine systemische Therapie ist zur Behandlung einer Reihe nicht mehr lokalisierter Infektionen notwendig. Orales *Griseofulvin* ist das zugelassene Mittel der Wahl bei Tinea capitis, disseminierter Tinea corporis und Onychomykose. Orales *Ketoconazol* ist angezeigt bei der ausgedehnten, schweren kutanen und mukokutanen Candidiasis und diffusen Tinea versicolor. Orales *Itraconazol*, *Fluconazol* und *Terbinafin* werden möglicherweise nach weiterer Prüfung die vorgenannten Therapeutika ersetzen (Gupta et al., 1994a, 1994b). Empfehlungen für die kutane mykostatische Therapie sind in Tabelle 64.4 zusammengefaßt.

Tinea pedis Die Tinea pedis umfaßt drei verschiedene Syndrome: (1) die interdigitale Infektion der Haut zwischen den Zehen, die als trockene interdigitale, durch Invasion von Dermatophyten bedingte Schuppenbildung beginnt und bis zur durch die Einwanderung von Bakterien komplizierten Mazeration fortschreitet, (2) die schuppende, hyperkeratotische Mokassinkrankheit, bei der eine Beteiligung des dicken Stratum corneum der Fußsohle das Erreichen genügender Wirkstoffkonzentrationen behindert und (3) entzündliche, vesikulo-bullöse Effloreszenzen (Leyden und Aly, 1993).

Die *topische Therapie* mit Azolen und Allylaminen ist bei der trockenen Krankheit der Zwischenzehenhaut wirksam. Die mazerierte Form erfordert eine zusätzliche antibakterielle Therapie. *Econazolnitrat* mit seinem begrenzten antibakteriellen Spektrum ist das Azol der Wahl. Substanzen mit einem Austrocknungseffekt und breiter antibakterieller Aktivität, wie 20- bis 30%iges Aluminiumchlorid oder Gentianaviolett, können notwendig sein.

Die *systemische Therapie* mit *Griseofulvin* ist wirksamer bei der Mokassinkrankheit und vesikulo-bullösen Form und wird von einer topischen Langzeittherapie mit Azolen und Allylaminen gefolgt. Itraconazol, Fluconazol und orales Terbinafin ersetzen in der Zukunft möglicherweise die Therapie mit Griseofulvin.

Onychomykose Pilzinfektionen der Nägel werden meistens durch Dermatophyten verursacht, können aber auch durch Schimmelpilze oder *Candida* ausgelöst werden. Mischinfektionen sind häufig. Eine Nagelkultur muß vor Therapiebeginn angelegt werden, da 30% der Nagelveränderungen, die klinisch wie eine Onychomykose aussehen, tatsächlich eine Psoriasis oder andere dystrophe Zustände zugrundeliegen (Achten und Wanet-Rouard, 1978). Die Onychomykose dient Dermatophyten als Reservoir und trägt zum Versagen der Therapie und Rezidiven der Tinea pedis bei.

Bei der Onychomykose ist eine orale Therapie erforderlich, auch wenn die derzeit verfügbaren Wirkstoffe Griseofulvin und Ketoconazol nur eine eingeschränkte Wirksamkeit besitzen. Eine Behandlung der Fußnagelon-

Tabelle 64.4 Empfehlungen zur antimykotischen Therapie der Haut

KRANKHEITSFORM	TOPISCHE THERAPIE	ORALE THERAPIE
Tinea corporis, lokalisiert	Azole, Allylamine	–
Tinea corporis, disseminiert	–	Griseofulvin, Terbinafin, Itraconazol, Fluconazol*
Tinea pedis	Azole, Allylamine	Griseofulvin, Terbinafin, Itraconazol, Fluconazol*
Onychomykose	–	Griseofulvin, Terbinafin*, Itraconazol, Fluconazol*
Candidiasis, lokalisiert	Azole	
Candidiasis, disseminiert und mucokutan	–	Ketoconazol, Itraconazol, Fluconazol
Tinea versicolor, lokalisiert	Azole, Allylamine	
Tinea versicolor, disseminiert	–	Ketoconazol, Itraconazol, Fluconazol*

* Bei der genannten Krankheitsform derzeit experimentell.

In Deutschland ist Terbinafin für die orale Therapie bei T. pedis, T. corporis und T. cruris zugelassen (Anm. d. Hrsg.).

chomykose mit Griseofulvin über 12 - 18 Monate erzielt eine Heilungsrate von 50% und nach einem Jahr eine Rezidivrate von 50% (Davies et al., 1967). Die mit Ketoconazol erreichten Ergebnisse sind bei gleichzeitig bestehender Hepatotoxizität ähnlich enttäuschend. Terbinafin, Itraconazol und Fluconazol besitzen möglicherweise deutliche Vorteile. Sie erzielen rasch hohe Wirkstoffspiegel im Nagel, die nach Absetzen der Therapie andauern. Weitere Vorteile bestehen in dem breiteren Wirkspektrum von Itraconazol und Fluconazol und weniger Arzneimittelinteraktionen mit Terbinafin. Heilungsraten von 75% und mehr sind mit allen drei Wirkstoffen erreicht worden bei im Vergleich mit der Standardtherapie kürzerer Behandlungsdauer (Gupta et al., 1994a, 1994b). Die intermittierende Anwendung von Itraconazol (eine Woche pro Monat) und Fluconazol (einen Tag pro Woche) wird derzeit überprüft.

Virustatika

Die therapeutischen Möglichkeiten gegen virale Infektionen sind leider begrenzt. Das Virustatikum *Aciclovir* wird häufig zur Behandlung von kutanem Herpes simplex, Herpes zoster und Varizellen verwendet. Die Zulassung von *Famciclovir*, einem Prodrug von Penciclovir und die mögliche Zulassung von *Valaciclovir*, einem Prodrug von Aciclovir, können bei den Patienten möglicherweise die Dauer postherpetischer Neuralgien verkürzen. Bei Condylomata acuminata wird Interferon-alfa-2b in die Läsionen injiziert. Eine Besserung der Psoriasis bei AIDS-Patienten mit oralem Zidovudin wurde beschrieben. Diese Wirkstoffe werden in Kapitel 50 besprochen.

> In Deutschland ist Famciclovir bzw. Valaciclovir zur Frühtherapie des Herpes zoster zugelassen (Anm. d. Hrsg.).

ANTIHISTAMINIKA

Histamin findet sich in Mastzellen, Basophilen und Thrombozyten. Nach seiner Freisetzung bindet Histamin an H_1- und H_2-Rezeptoren in Blutgefäßen der Haut. Die Injektion von H_1-Rezeptor-Agonisten in die Haut verursacht Juckreiz, nicht aber die Injektion von H_2-Agonisten. Die vollständige H_1-Rezeptorblockade unterdrückt den Juckreiz nicht gänzlich und einige Untersuchungen weisen darauf hin, daß Kombinationen von H_1- und H_2-Rezeptorblockern alleinigen H_1-Blockern überlegen sein können (Bleehen et al., 1987). Ältere H_1-Rezeptor-Antagonisten besitzen eine gewisse anticholinerge Wirksamkeit und wirken sedierend. Neuere Antihistaminika des H_1-Typs (Terfenadin, Astemizol und Loratadin) haben keine anticholinergen Nebenwirkungen und wirken nicht sedierend, im wesentlichen, weil sie die Blut-Hirn-Schranke nicht passieren. Cetirizin, Acrivastin und Temelastin werden derzeit von der FDA bewertet oder befinden sich in klinischen Studien.

> Cetirizin ist in Deutschland zugelassen (Anm. d. Hrsg.).

H_2-Blocker sind Cimetidin, Ranitidin, Famitidin und Nizatidin. Abgesehen von ihrer Anwendung in Kombination mit H_1-Blockern bei Pruritus haben die H_2-Rezeptorblocker immunmodulierende Eigenschaften und sind bei Kindern zur Behandlung von Warzen angewandt worden (Orlow und Paller, 1993). Trizyklische Antidepressiva wirken auf H_1- und H_2-Rezeptoren und sind zur Behandlung von Pruritus und Urtikaria eingesetzt worden.

Antihistaminika werden in der Dermatologie häufig angewandt, um den Pruritus bei Urtikaria, atopischer Dermatitis, Kontaktdermatitis, Psoriasis und vielen anderen Zuständen zu behandeln. Die neueren, nicht sedierenden H_1-Rezeptorblocker sind so wirksam wie die älteren H_1-Blocker, etwa Hydroxyzin, verursachen aber keine Tachyphylaxie (Monroe, 1993). Nicht sedierende Antihistaminika sollten nicht mit Wirkstoffen wie Ketoconazol oder Erythromycin gegeben werden, die die Aktivität von Cytochrom P450 hemmen, da solche Interaktionen gelegentlich mit kardialen Arrhythmien assoziiert waren.

Die Pharmakologie der Histaminantagonisten wird im Detail in Kapitel 25 besprochen.

TOPISCHE ANTIPSORIATIKA

Die Psoriasis ist eine chronische, schuppende Hautefforeszenz, die durch eine Hyperproliferation der Keratinozyten charakterisiert ist. Sie befällt 1% der Bevölkerung der Vereinigten Staaten und hat eine genetische Grundlage. Es gibt zwar keine Heilung, aber zahlreiche Therapien in unterschiedlichen Applikationsformen (siehe Abbildung 64.1). Kortikosteroide (bereits besprochen), Kalzipotriol und Anthralin sind topische, für die lokalisierten Formen reservierte Therapien.

Kalzipotriol

Das Vitamin-D-Analogon *Kalzipotriol* wurde 1994 für die topische Behandlung der Psoriasis zugelassen. Die zufällige Beobachtung, daß sich bei einem Patienten mit Osteoporose die Gabe eines oralen Derivates von 1,25-Dihydroxyvitamin D_3 [1,25-$(OH)_2D$], der hormonell wirksamen Form von Vitamin D (siehe Kapitel 61), zur Besserung seiner Psoriasis führte, veranlaßte die klinische Überprüfung dieser Wirksubstanz als Antipsoriasismittel (Morimoto und Kumahara, 1985). 1,25-$(OH)_2D$ spielt eine bedeutende Rolle bei der Erhaltung der Kalziumhomöostase, es ist aber jetzt bekannt, daß es auch an zahlreichen anderen physiologischen Vorgängen beteiligt ist. Das Vitamin bindet an einen intrazellulären Rezeptor, der zu der Superfamilie der Steroidhormon-, Schilddrüsenhormon- und Retinoidrezeptoren gehört. Der Komplex aus Vitamin D und seinem Rezeptor bindet spezifisch an den Promotor eines Gens, das einen Transkriptionsfaktor kodiert. Der Rezeptor ist auf humanen epidermalen Keratinozyten, dermalen Fibroblasten, Langerhans-Inselzellen, Makrophagen und T-Lymphozyten vorhanden. In physiologischen Konzentrationen bewirkt

1,25-$(OH)_2$D eine verminderte Proliferation und eine Zunahme der morphologischen und biochemischen Differenzierung kultivierter Keratinozyten (Smith et al., 1986). In klinischen Studien sind sowohl orales als auch topisches 1,25-$(OH)_2$D wirksame antipsoriatische Wirkstoffe, aber ihre Anwendung ist durch die Hyperkalziurie beschränkt (Smith et al., 1988; Langner et al., 1992).

Kalzipotriol ist ein synthetisches Analogon von 1,24-Dihydroxyvitamin D_3 mit, wie nachfolgend dargestellt, einer Doppelbindung und einer Ringstruktur an seiner Seitenkette.

KALZIPOTRIOL

Diese Modifikationen bewirken eine schnelle Transformation zu inaktiven Metaboliten. Der Wirkstoff ist 200fach weniger wirksam als 1,25-$(OH)_2$D bei der Induktion von Hyperkalziurie und Hyperkalzämie. Seine Affinität zum Vitamin-D-Rezeptor entspricht der von 1,25-$(OH)_2$D. Seine Wirksamkeit bei der Psoriasis ist in doppelblinden, plazebokontrollieren Studien gezeigt worden (Kragballe, 1989).

Kalzipotriol wird als Salbe zweimal täglich auf psoriatische Plaques aufgetragen. Eine Besserung ist innerhalb von ein bis zwei Wochen nachweisbar und die maximale klinische Wirkung zeigt sich innerhalb von sechs bis acht Wochen. Bei den meisten Patienten stellt sich eine Besserung ein, die bei 15% einer kompletten Remission entspricht. Der Wirkstoff ist etwas wirksamer als das Kortikosteroid Betamethason-17-valerat oder eine kurzdauernde Behandlung mit Anthralin. Eine Erhaltungstherapie ist gewöhnlich notwendig, Tachyphylaxie tritt nicht auf (Kragballe, 1992).

Berichte über durch Kalzipotriol induzierte Hyperkalzämien sind selten und gingen gewöhnlich mit exzessivem Gebrauch des Wirkstoffs einher (Hardman et al., 1993). Der Wirkstoff darf nicht im Gesichtsbereich und sollte in interriginösen Arealen aufgrund erleichterter Resorption, die zu Reizungen führt, mit Vorsicht angewendet werden. Routinemäßige Laborkontrollen sind bei sachgerechter Anwendung nicht notwendig.

Anthralin

Chrysarobin ist der wirksame Bestandteil von Goapulver und wurde erstmals 1877 zur Behandlung der Psoriasis angewandt. Im Jahre 1926 wurde es durch die synthetische Verbindung Anthralin (1,8-Dihydroxy-9-anthron) ersetzt, die die folgende Struktur aufweist:

ANTHRALIN

Das Anthralinmolekül ist instabil und besitzt ein oxidierbares Zentrum an C10, das zu der Bildung von Abbauprodukten führt, die die charakteristische violettbraune Verfärbung von Haut und Kleidung hervorrufen. Der Mechanismus der antipsoriatischen Wirkung des Anthralins ist nicht bekannt, aber es hemmt die Zellatmung durch Inaktivierung der Mitochondrien (Reichert et al., 1985).

Anthralin (in Deutschland nicht im Handel, Anm. d. Hrsg.) wird topisch in Konzentrationen von 0,1% bis 1,0% angewandt. Der Wirkstoff kann auch in höheren Stärken in Vaseline oder Zinkpaste unter Beimischung von Salicylsäure als Antioxidans hergestellt werden. Bei der Standardtherapie wird eine niedrige Konzentration (0,1%) für einige Stunden appliziert, und dann wird die Konzentration allmählich gesteigert. Eine Modifikation dieser Behandlung, die sogenannte Kurzkontakttherapie, ist möglich, weil Anthralin in geschädigte Haut schneller und in größerem Ausmaß eindringt als in normale Haut (Schaefer et al., 1980). Deshalb wird durch eine Applikation von einer Stunde Dauer oder weniger der therapeutische Effekt bei verringerter Reizung optimiert. Die Kurzkontakttherapie wird mit höheren Konzentrationen begonnen (0,25% oder 0,5%), die über 20 - 30 Minuten appliziert und schneller gesteigert werden. Die Medikation muß anschließend mit Seife vollständig entfernt werden.

Die wichtigsten Nebenwirkungen von Anthralin sind Verfärbungen und Reizung der nicht betroffenen Haut. Aufgrund individueller Unterschiede der Hautempfindlichkeit sind engmaschige Kontrollen der Reizungen und Vorsicht bei der Fortführung der Therapie erforderlich. Die Behandlung von Läsionen im Gesicht und intertriginösen Bereichen ist nicht ratsam. Das Auftreten dauerhafter Flecken an Kleidung und Badeausstattung ist lästig. Systemische Nebenwirkungen von Anthralin sind nicht bekannt.

PHOTOCHEMOTHERAPIE

Elektromagnetische Strahlung ist eine durch ihre Wellenlänge definierte Energieform. Sie wird, wie in Abbildung 64.3 gezeigt, in verschiedene Bereiche eingeteilt. Dermatologen befassen sich zumeist mit den Bereichen der ultravioletten Strahlung (UVC 200 - 290 nm, UVB 290 - 320 nm und UVA 320 - 400 nm) und mit dem sichtbaren Licht (400 - 800 nm). UVC wird von der Ozonschicht resorbiert und erreicht die Erdoberfläche nicht. UVB ist die am stärksten erythemogene und melanogene Strahlungsart und verursacht Sonnenbrand, Sonnenbräune,

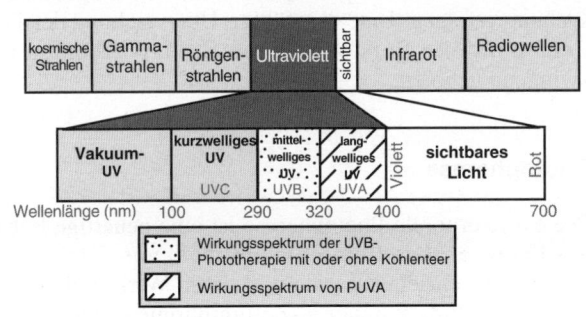

Abbildung 64.3 Das elektromagnetische Spektrum. Sonnenstrahlung ist durch ihre Wellenlänge definiert. Ultraviolette und sichtbare Strahlung (vergrößert) werden in der Dermatologie therapeutisch angewandt: UVB in der Phototherapie, UVA in der Photochemotherapie (PUVA, Psoralene und UVA) und sichtbares Licht in der photodynamischen Therapie.

Hautkrebs und lichtinduzierte Alterungsprozesse. Die längeren Wellenlängen von UVA sind 1000fach weniger erythemogen als UVB. Sie dringen jedoch tiefer ein und tragen zu lichtinduzierter Alterung und Photodermatosen bei. Sie verstärken auch die UVB-induzierten Erytheme und erhöhen das Risiko der UVB-induzierten Kanzerogenese. Die sichtbare Strahlung ist für die mit einer Photosensibilierung assoziierten Effloreszenzen verantwortlich.

Trotz ihrer Nebenwirkungen wird die nicht ionisierende elektromagnetische Strahlung therapeutisch genutzt. Phototherapie und Photochemotherapie sind Behandlungsmethoden, bei denen Strahlung einer geeigneten Wellenlänge genutzt wird, um in An- oder Abwesenheit eines photosensibilisierenden Wirkstoffs eine therapeutische Antwort zu erzielen. Die Strahlung muß von einem Zielmolekül – dem Chromophor – absorbiert werden, das bei der Phototherapie ein endogenes Molekül und bei der Photochemotherapie ein exogenes Molekül ist. Die Patienten sollten vor Beginn der Therapie keine anderen photosensibilisierenden Medikationen einnehmen. Typische photosensibilisierende Medikationen enthalten Phenothiazine, Thiazide, Sulfonamide, nicht-steroidale antiinflammatorische Wirkstoffe, Sulfonylharnstoffe, Tetracycline und Benzodiapezine, sind aber keineswegs auf diese Wirkstoffe beschränkt. In diesem Abschnitt werden die Chemikalien besprochen, die in Kombination mit Strahlung bei der Behandlung von Hautkrankheiten angewandt werden.

PUVA: Psoralene und UVA

Geschichte Die Photochemotherapie mit psoralenhaltigen Pflanzenextrakten wurde bereits in Ägypten und Indien im Jahr 1500 v.Chr. zur Behandlung der Vitiligo praktiziert. El Mofty von der Universität Kairo benutzte 1947 als erster ein gereinigtes Psoralen zur Behandlung der Vitiligo. 1974 beschrieben Parrish et al. die erfolgreiche Behandlung der schweren Psoriasis mit 8-Methoxypsoralen (P) und UVA und prägten die Abkürzung PUVA. PUVA ist zur Behandlung von Vitiligo und Psoriasis zugelassen. Seine breite Anwendung mit ausführlichen Folgeuntersuchungen hat umfassende Daten zu Nebenwirkungen und Wirksamkeit geliefert.

Chemie Die Psoralene gehören zur Klasse der Furocoumarin-Verbindungen, die durch Fusion eines Furans mit Coumarin entstehen. Sie kommen in vielen Pflanzen vor, darunter Limonen, Zitronen, Feigen und Pastinaken. In der PUVA-Therapie werden vier Psoralene eingesetzt: *Psoralen*, 5-Methoxypsoralen (*Bergapten*), 8-Methoxypsoralen (*Methoxsalen*) und 4,5,8-Trimethylpsoralen (*Trioxsalen*). Nur die die beiden letztgenannten sind in den Vereinigten Staaten erhältlich, in erster Linie wird Methoxsalen verwendet. Die Strukturformeln dieser Wirkstoffe sind wie folgt:

Bergapten ist in Europa erhältlich und kann möglicherweise die mit PUVA einhergehenden Nebenwirkungen vermindern. Es ist derzeit in den Vereinigten Staaten in der klinischen Prüfung.

Pharmakologie Die Psoralene werden nach oraler Gabe rasch resorbiert. Die maximale Photosensibilisierung wird im Mittel ein bis zwei Stunden nach Einnahme von Methoxsalen erreicht. Flüssige Formulierungen sind den früher benutzten kristallinen Präparationen überlegen und führen schneller und reproduzierbarer zu höheren Serumspitzenspiegeln. Es findet eine signifikante, aber sättigbare First-pass-Eliminierung in der Leber statt, die für die individuell unterschiedlichen Plasmaspiegel nach einer Standarddosis verantwortlich sein kann. Methoxsalen hat eine Serumhalbwertszeit von ungefähr einer Stunde, aber die Haut bleibt für acht bis zwölf Stunden lichtempfindlich. Trotz einer breiten Verteilung des Wirkstoffs im Körper wird er nur in der Haut aktiviert, in die UVA eindringt. Topische Therapie mit 1% Methoxsalen-Lotion erzielt systemische Wirkstoffkonzentrationen (Gupta und Anderson, 1987).

Trioxsalen wird schlecht resorbiert, schnell in der Leber metabolisiert und führt gewöhnlich nicht zu meßbaren Serumspiegeln. Seine kutane Phototoxizität nach oraler Dosierung ist begrenzt.

Der Mechanismus der Photosensibilisierung durch PUVA ist unbekannt. Das Wirkungsspektrum von oralem PUVA liegt zwischen 320 nm und 335 nm. Es finden zwei verschiedene Photoreaktionen statt. An Typ-I-Reaktionen ist die sauerstoffunabhängige Bildung von mono- und bifunkinalen DNS-Addukten beteiligt. An den sauerstoffabhängigen Typ-II-Reaktionen ist Energietransfer auf molekularem Sauerstoff beteiligt. Die therapeutische Wirkung von PUVA bei Psoriasis resultiert möglicherweise aus einer verminderten DNA-abhängigen Proliferation nach Adduktbildung. Aber auch durch PUVA bedingte Veränderungen im Immunsystem können eine Rolle spielen (Gupta und Anderson, 1987).

PUVA fördert die Melanogenese in der normalen Haut. Die Pigmentierung entsteht durch den Transfer von Melanosomen von den Melanozyten zu Epidermiszellen. Änderungen der Größe der Melanosomen oder ihres Verteilungsmusters finden nicht statt.

Therapeutischer Einsatz *Methoxsalen* ist in Form von Kapseln erhältlich. Die Dosis von 0,5 mg/kg wird 1,5 - 2 Stunden vor der Exposition gegen UVA eingenommen. Für die topische Anwendung ist Methoxsalen als Lotion erhältlich.

> Methoxsalen-Lotion ist in Deutschland nicht im Handel (Anm. d. Hrsg.).

Es kann für die Anwendung im Badewasser verdünnt werden, wobei geringe systemische Psoralenspiegel entstehen. Die phototoxische Wirkung ist bei der topischen Psoralenanwendung gesteigert und die UVA-Dosis muß vorsichtig eingestellt werden. *Trioxsalen* wird gelegentlich oral zur Therapie der Vitiligo angewandt. Die empfohlene Dosis beträgt 0,2 - 0,5 mg/kg. Aufgrund der begrenzten Resorption dieses Wirkstoffs ist es in Kombination mit natürlichem Sonnenlicht angewandt worden.

> Trioxsalen ist in Deutschland nicht im Handel; hier ist 9-Methoxypsoralen (Ammoidin) zur Behandlung der Psoriasis vulgaris, kutanen T-Zellymphomen und Vitiligo zugelassen (Anm. d. Hrsg.).

In amerikanischen und europäischen multizentrischen Kooperationsstudien über PUVA zur Behandlung der Psoriasis wurden initiale Erfolgsraten von nahezu 90% erzielt (Melski et al., 1977; Henseler et al., 1981). In den Vereinigten Staaten wird die Behandlung dreimal wöchentlich und in Europa viermal wöchentlich durchgeführt. Rezidive treten bei den meisten Patienten innerhalb von sechs Monaten nach Beendigung der Behandlung auf. Verschiedene Erhaltungsschemata sind mit unterschiedlichem Erfolg empfohlen worden.

PUVA kann bei Vitiligo eine Stimulation der Melanozyten mit der Folge einer kosmetischen Repigmentierung induzieren. Die Erfogsraten sind am höchsten bei jungen Menschen, bei denen die Krankheit erst vor kurzem in nicht akralen Partien begonnen hat. Die lokalisierte Vitiligo wird topisch mit 0,1% Methoxsalen-Lotion behandelt. Die diffuse Form wird durch die systemische Applikation von Trioxsalen oder Methoxsalen behandelt. Methoxsalen ist hierbei wirksamer.

PUVA wird auch bei der Behandlung kutaner T-Zellymphome, atopischer Dermatitis, Alopecia areata, Lichen planus, Urticaria pigmentosa und kutaner Photosensibilisierung angewandt.

Nebenwirkungen und Therapiekontrolle Die wichtigsten akuten Nebenwirkungen von PUVA sind Nausea, Hitzewallungen und schmerzhaften Erythemen. Die PUVA-induzierte Entzündung tritt im Vergleich mit UVB verzögert auf und erreicht ihren Gipfel 48 - 72 Stunden nach Exposition.

Chronische Wirkungen auf die Haut werden beobachtet. Aktinische Keratosen, PUVA-Lentigo, photoinduzierte Alterung und Hautkrebs (jedoch nicht Melanome) sind Folgen der chronischen PUVA-Therapie. Plattenepithelkarzinome treten zehnfach häufiger auf als erwartet (Stern et al., 1988). Das männliche Genital ist gegenüber PUVA sehr empfindlich (Stern et al., 1990). Katarakte sind bei Mäusen und anderen Nagern beobachtet werden.

Leberfunktion, Serumkreatinin und die antinukleären Antikörper Ro (SSB) und La (SSa) sollten untersucht werden und vor Therapiebeginn sollte eine Augenuntersuchung erfolgen. Eine sorgfältige Überwachung der Patienten auf die Entstehung von Hautkarzinomen ist zwingend geboten.

Photopherese

Die extrakorporale Photopherese ist eine neuartige Form der Pheresebehandlung, die erstmals von Edelson et al. 1987 beschrieben wurde und deren Wirksamkeit bei der Behandlung kutaner T-Zellymphome erwiesen ist. Die Patienten erhalten Psoralen per os. Die weißen Blutzellen werden in der extrakorporalen Pheresemaschine separiert und einer UVA-Strahlung ausgesetzt. Diese Zellen werden dann den Patienten zurückgegeben. Zahlreiche Mechanismen tragen wahrscheinlich zu der Wirksamkeit dieses Verfahrens bei. Durch UVA und Psoralen geschädigte Leukozyten werden rasch aus dem Körper eliminiert. Zusätzlich scheint ein aktiver Immunisierungsvorgang stattzufinden, der in der Zerstörung einer großen Zahl abnormer T-Zellen resultiert. Die Freisetzung von Entzündungsmediatoren aus mononukleären Zellen trägt möglicherweise auch zu den Wirkungen bei (Rook et al., 1993).

Zu Beginn erhalten die Patienten eine monatliche Behandlung an zwei aufeinanderfolgenden Tagen. Die Behandlungsabstände werden bei klinischer Besserung der Patienten vergrößert. Patienten mit Sézary-Syndrom oder solche im Plaquestadium kutaner T-Zellymphome mit einem atypischen peripheren Blutbild sprechen am besten auf die Therapie an. Patienten, deren Krankheitsparameter eine geringe Ansprechwahrscheinlichkeit auf die alleinige Photopherese anzeigen, erhalten eine adjuvante Therapie, unter anderem Interferon alfa und eine oberflächliche Elektronenbestrahlung. Bei Patienten mit Sézary-Syndrom können länger dauernde klinische Remissionen beobachtet werden. Günstige Ergebnisse wurden auch bei Pemphigus vulgaris und systemischer Sklerose erzielt und zur Zeit laufen klinische Studien bei zahlreichen anderen Krankheiten. Die Behandlung wird als adjuvante immunsuppressive Therapie nach Transplantationen überprüft (Rook et al., 1993).

Während der Prozedur müssen die Patienten sorgfältig überwacht werden. Auch wenn vorübergehendes Fieber und die bereits besprochenen akuten Wirkungen der Psoralene auftreten können, sind ernste Nebenwirkungen selten.

Photodynamische Therapie

Bei der photodynamischen Therapie werden photosensibilisierende Wirkstoffe und Licht zur Behandlung maligner und benigner Krankheiten eingesetzt. Die photosensible chemische Reaktion benötigt Sauerstoff. In der Haut aktiviert Licht Porphyrinmoleküle, und diese Moleküle transferieren Energie unter Bildung von zytotoxischem Singulett-Sauerstoff mit der Folge letaler Veränderungen zellulärer Membranen und nachfolgenden Gewebedestruktionen.

Porphyrinderivate wie Hämatoporphyrine (Photofrin I) und der stärker aufgereinigte Wirkstoff Natriumporfimer (Photofrin II) werden häufig als photosensibilisierende Chemikalien verwendet. Photosensibilisatoren der zweiten Generation sind das Benzoporphyrinderivat Monoacidring A (BPD-MA) und Mono-1-aspartylchlorin E6 (NPe6), die eine geringere Tendenz haben, eine länger andauernde kutane Photosensibilisierung zu erzeugen. Photosensibilisatoren der dritten Generation sind die antikörperkonjugierten Photosensibilisatoren (Lui und Anderson, 1993). Der als Lichtquelle eingesetzte spezielle Laser hängt von der Art des Photosensibilisators und der gewünschten Eindringtiefe in das Gewebe ab. Potentielle Anwendungen in der Dermatologie sind die Behandlung maligner Hautläsionen und nicht-onkologischer Krankheiten, wie Psoriasis, Alopezie, Virusinfektionen und Gefäßmissbildungen. Die photodynamische Therapie ist auch bei Karzinomen von Blase, Bronchien und Ösophagus angewandt worden. Diese Behandlung ist derzeit noch experimentell. Eine über sechs bis acht Wochen anhaltende Photosensibilität ist die wesentliche Nebenwirkung. Schmerzen und ausgedehnte Gewebsnekrosen können insbesondere bei großen Läsionen auftreten.

Kohlenteer

Kohlenteer hat als alleinige Behandlung der Psoriasis nur einen begrenzten Effekt und wird für diese Indikation nun überwiegend mit UVB kombiniert. Er fällt bei der Herstellung von Koks und Gas aus Steinkohle an und hat eine außerordentlich komplexe Zusammensetzung, ist reich an polyzyklischen Kohlenwasserstoffen und von variabler Zusammensetzung. Über seine Wirkungsweise, die möglicherweise antimitotische Mechanismen einschließt, ist wenig bekannt (Lowe et al., 1983). Kohlenteer ist im UVA- und sichtbaren Bereich phototoxisch mit einem Wirkungsspektrum zwischen 340 nm und 430 nm. Eine Exposition der Haut in diesem Bereich ruft Erytheme und Brennen hervor, sogenanntes „Teerbrennen", das eine extensive Nutzung des photodynamischen Potentials von Kohlenteer bei der Behandlung der Psoriasis verhindert.

Kohlenteersalben enthalten gewöhnlich 2 - 5% rohen Kohlenteer, der in Vaseline dispergiert ist. Die Anwendung von Kohlenteer mit täglicher UVB-Bestrahlung – bekannt als Goeckermann-Schema – stellt eine hochwirksame Therapie der Psoriasis dar. Es verbessert die Wirksamkeit von suberythemogem UVB wahrscheinlich eher durch ergänzende Effekte als durch die Photoaktivierung des Teers. Stärker raffinierte Teerextrakte liegen in Form von Lösungen, Gelen, Shampoos und Bädern vor, sind allerdings als Primärtherapeutika nur von begrenzter Wirkung.

Als Nebenwirkung von Kohlenteer ist in erster Linie eine Follikulitis zu nennen. Reizungen und allergische Reaktionen sind selten, und obwohl in Tierexperimenten eine kanzerogene Wirkung von Kohlenteer gezeigt wurde, sind durch die klinische Anwendung hervorgerufene Karzinome selten (Dodd, 1993).

SONNENSCHUTZMITTEL

Sonnenbrand und wirkstoffinduzierte phototoxische Reaktionen sind akute Wirkungen einer Sonnenexposition. Die chronischen Wirkungen umfassen lichtinduzierte Alterungsprozesse und Hautkrebs. Sonnenschutzmittel sind topische Mittel, die die Menge der die Haut erreichenden ultravioletten Strahlung reduzieren oder vollständig blockieren. Topische Sonnencremes werden in physikalische und chemische Mittel eingeteilt.

Physikalische Sonnenschutzmittel enthalten große, partikelförmige Inhaltsstoffe, die UVA, UVB und sichtbares Licht reflektieren und streuen. Unter diesen Inhaltsstoffen sind Titandioxid, Talkum, Magnesiumoxid, Zinkoxid, Kaolin, Eisenchlorid und Ichthamnol. Derartige Sonnencremes sind trüb und deshalb oftmals aus kosmetischen Gründen nicht akzeptabel. Sie werden lokal angewandt, etwa auf der Nase. Neuere Formulierungen aus mikronisiertem Titandioxid werden eher akzeptiert.

Chemische Sonnenschutzmittel sind transparent und absorbieren bestimmte Anteile der ultravioletten Strahlung. Ester der *p*-Aminobenzoesäure, Cinnamate und Salicylate sind wirksame UVB-blockierende Verbindungen. Benzophenone, Anthranilate und insbesondere Avobenzone sind wirksame UVA-Schutzmittel. In kommerziellen Produkten sind üblicherweise zahlreiche chemische Sonnenschutzmittel kombiniert, um ein breites Schutzspektrum zu gewährleisten. Der Schutz gegen UVB ist wirkungsvoller als gegen UVA.

Die Wirksamkeit von Sonnenschutzmitteln wird durch ihren Sonnenschutzfaktor (*sun protection factor*, SPF) definiert. Der SPF ist das Verhältnis der minimalen erythemogenen Dosis von UVB-Strahlung auf sonnengeschützer im Vergleich zu ungeschützter Haut. Theoretisch sollte es ein Sonnenschutzmittel mit dem SPF 15 ermöglichen, 15mal soviel Sonnenlicht als mit ungeschützter Haut zu vertragen. Das trifft jedoch nur selten zu, da Faktoren wie Schwitzen, Reflektion und Wind die Wirkung beeinträchtigen. Für die UVA-Schutzwirkung gibt es keinen standardisierten Test.

Ein wesentliches Merkmal eines Sonnenschutzmittels ist sein Widerstand gegen Wassereinwirkung. Ein „wasserresistentes" Sonnenschutzmittel sollte auch nach bis zu 40 Minuten in Wasser noch wirken, ein „wasserfestes" Sonnenschutzmittel widersteht Wasser auch 80 Minuten lang. Die Trägersubstanz spielt bei dieser Eigenschaft eine wichtige Rolle. Vor einer Exposition außerhalb geschlossener Räume sollten wasserfeste Sonnenschutzmittel mit einem SPF von 15 oder mehr aufgetragen werden. Erneute Auftragung nach längerer Exposition ist empfehlenswert.

Thompson et al. (1993) haben kürzlich gezeigt, daß die regelmäßige Anwendung von Sonnenschutzmitteln die Entstehung von Sonnenkeratosen, Vorstufen von Plattenepithelkarzinomen der Haut, verhindert. Es ist jedoch die Hypothese formuliert worden, daß Sonnenschutzmittel bei längerer Sonnenexposition zwar vor UVB-induzierten Erythemen schützen, aber eine immer noch bedeutsame UVA-Exposition zulassen. Es wurde vermutet, daß dies teilweise für die steigende Inzidenz des Melanoms verantwortlich ist (Garland et al., 1993). Deshalb sollten Sonnenschutzmittel mit anderen Maßnahmen, die Exposition der Haut gegen Sonnenlicht zu vermindern oder zu verhindern, kombiniert werden.

Nebenwirkungen Kontakt- und Photokontaktdermatitiden treten bei den meisten Menschen selten auf, sind aber bei Atopikern häufig. Alkohole oder Duftstoffe in einigen Sonnenschutzmitteln können die Haut reizen und so zu mangelhafter Anwendung führen.

VERSCHIEDENE WIRKSTOFFE

Minoxidil

Topisches *Minoxidil* ist die erste von der FDA zugelassene Medikation zur Stimulation des Haarwachstums. Aufmerksam wurde man, als bemerkt wurde, daß orales Minoxidil eine Hypertrichose verursacht. In einer multizentrischen, plazebokontrollierten, multinationalen Studie bei Männern mit androgenetischer Alopezie führte eine 2%ige Minoxidil-Lösung zu dichtem Haarwachstum bei 0,7% der Patienten, moderatem Wachstum bei 8% und geringem Wachstum bei 25%. Das Ansprechen scheint bei Männern günstiger zu sein, die jünger als 40 Jahre alt waren, die ihre Glatze seit weniger als zehn Jahren hatten und bei denen der Durchmesser der kahlen Stelle weniger als 10 cm betrug. (Price, 1987). Frauen scheinen besser anzusprechen. Nach einer 32wöchigen Behandlung mit einer 2%igen Minoxidil-Lösung zeigten 63% der behandelten Frauen ein geringes bis moderates Haarwachstum. Der Mechanismus konnte nicht vollständig aufgeklärt werden. Der Wirkstoff scheint keine antiandrogene Wirkung auszuüben. Er bewirkt eine Proliferation epithelialer Zellen in der Nähe der Basis des Haarfollikels und möglicherweise eine Dilatation von Blutgefäßen der Kopfhaut (Savin und Atton, 1993).

Minoxidil ist zur Behandlung der androgenetischen Alopezie bei Männern und Frauen zugelassen und muß zweimal täglich angewandt werden. Wenn der Wirkstoff abgesetzt wird, fällt Haar, das nachgewachsen oder erhalten geblieben ist, aus. Es gibt keine Hinweise auf kardiovaskuläre Wirkungen (Spindler, 1988). Allergische Kontaktdermatitiden und Reizungsreaktionen können auftreten. Es gibt gelegentlich Berichte über Haarwachstum an vom topischen Applikationsort entfernten Stellen.

> Topisches Minoxidil ist in Deutschland nicht im Handel (Anm. d. Hrsg.).

Keratolytika

Keratolytika, darunter *Milchsäure*, *Glykolsäure* und *Salicylsäure* werden bei der Behandlung multipler hyperkeratotischer und schuppender Hauteffloreszenzen angewandt. Milchsäure und Glykolsäure sind α-Hydroxysäuren, die aus normalen Nahrungsbestandteilen gebildet werden. Es wird spekuliert, daß die α-Hydroxysäuren die Kohäsion der Korneozyten durch Interferenz mit Ionenbindungen vermindern (Van Scott und Yu, 1984). Salicylsäure hat möglicherweise eine direkte lysierende Wirkung auf das Stratum corneum durch Auflösung der interzellulären Matrix (Davies und Marks, 1976).

Milchsäure und Salicylsäure werden bei der Behandlung hyperkeratotischer Hautkrankheiten und Warzen topisch angewandt. Es sind zahlreiche Präparationen erhältlich. Eine langdauernde Anwendung von Salicylsäurepräparaten auf ausgedehnten Hautarealen kann insbesondere bei Kindern und Patienten mit Nieren- und Leberfunktionsstörungen zu Salicylismus führen. Hautreizungen sind bei höheren Konzentrationen eine häufige Nebenwirkung. Eine Emulsion, die 12%ige Milchsäure enthält, und mit Ammoniumhydroxid abgepuffert wird, um eine Lotion mit einem pH-Wert von 4,5 bis 5,5 zu erhalten, ist eine wirksame Feuchtigkeitslotion, die zur Behandlung von Xerosis und Ichthyosis vulgaris indiziert ist.

> Ein vergleichbares Präparat ist für die genannte Indikation in Deutschland nicht im Handel (Anm. d. Hrsg.).

Glykolsäure wird in Form zahlreicher kosmetischer Präparate (4 - 10%) angeboten und zur Behandlung von Xerosis, Ichthyosis und der photoinduzierten Alterung angewandt. Eine große Zahl von Produkten, viele davon frei verkäuflich, werden auf verschiedenste Weise angewandt, so daß eindeutige therapeutische Empfehlungen nicht gegeben werden können. Zur Durchführung oberflächlicher chemischer Schälungen bei der Behandlung durch Lichteinwirkung gealterter Haut werden Konzentrationen von 50 - 70% angewandt. Die Behandlung ist nicht anerkannt und adäquat kontrollierte Studien fehlen.

Destruierende Wirkstoffe

Podophyllin (Podophyllumharz) ist eine Mischung chemischer Verbindungen aus der Pflanze *Podophyllum peltatum* (Mandragore oder Maiapfel). Der Hauptbestandteil des Harzes ist *Podophyllotoxin* (Podofilox). Es bindet an Mikrotubuli und bewirkt eine Mitosearretierung in der Metaphase. Podophyllumharz von 10 - 40% wird wöchentlich für zwei bis sechs Stunden von einem Arzt zur Behandlung anogenitaler Warzen aufgetragen. Die Hauptnebenwirkungen sind Reizungen und lokale Ulzerationen. Schwere Neuropathien und Todesfälle sind nach Applikation großer Mengen bei multiplen Läsionen beschrieben worden. Es sollte während der Schwangerschaft nicht angewandt werden. Podofilox ist als 0,5%ige Lösung zur zweimal täglichen Anwendung an drei aufeinander folgenden Tagen erhältlich. Wöchentliche Zyklen können wiederholt werden.

Trichloressigsäure ist ein wirksames hämostatisches Ätzmittel. In Konzentrationen von 50 - 75% wird es als destruierendes Agens benigner und dysplastischer Hautläsionen angewandt. In niedrigerer Konzentration wird es als chemisches Schälungsmittel zur Behandlung von lichtgeschädigter Haut verwendet.

Hydrochinon

Hydrochinon verursacht reversible Depigmentierungen der Haut durch Hemmung der enzymatischen Oxidation von Tyrosin zu 3,4-Dihydroxyphenylalanin und eine nachhaltige Hemmung anderer metabolischer Prozesse der Melanozyten. Es ist zum allmählichen Bleichen hyperpigmentierter Haut indiziert, etwa bei Melasma, Sommersprossen und seniler Lentigo. Exposition gegen ultraviolette Strahlung bewirkt eine erneute Pigmentbildung, so daß Hydrochinon oftmals in Kombination mit einem Breitspektrumsonnenschutzmittel angewandt wird. Es sind zahlreiche Präparate erhältlich.

Capsaicin

Capsaicin ist eine in der Pflanzenfamilie Solanaceae natürlich vorkommende Substanz. Es bewirkt einen lokalen Entzug der Substanz P, eines endogenen Neuropeptids, das an der Übertragung von Schmerzimpulsen beteiligt ist. Es ist als 0,025%ige und 0,075%ige Creme zur drei- bis viermaligen täglichen Anwendung erhältlich.

> In Deutschland ist eine 0,03%ige Zubereitung mit Campher und Benzylnikotinat im Handel (Anm. d. Hrsg.).

Es wird bei postherpetischen Neuralgien, rheumatoider Arthritis, Arthrose und schmerzenden diabetischen Neuropathien verordnet, seine Wirksamkeit bei der Schmerzlinderung wird jedoch angezweifelt.

Masoprocol

Masoprocol ist eine Dicatecholverbindung mit einem aliphatischen *spacer*, die aus der Pflanze Larrea divaricata gewonnen wird. Es ist ein wirksamer 5'-Lipoxygenase-Inhibitor mit zytostatischer Wirkung. Es ist bei der topischen Therapie aktinischer Keratosen wirksam (Olsen et al., 1991). *Masoprocol* ist als Creme erhältlich und wird zweimal täglich über ungefähr einen Monat angewandt. Häufige Nebenwirkungen sind Rötungen, Abschuppungen und Pruritus. Neun Prozent der Patienten entwickeln eine Kontaktallergie. Vergleichende Doppelblindstudien mit 5-Fluoruracil sind nicht durchgeführt worden, wären aber notwendig.

Masoprocol-Creme ist in Deutschland nicht im Handel (Anm. d. Hrsg.).

Colchizin

Colchizin wird für eine Reihe nicht zugelassener Indikationen in der Dermatologie angewandt, im wesentlichen bei der Beteiligung polymorphkerniger Leukozyten an der Pathogenese der Krankheit. Darunter sind die kutane leukozytoklastische Vaskulitis, M. Behçet und M. Sweet (Asherson et al., 1991). Es gibt einige Berichte über seine Anwendung bei Epidermolysis bullosa aquisita und rezidivierender Stomatitis aphthosa.

Gold

Injizierbare Goldkomplexe (z. B. Natriumaurothiomalat) werden als nicht zugelassene Zweitlinientherapeutika bei Pemphigus vulgaris und kutanem Lupus erythematodes eingesetzt. Die Wirksamkeit beim Pemphigus ist oft nur vorübergehend und beim Lupus besteht die Sorge, daß bei Entwicklung einer Proteinurie eine ätiologische Differenzierung zwischen Lupus und Goldpräparat erschwert sein kann.

Hautefflorenszenzen und Stomatitiden sind die häufigsten Nebenwirkungen einer Goldbehandlung (Thomas, 1987; Svensson und Theander, 1992) und umfassen Chrysodermie, Pruritus, dem Lichen planus ähnliche Effloreszenzen, orale lichenoide Reaktionen und die exfoliative Dermatitis. Hautefflorenszenzen infolge einer Goldbehandlung können Monate andauern. Selten kann eine akute Lebernekrose bei der Therapie mit Gold auftreten (Rye und Krusinski, 1993). Eine ausführlichere Besprechung der Pharmakologie, Anwendung und Nebenwirkungen von Gold findet sich in Kapitel 27.

AUSBLICK

Die Anwendung der Retinoide führte in den 1980er Jahren zu großen Fortschritten bei der Behandlung von Hautkrankheiten und diese Substanzen wären vielleicht noch wirksamer, wenn es gelänge, durch die Aufklärung der durch ihre nukleären Rezeptoren vermittelten Mechanismen die therapeutischen Vorzüge zu erhalten und gleichzeitig teratogene und andere Nebenwirkungen zu verhindern. Die Entwicklung synthetischer Retinoide zur Behandlung und Prävention topischer und systemischer Krebsformen könnte große therapeutische Chancen eröffnen. Ciclosporin wird als möglicher Vorläufer weniger toxischer Immunsuppressiva zur Behandlung der Psoriasis und anderer immunologischer Krankheiten betrachtet.

Neue topische Therapien häufiger Krankheiten können möglicherweise die Lebensqualität vieler Patienten verbessern. Der Beitrag der UVA-Strahlung bei der Entstehung von Hautkrebs und Hautalterung ist erwiesen. Die Herstellung und Anwendung von Breitspektrumsonnenschutzmitteln wird zu einem besseren Hautschutz führen und den alarmierenden Anstieg der Inzidenz von Hautkrebs hoffentlich vermindern. Dermatophyteninfektionen, insbesondere die außerordentlich häufige Krankheit Tinea pedis, können vielleicht dauerhaft durch Eliminierung der als Reservoir dienenden Nagelinfektion (Onychomykose) geheilt werden. Nagellacke wie etwa Amorolfine sind möglicherweise bei ein- bis zweimaliger wöchentlicher Anwendung wirksam (Gupta et al., 1994a, 1994b). Die Suche nach dem bisher nicht gefundenen Wirkstoff, der zuverlässig das Haarwachstum stimuliert, wird zweifellos weitergehen. Die Erforschung oraler und topischer 5α-Reduktase-Hemmer wie etwa Finasterid wird vielleicht zu der Entwicklung eines wirksameren Mittels zur Behandlung der androgenetischen Alopezie führen. Diese Wirkstoffe wären auch potentielle Behandlungen der Akne.

Schließlich konnten die genetischen Grundlagen einer Reihe von Hautkrankheiten entschlüsselt werden, einschließlich Epidermolysis bullosa, X-Chromosom-gekoppelter Ichthyosis und Ehlers-Danlos-Syndrom. Ein Suszeptibilitätsgen für die familiäre Psoriasis wurde am distalen Ende von Chromosom 17q lokalisiert (Tomfohrde et al., 1994), und es findet derzeit eine intensive Suche nach weiteren, an der Entstehung dieser Krankheit beteiligten Genen statt. Während Gentherapien noch nicht unmittelbar bevorstehen, versprechen die Lokalisierung von Gendefekten, die Erforschung der Produkte derartiger Gene und die Entwicklung pharmazeutischer Substanzen, die gegen diese Defizite gerichtet sind, viele und aufregende zukünftige Entwicklungen.

Zur weiteren Diskussion von Hautkrankheiten siehe *Harrison's Principles of Internal Medicine*, 14th ed., McGraw-Hill, New York, 1998, deren deutsche Ausgabe 1999 erscheint.

LITERATUR

Achten, G., and Wanet-Rouard, J. Onychomycosis in the laboratory. *Mykosen Suppl.*, **1978**, *23*:125—127.

Asherson, R.A., D'Cruz, D., Stephens, C.J., McKee, P.H., and Hughes, G.R. Urticarial vasculitis in a connective tissue disease clinic: patterns, presentations, and treatment. Semin. *Arthritis Rheum.*, **1991**, *20*:285—296.

Barker, N., Hadgraft, J., and Rutter, N. Skin permeability in the newborn. *J. Invest. Dermatol.*, **1987**, *88*:409—411.

Bershad, S., Rubinstein, A., Paterniti, J.R., Le, N.A., Poliak, S.C., Heller, B., Ginsberg, H.N., Fleischmajer, R., and Brown, W.V. Changes

in plasma lipids and lipoproteins during isotretinoin therapy for acne. *N. Engl. J. Med.*, **1985**, *313*:981—985.
Bleehen, S.S., Thomas, S.E., Greaves, M.W., Newton, J., Kennedy, C.T., Hindley, F., Marks, R., Hazell, M., Rowell, N.R., Fairiss, G.M., Cartwright, P.H., Glenny, H.P., and Howland, K. Cimetidine and chlorpheniramine in the treatment of chronic idiopathic urticaria: a multi-center randomized double-blind study. *Br. J. Dermatol.*, **1987**, *117*:81—88.
Booth, S.A., Moody, C.E., Dahl, M.V., Herron, M.J., and Nelson, R.D. Dapsone suppresses integrin-mediated neutrophil adherence function. *J. Invest. Dermatol.*, **1992**, *98*:135—140.
Boudreaux, A.A., Smith, L.L., Cosby, C.D., Bason, M.M., Tappero, J.W., and Berger, T.G. Intralesional vinblastine for cutaneous Kaposi's sarcoma associated with acquired immunodeficiency syndrome. A clinical trial to evaluate efficacy and discomfort associated with injection. *J. Am. Acad. Dermatol.*, **1992**, *28*:61—65.
Breza, T., Taylor, R., and Eaglestein, W.K. Noninflammatory destruction of actinic keratoses by fluorouracil. *Arch. Dermatol.*, **1976**, *112*:1256—1258.
Bystryn, J.C. Adjuvant therapy for pemphigus. *Arch. Dermatol.*, **1984**, *120*:941—951.
Cripps, D.J., and Curtis, A.C. Toxic effect of chloroquine on porphyria hepatica. *Arch. Dermatol.*, **1962**, *86*:575—581.
Davies, M.G., and Marks, R. Studies on the effect of salicylic acid on normal skin. *Br. J. Dermatol.*, **1976**, *95*:187—192.
Davies, R.R., Everall, J.D., and Hamilton, E. Mycological and clinical evaluation of griseofulvin for chronic onychomycosis. *Br. Med. J.*, **1967**, *3*:464—468.
DiGiovanna, J.J., Helfgott, R.K., Gerber, L.H., and Peck, G.L. Extraspinal tendon and ligament calcification associated with long-term therapy with etretinate. *N. Engl. J. Med.*, **1986**, *315*:1177—1182.
Driscoll, M.S., Rothe, M.J., Abrahamian, L., and Grant-Kels, J.M. Long-term oral antibiotics for acne: is laboratory monitoring necessary? *J. Am. Acad. Dermatol.*, **1993**, *28*:595—602.
Dumas, K.J., and Scholtz, J.R. The psoriasis bioassay for topical corticosteroid activity. *Acta Derm. Venereol.*, **1972**, *52*:43—48.
Du Viver, A., Munro, D.D., and Verbov, J. Treatment of psoriasis with azathioprine. *Br. Med. J.*, **1974**, *1*:49—51.
Edelson, R., Berger, C., Gasparro F., Jegasothy, B., Heald, P., Wintroub, B., Vonderheid, E., Knobler, R., Wolff, K., Plewig, G., McKiernan, G., Christiansen, I., Oster, M., Honigsmann, H., Wilford, H., Kokoschka, E., Rehle, T., Perez, M., Stingl, G., and Laroche, L. Treatment of cutaneous T cell lymphoma by extracorporeal photochemotherapy. Preliminary results. *N. Engl. J. Med.*, **1987**, *316*:297—303.
Ellis, C.N., Fradin, M.S., Messana, J.M., Brown, M.D., Siegel, M.T., Hartley, A.H., Rocher, L.L., Wheeler, S., Hamilton, T.A., Parish, T.G., Ellis-Madu, M., Duell, E., Annesley, T.M., Cooper, K.D., and Voorhees, J.J. Results of a multidose, double-blind trial. Cyclosporine for plaque-type psoriasis. *N. Engl. J. Med.*, **1991**, *324*:277—284.
Fraki, J.E., Peltonen, L., and Hopsu-Havu, V.K. Allergy to various components of topical preparations in stasis dermatitis and leg ulcer. *Contact Dermatitis*, **1979**, *5*:97—100.
Garland, C.F., Garland, F.C., and Gorham, E.D. Rising trends in melanoma. An hypothesis concerning sunscreen effectiveness. *Ann. Epidemiol.* **1993**, *3*:103—110.
Gubner, R. Effect of aminopterin on epithelial tissues. *Arch. Dermatol. Syphilol*, **1951**, *64*:688—699.
Halpern, A.C., Schuchter, L.M., Elder, D.E., Guerry, D., IV, Elenitsas, R., Trock, B., and Matozzo, I. Effects of topical tretinoin on dysplastic nevi. *J. Clin. Oncol.*, **1994**, *12*:1028—1035.
Hardman, K.A., Heath, D.A., and Nelson, H.M. Hypercalcaemia associated with calcipotriol (Dovonex) treatment. *Br. Med. J.*, **1993**, *306*:896.
Henseler, T., Wolff, K., Honigsmann, H., and Christophers, E. Oral 8-methoxypsoralen photochemotherapy of psoriasis. The European PUVA study: a cooperative study among 18 European centers. *Lancet*, **1981**, *1*:853—857.

Hong, W.K., Endicott, J., Itri, L.M., Doos, W., Batsakis, J.G., Bell, R., Fofonoff, S., Byers, R., Atkinson, E.N., Vaughan, C., Toth, B.B., Kramer, A., Dimery, I.W., Skipper, P., and Strong, S. 13-*cis*-retinoic acid in the treatment of oral leukoplakia. *N. Engl. J. Med.*, **1986**, *315*:1501—1505.
Hong, W.K., Lippman, S.M., Itri, L.M., Karp, D.D., Lee, J.S., Byers, R.M., Schantz, S.P., Kramer, A.M., Lotan, R., Peters, L.J., Dimery, I.W., Brown, B.W., and Goepfert, H. Prevention of second primary tumors with isotretinoin in squamous-cell carcinoma of the head and neck. *N. Engl. J. Med.*, **1990**, *323*:795—801.
James, M.P., Collier, P.M., Aherne, W., Hardcastle, A., and Lovegrove, S. Histologic, pharmacologic, and immunocytochemical effects of injection of bleomycin into viral warts. *J. Am. Acad. Dermatol.*, **1993**, *28*:933—937.
Jick, S.S., Terris, B.Z., and Jick, H. First trimester topical tretinoin and congenital disorders. *Lancet*, **1993**, *341*:1181—1182.
Kligman, A.M., Fulton, J.E., Jr., and Plewig, G. Topical vitamin A acid in acne vulgaris. *Arch. Dermatol.*, **1969**, *99*:469—476.
Kligman, A.M., Grove, G.L., Hirose, R., and Leyden, J.J. Topical tretinoin for photoaged skin. *J. Am. Acad. Dermatol.*, **1986**, *15*:836—859.
Klippel, J.H. Is aggressive therapy effective for lupus? *Rheum. Dis. Clin. North Am.*, **1993**, *19*:249—261.
Kordac, V., Papezova, R., and Semradova R. Chloroquine in the treatment of porphyria cutanea tarda. *N. Engl. J. Med.*, **1977**, *296*:949.
Koski, J.M. Desensitization to sulphasalazine in patients with arthritis. *Clin. Exp. Rheumatol.*, **1993**, *11*:169—170.
Kraemer, K.H., DiGiovanna, J.J., Moshell, A.N., Tarone, R.E., and Peck, G.L. Prevention of skin cancer in xeroderma pigmentosum with the use of oral isotretinoin. *N. Engl. J. Med.*, **1988**, *318*:1633—1637.
Kragballe, K. Treatment of psoriasis by the topical application of the novel cholecalciferol analog calcipotriol (MC 903). *Arch. Dermatol.*, **1989**, *125*:1647—1652.
Lammer, E.J., Chen, D.T., Hoar, R.M., Agnish, N.D., Benke, P.J., Braun, J.T., Curry, C.J., Fernhoff, P.M., Grix, A.W., Jr., Lott, I.T., Richard, J.M., and Sun, S.C. Retinoic acid embryopathy. *N. Engl. J. Med.*, **1985**, *313*:837—841.
Langner, A., Verjans, H., Stapor, V., *et al*. Treatment of chronic plaque psoriasis by 1-alpha, 25-dihydroxyvitamin D3 ointment. In, *Proceedings of the Eighth Workshop on Vitamin D*. (Norman, A.W., Bouillon, R., Thomasset, M., eds.) Walter de Gruyter, Berlin, **1992**, pp. 430—431.
Larsen, F.G., Jakobsen, P., Knudsen, J., Wiesmann, K., Kragballe, K., and Nielsen-Kudsk, F. Conversion of acitretin to etretinate in psoriatic patients is influenced by ethanol. *J. Invest. Dermatol.*, **1993**, *100*:623—627.
Lowe, N.J., Wortzman, M.S., Breeding, J., Koudsi, H., and Taylor, L. Coal tar phototherapy for psoriasis reevaluated: erythemogenic versus suberythemogenic ultraviolet with a tar extract in oil and crude coal tar. *J. Am. Acad. Dermatol.* **1983**, *8*:781—789.
McKenzie, A.W., and Stoughton, R.B. Method for comparing percutaneous absorption of steroids. *Arch. Dermatol.* **1962**, *86*:608—610.
Melski, J.W., Tanenbaum, L., Parrish, J.A., Fitzpatrick, T.B., Bleich, H.L., and 28 Participating Investigators. Oral methoxsalen photochemotherapy for the treatment of psoriasis: a cooperative clinical trial. *J. Invest. Dermatol.*, **1977**, *68*:328—335.
Misiewicz, J., Sendagorta, E., Golebiowska, A., Lorenc, B., Czarnetzki, B.M., and Jablonska, S. Topical treatment of multiple actinic keratoses of the face with arotinoid, methyl sulfone (Ro 14-9706) cream versus tretinoin cream: a double blind, comparative study. *J. Am. Acad. Dermatol.*, **1991**, *24*:448—451.
Morimoto, S., and Kumahara, Y. A patient with psoriasis cured by 1-alpha-hydroxyvitamin D3. *Med. J. Osaka Univ.*, **1985**, *35*:51—54.
Moschella, S.L., and Greenwald, M.A. Psoriasis with hydroxyurea—an 18-month study of 60 patients. *Arch. Dermatol.*, **1973**, *107*:363—368.
Odom, R.B., and Goette, D.K. Treatment of keratoacanthomas with intralesional fluorouracil. *Arch. Dermatol.*, **1978**, *114*:1779—1783.

Olsen, A.E., Abernethy, M.L., Kulp-Shorten, C., Callen, J.P., Glazer, S.D., Huntley, A., McCray, M., Monroe, A.B., Tschen, E., and Wolf, J.E., Jr. A double-blind, vehicle-controlled study evaluating masoprocol cream in the treatment of actinic keratoses on the head and neck. *J. Am. Acad. Dermatol.*, **1991**, *24*:738—743.

Orfanos, C.E., and Runne, U. Systemic use of a new retinoid with and without local dithranol treatment in generalized psoriasis. *Br. J. Dermatol.*, **1976**, *95*:101—103.

Orlow, S.J., and Paller, A. Cimetidine therapy for multiple viral warts in children. *J. Am. Acad. Dermatol.*, **1993**, *28*:794—796.

Page, F. Treatment of lupus erythematosus with mepacrine. *Lancet*, **1951**, *2*:755—758.

Pandya, A.G., and Sontheimer, R.D. Treatment of pemphigus vulgaris with pulse intravenous cyclophosphamide. *Arch. Dermatol.*, **1992**, *128*:1626—1630.

Parrish, J.A., Fitzpatrick, T.B., Tanenbaum, L., and Pathak, M.A. Photochemotherapy of psoriasis with oral methoxsalen and longwave ultraviolet light. *N. Engl. J. Med.*, **1974**, *291*:1207—1211.

Peck, G.L., DiGiovanna, J.J., Sarnoff, D.S., Gross, E.G., Butkus, D., Olsen, T.G., and Yoder, F.W. Treatment and prevention of basal cell carcinoma with oral isotretinoin. *J. Am. Acad. Dermatol.*, **1988**, *19*:176—185.

Peck, G.L., Olsen, T.G., Yoder, F.W., Strauss, J.S., Downing, D.T., Pandya, M., Butkus, D., and Arnaud-Battandier, J. Prolonged remissions of cystic and conglobate acne with 13-*cis*-retinoic acid. *N. Engl. J. Med.* **1979**, *300*:329—33.

Pei, Y., Scholey, J.W., Katz, A., Schachter, R., Murphy, G.F., and Cattran, D. Chronic nephrotoxicity in psoriatic patients treated with low-dose cyclosporine. *Am. J. Kidney Dis.*, **1994**, *23*:528—536.

Petersen, C.S., and Thomsen, K. High-dose hydroxychloroquine treatment of porphyria cutanea tarda. *J. Am. Acad. Dermatol.* **1992**, *26*:614—619.

Price, V.H., (ed.) Summary. Rogaine (topical minoxidil 2%) in the management of male pattern baldness and alopecia areata. Proceedings of a symposium. *J. Am. Acad. Dermatol.*, **1987**, *16*:749—750.

Reichert, U., Jacques ,Y., Grangeret, M., and Schmidt, R. Antirespiratory and antiproliferative activity of anthralin in cultured human keratinocytes. *J. Invest. Dermatol.*, **1985**, *84*:130—134.

Rye, B., and Krusinski, P.A. Hepatonecrosis resulting from parenteral gold therapy in pemphigus vulgaris. *J. Am. Acad. Dermatol.*, **1993**, *28*:99—101.

Schaefer, H., Farber, E.M., Goldberg, L., and Schalla, W. Limited application period for dithranol in psoriasis. Preliminary report on penetration and clinical efficacy. *Br. J. Dermatol.*, **1980**, *102*:571—573.

Shelley, W.B., and Shelley, E.D. Intralesional bleomycin sulfate therapy for warts. A novel bifurcated needle puncture technique. *Arch. Dermatol.*, **1991**, *127*:234—236.

Singh, G., and Singh, P.K. Tachyphylaxis to topical steroid measured by histamine-induced wheal suppression. *Int. J. Dermatol.*, **1986**, *25*:324—326.

Smith, E.L., Walworth, N.D, and Holick, M.F. Effect of 1α,25-dihydroxy-vitamin D_3 on the morphologic and biochemical differentiation of cultured human epidermal keratinocytes grown in serum-free conditions. *J. Invest. Dermatol.*, **1986**, *86*:709—714.

Smith, E.L., Pincus, S.H., Donovan, L., and Holick, M.F. A novel approach for the evaluation and treatment of psoriasis. Oral or topical use of 1,25-dihydroxyvitamin D_3 can be a safe and effective therapy for psoriasis. *J. Am. Acad. Dermatol.*, **1988**, *19*:516—528.

Smith, K.J., Konzelman, J.L., Lombardo, F.A., Skelton, H.G., III, Holland, T.T., Yeager, J., Wagner, K.F., Oster, C.N., and Chung, R. Iontophoresis of vinblastine into normal skin and for treatment of Kaposi's sarcoma in human immunodeficiency virus-positive patients. *Arch. Dermatol.*, **1992**, *128*:1365—1370.

Spalton, D.J., Verdon Roe, G.M., and Hughes, G.R. Hydroxychloroquine, dosage parameters and retinopathy. *Lupus*, **1993**, *2*:355—358.

Spindler, J.R. The safety of topical minoxidil solution in the treatment of pattern baldness: the results of a 27-center trial. *Clin. Dermatol.*, **1988**, *6*:200—212.

Stern, R.S., Lange, R., and Members of the Photochemotherapy Follow-Up Study. Nonmelanoma skin cancer occurring in patients treated with PUVA five to ten years after first treatment. *J. Invest. Dermatol.*, **1988**, *91*:120—124.

Stern, R.S., and Members of the Photochemotherapy Follow-Up Study. Genital tumors among men with psoriasis exposed to psoralens and ultraviolet A radiation (PUVA) and ultraviolet B radiation. *N. Engl. J. Med.*, **1990**, *322*:1093—1097.

Sulzberger, M.B., and Witten, V.H. The effect of topically applied compound F in selected dermatoses. *J. Invest. Dermatol.*, **1952**, *19*:101—102.

Svensson, A., and Theander, J. Skin rashes and stomatitis due to parenteral treatment of rheumatoid arthritis with sodium aurothiomalate. *Ann. Rheum. Dis.*, **1992**, *51*:326—329.

Swanbeck, G., and Wennersten, G. Treatment of porphyria cutanea tarda with chloroquine and phlebotomy. *Br. J. Dermatol.*, **1977**, *97*:77—81.

Templeton, S.F., Solomon, A.R., and Swerlick, R.A. Intradermal bleomycin injections into normal human skin—-a histologic and immunopathologic study. *Arch. Dermatol.*, **1994**, *130*:577—583.

Thompson, S.C., Jolley, D., and Marks, R. Reduction of solar keratoses by regular sunscreen use. *N. Engl. J. Med.*, **1993**, *329*:1147—1151.

Thuong-Nguyen, V., Kadunce, D.P., Hendrix, J.D., Gammon, W.R., and Zone, J.J. Inhibition of neutrophil adherence to antibody by dapsone: a possible therapeutic mechanism of dapsone in the treatment of IgA dermatoses. *J. Invest. Dermatol.*, **1993**, *100*:349—355.

Todd, P., Samaratunga, I.R., and Pembroke, A. Screening for glucose-6-phosphate-dehydrogenase deficiency prior to dapsone therapy. *Clin. Exp. Dermatol.*, **1994**, *19*:217—218.

Tomfohrde, J., Silverman, A., Barnes, R., Fernandez-Vina, M.A., Young, M., Lory, D., Morris, L., Wuepper, K.D., Stastny, P., Menter, A., and Bowcock, A. Gene for familial psoriasis susceptibility mapped to the distal end of human chromosome 17q. *Science*, **1994**, *264*:1141—1145.

Van Scott, E.J., and Yu, R.J. Hyperkeratinization, corneocyte cohesion and alpha hydroxy acids. *J. Am. Acad. Dermatol.*, **1984**, *11*:867—879.

Watson, A.B. Preventative effect of etretinate therapy on multiple actinic keratoses. *Cancer Detect. Prev.* **1986**, *9*:161—165.

Wester, R.C., and Maibach, H.I. Percutaneous absorption of topical corticosteroids. *Curr. Probl. Dermatol.*, **1993**, *21*:45—60.

Wolff, H.H., Plewig, G., and Braun-Falco, O. Ultrastructure of human sebaceous follicles and comedones following treatment with vitamin A acid. *Acta Dermatol. Venereol.*, **1975**, *55*:S99—S110

Wood, M.J., Johnson, R.W., McKendrick, M.W., Taylor, J., Mandal, B.K., and Crooks, J. A randomized trial of acyclovir for 7 days or 21 days with and without prednisolone for treatment of acute herpes zoster. *N. Engl. J. Med.*, **1994**, *330*:896—900.

Zachariae, H., and Thestrup-Pedersen, K. Interferon alpha and etretinate combination treatment of cutaneous T-cell lymphoma. *J. Invest. Dermatol.*, **1990**, *95*:206S—208S

Zackheim, H.S., Epstein, E.H., Jr., and Crain, W.R. Topical carmustine (BCNU) for cutaneous T cell lymphoma: a 15-year experience in 143 patients. *J. Am. Acad. Dermatol.*, **1990**, *22*:802—810.

Monographien und Übersichtsartikel

Arndt, K.A. *Manual of Dermatologic Therapeutics*, 4th ed. Little, Brown, and Company, Boston, Toronto, **1989**, p. 234.

Bollag, W., and Geiger, J.M. The development of retinoids in dermatology. In, *Retinoid Therapy, a Review of Clinical and Laboratory Research*. (Cunliffe, W.J., and Miller, A.J., eds.) MTP Press Limited, Lancaster, England, **1984**, pp. 1-7.

Bondi, E.E., and Kligman, A.M. Adverse effects of topical corticosteroids. *Prog. Dermatol.*, **1980**, *14*:1—4.

Coleman, M.D. Dapsone: modes of action, toxicity and possible strategies for increasing patient tolerance. *Br. J. Dermatol.*, **1993**, *129*:507—513.

Cutler, D.J. Possible mechanisms of action of antimalarials in rheumatic disease. *Agents Actions Suppl.*, **1993**, *44*:139—143.

Dodd, W.A. Tars. Their role in the treatment of psoriasis. *Dermatol. Clin.*, **1993**, *11*:131—135.

Easterbrook, M. The ocular safety of hydroxychloroquine. *Semin. Arthritis Rheum.*, **1993**, *23 Suppl. 1*:62—67.

Ebling, F.J.G. Functions of the skin. In, *Rook, Wilkinson, Ebling. Textbook of Dermatology*, 5th ed. (Champion, R.H., Burton, J.L., Ebling, F.J.G., eds.) Blackwell Scientific Publications, Oxford, **1993**, pp. 125-155.

Eichenfield, L.F., and Leyden, J.J. Acne: current concepts of pathogenesis and approach to rational treatment. *Pediatrician*, **1991**, *18*:218—223.

Faulds, D., Goa, K.L., and Benfield, P. Cyclosporin. A review of its pharmacodynamic and pharmacokinetic properties, and therapeutic use in immunoregulatory disorders. *Drugs*, **1993**, *45:*953—1040.

Feingold, D.S. Staphylococcal and streptococcal pyodermas. *Semin. Dermatol.*, **1993**, *12*:331—335.

Fox, R.I. Mechanism of action of hydroxychloroquine as an antirheumatic drug. *Semin. Arthritis Rheum.*, **1993**, *23 Suppl. 1*:82—91.

Franz, T.J. Kinetics of cutaneous drug penetration. *Int. J. Dermatol.*, **1983**, *22*:499—505.

Fritsch, P.O. Retinoids in psoriasis and disorders of keratinization. *J. Am. Acad. Dermatol.*, **1992**, *27*:S8—S14.

Green, L.J., McCormick, A., and Weinstein, G.D. Photoaging and the skin. The effects of tretinoin. *Dermatol. Clin.*, **1993**, *11*:97—105.

Gupta, A.K., and Anderson, T.F. Psoralen photochemotherapy. *J. Am. Acad. Dermatol.*, **1987**, *17*:703—734.

Gupta, A.K., Sauder, D.N., and Shear, N.H. Antifungal agents: An overview. Part I. *J. Am. Acad. Dermatol.*, **1994a**, *30*:677—698.

Gupta, A.K., Sauder, D.N., and Shear, N.H. Antifungal agents: An overview. Part II. *J. Am. Acad. Dermatol.*, **1994b**, *30*:911—933.

Harber, L.C., and Bickers, D.R. *Photosensitivity Diseases. Principles of Diagnosis and Treatment*, 2nd ed. B.C. Decker Inc., Philadelphia, **1989**.

Ho, V.C., and Zloty, D.M. Immunosuppressive agents in dermatology. *Dermatol. Clin.*, **1993**, *11*:73—85.

Kimberly, R.P. Treatment: corticosteroids and anti-inflammatory drugs. *Rheum. Dis. Clin. North Am.*, **1982**, *14*:203—221.

Kragballe, K. Treatment of psoriasis with calcipotriol and other vitamin D analogues. *J. Am. Acad. Dermatol.*, **1992**, *27*:1001—1008.

Layton, A.M., and Cunliffe, W.J. Guidelines for optimal use of isotretinoin in acne. *J. Am. Acad. Dermatol.*, **1992**, *27*:S2—S7.

Layton, A.M., Knaggs, H., Taylor, J., and Cunliffe, W.J. Isotretinoin for acne vulgaris—10 years later: a safe and successful treatment. *Br. J. Dermatol.*, **1993**, *129*:292—296.

Leyden, J.J. Retinoids and acne. *J. Am. Acad. Dermatol.* **1988**, *19:*164—168

Leyden, J.J. Review of mupirocin ointment in the treatment of impetigo. *Clin. Ped.*, **1992**, *31*:549—553.

Leyden, J.J., and Aly, R. Tinea pedis. *Semin. Dermatol.*, **1993**, *12*:280—284.

Lippman, S.M., Benner, S.E., and Hong, W.K. Chemoprevention. Strategies for the control of cancer. *Cancer*, **1993**, *72*:984—990.

Lui, H., and Anderson, R.R. Photodynamic therapy in dermatology: recent developments. *Dermatol. Clin.*, **1993**, *11*:1—13.

Monroe, E.W. Nonsedating H_1 antihistamines in chronic urticaria. *Ann. Allergy*, **1993**, *71*:585—591.

Orfanos, C.E., Ehlert, R., and Gollnick, H. The retinoids. A review of their clinical pharmacology and therapeutic use. *Drugs*, **1987**, *34*:459—503.

Parke, A.L. Antimalarial drugs, pregnancy and lactation. *Lupus*, **1993**, *2*:S21—S23.

Rook, A.H., Cohen, J.H, Lessin, S.R., and Vowels, B.R. Therapeutic applications of photopheresis. *Dermatol. Clin.*, **1993**, *11*:339—347.

Rothe, M.J., and Kerdel, F.A. Treatment of cutaneous lupus erythematosus. *Lupus*, **1992**, *1*:351—356.

Savin, R.C., and Atton, A.V. Minoxidil: update on its clinical role. *Dermatol. Clin.*, **1993**, *11*:55—64.

Tett, S.E. Clinical pharmacokinetics of slow-acting antirheumatic drugs. *Clin. Pharmacokinet.*, **1993**, *25*:392—407.

Thomas, I. Gold therapy and its indications in dermatology. *J. Am. Acad. Dermatol.*, **1987**, *16*:845—854.

Tung, J.P., and Maibach, H.I. The practical use of methotrexate in psoriasis. *Drugs*, **1990**, *40*:697—712.

Wepierre, J., and Marty, J.-P. Percutaneous absorption of drugs. *Trends Pharmacol. Sci.*, **1979**, *1*:23—26.

Werth, V.P. Management and treatment with systemic glucocorticoids. *Adv. Dermatol.*, **1993**, *8*:81—103.

Yohn, J.J., and Weston, W.L. Topical glucocorticoids. *Curr. Probl. Dermatol.*, **1990,** *11*(2):37—63.

TEIL XVI OPHTHALMOLOGIE

65 PHARMAKOLOGIE DES AUGES

Sayoko E. Moroi und Paul R. Lichter

Dieses Kapitel behandelt die für die Therapie am Auge relevanten und spezifischen Aspekte der Pharmakodynamik, Pharmakokinetik und Wirkstoffapplikation, die durch die einzigartigen anatomischen und funktionellen, am Anfang dieses Kapitels dargestellten Eigenschaften dieses Sinnesorgans bedingt sind. Viele der an dieser Stelle unter besonderer Berücksichtigung der Therapie am Auge besprochenen Wirkstoffe sind in den vorangegangenen Kapiteln vorgestellt worden. Die in der Chemotherapie der orbitalen Zellulitis, Konjunktivitis, Keratitis, Endophthalmitis, Retinitis und Uveitis angewandten antimikrobiellen Wirkstoffe werden auch in den Kapiteln 43 bis 50 besprochen.

Substanzen mit Wirkungen auf das autonome Nervensystem finden verschiedene Anwendungen in der Ophthalmologie, etwa in der Diagnostik von Anisokorie und Myasthenia gravis, in der adjuvanten Therapie im Rahmen der lasergestützten und der konventionellen Chirurgie und in der Glaukombehandlung. Diese Wirkstoffe werden im Detail in den Kapiteln 6 bis 10 besprochen. Die in der adjuvanten Therapie des Auges eingesetzten Vitamine und Spurenelemente werden auch in den Kapiteln 62 und 63 diskutiert. Die für die Behandlung der Vitreoretinopathie, der Retinitis und der Uveitis wichtigen immunmodulierenden Wirkstoffe werden auch in den Kapiteln 25 bis 28, 51 und 52 behandelt. In diesem Kapitel werden darüber hinaus die Befeuchtungsmittel und künstlichen Tränen, die bei der Behandlung des „trockenen Auges" angewandt werden, besprochen sowie die Wirkstoffe und osmotischen Substanzen, die den Elektrolythaushalt des Auges beeinflussen (siehe auch Kapitel 29). Das Kapitel schließt mit einem Ausblick auf die zukünftige Therapie des Auges, einschließlich Gentransfer und selektivem Angriff an spezifischen Stellen zur Beeinflussung der Gewebefunktion.

Geschichte Ein kurzer historischer Rückblick zeigt, daß die Arzneitherapie des Auges in der systemischen Pharmakologie wurzelt. Aufzeichnungen aus den alten Zweistromkulturen Mesopotamiens drei bis viertausend Jahre vor Beginn der christlichen Zeitrechnung offenbaren, daß mystische Rituale in Verbindung mit pflanzlichen, tierischen und mineralischen Materialien angewandt wurden, um die Geister und Dämonen zu beeinflussen, die für die Entstehung von Augenkrankheiten verantwortlich waren. Während der Epoche des klassischen Griechenlands (ca. 460 - 375 v.Chr.), in der Hippokrates die Behandlung der Krankheiten revolutioniert hat, wurden mehrere hundert Arzneien gegen akute und chronische Affektionen des Auges beschrieben. Galen und Susruta klassifizierten die Augenkrankheiten auf anatomischer Grundlage und wandten sowohl konservative als auch chirurgische, von der hippokratischen Schule propagierte Heilweisen an (siehe Duke-Elder, 1962).

Während des frühen Mittelalters bis ins 13. Jahrhundert erlag dieser aufgeklärte Ansatz den Elementen der Mystik und Hexerei. Während der Epoche der protestantischen Reformation (14. und 15. Jahrhundert) wurden die Heilmittel Galens wiederbelebt, um den kranken Körper zurück in sein Gleichgewicht zu bringen. Auf der Grundlage dieser empirischen Zugangsweise zu den häufigen inneren und chirurgischen Krankheiten wurden die Augentherapeutika von den Heilmitteln abgeleitet, die für die systemischen Krankheiten schon bekannt waren. Zum Beispiel wurde Silbernitrat im frühen 17. Jahrhundert medizinisch angewandt, und der Pariser Chirurg Charles Saint-Yves beschrieb 1722 die ausgiebige Anwendung dieses Wirkstoffs in seiner augenärztlichen Praxis. Später etablierte Credé die Anwendung von Silbernitrat bei Neugeborenen als Prophylaxe gegen die neonatale Konjunktivitis, die in dieser Zeit in erster Linie durch *Neisseria gonorrhoeae* verursacht wurde und zur Erblindung führen konnte.

Im 19. Jahrhundert wurde eine Reihe organischer Verbindungen aus Pflanzen isoliert und in die Behandlung von Augenkrankheiten eingeführt. Belladonna-Alkaloide wurden als Gifte, bei der Therapie des Asthma und wegen ihrer kosmetischen Wirkungen bereits zu einem viel früheren Zeitpunkt angewandt. Hyoscyamus und Belladonna wurden zur Behandlung der Iritis in den ersten Jahren des 19. Jahrhunderts eingesetzt. Atropin wurde 1832 isoliert und therapeutisch am Auge angewandt. 1875 wurde Pilocarpin isoliert. Seine therapeutische Wirkung in Form einer Senkung des Augeninnendrucks wurde 1877 erkannt und lieferte die Grundlage für die sichere und wirksame Glaukombehandlung während der folgenden 100 Jahre.

ÜBERSICHT ÜBER ANATOMIE, PHYSIOLOGIE UND BIOCHEMIE DES AUGES

Das Auge ist ein spezialisiertes Sinnesorgan, das gegen den Zugang von systemischer Seite durch die Blut-Retina-, Blut-Kammerwasser- und Blut-Glaskörper-Schranke vergleichsweise gut abgeschottet ist (Raviola, 1977). Aufgrund dieser anatomischen Isolierung stellt das Auge ein einzigartiges, organspezifisches pharmakologisches Laboratorium dar, um beispielsweise das autonome Nervensystem und Effekte entzündlicher und infektiöser Krankheiten zu untersuchen. Kein anderes Organ des menschlichen Körpers ist so leicht zugänglich und zu beobachten. Das Auge bietet außerdem einige einzigartige Möglichkeiten für, aber auch Herausforderungen an die Applikation von Wirkstoffen (siehe Robinson, 1993).

Extraokuläre Strukturen

Das Auge wird durch die Augenlider sowie die Orbita geschützt, eine knöcherne Schädelhöhle, die zahlreiche Spalten und Löcher für die Durchleitung von Nerven, Muskeln und Gefäßen aufweist (Abbildung 65.1). In der Orbita unterstützt und führt ein kompliziertes Geflecht aus Bindegewebe (Tenon-Kapsel) und Fettgewebe sowie sechs extraokulären Muskeln das Auge während des Sehvorgangs. Die Region hinter dem Auge (oder Augapfel) wird als Retrobulbärraum bezeichnet. Die Kenntnis der Anatomie von Auge und Orbita ist wichtig für die Durchführung einer sicheren periokulären Wirkstoffapplikation, einschließlich subkonjunktivaler, und retrobulbärer Injektionen sowie Injektionen unter die Tenonkapsel.

Die Augenlider dienen verschiedenen spezialisierten Funktionen. Zunächst schützen ihre dichte sensible Innervation und die Augenwimpern das Auge vor mechanischen und chemischen Schäden. Der Lidschlag ist eine koordinierte Aktion der M. orbicularis oculi, M. levator palpebrae und der Müller-Muskeln. Er dient der Verteilung von Tränenflüssigkeit über Kornea und Konjunktiva. Beim Menschen liegt die mittlere Lidschlagfrequenz bei 15 - 20 pro Minute, wenngleich dies hochgradig durch externe Stimuli beeinflußt wird. Die äußere Oberfäche der Augenlider ist von einer dünnen Hautschicht bedeckt. Die innere Oberfläche ist vom Lidanteil der Konjunktiva ausgekleidet, die eine vaskularisierte muköse Membran darstellt, die kontinuierlich in die bulbäre Konjunktiva übergeht. Am Übergang von der palpebralen zur bulbären Konjunktiva bildet sich ein Fornix genannter Raum, der jeweils ober- und unterhalb hinter Ober- und Unterlid lokalisiert ist. Topische Medikationen werden gewöhnlich im unteren Fornix appliziert, der auch als unterer Cul de sac bezeichnet wird.

Das Tränensystem besteht aus sekretorischen glandulären und exkretorischen duktalen Elementen (siehe Abbildung 65.2). Das sekretorische System wird aus der Haupttränendrüse, die im temporalen äußeren Abschnitt der Orbita liegt, und in den Konjunktiven lokalisierten

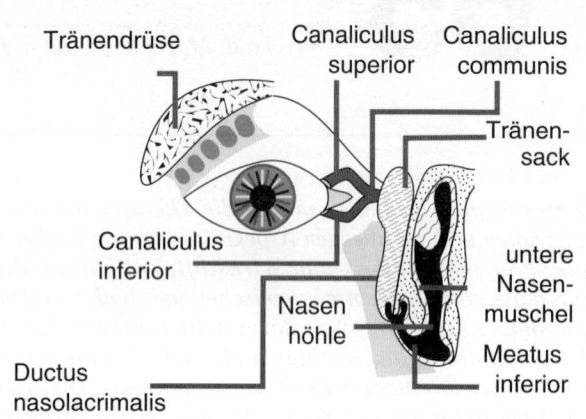

Abbildung 65.2 Anatomie des Tränensystems (übernommen aus Riordan-Eva und Tabbara, 1992).

akzessorischen Drüsen, die auch als Krause-Drüsen und Wolfring-Drüsen bezeichnet werden (siehe Abbildung 65.1), gebildet. Die Tränendrüse wird sowohl durch das sympathische als auch das parasympathische autonome Nervensystem innerviert (siehe Tabelle 65.1 und Kapitel 6). Die parasympathische Innervation ist von klinischer Bedeutung, da ein Patient, der Medikamente mit anticholinergen Nebenwirkungen nimmt, über Symptome des trockenen Auges klagen kann. Unter diesen Medikamenten befinden sich Antidepressiva (siehe Kapitel 19), Antihistaminika (siehe Kapitel 25) und Wirkstoffe, die bei der Behandlung des M. Parkinson angewandt werden (siehe Kapitel 22). Zusätzlich zu diesen exokrinen Drüsen gibt es noch die Meibom-Drüsen, die sich unmittel-

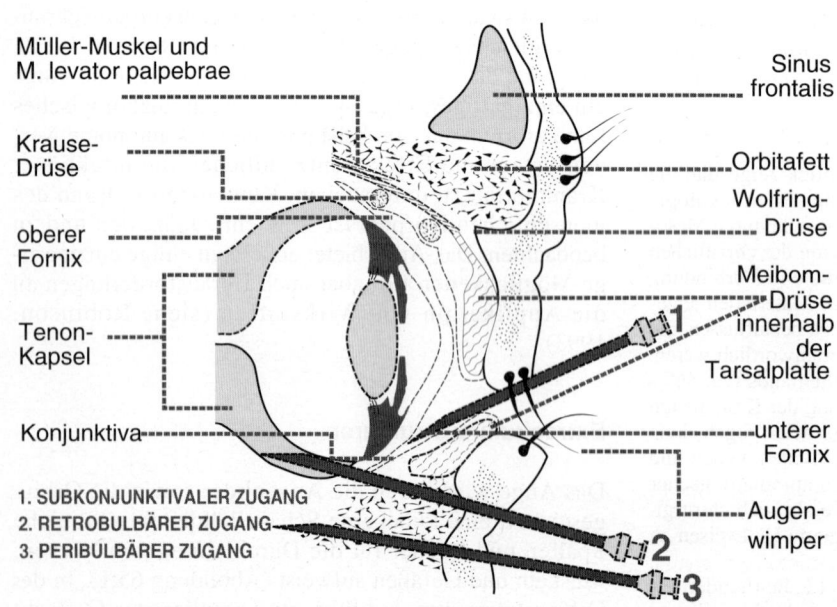

Abbildung 65.1 Anatomie des Augapfels in Beziehung zu Orbita und Augenlidern.
Verschiedene Zugangswege für die Applikation von Anästhetika sind durch dunkelgraue Injektionsnadeln angezeigt (übernommen aus Riordan-Eva und Tabbara, 1992).

Tabelle 65.1 Autonome Pharmakologie des Auges und anhängender Strukturen

GEWEBE	Adrenerge Rezeptoren		Cholinerge Rezeptoren	
	SUBTYP*	ANTWORT	SUBTYP*	ANTWORT
Korneaepithel	β_2	unbekannt	nicht definiert	unbekannt
Korneaendothel	β_2	unbekannt	nicht definiert	unbekannt
radialer Irismuskel	α_1	Mydriasis		
Irissphinkter			M_3, m_3	Miosis
Trabekelsystem	β_2	unbekannt		
Ziliarepithel**	α_2/β_2	Kammerwasserbildung		
Ziliarmuskel	β_2	Relaxierung***	M_3	Akkommodation
Tränendrüse	α_1	Sekretion	M_2, M_3, m_3	Sekretion
Retinapigmentepithel	α_1/β_2	H_2O-Transport/ unbekannt		

*Wie in den Kapiteln 6 und 7 dikutiert wurde, gibt es zwei Klassifizierungssysteme für muskarinartige Rezeptoren. Eine Klassifizierung beruht auf der pharmakologischen Antwort auf verfügbare Agonisten und Antagonisten, und diese Rezeptoren werden als M_1, M_2 und M_3 bezeichnet. Die andere Klassifizierung ist von molekularen Klonierungen abgeleitet und beinhaltet fünf unterschiedliche Rezeptorsubtypen: m_1, m_2, m_3, m_4 und m_5.
** Das Ziliarepithel ist auch ein Ziel für Carboanhydrasehemmer. Das Isoenzym II der Carboanhydrase ist sowohl im pigmentierten als auch nicht pigmentierten Ziliarepithel lokalisiert (Wistrand et al., 1986).
***Obwohl β_2-Adrenorezeptoren die Relaxation des glatten Muskels des Ziliarkörpers vermitteln, haben sie keinen wesentlichen Effekt auf die Akkommodation.

bar hinter den Augenwimpern an den Lidrändern befinden (siehe Abbildung 65.1). Die Meibom-Drüsen sezernieren Lipide, die zur Gleitwirkung beitragen und die Verdunstung des Tränenfilms erschweren. Störungen der Drüsenfunktion, wie bei Acne rosacea und Meibomitis, können die Widerstandsfähigkeit des Tränenfilms nachhaltig beeinträchtigen.

Die Drainage der Tränenflüssigkeit beginnt mit kleinen Pünktchen, die in der Nähe des inneren Augenwinkels auf dem oberen und unteren Augenlid lokalisiert sind. Mit dem Lidschlag strömt Tränenflüssigkeit in die Pünktchen, die weiter durch Tränenkanälchen, Tränensack und Tränennasengang in die Nase drainiert wird. Die Nase wird von einem reich vaskularisierten Mukosaepithel ausgekleidet. Damit haben topisch applizierte Medikationen, die das nasolakrimale System passieren, direkten Zugang zur systemischen Zirkulation.

Die Zusammensetzung der Tränenflüssigkeut ist komplex und noch nicht vollständig aufgekärt. Prinzipiell stellt der Tränenfilm eine dreilagige Flüssigkeitsbarriere dar, der Konjunktiva und Kornea bedeckt. Die vordere Schicht besteht in erster Linie aus Lipiden, die von den Meibom-Drüsen sezerniert werden. Die mittlere, wäßrige Schicht wird von der Tränendrüse und den akzessorischen Drüsen (Krause- und Wolfring-Drüsen) gebildet und macht ungefähr 98% des Tränenfilms aus. Die hintere Schicht liegt unmittelbar dem Korneaepithel auf und besteht aus einer Mischung von Mucinen, die von konjunktivalen Becherzellen sezerniert werden. Über die Befeuchtung der oberflächlichen Strukturen hinaus enthält die Tränenflüssigkeit Nährstoffe, Enzyme und Immunglobuline, die die Kornea in ihrer Funktion unterstützen und schützen. Unser derzeitiges Verständnis des Tränensystems befindet sich in einer frühen Phase der Erforschung. Fortgesetzte Forschungsanstrengungen sollten zu wertvollen Erkenntnissen führen, die unsere derzeitige, vereinfachende Anwendung wäßriger Tränenersatzmittel zur Behandlung der mit dem trockenen Auge einhergehenden Syndrome ergänzen oder ersetzen werden.

Okuläre Strukturen

Anatomisch ist das Auge in einen vorderen und hinteren Abschnitt aufgeteilt (siehe Abbildung 65.3A). Strukturen des vorderen Abschnitts sind Kornea, Limbus, vordere und hintere Kammer, Trabekelsystem, Schlemm-Kanal, Iris, Linse und Ziliarkörper. Der hintere Abschnitt umfaßt Sklera, Aderhaut, Retina, Glaskörper und N. opticus.

Vorderer Augenabschnitt Die Kornea ist ein optisch durchlässiges und avaskuläres Gewebe, das sich in fünf Schichten gliedert: Epithel, Bowman-Membran, Descemet-Membran und Endothel (siehe Abbildung 65.3B). Die Epithelschicht bildet eine wichtige Barriere für Fremdstoffe einschließlich Arzneimitteln und besteht aus fünf bis sechs Lagen von Epithelzellen.

Die basalen Epithelzellen befinden sich auf einer Basalmembran, die unmittelbar an die Bowman-Membran grenzt, einer Schicht bestehend aus Kollagenfasern. Das Stroma macht ungefähr 90% der Korneadicke aus und stellt eine hydrophile Schicht dar, die in einzigartiger Weise in Form von Kollagenlamellen organisiert ist, die von den Keratozyten gebildet werden. Wasser macht etwa 70% des Stromavolumens aus. Das Endothel liegt am weitesten hinten und besteht aus einfachen Lagen hexagonal geformter Zellen, die durch *tight junctions* miteinander verbunden sind. Diese Zellen sind in erster Linie dafür verantwortlich, die Dicke der Kornea durch aktive Transportprozesse und eine hydrophobe Barrierenfunktion aufrecht zu erhalten. Somit müssen bei der Resorption von Wirkstoffen durch die Kornea die dreischichtigen hydrophob-hydrophil-hydrophoben Domänen der verschiedenen anatomischen Lagen berücksichtigt werden.

An der Korneaperipherie liegt unmittelbar zur Sklera eine Übergangszone (1 - 2 mm breit), die Limbus genannt wird. Die Strukturen des Limbus umfassen konjunktivales Epithel, Tenon-Kapsel, Episklera, korneosklerales Stroma, Schlemm-Kanal und Trabekelsystem. Ebenso wie die Tränenflüssigkeit ver-

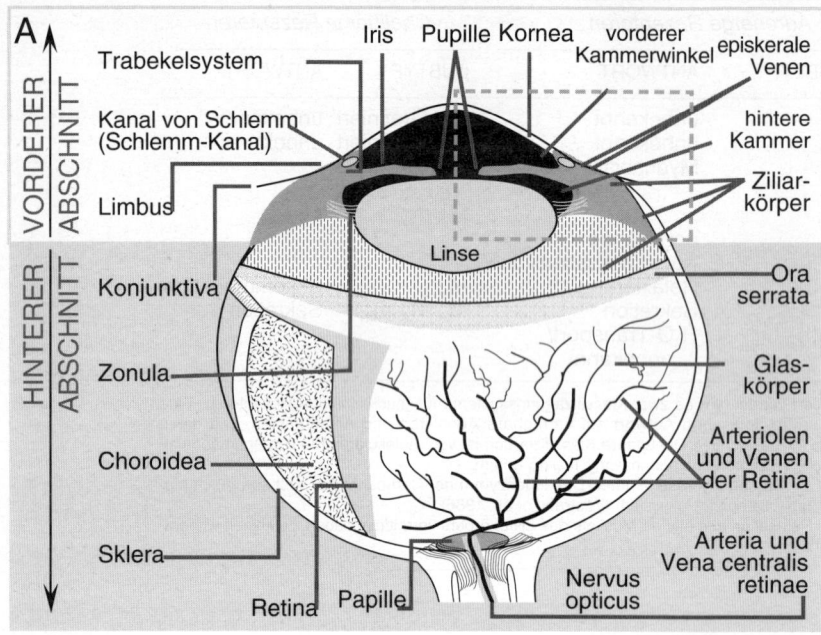

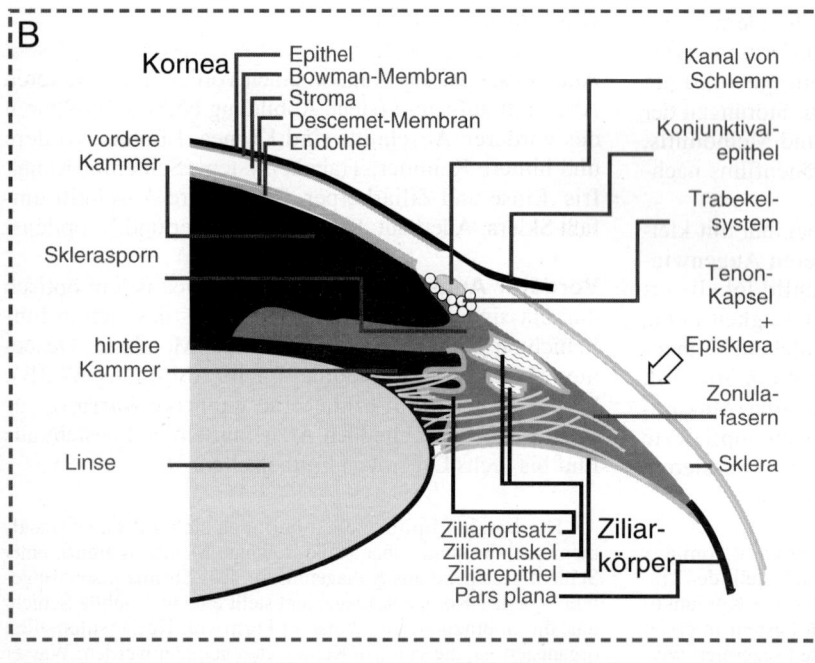

Abbildung 65.3 *A* Anatomie des Auges. *B* Vergrößerte Darstellung des vorderen Augenabschnitts mit Darstellung von Kornea, Kammerwinkelstrukturen, Linse und Ziliarkörper (übernommen aus Riordan-Eva und Tabbara, 1992).

sorgen die Blutgefäße des Limbus die Kornea mit wichtigen Nährstoffen und immunologischen Abwehrmechanismen.

Trabekelsystem, Schlemm-Kanal, Iris, Ziliarkörper und vordere und hintere Augenkammer werden in Abbildung 65.3B im Detail dargestellt. Beim Menschen enthält die vordere Augenkammer annähernd 250 µl wäßriger Flüssigkeit. Der periphere vordere Kammerwinkel liegt an der Verbindung von Korneaendothel und Iriswurzel. Trabekelsystem und Schlemm-Kanal sind an der Spitze dieses Winkels gelegen und bilden den normalen Ausflußtrakt der wäßrigen Flüssigkeit. Die Begrenzungen der hinteren Augenkammer werden von den Fortsätzen des Ziliarkörpers, hinterer Irisoberfläche und Linsenoberfläche gebildet. Diese Kammer enthält ungefähr 50 µl wäßriger Flüssigkeit.

Dynamik des Kammerwassers und Regulation des Augeninnendruckes Das Kammerwasser wird mit einer Geschwindigkeit von 2,0 - 2,5 µl/min von den Ziliarfortsätzen gebildet, fließt von der hinteren Kammer durch die Pupille in die vordere Kammer und verläßt das Auge primär über den normalen Ausflußtrakt durch das Trabekelsystem und den Schlemm-Kanal. Vom Schlemm-Kanal wird Flüssigkeit in einen episkleralen venösen Plexus und unter Umständen in die systemische Zirkulation drainiert. Der normale Weg deckt 80 - 95% des Kammerwasserabflusses und stellt das Hauptangriffsziel für cholinerge Wirkstoffe bei der Glaukomtherapie dar. Ein alternativer Weg ist die uveosklerale Route (d. h. es fließt Flüssigkeit durch die Ziliarmuskeln und in den suprachorioidalen Raum), die eine vielversprechende Möglichkeit für die pharmakologische Beeinflussung durch Eicosanoide bietet, um den Kammerwasserabfluß zu erleichtern und den Augeninnendruck zu senken.

Die periphere vordere Augenkammer stellt eine für die Differenzierung der beiden Glaukomformen wichtige anatomische Struktur dar: das Weitwinkelglaukom (die bei weitem häufigste Glaukomform) und das Engwinkelglaukom. Die derzeitige konservative Behandlung des Weitwinkelglaukoms zielt auf eine Erniedrigung der Kammerwasserproduktion und/oder eine Erhöhung des Kammerwaserabflusses. Die bevorzugte Behandlung des Engwinkelglaukoms ist die chirurgische Iridektomie, entweder mittels Laser oder durch eine Inzision, aber auch eine kurzdauernde konservative Behandlung hat ihren Wert und kann notwendig sein, um eine akute Augeninnendruckerhöhung vor einer Operation zu senken. Bei einem Menschen mit anatomisch engen Augenwinkeln kann ein Engwinkelglaukom durch bestimmte Wirkstoffe (z. B. Anticholinergika, Sympathomimetika oder Antihistaminika) oder Aktivitäten, die das sympathische Nervensystem stimulieren, hervorgerufen werden.

Iris und Pupille Die Iris ist der am weitesten vorne gelegene Anteil des Uvealtraktes, der außerdem den Ziliarkörper und die Choroidea umfaßt. Die vordere Oberfläche der Iris bildet das Stroma, eine locker organisierte Struktur aus Melanozyten, Blutgefäßen, glatter Muskulatur und parasympathischen und sympathischen Nerven (siehe Abbildung 6.1 und Tabelle 6.1). Unterschiede in der Irisfarbe sind durch eine verschieden große Zahl von Melanozyten im Stroma bedingt. Individelle Schwankungen der Wirkstoffverteilung im Auge können infolge der Bindung des Wirkstoffs an Melanin auftreten. Die hintere Irisoberfläche besteht aus einem dicht pigmentierten *monolayer* epithelialer Zellen, die kontinuierlich in das unpigmentierte Epithel des Ziliarkörpers übergehen. Vor dem hinteren pigmentierten Epithel befindet sich der radial angeordnete, glatte Dilatatormuskel, der vom sympathischen Nervensystem innerviert wird (siehe Abbildung 65.4), das die Mydriasis (Dilatation) bewirkt. Am Pupillenrand ist der Sphinktermuskel als zirkuläres Band mit parasympathischer Innervation organisiert, die bei Stimulation eine Miosis (Konstriktion) bewirkt. Die Anwendung von pharmakologischen Wirkstoffen zur Dilatation normaler Pupillen (d. h. zum Zweck der Untersuchung des Augenhintergrundes) und zur Beurteilung der pharmakologischen Antwort der Pupille (z. B. unterschiedlich weiter Pupillen oder Anisokorie, bei Horner- oder Adie-Syndrom) ist in Tabelle 65.2 zusammengefaßt. Abbildung 65.2 zeigt ein Flußdiagramm zur Diagnostik der Anisokorie.

Ziliarkörper Der Ziliarkörper hat im Auge zwei spezialisierte Funktionen: Die Sekretion des Kammerwassers durch das Epithel des Ziliarkörpers und die Akkommodation durch den Ziliarmuskel. Der vordere Teil des Ziliarkörpers wird Pars plicata genannt und besteht aus 70 - 80 kompliziert gefalteten Ziliarfortsätzen. Der hintere Teil wird Pars plana genannt. Der Ziliarmuskel zeigt folgenden Aufbau: außen longitudinale, in der Mitte radiale und innen zirkuläre Schichten. Die koordinierte Kontraktion dieses glattmuskulären Apparates durch den Parasympathikus bewirkt, daß sich die Zonulafasern, an denen die Linse aufgehängt ist, entspannen, wodurch die Linse eine konvexere Form annimmt und sich leicht nach vorne schiebt. Dieser als *Akkommodation* bekannte Vorgang ermöglicht das Scharfsehen nahe gelegener Gegenstände und kann pharmakologisch mit Hilfe muskarinartiger Anticholinergika durch einen Akkommodationslähmung (Zykloplegie) genannten Vorgang blockiert werden. Die Kontraktion des Ziliarmuskels setzt auch den Skleralsporn unter Zug und erweitert dadurch die Räume innerhalb des Trabekelsystems. Dieser zuletzt genannte Effekt erklärt offenbar zumindest einen Teil der augeninnendrucksenkenden Wirkung direkt und indirekt wirkender Parasympathomimetika.

Linse Die Linse ist eine durchscheinende, bikonvexe Struktur, die an den Zonulafasern aufgehängt ist, spezialisierten Kollagenfasern, die aus dem Ziliarkörper entspringen. Die Linse hat einen Durchmesser von ungefähr 10 mm und ist von einer Kapsel umschlossen. Der größte Teil der Linse besteht aus Fasern, die von proliferierenden Epithelzellen der Linse gebildet werden, die unter dem vorderen Anteil der Linsenkapsel liegen. Diese Linsenfasern werden während des gesamten Lebens kontinuierlich gebildet.

Hinterer Augenabschnitt Aufgrund anatomischer und vaskulärer Barrieren gegen einen lokalen wie auch einen

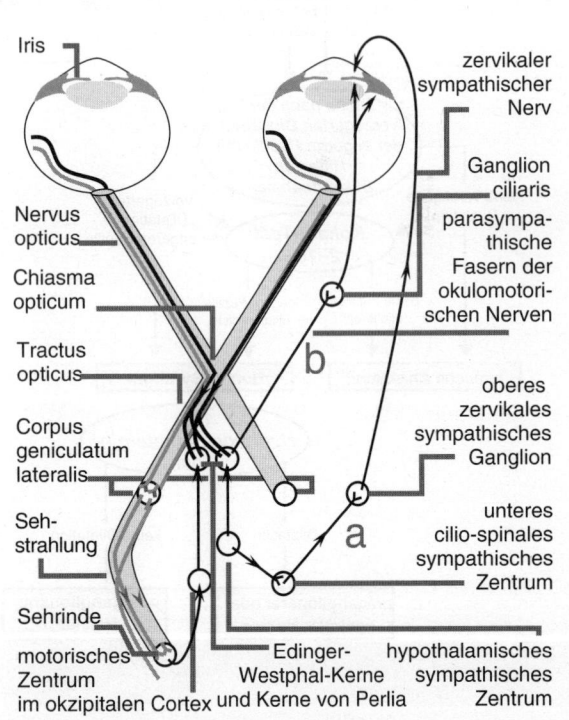

Abbildung 65.4 Autonome Innervation des Auges durch (a) das sympathische und (b) das parasympathische System (übernommen aus Wybar und Kerr Muir, 1984, mit freundlicher Genehmigung).

Tabelle 65.2 Wirkungen pharmakologischer Substanzen auf die Pupille

KLINISCHES BILD	WIRKSTOFF*	PUPILLENREAKTION
normal	Sympathomimetika	Dilatation (Mydriasis)
normal	Parasympathomimetika	Konstriktion (Miosis)
Horner-Syndrom	Kokain 4-10%	keine Dilatation
Horner-Syndrom	Hydroxyamphetamin 1%	Dilatation
präganglionärer Horner		
postganglionärer Horner	Hydroxyamphetamin 1%	keine Dilatation
Adie-Pupille	Pilocarpin 0.05-0.1%**	Konstriktion
normal	Opioide (oral oder intravenös)	Stecknadelkopfpupillen

* Falls nicht anders angegeben, handelt es sich um topisch applizierte Ophthalmika.
** Pilocarpin in der angegebenen Konzentration ist nicht kommerziell erhältlich und wird üblicherweise von dem Arzt, der die Untersuchung durchführt, oder von einem Apotheker hergestellt. Diese Untersuchung erfordert auch, daß vorher keine Manipulation an der Kornea (d. h. Tonometrie zur Messung des Augeninnendrucks oder Überprüfung der Korneasensibilität) vorgenommen wurde, damit die normale Integität der Korneaschranke erhalten ist. Normale Pupillen reagieren auf diese geringe Konzentration von Pilocarpin nicht, die Adie-Pupille manifestiert eine Hypersensitivität infolge Denervierung und spricht deshalb auf diesen stark verdünnten cholinergen Agonisten an.

systemseitigen Zugang stellt die Versorgung des hinteren Augenpols mit Wirkstoffen eine besondere Herausforderung dar.

Sklera Die äußerste Augenhülle ist die Sklera, die den hinteren Teil des Augapfels bedeckt. Die äußere Oberfläche der Sklerahülle ist von einem episkleralen Gefäßmantel, von der Tenon-Kapsel und den Konjunktiva bedeckt. Die Sehnen der sechs extraokulären Muskeln inserieren an den oberflächlichen Kollagenfasern. Zahlreiche Blutgefäße durchbohren die Sklera über Gefäß-

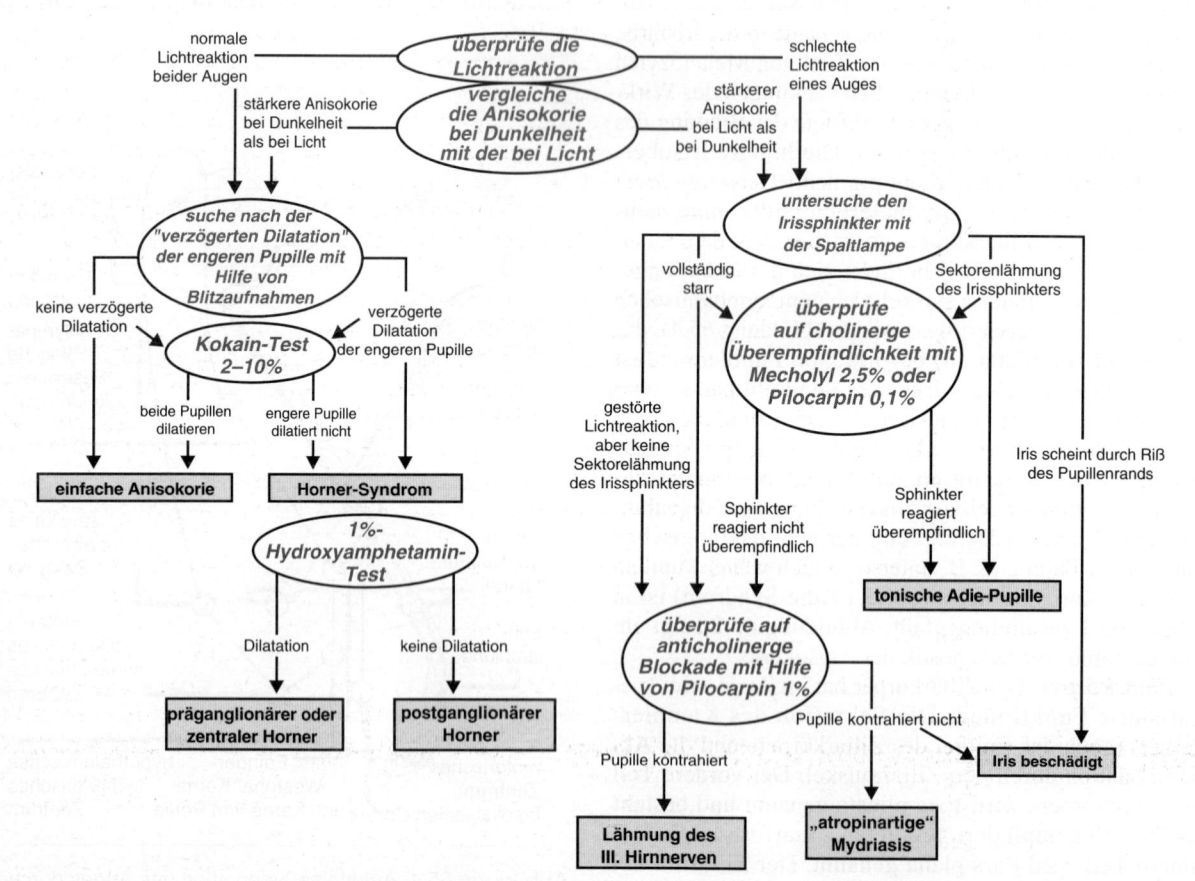

Abbildung 65.5 Flußdiagramm zur Untersuchung der Anisokorie.
(Reproduktion mit freundlicher Genehmigung aus Thompson, H. S. und Pilley, S. F. J. Surv. Ophthalmol. **1976**, 21: 45 - 48.)

kanälchen zu Versorgung und Drainage von Choroidea, Ziliarkörper, N. opticus und Iris.

Im Inneren der Sklerahülle ernährt die Choroidea die äußere Retina über das Kapillarsystem der Lamina choroidocapillaris. Zwischen äußerer Retina und Lamina choriocapillaris liegen die Bruch-Membran und das Pigmentepithel der Retina, dessen *tight junctions* eine äußere Barriere zwischen Retina und Choroidea bilden. Das Pigmentepithel der Retina hat viele Funktionen, darunter den Vitamin-A-Stoffwechsel (siehe Kapitel 63), die Phagozytose der äußeren Stäbchensegmente und zahlreiche Transportprozesse.

Retina Die Retina ist eine dünne, hochgradig organisierte Struktur aus Neuronen, Gliazellen und Blutgefäßen. Von allen Strukturen des Auges ist die neurosensorische Retina die am besten untersuchte (Dowling, 1987). Die einzigartige Organisation und Biochemie der Photorezeptoren stellen ein großartiges Modell für die Erforschung von Signaltransduktionsprozessen dar (Stryer, 1987). Rhodopsin ist intensiv auf der Ebene seiner Protein- und Genstruktur untersucht worden (Khorana, 1992). Die Fülle an Informationen über Rhodopsin hat dazu beigetragen, daß es zu einem ausgezeichneten Modell G-Protein-gekoppelter Rezeptoren wurde (siehe Kapitel 2). Ein derart tiefgehendes Verständnis eröffnet Möglichkeiten für die gezielte Therapie hereditärer Krankheiten der Retina.

Glaskörper Der Glaskörper ist ein klares Medium, das etwa 80% des Augenvolumens ausmacht. Er besteht zu 99% aus Wasser, das an Kollagen Typ II, Hyaluronsäure und Proteoglykane gebunden ist. Der Glaskörper enthält außerdem Glukose, Ascorbinsäure, Aminosäuren und eine Reihe anorganischer Salze (Sebag, 1989). Über die molekulare Biochemie und Biosynthese des Glaskörpers ist nur wenig bekannt.

Nervus opticus Der Nervus opticus ist ein myelinisierter Nerv, der die retinalen Efferenzen an das Zentralnervensystem leitet. Er besteht aus (1) einem intraokulären Abschnitt, der als Discus n. optici von 1,5 mm Durchmesser in der Retina sichtbar ist, (2) einem intraorbitalen Abschnitt, (3) einem intrakanalikulären und (4) einem intrakranialen Abschnitt. Der Nerv ist in Hirnhäute eingescheidet. Gegenwärtig beruht die pharmakologische Therapie einiger Optikusneuropathien auf der Behandlung der Grundkrankheit. So wird beispielsweise die Neuritis n. optici mit intravenösen Steroiden behandelt (Beck et al., 1992). Die Optikusneuropathie bei Glaukom wird durch die Senkung des Augeninnendrucks behandelt.

PHARMAKOKINETIK UND TOXIKOLOGIE THERAPEUTISCHER WIRKSTOFFE AM AUGE

Strategien der Wirkstoffapplikation

Zu Faktoren, die die Bioverfügbarkeit von Wirkstoffen am Auge beeinflussen, gehören pH-Wert, Ionisierbarkeit des Wirkstoffs, unterschiedliche strukturelle Formen eines bestimmten Wirkstoffs, Zusammensetzung der Trägersubstanz, Osmolalität, Tonizität und Viskosität. Die Eigenschaften verschiedener Applikationswege sind in Tabelle 65.3 aufgeführt. Eine Reihe von Applikationssystemen sind für die Behandlung von Augenkrankheiten entwickelt worden. Die meisten Ophthalmika werden in Form wäßriger Lösungen angewandt. Bei Verbindungen mit begrenzter Löslichkeit erleichtert die Suspensionsform die Applikation.

Verschiedene Formulierungen verlängern die Verweildauer eines Wirkstoffs auf der Augenoberfläche. Es sind dies Gele, Salben, solide Einlagen, weiche Kontaktlinsen und Kollagenschirme. Eine Verlängerung der Verweildauer im Cul de sac erleichtert die Wirkstoffresorption. Ophthalmische Gele (z. B. Pilocarpin-Gel 4%) setzen ihre Wirkstoffe nach der Erosion löslicher Polymere durch Diffusion frei. Unter den verwendeten Polymeren sind Zelluloseether, Polyvinylalkohol, Carbopol, Polyacrylamid, Polymethylvinylethermaleinsäureanhydrid, Poloxamer 407 und Puronsäure. Salben enthalten üblicherweise Paraffin und Vaseline und sind sinnvoll für die Applikation von Antibiotika, Mydriatika (zykloplegische Wirkstoffe) und Miotika unter einer Augenklappe. Solide Einlagen (in Deutschland nicht im Handel, Anm. d. Hrsg.) haben den Vorteil einer Abgabekinetik nullter Ordnung durch Diffusion im Fließgleichgewicht. Bei einer Abgabekinetik *nullter Ordnung* wird eine konstante Rate des Wirkstoffs über eine begrenzte Zeit an den Tränenfilm abgegeben, beispielsweise Pilocarpin mit einer Rate von 20 µg/Stunde. Ein solcher Ansatz vermindert die Nebenwirkungen eines Wirkstoffs wie Pilocarpin. Ein einziger Tropfen einer 2%igen Lösung würde einen Bolus von 20 mg an das Augengewebe abgeben. Auch wenn die membrankontrollierte Wirkstoffabgabe viele Vorteile besitzt, haben die Patienten oftmals Schwierigkeiten damit, eine feste Einlage im Cul de sac zu plazieren und zu behalten. Die Einlagen sind im Vergleich zu Augentropfen auch vergleichsweise teuer. Weiche Kontaktlinsen und bioabbaubare Kollagenschirme sind weitere Systeme zur verzögerten Wirkstoffabgabe, die die Kornea schützen und die Epithelregeneration unterstützen.

Pharmakokinetik

Die auf Untersuchungen systemisch applizierter Wirkstoffe beruhende klassische Theorie der Pharmakokinetik (siehe Kapitel 1) läßt sich nicht auf alle ophthalmologisch angewandten Wirkstoffe übertragen (Schoenwald, 1993; DeSantis und Patil, 1994). Obwohl ähnliche Grundregeln von Resorption, Verteilung, Metabolismus und Ausscheidung das Schicksal eines Wirkstoffs im Auge bestimmen, bringen neben der oralen und intravenösen Verabreichung bestehende, alternative Wege der Wirkstoffapplikation weitere Variablen der Kompartimentierung mit sich (siehe Tabelle 65.3 und Abbildung 65.6). Ophthalmologische Medikationen werden unter Verwendung zahlreicher Formulierungen topisch angewandt.

Tabelle 65.3 Einige Charakteristika der Zugangswege zum Auge für die Wirkstoffapplikation*

WEG	RESORPTION	BESONDERE ANWENDUNGEN	BESCHRÄNKUNGEN UND WARNHINWEISE
topisch	sofort, abhängig von der Formulierung	einfach, ökonomisch, vergleichsweise sicher	Compliance, Nebenwirkungen
subkonjunktivale, retrobulbäre und Injektionen unter die Tenon-Kapsel	verzögert	Infektionen des vorderen Augenabschnitts, chirurgische Anästhesie	lokale Toxizität, Gewebeschädigung
intraokuläre (intracamerale) Injektion	sofort	Chirurgie des vorderen Augenabschnitts	lokale Toxizität
intravitreale Injektion oder Träger**	Umgehung der Resorption, unmittelbare Lokalwirkung	Endophthalmitis, Retinitis	lokale Toxizität, Anwendung bei chirurgischen Eingriffen

*Siehe Text zur ausführlicheren Darstellung der einzelnen Zugangswege.
** Vorläufige, experimentelle klinische Studien unter Verwendung der Polymere Polyvinylalkohol und Ethylenvinylacetat haben gezeigt, daß Ganciclovir in einer Formulierung mit Hilfe eines Vehikels zur retardierten Freisetzung effizient bei der Behandlung der zytomegalievirusassoziierten Retinitis eingesetzt werden kann (Sanborn et al., 1992).

Wirkstoffe können auch subkonjunktival, unter die Tenon-Kapsel und retrobulbär injiziert werden (siehe Tabelle 65.3). Periokuläre Injektionen werden im allgemeinen zur Anaesthesie und manchmal zur Applikation von Kortikosteroiden angewandt. Antibiotika können subkonjuntival verabreicht werden, um die Abgabedauer an den vorderen Augenabschnitt zu verlängern oder in der Absicht, erhöhte intraokuläre Wirkstoffkonzentrationen über einen transskleralen Resorptionsweg zu erzielen. Der Antimetabolit und antiproliferative Wirkstoff 5-Fluoruracil kann subkonjunktival appliziert werden, um die Fibroblastenproliferation im Rahmen von Vernarbungsprozessen bei der Glaukomchirurgie zu unterdrücken. Intraokuläre (d. h. intravitreale) Injektionen von Antibiotika werden nach Endophthalmitis, einer Infektion des Augapfels, erwogen. Die erforderlichen Hemmkonzentrationen und Schwellenwerte für retinale Nebenwirkungen können bei einigen Antibiotika eng beieinander liegen. Deshalb muß die intravitreal injizierte Antibiotikadosis vorsichtig titriert werden.

Im Unterschied zu pharmakokinetischen Studien an systemischen Wirkstoffen, bei denen die Daten vergleichsweise leicht aus Blutproben gewonnen werden können, besteht ein beträchtliches Risiko bei der Gewinnung von Gewebe- und Flüssigkeitsproben aus dem menschlichen Auge. Folglich müssen Tiermodelle zur Gewinnung pharmakokinetischer Daten opthalmologischer Wirkstoffe herangezogen werden. Üblicherweise wird das Kaninchen bei derartigen Studien verwendet (siehe McDonald und Shadduck, 1977, zum Vergleich von Toxikologie, Anatomie und Physiologie der okulären Systeme bei Mensch und Kaninchen).

Resorption Nach topischer Instillation eines Wirkstoffs werden Geschwindigkeit und Ausmaß der Resorption von den folgenden Faktoren bestimmt: (1) Zeit, die der Wirkstoff im Cul de sac und präkornealen Tränenfilm verbleibt (auch als Verweildauer bezeichnet), (2) Elimination durch die nasolakrimale Drainage, der Proteinbindung der Wirkstoffe in der Tränenflüssigkeit, (3) Wirkstoffmetabolismus durch Enzyme in Tränenflüssigkeit und Gewebe sowie (4) Diffusion durch Kornea und Konjunktiva (siehe Lee, 1993). Die Verweildauer eines Wirkstoffs kann durch Veränderungen seiner Formulierung verlängert werden. Eine systemische Resorption durch die nasolakrimale Drainage muß bei β-Rezeptorblockern, aber auch Cholinergika und Anticholinergika berücksichtigt werden. Eine Resorption durch die nasale Mukosa unterliegt dem sogenannten First-pass-Effekt der Leber (siehe Kapitel 1) und folglich können insbesondere bei chronisch angewandten topischen Medikationen signifikante systemische Nebenwirkungen hervorgerufen werden. Die möglichen Resorptionswege eines ophthalmologischen Wirkstoffs nach topischer Anwendung am Auge sind schematisch in Abbildung 65.6 dargestellt. Tabelle 65.4 faßt die Plasmaspiegel einiger häufig angewandter topischer Medikationen bei gesunden, freiwilligen Erwachsenen und bei Patienten zusammen. Die angegebenen Wirkstoffspiegel sollten im Zusammenhang mit möglichen Nebenwirkungen bei Patienten mit Herzrhythmusstörungen, Asthma, Emphysem oder Herzinsuffizienz gesehen werden.

Für die Erzielung pharmakologischer Wirkungen am Auge stellen transkorneale und transepitheliale Resorption die bevorzugten Applikationsrouten dar. Der Zeitraum zwischen der Instillation des Wirkstoffs und seinem Erscheinen im Kammerwasser wird als *lag-phase* bezeichnet. Der Konzentrationsgradient des Wirkstoffs zwischen Tränenfilm und Kornea und konjunktivalem Epithel stellt die treibende Kraft der passiven Diffusion durch diese Gewebe dar. Andere Faktoren, die die Diffusionskapazität eines Wirkstoffs beinflussen, sind Molekülgröße, chemische Struktur und sterische Konfiguration. Die transkorneale Wirkstoffpenetration kann am besten als ein Prozess differentieller Löslichkeit, die Kornea kann korrespondierend mit den Epithel-, Stroma- und Endothelschichten als trilamelläre „Fett-Wasser-Fett"-Struktur aufgefaßt werden. Epithel und Endothel stellen Barrieren für hydrophile Substanzen dar, das Stroma ist eine Barriere für lipophile Verbindungen. Folglich ist ein Wirkstoff mit sowohl hydrophilen als auch lipophilen Eigenschaften am besten für die transkorneale Resorption geeignet.

Die Penetration eines Wirkstoffs in das Auge verhält sich annähernd proportional zu seiner Konzentration in der Tränenflüssigkeit. Bestimmte Krankheiten können die Wirkstoffpenetration verändern. Wirkstoffe können auf ihre potentielle klinische Brauchbarkeit durch ein experimentelles Screening auf ihren korneum Permeabilitätskoeffizienten untersucht werden. Derartige pharmakokinetische Daten in Verbindung mit dem Octanol/Wasser-Partitionskoeffizienten (bei lipophilen Wirkstoffen) bzw. Verteilungskoeffizineten (bei ionisierbaren Wirkstoffen) ergeben eine parabelförmige Beziehungskurve, die ei-

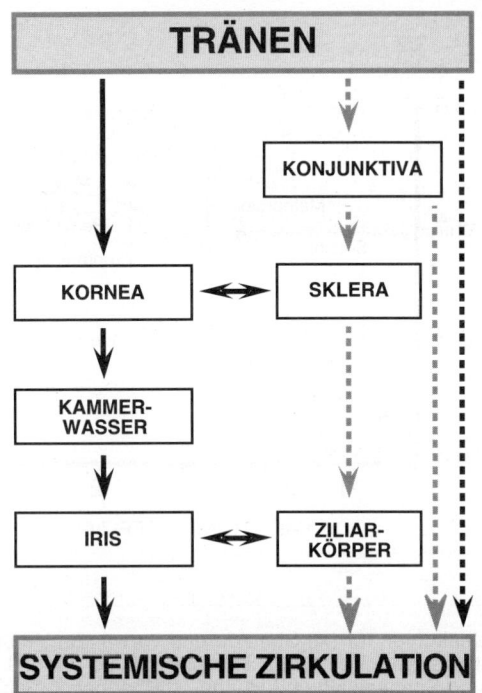

Abbildung 65.6 Mögliche Resorptionswege eines ophthalmologischen Wirkstoffs nach topischer Applikation am Auge. Schwarze Pfeile repräsentieren den kornealen Weg; unterbrochene, graue Pfeile repräsentieren den konjunktivalen/skleralen Weg; die schwarze, unterbrochene Linie repräsentiert den nasolakrimalen Resorptionsweg. (Mit freundlicher Genehmigung übernommen aus Chien et al., *Curr. Eye Res.*, **1990**, 9: 1051-1059)

nen brauchbaren prädiktiven Parameter für die okuläre Resorption liefert (siehe Abbildung 65.7, A-B). Derartige *in vitro* Studien berücksichtigen jedoch nicht andere Faktoren, die die korneale Resorption beeinflussen (etwa Lidschlagfrequenz, nasolakrimale Drainage, Wirkstoffbindung an Proteine und Gewebe und transkonjunktivale Resorption), und haben folglich für die Vorhersage der okulären Wirkstoffresorption *in vivo* nur eine begrenzte Aussagekraft.

Verteilung Topisch applizierte Wirkstoffe können durch Resorption über die nasale Mukosa oder durch lokale Verteilung über transkorneale/transkonjunktivale Resorption einer systemischen Verteilung unterliegen. Nach transkornealer Resorption akkumuliert der Wirkstoff zunächst im Kammerwasser und wird dann auf andere intraokuläre Strukturen, möglicherweise aber über das Trabekelsystem auch auf die systemische Zirkulation verteilt (siehe Abbildung 65.3, B). Die Bindung bestimmter Wirkstoffe an Melanin spielt in einigen okulären Kompartimenten eine wichtige Rolle. So setzt beispielsweise der mydriatische Effekt α-adrenerger Agonisten bei gesunden Freiwilligen mit stark pigmentierter Iris langsamer ein als bei solchen mit schwach pigmentierter Iris (Obianwu und Rand, 1965). Beim Kaninchen bindet radioaktiv markiertes Atropin signifikant an Melaningranula der Iris von Nicht-Albinos (Salazar et al., 1976). Dieser Befund korreliert mit der Tatsache, daß die mydriatische Wirkung von Atropin bei Nicht-Albinokaninchen länger anhält als bei Albinokaninchen und weist darauf hin, daß die Melaninbindung eines Wirkstoffs ein potentielles Reservoir für eine verzögerte Freisetzung des Wirkstoffes darstellt. Ein weiterer klinisch bedeutsamer Aspekt der Melaninbindung von Wirkstoffen betrifft das Pigmentepithel der Retina. Im retinalen Pigmentepithel verursacht die Akkumulation von Chloroquin (siehe Kapitel 40 und 64) eine toxische Retinaschädigung, die als „Schießscheiben"-Makulopathie (*bulls eye*) bekannt ist und mit einem Verlust an Sehschärfe einhergeht.

Metabolismus Die enzymatische Biotransformation ophthalmologischer Wirkstoffe kann ein bedeutsames Ausmaß annehmen, da die einzelnen Gewebe des Auges lokal unterschiedliche Enzyme exprimieren, darunter Esterasen, Oxidoreduktasen, lysosomale Enzyme, Peptidasen, Glukuronid- und Sulfattransferasen, Glutathion konjugierende Enzyme, Katechol-O-Methyltransferase, Monoaminooxidase und Kortikosteroid-β-Hydroxylase (siehe Lee, 199). Die Esterasen sind aufgrund der Entwicklung von Prodrugs für eine gesteigerte Korneapermeabilität von besonderem Interesse. Beispielsweise ist Dipivefrinhydrochlorid ein Prodrug von Adrenalin zur Behandlung des Glaukoms (Mandell et al., 1978). Es wird angenommen, daß topisch angewandte Ophthalmika nach systemischer Resorption von Leber und Niere eliminiert werden.

Toxikologie Aus der in Abbildung 65.6 dargestellten Kompartimentanalyse ist ersichtlich, daß alle ophthalmologischen Medi-

Tabelle 65.4 Maximale und 1-Stunden-Plasmaspiegel verschiedener Ophthalmika nach topischer Einzelapplikation beim Menschen*

WIRKSTOFF	DOSIS, µg	PLASMASPIEGEL 1 H NACH APPLIKATION, ng/ml	MAXIMALER PLASMASPIEGEL ng/ml (Zeit)
Timolol	150*	1,4	ND***
Timolol	100	0,5	0,7 (30 min)
Levobunolol	250**	0,2-0,3	ND
	500**	0,4-0,6	ND
Atropin	400	0,4	0,9 (8 min)
Cyclopentolat	300+300	3,3	8,3 (5-15 min)
Scopolamin	100	0,2	0,5 (8 min)
Phenylephrin	1250**	0,2	3 (10 min)
	5000	1,7	10,2 (10 min)
Betamethason	25**	0,2	0,2 (3 ore)
	50**	0,5	0,5 (30 min)

* Augentropfenvolumen: 40 µl
** kein definiertes Augentropfenvolumen, geschätzt: 30 µl
*** NB=nicht bestimmt
QUELLE: Reproduktion aus Salminen, 1990 (mit freundlicher Genehmigung)

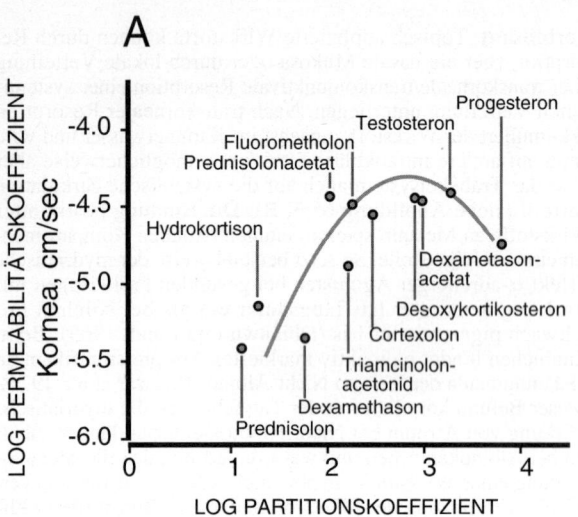 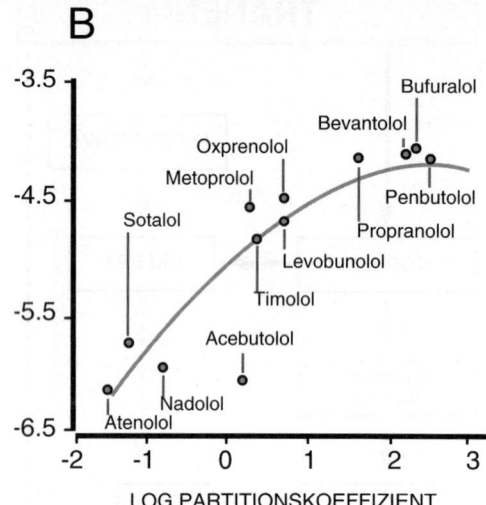

Abbildung 65.7 Beispiele für logarithmische Permeabilitätskoeffizientenkurven für (**A**) Steroide und verwandte Verbindungen und (**B**) β-Adrenorezeptorblocker. Für eine ausführlichere Besprechung siehe Text. (Aus Schoenwald und Ward. J. Pharmacol. Sci. **1978**, *67*: 786 - 788, [Steroide, verwandte Verbindungen] und Schoenwald und Huang. J. Pharmacol. Sci. 1983, 72:1266-1272 [β-Adrenorezeptorenblocker]; mit freundlicher Genehmigung der American Pharmaceutical Association.)

kationen potentiell in die systemische Zirkulation übertreten können, so daß unerwünschte systemische Wirkungen auftreten können. Die meisten Ophthalmika werden lokal am Auge angewandt und mögliche lokale Nebenwirkungen sind eine Folge von Überempfindlichkeitsreaktionen oder unmittelbaren toxischen Wirkungen auf die Kornea. Augentropfen und Kontaktlinsenlösungen enthalten gewöhnlich Konservierungsstoffe wie Benzalkoniumchlorid, Chlorbutanol, Komplexbildner und Thimerosal wegen ihrer antimikrobiellen Wirkungen. Insbesondere Benzalkoniumchlorid kann eine Keratitis punctata superficialis oder eine toxische, ulzerierende Keratitis hervorrufen (Grant und Schuman, 1993). Andere okuläre Reaktionen sind Konjunktivitis, Blepharokonjunktivitis und periokuläre Dermatitis.

THERAPEUTISCHE UND DIAGNOSTISCHE ANWENDUNGEN VON PHARMAKA IN DER OPHTHALMOLOGIE

Chemotherapie mikrobiologischer Krankheiten des Auges

Antibakterielle Wirkstoffe *Allgemeine Überlegungen* Eine Reihe antibakterieller Antibiotika sind für die topische Anwendung am Auge entwickelt worden (siehe Tabelle 65.5). Pharmakologie, Struktur und Kinetik der jeweiligen Wirkstoffe wurden im Detail in den vorangegangenen Kapitel behandelt. Die Auswahl des geeigneten Antibiotikums und der Applikationsweg hängen von dem klinischen Befund und *in vitro* Resistenzuntersuchungen ab. Für ernste Infektionen des Auges wie Hornhautgeschwüre, Keratitiden und Endophthalmitiden sind unter Umständen speziell formulierte Antibiotika erhältlich. Die Herstellung stärker konzentrierter Lösungen erfolgt durch einen Apotheker, der mit der sterilen Präparation von Ophthalmika vertraut ist.

Therapeutischer Einsatz In der klinischen Praxis begegnet man häufig Infektionen von Haut, Augenlidern, Konjunktiva und Tränensystem. Periokuläre Hautinfektionen werden in präseptale und postseptale oder orbitale Zellulitiden eingeteilt. Abhängig von den klinischen Gegebenheiten (d. h. vorangegangenes Trauma, Sinusitis, Alter des Patienten, Immunkompetenz) werden die Antibiotika oral oder parenteral verabreicht.

Die *Dacryocystitis* ist eine Infektion des Tränensacks. Bei Säuglingen und Kindern tritt die Krankheit gewöhnlich unilateral infolge einer Obstruktion des Tränennasenganges auf. Der Arzt muß sich der unterschiedlichen, potentiell pathogenen Flora (z. B. Haemophilus influenzae) und der Gefahr der orbitalen Zellulitis bewußt sein. Beim Erwachsenen können Dacryocystitis und Infektionen des Tränennasengangs durch *Staphylococcus aureus, Streptococcus*-Stämme, *Candida*-Stämme und *Actinomyces israelii* verursacht werden.

Zu den infektiösen Prozessen der Augenlider gehören *Hordeulum* und *Blepharitis*. Ein Hordeulum oder Gerstenkorn ist eine Infektion der Meibom-, Zeis- oder Moll-Drüsen an den Lidrändern. Das typischerweise beteiligte Bakterium ist *Staphylococcus aureus* und die übliche Behandlung besteht aus warmen Kompressen und topischen Antibiotikasalben. Die *Blepharitis* ist eine häufige, bilaterale Entzündung der Augenlider, die durch Reizungen und Brennen charakterisiert ist und in der Regel ebenfalls durch *Staphylococcus*-Stämme hervorgerufen wird. Lokale Hygiene ist ein Hauptpfeiler der Thera-

Tabelle 65.5 Zur Anwendung am Auge erhältliche, topische antibakterielle Wirkstoffe*

GENENIKUM	FORMULIERUNG	TOXIZITÄT	INDIKATIONEN
Bacitracin-Zink[1]	500 U/g Salbe	H	Konjunktivitis, Blepharitis
Chloramphenicol	0,5% Lösung, 1% Salse	H, BD	Konjunktivitis, Keratitis
Chlortetracyclinhydrochlorid[2]	1% Salbe	H	Konjunktivitis, Blepharitis
Ciprofloxacinhydrochlorid	0,3% Salbe	H, CK	Konjunktivitis, Keratitis
Erythromycin	0,5% Salbe		Blepharitis, Konjunktivitis
Gentamicinsulfat	0,3% Lösung, 0,3% Salbe	H	Konjunktivitis, Blepharitis, Keratitis
Norfloxacin	0,3% Lösung	H	Konjunktivitis
Sulfacetamid-Natrium	10%, 15%, 30%, Lösung, 10% Salbe	H	Konjunktivitis, Blepharitis, Keratitis
Sulfisoxazoldiolamin[2]	4% Lösung, 4% Salbe	H, BD	Konjunktivitis, Blepharitis, Keratitis
	verschiedene Lösungen, verschiedene Salben		
Polymyxin-B-Kombinationen**	1% Lösung	H, BD	Konjunktivitis, Blepharitis, Keratitis
Tetracyclinhydrochlorid	0,3% Lösung	H	Konjunktivitis, Blepharitis
Tobramycinsulfat	0,3% Salbe	H	Konjunktivitis, Blepharitis, Keratitis

*Spezifische Informationen zu Dosierungen, Formulierungen und Handelsnamen: siehe jährlich publiziertes Physician's Desk Reference for Opthalmology.
** Von Polymyxin B gibt es Formulierungen in Kombination mit Bacitracin, Neomycin, Gramcidin, Oxytetracyclin oder Trimethoprim. Siehe auch Kapitel 44 bis 47 zur weitergehenden Besprechung dieser antibakteriellen Wirkstoffe.

[1] Bacitracin ist in Deutschland zur Anwendung am Auge nur in Kombination mit Neomycin in Salbenform im Handel.
[2] Wirkstoff in Deutschland nicht im Handel (Anm. d. Hrsg).

ABKÜRZUNGEN: H: Hypersensitivität; BB: Blutbildveränderungen; KK: kristalline Keratitis

pie. Antibiotika werden üblicherweise meist als Salbe topisch angewandt, insbesondere wenn die Krankheit von einer Konjunktivitis und Keratitis begleitet ist.

Die *Konjunktivitis* ist weltweit die häufigste Augenkrankheit und stellt einen entzündlichen Prozess dar, der in seiner Ausprägung von einer milden Hyperämie bis zu schwerem eitrigen Ausfluß reicht. Unter den Ursachen der Konjunktivitis sind infektiöse Pathogene, immunvermittelte Reaktionen, Chemikalien/Pharmaka, assoziierte systemische Krankheiten und Tumoren der Konjunktiva oder der Augenlider. Die am häufigsten gefundenen infektiösen Agenzien sind *Neisseria* spec., *Streptococcus pneumoniae, Haemophilus* spec., *Staphylococcus aureus, Moraxella lacunata, Chlamydia* spec., Adenoviren, Herpes-simplex-Viren, Enteroviren, Coxsackieviren, Masernviren, Varicella-Zoster-Viren und Vaccinia-Variola-Viren. Rickettsien, Pilze und Parasiten in Form von Zysten oder Trophozoiten sind selten die Ursache einer Konjunktivitis. Eine wirksame Therapie beruht auf der Auswahl der geeigneten antibiotischen Therapie gegen das jeweilige bakterielle Pathogen. Vermutet man jedoch einen ungewöhnlichen Organismus als Ursache, wird die bakterielle Konjunktivitis empirisch ohne vorherigen Erregernachweis behandelt.

Die *Keratitis* und das Hornhautgeschwür können in jeder Schicht der Kornea auftreten, etwa in Epithel, Subepithel, Stroma oder Endothel. Unter den zahlreichen isolierten, mikrobiellen Agenzien befinden sich Bakterien, Viren, Pilze, Spirochäten, Zysten und Trophozoiten. Bei den aggressiven Formen der bakteriellen Keratitis ist eine sofortige, empirische und intensive antibiotische/antivirale Therapie notwendig, um eine Erblindung infolge Korneaperforation zu verhindern. Die Ergebnisse aus Kulturen und Resistenzuntersuchungen sollten die endgültige Wahl des Wirkstoffs bestimmen.

Die *Endophthalmitis* ist ein potentiell schwerer und destruktiver, entzündlicher, gewöhnlich infektöser Prozeß des hinteren Augenabschnitts. Sie wird normalerweise durch Bakterien, Pilze, manchmal auch Spirochäten verursacht. Typischerweise tritt sie während des frühen postoperativen Verlaufs (z. B. nach chirurgischen Eingriffen wegen Katarakt, Glaukom oder an der Retina), nach einem Trauma oder infolge endogener Aussaat bei immunkompromittierten Patienten auf. Die sofortige Therapie besteht in der Vitrektomie (d. h. einer besonderen chirurgischen Glaskörperentfernung) und empirischer intravitrealer Antibiose zur Behandlung der vermuteten Bakterien oder Pilze (Peyman und Schulman, 1994; Meredith, 1994). In Fällen endogener Aussaat hat die parenterale Antibiose ihren sicheren Stellenwert bei der Eliminierung der Infektionsquelle. Nach Traumen oder während des postoperativen Verlaufs ist die Wirksamkeit der systemischen Antibiose nicht ausreichend belegt. Kürzlich wurde eine multizentrische Studie durchgeführt, um herauszufinden, ob die frühe Intervention durch Vitrektomie versus Glaskörperpunktion (beide mit intravitrealer Antibiose und mit oder ohne intravenöse Antibiose) den Ausgang beeinflußt (Endophthalmitis Vitrectomy Study, 1993).

Virustatika *Allgemeine Überlegungen* Die AIDS-Epidemie und andere Formen der Immunsuppression (z. B. nach Organtransplantation oder nach Chemotherapie wegen eines Malignoms) haben der virologischen Forschung starken Auftrieb gegeben. Die zielgerichtete Entwicklung neuer Virustatika erfordert ein Verständnis der molekularen Ereignisse, die an der Virusadhäsion, dem *uncoating*, der Replikation in der Wirtszelle und der spezifischen biologischen Interaktion zwischen Zelle und Virus beteiligt sind. Die verschiedenen, in der Ophthalmologie derzeit angewandten Virustatika sind in Tabelle 65.6 zusammengefaßt (siehe Kapitel 50: Strukturformeln und weitere, detaillierte Informationen zu diesen Wirkstoffen).

Therapeutischer Einsatz Primäre Indikationen für die Anwendung von Virustatika in der Ophthalmologie sind virale Keratitis, Herpes zoster ophthalmicus und Retinitis (Teich et al., 1992; Pavan-Langston, 1994; Pinnolis et al., 1994; Blumenkranz et al., 1994). Die durch Adenoviren verursachte virale Konjunktivitis hat gewöhnlich einen selbstlimitierenden Verlauf und wird in allgemeinen durch eine symptomatische Therapie gelindert.

Die *virale Keratitis* ist eine Infektion der Kornea, die Epithel oder Stroma betrifft, und wird meistens durch Herpes-simplex-Typ-1- und Varicella-Zoster-Viren verursacht. Unter den selteneren viralen Ätiologien sind Epstein-Barr-Viren und Zytomegalieviren. Bei der topischen Therapie der viralen Keratitis besteht nur ein schmaler Grat zwischen der therapeutisch gewünschten, topischen antiviralen Aktivität und den toxischen Wirkungen auf die Kornea. Deshalb müssen die Patienten sehr engmaschig überwacht werden.

Der *Herpes zoster ophthalmicus* stellt eine latente Reaktivierung der Varicella-Zoster-Infektion im ersten Zweig des Nervus trigeminus dar. Systemisches Aciclovir ist zur Linderung des Schweregrades und der Komplikationen bei Herpes zoster ophthalmicus wirksam (Cobo et al., 1986). Derzeit gibt es keine von der FDA zugelassenen ophthalmologischen Präparationen von Aciclovir, eine Salbenpräparation zur Anwendung am Auge ist für Forschungszwecke verfügbar.

> Aciclovir ist in Salbenform für die Anwendung am Auge in Deutschland im Handel (Anm. d. Hrsg.).

Die *virale Retinitis* kann durch Zytomegalieviren, Adenoviren und Varicella-Zoster-Viren hervorgerufen werden. Die Behandlung beinhaltet gewöhnlich die langfristige parenterale Applikation von Virustatika. Die multizentrische Foscarnet-Ganciclovir-Zytomegalievirus-Retinitis-Studie wurde nach einer Zwischenauswertung abgebrochen, die ergab, daß die mit Ganciclovir behandelten Patienten eine signifikant höhere Mortalitätsrate aufwiesen als die mit Foscarnet behandelten (Studies of Ocular Complications of AIDS Research Group, AIDS Clinical Trials Group, 1992). Die intravitreale Applikation von Ganciclovir erwies sich als wirksame Alternative zu der systemischen Anwendung (Sanborn et al., 1992).

Antimykotika *Allgemeine Überlegungen* Die derzeit verfügbaren Antimykotika leiten sich von drei unterschiedlichen chemischen Klassen ab: den Polyenen (z. B. Amphotericin B, Natamycin und Nystatin), den Imidazolen (z. B. Clotrimazol, Econazol, Ketoconazol, Miconazol und Thiabendazol) und den fluoridierten Pyrimidinen (z. B. Flucytosin). Viele andere Verbindungen sind auf ihre antimykotische Wirksamkeit getestet worden, eine ausreichende Datenbasis für die Behandlung menschlicher Mykosen gibt es jedoch nicht. Pharmakologie und Strukturen verfügbarer Antimykotika sind in Kapitel 49 dargestellt. Natamycin hat als Suspension zur Anwendung am Auge die folgende chemische Struktur:

NATAMYCIN

> Natamycin ist als Suspension zur Anwendung am Auge in Deutschland nicht im Handel. Unter der Bezeichnung Pima-Biciron gibt es eine Formulierung als Augensalbe (Anm. d. Hrsg.).

Andere Antimykotika können speziell für die topische, subkonjunktivale oder intravitreale Applikationsform zubereitet werden (siehe Tabelle 65.7 und Kapitel 49).

Tabelle 65.6 Virustatika für die Anwendung am Auge*

GENERIKANAME	APPLIKATIONSWEG	OKULÄRE TOXIZITÄT	INDIKATIONEN
Idoxuridin	topisch (0,1% Lösung)	PK, H	Herpes-simplex-Keratitis
Trifluridin	topisch (1,0% Lösung)	PK, H	Herpes-simplex-Keratitis
Vidarabin	topisch (3,0% Salbe)	PK, H	Herpes-simplex-Keratitis, Herpes-simplex-Konjunktivitis
Aciclovir	oral (200 mg-Tabletten)		Herpes zoster ophthalmicus, Herpes-simplex-Keratitis
Foscarnet	intravenös, intravitreal		Zytomegalievirus-Retinitis
Ganciclovir	intravenös, intravitreal		Zytomegalievirus-Retinitis

* Weitere Einzelheiten siehe Kapitel 50.
ABKÜRZUNGEN: KP: Keratitis punctata; H: Hypersensitivität.

Tabelle 65.7 Antimykotika zur Anwendung am Auge*

WIRKSTOFFKLASSE/ WIRKSTOFF	APPLIKATIONSART	INDIKATION
Polyene		
Amphotericin B	0,1 - 0,5% topische Lösung 0.8 - 1 mg subkonjunktivale Injektion 5 µg intravitreale Injektion	Keratomykose, Pilz-Endophthalmitis
Natamycin	5% topische Suspension	Blepharomykose, Pilz-Konjunktivitis, Keratomykose
Imidazole		
Clotrimazol	1% topische Lösung & Suspension 5 - 10 mg subkonjunktivale Injektion	Keratomykose
Econazol	1% topische Suspension und Salbe	Keratomykose
Fluconazol	2% topische Suspension	Keratomykose
Ketoconazol	1% topische Suspension	Keratomykose
Miconazol	1% topische Suspension 5 - 10 mg subkonjunktivale Injektion 0,25 mg intravitreale Injektion	Keratomykose, Pilz-Endophtalmitis
Pyrimidine		
Flucytosin	1% topische Lösung	Keratomykose

*Nur Natamycin ist zur opthalmologischen Anwendung erhältlich. Die anderen Mykostatika müssen für die angegebene Applikationsweise hergestellt werden. Für weitere Informationen zur Dosierung siehe Rote Liste oder Fach-Info.
Zur weitergehenden Besprechung dieser Mykostatika siehe Kapitel 49.

Therapeutischer Einsatz Parallel zu systemischen Pilzinfektionen ist die Inzidenz von Pilzinfektionen am Auge mit der wachsenden Zahl immunsupprimierter Patienten gestiegen. Unter den ophthalmologischen Indikationen für antimykotische Medikationen sind die durch Pilze verursachte Keratitis, Skleritis, Endophthalmitis, Mucormycose und Canaliculitis (siehe Behlau und Baker, 1994). Die Wirksoffauswahl beruht auf der Identifizierung des pathogenen Pilzes und, falls verfügbar, auf den Resistenzdaten.

Antiprotozoenmittel ***Allgemeine Überlegungen*** Parasitäre Infektionen, die das Auge befallen, manifestieren sich gewöhnlich in Form einer Uveitis, eines entzündlichen Prozesses entweder des vorderen oder hinteren Abschnitts, seltener als Konjunktivitis, Keratitis oder Retinitis.
Therapeutischer Einsatz In den Vereinigten Staaten befinden sich unter den häufigsten Protozoeninfektionen *Acanthamoeba* und *Toxoplasma gondii*. Bei Kontaktlinsenträgern, die eine Keratitis entwickeln, sollten Ärzte unbedingt an die Anwesenheit von *Acanthamoeba* denken (Poggio et al., 1989). Die Behandlung besteht im allgemeinen in einer kombinierten topischen Antibiose, etwa aus Polymyxin-B-sulfat, Bacitracin-Zink und Neomycinsulfat und gelegentlich einem Imidazol (z. B. Clotrimazol, Miconazol oder Ketoconazol).

Die genannte Dreierkombination ist in Deutschland für die Anwendung im Auge nicht im Handel. Es gibt Präparate, die Neomycinsulfat in Kombination mit Polymyxin B und Dexamethason oder Bacitracin enthalten. Eine Dreierkombination mit Gramicidin anstelle von Bacitracin ist ebenfalls im Handel (Anm. d. Hrsg.).

In Großbritannien werden aromatische Diamidine (d. h. Propaminisothionat in topischen wäßrigen und Salbenformulierungen) erfolgreich zur Behandlung dieser vergleichsweise resistenten infektiösen Keratitis eingesetzt (Wright et al., 1985).

Aromatische Diamidine sind in Deutschland nicht im Handel (Anm. d. Hrsg.).

Die Toxoplasmose kann sich als hintere (z. B. fokale Retinochoroiditis, Papillitis, Glaskörperentzündung oder Retinitis) oder gelegentlich als vordere Uveitis darstellen. Eine Behandlung ist indiziert, wenn entzündliche Läsionen in Richtung auf die Makula vordringen und die zentrale Sehschärfe gefährden. Verschiedene Therapieschemata sind in Kombination mit systemischen Steroiden empfohlen worden: (1) Pyrimethamin, Sulfadiazin und Folinsäure, (2) Pyrimethamin, Sulfadiazin, Clindamycin und Folinsäure, (3) Sulfadiazin und Clindamycin, (4) Clindamycin und (5) Trimethoprim-Sulfamethoxazol mit oder ohne Clindamycin (siehe Engstrom et al., 1991; Opremcak et al., 1992).

Andere Protozoeninfektionen (z. B. Giardiasis, Leishmaniose und Malaria) und Helminthen sind in den Vereinigten Staaten weniger häufige Augenpathogene (siehe DeFreitas und Dunkel, 1994). Eine systemische Pharmakotherapie und die Vitrektomie können bei bestimmten parasitären Infektionen indiziert sein.

Okuläre Anwendung von Wirkstoffen, die das autonome Nervensystem beeinflussen

Allgemeine Überlegungen Die allgemeine Pharmakologie des autonomen Nervensystems wird ausführlich in

Tabelle 65.8 Das autonome Nervensystem beeinflussende Wirkstoffe zur Anwendung am Auge*

WIRKSTOFFKLASSE	FORMULIERUNG*	INDIKATION	NEBENWIRKUNGEN AM AUGE
Cholinergika			
Acetylcholin	1% Lösung	intraokuläre Anwendung zur Induktion einer Miosis bei chirurgischen Eingriffen	Hornhautödem
Carbachol	0,01 - 3% Lösung	intraokuläre Anwendung zur Induktion einer Miosis bei chirurgischen Eingriffen; Glaukom	Hornhautödem, Miosis, induzierte Myopie, Visusverminderung, Brauenschmerz, Stenose des Tränenpünktchens
Pilocarpin	0,25 - 10% Lösung, 4% Gel 20, 40 µg/Stunde	Glaukom	wie Physostigmin
Cholinesterasehemmer			
Physostigmin	0,25 und 0,5% Lösung 0,25% Salbe	Glaukom, Akkommodationsinnenschielen, Läuse- und Milbenbefall der Augenlider	Netzhautablösung, Miosis, Katarakt, Glaukom durch Pupillenblockade, Iriszysten, Brauenschmerz, Stenose des Tränenpünktchens
Demecarium**	0,25 und 0,5% Lösung	Glaukom, Akkommodationsinnenschielen	wie Physostigmin
Echothiophate**	0,03 - 0,25% Lösung	Glaukom, Akkommodationsinnenschielen	wie Physostigmin
Isofluorophate**	0,025% Lösung	Glaukom, Akkommodationsinnenschielen	wie Physostigmin
Muskarinartige Antagonisten			
Atropin	0,5 - 3,0% Lösung 0,5 und 1% Salbe	Cycloplegische Retinoskopie, Fundoskopie in Mydriasis, Cycloplegie†	Photosensitivität, Verschwommensehen
Scopolamin	0,25% Lösung	wie Atropin	wie Atropin
Homatropin	2% und 5% Lösung	wie Atropin	wie Atropin
Cyclopentolat	0,5%, 1% und 2% Lösung	wie Atropin	wie Atropin
Tropicamid	0,5% und 1% Lösung	wie Atropin	wie Atropin
Sympathomimetika			
Dipivefrin	0,1% Lösung	Glaukom	Photosensitivität, konjunktivale Hyperämie, Hypersensitivität
Adrenalin	0,5, 1,0 und 2,0% Lösung	Glaukom	wie Dipivefrin
Phenylephrin	2,5 und 10% Lösung	Mydriasis	wie Dipivefrin
Apraclonidin	0,5 und 1% Lösung	Glaukom, Prä- und Post-Laserprophylaxe des akuten Augeninnendruckanstiegs	wie Dipivefrin
Kokain**	2 - 4% Lösung	topische Anästhesie, Anisokoriediagnostik (siehe Abbildung 65.5)	
Hydroxyamphetamin	1% Lösung	Anisokoriediagnostik (siehe Abbildung 65.5)	
Naphazolin	0,012 - 0,1% Lösung	abschwellendes Mittel	wie Dipivefrin
Tetrahydrozolin**	0,05% Lösung	abschwellendes Mittel	wie Dipivefrin
α– und β-Adrenorezeptorblocker			
Dapiprazol (α)	0,5% Lösung	Umkehrung der Mydriasis	konjunktivale Hyperämie
Betaxolol (β₁-selektiv)	0,25% und 0,5% Lösung und Suspension	Glaukom	

(Fortsetzung)

Tabelle 65.8 Das autonome Nervensystem beeinflussende Wirkstoffe zur Anwendung am Auge* *(Fortsetzung)*

WIRKSTOFFKLASSE	FORMULIERUNG	INDIKATION	NEBENWIRKUNGEN AM AUGE
Carteolol (β)	1% Lösung	Glaukom	
Levobunolol (β)	0,25% und 0,5% Lösung	Glaukom	
Metipranolol (β)	0,3% Lösung	Glaukom	
Timolol (β)	0,25% und 0,5% Lösung und Gel	Glaukom	

* In Deutschland sind z. T. abweichende Konzentrationen im Handel, für spezielle Indikationen und Dosierungsrichtlinien siehe Rote Liste bzw. Fach-Info.
** Wirkstoff in Deutschland nicht im Handel (Anm. d. Hrsg.).

† Mydriasis und Cycloplegie (oder Akkommodationslähmung) des menschlichen Auges treten ein nach einem Tropfen Atropin 1,0%, Scopolamin 0,5%, Homatropin 1,0%, Cyclopentolat 0,5% oder 1,0% und Tropicamid 0,5% oder 1,0%. Erholung der Mydriasis ist definiert als Rückkehr der Pupillengröße innerhalb von 1 mm des Ausgangsröße. Erholung der Cycloplegie ist definiert als Rückkehr in den Bereich von zwei Dipoptrien der basalen Akkommodationsfähigkeit. Die maximale mydriatische Wirkung von Homatropin wird mit einer 5%igen Lösung erreicht, die Cycloplegie kann aber unvollständig sein. Maximale Cycloplegie mit Tropicamid kann mit einer 1%igen Lösung erzielt werden.
Die Zeiten für die Entwicklung der maximalen Mydriasis und ihre Erholung sind: für Atropin 30 - 40 Minuten bzw. sieben bis zehn Tage; für Scopolamin 20 - 130 Minuten bzw. drei bis sieben Tage; für Homatropin 40 - 60 Minuten bzw. ein bis drei Tage; für Cyclopentolat 30 - 60 Minuten bzw. ein Tag; für Tropicamid 20 - 40 Minuten bzw. sechs Stunden.
Die Zeiten für die Entwicklung der maximalen Cycloplegie und ihre Erholung sind: für Atropin 60 - 180 Minuten bzw. sechs bis zwölf Tage; für Scopolamin 30 - 60 Minuten bzw. drei bis sieben Tage; für Homatropin 30 - 60 Minuten bzw. ein bis drei Tage; für Cyclopentolat 25 - 75 Minuten bzw. sechs Stunden bis ein Tag; für Tropicamid 30 Minuten bzw. sechs Stunden.

den Kapiteln 6 bis 10 besprochen. Das autonome Nervensystem beeinflussende Wirkstoffe, die in der Ophthalmologie angewandt werden, und die Reaktionen (d. h. Mydriasis und Akkommodationslähmung) auf muskarinartige Anticholinergika sind in Tabelle 65.8 zusammengefaßt.

Therapeutischer Einsatz Das autonome Nervensystem beeinflussende Substanzen werden ausgiebig im Rahmen diagnostischer und chirurgischer Maßnahmen und zur Behandlung von Glaukom, Uveitis und Strabismus angewandt.

Glaukom In den Vereingten Staaten ist das Glaukom bei Afro-Amerikanern die führende und bei Kaukasiern die dritthäufigste Erblindungsursache. Das Glaukom ist durch eine fortschreitende Schädigung des Nervus opticus und einen Gesichtsfeldverlust charakterisiert und für die Sehbehinderung von 80000 Amerikanern verantwortlich. Mindestens zwei Millionen leiden unter dieser Krankheit (siehe American Academy of Ophthalmology, 1992). Unter den mit einer glaukominduzierten Schädigung des Nervus opticus assoziierten Risikofaktoren sind ein erhöhter *Augeninnendruck*, eine positive Familienanamnese für das Glaukom, afro-amerikanische Abstammung, Myopie und Hypertonie. Die Bildung und Regulation des Kammerwassers wurden in einem vorangegangenen Abschnitt dieses Kapitels besprochen. Obwohl ein besonders stark erhöhter Augeninnendruck (z. B. höher als 30 mmHg) im allgemeinen zu einer Schädigung des Nervus opticus führt, scheint bei bestimmten Patienten der Nerv einen Augeninnendruck in mittleren bis hohen Zwanzigerwerten zu tolerieren. Diese Patienten werden als *Augenhypertoniker* bezeichnet und es wird zur Zeit eine prospektive, multizentrische Studie unter der Fragestellung durchgeführt, ob eine frühe Behandlung mit dem Ziel einer Senkung des Augeninnendrucks die glaukomassoziierte Schädigung des Nervus opticus zu verhindern vermag. Andere Patienten zeigen fortschreitende glaukombedingte Schädigungen des Nervus opticus, obwohl ihr Augeninnendruck im sogenannten Normbereich liegt, und diese Form der Krankheit wird manchmal auch *normo-* oder *hypotensives Glaukom* genannt. Jedoch sind derzeit die an der glaukomatösen Schädigung des Nervus opticus beteiligten pathophysiologischen Vorgänge und ihre Beziehung zur Kammerwasserdynamik letztlich nicht verstanden.

Derzeitige Therapien zielen auf eine verminderte Kammerwasserbildung im Ziliarkörper und einen verbesserten Abfluß dieser Flüssigkeit aus den Strukturen des Augenwinkels. Die beim Engwinkelglaukom entstehende, akute intraokuläre Augeninnendruckerhöhung wird mit topischen β-Rezeptorblockern, niedrig dosiertem Pilocarpin (d. h. nicht höher als 2%, da höhere Konzentrationen die Pupillenblockade verstärken und das akute Glaukom verschlimmern können), Apraclonidin und Acetazolamid (intravenös oder oral) behandelt und erfordert unter Umständen die orale oder intravenöse Verabreichung eines osmotischen Wirkstoffs. Die plötzliche und ausgeprägte Erhöhung des Augeninnendrucks bei akutem Engwinkelglaukom kann die Pumpfunktion des kornealen Endothels mit der Folge eines Hornhautödems hemmen. Ein Teil der pharmakologischen Intervention besteht in der Entlastung der Kornea, um die Anwendung der definitiven Therapiemaßnahmen bei dieser Krankheit zu unterstützen. Nachdem der Anfall „durchbrochen" wurde, kann die kurative Laseriridektomie durchgeführt werden.

Es wurde in anderen Kapitel darauf hingewiesen und es ist warnender Bestandteil der Gebrauchsanweisung verschiedener Medikamente, daß ein akutes Engwinkelglaukom bei entsprechender anatomischer Disposition des Auges durch Anticholinergika, Sympathomimetika und Antihistaminika ausgelöst werden kann. Jedoch ist in diesen Gebrauchsanweisungen die Art des Glaukoms nicht näher angegeben. Das hat zur Folge, daß bei Patienten mit Weitwinkelglaukom, die sich über die Einnahme solcher Wirkstoffe in dieser Hinsicht eigentlich keine Sorgen machen müßten, eine nicht angebrachte Besorgnis entsteht. Im disponierten Auge hingegen können diese Wirkstoffe zu einer partiellen Erweiterung der Pupille und einer Änderung der Kräftevektoren zwischen Linse und Iris führen. Das Kammerwasser wird dann an der Passage von der hinteren zur vorderen Augenkammer durch die Pupille gehindert. Die Folge kann ein Druckanstieg in der hinteren Kammer sein, die Irisbasis wird gegen die Winkelwand gedrückt, dabei schließt sich der Filtrationswinkel, und der Augeninnendruck erhöht sich dramatisch.

Bei der Behandlung des Weitwinkelglaukoms richtet sich die Auswahl einer bestimmten Wirkstoffklasse und einer Kombinationstherapie nach Gesundheitszustand, Alter und Augenbefund des Patienten. Einige allgemeine Behandlungsgrundsätze sind zu berücksichtigen: (1) Jüngere Patienten tolerieren wegen Sehunschärfe infolge einer induzierten Myopie eine Therapie mit Miotika gewöhnlich nicht; deshalb sollte bei jüngeren Patienten einer Augeneinlage der Vorzug gegeben werden.

> Diese Applikationsform ist in Deutschland nicht im Handel (Anm. d. Hrsg.).

(2) Asthma und das chronisch-obstruktive Lungenemphysem mit bronchospastischer Komponente sind relative Kontraindikationen für die Anwendung topischer β-Rezeptorenblocker wegen des Risikos signifikanter Nebenwirkungen infolge einer systemischen Resorption über das nasolakrimale System. (3) Auch Herzrhythmusstörungen (d. h. Bradykardie und Blockbilder) und Herzinsuffizienz stellen aus ähnlichen Gründen relative Kontraindikationen dar. (4) Eine Nierensteinanamnese stellt manchmal eine Kontraindikation für Hemmer der Carboanhydrase dar. (5) Direkt miotisch wirksame Substanzen werden bei Patienten mit eigener Linse gegenüber Cholinesterasehemmern bevorzugt, da die letztgenannten Wirkstoffe mit Kataraktbildung einhergehen können. (6) Bei Patienten mit erhöhtem Risiko einer Netzhautablösung sollten Miotika mit Vorsicht angewandt werden, da sie mit der Bildung von Retinatränen bei disponierten Patienten in Verbindung gebracht wurden. Es wird angenommen, daß derartige Tränen eine Folge veränderter Kräfte an der Glaskörperbasis sind, die durch wirkstoffinduzierte Ziliarkörperkontraktionen hervorgerufen werden.

Es gibt keine allgemein gültigen Richtlinien für die medikamentöse Glaukomtherapie. Der Augenarzt muß vielmehr vor der Empfehlung einer bestimmten Therapie Compliance-Probleme und die vorgenannten medizinischen Gesichtspunkte zusammen mit den krankheits- und therapiebedingten Veränderungen der Lebensqualität berücksichtigen. Typischerweise wird ein abgestufter therapeutischer Ansatz mit dem Hauptziel der Verhinderung einer fortschreitenden glaukombedingten Schädigung des Nervus opticus bei geringstmöglichem Risiko und Nebenwirkungen durch eine topische oder systemische Therapie gewählt. Üblicherweise wird eine topische Therapie mit einem β-Rezeptorenblocker begonnen. Falls das angestrebte Ziel der Drucksenkung nicht erreicht wird, können abhängig vom Linsenbefund des Patienten Cholinergika (z. B. Pilocarpin oder Carbachol) oder ein Cholinesteraseinhibitor zusätzlich gegeben werden. Obwohl scheinbar widersinnig, können von Adrenalin abgeleitete Wirkstoffe zusammen mit β-Rezeptorenblockern verabreicht werden. Die Wirkung von Adrenalin wird möglicherweise durch eine Verminderung des Blutflusses im Ziliarkörper und darauffolgende Reduktion der Kammerwasserbildung vermittelt. Die Einführung des α_2-Sympathomimetikums Apraclonidin 1993 ermöglicht einen alternativen Ansatz zur Verminderung der Kammerwasserbildung. Falls die kombinierte topische Therapie die Reduktion des Augeninnendrucks nicht erreicht oder die Schädigung des Nervus opticus nicht verhindert, kann eine systemische Therapie mit Carboanhydrasehemmern begonnen werden. Unter den verfügbaren oralen Präparaten (z. B. Methazolamid, Acetazolamid und Dichlorphenamid) werden Acetazolamid-Retardkapseln am besten vertragen, gefolgt von Methazolamid-Tabletten. Am schlechtesten vertragen werden Acetazolamid-Tabletten und Dichlorphenamid (Lichter et al., 1978).

Orale Carboanhydrasehemmer haben einige unerwünschte systemische Nebenwirkungen und mit viel Aufwand ist versucht worden, topisch wirksame Substanzen zu entwickeln, die diese Symptome vermindern oder vermeiden. Ein derartiger Wirkstoff, das Dorzolamidhydrochlorid, dessen Struktur nachstehend gezeigt wird, ist seit 1995 in den Vereinigten Staaten erhältlich.

DORZOLAMID

Nebenwirkungen der zur Glaukomtherapie angewandten Wirkstoffe Der Ziliarkörperspasmus ist eine muskarinartige cholinerge Wirkung, die zur Myopie-Induktion und Refraktionsänderungen infolge von Kontraktionen der Iris und des Ziliarkörpers führen kann, wobei die zwischen den einzelnen Dosen beobachtete Wirkung schwanken kann. Die Kontraktionen von Iris und Ziliarkörper können Kopfschmerzen hervorrufen. Von Adrenalin abgeleitete Verbindungen, die den Augeninnendruck wirksam senken, können ein Vasokonstriktions-Vasodilatations-Rebound-Phänomen mit der Folge eines geröteten Auges verursachen. Topisches Adrenalin, verwandte Prodrug-Formulierungen und Apraclonidin rufen häufig allergische Reaktionen des Auges und der Haut hervor. Die systemische Resorption adrenalinverwandter Wirkstoffe kann sämtliche bei systemischer Gabe gefundenen Nebenwirkungen zeigen. Die bei der Senkung des Augeninnendrucks wirksamen β-Rezeptorenblocker können leicht systemische Nebenwirkungen durch direkte Geweberesorption oder Resorption über den Tränennasengang erzeugen. Die Anwendung von Carboanhydrasehemmern kann bei einigen Patienten erhebliche Nebenwirkungen in Form von Krankheitsgefühl, Abgeschlagenheit, Depressionen, Paraesthesien und einer Nephrolithiasis hervorrufen. Mit dem neuartigen topischen Wirkstoff Dorzolamid sind diese vergleichsweise häufigen Nebenwirkungen möglicherweise deutlich seltener assoziiert. Die genannten therapeutischen Maßnahmen bei der Behandlung des Glaukoms tragen zur Verlangsamung der Krankheitsprogression bei, dennoch gibt es mögliche Risiken durch die Behandlung, und die Auswirkungen der Therapie auf die Lebensqualität müssen berücksichtigt werden.

Uveitis Die Entzündung der Uvea, die Uveitis, hat sowohl infektiöse als auch nichtinfektiöse Ursachen und die medizinische Behandlung der zugrundeliegenden Ursache (falls bekannt) ist neben der topischen Therapie notwendig. Cyclopentolat, manchmal auch ein noch länger wirkendes Antimuskarinikum wie Atropin, werden häufig angewandt, um die Bildung von hinteren Synechien zwischen Linse und Irisrand zu verhindern und den Ziliarmuskelspasmus zu behandeln, der erheblich zu den mit einer Uveitis verbundenen Schmerzen beiträgt. Falls sich bereits hintere Synechien gebildet haben, kann ein α-Adrenorezeptoren-Agonist angewandt werden, um die Synechien durch eine verstärkte Pupillendilatation zu sprengen. Topische Steroide sind im allgemeinen angezeigt, um die Entzündung einzudämmen, manchmal müssen sie durch systemische Steroide ergänzt werden.

Strabismus Der Strabismus (Schielen) hat vielfältige Ursachen und kann in jedem Alter auftreten. Bei Kindern kann Strabismus zur Amblyopie (Schwachsichtigkeit) führen. Nichtchirurgische Maßnahmen zur Behandlung der Amblyopie beinhalten die Okklusionstherapie,

Orthoptik, optische Hilfsmittel und pharmakologische Wirkstoffe. Die Augen von Kindern mit Hyperopie (Weitsichtigkeit) müssen zur Fokussierung auf entfernte Gegenstände akkommodieren. In einigen Fällen führt die synkinetische Akkommodations-Konvergenzreaktion zu einer exzessiven Konvergenz und manifester Esophorie (Einwärtsschielen). Das einwärts gedrehte Auge entwickelt keine normale Sehschärfe und wird daher amblyop. Unter diesen Gegebenheiten erzeugt die Instillation von Atropin (1%) alle fünf Tage in das bevorzugt sehende Auge eine Cycloplegie und damit eine Unfähigkeit des Auges zur Akkommodation mit der Folge, daß das Kind zur Benutzung des amblyopen Auges gezwungen ist. Echothiophatiodid ist bei Akkommodationsstrabismus ebenfalls angewandt worden.

Echothiophatiodid ist in Deutschland nicht im Handel (Anm. d. Hrsg.).

Die Akkommodation treibt den Nahreflex an, die Trias aus Miosis, Akkommodation und Konvergenz. Ein reversibler Cholinesterasehemmer wie Echothiophat bewirkt eine Miosis und eine akkommodative Änderung der Linsenform. Dadurch ist der akkommodative Antrieb des Nahreflexes verringert und die Konvergenz vermindert.

Chirurgie und Diagnostik Zur Durchführung bestimmter chirurgischer Verfahren und für die klinische Untersuchung des Augenfundus ist es erforderlich, eine möglichst umfassende Sicht auf Retina und Linse zu haben. Muskarinartige Anticholinergika und α-Adrenorezeptorblocker werden oftmals einzeln oder in Kombination zu diesem Zweck angewandt (siehe Tabelle 65.8).

Es gibt intraoperativ Umstände, bei denen eine Miosis von Vorteil ist. Die beiden cholinergen Agonisten Acetylcholin und Carbachol sind für die intraokuläre Applikation erhältlich. Patienten mit Myasthenia gravis stellen sich unter Umständen zuerst bei einem Augenarzt vor und klagen über Doppeltsehen (Diplopie) oder hängende Augenlider (Ptosis). Der Edrophoniumtest ist für die Diagnostik bei diesen Patienten hilfreich.

Anwendung immunmodulatorischer Wirkstoffe in der ophalmologischen Therapie

Glukokortikoide *Allgemeine Überlegungen* Glukokortikoide spielen eine wichtige Rolle bei der Behandlung entzündlicher Augenkrankheiten. Ihre Chemie und Pharmakologie sind in Kapitel 59 beschrieben. Formulierungen für die Anwendung am Auge sind in Tabelle 59.4 zusammengefaßt.

Therapeutischer Einsatz Wegen ihrer antiinflammatorischen Wirkungen werden topische Kortikosteroide bei der Behandlung der vorderen Uveitis und während der postoperativen Erholungsphase nach intraokulären chirurgischen Eingriffen eingesetzt. Nach Filteroperationen des Glaukoms sind topische Steroide besonders wirksam zur Verzögerung der Wundheilung durch Verminderung der Fibroblasteninfiltration, wodurch eine mögliche Narbenbildung an der Stelle des Eingriffs verringert wird. Zur Behandlung der Uveitis werden Steroide im allgemeinen systemisch und durch Injektion unter die Tenonkapsel verabreicht. Parenterale Steroide, auf die abnehmende orale Dosen folgen, sind die bevorzugte Behandlung der Neuritis nervi optici (Beck et al., 1992).

Nebenwirkungen der Steroide Die Nebenwirkungen der systemischen und topischen Kortikosteroidtherapie am Auge waren Gegenstand ausführlich geführter Diskussionen. In diesem Zusammenhang sind die Entwicklung posteriorer subkapsulärer Katarakte und sekundärer Infektionen (siehe Kapitel 59) sowie sekundäre Weitwinkelglaukome (Becker und Mills, 1963; Armaly, 1963a, 1963b) von besonderer Bedeutung. Es besteht ein deutlich erhöhtes Risiko, ein sekundäres Glaukom zu entwickeln, wenn die Familienanamnese bezüglich Glaukom positiv ist. Falls keine Familienanamnese mit Weitwinkelglaukom vorliegt, reagieren nur ungefähr 5% normaler Individuen mit einem deutlichen Anstieg des Augeninnendrucks. Bei einer positiven Familienanamnese hingegen können moderate bis deutliche steroidinduzierte Erhöhungen des Augeninnendrucks bei bis zu 90% der Patienten beobachtet werden. Die Pathophysiologie des steroidinduzierten Glaukoms ist nicht vollständig verstanden und der klinische Verlauf ist variabel. Typischerweise ist die steroidinduzierte Erhöhung des Augeninnendrucks reversibel, nachdem die Gabe des Steroids abgesetzt wurde.

Nichtsteroidale antiinflammatorische Wirkstoffe

Allgemeine Überlegungen Die Behandlung mit nichtsteroidalen antiinflammatorischen Wirkstoffen wird in Kapitel 27 besprochen. Nichtsteroidale antiinflammatorische Wirkstoffe (nichtsteroidale Antirheumatika, NSAR) werden nun auch bei der Behandlung von Augenkrankheiten angewandt.

Therapeutischer Einsatz Derzeit sind vier topische NSAR für die Anwendung am Auge zugelassen: *Diclofenac, Flurbiprofen, Ketorolac* und Suprofen (in Deutschland nicht im Handel, Anm. d. Hrsg). Diclofenac und Flurbiprofen werden in Kapitel 7 besprochen. Die chemischen Strukturen von Ketorolac, einem Pyrrolizincarbonsäurederivat, und Suprofen, einem Phenylalkansäurederivat, sind nachfolgend dargestellt:

KETOROLAC

SUPROFEN

Flurbiprofen und Suprofen werden angewandt, um die während einer Kataraktoperation unerwünschte Miosis zu unterbinden. Ketorolac wird bei der saisonabhängigen allergischen Konjunktivitis angewandt. Diclofenac wird bei postoperativen Entzündungen eingesetzt. Die Wirksamkeit dieser Substanzen bei der Behandlung des zystoiden Makulaödems, einer intraretinalen Schwellung der Makula, muß noch bewiesen werden.

Die beiden H_1-Rezeptorantagonisten Pheniramin (siehe Kapitel 25) und Antazolin werden mit dem Vasokonstriktor Naphazolin zur Behandlung der allergischen Konjunktivitis kombiniert. Die chemische Struktur von Antazolin ist wie folgt:

ANTAZOLIN

Cromolynnatrium wird in begrenztem Umfang bei vermuteter allergeninduzierter Konjunktivitis angewandt, etwa bei der Früjahrskonjunktivitis.

> Cromolynnatrium ist in Deutschland nicht im Handel (Anm. d. Hrsg.).

Immunsuppressiva und Zytostatika
Allgemeine Überlegungen Unter den in der Ophthalmologie angewandten Immunsuppressiva und Zytostatika werden 5-Fluoruracil und Mitomycin C im Rahmen der Hornhaut- und Glaukomchirurgie eingesetzt. Bestimmte Systemkrankheiten mit schweren, visusbedrohenden Manifestationen am Auge, wie M. Behçet, Wegener-Granulomatose, rheumatoide Arthritis und Reiter-Syndrom erfordern eine systemische immunsupressive Therapie (siehe Kapitel 52).

Therapeutischer Einsatz In der Glaukomchirurgie verbessern 5-Fluoruracil und Mitomycin die Erfolgsaussichten der Filtrationschirurgie durch Verminderung des postoperativen Wundheilung. Mitomycin C wird intraoperativ in Form einer einzigen subkonjuktivalen Applikation am Ort der Trabekulotomie angewandt (Chen, 1983). Äußerste Sorgfalt muß angewandt werden, um eine intraokuläre Penetration zu vermeiden, da Mitomycin C auf Strukturen des Augeninneren extrem toxisch wirkt. 5-Fluoruracil wird im allgemeinen postoperativ angewandt und subkonjunktival appliziert (Fluoruracil Filtering Surgery Study Group, 1989).

In der Hornhautchirurgie ist Mitomycin nach Exzision des Pterygiums, einer neovaskulären Membran, die sich auf die Kornea ausbreiten kann, angewandt worden (Kunimoto und Mori, 1962).

In der Augenchirurgie angewandte chemische und biologische Wirkstoffe

Anwendung von Enzymen als Adjuvans in der Chirurgie des vorderen Augenabschnitts
α-Chymotrypsin (Molekulargewicht 25 kDa) ist eine aus drei Polypeptidketten bestehende Protease, die selektiv Peptidbindungen benachbart zu aromatischen Aminosäuren spaltet. Das Enzym wird in Verdünnungen von 1:5000 oder 1:10 000 in ausgewählten Kataraktfällen zur Lyse der Zonulafasern angewandt, wenn diese mechanisch so instabil sind, daß die Kapseltasche eine intraokulare Linse nicht hinreichend sicher unterstützen kann. Die Anwendung von α-Chymotrypsin in der Standardchirurgie des Grauen Stars war zwischen 1960 und 1980 allgemein üblich, ist aber inzwischen mit Ausnahme der Linsendislokation durch verbesserte chirurgische Verfahren ersetzt worden. Die häufigste Nebenwirkung von α-Chymotrypsin ist eine transiente Erhöhung des Augeninnendrucks, wenn Reste abgebauter Zonulafasern das Trabekelsystem verstopfen.

Hyaluronidase depolymerisiert Hyaluronsäure, ein im Interzellulärraum vorkommendes Mucopolysaccharid. Dieses Enzym wird oftmals zur Wirkungsverstärkung einer Lokalanästhesie angewandt (z. B. bei der retrobulbären Blockade des Nervus opticus). Mit der Anwendung dieses Enzyms selbst sind keine unmittelbaren Nebenwirkungen verbunden. Jedoch kommt es bei retrobulbären Anästhetikainjektionen manchmal zur Perforation des Augapfels oder Penetration in den Nervus opticus und einer ZNS-Depression infolge Diffusion in die Optikusnervenscheide.

Viskoelastische Substanzen unterstützen die Augenchirurgie durch Offenhalten von Spalten, Gewebeverschiebungen und Oberflächenprotektion (siehe Liesegang, 1990). Diese Substanzen werden aus Hyaluronsäure, Chondroitinsulfat oder Hydroxypropylmethylzellulose hergestellt und haben die folgenden wichtigen physikalischen Eigenschaften gemeinsam: Viskosität, Scherfluß, Elastizität, Kohäsivität und Beschichtungsfähigkeit. Sie werden fast ausschließlich in der Chirurgie des vorderen Augenabschnitts eingesetzt. Mit viskoelastischen Substanzen verbundene Komplikationen beruhen auf einem transienten Anstieg des Augeninnendrucks nach dem chirurgischen Eingriff.

Bandkeratitis der Hornhaut
Ethylendiamintetraessigsäure (EDTA) ist ein Chelator, der zur Beseitigung einer Bandkeratitis (d. h. einer Kalziumablagerung in der Kornea auf der Ebene der Bowman-Membran) angewandt wird.

Glaskörperersatzstoffe
Die Primäranwendung von Glaskörperersatzstoffen ist die Wiederanheftung der Retina nach Vitrektomie und membranabschälenden Verfahren bei komplizierten, proliferativen Vitreoretinopathien und zugbedingten Netzhautablösungen (siehe Peyman und Schulman, 1994; Chang, 1994). Unter den verschiedenen, zur Auswahl stehenden Verbindungen sind Gase, Perfluorcarbone und Silikonöle (siehe Tabelle 65.9). Perfluorcarbone expandieren aufgrund ihrer Interaktionen mit systemisch gebundenem Sauerstoff, Kohlendioxid und Stickstoff, und diese Eigenschaft bedingt ihre Anwendung zur zeitweisen Tamponade der Retina. Jedoch birgt die Anwendung solcher expansibler Gase

Tabelle 65.9 Glaskörperersatz*

GLASKÖRPERERSATZ	CHEMISCHE STRUKTUR	CHARAKTERISTIKA (WIRKDAUER ODER VISKOSITÄT)
nichtexpansible Gase		
Luft		Wirkdauer von 5-7 Tagen
Argon		
Kohlendioxid		
Helium		
Krypton		
Stickstoff		
Sauerstoff		
Xenon		Wirkdauer von 1 Tag
expansible Gase		
Schwefelhexafluorid	SF_6	Wirkdauer von 10-14 Tagen
Octafluorcyclobutan	C_4F_8	
Perfluormethan	CF_4	Wirkdauer von 10-14 Tagen
Perfluorethan	C_2F_6	Wirkdauer von 30-35 Tagen
Perfluorpropan	C_3F_8	Wirkdauer von 55-65 Tagen
Perfluor-n-butan	C_4F_{10}	
Perfluorpentan	C_5F_{12}	
Silikonöle		
nicht-fluoridierte Silikonöle	$(CH_3)_3SiO[(CH_3)_2SiO]_nSi(CH_3)_3$	Viskositätsbereich von 1000 - 30000 cs
Fluorsilikon	$(CH_3)_3SiO[(C_3H_4F_3)(CH_3)SiO]_nSi(CH_3)_3$	Viskositätsbereich von 1000 - 10000 cs
„Hightech"-Silikonöle	$(CH_3)_3SiO[(C_6H_5)(CH_3)SiO]_nSi(CH_3)_3$	Kann als Trimethylsiloxyverbindung (gezeigt) oder Polyphenylmethylsiloxan enden, Viskosität nicht angegeben.

* Weitere Einzelheiten: siehe Parel und Villain, 1994; Chang, 1994.

Komplikationsrisiken durch Erhöhung des Augeninnendrucks, subretinale Gasansammlungen, Hornhautödeme und Kataraktbildung. Die Gase werden über Zeiträume von einigen Tagen (Luft), bei Perfluorpropan bis zu zwei Monaten resorbiert.

Die flüssigen Perfluorcarbone haben ein spezifisches Gewicht von 1,78 bis 1,94 und sind nützlich zur Glättung der Retina bei vorhandenem Glaskörper, da die Perfluorcarbone dichter als der Glaskörper sind. Auch im Fall einer Linsendislokation in den Glaskörper drängt die Injektion von flüssigem Perfluorcarbon die Linse nach vorne, so daß der chirurgische Zugang erleichtert wird. Diese Flüssigkeit ist bei chronischem Kontakt mit der Retina potentiell toxisch.

Silikonöl ist in Europa und den Vereinigten Staaten zur Langzeittamponade der Retina umfangeich angewandt worden (siehe Peyman und Schulman, 1994; Parel und Villain, 1994). Zu den Komplikationen durch Silkonöl gehören Glaukome, Katarakte, Hornhautödeme, die Bandkeratitis und toxische Wirkungen auf die Retina.

Chirurgische Blutstillung und Thrombolytika Die Blutstillung ist ein wichtiger Bestandteil der meisten chirugischen Verfahren und wird gewöhnlich durch Thermokoagulation erreicht. Im Rahmen elektiver intraokulärer Eingriffe besitzt Thrombin einen gewissen Stellenwert bei der Blutstillung. Die intravitreale Applikation von Thrombin ist manchmal hilfreich bei der Kontrolle intraokulärer Blutungen während einer Vitrektomie. Bei der intraokulären Anwendung kann unter Umständen eine erhebliche inflammatorische Reaktion auftreten, die jedoch durch ausgiebige Spülungen nach Erzielung der Blutstillung minimiert werden kann. Dieser Gerinnungsfaktor kann auch mit Hilfe getränkter Schwämmchen topisch an Konjunktiva und Sklera, wo die Blutstillung aufgrund der guten Vaskularisation schwierig sein kann, angewandt werden.

Abhängig von der intraokulären Lokalisation des Gerinnsels können erhebliche Folgeerscheinungen, wie Veränderungen des Augeninnendrucks, Retinadegeneration und anhaltender Visusverlust auftreten. Gewebeplasminogenaktivator (*tissue plasminogen activator*, t-PA) (siehe Kapitel 54) wurde während intraokulärer chirurgischer Eingriffe zur Unterstützung bei Absaugung eines Hyphaemas (Blutung in die vordere Augenkammer), subretinalem Gerinnsel oder bei sich spontan nicht wieder auflösender Glaskörperblutung angewandt. t-PA ist auch subkonjunktival und intrakameral (d.h. die kontrollierte intraokuläre Applikation in der vorderen Augenkammer) angewandt worden, um bei Glaukom ein die Stelle der Filtration obstruierendes Blutgerinnsel zu lysieren (Ortiz et al., 1988). Die Hauptnebenwirkung der Anwendung von t-PA sind Blutungen.

Botulinustoxin Typ A bei der Behandlung des Strabismus, Blepharospasmus und verwandten Störungen Botulinustoxin Typ A wird angewandt, um Strabismus, Blepharospasmus, Meige-Syndrom und Torticollis spasticus zu behandeln (siehe Jankovic und Hallett, 1994).

Botulinustoxin ist in Deutschland für die Anwendung am Auge nicht im Handel (Anm. d. Hrsg.).

Durch Hemmung der Freisetzung von Acetylcholin an der neuromuskulären Endplatte bewirkt Botulinustoxin A gewöhnlich eine vorübergehende und lokalisierte Lähmung der jeweils injizierten Muskeln. Unterschiede in der Dauer der Lähmung können Folge einer verschieden stark ausgeprägten Antikörperentwicklung, der Hochregulation von nikotinartigen cholinergen postsynaptischen Rezeptoren und einer aberranten Regeneration motorischer Nervenfasern an der neuromuskulären Endplatte sein. Komplikationen im Zusammenhang mit diesem Toxin sind Doppeltsehen (Diplopie) und hängende Augenlider (Ptosis).

Das blinde und schmerzende Auge Retrobulbäre Injektionen von absolutem oder 95%igem Alkohol können den Schmerz bei erblindetem Auge lindern. Vor dieser Behandlung erfolgt eine Lokalanästhesie. Die lokale Infiltration der Ziliarnerven bewirkt eine symptomatische Schmerzlinderung, aber andere Nervenfasern können geschädigt werden. Dadurch kommt es zu Lähmungen der extraokulären Muskeln, einschließlich jener in den Augenlidern, oder einer neuroparalytischen Keratitis. Die sensiblen Fasern der Ziliarnerven können regenerieren und manchmal sind wiederholte Injektionen für eine ausreichende Schmerzunterdrückung erforderlich.

Wirkstoffe zur Unterstützung der ophthalmologischen Diagnostik

Bei der Untersuchung der Augen wird eine Vielzahl von Wirkstoffen angewandt (z. B. Mydriatika und topische Anästhetika sowie Farbstoffe zur Beurteilung der Integrität der Hornhautoberfläche), zur Unterstützung intraokulärer chirurgischer Eingriffe (z. B. Mydriatika und Miotika, topische und lokale Anästhetika) und bei der Diagnosestellung in Fällen von Anisikorie (siehe Abbildung 65.5) und Retina-Anomalien (z. B. intravenöse Kontrastmittel). Die Substanzen mit Wirkungen auf das autonome Nervensystem sind oben besprochen worden. Die diagnostische und therapeutische Anwendung topischer und intravenöser Farbstoffe und topischer Anästhetika wird weiter unten besprochen.

Diagnostische Anwendung am vorderen Augenabschnitt und am äußeren Auge Epiphora (oder Tränen) und Veränderungen der Hornhautoberfläche und der Konjunktiva sind häufige Störungen des äußeren Auges. Die Farbstoffe Fluorescein und Bengalrot werden bei der Beurteilung dieser Störungen angewandt. Beide sind in Form 2%iger alkalischer Lösungen und imprägnierter Papierstreifen erhältlich.

Tabelle 65.10 Ophthalmologische Wirkungen ausgewählter Vitaminmangelzustände und eines Zinkmangels*

MANGEL	WIRKUNGEN AM VORDEREN AUGENABSCHNITT	WIRKUNGEN AM HINTEREN AUGENABSCHNITT
Vitamine		
A (Retinol)	Konjunktiva (Bitot-Flecken, Xerosis) Kornea (Keratomalazie, Keratitis punctata)	Retina (Nyktalopie, gestörte Rhodopsinsynthese), Pigmentepithel der Retina (Hypopigmentierung)
B_1 (Thiamin)		Nervus opticus (temporale Atrophie mit korrespondierendem Gesichtsfeldausfall)
B_6 (Pyridoxin)	Kornea (Neovaskularisierung)	Retina (Atrophia gyrata)
B_{12} (Cyanocobolamin)		Nervus opticus (temporale Atrophie mit korrespondierendem Gesichtsfeldausfall)
C (Ascorbinsäure)	Linse (?Kataraktbildung)	
E (Tocopherol)		Retina und Retinapigmentepithel (?Makuladegeneration)
K	Konjunktiva (Blutung) vordere Kammer (Hyphaema)	Retina (Blutung)
Zink		Retina und Retinapigmentepithel (?Makuladegeneration)

* Siehe Kapitel 62 und 63 zu Biochemie und essentiellen Bestandteilen der menschlichen Ernährung; siehe auch Chambers, 1994.

> Als Fertigpräparat ist Fluoreszein als 0,15% Lösung in Deutschland im Handel. Bengalrot ist als Fertigpräparat in Deutschland nicht im Handel (Anm. d. Hrsg.).

Fluorescein macht Epitheldefekte von Kornea und Konjunktiva sichtbar sowie Kammerwasserleckagen, die nach einem Trauma oder einem chirurgischen Eingriff am Auge auftreten können. Bei Epiphora wird Fluorescein angewandt, um die Durchgängigkeit des nasolakrimalen Systems zu beurteilen. Weiterhin wird dieser Farbstoff als Bestandteil der Applanationstonometrie (Messung des Augeninnendrucks) und bei der Anpassung harter und semiharter Kontaktlinsen angewandt.

Bengalrot, das auch als Lösung oder in Form getränkter Papierstreifen erhältlich ist, färbt nekrotisches Gewebe in Kornea und Konjunktiva an. Dieses Färbeverhalten wird bei Beurteilung exponierter Areale genutzt, die eine mögliche Konsequenz folgender Störungen sein können: neuromuskuläre Krankheiten wie die Bell-Lähmung, anatomische Veränderungen im Rahmen der Graves-Augenkrankheit oder nach Verbrennungen des Augenlids mit der Folge von Hautkontrakturen oder physiologische Störungen infolge einer verminderten Tränenproduktion.

Diagnostische Anwendung am hinteren Augenabschnitt Die Unversehrtheit der Blut-Retina- und Retina-Epithel-Schranke kann direkt durch die Retina-Angiographie nach intravenöser Applikation entweder von *Fluorescein-Natrium* oder *Indocyaningrün*, deren Strukturen oben dargestellt sind, untersucht werden. Von den bei der Diagnosestellung angewandten Wirkstoffen sind die intravenösen Farbstoffe am stärksten toxisch. Diese Wirkstoffe verursachen häufig Übelkeit, können bei entsprechend disponierten Menschen aber auch schwere allergische Reaktionen auslösen.

FLUORESCRIN-NATRIUM

INDOCYANINGRÜN

Anwendung von Anästhetika in der Ophthalmologie

Unter den in der klinischen Ophthalmologie angewandten topischen Anästhetika befinden sich Kokain, Proparacain und Tetracain (siehe Kapitel 15). Proparacain und Tetracain werden topisch angewandt bei der Durchführung von Tonometrien, zur Fremdkörperentfernung von Konjunktiva und Kornea und bei Manipulationen am nasolakrimalen Kanalsystem. Kokain kann intranasal in Kombination mit topischen Anästhetika bei der Kanülierung des nasolakrimalen Systems angewandt werden.

Unter den Lokalanästhetika werden im allgemeinen Lidocain und Bupivacain bei der Infiltrationsanästhesie und der retrobulbären Blockade im Rahmen chirurgischer Maßnahmen angewandt (zu chemischer Struktur und Pharmakologie siehe Kapitel 15; McGoldrick und Mardirossian, 1995). Potentielle Komplikationen und Risiken sind allergische Reaktionen, Augapfelperforationen und unbeabsichtigte intravaskuläre oder subdurale Injektionen.

Eine allgemeine Anästhesie und Sedierung sind wichtige Hilfsmittel bei der chirurgischen Patientenversorgung und Untersuchungen des Auges. Die meisten Inhalationsanästhetika und zentralnervösen Wirkstoffe bewirken eine Senkung des Augeninnendrucks. Ketamin scheint diesbezüglich eine Ausnahme darzustellen, da es eine Erhöhung des Augeninnendrucks bewirkt. Bei Vorliegen einer Augapfelruptur sollte das Anästhetikum sorgfältig ausgewählt und die Anwendung von Wirkstoffen vermieden werden, die die äußeren Augenmuskeln mit der Folge einer Expulsion des Augeninhalts depolarisieren.

Andere Wirkstoffe in der ophthalmologischen Therapie

Vitamine und Spurenelemente *Allgemeine Überlegungen* Chemie, Mangelzustände und der Bedarf des Menschen an wasserlöslichen (siehe Kapitel 62) und fettlöslichen (siehe Kapitel 63) Vitaminen werden an anderer Stelle *dieser Ausgabe* besprochen. Tabelle 65.10 faßt unser derzeitiges Wissen über die Bedeutung der Vitamine für die Augenfunktion und bei Augenkrankheiten zusammen.

Therapeutischer Einsatz Bei Vorliegen eines ernährungsbedingten Mangelzustands kann die Xerophthalmie, eine progrediente Krankheit, die durch Nyktalopie (Nachtblindheit), Xerosis (Trockenheit) und Keratomalazie (Dünnerwerden der Hornhaut) charakterisiert ist und zur Perforation führen kann durch eine Therapie mit Vitamin A (WHO/UNICEF/IVAGG Task Force, 1988) aufgehalten werden. Nach Perforation der Hirnhaut tritt jedoch eine irreversible Erblindung ein. Es wird angenommen, daß Vitamin A auch an der Epitheldifferenzierung beteiligt ist und eine Bedeutung bei der Wundheilung des Korneaepithels besitzt (Ubels et al., 1985; Hatchell et al., 1985). Es gibt derzeit keinen Hinweis, daß topisch angewandtes Vitamin A bei Keratoconjunctivitis sicca und Abwesenheit eines ernährungsbedingten Mangelzustandes einen Nutzen hat. Die potentiellen therapeutischen Wirkungen der Vitamine A und E bei Retinitis pigmentosa wurden untersucht (Berson et al., 1993).

Ein weiterer ernährungsbedingter Mangel mit Augenmanifestation ist die alkohol- und tabakassoziierte Amblyopie, die sich typischerweise in Form einer temporalen Optikusatrophie mit entsprechendem Visusverlust und charakteristischen Gesichtsfeldausfällen manifestiert (siehe Lessell, 1994). Diese Optikusneuropathie ist oftmals irreversibel.

Bei der Atrophia gyrata handelt es sich um eine autosomal rezessive Retinadegeneration, die durch Defizienz der mitochondrialen Ornithinaminotransferase verursacht wird. Sie ist durch Hyperornithinämie, Nyktalopie und eine von fortschreitenden Gesichtsfeldausfällen begleitete, progrediente chorioretinale Atrophie gekennzeichnet. Es scheint, daß die Substitution von Pyridoxin oder Vitamin B_6 bei der Behandlung dieser angeborenen Stoffwechselkrankheit wirksam ist (Weleber und Kennaway, 1981).

Viel Aufmerksamkeit wurde der Anwendung von Antioxidanzien gewidmet, insbesondere den Vitaminen C und E und den Spurenelementen bei der Kataraktprophylaxe (siehe Chylak, 1994) und dem Schutz der Retina gegen die oxidative Schädigung durch ultraviolettes Licht (siehe Egan und Seddon, 1994; West et al., 1994). Es wird postuliert, daß oxidative Reaktionswege Sauerstoffradikale erzeugen, die eine Bedeutung für die Pathogenese der Makuladegeneration und Kataraktbildung besitzen können. Interessanterweise ist beim Menschen die Konzentration von Ascorbinsäure im Kammerwasser 25fach höher als im Plasma (DeBerardinis et al., 1965). Die biochemischen und physiologischen Funktionen von Vitamin C konnten bis heute nicht hinreichend geklärt werden, aber diese bemerkenswerte Beobachtung hat Anlaß zu Spekulationen über eine mögliche protektive Wirkung gegen ultraviolette Strahlung gegeben.

Befeuchtungsmittel und Tränenfilmbildner *Allgemeine Überlegungen* Die derzeitige Behandlung des trockenen Auges besteht im allgemeinen in der Instillation künstlicher Tränen und ophthalmologischer Gleitmittel. Tränenfilmbildner sind im allgemeinen hypotone oder isotone Lösungen aus Elektrolyten, Detergenzien, Konservierungsstoffen und einigen viskositätssteigernden Substanzen, die die Verweildauer im Cul de sac und präkornealen Tränenfilm verlängern. Unter den üblichen viskositätssteigernden Substanzen befinden sich Zellulosepolymere (z. B. Carboxymethylzellulose, Hydroxyethylzellulose, Hydroxypropylzellulose, Hydroxypropylmethylzellulose und Methylzellulose, Polyvinylalkohol, Polyethylenglykol, Mineralöle, Glycerin und Dextran. Die Tränenfilmbildner sind als konservierungsstoffhaltige oder konservierungsstofffreie Präparationen erhältlich. Einige Formulierungen sind auch mit Vasokonstringentien wie Naphazolin, Phenylephrin oder Tetrahydrozolin kombiniert. In anderen Ländern wird auch Hyaluronsäure als visköser Wirkstoff angewandt, in den Vereinigten Staaten ist diese Substanz hierfür jedoch nicht zugelassen.

> In Deutschland sind Filmbildner mit Hyaluronsäure nicht im Handel, (Anm. d. Hrsg.).

Die Gleitmittelsalben bestehen aus einer Mischung aus weißer Vaseline, Mineralöl, flüssigem oder alkoholischem Lanolin und manchmal einem Konservierungsmittel. Diese hochviskösen Formulierungen verursachen in erheblichem Ausmaß Verschwommensehen und werden in erster Linie zur Nacht oder bei stark ausgeprägter Augentrockenheit angewandt.

Derartige wäßrige und Salbenformulierungen stellen lediglich einen mäßig guten Ersatz des präkornealen Tränenfilms dar, der in Wahrheit eine wenig verstandene, dreilagige Schranke aus „Fett, Wasser und Mucin" bildet (siehe oben). Bis heute hat keine klinische Studie die klinische Wirksamkeit der Behandlung des trockenen Auges mit Hilfe von Tränensubstitutionen nachgewiesen. Konsequenterweise hat die Food and Drug Administration der Vereinigten Staaten die Verwendung von Tränensubstitutionen auf nicht verschreibungspflichtige Produkte beschränkt. Ciclosporin wurde bei der Behandlung des Syndroms des trockenen Auges untersucht (Kaswan et al., 1989), aber sein therapeutischer Stellenwert ist noch ungeklärt.

Therapeutischer Einsatz Viele auf das Auge beschränkte Zustände und systemische Krankheiten können den präkornealen Tränenfilm beeinflussen. Lokalisierte Augenkrankheiten wie Blepharitis, okuläre Rosacea, okuläres Pemphigoid, Verätzungen oder Hornhautdystrophien können Augenoberfläche und Tränenzusammensetzung verändern. Die adäquate Therapie des symptomatischen trockenen Auges besteht in der Behandlung der Begleitkrankheit und unter Umständen der Applikation von Tränenfilmbildnern. Es gibt eine Reihe systemischer Krankheiten, die sich unter dem Symptom des trockenen Auges manifestieren, unter diesen sind Sjögren-Syndrom, rheumatoide Arthritis, Vitamin-A-Mangel, Stevens-Johnson-Syndrom und Trachom. Die Behandlung der systemischen Ursache beseitigt unter Umständen das Symptom des trockenen Auges nicht, so daß eine chronische Therapie mit Tränensubstitutionen oder die chirurgische Okklusion der Tränendrainage indiziert sein können.

Osmotika und auf die Carboanhydrase wirkende Substanzen *Allgemeine Überlegungen* Zu den

wichtigsten am Auge angewandten osmotischen Wirksubstanzen gehören Glycerin, Isosorbid, Mannitol (siehe Kapitel 29) und hypertone Salzlösung. Mit der Verfügbarkeit dieser Wirkstoffe ist die Anwendung von Harnstoff bei akuter Augeninnendruckerhöhung praktisch obsolet geworden. Orale Carboanhydrasehemmer stellen eine wertvolle Ergänzung der bei der Glaukombehandlung angewandten topischen Wirkstoffe dar. Die Pharmakologie dieser Diuretikaklasse (Acetazolamid, Dichlorphenamid und Methazolamid) wird detailliert in Kapitel 29 behandelt und ihre Anwendung beim Glaukom ist in diesem Kapitel weiter oben besprochen worden. Carboanhydrasehemmer werden auch bei Pseudotumor cerebri zur Kopfschmerzbehandlung und bei der Therapie der durch erhöhten intrakraniellen Druck bedingten Optikusneuropathie angewandt.

Therapeutischer Einsatz Augenärzte wenden Glycerin, Isosorbid und Mannitol gelegentlich bei der kurzzeitigen Behandlung akuter Anstiege des Augeninnendrucks an. Manchmal werden diese Wirkstoffe intraoperativ angewandt, um den Glaskörper vor chirurgischen Eingriffen am vorderen Augenabschnitt zu entwässern. Viele Patienten mit akutem Glaukom vertragen die orale Medikation wegen Übelkeit nicht. Aus diesem Grund wird die intravenöse Applikation von Mannitol und/oder Acetazolamid gegenüber der oralen Verabreichung von Glycerin oder Isosorbid bevorzugt. Diese Substanzen sollten bei Patienten mit Herz- oder Niereninsuffizienz mit Vorsicht angewandt werden. Bei Diabetikern wird Isosorbid gegenüber Glycerin bevorzugt, da letzteres leicht in Glukose umgewandelt wird.

Das Hornhautödem ist ein klinisches Zeichen für eine Dysfunktion des Korneaepithels und topische Osmotika können die Hornhaut wirksam entwässern. Die Identifikation der Ursache des Hornhautödems bestimmt das therapeutische Vorgehen und topische Osmotika wie hypertone Salzlösungen können die Notwendigkeit einer chirurgischen Intervention in Form der Hornhauttransplantation unter Umständen aufschieben. Natriumchlorid ist in wäßrigen und Salbenformulierungen erhältlich. Topisches Glycerin ist auch verfügbar. Da es aber bei Kontakt mit Kornea und Konjunktiva Schmerzen auslöst, ist die Anwendung von topischem Glycerin auf die notfallmäßige Untersuchung der Strukturen des Filtrationswinkels beschränkt. Falls das Hornhautödem die Folge eines akuten Glaukomanfalls ist, wird zur Reduktion des Augeninnendrucks im allgemeinen die Anwendung eines oralen Osmotikums gegenüber topischem Glycerin bevorzugt, das die Kornea lediglich zeitweise klärt. Die Senkung des Augeninnendrucks trägt zu einer anhaltenden Klärung der Kornea bei, so daß sowohl Einsicht in den Filtrationswinkel mittels Gonioskopie genommen werden kann als auch eine ausreichende Sicht auf die Iris ermöglicht wird; beides sind Voraussetzungen für die Laseriridotomie.

AUSBLICK

Die Pharmakologie des Auges hat sich allmählich als spezialisiertes Teilgebiet der Pharmakologie entwickelt. Ein Beispiel ist die Entwicklung von β-Adrenorezeptorblockern zur Behandlung vieler Formen des Glaukoms. Weitere Fortschritte beim Verständnis der ophthalmologischen Pharmakologie werden nur durch neue Einsichten in die basalen zellulären, biologischen und physiologischen Vorgänge in den unterschiedlichen Augenabschnitten möglich sein. Durch Fortschritte in der medizinischen Genetik werden möglicherweise defekte Gene identifiziert, die für bestimmte Krankheiten verantwortlich sind, und damit ergeben sich Herausforderungen für die Anwendung der Gentherapie bei genetischen Krankheiten des Auges (siehe Kapitel 5).

Spekulationen über zukünftige Richtungen der Pharmakologie des Auges betreffen die Gentherapie bei Retinitis pigmentosa, alternative Wirkstoffe zur Senkung des Augeninnendrucks in der Glaukombehandlung (z. B. Prostaglandin $F_{2\alpha}$ und Ethacrynsäure) und die Immunmodulation (z. B. Therapiestrategien bei der proliferativen Vitreoretinopathie, der Retinitis und Uveitis).

Retininitis pigmentosa Es gibt adäquate Tiermodelle der *Retinitis pigmentosa* für die Entwicklung einer Gentherapie und pharmakologische Interventionen mit dem Ziel einer Verzögerung oder Umkehrung der Degeneration der Photorezeptoren. Die Retinitis pigmentosa stellt eine Gruppe hereditärer degenerativer Krankheiten der Netzhaut dar, die durch Nachtblindheit und progrediente periphere Gesichtsfeldausfälle charakterisiert sind (siehe Heckenlively, 1988). Bei der autosomal dominanten Retinitis pigmentosa wurden mehr als sechzig Mutationen im Rhodopsingen auf Chromosom 3 beschrieben. Verschiedene Mutationen wurden im Peripherin/RDS-Gen auf Chromosom 6 identifiziert (siehe Humphries et al., 1993). Es wurde gezeigt, daß Defekte verschiedener anderer Chromosomen auch eine Retinitis pigmentosa verursachen können, darunter mindestens drei X-gekoppelte Varianten. Rhodopsin wird in den Stäbchenphotorezeptoren exprimiert und das Peripherin/RDS-Gen wird in Stäbchen- und Zapfenzellen exprimiert. Obwohl spezifische Mutationen in diesen Genprodukten identifiziert wurden, ist die Wirkung der abnormen Genprodukte auf den Phänotyp der autosomal dominanten Retinitis pigmentosa und auf den Verlauf der Photorezeptordegeneration unbekannt.

Glaukom Es ist mit einiger Wahrscheinlichkeit zu erwarten, daß verschiedene neue Wirkstoffe zur Senkung des Augeninnendrucks in naher Zukunft verfügbar sein werden. Unter diesen befindet sich Prostaglandin $F_{2\alpha}$.

Erste klinische Studien weisen darauf hin, daß das Isopropylesterderivat von Prostaglandin $F_{2\alpha}$, PhXA34, den Augeninnendruck mit minimalen Nebenwirkungen zu senken vermag (Camras et al., 1989). Studien an Cynomolgusaffen zeigen, daß dieses Prostaglandinderivat über einen Anstieg des uveoskleralen Abflusses wirkt, d. h. den alternativen Kammerwasserdrainageweg (Crawford und Kaufman, 1987). Weitere klinische Studien sind vorgesehen, um die Frage zu beantworten, ob dieser Wirkstoff eine sinnvolle Ergänzung der Glaukombehandlung darstellt.

Eine weitere Strategie der Glaukombehandlung besteht im Angriff auf das Trabekelzytoskelett mit dem Ziel, die Morphologie so zu verändern, daß der para(inter)zelluläre Abfluß gesteigert wird. Die Modellsubstanz dieses zellulären Ansatzes ist das Schleifendiuretikum Ethacrynsäure (Epstein et al., 1987; Erickson-Lamy et al., 1992; Melamed et al., 1992; siehe auch Kapitel 29).

Immunmodulation Die immunregulatorischen Vorgänge im Auge werden wahrscheinlich zu einem wichtigen therapeutischen Ziel. Der Augenarzt würde ein besseres Verständnis der Pathogenese immunologischer Augenkrankheiten wie der Graves-Krankheit, dem breiten Spektrum der Uveitiden, der Wegenerschen Granulomatose, dem Syndrom des trockenen Auges und den einschmelzenden Krankheiten der Kornea sehr begrüßen, um nur einige Beispiele chronischer nicht heilbarer Augenkrankheiten zu nennen. Derzeit werden zur Behandlung dieser, eine klinische Herausforderung darstellenden Krankheiten unspezifische Therapieansätze verfolgt.

Orale Toleranzentwicklung und ein als vorderkammerassoziierte Immundeviation bezeichneter, immunmodulatorischer Mechanismus stellen vielversprechende neue Forschungsfelder in der Ophthalmologie dar (siehe Niederkorn, 1990). Derzeit werden Patienten rekrutiert, um die potentiellen therapeutischen Wirkungen der oralen Toleranzentwicklung mit dem S-Antigen der Retina, auch als *Arrestin* bekannt, und/oder Rohextrakten der Retina bei der intermediären und posterioren Uveitis zu untersuchen. In Nagermodellen der vorderkammerassoziierten Immundeviation wird eine stereotype Immunantwort beobachtet, die eine selektive Defizienz für die antigenspezifische Hypersensitivität des in die vordere Augenkammer injizierten Antigens aufweist (Wilbanks et al., 1991; Wilbanks und Streilein, 1991). Dieses Phänomen konnte an einer kleinen Zahl Cynomolgusaffen mit Ovalbumin als Antigen reproduziert werden (Eichhorn et al., 1993). Die Ergebnisse derartiger Untersuchungen zur oralen Toleranzentwicklung und vorderkammerassoziierten Immundeviation können vielleicht alternative Therapiestrategien bei der Behandlung von einigen der entzündlichen und proliferativen Krankheiten des menschlichen Auges hervorbringen.

Zusätzlich zu den vorstehend genannten Ausblicken auf die Pharmakologie des Auges werden derzeit viele neuartige Systeme der nichtkornealen Wirkstoffapplikation untersucht (siehe Mitra, 1993). Es ist zu erwarten, daß neue, in besonderer Weise auf das Auge spezialisierte Verfahren der gezielten Wirkstoffabgabe einen selektiven Zugang zu den Strukturen von Filtrationswinkel, Linse, Netzhaut und Nervus opticus ermöglichen werden. Das Thema Wirkstoffapplikation wird zusätzlich zu neuartigen Wirkstoff-, Gen- und Antigenformulierungen (und ihren Kombinationen) einen anspruchsvollen und aufregenden Forschungsabschnitt in der Pharmakologie des Auges eröffnen.

Zur weiteren Diskussion der Störungen des Sehvermögens und der Augenbewegungen siehe *Harrison's Principles of Internal Medicine*, 14th ed., McGraw-Hill, New York, 1998, deren deutsche Ausgabe 1999 erscheint.

LITERATUR

Armaly, M.F. Effect of corticosteroids on intraocular pressure and fluid dynamics. I. The effect of dexamethasone in the normal eye. *Arch. Ophthalmol.*, **1963a**, *70*:482—491.

Armaly, M.F. Effect of corticosteroids on intraocular pressure and fluid dynamics. II. The effect of dexamethasone in the glaucomatous eye. *Arch. Ophthalmol.*, **1963b**, *70*:492—499.

Beck, R.W., Cleary, P.A., Anderson, M.M., Jr., Keltner, J.L., Shults, W.T., Kaufman, D.I., Buckley, E.G., Corbett, J.J., Kupersmith, M.J., Miller, N.R., Savino, P.J., Guy, J.R., Trobe, J.D., McCrary, J.A., III, Smith, C.H., Chrousos, G.A., Thompson, H.S., Katz, B.J., Brodsky, M.C., Goodwin, J.A., Atwell, C.W., and the Optic Neuritis Study Group. A randomized, controlled trial of corticosteroids in the treatment of acute optic neuritis. *N. Engl. J. Med.*, **1992**, *326*:581—588.

Becker, B., and Mills, D.W. Corticosteroids and intraocular pressure. *Arch. Ophthalmol.*, **1963**, *70*:500—507.

Berson, E.L., Rosner, B., Sandberg, M.A., Hayes, K.C., Nicholson, B.W., Weigel-DiFranco, C., and Willett, W. A randomized trial of vitamin A and vitamin E supplementation for retinitis pigmentosa. *Arch. Ophthalmol.*, **1993**, *111*:761—772.

Camras, C.B., Siebold, E.C., Lustgarten, J.S., Serle, J.B., Frisch, S.C., Podos, S.M., and Bito, L.Z. Maintained reduction of intraocular pressure by prostaglandin $F_{2\alpha}$-1-isopropyl ester applied in multiple doses in ocular hypertensive and glaucoma patients. *Ophthalmology*, **1989**, *96*:1329—1336.

Chen, C.-W. Enhanced intraocular pressure controlling effectiveness of trabeculectomy by local application of mitomycin-C. *Trans. AsiaPacific Acad. Ophthalmol.*, **1983**, *9*:172—177.

Chien, D.S., Hornsy, J.J., Gluchowski, C., and Tang-Lui, D.D.S. Corneal and conjunctival/scleral penetration of *p*-aminoclonidine, AGN 190342, and clonidine in rabbit eyes. *Curr. Eye Res.*, **1990**, *9*:1051—1059.

Cobo, L.M., Foulks, G.N., Liesegang, T., Lass, J., Sutphin, J.E., Wilhelmus, K., Jones, D.B., Chapman, S., Segreti, A.C., and King, D.H. Oral acyclovir in the treatment of acute herpes zoster ophthalmicus. *Ophthalmology*, **1986**, *93*:763—770.

Crawford, K., and Kaufman, P.L. Pilocarpine antagonizes $PGF_{2\alpha}$-induced ocular hypotension in monkeys: evidence for enhancement of uveoscleral outflow by $PGF_{2\alpha}$. *Arch. Ophthalmol.*, **1987**, *105*:1112—1116.

DeBerardinis, E., Tieri, O., Polzella, A., and Iuglio, N. The chemical composition of the human aqueous humour in normal and pathological conditions. *Exp. Eye Res.*, **1965**, *4*:179—186.

Eichhorn, M., Horneber, M., Streilein, J.W., and Lutjen-Drecoll, E. Anterior chamber—associated immune deviation elicited via primate eyes. *Invest. Ophthalmol. Vis. Sci.*, **1993**, *34*:2926—2930.

Endophthalmitis Vitrectomy Study (EVS), Clinical Trials Supported by the National Eye Institute, U.S. Department of Health and Human Services, Public Health Service, National Institutes of Health, August 1993, NIH Publication No. 93—2910.

Engstrom, R.E., Jr., Holland, G.N., Nussenblatt, R.B., and Jabs, D.A. Current practices in the management of ocular toxoplasmosis. *Am. J. Ophthalmol.*, **1991**, *111*:601—610.

Epstein, D.L., Freddo, T.F., Bassett-Chu, S., Chung, M., and Korageuzion, L. Influence of ethacrynic acid on outflow facility in the monkey and calf eye. *Invest. Ophthalmol. Vis. Sci.*, **1987**, *28*:2067—2075.

Erickson-Lamy, K., Schroeder, A., and Epstein, D.L. Ethacrynic acid induced reversible shape and cytoskeletal changes in cultured cells. *Invest. Ophthalmol. Vis. Sci.*, **1992**, *33*:2631—2640.

Fluorouracil Filtering Surgery Study Group. Fluorouracil Filtering Surgery Study one-year follow-up. *Am. J. Ophthalmol.*, **1989**, *108*:625—635.

Hatchell, D.L., Ubels, J.L., Stekiel, T., and Hatchell, M.C. Corneal epithelial wound healing in normal and diabetic rabbits treated with tretinoin. *Arch. Ophthalmol.*, **1985**, *103*:98—100.

Kaswan, R.L., Salisbury, M.-A., and Ward, D.A. Spontaneous canine keratoconjunctivitis sicca. A useful model for human keratoconjunctivitis sicca: treatment with cyclosporine eye drops. *Arch. Ophthalmol.*, **1989**, *107*:1210—1216.

Kunitomo, N., and Mori, S. New treatment of pterygium. *Acta XIX Concilium Ophthalmologicum*, New Delhi, India, **1962**, 1099—1105.

Lefkowitz, R.J. Thrombin receptor: variations on a theme. *Nature*, **1991**, *351*:353—354.

Lichter, P.R., Newman, L.P., Wheeler, N.C., and Beall, O.V. Patient tolerance to carbonic anhydrase inhibitors. *Am. J. Ophthalmol.*, **1978**, *85*:495—502.

Mandell, A.I., Stentz, F., and Kitabchi, A.E. Dipivalyl epinephrine: a new pro-drug in the treatment of glaucoma. *Ophthalmology*, **1978**, *85*:268—275.

Melamed, S., Kotas-Neumann, R., Barak, A., and Epstein, D.L. The effect of intracamerally injected ethacrynic acid on intraocular pressure in patients with glaucoma. *Am. J. Ophthalmol.*, **1992**, *113*:508—512.

Miller, A., Zhang, Z.J., Sobel, R.A., al-Sabbagh, A., and Weiner, H.L. Suppression of experimental autoimmune encephalomyelitis by oral administration of myelin basic protein. VI. Suppression of adoptively transferred disease and differential effects of oral vs. intravenous tolerization. *J. Neuroimmunol.*, **1993**, *46*:73—82.

Morsy, M.A., Mitani, K., Clemens, P., and Caskey, C.T. Progress toward human gene therapy. *JAMA*, **1993**, *270*:2338—2345.

Nagler-Anderson, C., Bober, L.A., Robinson, M.E., Siskind, G.W., and Thorbecke, G.J. Suppression of type II collagen-induced arthritis by intragastric administration of soluble type II collagen. *Proc. Natl. Acad. Sci. U.S.A.*, **1986**, *83*:7443—7446.

Nussenblatt, R.B., Caspi, R.R., Mahdi, R., Chan, C.-C., Roberge, F., Lider, O., and Weiner, H.L. Inhibition of S-antigen induced experimental autoimmune uveoretinitis by oral induction of tolerance with S-antigen. *J. Immunol.*, **1990**, *144*:1689—1695.

Obianwu, H.O., and Rand, M.J. The relationship between the mydriatic action of ephedrine and the colour of the iris. *Br. J. Ophthalmol.*, **1965**, *49*:264—270.

Opremcak, E.M., Scales, D.K., and Sharpe, M.R. Trimethoprimsulfamethoxazole therapy for ocular toxoplasmosis. *Ophthalmology*, **1992**, *99*:920—925.

Ortiz, J.R., Walker, S.D., McManus, P.E., Martinez, L.A., Brown, R.H., and Jaffe, G.J. Filtering bleb thrombolysis with tissue plasminogen activator. *Am. J. Ophthalmol.*, **1988**, *106*:624—625.

Poggio, E.C., Glynn, R.J., Schein, O.D., Seddon, J.M., Shannon, M.J., Scardino, V.A., and Kenyon, J.R. The incidence of ulcerative keratitis among users of daily-wear and extended-wear soft contact lenses. *N. Engl. J. Med.*, **1989**, *321*:779—783.

Raviola, G. The structural basis of the blood-ocular barriers. *Exp. Eye Res.*, **1977**, *25 Suppl.*:27—63.

Salazar, M., Shimada, K., and Patil, P.N. Iris pigmentation and atropine mydriasis. *J. Pharmacol. Exp. Ther.*, **1976**, *197*:79—88.

Sanborn, G.E., Anand, R., Torti, R.E., Nightingale, S.D., Cal, S.X., Yates, B., Ashton, P., and Smith, T. Sustained-release ganciclovir therapy for treatment of cytomegalovirus retinitis: use of an intravitreal device. *Arch. Ophthalmol.*, **1992**, *110*:188—195.

Schoenwald, R.D., and Huang, H.S. Corneal penetration behavior of beta-blocking agents I. Physiochemical factors. *J. Pharm. Sci.*, **1983**, *72*:1266—1272.

Schoenwald, R.D., and Ward, R.L. Relationship between steriod permeability across excised rabbit cornea and octanol-water partition coefficients. *J. Pharm. Sci.*, **1978**, *67*:786—788.

Studies of Ocular Complications of AIDS Research Group, in collaboration with the AIDS Clinical Trials Group. Mortality in patients with the acquired immunodeficiency syndrome treated with either foscarnet or ganciclovir for cytomegalovirus retinitis. *N. Engl. J. Med.*, **1992**, *326*:213—220.

Thompson, H.S.G., and Staines, N.A. Gastric administration of type II collagen delays the onset and severity of collagen-induced arthritis in rats. *Clin. Exp. Immunol.*, **1986**, *64*:581—586.

Ubels, J.L., Edelhauser, H.F., Foley, K.M., Liao, J.C., and Gressel, P. The efficacy of retinoic acid ointment for treatment of xerophthalmia and corneal epithelial wounds. *Curr. Eye Res.*, **1985**, *4*:1049—1057.

Weiner, H.L., Mackin, G.A., Matsui, M., Orav, E.J., Khoury, S.J., Dawson, D.M., and Hafler, D.A. Double-blind pilot trial of oral tolerization with myelin antigens in multiple sclerosis. *Science*, **1993**, *259*:1321—1324.

Weleber, R.G., and Kennaway, N.G. Clinical trial of vitamin B_6 for gyrate atrophy of the choroid and retina. *Ophthalmology*, **1981**, *88*:316—324.

West, S., Vitale, S., Hallfrisch, J., Mu§oz, B., Muller, D., Bressler, S., and Bressler, N.M. Are antioxidants or supplements protective for age-related macular degeneration? *Arch. Ophthalmol.*, **1994**, *112*:222—227.

WHO/UNICEF/IVAGG Task Force. *Vitamin A supplements. A guide to their use in the treament and prevention of vitamin A deficiency and xerophthalmia.* Geneva, World Health Organization, **1988**.

Wilbanks, G.A., and Streilein, J.W. Studies on the induction of anterior chamber—associated immune deviation (ACAID). I. Evidence that an antigen-specific, ACAID-inducing, cell-associated signal exists in the peripheral blood. *J. Immunol.*, **1991**, *146*:2610—2617.

Wilbanks, G.A., Mammolenti, M., and Streilein, J.W.. Studies on the induction of anterior chamber—associated immune deviation (ACAID). II. Eye-derived cells participate in generating blood-borne signals that induce ACAID. *J. Immunol.*, **1991**, *146*:3018—3024.

Wistrand, P.J., Schenholm, M., and Lonnerholm, G. Carbonic anhydrase isoenzymes CA I and CA II in the human eye. *Invest. Ophthalmol. Vis. Sci.*, **1986**, *27*:419—428.

Wong, F. How shall research in the treatment of retinitis pigmentosa proceed? *Arch. Ophthalmol.*, **1993**, *111*:754—756.

Wright, P., Warhurst, D., and Jones, B.R. *Acanthamoeba* keratitis successfully treated medically. *Br. J. Ophthalmol.*, **1985**, *69*:778—782.

Zhang, Z.J., Davidson, L., Eisenbarth, G., and Weiner, H.L. Suppression of diabetes in nonobese diabetic mice by oral administration of porcine insulin. *Proc. Natl. Acad. Sci. U.S.A.*, **1991**, *88*:10252—10256.

Monographien und Übersichtsartikel

Abelson, M.G., Neufeld, A.H., and Topping, T.M. Pharmacology. In, *Principles and Practice of Ophthalmology, Basic Sciences.* (Albert, D.M., and Jakobiec, F.A., eds.) W.B. Saunders Co., Philadelphia, **1994**, pp. 913.

American Academy of Ophthalmology. *Preferred Practice Pattern, Primary Open-Angle Glaucoma.* The Academy, San Francisco, **1992**.

Behlau, I., and Baker, A.S. Fungal infections and the eye. In, *Principles and Practice of Ophthalmology*, Vol. 5. (Albert, D.M., and Jakobiec, F.A., eds.) W.B. Saunders Co., Philadelphia, **1994**, pp. 3030—3064.

Blumenkranz, M.S., Duker, J.S., and D'Amico, D. Acute retinal necrosis. In, *Principles and Practice of Ophthalmology*, Vol. 2. (Albert, D.M., and Jakobiec, F.A., eds.) W.B. Saunders Co., Philadelphia, **1994**, pp. 945—961.

Chambers, R.B. Vitamins. In, *Havener's Ocular Pharmacology*, 6th ed. (Mauger, T.F., and Craig, E.L., eds.) Mosby-Year Book, Inc., St. Louis, **1994**, pp. 510—519.

Chang, S. Intraocular gases. In, *Retina*, Vol. 3. *Surgical Retina.* (Ryan, S.R., ed. in chief, Glaser, B.M., section ed.) C.V. Mosby, St. Louis, **1994**, pp. 2115—2129.

Chylak, L.T. Medical treatment of cataract. In, *Principles and Practice of Ophthalmology, Basic Sciences.* (Albert, D.M., and Jakobiec, F.A., eds.) W.B. Saunders Co., Philadelphia, **1994**, pp. 1107—1111.

DeFreitas, D., and Dunkel, E.C. Parasitic and rickettsial infections. In, *Principles and Practice of Ophthalmology, Basic Sciences.* (Albert, D.M., and Jakobiec, F.A., eds.) W.B. Saunders Co., Philadelphia, **1994**, pp. 865—890.

DeSantis, L.M., and Patil, P.N. Pharmacokinetics. In, *Havener's Ocular Pharmacology*, 6th ed. (Mauger, T.F., and Craig, E.L., eds.) Mosby-Year Book, Inc., St. Louis, **1994**, pp. 22—52.

Dowling, J.E. *The Retina, An Approachable Part of the Brain.* The Belknap Press of Harvard University, Cambridge, Mass., **1987**.

Duke-Elder, S., ed. *System of Ophthalmology*, Vol. 7. *The Foundations of Ophthalmology: Heredity, Pathology, Diagnosis, and Therapeutics.* C.V. Mosby Co., St. Louis, **1962**, pp. 462—727.

Egan, K.M., and Seddon, J.M. Age-related macular degeneration: epidemiology. In, *Principles and Practice of Ophthalmology, Basic Sciences.* (Albert, D.M., and Jakobiec, F.A., eds.) W.B. Saunders Co., Philadelphia, **1994**, pp. 1266—1274.

Fraunfelder, F.T., and Meyer, S.M. *Drug-Induced Ocular Side Effects and Drug Interactions*, 3rd ed. Lea and Febiger, Philadelphia, **1989**.

Grant, W.M., and Schuman, J.S. *Toxicology of the Eye*, 4th ed. Charles C. Thomas, Springfield, IL, **1993**.

Heckenlively, J.R. *Retinitis Pigmentosa*. J.B. Lippincott, Philadelphia, **1988**.

Hirschberg, J. *The History of Ophthalmology*, Vol. 11. *Ophthalmology in the German-Speaking Countries During the 20th Century*. (Blodi, F.C., trans.) Wayenborgh, Bonn, **1994**.

Humphries, P., Farrar, G.J., and Kenna, P. Autosomal dominant retinitis pigmentosa: molecular, genetic and clinical aspects. In, Osborne, N.N., and Chader, G., *Progress in Retinal Research.*, Vol. 12. Pergamon Press, Oxford, **1993**, pp. 231—245.

Jankovic, J., and Hallett, M., eds. *Therapy with Botulinum Toxin*. Marcel Dekker, Inc., New York, **1994**.

Khorana, H.G. Rhodopsin, photoreceptor of the rod cell. An emerging pattern for structure and function. *J. Biol. Chem.*, **1992**, *267*:1—4.

Lee, V.H.L. Improved ocular drug delivery with prodrugs. In, *Prodrugs, Topical and Ocular Drug Delivery*. (Sloan, K.B., ed.) Marcel Dekker, Inc., New York, **1992**, pp. 221—297.

Lee, V.H.L. Precorneal, corneal, and postcorneal factors. In, *Ophthalmic Drug Delivery Systems*. (Mitra, A.K., ed.) Marcel Dekker, Inc., New York, **1993**, pp. 59—82.

Lessell, S. Toxic and deficiency optic neuropathies. In, *Principles and Practice of Ophthalmology*, Vol. 4. (Albert, D.M., and Jakobiec, F.A., eds.) W.B. Saunders Co., Philadelphia, **1994**, pp. 2599—2604.

Liesegang, T.J. Viscoelastic substances in ophthalmology. *Surv. Ophthal.*, **1990**, *34*:268—293.

Mauger, T.F., and Craig, E.L., eds. *Havener's Ocular Pharmacology*, 6th ed. Mosby-Year Book, Inc., St. Louis, **1994**.

McDonald, T.O., and Shadduck, J.A., Eye irritation. In, *Dermatotoxicology and Pharmacology* (Marzulli, F.N., and Maibach, H.I., eds.). Hemisphere Pub. Corp., Washington, **1977**, pp. 139—191.

Meredith, T.A. Vitrectomy for infectious endophthalmitis. In, *Retina*, Vol. 3. *Surgical Retina*. (Ryan, S.J., ed. in chief, and Glaser, B.M., section ed.) C.V. Mosby, St. Louis, **1994**, pp. 2525—2537.

Mitra, A.K., ed. *Ophthalmic Drug Delivery Systems*. Marcel Dekker, Inc., New York, **1993**.

Niederkorn, J.Y. Immune privilege and immune regulation in the eye. *Adv. Immunol.*, **1990**, *48*:191—226.

Parel, J.-M., and Villain, F. Silicone oils: physicochemical properties. In, *Retina*, Vol. 3. *Surgical Retina*. (Ryan, S.J., ed. in chief, and Glaser, B.M., section ed.) C.V. Mosby, St. Louis, **1994**, pp. 2131—2149.

Pavan-Langston, D., section ed. Section VI. Microbiology. In, *Principles and Practice of Ophthalmology, Basic Sciences*. (Albert, D.M., and Jakobiec, F.A., eds.) W.B. Saunders Co., Philadelphia, **1994**, pp. 815—912.

Peyman, G.A. and Schulman, J.A. *Intravitreal Surgery: Principles and Practice*. Appleton and Lange, Norwalk, CT, **1994**, pp. 851—922.

Physicians' Desk Reference for Ophthalmology, 23rd ed. Medical Economics Data Production Co., Montvale, NJ, **1995**.

Pinnolis, M.K., McMullen, W.W., and D'Amico, D. Retinal manifestations of AIDS: diagnosis and treatment. In, *Principles and Practice of Ophthalmology, Basic Sciences*. (Albert, D.M., and Jakobiec, F.A., eds.) W.B. Saunders Co., Philadelphia, **1994**, pp. 935—944.

Riordan-Eva, P., and Tabbara, K.F. Anatomy & embryology of the eye. In, *General Ophthalmology*, 13th ed. (Vaughan, D., Asbury, T., and Riordan-Eva, P., eds.) Appleton and Lange, Norwalk, Conn., **1992**, pp. 8—21.

Robinson, J.C. Ocular anatomy and physiology relevant to ocular drug delivery. In, *Ophthalmic Drug Delivery Systems*. (Mitra, A.K., ed.) Marcel Dekker, Inc., New York, **1993**, pp. 29—58.

Salminen, L. Review: systemic absorption of topically applied ocular drugs in humans. *J. Ocular Pharmacol.*, **1990**, *6*:243—249.

Schoenwald, R.D. Ocular pharmacokinetics/pharmacodynamics. In, *Ophthalmic Drug Delivery Systems*. (Mitra, A.K., ed.) Marcel Dekker, Inc., New York, **1993**, pp. 83—110.

Sebag, J. *The Vitreous: Structure, Function, and Pathobiology*. Springer-Verlag, New York, **1989**.

Stryer, L. The molecules of visual excitation. *Sci. Am.*, **1987**, *257*:42—50.

Teich, S.A., Cheung,T.W., and Friedman, A.H. Systemic antiviral drugs used in ophthalmology. *Surv. Ophthalmol.*, **1992**, *37*:19—53.

Wybar, K.C., and Kerr Muir, M. *Bailliere's Concise Medical Textbooks, Ophthalmology*, 3rd ed. Bailliere Tindall, Philadelphia, **1984**.

TEIL XVII TOXIKOLOGIE

66 SCHWERMETALLE UND SCHWERMETALL-ANTAGONISTEN

Curtis D. Klaassen

Von den Schwermetallen sind gegenwärtig Blei, Quecksilber, Arsen und Kadmium die problematischsten Umweltgifte. In der Vergangenheit standen bleihaltige Farben für den Hausgebrauch zur Verfügung, und viele Haushalte erhielten ihr Wasser durch Bleirohre. Die Bleibelastung bereitet besonders große Sorge in der Pädiatrie. Der Mensch ist dem Quecksilber sowohl durch die Nahrungsaufnahme (z.B. in Form von Fisch) wie auch durch die Amalgamfüllungen in seinen Zähnen ausgesetzt. Arsen kommt in verschiedenen Teilen der Welt in hohen Konzentrationen im Trinkwasser vor. Kadmium weist karzinogene Wirkungen auf. Dieses Kapitel beschäftigt sich vorwiegend mit den toxischen Wirkungen dieser vier Metalle sowie den Chelatbildnern, die zur Behandlung von Schwermetallvergiftungen eingesetzt werden.

Schon immer war der Mensch Schwermetallen in der Umwelt ausgesetzt. In Gegenden mit hohen Schwermetallkonzentrationen haben Verunreinigungen von Nahrung und Wasser wahrscheinlich zu den ersten Vergiftungen geführt. Schwermetalle, die z.B. durch Nahrungsbestandteile aus Geschirr herausgelöst wurden, haben ebenfalls unbeabsichtigt zu Vergiftungen beigetragen. Der Beginn des Industriezeitalters und die Ausdehnung des Bergbaus brachten berufsbedingte Krankheiten mit sich, die durch toxische Metalle verursacht wurden. Metallische Inhaltsstoffe von Pestiziden, aber auch therapeutischen Wirkstoffen (z.B. Arsen in Salvarsan) waren zusätzliche Quellen gefährlicher Belastung. Das Verbrennen schwermetallhaltiger fossiler Treibstoffe, der Zusatz von Bleitetraethyl zum Benzin und der Anstieg der industriellen Anwendung von Schwermetallen haben heute die Umweltverschmutzung zur Hauptursache von Schwermetallvergiftungen gemacht.

Die Toxizität von Schwermetallen beruht auf ihrer Verbindung mit einer oder mehreren reaktiven Gruppen (Liganden), die für normale physiologische Funktionen lebensnotwendig sind. Schwermetallantagonisten (Chelatbildner) sind spezifisch darauf ausgelegt, mit diesen Gruppen um die Schwermetalle zu konkurrieren und so die toxische Wirkung zu verhindern oder rückgängig zu machen und die Ausscheidung von Schwermetallen zu fördern. Schwermetalle, besonders die der Übergangsperioden, können im Körper mit sauerstoffhaltigen (–OH, –COO$^-$, –OPO$_3$H$^-$, >C=O), schwefelhaltigen (–SH, –S–S–) und stickstoffhaltigen (–NH$_2$, >NH) Liganden reagieren. Der resultierende Metallkomplex (oder Koordinationsverbindung) wird durch eine dative Bindung gebildet, in der beide Elektronen vom Liganden beigesteuert werden.

Die Schwermetallantagonisten, die in diesem Kapitel besprochen werden, besitzen die gemeinsame Fähigkeit, mit Schwermetallen Komplexe zu bilden und so die Bindung von Metallkationen an im Körper vorhandene Liganden zu verhindern oder rückgängig zu machen. Diese Arzneimittel werden Chelatbildner genannt. Eine Chelatverbindung ist ein Komplex aus einem Metall und einer Verbindung, die zwei oder mehr potentielle Liganden enthält. Das Produkt einer solchen Reaktion ist ein heterocyclischer Ring. Fünf- und sechsgliedrige Chelatringe sind die stabilsten, und ein mehrzähniger (multiligander) Chelator ist typischerweise darauf ausgelegt, einen extrem stabilen Komplex zu bilden, der weitaus stabiler ist als einer, in dem ein Metall mit nur einem Liganden verknüpft ist.

Die Stabilität von Chelatkomplexen variiert je nach Metallatom und Liganden. Zum Beispiel haben Blei und Quecksilber eine größere Affinität zu Schwefel- und Stickstoff- als zu Sauerstoffliganden; Kalzium dagegen hat eine größere Affinität zu Sauerstoff als zu Schwefel und Stickstoff. Diese Affinitätsunterschiede sind die Grundlage der Selektivität der Wirkungsweise eines Chelators im Körper.

Die Wirksamkeit eines Chelatbildners bei der Behandlung einer Schwermetallvergiftung hängt von verschiedenen Faktoren ab. Dazu gehören die relative Affinität des Chelators zum Schwermetall im Vergleich zu notwendigen körpereigenen Metallen, die Verteilung des Chelators im Körper in Relation zur Verteilung des Schwermetalls und die Fähigkeit des Chelators, das als Chelatkomplex gebundene Schwermetall aus dem Körper zu mobilisieren, d.h. dessen Ausscheidung herbeizuführen.

Ein idealer Chelator hätte die folgenden Eigenschaften: große Wasserlöslichkeit, Resistenz gegenüber Abbaumechanismen (Biotransformation), die Fähigkeiten, potentielle Einlagerungsstätten von Schwermetallen zu erreichen, nichttoxische Komplexe mit toxischen Metallen zu bilden, die Chelatoraktivität auch bei unterschiedlichen pH-Wert von Körperflüssigkeiten beizubehalten sowie die leichte Ausscheidung des Chelatkomplexes. Eine niedrige Affinität zu Ca^{2+} ist wünschenswert, da sich mit dem Ca^{2+} im Plasma leicht Chelatkomplexe ausbilden und ein Arzneimittel trotz hoher Affinität zu Schwermetallen zusätzlich eine Hypokalzämie hervorrufen könnte. Die wichtigste Eigenschaft eines therapeutischen Chelatbildners ist die größere Affinität zu dem Schwermetall als zu endogenen Liganden. Die große Anzahl von Liganden im Körper ist ein gewaltiges Hindernis für die Wirksamkeit eines Chelators. Aus *in vitro* Beobachtungen von Chelator-Metall-Wechselwirkungen ergeben sich nur ungefähre Anhaltspunkte für die klinische Behandlung von Schwermetallvergiftungen. Empirische

Beobachtungen *in vivo* sind nötig, um den klinischen Nutzen eines Chelatbildners zu bestimmen.

Der erste Teil dieses Kapitels behandelt die toxischen Eigenschaften von Blei, Quecksilber, Arsen und Kadmium und einiger radioaktiver Schwermetalle sowie die Behandlung akuter und chronischer Belastung durch diese Metalle. Der zweite Teil des Kapitels behandelt die chemischen Eigenschaften und die therapeutischen Einsatzmöglichkeiten einiger Schwermetallantagonisten.

BLEI

Blei ist aufgrund seines natürlichen Vorkommens und seiner industriellen Verwendung in der Umwelt allgegenwärtig. Die Senkung des Verbrauchs von verbleitem Benzin in den letzen zwei Jahrzehnten hat zwar zu einer Abnahme der Bleikonzentration im menschlichen Blut geführt. Die primäre Quelle der umweltbedingten Belastung durch Blei sind aber bleihaltige Farben und das Trinkwasser.

Säurehaltige Nahrungsmittel und Getränke (darunter Tomatensaft, Fruchtsaft, Colagetränke, Apfelmost, aber auch eingelegte Gurken) können Blei in Lösung bringen, wenn sie in nicht ordnungsgemäß glasierten Behältern aufbewahrt werden oder verpackt sind. So verunreinigte Nahrungsmittel und Getränke haben in der Vergangenheit beim Menschen zu tödlichen Bleivergiftungen geführt (vgl. das Scheitern der Franklin-Expedition 1848 im nördlichen Polarmeer). Bleivergiftungen bei Kindern sind eine relativ häufige Folge der Aufnahme von Farbsplittern von alten Gebäuden. Dafür sind hauptsächlich Farben verantwortlich, die vor dem Zweiten Weltkrieg als Bleikarbonat (weiß) und Bleioxid (rot) häufige Inhaltsstoffe von Innen- wie auch Außenfarben waren, die auf Wohnhäuser aufgetragen wurden. In solchen Farben kann Blei 5 - 40% des getrockneten Festkörpers ausmachen. Kleine Kinder vergiften sich meistens, indem sie an süß schmeckenden Farbsplittern nagen und Staub von Fensterbänken und Türrahmen aufnehmen, die mit bleihaltigen Farben gestrichen sind. Die American Standards Association hat 1955 festgelegt, daß Farben für Spielzeug, Möbel und das Innere von Wohnhäusern nach der Austrocknung der frischem Farbe nicht mehr als 1% Blei enthalten sollten, und 1978 hat die Consumer Product Safety Comission (CPSC) Farben, die mehr als 0,06% Blei enthalten, für den Gebrauch in Haushalten und deren Umgebung verboten. Die Renovierung oder der Abriß älterer Häuser, die zu einer Verteilung von bleihaltigem Staub und Dämpfen führen würden, könnten beträchtliche Verunreinigung und Bleivergiftungen hervorrufen. Es wurden Bleivergiftungen gemeldet, die von der Verwendung ausrangierter Autobatteriegehäuse, die aus Holz und Hartgummi bestanden, als Treibstoff in Zeiten wirtschaftlicher Not wie z. B. im Ersten und Zweiten Weltkrieg, herrühren. Sporadische Fälle von Bleivergiftung konnten auf unterschiedliche Ursachen zurückgeführt werden wie z. B. bleihaltiges Spielzeug, im Körper verbliebene Kugeln, durch Bleirohre geführtes Trinkwasser, Pigmente in Künstlerfarben, die Asche und Dämpfe angestrichenen Holzes, Abfallprodukte von Juwelieren, den Eigenbau von Batterien und bleihaltige Lettern. Zu guter Letzt ist Blei auch ein Verunreinigungsstoff von illegal destilliertem Whiskey, wenn Autokühler benutzt werden und andere Teile des Destillierapparates mit bleihaltigem Lötmetall verbunden sind.

Die berufsbedingte Belastung durch Blei hat zumindest in den westlichen Industrienationen in den letzten 50 bis 60 Jahren aufgrund angemessener Bestimmungen und medizinischer Überwachung deutlich abgenommen. Arbeiter in Bleischmelzhütten haben das höchste Belastungspotential, weil Dämpfe entstehen und bleioxidhaltiger Staub sich in ihrer Umgebung ablagert. Arbeiter in Akkumulatorfabriken werden mit ähnlichen Risiken konfrontiert. Beachtet werden sollte, daß die Umwelt- und Arbeitsbedingungen in Ländern der 3. Welt und auch in früheren Ostblock-Staaten weniger streng reglementiert sind als bei uns. Patienten aus solchen Ländern verdienen daher besondere Beachtung von potentiellen Schwermetallvergiftungen.

Resorption, Verteilung und Exkretion Blei wird hauptsächlich im Magen-Darm-Trakt und in den Atemwegen resorbiert. Die gastrointestinale Resorption von Blei variiert je nach Alter; Erwachsene resorbieren ungefähr 10% des oral aufgenommenen Bleis, während Kinder bis zu 40% resorbieren. Über den Bleitransport durch die gastrointestinale Schleimhaut ist wenig bekannt. Es wird vermutet, daß Pb^{2+} und Ca^{2+} um einen gemeinsamen Transportmechanismus konkurrieren, denn es besteht eine wechselseitige Beziehung zwischen dem Nahrungsgehalt an Kalzium und der Bleiresorption. Es konnte nachgewiesen werden, daß Eisenmangel ebenfalls die Resorption von Blei im Magen-Darm-Trakt fördert. Die Resorption eingeatmeten Bleis variiert je nach Form (Dampf oder Teilchen) wie auch nach Konzentration. Ungefähr 90% der aus der umliegenden Luft eingeatmeten Bleiteilchen werden resorbiert (Goyer, 1990).

Sobald das Blei resorbiert ist, binden sich ca. 99% des im Blutkreislauf vorhandenen Bleis an das Hämoglobin in den Erythrocyten. Nur 1 - 3% des im Blut zirkulierenden Bleis stehen im Serum dem Gewebe zur Verfügung. Anorganisches Blei verteilt sich im Gewebe, besonders in das Tubulusepithel der Niere und in die Leber. Später wird das Blei umverteilt und in Knochen, Zähnen und Haar abgelagert. Ungefähr 95% des Ganzkörpergehaltes an diesem Schwermetall wird früher oder später im Knochengewebe gefunden. Nur kleine Mengen anorganischen Bleis sammeln sich im Gehirn, das meiste davon in der grauen Substanz und den Basalganglien.

Die Struktur der Ablagerung von Blei im Knochen ähnelt stark der des Kalziums, doch wird es als tertiäres Bleiphosphat abgelagert. Blei in den Knochensalzen trägt nicht zur Toxizität bei. Nach einer frischen Belastung ist die Bleikonzentration in den platten Knochen oft größer als in den Röhrenknochen (Kehoe, 1961a, 1961b), obwohl die Röhrenknochen im allgemeinen mehr Blei enthalten. In der ersten Zeit der Ablagerung ist die Bleikonzentration in dem epiphysealen Teil der Röhrenknochen am höchsten. Das trifft besonders bei noch wachsenden Knochen zu, in denen Ablagerungen durch Röntgenuntersuchung als Ringe zunehmender Dichte in den Ossifikationszentren des Epiphysenknorpels und als eine Reihe transversaler Linien in den Diaphysen als sogenannten Bleisäume erscheinen können. Solche Befunde sind bei Kindern von diagnostischer Bedeutung.

Faktoren, welche die Verbreitung von Kalzium beeinflussen, beeinflussen in ähnlicher Weise die von Blei. So fördert eine starke Aufnahme an Phosphaten die Ablagerung von Blei im Skelett und eine geringere Konzentration im Bindegewebe. Auf der anderen Seite mobilisiert eine geringe Phosphataufnahme das Blei im Knochen und erhöht seinen Anteil im Bindegewebe. Eine hohe Aufnahme von Kalzium ohne gleichzeitig erhöhte Phosphataufnahme hat wegen der Konkurrenz mit Blei um verfügbares Phosphat einen ähnlichen Effekt. Vitamin D neigt dazu, die Ablagerung von Blei im Knochen zu fördern, wenn eine ausreichende Menge an Phosphat vorhanden ist; ansonsten wird die Einlagerung von Kalzium der des Bleis vorgezogen. Parathormone und Dihydrotachysterol mobilisieren Blei aus dem Skelett und erhöhen die Konzentration von Blei im Blut und die Geschwindigkeit seiner Ausscheidung im Urin.

Bei Tieren wird Blei in die Galle abgesondert, und es wird mehr Blei über die Faeces ausgeschieden als über den Urin (Gregus und Klaassen, 1986). Beim Menschen ist die Ausscheidung im Urin ein wichtigerer Absonderungsweg als bei Tieren (Kehoe, 1987), und die Konzentration von Blei im Urin ist der im Plasma direkt proportional. Da sich das meiste Blei im Blut jedoch in den Erythrocyten befindet, wird renal wenig herausgefiltert. Blei wird auch mit der Milch und dem Schweiß ausgeschieden und lagert sich im Haar und in den Nägeln ab. Diaplazentare Übertragung von Blei ist ebenfalls bekannt.

Die Halbwertzeit von Blei im Blut liegt bei ein bis zwei Monaten, und so wird bei gleichbleibender Zufuhr nach ungefähr sechs Monaten ein Steady state erreicht. Danach sind die tägliche Aufnahme von Blei und dessen Ausscheidung normalerweise equilibriert, und die Bleikonzentrationen im Bindegewebe bleiben relativ konstant. Die Bleikonzentration im Knochen scheint jedoch mit den Jahren weiter anzusteigen (Gross et.al., 1975), und ihre Halbwertzeit wird auf 20 bis 30 Jahre geschätzt. Da die Kapazität der Bleiausscheidung jedoch begrenzt ist, kann sogar eine geringfügige Erhöhung der täglichen Aufnahme zu einer positiven Bleibilanz (d.h. zu einer Akkumulation) führen. Die durchschnittliche tägliche Aufnahme von Blei beträgt ungefähr 0,2 mg, wohingegen die positive Bleibilanz bei einer täglichen Aufnahme von 0,6 mg beginnt; dies ist jedoch eine Menge, die für gewöhnlich keine explizite Toxizität im Laufe eines Lebens hervorruft. Die Zeit, in der toxische Mengen aufgenommen werden, verkürzt sich jedoch disproportional, wenn die aufgenommene Menge sich erhöht. Zum Beispiel benötigt man bei einer täglichen Aufnahme von 2,5 mg Blei fast vier Jahre, um eine toxische Belastung anzusammeln, wohingegen man bei einer tägliche Aufnahme von 3,5 mg nur ein paar Monate braucht, da die Ablagerung im Knochen zu langsam erfolgt, um das Bindegewebe bei schneller Akkumulation zu schützen.

Akute Bleivergiftung Akute Bleivergiftung ist relativ selten und tritt bei Aufnahme säurelöslicher Bleiverbindungen oder der Einatmung von Bleidämpfen auf. Die lokale Wirkung im Oropharyngealtrakt ruft auffällige Verätzungen, Durst und einen metallischen Geschmack hervor. Übelkeit, Schmerzen im Unterleib und Erbrechen folgen. Das Erbrochene kann aufgrund der Anwesenheit von Bleichlorid milchig aussehen. Obwohl die Schmerzen im Unterleib heftig sind, sind sie denen der chronischen Vergiftung unähnlich. Der Stuhl kann aufgrund von Bleisulfid schwarz aussehen, und es kann zu Diarrhoe oder Obstipation kommen. Wenn große Mengen Blei rasch aufgenommen werden, kann ein Schocksyndrom als Folge eines massiven Flüssigkeitsverlustes im Magen-Darm-Trakt auftreten. Zu den akuten ZNS-Symptomen gehören Parästhesien, Schmerzen und Muskelschwäche. Manchmal tritt eine akute hämolytische Krise auf und kann eine schwere Anämie und Hämoglobinurie verursachen. Die Nierenschädigung führt zu Oligurie, und der Tod kann nach ein oder zwei Tagen eintreten. Wenn der Patient die akute Episode überlebt, werden sich wahrscheinlich die charakteristischen Anzeichen und Symptome einer chronischen Bleivergiftung einstellen.

Chronische Bleivergiftung Anzeichen und Symptome einer chronischen Bleivergiftung können in sechs Kategorien eingeteilt werden: gastrointestinale, neuromuskuläre, ZNS, hämatologische, renale und andere. Sie können getrennt oder in Kombination auftreten. Neuromuskuläre und ZNS-Erscheinungen resultieren für gewöhnlich aus einer starken Belastung, während die gastrointestinalen Symptome eine häufige Erscheinungsform einer sehr langsam und schleichend fortschreitenden Intoxikation sind. ZNS-Erscheinungen sind bei Kindern häufiger, wohingegen bei Erwachsenen gastrointestinale Symptome überwiegen.

Gastrointestinale Auswirkungen Blei greift die glatte Muskulatur des Darms an und ruft intestinale Symptome hervor, die ein wichtiges Frühzeichen einer Bleibelastung darstellen. Abdominelle Beschwerden beginnen vielfach mit unbestimmten Symptomen wie Anorexie, Muskelbeschwerden, Unwohlsein und Kopfschmerzen. Obstipation ist üblicherweise ein frühes Anzeichen, besonders bei Erwachsenen, doch gelegentlich tritt auch Diarrhoe auf. Ein anhaltender metallischer Geschmack wird früh angegeben. Mit fortschreitender Intoxikation werden Anorexie und Obstipation ausgeprägter. Intestinale Krämpfe, die heftige Unterleibsschmerzen verursachen (sog. Bleikolik), sind die schmerzhaftesten Merkmale. Die Anfälle sind paroxysmal und im allgemeinen sehr qualvoll (Janin et al., 1985). Die Bauchmuskulatur ist gestrafft und besonders in der Nabelregion druckempfindlich. In Fällen, in denen die Kolik nicht heftig ist, kann zur Milderung der Symptome eine Entfernung des Patienten aus dem Umfeld der Belastung ausreichen. Zur Schmerzlinderung wird Kalziumgluconat i.v. empfohlen, das meistens effektiver ist als Morphium.

Neuromuskuläre Auswirkungen Das neuromuskuläre Syndrom, die Bleilähmung, kommt heutzutage in den westlichen Industrienationen selten vor. Es ist eine Erscheinungsform einer fortgeschrittenen subakuten Vergiftung. Muskelschwäche und schnelle Ermüdung treten lange vor der eigentlichen Lähmung auf und können unter Umständen die einzigen Symptome sein. Schwäche oder Lähmung wird eventuell erst nach ausgedehnter Muskelaktivität erkennbar. Die betroffenen Muskelgruppen sind im allgemeinen die aktivsten (Extensoren der Unterarme, des Handgelenks und der Finger sowie extraokuläre Muskeln). Bei anamnestischer Bleibelastung werden Fallhand und auch Fallfuß als fast pathognomonisch für Bleivergiftung angesehen. Normalerweise besteht keine sensorische Beteiligung. Degenerative Veränderungen in den Motoneuronen und ihren Axonen werden beschrieben.

Auswirkungen auf das ZNS Das ZNS-Syndrom wird Bleienzephalopathie genannt. Es ist die schwerste Erscheinungsform der Bleivergiftung und ist bei Kindern viel häufiger als bei Erwachsenen. Frühe Anzeichen des Syndroms können Ungeschicklichkeit, Schwindel, Ataxie, Fallneigung, Kopfschmerzen, Schlaflosigkeit, Unruhe und Reizbarkeit sein. Bei fortschreitender Enzephalopathie kann der Patient zuerst aufgeregt und verwirrt werden; darauf folgen Delirium mit sich wiederholenden tonisch-klonischen Krämpfen oder Lethargie und Koma. Stoßhaftes Erbrechen ist ein übliches Anzeichen, es können auch visuelle Störungen auftreten. Obwohl die Anzeichen und Symptome charakteristisch für erhöhten intrakraniellen Druck sind, führt ein entlastender Eingriff (z.B. eine Lappenschnittkraniotomie) zur Senkung des intrakraniellen Drucks nicht zur Besserung. Eine Behandlung gegen Hirnödeme kann jedoch notwendig werden. Es können eine proliferative Meningitis, schwere Ödeme, punktförmige Hämorrhagien von Herdnekrosen auftreten. Die Mortalitätsrate bei Patienten, bei denen das Hirn in Mitleidenschaft gezogen wird, liegt bei ca. 25%. Wird mit der Chelationstherapie begonnen, nachdem die Symptome der akuten Enzephalopathie aufgetreten sind, behalten ungefähr 40% der Überlebenden neurologische Folgeschäden wie z. B. geistige Behinderung, elektroenzephalographische Abnormalitäten oder deutliche Schüttelanfälle, zerebrale Lähmung, Sehnervenatrophie oder eine Dystonia musculorum deformans (Chisolm und Barltrop, 1997).

Bleibelastung ruft gelegentlich einen klar umrissenen, progressiven geistigen Abbau bei Kindern hervor. Die Anamnese dieser Kinder weist auf eine normale Entwicklung während der ersten 12 bis 18 Lebensmonate oder länger hin, gefolgt von einem stetigen Verlust an motorischen und sprachlichen Fähigkeiten. Sie können unter schweren hyperkinetischen und aggressiven Verhaltensstörungen und schlecht kontrollierbaren Zuckungen leiden. Der Mangel an sensorischer Wahrnehmung behindert das Lernen wesentlich. Bleikonzentrationen im Blut überschreiten 60 µg/dl Vollblut (2,9 µM), und im Röntgenbild können ausgeprägte multiple Banden zunehmender Dichte in den wachsenden Röhrenknochen sichtbar werden (s.o.). Bis vor kurzem ging man davon aus, daß solche Belastung durch Blei größtenteils auf Kinder in innerstädtischen Problemzonen (z.B. Slums) beschränkt war. Es sind jedoch offenbar alle Kinder chronisch geringen Dosen von Blei in ihrer Ernährung, der Atemluft und in der Erde und dem Staub in ihren Spielräumen ausgesetzt. Das spiegelt sich in erhöhten Bleikonzentrationen im Blut vieler Kinder wieder und könnte eine Ursache schleichender ZNS-Toxizität sein (einschließlich Lernbehinderungen und Verhaltensabnormitäten). Eine größere Inzidenz an hyperkinetischem Verhalten und eine statistisch bedeutsame, wenngleich auch bescheidene Abnahme der IQ-Werte wurden bereits bei Kindern mit geringen Bleikonzentrationen im Blut festgestellt (Needleman et al., 1990; Baghurst et al., 1992; Bellinger et al., 1992). Deshalb erachtet das amerikanische Center for Disease Control and Prevention (CDC) eine Bleikonzentration im Blut, die größer oder gleich 10 µg/dl ist, als Hinweis einer übermäßigen Bleiabsorption bei Kindern, welche eine Umweltprüfung und -säuberung und/oder Intervention zur Folge haben sollte. Es wird empfohlen, eine Therapie mit Chelatbildnern in Betracht zu ziehen, wenn die Bleikonzentration im Blut höher als 25 µg/dl ist. Allgemeine Vorsorgeuntersuchungen vom 6. Lebensmonat an werden vom CDC empfohlen.

Hämatologische Auswirkungen Bei Bleikonzentration im Blut über 80 µg/dl zeigt eine basophile Tüpfelung die Aggregation von Ribonukleinsäure in den Erythrocyten an. Dies beruht vermutlich auf dem hemmenden Effekt von Blei auf die Pyrimidin-5'-nukleotid-Nukleosidase. Eine basophile Tüpfelung ist jedoch nicht pathognomonisch für eine Bleivergiftung.

Ein häufigeres Zeichen einer chronischen Bleivergiftung ist eine hypochrome mikrozytäre Anämie, die häufiger bei Kindern als bei Erwachsenen beobachtet wird und morphologisch der Eisenmangelanämie ähnelt. Die Anämie beruht vermutlich auf einer Abnahme der Lebensdauer der Erythrocyten sowie einer Hemmung der Hämsynthese.

Bereits sehr geringe Bleikonzentrationen beeinflussen die Hämsynthese. Die für die Hämsynthese notwendigen Enzyme sind im Gewebe von Säugetieren weit verteilt, und höchstwahrscheinlich synthetisiert jede Zelle eigenes Häm für die Inkorporation in Proteine wie Hämoglobin, Myoglobin, Cytochrome und Katalasen. Blei hemmt die Hämbildung an mehreren Punkten (Abb. 66.1). Die Hemmung der δ-Aminolävulinat (δ-ALA) Dehydratase und der Ferrochelatase, die sulfhydrylabhängige Enzyme sind, ist belegt. Bleivergiftung wird sowohl beim Menschen wie auch bei Versuchstieren durch Akkumulation von Protoporphyrin IX, Akkumulation von nicht an Häm gebundenem Eisen in roten Blutkörperchen und Akkumulation von δ-ALA im Plasma sowie vermehrte Ausscheidung von δ-ALA im Urin charakterisiert. Es kommt auch zur vermehrten Ausscheidung von Koproporphyrin III (das Oxidationsprodukt von Koproporphyrinogen III), aber es ist unklar, ob hierfür die Hemmung der enzymatischen Aktivität oder andere Faktoren verantwortlich sind. Porphobilinogen und Uroporphyrin werden nur in sehr schweren Fällen vermehrt ausgeschieden. Das bei Bleivergiftung gefundene Exkretionsmuster von Pyrrolen unterscheidet sich von dem, das für symptomatische Episoden ei-

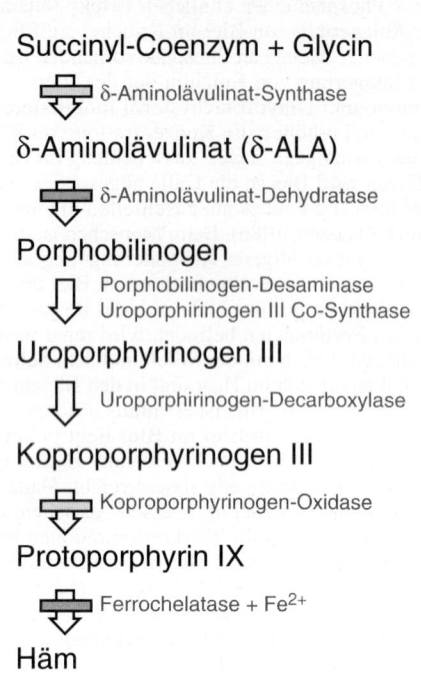

Abbildung 66.1 Blei stört die Biosynthese von Häm in mehreren enzymatischen Teilschritten.
Teilschritte, die mit Sicherheit von Blei gehemmt werden, sind durch blaue Blöcke gekennzeichnet. Schritte, bei denen eine Hemmung vermutet wird, sind durch graue Blöcke repräsentiert.

ner akuten intermittierenden Porphyrie und anderen hepatozellulären Erkrankungen charakteristisch ist (Tab. 66-1). Der Zuwachs der δ-ALA Synthase-Aktivität beruht auf dem Absinken der Hämkonzentration in der Zelle, welche die Synthese der δ-ALA Synthase durch Rückkopplungshemmung reguliert.

Die Messung der Zwischenprodukte der Hämsynthese stellt einen Index der unlängst absorbierten Menge anorganischer Bleisalze dar. δ-ALA Dehydratase-Aktivität in Hämolysaten und δ-ALA im Urin sind empfindliche Indikatoren für eine Belastung durch Blei, aber nicht so empfindlich wie die Quantifizierung der Bleikonzentration im Blut.

Renale Auswirkungen Die renalen Auswirkungen von Blei (Nephropathie) sind weniger drastisch sind als die im ZNS und dem Magen-Darm-Trakt. Renale Toxizität tritt in zwei Formen auf (Goyer, 1991): einer reversiblen Schädigung des Nierentubulus (bei akuter Bleivergiftung von Kindern) und einer irreversiblen interstitiellen Nephropathie (häufiger bei einer Langzeitbelastung durch Blei in der Industrie). Klinisch wird ein fanconiartiges Syndrom mit Proteinurie, Hämaturie und Harnzylindern beobachtet (Craswell, 1987; Bernard und Becker, 1988). Hyperurikämie mit Gicht tritt öfter in Gegenwart von chronischer Bleivergiftung auf als bei irgendeiner anderen Art von Nierenerkrankung. Histologisch ist die Bleinephropathie an charakteristischen Kerneinschlußkörpern zu erkennen, die aus einem Bleiproteinkomplex bestehen; diese erscheinen früh und lösen sich nach einer Chelationstherapie auf. Solche Einschlußkörper wurden z.B. im Harnsediment von

Tabelle 66.1 Muster der erhöhten Ausscheidung von Pyrrolen im Urin von akut symptomatischen Patienten.

ERKRANKUNG	PYRROLE*			
	δ-ALA	PBG	URO	COPRO
Bleivergiftung	+++	0	±	+++
akute intermittierende Porphyrie	++++	++++	+ a ++++	+ a +++
akute Hepatitis	0	0	0	+ a +++
akute Alkoholintoxikation	0	0	±	+ a +++

* 0 = normal; + bis ++++ = Grad der Zunahme; δ-ALA = δ-Aminolävulinsäure; PBG = Porphobilinogen; URO = Uroporphyrin; COPRO = Koproporphyrin.
QUELLE: nach Chisolm, 1967.

Arbeitern gefunden, die Blei in der Industrie ausgesetzt waren (Schuhmann et al.).

Andere Auswirkungen Andere Anzeichen und Symptome von Bleivergiftung sind eine fahle Gesichtsfarbe und blasse Lippen; Netzhauttüpfelung; das Erscheinen vorzeitiger Alterung mit gebückter Haltung, schlechtem Muskeltonus und Abmagerung sowie ein schwarzer, gräulicher oder blauschwarzer sogenannter Bleisaum entlang des Zahnfleischrandes. Der Bleisaum, ein Resultat der paradontalen Ablagerung von Bleisulfid, kann durch gute Zahnhygiene entfernt werden. Eine ähnliche Pigmentierung kann aus der Absorption von Quecksilber, Wismuth, Silber, Thallium oder Eisen resultieren. Es besteht ein Zusammenhang zwischen der Konzentration von Blei im Blut und dem Blutdruck, und es ist ein Zusammenhang mit geringfügigen Änderungen des Kalziumstoffwechsels oder der Nierenfunktion vermutet worden (Pirkle et al., 1985; Sharp et al., 1987; de Kort et al., 1987). Blei stört ebenfalls den Vitamin-D-Stoffwechsel (Rosen et al., 1980; Mahaffey et al., 1982). Eine Abnahme der Spermienzahlen bei Männern, die Blei ausgesetzt waren, ist beschrieben worden (Lerda, 1992). Obwohl Fälle von Nierenkarzinomen bei Bleiarbeitern berichtet worden sind (Baker et al., 1980; Kazantzis, 1986), ist die Karzinogenität von Blei bisher noch nicht gesichert (Cooper und Gaffey, 1975).

Diagnose der Bleivergiftung In Abwesenheit einer eindeutigen Anamnese einer Bleibelastung wird die Diagnose einer Bleivergiftung oft übersehen. Hinzu kommt, daß die Anzeichen und Symptome der Bleivergiftung auch bei anderen Krankheiten auftreten können. Zum Beispiel können die Anzeichen einer Enzephalopathie denen degenerativer ZNS-Erkrankungen ähneln. Die Bleikolik ist durch eine körperliche Untersuchung nicht leicht von anderen abdominellen Erkrankungen zu unterscheiden. Der klinische Verdacht sollte durch die Bestimmung der Konzentration von Blei im Blut und von Protoporphyrin in den Erythrocyten bestätigt werden. Wie schon angesprochen, verlangsamt Blei in niedrigen Konzentrationen die Hämsynthese an einigen enzymatischen Teilschritten. Dies führt zu einer Zunahme der diagnostisch wichtigen Substrate δ-Aminolävulinsäure, Koproporphyrin (beide werden im Urin gemessen) und Zinkprotoporphyrin (wird in den roten Blutkörperchen als Erythrozytprotoporphyrin gemessen). Da die Messung des Erythrozytprotoporphyringehaltes nicht empfindlich genug ist, um Kinder mit erhöhten Bleikonzentrationen im Blut unter ca. 25 µg/dl zu identifizieren, ist der bevorzugte Screeningtest die Messung der Bleikonzentration im Blut.

Seit Blei aus Farben und Benzin entfernt wurde, ist der mittlere Bleigehalt im Blut von Kindern von 17 µg/dl in den 70er Jahren auf 6 µg/dl in den 90er Jahren gesunken (Schoen, 1993). Die Konzentration von Blei im Blut ist ein Hinweis auf eine kürzer zurückliegende Resorption des Schwermetalls (Abb. 66.2). Kinder mit Bleikonzentrationen im Blut >10 µg/dl können Entwicklungsstörungen aufweisen. Erwachsene mit Konzentrationen unter 30 µg/dl weisen zwar noch keine funktionelle Schäden oder Symptome auf; sie zeigen jedoch eine eindeutige Abnahme der δ-ALA Dehydrataseaktivität, eine leichte Zunahme der Ausscheidung von δ-ALA im Urin und eine Zunahme an Erythrozytprotoporphyrin. Patienten mit einer Bleikonzentration im Blut von 30 - 75 µg/dl weisen neben den oben genannten Abweichungen der Laborwerte auch unspezifische, leichte Symptome einer Bleivergiftung auf. Eindeutige Symptome einer Bleivergiftung werden bei Konzentrationen >75 µg/dl Vollblut gesehen (Kehoe, 1961a, 1961b), und eine Bleienzephalopathie ist für gewöhnlich bei Bleikonzentrationen größer als 100 µg/dl manifest. Bei Personen mit mäßiger bis schwerer Anämie wird die Interpretation der Konzentrationen von Blei im Blut verbessert, wenn man zur Korrektur des gemessenen Wertes den Hämatokrit des Patienten in Relation zum normalen Hämatokrit setzt.

Die Bleikonzentration im Urin ist bei Erwachsenen im allgemeinen niedriger als 80 µg/dl (0,4 µM) (Kehoe, 19961a, 1961b; Goldwater und Hoover, 1967). Die meisten Patienten mit Bleivergiftung weisen Bleikonzentrationen im Urin von 150 - 300 µg/dl (0,7 - 1,4 µM) auf. Bei Personen mit chronischer Bleinephropathie oder anderen Formen von Niereninsuffizienz kann die Ausscheidung von Blei im Urin jedoch im Referenzbereich liegen, obwohl die Bleikonzentration im Blut wesentlich erhöht ist.

Da der Beginn der Bleivergiftung normalerweise schleichend ist, ist eine Schätzung des Ganzkörpergehaltes an Blei von Personen wünschenswert, die einem mit diesem Schwermetall verunreinigten Umfeld ausgesetzt sind. Bisher wurde der Kalziumdinatriumedetat (CaNa$_2$EDTA)-Provokationstest benutzt, um einen erhöhten Ganzkörpergehalt an Blei bei Personen nachzuweisen, bei denen die Bleibelastung schon vor längerer Zeit vorgefallen ist. Der Provokationstest wird als intravenöse Verabreichung einer einmaligen Dosis von CaNa$_2$EDTA (50 mg/kg) durchgeführt, und der Urin wird acht Stunden lang gesammelt. Bei Kindern ist der Test positiv, wenn der Bleiausscheidungsquotient (Mikrogramm im Urin ausgeschiedenes Blei pro Milligramm verabreichtes CaNa$_2$EDTA) größer ist als 0,6; der Test kann im übrigen zur therapeutischen Chelation bei Kindern mit Blutgehalten von 25 - 45 µg/dl nützlich sein. Dieser Test wird nicht bei symptomatischen Patienten angewandt oder bei solchen, deren Bleikonzentrationen im Blut größer als 45 µg/dl ist, da diese Patienten einen geeigneten Therapieplan mit Chelatbildnern brauchen (s.u.). Die Analyse der Neutronenaktivierung oder fluorometrische Aktivitätsbestimmungen, die momentan nur als Forschungsmethoden zur Verfügung stehen, könnten in Zukunft eine einfachere *in vivo* Methode für die Diagnose von Bleibelastungen darstellen.

Organische Bleivergiftung Bleitetraethyl und Bleitetramethyl sind lipidlösliche Verbindungen und werden leicht durch die Haut, den Magen-Darm-Trakt und die Lunge resorbiert. Für

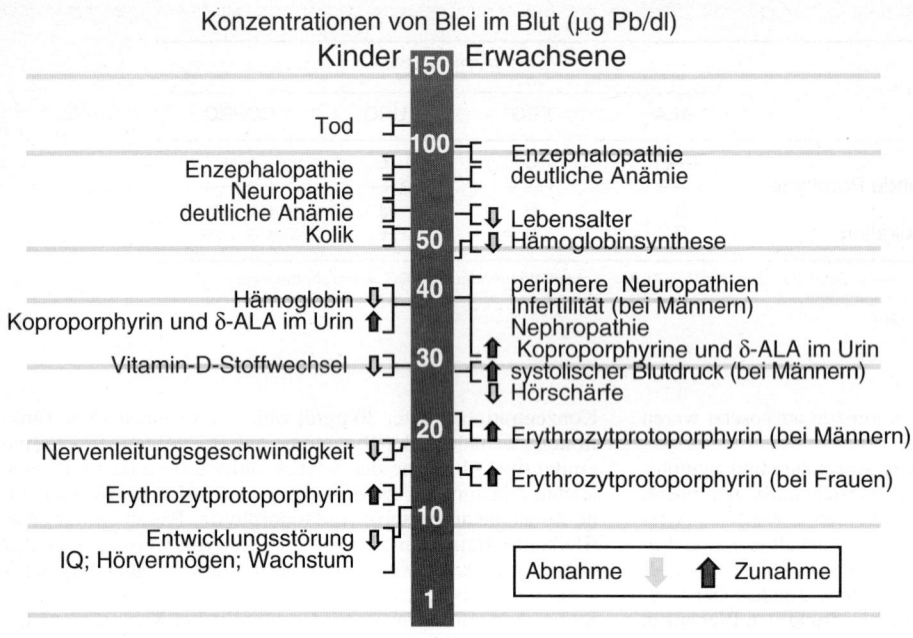

Abbildung 66.2 Zusammenhang zwischen den Erscheinungsformen einer Bleivergiftung bzw. -belastung und den unterschiedlichen Konzentrationen von Blei im Blut von Kindern und Erwachsenen.
β-ALA = β-Aminolävulinat.

die Toxizität von Bleitetraethyl ist die Umwandlung zu Triethylblei und anorganischem Blei ausschlaggebend.

Die Hauptsymptome einer Vergiftung mit Bleitetraethyl sind dem ZNS zuzurechnen (Seshia et al., 1978). Das Opfer leidet an Schlaflosigkeit, Alpträumen, Anorexie, Übelkeit und Erbrechen, Diarrhoe, Kopfschmerzen, Muskelschwäche und emotionaler Instabilität; es können auch subjektive Symptome wie Reizbarkeit, Unruhe und Angst auftreten verknüpft mit Hypothermie, Bradykardie und Hypotonie. Bei anhaltender Belastung oder im Fall einer intensiven kurzzeitigen Belastung können Wahnvorstellungen, Ataxie, übertriebene Muskelbewegungen und schließlich ein manischer Zustand auftreten.

Die Diagnose einer Vergiftung durch Bleitetraethyl beruht auf diesen Anzeichen und Symptomen in Zusammenhang mit einer Exposition. Die Ausscheidung von Blei im Urin kann sich deutlich erhöhen, aber die Konzentration von Blei im Blut bleibt fast normal. Anämie und basophile Tüpfelung der Erythrozyten sind bei organischer Bleivergiftung ungewöhnlich. Es besteht wenig Einfluß auf den Porphyrinstoffwechsel, und die Protoporphyrinkonzentration der Erythrozyten ist nur unbeständig erhöht (Garrettson, 1983). Im Falle schwerer Vergiftung kann der Tod nach wenigen Stunden oder nach einigen Wochen eintreten. Wenn der Patient die akute Phase der organischen Bleivergiftung überlebt, ist die Genesung meist vollständig; es ist jedoch von bleibenden Schäden am ZNS berichtet worden.

Behandlung von Bleivergiftung Die Anfangsbehandlung der akuten Phase einer Bleivergiftung ist symptomatisch. Die Verhinderung einer weiteren Belastung ist wichtig. Anfälle werden mit Diazepam (siehe Kap. 17 und 20 behandelt); der Flüssigkeits- und Elektrolythaushalt müssen aufrechterhalten werden; Hirnödeme werden mit Manitol und Dexamethason behandelt. Vor dem Beginn der Chelationstherapie sollte die Bleikonzentration im Blut festgestellt werden oder zumindest eine Blutprobe zur Analyse entnommen werden.

Eine Chelationstherapie ist bei symptomatischen Patienten oder bei Patienten mit Bleikonzentrationen im Blut über 50 - 60 µg/dl (ca. 2,5 µM) indiziert. Vier Chelatbildner finden Anwendung: Kalziumdinatriumedetat (CaNa$_2$EDTA), Dimercaprol (British Anti-Lewisit, BAL), D-Penicillamin und Succimer (2,3-Dimercaptosuccinsäure; DMSA). CaNa$_2$EDTA und Dimercaprol werden bei Bleienzephalopathie für gewöhnlich in Kombination eingesetzt.

CaNa$_2$EDTA Die Gabe von CaNa$_2$EDTA wird mit einer Dosis von 30 - 50 mg/kg pro Tag in zwei fraktionierten Dosen begonnen-, entweder in Form von tiefer intramuskulärer Injektion oder langsamer intravenöser Infusion an bis zu fünf aufeinanderfolgenden Tagen. Die erste Dosis CaNa$_2$EDTA sollte mit vierstündiger Verzögerung nach der ersten Dosis Dimercaprol verabreicht werden. Ein zusätzlicher Behandlungszyklus mit CaNa$_2$EDTA kann nach einer zweitägigen Unterbrechung durchgeführt werden. Jede Therapie mit CaNa$_2$EDTA sollte eine Gesamtdosis von 500 mg/kg nicht überschreiten. Die Urinausscheidung muß überwacht werden, da man annimmt, daß der Chelat-Blei-Komlex nephrotoxisch ist. Die Behandlung mit CaNa$_2$EDTA kann die Symptome einer Bleivergiftung schnell mindern. Die Kolik kann innerhalb von zwei Stunden verschwinden; Parästhesie und Tremor weichen nach vier oder fünf Tagen; Koproporphyrinurie, getüpfelte Erythrocyten und Bleisäume im Zahnfleisch nehmen innerhalb von vier bis neun Tagen ab. Die Elimination von Blei im Urin ist meist während der Anfangsinfusion am höchsten.

Dimercaprol Dimercaprol wird intramuskulär in einer Dosis von 4 mg/kg alle vier Stunden für eine Dauer von 48 Stunden verabreicht, dann 48 Stunden lang alle sechs Stunden und schließlich alle sechs bis zwölf Stunden für eine weitere Dauer von sieben Tagen. Die Kombination von Dimercaprol und CaNa$_2$EDTA ist effektiver als jeder Chelatbildner einzeln (Chisolm, 1973).

D-Penicillamin Im Gegensatz zu CaNa$_2$EDTA und Dimercaprol ist Penicillamin oral eingenommen wirksam und kann über fünf Tage in einer Dosis von 250 mg viermal täglich verabreicht werden. Bei längerer Therapie mit Penicillamin sollte die tägliche Dosis 40 mg/kg nicht überschreiten.

Succimer Succimer ist der erste bei Kindern einsetzbare orale Bleichelator, der ein günstigeres Sicherheits- und Wirksamkeitsprofil als D-Penicillamin aufweist. Succimer wird für gewöhnlich fünf Tage lang alle acht Stunden (10 mg/kg) und dann alle zwölf Stunden für die weitere Dauer von zwei Wochen gegeben.

Allgemeine Prinzipien Bei allen Therapien mit Chelatbildnern sollte die Bleikonzentration im Blut zwei Wochen nach Beendigung des Therapieplanes erneut bestimmt werden; eine zusätzliche Therapie könnte indiziert sein, wenn die Bleiwerte im Blut erneut ansteigen.

Die Behandlung der organischen Bleivergiftung ist symptomatisch. Eine Chelationstherapie fördert zwar die Ausscheidung des anorganischen Bleis, das aus dem Umsatz von organischem Blei entsteht, aber die Zunahme der Ausscheidung ist nicht bemerkenswert (Boyd, 1957).

QUECKSILBER

Jahrhundertelang war Quecksilber ein wichtiger Bestandteil von Arzneimitteln, z.B. als Ingredienz vieler Diuretika, antibakterieller Mittel, Antiseptika, Hautsalben und Abführmittel. In vergangenen Jahrzehnten sind quecksilberhaltige Mittel größtenteils durch spezifischere, wirksamere und sicherere Therapien ersetzt worden, und medikamentinduzierte Quecksilbervergiftung kommt nur noch selten vor. Quecksilber findet jedoch in einer Reihe wichtiger industrieller Verfahren Anwendung (Tab. 66.2), und die Vergiftung durch berufsbedingte Belastung und Umweltverschmutzung ist auch weiterhin ein Problem. Es hat Epidemien von Quecksilbervergiftung sowohl bei Tieren wie auch in der Bevölkerung vieler Länder gegeben. Mit wenigen Ausnahmen und aus zahlreichen Gründen sind solche Ausbrüche monate- oder sogar jahrelang fehldiagnostiziert worden. Gründe für diese tragischen Verzögerungen sind unter anderem der schleichende Ausbruch der Erkrankung, die Unbestimmtheit der frühen klinischen Symptome und die Tatsache, daß die Ärzte mit der Krankheit nur ungenügend vertraut sind (Gerstner und Huff, 1977).

Chemische Formen und Quellen des Quecksilbers Im Hinblick auf die Toxizität von Quecksilber müssen drei chemische Hauptformen dieses Schwermetalls unterschieden werden: Quecksilberdampf (elementares Quecksilber), Quecksilbersalze und organische Quecksilberverbindungen. Tabelle 66.3 zeigt die geschätzte tägliche Retention dieser Formen des Quecksilbers aus unterschiedlichen Quellen.

Elementares Quecksilber ist die flüchtigste der anorganischen Formen dieses Metalls. Beim Menschen ist die Belastung durch Quecksilberdampf hauptsächlich berufsbedingt und schon seit dem Altertum bekannt. Die chronische Belastung durch Quecksilber in der umgebenden Luft nach einer versehentlichen Quecksilberfreisetzung in schlecht gelüfteten Räumen, oft wissenschaftlichen Labors, kann toxische Effekte hervorrufen. Quecksilberdampf kann ebenfalls aus silberamalgamhaltigen Zahnfüllungen entweichen. Dies ist sicherlich die Hauptquelle von Quecksilber, welcher die allgemeine Bevölkerung ausgesetzt ist, aber die geringe freigesetzte Quecksilbermenge scheint für den einzelnen Menschen nicht von Bedeutung zu sein (Eley und Cox, 1993), bis auf die bei einigen Personen beobachteten allergischen Kontaktekzeme.

Quecksilbersalze liegen in zwei Oxidationsstufen vor: als einwertige Quecksilber(I)-salze oder als zweiwertige Quecksilber(II)-salze. Quecksilber(I)-chlorid, auch Kalomel genannt, ist die bekannteste Quecksilber(I)-verbindung und wurde früher in einigen Hautcremes als Antiseptikum benutzt und als Diuretikum und Abführmittel eingesetzt. Quecksilber(II)-salze sind die stärker reizende und akut giftige Form des Schwermetalls. Quecksilber(II)-nitrat war vor mehr als 400 Jahren ein häufiges Berufsrisiko in der Filzhutindustrie. Die berufsbedingte Belastung rief neurologische Veränderungen und Verhaltensänderungen hervor, wie sie durch die Figur des Mad Hatter in Lewis Carrolls *„Alice im Wunderland"* illustriert sind. Quecksilber(II)-chlorid, einst ein weitverbreitetes Antiseptikum, wurde häufig auch mit Selbstmordabsichten benutzt. Quecksilber(II)-salze werden noch weithin in der Industrie verwandt, und die Einleitung von Industrieabwässern in Flüsse hat in vielen Teilen der Welt zur Umweltbelastung mit Quecksilber geführt. Heutzutage findet man die Hauptanwendungsgebiete von anorganischem Quecksilber in der Industrie bei der Chloralkaliherstellung und der Elektronik, aber auch bei der Herstellung von Plastik, Fungiziden und keimtötenden Mitteln sowie bei der Zubereitung von Amalgamen in der Zahnheilkunde.

Die heute benutzten organischen Quecksilberverbindungen enthalten Quecksilber, das mit einer kovalenten Bindung an ein Kohlenstoffatom gebunden ist. Es ist eine heterogene Gruppe von Verbindungen, deren Bestandteile unterschiedliche Fähigkeiten haben, toxische Wirkungen hervorzurufen. Die Quecksilberalkylsalze sind bei weitem die gefährlichsten dieser Verbindungen; Methylquecksilber ist die häufigste. Quecksilberalkylsalze sind weit verbreitet als Fungizide eingesetzt worden und haben als solche toxische Wirkungen beim Menschen hervorgerufen. Schwerwiegende Fälle von Vergiftungen beim Menschen durch den versehentlichen Verzehr von mit Quecksilberverbindungen behandeltem Saatgetreide haben sich im Irak, in Pakistan, Ghana und Guatemala ereignet. Der katastrophalste Ausbruch trat 1972 im Irak auf. Im Herbst 1971 hatte der Irak große Mengen Saatgut (Weizen und Gerste), das mit Methylquecksilber behandelt worden war, importiert und das Getreide für die Frühjahrssaat verteilt. Trotz offizieller Warnungen wurde das Getreide zu Mehl gemahlen und zu Brot verarbeitet. Die Folge war, daß 6530 Menschen ins Krankenhaus eingewiesen wurden und 500 starben (Bakir et al., 1980).

Die Minamata-Krankheit trat auch infolge von Methylquecksilber auf. Minamata ist eine kleine Stadt in Japan, deren Hauptindustrie eine Chemiefabrik ist, die ihr Abwasser ungeklärt in die Minamata-Bucht entließ. Die Chemiefabrik benutzte anorganisches Quecksilber als Katalysator, von dem ein Teil methyliert wurde, bevor es die Bucht erreichte. Zusätzlich können Mikroorganismen anorganisches Quecksilber in Methylquecksilber umwandeln. Die Verbindung wird dann rasch von Planktonalgen aufgenommen und konzentriert sich über die Nahrungskette in Fischen. Die Einwohner von Minamata, deren Hauptnahrung aus Fisch bestand, wurden als erste vergiftet. Im Endeffekt wurden 121 Personen vergiftet und 46 starben (McAlpine und Shukuro, 1958; Smith und Smith, 1975; Tamashiro et al., 1985). In den Vereinigten Staaten erfolgten Vergiftungen beim Menschen durch den Verzehr von Fleisch von

Tabelle 66.2 Berufs-und umweltbedingte Belastung durch Quecksilber

INDUSTRIELLE VERWENDUNG VON QUECKSILBER	% DER QUECKSILBERGESAMTBELASTUNG
Chloralkali z.B. Bleichmittel	25
elektrische Geräte	20
Farben	15
Thermometer	10
zahnärztlicher Bereich	3
Labor	2

Tabelle 66.3 Geschätzte durchschnittliche tägliche Retention an Quecksilber und Quecksilberverbindungen bei der allgemeinen Bevölkerung, die nicht-berufsbedingten Quecksilberbelastungen ausgesetzt ist

BELASTUNG	GESCHÄTZTE MITTLERE TÄGLICHE RETENTION AN QUECKSILBERVERBINDUNGEN, µg Quecksilber/Tag		
	Quecksilberdampf	anorganische Quecksilbersalze	Methylquecksilber
Luft	0,024	0,001	0,0064
Nahrungsmittel			
Fisch	0,0	0,04	2,3
andere Nahrungsmittel	0,0	0,25	0,0
Trinkwasser	0,0	0,0035	0,0
zahnärztliche Amalgamverbindungen	3–17	0,0	0,0
gesamt	3–17	0,3	2,31

Schweinen, an die mit organischen quecksilberhaltigen Fungiziden behandeltes Getreide verfüttert worden war.

Chemie und Wirkungsmechanismus Quecksilber bildet leicht kovalente Bindungen zu Schwefel aus, und es ist diese Fähigkeit, die den meisten biologischen Eigenschaften dieses Schwermetalls zugrunde liegt. Liegt der Schwefel in Form von Sulfhydrylgruppen vor, so ersetzt zweiwertiges Quecksilber das Wasserstoffatom, um die Mercaptide X–Hg–SR und $Hg(SR)_2$ zu bilden, wobei X einen negativen Rest und R Protein darstellen. Organische Quecksilberverbindungen bilden Mercaptide vom Typ RHg–SR'. Schon in niedrigen Konzentrationen können Quecksilberverbindungen Sulfhydrylenzyme inaktivieren und so den Zellstoffwechsel und Zellfunktionen stören. Die Affinität von Quecksilber zu Thiolen schafft die Voraussetzung für die Behandlung von Quecksilbervergiftung mit Wirkstoffen wie Dimercaprol und Penicillamin. Quecksilber bindet auch an andere Liganden von physiologischer Bedeutung, wie z.B. Phosphoryl, Carboxyl-, Amid- und Amingruppen.

Die verschiedenen therapeutischen und toxischen Wirkungsweisen der Quecksilberverbindungen hängen mit den chemischen Substituenten zusammen, die Löslichkeit, Dissoziation, relative Affinität zu verschiedenen Zellrezeptoren, Verteilung und Ausscheidung beeinflussen.

Resorption, Biotransformation, Verteilung und Exkretion *Elementares Quecksilber* Oral aufgenommenes elementares Quecksilber ist aufgrund seiner geringen Resorption durch den Magen-Darm-Trakt nicht besonders toxisch; in Form von Tröpfchen kann das Schwermetall nicht mit biologisch wichtigen Molekülen reagieren. Eingeatmeter Quecksilberdampf kann von der Lunge jedoch vollständig resorbiert werden und wird dann durch die Katalase in den Erythrozyten zu zweiwertigen Quecksilber(II)-kationen oxidiert (Magos et al., 1978). Innerhalb weniger Stunden ähnelt die Ablagerung eingeatmeten Quecksilbers derjenigen aufgenommener Quecksilber(II)-salze, jedoch mit einem wichtigen Unterschied. Da Quecksilberdampf Membranen viel leichter passiert als zweiwertiges Quecksilber, tritt ein wesentlicher Teil des Dampfes in das Hirn ein, bevor er oxidiert wird. ZNS-Toxizität ist deshalb bei der Belastung durch Quecksilberdampf ausgeprägter als bei der Belastung durch zweiwertige Formen des Metalls.

Anorganische Quecksilbersalze Die löslichen Quecksilber(II)-salze (Hg^{2+}) gelangen bei oraler Einnahme in die Zirkulation. Die gastrointestinale Resorption beträgt etwa 10% der aufgenommenen Menge, ein beträchtlicher Anteil des Hg^{2+} kann an die Schleimhaut im Magen-Darm-Trakt und den Darminhalt gebunden bleiben. Unlösliche anorganische Quecksilber(I)-verbindungen, wie z. B. Kalomel (Hg_2Cl_2), werden unter Umständen zu löslichen Verbindungen oxidiert, die leichter resorbiert werden. Anorganisches Quecksilber hat nach der Resorption eine auffällig ungleichmäßige Verteilung. Die höchste Hg^{2+}-Konzentration findet sich in den Nieren, wo das Schwermetall länger als in anderem Gewebe zurückgehalten wird. Die Konzentrationen an Quecksilber im Vollblut und im Plasma sind ähnlich. Anorganische Quecksilberverbindungen passieren nur schwer die Blut-Hirn-Schranke oder die Plazentaschranke. Das Schwermetall wird im Urin und den Faeces mit einer Halbwertzeit von ungefähr 60 Tagen ausgeschieden (Friberg und Vostal, 1972); Studien an Labortieren deuten darauf hin, daß die fäkale Ausscheidung quantitativ wichtiger ist (Klaassen, 1975).

Organische Quecksilberverbindungen Organische Quecksilberverbindungen werden vollständiger aus dem Magen-Darm-Trakt resorbiert als die anorganischen Salze, da sie lipidlöslicher sind und die Darmschleimhaut weniger angreifen. Ihre Aufnahme und Verteilung sind in Abb. 66.3, A dargestellt. Mehr als 90% des Methylquecksilbers werden aus dem menschlichen Magen-Darm-Trakt resorbiert. Die organischen Quecksilberverbindungen passieren die Blut-Hirn-Schranke und die Plazentaschranke und haben deshalb mehr neurologische und teratogene Auswirkungen als die anorganischen Salze. Methylquecksilber verbindet sich mit Cystein zu einer dem Methionin ähnlichen Struktur, und dieser Komplex wird dann von dem Carrier für große neutrale Aminosäuren in den Kapillarendothelzellen aufgenommen (Abb. 66.3, B). Organische Quecksilberverbindungen sind gleichmäßiger in den verschiedenen Gewebetypen verteilt als die anorganischen Salze (Klaassen, 1975). Ein beträchtlicher Anteil des Ganzkörpergehaltes an organischen Quecksilberverbindungen befindet sich in den roten Blutkörperchen. Das Verhältnis der Konzentration an organischen Quecksilberverbindungen in Erythrozyten zu der im Plasma schwankt je nach Verbindung; bei Methylquecksilber bewegt es sich um 20:1 (Kershaw et al., 1980). Quecksilber sammelt sich aufgrund des hohen Sulfhydrylgehaltes im Haar an. Die Kohlenstoff-Quecksilber-Bindung einiger organischer Quecksilberverbindungen wird nach der Resorption gespalten. Bei Methylquecksilber verläuft die Spaltung recht langsam, und dem entstehenden anorganischen Quecksilber wird keine große Rolle bei der Toxizität von Methylquecksilber zugeschrieben. Quecksilberhaltige Arylverbindungen wie z. B. Mercurophen enthalten für gewöhnlich eine instabile Quecksilber-Kohlenstoff-Bindung deren Toxizität der von anorganischem Quecksilber ähnelt. Die Ausscheidung von Methylquecksilber durch den Menschen geschieht hauptsächlich an Glutathion gekoppelt in den Faeces; weniger als 10% einer Dosis erscheinen im Urin (Bakir, 1980). Die Halbwertzeit von Methylquecksilber im menschlichen Blut beträgt zwischen 40 und 105 Tagen (Bakir et al., 1973).

Toxizität *Elementares Quecksilber* Eine kurzzeitige Belastung durch elementare Quecksilberdämpfe kann innerhalb we-

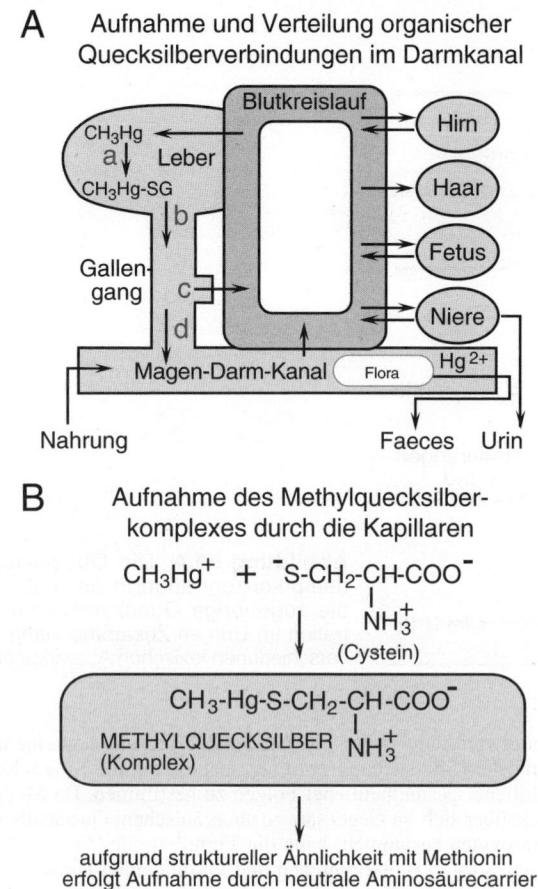

Abbildung 66.3 Aufnahme und relative Verteilung von organischen Quecksilberverbindungen **A**. Die Aufnahme durch den Darmkanal und anschließende Verteilung von organischen Quecksilberverbindungen, wie z.B. Methylquecksilber, im ganzen Körper. *a*: Konjugation mit Glutathion (GSH), dargestellt als CH_3-Hg-SG; *b*: Ausscheidung der Verbindung in die Galle; *c*: Rückresorption in der Gallenblase; *d*: verbleibendes Quecksilber gelangt in den Darmkanal. **B**. Aufnahme des Methylquecksilberkomplexes durch die Kapillaren. Die Fähigkeit organischer Quecksilberverbindungen, die Blut-Hirn-Schranke und die Plazentaschranke zu passieren, trägt zu ihren im Vergleich zu anorganischen Quecksilbersalzen größeren, neurologischen und teratogenen Auswirkungen bei. Man bemerke die strukturelle Ähnlichkeit zwischen dem Methylquecksilberkomplex und Methionin, $CH_3CCH_2CH_2$-$CH(NH_3^+)COO^-$.

niger Stunden Symptome hervorrufen, darunter Schwäche, Schüttelfrost, metallischer Geschmack, Übelkeit, Erbrechen, Diarrhoe, Dyspnoe, Husten und ein Gefühl der Enge im Brustbereich. Es kann zu interstitieller Pneumonie mit schwerer Beeinträchtigung der Atemfunktion kommen. Die Genesung kann, obwohl sie normalerweise vollständig erfolgt, durch eine residuelle interstitielle Fibrose kompliziert werden.

Chronische Belastung durch Quecksilberdämpfe ruft eine schleichendere Form der Toxizität hervor, bei der neurologische Folgen dominieren (Friberg und Vostal, 1972). Das Syndrom wird als asthenisches vegetatives Syndrom bezeichnet und besteht aus neuroasthenischen Symptomen sowie drei oder mehr der folgenden Befunde (Goyer, 1991): Kropfbildung, vermehrte Aufnahme von Radiojod durch die Schilddrüse, Tachykardie, unbeständiger Puls, Gingivitis, Dermographismus und ein erhöhter Quecksilbergehalt im Urin. Bei anhaltender Belastung durch Quecksilberdampf tritt ein merklicher Tremor auf. An psychopathologischen Veränderungen können auftreten: Depression, Reizbarkeit, übermäßige Schüchternheit, Schlaflosigkeit, vermindertes Selbstbewußtsein, emotionale Instabilität, Vergeßlichkeit, Verwirrung, Ungeduld sowie vasomotorische Störungen (wie z.B. übermäßiges Schwitzen und unkontrolliertes Erröten, die zusammen als Erethismus bezeichnet werden). Häufige Merkmale einer Vergiftung durch Quecksilberdampf sind starke Speichelbildung und Gingivitis. Die Trias von gesteigerter Erregbarkeit, Tremorerscheinungen und Gingivitis sind schon historisch als Hauptmanifestation einer Belastung durch Quecksilberdampf erkannt worden, als Quecksilbernitrat in der Pelz-, Filz- und Hutindustrie eingesetzt wurde. Berichten zufolge resultierten auch Nierenfunktionsstörungen aus einer industriell bedingten Langzeitbelastung durch Quecksilberdampf. Die Konzentrationen von Quecksilberdampf in der Luft und Quecksilber im Urin sowie die damit verbundenen Auswirkungen sind in Abb. 66-4 aufgeführt.

Anorganische Quecksilbersalze Anorganisches, ionisches Quecksilber (z. B. Quecksilber(II)-chlorid) können eine schwere akute Toxizität hervorrufen. Die Präzipitation von Proteinen der Schleimhautmembran durch Quecksilber(II)-salze führt zu einem aschgrauen Erscheinungsbild der Mukosa des Munds, des Pharynx und des Darms und verursacht ebenfalls heftige Schmerzen, die von Erbrechen begleitet werden können. Das Erbrechen wird als Schutzfunktion eingestuft, da es nichtabsorbiertes Quecksilber aus dem Magen entfernt. Solange der Patient bei Bewußtsein ist, sollte es nicht unterdrückt werden. Die lokalen, ätzenden Wirkungen von ionischem anorganischen Quecksilber auf die Schleimhaut des Magen-Darm-Traktes können zu Blutstühlen mit Beimengung von abgelöster Schleimhaut führen. Ohne Behandlung können hypovolemischer Schock und der Tod eintreten. Deswegen müssen unverzüglich Korrekturmaßnahmen eingeleitet werden, um die lokalen Wirkungen von anorganischem Quecksilber beheben.

Die systemische Toxizität kann innerhalb weniger Stunden nach der Quecksilberbelastung beginnen und über Tage anhalten. Einem starken metallischen Geschmack folgen Stomatitis mit Zahnfleischreizung, Mundgeruch und Lockerung der Zähne. Nierentoxizität ist häufig und der schwerste systemische Effekt von anorganischem Quecksilber. Eine Nierentubulusnekrose tritt bereits nach kurzzeitiger Belastung auf und führt zu Oligurie oder Anurie. Nierenschäden erfolgen auch nach längerfristiger Belastung durch anorganisches Quecksilber; dabei überwiegen jedoch die Glomerulusschäden. Dies ist das Resultat sowohl der direkten Auswirkungen auf die glomeruläre Basalmembran wie auch einer späteren, indirekten, durch Immunkomplexe vermittelten Auswirkung (Goyer, 1991).

Chronische Belastung durch anorganische Quecksilberionen ist ebenfalls häufig mit dem Symptomkomplex der Akrodynie (Fees-Krankheit, Rosa-Krankheit) verknüpft. Akrodynie bezeichnet ein Erythem der Extremitäten, des Brustkorbes und des Gesichtes mit Photophobie, Diaphorese, Anorexie, Tachykardie und entweder Obstipation oder Diarrhoe. Eine Akrodynie ist 1980 in Argentinien gehäuft bei Säuglingen beobachtet worden, die einem quecksilberphenylhaltigen Fungizid ausgesetzt waren, das ein kommerzieller Windeldienst eingesetzt hatte (Gotelli et al., 1985). Dieser Symptomkomplex wird fast ausschließlich nach der Aufnahme von Quecksilber beobachtet und ist vermutlich die Folge einer Hypersensibilitätsreaktion auf Quecksilber (Matheson et al., 1980).

Organische Quecksilberverbindungen Die meisten humantoxikologischen Daten über organisches Quecksilber betreffen Methylquecksilber als Ergebnis versehentlicher starker

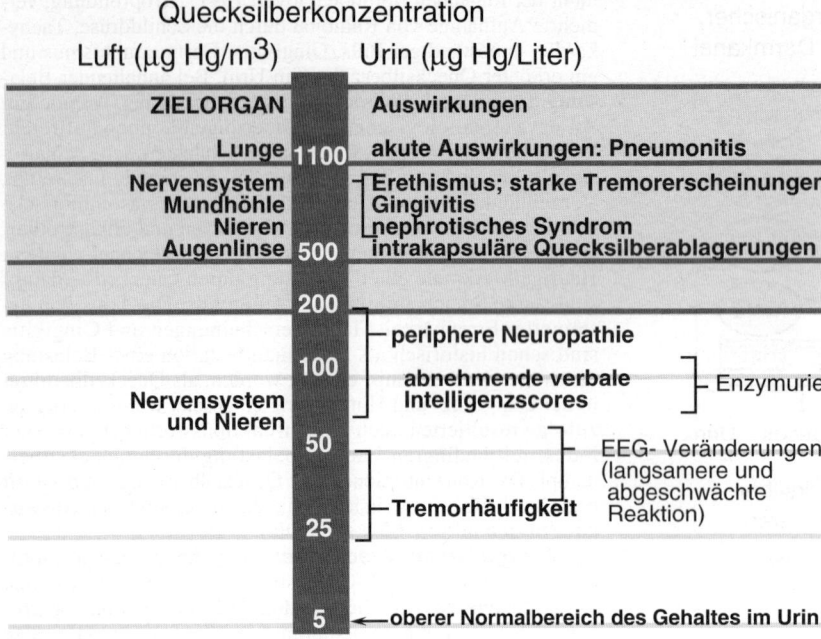

Abbildung 66.4 Die Quecksilberdampfkonzentration in der Luft und die zugehörige Quecksilberkonzentration im Urin im Zusammenhang mit verschiedenen toxischen Auswirkungen.

Belastungen. Die Symptome sind hauptsächlich neurologischen Ursprungs und bestehen aus visuellen Störungen (Skotom und Sehfeldverengung), Ataxie, Parästhesie, Neurasthenie, Hörverlust, Dysarthrie, geistigem Verfall, Muskeltremor, Bewegungsstörungen und, bei schweren Vergiftungen, Lähmung und Tod (Tab. 66.4). Gewisse Hirnregionen haben sich als besonders sensibel auf die toxischen Effekte von Methylquecksilber herausgestellt, und zwar die Großhirnrinde (besonders die Sehrinde) und die granuläre Schicht des Kleinhirns. Auswirkungen von Methylquecksilber auf den Fötus können sogar dann eintreten, wenn die Mutter asymptomatisch ist. Geistige Behinderung und neuromuskuläre Defizite sind beobachtet worden.

Diagnose der Quecksilbervergiftung Der anamnestische Nachweis einer Quecksilberbelastung, ob industriell- oder umweltbedingt, ist natürlich bei der Diagnose einer Quecksilbervergiftung wertvoll. Ohne eine solche Anamnese kann der klinische Verdacht durch Laboranalysen bestätigt werden. Die Obergrenze einer nichttoxischen Quecksilberkonzentration im Blut wird im allgemeinen bei 3 - 4 µg/dl (0,15 - 0,20 µM) angesetzt. Eine Quecksilberkonzentration im Blut von mehr als 4 µg/dl (0,20 µM) wird bei normalen, gesunden Erwachsenen nicht erwartet und sollte eine Umweltüberprüfung und eine medizinische Untersuchung zur Folge haben, um die Möglichkeit schädlicher gesundheitlicher Folgen zu bestimmen. Da Methylquecksilber sich im Gegensatz zu anorganischem Quecksilber in Erythrozyten ansammelt, kann die Verteilung des Quecksilbers zwischen roten Blutkörperchen und Plasma einen Hinweis darauf geben, ob der Patient mit anorganischem oder organischem Quecksilber vergiftet ist. Eine Messung des Gesamtgehaltes an Quecksilber in den roten Blutkörperchen ermöglicht eine bessere Schätzung des Ganzkörpergehaltes an Methylquecksilber als es bei anorganischem Quecksilber möglich ist. Das Verhältnis zwischen Quecksilberkonzentrationen im Blut und der Häufigkeit der Symptome, die aus der Belastung durch Methylquecksilber resultieren, ist in Tab. 66.4 abgebildet; doch das ist nur eine grobe Orientierungshilfe. Quecksilberkonzentrationen im Plasma liefern theoretisch einen besseren Index für den Ganzkörpergehaltes an anorganischem Quecksilber. Der Zusammenhang zwischen Ganzkörpergehalt und Konzentration von anorganischem Quecksilber im Plasma ist jedoch bisher noch unzureichend dokumentiert. Das kann mit der Bedeutung des Zeitpunktes der Messung der Blutprobe im Vergleich zur letzten Quecksilberbelastung zusammenhängen. Der Zusammenhang

Tabelle 66.4 Häufigkeit der Symptome von Quecksilbervergiftung im Verhältnis zu den Konzentrationen von Quecksilber im Blut

QUECKSILBERKONZENTRATION IM BLUT µg/ml (µM)	FÄLLE MIT SYMPTOMEN (%)					
	Parästhesie	Ataxie	Sehstörungen	Dysarthrie	Hörstörungen	Tod
0,1-0,5 (0,5-2,5)	5	0	0	5	0	0
0,5-1 (2,5-5)	42	11	21	5	5	0
1-2 (5-10)	60	47	53	24	5	0
2-3 (10-15)	79	60	56	25	13	0
3-4 (15-20)	82	100	58	75	36	17
4-5 (20-25)	100	100	83	85	66	28

QUELLE: basiert auf Angaben in Bakir et al., 1973.

zwischen der Konzentration von anorganischem Quecksilber im Blut und der Toxizität hängt ebenfalls von der Art der Belastung ab. Zum Beispiel führt die Belastung durch Quecksilberdampf zu etwa zehnmal höheren Konzentrationen im Hirn als nach einer gleichwertigen Dosis anorganischer Quecksilber(II)-salze.

Die Quecksilberkonzentration im Urin kann ebenfalls als Maß für den Ganzkörpergehalt benutzt werden. Die Obergrenze der Quecksilberausscheidung im Urin liegt bei der Normalbevölkerung bei 5 µg/Liter. Es besteht ein linearer Zusammenhang zwischen der Konzentration im Plasma und der Quecksilberausscheidung im Urin nach der Belastung durch Dämpfe; im Gegensatz dazu ist die Quecksilberausscheidung im Urin ein schlechter Indikator für die Menge an Methylquecksilber im Blut, da dies hauptsächlich in den Faeces ausgeschieden wird (Bakir et al., 1980).

Das Haar ist reich an Sulfhydrylgruppen, und die Quecksilberkonzentration im Haar entspricht ungefähr der 300fachen des Blutes. Menschliches Haar wächst ca. 20 cm im Jahr, und der Verlauf der Belastung kann anhand der Analyse verschiedener Haarabschnitte dargestellt werden. Die klinische Anwendung der Messung des Quecksilbergehaltes im Haar ist jedoch aus methodischen Gründen eingeschränkt.

Behandlung der Quecksilbervergiftung Eine Messung der Quecksilberkonzentration im Blut sollte so schnell wie möglich nach der Vergiftung mit jeglicher Form dieses Schwermetalls erfolgen.

Elementarer Quecksilberdampf Therapeutische Maßnahmen beinhalten die sofortige Beendigung der Belastung und eine genaue Überwachung der Lungenfunktion. Kurzzeitige Beatmung kann notwendig werden. Eine Chelationstherapie, wie unten für anorganisches Quecksilber beschrieben, sollte sofort begonnen und je nach Indikation durch den klinischen Zustand und die Quecksilberkonzentrationen in Blut und Urin fortgesetzt werden.

Anorganisches Quecksilber Bei mäßigen bis schweren Belastungen sind Flüssigkeits- und Elektrolythaushalt sowie das hämatologische Bild von entscheidender Bedeutung. Ist der Patient bei Bewußtsein, kann Erbrechen induziert werden (nicht bei Verätzungen). Wenn die Aufnahme des Quecksilbers mehr als 30 - 60 Minuten zurückliegt, ist Erbrechen nur noch eingeschränkt wirksam. Bei Anwesenheit von Ätzmitteln kann eine endoskopische Untersuchung nötig werden, außerdem müssen Gerinnungsparameter bestimmt werden. Aktivkohle wird empfohlen, obwohl die Wirksamkeit dieser Behandlung nicht gesichert ist. Die Gabe von Aktivkohle kann die Endoskopie erschweren oder ganz unmöglich machen.

Chelationstherapie Eine Chelationstherapie mit Dimercaprol (bei schwerer Belastung oder symptomatischen Patienten) oder mit Penicillamin (bei geringer Belastung oder asymptomatischen Patienten) wird routinemäßig bei Vergiftungen entweder mit anorganischem oder mit elementarem Quecksilber eingesetzt. Behandlungsempfehlungen sehen Dimercaprol, anfänglich 5 mg/kg intramuskulär, gefolgt von 2,5 mg/kg intramuskulär alle 12 - 24 Stunden für einen Zeitraum von zehn Tagen vor, Penicillamin (250 mg oral alle sechs Stunden) kann einzeln oder nach der Behandlung mit Dimercaprol eingesetzt werden. Die Dauer einer Chelationstherapie schwankt, und der Verlauf kann anhand der Quecksilberkonzentrationen in Blut und Urin überwacht werden. Succimer scheint ein wirksamer Chelator auch für Quecksilber zu sein, obwohl die Food and Drug Administration (FDA) ihn noch nicht zu dieser Verwendung freigegeben hat (Campbell et al., 1986; Fournier et al., 1988; Bluhm et al., 1992).

Der Dimercaprol-Quecksilber-Chelatkomplex wird sowohl in die Galle wie renal ausgeschieden, wohingegen der Penicillamin-Quecksilber-Chelatkomplex nur via Urin ausgeschieden wird. Penicillamin sollte daher bei eingeschränkter Nierenfunktion nur mit extremer Vorsicht verabreicht werden. Tatsächlich kann eine Hämodialyse notwendig werden, wenn die Nierenfunktion des Patienten abnimmt. Chelatbildner können trotzdem noch eingesetzt werden, da der Dimercaprol-Quecksilber-Komplex durch Dialyse entfernt wird (Giunta et al., 1983).

Organisches Quecksilber Die kurzkettigen organischen Quecksilberverbindungen, insbesondere das Methylquecksilber, sind am schwierigsten aus dem Körper zu mobilisieren, was vermutlich an ihrer niedrigen Reaktivität mit Chelatbildnern liegt. Dimercaprol ist bei Vergiftungen mit Methylquecksilber kontraindiziert, da es bei Versuchstieren die Quecksilberkonzentration im Hirn erhöht hat. Obwohl Penicillamin die Ausscheidung von Methylquecksilber aus dem Körper erleichtert, ist seine klinische Wirksamkeit bei der Behandlung von Methylquecksilbervergiftungen nicht sehr beeindruckend (Bakir et al., 1980). Die bei der Behandlung von Vergiftungen mit organischem Quecksilber übliche Dosis (1g pro Tag) bewirkt nur eine geringe Abnahme von Methylquecksilber im Blut; größere Dosen (2 g pro Tag) werden benötigt. Während der ersten ein bis drei Tage der Gabe von Penicillamin steigt die Konzentration von Methylquecksilber im Blut erst an, bevor sie sinkt. Dem liegt wahrscheinlich zugrunde, daß die Mobilisierung des Schwermetalls aus dem Gewebe ins Blut schneller geschieht als die Absonderung von Quecksilber an Urin und Faeces.

Methylquecksilberverbindungen zeigen in Versuchstieren eine enterohepatische Rezirkulation. Demzufolge erleichtert die Gabe einer nichtresorbierbaren quecksilberbindenden Substanz im Darmtrakt wahrscheinlich die Ausscheidung aus dem Körper. Ein Polythiolharz ist zu diesem Zweck beim Menschen eingesetzt worden und scheint wirksam zu sein (Bakir et al., 1973). Das Harz hat gewisse Vorteile gegenüber Penicillamin. Es verursacht keine Umverteilung des Quecksilbers im Körper mit einer daraus folgenden Zunahme der Quecksilberkonzentration im Blut, und es hat weniger schädliche Wirkungen als Sulfhydrylwirkstoffe, die resorbiert werden. Klinische Erfahrung mit verschiedenen Behandlungsmethoden von Methylquecksilbervergiftung im Irak deuten darauf hin, daß Penicillamin, N-Acetylpenicillamin und ein oral verabreichtes, nichtresorbierbares Thiolharz alle die Quecksilberkonzentrationen im Blut senken können. Eine klinische Besserung konnte jedoch nicht eindeutig mit der Senkung des Ganzkörpergehaltes an Methylquecksilber in Zusammenhang gebracht werden (Bakir et al., 1980).

Die konventionelle Form der Dialyse ist bei der Behandlung von Vergiftungen mit Methylquecksilber von geringem Wert, da Methylquecksilber sich in Erythrozyten konzentriert und wenig im Plasma vorhanden ist. L-Cystein kann in das in den Dialysator eintretende arterielle Blut eingeleitet werden, um das Methylquecksilber in eine diffusionsfähige Form umzuwandeln. Sowohl freies Cystein wie auch die im Blut gebildeten Quecksilber-Cystein-Komplexe diffundieren dann durch die Membran in das Dialysat. Diese Methode hat sich auch beim Menschen als wirksam erwiesen (Al-Abbasi et al., 1978). Neuere Tierstudien deuten an, daß Succimer in dieser Hinsicht vielleicht wirksamer ist als Cystein (Kostyniak, 1982).

ARSEN

Arsen wurde schon vor 2400 Jahren in Griechenland und im alten Rom als Wirkstoff und als Gift verwendet. Die Geschichte und Volkskunde des Arsens veranlaßten schon früh Pharmakologen zu intensiven Studien. Tatsächlich leiten sich die Grundlagen vieler moderner Konzepte der Chemotherapie von Paul Ehrlichs Arbeit mit organischen Arsenpräparaten ab, die einst eine Hauptstütze der Chemotherapie waren. In der heutigen Heilkunde sind Arsenpräparate nur noch bei der Behandlung bestimmter tropischer Krankheiten wie z. B. der in

Afrika verbreiteten Trypanosomiasis von Bedeutung (siehe Kapitel 41). In den Vereinigten Staaten und anderen Industrienationen rühren die Einflüsse von Arsen auf die Gesundheit vorwiegend von industriell- und umweltbedingten Belastungen her (Berichte siehe Winship, 1984 und Hindmarsh und McCurdy, 1986).

Arsen kommt im Erdboden, Wasser und in der Luft als häufiges Umweltgift vor. Das Brunnenwasser in einigen Regionen von Argentinien, Chile und Taiwan weist besonders hohe Konzentration an Arsen auf, was Endemien von Vergiftungserscheinungen zur Folge hat. Arsen kommt ebenfalls in hohen Konzentrationen im Wasser in vielen Teilen der westlichen USA vor. Normalerweise fällt Arsen als Nebenprodukt bei der Verhüttung von Kupfer, Blei, Zink und anderen Erzen an. Das kann zur Freisetzung von Arsen in die Umwelt führen. Mineralhaltiges Quellwasser und Abwässer aus Erdwärmekraftwerken laugen Arsen aus Erdböden und Steinen, die dieses Schwermetall in hohen Konzentrationen enthalten. Arsen liegt auch in unterschiedlichen Konzentrationen in Kohle vor und wird bei der Verbrennung freigesetzt. Die Verwendung von arsenhaltigen Pestiziden und Herbiziden hat seine Ausbreitung in der Umwelt erhöht. Die Hauptquelle der berufsbedingten Belastung durch arsenhaltige Verbindungen liegt in der Herstellung arsenhaltiger Herbizide und Pestizide (Landrigan, 1981). Mit Arsenverbindungen besprühte Früchte und Gemüse können eine Quelle der Belastung durch dieses Element sein, und es liegt konzentriert in vielen Arten von Fisch und Schalentieren vor. Arsenpräparate werden manchmal zur Wachstumsförderung dem Futter für Geflügel und andere Nutztiere beigemischt. Die durchschnittliche tägliche Aufnahme an Arsen beträgt beim Menschen ungefähr 300 µg. Fast alles davon wird mit der Nahrung und dem Wasser aufgenommen.

Arsen findet als Arsin und als Arsentrioxid Verwendung bei der Herstellung der meisten auf Siliciumtechnik basierenden Computerchips. Galliumarsenid wird bei der Herstellung von Verbindungshalbleitern (Typ III-V) eingesetzt, die zur Produktion von Leuchtdioden-, Laser- und Solargeräten benutzt werden. Bei der Herstellung von Computerchips und Halbleitern kann ebenfalls metallisches Arsen verwandt werden oder als Nebenprodukt in den Reaktionskammern anfallen.

Chemische Formen des Arsens Das Arsenatom existiert neben der elementaren Form auch in dreiwertigen und fünfwertigen Oxidationsstufen. Die Toxizität einer bestimmten Arsenverbindung hängt mit der Geschwindigkeit ihrer Clearance aus dem Körper und somit auch mit dem Grad ihrer Akkumulation im Gewebe zusammen. Im allgemeinen erhöht sich die Toxizität in der Reihe: organische Arsenverbindungen $< As^{5+} < As^{3+} <$ Arsin (AsH_3).

Die organischen Arsenverbindungen enthalten Arsen, das mit einer kovalenten Bindung an ein Kohlenstoff gebunden ist, wobei Arsen im dreiwertigen oder fünfwertigen Zustand vorliegt. Arsphenamin enthält dreiwertiges Arsen; Natriumarsanilat enthält Arsen in der fünfwertigen Form.

ARSPHENAMIN

NATRIUMARSANILAT

Die organischen Arsenverbindungen werden für gewöhnlich schneller ausgeschieden als die anorganischen Formen.

Die fünfwertige Oxidationsstufe findet man bei Salzen der Arsensäure H_3AsO_4, den Arsenaten (z. B. Bleiarsenat, $PbHAsO_4$). Die fünfwertigen Arsenverbindungen haben im Gegensatz zu den dreiwertigen eine sehr geringe Affinität zu Thiolgruppen und sind weitaus weniger toxisch. Die Arsenite [z. B. Kaliumarsenit $(KAsO_2)$] und die Salze der arsenigen Säure enthalten dreiwertiges Arsen. Arsin (AsH_3) ist ein gasförmiges Hydrid des dreiwertigen Arsens. Es hat toxische Wirkungen, die sich von denen anderer Arsenverbindungen unterscheiden.

Wirkungsmechanismus Arsenat (fünfwertig) ist ein bekannter Entkoppler der oxidativen Phosphorylierung in den Mitochondrien. Der Mechanismus hängt vermutlich mit der kompetitiven Substitution des anorganischen Phosphats durch Arsen bei der Bildung von Adenosintriphosphat mit der anschließenden Bildung eines instabilen Arsenatesters zusammen, der rasch hydrolysiert. Dieser Prozeß wird Arsenolyse genannt.

Dreiwertige Arsenverbindungen einschließlich anorganischer Arsenite werden primär als Sulfhydrylreagenzien betrachtet. Als solche hemmen dreiwertige Arsenverbindungen viele Enzyme durch die Reaktion mit biologischen Liganden, die freie -SH Gruppen enthalten. Das Pyruvatdehydrogenasesystem ist besonders empfindlich gegen dreiwertige Arsenverbindungen, da diese mit zwei Sulfhydrylgruppen der Liponsäure interagieren und einen stabilen sechsgliedrigen Ring bilden, wie unten dargestellt.

Resorption, Verteilung und Exkretion Die Resorption schlecht wasserlöslicher Arsenverbindungen, wie z.B. As_2O_3, hängt stark von dem stofflichen Zustand der Verbindung ab. Grob gemahlenes Material ist weniger toxisch, weil es über die Faeces ausgeschieden wird, bevor es sich auflöst. Die Arsenitsalze sind besser wasserlöslich und werden besser resorbiert als das Oxid. Experimentelle Funde belegen ein hohes Maß an gastrointestinaler Resorption sowohl der dreiwertigen wie auch der fünfwertigen Verbindungen (Tam et al., 1979).

Die Verteilung des Arsens hängt von der Dauer der Einnahme und der einzelnen Arsenverbindung ab. Arsen wird hauptsächlich in der Leber, den Nieren, dem Herzen und der Lunge abgelagert. Sehr viel kleinere Mengen werden im Muskel- und Nervengewebe gefunden. Aufgrund des hohen Sulfhydrylgehaltes von Keratin findet man hohe Arsenkonzentrationen im Haar und in den Nägeln. Die Ablagerung im Haar beginnt innerhalb von zwei Wochen nach der Aufnahme, und Arsen bleibt dort jahrelang gelagert. Wegen seiner chemischen Ähnlichkeit mit Phospor wird es in Knochen und Zähnen eingelagert und dort lange Zeit zurückgehalten. Arsen passiert leicht die Plazentaschranke, und fetale Schädigungen wurden berichtet. Beim Fetus sind die Konzentrationen von Arsen im Blut der Nabelschnur denen im mütterlichen Kreislauf äquivalent.

Arsen wird sowohl in Versuchstieren wie auch im Menschen leicht biologisch umgewandelt (Abb. 66.5). Das fünfwertige Arsen (Arsenat) ist an die Oxidation von Glutathion (GSH) zu GSSG gekoppelt, wobei das dreiwertige Arsen (Arsenit) entsteht, aus dem durch Methylierung Methyl- und Dimethylarsenit entsteht, welches leicht aus dem Körper ausgeschieden wird. Arsen wird auf vielen Wegen aus dem Körper eliminiert (Fae-

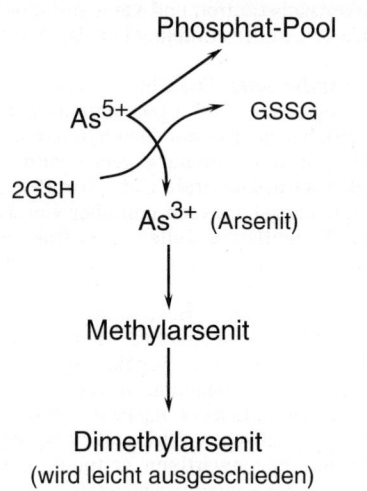

Abbildung 66.5 Die Biotransformation von Arsen im Menschen.

ces, Urin, Schweiß, Milch, Haar, Haut, Lunge), obwohl beim Menschen das meiste im Urin ausgeschieden wird. Die Halbwertzeit für die Ausscheidung von Arsen im Urin ist drei bis fünf Tage, viel kürzer als die der anderen besprochenen Schwermetalle.

Pharmakologische und toxikologische Auswirkungen des Arsens Arsenverbindungen haben unterschiedliche Auswirkungen auf viele Organsysteme. Diese sind unten zusammengefaßt.

Herz-Kreislauf-System Kleine Dosen anorganischen Arsens bewirken eine leichte Vasodilatation. Das kann zu einem okkulten Ödem führen, besonders fazial, was zuweilen fälschlicherweise für eine gesunde Gewichtszunahme gehalten und als „tonische" Wirkung des Arsens interpretiert wurde. Größere Dosen rufen eine kapillare Dilatation hervor. Erhöhte kapillare Permeabilität kann in allen Kapillarbetten auftreten, ist jedoch in der Eingeweidegegend am ausgeprägtesten. Transsudation von Plasma kann auch auftreten und zu einer beträchtlichen Abnahme an intravaskulärem Volumen führen. Die Langzeitbelastung führt zu Gangrän der Extremitäten, besonders der Füße (sog. Schwarzfußkrankheit, *blackfoot disease*). Nach einer längeren Belastung durch Arsen können myokardiale Schäden und Hypotonie auftreten. Elektrokardiographische Veränderungen (Verlängerung des Q-T Intervalls und abnorme T-Wellen) können nach der Erholung von einer kurzzeitigen Belastung noch über Monate anhalten.

Gastrointestinaltrakt Kleine Dosen anorganischer Arsenverbindungen, besonders der dreiwertigen Verbindungen, verursachen eine leichte viszerale Hyperämie. Eine Transsudation von Plasma aus den Kapillaren (bei größeren Dosen) ruft Bläschen unter der gastrointestinalen Mukosa hervor. Wenn diese bersten, lösen sich epitheliale Bruchstücke, und Plasma wird in das Lumen des Intestinums abgegeben, wo es koaguliert. Gewebeschäden und die umfangreiche abführende Wirkung der erhöhten Flüssigkeitsmenge im Lumen führen zu gesteigerter Peristaltik und charakteristisch wässriger Diarrhö („Reiswasserstühle"). Die normale Proliferation des Epithels wird unterdrückt, was den Schaden verstärkt. Blutstühle können auftreten. Die Schädigung des oberen Magen-Darm-Traktes endet normalerweise mit einer Hämatemesis. Eine Stomatitis kann auftreten. Der Beginn der gastrointestinalen Symptome kann allerdings schleichend sein, so daß die Möglichkeit einer Arsenvergiftung übersehen wird.

Nieren Eine Oligurie mit Proteinurie, Hämaturie und Zylindern ist oft Folge einer Arsenbelastung. Die toxische Wirkung von Arsen auf die Nierenkapillaren, -tubuli und Glomeruli kann schwere Nierenschäden verursachen. Anfangs sind die Glomeruli betroffen (Proteinurie). Im weiteren Verlauf treten Tubulusnekrosen und -degeneration ein.

Haut Bei kurzer Belastung führen viele Arsenverbindungen zu Blasenbildung, die von Nekrose und Ablösung gefolgt sein kann. Längerfristige Aufnahme geringer Dosen anorganischer Arsenverbindungen verursachen eine kutane Vasodilatation und eine blühende Gesichtsfarbe. Längere Anwendung von Arsen verursacht jedoch ebenfalls Hyperkeratosis, besonders der Handflächen und Fußsohlen, und Hyperpigmentation, die sich über den Rumpf und die Extremitäten erstreckt. Schließlich gehen diese Auswirkungen in Atrophie und Verfall und möglicherweise karzinomatöse Entartung über.

Nervensystem Sowohl kurzzeitige wie auch längere Belastungen durch Arsen können eine Enzephalopathie hervorrufen; die häufigste arseninduzierte neurologische Läsion ist jedoch die distale periphere Neuropathie („Strumpf-Handschuh"). Das Syndrom ähnelt der akuten entzündlichen, entmarkenden Polyradiculoneuropathie (Guillain-Barré-Syndrom) (Donofrio et al., 1987). Dem Syndrom folgt Muskelschwäche in den Extremitäten, bei fortdauernder Arsenbelastung nehmen die Tiefensehnenreflexe ab, und eine Atrophie resultiert. Die Hirnschäden sind hauptsächlich vaskulären Ursprungs und treten sowohl in der grauen wie auch in der weißen Substanz auf. Charakteristisch sind multiple, symmetrische Herde hämorraghischer Nekrosen.

Blut Anorganische Arsenverbindungen sind myelotoxisch. Das Blutbild zeigt normalerweise eine Anämie mit leichter bis mäßiger Leukopenie. Eosinophilie kann auch beobachtet werden. Anisozytose zeigt sich bei verstärkter Belastung durch Arsen. Einige der chronischen Auswirkungen können durch die gestörte Resorption von Folsäure verursacht werden. Ernste, irreversible Schädigung des Blutes und des Knochenmarkes als Auswirkung organischer Arsenverbindungen sind selten.

Leber Anorganische Arsenverbindungen und eine Anzahl heute überholter organischer Arsenpräparate sind lebertoxisch und verursachen fettige Infiltration, zentrale Nekrose und eine Zirrhose. Die Schädigung kann leicht sein oder so schwer, daß der Tod eintritt. Im Vordergrund steht eine Parenchymschädigung. Das klinische Bild kann aber auch einem Verschluß des Ductus choledochus ähneln, wobei eine Pericholangitis und Gallenthrombi in den feineren biliären Radiculae nachweisbar sind.

Karzinogenese und Teratogenese Epidemiologische Befunde legen nahe, daß die längerfristige Aufnahme von Arsen durch Trinkwasser oder eine Langzeitbelastung durch die Verwendung anorganischer Arsenverbindungen in der Tierzucht oder im Weinbau zu einer Häufung von intraepidermalen Plattenzell- und oberflächlichen Basalzellkarzinomen der Haut führen (Jackson und Grainge, 1975). Zusätzlich zu Hautkrebs steht Arsen im Verdacht, Lungen- und Leberkrebs zu verursachen. Es sollte jedoch angemerkt werden, daß bei den meisten auf Karzinogenität hinweisenden Untersuchungen am Menschen Verhüttungsprozesse eine Rolle gespielt haben, bei denen die gleichzeitige Belastung mit anderen potentiellen Karzinogenen auftreten kann (Järup und Pershagen, 1992). In diesen Umgebungen tritt die meiste Belastung durch unlösliche Formen des Arsens auf, die nach der Einatmung eine relativ lange Verweildauer im Lungengewebe haben.

Akute Arsenvergiftung Gesetzliche Beschränkungen des zulässigen Arsengehaltes von Nahrungsmitteln und im Berufsumfeld haben nicht nur die Sicherheitsvorkehrungen verbessert und die Anzahl der Vergiftungen verringert, sondern auch den

Arsenverbrauch gesenkt. Nur die jährliche Produktion von arsenhaltigen Herbiziden nimmt zu.

Die Häufigkeit von Unfällen, Tötungsdelikten und Suiziden, die mit Arsenvergiftung im Zusammenhang stehen, hat in den vergangenen Jahrzehnten stark abgenommen. Arsen in der Form von As_2O_3 war früher eine häufige Ursache von Vergiftungen, da es leicht erhältlich, nahezu geschmacklos ist und in der Erscheinung Zucker ähnelt.

Gastrointestinale Beschwerden treten normalerweise innerhalb einer Stunde nach Aufnahme eines Arsenpräparates auf, obwohl sich diese bei Anwesenheit von Nahrung im Magen bis zu zwölf Stunden nach der oralen Aufnahme verzögern können. Brennende Lippen, ein Gefühl der Enge in der Kehle und Schluckbeschwerden können die ersten Symptome sein, gefolgt von peinigenden gastrischen Schmerzen, stoßhaftem Erbrechen und schwerer Diarrhoe. Oligurie mit Proteinurie und Hämaturie ist normal; mit der Zeit kann eine Anurie eintreten. Der Patient klagt häufig über Skelettmuskelkrämpfe und heftigen Durst. Bei fortschreitendem Flüssigkeitsverlust treten Schocksymptome auf. Hypoxische Krämpfe können im Endstadium auftreten, Koma und der Tod folgen. Bei schweren Vergiftungen kann der Tod innerhalb einer Stunde eintreten, doch der normale Zeitraum beträgt 24 Stunden. Werden unverzüglich Maßnahmen ergriffen, können Patienten die akute Phase überleben, Neuropathien und andere Folgeerscheinungen treten aber trotzdem auf. In einer Reihe von 57 solcher Patienten hatten 37 eine periphere Neuropathie und fünf eine Enzephalopathie. Das motorische System wird nur in sehr leichten Fällen verschont; schwere Verkrüppelungen sind häufig (Jenkins, 1966).

Chronische Arsenvergiftung Die häufigsten frühen Anzeichen einer chronischen Arsenvergiftung sind Muskelschwäche und -schmerz, Hautpigmentierung (besonders des Halses, der Augenlider, der Mamillen und Achseln), Hyperkeratose und Ödeme. Die gastrointestinale Beteiligung ist bei Langzeitbelastungen weniger ausgeprägt. Andere Anzeichen und Symptome, die den Verdacht auf Arsenvergiftung lenken sollten, sind ein knoblauchartiger Geruch des Atems und des Schweißes, übermäßige Speichelbildung und exzessives Schwitzen, Stomatitis, Pruritus, Engegefühl, Koryza, Tränensekretion, Taubheitsgefühl, Brennen oder Prickeln der Extremitäten, Dermatitis, Vitiligo und Haarausfall. Die Vergiftung beginnt schleichend mit Symptomen von Schwäche, Mattigkeit, Anorexie, gelegentlicher Übelkeit und Erbrechen und Diarrhoe oder Obstipation. Darauffolgende Symptome können einer akuten Koryza ähneln. Dermatitis und Keratose der Handflächen und Fußsohlen sind häufige Merkmale. In den Fingernägeln werden typischerweise Mees-Streifen gefunden (weiße transversale Linien aus abgelagertem Arsen, die für gewöhnlich sechs Wochen nach der Einnahme auftreten). Da die Fingernägel mit einer Geschwindigkeit von 0,1 mm pro Tag wachsen, kann die ungefähre Dauer der Belastung bestimmt werden. Abschuppung der Haut kann einen exfoliativen Prozess auslösen, an dem viele Epithelstrukturen des Körpers beteiligt sind. Die Leber kann sich vergrößern, und der Verschluß der Gallengänge kann zu Gelbsucht führen. Schließlich kann durch die hepatotoxische Wirkung eine Zirrhose eintreten. Nierenfunktionsstörungen können beobachtet werden. Bei fortschreitender Intoxikation entwickelt sich unter Umständen eine Enzephalopathie. Die periphere Neuritis führt zu motorischer und sensorischer Lähmung der Extremitäten. Meist sind, im Gegensatz zur Bleilähmung, die Beine schwerer betroffen als die Arme. Das Knochenmark wird durch Arsen schwer geschädigt. Bei einer schweren Belastung mit Arsen können alle hämatologischen Zellinien betroffen sein.

Behandlung von Arsenvergiftung Nach einer kurzzeitigen Belastung durch Arsen muß der Patient stabilisiert und eine weitere Absorption des Giftes verhindert werden. Die Folge der Auswirkungen von Arsen auf den Gastrointestinaltrakt kann ein tödlicher hypovolämischer Schock sein kann. Hypotonie erfordert Flüssigkeitssubstitution und kann zusätzlich den Einsatz von blutdrucksteigernden Mitteln wie z. B. Dopamin nötig machen.

Chelationstherapie Die Chelationstherapie wird oft mit Dimercaprol begonnen (3 - 4 mg/kg intramuskulär alle vier bis zwölf Stunden), bis die abdominellen Symptome abklingen und Aktivkohle (wenn sie zu Anfang gegeben wurde) in den Faeces ausgeschieden wird. Die orale Gabe von Penicillamin kann dann das Dimercaprol ersetzen und über vier Tage weitergeführt werden. Penicillamin sollte in vier fraktionierten Dosen bis zu einem Maximum von 2 g pro Tag gegeben werden. Treten die Symptome nach der Beendigung der Chelationstherapie erneut auf, kann ein zweiter Behandlungszyklus mit Penicillamin begonnen werden. Succimer (2,3-Dimercaptosuccinsäure), ein Derivat des Dimercaprols, scheint ein vielversprechender Wirkstoff auch für die Behandlung von Arsenvergiftung zu sein (Graziano et al., 1978; Lenz et al., 1981, Fournier et al., 1988). Trotz seiner therapeutischen Wirksamkeit bei Arsenvergiftung ist Succimer zum gegenwärtigen Zeitpunkt nur für die Bleichelationstherapie bei Kindern zugelassen.

Nach einer Langzeitbelastung durch Arsen kann die Behandlung ebenfalls mit Dimercaprol und Penicillamin durchgeführt werden, doch oral verabreichtes Penicillamin allein reicht meist aus. Die Dauer der Therapie wird vom klinischen Zustand des Patienten bestimmt, wiederholte Bestimmung der Arsenkonzentrationen im Urin sind notwendig. Nebenwirkungen der Chelatbildner können den Nutzen der Therapie einschränken (s. unten). Bei schwerer arseninduzierter Nephropathie kann eine Dialyse erfolgreich sein (Vaziri et al., 1980).

Arsin Arsingas, das bei der elektrolytischen oder metallischen Reduktion von Arsen in eisenfreien Metallprodukten entsteht, ist eine seltene Ursache industriell bedingter Intoxikation. Eine rasche und oft tödlich verlaufende Hämolyse ist ein einzigartiges Merkmal von Arsinvergiftung und resultiert wahrscheinlich daraus, daß Arsin sich mit Hämoglobin verbindet und dann mit Sauerstoff reagiert, um so die Hämolyse zu verursachen. Einige Stunden nach der Belastung treten Kopfschmerzen, Anorexie, Erbrechen, Parästhesie, Abdominalschmerzen, Schüttelfrost, Hämoglobinurie, Bilirubinämie und Anurie auf. Die klassische Arsintrias ist Hämolyse, Abdominalschmerzen und Hämaturie. Gelbsucht erscheint nach 24 Stunden. Eine kupferfarbene Hautpigmentierung wird häufig beobachtet und beruht wahrscheinlich auf der Bildung von Methämoglobin. Die Nieren von Personen mit Arsinvergiftung enthalten typischerweise Hämoglobinzylinder, und es treten eine trübe Schwellung und Nekrose der Zellen des proximalen Tubulus auf. Wenn der Patient die schwere Hämolyse überlebt, tritt der Tod oft infolge von Nierenversagen ein. Da der Hämoglobin-Arsin-Komplex nicht dialysiert werden kann, wird in schweren Fällen eine Austauschtransfusion empfohlen. Forcierte alkalische Diurese kann auch durchgeführt werden. Dimercaprol hat keine Auswirkungen auf die Hämolyse, und offenbar auch nicht auf die Nierenfunktion. Es wird daher nicht empfohlen.

Es muß erwähnt werden, daß Arsen auch als Spurenverunreinigung in anderen Metallen wie z.B. Blei vorkommt. Der Kontakt dieser naturbelassenen Metalle mit Säure kann Arsin freisetzen (und/oder Stilbin aus Antimon).

KADMIUM

Kadmium steht nahe bei Blei und Quecksilber in der Reihe der Schwermetalle, die gegenwärtig umwelttoxikologisch Sorge bereiten. Es kommt in der Natur mit Zink und Blei zusammen vor, und deshalb führen die Gewinnung und Aufbereitung dieser Metalle oft zu einer Verunreinigung der Umwelt mit Kadmium. Das Element wurde schon 1817 entdeckt, aber selten verwendet, bis seine wertvollen metallurgischen Eigenschaften vor ungefähr 50 Jahren bemerkt wurden. Eine hohe Korrosionsresistenz, wertvolle elektrochemische Eigenschaften und andere nützliche chemische Eigenschaften erklären die breite Verwendung von Kadmium bei der elektrochemischen Beschichtung und der Galvanisierung sowie seine Nutzung für Plastikstoffe, Farbpigmente (Kadmiumgelb) und Nickel-Kadmium-Batterien. Der Verbrauch und die Produktion von Kadmium werden auch weiterhin ansteigen. Da weniger als 5% des Metalls wiederverwertet werden, ist die Umweltbelastung mit Kadmium ein wichtiger Gesichtspunkt. Kohle und andere fossile Brennstoffe enthalten Kadmium, und tragen ebenfalls zur Kadmiumbelastung bei

Arbeiter in Hütten und anderen Metallaufbereitungsanlagen können hohen Konzentrationen von Kadmium in der Luft ausgesetzt sein. Für den Rest der Bevölkerung ist jedoch die Belastung durch die Verunreinigung von Nahrungsmitteln am bedeutsamsten. Nicht verunreinigte Nahrungsmittel enthalten weniger als 0,05 µg Kadmium pro Gramm Feuchtmasse, und die durchschnittliche Tagesaufnahme beträgt ungefähr 50 µg. Das Trinkwasser trägt normalerweise nicht wesentlich zur Kadmiumaufnahme bei, das Rauchen von Zigaretten hingegen schon. Eine Zigarette enthält 1 - 2 µg Kadmium, und selbst bei nur 10% Resorption durch die Lunge (Elinder et al., 1983) hat das Rauchen von einer Schachtel Zigaretten pro Tag eine Dosis von ca. 1 mg Kadmium pro Jahr zur Folge. Schalentiere sowie Leber und Niere von Schlachttieren zählen zu den Nahrungsmitteln, die selbst unter normalen Umständen eine Kadmiumkonzentration von mehr als 0,05 µg/g haben können. Wenn Nahrungsmittel wie Reis und Weizen durch im Erdboden oder Wasser enthaltenes Kadmium verunreinigt sind, kann die Konzentration des Metalls sich beträchtlich erhöhen (1 µg/g).

Kurz nach dem Zweiten Weltkrieg klagten in Fuchu, Japan, eine große Anzahl von Personen über rheumatische und myalgische Schmerzen; die Krankheit wurde Itai-Itai („Aua-Aua") genannt. Es wurde festgestellt, daß Kadmium aus dem Abwasser einer Blei-Zink-Aufbereitungsanlage in die örtlichen Reisfelder gewaschen worden war. Da die Itai-Itai-Krankheit normalerweise nicht außerhalb von Fuchu beobachtet wird, können allerdings auch andere Faktoren zu dem Auftreten von Itai-Itai in dieser Bevölkerung beigetragen haben (siehe unten die Diskussion bezüglich der Reaktion von Knochen auf chronische Kadmiumvergiftung).

Resorption, Verteilung und Exkretion Kadmium tritt nur in zweiwertiger Form auf und bildet keine stabilen Alkylverbindungen oder andere metallorganische Verbindungen von bekannter toxikologischer Bedeutung.

Kadmium wird nur schlecht über den Magen-Darm-Trakt resorbiert. Studien an Versuchstieren ergeben einen Resorptionsgrad von ca. 1,5% (Engstrom und Nordberg, 1979), und einige Untersuchungen am Menschen ergaben einen Wert von ca. 5% (Rahola et al., 1972). Die Resorption über die Atemwege scheint umfassender zu sein; Zigarettenraucher können 10 - 40% des eingeatmeten Kadmiums resorbieren (Friberg et al., 1974).

Nach der Resorption wird das Kadmium im Blut an zelluläre Bestandteile und Albumin gebunden. Kadmium wird zuerst an die Leber abgegeben und dann langsam als Kadmium-Metallothionein an die Niere umverteilt. Nach der Verteilung findet man ungefähr 50% des Ganzkörpergehaltes in der Leber und der Niere. Metallothionein ist ein niedermolekulares Protein mit einer hohen Affinität zu Metallen wie Kadmium und Zink. Ein Drittel seiner Aminosäurereste sind Cysteine. Metallothionein ist durch die Belastung mit verschiedenen Metallen, darunter auch Kadmium, induzierbar, und erhöhte Konzentrationen dieses metallbindenden Proteins können protektiv zur Verhinderung der Wechselwirkung von Kadmium mit anderen funktionellen Makromolekülen fungieren.

Die Halbwertzeit von Kadmium im Körper beträgt 10 - 30 Jahre. Folglich erhöht sich im Laufe eines Lebens bei anhaltender Belastung durch die Umwelt die Konzentration des Metalles im Gewebe (Akkumulation). In den Vereinigten Staaten beträgt so der Ganzkörpergehalt an Kadmium eines 50 Jahre alten Erwachsenen ungefähr 30 mg. Im allgemeinen ist die fäkale Elimination des Metalls quantitativ wichtiger als die Ausscheidung im Urin. Die Kadmiumausscheidung im Urin wird nur nach dem Auftreten schwerer renaler Toxizität bedeutsam (s. Goering und Klaassen, 1984).

Akute Kadmiumvergiftung Eine akute Vergiftung ist normalerweise die Folge der Inhalation von Kadmiumstaub und -dämpfen (meist Kadmiumoxid) und der Aufnahme von Kadmiumsalzen. Die frühen toxischen Wirkungen sind auf lokale Reizung zurückzuführen. Im Falle der oralen Aufnahme zählen dazu Übelkeit, Erbrechen, Speichelbildung, Diarrhö und abdominelle Krämpfe. Das Erbrochene und die Diarrhö sind oft bluthaltig. Bei kurzzeitiger Belastung ist Kadmium giftiger, wenn es eingeatmet wird. Anzeichen und Symptome, die innerhalb weniger Stunden erscheinen, sind unter anderem Reizung des Atemtraktes mit schwerer, früher Pneumonitis, Schmerzen im Brustkorb, Übelkeit, Schwindel und Diarrhoe. Die Toxizität kann ferner zur Entwicklung tödlicher Lungenödeme oder residualer Emphyseme mit peribronchialer und perivaskulärer Fibrose führen (Zavon und Meadow, 1970).

Chronische Kadmiumvergiftung Die toxischen Auswirkungen einer Langzeitbelastung durch Kadmium unterscheiden sich je nach Art der Belastung. Die Niere ist nach entweder pulmonaler oder gastrointestinaler Belastung betroffen; deutliche Auswirkungen werden in der Lunge nur nach einer Belastung durch Inhalation festgestellt.

Niere Abb. 66.6 illustriert den vermuteten Mechanismus der Nierentoxizität von Kadmium. Kadmium wird von der Leber aufgenommen. In der Leber kann Kadmium sich mit Glutathion verbinden und mit der Galle abgesondert werden. Entscheidender ist die Tatsache, daß Kadmium sich an Metallothionein bindet und in dieser Form gelagert wird. Etwas von dem an das Metallothionein gebundene Kadmium gelangt ins Plasma und wird dann von der Niere aufgenommen. In den Lysosomen der Niere wird das Kadmium freigesetzt. In ausreichender Konzentration (200 µg/g) schädigt es die Nierenzellen, was eine proximale Tubulusschädigung und Proteinurie zur Folge hat (Dudley et al., 1985). Bei stärkerer Belastung tritt eine glomeruläre Schädigung auf, die Filtration nimmt ab und Aminoazidurie, Glykosurie und Proteinurie sind vorhanden. Die Art der glomerulären Schädigung ist nicht bekannt, aber eine autoimmune Komponente ist unter Umständen beteiligt (Lauwerys et al., 1984).

Die Ausscheidung von β_2-Mikroglobulin im Urin scheint ein empfindlicher, aber nicht spezifischer, Index für Kadmium-induzierte Toxizität zu sein (Piscator und Pettersson, 1977; Lauwerys et al., 1979). Obwohl die Messung von im Urin enthaltenen β_2-Mikroglobulin z.B. ein Teil des behördlichen Standards für die Überwachung einer Kadmiumvergiftung ist, ist die Konzentration von β_2-Mikroglobulin im Urin nicht unbedingt der beste Marker für die Belastung. Retinolbindendes Protein wäre vielleicht ein besserer Marker, aber diese Messung steht nicht allgemein zur Aktivitätsbestimmung bei Kadmiumbelastung und -vergiftung zur Verfügung.

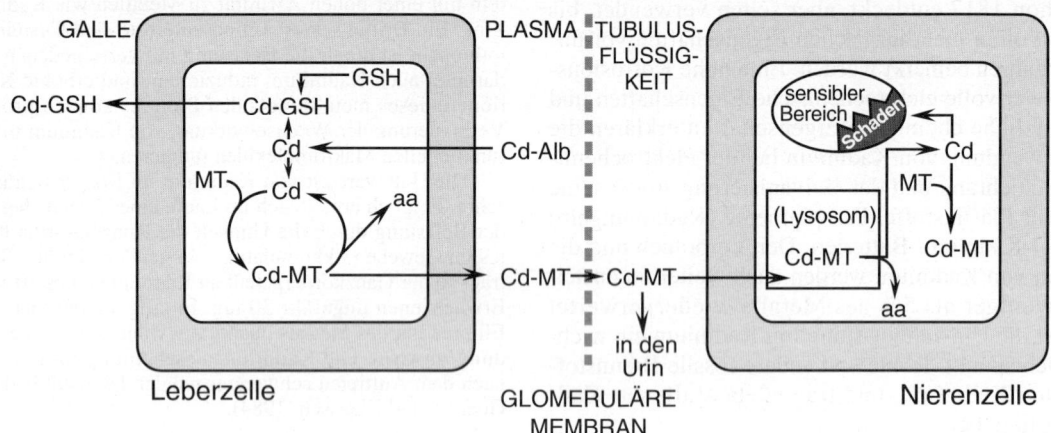

Abbildung 66.6 Mechanismen, die vermutlich zu kadmiuminduzierter renaler Toxizität beitragen.
Das von der Leber aufgenommene Kadmium (Cd) kann sich mit Glutathion (GSH) verbinden und dann entweder an die Galle abgesondert werden oder an sich Metallothionein (MT) binden, wobei eine speicherbare Form des Kadmiums entsteht. Ein Teil der Kadmium-Metallothionein-Komplexe (Cd-MT) wandern ins Plasma. Nach der Aufnahme durch Nierenzellen gelangt der Cd-MT-Komplex in die Lysosomen, das MT wird in seine Aminosäurereste (aa) zerlegt, und das Kadmium wird aus den Lysosomen ins Zytosol freigesetzt. Bei Konzentrationen von > 200 µg/g schädigt Kadmium das Nierengewebe und führt zu Proteinurie; Alb: Albumin.

Lunge Die Folge einer übermäßigen Inhalation von Kadmiumdämpfen und -staub ist der Verlust an Vitalkapazität, mit einem entsprechenden Anstieg an Residualvolumen. Dyspnoe ist die häufigste Beschwerde von Patienten mit einer Kadmiuminduzierten Lungenerkrankung. Die Pathogenese durch Kadmium induzierter Emphyseme und Lungenfibrosen ist nicht geklärt (Davison et al., 1988). Es ist jedoch bekannt, daß Kadmium die Synthese von im Plasma vorkommendem α_1-Antitrypsin spezifisch hemmt (Chowdhury und Louria, 1976), und daß beim Menschen eine Verbindung zwischen einem genetischen α_1-Antitrypsinmangel und Emphysemen besteht.

Herz-Kreislauf-System Der vielleicht umstrittenste Punkt hinsichtlich der Auswirkungen von Kadmium auf den Menschen ist die Vermutung, daß das Metall eine bedeutende Rolle bei der Verursachung von Hypertonie spielt. Frühere epidemiologische Studien zeigten, daß an Hypertonie verstorbene Personen beträchtlich höhere Konzentrationen von Kadmium und ein höheres Verhältnis von Kadmium zu Zink in ihren Nieren hatten als Personen, bei denen andere Todesursachen vorlagen (Schroeder, 1965; Thind und Fischer, 1976). Eine einheitliche Auswirkung von Kadmium auf den Blutdruck von Versuchstieren konnte jedoch nicht festgestellt werden, und Hypertonie kommt bei industriell bedingter Kadmiumvergiftung nicht auffällig vor.

Knochen Ein Merkmal der Itai-Itai-Krankheit war Osteomalazie. Studien in Schweden und Großbritannien konnten diese Auswirkung einer Kadmiumvergiftung jedoch nicht bestätigen (Kazantzis et al., 1963; Adams et al., 1969). Die Aufnahme von Kalzium und fettlöslichen Vitaminen wie z. B. Vitamin D ist in diesen Ländern viel höher als in Japan. Die japanischen Opfer waren zumeist postmenopausale Frauen. Es könnte also eine Wechselwirkung zwischen Kadmium, Ernährung und Knochenerkrankungen bestehen. Eine Verringerung der Ablagerungen von Kalzium im Körper wurden bei Personen festgestellt, die Kadmium berufsbedingt ausgesetzt sind (Scott et al., 1980), eventuell eine Folge der Beeinträchtigung der renalen Steuerung der Kalzium- und Phosphatgehalte durch Kadmium.

Hoden Testikuläre Nekrosen, bei Versuchstieren ein häufiges Merkmal einer kurzzeitigen Belastung durch Kadmium, kommt aber bei längeren, niederkonzentrierten Belastungen selten vor (Kotsonis und Klaassen, 1978). Kadmiuminduzierte testikuläre Nekrosen wurden bei Menschen bisher nicht beobachtet.

Krebs Bei Versuchstieren ruft Kadmium in einer Anzahl von Organen Tumore hervor (Waalkes et al., 1992). Anhaltspunkte dafür, daß Kadmium ein Humankarzinogen ist, beruhen hauptsächlich auf epidemiologischen Studien an Arbeitern, die während der Arbeit Kadmium ausgesetzt waren. Es fanden sich Häufungen von Tumoren der Lunge, Prostata sowie in kleinerem Ausmaß der Niere und des Magens. Die International Agency for Cancer Research (1993) hat daher Kadmium als Karzinogen eingestuft.

Behandlung der Kadmiumvergiftung Bislang gestaltet es sich schwierig, eine wirksame Therapie für Kadmiumvergiftungen zu finden. Nach einer kurzzeitigen Inhalation muß die Lungenventilation sorgfältig überwacht werden. Beatmung und Gabe von Steroiden können notwendig werden.

Chelationstherapie Obwohl der Nutzen nicht eindeutig bewiesen werden konnte, empfehlen einige Kliniker eine Chelationstherapie mit CaNa$_2$EDTA. Die angewandte Dosis CaNa$_2$EDTA beträgt 75 mg/kg pro Tag in drei bis sechs getrennten Dosen für eine Dauer von fünf Tagen. Nach einer Mindestzeit von zwei Tagen ohne Medikamentierung wird ein zweiter Behandlungszyklus für fünf Tage angesetzt. Die Gesamtdosis CaNa$_2$EDTA pro 5-Tage-Behandlungszyklus sollte 500 mg/kg nicht überschreiten. Ergebnisse aus Tierstudien legen nahe, daß eine Chelationstherapie, insofern sie in Betracht gezogen wird, so bald wie möglich nach dem Zeitpunkt der Kadmiumbelastung begonnen werden sollte, da eine rasche Abnahme der Wirksamkeit der Chelationstherapie mit fortschreitender Verteilung des Metalls an für Chelatbildner unzugängliche Einlagerungsplätze auftritt (Cantilena und Klaassen, 1982a). Der Einsatz von Mercaprol und substituierten Dithiocarbamaten erscheint vielversprechend für die Behandlung von Personen, die Kadmium chronisch ausgesetzt sind (Jones et al., 1991).

EISEN

Obwohl Eisen kein Umweltgift ist, ist es eine häufige Ursache von Vergiftungen bei kleinen Kindern. Grund hierfür ist die versehentliche Vergiftung mit eisenhaltigen Salzen, die zur Behandlung von Eisenmangelanämien z. B. bei den Eltern verschrieben wurden. Die Eisenvergiftung wird in Kapitel 53 besprochen (s. auch unten).

RADIOAKTIVE SCHWERMETALLE

Die weitverbreitete Produktion und Anwendung von radioaktiven Schwermetallen in Atomkraftwerken, für Kernwaffen, in der Laborforschung, in der Industrie und der medizinischen Diagnostik haben besondere Probleme beim Umgang mit der versehentlichen Vergiftung durch solche Metalle hervorgebracht. Da die Toxizität fast gänzlich eine Folge der ionisierenden Strahlung ist, ist das therapeutische Ziel nach einer Belastung nicht nur die Bildung von Chelatkomplexen, sondern auch ihre möglichst schnelle und vollständige Ausscheidung aus dem Körper.

Die Behandlung des akuten Strahlensyndroms ist großteils symptomatisch. Die Wirksamkeit von organischen Reduktionsmitteln, die zur Verhinderung der Bildung freier Radikale verabreicht werden, wie z. B. Mercaptamin (Cysteamin), wurde untersucht. Der Erfolg blieb bis jetzt beschränkt.

Hauptprodukte eines nuklearen Unfalls oder des Einsatzes von Kernwaffen sind unter anderem ^{239}Pu, ^{137}Cs, ^{144}Ce und ^{90}Sr. Es hat sich bisher als extrem schwierig herausgestellt, Isotope von Strontium und Radium mit Chelatbildnern aus dem Körper zu entfernen. Verschiedene Faktoren sind an der relativen Resistenz der radioaktiven Metalle gegen eine Chelationstherapie beteiligt; dazu zählen die relative Affinität dieser besonderen Metalle zu einzelnen Chelatbildnern sowie die Beobachtung, daß die Strahlung von Sr und Ra im Knochen die nahegelegenen Kapillaren zerstört. Die Durchblutung des Knochens wird dadurch reduziert, und die Radioisotope werden eingeschlossen. Viele Chelatbildner sind experimentell eingesetzt worden, darunter CaNa$_3$DTPA (Pentetsäure, siehe unten), die sich als wirk-sames Mittel gegen ^{239}Pu herausgestellt hat (Jones et al., 1986). Ein Gramm CaNa$_3$DTPA, als langsame intravenöse Infusion an alternierenden Tagen dreimal pro Woche verabreicht, hat die Pu-Ausscheidung bei Tieren und durch Unfälle belasteten Menschen um das 50- bis 100fache gesteigert. Wie häufig bei Schwermetallvergiftungen der Fall, nimmt die Wirksamkeit der Behandlung mit zunehmender Verzögerung zwischen Zeitpunkt der Belastung und Beginn der Therapie sehr rasch ab.

SCHWERMETALL-ANTAGONISTEN

Kalziumdinatriumedetat

Ethylendiamintetraessigsäure (EDTA), sein Natriumsalz (Dinatriumedetat, Na$_2$EDTA) und eine Anzahl verwandter Verbindungen werden seit vielen Jahren als industrielle und analytische Reagenzien eingesetzt, da sie mit vielen zwei- und dreiwertigen Metallen Chelatkomplexe bilden. Das zur Herstellung eines wasserlöslichen EDTA-Salzes verwendete Kation hat große Bedeutung für die Toxizität des Chelators. Na$_2$EDTA verursacht so eine hypokalzämische Tetanie. Kalziumdinatriumedetat (CaNa$_2$EDTA) kann jedoch zur Behandlung von Vergiftungen mit Metallen eingesetzt werden, die eine höhere Affinität zum Chelatbildner haben als Ca^{2+}.

Chemie und Wirkungsmechanismus Die Struktur von CaNa$_2$EDTA ist wie folgt:

KALZIUMDINATRIUM-EDTA

Die pharmakologischen Wirkungen von CaNa$_2$EDTA resultieren aus der Bildung von Chelatkomplexen mit zwei- und dreiwertigen Metallen im Körper. Freie Metallionen (sowohl exogene wie auch endogene) mit einer höheren Affinität zu CaNa$_2$EDTA als Ca^{2+} bilden Chelatkomplexe, werden mobilisiert und für gewöhnlich ausgeschieden. Experimentalstudien an Mäusen haben gezeigt, daß die Gabe von CaNa$_2$EDTA verschiedene endogene Metallkationen mobilisiert, inklusive der Kationen von Zink, Mangan und Eisen (Cantilena und Klaassen, 1982b). Die therapeutische Hauptanwendung von CaNa$_2$EDTA ist die Behandlung von Metallvergiftungen, insbesondere von Bleivergiftung.

CaNa$_2$EDTA ist im Handel als Kalziumdinatriumedetat. Bei der parenteralen Anwendung wird eine Injektion von 200 mg/ml benutzt. Die intramuskuläre Verabreichung von CaNa$_2$EDTA führt zu guter Resorption, ist jedoch schmerzhaft. Deshalb wird die Chelatorinjektion oft mit einem Lokalanästhetikum gemischt oder intravenös verabreicht. Bei der intravenösen Anwendung wird CaNa$_2$EDTA mit entweder 5%iger Dextrose- oder 0,9%iger Salzlösung verdünnt und langsam als intravenöse Infusion über einen Zeitraum von mindestens einer Stunde verabreicht. Eine verdünnte Lösung ist notwendig, um eine Thrombophlebitis zu vermeiden. Therapiepläne für die Behandlung von Vergiftungen mit bestimmten Metallen sind oben beschrieben. Bei Kindern beträgt die maximale Tagesdosis 75 mg/kg Körpergewicht, aufgeteilt in zwei oder drei Dosen. Zur Minimierung der Nephrotoxizität sollte vor und während der Behandlung mit CaNa$_2$EDTA eine ausreichende Urinproduktion gewährleistet sein (ausreichende Flüssigkeitszufuhr). Bei Patienten mit Bleienzephalopathie und erhöhtem intrakraniellem Druck muß allerdings überschüssige Flüssigkeit vermieden werden. In solchen Fällen wird zu zurückhaltender Flüssigkeitszufuhr geraten, und die intramuskuläre Darreichung von CaNa$_2$EDTA wird empfohlen.

Bleivergiftung Der erfolgreiche Einsatz von CaNa$_2$EDTA bei der Behandlung von Bleivergiftungen ist zum Teil auf die Fähigkeit des Bleis zurückzuführen, Kalzium im Chelatkomplex zu ersetzen. Verstärkte Mobilisierung und Ausscheidung von Blei zeigen, daß das Metall durch EDTA gebunden ist. Im Gegensatz dazu spricht eine Quecksilbervergiftung nicht auf das Medikament an, obwohl Quecksilber Kalzium *in vitro* aus CaNa$_2$EDTA verdrängt. Quecksilber ist dem Chelatkomplex nicht zugänglich, vielleicht weil es zu eng an körpereigene Liganden (-SH) gebunden oder in Teilen des Körpers sequestriert ist, die von CaNa$_2$EDTA nicht erreicht werden können. Aufgrund seines ionischen Charakters ist es unwahrscheinlich, daß CaNa$_2$EDTA in die Zellen gelangt, und das Verteilungsvolumen von CaNa$_2$EDTA entspricht ungefähr der Extrazellulärflüssigkeit.

Das Knochengewebe ist die Hauptquelle des Bleis, das mit CaNa$_2$EDTA Chelatkomplexe bildet (Hammond, 1971). Nach der Komplexbildung wird das Blei vom Bindegewebe ins Skelett umverteilt.

In der Laienpresse wurde in den 80er Jahren vermutet, eine Chelationstherapie mit CaNa$_2$EDTA könne die Bildung atherosklerotischer Plaque, die Kalkablagerungen enthalten, minimieren. Eine solche Anwendung von CaNa$_2$EDTA ist jedoch ohne therapeutische Grundlage und nicht wirksam (Guldager et al., 1992).

Resorption, Verteilung und Exkretion Weniger als 5% CaNa$_2$EDTA werden über den Magen-Darm-Trakt resorbiert. Nach intravenöser Verabreichung verschwindet CaNa$_2$EDTA mit einer Halbwertzeit von 20 - 60 Minuten aus der Zirkulation. Im Blut befindet sich das Medikament nur im Plasma. Es wird innerhalb von einer Stunde zu ungefähr 50% und innerhalb von 24 Stunden zu mehr als 95% im Urin ausgeschieden. Aus diesem Grund ist für eine erfolgreiche Therapie eine ausreichende Nierenfunktion notwendig. Bei einem Hund gleicht die renale Clearance der Verbindung der Inulin-Clearance, die glomuläre Filtrationsrate bestimmt daher die renale Ausscheidung. Weder eine Änderung des pH-Wertes noch eine Erhöhung des Urinflusses hat Auswirkungen auf die Ausscheidungsgeschwindigkeit. Ein metabolischer Abbau von EDTA findet nur in sehr geringem Ausmaße statt. Das Medikament ist hauptsächlich in der Extrazellulärflüssigkeit verteilt, aber nur sehr wenig gelangt in den Liquor cerebrospinalis (5% der Plasmakonzentration).

Toxizität Die rasche intravenöse Verabreichung von Na$_2$EDTA verursacht eine hypokalzämische Tetanie. Eine langsame Infusion (weniger als 15 mg pro Minute) ruft bei einer normalen Person keine Symptome einer Hypokalzämie hervor, da das außerhalb des Kreislaufs gespeicherte Ca^{2+} leicht verfügbar ist. Im Gegensatz dazu kann CaNa$_2$EDTA in relativ großen Mengen ohne schädliche Auswirkungen intravenös gegeben werden, da die Konzentrationsänderung an Ca^{2+} im Plasma und im gesamten Körper vernachlässigt werden kann.

Nierentoxizität CaNa$_2$EDTA wirkt vorrangig auf die Niere toxisch. Wiederholt gegebene große Dosen führen zu hydropischer Vakuolenbildung im proximalen Tubulus, Verlust des Bürstensaumes und schließlich Verfall der proximalen Tubuluszellen (Catsch und Harmuth-Hoene, 1979). Veränderungen an den distalen Tubuli und den Glomeruli sind weniger auffällig. Die frühen Auswirkungen auf die Niere sind im allgemeinen reversibel und verschwinden bei Beendigung der Behandlung.

Die Nierentoxizität kann mit den großen Mengen an Metall-Chelat-Komplexen zusammenhängen, die während der Gabe in relativ kurzer Zeit den Nierentubulus passieren. Eine geringe Dissoziation von Chelatkomplexen kann aufgrund der Konkurrenz von physiologischen Liganden um das Metall oder aufgrund von pH-Wert-Änderungen in den Zellen oder im Lumen des Tubulus auftreten. Ein wahrscheinlicherer Mechanismus der Toxizität ist jedoch die Wechselwirkung zwischen dem Chelator und den endogenen Metallen in den proximalen Tubuluszellen.

Andere Nebenwirkungen Andere, weniger schwerwiegende Nebenwirkungen von CaNa$_2$EDTA können sein: Unwohlsein, Müdigkeit und übermäßiger Durst, gefolgt vom plötzlichen Auftreten von Schüttelfrost und Fieber. Darauf können wiederum schwere Myalgie, Kopfschmerzen im Stirnbereich, Anorexie, gelegentliche Übelkeit und Erbrechen und, wenn auch selten, erhöhte Urinfrequenz und verstärkter Harndrang folgen. Andere mögliche unerwünschte Nebenwirkungen sind Niesen, geschwollene Nasenschleimhäute und Tränensekretion, Glykosurie, Anämie, Dermatitis (mit Läsionen, die denen bei Vitamin-B6-Mangel ähnlich sind); vorübergehende Hypotonie, Verlängerung der Thromboplastinzeit und inverse T-Wellen im EKG.

Pentetsäure (DTPA)

Diethylentriaminpentaacetessigsäure (DTPA) ist wie EDTA ein saurer Chelatbildner mit mehreren Carboxylgruppen, hat jedoch eine etwas größere Affinität zu den meisten Schwermetallen. Viele Untersuchungen an Tieren haben gezeigt, daß das Spektrum der Wirksamkeit von DTPA dem von EDTA ähnelt. Aufgrund seiner relativ gesehen größeren Affinität zu Metallen wurde DTPA in Fällen von Schwermetallvergiftung eingesetzt, die auf EDTA nicht ansprachen, besonders Vergiftungen durch radioaktive Metalle. Leider blieb der Erfolg begrenzt, wahrscheinlich weil DTPA ebenfalls begrenzten Zugang zu intrazellulären Metalleinlagerungen hat. Da DTPA Ca^{2+} schnell an sich bindet, wird CaNa$_3$DTPA eingesetzt. Die klinische Anwendung von DTPA befindet sich zur Zeit noch in der Erprobung.

Dimercaprol

Geschichte Während des Zweiten Weltkrieges wurden verstärkte Anstrengungen unternommen, ein Gegenmittel zu Lewisit, einem blasenbildenden arsenhaltigen Giftgas zu entwickeln. Mit dem Wissen, daß Arsenverbindungen mit sulfhydrylhaltigen Molekülen reagieren, begannen Stocken und Thompson an der Oxford University eine systematische Studie von Thiolverbindungen auf der Suche nach einer, die mit den Sulfhydrylgruppen im Gewebe erfolgreich um die Arsenverbindungen konkurrieren würde. Ihre Untersuchungen ergaben, daß die Arsenverbindungen einen sehr stabilen und relativ nichtgiftigen Chelatring mit der Dithiolverbindung Dimercaprol (2,3-Dimercaptopropanol) bilden würde. Als Wissenschaftler in den USA sich ihren britischen Kollegen in diesen Untersuchungen anschlossen, bezeichneten sie Dimercaprol als British Anti-Lewisit (BAL). Pharmakologen fanden heraus, daß diese Verbindung auch vor den toxischen Effekten anderer Schwermetalle schützt.

Chemie Dimercaprol hat folgende Struktur:

$$\begin{array}{c} \text{H} \quad \text{H} \quad \text{H} \\ | \quad | \quad | \\ \text{H}-\text{C}-\text{C}-\text{C}-\text{H} \\ | \quad | \quad | \\ \text{SH} \quad \text{SH} \quad \text{OH} \end{array}$$

DIMERCAPROL

Dimercaprol ist eine ölige Flüssigkeit mit einem für Mercaptane typischen beißenden, unangenehmen Geruch. Da es in wäßrigen Lösungen unbeständig ist, wird in pharmazeutischen Präparaten Erdnußöl als Lösungsmittel benutzt. Dimercaprol und verwandte Thiole lassen sich leicht oxidieren.

Wirkungsmechanismus Die pharmakologischen Wirkungen von Dimercaprol besteht in der Bildung von Chelatkomplexen zwischen seinen Sulfhydrylgruppen und

Metallen. Die molekularen Eigenschaften des Dimercaprol-Metall-Chelatkomplexes sind von beträchtlicher praktischer Bedeutung. Bei solchen Metallen wie Quecksilber, Gold und Arsen wird die Bildung eines stabilen Komplexes angestrebt, um so die Elimination des Metalles anzuregen. *In vivo* kann die Dissoziation des Komplexes und die Oxidation von Dimercaprol auftreten. Ferner ist die Schwefel-Metall-Bindung in saurem tubulären Urin unter Umständen unbeständig, wodurch der Transport von Metall ins renale Gewebe und somit die Toxizität erhöht wird. Der Dosierungsplan ist deshalb darauf ausgelegt, eine ausreichend große Konzentration an Dimercaprol im Plasma aufrechtzuerhalten, welche die kontinuierliche Bildung des stabileren 2:1 (BAL:Metall) Komplexes und seine rasche Ausscheidung begünstigt. Aufgrund von ausgeprägten und dosisbedingten Nebenwirkungen müssen allerdings zu hohe Konzentrationen im Plasma vermieden werden. Die Konzentration im Plasma muß durch wiederholte fraktionierte Dosierung aufrechterhalten werden, bis das Metall ausgeschieden werden kann.

Dimercaprol ist bei der Verhinderung einer Hemmung von Sulfhydrylenzymen wirksamer als bei als bei der Reaktivierung. Es sollte deshalb so bald wie möglich nach dem Zeitpunkt der Belastung gegeben werden. Dimercaprol antagonisiert die biologische Wirkung von Metallen, die mit lebensnotwendigen zellulären Sulfhydrylgruppen Mercaptide bilden, darunter vorwiegend Arsen, Gold und Quecksilber. Es wird auch in Kombination mit CaNa$_2$EDTA bei der Behandlung von Bleivergiftung eingesetzt, besonders dann, wenn Hinweise auf eine Bleienzephalopathie vorliegen. Die Intoxikation durch Selenite, die Sulfhydrylenzyme oxidieren, wird von Dimercaprol nicht beeinflußt.

Resorption, Verteilung und Exkretion Dimercaprol kann nicht oral verabreicht werden; es wird durch tiefe intramuskuläre Injektion als 100 mg/ml Lösung in Erdnußöl gegeben. Es sollte nicht bei Patienten eingesetzt werden, die auf Erdnüsse oder Erdnußprodukte allergisch reagieren. Die Maximalkonzentrationen im Blut werden nach 30 - 60 Minuten erreicht. Die Halbwertzeit ist kurz, und metabolischer Abbau und Auscheidung sind im wesentlichen innerhalb von vier Stunden beendet.

Toxizität Beim Menschen ruft die Darreichung von Dimercaprol eine Reihe von Nebenwirkungen hervor, die meist eher aufregend als wirklich ernst sind. Reaktionen auf Dimercaprol treten bei ungefähr 50% der Personen auf, die 5 mg/kg intramuskulär erhalten. Die Auswirkungen der wiederholten Verabreichung dieser Dosis sind nicht kumulativ, wenn ein Intervall von mindestens vier Stunden zwischen den Injektionen liegt. Eine der häufigsten Reaktionen auf Dimercaprol ist ein Anstieg des systolischen und diastolischen Blutdrucks, begleitet von einer Tachykardie. Der Blutdrucksanstieg kann, wenn zwei Dosen (5 mg/kg) im Abstand von zwei Stunden gegeben wurden, bis zu 50 mm Hg betragen. Der Blutdruck steigt sofort, kehrt aber innerhalb von ca. zwei Stunden auf seinen Normalstand zurück.

Andere Anzeichen und Symptome der Toxizität von Dimercaprol, die häufig mit der Blutdruckänderung zeitlich und in der Intensität parallel verlaufen, sind (in der ungefähren Reihenfolge der Häufigkeit): Übelkeit und Erbrechen, Kopfschmerzen, ein brennendes Gefühl auf den Lippen, in Mund und Hals sowie ein Engegefühl (manchmal schwerzhaft) in Hals, Brustkorb oder Händen, Konjunktivitis, Blepharospasmus, Tränensekretion, Rhinorrhö und Speichelbildung, ein Prickeln der Hände, ein brennendes Gefühl im Penis, Schwitzen von Stirn, Hand und anderen Bereichen, Abdominalschmerzen, und gelegentliches Auftreten schmerzhafter steriler Abszesse am Einstichgebiet. Die Symptome werden oft von Unruhe und Angst begleitet. Da der Dimercaprol-Metall-Komplex im sauren Milieu leicht zerfällt, sollte ein alkalischer Urin während der Therapie angestrebt werden. Kinder zeigen dieselben Reaktionen wie Erwachsene, obwohl ungefähr 30% zusätzlich Fieber bekommen können, welches nach dem Absetzen des Medikamentes wieder verschwindet. Eine vorübergehende Abnahme des Anteils von polymorphkernigen Leukozyten kann auch beobachtet werden. Bei Patienten mit Mangel an Glucose-6-phosphat-Dehydrogenase kann Dimercaprol auch eine hämolytische Anämie hervorrufen. Dimercaprol ist bei Patienten mit Leberinsuffizienz kontraindiziert, es sei denn, diese ist eine Folge von Arsenvergiftung.

Succimer

Succimer (2,3-Dimercaptosuccinsäure) ist ein relativ neu auf den Markt gekommener Chelatbildner, der nach oraler Darreichung wirksam ist. Succimer ähnelt chemisch dem Dimercaprol, enthält jedoch zwei Carboxylgruppen, die sowohl die Verteilung wie auch das Spektrum der Chelatbildung von Succimer verändern. Succimer hat folgende Struktur:

```
    COOH
    |
    CHSH
    |
    CHSH
    |
    COOH
   SUCCIMER
```

Nach der Resorption wird Succimer im Menschen biologisch in ein gemischtes Disulfid mit Cystein umgewandelt (Aposhian und Aposhian, 1990), das folgende Struktur besitzt:

```
         COOH
         |              COOH
         |              |
    CH—S—S—CH₂—CH
         |              |
         |              NH₂
         |              COOH
         |              |
    CH—S—S—CH₂—CH
         |              |
         |              NH₂
         COOH
```

Succimer führt zu einer Bleidiurese mit anschließender Senkung der Bleikonzentrationen im Blut und Abschwächung der schädlichen biochemischen Wirkungen von Blei, was sich durch die Normalisierung der Aktivität der Aminolävulinsäure-Dehydrase manifestiert (Graziano et al., 1992). Der Succimer-Blei-Chelatkomplex wird auch durch die Galle eliminiert. Der mit der Galle ausgeschiedene Anteil durchläuft eine enterohepatische Zirkulation.

Eine günstige Eigenschaft von Succimer ist, daß die lebensnotwendigen Metalle wie Zink, Kupfer oder Eisen nicht wesentlich mobilisiert werden. Tierversuche deuten darauf hin, daß Succimer andererseits mit Arsen, Kadmium, Quecksilber und anderen Metallen Chelatkomplexe bildet (Aposhian und Aposhian, 1990).

Bei Succimer ist die Toxizität geringer als bei Dimercaprol, vielleicht weil seine relativ geringere Fettlöslichkeit die Aufnahme in die Zellen minimiert. Nichtsdestotrotz werden nach einer Behandlung mit Succimer vorübergehende Erhöhungen von Leberenzymen festgestellt. Die am häufigsten berichteten schädlichen Auswirkungen einer Behandlung mit Succimer sind Übelkeit, Erbrechen, Diarrhoe und Appetitlosigkeit. Hauterscheinungen wurden auch berichtet und können unter Umständen zum Abbruch der Therapie zwingen.

Succimer ist in den Vereinigten Staaten für die Behandlung von Kindern zugelassen, deren Bleiwerte im Blut Konzentrationen von 45 µg/dl überschreiten.

Penicillamin

Geschichte Penicillamin konnte 1953 zum ersten Mal aus dem Urin von leberkranken Patienten, die Penicillin bekamen, isoliert werden. Die Entdeckung seiner chelatbildenden Eigenschaften führte zur Anwendung bei Patienten mit der Wilson-Brocq-Krankheit (Morbus Wilson) und Schwermetallvergiftungen.

Chemie Penicillamin ist ein D-β, β-Dimethylcystein. Es hat folgende Struktur:

$$H_3C-\underset{SH}{\underset{|}{C}}(CH_3)-\underset{NH_2}{\underset{|}{CH}}-COOH$$

PENICILLAMIN

Nur das D-Isomer wird klinisch eingesetzt, obwohl das L-Isomer ebenfalls Chelatkomplexe bildet. Penicillamin ist ein wirksamer Komplexbildner mit Kupfer, Quecksilber, Zink und Blei und fördert die Ausscheidung dieser Metalle im Urin.

Resorption, Verteilung und Exkretion Penicillamin wird gut aus dem Magen-Darm-Trakt resorbiert (40 - 70%) und hat deshalb einen entscheidenden Vorteil gegenüber vielen anderen Chelatbildnern. Nahrung, Antazida und Eisen verringern die Resorption. Maximalkonzentrationen im Blut werden zwischen ein und drei Stunden nach der Gabe gemessen (Netter et al., 1987). Im Gegensatz zu Cystein, seiner nichtmethylierten Stammverbindung, ist Penicillamin ziemlich resistent gegen die Cystein-Desulfhydrase oder L-Aminosäure-Oxidase. Aus diesem Grund ist Penicillamin in vivo relativ stabil. N-Acetylpenicillamin schützt wirksamer gegen die toxischen Effekte von Quecksilber als Penicillamin (Aposhian und Aposhian, 1959), vermutlich weil es noch widerstandsfähiger gegen die Verstoffwechselung ist. Für den größten Teil des Abbaus von Penicillamin ist die Biotransformation in der Leber verantwortlich, und nur sehr wenig wird unverändert wieder ausgeschieden. Metaboliten werden sowohl im Urin wie auch in den Faeces gefunden (Perrett, 1981).

Therapeutischer Einsatz Penicillamin ist zur oralen Einnahme erhältlich. Die übliche Dosis für Erwachsene bei der Chelationstherapie beträgt 1 - 1,5 g pro Tag, auf vier Dosen verteilt (siehe betreffende Abschnitte bei den einzelnen Metallen). Das Medikament sollte auf nüchternen Magen gegeben werden, um die Wechselwirkung mit Metallen in der Nahrung zu vermeiden. Zusätzlich zur Anwendung als Chelatbildner bei der Behandlung von Kupfer-, Quecksilber- und Bleivergiftung wird Penicillamin beim Morbus Wilson (hepatolentikuläre Degeneration, hervorgerufen durch zu hohe Kupferkonzentrationen), Cystinurie und rheumatoide Arthritis eingesetzt. Bei der Behandlung des Morbus Wilson werden täglich vier Dosen eingenommen, wobei zumeist 1 - 2 g pro Tag gegeben werden. Die Kupferausscheidung im Urin ist ein Maß für eine ausreichende Penicillamindosierung.

Der Grund für den Einsatz von Penicillamin bei Cystinurie liegt darin, daß Penicillamin mit dem schlecht löslichen Cystein in einer Thiol-Disulfid-Austauschreaktion reagiert und ein relativ gut wasserlösliches Cystein-Penicillamin-Mischdisulfid bildet. Bei der Cystinurie kann die Cystinausscheidung im Urin zur Dosisanpassung benutzt werden, normalerweise werden 2 g pro Tag (4 x 0,5 g) gegeben.

Der Wirkungsmechanismus von Penicillamin bei rheumatoider Arthritis bleibt ungeklärt, obwohl die Suppression der Krankheit mit einer deutlichen Abnahme der Konzentration des IgM-Rheumafaktors einhergeht (Wernick et al., 1983). Außergewöhnlicherweise wird diese Abnahme nicht von Konzentrationsverringerungen an Immunglobulinen im Plasma begleitet. Verschiedene Dosierungspläne sind für die Behandlung von rheumatoider Arthritis untersucht worden. Üblicherweise wird die Therapie mit einer einmaligen Dosis von 125 - 250 mg initiiert. Die Dosierung wird je nach klinischem Ansprechen in Intervallen von ein bis drei Monaten erhöht. Es kann zwei oder drei Monate dauern, bis Besserung zu erkennen ist. Mit der Zeit sprechen viele Patienten auf 500 - 750 mg pro Tag oder weniger an.

Andere experimentelle Anwendungen von Penicillamin sind unter anderem die Behandlung von primär biliärer Zirrhose und Sklerodermie. Der Wirkungsmechanismus von Penicillamin bei diesen Krankheiten könnte ebenfalls mit Auswirkungen auf Immunglobuline und Immunkomlexe zusammenhängen (Epstein et al., 1979).

Toxizität Der Hauptnachteil von Penicillamin bei kurzzeitiger Anwendung als Chelatbildner war die Möglichkeit, bei Patienten, die auf Penicillin allergisch sind, anaphylaktische Reaktionen auszulösen. Heutzutage enthalten Präparate dieses Arzneistoffes jedoch keine Spuren von Penicillin mehr. Bei längerer Anwendung kann Penicillamin schwere Hautläsionen hervorrufen, darunter Urtikaria, makulöse oder papulöse Exantheme, Pemphigoidläsionen, Lupus erythematodes, Dermatomyositis, Auswirkungen auf Kollagen und andere, weniger ernste Reaktionen, wie z. B. Trockenheit und Abschuppung der Haut. Kreuzreaktivität mit Penicillin kann unter anderem für einige urtikarielle oder makulopapulöse Reaktionen verantwortlich sein, mit generalisierter Ödembildung, Pruritus und Fieber, die bei bis zu einem Drittel der mit Penicillamin behandelten Patienten auftreten (s. Bell und Graziano, 1983). Für eine detaillierte Besprechung der schädlichen dermatologischen Auswirkungen von Penicillamin, s. Levy und Mitarbeiter (1983).

Das hämatologische System kann ebenfalls durch Penicillamin geschädigt werden. Eine Leukopenie, aplastische Anämie und Agranulozytose können jederzeit während der Therapie auftreten und mitunter tödlich verlaufen. Dementsprechend sorgfältig müssen die Patienten durch Blutbildkontrollen überwacht werden.

Durch Penicillamin induzierte Nierentoxizität manifestiert sich für gewöhnlich als reversible Proteinurie und Hämaturie, doch sie kann sich zum nephrotischen Syndrom mit membranöser Glomerulopathie entwickeln. Seltener wurde von Todesfällen aufgrund des Goodpasture-Syndroms berichtet (Hill, 1979).

Toxische Auswirkungen auf das Lungensystem sind ungewöhnlich, doch schwere Dyspnoe wurde als Folge penicillamininduzierter Bronchienalveolitis beobachtet. Myasthenia gravis ist ebenfalls durch langfristige Therapie mit Penicillamin hervorgerufen worden (Gordon und Burnside, 1977). Weniger ernste Nebenwirkungen sind Übelkeit, Erbrechen, Diarrhoe, Dyspepsie, Anorexie und ein vorübergehender Verlust des Geschmackssinns für süß und salzig, welcher durch Ergänzung der Ernährung mit Kupfer gelindert wird. Einige Kontraindikationen von Penicillamin sind Schwangerschaft, eine vorangegangene Anamnese von penicillamininduzierter Agranulozytose oder aplastischer Anämie oder das Bestehen von Niereninsuffizienz.

Trientin

Penicillamin ist das bevorzugte Medikament für die Behandlung des Morbus Wilson. Das Medikament ruft jedoch relativ häufig unerwünschte Wirkungen hervor, und bei einigen Patienten kann eine Unverträglichkeit auftreten. Für diese Personen ist Trientin (Triethylentetramindehydrochlorid) eine annehmbare Alternative. Bei Patienten mit Morbus Wilson ist Trientin ein wirksamer Kupferbindner, obwohl es mitunter weniger wirksam ist als Penicillamin. Trientin wird oral verabreicht. Die maximale Tagesdosis von 2 g für Erwachsene und 1,5 g für Kinder wird in zwei bis vier Einzeldosen auf den Tag verteilt und auf nüchternen Magen eingenommen. Trientin kann Eisenmangel verursachen. Dem kann mit kurzen Behandlungszyklen mit Eisenpräparaten entgegengewirkt werden, doch die Eisen- und Trientinnahme sollten mit mindestens zwei Stunden Abstand voneinander erfolgen.

Deferoxamin

Deferoxamin hat folgende Struktur:

$$H_2N-[(CH_2)_5-\underset{HO}{N}-\underset{O}{C}-(CH_2)_2-\underset{O}{C}-\underset{H}{N}]_2-(CH_2)_5-\underset{HO}{N}-\underset{O}{C}-CH_3$$

DEFEROXAMIN

Deferoxamin wird als Eisenchelatkomplex aus *Streptomyces pilosus* isoliert und zur Gewinnung des metallfreien Liganden chemisch behandelt. Deferoxamin hat eine wünschenswert hohe Affinität zu dreiwertigem Eisen ($K_a=10^{31}$) verbunden mit einer sehr niedrigen Affinität zu Kalzium ($K_a=10^2$). *In vitro* Studien haben ergeben, daß es Eisen aus Hämosiderin und Ferritin und in kleinerem Ausmaße aus Transferrin entfernt. Eisen in Hämoglobin oder Cytochromen wird von Deferoxamin nicht entfernt.

Deferoxamin (Deferoxaminmesilat) wird nach oraler Einnahme nur schlecht resorbiert, und in den meisten Fällen ist die parenterale Verabreichung erforderlich. Bei schwerer Eisenbelastung (Eisengehalte im Serum von mehr als 500 µg/dl) wird der intravenöse Weg vorgezogen. Das Medikament wird als Dauerinfusion von 10 - 15 mg/kg pro Stunde verabreicht. Schnellere Infusionsgeschwindigkeiten (45 mg/kg pro Stunde) sind in einigen Fällen angewandt worden. Die schnelle Gabe großer Dosen ist jedoch meist mit Blutdruckabfall verbunden. Bei mäßig toxischen Fällen (Eisen im Serum 350 - 500 µg/dl) kann Deferoxamin intramuskulär als Dosis von 50 mg/kg mit einer Maximaldosis von 1 g gegeben werden. Bei intramuskulärer Gabe kann ebenfalls eine Hypotonie auftreten.

Bei chronischer Intoxikation (z.B. Thalassämie) wird eine intramuskuläre Dosis von 0,5 - 1,0 g pro Tag empfohlen, obwohl eine wiederholte subkutane Verabreichung (1 - 2 g pro Tag) fast so wirksam ist wie die intravenöse Gabe (Propper et al., 1977). Wenn bei Patienten mit Thalassämie Bluttransfusionen vorgenommen werden, sollten 2,0 g Deferoxamin (pro Einheit Blut) als langsame intravenöse Infusion (die Geschwindigkeit darf 15 mg/kg pro Stunde nicht überschreiten) während der Transfusion gegeben werden, doch nicht durch dieselbe intravenöse Zuleitung. Bei primärer Hämochromatose wird Deferoxamin nicht empfohlen. Dort ist die bevorzugte Behandlungsmethode der Aderlaß. Deferoxamin wurde auch zur Bildung von Chelatkomplexen mit Aluminium bei Dialysepatienten eingesetzt (Swartz, 1985).

Deferoxamin wird hauptsächlich im Plasma verstoffwechselt, die genauen Abbauschritte konnten noch nicht bestimmt werden. Das Medikament wird auch im Urin ausgeschieden.

Deferoxamin kann eine Anzahl allergischer Reaktionen auslösen, darunter Pruritus, Quaddeln, Exantheme und Anaphylaxie. Andere nachteilige Wirkungen sind Dysurie, abdominelle Beschwerden, Diarrhoe, Fieber, Beinmuskelkrämpfe und Tachykardie. Gelegentliche Fälle von Kataraktbildung sind bekannt geworden. Bei langzeitiger, hochdosierter Therapie von transfusionsabhängiger Thalassaemia major kann Deferoxamin eine Neurotoxizität verursachen. Sowohl visuelle wie auch akustische Veränderungen wurden beschrieben (Olivieri et al., 1986). Ein pulmonales Syndrom mit Tachypnoe, Hypoxämie, Fieber und Eosinophilie wurde mit hochdosierter (10 - 25 mg/kg pro Stunde) Deferoxamintherapie in Zusammenhang gebracht (Freedman et al., 1990; Castriota-Scanderberg et al., 1990). Kontraindikationen für die Anwendung von Deferoxamin sind unter anderem Niereninsuffizienz und Anurie. Während der Schwangerschaft sollte das Medikament nur bei vitaler Indikation eingesetzt werden.

Ein oraler Eisenchelator, der zur Zeit klinisch untersucht wird, Deferiprone (1,2-Dimethyl-3-hydroxypyridin-4-on), könnte bei Patienten von Wert sein, die Deferoxamin nicht nehmen können oder wollen (Olivieri et al., 1995).

LITERATUR

Adams, R.G., Harrison, J.F., and Scott, P. The development of cadmium-induced proteinuria, impaired renal function and osteomalacia in alkaline battery workers. *Q. J. Med.*, **1969**, *38*:425—443.

Al-Abbasi, A.H., Kostyniak, P.J., and Clarkson, T.W. An extracorporeal complexing hemodialysis system for the treatment of methylmercury poisoning. III. Clinical applications. *J. Pharmacol. Exp. Ther.*, **1978**, *207*:249—254.

Aposhian, H.V., and Aposhian, M.M. N-acetyl-DL-penicillamine, a new oral protective agent against the lethal effects of mercuric chloride. *J. Pharmacol. Exp. Ther.*, **1959**, *126*:131—135.

Baghurst, P.A., McMichael, A.J., Wigg, N.R., Vimpani, G.V., Robertson, E.F., Roberts, R.J., and Tong, S-L. Environmental exposure to lead and children's intelligence at the age of seven years. The Port Pirie Cohort Study. *N. Engl. J. Med.*, **1992**, *327*:1279—1284.

Baker, E.L.,Jr., Goyer, R.A., Fowler, B.A., Khettry, U., Bernard, D.B., Adler, S., White, R.D., Babyan, R., and Feldman, R.G. Occupational lead exposure, nephropathy and renal cancer. *Am. J. Industr. Med.*, **1980**, *1*:139—148.

Bakir, F., Damluji, S.F., Amin-Zaki, L., Murtadha, M., Khalidi, A., Al-Rawi, N.Y., Tikriti, S., Dhahir, H.I., Clarkson, T.W., Smith, J.C., and Doherty, R.A. Methylmercury poisoning in Iraq. An interuniversity report. *Science*, **1973**, *181*:230—241.

Bakir, F., Rustin, H., Tikriti, S., Al-Damluji, S.F., and Shihristani, H. Clinical and epidemiological aspects of methylmercury poisoning. *Postgrad. Med. J.*, **1980**, *56*:1—10.

Bell, C.L., and Graziano, F.M. The safety of administration of penicillamine to penicillin-sensitive individuals. *Arthritis Rheum.*, **1983**, *26*:801—803.

Bellinger, D.C., Stiles, K.M., and Needleman, H.L. Low-level lead exposure, intelligence and academic achievement: a long-term follow-up study. *Pediatrics*, **1992**, *90*:855—861.

Bluhm, R.E., Bobbit, R.G., Welch, L.W., Wood, A.J.J., Bonfiglio, J.F., Sarzen, C., Heath, A.J., and Branch, R.A. Elemental mercury vapour toxicity, treatment, and prognosis after acute intensive exposure in chloralkali plant workers. Part I: History, neuropsychological findings and chelator effects. *Hum. Exp. Toxicol.*, **1992**, *11*:201—210.

Boyd, P.R., Walker, G., and Henderson, I.N. The treatment of tetraethyl lead poisoning. *Lancet*, **1957**, *1*:181—185.

Campbell, J.R., Clarkson, T.W., and Omar, M.D. The therapeutic use of 2,3-dimercappane-1-sulfonate in two cases of inorganic mercury poisoning. *JAMA*, **1986**, *256*:3127—3130.

Cantilena, L.R., Jr., Klaassen, C.D. Decreased effectiveness of chelation therapy with time after acute cadmium poisoning. *Toxicol. Appl. Pharmacol.*, **1982a**, *63*:173—180.

Cantilena, L.R., Jr., and Klaassen, C.D. The effect of chelating agents on the excretion of endogenous metals. *Toxicol. Appl. Pharmacol.*, **1982b**, *63*:344—350.

Castriota-Scanderbeg, A., Izzi, G.C., Butturini, A., Benaglia, G. Pulmonary syndrome and intravenous high-dose desferrioxamine. *Lancet*, **1990**, *336*:1511.

Chisolm, J.J., Jr., Management of increased lead absorption and lead poisoning in children. *N. Engl. J. Med.*, **1973**, *289*:1016—1018.

Chisolm, J.J., Jr., and Barltrop, D. Recognition and management of children with increased lead absorption. *Arch. Dis. Child.*, **1979**, *54*:249—262.

Chowdhury, P., and Louria, D.B. Influence of cadmium and other trace metals on human α_1-antitrypsin: an *in vitro* study. *Science*, **1976**, *191*:480—481.

Clarkson, T.W. Metal toxicity in the central nervous system. *Environ. Health Perspect.*, **1987**, *75*:59—64.

Cooper, W.C., and Gaffey, W.R. Mortality of lead workers. *J.Occup. Med.*, **1975**, *17:*100—107.

Davison, A.G., Fayers, P.M., Taylor, A.J., Venables, K.M., Darbyshire, J., Pickering, C.A., Chettle, D.R., Franklin, D., Guthrie, C.J., Scott, M.C., O'Malley, D., Holden, H., Mason, H.J., Wright, A.L., and Gompertz, D. Cadmium fume inhalation and emphysema. *Lancet*, **1988**, *1*:663—667.

deKort, W.L., Verschoor, M.A., Wibowo, A.A., and van Hemmen, J.J. Occupational exposure to lead and blood pressure: a study in 105 workers. *Am. J. Indust. Med.*, **1987**, *11*:145—156.

Donofrio, P.D., Wilbourn, A.J., Albers, J.W., Rogers, L., Salanga, V., and Greenberg, H.S. Acute arsenic intoxication presenting as Guillain-Barré-like syndrome. *Muscle Nerve*, **1987**, *10*:114—120.

Dudley, R.E., Gammal, L.M., and Klaassen, C.D. Cadmium-induced hepatic and renal injury in chronically exposed rats: likely role of hepatic cadmium-metallothionein in nephrotoxicity. *Toxicol. Appl. Pharmacol.* **1985**, *77*:414—426.

Eley, B.M., and Cox, S.W. The release, absorption and possible health effects of mercury from dental amalgam: a review of recent findings. *Br. Dent. J.*, **1993**, *175*:355—362.

Elinder, C.G., Kjellstrom, T., Lind, B., Linnman, L., Piscator, M., and Sundstedt, K. Cadmium exposure from smoking cigarettes. Variations with time and country where purchased. *Environ. Res.*, **1983**, *32*:220—227.

Engstrom, B., and Nordberg, G.F. Dose dependence of gastrointestinal absorption and biological half-time of cadmium in mice. *Toxicology*, **1979**, *13*:215—222.

Epstein, O., De Villiers, D., Jain, S., Potter, B.J., Thomas, H.C., and Sherlock, S. Reduction of immune complexes and immunoglobulins induced by D-penicillamine in primary biliary cirrhosis. *N. Engl. J. Med.*, **1979**, *300*:274—278.

Fournier, L., Thomas, G., Garnier, R., Buisine, A., House, P., Pradier, F., and Dally, S. 2,3-Dimercaptosuccinic acid treatment of heavy metal poisoning in humans. *Med. Toxicol. Adverse Drug Exp.*, **1988**, *3*:499—504.

Freedman, M.H., Grisaru, D., Olivieri, N., MacLusky, I., and Thorner, P.S. Pulmonary syndrome in patients with thalassemia major receiving intravenous deferoxamine infusions. *Am. J. Dis. Child.*, **1990**, *144*:565—569.

Gerstner, H.B., and Huff, J.E. Clinical toxicology of mercury. *J. Toxicol. Environ. Health*, **1977**, *2*:491—526.

Giunta, F., DiLandro, D., Chiarmda, M., Zanardi, L., Dal Pau, A., Giron, G.P., Bressa, G., and Cima, L. Severe acute poisoning from the ingestion of a permanent wave solution of mercuric chloride. *Hum. Toxicol.*, **1983**, *2*:243—246.

Goering, P.L., and Klaassen, C.D. Tolerance to cadmium-induced hepatotoxicity following cadmium pretreatment. *Toxicol. Appl. Pharmacol.*, **1984**, *74*:308—313.

Goldwater, L.J., and Hoover, A.W. An international study of "normal" levels of lead in blood and urine. *Arch. Environ. Health*, **1967**, *15*:60—63.

Gordon, R.A., and Burnside, J.W. D-Penicillamine-induced myasthenia gravis in rheumatoid arthritis. *Ann. Intern. Med.*, **1977**, *87*:578—579.

Gotelli, C.A., Astolfi, E., Cox, C., Cernichiari, E., and Clarkson, T.W. Early biochemical effects of an organic mercury fungicide on infants: "Dose makes the poison." *Science*, **1985**, *227*:638—640.

Graziano, J.H., Cuccia, D., and Friedham, E. The pharmacology of 2,3-dimercaptosuccinic acid and its potential use in arsenic poisoning. *J. Pharmacol. Exp. Ther.*, **1978**, *207*:1051—1055.

Graziano, J.H., Lolacono, N.J., Moulton, T., Mitchell, M.E., Slavkovich, V., and Zarate, C. Controlled study of meso-2,3-dimercaptosuccinic acid for the management of childhood lead intoxication. *Pediatr. Pharmacol. Ther.*, **1992**, *120*:133—139.

Gregus, Z., and Klaassen, C.D. Disposition of metals in rats: a comparative study of fecal, urinary, and biliary excretion and tissue distribution of eighteen metals. *Toxicol. Appl. Pharmacol.*, **1986**, *85*:24—38.

Gross, S.B., Pfitzer, E.A., Yeager, D.W., and Kehoe, R.A. Lead in human tissues. *Toxicol. Appl. Pharmacol.*, **1975**, *32*:638—651.

Guldager, B., Jelnes, R., Jørgensen, S.J., Nielson, J.S., Klaerke, A., Mogensen, K., Larsen, K.E., Reimer, E., Holm, J., and Ottesen, S. EDTA treatment of intermittent claudication—a double-blind placebocontrolled study. *J. Intern. Med.*, **1992**, *231*:261—267.

Hammond, P.B. The effects of chelating agents on the tissue distribution and excretion of lead. Toxicol. Appl. Pharmacol., **1971**, *18*:296—310.

Hill, H.F.H. Penicillamine in rheumatoid arthritis. Adverse effects. *Scand. J. Rheumatol.* **1979**, *28*:Suppl:94—99.

Isselbacher, K.J., Braunwald, E., Wilson, J.D., Martin, J.B., Fauci, A.S., Kasper D.L. Harrison – *Principi di Medicina Interna*, 13ª ed., McGraw-Hill Libri Italia, Milano, **1995**.

Jackson, R., and Grainge, J.W. Arsenic and cancer. *Can. Med. Assoc. J.*, **1975**, *113*:396—401.

Järup, L. and Pershagen, G. ERRATUM: Arsenic exposure, smoking and lung cancer in smelter workers—-a case-control study. *Am. J. Epidemiol.*, **1992**, *136*:1174.

Jenkins, R.B. Inorganic arsenic and the nervous system. *Brain*, **1966**, *89*:479—498.

Jones, C.W., Mays, C.W., Taylor, G.N., Lloyd, R.D., and Packer, S.M. Reducing the cancer risk of ^{239}Pu by chelation therapy. *Radiat. Res.*, **1986**, *107*:296—306.

Jones, M.M., Cherian, M.G., Singh, P.K., Basinger, M.A., and Jones, S.G. A comparative study of the influence of vicinal dithiols and a dithiocarbamate on the biliary excretion of cadmium in rat. *Toxicol. Appl. Pharmacol.*, **1991**, *110*:241—250.

Kazantzis, G., Flynn, F.V., Spowage, J.V., and Trott, D.G. Renal tubular malfunction and pulmonary emphysema in cadmium pigment workers. *Q. J. Med.*, **1963**, *32*:165—192.

Kehoe, R.A. The metabolism of lead in man in health and disease. *Arch. Environ. Health*, **1961a**, *2*:418—422.

Kehoe, R.A. The Harben Lectures, 1960: the metabolism of lead in man in health and disease. *J.R. Inst. Public Health*, **1961b**, *24*:177—203.

Kehoe, R.A. Studies of lead administration and elimination in adult volunteers under natural and experimentally induced conditions over extended periods of time. *Food Chem. Toxicol.*, **1987**, *25*:421—493.

Kershaw, T.G., Dhahir, P.H., and Clarkson, T.W. The relationship between blood levels and dose of methylmercury in man. *Arch. Environ. Health*, **1980**, *35*:28—36.

Klaassen, C.D. Biliary excretion of mercury compounds. *Toxicol. Appl. Pharmacol.*, **1975**, *33*:356—365.

Klaassen, C.D. *Casarett and Doull's Toxicology: The Basic Science of Poisons*, 5th ed., McGraw-Hill, New York, **1996**.

Kostyniak, P.J. Mobilization and removal of methylmercury in the dog during extracorporeal complexing hemodialysis with 2,3dimercaptosuccinic acid (DMSA). *J. Pharmacol. Exp. Ther.*, **1982**, *221*:63—68.

Kotsonis, F.N., and Klaassen, C.D. The relationship of metallothionein to the toxicity of cadmium after prolonged oral administration to rats. *Toxicol. Appl. Pharmacol.*, **1978**, *46*:39—54.

Landrigan, P.J. Arsenic—-state of the art. *Am. J. Industr. Med.*, **1981**, *2*: 5—14.

Lauwerys, R.R., Bernard, A., Roels, H.A., Buchet, J.-P., and Viau, C. Characterization of cadmium proteinuria in man and rat. *Environ. Health Perspect.*, **1984**, *54*:147—152.

Lauwerys, R.R., Roels, H.A., Buchet, J.-P., Bernard, A., and Stanescu, D. Investigations on the lung and kidney function in workers exposed to cadmium. *Environ. Health Perspect.*, **1979**, *28*:137—146.

Lenz, K., Hruby, K., Druml, W., Eder, A., Gaszner, A., Kleinberger, G., Pichler, M., and Weiser, M. 2,3-Dimercaptosuccinic acid in human arsenic poisoning. *Arch. Toxicol.*, **1981**, *47*:241—243.

Lerda, D. Study of sperm characteristics in persons occupationally exposed to lead. *Am. J. Industr. Med.*, **1992**, *22*:567—571.

Levy, R.S., Fisher, M., and Alter, J.N. Penicillamine: review of cutaneous manifestations. *J. Am. Acad. Dermatol.*, **1983**, *8*:548—558.

McAlpine, D., and Araki, S. Minamata disease. An unusual neurological disorder caused by contaminated fish. *Lancet*, **1958**, *2*:629—631.

Magos, L., Halbach, S., and Clarkson, T.W. Role of catalase in the oxidation of mercury vapor. *Biochem. Pharmacol.*, **1978**, *27*:1373—1377.

Mahaffey, K.R., Rosen, J.F., Chesney, R.W., Peeler, J.T., Smith, C.M., and DeLuca, H.F. Association between age, blood lead concentration, and serum 1,25-dihydroxycholecalciferol levels in children. *Am. J. Clin. Nutr.*, **1982**, *35*:1327—1331.

Matheson, D.S., Clarkson, T.W., and Gelfand, E.W. Mercury toxicity (acrodynia) induced by long term injection of gammaglobulin. *J. Pediatr.*, **1980**, *97*:153—155.

Needleman, H.L., Schell, A., Bellinger, D., Leviton, A., Allred, E.N. The long-term effects of exposure to low doses of lead in childhood: an 11-year follow-up report. *N. Engl. J. Med.*, **1990**, *322*:83—88.

Netter, P., Bannwarth, B., Pere, P., and Nicolas, A. Clinical pharmacokinetics of D-penicillamine. *Clin. Pharmacokinet.*, **1987**, *13*:317—333.

Olivieri, N.F., Brittenham, G.M., Matsui, D., Berkovitch, M., Blendis, L.M., Cameron, R.G., McClelland, R.A., Liu, P.P., Templeton, D.M., and Koren, G. Iron-chelation therapy with oral deferiprone in patients with thalassemia major. *N. Engl. J. Med.*, **1995**, *332*:918—922.

Olivieri, N.F., Buncic, J.R., Chew, E., Gallant, T., Harrison, R.V., Keenan, N., Logan, W., Mitchell, D., Ricci, G., Skarf, B., Taylor, M., and Freedman, M.H. Visual and auditory neurotoxicity in patients receiving subcutaneous deferoxamine infusions. *N. Engl. J. Med.*, **1986**, *314*:869—873.

Perrett, D. The metabolism and pharmacology of D-penicillamine in man. *J. Rheumatol.* **1981**, *8Suppl*.7: 51—55.

Pirkle, J.L., Schwartz, J., Landis, J.R., and Harlan, W.R. The relationship between blood lead levels and blood pressure and its cardiovascular risk implications. *Am. J. Epidemiol.*, **1985**, *121*:246—258.

Piscator, M., and Pettersson, B. Chronic cadmium poisoning: diagnosis and prevention. In, *Clinical Chemistry and Chemical Toxicology of Metals*. (Brown, S.S., ed.) Elsevier/North Holland Biomedical Press, Amsterdam, **1977**, pp. 143—155.

Propper, R.D., Cooper, B., Rufo, R.R., Nienhuis, A.W., Anderson, W.F., Bunn, H.F., Rosenthal, A., and Nathan, D.G. Continuous subcutaneous administration of deferoxamine in patients with iron overload. *N. Engl. J. Med.*, **1977**, *297*:418—423.

Rahola, T., Aaran, R.K., and Mietinen, J.K. Half-time studies of mercury and cadmium by whole body counting. International Atomic Energy Agency symposium on the assessment of radioactive organ and body burdens. In, *Assessment of Radioactive Contamination in Man*. International Atomic Energy Agency, Vienna, **1972**.

Rosen, J.F., Chesney, R.W., Hamstra, A., DeLuca, H.F., and Mahaffey, K.R. Reduction in 1,25-dihydroxyvitamin D in children with increased lead absorption. *N. Engl. J. Med.*, **1980**, *302*:1128—1131.

Schoen, E.J. Childhood lead poisonings: definitions and priorities. *Pediatrics*, **1993**, *91*:504—505.

Schroeder, H.A. Cadmium as a factor in hypertension. *J. Chronic Dis.*, **1965**, *18*:647—656.

Schumann, G.B., Lerner, S.I., Weiss, M.A., Gawronski, L., and Lohiya, G.K. Inclusion-bearing cells in industrial workers exposed to lead. *Am. J. Clin. Pathol.*, **1980**, *74*:192—196.

Scott, R., Haywood, J.K., Boddy, K., Williams, E.D., Harvey, I., and Paterson, P.J. Whole body calcium deficit in cadmium-exposed workers with hypercalciuria. *Urology*, **1980**, *15*:356—359.

Seshia, S.S., Rajani, K.R., Boeckx, R.L., and Chow, P.N. The neurological manifestations of chronic inhalation of leaded gasoline. *Dev. Med. Child Neurol.*, **1978**, *20*:323—334.

Swartz, R.D. Deferoxamine and aluminum removal. *Am. J. Kidney Dis.*, **1985**, *6*:358—364.

Tam, G.K.H., Charbonneau, S.M., Bryce, F., Pomroy, C., and Sandi, E. Metabolism of inorganic arsenic (^{74}As) in humans following oral ingestion. *Toxicol. Appl. Pharmacol.*, **1979**, *50*:319—322.

Tamashiro, H., Arakaki, M., Akagi, H., Futatsuka, M., and Roht, L.H. Mortality and survival for Minamata disease. *Int. J. Epidemiol.*, **1985**, *14*:582—588.

Thind, G.S., and Fischer, G.M. Plasma cadmium and zinc in human hypertension. *Clin. Sci. Mol. Med.*, **1976**, *51*:483—486.

Vaziri, N.D., Upham, T., and Barton, C.H. Hemodialysis clearance of arsenic. *Clin. Toxicol.*, **1980**, *17*:451—456.

Waalkes, M.P., Coogan, T.P., and Barter, R.A. Toxicological principles of metal carcinogenesis with special emphasis on cadmium. *Crit. Rev. Toxicol.*, **1992**, *22*:175—201.

Wernick, R., Merryman, P., Jaffe, I., and Ziff, M. IgG and IgM rheumatoid factors in rheumatoid arthritis. Quantitative response to penicillamine therapy and relationship to disease activity. *Arthritis Rheum.*, **1983**, *26*:593—598.

Zavon, M.R., and Meadow, C.D. Vascular sequelae to cadmium fume exposure. *Am. Ind. Hyg. Assoc. J.*, **1970**, *31*:180—182.

Monographien und Übersichtsartikel

Aposhian, H.V., and Aposhian, M.M. Meso-2,3-dimercaptosuccinic acid: chemical, pharmacological and toxicological properties of an orally effective metal chelating agent. *Annu. Rev. Pharmacol. Toxicol.*, **1990**, *30*:279—306.

Bernard, B.P., and Becker, C.E. Environmental lead exposure and the kidney. *J. Toxicol. Clin. Toxicol.*, **1988**, *26*:1—34.

Catsch, A., and Harmuth-Hoene, A.-E. Pharmacology and therapeutic applications of agents used in heavy metal poisoning. In, *The Chelation of Heavy Metals*. (Levine, W.G., ed.) Pergamon Press, New York, **1979**, pp. 116—124.

Chisolm, J.J., Jr. Treatment of lead poisoning. *Mod. Treat.*, **1967**, *4*:710—727.

Craswell, P.W. Chronic lead nephropathy. *Annu. Rev. Med.*, **1987**, *38*:169—173.

Friberg, L., Piscator, M., Nordberg, G.F., and Kjellstrom, T. *Cadmium in the Environment*, 2nd ed. CRC Press, Inc., Cleveland, **1974**.

Friberg, L., and Vostal, J. *Mercury in the Environment: An Epidemiological and Toxicological Appraisal*. CRC Press, Inc., Cleveland, **1972**.

Garrettson, L.K. Lead. In, *Clinical Management of Poisoning and Drug Overdose*. (Haddad, L.M., and Winchester, J.F., eds.) W.B. Saunders Co., Philadelphia, **1983**, pp. 649—655.

Goyer, R.A. Toxic effects of metals. In, *Casarett and Doull's Toxicology: The Basic Science of Poisons*, 4th ed. (Amdur, M.O., Doull, J., and Klaassen, C.D., eds.) Pergamon Press, New York, **1991**, pp. 623—680.

Hindmarsh, J.T., and McCurdy, R.F. Clinical and environmental aspects of arsenic toxicity. *Crit. Rev. Clin. Lab. Sci.*, **1986**, *23*:315—347.

International Agency for Research on Cancer. Beryllium, cadmium, mercury, and exposures in the glass manufacturing industry. *IARC Monogr. Eval. Carcinog. Risks Hum.*, **1993**, *58*:119—238.

Janin, Y., Couinaud, C., Stone, A., and Wise, L. The "lead-induced colic" syndrome in lead intoxication. *Surg. Annu.*, **1985**, *17*:287—307.

Kazantzis, G. Lead: sources, exposure and possible carcinogenicity. *IARC Sci. Publ.*, **1986**, *71*:103—111.

Sharp, D.S., Becker, C.E., and Smith, A.H. Chronic low-level lead exposure. Its role in the pathogenesis of hypertension. *Med. Toxicol.*, **1987**, *2*:210—232.

Smith, W.E., and Smith, A.M. *Minamata*. Holt, Rinehart & Winston, New York, **1975**.

Winship, K.A. Toxicity of inorganic arsenic salts. *Adverse Drug React. Acute Poisoning Rev.*, **1984**, *3*:129—160.

67

NICHTMETALLISCHE UMWELTGIFTE
Luftschadstoffe, Lösungsmittel, Dämpfe und Pestizide

Curtis D. Klaassen

Die Belastung durch Chemikalien in unserer Umwelt kann schädliche Auswirkungen auf die Gesundheit haben. Für den Arzt ist es wichtig, die potentiellen Auswirkungen von Chemikalien zu kennen und diese Information beim Erstellen einer klinischen Diagnose oder eines Therapieplanes zu berücksichtigen.

Der Mensch ist immer Chemikalien ausgesetzt – in der Luft, die er atmet, in der Nahrung, die er zu sich nimmt oder in dem Wasser, das er trinkt. Die toxischen Auswirkungen von Chemikalien hängen von der Dosis ab. Die Konzentrationen von Chemikalien in Luft, Nahrung und Wasser sind meist zu gering, um toxische Auswirkungen zu haben. Personen mit dem höchsten Risiko der Gesundheitsschädigung sind diejenigen, die an ihrem Arbeitsplatz durch Chemikalien belastet werden, da sie dort oft höhere Dosen aufnehmen als die Normalbevölkerung.

In diesem Kapitel werden die toxischen Auswirkungen von drei großen Chemikaliengruppen vorgestellt: Luftschadstoffe, Lösungsmittel und Dämpfe sowie Pestizide. Spezifische Behandlungsmethoden für die Exposition durch Chemikalien, die zu diesen Gruppen gehören, werden besprochen, falls solche Behandlungen zur Verfügung stehen.

Die Umweltverschmutzung, ein unerwünschtes Nebenprodukt jeglicher menschlichen Aktivität, war bis zur Urbanisierung ein relativ unbedeutendes Problem. Die zunehmende Verwendung von Kohle als Heizmaterial verbreitete eine Schicht schwefelhaltigen Rauchs über den Städten. Seit dem dreizehnten Jahrhundert wurden immer wieder Versuche unternommen, das Verbrennen von Kohle in Städten wie z. B. London zu verbieten, doch im großen und ganzen hat man sich mit der Luftverschmutzung als Teil des städtischen Lebens abgefunden. In Kraftwerken werden bei der Elektrizitätserzeugung fossile Treibstoffe verbrannt; Stahlwerke sind entlang der Fluß- und Seeufer entstanden; in der Nähe von Häfen und Ölfeldern wurden Ölraffinerien errichtet; unweit großer Erzlagerstätten werden in Hütten Metalle in sogenannten Röstreduktionsverfahren geröstet, geschmolzen und veredelt; das Automobil ist ohnehin allgegenwärtig.

LUFTSCHADSTOFFE

Luftschadstoffe gelangen vorwiegend durch die Lunge in den Körper. Einige dieser Chemikalien werden im Blut resorbiert, andere werden über die Lunge wieder abgegeben, und wieder andere bleiben im Lungengewebe zurück.

Resorption und Ablagerung von Giftstoffen in der Lunge

Die Teilchengröße bestimmt den Ort, an dem sich Aerosole sich in den Atemwegen ablagern. Viele Teilchen sind unregelmäßig geformt. Es gibt eine Reihe von Methoden, Teilchengröße oder -verhalten, wie z. B. aerodynamischer Durchmesser, mittlere Masse etc., zu beschreiben. Teilchen mit einem Durchmesser von 5 µm oder mehr lagern sich normalerweise in den oberen Atemwegen ab. Kleinere Teilchen von 1 - 5 µm Durchmesser lagern sich in den endständigen Atemwegen oder den Alveolen ab. Solche, die sich in dem vorderen Teil der Nase ablagern, verbleiben dort, bis sie durch Schneuzen oder Niesen entfernt werden. Im hinteren Teil der Nase befördert eine von Zilien voranbewegte Schleimschicht die unlöslichen Partikel innerhalb weniger Minuten zum Pharynx. Diese Teilchen werden geschluckt und gelangen in den Magen-Darm-Trakt. Lösliche Teilchen können im Schleim zum Pharynx transportiert werden oder durch das Epithel ins Blut resorbiert werden.

Im Tracheobronchialbaum abgelagerte Partikel werden durch die Aufwärtsbewegung von Schleim durch Zilien entfernt. Obwohl die Geschwindigkeit der Zilienbewegung in unterschiedlichen Teilen der Atemwege variiert, ist sie doch rasch und effizient. Transportgeschwindigkeiten liegen zwischen 0,1 und 1 mm pro Minute, woraus sich für die Teilchen Halbwertszeiten von 30 - 300 Minuten ergeben. Husten und Niesen bewegen den Schleim und die Partikel schnell zur Glottis. Diese Teilchen können ebenfalls geschluckt werden.

Teilchen von weniger als 1 µm Durchmesser schweben in der eingeatmeten Luft und erreichen die Alveolarzone der Lunge, wo sie leicht resorbiert werden können. Die Oberfläche der Alveolarzone ist groß (50 - 100 m²), die Durchblutungsgeschwindigkeit ist hoch, und das Blut fließt sehr dicht an der Luft in den Alveolaren vorbei (10 µ). Alle dieser Faktoren beeinflussen das Ausmaß der Resorption; Faktoren, welche die Geschwindigkeit der Resorption von Gasen bestimmen, werden in Kapitel 13 behandelt. Flüssige Aerosole passieren je nach Lipidlöslichkeit durch passive Diffusion die Pneumozytenmembranen. Die Mechanismen für die Entfernung oder Resorption kleiner Partikel (meist mit weniger als 1 µm Durchmesser) aus den Alveolen sind weniger klar umrissen und weniger effizient als die Mechanismen für die Beseitigung von Teilchen aus dem Tracheobronchialbaum. Offenbar sind drei Prozesse daran beteiligt. Der erste besteht in der mechanischen Entfernung: Man geht davon aus, daß Teilchen, die sich auf der flüssigen Schicht der Alveolen abgelagert haben, auf die mukoziliare Transportschicht des Tracheobronchialbaumes gezogen werden. Der zweite Prozeß ist Phagozytose, meist durch mononukleäre Phagozyten oder Alveolarmakrophagen. Die dritte Möglichkeit ist die Absorption in das lymphatische System. Teilchen können lange Zeit im Lymphgewebe wie in einem Zwischenlager verbleiben.

Alles in allem ist die Entfernung von Partikeln aus den Alveolen relativ ineffizient. Nur ungefähr 20% werden innerhalb des ersten Tages nach der Ablagerung entfernt. Alles, was länger als 24 Stunden in den Alveolen verbleibt, wird oft nur sehr langsam beseitigt. Die Geschwindigkeit dieser Clearance kann oft anhand der Löslichkeit der betreffenden Substanz in den Lungenflüssigkeiten vorhergesagt werden. Die am wenigsten löslichen Verbindungen werden langsamer entfernt. Solche Entfernung findet scheinbar durch die Auflösung und Resorption ins Blut statt. Einige Teilchen können auf unbestimmte Zeit in den Alveolen verbleiben, wenn die phagozytierenden Zellen proliferieren und sich dem retikulären Netzwerk anschließen, wobei ein alvoelärer Staubbelag oder ein Knötchen entsteht.

Typen und Quellen von Luftschadstoffen

Fünf Schadstoffe sind für fast 98% aller Luftverunreinigung verantwortlich. Es handelt sich dabei um Kohlenstoffmonoxid (52%), Schwefeloxide (18%), Kohlenwasserstoffe (12%), Staub (10%) und Stickoxide (6%) (Amdur, 1991). Oft wird zwischen zwei Arten der Verunreinigung unterschieden. Die erste zeichnet sich durch die Anwesenheit von Schwefeldioxid und Rauch aus der unvollständigen Verbrennung von Kohle sowie Witterungsbedingungen wie Nebel und niedrige Temperaturen aus. Aufgrund ihrer chemischen Eigenschaften bezeichnet man sie als *reduzierende Art der Verunreinigung*. Die zweite Art der Verunreinigung zeichnet sich durch Kohlenwasserstoffe, Stickoxide und photochemische Oxidationsmittel aus. Sie wird durch Autoabgase verursacht und entsteht insbesondere in Ballungsgebieten mit starker Sonneneinstrahlung, wie z. B. Los Angeles, wo es in den verunreinigten Luftmassen, die unter einer meteorologischen Inversionsschicht gefangen sind, durch Sonneneinstrahlung zu photochemischen Reaktionen kommt. Aufgrund ihrer Eigenschaften wird sie als *oxidierende Art der Verunreinigung* oder *photochemische Luftverunreinigung* bezeichnet. Partikel, die unter bestimmten Bedingungen, insbesondere durch Verbrennung gebildet werden, können Dämpfe oder Gase adsorbieren, wodurch sich die Oberflächeneigenschaften ändern und durch diese Kombination ein Schadstoff entsteht, der gefährlicher ist als die beiden Einzelstoffe.

90% der Schadstoffe, die jährlich tonnenweise emittiert werden, werden durch Fortbewegungsmittel (insbesondere Autos), Industrie, Stromerzeugung, Heizen und Müllentsorgung erzeugt (Nennung in Folge der relativen Wichtigkeit).

Auswirkungen der Luftverschmutzung auf die Gesundheit

Episoden starker Luftverschmutzung bewirken eine Erhöhung der Mortalität und Morbidität. Es gibt drei klassische Beispiele: 1930 starben 65 Personen im Meuse-Tal in Belgien, 1948 starben 20 Personen in Donora, Pennsylvania, und 1952 starben in London ca. 4000 Personen. Jeder dieser Vorfälle ereignete sich während einer drei bis vier Tage andauernden Temperaturinversion der Atmosphäre. Für diese Dauer stiegen die Konzentrationen an Schadstoffen über den Normalwert dieser ohnehin schon stark verschmutzten Gebiete; da hauptsächlich mit Kohle geheizt wurde, entstand eine reduzierende Verunreinigung. Bei denen, die erkrankten oder starben, handelte es sich zumeist um ältere Menschen. Einige hatten Herzleiden oder Atemwegserkrankungen oder auch beides. Keiner von ihnen konnte die zusätzliche Belastung durch die verschmutzte Luft tolerieren.

Die reduzierenden Arten der Verunreinigung führen eindeutig zu akuten Gesundheitsstörungen. Obwohl es weniger Beweise für eine Verbindung zwischen der oxidierenden photochemischen Verunreinigung und Auswirkungen auf die menschliche Gesundheit gibt, so bestehen doch Zusammenhänge zwischen dem Gehalt an Oxidationsmitteln in der Luft und der Rate von Krankenhauseinweisungen wegen allergischer Erkrankungen, Augenentzündungen, akuter Infektionen der oberen Atemwege, Influenza und Bronchitis.

Die Toxikologie der Luftschadstoffe

Schwefeldioxid Gasförmiges Schwefeldioxid entsteht hauptsächlich bei der Verbrennung von schwefelhaltigen fossilen Treibstoffen. Die für den Tod von Versuchstieren erforderliche Konzentration von Schwefeldioxid ist so hoch, daß sie für das Problem der Luftverschmutzung von geringer Bedeutung ist. Die tägliche Belastung durch Ratten durch 10 ppm Schwefeldioxid vermehrt die Schleimschicht in der Trachea jedoch ungefähr um das fünffache. Obwohl die Zilien mit normaler Frequenz schlagen, verlangsamt der dicke Schleim die Clearance. Die Ursache der abnormalen Schleimschicht ist die erhöhte Anzahl muköser Zellen in den Stammbronchien, wo solche Zellen häufig sind sowie in den peripheren Atemwegen, wo sie normalerweise fehlen (Hirsch et al., 1975).

Eine physiologische Reaktion auf die Inhalation von Schwefeldioxid ist eine geringe Bronchokonstriktion, die von einer intakten parasympathischen Innervation abhängt. Setzt man Testpersonen über 10 Minuten 5 ppm Schwefeldioxid aus, so zeigt sich meist ein erhöhter Atemwegswiderstand. Asthmatiker haben eine erhöht Sensibilität gegenüber Schwefeldioxid; eine Bronchokonstriktion kann schon bei Konzentrationen von 0,25 ppm auftreten (Sheppard et al., 1981).

Scheinbar hat eine Erhöhung der Konzentration von Schwefeloxiden in der Atmosphäre, die im allgemeinen von einer Zunahme des Teilchengehaltes begleitet wird, bedeutende Auswirkungen auf Morbidität und Mortalität. In Städten mit hoher Umweltverschmutzung (z. B. London, New York, Krakau), führt die rund um die Uhr vorhandene Belastung durch Schwefeldioxidkonzentrationen von 0,11 - 0,15 ppm und Teilchengesamtkonzentrationen von 500 - 600 μ/m^3 zu erhöhter Morbidität und Mortalität; eine vorübergehende Verminderung der Lungenfunktion wird bei ungefähr 0,1 ppm

Schwefeldioxid und 250 μ Teilchen/m³ beobachtet (Ware et al., 1981).

Schwefelsäure Ein Teil des Schwefeldioxids in der Atmosphäre wird zu Schwefelsäure, Ammoniumsulfat und anderen Sulfaten umgesetzt. Die Umsetzung zu Schwefelsäure kann durch Ruß oder Spurenmetalle wie z. B. Vanadium oder Mangan eingeleitet werden. Stabile Sulfitkomplexe können sich in Anwesenheit von Metallen wie Kupfer oder Eisen bilden.

Schwefelsäure erhöht den Atemwegswiderstand (Resistance) je nach Konzentration und Teilchengröße (Amdur et al., 1978). Teilchen mit 1 μm Durchmesser (1 mg/m³) rufen rasch einen deutlich erhöhten Atemwegswiderstand hervor, wohingegen Teilchen mit 7 μm Durchmesser nur eine geringe Zunahme bewirken, da sie nur bis in die oberen Atemwege vordringen können. Sowohl nach kurzer wie auch langer Belastung bewirkt Schwefelsäure eine größere Zunahme des Atemwegswiderstands als Schwefeldioxid. Asthmatiker reagieren sowohl auf Schwefelsäure wie auch auf Schwefeldioxid empfindlicher.

Staubförmige Sulfate Sulfate unterscheiden sich sehr in ihren Auswirkungen auf die Atmung, das Sulfation an sich bewirkt keine Veränderungen der Atemfunktion. Zinkammoniumsulfat erhöht den Atemwegswiderstand schon bei einer Konzentration von 0,25 mg/m³ und bewirkt eine größere Erhöhung der Resistance als Schwefeldioxid.

Ozon Das Oxidationsmittel, welches mit den höchsten Konzentrationen in der verunreinigten Atmosphäre vorkommt, ist Ozon. Einige Meilen über der Erdoberfläche gibt es kurzwelliges ultraviolettes (UV) Licht in ausreichenden Mengen, um O_2 durch direkte Absorption zu O_3 umzusetzen. Von den wichtigen Schadstoffen in der Atmosphäre absorbiert NO_2 das UV-Licht am effizientesten. Diese Absorption löst eine komplexe Reihe von Reaktionen aus, die vereinfacht folgendermaßen dargestellt werden können:

$$NO_2 \xrightarrow{UV} NO + O \quad (67.1)$$
$$O + O_2 \longrightarrow O_3 \quad (67.2)$$
$$O_3 + NO \longrightarrow NO_2 + O_2 \quad (67.3)$$

Die Intensivierung des UV-Lichtes an der Erdoberfläche (aufgrund des Abbaus von Ozon in der Stratosphäre) beschleunigt die Bildung von Ozon. Da das NO_2 durch die Reaktion von NO mit O_3 zurückerhalten wird, handelt es sich hier um eine zyklische Reaktion. Gleichzeitig reagieren Sauerstoffatome mit Kohlenwasserstoffen in der Atmosphäre, insbesondere mit Olefinen und substituierten Aromaten; dabei entstehen oxidierte Verbindungen und freie Radikale, die mit NO zu noch mehr NO_2 reagieren. Das Ergebnis ist die Akkumulation von NO_2 und O_3, wohingegen die NO-Konzentration abgebaut wird.

Ozon ist ein Lungenreizstoff, der den Tod durch Lungenödem verursachen kann. Starke Lungenödembildung tritt bei Mäusen auf, die Konzentrationen von mehr als 2 ppm ausgesetzt werden. Ozon bewirkt die Abschuppung des Epithels im ganzen Bereich der mit Zilien besetzten Atemwege und ruft eine Entartung in den sogenannten Typ-I-Pneumozyten und ein Anschwellen oder Bersten des Kapillarendothels in den Alveolen hervor. Die Pneumozyten Typ I werden später durch den Typ II ersetzt; die Proliferation der Pneumozyten Typ II ist ein charakteristisches Merkmal der Ozontoxizität. Es ist auch erwähnenswert, daß bei Versuchstieren schon nach relativ kurzer Belastung durch Ozonkonzentrationen, die gelegentlich für kurze Zeit in verunreinigten städtischen Gebieten auftreten, Zeichen einer Lungenschädigung beobachtet werden (Lippmann, 1989).

Eine Langzeitbelastung durch Ozon kann ein Anschwellen der terminalen Alveolarbronchiolen bewirken. Chronische Bronchitis, Fibrose und emphysemartige Veränderungen werden bei einer Reihe von Versuchstieren beobachtet, die Ozon in Konzentrationen von etwas mehr als 1 ppm ausgesetzt werden (Amdur, 1991).

In Konzentrationen von 0,25 - 0,75 ppm führt Ozon zu raschem, flachem Atmen, einer Abnahme der pulmonalen Compliance und subjektiven Symptomen wie Husten, einem Gefühl der Enge im Brustkorb und einem trockener Hals. Solche Ozonkonzentrationen können während langer Flüge in großer Höhe auftreten. Ozon erhöht ebenfalls die Empfindlichkeit der Lunge auf Bronchokonstriktoren wie z. B. Histamin, Acetylcholin und Allergene. Es erhöht die Inzidenz der Infektion bei Versuchstieren, die einem Aerosol mit infektiösen Mikroorganismen ausgesetzt waren – wahrscheinlich durch die Hemmung der Clearance-Mechanismen. Die Ozonkonzentration, bei der eine meßbaren Abnahme der Atemfunktion beim Menschen zu beobachten ist, tritt passager häufig in städtischer Luft auf (Kinney et al., 1988). Es besteht also nur ein kleiner Spielraum zwischen gegenwärtigen Ozongehalten und der toxisch effektiven Konzentration. Glücklicherweise existiert wahrscheinlich im Gegensatz zu Schwefeldioxid, für das z. B. Asthmatiker anfälliger sind, für Ozon keine „Risikogruppe" von empfindlicheren Personen.

Der biochemische Mechanismus der ozonbedingten Lungenschädigung hängt eventuell mit der Bildung reaktiver Zwischenprodukte (freie Radikale) zusammen. Ozoninduzierte freie Radikale können aus der Reaktion mit Sulfhydrylgruppen entstehen, aus dem oxidativen Abbau von Fettsäuren oder aus beidem. Ergebnisse verschiedener Untersuchungen weisen darauf hin, das eine der biologischen Wirkungen von Ozon die Reaktion mit ungesättigten Fettsäuren ist. Die Ozonisierung dieser Fettsäuren entspricht im wesentlichen der Lipidperoxidation. Sulfhydrylverbindungen und Antioxidationsmittel (wie Ascorbinsäure und alpha-Tocopherol) schützen Versuchstiere gegen Ozontoxizität, aber beim Menschen konnten dieselben schützenden Eigenschaften bisher nicht beobachtet werden (Menzel, 1994).

Stickstoffdioxid Stickstoffdioxid ist wie Ozon ein Lungenreizstoff, der Lungenödeme hervorrufen kann. Dieser Schadstoff stellt ein besonderes Risiko für Bauern dar, da aus Getreidesilos ausreichende Mengen Stickstoffdioxid freigesetzt werden können, um die Symptome pulmonaler Schädigung hervorzurufen, die als „Silo-Füller-Krankheit" bekannt ist. In Haushalten mit Gasherden können die Gehalte an Stickoxiden ungefähr fünfmal höher sein als in Haushalten mit Elektroherden. Die mittlere Letalkonzentration (LC_{50}) einer 4stündigen Belastung durch Stickstoffdioxid beträgt ungefähr 90 ppm. Ebenso wie Ozon schädigt auch Stickstoffdioxid die Typ-I-Pneumozyten.

Die experimentelle Belastung von Tieren und Menschen mit Stickstoffdioxid bewirkt meßbare Veränderungen der Lungenfunktion. Das Gesamtbild der Veränderungen ähnelt dem, das durch Ozon hervorgerufen wird: erhöhte Atemfrequenz und erniedrigte Compliance. Der Atemwegswiderstand ändert sich minimal. Die Veränderungen der Lungenfunktion treten auf, wenn gesunde Personen 2 - 3 ppm ausgesetzt sind und können bei asthmatischen Personen teilweise schon bei wesentlich niedrigeren Konzentrationen bemerkt werden (Orehek et al., 1976).

Aldehyde Aldehyde entstehen bei der Oxidation von Kohlenwasserstoffen durch Sonnenlicht und bei der unvollständigen Verbrennung (Autoabgase, Waldbrände); sie werden aus formaldehydhaltigen Harzen freigesetzt (wie sie in Sperrholz, Spanplatten oder Isoliermaterial aus Urea-Formaldehydschaum vorkommen). Die eher kurzen Halbwertszeiten, die in der Atmosphäre nur wenige Stunden betragen, sind durch die hohe Reaktivität der Aldehyde bedingt. In einer sauberen Atmosphäre liegt die Aldehydkonzentration bei 0,0005 - 0,002 ppm, in der Stadtluft bei 0,004 - 0,05 ppm, und in Innenräumen, wo Formaldehyd emittierende Stoffe zu finden sind, kann die Konzentration bei bis zu 0,8 ppm liegen (Committee on Aldehydes, 1981; Woodbury und Zenz, 1983). Ungefähr 50% des Gesamtgehaltes an Aldehyd in der verunreinigten Luft bestehen aus Formaldehyd (H_2CO), und ungefähr 5% sind Acrolein ($H_2C=CHCHO$). Diese Stoffe tragen wahrscheinlich zu dem Geruch des photochemischen Smogs und der dadurch ausgelösten Augenreizung bei.

Formaldehyd reizt die Schleimhäute der Nase, der oberen Atemwege und der Augen. Konzentrationen von 0,5 - 1 ppm können durch den Geruch bemerkt werden, 2 - 3 ppm rufen leichte Reizungen hervor, 4 - 5 ppm wird von den meisten Leuten nicht mehr toleriert. In der Luft frisch fertiggestellter Häuser kann sich die Formaldehydkonzentration 1 ppm annähern, besonders in den in den USA verbreiteten sogenannten *mobile homes*. Man hat einen bedeutsamen Zusammenhang zwischen der Formaldehydkonzentration in der häuslichen Luft und der Häufigkeit von Augenreizungen gefunden. Andere Symptome (z. B. laufende Nase, Angina, Kopfschmerzen und Husten) treten ebenfalls häufiger bei Leuten auf, die in Räumen mit hohen Formaldehydkonzentrationen leben (Woodbury und Zenz, 1983). Das Gesamtbild der Reaktionen, welche die Atmung betreffen, ähnelt dem von Schwefeldioxid. Bei sensibilisierten Personen kann Formaldehyd nicht nur durch Hautkontakt, sondern auch durch Inhalation Hautreaktionen auslösen (Maibach, 1983). Die berufsbedingte Belastung durch Formaldehyd kann auch zu Asthma führen; das scheint jedoch ein eher seltenes Phänomen zu sein und kommt bei häuslicher Belastung nicht vor (Nordman et al., 1985). Die Inhalation von Formaldehyd (6 - 15 ppm) für eine Dauer von zwei Jahren induziert Plattenepithelkarzinome in den Nasenhöhlen von Mäusen und Ratten (Kerns et al., 1983). Es gibt jedoch bisher keine Beweise dafür, daß Formaldehyd beim Menschen bösartige Geschwulste verursacht (U.A.R.E.P., 1988).

Acrolein ist stärker reizend als Formaldehyd und trägt zu der Reizwirkung von Zigarettenrauch und photochemischem Smog bei. Die maximale Arbeitsplatzkonzentration (MAK) von Acrolein beträgt 0,1 ppm, 1 ppm löst in weniger als fünf Minuten Tränensekretion aus (Committee on Aldehydes, 1981). Acrolein erhöht den Atemwegswiderstand und das Atemzugsvolumen und senkt die Atemfrequenz. Generell führen Aldehyde bei niedrigeren Konzentrationen zur Erhöhung des Atemwegswiderstands, bei höheren Konzentrationen wird zusätzlich die Atemfrequenz gesenkt.

Kohlenmonoxid Kohlenmonoxid (CO) ist ein farbloses, geruchloses, geschmackloses und nichtreizendes Gas, das bei der unvollständigen Verbrennung organischer Materie entsteht. CO ist der häufigste Schadstoff in der unteren Atmosphäre, und durch die Inhalation kommt es jedes Jahr zu zahlreichen tödlichen Unfällen und Suiziden.

Obwohl es seit langer Zeit bekannt ist, daß CO während des Abbaus von Häm im Körper synthetisiert wird, dachte man lange, CO habe keine physiologische Funktion. Nachdem man den *endothelium-derived relaxing* factor als Stickstoffmonoxid identifiziert hat, wird nun vermutet, CO könne eine ähnliche Funktion haben (Marks et al., 1991).

Die durchschnittliche Konzentration von CO in der Atmosphäre beträgt ungefähr 0,1 ppm. Natürliche Quellen, wie z. B. die Oxidation von Methan in der Atmosphäre, Waldbrände, Terpinoxidation und der Ozean (wo Mikroorganismen CO produzieren), sind für ungefähr 90% des CO in der Atmosphäre verantwortlich; 10% entstehen durch die Tätigkeit des Menschen.

Die unzulängliche Belüftung von Hochöfen und Autos führt jedes Jahr zu vielen Todesfällen. Die meisten Opfer von Bränden in abgeschlossenen Räumen sterben eher an akuter CO-Vergiftung als an Verbrennungen. Das Auto ist die größte Quelle von CO. Im dichten Verkehr können die Konzentrationen 115 ppm erreichen, in Fahrzeugen auf Schnellstraßen 75 ppm und in Wohngebieten 23 ppm. In unterirdischen Garagen und Tunnelanlagen fand man CO-Werte, die einen Wert von 100 ppm für längere Zeiträume überschritten. Durch die Installation von Abgasprüfgeräten, unter anderem von Katalysatoren in Kfz-Auspuffanlagen, wurden die Kfz-bedingten CO-Emissionen gesenkt, was zu einer Abnahme der CO-Konzentrationen in den städtischen Atmosphären führen sollte.

Die durchschnittliche Konzentration von CO in der Atmosphäre scheint sich durch effiziente natürliche Mittel der CO-Elimination und Ablagerung zu stabilisieren. Der wichtigste Mechanismus ist die Reaktion von CO mit den in der Umgebung vorkommenden Hydroxylresten zu Kohlendioxid; CO wird außerdem in der oberen Atmosphäre und dem Erdboden eliminiert.

Eine andere Quelle der CO-Belastung ist das Rauchen. Goldsmith und Landaw (1968) berichteten bei schweren Rauchern (zwei Schachteln Zigaretten pro Tag), die auf Lunge rauchen, von einer mittleren Konzentration an Carboxyhämoglobin (COHb) von 5,9%.

Reaktionen von CO mit Hämoglobin Die Toxizität des CO ist eine Folge der Reaktion mit Hämoglobin zu COHb. In dieser Form kann Hämoglobin keinen Sauerstoff transportieren, da beide Gase mit der prosthetischen Hämgruppen des tetrameren Hämoglobinmoleküls reagieren. Da die Affinität von Hämoglobin zu CO ungefähr 220mal größer ist als zu Sauerstoff, ist CO schon in sehr geringen Konzentrationen gefährlich. Die Luft enthält ungefähr 21%vol Sauerstoff; daher würde die Belastung durch ein Gasgemisch von 0,1% CO (1000 ppm) in der Luft zu einer annähernd 50%igen Carboxyhämoglobinämie führen.

Die Sauerstoffbindungskapazität des Blutes nimmt proportional zu der anwesenden Menge COHb ab. Die Sauerstoffmenge, die dem Gewebe zur Verfügung steht, wird jedoch durch die hemmende Wirkung von COHb auf die Dissoziation jeglichen noch vorhandenen Oxyhämoglobins (O_2Hb) weiter reduziert. Dies wird am deutlichsten, wenn man eine anämische Person mit einem Hämoglobinwert von 80 g pro Liter mit einer Person vergleicht, die zwar einen Hämoglobinwert von 160 g pro Liter hat, wovon die Hälfte jedoch als COHb vorliegt (Abb. 67.1). In beiden Fällen ist die Sauerstoffbindungskapazität dieselbe. Dennoch zeigt die anämische Person (wenn überhaupt) wenige Symptome, wohingegen die Person mit CO-Vergiftung fast kollabiert.

Die Toxizität von CO ist nicht allein durch die Wechselwirkung von CO mit dem Sauerstofftransport im Blut begründet. CO übt ebenfalls eine direkte toxische Wirkung aus, indem es sich mit den Zellzytochromen, wie sie in den Zytochrom[C]oxidasen und im Myoglobin vorhanden sind, verbindet (Gutierrez, 1982).

Einflüsse auf die CO-Toxizität Zu den Faktoren, die die Toxizität von CO bestimmen, gehören die Konzentration des Gases in der eingeatmeten Luft, die Dauer der Belastung, das Atemminutenvolumen, das Herzminutenvolumen, der Sauerstoffbedarf des Gewebes und die Hämoglobinkonzentration im Blut. Anämische Personen sind anfälliger für CO-Vergiftungen als Personen mit normalen Hämoglobinkonzentrationen. Bei einer CO-Vergiftung verstärkt eine Erhöhung des Stoffwechselumsatzes die Symptome. Aus diesem Grunde erliegen Kinder früher als Erwachsene der Vergiftung durch eine bestimmte CO-Konzentration.

Die relative Affinität von Hämoglobin zu O_2 und CO ist unabhängig von Änderungen des barometrischen Drucks. In großen Höhen und anderen Situationen, in denen die Sauerstoffspannung gering ist, sind die Auswirkungen einer bestimmten CO-Konzentration entsprechend stärker.

Anzeichen und Symptome der CO-Toxizität Die Anzeichen und Symptome einer CO-Vergiftung sind charakteri-

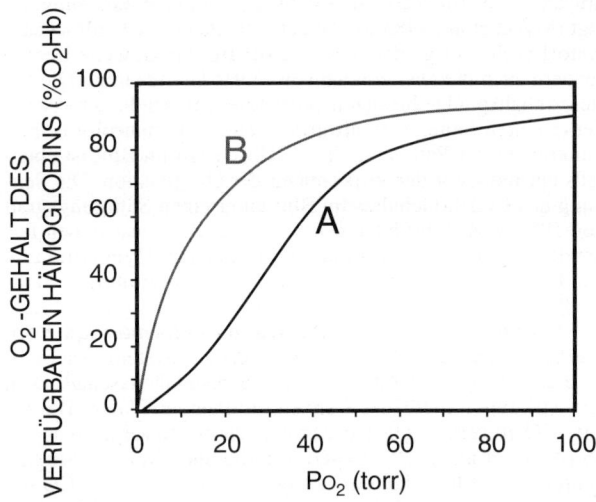

Abbildung 67.1 Die Auswirkung von Carboxyhämoglobin (COHb) auf die Dissoziationskurve von Oxyhämoglobin.
Kurve A (schwarze Linie) stellt die normale Sauerstoff-Dissoziationskurve dar, die von der Anwesenheit einer Anämie (z. B. 80 g/Liter Hämoglobin im Blut) nicht beeinflußt wird. Kurve B (blaue Linie) stellt die Situation dar, wenn 50% COHb bei einer normalen Konzentration an Hämoglobin vorliegen (160 g/Liter Hämoglobin im Blut und die Hälfte der Bindungsstellen ist mit CO besetzt). Die Sauerstoffbindungskapazität ist in beiden Fällen die gleiche; bei Anwesenheit von COHb löst sich der Sauerstoff jedoch erst bei niedrigeren P_{O_2}-Werten vom Hämoglobin. Dies ist eine Folge der Wechselwirkung zwischen den Bindungsstellen für O_2 oder CO; es gibt vier solcher Bindungsstellen pro Hämoglobinmolekül.

stisch für eine Hypoxie. Das Hirn und das Herz, die Organe mit dem höchsten Sauerstoffbedarf und dem höchsten Stoffwechelumsatz, reagieren am empfindlichsten auf Hypoxie und sind für die meisten Symptome verantwortlich, die nach einer CO-Belastung beobachtet werden. Die Symptome einer CO-Vergiftung können zu dem COHb-Gehalt in Beziehung gesetzt werden, wie in Abb. 67.2 dargestellt ist. Man muß jedoch bedenken, daß nicht unbedingt bei jeder Person die klinischen Anzeichen und Symptome mit diesem Nomogramm streng quantitativ übereinstimmen müssen, desweiteren treten nicht alle Symptome bei ein und derselben Person auf. Informationen bezüglich der interindividuellen Variabilität, der Geschwindigkeit und Dauer der Aufnahme und verwandter kinetischer Parameter sind nicht ausreichend, um ein wirklich genaues Nomogramm zu erstellen. Die dargestellte Beziehung kann jedoch auf semiquantitative Weise bei der Ableitung von Zusammenhängen zwischen Vergiftung und Symptomen hilfreich sein. Die Inhalation großer Konzentrationen kann Warnsymptome hervorrufen (vorübergehende Schwäche und Schwindel), bevor die Person das Bewußtsein verliert, es kann aber auch ohne Prodromalsymptome zur Bewußtlosigkeit kommen.

Mäßige Konzentrationen von COHb haben beim ruhenden Menschen nur geringe Auswirkungen auf die Vitalfunktionen. Wie bereits erwähnt wurde, reduziert die Anwesenheit von COHb die Sauerstoffbindungskapazität, nicht jedoch den O_2-Partialdruck, des arteriellen Blutes. Aus diesem Grund findet keine Stimulation der Atmung durch den Chemorezeptormechanismus in der Arteria carotis und der Aorta statt. Im Gegensatz dazu erhöht sich die Herzfrequenz bei allen Personen, sobald der COHb-Gehalt 30% erreicht, wahrscheinlich um die durch Hypoxie ausgelöste periphere Vasodilatation zu kompensieren; aus der Gewebehypoxie resultiert eine Laktazidose.

Bei Personen, die akut mit CO vergiftet sind, sind die klinischen Befunde unterschiedlich. Manche Personen zeigen Symptome, die normalerweise nicht mit CO-Vergiftung assoziiert werden: Hautläsionen, übermäßiges Schwitzen, Lebervergrößerung, Blutungsneigung, Fieber, Leukozytose, Albuminurie und Glykosurie.

Pathologie der akuten CO-Vergiftung Wie oben angesprochen, werden diejenigen Gewebe am stärksten durch eine CO-Belastung angegriffen, die am empfindlichsten auf Sauerstoffentzug reagieren, wie z. B. Hirn und Herz. Die Schädigungen zeichnen sich vorwiegend durch Blutungen aus. Das Herz kann durch CO bleibende Schäden davontragen, Spuren ischämiebedingter Veränderungen und subendokardialer Infarktbildung können beobachtet werden. Die auf eine CO-Belastung folgenden starken Kopfschmerzen treten wahrscheinlich infolge von Hirnödemen und erhöhtem Hirndruck auf, die aus der übermäßigen Transsudation aus hypoxischen Kapillaren resultieren. Finck (1966) hat die makroskopischen pathologischen Veränderungen in 351 tödlich verlaufenen Fällen versehentlicher CO-Vergiftung dokumentiert. Schnell tödlich verlaufende Fälle von CO-Vergiftung zeichnen sich durch Kongestion und Blutungen in allen Organen aus. Bei länger dauernden, schließlich tödlich ausgehenden Fällen hängen die hypoxiebedingten Schäden mit der Dauer der Bewußtlosigkeit nach der Hypoxie zusammen.

Die maximale Dauer der CO-induzierten posthypoxischen Bewußtlosigkeit, nach der eine vollständige neurologische Ge-

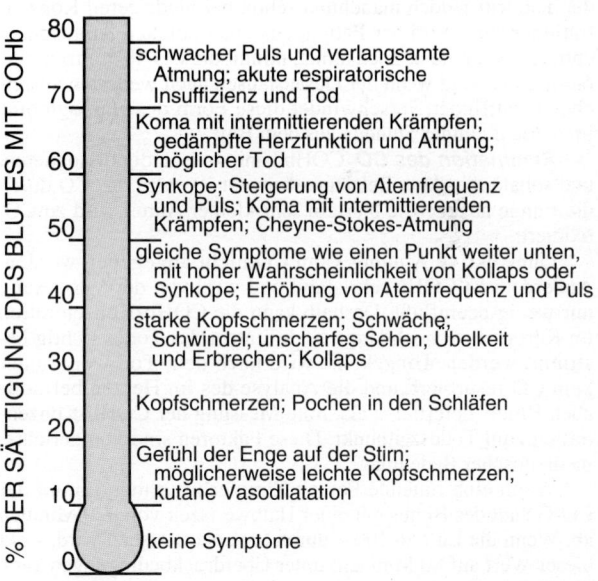

Abbildung 67.2 Zusammenhang zwischen Carboxyhämoglobinkonzentration und Symptomen der Kohlenmonoxidvergiftung.
Für Kohlenmonoxidvergiftung hat man eine Abfolge von Symptomen festgestellt. Es muß jedoch betont werden, daß die Reaktion auf die Exposition durch Kohlenmonoxid eine beträchtliche interindividuelle Variabilität aufweist. Der Carboxyhämoglobin(COHb)-Gehalt des Blutes sollte nur auf semiquantitative Weise dazu benutzt werden, eine Beziehung zwischen Exposition und Auswirkung herzustellen (übertragen und bearbeitet aus Sayers und Davenport, 1930).

nesung noch möglich ist, beträgt bei Patienten unter 48 Jahre 21 Stunden und bei älteren Patienten elf Stunden (Bokonjic, 1963). Eine vollständige Wiedergewinnung der mentalen Funktion wurde nicht beobachtet, wenn die CO-induzierte Bewußtlosigkeit 15 Stunden bei der älteren und 64 Stunden bei der jüngeren Gruppe überschritt. Die vielleicht heimtückischste Auswirkung einer CO-Vergiftung ist das verzögerte Auftreten neuropsychiatrischer Schäden, welche sich z. B. durch Beeinträchtigung der Urteilskraft, des abstrakten Denkens und des Konzentrationsvermögens manifestieren (Choi, 1983). Einige Kliniker glauben, daß CO-Konzentrationen, die zur Induzierung eines Komas zu gering sind, ebenfalls schon neuropsychiatrische Wirkungen hervorrufen können.

Eine schwere CO-Vergiftungen kann zu Hautläsionen führen, die von flächigen Erythemen und Ödemen bis zu deutlicher Pustel- und Blasenbildung reichen. Rhabdomyolyse, die vermutlich durch die direkte toxische Wirkung des CO auf Myoglobin verursacht wird, sowie Myoglobinurie mit Nierenversagen sind ebenfalls beschrieben.

Diagnose einer akuten CO-Vergiftung Die Diagnose einer akuten CO-Vergiftung wird meist durch Indizien erleichtert, da das Opfer häufig unter Umständen gefunden wird, die wenig Zweifel an der Ursache seines Zustandes lassen. COHb hat eine kirschrote Farbe, und seine Anwesenheit in hohen Konzentrationen im Kapillarblut können Haut, Schleimhäuten und Fingernägeln einen abnorm roten Farbton verleihen. Der noch lebende Patient ist jedoch häufig zyanotisch und bleich, und die „kirschrote Zyanose" findet man erst bei der Autopsie. Eine endgültige Diagnose hängt vom Nachweis von CO im Blut ab. Bei einer schwer vergifteten Person sollte die Therapie nicht verzögert werden, um einen Test auf CO durchzuführen, aber der Nachweis von CO im Blut ist oft von forensischer Bedeutung. Stirbt eine Person in einer CO-haltigen Atmosphäre, enthält die postmortem Blutprobe für gewöhnlich 60% COHb; der Tod tritt jedoch manchmal schon bei niedrigeren Konzentrationen ein. Wird der Patient aus einer solchen Atmosphäre entfernt, während er noch atmet, nimmt die COHb-Konzentration rasch ab, und wenn der Gasaustausch auch weiterhin ausreichend stattfindet, verschwindet diese Form des Hämoglobins im Verlauf einiger Stunden aus dem Blut.

Elimination des CO COHb kann vollständig dissoziieren, und sobald die akute Belastung beendet ist, wird das CO durch die Lunge abgegeben. Nur ein sehr kleiner Anteil wird zu CO_2 oxidiert.

Ohne aktive Atmung kann CO nicht abgegeben werden. Außerdem ist COHb sehr stabil und wird von der Verwesung nur wenig beeinflußt. Deshalb kann die COHb-Konzentration im Körper auch noch lange nach Eintritt des Todes richtig bestimmt werden. Umgekehrt wird nach dem Tod wenig oder kein CO resorbiert, und die Analyse des im Herzen befindlichen Blutes liefert eine akkurate Messung der COHb-Konzentration zum Todeszeitpunkt. Diese Faktoren sind von gerichtsmedizinischer Bedeutung.

Wenn eine ruhende Person Zimmerluft atmet, nimmt der CO-Gehalt des Blutes mit einer Halbwertszeit von 320 Minuten ab. Wenn die Luft zu 100% durch Sauerstoff ersetzt wird, sinkt dieser Wert auf 80 Minuten; unter Überdruckbedingungen kann die Halbwertszeit weniger als 25 Minuten betragen (Peterson und Stewart, 1970). Von diesen Tatsachen leiten sich die wesentlichen Prinzipien der Behandlung einer CO-Vergiftung ab.

Behandlung einer CO-Vergiftung Als erstes ist es unbedingt erforderlich, den Patienten an die frische Luft zu bringen. Wenn die Atmung versagt hat, muß sofort mit der künstlichen Beatmung begonnen werden. Die Behandlung wird dann darauf ausgerichtet, eine adäquate Sauerstoffversorgung der Körperzellen zu gewährleisten und die Eliminierung von CO zu beschleunigen. In den meisten Fällen ist die schnelle Verabreichung von 100%igem Sauerstoff durch eine festsitzende Gesichtsmaske ausreichend. Einige Kliniker empfehlen die Verabreichung von Überdrucksauerstoff, wenn eine Sauerstoff-Überdruckkammer zur Verfügung steht. Obwohl nicht eindeutig belegt (Myers et al., 1985), vermutet man, daß der Überdrucksauerstoff nicht nur gelösten Sauerstoff für das Gewebe liefert, sondern auch die Dissoziation von COHb beschleunigt. Die besten Anhaltspunkte hinsichtlich der Wiederherstellung einer angemessenen Sauerstoffsättigung liefern die neurologischen Funktionen des Patienten; der COHb-Gehalt im Blut ist ebenfalls ein Indikator der Wirksamkeit der Oxygenation. Die Senkung des COHb-Gehaltes im Blut unter einen Sättigungsgrad von 10% ist Ziel der Intensivbehandlung. Zur zusätzlichen Behandlung gehören sowohl die Korrektur von Hypotonie und Azidose wie auch die Überwachung der Herzfunktion (Tintinalli et al., 1983).

Toxizität der Langzeitbelastung durch niedrige Konzentrationen von CO Das Herz-Kreislauf-System, insbesondere das Myokard, ist anfällig für die gesundheitsschädlichen Auswirkungen niedriger Konzentrationen an COHb. Bei 6-12% COHb verlagert sich der Stoffwechsel von aerob zu anaerob (Ayres et al., 1970). Experimentelle und klinische Studien deuten darauf hin, daß eine Langzeitbelastung durch CO die Entwicklung von Atherosklerose fördern könnte (Thomsen, 1974). CO scheint ebenfalls einen Einfluß auf das menschliche Verhalten zu haben. Die Leistung bei Vigilanztests wird schon bei 2 - 5% COHb beeinträchtigt. In diesen geringen Konzentrationen hat COHb jedoch wahrscheinlich keine Auswirkungen auf andere Verhaltensbereiche, wie z. B. Fahrtüchtigkeit, Reaktionszeit, zeitliche Wahrnehmung, Koordination, sensorische Prozesse und komplexe intellektuelle Aufgaben (National Research Council, 1977).

Der Fetus kann außerordentlich anfällig für die Auswirkungen von CO sein, und das Gas passiert leicht die Plazentaschranke. Säuglinge von Frauen, die während der Schwangerschaft eine Kurzzeitbelastung durch hohe Konzentrationen des Gases überlebt haben, zeigen oft neurologische Folgeerscheinungen, und es kann ein schwerer Hirnschaden vorliegen (Longo, 1977). Anhaltende niedrige Konzentrationen von COHb beim Fetus einer Frau, die während der Schwangerschaft geraucht hat, können ebenfalls Auswirkungen auf die Entwicklung des Zentralnervensystems (ZNS) haben.

Im Verlauf einer Langzeitbelastung durch CO entwickelt sich Polyzythämie. Es gibt wahrscheinlich auch andere Ausgleichsmechanismen, sie konnten jedoch noch nicht nachgewiesen werden. Gesunde Menschen reagieren außerordentlich feinfühlig auf jegliche Belastung durch Hypoxie; sie kompensieren sofort durch die Erhöhung des Herzminutenvolumens und der Durchblutung entscheidender Organe. Personen mit manifestierten Herz-Kreislauf-Erkrankungen sind anfälliger für die Toxizität von CO, da sie die Hypoxie unter Umständen nicht kompensieren können (siehe Stewart, 1975).

Staubförmige Stoffe Die Pneumokoniosen bilden eine Gruppe von Erkrankungen, die durch die Inhalation von Staub verursacht werden. Die häufigste Erkrankung dieser Art ist die Silikose. Nach Sauerstoff ist Silizium das häufigste Element auf der Erde. Ungefähr 60% des Gesteins in der Erdkruste enthält Siliziumdioxid, und siliziumdioxidhaltiger Staub ist in vielen Industriezweigen weit verbreitet, besonders beim Abbau von Gold, Eisen und Kohle, beim Bearbeiten von Steinen und beim Sandstrahlen. Teilchen von mehr als 10 µm Durchmesser sind von geringer klinischer Bedeutung, da sie selten in die Alveolen gelangen. Teilchen von 2 - 3 µm werden von Alveolarmakrophagen durch Phagozytose abgebaut, und diese Zellen werden schließlich vernichtet. Andere Makrophagen vermehren sich rasch und wandern zu Reaktionsstellen. Die silikotischen Knötchen, die aus solchen Reaktionen hervorgehen, verteilen sich einheitlich auf beide Lungenflügel. Die Krankheit benötigt normalerweise 10 - 25 Jahre, um sich zu entwickeln. Während die Masse an fibrotischem Gewebe zunimmt, nimmt die Vitalkapazität ab, und die betroffene Person leidet an Dyspnoe.

Zeitgleich mit der Silikose entwickeln sich andere Lungenerkrankungen, deren Pathogenese durch Siliziumdioxid erleichtert wird. Seit langer Zeit weiß man, daß Silikose die Anfälligkeit für Tuberkulose erhöht. Sie erhöht ebenfalls das Risiko der Infektion durch andere Mikroorganismen.

Die Asbestose tritt infolge der längerfristigen Inhalation von Asbeststaub auf. Asbest ist eine faserige Substanz, die aus hydrierten Silikaten aufgebaut ist. Es findet weite Verwendung in der Industrie, weil es nicht entflammbar, biegsam und resistent gegen Säuren und Alkalien ist und große Zugfestigkeit, geringe Dichte und einen großen elektrischen Widerstand besitzt. Asbest wurde oft als Isoliermaterial, für Bremsbeläge, Schindeln und andere Zwecke benutzt, doch aufgrund der inzwischen bekannt gewordenen gesundheitsschädlichen Wirkung von Asbest ist die Verwendung zurückgegangen.

Die Asbestose (eine Form der Lungenfibrose) entwickelt sich zuerst in den Gebieten, die an die Bronchiolen angrenzen, wo eine bevorzugte Ablagerung der längeren Asbestfasern stattzufinden scheint. Es kommt auch zu einer fibrösen Pleuritis, bei der die Pleuramembran anschwillt und die Lunge in einer starren fibrösen Kapsel einschließt. Die klinischen Symptome der Asbestose ähneln denen der Silikose: Dyspnoe, Tachypnoe und Husten. Tuberkulose ist jedoch keine auffällige Komplikation.

Bronchialkarzinome treten im Zusammenhang mit der Inhalation von Asbest ungefähr 20 - 30 Jahre nach der ersten Belastung auf. Die Inhalation von Asbest in Kombination mit dem Rauchen von Zigaretten erhöht die Inzidenz von Lungentumoren beträchtlich über das Maß hinaus, das durch jeden Faktor einzeln verursacht wird (Selikoff und Hammond, 1979). Mesotheliome, rasch tödlich verlaufende bösartige Wucherungen, hängen ebenfalls mit der Belastung durch Chrysotilasbestfasern zusammen und können in der Pleura oder dem Peritoneum auftreten, für gewöhnlich 25 - 40 Jahre nach der ersten Belastung. In der Türkei wird eine hohe Inzidenz auf den faserigen Tremolit in Haushaltsstuck und Tünche zurückgeführt. Es scheint also, daß die Bildung von Mesotheliomen nicht eine spezifische Reaktion auf Asbest ist, sondern daß jedes natürliche oder synthetische Fasermaterial karzinogen sein könnte (Elmes, 1980). Außer der Inhalation von Faserstoffen über einen längeren Zeitraum und dem starken Verdacht eines erhöhten Risikos für Personen, die in der Nähe von arsenhaltigen Emissionen leben, gibt es bis heute wenige überzeugende Beweise dafür, daß die Luftverschmutzung in der Umwelt zum Krebsrisiko beiträgt (Kaplan und Morgan, 1981).

Viele andere berufsbedingte Lungenerkrankungen werden durch die längerfristige Inhalation von Staub verursacht, der Mineralien und organische Stoffe enthält. Diese sind unter anderem die Pneumokoniose der Bergarbeiter (Kohlenstaublunge), die Aluminiumlunge (Bauxitlunge; Shaver-Krankheit), Berylliose, Byssinose (durch Baumwolle) und andere (siehe Speizer, 1983).

LÖSUNGSMITTEL UND DÄMPFE

Organische Lösungsmittel und ihre Dämpfe sind häufige Bestandteile unserer Umwelt. Kurze, gelegentliche Belastung durch geringe Konzentrationen von Lösungsmitteldämpfen wie Benzin, Feuerzeugbenzin, Aerosolsprays und Fleckentfernern sind wahrscheinlich relativ harmlos. Die Belastung durch Farbentferner, Boden- und Fliesenreinigungsmittel und andere Lösungsmittel in Haushalt und Industrie kann jedoch eine Gefahr darstellen. Außerdem werden auch heute noch viele dieser Chemikalien nicht ordnungsgemäß entsorgt; infolgedessen können sie aus Giftmülldeponien sickern und das Trinkwasser verunreinigen. Da viele Industriearbeiter berufsbedingt giftigen Lösungsmitteln und Dämpfen ausgesetzt sind, werden die Konzentrationen, denen man ohne Gefahr ausgesetzt werden kann, sorgfältig ermittelt. Maximale Arbeitsplatzkonzentrationen (MAK) oder maximal zulässige Konzentrationen sind für jeden Stoff festgelegt worden. Der MAK-Wert entspricht der Konzentration, der die meisten Arbeiter für die Dauer von acht Stunden fünfmal die Woche ein ganzes Arbeitsleben lang ohne Gefahr ausgesetzt sein können.

Eine Vielzahl anästhetischer Gase, Lösungsmittel und Fluorkohlenwasserstoffe (die als Treibstoff in aerosolhaltigen Produkten eingesetzt werden) führen bei der Inhalation zu subjektiven Rauschwirkungen. Der gefährliche Mißbrauch, der viele Todesfälle verursacht hat, wird in Kapitel 24 behandelt.

Aliphatische Kohlenwasserstoffe

C_1-C_4 aliphatische Kohlenwasserstoffe Die einkettigen Kohlenwasserstoffe mit vier Kohlenstoffatomen oder weniger kommen im Erdgas (Methan, Ethan) und als Gas in Flaschen (Propan, Butan) vor. Auswirkungen von Methan und Ethan werden nur beobachtet, wenn ihre Konzentrationen in der Luft so hoch sind, daß sie den Sauerstoffanteil erniedrigen; sie haben keine allgemeinen systemischen Wirkungen.

C_5-C_8 aliphatische Kohlenwasserstoffe Die höhermolekularen aliphatischen Kohlenwasserstoffe dämpfen ebenso wie die meisten organischen Lösungsmittel das ZNS und führen zu Schwindel und mangelnder Koordination. Die wesentliche toxische Reaktion auf n-Hexan, ein weitverbreitetes Lösungsmittel, ist jedoch Polyneuropathie (USEPA, 1988). Dies wurde zuerst in Japan beobachtet, wo 93 mit der Produktion von Sandalen beschäftigte Arbeiter durch die Verwendung eines Klebstoffs erkrankten, der mindestens 60% n-Hexan enthielt (Iida et al., 1973). 2-Hexanon (Mehtyl-n-butylketon) verursacht ähnliche neurologische Veränderungen wie n-Hexan. Beide werden in das toxische Stoffwechsel-Endprodukt 2,5-Hexandion umgewandelt (Abb. 67.3). Das 2,5-Hexandion bindet sich an Aminogruppen der Neurofilamente, wodurch Aggregate und Axonschwellung entstehen (Anthony und Graham, 1991). Klinische Symptome bestehen aus symmetrischen sensorischen Funktionsstörungen der distalen Abschnitte der Extremitäten, die in Muskelschwäche in Zehen und Fingern und Verlust der sensorischen Sehnenreflexe übergehen. Eine Abnahme der Nervenleitungsgeschwindigkeit geht dem Beginn der Symptome voraus (Seppäläinen, 1982). Die Aussicht auf Genesung ist im allgemeinen gut, außer bei sehr schwer geschädigten Patienten, doch die Erholung erfolgt nur langsam (Graham et al., 1987). Die durch Cytochrom P450 gesteuerte Biotransformation von n-Hexan und 2-Hexanon zu 2,5-Hexandion scheint für die periphere Neuropathie verantwortlich zu sein, die im Zusammenhang mit der Belastung durch diese Lösungsmittel auftritt (Couri und Milks, 1982).

Benzin und Kerosin Benzin und Kerosin, durch die Fraktionierung von Rohpetroleum gewonnene Petroleumdestillate, enthalten aliphatische, aromatische und eine Vielzahl verzweigter und ungesättigter Kohlenwasserstoffe. Sie finden Verwendung als Brennstoffe zur Beleuchtung, als Heizmaterial, Treibstoffe, Trägerstoffe für viele Pestizide, Reinigungsmittel und Farbverdünnung. Da sie oft unsachgemäß in Behältern aufbewahrt werden, die vorher für Getränke benutzt wurden, sind sie eine häu-

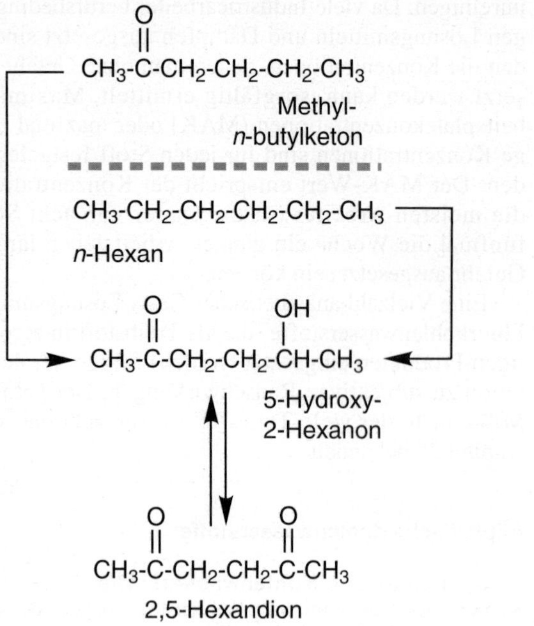

$$CH_3-C(=O)-CH_2-CH_2-CH_2-CH_3$$
Methyl-n-butylketon

$$CH_3-CH_2-CH_2-CH_2-CH_2-CH_3$$
n-Hexan

$$CH_3-C(=O)-CH_2-CH_2-CH(OH)-CH_3$$
5-Hydroxy-2-Hexanon

$$CH_3-C(=O)-CH_2-CH_2-C(=O)-CH_3$$
2,5-Hexandion

Abbildung 67.3 Metabolisierung von Hexan.
Sowohl n-Hexan wie auch Methyl-n-butylketon (2-Hexanon) sind neurotoxisch, beide werden durch die ω-1 Oxidation zum toxischen Endprodukt, 2,5-Hexandion, aktiviert.

fige Ursache von versehentlichen Vergiftungen bei Kindern. Ein Problem bei der chronischen Belastung durch Benzin ist die Tatsache, daß es ungefähr 2% Benzol enthält und deshalb potentiell eine Leukämie verursachen kann.

Die Vergiftung durch die Aufnahme von Benzin und Kerosin ähnelt der Intoxikation durch Ethylalkohol. Anzeichen und Symptome sind unter anderem mangelnde Koordination, Ruhelosigkeit, Aufregung, Verwirrtheit, Desorientiertheit, Ataxie, Delirium und schließlich Koma, das einige Stunden oder Tage anhalten kann. Die Inhalation konzentrierter Benzindämpfe, z. B. durch Arbeiter, die Tanks säubern, kann zum sofortigen Tod führen. Benzindämpfe sensibilisieren das Myokard, so daß geringe Mengen zirkulierenden Adrenalins Kammerflimmern herbeiführen können; viele Kohlenwasserstoffe haben diese Wirkung. In hohen Konzentrationen können Benzindämpfe ebenfalls zu schneller Dämpfung des ZNS und Tod durch akute respiratorische Insuffizienz führen. Bei der Inhalation hoher Konzentrationen über einige Stunden kann eine Pneumonitis auftreten.

Die Vergiftung durch diese Kohlenwasserstoffe erfolgt entweder durch die Inhalation der Dämpfe oder die Ingestion der Flüssigkeit. Die Ingestion ist gefährlicher, da die Flüssigkeiten eine geringe Oberflächenspannung haben und durch Erbrechen oder Aufstoßen leicht in die Atemwege aspiriert werden können. Dieses kann zum Zeitpunkt der Ingestion oder während der Behandlung erfolgen. Aus der gastrointestinalen Resorption von Benzin oder Kerosin alleine resultiert keine Lungenschädigung; diese ist durch die Aspiration bedingt. Eine chemische Pneumonitis, verkompliziert durch sekundäre bakterielle Lungenentzündung und Lungenödeme, ist die schwerwiegendste Folgeerscheinung der Aspiration. Im allgemeinen tritt der Tod durch hämorrhagische Lungenödeme nach 16 - 18 Stunden, selten später als 24 Stunden nach der Aspiration ein.

Die Untersuchung von Gewebe aus tödlich verlaufenen Fällen zeigen eine schwere, ödematöse und hämorrhagische Lunge. Die Alveolen sind mit einem protein-, zell- und fibrinreichen Exsudat gefüllt, dessen Zusammensetzung ähnlich wie bei hyalinen Membrankrankheiten der Lungen. Die Wände der Alveolaren werden geschwächt und können rupturieren, was im Überlebensfall selten zu Emphysembildung oder Pneumothorax führt. Die pulmonalen Lymphknoten sind entzündet, und Bronchopneumonie und Lungenkollaps konnten festgestellt werden.

Eine symptomatische Versorgung ist wahrscheinlich die beste Behandlung für eine Intoxikation durch Benzin oder Kerosin (Ervin, 1983; Gosselin et al., 1984). Wegen der Gefahr der Aspiration sollten Emesis oder Magenspülung vermieden werden, es sei denn, die Risiken werden durch die Anwesenheit weiterer toxischer Substanzen im Petroleum gerechtfertigt. Die Abführung kann durch Magnesium- oder Natriumsulfat eingeleitet werden. Antibiotika werden eingesetzt, wenn eine spezifische Indikation wie z. B. bakterielle Pneumonitis vorliegt. Adrenalin und verwandte Substanzen sollten vermieden werden, da sie Herzrhythmusstörungen hervorrufen können. Die Behandlung sollte die Korrektur von Flüssigkeits- und Elektrolythaushalt einschließen.

Eine Langzeitbelastung mit Benzin wird durch Grundwasserverunreinigung aus undichten, unterirdischen Lagertanks befürchtet.

Halogenierte Kohlenwasserstoffe

Aufgrund ihrer hervorragenden Lösungsmitteleigenschaften und geringen Entzündlichkeit gehören die halogenierten Kohlenwasserstoffe zu den am weitest verbreiteten industriellen Lösungsmitteln. Einige niedermolekulare Kohlenwasserstoffe findet man im Trinkwasser. Einige davon, z. B. Chloroform, Bromdichlormethan, Dibromchlormethan und Bromoform, entstehen bei der Chlorierung von Wasser aus natürlich vorkommenden Vorläufern; andere wie Tetrachlorkohlenstoff, Dichlormethan und 1,2-Dichlorethan scheinen bei diesem Vorgang nicht zu entstehen. Filtration oder die Behandlung des Wassers vor der Chlorierung mit Holzkohle verringert die Bildung von chlorierten Kohlenwasserstoffen. Halogenierte Kohlenwasserstoffe treten jedoch häufig in Giftmülldeponien auf und können in das Trinkwasser übertreten. Da einige dieser Verbindungen bei Tieren nachgewiesenermaßen karzinogen wirken und Zusammenhänge zwischen der Chlorierung von Wasser und der Inzidenz von Krebs in Kolon, Rektum und Blase berichtet wurden, besteht Grund zur Sorge über die Belastung eines großen Anteils der Bevölkerung durch diese Chemikalien im Trinkwasser (siehe Menzer, 1991). Da halogenierte Kohlenwasserstoffe extrem gut lipidlöslich sind, werden sie nach der Inhalation oder Ingestion leicht resorbiert. Wie die meisten anderen organischen Lösungsmittel dämpfen auch halogenierte Kohlenwasserstoffe das ZNS.

Tetrachlorkohlenstoff Tetrachlorkohlenstoff (CCl_4) wurde zu medizinischen Zwecken eingesetzt und einst häufig als Fleckentferner und Teppichreiniger benutzt. Seine Verwendung zu solchen Zwecken wurde jedoch aufgegeben, da weniger gefährliche Alternativen zur Verfügung stehen. Für die Ausräucherung von Getreide und als Insektizid wird es jedoch noch verwendet.

Eine vorübergehende Belastung durch toxische Konzentrationen von CCl_4-Dampf löst die folgenden Symptome aus: Reizung von Augen, Nase und Hals; Übelkeit und Erbrechen; ein Druckgefühl im Kopf; Schwindel; und Kopfschmerzen. Wird die Belastung bald beendet, verschwinden die Symptome für gewöhnlich innerhalb weniger Stunden. Anhaltende Belastung oder Aufnahme größerer Mengen dieser Chemikalie können Stupor, Schüttelkrämpfe, Koma oder Tod durch ZNS-Dämpfung bewirken. Der Tod kann akut durch Kammerflimmern oder Schädigung des lebenswichtigen Centrum semiovale eintreten.

Verzögert auftretende Symptome einer CCl_4-Intoxikation sind unter anderem Übelkeit, Erbrechen, Abdominalschmerzen, Diarrhoe und Hämatemesis. Die schwerwiegendsten verzögerten Auswirkungen von CCl_4 sind die hepatotoxischen und nephrotoxischen Effekte. Anzeichen und Symptome einer Leberschädigung können mit einer Verzögerung von mehreren Stunden oder zwei bis drei Tagen erscheinen und trotz Abwesenheit vorangegangener schwerer Auswirkungen auf das ZNS auftreten. Biochemische Hinweise auf eine Leberschädigung sind oft stark erhöhte Aktivitäten der Transaminasen und einer Reihe anderer Leberenzyme im Plasma. Die Aktivität der alkalischen Phosphatase ist jedoch nur leicht erhöht. Histologisch werden eine Verfettung der Leber und eine hepatische zentrilobuläre Nekrose beobachtet.

Der Mechanismus der CCl_4-induzierten Leberschädigung hat schon viele Forscher interessiert (siehe Kalf et al., 1987), und die Verbindung wurde zur Referenzsubstanz für alle hepatotoxischen Verbindungen. Die durch CCl_4 hervorgerufene Schädigung scheint durch einen reaktiven Metaboliten gesteuert zu werden, der bei der homolytischen Spaltung von CCl_4 entsteht – freies radikalisches Trichlormethyl ($\cdot CCl_3$) – , oder durch eine noch reaktivere Form – freie Trichlormethylperoxoradikale ($CCl_3OO\cdot$) – , welche bei der Reaktion von $\cdot CCl_3$ mit O_2 gebildet werden (Slater, 1982). Diese Biotransformation wird durch eine Cytochrom-P450-abhängige Monoxygenase katalysiert. Aus diesem Grund verstärken Wirkstoffe wie DDT und Phenobarbital, die solche Enzyme induzieren, die hepatotoxischen Auswirkungen von CCl_4 auffallend. Umgekehrt verringern Wirkstoffe, welche die Verstoffwechselung von Arzneimitteln hemmen, die Lebertoxizität von CCl_4. Die Biotransformation von CCl_4 zu den reaktiven Zwischenprodukten ist keine Oxidations-, sondern eine Reduktionsreaktion. Deshalb verläuft sie bei hohen Sauerstoffspannungen langsamer.

Die Toxizität von CCl_4 liegt vermutlich an der Reaktion freier Radikale ($\cdot CCl_3$ oder $CCl_3OO\cdot$) mit Lipiden und Proteinen; die relative Bedeutung, welche die Wechselwirkungen mit den verschiedenen Gewebebestandteilen für die Schädigung haben, ist jedoch noch umstritten. Die freien Radikale bewirken die Peroxidation der mehrfach ungesättigten Lipide des endoplasmatischen Retikulums und die Erzeugung sekundärer Radikale aus diesen Lipiden – eine Kettenreaktion. Diese zerstörerische Lipidperoxidation führt zum Zusammenbruch der Membranstruktur und -funktion, und falls CCl_4 in ausreichender Menge aufgenommen wurde, erhöht sich der Ca^{2+}-Gehalt im intrazellulären Zytoplasma, was zum Zelltod führt (Plaa, 1991; Kalf et al., 1987; Recknagel et al., 1989). Die Lipidoxidation führt parallel zu einer CCl_4-induzierten Hepatotoxizität bei Versuchstieren zu einer einzigartigen Reihe nicht enzymatischer Metabolite der Arachidonsäure, die Isoprostanoide genannt werden; diese Wirkstoffe könnten eine diagnostische Rolle bei der Identifikation der Lipidperoxidation beim Menschen übernehmen (Morrow et al., 1990, 1994; Roberts, 1994).

Personen nach alkoholischen Exzessen oder mit Alkoholintoxikation scheinen anfälliger für die hepatotoxischen Eigenschaften der halogenierten Kohlenwasserstoffe zu sein. Andere Alkohole, wie z. B. Isopropanol, haben eine noch größere Fähigkeit, die Auswirkungen von CCl_4 zu potenzieren (Plaa, 1991). Diese Wechselwirkung zwischen Isopropanol und CCl_4 wurde durch einen Industrieunfall in einer Isopropanolverpackungsfabrik verdeutlicht, bei dem Arbeiter geschädigt wurden, die beiden Wirkstoffen ausgesetzt waren (Folland et al., 1976).

Während der fortschreitenden Leberschädigung können ebenfalls Symptome von Nierenschädigung festgestellt werden und das klinische Bild beherrschen. Beim Menschen kann sich eine leichte Vergiftung in Form von reversibler Oligurie äußern, die nur wenige Tage anhält. Berichten zufolge findet die Wiederherstellung der Nierenfunktion bei nicht tödlichen Vergiftungen in drei Phasen statt. In der ersten Phase, nach ein bis drei Tagen, hört die Oligurie auf, doch die Konzentrationen von Kreatinin und Harnstoff im Plasma bleiben erhöht. Die zweite Phase beginnt mit der raschen Abnahme dieser Konzentrationen im Plasma. In der dritten Phase, ungefähr ein Monat nach der ersten Schädigung, beginnen sich der renale Blutfluß und die glomeruläre Filtration zu erholen, und die Nierenfunktion ist nach 100 - 200 Tagen wiederhergestellt.

Bei jeder Person, die im Verdacht steht, toxische Mengen der Verbindung aufgenommen zu haben, sollte die Notbehandlung der CCl_4-Vergiftung unverzüglich begonnen werden. Die dem toxischen Dampf ausgesetzte Person sollte an die frische Luft gebracht werden. Eine gastrointestinale Entgiftung sollte in Abhängigkeit von der klinischen Situation in Betracht gezogen werden; Aktivkohle ist wahrscheinlich die beste Behandlungsmethode. Wird der Patient zuerst in einem Stadium fortgeschrittener ZNS-Dämpfung gesehen, sollten alle Anstrengungen unternommen werden, eine Hypoxie zu vermeiden. Unter keinen Umständen dürfen Sympathikomimetika gegeben werden, da die Gefahr schwerer Herzrhythmusstörungen im sensibilisierten Myokard besteht.

Die Behandlung der durch CCl_4 verursachten akuten Leber- und Niereninsuffizienz ist schwierig. Obwohl Leberinsuffizienz ein auffälliges Merkmal der CCl_4-Vergiftung ist, ist Nierenversagen die häufigste Todesursache. Obwohl die Leitsymptome mit den Funktionsstörungen der Leber zusammenhängen können, sollte die Nierenfunktion sorgfältig überwacht werden.

Andere halogenierte Kohlenwasserstoffe Chloroform, Dichlormethan (Methylenchlorid), Trichlorethylen, Tetrachlorethylen (Perchlorethylen), 1,1,1-Trichlorethan und 1,1,2-Trichlorethan haben viele gleiche toxische Auswirkungen wie CCl_4 (Von Oettingen, 1964). Alle dieser Verbindungen dämpfen das ZNS, und einige sind als inhalative Anästhetika eingesetzt worden. Potentiell können auch sie das Herz für Herzrhythmusstörungen sensibilisieren, die durch Katecholamine hervorgerufen werden. Chloroform und 1,1,2-Trichlorethan haben das größte, Trichlorethylen, Tetrachlorethylen, 1,1,1-Trichlorethan und Dichlormethan das geringste hepatotoxische Potential; Chloroform wirkt vielleicht aufgrund seiner Umwandlung zu Phosgen hepatotoxisch (Pohl et al., 1978). Chloroform, 1,1,2-Trichlorethan und Tetrachlorethylen sind auch nephrotoxisch. Da sie weniger Organschäden verursachen als CCl_4 und Chloroform, werden 1,1,1-Trichlorethan, Tetrachlorethylen und Trichlorethylen weitverbreitet in der chemischen Reinigung und als industrielle Lösungsmittel eingesetzt, und Dichlormethan wird als Farbentferner verwendet. Dichlormethan hat eine zusätzliche toxische Wirkung, da es durch Cytochrom P450 zu CO verstoffwechselt wird (Kubic und Anders, 1975). Viele dieser chlorierten Kohlenwasserstofflösungsmittel rufen bei Mäusen Leberkrebs hervor; diese Auswirkung konnte beim Menschen bislang nicht nachgewiesen werden (Williams und Weisburger, 1985).

Zwischen 1961 und 1980 meldete Großbritannien 330 Fälle von Vergiftung und 17 Todesfälle durch die Inhalation von Trichlorethylen, Tetrachlorethylen und 1,1,1-Trichlorethan, den drei gebräuchlichsten Lösungsmittel in der Industrie. Der Tod erfolgte durch tiefe Narkose, Aspiration von Erbrochenem während der Bewußtlosigkeit oder Herzrhythmusstörungen (Jones und Winter, 1983). Symptome von Lebertoxizität wurden nicht beobachtet. Im Zusammenhang mit der Belastung durch hohe Konzentrationen von Trichlorethylen traten Trigeminusneuralgien auf (Annau, 1981). Die Langzeitbelastung von Arbeitern durch halogenierte Kohlenwasserstofflösungsmittel führte zu Verhaltensänderungen (Annau, 1981; Lindstrom, 1982).

Chlorierte Kohlenwasserstoffe haben ebenso wie die Fluorchlorkohlenwasserstoffe schädliche Auswirkungen auf die Ozonschicht, welche die Erde vor der Sonneneinstrahlung schützt. Entsprechend den Bedingungen des Montrealer Protokolls, einer internationale Vereinbarung über den schrittweise vorangehenden Verzicht auf den Einsatz ozonabbauender Chemikalien, nimmt die industrielle Verwendung dieser Chemikalien ab.

Aliphatische Alkohole

Äthanol wird in Kapitel 17 behandelt.

Methanol Methanol (Methylalkohol oder Holzgeist) ist ein gebräuchliches industrielles Lösungsmittel. Es wird auch als Frostschutzmittel, Lösungsmittel für Schellack und einige Farben und Lacke sowie als Bestandteil von Farbentfernern verwendet. Als Vergällungsmittel macht es Äthanol, welches zum Reinigen, zum Entfernen von Farbe und für andere Zwecke eingesetzt wird, ungenießbar und damit steuerfrei.

Die Resorption und Verteilung von Methanol und Äthanol sind einander recht ähnlich. Außerdem wird Methanol im menschlichen Körper durch die gleichen Enzyme wie Äthanol – Alkoholdehydrogenase und Aldehyddehydrogenase – zu den toxischen Zwischenprodukten Formaldehyd und Ameisensäure verstoffwechselt (Abb. 67.4) (Tephly et al., 1974, 1979). Ebenso wie bei Äthanol findet die Oxidation von Methanol mit einer Geschwindigkeit statt, die von der Konzentration im Blut unabhängig ist. Sie beträgt jedoch nur ein Siebtel der Geschwindigkeit der Oxidation von Äthanol, und die vollständige Oxidation und Ausscheidung von Methanol erfordern deshalb meist mehrere Tage.

Methanol verursacht weniger Trunkenheit als Äthanol. Tatsächlich ist Trunkenheit kein auffälliges Symptom einer Methanolvergiftung, es sei denn, die Person hat große Mengen zu sich genommen oder zusätzlich Äthanol aufgenommen. Eine asymptomatische Latenzzeit von 8 - 36 Stunden kann dem Ausbruch der Vergiftungssymptome vorausgehen. Wenn Äthanol zeitgleich in ausreichenden Mengen getrunken wird, können die Anzeichen und Symptome der Methanolvergiftung erheblich verzögert oder in manchen Fällen sogar abgewendet werden. In solchen Fällen steht die Äthanolintoxikation im Vordergrund, und eine Ingestion von Methanol wird gar nicht vermutet.

Anzeichen und Symptome einer Methanolvergiftung sind unter anderem Kopfschmerzen, Schwindel, Erbrechen, starke Schmerzen im Oberbauch, Rückenschmerzen, Dyspnoe, motorische Unruhe, feucht-kalte Extremitäten, Sehstörungen und Hyperämie der Sehnervenpapille. Der Blutdruck wird nicht beeinflußt. Der Puls ist bei schwer betroffenen Patienten langsam.

Der auffallendste Laborbefund ist eine schwere metabolische Azidose mit einer „Anionenlücke" – die Folge der Oxida-

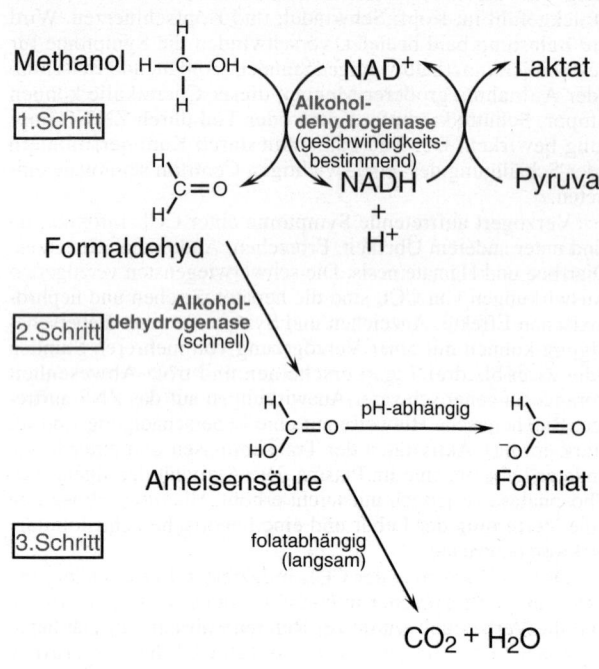

Abbildung 67.4 Metabolisierung von Methanol zu den toxischen Zwischenprodukten Formaldehyd und Ameisensäure.

tion von Methanol zu Ameisensäure, die kumuliert (McMartin et al., 1977; Jacobson und McMartin, 1986). Mäßige Ketonämie und Azetonurie werden ebenfalls beobachtet. Trotz der schweren Azidose tritt aufgrund der Atemdepression, die durch die Intoxikation verursacht wird, häufig keine Kussmaul-Atmung auf. Koma kann bei relativ asymptomatischen Personen erstaunlich schnell eintreten. Bei moribunden Patienten ist die Atmung langsam, flach, keuchend und „fischmäulig." Der Tod, meist eine Folge akuter respiratorischer Insuffizienz, kann plötzlich oder aber erst nach mehrstündigem Koma eintreten.

Bei Autopsien wurden Pankreasnekrosen festgestellt, und eine Pankreasschädigung ist vermutlich die Ursache der starken Abdominalschmerzen, die häufig mit Methanolvergiftung einhergehen (Kaplan, 1962).

Sehstörungen, beim Menschen die unverkennbarste Erscheinung von Methanolvergiftung, treten bald nach Beginn der Azidose in Erscheinung. Erweiterte, nicht ansprechende Pupillen und unscharfes Sehen sind charakteristisch. Die Augenschädigung, die hauptsächlich die Ganglienzellen der Retina betrifft, ist eine destruktive Entzündung, auf die Atrophie folgt. Auf kurze Sicht ist die Retina gestaut und ödematös, und die Ränder der Sehnervenpapille können gerötet sein (Gosselin et al., 1984). Die Folge ist schließlich Blindheit auf beiden Augen, die normalerweise bleibend ist. Die Okulotoxizität scheint spezifisch von den erhöhten Ameisensäurekonzentrationen verursacht zu werden, die wiederum mit dem niedrigen Tetrahydrofolatgehalt in der Leber zusammenhängen (Tephly, 1991). Dem Tod durch Methanol geht fast immer Blindheit voraus. Die Ingestion von 70 - 100 ml verläuft im allgemeinen tödlich, wenn der Patient nicht behandelt wird.

Die Stärke der meisten Symptome der Methanolvergiftung ist vermutlich dem Grad der Azidose proportional, und die Korrektur der Azidose ist der Grundpfeiler einer wirksamen Therapie. Außerdem senkt die Hemmung der Verstoffwechselung von Methanol die Konzentrationen von Formaldehyd und Ameisensäure im Blut und verringert so die Toxizität. Dies wird durch Ethanol erreicht, das als kompetitives Substrat agiert. Da Ethanol eine etwa 100fach größere Affinität zu Alkoholdehydrogenase hat als Methanol, ist die Konkurrenz durch Ethanol effektiv. In der Praxis ist eine Ethanolkonzentration im Blut von 1 g pro Liter optimal. Eine Inititaldosis von Ethanol (0,6 g/kg) sollte gegeben werden, sobald bedeutende Ingestion diagnostiziert wird, und eine Infusion von Ethanol (bei Erwachsenen ungefähr 10 g pro Stunde) wird zur Erhaltung der gewünschten Konzentration begonnen. Die Hämodialyse sollte bei Patienten mit Azidose oder Methanolkonzentrationen von mehr als 500 mg pro Liter Blut so bald wie möglich nach der Darreichung von Ethanol begonnen werden. Die Dialyse entfernt das Methanol und korrigiert die Azidose, die nach Gabe von Bikarbonat mitunter refraktär bleibt. Da Ethanol durch die Dialyse ebenfalls entfernt wird, sollte die Infusionsgeschwindigkeit um ca. 6 g pro Stunde erhöht werden. 4-Methylpyrazol ist ein spezifischer Inhibitor der Alkoholdehydrogenase und bei Versuchstieren als Antidot eingesetzt worden (McMartin et al., 1980). Folat und Leucovorin, ein aktiver Metabolit der Folsäure, sind ebenfalls experimentell eingesetzt worden, um den Stoffwechselumsatz von Formiat zu beschleunigen (Noker et al., 1980). Aus einer Methanolvergiftung können sich neurologische Schäden ergeben, die durch eine der Parkinsonschen Krankheit ähnliche bleibende motorische Dysfunktion gekennzeichnet sind (LeWitt und Martin, 1988); Levodopa kann hier Rigor und Hypokinese lindern (Guggenheim et al., 1971).

Isopropanol Isopropanol, das als Franzbranntwein, in Handlotionen und Enteisungs- und Frostschutzzubereitungen verwendet wird, ist gelegentlich die Ursache versehentlicher oder absichtlicher Vergiftungen. Wie Ethanol und Methanol wirkt Isopropanol ZNS-dämpfend, doch es ruft im Gegensatz zu Methanol keine Netzhautschäden oder Azidose hervor.

Bei Erwachsenen beträgt die letale Dosis von Isopropanol ungefähr 250 ml einer 95%igen Lösung (Gewicht pro Volumeneinheit); es ist also giftiger als Ethanol. Obwohl die Anzeichen und Symptome der Toxizität von Isopropanol denen von Ethanol ähneln, bestehen doch bemerkenswerte Unterschiede. Isopropanol führt zu deutlicher Gastritis mit Schmerzen, Übelkeit, Erbrechen und Hämorrhagie. Erbrechen und Aspiration stellen eine ernste Bedrohung und gefährliche Komplikation dar. Die Intoxikation durch Isopropanol hält länger an, da die Verbindung langsamer oxidiert wird als Ethanol (Gosselin et al., 1984), und weil der wichtigste Metabolit, Azeton, ebenfalls das ZNS dämpft. Ketonazidose und Ketone im Urin (ohne Glukosurie) stützen die Diagnose. Wie auch bei den anderen Alkoholen ist die Hämodialyse bei der Entfernung von Isopropanol aus dem Körper wirksam.

Glykole

Zusätzlich zu ihrer Verwendung als Wärmeaustauscher, in Frostschutzmitteln, in Bremsflüssigkeiten oder als chemische Intermediärsubstanzen werden Glykole auch als Lösungsmittel für Arzneimittel, Lebensmittelzusätze, kosmetische Produkte und Lacke verwendet. Sie sind auch als Zusatz bei der Herstellung von Wein (zur Steigerung der Süße) mißbraucht worden.

Ethylenglykol Ethylenglykol ($HOCH_2CH_2OH$) wird weitverbreitet als Frostschutzmittel für Autokühler benutzt, und solche Produkte sind gewöhnlich die Ursache von Ethylenglykolvergiftungen. Ebenso wie Ethanol führt Ethylenglykol zur Dämpfung des ZNS. Bei Patienten, die große Mengen getrunken haben, kann es zu Narkose und unter Umständen zu Koma und Tod führen. Außer ZNS-Dämpfung bewirkt Ethylenglykol schwere Nierenschäden; bei den meisten Opfern kommt es zu Nierenversagen. Personen, die an Urämie sterben, weisen deutliche Nierenveränderungen auf, darunter die Zerstörung der Epithelzellen, interstitielle Ödeme, hämorraghische Fokalnekrose im Cortex, beträchtliche hydropische Degeneration, zahlreiche Zellzylinder sowie Oxalatkristalle in dem Tubuluskonvolut (Gosselin et al., 1984).

Der erste Schritt der Oxidation von Ethylenglykol zum Monoaldehyd (Glykolaldehyd) wird durch die Alkoholdehydrogenase vermittelt; die Oxidation vom Glykolaldehyd zum sauren Hauptmetaboliten, der Glykolsäure, wird durch die Aldehyddehydrogenase katalysiert. Beide dieser oxidativen Teilschritte überführen NAD in NADH, wodurch sich das Redoxpotential verlagert und die Bildung von Laktat aus Pyruvat bevorzugt ablaufen kann. Glykolsäure wird weiter zu Glyoxylsäure und dann zu Oxalsäure (HOOCCOOH) metabolisiert. Wahrscheinlich verursacht das Ethylenglykol die anfänglich auftretende ZNS-Dämpfung; Oxalat und die anderen Zwischenprodukte scheinen für die Nephrotoxizität verantwortlich zu sein. Typische Kristalle von Kalziumoxalat werden oft im Urin gefunden und können als früher Anhaltspunkt für die Diagnose einer Ethylenglykolvergiftung dienen. Glykolsäure und Milchsäure sind zum Großteil für die metabolische Azidose verantwortlich (Gabow et al., 1986).

Die spezifische Behandlung einer Vergiftung durch Ethylenglykol ist ähnlich wie bei Methanolvergiftung (Gosselin et al., 1984). Die metabolische Azidose wird mit Natriumhydrogenkarbonat behandelt. Ethanol wird als kompetitives Substrat für Alkoholdehydrogenase eingesetzt, um die Bildungsgeschwindigkeit der toxischen Metaboliten zu verringern. 4-Methylpyrazol, ein stärker wirksamer, experimentell eingesetzter Inhibitor der Alkoholdehydrogenase, wirkt unter Umständen besser als Ethanol (Baud et al., 1988). Hämodialyse entfernt das unveränderte Ethylenglykol auf wirksame Weise und gleicht die Azidose aus. Die parenterale Gabe von Ca^{2+} wird gegen Muskelkrämpfe empfohlen, die aufgrund der Chelation von Ca^{2+} durch das Oxalat, das bei der Biotransformation von Ethylenglykol entsteht, auftreten können.

Diethylenglykol Diethylenglykol ($HOCH_2CH_2OCH_2CHOH$) wird in Lacken, Kosmetika, Frostschutz- und Schmiermitteln sowie als Weichmacher und Plastifikator verwendet. Seine Giftigkeit war nur in den 30er Jahren ein großes Problem, als die Verbindung als Lösungsmittel in Sulfanilamidpräparaten (ein Antibiotikum) benutzt wurde. Bei einem Vorfall starben 105 von 353 Kindern, welche Sulfanilamiddiethylenglykolpräparate nahmen, an Nierenschäden. Die Auswirkungen von Diethylenglykol ähneln denen von Ethylenglykol, und die Vergiftung sollte ähnlich behandelt werden.

Propylenglykol Die physikalischen Eigenschaften von Propylenglykol ($CH_3CHOHCH_2OH$) sind ähnlich wie die von Ethylenglykol, doch es ist weitaus weniger toxisch. Aus diesem Grund findet Propylenglykol Verwendung als Lösungsmittel für Medikamente, Kosmetika, Lotionen und Salben, in Nahrungsmitteln, als Weichmacher, in Frostschutzmitteln, als Wärmeaustauscher und in Bremsflüssigkeiten. Wie Ethanol ist seine primäre pharmakologische Wirkung die Dämpfung des ZNS; die Elimination verläuft jedoch langsamer und die Wirkung hält deshalb länger an.

Glykolether Glykolether sind Bestandteile von Filmen, Isolierungen für Hochspannungskabel, Farben, Nagellack, Treibstoffenteiser, Tinten etc. und werden bei der Herstellung von Halbleitern eingesetzt. Die Inhalation von Ethylenglykolmonomethylether und Ethylenglykolethylether über einen längeren Zeitraum kann bei Versuchstieren Hodenatrophie und Infertilität induzieren (Andrews und Snyder, 1991). Zusätzlich wirken diese beiden Glykolether bei Ratten und Kaninchen teratogen. Beide Ethylenglykolether werden durch Alkoholdehydrogenase in Karbonsäureester umgewandelt. Da Essigsäuremethylester bei Rattenmännchen ebenfalls Hodentoxozität hervorruft, scheinen die Karbonsäureester für diese toxische Wirkung verantwortlich zu sein. Im Gegensatz dazu führt Propylenglykolmonomethylether, der ein schlechtes Substrat für die Alkoholdehydrogenase ist, nicht zu Hodenatrophie.

Aromatische Kohlenwasserstoffe

Benzol Benzol ist ein ausgezeichnetes Lösungsmittel. Es findet weitverbreitet Anwendung bei chemischen Synthesen und ist ein natürlicher Bestandteil von Treibstoffen. Benzol ist jedoch sehr toxisch.

Nach einer kurzer Belastung durch große Mengen Benzol, entweder durch Ingestion oder die Einatmung konzentrierter Dämpfe, betrifft die toxische Wirkung hauptsächlich das ZNS. Zu den Symptomen einer leichten Intoxikation gehören Schwindel, Schwäche, Euphorie, Kopfschmerzen, Übelkeit, Erbrechen, ein Gefühl der Enge im Brustbereich und Gangunsicherheit. Ist die Belastung stärker, treten weitere Symptome wie verschwommenes Sehen, Tremor, rasche und flache Atmung, ventrikuläre Unregelmäßigkeiten, Lähmung und Bewußtlosigkeit auf.

Die längerfristige Belastung durch Benzol erfolgt meist durch Inhalation der Dämpfe oder durch Hautkontakt. Zu den Anzeichen und Symptomen einer Langzeitbelastung durch Benzol gehören Auswirkungen auf das ZNS und den Magen-Darm-Kanal (Kopfschmerzen, Appetitverlust, Benommenheit, Nervosität und Blässe), aber die wesentliche Manifestation der Toxizität ist eine aplastische Anämie. Knochenmarkzellen in frühen Entwicklungsstadien reagieren am empfindlichsten auf Benzol (Andrews und Snyder, 1991), und die Hemmung der Reifung führt zur allmählichen Verminderung der zirkulierenden Zellen.

Große Sorge gilt dem Zusammenhang zwischen der Langzeitbelastung durch Benzol und Leukämie (Rinsky et al., 1987; Mehlmann, 1991). Epidemiologische Studien sind an Arbeitern in der Reifenindustrie und in Schuhfabriken durchgeführt worden, wo Benzol in beträchtlichem Ausmaß benutzt wurde. Unter den Arbeitern, die an der Belastung durch Benzol starben, trat der Tod zu etwa gleichen Anteilen durch entweder Leukämie oder aplastische Anämie ein. Benzol wird von der Environmental Protection Agency (EPA) und der International Agency for Research on Cancer (IARC) als Humankarzinogen eingestuft. Benzol wird zu einer Reihe von Phenolen und Ringspaltungsprodukten und ihren Konjugaten metabolisiert (Snyder et al., 1993). Die aplastische Anämie und Leukämie werden wahrscheinlich nicht durch einen einzigen Metaboliten verursacht, sondern erfolgen aus der konzertierten Aktion mehrerer Stoffwechselprodukte (Snyder et al., 1993). Bei der Bildung dieser Metabolite entstehen reaktive Zwischenprodukte, die sich kovalent an verschiedene Proteine und die DNA binden und eventuell für die toxischen Auswirkungen von Benzol auf das Knochenmark verantwortlich sind (Kalf et al., 1987).

Toluol Toluol ($C_6H_5CH_3$) wird weitverbreitet als Lösungsmittel in Farben, Polituren, Klebstoffen, Emaillelacken und Lacken sowie als chemische Intermediärsubstanz bei der Synthese vieler organischer Verbindungen verwendet. Toluol übt eine dämpfende Wirkung auf das ZNS aus, und niedrige Konzentrationen führen zu Ermüdung, Schwäche und Verwirrtheit. Die Auswirkungen von Lösungsmitteln wie Toluol auf das ZNS sind der Grund, warum „Klebstoffschnüffler" die Dämpfe von Klebstoff einatmen. Anders als Benzol verursacht Toluol weder aplastische Anämie noch Leukämie. Die in Klebstoffen enthaltenen Lösungsmittel sind jedoch häufig gemischt, und der „Klebstoffschnüffler" wird in der Regel zusätzlich zu Toluol auch durch andere Lösungsmittel belastet.

PESTIZIDE

Pestizid ist eine allgemeine Klassifizierung, die Insektizide, Rodentizide, Fungizide, Herbizide und Ausräucherungsmittel einschließt. Mehr als 450 000 Tonnen an Pestiziden wird jährlich in den Vereinigten Staaten verkauft; weltweit sind es mehr als zwei Millionen Tonnen. Herbizide bilden den Hauptanteil, gefolgt von Insektiziden und Fungiziden. Diese Verbindungen werden für den alleinigen Zweck produziert, irgendeine Lebensform zu zerstören. Die selektive Toxizität von Pestiziden ist äußerst wünschenswert; in irgendeiner Form wirken jedoch alle toxisch auf den Menschen.

Insektizide

Der Einsatz von Insektiziden hat sich seit dem Zweiten Weltkrieg enorm erhöht; innerhalb der letzten 15 Jahre hat der Verbrauch jedoch ein Plateau erreicht (Abb. 67.5). Obwohl die Agrarindustrie der Hauptverbraucher von Insektiziden ist, verwenden andere Industriezweige ebenfalls große Mengen, und die Benutzung in Haus und Garten ist beträchtlich. Rückstände von Insektiziden bleiben häufig auf den landwirtschaftlichen Erzeugnissen zurück, und der Mensch wird so geringen Gehalten an Chemikalien in Nahrungsmitteln ausgesetzt. Zahlreiche Vorfälle akuter Vergiftung durch Insektizide resultierten aus dem Verzehr von Nahrung, die während der Lagerung und des Transports stark kontaminiert wurde. Insektizide, die in Haus und Garten verwendet werden, haben zu Vergiftungen von kleinen Kindern geführt.

Chlorkohlenwasserstoff-Insektizide Zu den Chlorkohlenwasserstoff-Insektiziden gehören chlorierte Ethanderivate, von denen DDT das bekannteste ist, Cyclodiene, darunter Chlordan, Aldrin, Dieldrin, Heptachlor und Endrin sowie andere Kohlenwasserstoffe, zu denen solche Hexachlorcyclohexane wie Lindan, Toxaphen, Mirex und Chlordecon zählen. Von Mitte der 40er bis Mitte der 60er Jahre waren die Chlorkohlenwasserstoff-Insektizide in der Landwirtschaft und bei Programmen zur Malariabekämpfung weit verbreitet.

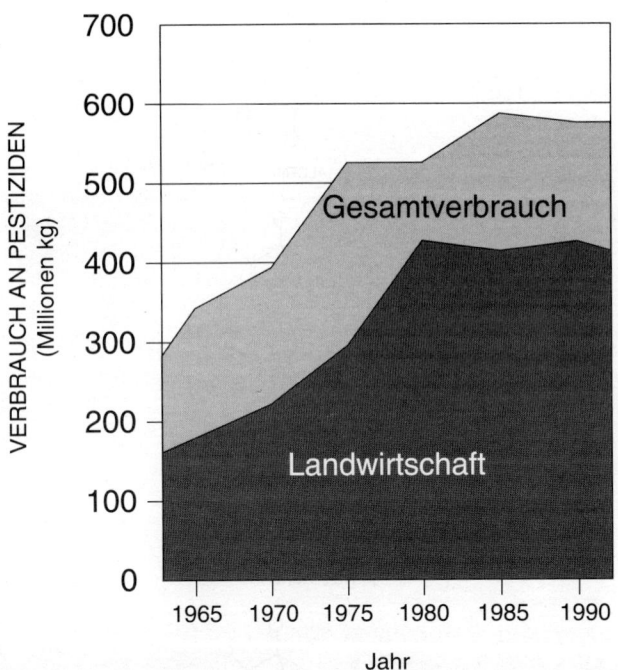

Abbildung 67.5 Verbrauch an Pestiziden in der Landwirtschaft und Gesamtverbrauch in den Vereinigten Staaten über die letzten zwei Jahrzehnte. (Nach Aspelin, A.L. Pesticides Industry Sales and Usage: 1992 and 1993 Market Estimates. Biological and Economic Analysis Division, U.S. Environmental Protection Agency, Washington, D.C., 1994, mit Erlaubnis.)

DDT DDT, das häufigste der chlorierten Ethanderivate, ist auch unter dem Namen Chlorophenothan bekannt.

DDT, CHLOROPHENOTAN

Bevor die Verwendung in vielen Ländern starken Einschränkungen unterworfen wurde, war DDT das bekannteste, preisgünstigste und wahrscheinlich eines der effektivsten synthetischen Insektizide. So wurde es nach seiner Einführung Mitte der 40er Jahre weltweit verwendet.

DDT hat eine äußerst geringe Wasser- und eine sehr hohe Fettlöslichkeit. Gelöst in Ölen, Fetten oder lipidhaltigen Lösungsmitteln wird es leicht, als trockenes Pulver oder wässrige Suspension hingegen nur schlecht resorbiert. Das resorbierte DDT sammelt sich im Fettgewebe an. Diese Einlagerung von DDT im Fett ist eine Schutzmaßnahme, da so die Menge der Chemikalie am Ort ihrer eigentlichen toxischen Wirkung – dem Hirn – verringert wird. DDT passiert die Plazentaschranke, und die Konzentration im Blut der Nabelschnur liegt im gleichen Bereich wie im Blut der belasteten Mutter (Saxena et al., 1981).

Da DDT in der Umwelt nur sehr langsam abgebaut und im Fett von Tieren gespeichert wird, ist es ein erstklassiger Kandidat für Bioakkumulation, d. h. in einer Reihe von Organismen einer Nahrungskette reichern sich mit jedem Glied ständig wachsende Mengen im Fettgewebe an. Schließlich wird eine Art am Ende der Nahrungskette nachteilig beeinflußt. So ist zum Beispiel die Population der fischfressenden Vögel zurückgegangen. Der Rückgang wird auf das Dünnerwerden der Eierschalen zurückgeführt, was nachgewiesenermaßen eine Folge der Ingestion von DDT und verwandter Chlorkohlenwasserstoff-Insektizide ist.

Aufgrund des ubiquitären Vorkommens von DDT ist jeder Mensch, der seit Mitte der 40er Jahre geboren wurde, sein Leben lang durch dieses Insektizid belastet worden und hat es im Fettgewebe eingelagert. Bei konstanter Aufnahmerate erreicht die Konzentration von DDT im Fettgewebe einen Steady state und bleibt dann relativ konstant. Bei Wegfall der Aufnahme wird DDT langsam aus dem Körper ausgeschieden. Schätzungen zufolge findet die Elimination mit einer Geschwindigkeit statt, bei der ungefähr 1% der eingelagerten DDTs pro Tag ausgeschieden wird. Vor der Ausscheidung wird DDT langsam dehalogeniert und durch Cytochrom-P450-abhängige Monoxygenasen oxidiert; eines der wichtigsten Ausscheidungsprodukte ist DDA (Bis[4-chlor-phenyl]essigsäure).

DDT hat einen großen Sicherheitsspielraum, und trotz seiner weitverbreiteten Verwendung und Verfügbarkeit gibt es keinen belegten eindeutigen Fall einer tödlich verlaufenen DDT-Vergiftung beim Menschen. Die wenigen Todesfälle, die mit einer übermäßigen DDT-Belastung zusammenhängen, sind wahrscheinlich eher durch das kerosinhaltige Lösungsmittel als durch das Insektizid verursacht worden. Die auffallendste kurzfristige Wirkung von DDT ist eine Stimulation des ZNS mit Zeichen der Exzitation.

Beim Menschen sind Anzeichen und Symptome einer Vergiftung durch hohe Dosen von DDT unter anderem Parästhesien von Zunge, Lippen und Gesicht, Überempfindlichkeit auf Reize, Erregbarkeit, Schwindel, Tremor sowie tonische und klonische Krämpfe (Ecobichon, 1991). Der Wirkungsmechanismus von DDT auf das ZNS ist noch nicht vollständig bekannt. Die Verbindung kann den Transport von Na^+ und K^+ durch die Axonmembranen beeinflussen, was zu einem erhöhten negativen Nachpotential, verlängerten Aktionspotentialen, repetitiven Signalen nach einem einzigen Stimulus und spontanen Serien von Aktionspotentialen führt (Narahashi, 1983).

Bei Versuchstieren bewirkt die intravenöse Verabreichung von DDT den Tod durch Kammerflimmern. Scheinbar teilt DDT mit anderen chlorierten Kohlenwasserstoffen die Eigenschaft, das Myokard zu sensibilisieren, und durch seine Wirkungen auf das ZNS und das Nebennierenmark kann es den für das Kammerflimmern notwendigen sympatikoadrenergen Stimulus liefern.

Relativ niedrige Dosen von DDT induzieren das mischfunktionelle Oxidase-System (P450) des endoplasmatischen Retikulums der Leber. Diese Auswirkung konnte auch an Kammerjägern (Kolmodin et al., 1969) und Arbeitern in einer DDT-Fabrik (Poland et al., 1970) gezeigt werden. Die Folge ist eine veränderte Verstoffwechselung von Arzneimitteln, Xenobiotika und Steroidhormonen. DDT ist unter Umständen auch für die erhöhte Häufigkeit des Zerbrechens von Eiern und den Zustand der brütenden Population einiger Vogelarten verantwortlich (siehe z. B. Radcliffe, 1967). Die Induktion von Cytochrom P450 durch DDT scheint bei diesen Vogelarten die Verstoffwechselung von Östrogen zu verstärken. Das daraus resultierende endokrine Ungleichgewicht beeinflußt wahrscheinlich den Kalziumstoffwechsel, das Eierlegen und das Brutverhalten in einer solchen Weise, daß der gesamte Fortpflanzungserfolg und die Überlebensrate der Jungen zurückgeht (Lundholm, 1987). DDT übt zusätzlich eine eigenständige östrogenartige Wirkung aus (Kupfer und Bulger, 1982) und hemmt eine Ca^{2+}-ATPase, die für die Kalzifizierung von Eierschalen notwendig ist (Miller et al., 1976).

Freiwillige Versuchspersonen haben täglich 35 mg DDT, ungefähr das 1000fache der durchschnittlichen Aufnahme eines Menschen, für eine Dauer von bis zu 25 Monaten ohne offensichtliche schädliche Auswirkungen eingenommen (Hayes, 1963). Es besteht jedoch die Sorge, DDT könne nach der Belastung durch kleine Mengen der Chemikalie über einen langen Zeitraum karzinogen wirken (IARC, 1974a). Ein Zusammenhang zwischen dem beträchtlichen Einsatz von DDT in den Industrieländern und Leberkrebs konnte bisher nicht gesichert werden. Bei einer Untersuchung der Mortalitätsrate von mehr als 3800 professionellen Schädlingsbekämpfern konnte keine wesentliche Erhöhung der Sterberate festgestellt werden, doch Leukämie, besonders myeloische Leukämie, und Hirn- und Lungentumore traten übermäßig häufig als Todesursache auf (Blair et al., 1983).

1972 wurde DDT in den Vereinigten Staaten verboten, bis auf den unbedingt notwendigen Einsatz für die öffentliche Gesundheit und einige weniger bedeutende Einsätze bei Feldfrüchten, für die es keine wirksamen Alternativen gab. Anlaß war die zunehmende Erkenntnis des ökologischen Ungleichgewichtes, das aus der weiteren Verwendung von DDT resultieren würde, und die Ungewißheit der möglichen Auswirkung einer anhaltenden längeren Belastung und die Einlagerung geringer Konzentrationen von DDT im menschlichen Körper sowie die Entwicklung resistenter Insektenarten. Verschiedene andere Länder haben ähnliche Schritte unternommen. In einigen tropischen Ländern wird DDT jedoch noch immer in beträchtlichem Maße zur Bekämpfung von Malaria eingesetzt. DDT ist in vielen Ländern durch andere Pestizide ersetzt worden, doch viele von ihnen sind giftiger für den Menschen als DDT selbst.

Methoxychlor Methoxychlor, ein chloriertes Ethanderivat, hat folgende Strukturformel:

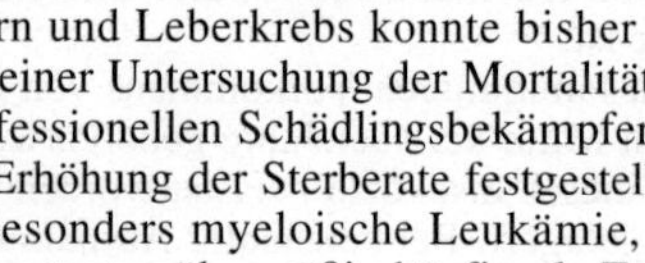

METHOXYCHLOR

Die Verbindung wird zunehmend als Ersatz für DDT verwendet. Der Vorteil des Methoxychlor liegt darin, daß es für Säugetiere weitaus weniger giftig ist als DDT (die LD_{50} bei Ratten liegt bei 6000 mg/kg, im Gegensatz zu 250 mg/kg für DDT), es ist nicht karzinogen und es verweilt nicht so lange im Körper. Methoxychlor wird im Fettgewebe nur zu ungefähr 0,2% des Ausmaßes von DDT eingelagert, und die Halbwertszeit in Ratten beträgt nur ungefähr zwei Wochen, verglichen mit der sechsmonatigen Halbwertszeit für DDT (Ecobichon, 1991). Die kürzere Halbwertszeit spiegelt den schnelleren Abbau durch O-Demethylierung wieder (Kapoor et al., 1970); danach wird es konjugiert und im Urin ausgeschieden.

Chlorierte Cyclodiene Die Strukturformeln der häufiger verwendeten chlorierten Cyclodiene sind in Abb. 67.6 dargestellt. Diese Verbindungen stimulieren das ZNS, und deshalb ähneln viele Anzeichen und Symptome einer Exposition denen von DDT. Die zellulären Mechanismen, durch welche die Cyclodiene das ZNS stimulieren, unterscheiden sich jedoch von denen, die für DDT nachgewiesen wurden. Die Cyclodiene agieren als Antagonisten an ionotropen Rezeptorstellen für γ-Amino-n-buttersäure (GABA); dadurch wird die Aufnahme von Chloridionen verringert, und es kommt zu einer nur partiellen Repolarisation der Neuronen und einem Zustand unkontrollierter Erregung. Chlorierte Cyclodiene neigen dazu, Krämpfe hervorzurufen, noch bevor andere, weniger dramatische Anzeichen einer Erkrankung auftreten. Durch Cyclodien-Insektizide vergiftete Personen berichteten von Kopfschmerzen und Übelkeit, Erbrechen, Schwindel und leichten klonischen Zuckungen, doch bei einigen Patienten treten die Konvulsionen ohne Warnsymptome auf (Hayes, 1963). Im Gegensatz zu DDT haben Cyclodien-Insektizide zahlreiche Todesopfer durch akute Vergiftung gefordert.

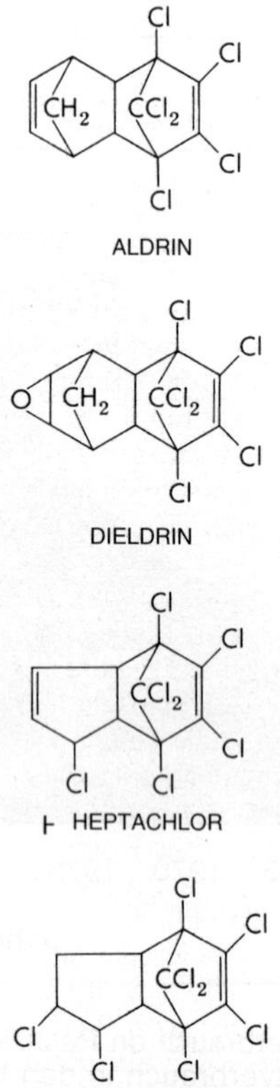

ALDRIN

DIELDRIN

⊢ HEPTACHLOR

CHLORDAN

Abbildung 67.6 Chemische Strukturen einiger chlorierter Cyclodiene. (*Endrin ist ein Stereoisomer von Dieldrin.)

Ein wichtiger Unterschied zwischen DDT und den chlorierten Cyclodienen liegt darin, daß letztere leicht durch die intakte Haut resorbiert werden. Cyclodiene stellen wahrscheinlich für die Allgemeinbevölkerung, die nur kleinen Mengen in der Nahrung ausgesetzt ist, kein nennenswert größeres Risiko dar als DDT, doch die Handhabung konzentrierter Lösungen einer Cyclodienverbindung birgt mehr Gefahren.

Wie DDT sind auch chlorierte Cyclodien-Insektizide sehr gut fettlöslich und werden im Fettgewebe eingelagert; sie induzieren ebenfalls das mischfunktionelle Oxidasesystem (Cytochrom P450) der Leber, werden nur langsam abbgebaut, persistieren in der Umwelt, und in der Nahrungskette der Tiere erfolgt Bioakkumulation. Cyclodiene rufen dosisabhängig Hepatome bei Mäusen hervor und haben unter den Insektiziden das größte karzinogene Potential (National Academy of Sciences, 1977). Aus diesen Gründen wurden Aldrin und Dieldrin 1974 in den Vereinigten Staaten verboten, und auf ähnliche Weise ist die Verwendung von Chlordan und Heptachlor für landwirtschaftliche Anbauprodukte in den Vereinigten Staaten zeitweilig eingestellt worden.

Andere Chlorkohlenwasserstoffe Zu dieser Gruppe von Insektiziden gehören Lindan, Toxaphen, Mirex und Chlordecon. Diese Chemikalien haben viele Eigenschaften mit DDT gemein. Obwohl sie die axonale Leitung nicht verändern, so wirken sie doch auf die präsynaptischen Nervenenden im ZNS und verstärken die Ausschüttung von Neurotransmittern.

Benzolhexachlorid (BHC) und Lindan Benzolhexachlorid (richtiger als Hexachlorcyclohexan bezeichnet) hat folgende Strukturformel:

HEXACHLORCYCLOHEXAN
(BENZOLHEXACHLORID)

Es besteht aus einer Mischung von acht Isomeren, das γ-Isomer wird als Lindan bezeichnet. Das γ-Isomer ist am giftigsten, und fast die ganze insektizide Wirkung von BHC beruht auf Lindan. Die Verbindung wird klinisch als Ektoparasitizid eingesetzt (siehe unten). Lindan löst Vergiftungssymptome aus, die denen von DDT ähneln: Tremorerscheinungen, Ataxie, Schüttelkrämpfe und Prostration. In schweren Fällen von Vergiftung treten heftige tonische und klonische Konvulsionen auf. Die α- und γ-Isomere stimulieren das ZNS, doch die β- und δ-Isomere haben dämpfende Wirkung. Die Stimulation des ZNS scheint die Folge der Blockade der Wirkung von GABA zu sein (Matsumura und Ghiasuddin, 1979). Lindan induziert mikrosomale Enzyme in der Leber. Lindan und BHC waren in zahlreiche Fälle von aplastischer Anämie verwickelt (Rugman und Cosstick, 1990); eine systematische Untersuchung von 60 Fällen von aplastischer Anämie konnte jedoch keinen Zusammenhang zwischen der Inzidenz aplastischer Anämie und der berufsbedingten Belastung durch Pestizide nachweisen (Wang und Grufferman 1981). Eine Reihe von Isomeren von BHC, darunter Lindan, erzeugen nachgewiesenermaßen Lebertumore bei Nagetieren (Cueto, 1980).

Bei der Biotransformation der Isomere von BHC entstehen unter anderem Chlorphenole. Verglichen mit DDT hat Lindan eine relativ geringe Persistenz in der Umwelt.

Toxaphen Toxaphen ist eine komplizierte Mischung aus mehr als 175 polychlorierten C_{10}-Kohlenwasserstoffen, von denen nur etwa 20 bekannt sind (z. B. Heptachlorbornan) (Saleh, 1991). Wie schon bei den anderen Chlorkohlenwasserstoff-Insektiziden ist die wesentliche toxische Wirkung von Toxaphen die Stimulierung des ZNS. Toxaphen scheint recht leicht metabolisiert zu werden und hat deshalb eine kürzere Halbwertszeit als die meisten anderen Chlorkohlenwasserstoff-Insektizide. Es konnte nachgewiesen werden, daß Toxaphen bei Mäusen Lebertumore induziert und Mutationen hervorruft (Hooper et al., 1979). Diese Beobachtungen führten zu einem drastischen Rückgang in der Verwendung von Toxaphen.

Mirex und Chlordecon Mirex und Chlordecon sind äußerst persistente Chlorkohlenwasserstoff-Insektizide, und sie reichern sich um das mehrtausendfache in der Nahrungskette an (Waters et al., 1977). Sie haben folgende Strukturformeln:

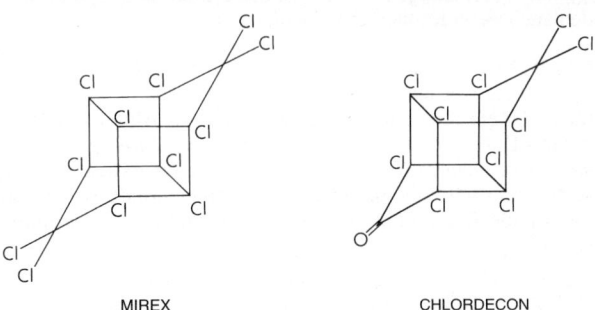

MIREX CHLORDECON

Ähnlich wie andere Chlorkohlenwasserstoff-Insektizide bewirken auch Mirex und Chlordecon die Stimulierung des ZNS, Leberschäden und die Induktion des Cytochrom-P450-Systems. Hodenatrophie und verringerte Spermabildung liegen unter Umständen in der direkten östrogenartigen Wirkung von Chlordecon begründet (Eroschenko, 1981). Bei Versuchstieren wirken Mirex und Chlordecon karzinogen (Cueto et al., 1976; Waters et al., 1977).

Grobe Nachlässigkeit führte zu der Vergiftung von 76 von 148 Arbeitern, die in Hopewell, Virginia, mit der Herstellung von Chlordecon beschäftigt waren (Taylor et al., 1978). Diese Arbeiter erlitten neurologische Schäden, die sich durch Tremorerscheinungen, Augenflattern (Opsoklonus), Lebervergrößerung, Milzvergrößerung, Exantheme, Verhalten- und Wesensveränderungen und Gangstörungen auszeichneten. Laboruntersuchungen ergaben verminderte Spermienzahlen und verringerte Beweglichkeit der Spermien. Die Verunreinigung des Gebietes in der Umgebung der Produktionsanlage führte zu Einschränkungen in der Fischerei im James River und bedrohten Teilen von Chesapeake Bay.

Mirex wird wahrscheinlich zu Chlordecon oxidiert (Carlson et al., 1976). Der Hauptmetabolit von Chlordecon ist Chlordeconalkohol, der in der menschlichen Galle als Konjugat der Glukuronsäure auftritt (Guzelian, 1982). Chlordecon wird im wesentlichen mit dem Stuhl ausgeschieden. Die Gabe von Cholestyramin bei vergifteten Patienten erhöht die fäkale Exkretion von Chlordecon um das 3- bis 18fache, verkürzt die Halbwertszeit im Blut von 140 auf 80 Tage und beschleunigt die Geschwindigkeit, mit welcher der Patient sich von den toxischen Symptomen erholt (Cohn et al., 1978). Das Chlordecon im Stuhl resultiert aus biliärer wie auch intestinaler Exkretion (Guzelian, 1982). Beim Menschen erscheinen nur 5 - 10% des an die Galle abgegebenen Chlordecons im Stuhl, was auf eine beträchtliche intestinale Rückresorption hinweist (Cohn et al., 1978); die Galle scheint solche Rückresorption zu verstärken (Boylan et al., 1979). Deshalb kann Cholestyramin die intestinale Ausscheidung von Chlordecon verbessern, indem es Bestandteile der Galle im intestinalen Lumen bindet. Chlordecon ist in der Milch von Frauen, Kühen und Ratten gefunden worden; Milch von verseuchten Kühen kann eine Quelle menschlicher Belastung sein.

Phosphororganische Insektizide Die Chlorkohlenwasserstoffe sind zum Großteil durch phosphororganische Insektizide ersetzt worden. Die organischen Phosphorverbindungen persistieren nicht in der Umwelt und haben ein sehr geringes karzinogenes Potential; sie haben jedoch dem Menschen gegenüber eine sehr viel größere akute Toxizität. Parathion ist am häufigsten an tödlich verlaufenden Vergiftungen mit Pestiziden beteiligt. Die Pharmakologie und Toxikologie dieser Wirkstoffe werden in Kapitel 8 behandelt.

Carbamat-Insektizide Die Carbamat-Insektizide ähneln den organischen Phosphatverbindungen in vielerlei Hinsicht. Der häufigste dieser Wirkstoffe ist Carbaryl; da Carbaryl und verwandte Verbindungen Inhibitoren der Cholinesterase sind, werden auch sie in Kapitel 8 behandelt.

Naturstoff-Insektizide Pyrethrum und strukturverwandte Wirkstoffe werden als Naturstoff-Insektizide benutzt. Pyrethrum ist ein allergener Rohextrakt, der aus Blüten der Pyrethrumpflanze, *Chrysanthemum cinerariifolium*, gewonnen wird. *Pyrethrin* ist ein wesentlich verfeinerter Extrakt, der die sechs natürlich vorkommenden Pyrethrine enthält. Die größte insektizide Wirkung hat Pyrethrin I. Es hat folgende Strukturformel:

PYRETHRIN I

Pyrethroide, bei denen es sich um synthetische Pyrethrinderivate handelt, und Pyrethrine werden aufgrund ihrer raschen Wirksamkeit in vielen Haushaltsinsektiziden eingesetzt. Der Mechanismus ihrer Wirkung auf die Neuronenmembranen ähnelt dem von DDT (Narahashi, 1983). Pyrethrum wird im allgemeinen als ungefährlichstes Insektizid eingestuft, da seine primäre Toxizität gering ist. Die geringe Toxizität von Pyrethroiden für Säugetiere liegt an ihrer raschen Biotransformation durch Esterhydrolyse und/oder Hydroxylierung (Aldridge, 1983). Die langsame Biotransformation von Pyrethrum in Insekten wird durch die Versetzung mit Piperonylbutoxid (welches Cytochrom P450 hemmt) noch weiter herabgesetzt, was wiederum die insektizide Wirksamkeit erhöht. Im Gegensatz zu Säugetieren reagieren Wasserlebewesen äußerst empfindlich auf Pyrethroide (Khan, 1983).

Die Eigenschaften von Pyrethrum sind im Vergleich mit anderen Pestiziden sehr ausgeprägt. Es sind viele Fälle von allergischer Kontaktdermatitis und Atemwegsallergie bekannt geworden. Personen, die gegen Pollen des Jakobskreuzkrautes empfindlich sind, neigen besonders zu solchen Reaktionen. Die Wahrscheinlichkeit, allergische Reaktionen auszulösen, ist bei Zubereitungen aus Pyrethrinen oder synthetischen Pyrethroiden wesentlich geringer als bei Zubereitungen aus Pyrethrum-Pulver.

Rotenon wird aus den Wurzeln von Pflanzen wie *Derris* und *Lonchocarpus* gewonnen. Bevor es als Insektizid bekannt und benutzt wurde, verwendete man es, um Fische zu lähmen und dann zu fangen. Rotenon hat folgende Strukturformel:

ROTENON

Die Vergiftung von Menschen durch Rotenon ist selten. Die Verbindung wird zur Behandlung von Kopfläusen, Krätzmilben und anderen Ektoparasiten direkt aufgetragen. Lokale Auswirkungen sind unter anderem Bindehautentzündung, Dermatitis sowie Rachen- und Nasenschleimhautentzündung. Die orale Ingestion von Rotenon führt zu Magen-Darm-Reizungen, Übelkeit und Erbrechen. Die Inhalation von Staub ist gefährlicher; es kann eine Reizung der Atemwege resultieren, gefolgt von Atemdepression und Krämpfen. Rotenon hemmt die Oxidation von NADH zu NAD. Folglich blockiert es die Oxidation von Substraten wie Glutamat, α-Ketoglutarat und Pyruvat durch NAD.

Nikotin ist eines der giftigsten Insektizide (siehe Kapitel 9). Auf die Vergiftung folgen Speichelbildung und Erbrechen (durch Stimulierung von parasympathischen Ganglien), Muskelschwäche (durch Stimulierung und anschließende Dämpfung der neuromuskulären Übertragung) und schließlich klonische Konvulsionen und Atemstillstand (Auswirkungen auf das ZNS).

Insektizide als Ektoparasitizide Unter dem Begriff Ektoparasitizide faßt man Arzneimittel zusammen, die gegen tierische Parasiten eingesetzt werden. Beim Menschen handelt es sich dabei vorwiegend um Pedikulozide und Mitizide.

Lindan (γ-Benzolhexaclorid) (siehe oben) ist ein Mitizid für die Behandlung von Scabies. Es wird in 1%iger Konzentration als Creme, Lotion oder Shampoo verwendet. Die Zubereitung wird in einer dünnen Schicht auf die gesamte Hautoberfläche (vom Hals abwärts) aufgetragen (30 g Creme für einen Erwachsenen) und acht bis zwölf Stunden lang nicht entfernt. Pruritus wird in der Regel innerhalb von 24 Stunden gelindert, und die große Mehrheit der Patienten braucht keine zweite Behandlung. Falls nötig können jedoch eine zweite und dritte Behandlung in Abständen von einer Woche erfolgen. Das Arzneimittel ist außerdem ein sehr wirkungsvolles Pedikulozide und ist bei der Behandlung von Pediculosis pubis, capitis und corporis wirksam. Die einmalige Anwendung von 1%iger Creme, Lotion oder Shampoo reicht meist aus, um den Ektoparasiten auszurotten. Lindan wird auch benutzt, um Parasitenbefälle von *Phthirus pubis* (Filzläuse) zu behandeln.

Malathion ist ein phosphororganisches Insektizid. Die allgemeine Pharmakologie der Cholinesterasehemmer wird in Kapitel 8 behandelt. Malathion wirkt rasch läuse- und nissentötend; Läuse und ihre Eier (Nissen) sterben innerhalb von drei Sekunden à 0,003% beziehungsweise 0,06% Malathion in Aceton. Das pharmazeutische Präparat enthält 78% Isopropanol. Malathion ist auch außerhalb der Vereinigten Staaten für die Behandlung von Kopfläusen und Nissen erhältlich. Man reibt die Kopfhaut sanft damit ein und läßt es acht bis zwölf Stunden einwirken; danach wird das Haar mit Shampoo gewaschen und gekämmt. Eine zweite Anwendung kann, falls nötig, nach sieben bis neun Tagen erfolgen.

Benzylbenzoat ist eine relativ unschädliche Substanz, die in hohen Konzentrationen auf *Acarus scabiei* toxisch wirkt. Die Verbindung wurde weitverbreitet zur Behandlung von Scabies eingesetzt und ist auch bei der Behandlung von Pedikulose nützlich. Bei der Behandlung von Scabies wird nach einer gründlichen Reinigung eine 26 - 30%ige Lotion vom Hals an abwärts auf den ganzen Körper aufgetragen. Wenn die erste Schicht trocken ist, wird eine zweite aufgetragen. Der Rückstand wird nach 24 Stunden abgewaschen.

Crotamiton (N-ethyl-2-crotonotoluidid) ist ein wirksames Krätzmilbenvertilgungsmittel. Es ist für die topische Anwendung erhältlich. Crotamiton ruft gelegentlich Reizungen hervor, insbesondere auf entzündeter Haut oder bei längerer Anwendung; es kann auch zur Sensibilisierung führen. Paradoxerweise haben die Präparate ebenfalls juckreizstillende Eigenschaften.

Eine Emulsion von Tetrahydronaphtalin und Kupferoleat wird als Läuse- und Nissenvernichtungsmittel propagiert, seine Wirksamkeit ist allerdings bislang nicht belegt.

Thiabendazol kann zur Behandlung kutaner Larva migrans auf die Haut aufgetragen werden (siehe Kapitel 42). Außerhalb der Vereinigten Staaten wird es aufgrund seiner krätzmilbentötende Wirkung eingesetzt. Es hat angeblich auch leicht fungizide Wirkung.

Ausräucherungsmittel

Ausräucherungsmittel werden zur Bekämpfung von Insekten, Nagetieren und Nematoden im Erdboden eingesetzt. Sie üben ihre pestizide Wirkung in gasförmiger Form aus und werden benutzt, weil sie anderweitig unerreichbare Gebiete durchdringen können. Zu den Wirkstoffen, die zum Schutz eingelagerter Nahrungsmittel eingesetzt werden, zählen Zyanwasserstoff, Acrylnitril (ein organisches Zyanid, $CH_2=CHCN$), Kohlenstoffdisulfid, Kohlenstofftetrachlorid, Chloropikrin, Ethylendibromid, Ethylenoxid, Methylbromid und Phosphin.

Zyanid Zyanid [Zyanwasserstoffsäure (HCN), Blausäure] ist eines der am schnellsten wirkenden Gifte; die Opfer können innerhalb von Minuten nach der Exposition sterben. Zyanwasserstoffgas wird verwendet, um Schiffe und Gebäude auszuräuchern und den Erdboden zu entkeimen. Da es mit Metallen Komplexe bilden kann, wird Zyanid in der Metallurgie, bei der elektrochemischen Beschichtung und der Metallreinigung verwendet. Im Haushalt kommen Zyanide in Silberpolitur, Insektiziden, Rodentiziden sowie in zyanidhaltigen Pflanzen (Cassava) und Kernen von Früchten (Apfel, Aprikose, Mandel etc.) vor. Die Toxizität von *Laetril*, einem umstrittenen Adjuvans in der Krebstherapie, ist im wesentlichen auf ein darin enthaltenes zyanogenes Glykosid zurückzuführen. Ebenso wie Glutathion-S-transferasen aus organischen Thiozyanaten Zyanid freisetzen, so setzen auch Cytochrom-P450-abhängige Monoxygenasen (Okawa und Casida, 1971) aus organischen Nitrilen Zyanid frei (Willhite und Smith, 1981); Zyanid ist ebenfalls ein Metabolit von Nitroprussid (Cottrell et al., 1978). Die Verbrennung stickstoffhaltiger Kunststoffe kann zur Freisetzung von HCN führen. Bei Bränden an Bord von Flugzeugen kamen 1973 in Paris 119 Passagiere und 1980 in Riyadh, Saudi Arabien, 303 Pilger ums Leben, als sich bei der Verbrennung von Kunststoffen HCN bildete (Weger, 1983). Zyanid wird auch bei Exekutionen in Gaskammern eingesetzt, und 1978 wurde es für den Massenselbstmord von mehr als 900 Sektenanhängern in Guyana benutzt.

Zyanid hat eine sehr große Affinität zu Eisen(III). Nach der Resorption reagiert es leicht mit dem dreiwertigen Eisen der Cytochromoxidase in Mitochondrien; dadurch wird die Zellatmung gehemmt, was zu Laktazidose und zytotoxischer Hypoxie führt. Da die Verwertung des Sauerstoffs blockiert ist, wird das venöse Blut mit Sauerstoff gesättigt und ist fast ebenso leuchtend rot wie das arterielle Blut. Die Atmung wird angeregt, da die Chemorezeptorzellen so reagieren, als läge eine Abnahme der Sauerstoffsättigung vor. Ein kurzes Stadium der ZNS-Stimulation mit Hyperpnoe und Kopfschmerzen wird beobachtet; schließlich treten hypoxische Krämpfe auf, und der Tod erfolgt durch Atemstillstand. Die meisten Personen mit akuter Zyanidvergiftung sterben entweder unverzüglich oder erholen sich vollständig; es sind jedoch Fälle von neurologischen Folgeschäden bei Überlebenden berichtet worden, darunter extrapyramidale Syndrome, Persönlichkeitsveränderungen und Gedächtnisstörungen.

Die Behandlung einer Zyanidvergiftung muß rasch erfolgen, um wirksam zu sein. Die Diagnose kann durch den charakteristischen Geruch von Zyanid (Bittermandelöl) unterstützt werden. Da die Toxizität durch die Bindung an das dreiwertige Eisen der Cytochromoxidase ausgelöst wird, richtet sich die Behandlung auf die Prävention oder Umkehr dieser Bindung, indem ein großer Pool an dreiwertigem Eisen, das um das Zyanid konkurriert, zur Verfügung gestellt wird. Eine wirksame Methode ist die Gabe von Substanzen, wie z. B. Nitrit, die Hämoglobin zu Methämoglobin oxidieren. Amylnitrit wird meist durch Inhalation verabreicht, während für die intravenöse Verabreichung eine Lösung von Natriumnitrit zubereitet wird (10 ml einer 3%igen Lösung). Das Methämoglobin konkurriert mit den Cytochromoxidasen um das Zyanidion; bei der Reaktion wird aufgrund des Massenwirkungsgesetzes das Methämoglobin bevorzugt. Es bildet sich Zyanmethämoglobin, und die Cytochromoxidase steht wieder zur Verfügung. Alternativ kann 4-Dimethylaminophenol, welches ebenfalls Hämoglobin zu Methämoglobin oxidiert, in einer Dosis von 3 mg/kg intravenös gegeben werden (Weger, 1983). Kobaltverbindungen haben eine hohe Affinität zu Zyanid (Way, 1984), und in einigen Ländern wird Co_2EDTA bei Zyanidvergiftung beim Menschen eingesetzt (Cottrell et al., 1978; Weger, 1983). In ähnlicher Weise kann man die Toxizität von Zyanid mit Hydroxocobalamin behandeln, da es sich mit Zyanid zu Cyanocobalamin (Vitamin B12) verbindet.

Der wesentliche Mechanismus der Entfernung von Zyanid aus dem Körper ist die enzymatische Umwandlung durch das mitochondriale Enzym Rhodanese (Thiosulfat-Sulfurtransferase) zu Thiozyanat, welches relativ ungiftig ist. Um die Entgiftung zu beschleunigen, gibt man Natriumthiosulfat intravenös (50 ml einer 25%igen wässrigen Lösung), und das gebildete Thiozyanat wird leicht im Urin ausgeschieden.

$$NA_2S_2O_3 + CN^- \xrightarrow{\text{Rhodanese}} SCN^- + Na_2SO_3 \qquad (67.4)$$

Way und seine Mitarbeiter (1972) wiesen nach, daß Nitrit die LD_{50} von Kaliumzyanid bei Mäusen von 11 mg/kg auf 21 mg/kg erhöht; die Gabe von Thiosulfat erhöht den Wert auf 35 mg/kg, während Nitrit gefolgt von Thiosulfat die LD_{50} auf 52 mg/kg anhebt. Viele Fälle von akuter Zyanidvergiftung beim Menschen sind mit einer solchen Therapie erfolgreich behandelt worden.

Sauerstoff allein, sogar bei Überdruck, hat bei Zyanidvergiftung nur eine geringe Schutzwirkung; Sauerstoff verstärkt die Schutzwirkungen von Thiosulfat oder von Nitrit und Thiosulfat jedoch beträchtlich (Way et al., 1972). Der Wirkungsmechanismus ist noch nicht ganz geklärt, doch die intrazelluläre Sauerstoffspannung könnte hoch genug sein, um die nicht-enzymatische Oxidation der reduzierten Cytochrome zu bewirken, oder aber der Sauerstoff könnte aufgrund des Massenwirkungsgesetzes das Zyanid aus der Cytochromoxidase verdrängen.

Wenn Zyanid oral aufgenommen wurde, sollte eine Magenspülung nicht vor, sondern nach dem Beginn einer spezifischeren Behandlung durchgeführt werden.

Methylbromid Methylbromid wird als insektizides Ausräucherungsmittel und in einigen Feuerlöschern eingesetzt. Angeblich war es in den 60er Jahren in Kalifornien für mehr Todesfälle verantwortlich als alle anderen phosphororganischen Insektizide (Hine, 1969). Da Methylbromid so giftig ist, wird den Ausräucherungsmitteln als Warnung vor der Belastung durch Methylbromid Chloropikrin (CCl_3NO_2) beigesetzt, das die Tränensekretion stark anregt.

Die Hauptsymptome einer Vergiftung mit Methylbromid sind ZNS-bedingt, unter anderem Unwohlsein, Kopfschmerzen, Sehstörungen, Übelkeit und Erbrechen. Der Tod tritt meist während eines Krampfanfalles ein. Nach einer starken Belastung der Atemwege kann auch ein Lungenödem die Todesursache sein. Die große Affinität von Methylbromid zu Sulfhydrylgruppen spielt bei der toxischen Wirkung wahrscheinlich auch eine Rolle, Sulfhydryldonatoren (Acetylcystein) können daher bei der Vergiftung mit Methylbromid als Antidote hilfreich sein.

Dibromchlorpropan und Ethylendibromid Dibromchlorpropan (ClCH$_2$CHBrCH$_2$Br) und Ethylendibromid (1,2-Dibromethan) sind Ausräucherungsmittel für den Erdboden, die zur Bekämpfung von Nematoden eingesetzt werden. Beim Menschen führen sie nach der Einatmung zu mäßiger Dämpfung des ZNS und pulmonaler Stauung; nach oraler Ingestion bewirken sie akute gastrointestinale Schmerzen und Lungenödeme. Beide Wirkstoffe rufen bei Mäusen und Ratten Magenkarzinome hervor (Powers et al., 1975; IARC, 1977). Bei Arbeitern, die mit der Herstellung beschäftigt sind, bewirkt Dibromchlorpropan Sterilität und/oder abnorm niedrige Spermienzahlen. Die Verwendung beider Wirkstoffe nimmt aufgrund ihrer Karzinogenität und der schädlichen Auswirkungen auf die Fortpflanzungsfunktion ab.

Phosphin Phosphin (PH$_3$) ist ein Ausräucherungsmittel für Getreide; es wird in Gegenwart von Feuchtigkeit in der Atmosphäre aus Aluminiumphosphidtabletten freigesetzt. Phosphin ist giftiger als Methylbromid. Da jedoch zur Ausräucherung eines bestimmten Volumens an Getreide weniger Phosphin als Methylbromid erforderlich ist, hat sich Phosphin als ungefährlicher herausgestellt. Starke Lungenreizung und Lungenödeme sind die wesentlichen toxischen Auswirkungen von Phosphin; es werden auch Leber- und Myokardschäden beobachtet.

Rodentizide

Einige Rodentizide sind für den Menschen recht giftig, die Toxizität anderer ist selektiver. In einigen Fällen liegt die Selektivität in der Physiologie von Nagetieren begründet; in anderen Fällen macht man sich die Gewohnheiten dieser Tiere zunutze. Da Rodentizide in Ködern verwendet und an unzugänglichen Orten ausgelegt werden können, ist die Wahrscheinlichkeit, daß sie die Umwelt verseuchen, weitaus geringer als bei anderen Pestiziden. Die Rodentizide stellen deshalb hauptsächlich in Fällen von versehentlicher Ingestion oder Selbstmord ein toxikologisches Problem dar.

Warfarin Warfarin, eines der häufigsten Rodentizide, wird als ungefährlich eingestuft, da es nur bei wiederholter Ingestion toxisch wirkt. Beim Menschen hat die tägliche Aufnahme von 1 - 2 mg/kg für eine Dauer von sechs Tagen in einem Fall von versuchtem Selbstmord zu schweren Symptomen geführt. Als orales Antikoagulans wird Warfarin in Kapitel 54 behandelt.

Rote Meerzwiebel Die Knollen der roten Meerzwiebel (Urginea maritima) werden seit vielen Jahren als relativ ungefährliches Rodentizid eingesetzt. Die Wirkstoffe sind Scillaren-Glykoside. Diese Glykoside haben, wie auch die Digitalisglykoside, herzstärkende Wirkung (siehe Kapitel 34). Zu den Anzeichen und Symptomen, die mit der Ingestion großer Dosen der roten Meerzwiebel zusammenhängen, gehören Erbrechen und Abdominalschmerzen, unscharfes Sehen, Herzrhythmusstörungen, Krämpfe und Tod durch Kammerflimmern. Die Nützlichkeit der roten Meerzwiebel als selektives Rodentizid beruht darauf, daß Ratten nicht erbrechen können (Lisella et al., 1971). Die Behandlung einer Ingestion ist, falls indiziert, beim Menschen die gleiche wie für eine Überdosis Digitalis (siehe Kapitel 34).

Natriumfluoracetat Natriumfluoracetat und Fluoracetamid gehören zu den stärksten Rodentiziden. Da sie für andere Tiere ebenfalls hochgradig giftig sind, ist der Einsatz allein den zugelassenen Schädlingsbekämpfern vorbehalten. Fluoracetat wirkt toxisch, indem es den Zitronensäurezyklus hemmt. Die Verbindung wird in Fluoracetyl-Coenzym A eingebaut, das mit Oxalacetat zu Fluorcitrat kondensiert. Fluorcitrat hemmt das Enzym Aconitase und hemmt so die Umwandlung von Citrat zu Isocitrat. Herz und ZNS sind die Gewebe, die durch die Hemmung des oxidativen Energiestoffwechsels am stärksten in Mitleidenschaft gezogen werden. So zählen neben den unspezifischen Symptomen Übelkeit und Erbrechen auch Herzrhythmusstörungen, Zyanose, generalisierte Konvulsionen sowie Tod durch Kammerflimmern oder eine akute respiratorische Insuffizienz zu den Symptomen einer Fluoracetatvergiftung. Die Bereitstellung großer Mengen Acetat scheint dem Fluoracetat kompetitiv entgegenzuwirken; Affen sind durch die Darreichung von Glycerolmonoacetat erfolgreich vor Fluoracetatvergiftung geschützt worden.

Strychnin Strychnin ist das wichtigste Alkaloid in Nux vomica, den Samen eines Baumes in Indien, *Strychnos nuxvomica*. Nux vomica wurde im 16. Jahrhundert in Deutschland als Gift für Ratten und andere tierische Schädlinge eingeführt. Seine Verwendung als Pestizid hält bis zum heutigen Tage an und ist die Ursache versehentlicher Strychninvergiftungen von Kindern und Haustieren. Strychnin hat folgende Strukturformel:

STRYCHNIN

Strychnin bewirkt eine Exzitation aller Teile des ZNS. Diese Auswirkung ist jedoch keine Folge direkter synaptischer Erregung. Strychnin erhöht den Grad der Neuronenerregbarkeit durch selektive Blockierung deren Hemmung. Nervenimpulse werden normalerweise durch hemmende Einflüsse auf geeignete Bahnen beschränkt. Wird die Hemmung durch Strychnin blockiert, so wird die neuronale Aktivität verstärkt, und sensorische Reize lösen überschießende Reflexantworten aus.

Strychnin ist ein stark krampfauslösendes Mittel, die Konvulsionen haben ein charakteristisches Bewegungsmuster. Da Strychnin die Hemmung herabsetzt, einschließlich der gegenseitigen Hemmung zwischen Antagonisten, wird das Muster der Konvulsion von den stärksten Muskeln bestimmt, die an einem bestimmten Gelenk agieren. Bei den meisten Versuchstieren zeichnet sich diese Konvulsion durch ein tonisches Durchstrecken des Körpers und aller Gliedmaße aus. Vor und nach der tonischen Extension finden während der Phase postiktaler Dämpfung phasische, symmetrische Stöße der Extensoren statt, die durch beliebige sensorische Reizungen ausgelöst werden können.

Die krampfauslösende Wirkung von Strychnin beruht auf der Störung der postsynaptischen Hemmung, die durch Glycin gesteuert wird (Aprison et al., 1987). Glycin ist ein für Motoneuronen und Interneuronen im Rückenmark wichtiger hemmender Transmitter, und Strychnin wirkt als selektiver, kompetitiver Antagonist, indem es die hemmende Wirkung von Glycin an allen Glycinrezeptoren blockiert (siehe Kapitel 12). Bekannte Beispiele dieser Art von postsynaptischer Hemmung sind die hemmenden Einflüsse zwischen den Motoneuronen von Antagonisten, die durch die Renshaw-Zelle gesteuert werden. Renshaw-Zellen werden durch die intraspinalen Kollateralen der Axonen der Motoneuronen erregt, die Acetylcholin freisetzen. Strychnin blockiert die Hemmung an der Synapse zwischen Renshaw-Zelle und Motoneuron, indem es der Wirkung des von der Renshaw-Zelle freigesetzten Glycins entgegenwirkt. Die strychninsensible postsynaptische Hemmung in höheren Zentren des ZNS wird auch durch Glycin gesteuert.

Die Auswirkungen von Strychnin auf den Menschen sind denen sehr ähnlich, die oben für Versuchstiere beschrieben wurden. Als erstes wird Steifheit der Gesichts- und Halsmuskeln bemerkt. Als nächstes tritt die erhöhte Erregbarkeit von Reflexen in Erscheinung. Jeder Sinnesreiz kann eine heftige motorische Reaktion hervorrufen. In den frühen Phasen ist diese Reaktion ein koordinierter Extensorenstoß, in den späteren kann sie ein vollständiger Tetanuskrampf sein. Bei dieser Konvulsion wölbt sich der Körper in Überstreckung (Opisthotonus), so daß unter Umständen nur der Scheitel und die Fersen den Boden berühren. Die ganze willkürliche quergestreifte Muskulatur, auch die des Gesichtes, sind vollständig kontrahiert. Die Atmung setzt infolge der Kontraktion des Diaphragmas und der Brustkorb- und Abdominalmuskulatur aus. Krampfartige Anfälle können wiederholt mit intermittierenden Perioden der Dämpfung auftreten, Sinnesreizung erhöht die Häufigkeit und Stärke der Konvulsionen. Der Tod tritt als Folge medullärer Lähmung ein, die hauptsächlich auf Hypoxie, eine Folge der Perioden der Atembeeinträchtigung, zurückzuführen ist. Im frühen Stadium ist der Patient nicht nur bei Bewußtsein, sondern nimmt alle Reize mit großer Sinnesschärfe wahr. Die Muskelkontraktionen sind schmerzhaft, und der Patient hat Todesangst. Ohne Behandlung tritt der Tod durch Strychnin oft nach der zweiten bis fünften vollständigen Konvulsion ein, doch bei anhaltender Konvulsion kann schon die erste tödlich verlaufen. Die Kombination aus beeinträchtigter Atmung und heftigen Muskelkontraktionen kann zu schwerer respiratorischer und metabolischer Azidose führen.

Die dringlichsten Zielsetzungen bei der Behandlung einer Strychninvergiftung sind das Verhindern der Konvulsionen und die Unterstützung der Atmung. Diazepam ist hierfür der nützlichste Wirkstoff. Es bekämpft die Konvulsionen, ohne die postiktale Dämpfung zu verstärken (Gosselin et al., 1984; siehe Kapitel 17). Bei schwer vergifteten Patienten können eine Anästhesie oder eine neuromuskuläre Blockade durch Muskelrelaxantien nötig sein, um beständige Konvulsionen unter Kontrolle zu bringen. Alle Formen der Sinnesreizung sollten minimiert werden. Wenn eine ausreichende Lungenbelüftung bis zum Ende der Konvulsionen nicht wiederhergestellt ist, so sind Intubation und maschinelle Beatmung notwendig.

Phosphor Menschen sind durch weißen oder gelben elementaren Phosphor vergiftet worden, der zum Ködern von Nagetieren als Paste auf Brot aufgetragen worden war. Kurz nach der Ingestion ruft Phosphor eine starke gastrointestinale Reizung hervor, und bei ausreichend großer Dosis können Hämorrhagie und Herz-Kreislauf-Versagen innerhalb von 24 Stunden zum Tod führen. Das Erbrochene ist lumineszierend und hat einen charakteristischen knoblauchartigen Geruch. Wenn der Patient die anfängliche Phase der Magen-Darm-Schädigung überlebt, können darauf sekundäre systemische Toxizität und Leberzellnekrose folgen. Eine schwere, akute Leberatrophie ist eine Spätfolge, die zum Tod führen kann.

Eine langfristige Vergiftung durch Phosphor zeichnet sich durch Kachexie, Anämie, Bronchitis und Nekrose der Mandibula, dem sogenannten „Phosphor-Rachen", aus.

Zinkphosphid Zinkphosphid reagiert im Magen-Darm-Trakt mit Wasser und HCl zu dem Gas Phosphin (PH_3), das starke gastrointestinale Reizung verursacht. Die scheinbare Unempfindlichkeit von Hunden und Katzen wird den Brechreiz auslösenden Eigenschaften zugeschrieben, die Zink bei allen Tieren außer Nagern aufweist. Spätere Phasen der Toxizität ähneln der Vergiftung durch gelben Phosphor.

α-Naphthylthioharnstoff α-Naphthylthioharnstoff hat folgende Strukturformel:

α-NAPHTHYLTHIOHARNSTOFF

Seine selektiven rodentiziden Eigenschaften beruhen auf den unterschiedlichen Anfälligkeiten verschiedener Arten. Bei Ratten beträgt die LD50 ungefähr 3 mg/kg, bei Hunden 10 mg/kg, bei Meerschweinchen 400 mg/kg und bei Affen 4 g/kg. Die wesentliche toxische Wirkung bei anfälligen Arten sind massive Lungenödembildung und Pleuraerguß, anscheinend die Folgen von Auswirkungen auf die Lungenkapillaren. Mikrosomen aus der Rattenleber und -lunge setzen aus α-Naphthylthioharnstoff atomaren Schwefel frei (Lee et al., 1980). Lungentoxizität kann zumindest teilweise eine Folge der Bindung von atomarem Schwefel an die Makromoleküle im Gewebe sein. Sulfhydrylhemmende Wirkstoffe sind bei Ratten unter bestimmten Versuchsbedingungen wirksame Antidote (Koch und Schwarze, 1956).

Thallium Thalliumsulfat ist sehr gefährlich. Da Thallium nicht selektiv für Nagetiere giftig ist und bereits viele Personen durch Thallium vergiftet wurden, ist der Einsatz heute in vielen Ländern strengen Vorschriften unterworfen. Eine akute Vergiftung wird von gastrointestinaler Reizung, motorischer Lähmung und Tod durch akute respiratorische Insuffizienz begleitet. Die Einnahme subletaler Dosen über einen längeren Zeitraum rötet die Haut und verursacht Alopezie, beides charakteristische Anzeichen von Thalliumvergiftung. Als pathologische Veränderungen treten unter anderem perivaskuläre Leukozytenansammlungen und degenerative Veränderungen in Hirn, Leber und Niere auf. Neurologische Symptome sind auffallend. Dazu gehören Tremorerscheinungen, Beinschmerzen, Parästhäsien der Hände und Füße sowie Polyneuritis, besonders in den Beinen. Psychosen, Delirium, Schüttelkrämpfe und andere Arten der Enzephalopathie können ebenfalls festgestellt werden. Zu der Behandlung einer Thalliumvergiftung gehören die orale Verabreichung von Ferriferrozyanid (Berliner-Blau), Hämodialyse und forcierte Diurese. Berliner-Blau bindet das Thallium im Darm und beschleunigt die fäkale Exkretion. Von der Darreichung systemischer Chelatbildner sollte abgesehen werden, da sie die Aufnahme von Thallium ins Hirn verstärken können (Hayes, 1982).

Herbizide

Die Produktion und der Einsatz von Chemikalien zur Unkrautvernichtung sind in den vergangenen zwei Jahrzehnten beträchtlich gestiegen. Heute übertreffen die Herbizide die Insektizide sowohl in den Mengen, in denen sie eingesetzt werden, wie auch im Wert der Ausgaben. Obwohl einige herbizide Verbindungen bei Säugetieren nur eine sehr geringe Toxizität aufweisen, sind andere wiederum hochgradig giftig und haben menschliche Todesopfer gefordert. Die Sorge um Gesundheitsauswirkungen von Herbiziden nimmt aufgrund der vermehrten Anwendung in der Landwirtschaft und des möglichen Eintritts in das Trinkwasser zu.

Chlorphenoxyverbindungen Die Verbindungen 2,4-Dichlorphenoxyessigsäure (2,4-D) und 2,4,5-Trichlorphenoxyessigsäure (2,4,5-T) wie auch ihre Salze und Ester sind wahrscheinlich die bekanntesten Herbizide. Sie haben folgende Strukturformeln:

**2,4-DICHLORPHENOXYESSIGSÄURE
(2,4-D)**

**2,4,5 TRICHLORPHENOXYESSIGSÄURE
(2,4,5-T)**

Diese beiden Wirkstoffe werden zur Vernichtung von breitblättrigem Unkraut auf Feldern und holzigen Pflanzen entlang Verkehrsstrecken eingesetzt; die Verbindungen wirken bei Pflanzen als Wachstumshormone. Tiere, die von massiven Dosen an 2,4-D getötet werden, sterben vermutlich an Kammerflimmern. Bei niedrigeren Dosen verzögert sich der Tod, und verschiedene Symptome einer neuromuskulären Beteiligung können beobachtet werden, darunter Steifheit der Extremitäten, Ataxie, Lähmung und schließlich Koma. Klinische Berichte über Vergiftung durch Chlorphenoxy-Herbizide sind selten.

Diese Herbizide akkumulieren nicht in Tieren. Sie werden wenig metabolisiert, sondern aktiv in den Urin abgesondert (Berndt und Koschier, 1973). Beim Menschen beträgt ihre Halbwertzeit im Plasma ungefähr einen Tag (Gehring et al., 1973).

Chlorphenoxy-Herbizide haben beim Menschen zu Kontaktdermatitis geführt, und eine eher schwere Art der Dermatitis, Chlorakne, wurde bei Arbeitern beobachtet, die an der Herstellung von 2,4,5-T beteiligt waren (Poland et al., 1971). Die Dermatitis scheint im wesentlichen infolge der Wirkungsweise einer Verunreinigung, 2,3,7,8-Tetrachlordibenzo-p-dioxin (TCDD), aufzutreten (2,4-D enthält kein TCDD). TCDD hat folgende Struktur:

**2,3,7,8-TETRACHLORDIBENZO-*P*-DIOXIN
(TCDD)**

Die Belastung durch TCDD tritt nicht nur durch Herbizide auf, sondern auch infolge der Freisetzung während einer Reihe von Herstellungsprozessen, wie z. B. beim Verbrennen von organischen Chlorverbindungen und beim Bleichen von Papierbrei.

TCDD ist für einige Arten besonders toxisch. Bei Meerschweinchen hat es eine LD_{50} von 0,6 µg/kg, doch bei Hamstern liegt dieser Wert 10000mal höher. Der Mechanismus, der zum Tod führt, ist noch nicht geklärt. In der Leber, dem Thymus und den Geschlechtsorganen werden morphologische Veränderungen beobachtet, doch diese sind nicht schwerwiegend genug, um den Tod zu erklären. TCDD zeigt keine toxischen Auswirkungen auf Zellkulturen. TCDD ist ein wirksamer Induktor der Arylkohlenwasserstoffhydroxylase, einer mikrosomalen Cytochrom P450-abhängigen Monoxygenase (Poland und Glover, 1974). Es ist auch ein sehr starkes Teratogen (Neubert et al., 1973) und konnte bei Versuchstieren als Karzinogen nachgewiesen werden (Van Miller et al., 1977; Kociba et al., 1978). Daher ist 2,4,5-T in den Vereinigten Staaten verboten und die Produktion eingestellt worden.

Versehentliche Belastungen von Menschen durch TCDD deuten daraufhin, daß TCDD im Vergleich mit der Toxizität gegenüber manchen Arten (z. B. Meerschweinchen) für den Menschen nur in geringem Maße giftig ist (Holmstedt, 1980). Zu den Auswirkungen einer TCDD-Vergiftung bei belasteten Personen zählen Chlorakne, Porphyrie, Hypercholesterinämie und psychiatrische Störungen (Hayes, 1982). Im Vietnamkrieg wurde Agent Orange, eine Mischung aus 2,4-D und 2,4,5-T (das mit TCDD verunreinigt war), über große Dschungelgebiete versprüht, und man nahm an, daß viele Soldaten diesen Verbindungen ausgesetzt waren. Obwohl umstritten, haben epidemiologische Studien keine schädlichen Gesundheitsauswirkungen, die mit TCDD zusammenhängen, bei Vietnamveteranen aufzeigen können. Es scheint bei Vietnamveteranen und Nicht-Vietnamveteranen keine Unterschiede in den TCDD-Konzentrationen im Plasma zu geben, was darauf hindeutet, daß die Belastung der US-Soldaten durch TCDD in Vietnam weitaus geringer war als angenommen (Centers for Disease Control, 1988). Es sind jedoch einige epidemiologische Studien an Personen durchgeführt worden, die in der chemischen Industrie oder durch Chemieexplosionen hohen Konzentrationen von Dioxinen ausgesetzt waren. Diese Studien legen nahe, daß TCDD in hohen Konzentrationen für den Menschen karzinogen sein könnte (Huff et al., 1994).

Dinitrophenole Verschiedene Dinitrophenole werden entweder allein oder als Salze aliphatischer Amine oder Alkalien zur Unkrautvernichtung eingesetzt. Vergiftungen von Menschen durch Dinitroorthocresol (DNOC) sind berichtet worden. Die kurzfristige Toxizität der Dinitrophenole beruht auf der Entkopplung der oxidativen Phosphorylierung. Der Stoffwechselumsatz des Vergifteten kann beträchtlich zunehmen, und die Körpertemperatur ist erhöht. Zu den Anzeichen und Symptomen einer akuten Vergiftung zählen beim Menschen Übelkeit, Unruhe, errötete Haut, Schwitzen, rasches Atmen, Tachykardie, Fieber, Zyanose und schließlich Kollaps und Koma. Wenn die Wärmebildung die Abgabekapazität überschreitet, kann sich daraus eine tödliche Hyperthermie entwickeln. Die spezifische Behandlung besteht aus Eisbädern zur Senkung des Fiebers, der Verabreichung von Sauerstoff und der Korrektur von Flüssigkeits- und Elektrolythaushalt. Salicylate, die eine Phenolgruppe enthalten, müssen während der Behandlung einer Intoxikation mit Dinitrophenolen vermieden werden.

Bipyridylium-Verbindungen Aus toxikologischer Sicht ist in dieser Kategorie von Herbiziden Paraquat die wichtigste Verbindung. Paraquat hat folgende Strukturformel:

PARAQUAT

Im vergangenen Jahrzehnt sind einige hundert Fälle von Unfalltod oder Suizid durch Paraquatvergiftung berichtet worden. Die pathologischen Veränderungen, die bei der Autopsie gefunden werden, lassen auf Schäden an Lunge, Leber und Nieren schließen; manchmal ist eine Myokarditis vorhanden. Die auffälligste pathologische Veränderung ist eine rasche Vermehrung von Fibroblasten in der Lunge; diese Auswirkung hängt nicht vom Aufnahmeweg ab. Obwohl die Ingestion von Paraquat innerhalb weniger Stunden zu Magen-Darm-Beschwerden führt, können sich der Beginn der respiratorischen Symptome und der Tod, der schließlich aufgrund von respiratorischer Insuffizienz eintritt, um einige Tage verzögern.

Ein biochemischer Mechanismus für die durch Paraquat induzierte Lungenschädigung ist vorgeschlagen worden (Bus et al., 1976) (Abb. 67.7). Man nimmt an, daß Paraquat einen Ein-Elektron-Redoxkreislauf durchläuft, wobei sich ein anionisches Peroxidradikal (O_2^-) bildet. Das anionische Peroxidradikal

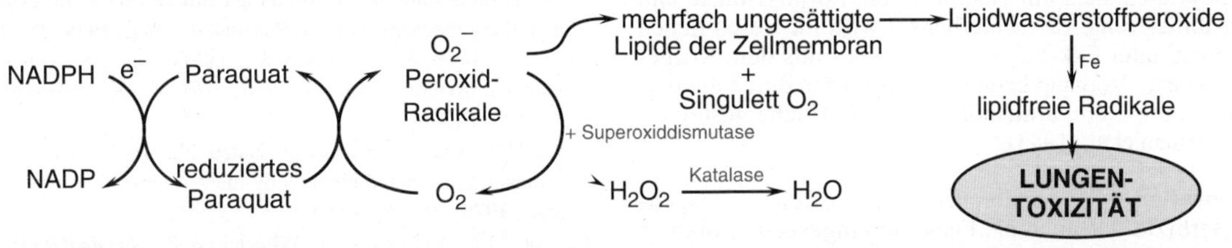

Abbildung 67.7 Vorgeschlagener Mechanismus der durch Paraquat induzierten Lungentoxizität.

wird auf nicht enzymatischem Wege in Singulett-Sauerstoff umgewandelt, welcher mehrfach ungesättigte Lipide, die mit Zellmembranen verbunden sind, angreift und mit ihnen Lipidwasserstoffperoxide bildet. Die Lipidwasserstoffperoxide sind in Gegenwart von Spuren von Übergangsmetallionen instabil und zerfallen zu lipidfreien Radikalen. Die so eingeleitete Kettenreaktion der Lipidperoxidation ähnelt ein wenig derjenigen, die oben für CCl_4 beschrieben wurde (siehe Smith, 1988).

Da Paraquat ernste und verzögert auftretende Auswirkungen auf die Lunge hat, ist eine unverzügliche Behandlung wichtig. Dazu gehören die Entfernung von Paraquat aus dem Verdauungstrakt durch Magenspülung und den Einsatz von Abführmitteln, die Verhinderung weiterer Resorption (z. B. durch die orale Gabe von Fullererde) und die Entfernung bereits resorbierten Paraquats durch Hämodialyse oder Hämoperfusion (Cavalli und Fletcher, 1977; Davies et al., 1977).

In einer Erhebung wurde gefunden, daß 21% der Marihuanaproben aus dem Südwesten der Vereinigten Staaten und 3,6% der Proben, die in den ganzen Vereinigten Staaten gesammelt wurden, mit Paraquat verunreinigt waren. Die Quelle der Verunreinigung war ein Programm zur Schädlingsbekämpfung aus der Luft in Mexiko. Hochrechnungen zufolge könnten Marihuanaraucher durch Inhalation 0,5 mg Paraquat pro Jahr oder mehr ausgesetzt sein. Wahrscheinlich wird jedoch viel von dem Paraquat beim Verbrennen der Blätter pyrolysiert. Es ist kein klinischer Fall einer Paraquatvergiftung unter Marihuanarauchern erkannt worden, obwohl auch bis heute noch keine systematische Suche nach solchen Fällen unternommen wurde (Landrigan et al., 1983).

Andere Herbizide Es gibt eine große Anzahl weiterer Herbizide, die im großen und ganzen für Säugetiere in nur relativ geringem Maße akut toxisch sind. Dazu zählen die Carbamate (z. B. Propham und Barban), die substituierten Harnstoffverbindungen (z. B. Monuron und Diuron), Triazine (z. B. Atrazin und die verwandte Verbindung Aminotriazol), Anilinderivate (z. B. Alachlor, Propachlor und Propanil), Dinitroanilinderivate (z. B. Triflualin) und Benzoesäurederivate (z. B. Amiben).

Fungizide

Ebenso wie andere Kategorien der Pestizide bilden auch die Fungizide eine heterogene Klasse chemischer Verbindungen. Mit wenigen Ausnahmen sind die Fungizide bislang nicht Gegenstand genauer toxikologischer Forschung gewesen. Viele der Verbindungen, die zur Bekämpfung von Pilzbefall bei Pflanzen, Samen und Erträgen eingesetzt werden, sind kurzfristig eher ungiftig. Eine nennenswerte Ausnahme sind quecksilberhaltige Fungizide. Sie sind für viele Todesfälle oder bleibende neurologische Schäden verantwortlich, die aus der Fehlnutzung von behandeltem Saatgut als Menschen- und Tiernahrung resultierte. Die Toxizität von Quecksilber und seinen Verbindungen wird in Kapitel 66 behandelt.

Dithiocarbamate Die Fungizide dieser Kategorie werden häufig in der Landwirtschaft verwandt. Sie sind nur in geringem Ausmaß akut toxisch, und Werte der oralen LD_{50} für Ratten reichen von einigen hundert Milligramm bis zu einigen Gramm pro Kilogramm. Außer der durch Dithiocarbamat induzierten Kontaktdermatitis (Fisher, 1983) gibt es wenig Hinweise auf eine Schädigung des Menschen durch die Belastung mit diesen Verbindungen. Sie haben unter Umständen jedoch ein teratogenes und/oder karzinogenes Potential (World Health Organization, 1975). Die zwei Gruppen von Dithiocarbamaten, die eingesetzt wurden, die Dimethyldithiocarbamate und die Ethylenbisdithiocarbamate, haben folgende allgemeine Strukturformeln:

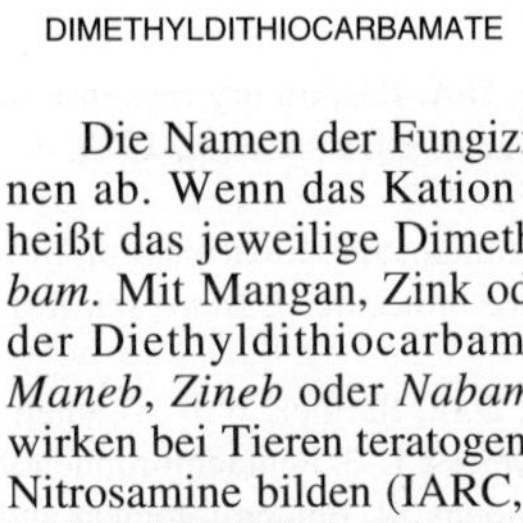

DIMETHYLDITHIOCARBAMATE 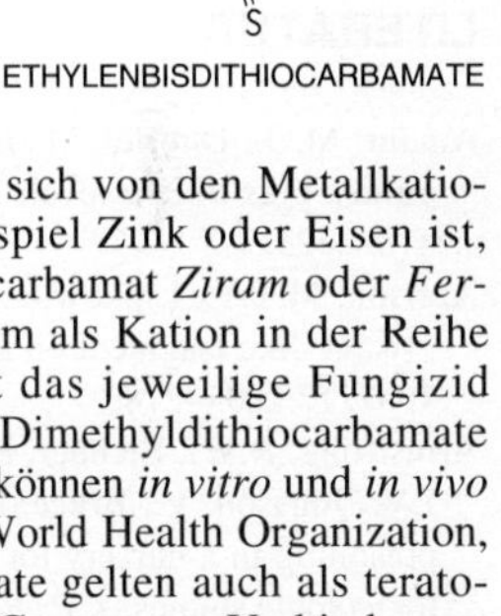   ETHYLENBISDITHIOCARBAMATE

Die Namen der Fungizide leiten sich von den Metallkationen ab. Wenn das Kation zum Beispiel Zink oder Eisen ist, heißt das jeweilige Dimethyldithiocarbamat *Ziram* oder *Ferbam*. Mit Mangan, Zink oder Natrium als Kation in der Reihe der Diethyldithiocarbamate heißt das jeweilige Fungizid *Maneb*, *Zineb* oder *Nabam*. Einige Dimethyldithiocarbamate wirken bei Tieren teratogen, und sie können *in vitro* und *in vivo* Nitrosamine bilden (IARC, 1974b; World Health Organization, 1975). Die Ethylenbisdithiocarbamate gelten auch als teratogen. Desweiteren zersetzt sich diese Gruppe von Verbindungen in vivo, in der Umwelt und beim Kochen von rückstandshaltigen Nahrungsmitteln zu Ethylenthioharnstoff (ETU). ETU ist karzinogen, mutagen und teratogen; außerdem gehört es zu den Thyreostatika (IARC, 1974b, 1976). Die Dithiocarbamat-Fungizide sind dem Disulfiram analog, und sie können disulfiramartige Reaktionen hervorrufen, wenn Ethanol aufgenommen wird (siehe Kapitel 17).

Hexachlorbenzol Eine Belastung durch Hexachlorbenzol führt zu einer Gewichtszunahme der Leber, einer Zunahme der Menge an glattem endoplasmatischen Retikulum und einer erhöhten Aktivität der Cytochrom-P450-abhängigen Monoxygenasen (Carlson und Tardiff, 1976). Zwischen 1955 und 1959 haben sich in der Türkei infolge der Verwendung von Weizen, der mit Hexachlorbenzol behandelt worden war, mehr als 300 Fälle von Vergiftung beim Menschen ereignet (Schmid, 1960).

Daraus resultierten einige Todesfälle; das Hauptsyndrom war eine Porphyria cutanea mit Hautläsionen, Porphyrinurie und Photosensibilisierung. Hexachlorbenzol wird im wesentlichen infolge intestinaler Exkretion in den Faeces aus dem Körper eliminiert. Dieser Vorgang kann bei Rhesusaffen durch die orale Verabreichung von Paraffinöl um das fünffache gesteigert werden (Rozman et al., 1983).

Pentachlorphenol Pentachlorphenol wird sowohl als Insektizid und Herbizid wie auch als Fungizid eingesetzt, wobei es vorwiegend als Holzschutzmittel verwendet wird. Mit seiner Verwendung hingen einige Fälle von menschlicher Vergiftung zusammen. Die akute toxische Wirkung von Pentachlorphenol auf den Menschen und auf Versuchstiere ähnelt der Wirkung der Nitrophenol-Herbizide – ein deutlicher Anstieg des Stoffwechselumsatzes infolge der Entkopplung der oxidativen Phosphorylierung. Pentachlorphenol wird leicht durch die Haut aufgenommen. Auf einer Säuglingsstation ereigneten sich zwei Fälle von tödlicher Vergiftung sowie einige, die nicht tödlich waren; in der Krankenhauswäscherei war Pentachlorphenol als Fungizid benutzt worden und kam schließlich durch die Windeln mit den Säuglingen in Berührung (Armstrong et al., 1969).

In den vergangenen Jahren ist sich herausgestellt, daß viele kommerzielle Proben von Pentachlorphenol mit mehrfach chlorierten Dibenzodioxinen und Dibenzofuranen verunreinigt waren (Buser, 1975). Diese verunreinigenden Substanzen sind im allgemeinen weniger toxisch als die Tetrachlordioxinverunreinigung (TCDD) in 2,4,5-T. Obwohl Pentachlorphenol selbst höchst toxisch ist, legen einige Untersuchungen die Annahme nahe, daß die Verunreinigungen für einige der schädlichen Auswirkungen des Industrieproduktes verantwortlich sind (Johnson et al., 1973; Goldstein et al., 1976). Die Behandlung einer Vergiftung mit Pentachlorphenol ähnelt der Behandlung einer Vergiftung mit Dinitrophenolen. Die fäkale Ausscheidung von Pentachlorphenol kann mit Cholestyramin verbessert werden (siehe Kapitel 36 und 38), welches die enterohepatischen Zirkulation der Chemikalie unterbricht (Rozman et al., 1982).

LITERATUR

Amdur, M.O., Dubriel, M., and Creasia, D.A. Respiratory response of guinea pigs to low levels of sulfuric acid. *Environ. Res.*, **1978**, *15:* 418—423.

Aprison, M.T.T., Lipkowitz, K.B., and Simon, J.R. Identification of a glycine-like fragment on the strychnine molecule. *J. Neurosci. Res.* **1987**, *17*:209—218.

Armstrong, R.W., Eichner, E.R., Klein, D.E., Barthel, W.F., Bennett, J.V., Jonsson, V., Bruce, H., and Loveless, L.E. Pentachlorophenol poisoning in a nursery for newborn infants. II. Epidemiological and toxicologic studies. *J. Pediatr.*, **1969**, *75*:317—325.

Ayres, S.M., Giannelli, S., Jr., and Mueller, H. Effects of low concentrations of carbon monoxide. Part IV. Myocardial and systemic responses to carboxyhemoglobin. *Ann. N.Y. Acad. Sci.*, **1970**, *174*: 268—293.

Baud, F.J., Galliot, M., Astier, A., Bien, D.V., Garnier, R., Likforman, J., and Bismuth, C. Treatment of ethylene glycol poisoning with intravenous 4-methylpyrazole. *N. Engl. J. Med.*, **1988**, *319*:97—100.

Berndt, W.O., and Koschier, F. *In vitro* uptake of 2,4-dichlorophenoxyacetic acid (2,4,-D) and 2,4,5-trichlorophenoxyacetic acid (2,4,5-T) by renal cortical tissue of rabbits and rats. *Toxicol. Appl. Pharmacol.*, **1973**, *26*:559—570.

Blair, A., Grauman, D.J., Lubin, J.H., and Fraumeni, J.F., Jr. Lung cancer and other causes of death among licensed pesticide applicators. *J. Natl. Cancer Inst.*, **1983**, *71*:31—37.

Bokonjić, N. Stagnant anoxia and carbon monoxide poisoning. *Electroencephalogr. Clin. Neurophysiol*, **1963**, *Suppl.* 21: 1—102.

Boylan, J.J., Cohn, W.J., Egle, J.L., Jr., Blanke, R.V., and Guzelian, P.S. Excretion of chlordecone by the gastrointestinal tract: evidence for a nonbiliary mechanism. *Clin. Pharmacol. Ther.*, **1979**, *25*:579—585.

Bus, J.S., Cagen, S.Z., Olgaard, M., and Gibson, J.E. A mechanism of paraquat toxicity in mice and rats. *Toxicol. Appl. Pharmacol.*, **1976**, *35*:501—513.

Buser, H.R. Analysis of polychlorinated dibenzo-p-dioxins and dibenzofurans in chlorinated phenols by mass fragmentography. *J. Chromatogr.*, **1975**, *107*:295—310.

Carlson, D.A., Konyha, K.D., Wheeler, W.B., Marshall, G.P., and Zaylskie, R.G. Mirex in the environment: its degradation to KEPONE and related compounds. *Science*, **1976**, *194*:939—941.

Carlson, G.P., and Tardiff, R.G. Effect of chlorinated benzenes on the metabolism of foreign organic compounds. *Toxicol. Appl. Pharmacol.*, **1976**, *36*:383—394.

Cavalli, R.D., and Fletcher, K. An effective treatment for paraquat poisoning. In, *Biochemical Mechanism of Paraquat Toxicity*. (Autor, A.P., ed.) Academic Press, Inc., New York, **1977**, pp. 213—228.

Centers for Disease Control Veterans Health Studies. Serum 2,3,7,8tetrachlorodibenzo-p-dioxin levels in U.S. army Vietnam-era veterans. *J.A.M.A.*, **1988**, *260*:1249—1254.

Choi, I.S. Delayed neurologic sequelae in carbon monoxide intoxication. *Arch. Neurol.* **1983**, *40*:433—435.

Cohn, W.J., Boylan, J.J., Blanke, R.V., Fariss, M.W., Howell, J.R., and Guzelian, P.S. Treatment of chlordecone (KEPONE) toxicity with cholestyramine. Results of a controlled clinical trial. *N. Engl. J. Med.*, **1978**, *298*:243—248.

Cottrell, J.E., Casthely, P., Brodie, J.D., Patel, K., Klein, A., and Turndorf, H. Prevention of nitroprusside induced cyanide toxicity with hydroxocobalamine. *N. Engl. J. Med.*, **1978**, *298*:809—811.

Couri, D., and Milks, M. Toxicity and metabolism of the neurotoxic hexa- carbons n-hexane, 2-hexanone, and 2-hexanedione. *Annu. Rev. Pharmacol. Toxicol.*, **1982**, *22*:145—166.

Cueto, C., Jr. Consideration of the possible carcinogenicity of some pesticides. *J. Environ. Sci. Health [Part B: Pesticides, Food Contaminants and Agricultural Wastes]*, **1980**, *15*:949—975.

Cueto, C., Jr., Page, N.P., and Saffiott, U. *Report of Carcinogenesis, Bioassay of Technical Grade Chlordecone (KEPONE)*. National Cancer Institute, Bethesda, MD, **1976**.

Davies, D.S., Hawksworth, G.M., and Bennett, P.N. Paraquat poisoning. *Proc. Eur. Soc. Toxicol.*, **1977**, *18*:21—26.

Elmes, P.C. Mesotheliomas, minerals and man-made mineral fibres. *Thorax*, **1980**, *35*:561—563.

Eroschenko, V.P. Estrogenic activity of the insecticide chlordecone in the reproductive tract of birds and mammals. *J. Toxicol. Environ. Health*, **1981**, *8*:731—742.

Folland, D.S., Schaffner, W., Ginn, H.E., Crofford, O.B., and McMurray, D.R. Carbon tetrachloride toxicity potentiated by isopropyl alcohol. Investigation of an industrial outbreak. *JAMA*, **1976**, *236*:1853—1856.

Gabow, P.A., Clay, K., Sullivan, J.B., and Lepoff, R. Organic acids in ethylene glycol intoxication. *Ann. Intern. Med.*, **1986**, *105*:16—20.

Gehring, P.J., Kramer, C.G., Schwetz, B.A., Rose, J.Q., and Rowe, V.K. The fate of 2,4,5-trichlorophenoxyacetic acid (2,4,5-T) following oral administration to man. *Toxicol. Appl. Pharmacol.*, **1970**, *26*:352—361.

Goldsmith, J.R., and Landaw, S.A. Carbon monoxide and human health. *Science*, **1968**, *162*:1352—1359.

Goldstein, J.A., Linder, R.E., Hickman, P., and Bergman, H. Effects of pentachlorophenol on hepatic drug metabolism and porphyria related to contamination with chlorinated dibenzo-p-dioxins. *Toxicol. Appl. Pharmacol.*, **1976**, *37*:145—146.

Guggenheim, M.A., Couch, J.R., and Weinberg, W. Motor dysfunction as a permanent complication of methanol ingestion. Presentation of a case with a beneficial response to levodopa treatment. *Arch. Neurol.*, **1971**, *24*:550—554.

Hine, C.H. Methyl bromide poisoning: a review of ten cases. *J. Occup. Med.*, **1969**, *11*:1—10.
Hirsch, J.A., Swenson, E.W., and Wanner, A. Tracheal mucous transport in beagles after long-term exposure to 1 ppm sulfur dioxide. *Arch. Environ. Health*, **1975**, *30*:249—253.
Hooper, N.K., Ames, B.N., Saleh, M.A., and Casida, J.E. Toxaphene, a complex mixture of polychloroterpenes and a major insecticide, is mutagenic. *Science*, **1979**, *205*:591—593.
Iida, M., Yamamoto, H., and Sobue, I. Prognosis of *n*-hexane polyneuropathy: follow-up studies on mass outbreak in F district of Mie prefecture. *Igaku No Ayumi*, **1973**, *84*:199—201.
Jacobson, D., and McMartin, K.E. Methanol and ethylene glycol poisonings: mechanism of toxicity, clinical course, diagnosis and treatment. *Med. Toxicol.*, **1986**, *1*:309—334.
Johnson, R.L., Gehring, P.J., Kociba, R.J., and Schwertz, B.A. Chlorinated dibenzodioxins and pentachlorophenol. *Environ. Health Perspect.*, **1973**, *5*:171—175.
Jones, R.D., and Winter, D.P. Two case reports of deaths on industrial premises attributed to 1,1,1-trichloroethane. *Arch. Environ. Health*, **1983**, *38*:59—61.
Kaplan, K. Methyl alcohol poisoning. *Am. J. Med. Sci.*, **1962**, *244*: 170—174.
Kapoor, I.P., Metcalf, R.L., Nystrom, R.F., and Sangha, G.K. Comparative metabolism of methoxychlor, methiochlor, and DDT in mouse, insects, and in a model ecosystem. *J. Agric. Food Chem.*, **1970**, *18*: 1145—1152.
Kinney, P.L, Ware, J.H., and Spengler J.D. A critical evaluation of acute ozone epidemiology results. *Arch. Environ. Health*, **1988**, *43*:168—173.
Koch, R., and Schwarze, W. Die Hemmung der *a*-Naphthylthioharnstoffvergiftung durch Cysteamin und seine Derivate. (Zugleich ein Beitrag zur Toxikologie und Strahlenschutzwirkung dieser Sulfhydrylkorper.) *Naunyn Schmiedebergs Arch. Exp. Pathol. Pharmakol.*, **1956**, *29*: 428—441.
Kociba, R.J., Keyes, D.G., Beyer, J.E., Carreon, R.M., Wade, C.E., Dittenber, D.A., Kalnins, R.P., Frauson, L.E., Park, C.N., Barnard, S.D., Hummel, R.A., and Humiston, C.G. Result of a two-year chronic toxicity and oncogenicity study of 2,3,7,8-tetrachlorodibenzo-*p*-dioxin in rats. *Toxicol. Appl. Pharmacol.*, **1978**, *46*:279—303.
Kolmodin, B., Azarnoff, D.L., and Sjoqvist, F. Effect of environmental factors on drug metabolism: decreased plasma half-life of antipyrine in workers exposed to chlorinated hydrocarbon insecticides. *Clin. Pharmacol. Ther.*, **1969**, *10*:638—642.
Kreiss, K., Zack, M., Kimbrough, R.D., Needham, L.L., Smreak, A.L., and Jones, B.T. Cross-study of a community with exceptional exposure to DDT. *JAMA*, **1981**, *245*:1926—1930.
Kubic, V.L., and Anders, M.W. Metabolism of dihalomethanes to carbon monoxide. II. *In vitro* studies. *Drug Metab. Dispos.*, **1975**, *3*:104—112.
Landrigan, P.J., Powell, K.E., James, L.M., and Taylor, P.R. Paraquat and marijuana: epidemiological risk assessment. *Am. J. Public Health*, **1983**, *73*:784—788.
Lee, P.W., Arnau, T., and Neal, R.A. Metabolism of α-naphthylthiourea by rat liver and rat lung microsomes. *Toxicol. Appl. Pharmacol.*, **1980**, *53*:164—173.
Lindstrom, K. Behavioral effects of long-term exposure to organic solvents. *Acta Neurol. Scand.*, **1982**, *66 Suppl. 92*:131—141.
Lisella, F.S., Long, K.R., and Scott, H.G. Toxicology of rodenticides and their relation to human health. *J. Environ. Health*, **1971**, *33*:231—237, 361—365.
Longo, L.D. The biological effects of carbon monoxide on the pregnant woman, fetus, and newborn infant. *Am. J. Obstet. Gynecol.*, **1977**, *129*: 69—103.
Marks, G.S., Brien, J.F., Nakatsu, K., and McLaughlin, B.E. Does carbon monoxide have a physiological function? *Trends Pharmacol. Sci.*, **1991**, *12*:185—188.

McCarthy, T.B., and Jones, R.D. Industrial gassing poisonings due to trichlorethylene, perchlorethylene, and 1,1,1-trichloroethane, 1961—80. *Br. J. Ind. Med.*, **1983**, *40*:450—455.
McMartin, K.E., Hedstrîm, K.-G., Tolf, B.-R., Ostling-Wintzell, H., and Blomstrand, R. Studies on the metabolic interactions between 4-methylpyrazole and methanol using the monkeys as an animal model. *Arch. Biochem. Biophys.*, **1980**, *199*:606—614.
McMartin, K.E., Martin-Amat, G., Makar, A.B., and Tephly, T.R. Methanol poisoning. V. Role of formate metabolism in the monkey. *J. Pharmacol. Exp. Ther.*, **1977**, *201*:564—572.
Mehlman, M.A. Benzene health effects: unanswered questions still not addressed. *Am. J. Ind. Med.*, **1991**, *20*:707—711.
Miller, D.S., Kinter, W.B. and Peakall, D.B. Enzymatic basis for DDE-induced eggshell thinning in a sensitive bird. *Nature*, **1976**, *259*:122—124.
Myers, R.A., Snyder, S.K., and Emhoff, T.A. Subacute sequelae of carbon monoxide poisoning. *Ann. Emerg. Med.*, **1985**, *14*:1163—1167.
National Academy of Sciences. Assembly of Life Sciences (U.S.). Safe Drinking Water Committee, United States Environmental Protection Agency. *Drinking Water and Health*. The Academy, Washington, D.C., **1977**, p. 939.
Neubert, D., Zens, P., Rothenwallner, A., and Merker, H.J. A survey of the embryotoxic effects of TCDD in mammalian species. *Environ. Health Perspect.*, **1973**, *5*:67—79.
Noker, P.E., Eells, J.T., and Tephly, T.R. Methanol toxicity: treatment with folic acid and 5-formyl tetrahydrofolic acid. *Alcohol. Clin. Exp. Res.*, **1980**, *4*:378—383.
Nordman, H., Keskinen, H., and Tuppurainen, M. Formaldehyde asthma—rare or overlooked? *J. Allergy Clin. Immunol.*, **1985**, *75*: 91—99.
Okawa, H., and Casida, J.E. Glutathione S-transferases liberate hydrogen cyanide from organic thiocyanates. *Biochem. Pharmacol.*, **1971**, *20*:1708—1711.
Orehek, J., Massari, J.P., Gayrard, P., Grimaud, C., and Charpin, J. Effect of short-term, low-level nitrogen dioxide exposure on bronchial sensitivity of asthmatic patients. *J. Clin. Invest.*, **1976**, *57*:301—307.
Peterson, J.E., and Stewart, R.D. Absorption and elimination of carbon monoxide by inactive young men. *Arch. Environ. Health*, **1970**, *21*: 165—171.
Pohl, L.R., Bhooshan, B., and Krishna, G. Mechanism of the metabolic activation of chloroform. *Toxicol. Appl. Pharmacol.*, **1978**, *45*:238.
Poland, A., and Glover, E. Comparison of 2,3,7,8-tetrachlorodibenzo-*p*-dioxin, a potent inducer of aryl hydrocarbon hydroxylase, with 3-methylcholanthrene. *Mol. Pharmacol.*, **1974**, *10*:349—359.
Poland, A., Smith, D., Kuntzman, R., Jacobson, M., and Conney, A.H. Effect of intensive occupational exposure to DDT on phenylbutazone and cortisol metabolism in human beings. *Clin. Pharmacol. Ther.*, **1970**, *11*:724—732.
Poland, A.P., Smith, D., Metter, G., and Possiek, P. A health survey of workers in a 2,4-D and 2,4,5-T plant with special attention to chloracne, porphyria cutanea tarda and psychologic parameters. *Arch. Environ. Health*, **1971**, *22*:316—327.
Powers, M.B., Voelker, R.W., Page, N.P., Weisburger, E.K., and Kraybill, H.F. Carcinogenicity of ethylene dibromide (EDB) and 1,2-dibromo-3-chloropropane (DBCP) after oral administration in rats and mice. *Toxicol. Appl. Pharmacol.*, **1975**, *33*:171—172.
Ratcliffe, D.A. Decrease in eggshell weight in certain birds of prey. *Nature*, **1967**, *215*:208—210.
Recknagel, R.O., Glende, E.A., Jr., Dolak, J.A., and Waller, R.L. Mechanisms of carbon tetrachloride toxicity. *Pharmacol Ther.*, **1989**, *43*: 139—154.
Rinsky, R.A., Smith, A.B., Hornung, R., Filloon, T.G., Young, R.J., Okun, A.H., and Landrigan, P.J. Benzene and leukemia: an epidemiologic risk assessment. *N. Engl. J. Med.*, **1987**, *316*:1044—1050.
Rozman, K., Rozman, T., and Greim, H. Stimulation of nonbiliary, intestinal excretion of hexachlorobenzene in rhesus monkeys by mineral oil. *Toxicol. Appl. Pharmacol.*, **1983**, *70*:255—261.

Rozman, T., Ballhorn, L., Rozman, K., Klaassen, C., and Greim, H. Effect of cholestyramine on the disposition of pentachlorophenol in rhesus monkeys. *J. Toxicol. Environ. Health*, **1982**, *10*:277—283.

Rugman, F.P., and Cosstick, R. Aplastic anemia associated with organochloride pesticide: case reports and review of evidence. *J. Clin. Pathol.* **1990**, *43*:98—101.

Saxena, M.C., Siddiqui, M.K.J., Bhargava, A.K., Murti, C.R.K., and Kutty, D. Placental transfer of pesticides in humans. *Arch. Toxicol.*, **1981**, *48*:127—134.

Schmid, R. Cutaneous porphyria in Turkey. *N. Engl. J. Med.*, **1960**, *263*: 397—398.

Selikoff, I.J., and Hammond, E.C. Asbestos and smoking. *JAMA*, **1979**, *242*:458—459.

Seppäläinen, A.M. Neurophysiological findings among workers exposed to organic solvents. *Acta Neurol. Scand.*, **1982**, *66 Suppl. 92*:109—116.

Shankland, D.L. Neurotoxic action of chlorinated hydrocarbon insecticides. *Neurobehav. Toxicol. Teratol.*, **1982**, *4*:805—811.

Sheppard, D., Saisho, A., Nadel, J.A., and Boushey, H.A. Exercise increases sulfur dioxide induced bronchoconstriction in asthmatic subjects. *Am. Rev. Respir. Dis.*, **1981**, *123*:486—491.

Taylor, J.R., Selhorst, J.B., Houff, S.A., and Martinez, A.J. Chlordecone intoxication in man. 1. Clinical observations. *Neurology*, **1978**, *28*: 626—630.

Thomsen, H.K. Carbon monoxide-induced atherosclerosis in primates. An electron-microscopic study on the coronary arteries of *Macaca trus* monkeys. *Atherosclerosis*, **1974**, *20*:233—240.

Van Miller, J.P., Lalich, J.J., and Allen, J.R. Increased incidence of neoplasms in rats exposed to low levels of 2,3,7,8-tetrachlorodibenzo-*o*-dioxin. *Chemosphere*, **1977**, *9*:537—544.

Wang, H.H., and Grufferman, S. Aplastic anemia and occupational pesticide exposure: a case-control study. *J. Occup. Med.*, **1981**, *23*: 364—366.

Ware, J.H., Thibodeau, L.A., Speizer, F.E., Colome, S., and Ferris, B.G. Assessment of the health effects of atmospheric sulfur oxides and particulate matter: evidence from observational studies. *Environ. Health Perspect.*, **1981**, *41*:255—276.

Waters, E.M., Huff, J.E., and Gerstner, H.B. Mirex, an overview. *Environ. Res.*, **1977**, *14*:212—222.

Way, J.L., End, E., Sheehy, M.H., DeMiranda, P., Feitknecht, U.F., Bachand, R., Gibbon, S.L., and Burrows, G.E. Effect of oxygen on cyanide intoxication. IV. Hyperbaric oxygen. *Toxicol. Appl. Pharmacol.*, **1972**, *22*:415—421.

Willhite, C.C., and Smith, R.P. The role of cyanide liberation in the acute toxicity of aliphatic nitriles. *Toxicol. Appl. Pharmacol.*, **1981**, *59*: 589—602.

Monographien und Übersichtsartikel

Aldridge, W.N. Toxicology of pyrethroids. In, *Pesticide Chemistry: Human Welfare and the Environment*, vol. 3. (Miyamoto, J., and Kearney, P.C., eds.) Pergamon Press, Ltd., Oxford, **1983**, pp. 485—490.

Amdur, M.O. Air pollutants. In, *Casarett and Doull's Toxicology: The Basic Science of Poisons*, 4th ed. (Amdur, M.O., Doull, J., and Klaassen, C.D., eds.) Pergamon Press, New York, **1991**, pp. 854—871.

Andrews, L.S., and Snyder, R. Toxic effects of solvents and vapors. In, *Casarett and Doull's Toxicology: The Basic Science of Poisons*, 4th ed. (Amdur, M.O., Doull, J., and Klaassen, C.D., eds.) Pergamon Press, New York, **1991**, pp. 681—722.

Annau, Z. The neurobehavioral toxicity of trichloroethylene. *Neurobehav. Toxicol. Teratol.*, **1981**, *3*:417—424.

Anthony, D.C., and Graham, D.G. Toxic responses of the nervous system. In, *Casarett and Doull's Toxicology: The Basic Science of Poisons*. 4th ed. (Amdur, M.O., Doull, J., and Klaassen, C.D., eds.) McGraw-Hill, Inc., New York, **1991**, pp. 407—429.

Committee on Aldehydes. *Formaldehyde and Other Aldehydes*. National Academy Press, Washington, D.C., **1981**.

Ecobichon, D.J. Toxic effects of pesticides. In, *Casarett and Doull's Toxicology: The Basic Science of Poisons*, 4th ed. (Amdur, M.O., Doull, J., and Klaassen, C.D., eds.) Pergamon Press, New York, **1991**, pp. 565—622.

Ervin, M.E. Petroleum distillates and turpentine. In, *Clinical Management of Poisoning and Drug Overdose*. (Haddad, L.M., and Winchester, J.F., eds.) W.B. Saunders Co., Philadelphia, **1983**, pp. 771—779.

Finck, P.A. Exposure to carbon monoxide: review of the literature and 567 autopsies. *Milit. Med.*, **1966**, *131*:1513—1539.

Fisher, A.A. Occupational dermatitis from pesticides: patch testing procedures. *Cutis*, **1983**, *31*:483—508.

Gosselin, R.E., Smith, R.P., and *Hodge, H.C. Clinical Toxicology of Commercial Products*, 5th ed. The Williams & Wilkins Co., Baltimore, **1984**.

Graham, D.G., Genter, M.B., and Lowndes, H.E. *n*-Hexane. In, *Ethel Browning's Toxicity and Metabolism of Industrial Solvents*, 2nd ed., vol. 1. (Snyder, R., ed.) Elsevier—North Holland, Inc., New York, **1987**, pp. 327—335.

Gutierrez, G. Carbon monoxide toxicity. In, *Air Pollution—Physiological Effects*. (McGrath, J.J., and Barnes, C.D., eds.) Academic Press, Inc., New York, **1982**, pp. 127—147.

Guzelian, P.S. Comparative toxicology of chlordecone (KEPONE) in humans and experimental animals. *Annu. Rev. Pharmacol. Toxicol.*, **1982**, *22*:89—113.

Hayes, W.J., Jr. *Clinical Handbook on Economic Poisons Emergency Information for Treating Poisoning*. Public Health Service Publication No. 476, U.S. Government Printing Office, Washington, D.C., **1963**.

Hayes, W.J., Jr. *Pesticides Studied in Man*. The Williams & Wilkins Co., Baltimore, **1982**.

Holmstedt, B. Prolegomena to Seveso. *Arch. Toxicol.*, **1980**, *44*:211—230.

Huff, J., Lucier, G., and Tritscher, A. Carcinogenicity of TCDD: experimental, mechanistic, and epidemiologic evidence. *Annu. Rev. Pharmacol. Toxicol.* **1994**, *34*:343—372.

IARC. *Monographs on the Evaluation of the Carcinogenic Risk of Chemicals to Man*. Vol. 5, *Some Organochlorine Pesticides*. International Agency for Research on Cancer, Lyon, France, **1974a**.

IARC. *Monographs on the Evaluation of the Carcinogenic Risk of Chemicals to Man*. Vol. 7, *Some Antithyroid and Related Substances, Nitrofurans and Industrial Chemicals*. International Agency for Research on Cancer, Lyon, France, **1974b**.

IARC. *Monographs on the Evaluation of Carcinogenic Risk of Chemicals to Man*. Vol. 12, *Some Carbamates, Thiocarbamates and Carbazides*. International Agency for Research on Cancer, Lyon, France, **1976**.

IARC. *Monographs on the Evaluation of the Carcinogenic Risk of Chemicals to Man*. Vol. 15, *Some Fumigants, the Herbicides 2,4-D and 2,4,5-T, Chlorinated Dibenzodioxins and Miscellaneous Industrial Chemicals*. International Agency for Research on Cancer, Lyon, France, **1977**.

Kalf, G.F., Post, G.B., and Snyder, R. Solvent toxicology: recent advances in the toxicology of benzene, the glycol ethers, and carbon tetrachloride. *Annu. Rev. Pharmacol. Toxicol.*, **1987**, *27*:399—427.

Kaplan, S.D., and Morgan, R.W. Airborne carcinogens and human cancer. *Rev. Environ. Health*, **1981**, *3*:329—368.

Kerns, W.D., Donofrio, D.J., and Pavkov, K.L. The chronic effects of formaldehyde inhalation in rats and mice: a preliminary report. In, *Formaldehyde Toxicity*. (Gibson, J.E., ed.) Hemisphere Publishing Corp., Washington, D.C., **1983**, pp. 111—131.

Khan, N.Y. An assessment of the hazard of synthetic pyrethroid insecticides to fish and fish habitat. In, *Pesticide Chemistry: Human Welfare and the Environment*, vol. 3. (Miyamoto, J., and Kearney, P.C., eds.) Pergamon Press, Ltd., Oxford, **1983**, pp. 115—121.

Kupfer, D., and Bulger, W.H. Estrogenic actions of chlorinated hydrocarbons. In, *Effects of Chronic Exposures to Pesticides on Animal Systems*. (Chambers, J.E., and Yarbrough, J.D., eds.) Raven Press, New York, **1982**, pp. 121—146.

LeWitt, P.A., and Martin, S.D. Dystonia and hypokinesis with putaminal necrosis after methanol intoxication. *Clin. Neuropharmacol.* **1988**, *11*:161—167.

Lippmann, M. Health effects of ozone: a critical review. *J. Air Pollut. Control Assoc.* **1989**, *39*:672—695.

Lundholm, E. Thinning of eggshells in birds by DDE: mode of action on the eggshell gland. *Comp. Biochem. Physiol. [C]*, **1987**, *88*:1—22.

Maibach, H. Formaldehyde: effects on animal and human skin. In, *Formaldehyde Toxicity*. (Gibson, J.E., ed.) Hemisphere Publishing Corp., Washington, D.C., **1983**, pp. 166—174.

Matsumura, F., and Ghiasuddin, S.M. DDT-sensitive Ca-ATPase in the axonic membrane. In, *Neurotoxicology of Insecticides and Pheromones*. (Narahashi, T., ed.) Plenum Press, New York, **1979**, pp. 245—257.

Menzel, D.B. The toxicity of air pollution in experimental animals and humans: the role of oxidative stress. *Toxicol. Lett.* **1994**, 72:269—277.

Menzer, R.E. Water and soil pollutants. In, *Casarett and Doull's Toxicology: The Basic Science of Poisons*, 4th ed. (Amdur, M.O., Doull, J., and Klaassen, C.D., eds.) Pergamon Press, New York, **1991**, pp. 872—902.

Morrow, J.D., Minton, T.A., Mukundan, C.R., Campbell, M.D., Zackert, W.E., Daniel, V.C., Badr, K.F., Blair, I.A., and Roberts, L.J. 2nd. Free radical—induced generation of isoprostanes *in vivo*. Evidence for the formation of D-ring and E-ring isoprostanes. *J. Biol. Chem.*, **1994**, *269*:4317—4326.

Morrow, J.D., Hill, K.E., Burk, R.F., Nammour, T.M., Badr, K.F., and Roberts, L.J. 2nd. A series of prostaglandin F_2-like compounds are produced *in vivo* in humans by a non-cyclooxygenase, free radical—catalyzed mechanism. *Proc. Natl. Acad. Sci. USA*, **1990**, *87*:9383—9387.

Narahashi, T. Interaction of pyrethroids and DDT-like compounds with the sodium channels in the nerve membrane. In, *Pesticide Chemistry: Human Welfare and the Environment*, vol. 3. (Miyamoto, J., and Kearney, P.C., eds.) Pergamon Press, Ltd., Oxford, **1983**, pp. 109—114.

National Research Council. Committee on Medical and Biologic Effects of Environmental Pollutants. *Carbon Monoxide*. National Academy of Sciences, Washington, D.C., **1977**.

Plaa, G.L. Toxic responses of the liver. In, *Casarett and Doull's Toxicology: The Basic Science of Poisons*, 4th ed. (Amdur, M.O., Doull, J., and Klaassen, C.D., eds.) Pergamon Press, New York, **1991**, pp. 334—353.

Roberts, L.J. 2nd, and Morrow, J.D. Isoprostanes. Novel markers of endogenous lipid peroxidation and potential mediators of oxidant injury. *Ann. N.Y. Acad. Sci.* **1994**, *744*:237—242.

Saleh, M.A. Toxaphene: chemistry, biochemistry, toxicity and environmental fate. *Rev. Environ. Contam. Toxicol.*, **1991**, *118*:1—85.

Sayers, P.R., and Davenport, S.J. *Review of Carbon Monoxide Poisoning*. Public Health Bulletin No. 195, U.S. Government Printing Office, Washington, D.C., **1930**.

Slater, T.F. Free radicals as reactive intermediates in tissue injury. In, *Biological Reactive Intermediates II: Chemical Mechanisms and Biological Effects*. (Snyder, R., Parke, D.V., Kocsis, J.J., Jollow, D.J., Gibson, G.G., and Witmer, C.M., eds.) Plenum Press, New York, **1982**, pp. 575—589.

Smith, L.L. The toxicity of paraquat. *Adverse Drug React. Acute Poisoning Rev.*, **1988**, 7:1—17.

Snyder, R., Witz, G., and Goldstein, B.D. The toxicology of benzene. *Environ. Health Perspect.* **1993**, *100*, 293—306.

Speizer, F.E. Environmental lung diseases. In, *Harrison's Principles of Internal Medicine*, 13th ed. (Isselbacher, K.J., Braunwald, E., Wilson, J.D., Martin, J., Fauci, A.S., Kasper, D.L., eds.) McGraw-Hill Book Co., New York, **1994**, pp. 1176—1183.

Stewart, R.D. The effects of carbon monoxide on humans. *Annu. Rev. Pharmacol.*, **1975**, *15*:409—423.

Tephly, T.R. The toxicity of methanol. *Life Sci.*, **1991**, *48*:1031—1041.

Tephly, T., Watkins, W.D., and Goodman, J.I. The biochemical toxicology of methanol. In, *Essays in Toxicology*, Vol. 5. (Hayes, W.J., Jr., ed.) Academic Press, Inc., New York, **1974**, pp. 149—177.

Tephly, T.R., Makar, A.B., McMartin, K.E., Hayreh, S.S., and Martin-Amat, G. Methanol: its metabolism and toxicity. In, *Biochemistry and Pharmacology of Ethanol*, Vol. 1. (Majchrowicz, E., and Noble, E.P., eds.) Plenum Press, New York, **1979**, pp. 145—164.

Tintinalli, J.E., Rominger, M., and Kittleson, K. Carbon monoxide. In, *Clinical Management of Poisoning and Drug Overdose*. (Haddad, L.M., and Winchester, J.F., eds.) W.B. Saunders Co., Philadelphia, **1983**, pp. 748—753.

U.A.R.E.P. (Universities Associated for Research and Education in Pathology, Inc.) Epidemiology of chronic occupational exposure to formaldehyde: report of the ad hoc panel on health aspects of formaldehyde. *Toxicol. Ind. Health*, **1988**, *4*:77—90.

USEPA. (United States Environmental Protection Agency, Office of Drinking Water Health Advisories.) *Rev. Environ. Contam. Toxicol.*, **1988**, *106*:1—233.

Von Oettingen, W.F. *The Halogenated Hydrocarbons of Industrial and Toxicological Importance*. Elsevier Publishing Co., Amsterdam, **1964**.

Way, J.L. Cyanide intoxication and its mechanism of antagonism. *Annu. Rev. Pharmacol. Toxicol.*, **1984**, *24*:451—481.

Weger, N.P. Treatment of cyanide poisoning with 4-dimethylaminophenol (DMAP)—experimental and clinical overview. *Fundam. Appl. Toxicol.*, **1983**, *3*:387—396.

Williams, G.M., and Weisburger, J.H. Chemical carcinogens. In, *Casarett and Doull's Toxicology: The Basic Science of Poisons*, 3rd ed. (Klaassen, C.D., Amdur, M.O., and Doull, J., eds.) Macmillan Publishing Co., New York, **1986**, pp. 99—173.

Woodbury, M.A., and Zenz, C. Formaldehyde in the home environment: prenatal and infant exposures. In, *Formaldehyde Toxicity*. (Gibson, J.E., ed.) Hemisphere Publishing Corp., Washington, D.C., **1983**, pp. 203—211.

World Health Organization. *1974 Evaluations of Some Pesticide Residue in Food*. World Health Organization Pesticide Residue Series, No. 4, Geneva, Switzerland, **1975**, pp. 261—263.

ANHANG

ANHANG

ANHANG
Grundsätze der Verschreibung von Arzneimitteln und Hinweise zur Patienten-Compliance*

Leslie Z. Benet

Der Verschreibung des Arzneimittels kommt im therapeutischen Verhältnis zwischen Arzt und Patient eine wichtige Rolle zu. Im Rezept spiegelt sich für den Patienten der diagnostische Scharfsinn und das therapeutische Können des Arztes bezüglich der Linderung seiner Beschwerden und der Wiederherstellung seiner Gesundheit wider. Doch selbst die sorgfältigst erstellte Verschreibung kann sich als therapeutisch nutzlos erweisen, wenn es an einer klaren Verständigung mit dem Apotheker mangelt oder der Patient unzulänglich über die Art und Weise der Einnahme des verschriebenen Arzneimittels instruiert wird.

> In diesem Kapitel werden in Abänderung der US-amerikanischen Fassung die in Deutschland gesetzlich festgelegten sowie traditionell üblichen Voraussetzungen, Regeln und Verfahrensweisen der Verordnung von Arzneimitteln nach dem Stand vom April 1998 eingefügt.
> Es ist zu beachten, daß in Deutschland für die Arzneimittelverordnung bei stationär behandelten Patienten und den Arzneimittelgebrauch innerhalb klinischer Einrichtungen andere Regelungen als für die Verschreibung in der ärztlichen Praxis gelten. Auch der Sprechstundenbedarf einer ärztlichen Praxis unterliegt hinsichtlich der Arzneimittelbereitstellung etc. Sonderbedingungen. Diesbezügliche Festlegungen werden in diesem Kapitel nicht besprochen (Anm. d. Hrsg.).

ARZNEIMITTELVERSCHREIBUNG

Die frühere Praxis der Verschreibung komplexer Rezepte, die eine Kombination zahlreicher Wirkstoffe, Hilfsstoffe und Zubereitungshinweise enthalten, wird heute in der Regel zugunsten der Verschreibung eines von pharmazeutischen Firmen angebotenen Fertigarzneimittels (meist Monopräparate) aufgegeben. Selbst wenn eine orale Applikation von zwei oder mehr Wirkstoffen als notwendig erachtet wird, ist es üblich, diese separat als Fertigpräparate zu verschreiben, da der Arzt so die Dosis für jeden Wirkstoff dem individuellen Bedarf des Patienten anpassen kann. Fertig zusammengestellte Kombinationspräparate erscheinen bei bestimmten Indikationen (z. B. arterielle Hypertonie, Asthma bronchiale) als praktisch und vorteilhaft, der Einfachheit bei der Verschreibung und der Einnahme durch den Patienten stehen aber Nachteile gegenüber. So verlassen sich viele Ärzte auf derartige Zubereitungen, ohne daß sie die Dosis der einzelnen Wirkstoffe exakt gemäß den spezifischen Bedürfnissen des Patienten festlegen. Die Verschreibung von Kombinationspräparaten ist allgemein rückläufig. So waren 1993 in den USA nur 17 der 200 am häufigst verschriebenen Arzneimittel Kombinationspräparate, verglichen mit 55 im Jahr 1983.

Gesetzliche Regelungen Form und Inhalt der ärztlichen Verordnung (siehe unten, Aufbau des Rezeptes) und die Abgabe eines Arzneimittels an den Patienten werden in Deutschland gesetzlich im wesentlichen geregelt durch: Verordnungen und Richtlinien über verschreibungspflichtige und -fähige Arzneimittel; speziell durch das Arzneimittelgesetz (AMG) und das Betäubungsmittelgesetz (BtMG) und die Betäubungsmittelverschreibungsverordnung (BtMVV) in der Fassung durch die 10. Betäubungsmittelrechts-Änderungsverordnung (BtMÄndV) vom 01. Februar 1998; durch das 5. Buch des Sozialgesetzbuches (SGB V) in der Fassung nach dem Zweiten Gesetz zur Neuordnung von Selbstverwaltung und Eigenverantwortung in der gesetzlichen Krankenversicherung vom 23. Juni 1997 und deren jeweilige aktualisierte Ergänzungen (dazu Literaturhinweise am Ende des Anhangs).

Die Abgabe eines Arzneimittels an den Patienten regelt der 8. Abschnitt des Arzneimittelgesetzes in den §§ 43-53. Danach ist eine Arzneimittelabgabe grundsätzlich nur in Apotheken erlaubt, wenn nicht ausdrücklich eine Ausnahme von dieser *Apothekenpflicht* vorliegt (§§ 44 und 50-52 AMG). Die Abgabe an den Verbraucher darf nur aufgrund einer ärztlichen (oder zahnärztlichen/tierärztlichen) Verschreibung erfolgen (§ 48 AMG). Ausnahmen von dieser automatischen Verschreibungspflicht werden durch Rechtsverordnung festgelegt (§ 49 AMG). Solche von der Verschreibungspflicht ausgenommenen Stoffe und Zubereitungen (z. B. alle Homöopathika mit Endkonzentrationen ab D4 und darunter) sowie alle ausdrücklich als nicht verschreibungspflichtig gemäß AMG deklarierten Fertigarzneimittel, Zubereitungen und Darreichungsformen sind ebenfalls apothekenpflichtig und müssen von den in Drogerien, Reformhäusern und anderen geeigneten Einrichtungen freiverkäuflichen Arzneimittel(n) (Heilwässer u. ä., Bäderpräparate, äußerlich anzuwendende sowie Mund- und Rachendesinfektionsmittel, bestimmte Verbandmaterialien wie Pflaster und Brandbinden; dies gilt auch für Pflanzen und ihre wäßrigen Zubereitungen) unterschieden werden.

Da Rezepte Dokumente im medizinrechtlichen Sinne sind, sollten sie mit Tinte oder Kugelschreiber geschrieben werden – bei Betäubungsmittelverordnungen (siehe

---

* Dieses Kapitel wurde für die deutsche Ausgabe von Dr. med. Jochen Schwalbe und Prof. Dr. A. Horst Staib hinsichtlich der deutschen Voraussetzungen, Regeln und allgemein üblichen Verfahrensweisen überarbeitet und ergänzt (Anm. d. Hrsg.).

dort) ist das zwingend vorgeschrieben. Darüber hinaus kann empfohlen werden, eine Kopie des Rezepts in den Akten abzulegen. Dies dient sowohl dem Schutz des Arztes als auch der Vervollständigung der Therapiedokumentation.

Wahl des Arzneimittelnamens Arzneimittel (im Sinne des AMG) können unter ihrem Generika-Namen oder unter dem Handelsnamen (z. B. des Erstanbieters) verschrieben werden (siehe Kapitel 3). Es wird derzeit viel über das Für und Wider der Verschreibung von Generika diskutiert. Argumente für die Verschreibung von Generika sind insbesondere eine so erfolgende Gegensteuerung zu einer kommerziell orientierten beliebigen Erweiterung der angebotenen Arzneimittelpalette und der wirtschaftliche Nutzen für den Kostenträger. Als Gegenargumente wurden Bedenken hinsichtlich der Qualität der Generika sowie das mögliche Risiko einer fehlenden therapeutischen Äquivalenz (z. B. durch Unterschiede in der Bioverfügbarkeit) beim Wechsel von einem Produkt zu einem anderen angeführt (siehe Kapitel 1 und 3). Hinzu kommt, daß die Namen vieler Generika schwer zu behalten und zu buchstabieren sind. Bei einem *aut idem*-Vermerk des Arztes (siehe unten Aufbau des Rezeptes) erlaubt die Rechtslage dem Apotheker, das verordnete Produkt eines Herstellers durch ein identisch zusammengesetztes Produkt eines anderen Herstellers zu ersetzen. Die United States Food and Drug Administration (FDA) hat eine Monographie veröffentlicht, welche die derzeit im Handel erhältlichen verschreibungspflichtigen Arzneimittelprodukte auflistet, und eine Bewertung deren therapeutischer Ersetzbarkeit durch die Vielzahl der zugelassenen Generika enthält (Food and Drug Administration, 1994). Analog sind die Angaben des in Deutschland jährlich veröffentlichten *Arzneimittelreports* zu werten. Diese Informationen sollen dazu beitragen, die mit der Verschreibung und Abgabe von Generika verbundenen Unsicherheiten zu minimieren. Wie bereits in Kapitel 1 und 3 angesprochen wurde, kann grundsätzlich festgestellt werden, daß dokumentierte Fälle von Nichtäquivalenz im Sinne der Bioverfügbarkeit bei zugelassenen Arzneimittelprodukten heutzutage sehr selten vorkommen. Nichtsdestoweniger sind bei bestimmten Patienten Veränderungen in der Wirksamkeit eines Arzneimittels beim Wechsel vom Produkt eines Herstellers zu dem eines anderen festzustellen. Solche Beobachtungen lassen sich einerseits möglicherweise auf einen Plazeboeffekt zurückführen, andererseits können sie bei der Einnahme von Arzneimitteln mit einer geringen therapeutischen Breite vorkommen, bei denen bereits geringste Veränderungen der Wirkstoffkonzentration beträchtliche unerwünschte Auswirkungen zur Folge haben können (z. B. Antiepileptika). In solchen Fällen kann der Arzt das Ersetzen des verschriebenen Produktes durch den Apotheker zusätzlich durch den Rezeptvermerk „Abgabe wie verschrieben" oder durch direkte Absprache mit dem Apotheker verhindern.

Es ist empfehlenswert, auf dem Rezept den Namen des Arzneimittelfertigpräparates gefolgt vom Namen des Herstellers in Klammern zu benutzen, falls das Produkt eines bestimmten Herstellers deutliche Vorteile aufweist oder falls verhindert werden soll, daß bei späteren Verordnungen ein anderes Produkt angegeben wird.

Packungsgrößen, Maß- und Gewichtssystem Die Verordnung muß (bei Vorhandensein unterschiedlicher Einzeldosen eines Fertigpräparates) die Dosisangabe (oft bereits als Zahlenangabe im Namen derartiger Fertigpräparate enthalten, sonst Angabe der Einzeldosis, gefolgt von einer ausgeschriebenen Gewichtseinheit) und die Menge der Dosierungseinheiten enthalten. Letzteres erfolgt durch die Angabe von Normpackungen (N1, N2 oder N3). Die gesetzlichen Krankenversicherungen (GKV) sind nur zu einer Kostenerstattung verpflichtet, wenn das Arzneimittel in „Norm"-Packungsgrößen angeboten wird. Normpackungen geben nicht zwingend die Medikamentenmenge (Anzahl der Einzeldosen) einer Packung an, sodaß es medizinisch gelegentlich zweckmäßig ist, die Anzahl der Dosiseinheiten (wahlweise anstelle der Normpackung) durch arabische Ziffern anzugeben und dem Apotheker die Auswahl der Normgröße zu überlassen. Dabei sollte die Menge des Arzneimittels mit einer Ziffer, gefolgt von einer Bezeichnung der Arzneiform, also „Tabletten" oder einer Volumeneinheit oder ähnlichem angegeben werden.

Haushaltsmaße Möglicherweise werden Arzneimittel, die vom Arzt sorgfältig in Milligramm oder Milliliter verschrieben wurden, vom Patienten zur Einnahme mit gebräuchlichen Küchenutensilien abgemessen oder ausgewogen. Ein besonderes Problem stellt der in seiner Größe variierende „Tropfen" dar. Seine Größe hängt von der jeweiligen Flüssigkeit (spezifisches Gewicht, Temperatur, Viskosität) sowie vom Tropfer (Größe der Öffnung, Schrägstellungswinkel beim Tropfen) ab. In Deutschland werden Fertigpräparate, wenn medizinisch-pharmazeutisch erforderlich, zusammen mit geeigneten Meßhilfen angeboten. Besonders wichtig ist deren Verwendung bei Gabe von oral anzuwendenden Arzneimitteln bei Kindern unterschiedlichen Alters.

Aufbau des Rezeptes Herkömmlicherweise hat das Rezept einen bestimmten Aufbau, der dessen eindeutige Interpretation erleichtert. Im wesentlichen ist dieser Aufbau der gleiche, ob es sich um die Verschreibung eines einzelnen Arzneimittels oder um eine Mischung aus zwei oder mehr Arzneimitteln für die Herstellung in der Apotheke handelt.

Das sorgfältige und zugleich schnelle Ausfertigen von Rezepten erfordert Übung. Das Rezept sollte gut leserlich und in deutscher Sprache geschrieben werden, es muß formal folgende Inhalte (gemäß Arzneimittelverschreibungsverordnung) aufweisen:

1. Name, Berufsbezeichnung, Anschrift (und möglichst Telefonnummer) des verordnenden Arztes,
2. Datum der Ausfertigung,
3. Name der Person, für die das Arzneimittel bestimmt ist,
5. abzugebende Menge des Arzneimittels,
6. Gebrauchsanweisung (nur vorgeschrieben bei Mitteln, die in der Apotheke hergestellt werden),

7. Gültigkeitsdauer der Verschreibung (soweit nicht bereits durch andere Vorschriften festgelegt),
8. eigenhändige Unterschrift des Verschreibenden.

Da Rezepte Dokumente im medizinrechtlichem Sinne sind, sollten sie mit Tinte oder Kugelschreiber geschrieben werden – bei Betäubungsmittelverordnungen (siehe dort) ist das zwingend vorgeschrieben. Darüber hinaus kann empfohlen werden, eine Kopie des Rezepts in den Akten abzulegen. Dies dient sowohl dem Schutz des Arztes als auch der Vervollständigung der Therapie-Dokumentation.

Auf ein Rezeptformular (Abbildung AI.1; Muster 16 der Vordruckvereinbarung) sollten jeweils bis zu maximal drei Medikamente verschrieben werden. Die Elemente eines Rezeptes sind in der Abbildung 1 dargestellt. Die folgenden numerierten Erläuterungen beziehen sich auf die unterschiedlichen Teile des Rezeptes, die im folgenden Text abgehandelt werden.

1. Datum Das Datum der Ausstellung des Rezeptes ist wichtig. Das Arzneimittelrecht verlangt die Datierung von Rezepten für Arzneimittel. Die Belieferbarkeit eines Rezeptes durch den Apotheker endet zwei Wochen nach seiner Ausstellung, eine wiederholte Belieferung (z. B. bei Privatrezepten) ist unzulässig.

2. Name, Adresse und Alter des Patienten Diese Angaben sind notwendig, um sicherzustellen, daß die Verschreibung den richtigen Patienten erreicht und um eine Verwechslung mit Medikationen anderer Personen zu verhindern. Der Apotheker sollte Name und Alter des Patienten überprüfen, da nur so eine sichere Einhaltung der verschriebenen bzw. durch die Zulassungsbehörde erlaubten Dosis möglich ist. Der Apotheker sollte die Flasche oder den Behälter mit dem Namen des Patienten und gegebenenfalls mit einer Einnahmeanweisung exakt beschriften, insbesondere, wenn letztere vom Arzt auf dem Rezept detailliert angegeben worden ist.

3. Das Symbol Rp ist die traditionelle Abkürzung zur Einleitung der Verordnung. Sie steht für *recipe* (lateinisch für „nimm es") als Anweisung an den Apotheker.

4. Arzneimittelname, -stärke, inerte Zusätze Der Hauptteil des Rezeptes enthält den Namen (siehe oben) und die Stärke (Dosis) des verschriebenen Arzneimittels. Abkürzungen sollten zur Vermeidung von Verwechslungen nicht benutzt werden. Werden zwei oder mehr Arzneimittel auf demselben Rezept verschrieben, listet man Name und Menge eines jeden Mittels entlang einer gedachten senkrechten Linie unter der des vorherigen Mittels auf. Setzt sich das Präparat aus mehreren Stoffen (bei Apothekenanfertigungen) zusammen, werden die Hauptkomponenten (die für die hauptsächliche Wirkung des Präparats verantwortlich sind) als erstes, danach Vehikel, Lösungsmittel oder andere Hilfsstoffe (z. B. einer Kapsel, eines Zäpfchens oder einer Salbe) aufgeführt.

5. Anweisungen für den Apotheker Bei Rezepturen zur Herstellung in der Apotheke werden (früher unter

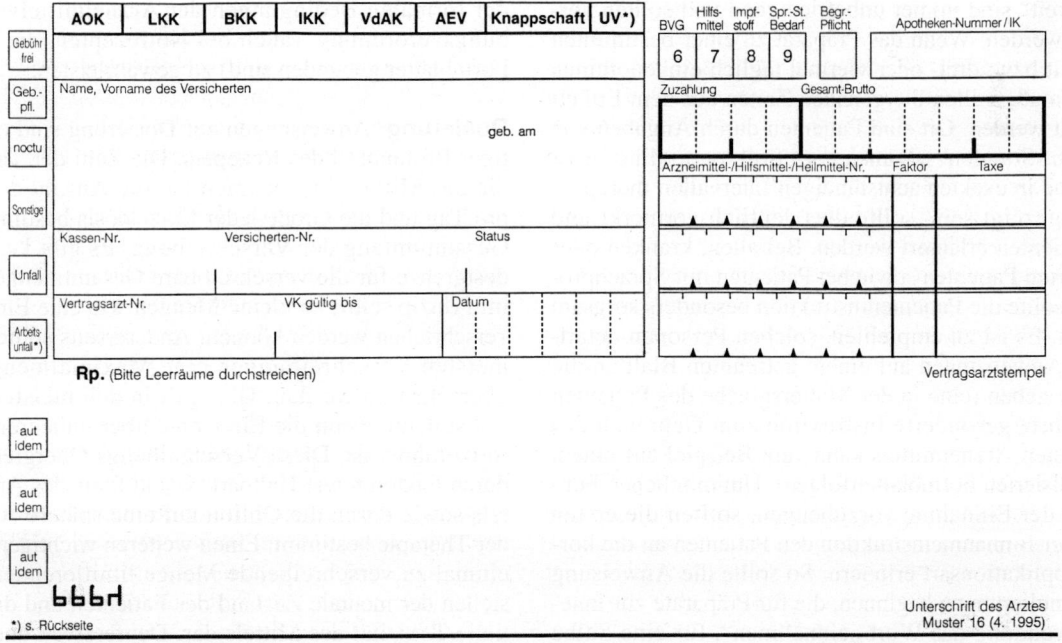

Abbildung AI.1 Kassenrezept-Formblatt.

Verwendung von aus dem Lateinischen abgeleiteten Abkürzungen) häufig detaillierte Angaben zur Herstellung („mische", „schüttle", „sterilisiere" ö. ä.) sowie zur Abgabeform („Mixtur", „Lotio", „Lösung zur Injektion") und zur abzugebenden Menge, wie „Abgabe 10 Tabletten", „Abgabe 200 ml" sowie Zusatzanweisungen („Abgabe mit oraler Spritze") gemacht. Diese Angaben werden heute in der Landessprache, soweit erforderlich, als kurzer Satz geschrieben. Sie sollten auf das Notwendigste begrenzt und die technischen Einzelheiten in der Regel der Fachkompetenz des Apothekers überlassen bleiben.

Bei der Verordnung von Fertigarzneimitteln ist hier in der Regel nur die oben erläuterte Angabe zur verordneten Dosis und der Packungsgröße (Normpackung) zu machen. Selten sind Anweisungen zu besonderen Abgabeformen erforderlich (z. B. wenn aus psychologisch-therapeutischen Gründen die Abgabe ohne Originalverpackung in einem neutralen Behälter [*sine confectione*] erfolgen soll).

6. Anweisungen für den Patienten Die Anweisungen für den Patienten sollten immer in der Landessprache, also Deutsch abgefaßt werden. Der Gebrauch lateinischer Abkürzungen ist nicht zweckdienlich. Die Anweisungen für den Patienten enthalten Instruktionen über die einzunehmenden Mengen, Einnahmezeiten und -häufigkeit und andere Angaben wie Verdünnung oder Applikationsart. Wird zur Verabfolgung des Medikaments ein spezielles Gerät benötigt, sollten Arzt oder Apotheker dessen Anwendung demonstrieren oder mit dem Patienten die Gebrauchsanleitung durchsprechen. Auch sollte im Rezept darauf hingewiesen werden, wenn ein Stoff nur äußerlich angewendet werden darf oder vor der Anwendung kräftiges Schütteln erforderlich ist. Formulierungen wie „Einnahme wie angegeben" oder „Einnahme nach Notwendigkeit" sind immer unbefriedigend und sollten vermieden werden. Wenn das Präparat zu einer bestimmten Tageszeit bzw. drei- oder viermal täglich eingenommen werden muß, sollten die genauen Zeiten auf dem Etikett vermerkt werden. Oft sind Patienten durch Angaben wie „alle acht Stunden" verunsichert. Sollte allerdings eine Einnahme in exakten achtstündigen Intervallen therapeutisch angezeigt sein, sollte dies deutlich vermerkt und dem Patienten erläutert werden. Bei alten, kranken oder behinderten Patienten sowie bei Patienten mit Sprachproblemen sollte die Patienteninstruktion besonders sorgsam erfolgen. Es ist zu empfehlen, solchen Personen detailliertere Anweisungen auf einem getrennten Blatt an die Hand zu geben (eine in der Muttersprache des Patienten ausgeführte gesonderte Instruktion zum Gebrauch des verordneten Arzneimittels kann zum Beispiel auf einem standardisierten Formblatt erfolgen). Um möglichen Fehlern bei der Einnahme vorzubeugen, sollten die ersten Worte der Einnahmeinstruktion den Patienten an die korrekte Applikationsart erinnern. So sollte die Anweisung mit Formulierungen beginnen, die für Präparate zur inneren Anwendung das Wort „einnehmen", für eine Salbe oder Lotion „auftragen", für Suppositorien „in den Enddarm", und für Tropfen, die in den Bindehautsack, den äußeren Gehörgang oder die Naselöcher appliziert werden, das Wort „eintropfen" beinhalten.

Die Anweisung für den Patienten sollte auch durch Formulierungen wie beispielsweise „zur Schmerzlinderung", „zur Linderung von Kopfschmerzen" oder „zur Linderung von Juckreiz" an die beabsichtigte Wirkung der Medikation erinnern. Anweisungen, die dem Patienten auf Rezept oder Etikett peinlich sein könnten, sollten privat gegeben werden.

Es gibt viele triftige Gründe, daß das verschriebene Arzneimittel und die abgegebene Menge auf dem Etikett aufgeführt werden sollten. So kann die dadurch ermöglichte sofortige Identifizierung des eingenommenen Mittels und die schnelle Abschätzung der eingenommenen Gesamtmenge im Falle des Auftretens schädigender Nebenwirkungen oder einer willkürlichen oder versehentlichen Überdosierung bei der Einleitung einer Therapie hilfreich sein. Aus diesem Grund verlangt das AMG die Angabe des Arzneimittelnamens, der Stärke und der abgegebenen Menge sowie das Verfallsdatum bzw. spezielle Lagerungsanweisungen auf dem Etikett. Falls auf dem Rezept angegeben, muß der Apotheker zusätzliche Anweisungen zur Einnahme auf dem Etikett vermerken.

Der Apotheker sollte, als zusätzliche Kontrolle zur Sicherheit des Patienten, das Rezept bei starken Wirkstoffen immer wachsam auf mögliche Überdosierungen hin überprüfen. Sollte es therapeutisch notwendig sein, ein Arzneimittel in einer höheren als der üblichen Dosierung zu verabreichen, ist es empfehlenswert, daß der Arzt die gewünschte Dosis unterstreicht und mit einem Vermerk wie „richtige Menge" oder „korrekte Dosis" sowie seinem Unterschriftskürzel versieht.

8. Unterschrift Das Rezept wird durch die eigenhändige Unterschrift des Arztes vervollständigt. Wie eingangs erläutert, ist bei Rezepten grundsätzlich die Einhaltung der formalen Bedingungen der Arzneimittelverschreibungsverordnung, (auch bei Notrezepten, die nicht an Formblätter gebunden sind) zu gewährleisten.

Dosierung Anweisungen zur Dosierung sind ein wichtiger Bestandteil des Rezeptes. Die Zahl der Tage, über die das Mittel einzunehmen ist, die Anzahl der Dosen pro Tag und die Größe jeder Einzeldosis bestimmen den Gesamtumfang der Verschreibung. Es gibt keine Mindestgrenze für die verschreibbare Gesamtmenge, so daß im Prinzip selbst so kleine Mengen wie eine Einzeldosis verschrieben werden können. Andererseits sollte bei den meisten Verschreibungen eine Maximalmenge nicht überschritten werden. Dies gilt in den meisten Fällen selbst dann, wenn die Einnahme über unbegrenzte Zeit fortzuführen ist. Diese Verschreibungs-Obergrenze wird durch Faktoren wie Haltbarkeit und Preis des Arzneimittels sowie durch die Option auf eine spätere Änderung der Therapie bestimmt. Einen weiteren wichtigen, die auf einmal zu verschreibende Menge limitierenden Faktor stellen der mentale Zustand des Patienten und die potentielle Toxizität des Mittels dar. Depressiven und suizidgefährdeten Patienten sollte niemals eine Gesamtmenge eines Arzneimittels verschrieben werden, die, auf einmal eingenommen, zum Tode des Patienten führen könnte.

Eine Obergrenze der verschreibbaren Menge ist bei

der Verordnung von Mitteln festgelegt, die der Betäubungsmittelverschreibungsverordnung (BtMVV) unterliegen (siehe unten).

Treffen die vorgenannten Faktoren nicht zu, kann als gebräuchliche Faustregel gelten, maximal eine Medikation für 7 - 14 Tage zu verschreiben, sofern der Patient das Mittel nicht über einen ausgedehnteren Zeitraum einzunehmen hat. Danach richtet sich die Auswahl der verordneten Packungsgröße (Normpackungen).

Verordnungen zu Lasten der GKV (Kassenrezept)
Für Verordnungen zu Lasten der gesetzlichen Krankenversicherungen (GKV) und bei Betäubungsmittelverschreibungen werden für die Eingabe von elektronisch gespeicherten Daten (Versicherungskarte des Patienten = „Chipkarte", gespeicherte Standardverordnungen der Praxis des verordnenden Arztes etc.) geeignete Rezeptvordrucke verwendet, die Name, Adresse, Telefonnummer, Sprechzeiten und Kassenarztnummer (diese ist auch durch den Kassenarztstempel übereinstimmend aufzudrucken) – bei Betäubungsmittelverordnungs-Formblättern weiterhin die BtM-Nummer – des Arztes enthalten. Auf dem Kassenrezeptformblatt (Abbildung AI.1, DIN A6, rote Druckfarbe) dürfen Arzneimittel, deren Verordnung zu Lasten der Krankenkasse nach den gesetzlichen Bestimmungen ausgeschlossen ist, nicht verordnet werden.

Das Formblatt enthält in seinem oberen rechten Teil verschiedene Markierungsfelder für das Arzneimittelrechenzentrum, der größere linke Teil enthält Angaben zum Kostenträger, die personenbezogenen Daten des Versicherten einschließlich seiner Versicherungsnummer und des Versichertenstatus, die Vertragsarztnummer, die Kassennummer und das Ausstellungsdatum (alle Daten werden durch die maschinenlesbare Chipkarte automatisch eingedruckt).

In den entsprechenden Feldern der linken Randleiste kann die Befreiung von den Rezept- und anderen -gebühr(en) angekreuzt werden (z. B. Nachttaxe).

Die Gebührenbefreiung erfolgt z. B. bei Mitgliedern mit extrem niedrigen Einkommen, bei Kindern und Rentnern mit einem Rentenaufkommen unter bestimmten Sozialhilfehöhen. Eine Befreiung von der Rezeptgebühr ist auf begründeten Antrag durch die Kassen möglich (§§ 61,62 SGB V,5; Härtefallregelung).

Im oberen rechten Bereich sind Felder (6 - 9) für weitere Zuzahlungsbefreiungen vorhanden, die vom Kostenträger (BVG) oder von der verordneten Substanz (Impfstoff) bestimmt werden.

Folgende Einzelheiten sind beim Ausfüllen zu beachten:

Bei Verordnungen zu Lasten von Unfallversicherungsträgern (UV) sind das Datum des Unfalls und der Unfallbetrieb anzugeben. Nach den geltenden Bestimmungen soll der Arzt die eventuell zutreffenden Markierungsfelder am linken Rand oder in den oberen rechten Feldern kennzeichnen. Er entscheidet damit über die Befreiung von der Rezeptzuzahlungsgebühr. Diese staffelt sich derzeit nach der Packungsgröße N1 - N3 und nach der Zugehörigkeit des verordneten Präparates zu einer der sogenannten Festbetragsgruppen I - III. Bei in Apotheken hergestellten Zubereitungen muß die Zuordnung nach N1 bis N3 durch Berechnungen aus den Bestandteilen und ihren Mengen ermittelt werden.

Unter Position 6 sind Schwerkriegsbeschädigte zu kennzeichnen. Die Position 7 wird bei der Verordnung von Hilfsmitteln (Seh- und Hörhilfen, Krankenunterlagen, Stomabeutel etc.) markiert. Das Feld 8 ist bei Bezug eines Impfstoffes durch Ankreuzen zu markieren. Mit Punkt 9 wird eine Verordnung für den Sprechstundenbedarf gekennzeichnet.

Die Codiernummer im Vertragsarztfeld (Vertragsarzt-Nr.) links, im Arztstempel und am rechten unteren Rand des Formblattes (Arzneimittelbudget) dient der datengerechten Identifizierung des ausstellenden Kassenarztes und der Rückinformation über die von ihm verursachten Arzneiverordnungskosten.

Die eigentliche Arzneiverordnung erfolgt im unteren Bereich des Vordruckes in der oben dargestellten Weise in deutscher Sprache. Die Mengenangabe einer Verschreibung ergibt sich aus der Angabe der Packungsgröße des Medikamentes (siehe oben); mit „aut idem" kann der Arzt dem Apotheker die Auswahl unter gleichwertigen Präparaten verschiedener Hersteller freistellen.

Im rechten oberen Feld (Taxe etc.) des Verordnungsblattes trägt der Apotheker den Apothekenabgabepreis ein (zur Verrechnung zwischen ihm und dem Kostenträger), ferner die Codiernummer des Arzneimittels zur Datenerfassung. Auf der Rückseite werden Leistungen (Heilmittel, z. B. physikalische Therapie, und Hilfsmittel, z. B. Brillen, Hörgeräte) durch den Patienten bestätigt, ferner erfolgen hier verwaltungstechnische Vermerke.

Alle Fertigarzneimittel mit N1- bis N3-Angabe sind durch die GKV erstattungsfähig. Präparateformen und -größen, die diese Bezeichnung nicht tragen, sind zwar verordnungsfähig, müssen aber vom Empfänger selbst bezahlt werden.

Privatrezept Vordrucke für sogenannte Privatrezepte können frei gestaltet werden (Abbildungen AI.2a und AI.2b, DIN A6 Hoch- bzw. Querformat), z. B. sind zusätzlich Angaben zu den Sprechstunden der Praxis möglich. Es müssen jedoch ebenfalls die oben angeführten Charakteristika gemäß der Arzneimittelverschreibungsverordnung erfüllt sein. Zunehmend werden zum elektronischen Ausdruck der Patientendaten durch Chipkarten etc. geeignete Formblätter eingesetzt (Abbildung AI.2b). Die beschreibbaren Flächen können wie bei den GKV-Rezepten zur Erschwerung von Fälschungen farbig unterlegt werden, z. B. rot oder graublau (siehe Abschnitt Mißbrauchsvermeidung).

Der unter dem Rezeptkopf befindliche Freiraum steht voll für die Verschreibung (Präparatename, Dosiseinheiten, Packungsgrößen und Einnahmevorschriften) zur Verfügung.

Die Verschreibungsmodalitäten entsprechen denen bei Kassenrezepten. Die Verschreibung wird mit dem Namen und der Adresse des Patienten sowie mit Datum

Dr. med. Jochen Schwalbe
Internist
Am Schießberg 3 · 61449 Steinbach (Taunus)
Telefon 0 61 71/7 24 77 · Fax 0 61 71/7 95 90

Sprechstunden:
Mo. bis Fr. 9-11 Uhr, Di. und Do. 16-18 Uhr, Fr. 13-14 Uhr
und nach Vereinbarung

(2a)

Name, Vorname des Versicherten

geb. am

Unfall

Versicherungsnummer   Personennummer

Karte gültig bis   Datum

Rp. (Bitte Leerräume durchstreichen)

aut idem

aut idem

aut idem

Prof. Dr. med. A. Horst Stalb
Arzt für Klinische Pharmakologie
Arzt für Pharmakologie und Toxikologie
Telefon (0 60 08) 79 77
Horloffstraße 24
61209 Echzell

Unterschrift des Arztes

(2b)

Abbildung AI.2 Beispiele für Privatrezeptformblätter für handschriftliche (2a) bzw. ausdruckbare (2b) Privatrezepte.

und eigenhändiger Unterschrift abgeschlossen. Die Verordnungsbeschränkungen der GKV gelten für Privatverschreibungen nicht. So können z. B. Saftzubereitungen für Erwachsene, Diätpräparate und Arzneimittel für Bagetellerkrankungen ebenso verordnet werden wie Medikamente mit fraglicher Wirksamkeit. Allerdings sollte berücksichtigt und gegebenenfalls der Patient auch darauf hingewiesen werden, daß die Verschreibung auf Privatrezept eine Kostenübernahme durch die Privatkrankenkasse oder andere kostenerstattende Einrichtungen (Beihilfe) nicht automatisch bedingt. Dafür sind die vertraglich festgelegten Leistungsvereinbarungen zwischen Versicherer und Versichertem maßgebend. Eine Rezeptgebühr wird nicht erhoben, die Kosten für die verschriebenen Mittel sind vom Empfänger sofort an den Apotheker zu entrichten. Die Beträge werden vom Apotheker auf dem Rezept vermerkt und die Belieferung und Bezahlung durch Apothekentagesstempel quittiert. Das Rezept verbleibt, bei BtM-Verordnungen (siehe unten) mit Ausnahme des Teiles I (Apotheker) und III (Arzt), beim Empfänger, der dieses z. B. bei kostenerstattenden Stellen vorlegt.

Der *Mißbrauch eines Rezeptvordrucks* ist soweit wie möglich auszuschließen, zum Beispiel Erschwerung von Fälschungen durch entsprechend farbige Hinterlegung der Vordrucke. Es sollen keine mit Blanko-Unterschrift versehene Vordrucke in der Praxis vorhanden sein. Unbrauchbarmachen von leeren Rezeptfeldern durch Querstriche (bei GKV-Verordnungen vorgeschrieben) schliessen unberechtigte Zusätze zur Verordnung aus. Nachträgliche Änderungen müssen durch Unterschrift und Datum gegengezeichnet werden.

Bei allen bedeutsameren Verschreibungen sollte mit dem Patienten explizit über die Aufbewahrung nicht benutzter Reste der Verschreibung bzw. über die Weitergabe des Mittels an andere Personen gesprochen werden. Blackwell (1972) berichtet, daß 9 von 75 Personen Medikamente benutzen, die anderen Personen verschrieben wurden.

Größe und Darreichungsform der Arzneimittel Für die Einnahme durch Erwachsene sollte eine einzelne Kapsel oder Tablette normalerweise eine obere Gewichtsgrenze von ca. 0,5 g nicht überschreiten, um zu verhindern, daß das Schlucken des Präparates zu unangenehm wird. Bei sehr dichten Präparaten kann dieses willkürliche Limit durchaus überschritten werden. Andererseits können bei leichten, sperrigen Präparaten oder bei bestimmten empfindlicheren Patientengruppen wie sehr junge oder alte Personen deutlich kleinere Einheiten erforderlich sein. Hier sollte auch die Verordnung von Tropfen erwogen werden.

Arzneimittel sind nur in einer begrenzten Vielfalt unterschiedlicher Darreichungsformen und Dosierungen (z. B. nur als Kapsel mit einem bestimmten Gewicht) im Handel erhältlich. Aus naheliegenden praktischen, wirtschaftlichen und rechtlichen (siehe unten) Erwägungen sind diese auf dem Arzneimittelmarkt angebotenen „Standardformen" in den meisten Fällen vorzuziehen. Bis der Arzt selbst genug Erfahrung hinsichtlich der erhältlichen Packungsgrößen und Dosierungen hat, sollte er sich für diese Informationen auf den Apotheker verlassen. Andere nützliche Informationsquellen sind die Präparateabschnitte der Kapitel des vorliegenden Buches sowie die Angaben in der Roten Liste, der Gelben Liste, dem Arzneimittelreport und in herstellerunabhängigen Fachveröffentlichungen.

Übliche Dosierungen Der Arzt sollte bezüglich der empfohlenen üblichen Dosis für Erwachsene bzw. für Kinder die vorgenannten Publikationen sowie den Beipackzettel des Präparats konsultieren. Wenn nicht anders vermerkt, geben diese Empfehlungen diejenige Dosierung an, mit der bei oraler Applikation bei Erwachsenen bzw. Kindern die erwünschte therapeutische Wirkung erzielt wird. Die übliche Dosis sollte jedoch dem Arzt lediglich als Richtwert dienen, der in der Praxis im Sinne einer Optimierung der Therapie häufig unter- oder überschritten werden muß.

Ein wichtiger gesetzlicher Aspekt besteht in der ausschließlichen Gültigkeit der bei der Zulassung als Arzneimittel festgelegten Dosishinweise für die zugelassene *Indikation* eines Präparates. Es ist vom Arzt strikt zu beachten, daß eine Verschreibung außerhalb dieser Angaben – insbesondere Überschreitungen und Verordnung für andere als die zugelassenen Indikationen – zwar im Rahmen der Therapiefreiheit des Arztes möglich, aber nicht durch die Herstellerhaftung für das gemäß AMG in Verkehr gebrachte Präparat abgedeckt ist. Haftungs- und zivilrechtlich gehen alle solche nicht indikationsgerechten Verordnungen zu Lasten des verordnenden Arztes.

Einige der oben genannten Publikationen geben auch eine übliche *Verschreibungsobergrenze* für Erwachsene an, die vor allem dem Apotheker als Richtwert bei der Nachprüfung ungewöhnlich hoch dosierter Verschreibungen dienen soll. Wie nachfolgend dargestellt, sind bei Verordnungen von BtM solche Abgabehöchstmengen gesetzlich festgelegt und zwingend vom Arzt und Apotheker zu beachten.

Verschreibung der dem BtMG und der BtMVV unterliegenden Arzneimittel (Betäubungsmittel-(BtM)-Verschreibung) Das Betäubungsmittelgesetz (BtMG) listet in Anlage III verkehrs- und verschreibungsfähige BtM auf. Voraussetzung für die Verschreibungsfähigkeit ist Zulassung des Stoffes bzw. seiner Zubereitung als Arzneimittel im Sinne des AMG (Anlage I faßt die nicht verkehrsfähigen BtM, u. a. z. B. sogenannte Designerdrogen und Cannabis sowie seine Zubereitungen, und Anlage II verkehrsfähige, aber nicht verschreibungsfähige BtM, zusammen).

Die Verordnung der Arzneimittel aus der BtMG-Anlage III ist an die Verwendung besonderer amtlicher Formblätter (Abbildung AI.3A und AI.3B), sogenannter Betäubungsmittelrezepte, gebunden, soweit bestimmte Zubereitungsformen dieser Mittel davon nicht ausdrücklich ausgenommen sind, da die Anlage III auch die ledig-

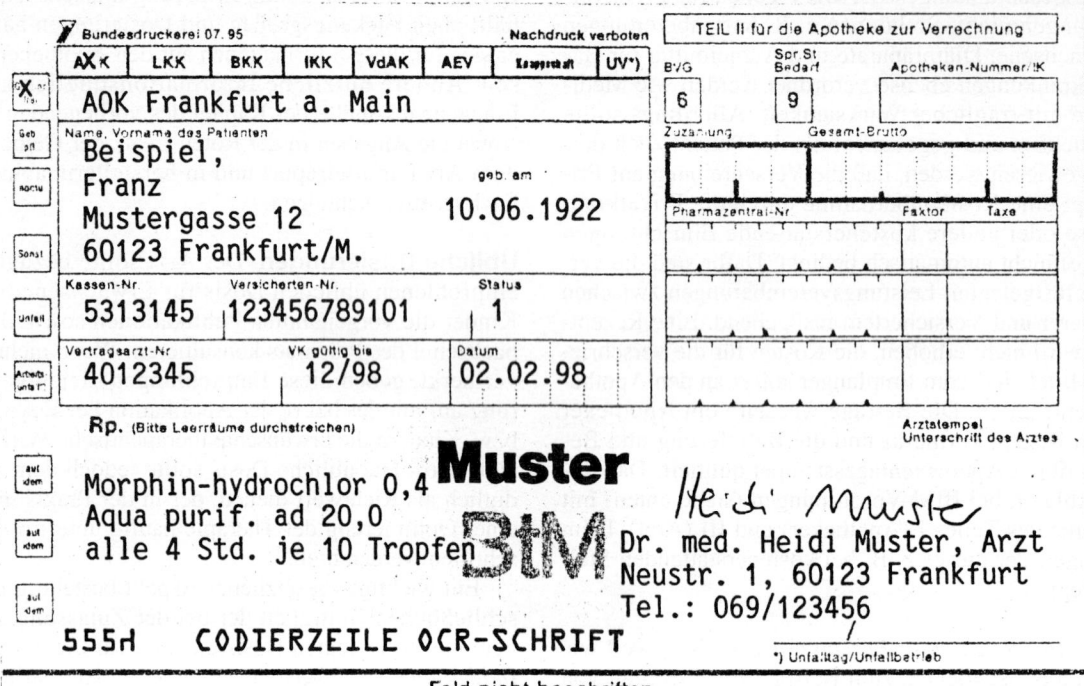
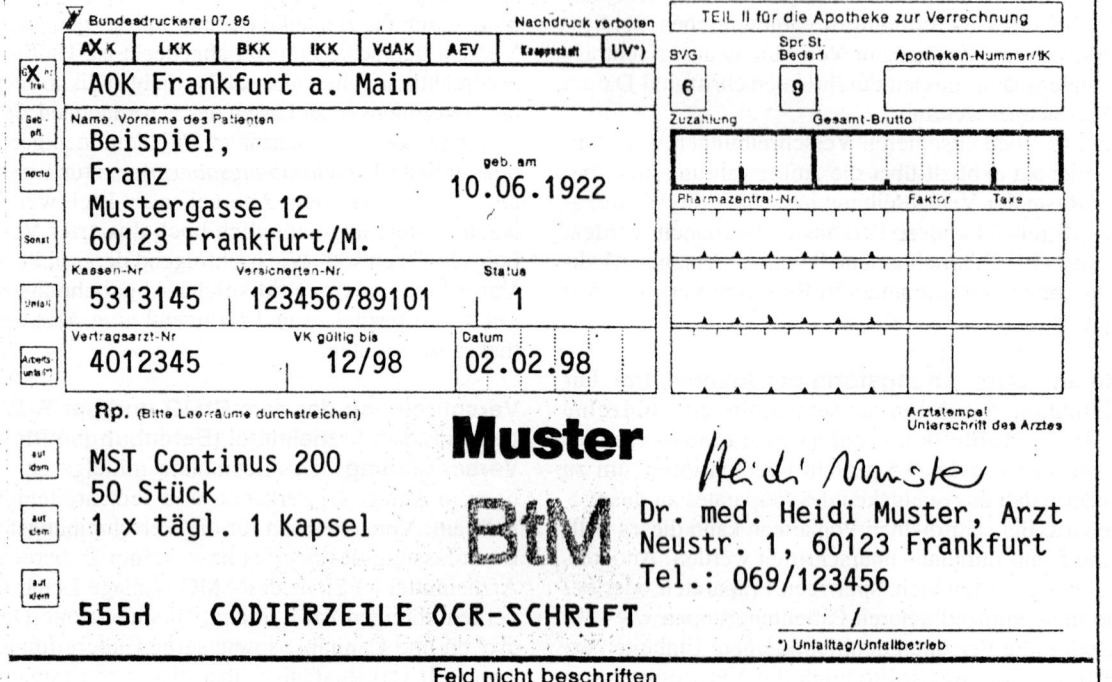

Abbildung AI.3 Formblatt für Betäubungsmittelrezepte.

lich rezeptpflichtigen Zubereitungen mit festgelegten Dosierungsobergrenzen je abgeteilte Form enthält, z. B. Codein (als Antitussivum) und Benzodiazepine (als Beruhigungsmittel). Diese (dreiteiligen, siehe unten) Vordrucke erhält jeder approbierte Arzt von der zuständigen Behörde (Bundesinstitut für Arzneimittel und Medizinprodukte /BfArM/.-Bundesopiumstelle-, D-10785 Berlin, Genthiner Straße 38) auf Antrag, Erstanträge erfordern zusätzlich den Nachweis der Approbation als Arzt. In Format und Gestaltung entsprechen diese Formblätter weitgehend dem Arzneiverordnungsblatt der GKV. Sie sind mit der dem antragstellenden Arzt zugeteilten Registriernummer versehen, fortlaufend numeriert und bestehen aus drei Teilen, welche bei der Ausfertigung der Verordnung (mit Drucker unter Verwendung der Patienten-Chipkarte oder handschriftlich) gleichzeitig mittels eines Durchschreibeverfahrens und damit deckungsgleich ausgefüllt werden. Bei der Auslieferung durch den Apotheker wird Teil II (mit schwachgelber Hintergrundfarbe und dem Aufdruck „BtM") zur Abrechnung mit der Kasse oder – bei Privatverordnungen – mit dem Patienten verwendet, Teil I verbleibt beim Apotheker, Teil III ist vom verordnenden Arzt über drei Jahre aufzubewahren.

Grundsätzlich gelten für die Verordnung gemäß BtM-VV die gleichen ärztlich-medizinischen Voraussetzungen und formalen Verordnungregeln wie bei den oben beschriebenen Verordnungen der nicht der BtMVV unterliegenden Arzneimittel. Deren Erfüllung ist also zu gewährleisten! So ist wie bei anderen Arzneiverordnungen auch das BtM-Rezept aus Datenträgern erstellbar etc., es muß lediglich die Unterschrift des Arztes handschriftlich und eigenhändig erfolgen. Der Arzt ist jedoch bei der Verordnung von BtM außer an die Verwendung der formal besonders gestalteten und zu behandelnden Rezeptvordrucke noch an bestimmte Mengen- und weitere Vorschriften der BtMVV gebunden, deren Einzelheiten vom Arzt aktualisiert aus entsprechenden Bekanntmachungen zu entnehmen sind; im folgenden werden einige der wichtigsten aktuellen Regelungen skizziert.

Es gelten z. B. bezüglich des Umfangs der Verordnung Festlegungen zu den verordenbaren Höchstmengen, diese beträgt z. B. bei Morphin innerhalb von 30 Tagen 20 000 mg; ferner zu Anzahl der verordenbaren BtM-Präparate sowie der Möglichkeit von Parallelverordnungen, so dürfen auf einem Rezept (und innerhalb 30 Tagen) maximal zwei verschiedene BtM verordnet werden. Es sind jedoch Abweichungen (in begründeten Fällen) von den Höchstmengenfestlegung möglich, die auf dem Rezept mit „A" gekennzeichnet werden müssen.

Neben den bisher als nach den Regeln der ärztlichen Wissenschaft als allgemein anerkannt geltenden Indikationen für BtM sind diese nunmehr auch als Substitutionsmedikament bei Betäubungsmittelabhängigen verordenbar, solche Verordnungen sind mit dem Kürzel „S" (für Substitutionstherapie) zu kennzeichnen. Auch Verordnungen von nicht BtM-pflichtigen Zubereitungen von Substanzen der Abteilung III des BtMG an Betäubungsmittelabhängige muß bei der Indikation „Substitution" auf BtM-Rezept erfolgen (entscheidend ist also die Indikation zur Verordnung, nicht die „allgemein übliche Verwendung" der Zubereitung).

Bei einem medizinischen *Notfall* ist eine Verschreibung auf einem beliebigen Rezeptvordruck (oder auf einem Papierblatt, jedoch unter Einhaltung der Mindestanforderungen an eine Arzneiverordnung entsprechend der Verordnung über verschreibungspflichtige Arzneimittel, siehe oben) möglich, die mit „Notfallverschreibung" zu kennzeichnen ist und wobei ein reguläres BtM-Rezept (durch „N" zu kennzeichen) dem Apotheker nachgereicht werden sollte (Notfallverschreibungen sind bei einer Substitutionsbehandlung nicht vorgesehen!).

Eine gesonderte Dosisangabe ist auch bei BtM -Verordnungen dann nicht erforderlich, wenn aus der Bezeichnung des verordneten Präparates (Fertigarzneimittel) eindeutig Gewichtsmengen, Darreichungsform und -einzeldosierung hervorgehen.

Betäubungsmittelrezepte dürfen nur bis zum siebten Tag nach der Ausstellung und Notfallverschreibungen nur innerhalb eines Tages nach der Ausstellung von den Apotheken beliefert werden.

Für den Arzt ist der sichere Umgang mit den Verordnungsmodalitäten von BtM eine grundlegende berufliche Fertigkeit, die insbesondere bei der effizienten Behandlung von Schmerzzuständen unverzichtbar ist.

Hinweise zur Patienten-Compliance

Viele Ärzte gehen davon aus, daß, sobald die Diagnose erstellt und das Rezept geschrieben ist, der Patient schon vom ärztlichen diagnostischen und therapeutischen Sachverstand profitieren werde. Leider kann jedoch der Erfolg einer jeden Arzneimittelbehandlung durch mangelnde Bereitschaft des Patienten zur Mitarbeit und durch Unzuverlässigkeit bei der Arzneimitteleinnahme entscheidend beeinträchtigt werden. Häufige Fehler beim Befolgen der Verschreibung sind Nicht-Einnahme, Einnahme bei falschen Indikationen, falsche Dosierung, falscher zeitlicher Ablauf der Einnahme, zusätzliche Einnahme anderer, nicht verschriebener Arzneimittel oder die vorzeitige Beendigung der Therapie. Boyd und Mitarbeiter (1974) fanden heraus, daß zwischen 3 - 18 % der Patienten sich das verschriebene Medikament innerhalb von zehn Tagen nach der Verschreibung erst gar nicht besorgen. Eine Studie zum Medikamenten-Einnahmeverhalten von Patienten in Langzeittherapie kam mittels mikro-elektronischer Überwachungsmethoden zu folgenden Ergebnissen: 49% der Patienten machten nur geringe Fehler beim Zeitpunkt der Einnahme, 40% der Patienten ließen Einnahmen aus, 10% überdosierten häufig, lediglich 1% der Patienten machte, zumindest innerhalb eines Monats, keinerlei Fehler (Kass et al., 1987). Nach Urquhart (1987) verbirgt sich hinter dem Auslassen von Einnahmen häufig ein spezielles Muster, ein „Medikamenten-Urlaub" von drei oder mehr Tagen, währenddem der Patient überhaupt keine Medikamente einnimmt. Etwa jeder fünfte Patient nimmt jeden Monat einen solchen „Medikamenten-Urlaub". Solche Beobachtungen unterstreichen die Bedeutung der im folgenden dargestellten Prinzipien für die Instruktion des Patienten bezüglich der Wichtigkeit der Compliance bei der Arzneimitteleinnahme.

Mit Nicht-Compliance verbundene Faktoren Es ist leider nur schwerlich möglich, den typischen zur Nichtbefolgung der Arzneimitteleinnahme neigenden Patienten zu beschreiben und im voraus zu erkennen. Patienten, die sich im Rahmen einer Behandlung als unzuverlässig erweisen, mögen bei einer anderen Behandlung durchaus zuverlässig sein. Es gibt sicherlich keine einfachen Patentlösungen des Problems der Nicht-Compliance. Grundsätzlich kann eine intensivere Kommunikation zwischen Arzt und Apotheker einerseits und Patient andererseits zu einer Verbesserung der Compliance beitragen. Im folgenden werden einige mit dieser Problematik verbundenen Faktoren kurz dargestellt, deren Berücksichtigung dem Arzt bei der Verbesserung der Kooperation des Patienten bei der Arzneimitteltherapie hilfreich sein können.

Die Erkrankung Nach der Verschreibung sollte der Arzt dem Patienten Natur und Prognose der Krankheit erläutern und verständlich machen, was von der Medikation zu erwarten ist. Dies sollte sowohl die akzeptablen und nicht akzeptablen unerwünschten Nebenwirkungen als auch die zu erwartenden Anzeichen einer einsetzenden, positiven Wirkung beinhalten. Letzteres kann sehr zur Stärkung der Compliance beitragen. Der Arzt sollte erklären, in welcher Weise der Krankheitsverlauf durch die Medikation verändert wird. Häufig beenden Patienten die Einnahme bestimmter Arzneimittel, wie z. B. Penicillin bei einer Streptokokkentonsillitis, verfrüht, weil ihnen nicht erklärt wurde, daß die Einnahme auch nach dem Verschwinden der akuten Symptome fortgesetzt werden muß. Die Behandlung mit Antidepressiva wird von Patienten oft vorzeitig abgebrochen, weil es der Arzt versäumte, auf mögliche Nebenwirkungen hinzuweisen oder dem Patienten klarzumachen, daß es Wochen dauern kann, bis erste Verbesserungen feststellbar sind. Besonders chronisch kranke Patienten neigen dazu, in der Compliance nachzulassen. Dies gilt insbesondere bei prophylaktischen oder hemmenden (symptom-suppressiven) Behandlungen, wenn der Zustand des Patienten mit keinen oder nur mit leichten Symptomen verbunden ist oder wenn sich das Auslassen von ein oder zwei Dosen nicht unmittelbar auswirkt. Hat das Aussetzen der Medikamenteneinnahme hingegen eine sofortige Verschlechterung zur Folge, ist der Patient im allgemeinen eher geneigt, sich genau an die Verschreibung zu halten.

Der Patient Einnahmefehler und Nicht-Compliance kommen besonders häufig bei sehr jungen und sehr alten oder bei alleine lebenden Patienten vor. Bei geriatrischen Patienten besteht insbesondere das Problem von Störungen des Erinnerungsvermögens und einer gewissen Selbstvernachlässigung. Schlechte Compliance bei Kindern ist häufig durch unangenehme Geschmacks- oder Schluckeigenschaften des Präparats bedingt. Ebenso spielt der Eindruck der Mutter von der Schwere der Erkrankung eine wichtige Rolle. Der Arzt sollte sich über die Ess-, Schlaf- und Arbeitsgewohnheiten des Patienten informieren. Geschieht dies nicht, besteht beispielsweise die Gefahr, die Einnahme eines Medikaments dreimal täglich mit den Mahlzeiten zu verschreiben, obwohl der Patient nur zweimal täglich ißt oder als Nachtarbeiter tagsüber schläft. Auch können Bildungsstand, wirtschaftliche Situation, Persönlichkeit und ethnisch-kultureller Hintergrund des Patienten die Patienten-Compliance beeinflussen. Es besteht häufig bei Personen, deren Muttersprache nicht die Landessprache ist, ein ernstes sprachliches Problem. Bei solchen Personen kann es sinnvoll sein, sorgfältig formulierte schriftliche und mündliche Anweisungen möglichst in deren Muttersprache zu geben (siehe unter 6. Anweisungen für den Patienten).

Der Arzt Ärzte sind leider meist nicht fähig, eine schlechte Patienten-Compliance vorherzusehen oder durch Befragung des Patienten zu erkennen (Pullar et al., 1988). Darüber hinaus zeigten Untersuchungen von Mazzullo und Mitarbeitern (1974), daß Ärzte, die den Patienten die Gründe ihrer Entscheidungen nicht erklären, oft selbst eine Hauptursache der Nicht-Compliance darstellen. Die Patienten-Compliance wird maßgeblich vom Verhältnis des Arztes zum Patienten und von der Klarheit, mit der der Arzt dem Patienten die Behandlung erläutert, beeinflußt. Darum sollte das Verhältnis Arzt-Patient als ein Lern- und Motivationsprozess für beide Seiten verstanden werden. Die Effektivität der Kommunikation zwischen Arzt und Patient ist umgekehrt korreliert mit der Fehlerrate bei der Arzneimitteleinnahme. Die Anweisungen, die dem Patienten mit dem Rezept gegeben werden, sollten alle notwendigen Details beinhalten, damit dieser weiß, wie, mit was, wann und wie lange die Einnahme zu erfolgen hat.

Die Medikation Mehrere Medikationen, hohe erforderliche Einnahmefrequenzen und bestimmte physikalische Eigenschaften des Präparats können ebenfalls zu einer schlechten Patienten-Compliance beitragen. Patienten, die drei oder mehr verschiedene Medikamente einnehmen müssen, neigen eher dazu, die Anweisungen nicht exakt zu befolgen. In ähnlicher Weise steigt die Wahrscheinlichkeit einer Abweichung von den Anweisungen bei Medikationen, die eine mehr als zweimal tägliche Einnahme erfordern (Pullar et al., 1988). Auch die gleichzeitige Verschreibung verschiedener, gleich aussehender Präparate kann die Fehlerquote bei der Einnahme beträchtlich erhöhen. Es ist hilfreich, dem Patienten eindeutige Bezeichnungen für sämtliche verschriebenen Präparate, wie z. B. „Herzpillen" oder „Wasserpillen" (vorausgesetzt der Patient ist über die Indikation der einzelnen Medikamente in Kenntnis gesetzt) an die Hand zu geben. Auch ist die Übergabe eines Medikamentenbuches oder eines „Einnahmefahrplanes" sinnvoll.

Häufig setzen Patienten eine Medikation bereits beim Auftreten leichter Nebenwirkungen eigenmächtig ab, wenn sie zu Therapiebeginn nicht über das Auftreten und die Unbedenklichkeit dieser Reaktionen aufgeklärt wurden. Der Patient sollte auch speziell über Symptome, die eine Überdosierung anzeigen, wie z. B. Schwindelgefühl, Benommenheit bei Antihypertensiva, instruiert werden. Zuvor sollte jedoch abgeklärt werden, ob der Patient zuvor bereits Symptome aufweist, die später als Arzneimittelnebenwirkungen fehlinterpretiert werden könnten und zu einem ungerechtfertigten Abbruch einer Medikation führen.

Das Behandlungsumfeld Der Situation, in welcher der Patient das verschriebene Arzneimittel einnimmt, kommt ebenfalls eine erhebliche Bedeutung für die Patienten-Compliance zu. So zeigte eine Reihe von Studien, die in derselben psychiatrischen Klinik durchgeführt wurden, daß die Nicht-Compliance von 19% bei stationären Patienten auf über 37% bei Tagespatienten und bis zu 48% bei ambulanten Patienten zunahm (Hare & Wilcox, 1967). Dieser Befund unterstreicht sowohl die Notwendigkeit, den Patienten vor dem Verlassen der Klinik mit den Prinzipien der Selbstmedikation vertraut zu machen, als auch die besondere Verantwortung des Arztes bezüglich der Compliance von Patienten, die er in der Ambulanz und in der Praxis behandelt.

Folgen der Nicht-Compliance Obgleich die Folgen einer mangelnden Compliance auf der Hand liegen, werden ihnen doch häufig weder vom behandelnden Arzt noch vom Patienten die nötige Bedeutung beigemessen. Eine zu geringe Einnahme des Arzneimittels verhindert zumeist die beabsichtigte therapeutische Wirkung. Dies kann das Wiederauftreten oder die Verschlechterung der Erkrankung, das Auftreten resistenter Mikroorganismen und somit die Verschreibung höherer Dosen oder eines stärkeren Mittels (und damit möglicherweise eine höhere Toxizität) zur Folge haben. Bevor das Nichteintreten eines therapeutischen Effekts darauf zurückgeführt wird, daß der Patient nicht auf die Medikation anspricht oder nicht richtig eingestellt ist, sollte zunächst festgestellt werden, ob das verschriebene Präparat entsprechend der Anweisung eingenommen wurde. Andererseits erhöht auch eine übermäßige Einnahme des Arzneimittels das Risiko unerwünschter Nebenwirkungen. Dieses Problem kann auch bei bester Kooperationsbereitschaft des Patienten auftreten. Häufig verdoppeln die Patienten nach einem versehentlichen Auslassen einer Einnahme die nächste Dosis, oder sie lassen sich vom Grundsatz „viel hilft viel" leiten.

Das häufige Vorkommen mangelnder Compliance wirft auch Fragen bezüglich des Einflusses dieser Variablen auf die klinische Prüfung neuer Arzneimittel auf. Obgleich in solchen Studien meist zahlreiche Kontrollen eingebaut sind, muß doch grundsätzlich davon ausgegangen werden, das Nicht-Compliance zu einem gewissen Grad die Genauigkeit der Bestimmung der tatsächlichen Wirkungsraten und der Toxizität des getesteten Wirkstoffes beeinträchtigt.

Apotheker und Patienten-Compliance Normalerweise ist der Apotheker die letzte medizinisch und pharmakologisch ausgebildete Person, mit der der ambulante Patient (oder dessen Vertrauensperson) vor Beginn der Medikation in Kontakt tritt. In dieser Rolle kann der Apotheker mit dem Arzt wirksam zusammenarbeiten, indem er den Patienten erforderlichenfalls auf die Bedeutung der Compliance hinweist und bezüglich der Einnahmeweise berät. Besonders bei Patienten, bei denen ein erhöhtes Fehlerrisiko bei der Einnahme besteht, kommt der Kooperation von Apotheker und Arzt eine wichtige Bedeutung für den optimalen Erfolg einer Arzneimitteltherapie zu.

LITERATUR

American Hospital Formulary Service Drug Information. American Society of Hospital Pharmacists, Bethesda, Md., **1994**.

Blackwell, B. The drug defaulter. *Clin. Pharmacol. Ther.*, **1972**, *13*:841—848.

Boyd, J.R., Covington, T.R., Stanaszck, W.F., and Coussons, R.T. Drug defaulting. Part II: Analysis of noncompliance patterns. *Am. J. Hosp. Pharm.*, **1974**, *31*:485—491.

Drug Evaluations Annual 1995. American Medical Association, Chicago, **1994**.

Drug Information for the Health Care Professional (USP-DI), 15th ed. The United States Pharmacopeial Convention, Inc., Rockville, Md., **1995**.

Drug Facts and Comparisons. Facts and Comparisons Division of J. B. Lippincott Co., St. Louis. Updated monthly.

Food and Drug Administration. *Approved Prescription Drug Products with Therapeutic Equivalence Evaluations*, 15th ed. U.S. Department of Health and Human Services, Washington, D.C., **1995**.

Hare, E.H., and Wilcox, D.R.C. Do psychiatric inpatients take their pills? *Br. J. Psychiatry*, **1967**, *113*:1435—1439.

Kass, M.A., Gordon, M., Morley, R.E., Jr., Meltzer, D.W., and Goldberg, J.J. Compliance with topical timolol treatment. *Am. J. Ophthalmol.*, **1987**, *103*:188—193.

Mazzullo, J.M., Lasagna, L., and Griner, P.F. Variations in interpretation of prescription instructions. The need for improved prescribing habits. *JAMA*, **1974**, *227*:929—931.

Physicians' Desk Reference, 49th ed. Medical Economics Data Production Co. Montvale, N.J., **1995**.

Pullar, T., Birtwell, A.J., Wiles, P.G., Hay, A., and Feely, M.P. Use of a pharmacologic indicator to compare compliance with tablets prescribed to be taken once, twice, or three times daily. *Clin. Pharmacol. Ther.*, **1988**, *44*:540—545.

United States Pharmacopeia 23, National Formulary 18. United States Pharmacopeial Convention. Inc., Rockville, Md., **1995**, pp. 1861—1888.

USP Dictionary of USAN and International Drug Names, 33rd ed. (Fleeger, C.A., ed.) United States Pharmacopeial Convention, Inc., Rockville, Md., **1995**.

Urquhart, J. A call for a new discipline. *Pharm. Technol.*, **1987**, *11*:16—17.

Arzneimittelgesetz (AMG) in: Arzneimittelrecht/ Sammlung von Gesetzestexten, Verordnungen, Erläuterungen und Veröffentlichungen zum Arzneimittelgesetz und zum EG-Arzneimittelrecht. Hrsg.: Buchwald, Hans (1998), Verlag Bundesanzeiger Bonn.

Betäubungsmittelgesetz (BtMG) und Betäubungsmittelverschreibungsverordnung (BtMVV) in der Fassung durch die 10. Betäubungsmittelrechts-Änderungsverordnung (BtMÄndV) vom 20. Januar 1998 (BGBl. I, S.74 vom 23. Januar 1998).

Richtlinien des Bundesausschusses der Ärzte und Krankenkassen über die Verordnung von Arzneimitteln in der vertragsärztlichen Versorgung (Arzneimittel-Richtlinien /AMR) in der Fassung vom 31. August 1993, zuletzt geändert am 23. August 1994 (veröffentlicht im Bundesanzeiger Nr. 185/94 vom 29. September 1994) in: 55. Ergänzungslieferung zu „Verträge der Kassenärztlichen Bundesvereinigung" (Stand 1. April 1995, mit Hinweisen gem. Nr. 14 AMR vom 20. Juni 1996), Deutscher Ärzteverlag Köln.

Rote Liste (1998 Arzneimittelliste des Bundesverbandes der pharmazeutischen Industrie e.V. (BPI), des Verbandes forschender Arzneimittelhersteller e.V. (BAH), des Bundesfachverbandes der Arzneimittelhersteller e.V. (BAH) und des Verbandes aktiver Pharmaunternehmen e.V. (VAP), Rote Liste © Service GmbH (Hrsg.), Editio Cantor, Aulendorf.

5. Sozialgesetzbuch (SGB V), Gesetzliche Krankenversicherung. (Stand 1. Mai 1998) 7. Aufl. (1998), dvt / Beck, Nr. 5559, Deutscher Taschenbuch Verlag München.

Vereinbarung über Vordrucke für die vertragsärztliche Versorgung (Vordruckvereinbarung) zwischen der Kassenärztlichen Bundesvereinigung und den Bundesverbänden der Orts-, Betriebs-, Innungs- und landwirtschaftlichen Krankenkassen i.d.F. der 56. Ergänzungslieferung zu „Verträge der Kassenärztlichen Bundesvereinigung" (Stand 1. April 1996), Deutscher Ärzteverlag Köln (Anm. d. Hrsg.).

ANHANG
Erstellung und Optimierung von Dosierungsschemata; Pharmakokinetische Daten

Leslie Z. Benet, Svein Øie, Janice B. Schwartz

Das Anliegen dieses Anhangs ist es, pharmakokinetische Daten in einer Form zu präsentieren, die es dem Kliniker ermöglicht, rationale Entscheidungen zur Dosierung der betreffenden Medikamente zu treffen. Tabelle A-II-1 enthält quantitative Informationen über die Resorption, Distribution und Elimination von Medikamenten und die Einflüsse von Krankheitszuständen auf diese Prozesse, außerdem Informationen über die Korrelation von Wirkung und Toxizität mit den Plasmakonzentrationen der betreffenden Pharmaka. Die allgemeinen Prinizipien, die angewendet werden, um für einen Standardpatienten die geeignete Erhaltungsdosis und das geeignete Dosierungsintervall zu finden (und, wenn nötig, die Initialdosis), sind in Kapitel 1 beschrieben. Im vorliegenden Kapitel wird die Individualisierung dieser Variablen für bestimmte Patienten diskutiert.

Um die angegebenen Daten nutzen zu können, ist es wichtig, die Konzepte der Clearance und ihre Anwendung auf die Berechnung von Dosierungsschemata zu verstehen. Außerdem ist es wichtig, die durchschnittlichen Werte der Clearance zu kennen und einige Daten über das Ausmaß und die Kinetik der Resorption und Distribution zu haben. Der folgende Text definiert die acht wesentlichen Parameter, die in der Tabelle für jedes Medikament angegeben sind, außerdem einige Faktoren, die diese Parameter beeinflussen, sowohl bei gesunden Probanden als auch bei Patienten mit speziellen Krankheitsbildern.

Es wäre selbstverständlich am besten, wenn es einen Konsens über den korrekten Wert eines bestimmten pharmakokinetischen Parameters gäbe, anstatt mit zehn oder zwanzig verschiedenen (und häufig nicht übereinstimmenden) Schätzungen konfrontiert zu werden. Leider konnte ein solcher Konsens bisher nur für eine kleine Anzahl von Medikamenten gefunden werden. Für Tabelle A-II-1 wurden abhängig vom wissenschaftlichen Urteil der Verfasser einzelne Werte für jeden Parameter und seine Variabilität (Standardabweichung) in der Bevölkerung aus der Literatur gesammelt. Die in der Tabelle angegebenen Werte beziehen sich auf gesunde Probanden, wenn es nicht anderweitig durch Fußnoten kenntlich gemacht ist. Die Richtung der Veränderung des jeweiligen Parameters bei einem bestimmten Krankheitsbild ist direkt neben dem Durchschnittswert angegeben. Für jedes Medikament wird eine einzige Referenz angegeben. In den meisten Fällen verweist sie auf eine aktuelle Veröffentlichung oder einen Übersichtsartikel, der sich auf die Pharmakokinetik bezieht und der als Quelle für weitere Literatur dienen mag, auf die der Leser ebenfalls zurückgreifen kann.

TABELLIERTE PHARMAKOKINETISCHE PARAMETER

Jeder der in Tabelle A-II-1 verwendeten Parameter wurde im Detail in Kapitel 1 diskutiert. Die folgende Diskussion konzentriert sich auf das Format, in dem ihre Werte dargestellt werden und auf Faktoren (physiologische wie pathologische), die Einfluß auf diese Parameter haben.

Bioverfügbarkeit Das Ausmaß der oralen Bioverfügbarkeit wird als Prozentsatz der Dosis angegeben. Dieser Wert stellt den Prozentsatz einer oral applizierten Dosis dar, der verfügbar ist, um eine pharmakologische Wirkung auszulösen – der Anteil einer oralen Dosis, der in aktiver Form ins arterielle Blut gelangt. *Die fraktionierte Bioverfügbarkeit (F)* ist ein ähnlicher Parameter, der an anderer Stelle in diesem Anhang benutzt wird; er kann Werte zwischen 0 und 1 annehmen. Für die *Rate* der Bioverfügbarkeit werden in Tabelle A-II-1 keine Werte angegeben. Da pharmakokinetische Konzepte bei der Erstellung von Schemata mit mehrmaliger Gabe eines Medikaments sehr hilfreich sind, gibt das *Ausmaß* der Bioverfügbarkeit mehr Aufschluß über das Erreichen einer ausreichenden Konzentration des Medikaments im Körper als die Rate der Bioverfügbarkeit (siehe Kapitel 1).

Es ist wichtig, daran zu denken, daß schlechte Compliance des Patienten als verminderte Bioverfügbarkeit mißverstanden werden kann. Eine tatsächliche Abnahme der Bioverfügbarkeit kann durch eine schlechte Darreichungsform ausgelöst werden, die im Gastrointestinaltrakt schlecht zerfällt oder sich schlecht auflöst, weiter durch Interaktionen zwischen verschiedenen Medikamenten im Magen-Darm-Trakt, Metabolismus des Medikaments im Magen-Darm-Trakt und/oder einen Firstpass-Effekt, der zu hepatischer Elimination oder biliärer Sekretion führt (siehe Kapitel 1 und 4). Insbesondere können Erkrankungen der Leber zu einer Zunahme der Bioverfügbarkeit führen, da die Kapazität hepatischer Eliminationsprozesse abnimmt und/oder weil sich vaskuläre Umgehungskreisläufe entwickeln.

Unveränderte Ausscheidung des Medikaments im Urin Der zweite Parameter in Tabelle A-II-1 ist die Menge des Medikaments, die schließlich unverändert mit dem Urin ausgeschieden wird, dargestellt als Prozentsatz der verabreichten Dosis. Die Werte geben den Prozentsatz an, den man bei einem gesunden jungen Erwachsenen erwartet (Kreatinin-Clearance größer als 100 ml/min). Wenn möglich, wird derjenige Wert angegeben, den man nach intravenöser Bolusinjektion findet, in diesem Fall wird eine Verfügbarkeit von 100% angenommen. Wenn das Medikament oral angewendet wird, reflektiert dieser Parameter auch den Verlust an Substanz durch unzureichende Bioverfügbarkeit; solche Werte werden als Fußnote angegeben.

Der Faktor mit dem größten Einfluß auf diesen Parameter ist eine Erkrankung der Niere. Das gilt insbesondere, wenn alternative Wege der Elimination zur Verfügung stehen, so daß, wenn die Nierenfunktion sich verschlechtert, ein größerer Anteil der applizierten Dosis andere Wege der Elimination einschlägt. Da die renale Eliminationsfähigkeit im allgemeinen mit dem Alter abnimmt, nimmt auch der Prozentsatz des unverändert ausgeschiedenen Medikaments mit dem Alter ab, sofern alternative Eliminationswege zur Verfügung stehen. Bei einer Reihe von basischen oder sauren Substanzen mit pKa-Werten im Bereich, der dem normalen pH-Wert des Urins entspricht, führen Veränderungen des Urin-pH zu Veränderungen der Rate oder des absoluten Wertes der renalen Exkretion (siehe Kapitel 1).

Plasmaeiweißbindung Der in der Tabelle angeführte Wert entspricht dem prozentualen Anteil des Medikaments im Plasma, der an Plasmaproteine gebunden ist, wenn die Konzentration des Medikaments sich in einem klinisch relevanten Bereich bewegt. In fast allen Fällen stammen diese Werte von *in vitro* Messungen (anstatt aus der Messung der Bindung an Plasmaproteine von Patienten, denen das Medikament verabreicht wurde). Wenn nur ein einziger Mittelwert angegeben wird, gibt es keinen offensichtlichen Unterschied in der Plasmaeiweißbindung über einen Bereich, der normalerweise bei Patienten gefunden wird, die mit dem betreffenden Medikament behandelt werden. In den Fällen, in denen die Plasmaeiweißbindung bereits im therapeutischen Bereich die Sättigung erreicht, werden die Werte korrespondierend zu den Plasmaspiegeln angegeben, die die untere und obere Grenze des therapeutischen Bereichs markieren.

Die Plasmaeiweißbindung wird vor allem durch solche Krankheitszustände verändert (z. B. Lebererkrankungen), die die Konzentration von Albumin oder anderen Proteinen, die Medikamente binden, im Plasma verändern. Auch bestimmte metabolische Zustände, wie die Urämie, können die Affinität von Proteinen für Pharmaka verändern. Solche Veränderungen der Plasmaeiweißbindung in Abhängigkeit von bestimmten Krankheiten können das Verteilungsvolumen eines Medikaments dramatisch verändern.

Clearance In Tabelle A-II-1 wird die systemische Gesamt-Clearance des Medikaments aus dem Plasma (siehe Gleichung 3, Kapitel 1) angegeben; die Werte werden normalerweise in der Einheit ml·min^{-1}·kg^{-1} angegeben. In manchen Fällen werden auch separate Werte für renale und nicht-renale Clearance angegeben. Für einige Medikamente, insbesondere solche, deren Ausscheidung vorwiegend unverändert mit dem Urin erfolgt, werden Gleichungen angegeben, die deren gesamte oder renale Clearance in Relation zur Kreatinin-Clearance stellt (ebenfalls in ml·min^{-1}·kg^{-1}). Bei Medikamenten, die einer Sättigungskinetik unterliegen, werden K_m und V_m angegeben, dabei bedeutet K_m diejenige Plasmakonzentration, bei der die halbmaximale Elimination erreicht wird (in der Einheit Masse/Volumen) und V_m die maximale Eliminationsrate (in der Einheit Masse·Zeit^{-1}·kg Körpergewicht^{-1}). Die Angabe der Konzentration des Medikaments im Plasma (C_p) muß natürlich in der gleichen Einheit erfolgen wie K_m.

Wie bereits in Kapitel 1 diskutiert, ist die intrinsische Clearance aus dem Blut die maximal mögliche Clearance durch das eliminierende Organ, wenn die Blutzufuhr (und damit der Antransport des Medikaments) nicht eingeschränkt ist. Die intrinsische Clearance wird für einige wenige Medikamente angegeben. Es ist zu beachten, daß die intrinsische Clearance über die Konzentration des Medikaments im *Blut* definiert ist. Wenn man die Veränderungen in der Elimination eines Medikaments mit den pathologischen Veränderungen eines Organs oder seiner Blutversorgung korrelieren möchte, ist es notwendig, die Clearance über die Konzentration im Blut und nicht über die Konzentration im Plasma zu definieren. Das erfordert aber die Messung der Konzentration im Vollblut oder das Wissen über die Verteilung eines Medikaments zwischen Plasma und Erythrozyten; solche Informationen sind zur Zeit nur beschränkt verfügbar, wenn vorhanden, sind sie als Fußnote angefügt. In Tabelle A-II-1 werden die Daten für die Clearance aus dem Plasma angegeben, da sie am besten benutzt werden können, um die Dosis eines Medikaments zu den Plasmaspiegeln zu korrelieren, die als effektiv oder toxisch bekannt sind.

Die Clearance kann nur bestimmt werden, wenn die fraktionierte Bioverfügbarkeit F des Medikaments bekannt ist. Deshalb muß die Clearance nach intravenöser Applikation bestimmt werden, um genaue Ergebnisse zu erhalten. Wenn solche Daten nicht verfügbar sind, wird das Verhältnis CL/F angegeben; Daten dieser Art sind als Fußnote aufgelistet. Wenn ein Medikament oder das aktive Isomer eines Razemats Substrat einer speziellen Cytochrom-P450-Isoform ist (wie im Kapitel 1 diskutiert), wird diese Information ebenfalls als Fußnote hinzugefügt.

Da die Clearance von der Körpergröße abhängig ist, wird sie in der Einheit Masse·Zeit^{-1}·kg Körpergewicht^{-1} angegeben. Obwohl die Normalisierung für andere Größenparameter als das Körpergewicht sinnvoll sein kann, ist die Normalisierung nach dem Körpergewicht so praktisch, daß ein kleiner Verlust an Genauigkeit dadurch aufgewogen wird. Das gilt insbesondere für die Situation beim Erwachsenen.

Verteilungsvolumen In Tabelle A-II-1 wird das gesamte Verteilungsvolumen im Körper im Steady state (V_{ss}) in der Einheit Liter/kg angegeben.

Wenn keine Schätzungen für V_{ss} bekannt sind, werden die Daten für $V_{Fläche}$ angegeben. Diese Werte werden durch Division der Clearance durch die terminale Eliminationskonstante errechnet. $V_{Fläche}$ ist ein praktischer und einfach zu berechnender Parameter. Allerdings ändert sich dieser Parameter im Gegensatz zu V_{ss} in Abhängigkeit von der Eliminationskonstanten, auch wenn es nicht zu einer Veränderung im Verteilungsvolumen kommt. Da es für den Kliniker wichtig sein kann, den Einfluß einer bestimmten Krankheit auf die Clearance und das Verteilungsvolumen unabhängig voneinander zu kennen, ist es angebracht, das Verteilungsvolumen als V_{ss} zu definieren, ein Parameter, der theoretisch unabhängig von Veränderungen in der Elimination ist. Wie auch im Falle der Clearance ist V_{ss} in der Tabelle normalerweise über die Konzentration im Plasma und nicht im Vollblut definiert. Wenn die Daten nicht nach intravenöser Infusion erhoben wurden, ist durch eine Fußnote besonders darauf hingewiesen, daß der Wert V_{ss}/F einen Parameter der Bioverfügbarkeit enthält.

Das Verteilungsvolumen ist vor allem eine Funktion der Körpergröße, sein Wert wird in der Tabelle in Liter/kg angegeben. Wie schon für die Clearance erwähnt, kann manchmal die Normalisierung für einen anderen Größenparameter als das Körpergewicht sinnvoll sein.

Halbwertszeit Es wird die Zeit angegeben, die notwendig ist, um die Hälfte der Substanz aus dem Körper zu eliminieren. Allerdings folgt der Abfall der Plasmakonzentration einer Substanz häufig einer multiexponentiellen Funktion, wenn sie als Funktion der Zeit gemessen wird. Die einzelne Angabe in jedem Teil der Tabelle entspricht derjenigen Eliminationskonstanten, die den Hauptanteil der Gesamt-Clearance einer Substanz beschreibt. In vielen Fällen entspricht diese Halbwertszeit der terminalen logarithmisch-linearen Eliminationsrate. Für einzelne Medikamente wird allerdings bei sehr niedrigen Plasmakonzentrationen eine längere Halbwertszeit beobachtet, wenn man extrem sensitive Nachweisverfahren benutzt. Wenn diese langsame Komponente für nur 10% der Clearance verantwortlich ist, weichen die Vorhersagewerte für Steady-state-Plasmakonzentrationen des Medikaments ebenfalls nur um 10% ab, wenn diese längere Halbwertszeit ignoriert wird, unabhängig davon, wie groß ihr absoluter Wert ist. Die Erklärung hierfür ist, daß die Halbwertszeit sowohl von der Clearance als auch vom Verteilungsvolumen abhängig ist (siehe Kapitel 1).

Die Halbwertszeit ist auch einer der Parameter für die Annäherung an Steady-state-Konzentrationen während einer Therapie mit mehrfachen Applikationen und, wie bereits in Kapitel 1 beschrieben, ein Parameter für das Maß der Akkumulation. Praktisch bedeutet das, daß der Patient bei einem festen Dosierungsintervall nach einer Halbwertszeit 50% der Steady-state-Plasmakonzentration erreicht hat, nach zwei Halbwertszeiten 75%, nach drei Halbwertszeiten 87,5% und so weiter. Da die pharmakokinetische Analyse und das therapeutische Monitoring von Medikamenten auf der Messung von Plasmaspiegeln (oder Spiegeln in Vollblut) beruhen, ist es für den Kliniker wichtig, diejenige Halbwertszeit zu kennen, die Vorhersagen über die Akkumulation bei einem Patienten erlaubt. Das ist auch diejenige Halbwertszeit, die in Gleichung 1.18 und 1.19 (siehe Kapitel 1) eingesetzt werden muß, um Vorhersagewerte für die Steady-state-Konzentration zu erhalten. Daher wird in der Tabelle diejenige Halbwertszeit angegeben, die bei Mehrfachgabe eines Medikaments bzw. dessen Akkumulation eine Rolle spielt.

Die Halbwertszeit ist in der Regel unabhängig von der Körpergröße, da sie eine Funktion von zwei Parametern ist, die sich beide proportional zur Körpergröße verhalten, nämlich Clearance und Verteilungsvolumen.

Effektive und toxische Konzentrationen Es gibt keinen allgemeinen Konsens darüber, wie man das Verhältnis zwischen Plasmakonzentration und Effekt eines Medikaments am besten beschreibt. In der Literatur werden unterschiedliche Arten von Daten präsentiert und es fällt schwer, einen oder mehrere aussagekräftige Parameter daraus auszuwählen. Weiterhin besteht kein generelles Einverständnis, welche Maße am meisten Relevanz besitzen. So finden sich in Tabelle A-II-1 häufig Fußnoten, die die Bedeutung und Relevanz der Angaben erläutern; in vielen Fällen wird auf die Diskussion im Text anderer Kapitel verwiesen. Das gilt insbesondere für antimikrobiell wirksame Substanzen, da hier die effektive Konzentration abhängig vom jeweiligen Mikroorganismus ist, der eine Infektion verursacht.

Wie zu erwarten ist, ist die Korrelation zwischen der Plasmakonzentration eines Medikaments und seinem Effekt nicht perfekt (siehe Kapitel 2 und 4). Es gibt nur wenig Information über interindividuelle Unterschiede bezüglich Rezeptordichte, Affinität zu einem bestimmten Rezeptor, intrazellulärer Kopplung an Signaltransduktionskaskaden oder über die Auswirkung von Krankheitszuständen auf diese Faktoren. Für viele Medikamente ist die Art des Verhältnisses zwischen Plasmaspiegel und Effekt unbekannt. Da die Konzentration an freiem Medikament das Ausmaß der Wirkung bestimmt, kann man annehmen, daß Krankheitszustände, die die Plasmaeiweißbindung verändern, zu einer Veränderung der Gesamtkonzentration führen, die zu einem erwünschten oder unerwünschten Effekt führen kann. Außerdem ist wichtig, daß Konzentrations-Wirkungskurven nur im Steady state oder während der terminalen logarithmisch-linearen Phase der Konzentration/Zeit-Kurve eine Bedeutung besitzen. Nur während dieser Phasen kann erwartet werden, daß die Konzentration des Medikaments am Wirkort konstant bleibt. Daher muß man bei der Korrelation von Pharmakokinetik und Pharmakodynamik die Zeit in Betracht ziehen, die zur Verteilung des Medikaments an den Wirkort notwendig ist.

VERÄNDERUNG BESTIMMTER PARAMETER BEIM EINZELNEN PATIENTEN

Die Parameter in Tabelle A-II-1 stellen Mittelwerte für eine Population gesunder Erwachsener dar, es kann im Einzelfall notwendig sein, sie bei der Kalkulation von Dosierungsschemata zu modifizieren. Um eine erwünschte Steady-state-Konzentration bei einem bestimmten Patienten errechnen zu können, muß man den freien Anteil eines Medikaments (α) kennen. Weiterhin benötigt man die verfügbare Fraktion (F) und die Clearance, um die Erhaltungsdosis zu bestimmen. Bei der Berechnung der Initialdosis und der Abschätzung der Halbwertszeit und des Dosierungsintervalls benötigt man außerdem Daten über das Verteilungsvolumen eines Medikaments. Die Angaben in der Tabelle und die Anpassung beziehen sich stets nur auf Erwachsene, wenn es nicht ausdrücklich anderweitig angemerkt ist. Obwohl die Werte in einigen Fällen und unter besonderer Vorsicht auch auf Kinder angewendet werden können, die mehr als 30 kg wiegen (nach korrekter Normalisierung für die Körpergröße, siehe unten), wird dennoch empfohlen, in diesen Fällen ein Lehrbuch der Kinderheilkunde oder eine andere Quelle zu Rate zu ziehen.

Für jedes Medikament sind diejenigen Veränderungen, die durch bestimmte Krankheiten verursacht werden, in den acht Segmenten der Tabelle vermerkt. In den meisten Fällen wird eine qualitative Veränderung angegeben, etwa „↓Hep", was die signifikante Abnahme eines Parameters bei einem Patienten mit Hepatitis bedeutet. Eine brauchbare quantitative Umsetzung ist, den Wert eines gegebenen Parameters für jeden Faktor, der eine Abnahme bewirkt, mit 0,5 zu multiplizieren und ihn für jeden Faktor, der einen Anstieg bewirkt, mit 2 zu multiplizieren. Natürlich ist eine solche Abschätzung nur sehr ungenau, trotzdem ist unter Umständen keine bessere Durchführung möglich, da es nur unzureichend verlässliche Daten gibt. Um genauere quantitative Daten zu erhalten, sollte die relevante Literatur befragt werden.

Plasmaeiweißbindung Die meisten stark an Plasmaproteine gebundenen sauren Medikamente sind an Albumin gebunden. Basische Substanzen wie Propanolol sind häufig an andere Proteine gebunden (z. B. α_1-Glykoprotein). Das Ausmaß der Plasmaeiweißbindung variiert aufgrund von Zuständen, die die Konzentration der bindenden Proteine verändern. Leider ist unter den bindenden Proteinen Albumin das einzige, das regelmäßig gemessen wird. Für Medikamente, die an Albumin (*alb*) gebunden werden, kann der Anteil des freien Medikaments (α_{pt}) durch die folgende Gleichung berechnet werden:

$$\alpha_{pt} = 1 \Big/ \left[\left(\frac{alb_{pt}}{alb_{nl}} \right) \left(\frac{1-\alpha_{nl}}{\alpha_{nl}} \right) + 1 \right] \quad (A.1)$$

Dabei bezeichnen alb_{nl} und α_{nl} die Konzentration an Albumin im Plasma und den Anteil des freien Medikaments bei gesunden Individuen. Die Benutzung dieser Gleichung setzt voraus, daß die molare Konzentration des Medikaments weit unter der von Albumin liegt, das es nur eine Sorte von Substanzbindungsstellen am Albumin gibt und daß es keine mitwirkenden Interaktionen bei der Bindung gibt. Deshalb kann sie nicht genau sein. Trotzdem stellt sie eine hinreichend genaue Abschätzung dar, die sehr nützlich sein kann, wenn man nicht den tatsächlichen Anteil des freien Medikaments messen kann.

Clearance Die Clearance muß häufig aufgrund von Veränderungen der renalen Ausscheidungsfähigkeit angeglichen werden. Für diese Angleichung benötigt man Angaben über den Anteil der verbleibenden Nierenfunktion und den Anteil des Medikaments, der normalerweise unverändert im Urin ausgeschieden wird. Letzterer wird in der Tabelle aufgelistet, die Nierenfunktion läßt sich am Quotienten aus der Kreatinin-Clearance des Patienten und der normalen Kreatinin-Clearance (120 ml/min pro 70 kg) abschätzen. Wenn keine Daten zur Kreatinin-Clearance vorliegen, läßt sie sich aus der Kreatininkonzentration im Serum abschätzen, wobei verschiedene Gleichungen oder Nomogramme verwendet werden können. Eine solche Möglichkeit ist die Abschätzung der verbleibenden Nierenfunktion (*rfx*) als reziproker Wert der Kreatininkonzentration im Patientenserum, minus 0,01 für jedes Jahr über einem Alter von 40 Jahren. Das ist zwar eine recht grobe Schätzung, aber genauere Schätzungen sind selten angebracht oder erforderlich, da der gesamte Prozeß der Bestimmung der Clearance sowieso ungenau ist und zwar aufgrund beträchtlicher unvorhersehbarer interindividueller Unterschiede der Clearance, die nicht von der renalen Funktion abhängig sind. Die folgende Gleichung zur Bestimmung der Clearance benutzt die gerade diskutierten Parameter:

$$rf_{pt} = 1 - fe_{nl}(1 - rfx_{pt}) \quad (A.2)$$

Dabei ist fe_{nl} der Anteil des bei gesunden Individuen unverändert ausgeschiedenen Medikaments (siehe Tabelle). Der renale Faktor (rf_{pt}) ist derjenige Wert, der mit der normalen Gesamt-Clearance aus der Tabelle multipliziert (CL_{nl}), die an das Ausmaß der renalen Funktionsstörung angeglichene Gesamt-Clearance für das Medikament angibt.

Beispiel Die Clearance für Terbutalin bei einem Patienten mit verminderter Nierenfunktion (Kreatinin-Clearance = 40 ml·min^{-1}·70 kg^{-1}) kann wie folgt berechnet werden:

$rfx_{pt} = 40$ ml/min $\div$ 120 ml/min $= 0,33$
$fe_{nl} = 0,56$ (siehe Tabelle unter Terbutalin)
$rf_{pt} = 1 - 0,56 (1 - 0,33) = 0,62$
$CL_{pt} = CL_{nl} \cdot rf_{pt}$
$CL_{pt} = (3,4$ ml $\cdot$ min^{-1} $\cdot$ kg^{-1}) $(0,62)$
$= 2,1$ ml $\cdot$ min^{-1} $\cdot$ kg^{-1}

Die Clearance muß außerdem für die Größe des Patienten normalisiert werden. Aus praktischen Größen sind die Werte in der Tabelle für das Körpergewicht normalisiert. Allerdings varriiert die Clearance für Medikamente häufig mit der Rate des Metabolismus, die am besten durch die 0,75te Potenz des Körpergewichts abgeschätzt wird. Um diesen Faktor zu berücksichtigen, kann der Wert für die Clearance aus der Tabelle mit dem Faktor *wf* multipliziert werden, anstatt mit dem Körpergewicht:

$$wf = Wt_{nl}(Wt_{pt}/Wt_{nl})^{0,75} \quad (A.3)$$

Daraus ergibt sich für ein Körpergewicht von 70 kg

$$wf = 2,9 (Wt_{pt})^{0,75} \quad (A.4)$$

Die Berechnung des Gewichtsfaktors führt allerdings selten zu signifikant genaueren Schätzungen, sie sollte aber bei Patienten angewendet werden, die extreme Maße aufweisen, insbesondere bei sehr adipösen Patienten.

Wenn sich die Elimination proportional zur freien Konzentration des Pharmakons verhält (und nicht zur Gesamtkonzentration), muß die Clearance weiterhin durch Multiplikation mit dem Quotienten aus der freien Konzentration beim Gesunden und der freien Konzentration beim Patienten angeglichen werden. Die Berechnung hierzu erfolgt wie bereits beschrieben.

Alle Angleichungen der Clearance sollten gleichzeitig vorgenommen werden. Praktisch heißt das, daß der Wert aus der Tabelle mit dem Gewichtsfaktor (meistens nur mit dem Gewicht selbst) multipliziert wird *und* gleichzeitig mit dem Korrekturfaktor für die Plasmaeiweißbindung (wenn notwendig) *und* mit dem Korrekturfaktor für verminderte Nierenfunktion (wenn notwendig) *und* mit dem Faktor 0,5 oder 2 für weitere vorhandene Faktoren, für die angegeben ist, daß sie einen qualitativen Einfluß auf die Clearance haben. Natürlich darf eine solche qualitative Korrektur (Multiplikation mit dem Faktor 2 oder 0,5) nur vorgenommen werden, wenn nicht gleichzeitig eine quantitative Korrektur für den gleichen Faktor durchgeführt wird.

Verteilungsvolumen Das Verteilungsvolumen sollte für die Faktoren in Tabelle A-II-1 korrigiert werden, die einen Einfluß auf seine Größe haben. Außerdem sollte eine Korrektur für die Körpergröße vorgenommen werden. Die Daten in der Tabelle sind für das Körpergewicht normalisiert. Im Gegensatz zur Clearance ist das Verteilungsvolumen wahrscheinlich meistens proportional zum Körpergewicht selbst. Ob das allerdings tatsächlich zutrifft, ist von den Geweben abhängig, in die das Medikament verteilt wird, so daß keine absoluten Regeln formuliert werden können.

Ob das Verteilungsvolumen für Veränderungen in der Plasmaeiweißbindung korrigiert werden soll oder nicht, läßt sich ebenfalls nicht generell entscheiden. Die Entscheidung ist davon abhängig, ob der Faktor, der die Bindung an Plasmaproteine verändert, ebenfalls die Bindung an Gewebe verändert. In solchen Fällen werden die hervorgerufenen Veränderungen in der Tabelle qualitativ angegeben. Wiederum sollte jede Korrektur des Verteilungsvolumens unabhängig durchgeführt werden, die endgültige Schätzung sollte aber alle Korrekturen simultan berücksichtigen.

Halbwertszeit Schließlich kann die Halbwertszeit aus den korrigierten Werten für Clearance und Verteilungsvolumen abgeleitet werden:

$$t_{1/2} = 0{,}693\, V_{pt}/CL_{pt} \qquad (A.5)$$

Da die Halbwertszeit der am häufigsten bestimmte Parameter ist, sind die qualitativen Veränderungen dieses Parameters in der Tabelle nahezu immer gegeben.

INDIVIDUALISIERUNG DER DOSIERUNG

Initiale Dosierungsschemata können aufgestellt werden, indem die Parameter für den individuellen Patienten gewählt und wie oben berechnet werden. Die Erhaltungsdosis kann mit Gleichung 1.16 in Kapitel 1 und den individuellen Werten für *CL* und *F* ausgerechnet werden. Es kann sein, daß die erwünschte Zielkonzentration des Pharmakons im Blut, wie oben beschrieben, für Veränderungen der Plasmaeiweißbindung korrigiert werden muß. Die Initialdosis kann anhand der Gleichung 1.20 in Kapitel 1 mit den abgeschätzen Parameter für V_{ss} und *F* berechnet werden. Ein bestimmtes Dosisintervall kann ausgewählt werden, die maximale und minimale Konzentration im Steady state kann dann mit den Gleichungen 1.18 und 1.19 aus Kapitel 1 berechnet werden. Die errechneten Daten können mit den effektiven und toxischen Konzentrationen verglichen werden, die aufgelistet sind. Genau wie für die erwünschte Zielkonzentration kann es sein, daß diese Werte für Veränderungen der Plasmaeiweißbindung korrigiert werden müssen. Die Benutzung der Gleichungen 1.18 und 1.19 erfordert Abschätzungen der Parameter *F*, V_{ss} und *k* ($k = 0{,}693/t_{1/2}$) für den einzelnen Patienten.

Man muß beachten, daß diese Abschätzungen der pharmakokinetischen Parameter für einen individuellen Patienten für die rationelle Ausarbeitung eines initialen Dosierungsschemas empfohlen werden. Wie in Kapitel 1 betont wurde, können danach Bestimmungen der Serumkonzentrationen benutzt werden, um die Dosierungsschemata anzupassen und die erwünschten Konzentrationen zu erzielen.

TABELLE A-II-1
PHARMAKOKINETISCHE DATEN

ORALE BIOVER-FÜGBARKEIT (%)	UNVERÄNDERTE RENALE ELIMINATION (%)	PLASMAPROTEIN-BINDUNG (%)	CLEARANCE ($ml \cdot min^{-1} \cdot kg^{-1}$)	VERTEILUNGS-VOLUMEN (Liter/kg)	HALBWERTSZEIT (STUNDEN)	EFFEKTIVE KONZENTRATION	TOXISCHE KONZENTRATION
ACEBUTOLOL[a,b] (Kapitel 10, 35)							
37 ± 12[c]	40 ± 11	26 ± 3	6,8 ± 0,8 ↔ Uräm[d]	1,2 ± 0,3	2,7 ± 0,4[e] ↔ Uräm[d], Hep	[a]	–

[a] Diacetolol, ein acetylierter Metabolit, der eventuell pharmakologische Aktivität besitzt, ist im Steady state in Konzentrationen vorhanden, die dem 2,7fachen der Konzentration von Acebutolol entsprechen.
[b] Racemat. R:S hat eine orale Clearance von 1:2.
[c] Bei höheren Dosen und im Steady state steigt die Bioverfügbarkeit an (bis ca. 50%).
[d] Verlängerte Halbwertszeit und verminderte Clearance von Diacetolol bei Urämie.
[e] Halbwertszeit von Diacetolol: 10 ± 2 Stunden.

LITERATUR: Singh, B.N., Thoden, W.R., and Wahl, J. Acebutolol: a review of its pharmacology, pharmacokinetics, clinical uses, and adverse effects. *Pharmacotherapy*, **1986**, *6*:45-63.

N-ACETYLPROCAINAMID[a] (Kapitel 35)							
83 ± 12	81 ± 1	10 ± 9	3,1 ± 0,4 ↓ Uräm, Ger, KHK, Adip	1,4 ± 0,2 ↔ Uräm, Ger, KHK	6 ± 0,2 ↑ Uräm, Ger, KHK	21 μg/ml[b] (12-35 μg/ml)	–

[a] In Deutschland nicht erhältlich (Anm. d. Hrsg.)
[b] 70% Reduktion von vorzeitigen ventrikulären Kontraktionen bei Langzeit-Therapie.

LITERATUR: Atkinson, A.J., Jr., Ruo, T.I., Pierges, A.A., Breiter, H.C., Connelly, T.J., Sedek, G.S., Juan, D., Hubler, G.L., and Hisch, A.-M. Pharmacokinetics of N-acetylprocainamide in patients profiled with a stable isotope method. *Clin. Pharmacol. Ther.*, **1989**,*46*:182-189.

ACETYLSALICYLSÄURE[a] (Kapitel 21, 27, 54)							
68 ± 3 ↔Ger, Zirrh	1,4 ± 1,2	49 ↓ Uräm	9,3 ± 1,1 ↔ Ger, Zirrh	0,15 ± 0,03	0,25 ± 0,03 ↔Hep	siehe Salicylsäure	siehe Salicylsäure

[a] Die angegebenen Werte beziehen sich auf unveränderte Acetylsalicylsäure. Acetylsalicylsäure wird vor und nach der Resorption zu Salicylsäure konvertiert. Für Parameter dieser Substanz siehe unter Salicylsäure.

LITERATUR: Roberts, M.S., Rumble, R.H., Wanwimolruk, S., Thomas, D., and Brooks, P.M. Pharmacokinetics of aspirin and salicylate in elderly subjects and in patients with alcoholic liver disease. *Eur. J. Clin. Pharmacol.*,**1983**, *25*:253-261.

ACICLOVIR (Kapitel 50)							
10-20[a]	75 ± 10	15 ± 4	$CL = 3,37\ CL_{cr} + 0,41$ ↓ Neo ↔ Päd	0,69 ± 0,19 ↓ Neo ↔ Uräm	2,4 ± 0,7 ↑ Uräm, Neo ↔ Päd	siehe Kapitel 50	–

[a] Sinkt mit zunehmender Dosis.

LITERATUR: Laskin, O.L. Clinical pharmacokinetics of acyclovir. *Clin. Pharmacokinet.*, **1983**, *8*:187-201.

ALDESLEUKIN (Kapitel 51, 52)							
–	–	–	1,44 ± 0,70	0,08 ± 0,07	1,2 ± 0,8	–	–

LITERATUR: Konrad, M.W., Hemstreet, G., Hersh, E.M., Mansell, P.W.A., Mertelsmann, R., Kolitz, J.E., and Bradley, E.C. Pharmacokinetics of recombinant interleukin 2 in humans. *Cancer Res.*, **1990**, *50*:2009-2017.

ALFENTANIL (Kapitel 14, 23)							
–	<1	92 ± 2 ↓ Zirrh	6,7 ± 2,4[a] ↓ Ger, Zirrh ↔ KPBC	0,8 ± 0,3 ↔Ger ↑ KPBC ↓ Zirrh	1,6 ± 0,2 ↑ Ger, Zirrh KPBC	100-200 ng/ml[b] 310-340 ng/ml[c]	–

[a] Das Verhältnis der Konzentrationen von Blut zu Plasma beträgt 0,63 ± 0,02.
[b] Adäquate Anästhesie für oberflächliche Operationen.
[c] Adäquate Anästhesie für abdominelle Operationen.

BIBLIOGRAPHIE: Bodenham, A., and Park, G.R. Alfentanil infusions in patients requiring intensive care. *Clin. Pharmacokinet.*, **1988**, *15*:216-226.

Orale Bioverfügbarkeit (%)	Unveränderte renale Elimination (%)	Plasmaproteinbindung (%)	Clearance ($ml·min^{-1}·kg^{-1}$)	Verteilungsvolumen (Liter/kg)	Halbwertszeit (Stunden)	Effektive Konzentration	Toxische Konzentration
ALPRAZOLAM (Kapitel 17, 18)							
88 ± 16	20	71 ± 3 ↑ Zirrh ↔ Adip, Ger	0,74 ± 0,14[a] ↓ Adip, Zirrh, Ger[b] ↔ Uräm	0,72 ± 0,12 ↔ Adip, Zirrh, Ger	12 ± 2 ↑ Adip, Zirrh, Ger[b] ↔ Uräm	20-40 ng/ml	–

[a] Hauptsächliche Isoformen: CYP3A4, CYP2D6.
[b] Nur bei Männern

Literatur: Greenblatt, D.J., and Wright, C.E. Clinical pharmacokinetics of alprazolam. *Clin. Pharmacokinet.*, **1993**, *24*:453-471.

ALTEPLASE (t-PA) (Kapitel 54)							
–	niedrig	–	10 ± 4	0,10 ± 0,01	0,08 ± 0,04[a]	–	–

[a] Die initiale Halbwertszeit ist dominant; die terminale Halbwertszeit beträgt 0,43 ± 0,17 Stunden.

Literatur: Seifried, E., Tanswell, P., Rijken, D.C., Barrett-Bergshoeff, M.M., Su, C.A.P.F., and Kluft, C. Pharmacokinetics of antigen and activity of recombinant tissue-type plasminogen activator after infusion in healthy volunteers. *Arzneimittelforschung*, **1988**, *38*:418-422.

AMANTADIN (Kapitel 50)							
50-90[a]	50-90[a]	67	4,8 ± 0,8 ↓ Ger, Uräm	6,6 ± 1,5 ↓ Ger ↔ Uräm	16 ± 3,4 ↑ Ger, Uräm	300 ng/ml[b]	>1 µg/ml[c]

[a] Die Substanz wird nicht metabolisiert: Die orale Bioverfügbarkeit entspricht dem unverändert im Urin ausgeschiedenen Anteil.
[b] Tal-Konzentration bei der Prophylaxe gegenüber Influenza A.
[c] Psychose.

Literatur: Aoki, F.Y., and Sitar, D.S. Clinical pharmacokinetics of amantadine hydrochloride. *Clin. Pharmacokinet.*, **1988**, *14*:35-51.

AMFEBUTAMON[a] (Kapitel 19)							
–	<1	84 ± 2	35 ± 9[b]	7,2 ± 1,6[b]	12 ± 4[c]	–	–

[a] In Deutschland nur durch Import erhältlich. Laut § 73,3 Arzneimittelgesetz kann jedes Medikament in geringen Mengen und auf ausdrückliche Verordnung importiert werden, wenn im Ausland eine Zulassung des betreffenden Präparats vorhanden ist (Anm. d. Hrsg.).
[b] Aktive Metaboliten kumulieren zu höheren Werten als die Ausgangssubstanz.
[c] CL/F und $V_{Fläche}/F$.

Literatur: Findlay, J.W.A., Van Wyck Fleet, J., Smith, P.G., Butz, R.F., Hinton, M.L., Blum, M.R., and Schroeder, D.H. Pharmacokinetics of bupropion, a novel antidepressant agent, following oral administration to healthy subjects. *Eur. J. Clin. Pharmacol.*, **1981**, *21*:127-135.

AMIKACIN (Kapitel 46, 48)							
–	98	4 ± 8[a]	1,3 ± 0,6 $CL = 0.6\ CL_{cr} + 0,14$ ↓ Adip ↑ ZF	0,27 ± 0,06 ↔ Ger, Päd, ZF ↓ Adip ↑ Neo	2,3 ± 0,4 ↑ Uräm ↔ Adip ↓ Verbr., Päd, ZF	siehe Kapitel 46	siehe Kapitel 46

[a] Bei Serumkonzentrationen von 15 µg/ml.

Literatur: Bauer, L.A., and Blouin, R.A. Influence of age on amikacin pharmacokinetics in patients without renal disease. Comparison with gentamicin and tobramycin. *Eur. J. Clin. Pharmacol.*, **1983**, *24*:639-642.

Abkürzungen: Adip = Adipositas; Alb = Hypalbuminämie; Arthr = Arthritis; AUC = Fläche unter der Kurve (area under the curve); AVH = akute virale Hepatitis; COLD = chronisch obstruktive Lungenerkrankung; CP = Cor pulmonale; CRI = chronische respiratorische Insuffizienz; Crohn = Morbus Crohn; Cush = Cushing-Syndrom; Entz = Entzündung; Epilep = Epilepsie; Erw = Erwachsene; Ger = Geriatrische Patienten; Grav = Gravidität; Hep = Hepatitis; Herzinsuff = Herzinsuffizienz; HI = Herzinfarkt; HL = Hyperlipoproteinämie; Hyperth = Hyperthyreose; Hypoth = Hypothyreose; KHK = Koronare Herzkrankheit; KPBC = kardiopulmonale Bypass-Chirurgie; Neo = Neugeborene; Niko = Raucher; NS = Nephrotisches Syndrom; Päd = pädiatrische Patienten; Pneu = Pneumonie; Präm = prämatur; rA = rheumatoide Arthritis; Sprue = einheimische Sprue (Zoeliakie); Tach = Ventrikuläre Tachykardie; Ulkus = Ulkuspatienten; Uräm = Urämie; Verbr = Verbrennungspatienten; VoFli = Vorhofflimmern; Weibl = weiblich; ZF = Zystische Fibrose (Mukoviszidose); Zirrh = Leberzirrhose.

TABELLE A-II-1
PHARMAKOKINETISCHE DATEN *(Fortsetzung)*

ORALE BIOVER-FÜGBARKEIT (%)	UNVERÄNDERTE RENALE ELIMINATION (%)	PLASMAPROTEIN-BINDUNG (%)	CLEARANCE ($ml \cdot min^{-1} \cdot kg^{-1}$)	VERTEILUNGS-VOLUMEN (*Liter/kg*)	HALBWERTSZEIT (STUNDEN)	EFFEKTIVE KONZENTRATION	TOXISCHE KONZENTRATION
AMILORID ((Kapitel 29)							
[a] 49 ± 10 ↑ Hep ↓ Uräm	40	9,7 ± 1,9[b] ↓ Ger, Hep, Uräm	17 ± 4[b] ↓ Uräm ↔ Hep, Ger		21 ± 3 ↑ Ger, Hep, Uräm	–	–

[a] Gleich groß oder größer als der Anteil der unverändert im Urin ausgeschiedenen Substanz.
[b] CL/F und $V_{Fläche}/F$, unter Annahme eines Körpergewichts von 70 kg.

LITERATUR: Spahn, H., Reuter, K., Mutschler, E., Gerok, W., and Knauf, H. Pharmacokinetics of amiloride in renal and hepatic disease. *Eur. J. Clin. Pharmacol.*, **1987**, *33*:493-498.

AMIODARON[a] (Kapitel 35)							
46 ± 22	0	99,98 ± 0,01[b]	1,9 ± 0,4[c] ↔ Ger, Weibl, Uräm, Herzinsuff	66 ± 44	25 ± 12 Tage[d] ↔ Ger, Weibl, Uräm	1-2,5 µg/ml[e]	>3,5 µg/ml[e]

[a] Es finden sich signifikante Konzentrationen eines Desethyl-Metaboliten (Verhältnis Substanz/Metabolit ca. 1), Halbwertszeit = 61 Tage.
[b] Verhältnis der Konzentrationen von Blut zu Plasma = 0,73 ± 0,06.
[c] Metabolisiert durch CYP3A4.
[d] Bei Patienten werden auch längere Halbwertszeiten beobachtet (53± 24 Tage): möglicherweise sind alle Halbwertszeiten zu niedrig angesetzt, da bei der Ermittlung die Probensammlung unzureichend war.
[e] Vom Hrsg. vorgeschlagene Konzentration; es gibt keine definitiven Daten.

LITERATUR: Gill, J., Heel, R.C., and Fitton, A. Amiodarone: an overview of its pharmacological properties and review of its therapeutic use in cardiac arrhythmias. *Drugs*, **1992**, *43*:69-110.

AMITRIPTYLIN[a] (Kapitel 7, 19)							
48 ± 11 ↔ Ger	<2	94,8 ± 0,8 ↔ Ger ↑ HL	11,5 ± 3,4[b] ↔ Ger, Niko	15 ± 3[b] ↑ Ger	21 ± 5 ↑ Ger	60-220 ng/ml[c]	>1 µg/ml[d]

[a] Der aktive Metabolit ist Nortriptylin.
[b] CL und V_{ss} im Blut; Verhältnis der Konzentrationen von Blut zu Plasma = 0,86 ± 0,13.
[c] Optimaler Bereich für Amitriptylin und Nortriptylin.
[d] Kombinierte Daten toxischer Effekte für trizyklische Antidepressiva.

LITERATUR: Schulz, P., Dick, P., Blaschke, T.F., and Hollister, L. Discrepancies between pharmacokinetic studies of amitriptyline. *Clin. Pharmacokinet.*, **1985**, *10*: 257-268.

AMLODIPIN[a] (Kapitel 32)							
74 ± 17 ↔ Ger	10	93 ± 1 ↔ Ger	5,9 ± 1,5 ↔ Uräm ↓ Ger, Hep	16 ± 4 ↔ Ger	39 ± 8 ↔ Uräm ↑ Ger, Hep	–	–

[a] Racemat. Bei jungen gesunden Freiwilligen besteht kein Unterschied zwischen dem aktiveren *R*-Enantiomer und dem *S*-Enantiomer.

LITERATUR: Meredith, P.A., and Elliott, H.L. Clinical pharmacokinetics of amlodipine. *Clin. Pharmacokinet.*, **1992**, *22*:22-31.

AMOXICILLIN (Kapitel 45)							
93 ± 10[a]	86 ± 8	18	2,6 ± 0,4 ↔ Päd ↓ Uräm, Ger[b]	0,21 ± 0,03 ↔ Uräm, Ger	1,7 ± 0,3 ↔ Päd ↑ Uräm, Ger[b]	siehe Kapitel 45	siehe Kapitel 45

[a] dosisabhängig; der angegebene Wert gilt für eine Dosis von 375 mg; bei 3000 mg sinkt die Bioverfügbarkeit auf ca. 50%.
[b] Keine Veränderung wenn die Nierenfunktion intakt ist.

LITERATUR: Sjövall, J., Alván, G., and Huitfeldt, B. Intra- and inter-individual variation in pharmacokinetics of intravenously infused amoxicillin and ampicillin to elderly volunteers. *Br. J. Clin. Pharmacol.*, **1986**, *21*:171-181.

Orale Bioverfügbarkeit (%)	Unveränderte renale Elimination (%)	Plasmaproteinbindung (%)	Clearance ($ml \cdot min^{-1} \cdot kg^{-1}$)	Verteilungsvolumen (Liter/kg)	Halbwertszeit (Stunden)	Effektive Konzentration	Toxische Konzentration
AMPHOTERICIN B (Kapitel 49)							
–	2–5	>90	0,46 ± 0,20[a] ↔ Uräm, Präm	0,76 ± 0,52[b]	18 ± 7[c]	siehe Kapitel 49	–

[a] Die Daten von acht Kindern (zwischen 8 Monaten und 14 Jahren) zeigen eine lineare Regression, wobei CL mit dem Alter sinkt: CL = -0,046 · Alter (in Jahren) + 0,86. Neugeborene zeigen sehr unterschiedliche Werte für CL.
[b] Volumen des zentralen Kopartiments. V_{ss} steigt mit der Dosis von 3,4 Liter/kg bei einzelnen 0,25 mg/kg Dosen bis zu 8,9 Liter/kg bei 1,5 mg/kg Dosen.
[c] Halbwertszeit bei mehrfacher Dosierung. In Studien mit Einzeldosen wird eine verlängerte Dosisabhängige Halbwertszeit gefunden.

LITERATUR: Gallis, H.A., Drew, R.H., and Pickard, W.W. Amphotericin B: 30 years of clinical experience. *Rev. Infect. Dis.*, **1990**, *12*:308-329.

Orale Bioverfügbarkeit (%)	Unveränderte renale Elimination (%)	Plasmaproteinbindung (%)	Clearance ($ml \cdot min^{-1} \cdot kg^{-1}$)	Verteilungsvolumen (Liter/kg)	Halbwertszeit (Stunden)	Effektive Konzentration	Toxische Konzentration
AMPICILLIN (Kapitel 45)							
62 ± 17	82 ± 10	18 ± 2 ↓ Neo	$CL = 1,7\, CL_{cr} + 0,21$ ↔ Zirrh, Grav	0,28 ± 0,07 ↔ Uräm, Grav ↑ Zirrh	1,3 ± 0,2 ↑ Uräm, Zirrh, Neo ↔ Grav	siehe Kapitel 45	siehe Kapitel 45

LITERATUR: Ehrnebo, M., Nilsson, S.-O., and Boreus, L.O. Pharmacokinetics of ampicillin and its prodrugs, bacampicillin and pivampicillin, in man. *J. Pharmacokinet. Biopharm.*, **1979**, *7*:429-451.

Orale Bioverfügbarkeit (%)	Unveränderte renale Elimination (%)	Plasmaproteinbindung (%)	Clearance ($ml \cdot min^{-1} \cdot kg^{-1}$)	Verteilungsvolumen (Liter/kg)	Halbwertszeit (Stunden)	Effektive Konzentration	Toxische Konzentration
AMRINON (Kapitel 34)							
93 ± 12	25 ± 10	35–49	4 ± 1,6[a] 8,9 ± 2,7[b] ↓ Herzinsuff, Neo	1,3 ± 0,3[a,b] ↔ Neo	4,4 ± 1,4[a] 2 ± 0.6[b] ↑ Herzinsuff, Neo	3,7 µg/ml[c]	>2.5 µg/ml[d]

[a] Langsam-Acetylierer
[b] Schnell-Acetylierer
[c] 50% Anstieg des kardialen Index bei Patienten mit Herzinsuff
[d] Thrombozytopenie

LITERATUR: Steinberg, C., and Notterman, D.A. Pharmacokinetics of cardiovascular drugs in children; inotropes and vasopressors. *Clin. Pharmacokinet.*, **1994**, *27*:345-367.

Orale Bioverfügbarkeit (%)	Unveränderte renale Elimination (%)	Plasmaproteinbindung (%)	Clearance ($ml \cdot min^{-1} \cdot kg^{-1}$)	Verteilungsvolumen (Liter/kg)	Halbwertszeit (Stunden)	Effektive Konzentration	Toxische Konzentration
ANISTREPLASE (Kapitel 54)							
–	–	–	0,92 ± 0,36[a]	0,084 ± 0,027[a]	1,2 ± 0,4	–	–

[a] unter Annahme eines Körpergewichts von 70 kg.

LITERATUR: Gemmill, J.D., Hogg, K.J., Burns, J.M.A., Rae, A.P., Dunn, F.G., Fears, R., Ferres, H., Standring, R., Greenwood, H., Pierce, D., and Hillis, W.S. A comparison of the pharmacokinetic properties of streptokinase and anistreplase in acute myocardial infarction. *Br. J. Clin. Pharmacol.*, **1991**, *31*:143-147.

Orale Bioverfügbarkeit (%)	Unveränderte renale Elimination (%)	Plasmaproteinbindung (%)	Clearance ($ml \cdot min^{-1} \cdot kg^{-1}$)	Verteilungsvolumen (Liter/kg)	Halbwertszeit (Stunden)	Effektive Konzentration	Toxische Konzentration
ATENOLOL[a] (Kapitel 10)							
56 ± 30 ↔ Ger, Grav	94 ± 8	<5[b]	2 ± 0,2 ↓ Ger, Uräm ↔ Päd	0,95 ± 0,15 ↔ Ger, Päd, Uräm	6,1 ± 2 ↔ Grav, Hyperth, Päd ↑ Ger, Uräm	0,1 µg/ml[c] 1 µg/ml[d]	–

[a] Racemat. Das S-(-)-Enantiomer ist aktiv. Die renale Clearance und die Halbwertszeit der Enantiomere unterscheiden sich nicht.
[b] Verhältnis der Konzentrationen von Blut zu Plasma = 1,07 ± 0,25
[c] Um eine 15%ige Reduktion der Herzfrequenz unter Belastung zu erreichen
[d] Um eine 30%ige Reduktion der Herzfrequenz unter Belastung zu erreichen

LITERATUR: Wadworth, A.N., Murdoch, D., and Brogden, R.N. Atenolol: a reappraisal of its pharmacological properties and therapeutic use in cardiovascular disorders. *Drugs*, **1991**, *42*:468-510.

Abkürzungen: Adip = Adipositas; Alb = Hypalbuminämie; Arthr = Arthritis; AUC = Fläche unter der Kurve (*area under the curve*); AVH = akute virale Hepatitis; COLD = chronisch obstruktive Lungenerkrankung; CP = Cor pulmonale; CRI = chronische respiratorische Insuffizienz; Crohn = Morbus Crohn; Cush = Cushing-Syndrom; Entz = Entzündung; Epilep = Epilepsie; Erw = Erwachsene; Ger = Geriatrische Patienten; Grav = Gravidität; Hep = Hepatitis; Herzinsuff = Herzinsuffizienz; HI = Herzinfarkt; HL = Hyperlipoproteinämie; Hyperth = Hyperthyreose; Hypoth = Hypothyreose; KHK = Koronare Herzkrankheit; KPBC = kardiopulmonale Bypass-Chirurgie; Neo = Neugeborene; Niko = Raucher; NS = Nephrotisches Syndrom; Päd = pädiatrische Patienten; Pneu = Pneumonie; Präm = prämatur; rA = rheumatoide Arthritis; Sprue = einheimische Sprue (Zoeliakie); Tach = Ventrikuläre Tachykardie; Ulkus = Ulkuspatienten; Uräm = Urämie; Verbr = Verbrennungspatienten; VoFli = Vorhofflimmern; Weibl = weiblich; ZF = Zystische Fibrose (Mukoviszidose); Zirrh = Leberzirrhose.

TABELLE A-II-1
PHARMAKOKINETISCHE DATEN *(Fortsetzung)*

Orale Bioverfügbarkeit (%)	Unveränderte renale Elimination (%)	Plasmaproteinbindung (%)	Clearance ($ml \cdot min^{-1} \cdot kg^{-1}$)	Verteilungsvolumen (Liter/kg)	Halbwertszeit (Stunden)	Effektive Konzentration	Toxische Konzentration
ATRACURIUMBESILAT[a] (Kapitel 9)							
–	6-11	–	6,2 ± 2 ↓ KPBC ↔ Verbr, Zirrh, Uräm	0,16 ± 0,06 ↔ Verbr, Zirrh, Uräm	0,31 ± 0,04 ↔ Verbr, Zirrh, Uräm	0,5 ± 0,1 µg/ml[b] 1,2 ± 0,2 µg/ml[c]	–

[a] Mischung aus 10 Isomeren.
[b] Um eine 50%ige Reduktion der Stärke einer Muskelzuckung zu erreichen.
[c] Um eine 95%ige Reduktion der Stärke einer Muskelzuckung zu erreichen.

LITERATUR: Agoston, S., Vandenbrom, R..H.G., and Wierda, J.M.K.H. Clinical pharmacokinetics of neuromuscular blocking drugs. *Clin. Pharmacokinet.*, **1992**, *22*:94-115.

Orale Bioverfügbarkeit (%)	Unveränderte renale Elimination (%)	Plasmaproteinbindung (%)	Clearance ($ml \cdot min^{-1} \cdot kg^{-1}$)	Verteilungsvolumen (Liter/kg)	Halbwertszeit (Stunden)	Effektive Konzentration	Toxische Konzentration
ATROPIN[a] (Kapitel 7)							
50	57 ± 8	14-22 ↔ Ger	8 ± 4[b] ↓ Ger	2 ± 1,1 ↑ Päd	3,5 ± 1,5 ↑ Ger, Päd	–	–

[a] Racemat des aktiven *l*-Hyoscyamins und des inaktiven *d*-Hyoscyamins.
[b] Die Clearance für l-Hyoscyamin nach einer intramuskulären Gabe ist dreimal größer als für das *d*-Isomer.

LITERATUR: Kentala, E., Kaila, T., Iisalo, E., and Kanto, J. Intramuscular atropine in healthy volunteers: a pharmacokinetic and pharmacodynamic study. *Int. J. Clin. Pharmacol. Ther. Toxicol.* **1990**, *28*:399-404.

Orale Bioverfügbarkeit (%)	Unveränderte renale Elimination (%)	Plasmaproteinbindung (%)	Clearance ($ml \cdot min^{-1} \cdot kg^{-1}$)	Verteilungsvolumen (Liter/kg)	Halbwertszeit (Stunden)	Effektive Konzentration	Toxische Konzentration
AURANOFIN[a] (Kapitel 27)							
15-25	15	60	0,025 ± 0,016[b]	0,045[b]	17-25 Tage[c] 80 Tage[d]	0,5-0,7 µg/ml[e]	–

[a] Werte beziehen sich auf Gold.
[b] CL/F und $V_{Fläche}/F$, unter Annahme eines Körpergewichts von 70 kg.
[c] Meßwerte aus Plasma
[d] Halbwertszeit ist für den gesamten Körper errechnet.
[e] Spanne der Steady-state-Konzentration bei 6 mg/Tag-Dosis.

LITERATUR: Blocka, K.L., Paulus, H.E., and Furst, D.E. Clinical pharmacokinetics of oral and injectable gold compounds. *Clin. Pharmacokinet.*, **1986**, *11*:133-143.

Orale Bioverfügbarkeit (%)	Unveränderte renale Elimination (%)	Plasmaproteinbindung (%)	Clearance ($ml \cdot min^{-1} \cdot kg^{-1}$)	Verteilungsvolumen (Liter/kg)	Halbwertszeit (Stunden)	Effektive Konzentration	Toxische Konzentration
AZATHIOPRIN[a] (Kapitel 51, 52, 64)							
60 ± 31[b]	<2	–	57 ± 31[c]	0,81 ± 0,65[c]	0,16 ± 0,07[c] ↔ Uräm	–	–

[a] Die angegebenen Werte beziehen sich auf Azathioprin. Azathioprin wird zu Mercaptopurin metabolisiert. Für Parameter dieser Substanz siehe unter Mercaptopurin.
[b] Bestimmt über die Bioverfügbarkeit von Mercaptopurin.
[c] bei nierentransplantierten Patienten

LITERATUR: Lin, S.-N., Jessup, K., Floyd, M., Wang, T.-P.F., van Buren, C.T., Caprioli, R.M., and Kahan, B.D. Quantitation of plasma azathioprine and 6-mercaptopurine levels in renal transplant patients. *Transplantation*, **1980**, *29*:290-294.

Orale Bioverfügbarkeit (%)	Unveränderte renale Elimination (%)	Plasmaproteinbindung (%)	Clearance ($ml \cdot min^{-1} \cdot kg^{-1}$)	Verteilungsvolumen (Liter/kg)	Halbwertszeit (Stunden)	Effektive Konzentration	Toxische Konzentration
AZITHROMYCIN (Kapitel 47, 48)							
37	12	7-50[a]	9	31	40[b] ↔ Zirrh	–	–

[a] Dosisabhängig, der gebundene Anteil beträgt 50% bei 50 ng/ml und 12% bei 500 ng/ml.
[b] Eine veröffentlichte längere Halbwertszeit von 68 ± 8 Stunden reflektiert die Abgabe aus Gewebedepots und überschätzt die Halbwertszeit bei Schemata mit mehrfacher Dosierung.

LITERATUR: Lalak, N.J., and Morris, D.L. Azithromycin: clinical pharmacokinetics. *Clin. Pharmacokinet.*, **1993**, *25*:370-374.

Orale Bioverfügbarkeit (%)	Unveränderte renale Elimination (%)	Plasmaproteinbindung (%)	Clearance ($ml \cdot min^{-1} \cdot kg^{-1}$)	Verteilungsvolumen (Liter/kg)	Halbwertszeit (Stunden)	Effektive Konzentration	Toxische Konzentration
AZTREONAM (Kapitel 45)							
<1	68 ± 8	56 ↓ Zirrh	1,3 ± 0,1 ↓ Ger, Uräm ↑ Zirrh, Päd ↔ Neo	0,16 ± 0,02 ↑ Alb, Verbr, Zirrh, Päd ↔ Uräm	1,7 ± 0,2 ↑ Uräm ↔ Ger, Zirrh	siehe Kapitel 45	–

LITERATUR: Mattie, H. Clinical pharmacokinetics of aztreonam, an update. *Clin. Pharmacokinet.*, **1994**, *26*:99-106.

Orale Bioverfügbarkeit (%)	Unveränderte renale Elimination (%)	Plasmaproteinbindung (%)	Clearance ($ml \cdot min^{-1} \cdot kg^{-1}$)	Verteilungsvolumen (Liter/kg)	Halbwertszeit (Stunden)	Effektive Konzentration	Toxische Konzentration

BENAZEPRIL[a] (Kapitel 31)

37	<1 (Ausgangssubstanz) 18[b,c]	97 95[b] ↔ Ger, Hep	0,3 ± 0,4[b,d]	0,12[b,d]	0,7 (Ausgangssubstanz) 10–11[b] ↔ Ger	–	–

[a] aktiver Metabolit: Benazeprilat
[b] für den aktiven Metaboliten
[c] bei oraler Anwendung
[d] CL/F und $V_{Fläche}/F$

LITERATUR: Balfour, J.A., and Goa, K.L. Benazepril: a review of its pharmacodynamic and pharmacokinetic properties, and therapeutic efficacy in hypertension and congestive heart failure. *Drugs*, **1991**, *42*:511-539.

BEPRIDIL[a] (Kapitel 32, 35)

60	<1	>99	5,3 ± 2,5	8 ± 5	12[b]	–	–

[a] In Deutschland nur durch Import erhältlich. Laut § 73,3 Arzneimittelgesetz kann jedes Medikament in geringen Mengen und auf ausdrückliche Verordnung importiert werden, wenn im Ausland eine Zulassung des betreffenden Präparats vorhanden ist.
[b] Halbwertszeit bei Schema mit mehrfacher Dosierung. Nach der Applikation wird eine verlängerte terminale Halbwertszeit von 48 ± 12 Stunden beobachtet.

LITERATUR: Benet, L.Z. Pharmacokinetics and metabolism of bepridil. *Am. J. Cardiol.*, **1985**, *55*:8C-13C.

BETAMETHASON (Kapitel 59)

72[a]	4,8 ± 1,4 ↔ Grav.	64 ± 6[b] ↔ Grav.	2,9 ± 0,9 ↔ Grav.[c]	1,4 ± 0,3[d] ↔ Grav.	5,6 ± 0,8 ↔ Grav.	–	–

[a] Aus separaten Studien zur intravenösen und oralen Applikation errechnet. Vorhersagen, die auf dem hepatischen First-pass-Metabolismus beruhen, fanden eine Bioverfügbarkeit <87%.
[b] Verhältnis der Konzentrationen von Blut zu Plasma = 1,1 ± 0,1
[c] Es wurde über eine Zunahme von CL berichtet, die Werte waren aber nicht hinsichtlich des höheren Körpergewichts der Schwangeren korrigiert.
[d] $V_{Fläche}$

LITERATUR: Petersen, M.C., Nation, R.L., McBride, W.G., Ashley, J.J., and Moore, R.G. Pharmacokinetics of betamethasone in healthy adults after intravenous administration. *Eur. J. Clin. Pharmacol.*, **1983**, *25*:643-650.

BETAXOLOL[a] (Kapitel 10)

89 ± 5 ↔ Ger	15	55 ↔ Hep, Uräm	4,7 ↓ Ger ↔ Hep, Uräm	4,9-9,8	14-22 ↑ Ger	20-50 ng/ml	–

[a] Racemat. S-(-)-Enantiomer ist stärker aktiv.

LITERATUR: Frishman, W.H., Tepper, D., Lazar, E.J., and Behrman, D. Betaxolol: A new long-acting beta$_1$-selective adrenergic blocker. *J. Clin. Pharmacol.*, **1990**, *30*:686-692.

BISOPROLOL[a] (Kapitel 10)

91 ± 10	63 ± 8	35 ± 5	3,7 ± 0,7[b,c] ↓ Uräm	3,2 ± 0,5[b] ↓ Adip	11 ± 3 ↑ Uräm	–	–

[a] Racemat
[b] unter Annahme eines Körpergewichts von 70 kg
[c] kein Substrat für CYP2D6

LITERATUR: Leopold, G., Pabst, J., Ungethüm, W., and Bühring, K.-U. Basic pharmacokinetics of bisoprolol, a new highly beta$_1$-selective adrenoceptor antagonist. *J. Clin. Pharmacol.*, **1986**, *26*:616-621.

Abkürzungen: Adip = Adipositas; Alb = Hypalbuminämie; Arthr = Arthritis; AUC = Fläche unter der Kurve (*area under the curve*); AVH = akute virale Hepatitis; COLD = chronisch obstruktive Lungenerkrankung; CP = Cor pulmonale; CRI = chronische respiratorische Insuffizienz; Crohn = Morbus Crohn; Cush = Cushing-Syndrom; Entz = Entzündung; Epilep = Epilepsie; Erw = Erwachsene; Ger = Geriatrische Patienten; Grav = Gravidität; Hep = Hepatitis; Herzinsuff = Herzinsuffizienz; HI = Herzinfarkt; HL = Hyperlipoproteinämie; Hyperth = Hyperthyreose; Hypoth = Hypothyreose; KHK = Koronare Herzkrankheit; KPBC = kardiopulmonale Bypass-Chirurgie; Neo = Neugeborene; Niko = Raucher; NS = Nephrotisches Syndrom; Päd = pädiatrische Patienten; Pneu = Pneumonie; Präm = prämatur; rA = rheumatoide Arthritis; Sprue = einheimische Sprue (Zoeliakie); Tach = Ventrikuläre Tachykardie; Ulkus = Ulkuspatienten; Uräm = Urämie; Verbr = Verbrennungspatienten; VoFli = Vorhofflimmern; Weibl = weiblich; ZF = Zystische Fibrose (Mukoviszidose); Zirrh = Leberzirrhose.

TABELLE A-II-1
PHARMAKOKINETISCHE DATEN *(Fortsetzung)*

Orale Biover-Fügbarkeit (%)	Unveränderte Renale Elimination (%)	Plasmaprotein-Bindung (%)	Clearance ($ml \cdot min^{-1} \cdot kg^{-1}$)	Verteilungs-Volumen (Liter/kg)	Halbwertszeit (Stunden)	Effektive Konzentration	Toxische Konzentration
BLEOMYCIN (Kapitel 51)							
–	68 ± 9	–	1,1 ± 0,3 ↓ Uräm ↔ Päd	0,27 ± 0,09 ↔ Päd	3,1 ± 1,7 ↑ Uräm ↔ Päd	–	–

LITERATUR: Yee, G.C., Crom, W.R., Lee, F.H., Smyth, R.D., and Evans, W.E. Bleomycin disposition in children with cancer. *Clin. Pharmacol. Ther.*, **1983**, *33*:668-673.

BRETYLIUMTOSILAT[a] (Kapitel 35)							
23 ± 9	77 ± 15	0-8	10,2 ± 1,9 ↓ Uräm	5,9 ± 0,8	8,9 ± 1,8 ↑ Uräm	–	–

[a] In Deutschland nur durch Import erhältlich. Laut § 73,3 Arzneimittelgesetz kann jedes Medikament in geringen Mengen und auf ausdrückliche Verordnung importiert werden, wenn im Ausland eine Zulassung des betreffenden Präparats vorhanden ist.

LITERATUR: Rapeport, W.G. Clinical pharmacokinetics of bretylium. *Clin. Pharmacokinet.*, **1985**, *10*:248-256.

BROMOCRIPTIN (Kapitel 22)							
3-6[a]	2	93	5 ± 6[b]	2 ± 1[b]	7 ± 5	–	–

[a] Basierend auf Studien mit radioaktiven Substanzen.
[b] CL/F und $V_{Fläche}/F$, unter Annahme eines Körpergewichts von 70 kg.

LITERATUR: Drewe, J., Mazer, N., Abisch, E., Krummen, K., and Keck, M. Differential effect of food on kinetics of bromocriptine in a modified release capsule and a conventional formulation. *Eur. J. Clin. Pharmacol.*, **1988**, *35*:535-541.

BUDESONID[a] (Kapitel 28, 59)							
nasal: 21 ± 3 oral: 12 ± 3	~0	88	17 ± 4[b]	2,9 ± 1,5	2	–	–

[a] Mischung aus zwei Epimeren. Die 22R-Isoform ist doppelt so aktiv wie das 22S-Epimer.
[b] 22R-Epimer: 20 ± 4 $ml \cdot min^{-1} \cdot kg^{-1}$, 22S-Epimer: 14±3 $ml \cdot min^{-1} \cdot kg^{-1}$.

LITERATUR: Ryrfeldt, A., Andersson, P., Edsbacker, S., Tonnesson, M., Davies, D., and Pauwels, R. Pharmacokinetics and metabolism of budesonide, a selective glucocorticoid. *Eur. J. Resp. Dis. Suppl.*, **1982**, *122*:86-95.

BUMETANID (Kapitel 29)							
81 ± 18 ↔ Herzinsuff, Zirrh, Uräm	62 ± 20 ↔ Herzinsuff	99 ± 0,3 ↓ Uräm ↔ Herzinsuff	2,6 ± 0,5 ↓ Uräm, Zirrh ↔ Herzinsuff	0,13 ± 0,03 ↑ Uräm, Zirrh	0,8 ± 0,2 ↑ Herzinsuff, Uräm, Zirrh	–	–

LITERATUR: Cook, J.A., Smith, D.E., Cornish, L.A., Tankanow, R.M., Nicklas, J.M., and Hyneck, M.L. Kinetics, dynamics, and bioavailability of bumetanide in healthy subjects and patients with congestive heart failure. *Clin. Pharmacol. Ther.*, **1988**, *44*:487-500.

BUPIVACAIN (Kapitel 15)							
–	2 ± 2	95 ± 1[a] ↓ Neo	7,1 ± 2,8[b] ↑ Päd ↓ Ger	0,9 ± 0,4[b] ↑ Päd	2,4 ± 1,2 ↔ Ger, Päd	–	>1,6 µg/ml

[a] Postoperativ erhöht durch erhöhte Konzentration von α-1-saurem-Glykoprotein.
[b] CL und V_{ss} bezogen auf Blut; Verhältnis der Konzentrationen von Blut zu Plasma = 0,73 ± 0,05.

LITERATUR: Burm, A.G.L., Clinical pharmacokinetics of epidural and spinal anesthesia. *Clin. Pharmacokinet.*, **1989**, *16*:283-311.

Orale Bioverfügbarkeit (%)	Unveränderte Renale Elimination (%)	Plasmaprotein-bindung (%)	Clearance ($ml \cdot min^{-1} \cdot kg^{-1}$)	Verteilungs-volumen (Liter/kg)	Halbwertszeit (Stunden)	Effektive Konzentration	Toxische Konzentration
BUSULFAN (Kapitel 51)							
–	1	–	4,5 ± 0,9[a]	0,99 ± 0,23[a]	2,6 ± 0,5	–	–

[a] Orale Anwendung: Die Werte sind CL/F und $V_{Fläche}/F$.

LITERATUR: Ehrsson, H., Hassan, M., Ehrnebo, M., and Beran, M. Busulfan kinetics. Clin. Pharmacol. Ther., **1983**, *34*:86-89.

Orale Bioverfügbarkeit (%)	Unveränderte Renale Elimination (%)	Plasmaprotein-bindung (%)	Clearance ($ml \cdot min^{-1} \cdot kg^{-1}$)	Verteilungs-volumen (Liter/kg)	Halbwertszeit (Stunden)	Effektive Konzentration	Toxische Konzentration
CAPREOMYCIN[a] (Kapitel 48)							
–	57 ± 19[b]	–	$CL = 0{,}61\ CL_{cr} + 0{,}09$	0,40 ± 0,09	5,2 ± 1,9 ↑ Uräm	siehe Kapitel 48	–

[a] In Deutschland nur durch Import erhältlich. Laut § 73,3 Arzneimittelgesetz kann jedes Medikament in geringen Mengen und auf ausdrückliche Verordnung importiert werden, wenn im Ausland eine Zulassung des betreffenden Präparats vorhanden ist (Anm. d. Hrsg.).

[b] intramuskuläre Gabe

LITERATUR: Lehmann, C.R., Garrett, L.E., Winn, R.E., Springberg, P.D., Vicks, S., Porter D.K., Pierson, W.P., Wonly, J.D., Brier, G.L., and Black, H.R. Capreomycin kinetics in renal impairment and clearance by hemodialysis. Am. Rev. Respir. Dis., **1988**, *138*:1312-1313.

Orale Bioverfügbarkeit (%)	Unveränderte Renale Elimination (%)	Plasmaprotein-bindung (%)	Clearance ($ml \cdot min^{-1} \cdot kg^{-1}$)	Verteilungs-volumen (Liter/kg)	Halbwertszeit (Stunden)	Effektive Konzentration	Toxische Konzentration
CAPTOPRIL (Kapitel 31, 32, 33)							
65	38 ± 11	30 ± 6 ↓ Uräm ↔ Ger	12 ± 1,4 ↓ Uräm ↔ Ger, Herzinsuff	0,81 ± 0,18 ↑ Herzinsuff	2,2 ± 0,5 ↑ Uräm, Herzinsuff ↔ Ger	50 ng/ml[a]	–

[a] vollständige Inhibition von ACE

LITERATUR: Duchin, K.L., McKinstry, D.N., Cohen, A.I., and Migdalof, B.H. Pharmacokinetics of captopril in healthy subjects and in patients with cardiovascular diseases. Clin. Pharmacokinet., **1988**, *14*:241-259.

Orale Bioverfügbarkeit (%)	Unveränderte Renale Elimination (%)	Plasmaprotein-bindung (%)	Clearance ($ml \cdot min^{-1} \cdot kg^{-1}$)	Verteilungs-volumen (Liter/kg)	Halbwertszeit (Stunden)	Effektive Konzentration	Toxische Konzentration
CARBAMAZEPIN[a] (Kapitel 20)							
>70	<1	74 ± 3 ↔ Uräm, Grav, Zirrh, Epilep, Hep	1,3 ± 0,5[b,c] ↑ Grav. ↔ Päd, Ger, Niko	1,4 ± 0,4[b] ↔ Päd, Neo, Niko	15 ± 5[b,c] ↔ Päd, Neo, Ger	4-10 µg/ml[a] 6,5 ± 3,0 µg/ml[a,d]	>9 µg/ml[a,e]

[a] Ein Metabolit, das 10,11-Epoxid, ist in Tierversuchen äquipotent: siehe dazu die Daten zu Carbamazepin-10,11-Epoxid.
[b] Daten stammen von oralen Schemata mit mehrfachen Dosierungen. Die Werte sind CL/F und $V_{Fläche}/F$.
[c] Daten stammen von Schemata mit mehrfachen Dosierungen. Carbamazepin induziert den eigenen Metabolismus; für eine einzelne Dosis gilt $CL/F = 0{,}36 \pm 0{,}07\ ml \cdot min^{-1} \cdot kg^{-1}$ und Halbwertszeit = 36 ±5 Stunden.
[d] Um eine Kontrolle über psychomotorische Anfälle zu erzielen.
[e] Schwellenkonzentration für das Auftreten von hervorstechenden unerwünschten Wirkungen wie Benommenheit, Ataxie und Diplopie.

LITERATUR: Bertilsson, L., and Tomson, T. Clinical pharmacokinetics and pharmacological effects of carbamazepine and carbamazepine-10,11-epoxide. An update. Clin. Pharmacokinet., **1986**, *11*:177-198.

Orale Bioverfügbarkeit (%)	Unveränderte Renale Elimination (%)	Plasmaprotein-bindung (%)	Clearance ($ml \cdot min^{-1} \cdot kg^{-1}$)	Verteilungs-volumen (Liter/kg)	Halbwertszeit (Stunden)	Effektive Konzentration	Toxische Konzentration
CARBAMAZEPIN-10,11-EPOXID[a] (Kapitel 20)							
90 ± 11[b]	<1	50	1,7 ± 0,3[c]	1,1 ± 0,2[c]	7,4 ± 1,8[c]	d	d

[a] In Deutschland nicht erhältlich.
[b] Aktiver Metabolit von Carbamazepin.
[c] geschätzt
[d] Daten einmaliger oraler Gaben (100 - 200 mg), die Werte entsprechen CL/F und $V_{Fläche}/F$.
[e] Vermutlich äquipotent zu Carbamazepin. Bei Patienten, die Carbamazepin erhalten, ist das Verhältnis der Plasmakonzentration von Carbamazepin/Carbamazepin-10,11-Epoxid =0,12; bei Patienten die gleichzeitig Phenytoin, Primidon, Phenobarbital oder Valproinsäure erhalten, ist das Verhältnis ca. 0,2.

LITERATUR: Spina, E., Tomson, T., Svensson, J.-O., Faigle, J.W., and Bertilsson, L. Single-dose kinetics of an enteric-coated formulation of carbamazepine-10,11-epoxide, an active metabolite of carbamazepine. Ther. Drug Monit., **1988**, *10*:382-385.

Abkürzungen: Adip = Adipositas; Alb = Hypalbuminämie; Arthr = Arthritis; AUC = Fläche unter der Kurve (*area under the curve*); AVH = akute virale Hepatitis; COLD = chronisch obstruktive Lungenerkrankung; CP = Cor pulmonale; CRI = chronische respiratorische Insuffizienz; Crohn = Morbus Crohn; Cush = Cushing-Syndrom; Entz = Entzündung; Epilep = Epilepsie; Erw = Erwachsene; Ger = Geriatrische Patienten; Grav = Gravidität; Hep = Hepatitis; Herzinsuff = Herzinsuffizienz; HI = Herzinfarkt; HL = Hyperlipoproteinämie; Hyperth = Hyperthyreose; Hypoth = Hypothyreose; KHK = Koronare Herzkrankheit; KPBC = kardiopulmonale Bypass-Chirurgie; Neo = Neugeborene; Niko = Raucher; NS = Nephrotisches Syndrom; Päd = pädiatrische Patienten; Pneu = Pneumonie; Präm = prämatur; rA = rheumatoide Arthritis; Sprue = einheimische Sprue (Zoeliakie); Tach = Ventrikuläre Tachykardie; Ulkus = Ulkuspatienten; Uräm = Urämie; Verbr = Verbrennungspatienten; VoFli = Vorhofflimmern; Weibl = weiblich; ZF = Zystische Fibrose (Mukoviszidose); Zirrh = Leberzirrhose.

TABELLE A-II-1
PHARMAKOKINETISCHE DATEN (Fortsetzung)

Orale Bioverfügbarkeit (%)	Unveränderte renale Elimination (%)	Plasmaproteinbindung (%)	Clearance ($ml \cdot min^{-1} \cdot kg^{-1}$)	Verteilungsvolumen (Liter/kg)	Halbwertszeit (Stunden)	Effektive Konzentration	Toxische Konzentration
CARBENICILLIN (Kapitel 45)							
–	82 ± 9	50	$CL = 0{,}68\ CL_{cr} + 0{,}15$	0,18[a]	1 ± 0,2 ↑ Uräm, Hep[b], Präm, Neo	siehe Kapitel 45	siehe Kapitel 45

[a] Unter Annahme eines Körpergewichts von 70 kg.
[b] Die Halbwertszeit ist bei Patienten mit Oligurie und gleichzeitiger hepatischer Dysfunktion stark erhöht.

LITERATUR: Libke, R.D., Clarke J.T., Ralph, E.D., Luthy, R.P., and Kirby, W.M.M. Ticarcillin vs. carbenicillin: clinical pharmacokinetics. *Clin. Pharmacol. Ther.*, **1975**, *17*:441-446.

Orale Bioverfügbarkeit (%)	Unveränderte renale Elimination (%)	Plasmaproteinbindung (%)	Clearance ($ml \cdot min^{-1} \cdot kg^{-1}$)	Verteilungsvolumen (Liter/kg)	Halbwertszeit (Stunden)	Effektive Konzentration	Toxische Konzentration
CARBOPLATIN[a] (Kapitel 51)							
–	77 ± 5	0	1,5 ± 0,3 ↓ Uräm	0,24 ± 0,03	2 ± 0,2 ↑ Uräm	–	–

[a] Werte für ultrafiltrierbares Platin, die im wesentlichen denen für unverändertes Carboplatin entsprechen.

LITERATUR: van der Vijgh, W.J.F. Clinical pharmacokinetics of carboplatin. *Clin. Pharmacokinet.*, **1991**, *21*:242-261.

Orale Bioverfügbarkeit (%)	Unveränderte renale Elimination (%)	Plasmaproteinbindung (%)	Clearance ($ml \cdot min^{-1} \cdot kg^{-1}$)	Verteilungsvolumen (Liter/kg)	Halbwertszeit (Stunden)	Effektive Konzentration	Toxische Konzentration
CARMUSTIN (Kapitel 51)							
–	–	–	56 ± 56	3,3 ± 1,7	1,5 ± 2	–	–

LITERATUR: Levin, V.A., Hoffman, W., and Weinkam, R.J. Pharmacokinetics of BCNU in man: a preliminary study of 20 patients. *Cancer Treat. Rep.*, **1978**, *62*:1305-1312.

Orale Bioverfügbarkeit (%)	Unveränderte renale Elimination (%)	Plasmaproteinbindung (%)	Clearance ($ml \cdot min^{-1} \cdot kg^{-1}$)	Verteilungsvolumen (Liter/kg)	Halbwertszeit (Stunden)	Effektive Konzentration	Toxische Konzentration
CARVEDILOL[a] ((Kapitel 34)							
25 S-(−):15 R-(+):31 ↑ Zirrh	<2	95[b]	8,7 ± 1,7 ↓ Zirrh ↔ Uräm, Ger	1,5 ± 0,3 ↑ Zirrh	2,2 ± 0,3[c] ↓ Zirrh ↔ Uräm, Ger	–	–

[a] Racemat: Das S-(−)-Enatiomer ist für die Blockade von β^1-adrenergen Rezeptoren verantwortlich. R-(+)- und S-(−)-Enantiomere zeigen ungefähr die gleiche α^1-Rezeptor blockierende Aktivität.
[b] Das R-(+)-Enantiomer wird fester gebunden als sein S-(−)-Antipode. Das Verhältnis der Konzentrationen von Blut zu Plasma beträgt 0,7.
[c] Bei niedrigeren Konzentrationen wurden längere Halbwertszeiten von 6 Stunden gemessen.

LITERATUR: Morgan, T. Clinical pharmacokinetics and pharmacodynamics of carvedilol. *Clin. Pharmacokinet.*, **1994**, *26*:335-346.

Orale Bioverfügbarkeit (%)	Unveränderte renale Elimination (%)	Plasmaproteinbindung (%)	Clearance ($ml \cdot min^{-1} \cdot kg^{-1}$)	Verteilungsvolumen (Liter/kg)	Halbwertszeit (Stunden)	Effektive Konzentration	Toxische Konzentration
CEFACLOR (Kapitel 45)							
[a]	52 ± 17	25	6,1 ± 1,5[b] ↑ Päd ↓ Uräm	0,36[b] ↑ Päd	0,67 ± 0,33 ↑ Uräm ↔ Päd	siehe Kapitel 45	–

[a] Mindestens äquivalent zur unveränderten Ausscheidung im Urin.
[b] CL/F und $V_{Fläche}/F$.

LITERATUR: Sides, G.D., Franson, T.R., DeSante, K.A., and Black, H.R. A comprehensive review of the clinical pharmacology and pharmacokinetics of cefaclor. *Clin. Ther.*, **1988**, *11 Suppl. A*:5-19.

Orale Bioverfügbarkeit (%)	Unveränderte renale Elimination (%)	Plasmaproteinbindung (%)	Clearance ($ml \cdot min^{-1} \cdot kg^{-1}$)	Verteilungsvolumen (Liter/kg)	Halbwertszeit (Stunden)	Effektive Konzentration	Toxische Konzentration
CEFADROXIL (Kapitel 45)							
100	93 ± 4	20	2,9 ± 0,7 ↓ Uräm	0,24 ± 0,05 ↔ Uräm	1,2 ± 0,2 ↑ Uräm	siehe Kapitel 45	–

LITERATUR: Welling, P.G., Selen A., Pearson, J.G., Kwok, F., Rogge, M.C., Ifan, A., Marrero, D., Craig, W.A., and Johnson, C.A. A pharmacokinetic comparison of cephalexin and cefadroxil using HPLC assay procedures. *Biopharm. Drug Dispos.*, **1985**, *6*:147-157.

Orale Bioverfügbarkeit (%)	Unveränderte renale Elimination (%)	Plasmaproteinbindung (%)	Clearance ($ml \cdot min^{-1} \cdot kg^{-1}$)	Verteilungsvolumen (Liter/kg)	Halbwertszeit (Stunden)	Effektive Konzentration	Toxische Konzentration
CEFALEXIN (Kapitel 45)							
90 ± 9	91 ± 18	14 ± 3	4,3 ± 1,1[a] ↓ Uräm	0,26 ± 0,03[a] ↔ Uräm	0,90 ± 0,18 ↑ Uräm	siehe Kapitel 45	–

[a] Unter Annahme eines Körpergewichts von 70 kg.

LITERATUR: Spyker, D.A., Thomas, B.L., Sande, M.A., and Bolton, W.K. Pharmacokinetics of cefaclor and cephalexin: dosage nomograms for impaired renal function. *Antimicrob. Agents Chemother.*, **1978**, *14*:172-177.

ANHANG II ERSTELLUNG UND OPTIMIERUNG VON DOSIERUNGSSCHEMATA; PHARMAKOKINETISCHE DATEN AII-15

ORALE BIOVER-FÜGBARKEIT (%)	UNVERÄNDERTE RENALE ELIMINATION (%)	PLASMAPROTEIN-BINDUNG (%)	CLEARANCE ($ml \cdot min^{-1} \cdot kg^{-1}$)	VERTEILUNGS-VOLUMEN (Liter/kg)	HALBWERTSZEIT (STUNDEN)	EFFEKTIVE KONZENTRATION	TOXISCHE KONZENTRATION
CEFALOTHIN[a] (Kapitel 45)							
–	52	71 ± 3	6,7 ± 1,7[b] ↓ Uräm, KPBC ↔ Zirrh	0,26 ± 0,11[b] ↑ Päd ↔ Zirrh	0,57 ± 0,32 ↑ Uräm, KPBC ↔ Zirrh	siehe Kapitel 45	–

[a] In Deutschland nur durch Import erhältlich. Laut § 73,3 Arzneimittelgesetz kann jedes Medikament in geringen Mengen und auf ausdrückliche Verordnung importiert werden, wenn im Ausland eine Zulassung des betreffenden Präparats vorhanden ist (Anm. d. Hrsg).

[b] Unter Annahme eines Körpergewichts von 70 kg; Ein-Kompartiment-Modell.

LITERATUR: Bergan, T. Pharmacokinetic properties of the cephalosporins. *Drugs*, **1987**, *34 Suppl. 2*:89-104.

CEFAMANDOL (Kapitel 45)							
[a]	96 ± 3	74 ↔ Uräm[b]	2,8 ± 1 ↓ Uräm	0,16 ± 0,05 ↔ Uräm, KPBC	0,78 ± 0,10 ↑ Uräm, Neo, KPBC	siehe Kapitel 45	–

[a] Mindestens äquivalent zur unveränderten Ausscheidung im Urin.
[b] Es wird kein Unterschied zwischen Patienten mit normaler und eingeschränkter Nierenfunktion beschrieben, aber die gebundene Fraktion soll hier 32% betragen (Spanne 17-58%).

LITERATUR: Aziz, N.S., Gambertoglio, J.G., Lin, E.T., Grausz, H., and Benet, L.Z. Pharmacokinetics of cefamandole using a HPLC assay. *J. Pharmacokinet. Biopharm.*, **1978**, *6*:153-164.

CEFAPIRIN[a] (Kapitel 45)							
–	48 ± 7	62 ± 4	6,9 ± 2 ↓ Uräm	0,21 ± 0,06	0,72 ± 0,18 ↑ Uräm	siehe Kapitel 45	–

[a] In Deutschland nur durch Import erhältlich. Laut § 73,3 Arzneimittelgesetz kann jedes Medikament in geringen Mengen und auf ausdrückliche Verordnung importiert werden, wenn im Ausland eine Zulassung des betreffenden Präparats vorhanden ist (Anm. d. Hrsg.).

LITERATUR: Bergan, T. Comparative pharmacokinetics of cefazolin, cephalothin, cephacetril, and cephapirine after intavenous administration. *Chemotherapy*, **1977**, *23*:389-404.

CEFAZOLIN (Kapitel 45)							
>90	80 ± 16	89 ± 2 ↓ Uräm, KPBC, Neo, Päd, Zirrh	0,95 ± 0,17 ↓ Uräm, KPBC ↑ Grav. ↔ Neo, Adip, Päd, Zirrh	0,14 ± 0,04 ↑ Uräm, Neo ↔ Grav, Adip, Päd, Zirrh	1,8 ± 0,4 ↑ Uräm, Neo, KPBC ↓ Grav, Zirrh ↔ Adip, Päd	siehe Kapitel 45	–

LITERATUR: Scheld, W.M., Spyker, D.A., Donowitz, G.R., Bolton, W.K., and Sande, M.A. Moxalactam and cefazolin: comparative pharmacokinetics in normal subjects. *Antimicrob. Agents Chemother.*, **1981**, *19*:613-619.

CEFIXIM (Kapitel 45, 47)							
47 ± 15	41 ± 7	67 ± 1	1,3 ± 0,2 ↓ Uräm	0,30 ± 0,03	3 ± 0,4	siehe Kapitel 45	–

LITERATUR: Brodgen, R.N., and Campoli-Richards, D.M. Cefixime. A review of its antibacterial activity, pharmacokinetic properties and therapeutic potential. *Drugs*, **1989**, *38*:524-550.

Abkürzungen: Adip = Adipositas; Alb = Hypalbuminämie; Arthr = Arthritis; AUC = Fläche unter der Kurve (*area under the curve*); AVH = akute virale Hepatitis; COLD = chronisch obstruktive Lungenerkrankung; CP = Cor pulmonale; CRI = chronische respiratorische Insuffizienz; Crohn = Morbus Crohn; Cush = Cushing-Syndrom; Entz = Entzündung; Epilep = Epilepsie; Erw = Erwachsene; Ger = Geriatrische Patienten; Grav = Gravidität; Hep = Hepatitis; Herzinsuff = Herzinsuffizienz; HI = Herzinfarkt; HL = Hyperlipoproteinämie; Hyperth = Hyperthyreose; Hypoth = Hypothyreose; KHK = Koronare Herzkrankheit; KPBC = kardiopulmonale Bypass-Chirurgie; Neo = Neugeborene; Niko = Raucher; NS = Nephrotisches Syndrom; Päd = pädiatrische Patienten; Pneu = Pneumonie; Präm = prämatur; rA = rheumatoide Arthritis; Sprue = einheimische Sprue (Zoeliakie); Tach = Ventrikuläre Tachykardie; Ulkus = Ulkuspatienten; Uräm = Urämie; Verbr = Verbrennungspatienten; VoFli = Vorhofflimmern; Weibl = weiblich; ZF = Zystische Fibrose (Mukoviszidose); Zirrh = Leberzirrhose.

TABELLE A-II-1
PHARMAKOKINETISCHE DATEN *(Fortsetzung)*

ORALE BIOVER-FÜGBARKEIT (%)	UNVERÄNDERTE RENALE ELIMINATION (%)	PLASMAPROTEIN-BINDUNG (%)	CLEARANCE ($ml \cdot min^{-1} \cdot kg^{-1}$)	VERTEILUNGS-VOLUMEN (*Liter/kg*)	HALBWERTSZEIT (STUNDEN)	EFFEKTIVE KONZENTRATION	TOXISCHE KONZENTRATION
CEFMETAZOL[a] (Kapitel 45, 47)							
80 ± 20[b]	80 ± 13	70	1,45 ± 0,10 ↓ Uräm	0,18 ± 0,04	1,5 ± 0,3 ↑ Uräm ↔ Ger	siehe Kapitel 45	–
CEFONICID (Kapitel 45)							
–	88 ± 6 ↔ Päd	98	0,32 ± 0,06 ↓ Uräm ↑ Päd	0,11 ± 0,01 ↔ Uräm ↑ Päd	4,4 ± 0,8 ↑ Uräm ↔ Päd	siehe Kapitel 45	–
CEFOPERAZON (Kapitel 45)							
–	29 ± 4 ↑ Zirrh ↔ Päd	89–93[a]	1,2 ± 0,2 ↔ Zirrh, Uräm ↓ Hep	0,14 ± 0,03 ↑ Zirrh ↔ Uräm, Hep	2,2 ± 0,3 ↑ Zirrh, Hep, Ger ↔ Uräm	siehe Kapitel 45	–
CEFORANID[a] (Kapitel 45)							
–	84 ± 3	80–82	$CL = 0{,}26\, CL_{cr} + 0{,}07$	0,14 ± 0,04 ↔ Uräm	2,6 ± 0,5 ↑ Uräm	siehe Kapitel 45	–
CEFOTAXIM[a] (Kapitel 45)							
–	55 ± 10	36 ± 3 ↔ Zirrh[b]	3,7 ± 0,6 ↓ Uräm[c], Zirrh[b], Weibl ↔ Adip	0,23 ± 0,06 ↔ Uräm, Adip ↑ Zirrh[b]	1,1 ± 0,3 ↑ Uräm, Zirrh[b] ↔ Adip	siehe Kapitel 45	–

CEFMETAZOL:
[a] In Deutschland nur durch Import erhältlich. Laut § 73,3 Arzneimittelgesetz kann jedes Medikament in geringen Mengen und auf ausdrückliche Verordnung importiert werden, wenn im Ausland eine Zulassung des betreffenden Präparats vorhanden ist (Anm. d. Hrsg.).
[b] Intramuskulär.

LITERATUR: Ko, H., Cathcart, K.S., Griffith, D.L., Peters, G.R., and Adams, W.J. Pharmacokinetics of intravenously administered cefmetazole and cefoxitin and effects of probenecid on cefmetazole elimination. *Antimicrob. Agents Chemother.*, **1989**, *33*:356-361.

CEFONICID:
[a] In Deutschland nur durch Import erhältlich. Laut § 73,3 Arzneimittelgesetz kann jedes Medikament in geringen Mengen und auf ausdrückliche Verordnung importiert werden, wenn im Ausland eine Zulassung des betreffenden Präparats vorhanden ist (Anm. d. Hrsg.).

LITERATUR: Dudley, M.N., Quintiliani, R. and Nightingale, C.H. Review of cefonicid, a long-acting cephalosporin. *Clin. Pharm.*, **1984**, *3*:23-32.

CEFOPERAZON:
[a] Nichtlineare Bindung: Der Wert nimmt von 93% bei 25 µg/ml bis auf 89% bei 250 µg/ml ab.

LITERATUR: Lode, H., Kemmerich, B., Koeppe, P., Belmega, D., and Jendroschek, H. Comparative pharmacokinetics of cefoperazone and cefotaxime. *Clin. Therap.*, **1980**, *3*:80-88.

CEFORANID:
[a] In Deutschland nur durch Import erhältlich. Laut § 73,3 Arzneimittelgesetz kann jedes Medikament in geringen Mengen und auf ausdrückliche Verordnung importiert werden, wenn im Ausland eine Zulassung des betreffenden Präparats vorhanden (Anm. d. Hrsg.).

LITERATUR: Estey, E.H., Weaver, S.S., LeBlanc, B.M., Brown, N., Ho, D.H., and Bodey, G.P. Ceforanide kinetics. *Clin. Pharmacol. Ther.*, **1981**, *30*:396-403.

CEFOTAXIM:
[a] Der aktive Metabolit, Desacetyl-Cefotaxim, ist für 16 ± 4% der ausgeschiedenen Dosis verantwortlich; Halbwertszeit = 2,2 ± 0,3 Stunden.
[b] Patienten mit Leberzirrhose und Aszites.
[c] Die nichtrenale Clearance ist bei der terminalen Niereninsuffizienz ebenfalls vermindert.

LITERATUR: Rondondi, L.C., Flaherty, J.F., Schoenfeld, P., Barriere, S.L., and Gamberoglio, J.G. Influence of coadministration on the pharmacokinetics of mezlocillin and cefotaxime in healthy volunteers and in patients with renal failure. *Clin. Pharmacol. Ther.*, **1989**, *45*:527-534.

ANHANG II   ERSTELLUNG UND OPTIMIERUNG VON DOSIERUNGSSCHEMATA; PHARMAKOKINETISCHE DATEN   **AII-17**

Orale Bioverfügbarkeit (%)	Unveränderte renale Elimination (%)	Plasmaproteinbindung (%)	Clearance ($ml \cdot min^{-1} \cdot kg^{-1}$)	Verteilungsvolumen (Liter/kg)	Halbwertszeit (Stunden)	Effektive Konzentration	Toxische Konzentration
CEFOTETAN[a] (Kapitel 45, 47)							
–	67 ± 11	85 ± 4	$CL = 0{,}23\ CL_{cr} + 0{,}14$	0,14 ± 0,03 ↔ Uräm	3,6 ± 1 ↑ Uräm	siehe Kapitel 45	–

[a] In Deutschland nur durch Import erhältlich. Laut § 73,3 Arzneimittelgesetz kann jedes Medikament in geringen Mengen und auf ausdrückliche Verordnung importiert werden, wenn im Ausland eine Zulassung des betreffenden Präparats vorhanden ist (Anm. d. Hrsg.).

Literatur: Martin, C., Thomachot, L., and Albanese, J. Clinical pharmacokinetics of cefotetan. *Clin. Pharmacokinet.*, **1994**, *26*:248-258.

Orale Bioverfügbarkeit (%)	Unveränderte renale Elimination (%)	Plasmaproteinbindung (%)	Clearance ($ml \cdot min^{-1} \cdot kg^{-1}$)	Verteilungsvolumen (Liter/kg)	Halbwertszeit (Stunden)	Effektive Konzentration	Toxische Konzentration
CEFOXITIN (Kapitel 45)							
–	79 ± 5	73	$CL = 3{,}3\ CL_{cr} + 0{,}19$	0,25 ± 0,10 ↑ Neo ↔ Päd, Uräm	0,75 ± 0,09 ↑ Neo, Uräm ↓ Päd	siehe Kapitel 45	–

Literatur: Carver, P.L., Nightingale, C.H., and Quintiliani, R. Pharmacokinetics and pharmacodynamics of total and unbound cefoxitin and cefotetan in healthy volunteers. *J. Antimicrob. Chemother.*, **1989**, *23*:99-106.

Orale Bioverfügbarkeit (%)	Unveränderte renale Elimination (%)	Plasmaproteinbindung (%)	Clearance ($ml \cdot min^{-1} \cdot kg^{-1}$)	Verteilungsvolumen (Liter/kg)	Halbwertszeit (Stunden)	Effektive Konzentration	Toxische Konzentration
CEFPODOXIM[a] (Kapitel 45)							
52 ± 5[b]	81 ± 5	27 + 4	2,4 ± 0,1 ↔ Ger ↓ Uräm	0,46 ± 0,03	2,3 ± 0,3 ↑ Uräm ↔ Ger	siehe Kapitel 45	–

[a] Meistens als Cefpodoxim-Proxetil angewendet, dem Prodrug von Cefpodoxim.
[b] Cefpodoxim-Proxetil

Literatur: Chocas, E.C., Paap, C.M., and Godley, P.J. Cefpodoxime proxetil: a new, broad-spectrum, oral cephalosporin. *Ann. Pharmacother.*, **1993**, *27*:1369-1377.

Orale Bioverfügbarkeit (%)	Unveränderte renale Elimination (%)	Plasmaproteinbindung (%)	Clearance ($ml \cdot min^{-1} \cdot kg^{-1}$)	Verteilungsvolumen (Liter/kg)	Halbwertszeit (Stunden)	Effektive Konzentration	Toxische Konzentration
CEFPROZIL[a,b] (Kapitel 45)							
90 ± 10	73 ± 7	40 ± 4	3 ± 0,4 ↓ Uräm ↔ Ger, Hep	0,22 ± 0,02	1,5 ± 0,4 ↑ Uräm, Päd	siehe Kapitel 45	–

[a] In Deutschland nur durch Import erhältlich. Laut § 73,3 Arzneimittelgesetz kann jedes Medikament in geringen Mengen und auf ausdrückliche Verordnung importiert werden, wenn im Ausland eine Zulassung des betreffenden Präparats vorhanden ist (Anm. d. Hrsg.).

[b] Es existieren *cis/trans* Isomere. Das Verhältnis *cis/trans* beträgt 90/10.

Literatur: Wiseman, L.R., and Benfield, P. Cefprozil. A review of its antibacterial activity, pharmacokinetic properties, and therapeutic potential. *Drugs*, **1993**, *45*:295-317.

Orale Bioverfügbarkeit (%)	Unveränderte renale Elimination (%)	Plasmaproteinbindung (%)	Clearance ($ml \cdot min^{-1} \cdot kg^{-1}$)	Verteilungsvolumen (Liter/kg)	Halbwertszeit (Stunden)	Effektive Konzentration	Toxische Konzentration
CEFRADIN[a] (Kapitel 45)							
94 ± 12 ↔ Grav	86 ± 10[a]	14 ± 3	4,8 ± 0,6 ↓ Uräm, Ger ↑ Grav	0,46 ± 0,07[b] ↔ Grav., Ger	0,9 ± 0,3 ↑ Uräm, Ger ↓ Grav	siehe Kapitel 45	–

[a] In Deutschland nur durch Import erhältlich. Laut § 73,3 Arzneimittelgesetz kann jedes Medikament in geringen Mengen und auf ausdrückliche Verordnung importiert werden, wenn im Ausland eine Zulassung des betreffenden Präparats vorhanden ist (Anm. d. Hrsg).

[b] Orale Anwendung
[c] $V_{Fläche}$

Literatur: Schwinghammer, T.L., Norden, C.W., and Gill E. Pharmacokinetics of cephradine administration intravenously and orally to young and elderly subjects. *J. Clin. Pharmacol.*, **1990**, *30*:893-899.

Abkürzungen: Adip = Adipositas; Alb = Hypalbuminämie; Arthr = Arthritis; AUC = Fläche unter der Kurve (*area under the curve*); AVH = akute virale Hepatitis; COLD = chronisch obstruktive Lungenerkrankung; CP = Cor pulmonale; CRI = chronische respiratorische Insuffizienz; Crohn = Morbus Crohn; Cush = Cushing-Syndrom; Entz = Entzündung; Epilep = Epilepsie; Erw = Erwachsene; Ger = Geriatrische Patienten; Grav = Gravidität; Hep = Hepatitis; Herzinsuff = Herzinsuffizienz; HI = Herzinfarkt; HL = Hyperlipoproteinämie; Hyperth = Hyperthyreose; Hypoth = Hypothyreose; KHK = Koronare Herzkrankheit; KPBC = kardiopulmonale Bypass-Chirurgie; Neo = Neugeborene; Niko = Raucher; NS = Nephrotisches Syndrom; Päd = pädiatrische Patienten; Pneu = Pneumonie; Präm = prämatur; rA = rheumatoide Arthritis; Sprue = einheimische Sprue (Zoeliakie); Tach = Ventrikuläre Tachykardie; Ulkus = Ulkuspatienten; Uräm = Urämie; Verbr = Verbrennungspatienten; VoFli = Vorhofflimmern; Weibl = weiblich; ZF = Zystische Fibrose (Mukoviszidose); Zirrh = Leberzirrhose.

TABELLE A-II-1
PHARMAKOKINETISCHE DATEN *(Fortsetzung)*

ORALE BIOVER-FÜGBARKEIT (%)	UNVERÄNDERTE RENALE ELIMINATION (%)	PLASMAPROTEIN-BINDUNG (%)	CLEARANCE ($ml·min^{-1}·kg^{-1}$)	VERTEILUNGS-VOLUMEN (Liter/kg)	HALBWERTSZEIT (STUNDEN)	EFFEKTIVE KONZENTRATION	TOXISCHE KONZENTRATION
CEFTAZIDIM (Kapitel 45)							
–	84 ± 4 ↔ FC	21 ± 6	$CL = 1,05\ CL_{cr} + 0,12$ ↔ ZF, Verbr	0,23 ± 0,02 ↔ Uräm, ZF ↑ Ger, Verbr	1,6 ± 0,1 ↑ Uräm, Präm., Neo, Ger ↔ ZF	siehe Kapitel 45	–

LITERATUR: Balant, L., Dayer, P., and Auckenthaler, R. Clinical pharmacokinetics of third generation cephalosporins. *Clin. Pharmacokinet.*, **1985**, *10*:101-143.

CEFTIZOXIM (Kapitel 45)							
–	93 ± 8	28 ± 5[a]	$CL = 1,1\ CL_{cr} + 0,07$	0,36 ± 0,19 ↔ Uräm	1,8 ± 0,7 ↑ Uräm	siehe Kapitel 45	–

[a] Es wurden Werte zwischen 28% und 65% veröffentlicht.

LITERATUR: Barriere, S.L., and Flaherty, J.F. Third-generation cephalosporins: a critical evaluation. *Clin. Pharm.*, **1984**, *3*:351-373.

CEFTRIAXON (Kapitel 45)							
–	49 ± 13[a] ↑ Neo, Päd	90–95[b] ↓ Zirrh, Neo, Päd ↔ Ger	0,24 ± 0,06 ↓ Uräm, Neo[c], Ger[c] ↑ Zirrh, ZF ↔ KPBC	0,16 ± 0,03[d] ↑ Neo, Zirrh, ZF, KPBC ↔ Uräm, Ger	7,3 ± 1,6 ↑ Uräm[e], Ger Neo, KPBC ↔ Zirrh	siehe Kapitel 45	–

[a] Der Rest wird biliär ausgeschieden.
[b] Sättigbare Bindung (5% freie Substanz bei Plasmakonzentrationen von 70 µg/ml; >40% freie Substanz bei Plasmakonzentrationen von 600 µg/ml).
[c] Clearance der freien Substanz.
[d] $V_{Fläche}$.
[e] Normalerweise klein, kann aber bei terminaler Niereninsuffizienz bis auf 50 Stunden ansteigen.

LITERATUR: Yuk, J.H., Nightingale, C.H., and Quintiliani, R. Clinical pharmacokinetics of ceftriaxone. *Clin. Pharmacokinet.*, **1989**, *17*:223-235.

CEFUROXIM (Kapitel 45)							
68[a]	96 ± 10	33 ± 6	$CL = 0,94\ CL_{cr} + 0,28$	0,20 ± 0,04 ↔ Uräm, Ger	1,7 ± 0,6 ↑ Uräm ↔ Päd	siehe Kapitel 45	–

[a] Cefuroxim-Axetil, Prodrug von Cefuroxim.

LITERATUR: Emmerson, A.M. Cefuroxime axetil. *J. Antimicrob. Chemother.*, **1988**, *22*:101-104.

CHINIDIN[a] (Kapitel 35)							
Sulfat: 80 ± 15 Glukonat: 71 ± 17	18 ± 5 ↔ Herzinsuff	87 ± 3 ↓ Zirrh, Hep, Neo, Grav ↔ Uräm, CRI, HL, Ger	4,7 ± 1,8[b] ↓ Herzinsuff, Ger ↔ Zirrh, Niko	2,7 ± 1,2 ↓ Herzinsuff ↑ Zirrh ↔ Ger	6,2 ± 1,8 ↑ Ger, Zirrh ↔ Herzinsuff, Uräm	2-6 µg/ml[c]	6, 9, 14 µg/ml[d]

[a] Aktiver Metabolit: 3-Hydroxychinidin (Halbwertszeit = 12 ± 3 Stunden, Plasmaproteinbindung = 60 ± 10%).
[b] CAP3A4-Substrat.
[c] Spezifische Bestimmungsmethoden für Chinidin zeigen >75%ige Reduktion von prämaturen ventrikulären Schlägen bei Konzentrationen von 0,7 - 5,9 µg/ml, aktive Metaboliten wurden allerdings nicht bestimmt. Ältere, weniger spezifische Methoden weisen auf eine Konzentration von 2 - 7 µg/ml für aktive und inaktive Metaboliten hin.
[d] Unspezifischer Assay; Konzentrationen, bei denen es bei 10, 30 bzw. 50% der Patienten zu toxischen Effekten kommt.

LITERATUR: Verme, C.N., Ludden, T.M., Clementi, W.A., and Harris, S.C. Pharmacokinetics of quinidine in male patients: A population analysis. *Clin. Pharmacokinet.*, **1992**, *22*:468-480.

ANHANG II ERSTELLUNG UND OPTIMIERUNG VON DOSIERUNGSSCHEMATA; PHARMAKOKINETISCHE DATEN **AII-19**

ORALE BIOVER-FÜGBARKEIT (%)	UNVERÄNDERTE RENALE ELIMINATION (%)	PLASMAPROTEIN-BINDUNG (%)	CLEARANCE ($ml·min^{-1}·kg^{-1}$)	VERTEILUNGS-VOLUMEN (Liter/kg)	HALBWERTSZEIT (STUNDEN)	EFFEKTIVE KONZENTRATION	TOXISCHE KONZENTRATION
CHININ (Kapitel 40)							
76 ± 11	12	93 ± 3[a] ↓ Neo ↔ Grav	1,9 ± 0,5 ↔ Grav.[b], Päd, Uräm[b] ↑ Niko	1,8 ± 0,4 ↓ Grav.[b], Päd, ↔ Uräm[b]	11 ± 2 ↓ Grav.[b], Päd, Niko ↔ Uräm[b] ↑ Hep	>0,2 µg/ml[c]	>2 µg/ml[d] 5 µg/ml[e]

[a] Korreliert mit den Serumspiegeln von α_1-saurem-Glykoprotein. Die Bindung steigt bei schwerem Verlauf der Malaria an.
[b] Malaria-Patienten.
[c] Ziel-Konzentration für die ungebundene Substanz bei *Plasmodium-falciparum*-Infektion.
[d] Schwellenwert der Konzentration der ungebundenen Substanz für das Auftreten von Ototoxizität.
[e] Schwellenwert der Gesamtkonzentration für das Auftreten von Tinnitus und Hörverlust.

LITERATUR: Edwards, G., Winstanley, P.A., and Ward, S.A. Clinical pharmacokinetics in the treatment of tropical diseases. Some application and limitations. *Clin. Pharmacokinet.*, **1994**, *27*:150-165.

ORALE BIOVER-FÜGBARKEIT (%)	UNVERÄNDERTE RENALE ELIMINATION (%)	PLASMAPROTEIN-BINDUNG (%)	CLEARANCE ($ml·min^{-1}·kg^{-1}$)	VERTEILUNGS-VOLUMEN (Liter/kg)	HALBWERTSZEIT (STUNDEN)	EFFEKTIVE KONZENTRATION	TOXISCHE KONZENTRATION
CHLORAMBUCIL[a] (Kapitel 51)							
87 ± 20	<1[b]	99	2,6 ± 0,9[c]	0,29 ± 0,21[c,d]	1,3 ± 0,9	–	–

[a] Der aktive Metabolit ist Phenylessigsäure-Lost. Die AUC (nach Gabe von Chlorambucil) ist 25% größer als die der Ausgangssubstanz. Halbwertszeit = 2,0 ± 1,1 Stunden.
[b] Für die Substanz und den aktiven Metaboliten.
[c] Unter Annahme eines Körpergewichts von 70 kg.
[d] $V_{Fläche}$.

LITERATUR: Oppitz, M.M., Musch, E., Malek, M., Rüb, H.P., von Unruh, G.E., Loos, U., and Muhlenbruch, B. Studies on the pharmacokinetics of chlorambucil and prednimustine in patients using a new high-performance liquid chromatographic assay. *Cancer Chemother. Pharmacol.*, **1989**, *23*:208-212.

ORALE BIOVER-FÜGBARKEIT (%)	UNVERÄNDERTE RENALE ELIMINATION (%)	PLASMAPROTEIN-BINDUNG (%)	CLEARANCE ($ml·min^{-1}·kg^{-1}$)	VERTEILUNGS-VOLUMEN (Liter/kg)	HALBWERTSZEIT (STUNDEN)	EFFEKTIVE KONZENTRATION	TOXISCHE KONZENTRATION
CHLORAMPHENICOL (Kapitel 47)							
75-90 69 ± 13[a]	25 ± 15[a]	53 ± 5 ↓ Zirrh, Präm, Neo ↔ Uräm	2,4 ± 0,2 ↓ Zirrh, Präm, Neo ↔ Uräm	0,94 ± 0,06 ↔ Zirrh	4 ± 2[b] ↑ Zirrh, Präm, Neo ↔ Uräm	siehe Kapitel 47	siehe Kapitel 47

[a] Nach intravenöser Gabe des Succinat-Esters: 27 ± 11% als Ester ausgeschieden.
[b] Wegen der beträchtlichen Elimination als Succinat-Ester wurden früher kürzere Halbwertszeiten angegeben. Der hier angegebene Wert bezieht sich nur auf die Ausgangssubstanz (Chloramphenicol).

LITERATUR: Ambrose, P.J. Clinical pharmacokinetics of chloramphenicol and chloramphenicol succinate. *Clin. Pharmacokinet.*, **1984**, *9*:222-238.

ORALE BIOVER-FÜGBARKEIT (%)	UNVERÄNDERTE RENALE ELIMINATION (%)	PLASMAPROTEIN-BINDUNG (%)	CLEARANCE ($ml·min^{-1}·kg^{-1}$)	VERTEILUNGS-VOLUMEN (Liter/kg)	HALBWERTSZEIT (STUNDEN)	EFFEKTIVE KONZENTRATION	TOXISCHE KONZENTRATION
CHLORDIAZEPOXID[a] (Kapitel 17, 18)							
100	<1	96,5 ± 1,8 ↓ AVH, Zirrh ↔ Ger	0,54 ± 0,49 ↓ Ger, AVH, Zirrh ↑ Weibl ↔ Niko	0,30 ± 0,03 ↑ Ger, Weibl, AVH[b], Zirrh[b]	10 ± 3,4 ↑ Ger, AVH, Zirrh	>0,7 µg/ml[c]	–

[a] Aktive Metaboliten: Desmethyl-Chlordiazepoxid, Demoxepan, Desmethyldiazepam und Oxazepam.
[b] Wegen abnehmender Plasmaproteinbindung; V_{ss} der freien Substanz bleibt unverändert. Andere Daten liefern keinen Hinweis auf eine Veränderung von $V_{Fläche}$ bei Leberzirrhose.
[c] Abnahme der Ängstlichkeit und Feindseligkeit; die Abnahme der Ängstlichkeit korreliert mit der Steady-state-Konzentration der Metaboliten (Desmethyl-Chlordiazepoxid und Demoxepam), nicht aber mit der von Chlordiazepoxid.

LITERATUR: Greenblatt, D.J., Shader, R.I., MacLeod, S.M., and Sellers, E.M. Clinical pharmacokinetics of chlordiazepoxide. *Clin. Pharmacokinet.*, **1978**, *3*:381-394.

Abkürzungen: Adip = Adipositas; Alb = Hypalbuminämie; Arthr = Arthritis; AUC = Fläche unter der Kurve (*area under the curve*); AVH = akute virale Hepatitis; COLD = chronisch obstruktive Lungenerkrankung; CP = Cor pulmonale; CRI = chronische respiratorische Insuffizienz; Crohn = Morbus Crohn; Cush = Cushing-Syndrom; Entz = Entzündung; Epilep = Epilepsie; Erw = Erwachsene; Ger = Geriatrische Patienten; Grav = Gravidität; Hep = Hepatitis; Herzinsuff = Herzinsuffizienz; HI = Herzinfarkt; HL = Hyperlipoproteinämie; Hyperth = Hyperthyreose; Hypoth = Hypothyreose; KHK = Koronare Herzkrankheit; KPBC = kardiopulmonale Bypass-Chirurgie; Neo = Neugeborene; Niko = Raucher; NS = Nephrotisches Syndrom; Päd = pädiatrische Patienten; Pneu = Pneumonie; Präm = prämatur; rA = rheumatoide Arthritis; Sprue = einheimische Sprue (Zoeliakie); Tach = Ventrikuläre Tachykardie; Ulkus = Ulkuspatienten; Uräm = Urämie; Verbr = Verbrennungspatienten; VoFli = Vorhofflimmern; Weibl = weiblich; ZF = Zystische Fibrose (Mukoviszidose); Zirrh = Leberzirrhose.

TABELLE A-II-1
PHARMAKOKINETISCHE DATEN *(Fortsetzung)*

ORALE BIOVER-FÜGBARKEIT (%)	UNVERÄNDERTE RENALE ELIMINATION (%)	PLASMAPROTEIN-BINDUNG (%)	CLEARANCE ($ml·min^{-1}·kg^{-1}$)	VERTEILUNGS-VOLUMEN (Liter/kg)	HALBWERTSZEIT (STUNDEN)	EFFEKTIVE KONZENTRATION	TOXISCHE KONZENTRATION
CHLOROQUIN[a] (Kapitel 40, 41)							
89 ± 16	61-4	61 ± 9 ↔ rA	1,8 ± 0,4[b]	115 ± 61[b]	41 ± 14 Tage[b,c]	15 ng/ml[d] 30 ng/ml[e]	0,25 µg/ml[f]

[a] Der aktive Metabolit, Desethyl-Chloroquin, ist für 20 ± 3% der Ausscheidung im Urin verantwortlich; Halbwertszeit = 15 ± 6 Tage.
[b] CL/F, V_{ss}/F und Halbwertszeit gelten für Messung im Blut; Das Verhältnis der Konzentrationen von Blut zu Plasma beträgt 9.
[c] Früher wurden kürzere Halbwertszeiten angegeben, weil das Sammeln von Proben nach einem Monat eingestellt wurde.
[d] Plasmodium vivax
[e] Plasmodium falciparum
[f] Diplopie, Schwindel

LITERATUR: White, N.J. Clinical pharmacokinetics of antimalarial drugs. *Clin. Pharmacokinet.*, **1985**, *10*:187-215.

CHLOROTIAZID (Kapitel 29)							
Dosis-abhängig[a]	92 ± 5	94,6 ± 1,3[b]	4,5 ± 1,7 ↓ Uräm	0,20 ± 0,08	1,5 ± 0,2[c] ↑ Uräm, Herzinsuff[d]	–	–

[a] Spanne von 56% bei einer 50 mg-Dosis bis 9% bei einer 1 g-Dosis.
[b] Verhältnis der Konzentrationen von Blut zu Plasma von 1,5 ± 0,8.
[c] Durch neuere sensitivere Bestimmungsverfahren findet man terminale Halbwertszeiten von 15 - 27 Stunden. Diese längere Halbwertszeit repräsentiert nur einen kleinen Bruchteil der Gesamt-Clearance und ist irrelevant zur Vorhersage der Akkumulation bei mehrfacher Dosierung.
[d] Könnte Ausdruck der verminderten Nierenfunktion älterer Patienten sein und nicht mit der Herzinsuff. in Verbindung stehen.

LITERATUR: Osman, M.A., Patel, R.B., Irwin, D.S., Craig, W.A., and Welling, P.G. Bioavailability of chlorothiazide from 50, 100, and 250 mg solution doses. *Biopharm. Drug Dispos.*, **1982**, *3*:89-94.

CHLORPHENAMIN[a,b] (Kapitel 25)							
41 ± 16	0,3–26[b]	70 ± 3	1,7 ± 0,1 ↑ Päd	3,2 ± 0,3 ↔ Päd	20 ± 5 ↓ Päd	–	–

[a] In Deutschland nur in Kombinationspräparaten erhältlich (Anm. d. Hrsg)
[b] Als Racemat angewendet. Die Parameter gelten für die Mischung. Die Aktivität ist zum Großteil durch das *S*-(+)-Enantiomer gegeben, das eine um 60% längere Halbwertszeit hat als das *R*-(-)-Enantiomer.
[c] Die renale Elimination nimmt mit höherem Ausscheidungsvolumen und niedrigerem Urin-pH zu.

LITERATUR: Rumore, M.M. Clinical pharmacokinetics of chlorpheniramine. *Drug Intell. Clin. Pharm.*, **1984**, *18*:701-707.

CHLORPROMAZIN[a] (Kapitel 18, 38)							
32 ± 19[b]	<1	95-98 ↔ Uräm	8,6 ± 2,9[c] ↓ Päd[d] ↔ Zirrh	21 ± 9[c]	30 ± 7	30–350 ng/ml[e] Kinder: 40–80 ng/ml	750-1000 ng/ml[f]

[a] Der aktive Metabolit ist 7-Hydroxy-Chlorpromazin (Halbwertszeit =25 ± 15 Stunden), eventuell auch Chlorpromazin-N-Oxid (Halbwertszeit =6,7 ± 1,4 Stunden). Sie liefern AUC, die derjenigen für die Ausgangssubstanz vergleichbar sind (nach einmaliger Gabe).
[b] Nach einmaliger Gabe. Die Bioverfügbarkeit kann bei wiederholter Anwendung auf 20% absinken.
[c] $CL/F_{intramuskulär}$ und $V_{Fläche, intramuskulär}$.
[d] CL/F_{oral}; es kann eine Induktion des Metabolismus mit dosisabhängiger Kinetik erfolgen.
[e] Die Werte sind umstritten, da es zahlreiche aktive und inaktive Metaboliten gibt.
[f] Neurotoxizität (Tremor und Krampfanfälle).

LITERATUR: Dahl, S.G., and Strandjord, R.E. Pharmacokinetics of chlorpromazine after single and chronic dosage. *Clin. Pharmacol. Ther.*, **1977**, *21*:437-448.

CHLORPROPAMID[a] (Kapitel 60)							
>90[a]	20 ± 18[b]	96 ± 0,6	0,030 ± 0,005[c,d]	0,097 ± 0,011[c]	33 ± 6[e]	–	–

[a] In Deutschland nur durch Import erhältlich. Laut § 73,3 Arzneimittelgesetz kann jedes Medikament in geringen Mengen und auf ausdrückliche Verordnung importiert werden, wenn im Ausland eine Zulassung des betreffenden Präparats vorhanden ist (Anm. d. Hrsg.).
[b] Vorhersagewert.
[c] Abhängig vom Urin-pH. Saurer Urin: 1,4 ± 0,5%. Basischer Urin: 85 ± 11%.
[d] CL/F und $V_{Fläche}$/F.
[e] Saurer Urin: 0,018 ± 0,006 $ml·min^{-1}·kg^{-1}$, basischer Urin: 0,086 ± 0,013 $ml·min^{-1}·kg^{-1}$.
[f] Saurer Urin: 69 ± 26 Stunden, basischer Urin: 13 ± 3 Stunden.

LITERATUR: Balant, L. Clinical pharmacokinetics of sulphonylurea hypoglycaemic drugs. *Clin. Pharmacokinet.*, **1981**, *6*:215-241.

Orale Bioverfügbarkeit (%)	Unveränderte renale Elimination (%)	Plasmaprotein-bindung (%)	Clearance (ml·min⁻¹·kg⁻¹)	Verteilungs-volumen (Liter/kg)	Halbwertszeit (Stunden)	Effektive Konzentration	Toxische Konzentration

CHLORTALIDON (Kapitel 29)

| 64 ± 10 | 65 ± 9[a] | 75 ± 1[b] | 0,04 ± 0,01 ↓ Ger | 0,10 ± 0,04 | 47 ± 22[c] ↑ Ger | – | – |

[a] Der Wert gilt für 50 mg- und 100 mg-Dosen; die renale Clearance ist bei einer oralen Dosis von 200 mg erniedrigt, gleichzeitig sinkt der Anteil der unverändert im Urin ausgeschiedenen Substanz.
[b] Verhältnis der Konzentrationen von Blut zu Plasma = 72,5.
[c] Chlortalidon reichert sich in Erythrozyten an, daher findet sich eine längere Halbwertszeit, wenn Vollblut statt Plasma untersucht wird.

LITERATUR: Williams, R.L., Blume, C.D., Lin, E.T., Holford, N.H.G., and Benet, L.Z. Relative bioavailability of chlorthalidone in humans: adverse influence of poliethylene glycol. *J. Pharm. Sci.*, **1982**, *71*:533-535.

CICLOSPORIN (Kapitel 52)

| 27 ± 9[a,b] | <1 | 93 ± 2 | 5,3 ± 1,5[b,c] ↓ Hep, Zirrh, Ger ↔ Uräm ↑ Päd | 1,3 ± 0,3[b] ↓ Ger ↑ Päd | 5,6 ± 2[b] ↓ Päd ↔ Ger | siehe Kapitel 52 | siehe Kapitel 52 |

[a] Eine neuere Mikroemulsion zur oralen Verabreichung zeigt weniger Variabilität und eine verbesserte Bioverfügbarkeit (ca. 20-30% höher) bei transplantierten Patienten.
[b] Die Messungen im Blut erfolgen mit einer speziellen Bestimmungsmethode.
[c] CYP3A-Substrat.

LITERATUR: Fahr, A. Cyclosporin clinical pharmacokinetics. *Clin. Pharmacokinet.*, **1993**, *24*:472-495.

CIMETIDIN (Kapitel 37)

| 84 ± 13[a] | 62 ± 20[a] ↔ Zirrh, ZF | 19[a,b] | 8,3 ± 2 ↓ Uräm, Ger ↔ Ulkus, Zirrh ↑ Verbr, ZF | 1 ± 0,2 ↔ Uräm, Zirrh, Ulkus, Verbr ↑ ZF | 2 ± 0,3 ↑ Uräm ↔ Ulkus, Zirrh, ZF ↓ Verbr | 0,5-0,9 µg/ml[c] | – |

[a] Bei Patienten mit peptischen Ulzera.
[b] Verhältnis der Konzentrationen von Blut zu Plasma = 0,97.
[c] Konzentration ausreichend um bei Patienten mit peptischen Ulzera >80% der basalen Säuresekretion und >50% der durch Nahrung oder Gastrin ausgelösten Säuresekretion zu unterdrücken und den pH-Wert im Magen bei 4 zu stabilisieren.

LITERATUR: Schentag, J.J., Cerra, F.B., Calleri, G.M., Leising, M.E., French, M.A., and Bernhard, H. Age, disease, and cimetidine disposition in haelthy subjects and chronically ill patients. *Clin. Pharm. Ther.*, **1981**, *29*:737-743.

CINOXACIN (Kapitel 44)

| [a] | 60–85[a] | 63 | 2,5 | 0,33[b] | 2,1 | siehe Kapitel 44 | – |

[a] Die Bioverfügbarkeit ist nach oraler Gabe mindest gleich hoch wie der Anteil der unverändert im Urin ausgeschiedenen Substanz.
[b] $V_{Fläche}$.

LITERATUR: Sisca, T.S., Heel, R.C., and Romanckiewicz, J.A. Cinoxacin: a review of its pharmacological properties and therapeutic efficacy in the treatment of urinary tract infections. *Drugs*, **1983**, *25*:544-569.

CIPROFLOXACIN (Kapitel 44)

| 60 ± 12 | 65 ± 12 | 40 | 6 ± 1,2 ↓ Uräm, Ger ↑ ZF | 1,8 ± 0,4 ↓ Ger ↔ ZF | 4,1 ± 0,9 ↑ Uräm ↔ Ger ↓ ZF | siehe Kapitel 44 | – |

LITERATUR: Sörgel, F., Jaehde, U., Naber, K., and Stephan, U. Pharmacokinetic disposition of quinolones in human body fluids and tissues. *Clin. Pharmacokinet.*, **1989**, *16 Suppl. 1*:5-24.

Abkürzungen: Adip = Adipositas; Alb = Hypalbuminämie; Arthr = Arthritis; AUC = Fläche unter der Kurve (*area under the curve*); AVH = akute virale Hepatitis; COLD = chronisch obstruktive Lungenerkrankung; CP = Cor pulmonale; CRI = chronische respiratorische Insuffizienz; Crohn = Morbus Crohn; Cush = Cushing-Syndrom; Entz = Entzündung; Epilep = Epilepsie; Erw = Erwachsene; Ger = Geriatrische Patienten; Grav = Gravidität; Hep = Hepatitis; Herzinsuff = Herzinsuffizienz; HI = Herzinfarkt; HL = Hyperlipoproteinämie; Hyperth = Hyperthyreose; Hypoth = Hypothyreose; KHK = Koronare Herzkrankheit; KPBC = kardiopulmonale Bypass-Chirurgie; Neo = Neugeborene; Niko = Raucher; NS = Nephrotisches Syndrom; Päd = pädiatrische Patienten; Pneu = Pneumonie; Präm = prämatur; rA = rheumatoide Arthritis; Sprue = einheimische Sprue (Zoeliakie); Tach = Ventrikuläre Tachykardie; Ulkus = Ulkuspatienten; Uräm = Urämie; Verbr = Verbrennungspatienten; VoFli = Vorhofflimmern; Weibl = weiblich; ZF = Zystische Fibrose (Mukoviszidose); Zirrh = Leberzirrhose.

TABELLE A-II-1
PHARMAKOKINETISCHE DATEN (Fortsetzung)

Orale Bioverfügbarkeit (%)	Unveränderte renale Elimination (%)	Plasmaproteinbindung (%)	Clearance ($ml \cdot min^{-1} \cdot kg^{-1}$)	Verteilungsvolumen (Liter/kg)	Halbwertszeit (Stunden)	Effektive Konzentration	Toxische Konzentration
CISPLATIN[a] (Kapitel 51)							
–	2,3 ± 9	–	6,3 ± 1,2	0,28 ± 0,07	0,53 ± 0,10	–	–

[a] In älteren Studien wurde Platin anstelle der Ausgangssubstanz gemessen: Die hier angegebenen Werte gelten für Cisplatin bei sieben Patientinnen mit Ovarialkarzinom: Mittelwert für CL_{cr} =66 ±27 ml/min.

LITERATUR: Reece, P.A., Stafford, I., and Freeman, S. Disposition of unchanged cisplatin in patients with ovarian cancer. *Clin. Pharmacol. Ther.*, **1987**, *42*:320-325.

Orale Bioverfügbarkeit (%)	Unveränderte renale Elimination (%)	Plasmaproteinbindung (%)	Clearance ($ml \cdot min^{-1} \cdot kg^{-1}$)	Verteilungsvolumen (Liter/kg)	Halbwertszeit (Stunden)	Effektive Konzentration	Toxische Konzentration
CLARITHROMYCIN[a] (Kapitel 37, 47)							
55 ± 8[b]	36 ± 7[b] ↔ Ger	42–50[c]	7,3 ± 1,9[b] ↓ Ger, Uräm, ↔ Zirrh[d]	2,6 ± 0,5 ↔ Ger ↑ Zirrh	3,3 ± 0,5[b] ↑ Ger Uräm, Zirrh	siehe Kapitel 47	–

[a] Aktiver 14(R)-Hydroxy-Metabolit. Die Steady-state-Konzentration beträgt ungefähr 1/3 des Wertes der Ausgangssubstanz.
[b] Bei einer 250 mg-Dosis. Bei höheren Dosen kommt es zur Sättigung der metabolischen Clearance und zum Anstieg des Anteils der im Urin ausgeschiedenen Substanz, außerdem zum Anstieg der Halbwertszeit und zum Abfallen von CL.
[c] Verhältnis der Konzentrationen von Blut zu Plasma =0,64.
[d] Trotzdem verminderte Konzentration des aktiven Metaboliten.

LITERATUR: Fraschini, F., Scaglione, F., and Demartini, G. Clarithromycin clinical pharmacokinetics. *Clin. Pharmacokinet.*, **1993**, *25*:189-204.

Orale Bioverfügbarkeit (%)	Unveränderte renale Elimination (%)	Plasmaproteinbindung (%)	Clearance ($ml \cdot min^{-1} \cdot kg^{-1}$)	Verteilungsvolumen (Liter/kg)	Halbwertszeit (Stunden)	Effektive Konzentration	Toxische Konzentration
CLAVULANSÄURE[a] (Kapitel 37, 47)							
75 ± 21	43 ± 14	22	3,6 ± 1[b] ↓ Uräm ↔ Päd	0,21 ± 0,05[b] ↔ Uräm, Päd	0,9 ± 0,1 ↑ Neo, Uräm ↔ Päd	–	–

[a] Die pharmakokinetischen Parameter verändern sich nicht wesentlich in Anwesenheit von Amoxicillin oder Ticarcillin.
[b] Unter Annahme eines Körpergewichts von 70 kg.

LITERATUR: Watson, I.D., Stewart, M.J., and Platt, D.J. Clinical pharmacokinetics of enzyme inhibitors in antimicrobial chemotherapy. *Clin. Pharmacokinet.*, **1988**, *15*:133-164.

Orale Bioverfügbarkeit (%)	Unveränderte renale Elimination (%)	Plasmaproteinbindung (%)	Clearance ($ml \cdot min^{-1} \cdot kg^{-1}$)	Verteilungsvolumen (Liter/kg)	Halbwertszeit (Stunden)	Effektive Konzentration	Toxische Konzentration
CLEMASTIN (Kapitel 25)							
37 ± 12	<2	–	8,3 ± 1,6[a]	13 ± 5[a]	22 ± 13	–	–

[a] Unter Annahme eines Körpergewichts von 70 kg.

LITERATUR: Paton, D.M., and Webster, D.R. Clinical pharmacokinetics of H_1-receptor antagonists (the antihistamines). *Clin. Pharmacokinet.*, **1985**, *10*:477-497.

Orale Bioverfügbarkeit (%)	Unveränderte renale Elimination (%)	Plasmaproteinbindung (%)	Clearance ($ml \cdot min^{-1} \cdot kg^{-1}$)	Verteilungsvolumen (Liter/kg)	Halbwertszeit (Stunden)	Effektive Konzentration	Toxische Konzentration
CLINDAMYCIN (Kapitel 47)							
~87[a] topisch: 2	13	93,6 ± 0,2	4,7 ± 1,3 ↔ Päd	1,1 ± 0,3[b] ↔ Uräm, Päd	2,9 ± 0,7 ↔ Päd, Uräm, Grav ↑ Präm	siehe Kapitel 47	–

[a] Clindamycin-Hydrochlorid
[b] $V_{Fläche}$

LITERATUR: Plaisance, K.I., Drusano, G.L., Forrest, A., Townsend, R.J., and Standiford, H.C. Pharmacokinetic evaluation of two dosage regimens of clyndamycin phosphate. *Antimicrob. Agents Chemother.*, **1989**, *33*:618-620.

Orale Bioverfügbarkeit (%)	Unveränderte renale Elimination (%)	Plasmaproteinbindung (%)	Clearance ($ml \cdot min^{-1} \cdot kg^{-1}$)	Verteilungsvolumen (Liter/kg)	Halbwertszeit (Stunden)	Effektive Konzentration	Toxische Konzentration
CLOFIBRAT[a] (Kapitel 36)							
95 ± 10	5,7 ± 2,1[b]	96,5 ± 0,3[c] ↓ NS, Zirrh, Uräm ↔ AVH	0,12 ± 0,01[b] ↑ NS ↓ Uräm ↔ AVH, Zirrh	0,11 ± 0,02[b] ↑ Zirrh, Uräm	13 ± 3 ↑ Uräm[d]	–	–

[a] Clofibrat ist der Ethylester von p-Chlorophenoxyisobutylsäure (CPIB). Alle Werte gelten für CPIB, da Clofibrat nach der Absorption der schnellen Modifikation durch Esterasen unterliegt.
[b] Bei oraler Anwendung: CL/F und $V_{Fläche}/F$.
[c] Die Plasmaeiweißbindung kann bei hohen Konzentrationen von CPIB (>200 µg/ml) abnehmen.
[d] Wegen der Akkumulation des glukuronidierten Metaboliten, der zur Ausgangssubstanz zurück hydrolisiert wird.

LITERATUR: Gugler, R., Kurten, J.W., Jensen, C.J., Klehr, U., and Hartlapp, J. Clofibrate disposition in renal failure and acute and chronic liver disease. *Eur. J. Clin. Pharmacol.*, **1979**, *15*:341-347.

ANHANG II ERSTELLUNG UND OPTIMIERUNG VON DOSIERUNGSSCHEMATA; PHARMAKOKINETISCHE DATEN

Orale Bioverfügbarkeit (%)	Unveränderte renale Elimination (%)	Plasmaproteinbindung (%)	Clearance (ml·min⁻¹·kg⁻¹)	Verteilungsvolumen (Liter/kg)	Halbwertszeit (Stunden)	Effektive Konzentration	Toxische Konzentration

CLONAZEPAM (Kapitel 17, 20)

Orale Bioverf.	Unv. renale Elim.	Plasmaprot.bind.	Clearance	Verteilungsvol.	Halbwertszeit	Eff. Konz.	Tox. Konz.
98 ± 31	<1	86 ± 0,5 ↓ Neo	1,55 ± 0,28[a,b]	3,2 ± 1,1	23 ± 5	5–70 ng/ml[c]	[d]

[a] CL/F: Der Wert war in den meisten Studien konsistent, liegt aber höher als der Wert für die Clearance, der in einer einzigen Studie nach intravenöser Gabe ermittelt wurde.
[b] CYP3A-Substrat
[c] Bei den meisten Patienten incl. Kindern, deren Krampfanfälle durch Clonazepam beherrscht werden, finden sich Plasmaspiegel in diesem Bereich. Allerdings zeigen Patienten, bei denen keine Wirkung eintritt und solche mit unerwünschten Wirkungen ähnliche Werte.
[d] Das Auftreten von unerwünschten Wirkungen ist offensichtlich nicht mit der Konzentration von Clonazepam und seinem 7-Amino-Metaboliten korreliert.

LITERATUR: Berlin, A., and Dahlstrom, H. Pharmacokinetics of the anticonvulsivant drug clonazepam evaluated from single oral and intravenous doses and by repeated oral administration. Eur. J. Clin. Pharmacol., 1975, 9:155-159.

CLONIDIN (Kapitel 10, 33)

Orale Bioverf.	Unv. renale Elim.	Plasmaprot.bind.	Clearance	Verteilungsvol.	Halbwertszeit	Eff. Konz.	Tox. Konz.
95	62 ± 11	20	3,1 ± 1,2 ↓ Uräm	2,1 ± 0,4	12 ± 7 ↑ Uräm	0,2–2 ng/ml[a]	1 ng/ml[b]

[a] Reduktion des Blutdrucks
[b] Sedation, Mundtrockenheit

LITERATUR: Lowenthal, D.T., Matzek, K.M., and MacGregor, T.R. Clinical pharmacokinetics of clonidine. Clin. Pharmacokinet., 1988, 14:287-310.

CLORAZEPAT[a] (Kapitel 17, 18, 20)

Orale Bioverf.	Unv. renale Elim.	Plasmaprot.bind.	Clearance	Verteilungsvol.	Halbwertszeit	Eff. Konz.	Tox. Konz.
–	<1	–	1,8 ± 0,2[b] ↑ Grav	0,33 ± 0,17[b] ↔ Grav	2 ± 0,9 ↓ Grav	–	–

[a] Clorazepat ist im wesentlichen Prodrug von Desmethyldiazepam; siehe auch unter dieser Substanz. Die hier angegebenen Werte gelten für Clorazepat.
[b] CL/F und $V_{Fläche}/F$.

LITERATUR: Rey, E., d'Athis, P., Giraux, P., de Lauture, D., Turquais, J.M., Chavinie, J., and Olive, G. Pharmacokinetics of clorazepate in pregnant and nonpregnant women. Eur. J. Clin. Pharmacol., 1979, 15:175-180.

CLOXACILLIN[a] (Kapitel 45)

Orale Bioverf.	Unv. renale Elim.	Plasmaprot.bind.	Clearance	Verteilungsvol.	Halbwertszeit	Eff. Konz.	Tox. Konz.
43 ± 16 ↑ Uräm ↔ ZF	75 ± 14	94,6 ± 0,6 ↔ ZF	2,2 ± 0,5[a] ↓ Uräm ↔ ZF	0,094 ± 0,015[a] ↑ ZF, Uräm	0,55 ± 0,07 ↑ Uräm	siehe Kapitel 45	–

[a] In Deutschland nur für den Gebrauch in der Veterinärmedizin erhältlich (Anm. d. Hrsg.).
[b] Unter Annahme eines Körpergewichts von 70 kg.

LITERATUR: Spino, M., Chai, R.P., Isles, A.F., Thiessen, J.J., Tesoro, A., Gold, R., and MacLeod, S.M. Cloxacillin absorption and disposition in cystic fibrosis. J. Pediatr., 1984, 105:829-835.

CLOZAPIN (Kapitel 18)

Orale Bioverf.	Unv. renale Elim.	Plasmaprot.bind.	Clearance	Verteilungsvol.	Halbwertszeit	Eff. Konz.	Tox. Konz.
55 ± 12	<1	>95[a]	6,1 ± 1,6	5,4 ± 3,5	12 ± 4	–	–

[a] Verhältnis der Konzentrationen von Blut zu Plasma von 0,7 bei niedrigen Konzentrationen (11–26 ng/ml), erreicht einen Wert von 1 bei Konzentrationen > 200 ng/ml.

LITERATUR: Jann, M.W., Grimsley, S.R., Gray, E.C., and Chang, W.-H. Pharmacokinetics and pharmacodynamics of clozapine. Clin. Pharmacokinet., 1993, 24:161-176.

CODEIN[a] (Kapitel 23)

Orale Bioverf.	Unv. renale Elim.	Plasmaprot.bind.	Clearance	Verteilungsvol.	Halbwertszeit	Eff. Konz.	Tox. Konz.
50 ± 7[b]	vernachlässigbar	7	11 ± 2[c]	2,6 ± 0,3[c]	2,9 ± 0,7	65 ng/ml	–

[a] Aktiver Metabolit: Morphin.
[b] Orale/intramuskuläre Bioverfügbarkeit.
[c] CL/F und $V_{Fläche}/F$ bei intramuskulärer Gabe.

LITERATUR: Quiding, H., Anderson, P. Bondesson, U., Boreus, L.O., and Hynning, P.A. Plasma concentrations of codeine and its metabolite, morphine, after single and repeated oral administration. Eur. J. Clin. Pharmacol., 1986, 30:673-677.

Abkürzungen: Adip = Adipositas; Alb = Hypalbuminämie; Arthr = Arthritis; AUC = Fläche unter der Kurve (*area under the curve*); AVH = akute virale Hepatitis; COLD = chronisch obstruktive Lungenerkrankung; CP = Cor pulmonale; CRI = chronische respiratorische Insuffizienz; Crohn = Morbus Crohn; Cush = Cushing-Syndrom; Entz = Entzündung; Epilep = Epilepsie; Erw = Erwachsene; Ger = Geriatrische Patienten; Grav = Gravidität; Hep = Hepatitis; Herzinsuff = Herzinsuffizienz; HI = Herzinfarkt; HL = Hyperlipoproteinämie; Hyperth = Hyperthyreose; Hypoth = Hypothyreose; KHK = Koronare Herzkrankheit; KPBC = kardiopulmonale Bypass-Chirurgie; Neo = Neugeborene; Niko = Raucher; NS = Nephrotisches Syndrom; Päd = pädiatrische Patienten; Pneu = Pneumonie; Präm = prämatur; rA = rheumatoide Arthritis; Sprue = einheimische Sprue (Zoeliakie); Tach = Ventrikuläre Tachykardie; Ulkus = Ulkuspatienten; Uräm = Urämie; Verbr = Verbrennungspatienten; VoFli = Vorhofflimmern; Weibl = weiblich; ZF = Zystische Fibrose (Mukoviszidose); Zirrh = Leberzirrhose.

TABELLE A-II-1
PHARMAKOKINETISCHE DATEN *(Fortsetzung)*

ORALE BIOVER-FÜGBARKEIT (%)	UNVERÄNDERTE RENALE ELIMINATION (%)	PLASMAPROTEIN-BINDUNG (%)	CLEARANCE ($ml \cdot min^{-1} \cdot kg^{-1}$)	VERTEILUNGS-VOLUMEN (Liter/kg)	HALBWERTSZEIT (STUNDEN)	EFFEKTIVE KONZENTRATION	TOXISCHE KONZENTRATION
CYCLOPHOSPHAMID[a] (Kapitel 51, 52)							
74 ± 22	6,5 ± 4,3	13	1,3 ± 0,5 ↑ Päd ↓ Zirrh ↔ Uräm	0,78 ± 0,57 ↔ Päd	7,5 ± 4 ↓ Päd ↑ Zirrh	–	–

[a] Cyclophosphamid wird durch hepatischen Metabolismus aktiviert (siehe Kapitel 51); hier angegebenene Werte gelten für Cyclophosphamid selbst. Zu den aktiven Metaboliten gehören Phosphorsäureamid-Lost (Halbwertszeit = 9 Stunden) und Nornitrogen-Lost (Halbwertszeit = 3,3 Stunden).

LITERATUR: Grochow, L.B., and Colvin, M. Clinical pharmacokinetics of cyclophosphamide. *Clin. Pharmacokinet.*, **1979**, *4*:380-394.

ORALE BIOVER-FÜGBARKEIT (%)	UNVERÄNDERTE RENALE ELIMINATION (%)	PLASMAPROTEIN-BINDUNG (%)	CLEARANCE	VERTEILUNGS-VOLUMEN	HALBWERTSZEIT	EFFEKTIVE KONZ.	TOXISCHE KONZ.
CYTARABIN (Kapitel 51)							
20	11 ± 8	13	13 ± 4	3 ± 1,9	2,6 ± 0,6	–	–

LITERATUR: Balis, F.M., Holcenberg, J.S., and Bleyer, W.A. Clinical pharmacokinetics of commonly used anticancer drugs. *Clin. Pharmacokinet.*, **1983**, *8*:202-232.

DAPSON (Kapitel 48, 64)							
93 ± 8[a]	15[b]	73 ± 1 ↔ Uräm, Zirrh	0,60 ± 0,17 ↔ Zirrh	1 ± 0,1 ↔ Zirrh	28 ± 9 ↔ Zirrh	–	–

[a] Bei schwerer Lepra vermindert.
[b] Urin-pH = 6 - 7

LITERATUR: May, D.G., Arns, P.A., Richards, W.O., Porter, J., Ryder, D., Fleming, C.M., Wilkinson, G.R., and Branch, R.A. The disposition of dapsone in cirrhosis. *Clin. Pharmacol. Ther.*, **1992**, *51*:689-700.

DESIPRAMIN (Kapitel 19)							
38 ± 13	2	82 ± 2[a] ↔ Uräm	10 ± 2[b] ↓ Ger	20 ± 3[c]	22 ± 5 ↑ Ger	40–160 ng/ml	>1 µg/ml[d]

[a] Verhältnis der Konzentrationen von Blut zu Plasma = 0,96 ± 0,08.
[b] Signifikant niedriger bei der chinesischen Bevölkerung und höher bei Alkoholikern.
[c] $V_{Fläche}$
[d] Kombinierte Daten der Toxizität für alle trizyklischen Antidepressiva.

LITERATUR: Sallee, F.R., and Pollock, B.G. Clinical pharmacokinetics of imipramine and desipramine. *Clin. Pharmacokinet.*, **1990**, *18*:346-364.

DEXAMETHASON (Kapitel 59)							
78 ± 14 ↔ Niko	2,6 ± 0,6	68 ± 3 ↔ Grav	3,7 ± 0,9 ↑ Grav ↓ Niko	0,82 ± 0,22 ↔ Niko, Grav	3 ± 0,8 ↔ Niko, Grav	–	–

LITERATUR: Gustavson, L.E., and Benet, L.Z. Pharmacokinetics of natural and synthetic glucocorticoids. In, *Butterworth's International Medical Reviews in Endocrinology.* Vol. 4, *The Adrenal Cortex.* (Anderson, D.C., and Winter, J.S.D., eds) Butterworth Co., London, **1985**, pp. 235-281.

DIAZEPAM[a] (Kapitel 17, 18, 20)							
100 ± 14	<1	98,7 ± 0,2 ↓ Uräm, Alb, NS, Grav, Neo, Zirrh, Verbr, Ger ↔ Hyperth	0,38 ± 0,06[a] ↑ Alb, Epilep[b] ↓ Zirrh, Hep ↔ Ger, Niko, Hyperth	1,1 ± 0,3 ↑ Zirrh, Ger, Alb ↔ Uräm, Hyperth	43 ± 13[a] ↑ Ger, Zirrh, Hep ↓ Epilep[b] ↔ Hyperth	300–400 ng/ml[c] >600 ng/ml[d]	–

[a] Aktive Metaboliten: Desmethyldiazepam und Oxazepam; siehe auch unter diesen Substanzen. Es besteht eine genetische Variabilität der Clearance aufgrund unterschiedlicher Hydroxylierung.
[b] Durch gleichzeitige Gabe von anderen Medikamenten, die metabolisierende Enzyme induzieren.
[c] anxiolytisch
[d] Zur Beherrschung von Krampfanfällen.

LITERATUR: Greenblatt, D.J., Allen, M.D., Harmatz, J.S., and Shader, R.I. Diazepam disposition determinants. *Clin. Pharmacol. Ther.*, **1980**, *27*:301-312.

ANHANG II   ERSTELLUNG UND OPTIMIERUNG VON DOSIERUNGSSCHEMATA; PHARMAKOKINETISCHE DATEN

ORALE BIOVER-FÜGBARKEIT (%)	UNVERÄNDERTE RENALE ELIMINATION (%)	PLASMAPROTEIN-BINDUNG (%)	CLEARANCE ($ml \cdot min^{-1} \cdot kg^{-1}$)	VERTEILUNGS-VOLUMEN (Liter/kg)	HALBWERTSZEIT (STUNDEN)	EFFEKTIVE KONZENTRATION	TOXISCHE KONZENTRATION
DIAZOXID (Kapitel 33, 60)							
86 ± 96	20-50	94 ± 14[a] ↓ Uräm	0,06 ± 0,02	0,21 ± 0,02	48 ± 12	35 µg/ml[b]	–

[a] Bei höheren Konzentrationen vermindert (z.B. 84% bei 250 µg/ml).
[b] 20% Reduktion des arteriellen Mitteldrucks.

LITERATUR: Pearson, R.M. Pharmacokinetics and response to diazoxide in renal failure. *Clin. Pharmacokinet.*, **1977**, *2*:198-204.

DICLOFENAC (Kapitel 27)							
54 ± 2	<1	>99,5	4,2 ± 0,9 ↓ Ger ↔ Uräm, Zirrh, rA	0,17 ± 0,11 ↑ rA	1,1 ± 0,2 ↔ rA	–	–

LITERATUR: Willis, J.V., Kendall, M.J., Flinn, R.M., Thornhill, D.P., and Welling, P.G. The pharmacokinetics of diclofenac sodium following intravenous and oral administration. *Eur. J. Clin. Pharmacol.*, **1979**, *16*:405-410.

DICLOXACILLIN[a] (Kapitel 45)							
5-85	60 ± 7	95,8 ± 0,2 ↓ Uräm, Ger, Zirrh ↔ ZF	1,6 ± 0,3[a,b] ↓ Uräm ↑ ZF[c]	0,086 ± 0,017[a] ↑ Uräm, ZF	0,70 ± 0,07 ↑ Uräm ↔ ZF	siehe Kapitel 45	–

[a] Unter Annahme eines Körpergewichts von 70 kg.
[b] Mögliche Sättigung der Clearance bei Dosen von 1 - 2 g.
[c] Gleichzeitiger Anstieg der Clearance für das Medikament und für Kreatinin.

LITERATUR: Nauta, E.H., and Mattie, H. Dicloxacillin and cloxacillin: pharmacokinetics in healthy and hemodialysis subjects. *Clin. Pharmacol. Ther.*, **1976**, *20*:98-108.

DIDANOSIN (Kapitel 50)							
38 ± 15 ↓ Päd	36 ± 9	<5	16 ± 7 ↔ Päd	1,0 ± 0,2	1,4 ± 0,3	–	–

LITERATUR: Morse, G.D., Shelton, M.J., and O'Donnell, A.M. Comparative pharmacokinetics of antiviral nucleoside analogues. *Clin. Pharmacokinet.*, **1993**, *24*:101-123.

DIFLUNISAL (Kapitel 27)							
~90	6 ± 3	99,9 ± 0,01[a] ↓ Uräm	0,10 ± 0,02[b,c] ↓ Uräm[d] ↔ Ger, rA	0,10 ± 0,01[b] ↑ Uräm ↔ Ger, rA	11 ± 2[b,c] ↑ Uräm[d] ↔ Ger, rA	–	–

[a] Nimmt bei Konzentrationen über 100 µg/ml ab.
[b] Werte gelten für 500 mg-Dosis, unter Annahme von F = 90%.
[c] Wie bei Salicylsäure sind die pharmakokinetischen Parameter von der Konzentration des Medikaments abhängig: Bei höheren Konzentrationen nimmt CL ab und die Halbwertszeit zu.
[d] Durch Akkumulation von Acylglukuronid, das hydrolisiert und somit wieder zur Ausgangssubstanz wird.

LITERATUR: Eriksson, L.O., Wählin-Boll, E., Odar-Cederlöf, I., Lindholm, L., and Melander, A. Influence of renal failure, rheumatoid arthritis and old age on the pharmacokinetics of diflunisal. *Br. J. Clin. Pharmacol.*, **1989**, *36*:165-174.

Abkürzungen: Adip = Adipositas; Alb = Hypalbuminämie; Arthr = Arthritis; AUC = Fläche unter der Kurve (*area under the curve*); AVH = akute virale Hepatitis; COLD = chronisch obstruktive Lungenerkrankung; CP = Cor pulmonale; CRI = chronische respiratorische Insuffizienz; Crohn = Morbus Crohn; Cush = Cushing-Syndrom; Entz = Entzündung; Epilep = Epilepsie; Erw = Erwachsene; Ger = Geriatrische Patienten; Grav = Gravidität; Hep = Hepatitis; Herzinsuff = Herzinsuffizienz; HI = Herzinfarkt; HL = Hyperlipoproteinämie; Hyperth = Hyperthyreose; Hypoth = Hypothyreose; KHK = Koronare Herzkrankheit; KPBC = kardiopulmonale Bypass-Chirurgie; Neo = Neugeborene; Niko = Raucher; NS = Nephrotisches Syndrom; Päd = pädiatrische Patienten; Pneu = Pneumonie; Präm = prämatur; rA = rheumatoide Arthritis; Sprue = einheimische Sprue (Zoeliakie); Tach = Ventrikuläre Tachykardie; Ulkus = Ulkuspatienten; Uräm = Urämie; Verbr = Verbrennungspatienten; VoFli = Vorhofflimmern; Weibl = weiblich; ZF = Zystische Fibrose (Mukoviszidose); Zirrh = Leberzirrhose.

TABELLE A-II-1
PHARMAKOKINETISCHE DATEN *(Fortsetzung)*

ORALE BIOVER-FÜGBARKEIT (%)	UNVERÄNDERTE RENALE ELIMINATION (%)	PLASMAPROTEIN-BINDUNG (%)	CLEARANCE ($ml \cdot min^{-1} \cdot kg^{-1}$)	VERTEILUNGS-VOLUMEN (Liter/kg)	HALBWERTSZEIT (STUNDEN)	EFFEKTIVE KONZENTRATION	TOXISCHE KONZENTRATION
DIGITOXIN[a] (Kapitel 34, 35)							
>90 ↔ Uräm, Päd	32 ± 15	97 ± 0,5 ↓ NS, Uräm ↔ Päd, Ger	0,055 ± 0,018 ↑ NS, Päd ↔ Ger, Uräm	0,54 ± 0,14 ↑ Päd ↔ Ger, Uräm	6,7 ± 1,7 Tage ↓ NS ↔ Ger, Uräm Päd	>10 ng/ml	29, 39, 48 ng/ml[b]

[a] Werte für das unveränderte Medikament und herzaktive Metaboliten.
[b] Konzentrationen, bei denen die Wahrscheinlichkeit, Arrythmien oder andere Erregungsleitungsstörungen auszulösen, bei 10, 50 bzw. 90 % liegt.

LITERATUR: Mooradian, A.D. Digitalis: an update of clinical pharmacokinetics, therapeutic monitoring techniques, and treatment recommandations. *Clin. Pharmacokinet.*, **1988**, *15*:165-179.

DIGOXIN (Kapitel 34, 35)							
70 ± 13[a] ↔ Uräm, HI, Herzinsuff, Hyperth, Hypoth, Ger	60 ± 11	25 ± 5 ↓ Uräm	$CL = (0,88\ CL_{cr} + 0,33) \pm 52\%$[b,c] ↓ Hypoth ↑ Hyperth, Neo, Päd, Grav	$V = (3,12\ CL_{cr} + 3,84) \pm 30\%$ ↓ Hypoth ↑ Hyperth ↔ Herzinsuff	39 ± 13 ↓ Hyperth ↑ Uräm, Hypoth Ger, Herzinsuff ↔ Adip	>0,8 ng/ml[d]	1.7, 2.5, 3.3 ng/ml[e] ↑ Päd

[a] Lanoxin-Tabletten; Digoxin-Lösungen, -Elixiere oder -Kapseln werden möglicherweise besser resorbiert.

Lanoxin-Tabletten sind in Deutschland nicht im Handel (Anm. d. Hrsg.).

[b] Die Gleichung trifft auf Patienten mit einem gewissen Ausmaß an Herzinsuffizienz zu. Wenn keine Herzinsuffizienz vorhanden ist, ist der Koeffizient für $CL_{cr} = 1,0$. Die Einheit von CL_{cr} ist $ml \cdot min^{-1} \cdot kg^{-1}$.
[c] Manche Individuen metabolisieren Digoxin sehr schnell zu einem inaktiven Metaboliten, nämlich Dihydrodigoxin.
[d] Positiv inotroper Effekt.
[e] Konzentrationen, bei denen die Wahrscheinlichkeit, durch Digoxin induzierte Arrythmien oder andere Erregungsleitungsstörungen auszulösen, bei 10, 50 bzw. 90 % liegt.

LITERATUR: Mooradian, A.D. Digitalis: an update of clinical pharmacokinetics, therapeutic monitoring techniques, and treatment recommandations. *Clin. Pharmacokinet.*, **1988**, *15*:165-179.

DILTIAZEM[a] (Kapitel, 32, 33, 35)							
44 ± 10	<4	78 ± 3	12 ± 4[b,c] ↔ Ger ↓ Uräm	3,1 ± 1,2 ↔ Ger ↓ Uräm	3,7 ± 1,2[d] ↔ Uräm, Ger	–	–

[a] Aktive Metaboliten: Desacetyldiltiazem (Halbwertszeit = 9 ± 2 Stunden) und N-Desmethyldiltiazem (Halbwertszeit = 7,5 ± 0,1 Stunden).
[b] Mehr als zweifacher Anstieg bei Mehrfachdosierung.
[c] Verhältnis der Konzentrationen von Blut zu Plasma 1,0 ± 0,1.
[d] Halbwertszeit bei oraler Gabe: 5 - 6 Stunden, verändert sich nicht bei Mehrfachdosierung.

LITERATUR: Echizen, H., and Eichelbaum, M. Clinical pharmacokinetics of verapamil, nifedipine and diltiazem. *Clin. Pharmacokinet.*, **1986**, *11*:425-449.

DIMETHYLTUBOCURARIN[a] (Kapitel 9)							
–	50	35 ± 6	1,3 ± 0,3 ↓ Uräm, Ger ↔ KPBC	0,35 ± 0,04 ↔ Uräm, Ger, KPBC	4,7 ± 0,9 ↑ Uräm, Ger ↔ KPBC	0,23 µg/ml[b] 0,63 µg/ml[c] ↑ Verbr., Uräm ↔ Ger, KPBC	–

[a] In Deutschland nur durch Import erhältlich. Laut § 73,3 Arzneimittelgesetz kann jedes Medikament in geringen Mengen und auf ausdrückliche Verordnung importiert werden, wenn im Ausland eine Zulassung des betreffenden Präparats vorhanden ist (Anm. d. Hrsg.).
[b] 50%ige Abnahme der Stärke einer Muskelzuckung.
[c] 95%ige Abnahme der Stärke einer Muskelzuckung.

LITERATUR: Shanks, C.A., Pharmacokinetics of the nondepolarizing neuromuscolar relaxants applied to calculation of bolus and infusion dosage regimens. *Anesthesiology*, **1986**, *64*:72-86.

DIPHENHYDRAMIN (Kapitel 25)							
61 ± 25	1,9 ± 0,8 ↔ Zirrh	78 ± 3 ↓ Zirrh	6,2 ± 1,7[a] ↔ Zirrh ↑ Päd ↓ Ger	4,5 ± 2,8[a,b] ↔ Zirrh	8,5 ± 3,2 ↑ Zirrh, Ger ↓ Päd	>25 ng/ml[c] 30–40 ng/ml[d]	>60 ng/ml[e]

[a] Bei Asiaten findet sich eine erhöhte CL, ein erniedrigtes V und keine Veränderung der Halbwertszeit, wahrscheinlich aufgrund einer verminderten Plasmaeiweißbindung.
[b] $V_{Fläche}$
[c] Antihistaminerger Effekt
[d] Benommenheit
[e] Psychische Beeinträchtigung

LITERATUR: Blyden, G.T., Greenblatt, D.J., Scavone, J.M., and Shader, R.I. Pharmacokinetics of diphenhydramine and a demethylated metabolite following intravenous and oral administration. *J. Clin. Pharmacol.*, **1986**, *26*:529-533.

ANHANG II ERSTELLUNG UND OPTIMIERUNG VON DOSIERUNGSSCHEMATA; PHARMAKOKINETISCHE DATEN

ORALE BIOVER-FÜGBARKEIT (%)	UNVERÄNDERTE RENALE ELIMINATION (%)	PLASMAPROTEIN-BINDUNG (%)	CLEARANCE ($ml \cdot min^{-1} \cdot kg^{-1}$)	VERTEILUNGS-VOLUMEN (Liter/kg)	HALBWERTSZEIT (STUNDEN)	EFFEKTIVE KONZENTRATION	TOXISCHE KONZENTRATION
DISOPYRAMID[a] (Kapitel 35)							
83 ± 11 ↔ HI, Herzinsuff	55 ± 6	Dosis-abhängig[b] ↓ Neo, NS, Zirrh ↑ Ger, HI, Uräm	1,2 ± 0,4[c] ↓ HI, Tachi, Herzinsuff[d], Uräm, Zirrh[d] ↔ Niko	0,59 ± 0,15[c] ↓ Zirrh[d] ↔ Herzinsuff[d], Uräm, Niko	6 ± 1 ↑ Uräm, Herzinsuff[d] ↔ HI, Niko	>1,5 µg/ml[e]	–

[a] Racemat: Nur das S-(+)-Enantiomer verlängert die QTc-Zeit; es hat auch stärkere anticholinerge Aktivität und weniger negativ inotropen Effekt als das R-(-)-Enantiomer.
[b] 89% bei 0,38 µg/ml und 68% bei 3,8 µg/ml.
[c] Clearance der ungebundenen Substanz: 5,4 ± 2,8 $ml \cdot min^{-1} \cdot kg^{-1}$; V_{ss} der ungebundenen Substanz: 1,7 ± 0,8 l/kg. Die Clearance des ungebundenen aktiven S-(+)-Enantiomers ist etwa 25% größer als die des R-(-)-Enantiomers, für V_{ss} und die Halbwertszeit finden sich bei der ungebundenen Substanz keine Unterschiede.
[c] Vergleich der Parameter der ungebundenen Substanz
[d] Freie Konzentration

LITERATUR: Siddoway, L.A., and Woosley, R.L. Clinical pharmacokinetics of disopyramide. *Clin. Pharmacokinet.*, **1986**, *11*:214-222.

ORALE BIOVER-FÜGBARKEIT (%)	UNVERÄNDERTE RENALE ELIMINATION (%)	PLASMAPROTEIN-BINDUNG (%)	CLEARANCE ($ml \cdot min^{-1} \cdot kg^{-1}$)	VERTEILUNGS-VOLUMEN (Liter/kg)	HALBWERTSZEIT (STUNDEN)	EFFEKTIVE KONZENTRATION	TOXISCHE KONZENTRATION
DOBUTAMIN (Kapitel 10, 34)							
–	–	–	59 ± 22[a] ↑ Päd	0,20 ± 0,08[a]	2,4 ± 0,7 min[a]	>35 µg/ml[b] >50 µg/ml[c]	–

[a] Wert für Patienten mit Herzinsuffizienz; V ist z. B. niedriger, wenn weniger Ödem vorhanden ist. Die Werte repräsentieren wahrscheinlich eher die Verteilung als die Elimination.
[b] Schwellenkonzentration für das Auftreten einer Veränderung der kardialen Auswurfleistung.
[c] Schwellenkonzentration für das Auftreten einer Veränderung der Herzfrequenz.

LITERATUR: Steinberg, C, and Notterman, D.A. Pharmacokinetics of cardiovascular drugs in children: inotropes and vasopressors. *Clin. Pharmacokinet.*, **1994**, *27*:345-367.

ORALE BIOVER-FÜGBARKEIT (%)	UNVERÄNDERTE RENALE ELIMINATION (%)	PLASMAPROTEIN-BINDUNG (%)	CLEARANCE ($ml \cdot min^{-1} \cdot kg^{-1}$)	VERTEILUNGS-VOLUMEN (Liter/kg)	HALBWERTSZEIT (STUNDEN)	EFFEKTIVE KONZENTRATION	TOXISCHE KONZENTRATION
DOXAZOSIN (Kapitel 10, 33)							
63 ± 14	–	98,9 ± 0,5[a]	1,7 ± 0,4	1,5 ± 0,3	11 ± 2	2,2 ± 0,5[b] mmHg/ng/ml	–

[a] Verhältnis der Konzentrationen von Blut zu Plasma: 1,6
[b] Reduktion des arteriellen Mitteldrucks als Funktion der Plasmakonzentration im Steady state.

LITERATUR: Donelly, R., Meredith, P.A., and Elliott, H.L. Pharmacokinetic-pharmacodynamic relationship of α-adrenoceptor antagonists. *Clin. Pharmacokinet.*, **1989**, *17*:264-274.

ORALE BIOVER-FÜGBARKEIT (%)	UNVERÄNDERTE RENALE ELIMINATION (%)	PLASMAPROTEIN-BINDUNG (%)	CLEARANCE ($ml \cdot min^{-1} \cdot kg^{-1}$)	VERTEILUNGS-VOLUMEN (Liter/kg)	HALBWERTSZEIT (STUNDEN)	EFFEKTIVE KONZENTRATION	TOXISCHE KONZENTRATION
DOXEPIN[a] (Kapitel 19)							
27 ± 10[b]	~0	–	14 ± 3[c]	20 ± 8[c,d]	17 ± 6	30-150 ng/ml[e]	–

[a] Der aktive Metabolit Desmethyldoxepin hat eine längere Halbwertszeit (37 ± 15 Stunden).
[b] Berechnung nur aufgrund von Daten nach oraler Anwendung, unter Annahme einer vollständigen Absorption, einer ausschließlich hepatischen Elimination, eines hepatischen Blutflusses von 1500 ml/min und einer gleichmäßigen Verteilung zwischen Plasma und Erythrozyten.
[c] Berechnung unter Annahme von F = 0,27
[d] $V_{Fläche}$
[e] Doxepin und Desmethyldoxepin; optimale Konzentrationen sind bisher nicht definiert.

LITERATUR: Faulkner, R.D., Pitts, W.M., Lee, C.S., Lewis, W.A., and Fann, W.E. Multiple-dose doxepin kinetics in depressed patients. *Clin. Pharmacol. Ther.*, **1983**, *34*:509-515.

ORALE BIOVER-FÜGBARKEIT (%)	UNVERÄNDERTE RENALE ELIMINATION (%)	PLASMAPROTEIN-BINDUNG (%)	CLEARANCE ($ml \cdot min^{-1} \cdot kg^{-1}$)	VERTEILUNGS-VOLUMEN (Liter/kg)	HALBWERTSZEIT (STUNDEN)	EFFEKTIVE KONZENTRATION	TOXISCHE KONZENTRATION
DOXORUBICIN[a] (Kapitel 51)							
5	<7	76	17 ± 8 ↑ Päd ↓ Zirrh, Adip	17 ± 11 ↔ Zirrh	26 ± 17[b] ↔ Uräm ↑ Zirrh	–	–

[a] Aktive Metaboliten
[b] Verlängert bei erhöhten Bilirubin-Konzentrationen.

LITERATUR: Piscitelli, S.C., Rodvold, K.A., Rushing, D.A., and Tewksbury, D.A. Pharmacokinetics and pharmacodynamics of doxorubicin in patients with small cell lung cancer. *Clin. Pharmacol. Ther.*, **1993**, *53*:555-561.

Abkürzungen: Adip = Adipositas; Alb = Hypalbuminämie; Arthr = Arthritis; AUC = Fläche unter der Kurve (*area under the curve*); AVH = akute virale Hepatitis; COLD = chronisch obstruktive Lungenerkrankung; CP = Cor pulmonale; CRI = chronische respiratorische Insuffizienz; Crohn = Morbus Crohn; Cush = Cushing-Syndrom; Entz = Entzündung; Epilep = Epilepsie; Erw = Erwachsene; Ger = Geriatrische Patienten; Grav = Gravidität; Hep = Hepatitis; Herzinsuff = Herzinsuffizienz; HI = Herzinfarkt; HL = Hyperlipoproteinämie; Hyperth = Hyperthyreose; Hypoth = Hypothyreose; KHK = Koronare Herzkrankheit; KPBC = kardiopulmonale Bypass-Chirurgie; Neo = Neugeborene; Niko = Raucher; NS = Nephrotisches Syndrom; Päd = pädiatrische Patienten; Pneu = Pneumonie; Präm = prämatur; rA = rheumatoide Arthritis; Sprue = einheimische Sprue (Zoeliakie); Tach = Ventrikuläre Tachykardie; Ulkus = Ulkuspatienten; Uräm = Urämie; Verbr = Verbrennungspatienten; VoFli = Vorhofflimmern; Weibl = weiblich; ZF = Zystische Fibrose (Mukoviszidose); Zirrh = Leberzirrhose.

TABELLE A-II-1
PHARMAKOKINETISCHE DATEN *(Fortsetzung)*

ORALE BIOVER-FÜGBARKEIT (%)	UNVERÄNDERTE RENALE ELIMINATION (%)	PLASMAPROTEIN-BINDUNG (%)	CLEARANCE ($ml \cdot min^{-1} \cdot kg^{-1}$)	VERTEILUNGS-VOLUMEN (Liter/kg)	HALBWERTSZEIT (STUNDEN)	EFFEKTIVE KONZENTRATION	TOXISCHE KONZENTRATION
DOXYCYCLIN (Kapitel 47)							
93	41 ± 19	88 ± 5 ↓ Uräm[a]	0,53 ± 0,18 ↓ HL, Ger ↔ Uräm	0,75 ± 0,32 ↓ HL, Ger	16 ± 6 ↔ Uräm, HL, Ger	siehe Kapitel 48	–

[a] Veränderung der Plasmaproteinbindung und der Bindung an Erythrozyten führen bei urämischen Patienten zu einer Abnahme von 88 ± 5% auf 71 ± 3% bei Urämie.

LITERATUR: Saivin, S., and Houin, G. Clinical pharmacokinetics of doxycycline and minocycline. *Clin. Pharmacokinet.*, **1988**, *15*:355-366.

ORALE BIOVER-FÜGBARKEIT (%)	UNVERÄNDERTE RENALE ELIMINATION (%)	PLASMAPROTEIN-BINDUNG (%)	CLEARANCE ($ml \cdot min^{-1} \cdot kg^{-1}$)	VERTEILUNGS-VOLUMEN (Liter/kg)	HALBWERTSZEIT (STUNDEN)	EFFEKTIVE KONZENTRATION	TOXISCHE KONZENTRATION
EDROPHONIUM[a] (Kapitel 8)							
–	–	–	9,2 ± 3,2 ↑ Neo	1,1 ± 0,2	1,8 ± 0,6	<0,15 µg/ml[a] ↔ Neo, Päd	–

[a] In Deutschland nur durch Import erhältlich. Laut § 73,3 Arzneimittelgesetz kann jedes Medikament in geringen Mengen und auf ausdrückliche Verordnung importiert werden, wenn im Ausland eine Zulassung des betreffenden Präparats vorhanden ist (Anm. d. Hrsg.).

[b] 80%ige Aufhebung einer 95%igen Blockade mit Tubocurarin.

LITERATUR: Aquilonius, S.-M., and Hartvig, P. Clinical pharmacokinetics of cholinesterase inhibitors. *Clin. Pharmacokinet.*, **1986**, *11*:236-249.

ORALE BIOVER-FÜGBARKEIT (%)	UNVERÄNDERTE RENALE ELIMINATION (%)	PLASMAPROTEIN-BINDUNG (%)	CLEARANCE ($ml \cdot min^{-1} \cdot kg^{-1}$)	VERTEILUNGS-VOLUMEN (Liter/kg)	HALBWERTSZEIT (STUNDEN)	EFFEKTIVE KONZENTRATION	TOXISCHE KONZENTRATION
ENALALPRIL[a] (Kapitel 31, 32, 33)							
41 ± 15 ↓ Zirrh	88 ± 7[b] ↓ Zirrh	<50	4,9 ± 1,5[c] ↓ Uräm, Ger, Herzinsuff, Neo ↑ Päd ↔ Weibl	1,7 ± 0,7[c]	11[d] ↑ Uräm, Zirrh	5–20 ng/ml[e]	–

[a] Wird zur aktiven Substanz (Enalaprilat) hydrolisiert: Alle Werte und die Angaben zu Krankheiten beziehen sich auf Enalaprilat, nach oraler Applikation von Enalapril.
[b] Für intravenöses Enalaprilat.
[c] CL/F und $V_{Fläche}/F$ nach mehrfacher oraler Dosierung von Enalapril. Die Werte nach einfacher intravenöser Gabe von Enalaprilat sind irreführend, da die Bindung an das konvertierende Enzym zu einer verlängerten Halbwertszeit führt, aber bei mehrfacher oraler Dosierung keinen signifikanten Anteil der Clearance darstellt.
[d] Geschätzt anhand der Annäherung an Steady-state-Konzentrationen bei mehrfacher Dosierung.
[e] EC_{50} für die Inhibition von ACE.

LITERATUR: MacFayden, R.J., Meredith, P.A., and Elliott, H.L. Enalapril clinical pharmacokinetics and pharmacokinetic-pharmacodynamic relationship. *Clin. Pharmaeokinet.*, **1993**, *25*:274-282.

ORALE BIOVER-FÜGBARKEIT (%)	UNVERÄNDERTE RENALE ELIMINATION (%)	PLASMAPROTEIN-BINDUNG (%)	CLEARANCE ($ml \cdot min^{-1} \cdot kg^{-1}$)	VERTEILUNGS-VOLUMEN (Liter/kg)	HALBWERTSZEIT (STUNDEN)	EFFEKTIVE KONZENTRATION	TOXISCHE KONZENTRATION
ENOXACIN (Kapitel 44)							
87 ± 16	45 ± 11	–	5 ± 1,2 ↓ Uräm	1,6 ± 0,4 ↔ Uräm	4,5 ± 1 ↑ Uräm	siehe Kapitel 44	–

LITERATUR: Van der Auwera, P., Stolear, J.C., George, B., and Dudley, M.N. Pharmacokinetics of enoxacin and its oxometabolite following intravenous administration to patients with different degrees of renal impairment. *Antimicrob. Agents Chemother.*, **1990**, *34*:1491-1497.

ORALE BIOVER-FÜGBARKEIT (%)	UNVERÄNDERTE RENALE ELIMINATION (%)	PLASMAPROTEIN-BINDUNG (%)	CLEARANCE ($ml \cdot min^{-1} \cdot kg^{-1}$)	VERTEILUNGS-VOLUMEN (Liter/kg)	HALBWERTSZEIT (STUNDEN)	EFFEKTIVE KONZENTRATION	TOXISCHE KONZENTRATION
ENOXAPARIN[a] (Kapitel 54)							
subkutan: 93	[b]	–	0,3 ± 0,1[c] ↓ Uräm	0,12 ± 0,04[c] ↔ Uräm	3,8 ± 1,3[d] ↑ Uräm	–	–

[a] Enoxaparin besteht aus niedermolekularen Heparinfragmenten unterschiedlicher Länge.
[b] Nach Applikation von 99Tc-markiertem Enoxaparin werden 43% der Substanz im Urin gefunden. Die anti-Faktor-Xa-Aktivität beträgt 8 - 20%.
[c] CL/F und $V_{Fläche}/F$ bei subkutaner Gabe, gemessen durch funktionelle Bestimmung der Faktor-Xa-Aktivität.
[d] Gemessen durch funktionelle Bestimmung der Faktor Xa-Aktivität. Messung der anti-IIa-Aktivität oder kompetitive Bindungsstudien ergeben eine Halbwertszeit von ungefähr 60 min.

LITERATUR: Bendetowicz, A.V., Beguin, S., Caplain, H., and Hemker, H.C. Pharmacokinetics and pharmacodynamics of a low molecular weight heparin (enoxaparin) after subcutaneous injection, comparison with unfractional heparin – a three way cross over study in human volunteers. *Thromb. Haemost.*, **1994**, *71*:305-313.

ANHANG II   ERSTELLUNG UND OPTIMIERUNG VON DOSIERUNGSSCHEMATA; PHARMAKOKINETISCHE DATEN

ORALE BIOVER-FÜGBARKEIT (%)	UNVERÄNDERTE RENALE ELIMINATION (%)	PLASMAPROTEIN-BINDUNG (%)	CLEARANCE ($ml \cdot min^{-1} \cdot kg^{-1}$)	VERTEILUNGS-VOLUMEN (Liter/kg)	HALBWERTSZEIT (STUNDEN)	EFFEKTIVE KONZENTRATION	TOXISCHE KONZENTRATION
ERYTHROMYCIN (Kapitel 47)							
35 ± 25^a ↓ Grav[b]	12 ± 7	84 ± 3^c ↔ Uräm	$9,1 \pm 4,1^d$ ↔ Uräm	$0,78 \pm 0,44$ ↑ Uräm	$1,6 \pm 0,7$ ↑ Zirrh ↔ Uräm	siehe Kapitel 47	–

[a] Wert gilt für Erythromycin-Base, in einer Darreichungsform, die zur Freisetzung im Dünndarm beschichtet wurde.
[b] Verminderte Konzentrationen während der Schwangerschaft, womöglich aufgrund erniedrigter Bioverfügbarkeit (oder erhöhter Clearance).
[c] Erythromycin-Base. Die Werte für den Propionat-Ester bewegen sich zwischen 90 und 99%.
[d] CYP3A-Substrat

LITERATUR: Periti, P., Mazzei, T., Mini, E., and Novelli, A. Clinical pharmacokinetic properties of the macrolide antibiotics. Effects of age and various pathophysiological states (Part 1). Clin. Pharmacokinet., **1989**, *16*:193-214.

ORALE BIOVER-FÜGBARKEIT (%)	UNVERÄNDERTE RENALE ELIMINATION (%)	PLASMAPROTEIN-BINDUNG (%)	CLEARANCE ($ml \cdot min^{-1} \cdot kg^{-1}$)	VERTEILUNGS-VOLUMEN (Liter/kg)	HALBWERTSZEIT (STUNDEN)	EFFEKTIVE KONZENTRATION	TOXISCHE KONZENTRATION
ESMOLOL (Kapitel 10, 35)							
–	<1	55	170 ± 70 ↔ Uräm, Zirrh ↓ KHK ↑ Päd	$1,9 \pm 1,3^a$ ↔ Uräm, Zirrh Päd ↓ KHK	$0,13 \pm 0,07$ ↔ Uräm, Zirrh KHK ↓ Päd	–	–

[a] $V_{Fläche}$

LITERATUR: Wiest, D. Esmolol: a review of its therapeutic efficacy and pharmacokinetic characteristics. Clin. Pharmacokinet., **1995**: *28*:190-202.

ORALE BIOVER-FÜGBARKEIT (%)	UNVERÄNDERTE RENALE ELIMINATION (%)	PLASMAPROTEIN-BINDUNG (%)	CLEARANCE ($ml \cdot min^{-1} \cdot kg^{-1}$)	VERTEILUNGS-VOLUMEN (Liter/kg)	HALBWERTSZEIT (STUNDEN)	EFFEKTIVE KONZENTRATION	TOXISCHE KONZENTRATION
ETHAMBUTOL (Kapitel 48)							
77 ± 8	79 ± 3	<5	$8,6 \pm 0,8$	$1,6 \pm 0,2$	$3,1 \pm 0,4$ ↑ Uräm	–	>10 µg/ml[a]

[a] Geschätzt aufgrund von Kinetik und Dosis bei denen eine sichtbare Toxizität auftritt.

LITERATUR: Holdiness, M.R. Clinical pharmacokinetics of the antituberculosis drugs. Clin. Pharmacokinet., **1984**, *9*:511-544.

ORALE BIOVER-FÜGBARKEIT (%)	UNVERÄNDERTE RENALE ELIMINATION (%)	PLASMAPROTEIN-BINDUNG (%)	CLEARANCE ($ml \cdot min^{-1} \cdot kg^{-1}$)	VERTEILUNGS-VOLUMEN (Liter/kg)	HALBWERTSZEIT (STUNDEN)	EFFEKTIVE KONZENTRATION	TOXISCHE KONZENTRATION
ETHANOL (Kapitel 17, 24)							
80[a]	<3	–	$V_m = 124 \pm 10$ mg·kg^{-1}·hr^{-1} $K_m = 82 \pm 29$ mg/l[b] CL ↑ Niko	$0,54 \pm 0,05$ ↓ Ger, Weibl	$0,24 \pm 0,08^b$	–	800–1500 mg/l[c]

[a] Vorhersage gilt für eine Dosis von 11,25 g und eine Resorption über 20 min. Bei höheren Dosen steigt F an.
[b] Ethanol wird durch einen Prozeß mit Sättigungskinetik (Michaelis-Menten) eliminiert; die angegebene Halbwertszeit ist die schnellstmögliche, die theoretisch bei einer Konzentration von 0 vorhanden ist.
[c] Basis für die juristische Definition einer Intoxikation in vielen Staaten der USA.

LITERATUR: Holford, N.H.G. Clinical pharmacokinetics of ethanol. Clin. Pharmacokinet., **1987**, *13*:273-292.

ORALE BIOVER-FÜGBARKEIT (%)	UNVERÄNDERTE RENALE ELIMINATION (%)	PLASMAPROTEIN-BINDUNG (%)	CLEARANCE ($ml \cdot min^{-1} \cdot kg^{-1}$)	VERTEILUNGS-VOLUMEN (Liter/kg)	HALBWERTSZEIT (STUNDEN)	EFFEKTIVE KONZENTRATION	TOXISCHE KONZENTRATION
ETHINYLESTRADIOL (Kapitel 57)							
51 ± 9 ↑ ZF Intravaginal: 74 ± 16	1–5	95–98	$5,4 \pm 2,1$ ↑ ZF	$3,5 \pm 1^a$ ↔ ZF	10 ± 6 ↓ ZF	–	–

[a] $V_{Fläche}$

LITERATUR: Goldzieher, J.W. Pharmacokinetics and metabolism of ethynyl estrogens. In, *Pharmacology of the Contraceptive Steroids*. (Goldzieher, J.W., and Fotherby, K., eds.) Raven Press, Ltd., New York, **1994**, pp. 127-151.

Abkürzungen: Adip = Adipositas; Alb = Hypalbuminämie; Arthr = Arthritis; AUC = Fläche unter der Kurve (*area under the curve*); AVH = akute virale Hepatitis; COLD = chronisch obstruktive Lungenerkrankung; CP = Cor pulmonale; CRI = chronische respiratorische Insuffizienz; Crohn = Morbus Crohn; Cush = Cushing-Syndrom; Entz = Entzündung; Epilep = Epilepsie; Erw = Erwachsene; Ger = Geriatrische Patienten; Grav = Gravidität; Hep = Hepatitis; Herzinsuff = Herzinsuffizienz; HI = Herzinfarkt; HL = Hyperlipoproteinämie; Hyperth = Hyperthyreose; Hypoth = Hypothyreose; KHK = Koronare Herzkrankheit; KPBC = kardiopulmonale Bypass-Chirurgie; Neo = Neugeborene; Niko = Raucher; NS = Nephrotisches Syndrom; Päd = pädiatrische Patienten; Pneu = Pneumonie; Präm = prämatur; rA = rheumatoide Arthritis; Sprue = einheimische Sprue (Zoeliakie); Tach = Ventrikuläre Tachykardie; Ulkus = Ulkuspatienten; Uräm = Urämie; Verbr = Verbrennungspatienten; VoFli = Vorhofflimmern; Weibl = weiblich; ZF = Zystische Fibrose (Mukoviszidose); Zirrh = Leberzirrhose.

TABELLE A-II-1
PHARMAKOKINETISCHE DATEN *(Fortsetzung)*

ORALE BIOVER-FÜGBARKEIT (%)	UNVERÄNDERTE RENALE ELIMINATION (%)	PLASMAPROTEIN-BINDUNG (%)	CLEARANCE ($ml \cdot min^{-1} \cdot kg^{-1}$)	VERTEILUNGS-VOLUMEN (Liter/kg)	HALBWERTSZEIT (STUNDEN)	EFFEKTIVE KONZENTRATION	TOXISCHE KONZENTRATION
ETHOSUXIMID (Kapitel 20)							
–	25 ± 15	0	0,19 ± 0,04[a,b] ↑ Päd	0,72 ± 0,16[a] ↔ Päd	45 ± 8[a] ↓ Päd ↔ Neo	40–100 µg/ml	–

[a] Daten von oralen Anwendungen mit Mehrfachdosierung. Die angegebenen Werte stellen *CL/F* und $V_{Fläche}/F$ dar.
[b] *CL/F* sinkt um 15% gegenüber einer einmaligen Gabe und kann bei höheren Dosen nicht-linear sein.

LITERATUR: Bauer, L.A., Harris, C., Wilensky, A.J., Raisys, V.A., and Levy, R.H. Ethosuximide kinetics: possible interaction with valproic acid. *Clin. Pharmacol. Ther.*, **1982**, *31*:741-745.

ETODOLAC[a,b] (Kapitel 27)							
≥80 R-Isomer : 97 S-Isomer : 73 ↔ Ger, Arth, Zirrh, Uräm	≤1	99,1[c] ↓ Uräm[d] ↔ Ger, Arth, Zirrh	0,78 ± 0,27[d] ↔ Ger, Arth, Zirrh, Weibl ↑ Uräm[d]	0,36 ± 0,13[e] ↔ Ger, Arth, Zirrh ↓ Uräm[d]	7,3 ± 4 ↔ Ger Weibl, Zirrh, Uräm	13 µg/ml[f]	–

[a] In Deutschland nur durch Import erhältlich. Laut § 73,3 Arzneimittelgesetz kann jedes Medikament in geringen Mengen und auf ausdrückliche Verordnung importiert werden, wenn im Ausland eine Zulassung des betreffenden Präparats vorhanden ist (Anm. d. Hrsg.).
[b] Racemat: Obwohl keine enantiomere Inversion auftritt, ist das Verhältnis von aktivem S-Isomer zu inaktivem R-Isomer im Plasma 1 zu 10, da die Clearance für das S-Isomer höher ist.
[c] Verhältnis der Konzentrationen von Blut zu Plasma = 0,6.
[d] Nur bei Dialysepatienten, keine Veränderungen bei leichter oder mittelschwerer Niereninsuffizienz.
[e] *CL/F* und V_{ss}/F
[f] EC_{50} für Analgesie

LITERATUR: Brocks, D.R., and Jamali, F. Etodolac clinical pharmacokinetics. *Clin. Pharmacokinet.*, **1994**, *26*:259-274.

ETOPOSID (Kapitel 51)							
52 ± 17[a]	35 ± 5	96 ± 0,4[b] ↓ Alb	0,68 ± 0,23 ↔ Päd, Zirrh ↓ Uräm	0,36 ± 0,15 ↔ Päd, Zirrh	8,1 ± 4,3 ↑ Uräm ↔ Päd, Zirrh	–	–

[a] Bei oralen Dosen über 200 mg erniedrigt.
[b] Bei Hyperbilirubinämie erniedrigt.

LITERATUR: Clark, P.I., and Slevin, M.L. The clinical pharmacology of etoposide and teniposide. *Clin. Pharmacokinet.*, **1987**, *12*:223-252.

FAMCICLOVIR[a] (Kapitel 50, 64)							
77 ± 8[b] ↔ Hep	74 ± 9	<20[c]	8 ± 1,5 ↔ Ger, Weibl, Hep ↓ Uräm	0,98 ± 0,13	2,3 ± 0,4[b] ↔ Ger, Weibl ↑ Uräm	–	–

[a] Famciclovir ist Prodrug für die aktive Substanz Penciclovir. Die hier angegebenen Werte gelten für Penciclovir.
[b] Wert für Penciclovir nach oraler Gabe von Famciclovir.
[c] Verhältnis der Konzentrationen von Blut zu Plasma ungefähr 1.

LITERATUR: Pue, M.A., and Benet, L.Z. Pharmacokinetics of famciclovir in man. *Antiviral Chem. Chemother.*, **1993**, *4 Suppl. 1*:47-55.

FAMOTIDIN (Kapitel 37)							
45 ± 14	67 ± 15	17 ± 7	7,1 ± 1,7 ↓ Uräm, Ger[a]	1,3 ± 0,2 ↔ Uräm	2,6 ± 1 ↑ Uräm, Ger[a]	13 ng/ml[b]	–

[a] Abhängig von der Nierenfunktion.
[b] Zur Reduktion der Magensäuresekretion um 50%.

LITERATUR: Echizen, H., anz Ishizaki, T. Clinical pharmacokinetics of famotidine. *Clin. Pharmacokinet.*, **1991**, *21*:178-194.

FELBAMAT (Kapitel 20)							
>80	40–50[a]	22–25	0,50 ± 0,13[b] ↔ Weibl ↓ Uräm	0,76 ± 0,08[b]	21 ± 2 ↑ Uräm	–	–

[a] Orale Gabe.
[b] *CL/F* und $V_{Fläche}/F$.

LITERATUR: Bialer, M. Comparative pharmacokinetics of the newer antiepileptic drugs. *Clin. Pharmacokinet.*, **1993**, *24*:441-452.

ANHANG II ERSTELLUNG UND OPTIMIERUNG VON DOSIERUNGSSCHEMATA; PHARMAKOKINETISCHE DATEN

ORALE BIOVER-FÜGBARKEIT (%)	UNVERÄNDERTE RENALE ELIMINATION (%)	PLASMAPROTEIN-BINDUNG (%)	CLEARANCE ($ml \cdot min^{-1} \cdot kg^{-1}$)	VERTEILUNGS-VOLUMEN (Liter/kg)	HALBWERTSZEIT (STUNDEN)	EFFEKTIVE KONZENTRATION	TOXISCHE KONZENTRATION
FELODIPIN[a] (Kapitel 32, 34)							
15 ± 8 ↔ Ger, Zirrh	<1	99,6 ± 0,2[b] ↓ Uräm, Zirrh ↔ Ger,	12 ± 5[c] ↓Ger, Zirrh, Herzinsuff[d]	10 ± 3 ↔ Ger ↓ Zirrh	14 ± 4 ↑ Ger, Herzinsuff[d] ↔ Zirrh	8 ± 5 nmol/l[e]	–

[a] Racemat: Das S-(-)-Enantiomer ist der aktive Blocker des Ca^{2+}-Einstroms. Unterschiedliche pharmakokinetische Eigenschaften der Enatiomere resultieren in einer zweifach höheren Konzentration des S-(-)-Enantiomers als des R-(+)-Enantiomers.
[b] Verhältnis der Konzentrationen von Blut zu Plasma = 1,45
[c] CYP3A-Substrat
[d] Eventuell eher altersabhängig als abhängig von einer bestehenden Herzinsuffizienz
[e] EC50 für die Abnahme des diastolischen Blutdrucks bei Patienten mit Hypertonus

LITERATUR: Dunselman, P.H.J.M., and Edgar, B. Felodipine clinical pharmacokinetics. Clin. Pharmacokinet., **1991**, *21*: 418-430.

ORALE BIOVER-FÜGBARKEIT (%)	UNVERÄNDERTE RENALE ELIMINATION (%)	PLASMAPROTEIN-BINDUNG (%)	CLEARANCE ($ml \cdot min^{-1} \cdot kg^{-1}$)	VERTEILUNGS-VOLUMEN (Liter/kg)	HALBWERTSZEIT (STUNDEN)	EFFEKTIVE KONZENTRATION	TOXISCHE KONZENTRATION
FENTANYL (Kapitel 14, 23)							
–	8	84 ± 2[a]	13 ± 2 ↓ Ger ↔Zirrh, Präm, Päd ↑ Neo	4 ± 0,4	3,7 ± 0,4 ↑ KPBC, Ger, Präm. ↔ Päd	1 ng/ml[b] 3 ng/ml[c]	>0,7 ng/ml[d]

[a] Verhältnis der Konzentrationen von Blut zu Plasma = 0,97 ± 0,06
[b] Postoperative Analgesie
[c] Intraoperative Analgesie
[d] Atemdepression

LITERATUR: Olkkola, K.T., Hamunen, K., and Maunuksela, E.-L. Clinical pharmacokinetics and pharmacodynamics of opioid analgesics in infants and children. Clin. Pharmacokinet., **1995**, *28*:385-404.

ORALE BIOVER-FÜGBARKEIT (%)	UNVERÄNDERTE RENALE ELIMINATION (%)	PLASMAPROTEIN-BINDUNG (%)	CLEARANCE ($ml \cdot min^{-1} \cdot kg^{-1}$)	VERTEILUNGS-VOLUMEN (Liter/kg)	HALBWERTSZEIT (STUNDEN)	EFFEKTIVE KONZENTRATION	TOXISCHE KONZENTRATION
FINASTERID (Kapitel 10)							
63 ± 21	<1	90	2,3 ± 0,8[a] ↔ Uräm, Ger	1,1 ± 0,2[a]	7,9 ± 2,5 ↔ Uräm, Ger	–	–

[a] Unter Annahme eines Körpergewichts von 70 kg.

LITERATUR: Sudduth, S.L., and Koronkowski, M.J. Finasteride: the first 5-reductase inhibitor. Pharmacotherapy, **1993**, *13*:309-329.

ORALE BIOVER-FÜGBARKEIT (%)	UNVERÄNDERTE RENALE ELIMINATION (%)	PLASMAPROTEIN-BINDUNG (%)	CLEARANCE ($ml \cdot min^{-1} \cdot kg^{-1}$)	VERTEILUNGS-VOLUMEN (Liter/kg)	HALBWERTSZEIT (STUNDEN)	EFFEKTIVE KONZENTRATION	TOXISCHE KONZENTRATION
FLECAINID[a] (Kapitel 35)							
70 ± 11	43 ± 3	61 ± 10 ↓ HI	5,6 ± 1,3[b] ↓ Uräm, Zirrh, Herzinsuff ↑ Päd	4,9 ± 0,4 ↑ Zirrh[c]	11 ± 3[b] ↑ Uräm, Zirrh, Herzinsuff ↓ Päd	0,4-0,8 µg/ml	>1 µg/ml

[a] Racemat: Die Enantiomere lösen gleichartige elektrophysiologische Effekte aus.
[b] CYP2D6-Substrat; ausgenommen eine verkürzte Halbwertszeit und eine nicht-lineare Kinetik bei ausgeprägten Metabolisierern, hat der Phänotyp keinen signifikanten Einfluß auf die Pharmakokinetik oder Pharmakodynamik.
[c] $V_{Fläche}$

LITERATUR: Funck-Brentano, C., Becquemont, L., Kroemer, H.K., Bühl, K., Knebel, N.G., Eichelbaum, M., and Jaillon, P. Variable disposition kinetics and electrocardiographic effects of flecainide during repeated dosing in humans: contribution of genetic factors, dose-dependent clearance, and interaction with amiodarone. Clin. Pharmacol. Ther., **1994**, *55*:256-269.

ORALE BIOVER-FÜGBARKEIT (%)	UNVERÄNDERTE RENALE ELIMINATION (%)	PLASMAPROTEIN-BINDUNG (%)	CLEARANCE ($ml \cdot min^{-1} \cdot kg^{-1}$)	VERTEILUNGS-VOLUMEN (Liter/kg)	HALBWERTSZEIT (STUNDEN)	EFFEKTIVE KONZENTRATION	TOXISCHE KONZENTRATION
FLUCONAZOL (Kapitel 49)							
>90	75 ± 9	11 ± 1	0,27 ± 0,07 ↔ AIDS, Neo[a] ↓ Uräm, Präm	0,60 ± 11 ↔ Uräm ↑ Präm, Neo	32 ± 5 ↑ Zirrh, Uräm, Präm ↓ Päd	siehe Kapitel 49	–

[a] Bei einer Gabe alle 72 Stunden ist die Clearance während der ersten drei Dosen niedriger als normal.

LITERATUR: Debruyne, D., and Ryckelynck, J.P. Clinical pharmacokinetics of fluconazole. Clin. Pharmacokinet., **1993**, *24*:10-27.

Abkürzungen: Adip = Adipositas; Alb = Hypalbuminämie; Arthr = Arthritis; AUC = Fläche unter der Kurve (*area under the curve*); AVH = akute virale Hepatitis; COLD = chronisch obstruktive Lungenerkrankung; CP = Cor pulmonale; CRI = chronische respiratorische Insuffizienz; Crohn = Morbus Crohn; Cush = Cushing-Syndrom; Entz = Entzündung; Epilep = Epilepsie; Erw = Erwachsene; Ger = Geriatrische Patienten; Grav = Gravidität; Hep = Hepatitis; Herzinsuff = Herzinsuffizienz; HI = Herzinfarkt; HL = Hyperlipoproteinämie; Hyperth = Hyperthyreose; Hypoth = Hypothyreose; KHK = Koronare Herzkrankheit; KPBC = kardiopulmonale Bypass-Chirurgie; Neo = Neugeborene; Niko = Raucher; NS = Nephrotisches Syndrom; Päd = pädiatrische Patienten; Pneu = Pneumonie; Präm = prämatur; rA = rheumatoide Arthritis; Sprue = einheimische Sprue (Zoeliakie); Tach = Ventrikuläre Tachykardie; Ulkus = Ulkuspatienten; Uräm = Urämie; Verbr = Verbrennungspatienten; VoFli = Vorhofflimmern; Weibl = weiblich; ZF = Zystische Fibrose (Mukoviszidose); Zirrh = Leberzirrhose.

TABELLE A-II-1
PHARMAKOKINETISCHE DATEN *(Fortsetzung)*

ORALE BIOVER-FÜGBARKEIT (%)	UNVERÄNDERTE RENALE ELIMINATION (%)	PLASMAPROTEIN-BINDUNG (%)	CLEARANCE ($ml \cdot min^{-1} \cdot kg^{-1}$)	VERTEILUNGS-VOLUMEN (Liter/kg)	HALBWERTSZEIT (STUNDEN)	EFFEKTIVE KONZENTRATION	TOXISCHE KONZENTRATION

FLUCYTOSIN (Kapitel 49)

| 84 ± 6 ↔ Uräm | 99 ± 7 | 4 | $CL = CL_{cr}$ | 0,68 ± 0,04 ↔ Uräm | 4,2 ± 0,3 ↑ Uräm | 35-70 µg/ml | >100 µg/ml |

LITERATUR: Cutler, R.E., Blair, A.D., and Kelly, M.R. Flucytosine kinetics in subjects with normal and impaired renal function. *Clin. Pharmacol. Ther.*, **1978**, *24*:333-342.

FLUMAZENIL (Kapitel 14, 17)

| ~20[a] | <1 | 50[b] | 17 ± 3 ↔ Ger, Uräm, Weibl ↓ Hep | 1 ± 0,2 | 0,9 ± 0,2 ↔ Ger, Uräm, Weibl ↑ Hep | >5 ng/ml[c] | – |

[a] Nur als Injektionslösung zur intravenösen Injektion erhältlich.
[b] Verhältnis der Konzentrationen von Blut zu Plasma = 1
[c] Aufhebung der Sedation durch typische Dosen von Benzodiazepinen.

LITERATUR: Brogden, R.N., and Goa, K.L. Flumazenil: a reappraisal of its pharmacological properties and therapeutic efficacy as a benzodiazepine antagonist. *Drugs*, **1991**, *42*:1061-1089.

FLUNITRAZEPAM[a] (Kapitel 17)

| ~85 | <1 | 77-79 | 3,5 ± 0,4[b] | 3,3 ± 0,6[b] | 15 ± 5 | – | – |

[a] Der aktive Metabolit ist Desmethylflunitrazepam
[b] CL/F und V_{ss}/F.

LITERATUR: Boxenbaum, H.G., Posmanter, H.N., Macasieb, T., Geitner, K.A., Weinfeld, R.E., Moore, J.D., Darragh, A., O'Kelly, D.A., Weissman, L., and Kaplan, S.A. Pharmacokinetics of flunitrazepam following single- and multiple-dose oral administration to healthy human subjects. *J. Pharmacokinet. Biopharm.*, **1978**, *6*:283-293.

FLUOROURACIL (Kapitel 51)

| 28[a] | <10 | 8-12 | 16 ± 7 | 0,25 ± 0,12 | 11 ± 4 min[b] | – | – |

[a] Wegen eines sättigbaren First-pass-Metabolismus ist *F* bei schneller Resorption höher und bei langsamer Resorption niedriger.
[b] Bei sehr niedrigen Konzentrationen des Medikaments wird eine längere Halbwertszeit (um 20 Stunden) beobachtet.

LITERATUR: Diasio, R.B., and Harris, B.E. Clinical pharmacology of 5-fluorouracil. *Clin. Pharmacokinet.*, **1989**, *16*:215-237.

FLUOXETIN[a] (Kapitel 19)

| >60 | <2.5 | 94 ↔ Zirrh, Uräm | 9,6 ± 6,9[b,c] ↔ Uräm, Ger, Adip ↓ Zirrh | 35 ± 21[d] ↔ Uräm, Zirrh | 53 ± 41[e] ↑ Zirrh ↔ Uräm, Ger, Adip | <500 ng/ml[f] | – |

[a] Der aktive Metabolit ist Norfluoxetin; seine Halbwertszeit beträgt 6,4 ± 2,5 Tage (bei Leberzirrhose 12 ± 2 Tage).
[b] Niedriger bei wiederholter Anwendung und bei ansteigenden Dosen zwischen 40 und 80 mg.
[c] CL/F; CYP2D6-Substrat und -Inhibitor
[d] $V_{Fläche}/F$
[e] Niedriger bei wiederholter Anwendung und bei ansteigenden Dosen.
[f] Plasmakonzentrationen von Fluoxetin plus Norfluoxetin über 500 ng/ml scheinen mit einer schlechteren Wirkung assoziiert zu sein als niedrigere Konzentrationen.

LITERATUR: Altamura, A.C., Moro, A.R., and Percudani, M. Clinical pharmacokinetics of fluoxetine. *Clin. Pharmacokinet.*, **1994**, *26*:201-214.

FLURAZEPAM[a] (Kapitel 17)

| – | <1 | 96,6 | 4,5 ± 2,3[b] ↓ Weibl | 22 ± 7[b] | 74 ± 24 ↑ Ger[c] | – | – |

[a] Flurazepam ist im wesentlichen ein Prodrug für Desalkylflurazepam; die hier angegebenen Werte gelten für den aktiven Metaboliten.
[b] CL/F und $V_{Fläche}/F$
[c] bei Männern

LITERATUR: Greenblatt, D.J., Divoll, M., Harmatz, J.S., MacLaughin, D.S., and Shader, R.I. Kinetics and clinical effects of flurazepam in young and elderly noninsomniacs. *Clin. Pharmacol. Ther.*, **1981**, *30*:475-486.

ANHANG II ERSTELLUNG UND OPTIMIERUNG VON DOSIERUNGSSCHEMATA; PHARMAKOKINETISCHE DATEN   AII-33

Orale Bioverfügbarkeit (%)	Unveränderte Renale Elimination (%)	Plasmaproteinbindung (%)	Clearance ($ml \cdot min^{-1} \cdot kg^{-1}$)	Verteilungsvolumen (Liter/kg)	Halbwertszeit (Stunden)	Effektive Konzentration	Toxische Konzentration
FLURBIPROFEN[a] (Kapitel 27)							
~92	2 ± 1	>99,5 ↔ Ger, Adip ↑ Zirrh, Uräm	0,35 ± 0,09[b] ↔ Ger, rA ↑ Uräm	0,15 ± 0,02[b] ↔ Ger ↑ Uräm	5,5 ± 1,4 ↔ Ger, Päd, rA, Uräm	–	–

[a] Racemat: Das S-(+)-Enantiomer besitzt die anti-inflammatorische Wirkung; aktuelle Studien weisen auf Aktivität von beiden Enantiomeren hin; bei Menschen kommt es zu einer minimalen Konversion vom R- zum S-Enantiomer; das S-Enantiomer zeigt eine geringfügig höhere Plasmaproteinbindung, eine um 20% niedrigere Clearance, ein um 5% niedrigeres Verteilungsvolumen und eine um 18% längere Halbwertszeit.

[b] CL/F und V_{ss}/F

LITERATUR: Davies, N.M. Clinical pharmacokinetics of flurbiprofen and its enantiomers. *Clin. Pharmacokinet.*, **1995**, *28*:100-114.

FOLINSÄURE (Kapitel 53)							
25 mg: 97[a] 50 mg: 75[a] 100 mg: 37[a] 25 mg: 100[b] 25 mg: 28[c]	10[b] 100[c] 31[d]	35-45[b]	3,9 ± 0,8[a]	3,2 ± 1,2[a,e]	9,3 ± 2,8[a] 0,5 ± 0,1[b] 7,5 ± 1,1[c] 3,8 ± 2[d]	–	–

[a] Racemat
[b] Aktives (-)-Isomer
[c] Inaktives (+)-Isomer
[d] $V_{Fläche}$

LITERATUR: McGuire, B.W., Sia, L.L., Leese, P.T., Gutierrez, M.L., and Stokstad, E.L.R. Pharmacokinetics of leucovorin calcium after intravenous, intramuscular, and oral administration. *Clin. Pharm.*, **1988**, *7*:52-58.

FOSCARNET (Kapitel 50)							
17 ± 4[a]	82 ± 13	15 ± 2	2,0 ± 0,6 ↓ Uräm	0,43 ± 0,13	3,3 ± 1,5[b] ↑ Uräm	100-500 μM	–

[a] Foscarnet ist nur zur i.v.-Applikation und zur topischen Anwendung erhältlich.
[b] Durch Verwendung von äußerst sensitiven Bestimmungsmethoden konnte eine längere Halbwertszeit von 18 bis 196 Stunden nachgewiesen werden. Diese Halbwertszeit sollte aber die Plasmakonzentrationen bei mehrfacher Dosierung nicht beeinflussen.

LITERATUR: Aweeka, F.T., Gambertoglio, J.G., Kramer, F., van der Horst, C., Plsky, B., Jayewardene, A., Lizak, P., Emrick, L., Tong, W., and Jacobson, M.A. Foscarnet and ganciclovir pharmacokinetics during concomitant or alternating maintenance therapy for AIDS-related cytomegalovirus retinitis. *Clin. Pharmacol. Ther.*, **1995**, *57*:403-412.

FOSINOPRIL[a] (Kapitel 31, 33)							
36 ± 7 ↔ Uräm, Herzinsuff	43 ± 9	≥95 ↔ Uräm	0,51 ± 0,10 ↓ Zirrh, Uräm[b] ↔ Ger, Herzinsuff	0,13 ± 0,03	11,3 ± 0,7 ↔ Herzinsuff	–	–

[a] Wird zum aktiven Metaboliten, Fosinoprilat, hydrolisiert; die hier angegebenen Werte und Anmerkungen zu Krankheitsbildern gelten für Fosinoprilat.
[b] Der Akkumulationsindex ist bei einmal täglicher Gabe trotzdem nur 1,27 bei Patienten mit CL_{cr} <30 ml/min.

LITERATUR: Murdoch, D., and McTavish, D. Fosinopril. A review of its pharmacodynamic and pharmacokinetic properties and therapeutic potential in essential hypertension. *Drugs*, **1992**, *43*:123-140.

Abkürzungen: Adip = Adipositas; Alb = Hypalbuminämie; Arthr = Arthritis; AUC = Fläche unter der Kurve (*area under the curve*); AVH = akute virale Hepatitis; COLD = chronisch obstruktive Lungenerkrankung; CP = Cor pulmonale; CRI = chronische respiratorische Insuffizienz; Crohn = Morbus Crohn; Cush = Cushing-Syndrom; Entz = Entzündung; Epilep = Epilepsie; Erw = Erwachsene; Ger = Geriatrische Patienten; Grav = Gravidität; Hep = Hepatitis; Herzinsuff = Herzinsuffizienz; HI = Herzinfarkt; HL = Hyperlipoproteinämie; Hyperth = Hyperthyreose; Hypoth = Hypothyreose; KHK = Koronare Herzkrankheit; KPBC = kardiopulmonale Bypass-Chirurgie; Neo = Neugeborene; Niko = Raucher; NS = Nephrotisches Syndrom; Päd = pädiatrische Patienten; Pneu = Pneumonie; Präm = prämatur; rA = rheumatoide Arthritis; Sprue = einheimische Sprue (Zoeliakie); Tach = Ventrikuläre Tachykardie; Ulkus = Ulkuspatienten; Uräm = Urämie; Verbr = Verbrennungspatienten; VoFli = Vorhofflimmern; Weibl = weiblich; ZF = Zystische Fibrose (Mukoviszidose); Zirrh = Leberzirrhose.

TABELLE A-II-1
PHARMAKOKINETISCHE DATEN (Fortsetzung)

Orale Bioverfügbarkeit (%)	Unveränderte renale Elimination (%)	Plasmaproteinbindung (%)	Clearance ($ml \cdot min^{-1} \cdot kg^{-1}$)	Verteilungsvolumen (Liter/kg)	Halbwertszeit (Stunden)	Effektive Konzentration	Toxische Konzentration
FUROSEMID (Kapitel 29)							
61 ± 17 ↔ Herzinsuff, Zirrh,CRI	66 ± 7 ↓ ZF ↔ Ger	98,8 ± 0,2 ↓ Uräm, NS, Zirrh, Alb, Ger ↔ Niko, Herzinsuff	2 ± 0,4 ↓ Uräm, Herzinsuff, Präm., Neo, Ger ↔ Zirrh ↑ ZF	0,11 ± 0,02 ↑ NS, Neo, Präm., Zirrh ↔ Uräm, Herzinsuff, Ger, Niko	92 ± 7 min ↑ Uräm, Herzinsuff, Präm, Neo, Zirrh, Ger ↑ NS	[a]	25 µg/ml[b]

[a] Die Effektivität korreliert besser mit der Konzentration im Urin.
[b] Ototoxizität

LITERATUR: Hammarlund-Udenaes, M., and Benet, L.Z. Furosemide pharmacokinetics and pharmacodynamics in health and disease – an update. *J. Pharmacokinet. Biopharm.*, **1989**, *17*:1-46.

Orale Bioverfügbarkeit (%)	Unveränderte renale Elimination (%)	Plasmaproteinbindung (%)	Clearance ($ml \cdot min^{-1} \cdot kg^{-1}$)	Verteilungsvolumen (Liter/kg)	Halbwertszeit (Stunden)	Effektive Konzentration	Toxische Konzentration
GABAPENTIN (Kapitel 20)							
60[a]	100	0	1,6 ± 0,3 ↓ Ger, Uräm	0,80 ± 0,09	6,5 ± 1 ↑ Uräm	>2 µg/ml	–

[a] Nimmt mit der Dosis ab. Der Wert gilt für 300 bis 600 mg.

LITERATUR: Bialer, M. Comparative pharmacokinetics of the newer antiepileptic drugs. *Clin. Pharmacokinet.*, **1993**, *24*:441-452.

Orale Bioverfügbarkeit (%)	Unveränderte renale Elimination (%)	Plasmaproteinbindung (%)	Clearance ($ml \cdot min^{-1} \cdot kg^{-1}$)	Verteilungsvolumen (Liter/kg)	Halbwertszeit (Stunden)	Effektive Konzentration	Toxische Konzentration
GANCICLOVIR (Kapitel 50)							
3	73 ± 31	1-2	4,6 ± 1,8 ↓ Uräm	1,1 ± 0,3	4,3 ± 1,6 ↑ Uräm	–	–

LITERATUR: Aweeka, F.T., Gambertoglio, J.G., Kramer, F.,van der Horst, G., Polsky, B., Jayewardene, A., Lizak, P., Emrick, L, Tong, W., and Jacobson, M.A. Foscamet and ganciclovir pharmacokineticsduring concomitant or alternating maintenance therapy for AIDS-related cytomegalovirus retinitis. *Clin. Pharmacol. Ther.*, **1995**, *57*:403-412.

Orale Bioverfügbarkeit (%)	Unveränderte renale Elimination (%)	Plasmaproteinbindung (%)	Clearance ($ml \cdot min^{-1} \cdot kg^{-1}$)	Verteilungsvolumen (Liter/kg)	Halbwertszeit (Stunden)	Effektive Konzentration	Toxische Konzentration
GEMFIBROZIL (Kapitel 36)							
98 ± 1	<1	>97	1,7 ± 0,4 ↔ Zirrh, Uräm	0,14 ± 0,03	1,1 ± 0,2 ↔ Uräm	–	–

LITERATUR: Todd, P.A., and Ward, A. Gemfibrozil, a review of its pharmacodynamic and pharmacokinetic properties, and therapeutic use in dyslipidaemia. *Drugs*, **1988**, *36*:314-339.

Orale Bioverfügbarkeit (%)	Unveränderte renale Elimination (%)	Plasmaproteinbindung (%)	Clearance ($ml \cdot min^{-1} \cdot kg^{-1}$)	Verteilungsvolumen (Liter/kg)	Halbwertszeit (Stunden)	Effektive Konzentration	Toxische Konzentration
GENTAMICIN (Kapitel 46)							
–	>90	<10	$CL = 0{,}82\, CL_{cr} + 0{,}11$ ↓ Adip	0,31 ± 0,10 ↔ Uräm, Ger, ZF, Päd ↓ Adip ↑ Neo	2–3 53 ± 25[a] ↑ Uräm ↔ Adip ↓ Verbr.	siehe Kapitel 46	siehe Kapitel 46

[a] Gentamicin hat eine sehr lange terminale Halbwertszeit, die für eine Exkretion im Urin für bis zu drei Wochen verantwortlich ist.

LITERATUR: Matzke, G.R., Millikin, S.P., and Kovarik, J.M. Variability in pharmacokinetic values for gentamicin, tobramycin, and netilmicin in patients with renal insufficiency. *Clin. Pharm.*, **1989**, *8*:800-806.

Orale Bioverfügbarkeit (%)	Unveränderte renale Elimination (%)	Plasmaproteinbindung (%)	Clearance ($ml \cdot min^{-1} \cdot kg^{-1}$)	Verteilungsvolumen (Liter/kg)	Halbwertszeit (Stunden)	Effektive Konzentration	Toxische Konzentration
GLIBENCLAMID (Kapitel 60)							
mikronisiert: 90–100 nicht mikronisiert: 64–90	vernachlässigbar ↓ Ger	99,8 ↓ Zirrh	1,3 ± 0,5	0,20 ± 0,11	4 ± 1[a] ↑ Zirrh	–	–

[a] Der angebenene Wert gilt für die mikronisierte Darreichungsform. Die Halbwertszeit für die nicht mikronisierte Form beträgt 6 bis 10 Stunden und spiegelt die limitierte Resorptionsrate wieder.

LITERATUR: Jonsson, A. Rydberg, T., Ekberg, G., Hallengren, B., and Melander, A. Slow elimination of glyburide in NIDDM subjects. *Diabetes Care*, **1994**, *17*:142-145.

Orale Bioverfügbarkeit (%)	Unveränderte Renale Elimination (%)	Plasmaprotein-bindung (%)	Clearance ($ml \cdot min^{-1} \cdot kg^{-1}$)	Verteilungs-volumen (Liter/kg)	Halbwertszeit (Stunden)	Effektive Konzentration	Toxische Konzentration
GLIPIZID (Kapitel 60)							
95	<5	98,4	0,52 ± 0,18 ↔ Uräm, Ger	0,17 ± 0,02 ↔ Ger	3,4 ± 0,7 ↔ Uräm, Ger	–	–

LITERATUR: Kobayashi, K.A., Bauer, L.A., Horn, J.R., Opheim, K., Wood, F., Jr., and Kradjan, W.A. Glipizide pharmacokinetics in young and elderly volunteers. *Clin. Pharm.*, **1988**, *7*:224-228.

Orale Bioverfügbarkeit (%)	Unveränderte Renale Elimination (%)	Plasmaprotein-bindung (%)	Clearance ($ml \cdot min^{-1} \cdot kg^{-1}$)	Verteilungs-volumen (Liter/kg)	Halbwertszeit (Stunden)	Effektive Konzentration	Toxische Konzentration
GRANISETRON (Kapitel 38)							
~60	16 ± 14	65 + 9	11 + 9 ↓ Ger, Zirrh ↔ Uräm	3 ± 1,5 ↔ Uräm	5,3 ± 3,5 ↑ Ger, Zirrh ↔ Uräm	–	–

LITERATUR: Allen, A., Asgill, C.C., Pierce, D.M., Upward, J., and Zussman, B.D. Pharmacokinetics and tolerability of ascending intravenous dose of granisetron, a novel 5-HT3 antagonist, in healthy human subjects. *Eur. J. Clin. Pharmacol.*, **1994**, *46*:159-162.

Orale Bioverfügbarkeit (%)	Unveränderte Renale Elimination (%)	Plasmaprotein-bindung (%)	Clearance ($ml \cdot min^{-1} \cdot kg^{-1}$)	Verteilungs-volumen (Liter/kg)	Halbwertszeit (Stunden)	Effektive Konzentration	Toxische Konzentration
HALOPERIDOL[a] (Kapitel 18)							
60 ± 18	1	92 ± 2 ↑ Zirrh ↔ Ger, Päd	11,8 ± 2,9 ↑ Päd, Niko ↑ Ger	18 ± 7	18 ± 5[a] ↓ Päd	4-20 ng/ml	–

[a] Es besteht ein reversibler Metabolismus zu und von einem weniger aktiven Metaboliten, reduziertem Haloperidol mit $CL = 10 \pm 5$ ml·min^{-1}·kg^{-1} und einer Halbwertszeit von 67 ± 51 Stunden. Bei Probensammlung über sieben Tage findet man eine verlängerte Halbwertszeit (70 Stunden) von Haloperidol für die vermutlich eine langsame Konversion von reduziertem Haloperidol zur Ausgangssubstanz verantwortlich ist.

LITERATUR: Froemming, J.S., Lam, Y.W.F., Jann, M.W., and Davis, C.M. Pharmacokinetics of haloperidol. *Clin. Pharmacokinet.*, **1989**, *17*:396-423.

Orale Bioverfügbarkeit (%)	Unveränderte Renale Elimination (%)	Plasmaprotein-bindung (%)	Clearance ($ml \cdot min^{-1} \cdot kg^{-1}$)	Verteilungs-volumen (Liter/kg)	Halbwertszeit (Stunden)	Effektive Konzentration	Toxische Konzentration
HEPARIN (Kapitel 54)							
–	vernach-lässigbar	ausgeprägt	1/(0,65 + 0,008D) ± 0,1[a] ↓ Weibl	0,058 ± 0,011[b]	(26 + 0,323D) ± 12 min[a] ↑ Niko	siehe Kapitel 54	–

[a] D ist die Dosis in IU/kg. Halbwertszeit und Clearance sind dosisabhängig, vielleicht aufgrund eines Sättigungsmechanismus des Metabolismus mit Inhibition durch das Endprodukt.
[b] $V_{Fläche}$

LITERATUR: Estes, J.W. Clinical pharmacokinetics of heparin. *Clin. Pharmacokinet.*, **1980**, *5*:204-220.

Orale Bioverfügbarkeit (%)	Unveränderte Renale Elimination (%)	Plasmaprotein-bindung (%)	Clearance ($ml \cdot min^{-1} \cdot kg^{-1}$)	Verteilungs-volumen (Liter/kg)	Halbwertszeit (Stunden)	Effektive Konzentration	Toxische Konzentration
HEXOBARBITAL[a] (Kapitel 17)							
>90	<1	42-52 ↔ Zirrh	3,9 ± 0,7 ↓ Zirrh, AVH	1,2 ± 0,3 ↔ Zirrh, AVH	3,7 ± 0,9 ↑ Zirrh, AVH	–	–

[a] In Deutschland nur durch Import erhältlich. Laut § 73,3 Arzneimittelgesetz kann jedes Medikament in geringen Mengen und auf ausdrückliche Verordnung importiert werden, wenn im Ausland eine Zulassung des betreffenden Präparats vorhanden ist (Anm. d. Hrsg.).
[b] Racemat: Die Elimination des aktiven d-Hexobarbital (CL = 1,9 ± 0,5 ml·min^{-1}·kg^{-1}; $V_{Fläche}$ = 0,97 ± 0,26 l/kg; Halbwertszeit = 5,6 ±1,5 Stunden) ist signifikant langsamer als die des inaktiven l-Enantiomers. Eine verminderte Clearance für Hexobarbital aufgrund höheren Alters hat keinen Einfluß auf die Elimination des d-Enantiomers.

LITERATUR: Chandler, M.H.H., Scott, R.S., and Blouin, R.A. Age-associated stereoselective alterations in hexobarbital metabolism. *Clin. Pharmacol. Ther.*, **1988**, *43*:436-441.

Abkürzungen: Adip = Adipositas; Alb = Hypalbuminämie; Arthr = Arthritis; AUC = Fläche unter der Kurve (*area under the curve*); AVH = akute virale Hepatitis; COLD = chronisch obstruktive Lungenerkrankung; CP = Cor pulmonale; CRI = chronische respiratorische Insuffizienz; Crohn = Morbus Crohn; Cush = Cushing-Syndrom; Entz = Entzündung; Epilep = Epilepsie; Erw = Erwachsene; Ger = Geriatrische Patienten; Grav = Gravidität; Hep = Hepatitis; Herzinsuff = Herzinsuffizienz; HI = Herzinfarkt; HL = Hyperlipoproteinämie; Hyperth = Hyperthyreose; Hypoth = Hypothyreose; KHK = Koronare Herzkrankheit; KPBC = kardiopulmonale Bypass-Chirurgie; Neo = Neugeborene; Niko = Raucher; NS = Nephrotisches Syndrom; Päd = pädiatrische Patienten; Pneu = Pneumonie; Präm = prämatur; rA = rheumatoide Arthritis; Sprue = einheimische Sprue (Zoeliakie); Tach = Ventrikuläre Tachykardie; Ulkus = Ulkuspatienten; Uräm = Urämie; Verbr = Verbrennungspatienten; VoFli = Vorhofflimmern; Weibl = weiblich; ZF = Zystische Fibrose (Mukoviszidose); Zirrh = Leberzirrhose.

TABELLE A-II-1
PHARMAKOKINETISCHE DATEN (Fortsetzung)

ORALE BIOVER-FÜGBARKEIT (%)	UNVERÄNDERTE RENALE ELIMINATION (%)	PLASMAPROTEIN-BINDUNG (%)	CLEARANCE ($ml \cdot min^{-1} \cdot kg^{-1}$)	VERTEILUNGS-VOLUMEN (Liter/kg)	HALBWERTSZEIT (STUNDEN)	EFFEKTIVE KONZENTRATION	TOXISCHE KONZENTRATION
HYDRALAZIN[a] (Kapitel 33)							
16 ± 6[a,b] 35 ± 4[c] ↔ Herzinsuff	1-15	87	56 ± 13[d,e] ↓ Herzinsuff	1,5 ± 1,0[d,e] ↔ Herzinsuff	0,96 ± 0,28[d] ↑ Herzinsuff	100 ng/ml[f]	–

[a] Schnell-Acetylierer.
[b] Die Bioverfügbarkeit kann mit hohen Dosen ansteigen, die den First-pass-Metabolismus sättigen.
[c] Langsam-Acetylierer.
[d] Nach intravenöser Gabe identisch für Schnell- und Lansam-Acetylierer, da andere Wege der metabolischen Modifikation beschritten werden.
[e] CL und V_{ss} bezogen auf Blut. Verhältnis der Konzentrationen von Blut zu Plasma = 1,65
[f] Abnahme des arteriellen Mitteldrucks um 10 - 20 mmHg.

LITERATUR: Mulrow, J.P., and Crawford, M.H. Clinical pharmacokinetics and therapeutic use of hydralazine in congestive heart failure. *Clin. Pharmacokinet.*, **1989**, *16*:86-89.

ORALE BIOVER-FÜGBARKEIT (%)	UNVERÄNDERTE RENALE ELIMINATION (%)	PLASMAPROTEIN-BINDUNG (%)	CLEARANCE ($ml \cdot min^{-1} \cdot kg^{-1}$)	VERTEILUNGS-VOLUMEN (Liter/kg)	HALBWERTSZEIT (STUNDEN)	EFFEKTIVE KONZENTRATION	TOXISCHE KONZENTRATION
HYDROCHLOROTHIAZID (Kapitel 29)							
71 ± 15	>95	58 ± 17[a]	4,9 ± 1,1[b] ↓ Uräm, Ger, Herzinsuff[c]	0,83 ± 0,31[d] ↓ Ger	2,5 ± 0,2[e] ↑ Uräm, Ger, Herzinsuff[c]	–	–

[a] Verhältnis der Konzentrationen von Blut zu Plasma = 2,0 - 2,5.
[b] Renale Clearance, die näherungsweise die Gesamt-Clearance darstellen sollte: Berechnet aufgrund der Annahme eines Körpergewichts von 70 kg.
[c] Veränderungen könnten Ausdruck einer verminderten Nierenfunktion sein.
[d] Aus individuellen Werten der renalen Clearance, der terminalen Halbwertszeit und des Anteils der unverändert im Urin ausgeschiedenen Substanz berechnet; unter Annahme eines Körpergewichts von 70 kg.
[e] Es wurde eine längere terminale Halbwertszeit von 8,1 ± 2,8 Stunden veröffentlicht, einhergehend mit einer Zunahme von $V_{Fläche}$ auf 2,8 l/kg. Trotzdem ist ein Großteil der Clearance von der kürzeren effektiven Halbwertszeit abhängig, die oben angegeben wird.

LITERATUR: Beerman, B., and Groschinsky-Grind, M. Pharmacokinetics of hydrochlorothiazide in man. *Eur. J. Clin. Pharmacol.*, **1977**, *12*:297-303.

ORALE BIOVER-FÜGBARKEIT (%)	UNVERÄNDERTE RENALE ELIMINATION (%)	PLASMAPROTEIN-BINDUNG (%)	CLEARANCE ($ml \cdot min^{-1} \cdot kg^{-1}$)	VERTEILUNGS-VOLUMEN (Liter/kg)	HALBWERTSZEIT (STUNDEN)	EFFEKTIVE KONZENTRATION	TOXISCHE KONZENTRATION
IBUPROFEN[a] (Kapitel 27)							
>80	<1	>99[b] ↔ rA, Alb ↑ ZF ↔ Päd, rA	0,75 ± 0,20[b,c] ↑ ZF	0,15 ± 0,02[c] ↑ ZF	2 ± 0,5[b] ↔rA, ZF, Päd ↑ Zirrh	10 µg/ml[d]	–

[a] Racemat: Die pharmakokinetischen Parameter (CL/F, V_{ss}, Halbwertszeit) für das aktive S-(+)-Enantiomer unterscheiden sich nicht von denen des inaktiven R-(-)-Enantiomers, wenn sie separat appliziert werden; 63 ± 6% des R-(-)-Enantiomers werden zur aktiven Form umgewandelt.
[b] Der ungebundene Anteil von S-(+)-Ibuprofen (0,77 ± 0,20%) ist signifikant größer als der von R-(-)-Ibuprofen. Die Bindung jedes Enantiomers ist abhängig von der Anwesenheit des optischen Antipoden, so daß es zu einer nicht-linearen Kinetik kommt.
[c] CL/F, V_{ss}
[d] Fiebersenkung bei fiebernden Kindern.

LITERATUR: Lee, E.J.D., Williams, K., Day, R., Graham, G., and Champion, D. Stereoselective disposition of ibuprofen enantiomers in man. *Br. J. Clin. Pharmacol.*, **1985**, *19*:669-674.

ORALE BIOVER-FÜGBARKEIT (%)	UNVERÄNDERTE RENALE ELIMINATION (%)	PLASMAPROTEIN-BINDUNG (%)	CLEARANCE ($ml \cdot min^{-1} \cdot kg^{-1}$)	VERTEILUNGS-VOLUMEN (Liter/kg)	HALBWERTSZEIT (STUNDEN)	EFFEKTIVE KONZENTRATION	TOXISCHE KONZENTRATION
IMIPENEM/CILASTATIN[a] (Kapitel 45)							
IMIPENEM –	69 ± 15 ↓ Neo, Entz ↔ Päd, ZF	<20	2,9 ± 0,3 ↑ Päd ↓ Uräm ↔ ZF, Entz, Neo, Ger, Verbr., Präm.	0,23 ± 0,05 ↑ Neo, Päd, Präm ↔ ZF, Uräm, Ger	0,9 ± 0,1 ↑ Neo, Uräm, Präm ↔ ZF, Päd, Ger	siehe Kapitel 45	–
CILASTA-TIN –	70 ± 3 ↓ Neo ↔ ZF	~35	3 ± 0,3 ↑ Päd ↓ Neo, Uräm, Präm ↔ ZF, Ger	0,20 ± 0,03 ↔ Neo, Uräm, ZF, Ger ↑ Präm	0,8 ± 0,1 ↑ Neo, Präm ↔ ZF, Ger		

[a] Cilastatin hemmt den Metabolismus von Imipenem durch die Niere und erhöht dadurch die Konzentration von Imipenem im Urin. Cilastatin verändert die Plasmaspiegel von Imipenem nicht merklich. Die angegebenen Wert gelten für die gleichzeitige Applikation.

LITERATUR: Buckley, M.M., Brogden, R.N., Barradell, L.B., and Goa, K.L. Imipenem/cilastatin: a reappraisal of its antibacterial activity, pharmacokinetic properties and therapeutic efficacy. *Drugs*, **1992**, *44*:408-444.

Orale Bioverfügbarkeit (%)	Unveränderte renale Elimination (%)	Plasmaproteinbindung (%)	Clearance ($ml·min^{-1}·kg^{-1}$)	Verteilungsvolumen (Liter/kg)	Halbwertszeit (Stunden)	Effektive Konzentration	Toxische Konzentration

IMIPRAMIN[a] (Kapitel 19)

39 ± 7	<2	90,1 ± 1,4[b] ↑ HL, HI, Verbr. ↔ rA, Ger	15 ± 4[c] ↓ Ger ↑ Niko ↔ Päd	18 ± 3[d] ↔ Ger, Päd	12 ± 5 ↑ Ger ↔ Päd	100–300 ng/ml[e]	>1 µg/ml[f]

[a] Der aktive Metabolit ist Desipramin.
[b] Verhältnis der Konzentrationen von Blut zu Plasma= 1,1 ± 0,1
[c] CYP2D6-Substrat
[d] $V_{Fläche}$
[e] Antidepressiver Effekt; Kombination von Imipramin und Desipramin.
[f] Konzentration von Imipramin und Desipramin. Für die Angabe zur Toxizität wurden kombinierte Daten für alle trizyklischen Antidepressiva verwendet.

Literatur: Sallee, F.R., and Pollock, B.G. Clinical pharmacokinetics of imipramine and desipramine. *Clin. Pharmacokinet.*, **1990**, *18*:346-364.

INDOMETACIN[a] (Kapitel 27)

98 ± 21	15 ± 8	90 ↔ Alb, Neo, Präm	1,4 ± 0,2 ↓ Präm, Neo, Ger	0,29 ± 0,04 ↔ Ger	2,4 ± 0,4[a] ↔ rA, Uräm ↑ Neo, Präm, Ger	0,3-3 µg/ml	>5 µg/ml

[a] Es besteht ein signifikanter enterohepatischer Kreislauf (ca. 50% nach intravenöser Gabe), der für die niedrigen Plasmaspiegel verantwortlich sein kann, die für lange Zeit bestehen bleiben.

Literatur: Oberbauer, R., Krivanek, P., and Turnheim, K. Pharmacokinetics of indomethacin in the elderly. *Clin. Pharmacokinet.*, **1993**, *24*:428-434.

INTERFERON ALFA[a] (Kapitel 50, 52)

intramuskulär:100 subkutan: 93	–	–	2,8 ± 0,6[b]	0,40 ± 0,19[b]	0,67[c]	–	–

[a] Werte gelten für 2a (rekombinant).
[b] Die Clearance bei vier Patienten mit Leukämie war mehr als halbiert (1,1 ± 0,3 $ml·min^{-1}·kg^{-1}$), während V_{ss} um mehr als das 20fache zunahm (9,5 ± 3,5 l/kg) und die terminale Halbwertszeit sich nur minimal veränderte (7,3 ± 2,4 Stunden).
[c] Eine terminale Halbwertszeit von 5,1 ± 1,6 Stunden ist für 23% der Clearance verantwortlich.

Literatur: Wills, R.J. Clinical pharmacokinetics of interferons. *Clin. Pharmacokinet.*, **1990**, *19*:390-399.

INTERFERON BETA (Kapitel 50)

subkutan: 47	–	–	13 ± 5	2,9 ± 1,8	4,3 ± 2,3	–	–

Literatur: Chiang, J., Gloff, C.A., Yoshizawa, C.N., and Williams, G.J. Pharmacokinetics of recombinant human interferon-β_{ser} in healthy volunteers and its effect on serum neopterin. *Pharm. Res.*, **1993**, *10*:567-572.

Abkürzungen: Adip = Adipositas; Alb = Hypalbuminämie; Arthr = Arthritis; AUC = Fläche unter der Kurve (*area under the curve*); AVH = akute virale Hepatitis; COLD = chronisch obstruktive Lungenerkrankung; CP = Cor pulmonale; CRI = chronische respiratorische Insuffizienz; Crohn = Morbus Crohn; Cush = Cushing-Syndrom; Entz = Entzündung; Epilep = Epilepsie; Erw = Erwachsene; Ger = Geriatrische Patienten; Grav = Gravidität; Hep = Hepatitis; Herzinsuff = Herzinsuffizienz; HI = Herzinfarkt; HL = Hyperlipoproteinämie; Hyperth = Hyperthyreose; Hypoth = Hypothyreose; KHK = Koronare Herzkrankheit; KPBC = kardiopulmonale Bypass-Chirurgie; Neo = Neugeborene; Niko = Raucher; NS = Nephrotisches Syndrom; Päd = pädiatrische Patienten; Pneu = Pneumonie; Präm = prämatur; rA = rheumatoide Arthritis; Sprue = einheimische Sprue (Zoeliakie); Tach = Ventrikuläre Tachykardie; Ulkus = Ulkuspatienten; Uräm = Urämie; Verbr = Verbrennungspatienten; VoFli = Vorhofflimmern; Weibl = weiblich; ZF = Zystische Fibrose (Mukoviszidose); Zirrh = Leberzirrhose.

TABELLE A-II-1
PHARMAKOKINETISCHE DATEN *(Fortsetzung)*

ORALE BIOVER-FÜGBARKEIT (%)	UNVERÄNDERTE RENALE ELIMINATION (%)	PLASMAPROTEIN-BINDUNG (%)	CLEARANCE $(ml \cdot min^{-1} \cdot kg^{-1})$	VERTEILUNGS-VOLUMEN (Liter/kg)	HALBWERTSZEIT (STUNDEN)	EFFEKTIVE KONZENTRATION	TOXISCHE KONZENTRATION
ISONIAZID (Kapitel 48)							
a	29 ± 5[b,c] 7 ± 2[b,d]	~0	3,7 ± 1,1[c] 7,4 ± 2[d] ↔ Ger ↓ Uräm[e]	0,67 ± 0,15 ↔ Ger, Uräm	1,1 ± 0,1[d] 3,1 ± 1,1[c] ↑ AVH, Zirrh, Neo, Uräm ↔ Ger, Adip, Päd, Hyperth	siehe Kapitel 48	–

[a] Es wird im allgemeinen behauptet, daß Isoniazid vollständig resorbiert wird, es sind aber keine guten Schätzungen für einen Verlust durch First-pass-Metabolismus bekannt. Die Resorption ist in Gegenwart von Nahrung oder Antazida vermindert.
[b] Nach oraler Gabe; die Bestimmungsmethode mißt sowohl Isoniazid als auch die säurelabilen Hydrazone. Nach intravenöser Gabe wurden auch höhere Prozentzahlen beobachtet, ein Hinweis für einen signifikanten First-pass-Metabolismus.
[c] Langsam-Acetylierer.
[d] Schnell-Acetylierer.
[e] Abnahme von CL_{NR}/F und CL_R.

LITERATUR: Kim, Y.-G., Shin, J.-G., Shin, S.-G., Jang, I.-J., Kim, S., Lee, J.-S., Han, J.-S., and Cha, Y.-N. Decreased acetylation of isoniazid in chronic renal failure. *Clin. Pharmacol. Ther.*, **1993**, *54*:612-620.

ISOSORBID-DINITRAT[a] (Kapitel 32)							
oral: 22 ± 14[b,c] sublingual: 45 ± 16[b] perkutan: 33 ± 17[b]	<1	28 ± 12	45 ± 20 ↓ Zirrh ↔ Niko, Uräm, Weibl, Herzinsuff	3,9 ± 1,5	1 ± 0,5[d] ↔ Uräm, Weibl	–	–

[a] Isosorbiddinitrat wird zu den 2- und 5-Mononitraten metabolisiert. Es wird von beiden Metaboliten und der Ausgangssubstanz angenommen, daß sie wirksam sind. Die obigen Wert gelten für das Dinitrat. Siehe auch unten unter Isosorbidmononitrat.
[b] Die Berechnung der Bioverfügbarkeit erfolgte nach einmaliger Gabe, da die systemische Clearance nach langdauernder Anwendung vermindert sein kann.
[c] ↔ Herzinsuff, Uräm, Niko: ↑ Zirrh
[d] Nach langdauernder Gabe verlängert.

LITERATUR: Fung, H.L. Pharmacokinetics and pharmacodynamics of organic nitrates. *Am. J. Cardiol.*, **1987**, *60*:4H-9H.

ISOSORBID-2-MONONITRAT[a] (Kapitel 32)							
100	–	–	5,8 ± 1,6	0,82 ± 0,34	1,9 ± 0,5 ↔ Herzinsuff, Uräm	–	–

[a] Aktiver Metabolit von Isosorbiddinitrat.

LITERATUR: Straehl, P., Galeazzi, R.L., and Soliva, M. Isosorbide 5-mononitrate and isosorbide 2-mononitrate kinetics after intravenous and oral dosing. *Clin. Pharmacol. Ther.*, **1984**, *36*:485-492.

ISOSORBID-5-MONONITRAT[a] (Isosorbidnitrat) (Kapitel 32)							
93 ± 13 ↔ Zirrh, Uräm, Ger, KHK	<5	0	1,80 ± 0,24 ↔ Zirrh, Uräm, Ger, KHK	0,73 ± 0,09 ↔ Zirrh, HI, Uräm, Ger, KHK	4,9 ± 0,8 ↔ Zirrh, Uräm, HI, KHK, Ger	100 ng/ml	–

[a] Aktiver Metabolit von Isosorbiddinitrat.

LITERATUR: Abshagen, U.W.P. Pharmacokinetics of isosorbide mononitrate. *Am. J. Cardiol.*, **1992**, *70*:61G-66G.

ISOTRETINOIN[a] (Kapitel 63, 64)							
~25	<1	99,9	5,5 ± 2,8[b]	7[b]	14 ± 5	–	–

[a] Lineare Kinetik nach oralen Dosen von 80 - 240 mg.
[b] CL/F und $V_{Fläche}/F$.

LITERATUR: Larsen, F.G., Nielsen-Kudsk, F., Jakobsen, P., Weismann, K., and Kragballe, K. Pharmacokinetics and therapeutic efficacy of retinoids in skin diseases. *Clin. Pharmacokinet.*, **1992**, *23*:42-61.

Orale Bioverfügbarkeit (%)	Unveränderte Renale Elimination (%)	Plasmaproteinbindung (%)	Clearance ($ml \cdot min^{-1} \cdot kg^{-1}$)	Verteilungsvolumen (Liter/kg)	Halbwertszeit (Stunden)	Effektive Konzentration	Toxische Konzentration
ISRADIPIN[a] (Kapitel 32, 33)							
19 ± 7 ↑ Ger, Zirrh	0	97[b]	10 ± 1[c] ↓ Zirrh, Ger ↔ Uräm	4 ± 1,9[c]	8 ± 5 ↑ Zirrh, Ger	–	–

[a] Racemat: Das S-Enantiomer ist 160fach stärker aktiv.
[b] Verhältnis der Konzentrationen von Blut zu Plasma = 0,24.
[c] Unter Annahme eines Körpergewichts von 70 kg.

LITERATUR: Fitton, A., and Benfield, P. Isradipine. A review of its pharmacodynamic and pharmacokinetic properties, and therapeutic use in cardiovascular disease. *Drugs*, **1990**, *40*:31-74.

ITRACONAZOL[a] (Kapitel 49)							
55 ↓ HIV[b]	<1	99,8	23 ± 10[c,d]	14 ± 5[e]	21 ± 6[f]	–	–

[a] Itraconazol hat einen aktiven Metaboliten, nämlich Hydroxyitraconazol.
[b] Relativ zu einer oralen Dosis, die mit dem Essen eingenommen wird.
[c] CL/F. Die Clearance ist konzentrationsabhängig und der angegebene Wert gilt für CL/F im Bereich, in dem keine Sättigung auftritt. K_m = 330 ± 200 $ng \cdot ml^{-1}$, V_m =2,2 ±0,8 $pg \cdot ml^{-1} \cdot min^{-1} \cdot kg^{-1}$.
[d] CYP3A4-Inhibitor
[e] $V_{Fläche}/F$. Scheint nicht konzentrationsabhängig zu sein.
[f] Im Bereich, in dem keine Sättigung eintritt..

LITERATUR: Heykants, J., Michiels, M., Meuldermans, W., Monbaliu, J., Lavrijsen, K., Van Peer, A., Levran, J.C., Woestenborghs, R., and Cauwenbergh, G. The pharmacokinetics of itraconazole in animals and man. An overview. In, *Recent Trends in the Discovery, Development and Evaluation of Antifungal Agents*. (Fromtling, R.A., ed.) Prous Science Publisher, Barcelona, **1987**, pp. 223-249.

KANAMYCIN (Kapitel 46)							
–	90	0	1,4 ± 0,2[a] $CL = 0,62\, CL_{cr} + 0,03$ ↑ Verbr	0,26 ± 0,05	2,1 ± 0,2 ↑ Uräm, Neo, Präm ↓ Verbr	siehe Kapitel 46	siehe Kapitel 46

[a] Die Werte werden pro 1,73 m² angegeben; Berechnung unter Annahme eines Körpergewichts von 70 kg.

LITERATUR: Holdiness, M.R. Clinical pharmacokinetics of the antituberculosis drugs. *Clin. Pharmacokinet.*, **1984**, *9*:511-544.

KETAMIN[a] (Kapitel 14)							
20 ± 7	4 ± 3	12	15 ± 5	1,8 ± 0,7	2,3 ± 0,5	100-150 ng/ml	–

[a] Racemat: Es bestehen keine signifikanten Unterschiede der pharmakokinetischen Parameter zwischen dem potenteren S-(+)-Ketamin, dem weniger potenten R-(-)-Ketamin und dem Razemat.

LITERATUR: White, P.F., Schüttler, J., Shafer, A., Stanski, D.R., Horai, Y., and Trevor, A.J. Comparative pharmacology of the ketamine isomers. *Br. J. Anaesth.*, **1985**, *57*:197-203.

KETOCONAZOL (Kapitel 49)							
[a]	<1	99 ± 0,1	8,4 ± 4,1[b]	2,4 ± 1,6[b]	3,3 ± 1[b,c]	–	–

[a] Unbekannt, da es keine Applikationsform zur intravenösen Gabe gibt. Bei Hypochlorhydrie vermindert (Antazida, H_2-Blocker, einige AIDS-Patienten).
[b] CL/F, $V_{Fläche}/F$ und Halbwertszeit bei 200 mg/Tag-Dosis über mehr als einen Monat. Bei einmaliger Dosis sind CL/F und $V_{Fläche}/F$ niedriger; Halbwertszeit ca. acht Stunden.
[c] Uneinheitliche Daten bei normalen Probanden lassen eine verlängerte Halbwertszeit bei höherer und wiederholter Dosierung vermuten.

LITERATUR: Badcock, N.R., Bartholomeusz, F.D., Frewin, D.B., Sansom, L.N., and Reid, J.G. The pharmacokinetics of ketoconazole after chronic administration in adults. *Eur. J. Clin. Pharmacol.*, **1987**, *33*:531-534.

Abkürzungen: Adip = Adipositas; Alb = Hypalbuminämie; Arthr = Arthritis; AUC = Fläche unter der Kurve (*area under the curve*); AVH = akute virale Hepatitis; COLD = chronisch obstruktive Lungenerkrankung; CP = Cor pulmonale; CRI = chronische respiratorische Insuffizienz; Crohn = Morbus Crohn; Cush = Cushing-Syndrom; Entz = Entzündung; Epilep = Epilepsie; Erw = Erwachsene; Ger = Geriatrische Patienten; Grav = Gravidität; Hep = Hepatitis; Herzinsuff = Herzinsuffizienz; HI = Herzinfarkt; HL = Hyperlipoproteinämie; Hyperth = Hyperthyreose; Hypoth = Hypothyreose; KHK = Koronare Herzkrankheit; KPBC = kardiopulmonale Bypass-Chirurgie; Neo = Neugeborene; Niko = Raucher; NS = Nephrotisches Syndrom; Päd = pädiatrische Patienten; Pneu = Pneumonie; Präm = prämatur; rA = rheumatoide Arthritis; Sprue = einheimische Sprue (Zoeliakie); Tach = Ventrikuläre Tachykardie; Ulkus = Ulkuspatienten; Uräm = Urämie; Verbr = Verbrennungspatienten; VoFli = Vorhofflimmern; Weibl = weiblich; ZF = Zystische Fibrose (Mukoviszidose); Zirrh = Leberzirrhose.

TABELLE A-II-1
PHARMAKOKINETISCHE DATEN *(Fortsetzung)*

Orale Bioverfügbarkeit (%)	Unveränderte renale Elimination (%)	Plasmaproteinbindung (%)	Clearance ($ml \cdot min^{-1} \cdot kg^{-1}$)	Verteilungsvolumen (Liter/kg)	Halbwertszeit (Stunden)	Effektive Konzentration	Toxische Konzentration
KETOPROFEN[a] (Kapitel 27)							
~100	<1	99,2 ± 0,1 ↓ Ger, Uräm, Zirrh ↔ Weibl	1,2 ± 0,3 ↓[b] Ger, Uräm, Zirrh ↔ rA, Weibl	0,15 ± 0,03 ↔ Ger, Weibl, Zirrh ↑[b] Uräm	1,8 ± 0,3 ↑ Ger, Uräm, ↔ Zirrh, Weibl	0,3 µg/ml[c]	–

[a] Racemat: Nur das *S*-(+)-Enantiomer besitzt anti-inflammatorische Wirkung. Aktuelle Daten weisen auf eine analgetische Wirkung des *R*-(-)-Enantiomers hin. Die Kinetik des *S*-(+)- und des *R*-(-)-Enantiomers scheint gleich zu sein.
[b] Durch die Krankheitszustände wird der Parameter für den ungebundenen Anteil verändert.
[c] EC_{50} für Analgesie.

LITERATUR: Jamali, F., and Brocks, D.R. Clinical pharmacokinetics of ketoprofen and its enantiomers. *Clin. Pharmacokinet.*, **1990**, *19*:197-217.

Orale Bioverfügbarkeit (%)	Unveränderte renale Elimination (%)	Plasmaproteinbindung (%)	Clearance ($ml \cdot min^{-1} \cdot kg^{-1}$)	Verteilungsvolumen (Liter/kg)	Halbwertszeit (Stunden)	Effektive Konzentration	Toxische Konzentration
KETOROLAC[a] (Kapitel 27)							
100 ± 20	5-10	99,2 ± 0,1[b]	0,50 ± 0,15 ↓ Ger, Uräm[c] ↔ Zirrh	0,21 ± 0,04	5,3 ± 1,2 ↑ Ger, Uräm[c] ↔ Zirrh	0,1-0,3 µg/ml[d]	–

[a] In Deutschland nur zur topischen Anwendung als Augentropfen erhältlich (Anm. d. Hrsg.).
[b] Racemat: Das *S*-(-)-Enantiomer ist wesentlich stärker aktiv. Nach intramuskulärer Injektion war das mittlere AUC-Verhältnis für *S/R*-Enantiomere 0,44 ± 0,04. Das zeigt eine größere Clearance und kürzere Halbwertszeit für das *S*-(-)-Enantiomer an. Die Werte in der Tabelle gelten für das Razemat.
[c] Verhältnis der Konzentrationen von Blut zu Plasma = 1,4
[d] Wahrscheinlich aufgrund der Akkumulation des glukuronidierten Metaboliten, der zur Ausgangssubstanz hydrolisiert wird.
[e] EC_{50} für Analgesie.

LITERATUR: Brocks, D.R., and Jamali, F. Clinical pharmacokinetics of ketorolac tromethamine. *Clin. Pharmacokinet.*, **1992**, *23*: 415-427.

Orale Bioverfügbarkeit (%)	Unveränderte renale Elimination (%)	Plasmaproteinbindung (%)	Clearance ($ml \cdot min^{-1} \cdot kg^{-1}$)	Verteilungsvolumen (Liter/kg)	Halbwertszeit (Stunden)	Effektive Konzentration	Toxische Konzentration
KOKAIN (Kapitel 15, 24)							
57 ± 19[a]	<2	91[b]	32 ± 6	2 ± 0,2	0,8 ± 0,2	–	–

[a] Intranasal bei 100 mg: gesamte Dosis. Inhaliert (Rauchen): ca. 70%.
[b] Verhältnis der Konzentrationen von Blut zu Plasma ca. 1,0.

LITERATUR: Jeffcoat, A.R., Perez-Reyes, M., Hill, J.M., Sadler, B.M., and Cook, C.E. Cocaine disposition in humans after intravenous injection, nasal insufflation (snorting), or smoking. *Drug Metab. Dispos.*, **1989**, *17*:153-159.

Orale Bioverfügbarkeit (%)	Unveränderte renale Elimination (%)	Plasmaproteinbindung (%)	Clearance ($ml \cdot min^{-1} \cdot kg^{-1}$)	Verteilungsvolumen (Liter/kg)	Halbwertszeit (Stunden)	Effektive Konzentration	Toxische Konzentration
KOFFEIN[a] (Kapitel 24, 28)							
100 ± 13	1,1 ± 0,5	36 ± 7	1,4 ± 0,5[b] ↓ Neo ↑ Niko	0,61 ± 0,02 ↔ Adip	4,9 ± 1,8 ↑ Neo, Grav, Zirrh ↓ Niko	–	–

[a] Aktive Metaboliten: Paraxanthin, Theobromin, Theophyllin.
[b] CYP1A-Substrat.

LITERATUR: Busto, U., Bendayan, R., and Sellers, E.M. Clinical pharmacokinetics of non-opiate abused drugs. *Clin. Pharmacokinet.*, **1989**, *16*:1-26.

Orale Bioverfügbarkeit (%)	Unveränderte renale Elimination (%)	Plasmaproteinbindung (%)	Clearance ($ml \cdot min^{-1} \cdot kg^{-1}$)	Verteilungsvolumen (Liter/kg)	Halbwertszeit (Stunden)	Effektive Konzentration	Toxische Konzentration
LABETALOL[a] (Kapitel 10)							
18 ± 5 ↑ Ger, Zirrh	<5	50[b]	25 ± 10[c] ↔ Uräm, Grav, Zirrh ↓ Ger	9,4 ± 3,4	4,9 ± 2[c] ↔ Zirrh, Uräm, Grav[d] ↑ Ger	–	–

[a] Es gibt vier optische Isomere. Die größte Aktivität als α_1-Rezeptor-Antagonist besitzt das *S-R*-Stereoisomer. Das *R-R*-Stereoisomer ist ein nichtselektiver β-Rezeptor-Antagonist. Die pharmakokinetischen Daten beziehen sich auf eine nicht-stereospezifische Analyse.
[b] Verhältnis der Konzentrationen von Blut zu Plasma = 1,4
[c] CL ist bei jungen hypertensiven Patienten signifikant höher (20 ± 8). Die Effekte von Krankheitszuständen werden mit den Werten bei jungen Patienten verglichen.
[d] Es liegt ein Bericht über eine verkürzte Halbwertszeit bei einer hypertensiven schwangeren Patientin vor.

LITERATUR: Donnelly, R., and Macphee, G.J.A. Clinical pharmacokinetics and kinetic-dynamic relationships of dilevalol and labetalol. *Clin. Pharmacokinet.*, **1991**, *21*:95-109.

ANHANG II ERSTELLUNG UND OPTIMIERUNG VON DOSIERUNGSSCHEMATA; PHARMAKOKINETISCHE DATEN   **AII-41**

ORALE BIOVER-FÜGBARKEIT (%)	UNVERÄNDERTE RENALE ELIMINATION (%)	PLASMAPROTEIN-BINDUNG (%)	CLEARANCE ($ml \cdot min^{-1} \cdot kg^{-1}$)	VERTEILUNGS-VOLUMEN (Liter/kg)	HALBWERTSZEIT (STUNDEN)	EFFEKTIVE KONZENTRATION	TOXISCHE KONZENTRATION

LATAMOXEF[a,b] (Kapitel 45)

oral: 3 intra-muskulär: 70–100	76 ± 12	[a]	$CL = 1{,}0\ CL_{cr} + 0{,}071$	0,25 ± 0,08 ↔ Uräm, Ger, Neo, Päd	2,1 ± 0,7 ↑ Uräm, Neo ↔ Päd, Grav	–	–

[a] In Deutschland nur durch Import erhältlich. Laut § 73,3 Arzneimittelgesetz kann jedes Medikament in geringen Mengen und auf ausdrückliche Verordnung importiert werden, wenn im Ausland eine Zulassung des betreffenden Präparats vorhanden ist (Anm. d. Hrsg.).
[b] Racemat: Das aktive *R*-Epimer wird schneller aus dem Plasma entfernt als das *S*-Epimer, vermutlich wegen der weniger stark ausgeprägten Plasmaeiweißbindung (53 gegenüber 67%).

LITERATUR: Barriere, S.L., and Flaherty, J.F. Third-generation cephalosorins: a critical evaluation. *Clin. Pharm.*, **1984**, *3*:351-373.

LEVODOPA[a] (Kapitel 22)

41 ± 16 ↑ Ger 86 ± 19[b] ↔ Ger	<1	–	23 ± 4 ↓ Ger 9 ± 1[b] ↓ Ger	1,7 ± 0,4 ↓ Ger 0,9 ± 0,2[b] ↓ Ger	1,4 ± 0,4 ↔ Ger 1,5 ± 0,3[b] ↔ Ger	8 ± 3 nmol/ml[c]	–

[a] Natürlich vorkommender Vorläufer von Dopamin.
[b] Werte bei gleichzeitiger Gabe von Carbidopa.
[c] Schwellenkonzentration für einen Effekt bei Parkinson-Patienten.

LITERATUR: Robertson, D.R.C., Wood, N.D., Everest, H., Monks, K., Waller, D.G., Renwick, A.G., and George, C.F. The effect of age on the pharmocockinetics of levodopa administered alone and in the presence of carbidopa. *Br. J. Clin. Pharmacol.*, **1989**, *28*:61-69.

LEVONORGESTREL[a] (Kapitel 57)

94[a]	52 ± 8	37 ± 7[a,b]	1,5 ± 0,6[a]	1,7	15 ± 3[a]	Maximum: 3-5 ng/ml 0,2 ng/ml[c]	–

[a] Bei Anwendung in Kombination mit Ethinylestradiol ist die Bioverfügbarkeit 100 ± 16%. Die Clearance und die Bindung an Albumin sind aufgrund der zunehmenden Bindung des Medikaments an sexualhormonbindendes Globulin reduziert, ebenso die Halbwertszeit verkürzt.
[b] Albuminbindung.
[c] Minimale effektive Konzentration für ein subkutanes Implantat.

LITERATUR: Fotherby, K., Levonorgestrel clinical pharmacokinetics. *Clin. Pharmacokinet.*, **1995**, *28*:203-215.

LIDOCAIN[a] (Kapitel 35)

35 ± 11[b] ↑ Zirrh, Ger	2 ± 1 ↑ Neo	70 ± 5 ↓ Neo ↑ HI, KPBC, Ger, Uräm ↔ NS, Niko, Päd	9,2 ± 2,4[f] ↓ Herzinsuff, Zirrh, KPBC, Adip ↑ Niko ↔ Uräm, AVH[d], Neo, Ger[e]	1,1 ± 0,4 ↓ Herzinsuff, KPBC[c] ↑ Zirrh, Neo ↔ Uräm, Ger, Adip	1,8 ± 0,4 ↑ Zirrh, HI[g] Neo, Adip ↔ Uräm, KPBC, Herzinsuff[h]	1,5-6 µg/ml	gelegentlich: 6-10 µg/ml häufig: >10 µg/ml

[a] Der aktive Metabolit, Monoethylglycylxylidin hat 60 - 80% der Potenz von Lidocain. Seine Konzentrationen erreichen 36 ± 26% der Ausgangssubstanz (Plasmaeiweißbindung: 15 ± 3%).
[b] Kommerzielle Präparationen sind für die intravenöse Anwendung.
[c] Abnahme (ca. 40%) am Tag 3 nach einer Operation; Rückkehr zum Normalwert am Tag 7.
[d] Während der akuten Phase war die Clearance aus dem Blut 13 ± 4 $ml \cdot min^{-1} \cdot kg^{-1}$, sie nahm nach Genesung auf 20 ± 4 $ml \cdot min^{-1} \cdot kg^{-1}$ zu.
[e] Bei Patienten mit Myokardinfarkt wird eine Abnahme von CL mit zunehmendem Alter beobachtet.
[f] CYP3A-Substrat
[g] Die Halbwertszeit ist bei Infusionen verlängert, die über 24 Stunden dauern, wahrscheinlich aufgrund verstärkter Plasmaeiweißbindung.
[h] Kurzfristig keine Veränderung, langfristig starke Veränderung.

LITERATUR: Nattel, S., Gagne, G., and Pineau, M. The pharmacokinetics of lignocaine and β-adrenoceptor antagonists in patients with acute myocardial infarction. *Clin. Pharmacokinet.*, **1987**, *13*:293-316.

Abkürzungen: Adip = Adipositas; Alb = Hypalbuminämie; Arthr = Arthritis; AUC = Fläche unter der Kurve (*area under the curve*); AVH = akute virale Hepatitis; COLD = chronisch obstruktive Lungenerkrankung; CP = Cor pulmonale; CRI = chronische respiratorische Insuffizienz; Crohn = Morbus Crohn; Cush = Cushing-Syndrom; Entz = Entzündung; Epilep = Epilepsie; Erw = Erwachsene; Ger = Geriatrische Patienten; Grav = Gravidität; Hep = Hepatitis; Herzinsuff = Herzinsuffizienz; HI = Herzinfarkt; HL = Hyperlipoproteinämie; Hyperth = Hyperthyreose; Hypoth = Hypothyreose; KHK = Koronare Herzkrankheit; KPBC = kardiopulmonale Bypass-Chirurgie; Neo = Neugeborene; Niko = Raucher; NS = Nephrotisches Syndrom; Päd = pädiatrische Patienten; Pneu = Pneumonie; Präm = prämatur; rA = rheumatoide Arthritis; Sprue = einheimische Sprue (Zoeliakie); Tach = Ventrikuläre Tachykardie; Ulkus = Ulkuspatienten; Uräm = Urämie; Verbr = Verbrennungspatienten; VoFli = Vorhofflimmern; Weibl = weiblich; ZF = Zystische Fibrose (Mukoviszidose); Zirrh = Leberzirrhose.

TABELLE A-II-1
PHARMAKOKINETISCHE DATEN *(Fortsetzung)*

ORALE BIOVER-FÜGBARKEIT (%)	UNVERÄNDERTE RENALE ELIMINATION (%)	PLASMAPROTEIN-BINDUNG (%)	CLEARANCE ($ml \cdot min^{-1} \cdot kg^{-1}$)	VERTEILUNGS-VOLUMEN (Liter/kg)	HALBWERTSZEIT (STUNDEN)	EFFEKTIVE KONZENTRATION	TOXISCHE KONZENTRATION
LINCOMICYN (Kapitel 47)							
20-30	14 ± 6	85 ± 2[a]	2,1 ± 0,5	1,3 ± 0,2	5,1 ± 1,5	siehe Kapitel 47	–

[a] Wert bei 2 µg/ml; konzentrationsabhängig, nimmt bei 100 µg/ml auf 26% ab.

LITERATUR: Smith, R.B., Lummis, W.L., Monovich, R.E., and DeSante, K.A. Lincomycin serum and saliva concentration after intramuscular injection of high doses. *J. Clin. Pharmacol.*, **1981**, *21*:411-417.

LISINOPRIL (Kapitel 31, 32, 34)							
25 ± 20 ↓ Herzinsuff	88-100	0	4,2 ± 2,2[a] ↓ Herzinsuff, Uräm, Ger ↔ Weibl	2,4 ± 1,4[a] ↔ Ger, Uräm	12[b] ↑ Ger, Uräm	27 ± 10 ng/ml[c]	–

[a] CL/F und $V_{Fläche}/F$.
[b] Effektive Halbwertszeit, die zur Vorhersage der Akkumulation im Steady state bei Mehrfachdosierung benutzt werden kann. Es wurde über eine terminale Halbwertszeit von 30 Stunden berichtet.
[c] EC_{90} für die Inhibition von ACE.

LITERATUR: Thomson, A.H., Kelly, J.G., and Whiting, B. Lisinopril population pharmacokinetics in elderly and renal disease patients with hypertension. *Br. J. Clin. Pharmacol.*, **1989**, *27*:57-65.

LITHIUM (Kapitel 19)							
100[a]	95 ± 15	0	0,35 ± 0,11[b] ↓ Uräm, Ger ↑ Grav ↔ Adip	0,66 ± 0,16 ↓ Adip	22 ± 8[c] ↑ Uräm, Ger ↓ Adip	0,5-1,25 mEq/l	>1,5 mEq/l

[a] Für einige Produkte mit verzögerter Freisetzungen betragen die Werte nur 80%.
[b] Die renale Clearance von Li⁺ verhält sich parallel zu der von Na⁺. Das Verhältnis der Clearance von Li⁺ zu der von Kreatinin beträgt 0,2 ± 0,03.
[c] Eine kürzere Halbwertszeit von 5,6 ± 0,5 Stunden kommt durch Umverteilung zustande, sie beeinflußt die Konzentration des Medikaments für mindestens zwölf Stunden.

LITERATUR: Ward, M.E., Musa, M.N., and Bailay, L. Clinical pharmacokinetics of lithium. *J. Clin. Pharmacol.*, **1994**, *34*:280-285.

LOMEFLOXACIN[a] (Kapitel 44)							
97 ± 2	65 ± 9	10[b]	3,3 ± 0,5 ↓ Uräm, Ger ↔ Zirrh	2,3 ± 0,3 ↓ Ger ↔ Uräm	8 ± 1,4 ↑ Uräm ↔ Ger Zirrh	siehe Kapitel 44	–

[a] In Deutschland nur durch Import erhältlich. Laut § 73,3 Arzneimittelgesetz kann jedes Medikament in geringen Mengen und auf ausdrückliche Verordnung importiert werden, wenn im Ausland eine Zulassung des betreffenden Präparats vorhanden ist (Anm. d. Hrsg.)
[b] Racemat: Die Enantiomere besitzen die gleiche Aktivität.
[c] Verhältnis der Konzentrationen von Blut zu Plasma = 1,4

LITERATUR: Freeman, C.D., Nicolau, D.P., Belliveau, P.P., Nightingale, C.H. Lomefloxacin clinical pharmacokinetics. *Clin. Pharmacokinet.*, **1993**, *25*:6-19.

LORACARBEF (Kapitel 45)							
94 ± 16	94 ± 16	25	1,73 CL_{cr}	0,32 ± 0,10	1,2 ± 0,3 ↑ Uräm ↔ Päd	–	–

LITERATUR: Brogden, R.N., and McTavish, D. Loracarbef. A review of its antimicrobial activity, pharmacokinetic properties and therapeutic efficacy. *Drugs*, **1993**, *45*:716-736.

ANHANG II ERSTELLUNG UND OPTIMIERUNG VON DOSIERUNGSSCHEMATA; PHARMAKOKINETISCHE DATEN

ORALE BIOVER-FÜGBARKEIT (%)	UNVERÄNDERTE RENALE ELIMINATION (%)	PLASMAPROTEIN-BINDUNG (%)	CLEARANCE ($ml \cdot min^{-1} \cdot kg^{-1}$)	VERTEILUNGS-VOLUMEN (Liter/kg)	HALBWERTSZEIT (STUNDEN)	EFFEKTIVE KONZENTRATION	TOXISCHE KONZENTRATION
LORATADIN[a] (Kapitel 25)							
[b]	vernach-lässigbar	97[c]	142 ± 57[d] ↔ Uräm ↓ Zirrh	120 ± 80[d] ↔ Uräm	8 ± 6 ↔ Uräm ↑ Ger, Zirrh	–	–

[a] Der aktive Metabolit ist Descarboethoxyloratadin. Fast alle Patienten zeigen höhere Konzentrationen des aktiven Metaboliten (Halbwertszeit: 18 ± 6 Stunden) als der Ausgangssubstanz.
[b] Ausgeprägter First-pass-Metabolismus.
[c] Aktiver Metabolit: 73 - 77%
[d] CL/F und $V_{Fläche}/F$

LITERATUR: Haria, M., Fitton, A., and Peters D.H. Loratadine: a reappraisal of its pharmacological properties and therapeutic use in allergic disorders. *Drugs*, **1994**, *48*: 617-637.

ORALE BIOVER-FÜGBARKEIT (%)	UNVERÄNDERTE RENALE ELIMINATION (%)	PLASMAPROTEIN-BINDUNG (%)	CLEARANCE ($ml \cdot min^{-1} \cdot kg^{-1}$)	VERTEILUNGS-VOLUMEN (Liter/kg)	HALBWERTSZEIT (STUNDEN)	EFFEKTIVE KONZENTRATION	TOXISCHE KONZENTRATION
LORAZEPAM (Kapitel 17, 18, 20)							
93 ± 10	<1	91 ± 2 ↓ Zirrh, Uräm ↔ Ger, Verbr	1,1 ± 0,4 ↔ Ger, Zirrh, AVH, Niko, Uräm ↑ Verbr, ZF	1,3 ± 0,2[a] ↑ Zirrh, Verbr, ZF, Uräm ↔ Ger, AVH	14 ± 5 ↑ Zirrh, Neo, Uräm ↔ Ger, KPBC, AVH ↓ Verbr	–	–

[a] $V_{Fläche}$

LITERATUR: Greenblatt, D. J. Clinical pharmacokinetics of oxazepam and lorazepam. *Clin. Pharmacokinet.*, **1981**, *6*:89-105.

ORALE BIOVER-FÜGBARKEIT (%)	UNVERÄNDERTE RENALE ELIMINATION (%)	PLASMAPROTEIN-BINDUNG (%)	CLEARANCE ($ml \cdot min^{-1} \cdot kg^{-1}$)	VERTEILUNGS-VOLUMEN (Liter/kg)	HALBWERTSZEIT (STUNDEN)	EFFEKTIVE KONZENTRATION	TOXISCHE KONZENTRATION
LORCAINID[a,b] (Kapitel 35)							
dosis-abhängig[c]	<2	85 ± 5[d] ↔ Zirrh, Uräm	17,5 ± 2,8 ↓ Zirrh, ↔ Ger, Uräm	6,4 ± 2,4 ↑ Ger ↔ Zirrh, Uräm	7,6 ± 2,2[e] ↑Zirrh, Herzinsuff, Ger ↔ Uräm	100 ng/ml[f]	–

[a] In Deutschland nur durch Import erhältlich. Laut § 73,3 Arzneimittelgesetz kann jedes Medikament in geringen Mengen und auf ausdrückliche Verordnung importiert werden, wenn im Ausland eine Zulassung des betreffenden Präparats vorhanden ist (Anm. d. Hrsg.).
[b] Aktiver Metabolit: N-Desalkyl-Lorcainid (Norlocainid).
[c] First-pass-Metabolismus mit Sättigungs-Kinetik. F = 1 - 4% bei 100-mg-Dosis, 35 - 65% bei 200-mg-Dosis.
[d] Verhältnis der Konzentrationen von Blut zu Plasma = 0,70 (bei alkoholtoxischer Leberzirrhose 0,80).
[e] Norlorcainid, Halbwertszeit: 27 ± 8 Stunden. Das Verhältnis von Norlocainid zu Lorcainid im Steady state beträgt 2,2 ± 0,9.
[f] 75%ige Unterdrückung von prämaturen ventrikulären Kontraktionen.

LITERATUR: Somani, P., Fraker, T.D., Jr., and Temesy-Armos, P.N. Pharmacokinetic implications of lorcainide therapy in patients with normal and depressed cardiac function. *J. Clin. Pharmacol.*, **1987**, *27*:122-132.

ORALE BIOVER-FÜGBARKEIT (%)	UNVERÄNDERTE RENALE ELIMINATION (%)	PLASMAPROTEIN-BINDUNG (%)	CLEARANCE ($ml \cdot min^{-1} \cdot kg^{-1}$)	VERTEILUNGS-VOLUMEN (Liter/kg)	HALBWERTSZEIT (STUNDEN)	EFFEKTIVE KONZENTRATION	TOXISCHE KONZENTRATION
LOVASTATIN[a] (Kapitel 36)							
<5	vernach-lässigbar	95	4–18[b] ↓ Uräm	–	1,1 ± 1,7	–	–

[a] Lovastatin ist ein inaktives Lakton, das zur korrespondierenden β-Hydroxysäure metabolisiert wird. Die angegebenen Werte repräsentieren die Summe der Inhibition der HMG-CoA-Reduktase durch die β-Hydroxysäure und andere weniger potente Metaboliten.
[b] CYP3A-Substrat

LITERATUR: McKenney, J.M. Lovastatin: a new cholesterol-lowering agent. *Clin. Pharm.*, **1988**, *7*: 21-36.

Abkürzungen: Adip = Adipositas; Alb = Hypalbuminämie; Arthr = Arthritis; AUC = Fläche unter der Kurve (*area under the curve*); AVH = akute virale Hepatitis; COLD = chronisch obstruktive Lungenerkrankung; CP = Cor pulmonale; CRI = chronische respiratorische Insuffizienz; Crohn = Morbus Crohn; Cush = Cushing-Syndrom; Entz = Entzündung; Epilep = Epilepsie; Erw = Erwachsene; Ger = Geriatrische Patienten; Grav = Gravidität; Hep = Hepatitis; Herzinsuff = Herzinsuffizienz; HI = Herzinfarkt; HL = Hyperlipoproteinämie; Hyperth = Hyperthyreose; Hypoth = Hypothyreose; KHK = Koronare Herzkrankheit; KPBC = kardiopulmonale Bypass-Chirurgie; Neo = Neugeborene; Niko = Raucher; NS = Nephrotisches Syndrom; Päd = pädiatrische Patienten; Pneu = Pneumonie; Präm = prämatur; rA = rheumatoide Arthritis; Sprue = einheimische Sprue (Zoeliakie); Tach = Ventrikuläre Tachykardie; Ulkus = Ulkuspatienten; Uräm = Urämie; Verbr = Verbrennungspatienten; VoFli = Vorhofflimmern; Weibl = weiblich; ZF = Zystische Fibrose (Mukoviszidose); Zirrh = Leberzirrhose.

TABELLE A-II-1
PHARMAKOKINETISCHE DATEN *(Fortsetzung)*

ORALE BIOVER-FÜGBARKEIT (%)	UNVERÄNDERTE RENALE ELIMINATION (%)	PLASMAPROTEIN-BINDUNG (%)	CLEARANCE ($ml \cdot min^{-1} \cdot kg^{-1}$)	VERTEILUNGS-VOLUMEN (Liter/kg)	HALBWERTSZEIT (STUNDEN)	EFFEKTIVE KONZENTRATION	TOXISCHE KONZENTRATION
MEFLOQUIN[a] (Kapitel 40)							
[b]	<1	98,2[c]	0,43 ± 0,14[d] ↑ Grav ↔ Päd	19 ± 6[d]	20 ± 4 Tage ↓ Grav ↔ Päd	siehe Kapitel 40	–

[a] Racemat: Es gibt keine Information über die relative Kinetik der Enantiomere.
[b] Keine Information vorhanden. Veröffentliche Werte von >85% repräsentieren Vergleiche zwischen Tablette und Lösung.
[c] Verhältnis der Konzentrationen von Blut zu Plasma entspricht ungefähr 1.
[d] CL/F und V_{ss}/F

LITERATUR: Karbwang, J., and White, N.J. Clinical pharmacokinetics of mefloquine. *Clin. Pharmacokinet.*, **1990**, *19*: 264-279.

MELPHALAN (Kapitel 51)							
71 ± 23	12 ± 7	90 ± 5[a,b]	5,2 ± 2,9 ↔ Päd	0,45 ± 0,15 ↔ Päd	1,4 ± 0,2[c] ↔ Päd	–	–

[a] Nimmt nach hohen Dosen (180 mg/m²) auf 80 ± 5% ab.
[b] Verhältnis der Konzentrationen von Blut zu Plasma = 0,96 ± 0,25
[c] Ungefähr gleich mit der Halbwertszeit von Melphalan *in vitro* in menschlichem Plasma bei 37 °C.

LITERATUR: Loos, U., Musch, E., Engel, M., Hartlapp, J.H., Hügl, E., and Dengler, H.J. The pharmacokinetics of melphalan during intermittent therapy of multiple myeloma. *Eur. J. Clin. Pharmacol.*, **1988**, *35*:187-193.

MERCAPTOPURIN[a] (Kapitel 51)							
12 ± 7[b]	22 ± 12	19	11 ± 4[c]	0,56 ± 0,38	0,90 ± 0,37	–	–

[a] Inaktive Prodrug, die intrazellulär zu 6-Thioinosinat metabolisiert wird. Die angegebenen Werte beziehen sich auf die Prodrug.
[b] Steigt auf 60% an, wenn der First-pass-Metabolismus durch Allopurinol gehemmt wird (100 mg dreimal täglich).
[c] Trotz der Inhibition der intrinsischen Clearance durch Allopurinol ist der hepatische Metabolismus durch die limitierte Blutzufuhr eingeschränkt, so daß die Clearance durch Allopurinol nur wenig verändert wird.

LITERATUR: Lennard, L. The clinical pharmacology of 6-mercaptopurine. *Eur. J. Clin. Pharmacol.*, **1992**, *43*: 329-339.

METHADON[a] (Kapitel 23, 24)							
92 ± 21	24 ± 10[b]	89 ± 1,4[c]	1,4 ± 0,5[b] ↑ Verbr, Päd	3,8 ± 0,6[d]	35 ± 12[d] ↓ Verbr, Päd	>100 ng/ml[e] 350 ± 180 ng/ml[f]	–

[a] Racemat: Außer für die Plasmaproteinbindung (D-Methadon wird geringfügig stärker gebunden) sind keine individuellen Parameter für die einzelnen Isomere bekannt.
[b] Inverse Korrelation mit dem Urin-pH.
[c] Verhältnis der Konzentrationen von Blut zu Plasma = 0,75 ± 0,03
[d] Direkte Korrelation mit dem Urin-pH.
[e] Verhinderung von Entzugssyndromen.
[f] EC_{50} Schmerzbehandlung und Sedation bei Krebspatienten.

LITERATUR: Inturrisi, C.E., Colburn, W.A., Kaiko, R.F., Houde, R.W., and Foley, K.M. Pharmacokinetics and pharmacodynamics of methadone in patients with chronic pain. *Clin. Pharmacol. Ther.*, **1987**, *41*:392-401.

METHICILLIN[a] (Kapitel 45)							
–	88 ± 17	39 ± 2	6,1 ± 1,3 ↓ Uräm ↑ ZF	0,43 ± 0,10	0,85 ± 0,23 ↑ Uräm, Präm, Neo	siehe Kapitel 45	–

[a] In Deutschland nur durch Import erhältlich. Laut § 73,3 Arzneimittelgesetz kann jedes Medikament in geringen Mengen und auf ausdrückliche Verordnung importiert werden, wenn im Ausland eine Zulassung des betreffenden Präparats vorhanden ist (Anm. d. Hrsg).

LITERATUR: Yaffe, S.J., Gerbracht, L.M., Mosovich, L.L., Mattar, M.E., Danish, M., and Jusko, W.J. Pharmacokinetics of methicillin in patients with cystic fibrosis. *J. Infect. Dis.*, **1977**, *135*:828-831.

METOHEXITAL (Kapitel 14, 17)							
–	<1	–	10,9 ± 3	2,2 ± 0,7	3,9 ± 2,1	3,5–11 µg/ml	–

LITERATUR: Hudson, R.J., Stanski, D.R. and Burch, P.G. Pharmacokinetics of methohexital and thiopental in surgical patients. *Anesthesiology*, **1983**, *59*:215-219.

ANHANG II ERSTELLUNG UND OPTIMIERUNG VON DOSIERUNGSSCHEMATA; PHARMAKOKINETISCHE DATEN **AII-45**

ORALE BIOVER-FÜGBARKEIT (%)	UNVERÄNDERTE RENALE ELIMINATION (%)	PLASMAPROTEIN-BINDUNG (%)	CLEARANCE ($ml \cdot min^{-1} \cdot kg^{-1}$)	VERTEILUNGS-VOLUMEN (Liter/kg)	HALBWERTSZEIT (STUNDEN)	EFFEKTIVE KONZENTRATION	TOXISCHE KONZENTRATION
METHOTREXAT[a] (Kapitel 51)							
70 ± 27[b,c]	81 ± 9	46 ± 11	2,1 ± 0,8 ↓ Uräm ↑, ↔ Päd ↔ rA	0,55 ± 0,19 ↔ Päd	7,2 ± 2,1[d] ↔ rA	–	10 μM[e]

[a] Der 7-Hydroxy-Metabolit zeigt Konzentrationen, die sich denen der Ausgangssubstanz annähern. Der Metabolit kann sowohl therapeutische als auch toxische Wirkungen auslösen.
[b] F kann bis auf 20% absinken, wenn die Dosis 80 mg/m^2 übersteigt.
[c] F ist bei intramuskulärer Gabe nur geringfügig höher.
[d] Initial wird eine kürzere Halbwertszeit (2 Stunden) beobachtet. Eine längere terminale Halbwertszeit (52 Stunden) wurde beobachtet, wenn sensitivere Bestimmungsmethoden benutzt wurden.
[e] Die Schädigung des Knochenmarks korrelierte mit Konzentrationen über 10 μM nach 24 Stunden, über 1 μM nach 48 Stunden und über 0,1 μM nach 72 Stunden.

LITERATUR: Tracy, T.S., Worster, T., Bradley, J.D., Greene, P.K., and Brater, D.C. Methotrexate disposition following concomitant administration of ketoprofen, piroxicam, and flurbiprofen in patients with rheumatoid arthritis. *Br. J. Clin. Pharmacol.*, **1994**, *37*:453-456.

ORALE BIOVER-FÜGBARKEIT (%)	UNVERÄNDERTE RENALE ELIMINATION (%)	PLASMAPROTEIN-BINDUNG (%)	CLEARANCE ($ml \cdot min^{-1} \cdot kg^{-1}$)	VERTEILUNGS-VOLUMEN (Liter/kg)	HALBWERTSZEIT (STUNDEN)	EFFEKTIVE KONZENTRATION	TOXISCHE KONZENTRATION
METHYLDOPA[a] (Kapitel 33)							
42 ± 16[b]	40 ± 13[b] ↓ Crohn[c]	1-16 ↔ Crohn	3,7 ± 1 ↓ Uräm[d]	0,46 ± 0,15	1,8 ± 0,6[b] ↑ Uräm, Neo ↔ Crohn	–	–

[a] Aktive Metaboliten.
[b] Bei langdauernder Anwendung nehmen Absorption und Clearance zu und die Halbwertszeit ab.
[c] Interpretiert als Abnahme der Absorption bei Patienten mit M. Crohn.
[d] Die Clearance der Ausgangssubstanz und der aktiven Metaboliten ist reduziert.

LITERATUR: Skerjanec, A., Campbell, N.R.C., Robertson, S., and Tam, Y.K. Pharmacokinetics and presystemic gut metabolism of methyldopa in healthy human subjects. *J. Clin. Pharmacol.*, **1995**, *35*:275-280.

ORALE BIOVER-FÜGBARKEIT (%)	UNVERÄNDERTE RENALE ELIMINATION (%)	PLASMAPROTEIN-BINDUNG (%)	CLEARANCE ($ml \cdot min^{-1} \cdot kg^{-1}$)	VERTEILUNGS-VOLUMEN (Liter/kg)	HALBWERTSZEIT (STUNDEN)	EFFEKTIVE KONZENTRATION	TOXISCHE KONZENTRATION
METHYLPREDNISOLON (Kapitel 59)							
82 ± 13[a]	4,9 ± 2,3 ↔ Zirrh	78 ± 3 ↔ Weibl ↓ Zirrh	6,2 ± 0,9 ↔ ZN, rA, CRI, Zirrh ↓ Adip ↑ Weibl	1,2 ± 0,2 ↔ ZN, rA, CRi, Weibl, Zirrh ↓ Adip	2,3 ± 0,5 ↔ ZN, Uräm, rA, CRI, Zirrh ↑ Adip ↓ Weibl	14 ± 11 ng/ml[b] 20 ± 15 ng/ml[c]	–

[a] Kann bei hohen Dosen auf 50 - 60% reduziert sein.
[b] IC$_{50}$ für die Wanderung von Basophilen (Histamin).
[c] IC$_{50}$ für die Wanderung von T-Helferzellen.

LITERATUR: Lew, K.H., Ludwig, E.A., Milad, M.A., Donovan, K., Middleton, E., Jr., Ferry, J.J., and Jusko, W.J. Gender-based effects on methylprednisolone pharmacokinetics and pharmacodynamics. *Clin. Pharmacol. Ther.*, **1993**, *54*:402-414

ORALE BIOVER-FÜGBARKEIT (%)	UNVERÄNDERTE RENALE ELIMINATION (%)	PLASMAPROTEIN-BINDUNG (%)	CLEARANCE ($ml \cdot min^{-1} \cdot kg^{-1}$)	VERTEILUNGS-VOLUMEN (Liter/kg)	HALBWERTSZEIT (STUNDEN)	EFFEKTIVE KONZENTRATION	TOXISCHE KONZENTRATION
METOCLOPRAMID (Kapitel 38)							
76 ± 38 ↔ Ger, Zirrh	20 ± 9	40 ± 4 ↔ Uräm	6,2 ± 1,3 ↓ Uräm, Zirrh ↔ Ger	3,4 ± 1,3 ↔ Uräm, Ger, Zirrh	5 ± 1,4 ↑ Uräm, Zirrh ↔ Ger	–	–

LITERATUR: Lauritsen, K., Laursen, L.S., and Rask-Madsen. J. Clinical pharmacokinetics of drugs used in the treatment of gastrointestinal diseases (Part I). *Clin. Pharmacokinet.*, **1990**, *19*:11-31.

Abkürzungen: Adip = Adipositas; Alb = Hypalbuminämie; Arthr = Arthritis; AUC = Fläche unter der Kurve (*area under the curve*); AVH = akute virale Hepatitis; COLD = chronisch obstruktive Lungenerkrankung; CP = Cor pulmonale; CRI = chronische respiratorische Insuffizienz; Crohn = Morbus Crohn; Cush = Cushing-Syndrom; Entz = Entzündung; Epilep = Epilepsie; Erw = Erwachsene; Ger = Geriatrische Patienten; Grav = Gravidität; Hep = Hepatitis; Herzinsuff = Herzinsuffizienz; HI = Herzinfarkt; HL = Hyperlipoproteinämie; Hyperth = Hyperthyreose; Hypoth = Hypothyreose; KHK = Koronare Herzkrankheit; KPBC = kardiopulmonale Bypass-Chirurgie; Neo = Neugeborene; Niko = Raucher; NS = Nephrotisches Syndrom; Päd = pädiatrische Patienten; Pneu = Pneumonie; Präm = prämatur; rA = rheumatoide Arthritis; Sprue = einheimische Sprue (Zoeliakie); Tach = Ventrikuläre Tachykardie; Ulkus = Ulkuspatienten; Uräm = Urämie; Verbr = Verbrennungspatienten; VoFli = Vorhofflimmern; Weibl = weiblich; ZF = Zystische Fibrose (Mukoviszidose); Zirrh = Leberzirrhose.

TABELLE A-II-1
PHARMAKOKINETISCHE DATEN *(Fortsetzung)*

Orale Biover-fügbarkeit (%)	Unveränderte renale Elimination (%)	Plasmaprotein-bindung (%)	Clearance ($ml·min^{-1}·kg^{-1}$)	Verteilungs-volumen (*Liter/kg*)	Halbwertszeit (Stunden)	Effektive Konzentration	Toxische Konzentration
METOPROLOL[a] (Kapitel 10)							
38 ± 14 ↑ Zirrh ↓ Grav	10 ± 3	11 ± 1[b] ↔ Grav	15 ± 3[c] ↑ Hyperth, Grav ↔ Ger, Niko ↓ Weibl	4,2 ± 0,7 ↑ Grav ↓ Weibl	3,2 ± 0,2 ↑ Zirrh, Neo ↔ Ger, Hyperth, Grav, Niko	16 ± 7 ng/ml[d] 25 ± 18 ng/ml[e] ↔ Weibl	–

[a] Racemat: Der Metabolismus des weniger aktiven *R*-(+)-Enantiomers (*CL/F* = 28 ml·min^{-1}·kg^{-1}, $V_{Fläche}/F$ = 7,6 l/kg, Halbwertszeit = 2,7 Stunden) ist schneller als der des stärker aktiven *S*-(-)-Enantiomers (*CL/F* = 20 ml·min^{-1}·kg^{-1}, $V_{Fläche}/F$ = 5,5 l/kg, Halbwertszeit = 3 Stunden). Ein kleiner Teil der Bevölkerung metabolisiert Metoprolol langsam, bei solchen Individuen ist *F* erhöht.
[b] Verhältnis der Konzentrationen von Blut zu Plasma = 1
[c] CYP2D6-Substrat
[d] EC_{50} für Abnahme der Herzfrequenz während submaximaler Streß-Testung.
[e] EC_{50} für Abnahme des systolischen Blutdrucks während Streß-Testung.

LITERATUR: Dayer, P., Leemann, T., Marmy, A., and Rosenthaler, J. Interindividual variation of beta-adrenoceptor blocking drugs, plasma concentration and effect: influence of genetic status on behaviour of atenolol, bopindolol and metoprolol. *Eur. J. Clin. Pharmacol.*, **1985**, *28*:149-153.

METRONIDAZOL[a] (Kapitel 41)							
99 ± 8[b] ↔ Crohn	10 ± 2	11 ± 3	1,3 ± 0,3 ↓ Zirrh, Neo ↔ Grav, Uräm, Crohn, Ger	0,74 ± 0,10 ↔ Uräm, Crohn, Zirrh	8,5 ± 2,9 ↑ Neo, Zirrh ↔ Grav, Uräm[a] Crohn, Päd	3-6 µg/ml	–

[a] Aktiver hydroxilierter Metabolit, der bei Niereninsuffizienz akkumuliert.
[b] *F* für rektale Suppositorien beträgt 67 - 82%, für intravaginales Gel ist *F* = 53 ± 16%.

LITERATUR: Lau, A.H., Lam, N.P., Piscitelli, S.C., Wilkes, L., and Danziger, L.H. Clinical pharmacokinetics of metronidazole and other nitroimidazole anti-infectives. *Clin. Pharmacokinet.*, **1992**, *23*:328-364.

MEXILETIN[a] (Kapitel 35)							
87 ± 13	4-15[b]	63 ± 3 ↔ HI	6,3 ± 2,7[c] ↓ HI, Uräm[d], Zirrh ↔ Herzinsuff, Ger	4,9 ± 0,5 ↔ HI	9,2 ± 2,1 ↑ HI, Uräm[d], Zirrh, Herzinsuff ↔ Ger	0,5-2 µg/ml	>2 µg/ml

[a] Racemat: Es gibt keine Studien zu den individuellen Parametern der Enantiomere.
[b] Abhängig vom Urin-pH-Wert.
[c] CYP2D6-Substrat
[d] Nur bei Patienten mit CL_{cr}< 10 ml/min.

LITERATUR: Monk, J.P., and Brogden, R.N. Mexiletine: a review of its pharmacodynamic and pharmacokinetic properties, and therapeutic use in the treatment of arrhythmias. *Drugs*, **1990**, *40*:374-411.

MEZLOCILLIN (Kapitel 45)							
–	45 ± 6	16-42	CL = 1,44 CL_{cr}+ + 0,23[a] ↓ Neo, Präm, Ger ↔ Päd	dosisabhängig[b] ↑ Präm, Neo, Ger ↔ Uräm, Päd	1,3 ± 0,4 ↑ Uräm, Präm, Neo ↔ Päd, Ger	siehe Kapitel 45	–

[a] Bei einer 5-g-Dosis. Bei einer 1-g-Dosis gilt: CL= 2,07, CL_{cr} +0,97
[b] V_{ss}= 0,20 ± 0,06 bei einer 1-g-Dosis und 0,14 ± 0,05 bei einer 5-g-Dosis.

LITERATUR: Deeter, R.G., Barriere, S.L., and Fekety, R. Pharmacokinetic and pharmacodynamic comparison of mezlocillin and ticarcillin. *Clin. Pharm.*, **1988**, *7*:380-384.

MIDAZOLAM (Kapitel 14, 17)							
44 ± 17 ↑ Zirrh	56 ± 26 ↔ Niko, Ger	95 ± 2 ↓ Ger, Uräm ↔ Niko, Zirrh	6,6 ± 1,8 ↑ Uräm[a] ↓ Zirrh, Neo ↔ Adip, Niko, Päd	1,1 ± 0,6 ↑ Adip ↔ Zirrh ↓ Neo	1,9 ± 0,6 ↑ Ger, Adip Zirrh ↔ Niko	50 ± 20 ng/ml[b]	–

[a] Wegen der Zunahme des freien Anteils; die Clearance des ungebundenen Anteils ist unverändert.
[b] EC_{50} für das Auftreten von EEG-Kriterien, von denen man annimmt, daß sie mit Sedation korrelieren.

LITERATUR: Nilsen, O.G., and Dale, O. Single dose pharmacokinetics of trazodone in healthy subjects. *Pharmacol. Toxicol.*, **1992**, *71*:150-153.

Orale Bioverfügbarkeit (%)	Unveränderte Renale Elimination (%)	Plasmaproteinbindung (%)	Clearance ($ml \cdot min^{-1} \cdot kg^{-1}$)	Verteilungsvolumen (Liter/kg)	Halbwertszeit (Stunden)	Effektive Konzentration	Toxische Konzentration

MILRINON (Kapitel 34)

≥80 ↔ Herzinsuff	85 ± 10	70	6,1 ± 1,3 ↓ Herzinsuff, Uräm	0,32 ± 0,08 ↔ Herzinsuff	0,80 ± 0,22 ↑ Herzinsuff, Uräm	150-250 ng/ml	–

LITERATUR: Young, R.A., and Ward, A. Milrinone. A preliminary review of its pharmacological properties and therapeutic use. *Drugs*, **1988**, *36*:158-192.

MINOCYCLIN (Kapitel 47)

95–100	11 ± 2	76	1 ± 0,3 ↔, ↑ Uräm[a] ↓ HL	1,3 ± 0,2[b] ↑ Uräm ↓ HL	16 ± 2 ↔ Uräm, Zirrh, HL	–	–

[a] Bei Patienten mit reduzierter CL_{cr} zeigen Studien nach Infusion einer einmaligen Dosis eine ansteigende Clearance, die mit einem ansteigenden V und einer gleichbleibenden Halbwertszeit konsistent ist. Trotzdem findet sich nach mehrmaliger Gabe bei Patienten mit CL_{cr} zwischen 18 und 45 ml/min keine Akkumulation, die über das bei normalen Probanden beobachtete Ausmaß hinausgeht.

[b] $V_{Fläche}$

LITERATUR: Saivin, S., and Houin, G. Clinical pharmacokinetics of doxycycline and minocycline. *Clin. Pharmacokinet.*, **1988**, *15*: 355-366.

MINOXIDIL (Kapitel 33, 64)

[a]	20 ± 6	0	24 ± 6[b]	2,7 ± 0,7[b]	3,1 ± 0,6[c]	–	–

[a] Frühere Studien zeigten vollständige Absorption. Trotzdem weist der hohe Wert von CL/F auf eine verminderte Bioverfügbarkeit hin.
[b] CL/F und $V_{Fläche}/F$
[c] Wert bei hypertensiven Patienten. Bei gesunden jungen Probanden findet sich: Halbwertszeit = 1,3 Stunden, konsistent mit CL/F und $V_{Fläche}/F$.

LITERATUR: Fleishaker, J.C., Andreadis, N.A., Welshman, I.R., and Wright, C.E. III. The pharmacokinetics of 2.5- to 10-mg oral doses of minoxidil in healthy volunteers. *J. Clin. Pharmacol.*, **1989**, *29*:162-167.

MISOPROSTOL[a,b] (Kapitel 37, 39)

>80	<1	<90	240 ± 100 ↓ Uräm[c] ↔ ↓ Hep	14 ± 8 ↔ Uräm	0,5 ± 0,4 ↔ ↓ Hep ↑ Uräm[c]	–	–

[a] Misoprostol enthält ungefähr gleiche Mengen von zwei Diastereomeren.
[b] Misoprostol wird durch Esterasen schnell zu Misoprostol-Säure metabolisiert. Die angegebenen Werte gelten für Misoprostol-Säure.
[c] Nur bei Patienten mit terminaler Niereninsuffizienz. Keine Veränderung bei Patienten mit CL_{cr} >20 ml/min.

LITERATUR: Foote, E.F.; Lee, D.R.; Karim, A., Keane, W.F., and Halstenson, C.E. Disposition of misoprostol and its active metabolite in patients with normal and impaired renal function. *J. Clin. Pharmacol.*, **1995**, *35*:384-389.

MORPHIN[a] (Kapitel 23)

24 ± 12	4 ± 5 / 14 ± 7[a]	35 ± 2 ↓ EVA, Zirrh, Alb	24 ± 10 ↔ Ger, Zirrh, Päd[b] ↓ Neo, Verbr, Uräm, Präm	3,3 ± 0,9 ↔ Zirrh, Neo ↓ Uräm	1,9 ± 0,5 ↔ Zirrh, Uräm, Päd ↑ Neo, Präm	65 ± 80 ng/ml[c]	–

[a] Aktiver Metabolit: Morphin-6-glukuronid. Halbwertszeit = 4,0 ± 1,5 Stunden (50 ± 37 Stunden bei Urämie). Im Steady state ist das Verhältnis von aktivem Metabolit zu Ausgangssubstanz = 4,9 ± 3,8.
[b] Vermindert bei Kindern, bei denen ein herzchirurgischer Eingriff durchgeführt wird, bei dem eine positiv inotrope Intervention erforderlich ist.
[c] Um Analgesie während einer Operation zu erzielen.

LITERATUR: Glare, P.A., and Walsh, T.D. Clinical pharmacokinetics of morphine. *Ther. Drug Monit.*, **1991**, *13*:1-23.

Abkürzungen: Adip = Adipositas; Alb = Hypalbuminämie; Arthr = Arthritis; AUC = Fläche unter der Kurve (*area under the curve*); AVH = akute virale Hepatitis; COLD = chronisch obstruktive Lungenerkrankung; CP = Cor pulmonale; CRI = chronische respiratorische Insuffizienz; Crohn = Morbus Crohn; Cush = Cushing-Syndrom; Entz = Entzündung; Epilep = Epilepsie; Erw = Erwachsene; Ger = Geriatrische Patienten; Grav = Gravidität; Hep = Hepatitis; Herzinsuff = Herzinsuffizienz; HI = Herzinfarkt; HL = Hyperlipoproteinämie; Hyperth = Hyperthyreose; Hypoth = Hypothyreose; KHK = Koronare Herzkrankheit; KPBC = kardiopulmonale Bypass-Chirurgie; Neo = Neugeborene; Niko = Raucher; NS = Nephrotisches Syndrom; Päd = pädiatrische Patienten; Pneu = Pneumonie; Präm = prämatur; rA = rheumatoide Arthritis; Sprue = einheimische Sprue (Zoeliakie); Tach = Ventrikuläre Tachykardie; Ulkus = Ulkuspatienten; Uräm = Urämie; Verbr = Verbrennungspatienten; VoFli = Vorhofflimmern; Weibl = weiblich; ZF = Zystische Fibrose (Mukoviszidose); Zirrh = Leberzirrhose.

TABELLE A-II-1
PHARMAKOKINETISCHE DATEN *(Fortsetzung)*

Orale Bioverfügbarkeit (%)	Unveränderte renale Elimination (%)	Plasmaproteinbindung (%)	Clearance ($ml\cdot min^{-1}\cdot kg^{-1}$)	Verteilungsvolumen (Liter/kg)	Halbwertszeit (Stunden)	Effektive Konzentration	Toxische Konzentration
NABUMETON[a] (Kapitel 27)							
35	~50	>99[b]	0,37 ± 0,25[c] ↔ Ger	0,79 ± 0,38[c] ↔ Ger	23 ± 4 ↑ Uräm ↔ Ger	–	–

[a] Daten gelten für den aktiven Metaboliten 6-MNA (6-Methoxy-2-Naphthylessigsäure).
[b] 99,7 - 99,8% über eine Konzentrationsspanne, die nach mehrmaliger Gabe von 1000-mg-Dosen erzielt wird, 99,2 - 99,4% nach mehrfachen 2000-mg-Dosen.
[c] CL/F und V_{ss}/F unter Annahme eine Körpergewichts von 70 kg. Nach intravenöser Applikation von 6-MNA bewegt sich CL zwischen 0,04 und 0,07 $ml\cdot min^{-1}\cdot kg^{-1}$, mit einem Mittel für V_{ss} bei 0,11 l/kg.

LITERATUR: Hyneck, M.L. An overview of the clinical pharmacokinetics of nabumetone. *J. Rheumatol.*, **1992**, *19 Suppl. 36*:20-24.

NADOLOL (Kapitel 10)							
34 ± 5	73 ± 4	20 ± 4	2,9 ± 0,6 ↓ Uräm	1,9 ± 0,2	16 ± 2 ↑ Uräm ↓ Päd	–	–

LITERATUR: Morrison, R.A., Singhvi, S.M., Creasey, W.A., and Willard, D.A. Dose proportionality of nadolol pharmacokinetics after intravenous administration to healthy subjects. *Eur. J. Clin. Pharmacol.*, **1988**, *33*:625-628.

NAFCILLIN (Kapitel 45)							
36[a]	27 ± 5 ↑ Zirrh[b]	89,4 ± 0,2 ↓ Neo	7,5 ± 1,9 ↓ Zirrh[c]	0,35 ± 0,09 ↓ Zirrh[c]	1 ± 0,2 ↔ Zirrh[d], Uräm	siehe Kapitel 45	–

[a] In Deutschland nur durch Import erhältlich. Laut § 73,3 Arzneimittelgesetz kann jedes Medikament in geringen Mengen und auf ausdrückliche Verordnung importiert werden, wenn im Ausland eine Zulassung des betreffenden Präparats vorhanden ist (Anm. d. Hrsg.).
[b] Errechnet aus Mittelwerten der Exkretion nach oraler Gabe im Verhältnis zu denen nach intramuskulärer Applikation.
[c] Ein signifikanter Anstieg findet sich bei Patienten mit extrahepatischer biliärer Obstruktion.
[d] Ein signifikanter Abfall findet sich auch bei Patienten mit extrahepatischer biliärer Obstruktion.

LITERATUR: Marshall, J.P., II, Salt, W.B., Elam, R.O., Wilkinson, G.R., and Schenker, S. Disposition of nafcillin in patients with cirrhosis and extrahepatic biliary obstruction. *Gastroenterology*, **1977**, *73*:1388-1392.

NALBUPHIN (Kapitel 23)							
16 ± 8 ↑ Ger	4 ± 2 ↔ Ger	–	22 ± 5 ↑ Päd ↔ Ger	3,8 ± 1,1 ↔ Ger, Päd	2,3 ± 1,2 ↓ Päd ↔ Ger	–	–

LITERATUR: Jaillon, P., Gardin, M.E., Lecocq, B., Richard, M.O., Meignan, S., Blondel, Y., Grippat, J.C., Begnieres, J., and Vergnoux, O. Pharmacokinetics of nalbuphine in infants, young healthy volunteers, and elderly patients. *Clin. Pharmacol. Ther.*, **1989**, *46*:226-233.

NALOXON (Kapitel 23)							
~2[a]	vernachlässigbar	–	22 ↑ Neo ↔ Uräm	2,1 ↑ Neo	1,1 ± 0,6 ↔ Neo	–	–

[a] Die Resorption ist relativ vollständig (91%), aber es kommt zu einem ausgeprägten First-pass-Metabolismus in der Leber.

LITERATUR: Handal, K.A., Schauben, J.L., and Salamone F.R. Naloxone. *Ann. Emerg. Med.*, **1983**, *12*:438-445.

NALTREXON[a] (Kapitel 23, 24)							
5-40	<1	20	48 ± 6[b]	19 ± 5[b,c]	2,7 ± 1	–	–

[a] Schwach aktiver Metabolit: 6-Naltrexol, Halbwertszeit = 8,8 Stunden.
[b] Unter Annahme eines Körpergewichts von 70 kg.
[c] $V_{Fläche}$

LITERATUR: Gonzalez, J.P., and Brogden, R.N. Naltrexone: a review of its pharmacodynamic and pharmacokinetic properties and therapeutic efficacy in the mangement of opioid dependence. *Drugs*, **1988**, *35*:192-213.,

Orale Bioverfügbarkeit (%)	Unveränderte Renale Elimination (%)	Plasmaproteinbindung (%)	Clearance ($ml\cdot min^{-1}\cdot kg^{-1}$)	Verteilungsvolumen (Liter/kg)	Halbwertszeit (Stunden)	Effektive Konzentration	Toxische Konzentration

NAPROXEN (Kapitel 27)

99[a]	<1	99,7 ± 0,1[b] ↑ Uräm, Ger[c], Zirrh ↓ rA, Alb	0,13 ± 0,02[d] ↓ Uräm ↔ Ger[c], Zirrh[c], Päd ↑ rA	0,16 ± 0,02[e] ↑ Uräm, Zirrh, rA ↔ Ger, Päd	14 ± 1 ↔ Uräm, rA, Päd ↑ Ger[c]	> 50 µl/ml[f]	–

[a] geschätzt
[b] Eine sättigbare Plamaeiweißbindung führt zu scheinbar nicht-linearer Kinetik.
[c] Keine Veränderung der Gesamt-Clearance, aber signifikante Abnahme (50%) der Clearance der ungebundenen Substanz. Deshalb wird vorgeschlagen, das Dosisintervall zu verlängern. Eine zweite Studie bei älteren Patienten fand eine abnehmende CL und zunehmende Halbwertszeit, ohne Veränderung des Anteils gebundener Substanz.
[d] CL/F
[e] $V_{Fläche}/F$
[f] 76% der Patienten mit rheumatoider Arthritis reagieren bei Tal-Konzentrationen im Plasma oberhalb der angegebenen Werte.

LITERATUR: Wells, T.G., Mortensen, M.E., Dietrich, A., Walson, P.D., Blasier, R.D., and Kearms, G.L. Comparison of the pharmacokinetics of naproxen tablets and suspension in children. *J. Clin. Pharmacol.*, **1994**, *34*:30-33.

NATRIUMAUROTHIOMALAT[a] (Kapitel 27)

–	70	95	7,0 ± 0,6[b]	0,26 ± 0,05[b,c]	25 ± 5 Tage	–	–

[a] Werte beziehen sich auf Gold.
[b] Intramuskuläre Gabe.
[c] $V_{Fläche}$.

LITERATUR: Massarella, J.W., Waller, E.S., Crout, J.E., and Yakatan, G.J. The pharmacokinetics of intramuscular gold sodium thiomalate in normal volunteers. *Biopharm. Drug Dispos.*, **1984**, *5*:101-107.

NEOSTIGMIN (Kapitel 8)

a	67	–	8,4 ± 2,7 ↓ Uräm	0,7 ± 0,3	1,3 ± 0,8 ↑ Uräm	–	–

[a] Es wird angenommen, daß die Resorption nicht vollständig erfolgt, da die orale Dosis wesentlich höher sein muß als die intravenöse, um den gleichen Effekt zu erzielen. Die Resorption über die Nasenschleimhaut ist besser als nach oraler Gabe.

LITERATUR: Cronnelly, R., Stanski, D.R., Miller, R.D., Sheiner, L.B., and Sohn, Y.J. Renal function and th pharmacokinetics of neostigmine in anesthetized man. *Anesthesiology*, **1979**, *51*:222-226.

NETILMICIN (Kapitel 46)

–	80-90[a]	<10	1,3 ± 0,2 ↓ Uräm, Neo, Präm ↔ Päd, KPBC, Zirrh ↑ ZF	0,20 ± 0,02 ↔ Uräm, KPBC ↑ Präm	2,3 ± 0,7 37 ± 6[b] ↑ Uräm, Neo, Präm ↓ ZF ↔ Päd, Zirrh	siehe Kapitel 46	siehe Kapitel 46

[a] Vermutlich höher, da das Medikament für lange Zeit in Geweben gespeichert bleibt.
[b] Netilmicin hat eine lange terminale Halbwertszeit, die für die verlängerte Ausscheidung im Urin verantwortlich ist.

LITERATUR: Campoli-Richards, D.M., Chaplin, S., Sayce, R.H., and Goa, K.L. Netilmicin: a review of its antibacterial activity, pharmacokinetic properties and therapeutic use. *Drugs*, **1989**, *38*:703-756.

Abkürzungen: Adip = Adipositas; Alb = Hypalbuminämie; Arthr = Arthritis; AUC = Fläche unter der Kurve (*area under the curve*); AVH = akute virale Hepatitis; COLD = chronisch obstruktive Lungenerkrankung; CP = Cor pulmonale; CRI = chronische respiratorische Insuffizienz; Crohn = Morbus Crohn; Cush = Cushing-Syndrom; Entz = Entzündung; Epilep = Epilepsie; Erw = Erwachsene; Ger = Geriatrische Patienten; Grav = Gravidität; Hep = Hepatitis; Herzinsuff = Herzinsuffizienz; HI = Herzinfarkt; HL = Hyperlipoproteinämie; Hyperth = Hyperthyreose; Hypoth = Hypothyreose; KHK = Koronare Herzkrankheit; KPBC = kardiopulmonale Bypass-Chirurgie; Neo = Neugeborene; Niko = Raucher; NS = Nephrotisches Syndrom; Päd = pädiatrische Patienten; Pneu = Pneumonie; Präm = prämatur; rA = rheumatoide Arthritis; Sprue = einheimische Sprue (Zoeliakie); Tach = Ventrikuläre Tachykardie; Ulkus = Ulkuspatienten; Uräm = Urämie; Verbr = Verbrennungspatienten; VoFli = Vorhofflimmern; Weibl = weiblich; ZF = Zystische Fibrose (Mukoviszidose); Zirrh = Leberzirrhose.

TABELLE A-II-1
PHARMAKOKINETISCHE DATEN *(Fortsetzung)*

ORALE BIOVER-FÜGBARKEIT (%)	UNVERÄNDERTE RENALE ELIMINATION (%)	PLASMAPROTEIN-BINDUNG (%)	CLEARANCE ($ml \cdot min^{-1} \cdot kg^{-1}$)	VERTEILUNGS-VOLUMEN (Liter/kg)	HALBWERTSZEIT (STUNDEN)	EFFEKTIVE KONZENTRATION	TOXISCHE KONZENTRATION
NICARDIPIN[a] (Kapitel 32)							
18 ± 11[b] ↔ Uräm ↑ Zirrh	<1	98–99,5[c]	10,4 ± 3,1[b,d] ↔ Uräm ↓ Zirrh	1,1 ± 0,3[e]	1,3 ± 0,5[e] ↔ Uräm ↑ Zirrh	0,1 µg/ml[f]	–
NIFEDIPIN (Kapitel 32, 33)							
50 ± 13 ↑ Zirrh, Ger ↔ Uräm	~0	96 ± 1 ↓ Zirrh, Uräm	7,0 ± 1,8[a] ↓ Zirrh, Ger ↔ Uräm, Niko	0,78 ± 0,22 ↑ Zirrh, Uräm ↔ Ger	1,8 ± 0,4[b] ↑ Zirrh, Uräm, Ger ↔ Niko	47 ± 20 µg/ml[c] ↓ Zirrh[d], Uräm[d]	–
NIKOTIN (Kapitel 9, 24)							
oral: 30 inhalativ: 90[a] transdermal: 80–90	16,7 ± 8,6	4,9 ± 2,8	18,5 ± 5,4 ↔ Niko	2,6 ± 0,9	2 ± 0,7 ↔ Niko	–	–
NIMODIPIN (Kapitel 32)							
10 ± 4 ↑ Zirrh	<1	98	19 ± 6[a] ↓ Zirrh	1,7 ± 0,6	1,1 ± 0,3 ↑ Zirrh	–	–
NITRAZEPAM[a] (Kapitel 17, 20)							
78 ± 16	<1	87 ± 1 ↓ Zirrh ↔ Ger	0,86 ± 0,12 ↔ Ger, Zirrh, Adip	1,9 ± 0,3 ↑ Ger ↔ Zirrh, Adip	26 ± 3 ↑ Ger, Adip ↔ Zirrh	–	> 200 ng/ml[a]

NICARDIPIN:
[a] Racemat: Das (+)-Isomer ist aktiv.
[b] Sättigbarer Metabolismus nach oraler Applikation: F nimmt bei höheren Dosen zu.
[c] Verhältnis der Konzentrationen von Blut zu Plasma = 0,71 ± 0,06
[d] CYP3A-Substrat
[e] Einige Studien fanden eine verlängerte Halbwertszeit von 16 ± 9 Stunden für die terminale Phase der Disposition und somit ein größeres $V_{Fläche}$. Diese verlängerte Halbwertszeit repräsentiert nur einen kleinen Anteil der Clearance und macht keine korrekten Aussagen über die Akkumulation.
[f] EC_{50} für einen antihypertensiven Effekt.

BIBLIOGRAFIA: Singh, B.N., and Josephson, M.A. Clinical pharmacology, pharmacokinetics and hemodynamic effects of nicardipine. *Am. Heart J.*, **1990**, *119*:427-434.

NIFEDIPIN:
[a] CYP3A-Substrat
[b] Längere Halbwertszeit nach oraler Applikation (2,5 ± 1,3 Stunden).
[c] Um den diastolischen Blutdruck bei hypertensiven Patienten zu senken.
[d] Kein Unterschied, wenn man die freien Konzentrationen vergleicht.

LITERATUR: Soons, P.A., Schoemaker, H.C., Cohen, A.F., and Breimer, D.D. Intraindividual variability in nifedipine pharmacokinetics and effects in healthy subjects. *J. Clin. Pharmacol.*, **1992**, *32*: 324-331.

NIKOTIN:
[a] Gewohnheitsraucher

LITERATUR: Benowitz, N.L., and Yacob, P. III. Nicotine and cotinine elimination pharmacokinetics in smokers and nonsmokers. *Clin. Pharmacol. Ther.*, **1993**, *53*:316-323.

NIMODIPIN:
[a] CYP3A-Substrat.

LITERATUR: Langley, M.S., and Sorkin, E.M. Nimodipine: a review of its pharmacodynamic and pharmacokinetic properties, and therapeutic potential in cerebrovascular disease. *Drugs*, **1989**, *37*:669-699.

NITRAZEPAM:
[a] Sedation und Benommenheit.

LITERATUR: Abernethy, D.R., Greenblatt, D.J., Locniskar, A., Ochs, H.R., Harmatz, J.S., and Shader, R.I. Obesity effects on nitrazepam disposition. *Br. J. Clin. Pharmacol.*, **1986**, *22*:551-557.

ANHANG II ERSTELLUNG UND OPTIMIERUNG VON DOSIERUNGSSCHEMATA; PHARMAKOKINETISCHE DATEN

ORALE BIOVER-FÜGBARKEIT (%)	UNVERÄNDERTE RENALE ELIMINATION (%)	PLASMAPROTEIN-BINDUNG (%)	CLEARANCE ($ml \cdot min^{-1} \cdot kg^{-1}$)	VERTEILUNGS-VOLUMEN (Liter/kg)	HALBWERTSZEIT (STUNDEN)	EFFEKTIVE KONZENTRATION	TOXISCHE KONZENTRATION

NITRENDIPIN[a] (Kapitel 32)

11 ± 5 ↑ Zirrh ↔ Uräm	< 1	98 ↔ Uräm	21 ± 4[b] ↓ Zirrh, Ger ↔ Uräm	3,8 ± 1,3	4 ± 2[c] ↑ Zirrh, Ger	5 ± 2 ng/ml[d]	–

[a] Racemat: Die meiste, wenn nicht alle vasoaktive Wirkung geht vom S-(-)-Enantiomer aus. Nach i.v.-Applikation unterscheidet sich die Pharmakokinetik der beiden Enantiomere nicht wesentlich. Nach oraler Gabe ist die Konzentration des S-(-)-Enantiomers etwa doppelt so hoch wie die des R-(+)-Enantiomers.
[b] CYP3A-Substrat
[c] Beobachtete längere Halbwertszeiten sagen nicht exakt die Akkumulation im Steady state voraus.
[d] Konzentration, die benötigt wird, um eine 10%ige Reduktion des Blutdrucks zu erzielen.

LITERATUR: Soons, P.A., and Breimer, D.D. Stereoselective pharmacokinetics of oral and intravenous nitrendipine in healthy male subjects. Br. J. Clin. Pharmacol., 1991, 32:11-16.

NITROFURANTOIN (Kapitel 44)

90 ± 13	47 ± 13	62 ± 4[a]	9,9 ± 0,9 ↑ alkalischer Urin	0,58 ± 0,12	1 ± 0,2 ↔ alkalischer Urin	siehe Kapitel 44	–

[a] Verhältnis der Konzentrationen von Blut zu Plasma = 0,76 ± 0,06.

LITERATUR: Hoener, B., and Patterson, S.E. Nitrofurantoin disposition. Clin. Pharmacol. Ther., 1981, 29:808-816.

NITROGLYCERIN[a] (Kapitel 32, 34)

oral: < 1 sublingual: 38 ± 26[b] topisch: 72 ± 20	<1		230 ± 90[c]	3,3 ± 1,2[d]	2,3 ± 0,6 min	1,2–11 ng/ml[e]	–

[a] Aktive Dinitrat-Metaboliten haben eine schwächere Aktivität als Nitroglycerin (<10%), können aber aufgrund der verlängerten Halbwertszeit (ca. 40 min.) akkumulieren, wenn Präparationen mit verzögerter Freisetzung angewendet werden. Dabei werden Plasmakonzentrationen erreicht, die 10- bis 20fach größer sind als die der Ausgangssubstanz.
[b] Die sublinguale Dosis wurde nach acht Minuten aus dem Mund ausgewaschen. Die Spülflüssigkeit enthielt 31 ± 19% der Dosis.
[c] Nach einer prolongierten Infusion.
[d] $V_{Fläche}$
[e] 25%iger Abfall des kapillaren Verschlußdrucks bei Patienten mit Herzinsuffizienz.

LITERATUR: Thadani, U., and Whitsett, T. Relationship of pharmacokinetic and pharmacodynamic properties of the organic nitrates. Clin. Pharmacokinet., 1988, 15:32-43.

NIZATIDIN[a] (Kapitel 37)

90	61 ± 3	28 ± 7 ↔ Uräm	10 ± 3,3 ↓ Uräm, Ger[b]	1,2 ± 0,5 ↔ Uräm	1,3 ± 0,3 ↑ Uräm, Ger[b] ↔ Zirrh	60 ng/ml[c]	–

[a] Der Metabolit N_2-Monodemethyl-Nizatidin besitzt etwa 60% der H_2-antagonistischen Aktivität von Nizatidin (Halbwertszeit = 3,8 ± 1,9 Stunden bei gesunden Probanden, Zunahme bis 14 ± 3 Stunden bei Patienten mit Nierenversagen, bei denen es zu einer beträchtlichen Akkumulation kommen kann).
[b] Abhängig von der Veränderung der Nierenfunktion.
[c] Zur Inhibition der basalen Säuresekretion um 50%.

LITERATUR: Lauritsen, K., Laursen, L.S., and Rask-Madsen, J. Clinical pharmacokinetics of drugs used in the treatment of gastrointestinal disease (Part I). Clin. Pharmacokinet., 1990, 19:11-31.

Abkürzungen: Adip = Adipositas; Alb = Hypalbuminämie; Arthr = Arthritis; AUC = Fläche unter der Kurve (area under the curve); AVH = akute virale Hepatitis; COLD = chronisch obstruktive Lungenerkrankung; CP = Cor pulmonale; CRI = chronische respiratorische Insuffizienz; Crohn = Morbus Crohn; Cush = Cushing-Syndrom; Entz = Entzündung; Epilep = Epilepsie; Erw = Erwachsene; Ger = Geriatrische Patienten; Grav = Gravidität; Hep = Hepatitis; Herzinsuff = Herzinsuffizienz; HI = Herzinfarkt; HL = Hyperlipoproteinämie; Hyperth = Hyperthyreose; Hypoth = Hypothyreose; KHK = Koronare Herzkrankheit; KPBC = kardiopulmonale Bypass-Chirurgie; Neo = Neugeborene; Niko = Raucher; NS = Nephrotisches Syndrom; Päd = pädiatrische Patienten; Pneu = Pneumonie; Präm = prämatur; rA = rheumatoide Arthritis; Sprue = einheimische Sprue (Zoeliakie); Tach = Ventrikuläre Tachykardie; Ulkus = Ulkuspatienten; Uräm = Urämie; Verbr = Verbrennungspatienten; VoFli = Vorhofflimmern; Weibl = weiblich; ZF = Zystische Fibrose (Mukoviszidose); Zirrh = Leberzirrhose.

TABELLE A-II-1
PHARMAKOKINETISCHE DATEN *(Fortsetzung)*

Orale Bioverfügbarkeit (%)	Unveränderte Renale Elimination (%)	Plasmaproteinbindung (%)	Clearance ($ml \cdot min^{-1} \cdot kg^{-1}$)	Verteilungsvolumen (Liter/kg)	Halbwertszeit (Stunden)	Effektive Konzentration	Toxische Konzentration
NORDAZEPAM[a] (Kapitel 17, 18, 20)							
99 ± 6	<1	97,5 ↓ Uräm ↔ Adip, Ger	0,14 ± 0,05[b] ↑ Niko ↓ Hep, Zirrh Adip, Ger[c] ↔ Grav	0,78 ± 0,12[d] ↑ Adip, Grav ↔ Hep, Zirrh Ger	73 ± 33[b] ↑ Adip, Grav Ger[c] ↓ Hep, Zirrh, Niko	—	—

[a] Nordazepam (Desmethyldiazepam) ist die aktive Substanz, die nach oraler Applikation von Clorazepat und Prazepam im Blut erscheint. Es ist aktiver Metabolit von Diazepam und wird selbst zu Oxazepam metabolisiert.
[b] Es besteht eine genetische Variabilität der Clearance durch verschiedene Hydroxylierungsphänotypen.
[c] Nur bei Männern.
[d] $V_{Fläche}$

LITERATUR: Greenblatt, D.J., Divoll, M.K., Soong, M.H., Boxenbaum, H.G., Harmatz, J.S., and Shader, R.I. Desmethyldiazepam pharmacokinetics: studies following intravenous and oral desmethyldiazepam, oral clorazepate, and intravenous diazepam. *J. Clin. Pharmacol.*, **1988**, *28*:853-859.

Orale Bioverfügbarkeit (%)	Unveränderte Renale Elimination (%)	Plasmaproteinbindung (%)	Clearance ($ml \cdot min^{-1} \cdot kg^{-1}$)	Verteilungsvolumen (Liter/kg)	Halbwertszeit (Stunden)	Effektive Konzentration	Toxische Konzentration
NORTHISTERON (Kapitel 57)							
64 ± 15	< 4	91-97[a]	59 ± 1,1	3,6 ± 1,7[b]	8,5 ± 2,6 ↑ Uräm	—	—

[a] Kann bei kombinierter Gabe von Ethinylestradiol ansteigen.
[b] $V_{Fläche}$

LITERATUR: Fotherby, K. Pharmacokinetics and metabolism of progestins in humans. In, *Pharmacology of Contraceptive Steroids.* (Goldzieher, J.W., and Fotherby, K., eds.) Raven Press, Ltd., New York, **1994**, pp. 95-136

Orale Bioverfügbarkeit (%)	Unveränderte Renale Elimination (%)	Plasmaproteinbindung (%)	Clearance ($ml \cdot min^{-1} \cdot kg^{-1}$)	Verteilungsvolumen (Liter/kg)	Halbwertszeit (Stunden)	Effektive Konzentration	Toxische Konzentration
NORFLOXACIN (Kapitel 44)							
30-40	26-32[a]	15-20	7,2 ± 3[b]	3,2 ± 1,4[b]	5 ± 0,7 ↑ Uräm	—	—

[a] Orale Dosis.
[b] CL/F und $V_{Fläche}/F$, unter Annahme eines Körpergewichts von 70 kg.

LITERATUR: Sörgel, F., Jaehde, U., Naber, K., and Stephan, U. Pharmacokinetic disposition of quinolones in human body fluids and tissues. *Clin. Pharmacokinet.*, **1989**, *16 Suppl. 1*:5-24.

Orale Bioverfügbarkeit (%)	Unveränderte Renale Elimination (%)	Plasmaproteinbindung (%)	Clearance ($ml \cdot min^{-1} \cdot kg^{-1}$)	Verteilungsvolumen (Liter/kg)	Halbwertszeit (Stunden)	Effektive Konzentration	Toxische Konzentration
NORTRIPTYLIN[a] (Kapitel 19)							
51 ± 5	2 ± 1	92 ± 2 ↑ HL	7,2 ± 1,8[b] ↓ Ger, Entz ↔ Niko, Uräm	18 ± 4[c]	31 ± 13 ↑ Ger ↔ Uräm	50-150 ng/ml[d]	—

[a] Der aktive Metabolit, 10-Hydroxynortriptylin, akkumuliert bis zur zweifachen Konzentration von Nortriptylin.
[b] CYP2D6-Substrat
[c] $V_{Fläche}$
[d] Bei Plasmakonzentrationen über 150 ng/ml scheint der antidepressive Effekt nachzulassen.

LITERATUR: Jerling, M., Merlé, Y., Mentré, F., and Mallet, A. Population pharmacokinetics of nortriptyline during monotherapy and during concomitant treatment with drugs that inhibit CYP2D6 – an evaluation with the nonparametric maximum likelihood method. *Br. J. Clin. Pharmacol.*, **1994**, *38*:453-462.

Orale Bioverfügbarkeit (%)	Unveränderte Renale Elimination (%)	Plasmaproteinbindung (%)	Clearance ($ml \cdot min^{-1} \cdot kg^{-1}$)	Verteilungsvolumen (Liter/kg)	Halbwertszeit (Stunden)	Effektive Konzentration	Toxische Konzentration
OCTREOTID (Kapitel 38, 55, 60)							
oral: < 2 subkutan: 100 intranasal: 25 ± 2	11–20	65[a]	2,7 ± 1,4 ↓ Uräm	0,35 ± 0,22	1,5 ± 0,4	—	—

[a] Verhältnis der Konzentrationen von Blut zu Plasma = 0,55, das heißt, daß kein Medikament in Erythrozyten vorkommt.

LITERATUR: Chanson, P., Timsit, J., and Harris, A.G. Clinical pharmacokinetics of octreotide: therapeutic applications in patients with pituitary tumours. *Clin. Pharmacokinet.*, **1993**, *25*:375-392.

ANHANG II   ERSTELLUNG UND OPTIMIERUNG VON DOSIERUNGSSCHEMATA; PHARMAKOKINETISCHE DATEN   **AII-53**

ORALE BIOVER-FÜGBARKEIT (%)	UNVERÄNDERTE RENALE ELIMINATION (%)	PLASMAPROTEIN-BINDUNG (%)	CLEARANCE ($ml \cdot min^{-1} \cdot kg^{-1}$)	VERTEILUNGS-VOLUMEN (Liter/kg)	HALBWERTSZEIT (STUNDEN)	EFFEKTIVE KONZENTRATION	TOXISCHE KONZENTRATION
OFLOXACIN (Kapitel 44, 47, 48)							
100	64 ± 16	25 ± 6	3,5 ± 0,7 ↓ Uräm ↔ Ger	1,8 ± 0,3[a] ↔ Uräm, Ger	5,7 ± 1 ↑ Uräm ↔ Ger	siehe Kapitel 44	–

[a] $V_{Fläche}$

LITERATUR: Lamp, K.C., Bailey, E.M., and Rybak, M.J. Ofloxacin clinical pharmecokinetics. *Clin. Pharmacokinet.*, **1993**, *25*:375-392.

OMEPRAZOL (Kapitel 37)							
53 ± 29[a] ↑ Ger, Zirrh	vernach-lässigbar	95[b]	7,5 ± 2,7[c, d] ↓ Ger, Zirrh ↔ Uräm	0,34 ± 0,09[e] ↔ Ger, Zirrh	0,7 ± 0,5[c] ↑ Ger, Zirrh ↔ Uräm	–	–

[a] Nimmt bei Mehrfachdosierung auf 70 ± 26% zu.
[b] Verhältnis der Konzentrationen von Blut zu Plasma = 0,58.
[c] Substrat für CYP2C19 und CYP3A. Patienten, die eine Defizienz für CYP2C19 aufweisen, zeigen eine Clearance von 1,0 ± 0,2 $ml \cdot min^{-1} \cdot kg^{-1}$ und eine Halbwertszeit von 2,7 ± 0,7 Stunden.
[d] Nimmt bei Mehrfachdosierung ab.
[e] $V_{Fläche}$

LITERATUR: Chang, M., Tybring, G., Dahl, M.-L., Götharson, E., Sagar, M., Seensalu, R., and Bertilsson, L. Interphenotype differences in disposition and effect on gastrin levels of omeprazole – suitability of omeprazole as a probe for CYP2C19. *Br. J. Clin. Pharmacol.*, **1995**, *39*:511-518.

ONDANSETRON[a] (Kapitel 38)							
62 ± 15[a] ↑ Ger, Zirrh, Weibl	5	73 ± 2[b]	5,9 ± 2,6 ↓ Ger, Zirrh, Weibl ↑ Päd	1,9 ± 0,5 ↔ Ger, Zirrh	3,5 ± 1,2 ↑ Ger, Zirrh ↓ Päd	–	–

[a] Bei 25 Krebspatienten, 62 ± 10 Jahre, F = 86 ± 26
[b] Verhältnis der Konzentrationen von Blut zu Plasma = 0,83

LITERATUR: Roila, F., and Del Favero, A. Ondansetron clinical pharmacokinetics. *Clin. Pharmacokinet.*, **1995**, *29*:95-109.

OXACILLIN (Kapitel 45)							
33	46 ± 4	92,2 ± 0,6	6,1 ± 1,7	0,33 ± 0,09[a]	0,4–0,7 ↑Uräm	siehe Kapitel 45	–

[a] $V_{Fläche}$

LITERATUR: Dittert, L.W., Griffen, W.O., Jr., LaPiana, J.C., Shainfeld, F.J., and Doluisio, J.T. Pharmacokinetic interpretation of penicillin levels in serum and urine after intravenous administration. *Antimicrob. Agents Chemother.*, **1969**, *9*:42-48.

OXAPROZIN (Kapitel 27)							
95-100	vernach-lässigbar	>99,5[a] ↓ Uräm ↔ Ger,Weibl Herzinsuff	0,028-0,042[b] ↔ Ger,Weibl, Zirrh Herzinsuff	0,14-0,24[b] ↔ Ger, Zirrh Herzinsuff	21-25[c] ↔ Ger, Zirrh, Weibl, Herzinsuff	–	–

[a] In Deutschland nur durch Import erhältlich. Laut § 73,3 Arzneimittelgesetz kann jedes Medikament in geringen Mengen und auf ausdrückliche Verordnung importiert werden, wenn im Ausland eine Zulassung des betreffenden Präparats vorhanden ist (Anm. d. Hrsg.).
[b] Nimmt mit zunehmenden Konzentrationen ab.
[c] Mittlere Gesamt-Clearance und Verteilungsvolumen bei 300- bis 1200-mg-Dosen. Die Clearance der ungebundenen Substanz bleibt über diesen Dosisbereich konstant (ca. 40 $ml \cdot min^{-1} \cdot kg^{-1}$).
[d] Akkumulations-Halbwertszeit. Eine längere terminale Halbwertszeit von 60 Stunden ist nicht mit der Zeit konsistent, die benötigt wird, um Steady-state-Konzentrationen zu erreichen.

LITERATUR: Todd, P.A., and Brogden, R.N. Oxaprozin: a preliminary review of its pharmacodynamic and pharmacokinetic properties, and therapeutic efficacy. *Drugs*, **1986**, *32*:291-312.

Abkürzungen: Adip = Adipositas; Alb = Hypalbuminämie; Arthr = Arthritis; AUC = Fläche unter der Kurve (*area under the curve*); AVH = akute virale Hepatitis; COLD = chronisch obstruktive Lungenerkrankung; CP = Cor pulmonale; CRI = chronische respiratorische Insuffizienz; Crohn = Morbus Crohn; Cush = Cushing-Syndrom; Entz = Entzündung; Epilep = Epilepsie; Erw = Erwachsene; Ger = Geriatrische Patienten; Grav = Gravidität; Hep = Hepatitis; Herzinsuff = Herzinsuffizienz; HI = Herzinfarkt; HL = Hyperlipoproteinämie; Hyperth = Hyperthyreose; Hypoth = Hypothyreose; KHK = Koronare Herzkrankheit; KPBC = kardiopulmonale Bypass-Chirurgie; Neo = Neugeborene; Niko = Raucher; NS = Nephrotisches Syndrom; Päd = pädiatrische Patienten; Pneu = Pneumonie; Präm = prämatur; rA = rheumatoide Arthritis; Sprue = einheimische Sprue (Zoeliakie); Tach = Ventrikuläre Tachykardie; Ulkus = Ulkuspatienten; Uräm = Urämie; Verbr = Verbrennungspatienten; VoFli = Vorhofflimmern; Weibl = weiblich; ZF = Zystische Fibrose (Mukoviszidose); Zirrh = Leberzirrhose.

TABELLE A-II-1
PHARMAKOKINETISCHE DATEN (Fortsetzung)

Orale Bioverfügbarkeit (%)	Unveränderte renale Elimination (%)	Plasmaproteinbindung (%)	Clearance ($ml \cdot min^{-1} \cdot kg^{-1}$)	Verteilungsvolumen (Liter/kg)	Halbwertszeit (Stunden)	Effektive Konzentration	Toxische Konzentration
OXAZEPAM (Kapitel 17, 18)							
97 ± 11	<1	98,8 ± 1,8 ↑ Uräm, Alb ↔ Ger, AVH, Zirrh	1,05 ± 0,36 ↑ Hyperth, Niko, Uräm[a] ↔ Hypoth, Ger, AVH, Zirrh	0,60 ± 0,20 ↑ Uräm ↔Ger, AVH, Zirrh	8 ± 2,4 ↑ Uräm, Neo ↓ Hyperth ↔ Ger, AVH, Zirrh Hypoth, Grav.	–	–

[a] CL/F der ungebundenen Substanz ist bei Urämie unverändert.

LITERATUR: Sonne, J., Loft, S., Døssing, M., Vollmer-Larsen, A., Olesen, K.L., Victor, M., Andreasen, F., and Andreasen, P.B. Bioavailability and pharmacokinetics of oxazepam. *Eur. J. Clin. Pharmacol.*, **1988**, *35*:385-389.

Orale Bioverfügbarkeit (%)	Unveränderte renale Elimination (%)	Plasmaproteinbindung (%)	Clearance ($ml \cdot min^{-1} \cdot kg^{-1}$)	Verteilungsvolumen (Liter/kg)	Halbwertszeit (Stunden)	Effektive Konzentration	Toxische Konzentration
PACLITAXEL (Kapitel 51)							
niedrig	5 ± 2	95-98[a]	5,5 ± 3,5[b,c] ↔ Päd	2 ± 1,2[b] ↔ Päd	3 ± 1[d]	–	–

[a] Eine aktuelle Studie gibt Hinweise, daß die Bindung an Hämodialyse-Membranen zu einer Überschätzung einer tatsächlichen Plasmaproteinbindung von 88% führt.
[b] Es gibt Hinweise darauf, daß eine sättigbare Verteilung vorliegt, die sich auch in einer sättigbaren Clearance niederschlagen würde.
[c] CYPC8- und CYP3A4-Substrat

[d] Durchschnittliche Akkumulationshalbwertszeit. Es wurde eine längere terminale Halbwertszeit von bis zu 30 Stunden veröffentlicht.

LITERATUR: Sonnichsen, D.S., and Relling, M.V. Clinical pharmacokinetics of paclitaxel. *Clin. Pharmacokinet.*, **1994**, *27*:256-269.

Orale Bioverfügbarkeit (%)	Unveränderte renale Elimination (%)	Plasmaproteinbindung (%)	Clearance ($ml \cdot min^{-1} \cdot kg^{-1}$)	Verteilungsvolumen (Liter/kg)	Halbwertszeit (Stunden)	Effektive Konzentration	Toxische Konzentration
PANCURONIUMBROMID (Kapitel 9)							
–	67 ± 18 ↔ KPBC	7 ± 2 ↔ Neo, Weibl, Grav, Uräm	1,8 ± 0,4 ↓ Ger, Uräm ↔ Zirrh, KPBC	0,26 ± 0,07 ↔ Ger, Uräm, KPBC ↑ Zirrh	2,3 ± 0,4 ↑ Ger, Uräm, Zirrh ↔ KPBC	0,25 ± 0,07 µg/ml[a] 0,40 µg/ml[b]	–

[a] 50%ige Reduktion der Stärke einer Muskelzuckung.
[b] 95%ige Reduktion der Stärke einer Muskelzuckung.

LITERATUR: Shanks, C.A. Pharmacokinetics of the nondepolarizing neuromuscular relaxants applied to calculation of bolus and infusion dosage regimens. *Anesthesiology*, **1986**, *64*:72-86.

Orale Bioverfügbarkeit (%)	Unveränderte renale Elimination (%)	Plasmaproteinbindung (%)	Clearance ($ml \cdot min^{-1} \cdot kg^{-1}$)	Verteilungsvolumen (Liter/kg)	Halbwertszeit (Stunden)	Effektive Konzentration	Toxische Konzentration
PARACETAMOL (Kapitel 27)							
88 ± 15 ↔ Päd	3 ± 1 ↔ Neo, Päd	0 bei < 60 ng/ml	5 ± 1,4[b] ↓ Hep[c] ↔ Ger, Päd ↑ Adip, Hyperth, Grav	0,95 ± 0,12[b] ↔ Ger, Hep[c], Hypoth, Päd Hyperth	2 ± 0,4 ↔ Uräm, Adip, Päd ↑ Neo, Hep[c] ↓ Hyperth, Grav	10-20 µg/ml[d]	>300 µg/ml[e]

[a] Die angegebenen Werte gelten für ein Modell mit linearer Kinetik bei Dosen von weniger als 2 g. Oberhalb dieser Dosis kommt es zu einer dosisabhängigen Kinetik.
[b] Unter Annahme eines Körpergewichts von 70 kg. Veröffentliche Spanne: 65 - 72 kg.
[c] Durch Paracetamol induzierte Leberschäden oder akute virale Hepatitis.

[d] Analgesie, Antipyrese
[e] Hepatische Toxizität dieser Konzentration vier Stunden nach der Einnahme; keine hepatische Toxizität, wenn die Konzentration vier Stunden nach der Einnahme <120 µg/ml beträgt.

LITERATUR: Forrest, J.A.H., Clements, J.A., and Prescott, L.F. Clinical pharmacokinetics of paracetamol. *Clin. Pharmacokinet.*, **1982**, *7*:93-107.

Orale Bioverfügbarkeit (%)	Unveränderte renale Elimination (%)	Plasmaproteinbindung (%)	Clearance ($ml \cdot min^{-1} \cdot kg^{-1}$)	Verteilungsvolumen (Liter/kg)	Halbwertszeit (Stunden)	Effektive Konzentration	Toxische Konzentration
PAROXETIN (Kapitel 19)							
dosisabhängig	<2	95	8,6 ± 3,2[a,b] ↓ Zirrh, Ger	17 ± 10[c]	17 ± 3[d] ↑ Zirrh, Ger	–	–

[a] CL/F bei Mehrfach-Dosierung bei ausgeprägten Metabolisierern. Die Daten für die einmalige Gabe liegen wesentlich höher. Bei schwachen Metabolisiereren ist CL/F bei Mehfachdosierung = 5,0±2,1 $ml \cdot min^{-1} \cdot kg^{-1}$.
[b] CYP2D6-Substrat, das einen sättigbaren Metabolismus zeigt.
[c] $V_{Fläche}/F$

[d] Bei Mehrfachdosierung bei ausgeprägten Metabolisierern. Bei schwachen Metabolisiereren ist die Halbwertszeit = 41 ± 8 Stunden.

LITERATUR: Sindrup, S.H., Brøsen, K., Gram, L.F., Hallas, J., Skjelbo, E., Allen, A., Allen, G.D., Cooper, S.M., Mellows, G., Tasker, T.C.G., and Zussman, B.D. The relationship between paroxetine and the sparteine oxidation polymorphism. *Clin. Pharmacol. Ther.*, **1992**, *51*:278-287.

Orale Bioverfügbarkeit (%)	Unveränderte Renale Elimination (%)	Plasmaproteinbindung (%)	Clearance ($ml \cdot min^{-1} \cdot kg^{-1}$)	Verteilungsvolumen (Liter/kg)	Halbwertszeit (Stunden)	Effektive Konzentration	Toxische Konzentration
PENTAMIDIN (Kapitel 41)							
vernachlässigbar	2–18	70	18 ± 7[a] ↔ Uräm	190 ± 70	3 Tage[b] ↔ Uräm	–	–

[a] Bestimmt aus den Werten für die erste intravenöse Gabe bei Patienten mit Schlafkrankheit und die siebte Dosis bei Patienten mit AIDS, die vergleichbare CL-Werte zeigten.
[b] Schätzung der Akkumulationshalbwertszeit. Eine verlängerte terminale Halbwertszeit von 10 Tagen, die mit den Werten für CL und V_{ss} konsistent ist, wird nach einmaliger und mehrfacher Dosierung beobachtet.

LITERATUR: Bronner, U., Gustafsson, L.L., Doua, F., Ericsson, Ö., Miézan, T., Rais, M., and Rombo, L. Pharmacokinetics and adverse reactions after a single dose of pentamidine in patients with *Trypanosoma gambiense* sleeping sickness. Br. J. Clin. Pharmacol., **1995**, *39*:289-295.

Orale Bioverfügbarkeit (%)	Unveränderte Renale Elimination (%)	Plasmaproteinbindung (%)	Clearance ($ml \cdot min^{-1} \cdot kg^{-1}$)	Verteilungsvolumen (Liter/kg)	Halbwertszeit (Stunden)	Effektive Konzentration	Toxische Konzentration
PENTAZOCIN (Kapitel 23)							
47 ± 15	15 ± 7	65	17 ± 5[a] ↔ Päd	$7,1 \pm 1,4$[a] ↔ Päd	$4,6 \pm 1$ ↔ Päd	–	–

[a] CL/F und $V_{Fläche}/F$ bei intramuskulärer Applikation, unter Annahme eines Körpergewichts von 70 kg.

LITERATUR: Yeh, S.Y., Todd, G.D., Johnson, R.E., Gorodetzky, C.W., and Lange, W.R. The pharmacokinetics of pentazocine and tripelennamine. Clin. Pharmacol. Ther., **1986**, *39*:669-676.

Orale Bioverfügbarkeit (%)	Unveränderte Renale Elimination (%)	Plasmaproteinbindung (%)	Clearance ($ml \cdot min^{-1} \cdot kg^{-1}$)	Verteilungsvolumen (Liter/kg)	Halbwertszeit (Stunden)	Effektive Konzentration	Toxische Konzentration
PENTOXIFYLLIN[a] (Kapitel 28)							
33 ± 13 ↑ Zirrh	0	0	60 ± 13 ↓ Ger, Zirrh ↑ Niko	$4,2 \pm 0,9$[b] ↔ Zirrh	$0,9 \pm 0,3$ ↑ Ger, Zirrh	–	–

[a] Nach oraler und intravenöser Applikation finden sich hohe Konzentrationen des aktiven Metaboliten (5-Hydroxypentoxifyllin), seine Konzentration fällt parallel zu der der Ausgangssubstanz.
[b] $V_{Fläche}$

LITERATUR: Rames, A., Poirer, J.-M., LeCoz, F., Midavaine, M., Lecoq, B., Grange, J.-D., Poupon, R., Chemoyl, G., and Jaillon, P. Pharmacokinetics of intravenous and oral pentoxifylline in healthy volunteers and in cirrhotic patients. Clin. Pharmacol. Ther., **1990**, *47*:354-359.

Orale Bioverfügbarkeit (%)	Unveränderte Renale Elimination (%)	Plasmaproteinbindung (%)	Clearance ($ml \cdot min^{-1} \cdot kg^{-1}$)	Verteilungsvolumen (Liter/kg)	Halbwertszeit (Stunden)	Effektive Konzentration	Toxische Konzentration
PETIDIN (Kapitel 23)							
52 ± 3 ↑ Zirrh	1–25[a]	58 ± 9[b] ↓ Ger, Uräm ↔ Zirrh	17 ± 5 ↓ AVH, Zirrh, Uräm, Präm, Neo ↔ Ger, Grav, Niko	$4,4 \pm 0,9$ ↑ Ger, Präm. ↔ Zirrh, Grav, Uräm	$3,2 \pm 0,8$[c] ↑ AVH, Zirrh, Neo, Präm, Ger, Uräm ↔ Grav	0,4–0,7 µg/ml[d]	–

[a] Petidin ist eine schwache Säure (pKa = 9,6) und wird bei niedrigem Urin-pH-Wert verstärkt und bei höherem Urin-pH-Wert vermindert mit dem Urin ausgeschieden.
[b] Korreliert mit der Konzentration von α_1-saurem-Glykoprotein.
[c] Es wird auch eine längere Halbwertszeit von 7 Stunden beobachtet.
[d] Postoperative Analgesie.

LITERATUR: Edwards, D.J., Svensson, C.K., Visco, J.P., and Lalka, D. Clinical pharmacokinetics of pethidine: 1982. Clin. Pharmacokinet., **1982**, *7*: 421-433.

Abkürzungen: Adip = Adipositas; Alb = Hypalbuminämie; Arthr = Arthritis; AUC = Fläche unter der Kurve (*area under the curve*); AVH = akute virale Hepatitis; COLD = chronisch obstruktive Lungenerkrankung; CP = Cor pulmonale; CRI = chronische respiratorische Insuffizienz; Crohn = Morbus Crohn; Cush = Cushing-Syndrom; Entz = Entzündung; Epilep = Epilepsie; Erw = Erwachsene; Ger = Geriatrische Patienten; Grav = Gravidität; Hep = Hepatitis; Herzinsuff = Herzinsuffizienz; HI = Herzinfarkt; HL = Hyperlipoproteinämie; Hyperth = Hyperthyreose; Hypoth = Hypothyreose; KHK = Koronare Herzkrankheit; KPBC = kardiopulmonale Bypass-Chirurgie; Neo = Neugeborene; Niko = Raucher; NS = Nephrotisches Syndrom; Päd = pädiatrische Patienten; Pneu = Pneumonie; Präm = prämatur; rA = rheumatoide Arthritis; Sprue = einheimische Sprue (Zoeliakie); Tach = Ventrikuläre Tachykardie; Ulkus = Ulkuspatienten; Uräm = Urämie; Verbr = Verbrennungspatienten; VoFli = Vorhofflimmern; Weibl = weiblich; ZF = Zystische Fibrose (Mukoviszidose); Zirrh = Leberzirrhose.

TABELLE A-II-1
PHARMAKOKINETISCHE DATEN *(Fortsetzung)*

Orale Bioverfügbarkeit (%)	Unveränderte renale Elimination (%)	Plasmaproteinbindung (%)	Clearance ($ml \cdot min^{-1} \cdot kg^{-1}$)	Verteilungsvolumen (Liter/kg)	Halbwertszeit (Stunden)	Effektive Konzentration	Toxische Konzentration
PHENOBARBITAL (Kapitel 17, 20)							
100 ± 11	24 ± 5[a] ↔ Zirrh, AVH	51 ± 3[b] ↓ Neo ↔ Grav, Ger	0,062 ± 0,013 ↑ Grav, Päd, Neo ↔ Epilep, Niko	0,54 ± 0,03 ↔ Epilep ↑ Neo	99 ± 18 ↑ Zirrh, Ger ↓ Päd ↔ Epilep, Neo	10-25 µg/ml[c] 15 µg/ml[d]	>30 µg/ml 65-117 µg/ml[e] 100-134 µg/ml[f]

[a] Erhöht wenn der Urin alkalisch ist, erniedrigt bei erniedrigtem Urinvolumen.
[b] Verhältnis der Konzentrationen von Blut zu Plasma = 1,12 ± 0,08
[c] Tonisch-klonische Krämpfe.
[d] Fieberkrämpfe bei Kindern.
[e] Stadium III: komatös, Reflexe vorhanden.
[f] Stadium IV: keine tiefen Sehnenreflexe.

LITERATUR: Browne, T.R., Evans, J.E., Szabo, G.K., Evans, B.A., and Greenblatt, D.J. Studies with stable isotopes II: phenobarbital pharmacokinetics during monotherapy. *J. Clin. Pharmacol.*, **1985**, *25*:51-58.

Orale Bioverfügbarkeit (%)	Unveränderte renale Elimination (%)	Plasmaproteinbindung (%)	Clearance ($ml \cdot min^{-1} \cdot kg^{-1}$)	Verteilungsvolumen (Liter/kg)	Halbwertszeit (Stunden)	Effektive Konzentration	Toxische Konzentration
PHENYLBUTAZON[a] (Kapitel 27)							
80-100[b]	~1	96,1 ± 1,1 ↓ Zirrh, Uräm, Hep, AVH, Ger ↔ Niko	0,023 ± 0,003[c] ↑ Niko	0,097 ± 0,005[c] ↑ Uräm ↔ Niko	56 ± 8 ↓ Päd, Niko ↔ Ger, rA, Zirrh, Uräm	50-150 µg/ml	–

[a] Aktive Metaboliten: Oxyphenbutazon, γ-Hydroxyphenylbutazon.
[b] Schätzung.
[c] CL/F und $V_{Fläche}/F$

LITERATUR: Verbeeck, R.K., Blackburn, J.L., and Loewen, G.R. Clinical pharmacokinetics of non-steroidal anti-inflammatory drugs. *Clin. Pharmacokinet.*, **1983**, *8*:297-331.

Orale Bioverfügbarkeit (%)	Unveränderte renale Elimination (%)	Plasmaproteinbindung (%)	Clearance ($ml \cdot min^{-1} \cdot kg^{-1}$)	Verteilungsvolumen (Liter/kg)	Halbwertszeit (Stunden)	Effektive Konzentration	Toxische Konzentration
PHENYLETHYLMALONAMID[a] (Kapitel 20)							
91 ± 4	79 ± 5[b]	8 ± 1	0,52 ± 0,11 ↓ Uräm ↔ Epilep	0,69 ± 0,10 ↔ Epilep	16 ± 3 ↑ Uräm, Neo ↔ Epilep	[c]	–

[a] Einer der beiden Hauptmetaboliten von Primidon.
[b] Nach oraler Gabe.
[c] Eine antiepileptische Wirkung ist nicht nachgewiesen; bei Ratten wirksam.

LITERATUR: Pisani, F., and Richens, A. Pharmacokinetics of phenylethylmalonamide (PEMA) after oral and intravenous administration. *Clin. Pharmacokinet.*, **1983**, *8*:272-276.

Orale Bioverfügbarkeit (%)	Unveränderte renale Elimination (%)	Plasmaproteinbindung (%)	Clearance ($ml \cdot min^{-1} \cdot kg^{-1}$)	Verteilungsvolumen (Liter/kg)	Halbwertszeit (Stunden)	Effektive Konzentration	Toxische Konzentration
PHENYLPROPANOLAMIN[a] (Kapitel 10)							
>70	65 ± 10[b]	–	10 ± 3[c]	4,1 ± 0,9[c]	4,7 ± 0,4[c]	–	–

[a] In Deutschland nur in Kombinationspräparaten erhältlich (Anm. d. Hrsg.).
[b] Bei oraler Gabe.
[c] CL/F, $V_{Fläche}/F$ und Halbwertszeit aus Studien mit Mehrfachdosierung.

LITERATUR: Scherzinger, S.S., Dowse, R., and Kanfer, I. Steady state pharmacokinetics and dose-proportionality of phenylpropanolamine in healthy subjects. *J. Clin. Pharmacol.*, **1990**, *30*:372-377.

ANHANG II ERSTELLUNG UND OPTIMIERUNG VON DOSIERUNGSSCHEMATA; PHARMAKOKINETISCHE DATEN

Orale Bioverfügbarkeit (%)	Unveränderte Renale Elimination (%)	Plasmaproteinbindung (%)	Clearance ($ml\cdot min^{-1}\cdot kg^{-1}$)	Verteilungsvolumen (Liter/kg)	Halbwertszeit (Stunden)	Effektive Konzentration	Toxische Konzentration
PHENYTOIN[a] (Kapitel 20, 35)							
90 ± 3	2 ± 8	89 ± 23 ↓ Uräm, Alb, Hep, Zirrh, AVH, Neo, NS, Grav, Epilep, Verbr. ↔ Adip, Niko, Ger	V_m = 5,9 ± 1,2 mg·kg⁻¹·tag⁻¹ ↓ Ger; ↑ Päd[b] K_m = 5,7 ± 2,9 mg/l[b] ↔ Ger; ↓ Päd ↑ cNS, Uräm ↓ cPräm. ↔ cAVH, Hypoth, Hypert, Niko	0,64 ± 0,04[d] ↑ Neo, NS, Uräm ↔ AVH, Hypoth, Hyperth	6-24[e] ↑ c Präm. ↓ c Uräm ↔ c AVH, Hypoth, Hyperth, Niko	>10 μg/ml[f]	>20 μg/ml[g]

[a] CYP2C9-Substrat
[b] In der japanischen Bevölkerung signifikant reduziert.
[c] Vergleich von Clearance und Halbwertszeit von gleichen Dosen bei normalen Probanden und Patienten; keine Berücksichtigung der nicht-linearen Clearance.
[d] $V_{Fläche}$
[e] Die Halbwertszeit ist von der Plasmakonzentration abhängig.
[f] Unterdrückung von klonisch-tonischen Krampfanfällen.
[g] Nystagmus; Ataxie tritt meist nicht auf, solange die Konzentration 30 μg/ml nicht überschreitet.

LITERATUR: Levine, M., and Chang, T. Therapeutic drug monitoring of phenytoin: rationale and current status. Clin. Pharmacokinet., **1990**, 19:341-358.

Orale Bioverfügbarkeit (%)	Unveränderte Renale Elimination (%)	Plasmaproteinbindung (%)	Clearance ($ml\cdot min^{-1}\cdot kg^{-1}$)	Verteilungsvolumen (Liter/kg)	Halbwertszeit (Stunden)	Effektive Konzentration	Toxische Konzentration
PIMOZID (Kapitel 18)							
<50[a]	–	99	4,1 ± 3,8[b] 3,5 ± 2,1[b,c]	28 ± 18[d] 20 ± 15[c,d]	111 ± 57[e] 66 ± 49[c]	–	–

[a] Es werden etwa 50 - 60% resorbiert.
[b] CL/F
[c] Kinder zwischen 6 und 13 Jahren.
[d] V_{ss}/F
[e] Ältere Berichte über einer Halbwertszeit von 53 ± 3 Stunden bei schizophrenen Erwachsenen.

LITERATUR: Sallee, R.F., Pollock, B.G., Stiller, R.L., Stull, S., Everett, G., and Perel, J.M. Pharmacokinetics of pimozide in adults and children with Tourette's syndrome. J. Clin. Pharmacol., **1987**, 27:776-781.

Orale Bioverfügbarkeit (%)	Unveränderte Renale Elimination (%)	Plasmaproteinbindung (%)	Clearance ($ml\cdot min^{-1}\cdot kg^{-1}$)	Verteilungsvolumen (Liter/kg)	Halbwertszeit (Stunden)	Effektive Konzentration	Toxische Konzentration
PINDOLOL[a] (Kapitel 10)							
75 ± 9 ↓ Uräm	54 ± 9	51 ± 3[b] ↑ rA	8,3 ± 1,8 ↓ Uräm, Zirrh	2,3 ± 0,9 ↔ Uräm	3,6 ± 0,6 ↑ Uräm, Zirrh ↔ Niko	4,5 ng/ml[c]	–

[a] Racemat: Das aktive S-(-)-Enantiomer hat eine um 30% größere renale Clearance als das R-(+)-Enantiomer, was zu einer um 14% kleineren AUC führt.
[b] Verhältnis der Konzentrationen von Blut zu Plasma = 0,69 ± 0,08
[c] 50% Reduktion des belastungsinduzierten Anstiegs der Herzfrequenz.

LITERATUR: Guerret, M., Cheymol, G., Aubry, J.P., Cheymol, A., Lavene, D., and Kiechel, J.R. Estimation of absolute oral bioavailability of pindolol by two analytical methods. Eur. J. Clin. Pharmacol., **1983**, 25:357-359.

Orale Bioverfügbarkeit (%)	Unveränderte Renale Elimination (%)	Plasmaproteinbindung (%)	Clearance ($ml\cdot min^{-1}\cdot kg^{-1}$)	Verteilungsvolumen (Liter/kg)	Halbwertszeit (Stunden)	Effektive Konzentration	Toxische Konzentration
PIPECURONIUMBROMID (Kapitel 9)							
–	37-41	–	2,1 ± 0,5 ↓ Uräm ↔ Ger, KPBC	0,35 ± 0,08 ↑ Uräm ↔ Ger, KPBC	2,5 ± 1 ↑ Uräm ↔ Ger, Zirrh, KPBC	–	–

LITERATUR: Bevan, D.R. Newer neuromuscular blocking agents. Pharmacol. Toxicol., **1994**, 74:3-9.

Abkürzungen: Adip = Adipositas; Alb = Hypalbuminämie; Arthr = Arthritis; AUC = Fläche unter der Kurve (area under the curve); AVH = akute virale Hepatitis; COLD = chronisch obstruktive Lungenerkrankung; CP = Cor pulmonale; CRI = chronische respiratorische Insuffizienz; Crohn = Morbus Crohn; Cush = Cushing-Syndrom; Entz = Entzündung; Epilep = Epilepsie; Erw = Erwachsene; Ger = Geriatrische Patienten; Grav = Gravidität; Hep = Hepatitis; Herzinsuff = Herzinsuffizienz; HI = Herzinfarkt; HL = Hyperlipoproteinämie; Hyperth = Hyperthyreose; Hypoth = Hypothyreose; KHK = Koronare Herzkrankheit; KPBC = kardiopulmonale Bypass-Chirurgie; Neo = Neugeborene; Niko = Raucher; NS = Nephrotisches Syndrom; Päd = pädiatrische Patienten; Pneu = Pneumonie; Präm = prämatur; rA = rheumatoide Arthritis; Sprue = einheimische Sprue (Zoeliakie); Tach = Ventrikuläre Tachykardie; Ulkus = Ulkuspatienten; Uräm = Urämie; Verbr = Verbrennungspatienten; VoFli = Vorhofflimmern; Weibl = weiblich; ZF = Zystische Fibrose (Mukoviszidose); Zirrh = Leberzirrhose.

TABELLE A-II-1
PHARMAKOKINETISCHE DATEN *(Fortsetzung)*

ORALE BIOVER-FÜGBARKEIT (%)	UNVERÄNDERTE RENALE ELIMINATION (%)	PLASMAPROTEIN-BINDUNG (%)	CLEARANCE ($ml \cdot min^{-1} \cdot kg^{-1}$)	VERTEILUNGS-VOLUMEN (Liter/kg)	HALBWERTSZEIT (STUNDEN)	EFFEKTIVE KONZENTRATION	TOXISCHE KONZENTRATION
PIPERACILLIN (Kapitel 45)							
–	71 ± 14	30[a]	2,6 ± 0,7 $CL = 1,36\ CL_{cr} + 1,50$ ↑ ZF, Päd	0,18 ± 0,03 ↓ FC ↔ Uräm, Päd	0,93 ± 0,12 ↑ Uräm ↓ Päd, ZF	siehe Kapitel 45	–

[a] Verhältnis der Konzentrationen von Blut zu Plasma = 0,5 - 0,8

LITERATUR: Jonhson, C.A., Halstenson, C.E., Kelloway, J.S., Shapiro, B.E., Zimmerman, S.W., Tonelli, A., Faulkner, R., Dutta, A., Haynes, J., Greene, D.S., and Kuye, O. Single-dose pharmacokinetics of piperacillin and tazobactam in patients with renal disease. *Clin. Pharmacol. Ther.* **1992**, *51*:32-41.

ORALE BIOVER-FÜGBARKEIT (%)	UNVERÄNDERTE RENALE ELIMINATION (%)	PLASMAPROTEIN-BINDUNG (%)	CLEARANCE	VERTEILUNGS-VOLUMEN	HALBWERTSZEIT	EFFEKTIVE KONZENTRATION	TOXISCHE KONZENTRATION
PIROXICAM (Kapitel 27)							
[a]	<5	98,5 ± 0,2 ↓ Alb ↔ Ger	0,036 ± 0,008[b] ↓ Zirrh[c] ↔ Ger[d], Uräm, rA ↑ Päd	0,15 ± 0,03[e] ↑ Alb ↔ Ger, Päd	48 ± 8 ↔ Ger[d], Uräm, rA ↓ Päd	–	–

[a] Eine gute Resorption und eine niedrige hepatische Clearance lassen vermuten, daß F hoch ist.
[b] CL/F
[c] Nur bei schwerer Krankheit.
[d] Erniedrigte CL und verlängerte Halbwertszeit bei älteren Frauen.
[e] $V_{Fläche}/F$

LITERATUR: Olkkola, K.T., Brunetto, A.V., and Mattila, M.J. Pharmacokinetics of oxicam nonsteroidal anti-inflammatory agents. *Clin. Pharmacokinet.*, **1994**, *26*:107-120.

ORALE BIOVER-FÜGBARKEIT (%)	UNVERÄNDERTE RENALE ELIMINATION (%)	PLASMAPROTEIN-BINDUNG (%)	CLEARANCE	VERTEILUNGS-VOLUMEN	HALBWERTSZEIT	EFFEKTIVE KONZENTRATION	TOXISCHE KONZENTRATION
PRAVASTATIN (Kapitel 36)							
18 ± 8	47 ± 7	43–48[a]	3,5 ± 2,4[b] ↓ Zirrh ↔ Ger, Uräm[c]	0,46 ± 0,04	1,8 ± 0,8[d] ↔ Ger, Uräm[c]	–	–

[a] Verhältnis der Konzentrationen von Blut zu Plasma ~ 0,55.
[b] Wahrscheinlich ein CYP3A-Substrat.
[c] Obwohl die renale Clearance mit abnehmender Nierenfunktion sinkt, werden nach oraler Gabe aufgrund der niedrigen oralen Bioverfügbarkeit und der hohen Variabilität keine Veränderungen von CL/F oder der Halbwertszeit beobachtet.
[d] Bei oraler Anwendung. Vermutlich verlängert aufgrund der Resorption, da nach intravenöser Gabe eine Halbwertszeit von 0,8 ± 0,2 Stunden resultiert.

LITERATUR: Quion, J.A.V., and Jones, P.H. Clinical pharmacokinetics of pravastatin. *Clin. Pharmacokinet.*, **1994**, *27*:94-103.

ORALE BIOVER-FÜGBARKEIT (%)	UNVERÄNDERTE RENALE ELIMINATION (%)	PLASMAPROTEIN-BINDUNG (%)	CLEARANCE	VERTEILUNGS-VOLUMEN	HALBWERTSZEIT	EFFEKTIVE KONZENTRATION	TOXISCHE KONZENTRATION
PRAZEPAM[a] (Kapitel 17, 18)							
[b]	0	–	140 ± 100[c]	14,4 ± 5,1[c]	1,3 ± 0,7	–	–

[a] Prazepam ist im wesentlichen Prodrug für Desmethyldiazepam, siehe auch dort. Die angegebenen Werte gelten für Prazepam.
[b] Die Ausbeute von Desmethyldiazepam aus Prazepam beträt 51 ± 5% derjenigen aus Clorazepat.
[c] CL/F und $V_{Fläche}/F$

LITERATUR: Ochs, H.R., Greenblatt, D.J., Verburg-Ochs, B., and Locniskar, A. Comparative single-dose kinetics of oxazolam, prazepam, and clorazepate three precursors of desmethyldiazepam. *J. Clin. Pharmacol.*, **1984**, *24*:446-451.

ORALE BIOVER-FÜGBARKEIT (%)	UNVERÄNDERTE RENALE ELIMINATION (%)	PLASMAPROTEIN-BINDUNG (%)	CLEARANCE	VERTEILUNGS-VOLUMEN	HALBWERTSZEIT	EFFEKTIVE KONZENTRATION	TOXISCHE KONZENTRATION
PRAZOSIN (Kapitel 10, 33)							
68 ± 17	<1	95 ± 1 ↓ Zirrh, Alb, Uräm ↔ Herzinsuff	3 ± 0,3[a] ↓ Herzinsuff, Grav ↔ Ger, Uräm	0,60 ± 0,13[a] ↑ Ger	2,9 ± 0,8 ↑ Herzinsuff, Ger, Grav ↔ Uräm	–	–

[a] Unter Annahme eines Körpergewichts von 70 Kg

LITERATUR: Vincent, J., Meredith, P.A., Reid, J.L., Elliott, H.L., and Rubin, P.C. Clinical pharmacokinetics of prazosin – 1985. *Clin. Pharmacokinet.*, **1985**, *10*:144-154.

ANHANG II ERSTELLUNG UND OPTIMIERUNG VON DOSIERUNGSSCHEMATA; PHARMAKOKINETISCHE DATEN AII-59

ORALE BIOVER-FÜGBARKEIT (%)	UNVERÄNDERTE RENALE ELIMINATION (%)	PLASMAPROTEIN-BINDUNG (%)	CLEARANCE ($ml \cdot min^{-1} \cdot kg^{-1}$)	VERTEILUNGS-VOLUMEN (Liter/kg)	HALBWERTSZEIT (STUNDEN)	EFFEKTIVE KONZENTRATION	TOXISCHE KONZENTRATION
PREDNISOLON (Kapitel 59)							
82 ± 13 ↔Hep, Cush, Uräm, Crohn, Sprue, Niko, Ger ↓ Hyperth	26 ± 9[a] ↓ Ger, Hyperth	90-95 (<200 ng/ml)[b] ~70 (>1 µg/ml) ↓ Alb, NS, Ger, Zirrh Hyperth ↔ Hep	8,7 ± 1,6[c,d] ↔ Hep, Cush, Niko, CRI, NS[c], Hyperth[c] ↓ Ger[c], Zirrh[c]	1,5 ± 0,2[c,e] ↔ Hep, Cush, Niko, CRI, NS[c] ↓ Hyperth[c], Ger[c], Adip	2,2 ± 0,5 ↔ Hep, Cush, Niko, Uräm, CRI, NS[c] ↓ Hyperth ↑ Ger	—	—

[a] Weitere 3 ± 2% werden als Prednison ausgeschieden.
[b] Das Ausmaß der Plasmaeiweißbindung ist im Bereich, in dem sich die Plasmaspiegel bewegen, von der Konzentration abhängig.
[c] Werte für das ungebundene Medikament.
[d] Die Clearance der ungebundenen Substanz steigt geringfügig aber signifikant bei ansteigender Dosis. Die Gesamt-Clearance steigt merklich, wenn die Plasmaeiweißbindung gesättigt ist.
[e] Unabhängig von der Dosis. Wenn die gesamte Konzentration des Medikaments gemessen wird, nimmt V aufgrund der sättigbaren Plasmaeiweißbindung zu.

LITERATUR: Frey, B.M., and Frey, F.J. Clinical pharmacokinetics of prednisone and prednisolone. *Clin. Pharmacokinet.*, **1990**, *19*:126-146.

ORALE BIOVER-FÜGBARKEIT (%)	UNVERÄNDERTE RENALE ELIMINATION (%)	PLASMAPROTEIN-BINDUNG (%)	CLEARANCE ($ml \cdot min^{-1} \cdot kg^{-1}$)	VERTEILUNGS-VOLUMEN (Liter/kg)	HALBWERTSZEIT (STUNDEN)	EFFEKTIVE KONZENTRATION	TOXISCHE KONZENTRATION
PREDNISON (Kapitel 59)							
80 ± 11[a] ↔Hep, Cush, Uräm, Crohn, Sprue, Niko, Ger	3 ± 2[b] ↔ Hyperth	75 ± 2[c]	3,6 ± 0,8[d] ↔ Hep	0,97 ± 0,11[d] ↔ Hep	3,6 ± 0,4 ↔ Niko, Hep	—	—

[a] Relativ zur äquivalenten intravenösen Dosis von Prednisolon gemessen.
[b] Weitere 15 ± 5% werden als Prednisolon ausgeschieden.
[c] Im Gegensatz zu Prednisolon besteht keine Abhängigkeit von der Konzentration.
[d] Die pharmakokinetischen Parameter von Prednison werden häufig im Verhältnis zu den Werten für Prednisolon angegeben, mit dem es in einem Gleichgewicht steht. Die oben angegebenen Werte wurden durch Messung von Prednison nach intravenöser Gabe von Prednison determiniert.

LITERATUR: Gustavson, L.E., and Benet, L.Z. Pharmacokinetics of natural and synthetic glucocorticoids. In, *Butterworth's International Medical Reviews in Endocrinology*, Vol. 4, *The Adrenal Cortex*. (Anderson, D.C., and Winter, J.S.D., eds.) Butterworth & Co., London, **1985**, pp. 235-281.

ORALE BIOVER-FÜGBARKEIT (%)	UNVERÄNDERTE RENALE ELIMINATION (%)	PLASMAPROTEIN-BINDUNG (%)	CLEARANCE ($ml \cdot min^{-1} \cdot kg^{-1}$)	VERTEILUNGS-VOLUMEN (Liter/kg)	HALBWERTSZEIT (STUNDEN)	EFFEKTIVE KONZENTRATION	TOXISCHE KONZENTRATION
PRIMIDON[a] (Kepitel 20)							
92 ± 18[b,c]	46 ± 16	19[d]	0,55 ± 0,12[e] ↓ Uräm, Grav ↔ Päd, Ger	0,69 ± 0,18[e] ↔ Ger, Päd	15 ± 4 ↑ Neo, Uräm ↔ Päd, Ger	8-12 µg/ml[f]	> 12 µg/ml 70-80 µg/ml[g]

[a] Primidon wird zu Phenobarbital und Phenylethylmalonamid metabolisiert, siehe auch unter diesen Substanzen.
[b] Kinder
[c] Basierend auf dem Prozentsatz der im Urin als Primidon oder einer der beiden Metaboliten ausgeschiedenen Dosis.
[d] Basierend auf dem Verhältnis der Konzentrationen des Medikaments im Liquor cerebrospinalis und Plasma. Verhältnis der Konzentrationen von Blut zu Plasma = 0,97 ± 0,12
[e] Daten von oralen Schemata mit Mehrfachdosierung; die Werte entsprechen CL/F und $V_{Fläche}/F$.
[f] Konzentrationen, die bei Patienten gefunden werden, deren Krampfleiden durch Primidon gebessert oder vollständig kontrolliert wird. Es wird angenommen, daß die Konzentrationen von Phenobarbital relevanter sind.
[g] Kristallurie

LITERATUR: Martines, C., Gatti, G., Sasso, E., Calzetti, S., and Perucca, E. The disposition of primidone in elderly patients. *Br. J. Clin. Pharmacol.*, **1990**, *30*:607-611.

Abkürzungen: Adip = Adipositas; Alb = Hypalbuminämie; Arthr = Arthritis; AUC = Fläche unter der Kurve (*area under the curve*); AVH = akute virale Hepatitis; COLD = chronisch obstruktive Lungenerkrankung; CP = Cor pulmonale; CRI = chronische respiratorische Insuffizienz; Crohn = Morbus Crohn; Cush = Cushing-Syndrom; Entz = Entzündung; Epilep = Epilepsie; Erw = Erwachsene; Ger = Geriatrische Patienten; Grav = Gravidität; Hep = Hepatitis; Herzinsuff = Herzinsuffizienz; HI = Herzinfarkt; HL = Hyperlipoproteinämie; Hyperth = Hyperthyreose; Hypoth = Hypothyreose; KHK = Koronare Herzkrankheit; KPBC = kardiopulmonale Bypass-Chirurgie; Neo = Neugeborene; Niko = Raucher; NS = Nephrotisches Syndrom; Päd = pädiatrische Patienten; Pneu = Pneumonie; Präm = prämatur; rA = rheumatoide Arthritis; Sprue = einheimische Sprue (Zoeliakie); Tach = Ventrikuläre Tachykardie; Ulkus = Ulkuspatienten; Uräm = Urämie; Verbr = Verbrennungspatienten; VoFli = Vorhofflimmern; Weibl = weiblich; ZF = Zystische Fibrose (Mukoviszidose); Zirrh = Leberzirrhose.

TABELLE A-II-1
PHARMAKOKINETISCHE DATEN *(Fortsetzung)*

ORALE BIOVER-FÜGBARKEIT (%)	UNVERÄNDERTE RENALE ELIMINATION (%)	PLASMAPROTEIN-BINDUNG (%)	CLEARANCE ($ml \cdot min^{-1} \cdot kg^{-1}$)	VERTEILUNGS-VOLUMEN (*Liter/kg*)	HALBWERTSZEIT (STUNDEN)	EFFEKTIVE KONZENTRATION	TOXISCHE KONZENTRATION
PROBENECID Kapitel 27)							
100	1,2 ± 0,2 ↔ ZF	a	$V_m = 23 ± 5$[b] $\mu g \cdot kg^{-1} \cdot min^{-1}$ $K_m = 3 ± 0,6$[b] $\mu g \cdot ml^{-1}$ ↔ ZF	0,17 ± 0,03[c]	dosisabhängig[d]	–	–

[a] Nicht-linear; Ungebundener Anteil =26 · $C/(140 + C)$, wobei C = Gesamtkonzentration in µg/ml.
[b] Werte für die Berechnung der Clearance des ungebundenen Medikaments, unter Verwendung der Konzentrationen des freien Medikaments.
[c] $V_{Fläche}$ für die Gesamtkonzentration der Substanz.
[d] Unterhalb der Sättigungsgrenze (d.h. 0,5 g-Dosis), Halbwertszeit = 4,5 ± 0,6 Stunden. Bei 200 µg/ml (Spitzenkonzentration nach der Gabe einer oralen 2 g-Dosis), errechnet sich mit den hier angegebenen Werten eine Halbwertszeit von 11,8 Stunden.

LITERATUR: Weber, A., de Groot, R., Ramsey, B., Williams-Warren, J., and Smith, A. Probenecid pharmacokinetics in cystic fibrosis. *Dev. Pharmacol. Ther.*, **1991**, *16*:7-12.

ORALE BIOVER-FÜGBARKEIT (%)	UNVERÄNDERTE RENALE ELIMINATION (%)	PLASMAPROTEIN-BINDUNG (%)	CLEARANCE ($ml \cdot min^{-1} \cdot kg^{-1}$)	VERTEILUNGS-VOLUMEN (*Liter/kg*)	HALBWERTSZEIT (STUNDEN)	EFFEKTIVE KONZENTRATION	TOXISCHE KONZENTRATION
PROCAINAMID[a] (Kapitel 35)							
83 ± 16	67 ± 8 ↓ Herzinsuff, COLD, CP, Zirrh	16 ± 5	$CL = 2,7 CL_{cr} + 1,7 + 3,2$ (fast)[b] o $+ 1,1$ (slow)[b] ↑ Päd ↓ HI ↔ Herzinsuff, Tach, Neo	1,9 ± 0,3 ↓ Adip ↔ Uräm, Päd, Tach, Herzinsuff	3 ± 0,6 ↑ Uräm, HI ↓ Päd, Neo ↔ Adip, Tach, Herzinsuff	3-14 µg/ml	> 14 µg/ml

[a] Aktiver Metabolit: siehe auch unter N-Acetylprocainamid.
[b] Die Clearance ist abhängig vom Azetylierungs-Phänotyp. Bei unbekanntem Phänotyp kann ein Mittelwert von 2,2 benutzt werden.

LITERATUR: Benet, L.Z., and Ding, R.W. Die renale Elimination von Procainamide: Pharmakokinetic bei Niereninsuffizienz. In, *Die Behandlung von Herzrhythmusstörungen bei Nierenkranken.* (Braun, J., Pilgrim, R., Gessler, U., and Seybold, D., eds.) S. Karger, Basel, **1984**, pp. 96-111.

ORALE BIOVER-FÜGBARKEIT (%)	UNVERÄNDERTE RENALE ELIMINATION (%)	PLASMAPROTEIN-BINDUNG (%)	CLEARANCE ($ml \cdot min^{-1} \cdot kg^{-1}$)	VERTEILUNGS-VOLUMEN (*Liter/kg*)	HALBWERTSZEIT (STUNDEN)	EFFEKTIVE KONZENTRATION	TOXISCHE KONZENTRATION
PROPAFENON[a,b] (Kapitel 35)							
5-50 (dosis-abhängig) ↑ Zirrh	<1	85-95[c] ↓ Zirrh	17 ± 8[d] ↓ Zirrh ↔ Uräm	3,6 ± 2,1 ↔ Uräm	5,5 ± 2,1[d] ↔ Uräm	330 ± 130 ng/ml[e]	–

[a] Racemat: Nur das *S*-Enantiomer besitzt einen antagonisierenden Effekt an β-adrenergen Rezeptoren. *R*- und *S*-Enantiomer besitzen aber die gleiche Aktivität als Na$^+$-Kanal-Blocker.
[b] Es gibt zwei wesentliche Metaboliten: 5-Hydroxypropafenon, dessen Bildung CYP2D6-abhängig ist und N-Desalkylpropafenon, das nicht CYP2D6-abhängig entsteht. Beide haben Na$^+$-Kanal blockierende Eigenschaften. 5-Hydroxypropafenon ist äquipotent zu Propafenon, bei ausgeprägten Metabolisierern betragen die Konzentrationen dieses Metaboliten nach einmaliger oraler Gabe 60 - 100% der Ausgangssubstanz und nach mehrfacher oraler Gabe 35% der Ausgangssubstanz. Der N-Desalkyl-Metabolit ist weniger potent und erreicht niedrigere Konzentrationen als die Ausgangssubstanz.
[c] ≥95 im klinisch relevanten Bereich zwischen 0,5 und 1,5 mg/l, bei höheren Konzentrationen tritt eine Sättigung auf. Verhältnis der Konzentrationen von Blut zu Plasma = 0,66 - 0,75.
[d] Ausgeprägte CYP2D6-Metabolisierer (einige Individuen zeigen eine sättigbare Elimination). Bei schwachen Metabolisierern gilt $CL = 5,4$ ml·min^{-1}·kg^{-1}, Halbwertszeit = 17 ± 8 Stunden.
[e] 70%ige Suppression von ventrikulären ektopen Schlägen. Bei schwachen Metabolisierern ist der Wert 1580 ± 170 ng/ml, ein Anzeichen dafür, daß bei ausgeprägten Metabolisierern aktive Metaboliten signifikant zu diesem Effekt beitragen.

LITERATUR: Bryson, H.M., Palmer, K.J., Langtry, H.D., and Fitton, A. Propafenone. A reappraisal of its pharmacology, pharmacokinetics, and therapeutic use in cardiac arrhythmias. *Drugs*, **1993**, *45*:85-130.

ANHANG II   ERSTELLUNG UND OPTIMIERUNG VON DOSIERUNGSSCHEMATA; PHARMAKOKINETISCHE DATEN   **AII-61**

ORALE BIOVERFÜGBARKEIT (%)	UNVERÄNDERTE RENALE ELIMINATION (%)	PLASMAPROTEINBINDUNG (%)	CLEARANCE ($ml \cdot min^{-1} \cdot kg^{-1}$)	VERTEILUNGSVOLUMEN (Liter/kg)	HALBWERTSZEIT (STUNDEN)	EFFEKTIVE KONZENTRATION	TOXISCHE KONZENTRATION
PROPANOLOL[a] (Kapitel 10, 32, 33, 35)							
26 ± 10 ↑ Zirrh	<0,5	87 ± 6[b] ↑ Entz, Crohn, Grav., Adip ↔ Uräm, Weibl, Ger ↓ Zirrh	16 ± 5[c,d] ↑ Niko, Hyperth ↓ Hep, Zirrh, Adip, Weibl ↔ Ger, Uräm	4,3 ± 0,6[c] ↑ Hep, Hypert, Zirrh ↓ Crohn ↔ Ger, Uräm, Adip, Weibl, Grav	3,9 ± 0,4[c] ↑ Hep, Zirrh, Weibl ↔ Ger, Uräm, Niko, Grav	20 ng/ml[e]	–

[a] Racemat: Für das S-(-)-Enantiomer (100fach stärker aktiv) ist verglichen mit dem R-(+)-Enantiomer CL um 19% niedriger und $V_{Fläche}$ um 15% niedriger, da es zu einem höheren Anteil an Plasmaprotein gebunden wird (18% weniger freies Medikament). Es besteht kein Unterschied in der Halbwertszeit zwischen den Enantiomeren. Aktiver Metabolit: 4-Hydroxypropanolol.
[b] Das Medikament wird hauptsächlich an α_1-saures-Glykoprotein gebunden, das bei einer Reihe von entzündlichen Erkrankungen erhöht sein kann; Verhältnis der Konzentrationen von Blut zu Plasma = 0,89 ± 0,03.
[c] CYP2D6 katalysiert die Bildung des 4-Hydroxy-Metaboliten. CYP1A katalysiert vor allem die Bildung des N-Desisopropyl-Metaboliten.
[d] Um eine 50% Reduktion der belastungsabhängigen Beschleunigung der Herzfrequenz zu erzielen. Antianginöse Effekte finden sich bei 15 - 90 ng/ml. Zur Kontrolle von resistenten ventrikulären Arrhythmien können Konzentrationen bis zu 1000 ng/ml notwendig sein.

LITERATUR: Colangelo, P.M., Blouin, R.A., Steinmetz, J.E., McNamara, P.J., DeMaria, A.N., and Wedlund, P.J. Age and propranolol stereoselective disposition in humans. *Clin. Pharmacol. Ther.*, **1992**, *51*:489-494.

PROTRYPTILIN[a] (Kapitel 19)							
77-93[b]	–	92 ± 0,6[c]	3,6 ± 0,6[d]	22 ± 1[e]	78 ± 11	100-200 ng/ml	–

[a] In Deutschland nur durch Import erhältlich. Laut § 73,3 Arzneimittelgesetz kann jedes Medikament in geringen Mengen und auf ausdrückliche Verordnung importiert werden, wenn im Ausland eine Zulassung des betreffenden Präparats vorhanden ist (Anm. d. Hrsg.).
[b] Schätzwerte nach veröffentlichten Werten für CL/F unter Annahme eines Verhältnisses der Konzentration in Erythrozyten/Plasma zwischen 0 und 2, einer vollständigen Absorption, eines hepatischen Blutflusses von 1500 ml/min. und eines Hämatokrits von 0,45.
[c] Bestimmung bei 24 - 26 °C in heparinisiertem Plasma.
[d] CL/F
[e] $V_{Fläche}$ /F.

LITERATUR: Moody, J.P., Whyte, S.F., MacDonald, A.J., and Naylor, G.J. Pharmacokinetics aspects of protriptyline plasma levels. *Eur. J. Clin. Pharmacol.*, **1977**, *11*:51-56.

PYRAZINAMID[a] (Kapitel 48)							
–	1,6 ± 1,6[b]	10	0,90 ± 0,15[c] ↔ Ger ↓ Zirrh	0,70 ± 0,09[c]	9,2 ± 1,8 ↑ Zirrh ↔ Ger	–	–

[a] Aktiver Metabolit: Pyrazincarbonsäure.
[b] Orale Dosis.
[c] CL/F und $V_{Fläche}$/F

LITERATUR: Lacroix, C., Hoang, T.P., Nouveau, J., Guyonnaud, C., Laine, G., Duwoos, H., and Lafont, O. Pharmacokinetics of pyrazinamide and its metabolites in healthy subjects. *Eur. J. Clin. Pharmacol.*, **1989**, *36*:395-400.

PYRIDOSTIGMINBROMID (Kapitel 8)							
14 ± 3	80-90	–	8,5 ± 1,7 ↓ Uräm	1,1 ± 0,3 ↔ Uräm	1,9 ± 0,2 (intravenös) 3,7 ± 1 (oral) ↑ Uräm	50-100 ng/ml[a]	>100 ng/ml[b]

[a] Wiederherstellung der neuromuskulären Kopplung bei Patienten mit Myasthenia gravis.
[b] Verminderte Muskelfunktion.

LITERATUR: Breyer-Pfaff, U., Maier, U., Brinkmann, A.M., and Schumm, F. Pyridostigmine kinetics in healthy subjects and patients with miasthenia gravis. *Clin. Pharmacol. Ther.*, **1985**, *37*:495-501.

Abkürzungen: Adip = Adipositas; Alb = Hypalbuminämie; Arthr = Arthritis; AUC = Fläche unter der Kurve (*area under the curve*); AVH = akute virale Hepatitis; COLD = chronisch obstruktive Lungenerkrankung; CP = Cor pulmonale; CRI = chronische respiratorische Insuffizienz; Crohn = Morbus Crohn; Cush = Cushing-Syndrom; Entz = Entzündung; Epilep = Epilepsie; Erw = Erwachsene; Ger = Geriatrische Patienten; Grav = Gravidität; Hep = Hepatitis; Herzinsuff = Herzinsuffizienz; HI = Herzinfarkt; HL = Hyperlipoproteinämie; Hyperth = Hyperthyreose; Hypoth = Hypothyreose; KHK = Koronare Herzkrankheit; KPBC = kardiopulmonale Bypass-Chirurgie; Neo = Neugeborene; Niko = Raucher; NS = Nephrotisches Syndrom; Päd = pädiatrische Patienten; Pneu = Pneumonie; Präm = prämatur; rA = rheumatoide Arthritis; Sprue = einheimische Sprue (Zoeliakie); Tach = Ventrikuläre Tachykardie; Ulkus = Ulkuspatienten; Uräm = Urämie; Verbr = Verbrennungspatienten; VoFli = Vorhofflimmern; Weibl = weiblich; ZF = Zystische Fibrose (Mukoviszidose); Zirrh = Leberzirrhose.

TABELLE A-II-1
PHARMAKOKINETISCHE DATEN *(Fortsetzung)*

Orale Bioverfügbarkeit (%)	Unveränderte renale Elimination (%)	Plasmaproteinbindung (%)	Clearance ($ml\cdot min^{-1}\cdot kg^{-1}$)	Verteilungsvolumen (Liter/kg)	Halbwertszeit (Stunden)	Effektive Konzentration	Toxische Konzentration
PYRIMETHAMIN (Kapitel 40)							
100[a]	65[b]	87 ± 1[c]	0,41 ± 0,06[d] ↔ Päd	2,3 ± 0,6[d]	81 ± 32 ↔ Päd	–	–

[a] Relativ zur intramuskulären Dosis bei Kindern.
[b] Schätzwert
[c] Verhältnis der Konzentrationen von Blut zu Plasma = 0,98 ± 0,16
[d] CL/F und V_{ss}/F

LITERATUR: Winstanley, P.A., Watkins, W.M., Newton, C.R.J.C., Nevill, C., Mberu, E., Warn, P.A., Waruiru, C.M., Mwangi, I.N., Warrell, D.A., and Marsh, K. The disposition of oral and intramuscular pyrimetamine/sulphadoxine in Kenyan children with high parasitaemia but clinically non-severe falciparum malaria. *Br. J. Clin. Pharmacol.*, **1992**, *33*:143-148

Orale Bioverfügbarkeit (%)	Unveränderte renale Elimination (%)	Plasmaproteinbindung (%)	Clearance ($ml\cdot min^{-1}\cdot kg^{-1}$)	Verteilungsvolumen (Liter/kg)	Halbwertszeit (Stunden)	Effektive Konzentration	Toxische Konzentration
QUINAPRIL[a] (Kapitel 31)							
–	28 ± 9[b]	97	2 ± 0,6[c] ↓ Ger, Uräm ↔ Herzinsuff	0,4[c]	2,2 ± 0,2 ↑ Ger, Uräm ↔ Herzinsuff	1,5 ng/ml[d]	–

[a] Wird zum aktiven Diazid-Metaboliten Quinaprilat hydrolisiert. Die angegebenen Werte und die Angaben zu den Krankheitsbildern beziehen sich auf Quinaprilat.
[b] Orale Dosis
[c] CL/F und $V_{Fläche}/F$.
[d] Konzentration, die ausreicht um das Angiotensin konvertierenden Enzym im Plasma zu 50% zu inhibieren.

LITERATUR: Wadworth, A.N., and Brogden, R.N. Quinapril. A review of its pharmacological properties and therapeutic efficacy in cardiovascular disorders. *Drugs*, **1991**, *41*: 378-399.

Orale Bioverfügbarkeit (%)	Unveränderte renale Elimination (%)	Plasmaproteinbindung (%)	Clearance ($ml\cdot min^{-1}\cdot kg^{-1}$)	Verteilungsvolumen (Liter/kg)	Halbwertszeit (Stunden)	Effektive Konzentration	Toxische Konzentration
RAMIPRIL[a] (Kapitel 31, 33, 34)							
44	39 ± 17[b] ↔ Ger	56	1,1 ± 0,4[c] ↔ Zirrh ↓ Uräm	–	14 ± 7 ↑ Uräm ↔ Ger	4,7-8,8 ng/ml	–

[a] Wird zum aktiven Diazid-Metaboliten Ramiprilat hydrolisiert. Die angebenene Werte und die Angaben zu Krankheitsbildern gelten für Ramiprilat.
[b] Orale Dosis.
[c] Renale Clearance, die für Ramiprilat näherungsweise die gesamte Clearance darstellt, d.h., daß bei oraler Gabe der Anteil der im Urin ausgeschiedenen Substanz näherungsweise der Bioverfügbarkeit entspricht.

LITERATUR: Meisel, S., Shamiss, A., and Rosenthal, T. Clinical pharmacokinetics of ramipril. *Clin. Pharmacokinet.*, **1994**, *26*:7-15.

Orale Bioverfügbarkeit (%)	Unveränderte renale Elimination (%)	Plasmaproteinbindung (%)	Clearance ($ml\cdot min^{-1}\cdot kg^{-1}$)	Verteilungsvolumen (Liter/kg)	Halbwertszeit (Stunden)	Effektive Konzentration	Toxische Konzentration
RANITIDIN (Kapitel 37)							
52 ± 11 ↑ Zirrh ↔ Uräm	69 ± 6 ↓ Uräm	15 ± 3	10,4 ± 1,1 ↓ Uräm, Ger ↑ Verbr	1,3 ± 0,4 ↔ Zirrh, Uräm ↑ Verbr	2,1 ± 0,2 ↑ Uräm, Zirrh, Ger ↔ Verbr	100 ng/ml[a]	–

[a] IC_{50} für die Inhibition der Magensäuresekretion

LITERATUR: Gladziwa, U., and Klotz, U. Pharmacokinetics and pharmacodynamics of H_2-receptor antagonists in patients with renal insufficiency. *Clin. Pharmacokinet.*, **1993**, *24*:319-332.

Orale Bioverfügbarkeit (%)	Unveränderte renale Elimination (%)	Plasmaproteinbindung (%)	Clearance ($ml\cdot min^{-1}\cdot kg^{-1}$)	Verteilungsvolumen (Liter/kg)	Halbwertszeit (Stunden)	Effektive Konzentration	Toxische Konzentration
RIBAVIRIN (Kapitel 50)							
45 ± 5[a]	35 ± 8[a]	0[b]	5 ± 1[a,c]	9,3 ± 1,5[a]	28 ± 7[a,c]	–	–

[a] Die Werte stammen aus Studien an asymptomatischen HIV-positiven Männern.
[b] Im Steady state ist das Verhältnis der Konzentrationen in Erythrozyten zu der im Plasma ca. 60.
[c] Nach mehrfacher oraler Gabe nimmt CL/F um mehr als 50% ab und es resultiert eine lange terminale Halbwertszeit von 150 ± 50 Stunden.

LITERATUR: Morse, G.D., Shelton, M.J., and O'Donnell, A.M. Comparative pharmacokinetics of antiviral nucleoside analogues. *Clin. Pharmacokinet.*, **1993**, *24*:101-123.

ANHANG II ERSTELLUNG UND OPTIMIERUNG VON DOSIERUNGSSCHEMATA; PHARMAKOKINETISCHE DATEN

ORALE BIOVER-FÜGBARKEIT (%)	UNVERÄNDERTE RENALE ELIMINATION (%)	PLASMAPROTEIN-BINDUNG (%)	CLEARANCE ($ml·min^{-1}·kg^{-1}$)	VERTEILUNGS-VOLUMEN (Liter/kg)	HALBWERTSZEIT (STUNDEN)	EFFEKTIVE KONZENTRATION	TOXISCHE KONZENTRATION
RIFABUTIN[a] (Kapitel 48)							
20 ± 7[b]	7 ± 3[c]	85 ± 2[d] ↔ Ger, Zirrh, Uräm	12 ± 3[c,e] ↔ Ger, Zirrh, HIV, Uräm	40 ± 15[c] ↔ Zirrh, HIV ↓ Ger, Uräm	47 ± 12 ↔ Ger, Zirrh, HIV, Uräm	–	–

[a] Der deacetylierte Metabolit (10% der Ausgangssubsanz) besitzt die gleiche Aktivität.
[b] Wert bei asymptomatischen HIV-Patienten in einem frühen Stadium.
[c] Orale Dosis, CL/F und $V_{Fläche}/F$.
[d] Verhältnis der Konzentrationen von Blut zu Plasma = 0,59 ± 0,07
[e] CL/F nimmt nach mehrfacher Applikation (10 Tage) auf 60% zu.

LITERATUR: Skinner, M.H., Hsieh, M., Torseth, J., Pauloin, D., Bhatia, G., Harkonen, S., Merigan, T.C., and Blaschke, T.F. Pharmacokinetics of rifabutin. *Antimicrob. Agents Chemother.*, **1989**, *33*:1237-1241.

RIFAMPICIN[a] (Kapitel 48)							
[b]	7 ± 3 ↑ Neo	89 ± 1	3,5 ± 1,6 ↑ Neo ↓ Uräm[c] ↔ Ger	0,97 ± 0,36 ↑ Neo ↔ Ger	3,5 ± 0,8[d] ↑ Hep, Zirrh, AVH, Uräm[c] ↔ Päd, Ger	–	–

[a] Aktiver desacetylierter Metabolit.
[b] Obwohl bei einigen Studien eine vollständige Absorption gefunden wurde, sind die Daten unzureichend. Solche Studien beziehen sich vermutlich auf Rifampicin und den desacetylierten Metaboliten, da ein beträchtlicher First-pass-Effekt erwartet würde.
[c] Bei 300-mg-Dosis nicht beobachtet, verstärkte Unterschiede bei 900-mg-Dosis.
[d] Die Halbwertszeit ist nach hohen Einzeldosen länger und nach wiederholter Anwendung kürzer.

LITERATUR: Israili, Z.H., Rogers, C.M., and El-Attar, H. Pharmacokinetics of antituberculosis drugs in patients. *J. Clin. Pharmacol.*, **1987**, *27*:78-83.

RIMANTADIN[a] (Kapitel 50)							
–	9 ± 4 (oral) ↔ Zirrh	40	10 ± 6[b] ↔ Zirrh, Ger ↓ Uräm	25 ± 14[b] ↔ Zirrh	30 ± 14 ↑ Uräm ↔ Zirrh, Päd, Ger	–	–

[a] In Deutschland nur durch Import erhältlich. Laut § 73,3 Arzneimittelgesetz kann jedes Medikament in geringen Mengen und auf ausdrückliche Verordnung importiert werden, wenn im Ausland eine Zulassung des betreffenden Präparats vorhanden ist.
[b] CL/F und $V_{Fläche}/F$

LITERATUR: Wills, R.J., Belshe, R., Tomlinsin, D., De Grazia, F., Lin, A., Wells, S., Milazzo, J., and Berry, C. Pharmacokinetics of rimantadine hydrochloride in patients with chronic liver disease. *Clin. Pharmacol. Ther.*, **1987**, *42*:449-454.

RISPERIDON[a] (Kapitel 11, 18)							
oral: 66 ± 28[b] Intramuskulär: 103 ± 13	3 ± 2[b]	89[c] ↓ Zirrh	5,4 ± 1,4[b] ↓ Uräm[a], Ger[d]	1,1 ± 0,2	3,2 ± 0,8[b] ↑ Uräm[a], Ger[d]	–	–

[a] Der aktive Metabolit 9-Hydroxyrisperidon, der den Hauptteil der zirkulierenden Substanz ausmacht, besitzt die gleiche Aktivität wie die Ausgangssubstanz und hat eine Halbwertszeit von 20 ± 3 Stunden. Bei ausgeprägten Metabolisierern werden 35 ± 7% einer intravenösen Dosis von Risperidon in Form dieses Metaboliten ausgeschieden. Die Elimination des aktiven Metaboliten erfolgt hauptsächlich renal und korreliert daher gut mit der Nierenfunktion.
[b] CYP2D6-Substrat. Die Parameter gelten für ausgeprägte Metabolisierer. Bei schwachen Metabolisierern ist die Bioverfügbarkeit höher: Etwa 20% einer i.v.-Dosis werden unverändert ausgeschieden, 10% als 9-Hydroxy-Metabolit; die Clearance beträgt etwas unter 1 $ml·min^{-1}·kg^{-1}$ und die Halbwertszeit entspricht der für den aktiven Metaboliten, nämlich um 20 Stunden.
[c] 77% für den aktiven Metaboliten.
[d] Veränderungen aufgrund einer verminderten Nierenfunktion bei älteren Patienten beeinflussen die Elimination des aktiven Metaboliten.

LITERATUR: Cohen, L.J. Risperidone. *Pharmacotherapy*, **1994**, *14*:253-265.

Abkürzungen: Adip = Adipositas; Alb = Hypalbuminämie; Arthr = Arthritis; AUC = Fläche unter der Kurve (*area under the curve*); AVH = akute virale Hepatitis; COLD = chronisch obstruktive Lungenerkrankung; CP = Cor pulmonale; CRI = chronische respiratorische Insuffizienz; Crohn = Morbus Crohn; Cush = Cushing-Syndrom; Entz = Entzündung; Epilep = Epilepsie; Erw = Erwachsene; Ger = Geriatrische Patienten; Grav = Gravidität; Hep = Hepatitis; Herzinsuff = Herzinsuffizienz; HI = Herzinfarkt; HL = Hyperlipoproteinämie; Hyperth = Hyperthyreose; Hypoth = Hypothyreose; KHK = Koronare Herzkrankheit; KPBC = kardiopulmonale Bypass-Chirurgie; Neo = Neugeborene; Niko = Raucher; NS = Nephrotisches Syndrom; Päd = pädiatrische Patienten; Pneu = Pneumonie; Präm = prämatur; rA = rheumatoide Arthritis; Sprue = einheimische Sprue (Zoeliakie); Tach = Ventrikuläre Tachykardie; Ulkus = Ulkuspatienten; Uräm = Urämie; Verbr = Verbrennungspatienten; VoFli = Vorhofflimmern; Weibl = weiblich; ZF = Zystische Fibrose (Mukoviszidose); Zirrh = Leberzirrhose.

TABELLE A-II-1
PHARMAKOKINETISCHE DATEN *(Fortsetzung)*

ORALE BIOVER-FÜGBARKEIT (%)	UNVERÄNDERTE RENALE ELIMINATION (%)	PLASMAPROTEIN-BINDUNG (%)	CLEARANCE ($ml·min^{-1}·kg^{-1}$)	VERTEILUNGS-VOLUMEN (Liter/kg)	HALBWERTSZEIT (STUNDEN)	EFFEKTIVE KONZENTRATION	TOXISCHE KONZENTRATION
SALICYLSÄURE[a] (Kapitel 27)							
100	2-30[b] ↔ Ger, Zirrh, rA	dosis-abhängig[c] ↓ Uräm, Alb, Neo, Grav ↔ rA	0,88 ± 0,16 bei 11-16 µg/ml 0,20 ± 0,01 bei 134-157 µg/ml 0,18 ± 0,02 bei 254-312 µg/ml[d] ↓ Neo, Hep ↔ Ger, rA	0,17 ± 0,03[e] ↔ Zirrh, rA	dosisabhängig[f] ↔ Zirrh, rA ↑ Hep	150-300 µg/ml[g]	>200 µg/ml[h]

[a] Das Medikament zeigt eine dosisabhängige Pharmakokinetik.
[b] Abhängig von der Dosis und vom pH-Wert des Urins.
[c] 95% bei 14 µg/ml, 80% bei 300 µg/ml, nimmt bei höheren Konzentrationen weiter ab.
[d] Beachte, daß sich bei normalen Probanden im Steady state die Gesamt-Clearance im therapeutischen Bereich nicht verändert (bei einem Urin-pH<6), da es zu gegensätzlichen Veränderungen der Proteinbindung und der Clearance der ungebundenen Substanz kommt.
[e] Bei einer Dosis von 1,2 g pro Tag nimmt V mit steigender Dosis zu, da es zu Veränderungen der Plasmaproteinbindung kommt.
[f] Spanne von 2,4 Stunden bei einer Dosis von 300 mg bis zu 19 Stunden und länger bei Intoxikationen.
[g] Anti-inflammatorische Effekte.
[h] Tinnitus.

LITERATUR: Furst, D.E., Tozer, T.N., and Melmon, K.L. Salicylate clearance, the resultant of protein binding and metabolism. *Clin. Pharmacol. Ther.*,1979, *26*:380-389.

ORALE BIOVER-FÜGBARKEIT (%)	UNVERÄNDERTE RENALE ELIMINATION (%)	PLASMAPROTEIN-BINDUNG (%)	CLEARANCE ($ml·min^{-1}·kg^{-1}$)	VERTEILUNGS-VOLUMEN (Liter/kg)	HALBWERTSZEIT (STUNDEN)	EFFEKTIVE KONZENTRATION	TOXISCHE KONZENTRATION
SCOPOLAMIN (Kapitel 7)							
27 ± 12	6 ± 4	–	16 ± 13[a]	1,4 ± 0,7[b]	2,9 ± 1,2	40 pg/ml[c]	–

[a] Unter Annahme eines Körpergewichts von 70 kg.
[b] $V_{Fläche}$
[c] Verhinderung von Reisekrankheit.

LITERATUR: Ali-Melkkilä, Kanto, J., and Iisalo, E. Pharmacokinetics and related pharmacodynamics of anticholinergic drugs. *Acta Anaesthesiol. Scand.*, 1993, *37*:633-642.

ORALE BIOVER-FÜGBARKEIT (%)	UNVERÄNDERTE RENALE ELIMINATION (%)	PLASMAPROTEIN-BINDUNG (%)	CLEARANCE ($ml·min^{-1}·kg^{-1}$)	VERTEILUNGS-VOLUMEN (Liter/kg)	HALBWERTSZEIT (STUNDEN)	EFFEKTIVE KONZENTRATION	TOXISCHE KONZENTRATION
SELEGILIN[a] (Kapitel 19, 22)							
vernach-lässigbar[b]	45[c]	94[d]	~1500[b] 160[e,f]	1,9[e]	1,9 ± 1[g]	–	–

[a] Aktive Metaboliten: *l*-(-)-Desmethylselegilin, *l*-(-)-Metamphetamin und *l*-(-)-Amphetamin.
[b] CL/F; ein ausgeprägter First-pass-Metabolismus führt zu Spitzenkonzentrationen der Ausgangssubstanz von 1,1 ± 0,4 ng/ml nach einer oralen 10-mg-Dosis.
[c] Summe der aktiven Metaboliten (die Ausgangssubstanz ist zu vernachlässigen) im Urin nach einer oralen Dosis. Das zeitliche Auftreten der Metaboliten im Urin ist pH-abhängig.
[d] Das Verhältnis der Konzentrationen von Blut zu Plasma für die Ausgangssubstanz beträgt 1,3 - 2,2 und 0,55 für den N-Desmethyl-Metaboliten.
[e] Unter Annahme eines Körpergewichts von 70 kg.
[f] CL/F für N-Desmethylselegilin unter Annahme einer quantitativen Konversion der Ausgangssubstanz zu diesem Metaboliten.
[g] Für die Ausgangssubstanz und den N-Desmethyl-Metaboliten. Die Halbwertszeiten für Metamphetamin, den Hauptbestandteil im Plasma, und Amphetamin betragen 21 und 18 Stunden.

LITERATUR: Heinonen, E.H., Anttila, M.I., and Lammintausta, R.A.S. Pharmacokinetic aspects of l-deprenyl (selegiline) and its metabolites. *Clin. Pharmacol. Ther.*, 1994, *56*:742-749.

ORALE BIOVER-FÜGBARKEIT (%)	UNVERÄNDERTE RENALE ELIMINATION (%)	PLASMAPROTEIN-BINDUNG (%)	CLEARANCE ($ml·min^{-1}·kg^{-1}$)	VERTEILUNGS-VOLUMEN (Liter/kg)	HALBWERTSZEIT (STUNDEN)	EFFEKTIVE KONZENTRATION	TOXISCHE KONZENTRATION
SERTRALIN (Kapitel 19)							
–	<1	99[a]	38 ± 14[b] ↓ Ger, Zirrh	76 ± 26[b]	23 ↑ Ger, Zirrh	–	–

[a] In Deutschland nur durch Import erhältlich. Laut § 73,3 Arzneimittelgesetz kann jedes Medikament in geringen Mengen und auf ausdrückliche Verordnung importiert werden, wenn im Ausland eine Zulassung des betreffenden Präparats vorhanden ist (Anm. d. Hrsg.).
[b] Verhältnis der Konzentrationen von Blut zu Plasma 0,7.
[c] CL/F und $V_{Fläche}/F$

LITERATUR: van Harten, J. Clinical pharmacokinetics of selective serotonin reuptake inhibitors. *Clin. Pharmacokinet.*, 1993, *24*:203-220.

ORALE BIOVER-FÜGBARKEIT (%)	UNVERÄNDERTE RENALE ELIMINATION (%)	PLASMAPROTEIN-BINDUNG (%)	CLEARANCE ($ml·min^{-1}·kg^{-1}$)	VERTEILUNGS-VOLUMEN (Liter/kg)	HALBWERTSZEIT (STUNDEN)	EFFEKTIVE KONZENTRATION	TOXISCHE KONZENTRATION
SIMVASTATIN[a] (Kapitel 36)							
<5	vernach-lässigbar	94	7,6[b]	–	1,9	–	–

[a] Simvastatin ist ein Lakton-Prodrug, das zur korrespondierenden aktiven β-Hydroxysäure metabolisiert wird. Die angegebenen Werte gelten für die Säure.
[b] CYP3A-Substrat

LITERATUR: Mauro, V.F. Clinical pharmacokinetics and practical applications of simvastatin. *Clin. Pharmacokinet.*, 1993, *24*:195-202.

ANHANG II ERSTELLUNG UND OPTIMIERUNG VON DOSIERUNGSSCHEMATA; PHARMAKOKINETISCHE DATEN

ORALE BIOVER-FÜGBARKEIT (%)	UNVERÄNDERTE RENALE ELIMINATION (%)	PLASMAPROTEIN-BINDUNG (%)	CLEARANCE ($ml \cdot min^{-1} \cdot kg^{-1}$)	VERTEILUNGS-VOLUMEN (Liter/kg)	HALBWERTSZEIT (STUNDEN)	EFFEKTIVE KONZENTRATION	TOXISCHE KONZENTRATION
SOTALOL[a] (Kapitel 10, 35)							
90-100	>75	0	2,6 ± 0,5[b] ↓ Ger[c], Uräm ↔ Zirrh	2 ± 0,4[b]	12 ± 3 ↑ Ger[c], Uräm	–	–

[a] Racemat: L- und D-Isomere haben die gleiche antiarrhythmische Aktivität, wohingegen das L-Isomer für nahezu die gesamte β-adrenerge Blockade verantwortlich ist. Es bestehen keine Unterschiede der beiden Isomere hinsichtlich der Pharmakokinetik.
[b] CL/F und V_{ss}/F

[c] Veränderungen aufgrund der verminderten Nierenfunktion im Alter.

LITERATUR: Carr, R.A., Foster, R.T., Lewanczuk, R.Z., and Hamilton, P.G. Pharmacokinetics of sotalol enantiomers in humans. J. Clin. Pharmacol., **1992**, *32*:1105-1109.

SPIRONOLACTON[a] (Kapitel 29)							
unbekannt[b] 25 ± 9[c]	<1[b,c]	>90[b,c]	100 ± 19[b,d] 4,2 ± 1,7[c] ↓ Ger[c]	14 ± 4[b,d] 1,8[c]	1,6 ± 0,3[b] 4,9 ± 1,8[c,e] ↑ Ger[c] ↔ Zirrh	–	–

[a] Ein ausgeprägter First-pass-Metabolismus führt nach oraler Applikation zu zahlreichen Metaboliten; Die Aktivität wird der Ausgangssubstanz und mindestens zwei Metaboliten zugeschrieben, nämlich Canrenon und 7-α-Thiometyl-Spironolacton.
[b] Werte für Spironolakton nach oraler Anwendung mit dem Essen.
[c] Werte für Canrenon nach intravenöser Applikation von Canrenon (CL, $V_{Fläche}$, Halbwertszeit) oder oraler Applikation von Spironolacton (F).

[d] CL/F und $V_{Fläche}/F$
[e] Es wurde über eine längere Halbwertszeit von 17 Stunden für Canrenon berichtet. Die Daten über das Akkumulationsverhalten sprechen für eine Halbwertszeit von 10 Stunden.

LITERATUR: Overdiek, H.W., and Merkus, F.W. The metabolism and biopharmaceutics of spironolactone in man. Rev. Drug Metab. Drug Interact., **1987**, *5*:273-302.

STREPTOKINASE[a] (Kapitel 54)							
–	0	–	1,7 ± 0,7[b]	0,08 ± 0,04[b,c]	0,61 ± 0,24	–	–

[a] Werte, die bei Patienten mit Myokardinfarkt durch einen funktionellen Test erhoben wurden.
[b] Unter Annahme eines Körpergewichts von 70 kg.
[c] $V_{Fläche}$

LITERATUR: Gemmill, J.D., Hogg, K.J., Burns, J.M.A., Rae, A.P., Dunn, F.G., Fears, R., Ferres, H., Standring, R., Greenwood, H., Pierce, D., and Hillis, W.S. A comparison of the pharmacokinetic properties of streptokinase and anistreplase in acute myocardial infarction. Br. J. Clin. Pharmacol., **1991**, *31*:143-147.

STREPTOMYCIN (Kapitel 46, 48)							
–	50-60	48 ± 14	1,2 ± 0,3[a] ↓ Uräm	0,25 ± 0,02[a,b]	2,6 ± 0,4[a] ↑ Uräm, Neo	–	–

[a] Werte für Kinder mit Tuberkulose.
[b] $V_{Fläche}$

LITERATUR: Bolme, P., Eriksson, M., Habte, D., and Paalzow, L. Pharmacokinetics of streptomycin in Ethiopian children with tuberculosis and of different nutritional status. Eur. J. Clin. Pharmacol., **1988**, *33*:647-649.

SUFENTANIL (Kapitel 14, 23)							
–	6	93 ± 1[a] ↔ Zirrh, Weibl ↓ Neo	12,7 ± 2,5 ↔ Zirrh, Uräm, Päd, Ger ↓ Neo	1,7 ± 0,6[b] ↑ Neo, Ger, Adip ↔ Uräm	2,7 ± 1,2[b] ↑ Neo, Ger, Adip ↔ Zirrh, Uräm, Päd	–	–

[a] Verhältnis der Konzentrationen von Blut zu Plasma = 0,74 ± 0,05
[b] Aktuelle Publikationen, bei denen über 24 Stunden Blutproben genommen wurden, zeigten eine längere Halbwertszeit von 15 Stunden und ein korrespondierend erhöhtes Verteilungsvolumen von 10 - 15 l/kg, aber eine gleichbleibende Clearance. Diese längere Halbwertszeit hat keine klinische Bedeutung. Tatsächlich ist es möglich, daß der angegebene Wert eine Überschätzung einer schnellen Verteilungshalbwertszeit von 0,5 Stunden ist, die besser mit dem schnellen Abklingen der Sedation nach der Applikation korreliert.

LITERATUR: Bovill, J.G., Sebel, P.S., Blackburn, C.L., Oei-Lim, V., and Heykants, J.J. The pharmacokinetics of sufentanil in surgical patients. Anesthesiology, **1984**, *61*:502-506.

Abkürzungen: Adip = Adipositas; Alb = Hypalbuminämie; Arthr = Arthritis; AUC = Fläche unter der Kurve (area under the curve); AVH = akute virale Hepatitis; COLD = chronisch obstruktive Lungenerkrankung; CP = Cor pulmonale; CRI = chronische respiratorische Insuffizienz; Crohn = Morbus Crohn; Cush = Cushing-Syndrom; Entz = Entzündung; Epilep = Epilepsie; Erw = Erwachsene; Ger = Geriatrische Patienten; Grav = Gravidität; Hep = Hepatitis; Herzinsuff = Herzinsuffizienz; HI = Herzinfarkt; HL = Hyperlipoproteinämie; Hyperth = Hyperthyreose; Hypoth = Hypothyreose; KHK = Koronare Herzkrankheit; KPBC = kardiopulmonale Bypass-Chirurgie; Neo = Neugeborene; Niko = Raucher; NS = Nephrotisches Syndrom; Päd = pädiatrische Patienten; Pneu = Pneumonie; Präm = prämatur; rA = rheumatoide Arthritis; Sprue = einheimische Sprue (Zoeliakie); Tach = Ventrikuläre Tachykardie; Ulkus = Ulkuspatienten; Uräm = Urämie; Verbr = Verbrennungspatienten; VoFli = Vorhofflimmern; Weibl = weiblich; ZF = Zystische Fibrose (Mukoviszidose); Zirrh = Leberzirrhose.

TABELLE A-II-1
PHARMAKOKINETISCHE DATEN *(Fortsetzung)*

Orale Bioverfügbarkeit (%)	Unveränderte renale Elimination (%)	Plasmaproteinbindung (%)	Clearance ($ml \cdot min^{-1} \cdot kg^{-1}$)	Verteilungsvolumen (Liter/kg)	Halbwertszeit (Stunden)	Effektive Konzentration	Toxische Konzentration
SULFADIAZIN (Kapitel 44)							
~100	57 ± 14[a]	54 ± 4 ↔ Ger	0,55 ± 0,17[a]	0,29 ± 0,44	9,9 ± 4,3[a]	–	–

[a] Die Studie wurde bei gleichzeitiger Gabe von Trimethoprim durchgeführt

LITERATUR: Bergan, T., Örtengren, B., and Westerlund, D. Clinical pharmacokinetics of co-trimazine. *Clin. Pharmacokinet.*, **1986**, *11*:372-386.

SULFAFURAZOL[a] (Kapitel 44)							
96 ± 14	49 ± 8[b]	91,4 ± 1,2 ↓ Uräm, Grav, Zirrh	0,33 ± 0,01 ↑ Zirrh[c]	0,15 ± 0,02 ↑ Zirrh[c]	6,6 ± 0,7 ↑ Uräm ↔ Zirrh	siehe Kapitel 44	siehe Kapitel 44

[a] In Deutschland nur durch Import erhältlich. Laut § 73,3 Arzneimittelgesetz kann jedes Medikament in geringen Mengen und auf ausdrückliche Verordnung importiert werden, wenn im Ausland eine Zulassung des betreffenden Präparats vorhanden ist (Anm. d. Hrsg.).

[b] Abhängig von der Urinproduktion und dem Urin-pH-Wert.
[c] Veränderungen aufgrund von Unterschieden in der Plasmaproteinbindung.

LITERATUR: Øie, S., Gambertoglio, J.G., and Fleckenstein, L. Comparison of the disposition of total and unbound sulfisoxazole after single and multiple dosing. *J. Pharmacokinet. Biopharm.*, **1982**, *10*:157-172.

SULFAMETHOXAZOL (Kapitel 44)							
~100	14 ± 2	62 ± 5 ↓ Uräm, Alb ↔ Ger, ZF	0,32 ± 0,04[a,b] ↔ Uräm ↑ ZF	0,21 ± 0,02[a,b] ↑ Uräm ↔ Päd, ZF	10,1 ± 4,6[b] ↑ Uräm ↔ Päd ↓ ZF	siehe Kapitel 44	–

[a] In Deutschland nur in der Kombination mit Trimethoprim erhältlich (Anm. d. Hrsg.).
[b] Unter Annahme eines Körpergewichts von 70 kg.
[c] Bei diesen Studien wurden auch die gleichzeitige Applikation von Trimethoprim und die Veränderung des Urin-pH-Wertes untersucht, beide Parameter hatten keinen Einfluß auf die Clearance von Sulfamethoxazol.

LITERATUR: Hutabarat, R.M., Unadkat, J.D., Sahajwalla, C., McNamara, S., Ramsey, B., and Smith, A.L. Disposition of drugs in cystic fibrosis. I. Sulfamethoxazole and trimethoprim. *Clin. Pharmacol. Ther.*, **1991**, *49*:402-409.

SULFINPYRAZON[a] (Kapitel 27, 54)							
100	39 ± 9	98,3 ± 0,5[b]	2,4 ± 0,6[b] ↔ HI, Crohn	0,74 ± 0,23[b]	4 ± 1,2[b] ↔ HI[c], Crohn[c]	–	–

[a] In Deutschland nur durch Import erhältlich. Laut § 73,3 Arzneimittelgesetz kann jedes Medikament in geringen Mengen und auf ausdrückliche Verordnung importiert werden, wenn im Ausland eine Zulassung des betreffenden Präparats vorhanden ist (Anm. d. Hrsg.).
[b] Die Hemmung der Thrombozytenaggregation wird vor allem dem Sulfid-Metaboliten zugeschrieben, der durch Darmbakterien entsteht. Halbwertszeit = 14 ± 5 Stunden.
[c] Daten für orale Mehrfach-Dosierung. Bei einmaliger oraler Gabe gilt: Plasmaproteinbindung = 98,8 ± 0,2%, $CL = 0,96 ± 0,32\ ml \cdot min^{-1} \cdot kg^{-1}$, $V_{ss} = 0,29 ± 0,10$ l/kg, Halbwertszeit = 3,8 ± 0,9 Stunden.
[d] Für die Ausgangssubstanz und den Sulfid-Metaboliten.

LITERATUR: Schlicht, F., Staiger, C., de Vries, J., Gundert-Remy, U., Hildebrant, R., Harenberg, J., Wang, N.S., and Weber, E. Pharmacokinetics of sulphinpyrazone and its major metabolites after a single dose and during chronic treatment. *Eur. J. Clin. Pharmacol.*, **1985**, *28*:97-103.

SULINDAC[a,b] (Kapitel 27)							
–	vernachlässigbar ↓ Uräm	94 ± 1	1,5 ± 0,9[c] ↓ Ger, Uräm[d]	2[e]	15 ± 4 ↑ Ger ↔ Uräm	–	–

[a] In Deutschland nur durch Import erhältlich. Laut § 73,3 Arzneimittelgesetz kann jedes Medikament in geringen Mengen und auf ausdrückliche Verordnung importiert werden, wenn im Ausland eine Zulassung des betreffenden Präparats vorhanden ist (Anm. d. Hrsg.).
[b] Wird reversibel zum aktiven Metaboliten Sulindacsulfid reduziert, zum Teil durch Darmbakterien nach der biliären Exkretion der Ausgangssubstanz.
[c] CL/F (F besteht aus dem absorbierten Anteil und dem Anteil, der zu Sulindacsulfid konvertiert wird).
[d] Die AUC für Sulindacsulfid ist bei terminaler Niereninsuffizienz deutlich reduziert, die Entstehung des Metaboliten bleibt aber unbeeinflußt.
[e] $V_{Fläche}/F$

LITERATUR: Ravis, W.R., Diskin, C.J., Campagna, K.D., Clark, C.R., and McMillian, C.L. Pharmacokinetics and dialyzability of sulindac and metabolites in patients with end-stage renal failure. *J. Clin. Pharmacol.*, **1993**, *33*:527-534.

ANHANG II ERSTELLUNG UND OPTIMIERUNG VON DOSIERUNGSSCHEMATA; PHARMAKOKINETISCHE DATEN

ORALE BIOVER-FÜGBARKEIT (%)	UNVERÄNDERTE RENALE ELIMINATION (%)	PLASMAPROTEIN-BINDUNG (%)	CLEARANCE ($ml·min^{-1}·kg^{-1}$)	VERTEILUNGS-VOLUMEN (Liter/kg)	HALBWERTSZEIT (STUNDEN)	EFFEKTIVE KONZENTRATION	TOXISCHE KONZENTRATION
SUMATRIPTAN (Kapitel 21)							
oral: 14 ± 5 subkutan: 97 ± 16	22 ± 4	14-21	16 ± 2	0,65 ± 0,10	1,9 ± 0,3	–	–

LITERATUR: Scott, A.K. Sumatriptan clinical pharmacokinetics. Clin. Pharmacokinet., **1994**, 27:337-344.

TACRIN (Kapitel 8, 22)							
17 ± 3[a]	<1	55	36 ± 18[b,c] ↓ Weibl ↑ Niko ↔ Ger, Uräm	5,9 ± 3[b]	2,7 ± 0,9 ↔ Ger, Uräm	–	–

[a] 30 ± 10% bei älteren Patienten mit M. Alzheimer.
[b] Unter Annahme eines Körpergewichts von 70 kg.
[c] CYP1A2-Substrat

LITERATUR: Wagstaff, A.J., and McTavish, D. Tacrine. A review of its pharmacodynamic and pharmacokinetic properties and therapeutic efficacy in Alzheimer's disease. Drugs and Aging, **1994**, 4:510-540.

TACROLISMUS (Kapitel 52)							
16 ± 7[a,b] ↔ Uräm	<1	75-99[c,d]	0,70 ± 0,27[a,e,f] ↔ Uräm	0,88 ± 0,31[a,d,e] ↔ Uräm	15 ± 7[a,e] ↔ Uräm	15–25 ng/ml[a,g]	–

[a] Parameter für die Konzentration im Blut.
[b] Eine nicht-signifikante, leichte Erhöhung der Bioverfügbarkeit wurde bei lebertransplantierten ($F = 25 ± 10\%$) und nierentransplatierten Patienten ($F = 21 ± 19\%$) gefunden.
[c] konzentrationsabhängig
[d] Aufgrund des sehr hohen und variablen Verhältnisses der Konzentration in Blut und Plasma (Mittelwert 35, Spanne 12 - 67), werden sehr unterschiedliche Werte für Parameter gefunden, die auf Plasmakonzentrationen beruhen.
[e] Keine Veränderung bei leber- oder nierentransplantierten Patienten.
[f] CYP3A4-Substrat
[g] Allgemein akzeptierter Zielwert für Talkonzentrationen. Der therapeutische Bereich ist nicht klar definiert.

LITERATUR: Jusko, W.J., Piekoszewski, W., Klintmalm, G.B., Shaefer, M.S., Hebert, M.F., Piergies, A.A., Lee, C.C., Schechter, P., and Mekki, Q.A. Pharmacokinetics of tacrolimus in liver transplant patients. Clin. Pharmacol. Ther., **1995**, 57:281-290.

TAMOXIFEN[a] (Kapitel 51, 57)							
–	<1	>98	1,4[b,c]	50-60[b]	4-11 Tage[d]	–	–

[a] Aktive Metaboliten: 4-Hydroxytamoxifen und 4-Hydroxy-N-Desmethyltamoxifen sind zu geringem Teil vorkommende Metaboliten, die eine größere Affinität zum Östrogenrezeptor aufweisen als die Ausgangssubstanz trans-Tamoxifen. Die Entstehung aller Metaboliten wird durch die Elimination von Tamoxifen limitiert.
[b] CL/F und $V_{Fläche}/F$
[c] CYP3A-Substrat
[d] Die Halbwertszeit ist konsistent mit den Daten zur Akkumulation und dem Erreichen von Steady-state-Konzentrationen. Es werden auch signifikant längere Halbwertszeiten beobachtet.

LITERATUR: Lønning, P.E., Lien, E.A., Lundgren, S., and Kvinnsland, S. Clinical pharmacokinetics of endocrine agents used in advanced breast cancer. Clin. Pharmacokinet., **1992**, 22:327-358

TEMAZEPAM (Kapitel 17)							
91	<1 ↔ Zirrh	97,6 ↔ Ger ↓ Uräm, Zirrh	1 ± 0,3 ↔ Ger, Zirrh	0,95 ± 0,34 ↔ Ger, Zirrh	11 ± 6 ↔ Ger, Uräm, Zirrh	–	–

LITERATUR: van Steveninck, A.L., Schoemaker, H.C., den Hartigh, J., Pieters, M.S.M., Breimer, D.D., and Cohen, A.F. Effects of intravenous temazepam. II. A study of the long-term reproducibility of pharmacokinetics and pharmacodynamics and concentration-effect parameters. Clin. Pharmacol. Ther., **1994**, 55:546-555.

Abkürzungen: Adip = Adipositas; Alb = Hypalbuminämie; Arthr = Arthritis; AUC = Fläche unter der Kurve (area under the curve); AVH = akute virale Hepatitis; COLD = chronisch obstruktive Lungenerkrankung; CP = Cor pulmonale; CRI = chronische respiratorische Insuffizienz; Crohn = Morbus Crohn; Cush = Cushing-Syndrom; Entz = Entzündung; Epilep = Epilepsie; Erw = Erwachsene; Ger = Geriatrische Patienten; Grav = Gravidität; Hep = Hepatitis; Herzinsuff = Herzinsuffizienz; HI = Herzinfarkt; HL = Hyperlipoproteinämie; Hyperth = Hyperthyreose; Hypoth = Hypothyreose; KHK = Koronare Herzkrankheit; KPBC = kardiopulmonale Bypass-Chirurgie; Neo = Neugeborene; Niko = Raucher; NS = Nephrotisches Syndrom; Päd = pädiatrische Patienten; Pneu = Pneumonie; Präm = prämatur; rA = rheumatoide Arthritis; Sprue = einheimische Sprue (Zoeliakie); Tach = Ventrikuläre Tachykardie; Ulkus = Ulkuspatienten; Uräm = Urämie; Verbr = Verbrennungspatienten; VoFli = Vorhofflimmern; Weibl = weiblich; ZF = Zystische Fibrose (Mukoviszidose); Zirrh = Leberzirrhose.

TABELLE A-II-1
PHARMAKOKINETISCHE DATEN *(Fortsetzung)*

Orale Bioverfügbarkeit (%)	Unveränderte renale Elimination (%)	Plasmaproteinbindung (%)	Clearance (ml·min⁻¹·kg⁻¹)	Verteilungsvolumen (Liter/kg)	Halbwertszeit (Stunden)	Effektive Konzentration	Toxische Konzentration
TENIPOSID (Kapitel 51)							
–	8 ± 2	>99	0,37 ± 0,13 ↔ Päd	0,22 ± 0,05 ↑ Alb ↔ Päd	9 ± 3 ↔ Päd	–	–

LITERATUR: Clark, P.I., and Slevin M.L. The clinical pharmacology of etoposide and teniposide. *Clin. Pharmacokinet.*, **1987**, *12*:223-252.

TERAZOSIN (Kapitel 10, 33)							
90 ↔ Herzinsuff, Ger	12 ± 3	90-94	1,1 ± 0,2[a] ↔ Uräm, Ger, Herzinsuff	0,80 ± 0,18[a] ↔ Uräm	12 ± 3 ↔ Uräm, Ger, Herzinsuff	–	–

[a] Unter Annahme eines Körpergewichts von 70 kg.

LITERATUR: Titmarsh, S., and Monk J.P. Terazosin: a review of its pharmacodynamic and pharmacokinetic properties and therapeutic efficacy in essential hypertension. *Drugs*, **1987**, *33*:461-477.

TERBUTALIN (Kapitel 10)							
14 ± 2[b]	56 ± 4	20	3,4 ± 0,6[b] ↑ Grav ↔ Päd	1,8 ± 0,2[b] ↔ Grav, Päd	14 ± 2[b] ↔ Päd	2,3 ± 1,8 ng/ml[c]	–

[a] Razemat: Nur das (-)-Enantiomer ist aktiv.
[b] Werte für das (-)-Enantiomer: F = 15±2%, CL = 2,1 ± 0,5 ml·min⁻¹·kg⁻¹, V_{ss} = 1,8 ± 0,4 l/kg, Halbwertszeit = 15 ± 2 Stunden).
[c] 50% Zunahme der FEV_1 bei Patienten mit Asthma.

LITERATUR: Borgström L., Nyberg L., Jönsson S., Lindberg C., and Paulson J. Pharmacokinetic evaluation in men of terbutaline given as separate enantiomers and as the racemate. *Br. J. Clin. Pharmacol.*, **1989**, *27*:49-56.

TERFENADIN[a] (Kapitel 25)							
–	25[b] 70[b]	97	8,8 ± 2[b,c] ↔ Ger[b], Zirrh ↑ Päd[b]	–	12 ± 5[b] ↓ Päd[b] ↔ Ger[b]	–	[d]

[a] Der antihistaminerge Effekt ist nach oraler Anwendung dem Carboxysäure-Metaboliten zuzuschreiben. Die Ausgangssubstanz und der Metabolit sind Substrate der CYP3A.
[b] Werte gelten für den aktiven Metaboliten.
[c] CL/F
[d] Meßbare Konzentrationen der Ausgangssubstanz Terfenadin aufgrund einer CYP3A4-Inhibition führen zu einer QT-Verlängerung mit Gefahr des Auftretens einer Torsade de pointes.

LITERATUR: Eller M.G., Walker B.J., Westmark, P.A., Ruberg, S.J., Antony, K.K., McNutt, B.E., and Okerholm R.A. Pharmacokinetics of terfenadine in healthy elderly subjects. *J. Clin. Pharmacol.*, **1992**, *32*:267-271.

TETRACYCLIN (Kapitel 47)							
77	58 ± 8	65 ± 3	1,67 ± 0,24	1,5 ± 0,08[a]	10,6 ± 1,5	siehe Kapitel 47	–

[a] $V_{Fläche}$

LITERATUR: Raghuram T.C., and Krishnaswamy, K. Pharmacokinetics of tetracycline in nutritional ocdema. *Chemotherapy*, **1982**, *28*:428-433.

TETRAHYDROCANNABINOL[a] (Kapitel 24, 38)							
oral: 4-12 Inhalation von Rauch: 2-50	<1	95	3,5 ± 0,9	8,9 ± 4,2	32 ± 12[b]	–	–

[a] Der äquipotente hydroxylierte Metabolit erreicht nach oraler Aufnahme signifikante Konzentrationen, nicht aber nach Inhalation oder intravenöser Applikation.
[b] Die Effekte entsprechen eher der initialen Phase der Verteilung.

LITERATUR: Busto U., Bendayan R., and Sellers E.M. Clinical pharmacokinetics of non-opiate abused drugs. *Clin. Pharmacokinet.*, **1989**, *16*:1-26.

ANHANG II ERSTELLUNG UND OPTIMIERUNG VON DOSIERUNGSSCHEMATA; PHARMAKOKINETISCHE DATEN

Orale Bioverfügbarkeit (%)	Unveränderte renale Elimination (%)	Plasmaproteinbindung (%)	Clearance ($ml \cdot min^{-1} \cdot kg^{-1}$)	Verteilungsvolumen (Liter/kg)	Halbwertszeit (Stunden)	Effektive Konzentration	Toxische Konzentration
THEOPHYLLIN (Kapitel 28)							
96 ± 8	18 ± 3 ↑ Neo, Präm. ↔ ZF, Ger	56 ± 4 ↓ Ger, Zirrh, Neo, Grav, Adip ↔ ZF	0,65 ± 0,20[a] ↓ Neo, Präm, Zirrh, Herzinsuff, CP, Hep, Hypoth, Adip, Pneu ↑ Niko, ZF, Hyperth, Epilep[b], Päd ↔ Ger, Grav, Uräm, COLD	0,50 ± 0,16 ↓ Adip ↑ Präm, ZF ↔ Ger, Grav, Zirrh, Epilep, Hyperth, Hypoth, Uräm	9 ± 2,1 ↓ Niko, ZF, Epilep[b], Hyperth ↑ Präm, Neo, Zirrh, Hep, Herzinsuff, CP, Hypoth ↔ Ger, Uräm	5-15 µg/ml	20 µg/ml

[a] Nicht-lineare Kinetik wegen eines sättigbaren Metabolismus, vor allen Dingen bei Kindern im Steady state. Das Verhältnis von prozentualem Anstieg der Steady-state-Konzentration zum prozentualen Anstieg der Dosis beträgt bei 15% der Kinder, bei denen die Dosis erhöht wird >1,5.

[b] Aufgrund der Enzyminduktion durch Antiepileptika.

LITERATUR: Taburet, A.-M., and Schmit, B. Pharmacokinetic optimisation of asthma treatment. *Clin. Pharmacokinet.*, **1994**, *26*:396-418.

Orale Bioverfügbarkeit (%)	Unveränderte renale Elimination (%)	Plasmaproteinbindung (%)	Clearance ($ml \cdot min^{-1} \cdot kg^{-1}$)	Verteilungsvolumen (Liter/kg)	Halbwertszeit (Stunden)	Effektive Konzentration	Toxische Konzentration
THIOPENTAL (Kapitel 14, 17)							
–	<1	85 ± 4 ↓ Ger[a], Zirrh, KPBC	3,9 ± 1,2 ↔ Zirrh, Ger, Adip $CL_{int} = 28 \pm 9$ ↓ Zirrh	2,3 ± 0,5 ↑ Ger[a], Adip	9 ± 1,6 ↑ Ger[a], Zirrh, Adip, Neo	11 µg/ml[b] 34 µg/ml[c]	–

[a] Nur bei Frauen.
[b] Konzentration, die erforderlich ist, um die 50. Perzentile des Verlusts der willkürlichen motorischen Kontrolle zu erreichen.
[c] Konzentration, die erforderlich ist, um die 50. Perzentile der Unterdrückung von EEG-Antworten zu erzielen

LITERATUR: Homer, T.D., and Stanski, D.R. The effect of increasing age on thiopental disposition and anesthetic requirement. *Anesthesiology*, **1985**, *62*:714-724.

Orale Bioverfügbarkeit (%)	Unveränderte renale Elimination (%)	Plasmaproteinbindung (%)	Clearance ($ml \cdot min^{-1} \cdot kg^{-1}$)	Verteilungsvolumen (Liter/kg)	Halbwertszeit (Stunden)	Effektive Konzentration	Toxische Konzentration
TICARCILLIN (Kapitel 45)							
–	77 ± 12 ↔ ZF	65[a]	1,6 ± 0,3 ↓ Uräm ↑ ZF	0,21 ± 0,04[b] ↔ ZF	1,2 ± 0,2 ↑ Uräm ↓ ZF	siehe Kapitel 46	–

[a] Oberhalb von 200 µg/ml konzentrationsabhängig, mit einer Abnahme auf 35% bei 800 µg/ml.
[b] $V_{Fläche}$

LITERATUR: de Groot, R., Hack, B.D., Weber, A., Chaffin, D., Ramsey, B., and Smith, A.L. Pharmacokinetics of ticarcillin in patients with cystic fibrosis: A controlled prospective study. *Clin. Pharmacol. Ther.*, **1990**, *47*:73-78.

Orale Bioverfügbarkeit (%)	Unveränderte renale Elimination (%)	Plasmaproteinbindung (%)	Clearance ($ml \cdot min^{-1} \cdot kg^{-1}$)	Verteilungsvolumen (Liter/kg)	Halbwertszeit (Stunden)	Effektive Konzentration	Toxische Konzentration
TIMOLOL[a] (Kapitel 10)							
50	15	60 ± 3 ↑ rA	7,3 ± 3,3[b] ↔ HI, Ger	2,1 ± 0,8 ↔ HI	4,1 ± 1,1 ↔ HI, Uräm	15 ng/ml[c]	–

[a] Werte für ausgeprägte Metabolisierer. Bei schwachen Metabolisierern ist die AUC nach oraler Applikation um das Vierfache größer; Halbwertszeit = 7,5 Stunden.
[b] CYP2D6-Substrat
[c] 50% Reduktion des durch Belastung ausgelösten Anstiegs der Herzfrequenz.

LITERATUR: McGourty, J.C., Silas, J.H., Fleming, J.J., McBurney, A., and Ward, J.W. Pharmacokinetics and beta-blocking effects of timolol in poor and extensive metabolizers of debrisoquin. *Clin. Pharmacol. Ther.*, **1985**, *38*:409-413.

Abkürzungen: Adip = Adipositas; Alb = Hypalbuminämie; Arthr = Arthritis; AUC = Fläche unter der Kurve (*area under the curve*); AVH = akute virale Hepatitis; COLD = chronisch obstruktive Lungenerkrankung; CP = Cor pulmonale; CRI = chronische respiratorische Insuffizienz; Crohn = Morbus Crohn; Cush = Cushing-Syndrom; Entz = Entzündung; Epilep = Epilepsie; Erw = Erwachsene; Ger = Geriatrische Patienten; Grav = Gravidität; Hep = Hepatitis; Herzinsuff = Herzinsuffizienz; HI = Herzinfarkt; HL = Hyperlipoproteinämie; Hyperth = Hyperthyreose; Hypoth = Hypothyreose; KHK = Koronare Herzkrankheit; KPBC = kardiopulmonale Bypass-Chirurgie; Neo = Neugeborene; Niko = Raucher; NS = Nephrotisches Syndrom; Päd = pädiatrische Patienten; Pneu = Pneumonie; Präm = prämatur; rA = rheumatoide Arthritis; Sprue = einheimische Sprue (Zoeliakie); Tach = Ventrikuläre Tachykardie; Ulkus = Ulkuspatienten; Uräm = Urämie; Verbr = Verbrennungspatienten; VoFli = Vorhofflimmern; Weibl = weiblich; ZF = Zystische Fibrose (Mukoviszidose); Zirrh = Leberzirrhose.

TABELLE A-II-1
PHARMAKOKINETISCHE DATEN *(Fortsetzung)*

ORALE BIOVER-FÜGBARKEIT (%)	UNVERÄNDERTE RENALE ELIMINATION (%)	PLASMAPROTEIN-BINDUNG (%)	CLEARANCE ($ml·min^{-1}·kg^{-1}$)	VERTEILUNGS-VOLUMEN (Liter/kg)	HALBWERTSZEIT (STUNDEN)	EFFEKTIVE KONZENTRATION	TOXISCHE KONZENTRATION
TOBRAMYCIN (Kapitel 46)							
Inhalation: 9 ± 8	90[a]	<10	$CL = 0,98\ CL_{cr}$ ± ± 32% ↓ Adip ↑ ZF	0,33 ± 0,08[b] ↓ Adip ↔ Uräm, Ger, Verbr ↑ ZF, Neo	2,2 ± 0,1 100 ± 57[c] ↑ Uräm, Neo, Präm ↔ Adip, ZF ↓ Verbr	siehe Kapitel 46	siehe Kapitel 46

[a] Womöglich höher, da das Medikament im Gewebe für lange Zeit gespeichert bleibt.
[b] Volumen des zentralen Kompartiments.
[c] Tobramycin hat eine sehr lange terminale Halbwertszeit, die für die prolongierte Ausscheidung im Urin verantwortlich ist.

LITERATUR: Aarons, L., Vozeh, S., Wenk, M., Weiss, P., and Follath, F. Population pharmacokinetics of tobramycin. *Br. J. Clin. Pharmacol.*, **1989**, *28*:305-314.

ORALE BIOVER-FÜGBARKEIT (%)	UNVERÄNDERTE RENALE ELIMINATION (%)	PLASMAPROTEIN-BINDUNG (%)	CLEARANCE	VERTEILUNGS-VOLUMEN	HALBWERTSZEIT	EFFEKTIVE KONZENTRATION	TOXISCHE KONZENTRATION
TOCAINID[a] (Kapitel 35)							
89 ± 5	38 ± 7	10 ± 15	2,6 ± 0,5 ↓ Herzinsuff, Uräm, NS ↔ HI	3 ± 0,2 ↓ Herzinsuff ↔ IM, Uräm	13,5 ± 2,3 ↑ Uräm, NS ↔ HI, Herzinsuff	3–9 µg/ml	>10 µg/ml

[a] Racemat: Die relative Aktivität der einzelnen Enantiomere ist unbekannt. Das S-(-)-Enantiomer (Halbwertszeit = 10 ± 4 Stunden) wird 1,8mal schneller ausgeschieden als das R-(+)-Enantiomer (Halbwertszeit = 17 ± 6 Stunden); V_{ss} ist für beide Enantiomere identisch.

LITERATUR: Roden, D.M., and Woosley, R.L. Drug therapy. Tocainide. *N. Engl. J. Med.*, **1986**, *315*:41-45.

ORALE BIOVER-FÜGBARKEIT (%)	UNVERÄNDERTE RENALE ELIMINATION (%)	PLASMAPROTEIN-BINDUNG (%)	CLEARANCE	VERTEILUNGS-VOLUMEN	HALBWERTSZEIT	EFFEKTIVE KONZENTRATION	TOXISCHE KONZENTRATION
TOLBUTAMID (Kapitel 60)							
93 ± 10	0	96 ± 1 ↓ AVH, Ger ↑ AVH	0,24 ± 0,04[a]	0,10 ± 0,02 ↔ AVH	5,9 ± 1,4 ↓ AVH, CRI ↔ Ger, Uräm	80-240 µg/ml[b]	–

[a] CYP2C9-Substrat
[b] Abnahme der Blutglukose-Konzentration um mehr als 25%.

LITERATUR: Balant, L. Clinical pharmacokinetics of sulphonylurea hypoglycaemic drugs. *Clin. Pharmacokinet.*, **1981**, *6*:215-241.

ORALE BIOVER-FÜGBARKEIT (%)	UNVERÄNDERTE RENALE ELIMINATION (%)	PLASMAPROTEIN-BINDUNG (%)	CLEARANCE	VERTEILUNGS-VOLUMEN	HALBWERTSZEIT	EFFEKTIVE KONZENTRATION	TOXISCHE KONZENTRATION
TOLMETIN (Kapitel 27)							
[a]	7 ± 3[b]	99,6 ± 0,1 ↓ Uräm ↔ rA, Ger	1,3 ± 0,3[c] ↔ rA, Ger	0,54 ± 0,07[d] ↔ rA, Ger	4,9 ± 0,3 ↔ Ger	–	–

[a] In Deutschland nur durch Import erhältlich. Laut § 73,3 Arzneimittelgesetz kann jedes Medikament in geringen Mengen und auf ausdrückliche Verordnung importiert werden, wenn im Ausland eine Zulassung des betreffenden Präparats vorhanden ist (Anm. d. Hrsg.).
[b] Vollständig absorbiert; die Bioverfügbarkeit beträgt wahrscheinlich >99%.
[c] Orale Dosis.
[d] CL/F
[e] $V_{Fläche}/F$

LITERATUR: Hyneck, M.L., Smith, P.C., Munafo, A., McDonagh, A.F., and Benet, L.Z. Disposition and irreversible plasma protein binding of tolmetin in humans. *Clin. Pharmacol. Ther.*, **1988**, *44*:107-114.

ORALE BIOVER-FÜGBARKEIT (%)	UNVERÄNDERTE RENALE ELIMINATION (%)	PLASMAPROTEIN-BINDUNG (%)	CLEARANCE	VERTEILUNGS-VOLUMEN	HALBWERTSZEIT	EFFEKTIVE KONZENTRATION	TOXISCHE KONZENTRATION
TRAZODON[a] (Kapitel 19)							
75 ± 30 ↔ Ger, Adip	<1	93	1,8 ± 0,6 ↓ Ger[b], Adip	1 ± 0,3[d] ↑ Ger, Adip	6,5 ± 1,8 ↑ Ger, Adip	–	–

[a] Der aktive Metabolit, *m*-Chlorophenylpiperazin, ist ein Serotonin-Agonist.
[b] Männer.
[c] Kein Unterschied, wenn die Clearance für das ideale Körpergewicht normalisiert wird.
[d] $V_{Fläche}$

LITERATUR: Nilsen, O.G., and Dale, O. Single dose pharmacokinetics of trazodone in healthy subjects. *Pharmacol. Toxicol.*, **1992**, *71*:150-153.

ANHANG II ERSTELLUNG UND OPTIMIERUNG VON DOSIERUNGSSCHEMATA; PHARMAKOKINETISCHE DATEN

ORALE BIOVER-FÜGBARKEIT (%)	UNVERÄNDERTE RENALE ELIMINATION (%)	PLASMAPROTEIN-BINDUNG (%)	CLEARANCE ($ml·min^{-1}·kg^{-1}$)	VERTEILUNGS-VOLUMEN (Liter/kg)	HALBWERTSZEIT (STUNDEN)	EFFEKTIVE KONZENTRATION	TOXISCHE KONZENTRATION

TRIAMCINOLON (Kapitel 28, 59)

oral: 23 ± 10 Inhalation: 22 ± 12	1 ± 0,6	40	7,7 ± 2,6	1,3 ± 0,7	2 ± 0,7	–	–

LITERATUR: Derendorf, H., Hochhaus, G., Rohatagi, S., Möllmann, H., Barth, J., Sourgens, H., and Erdmann, M. Pharmacokinetics of triamcinolone acetonide after intravenous, oral, and inhaled administration. J. Clin. Pharmacol., 1995, 35:302-305.

TRIAMTEREN[a] (Kapitel 29)

54 ± 12[b]	52 ± 10[b] ↓ Zirrh[c] ↔ Ger[b]	61 ± 2[d] ↑ HL ↓ Uräm, Alb, Zirrh[e]	63 ± 20[f] ↓ Zirrh, Uräm[e], Ger[e]	13,4 ± 4,9[f]	4,2 ± 0,7[g] ↑ Uräm[e]	–	–

[a] Aktiver Metabolit: Hydroxytriamterensulfursäureester.
[b] Triamteren plus aktiver Metabolit.
[c] Aktiver Metabolit erniedrigt, Ausgangssubstanz erhöht.
[d] Für den Metaboliten ist der Anteil der gebundenen Substanz = 90,4 ± 1,3 %. Das Verhältnis der Konzentrationen von Blut zu Plasma für Ausgangssubstanz und aktiven Metaboliten ist 1,03 bzw. 0,60.
[e] Aktiver Metabolit.
[f] Da Triamteren im Plasma hauptsächlich in Form des aktiven Metaboliten vorkommt, sind diese Werte irreführend hoch. CL_{renal} = 3,6 ± 0,7 für Triamteren und 2,3 ± 0,6 für den Metaboliten.
[g] Halbwertszeit des Metaboliten = 3,1 ± 1,2 Stunden.

LITERATUR: Gilfrich, H.J., Kremer, G., Möhrke, W., Mutschler, E., and Völger, K.-D. Pharmacokinetics of triamterene after i.v. administration to man: determination of bioavailability. Eur. J. Clin. Pharmacol., 1983, 25:237-241.

TRIAZOLAM (Kapitel 17)

oral: 44 sublingual: 53	2	90,1 ± 1,5 ↔ Uräm, Alb, Adip, Ger, Niko	5,6 ± 2[a,b] ↓ Adip, Ger[c] ↔ Zirrh	1,1 ± 0,4[a] ↔ Adip, Ger	2,9 ± 1[d] ↓ Adip, Ger[c] ↔ Ger[e], Uräm, Zirrh	4,3 ± 0,4 ng/ml[f]	–

[a] CL/F und $V_{Fläche}/F$
[b] CYP3A-Substrat
[c] Nur bei Männern
[d] Verzögerte Resorption und Elimination während der Nacht
[e] Nur bei Frauen
[f] EC_{50} für psychomotorische Effekte.

LITERATUR: Garzone, P.D., and Kroboth, P.D. Pharmacokinetics of the newer benzodiazepines. Clin. Pharmacokinet., 1989, 16:337-364.

TRIMETHOPRIM (Kapitel 44)

~100	63 ± 10 ↔ ZF	37 ± 5[a] ↔ Uräm, Alb, ZF	1,9 ± 0,3[b] ↓ Uräm ↑ ZF, Päd	1,6 ± 0,2[b] ↔ Uräm, ZF ↑ Neo ↓ Päd	10 ± 2[b] ↑ Uräm ↓ Päd, ZF	siehe Kapitel 44	–

[a] Verhältnis der Konzentrationen von Blut zu Plasma = 1,0.
[b] Die Studien untersuchten auch den Effekt der gleichzeitigen Gabe von Sulfamethoxazol und Veränderungen des Urin-pH-Werts; diese Faktoren hatten keinen ausgeprägten Effekt auf die Clearance von Trimethoprim.

LITERATUR: Hutabarat, R.M., Unadkat, J.D., Sahajwalla, C., McNamara, S., Ramsey, B., and Smith, A.L. Disposition of drugs in cystic fibrosis. I. Sulfametoxazole and trimethoprim. Clin. Pharmacol. Ther., 1991, 49; 402-409.

Abkürzungen: Adip = Adipositas; Alb = Hypalbuminämie; Arthr = Arthritis; AUC = Fläche unter der Kurve (area under the curve); AVH = akute virale Hepatitis; COLD = chronisch obstruktive Lungenerkrankung; CP = Cor pulmonale; CRI = chronische respiratorische Insuffizienz; Crohn = Morbus Crohn; Cush = Cushing-Syndrom; Entz = Entzündung; Epilep = Epilepsie; Erw = Erwachsene; Ger = Geriatrische Patienten; Grav = Gravidität; Hep = Hepatitis; Herzinsuff = Herzinsuffizienz; HI = Herzinfarkt; HL = Hyperlipoproteinämie; Hyperth = Hyperthyreose; Hypoth = Hypothyreose; KHK = Koronare Herzkrankheit; KPBC = kardiopulmonale Bypass-Chirurgie; Neo = Neugeborene; Niko = Raucher; NS = Nephrotisches Syndrom; Päd = pädiatrische Patienten; Pneu = Pneumonie; Präm = prämatur; rA = rheumatoide Arthritis; Sprue = einheimische Sprue (Zoeliakie); Tach = Ventrikuläre Tachykardie; Ulkus = Ulkuspatienten; Uräm = Urämie; Verbr = Verbrennungspatienten; VoFli = Vorhofflimmern; Weibl = weiblich; ZF = Zystische Fibrose (Mukoviszidose); Zirrh = Leberzirrhose.

TABELLE A-II-1
PHARMAKOKINETISCHE DATEN *(Fortsetzung)*

Orale Bioverfügbarkeit (%)	Unveränderte renale Elimination (%)	Plasmaproteinbindung (%)	Clearance ($ml\cdot min^{-1}\cdot kg^{-1}$)	Verteilungsvolumen (Liter/kg)	Halbwertszeit (Stunden)	Effektive Konzentration	Toxische Konzentration
TUBOCURARIN (Kapitel 9)							
–	63 ± 35	50 ± 8 ↑ Verbr. ↔ Uräm, Zirrh	1,9 ± 0,6 ↓ Uräm, KPBC, Verbr, Ger	0,39 ± 0,14 ↑ Päd ↓ Verb., Ger ↔ KPBC	2 ± 1,1[a] ↑ Uräm, Päd, BPCP ↔ Verbr, Ger	0,6 ± 0,2 µg/ml[b] 1,2 µg/ml[c] ↓ Päd ↑ Verbr ↔ KPBC, Uräm, Ger	–

[a] Berechnet aufgrund einer Zwei-Kompartiment-Analyse. Die Analyse eines Drei-Kompartiment-Modells legt eine terminale Halbwertszeit von 3,9 Stunden nahe.
[b] 50% Reduktion der Stärke einer Muskelzuckung. Die effektive Konzentration ist in Anwesenheit von Halothan niedriger (0,5-0,7% nach dem Anfluten) und in Anwesenheit von Enfluran höher (1,3-1,4% nach dem Anfluten).
[c] 95% Reduktion der Stärke einer Muskelzuckung.

LITERATUR: Fisher, D.M., O'Keeffe, C., Stanski, D.R., Cronnelly, R., Miller, R.D., and Gregory, G.A. Pharmacokinetics and pharmacodynamics of d-tubocurarine in infants, children, and adults. *Anesthesiology*, **1982**, *57*:203-208.

Orale Bioverfügbarkeit (%)	Unveränderte renale Elimination (%)	Plasmaproteinbindung (%)	Clearance ($ml\cdot min^{-1}\cdot kg^{-1}$)	Verteilungsvolumen (Liter/kg)	Halbwertszeit (Stunden)	Effektive Konzentration	Toxische Konzentration
VALPROINSÄURE[a] (Kapitel 20)							
100 ± 10	1,8 ± 24	93 ± 1[b] ↓Uräm, Zirrh, Grav, Ger, Neo, Verbr, Alb	0,11 ± 0,02[c] ↑ Epilep[d], Päd ↔ Zirrh, Ger	0,22 ± 0,07 ↑ Zirrh, Neo ↔ Ger, Päd	14 ± 3[c] ↑ Zirrh, Neo ↓ Epilep[d], ↔ Ger	30-100 µg/ml[e]	–

[a] Aktive Metaboliten.
[b] Dosisabhängig. Die angegebenen Werte gelten für Dosen von 250 und 500 mg pro Tag. Bei 1000 mg/Tag gilt: gebundener Anteil = 90 ± 2%. Verhältnis der Konzentrationen von Blut zu Plasma = 0,64.
[c] Mehrfachdosierung (500mg/Tag). Bei einmaliger Gabe gilt: 0,14 ± 0,04 ml·min⁻¹·kg⁻¹; Halbwertszeit = 9,8 ± 2,6 Stunden. Die Gesamt-Clearance bei 1000 mg/Tag ist unverändert, obwohl die Clearance des freien Medikaments zunimmt.
[d] Die Clearance nimmt aufgrund einer Enzyminduktion durch gleichzeitig angewendete Antiepileptika zu.
[e] Zur Kontrolle von Krampfanfällen. Wegen der aktiven Metaboliten ist dieser Wert fragwürdig.

LITERATUR: Zaccara, G., Messori, A., and Moroni, F. Clinical pharmacokinetics of valproic acid–1988. *Clin. Pharmacokinet.*, **1988**, *15*:367-389.

Orale Bioverfügbarkeit (%)	Unveränderte renale Elimination (%)	Plasmaproteinbindung (%)	Clearance ($ml\cdot min^{-1}\cdot kg^{-1}$)	Verteilungsvolumen (Liter/kg)	Halbwertszeit (Stunden)	Effektive Konzentration	Toxische Konzentration
VANCOMYCIN (Kapitel 47)							
–	79 ± 11	30 ± 10 ↔ Uräm	1,4 ± 0,1 $CL=0{,}79\,CL_{cr}+0{,}22$ ↓ Uräm, Ger, Neo ↔ Adip, KPBC ↑ Verbr	0,39 ± 0,06 ↓ Adip ↔ Uräm, KPBC	5,6 ± 1,8 ↑ Uräm, Ger ↓ Adip	siehe Kapitel 47	> 80 µg/ml[a]

[a] Ototoxizität. Die mit Ototoxizität assoziierten Konzentrationen bewegen sich zwischen 37 und 152 µg/ml.

LITERATUR: Leader, W.G., Chandler, M.H.H., and Castiglia, M. Pharmacokinetic optimisation of vancomycin therapy. *Clin. Pharmacokinet.*, **1995**, *28*:327-342.

Orale Bioverfügbarkeit (%)	Unveränderte renale Elimination (%)	Plasmaproteinbindung (%)	Clearance ($ml\cdot min^{-1}\cdot kg^{-1}$)	Verteilungsvolumen (Liter/kg)	Halbwertszeit (Stunden)	Effektive Konzentration	Toxische Konzentration
VECURONIUMBROMID (Kapitel 9)							
–	18 ± 5	30 ± 9	3 ± 0,1 ↓ Zirrh, Ger ↔ Päd, Uräm, Adip	0,21 ± 0,08 ↓ Ger ↔ Päd, Zirrh, Uräm, Adip	1,5 ± 0,7 ↑ Zirrh, Ger ↔ Päd, Uräm, Adip	0,2 µg/ml[a] 0,37 µg/ml[b]	–

[a] 50% Reduktion der Stärke einer Muskelzuckung.
[b] 95% Reduktion der Stärke einer Muskelzuckung.

LITERATUR: Agoston, S., Vandenbrom, R.H.G., and Wierda, J.M.K.H. Clinical pharmacokinetics of neuromuscolar blocking drugs. *Clin. Pharmacokinet.*, **1992**, *22*:94-115.

Orale Bioverfügbarkeit (%)	Unveränderte renale Elimination (%)	Plasmaproteinbindung (%)	Clearance ($ml·min^{-1}·kg^{-1}$)	Verteilungsvolumen (Liter/kg)	Halbwertszeit (Stunden)	Effektive Konzentration	Toxische Konzentration
VENLAFAXIN[a,b] (Kapitel 19)							
~10	4,6 ± 3[d] 29 ± 7[c,d]	27 ± 2 30 ± 12[c]	22 ± 10[d] ↔ Ger, Weibl ↓ Zirrh, Uräm	7,5 ± 3,7[d] ↔ Ger, Weibl, Zirrh, Uräm	4,9 ± 2,4 10,3 ± 4,3[c] ↔ Ger, Weibl ↑ Zirrh, Uräm	—	—

[a] In Deutschland nur durch Import erhältlich. Laut § 73,3 Arzneimittelgesetz kann jedes Medikament in geringen Mengen und auf ausdrückliche Verordnung importiert werden, wenn im Ausland eine Zulassung des betreffenden Präparats vorhanden ist (Anm. d. Hrsg.).
[b] Racemat: Die antidepressive Aktivität stammt vom l-(-)-Isomer und seinem äquipotenten O-desmethyl-Metaboliten. Die Konzentration von O-Desmethylvenlaflaxin ist etwa 3,3fach größer als die der Ausgangssubstanz.
[c] Werte für O-Desmethylvenlaflaxin nach Applikation von Venlaflaxin.
[d] Orale Anwendung; CL/F und V_{ss}/F

LITERATUR: Klamerus, K.J., Maloney, K., Rudolph, R.L., Sisenwine, S.F., Jusko, W.J., and Chiang, S.T. Introduction of a composite parameter to the pharmacokinetics of venlafaxine and its active O-desmethyl metabolite. *J. Clin. Pharmacol.*, **1992**, *32*:716-724.

VERAPAMIL[a,b] (Kapitel 32, 35)							
oral: 22 ± 8 sublingual: 35 ± 13 ↑ Zirrh ↔ Uräm	<3	90 ± 2 ↓ Zirrh ↔ Uräm, VoFli, Ger	15 ± 6[c,d] ↓ Zirrh, Ger, Adip ↓, ↔ VoFli ↔ Uräm, Päd	5 ± 2,1 ↑ Zirrh ↓, ↔ VoFli ↔ Uräm, Ger, Adip	4 ± 1,5[c] ↑ Zirrh, Ger, Adip ↑, ↔ VoFli ↔ Uräm, Päd	120 ± 20 ng/ml[e] 120 ± 40 ng/ml[f]	—

[a] Racemat: Das (-)-Enantiomer ist stärker aktiv. Die Bioverfügbarkeit von (+)-Verapamil ist wegen einer niedrigeren CL (10 ± 2 gegenüber 18 ± 3 $ml·min^{-1}·kg^{-1}$) 2,5fach größer als die des (-)-Enantiomers. Die relativen Konzentrationen der Enantiomere verändern sich in Abhängigkeit des Applikationsweges.
[b] Der aktive Metabolit Norverapamil ist ein Vasodilatator, hat aber keinen direkten Effekt auf die Herzfrequenz oder das PR-Intervall. Im Steady state (orale Anwendung) ist die AUC äquivalent zu der der Ausgangssubstanz; (Halbwertszeit = 9 ± 3 Stunden).
[c] Mehrfachdosierung bewirkt einen mehr als zweifachen Abfall von CL/F und eine Verlängerung der Halbwertszeit in einigen, aber nicht allen Studien.
[d] CYP3A4-Substrat
[e] EC_{50} für eine Verlängerung des PR-Intervalls nach oraler Gabe des Razemats; der Wert für die intravenöse Applikation des Razemats beträgt 40 ± 25 ng/ml. Nach oraler Anwendung bewirkt eine Konzentration des Razemats über 100 ng/ml eine mehr als 25%ige Reduktion der Herzfrequenz bei Vorhofflimmern, eine mehr als 10%ige Verlängerung des PR-Intervalls und einen mehr als 50%igen Anstieg der Belastungsdauer bei Patienten mit Angina pectoris.
[f] Zur Terminierung von supraventrikulären *re entry* Tachykardien durch intravenöse Applikation.

LITERATUR: McTavish, D., and Sorkin, E.M. Verapamil: an updated review of its pharmacodynamic and pharmacokinetic properties and therapeutic use in hypertension. *Drugs*, **1989**, *38*:19-76.

WARFARIN[a] (Kapitel 54)							
93 ± 8	<2	99 ± 1[b] ↓ Uräm ↔ Grav	0,045 ± 0,024[c,d,e] ↔ Ger, AVH, ZF	0,14 ± 0,06[b,d] ↔ Ger, AVH	37 ± 15[f] ↔ Ger, AVH	2,2 ± 0,4 µg/ml	—

[a] Werte gelten für das Racemat; das S-(-)-Enantiomer ist drei- bis fünfmal stärker aktiv als das R-(+)-Enantiomer.
[b] Kein Unterschied zwischen den Enantiomeren bezüglich Plasmaproteinbindung oder $V_{Fläche}$.
[c] Die Clearance des R-(+)-Isomers beträgt etwa 70% der Clearance des S-(-)-Enantiomers (0,043 gegenüber 0,059 $ml·min^{-1}·kg^{-1}$).
[d] Krankheitszustände, die zu verminderter Plasmaeiweißbindung führen (z.B. Urämie) erhöhen vermutlich die Clearance und das Verteilungsvolumen.
[e] Die hauptsächlich verantwortliche Enzym-Isoform für den Metabolismus von S-(-)-Warfarin scheint CYP2C9 zu sein.
[f] Die Halbwertszeit des R-(+)-Enantiomers ist länger als die der S-(-)-Isoform (43 ± 14 gegenüber 32 ± 12 Stunden).

LITERATUR: Chan, E., McLachlan, A.J., Pegg, M., MacKay, A.D., Cole, R.B., and Rowland, M. Disposition of warfarin enantiomers and metabolites in patients during multiple dosing with rac-warfarin. *Br. J. Clin. Pharmacol.*, **1994**, *37*:563-569.

Abkürzungen: Adip = Adipositas; Alb = Hypalbuminämie; Arthr = Arthritis; AUC = Fläche unter der Kurve (*area under the curve*); AVH = akute virale Hepatitis; COLD = chronisch obstruktive Lungenerkrankung; CP = Cor pulmonale; CRI = chronische respiratorische Insuffizienz; Crohn = Morbus Crohn; Cush = Cushing-Syndrom; Entz = Entzündung; Epilep = Epilepsie; Erw = Erwachsene; Ger = Geriatrische Patienten; Grav = Gravidität; Hep = Hepatitis; Herzinsuff = Herzinsuffizienz; HI = Herzinfarkt; HL = Hyperlipoproteinämie; Hyperth = Hyperthyreose; Hypoth = Hypothyreose; KHK = Koronare Herzkrankheit; KPBC = kardiopulmonale Bypass-Chirurgie; Neo = Neugeborene; Niko = Raucher; NS = Nephrotisches Syndrom; Päd = pädiatrische Patienten; Pneu = Pneumonie; Präm = prämatur; rA = rheumatoide Arthritis; Sprue = einheimische Sprue (Zoeliakie); Tach = Ventrikuläre Tachykardie; Ulkus = Ulkuspatienten; Uräm = Urämie; Verbr = Verbrennungspatienten; VoFli = Vorhofflimmern; Weibl = weiblich; ZF = Zystische Fibrose (Mukoviszidose); Zirrh = Leberzirrhose.

TABELLE A-II-1
PHARMAKOKINETISCHE DATEN *(Fortsetzung)*

Orale Bioverfügbarkeit (%)	Unveränderte renale Elimination (%)	Plasmaproteinbindung (%)	Clearance ($ml \cdot min^{-1} \cdot kg^{-1}$)	Verteilungsvolumen (Liter/kg)	Halbwertszeit (Stunden)	Effektive Konzentration	Toxische Konzentration
ZALCITABIN (Kapitel 50)							
88 ± 17	65 ± 17	<4	4,1 ± 1,2 ↓ Uräm	0,53 ± 0,13	2 ± 0,8 ↑ Uräm	–	–

Literatur: Devineni, D., and Gallo, J.M. Zalcitabine. Clinical pharmacokinetics and efficacy. *Clin. Pharmacokinet.*, **1995**, *28*:351-360.

Orale Bioverfügbarkeit (%)	Unveränderte renale Elimination (%)	Plasmaproteinbindung (%)	Clearance ($ml \cdot min^{-1} \cdot kg^{-1}$)	Verteilungsvolumen (Liter/kg)	Halbwertszeit (Stunden)	Effektive Konzentration	Toxische Konzentration
ZIDOVUDIN (Kapitel 50)							
63 ± 13 ↑ Neo ↔ Grav	18 ± 5	< 25	26 ± 6 ↓ Uräm[a], Neo, Zirrh[a] ↔ Päd, Grav.	1,4 ± 0,4 ↓ Uräm[a], Zirrh[a] ↔ Päd, Grav	1,1 ± 0,2 ↔ Uräm, Grav ↑ Neo, Zirrh	–	–

[a] CL/F und $V_{Fläche}/F$.

Literatur: Morse, G.D., Shelton, M.J., and O'Donnell, A.M. Comparative pharmacokinetics of antiviral nucleoside analogues. *Clin. Pharmacokinet.*, **1993**, *24*:101-123.

Orale Bioverfügbarkeit (%)	Unveränderte renale Elimination (%)	Plasmaproteinbindung (%)	Clearance ($ml \cdot min^{-1} \cdot kg^{-1}$)	Verteilungsvolumen (Liter/kg)	Halbwertszeit (Stunden)	Effektive Konzentration	Toxische Konzentration
ZOLPIDEM (Kapitel 17)							
67 ± 20	<1	92 ↓ Uräm, Zirrh	4,3 ± 2,2 ↔ Uräm ↓ Zirrh, Ger	0,54 ± 0,09 ↑ Uräm	2,2 ± 0,4 ↑ Ger, Zirrh ↔ Uräm ↓ Päd	–	–

Bibliografia Salvà, P., and Costa, J. Clinical pharmacokinetics and pharmacodynamics of zolpidem. *Clin. Pharmacokinet.*, **1995**, *29*:142-153.

ANHANG
Medikamentenliste*
Christopher Schwartz

Die folgende Tabelle dient der schnellen Auffindung von auf dem deutschen Arzneimittelmarkt erhältlichen Fertigarzneimitteln, die in diesem Buch genannte Arzneistoffe enthalten. Zusätzlich wird das Kapitel angegeben, in welchem der Arzneistoff ausführlich erwähnt wird und der Hersteller des Arzneimittels. Die Liste kann keinen Anspruch auf Vollständigkeit erheben, sondern stellt lediglich eine Auswahl der Herausgeber dar (Anm. d. Hrsg.).

Acarbose [60]
   GLUCOBAY (BAYER VITAL)

Acebutolol [10]
   NEPTAL (PROCTER & GAMBLE PHARMACEUTICALS)
   PRENT (GEPEPHARM)
   SALI-PRENT (BAYER VITAL)
   TREDALAT (BAYER VITAL)

Acetazolamid [29]
   DIAMOX (LEDERLE)
   GLAUPAX (CIBA VISION)

Acetylcholin [65]
   ACETYLCHOLINCHLORID INJEEL (HEEL)
   HORVITYL (HORVI)
   MIOCHOL-E (CIBA VISION)

Acetylcystein [27]
   BROMUC (KLINGE)
   FLUIMUCIL (ZAMBON)
   SIRAN (TEMMLER PHARMA)

Acetylsalicylsäure [27]
   ASPIRIN (BAYER VITAL)

Aciclovir [50, 65]
   ZOVIRAX (GLAXO WELLCOME)

Adenosin [35]
   ADREKAR INJEKTIONSLÖSUNG (SANOFI WINTHROP)

Adrenalin [65]
   ANAPHYLAXIE BESTECK INJEKTIONSLÖSUNG (SMITHKLINE BEECHAM)
   SUPRARENIN INJEKTIONSLÖSUNG (HOECHST MARION ROUSSEL)

Albendazol [42]
   ESKAZOLE (SMITHKLINE BEECHAM)

Albuterol [10, 28] (s. Salbutamol)

Alclometasondipropionat [59, 64]
   DELONAL (ESSEX PHARMA)

Aldesleukin [51, 52] (s. Interleukin-2)

Alfentanil [14, 23]
   RAPIFEN (JANSSEN-CILAG)

Alfuzosin [10]
   URION (BYK GULDEN)

Alimemazin [18]
   REPELTIN (PIERRE FABRE DERMO KOSMETIK)

Allopurinol [27]
   FOLIGAN (HENNING BERLIN)
   REMID (TAD)
   ZYLORIC (GLAXO WELLCOME)

Alprazolam [18]
   CASSADAN (ASTA MEDICA AWD)
   ESPARON (ORION PHARMA)
   TAFIL (PHARMACIA & UPJOHN)
   XANAX (PHARMACIA & UPJOHN)

Alprostadil [26]
   MINPROG (PHARMACIA & UPJOHN)
   PROSTAVASIN (SCHWARZ PHARMA)

---
* Anhang III wurde für die deutsche Ausgabe von Christopher Schwartz neu erstellt und hinzugefügt (Anm. d. Hrsg.).

Alteplase [54]
 ACTILYSE (BOEHRINGER INGELHEIM)

Amantadin [50]
 PK-MERZ (MERZ & CO.)
 TREGOR (HORMOSAN)
 VIREGYT (THIEMANN)

Amcinonid [59]
 AMCIDERM (HERMAL)

Amidopyrin (Aminopyrin) [27]
 AMIDOPYRIN-INJEEL (HEEL)

Amikacin [46]
 BIKLIN (BRISTOL-MYERS SQUIBB)

Amilorid [29]
 DIAPHAL (IN KOMB.) (PIERRE FABRE PHARMA)
 ESMALORID (IN KOMB.) (MERCK)
 MODUCRIN (IN KOMB.) (MSD)
 MODURETIK (IN KOMB.) (DUPONT PHARMA)
 TENSOFLUX (IN KOMB.) (HENNIG)

Aminoglutethimid [51, 59]
 ORIMETEN (NOVARTIS PHARMA)
 RODAZOL (NOVARTIS PHARMA)

Aminophyllin [1, 19, 28]
 AFONILUM (KNOLL DEUTSCHLAND)
 PHYLLOTEMP (MUNDIPHARMA)

Aminosalicylsäure [27] (s. Mesalazin)

Amiodaron [35]
 CORDAREX (SANOFI WINTHROP)
 TACHYDARON (ASTA MEDICA AWD)

Amitriptylin [11, 19]
 AMINEURIN (NEURO HEXAL)
 LAROXYL (ROCHE)
 NOVOPROTECT (DURACHEMIE)
 SAROTEN (BAYER VITAL)

Amlodipin [32]
 NORVASC (PFIZER/MACK, ILLERT.)

Amoxicillin [45]
 AMAGESAN (PHARBITA)
 AMOXYPEN (GRÜNENTHAL)
 AUGMENTAN (SMITHKLINE BEECHAM)
 CLAMOXYL (SMITHKLINE BEECHAM)

Amphotericin B [49]
 AMPHO-MORONAL (BRISTOL-MYERS SQUIBB)

Ampicillin [45]
 BINOTAL (GRÜNENTHAL)
 UNACID (PFIZER)

Amrinon [34]
 WINCORAM (SANOFI WINTHROP)

Amylnitrit [32, 67]
 NITRAMYL (FUNKE)

Ancrod [54]
 ARWIN (KNOLL DEUTSCHLAND)

Apraclonidin [10, 65]
 IOPIDINE (ALCON)

Ascorbinsäure [62]
 CEBION (MERCK)

Asparaginase [51, 55]
 (IPSEN PHARMA)

Astemizol [64]
 HISMANAL (JANSSEN-CILAG)

Atenolol [10]
 FALITONSIN (ASTA MEDICA AWD)
 TENORMIN (ZENECA)

Atorvastatin [36]
 SORTIS (GÖDECKE/PARKE-DAVIS/MACK, ILLERT.)

Atovaquon [41]
 WELLVONE (GLAXO WELLCOME)

Atracurium [9]
 TRACRIUM WELLCOME (GLAXO WELLCOME)

Atropin [65]
 ATROPIN EDO SINE (MANN)
 ATROPIN-POS (URSAPHARM)
 ATROPINUM SULFURICUM AWD (ASTA MEDICA AWD)
 ATROPINUM SULFURICUM EIFELFANGO (EIFELFANGO)
 DYSURGAL (GALENIKA HETTERICH)

Auranofin [27]
 RIDAURA (YAMANOUCHI)

Azathioprin [52, 64]
 AZAMEDAC (MEDAC)

IMUREK (GLAXO WELLCOME)
ZYTRIM (ISIS PUREN)

Azithromycin [25, 47]
ZITHROMAX (MACK, ILLERT./BAYER VITAL)

Azosemid [29]
LURET (SANOFI WINTHROP)

Aztreonam [45]
AZACTAM (BRISTOL-MYERS SQUIBB)

Bacampicillin [45]
AMBACAMP (PHARMACIA & UPJOHN)
PENGLOBE (ASTRA)

Bacitracin [65]
ANGINOMYCIN (IN KOMB.) (CEPHASAAR)
BATRAX (IN KOMB.) (GEWO)
CICATREX (IN KOMB.) (GLAXO WELLCOME)
NEBACETIN (IN KOMB.) (YAMANOUCHI)
POLYSPECTRAN (IN KOMB.) (ALCON-THILO)

Baclofen [22]
LEBIC (ISIS PUREN)
LIORESAL (GEIGY)

Beclometason [28, 59]
AEROBEC (3M MEDICA)
BECLOMET (ORION PHARMA)
BECLORHINOL (FISONS)
BECONASE (GLAXO WELLCOME)
BRONCHOCORT (KLINGE)
SANASTHMAX (GLAXO WELLCOME)
SANASTHMYL (GLAXO WELLCOME)
VIAROX (BYK GULDEN)

Benazepril [31]
CIBACEN (NOVARTIS PHARMA)

Bendroflumethiazid [28]
DOCIDRAZIN (ZENECA/RHEIN-PHARMA)
SOTAZIDEN (BRISTOL-MYERS SQUIBB)

Benperidol [18]
GLIANIMON (BAYER VITAL)

Benserazid [22]
MADOPAR (ROCHE)

Benzatropin [22]
COGENTINOL (ASTRA)

Benzbromaron [27]
NARCARIZIN (HEUMANN)

Benzocain [15]
ANAESTHESIN (RITSERT)

Benzoylperoxyd [64]
AKNEROXID (HERMAL)
KLINOXID (LEDERLE)
PANOXYL (STIEFEL)

Benzylbenzoat [67]
ACAROSAN (ALLERGOPHARMA)
ANTISCABIOSUM (STRATHMANN)

Betamethason [59]
BETNESOL-V (GLAXO WELLCOME/CASCAN)
CELESTAMINE (ESSEX PHARMA)
CELESTAN-V (ESSEX PHARMA)
CORDES-BETA (ICHTHYOL)
DIPROSONE (ESSEX PHARMA)
EUVADERM (PARKE-DAVIS)

Betaxolol [10, 65]
BETOPTIMA (ALCON)
KERLONE (SYNTHELABO)

Bethanechol [7, 22, 38]
MYOCHOLINE-GLENWOOD (GLENWOOD)

Bezafibrat [36]
BEFIBRAT (HENNIG)
CEDUR (BOEHRINGER MANNHEIM)
LIPOX (TAD)

Biotin [62]
BIO-H-TIN (IN KOMB.) (ENGELFRIED BARTEL)
GABUNAT (STRATHMANN)
PRIORIN (ROCHE NICHOLAS)

Bisacodyl [38]
DULCOLAX (BOEHRINGER INGELHEIM)
FLORISAN N (BOEHRINGER INGELHEIM)
LAXOBERAL (BOEHRINGER INGELHEIM)
TIRGON (WOELM PHARMA)

Bleomycinsulfat [51, 64]
BLEO-CELL (CELL PHARM)
BLEOMYCINUM MACK (MACK)

Bromocriptin [22, 55]
  Kirim (Hormosan)
  Pravidel (Novartis Pharma)

Brompheniramin [25]
  Dimegan (Kreussler)

Brotizolam [17]
  Lendormin (Boehringer Ingelheim)

Budesonid [28, 59]
  Pulmicort (Astra)

Bumetamid [29]
  Burinex (Leo)

Bunazosin [10, 33]
  Andante (Boehringer Ingelheim)

Bupivacain [15]
  Bucain (curasan)
  Bupivacain-RPR (Rhône-Poulenc Rorer)
  Carbostesin (Astra)

Buprenorphin [23]
  Temgesic (Boehringer Mannheim)

Buserelin [55]
  Profact (Hoechst Marion Roussel)

Buspiron [11]
  Bespar (Bristol-Myers Squibb)

Busulfan [51]
  Myleran (Glaxo Wellcome)

Calcifediol [61]
  Dedrogyl (Albert-Roussel/Hoechst Marion Roussel)

Calcitonin [21, 25, 27]
  Calcimonta (Byk Gulden/Byk Tosse)
  Calsynar Lyo (Rhône-Poulenc Rorer)
  Casalm (Pharmacia & Upjohn)
  Karil (Novartis Pharma)

Candesartan [31, 33]
  Atacand (Astra/Promed)
  Biopress (Takeda)

Capsaicin [21, 64]
  Capsamol (in Komb.) (Wörwag)

Captopril [31]
  Lopirin (Bristol-Myers Squibb)
  Tensobon (Schwarz Pharma)

Carbachol [65]
  Carba Mann (Mann)
  Doryl (Merck)
  Isopto-Carbachol (Alcon)
  Jestryl-Viskos AT (Chauvin ankerpharm)

Carbamazepin [20]
  Finlepsin (ASTA Medica AWD/Boehringer Mannheim)
  Fokalepsin (Promonta Lundbeck)
  Sirtal (Merck Generika)
  Tegretal (Novartis Pharma)
  Timonil (Desitin)

Carbenoxolon [37]
  Neogel (Hexal)

Carbidopa [7, 22]
  Nacom (in Komb.) (DuPont Pharma)

Carbimazol [56]
  Carbimazol Henning (Henning Berlin)

Carbinoxamin [25]
  Polistin (Trommsdorff)
  Rhinopront (in Komb.) (Mack, Illert.)
  Rhinotussal (in Komb.) (Mack, Illert.)

Carboplatin [51]
  Carboplat (Bristol-Myers Squibb)

Carmustin [51, 64]
  Carmubris (Bristol-Myers Squibb)

β-Carotin [64]
  Bellacarotin (3M Medica)
  Carotaben (Hermal)

Carteolol [10]
  Arteoptic (CIBA Vision)
  Endak (Madaus)

Carvedilol [10]
  Dilatrend (Boehringer Mannheim/SmithKline Beecham)
  Querto (Byk Gulden)

Cefaclor [45]
  Cef-Diolan (Engelhard)
  Panoral (Lilly)

Cefadroxil [45]
BIDOCEF (BRISTOL-MYERS SQUIBB)
GRÜNCEF (GRÜNENTHAL)

Cefalexin [45]
CEPOREXIN (HOECHST MARION ROUSSEL/ GLAXO WELLCOME)
ORACEF (LILLY)

Cefamandol [45]
MANDOKEF (LILLY)

Cefazolin [45]
ELZOGRAM (LILLY)
GRAMAXIN (BOEHRINGER MANNHEIM)

Cefepim [45]
MAXIPIME (BRISTOL-MYERS SQUIBB/ SMITHKLINE BEECHAM)

Cefixim [45]
CEPHORAL (MERCK)
SUPRAX (KLINGE)

Cefoperazon [45]
CEFOBIS (PFIZER)

Cefotaxim [43, 45]
CLAFORAN (HOECHST MARION ROUSSEL)

Cefoxitin [43, 45]
MEFOXITIN (MSD)

Cefpodoxim [45]
ORELOX (ALBERT-ROUSSEL/HOECHST MARION ROUSSEL)
PODOMEXEF (SANKYO)

Ceftazidim [45, 46]
FORTUM (CASCAN/GLAXO WELLCOME)

Ceftibuten [45]
KEIMAX (ESSEX PHARMA)

Ceftizoxim [43, 45]
CEFTIX (BOEHRINGER MANNHEIM)

Ceftriaxon [43, 45]
ROCEPHIN (ROCHE)

Cefuroxim [45]
CEFUROXIM LILLY (LILLY)
ELOBACT (CASCAN/CASCAPHARM)
ZINACEF (HOECHST MARION ROUSSEL/ GLAXO WELLCOME)
ZINNAT (GLAXO WELLCOME)

Cerivastatin [36]
LIPOBAY (BAYER VITAL)

Cetirizin [25, 64]
ZYRTEC (UCB/RODLEBEN/VEDIM)

Chenodeoxycholsäure [38]
CHENOFALK (FALK)

Chinidin [35]
CHINIDIN-DURILES (ASTRA)
CHINIDIN-RETARD-ISIS (ISIS PHARMA)
OPTOCHINIDIN (BOEHRINGER MANNHEIM)

Chinin [40]
CHININUM AETHYLCARBONICUM (CASSELLA-MED)
CHININUM DIHYDROCHLORICUM (CASSELLA-MED)
CHININUM HYDROCHLORICUM (MERCK)
LIMPTAR N (CASSELLA-MED)

Chloralhydrat [17, 18]
CHLORALDURAT (POHL)

Chlorambucil [51]
LEUKERAN (GLAXO WELLCOME)

Chloramphenicol [65]
AQUAMYCETIN (WINZER)
OLEOMYCETIN (WINZER)
PARAXIN PRO INJECTIONE (BOEHRINGER MANNHEIM)
POSIFENICOL (URSAPHARM)
THILOCANFOL (ALCON)

Chlordiazepoxid [17, 18]
MULTUM (ROSEN PHARMA)
RADEPUR (ASTA MEDICA AWD)

Chloroquin [40, 64]
RESOCHIN (BAYER VITAL)
WEIMERQUIN (WEIMER)

Chlorpheniramin [1, 25]
CONTAC 700 (IN KOMB.) (SMITHKLINE BEECHAM)

Chlorpromazin [18]
PROPAPHENIN (RODLEBEN)

Chlorprothixen [18]
TRUXAL (PROMONTA LUNDBECK)

Chlortalidon [33]
HYGROTON (NOVARTIS PHARMA)

Chlortetracyclin [47, 65]
AUREOMYCIN (LEDERLE)

Choriongonadotropin [55]
CHORAGON (FERRING)
PREDALON (ORGANON)
PREGNESIN (SERONO)
PRIMOGONYL (SCHERING)

Ciclopirox [49]
BATRAFEN (HOECHST MARION ROUSSEL)

Ciclosporin [52, 64]
SANDIMMUN (NOVARTIS PHARMA)

Cilazapril [31, 32]
DYNORM (MERCK/ROCHE)

Cimetidin [25, 37]
ALTRAMET (ASTA MEDICA AWD)
CONTRACID (THIEMANN)
TAGAMET (SMITHKLINE BEECHAM)

Cinoxazin [44]
CINOXAZIN (ROSEN PHARMA)

Ciprofloxacin [44, 65]
CILOXAN (ALCON)
CIPROBAY (BAYER VITAL)

Cisaprid [11]
ALIMIX (JANSSEN-CILAG)
PROPULSIN (JANSSEN-CILAG)

Cisplatin [51]
PLATIBLASTIN (PHARMACIA & UPJOHN)
PLATINEX (BRISTOL-MYERS SQUIBB)

Cladribin [51]
LEUSTATIN (JANSSEN-CILAG)

Clarithromycin [25, 47]
BIAXIN HP (ABBOTT)
CYLLIND (ABBOTT)
KLACID (ABBOTT)
MAVID (ABBOTT)

Clavulansäure [45]
AUGMENTAN (IN KOMB.) (SMITHKLINE BEECHAM)

Clemastin [25]
TAVEGIL (NOVARTIS CONSUMER HEALTH)

Clindamycin [47, 64]
SOBELIN (PHARMACIA & UPJOHN)
TURIMYCIN (JENAPHARM)

Clobazam [17, 19]
FRISIUM (HOECHST MARION ROUSSEL)

Clobetasolpropionat [59, 64]
DERMOXIN (GLAXO WELLCOME)
KARISON (DERMAPHARM)

Clocortolonpivalat [59]
KABAN(IMAT) (ASCHE)

Clofibrat [37]
REGELAN N (ZENECA)

Clomethiazol [17]
DISTRANEURIN (ASTRA)

Clomiphen [57]
DYNERIC HENNING (HENNING BERLIN)
PERGOTIME (SERONO)

Clomipramin [19]
ANAFRANIL (NOVARTIS PHARMA)
HYDIPHEN (ASTA MEDICA AWD)

Clonazepam [20]
ANTELEPSIN (ASTA MEDICA AWD)
RIVOTRIL (ROCHE)

Clonidin [14, 33]
CATAPRESAN (BOEHRINGER INGELHEIM)
DIXARIT (BOEHRINGER INGELHEIM)
HAEMITON (ASTA MEDICA AWD)
PARACEFAN (BOEHRINGER INGELHEIM)

Clopenthixol [18]
CIATYL (BAYER VITAL)

Clopidogrel [54]
ISCOVER (BRISTOL-MYERS SQUIBB)
PLAVIX (SANOFI WINTHROP)

Clorazepat [17, 18, 20, 23, 24]
TRANXILIUM (SANOFI WINTHROP)

Clotrimazol [49, 65]
  Canesten (Bayer Vital)
  Canifug (Wolff)
  Gilt (Solvay Arzneimittel)
  Lokalicid (Dermapharm)
  Mykofungin (Wyeth)

Clozapin [11]
  Leponex (Novartis Pharma)

Codein [23]
  Bronchicum Mono (Nattermann)
  Codiforton (Sanofi Winthrop)
  Codipront (Mack)
  Optipect Kodein Forte (Thiemann)
  Tussipect (Beiersdorf-Lilly)
  Tyrasol (Pharma Wernigerode)

Colecalciferol [14]
  Vigantol (Merck)

Colestipol [36]
  Cholestabyl (Fournier Pharma)
  Colestid (Pharmacia & Upjohn)

Colestyramin [36]
  Quantalan 50 (Bristol-Myers Squibb)

Colistin [47]
  Colistin-Tabletten (Grünenthal)
  Diarönt Mono (Cephasaar)

Cortison [59]
  Cortison Augensalbe (Winzer)
  Cortison CIBA (Novartis Pharma)

Cromoglycinsäure [16, 28]
  Intal (Fisons/Rhône-Poulenc Rorer)
  Otriven H (Novartis Consumer Health)
  Vividrin (Mann)

Crotamiton [67]
  Crotamitex (Gepepharm)
  Euraxil (Novartis Consumer Health)

Cyanocobalamin [53]
  B12-Vicotrat (Heyl)
  Cytobion (Merck)
  Hämo-Vibolex (Cephasaar)
  Neurotrat B12 (Knoll Deutschland)
  Vitamin B12 Forte (Hevert)

Cyclopentolat [7, 65]
  Cyclopentolat (Alcon)
  Zyklolat EDO (Mann)

Cyclophosphamid [51, 52, 64]
  Cyclostin (Pharmacia & Upjohn)
  Endoxan (ASTA Medica AWD)

Cyproheptadin [11]
  Peritol (Medphano)

Cyproteronacetat [58]
  Androcur (Schering)
  Diane-35 (in Komb.) (Schering)

Cytarabin [5, 51]
  Alexan (Mack, Illert.)
  Udicil (Pharmacia & Upjohn)

Dacarbazin [51]
  D.T.I.C (Rhône-Poulenc Rorer)
  Detimedac (Medac)

Dactinomycin [51]
  Lyovac-Cosmegen (MSD)

Danazol [58]
  Winobanin (Sanofi Winthrop)

Dantrolen [9]
  Dantamacrin (Procter & Gamble Pharmaceuticals)
  Dantrolen I.V. (Procter & Gamble Pharmaceuticals)

Dapiprazol [65]
  Remydrial (Winzer)

Dapson [40, 41, 48, 50, 64]
  Dapson-Fatol (Fatol)

Daunorubicin [51]
  Daunoblastin (Pharmacia & Upjohn)
  Daunorubicin R.P. (Rhône-Poulenc Rorer)

Deferoxamin [66]
  Desferal (Novartis Pharma)

Desfluran [14]
  Suprane Inhalationsflüssigkeit (Pharmacia & Upjohn)

Desipramin [19]
 PERTOFRAN (NOVARTIS PHARMA)
 PETYLY (ASTA MEDICA AWD)

Desmopressin [30]
 DDAVP (FERRING)
 MINIRIN (FERRING)

Desogestrel [57]
 BIVIOL (IN KOMB.) (NOURYPHARMA)
 CYCLOSA (IN KOMB.) (NOURYPHARMA)
 LOVELLE (IN KOMB.) (ORGANON)
 MARVELON (IN KOMB.) (ORGANON)
 OVIOL (IN KOMB.) (NOURYPHARMA)

Desonid [59]
 STERAX (GALDERMA)

metason [59]
 TOPISOLON (HOECHST MARION ROUSSEL)

Dexamethason [59]
 AUXILOSON (BOEHRINGER INGELHEIM)
 DECADRON-PHOSPHAT (MSD)
 FORTECORTIN (MERCK)
 ISOPTO-DEX (ALCON)
 SPERSADEX (CIBA VISION)

Dextrometorphan [19]
 ARPHA (FOURNIER PHARMA)
 NEO TUSSAN (NOVARTIS CONSUMER HEALTH)

Diazepam [14, 20]
 FAUSTAN (ASTA MEDICA AWD)
 VALIUM (ROCHE)

Diazoxid [33, 60]
 HYPERTONALUM INJEKTIONSLÖSUNG (ESSEX PHARMA)
 PROGLICEM (ESSEX PHARMA)

Dibucain [15]
 DOLO POSTERINE (KADE)

Diclofenac [65]
 ALLVORAN (TAD)
 BENFOFEN (SANOFI WINTHROP)
 DICLO-DIVIDO (ISIS PUREN)
 DOLOBASAN (BASF GENERICS)
 EFFEKTON (BRENNER-EFEKA/LAW)
 MONOFLAM (LICHTENSTEIN)
 REWODINA (ASTA MEDICA AWD)
 VOLTAREN (NOVARTIS PHARMA)

Dicloxacillin [45]
 DICHLOR-STAPENOR (BAYER VITAL)

Didanosin [50]
 VIDEX (BRISTOL-MYERS SQUIBB)

Didesoxyinosin [50] (s. Didanosin)

Diethylpropion [10, 24]
 REGENON (TEMMLER PHARMA)
 TENUATE RETARD (SYNOMED)

Diflorason-Diacetat [59]
 FLORONE (GALLDERMA)

Diflunisal [27]
 FLUNIGET (MSD)

Digitoxin [34, 35]
 CORAMEDAN (MEDICE)
 DIGIMERCK (MERCK)
 DIGITOXIN AWD (ASTA MEDICA AWD)
 TARDIGAL (BEIERSDORF-LILLY)

Digoxin [34, 35]
 DIGACIN (BEIERSDORF-LILLY)
 DILANACIN (ASTA MEDICA AWD)
 LANICOR (BOEHRINGER MANNHEIM)
 LENOXIN (GLAXO WELLCOME)
 NOVODIGAL (BEIERSDORF-LILLY)

Dihydrocodein [23]
 DHC MUNDIPHARMA (MUNDIPHARMA)
 PARACODIN (KNOLL DEUTSCHLAND)
 REMEDACEN (RHÔNE-POULENC RORER)
 TIAMON MONO (TEMMLER PHARMA)

Dihydroergocristin [21]
 DEFLUINA N (IN KOMB.) (RHÔNE-POULENC RORER)
 PONTUC (IN KOMB.) (NOVARTIS PHARMA)

Dihydroergotamin [21]
 AGIT DEPOT (SANOFI WINTHROP)
 ANGIONORM (FARMASAN)
 CLAVIGRENIN (HORMOSAN)
 DET MS (RENTSCHLER)
 DIHYDERGOT (NOVARTIS PHARMA)
 ERGONT (DESITIN)

Dihydrotachysterol [61]
 A.T.10 (BAYER VITAL)
 TACHYSTIN (CHAUVIN ANKERPHARM)

Diltiazem [35]
  Corazet Diltiazem (Mundipharma)
  Dilsal (TAD)
  Dilzem (Gödecke)

Dimenhydrinat [25]
  Vomacur (Hexal)
  Vomex (Yamanouchi)

Dinoprost [39]
  Minprostin F2α (Pharmacia & Upjohn)

Dinoproston [39]
  Minprostin E2 (Pharmacia & Upjohn)

Diphenhydramin [21, 22, 25]
  Benadryl (Warner-Lambert)
  Reisetabletten Retorta (Retorta)
  Dolestan (Whitehall-Much)

Diphenoxylat [7, 23, 38]
  Reasec (in Komb.) (Janssen-Cilag)

Dipivefrin [65]
  D Epifrin (Pharm-Allergan)
  Glaucothi (Alcon)

Dipyridamol [54]
  Curantyl (Berlin-Chemie)
  Persantin (Boehringer Ingelheim)

Disopyramid [35]
  Diso-Duriles (Astra)
  Disonorm (Solvay Arzneimittel)
  Norpace (Heumann)
  Rythmodul (Albert-Roussel/Hoechst Marion Roussel)

Disulfiram [17]
  Antabus (Byk Gulden/Byk Tosse)

Dobutamin [10, 34]
  Dobutamin AWD (ASTA Medica AWD)
  Dobutamin Giulini (Solvay Arzneimittel)
  Dobutrex (Lilly)

Docetaxel [51]
  Taxotere (Rhône-Poulenc Rorer)

Dolasetron [38]
  Anemet (Hoechst Marion Roussel)

Domperidon [38]
  Motilium (Byk Gulden)

Dopamin [10]
  Dopamin AWD (ASTA Medica AWD)
  Dopamin Giulini (Solvay Arzneimittel)

Dopexamin [10]
  Dopacard (Ipsen Pharma)

Dorzolamid [65]
  Trusopt (Chibret)

Doxazosin [33]
  Cardular (Pfizer)
  Diblocin (Astra)

Doxepin [19]
  Aponal (Boehringer Mannheim/ASTA Medica AWD)
  Desidox (Desitin)
  Doneurin (Neuro Hexal)
  Sinquan (Pfizer)

Doxorubicin [51]
  Adriblastin (Pharmacia & Upjohn)
  Adrimedac (medac)
  Doxorubicin R.P. (Rhône-Poulenc Rorer)

Doxycyclin [47]
  Bactidox (TAD)
  Clinofug (Wolff)
  Supracyclin (Grünenthal)
  Vibramycin (Pfizer)

Doxylamin [17]
  Gittalun (Boehringer Ingelheim)
  Schlafsterne (Retorta)

Droperidol [14, 23]
  Dehydrobenzperidol (Janssen-Cilag)

Econazol [65]
  Epi-Pevaryl (Janssen-Cilag)
  Gyno-Pevaryl (Janssen-Cilag)

Enalapril [32, 34]
  Pres (Boehringer Ingelheim)
  Xanef (MSD)

Enalaprilat [31, 34]
  Pres (Boehringer Ingelheim)
  Xanef (MSD)

Enfluran [14]
　Enfluran-Pharmacia (Pharmacia & Upjohn)
　Ethrane (Abbott)

Ephedrin [6, 10, 15, 18, 33, 37]
　Ephepect (Bolder)
　Stipo (Repha)

Epoetin Alfa [53]
　Erypo (Janssen Cilag)

Epoetin Beta [53]
　Neo Recormon (Boehringer Mannheim)

Eprosartan [31]
　Teveten (SmithKline Beecham)/Hoechst
　　Marion Roussel

Equilin [57]
　Presomen (in Komb.) (Solvay Arzneimittel)

Ergocalciferol [61]
　Frubiase (in Komb.) Calcium Forte
　　(Boehringer Ingelheim)
　Natabec (in Komb.) (Warner-Lambert)
　Osspulvit S Forte (in Komb.) (Madaus)
　Vitalipid Adult/-Infant (in Komb.)
　　(Pharmacia & Upjohn)

Ergometrin [21, 39]
　Secalysat-EM Bürger (Ysatfabrik)

Ergotamin [21]
　Ergo Sanol Spezial (Sanol)
　Migrexa (Sanorania)

Erythromycin [47, 64]
　Akne Cordes (Ichthyol)
　Aknemycin (Hermal)
　Aknin-Winthrop (Sanofi Winthrop)
　Erysec (Lindopharm)
　Erythrocin (Abbott)
　Lederpaediat (Lederle)
　Medismon (Medice)
　Monomycin (Grünenthal)
　Paediathrocin (Abbott)
　Sanasepton (Pharbita)

Esmolol [10, 35, 56]
　Brevibloc (Gensia Automedics)

Estradiol [1, 49]
　Estraderm (Novartis Pharma)
　Estring (Pharmacia & Upjohn)
　Evorel (Janssen-Cilag)
　Menorest (Rhône-Poulenc Rorer/Novo Nordisk)

Estradiolvalerat [57]
　Merimono (Novartis Pharma)
　Progynova (Schering)

Etacrynsäure [29]
　Hydromedin (MSD)

Ethambutol [48]
　EMB-Fatol (Fatol)
　Myambutol (Lederle)

Ethanol [17, 51, 52, 54, 60, 67]
　Amphisept (Bode)

Ethinylöstradiol [57]
　Progynon C (Schering)
　Turisteron (Jenapharm)

Ethosuximid [20]
　Petnidan (Desitin)
　Pyknolepsinum (Desitin)
　Suxinutin (Parke-Davis)

Etidocain [15]
　Dur-Anest (Astra)

Etidronsäure [61]
　Didronel (Procter & Gamble Pharmaceuticals)

Etofenaminsäure [27]
　Algesalona (Solvay Arzneimittel)
　Rheumon (Bayer Vital)

Etomidat [14, 17]
　Etomidat-Lipuro (B. Braun)
　Hypnomidate (Janssen-Cilag)
　Radenarcon (ASTA Medica AWD)

Etoposid [51]
　Vepesid (Bristol-Myers Squibb)

Famciclovir [50]
　Famvir (SmithKline Beecham)

Famotidin [25, 37]
　Ganor (Boehringer Ingelheim)
　Pepdul (MSD Chibropharm)

Felbamat [20]
TALOXA (ESSEX PHARMA)

Felodipin [32]
MODIP (ASTRA/PROMED)
MUNOBAL (HOECHST MARION ROUSSEL)

Fenfluramin [11]
PONDAREX (SERVIER DEUTSCHLAND)

Fenofibrat [36]
LIPANTHYL (FOURNIER PHARMA)

Fenoterol [10, 28]
BEROTEC (BOEHRINGER INGELHEIM)
PARTUSISTEN (BOEHRINGER INGELHEIM)

Fentanyl [14, 23]
DUROGESIC (JANSSEN-CILAG)
FENTANYL-JANSSEN (JANSSEN-CILAG)

Filgastrim [51, 53]
NEUPOGEN (AMGEN/ROCHE)

Finasterid [58]
PROSCAR (MSD CHIBROPHARM)

Flavoxat [7]
SPASURET (SANOFI WINTHROP)

Flecainid [35]
TAMBOCOR (3M MEDICA)

Fleroxacin [44, 48]
QUINODIS (ROCHE/GRÜNENTHAL)

Fluconazol [25, 49, 65]
DIFLUCAN (PFIZER)
FUNGATA (MACK, ILLERT.)

Flucytosin [49, 65]
ANCOTIL ROCHE (ICN)

Fludarabinphosphat [51]
FLUDARA (MEDAC/SCHERING)

Fludrocortison [59]
ASTONIN H (MERCK)
FLUDROCORTISON (BRISTOL-MYERS SQUIBB)

Flufenaminsäure [27]
DIGNODOLIN (SANKYO)
RHEUMA LINDOFLUID (LINDOPHARM)

Flumazenil [14]
ANEXATE (ROCHE)

Flunarizin [21]
SIBELIUM (JANSSEN-CILAG)

Flunisolid [28, 59]
INHACORT (BOEHRINGER INGELHEIM)
SYNTARIS (SYNTEX/ROCHE)

Fluocinolonacetonid [59]
FLUCINAR (MEDPHANO)
JELLIN (GRÜNENTHAL)

Fluocinonid [59]
TOPSYM (GRÜNENTHAL)

Fluorometholon [59]
EFFLUMIDEX (PHARM-ALLERGAN)
ISOPTO-FLUCON (ALCON)

Fluoruracil [51, 64]
5-FU LEDERLE (LEDERLE)
5-FU MEDAC (MEDAC)
ACTINO-HERMAL (HERMAL)
EFUDIX ROCHE (ICN)
FLUROBLASTIN (PHARMACIA & UPJOHN)

Fluoxetin [11]
FLUCTIN (LILLY)

Flupentixol [18]
FLUANXOL (BAYER VITAL)

Fluphenazin [18]
DAPOTUM (BRISTOL-MYERS SQUIBB/SANOFI WINTHROP)
LYOGEN (PROMONTA LUNDBECK)
LYORODIN (RODLEBEN/VEDIM)
OMCA (BRISTOL-MYERS SQUIBB)

Flurazepam [17]
BECONERV NEU (BIOPHARMA)
DALMADORM (ROCHE)
FLURAZEPAM 15/30 RIKER (3M MEDICA)
STAURODORM NEU (DOLORGIET)

Flurbiprofen [65]
FROBEN (KANOLDT)
OCUFLUR (PHARM-ALLERGAN)

Fluspirilen [18]
IMAP (JANSSEN-CILAG)

Flutamid [51, 58]
  FLUTAMEX (SANOFI WINTHROP)
  FUGEREL (ESSEX PHARMA)
  TESTAC (MEDAC)

Fluticason [28]
  ATEMUR (GLAXO WELLCOME/ CASCAN)
  FLUTIDE (GLAXO WELLCOME)
  FLUTIVATE (GLAXO WELLCOME/CASCAN)

Fluvastatin [36]
  CRANOC (ASTRA/PROMED)
  LOCOL (NOVARTIS PHARMA)

Fluvoxamin [19]
  FEVARIN (SOLVAY ARZNEIMITTEL)

Folsäure [53]
  FOLARELL (SANORELL)
  FOLSAN (SOLVAY ARZNEIMITTEL)

Formoterol [10]
  FORADIL (NOVARTIS PHARMA)
  OXIS (ASTRA/PHARMA-STERN)

Foscarnet [65]
  FOSCAVIR (ASTRA)
  TRIAPTEN (LAW/WYETH)

Fosinopril [32]
  DYNACIL (SCHWARZ PHARMA/SANOL)
  FOSINORM (BRISTOL-MYERS SQUIBB)

Furosemid [29]
  DIURAPID (JENAPHARM)
  FURANTHRIL (MEDPHANO)
  FURORESE (HEXAL)
  FUSID (GRY)
  LASIX (HOECHST MARION ROUSSEL)

Gabapentin [20]
  NEURONTIN (PARKE-DAVIS)

Gallopamil [32]
  PROCORUM (KNOLL DEUTSCHLAND)

Ganciclovir [65]
  CYMEVEN (SYNTEX/ROCHE)

Gemfibrozil [36]
  GEVILON (PARKE-DAVIS)

Gentamicin [46, 65]
  DISPAGENT (CIBA VISION)
  GENTAMICIN-POS (URSAPHARM)
  GENTAMYTREX (MANN)
  REFOBACIN (MERCK)
  SULMYCIN (ESSEX PHARMA)

Glibenclamid [32, 60]
  EUGLUCON (BOEHRINGER MANNHEIM/HOECHST MARION ROUSSEL)
  GLUKOREDUCT (SANOFI WINTHROP)

Gliclazid [60]
  DIAMICRON (SERVIER DEUTSCHLAND)

Glipizid [60]
  GLIBENESE (PFIZER)

Glukagon [60]
  GLUCAGEN (NOVO NORDISK)

Glycerin [29, 38, 56, 59, 65]
  GLYCILAX (ENGELHARD)

Gonadorelin [55]
  KRYPTOCUR (HOECHST MARION ROUSSEL)
  LHRH FERRING (FERRING)
  LUTRELEF (FERRING)
  RELEFACT LH-RH (HOECHST MARION ROUSSEL)

Goserelin [55]
  ZOLADEX (ZENECA)

Gramicidin [65]
  POLYSPECTRAN (IN KOMB.) (ALCON)

Granisetron [38]
  KEVATRIL (BRISTOL-MYERS SQUIBB/SMITHKLINE BEECHAM)

Griseofulvin [49]
  FULCIN (ZENECA)
  GRICIN (ASTA MEDICA AWD)
  LIKUDEN (HOECHST MARION ROUSSEL)

Guanethidin [33]
  ESIMIL (IN KOMB.) (NOVARTIS PHARMA)
  SUPREXON (IN KOMB.) (CIBA VISION)
  THILODIGON (IN KOMB.) (ALCON)

Guanfacin [10]
  ESTULIC-WANDER (NOVARTIS PHARMA)

Halcinonid [59]
    Halog (Bristol-Myers Squibb)

Halofantrin [40]
    Halfan (SmithKline Beecham)

Haloperidol [10, 12, 18, 19, 20, 22, 24, 30, 38]
    Buteridol (Promonta Lundbeck)
    Haldol-Janssen (Janssen-Cilag)

Halothan [14]
    Fluothane (Zeneca)

Harnstoff [20, 30, 31, 34, 58, 60, 65]
    Laceran (Beiersdorf)

Heparin [54]
    Ariven (Beiersdorf-Lilly)
    Calciparin (Sanofi Winthrop)
    Essaven (Nattermann)
    Fragmin (Pharmacia & Upjohn)
    Liquemin (Roche)
    Vetren (Byk Gulden)

Hirudin [32, 54]
    Exhirud (in Komb.) (Sanofi Winthrop)
    Haemo-Exhirud (in Komb.) (Sanofi Winthrop)
    Refludan (Hoechst Marion Roussel)

Homatropinhydrobromid [7]
    Homatropin-POS (Ursapharm)

Hyaluronidase [51, 65]
    Hylase Dessau (Pharma Dessau)

Hydralazin [4, 10, 33, 34, 62]
    Treloc (in Komb.) (Astra/Promed)
    Trepress (in Komb.) (Novartis Pharma)
    Tri-Normin (in Komb.) (Zeneca)

Hydrochlorothiazid [33]
    Disalunil (Berlin-Chemie)
    Diu-Melusin (Schwarz Pharma)
    Dytide H (in Komb.) (Procter & Gamble Pharmaceuticals)
    Esidrix (Novartis Pharma)
    Moduretik (in Komb.) (DuPont Pharma)

Hydrocodon [23]
    Dicodid (Knoll Deutschland)

Hydrocortison [59]
    Hydrocortison Hoechst (Hoechst Marion Roussel)
    Sanatison Mono (Parke-Davis)

Hydrocortisonaceponat [59]
    Retef (Galderma)

Hydrocortisonacetat [59]
    Ficortril (Pfizer)
    Posterine (Kade)

Hydrocortisonbutyrat [59]
    Alfason (Yamanouchi)
    Laticort (medphano)

Hydroflumethiazid [29]
    Pacepir (in Komb.) (Gaebert)

Hydromorphon [23]
    Dilaudid (Knoll Deutschland)

Hydroxychloroquin [40, 64]
    Quensyl (Sanofi Winthrop)

Hydroxyprogesteroncaproat [57]
    Progesteron-Depot JENAPHARM (Jenapharm)
    Proluton Depot (Schering)

Hydroxyzin [25]
    Atarax (UCB/Rodleben/Vedim)
    Elroquil (Rodleben)

Ibuprofen [27]
    Aktren (Bayer)
    Anco (Kanoldt)
    Dignoflex (Sankyo)
    Dolormin (Woelm Pharma)
    Imbun (Merckle)
    Optalidon (Novartis Consumer Health)
    Tabalon (Hoechst Marion Roussel)
    Urem (Kade)

Idarubicin [51]
    Zavedos (Pharmacia & Upjohn)

Idoxuridin [65]
    Ophtal (Winzer)
    Virunguent (Hermal)
    Zostrum (Galderma)

Ifosfamid [51]
  HOLOXAN (ASTA MEDICA AWD)
  IFO-CELL (CELLPHARM)

Iloprost [26]
  ILOMEDIN (SCHERING)

Imipenem [45]
  ZIENAM (IN KOMB.) (MSD)

Imipramin [19]
  PRYLEUGAN (ASTA MEDICA AWD)
  TOFRANIL (NOVARTIS PHARMA)

Indapamid [29]
  NATRILIX (SERVIER DEUTSCHLAND)
  SICCO (ASTA MEDICA AWD)

Indometacin [27, 39]
  AMUNO (MSD)
  ELMETACIN (SANKYO)
  INFLAM (LICHTENSTEIN)

Indoramin [10, 33]
  WYDORA (BRENNER-EFEKA)

Inositol [62]
  GERIATRIC PHARMATON (IN KOMB.) (PHARMATON)
  GERIATRIE-MULSIN (IN KOMB.) (MUCOS)
  HEPALIPON N (IN KOMB.) (RHENOMED)

Insulin [2, 5, 10, 18, 19, 27, 29, 33, 54, 57, 60, 62]
  INSULIN HOECHST MARION ROUSSEL (HOECHST MARION ROUSSEL)

Insulin Human [60]
  INSULIN ACTRAPID HM (NOVO NORDISK)
  H-INSULIN HOECHST MARION ROUSSEL (HOECHST MARION ROUSSEL)

Insulin Lyspro [60]
  HUMALOG 100 (LILLY)

Insulin Neutral [60]
  INSULIN VELASULIN MC (NOVO NORDISK)

Insulin-Aminoquinurid-Lösung [60]
  DEPOT-INSULIN HOECHST MARION ROUSSEL (HOECHST MARION ROUSSEL)

Insulin-Protaminat-Suspension zusammengesetzt [60]
  INSULIN ACTRAPHANE HM (NOVO NORDISK)
  DEPOT-H-INSULIN HOECHST MARION ROUSSEL (HOECHST MARION ROUSSEL)

Insulin-Zink-Suspension Amorph [60]
  INSULIN SEMILENTE MC (NOVO NORDISK)

Insulin-Zink-Suspension Gemischt [60]
  INSULIN LENTE MC (NOVO NORDISK)

Insulin-Zink-Suspension Kristallin [60]
  HUMINSULIN ULTRALONG (LILLY)

Interferon-Alpha [50, 52]
  CYTOFERON (CELL PHARM)

Interferon-Alpha-2a [50, 52]
  ROFERON (ROCHE)

Interferon-Alpha-2b [50, 52]
  INTRON A (ESSEX PHARMA)

Interleukin-2 [50, 52]
  PROLEUKIN (CHIRON)

Ipratropiumbromid [28]
  ATROVENT (BOEHRINGER INGELHEIM)
  ITROP (BOEHRINGER INGELHEIM)

Irbesartan [31]
  APROVEL (SANOFI WINTHROP)
  KARVEA (BRISTOL-MYERS SQUIBB)

Isofluran [14]
  FORENE (ABBOTT)
  ISOFLURAN-LILLY (LILLY)
  ISOFLURAN-PHARMACIA (PHARMACIA & UPJOHN)

Isoniazid [48]
  ISOZID (FATOL)
  TEBESIUM (HEFA PHARMA)

Isoproterenol [6, 10, 28, 34, 35, 60]
  INGELAN (BOEHRINGER INGELHEIM)

Isosorbid-5 Mononitrat [32]
  COLEB (ASTRA/PROMED)
  CORANGIN (NOVARTIS PHARMA)
  ELANTAN (SYNTHELABO)
  ISMO (BOEHRINGER MANNHEIM)
  MONO MACK (MACK, ILLERT.)
  MONO MAYCOR (PARKE-DAVIS/GÖDECKE)
  OLICARD (SOLVAY ARZNEIMITTEL)

Isosorbiddinitrat [34]
  COROVLISS (BOEHRINGER MANNHEIM)

Iso Mack (Mack, Illert.)
Isoket (Schwarz Pharma)
Maycor (Parke-Davis/Gödecke)

Isotretinoin [64]
Isotrex Gel (Stiefel)
Roaccutan (Roche)

Isradipin [32, 33]
Lomir (Novartis Pharma)
Vascal (Schwarz Pharma)

Itraconazol [25, 49]
Sempera (Janssen-Cilag/Glaxo Wellcome)
Siros (Janssen-Cilag)

Kaliumcanrenoat [29]
Aldactone (Boehringer Mannheim)

Kanamycin [46]
Kan-Ophtal (Winzer)
Kanamycin-POS (Ursapharm)
Kanamytrex (Alcon)

Ketamin [14]
Ketanest (Parke-Davis)
Velonarcon (ASTA Medica AWD)

Ketoconazol [25, 49, 59, 65]
Nizoral (Janssen-Cilag)
Terzolin (Janssen-Cilag)

Ketoprofen [27]
Alrheumun (Bayer Vital)
Gabrilen (Kreussler)
Orudis (Rhône-Poulenc Rorer)

Ketorolac [27]
Acular (Pharm-Allergan)

Koffein [1, 3, 6, 9, 12, 15, 21, 24, 27, 28, 33, 34, 35, 44]
Coffeinum (Merck)
Percoffedrinol (Passauer)

Laktulose [38]
Bifiteral (Solvay Arzneimittel)
Eugalac (Töpfer)
Lactuflor (MIP Pharma)
Lactulose Neda (Novartis Consumer Health)
Tulotract (Ardeypharm)

Lamotrigin [20]
Lamictal (Glaxo Wellcome/Desitin)

Lansoprazol [37]
Agopton (Takeda)
Lanzor (Albert-Roussel/Hoechst Marion Roussel)

Leuprorelin [55]
Enantone (Takeda)

Levamisol [52]
Ergamisol (Janssen-Cilag)

Levobunolol [10]
Vistagan (Pharm-Allergan)

Levocabastin [25]
Levophta (CIBA Vision/Winzer)
Livocab (Janssen-Cilag)

Levocarnitin [62]
Biocarn (Medice)
L-Carn (Sigma Tau)

Levodopa [22]
Dopaflex (medphano)
Madopar (in Komb.) (Roche)
Nacom (in Komb.) (DuPont Pharma)

Levomepromazin [18]
Neurocil (Bayer Vital)

Levomethadon [23]
L-Polamidon (Hoechst Marion Roussel)

Levonorgestrel [57]
Microlut (Schering)

Levopropoxyphen [23]
Sotorni (Ravensberg)

Levothyroxin-Natrium [56]
Eferox (Hexal)
Euthyrox (Merck)
L-Thyroxin Henning (Henning Berlin)
Thevier (Glaxo Wellcome)

Lidocain [15, 35]
Xylocain (Astra)

Lindan [67]
Jacutin (Hermal)

Liothyronin [56]
  Thybon (Henning Berlin)
  Thyrotardin (Henning Berlin)

Lisinopril [31, 32, 34]
  Acerbon (Zeneca)
  Coric (DuPont Pharma)

Lisurid [21]
  Cuvalit (Schering)
  Dopergin (Schering)

Lithium [19]
  Hypnorex (Synthelabo)
  Quilonum (SmithKline Beecham)

Lomustin [51]
  Cecenu (medac)

Loperamid [23, 38]
  Endiaron (Medphano)
  Imodium (Janssen-Cilag)
  Lopalind (Lindopharm)
  Lopedium (Hexal)

Loracarbef [45]
  Lorafem (Lilly)

Loratadin [25, 64]
  Lisino (Essex Pharma)

Lorazepam [14, 20]
  Laubeel (Desitin)
  Pro Dorm (Synthelabo)
  Tavor (Wyeth)
  Tolid (Dolorgiet)

Losartan [31, 33]
  Lorzaar (MSD Chibropharm)

Lovastatin [36]
  Mevinacor (MSD)

Lypressin [30]
  Vasopressin-Sandoz (Novartis Pharma)

Mafenid [44]
  Kombiamid(in Komb.) (Winzer)

Mannitol [65]
  Mannitol-Lösung 20% (Pharmacia & Upjohn)
  Osmofundin 15% (B. Braun)

Maprotilin [19]
  Deprilept (Promonta Lundbeck)
  Ludiomil (Novartis Pharma)
  Mirpan (Dolorgiet)
  Psymion (Desitin)

Mebendazol [42]
  Surfont (Ardeypharm)
  Vermox (Janssen-Cilag)

Meclozin [25]
  Bonamine (Pfizer)
  Peremesin (Bristol-Myers Squibb)

Medroxyprogesteron [51, 57]
  Clinofem (Pharmacia & Upjohn)
  Clinovir (Pharmacia & Upjohn)
  Farlutal (Pharmacia & Upjohn)

Medryson [59]
  Ophtocortin (Winzer)
  Spectramedryn Liquifilm (Pharm-Allergan)

Mefenaminsäure [27]
  Parkemed (Parke-Davis)
  Ponalar (Gödecke)

Mefloquin [40]
  Lariam (Roche)

Megestrolacetat [57]
  Megestat (Bristol-Myers Squibb)

Meloxicam [27]
  Mobec (Boehringer Ingelheim)

Melperon [18]
  Eunerpan (Knoll Deutschland)

Melphalan [51]
  Alkeran (Glaxo Wellcome)

Memantin [12]
  Akatinol Memantine (Merz & Co.)

Menadiol [63]
  Pertix-Solo-Hommel (Hommel)

Menotropin [55]
  Menogon (Ferring)
  Pergonal (Serono)

Mepacrin (Quinacrin) [41]
    ACRISUXIN (GEWO)

Meperidin [23] (s. Pethidin)

Mephentermin [10]
    MEPHENTERMIN (SALUTAS FAHLB.-LIST)

Mepivacain [15]
    MEAVERIN (RHÔNE-POULENC RORER)
    SCANDICAIN (ASTRA)

Meprobamat [17]
    VISANO-MINI N (KADE)

Meptazinol [23]
    MEPTID (WYETH)

Mepyramin [25]
    ALLERGIPURAN (IN KOMB.) (SCHEURICH)

Mercaptopurin [51]
    MERCAP (MEDAC)
    PURI-NETHOL (GLAXO WELLCOME)

Meropenem [43, 45]
    MERONEM (ZENECA/GRÜNENTHAL)

Mesalazin [27]
    CLAVERSAL (SMITHKLINE BEECHAM)
    PENTASA (FERRING)

Mestranol [57]
    ORTHO-NOVUM (IN KOMB.) (JANSSEN-CILAG)

Metamizol [27]
    BARALGIN (ALBERT-ROUSSEL/HOECHST MARION ROUSSEL)
    NOVALGIN (HOECHST MARION ROUSSEL)

Metergolin [11, 21]
    LISERDOL (WYETH)

Metformin [60]
    GLUCOPHAGE S (LIPHA)
    MEDIABET (MEDICE)
    MESCORIT (BOEHRINGER MANNHEIM)
    SIOFOR (BERLIN-CHEMIE)

Methanteliniumbromid [7]
    VAGANTIN (RIAM)

Methenamin [43, 44]
    MANDELAMINE (PARKE-DAVIS)

Methimazol [56] (s. Thiamazol)

Methohexital [14, 17]
    BREVIMYTAL (LILLY)

Methotrexat [51]
    FARMITREXAT (PHARMACIA & UPJOHN)
    LANTAREL (LEDERLE)

Methoxsalen [52, 64]
    MELADININE (GALDERMA BIBERACH)

Methyldopa [33]
    DOPEGYT (THIEMANN)
    PRESINOL (BAYER VITAL)
    SEMBRINA (BOEHRINGER MANNHEIM)

Methylergometrin [39]
    METHERGIN (NOVARTIS PHARMA)
    METHYLERGOBREVIN (ASTA MEDICA AWD)

Methylphenidat [10]
    RITALIN (NOVARTIS PHARMA)

Methylprednisolon [59]
    ADVANTAN (SCHERING)
    MEDRATE (PHARMACIA & UPJOHN)
    URBASON (HOECHST MARION ROUSSEL)

Methylsalicylat [27]
    RHEUMAX BADEZUSATZ (CARL HOERNECKE MAGDEBURG)

Methylscopolaminbromid [7]
    ORAGALLIN S (IN KOMB.) (TRUW)

Methysergid [11]
    DESERIL RETARD (NOVARTIS PHARMA)

Metipranolol [65]
    BETAMANN (MANN)

Metoclopramid [21, 37, 38]
    CERUCAL (ASTA MEDICA AWD)
    GASTRONERTON (DOLORGIET)
    GASTROSIL (HEUMANN)
    PASPERTIN (SOLVAY ARZNEIMITTEL)

Metolazon [29]
    ZAROXOLYN (HEUMANN)

Metoprolol [10]
    BELOC (ASTRA)

LOPRESOR (NOVARTIS PHARMA)
PRELIS (NOVARTIS PHARMA)

Metronidazol [41, 64]
ARILIN (WOLFF)
CLONT (BAYER VITAL)
FLAGYL (RHÔNE-POULENC RORER)
FOSSYOL (MERCKLE)

Mexiletin [35]
MEXITIL (BOEHRINGER INGELHEIM)

Mezlocillin [45]
BAYPEN (BAYER VITAL)

Mianserin [21]
PRISMA (THIEMANN)
TOLVIN (ORGANON)

Miconazol [49, 65]
DAKTAR (JANSSEN-CILAG)
MICOTAR (DERMAPHARM)

Midazolam [1, 13, 14, 17]
DORMICUM (ROCHE)

Midodrin [10]
GUTRON (NYCOMED)

Milchsäure [27, 67, 64]
RMS PETRASCH (IN KOMB.) (R + P)

Milrinon [34]
COROTROP (SANOFI WINTHROP)

Minocyclin [47]
AKNIN-MINO (SANOFI WINTHROP)
AKNOSAN (HERMAL)
KLINOMYCIN (LEDERLE)
LEDERDERM (LEDERLE)

Minoxidil [33, 64]
LONOLOX (PHARMACIA & UPJOHN)

Misoprostol [26, 37]
CYTOTEC 200 (HEUMANN)

Mitomycin [51]
MITOMYCIN-MEDAC (MEDAC)

Mitoxantron [51]
NOVANTRON (LEDERLE)
ONKOTRONE (ASTA MEDICA AWD)

Mivacurium [9]
MIVACRON (GLAXO WELLCOME/ZENECA)

Moclobemid [19]
AURORIX (ROCHE)

Moexipril [32]
FEMPRESS (ISIS PHARMA)

Molgramostim [53]
LEUCOMAX (NOVARTIS PHARMA/ESSEX PHARMA)

Molsidomin [32]
CORVATON (HOECHST MARION ROUSSEL)

Mometasonfuroat [59]
ECURAL (ESSEX PHARMA)

Morphin [24]
CAPROS (MEDAC/RHÔNE-POULENC RORER)
MORPHIN MERCK (MERCK)
MST MUNDIPHARMA (MUNDIPHARMA)
SEVREDOL (MUNDIPHARMA)

Mupirocin [64]
TURIXIN (SMITHKLINE BEECHAM)

Muromonab CD3 [52]
ORTHOCLONE OKT 3 (JANSSEN-CILAG)

Mycophenolat Mofetil [52]
CELLCEPT (ROCHE)

Nabumeton [27]
ARTHAXAN (SMITHKLINE BEECHAM)

Nadolol [10]
SOLGOL (BRISTOL-MYERS SQUIBB)

Nafarelin [55]
SYNARELA (HEUMANN)

Naftifin [49]
EXODERIL (RENTSCHLER)

Nalbuphin [14, 23]
NUBAIN (DUPONT PHARMA)

Nalidixinsäure [44]
NOGRAM (SANOFI WINTHROP)

Naloxon [23]
NARCANTI (DUPONT PHARMA)

Naltrexon [17, 23]
  NEMEXIN (DUPONT PHARMA)

Naphazolin [65]
  PRIVIN (NOVARTIS PHARMA)
  RHINEX (PHARMA WERNIGERODE)
  VISTALBALON LIQUIFILM (PHARM-ALLERGAN)

Naproxen [27]
  APRANAX (SYNTEX/ROCHE)
  PROXEN (SYNTEX/ROCHE)

Natamycin [65]
  DERONGA (GALLDERMA)
  PIMA-BICIRON N (S & K PHARMA)
  PIMAFUCIN (GALLDERMA)

Natriumiopodat [56]
  BILOPTIN (SCHERING)

Natriumperchlorat [56]
  IRENAT (BAYER VITAL)

Nedocromil [28]
  HALAMID (ASTA MEDICA AWD)
  IRTAN (FISONS/RHÔNE-POULENC RORER)
  TILADE (FISONS/RHÔNE-POULENC RORER)

Nefazodon [19]
  NEFADAR (BRISTOL-MYERS SQUIBB)

Neomycin [43, 46, 47, 48, 64]
  BYKOMYCIN (BYK GULDEN)
  NEOMYCIN (PHARMACIA & UPJOHN)

Neostigmin [8]
  NEOSTIGMIN-CURAMED (SCHWABE-CURAMED)
  NEOSTIGMIN-STULLN (PHARMA STULLN)

Netilmicin [46]
  CERTOMYCIN (ESSEX PHARMA)

Nicardipin [32]
  ANTAGONIL (NOVARTIS PHARMA)

Niclosamid [42]
  YOMESAN (BAYER VITAL)

Nifedipin [32, 33, 39]
  ADALAT (BAYER VITAL)
  CORDICANT (MUNDIPHARMA)
  CORINFAR (ASTA MEDICA AWD)
  PIDILAT (SOLVAY ARZNEIMITTEL)

Nikotin [9, 24]
  NICORETTE (PHARMACIA & UPJOHN)
  NICOTINELL (NOVARTIS CONSUMER HEALTH)

Nikotinamid [62, 56]
  NICOBION (MERCK)
  NICOTINSÄUREAMID JENAPHARM (JENAPHARM)

Nilvadipin [32]
  ESCOR (MERCK)
  NIVADIL (KLINGE)

Nimodipin [32]
  NIMOTOP (BAYER VITAL)

Nisoldipin [32]
  BAYMYCARD (BAYER VITAL/ZENECA)

Nitrazepam [17, 20]
  EATAN N (DESITIN)
  IMESON (DESITIN)
  MOGADAN (ROCHE)
  NOVANOX (PFLEGER)
  RADEDORM 5 (ASTA MEDICA AWD)

Nitrendipin [32]
  BAYOTENSIN (BAYER VITAL)

Nitrofurantoin [44]
  CYSTIT (BRISTOL-MYERS SQUIBB)
  FURADANTIN (PROCTER & GAMBLE PHARMACEUTICALS)
  NIFURANTIN (APOGEPHA)

Nitroglycerin [32, 34]
  CORANGIN (NOVARTIS PHARMA)
  CORO-NITRO (3M MEDICA)
  NITRANGIN (ISIS PHARMA)
  NITRO MACK (MACK, ILLERT.)
  NITROLINGUAL (POHL)

Nitroprussidnatrium [10, 21, 32, 33]
  NIPRUSS (SCHWARZ PHARMA)

Nizatidin [25, 37]
  GASTRAX (ASCHE)
  NIZAX LILLY (LILLY)

Noradrenalin [3, 7, 9, 10, 11, 12, 15, 16, 18, 19, 21, 24, 25, 26, 27, 31, 33, 34, 35, 59, 60, 62]
  ARTERENOL (HOECHST MARION ROUSSEL)

Nordazepam [17, 18]
TRANXILIUM N (SANOFI WINTHROP)

Norethisteron [57]
MICRONOVUM (JANSSEN-CILAG)
NORISTERAT (SCHERING)
PRIMOLUT-NOR (SCHERING)
SOVEL (NOVARTIS PHARMA)

Norfloxacin [44, 65]
BARAZAN (DIECKMANN)
CHIBROXIN (CHIBRET)

Norgestimat [57]
CILEST (IN KOMB.) (JANSSEN-CILAG)
PRAMINO (IN KOMB.) (JANSSEN-CILAG)

Nortriptylin [19]
NORTRILEN (PROMONTA LUNDBECK)

Noscapin [23]
CAPVAL (DRELUSO)

Nystatin [49]
ADICLAIR (ARDEYPHARM)
BIOFANAL (PFLEGER)
CANDIO-HERMAL (HERMAL)
LEDERLIND (LEDERLE)
MORONAL (BRISTOL-MYERS SQUIBB)

Obidoxim [8]
TOXOGENIN (MERCK)

Octreotid [38, 55, 60]
SANDOSTATIN (NOVARTIS PHARMA)

Ofloxacin [44]
FLOXAL (MANN)
TARIVID (HOECHST MARION ROUSSEL)

Olanzapin [18]
ZYPREXA (LILLY)

Olsalazin [27]
DIPENTUM (PHARMACIA & UPJOHN)

Omeprazol [37]
ANTRA (ASTRA)
GASTROLOC (PHARMA-STERN)

Ondansetron [11, 38]
ZOFRAN (GLAXO WELLCOME)

Orciprenalin [28]
ALUPENT (BOEHRINGER INGELHEIM)

Ouabain [34]
MELOSTROPHAN FORTE (RHÔNE-POULENC RORER)
STROPHOCOR N (HENNIG)

Oxacillin [45]
STAPENOR (BAYER VITAL)

Oxazepam [17, 18]
ADUMBRAN (BOEHRINGER INGELHEIM)
NOCTAZEPAM (BRENNER-EFEKA)
PRAXITEN (WYETH)
SIGACALM (KYTTA-SIEGFRIED)

Oxiconazol [49]
MYFUNGAR (BRENNER-EFEKA)
OCERAL (YAMANOUCHI)

Oxitropiumbromid [7]
VENTILAT (BOEHRINGER INGELHEIM)

Oxprenolol [10, 21, 33]
TRASICOR (NOVARTIS PHARMA)

Oxybutynin [7]
DRIDASE (PHARMACIA & UPJOHN)

Oxycodon [23]
OXYGESIG (MUNDIPHARMA)

Oxymetazolin [10]
LARYLIN (BAYER VITAL)
NASIVIN (MERCK)
VISTOXYN LIQUIFILM (PHARM-ALLERGAN)

Oxytetracyclin [47]
OXYTETRACYCLIN-AUGENSALBE (JENAPHARM/ALCON)

Oxytocin [39]
ORASTHIN (HOECHST MARION ROUSSEL)
SYNTOCINON (NOVARTIS PHARMA)

Paclitaxel [51]
TAXOL (BRISTOL-MYERS SQUIBB)

Pamidronat [61]
AREDIA (NOVARTIS PHARMA)

Pancuronium [9]
PANCURONIUM CURAMED (SCHWABE-CURAMED)
PANCURONIUM ORGANON (ORGANON TEKNIKA)

Pantoprazol [37]
PANTOZOL (BYK GULDEN)

Papaverin [23]
PAVERON (IN KOMB.) (LINDEN)

Paracetamol [27]
BEN-U-RON (BENE-ARZNEIMITTEL)

Paromomycin [41]
HUMATIN (PARKE-DAVIS)

Paroxetin [19]
SEROXAT (SMITHKLINE BEECHAM)
TAGONIS (JANSSEN-CILAG)

Pefloxacin [44, 48]
PEFLACIN (RHÔNE-POULENC RORER)

Pemolin [10]
SENIOR 20 (STRATHMANN)
TRADON (BEIERSDORF-LILLY)

Penciclovir [50, 64]
VECTAVIR (SMITHKLINE BEECHAM)

Penicillamin [3, 18, 23, 27, 62, 66]
TROLOVOL (ASTA MEDICA AWD)

Penicillin G [45]
PENICILLIN GRÜNENTHAL (GRÜNENTHAL)
PENICILLIN-HEYL (HEYL)

Penicillin V [45]
ARCASIN (ENGELHARD)
INFECTOCILLIN (INFECTOPHARM)
ISOCILLIN (HOECHST MARION ROUSSEL)
ISPENORAL (ROSEN PHARMA)
MEGACILLIN (GRÜNENTHAL)

Pentaerythrityltetranitrat [32]
DILCORAN (GÖDECKE)
NIRASON N (RAVENSBERG)
PENTALONG (ISIS PHARMA)

Pentamidin [41]
PENTACARINAT (RHÔNE-POULENC RORER/ GLAXO WELLCOME)

Pentazocin [23]
FORTRAL (SANOFI WINTHROP)

Pentetsäure [66]
DITRIPENTAT-HEYL (HEYL)

Pentostatin [51]
NIPENT (LEDERLE)

Pentoxyfyllin [28]
AGAPURIN (MEDPHANO)
CLAUDICAT (PROMONTA LUNDBECK)
RALOFEKT (ASTA MEDICA AWD)
TRENTAL (ALBERT-ROUSSEL/HOECHST MARION ROUSSEL)

Perazin [21]
TAXILAN (PROMONTA LUNDBECK)

Pergolid [22]
PARKOTIL (LILLY)

Perindopril [22, 31, 33]
COVERSUM COR (SERVIER DEUTSCHLAND)

Perphenazin [18]
DECENTAN (MERCK)

Pethidin [23]
DOLANTIN (HOECHST MARION ROUSSEL)

Phenazon [27]
EU-MED (NOVARTIS CONSUMER HEALTH)

Phenazopyridin [44]
UROSPASMON (IN KOMB.) (HEUMANN)

Phenmetrazin [10, 24]
CAFILO (RAVENSBERG)

Phenobarbital [20]
LEPINAL (ETTEN) (ASTA MEDICA AWD)
LUMINAL (ETTEN) (DESITIN)
PHENAEMAL (ETTEN) (DESITIN)

Phenolphthalein [38]
AGAROL (IN KOMB.) (WARNER-LAMBERT)
DARMOL (OMEGIN)

Phenoxybenzamin [10]
DIBENZYRAN (PROCTER & GAMBLE PHARMACEUTICALS)

Phenprocoumon [54]
FALITHROM (HEXAL)
MARCUMAR (ROCHE)

Phenylbutazon [27]
AMBENE (MERCKLE)

BUTAZOLIDIN (NOVARTIS PHARMA)
DEMOPLAS (GÖDECKE)
EXRHEUDON OPT (OPTIMED)

Phenylephrin [10, 65]
MYDRIAL (WINZER)
NEOSYNEPHRIN-POS (URSAPHARM)
VISADRON (ALCON)
VISTOSAN LIQUIFILM (PHARM-ALLERGAN)

Phenylpropanolamin [10]
CONTAC (IN KOMB.) (SMITHKLINE BEECHAM)
RECATOL N (IN KOMB.) (WOELM PHARMA)
RHINOPRONT (IN KOMB.) (MACK, ILLERT.)
RHINOTUSSAL (IN KOMB.) (MACK, ILLERT.)

Phenytoin [20, 35]
EPANUTIN (PARKE-DAVIS)
PHENHYDAN (DESITIN)
PHENYTOIN AWD (ASTA MEDICA AWD)
ZENTROPIL (KNOLL DEUTSCHLAND)

Physostigmin [65]
ANTICHOLIUM (KÖHLER)

Phytomenadion [27, 63]
KANAVIT (MEDPHANO)
KONAKION (ROCHE)

Pilocarpin [65]
ASTHENOPIN (MANN)
BOROCARPIN (WINZER)
PILOGEL (ALCON)
PILOMANN (MANN)
PILOPOS (URSAPHARM)
SPERSACARPIN (CIBA VISION)

Pimozid [18]
ANTALON (ASTA MEDICA AWD)
ORAP (JANSSEN-CILAG)

Pindolol [10, 21]
VISKEN (NOVARTIS PHARMA)

Pipamperon [18]
DIPIPERON (JANSSEN-CILAG)

Pipecuronium [9]
ARPILON (ORGANON TEKNIKA)

Piperacillin [45]
PIPRIL (LEDERLE)
TAZOBAC (IN KOMB.) (LEDERLE)

Pirbuterol [10]
ZEISIN (3M MEDICA)

Pirenzepin [7, 37]
GASTROZEPIN (BOEHRINGER INGELHEIM)

Piretanid [27]
ARELIX (HOECHST MARION ROUSSEL)

Piroxicam [27]
BREXIDOL (PHARMACIA & UPJOHN)
FELDEN (MACK, ILLERT./PFIZER)

Pizotifen [21]
MOSEGOR (NOVARTIS PHARMA)

Plasminogen [54] (s. Alteplase)

Podophyllotoxin [27, 51, 64]
CONDYLOX (WOLFF)
WARTEC (STRATHMANN)

Polymyxin B [65]
POLYMYXIN B PFIZER (PFIZER)

Polythiazid [29]
POLYPRESS (IN KOMB.) (PFIZER)

Pravastatin [36]
LIPREVIL (SCHWARZ PHARMA/SANOL)
MEVALOTIN (SANKYO)
PRAVASIN (BRISTOL-MYERS SQUIBB)

Prazepam [17, 18]
DEMETRIN (GÖDECKE/PARKE-DAVIS)

Praziquantel [42]
BILTRICIDE (BAYER VITAL)
CESOL (MERCK)
CYSTICIDE (MERCK)

Prazosin [10, 33]
EUREX (SANOFI WINTHROP)
MINIPRESS (PFIZER)

Prednisolon [52, 59]
DECAPREDNIL (ORION PHARMA)
DECORTIN H (MERCK)

DONTISOLON (HOECHST MARION ROUSSEL)
INFLANEFRAN (PHARM-ALLERGAN)
ULTRACORTENOL (CIBA VISION)

Prednison [52, 59]
DECORTIN (MERCK)
PREDNISON DORSCH (ORION PHARMA)
RECTODELT (TROMMSDORFF)

Prilocain [15]
XYLONEST (ASTRA)

Primidon [20]
LISKANTIN (DESITIN)
MYLEPSINUM (ZENECA)
RESIMATIL (SANOFI WINTHROP)

Probenecid [27]
PROBENECID (WEIMER)

Probucol [36]
LURSELLE (HOECHST MARION ROUSSEL)

Procain [15]
NOVOCAIN (HOECHST MARION ROUSSEL)

Procainamid [35]
PROCAINAMID DURILES (ASTRA)

Procarbazin [51]
NATULAN (ROCHE)

Procaterol [10]
ONSUKIL (ROCHE)

Progesteron [17, 34, 37, 39, 51, 55, 57, 58, 59]
CRINONE (WYETH)
PROGESTOGEL (KADE)
UTROGEST (KADE)

Promazin [18]
PROTACTYL (WYETH)
SINOPHENIN (RODLEBEN)

Promethazin [21, 25]
ATOSIL (BAYER VITAL)
PROTHAZIN (RODLEBEN)

Propafenon [10, 35]
RYTMONORM (KNOLL DEUTSCHLAND)

Proparacain [15] (Proxymetacain)
PROPARAKAIN-POS (URSAPHARM)

Propofol [14]
DISOPRIVAN (ZENECA/GLAXO WELLCOME)

Propoxyphen [20, 23]
DEVELIN RETARD (GÖDECKE)

Propranolol [10, 32, 33, 35]
DOCITON (ZENECA/RHEIN-PHARMA)
EFEKTOLOL (BRENNER-EFEKA)
INDOBLOC (ASTA MEDICA AWD)
OBSIDAN (ISIS PHARMA)

Propylthiouracil [56]
PROPYCIL (SOLVAY ARZNEIMITTEL)

Propyphenazon [27]
DEMEX (BERLIN-CHEMIE)

Protaminsalze [54]
PROTAMIN ROCHE (ICN)

Pseudoephedrin [10]
ACTIFED (WARNER-LAMBERT)

Pyrantel [42]
HELMEX (PFIZER)

Pyrazinamid [48]
PYRAFAT (FATOL)
PYRAZINAMID-HEFA (HEFA PHARMA)
PYRAZINAMID-LEDERLE (LEDERLE)

Pyridostigmin [8]
KALYMIN (ASTA MEDICA AWD)
MESTINON (ICN)

Pyridoxin [62]
B6-VICOTRAT (HEYL)
BONASANIT (WEIMER)
HEXOBION (MERCK)

Pyrimethamin [40]
DARAPRIM (GLAXO WELLCOME)
PYRIMETHAMIN-HEYL (HEYL)

Quinacrin [41] (s. Mepacrin)

Quinapril [31, 32, 34]
ACCUPRO (GÖDECKE/PARKE-DAVIS)

Quinaprilat [31, 32, 34]
ACCUPRO I.V. (GÖDECKE/PARKE-DAVIS)

Ramipril [31, 32, 33, 34]
  DELIX (HOECHST MARION ROUSSEL)
  VESDIL (ASTRA/PROMED)

Ranitidin [25, 37]
  SOSTRIL (GLAXO WELLCOME CASCAN)
  ZANTIC (GLAXO WELLCOME)

Reserpin [33]
  ADELPHAN-ESIDRIX (IN KOMB.) (NOVARTIS PHARMA)
  BENDIGON (BAYER VITAL)
  BRISERIN (IN KOMB.) (NOVARTIS PHARMA)
  DAREBON (NOVARTIS PHARMA)
  RESALTEX (PROCTER & GAMBLE PHARMACEUTICALS)

Reteplase [54]
  RAPILYSIN (BOEHRINGER MANNHEIM)

Retinol [63]
  A-MULSIN (MUCOS)
  A-VICOTRAT (HEYL)
  OCULOTECT (CIBA VISION)
  OPHTHOSAN (WINZER)
  SOLAN-M (WINZER)

Ribavirin [50]
  VIRAZOLE (ICN)

Riboflavin [53, 62]
  VITAMIN B2 (JENAPHARM)
  VITAMIN B2-INJEKTOPAS (PASCOE)

Rifabutin [48]
  MYCOBUTIN (PHARMACIA & UPJOHN)

Rifampicin [48]
  EREMFAT (FATOL)

Risperidon [11]
  RISPERDAL (JANSSEN-CILAG/ORGANON)

Ritodrin [10, 39]
  PRE-PAR (SOLVAY ARZNEIMITTEL)

Rocuronium [9]
  ESMERON (ORGANON TEKNIKA)

Ropivacain [15]
  NAROPIN (ASTRA)

Salbutamol [10]
  APSOMOL (FARMASAN)
  LOFTAN (GLAXO WELLCOME/CASCAN)
  SALMUNDIN (MUNDIPHARMA)
  SULTANOL (GLAXO WELLCOME)
  VOLMAC (GLAXO WELLCOME)

Salicylsäure [49]
  CORNINA (BEIERSDORF)
  LYGAL (DESITIN)
  VERRUCID (PHARMAGALEN)

Salmeterol [10]
  AEROMAX (GLAXO WELLCOME/ CASCAN)
  SEREVENT (GLAXO WELLCOME)

Salsalat [27]
  DISALGESIC (3M MEDICA)

Sargramostim [53] (s. Molgramostim)

Scopolamin [7, 65]
  BORO-SCOPOL (WINZER)
  SCOPODERM TTS (NOVARTIS PHARMA)
  SCOPOLAMINUM HYDROBROMICUM (EIFELFANGO)

Selegilin [11, 22]
  AMINDAN (DESITIN)
  ANTIPARKIN (ASTA MEDICA AWD)
  DEPRENYL (SANOFI WINTHROP)
  MOVERGAN (ORION PHARMA)
  SELEGAM (NEURO HEXAL)

Sertindol [18]
  SERDOLECT (PROMONTA LUNDBECK)

Sertralin [19]
  GLADEM (BOEHRINGER INGELHEIM)
  ZOLOFT (PFIZER)

Sevofluran [14]
  SEVORANE (ABBOTT)

Silber-Sulfadiazin [44]
  BRANDIAZIN (MEDPHANO)
  FLAMMAZINE (SOLVAY ARZNEIMITTEL)

Simethicon [37]
  LEFAX (ASCHE)
  SAB SIMPLEX (PARKE-DAVIS)

Simvastatin [36]
  DENAN (BOEHRINGER INGELHEIM)
  ZOCOR (DIECKMANN)

Somatostatin [12, 22, 24, 25, 38, 55, 56, 60]
  Aminopan (UCB)

Sorbitol [4, 28, 38, 53, 60]
  Klysma Sorbit Klistier (Pharmacia & Upjohn)

Sotalol [10, 35]
  CorSotalol (durachemie)
  Darob (Knoll Deutschland)
  Sotalex (Bristol-Myers Squibb)

Sparfloxacin [44, 48]
  Zagam (Rhône-Poulenc Rorer)

Spectinomycin [43, 46, 47]
  Stanilo (Pharmacia & Upjohn)

Spirapril [31, 32]
  Quadropril (ASTA Medica AWD)

Spironolacton [29]
  Aldactone (Boehringer Mannheim)
  Osyrol (Hoechst Marion Roussel)

Stavudin [50]
  Zerit (Bristol-Myers Squibb)

Streptokinase [54]
  Kabikinase (Pharmacia & Upjohn)
  Streptase (Hoechst Marion Roussel)

Streptomycin [46, 48]
  Strepto-Fatol (Fatol)

Sucralfat [37]
  Ulcogant (Lipha/Merck)

Sufentanil [14, 23]
  Sufenta (Janssen-Cilag)

Sulfacetamid [44, 65]
  Albucid Liquidum (Chauvin Ankerpharm)

Sulfadiazin [44]
  Sulfadiazin-Heyl (Heyl)

Sulfamethizol [44]
  Harnosal (in Komb.) (TAD)

Sulfasalazin [44]
  Zulfidine (Pharmacia & Upjohn)
  Pleon (Henning Berlin)
  Sulfasalazin-Heyl (Heyl)

Sulpirid [12]
  Arminol (Krewel Meuselbach)
  Dogmatil (Synthelabo)

Sulproston [39, 57]
  Nalador (Schering)

Sumatriptan [11, 21]
  Imigran (Glaxo Wellcome/Cascan)

Suxamethoniumchlorid [9]
  Lysthenon (Nycomed)
  Pantolax (Schwabe-Curamed)
  Succicuran (Rodleben)

Tacrin [8]
  Cognex (Parke-Davis)

Tacrolimus [52]
  Prograf (Fujisawa)

Tamoxifen [51, 57]
  Kessar (Pharmacia & Upjohn)
  Nolvadex (Zeneca)
  Nourytam (Nourypharma)
  Tamofen (Rhône-Poulenc Rorer)
  Tamoxasta (ASTA Medica AWD)

Tamsulosin [10]
  Alna (Boehringer Ingelheim)
  Omnic (Yamanouchi)

Tazaroten [64]
  Zorac (Pharm-Allergan)

Tazobactam [45]
  Tazobac (in Komb.) (Lederle)

Teicoplanin [43, 47]
  Targocid (Hoechst Marion Roussel)

Temazepam [17]
  Planum (Pharmacia & Upjohn)
  Remestan (Wyeth)

Teniposid [51]
  VM26-Bristol (Bristol-Myers Squibb)

Tenoxicam [27]
  Liman (Solvay Arzneimittel)
  Tilcotil (Roche)

Terazosin [10, 33]
  FLOTRIN (ABBOTT)
  HEITRIN (ABBOTT)

Terbinafin [64]
  LAMISIL (NOVARTIS PHARMA)

Terbutalin [10, 39]
  AERODUR (ASTRA/PHARMA-STERN)
  BRICANYL (PHARMA-STERN)

Terfenadin [25]
  HISFEDIN (WOLFF)
  TELDANE (HOECHST MARION ROUSSEL)
  TERFEMUNDIN (MUNDIPHARMA)

Terlipressin [30]
  GLYCYLPRESSIN (FERRING)

Testosteron [10, 23, 49, 51, 55, 57, 58]
  ANDRIOL (ORGANON)
  TESTOVIRON-DEPOT (SCHERING)
  ANDRIOL (ORGANON)

Tetracain [15]
  OTO-FLEXIOLE N (MANN)

Tetracyclin [47, 65]
  ACHROMYCIN (LEDERLE)
  DISPAPETRIN (CIBA VISION)
  IMEX (MERZ & CO.)
  SUPRAMYCIN PRO INFUSIONE (GRÜNENTHAL)
  TEFILIN (HERMAL)

Tetryzolin [10]
  BERBERIL (MANN)
  DIABENYL (CHAUVIN ANKERPHARM)
  TYZINE (PFIZER)
  YXIN (PFIZER)

Theophyllin [28]
  AEROBIN (FARMASAN)
  AFONILUM (KNOLL DEUTSCHLAND)
  EUPHYLLIN (BYK GULDEN)
  SOLOSIN (HOECHST MARION ROUSSEL)
  UNIPHYLLIN (MUNDIPHARMA)

Thiamazol [56]
  FAVISTAN (ASTA MEDICA AWD)

Thiamin [62]
  ANEURIN (A.S.)
  BETABION (MERCK)

Thioguanin [51]
  THIOGUANIN-WELLCOME (GLAXO WELLCOME)

Thiopental [14, 17]
  TRAPANAL (BYK GULDEN)

Thioridazin [18]
  MELLERIL (NOVARTIS PHARMA)

Thiotepa [51]
  THIOTEPA LEDERLE (LEDERLE)

Tiaprid [17]
  TIAPRIDEX (SYNTHELABO)

Ticarcillin [45]
  BETABACTYL (SMITHKLINE BEECHAM)

Ticlopidin [54]
  TIKLYD (SANOFI WINTHROP)

Timolol [10, 65]
  ARUTIMOL (CHAUVIN ANKERPHARM)
  CHIBRO-TIMOPTOL (CHIBRET)
  DISPATIM (CIBA VISION)
  TIM-OPHTHAL (WINZER)
  TIMOLOL-POS (URSAPHARM)

Tinidazol [41]
  SIMPLOTAN (PFIZER)

Tioconazol [49]
  MYKONTRAL (LAW)

Tobramycin [46]
  BRULAMYCIN (MEDPHANO)
  GERNEBCIN (LILLY)
  TOBRA-CELL (CELL PHARM)
  TOBRAMAXIN (ALCON)

Tocainid [35]
  XYLOTOCAN (ASTRA)

Tolazolin [10]
  PRISCOL (CIBA VISION)

Tolbutamid [60]
  ARTOSIN (BOEHRINGER MANNHEIM)
  RASTINON (HOECHST MARION ROUSSEL)

Tolnaftat [49]
  SARGOA (SCHEURICH)
  TONOFTAL (ESSEX PHARMA)

Torasemid [29]
TOREM (BERLIN-CHEMIE)
UNAT (BOEHRINGER MANNHEIM)

Trandolapril [31, 33]
GOPTEN (KNOLL DEUTSCHLAND)
UDRIK (ALBERT-ROUSSEL/HOECHST MARION ROUSSEL)

Tranylcypromin [19]
JATROSOM N (PROCTER & GAMBLE PHARMACEUTICALS)

Trazodon [11, 19]
THOMBRAN (BOEHRINGER INGELHEIM)

Tretinoin [63, 64]
CORDES-VAS (ICHTHYOL)
EPI-ABEREL (JANSSEN-CILAG)
EUDYNA (KNOLL DEUTSCHLAND)
VESANOID (ROCHE)

Triamcinolon [28, 59]
DELPHICORT (LEDERLE)
VOLON (BRISTOL-MYERS SQUIBB)

Triamcinolonacetonid [28, 59]
DELPHICORT (LEDERLE)
VOLON A (BRISTOL-MYERS SQUIBB)

Triamcinolonhexacetonid [28, 59]
LEDERLON (LEDERLE)

Triamteren [29]
DITYDE H (IN KOMB.) (PROCTER & GAMBLE PHARMACEUTICALS)
JATROPUR (PROCTER & GAMBLE PHARMACEUTICALS)

Triazolam [17]
HALCION (PHARMACIA & UPJOHN)

Trichlormethiazid [29]
ESMALORID (IN KOMB.) (MERCK)

Trifluoperazin [18, 38]
JATRONEURAL RETARD (PROCTER & GAMBLE PHARMACEUTICALS)

Triflupromazin [18, 38]
PSYQUIL (SANOFI WINTHROP)

Trifluridin [65]
TFT THILO (ALCON)
TRIFLUMANN (MANN)

Trihexyphenidyl [7, 22, 25]
ARTANE (LEDERLE)
PARKOPAN (NEURO HEXAL)

Trimethoprim [44]
INFECTOTRIMET (INFECTOPHARM)
TRIMONO (PROCTER & GAMBLE PHARMACEUTICALS)

Trimipramin [19]
HERPHONAL (ASTA MEDICA AWD)
STANGYL (RHÔNE-POULENC RORER)

Tripelennamin [25]
AZARON STIFT (CHEFARO)

Triptorelin [55]
DECAPEPTYL (FERRING)

Tropicamid [7, 65]
ARUCLONIN (CHAUVIN ANKERPHARM)
MYDRIATICUM STULLN (PHARMA STULLN)

Tropisetron [11]
NAVOBAN (NOVARTIS PHARMA/ASTA MEDICA AWD)

Undecylensäure [49]
SKINMAN SOFT FLÜSSIGKEIT (IN KOMB.) (HENKEL)

Urapidil [33]
EBRANTIL (BYK GULDEN)

Urofollitropin [55]
FERTINORM HP (SERONO)

Urokinase [54]
ACTOSOLV (HOECHST MARION ROUSSEL)

Valaciclovir [50]
VALTREX (GLAXO WELLCOME/HOECHST MARION ROUSSEL)

Valproinsäure [20]
CONVULEX (PROMONTA LUNDBECK)
ERGENYL (SANOFI WINTHROP)
LEPTILAN (NOVARTIS PHARMA)
ORFIRIL (DESITIN)

Valsartan [31, 33, 34]
DIOVAN (NOVARTIS PHARMA)

Vancomycin [47]
VANCO-CELL (CELL PHARM)

Vancomycin CP Lilly (Lilly)
Vancomycin Lederle (Lederle)

Vecuronium [9]
Norcuron (Organon Teknika)

Venlafaxin [19]
Trevilor (Wyeth)

Verapamil [35]
Isoptin (Knoll Deutschland)

Vidarabin [65]
Vidarabin 3% Thilo Salbe (Alcon)

Vinblastin [51, 64]
Velbe Lilly (Lilly)
Vinblastin R.P. (Rhône-Poulenc Rorer)

Vincristin [51]
Vincristin Bristol (Bristol-Myers Squibb)
Vincristinliquid Lilly (Lilly)

Vinorelbin [51]
Navelbine (Pierre Fabre Pharma)

Warfarin [54]
Coumadin (DuPont Pharma)

Wismutsubsalicylat [37, 38, 47]
Jatrox 600 (Procter & Gamble Pharmaceuticals)

Xylometazolin [10]
Imidin (Pharma Wernigerode)
Olynth (Warner-Lambert)
Otriven (Novartis Consumer Health)

Yohimbin [10]
Yohimbin „Spiegel" (Solvay Arzneimittel)

Zalcitabin [50]
HIVID Roche (Roche)

Zidovudin [50]
Retrovir (Glaxo Wellcome)

Zolpidem [17]
Bikalm (Byk Gulden)
Stilnox (Synthelabo)

Zopiclon [17]
Ximovan (Rhône-Poulenc Rorer/Nattermann)

Zotepin [18]
Nipolept (Rhône-Poulenc Rorer)

IV ANHANG
Anschriften der pharmakologischen und toxikologischen Institute*

A. DEUTSCHLAND

Institute an Universitäten bzw. Hochschulen

Aachen
Institut für Pharmakologie und Toxikologie der RWTH
Wendlingweg
D-52074 Aachen

Berlin
Institut für Pharmakologie der Freien Universität
Klinikum Rudolf Virchow
Thielallee 69/73
D-14195 Berlin

Institut für Klinische Pharmakologie
der Freien Universität
Klinikum Steglitz
Hindenburgdamm 30
D-12203 Berlin

Institut für Neuropsychopharmakologie
der Freien Universität
Klinikum Rudolf Virchow
Ulmenallee 30
D-14050 Berlin

Institut für Toxikologie und Embryonale Pharmakologie
der Freien Universität
Klinikum Rudolf Virchow
Garystraße 9
D-14195 Berlin

Institut für Pharmakologie und Toxikologie
Fachbereich Veterinärmedizin
Freie Universität Berlin
Koserstraße 20
D-14195 Berlin

Institut für Klinische Pharmakologie des Bereichs
Medizin (Charité) an der Humboldt-Universität
Schumannstraße 20/21
D-10117 Berlin

Institut für Pharmakologie und Toxikologie des Bereichs
Medizin (Charité) an der Humboldt-Universität
Postfach 140
D-10117 Berlin

Bochum
Institut für Pharmakologie und Toxikologie
der Ruhr-Universität Bochum
Universitätsstraße 150
D-44801 Bochum

Bonn
Institut für Pharmakologie und Toxikologie
der Universität
Reuterstraße 2B
D-53113 Bonn

Abteilung Pharmakologie und Toxikologie
Pharmazeutisches Institut der Universität Bonn
An der Immenburg 4
D-53121 Bonn

Braunschweig
Institut für Pharmakologie und Toxikologie
der Technischen Universität
Mendelssohnstraße 1
D-38106 Braunschweig

Dortmund
Institut für Arbeitphysiologie an der Universität Dortmund
Abt. Toxikologie und Arbeitsmedizin
Ardeystraße 67
D-44139 Dortmund

Dresden
Institut für Pharmakologie und Toxikologie der Medizinischen Akademie „Carl Gustav Carus"
Karl-Marx-Straße 3
D-01109 Dresden

Institut für Klinische Pharmakologie
der Medizinischen Akademie
Fiedlerstraße 27
D-01069 Dresden

Düsseldorf
Institut für Pharmakologie der Universität
Moorenstraße 5
D-40225 Düsseldorf

Medizinisches Institut für Umwelthygiene der Universität
Abteilung Neurotoxikologie
Auf'm Hennenkamp 50
D-40225 Düsseldorf

Erfurt
Institut für Klinische Pharmakologie
der Medizinischen Akademie

---
* Dieser Anhang wurde von den Herausgebern für die deutsche Ausgabe neu erstellt und hinzugefügt.

Nordhäuser Straße 74
D-99089 Erfurt

Erlangen
Institut für Pharmakologie und Toxikologie der Universität Erlangen-Nürnberg
Universitätsstraße 22
D-91054 Erlangen

Essen
Institut für Pharmakologie
Klinikum der Universität Gesamthochschule Essen
Hufelandstraße 55
D-45147 Essen

Frankfurt/M
Zentrum der Pharmakologie, Klinikum der Johann-Wolfgang-Goethe-Universität
Theodor-Stern-Kai 7
D-60596 Frankfurt

Pharmakologisches Institut für Naturwissenschaftler der Johann-Wolfgang-Goethe-Universität
Biozentrum Niederursel
Marie-Curie-Str. 9, Geb. 260
D-60439 Frankfurt

Freiburg
Pharmakologisches Institut der Universität
Hermann-Herder-Straße 5
D-79104 Freiburg

Garching
Institut für Pharmakologie und Toxikologie der Akademie des Sanitäts-und Gesundheitswesens der Bundeswehr
Ingolstädter Landstr.100
D-85748 Garching

Giessen
Rudolf-Buchheim-Institut für Pharmakologie
Frankfurter Straße 107
D-35392 Giessen

Institut für Pharmakologie und Toxikologie
Fachbereich Veterinärmedizin
Frankfurter Straße 107
D-35392 Giessen

Göttingen
Institut für Pharmakologie und Toxikologie
der Universität
Robert-Koch-Str. 40
D-37075 Göttingen

Greifswald
Institut für Pharmakologie und Toxikologie
der Ernst-Moritz-Arndt-Universität
Friedrich-Löffler-Str. 23D
D-17489 Greifswald

Institut für Klinische Pharmakologie der Ernst-Moritz-Arndt-Universität
Fleischmannstraße
D-17489 Greifswald

Halle
Institut für Industrie-Toxikologie der
Martin-Luther-Universität
Franzosenweg 1A
D-06112 Halle

Institut für Pharmakologie und Toxikologie
der Martin-Luther-Universität
Magdeburger Straße
D-06112 Halle

Martin-Luther-Universität Sektion Pharmazie
Fachbereich Pharmakologie
Weinbergweg 15
D-06120 Halle

Hamburg
Pharmakologisches Institut der Universität
Universitätskrankenhaus Eppendorf
Martinistraße 52
D-20251 Hamburg

Abteilung für Allgemeine Toxikologie
Grindelallee 117
D-20146 Hamburg

Hannover
Zentrum Pharmakologie und Toxikologie
Medizinische Hochschule
Konstanty-Gutschow-Str. 8
D-30625 Hannover

Institut für Pharmakologie,Toxikologie und Pharmazie
Tierärztliche Hochschule
Bünteweg 17
D-30559 Hannover

Heidelberg
Pharmakologisches Institut der Universität
Im Neuenheimer Feld 336
D-69120 Heidelberg

Medizinische Universitätsklinik
Abt. für Klinische Pharmakologie
Bergheimer Straße 58
D-69115 Heidelberg

Homburg
Institut für Pharmakologie und Toxikologie
Universität des Saarlandes
D-66424 Homburg Saar

Jena
Institut für Klinische Pharmakologie der
Friedrich-Schiller-Universität
Bachstraße 18
D-07743 Jena

Kaiserslautern
Institut für Lebensmittelchemie und Umwelttoxikologie
der Universität
Erwin-Schrödinger-Straße
D-67663 Kaiserslautern

Kiel
Abteilung Pharmakologie der Universität
Hospitalstraße 4-6
D-24105 Kiel

AbteilungToxikologie der Universität
Brunswikerstraße 10
D-24105 Kiel

Köln
Pharmakologisches Institut der Universität
Glueler Straße 24
D-50931 Köln

Lübeck
Institut für Pharmakologie
Medizinische Universität zu Lübeck
Ratzeburger Allee 160
D-23562 Lübeck

Institut für Toxikologie
Medizinische Universität zu Lübeck
Ratzeburger Allee 160
D-23562 Lübeck

Leipzig
Institut für Pharmakologie und Toxikologie
der Universität
Härtelstraße 16/18
D-04107 Leipzig

Institut für Pharmakologie, Pharmazie und Toxikologie
der Veterinärmedizinischen Fakultät der Universität
Leipzig
Zwickauerstraße 55
D-04103 Leipzig

Magdeburg
Institut für Klinische Pharmakologie der Medizinischen
Akademie
Leipziger Straße 44
D-39120 Magdeburg

Institut für Klinische Pharmakologie
Otto-von-Guericke Universität
Leipziger Straße 44
D-39120 Magdeburg

Mainz
Pharmakologisches Institut der Universität
Obere Zahlbacher Straße 67
D-55131 Mainz

Institut für Toxikologie der Universität
Obere Zahlbacher Straße 67
D-55131 Mainz

Mannheim
Institut für Pharmakologie und Toxikologie der Fakultät
für Klinische Medizin Mannheim
der Universität Heidelberg
Maybachstraße14-16
D-68169 Mannheim

Abt. Psychopharmakologie
Zentralinstitut für Seelische Gesundheit
J5
D-68159 Mannheim

Marburg
Institut für Pharmakologie und Toxikologie
der Universität
Lahnberge
D-35043 Marburg

Institut für Toxikologie und Pharmakologie
der Universität
Pilgrimstein 2
D-35037 Marburg

Institut für Pharmakologie und Toxikologie im Fachbereich Pharmazie und Lebensmittelchemie der Universität
Ketzerbach 63
D-35037 Marburg

München
Walther-Straub-Institut für Pharmakologie und Toxikologie der Ludwig-Maximilians-Universität
Nussbaumstraße 26
D-80336 München

Institut für Pharmakologie und Toxikologie
der Technischen Universität
Biedersteiner Straße 29
D-80802 München

Institut für Pharmakologie, Toxikologie und Pharmazie
der Tierärztlichen Fakultät der Universität
Königinstr. 16
D-80539 München

Institut für Toxikologie und Umwelthygiene
der Technischen Universität
Lazarettstraße 62
D-80636 München

Münster
Institut für Pharmakologie und Toxikologie der Universität
Domagkstraße 12
D-48149 Münster

Institut für pharmazeutische Chemie
Pharmakologie für Naturwissenschaftler der Universität
Hittorfstr. 58-62
D-48149 Münster

Regensburg
Lehrstuhl für Pharmakologie der Universität
Universitätsstraße 31
D-93053 Regensburg

Rostock
Institut für Pharmakologie und Toxikologie
Postfach 100888
Schillingallee 70
D-18055 Rostock
(für Briefsendungen)
Strempelstraße 13
D-18057 Rostock
(für Paket- und Frachtsendungen)

Stuttgart
Institut für Lebensmitteltechnologie
Fachbereich Pharmakologie und Toxikologie
Universität Hohenheim
Postfach 700562
D-70599 Stuttgart

Tübingen
Pharmakologisches Institut der Universität
Wilhelmstraße 56
D-72074 Tübingen

Institut für Toxikologie der Universität
Wilhelmstraße 56
D-72074 Tübingen

Pharmazeutisches Institut der Universität
Lehrstuhl Pharmakologie
Auf der Morgenstelle 8
D-72076 Tübingen

Ulm
Abteilung Pharmakologie und Toxikologie
der Universität
Oberer Eselsberg
D-89081 Ulm

Witten
Lehrstuhl für Pharmakologie und Toxikologie der Universität Witten-Herdecke
Stockumer Str. 10
D-58453 Witten

Würzburg
Institut für Pharmakologie und Toxikologie der Universität
Versbacher Straße 9
D-97078 Würzburg

Institute außerhalb von Universitäten bzw. Hochschulen

Bad Krozingen
Rehablitations-Zentrum für Herz- und Kreislaufkranke
Abteilung Klinische Pharmakologie
Südring 15
D-79189 Bad Krozingen

Berlin
Biopharm GmbH Berlin
Pharmakologische Forschungsgesellschaft
Alfred-Kowalke-Str. 4
D-10315 Berlin

Institut für Arzneimittel
Bundesgesundheitsamt
Seestraße 10
D-13353 Berlin

Max-v.-Pettenkofer-Institut
Bundesgesundheitsamt
Thielallee
D-14195 Berlin

Institut für Wirkstoff-Forschung der
Akademie der Wissenschaften
Alfred-Kowalke-Straße 4
D-10315 Berlin

Zentralinstitut für Molekularbiologie der Akademie der Wissenschaften
Lindenberger Weg 70
D-13125 Berlin

Zentralinstitut Molekularbiologie der
Akademie der Wissenschaften
Robert-Rössle-Straße 10
D-13125 Berlin

Bremen
Institut für Klinische Pharmakologie
Zentralkrankenhaus
St.-Jürgen-Straße
D-28205 Bremen

Frankfurt/M.
Battelle Institut e.V.
Toxikologie und Pharmakologie
Am Römerhof 35
D-60468 Frankfurt/M.

Göttingen
Max-Planck-Institut für Experimentelle Medizin
Hermann-Rein-Straße 3
D-37075 Göttingen

Hamburg
Fraunhofer Institut für Toxikologie
und Aerosolforschung
Grindelallee 117
D-20146 Hamburg

Laboratorium für Pharmakologie und Toxigologie LPT
Redderweg 8
D-21147 Hamburg

Hannover
Fraunhofer Institut für Toxikologie
und Aerosolforschung
Nikolai-Fuchs-Straße 1
D-30625 Hannover

Heidelberg
Deutsches Krebsforschungszentrum
Im Neuenheimer Feld 280
D-69120 Heidelberg

Max-Planck-Institut für Medizinische Forschung
Jahnstraße 99
D-69120 Heidelberg

Jena
ZIMET der ADW
Beutenbergstraße 11
D-07745 Jena

Kiel
Untersuchungsstelle für Umwelttoxikologie
des Landes Schleswig-Holstein
Fleckenstraße 4
D-24105 Kiel

Magdeburg
Institut für Neurobiologische Hirnforschung
der Akademie der Wissenschaften
Leipziger Straße 44
D-35039 Magdeburg

Neuherberg
GSF-Forschunszentrum für Umwelt und
Gesundheit GmbH
Institut für Toxikologie
Postfach 1129
D-85758 Neuherberg

Schmallenberg-Grafschaft
Fraunhofer-Institut für Umweltchemie
und Oekotoxikologie
D-57392 Schmallenberg-Grafschaft

Institut für Toxikologie und Aerosolforschung
D-57392 Schmallenberg-Grafschaft

Stuttgart
Dr. Margarete Fischer-Bosch Institut
für klinische Pharmakologie
Auerbachstraße 112
D-70376 Stuttgart

Landesgesundheitsamt Badern-Württemberg
Abt. umweltbezogener Umweltschutz, Gesundheits-
schutz, Umwelthygiene, Toxikologie
Wiederholdstraße 15
D-70174 Stuttgart

Walsrode
IBR Forschungszentrum GmbH
Pharmakologie, Toxikologie
Südkampen Nr. 31
D-29664 Walsrode

Institute der pharmazeutischen Industrie

Aachen
Chemie Grünenthal GmbH
Medizinische Forschung
Postfach 129
Zieglerstraße 6
D-52078 Aachen

Berlin
Schering AG
Forschung und Entwicklung Pharma
Müllerstraße 170-178
D-13342 Berlin

Bielefeld
ASTA Pharma AG
Experimentelle Tumorforschung
Toxikologie
Artur-Ladebeck-Straße 128-152
D-33647 Bielefeld

Biberach
Dr. Karl Thomae GmbH
Biologische Forschung
Postfach 720
D-88400 Biberach/Riss

Böhringer Ingelheim Deutschland GmbH
Abt. Klinische Forschung Biberach
Humanpharmakologisches Zentrum
Postfach 1755
D-88400 Biberach/Riss

Darmstadt
E. Merck AG
Biologische Forschung Abt. Pharmakologie
Frankfurterstraße 250
D-64271 Darmstadt

E.-Merck AG
Klinische Forschung Abt. Klinische Pharmakologie
Frankfurterstraße 250
D-64271 Darmstadt

E. Merck AG
Institut für Toxikologie
Frankfurterstraße 250
D-64271 Darmstadt

Steigerwald
Arzneimittelwerk GmbH
Abt. Pharmakologie und Toxikologie
Havelstraße 5
D-64295 Darmstadt

Düsseldorf
Henkel KGAA
Abt. Toxikologie
Henkelstraße 67
D-40589 Düsseldorf

Frankfurt/M.
ASTA Medica AG
Biologische Forschung
Weismüllerstraße 45
D-60314 Frankfurt/M.

Cassella AG
Pharmaforschung
Hanauer Landstraße 526
D-60386 Frankfurt/M.

Hoechst AG
Pharmaforschung Hoechst
Postfach 800320
D-65926 Frankfurt/M.

Freiburg
Gödecke AG
Pharmakologische Forschung
Mooswaldallee
D-79108 Freiburg

Hamburg
Beiersdorf AG
Pharmakologische Abt.
Unnastrassse 48
D-20253 Hamburg

Hannover
Solvay Pharma Deutschland GmbH
Biologische Forschung und Entwicklung
Hans-Böckler-Allee 20
D-30173 Hannover

Illertissen
Heinrich Mack Nachfolger
Abt. Pharmakologie
Postfach 2064
D-89257 Illertissen

Ingelheim
Böhringer Ingelheim KG
Abt. Pharmakologie
Binger Straße
D-55216 Ingelheim/Rhein

Böhringer Ingelheim Deutschland GmbH
Abt. Klinische Forschunng Ingelheim
Humanpharmakologisches Zentrum
Postfach 200
D-55216 Ingelheim/Rhein

Köln
Dr. Madaus & Co.
Pharmakologisch Abteilung
Ostmerheimerstraße 198
D-51107 Köln

Troponwerke GmbH & Co. KG
Forschung und Entwicklung
Postfach 801060
D-51063 Köln

Konstanz
Byk Gulden Lomberg GmbH
Pharmakologische Abteilung
Byk-Gulden-Straße 2
D-78467 Konstanz

Ludwigshafen
BASF AG
Gewerbehygiene und Toxikologie
Brunckstraße 80
D-67056 Ludwigshafen

Knoll AG
Pharma Forschung und Entwicklung
Postfach 210805
D-67008 Ludwigshafen

Mannheim
Böhringer Mannheim GmbH
Pharmakologische Laboratorien
Sandhoferstraße 116
D-68298 Mannnheim

Marburg
Temmler Werke
Pharmakologisches Labor
Temmlerstraße 2
D-35039 Marburg

Behringwerke AG
Pharmakologische und Toxikologische Laboratorien
D-35001 Marburg

Monheim
Schwarz GmbH
Abt. Pharmakologie
Mittelstraße 11-13
D-40789 Monheim

München
Klinge Pharma GmbH
Pharmakologische Forschung
Weihenstephanerstraße 28
D-81673 München

Neuss
Smith Kline Beecham Pharma GmbH
Forschungsinstitut für Klinische Pharmakologie
Stresemann Allee 6
D-41460 Neuss

Regenburg
Squibb von Heyden GmbH
Donaustaufer Straße 378
D-93055 Regensburg

Rüsselsheim
Merrel Dow Pharma GmbH
Clinical Research Dep.
Eisenstraße 40
D-65428 Rüsselsheim

Stolberg
Grünenthal GmbH
Toxikologische Abt.
Zweifallerstraße
D-52222 Stolberg/Rhed.

Wuppertal
Bayer AG
Pharma Forschungszentrum
Apratherweg
D-42069 Wupperthal

B. ÖSTERREICH

Institute an Universitäten bzw. Hochschulen

Graz
Institut für Experimentelle und Klinische Pharmakologie
der Universität
Universitätsplatz 4
A-8010 Graz

Institut für Pharmakologie und Toxikologie
der Universität
Universitätsplatz 2
A-8010 Graz

Innsbruck
Institut für Pharmakologie der Universität
Peter-Mayr-Straße 1A
A-6020 Innsbruck

Institut für Biokemische Pharmakologie
Peter-Mayr-Straße 1
A-6020 Innsbruck

Institut für Pharmakodynamik und Toxikologie
Peter -Mayr-Straße 1
A-6020 Innsbruck

Wien
Pharmakologisches Imstitut der Universität
Währinger Straße 13A
A-1090 Wien IX

Institut für Pharmakodynamik undToxikologie
Währinger Straße 17
A-1090 Wien IX

Institut für Biochemische Pharmakologie der Universität
Borschkegasse 8A
A-1090 Wien IX

Institut für Neuropharmakologie der Universität
Währinger Straße 13A
A-1090 Wien IX

Medizinische Universitätsklinik
Abt. für Klinische Pharmakologie
Lazarettgasse 14
A-1090 Wien

Institut für Pharmakologie und Toxikologie der Veterinärmedizinischen Fakultät
Linke Bahngasse 11
A-1090 Wien

Institut für Tumorbiologie
Krebsforschung der Universität Wien
Abt. Onkologische Toxikologie
Borschkegasse 8A
A-1090 Wien

Institute außerhalb von Universitäten bzw. Hochschulen

Wien
Bundesstaatliche Anstalt für Experimentell-Pharmakologische und Balneologische Untersuchungen
Währinger Straße 13A
A-1090 Wien

Institute der pharmazeutischen Industrie

Linz
Hafslund Nyeomed Pharma
Abt. Pharmakologie
St.-Peter-Straße 25
A-4020 Linz

Wien
Dr. Kolassa Arzneimittel GmbH
Gastgebgasse 5-13
A-1090 Wien

Immuno AG
Abt. Pharmakologie/Toxikologie
Industriestraße 67
A-1220 Wien

C. SCHWEIZ

Institute an Universitäten bzw. Hochschulen

Basel
Abt. Pharmakologie Biozentrum der Universität
Klingenbergstraße 70
CH-4056 Basel

Bern
Pharmakologisches Institut der Universität
Friedbühlstraße 49
CH-3008 Bern

Institut für Klinische Pharmakologie der Universität
Murtenstraße 35
CH-3010 Bern

Veterinärpharmakologisches Institut
Veterinärmedizinische Fakultät der Universität Tierspital
Länggassstraße 124
CH-3001 Bern

Genf
Departement de Pharmacologie
Centre Médical Universitaire
CH-1211 Genf 4

Lausanne
Université de Lausanne
Institut de Pharmacologie
21, rue de Bugnon
CH-1005 Lausannne

Zürich
Pharmakologisches Institut der Universität Zürich
Molekulare Pharmakologie
Gloriastraße 32
CH-8006 Zürich

Institut für Toxikologie der ETH und Universität Zürich
Schorenstraße 16
CH-8603 Schwerzenbach

Institute der pharmazeutischen Industrie

Basel
Novartis
Department Forschung
Division Pharma
CH-4002 Basel

Hoffmannn-La Roche AG
Pharma Forschung
Grenzacherstraße 124
CH-4002 Basel

V ANHANG
Wichtige Internet-Adressen*

Die folgende Liste von Internet-Adressen bietet Einstiegsmöglichkeiten in Informations- und Datenbanken verschiedener Gesundheitsorganisationen und Zulassungsbehörden. Sie ist natürlich nicht vollständig, weitere interessante Stellen lassen sich aber durch Links erreichen. Auch die Stichwortsuche, z. B. mit Yahoo oder Alta Vista erbringt immer wieder interessante Resultate zu pharmakologischen Themen und führt zu den Homepages wissenschaftlicher Institute.

Medline-Zugang der NIH-Library (PubMed):
http://www.ncbi.nlm.nih.gov/PubMed/medline.html

Centers of Disease Control (CDC):
http://www.cdc.gov

US-Dept. of Health and Human Services:
http://www.os.dhhs.gov

European Agency for the Evaluation of Medicinal Products (EMEA):
http://www.eudra.org/emea.html

Food and Drug Administration (FDA):
http://www.fda.gov

National Institutes of Health (NIH):
http://www.nih.gov

National Library of Medice:
http://www.nlm.nih.gov

World Health Organisation (WHO):
http://www.who.ch

Cochrane Collaboration:
http://www.cochrane.co.uk

Weitere Adressen aus dem Arzneimittel-Bereich:

http://pharminfo.com/drugdb/db_mnu.html
http://www.pharmazeutische-zeitung.de
http://www.medmatrix.org
http://www.multimedica.de (Rote Liste)
http://195.27.173.69 (Gelbe Liste)

---

* Dieser Anhang wurde von den Herausgebern für die deutsche Ausgabe neu erstellt und hinzugefügt.

SACHWORTVERZEICHNIS

A

A-72517, 774
A-74273, 774
A-Esterasen, 179
AAV (Adeno assoziiertes Virus) und Gentherapie, 95
Abamectin, 1039
Abdominalchirurgie
  Antibiotikaprophylaxe in der, 1074-1075
abdominelle Abszesse, Fieber bei, 1076-1077
abdominelle Infektionen, Chinolone in der Behandlung, 1090
Abecarnil, 440
Abhängigkeit. siehe auch Drogenmißbrauch und Sucht.
– Definition, 573
– Entzugssyndrom, 577
– Herkunft, 574
– physische und psychische, 573
– Substanzen, 573
Aborte Fehlgeburten
– Antibiotikaprophylaxe bei, 1074-1075
– Spontanaborte, Isoretinoin und, 1626
– Therapie mit
– – Eikosanoiden, 627
– – Methotrexat, 1266
– – Mifepriston, 1452
– – Prostaglandinen, 627, 970
– – Uterusstimulanzien, 972
Absencen, 475
Abszeß, pelviner, Clindamycin bei, 1163-1164
Abszesse
– Becken, Clindamycin, Therapie mit, 1163-1164
– Fieber bei, 1076-1077
– Hirnabszesse
– – Chloramphenicol, Therapie mit, 1154-1155
– – Nocardia, Pharmakotherapie, 1055-1064
– – Penicillin, Therapie mit, 1104-1105
– Lunge, Fusobacterium, Pharmakotherapie, 1055-1064
– Pasteurella, Pharmakotherapie, 1055-1064
– Staphylokokken, Pharmakotherapie, 1055-1064
– Streptobacillus, Pharmakotherapie, 1055-1064
– Streptokokken, Pharmakotherapie, 1055-1064
– Streptokokken, Therapie, 1055-1064
Acanthamoeba oculare, Infektion, 1657
Acanthose, Vitamin-E-Mangel, 1611-1612
Acarbose, 1535
ACE, 753, 756
ACE-Hemmer, 763
– bei Herzinsuffizienz, 851, 858-859
– – Überlebensstudien, 853
– bei Hypertonie, 766, 826
– – hämodynamische Effekte bei Langzeitanwendung, 805
– – mit Thiaziddiuretika, 805
– bei linksventrikulärer Dysfunktion, 769
– bei myokardialer Ischämie, 799
– bei Myokardinfarkt, 769
– – klinische Studien, 768
– bei progressivem Nierenversagen, 769
– bei Sklerodermie assoziiertem Nierenversagen, 770
– duale, 775
– Geschichte, 753, 763
– klinische Pharmakologie, 764
– Medikamenteninteraktionen, 771
– – Diuretika, 809
– Nebenwirkungen, 770, 828
– – akutes Nierenversagen, 770
– – angioneurotisches Ödem, 771
– – bei der Behandlung der Hypertonie, 826
– – Geschmacksstörungen, 771
– – Glykosurie, 771
– – Hautausschlag, 771
– – Hepatoxizität, 771
– – Husten, 770
– – Hyperkaliämie, 770
– – Hypotonie, 770
– – Neutropenie, 771
– – Proteinurie, 771
– – teratogenes Potential, 770
– pharmakologische Effekte, 763
– Strukturen, 764
– und Kinine, 612
Acebutolol, 248
– Resorption, Metabolismus und Exkretion, 248
Acenocoumarol, 1371
– Struktur, 1367
Acetaldehyd, siehe auch Äthanol, 402
Acetaldehydmethylformylhydroxon, 155
Acetanilid, 648
– Struktur, 648
Acetazolamid, 711
– Beeinflussung des Augeninnendrucks, 1667
– bei Anfällen, 496
– Chemie und Struktur, 711, 713
– Effekte und Wirkungen, 714-715
– Interaktionen mit anderen Medikamenten 694, 714-715
– Resorption und Exkretion, 714-715
– therapeutischer Einsatz, 714-715
– Toxizität Nebenwirkungen und Kontraindikationen, 714-715
– Wirkmechanismus, 711
Acetohexamid, 1531
– therapeutischer Einsatz, 1535
Acetophenazinmaleat, siehe auch Antipsychotika
Acetyl-β-methylcholin, 151
Acetyl Coenzym A (CoA), 123, 1520
Acetylcholin (ACh), 114, 288
– Agonisten, Antagonisten und Wirkmechanismen 278t, 288
– Antipsychotica und, 424-425
– autonome Effektoren, 126
– autonome Ganglien, 126
– Hydrolyse durch die AChE, 172
– Mechanismus und Wirkung, 150
– ophthalmologische Anwendungen
– pharmakologische Eigenschaften, 150, 1467
– – Gastrointestinaltrakt, 152
– – Herz-Kreislauf-System, 151
– – Urogenitaltrakt, 153
– präganglionäre Angriffsorte, 126
– Speicherung und Freisetzung, 177
– Struktur, 151
– Synergismus und Antagonismus, 153
– Synthese, 124
– und Noradrenalin, 122-123
– und Skelettmuskel, 126
– Vasopressinsekretion und, 737-738
Acetylcholinchlorid ophthalmologische Anwendungen, 153
Acetylcholinesterase (AChE), 149, 171
– Hydrolyse, 172
– Inhibitoren, 171
– Struktur, 172
– und ACh, 17
Acetylglyceryletherphosphorylcholin (AGEPC), 627
Acetylierung, 14
Acetylsalicylsäure. siehe auch Salicylate, 595, 633, 641

– Antidepressiva, 457
– Arzeimittelwechselwirkungen, 645-646
– Cyclooxygenase, und, 636
– Intoleranz, 639
– pädiatrische Anwendung, 640
– pharmakologische Eigenschaften, 641
– Plättchenaggreagationshemmung, 1374
– Struktur, 641
– therapeutischer Einsatz, 644
– – bei Herzklappenersatz, 1378
– – bei Herzklappenfehlern, 1378
– – bei instabiler Angina, 1377
– – bei koronarem Bypass (Vena saphena), 1377
– – bei Migräne, 506
– – bei Myokardinfarkt, 1376-1377
– – bei Vorhofflimmern, 1377
– – bei zerbrovaskulären Erkrankungen, 1378
– – zur Prävention arterieller Thrombembolien, 1378
– toxische Effekte, 646-647
ACh, siehe Acetylcholin
AChE, siehe Acetylcholinesterase
Achlorhydrie, antimikrobielle Selektion und, 1067
Aciclovir, 1052, 1213
– Nebenwirkungen, 1215
– Pharmakokinetik, 1216
– Resistenz, 1216
– Resorption, Metabolismus und Exkretion, 1216
– therapeutischer Einsatz, 1055-1064, 1215
– – Dermatologie, 1632-1633
– – Ophthalmologie, 1654-1656
– Wirkmechanismus, 1215
Acinetobacter, Pharmakotherapie gegen, 1055-1064
Acitretin, 1599, 1625
Acne rosacea, 1630-1631
Acrivastin, 606
– dermatologische Anwendung, 1632-1633
– Dosierung, 606
Acromegalie, Dopamin-Antagonisten bei, 1390
Acrylnitril, 1713
ACTH, siehe Adrenokortikotropes Hormon
– Arginin-Vasopressin und, 1487
– diagnostischer Einsatz, 1488
– Effekte, extraadrenale, 1485
– Escape-Phänomen, 1484
– Geschichte, 1483
– Nachweisverfahren, 1488
– POMC und, 540, 1483
– Regulation der Sekretion, 1485
– Resorption und Metabolismus, 1488

– Rückkopplung, negative, der Glukokortikoide, 1487
– therapeutischer Einsatz, 1488
– Toxizität, 1488
– und Stressantwort, 1488
– Vasopressin und, 735
– Wirkmechanismus, 1485
– Wirkungen auf die Nebennierenrinde, 1484
– ZNS und, 1487
Actinomycin D, 1283
– Chemie, 1283
– Geschichte, 1283
– Resorption, Metabolismus und Exkretion, 1284
– Struktur-Wirkungsbeziehung, 1283-1284
– therapeutischer Einsatz, 1284
– – antineoplastische Wirkung, 1247-1249
– – – Wirkort, 1246
– Toxizität, 1283
– Wirkmechanismus, 1283
– zytotoxische Wirkung, 1283
Actinomycosen, Medikamente bei, 1055-1064
– Penicillin, 1105-1106
– Sulfonamide, 1080
– Tetracyclin, 1150-1151
ACV siehe Aciclovir
– antiviraler Einsatz von, 1235-1236
Acycloguanosin, siehe Aciclovir
ADA siehe Adenosindesaminase-Defizienz
Addisonsche Erkrankung, 1494
– Hyperkalzämie, 1547
– Kortikosteroide und, 1494
Adefovir, 1235-1236
Adeninarabinosid siehe Vidarabin
Adenosin, 231
– als Antiarrhythmikum, 876
– Dosierung, 886-887
– Koffein und, 588-589
– Nebenwirkungen, 888
– Noradrenalin und, 122-123
– Pharmakokinetik, 886-887
– pharmakologische Effekte, 888
– Struktur, 888
Adenosinedesaminase Defizienz (ADA), Gentherapie bei, 106
Adenosintriphosphat, 296
Adenoviren
– Konjunktivitis, 1654-1656
– und Gentherapie, 94-95
– – Dauer der transgenen Expression, 95
– – Design, 94-95
– – Sicherheit, 95
ADH (Antidiuretisches Hormon) siehe Vasopressin,
– Pupille bei, 1650
ADHD (attention-deficit hyperactivity disorder),

– Antidepressiva bei, 460
– Sympathomimetika bei, 232
Adie-Syndrom,
– Cholinesterasehemmer bei, 732
Adipositas, Amphetamine bei, 228
ADP-ribosylating factor (ARF), 139
ADR-529, 1284
Adrenalin, 141
– pharmakologische Eigenschaften, 229
– Spinalanästhesie, 359
– Struktur, 210
– therapeutischer Einsatz und Toxizität, 229
Adrenalin. siehe auch autonomes Nervensystem und neuronale Erregungsleitung., 129
– Geschichte, 209
– glatte Muskulatur, Effekte auf die, 215
– kardiovaskuläre Effekte, 213
– Lokalanästhetika und, 350
– metabolische Effekte, 215
– Resorption, Metabolismus und Exkretion, 216
– respiratorische Effekte, 215
– Struktur-Wirkungsbeziehungen, 209
– Synthese, 129
– therapeutischer Einsatz, 217
– – bei allergischen Reaktionen, 232
– – bei Astma, 682
– – bei Cholinestervergiftung, 154
– – in der Epiduralanästhesie, 360
– – Ophthalmologie, 1658
– – und Infiltrationsanästhesie, 356-357
– – und Nervenblockade, 358
– – und topische Anästhesie, 356
– Toxizität, Nebenwirkungen und Kontraindikationen, 217
– Transport, 132
– und Blutdruck, 212
– und Hyperglykämie, 1529-1530
– weitere Effekte, 216
– ZNS-Effekte, 215
adrenerge Agonisten, 134
– α, 224
– Amphetamine, 227
– β, 219
– Methylphenidat, 229
adrenerge Antagonisten, 135
– α, 233
– β siehe auch β-Sympatholytika, 241
adrenerge Erregungsübertragung, 129
– α, 138
– β, 137
– Klassifikation, 134
– molekulare Grundlagen ihrer Funktion, 137
– Struktur, 137
adrenerge Neurone, 114
– Adrenerge Impulse, 116

adrenerge Rezeptoren
- α, 138
- β, 137
- des Auges, 1647
- Klassifikation, 134
- Lokalisation, 139
- molekulare Grundlagen ihrer Funktion, 137
- physiologisache Grundlagen ihrer Wirkung, 211
- Struktur, 137
- Subtypen, 209
Adrenokortikotropes Hormon (ACTH), 1385
Ältere Menschen
- antimikrobielle Selektion bei, 1067
- individuelle Therapie bei, 54-55
Aerosolsprays, 591-592
Äthanol, 375
- Abhängigkeit, 578
- akute Intoxikationen, 404
- – Behandlung, 404
- – Diagnose, 405-406
- alkoholische Neuropathie, Thiaminmangel, 1581
- als Antidot
- Arzneistoffinteraktionen, 404
- – Barbiturate, 391
- – Benzodiazepine, 384
- – MAO-Hemmer, 460
- bei Ethylenglykolvergiftung, 1708
- bei Methanolvergiftung, 1707
- Disulfiram und, 406
- Einschränkung bei Hypertonie, 829
- Entgiftung, 579
- Entzug, β-adrenerge Antagonisten bei, 250
- Geschichte, 400
- Kontraindikationen, 405-406
- Kreuztoleranz, 578
- Mißbrauch und Sucht, 404
- pharmakologische Eigenschaften,
- – Atmung, 400
- – biogene Amine, 402
- – Blut, 403
- – chronisch exzessiver Konsum, 400
- – Gastrointestinaltrakt, 401
- – Herzkreislauf, 401
- – Körpertemperatur, 401
- – Leber, 402
- – Niere, 402
- – Plasmalipoproteine, 401
- – Schlaf, 401
- – Sexualfunktion, 402
- – Skelettmuskulatur, 401
- – Teratogenität, 402
- – ZNS, 400
- Resorption, Metabolismus und Exkretion, 403
- therapeutischer Einsatz, 405-406
- – äusserlich, 405-406
- – Injektionen zur Schmerzbekämpfung, 405-406

- – systemisch, 405-406
- Toleranz, 404
- und Hypoglykämie, 1529-1530
- Vasopressinsekretion und, 737-738
- Wirkmechanismus, 403
Äther, 305
AF-DX, 125, 142, 165
Afovirsen, 1235-1236
Aggression 5-HT und, 267
Agonisten, 32
- Desensitivierung, 38
- Effizienz (intrinsische Aktivität), 40
- Interaktionen mit biologischen Rezeptoren, 41
- partielle, 32, 41
- Potenz und Effizienz von, 43
Agonisten, partielle, 32, 41, 43
Agranulozytose bei Sulfonamiden, 1084
AIDS siehe auch HIV
- Clindamycin bei, 1163-1164
- Diarrhoe bei, 956
- Erythropoietin bei, 1332
- Gentherapie bei, 86
- Immunstimulanzien bei, 1324
- Mycobacterium avium und Makrolide bei, 1160
- Pentamidin bei, 1022
- Pneumozystose bei, 1011
- Toxoplasmose und, 1011
- Trimethoprim-Sulfamethoxazol bei, 1087
- Tuberkulose und, Chemotherapie bei, 1175, 1195
- und Cryptosporidiose, 1011
Akathisie durch Antipsychotika, 419
Akinesie durch Antipsychotika, 426
Akkomodation (visuelle), 1649
Akne
- Androgene und, 1468
- antibakterielle Therapie, 1629-1630
- Benzoylperoxid bei, 1630-1631
- Clindamycin bei, 1163-1164
- Glukokortikoide bei, 1624
- Retinoide bei, 1625
- Tetracyclin bei, 1150-1151
- Vitamin A bei, 1606
Akrodynie, 1681
Akrolein, 1700
Aktinische Dermatitis, Methotrexat bei, 1627
Aktinische Keratose, Medikamente bei
- Fluorouracil, 1628-1629
- Masoprocol, 1638
- Retinoide, 1625
Aktionspotential, 120
Aktivität, intrinsische, 40
Aktivkohle, 81
Aktulose, 948-949
Akupunktur bei Heroinentzug, 585
Alachlor, 1717
Alanin, 288
- und Insulin, 1521

Albendazol siehe auch Benzimidazole
- bei Helminthiasis, 981-986, 1031
- Struktur, 1034
Albright-Syndrom (Hereditäre Osteodystrophie), 1546
Albumin, Bindung von Pharmaka an, 11
Albuterol, 209
- bei Asthma, 682
- – Dosierung, 680
- Digoxin und, 842
Alclometason, 1497, 1622
Alcuronium, 190
Aldehyde bei Luftverschmutzung, 1681
Aldosteron, siehe auch Kortikosteroide, Mineralkortikoide, 1492
- Angiotensin II und, 761
- Produktion, normale, 1489
- Struktur, 1486
Aldosteron-Antagonisten siehe auch Mineralkortikoidrezeptoren, Antagonisten von, 726
Aldrin, 1709
Alendronat, 1564
Alfentanil, 338, 560
- in der Anästhesie, 338
Alfuzosin, 240
aliphatische Hydroxylierung, 14
aliphatische Kohlenwasserstoffe, 1703-1704
Alkaloide
- Belladonna, 157
- Cholinomimetika, natürliche, 154
Alkalose, respiratorische, 369
Alkansulfonsäure, 1256
Alkohol-Entzugssyndrom, 250, 578
Alkohole, siehe auch Äthanol
- aliphatische, 1706
- Beschränkung bei Hypertonie, 828
- Entzug siehe Äthanol-Entzugssyndrom
- Holzalkohol, siehe Methanol
- Methylalkohol, siehe Methanol,
- Tod durch, 78-79
- zum Einreiben, siehe Isopropanol
alkoholische Halluzinose, Antipsychotika bei, 433
Alkoholismus siehe auch Äthanol, 578
- Disulfiram bei, 406
- Folatmangel bei, 1355
- Nikotinsäuremangel bei, 1584
- und Hyperlipidämie, 907
- und Kokainmißbrauch, 586-587
alkoholneuropathie, Thiamin bei, 1581
alkoholtoxischer Leberschaden, Glukokortikoide bei, 1505
Alkylanzien
- bei Neoplasien, 1247-1249, 1253
- Chemie, 1253
- Dermatologie, Anwendung in der, 1628-1629
- Ethylenimine und Methylmelamine, 1247-1249, 1261

- Geschichte, 1253
- pharmakologische Wirkungen, 1256
- Resistenz, 1257-1258
- Senfgas, 1258
- Struktur-Wirkungsbeziehung, 1254
- Toxizität, 1257-1258
- Wirkmechanismus, 1253
- Wirkort,
- zytotoxische Wirkungen, 1256

Alkylsulfonate bei Neoplasien, 1247-1249, 1261
all-*trans*-Retinal, 1600
all-*trans*-Tretinoin, 1598, 1605
Allergie gegen Chemikalien, 76
Allergie, Spättyp, 76
Allergien, 76, 604
- adrenerge Agonisten bei, 232
- Glukokortikoide bei, 1503
- H_1-Antagonisten bei, 607-608
- PAF bei, 629
- Typ-I-Reaktion (anaphylaktisch), 76
- Typ-II-Reaktion (zytolytisch), 76
- Typ-III-Reaktion (Arthus), 76
- Typ-IV-Reaktion (Spättyp), 76

Allergien gegen Medikamente, 76
allergische Reaktionen, zytolytische, 76
Allgemeine Anästhesie. siehe auch unter Anästhesie.
Allopregnanolon, 380
Allopurinol, 667
- Chemie, 668
- Geschichte, 668
- Medikamenteninteraktionen, 668
- - Mercaptopurin, 1276
- Pharmakokinetik und Metabolismus, 668
- pharmakologische Eigenschaften, 668
- therapeutischer Einsatz, 669
- toxische Effekte, 669

Alloxanthin, 668
Alopecia areata
- Ciclosporin bei, 1628-1629
- PUVA bei, 1636

Alopezie, männliche,
- Finasterid bei, 1477
- Minoxidil bei, 824, 1638

α-adrenerge Agonisten, 224
- $α_1$-selektive, 224
- $α_2$-selektive, 225
- Apraclonidin, 226
- Clonidin, 225, 812
- Guanabenz, 226, 821
- Guanfacin, 226, 812
- Mephentermin, 224
- Metaraminol, 224
- Methoxamin, 224
- Methyldopa, 227
- Phenylephrin, 224
- therapeutischer Einsatz, 230
- - allergische Rhinitis, 690
- - Hypertonie, 813

- - hypotensiver Schock, 230
- - lokale Vasoaktivität, 231

α-adrenerge Rezeptor-Antagonisten, 233
- Alfuzosin, 240
- $α_1$
- - Ausblick, 251
- - kardiovaskuläre Wirkungen, 235
- $α_2$
- - Ausblick, 251
- - kardiovaskuläre Wirkungen, 235
- Ausblick, 251
- bei Hypertonie, 817
- Bunazosin, 240
- Chemie und Struktur, 233
- Ergotaminalkaloide, 239
- Herz-Kreislauf-System, 235
- Indoramin, 240
- Ketanserin, 240
- kombinierte α- und β-Antagonisten siehe auch Labetalol, 818
- Labetalol, 818
- Nebenwirkungen, 817
- Neuroleptika, 240
- ophthamologische Anwendungen, 1660
- pharmakologische Eigenschaften, 817
- Phenoxybenzamin und verwandte Haloalkylamine, 236
- Phentolamin, 237
- Prazosin und verwandte Pharmaka, 237
- Tamsulosin, 240
- Urapidil, 240
- Yohimbin, 240

α-adrenerge Rezeptoren, 135, 293
- $α_1$, 135, 293
- $α_2$, 135, 293
- physiologische Grundlagen ihrer Wirkung, 211

α-Bungarotoxin, 128, 142, 288
α-Chymotrypsin, 1661-1662
α-Glukosidase-Inhibitoren, 1535
α-Karotin, 1605
α-Methyl-3,4-dihydroxyphenylalanin. siehe auch Methyldopa., 227
α-Methyldopamin, 129
α-Methylnoradrenalin, 141
α-Methyltyrosin, 141
- Wirkmechanismus, 141
α-Methyltyrosin, siehe Methyltyrosin
α-Naphthylthioharnstoff, 1714
α-Tocopherol, siehe Vitamin E, 1610
$α_1$-Antiproteasemangel, 690
$α_1$-Antiproteinase, 690
$α_1$-Antitrypsin, 690
$α_2$-Antiplasmin, 1372
$α_2$-Makroglobulin, 613
Alpidem, 439-440
Alprostadil, 627

ALS, siehe amyotrophe Lateralsklerose
Alteplase, 1373
Alter des Patienten
- und antimikrobielle Selektion, 1067
- und Biotransformation von Wirkstoffen, 16
- und Individualisierung der Therapie, 54
- - bei Kindern, 54
- - und ältere Menschen, 54-55

Alternariosis, Amphotericin B bei, 1197-1198
Altretamin (Hexamethylmelamin), 1247-1249, 1256, 1260
Aluminiumsalze, Medikamenteninteraktionen, β-adrenerge Antagonisten, 249
Aluminose, 1703-1704
Alzheimersche Erkrankung, 521, 531
- Behandlung, 531
- cholinerge Hypothese, 531
- Cholinesterasehemmer bei, 184
- klinische Übersicht, 531
- Neurochemie, 531
- Pathophysiologie, 531
- Rolle des β-Amyloids, 531
- senile Plaques, 531

Amanita muscaria, 127, 155
Amanita phalloides, 156
Amanitin, 156
Amanitinvergiftung, 155
Amantadin, 1213, 1229
- bei Kokainentzug, 587
- bei Morbus Parkinson, 530
- Chemie und antivirale Wirkung, 1230
- Nebenwirkungen, 1230
- Resorption, Metabolismus und Exkretion, 1230
- therapeutischer Einsatz, 1055-1064, 1230
- Wirkmechanismus und Resistenz, 1230

Amatoxine, 156
Ambenomiumchlorid, 175, 182
- bei Myasthenia gravis, 183
Amblyopie, Alkohol/Tabak, 1667
Amcinonid, siehe auch Nebennierenrindenhormone, 1497
Ameisensäure, 82, 1706
- Struktur, 1706
Amenorrhoe, Diagnose, 1397
Ames-Test, 75
Amethopterin siehe auch Methotrexat, 1266
Amiben, 1717
Amifloxacin, 1089
Amifostin (WR-2721), 1257-1258, 1284-1285
Amikacin siehe auch Aminoglykoside, 1127, 1138
- antibakterielle Aktivität, 1129, 1138
- Chemie, 1126

- minimale Hemmkonzentration bei verschiedenen Spezies, 1130
- Nebenwirkungen, 1138
- Ototoxizität, 1133
- Resistenz, 1129
- therapeutischer Einsatz, 1055-1064
- - bei Mycobacterium-avium-Komplex, 1189
- - bei Tuberkulose, 1185

Amilorid siehe auch kaliumsparende Diuretika, 723
- bei Diabetes insipidus, 743
- bei Hypertonie, 804
- Lithium und, 464
- Struktur, Resorption und Exkretion, 725

Aminalkaloide, 507
- Struktur, 508

Aminocapronsäure, 1374

Aminogluthetimid, 1247-1249, 1295, 1448
- onkologische Anwendung, 1247-1249, 1295
- therapeutischer Einsatz, 1295
- Toxizität, 1296
- und Hemmung der Nebennierensekretion, 1506

Aminoglykosid-3'-Phosphotransferase, bakterielle Gene, 91

Aminoglykoside, 1052, 1126
- Amikacin, 1138
- antibakterielle Aktivität, 1129
- Chemie, 1126
- Exkretion, 1130-1131
- Gentamicin, 1136
- Geschichte und Quellen, 1125
- Kanamycin, 1138
- Kombinationstherapie, 1069
- Nebenwirkungen, 1132
- - Nephrotoxizität, 1133
- - neuromuskulärer Block, 1134
- - Ototoxizität, 1132
- Neomycin, 1139
- Netilmicin, 1138
- Resistenz, 1128
- Resorption, 1065, 1129
- Schleifendiuretika und, 720-721
- Streptomycin, 1135
- therapeutischer Einsatz, 1055-1064, 1136
- Tobramycin, 1137
- und neuromuskulärer Block, 196-197
- Verteilung, 1065, 1130-1131
- Wirkmechanismen, 1126
- Wirkort der plasmidvermittelten Enzyminaktivierung, 1127

Aminophyllin
- bei Asthma, 687
- Chemie, 691
- Toxizität, 693

3-Aminopropylphosphorige Säure, 288

Aminopyrine, 661
- Antidepressiva und, 457

Aminosäuren
- und Glukagonsekretion, 1536
- und neuronale Erregungsübertragung, 290

Aminosäurenalkaloide, 507
- Struktur, 508

Aminosalicylsäure, 1184
- antibakterielle Aktivität, 1184
- bei Tuberkulose, 1184
- Chemie, 1184
- Nebenwirkungen, 1184
- Resistenz, 1184
- Resorption, Metabolismus und Exkretion, 1184
- Wirkmechanimus, 1184

Amiodaron
- antiarrhythmische Anwendungen, 880-892
- Dosierung, 886-887
- Kontraindikationen, 885
- Medikamenteninteraktionen, 56-58
- - Digoxin, 842, 892
- - Jod, 1426
- Pharmakokinetik, 889
- pharmakologische Wirkungen, 889
- Struktur, 889
- thyreostatische Wirkung, 1421
- Unverträglichkeitsreaktionen, 889

Amiporixicam, 658

Amitriptylin, 270, 446
- Effekte auf das autonome Nervensystem, 453
- Kontraindikationen, 514
- pharmakologische Eigenschaften, 450
- Struktur, Dosierung und Nebenwirkung, 447-449
- Toxizität und Nebenwirkungen, 162, 512
- zur Migräneprophylaxe, 512

Amlodipin, siehe auch Kalziumkanal-Antagonisten, 789, 795-796
- bei Angina pectoris, 795-796
- bei Herzinsuffizienz, 856-857

Ammoniumchlorid zur Urinansäuerung, 83

Amobarbital siehe auch Barbiturate
- Struktur Anwendung und Eigenschaften, 392-393

Amodiaquin, 992

Amöbiasis
- Chemotherapie bei, 981-986
- Chloroquin, 1013
- Diloxanid, 1013
- Emetin und Dehydroemetin, 1015
- gemischte Amöbizide, 1010
- luminale Amöbizide, 1010
- Metronidazol, 1017
- Paromomycin, 1026
- systemische Amöbizide, 1010

Amoxapin, siehe auch trizyklische Antidepressiva, 446, 447-449
- Resorption, Metabolismus und Exkretion, 454-456
- Struktur und Dosierung, 447-449
- Toxizität und Nebenwirkungen, 447-449, 455

Amoxicillin, siehe auch Penicillin, 1101, 1108-1109
- antibakterielle Aktivität, 1102
- bei Helicobacter pylori, 937
- bei Lyme-Borreliose, 1105-1106
- bei Neisseria gonorrhoeae, 1105-1106
- mit Clavulansäure, 1055-1064
- prophylaktisch bei Tierbiß, 1074-1075
- Struktur, 1102
- therapeutischer Einsatz, 1055-1064

Amoxicillin/Clavulansäure, 1121

AMPA-Rezeptor (α-Amino-3-hydroxy-5-methyl-4-isoxazol-propionsäure), 291

Amperozid, 439-440

Amphetamine, 141, 227, 411-412
- Abhängigkeit und Toleranz, 228
- als Appetitzügler, 228
- analgetischer Effekt, 227
- kardiovaskuläre Effekte, 227
- Meperidin und, 557-559
- Mißbrauch und Sucht, 587
- Müdigkeitsunterdrückung, 227
- Struktur, 210
- therapeutischer Einsatz, 229, 232
- Toxizität und Nebenwirkungen, 228
- und Atmung, 227
- Wirkmechanismus, 141, 228
- ZNS-Effekte, 227

Amphotericin B, 1051, 1195, 1197-1198
- Aminoglykoside und, 1134
- antifungale Wirkung, 1195
- - Indikationen, 1197-1198
- - Resistenz, 1197-1198
- - systemisch, 1196
- - topisch, 1196
- Chemie, 1195
- Geschichte und Quellen, 1195
- Kombinationstherapie, 1070
- - mit Fluocytosin, 1055-1064
- Nebenwirkungen, 1197-1198
- Resorption, Metabolismus und Exkretion, 1197-1198
- therapeutischer Einsatz, 1055-1064
- antifungale Wirkungen siehe oben antifugale Anwendung
- bei Blastomyces dermatitidis, 1021
- bei Protozoeninfektion, 981-986, 1010, 1226-1227
- ophthalmologisch, 1657
- Wirkmechanismus, 1197-1198
- Zubereitungsformen, 1196

Ampicillin, 1101, 1108-1109
- antibakterielle Aktivität, 1102, 1107
- bei Infektionen des oberen Respirationstrakts, 1108-1109
- – bei Infektionoen des Urogenitaltrakts, 1108-1109
- pharmakologische Eigenschaften, 1108-1109
- Struktur, 1102
- therapeutischer Einsatz, 1055-1064
- – bei Listeria, 1105-1106
- – bei Menigitis, 1108-1109
- – bei Neisseria gonorrhoeae, 1105-1106
- – bei Salmonella, 1108-1109
- – mit Sulbactam, 1055-1064, 1070, 1221
Amrinon
- bei Herzinsuffizienz, 858-859
Amsulosin, 240
Amylnitrit siehe auch Nitrate, 591-592
- Geschichte, 783
Amyloid precursor protein (APP) und Alzheimersche Erkrankung, 531
Amyloidose, siehe auch Colchicin, 666-667
Amyotrophe Lateralsklerose, 521, 534
- Ätiologie, 534
- Genetik, 522
- klinische Symptome und Pathologie, 534
- Spastik und spinale Reflexe, 534
- symptomatische Therapie, 535
anabole Steroide siehe auch Androgene, 1475
Anämie
- Androgentherapie bei, 1476
- bei Kupfermangel, 1346
- bei Pyridoxinmangel, 1586
- bei Riboflavinmangel, 1582
- durch Zidovudin, 1225-1226
- Eisenmangel, 1341
- – Behandlung, 1342
- hereditäre, sideroblastische, 1347
- megaloblastische
- – hämatopoetische Wirkstoffe bei, 1347, 1357
- – Vitamin-E-Mangel und, 1611-1612
- perniziöse, siehe megaloblastische Anämie, 1347
- Sauerstofftherapie, 369
- Vitamin-E-Mangel und, 1611-1612
Anämie, perniziöse, 1350
Anaerobierinfektionen
- Cephalosporine bei, 1120
- Clindamycin bei, 1163-1164
- Penicillin bei, 1104-1105
Anästhesie,
- balancierte, 337
- Belladonna-Alkaloide in der, 167
- Clonidin in der, 225
- dissoziative, 338
- epidural, 360

- – an Haut- und Schleimhautbarrieren, 354
- – Einleitung, 345
- – Etidocain, 354
- – Feldblock, 356
- – Frequenz- und Spannungsabhängigkeit, 347
- – geringe Löslichkeit, 354
- – Geschichte, 345
- – Infiltration, 356
- – intrathekale Opiate, 361
- – IV Regionalblock (Bierscher Block), 358
- – Lidocain, 353
- – Mepivacain, 354
- – Metabolismus, 352
- – Nervenblockaden, 356-357
- – Wirkmechanismus, 346
- Epiduralanästesie, 360
- Feldblock, 356
- Geschichte, 305
- – Äther, 305
- – nach 1846, 306
- – vor 1846, 305
- geschlossener Kreislauf, 310
- Infiltration, 356
- Inhalation, 319
- – Art der Applikation, 310
- – Desfluran, 329
- – Diffusionshypoxie, 310
- – Dosierung und Potenz, 311
- – Eigenschaften, 320
- – Elimination, 309
- – Enfluran, 325
- – Gewebsblutfluß, 309
- – Halothan, 320
- – Induktion, 320
- – Interaktion mit Muskelrelaxanzien, 196-197
- – Isofluran, 328
- – Konzentration im Atemgas, 307
- – Konzentrationseffekt und Second-gas-Effekt, 310
- – Löslichkeit in Blut, 307
- – Löslichkeit in Geweben, 309
- – molekularer Wirkmechanismus, 314-315
- – Partialdruck in arteriellem und gemischtvenösem Blut, 308
- – Potenz, 319
- – pulmonale Belüftung, 308
- – Rate des pulmonalen Blutflusses, 308
- – Resorption und Verteilung, 307
- – Sevofluran, 330
- – Stickstoffmonoxid (NO), 331
- – Tiefe der, 312
- – transalveolärer Transport, 308
- – Verlust von arteriellem Blut im Gewebe, 308
- intrathekale Opiate, 361
- intravenös, 333-334
- – Barbiturate, 334

- – Benzodiazepine, 336
- – β-adrenerge Agonisten, 341
- – Etomidat, 337
- – Ketamin, 338
- – Neuroleptika-Opioid-Kombinationen, 338
- – Opioidanalgetika, 337-338
- – Propofol, 340
- Kohlendioxid in der, 370
- lokal, 345
- – Bupivacain, 353
- – Chemie und Struktur-Wirkungsbeziehung, 345
- – Chlorprocain, 353
- – klinischer Einsatz, 355
- – Kokain, 352
- – pH-Einfluß, 349
- – unterschiedliche Empfindlichkeit verschiedener Nervenfasern, 347
- MAO-Hemmer, 460
- muskarinische Rezeptor-Antagonisten, 167
- Nervenblockaden, 356-357
- ophthalmologische Anwendungen, 355
- – Natriumkanal, Struktur und Funktion, 347
- – Prilocain, 354
- – Rezeptorbindungsstellen, 347
- – Ropivacain, 354
- – Verlängerung der Wirkung durch Vasokonstriktion, 350
- Prämedikation, 313-314
- – Anticholinergika, 314-315
- – Antiemetika, 314-315
- – anxiolytische Therapeutika, 313-314
- – Opioide, 314-315
- – Sedativa, 313-314
- – zur Reduzierung des Mageninhalts, 314-315
- Prinzipien der Applikation, 307
- Sauerstoff bei, 368
- spinal, 358
- – Nebenwirkungen, 351
- – – glatte Muskulatur, 352
- – – Hypersensitivität, 352
- – – kardiovaskulär, 351
- – – neuromuskuläre und ganglionäre Synapsen, 351
- – – ZNS, 351
- – Tetracain, 354
- – topische Anwendung, 356
- Tiefe der, 312
- – EEG, 313-314
- – praktischer Test der Narkosetiefe, 312
- topisch, 356
- Vollnarkose, 319
- – inhalative s. u. Inhalationsnarkose, 319
- – intravenöse, 333-334
- Zeichen und Stadien, 312

– – spinal, 358
– – – Beurteilung, 360
– – – Komplikationen, 359
– – – Pharmakologie, 359
– – – physiologische Konsequenzen, 358
Anästhesie (Blockade) des Plexus brachialis, 356-357
Anästhesie, dissoziative, 338
Anästhesie, intrathekale Opiate, 361
Anästhesie, intravenöse, 333-334
Anästhesie, topische, 356
Analgesie, patientenkontrollierte, 556-557
Analgesie/Analgetika
– Amphetamine zur, 227
– Neuroleptika, 338
– NSAID (nicht-steroidale Antirheumatika), 638
– – Wirkmechanismus, 636
– Obstipation als Folge von, 945
– Opioide, 545, 554
– patientenkontrollierte, 556-557
– Tod infolge, 78-79
Anandamid, 588-589, 620
anaphylaktische Reaktionen, 76, 604
– durch Penicilline, 1111
– H$_1$-Antagonisten bei, 607-608
– Schock, 76
Anatomie des Auges, Physiologie und Biochemie, 1645
– adrenerge und cholinerge Rezeptoren, 1647
– extraokuläre Strukturen, 1646
– Glaskörper, 1651
– Iris und Pupille, 1649
– Kornea, 1647
– Linse, 1651
– N. opticus, 1651
– okuläre Strukturen, 1647
– Sklera, 1651
– Ziliarkörper, 1649
Androgene, 1465, 1489
– anabole Effekte, 1469
– Androgenrezeptor-Antagonisten, 1477
– Chemie, 1465
– Geschichte, 1465
– Gonadotropine und, 1467
– Hoden und Hodenanhangsstrukturen, 1469
– Nebenniere, 1468
– Nebenwirkungen, 1472
– – Feminisierung, 1473
– – Ikterus, 1474
– – Leberkrebs, 1474
– – Ödeme, 1474
– – toxische Effekte, 1474
– – Virilisierung, 1472
– ovariale, 1468
– physiologische und pharmakologische Wirkungen, 1468
– Resorption, Metabolismus und Exkretion, 1466, 1470

– Rezeptor, 1470
– Synthese und Sekretion, 1466
– Synthesehemmer, 1477
– Talgdrüsen, 1470
– therapeutischer Einsatz, 1474
– – antineoplastische Wirkungen, 1247-1249, 1296
– – Brustkrebs, 1477
– – Doping, 1475
– – Hereditäres Angioneurotisches Ödem, 1476
– – Hypogonadismus, 1465, 1474
– – katabole Zustände, 1475
– – Minderwuchs, 1476
– – Osteoporose, 1477, 1569
– – Stickstoffbalance und Muskelentwicklung, 1475
– – Stimulation der Erythropoese, 1476
– – Verabreichung und Dosierung, 1471
– – Wirkmechanismen, 1470
Androgene der Nebenniere, 1468
Androgene, feminisierende Effekte von, 1473
Androgene, ovarielle, 1468
Androgenrezeptor-Antagonisten, 1477
Androstendion siehe auch Androgene
– ACTH und, 1484
– Struktur, 1435, 1486
Androsteron, 1466, 1471
Angina pectoris siehe auch myokardiale Ischämie, 761
– Belastungsangina, 782
– β-adrenerge Antagonisten bei, 250
– – Metoprolol, 247, 250
– – Propranolol, 245, 250
– instabile Angina
– – Kalziumkanal-Antagonisten bei, 795-796
– – Medikamente zur Behandlung der, 1376-1377
– – Nitrate bei, 788
– Kalziumkanal-Antagonisten bei, 795-796
– Nitrate bei, 787
– – kutane Applikation, 788
– – orale Applikation, 788
– – sublinguale Applikation, 788
– – transmukosale Applikation, 788
– Prinzmetal-Angina (Vasospasmen), 761
– – Kalziumkanal-Antagonisten bei, 795-796
– – Nitrate bei, 789
angioneurotisches Ödem
– durch ACE-Hemmer, 771
– hereditär, Androgene bei, 1476
Angiotensin, 753
– alternative Biosynthesewege, 758
Angiotensin (1-7), 755
Angiotensin (3-8), 757
Angiotensin converting enzyme, siehe ACE
Angiotensin I, 753

– Entstehung, 755
Angiotensin II, 753
– Bildung, 755
– direkte Vasokonstriktion, 760
– Funktion, 758
– langsame Druckantwort, 760
– Rezeptor-Antagonisten, 754, 771
– – bei Herzinsuffizienz, 854
– – klinische Pharmakologie, 773
– – Nebenwirkungen, 773
– – pharmakologische Wirkungen, 771
– – therapeutischer Einsatz, 773
– schnelle Druckantwort, 760
– Struktur, 772
– und Aldosteronfreisetzung aus der Nebennierenrinde, 761
– und beschädigte kardiovaskuläre Strukturen, 762
– und Katecholaminfreisetzung aus dem Nebennierenmark, 760
– und Natriumrückresorption im proximalen Tubulus, 761
– und Nierenfunktion, 761
– und veränderte renale hämodynamik, 762
– Vasopressinsekretion und, 737-738
– Verstärkung der peripheren adrenergen Erregungsübertragung, 760
– ZNS-Effekte, 760
Angiotensin III, 757
– Bildung, 755
Angiotensin Rezeptor-Effektor-Kopplung, 758
Angiotensinasen, 757
Angiotensinogen, 522, 753
– Bildung, 755
Angiotensinpeptide, 757
Angiotensinrezeptoren, 758
Angiotonin, 753
Angst,
– 5HT und, 267
– Pharmakotherapie bei, siehe auch Anxiolytika, 411
– Schlaflosigkeit und, 398
Anilin, 648
Anisindione siehe auch orale Antikoagulanzien, 1371
– Struktur, 1367
Anisokorie, Bewertungsbogen, 1650
Anisotropinmethylbromid, 165
Anistreplase, 1373
– und Myokardinfarkt, 1376-1377
ankylosierende Spondylitis
– Diclofenac bei, 654
– Indometacin bei, 651
– NSAID bei, 638, 647
– Proprionsäurederivate bei, 654
– Sulindac bei, 652
anogenitale Warzen, Podophyllumharz bei, 1638
Antagonisten, 32, 41

- irreversible, 42
- kompetitive, 41
- negative (inverse), 32, 43
- reversible, 42
- Schild-Regression, 42

Antagonisten, negative (inverse), 32, 43

antagonistische Medikamenteninteraktionen, 76-77
- antimikrobielle Wirkstoffe, 1066-1068
- Chemie, 76-77
- dispositionell, 76-77
- funktionell (physiologisch), 76-77

Antazida, 938
- als Inhibitoren der gastrischen Säuresekretion in der Anästhesie, 314-315
- chemische Zusammensetzung und Eigenschaften, 938
- Medikamenteninteraktionen, 940
- – Digoxin, 842
- Nebenwirkungen, 940
- Obstipation bei, 945
- pharmakologische Eigenschaften, 939
- – gastrointestinale, 939
- Resorption, Metabolismus und Exkretion, 940
- therapeutischer Einsatz, 940
- – gastroösophagealer Reflux, 940
- – peptisches Ulkus, 940

Antazolin, 1661-1662
- Struktur, 1661-1662

Anthracendion, substituiert bei Neoplasien, 1247-1249

Anthrachinon-Laxanzien. siehe auch Laxanzien., 950-951
- laxative Effekte, 950-951
- Nebenwirkungen, 950-951
- Resorption, Metabolismus und Exkretion, 950-951

Anthralin, 1634
Anthralinat-Sonnenschutz, 1636
Anthranilsäure, 628
Anthrax. siehe Bacillus anthracis.
Anti-Insulin-Antikörper, 1526
Antiandrogene, 1477
- 5α-Reduktasehemmer, 1477
- Androgenrezeptor-Antagonisten, 1477
- Hemmung der Androgensynthese, 1477

Antianginosa. siehe auch Myokardischämie., 782

Antiarrhythmika, 867, 888
- Adenosin, 888
- α-adrenerge Agonisten, 231
- Amiodaron, 888
- β-adrenerge Blocker, 883
- Bretylium, 886-887
- Chinidin, 886-887
- Digitalisglykoside, 886-887
- Disopyramid, 886-887, 892

- elektrophysiologische Wirkungen, 880
- Flecainid, 886-887, 893
- induzierte Arrhythmien, 885
- K$^+$-Kanal-Blockade, 881
- – Toxizität, 881
- Kalziumkanalblocker, 795-796, 880
- Klassifikation, 876
- Kontraindikationen, 885
- Lidocain, 893
- Magnesium, 895
- Mexiletin, 886-887, 895
- Moricizin, 886-887, 895
- Na$^+$-Kanal-Blockade, 879
- – Toxizität, 877, 880
- Pharmakokinetik, 886-887
- Phenytoin, 886-887, 895
- Plasmaspiegel, Monitoring, 885
- Prinzipien der Anwendung, 884
- – Wahl des therapeutischen Ansatzes, 884
- – Ziele, 884
- Procainamid, 886-887, 896
- Propafenon, 886-887, 897
- Propranolol, 245
- Sotalol, 886-887, 898
- Tocainid, 886-887, 895
- Wirkmechanismus, 875
- zustandsabhängige Ionenkanalblockade, 878

Antiarrhytmika, Gebrauch von, 883
- pharmakologische Eigenschaften, 244
- Struktur, 242
- therapeutischer Einsatz, 248

antibakterielle Pharmaka
- bei okulären Infektionen, 1654
- dermatologische Anwendungen, 1629-1630
- therapeutischer Einsatz, 1654

Antibiotika. siehe auch antimikrobielle Wirkstoffe
- Terminologie, 1051

Antibiotikaprophylaxe bei chirurgischen Eingriffen, 1074-1075
- Penicillin, 1106

Anticholinergika
- Antidote, 184
- Antipsychotika und, 430-432
- Obstipation bei, 945
- therapeutischer Einsatz,
- – bei M. Parkinson, 530
- – in der Anästhesie, 314-315
- trockenes Auge durch, 1646

Antidepressiva, siehe auch MAO-Hemmer und trizyklische Antidepressiva, 411-412, 445
- Angriffsort der Wirkung, 452
- Chemie, 446, 450
- Effekte auf das autonome Nervensystem, 453
- Geschichte, 411-412
- kardiovaskuläre Effekte, 453

- Medikamenteninteraktionen, 458
- pharmakologische Eigenschaften, 450
- Resorption, Verteilung, Metabolismus und Exkretion, 454
- Struktur und Dosierung, 447-449
- therapeutischer Einsatz, 460
- Toleranz und physische Abhängigkeit, 456
- toxische Reaktionen und Nebenwirkungen, 456
- trockenes Auge durch, 1646
- ZNS-Effekte, 450
- – Amine des Gehirns, 450
- – Schlaf, 450

Antidiarrhoika, siehe auch Diarrhoe, 953
- Obstipation durch, 945
- Octreotid, 954-955
- Opioide, 953
- Pharmaka zur oralen Rehydratation, 954-955
- Somatostatin, 954-955
- Wismutsubsalicylat, 954-955

Antidiuretisches Hormon (ADH). siehe auch Vasopressin.
- Syndrom der inadequaten ADH-Sekretion (SIADH), 744

Antidot, universelles, 81

Antidote,
- bei Vergiftungen, 81
- Universal, 81

Antiemetika, 955-959
- 5HT$_3$-Antagonisten, 957
- Antihistaminika, 959
- Antimuskarinergika, 959
- bei Migräne, 506
- Benzodiazepine
- Cannabinoide, 959
- D2-Antagonisten, 957
- Empfehlungen für die, Chemotherapie bei Krebs, 959
- in der Anästhesie, 314-315
- Kombinationen, 959
- Kortikosteroide, 958
- Parkinson, 523-524

Antiepileptika,
- Absencen, 476, 498
- Acetazolamid, 496
- Barbiturate, 485
- bei Säuglingen und Kindern, 498
- Benzodiazepine, 493
- Deoxybarbiturate, 486-487
- einfach fokale Anfälle, 476, 4997
- Felbamat, 496
- Fieberkrämpfe, 498
- Gabapentin, 495
- γ-Vinyl-GABA, 496
- generelle Prinzipien und Auswahl, 497
- Hydantoine, 482
- Iminostilbene, 488
- Kombinationstherapie mit Antipsychotika, 430-432

- komplex fokale Anfälle, 439-440, 497
- Lamotrigin, 495-496
- myoklonische Anfälle, 476, 498
- Oxazolidinedione, 492
- Prophylaxe, 498
- Schwangerschaft, 499
- Serumkrankheit, 76
- Status epilepticus, 499
- Succimide, 490
- Therapiedauer, 497
- Todesfälle durch, 78-79
- tonisch-klonische Anfälle, 476, 497
- Valproinsäure, 491

Antiepileptika, siehe auch unter Epilepsie, 476, 481
- Absencen, 476, 498
- Acetazolamid, 496
- Barbiturate, 485
- bei Säuglingen und Kleinkindern, 498
- Benzodiazepine, 493
- Deoxybarbiturate, 486-487
- einfach fokale Anfälle, 476, 497
- Felbamat, 496
- Fieberkrämpfe, 498
- Gabapentin, 495
- γ-Vinyl-GABA, 496
- generelle Prinzipien und Auswahl, 497
- Hydantoine, 482
- Iminostilbene, 488
- komplex fokale Anfälle, 476, 497
- Lamotrigin, 495-496
- myoklonische Anfälle, 476, 498
- Oxazolidindione, 492
- Prophylaxe, 498
- Schwangerschaft, in der, 499
- Status epilepticus, 499
- Succimide, 490
- Therapiedauer, 497
- tonisch-klonische Anfälle, 476, 497
- Valproinsäure, 491

Antigenantwort, 1314
- anamnestisch (sekundär), 1313

antigenpräsentierende Zellen (APZ), 1311

Antiglukokortikoide, siehe auch Mefipriston, 1507

Antihelminthika, 981-986, 1031-1040
- Ausblick, 1045
- Benzimidazole, 1034
- Diethylcarbamazepin, 1037
- Ivermectin, 1038
- Metrifonat, 1041
- Niclosamid, 1041
- Oxamniquin, 1041
- Piperazin, 1043
- Praziquantel, 1043
- Pyrantel, 1045

Antiherpetika, 1213, 1224
- Aciclovir, 1213
- Famciclovir, 1213
- Foscarnet, 1213, 1218-1219
- Ganciclovir, 1213, 1219
- Idoxuridin, 1213, 1222
- Penciclovir, 1213, 1218
- Surivudin, 1213, 1222
- Valaciclovir, 1213
- Vidarabin, 1213, 1224

Antihistaminika. siehe auch bei H_1- und H_2-Rezeptor-Antagonisten.
- als Prämedikation, 313-314
- Arrhythmien durch, 883
- bei allergischer Rhinitis, 690
- dermatologische Anwendungen, 1632-1633
- Medikamenteninteraktionen
- – Barbiturate, 391
- – MAO-Hemmer, 460
- Obstipation durch, 945
- trockenes Auge durch, 1646

Antihypertensiva, siehe auch Hypertonie, 803
- ACE-Hemmer, 826
- Diuretika, 804
- hämodynamische Effekte bei Langzeitanwendung, 805
- Kalziumkanal-Antagonisten, 824
- Klassifikation, 804
- Sympatholytika, 809
- Vasodilatatoren, 819
- Wirkmechanismus, 804

Antiinflammatorische Wirkstoffe, siehe auch bei Steroiden der Nebennierenrinde, Acetylsalicylsäure und Antirheumatika bzw. Antiphlogistika, nicht-steroidale,
- Gicht, 666
- Gold, 663
- Leukotrien-Antagonisten, 659
- nicht-steroidale, 633
- rheumatoide Arthritis, 633

Antikoagulanzien,
- Heparin, 1363
- Medikamenteninteraktionen
- – Rifampin, 1180
- – Schleifendiuretika, 720-721
- oral, 1367
- – Acenocoumarol, 1371
- – Biotransformation und Exkretion, 1369-1370
- – Chemie, 1367
- – Dicumarol, 1371
- – Geschichte, 1366
- – Indandionderivate, 1371
- – labormedizinische Therapiebewertung, 1371
- – Medikamenteninteraktionen, 1369-1370
- – pharmakologische Eigenschaften, 1368
- – Phenprocoumon, 1371
- – Resorption, 1369
- – Rodentizide, 1371
- – Toxizität, 1369-1370
- – – in der Schwangerschaft, 1371
- – – Vitamin K_1 als Antidot, 1369-1370
- – Verteilung, 1369
- – Warfarin, 1367
- – Wirkmechanismen, 1369
- therapeutischer Einsatz, 1375

Antikoagulanzien, siehe auch Thrombolytika.

Antikörper, Pharmaka, 1320-1321
- Antithymozytenglobulin, 1323
- Muromonab-CD3, monoklonale Antikörper, 1323
- Rh0(D)-Immunglobulin, 1323

Antikonvulsiva, siehe auch Antiepileptika, 476, 481
- Antidepressiva und, 457
- bei Manie, 464-470

Antimetaboliten, 1247-1249
- dermatologische Anwendungen, 1627
- Folsäureanaloga, 1247-1249, 1263
- in der Onkologie, 1247-1249
- Purinanaloga, 1247-1249, 1273
- Pyrimidinanaloga, 1247-1249

antimikrobielle Substanzen, 1055-1064
- Actinomyceten, 1055-1064
- Aminoglykoside, 1125
- Antagonismus, 1066-1068
- Antimykotika, 1107
- Antiprotozoenmittel, siehe auch Malaria, 981-986
- antivirale Substanzen, siehe auch Virostatika, 1055-1064, 1211
- Bacitracin, 1168-1169
- bei Bakterien, 1055-1064
- Chinolone, 1088
- Chloramphenicol, 1152
- Clindamycin, 1162-1163
- Colistin, 1164-1165
- Definition und Charakteristika, 1051
- Diarrhoe durch, 946
- Fehlgebrauch von, 1076-1077
- Geschichte, 1051
- gram-negative Bakterien, 1055-1064
- gram-negative Kokken, 1055-1064
- grampositive Bakterien, 1055-1064
- grampositive Kokken, 1055-1064
- in der onkologischen Therapie, 1247-1249
- Infektionen des Urogenitaltrakts, 1090
- Klassifikation, 1051
- Kombinationstherapie, 1067
- – bei gemischt-bakteriellen Infektionen, 1069
- – bei schweren Infektionen mit unbekanntem Erreger, 1069
- – Indikationen, 1069
- – Nachteile, 1070

– – supra-additive Toxizität, 1067
– – Test, 1067
– – Verhinderung von Resistenzen, 1070
– – Verstäkung der antibakteriellen Aktivität, 1069
– Makrolide, 1157
– Polymyxin B, 1164-1165
– prophylaktische Anwendung, 1072
– Resistenzmechanismen, 1052
– – Konjugation, 1053
– – Mutation, 1053
– – Transduktion, 1053
– – Transformation, 1053
– säurefeste Bakterien, 1055-1064
– Selektionsmechanismen, 1054
– – Alter, 1067
– – Applikation, 1066
– – Erkrankungen des ZNS, 1067
– – genetische Faktoren, 1067
– – Medikamentenallergie, 1067
– – pharmakokinetische Faktoren, 1065
– – Schwangerschaft, in der, 1067
– – Sensitivitätstest, 1054, 1065
– – Wirtsfaktoren, 1066
– Sensitivitätstests, 1052
– – disk-diffusion-technique, 1054
– Spectinomycin, 1164-1165
– Spirochäten, 1055-1064
– Sulfonamide, 1079
– Superinfektionen, 1073
– Synergismus, 1066-1068
– Teicoplanin, 1168
– Tetracycline, 1146
– Trimethoprim-Sulfametoxazol, 1085
– Übersicht, 1051
– Vancomycin, 1165-1166
– Wirkmechanismus, 1051
Antimitotische Wirkstoffe, siehe auch Vincaalkaloide, 1247-1249, 1279, 1662
Antimon, 1024
Antimuskarinergika, 958
– als Antiemetika, 958
– ophthalmologische Anwendungen, 1658
Antimykotika, 1108-1109
– Amphotericin B
– – systemische Anwendung, 1196
– – topische Anwendung, 1197, 1208
– bei Augenkrankheiten, 1656
– Benzoesäure, 1197, 1208
– Butokonazol, 1197, 1208
– Caprylsäure, 1197, 1208
– Ciclopirox, 1197, 1208
– dermatologische Anwendungen, 1632
– Econazol, 1197, 1208
– Fluconazol, 1197, 1203
– Flucytosin, 1197
– Griseofulvin, 1197, 1204

– Haloprogin, 1197, 1207
– Imidazole, 1197, 1199
– Itraconazol, 1197
– Kaliumjodid, 1197, 1208
– Ketoconazol, 1197
– Miconazol, 1197
– Naftifin, 1197, 1207
– Nystatin, 1197, 1208
– Oxiconazol, 1197, 1206
– Polyen-Antibiotika, 1197, 1208
– Propionsäure, 1197, 1208
– Salicylsäure, 1197, 1208
– Sulconazol, 1197, 1206
– systemisch, 1196
– Terbinafin, 1197, 1207
– Terconazol, 1197, 1206
– Tolnaftat, 1197, 1207
– topisch, 1197, 1205
– Triazole, 1197
Antiöstrogene, siehe auch Östrogene, 1446
– antineoplastische Wirkungen, 1247-1249, 1296
– bei Brustkrebs, 1448
– bei Infertilität, 1448
– Chemie, 1446
– Geschichte, 1446
– Östrogensynthesehemmer, 1448
– pharmakologische Effekte, 1446
– Resorption, Metabolismus und Exkretion, 1447
– therapeutischer Einsatz, 1448
– Wirkmechanismus, 1245
Antiparasitika,
– bei Protozoeninfektionen, 981-986
– bei Wurmerkrankungen, siehe auch Helminthosen, Antihelminthika, 981-986
– Malaria, 981-986
– Übersicht, 979-986
Antiprogesterone, 1452
Antiprotozoika, 981-986
Antipsoriatika, 1632-1633
– Anthralin, 1634
– Kalzipotriol, 1632-1633
– Teerpräparate, 1637
Antipsychotika, 411-412
– Anwendung in der Geriatrie, 430-432
– Ausblick, 439-440
– Chemie und Struktur-Wirkungsbeziehung, 415
– extrapyramidale Effekte, Belladonna-Alkaloide für, 159
– Geschichte, 411-412
– Hautreaktionen, 430-432
– Medikamenteninteraktionen, 430-432
– Nosologie, 412
– pädiatrische Anwendungen, 430-432
– pharmakologische Eigenschaften, 419
– pharmakologische Eigenschaften,

– – autonomes Nervensystem, 423-424
– – Basalganglien, 420
– – Chemorezeptor-Triggerzone (CTZ), 423-424
– – Hirnstamm, 423-424
– – Hypothalamus und endokrines System, 423-424
– – kardiovaskuläres System, 424-425
– – komplexes Verhalten, 420
– – konditionierte Reaktionen, 420
– – Krampfschwelle, 420
– – Leber, 424-425
– – Limbisches System, 423
– – motorische Aktivität, 419
– – Niere, 424-425
– – Psyche und Verhalten, Effekte auf, 419
– – Schlaf, 420
– – zerebraler Cortex, 420
– Präparationen und Dosierungen, 426
– Resorption, Metabolismus und Exkretion, 425
– Spätdyskinesie, 428-429
– therapeutischer Einsatz, 430-432
– – bei Entzugssyndrom, 433
– – bei Erkrankungen der Motorik, 433
– – bei Konzentrationsstörungen, 233
– – bei Übelkeit und Erbrechen, 433
– Toleranz und physische Abhängigkeit, 426
– toxische Reaktionen und Nebenwirkungen, 426
– – Akathisie, 426
– – akute Dystonien, 426
– – extrapyramidale Effekte, 159
– – Hämatotoxizität, 429
– – Ikterus, 429
– – malignes Neuroleptikasyndrom, 428
– – neurologische, 426
– – Parkinsonismus, 426
– – peroraler Tremor, 428-429
– trizyklische, 414
Antipyretika. siehe auch Fieber.,
– Fehlgebrauch von Antibiotika als, 1076-1077
– nicht-steroidale Antipyretika (NSAIDs), 638
– Salicylate, 645-646
– Wirkmechanismen, 636
Antipyrin (Phenazon), 661
Antiretrovirale Virostatika, 1213
– Didanosin, 1213, 1227
– Metabolismus und Pharmakokinetik, 1225
– Stavudin, 1213
– Zalcitabin, 1213, 1229
– Zidovudin, 12131224

Antithrombin III, 1364
Antithymozytenglobulin, 1323
– bei Organtransplantationen, 1313-1315
– Disposition und Pharmakokinetik, 1323
– klinische Anwendung, 1323
– Toxizität, 1323
antivirale Wirkstoffe,
Anxiolytika,
– Antipsychotika, 430-432
– Ausblick, 439-440
– Azapirone, 438
– Benzodiazepine. siehe Benzodiazepine., 434
– Geschichte, 434
– in der Anasthesie, 313-314
– Propandiolcarbamate, 438
Anxiolytika. siehe auch Pharmaka, angstmindernde,
Aortenaneurysma dissoziiertes
– β-adrenerge Antagonisten bei, 250
– Trimetaphan bei, 814
AP-1 (Aktivatorprotein-1), 1491
– von Wirkstoffen, 4
Apazone, 662
Apergillose, Pharmaka bei, 1055-1064
– Amphotericin B, 1197-1198
– Itraconazol, 1202
Aplastische Anämie,
– durch Chloramphenicol, 1155-1156
– durch Sulfonamide, 1084
Apnoe
– bei Frügeborenen, Methylxanthine, 696
– Schlaf, siehe Schlafapnoe.
Apolipoprotein A1, 904
Apolipoprotein B, familiärer Defekt, 908
Apomorphin, 81
Appendektomie, antibiotische Prophylaxe bei, 1074-1075
Appetitzügler, Amphetamine als, 228
Appetitzügler, sympathomimetische Amine als, 232
Applikation, parenterale von Medikamenten, 5
– versus,
– – Auge, 8
– – enteral, 5
– – Haut, 8
– – intraarteriell, 8
– – intramuskulär, 7
– – intraperitoneal, 8
– – intrathekal, 8
– – intravenös, 7
– – muköse Membranen, 8
– – pulmonale Resorption, 8
– – subkutan, 7
– – topische, 8
Applikationsformen, 5–9
– Auge, 8
– Bioäquivalenz, 9

– enterale, 5
– Haut, 8
– intraarteriell, 8
– intramuskulär, 7
– intraperitoneal, 8
– intrathekal, 8
– intravenös, 7
– kontrollierte Freisetzung, 6
– oral, 5
– parenterale, 5
– pulmonale Resorption, 8
– rektale, 7
– Schleimhäute, 8
– subkutane, 7
– sublinguale, 7
– topische, 8
Apraclonidin, 225, 1659
Aprazolam, siehe auch Benzodiazepine, 383, 433
– als Antiemetikum, 958
– Darreichungsform und Anwendung, 386
– Dosierung, 435
– Mißbrauch, 580
– Resorption, Metabolismus und Exkretion, 436
– Struktur, 377
Aprobarbital, siehe auch Barbiturate.
– Struktur, Eigenschaften und Gebrauch, 392-393
Aprotinin, 613
aPTT, aktivierte partielle Thromboplastinzeit, 1361
Aquaporin-CD, 732
Aquaporin-CHIP, 732
ara-A, siehe auch Vidarabin.
Arachidonsäure, 296, 294
– Hemmung, 620
Arbaprostil, 627
Arecolin, 154
– Geschichte und Ausgangsmaterial, 50
– pharmakologische Eigenschaften, 155
– Struktur-Wirkungsbeziehung, 154
– Toxikologie, 155
Arginin-Vasopressin. siehe Vasopressin.,
aromatische Hydroxylierung, 14
Aromatische Kohlenwasserstoffe, 1708
Arrestin, 140
Arrhythmien, 867
– gewöhnliche, 874
– Mechanismen, 871
– – Nachdepolarisationen und getriggerte Automatizität, 873
– – Reentry, 873
– – – anatomisch definiertes, 873
– – – funktionell definiertes, 874
– – verstärkte Automatizität, 873
– – medikamenten-induzierte, 872
– – Adrenalin, 216
– – β-adrenerge Antagonisten, 248

– Nichtbehandlung, 884
– Pharmakotherapie bei, siehe auch Antiarrhythmika, 867
– Symptome aufgrund von, 884
– therapeutische Ziele, 884
– Therapieprinzipien, 884
– Vermeidung von Auslösefaktoren, 884
Arrotinoide, 1625
Arsen, 1683
– chemische Formen, 1684
– pharmakologische und toxikologische Effekte, 1684-1685
– – Blut, 1685-1686
– – gastrointestinale, 1684-1685
– – hepatische, 1685-1686
– – kardiovaskulär, 1684-1685
– – Karzinogenese und Teratogenese, 1685-1686
– – kutane, 1685-1686
– – renale, 1684-1685
– – ZNS, 1685-1686
– Resorption, Verteilung und Exkretion, 1684-1685
– Vergiftung,
– – akute, 1685-1686
– – Behandlung, 1685-1686
– – chronische, 1685-1686
– Wirkmechanismen, 1684-1685
Arsingas, 1686
Arsphenamine, siehe auch Arsen, 1684
arterielle Thrombembolien, 1361
– Wirkstoffe zur Prävention von, 1379
arterieller Blutdruck und Angiotensin II, 762
Arthritis
– Gold bei, 663
– osteo, siehe Osteoarthritis
– rheumatoide, siehe rheumatoide Arthritis,
Arthusreaktion, 76
Arylpropionsäure, 637
Arzneistoff-Rezeptoren, siehe auch Rezeptoren, 31
Arzneistoffbezeichnungen, chemische, 67
Arzneistoffdosierung (Verschreibungen), 62
Arzneistoffinformationen für Beschäftigte in medizinischen Heilberufen, 68
Arzneistoffinteraktionen, siehe auch bei den einzelnen Substanzen
– additive, 76-77
– antagonistische, 76-77
– Inaktivierung, 76-77
– Inzidenz, 55-56
– metabolisch, 17
– potentielle, 55-56
– potenzierende, 76-77
– synergistische, 76-77
– toxische, 76-77
– und Biotransformation, 17

– und individuelle Therapie, 55-56
– – Pharmakodynamik, 57
– – Pharmakokinetik, 56
Asbestose, 1702-1703
Ascaris, Chemotherapie bei, 981-986, 1031
– Benzimidazol, 1034
– Ivermectin, 1040
– Piperazin, 1043
– Pyrantelembonat, 1045
Ascorbinsäure (Vitamin C), 1592
– Biosynthese, 1594
– Chemie, 1593
– Defizienz, 1594
– – okuläre Manifestationen, 1667
– Geschichte, 1592
– physiologische Funktionen, 1593
– Resorption, Metabolismus und Exkretion, 1593
– therapeutischer Einsatz, 1595
– Voraussetzungen und Quellen, 1575, 1594
– zur Urinazidifizierung, 83
Aspartat, 288
– Agonisten, Antagonisten und Wirkungsmechanismen, 288
– Rezeptor, 35
Astemizol, 603
– Arrhythmien durch, 883
– dermatologische Anwendungen, 1632-1633
– Dosierungen, 606
Astheniker, vegetatives Syndrom bei, 1681
Asthma, 677
– allergisches, 677
– als entzündliche Erkrankung, 677
– atypisches, 677
– bei Kindern, Klassifikation und Management, 688
– kortikoidabhängige, Ciclosporin bei, 1318-1319
– Prävalenz, 677
– Therapie, 678
– – adrenerge Agonisten, 232
– – Belladonna-Alkaloide, 166
– – Dosieraerosole, 678
– – Glukokortikoide, 1504
– – Todesfälle durch, 78-79
Asthmatherapie mit Aerosolen, 678
Astrozyten, 279
Aszites, Diuretika bei, 731
Atelektasen, Resorption, 366
Atelopus, 355
Atenolol, 288
– bei Angst, 440
– pharmakologische Eigenschaften, 244
– Resorption, Metabolismus und Exkretion, 247
– Struktur, 242
– therapeutischer Einsatz, 247, 250, 883

– zur Migräneprophylaxe, 514
Ateviridin, 1235-1236
Atherosklerose. siehe auch Hyperlipoproteinämie.,
– Gentherapie bei, 102-103
– Hyperlipidämie und, 909
– Vitamin-E-Mangel und, 1610
Atmung, Erkrankungen des Respirationstrakts,
– infektiöse,
– – Chinolone bei, 1090
– – Trimethoprim-Sulfamethoxazol bei, 1087
– Luftverschmutzung und, 1697
– muskarinerge Rezeptor-Antagonisten bei, 166
Atmungsdepression, Kohlendioxid und, 370
Atmungsinsuffizienz,
– durch Lokalanästhetika, 351
– durch Muskelrelaxanzien, 198
– durch Opioide, 547
atopische Dermatitis, 76
– Antihistaminika bei, 1632-1633
– Ciclosporin bei, 1317
– Glukokortikoide bei, 1624
– PUVA bei, 1636
Atosiban, Hemmung der Uterusmotilität, 975
Atovaquon, 1011, 1026
– antiparasitärer Effekt, 1012
– Geschichte, 1011
– Resorption, Metabolismus und Exkretion, 1012
– Struktur, 1012
– therapeutischer Einsatz, 1012
– – bei Protozoeninfektion, 981-986
– – bei Toxoplasmose, 1011
– Toxizität und Nebenwirkungen, 1012
– Vorsichtsmaßnahmen und Kontraindikationen, 1012
ATP siehe Adenosintriphosphat,
Atracurium, 190
– Ganglienblockade, 196
– pharmakologische Eigenschaften, 192
– Resorption, Metabolismus und Exkretion, 198
– Struktur, 191
Atrazine, 1717
Atriales natriuretisches Peptid (ANP), Vasopressinsekretion und, 737-738
Atrioventrikulärer Block. siehe auch Herzstillstand,
– Atropin bei, 160
– medikamenteninduziert, 872
Atropa belladonna, 157
Atropin, 128, 156,1658
– Chemie, 158
– dosisabhängige Effekte, 156
– Geschichte, 157
– pharmakologische Eigenschaften, 159

– – Auge, 159
– – Gallenwege, 162
– – Ganglien und autonome Nerven, 159
– – Gastrointestinaltrakt, 161
– – Harnwege, 162
– – Herz-Kreislauf-System, 160
– – Respirationstrakt, 161
– – Schweißdrüsen und Temperatur, 162
– – Uterus, 162
– – ZNS, 159
– Quellen/Rohstoff, 157
– Resorption, Metabolismus und Exkretion, 162
– Struktur-Wirkungsbeziehung, 158
– therapeutischer Einsatz
– – Antagonismus bei Muskelrelaxation, 196-197
– – bei Pilzvergiftung, 156
– – bei Vergiftung mit Cholinesterasehemmern, 180
– – Herz-Kreislauf-System, 167
– – in der Anästhesie, 168
– – ophthalmologisch, 167, 1658
– – Prämedikation, Anästhesie, 314-315
– – Respirationstrakt, 166
– – Urogenitaltrakt, 168
– – zur Aufhebung der Droperidolwirkung, 314-315
– – zur Aufhebung der Halothanwirkung, 322
– und ACh, 127
– und muskarinerge Rezeptoren, 142
– Vergiftung durch, 162
– Wirkmechanismus, 141, 159
Atropin-Flush, 161
Atropinfieber, 162
Atropinsulfat bei Vergiftung durch Cholinesterasehemmer, 154
aufsteigende spinobulbäre Bahnen, 114
Augen-Gel, 1651
Augenchirurgie, 1664-1665
– Botulinum A, 1662-1664
– das blinde und schmerzende Auge, 1662-1664
– Enzyme, 1661-1662
– Glaskörperersatz, 1662-1664
– hämostatische und thrombolytische Wirkstoffe, 1662-1664
– Transmitter des autonomen Nervensystems in der, 1660
Augenchirurgie, viskoelastische Substanzen in der, 1662-1664
Augeninnendruck,
– β-adrenerge Antagonisten bei, 251
– Regulation, 1649
Augenlider, 1646
Auranofin, 663
– Struktur, 663
Aurothioglukose, 663
– Struktur, 663

Ausräucherungmittel (Sprühstoffe), 1713
Autakoide, 595
Autoimmundestruktion von Erythrozyten, Glukokortikoide bei, 1505
Autoimmunerkrankungen, Immunsuppressiva bei, 1314
autonome afferente Fasern, 114
autonome Hyperreflexie, Trimetaphan bei, 204
autonome Nerven vs. somatische Nerven, 113
autonome Reflexe, 114
autonomes Nervensystem, Pharmaka mit Wirkung auf das autonome Nervensysten in der Ophthalmologie, 1658
autonomes Nervensystem, siehe auch neuronale Erregungsübertragung, 115
– Anatomie, 113
– Antipsychotika, 423-424
– Antwort von Effektororganen auf nervale Stimulation, 116
– Aufteilung, siehe auch parasympathisches Nervensystem, sympathisches Nervensystem, 114
– des Auges, 1649
– Funktion, 118-119
– Kotransmission, 144
– viszerale afferente Fasern, 113
– zentrale Verbindungen, 114
Autorezeptoren, 122-123
AV-Knoten, Reentrytachykardie, Therapie, 876
Avidin, 1588
axonale Leitung, 120
5-Azacytidin, 1269
– Struktur, 1268
Azapirone, 434
– bei Angst, 438
Azapropazon, 659
Azaridinium, 236
Azathioprin, 1275
– bei Organtransplantationen, 1313
– bei rheumatoider Arthritis, 664-665
– Chemie, 1319-1320
– Dermatologie, 1627
– Medikamenteninteraktionen, 1319-1320
– – Allopurinol, 668
– Medikamentenverträglichkeit, 1319-1320
– Pharmakokinetik, 1319-1320
– Struktur, 1273
– therapeutischer Einsatz, 1319-1320
– Toxizität, 1319-1320
– Wirkmechanismus, 1319-1320
Azepexol in der Anästhesie, 341
Azidose, respiratorische, 369
Azidothymidin, siehe Zidovudin, 1224
Azithromycin, siehe auch Makrolide, 1157

– antibakterielle Aktivität, 1157
– Resorption, Verteilung Exkretion, 1158
– Struktur, 1157
– therapeutischer Einsatz, 1160
Azomycin, 1017
Azosemid, 717
– Strukur, 718
AZT, siehe Zidovudin.
Aztreonam, 1120
– Struktur, 1120
– therapeutischer Einsatz, 1055-1064

B

B Zellen, 1312
– aktivierte, 1311
B7-abhängige Immunantwort, 106
Babesiose, Chemotherapie bei, 997, 1011
Bacampicillin, 1101, 1108
Bacillus anthracis, Medikamente gegen, 1055-1064
– Penicillin, 1105-1106
Bacillus Calmette-Guerin,
– bei Protozoeninfektionen, 1026-1027
– zur Immunstimulation, 1324
Bacillusinfektionen, Tetracycline bei, 1149-1150
Bacitracin, 1051, 1055, 1168-1169
– antibakterielle Aktivität, 1168-1169
– Chemie, 1168-1169
– Geschichte und Herkunft, 1168-1169
– Nebenwirkungen, 1168-1169
– Resorption, Metabolismus und Exkretion, 1168-1169
– therapeutischer Einsatz, 1168-1169
– – Infektionen der Haut, 1630-1631
– – Ophthalmologie, 1655, 1657
Baclofen, 288
– bei ALS, 535
Bacteroides,
– Cephalosporine bei, 1117-1118
– Chloramphenicol bei, 1154-1155
– Clindamycin bei, 1162-1163
– Metronidazol bei, 1017
Bakteriämie,
– Campylobacter, Medikamente gegen, 1055-1064
– Corynebakterium, Medikamente gegen, 1067
– Listeria, Medikamente gegen, 1055-1064
– Pasteurella, Medikamente gegen, 1051
– Pseudomonas, Medikamente gegen, 1055-1064
– Salmonella, Medikamente gegen, 1055-1064
– Staphylokokken, Medikamente gegen, 1055-1064

– Streptobacillus, Medikamente gegen, 1055-1064
– Streptokokken, Medikamente gegen, 1055-1064
Bakterizide, 1076-1077
Balantidiasis, Chemotherapie bei, 981-986, 1011
Ballaststoffe, 948, 950
Ballaststoffe, 948, 950
Bandwurm-Infektionen,
– Chemotherapie bei, 981-986
Barban, 1717
Barbiturate, 375, 388
– Anästhesie und, 333-334
– – Pharmakokinetik, 334
– – Pharmakologie, 334
– – Vor- und Nachteile, 336
– Arzneimittelwechselwirkungen, 17
– – Antidepressiva, 457
– Chemie, 397
– Mißbrauch und Abhängigkeit, 388, 579
– Nebenwirkungen, 390
– – Hypersensitivität, 391
– – Nachwirkungen, 390
– – paradoxe Erregung, 390
– – Schmerz, 391
– Pharmakologie, 388
– – gastrointestinal, 389
– – hepatisch, 389
– – kardiovaskulär, 335, 389
– – peripheres Nervensystem, 389
– – renal, 390
– – respiratorisch, 334-335, 389
– – ZNS, 388
– – – Wirkorte und -mechanismen, 389
– Resorption, Metabolismus und Exkretion, 390
– therapeutischer Einsatz, 394
– – als Präanästhetikum, 313-314
– – bei Anfällen, 485
– – hepatisch, metbolisch, 394
– – in der Anästhesie, 334-335
– – ZNS, 394
– Toleranz, 388
– Vergiftung, 391
Baritosis, 1703-1704
Bariumsulfat, Obstipation durch, 945
Bartter-Syndrom,
– Indometacin bei, 651
– NSAIDs bei, 639
Basaliom,
– Fluouracil bei, 1628-1629
– Retinoide bei, 1625
Basedowsche Erkrankung, 1406
– Augenerkrankung, 1664-1665
– Behandlung, 1421
– burn out, 1417
– Immunomodulation, 1667
Basophile,
– asthmatische Entzündungsreaktion und, 679

– Glukokortikoide und, 1495
Batrachotoxin, 121
Bauxit-Lunge, 1703-1704
BCG, siehe Bacillus Calmette-Guerin,
bcl-2 Gen, 1249
BCNU. siehe Carmustin.
Beatmungsgeräte, 310
– Beatmungskreisläufe, 310
– – Gas- Wärme- und
    Wasseraustausch, 311
– – geschlossener Kreislauf, 310
– – High-flow-System, 311
– – Informationen über exakte
    Konzentrationen, 311
– – Low-flow-System
    (Kreislaufsystem), 310
– Verdampfer, 310
Beclomethason, 680, 684, 1497, 1504
– bei allergischer Rhinitis, 690
– bei Asthama, 684
– Dosierung, 680
Beinkrämpfe, Chinin bei, 1002
Belladonna-Alkaloide, 157
– pharmakologische Eigenschaften, 159
– Struktur-Wirkungsbeziehung, 159
– therapeutischer Einsatz, 165
– – Seekrankheit, 168
– Vergiftungen, 162
– Wirkmechanismen, 158
Benazepril, siehe auch ACE-Hemmer, 765
– bei Hypertonie, 828
– Struktur, 764
Bendroflumethiazid, siehe auch
    Thiaziddiuretika,
– Struktur, Resorption und Exkretion, 724
Benserazid, 528
Benzamide, 416-418
Benzbromaron, 670
Benzen, 1708
Benzenhexachlorid (BHC), 1711
Benzimidazole, 1034
– antihelminthische Wirkung, 1034
– Geschichte, 1034
– Resorption, Metabolismus und
    Exkretion, 1035
– Strukturen, 1034
– therapeutischer Einsatz, 1035
– toxische Effekte und
    Nebenwirkungen, 1036
– Vorsichtsmaßnahmen und
    Kontraindikationen, 1036
Benzin, 1703-1704
– Inhalation, 591-592
Benzisoxazol, 416-418
Benzocain, 354
– Struktur, 346
Benzodiazepine, 375, 411, 434-435,
– Agonisten, inverse, 378
– Agonisten, inverse, partielle, 378
– agonistische Effekte, partielle, 378

– agonistische Effekte, vollständige, 378
– Antagonisten, 385
– Chemie, 377, 434-435
– Dosierung, 435
– Entzug, 580
– Entzugssymptome, 385, 580
– GABA und, 376, 379-382
– Geschichte, 434
– Kreuztoleranz, 578
– Medikamenteninteraktion, 384
– molekulare Ziele von, 379
– Pharmakokinetik, 336
– pharmakologische Eigenschaften, 435
– – gastrointestinale, 382
– – in der Anästhesie, 337
– – kardiovaskuläre, 337, 436
– – respiratorische, 337, 436
– – Schlaf, 436
– – Skelettmuskel, 436
– – Verhalten und
    neurophysiologische, 434
– – ZNS, 336-337, 378-379, 434-435
– – – Effekte auf den Schlaf und
        Schlafstadien, 379
– – – Tiermodelle, 378
– therapeutischer Einsatz, 385
– – Anästhesie, 337
– – Anfälle, 493, 499
– – Angst, 434, 464-470
– – Antiemetika, 958
– – Prämedikation, 313-314
– – Schlaflosigkeit, 399
– – Status epilepticus, 499
– – Toleranz und physische
    Abhängigkeit, 378, 436, 580
– – toxische Reaktionen und
    Nebenwirkungen, 384, 433-434, 436
– – – Disinhibition (Fehlkontrolle), 384
– – – physiologische, 384
– – und Schlafapnoe, 380, 399
Benzoesäure, 1197, 1208
Benzonatat, 658
Benzophenon, Sonnenschutzmittel, 1636
Benzothiadiazine (Thiaziddiuretika),
    siehe auch Diuretika,
– bei Herzinsuffizienz, 848
– bei Hypertonie, 805
– Nebenwirkungen, 806-807
Benzothiazepine, siehe auch
    Kalziumkanal-Antagonisten, 789
Benzoylperoxid bei Akne, 1630-1631
Benzphetamin,
– Struktur, 210
– therapeutischer Einsatz, 232
Benzquinamid, als Prämedikation
    (Anästhesie), 314-315
Benzthiazid. siehe auch
    Thiaziddiuretika,
– Struktur, Resorption und Exkretion, 724

Benztropin, 165
– als Antiemetikum, 958
– bei M. Parkinson, 530
Benzydamin, 260
Benzylbenzoat, 1713
Benzylisochinolin, siehe auch
    Noscapin und Papaverin, 544
Bepridil, siehe auch Kalziumkanal-
    Antagonisten, 789, 794
– antiarrhythmische Wirkung, 881
– Digoxin und, 842
Berberin, 956
Bergapten, 1635
Beriberi, 1579, 1582
– feucht, 1581
– infantile, Thiamin bei, 1581
– trocken, 1581
Berylliumerkrankung, 1703-1704
β-adrenerge Rezeptor-Antagonisten,
    siehe auch neuronale
    Erregungsübertragung, 241
– $β_1$-selektive, 247
– Chemie und Strukturen, 241
– Entzugseffekte, 249
– Hyperglykämie und, 1529-1530
– Hypoglykämie und, 1529-1530
– Kombinationen und Antagonisten,
    siehe auch Labetalol, 821
– Kontraindikationen, 885
– Medikamenteninteraktionen, 249, 817
– – Digoxin, 842
– – Diuretika, 809
– Nebenwirkungen und
    Vorsichtsmaßnahmen, 248, 816, 883
– – Herz-Kreislauf-System, 248
– – Lungenfunktion, 249
– – Metabolismus, 249
– – Überdosierung, 249
– – ZNS, 249
– nicht-selektive β-Rezeptor-
    Antagonisten, 245
– pharmakologische Eigenschaften, 241
– – Herz-Kreislauf-System, 241
– – metabolische Effekte, 244
– – pulmonale Effekte, 244
– Selektion von, 251
– therapeutischer Einsatz, 250
– – Angst, 440
– – Antiarrhythmika, 876, 880, 883
– – bei myokardialer Ischämie, 797
– – – Kombinationstherapie, 797
– – – mit Kalziumkanalblockern, 798
– – – mit Nitraten, 797
– – bei Myokardinfarkt, 797
– – bei Thyreotoxikose, 1424
– – Herz-Kreislauf-Erkrankungen, 250
– – Herzinsuffizienz, 861
– – Hypertonie, 804, 816-817
– – – hämodynamische Effekte bei
        Langzeitanwendungen, 805

– – Migräneprophylaxe, 514
– – ophthalmologisch, 1660
– Wirkmechanismus, 816
β-adrenerge Rezeptoren, 134
– β$_1$, 135
– β$_2$, 135
– β$_3$, 135
– physiologische Grundlagen der Funktion, 211
β-adrenerge Rezeptorkinase (βARK), 140
β-Adrenozeptor-Agonisten, 219
– β$_2$-selektive, 222, 974
– – Nebenwirkungen, 223
– – Toleranz, 224
– Dobutamin, 221
– Herzinsuffizienz, 231, 858-859
– Isoproterenol, 220
– Orciprenalin, 222
– Ritodrin, 223
– Salbutamol, 222
– Terbutalin, 222
– therapeutischer Einsatz,
– – Anästhesie, 341
– – Asthma, 677, 682, 687
– – – Dosierung, 680
– – – Pädiatrie, 688
β-Funaltrexamin, 541
– Wirkungen, 542
β-Glukuronidase-Mangel, Gentherapie bei, 108
β-Karotin, 1598, 1603
– Nebenwirkungen, 1627
– und Chemoprävention, 1627
β-Lactam Antibiotika, 1097
– beta-Lactamase, 1054
– β-Lactamase-Hemmer, 1121
β-Lactamase-Hemmer, 1121
– Carbapeneme, 1120
– Cephalosporine, siehe auch Cephalosporine, 1113
– Penicilline, siehe auch Penicilline, 1097
Betablocker. siehe β-adrenerge Antagonisten.
Betamethason, 1497
– Struktur, 1498
Betaxolol, 248, 1660
– opthalmologische Anwendungen, 1660
Bethanechol, 151
– bei M. Alzheimer, 531
– Harnwege, 153
– Nebenwirkungen, 154
– pharmakologische Eigenschaften, 150
– Struktur, 151
– therapeutischer Einsatz, 153
Bezafibrat, 921
– Struktur, 921
Bezold-Jarisch-Reflex, 265
BFUs (burst-forming units), 1332
Bicucullin, 288, 379

Bierscher Block, 358
Biguanide, 1534
bilärer Verschluß, Vitamin K und, 1609
biliäre Exkretion,
– bei Vergiftungen, 83
– von Medikamenten, 17
biliäre Zirrhose und Medikamentenbiotransformation, 16
Bioäquivalenz von Medikamenten, 9
Biocytin, 1588
Biotin, 1580, 1588
– Chemie, 1588
– Geschichte, 1588
– Handhabung und Quellen, 1576, 1588
– Mangelerscheinungen, 1588
– physiologische Funktionen, 1588
– Resorption, Metabolismus und Exkretion, 1589
– therapeutischer Einsatz, 1589
Biotransformation von Medikamenten, 12
– Alter und Geschlecht, 16
– Antidepressiva bei, 464-470
– Biotransformation von Giftstoffen, 82
– bipolare (manisch-depressive) Erkrankung, siehe auch Manie, 413, 445
– Einflußfaktoren auf, 15
– Erkrankungen und, 16
– genetischer Polymorphismus, 16
– Hemmung, 15
– Hydrolyse, 14
– Induktion, 15
– Konjugationsreaktionen, 14
– Lithium bei, siehe auch Lithium, 464
– Medikamenteninteraktionen, 17
– Ort der/des, 12
– – Cytochrom-P450-Monooxygenasesystem, 12, 13–14
– – hydrolytische Enzyme, 15
– – Konjugationsreaktion, 15
– – oxidative Reaktionen, 14
– Phase I und II, 12
Bioverfügbarkeit, 4
– therapeutisches Monitoring und, 27
Bipyridilpräparate, 1716
Bisacodyl, 950-951
Bisoprolol, 248
Bisphenol A, 1434
Bisphosphonate, 1543, 1563
– bei Osteoporose, 1564, 1568
– Strukturen, 1563
– therapeutischer Einsatz, 1564
– – Hyperkalzämie, 1548, 1562
– – M. Paget, 1562
– – postmenopausale Osteoporose, 1564
Bißverletzungen, Antibiotika bei, 1074-1075

Bißwunden, Antibiotikaprophylaxe bei, 1074-1075
Bithionol als Antihelminthikum, 981-986
Bitolterol, 222
– bei Asthma, 680
Bittersalz, 948-949
Blasenkrebs, Chemotherapie bei, 1247-1249, 1260, 1280
Blastomycosis, Wirkstoffe bei, 1197
– Amphotericin B, 1197
– Itraconazol, 1197
– Ketoconazol, 1200-1201
– Pentamidin, 1021
Blei, 1674
– Effekte im ZNS, 1675
– Enzephalopathie, 1675
– gastrointestinale Effekte, 1675
– hämatologische Effekte, 1676
– Koliken, 1675
– neuromuskuläre Effekte, 1675
– Resorption, Verteilung und Exkretion, 1674
– Vergiftung,
– – akute, 1675
– – Antidot, 1678
– – Behandlung der, 1678
– – chronische, 1675
– – Diagnose, 1677
– – organische, 1678
– – renale Effekte, 1676
Bleikolik, 1675
Bleomycin, 1287, 1628
Bleomycine, 1247-1249, 1286
– Chemie, 1286-1287
– Resorption, Metabolismus und Exkretion, 1288
– therapeutischer Einsatz, 1288
– – Dermatologie, 1628-1629
– Toxizität, 1289
– Wirkmechanismus, 1288
– Wirkort, 1246
Blepharitis, Pharmaka bei, 1655
Blepharospasmus, Botulinumtoxin bei, 1662-1664
Blut-Clearance, 19
Blut-Hirn-Schranke, 10, 281
– und antibakterielle Wirksamkeit, 1065
BMS 180048, 516
BN-52296, 516
Bopindolol, 248
Bordetella pertussis, siehe Pertussis.
Borrelia,
– burgdorferi, Arzneimittel bei, 1055-1064
– – Penicillin, 1105-1106
– – Tetracycline, 1150-1151
– recurrentis, Medikamente bei, 1055-1064
– Tetracycline bei, 1146-1147, 1150-1151
Botulinumtoxin, 141

– ACh und, 125
– Augenerkrankungen und, 1662-1664
– therapeutischer Einsatz, 194-196
– Wirkmechanismen, 141
Botulinumtoxin Typ A, 1662-1664
Boutons en passant, 279
BPD-MA (benzoporphyrin derivative monoacid ring A), 1636
Bradyarrhythmien, 871
– durch β-adrenerge Antagonisten, 248
Bradykardie, Isoproterernol bei, 221
Bradykinin, 609, 757
– Entzündung und, 635
– Geschichte, 609
– Rezeptoren, 610
– Struktur, 610
Bremazocin, 542
Bretazenil, 440
Bretylium, 141
– antiarrhythmische Wirkungen, 876, 880, 886-887
– Dosierung, 886-887
– Kontraindikationen, 885
– Nebenwirkungen, 890
– Pharmakokinetik, 886-887
– pharmakologische Eigenschaften, 890
– Wirkmechanismus, 141
BRL 37344, 135
Brodifacoum, 1371
Brofaromin,
– als Antidepressivum, 464-470
– Resorption, Metabolismus und Exkretion, 454-456
Bromadiolon, 1371
Bromocriptin, 288, 508, 529, 1390, 1393
– bei M. Parkinson, 529
– Hypoglykämie und, 1530
– Nebenwirkungen, 529
– pharmakologische Eigenschaften, 509-510
– Struktur, 529
Brompheniramin, siehe auch H_1-Rezeptor-Antagonisten, 606
Bronchitis,
– Chinolone bei, 1090
– Trimethoprim-Sulfamethoxazol, 1087
Bronchodiolatatoren bei Asthma, 682
– Dosierung, 680
Bronchokonstriktion,
– Ipratropiumbromid bei, 164
– muskarinerge Rezeptor-Antagonisten bei, 161
Brotizolam, siehe auch Benzodiazepine, 378
– Struktur, 377
Brovavir. siehe Sorivudin.
Brucellose, Medikamente bei, 1055-1064
– Chloramphenicol, 1154-1155

– Tetracycline, 1149-1150
– Trimethoprim-Sulfamethoxazol, 1087
Brugia malayi. siehe Filariosen.
Brustdrüse, Progesteron und, 1451
Brustkrebs,
– Androgene bei, 1477
– Chemotherapie bei, 1247-1249, 1271, 1280, 1286
– orale Kontrazeptiva und, 1477
– Tamoxifen und, 1446
Bucindolol, 248
– bei Herzinsuffizienz, 858-859
Budesonid,
– bei allergischer Rhinitis, 690
– bei Asthma, 684
– Dosierung, 680, 1504
Bufotenin, 260
Bulimia nervosa, Antidepressiva bei, 461
bullöse Dermatosen, zytotoxische und immunsuppressive Wirkstoffe bei, 1627
bullöses Pemphigoid,
– Ciclosporin bei, 1628-1629
– Dapson bei, 1628-1629
– Glukokortikoide bei, 1624
Bumetanid, siehe auch Schleifendiuretika, 717
– bei Herzinsuffizienz, 847
– bei Hypertonie, 809
– Resorption und Exkretion, 78-79
– Struktur, 718
Bunazosin, 240
Bungarus multicinctus, 188
Bupivacain, 353
– bei Epiduralanästhesien, 360
– bei Infiltrationsanästhesien, 356-357
– bei Spinalanästhesien, 359
– ophthalmologische Anästhesie, 1664-1665
– pharmakologische Wirkungen, 353
– Struktur, 346
– Toxizität, 351
– zur Nervenblockade, 356-357
Buprenorphin, 552, 564-565
– bei Heroinentzug, 585
– bei Kokainentzug, 587
– Dosierung und Wirkdauer, 552
– pharmakologische Wirkungen und Nebenwirkungen, 564-565
– Struktur, 564-565
– therapeutischer Einsatz, 564-565
– Toleranz und physische Abhängigkeit, 564-565
– Wirkungen, 542
Bupropion,
– Effekte auf das autonome Nervensystem, 453
– Resorption, Metabolismus und Exkretion, 454-456
– Struktur und Dosierung, 447-449
– therapeutischer Einsatz, 460

– Toxizität und Nebenwirkungen, 447-449, 456
– ZNS-Effekte, 450-451
Burkitt Lymphom, Chemotherapie bei, 1259, 1268
Bursitis, Proprionsäurederivate bei, 654
Buserelin, 1400
Buspiron, 168, 258, 267, 438
– Dosierung, 435
– Struktur, 438
– therapeutischer Einsatz, 460
– – bei Angst, 267, 438
– – bei Benzodiazepinentzug, 580
Busulfan, 1247-1249
– Resorption, Metabolismus und Exkretion, 1261
– Struktur, 1256
– therapeutischer Einsatz, 1261
– Toxizität, 1257-1258, 1261
– Wirkungen, 1261
Butabarbital, siehe auch Barbiturate,
– Struktur und Eigenschaften, 392-393
– therapeutischer Einsatz, 392-393
Butabital, siehe auch Barbiturate,
– bei Migräne, 506
– Struktur, Eigenschaften und Anwendungen, 392-393
Butaclamol, 416-418
Butan, 1703-1704
Butoconazol, siehe auch Imidazole, 1197, 1200, 1206
– Struktur, 1206
Butorphanol, 564
– bei Opioidentzug in der Anästhesie, 338
– Dosierung und Wirkdauer, 552
– pharmakologische Wirkungen und Nebenwirkungen, 564
– therapeutischer Einsatz, 564-565
– Toleranz und physische Abhängigkeit, 564
– Vasopressinsekretion und, 737-738
– Wirkungen, 542
Butoxamin, 288
Butyrophenone, siehe auch Antipsychotika, 411
– als Antiemetika, 958
– Krampfschwelle, 420
– Nebenwirkungen, 426
– zur Prämedikation, 313-314
Butyrylcholinesterase (BuChe), 125, 149, 172
BV-ara U. siehe Sorivudin.
Byssinose, 1703-1704

C

c-fos Onkogen, 758
c-jun Onkogen, 758
c-myc Onkogen, 762
C_1-Esterasehemmer, 611
Cabaril (Insektizid), 172
Caenorrhabditis elegans, 1035

Calabarbohne, 171
Calbindin, 1557
Calcifediol, siehe auch Vitamin D, 1529, 1560
Calmodulin, 38, 1544
Calomel, 1679-1680
Calymmatobacterium granulomatis, Medikamente gegen, 1055-1064
– Sulfonamide, 1080
Calcitonin gene-related peptide (CGRP), 145, 1561-1562
cAMP, zyklisches AMP, 36-37
– Hydrolyse, 36-37
Campylobacter, Medikamente bei, 1055-1064
– Makrolide, 1161-1162
Canaliculitis fungale, 1656
Candidainfektionen,
– Cystitis, Amphotericin B bei, 1197-1198
– kutane Medikamente zur Behandlung, 1197
– Medikamente bei, 1055-1064, 1632
– – Ciclopirox Olamin, 1207
– – Fluconazol, 1203
– – Flucytosin, 1199
– – Itraconazol, 1202
– – Ketoconazol, 1200-1201
– – Tioconazol, 1206
– Ösophagitis, Amphotericin B bei, 1197-1198
– oropharyngeale Medikamente bei, 1197
– Superinfektionen, 1076-1077
– vulvovaginale, Medikamente bei, 1197
Cannabinoide, 588-589
– als Antiemetika, 958
– Entzugssymptome, 589
– medizinische Effekte, 588-589
– Rezeptor, 588-589
– Toleranz, 589
– und Hyperglykämie, 1530
Canrenon,
– Struktur, Resorption und Exkretion, 728
Capreomycin,
– bei Tuberkulose, 1185
Caprylsäure, 1197, 1208
Capsaicin, 1638
Captopril, siehe auch ACE-Hemmer, 763, 858
– bei Herzinsuffizienz, 858-859
– bei Hypertonie, 826
– Digoxin und, 842
– Niereninsuffizienz, 770
– Struktur, 764
Carbachol, 151
– ophthalmologische Anwendung, 1658
– pharmakologische Eigenschaften, 150
– Struktur, 151

– und Harnwege, 153
Carbacyclin, 627
Carbamat-Insektizide, 1712
Carbamatinhibitoren, reversible, siehe auch Cholinesterasehemmer, 175
Carbamazepin, 488
– Benzodiazepinentzug und, 580
– Chemie, 488
– Kombinationstherapie mit Antipsychotika, 430-432
– Medikamenteninteraktionen, 17, 487
– – Phenytoin, 482, 488
– Pharmakokinetik, 488
– Plasmakonzentrationen, 489
– SIADH und, 744
– therapeutischer Einsatz,
– – bei Anfällen, 498
– – bei Diabetes insipidus, 743
– – bei Huntingtonscher Erkrankung, 533
– – bei Manie, 464-470
– Toxizität, 489
– – in der Schwangerschaft, 499
– Vasopressinsekretion und, 737-738
– Wirkmechanismus, 488
Carbapeneme, 1120
Carbenicillin, 1101, 1109-1110
– antibakterielle Aktivität, 1102, 1109-1110
– Struktur, 1102
Carbenicillinindanyl, 1109-1110
– antibakterielle Aktivität, 1102, 1109-1110
– Struktur, 1102
Carbenoxolon, 942
Carbetapentan, 567
Carbidopa,
– bei M. Parkinson, 167
– mit Levodopa, 528
Carbimazol, 1422
– Struktur, 1421
Carbinoxaminmaleat, 606
Carbonanhydrasehemmer, 711
– Chemie und Strukturen, 713
– Effekte auf die Urinsekretion, 713
– Medikamenteninteraktionen, 714-715
– ophthalmologische Anwendungen, 1667
– – Glaukom, 1667
– renale hämodynamische Effekte, 714-715
– Resorption und Exkretion, 714-715
– therapeutischer Einsatz, 714-715
– Toxizität, unerwünschte Wirkungen Kontraindikationen, 714-715
– Wirkmechanismen, 711
Carboplatin, 1247-1249, 1201
– Chemie, 1290
– Toxizität, 1257-1258
– Wirkmechanismus, 1290
Carboprost, 972
Carboxyglutamat, 1607

Carboxypenicillin, 1101, 1109-1110
Carmustin, siehe auch Alkylanzien, Nitrosoharnstoffe, 1247-1249, 1262
– Resorption, Metabolismus und Exkretion, 1262
– Struktur, 1255
– therapeutischer Einsatz, 1262
– – Dermatologie, 1628-1629
– Toxizität, 1257-1258, 1262, 1628
Carnitin, 1591
– Chemie, 1591
– Geschichte, 1591
– Levocarnitin, 1592
– Mangel, 1592
– physiologische Funktionen, 1591
– Resorption, Metabolismus und Exkretion, 1592
– therapeutischer Einsatz, 1592
– – Ersatz, 1592
– – Kardiomyopathie und ischämische Herzerkrankung, 1592
– – Nierenerkrankungen, 1592
– Wirkbedingungen und Ausgangsprodukte, 1592
Carpaltunnelsyndrom, Pyridoxindefizienz und, 1586
Carprofen, 655
Carteolol, 248
– ophthalmologische Anwendung, 1658
Carvediol, 248
– bei Herzinsuffizienz, 858-859
Cascara sagrada, 950-951
Cassia, 950-951
Cathinon, 588
CBDCA. siehe Carboplatin.,
CBG (cortisol-binding globulin), 1440
CCNU, siehe Lomustin, 1263
2-CdA. siehe Cladribin.
CD4 T-Zellen, 1311
CD8 T-Zellen, 1312
Cefaclor, siehe auch Cephalosporine, 1116
– Struktur und Dosierung, 1114-1115
Cefadroxil, siehe auch Cephalosporine, 1116
Cefamandol, siehe auch Cephalosporine, 1117
– Struktur und Dosierung, 1114-1115
Cefazolin, siehe auch Cephalosporine, 1114-1114, 1117
– prophylaktische Anwendung in der Chirurgie, 1074-1075
– Struktur und Dosierung, 1114-1115
Cefepim, 1116
– Struktur und Dosierung, 1114-1115
Cefixim, 1116
Cefmetazol, 1116
Cefonicid, siehe auch Cephalosporine, 1117
– Struktur und Dosierung, 1114-1115
Cefoperazon, siehe auch Cephalosporine, 1114-1115, 1116

- Struktur und Dosierung, 1114-1115
Ceforanid, siehe auch Cephalosporine, 1118
- Struktur und Dosierung, 1114-1115
Cefotaxim, siehe auch Cephalosporine, 1114-1115, 1118
- Struktur und Dosierung, 1114-1115
- therapeutischer Einsatz, 1055-1064
Cefotetan, siehe auch Cephalosporine, 1114-1115, 1116
- prophylaktische Anwendung in der Chirurgie, 1074-1075
- Struktur und Dosierung, 1114-1115
- therapeutischer Einsatz, 1055-1064
Cefoxitin, siehe auch Cephalosporine, 1116
- prophylaktische Anwendung in der Chirurgie, 1074-1075
- Struktur und Dosierung, 1114-1115
- therapeutischer Einsatz, 1055-1064
Cefpodoxim, 1116
- Struktur und Dosierung, 1114-1115
Cefprozil, 1116
Ceftazidim, siehe auch Cephalosporine, 1116
- Struktur und Dosierung, 1114-1115
- therapeutischer Einsatz, 1055-1064
Ceftibuten, 1116
Ceftizoxim, siehe auch Cephalosporine, 1114-1115, 1118
- prophylaktische Anwendung in der Chirurgie, 1074-1075
- Struktur und Dosierung, 1114-1115
- therapeutischer Einsatz, 1055-1064
Ceftriaxon, siehe auch Cephalosporine, 1118
- Struktur und Dosierung, 1114-1115
- therapeutischer Einsatz, 1055-1064
- - bei Gonorrhoe, 1105-1106
Cefuroxim, siehe auch Cephalosporine, 1117
- Struktur und Dosierung, 1114-1115
Cefuroximaxetil, siehe auch Cephalosporine, 1114-1115, 1116
- Struktur und Dosierung, 1114-1115
Celiprolol, 240
- therapeutischer Einsatz, 244
Cellulitis, 1055-1064
- Behandlung, 1630-1631
- staphylokokkale, Medikamente bei, 1055-1064
- streptokokkale, Medikamente bei, 1055-1064
Cephalexin, siehe auch Ceophalosporine, 1117
- Struktur und Dosierung, 1114-1115
Cephalosporine, 1051, 1113
- Äthanol und, 404
- allgemeine Eigenschaften, 1117
- Chemie und Struktur, 1113
- der dritten Generation, 1116
- der ersten Generation, 1113

- der vierten Generation, siehe auch Cefepime, 1114-1115
- der zweiten Generation, 1114-1115
- Dosierung, 1114-1115
- Geschichte und Herkunft, 1113
- Klassifikation, 1113
- Nebenwirkungen, 1119
- Resistenz, 1099
- therapeutischer Einsatz, 1055-1064
- - bei Staphylokkeninfektionen, 1106
- Wirkmechanismen, 1099
Cephalotin, siehe auch Cephalosporine, 1117
- Aminoglykoside und, 1134
- Struktur und Dosierung, 1114-1115
Cephradin, siehe auch Cephalosporine, 1117
Cerebellum, Anatomie und Funktion, 278
Cervicitis, Chlamydien, Medikamente bei, 1055-1064
Ceterizin, 606
- dermatologische Anwendung, 1632-1633
- Dosierung, 606
CFTR (cystic fibrosis transport regulator), 102-103
CFUs (colony-forming units), 1332
CGP 20712A, 135
Chagas-Krankheit, 1020
Chelatbildner, 1673, 1688
- bei Arsenvergiftung, 1685-1686
- bei Bleivergiftung, 1678
- bei Kadmiumvergiftung, 1688
- bei Quecksilbervergiftung, 1690
- Deferoxamin, 1692-1693
- Dimercaprol, 1690
- DTPA, 1690
- EDTA, 1689
- Penicillamin, 1691-1692
- Succimer, 1690-1691
- Trientin, 1692-1693
Chemie und Dosierung, 416-418
Chenodeoxycholsäure, 962
Chenodiol, 962
Chinidin, 1001
- antiarrhythmische Therapie, 880
- Diarrhoe, 946
- Digoxin, 171
- Dosierung, 886-887
- Kalziumkanal-Antagonisten, 826
- Kontraindikationen, 885
- Medikamenteninteraktionen, 17, 57-58, 899
- Muskelrelaxanzien, 197
- Nebenwirkungen, 898
- Pharmakokinetik, 886-887
- pharmakologische Effekte, 897
- Struktur, 897
- thrombozytische Purpura, 75
Chinidinglukonat, 981-986
- Therapie bei Malaria, 991

Chinin, 1001
- bei nächtlichen Beinkrämpfen, 1002
- Chemie, 1001
- Geschichte, 1001
- in der Dermatologie, 1629-1630
- Medikamenteninteraktionen, 1003
- Resorption, Metabolismus und Exkretion, 1001
- Risiken und Kontraindikationen, 1003
- therapeutischer Einsatz, 1002
- Toxizität und Nebenwirkungen, 1002
- und Skelettmuskulatur, 1001
- Wirkung bei Malaria, 1001
Chininsulfat, 981-986
- Therapie bei Malaria, 991
Chininvergiftung, 898, 1003
Chinolone, 1052
- antibakterielles Spektrum, 1088-1089
- Chemie, 1089
- gastrointestinale und abdominelle Infektionen, 1090
- Infektionen der Harnwege, 1090
- Infektionen des Respirationstraktes, 1090
- Knochen-, Gelenks- und Bindegewebsinfektionen, 1090
- Nebenwirkungen, 1088-1089
- Prostatitis, 1090
- Resistenzen, 1053
- Resorption, Metabolismus und Exkretion, 1088-1089
- sexuell übertragbare Infektionen, 1090
- therapeutischer Einsatz, 1090
- Wirkmechanismus, 1088
Chirurgie, orthopädische, Antibiotikaprophylaxe in der, 1074-1075
Chlamydien,
- Medikamente bei,
- - Chinolone, 1090
- - Tetracycline, 1149-1150
Chlamydieninfektionen, 1055-1064
- LGV, Medikamente bei, 1055-1064
- - Tetracycline, 1149-1150
- Makrolide bei, 1160
- pneumoniae, Medikamente bei, 1055-1064
- - Tetracycline, 1149-1150
- pneumoniae, TWAR, Erythromycin bei, 1160
- psittaci, Medikamente bei, 1055-1064
- - Tetracycline bei, 1149-1150
- trachomatis, Medikamente bei, 1055-1064
- - Chinolone, 1090
- - Sulfonamide, 1080
- - Tetracycline, 1149-1150
Chloralhydrat, 376, 396

- Nebenwirkungen, 396
- Struktur und pharmakologische Eigenschaften, 396
Chlorambucil, siehe Alkylanzien, 1247-1249, 1260
- Resorption, Metabolismus und Exkretion, 1260
- Struktur, 1254
- therapeutischer Einsatz, 1260, 1320
- Wirkungen, 1260
Chloramphenicol, 1051, 1153, 1655
- antimikrobielle Wirkungen, 1152
- Chemie, 1152
- Geschichte und Herkunft, 1152
- Medikamenteninteraktionen, 1157
- Nebenwirkungen, 1154-1155
- – allergische, 1155-1156
- – Gray-baby syndrome, 1155-1156
- – hämatologische, 1155-1156
- ophthalmologische Anwendungen, 1655
- Resistenz, 1153
- Resorption, Verteilung, Metabolismus und Exkretion, 1153
- therapeutischer Einsatz, 1055-1064
- – bakterielle Meningitis, 1154-1155
- – Brucellose, 1154-1155
- – Rickettsieninfektionen, 1154-1155
- – Typhus, 1154-1155
- Wirkmechanismus, 1152
Chlorcyclizin, siehe auch H_1-Rezeptor-Antagonisten, 606
- Struktur, 604
Chlordan, 1711
Chlordecon, 1709
Chlordiazepoxid, siehe auch Benzodiazepine, 376, 383, 411
- Darreichung und Anwendungen, 386
- Dosierung, 435
- pharmakologische Eigenschaften, 435
- Resorption, Metabolismus und Exkretion, 436
- Struktur, 377
Chlorid, renale Physiologie des, 710
2-Chlorodeoxyadenosin, siehe Cladribin.
Chloroform, 306, 1706
Chlorophenothan (DDT), 74-75, 1709-1710
Chloropicrin, 1713
Chloroquin, siehe auch Malaria, 989, 992
- Antimalariawirkungen, 992
- Anwendungsbeschränkungen und Kontraindikationen, 994
- Chemie und Struktur-Wirkungs Beziehung, 991
- Geschichte, 992
- Muskelrelaxation und, 197

- pharmakologische Effekte, 992
- Resistenz, 992
- Resorption, Metabolismus und Exkretion, 993
- therapeutischer Einsatz, 993
- – bei Amöbeninfektion, 992, 1010
- – bei Protozoeninfektionen, 981-986
- – Dermatologie, 1629-1630
- – Toxizität und Nebenwirkungen, 1629-1630
- – Wirkmechanismus, 992
Chloroquinhydrochlorid, Behandlungsschema, 991
Chloroquinphosphat, 981-986, 1629-1630
- Behandlungsschema, 991
- prophylaktische Anwendung, 990
Chlorothiazid, siehe auch Thiaziddiuretika,
- Struktur, Resorption und Exkretion, 724
Chlorphedianol, 658
Chlorphenamin, siehe auch H_1-Rezeptor-Antagonisten, 606
- Dosierung, 606
- Struktur, 604
Chlorphenoxyverbindungen, 1716
Chlorprocain, 353
- bei Epiduralanästhesie, 360
Chlorpromazin, siehe auch Antipsychotika, 411
- Alpha-Blockade durch, 240
- Dosierung, 416-418, 430-432
- Geschichte, 415
- Medikamentenwechselwirkungen, 17, 428
- – Meperidin, 557-559
- Nebenwirkungen,
- – Blutbildveränderungen, 429
- – Haut, 430-432
- – Ikterus, 429
- – Parkinson, 523-524
- – Phototoxizität, 74-75
- pharmakologische Eigenschaften, 419
- – autonomes Nervensystem, 423-424
- – Herz-Kreislauf-System, 424-425
- – Hypothalamus und endokrines System, 423-424
- – Krampfschwelle, 420
- – Niere, 424-425
- Resorption, Metabolismus und Exkretion, 425
- Struktur, 415
- therapeutischer Einsatz, 430-432
- – als Antiemetika, 958
- – bei PCP-Psychosen, 591
- – zur Migräneprophylaxe, 240
- und autonomes Nervensystem, 423-424

- und konditionierte Reaktionen, 420
Chlorpropamid, siehe auch Sulfonylharnstoffe, 1531
- therapeutischer Einsatz, 1535
- – Diabetes insipidus, 743
- und Syndrom der inadäquaten ADH-Sekretion (SIADH), 744
Chlorprothixen, siehe auch Antipsychotika, 415
- in der Pädiatrie, 430-432
- Struktur und Dosierung, 416-418
Chlortetracyclin, siehe auch Tetracycline, 1146, 1148-1149, 1655
- opthalmologische Anwendung, 1148-1149, 1655
Chlorthalidon, siehe auch Thiaziddiuretika,
- bei Hypertonie, 804
- Struktur, Metabolismus und Exkretion, 724
Chlorverbindungen, organische, Insektizide, 1709
Cholecystokinin (CCK), 289
- Agonisten, Antagonisten und Effektormechanismen, 289
- und Kalzitonin, 1561-1562
Cholekalziferol, 1556
Cholera, siehe Vibrio cholerae.
Cholesterin,
- Erkrankungen, siehe Hypercholesterinämie.
- Messung, 910
- Struktur, 1486
Cholestyramin, 916
- bei Hyperlipoproteinämie, 917
- Medikamentenwechselwirkungen,
- – Beta-Blocker, 249
- – Digoxin, 842
- Struktur, 916
Cholezystektomie, Antibiotikaprophylaxe bei, 1074-1075
Cholin, 1580, 1589
- Chemie, 1589
- Geschichte, 1589
- Mangel, 1589
- physiologische Funktionen, 1589
- Resorption, Metabolismus und Exkretion, 1590
- therapeutischer Einsatz, 1590
- Wirkvoraussetzungen und Herkunft, 1589
Cholinacetyltransferase, 124
- Hemmer der, 141
Cholinchlorid bei M. Alzheimer, 531
cholinerge Hypothese, Pathogenese des M. Alzheimer, 531
cholinerge Impulse, 116
cholinerge Neurone, 114
cholinerge Übertragung, siehe auch Acetylcholin, 123
- Acetylcholinesterase, 125
- Charakteristika, 125

– – autonome Effektoren, 126
– – autonome Ganglien, 126
– – Skelettmuskel, 126
– Cholinacetyltransferase, 123
– präsynaptische Wirkungen von ACh, 126
– Rezeptoren und Signaltransduktion, 126
– – muskarinerge, 127
– – nikotinerge, 127
– – okuläre, 1647
– Speicherung und Freisetzung von ACh, 125
Cholinester, 149
– Anwendungsbeschränkungen, Toxizität und Kontraindikationen, 154
– Eigenschaften und Subtypen muskarinerger Rezeptoren, 150
– Geschichte, 149
– pharmakologische Eigenschaften, 150
– – Gastrointestinaltrakt, 15
– – Harnwege, 153
– – Herz-Kreislauf-System, 151
– – weitere Effekte, 153
– Struktur-Wirkungsbeziehung, 151
– Synergismus und Antagonismus, 153
– therapeutischer Einsatz, 153
– – Aufhebung von Atropineffekten, 160
– – Erkrankungen des Gastrointestinaltrakts, 153
– – Harnblasenerkrankungen, 153
– – ophthalmologische Anwendungen, 153
– – Xerostomie (Mundtrockenheit), 154
– Wirkmechanismus, 150
Cholinesterasehemmer, 122-123, 171
Cholinesterasehemmer,
– Chemie und Struktur-Wirkungsbeziehung, 175
– Diarrhoe durch, 946
– Geschichte, 171
– irreversible, 171
– Organophosphate, 175
– pharmakologische Eigenschaften, 176
– – Auge, 176
– – Gastrointestinaltrakt, 178
– – Herz-Kreislauf-System, 178
– – neuromuskuläre Endplatte, 178
– – sekretorische Drüsen, 178
– – ZNS, 179
– Resorption, Metabolismus und Exkretion, 179
– reversibel hemmende Carbamate, 171
– therapeutischer Einsatz, 182
– – Alzheimersche Erkrankung, 531

– – bei Asthma, 683
– – Glaukom, 182
– – Myasthenia gravis, 183
– – Ophtalmologie, 182, 1658
– – paralytischer Ileus und Blasenatonie, 182
– – Prophylaxe bei Vergiftungen mit Cholinesterasehemmern, 184
– – Vergiftungen mit Anticholinergika, 184
– Toxikologie, 180
– – akute Intoxikation, 180
– – Cholinesterase-Reaktivatoren, 181
– – chronische Neurotoxizität, 181
– – muskarinerge Rezeptor-Antagonisten, 167
– Vergiftung, Prophylaxe mit Cholinesterasehemmern bei, 184
– Wirkmechanismus, 141, 172
– – an Effektororganen, 173, 175
cholinomimetische Alkaloide und synthetische Derivate, 154
– Geschichte und Herkunft, 154
– pharmakologische Eigenschaften, 155
– – exokrine Drüsen, 155
– – glatte Muskulatur, 155
– – kardiovaskuläre, 155
– – ZNS, 155
– Struktur-Wirkungsbeziehung, 154
– therapeutischer Einsatz, 155
– Toxikologie, 155
Cholintheophyllinat, 692
Cholsäure, 962
Chorea Huntington, siehe auch Huntingtonsche Erkrankung, 532
Choriongonadotropin (CG), siehe auch gonadotrope Hormone, 1386, 1449
– diagnostische Anwendungen, 1397
– physiologische Effekte, 1396
– Rezeptor, 1397
– Sekretion, 1394
– therapeutischer Einsatz, 1398-1399
– Wirkmechanismen, 1396
Chorionkarzinom, Chemotherapie bei, 1268, 1280
Chorionsarkom, Chemotherapie bei, 1247-1249
Chrom, erforderliche Tagesdosis, 1576
Chromomycose, Flucytosin bei, 1199
Chrysarobin, 1634
Chrysotherapie, 663
Churg-Strauss Angiitis, Alkylanzien bei, 1628-1629
Chvostek-Zeichen, 1545
Chylomikronen, 904
Ciclopiroxolamin, 1197, 1206
– antimykotische Aktivität, 1207
– Struktur, 1207
Ciclosporin, 1311, 1317
– Arzneistoffzubereitung, 1317

– Chemie, 1317
– Medikamenteninteraktionen, 17
– – Digoxin, 842, 1628-1629
– Pharmakokinetik, 1317
– therapeutischer Einsatz, 1317
– – bei Organtransplantation, 1313
– – bei rheumatoider Arthritis, 664-665
– – Dermatologie, 1628-1629
– – Syndrom des trockenen Auges, 1667
– Toxizität, 1318-1319, 1628-1629
– Wirkmechanismen, 1317
Cidofovir, 1235-1236
Ciglitazon, 1535
Cilastatin, 1139
Ciliarkörper, 1649
Cimetidin, siehe auch H_2-Rezeptor-Antagonisten, 603
– als Hemmer der Magensäuresekretion in der Anästhesie, 314-315
– Medikamenteninteraktionen, 56-58, 934
– – Benzodiazepine, 384
– – β-adrenerge Antagonisten, 249
– Nebenwirkungen, 933
– Struktur, 932
– therapeutischer Einsatz, 934
– – bei Ulkuserkrankung, 166
– und Hemmung der Biotransformation, 15
Cinchonaalkaloide, siehe auch Chinin und Chinidin, 1001
Cinoxacin, siehe auch Chinolone, 1088-1089
– Struktur, 1089
Cinoxicam, 658
Ciprofibrat, siehe auch Fibrinsäurederivate, 921
– Struktur, 921
Ciprofloxacin, siehe auch Chinolone, 1088, 1655
– Struktur, 1089
– therapeutischer Einsatz, 1055-1064
– – bei Mycobacterium avium, 1189
– – ophthalmologische Anwendungen, 1655
– – Rifampicin mit, 1055-1064
cis-DDP. siehe Cisplatin.
cis-Diamminodichlorplatin. siehe Cisplatin.
Cisaprid, 268, 937
– bei gastrischer Hypomotilität, 961
– bei ösophagealem Reflux, 153
– Diarrhoe durch, 946
– Pharmakokinetik, Metabolismus und Nebenwirkungen, 961
– Struktur, 961
– therapeutischer Einsatz, 961
Cisplatin, 1247-1249, 1290
– Chemie, 1290

– – Medikamenteninteraktionen,
– – – Aminoglykoside, 1134
– – – Fluorouracil, 1269-1270
– – – Schleifendiuretika, 720-721
– Resorption, Metabolismus und Exkretion, 1292
– therapeutischer Einsatz, 1292
– Toxizität, 1257-1258, 1292
– und SIADH, 744
– Wirkmechanismen, 1290
– Wirkort, 1246
Citrovorum-Faktor, 1354
CL 329,998, 1020, 1169
CL 331,002, 1169
Cladribin, 1278
– Resorption Metabolismus und Exkretion, 1279
– Struktur, 1277-1278
– therapeutischer Einsatz, 1279
– Toxizität, 1279
– Wirkort, 1246
Clarithromycin, siehe auch Makrolide, 1157
– antibakterielle Aktivität, 1157
– Resorption, Verteilung und Exkretion, 1158
– Struktur, 1157
– therapeutischer Einsatz, 1055-1064, 1160
– – bei Helicobacter pylori, 937
– – bei Mycobacterium avium, 1188
Clavinalkaloide, 507
Clavulansäure, 1121
Clavunat, siehe Clavulansäure,
Clearance von Medikamenten, 19, AII-2, AII-4
– absolute Exkretionsrate, 19
– Blut, 19
– Exkretionsrate, 20
– hepatische, 20
– konstante Fraktion, 19
– Plasma, 19
– renale, 21
– therapeutisches Monitoring und, 27
– totale Plasma-Clearance, 20
– totale systemische Clearance, 19
– ungebundener oder freier Wirkstoff, 19
– Verteilungsvolumen, Halbwertszeit und, 23
Clemastinfumarat,
– Dosierung, 606
Clidinium, 165
– mit Chlordiazepoxid, 165
Clindamycin, 1051, 1162
– antibakterielle Aktivität, 1162-1163
– Chemie, 1162-1163
– Nebenwirkungen, 1164-1165
– Resorption, Verteilung und Exkretion, 1162-1163
– therapeutischer Einsatz, 1055-1064, 1163
– – bei Akne, 1630-1631

– – bei Protozoeninfektion, 981-986
– – mit Primaquin, 1055-1064
– – ophthalmologisch, 1657
– – prophylaktisch in der Chirurgie, 1074-1075
– Wirkmechanismus, 1162-1163
Clioquinol, 1015
– Nebenwirkungen, 1015
Clobazam, siehe auch Benzodiazepine, 378
– bei Manie, 464-470
– Struktur, 377
Clobetasolproprionat, siehe auch Steroide der Nebennierenrinde, 1622
Clofazimin, 1191-1192
– Struktur, 1191-1192
– therapeutischer Einsatz, 1055-1064
– – bei Lepra, 1191-1192
– – bei Mycobacterium avium-Infektion, 1189
Clofibrat, siehe auch Fibrate und Derivate, 923
– Effekte auf Lipoproteine, 923
– Geschichte, 921
– Hypoglykämie, 1530
– Medikamenteninteraktionen, 923
– – Probenecid, 670
– Nebenwirkungen, 923
– Resorption, Metabolismus und Exkretion, 923
– SIADH, 744
– Struktur, 921
– therapeutischer Einsatz, 923
– – bei Diabetes insipidus, 743
– – bei Hyperlipoproteinämie, 921
– Wirkmechanismus, 923
Clomethiazol, 383
Clomiphen, 1446
– Geschichte, 1446
– pharmakologische Effekte, 1446
– Resorption, Metabolismus und Exkretion, 1447
– therapeutischer Einsatz, 1448
– Wirkmechanismus, 1447
Clomipramin, 288, 449
– Medikamenteninteraktionen, 458-459
– pharmakologische Eigenschaften, 450
– Resorption, Metabolismus und Exkretion, 454-456
– Struktur, Dosierung und Nebenwirkungen, 447-449
– therapeutischer Einsatz, 460
Clonazepam, siehe auch Benzodiazepine, 379, 434
– Darreichungsform und Anwendung, 386
– Dosierung, 435
– Pharmakokinetik, 494
– Plasmakonzentrationen, 494
– Resorption, Metabolismus und Exkretion, 436

– Struktur, 377
– therapeutischer Einsatz,
– – bei Anfällen, 493
– – bei Manie, 464-470
– Toxizität, 494
– Wirkmechanismus, 493
Clonidin, 135, 225, 814
– Hyperglykämie und, 1529-1530
– Nebenwirkungen, 226, 813
– pharmakologische Eigenschaften, 814
– Resorption, Metabolismus und Exkretion, 225
– Struktur, 225
– therapeutischer Einsatz, 226
– – bei Angst, 440
– – bei COPD, 690
– – bei Heroinentzug, 585
– – bei Hypertonie, 813
– – bei Konzentrationsstörungen, 233
– – bei Manie, 464-470
– – bei Nikotinentzug, 582
– – in der Anästhesie, 341
– Wirkmechanismus, 141
Clonorchis sinensis, Chemotheraoie bei, 981-986, 1034, 1043
Clopenthixol, 415
Clorazepat, siehe auch Benzodiazepine, 383, 434
– bei Anfällen, 493
– Dosierung, 435
– Resorption, Metabolismus und Exkretion, 436
– Struktur, 377
– und Benzodiazepinentzug, 580
Clorcotolonpivalat, siehe auch Steroide der Nebennierenrinde, 1497
Clostridieninfektionen,
– difficile,
– – pseudomembranöse Colitis,
– – – Clindamycin und, 1164-1165
– – – Tetracycline und, 1146-1147, 1151
– – Vancomycin bei, 1167
– – Wirkstoffe bei, 1055-1064
– Gasbrand, Sauerstofftherapie bei, 369
– Penicillin bei, 1105-1106
– perfringens, Wirkstoffe bei, 1055-1064
– tetani, Wirkstoffe bei, 1055-1064
– – Makrolide, 1161-1162
– Toxine und ACh, 125
– Wirkstoffe bei,
– – Clindamycin, 1162-1163
– – Metronidazol, 1017
– – Penicillin, 1102
Clotrimazol, 1051
– Struktur, 1205
– therapeutischer Einsatz, 1055-1064, 1205
– – ophthalmologisch, 1657

– – systemisch, 1199
– – topisch, 1205
Cloxacillin, 1101, 1108
– pharmakologische Eigenschaften, 1107
– Struktur, 1102
Clozapin, 270, 418
– 5-HT-Rezeptoren und, 264
– Dopaminrezeptoren und, 421-422
– Krampfschwelle, 420
– M. Huntington und, 534
– Medikamentenwechselwirkungen, 430-432
– Nebenwirkungen, 426
– Struktur und Dosierung, 416-418
– therapeutischer Einsatz, 430-432
Clozapingruppe von Wirkstoffen, 415
Cocapflanze, 345
Coccidiomykose, Medikamente bei, 1055-1064, 1197
– Amphotericin B, 1197
– Fluconazol, 1203
– Ketoconazol, 1200-1201
Codein, siehe auch Opioide, 544, 551
– bei Schmerzen, 555-556
– Chemie, 544
– Chinidin und, 899
– Dosierung und Wirkdauer, 552
Coffea arabica, 691
Cola acuminata, 691
Colchicin, 666
– Chemie, 666
– Geschichte, 666
– Pharmakokinetik und Metabolismus, 666-667
– pharmakologische Eigenschaften, 666
– prophylaktische Anwendung, 666-667
– therapeutischer Einsatz, 666-667
– – Dermatologie, 1639
– toxische Effekte, 666-667
– Wirkort, 1246
Colchicum autumnale, 666
Colestipol, 916
– bei Hyperlipoproteinämie, 917
– Betablocker und, 249
– Struktur, 916
Colistin, 1164-1165
– antibakterielle Aktivität, 1165-1166
– Herkunft und Chemie, 1164-1165
– Nebenwirkungen, 1165-1166
– Resorption, Verteilung und Exkretion, 1165-1166
– therapeutischer Einsatz, 1165-1166
Colitis, siehe auch Diarrhoe, pseudomembranöse Enterocolitis,
– Clindamycin und, 1164-1165
– Medikamente bei, 1055-1064
– – Vancomycin, 1167
– Tetracycline und, 1146-1147
– – ulzerative, Glukokortikoide bei, 1504

Colon irritabile, muskarinerge Antagonisten bei, 168
Colony-stimulating factor-1, 1516
Colterol, 210
– bei Asthma, 682
– Struktur, 210
Compactin. siehe Mevastatin.
Compliance bei klinischen Arzneistoffuntersuchungen, 49
COMT (Catechol-O-methyltransferase), 134
Condylomata acuminata, siehe auch Interferon bei Warzen, 1233, 1298
COPD (chronisch obstruktive Pulmonalerkrankung),
– Behandlung, 677, 690
– – Glukokortikoide, 1504
– – Ipratropiumbromid, 164
– Benzodiazepine und, 380
Coprinus atramentarius, 405-406
Corynebacterium diphteriae, Medikamente bei, 1055-1064
– Makrolide, 1160
– Penicillin, 1102
Corynebacterium parvum, 1324
Cosyntropin-Stimulationstest, 1488
Cotrimoxazol, siehe Trimethoprim-Sulfametoxazol.
Coxsackievirus, Konjunktivitis, 1654-1656
CRABP (cellular retinoic acid-binding protein), 1603
CRBP (cellular retinol-binding protein), 1603
CRH (corticotropin-releasing hormone), 1385, 1487
– Chlorpromazin und, 423-424
Cromakalim, 799
Cromolyn, 686
– bei allergischer Rhinitis, 690
– bei Asthma, 686
– – Dosierung, 680
– – Exazerbation, 687
– – hospitalisierte Astmatiker, 687
– – Ophthalmologie, 1662-1664
– – Pädiatrie, 687
– – Schwangerschaft, 687
– Geschichte, 686
– pharmakologische Effekte, 686
– Resorption, Metabolismus und Exkretion, 686
– Struktur, 686
– therapeutischer Einsatz, 690
– Toxizität, 686
Crotamiton, 1713
Cryptococcose, Medikamente bei, 1055-1064, 1199
– Amphotericin B, 1197-1198
– Fluconazol, 1203
– Flucytosin, 1199
– Itraconazol, 1202
Cryptosporidiose, Chemotherapie bei, 981-986

Cryptoxanthin, 1605
Cumarin. siehe Warfarin.
cumarininduzierte Hautnekrosen, 1371
Curare, siehe auch Muskelrelaxanzien, 188
– Geschichte, 307
Cyanocobalamin, siehe auch Vitamin B_{12}, 1349
– Injektion, 1352
Cyclacillin, 1108-1109
Cyclizinhydrochlorid, siehe auch H_1-Rezeptor-Antagonisten.
– Dosierung, 606
– therapeutischer Einsatz, 607-608
Cyclizinlaktat, 606
Cyclodiene, chlorinierte, 1710
Cyclooxygenase,
– Eikosanoide und, 618
– Inhibition, 620
Cyclooxygenase-1 (COX1), 618
– NSAR und, 636, 673
Cyclooxygenase-2 (COX-2), 618
– NSAR und, 618, 673
Cyclooxygenasen, 296
Cyclopentolat, 165, 1658
– bei Zykloplegie, 167
Cyclophosphamid, siehe auch Alkylanzien, 1247-1249, 1258, 1320
– 5-FU und, 1271
– Chemie, 1320-1321
– Metabolismus, 1255
– Resorption, Metabolismus und Exkretion, 1258
– SIADH und, 744
– Struktur, 1254
– therapeutischer Einsatz, 1260, 1320
– – bei Organtransplantationen, 1313
– – Dermatologie, 1628-1629
– – zur Immunsuppression, 1315-1316
– Toxizität, 1257-1258
– Vasopressinsekretion und, 737-738, 1320
– Wirkmechanismus, 1320-1321
Cyclopropan, 306
Cycloserin, 1051, 1185
– antibakerielle Aktivität und Wirkmechanismus, 1185
– Chemie, 1185
– Nebenwirkungen, 1185
– Pyridoxin und, 1586
– Resorption, Verteilung und Exkretion, 1185
– therapeutischer Einsatz, 1184
Cyproheptadin, 271
– Nebenwirkungen, 271
– zur Migräneprophylaxe, 515
Cyproteronacetat, 1477
Cysteinyl-Leukotrien-Rezeptor-Antagonisten, 662
Cytarabin, siehe auch Pyrimidinanaloga, 1247-1249

- Resistenz, 1272
- Resorption, Metabolismus und Exkretion, 1272
- Struktur, 1268
- therapeutischer Einsatz, 1282
- Toxizität, 1272-1273
- Wirkmechanismus, 1272
- Wirkort, 1286-1287
Cytidinanaloga, 1247-1249, 1268
Cytisin, 128
Cytochrom P450, 296
- CYP1, 13
- CYP1A, 16
- CYP2, 13
- CYP2C19, 16
- CYP2D6, 59
- CYP2E1, 16
- CYP3, 13
- CYP3A, 17
- CYP3A4, 13
- CYP3A7, 17, 606
- Eikosanoide und, 619
- und Arzneistoffinteraktionen, 17
- und Biotransformation, 12
Cytokine release syndrome, 1323
Cytomegalievirus (CMV), Medikamente bei, siehe auch Antiherpetika, 1055-1064
- Aciclovir, 1215
- Foscarnet, 1219
- Ganciclovir, 1220
- Interferon, 1233
- Keratitis, 1654-1656
Cytosinarabinosid. siehe Cytarabin.

D

D4S10 und M. Huntington, 533
d4T, siehe Stavudin.
Dacarbazin, siehe auch bei Alkylanzien, 1247-1249, 1255, 1263
- Resorption, Verteilung und Exkretion, 1263
- Struktur, 1255
- therapeutischer Einsatz, 1263
- Toxizität, 1263
- Wirkort, 1246
Dacryocystitis, Arzneistoffe bei, 1654
Dämpfe, Lösungsmittel, 1703-1704
Dalteparin, 1364
4-DAMP, 165
Danazol, 1473
Danthron, 950-951
Dantrolen, 194-196
- bei malignem Neuroleptikasyndrom, 428-429
- bei maligner Hyperthermie, 197
Dapiprazol, 1660
Dapson, 1190
- bei Lepra, 1190
- bei Pneumocsytose, 1022
- Dermatologie, 1628-1629
- genetischer Polymorphismus und, 16

- Struktur, 1190
- therapeutischer Einsatz, 1055-1064
Darmerkrankungen, entzündliche,
- Glukokortikoide bei, 1504
- Salicylate bei, 645-646
Datura stramonium, 158
Daunurubicin, 1247-1249, 1284
- Chemie, 1284
- Resorption, Metabolismus und Exkretion, 1285-1286
- therapeutischer Einsatz, 1286-1287
- Wirkmechanismus, 1246
Dazoxiben, 620
ddC. siehe Zalcitabin.
ddI. siehe Didanosin.
DDT (Chlorfenotan), 74-75
Deaminierung, 14
Debrisoquin, Polymorphismus, 16
Decamethonium, siehe auch Muskelrelaxanzien, 142
- pharmakologische Eigenschaften, 192
- Struktur, 191
Decapeptyl, 1400
Defäkation, 947
Deferoxamin, 1692-1693
- bei Eisenvergiftung, 1344
- Struktur, 1692-1693
Defibrillatoren, Indikationen von, 876
7-Dehydrocholesterin, Struktur, 1556
Dehydrocholsäure, Struktur, 951
Dehydroemetin, 1015
- bei Amöbenruhr,
Dehydroepiandrostendion,
- ACTH und, 1484
- Struktur, 1435
5'Deiodinase, 1410-1411
Dekompressionssyndrom (Caissonkrankheit), 365
Delir, 413
Deltorphin, 544
Demecarium, siehe auch Cholinesterasehemmer, 175
- ophthalmologische Anwendungen, 1658
Demeclocyclin, siehe auch Tetracycline bei SIADH, 1146
Demenz, 413
Demoxepam, siehe auch Benzodiazepine, 377
Dendriten, 279
Deoxyadenosylcobalamin, 1351
Deoxybarbiturate, siehe Primidon bei Anfällen, 486-487
2-Deoxycoformycin. siehe Pentostatin.
Deoxykortikosteron, 1486
11-Deoxykortisol, 1486
4-Deoxypyridoxin, 1586
Deoxyuridin, 1268
Depolarisaton, verzögerte Nach-, 873
Deprenyl. siehe Seleginin.
Depression, 413
- 5HT und, 267

- Antipsychotika, 430-432
- Inzidenz, 445
- Medikamente bei, siehe auch Antidepressiva, 445
- und Schlaflosigkeit, 398
Dermatansulfat, 1364
Dermatitis herpetiformis, Dapson bei, 1628-1629
Dermatologie, 1619
- antibakterielle Wirkstoffe, 1629-1630
- Antihistaminika, 1632-1633
- Antimykotika, 1631
- Antipsoriatika, 1632-1633
- - Anthralin, 1634
- - Calcipotriol, 1632-1633
- - Kohlenteer, 1637
- antivirale Wirkstoffe, 1632-1633
- Arzneistoffresorption, 1620
- Capsaicin, 1638
- Colchicin, 1639
- destruktive Agenzien, 1638
- Glukokortikoide, topische, 1504
- - systemisch, 1622
- - topisch, 1621
- Gold, 1639
- Haut als Barriere, 1620
- Hydrochinon, 1638
- Keratolytika, 1638
- Minoxidil, 1637
- Photochemotherapie, 1635
- - photodynamische Therapie, 1636
- - Photophorese, 1636
- - Psoralene und PUVA, 1635
- Retinoide, 1624
- - Chemoprävention, 1626
- - Etretinat, 1626
- - Isotretinoin, 1624-1625
- - Tretinoin, 1624-1625
- Richtlinien für die topische Therapie, 1620
- Sonnenschutz, 1637
- zytotoxische und immunsuppressive Medikamente, 1627
- - Alkylanzien, 1628-1629
- - Antimalariawirkstoffe, 1629-1630
- - Antimetabolite, 1627
- - Ciclosporin, 1628-1629
- - Dapson, 1628-1629
- - Sulfasalzin, 1628-1629
- - Vinblastin, 1628-1629
Dermatomyositis,
- Antamalariawirkstoffe bei, 1629-1630
- Glukokortikoide bei, 1624
- Methotrexat bei, 1263
Desensibilisierung, 38
- heterologe, 38
- homologe, 38
Desfluran, 319
- Biotransformation, 330
- Chemie und physikalische Eigenschaften, 330

– pharmakologische Eigenschaften, 330
– – Atmung, 330
– – Kreislauf, 330
– – Leber und Gastrointestinaltrakt, 330
– – Muskulatur, 330
– – Nervensystem, 330
– – Niere, 330
– Status, 330
– Struktur, 321
Desipramin, siehe auch trizyklische Antidepressiva, 446
– Effekte auf das autonome Nervensystem, 453
– Struktur und Dosierung, 447-449
– therapeutischer Einsatz, 460
– – bei Kokainentzug, 587
– Toxizität und Nebenwirkungen, 447-449
– ZNS-Effekte, 450
Deslorelin, 1400
Desmethylimipramin, 288
Desmopressinacetat (DDAVP), 735
– bei Diabetes insipidus, 743
– Pharmakokinetik, 736
– Toxizität und Nebenwirkungen, 746
Desonide, 1497
Desoximetason, siehe auch Steroide der Nebennierenrinde.
Desoxydesmoxepam, 436
Desthiobiotin, 1588
Devazepid, 289
Dexamethason, siehe auch unter Steroide der Nebennierenrinde, 1490, 1622
– Dosierung und Potenz, 1490
– Inhibitionstest, 1506
– Struktur, 1498
– therapeutischer Einsatz,
– – als Antiemetikum, 958
– – bei Hyperhyreose, 1424
Dexmedetomidin, 226
– in der Anästhesie, 341
Dextroamphetamin, 229
– Mißbrauch, 587
– therapeutischer Einsatz, 232
Dextrometorphan, 534
– antitussiver Effekt, 567
– bei ALS, 534
Dezocin, 565
Diabetes insipidus (DI), 743
– Amilorid bei, 726
– Lithium und, 463
– nephrogener, 743
– Tetracycline und, 1151-1152
– Thiaziddiuretika bei, 723
– zentraler, 743
Diabetes mellitus (DM), 1517
– insulinabhängiger (IDDM Typ 1), 1517
– – Insulinbedarf, täglicher, 1525
– – Therapie bei, 1522

– Insulin und, 1517
– Insulinresistenz, Rezeptor-Fehlfunktion und, 38
– Ketoazidose, Insulin bei, 1524
– MODY (maturity onset diabetes of the young), 1514
– Nephropathie, ACE-Inhibitoren bei, 769
– nicht-insulinabhängiger Diabetes mellitus (NIDDM Typ 2), 1518
– – Sulfonylharnstoffe bei, 1533
– und Hyperlipidämie, 907
Diacetylmonoxim, 182
Diacetylmorphin, siehe Heroin.
Diacylglycerin (DAG), 38, 138
– muskarinerge Rezeptoren und, 129
– Vasopressin und, 739
diagnostische Wirkstoffe in der Ophthalmologie, 1665-1666
Dialyse zur Entgiftung, 83
Dialyse-Ungleichgewichtssyndrom, osmotische Diuretika bei, 716
Diaminopyrimidine, 995
– Antimalaria-Effekte, 995
– Antiprotozoen-Effekte, 995
– Chemie, 995
– Geschichte, 995
– Resorption, Metabolismus und Exkretion, 996
– therapeutischer Einsatz, 996
– Toxizität, Vorsichtsmaßnahmen und Kontraindikationen, 996
– Wirkmechanismus und Resistenz, 995
Diarrhoe,
– Antidiarrhoika. siehe auch Medikamente bei Diarrhoe.
– bei AIDS, 955, 1071
– Dehydratation bei, 953-954
– infektiöse, siehe auch bei den einzelnen Mikroorganismen, 952-953
– oral rehydrierende Wirkstoffe und, 954-955
– osmotische, 952-953
– Reisediarrhoe, Chinolone und, 1090
– sekretorische, 952-953
– verursachende Wirkstoffe, 946
Diarylaminopropylamin, siehe auch Kalziumkanal-Antagonisten, 789
Diazepam, siehe auch Benzodiazepine, 380
– bei Anfällen, 493
– bei Status epilepticus, 499
– bei theophyllininduzierten Anfällen, 693
– Darreichung, 386
– Dosierung, 435
– Entzugssyndrom, 580
– Halbwertszeit, 23
– in der Anästhesie, 337
– Mißbrauch, 580
– Nebenwirkungen, 437

– pharmakologische Eigenschaften, 435
– Plasmakonzentrationen, 494
– Resorption, Metabolismus und Exkretion, 436
– Struktur, 377
– therapeutischer Einsatz, 386
– Wirkmechanismus, 493
– zur Prämedikation (Anästhesie), 313-314
Diazoxid, 1537
– bei Hypertonie, 824
– Nebenwirkungen, 824
– Resorption, Metabolismus und Exkretion, 824
– Struktur, 824
– therapeutischer Einsatz, 1537
– und Hyperglykämie, 1530
– Wirkmechanismus, 824
Dibenzazepine, siehe auch Antipsychotika, 411
Dibromochlorpropan, 1714
Dibucain, siehe auch Anästhesie, lokale, 354
Dichlorisoproterenol, 240
Dichlormethan, 1706
2,4-Dichlorophenoxyacetsäure, 1716
Dichlorphenamid, siehe auch Carboanhydrasehemmer, 711
– Struktur, 713
Dichlorphenazon bei Migräne, 506
Diclofenac, 654
– Pharmakokinetik, 654
– pharmakologische Eigenschaften, 654
– Struktur, 654
– therapeutischer Einsatz, 654
– – Ophthalmologie, 1661-1662
– toxische Effekte, 654
Diclofenac/Misoprostol, 654
Dicloxacillin, siehe auch Penicilline, 1101
– antibakterielle Aktivität, 1102
– pharmakologische Eigenschaften, 1107
– Struktur, 1102
Dicumarol, 1371
– Medikamenteninteraktionen, 17
– Struktur, 1367
Dicyclomin, 165
Didanosin, 1213
– Chemie und antivirale Aktivität, 1227
– Kombinationstherapie, 1225-1226
– Medikamentenwechselwirkungen, 1227
– Metabolismus und Pharmakokinetik, 1225
– Nebenwirkungen, 1227
– Resorption, Verteilung und Exkretion, 1227
– therapeutischer Einsatz, 1227
– Wirkmechanismus und Resistenz, 1227

Dideazetetrahydrofolsäure (DDATHF), 1263
– Struktur, 1265
Dideoxycytosin (ddC), 1055-1064
Dideoxyinosin (ddI), 1055-1064
Dieldrin, 1709
Diencephalon, Anatomie und Funktion, 278
Diethazin, 415
Diethylcarbamazin, 1037
– antihelminthische Wirkung, 1037
– Anwendungsbeschränkungen und Risiken, 1038
– Chemie, 1037
– Geschichte, 1037
– Resorption, Metabolismus und Exkretion, 1037
– therapeutischer Einsatz, 981-986
– Toxizität und Nebenwirkungen, 1038
Diethylenglykol, 60, 1708
Diethylpropion,
– Mißbrauch, 587
– Struktur, 210
– therapeutischer Einsatz, 232
Diethylstilboestrol (DES), siehe auch Östrogene, 1247-1249
– Struktur, 1434
– therapeutischer Einsatz, 1445-1446
Diethylthiomethylcarbamat, 406-407
Difenoxin, 559
– Nebenwirkungen, 954-955
Difenoxylsäure, siehe Difenoxin.
Diffusion, erleichterte, 4
Diffusionshypoxie, 310
Diflunisal, 648
– Struktur, 641
Digitalis lanata, 835
Digitalis purpurea, 835
Digitalis, siehe Herzglykoside, Digitoxin, Digoxin,
– antiarrhythmische Anwendung, 880
– Anwendung des Begriffs, 835
– Kontraindikationen, 885
– Medikamentenwechselwirkungen, 892
– – Diuretika, 720-721
– – Muskelrelaxanzien, 197
– Pharmakokinetik, 886-887
– pharmakologische Effekte, 890
– Toxizität, 32, 890
Digitoxin, siehe auch Herzglykoside, Digitalis, Digoxin, 843
– Antidote bei, 846
– Chinidin und, 899
– Dosierung, 886-887
– Struktur, 892
– Toxizität, 846
Digoxin, siehe auch Herzglykoside, Digitalis, Digoxin,
– Antidote bei, 846
– bei Herzinsuffizienz, 835
– Dosierung, 886-887

– Effektivitätsnachweis, 843
– Kontrolle der Serumspiegel, 842
– Medikamenteninteraktionen, 17, 57-58, 842, 843
– – Chinidin, 899
– – Kalziumkanal-Antagonisten, 826
– Pharmakokinetik, 840
– Struktur, 836
– Toxizität, 845
– – Fab-Fragmente bei, 84
– Verteilungsvolumen, 21
Digoxin und, 892
– bei Hypertonie, 805
– Struktur, Resorption und Exkretion, 728
Dihydroergocristin, 508
– bei Migräne, 506
– pharmakologische Eigenschaften, 509-510
– Resorption, Metabolismus und Exkretion, 511
Dihydroergotoxin, Resorption, Metabolismus und Exkretion, 511
Dihydrofolat, 1349
Dihydrofolatreduktase (DHFR), 1264
Dihydrohydroxymorphin. siehe Oxymorphon.
Dihydromorphinon. siehe Hydromorphon.
Dihydropyridine, siehe auch Kalziumkanal-Antagonisten, 789
Dihydrostreptomycin, 1126
Dihydrotachysterol (DHT), 1559
Dihydrotestosteron, 1466
1,25-Dihydroxycholekalziferol, 1560-1561
3,4-Dihydroxymandelsäure (DOMA), 133
3,4-Dihydroxyphenylacetsäure (DOPAC), 130
3,4-Dihydroxyphenylethylamin, 218
3,4-Dihydroxyphenylglycoaldehyd (DOPGAL), 134
3,4-Dihydroxyphenylethylen (DOPEG), 133
Dihydroxyphenylserin, 142
5,7-Dihydroxytryptamin, 268
1,25-Dihydroxyvitamin D, 1554
– hereditäre Resistenz, 1560-1561
Diisopropylphosphorofluidat (DFP), 172
– chronische Neurotoxizität, 181
– pharmakologische Eigenschaften, 178
– Struktur, 177
– Wirkmechanismus, 172
Dijodotyrosin, 1406
Dilevalol, 247
Diloxanid, 1013
– bei Protozoeninfektion, 981-986
– pharmakologische Eigenschaften, 1013

– Resorption, Metabolismus und Exkretion, 1013
– therapeutischer Einsatz, 1013
– Toxizität und Nebenwirkungen, 1013
Diltiazem, siehe auch bei Kalziumkanal-Antagonisten, 789, 883
– Digoxin und, 842
– Dosierung, 886-887
– Kontraindikationen, 885
– Nebenwirkungen, 795
– Resorption, Metabolismus und Exkretion, 794
– therapeutischer Einsatz,
– – als Antiarrhythmikum, 880
– – bei Angina, 795-796
– – bei Herzinsuffizienz, 856-857
– – bei Hyperthyreose, 1424
– – bei Hypertonie, 825
– – zur Migräneprophylaxe, 515
Dimaprit, 289
Dimenhydrinat, 607-608
– Dosierung, 606
Dimercaprol (BAL), 1690
– bei Arsenvergiftung, 1685-1686
– bei Bleivergiftung, 1678
– bei Kadmiumvergiftung, 1688
– bei Quecksilbervergiftung, 1690
– Geschichte, 1690
– Resorption, Verteilung und Exkretion, 1690-1691
– Struktur, 1690-1691
– Toxizität, 1690-1691
– Wirkmechanismus, 1690-1691
Dimethoxymethylamphetamin (DOM), 589
Dimethyldithiocarbamate, 1717
Dimethylphenylpiperazinium (DMPP), 128
– Struktur, 201
Dimethyltriazenoimidazolcarboxamid, siehe Dacarbazin.
Dimethyltubocurarin, 190
Diminazen, 1021
Dimpylat, 177
Dinitrophenole, 1716
Dinoproston, 972
Diphenadion, 1371
Diphenhydramin, 530, 606, 658
– Dosierung, 606
– Prämedikation, 313-314
– Struktur, 604
– therapeutischer Einsatz,
– – als Antiemetikum, 958
– – bei M. Parkinson, 530
– – bei Migräne, 506
Diphenoxylat, 559
– bei Diarrhoe, 953-954
– Nebenwirkungen, 954-955
– Struktur, 954
Diphenoxylat-Atropin, 559
– Vergiftung, 162

Diphenylbutylpiperidine, siehe auch
 Antipsychotika, 414
Diphenylpiperazin, siehe auch
 Kalziumkanal-Antagonisten, 789
Diphenymethanderivate, 950-951
- laxative Effekte, 950-951
- Nebenwirkungen, 950-951
- Resorption und Exkretion, 950-951
Diphterie, siehe auch Corynebacterium
 diphteriae,
- Medikamente bei Diphterie, 1055-
 1064
Diphyllobothriasis, Chemotherapie bei,
 981-986
Dipivefrin, 1658
Diprenorphin, 542
Dipyridamol,
- bei Herzinsuffizienz, 860
- Plättchenaggregationshemmung, 1374
Dirofilaria immitis, siehe Filariose.
Disopyramid, siehe auch
 Antiarrhythmika,
- als Antiarrhythmikum, 880
- Digoxin und, 842
- Dosierung, 886-887
- Kontraindikationen, 885
- Nebenwirkungen, 893
- Pharmakokinetik, 886-887
- pharmakologische Wirkungen, 893
- Struktur, 892
Distickstoffmonoxid (Lachgas), 319
- Atmung, 332
- Biotransformation, 332
- Chemie und physikalische
 Eigenschaften, 331
- Diffusionshypoxie, 332
- Geschichte, 306
- Mißbrauch, 591-592
- Morphin und, 337-338
- pharmakologische Eigenschaften,
 331
- Struktur, 321
- Vorteile und Nachteile, 333-334
- Zirkulation, 332
Disulfiram, 406-407
- Chemie, 406-407
- Geschichte, 406
- Resorption, Metabolismus und
 Exkretion, 406
- therapeutischer Einsatz, 407
- toxische Reaktionen und
 Kontraindikationen, 406
- Wirkmechanismus, 406
Dithiocarbamate, 1717
- bei Kadmiumvergiftung, 1688
Diuretika, 705
- Aldosteron-Antagonisten, 726
- Antagonisten von
 Mineralkortikoidrezeptoren, 726
- - Beeinflussung der renalen
  Hämodynamik, 728-729
- - Beeinflussung der
  Urinausscheidung, 728-729

- - Medikamenteninteraktionen,
  728-729
- - Resorption und Exkretion, 728-
  729
- - Struktur, 728
- - therapeutischer Einsatz, 728-
  729
- - Toxizität Nebenwirkungen und
  Kontraindikationen, 728-729
- - Wirkmechanismus, 727
- Ausblick, 732
- bei Herzinsuffizienz, 846
- - metabolische Folgen, 850
- - Resistenz, 848
- bei Hypertonie, 804
- - Benzothiadiazine, siehe auch
  Benzothiadiazine, 805
- - hämodynamische Effekte bei
  Langzeitanwendung, 805
- - kaliumsparende, 809
- - Schleifendiuretika, 809
- - Thiazide, 805
- Carboanhydraseinhibitoren, 711
- - Beeinflussung der renalen
  Hämodynamik, 714-715
- - Beeinflussung der
  Urinausscheidung, 713
- - Chemie und Struktur, 713
- - Medikamenteninteraktionen,
  714-715
- - Resorption und Exkretion, 714-
  715
- - therapeutischer Einsatz,
- - Toxizität, Nebenwirkungen
  Kontraindikationen,
- - Wirkmechanismus, 711
- exkretorische und hämodynamische
 renale Effekte, 712
- Inhibitoren des Na^+/Cl^--Symports,
 siehe auch Thiazide, 721-722
- Inhibitoren des Na^+/K^+-$2Cl^-$-
 Symports, siehe auch
 Schleifendiuretika, 717
- Inhibitoren des renalen
 Natriumkanals, siehe auch
 kaliumsparende, 723
- kaliumsparende Diuretika, 725
- - Beeinflussung der renalen
  hämodynamik, 726
- - Beeinflussung der
  Urinausscheidung, 726
- - Chemie, 725
- - Medikamenteninteraktionen,
  726
- - Resorption und Exkretion, 726
- - therapeutischer Einsatz, 727
- - Toxizität, Nebenwirkungen
  und Kontraindikationen, 726
- - Wirkmechanismus, 725
- Medikamenteninteraktionen, 809
- - Digoxin, 842
- - Muskelrelaxanzien, 197
- Nebenwirkungen, 808-809

- Obstipation durch, 945
- Ödeme, diuretikaresistente, 732
- Ödementstehung durch,
 Mechanismen der, 729
- osmotische Diuretika, 715
- - Beeinflussung der renalen
  Hämodynamik, 716
- - Beeinflussung der
  Urinausscheidung, 716
- - Medikamenteninteraktionen,
  716
- - Resorption und Exkretion, 716
- - Struktur, 715
- - therapeutischer Einsatz, 716
- - Toxizität, Nebenwirkungen
  Kontraindikationen, 716
- - Wirkmechanismus, 716
- renale Anatomie und Physiologie,
 705
- - Exkretion organischer Säuren
  und Basen, 710
- - glomeruläre Filtration, 707
- - Nephronfunktion, 707
- - renaler epithelialer Transport, 709
- - renaler Transport spezifischer
  Anionen und Kationen, 710
- Rolle in der klinischen Medizin, 731
- Schleifendiuretika, 717
- - Beeinflussung der renalen
  Hämodynamik, 719
- - Beeinflussung der
  Urinausscheidung, 719
- - Chemie, 717
- - Medikamenteninteraktionen,
  720-721
- - Nebenwirkungen und
  Kontraindikationen, 720-721
- - Resorption und Exkretion, 720-
  721
- - therapeutischer Einsatz, 721-
  722
- - Wirkmechanismus, 717
- Surrogatmarker, 808
- Thiazide, 722
- - Beeeinflussung der
  Urinausscheidung, 722
- - Beeinflussung der renalen
  Hämodynamik, 723
- - Chemie, 722
- - Medikamenteninteraktionen, 723
- - Resorption und Exkretion, 723
- - therapeutischer Einsatz, 723
- - - Toxizität, Nebenwirkungen
   und Kontraindikationen, 723
- - Wirkmechanismus, 722
- und Hyperglykämie, 1529-1530
- Wirkprinzipien, 711
- zur Giftausscheidung, 83
Diuron, 1717
DMPP, siehe 1,1 -Dimethyl-4-
 phenylpiperazin,
DNA,
- Gentherapie und, 89

- Plasmide, aufgereinigte, unkomplexierte, 98
- rekombinante, siehe Gentherapie,
DNA-Goldpartikel, Gentherapie und, 98
DNA-Protein-Konjugate, Gentherapie und, 99
DNA-Viren, siehe auch antivirale Wirkstoffe, 1211
- Replikationszyklen, 1214
Dobutamin, 135
- kardiovaskuläre Effekte, 220
- Nebenwirkungen, 221
- Struktur, 210
- therapeutischer Einsatz, 221
- - Herzinsuffizienz, 858-859
- Wirkmechanismus, 141
Docebenon, 659
Docetaxel, 1281
Docusat, 952
Dolasetron, 958
Domperidon, 288
- bei gastrischer Hypomotilität, 961
- Diarrhoe durch, 946
- pharmakologische Eigenschaften, 961
- Struktur, 961
- therapeutischer Einsatz, 961
Dopadecarboxylase, 129
Dopamin, 129
- Agonisten, Antagonisten und Wirkmechanismen, 288
- Anwendungsbeschränkungen, unerwünschte Wirkungen Kontraindikationen, 219
- MAO-Hemmer und, 460
- pharmakologische Eigenschaften, 218
- - kardiovaskuläre, 218
- Rezeptoren, siehe auch Dopaminrezeptoren, 292
- Struktur-Wirkungsbeziehung, 209
- Synthese, 129
- therapeutischer Einsatz, 220
- - bei Herzinsuffizienz, 859
- Transport, 132
- und Erbrechen, 956
- und M. Parkinson, 525
- und Noradrenalin, 122-123
- und TSH-Sekretion, 1412
- Vasopressinsekretion und, 737-738
Dopamin-β-Hydroxylase, 130
- Mangel, 141
Dopaminagonisten bei erhöhten Wachstumshormon-Konzentrationen, 1390
Dopaminrezeptoren,
- Agonisten,
- - bei Herzinsuffizienz, 858-859
- - bei M. Parkinson, 529
- D1, 292
- D2, 292
- - Antagonisten als Antiemetika, 957

- - D2 long (D2L), 293
- - D2 short (D2S), 293
- und Antipsychotika, 422
- und M. Parkinson, 525
Dopexamin, 220
Doppelblindstudie, randomisierte, 48
Dorzolamid, 1660
- bei Glaukom, 1667
Dosierungsintervalle bei wechselnder Dosis, 26
Dosierungsrate, 19, 21-23
- Erhaltungsdosis, 26
- individuelle, 27
- initiale, 26
- und Clearance, 20
Dosierungsrichtlinien,
- Erhaltungsdosis, 26
- individuelle, 27
- Initialdosis, 27
- Planung und Optimierung, 25
- Zielkonzentration, 25
Dosis, 23
- ED_{50} (halbmaximale Effektdosis), 53
- LD_{50} (halbmaximale Lethaldosis), 53
Dosis, individuell wirksame, 52
Dosis-Wirkungsbeziehung, 72
Dosis-Wirkungskurve, 41
Doxacurium, 190
- Ganglienblockade, 196
- pharmakologische Eigenschaften, 192
Doxazosin, 820
- bei Hypertonie, 817
- Nebenwirkungen, 238
- pharmakologische Eigenschaften, 238
- Struktur, 234
- therapeutischer Einsatz, 238
Doxepin, siehe auch trizyklische Antidepressiva, 447-449
- pharmakologische Eigenschaften, 450
Doxorubicin, 1284
- Chemie, 1284
- Resorption, Metabolismus und Exkretion, 1285-1286
- therapeutischer Einsatz, 1247-1249
- Toxizität, 1286-1287
- Wirkmechanismus, 1285-1286
- Wirkort, 1246
Doxycyclinhyclat,
- Behandlungsrichtlinien, 991
- prophylaktische Anwendung, 990
Doxycylin, siehe auch Tetracycline, 1146
- therapeutischer Einsatz, 981-986
DPDPE (D-pen2-D-pen5-Enkephalin), 544
- Wirkmechanismus, 542
Drancunculus, Medikamente bei, 981-986
- Metronidazol, 1017
Drogenmißbrauch und Drogensucht, 573

- Abhängigkeit von Medizinern, 578
- Äthanol, 578
- Amphetamine, 588
- Barbiturate, 579
- Behandlung, 592
- Benzodiazepine, 579
- Cannabinoide (Marihuana), 588-589
- Definitionen, 573
- Inhalanzien, 591-592
- klinische Aspekte, 578
- Koffein, 588
- Kokain, 586-587
- LSD, 590
- MDMA (Ecstasy) und MDA, 590-591
- Nikotin, 581
- Opioide, 582
- pharmakologische Phänomene, 575
- - Sensitivierung, 576
- - Toleranz, 575
- Phencyclidin (PCP), 590-591
- physische und psychologische Abhängigkeit, 573
- Psychedelika, 589
- Psychostimulanzien, 586-587
- Sedativa, 579
- Ursprünge, 574
- - benutzerabhängige Variablen, 575
- - Substanz-/Drogenvariablen, 574
- - Umweltvariablen, 575
- ZNS, Beruhigungsmittel, 578
Dronabinol, siehe auch Cannabinoide, 958
Droperidol, 416-418
- als Antiemetikum, 958
- zur Prämedikation, 314-315
Droxicam, 658
DSLET, 541, 544
- Wirkungen, 542
DTIC, siehe Dacarbazin.
Ductus arteriosus, offener, Indometacin bei, 638
Dycloninhydrochlorid, 354
Dynorphin, 539
- A, 542
- B, 542
Dyphyllin, 654
Dysbetalipoproteinämie, 908
- Behandlung, 912
- familiäre, 908
Dyskinesie,
- durch Levodopa, 528
- Entzugs-Notfall durch Antipsychotika, 428-429
Dyslipoproteinämien, 903
Dysmenorrhoe, 638
- NSAR bei, 638
- Propionsäurederivate bei, 654
Dyspepsie, siehe auch peptische Ulzera, 929
dysplastischer Nävus, Retinoide bei, 1627
Dyspnoe, 365
- Opioide und, 556-557

E

E-Selektine, Entzündung und, 634
E1-Gene, 95
E2078, 747
Echinokokkose, Medikamente bei, 981-986
– Benzimidazole, 1035
Econazol, 1197
– Struktur, 1206
– therapeutischer Einsatz,
– – Dermatologie, 1632
– – Ophthalmologie, 1657
Ectoparasitizide, 1712
ED_{50}, 53
ED_{50} (halbmaximale Wirkdosis), 53
Edrophonium, siehe auch Cholinesterasehemmer., 182
– bei Tubocurarinüberdosierung, 196-197
– Test bei Myasthenia gravis, 183
– Wirkmechanismus, 172
EDTA, 1548, 1689
– bei Bleivergiftung, 1678
– bei Hyperkalzämie, 1548
– bei Kadmiumvergiftung, 1688
– Chemie und Wirkmechanismus, 1689
– in der Kornealchirurgie, 1663
– Resorption, Verteilung und Exkretion, 1690
– Struktur, 1689
– Toxizität, 1690
– – renal, 1690
– und Gerinnung, 1361
Effektordomänen, 33
Effektorproteine, 33
Effizienz, 40
– klinische, 43
– maximale (klinische), 52
Eflornithin, 1013
– Geschichte, 1014
– Resorption, Metabolismus und Exkretion, 1014
– therapeutischer Einsatz, 981-986
– Toxizität und Nebenwirkungen, 1015
egr-1 Onkogene, 762
Ehlers-Danlos-Syndrom, 1639
Eicosanoide, 595
– Biosynthese, 617
– – Hemmer, 620
– – Produkte der Cyclooxygenase, 619
– – Produkte der Lipoxygenase, 620
– – Produkte des Cytochrom P450, 619
– Geschichte, 617
– Katabolismus, 621
– pharmakologische Eigenschaften, 621
– – afferente Nerven und Schmerz, 623
– – Blut, 622
– – Bronchial und Tracheamuskeln, 622
– – endokrines System, 623
– – gastrische und intestinale Sekretion, 623
– – gastrointestinale Muskulatur, 623
– – glatte Muskulatur, 622
– – kardiovaskuläre, 621
– – metabolische Effekte, 624
– – Niere und Urinentstehung, 623
– – Uterus, 623
– – ZNS, 623
– physiologische und pathologische Prozesse, 625
– – Entzündung und Immunantwort, 626
– – Fortpflanzung und Geburt, 625
– – Niere, 626
– – Thrombozyten, 625
– – vaskuläre und pulmonale glatte Muskulatur, 626
– therapeutischer Einsatz, 626
– – gastrische Kryoprotektion, 627
– – Impotenz, 627
– – Ischämie, 627
– – Schwangerschaftsabbruch, 626
– – Thrombozytenlagerung und Transfusion, 627
– – Verstärkung des pulmonalen Blutflusses, 627
– Wirkmechanismus, 624
– – Leukotrienrezeptoren, 625
– – Prostaglandinrezeptorvielfalt, 623
– – Rezeptor-Antagonisten, 625
Ein-Kompartmentenmodell der Verteilung, 21
Eisen, 1337
– aus der Umwelt, 1338
– Bedarf, 1341
– – Empfehlungen, 1575
– – in der Schwangerschaft, 1339
– Geschichte, 1338
– Körpergehalt an, 1338
– Metabolismus, 1338
– Obstipation durch, 945
– oral, 1343
– – Nebenwirkungen, 1344
– parenteral, 1344
– Vergiftung, 1344
Eisendextran, Injektion, 1345
Eisenmangel, 1337
– Behandlung, 1341
– Eisensubstitution, orale, 1342
– – Nebenwirkungen, 1344
– Eisensubstitution, parenterale, 1344
– Symptome, 1337
Eisensulfat, 1342
Eisensulfat, 1343
EKG, 877
– Metaraminol bei, 224
– Methoxamin bei, 224
Ekzema dermatitides, Ciclosporin bei, 1628-1629
Electrophorus, 187
Elektroencephalogramm (EEG),
– und Anfälle, 477
– und Narkosetiefe, 313-314
Elektrokardiogramm (EKG),
– Impulsfortleitung und, 870
– in der Arrhythmiediagnostik, 877
Elektrolyte,
– gastrointestinaler Flux, 947
– und transmembranärer Transport von, 4
Elektroschock, Anfallstest, 481
Elektroschocktherapie, Muskelrelaxanzien bei, 199
Elephantiasis, siehe Filariasis.
Elymoclavin, 507
Emetine, 1015
Emonaprid, 416-418
emotionale Störungen, siehe Depression, Manie.
Emphysem,
– familiäres, Gentherapie bei, 101
– Therapie, 690
Empirismus in der Therapie, 48
Empyem, Medikamente bei, 1055-1064
Enalapril, siehe auch ACE-Hemmer, 765
– bei Herzinsuffizienz, 858-859
– bei Hypertonie, 826
– Struktur, 764
Enalkiren (A-64662), 774
Encephalitis, Medikamente bei, 1055-1064
Encephalomyelopathie, subakut nekrotisierende, Thiamin bei, 1582
Encephalopathie, Blei, 1675
Enclomiphen, 1446
Endokarditis,
– Campylobacter, Medikamente bei, 1055-1064
– Corynebakterium, Medikamente bei, 1055-1064
– Kombinationstherapie bei, 1069
– Penicillin zur Prophylaxe von, 1106
– Staphylokokken, Medikamente bei, 1055-1064
– Streptobacillus, Medikamente bei, 1055-1064
– Streptokokken, Medikamente bei, 1055-1064
– – Penicillin, 1104-1105
– – Streptomycin bei, 1135
– – Vancomycin bei, 1167
endokrin aktive Tumoren, Somatostatin und, 1537
Endometriumkarzinom,
– Chemotherapie bei, 1247-1249
– Tamoxifen und Risiko, 1297
– und Kontrazeptiva, 1458-1459
Endopeptidase-Inhibitoren, neutrale, 775

Endophthalmitis, 1654-1656
- fungale, 1656
Endorphine, 539
- Wirkungen, 542
Endothelium-derived contracting factor, 145
Endothelium-derived relaxing factor (EDRF), 145
- 5-HT und, 264
- Mangel, 265
Endothelzellen, Glukokortikoide und, 1495
Endplattenpotentiale (EPP), nikotinischer ACh-Rezeptor, 187
Endplexus des autonomen Nervensystems (terminales Retikulum), 116
Enfluran, siehe auch Anästhesie, 319
- Biotransformation, 327
- Chemie und physikalische Eigenschaften, 320
- pharmakologische Eigenschaften, 326
- - Atmung, 326
- - Kreislauf, 326
- - Leber und Gastrointestinaltrakt, 327
- - Muskulatur, 326
- - Nervensystem, 326
- - Niere, 327
- Stickstoffmonoxid (NO), 331
- Struktur, 321
- Vor- und Nachteile, 327
Enkephalinase, 516
Enkephaline, 114, 539
- und Noradrenalin, 122-123
Enolsäure, 637
Enoprofyllin, siehe auch Methylxanthine bei Asthma, 695
Enoxacin, siehe auch Chinolone, 1088-1089
Enoxaparin, 1364
Enoximon bei Herzinsuffizienz, 860
Enprostil, 627
Entamoeba histolytica, siehe Amöbiasis.
enterale Gabe, 5
- parenteral, 5
- Retardpräparate, 6
- sublingual, 7
Enteramin, 259
Enteritis, siehe Gastroenteritis.
Enterobacter,
- Arzneistoff bei, 1055-1064
- - Cephalosporine, 1117-1118
- - Penicilline, 1102
- Resistenz, Gentamicin, 1136
Enterobacteriacaee,
- Superinfektion, 1076-1077
Enterobiasis (Oxyuriasis),
 Chemotherapie bei, 981-986
- Benzimidazole, 1034
- Ivermectin, 1040

- Piperazin, 1043
- Pyrantelpamoat, 1045
enterochromaffine Zellen,
- 5-HT und, 259
- und gastrale Sekretion, 929
Enterokokkeninfektion,
- Kombinationtherapie, 1069
- Medikamente bei, 1055-1064
- - Imipenem, 1121
- - Penicillin, 1104-1105
- - Resistenz, 1065
- - Aminoglykoside, 1129
Enterokolitis, siehe auch Colitis, Vitamin K und, 1609
enterovirale Konjunktivitis, 1654-1656
Entgiftung, siehe auch Drogensucht und Mißbrauch, 577
- Äthanol, 579
Entzugssyndrom und Medikamentenabhängigkeit, 577
Enuresis (Bettnässen),
- Antidepressiva bei, 460
- Atropin bei, 167
env Gen, 91
Enzyme,
- antineoplastische Anwendung, 1247-1249
- in der Augenchirurgie, 1661-1662
- pankreatische, 963
- Rezeptorenzyme, 34
Eosinophile Fasciitis,
- Antimalariamittel bei, 1629-1630
- Glukokortikoide bei, 1624
Eosinophile und asthmatische Entzündungsreaktion, 679
Epibatidin, 128
Epicillin, 1108-1109
Epideprid, 416-418
Epidermal growth factor, Rezeptor, 34, 1516-1517
Epidermolysis bullosa,
- Genetik, 1639
- Ursachen, Ciclosporin bei, 1628-1629
Epidermophyton,
- Ciclopiroxolamin bei, 1207
- Griseofulvin bei, 1204
- Tolnaftat bei, 1207
Epididymitis, Tetracycline bei, 1149-1150
Epiduralanästhesie, 360
Epiglottitis haemophilus, Medikamente bei, 1055-1064
Epilepsie, siehe auch Anfälle, 475
- Absencen, 475
- Definition, 475
- einfach-fokale, 475
- fokale, 475
- generalisierte, 475
- komplex-fokale, 475
- Medikamente bei, siehe auch Antiepileptika, 476

- myoklonische, 475
- tonisch-klonische, 475
epileptische Syndrome, 475
Epipodophyllotoxine,
- bei Neoplasien, 1282
- Chemie, 1282
- Etoposide, 1282
- Mechanismus und Wirkung, 1282
- Teniposide, 1283
Epirubicin, 1286-1287
- Struktur, 1285-1286
Epoprostenol, 627
Epoxidhydrolase, 15
Epstein-Barr-Virus (EBV), 1213
- Aciclovir, 1215
Equilin, 1434
erbA-Onkogen, 38
erbB-Onkogen, 38
Erbrechen, siehe auch Antiemetika, 956
- Antiemetika, 956
- bei Vergiftungen, 80
- Kontrainidikationen, 80
Ergocornin, 507
- Struktur, 508
Ergocristin, 507
Ergocryptin, 507
- Struktur, 508
Ergokalziferol, 1554
- Struktur, 1556
Ergonovin, siehe auch Ergotalkaloide,
- pharmakologische Eigenschaften, 509-510
- und Wehenverstärkung, 972
Ergonovinmaleat Provokationstest, 789
Ergosterol, siehe auch Vitamin D, 1554
- Struktur, 1556
Ergotalkaloide, 239
- Behandlung, 512
- Chemie, 239
- Geschichte, 507
- Kontraindikationen, 512
- Nebenwirkungen, 512
- pharmakologische Eigenschaften, 239
- - Effekte bei neurogener Entzündung, 511
- - Uterus, 510
- Resorption, Metabolismus und Exkretion, 511
- therapeutischer Einsatz, 240
- - Beeinflussung der Uterusmotilität, 506
- - bei Migräne, 506
- - prophylaktisch, 515
- Toxizität, 240
Ergotamin, siehe auch Ergotalkaloide, 507
- bei Migräne, 506
- pharmakologische Eigenschaften, 509-510
- Resorption, Metabolismus und Exkretion, 972

– Struktur, 508
Ergotismus, 512
Ergotoxin, 507
– Struktur, 508
Erhaltungsdosis, 26
Erkrankungen und Biotransformation von Medikamenten, 16
erleichterte Diffusion, 4
Ernährungsrichtlinien, 1573
– Ascorbinsäure (Vitamin C), 1594
– Carnitin, 1592
– Cholin, 1590
– Eisen, 1340
– Folsäure, 1354
– Nikotinsäure, 1585
– Panthotensäure, 1588
– Pyridoxin, 1586
– Riboflavin, 1583
– Vitamin A, 1603
– Vitamin B12, 1340
– Vitamin E, 1611-1612
Erregungsleitung (neuronale Erregungsübertragung), 120
Ersatz der Tränenflüssigkeit, 1665-1666
Erschöpfung/Müdigkeit, Amphetamine bei, 227
Erysepeloid, Medikamente bei, 1055-1064
– Penicillin, 1105-1106
Erysipel, streptokokkale, Medikamente bei, 1055-1064
Erythema chronica migrans, Medikamente bei, 1055-1064
Erythema elevatum diutinum, Dapson bei, 1628-1629
Erythema nodosum leprosum, Thalidomid bei, 1191-1192
Erythrina, 190
Erythrohydroxynonyladenin, 1272-1273
– Struktur, 1273
Erythrokeratoderma variabilis, Retinoide bei, 1625
Erythromycin, siehe auch Makrolide, 1051, 1630-1631, 1655
– antibakterielle Aktivität, 1157
– Arrhythmien durch, 883
– Digoxin und, 842
– Nebenwirkungen, 1067
– Resorption, Verteilung und Exkretion, 1158
– Struktur, 1157
– therapeutischer Einsatz, 1055-1064
– – bei Akne, 1630-1631
– – bei Hautinfektionen, 1630-1631
– – Opthalmologie, 1655
– – Protozoen, 1026
– – zur Prophylaxe in der Chirurgie, 1074-1075
– und Hemmung der Biotransformation, 15
Erythromycin/Benzoylperoxid-Gel, 1630-1631

Erythromycinethylsuccinat bei gastraler Hypomotilität, 962
Erythropoese,
– Androgene zur Stimulation bei, 1476
– ineffektive, 1339
Erythropoetin, 1332
– therapeutischer Einsatz, 1332
Erythroxylon coca, 345
Escherichia coli,
– Medikamente bei, 1055-1064
– – Cephalosporine, 1117
– – Methenamin, 1091-1092
– – Nitrofurantoin, 1091-1092
– – Penicilline, 1102
– – Resistenz, 1053
Esmolol, 247
– antiarrhythmische Anwendung, 883
– Dosierung, 886-887
– pharmakologische Eigenschaften, 244
– Resorption, Metabolismus und Exkretion, 248
– Struktur, 242
Esotropie, akkomodative, Cholinesterasehemmer bei, 182
Estazolam, siehe auch Benzodiazepine, 382
– Darreichung und Gebrauch, 386
– Struktur, 377
Estradiolcypionat, 1441
– Struktur, 1434
Estradiolvalerat, 1434
Estriol, 1442
– Struktur, 1435
Estrogen response elements (EREs), 1440
Ethacrynsäure, siehe auch Schleifendiuretika, 717
– bei Herzinsuffizienz, 847
– Resorption und Exkretion, 720-721
– Struktur, 718
Ethambutol,
– antibakterielle Aktivität, 1181
– Chemie, 1181
– Nebenwirkungen, 1182
– Resorption, Verteilung und Exkretion, 1181
– therapeutischer Einsatz, 1055-1064
Ethan, 1703-1704
Ethanol, siehe Äthanol.
Etchlorvynol, 395
– Nebenwirkungen, 396
– Struktur und pharmakologische Eigenschaften, 396
Ethinamat, 396
– Nebenwirkungen, 397
– Struktur und Pharmakologie, 396
Ethinylestradiol, siehe auch Östrogene, orale Kontrazeptiva und Hemmung der Biotransformation, 1247-1249
– in Kombination mit oralen Kontrazeptiva, 1456

– Struktur,
– therapeutischer Einsatz, 1443
Ethiofos, siehe Amifostin.
Ethionamid,
– antibakterielle Aktivität, 1183
– Chemie, 1183
– Nebenwirkungen, 1184
– Resorption, Verteilung und Exkretion, 1183
– therapeutischer Einsatz, 1184
– – bei Lepra, 1191-1192
– – bei Tuberkulose, 1183
ethische Gesichtspunkte in klinischen Untersuchungen, 49
Ethosuximid, 490
– bei Anfällen, 491
– Pharmakokinetik, 490
– pharmakologische Effekte, 490
– Plasmaspiegel, 491
– Struktur-Wirkungsbeziehung, 490
– Toxizität, 491
– Wirkmechanismus, 490
Ethotoin, 485
Ethylaminobenzoat, 354
Ethylbiscoumacetat, 1371
Ethylenbisdithiocarbamate, 1717
Ethylendibromid, 1713
Ethylenglykol, 1707
– Antidote bei, 1708
Ethylenimine, siehe auch unter Alkylanzien, 1247-1249
– bei neoplastischen Erkrankungen, 1247-1249
Ethyleniminium, 236
Ethylenoxid, 1713
Ethylketocyclazocin, 542
Ethylnoradrenalin, 210
Ethynodioldiacetat, 1449
Eticloprid, 416-418
Etidocain, 354
– in der Epiduralanästhesie, 360
– Struktur, 346
– zur Nervenblockade, 356-357
Etidronat,
– Osteomalazie durch, 1563
– Struktur, 1563
– therapeutischer Einsatz, 1562
– – bei Hyperkalzämie, 1548
– – bei Osteoporose, 1568
Etiocholanolon, 1466
Etodolac, 652
– Pharmakokinetik und Metabolismus, 652
– therapeutischer Einsatz, 652
– toxische Effekte, 652
Etofenamat, 652
Etomidat, 337, 397
Etoposid, 1247-1249
– Resorption, Metabolismus und Exkretion, 1282
– Struktur, 1282
– therapeutischer Einsatz, 1283-1284
– Toxizität, 1283-1284

– Wirkort, 1246
Etorphin, 542
Etretinat, siehe auch Vitamin A, 1599
– dermatologische Indikationen, 1626
– Toxizität und Überwachung, 1626
Eubacterium,
– Metronidazol bei, 1018-1019
– Resistenz gegenüber Digoxin, 841
euthyreote Schilddrüsenerkrankungen, 1418
Ewing Sarkom, Chemotherapie bei, 1284
exfoliative Dermatitis, Glukokortikoide bei, 1624
Exkretion, beschleunigte, bei Vergiftungen, 82
– biliäre Exkretion, 83
– Biotransformation, 82
– Dialyse, 83
– Urinausscheidung, 83
Exkretion von Medikamenten, 1
– biliär, 18
– fäkal, 18
– renal, 17, 82, 1206
Exkretionsrate, 20
– absolute, 19
Exozytose, 122-123
Extraktionsrate von Medikamenten, 419
extrapyramidale Effekte von Antipsychotika, 278
extrazelluläres Flüssigkeitsvolumen (ECFV), 729
– Ödembildung, 23
exzitatorische postsynaptische Potentiale (EPSP), 122-123
– nikotinische cholinerge Rezeptoren und, 187

F

Facialisparese, 1665-1666
Fakten und Vergleiche, 68
Faktor II, 1367
Faktor IX, 1362
Faktor IXa, 1362
Faktor V, 1362
Faktor VII, 1362
Faktor VIIa, 1362
Faktor VIII, 1362
Faktor X, 1367
Faktor Xa, 1362
Faktor XI-Mangel, 1362
Faktor XII (Hagemannfaktor)-Mangel, 1362
– Kinine und, 609
Fallkontroll-Studien von Nebenwirkungen, 65-66
Famciclovir, 1213
– Metabolismus und Pharmakokinetik, 1216
– Resorption, Verteilung und Exkretion, 1218-1219

– therapeutischer Einsatz, 1055-1064
– – Dermatologie, 1632-1633
– Wirkmechanismus und Resistenz, 1218-1219
familiäres Mittelmeerfieber, Colchicin bei, 666-667
Famotidin, siehe auch H_2-Rezeptor-Antagonisten, 603
– Struktur, 932
– therapeutischer Einsatz, 934
Fasciculine, 142
– Wirkmechanismen, 172
Fasciola hepatica,
– 5HT und, 259
– Chemotherapie bei, 981-986
– Praziquantel, 1043-1044
Fasciolopsis buski, Chemotherapie bei,
FCV. siehe Famciclovir.
Felbamat,
– Anfälle, 496
– Struktur, 496
Feldblock-Anästhesie, 356
Felodipin, siehe Kalziumkanal-Antagonisten, 789
– therapeutischer Einsatz,
– – bei Angina, 795-796
– – bei Herzinsuffizienz, 856-857
Fenamate, 637
– Chemie, 652
– pharmakokinetische Eigenschaften, 652
– pharmakologische Eigenschaften, 651
Fenbufen, 655
Fenfluramin, 267
– Struktur, 210
– therapeutischer Einsatz, 232
Fenofibrat, siehe auch Fibrinsäurederivate, 921
– Struktur, 921
– therapeutischer Einsatz, 923
Fenoldopam, 220
Fenoprofen, siehe auch Propionsäurederivate, 655
– Pharmakokinetik und Metabolismus, 656
– Salicylate und, 645-646
– Struktur, 655
– toxische Effekte, 657
Fenoterol, 222, 682
– therapeutischer Einsatz,
– – Asthma, 682
– – Tokolyse, 974
Fentanyl, 560
– Dosierung und Dauer der Wirkung, 552
– Struktur, 558
– therapeutischer Einsatz,
– – in der Anästhesie, 338
– – – mit Droperidol, 338
– – zur postoperativen Analgesie, 361
– – zur Prämedikation, 314-315
– Wirkungen, 542

Fenthion, 177
Ferbam, 1717
Ferrum reductum, 1342
fetale Biotransformationsreaktionen, 16
fetaler plazentarer Transfer von Medikamenten, 11
fetales Alkoholsyndrom, 402
Fett als Arzneistoffreservoir, 11
Fettleber,
– Äthanol und, 402
– und Biotransformation, 16
Fettsäuren,
– Cyclooxygenase, 618
– Diarrhoe durch, 946
– und Glukagonsekretion, 1536
Fialuridin, 1235-1236
Fibrate, 921
– Chemie und Struktur, 921
– Effekt auf Lipoproteine, 923
– Geschichte, 921
– Nebenwirkungen und Medikamenteninteraktionen, 923
– Resorption, Metabolismus und Exkretion, 923
– therapeutischer Einsatz, 923
– Wirkmechanismen, 923
Fibrin, 1362
Fibrinogen, 1362
Fibrinolyse, 1372
Fibroblast growth factor, 287
– Heparin und, 1365
Fibroblasten, Glukokortikoide und, 1495
Fieber bei Hyperthyreose, 1055-1064
Fieber, siehe auch Antipyretika,
– Atropin, 162
– bei abdominellen Abszessen, 1076-1077
– bei Malignomen, 1076-1077
– bei Tuberkulose, 1076-1077
– familiäres Mittelmeerfieber, Colchicin bei, 666-667
– Fehlgebrauch bei mikrobiellen Infektionen, 1076-1077
– Interferon-alfa und, 636
– Interferon-beta und, 636
– Lassafieber, Ribavarin bei, 1234
– NSAR und, 636
– Penicillin, 1104-1105
– Prostaglandin E_2 (PGE_2) und, 636
– Q, siehe Q-Fieber.
– Rattenbisse, Penicillin G bei, 1105-1106
– rheumatisches,
– – Prophylaxe, Penicillin zur, 1106
– – Rückfallfieber, Penicillin G bei, 1055-1064
– – Tetracycline, 1150-1151
– Salicylate bei, 645-646
– Scharlach, Medikamente bei, 1055-1064
– Schwarzwasser, 1002
– Sulfonamide bei, 1084

- Typhus, siehe Typhus.
- und Nebenschilddrüse Medikamente bei, 1055-1064
- Zytokine und, 636

Fieberkrämpfe, Medikamente bei, 498
Filariasis, Chemotherapie bei, 981-986
- Diethylcarbamazin, 1037
- Ivermectin, 1040

Filgrastim, siehe auch granulocyte colony stimulating factor, 1299
- Nebenwirkungen, 1337

Filzläuse, Medikamente bei, 1712
Finasterid, 1477
First-pass-Effekt, 5
fixe Medikamentenkombinationen,
- und individuelle Therapie, 58

FK506, siehe Tacrolimus.
Flavobacterium, Medikamente bei, 1055-1064
- Vancomycin, 1167

Flavoxathydrochlorid, 165
Flecainid,
- Digoxin und, 842
- Dosierung, 886-887
- Gebrauch als Antiarrhythmikum, 876
- Kontraindikationen, 885
- Nebenwirkungen, 893
- Pharmakokinetik, 886-887
- pharmakologische Effekte, 893
- Struktur, 893

Fleroxacin, siehe auch Chinolone bei Mycobacterium avium, 1089
- Struktur, 1188

Flestolol, 1089
Floxuridin (Flurodeoxyuridin), siehe auch Pyrimidinanaloga, 1247-1249
- Aktivierungswege, 1269
- Kombinationstherapie, 1271
- Resorption, Metabolismus und Exkretion, 1271
- therapeutischer Einsatz, 1271
- Toxizität, 1271
- Wirkmechanismus, 1268

Fluconazol, siehe auch Imidazole, 1197, 1203
- Arzneistoffinteraktionen, 1203
- Nebenwirkungen, 1203
- Resorption, Verteilung und Exkretion, 1203
- therapeutischer Einsatz, 1055-1064
- - Dermatologie, 1632
- - Ophthalmologie, 1657

Flucytosin, 1195
- Amphotericin mit, 1055-1064
- antimykotische Aktivität, 1199
- Chemie, 1199
- Kombinationstherapie, 1070
- Nebenwirkungen, 1200
- Ophthalmologie, 1657
- Resistenz, 1199
- Resorption, Verteilung und Exkretion, 1199

- therapeutischer Einsatz, 1055-1064
- Wirkmechanismus, 1199

Fludarabinphosphat, 1276
- Resorption Metabolismsus und Exkretion, 1277-1278
- Struktur, 1277-1278
- therapeutischer Einsatz, 1277-1278
- Toxizität, 1277-1278
- Wirkort, 1246

Fludrokortison, siehe auch Steroide der Nebennierenrinde, 1497
- bei Nebennierenrindenhyperplasie, 1502
- Dosierung und Potenz, 1490
- Struktur, 1498

Flufenaminsäure, 652
Flumazenil, 378
- Struktur, 377
- therapeutischer Einsatz, 386
- - bei Benzodiazepinentzug, 580
- - zur Prämedikation, 313-314

Flunarizin,
- als Betablocker, 798
- zur Migräneprophylaxe, 516

Flunisolid, 680, 684, 1498
- bei allergischer Rhinitis, 690
- bei Asthma, 684
- Dosierung, 680

Fluoborat, 1424
Fluocinolonacetonid, 1497
Fluocinonid, 1497
2-Fluora-2-9-β-D-arabinosyladenin-5'-Phosphat. siehe Fludarabinphosphat,
Fluorescein,
- in der ophthalmologischen Diagnostik, 1665-1666
- Struktur, 1665-1666

Fluorid, 1564
- bei Osteoporose, 1569
- erlaubte Tageshöchstmenge, 1576
- pharmakologische Wirkungen, 1564
- Resorption, Verteilung und Exkretion, 1564
- und Zahnkaries, 1565
- Vergiftung,
- - akut, 1564
- - chronisch, 1565

Fluorkohlenstoff-Inhalation, 591-592
Fluorochinolone, siehe auch Chinolone, 1088
- Struktur, 1089

5-Fluorodeoxyuridin, 1268
5-Fluoro-2'-deoxyuridinphosphat, 1269-1270
Fluorometolon, siehe auch Hormone der Nebennierenrinde, 1497
Fluoropyrimidinanaloga,
- Struktur, 1268
- zytostatische Therapie, 1247-1249

Fluorosilikonöl, 1663
Fluorouracil, 1247-1249
- Aktivierungswege, 1269
- Kombinationstherapie, 1271

- Resorption, Metabolismus und Exkretion, 1271
- Struktur, 1268
- therapeutischer Einsatz, 1271
- - Dermatologie, 1628-1629
- - Ophthalmologie, 1661-1662
- Toxizität,
- Wirkmechanismus, 1268
- Wirkort, 1246

Fluoxetin, siehe auch trizyklische Antidepressiva, 268
- bei Depression, 446
- bei Kokain-Entzug, 587
- bei M. Huntington, 533
- Medikamenteninteraktion, 458-459
- Struktur, Dosierung und Nebenwirkungen, 447-449
- und Alkoholismus, 579
- ZNS-Effekte, 450

Fluoxymesteron, 1247-1249
Flupentixol, 415
Fluperlapin, 439-440
Fluphenazin, siehe auch Antipsychotika, 411
- pädiatrische Anwendung, 430-432
- Resorption, Metabolismus und Exkretion, 425
- Struktur, 416-418
- therapeutischer Einsatz, 430-432
- und Krampfschwelle, 420
- Vasopressinsekretion und, 737-738

Fluphenazindecaonat, 430-432
- Chemie und Dosierung, 416-418
- Resorption, Metabolismus und Exkretion, 425

Fluphenazinenanthat, 415
- Chemie und Dosierung, 416-418

Fluphenazinhydrochlorid,
- Chemie und Dosierung, 416-418
- Resorption, Metabolismus und Exkretion, 425

Flurandrenolid, siehe auch Hormone der Nebennierenrinde, 1497
Flurazepam, siehe auch unter Benzodiazepine, 382
- Darreichung und Anwendung, 386
- Struktur, 377

Flurbiprofen, 655
Flurbiprofen, siehe auch Propionsäurederivate, 655
- Ophthalmologie, 1661-1662
- Struktur, 655

Flurodeoxyuridin, siehe Floxuridin,
Fluspirilen, 416-418
Flutamid, 1247-1249
Fluticasonpropionat bei Asthma, 684
Fluvastatin, 913
- Struktur, 912-913

Fluvoxamin, 447-449
Folanaloga,
- onkologische Anwendung, 1247-1249

Folinsäure, 1354

– ophthalmologische Anwendung, 1657
Follikel stimulierendes Hormon (FSH), siehe auch Gonadotropine, 1385
– diagnostische Anwendungen, 1397
– physiologische Effekte, 1396
– Rezeptor, 1397
– Sekretion, 1394
– Suppression, 1478
– Tests und, 1467
– therapeutischer Einsatz, 1398-1399
– Wirkmechanismen, 1396
Follitropin, siehe Follikel stimulierendes Hormon.
Folsäure, 1347
– bei akutem Mangel, 1357
– Chemie, 1354
– Mangel, 1348
– metabolische Funktionen, 1354
– Nebenwirkungen, 1356
– Resorption, Verteilung und Exkretion, 1355
– täglicher Bedarf, 1575
– therapeutischer Einsatz, 1356
– und Vitamin B12, 1348
Food and Drug Act of, 60
– Medikamentenprüfung durch, 60
– Toxizitätsprüfung und epidemiologische Abteilung, 78-79
– und Arzneistoffaustauschbarkeit, 67-68
– und Nebenwirkungsregister, 65-66
forensische Toxikologie, 71
Formaldehyd, 1700
– Antidote von, 81
Format, Folsäure und, 1354
Forminoglutamat (FIGLU), 1349
Forminotetrahydrofolat, 1354
Formoterol, 223
10-Formyltetrahydrofolat, 1354
Foscarnet, 1213
– Chemie und antivirale Aktivität, 1218-1219
– Metabolismus und Pharmakokinetik, 1216
– Nebenwirkungen, 1219
– Resorption, Verteilung und Exkretion, 1219
– therapeutischer Einsatz, 1055-1064
– – Ophthalmologie, 1656
– Wirkmechanismus und Resistenz, 1218-1219
Fosinopril, siehe auch ACE-Hemmer, 766
– bei Hypertonie, 828
– Struktur, 764
Frambösie, Medikamente bei, 1055-1064
– Tetracycline, 1150-1151
Francisella tularensis, Medikamente bei, 1055-1064
– Streptomycin, 1135
– Tetracycline, 1150-1151
Frostschutzmittel, 1707

Fruktose-2,6-bisphosphat, 1537
Frühgeburt,
– Inhibitoren, 972
– Ritodrin bei, 223
FSH, siehe Follikel stimulierendes Hormon
FTC, 1235-1236
5-FU, siehe Fluorouracil.
FUdR, siehe Floxuridin.
Fungizide, 1717
Furosemid, siehe auch Schleifendiuretika, 1013
– bei Herzinsuffizienz, 847
– bei Hypertonie, 809
– Medikamenteninteraktionen, 720-721
– – Aminoglykoside, 1134
– – Indometacin, 650
– – Lithium, 464
– Resorption und Exkretion, 717
– Struktur, 718
– zur Giftexkretion, 83
Fusariose, Amphotericin B bei, 1197-1198
Fusobacterium, Medikamente bei, 1055-1064
– Clindamycin, 1162-1163
– Metromidazol, 1018-1019
Fusobakterien, Medikamente bei, 1055-1064
Fusospirocheteninfektion, Penicillin bei, 1105-1106
Fußpilz, Griseofulvin bei, 1204

G

G-Protein-gekoppelte Rezeptoren, 35, 36
G-Proteine und muskarinerge Rezeptoren, 127
GABA, siehe Gamma-Aminobuttersäure.
GABA$_A$-Rezeptoren, 35, 284-285, 290
Gabapentin,
– bei Anfällen, 495
– bei Manien, 464-470
– Pharmakokinetik, 495
– pharmakologische Wirkungen und Wirkmechanismus 480, 495
– Struktur, 495
– Toxizität, 495
gag-Gene, 91
Galanin, 145
Galerina, 156
Gallamin, siehe auch unter Muskelrelaxanzien, 190
Gallensäurebinder/anionische Austauschharze.,
– Chemie, 916
– Effekte, 917
– Nebenwirkungen und Medikamentenwechselwirkungen, 917

– therapeutischer Einsatz, 917
– – bei Hyperlipoproteinämie, 916
– Wirkmechanismen, 916
Gallensäuren, 961-962
– Diarrhoe durch, 946
– pharmakologische Wirkungen, 962
– physiologische Effekte, 962
– therapeutischer Einsatz, 962
Gallenwegschirurgie, Antibiotikaprophylaxe in der, 1074-1075
Galliumarsenid, 1684
Galliumnitrat bei Hyperkalzämie, 1548
Gallopamil, 789
Gametogenese, FSH und LH Wirkung auf, 1396
Gamma-Aminobuttersäure (GABA), 286
– Agonisten, Antagonisten und Wirkungsweise, 286
– Alkohol und, 403
– Anfälle und, 478
– Barbiturate und, 387
– Benzodiazepine und, 376
– Rezeptoren, 35, 284-285, 290
– und Anästhesic, 315
– und ganglionäre Übertragung, 201
– Vasopressinsekretion und, 737-738
Gamma-Vinyl-GABA bei Anfällen, 496
Ganciclovir, 1052, 1213
– Chemie und antivirale Aktivität, 1219
– Medikamentenwechselwirkungen, 1220-1221
– Metabolismus and Pharmakokinetik, 1216
– Nebenwirkungen, 1220-1221
– ophthalmologisch, 1656
– Resorption, Verteilung und Exkretion, 1220-1221
– therapeutischer Einsatz, 1055-1064
– Wirkmechanismus und Resistenz, 1200
Ganglien, prävertebrale, 114
Ganglienblocker, 203
– bei Hypertonie, 814
– Geschichte und Struktur-Wirkungsbeziehung, 203
– kardiovaskulär, 204
– Nebenwirkungen, 204
– Obstipation durch, 945
– pharmakologische Eigenschaften, 204
– Resorption, Metabolismus und Exkretion 194, 204
– therapeutischer Einsatz, 204
Ganglion terminalis, 114
ganglionäre Übertragung, 200
– ganglionär stimulierende Medikamente, 201
Gasbrand, Medikamente bei, 1055-1064

– Penicillin, 1105-1106
Gase, therapeutische, siehe auch unter Kohlendioxid, Helium, Stickstoffmonoxid, Sauerstoff, Wasserdampf, 363
Gastrin, 942
– und Kalzitonin, 1561-1562
Gastroduodenalchirurgie, Antibiotikaprophylaxe bei, 1074-1075
Gastroenteritis,
– Campylobacter, Pharmaka bei, 1055-1064
– Salmonellen, Pharmaka bei, 1055-1064
– Shigellen, Pharmaka bei, 1055-1064
gastrointestinale Blutungen durch Salicylate, 642
gastrointestinale Erkrankungen,
– Cholinester bei, 153
– Glukokortikoide bei, 1504
– Infektionen, siehe Gastroenteritis,
– muskarinerge Rezeptor-Antagonisten bei, 166
– Thiamin bei, 1582
gastrointestinale Funktion, Medikamenteneinfluß, 927
– Antazida, 938
– Antidiarrhoika, 953
– Antiemetika, 958
– bei peptischem Ulkus, siehe auch unter peptischer Ulkus, 929
– Gallensäuren, 961-962
– Gastrin, 942
– H_1-K_1-ATPase Inhibitoren, 935
– H_2-Rezeptor-Antagonisten, 931
– Helicobacter pylori Eradikation, 937
– Karbenoxolon, 942
– Kontrolle der Magensäuresekretion, 929
– Laxanzien, 947
– muskarinerge Rezeptor-Antagonisten, 942
– Pankreasenzyme, 963
– Pentagastrin, 942
– Prostaglandinanaloga, 941
– Sucralfat, 941
gastrointestinale Infektionen,
– Chinolon bei, 1090
– Trimethoprim-Sulfamethoxazol bei, 1087
gastrointestinale Motilität, 945-963
– Antidiarrhoika, 953
– Laxanzien, 947
– muskarinerge Rezeptor-Antagonisten und, 161
– Resorption im Kolon, 946
– Wasser- und Elektrolytfluß, 947
gastrointestinale Tumoren, Chemotherapie bei, 1261
gastrokinetische Wirkstoffe bei Anästhesie, 314-315
gastroöphagealer Reflux,

– Antazida bei, 940
– H_2-Rezeptor-Antagonisten bei, 934
– therapeutische Strategien, 931
Gauchersche Speicherkrankheit, Gentherapie bei, 106
GCV, siehe Ganciclovir.
Gehirn,
– Abszesse,
– – Chloramphenicol bei, 1154-1155
– – Nocardia, Medikamente bei, 1055-1064
– – Penicillin bei, 1104-1105
– – Streptokokken, Medikamente bei, 1055-1064
– Cerebellum, 278
– Cortex (Großhirnrinde), 277
– Limbisches System, 277
– Makrofunktionen, 277
– Mikroanatomie, 278
– Mittelhirn, 278
– Organisationsprinzipien, 277
– Tumoren, Chemotherapie bei, 1247-1249, 1261, 1280
– zelluläre Organisation, 278
Gelenkentzündungen, Chinolone bei, 1090
Gemcitabine, 1268
– Struktur, 1258
Gemfibrozil, 921
– Nebenwirkungen und Medikamentenwechselwirkungen, 923
– Resorption, Metabolismus und Exkretion, 923
– Struktur, 921
– und Lipoproteine, 909
– Wirkmechanismus, 923
Gemütsstörungen, 413
Generika, 67-68
Geneticin, 93
Genetik,
– antimikrobielle Selektion und, 1067
– und Huntingtonsche Krankheit, 522
– und idiosynkratische Reaktionen, 76
– und individuelle Therapie, 58
– und Medikamentenbiotransformation, 15
– und Migräne, 516
– und neurodegenerative Erkrankungen, 522
Genisten, 1434
genotoxische Reaktionen, 74-75
Gentamicin, 1125
– antibakterielle Aktivität, 1129
– Chemie, 1126
– Halbwertszeit, 23
– Kombinationstherapie, 1069
– Nebenwirkungen, 1137
– Nephrotoxizität, 1134
– Ototoxizität, 1133
– Resistenzen, 1129
– therapeutischer Einsatz, 1055-1064

– – bei grampositiven Infektionen, 1137
– – bei Hautinfektionen, 1630-1631
– – bei Infektionen des Harntraktes, 1136
– – bei Meningitis, 1137
– – bei Peritonitis, 1137
– – bei Pneumonie, 1136
– – bei Sepsis, 1137
– – ophthalmologisch, 1655
– – prophylaktisch bei chirurgischen Eingriffen, 1074-1075
– – topisch, 1137
Gentherapie, 85
– allgemeine Überlegungen, 86
– bei Erbkrankheiten, 86
– bei erworbenen Störungen/Erkrankungen, 86
– bei Hypertonie, 775
– bei Infektionserkrankungen, 108
– – AIDS, 108, 1071
– – Immunisierung, 108
– bei Myokardischämie, 798
– bei Neoplasien, 103
– – Apoptose, induzierte, 103
– – Immunstimulation, 106
– – Zytokinexpression, ektope, 104
– ethische Entscheidung, 90
– Gentransfer in hämatopoetische Stammzellen, 107
– – Immunmangelsyndrom, 107
– – lysosomale Speicherkrankheit, 107
– – Medikamenteresistenzgene, 108
– Geschichte, 85
– Hindernisse der, 89
– – DNA-Freisetzung und -Pharmakokinetik, 89
– – Expressionsdauer transfizierter Gene, 90
– – unerwünschte Konsequenzen der heterologen Genexpression, 90
– Impfungen, 89
– – gegen Infektionskrankheiten, 89
– – gegen nicht infektiöse Erkrankungen, 89
– Insulin, 1531
– Krankheiten, 101
– Möglichkeiten der, 85
– nicht-virale Transfektionsstrategien, 98-99
– – aufgereinigte Plasmid-DNA, 98
– – DNA-Proteinkonjugate, 99
– – Goldpartikel, 98
– – Liposomen, 98-99
– – – anionisch, 99
– – – kationisch, 99
– organ-bezogene, 101
– – Anwendung bei vaskulären Erkrankungen, 102-103

– – – Atherosklerose, 102-103
– – – Autoimmunvaskulitis, 102-103
– – – Ex-vivo-Strategien, 102-103
– – – In-vivo-Strategien, 102-103
– – – Prävention von Restenosen,
– – Familiäre Hypercholesterinämie, 101
– – Familiäres Emphysem, 101
– – Leber, 101
– – Lungenerkrankungen, 101
– – Zystische Fibrose, 101
– Techniken des in vivo Gentransfers, 91
– – nicht-virale DNA-Transfektionsstrategien, 98
– – virale Vektoren, 91
– Vacciniavirus, 97
– Versuche, 87
– virale Vektoren, 91
– – Adeno-assoziiertes Virus (AAV), 95
– – Adenoviren, 94-95
– – – Dauer der transgenen Expression, 95
– – – Design, 94-95
– – – Sicherheit, 95
– – Herpes-simplex-Virus-1, 97
– – Retroviren, 91
– – – Ex vivo Gentransfer, 93
– – – In vivo-Gentransfer, 93
– – – klinische Anwendung, 93
– – – Packaging cell lines, 93
– – – Sicherheit, 93
– – – Vektordesign, 92
– – Vergleich der Eigenschaften, 98-99
Gepiron, 268
Gerinnung, 1362
– Auslösung der, 1362
– in vitro, 1361
Gerinnungsfaktoren, 1362
Gerinnungskaskade,
– extrinsic, 1362
– intrinsic, 1361
Geschlecht und Biotransformation von Medikamenten, 16
Gewichtsreduktion,
– Mißbrauch von Medikamenten, 587
– Sympathomimetka bei, 232
GG167, 1235-1236
GH, siehe auch unter Wachstumshormon.
Giardia lamblia, 981-986
– Metronidazol, 1017
– Quinacrin, 1023
Gicht,
– Allopurinol bei, 668
– Apazon bei, 659
– Behandlung, 672
– Colchicin bei, 666
– Propionsäurederivate bei, 654
– Urikosurika, 669

Gifte, chemische Inaktivierung von, 81
Gifte, chemische Resorption von, 81
Gingivitis, Medikamente bei, 1055-1064
Gingivostomatitis, Penicillin bei, 1105-1106
Ginkgolide, 629
Glaskörper, 1651
– Ersatz, 1662-1664
Glaucine, 658
Glaukom,
– Ausblick, 1667
– Chirurgie, Medikamente bei, 1662-1664
– Cholinester bei, 153
– Cholinesterasehemmer bei, 182
– Engwinkel, 182
– Glukokortikoide bei, 1504
– Marihuana bei, 589
– muskarinerge Rezeptor-Antagonisten bei, 160
– Normaldruck, 1659
– Offenwinkel, 1649
– Physostigmin bei, 171
– Pilocarpin bei, 155
– steroid-induzierte, 1660
– Timolol bei, 246
– Weitwinkel, 182
– Winkelverschluß, 1649
Gleichgewichtskonzentration, 23
– minimale, 26-27
Glibenclamid, 799
Gliclazid, siehe auch unter Sulfonylharnstoff, 1531
– therapeutischer Einsatz, 1535
Glipizid, 1532
– therapeutischer Einsatz, 1535
Globus pallidus, 278
Glomeruläre Filtrationsrate (GFR), 705
– Angiotensin II und, 762
– Methylxanthin und, 693
Glomerulonephritis akute, immunosuppressive Therapie bei, 1315
– und Medikamentenausscheidung, 17
Glukagenom, Somatostatin und, 1537
Glukagon, 295
– Abbau, 1536
– bei Diabetes mellitus, 1536
– Chemie, 1535
– Geschichte, 1535
– Regulation der Sekretion, 1536
– therapeutischer Einsatz, 1536
– und Kalzitonin, 1561-1562
– und Somatostatin, 1514
– zelluläre und physiologische Wirkung, 1536
Glukokinase, 1514
Glukokortikoide, 595-596
– ACTH und, 1484
– allergische Rhinitis, 690
– Asthma, 684
– – hospitalisierte Patienten, 690

– – inhalativ, 684
– – neue Wirkstoffe, 685
– – systemisch, 684
– – Toxizität, 685
– bei Asthma, 684
– bei Hyperkalzämie, 1548
– bei rheumatoider Arthritis, 664-665
– COPD, 690
– dermatologische Anwendung, 1624
– inhalativ, 684
– Klassifikation, 1490
– Regulation der Genexpression, 1491
– Resorption, 1496
– systemisch,
– – therapeutischer Einsatz, 1622
– – Toxizität und Monitoring, 1624
– therapeutischer Einsatz, 1501
– topisch, 1622
– – therapeutischer Einsatz, 1622
– – Toxizität und Monitoring, 1622
– Toxizität, 684
– und Blutbestandteile, 1494
– und Entzündung, 1494
– und Glukoneogenese, 1492
– und Hyperglykämie, 1529-1530
– und Immunsuppression, 1495
– und TSH Sekretion, 1412
– und Vasopressinsekretion, 737-738
Glukokortikoidrezeptor, 1491
Glukose,
– Intoleranz, Nikotinsäure und, 919
– Konversion zu G6P, 1516
– und Glukagonsekretion, 1536
– und Insulin, 1514
Glukose-1-phosphat (G1P), 1516
Glukose-6-Phosphat (G6P), 1516
Glukose-6-phosphat-Dehydrogenase-Mangel, 76
– antimikrobielle Selektion und, 1067
– Chinin, 1002
– Chloroquin, 994
– Dapson, 1629-1630
– Primaquin, 1000
Glukuronidierung, 14
Glukuronsäure, 1363
GLUT1, 1516
GLUT2, 1514
GLUT4, 1516
GLUT6, 1516
Glutamat, 114, 288, 292
– Agonisten und Effektormechanismen, 288
– Antagonisten, 288
– Rezeptoren, 35, 290
– und ALS, 534
Glutamatdecarboxylase-65, 1591
Glutamatdecarboxylase-67, 1591
Glutamin, Insulin und, 1521
Glutathion-S-Transferase, 15
Glutethimid, 395
– Nebenwirkungen, 396
– Struktur und pharmakologische Eigenschaften, 396

Glyburid, 1532
- therapeutischer Einsatz, 1535
Glycerin, 715
- als Laxanzien, 949
- Struktur, 715
- und intraokulärer Druck, 1667
Glycin, 288
- Agonisten, Antagonisten und Effektormechanismen, 288
- Folsäure und, 1354
- Rezeptor, 35
Glycylcyclin, 1169
Glykole, 1707
Glykolether, 1708
Glykolsäure, 1638
Glykoproteinhormone, 1394
Glykopyrrolat, 165
- als Prämedikation in der Anästhesie, 314-315
- Antagonisten der neuronalen Erregungsübertragung, 198
GnRH, siehe auch unter Gonadotropin Releasing Hormon.
Goitrin, 1421
Gold, 663
- Behandlung, 664-665
- Chemie, 663
- Kontraindikationen, 664-665
- Medikamentenwechselwirkungen, 478
- pharmakologische Eigenschaften, 663
- Resorption, Verteilung und Exkretion, 663
- therapeutischer Einsatz, 664-665
- – dermatologisch, 1639
- – palmarer Juckreiz, 682
- toxischer Effekt, 663
gonadale Steroide,
- Effekte auf den Reproduktionstrakt, 1439
- und Blasenmotilität, 968
Gonadorelin, 1401
gonadotrope Hormone, 1394
- diagnostische Anwendung, 1397
- Kyptorchidismus, 1399
- männliche Infertilität, 1399
- männliche und weibliche Fertilitätsstörungen, 1398-1399
- molekulare und zelluläre Grundlagen, 1396
- Ovulation, 1398-1399
- physiologische Effekte, 1396
- – auf die Hoden, 1396
- – auf die Ovarien, 1396
- Schwangerschaft, 1398-1399
- Sekretion, 1394
- therapeutischer Einsatz, 1398-1399
- und Kontrazeption, 1399
- weibliche Infertilität, 1399
Gonadotropin,
- neuroendokrine Kontrolle der Sekretion bei Frauen, 1436

- und Androgene, 1467
Gonadotropin Releasing Hormon (GnRH), 145
- Analoga,
- Antagonisten, 1401
- Anwendung in der Krebstherapie, 1247-1249
- diagnostische Anwendung, 1401
- lang-wirksame Agonisten zur Suppression von Gonadotropin, 1402
- molekulare und zelluläre Grundlagen, 1401
- Sekretion, 1400
- Struktur und Potenz, 1400
- Struktur und relative Potenz, 1400
- therapeutischer Einsatz, 1401
- und Testosteroninhibition, 1477
- zur Stimulation von Gonadotropin, 1401
Gonokokken (Gonorrhea), siehe auch unter Neisseria gonorrhoeae.
Gonyaulax, 355
Goserelin, 1298
Gossypol, 1478
Graft-versus-host Erkrankung, GM-CSF, 1336
Gramfärbung, 1054
gramnegative Bakterien, Wirkstoffe bei, 1055-1064
gramnegative Kokken, Wirkstoffe bei, 1055-1064
grampositive Bakterien, Wirkstoffe bei, 1055-1064
grampositive Kokken, Wirkstoffe bei, 1055-1064
Grand mal, siehe Epilepsie.
Granisetron,
- als Antiemetikum, 958
- Struktur, 957
Granulocyte-colony stimulating factor (G-CSF), 1332
- antineoplastische, 1247-1249
- Effekte, 1334
- therapeutischer Einsatz, 1336
Granulocyte-macrophage colony-stimulating factor (GM-CSF), 1334
- antineoplastische, 1247-1249
- Effekte, 1313
- Gentherapie, 104-105
- therapeutischer Einsatz, 1336
Granuloma annulare,
- Antimalariamedikamente bei, 1629-1630
Granuloma inguinale, Medikamente bei, 1055-1064
Granulozytäre Leukämie, Chemotherapie bei, 1247-1249
Granulozyten, Wachstumsfaktoren, 1249
Granulozytopenie, sulfonamidinduzierte, 75
Gray baby syndrome, 54, 1067
Griseofulvin, 1197

- antifungale Aktivität, 1204
- Chemie, 1204
- Nebenwirkungen, 1204
- Resistenz, 1204
- Resorption, Verteilung und Exkretion, 1204
- therapeutischer Einsatz, 1204
- – dermatologische, 1632
- – Onychomykose, 1632-1633
- Wirkmechanismus, 1204
- zelluläre Effekte, 666-667
Großhirnrinde, Funktionen der, 277
Growth hormone-releasing hormone, 295
- biologische Funktion, 1390
- Pharmakologie, 1390
- Sekretionsüberschuß, 1390
G_s-Proteinmangel, 38
Guanabenz, 226
- bei Hypertonie, 813
- Nebenwirkungen und Risiken, 813
- pharmakologische Effekte, 812
- Struktur, 227
Guanadrel,
- – bei Hypertonie, 815
- Medikamenteninteraktionen, 56-58, 816
- Struktur, 816
Guanethidin,
- bei Hypertonie, 814
- Chlorpromazin, 430-432
- Diarrhoe, 946
- Medikamenteninteraktionen, 56-58
- Nebenwirkungen, 814
- pharmakologische Effekte, 814
- Resorption, Metabolismus und Exkretion,
- Struktur, 814
- und Noradrenalin, 141
- Wirkmechanismus, 141
Guanfacin, 226
- bei Hypertonie, 813
- Nebenwirkungen und Risiken, 813
- pharmakologische Effekte, 812
- Struktur, 226
Guanidin, 1531
Guanosin-5',3'-monophosphate (cGMP), 287
Guvacine, 288
gynäkologische Chirurgie, Antibiotikaprophylaxe bei, 1074-1075
Gyromitra, 156

H

H^+/K^+-ATPase Inhibitoren, 929
- Medikamentenwechselwirkungen, 937
- Nebenwirkungen, 936
- pharmakologische Eigenschaften, 936
- Resorption, Metabolismus und Exkretion, 936

– Struktur, 935
– therapeutischer Einsatz, 937
H$_1$-K$_1$-ATPase Aktivität, 930
H$_1$-Rezeptor-Antagonisten, 602
– Geschichte, 602
– Nebenwirkungen, 606
– – Mutagenität, 606
– – polymorphe ventrikuläre Tachykardie, 606
– – Sedation, 606
– pharmakologische Eigenschaften, 603
– – Allergie vom Soforttyp, 604
– – anticholinerge Effekte, 605
– – glatte Muskulatur, 603
– – lokalanästhetischer Effekt, 605
– – ZNS, 604
– Präparation und Dosierung, 606
– Resorption, Metabolismus und Exkretion, 605
– Struktur-Wirkungsbeziehung, 603
– therapeutischer Einsatz, 607-608
– – antiemetische, 931
– – bei allergischen Erkrankungen, 607-608
– – bei Kinetosen, Vertigo und Sedation, 607-608
H$_2$-Rezeptor-Agonisten und Hyperglykämie, 1530
H$_2$-Rezeptor-Antagonisten, 929
– bei gastroesophagealer Refluxerkrankung, 934
– bei Ulkus, 166
– bei Zollinger-Ellison-Syndrom, 934
– Chemie, 931
– Magensekretion, 932
– Medikamentenwechselwirkungen, 934
– Nebenwirkungen, 933
– pharmakologische Eigenschaften, 932
– Resorption, Metabolismus und Exkretion, 933
– therapeutischer Einsatz, 934
– zur Verminderung der Magensäuresekretion in der Anästhesie, 314-315
H$_3$-Rezeptor-Agonisten, 607-608
H$_3$-Rezeptor-Antagonisten, 295
Haare, Medikamenteausscheidung in, 18
Haarzell-Leukämie, Chemotherapie bei, 1277-1278
Hämangiome, kapilläre, Glukokortikoide bei, 1624
hämatologische Toxizität von Chloramphenicol, 1155-1156
Hämatopoese, ineffektive, 1351
hämatopoetische Wirkstoffe, 1331
– bei Eisenmangel, 1337
– bei Kupfermangel, 1346
– bei Megaloblastenanämie, 1347
– Erythropoietin, 1332

– Folsäure, 1347
– G-CSF, 1334
– Geschichte, 1331
– GM-CSF, 1334
– myeloische, 1335
– Physiologie, 1332
– Pyridoxin, 1346
– Riboflavin, 1347
– Thrombopoietin, 1334
– Vitamin B12, 1347
– Wachstumsfaktoren, 1331
– Wirkort, 1333
hämatopoietische Stammzellen, Gentransfer in, 107
Hämodialyse bei Vergiftungen, 83
Hämoglobin A1c, 1521
hämolytische Anämie,
– Adrenokortikosteroide bei, 1295
– autoimmune, immunosuppressive Therapie bei, 1314
– durch Methyldopa, 75, 813
– durch Sulfonamide, 1083
– penicillininduziert, 75
– Vitamin-E-Mangel und, 1611-1612
Haemonchus contortus, 1035
Hämoperfusion zur Giftelimination, 83
Haemophilus ducreyi, Medikamente bei, 1055-1064
– Chinolone, 1090
– Sulfonamide, 1080
Haemophilus influenzae,
– Chloramphenicolresistenz, 1153
– Konjunktivitis, 1654-1656
– Medikamente bei, 1055-1064
– – Ampicillin, 1165-1166
– – Cephalosporine, 1117-1118
– – Chinolone, 1080
– – Chloramphenicol, 1154-1155
– – Glukokortikoide, 1504
– – Rifampin, Prophylaxe, 1179
– – Sulfonamide, 1080
– Meningitis, Glukokortikoide bei, 1504
Hämorrhagie,
– durch thrombolytische Medikamente, 1373
– gastrointestinal, durch Salicylate, 642
Hämosiderin, 1338
Hämosiderinurie, 1339
Hämostase, 1361
– Initiation der, 1362
– Koagulation in vitro, 1361
Hageman Faktor, siehe unter Factor XII.
Halazepam, siehe auch unter Benzodiazepine, 383
– Dosis, 435
– Resorption, Metabolismus und Exkretion, 436
– Struktur, 377
– Verabreichung und Anwendung, 386
Halbwertszeit von Medikamenten, 23

– Steady-state-Konzentration und, 23
– Verteilungsvolumen, Clearance und, 23, AII-2
Halcinonide, 1497
Hallucinogen persisting perception disorder (HPPD), 590-591
Halluzinationen, 413
halluzinogene Wirkstoffe, 589
Halofantrin, 981-986
– Antimalaria-Wirkung, 997
– Geschichte, 996
– Resorption, Metabolismus und Auscheidung, 997
– Struktur, 997
– therapeutischer Einsatz, 997
– Toxizität und Nebenwirkungen, 997
halogenierte Kohlenwasserstoffe, 1704
Haloperidol, 411
– alpha-Blockade bei, 240
– Anwendung in der Pädiatrie, 430-432
– Dosis, 416-418
– Parkinsonismus, 523-524
– pharmakologische Eigenschaften, 419
– Resorption, Metabolismus und Exkretion, 425
– Struktur, 416-418
– therapeutischer Einsatz, 430-432
– – antiemetisch, 958
– – bei Bewegungsstörungen, 433
– – bei PCP-Psychosen, 591
– und Vasopressinsekretion, 737-738
– und vegetatives Nervensystem, 423-424
Haloprogin, 1197
– antimykotische Aktivität, 1207
– Struktur, 1207
Halothan, 320
– Abusus, 591-592
– Atmung, 322
– Biotransformation, 325
– Chemie und physikalische Eigenschaften, 320
– Geschichte, 306
– Hepatitis, 324
– Herz, 321
– Herzrhythmus, 322
– Kontrolle der Barorezeptoren, 322
– Kreislauf, 321
– Leber und Gastrointestinaltrakt, 324
– Muskel, 323
– Nervensystem, 323
– Niere, 324
– NO und, 331
– Organdurchblutung, 322
– pharmakologische Eigenschaften, 320
– pulmonarer Sauerstofftransfer, 323
– Struktur, 321
– Ventilationskontrolle, 322
– Vor- und Nachteile, 325
Halschirurgie, Antibiotikaprophylaxe in der, 1074-1075

Handelsnamen von Medikamenten, 67-68
Hansensche Erkrankung, siehe auch unter Lepra.
Hantavirus, Ribavirin bei, 1234
Harnblase,
– Atonie, Cholinesterasehemmer bei, 182
– Erkrankungen, Cholinester bei, 154
– Krebs, Chemotherapie bei, 1298
Harnsäure, 18
Harnsteine, Vitamin-A-Mangel und, 1601
Harnstoff, 715
– Struktur, 715
– substituierter, bei Neoplasien, 1247-1249
Hashimoto Thyroiditis, 1417
Haut, siehe auch Dermatologie,
– als Barriere, 1620
– cumarininduzierte Nekrosen, 1371
– Erkrankungen,
– Giftexposition, 82
– Krebs,
– – Retinoide bei, 1625
– Lokalanästhesie bei, 354
– multimodale Therapie von, 1620
– Richtlinien für die topische Therapie, 1621
– und Arzneistoffaufnahme, 1620
Hautleishmaniose amerikanische, Chemotherapie bei, 981-986
– Nifurtimox, 1020
Hautleishmaniose, Chemotherapie bei, 1022
Hautulzera, chronische durch M. ulcerans, Clofazimin bei, 1191-1192
HCG (Choriongonadotropin), 1397
HDL (high density lipoproteins), 904
– Eigenschaften, 904
– Metabolismus, 905
Helicobacter pylori, 931
– Eradikation von, 938
– Metronidazol bei, 1017
– Resistenzen, 937
– Wismut, 938
Helium, 371
– Applikation, 371
Helminthiasis, 1031-1046
– Cestodes, 981-986
– Chemotherapie bei, 981-986
– Nematoden, 981-986
– Prävalenz, 1031
– Trematoden, 981-986
Hemicholinium, 141
Henbane, 158
Hepadnavirus, Vidarabin bei, 1223
Heparin, 1363
– Antagonisten, 1366
– bei Entzündung, 679
– Biochemie, 1363
– Geschichte, 1363
– Herkunft, 1364

– klinische Anwendung, 1365
– niedrig molekulares, 1364
– physiologische Funktion, 1364
– Resistenzen, 1365
– Resorption und Pharmakokinetik, 1365
– therapeutischer Einsatz,
– – bei instabiler Angina pectoris, 1377
– – bei Myokardischämie, 798
– – bei PTCA, 1377
– – bei Venenthrombose, 1375
– – bei Vorhofflimmern, 1377
– – zerebrovaskuläre Erkrankungen, 1379
– Toxizität, 1366
– und Hyperglykämie, 1530
– Wirkmechanismus, 1364
Heparinsulfat, 1363
hepatische Amöbiasis, Chloroquin bei, 1013
hepatische Clearance von Medikamenten, 20
Hepatitis,
– Androgene und, 1474
– durch Halothan, 324
– Glukokortikoide bei, 1505
– und Medikamentebiotransformation, 16
Hepatitis-B-Virus,
– Interferon bei, 1233
– Medikamente bei, 1218-1219
– und Gentransfer, 97
Hepatitis-C-Virus, Interferon bei, 1233
Hepatotoxizität,
– Isoniazid, 1178
– Paracetamol, 648-649
– Tetracycline, 1151-1152
Hepoxilin, 618
Heptachlor, 1709
Herbizide, 1715
– Arsen, 1684
hereditäre 1,25-Dihydroxyvitamin-D-Resistenz, 1560-1561
hereditäre hypophosphatämische Rachitis mit Hyperkalziurie (HHRH), 1560-1561
Herzklappenerkrankungen, Medikamente bei, 1378
Heroin, 551
– Abusus und Abhängigkeit, 582-583
– bei Schmerzen, 555-556
– Chemie, 544
– Dosierung und Wirkdauer, 552
– Entzug, 585
– mit Kokain, 586-587
Herpes simplex (HSV),
– Aciclovir, 1213
– Foscarnet, 1219
– Idoxuridine, 1222
– Interferon, 1233
– Keratitis, 1654-1656
– Konjunktivitis, 1654-1656

– Medikamente bei, siehe auch unter Antiherpetika, 1055-1064
– Typ 1 und Gentherapie, 97
– Valaciclovir, 1213
– Vidarabine, 1224
Herpes zoster, siehe auch unter Varicella-zoster-Virus,
– Medikamente bei, 1055-1064
– ophthalmisch, 1654-1656
Herpesviren,
– Interferon, 1233
– Medikamente bei, 1213
– neue Wirkstoffe, 1235-1236
HERV-K, Retroviren, 93
Herzchirurgie, Antibiotikaprophylaxe in, 1074-1075
Herzglykoside, siehe auch Digitalis, Digitoxin, Digoxin,
– Antidote, 835, 846
– bei Herzinsuffizienz, 835
– elektrophysiologische Wirkungen, 840
– Inhibition der Na$^+$/K$^+$-ATPase, 836
– positiv inotroper Effekt, 836
– Regulation des Sympathikotonus, 837
– Toxizität, 845
– Wirkmechanismus, 836
Herzinsuffizienz, myokardiale Insuffizienz,
Herzklappen, künstliche,
– Medikamente bei, 1378
– und antimikrobielle Selektion, 1066
Herzmuskelzelle, 867
Herzversagen, 835
– α-adrenerge Agonisten bei, 231
– Ausblick, 862
– β-adrenerge Antagonisten bei, 251
– Diuretika bei, 731
– Herz-/Lungentransplantation, Ciclosporin bei, 1317
– Herzglykoside bei, 835
– Herztransplantation, Ciclosporin bei, 1317
– Hitzeschock-Protein (HSP), 73
– Kalziumkanal-Antagonisten bei, 856-857
– Nitrate bei, 788
– Phosphodiesteraseinhibitoren bei, 859
– Prazosin bei, 238
– Vasodilatoren bei, 850
Herzversagen, siehe auch unter Myokardinfarkt, akuter,
– Adrenalin bei, 217
Heterophyes heterophyes, Chemotherapie bei, 1034
Hexachlorobenzen, 1717
Hexahydrobenzophenanthridin, 439-440
Hexahydrosiladifenidol, 129
Hexamethonium (C6), 142
– Struktur, 203

Hexamethylmelamin, siehe unter Altretamin.
Hexan, Metabolismus, 1703-1704
Hexobarbital, siehe auch unter Barbituraten.
Hexocycliummethylsulfat, 165
Hexokinase II, 1516
Hexokinase IV, 1516
Hidradenitis suppurativa, Retinoid bei, 1625
Himbacin, 129
Hippuransäure, 1091-1092
Hirnödem, Glukokortikoide bei, 1505
Hirnstamm, Anatomie und Funktion, 278
Hirntumor,
– Chemotherapie bei, 1247-1249
– Vitamin A, 1606
Hirsutismus, Glukokortikoide bei, 1624
Hirudin bei Myokardischämie, 798
Histamin, 289
– Agonisten und Effektormechanismus, 289
– Antagonisten, 289
– bei allergischen Reaktionen, 599
– Chemie, 597
– diagnostische Anwendung, 602
– endogene Funktion, 599
– exokrine Drüsen, 602
– extravaskuläre glatte Muskulatur, 601
– Freisetzung durch Medikamente, Peptide und Gifte, 599
– Geschichte, 597
– H_1, 295
– H_2, 295
– H_3, 295
– Herz, 601
– kardiovaskulär, 601
– pharmakologische Effekte, 600
– Regulation der Mediatorfreisetzung, 599
– Rezeptoren, 295
– Schmerz, Juckreiz und indirekte Effekte, 602
– Schock, 601
– Struktur, 932
– Synthese Speicherung und Degradierung, 598
– triple response, 601
– und Emesis, 956
– und Entzündung, 635
– und Magensäuresekretion, 600
– und Wachstum von Mastzellen und Basophilen, 600
– und ZNS, 600
– Vasodilation, 601
– Vasopressinsekretion und, 737-738
– Verteilung, 598
– Wirkmechanismus, 602
– zunehmende Kapillarpermeabilität, 601
Histamin-Antagonisten, 602

– H_1, 295
– H_2, 295
– H_3, 295
Histaminphosphat, 602
Histidin, Folsäure und, 1354
Histoplasmose, Medikamente bei, 1055-1064
Histrelin, 1400
Hitzeschock-Protein (HSP), 98-99
HIV, siehe auch AIDS,
– Interferon, 1233
– Lamivudin, 1235-1236
– Medikamente bei, 1055-1064
– Proteaseinhibitoren, 1235-1236
– Stavudin, 1228
– Tuberkuloseprophylaxe, Isoniazid bei, 1187
– und Gentransfer, 97
– Zalcitabin, 1229
– Zidovudin, 1224
HLA, Diabetes mellitus und, 1591
HMG-CoA, 912
HMG-CoA-Reduktaseinhibitoren, 911
– adjuvante Therapie, 914
– Chemie, 912-913
– Effekte auf die Plasmalipoproteine, 914
– Geschichte, 912-913
– Medikamentenwechselwirkungen, 915
– Nebenwirkungen, 915
– Resorption, Metabolismus und Exkretion, 915
– Struktur, 913
– therapeutischer Einsatz, 915
– Wirkmechanismus, 913-914
HMM, siehe unter Altretamin.
Hoden,
– Androgene und, 1469
– Gonadotropinwirkung auf, 1396
– Hypogonadismus, 1469
– LH, FSH und Wachstum, 1467
Hodenkrebs, Chemotherapie bei, 1247-1249
HOE 140, 610
Höhe, Anpassung an große, 365
Holzkohle, aktivierte, 81
Homatropin, 1658
Homocystein, Folsäure und, 1354
Homovanillinsäure (HVA), 133
Hordeolum, 1654-1656
Hormonale Flüssigkeitsdynamik, 1649
Hormone,
– adenohypophysäre, 1385
– adrenokortikotrope, 1483
– – Steroide, 1489
– Androgene, 1465
– bei neoplastischen Erkrankungen, 1247-1249
– Insulin, 1511
– Kalzifizierung und Knochenumsatz, 1543
– Kontrazeptiva, 1454

– – Geschichte, 1454
– – Nebenwirkungen, 1457
– – Typen, 1454
– – Wirkmechanismus, 1456
– Östrogene,
– Progestin, 1448
– thyroide, 1405
– und Vasopressinsekretion, 737-738
Hormone, adenohypophysäre, 1385
Hormone, parakrine, 595
Horner Syndrom, 1650
Horton Syndrom, Methysergid bei, 270
HPETE, 618
HSV, Medikamente bei, 1055-1064
HSV-Thymidinkinase-Gen, 104-105
humanes Choriongonadotropin (hCG),
Huntingtonsche Krankheit, 522
– Antipsychotika bei,
– Genetik und, 522
– klinisches Erscheinungsbild, 532
– Pathophysiologie, 532
– symptomatische Behandlung, 533
Husten,
– Opioide bei, 548
– zentral aktive Antitussiva, 567
Hyaluronidase in der ophthalmologischen Chirurgie, 1662-1664
Hydantoine,
– bei Anfällen, 482
Hydralazin, 819, 855
– bei Herzversagen, 855
– bei Hypertonie, 819
– genetischer Polymorphismus und, 16
– Medikamentenwechselwirkungen,
– – β-adrenerge Antagonisten, 249
– – Pyridoxin, 1586
– pharmakologische Eigenschaften, 819
– Resorption, Metabolismus und Exkretion, 819
– SLE von, 76
– Struktur, 819
– Toxizität und Risiken, 820
Hydrochinin, 1638
Hydrochlorothiazid, siehe auch unter Thiaziddiuretika,
– bei Hypertonie, 805
– bei Osteoporose, 1568
– Struktur, Resorption und Exkretion, 724
Hydrocodon, siehe auch unter Opioiden, 552
Hydrokortison (Kortisol), 1435
– bei Nebennierenhyperplasie, 1502
– bei Nebennniereninsuffizienz, 1502
– Dosierung und Potenz, 1490
– Hydrolyse, Biotransformationsreaktion, 13–15
– normale Produktion, 1489
– Struktur, 209
– Struktur, Metabolismus und Exkretion, 724

– topische Anwendung, 1622
Hydrokortison, siehe auch Kortison, 1497
Hydromorphon, 583
– Dosierung und Wirkdauer, 552
17α-Hydropregnenolon, 1486
Hydroxyaminotetralin, 439-440
Hydroxyamphetamin, siehe auch unter Amphetamine,
– Anwendung in der Ophthalmologie, 1658
– Struktur, 210
16α-Hydroxyandrostendion, 1435
8-Hydroxychinolon bei Parasiteninfektion, 1015
Hydroxychloroquin, siehe auch unter Chloroquin,
– Anwendung bei Malaria, 992
– bei rheumatoider Arthritis, 992
– dermatologische Anwendung, 1629-1630
Hydroxycholekalziferol, 1554
25-Hydroxycholekalziferol, 1560-1561
Hydroxycin, 606
– zur Prämedikation in der Anästhesie, 313-314
Hydroxycinhydrochlorid, 606
Hydroxycinpamoat, 606
1α-Hydroxycholekalziferol, 1548
4-Hydroxycoumarin, 1367
16α-Hydroxydehydroepiandrosteron, 1435
25-Hydroxydihydrotachysterol, 1559
Hydroxyharnstoff, 1247-1249
– dermatologische Anwendung, 1628-1629
– Resorption, Metabolismus und Exkretion, 1293
– Struktur, 1293
– therapeutischer Einsatz, 1293
– Toxizität, 1293
– Wirkort, 1246
– zytotoxische Funktion, 1293
18-Hydroxykortisteron, 1486
Hydroxylamin, 180
11β-Hydroxylase, 1484
17α-Hydroxylase, 1484
Hydroxylierung, 14
5-Hydroxy-l-tryptophan, 129
Hydroxymethyltetrahydrofolat, 1354
5-Hydroxy-N,N-dimethyltryptamin, 260
8-Hydroxy-(2-N,N-dipropylamino)-tetralin (8-OH-DPAT), 269
Hydroxyprogesteron, 1449
– antineoplastische Anwendung, 1295
– Struktur, 1449
17α-Hydroxyprogesteron, 1448
11β-Hydroxysteroid-Dehydrogenase, 1496
5-Hydroxytryptamin (Serotonin), 129
– Agonisten, 288

– Agonisten, 269
– Antagonisten, 269
– Antagonisten. siehe auch unter 5-Hydroxy-Tryptaminrezeptor-Antagonisten, 288
– Ausblick, 271
– Diarrhoe durch, 946
– Effektormechanismen, 288
– Geschichte, 259
– Herkunft und Chemie, 260
– Kokain und, 586-587
– pharmakologische Eigenschaften, 268
– pharmakologische Manipulation im Gewebe, 267
– physiologische Funktionen, 271
– Rezeptorsubtypen, 261
– – 5-HT$_1$, 261
– – 5-HT$_2$, 261
– – 5-HT$_3$, 259
– – 5-HT$_4$, 259
– – 5-HT$_5$, 261
– – 5-HT$_6$, 261
– – 5-HT$_7$, 261
– – Geschichte, 262
– Synthese und Metabolismus, 129
– Transport, 132
– und Emesis, 956
– und Entzündung, 635
– und ganglionäre Übertragung, 201
– und Migräne, 504
– Wirkort, 264
– – Aggression und Impulsivität, 267
– – Angst und Depression, 267
– – Elektrophysiologie, 266
– – enterochromaffine Zellen, 264
– – gastrointestinales System, 265
– – kardiovaskuläres System, 265
– – Schlaf-Wach-Rhythmus, 267
– – Thrombozyten, 264
– – Verhalten, 267
– – ZNS, 265
5-Hydroxytryptaminrezeptor-Agonisten, 167
5-Hydroxytryptaminrezeptor-Antagonisten, 269
– inverse, 271
– negative, 271
– und Migräne, 503
– zur Migräneprophylaxe, 516
5-Hydroxytryptophol, 260
Hydroxyvitamin D3, 1555
Hydroxyzin bei Angsterkrankungen, 438
Hydroxyzinhydrochlorid, 606
Hygromycin, 724
Hygromycin-B-Phosphotransferase-Gen, 814
Hymenolepiasis, Chemotherapie bei, 981-986
– Niclosamid, 1041
– Praziquantel, 1043-1044
Hyoscin, 158

Hyoscyamus niger, 158
Hyperaldosteronismus, 1493
Hypercholesterinämie, 903
– bei Diabetes mellitus, 1521
– Bewertung, 909
– familiäre, 904
– Gentherapie, 101
– polygene, 908
– Probucol bei, 920
– Therapie, 911
Hyperglykämie,
– bei Diabetes mellitus, 1517
– medikamenteninduzierter, 1529-1530
– orale Antidiabetika bei, 1531
– Somogyi Phänomen und, 1526
hyperglykämisches, nicht-ketotisches Koma, Insulin bei, 1524
Hyperkaliämie,
– durch ACE-Hemmer, 770
– durch Spironolacton, 728-729
– durch Succinylcholin, 196-197
Hyperkalzämie, 1545
– Behandlung, 1547
– Bisphosphonat bei, 1563
– familiäre benigne (familiäre hypokalzurische), 1547
– Kalzitonin bei, 1563
– maligne, Chemotherapie, 1247-1249
– Phosphate bei, 1549
– Schleifendiuretika bei, 722
hyperkeratotische Hauterkrankungen, Medikamente bei, 1638
Hyperkortizismus, 1506
– Diagnose, 1506
– Metyrapon bei, 1507
Hyperlipidämie, 903
– familiäre kombinierte, 908
– gemischte, 908
– sekundäre, 907
– und Atherosklerose, 909
Hyperlipoproteinämie, 903
– Management, 909
– Medikamente bei,
– – Fibrinsäurederivate, 921
– – Gallensäure bindende Medikamente, 916
– – HMG-CoA-Reduktaseinhibitoren, 912-913
– – Nikotinsäure, 918
– – Probucol, 919
– Physiologie,
– primäre, 908
– Ursachen, 906
Hyperparathyroidismus, 1553
– primäre und sekundäre, 1549
– Therapie, 1553
– und Hyperkalzämie, 1547
Hyperphosphatämie und Hypokalzämie, 1546
Hyperprolaktinämie, 1393
– Antipsychotika und, 423-424
Hyperthermie, maligne, siehe unter Maligne Hyperthermie.

Hyperthyreose, 1416
- in der Schwangerschaft, 1424
- Therapie, 1423
Hyperthyroidismus, 1405
- β-adrenerge Antagonisten bei, 251
- Diagnose, radioaktives Jod bei, 1428
- Jod und, 1425
- maligne Rezeptormutationen und, 39
- radioaktives Jod, 1427
- Remission, 1423
- Therapie, 1423
- und Hyperkalzämie, 1547
- und kardiologische Funktion, 1415
Hyperthyroxinämie, familiäre dysalbuminämische, 1411
Hypertonie,
- ACE-Hemmer bei, 766
- Acebutolol bei, 248
- α-adrenerge Agonisten bei, 231
- antihypertensive Wirkstoffe, 803
- Atenolol bei, 247
- β-adrenerge Antagonisten bei, 251
- Clonidin bei, 225
- Definition, 803
- Ganglienblocker bei, 204
- Gentherapie bei, 775
- Glukokortikoid induzierte, 1493
- Guanfacin bei, 226
- Kalziumkanalblocker bei, 795-796
- Labetalol bei, 247
- Metoprolol bei, 247
- nicht pharmakologische Therapie bei, 827
- - Alkoholrestriktion, 830
- - Entspannungstherapie und Biofeedback, 830
- - Gewichtsreduktion, 827
- - Kaliumtherapie, 830
- - körperliche Belastung/Sport, 830
- - Natriumrestriktion, 827
- Prazosin bei, 238
- Propranolol bei, 241
- Schleifendiuretika bei, 722
- Thiaziddiuretika bei, 723
Hypertrichosis durch Minoxidil, 822
Hypertriglyzeridämie, 906
- bei Diabetes mellitus, 1521
- familiäre, 908
- Therapie, 912
- Ursachen, 908
Hyperurikämie, 672
- Behandlung, 672
- medikamenteninduzierte, 673
Hypervitaminose A, 1602
Hypervitaminose D, 1558
Hypnotika, 375
- Geschichte, 376
- nicht verschreibungspflichtig, 397
Hypoglykämie, 1529-1530
- als unerwünschter Effekt, 1527
- Glukagon bei, 1536
- Insulin und, 1520

- medikamenteninduzierte, 1529-1530
- Somogyi Phänomen und, 1526
hypoglykämische Wirkstoffe oral, 1531
- Äthanol und, 404
- α-Glukosidaseinhibitoren, 1535
- Biguanide, 1534
- Ciglitazon, 1535
- Pioglitazon, 1535
- Sulfonylharnstoffe, 1531
Hypogonadismus,
- Androgene bei, 1465
- nach der Pubertät, 1469
Hypogonadismus, hypogonadotroper, 1397
Hypokalzämie, 1546
- Behandlung, 1546
Hyponatriämie, Schleifendiuretika bei, 722
Hypoparathyroidismus, 1553
- und Hypokalzämie, 1546
- Vitamin D bei, 1560-1561
Hypophosphatämie,
- familiäre, 1550
- Vitamin D bei, 1560-1561
Hypoprothrombinämie des Neugeborenen, Vitamin K und, 1610
hypothalamiko-neurohypophyseales System, 734
hypothalamische Releasingfaktoren, 1385
Hypothalamus, 114
- Anatomie und Funktion, 278
- Antipsychotika und, 423-424
Hypothrombinämie, medikamenteninduzierte, Vitamin K und, 1610
Hypothyroidismus, 1405
- bei Struma, 1418
- Diagnose, radioaktives Jod, 1428
- ohne Struma, 1418
- primärer, 1418
- sekundärer, 1418
- subklinischer, 1418
- tertiärer, 1418
- und Hyperlipidämie, 907
- und kardiologische Funktion, 1415
- zentraler, 1418
Hypotonie,
- durch ACE-Hemmer, 770
- kontrollierter Ganglienblocker bei, 204
- Methoxamin bei, 224
- Sympathomimetika bei, 231
- Vasopressinsekretion und, 737-738
Hypovolämie, Migräne und, 504
Hypovolämie, Vasopressinsekretion und, 737-738
Hypoxämie, 364
- Adaptation an, 365
- Diffusion, 310
- kardiovaskuläre Effekte, 365
- postpulmonale, 364

- präpulmonale, 364
- pulmonale, 364
- respiratorische Effekte, 365
- Wirkung im ZNS, 365
- zelluläre und metabolische Effekte, 365
Hysterektomie, Antibiotikaprophylaxe bei, 1074-1075
Hysterektomie, vaginale, Antibiotikaprophylaxe und, 1074-1075

I

Ibuprofen, 506, 655
- bei Migräne, 506
- Metabolismus, 656
- Pharmakokinetik, 656
- Struktur, 655
- toxische Effekte, 656
ICAM-1, 1235-1236
ICAM-1, und Entzündung, 634
Ichthyosis, X-Chromosom,
- Genetik, 1639
- Vitamin A bei, 1606
ICI 118,551, 135
ICI 164,384, 1447
ICI 204,636, 439-440
ICI D2318, 659
Idarubicin, 1285
- antineoplastische Anwendung, 1284
- Chemie, 1284
- Resorption, Metabolismus und Exkretion, 1285-1286
Idiosynkrasie, 76
IDL, intermediate density lipoproteins, 904
- Charakteristika, 904
Idoxuridin, 1213
- Chemie und antivirale Aktivität, 1222
- ophthalmologisch, 1426
- therapeutischer Einsatz, 1055-1064
- Wirkmechanismus und Resistenzen, 1222
IDUR, siehe unter Idoxuridin.
Iduronsäure-2-O-Sulfat, 1363
Ifosfamid, 1247-1249
- Pharmakokinetik, 1260
- Struktur, 1254
- therapeutischer Einsatz, 1259
- Toxizität, 1257-1258
- und MESNA, 1259
Ikterus,
- Androgene und, 1474
- durch Chlorpromazin, 428-429
Ileus, paralytischer, Anticholinesterase Wirkstoffe bei, 182
Iloprost, 627
Imetit, 607-608
Imidazenil, 440
Imidazole, 1197
- antimykotische Wirkung, 1199
- kutan, 1205

- ophthalmologisch, 1657
- oral, 1205
- systemisch, 1197
- topisch, 1197
- vaginal, 1205
- Wirkmechanismus, 1199

Iminostilbene, siehe auch unter Carbamazepin,
- bei Anfällen, 488

Imipenem, 1120
- antimikrobielle Aktivität, 1121
- Nebenwirkungen, 1121
- Pharmakokinetik, 1121
- Struktur, Herkunft und Chemie, 1120
- therapeutischer Einsatz, 1055-1064

Imipramin, 411-412
- bei Depression, 446
- Effekte im ZNS, 450
- pharmakologische Eigenschaften, 450
- Struktur, Dosierung und Nebenwirkungen,
- therapeutischer Einsatz, 460
- und adrenerge Rezeptoren, 143
- Wirkmechanismus, 141

Immunantwort, 1311
- antimikrobielle Selektion und, 1066
- Eicosanoide bei, 626
- Kortikosteroide und, 1500
- Vitamin A und, 1601

Immunglobulin, 1324
- therapeutischer Einsatz, 1324

Immunglobulin E und allergische Reaktionen, 76

Immunglobulin-A-Dermatose, Dapson bei, 1628-1629

Immunisierung und Gentherapie, 108
Immunität, humorale, 1311
Immunität, zellvermittelte, 1311
Immunmodulatoren bei Augenerkrankungen, 1660
Immunstimulanzien, 1324
- Bacillus Calmette-Guerin, 1324
- Immunglobulin, 1324
- Indikationen, 1324
- Isoprinosin, 1325
- Levamisol, 1325
- Zytokine, 1325
- – Interferon-alfa, 1325
- – Interleukin-2, 1325

Immunsuppression, 1312
- Angriffsorte, 1313-1315
- Autoimmunerkrankungen, 1315
- bei Augenerkrankungen, 1661-1662
- Glukokortikoide und, 1494
- klinische Indikationen für eine therapeutische, 1313
- Nebenwirkungen, 1315
- Organtransplantation, 1313
- Rh-hämolytische Erkrankung des Neugeborenen, 1314

immunsuppressive Wirkstoffe, 1315-1316

- adrenokortikale Steroide, 1319
- Antikörperpräparate, 1322
- Antithymozytenglobulin, 1323
- Ciclosporin, 1316
- dermatologische Anwendung, 1627
- Methoxsalen, 1324
- Muromonab-CD3, monoklonale Antikörper, 1323
- rheumatoide Arthritis, 664-665
- RhO(D) Immunglobulin, 1323
- Tacrolimus, 1319
- Thalidomid, 1324
- zytotoxische Medikamente, 1319-1320
- – Azathioprin, 1320
- – Cyclophosphamid, 1322
- – Mykophenolat Mofetil, 1321

Impetigo, Behandlung bei, 1630-1631
Impfungen, Gentherapie und, 89
Impotenz, 627
- Eicosanoide bei, 627
- Yohimbin bei, 240

Impulsivität, 5-HT und, 267
Indan-1,3-dion, 1367
Indandionderivative als Antikoagulanzien, 1371
Indapamid, siehe auch unter Thiaziddiuretika,
- Struktur, Resorption und Exkretion, 724

Indocyaningrün, 1664-1665
- in der ophthalmologischen Diagnostik, 1664-1665
- Struktur, 1664-1665

Indolalkylamine, Struktur, 260
Indole, 416-418
Indometacin, 638
- bei Diabetes insipidus, 744
- bei Migräne, 506
- Chemie, 650
- Medikamentenwechselwirkungen, 650
- pharmakologische Eigenschaften, 650
- Probenecid, 670
- Salicylate, 645-646
- therapeutischer Einsatz, 672
- toxische Effekte, 651
- und Hypoglykämie, 1530
- und Vasopressin, 741
- zur Hemmung der Uterusmotilität, 975

Indoramin, 240
- Struktur, 234

Infektionen der Harnwege,
- Antiseptika und Analgetika bei, 1090
- – Methenamin, 1091-1092
- – Nitrofurantoin, 1091-1092
- – Phenazopyridin, 1092
- E. coli, Arzneistoffe bei, 1055-1064
- Enterobacter, Medikamente bei, 1055-1064

- Enterokokken, Medikamente bei, 1055-1064
- Klebsiella, Medikamente bei, 1055-1064
- Medikamente bei, 1055-1064
- – Chinolone, 1090
- – Gentamicin, 1136
- – Imipenem, 1120
- – Sulfonamide, 1084
- – Tetracycline, 1150-1151
- – Trimethoprim-Sulfamethoxazol, 1086
- Proteus, Medikamente bei, 1055-1064
- Pseudomonas, Medikamente bei, 1055-1064

Infertilität,
- Clomiphen bei, 1446
- Diagnose, 1397
- Gonadotropine bei, 1399
- männliche,

Infertilität, männliche,
- Behandlung der,
- – Gonadotropine bei, 1376
- – Kinine bei, 613
- Diagnose, Gonadotropine bei, 1397

Infertilität, weibliche,
- Gonadotropine in der Behandlung, 1399
- Gonadotropine in der Diagnostik, 1397

Infiltrationsanästhesie, 356
Influenza-A-Virus,
- Medikamente bei, 1055-1064
- neue Medikamente bei, 1235-1236
- Ribavirin bei, 1234
- Rimantadin und Amantadin bei, 1230
- und Gentransfer, 97

Inhalationsanästhesie, 319
- alveo-arterieller Gasaustausch, 308
- arterielle Blutung, 308
- Darreichungsform, 310
- Desfluran, 330
- Diffusionshypoxie, 310
- Dosierung und Potenz, 311
- Enfluran, 326
- Exkretion, 309
- Gewebeperfusion, 309
- Gifte, inhalierte, 82
- Halothan, 320
- Inhalatoren, 678
- – bei Asthma, 678
- – Trockenpulver, 682
- Interaktionen mit Muskelrelaxanzien, 196-197
- Isofluran, 328
- Konzentration im inspirierten Gas, 307
- Konzentrationseffekt und Second-gas-Effekt, 310
- Löslichkeit im Blut, 307
- Löslichkeit im Gewebe, 309

- Lungenperfusionsrate, 308
- molekularer Wirkmechanismus, 314-315
- Partialdruck im arteriellen Blut und Gewebe, 309
- pulmonale Ventilation, 308
- Resorption und Verteilung, 307
- Sevofluran, 331
- Stickstoffmonoxid, 331
- Tiefe der, 312

Inhibin, 1395
Initialdosis, 27
Inocybe, 156
Inositol, 1590
- Chemie, 1590
- Geschichte, 1590
- Resorption, Metabolismus und Exkretion, 1591

Inositol-1,4,5-trisphosphat (IP_3), 36-37, 138
- muskarinerge Rezeptoren und, 129
- Vasopressin und, 739

Insektizide, 180
- Atropin bei Vergiftung mit, 180
- bei Ektoparasiten, 1712
- Benzenhexachlorid (BHC), 1711
- botanische, 1712
- Carbamat, 1712
- Chlordecon, 1711
- chlorinierte Cyclodiene, 1711
- Lindan, 1711
- Methoxychlor, 1710
- Mirex, 1711
- Organochlorin, 1709
- Organophosphor, 1712
- Toxaphen, 1711

Insulin, 1511
- Allergie und Resistenz, 1528
- Analoga, 1529-1530
- Chemie, 1512
- Eigenschaften verschiedener Präparationen, 1523
- Faktoren, welche die Insulinfreisetzung beeinflussen, 1525
- Geschichte, 1511
- Halbwertszeit, 1515
- hypoglykämische Wirkung, 1521
- intermediär-wirksames, 1523
- Klassifikation, 1523
- kontinuierliche subkutane Infusion, 1524
- kurz-wirksames (schnell-wirksames), 1523
- langsam-wirksame, 1523
- Medikamentenwechselwirkungen, 1529-1530
- Produktion, 1513
- Proinsulin, Konversion, 1512
- Regulation der Gentranskription, 1516
- Regulation der Sekretion, 1514
- Regulation des Glukosemetabolismus, 1516
- Regulation des Glukosetransports, 1516
- Rezeptor, 1517
- Semilente, 1523
- Struktur-Wirkungsbeziehung, 1513
- tägliche Erforderniss, 1525
- therapeutischer Einsatz, 1522
- – Indikation und Ziele, 1524
- – Ketoazidose, 1528
- – neue Formen, 1529-1530
- – neue Freisetzungswege, 1530
- Transplantation und Gentherapie, 1531
- und Diabetes mellitus, 1517
- und Glukagonsekretion, 1536
- unerwünschte Reaktionen, 1527
- – Hypoglykämie, 1527
- – Lipoatrophie und Lipohypertrophie, 1528
- – Ödeme, 1528
- Verteilung und Degradierung, 1515
- zelluläre Aktionen, 1515
- Zink, kristallines, 1524
- Zinksuspension, 1523

Insulin-like growth factors (IGFs), 287
- Typ 1, 1387
- Typ 2, 1387
- und Akromegalie, 1390

Insulin-Wirkungskaskade, 1517
Insulinome, 1515
- Somatostatin und, 1537
Insulinresistenz, 907
Insulinrezeptor, 34, 1513, 1516
- Fehlfunktion, 38
- Tyrosinphosphorylierung und, 1517
Insulinrezeptorsubstrat-1 (IRS-1),
Interferon-alfa,
- antivirale Anwendung, 1055-1064, 1213
- Anwendung in der Onkologie, 1298
- Effekte, 1313
- und Fieber, 636
- zur Immunstimulation, 1325

Interferon-beta,
- antivirale Anwendung, 1231
- und Fieber, 636

Interferon-gamma,
- antivirale Anwendung, 1231
- bei Leishmaniasis, 1010
- bei Protozoeninfektionen, 1026-1027
- Effekte, 1313

Interferone, 1231
- antivirale Anwendung, 1213
- Herpesviren, 1233
- HIV, 1071, 1233
- Klassifikation, 1231
- Nebenwirkungen, 1232
- Papillomviren, 1233
- Resorption, Verteilung und Exkretion, 1231
- therapeutischer Einsatz, 1233
- und Fluorouracil, 1269-1270
- Wirkmechanismus, 1231

Interleukin-1 (IL-1), 595-596
- alpha, 292
- beta, 296
- Effekte, 1313
- Rezeptor-Antagonist (IL-1ra), 635
- und Entzündung, 634
- und Fieber, 636
- und Myeloprotektion, 287

Interleukin-10 (IL-10), 1334
Interleukin-11 (IL-11), 1313
Interleukin-12 (IL-12),
- Effekte, 1313
- und Gentherapie, 106

Interleukin-2 (IL-2), 595-596
- Anwendung in der Onkologie, 1245
- Ciclosporin und, 1317
- Disposition und Pharmakokinetik, 1325
- Effekte, 1313
- therapeutischer Einsatz, 1325
- Toxizität, 1299
- und Gentherapie, 104-105
- Wirkmechanismus, 1325
- zur Immunstimulation, 1325

Interleukin-3 (IL-3), 1335
- Effekte, 1313

Interleukin-4 (IL-4),
- Effekte, 1313
- und Gentherapie, 104-105

Interleukin-5 (IL-5), 1313
Interleukin-6 (IL-6), 1298
- und Fieber, 636
- und Gentherapie, 104-105

Interleukin-7 (IL-7), 1334
Interleukin-8 (IL-8),
- Effekte, 1313
- und Entzündung, 673

Interleukin-9 (IL-9), 1313
Interleukine, siehe auch unter den einzelnen Interleukinen,
- bei Entzündungen, 679

Intrinsic factor, Vitamin B12 und, 1350
Iodoquinol,
- bei Protozoeninfektion, 981-986
- Jod in, 1426
- Jodthyronin-5-dejodinase, 1410-1411

Iohexol, 1426
Ionenkanäle, 282
- Rezeptoren, 34
- und Kardioelektrophysiologie, 869

Iopansäure, 184
- bei Hyperthyreose, 1424
- Jod in, 1426

Iothalaminat, 1426
Ipatropiumbromid, 164
Ipecacuanha, 80
Ipodat, 1426
Ipratropium/Fenoterol, 683
Ipratropiumbromid, 164
- bei Asthma, 677
- bei COPD, 690

- bei Erkrankungen des Respirationstraktes, 161
- pharmakologische Eigenschaften, 164
- Resorption, Metabolismus und Exkretion, 164
- therapeutischer Einsatz, Iproniazid, 411-412
- als Antidepressivum, 446
- Geschichte, 446
Ipsapirone, 268
IPSP, inhibitorisches postsynaptisches Potential, 122-123
Iris, 1649
Ischämie-Perfusionssyndrom, 365
Isocarboxazid, siehe auch unter Monoaminoxidase-Inhibitoren,
- als Antidepressivum, 450
- zur Migräneprophylaxe, 515
Isoetharin, 222
- bei Asthma, 682
- Struktur, 210
Isofluran, 319
- Biotransformation, 329
- Chemie und physikalische Eigenschaften, 320
- pharmakologische Eigenschaften, 328
- - Atmung, 328-329
- - Kreislauf, 328-329
- - Leber und Gastrointestinaltrakt, 329
- - Muskel, 328-329
- - Nervensystem, 328-329
- - Niere, 329
- Stickstoffmonoxid und, 331
- Struktur, 321
- Vor- und Nachteile, 329
Isoflurophat, siehe auch unter Cholinesterasehemmer,
- Anwendung in der Ophthalmologie, 1658
- zur Antagonisierung von Atropieffekten, 160
Isoguvacin, 288
Isomethepten bei Migräne, 506
Isoniazid, 1175
- als Antidepressivum, 446
- antibakterielle Aktivität, 1176
- bei Tuberkulose, 1175
- - Prophylaxe, 1187
- Chemie, 1176
- genetischer Polymorphismus und, 16
- Geschichte, 446
- Medikamentenwechselwirkungen,
- - Barbiturate, 391
- - Pyridoxal, 1586
- Nebenwirkungen, 1178
- Pyridoxin und, 1178
- Resistenzen, 1176
- therapeutischer Einsatz, 1178
- Wirkmechanismus, 1177
Isoprenalin, 220

Isoprinosin zur Immunstimulation, 1325
Isopropamidjodid, 165
Isopropanol, 1707
2-Isopropoxyphenyl-N-methylcarbamat, 172
Isopropylarterenol, 220
Isopropylnoradrenalin, 220
Isopropylnoradrenalin, 220
Isoprostan, 1704
Isoproterenol, 220
- antiarrhythmisch, 876
- bei Asthma, 682
- pharmakologische Eigenschaften, 220
- Resorption, Metabolismus und Exkretion, 220
- Struktur-Wirkungsbeziehung, 210
- therapeutischer Einsatz, 221
- Toxizität und Nebenwirkungen, 220
- Wirkmechanismus, 141
Isosorbid, 715
- Struktur, 715
- und Augeninnendruck, 1667
Isosorbid-2-mononitrat, 786
Isosorbid-5-mononitrat,
- Resorption, Metabolismus und Exkretion, 786
Isosorbiddinitrat,
- bei Herzversagen, 855
- Resorption, Metabolismus und Exkretion, 786
Isotretinoin, 1606, 1624-1625, 1599
- dermatologische Indikation, 1625
- Toxizität und Monitoring, 1624-1625
- und Hyperlipidämie, 907
Isradipin, 789
IT-15-Gen und Chorea Huntington, 533
Itai-itai, 1686
Itraconazol, 1197, 1202
- bei Kokkzidioidomykose, 1197
- bei Leishmaniose, 1010
- in der Dermatologie, 1632
- Medikamentenwechselwirkungen, 1202
- Resorption, Verteilung und Exkretion, 1202
- Struktur, 1202
- therapeutischer Einsatz, 1055-1064
Ivermectin, 1038
- antiparasitäre Wirkung, 1040
- bei Wurmerkrakungen (Helminthiasis), 981-986
- Geschichte, 1039
- Resorption, Metabolismus und Exkretion, 1040
- Struktur, 1039
- therapeutischer Einsatz, 1040

J

Jarisch-Herxheimer Reaktion, 1105-1106
Jod,
- chemische und physikalische Eigenschaften, 1427
- diagnostische Anwendung, 1428
- Effekte auf die Schilddrüse, 1427
- Gehalt in Lebensmitteln, 1413
- Hyperthyroidismus, 1427
- Mangel, 1413
- radioaktives, 1427
- Schilddrüsenkarzinom, metastasierendes, 1428
- täglicher Bedarf, 1575
- therapeutischer Einsatz, 1427
- und Schildrüsenfunktion, 1412
jodhaltige Medikamente, 1426
Jodid, 1425
- Antwort, 1425
- bei Hyperthyreose, 1425
- Nebenwirkungen, 1426
- Serumkrankheit, 76
- therapeutischer Einsatz, 1055-1064
- thyreotoxische Krise, 1424
- Wirkmechanismus, 1425
Jodismus, 1426
Jodtinktur, 1426
Jodtyrosin, 1406

K

Kachektin, siehe Tumornekrosefaktor.
Kadmium, 1686
- akute Vergiftung, 1686
- chronische Vergiftung, 1687-1688
- Hoden, 1687-1688
- kardiovaskulär, 1687-1688
- Knochen, 1687-1688
- Krebs, 1687-1688
- Lunge, 1687-1688
- Niere, 1687-1688
- Resorption, Verteilung und Exkretion, 1686
- Therapie bei Vergiftung, 1688
Kaffee, siehe Koffein.
Kainatrezeptor, 291
Kaiserschnitt, Antibiotikaprophylaxe bei, 1074-1075
Kala-Azar, Chemotherapie bei, 981-986
- Natriumstibogluconat, 1024
- Pentamidin, 1022
Kalium,
- diuretische Depletion, 785
- Exzeß, siehe auch unter Hyperkaliämie.
- Therapie bei Hypertonie, 829
Kaliumcanrenoat, Struktur Resorption und Exkretion, 728
Kaliumjodid, 1197
- Jodid bei, 1426
Kaliumkanal, 120
- Aktivatoren bei Myokardischämie, 799

- Blocker als Antiarrhythmika, 881
- Lokalanaästhetika, 346
- und kardiologische Elektrophysiologie, 867

kaliumsparende Diuretika, 725
- Chemie, 725
- Effekte auf die Harnausscheidung, 726
- Effekte auf die renale Hämodynamik, 726
- Medikamenteninteraktionen, 726
- Resorption und Exkretion, 726
- therapeutischer Einsatz,
- – bei Herzversagen, 848
- – bei Hypertonie, 808-809
- Toxizität, Nebenwirkungen und Kontraindikationen, 726
- Wirkmechanismus, 723

Kallidin, 609
- Struktur, 610

Kallidinogen, 609

Kallikrein, 611
- Funktion und Pharmakologie, 612
- Inhibitoren, 613

Kallikrein-Kininogen-Kinin-System, 611

Kalziferol, 1559

Kalzifizierung, Medikamenteinfluß auf die, 1543

Kalzipotriol, 1559, 1632-1633

Kalzitonin, 1405, 1543, 1548, 1562
- bei Hyperkalzämie, 1548
- bei Osteoporose, 1563, 1568
- Chemie und Immunoreaktivität, 1561-1562
- Geschichte und Herkunft, 1561-1562
- Regulation und Sekretion, 1561-1562
- therapeutischer Einsatz, 1563
- Wirkmechanismen, 1561-1562

Kalzitriol, 1543, 1556 1560-1561
- Osteoporose, 1568
- Parathormon und, 1552
- Resorption, Metabolismus und Exkretion, 1558
- therapeutischer Einsatz, 1560-1561
- Wirkungen von, 1557

Kalzium, 1543
- als Second messenger, 36-37
- bei Osteoporose, 1567
- Parathormon und Regulation der extrazellulären Konzentration, 1553
- physiologische und pharmakologische Wirkungen, 1545
- Resorption und Exkretion, 1544
- Speicher, 1544
- Stoffwechselabnormalitäten, 1546
- – Hyperkalzämie, 1547
- – Hypokalzämie, 1546
- täglicher Bedarf, 1575
- und Herz-Kreislauf-System, 1546
- und Hypoglykämie, 1530
- und Knochenumbau, 1545

- und neuromuskuläres System, 1545
- Vitamin D und, 1557

Kalziumacetat bei Hypokalzämie, 1547

Kalziumcarbonat, siehe auch Antazida bei Hypokalzämie, 1547

Kalziumchlorid bei Hypokalzämie, 1546

Kalziumcitrat, 1568

Kalziumglukonat, Injektion bei Hypokalzämie, 1547

Kalziumjodid, 1426

Kalziumkanal, 120

Kalziumkanal-Antagonisten,
- Chemie, 789
- Geschichte, 789
- hämodynamische Effekte bei Langzeitanwendung, 805
- Medikamenteninteraktionen, 826
- – Betablocker, 249
- neue Wirkstoffe, 798
- pharmakologische Eigenschaften, 789
- – hämodynamische Effekte, 792
- – kardiovaskuläre Effekte, 789
- – Wirkung auf Gefäße, 789
- – Wirkung auf Herzmuskelzellen, 792
- Resorption, Metabolismus und Exkretion, 794
- therapeutischer Einsatz, 795-796
- – antiarrhythmisch, 880
- – bei Herzinsuffizienz, 856-857
- – bei Hypertonie, 804, 824
- – bei myokardialer Ischämie, 789
- – – mit Betablockern, 798
- – – mit Nitraten, 798
- – bei Thyreotoxikose, 1424
- – zur Migräneprophylaxe, 516
- Toxizität und Nebenwirkungen, 825
- und Hypoglykämie, 1529-1530
- und neuromuskuläre Übertragung, 196-197
- Wirkmechanismus, 794

Kalziumkanalblocker, siehe auch Kalziumkanal-Antagonisten.

Kalziumlaktat, 1568

Kanamycin, 1125
- antibakterielle Wirkung, 1129
- bei Tuberkulose, 1185
- Gene und, 91
- Nebenwirkungen, 1138
- Prophylaxe, 1138
- Resistenzen, 1129
- Struktur, 1126
- therapeutischer Einsatz, 1138

Kankroide, Therapie von, 1055-1064
- Tetracycline bei, 1146-1147

Kaolin-Pektin, 954-955
- Digoxin und, 842

Kaposi-Sarkom, Medikamente bei, 1247-1249
- Interferon, 1233

- Vinblastin und Bleomycin, 1628-1629

kardiale Aktionspotentiale, 626, 870

kardiale Arrhythmien, siehe Arrhythmien

kardiale Elektrophysiologie, siehe auch Arrhythmien, 867
- Aktionspotential, 867
- Aufrechterhaltung der intrazellulären Homöostase, 869
- Impulsausbreitung und EKG, 870
- Refraktarität, 871

kardiogener Schock, Sympathomimetika bei, 230

Kardiomyopathie,
- Carnitin bei, 1592
- durch Anthracyclinantibiotika, 1286-1287
- hypertrophische,
- – β-adrenerge Antagonisten bei, 250
- – Kalziumkanal-Antagonisten bei, 795-796

kardiovaskuläre Erkrankungen,
- muskarinerge Rezeptor-Antagonisten bei, 166
- Östrogene in der Prävention der, 1444
- Thiamine bei, 1582

Karies, 1565

Karotinoide, 1605

Karzinogene, 75
- primäre, 75
- Promotoren, 75
- unmittelbare, 75

karzinogene Effekte, siehe auch Neoplasien,
- von Arsen, 1685-1686
- von Kadmium, 1687-1688
- von Östrogenen, 1442

Karzinoidsyndrom,
- 5HT und, 259
- Chemotherapie bei, 1247-1249, 1262
- Methysergid bei, 270
- Nikotinsäure und, 1585
- Somatostatin und, 1537

Katarakte,
- Extraktionen, Cholinester in, 153
- Kortikosteroide und, 1500, 1660

Katecholamine, 129, 207
- Angiotensin II und, 760
- Beendigung der Wirkung, 132
- Desensitivierung heterologe, 139
- Desensitivierung, homologe, 140
- endogene, 212
- Freisetzung, 132, 139
- Kalzitonin und, 1561-1562
- Muskelrelaxanzien und, 140
- neuronale Erregungsübertragung, 197
- Refraktärität, 292
- Refraktärzustand, 139

– Resorption, 132
– Speicherung, 131
– Struktur-Wirkungsbeziehung, 209
– Synthese, 129
– Terminierung der Wirkung, 132
– Wiederaufnahme, 131
Kaudalanästhesie, 360
Kelp, Jod bei, 1426
Keratitis,
– bakterielle Medikamente bei, 1655
– mykotische, 1656
– virale, 1654-1656
Keratoakanthom,
– Fluorouracil bei, 1628-1629
– Retinoide bei, 1625
Keratokonjunktivitis,
– HSV, Medikamente bei, 1055-1064
keratolytische Wirkstoffe, 1638
Keratomalazie, Vitamin-A-Mangel und, 1601
Kernikterus, sulfonamidinduziert, 54, 1067
Kerosin, 1703-1704
– Inhalation, 591-592
Ketamin, 339
– bei dissoziativer Anästhesie, 339
Ketanserin, 240
Ketoazidose, Insulin bei, 1528
Ketoconazol, 1051, 1200-1201
– bei Kokkzidioidomykose, 1197
– in der Dermatologie, 1632
– in der Ophthalmologie, 1657
– Nebenwirkungen, 1200-1201
– Resorption, Verteilung und Exkretion, 1200-1201
– Struktur, 1200-1201
– therapeutischer Einsatz, 1055-1064
– und adrenokortikale Sekretionshemmung, 1506
– und Androgene, 1477
– und Biotransformationsinhibition, 15
Ketoprofen, 657
– Probenecid und, 670
– Struktur, 655
– toxische Effekte, 657
Ketorolac, 653, 1662-1664
– in der Ophthalmologie, 1662-1664
– Pharmakokinetik, 653
– pharmakologische Eigenschaften, 653
– Struktur, 653
– therapeutischer Einsatz, 653
– toxische Effekte, 654
– zur Prämedikation, 314-315
Khat, 588
Kinder,
– akute Vergiftung bei, 78
– Anfallstherapie bei, 498
– antimikrobielle Selektion bei, 1067
– individuelle Therapie von, 54-55
– Vitamine/Mineralien Tageshöchstdosen, 1575-1576
Kinetosen,

– H_1-Antagonisten bei, 607-608
– Scopolamin bei, 159
Kinin-Agonisten, 610
Kinin-Antagonisten, 610
Kininase II,
Kinine,
– Funktion und Pharmakologie, 612
– Inhibitoren, 613
– kardiovaskulär, 612
– pharmakologische Eigenschaften, 612
– Produktion und Abbau, 611
– renal, 613
– therapeutischer Einsatz, 613
Kininogene, 610
– high molecular weight, 611
– low molecular weight, 609
Klappmesser-Phänomen bei ALS, 534
Klebsiellen,
– Cephalosporine, 1117
– Gentamycinresistenz bei, 1136
– Medikamente bei, 1055-1064
– Penicillin, 1102
Kleie, siehe auch Laxanzien,
– Digoxin und, 842
Kleinwüchsigkeit, Androgene bei, 1477
Klinefelter Syndrom, 1469
klinische Medikamentenprüfung, 48
– Compliance, 49
– drei Phasen der, 64-65
– ethische Überlegungen, 49
– kontrollierte, 48
– Plazeboeffekt, 49
– Probandenzahl, 49
– randomisierte Doppelblindtechnik, 48
– Voraussetzungen für, 48
klinische Pharmakokinetik, siehe auch Anhang II, 18-28
klinische Pharmakologie und Therapeutika, 69
klinische Toxikologie, 71
Knochen, siehe auch bei Knochen-Kalzifikation und -Umsatz, 1543
– als Medikamentenreservoir, 11
Knocheninfektionen, Chinolone bei, 1090
Knochenmarkstoxizität von Zytostatika, 1257-1258
Knochenmarkstransplantation, Ciclosporin bei, 1317
Knochenremodeling, Kalzium und, 1545
Kobragift, 188
kodierte Bezeichnung von Medikamenten, 65-66
Körpertemperatur, Äthanol und, 401
Koffein, siehe auch Methylxanthine, 691
– bei Migräne, 506
– Chemie, 691
– Entzug, 587

– genetischer Polymorphismus und, 16
– Koffein/Ergotamin, 506
– pharmakologische Eigenschaften, 692
– Toleranz und Toxizität, 697
Kohlendioxid, 369
– Applikation, 370
– Effekte auf, 369
– therapeutischer Einsatz, 370
– Transfer und Exkretion, 369
Kohlenmonoxid, 296
– Luftverschmutzung, 1700
– Reaktion mit Hämoglobin, 1700
– Toxizität,
– – Anzeichen und Symptome, 1700
– – Diagnose, 1702
– – Einflußfaktoren, 1700
– – Pathologie, 1701
– – Sauerstofftherapie bei, 369
– – Therapie, 1702-1703
Kohlenschwefelstoff, 1713
Kohlenwasserstoffe,
– aliphatische, 1703-1704
– aromatische, 1708
– halogenierte, 1704
– Pneumonie, 80
Kohortenstudien und Nebenwirkungen, 64-65
Kokain, 288
– als topische Anästhesie, 356
– – ophthalmologisch, 1658
– Chemie, 352
– Entzug, 587
– Geschichte, 345
– Heroin und, 585
– in der Anästhesie, 352
– in der ophthalmologischen Anästhesie, 1665-1666
– Mißbrauch und Sucht, 586-587
– Nebenwirkungen, 351
– pharmakologische Interventionen, 587
– pharmakologische Wirkungen und Präparationen, 352
– Sensitivierung, 586-587
– Struktur-Wirkungsbeziehung, 345
– Toleranz und Abhängigkeit, 587
– Toxizität, 586-587
– und adrenerge Rezeptoren, 143
– Wirkmechanismus, 141
Kolonkarzinom, 1247-1249
– Chemotherapie bei, 1247-1249
– Vitamin A, 1606
kolorektale Chirurgie, Antibiotikaprophylaxe, 1074-1075
Koma, nicht-ketotisches, hyperglykämisches Insulin bei, 1524
Komplementfaktor C5a, Entzündung und, 634
komplex fokale Anfälle, 475
– Medikamente bei, 476, 497
Konjugationsreaktionen, Phase I und II,

Konjunktivitis, 1655
- bakterielle, Medikamente bei, 1655
- Chlamydien, 1654-1656
- - Medikamente bei, 1055-1064
- enterovirale, 1654-1656
- Glukokortikoide bei, 1504
konstante Clearancefraktion, 19
Kontaktdermatitis,
- Antihistaminika bei, 1632-1633
- Glukokortikoide bei, 1624
Kontrazeption,
- CG-Antikörper und, 1400
- männliche, 1479
Kontrazeptiva für den Mann, 1479
Konzentrations-Wirkungskurve, 51, 310-311
- biologische Variabilität, 52
- Steigung von, 52, 72
Konzentrations-Wirkungskurve (prozentuale Skalierung), 53
Kopfschmerz,
- Ibuprofen, 506
- Methysergid, 516
- Migräne, 503
- nach Lumbalpunktionen, 360
- nach Spinalanästhesie, 360
- Paracetamol, 506
- Salicylate bei, 645-646
Kornea, 1647
Kornealchirurgie, Arneistoffe in der, 1661-1662
Kornealödem, 1667
Kornealulkus, siehe Keratitis.
koronare Herzerkrankung, 645-646
- Risikofaktoren, 910
- Salicylate bei, 645-646
Korsakoff Syndrom, 1581
- Thiaminmangel und, 1581
kortikale Assoziationsareale, 278
Kortikosteroide, siehe auch Glukokortikoide und Mineralkortikoide, 1483
- antientzündliche und immunsupressive Wirkungen, 1495
- Applikationsformen, 1497
- Biosynthese, 1486
- Biosyntheseinhibitoren, Wirkung von, 1505
- Blutbestandteile und, 1494
- diagnostische Anwendungen, 1506
- Elektrolyt- und Wasserbalance, 1493
- Entwöhnung, 1499
- generelle Mechanismen und Effekte, 1490
- im Kohlenhydrat- und Proteinmetabolismus, 1492
- kardiovaskuläres System und, 1493
- Lipidmetabolismus und, 1492
- Medikamenteninteraktionen, 17
- - Diuretika, 808-809
- - Muskelrelaxanzien, 197
- - Phenytoin, 482
- normale Tagesproduktion, 1489

- physiologische Funktionen, 1489
- Resorption, Transport, Metabolismus und Exkretion, 1496
- Rezeptoren, 35
- Skelettmuskulatur und, 1494
- Struktur-Wirkungsbeziehung, 1496
- therapeutischer Einsatz, 1319-1320, 1500
- - als Antiemetikum, 958
- - antineoplastische Wirkungen, 1505
- - bei Allergien, 1503
- - bei Asthma, 684, 1504
- - - Dosierung, 680
- - bei autoimmuner Erythrozytendestruktion, 1505
- - bei Erkrankungen des Gastrointestinaltrakts, 1504
- - bei Hauterkrankungen, 1504
- - bei Hirnödem, 1505
- - bei Infektionserkrankungen, 1504
- - bei kongenitaler Nebennierenhyperplasie, 1502
- - bei Lebererkrankungen, 1505
- - bei nicht-endokrinen Erkrankungen, 1503
- - bei Nierenerkrankungen, 1503
- - bei Organtransplantationen, 1505
- - bei rheumatischen Erkrankungen, 1503
- - bei Sarkoidose, 1505
- - bei Schlaganfällen und Rückenmarksverletzungen, 1506
- - bei Thrombozytopenie, 1505
- - in der Augenheilunde, 1504, 1661
- - Substitutionstherapie, 1501
- - zur Immunsupression, 1313
- - zur Migräneprophylaxe, 515
- Toxizität, 1319-1320, 1499, 1661
- - bei längerer Anwendung, 1499
- - Glaukom, 1661-1662
- - Immunantwort, 1500
- - Katarakt, 1500, 1661
- - Myopathie, 1500
- - Obstipation, 945
- - Osteonekrose, 1500
- - Osteoporose, 1500
- - Risiko für peptische Ulzera, 1500
- - Verhaltensänderungen, 1500
- - Wachstumsretardierung, 1500
- - Wasser und Elektrolytstörungen, 1499
- Uterusmotilität und, 968
- Wirkmechanismus, 1318-1319
- ZNS und, 1494
Kortikosteron, siehe auch Hormone der Nebennierenrinde, 1486
Kortikotropin, siehe auch Adrenokortikotropes Hormon.

Kortisol (Hydrokortison), siehe auch Hormone der Nebennierenrinde, 1492, 1497
- bei Nebennierenhyperplasie, 1502
- Dosierung und Potenz, 1490
- normale Tagesproduktion, 1489
- Struktur, 209, 1486
- Transport, Metabolismus und Exkretion, 1496
- und Nebenniereninsuffizienz, 1502
Kortisolbutyrat, 1497
Kortisolovalerat, 1497
Kortison, siehe auch Hormone der Nebennierenrinde,
- Dosierung und Potenz, 1490
- Struktur, 1498
Kortison, siehe auch Hydrokortison.
Kortisonacetat, 1497
Kosten-Index, 68
Krampfanfälle, 475
- Absencen, 475
- bei Pyridoxinmangel, 1586
- definierte, 475
- durch Enfluran, 326
- durch Opioide, 547
- einfach fokale, 475
- Elektroschock-Test, 481
- fokale, 475
- generalisierte, 475
- komplex fokale, 476
- Medikamente bei, 476
- myoklonische, 476
- penicillininduzierte, 1067
- thephyllininduzierte, 693
- tonisch-klonische, 475
Kraurosis vulvae, 1444
Krebs, siehe auch neoplastische Erkrankungen, 1245
Krebstherapie, siehe auch bei Zytostatika.
Kretinismus, 1414
- Behandlung, 1414
- endemisch, 1414
- sporadisch, 1414
Kreuztoleranz, 58, 826
Kryptorchismus, Gonadotropine bei, 1399
Kupfer, 1346
- Mangel, 1346
- Vergiftung, Penicillamin bei, 1691-1692
kutane Leishmaniose, Chemotherapie bei, 981-986, 1010
- Pentamidin, 1022
Kwashiorkor, Vitamin A und, 1606

L

L-α-Acetylmethadol (LAAM), 561-562
L-5-Hydroxytryptophan, 260
L-5-Hydroxytryptophandecarboxylase, 249

L-5-Vinyl-2-thiooxazolidon (Goitrin), 1421
L-Asparaginase, 1247, 1289-1290
L-Asparaginase,
– Geschichte, 1289-1290
– Resorption, Metabolismus und Exkretion, 1289-1290
– therapeutischer Einsatz, 1290
– Toxizität, 1290
– Wirkmechanismus, 1289-1290
– Wirkort, 1246
L-Buthioninsulfoximin, 1257-1258
L-DOPA, siehe auch unter Levodopa.
L-Sarcolysin. siehe Melphalan.
L-selektine und Entzündung, 634
L-T3, siehe Liothyronin.
L-T4, siehe Levothyroxin.
L-Zellen, 1536
Labetalol, 240
– bei Herzversagen, 858-859
– Clearance, 20
– pharmakologische Eigenschaften, 244
– Resorption, Metabolismus und Exkretion, 247
– Struktur, 242
Lactulose,
– Nebenwirkungen, 949
– Struktur, 949
Laetril, 1713
Läuse, Medikamente bei, 1712
Laktation,
– Oxytocin und, 970
Lamivudin, 1235-1236
Lamotrigin,
– bei ALS, 534
– bei Anfällen, 495
– bei Manie, 464-470
– Pharmakokinetik, 496
– pharmakologische Effekte und Wirkmechanismus, 495
– Toxizität, 496
Langerhanssche Inselzellen, 1513
Lansoprazol, 935
– Struktur, 935
Laryngotracheitis, Corynebakterien, Medikamente bei, 1055-1064
Laser-Chirurgie der Luftwege, Helium in der, 371
Lassa-Fieber, Ribavirin bei,
Lava migrans-Infektion der Haut, siehe auch Hakenwurminfektionen.
– Medikamente bei, 1031
– Thibendazol, 1713
Laxanzien, 947
– Antrachinon, 950-951
– Anwendung und Abusus, 952-953
– Ballaststoffe, 948, 950
– Dehydrocholsäure, 952
– Diarrhoe durch, 946
– Diphenylmethan, 950-951
– Docusat, 952
– Gewürzöl, 951-952

– Klassifikation, 948, 950
– Mineralöl, 952
– Obstipation durch, 945
– osmotische, 948-949
– Poloxamere, 952
– Quellstoffe, 948, 950
– Salze, 948-949
– Stimulans, 948, 950
– Surfactant, 951-952
– Wirkmechanismus, 948
Laxanzien, osmotische, 948-949
Laxanzien, saline, 948-949
Laxanzien, Volumen erweiternde, 948
LD_{50}, 53
– Tierversuche, 78
LDL, low density lipoproteins, 904
– Charakteristika, 904
– Rezeptor, 905
Lebensmittelallergien, 76
Lebererkrankungen, Gentherapie, 101
– obstruktive und Hyperlipidämie, 907
Lebertransplantationen, Ciclosporin bei, 1317
Leberzellkarzinome,
– Androgene und, 1474
– und Medikamentenbiotransformation, 16
Lecithin, siehe unter Phosphatidylcholin.
Legionella pneumophila, Medikamente bei, 1055-1064
– Chinolone, 1090
– Makrolide, 1160
– Tetracycline, 1146-1147
Leishmanose, Medikamente bei, 981-986
– kutane, 1022
– Natriumstiboglukonat, 1023
– viszerale, 1022
Lennox-Gastaut-Syndrom, 496
Lepiota, 156
Lepra, 1190
– lepromatös, 1191-1192
– Medikamente bei, 1191-1192
– – Clofazimin, 1191-1192
– – Dapson, 1628-1629
– – Ethionamid, 1191-1192
– – Rifampin, 1191-1192
– – Sulfone, 1190
– – Thalidomid, 1191-1192
– Therapie der ersten Wahl, 1176
– tuberkuloid, 1191-1192
– Typ I reaktiv, Glukokortikoide bei, 1624
Leptospira, Medikamente bei, 1055-1064
Leptotrichia buccalis, Penicillin bei, 1105-1106
Lergotril, 508
– Struktur, 508
Letterer-Siwe Syndrom (Histiocytosis X), 1280
– Vinblastin bei, 1280

Leucovorin, 1355
– mit Methotrexat, 1267
– und Fluorouracil, 1269-1270
Leuk-Enkephalin, 542
Leukämie,
– akute lymphatische Glukokortikoide bei, 1505
– akute myeloische (AML), Chemotherapie bei, 1279
– chronisch myeloische (CML), Chemotherapie bei, 1261
– Cytarabin bei, 1272
– Haarzellleukämie, Chemotherapie bei, 1277-1278
– lymphoblastische, Chemotherapie bei, 1266
– lymphozytische, Chemotherapie bei, 1247-1249
– nicht-lymphoblastische (AML), Chemotherapie bei, 1285-1286
– promyelocytische Vitamin A bei, 1606
Leukoplakie, orale Retinoide bei, 1627
Leukotrien B4 und Entzündung, 634
Leukotrien-A-Synthase, 619
Leukotriene, siehe auch unter Eicosanoiden, 618
– Antagonisten, 659
– hämatologische Effekte, 622
– kardiovaskuläre Effekte, 621
– Rezeptoren, 624
Leukozyten, PAF und, 628
Leukozyten-Adhäsionsdefizienz (LAD). Gentherapie bei,
Leukozytoklastische Vaskulitis,
– Dapson bei, 1628-1629
– kutane, Colchicin bei, 1639
– zytotoxische und immunsuppressive, 1627
Leuprolid, 1247-1249
Levallorphan, siehe auch unter Opioiden, 565
Levamisol, 1311
– zur Immunstimulation, 1325
Levaterenol, 217
Levenorgestrel,
– Ethinylöstradiol, 1455
Levobunolol, 248
Levocabastinhydrochlorid, 607-608
– Dosierung, 606
Levodopa,
– bei Parkinsonismus, 167
– Pyridoxin und, 1586
– Wearing off Phänomen, 528
Levomethadylacetathydrochlorid,
– bei Heroinentgiftung, 562-563
Levopropoxyphennapsylat, 567
Levorphanol, siehe auch unter Opioiden, 557
– Dosierung und Wirkdauer, 552
– Wirkung, 542
Levothyroxin, 1418
– bei Kretinismus, 1419

- bei Myxödem, 1419
- bei noduläre Struma, 1419

Leydig Zellen, 1467
- Dysfunktion, Choriongonadotropin (CG) und, 1398-1399

LH, siehe Luteinisierendes Hormon.
LH/CG Rezeptor, 1396
LHRH, siehe Gonadotropin Releasing Hormon.
Liarozol, Androgene und, 1477
Lichen planus,
- Ciclosporin bei, 1628-1629
- Glukokortikoide bei, 1624
- PUVA bei, 1636

Lidocain, 353
- antiarrhythmische Anwendung, 876
- Bierscher Block, 358
- Dosierung, 886-887
- EMLA Creme, 356
- klinische Anwendung, 353
- Muskelrelaxanzien und, 197
- Nebenwirkungen und Toxizität, 351
- ophthalmologische Anästhesie, 1665-1666
- Pharmakokinetik, 894
- pharmakologische Wirkungen, 353
- Resorption, Metabolismus und Exkretion, 353
- Struktur, 346
- zur Epiduralanästhesie, 360
- zur Infiltrationsanästhesie, 356-357
- zur Nervenblockade, 356-357
- zur Spinalanästhesie, 359
- zur topischen Anästhesie, 356

ligandenbindende Domänen von Rezeptoren, 33
ligandengesteuerte Ionenkanäle, 34
Lignin, 948-949
Limbisches System, 277
Lindan, 1647
linksventrikuläre Dysfunktion, ACE-Hemmer bei, 769
Linse, 1651
Liothyronin, 1418
Liotrix, 1418
Lipoatrophie, Insulin und, 1528
Lipocortin, 620
Lipoproteine, 904
- A, 904
- Äthanol und, 401
- Charakteristika, 904
- endogener Stoffwechsel, 904
- Erkrankungen durch, siehe Hyperlipoproteinämien
- exogener Stoffwechsel, 904
- Physiologie des Transports, 904

Lipoproteinlipase,
- familiäre Defizienz, 908
- Insulin und, 1521

Liposomen, Gentherapie und, 98-99
- α-Lipotropin (α-LPH), 1386
- anionische, 99
- β-Lipotropin (β-LPH), 1386
- γ-Lipotropin, 1386
- kationische, 99

Lipoxine, 618
5-Lipoxygenasehemmer, 1528
Lipoxygenasen, 296
- Eikosanoide und, 618

Liquor, Verteilung von Medikamenten im, 10
Lisinopril, 766
- bei Herzinsuffizienz, 858-859
- bei Hypertonie, 826
- Struktur, 764

Listeria, Medikamente bei, 1055-1064
- Imipenem, 1120
- Penicilline, 1102

Lisurid, 508
- Struktur, 508

Lithium, 411-412
- Arzneistoffinteraktionen durch, 464
- bei SIADH, 744
- Chemie, 461
- Diuretika, 720-721
- Geschichte, 461
- Kombinationstherapie mit Antipsychotika, 430-432
- Management, 464
- Obstipation durch, 945
- pharmakologische Eigenschaften, 461
- Resorption, Verteilung und Exkretion, 461
- therapeutischer Einsatz, 464
- toxische Reaktionen und Nebenwirkungen, 463
- und Alkoholismus, 579
- und Schilddrüsenfunktion, 413
- Vasopressinsekretion und, 741
- Wirkort, 452
- ZNS, 461

Lithocholsäure, 962
Loa loa, siehe Filiriasis.
Lobelia inflata, 201
Lobelin,
- Struktur, 201
- ZNS-Effekte, 202

Lösungsmittel, 1703-1704
- aliphatische Alkohole, 1706
- aliphatische Kohlenwasserstoffe, 1703-1704
- aromatische Kohlenwasserstoffe, 1708
- Glykole, 1707
- halogenierte Kohlenwasserstoffe, 1704

Lofexidin, 585
Lokalanästhetika, siehe Anästhesie, lokale.
Lomefloxacin, siehe auch Chinolone, 1088-1089
- Struktur, 1089

Lomustin (CCNU), siehe auch Alkylanzien, Nitrosoharnstoffe, 1247-1249
- Metabolismus, 1256
- Struktur, 1255

Long-QT-Syndrom, 873
- Management, 875

Loperamid, siehe auch Opioide, 560
- bei Diarrhoe, 953-954
- Nebenwirkungen, 954-955

Loracarbef, 1116
- Struktur und Dosierung, 1114-1115

Loratadin, 606
- Dermatologie, 1632-1633
- Dosis, 606

Lorazarbef, 1114-1115
Lorazepam, siehe auch Benzodiazepine, 336, 382
- Darreichung, 386
- Dosierung, 435
- pharmakologische Eigenschaften, 435
- Plasmakonzentrationen, 494
- Resorption, Metabolismus und Exkretion, 436
- Struktur, 377
- therapeutische Anwendungen, 386
- – als Antiemetikum, 958
- – bei Anfällen, 493
- – bei Status epilepticus, 499
- – in der Anästhesie, 337
- – zur Prämedikation, 313-314
- Toxizität, 494
- Wirkmechanismus, 493

Loreclezol bei Manie, 464-470
Lorglumid,
Lornoxicam, 658
Losartan, 773, 758, 827
- bei Herzinsuffizienz, 858-859

Lovastatin, 912-913
- Struktur, 913

Loxapin, siehe auch Antipsychotika, 415
- Struktur und Dosierung, 416-418

LSD, siehe Lysergsäurediethylamid.
Luftverschmutzung, 1697
- Aldehyde, 1699
- Auswirkungen auf die Gesundheit, 1698
- Kohlenmonoxid, 1700
- Ozon, 1699
- Partikel, 1697
- Schwefeldioxid, 1698
- Schwefelsäure, 1699
- Stickstoffdioxid, 1699
- Sulfate, 1699
- Toxikologie, 1698
- Typen und Quellen, 1698

Lugolsche Lösung, 1426
Lungenabszesse, Medikamente bei, 1055-1064
Lungenembolie, Medikamente bei, 1375
Lungenfunktionstest, Helium bei, 371
Lungenkrebs, Chemotherapie bei, 1247-1249

Lupus erythematodes, systemischer (SLE),
– Antimalariamittel, 1629-1630
– Dapson, 1628-1629
– durch Hydralazin, 75
– durch Procainamid, 75
– Glukokortikoide, 1503
– Gold, 1639
– Medikamente bei,
– Methotrexat, 1628
Luteinisierungshormon (LH), siehe auch unter Gonadotropine, 1385
– diagnostischer Gebrauch, 1397
– physiologische Effekte, 1396
– Rezeptor, 1396
– Sekretion, 1394
– Suppression, 1478
– Test und, 1467
– therapeutischer Einsatz, 1398-1399
– Wirkmechanismus, 1396
Luteinisierungshormon Releasing-Hormon (LHRH), siehe Gonadotropin Releasing-Hormon.
Lutropin, siehe Luteinisierungshormon.
Lyme disease, siehe Borrelia burgdorferi.
Lymphgranulomatose, Medikamente bei, 1247-1249
Lymphogranuloma venerum (LGV), Medikamente bei, 1055-1064
– Tetracycline, 1149-1150
Lymphome,
– Glukokortikoide bei, 1505
– T-Zell-Lymphome, kutane, lymphozytäre Leukämien, Chemotherapie bei, 1247-1249
Lymphozyten, Glukokortikoide und, 1495
Lypressin, 744
– Pharmakokinetik, 746
– Toxizität und Nebenwirkungen, 746
Lysergol, 507
– Struktur, 508
Lysergsäure, 507
– Struktur, 508
Lysersäurediethylamid (LSD), 268
– Geschichte, 268
– Mißbrauch, 589
– Struktur, 508
– und 5HT- Rezeptoren, 294
Lysosomale Speichererkrankungen, Gentherapie und, 107

M

M. Behçet,
– Alkylanzien bei, 1628-1629
– Azathioprin bei, 1628
– Ciclosporin bei, 1317
– Colchicin bei, 668, 1639
M. Brill, Medikamente bei, 1055-1064
– Tetracycline, 1149-1150

M. Cushing, 1492
– Chemotherapie bei, 1295
– Diagnose, 1506
– Ketoconazol, 1506
– Kortikosteroide und, 1494
– Metyparon-Test bei, 1506
– Trilostan bei, 1507
M. Darier, 1606
– Retinoide bei, 1625
– Vitamin A bei, 1606
M. Liddle, 1493
– kaliumsparende Diuretika, 727
M. Meniere, H_1-Rezeptor-Antagonisten bei, 607-608
M. Paget, 1548
– Bisphosphonate bei, 1563
– Kalzitonin bei, 1563
M. Parkinson, 521
– Dopaminbiosynthese und, 525
– Dopaminrezeptoren und, 525
– Genetik und, 522
– klinischer Überblick, 523-524
– medikamenteninduzierter, 523-524
– – durch Antipsychotika, 630
– neurale Mechanismen, 526
– Pathophysiologie, 523-524
– Therapie, 527
– – Amantadin, 530
– – Anticholinergika, 530
– – Belladonna-Alkaloide bei, 167
– – Carbidopa, 167
– – Dopaminrezeptor-Agonisten, 529
– – Levodopa, 527
– – Selegilin, 530
M. Parkinson, 527
– trockenes Auge durch Parkinsonmedikamente, 1646
M. Raynaud,
– Indoramin bei, 240
– Kalziumkanal-Antagonisten bei, 797
M. Reiter, Methotrexat bei, 1628
M. Waldenström (Makroglobulinämie),
– Chlorambucil bei, 1260
– Cladribin bei, 1279
M. Weil, Medikamente bei, 1055-1064
M. Wilson,
– Penicillamin bei, 1691-1692
m-Chlorophenypiperazin (mCPP), 269
M-CSF, monocyte-macrophage colony-stimulating factor, 1337
Macrophage inflammatory protein (MIP), 679
Mafenid, 1083
Magengeschwür, siehe auch unter peptisches Ulkus,
– H_2-Rezeptor-Antagonisten bei, 934
Magenkarzinom, Chemotherapie bei, 1247-1249
Magensekretion,
– bei Anästhesie, 312
– Kontrolle, 929
– muskarinerge Rezeptor-Antagonisten, 161

– zelluläre Pharmakologie, 929
Magenspülung bei Vergiftungen, 81
Magenzellschutz, Eicosanoide als, 627
Magnesium,
– als Antiarrhythmikum, 875
– bei Torsades de pointes, 895
– Muskelrelaxanzien und, 197
– täglicher Bedarf, 1575
Magnesiumcitrat, orale Lösung, 948-949
Magnesiumhydroxid, 948-949
Magnesiumsulfat, 948-949
– als Laxans, 82
– zur Hemmung der Uterusmotilität (Tokolyse), 974
Major depression, siehe unter Antidepressiva, Depression.
Makroglia, 279
Makroglobulinämie primäre, Chemotherapie bei, 1247-1249
Makrolide, 1157, 1161-1162
– antibakterielle Aktivität, 1157
– bei atypischen mykobakteriellen Infektionen, 1161-1162
– Campylobacter-Infektionen, 1161-1162
– Chemie, 1157
– Chlamydien-Infektionen, 1160
– Diphtherie, 1160
– Geschichte und Herkunft, 1157
– Gonorrhoe, 1161-1162
– Legionärskrankheit (Legionellen), 1160
– Medikamenteninteraktionen, 1161-1162
– Mycoplasma pneumoniae, 1160
– Nebenwirkungen, 1161-1162
– Pertussis, 1160
– prophylaktische Anwendung, 1161-1162
– Resistenzen, 1188
– Resorption, Verteilung und Exkretion, 1158
– Staphylokokken-Infektion, 1160
– Streptokokken-Infektion, 1160
– Syphilis, 1161-1162
– Tetanus, 1161-1162
– therapeutischer Einsatz, 1055-1064
– Wirkmechanismus, 1158
Makrophagen, 1311
– Glukokortikoide und, 1495
– und asthmatische Entzündungsreaktion, 679
Malaria,
– Biologie der, 987
– Chemotherapie bei, 981-986
– Lebenszyklus, 988
– Prävention, 1005
– Richtlinien zur Prophylaxe und Chemotherapie, 1004
Malaria, Medikamente gegen, 981-986
– antibakterielle Wirkstoffe als, 1003
– Ausblick, 1005

- Chinin, 1001
- Chloroguanid, 994
- Chloroquin und verwandte Substanzen, 991
- dermatologische Anwendungen, 1629-1630
- Diaminopyrimidine, 995
- erworbene Resistenz, 989
- Gametozytozide, 989
- Halofantrin, 996
- Klassifikation, 988
- Mefloquin, 997
- Primaquin, 999
- Prophylaxe-Richtlinien, 990, 1005
- Richtlinien für Prophylaxe und Therapie, 1004
- Schizontizide, 989
- – bei kausaler Prophylaxe, 989
- – bei klinischer und suppressiver Therapie, 989
- – zur Rezidivprophylaxe, 989
- Sporontozide, 989
- Sulfonamide und Sulfone, 1003
- Tetracycline, 1003
- Therapieempfehlungen, 991, 1004

Malassezia, Medikamente bei, 1207
Malathion, 172
- Resorption, Metabolismus und Exkretion, 168
- Struktur, 177
- Wirkmechanismus, 176

Maligne Hyperthermie,
- Dantrolen bei, 428-429
- durch Enfluran, 327
- durch Halothan, 324
- durch Isofluran, 328-329
- durch Muskelrelaxanzien, 197

Malignome des Halses,
- Chemotherapie bei, 1247-1249
- Vitamin A und, 1606

Malleoidose (Whitmore-Syndrom), Medikamente bei, 1055-1064
Malleus, Medikamente bei, 1055-1064
Malonyl-CoA, 1520
Malresorptionssyndrome,
- Vitamin K und, 1609
- Vitamin-E-Mangel und, 1611-1612

Mandelsäure, 1091-1092
Maneb, 1717
Mangan, tägliche Höchstmenge in der Nahrung, 1576
Manie, Medikamente bei, 445
- Antikonvulsiva, 464-470
- Antipsychotika, 430-432

Mannitol, 40, 715
- als Laxans, 949
- Struktur, 715
- und Augeninnendruck, 1667

Mansonella, siehe unter Filarien.
Maprotilin, 446
- Struktur, Dosierung, 447-449
- Toxizität und Nebenwirkungen, 456

Marfan-Syndrom, β-adrenerge Antagonisten bei, 250
Marihuana, 588-589
- als Antiemetikum, 958
- Entzugssyndrom, 589
- medizinische Effekte, 588-589
- Rezeptor, 588-589
- Toleranz, 589
- und Hyperglykämie, 1530

Markenbezeichnung von Medikamenten, 67-68
mas Onkogen, 38
Masern-Virus,
- Konjunktivitis, 1654-1656
- Ribavirin bei, 1235-1236
- Vitamin A und, 1601

Masoprocol, 1638
Mastzellen und Asthma, 678
Mazindol, 288
- therapeutischer Einsatz, 232

McN-A-343, 128
MDA (Methylendioxyamphetamin), 590-591
MDMA, Methylendioxymethamphetamin, 590-591
Me-Lycanonitin, 288
Mebendazol, siehe auch unter Benzimidazole, 1034
- bei Helminthosen, 981-986
- Struktur, 1034
- und Hypoglykämie, 1530

Mecamylamin, 203
- Arzneistoff-Rezeptor, 42
- Struktur, 203
- therapeutischer Einsatz, 204
- Wirkmechanismus, 1

Mechlorethamin, 1247-1249
- Resorption und Metabolismus, 1258
- Struktur, 1254
- therapeutischer Einsatz, 1258
- – in der Dermatologie, 1628-1629
- Toxizität, 1258

Meclizin, siehe auch unter H_1-Rezeptor-Antagonisten, 606
- als Antiemetikum, 958
- Dosierung, 606

Meclofen, 652
- Chemie, 652

Meclofenamsäure, 652
Medikamente,
- Biotransformation, 1
- Bioverfügbarkeit, 4
- Darreichungswege, 5–9
- Exkretion von, 1
- individuelle Therapie, 27, AII-3
- klinische Testung von, 48
- Mißbrauch. siehe unter Arzneistoffmißbrauch, Sucht und Abhängigkeit.
- Pharmakodynamik, 31
- Pharmakokinetik, 3
- Plazeboeffekt, 58

- Potenz, 41
- Regulation, 60
- Resorption, 1
- Toleranz. siehe Toleranz.
- Toxizität. siehe Toxizität, Toxikologie.
- transmembranärer Transport, 3
- Verteilung, 10, 21–22
- Wirkmechanismen, 31

Medikamente mit getesteter (FDA) therapeutischer Äquivalenz, 67-68
Medikamentennomenklatur, 65-66
Medikamentenabhängigkeit, 578
Medikamenteninteraktionen mit frei verkäuflichen Präparaten, 58
Medikamentenentwicklung, Struktur-Wirkungsbeziehungen und, 32
Medroxalol, 248
Medroxyprogesteronacetat (MPA), 1247-1249
- antineoplastische Anwendung, 1295
- Ersatztherapie, 1445-1446

Medroxyprogesteroncaproat, 1449
- Struktur, 1449

Medryson, 1497
Medulla oblongata, 278
MEDWatch, 65-66
Mefenaminsäure, 652
- Struktur, 652

Mefloquin, siehe auch unter Malaria, 981-986
- Behandlungsstrategien, 991
- Geschichte, 997
- Kontraindikationen, 999
- Medikamenteninteraktionen, 999
- prophylaktische Anwendung, 990
- Resorption, Metabolismus und Exkretion, 998
- Struktur, 998
- therapeutischer Einsatz, 998
- Toxizität und Nebenwirkungen, 999
- Wirkmechanismus und Resistenz, 998
- Wirkung bei Malaria, 998

megaloblastische Anämie,
- hämatopoetische Wirkstoffe bei, 1347
- Vitamin-E-Mangel und, 1611-1612

Megestrolacetat, 1247-1249
Meige Syndrom, Botulinustoxin bei, 1662-1664
Melanom, malignes, Chemotherapie bei, 1247-1249
Melanozyten stimulierendes Hormon, 540
Melarsoprol, 1015
- Geschichte, 1015
- Resistenzen, 1016
- Resorption, Metabolismus und Exkretion, 1016
- Risiken und Kontraindikationen, 1017
- Struktur, 1015

– therapeutischer Einsatz, 981-986
– Toxizität und Nebenwirkungen, 1016
Melatonin, 260
Meloxicam, 658
– Struktur, 658
Melphalan, 1247-1249, 1260
– Resorption, Metabolismus und Exkretion, 1260
– Struktur, 1254
– therapeutischer Einsatz, 1260
– Toxizität, 1257-1258
– Wirkungen, 1260
Menachinon, 1607
Menadion, 1607
Meningen, 279
Meningitis,
– bakterielle Chloramphenicol bei, 1154-1155
– Campylobacter, Medikamente bei, 1055-1064
– Cephalosporine bei, 1119
– Cryptococcus, Medikamente bei, 1055-1064
– Flavobakterium, Medikamente bei, 1055-1064
– Gentamicin bei, 1137
– Haemophilus, Medikamente bei, 1055-1064
– Leptospiren, Medikamente bei, 1055-1064
– Listerien, Medikamente bei, 1055-1064
– Meningokokken, Medikamente bei, 1055-1064
– Pasteurella, Medikamente bei, 1055-1064
– Pneumokokken, Penicillin bei, 1104-1105
– Streptokokken, Medikamente bei, 1055-1064
– – Penicillin, 1104-1105
Menke-Syndrom (Kraushaarsyndrom), 1346
Menotropin, 1397
Menstruationszyklus, neuroendokrine Kontrolle des, 1436
Mepacrin, siehe auch unter Quinacrin, 1023
Mepenzolat, 165
Mepenzolatbromid, 165
Meperidin, 550
– Analgesie, 556-557
– Dosierung und Wirkdauer, 552
– glatte Muskulatur, 557-559
– in der Anästhesie, 338
– kardiovaskulär, 557
– Medikamenteninteraktion, 430-432
– Nebenwirkungen, Risiken und Kontraindikationen, 557-559
– pharmakologische Eigenschaften, 556-557
– Resorption, Metabolismus und Exkretion, 557-559

– therapeutischer Einsatz, 559
– Toleranz und physische Abhängigkeit, 559
– zur Migräneprophylaxe, 515
– zur Prämedikation, 314-315
Mephentermin, 224
– Struktur, 210
– therapeutischer Einsatz, 230
Mephenytoin, 484
– pharmakologische Eigenschaften und Metabolismus, 484
– Polymorphismus, 16
Mephobarbital, siehe auch unter Barbituraten,
– bei Anfällen, 486-487
– Struktur und Eigenschaften, 392-393
– therapeutischer Einsatz, 392-393
Mepivacain, 354
– Struktur, 346
– zur Nervenblockade, 356-357
Meprobamat, 397
– anxiolytisch, 438
– Nebenwirkungen, 397
– Struktur und pharmakologische Eigenschaftfen, 396
Meptazinol, 565
Mepyramin, 289
Mercaptopurin, 1247-1249
– Allopurinol und, 1276
– Pharmakokinetik, 668
– Resorption, Metabolismus und Exkretion,
– Struktur, 1246
– therapeutischer Einsatz, 1272-1273
– Toxizität, 1276
Meropenem, 1120
– therapeutischer Einsatz, 1055-1064
Mesalamin, 645-646
Mescalin, 589
Mesencephalon, 278
MESNA (2-Mercaptoethansulfonat), 40, 1258
– und Ifosfamid, 1260
Mesoridazin, 415
– Chemie und Dosierung, 416-418
– Resorption, Metabolismus und Exkretion, 425
Mesotheliom, durch Asbest bedingtes, 1702-1703
Mestranol, siehe auch Östrogene; orale Kontrazeptiva, 1442
– Struktur, 1434
Mesulergin, 288
Met-Enkephalin, 540
– Wirkungen, 542
metabolische Medikamenteninteraktionen, 17
Metabolismus, sättigbarer, 24
Metaboliten,
– reaktive Intermediärprodukte, 73
– toxische, 74
Metagonimus yokogawai, Chemotherapie bei, 1034

Metalle, siehe auch unter Schwermetalle.
Metamucil, 948-949
Metanephrin, 133
Metaraminol, 224
– Struktur, 210
– therapeutischer Einsatz, 230
Metaraminolbitartrat, 224
Metergolin, 508
– Struktur, 508
Metformin, 1534
Methacholin, 151
– pharmakologische Eigenschaften, 150
– Struktur, 151
– Wirkmechanismus, 151
Methacyclin, 1146
Methadon, 560-561
– Dosierung und Wirkdauer, 552
– Nebenwirkungen, Medikamenteninteraktion und Risiken, 560-561
– pharmakologische Wirkung, 560-561
– Resorption, Metabolismus und Exkretion, 560-561
– Struktur, 560-561
– therapeutischer Einsatz, 560-561
– – zur Heroinentgiftung, 585
– – zur Schmerztherapie, 583
– Toleranzentwicklung und physische Abhängigkeit, 560-561
– Wirkungen, 542
Methamphetamin, 209
– Abusus, 587
– Struktur, 210
– therapeutischer Einsatz, 232
Methan, 1703-1704
Methandrostenolon, 1475
Methanol, 1706
– Antidot für, 82
– Struktur, 1706
– Zeichen und Symptome einer Vergiftung mit, 1707
Methanthelinbromid, 165
Methazolamid, 711
– Struktur, 713
Methcathinon, 588
Methenamin,
– antimikrobielle Wirkung, 1091-1092
– Chemie, 1091-1092
– Infektionen der Harnwege, 1091-1092
– Pharmakologie und Toxikologie, 1091-1092
Methenolonacetat, 1466
5,10-Methenyltetrahydrofolat, 1354
Methicillin, 1101
– antibakterielle Wirkung, 1102
– Struktur, 1102
Methimazol, 1405
– Pharmakokinetik, 1422
– Resorption, Metabolismus und Exkretion, 1422

- Struktur, 1421
- therapeutischer Einsatz, 1423
- unerwünschte Wirkungen, 1422
Methionin,
- Folsäure und, 1354
- Stickstoffmonoxid und, 332
Methoctramin, 166
Methohexital, 392-393
- in der Anästhesie, 333-334
- Struktur Eigenschaften und Anwendung, 392-393
Methoniumverbindungen, 190
Methotrexat, 1247-1249
- Medikamenteninteraktionen, 56-58
- - Fluorouracil, 1269-1270
- - NSAR, 640
- - Probenecid, 670
- - Salicylate, 645-646
- Resistenz, 1265
- Resorption, Metabolismus und Exkretion, 1266
- Struktur-Aktivitätsbeziehung, 1264
- therapeutischer Einsatz, 1267
- - als Folsäureantagonist, 1349
- - bei rheumatoider Arthritis, 664-665
- - in der Dermatologie, 1627
- - zur Immunsuppression, 1315-1316
- Toxizität, 1265
- Wirkmechanismus, 1265
- Wirkort, 1246
- zytotoxische Wirkung, 1265
Methoxamin, 224
- Struktur, 210
- therapeutischer Einsatz, 230
Methoxsalen, 1635
- zur Immunsuppression, 1324
5-Methoxy-N-acetyltryptamin, 260
Methoxy-N-methylmorphinan, siehe auch unter Dextromethorphan.
Methoxychlor, 1710
3-Methoxy-4-hydroxyphenylacetsäure (HVA), 525
3-Methoxy-4-hydroxyphenylethylenglycol (MOPEG), 134
Methscopolaminbromid, 158
Methusuximid, 490
Methyclothiazid, siehe auch unter Thiaziddiuretika,
- Struktur Resorption und Exkretion, 724
Methyl-CCNU, siehe unter Semustin.
1-Methyl-d-lysergsäurebutanolamid, 270
Methylalkohol, siehe unter Methanol.
Methylatropinnitrat, 157
Methylbromid, 1713
Methylcobalamin, 1348
Methyldopa, 227, 809
- bei Hypertonie, 809

- hämolytische Anämie durch, 75
- MAO-Hemmer und, 460
- Metabolismus, 129
- Nebenwirkungen, 811
- pharmakologische Eigenschaften, 810
- Resorption, Metabolismus und Exkretion, 811
- Struktur, 809
- Wirkmechanismus, 141
Methyldopahydrochlorid, 812
Methylenchlorid, 1706
Methylendioxyamphetamin (MDA), 589
5,10-Methylenetetrahydrofolat, 1349
6-Methylergolin, 507
Methylergonovin, siehe auch unter Ergotalkaloide, 508
- pharmakologische Eigenschaften, 509-510
- Struktur, 508
- Wehenverstärkung, 972
Methylhydrazinderivat bei neoplastischen Erkrankungen, 1247-1249
6α-Methylkortisol, 1499
Methylmelamin, 1247-1249
Methylnitrosoharnstoffe, siehe auch unter Nitrosoharnstoffe,
- Struktur, 1255
Methylphenidat, 229
- Abusus, 587
- Medikamenteninteraktionen,
- - Antidepressiva, 457
- - Barbiturate, 391
- therapeutischer Einsatz, 232
Methylprednisolon, 1497
- als Antiemetika, 958
- bei Asthma, 687
- Dosierung und Potenz, 1490
Methylprednisolonacetat, 1497
Methylquecksilber, 1679-1680
Methylsalicylat, 643
- Struktur, 641
Methyltestosteron, 1473
Methyltetrahydrofolat, 1349
5-Methylurapidil, 137
Methylxanthine, 691
- Chemie, 691
- Enoprofyllin, 695
- Herkunft und Geschichte, 691
- Pentoxifyllin, 695
- pharmakologische Eigenschaften, 692
- - diuretische Wirkung, 693
- - glatte Muskulatur, 692
- - kardiovaskulär, 693
- - Skelettmuskel, 692
- - ZNS, 692
- Resorption, Metabolismus und Exkretion, 693
- therapeutischer Einsatz, 696
- - Apnoe bei Frühgeborenen, 696

- - Asthma, 696
- Toxikologie, 693
- und Myokardinfarkt, 693
- Verhalten, 693
- zelluläre Grundlagen, 692
Methyprylon, 395
- Nebenwirkungen, 397
- Struktur und pharmakologische Eigenschaften, 396
Methysergid, 270
- Nebenwirkungen, 271
- pharmakologische Eigenschaften, 509-510
- Struktur, 508
- zur Migräneprophylaxe, 515
Methylzellulose, 948-949
Metilexin, siehe auch unter Antiarrhythmika,
- antiarrhythmische Anwendung, 880
- Dosierung, 886-887
- Kontraindikationen, 886-887
- Pharmakokinetik, 886-887
- Struktur, 895
Metilmicin, Resistenzen, 1129
Metipranolol, 248
Metoclopramid, 416-418
- Diarrhoe durch, 946
- Parkinson, 523-524
- pharmakologische Eigenschaften, 960
- Struktur, 960
- therapeutischer Einsatz, 961
- - als Antiemetikum, 958
- - bei Hypomotilität des Magens, 960
- - bei Migräne, 506
- - bei ösophagealem Reflux, 153
Metocurin, 190
- Ganglienblockade, 196
- Resorption, Metabolismus und Exkretion, 198
Metolazon, siehe auch unter Thiaziddiuretika,
- bei Hypertonie, 805
- Struktur, Resorption und Exkretion, 724
Metoprolol, 135
- Entzugseffekte, 249
- pharmakologische Eigenschaften, 244
- Struktur, 242
- therapeutischer Einsatz, 247
- - bei Herzversagen, 862
- - bei Myokardischämie, 797
- - zur Migräneprophylaxe, 515
- Wirkmechanismus, 142
Metrazimid, 1426
Metrifonat, 185, 1041
- Alzheimer, Therapieversuche bei, 185
- bei Wurmerkrankungen, 981-986
- Struktur, 1041
Metronidazol, 1017

- Äthanol und, 404
- antiparasitäre und antimikrobielle Effekte, 1017
- H. pylori, 937
- Resistenzen, 1017
- Resorption, Metabolismus und Exkretion, 1018
- Struktur, 1017
- therapeutischer Einsatz, 1018
- – bei Acne rosacea, 1630-1631
- – bei Amöbiasis, 1010
- – bei Dracunculiasis, 1033
- – bei Giardiasis, 1010
- – bei Helminthose, 981-986
- – bei Protozoeninfektionen, 981-986
- – bei Trichomonasinfektion, 1011
- – Prophylaxe bei chirurgischen Eingriffen, 1074-1075
- Toxizität, Kontraindikationen und Medikamenteninteraktionen, 1018-1019
- Wirkmechanismus, 1017

Metyrapon, 1507
- und Inhibition der adrenokortikalen Sekretion, 1507

Metyrosin, 236
- bei Hypertonie, 815
- Nebenwirkungen, 816
- Struktur, 816

Mevalonat, 912-913
Mevastatin, 912-913
- Struktur, 913
Mevinolin, siehe auch unter Lovastatin, 601
Mezlozillin, siehe auch unter Penicilline, 1101
- antibakterielle Wirkung, 1102
- Struktur, 1102
- therapeutischer Einsatz, 1055-1064

MHC (major histocompatibility complex), 1311
Mianserin zur Migräneprophylaxe, 516
Michaelis-Menten-Gleichung, 20, 24, 40
Miconazol, 1051
- Struktur, 1206
- therapeutischer Einsatz, 1206
- – in der Dermatologie, 1632
- – in der Ophtalmologie, 1657

Microsporum,
- Ciclopiroxolamin, 1207
- Griseofulvin bei, 1204
- Tolnaftat bei, 1207

Midazolam, siehe auch unter Benzodiazepine, 380
- Applikation, 386
- Medikamenteninteraktionen, 17
- Struktur, 377
- therapeutischer Einsatz, 386
- – in der Anästhesie, 337
- – zur Prämedikation, 313-314

Mifepriston (RU-486), 511
- Chemie, 1453
- pharmakologische Wirkung, 1453
- Resorption, Metabolismus und Exkretion, 1453
- therapeutischer Einsatz, 1453

Migräne, 503
- 5-HT$_1$-Agonisten und, 503
- Ausblick, 516
- genetische Komponente, 516
- klinische Subtypen, 503
- Medikamente zur Migräneprophylaxe, 515
- – 5-HT-Rezeptor-Antagonisten, 516
- – Amitryptilin, 515
- – β-adrenerge Rezeptor-Antagonisten, 516
- – Kalziumkanal-Antagonisten, 516
- – MAO-Inhibitoren, 516
- milde, Therapie, 505
- moderate, Therapie, 505
- schwere, Therapie, 506
- Stufenschema der Pharmakotherapie, 505
- Symptome, 503
- Theorien zur Pathogenese, 503
- – Serotoninabnormalitäten, 504
- – Spreading depression, 504
- – vaskulär, 504
- therapeutische Wirkstoffe bei, 506
- – Ausblick, 516
- – β-adrenerge Antagonisten, 250
- – Ergotaminpräparate, 239
- – Methysergid, 270
- – Sumatriptan, 515
- – Therapie, 504

Mikroglia, 279
Mikroiontophorese, 285
Milbemycin, 1039
Milch, Drüsensekretion und, 17
Milch-Alkali-Syndrom, 940
Milchsäure, Anwendung in der Dermatologie, 1638
Milrinon,
- bei Herzversagen, 858-859

Minamata, 1679-1680
Mineralien,
- Einnahmebereich, 1575
- empfohlene Zufuhr, 1575
- Regulation, 1573

Mineralkortikoide, siehe auch unter Kortikosteroide, 1489
- ACTH und, 1484
- bei adrenaler Hyperplasie, 1502
- Klassifikation, 1490

Mineralkortikoidrezeptor, 1491
- Antagonisten, 726
- Effekte auf die Harnausscheidung, 728-729
- Medikamenteninteraktionen, 728-729

- renale Effekte, 728-729
- Resorption und Exkretion, 728-729
- Struktur, 728
- therapeutischer Einsatz, 728-729
- Toxizität, Nebenwirkungen und Kontraindikationen, 728-729
- Wirkmechanismus, 727

Mineralöl, 952
Minocyclin, siehe auch unter Tetracyclinen, 1146
- therapeutischer Einsatz, 1055-1064
- – zur Akne-Therapie, 1630-1631

Minoxidil, 1637
- bei Hypertonie, 821
- Nebenwirkungen, 821
- pharmakologische Eigenschaften, 821
- Resorption, Metabolismus und Exkretion, 821
- Struktur, 821
- Wirkmechanismus, 821

Miose,
- durch Cholinesterasehemmer, 176
- durch Opioide, 547

Mipafox, 181
Mirex, 1711
Misoprostol, 627, 942
- kombinierte Applikation mit NSAR, 639
- Nebenwirkungen, 942
- zur Hemmung der Magensäuresekretion, 942

Mißbrauch und Abhängigkeit von Inhalanzien, 591-592
Mithramycin, siehe unter Plicamycin,
Mitodrin, 224
mitogenaktivierte Proteinkinasen (MAP), 1516
Mitomycin C, siehe auch unter Mitomycin, 1289
- Resorption, Metabolismus und Exkretion, 1289-1290
- Struktur, 1289-1290
- therapeutischer Einsatz, 1289-1290
- – in der Ophthalmologie, 1662-1664
- Wirkmechanismus, 1289-1290
- Wirkort, 1286-1287

Mitotan, 1247-1249
- Resorption, Metabolismus und Exkretion, 1294
- Struktur, 1294
- therapeutischer Einsatz, 1294
- Toxizität, 1295
- zytotoxische Wirkung, 1294

Mitoxantron, 1247-1249
- Struktur, 1286-1287
- Wirkort, 1246

Mittelhirn, Anatomie und Funktion, 278
Mivacurium, 190
- Ganglienblockade, 196
- pharmakologische Eigenschaften, 192

- Resorption, Metabolismus und Exkretion, 198
- Struktur, 191
- zur Elektroschocktherapie, 199

MK-0591, 659
MK-462, 516
MK-507, 1661-1662
MK-886, 659
Moclobemid, 469
Moexipril, 764
Molindonhydrochlorid, siehe auch unter Antipsychotika, 416-418
Molybden, tägliche Höchstmengen in der Nahrung, 1576
Mometasonfuronat, siehe auch unter adrenokortikalen Steroiden, 1497
Monitoring der klinischer Pharmakokinetik, 27
Mono-1-aspartylchlorin, 1636
6-Monoacetylmorphin (6-MAM), 552
Monoaminooxidase (MAO), 133
- und 5-HT Metabolismus, 260
Monoaminooxidase-Inhibitoren (MAO-Hemmer),
- Effekte am ZNS, 450 451
- Geschichte, 446
- Konzept der falschen Transmittersubstanzen und, 212
- Medikamenteninteraktionen, 458-459
- - 5-HT, 133
- - andere Antidepressiva, 458-459
- - Barbiturate, 391
- - Dopamin, 133
- - Noradrenalin, 133
- - Opioide, 553
- - Tyramin, 212
- Obstipation, 945
- pharmakologische Eigenschaften, 453
- Resorption, Metabolismus und Exkretion, 454-456
- Struktur und Dosis, 447-449
- therapeutischer Einsatz, 460
- - als Antidepressivum, 445
- - bei Parkinsonerkrankung, 530
- - zur Migräneprophylaxe, 515
- toxische Reaktionen und Nebenwirkungen, 456
- Wirkmechanismus, 142
Monuron, 1717
MOPP Kombinationstherapie, 1258
Moraxella catarrhalis, Medikamente bei, 1055-1064
- Chinolone, 1090
Morbus Crohn, 1317
- Ciclosporin bei, 1317
- Glukokortikoide bei, 1504
- Methotrexat bei, 1263
- Vitamin K und, 1609
Moricizin,
- als Antiarrhythmikum, 880
- Dosierung, 886-887

- Pharmakokinetik, 886-887
- Struktur, 895
Morphin-6-glukoronid, 552
Morphin/Morphium, siehe auch unter Opioiden, 544
- akute Toxizität, 553
- Chinidin, 899
- Dosierung und Wirkdauer, 552
- Geschichte, 539
- Medikamenteninteraktion, 553
- Nebenwirkungen und Risiken, 552
- pharmakologische Eigenschaften, 545
- - Analgesie, 545
- - Dickdarm, 549
- - Dünndarm, 549
- - Gallenwege, 549
- - gastrointestinal, 549
- - Haut, 550
- - Husten, 548
- - hypothalamisch, 547
- - Immunsystem, 550
- - kardiovaskulär, 545
- - Krämpfe, 547
- - Magen, 549
- - Miosis, 547
- - neuroendokrin, 547
- - Respiration, 547
- - Übelkeit und Erbrechen, 548
- - Ureter und Harnblase, 549
- - Uterus, 549
- - ZNS, 548
- Resorption, Metabolismus und Exkretion, 550
- Struktur-Wirkungsbeziehung, 544
- therapeutischer Einsatz, 554
- - bei Dyspnoe, 556-557
- - bei Husten, 556-557
- - bei malignombedingtem Schmerz, 555-556
- - bei postoperativem Schmerz, 361
- - bei Schmerzen, 554
- - in der Anästhesie, 338
- - in der geburtsheilkundlichen Anästhesie, 556-557
- - obstipierende Effekte, 556-557
- - zur Prämedikation, 314-315
- Toleranz und physische Abhängigkeit, 550
- und Hyperglykämie, 1530
- und Vasopressinsekretion, 737-738
- Verteilung, 551
- Wirkung am Rezeptor, 542
Motilin, 961
- Aminosäuresequenz, 962
motorische Nerven, 115
Moxalactam, 1118
6-MP. siehe auch unter Mercaptopurin.
MPTP (N-methyl-4-phenyl-1,2,3,6 - tetrahydropyridin), 2
MSEL-Neurophysin, 734
Mucormycose,

- Amphotericin B, 1197-1198
- Medikamente bei, 1055-1064
- optische, 1656
Multidrug transporter protein gene, 108
Multiple Sklerose, Sauerstofftherapie bei, 369
Multiples Myelom, Chemotherapie bei, 1247-1249
Mundsoor (Candidiasis), Medikamente bei, 1055-1064
Mupirocin, 1630-1631
Muromonab-CD3, monoklonale Antikörper, 1323
- bei Organtransplantationen, 1313-1315
- Medikamentendisposition und Pharmakokinetik, 1323
- therapeutischer Einsatz, 1323
- Toxizität, 1323
- Wirkmechanismus, 1323
Muscimol, 288
Muskarin, 153
- pharmakologische Eigenschaften, 155
- Wirkmechanismus, 141
muskarinerge Cholinozeptoren, 39, 122-123
- Eigenschaften und Subtypen, 128
- G-Proteine und, 35, 36, 127
- M_1, 39, 150
- M_2, 39. 150
- M_3, 150
- M_4, 150
- M_5, 151
muskarinerge Effekte, 39
muskarinerge Rezeptor-Agonisten, 149
- Cholinester, 149
- cholinomimetische natürliche Alkaloide und synthetische Analoga, 154
muskarinerge Rezeptor-Antagonisten, 156
- Geschichte, 157
- pharmakologische Eigenschaften, 159
- - Augen, 159
- - Gallenwege, 162
- - Ganglien und autonomes Nervensystem, 159
- - Gastrointestinaltrakt, 161
- - Harntrakt, 162
- - kardiovaskuläres System, 160
- - Respirationstrakt, 161
- - Schweißdrüsen und Temperatur, 162
- - Uterus, 162
- - ZNS, 159
- quartäres Ammonium, 163
- Resorption, Metabolismus uns Exkretion, 162
- selektive, 165
- Struktur-Wirkungsbeziehung,
- tertiäre Amine, 165

– therapeutischer Einsatz, 165
– – bei Vergiftungen durch
    Cholinesterasehemmer und
    Pilze, 168
– – Gastrointestinaltrakt, 166
– – in der Anästhesie, 168
– – in der Ophthalmologie, 167
– – kardiovaskulär, 166
– – Respirationstrakt, 167
– – Urogenitaltrakt, 168
– – ZNS, 167
– – zur Inhibition der
    Magensäuresekretion, 942
– Vergiftungen durch, 162
– Wirkmechanismus, 158
Muskelentwicklung, Androgene und, 1475
Muskelrelaxanzien, 188
– Aminoglykoside, 1134
– Atemlähmung, 198
– diagnostische Anwendung, 199
– Eigenschaften, 190
– Geschichte, 306
– Herkunft und Chemie, 188
– Interventionsstrategien, 198
– maligne Hyperthermie, 197
– Messung des Blockadeeffektes, 199
– Obstipation durch, 945
– pharmakologische Eigenschaften, 192
– – autonome Ganglien und
    muscarische Wirkorte, 196
– – Histaminfreisetzung, 196-197
– – lebensbedrohliche
    Implikationen, 196-197
– – Paralyse, 196
– – Skelettmuskulatur, 192
– – Synergismen und
    Antagonismen, 196-197
– Resorption, Metabolismus und
    Exkretion, 198
– Struktur-Wirkungsbeziehung, 190
– therapeutischer Einsatz, 198
– – in der Elektroschocktherapie, 199
– Toxikologie, 197
Muzolimin, 717
– Struktur, 718
Myasthenia gravis,
– Ätiologie, 182
– antimikrobielle Therapie bei, 1067
– Cholinesterasehemmer bei, 182
– Diagnose, 183
– Rezeptorfehlfunktion und, 38
– Therapie, 184
– Tubocurarin bei, 199
Mycobacterium chelonei,
    Medikamente bei, 1187
Mycobacterium fortuitum,
– Medikamente bei, 1187
– Therapie der ersten Wahl, 1176
Mycobacterium kansaii,
– Medikamente bei, 1187
– Therapie der ersten Wahl, 1176

Mycobacterium leprae,
– Medikamente bei, 1055-1064
Mycobacterium marinum,
– Medikamente bei, 1187
– Therapie der ersten Wahl, 1176
Mycobacterium scofulaceum,
– Medikamente bei, 1187
Mycobacterium tuberculosis, 1055-1064
– Medikamente bei, 1186
Mycobacterium ulcerans,
– Clofazimin bei, 1191-1192
Mycobacterium-avium-Komplex,
– Amikacin, 1189
– Chinolone, 1090
– Clofazimin, 1189
– Isoniazid, 1176
– Makrolide, 1160
– Medikamente bei, 1055-1064
– Prophylaxe bei, 1189
– Rifabutin, 1188
– Therapie der ersten Wahl, 1176
Mycophenolatmofetil, 1321
Mycophenolsäure zur
    Immunsuppression, 1316
Mycoplasma pneumoniae,
– Chinolone, 1090
– Makrolide, 1160
– Medikamente bei, 1055-1064
– Tetracycline, 1149-1150
Mycosis fungoides, Medikamente bei, 1247-1249
Mydriasis, muskarinerge Antagonisten
    bei, 167
myelo-optische Neuropathie durch
    Cliochinol, 1015
Myelofibrose bei myeloider
    Metaplasie,
– Busulfan bei, 1261
myeloide Wachstumsfaktoren, 1334
Myeloische Leukämie,
– akute (AML), Chemotherapie bei, 1279
– chronische (CML), Chemotherapie
    bei, 1261
mykobakterielle Infektionen, atypische
    Medikamente bei, 1187
– Makrolide, 1161-1162
Mykosen,
– Medikamente bei, siehe auch bei
    Antimykotika, 1195
Myokardinfarkt,
– ACE-Hemmer bei, 769
– Acetylsalicylsäure bei, 1376-1377
– Atropin bei, 161
– β-adrenerge Antagonisten
    (Betablocker) bei, 250
– Kalziumkanal-Antagonisten bei, 795-796
– Nitrate bei, 789
– Scopolamin bei, 161
– thrombolytische Therapie bei, 1376-1377

Myokardischämie, siehe auch unter
    Angina pectoris, 761
– ACE-Hemmer bei, 799
– antithrombotische Wirkstoffe bei, 798
– β-adrenerge Antagonisten (Beta-
    Blocker) bei, 796
– Carnitin bei, 1592
– durch Minoxidil, 824
– Eicosanoide bei, 627
– Gentherapie bei, 799
– Kaliumkanalaktivatoren bei, 799
– Kalziumkanal-Antagonisten bei, 789
– – Chemie, 789
– – Geschichte, 789
– – neue Wirkstoffe, 798
– – pharmakologische
    Eigenschaften, 789
– – therapeutischer Einsatz, 795-796
– – Toxizität und Nebenwirkungen, 795
– – Wirkmechanismus, 794
– organische Nitrate bei, 782
– – Chemie, 783
– – Geschichte, 782
– – pharmakologische
    Eigenschaften, 784
– – Struktur, Dosierung und
    Applikation, 787
– – therapeutischer Einsatz, 783
– – Toxizität, 787
– stumme, 782
– Symptome, 761
– Thrombozytenaggregationshemmer
    bei, 798
myoklonische Anfälle, 475
– Medikamente bei, 476
Myopathie,
– Kortikosteroide und, 1500
Myxödem, 1406

N

N. facialis, 115
N,N'-Diallylnortoxiferiniumdichlorid, 190
N,N'-Dimethyltryptamin, 260
N. opticus, 1651
N. vagus, 115
N-Diethylmetoluamid (DEET), 1005
N-Acetyl-benzoquinoneimin, 648-649
N-Acetylcystein, 648-649
N-Acetylglucosamin-6-O-sulfat, 1363
N-Acetylprocainamid, siehe auch
    Procainamid, 886-887
N-Dealkylierung, 14
N-Methylhydrazin, siehe Procarbazin.
N-Oxidation, 14
Na$^+$/Cl$^-$-Symport, Inhibitoren des, siehe
    auch Schleifendiuretika, 722
Na$^+$/K$^+$-ATPase,

– Inhibition durch Herzglykoside, 836
– und renaler epithelialer Transport, 708
Na⁺/K⁺/Cl2⁻-Symport, siehe auch Schleifendiuretika, 717
Nabam, 1717
Nabilon, 958
Nabumeton, 637
– pharmakologische Eigenschaften, 658
– Struktur, 658
– toxische Effekte, 658
Nachdepolarisationen, 873
Nachtblindheit, 1599
NAD (Nikotinamidadenindinukleotid), 1584
Nadolol, 245, 514
– pharmakologische Eigenschaften, 244
– Resorption, Metabolismus und Exkretion, 246
– Struktur, 242
– zur Migräneprophylaxe, 515
NADP (Nikotinamidadenindinukleotidphosphat), 1584
NADPH-Cytochrom-P450-Reduktase, 12
Nafarelin, 1400
Nafcillin, siehe auch Penicilline, 1101
– antibakterielle Aktivität, 1102
– Nebenwirkungen, 1113
– pharmakologische Eigenschaften, 1107
– Struktur, 1102
– therapeutischer Einsatz, 1055-1064
Naftifin, 1197
– antimykotische Aktivität, 1207
– dermatologische Anwendungen, 1632
– Struktur, 1207
Nalbuphin, siehe auch Opioide, 563-564
– Dosierung und Wirkdauer, 552
– pharmakologische Wirkungen und Nebenwirkungen, 564
– Struktur, 546
– therapeutischer Einsatz, 564
– – und Aufhebung der Opioid-Wirkung in der Anästhesie, 338
– Toleranz und physische Abhängigkeit, 564
– Wirkungen, 542
Nalidixinsäure, siehe auch Chinolone, 1088
– Phototoxizität, 74
– Struktur, 1089
– und Hyperglykämie, 1530
Nalmefen, 565
Nalorphin, siehe auch Opioid-Antagonisten, 539
– Wirkungen, 542
Naloxon, siehe auch Opioid-Antagonisten, 564

– Aufhebung der Opioid-Wirkung, 539
– in der Anästhesie, 338
– Wirkungen, 542
Naloxonazin, 541
– Wirkungen, 542
Naloxonbenzoylhydrazon, 542
Naltrexon, siehe auch Opioid-Antagonisten, 565
– bei Alkoholismus, 579
– und Heroinentzug, 585
– Wirkungen, 542
Naltrindol, 544
– Wirkungen, 542
Nandrolondecanoat, 1569
Naphazolin, 230, 1658
– ophthalmologische Anwendungen, 1660
1-Naphthyl-N-methylcarbamat, 172
Naproxen, 506, 655
– bei Migräne, 506
– Medikamenteninteraktionen,
– – Probenecid, 670
– – Salicylate, 645-646
– pädiatrische Anwendungen, 640
– Pharmakokinetik und Metabolismus, 656
– Struktur, 655
– toxische Effekte, 657
– und Hypoglykämie, 1530
Naratriptan, 516
Narkoanalyse, 395
Narkolepsie, Sympathomimetische Amine bei, 232
Narkotherapie, 395
Narkotika, siehe auch Opioide,
– Begriffsdefinition, 539
nasale Abschwellung,
– α-adrenerge Agonisten bei, 231
– Phenylephrin bei, 224
Natamycin, 1656
Natrium,
– Angiotensin II und, 761
– Restriktion,
– – bei Herzinsuffizienz, 847
– – bei Hypertonie, 827
Natriumarsalinat, 1684
Natriumchlorid, Augeninnendruck und, 1667
Natriumfluoroacetat, 1714
Natriumipodat bei Hyperthyreose, 1424
Natriumjodid, 1426
Natriumkanal, 120
– Lokalanästhetika und, 346
– und kardiale Elektrophysiologie, 867
Natriumkanalblocker,
– Antiarrhythmika, 879
– Kontraindikationen, 885
Natriumnitrat, 314-315
Natriumnitroprussid,
– bei Herzinsuffizienz, 855
– bei Hypertonie, 822

– pharmakologische Eigenschaften, 823
– Resorption, Metabolismus und Exkretion, 825
– Struktur, 822
– Toxizität und Vorkehrungen, 823
Natriumphosphat bei Hyperkalzämie, 1549
Natriumphosphate,
– Klistier, 948-949
– Mundspüllösung, 948-949
Natriumstibogluconat, 1023
– Antiprotozoeninfekte, 1023
– Chemie, 1023
– Geschichte, 1023
– Resorption, Metabolismus und Exkretion, 1024
– therapeutischer Einsatz, 981-986
– toxische Effekte und Nebenwirkungen, 1024
Natriumsulfat zur Darmreinigung, 82
Natriumvalproat, Antipsychotika und, 430-432
Nausea und Erbrechen, siehe auch Emesis, 956
– Antiemetika, 956
Nebenierenmark, 115
Nebenierenhyperplasie, kongenitale, Kortikosteroide bei, 1502
Nebenniereninsuffizienz, Kortikosteroide bei, 1501
– akute, 1501
– chronische, 1501
– sekundäre, 1502
Nebennierenrinde, Malignome, Chemotherapie bei, 1247-1249, 1294
Nebennierenrinde, Steroide, 1483, 1489
– antientzündliche und immunsuppressive Wirkungen, 1494
– Biosynthese, 1486
– Darreichungsformen, 1497
– diagnostischer Einsatz, 1506
– Einfluß auf den Fettstoffwechsel, 1492
– Elektrolyt- und Flüssigkeitshaushalt, 1493
– im Kohlenhydrat- und Proteinstoffwechsel, 1492
– physiologische Funktionen, 1489
– Resorption, Metabolismus und Exkretion, 1496
– Rezeptor, 35
– Struktur-Wirkungsbeziehung, 1496
– Tagesproduktion, 1489
– therapeutischer Einsatz, 1319-1320, 1500
– – als Antiemetika, 958
– – antineoplastische Wirkung, 1247-1249, 1295, 1504
– – bei Allergien, 1503
– – bei angeborener Nebennierenhyperplasie, 1502

– – bei Asthma bronchiale, 684, 1504
– – bei Augenerkrankungen, 1504
– – bei autoimmunologischer Destruktion von Erythrozyten, 1505
– – bei Erkrankungen des Gastrointestinaltraktes, 1504
– – bei Hauterkrankungen, 1504
– – bei Hirnödem, 1505
– – bei Infektionserkrankungen, 1504
– – bei Lebererkrankungen, 1505
– – bei nicht-endokrinologischen Erkrankungen, 1503
– – bei Nierenerkrankungen, 1503
– – bei Organtransplantationen, 1505
– – bei rheumatischen Erkrankungen, 1503
– – bei Sarkoidose, 1505
– – bei Schlaganfall und Verletzungen des Rückenmarks, 1506
– – bei Thrombozytopenie, 1505
– – Dosierung, 680
– – Substitutionstherapie, 1501
– – zur Immunsuppression, 1318-1319
– toxische Wirkungen, 1319-1320, 1661
– – Entzug, 1499
– – Flüssigkeits- und Elektrolytstörungen, 1499
– – Glaukom, 1661-1662
– – Immunantwort, 1500
– – Katarakt, 1500
– – Langzeitanwendung, 1499
– – Myopathie, 1500
– – Obstipation, 945
– – Osteonekrosen, 1500
– – Osteoporose, 1500
– – peptische Ulzera, 1500
– – Verhaltensänderungen, 1500
– – Wachstumshemmung, 1500
– und Blutbestandteile, 1494
– und Herz-Kreislauf-System, 1493
– und Skelettmuskulatur, 1494
– und Uterusmotilität, 968
– und ZNS, 1494
– Wirkmechanismus, 1318-1319
– Wirkung von Biosynthesehemmern, 1505
– Wirkungen, allgemeine, 1490
Nebenwirkungen,
– Definition, 73
Nebramycin, 1136
Necrodomil-Natrium, 686
– bei Asthma, 686
– Dosierung, 680
– Struktur, 686
Nefazodon,
– Resorption, Metabolismus und Exkretion, 454-456

– Struktur, Dosierung und Nebenwirkungen, 447-449
– therapeutischer Einsatz, 464-470
– ZNS-Effekte, 450-451
Neisseria gonorrhoeae,
– Konjunktivitis, 1654-1656
– Medikamente bei, 1055-1064
– – Cephalosporine, 1119
– – Chinolone, 1090
– – Macrolide, 1161-1162
– – Penicillin, 1105-1106
– – Prophylaxe, Penicillin zur, 1106
– – Spectinomycin, 1164-1165
– – Tetracycline, 1145
Neisseria meningitides, Medikamente bei, 1055-1064
– Chloramphenicol, 1154-1155
– Penicillin, 1105-1106
– Rifampicin, 1179
– Tetracycline, 1145
nekrotisierende Fasciitis, Behandlung, 1630-1631
nekrotisierende Vaskulitis, Alkylanzien bei, 1628-1629
Nematodeninfektion,
– Chemotherapie bei, 981-986
Neomycin, siehe auch Aminoglykoside, 1125
– antibakterielle Aktivität, 1138
– Muskelrelaxation, 1134
– Nebenwirkungen, 1139
– Nephrotoxizität, 1134
– Ototoxizität, 1133
– Resistenz, 92
– Resorption und Exkretion, 1139
– Struktur, 1126
– therapeutischer Einsatz, 1139
Neoplasie, multiple endokrine, Typ II (MEN II), 1561-1562
Neoplasien,
– Chemotherapie bei, 1245
– durch Asbest verursachte, 1702-1703
– Gentherapie bei, 103
– – Glukokortikoide bei, 1505
– – Immunverstärkung (immune enhancement), 106
– – Zytokinexpression, ektope, 104-105
– Immunstimulanzien bei, 1324
– orale Kontrazeptiva und, 1458-1459
– Schmerzen, Opioide bei, 361
– Übersicht, 1245-1251
– und Fieber, 1076-1077
– Vitamin A bei, 1601
– Vitamin-E-Mangel und, 1611-1612
– Zellzyklus, 1249
Neopyrithamin, 1579
Neostigmin, siehe auch Cholinesterasehemmer, 171
– pharmakologische Eigenschaften,
– – gastrointestinale, 178

– – neuromuskuläre Synapse, 178
– therapeutischer Einsatz,
– – bei paralytischem Ileus, 182
– – bei Tubocurarin-Überdosierung, 196-197
– – Myasthenia gravis, 183
– und ACh, 125
– Wirkmechanismus, 172
Neostigmin, 182
Nephron,
– Anatomie und Nomenklatur, 705
– Dilutionssegment, 707
– distales Konvolut, 707
– Funktion, 707
– Henlesche-Schleife, 707
– tubologlomeruläre Rückkopplung, 707
nephrotisches Syndrom,
– Ciclosporin bei, 1317
– Cyclophosphamid bei, 1259
– Diuretika bei, 731
– Schleifendiuretika bei, 722
– und Hyperlipidämie, 907
Nephrotoxizität,
– von Aminoglykosiden, 1130-1131
– von Ciclosporin, 1318-1319
– von Tacrolimus, 1318-1319
– von Tetracyclinen, 1151-1152
– von Vancomycin, 1167
Nernst-Gleichung, 867
Nerven,
– sympathisch, parasympathisch und motorisch, 115
– Zellbiologie, 279
Nervenblockaden, 356-357
Nervengase, 171
– Pyridostigmin, Prophylaxe bei, 184
Nervus glossopharyngeus, 115
Netilmicin, siehe auch Aminoglykoside, 1125
– antibakterielle Aktivität, 1129
– Chemie, 1126
– Nebenwirkungen, 1138
– Ototoxizität, 1133
– therapeutischer Einsatz, 1138
Neuroblastom, Chemotherapie bei, 1247-1249
Neurochirurgie, Antibiotikaprophylaxe in der, 1074-1075
neurodegenerative Erkrankungen, 521
– Amyotrophe Lateralsklerose, 534
– Ausblick, 535
– Energie, Metabolismus und Alterung, 522-523
– Exzitotoxizität und, 522
– Genetik und Umwelt bei, 522
– Inzidenz, 521
– M. Alzheimer, 521
– M. Huntington, 521
– M. Parkinson, 521
– oxidativer Stress, 522-523
neuroglykopenisches Syndrom, 1526
Neurohormone, 287

Neuroleptanalgesie, 338
Neuroleptika, siehe auch Antipsychotika,
– bei Manie, 464-470
– Verwendung des Begriffs, 419
Neuroleptika-Opioid-Kombinationen in der Anästhesie, 338
Neuroleptikasyndrom, malignes, 419
– durch Antipsychtika, 426
– durch Droperidol, 338
Neuromediatoren, 287
Neuromodulatoren, 287
neuromuskuläre Synapse, Substanzen mit Wirkung auf, 187
neuronale Erregungsübertragung, 113, 285
– adrenerge, 129
– agonistische und antagonistische Wirkungen an Rezeptoren, 142
– anatomische Gesichtspunkte, 113
– axonale Leitung, 120
– Beweis für, 120
– Beziehungen zwischem nervösem und endokrinem System, 140
– cholinerge, 123
– Förderung der Transmitterfreisetzung, 142
– Geschichte, 117
– Interferenz durch die Degradation von Transmitterstoffen, 143
– Interferenz zwischen Synthese und Freisetzung von Transmitterstoffen, 141
– Kotransmission, 144
– pharmakologische Gesichtspunkte, 141
– Schritte der, 120
– synaptische Transmission, 121
– – Initiierung der postsynaptischen Aktivität, 124
– – Kombinationen von Transmittern und postsynaptischen Rezeptoren, 122-123
– – Produktion und postsynaptisches Potential, 122-123
– – Speicherung und Freisetzung von Transmittern, 121
Neurone. siehe Nerven.
Neuropeptid Y (NPY), 130
– Agonisten und Effektormechanismen, 289
– Vasopressinsekretion und, 737-738
Neurophysin II, 734
neuropoetische Faktoren, 287
Neurosen, 413
Neurosteroide, 1494
Neurotensin, 289
– Antagonisten und Effektormechansimen, 289
neurotoxische Esterase, 181
Neurotoxizität,

– Blei, 1675
– von Organophosphaten, 181
Neurotransmitter, 285
– 5-Hydroxytryptamin, 294
– Acetylcholin, 292
– Adrenalin, 294
– Aminosäuren, 290
– Aspartat, 291
– Autorezeptoren, 298
– Dopamin, 292
– GABA, 290
– Glutamat, 291
– Histamin, 295
– Identifikation von, 282
– Ionentransporter, Strukturen, 285
– Ionophor-Rezeptoren bei, 282
– Katecholamine, 292
– Mikroiontophorese, 285
– Noradrenalin, 293
– Patch-clamp Technik, 285
– Peptide, 295
– postsynaptisch, 298
– präsynaptisch, 298
– Purine, 296
– Vasopressinsekretion und, 737-738
– zentrale, 287
– Zytokine, 297
neurotrophe Faktoren, 287
neutrale Endopeptidasehemmer, 775
Neutrophine, klassische, 287
Nevirapin, 1235-1236
Niacin, siehe Nikotinsäure.
Nicardipin, siehe Kalziumkanal-Antagonisten, 789
– bei Angina, 795-796
nicht-steroidale Antiphlogistika, 633
– Apazon, 662
– Ausblick, 673
– Auswahl (in verschiedenen klinischen Situationen), 640
– bei Entzündungen, 634
– bei Fieber, 636
– bei rheumatoider Arthritis, 635
– bei Schmerzen, 636
– Diclofenac, 654
– Etodolac, 652
– Fenamate, 652
– Fenoprofen, 657
– Flurbiprofen, 657
– Geschichte, 633
– Ibuprofen, 656
– Indometacin, 650
– Intoleranz, 639
– Ketoprofen, 657
– Ketorolac, 653
– Klassifikation, 637
– Medikamenteninteraktionen, 640
– – Diuretika, 720-721
– Nabumeton, 658
– Naproxen, 657
– Nebenwirkungen, 623
– Nimesulid, 662
– Oxaprozin, 657

– pädiatrische Applikation, 640
– Paracetamol, 648
– Piroxicam, 657
– Propionsäurederivate, 654
– Prostaglandinbiosynthese-Hemmer, 636
– Salicylate, 640
– Sulindac, 651
– therapeutische Effekte, 638
– therapeutischer Einsatz,
– – bei Migräne, 505
– – okuläre, 1662-1664
– Tolmetin, 653
– ulzerogener Effekt, 931
– und Renin, 755
– und Vasopressin, 741
– Wirkmechanismen, 19
nicht-tropische Sprue, 1357
Niclosamid, 1041
– bei Helmithosen, 981-986
– Struktur, 1041
Nicorandil, 799
Nicotiana tabacum, 127
Niere, 705
– Transplantation, Ciclosporin bei, 1317
Niere, Anatomic und Physiologie, 705
– ATP-abhängiger Transport, 708
– erleichterte Diffusion, Carrier vermittelt, 708
– kanalabhängige Diffusion, 708
– Nierenzellkarzinom, Chemotherapie bei, 1298
– renale Prozessierung spezifischer Anionen und Kationen, 710
– renaler epithelialer Transport, 709
– Sekretion organischer Säuren und Basen, 710
– sekundär aktiver Transport, 708
– Solvent drag, 708
– Symport und Antiport, 708
Niere, renale Druck-Natriurese-Kurve, 763
Niere, tubuläre Resorption von Medikamenten, 17
Nierenerkrankungen,
– antimikrobieller Einsatz, 1065
– Carnitin bei, 1592
– Glukokortikoide bei, 1503
– Natriumkanäle des Nierenepihels, Inhibitoren von, 723
Niereninsuffizienz,
– ACE-Inhibitoren bei, 769
– Diuretika bei chronischer, 731
– Hyperparathyreoidismus und, 1550
Nierenkoliken, Atropin bei, 167
Nierenversagen bei Sklerodermie, ACE-Hemmer und, 770
Nifedipin, 789, 858-859, 975
– Digoxin und, 842
– hämodynamische Effekte, 792-793
– therapeutischer Einsatz,
– – bei Angina, 795-796
– – bei Herzinsuffizienz, 856-857

– – bei Hypertonie, 827
– – Hemmung der Uterusmotilität, 974
– – zur Migräneprophylaxe, 515
– Wirkungen an Herzmuskelzellen, 792
Nifurtimox, 1019
– Antiprotozoen-Effekt, 1020
– Geschichte, 1020
– Resorption, Metabolismus und Exkretion, 1020
– Struktur, 1020
– therapeutischer Einsatz, 1020
– toxische Effekte und Nebenwirkungen, 1020
Niguldipin, 136
Nikotin, 187
– akute Vergiftung, 202
– als Insektizid, 1712
– Entzugssyndrom, 581
– Geschichte, 201
– Management, 582
– Mißbrauch und Sucht, 581
– pharmakologische Eigenschaften, 201
– – exokrine Drüsen, 202
– – Gastrointestinaltrakt, 202
– – kardiovaskuläres System, 202
– – peripheres Nervensystem, 201
– – ZNS, 202
– Resorption, Metabolismus und Exkretion, 202
– Struktur, 201
– Toleranz, 581
– und Hyperglykämie, 1530
– und SIADH, 744
– Vasopressinsekretion und, 737-738
– Wirkmechanismus, 141
Nikotin-Effekte, 39
Nikotin-Kaugummi, 582
Nikotin-Pflaster, 582
Nikotinamid, 1584
nikotinische Acetylcholin-Rezeptoren, 35, 39
– Fehlfunktionen, 38
– in der Anästhesie, 315
– Strukturen, 188
– Subtypen, 127
– und ACh, 126
Nikotinsäure (Niacin), 1583
– Bedarf und Quellen, 1567
– bei Hypercholesterinämie, 911
– Chemie, 1584
– Geschichte, 1583
– Mangelsymptome, 1585
– Nebenwirkungen, 919
– pharmakologische Wirkungen, 1584
– physiologische Funktionen, 1584
– Resorption, Metabolismus und Exkretion, 1585
– therapeutischer Einsatz, 920
– und Lipoproteine, 909
– Wirkmechanismus, 918

Nimesulid, 662
– Struktur, 662
Nimodipin, siehe auch unter Kalziumkanal-Antagonisten, 789
– therapeutischer Einsatz, 797
– – zur Migräneprophylaxe, 516
Nisoldipin, 798
Nitrate, organische,
– als Antianginosum, 785
– Chemie, 783
– Geschichte, 782
– hämodynamische Effekte, 784
– kardiovaskuläre Effekte, 784
– pharmakologische Eigenschaften, 784
– Plasmakonzentzrationen, 786
– Resorption, Metabolismus und Exkretion, 786
– Struktur, Dosierung und Darreichung, 783
– therapeutischer Einsatz, 787
– – bei Herzinsuffizienz, 855
– – bei myokardialer Ischämie, 782
– Toleranz, 786
– Toxizität, 787
– und koronarer Blutfluß, 784
– und myokardialer Sauerstoffbedarf, 785
Nitrazepam, siehe auch Benzodiazepine, 379
– Struktur, 377
Nitrendipin, 798
Nitrofurantoin,
– antimikrobielle Aktivität, 1091-1092
– Nebenwirkungen, 1067
– Pharmakologie, 1091-1092
– therapeutischer Einsatz, 1055-1064
– – bei Harnwegsinfektionen, 1091-1092
Nitroglycerin,
– bei Herzinsuffizienz, 858-859
– bei instabiler Angina, 789
– bei Myokardinfarkt, 789
– Geschichte, 782
– kutanes, 788
– Resorption, Metabolismus und Exkretion, 786
– sublinguales, 788
– transmukosales oder buccales, 788
Nitrosoharnstoffe, 1247-1249
– Carmustin, 1262
– Lomustin, 1263
– Semustin, 1262
– Streptozocin, 1263
– Strukturen, 1255
– Toxizität, 1257-1258
Nitrovasodilatoren, 784
Nizatidin, 603
– Resorption, Metabolismus und Exkretion, 933
– Struktur, 932
– therapeutische Anwendungen, 934
NMDA, N-Methyl-*d*-aspartat,

NO-Synthasen (NOS), 854
Nocardiose, Medikamente bei, 1055-1064
– Sulfonamide, 1080
– Tetracycline, 1150-1151
– Trimethoprim-Sulfamethoxazol, 1087
Nomenklatur der Medikamente, 67
Nomifensin, 288
Non-Hodgkin Lymphome, Medikamente bei, 1247-1249
Nootropika, 413
Nor-BNI, 542
Noradrenalin, 114, 129, 217
– Agonisten, Antagonisten und Effektormechanismen, 288
– Freisetzung, 122-123
– Geschichte, 209
– Kokain, 350
– MAO-Deaminierung, 133
– Medikamenteninteraktionen, 458-459
– pharmakologische Eigenschaften, 217
– Resorption, Metabolismus und Exkretion, 218
– Struktur-Wirkungsbeziehung, 209
– therapeutischer Einsatz, 219
– Toxizität Nebenwirkungen und Anwendungsbeschränkungen, 218
– Transport, 132
– Wiederaufnahme, 131
Noradrenalin, zerebrale Hämorrhagien durch, 217
Noradrenalin-Wiederaufnahmehemmer,
– Struktur, Dosierung und Nebenwirkungen, 447-449
Norclomipramin, 455
Nordazepam, siehe auch Benzodiazepine, 379
– Resorption, Metabolismus und Exkretion, 436
– Struktur, 377
Norethindron, 1449, 1452
– Ethinylöstradiol und, 1455
– und Hemmung der Biotransformation, 15
Norethynodrel, 1449
Norfloxacin, siehe unter Chinolonen, 1088-1089, 1655
– Struktur, 1089
– therapeutischer Einsatz, 1055-1064
– – Ophthalmologie, 1655
Norsertralin, 455
19-Nortestosteron, 1466
Nortriptylin, siehe unter trizyklische Antidepressiva, 446
– Migräneprophylaxe, 515
– Struktur, Dosierung und Nebenwirkungen, 447-449
– therapeutische Anwendungen, 460
– ZNS-Effekte, 450
Norverapamil, 795

19-Nor-Verbindungen, 1448
Noscapin, 544
noskomiale Infektionen,
– Cephalosporine, 1120
– Medikamente bei, 1055-1064
Nucleus caudatus, 278
Nucleus lentiformis, 278
Nucleus tractus solitarii, 114
Nyctalopie, siehe unter Nachtblindheit.
Nystatin, 1051
– therapeutischer Einsatz, 1055-1064

O

O-Dealkylierung, 14
oberflächenaktive Laxanzien, 951-952
Obidoxim, 182
– Struktur, 181
Obstipation, 947
– Antidiarrhoika, 953
– durch Opioide, 549
– Laxanzien, 947
– Obstipation verursachende Pharmaka, 945
Obstruktive Schlaf-Apnoe (OSA), Benzodiazepine und, 380
Octafluorocytobutan, 1664-1665
Octreotid, 271
– als Antidiarrhoikum, 953-954
– Aminosäuresequenz, 954-955
– bei Wachstumshormon-Exzess, 1390
– Obstipation, 945
– therapeutischer Einsatz, 1392
Ödeme, siehe auch Herzinsuffizienz,
– Adrenokortikosteroide, zerebrale bei, 1505
– Androgene und, 1474
– angioneurotische,
– – Androgene bei, 1476
– – durch ACE-Hemmer, 771
– Diuretika bei, siehe Diuretika
– durch Insulin, 1528
– Kornea, 1667
– Mechansimen der Enstehung, 729
ösophagealer Reflux, Cholinester bei, 153
Ösophaguskarzinom, Chemotheraopie bei, 1287
Östradiol, 1466
– Medikamenteninteraktionen, 17
– Resorption, Metabolismus und Exkretion, 1441
– Struktur, 1434
Östrogene, siehe auch Antiöstrogene, 1483
– Biosynthese, 1435
– Chemie, 1434
– Effekte auf den Reproduktionsapparat, 1439
– Effekte auf die Entwicklung, 1436
– Geschichte, 1483
– kardiovaskuläre Effekte, 1443
– karzinogene Wirkung, 1442

– konjugierte, 1443
– LH und, 1397
– metabolische Effekte, 1439
– Nebenwirkungen, 1442
– neuroendokrine Kontrolle der Menstruation, 1437
– physiologische und pharmakologische Wirkungen, 1436
– Resorption, Metabolismus und Exkretion, 1441
– Strukturen, 1434
– therapeutischer Einsatz, 1443
– – antineoplastische Wirkung, 1247-1249
– – bei funktionellen Durchblutungsstörungen, 1444
– – bei Osteoporose, 1444
– – bei unzureichender ovarieller Entwicklung, 1445-1446
– – bei Vaginitis, 1444
– – frühere Verwendungen, 1445-1446
– – postmenopausale Substitutiontherapie, 1444
– – Richtlinien, 1444
– – zur Prävention kardiovaskulärer Erkrankungen, 1444
– und GnRH-Sekretion, 1401
– und Lipoproteine, 909
– Vitamin A und, 1603
– Wirkmechanismus, 1440
Ofloxacin, siehe auch Chinolone, 1088
– bei Mycobacterium avium, 1188
– Struktur, 1089
– therapeutischer Einsatz, 1055-1064
8-OH-DPAT, 269
okuläre Applikatoren, 8
Oligodendroglia, 280
Olsalazin, Struktur, 641
Omeprazol, 931
– Medikamenteninteraktionen, 937
– – Digoxin, 842
– Nebenwirkungen, 936
– pharmakologische Eigenschaften, 936
– Resorption, Metabolismus und Exkretion, 936
– Struktur, 935
– therapeutischer Einsatz, 937
Onchocerciasis, siehe unter Filariasis,
– Chemotheaprie bei, 1038
– Ivermectin, 1039
– Suramin, 1024
Ondansetron, 270
– als Antiemetikum, 958
– als Prämedikation, 314-315
– Struktur, 957
Onkogene,
– aberrante Rezetoren und, 39
Onkologie, siehe unter Neoplasien.
Onychomykose, Medikamente bei, 1632-1633
OPC-21268, 735

OPC-31260, 181
OPC-82212, siehe Vesnarinon.
Ophthalmia braziliana, 1597
Ophthalmia neonatorum, Gonokokken, Ceftriaxon bei, 1105-1106
Ophthalmologie, 1643
Opiate, siehe auch unter Opioide,
– Definition, 539
Opioid-Rezeptoren, 539
– δ, 539
– Effektormechanismen, 544
– Eigenschaften klonierter, 544
– Expression, 544
– κ, 539
– molekulare Klonierung von, 541
– μ, 539
– Opioid-Wirkungen auf, 542
– Subtypen,
– – Klassifikation und Wirkungen am Tiermodell, 541
Opioide, 539
– Agonisten, 544
– Agonisten, partielle, 562-563
– Agonisten/Antagonisten, gemischte, 562-563
– akute Toxizität, 553
– Antagonisten, 83, 565
– – bei Opioid-Überdosierung, 566
– – Chemie, 544
– – Effekte bei physischer Abhängigkeit, 566
– – Effekte in Abwesenheit von Opioiden, 565
– – pharmakologische Eigenschaften, 565
– – Resorption, Metabolismus und Exkretion, 566
– – therapeutischer Einsatz, 566
– – Toleranz und physische Abhängigkeit, 566
– – Wirkungen, 566
– Definition, 539
– endogene Peptide, 540
– – Agonisten, Antagonisten und Effektormechanismen, 289
– – Strukturen, 540
– Entzugssyndrome, 585
– – Agonist-Verweildauer, 585
– – Antagonisten-Therapie, 585
– – Langzeit-Management, 585
– – pharmakologische Interventionen, 585
– – verzögerte, 585
– Geschichte, 539
– Medikamenteninteraktionen, 553
– – Muskelrelaxanzien, 197
– Mißbrauch und Sucht, 582-583
– Morphine und verwendte Opioidagonisten, 544
– Obstipation durch, 556-557
– Symptome und Diagnose, 553
– – Behandlung, 553
– – Terminologie, 539

- therapeutischer Einsatz, 554
- – als Analgetikum bei Entbindungen, 556-557
- – als Antidiarrhoikum, 556-557
- – bei Dyspnoe, 556-557
- – bei Husten, 556-557
- – bei postoperativen Schmerzen, 555-556
- – bei Schmerz, 554
- – bei Tumorschmerzen, 555-556
- – in der Anästhesie, 314-315
- – zur intrathekalen Anästhesie, 361
- Toleranz und Abhängigkeit, 550
- und SIADH, 744
- Vasopressinsekretion und, 737-738
- Wirkungen, 542

Opisthorchis, Medikamente bei, 1034
Opium, siehe auch Opioide, 539
- Herkunft und Zusammensetzung von, 544

Opsin, 1600
orale Antidiabetika, 1531
orale Kontrazeptiva, siehe auch Östrogene und Progesteron, 1454
- Geschichte, 1454
- Kombinationen, 1454
- Kontraindikationen, 1459
- Medikamenteninteraktionen, 17
- – Antidepressiva, 457
- – Benzodiazepine, 384
- Nebenwirkungen, 1457
- – Karzinome, 1458
- – metabolische und endokrine, 1458
- positive nicht-kontrazeptive Effekte, 1460
- postkoitale, 1456
- Progesteron und, 1452
- Sequenzpräparate, 1456
- Typen, 1454
- und Hyperglykämie, 1529-1530
- und Hyperlipidämie, 907
- Vitamin A und, 1603
- Wahl des, 1459
- Wirkmechanismus, 1456

Orciprenalin, 222
- bei Asthma, 682
- Struktur, 210

Org 10172, 1364
Organtransplantationen,
- Cyclophosphamid bei, 1259
- Glukokortikoide bei, 1505
- Immunsuppression bei, 1312
- Methotrexat bei, 1263

Osmodiuretika, 715
- Effekt auf die Urinexkretion, 716
- Effekte auf die renale hämodynamik, 716
- Entgiftung, zur, 83
- Medikamenteninteraktionen, 716
- Resorption und Exkretion, 716
- Struktur, 715

- therapeutischer Einsatz, 716
- Toxizität, Nebenwirkungen Kontraindikationen, 716
- Wirkmechanismus, 715

osmorezeptiver Komplex, 736
osmotische Wirkstoffe in der Ophthalmologie, 1667
Osteitis fibrosa cystica und Hyperparathyreoidismus, 1553
Osteoarthritis,
- Apazon bei, 662
- Diclofenac bei, 654
- Etodolac bei, 652
- Fenamate bei, 652
- Indometacin bei, 651
- NSAR bei, 638
- Proprionsäurederivate bei, 654
- Sulindac bei, 652

Osteoblasten, PTH und, 1552
Osteodystrophie, renale, 1560-1561
Osteomalazie, 1558
- durch Etidronat, 1568
- Phosphate und, 1549
- Vitamin D bei, 1560-1561

Osteomyelitis, Staphylokokken, Medikamente bei, 1055-1064
Osteonekrose, Kortikosteroide und, 1500
Osteopetrose, Kalzitriol und, 1657
Osteoporose, 1565
- Androgene bei, 1477
- Biphosphonate bei, 1564
- experimentelle Therapieverfahren, 1569
- Fluorid bei, 1569
- Kalzitonin bei, 1563
- Kalzium bei, 1567
- Knochenmasse und, 1567
- Kortikosteroide und, 1500
- Östrogene bei, 1444
- Parathormon bei bei, 1569
- Prävention und Behandlung, 1567
- Thiaziddiuretika bei, 1568
- Typ I, 1565
- Typ II, 1565
- Vitamin D bei, 1560-1561

Osteosarkome, Chemotherapie bei, 1247-1249
Osteosklerose, Fluoridvergiftung und, 1565
Otitis,
- Moraxella, Medikamente bei, 1055-1064
- Streptokokken, Medikamente bei, 1055-1064

Otitis media,
- Hämophilus, Medikamente bei, 1055-1064
- Streptokokken, Medikamente bei, 1055-1064
- Trimethoprim-Sulfamethoxazol bei, 1087

Ototoxizität, 1133

- von Aminoglykosiden, 1130-1131
- – klinische Symptome, 1133
- von Vancomycin, 1167

Ouabain, siehe auch Digitalis, 843
Ovarialdysgenesie mit Minderwüchsigkeit, Östrogene bei, 1445-1446
Ovarialkarzinom, Chemotherapie bei, 1271
Ovarialsuppression, Progesterone zur, 1452
Ovarien, Gonadotropinwirkungen auf die, 1396
Ovulation, Gonadotropine zur Bestimmung des Zeitpunktes der, 1397
Oxacillin, siehe auch unter Penicillinen, 1101
- Nebenwirkungen, 1113
- pharmakologische Eigenschaften, 1107
- Struktur, 1102
- therapeutischer Einsatz, 1055-1064

22-Oxakalzitriol, 1559
Oxamniquin, 1042
- bei Helminthosen, 981-986
- Struktur, 1042

Oxandrolon, 1473
Oxantelpamoat bei Helminthosen, 981-986
Oxaprozin, 655
- Struktur, 655

Oxazepam, siehe auch Benzodiazepine, 382
- Applikation und Anwendungen, 386
- Dosierung, 435
- Resorption, Metabolismus und Exkretion, 436
- Struktur, 377
- und Alkoholismus, 579

Oxazolidindion bei Anfällen, 492
Oxcarbamazepin bei Manie, 464-470
Oxiconazol, 1197
oxidative Biotransformation, 14
oxidativer Stress, neurodegenerative Erkrankungen und, 522-523
Oxilorphan, Vasopressinsekretion und, 737-738
Oxime, 180
Oximetrie,
- Puls, 368
- transkutane, 368

Oxitropiumbromid, 164
Oxotremorin, 128
Oxprenolol, 248
Oxtriphyllin, 692
Oxybutynin, 165
- bei Blasenschwäche, 168

Oxycodon, siehe auch Codein, Opioide, 555-556
- bei Schmerz, 555-556
- Dosierung und Dauer der Wirkung, 552

Oxygenierung, normale, 363
Oxyhämoglobin-Dissoziationskurve, 364
Oxymethazolin, 136
Oxymorphon, siehe auch Morphine, Opioide,
– Dosierung und Wirkdauer, 552
Oxyphenbutazon, 660
Oxyphencyclimin, 165
Oxytetracyclin, siehe auch Tetracycline, 1146
Oxythiamin, 1579
Oxytocin, 289
– Agonisten und Effektormechanismen, 289
– Antagonisten, 289
– Bioassay und Einheiten, 969
– Biosynthese und physiologische Rolle von, 968
– Brustdrüse, 969
– kardiovaskuläres System, 969
– pharmakologische Eigenschaften, 968
– Provokationstest, 972
– Resorption, Metabolismus und Exkretion, 969
– Rezeptoren, 967
– therapeutischer Einsatz, 970
– und Uterusmotilität, 968
– Wirkmechanismus, 969
Ozon, 1699

P

p-Chlorphenylalanin, 267
– und Depletion von 5-HT, 267
– und Verhalten, 267
p53 Suppressorgen, 1249
p97-Antigen, Gentherapie und, 106
Paclitaxel, 1245
– Chemie, 1281
– Resorption, Metabolismus und Exkretion, 1281
– therapeutischer Einsatz, 1281
– Toxizität, 1282
– Wirkmechanismus, 1281
– Wirkort, 1246
PALA, Fluorouracil und, 1269-1270
Pamidronat, 1548, 1563
– bei Hyperkalzämie, 1548
– Struktur, 1563
Panaeolus, 156
Pancrease (Pankreaslipase), 963
Pancuronium, 190
– Ganglienblockade, 196
– pharmakologische Eigenschaften, 192
– Resorption, Metabolismus und Exkretion, 198
– Struktur, 191
– und Blutdrucksteigerung, 196-197
Panhypopituitarismus, Glukokortikoide bei, 1502
Panik, Antidepressiva bei, 460

Pankreaskarzinom, Chemotherapie bei, 1247-1249
Pankreaslipase, 963
Pankreastransplantation, Ciclosporin bei, 1317
Pankreatin, 963
pankreatische Enzyme, 963
Pantothensäure, 1580
– Chemie, 1587
– Geschichte, 1587
– Herkunft und Bedarf, 1576
– Mangelsymptome, 1588
– physiologische Funktionen, 1587
– Resorption, Metabolismus und Exkretion, 1588
Papaver somniferum, 544
Papaverin, 544
Papillomaviren, Medikamente bei, 1055-1064
– muskarinerge Rezeptor-Antagonisten bei, 167
Papillomviren, siehe auch unter Warzen,
– Interferon, 1233
– Medikamente bei, 1055-1064
– neue Medikamente, 1235-1236
Para-Aminobenzoesäure, siehe auch unter Sulfonamiden,
– Struktur, 1080
Para-Phenetidin, 648
Paracetamol, 638, 648
– bei Migräne, 506
– Chemie, 648
– Detoxifikation, 82
– Geschichte, 648
– Hepatotoxizität, 648-649
– Konjugation, Struktur, 648
– Metabolisus, 73
– Pharmakokinetik und Metabolismus, 648
– pharmakologische Eigenschaften, 648
– Struktur, 648
– therapeutischer Einsatz, 648-649
– toxische Effekte, 648-649
Parainfluenza-Virus, Ribavirin bei,
Parakokkzidioidomykose, Medikamente bei, 1055-1064
– Amphotericin B, 1197
– Ketoconazol, 1200-1201
Paraldehyd, 376
– Struktur und pharmakologische Eigenschaften, 396
Paralyse durch Muskelrelaxanzien, 196
Paralytischer Ileus, Cholinesterasehemmer, 182
Paramethasonacetat, 1497
Paranoia, 413
Paraoxon, 74, 177
Paraoxonase, 179
Paraquat, 75, 1717-1718
– Biotransformation, 74-75
– pulmonale Toxizität, 1717

– Struktur, 1716
parasitäre Infektionen, Chemotherapie bei, 979-986
– Helminthen, 1031-1046
– Malaria, 987
– Protozoen,
– Überblick, 979-986
parasympathisches Nervensystem, 115
– des Auges, 1649
– Funktionen, 118-119
Parathion, 172
– Biotransformation, 74
– pharmakologische Eigenschaften, 176
– Resorption, Metabolismus und Exkretion, 179
– Wirkmechanismus, 176
Parathormon, 1543
– bei Osteoporose, 1569
– Chemie, 1549
– Effekte am Knochengewebe, 1552
– Geschichte, 1549
– Hyperparathyroidismus, 1553
– Hypoparathyroidismus, 1553
– Kalzium und, 1552
– klinische Anwendung, 1553
– Phosphat und, 1552
– physiologische Funktionen, 1551
– Regulation der Extrazellulärkonzentration, 1553
– Regulation der Sekretion, 1551
– renale Effekte, 1552
– Synthese, Sekretion und Immunoassay, 1551
Parathormon-Vitamin-D-Achse, 1551
paravertebrale sympathische Ganglien, 114
Paromomycin, 1026
– bei Amöbiasis, 1010
– bei Cryptosporidien, 1011
– bei Protozoeninfektion, 981-986
– Struktur, 1026
Paroxetin,
– Effekte am ZNS, 450-451
– Medikamenteninteraktionen, 458-459
– Resorption, Metabolismus und Exkretion, 454
– Struktur, Dosierung und Nebenwirkungen, 447-449
paroxysmale supraventrikuläre Tachykardie, 874
– Adenosin, 876
– Chinidin bei, 897
– Management, 876
paroxysmale Vorhoftachykardie,
Parsol, 1636
Partikel und Luftverschmutzung, 1702-1703
Pasteurella multocida, Medikamente bei, 1055-1064
Patch-clamp-Technik, 285
Patientenberatung, 68
Pazinaclon, 440

PC2-Endoprotease, 1514
PC3-Endoprotease, 1514
PD-123, 187
PD-128, 439-440
Pedikulose (Lausbefall), 1712
Pefloxacin, 1088-1089
– Struktur, 1089
Pektin, 948-949
Pellagra, 1583
– Nikotinsäure bei, 1585
Pemolin, 229
– therapeutischer Einsatz, 232
Pemphigoid, vernarbendes, Dapson bei, 1628-1629
Pemphigus,
– Medikamente bei,
– – Alkylanzien, 1628-1629
– – Ciclosporin, 1628-1629
– – Glukokortikoide, 1504
– vulgaris, Medikamente bei,
– – Dapson, 1628-1629
– – Glukokortikoide, 1624
– – Gold, 1639
– – Methotrexat, 1628
Penbutolol, 248
Penciclovir, 1213
– Resorption, Metabolismus und Exkretion, 1218-1219
– therapeutischer Einsatz, 1218-1219
– Wirkmechanismus und Resistenz, 1218-1219
Penfluridol, 416-418
Penicillamin, 1691-1692
Penicillamin, D-, 1691-1692
– Resorption, Metabolismus und Exkretion, 1691-1692
– Struktur, 1691-1692
– therapeutischer Einsatz, 1691-1692
– – bei Arsenvergiftung, 1685-1686
– – bei Bleivergiftung, 1678
– – bei Quecksilbervergiftung, 1690
– – bei rheumatoider Arthritis, 664-665
– Toxizität, 1692-1693
Penicillin, 1051
– Allergien, 1067
– Aminopenicilline, 1102
– Behandlung und Prophylaxe einer möglichen Allergie, 1112
– bei Pseudomonasinfektion, 1102
– Carboxypenicilline, 1102
– Chemie und Struktur, 1098
– Desensibilisierung, 1112
– Einheiten, 1098
– Geschichte, 1097
– hämolytische Anämie, 75
– Haupteigenschaften, 1102
– Hypersensitivität, 1067
– Klassifikation, 1101
– Kombinationstherapie, 1069
– – mit Aminoglykosiden, 1130

– – mit Probenecid, 1055-1064
– Nebenwirkungen, 1109-1110
– Penicillinaseresistenz, 1101
– Resistenzen, 1053
– semisynthetisch, 1098
– Serumkrankheit, 76
– therapeutischer Einsatz, 1055-1064
– – bei kutanen Infektionen, 1630-1631
– Ureidopenicilline, 1109-1110
– Wirkmechanismus, 1098
Penicillin G, 1101
– antibakterielle Aktivität, 1102
– Exkretion, 1103
– Kombinationstherapie,
– – mit Gentamicin, 1135
– – mit Probenecid, 671
– – mit Streptomycin, 1135
– orale Applikation, 1102
– parenterale Applikation, 1103
– Resistenzen, 1102
– Resorption, 1102
– Struktur, 1102
– therapeutischer Einsatz, 1055-1064
– – bei Actinomycosis, 1105-1106
– – bei Anaerobierinfektionen, 1104-1105
– – bei Anthrax, 1105-1106
– – bei Diphtherie, 1105-1106
– – bei Erysipeloid, 1105-1106
– – bei Gonokokkeninfektion, 1105-1106
– – bei Infektionen mit Fusobakterien, 1105-1106
– – bei Listerieninfektion, 1105-1106
– – bei Lyme-Borreliose, 1105-1106
– – bei Meningokokkeninfektion, 1105-1106
– – bei Pneumokokkeninfektion, 1104-1105
– – bei Rattenbiß-Fieber, 1105-1106
– – bei Staphylokokkeninfektionen, 1104-1105
– – bei Streptokokkeninfektionen, 1104-1105
– – bei Syphilis, 1105-1106
– Verteilung, 1103
– zur Prophylaxe, 1106
– – Bißwunden, 1074-1075
– – chirurgische Eingriffe, 1074-1075
– – Gonorrhoe, 1106
– – rheumatisches Fieber, 1106
– – Streptokokkeninfektionen, 1106
– – Syphilis, 1106
Penicillin G Benzathin, 1103
Penicillin G Procain, 1103
Penicillin V, 1101
– antibakterielle Wirkung, 1102

– orale Applikation, 1102
– prophylaktische Anwendung, 1106
– Struktur, 1102
penicillinaseresistente Penicilline, 1101
– bei Staphylokokkeninfektion, 1104-1105
Penicilliosis marneffei, Amphotericin B bei, 1197-1198
Penstostatin, 1272-1273
Pentachlorphenol, 1718
Pentagastrin, 942
– Struktur, 942
Pentamidin, 1021
– Effekte bei Protozoeninfektion, 1021
– Foscarnet und, 1219
– Geschichte, 1021
– Resorption, Metabolismus und Exkretion, 1021
– Struktur, 1021
– therapeutischer Einsatz, 1022
– – bei Pneumozystose, 1011
– – bei Protozoeninfektion, 981-986
– Toxizität und Nebenwirkungen, 1023
– und Hyperglykämie, 1530
– und Hypoglykämie, 1529-1530
– Wirkmechanismus und Resistenzen,
Pentazocin, 544
– Dosierung und Wirkdauer, 552
– Nebenwirkungen, Toxizität und Risiken, 562-563
– pharmakologische Eigenschaften, 562-563
– Resorption, Metabolismus und Nebenwirkungen, 562-563
– Struktur, 562-563
– therapeutischer Einsatz, 564
– Toleranz und physische Abhängigkeit, 562-563
– Wirkungen, 542
Pentobarbital, siehe auch Barbiturate,
– Struktur, Eigenschaften und Anwendung, 392-393
– zur Prämedikation, 313-314
Pentolinium, 203
Pentostatin, 1247-1249
– Resorption, Metabolismus und Exkretion, 1277-1278
– therapeutischer Einsatz, 1277-1278
– Toxizität, 1279
– Wirkort, 1246
Pentoxifyllin, 695
Pentylenetetrazol für Screening-Untersuchungen bei Anfällen, 481
Peptide,
– Familien, 295
– Klassifikation nach anatomischen Verteilungsmustern, 295
– Klassifikation nach funktionellen Verteilungsmustern, 295
– Neurotransmission, 295
peptische Ulzera,

- Antazida, 940
- Kortikosteroide und, 1500
- Lansoprazol, 937
- Medikamente bei, 929
- muskarinerge Rezeptor-Antagonisten, 166
- Omeprazol, 937
- therapeutische Strategien, 931

Peptococcus, Clindamycin bei, 1162-1163

Peptostreptococcus,
- Clindamycin bei, 1162-1163
- Metronidazol bei, 1018-1019

Perchlorat bei M. Basedow, 1424
Perfluoro-n-butan, 1663
Perfluoromethan, 1663
Perfluoropentan, 1663
Perfluoropropan, 1663
Perfluroethan, 1663
Pergolid, 529
- bei Parkinson, 529
- Nebenwirkungen, 529
- Struktur, 529

perioraler Tremor durch Antipsychotika, 428

periphere Gefäßerkrankung, Medikamente bei, 1378

periphere Nerven, Blockade, 356-357

Peritonitis,
- Clindamycin bei, 1163-1164
- Gentamicin bei, 1137

perniziöse Anämie, 1347
Peroximon, 860

Perphenazin,
- als Antiemetikum, 958
- Anwendung in der Pädiatrie, 430-432
- Chemie und Dosierung, 416-418

Persönlichkeitsstörungen, 413
Pertussis, Makrolide bei, 1160
Pest, siehe unter Yersinia pestis.
Pestizide, 1709
- arsenhaltige, 1684
- Tod durch, 78-79

Pethidin,
Petit mal, siehe Epilepsie.
PFA, 1218-1219

pH-Wert,
- Lokalanästhetika und, 349
- und Medikamentenverteilung, 10
- und transmembranöser Transfer von Medikamenten, 4

Phacohyphomycosis, Itrakonazol bei, 1202

Phäochromozytom,
- Arrhythmien bei β-adrenergen Antagonisten, 250
- Diagnose,
- - Clonidin bei, 225
- - Glukagon-Test, 1536
- Medikamente bei,
- - Metyrosin, 816
- - Phenoxybenzamin, 236

- - Phentolamin, 237

Pharmakodynamik, 31
- bei älteren Menschen, 54-55
- Definition, 1
- Medikamenteninteraktion, 56-58
- Quantifizierung von Wirkstoff-Rezeptor-Interaktionen, 40
- Toleranz, 58
- und Individualtherapie, 51
- - biologische Variabilität, 52
- - Maximaleffekte, 52
- - Potenz, 52
- - Steigung, 52
- Wirkmechanismus, 31

Pharmakokinetik, 3
- Applikationsmöglichkeiten, 5–9
- - enteral, 5
- - oral, 5
- - parenteral, 5
- bei älteren Menschen, 54-55
- Biotransformation, 12–17
- - Art der, 12
- - Einflußfaktoren, 15
- - metabolische Arzneimittelinteraktion, 17
- - Phase I und II, 12
- Bioverfügbarkeit, 4
- Definition, 1
- Exkretion, 17
- - biliäre, 18
- - fäkale, 18
- - renale, 17
- - sonstige, 18
- Exkretion, unveränderte, über die Niere,
- klinische, 18-28
- - Ausmaß und Geschwindigkeit der Bioverfügbarkeit, 23, AII-1
- - Clearance, 19, AII-2
- - Design und Optimierung der Dosierung, 25
- - Halbwertszeit, 22, AII-3
- - therapeutische Überwachung, 27
- - Verteilung, 21
- Medikamenteninteraktionen, 55-56
- nicht-lineare, 23
- Resorption, 4
- - Einflußfaktoren, 5
- Toleranz, 58
- transmembranöser Transfer von Medikamenten, 3
- - aktiver Transport, 4
- - Carrier vermittelter, 4
- - Elektrolyte, schwache, 4
- - erleichterte Diffusion, 4
- - passive Prozeesse, 3
- - pH und, 4
- Umverteilung, 11
- und Individualtherapie, 50
- Verteilung, 10
- - plazentaler Transfer, 11
- - Reservoire, 10
- - ZNS und CSF, 10

Pharmakologie des Auges, 1645
- antibakterielle Wirkstoffe, 1654
- - therapeutischer Einsatz, 1654
- antimitotische Wirkstoffe, 1662-1664
- Antimykotika, 1656
- Antiprotozoen-Wirkstoffe, 1657
- Arzneistofffreisetzung, 8
- Ausblick, 1667
- Carboanhydrasehemmer, 1667
- Cholinester, 153
- Cholinesterasehemmer, 182
- diagnostische Wirkstoffe, 1664-1665
- Glukokortikoide, 1504
- Immunmodulatoren, 1660
- Immunsuppressiva, 1661-1662
- in der Chirurgie, 1661-1662
- - Botulinum A, 1662-1664
- - das blinde und schmerzende Auge, 1662-1664
- - Enzyme, 1661-1662
- - Glaskörperersatz, 1662-1664
- - hämostatische und thrombolytische Wirkstoffe, 1662-1664
- in Lokalanästhesie, 1664-1665
- muskarinerge Rezeptor-Antagonisten, 166
- NSAR, 1661-1662
- osmotische Wirkstoffe, 1667
- Pharmakokinetik, 1651
- - Metabolismus, 1654
- - Resorption, 1652
- - Toxikologie, 1654
- - Verteilung, 1653
- sympathomimetische Amine, 232
- Tetracycline, 1148-1149
- therapeutischer Einsatz, 1664-1665
- - Austrocknungsschutz und Tränerersatz, 1665-1666
- - Vitamine und Spurenelemente, 1665-1666
- Überträgerstoffe des autonomen Nervensystems, 1659
- - bei Glaukom, 1659
- - bei Strabismus, 1660
- - bei Uveitis, 1660
- - in der Chirurgie, 1660
- Virostatika, 1654-1656

Pharyngitis,
- Corynebakterien, Medikamente bei, 1055-1064
- Penicillin bei, 1104-1105
- Streptokokken, Medikamente bei, 1055-1064
- ulzerogene Medikamente bei, 1055-1064

Phase-I-Konjugationsreaktionen, 12
Phase-II-Konjugationsreaktionen, 12
Phenacetin, 639
- Struktur, 648
Phenanthren, 544
Phenazon, 661

Phenazopyridin, 1092
Phencyclidin (PCP), 291
– bei dissoziativer Anästhesie, 339
Phendimetrazin,
– Struktur, 210
– therapeutischer Einsatz, 232
Phenelzin,
– Muskelrelaxanzien und, 197
– Resorption, Metabolismus und Exkretion, 454-456
– Struktur, Dosierung und Nebenwirkungen, 447-449
– therapeutischer Einsatz, 460
– – als Antidepressivum, 450
– – zur Migräneprophylaxe, 515
Phenindion, 1371
Pheniramin, 1662-1664
Phenmetrazin,
– Abusus, 587
– Struktur, 210
Phenobarbital, 486
– bei Anfällen, 486
– β-adrenerge Antagonisten, 249
– Chinidin, 899
– Medikamenteninteraktionen, 486-487
– pharmakokinetische Eigenschaften, 383
– Phenytoin, 482
– Plasmawirkspiegel, 486-487
– renale Clearance, 83
– Struktur, 392-393
– therapeutischer Einsatz, 392-393
– – bei Anfällen, 486-487
– – bei Benzodiazipinentzug, 580
– – bei Status epilepticus, 499
– Toxizität, 486-487
– – in der Schwangerschaft, 499
– – und Vitamin D, 1559
– Valproinsäure, 492
– Wirkmechanismus, 486
Phenolphthalein, 950-951
Phenothiazine,
– Chemie und Struktur-Wirkungsbeziehung, 415
– Medikamenteninteraktionen, 430-432
– – Antidepressiva, 457
– – Opioide, 553
– – Obstipation, 945
– therapeutischer Einsatz, 430-432
– – als Antiemetikum, 958
– – antipsychotisch, 415
– – zur Prämedikation, 313-314
– toxische Reaktionen und Nebenwirkungen, 426
– und autonomes Nervensystem, 423-424
– und Krampfschwelle, 420
– und SIADH, 744
Phenoxybenzamin, 236
– Chemie, 236
– pharmakologische Eigenschaften, 235

– Struktur, 234
– therapeutischer Einsatz, 236
– Toxizität und Nebenwirkungen, 236
– Wirkmechanismus, 142
Phenprocoumon, 1371
– Struktur, 1367
Phensuximid, 490
Phentermin,
– Struktur, 210
– therapeutischer Einsatz, 232
Phentolamin, 237
– Struktur, 234
– therapeutischer Einsatz, 237
– – bei Herzversagen, 858-859
– Toxizität und Nebenwirkungen, 238
Phenylalkylamine, 789
Phenylbutazon, 660
– Antidepressiva, 457
– Medikamenteninteraktionen, 660
– pharmakologische Eigenschaften, 660
– therapeutischer Einsatz, 661
– toxische Effekte, 660
Phenylephrin, 135, 1658
– Struktur, 210
– therapeutischer Einsatz, 230
– – bei allergischer Rhinitis, 690
– – in der Ophthalmologie, 1658
– – und topische Anästhesie, 356
– Wirkmechanismus, 141
Phenylethanolamin-N-Methyltransferase, 130
Phenylethylamin, 209
– Struktur, 210
Phenylethylmalonamid (PEMA), 488
Phenylpropanolamin, 230
– bei allergischer Rhinitis, 690
– Struktur, 210
– therapeutischer Einsatz, 232
Phenyltrimethylammonium (PTMA), 128
Phenytoin,
– Dosierung, 886-887
– Geschichte, 482
– in der Schwangerschaft, 499
– Medikamenteninteraktionen, 484
– – Antidepressiva, 457
– – β-adrenerge Antagonisten, 249
– – Carbamazepin, 17, 487
– – Chinidin, 899
– – Muskelrelaxanzien, 197
– – Valproinsäure, 492
– Metabolismus, 24
– Pharmakokinetik, 886-887
– pharmakologische Eigenschaften, 482
– Plasmakonzentrationen, 484
– Struktur-Aktivitätsbeziehung, 482
– therapeutischer Einsatz, 484
– – antiarrhythmisch, 880
– – bei Epilepsie, 484
– – bei Status epilepticus, 499
– Toxizität, 483

– und Hyperglykämie, 1529-1530
– und Vitamin D, 1559
– Wirkmechanismus, 482
– ZNS, 482
Phetharbital, 395
Phokomeli, 60
Pholcodin, 658
Phosphat, 1549
– bei Urinazidifizierung, 1549
– chronisches Nierenversagen, 1549
– Depletion, 1549
– gestörter Metabolismus, pathologische Konditionen, 1549
– Hyperparathyroidismus, 1549
– Osteomalazie, 1550
– Parathormon und, 1552
– Rachitis, 1550
– renaler Stoffwechsel von, 710
– Resorption, Verteilung und Exkretion, 1549
– Vergiftung, 1550
– Vitamin D und, 1557
Phosphat-Depletionssyndrom, 1549
Phosphatidsäure, 139
– und Vasopressin, 739
Phosphatidylcholin (Lecithin), 165
– bei Alzheimer Erkrankung, 531
Phosphatidylinositol-4,5-bisphosphat (PIP2), 36-37
Phosphatverbindungen, organische, 171
– Neurotoxizität, chronische, 181
– Toxizität, 180
– Wirkmechanismus, 175
Phosphin, 1713
Phosphodiesterase-Inhibitoren bei Herzversagen, 859
Phosphoenolpyruvatcarboxykinase (PEPCK), 1492
Phosphoinositid-(PI)-3-Kinase, 1516
Phospholinjodid (Echothiophatjodid), 177
Phospholipase,
– A_2, 617
– Beta, 36-37, 758
– C, 36-37, 618
– D, 139
– Gamma, 38
– Inhibition, 620
– und muskarinerge Rezeptoren, 129
Phosphonoformat, siehe unter Foscarnet.
Phosphor,
– Tagesbedarf, 1575
– Vergiftung, 1714
Phosphorylase, Glykogenolyse und, 1537
photoallergische Reaktionen, 74
Photochemotherapie, 1635
– photodynamische Therapie, 1636
– Photopherese, 1636
– Psoralene und PUVA, 1635
photodynamische Therapie, 1636

Photofrin I, 1636
Photofrin II, 1636
Photopherese, 1636
Photosensitivität,
– PUVA und, 1636
– Tetracycline und, 1150-1151
Phototoxizität, 74
Physostigma venenosum, 171
Physostigmin, 171
– Anwendung in der Ophthalmologie, 1658
– bei Alzheimer Erkrankung, 532
– bei Atropinvergiftung, 160
– bei Vergiftung mit Anticholinergika, 182
– pharmakologische Eigenschaften, neuromuskuläre Synapse, 178
– therapeutischer Einsatz, 182
– Wirkmechanismus, 175
Physostigminsalicylat, 182
Physostigminsulfat Augensalbe, 182
Phytonadion, 646-647
– als Warfarin-Antidot, 1371
Phytonmenadion, 1608-1609
Picrotoxin, 288
Piflutixol, 415
Pilocarpin, 154, 1658
– Geschichte und Herkunft, 154
– in der Ophthalmologie, 1658
– pharmakologische Eigenschaften, 155
– Struktur-Wirkungsbeziehung, 154
– therapeutischer Einsatz, 155
– Toxikologie, 155
– zur Umkehr von Atropineffekten, 160
Pilzvergiftung,
– cholinomimetische Alkaloide und, 155
– muskarinerge Rezeptor-Antagonisten bei, 167
Pimobendan, 860
Pimozid, 416-418
– bei Gemütsstörungen, 433
– Struktur und Dosierung, 416-418
Pinacidil, 799
Pindolol, 246
– bei Hypertonie, 243
– pharmakologische Eigenschaften, 244
– Resorption, Metabolismus und Exkretion, 246
– Struktur, 242
Pinozytose, Medikamenteresorption und, 4
Pioglitazon, 1535
Pipecuronium, 192
– Ganglienblockade, 196
– pharmakologische Eigenschaften, 192
Piperacillin, 1101
– mit Tazobaktam, 1121
– therapeutischer Einsatz, 1055-1064

Piperazin, 1043
– bei Wurmerkrankungen (Helminthiasis), 981-986
– Effekte am ZNS, 450-451
– Struktur, 1043
– und Krampfschwelle, 420
Pirbuterol, 222
– Dosierung, 680
– zur Asthmatherapie, 682
Pirenzepin, 128
– bei Ulkus, 167
– zur Hemmung der Magensäuresekretion, 942
Piretanid, 717
– Struktur, 718
Piriprost, 659
Pirodavir, 1235-1236
Piroxicam, 658
– pharmakologische Eigenschaften, 658
– Struktur, 658
– therapeutischer Einsatz, 658
– toxische Effekte, 658
Pirprofen, 655
Pityriasis lichenoides et varioliformis acuta, Methotrexat, 1627
Pityriasis rubra pilaris,
– Methotrexat bei, 1627
– Retinoide bei, 1625
Pivampicillin, 1108-1109
PIXY321, 1334
Pizotifen zur Migräneprophylaxe, 516
pK_a und Verteilungsvolumen, 21
Plättchenaggregationshemmer, 1374
– bei myokardialer Ischämie, 798
– therapeutischer Einsatz, 1375
Plantago, 948-949
Plasma-Clearance, 19
Plasmamembran, Medikamentenresorption und, 3
Plasmaproteine als Medikamentenreservoir, 10, AII-2
Plasminogen, 1372
Plasminogen activator inhibitor 1 (PAI-1), 1364
Plasmodium-Infektionen, 987
– Biologie der, 893
– Chemotherapie bei, 981-986
– falciparum, 987
– – Chloroquinresistenz, 990
– – Lebenszyklus, 988
– – Prophylaxe, 990
– – Therapie, 991
– malariae, 988
– – Prophylaxe, 76
– – Therapie, 991
– ovale, 987
– – Prophylaxe, 990
– – Therapie, 991
– vivax, 987
– – Chloroquinresistenz, 989
– – Prophylaxe, 990
– – Therapie, 991

Platelet-activating factor (PAF), 595
– Chemie und Biosynthese, 628
– Entzündung und Allergie, 629
– Geschichte, 628
– glatte Muskulatur, 628
– kardiovaskulär, 628
– Leukozyten, 628
– Magen, 629
– Niere, 629
– pharmakologische Eigenschaften, 628
– physiologische und pathologische Funktionen, 629
– Platelet-derived growth factors, 287
– Reproduktion/Geburt, 629
– Rezeptor, 34
– Rezeptor-Antagonisten, 629
– Thrombozyten, 628
– und Entzündung, 634
– Wirkmechanismus, 629
Platin-Komplexe, onkologische Anwendung, 1290
– bei Hyperkalzämie, 1548
– Resorption, Metabolismus und Exkretion, 1288
– Struktur, 1289
– therapeutischer Einsatz, 1289
– Toxizität, 1279
– Wirkmechanismus, 1288
Plazeboeffekte, 58
– bei klinischen Studien, 49
plazentaler Transfer von Medikamenten, 11
Plexus cervicalis, Blockade des, 356-357
Plexus choreoideus, 279
pluripotente Stammzellen, 1311
Pneumoconiose, 1702-1703
Pneumocystis carinii, Medikamente bei, 981-986
– Atovaquon, 1011
– Clindamycin, 1163-1164
– Glukokortikoide, 1504
– Pentamidin, 1021
– Trimethoprim-Sulfamethoxazol, 1087
Pneumokoniosen bei Kohlearbeitern, 1703-1704
Pneumonie,
– Anthrax, Medikamente bei, 1055-1064
– atypische (Mycoplasma) Medikamente bei,
– Chinolone bei, 1090
– Chlamydien, Medikamente bei, 1055-1064
– Corynebakterien, Medikamente bei, 1055-1064
– Gentamicin bei, 1135
– Haemophilus, Medikamente bei, 1055-1064
– Klebsiellen, Medikamente bei,
– Moraxella, Medikamente bei, 1055-1064

– Penicillin bei, 1104-1105
– Pneumokokken, Penicillin bei, 1104-1105
– Pseudomonas, Medikamente bei, 1055-1064
– Respiratory syncytial virus, Medikamente bei, 1055-1064
– Staphylokokken, Medikamente bei, 1055-1064
– Streptokokken, Medikamente bei, 1055-1064
Pockenvirus, Vidarabin bei, 1223
Podofilox, 1638
Podophyllin, 1638
Podophyllotoxin, 1282
– zelluläre Effekte, 666-667
pol-Gen, 92
Poloxamer, 951-952
Polyarteritis nodosa,
– Alkylanzien bei, 1628-1629
– Glukokortikoide bei, 1503
Polycythämia vera, Chemotherapie bei, 1247-1249
Polyen-Antibiotika, antimykotische Anwendung, 1208
Polyethylenglykol-Elektrolytlösungen, 950
polymorphe ventrikuläre Tachykardie, H_1-Antagonisten und, 606
Polymyositis/Dermatomyositis, Ciclosporin bei, 1318
Polymyxin B, 1164-1165
– antibakterielle Wirkung, 1165-1166
– Herkunft und Chemie, 1164-1165
– Nebenwirkungen, 1165-1166
– Resorption, Verteilung und Exkretion, 1165-1166
– therapeutischer Einsatz, 1165-1166
– – bei kutanen Infektionen, 1630-1631
– – in der Ophthalmologie, 1655
Polymyxin E (Colistin), 1164-1165
Polysaccharid-Eisen-Komplex, 1342
Polystyren-Harze, Obstipation durch, 946
Polythiazid, siehe auch unter Thiaziddiuretika,
– Struktur Resorption und Exkretion, 724
Polythiol-Harz bei Quecksilbervergiftung, 1684
POMC (Pro-Opiomelanocortin), 295
POMC, zugehörige Hormone, 1385
Ponaris, 1426
Pons, 278
Porfimer, 1636
Porokeratosis mibelli, Fluourouracil bei, 1628-1629
Porphyrie,
– Barbiturate kontraindiziert bei, 336
– Cutanea tarda, Antimalaria-Wirkstoffe bei, 1629-1630
Porphyrin und photodynamische Therapie, 1636

post-traumatisches Streßsyndrom, Antidepressiva bei, 460
postganglionäre Neurone/Leitungsbahnen, 115
postmenopausale Östrogensubstitutionstherapie, 1444
postoperativer Schmerz, Opioide bei, 555-556
postpartale Kontraktionen, Ergotaminalkaloide bei, 239
Potenz von Medikamenten, 41
– und Individualtherapie, 51
Präeklampsie, Salicylate bei, 645-646
präganglionäre Nervenfasern, 115
Präkallikrein, 1362
– Mangel, 1362
Prämedikation (Anästhesie), 313-314
– anticholinerge Wirkstoffe, 314-315
– Antiemetika, 314-315
– anxiolytische Wirkstoffe, 313-314
– Opioide, 314-315
– sedative Hypnotika, 313-314
– zur Reduktion der Magenfüllung, 314-315
Präproinsulin, 1512
Präproparathhormon, 1550
Prävitamin D3, 1554
Pralidoxim, 180
– bei Vergiftung mit Cholinesterasehemmern, 180
– Pharmakologie, Toxikologie und Disposition, 181
– Struktur, 181
Pramoxin, 354
– Struktur, 346
Pravastatin, 915
– Struktur, 913
Prazepam, 382
– Applikation und Anwendung, 386
– Dosierung, 435
– Resorption, Metabolismus und Exkretion, 436
– Struktur, 377
Praziquantel, 1043
– Resorption, Metabolismus und Exkretion, 1043-1044
– Struktur, 1043
– therapeutischer Einsatz, 981-986
– Toxizität, Risiken und Interaktionen, 1043-1044
– Wirkung bei Wurmerkrankungen, 1043-1044
Prazosin, 135
– First-dose-Phänomen, 238
– pharmakologische Eigenschaften, 237
– Struktur, 234
– therapeutischer Einsatz, 238
– – bei Herzversagen, 858-859
– – bei Hypertonie, 818
Preclamol, 439-440
Prednisolon, 1497
– antineoplastische Anwendung, 1295

– Dosierung und Potenz, 1490
– zur Asthmatherapie, 680
Prednison, 1247-1249, 1313, 1319
– bei Organtransplantationen, 1313
– Dosierung und Potenz, 680
– in Kombination mit der MOPP-Therapie, 1258
– Struktur, 1498
– therapeutischer Einsatz, 1503
– zur Asthmatherapie, 680
– zur Immunsuppression, 1318-1319
Pregnenolon, 1486
Prenalterol, 210
Prilocain, 354
– bei Bierschem Block, 358
– EMLA-Creme, 356
– Metabolismus, 352
– Struktur, 346
Primaquin, 981-986
– Geschichte, 999
– Malariaprophylaxe, 990
– Resorption, Metabolismus und Exkretion, 1000
– Risiken und Kontraindikationen, 1000
– Struktur, 999
– therapeutischer Einsatz, 1000
– toxische Effekte und Nebenwirkungen, 1000
– Wirkmechanismus, 999
– Wirkung bei Malaria, 999
Primidon,
– bei Anfällen, 486-487
– Chemie, 486-487
– Medikamenteninteraktionen, 488
– Pharmakokinetik, 488
– Plasmakonzentrationen, 488
– Toxizität, 488
Prinzmetal Angina, siehe unter Angina pectoris.
Probandenzahl in klinischen Studien, 49
Probenecid, 670
– Allopurinol, 668
– Chemie, 670
– Geschichte, 670
– Indometacin, 650
– Medikamenteninteraktionen, 56-58, 670
– Penicillin, 671
– pharmakologische Eigenschaften, 670
– Resorption, Metabolismus und Exkretion, 670
– Schleifendiuretika, 720-721
– therapeutischer Einsatz, 671
– Thiaziddiuretika, 722
– toxische Effekte, 671
Probucol, 919
– als Antioxidans, 921
– Chemie, 920
– Nebenwirkungen, 923
– Resorption, Metabolismus und Exkretion, 922

- Struktur, 920
- therapeutischer Einsatz, 919
- Wirkmechanismus, 920
- Wirkungen auf die Lipoproteine, 920

Procain, siehe auch unter Anästhesie, lokale,
- Muskelrelaxanzien und, 197
- Nebenwirkungen, 351
- Struktur, 346
- zur Infiltrationsanästhesie, 356-357
- zur Nervenblockade, 356-357

Procainamid, siehe auch unter Antiarrhythmika,
- antiarrhythmische Therapie, 876
- Dosierung, 886-887
- genetischer Polymorphismus und, 16
- Medikamenteninteraktion, 56-58
- Nebenwirkungen, 351
- Pharmakokinetik, 886-887
- pharmakologische Eigenschaften, 896
- SLE durch, 76
- Struktur, 896

Procarbazin, 1247-1249
- bei MOPP, 1258
- Resorption, Metabolismus und Exkretion, 1294
- Struktur, 1293
- therapeutischer Einsatz, 1294
- Toxizität, 1294
- Wirkort, 1246
- zytotoxische Wirkung, 1294

Procaterol, 223

Prochlorperazin,
- als Antiemetikum, 958
- antipsychotische Therapie, 426
- bei Migräne, 506
- Parkinson, 523-524

Prodrugs, 12
Prodynorphin, 540
Proenkephalin, 540
Progesteron, 1438
- Effekte auf den Genitaltrakt, 1439
- LH und, 1397
- Rezeptor, 1450-1451
- Struktur, 1449
- Synthese und Sekretion, 1450
- und GnRH Sekretion, 1401
- Wirkmechanismus, 1450-1451

Progestin, 1448
- Chemie, 1448
- Geschichte, 1483
- metabolische Effekte, 1451
- neuroendokrine Wirkungen, 1450
- physiologische und pharmakologische Wirkungen, 1450
- Resorption, Metabolismus und Exkretion, 1452
- Strukturen, 1449
- Substitutionstherapie, 1445-1446
- Synthese und Sekretion, 1450
- therapeutischer Einsatz, 1452

- – antineoplastisch, 1296
- und Brustdrüse, 1451
- und Reproduktionstrakt, 1449-1450
- Wirkmechanismus, 1450-1451
- ZNS, 1451

Proinsulin, 1513
- Halbwertszeit, 1515
- Konversion in Insulin, 1512

Prokarzinogene, 75

Prokinetika, 959
- Benzamide, 960
- Benzimidazolderivative, 961
- Motilin, 961

Prolaktin (Prl), 1385
- Antipsychotika und, 423-424
- molekulare und zelluläre Grundlagen, 1393
- physiologische Effekte, 1393
- Sekretion, 1392

Prolaktin sezernierende Tumoren, 1393
Promamidin, 1021
Promazinhydrochlorid, 426
Promethazin, 415
- Dosierung, 606
- Meperidin und, 542
- Struktur, 604
- therapeutischer Einsatz, 607-608
- – als Antiemetikum, 958
- – bei Migräne, 506
- – Vasopressinsekretion und, 737-738
- – zur Prämedikation, 313-314

Prontosil, 1079
Propachlor, 1717
Propafenon, 248
- antiarrhythmische Therapie, 876
- Digoxin und, 842
- Dosierung, 886-887
- Kontraindikationen, 885
- Nebenwirkungen, 897
- Pharmakokinetik, 886-887
- pharmakologische Effekte, 897
- Struktur, 897

Propan, 1703-1704
Propanediolcarbamat, 438
Propanil, 1717
Propanolamin, 232
Propanthelinbromid, 165
Proparacain, 354
- Struktur, 346
- zur ophthalmologischen Anästhesie, 1665-1666

10-Propargyl-5,8-dideazafolat (PDDF), 1263

Propham, 1717
Propidium, 172
Propiomazin, 313-314
Propionibacterium acnes, siehe Akne.
Propionsäure, 1197
Propionsäurederivate, 654
- Fenprofen, 657
- Flurbiprofen, 657
- Formulierung, 655
- Ibuprofen, 656

- Ketoprofen, 657
- Medikamenteninteraktionen, 657
- Naproxen, 656
- Oxaprozin, 657
- pharmakologische Eigenschaften, 655
- Struktur, 655

Propofol, 340
- zur Prämedikation, 314-315

Propoxyphen, 561-562
- pharmakologische Wirkung, 562
- Resorption, Dosierung und Wirkdauer, 552
- Resorption, Metabolismus und Exkretion, 562
- Struktur, 562
- therapeutischer Einsatz, 562
- Toleranz und Abhängigkeit, 562
- Toxizität, 562

Propranolol, 240
- Dosierung, 886-887
- Entzugseffekte, 249
- Muskelrelaxanzien und, 197
- Obstipation durch, 945
- Pharmakokinetik, 886-887
- pharmakologische Eigenschaften, 244
- Resorption, Metabolismus und Exkretion, 245
- Struktur, 242
- therapeutischer Einsatz, 241
- – antiarrhythmische Therapie, 880
- – bei Angst, 438
- – bei Hyperthyreose, 1427
- – bei Hypertonie, 243
- – bei Myokardischämie, 797
- – bei thyreotoxischer Krise, 1424
- – zur Migräneprophylaxe, 515
- Wirkmechanismus, 142

Propylenglykol, 1708
Propylhexedrin, 229
- Struktur, 210

Propyliodon, 1426
Propylthiouracil, 1405
- Nebenwirkungen, 1422
- Pharmakokinetik, 1422
- Resorption, Metabolismus und Exkretion, 1422
- Struktur, 1421
- therapeutischer Einsatz, 1423
- – in der Schwangerschaft, 1424

Prorenin, 754
Prostacyclin (PGI2), 617
- bei Ischämie, 627
- pharmakologische Eigenschaften, 622
- Speicherung in Thrombozyten und Transfusion, 627
- und Entzündung, 626
- und Hypotonus, 622
- und Koagulation, 1363
- und Magensäuresekretion, 941

- und Plättchenaggregation, 625
- und renale Durchblutung, 626
- und Uterusmotilität, 970
- und Verstärkung der pulmonalen Durchblutung, 627

Prostacyclinsynthase, 618
Prostaglandin 15-OH Dehydrogenase (PGDH), 621
Prostaglandin D, 617
Prostaglandin E_1 (PGE_1), 617
- bei Impotenz, 627

Prostaglandin E_2 (PGE_2),
- pharmakologische Eigenschaften, 622
- Speicherung in Thrombozyten und Transfusion, 627
- und Entzündung, 626
- und Fieber, 636
- und Hypotonie, 626
- und Magensekretion, 623
- und pulmonale Durchblutungssteigerung, 627
- und renaler Blutfluß, 626
- und Uterusstimulation, 623

Prostaglandin F_1 (PGF_1), 617
Prostaglandin F_2 (PGF_2),
- bei Glaukom, 1667
- und gastrointestinale Muskulatur, 623
- und Uterusstimulation, 623

Prostaglandin H_2 (PGH_2), 621
Prostaglandin I_2 siehe auch unter Prostacyclin,
Prostaglandin, siehe auch unter Eicosanoide, 595
- bei Reproduktion und Geburt, 625
- Diarrhoe durch, 946
- Effekte an der glatten Muskulatur, 622
- Effekte an glatter Muskulatur vaskulär und pulmonal, 626
- hämatologische Effekte, 622
- Inhibition der Synthese durch NSAR, 636
- kardiovaskuläre Effekte, 621
- und Magensekretion, 931
- und Noradrenalin, 122-123
- und renaler Blutfluß, 626
- und Thrombozytenaggregation, 625
- und Uterusmotilität, 970
- – Myometrium, 970
- – pharmakologische Eigenschaften, 970
- – therapeutischer Einsatz, 971
- – Toxizität, 970
- – Zervix, 970

Prostaglandin-Synthetaseinhibitoren, Inhibition der Uterusmotilität, 971
Prostaglandinanaloga, 941
Prostaglandinrezeptoren, 624
Prostansäure, 618
Prostatahyperplasie, benigne, Medikamente bei,

- Alfuzosin, 240
- α_1-adrenerge Antagonisten, 251
- Finasterid, 239
- Phenoxybenzamin, 236
- Prazosin, 238
- Terazosin, 238

Prostatakarzinom, Chemotherapie bei, 1271
Prostatitis, Chinolone bei, 1090
Protamin, 1366
- Zink-Insulinsuspension, 1524

Protease-Inhibitoren, antivirale Anwendung, 1235-1236
Proteasen, Entzündung und, 679
Protein C,
- Inhibitor, 1364
- und Koagulation, 1363

Protein S, Koagulation und, 1367
Proteinkinase 3, Vasopressin und, 739
Proteinkinase C, 130
- Aktivierung durch Kalzium, 38

Proteus,
- Cephalosporine, 1117-1118
- Gentamicinresistenz, 1136
- Medikamente bei, 1055-1064
- Penicilline, 1102

Prothrombin (Faktor II), 1362
Prothrombinzeit (PT), 1361
Protonenpumpe (H^+/K^+-ATPase),
- Aktivierung, 930
- Inhibitoren, 929

Prototyp, Medikamente, 68
Protozoen-Infektionen, Chemotherapie bei, 987
- Augenkrankheiten, 1657
- Malaria, 987

Protriptylin, 446
- Struktur und Dosierung, 447-449
- Toxizität, 162

Prourokinase, 1373
Providencia, Cephalosporine bei, 1120
Provitamin A, 1598
Provitamin B3, 1556
Provitamin D2, 1556
Pruritus,
- Antihistaminika bei, 1632-1633
- Antipsychotika bei, 433
- Gold bei, 663

Pseudoephedrin, 230
- bei allergischer Rhinitis, 690
- therapeutischer Einsatz, 232

Pseudohypoparathyroidismus (PHP), 1550
- Typ 1a, 39
- und Hypokalzämie, 1546

pseudomembranöse Kolitis,
- Clindamycin und, 1164-1165
- Medikamente bei, 1055-1064
- Tetracycline und, 1146-1147
- Vancomycin, 1167

Pseudomonas aeruginosa,
- Cephalosporine, 1119
- Chinolone, 1090

- Gentamicin, 1136
- Imipenem, 1120
- Kombinationstherapie bei, 1069
- Medikamente bei, 1055-1064
- Penicilline, 1102
- Resistenzen, 1052

Pseudomonas mallei, Medikamente bei, 1055-1064
Pseudomonas pseudomallei, Medikamente bei, 1055-1064
Pseudomotor cerebri,
- Kortikosteroide und, 1499
- Tetracycline und, 1151-1152

Psilocybin, 589
Psittacose, Medikamente bei, 1055-1064
- Tetracycline, 1149-1150

Psoralene, 1635
- bei der PUVA-Therapie, 1626
- Chemie, 1635
- Geschichte, 1635
- Pharmakologie, 1635
- therapeutischer Einsatz, 1636
- Toxizität und Überwachung, 1636

Psoriasis,
- Genetik, 1639
- Medikamente bei,
- – Antihistaminika, 1632-1633
- – Antimetaboliten, 1627
- – Azathioprin, 1628
- – Ciclosporin, 1317
- – Colchicin, 668
- – Kalzitriol, 1561-1562
- – Retinoide, 1625
- – Vitamin A, 1606
- – zytotoxische und immunosuppressive Wirkstoffe, 1627
- Therapie, 1620

psoriatische Arthritis, Retinoide bei, 1625
Psychedelika, 589
Psychopharmakologie,
- bei Angst, 433
- bei Depression, 445
- bei Manie, 445
- bei Psychosen, 414
- biologische Hypothesen zur Ätiologie psychiatrischer Erkrankungen, 413
- Geschichte, 411-412
- Identifikation und Evaluierung von Medikamenten, 414
- Nosologie, 412

Psychosen, Medikamente bei, 411
psychosomatische Erkrankungen, Antidepressiva bei, 461
Psychostimulanzien, Abusus und Abhängigkeit, 586-587
Psyllium, 948-949
PTH, 1550
Pubertät,
- Androgene und, 1467

– Ausbleiben der, 1469
– Hypogonadismus nach der, 1469
– vorzeitige Rezeptormutationen und, 39
pulmonale Durchblutung, Eicosanoide zur, 627
pulmonale Exkretion von Medikamenten, 17
pulmonale Resorption von Medikamenten, 8
pulmonale Ventilation, Inhalationsanästhesie und, 308
Pulsoximetrie, 368
Pupille, 1649
– Adie-Syndrom, 1650
– Effekte von Medikamenten auf, 1650
– Tonus, Cholinesterasehemmer und, 182
Purinanaloga, 1273
– Azathioprin, 1276
– bei neoplastischen Erkrankungen, 1247-1249
– Cladribin, 1278
– Fludarabinphosphat, 1276
– Mercaptopurin, 1276
– Penstostatin, 1277
– Resistenzen, 1275
– Struktur-Aktivitätsbeziehung, 1272-1273
– Thioguanin, 1276
– Wirkmechanismus, 1274
Purine, 289
– Agonisten, Antagonisten und Effektormechanismen, 289
– Folsäure und, 1354
– Neurotransmission, 296
purinerge Nerven, 145
purinerge Rezeptoren, 296
pustuläre Dermatose subkorneal,
– Dapson bei, 1628-1629
Putamen, 278
PUVA, 1635
– Etretinat und, 1626
Pyoderma gangränosum,
– Ciclosporin bei, 1318-1319
– Dapson bei, 1628-1629
– Glukokortikoide bei, 1624
Pyrantelpamoat, 1045
– bei Helminthiasis (Wurmerkrankungen), 981-986
– Struktur, 1045
Pyrazinamid, 1183
– antibakterielle Wirkung, 1183
– Chemie, 1183
– Nebenwirkungen, 1183
– Resorption, Verteilung und Exkretion, 1183
– therapeutischer Einsatz, 1055-1064
Pyrazolonderivate, 660
Pyrethrine, 1712
Pyrethroide, 1712
Pyrethrum, 1712

Pyridostigmin, 175
– therapeutischer Einsatz,
– – bei Myasthenia gravis, 183
– – bei Tubocurarinüberdosierung, 196-197
– – zur Prophylaxe bei Nervengasvergiftung, 184
Pyridoxal, 1585
– Struktur, 1586
Pyridoxamin, 1585
– Struktur, 1586
Pyridoxin, 1347
– bei Tuberkulose, 1186
– Chemie, 1586
– erythropoetisch, 1586
– Geschichte, 1585
– Herkunft und Bedarf, 1575
– Isoniazid, 1178
– kutane, 1586
– Mangelsymptome, 1586
– Medikamenteninteraktionen, 1586
– neurale, 1586
– okuläre, 1667
– pharmakologische Wirkungen, 1586
– physiologische Funktionen, 1586
– Resorption, Metabolismus und Exkretion, 1587
– therapeutischer Einsatz, 1587
– und Hypoglykämie, 1530
Pyrilamin, 606
– Dosierung, 606
– Struktur, 604
Pyrimethamin, 987
– Anwendung in der Ophthalmologie, 1657
– bei Protozoeninfektion, 981-986
– Kombinationstherapie,
– mit Clindamycin, 1163-1164
– mit Dapson, 996
– mit Sulfadiazin, 991
Pyrimethamin und bei Malaria, 991
– Struktur, 1080
Pyrimethamin-Sulfadoxin,
– bei Malaria, 981-986
– bei Toxoplasmose, 996
– mit Mefloquin, 997
– Therapiestrategien, 991
– zur Prophylaxe, 990
Pyrimidinanaloga,
– antineoplastische Therapie, 1247-1249
Pyrogallol, 143
Pyrophosphat, 1563

Q

Q-Fieber, Medikamente bei, 1055-1064
– Chloramphenicol, 1154-1155
– Tetracycline, 1149-1150
Quantifizierung der Ligand-Rezeptor-Interaktion, siehe auch Rezeptoren, 40
Quazepam, siehe auch Benzodiazepine, 382

– Anwendung und Applikation, 386
– Struktur, 377
Quecksilber, 1679
– anorganische Salze, 1680
– Behandlung, 1683
– Chemie und Wirkmechanismus, 1679-1680
– chemische Formen und Herkunft, 1679-1680
– Diagnose, 1682
– elementar, 1681
– Häufigkeit von Symptomen, 1682
– organisches, 1680
– Resorption, Biotransformation, Verteilung und Exkretion, 1680
– tägliche Retention, 1679-1680
– Toxizität, 1681
Quinacrin, 1023
– Anwendung in der Dermatologie, 1629-1630
– bei Giardiasis, 1010
– bei Protozoeninfektion, 981-986
Quinacrinhydrochlorid, 1023, 1629
Quinapril, 766
– bei Herzversagen, 858-859
– Struktur, 764
Quinestrol, 1441
– Struktur, 1434
Quinethazon, siehe auch unter Thiaziddiuretika,
– Struktur, Resorption und Exkretion, 724
Quisqualat, 288

R

R-α-Methylhistamin, 607-608
R-determinierendes Plasmid, 1053
Rabbit syndrome, 428
Rachitis, 1558
– autosomal dominant, hypophosphatämische, 1560-1561
– hereditäre hypophosphatämische mit Hyperkalziurie (HHRH), 1560-1561
– hypophosphatämische, Vitamin-D-resistente, 1560-1561
– Phosphat und, 1549
– renale, 1560-1561
– Vitamin D bei, 1560-1561
Rachitis, hypophosphatämische, Vitamin-D-resistente, 1560-1561
Racloprid, 416-418
radioaktive Schwermetalle, 1689
radioaktiver Iod-Resorptionstest, 1417
Ramipril, 766, 858-859
– bei Hypertonie, 826
– Struktur, 764
randomisierte Doppelblindtechnik, 48
Ranitidin, 289
– bei Ulzera, 167
– Medikamenteninteraktionen, 934
– Nebenwirkungen, 933

- Resorption, Metabolismus und Exkretion, 933
- Struktur, 932
- therapeutischer Einsatz, 934
- zur Hemmung der gastralen Säuresekretion in der Anästhesie, 314-315

Ranolazin, 798
Rapamycin, 1316
ras Onkogen, 38
Ras Onkoprotein, 1516
Rattenbiß-Fieber, Penicillin G bei, 1105-1106
Rauwolfia serpentina, 411-412
Rauwolfia-Alkaloide, 414
RE-PUVA, 1626
reaktive Intermediärprodukte, 74
Red-man-syndrome, Vancomycin und, 1167
5α-Reduktase, 1469
- Inhibitoren, 1477
Refluxösophagitis,
- H$_2$-Rezeptor-Antagonisten, 935
- Lansoprazol bei, 937
- Omeprazol bei, 937
Refraktärität, siehe Desensitivierung.
Reisediarrhoe, Chinolone bei, 1090
Remifentanil, 337-338
Remoxiprid, 416-418
Renin, 754
- intrarenale Barorezeptorkaskade und, 754
- Macula densa und, 754
- Sekretionskontrolle, 754
- und β-adrenerge Rezeptorkaskade,
Renin-Angiotensin System, 753
- ACE-Hemmer, 763
- Angiotensin-II-Rezeptor-Antagonisten, Nicht-Peptide, 771
- Funktionen, 758
- Geschichte, 753
- Inhibitoren, 763
- Komponenten, 754
- lokales, 757
- - extrinsisch, 757
- - intrinsisch, 757
- Renin-Inhibitoren, 773
- Übersicht, 754
- und Kontrolle des arteriellen Blutdrucks, 763
Renin-Antikörper, 773
Renininhibitoren, 773
Reserpin, 141
- bei Hypertonie, 815
- bei M. Huntington, 534
- Nebenwirkungen, 817
- - Diarrhoe durch, 946
- pharmakologische Effekte, 815
- Struktur, 815
- und 5-HT, 260
- und Monoamintransport, 132
- Wirkmechanismus, 141
Reservoire von Medikamenten, 10

- Fett, 11
- Knochen, 11
- Plasmaproteine, 10
- transzelluläre, 11
- zelluläre, 11
Residronat, 1564
Resistance transfer factor (RTF), 1053
Resistenz gegenüber antimikrobiellen Wirkstoffen, 1052
- Kombinationstherapie und, 1070
Resorcinol, 1421
Resorption, 1
- Einflußfaktoren, 5
- Resorptionsrate und Verfügbarkeit, 23
Resorption im Kolon, 946
respiratorische Alkalose, 369
respiratorische Azidose, 369
Respiratory syncytial virus, Medikamente bei, 1055-1064
Retardpräparate, 6
Reticulum terminalis, 116
retikuläres Aktivierungssytem, 278
Retina, 1651
- Atrophia gyrata choroidea et retinae, 1665-1666
Retinal,
- 11-cis, 1573, 1598
- all-trans, 1600
Retinitis,
- CMV Medikamente bei, 1055-1064
- virale, 1656
Retinitis pigmentosa,
- Genetik, 1667
- Rezeptormutationen und, 39
- Vitamintherapie bei, 1665-1666
Retinoide, 1624
- Chemoprävention, 1626
- dermatologische Anwendungen, 1626
- Etretinat, 1624-1625
- Isotretinoin, 1624-1625
- Rezeptor, 1598
- Tretinoin, 36
Retinoidsäure, 1597
- Rezeptoren,
- Vitamin A, 1601
Retinol, 1665-1666
- 11-cis, 1598
retinolbindendes Protein, 1603
Retrolentalfibroplasie, 367
Retroviren, 1211
Rev M10 Protein, 108
Reye-Syndrom, Salicylate und, 640
Rezeptor-Effektor-System (Signal-Transduktionswege), 33
Rezeptor-Proteinkinasen, 34
Rezeptoren, 31
- Agonisten, 32
- Agonisten, partielle, 32
- als Enzyme, 33
- Antagonisten, 32
- Antagonisten, inverse, 32

- Ausblick, 44
- Clark-Theorie, 40
- Defintion, 31
- Desensitivierung, 38
- Effektordomäne, 33
- Effektorproteine, 33
- Erkrankungen als Folge fehlfunktionierender, 38
- G-Protein-gekoppelte, 35, 36
- integrative Funktion, 33
- intrinsische Aktivität, 40
- katalytische Natur, 33
- Klassifikation, 39
- kovalente Bindung von Medikamenten, 32
- ligandenbindende Domäne, 33
- Liganden-Bindungsassys, 38
- nicht-kovalente Interaktionen, 32
- physiologische, 33-36
- Quantifizierung von Rezeptor-Ligand-Interaktionen, 41
- Regulation von, 37
- Second messenger, 33
- Struktur-Aktivitätsbeziehung und Medikamentenentwicklung, 32
- strukturelle und funktionelle Familien, 33
- Subtypen, Signifikanz von, 39
- Transkriptionsfaktoren, 36
- zelluläre Orte der Arzneistoffwirkung, 32
- zytoplasmatische Second messenger, 36-37
Rh-hämolytische Erkrankung des Neugeborenen, Immunosuppression bei, 1314
Rhabdomyosarkom, Chemotherapie bei, 1247-1249
Rhabdoviren, Vidarabin bei, 1223
rheumatisches Fieber,
- Prophylaxe, Penicillin zur, 1106
- Sulfonamide bei, 1084
rheumatoide Arthritis,
- entzündliche Prozesse bei, 635
- Medikamente bei,
- - Apazon, 662
- - Ciclosporin, 1317
- - Cyclophosphamid, 1259
- - Diclofenac, 654
- - Etodolac, 652
- - Fenemate, 652
- - Glukokortikoide, 664-665
- - Gold, 664-665
- - Immunosuppressiva, 664-665
- - Methotrexat, 1263
- - NSAR, 638
- - Penicillamin, 1691-1692
- - Propiosäurederivate, 654
- - Salicylate, 645-646
- - Sulindac, 652
Rhinitis,
- adrenerge Agonisten bei, 231
- allergische, 677

– H₁-Antagonisten bei, 607-608
Rhinitis, allergische, 677, 690
Rhinoviren, neuere Wirkstoffe zur Behandlung von, 1235-1236
Rho(D) Immunglobulin, 1314
– Bioverfügbarkeit und Pharmakokinetik, 1323
– therapeutischer Einsatz, 1324
– Toxizität, 1324
Rhodopsin, 136
Ribavirin, 1213
– Chemie und antivirale Aktivität, 1234
– Nebenwirkungen, 1234
– Resorption, Verteilung und Verfügbarkeit, 1234
– therapeutischer Einsatz, 1055-1064
– Wirkmechanismus und Resistenz, 1234
Riboflavin, 1347
– Bedarf und Quellen, 1575
– Chemie, 1582
– Geschichte, 1582
– Mangelsymptome, 1582
– physiologische Funktionen, 1582
– Resorption, Metabolismus und Exkretion, 1583
– Struktur, 1583
– therapeutischer Einsatz, 1583
Ribuzol bei ALS, 534
Ricinus communis, 952
Rickettsien-Infektion,
– Chloramphenicol, 1154-1155
– Medikamente bei, 1055-1064
– Tetracycline, 1149-1150
Ridogrel, 621
Rifabutin,
– antibakterielle Aktivität, 1188
– bei Mycobacterium-avium-Komplex, 1188
– Chemie, 1188
– Nebenwirkungen, 1188
– Resistenz, 1188
– Resorption, Verteilung und Exkretion, 1188
– therapeutischer Einsatz, 1055-1064
Rifampin, 1052
– antibakterielle Aktivität, 1179
– Arzneistoffinteraktionen, 17, 1181
– bei Lepra, 1191-1192
– bei Tuberkulose, 1179
– β-adrenerge Antagonisten, 249
– Chemie, 1179
– Kombinationstherapie, 1066-1068
– Nebenwirkungen, 1180
– Pharmakokinetik, 1199
– Resistenz, 1053
– Resorption, Verteilung und Exkretion, 1179
– therapeutischer Einsatz, 1055-1064
– Wirkmechanismus, 1179
Rilmenidin, 251
Rimantadin, 1213

– Chemie und antivirale Aktivität, 1230
– Nebenwirkungen, 1230
– Resorption, Verteilung und Exkretion, 1230
– therapeutischer Einsatz, 1055-1064
– Wirkmechanismus und Resistenz, 1230
Rinderbandwurm, siehe auch Taeniasis.
Rioprostil, 627
Risiken/Nutzen-Verhältnis in der Medikamentenentwicklung, 60
Risiko einer Arzneistoffintoxikation, 72
Risperidon, 270
– autonomes Nervensystem, 423-424
– Nebenwirkungen, 426
– Struktur und Dosierung, 416-418
Ritanserin, 288
Ritodrin, 223
– Struktur, 210
– therapeutischer Einsatz, 223
– zur Hemmung der Uterusmotilität, 974
Rizinusöl, 952
RNA Viren, 1211
Ro 13-7410, 1599
Ro 15-1570, 1599
Ro 15-1788, 378
Ro 20-1724 bei Herzinsuffizienz, 860
Ro 42-5892 (Remikiren), 774
Rocky Mountain spotted fever, Medikamente bei, 1055-1064
– Chloramphenicol, 1154-1155
– Tetracycline, 1149-1150
Rocuronium, 190
– Ganglienblocker, 196
– pharmakologische Eigenschaften, 192
– Struktur, 191
Rodentizide, 1714
– antikoagulatorische Wirkung, 1372
Rolipram, 860
Ropivacain, 354
– Struktur, 346
Rotenon, 1712
RP 59500, 1169
RU 486 (Mifepriston), 965
Rubidomycin, siehe Daunorubicin.
Rückenmark,
– Anatomie und Funktion, 278
– Verletzung, Glukokortikoide bei, 1505
Rückfall-Fieber, Medikamente bei, 1055-1064
– Tetracycline, 1150-1151
Rückfall-Polychondritis, Glukokortikoide bei, 1624
RXR-Rezeptorsystem, 1597
Ryanodinrezeptor (RyR), 197
RyR-Gen, 197

S

S-8307, 754
– Struktur, 772
S-8308, 754
– Struktur, 772
S-9977, 516
S-Oxidation, 14
Saclofen, 288
säurestabile Bakterien, siehe auch Mycobacterium,
– Medikamente gegen, 1055-1064
Salbutamol, 222
Salicin, 633
Salicylate, 637
– Chemie, 641
– Hypersensitivitätsreaktionen, 646-647
– Medikamenteninteraktionen, 645-646
– Pharmakokinetik, 644
– pharmakologische Eigenschaften, 641
– – Analgesie, 641
– – antipyretischer Effekt, 641
– – Atmung, 641
– – Bindegewebsmetabolismus, 643
– – endokrine, 644
– – Fettmetabolismus, 644
– – Gastrointestinaltrakt, 642
– – hämatologische, 643
– – hepatische und renale, 642
– – kardiovaskuläre Effekte, 642
– – Kohlenhydratmetabolismus, 643
– – lokale Reizungen, 644
– – metabolische, 643
– – oxidative Phosphorylierung, 643
– – rheumatische Entzündung und immunologische, 643
– – Säure-Basen Gleichgewicht und Elektrolytverteilung, 642
– – Stickstoffmetabolismus, 643
– – und Schwangerschaft, 644
– – urikosurische, 642
– Resorption, Verteilung und Exkretion, 644
– Struktur-Wirkungsbeziehung, 641
– therapeutischer Einsatz, 644
– – Analgesie, 645-646
– – antipyretischer Effekt, 645-646
– – entzündliche Darmerkrankungen, 645-646
– – lokale, 645-646
– – rheumatoide Arthritis, 645-646
– – systemische, 645-646
– toxische Effekte, 646-647
– – Behandlung, 646-647
– und Hypoglykämie, 1529-1530
– Vergiftung, 642
Salicylismus, 646-647

Salicylsäure, 1197
– dermatologische Anwendungen, 1638
– Struktur, 641
Salmeterol, 223
– bei Asthma, 682
– Dosierung, 680
Salmonella,
– Medikamente bei, 1055-1064
– – Chinolone, 1090
– – Chloramphenicol, 1154-1155
– – Trimethoprim-Sulfamethoxazol, 1087
– typhi,
– – Chloramphenicol bei, 1154-1155
– – Resistenz, 1153
– typhimurium, Ames Test, 75
Salpingitis, Tetracycline bei, 1149-1150
Salsalat, 645-646
Saquinavir, 1235-1236
Saralasin, 763
Sarin, 172
Sarkoidose,
– Antimalariawirkstoffe bei, 1629-1630
– Glukokortikoide bei, 1505
Sarkome,
– Chemotherapie bei, 1247-1249
– osteogene, Chemotherapie bei, 1247-1249
– Weichteile, Chemotherapie bei, 1247-1249
Saruplase, 1373
Sauerstoff, 363
– Blutgehalt, 364
– Mangel, 364
– Partialdruck, 363
Sauerstoff-Toxizität, 366
– respiratorische Effekte, 366
– retinale Effekte, 367
– ZNS-Effekte, 367
Sauerstoffkaskade,
Sauerstofftherapie,
– Applikation, 367
– bei Dekompressionssyndrom, 368
– bei Hypoxie, 368
– Effekte der Inhalation, 365
– – kardiovaskulär, 366
– – metabolisch, 366
– – respiratorisch, 365
– Geschichte, 363
– hyperbare, 368
– Luftwege, 368
– Maske, 367
– Nasenkanüle, 367
– Überwachung, 368
– zur Reduzierung des Partialdrucks inerter Gase, 368
Sauerstofftherapie, hyperbare, 368
Saugwürmer (Trematoden), siehe Trematodeninfektionen.
Saxitoxin, 121

Scabies, Medikamente bei, 1712
SCH-23390, 439-440
SCH-39166, 439-440
Scharlachfieber, Medikamente bei, 1055-1064
– Penicillin, 1104-1105
Schilddrüse,
– Regulation, 1412
– Überfunktion, 1416
– Unterfunktion, 1417
Schilddrüsenfunktionstests, 1417
Schilddrüsenhormone, 1405
– Abbau und Exkretion, 1411
– Beziehung Jod/Schilddrüsenfunktion, 1413
– Chemie, 1406
– Geschichte, 1406
– Mangel, 1417
– Regulation, 1412
– Rezeptor, 35
– Sekretion, 1409
– Struktur-Wirkungsbeziehung, 1406
– Substitutionstherapie, 1418
– Synthese, 1408
– – Bildung von Thyroxin, Trijodthyronin aus Jodotyrosinen, 1408
– – Jodidaufnahme, 1407
– – Konversion von Thyroxin zu Trijodthyronin, 1410
– – Oxidation und Jodination, 1408
– therapeutischer Einsatz, 1418
– – Kretinismus, 1419
– – Myxödemkoma, 1419
– – noduläre Schilddrüsenerkrankungen, 1419
– Thyreostatika, 1420
– Transport im Blut, 1410-1411
– Überschuß, 1415
– Wirkungen, 1413
– – kalorigener Effekt, 1415
– – kardiovaskuläre Effekte, 1415
– – Metabolismus, 1416
– – Wachstum und Entwicklung, 1414
Schilddrüsenkarzniom,
– Chemotherapie bei, 1286-1287
– metastasiertes, radioaktives Jod bei, 1428
– noduläre, 1419
Schistosomiasis, Chemotherapie bei, 981-986
– Metrifonat, 1041
– Oxamniquin, 1042
– Praziquantel, 1043-1044
– Schizophrenie, 413
Schlaf-Wach-Zyklus, 5-HT und, 267
Schlafapnoe,
– Alkohol und, 401
Schlafkrankheit, Chemotherapie bei, 981-986
Schlaflosigkeit, 398

– bei älteren Patienten, 399
– Benzodiazepine bei, 399
– konditionierte, 399
– Kurzzeit, 398
– Langzeit, 398
– Management, 397
– psychatrische Erkrankungen und, 398
– transiente, 398
– verschiedene Kategorien, 398
Schlaganfall, Glukokortikoide bei, 1506
Schlangengifte, cholinerge Wirkungen von, 142
Schleifendiuretika, 717
– Arzneistoffinteraktionen, 720-721
– Beeinflussung der renalen Hämodynamik, 719
– Beeinflussung der Urinausscheidung, 719
– Chemie, 717
– Nebenwirkungen und Kontraindikationen, 720-721
– Resorption und Exkretion, 720-721
– therapeutischer Einsatz, 721-722
– – bei Herzinsuffizienz, 847
– – bei Hypertonie, 808-809
– Wirkmechanismus, 717
Schleimhäute,
– Applikation von Medikamenten, 8
– Lokalanästhetika bei, 355
Schmerz,
– neuropathischer, 545
– nozizeptiver, 545
– NSAR, 636
– Opioide bei, 554
– postoperativer, Opioide bei, 555-556
Schmerzen an erblindeten Augen, 1662-1664
Schock,
– anaphylaktischer, 76
– Histamin und, 601
– septischer Kinin-Antagonisten bei, 613
Schwangerschaft,
– Anfallstherapie in der, 499
– antimikrobielle Therapie in der, 1067
– Asthmatherapie in der, 689
– Eisenmangel und Bedarf in der, 1339
– Gonadotropine zur Diagnose einer, 1397
– Hypertonie in der, Hydralazin bei, 820
– Lithiumtherapie in der, 464
– Malariatherapie in der, 999
– Neuritis, Thiamin in der, 1582
– NSARs kontraindiziert in der, 640
– Progesteron und, 1450-1451
– Salicylate in der, 644
– Vitamin A und, 1603

– Vitamine/Mineralien, zulässige Tageshöchstmengen in der, 1575
Schwannsche Zellen, 116
Schwarze Witwe, Gift der, 141
Schwarzwasserfieber, 1002
Schwefeldioxid, 1698
Schwefelhexafluorid, 1663
Schwefelsäure, 1699
Schweiß, Arzneistoffausscheidung über den, 18
Schwermetalle,
– Akkumulation im Knochen, 11
– Arsen, 1684
– Blei, 1674
– Eisen, 1337
– Kadmium, 1686
– Obstipation durch, 945
– Quecksilber, 1679-1680
Schwindel, H_1-Antagonisten bei, 607-608
SCID, severe combined immunodeficiency, Gentherapie bei, 106
Scillarenglykoside, 1714
Sclerotium, 507
Scopine, 157
Scopolamin,
– Antidepressiva und, 457
– Chemie, 158
– Geschichte, 157
– Herkunft, 157
– pharmakologische Eigenschaften, 159
– – Auge, 159
– – Herz-Kreislauf-System, 160
– – Vergiftung, 162
– – ZNS, 159
– Struktur-Wirkungsbeziehung, 158
– therapeutischer Einsatz,
– – als Antiemetikum, 958
– – bei Seekrankheit, 159
– – in der Anästhesie, 168
– – Ophthalmologie, 167
– – Prämedikation (Anästhesie), 314-315
– Wirkmechanismus, 158
Scopolia carniolica, 158
SDZ-MAR-327, 439-440
Seborrhoe, infantile Biotin bei, 1589
Secobarbital,
– Strukturen, Eigenschaften und Anwendungen, 392-393
– und Hemmung der Biotransformation, 15
– zur Prämedikation (Anästhesie), 313-314
Second messenger, 33, 287
– zytoplasmische, 36-37
Second-gas-Effekt, 310
Sedativa, 375
– Antipsychotika und, 430-432
– Geschichte, 376
– H_1-Antagonisten als, 607-608
– in der Anästhesie, 313-314

– Mißbrauch und Sucht, 579
Sedativa (ZNS), Mißbrauch und Sucht, 578
Selegilin,
– Struktur, Dosierung und Nebenwirkungen, 447-449
– therapeutischer Einsatz,
– – als Antidepressivum, 464-470
– – bei M. Parkinson, 464-470
Selen, täglicher Bedarf, 1575
Senfgas, 1247-1249
– Chlorambucil, 1257-1258
– Cyclophosphamid, 1257-1258
– Ifosfamid, 1257-1258
– Mechlorethamin, 1257-1258
– Melphalan, 1257-1258
– Strukturen, 1254
– Toxizität, 1257-1258
– zur Behandlung von Malignomen, 1247-1249
senile Plaques bei M. Alzheimer, 531
Sepsis,
– Gentamicin bei, 1137
– Yersinia, Medikamente bei, 1055-1064
septischer Schock Kinin-Antagonisten und, 606
Serin, Folsäure und, 1354
Serotonin, 259
Serotonin-Antagonisten zur Migräneprophylaxe, 515
Serotonin-Syndrom, 458-459
Serotonin-Wiederaufnahmehemmer,
– kardiovaskuläre Effekte, 453
– Medikamenteninteraktionen, 458-459
– Resorption, Metabolismus und Exkretion, 454
– Strukturen und Dosierungen, 447-449
– therapeutischer Einsatz, 464-470
– ZNS-Effekte, 450-451
Serratia,
– Medikamente bei, 1055-1064
– – Cephalosporine, 1120
– Resistenz gegenüber Gentamicin, 1136
Sertralin, 288
– Resorption, Metabolismus und Exkretion, 454-456
– Struktur, Dosierung und Nebenwirkungen, 447-449
Serumkrankheit, 76
– durch Penicillin, 1112
– H_1-Antagonisten bei, 607-608
Sevofluran, 319
Sexualstörungen des Mannes,
– Phentolamin bei, 233
– Yohimbin bei, 240
Sexualverhalten, männliches, Androgene und, 1468
sexuell übertragbare Erkrankungen,
Sézary Syndrom,

– Chemotherapie bei, 1279
– Photophorese bei, 1636
Shigellose,
– Medikamente bei, 1055-1064
– – Chinolone, 1090
– – Trimethoprim-Sulfamethoxazol, 1087
– Resistenz, 1053
Sicca Syndrom (trockenes Auge), 1667
– Immunmodulation und, 1668
Stickstoffmonoxid (NO), 297
– 5HT und, 264
– Toxizität, 370
– und neuronale Erregungübertragung, 145
sideroblastische Anämie, 1347
– Pyridoxin bei, 1347
Signal-Transduktionswege, 33
– Cholinozeptoren, 126
Silikonöl, 1663
Silikosen, 1702-1703
Simvastatin, 912
– Struktur, 913
Sinusbradykardie,
– arzneistoffinduziert, 872
– Atropin bei, 167
Sinusitis,
– Haemophilus, Medikamente bei, 1055-1064
– Moraxella, Medikamente bei, 1055-1064
– Streptokokken, Medikamente bei, 1055-1064
Sinustachykardie, arzneistoffinduzierte, 872
Sisomicin, 1126
Sjögren-Syndrom, Xerostomie (Mundtrockenheit), 155
Skelettmuskel, ACh und, 125
SKF-83566, 439-440
Sklera, 1651
Skleritis, mykotische, 1656
Skleromyxedöm, Alkylanzien bei, 619
Skorbut, 1592
Skorpionsgift, 121
Solare urticaria, Antimalariawirkstoffe, 1629-1630
Soman, 172
somatische Nerven, 115
– autonome Nerven, 113
somato-motorisches Nervensystem, 113
– Anatomie und allgemeine Funktion, 113
Somatomedin, 1387
Somatostatin, 114
– Agonisten und Effektormechanismen, 289
– Aminosäuresequenz, 954-955
– antidiarrhoische Anwendung, 954-955
– biologische Wirkungen, 1391
– Glukagon und, 1514

- Pharmakologie, 1391
- TSH-Sekretion und, 1412
somatotrope Hormone, 1385
Somatotropinome,
- Dopaminagonisten bei, 1390
- Somatostatin und, 1537
Somatrem, 1388
Somatropin rekombinantes, 1388
Somogyi-Phänomen, 1526
Sonnenschutzfaktor, 1636
Sonnenschutzmittel, 1637
Sorbitol,
- als Laxans, 82, 949
- Struktur, 949
Sorivudin, 1213
- Chemie und antivirale Aktivität, 1222
- Metabolismus und Pharmakokinetik, 1216
- Resorption, Verteilung und Exkretion, 1222
- therapeutischer Einsatz, 1225-1226
- Wirkmechanismus und Resistenz, 1222
Sotalol, 248, 899
- antiarrhythmische Anwendung, 880
- Dosierung, 886-887
- Pharmakokinetik, 886-887
- Struktur, 899
Spätdyskinesien durch Antipsychotika, 419
Sparfloxacin, 1088-1089
- bei Mycobacterium avium, 1188
- Struktur, 1089
Spectinomycin, 1164-1165
- antibakterielle Aktivität, 1164-1165
- Herkunft und Chemie, 1164-1165
- Nebenwirkungen, 1164-1165
- Resorption, Verteilung und Exkretion, 1164-1165
- therapeutischer Einsatz, 1055-1064
Speichel, Arneimittelausscheidung über den, 18
Spermatogenese, 1467
- FSH und LH in, 1396
- Suppression, 1478
Spinalanästhesie, 358
- Evaluierung, 360
- Komplikationen, 359
- Pharmakologie, 359
- physiologische Konsequenzen, 358
Spiradolin, 542
Spirapril, 766
- Struktur, 764
Spirochäten,
- Wirkstoffe bei, 1055-1064
Spironolacton, 729
- und Androgene, 1477
Sporotrichose, Medikamente bei, 1197
- Amphotericin B, 1197-1198
- Itraconazol, 1202
sportliche Leistungsfähigkeit, Androgene und, 1475

Spreading depression (nach Leao), Migräne und, 504
Sprue,
- nicht-tropische, 1357
- Vitamin K und, 1609
Spurenelemente,
- in der Ophthalmologie, 1665-1666
- täglich erlaubte Menge, 1576
squamöses Karzinom, Retinoide bei, 1627
SR 48962, 289
SR 99531, 288
Stammzellfaktor, 1332
- Effekte, 1334
Staphylococcus aureus,
- Blepharitis, 1654-1656
- hordeolum, 1654-1656
- Konjunktivitis, 1654-1656
- kutane Infektionen, Behandlung, 1630-1631
- Medikamente bei, 1055-1064
- - Chinolone, 1090
- - Clindamycin, 1162-1163
- - Erythromycin, 1160
- - Penicillin, 1102
- - Rifampin, 1179
- Resistenz, 1052
- - gegenüber Penicillin, 1102
Staphylokokkeninfektion,
- Imipenem bei, 1120
- Makrolide bei, 1160
- Penicillin bei, 1104-1105
- Vancomycin bei, 1167
Statine,
Status epilepticus, Medikamente bei, 499
Stavudin, 1213
- Chemie und antivirale Aktivität, 1228
- Metabolismus und Pharmakokinetik, 1225
- Nebenwirkungen, 1228
- Resorption, Verteilung und Exkretion, 1228
- therapeutischer Einsatz, 1228
- Wirkmechanismus und Resistenz, 1228
Stechapfel, 158
- Vergiftung, 163
Stein-Leventhal-Syndrom, 1446
Steinkohlenteer, 1637
Steroidmyopathie, 1494
Steroidogenese, 1467
- kongenitale Erkrankungen, 1485
Stevens-Johnson-Syndrom, 76, 1667
- durch Penicilline, 1109-1110
Stickstoffbalance Androgene und, 1475
Stickstoffdioxid und Luftverschmutzung, 1699
Stilbamidin, 1021
stimmungsstabilisierende Medikamente, 411-412
Stimulanzien, Tod durch, 78-79

Stiripentol, 464-470
Strabismus,
- Botulinumtoxin bei, 194-196
- Wirkstoffe des autonomen Nervensystems bei, 1661-1662
Stramoniumvergiftung, 164
Streptobacillus moniliformis, Medikamente bei, 1055-1064
Streptococcus agalactiae, Medikamente bei, 1055-1064
Streptococcus bovis, Medikamente bei, 1055-1064
Streptococcus pneumoniae,
- Konjunktivitis, 1654-1656
- Medikamente bei, 1055-1064
- - Cephalosporine, 1117-1118
- - Chloramphenicol, 1154-1155
- - Clindamycin, 1162-1163
- - Erythromycin, 1160
- - Penicillin, 1102
- - Sulfonamide, 1080
- Resistenz,
- - gegenüber Aminoglykosiden, 1129
- - gegenüber Penicillin, 1102
Streptococcus pyogenes,
- kutane Infektionen, Behandlung, 1630-1631
- Medikamente bei, 1055-1064
- - Clindamycin, 1162-1163
- - Erythromycin, 1160
- - Penicillin, 1104-1105
- - Sulfonamide, 1080
- Prophylaxe, Penicillin zur, 1106
- Resistenz gegenüber Aminoglykosiden, 1129
Streptokinase, 1373
- bei Myokardinfarkt, 1376-1377
Streptokokken, Medikamente bei, 1055-1064
- Penicillin bei, 1104-1105
- Wirkstoffe bei, 1055-1064
Streptokokkeninfektionen,
- anaerobe Medikamente bei, 1055-1064
- Makrolide bei, 1160
- Pneumococcus,
- viridans, Medikamente bei, 1055-1064
- - Penicillin, 1104-1105
Streptomycin, 1125
- antibakterielle Aktivität, 1182
- Geschichte, 1182
- Kombinationstherapie, 1066-1068
- Nephrotoxizität, 1134
- Ototoxizität, 1133
- periphere Neuropathien durch, 1135
- Resistenz, 1053
- Struktur, 1126
- therapeutischer Einsatz, 1055-1064
- - bakterielle Endokarditis, 1135
- - Pest, 1136
- - Tuberkulose, 1136

– – Tularämie, 1135
Streptozocin, 1247-1249
– Resorption, Metabolismus und Exkretion, 1263
– Struktur, 1255
– therapeutischer Einsatz, 1263
– Toxizität, 1263
Streß-Antwort, ACTH und, 1488
Streß-Ulzera, H_2-Rezeptor-Antagonisten bei, 935
Strongyloidiasis, Chemotherapie bei, 981-986
– Benzimidazole, 1035
– Ivermectin, 1040
Struktur, 641
Struktur-Wirkungsbeziehung, 154
– Toxikologie, 155
Struktur-Wirkungsbeziehung und Medikamentenentwicklung, 32
Struma, siehe auch unter Basedowsche Krankheit, Hyperthyreose,
– Behandlung, 1423
– Diagnose, 1428
– toxisch, 1417
Strychnin, 288
– Struktur, 1714
Strychnos toxifera, 190
Substance P, 145
– Diarrhoe durch, 946
– Vasopressinsekretion und, 737-738
Succimer, 1690-1691
– bei Arsenvergiftung, 1685-1686
– bei Bleivergiftung, 1678
– Struktur, 1690-1691
– Toxizität, 1691-1692
Succinimide, 490
Succinylcholichlorid, 192
Succinylcholin, 187
– Hyperkaliämie durch, 196-197
– Kontraindikationen, 196-197
– neuromuskuläre Synapsen, 178
– Paralyse durch, 194-196
– pharmakologische Eigenschaften, 190
– Resorption, Metabolismus und Exkretion, 198
– Rigidität des Musculus masseter durch, 197
– Struktur, 191
– therapeutischer Einsatz,
– – Elektroschocktherapie, 199
– – zur Prämedikation, 314-315
Sucralfat, 941
– Chemie, 941
– klinischer Nutzen, 941
– Nebenwirkungen, 941
– pharmakologische Effekte, 941
Sufentanil, 337-338
– Wirkungen, 542
Sulbactam, 1121
Sulbactam/Ampicillin, 1055-1064
– und Hypoglykämie, 1530
Sulconazol, 1197

Sulfacetamid, 1082
– Ophthalmologie, 1655
– Struktur, 1080
Sulfadiazin, 1081
– Ophthalmologie, 1657
Sulfadoxin, 1082
Sulfamethizol, 1082
Sulfamethoxazol, 1082
– mit Trimethoprim, 1085
– Struktur, 1080
– therapeutischer Einsatz, 1055-1064
Sulfanilamid, 60
– Struktur, 1080
Sulfasalazin, 645-646, 1083
– dermatologische Anwendungen, 1628-1629
– Digoxin und, 842
– Struktur, 641
Sulfation, 14
Sulfatpartikel und Luftverschmutzung, 1699
Sulfenamid, 935
Sulfensäure, 935
Sulfinpyrazon, 671
– Chemie, 671
– Geschichte, 671
– pharmakologische Eigenschaften, 671
– Resorption, Metabolismus und Exkretion, 671
– therapeutischer Einsatz, 672
– toxische Effekte, 671
– und Hyperglykämie, 1530
Sulfisoxazol, 1081
– Ophthalmologie, 1655
Sulfisoxazol/Phenazopyridin, 1082
Sulfmethoxazol/Phenazopyridin, 1082, 1092
Sulfonal, 376
Sulfonamide, 1079
– antibakterielles Spektrum, 1080
– Antimalaria-Wirkung, 1003
– aplastische Anämie, 1084
– Arzneistoffinteraktionen, 1084
– Chemie, 930
– Diarrhoe durch, 946
– Geschichte, 1079
– Granulozytopenie, 75, 1084
– hämolytische Anämie, 1083
– Harnwege, 1083
– Harnwegsinfektionen, 1084
– Hypersensitivitätsreaktionen, 1084
– Kombinationstherapie, 1069
– Nebenwirkungen, 1067
– Nocardiose, 1084
– pharmakologische Eigenschaften, 1082
– Phototoxizität, 74
– Prophylaxe, 1084
– Resistenz, 1080
– Resorption, Metabolismus und Exkretion, 1081
– Serumkrankheit, 76

– Synergisten, 1080
– therapeutischer Einsatz, 1055-1064
– Toxoplasmose, 1084
– und Hypoglykämie, 1530
– Wirkmechanismus, 1080
Sulfone, 1190
– antibakterielle Aktivität, 1190
– Antimalaria-Wirkung, 1003
– Chemie, 1190
– Geschichte, 1190
– Nebenwirkungen, 1190
– Resorption, Verteilung und Exkretion, 1191
– therapeutischer Einsatz, 1190
Sulfonylharnstoffe, 1531
– Chemie, 1531
– Kontraindikationen, 1533
– Medikamenteninteraktionen, 1533
– – Diuretika, 720-721
– Nebenwirkungen, 1533
– Resorption, Metabolismus und Exkretion, 1533
– Struktur, 1532
– therapeutischer Einsatz, 1533
– Wirkmechanismus, 1531
Sulfoxonnatrium,
– bei Lepra, 1190
– Struktur, 1190
Sulindac, 638, 652
– Chemie, 651
– Pharmakokinetik und Metabolismus, 651
– pharmakologische Eigenschaften, 651
– therapeutischer Einsatz, 652
– toxische Effekte, 652
Sulinpyrazon, 672
Sulotroban, 625
Sulpiride, 288
Sultopride, 416-418
Sumatriptan, 268
– bei Migräne, 506
– Chemie, 513
– Geschichte, 513
– Inhibition der Neurotransmittersekretion, 514
– Kontraindikationen, 515
– Nebenwirkungen, 515
– pharmakologische Eigenschaften, 513
– Resorption, Metabolismus und Exkretion, 514
Sumatriptansuccinat, 513
Superinfektionen, antimikrobielle Behandlung und, 1073
Superoxid-Dismutase (SOD), 534
Suprofen, 1662-1664
Suramin, 289
– Antiprotozoen-Effekte, 1025
– Anwendungsbeschränkungen und Kontraindikationen, 1026
– Chemie und Zubereitung, 1024

- Geschichte, 1024
- Resorption, Metabolismus und Exkretion, 1025
- therapeutischer Einsatz, 981-986
- Toxizität und Nebenwirkungen, 1026
Suraminnatrium, 1024
Surrogatmarker, 48
sympathische Neurone, 115
sympathisches Nervensystem, 114
- des Auges, 1649
- Funktionen, 118-119
Sympatholytika,
- bei Hypertonie, 804
- hämodynamische Effekte bei Langzeitanwendung, 805
Sympathomimetika, 230
sympathomimetische Amine, 209
- Abschwellen der Nasenschleimhaut, 232
- Asthma, 232
- bei Allergien, 232
- bei hyperkinetischem Syndrom, 233
- Chemie und Struktur-Wirkungsbeziehung, 209
- Digoxin und, 842
- Gewichtsreduktion, 232
- Herzinsuffizienz, 231
- Hypertonie, 231
- Hypotonie, 231
- indirekt wirkende, 212
- kardiale Arrhythmien, 231
- Konzept der falschen Transmittersubstanzen, 212
- Narkolepsie, 232
- Ophthalmologie, 232
- optische Isomerie, 211
- Schock, 230
- Substitution am alpha-Kohlenstoff, 211
- Substitution am aromatischen Zentrum, 209
- Substitution am beta-Kohlenstoff, 211
- therapeutischer Einsatz, 230
Synapsen, 279
synaptische Übertragung, 121
synaptische Vesikel, 279
Synaptolemm, 279
Synaptophysin, 122-123
Synaptotagmin, 122-123
Syndrom X, 907
synergistische Arzneimittelwechselwirkungen, 76-77
- antimikrobielle Wirkstoffe, 1066-1068
Synovitis, Gold bei, 663
Syphilis, siehe Treponema pallidum.

T

t-PA, siehe Tissue plasminogen activator.

T-Zell Lymphome der Haut, 1628-1629
- Alkylanzien bei, 1628-1629
- Photophorese, 1636
- PUVA bei, 1636
- Vinblastin und Bleomycin bei, 1628-1629
T-Zell-Lymphome der Haut,
- Alkylanzien bei, 1628-1629
- Photophorese bei, 1636
- PUVA bei, 1636
- Vinblastin und Bleomycin bei, 1627
T-Zellen,
T3, 1405
T4, 1405
Tabak, siehe Nikotin.
Tabun, 172
Tachyarrhythmien, 871
- durch Halothan, 322
Tachykinine, 289
- Agonisten, Antagonisten und Effektormechanismen, 289
Tachyphylaxie, 132
Tacrin, 182
- bei M. Alzheimer, 185
- Hepatotoxizität, 184
- Nebenwirkungen, 532
- Wirkmechanismus, 172
Tacrolimus, 1311
- bei Organtransplantationen, 1313
- Medikamentenempfindlichkeit, 1318-1319
- Pharmakokinetik, 1318-1319
- Struktur, 1316
- Toxizität, 1318-1319
- Wirkmechanismus, 1317
Talampicillin, 1108-1109
Talgdrüsen, Androgene und, 1470
Tamoxifen, 1247-1249
- Chemie, 1446
- Geschichte, 1446
- pharmakologische Effekte, 1447
- Resorption, Metabolismus und Exkretion, 1297
- therapeutischer Einsatz, 1297
- Toxizität, 1297
- Wirkmechanismus, 1297
Tamsulosin, 240
Taurin, 288
Tazobactam, 1121
- Piperacillin mit, 1121
TCDD (2,3,7,8-Tetrachlorodibenzo-p-dioxin), 1716
Teerlunge, 1703-1704
Teicoplanin, 1168
- Herkunft und Chemie, 1168
- Nebenwirkungen, 1168-1169
- Resorption, Verteilung und Exkretion, 1168-1169
- therapeutischer Einsatz, 1168-1169
- Wirkmechanismus und Resistenz, 1168
Telenzepin, 165

- als Inhibitor der gastralen Säuresekretion, 942
Telodendriten, 279
Teludronat, 1564
Temazepam, 382
- Applikation und Gebrauch, 386
- Struktur, 377
Temelastin, 1632-1633
Temozolomid, 1263
Tendinitis, Proprionsäurederivate bei, 654
Tenidap, 660
Teniposid, 1247-1249
- Struktur, 1282
- Wirkort, 1246
Tenoxicam, 659
- Struktur, 659
Teratogenität,
- von Arsen, 1685-1686
- von Etretinat, 1626
- von Isoretinoin, 1626
Terazosin,
- Nebenwirkungen, 238
- pharmakologische Eigenschaften, 237
- Struktur, 234
- therapeutischer Einsatz, 238
- - bei Hypertonie, 818
Terbinafin, 1197
- antimykotische Aktivität, 1207
- Struktur, 1207
- therapeutischer Einsatz, 1632-1633
Terbutalin, 135, 680
- bei Asthma, 682
- Dosierung, 680
- Struktur, 210
- Wirkmechanismus, 141
Terconazol, 1197
- Struktur, 1206
Terfenadin, 604
- Arrhythmien durch, 883
- Dosierung, 606
- in der Dermatologie, 1632-1633
- Struktur, 604
testikuläres Feminisierungssyndrom, 38
Testosteron, 1465
- Applikation und Dosierung, 1471
- Chemie, 1465
- GnRH und, 1401
- LH-Stimulation, 1396
- Nebenwirkungen, 1472
- Resorption, Metabolismus und Exkretion, 1470
- Struktur, 1435
- Synthese und Sekretion,
- therapeutischer Einsatz, 1475
- - Hypogonadismus, 1465
- Wirkmechanismus, 1470
Testosteroncypionat, 1472
Testosteronenanthat, 1472
Testosteronpropionat, 1472
Testosteronundecenoat, 1466

Tetanie, neonatale, 1546
Tetanus, Medikamente bei, 1055-1064
Tetanustoxin, 125
Tetrabenazine bei M. Huntington, 534
Tetracain, 354
– bei Spinalanästhesie, 359
– in der topischen Anästhesie, 356
– Ophthalmologie, 355
– Struktur, 346
Tetrachlorkohlenstoff, 1704, 1713
– Inhalation, 591-592
Tetrachloroethylen, 1706
Tetracycline, 1051, 1148-1149, 1655
– Akkumulation in Knochen, 11
– als Antimalaria-Wirkstoff, 1003
– Behandlungsrichtlinien, 991
– – bei Bazilleninfektion, 1149-1150
– – bei Brucellose, 1149-1150
– – bei Chlamydieninfektion, 1149-1150
– – bei Cholera, 1150-1151
– – bei Helicobacter pylori, 937
– – bei Infektionen der Harnwege, 1150-1151
– – bei Kokkeninfektionen, 1150-1151
– – bei Mykoplasmeninfektion, 1149-1150
– – bei Protozoeninfektion, 981-986
– – bei Rickerttsieninfektion, 1149-1150
– – bei sexuell übertragbaren Erkrankungen, 1149-1150
– – bei Tularämie, 1150-1151
– – bei unspezifischer Urethritis, 1149-1150
– bei Akne, 1150-1151
– bei Amöbeninfektionen, 1010
– dentale, 1067
– Diarrhoen durch, 946
– Digoxin und, 842
– Effekte, 1146
– – auf Bakterien, 1146
– – auf die intestinale Flora, 1146-1147
– – auf Rickettsien, 1146-1147
– gastrointestinale, 1150-1151
– Geschichte, 1145
– hepatische, 1151-1152
– Herkunft und Chemie, 1145
– Hypersensitivitätsreaktionen, 1151-1152
– lokale Applikation, 1148-1149
– Nebenwirkungen, 1067
– orale Applikation, 1148-1149
– parenterale Applikation, 1148-1149
– Photosensitivität, 74, 1150-1150
– pseudomembranöse Kolitis, 1151-1152
– renale, 1151-1152
– Resistenz, 1147
– Resorption, Verteilung und Exkretion, 1147

– therapeutischer Einsatz, 1055-1064
– und Hypoglykämie, 1530
– und Muskelrelaxation, 196-197
– Wirkmechanismus, 1146-1147
Tetracyclinhydrochlorid, 1655
– Augensalbe, 1148-1149
– Suspension zur Anwendung in der Ophthalmologie, 1148-1149
Tetraethylammonium (TEA), 203
Tetraethylblei, 74-75, 1678
Tetraethylpyrophosphat (TEPP), 171
– Struktur, 177
Tetrahydroaminoacridin, 184
9-Tetrahydrocannabinol (THC), 588-589
Tetrahydrofolat, 1349
– Struktur, 1265
Tetrahydrozolinhydrochlorid, 230
– in der Ophthalmologie, 1658
Tetramethylammonium (TMA), 201
– Struktur, 201
Tetramethylblei, 1678
Tetrodotoxin, 121
TFT, 1223
TG, 1276
Thalamus, 278
Thalidomid, 60, 1324
– bei Lepra, 1191-1192
Thallium, 1714
Thea sinensis, 691
Thebain, Chemie, 544
Theobroma cacao, 691
Theobromin,
– Chemie, 691
– pharmakologische Eigenschaften, 692
Theophyllin,
– Allopurinol und, 669
– Arrhythmien durch, 883
– bei Asthma, 687
– Chemie, 691
– Dosierung, 680
– Erhaltungsdosis, 26
– in der Schwangerschaft, 689
– pharmakologische Eigenschaften, 692
– und Hypoglykämie, 1530
therapeutische Prinzipien, 47-70
– Arzneistoffinteraktionen, 55-56
– – Pharmakodynamik, 57
– – Pharmakokinetik, 56
– Arzneistoffnomenklatur, 67
– Arzneistoffregulation, 60
– Führer durch Medikamentendschungel, 67
– genetische Faktoren, 59
– individuelle Therapie, 50
– – ältere Menschen und, 54-55
– – Alter und, 54
– – Kinder und, 54
– Informationsquellen zu Medikamenten, 68
– klinische Studien, 48

– Kombinationspräparate, 58
– Medikamentenentwicklung, 62
– neue Medikamente, Einstellung gegenüber, 68
– Pharmakodynamik, 51
– – biologische Variabilität, 52
– – Konzentrations-Wirkungskurve, prozentuale, 53
– – Maximaleffekt, 52
– – Potenz, 52
– – Steigung, 52
– Pharmakokinetik, 50
– Plazeboeffekt, 58
– Prototypen von Medikamenten, 68
– Toleranz, 58
– Überwachung (Monitoring), 27
– Umgang mit den, 59
– unerwünschte Reaktionen und Toxizität, 64-65
therapeutischer Index, 53
– Toleranz und, 58
Therapie, individuelle, 27, 50, AII-3
– Alter und, 54
– – ältere Menschen, 54-55
– – Kinder, 54
– Durchführung, 59
– genetische Faktoren, 58
– Kombinationen, fixe, 58
– Medikamentenwechselwirkungen, 55-56
– – Pharmakodynamik, 57
– – Pharmakokinetik, 56
– Pharmakodynamik, 51
– – biologische Variabilität, 52
– – Dosis-Prozentkurve, 53
– – maximale Effekte, 52
– – Potenz, 52
– – Steigung, 52
– Pharmakokinetik, 50
– Plazeboeffekte, 58
– Toleranz, 58
Thiabendazol, 1713
– bei Wurmerkrankungen, 981-986
– Struktur, 1034
Thiamin, 1579
– Bedarf, 1575
– Chemie, 1579
– Defizienz,
– – okuläre Manifestationen, 1667
– – Pellagra und, 1585
– Geschichte, 1579
– pharmakologische Wirkungen, 1579
– physiologische Funktionen, 1580
– Resorption, Metabolismus und Exkretion, 1581
– therapeutischer Einsatz, 1581
– – Alkoholpolyneuritis, 1581
– – Beriberi, 1581
– – Encephalomyelopathie, subakut nekrotisierende, 1582
– – gastrointestinale Erkrankungen, 1582

– – kardiovaskuläre Erkrankungen, 1582
Thiamylal-Natrium in der Anästhesie, 334
Thiaziddiuretika, 722
– Applikationsschemata, 805
– bei Diabetes insipidus, 743
– bei Herzinsuffizienz, 848
– bei Hypertonie, 804
– bei Osteoporose, 1568
– Beinflussung der renalen Hämodynamik, 723
– Chemie, 722
– Effekt auf die Urinsekretion, 722
– Indometacin, 650
– Lithium, 464
– Medikamenteninteraktionen, 723
– Möglichkeiten, 808-809
– Resorption und Exkretion, 723
– therapeutischer Einsatz, 723
– Toxizität, Nebenwirkungen und Kontraindikationen, 723
– und SIADH, 744
– Wirkmechanismus, 722
Thiazolidinedione, 1535
Thiethylperazin, 426
– als Antiemetikum, 958
Thiocyanate, 1424
– Toxizität, 823
Thioguanin, 1247-1249
– Dermatologie, 1628-1629
– Resorption, Metabolismus und Exkretion, 1276
– Struktur, 1273
– therapeutischer Einsatz, 1276
– Toxizität, 1276
Thioharnstoff, 1421
Thiopental,
– Geschichte, 307
– Struktur und Eigenschaften, 392-393
– therapeutischer Einsatz, 392-393
– – in der Anästhesie, 333-334
– thyreostatische Wirkung, 1421
– und NO, 331
Thioperamid, 289
Thioridazin, 416-418
– Arrhythmien, 883
– Chemie und Dosierung, 416-418
– kardiovaskuläre Effekte, 424-425
– Medikamenteninteraktionen, 430-432
– Nebenwirkungen, 426
– pädiatrische Anwendung, 430-432
– Resorption, Metabolismus und Exkretion, 425
– und autonomes Nervensystem, 424-425
Thiosulfat bei Zyanidvergiftung, 82
Thiotepa (Triethylenethiophosphoramid), 1261
– Resorption, Metabolismus und Exkretion, 1261

– Toxizität, 1257-1258
– Wirkungen, 1260
Thiothixene, 415
– Struktur und Dosierung, 416-418
– und Krampfschwelle, 420
Thiourylene, 1421
Thioxanthine, 411
– Resorption, Metabolismus und Exkretion, 425
– Struktur und Dosierung, 416-418
– und Krampfschwelle, 420
Thoraxchirurgie, Antibiotikaprophylaxe, 1074-1075
Thrombolytika, 1372
– Aminocapronsäure, 1374
– bei myokardialer Ischämie, 798
– hämorrhagische Toxizität von, 1373
– in der Augenchirurgie, 1662-1664
– Kontraindikationen, 1373
– Streptokinase, 1373
– therapeutischer Einsatz, 1375
– Tissue plasminogen activator (t-PA), 1372
– Urokinase, 1373
Thromboplastinzeit, aktivierte, partielle (aPTT), 1361
Thrombopoietin, 1334
Thromboxan-A_2, 617
– Metabolismus, 620
– pharmakologische Eigenschaften, 622
– Rezeptor, 624
– und Plättchenaggregation, 625
– Vasokonstriktion, 622
Thromboxansynthase, 618
Thrombozyten, 1361
– 5-HT und, 264
– NSARs und, 637
– Speicherung und Transfusion, Eicosanoide und, 627
– Thrombozytenaggregationshemmer, 1374
thrombozytische Purpura, chinidininduzierte, 75
Thrombozytopenie,
– durch Heparin, 1366
– Glukokortikoide bei, 1505
Thrombozytose, essentielle, Chemotherapie bei, 1293
Thymidylat, Folsäure und, 1354
Thyreostatika, 1420
– Antitussiva, zentral wirkende, 567
– Geschichte, 1421
– Nebenwirkungen, 1422
– Pharmakokinetik, 1422
– Resorption, Metabolismus und Exkretion, 1422
– Struktur-Wirkungsbeziehung, 1421
– therapeutischer Einsatz, 1423
– – adjuvante Therapie, 1424
– – Ansprechen auf, 1423
– – präoperative Therapie, 1424
– – Remissionen, 1423

– – thyreotoxische Krise, 1424
– – Wahlmöglichkeiten, 1423
– Thyreotoxikosen in der Schwangerschaft, 1424
– Wirkmechanismus, 1421
thyreotoxische Krise, 1424
Thyroidea stimulierendes Hormon (TSH), 1385
– sensitiver THS-assay, 1417
Thyroiditis,
– Hashimoto Thyreoiditis, 1417
– ruhende, 1417
Thyrotropin, 1405
– Rezeptor, 1412
– Wirkungen auf die Schilddrüse, 1412
Thyrotropin-Releasinghormon (TRH), 1385
– Stimulationstest, 1417
Thyroxin, 1405
– Abbau und Sekretion, 1411
– Bildung, 1408
– Digoxin und, 842
– Konversion zu T3, 1410
– Struktur, 1406
– Transport, 1410-1411
thyroxinbindendes Globulin (TBG), 1410-1411
Tiaprofensäure, 655
Tiaspiron, 438
Tic-Erkrankungen, Antidepressiva bei, 460
Ticarcillin, 1101
– antibakterielle Aktivität, 1109-1110
– Clavulansäure mit, 1121
– Struktur, 1102
Ticlopidin, 1374
Tierbisse,
– Antibiotikaprophylaxe bei, 1074-1075
– Pasteurella, Medikamente bei, 1055-1064
Timidazol, 937
Timolol, 246, 514
– Ophthalmologie, 1651
– pharmakologische Eigenschaften, 244
– Resorption, Metabolismus und Exkretion, 246
– Struktur, 242
– therapeutischer Einsatz, 251
– zur Migräneprophylaxe, 514
Tinea capitis, Griseofulvin bei, 1204
Tinea corporis, Medikamente bei, 1632
– Griseofulvin, 1204
Tinea cruris,
– Griseofulvin bei, 1204
– Miconazol bei, 1206
Tinea pedis, Medikamente bei, 1632
– Miconazol, 1206
Tinea versicolor, Medikamente bei, 1632
– bei Trichomoniasis, 1011
– Ketoconazol, 1200-1201

– Miconazol, 1206
– Tinidazol,
– – bei Protozoeninfektion, 981-986
Tiotropiumbromid, 164
Tirilazadmesylat, 1505
Tissue plasminogen activator (t-PA), Alteplase, 1372
– bei Myokardinfarkt, 1376-1377
– in der ophthalmologischen Chirurgie, 1662-1664
Tobramycin, 1127
– antibakterielle Aktivität, 1129
– Chemie, 1126
– MHK (minimale Hemmkonzentration), 1130
– Nebenwirkungen, 1137
– Nephrotoxizität, 1134
– Ophthalmologie, 1655
– Ototoxizität, 1133
– Resistenz, 1129
– therapeutischer Einsatz, 1137
Tocainid,
– antiarrhythmische Anwendung, 886-887
– Dosierung, 886-887
– Kontraindikationen, 885
– Pharmakokinetik, 886-887
– Struktur, 895
Tocopherol, siehe Vitamin E.
Tolazamid, 1531
– therapeutischer Einsatz, 1535
Tolazolin, 236
– Struktur, 234
– therapeutischer Einsatz, 236
– Toxizität und Nebenwirkungen, 238
Tolbutamid, 1531
– Halbwertszeit, 23
Toleranz,
– akute, 576
– angeborene, 576
– erlernte, 576
– erworbene, 576
– konditionierte, 576
– Kreuztoleranz, 58, 577
– Pharmakodynamik, 58, 576
– Pharmakokinetik und Disposition, 58, 576
– reverse (Sensitivierung), 585
– und individuelle Therapie, 58
– und Substanzmißbrauch, 574
– Verhalten, 576
Tolfenamsäure, 652
Tollkirsche, 158
Tolmetin, 653
– Pädiatrie, 640
– Pharmakokinetik, 653
– pharmakologische Eigenschaften, 653
– therapeutischer Einsatz, 653
– toxische Effekte, 653
Tolnaftat, 1197
– antimykotische Aktivität, 1207

– Struktur, 1207
Toluol, 1708
– Inhalativa, 591-592
tonisch-klonische Anfälle, 475
– Medikamente bei, 475
Torasemid, 716
– bei Herzinsuffizienz, 847
– Resorption und Exkretion, 720-721
– Struktur, 718
Torpedo, 187
Torsades de pointes, 875
– EKG, 877
– Kalziumkanal-Antagonisten und, 789
– Magnesium bei, 895
– medikamenteninduzierte, 872
– Therapie, 875
Torticollis spasmodicus, Botulinumtoxin bei, 1663
Tourette-Syndrom,
– Antidepressiva bei, 460
– Antipsychotika bei, 430-432
Toxaphen, 1711
Toxiferine, 190
Toxikologie,
– akute versus chronische Exposition, 73
– allergische Reaktionen, 76
– beschreibende, 71
– beschreibende Tests am Tiermodell, 78
– Dosis-Wirkungsbeziehung, 72
– forensische, 71
– Hauptquellen zur Information über, 78-79
– Inzidenz und akute Vergiftung, 78
– Karzinogene, 75
– klinische, 71
– lokale versus systemische Toxizität, 75
– mechanistische, 71
– Medikamenteninteraktionen, 76-77
– Metaboliten, 73
– photoallergische Reaktionen, 74
– Phototoxizität, 74
– Prävention und Behandlung von Vergiftungen, 78-79
– – Antagonismus oder chemische Inaktivierung aufgenommener Gifte, 83
– – beschleunigte Exkretion, 82
– – – biliäre Exkretion, 83
– – – Biotransformation, 82
– – – Dialyse, 83
– – – Exkretion über den Urin, 83
– – chemische Inaktivierung, 81
– – chemische Resorption, 81
– – Erbrechen, 80
– – Magenspülung, 81
– – Purgation, 82
– – weitere Resorption, 80
– Prinzipien, 71
– reaktive Sauerstoffspezies, 75

– regulatorische, 71
– reversible versus irreversible Toxizität, 75
– Risiko, 72
– Schwermetalle, 1673
– – Antagonisten, 1689
– – – Deferoxamin, 1692-1693
– – – Dimercaprol, 1690
– – – DTPA, 1690
– – – EDTA, 1689
– – – Penicillamin, 1691-1692
– – – Succimer, 1690-1691
– – Arsen, 1684
– – Blei, 1674
– – Eisen, 1689
– – Kadmium, 1686
– – Quecksilber, 1679-1680
– – radioaktive, 1689
– Spektrum der unerwünschten Effekte, 73
– toxische Reaktionen, 74-75
– Überempfindlichkeitsreaktionen, 76
– Umweltgifte, nicht-metallische, 1697
– – Fungizide, 1717
– – Herbizide, 1715
– – Insektizide, 1709
– – Lösungsmittel und Dämpfe, 1703-1704
– – Luftverschmutzung, 1697
– – Pestizide, 1709
– – Rauch, 1713
– – Rodentizide, 1714
– verzögerte Toxizität, 75
toxische Exposition akute, 73
toxische Exposition, chronische, 73
toxisches Schock-Syndrom, Streptokokken, Medikamente bei, 1055-1064
Toxizität,
– kumulative Effekte, 73
– lokal versus systemisch, 75
– reversibel versus irreversibel, 75
– verzögerte, 76
Toxocariasis, Chemotherapie bei, 981-986
Toxoplasmose,
– Clindamycin, 1163-1164
– Makrolide, 1161-1162
– Medikamente bei, 981-986
– okuläre, 1657
– Sulfonamide, 1084
Trachom, 1667
– Medikamente bei, 1055-1064
– – Tetracycline, 1149-1150
Tränenflüssigkeit,
– Arzneistoffausscheidung über die, 17
– Zusammensetzung der, 1647
Tränensekretionssystem, 1646
Tranquilizer, siehe auch unter Anxiolytika.
– Begriff, 411-412

Transcobalamin (I-III), 1350
Transducin, 1600
Transferrin, 1338
Transforming growth factor,
– Ciclosporin und, 1317
– Rezeptor, 34
– und Entzündung, 635
transkutane Oxymetrie, 368
transmembranärer Transfer von Medikamenten, 3
– aktiver Transport, 4
– Carrier vermittelt, 4
– erleichterte Diffusion, 4
– passive Prozesse, 3
– pH und, 4
– schwache Elektrolyte, 4
Transplantationen bei neurodegenerativen Erkrankungen, 535
Transport, aktiver, 3
Transport, passiver, 3
Transthyretin, 1410-1411
Tranylcypromin, 143
– als Antidepressivum, 450
– Struktur, Dosierung und Nebenwirkungen, 447-449
Trazodon, 269
– Effekte auf das autonome Nervensystem, 453
– pharmakologische Eigenschaften, 450
– Resorption, Metabolismus und Exkretion, 454-456
– Struktur, Dosierung und Nebenwirkungen, 447-449
– ZNS-Effekte, 450-451
Trematodeninfektionen der Leber, Chemotherapie bei, 981-986
– Praziquantel, 1043-1044
Trematodeninfektionen,
– Chemotherapie bei, 981-986
Trematodeninfektionen, pulmonale, Chemotherapie bei, 981-986
Treponema pallidum,
– Chinolone, 1090
– Makrolide, 1161-1162
– Medikamente bei, 1055-1064
– Penicilline, 1105-1106
– Prophylaxe, Penicillin zur, 1106
– Tetracycline, 1149-1150
Treponema pertenue, Medikamente bei, 1055-1064
Tretinoin, 1599
– dermatologische Indikationen, 1624-1625
– Toxizität und Überwachung, 1624-1625
TRH-Stimulations-Test, 1417
Triamcinolon, 1497
– Dosierung und Potenz, 1490
– Struktur, 1498
Triamcinolonacetonid, 1497, 1622
– bei allergischer Rhinitis, 690

– bei Asthma, 684
– Dosierung, 680
Triamcinolondiacetat, 1497
Triamcinolonhexacetonid, 1497
Triamteren, 725
– bei Hypertonie, 805
– Lithium und, 463
– Struktur, Resorption und Exkretion, 725
Triazene, 1263
Triazolam, 382
– Darreichung und Gebrauch, 386
– Struktur, 377
Triazole,
– antimykotische Anwendung, 1197
Trichinosen, Chemotherapie bei, 981-986
– Benzimidazole, 1035
Trichlormethiazid,
– Struktur, Resorption und Exkretion, 724
Trichloroacetsäure, 1638
Trichloroethylen, 1706
2,4,5-Trichlorophenoxyacetsäure, 1716
Trichomoniasis, Medikamente bei, 981-986
– Metronidazol, 1017
– Resistenz, 1017
Trichophytia, Medikamente bei, 1197
– Ketoconazol, 1200-1201
Trichophyton,
– Ciclopiroxolamin bei, 1207
– Griseofulvin bei, 1204
– Tolnaftat bei, 1207
Trichosporosis, Amphotericin B bei, 1197-1198
Trichuriasis, Medikamente bei, 981-986
– Benzimidazole, 1034
– Ivermectin, 1040
Triclabendazol bei Helmintheninfektion, 981-986
Tridihexethylchlorid, 165
Trientin, 1692-1693
Triethylenemelamin (TEM), siehe auch Alkylanzien, 1255
Triethylenthiophosphoramid (Thiotepa), 1255
– Resorption, Metabolismus und Exkretion, 1261
– Toxizität, 1257-1258
– Wirkungen, 1260
Triflualin, 1717
Trifluoperazin, 415
– Anwendung in der Pädiatrie, 430-432
– Chemie und Dosierung, 416-418
Triflupromazin,
– als Antiemtikum, 958
– Anwendung in der Pädiatrie, 430-432
Trifluridin, 1213
– Ophthalmologie, 1656

– therapeutischer Einsatz, 1055-1064
– Wirkmechanismus und Resistenz, 1223
Trihexyphenidyl, 165
– bei M. Parkinson, 530
Trihexyphenidylhydrochlorid, 165
Trijodothyronin, 1405
– Abbau und Sekretion, 1411
– Bildung, 1408
– Struktur, 1406
– T4-Konversion zu, 1410
– Transport, 1410-1411
Trilostan, 1507
Trimazosin,
– Nebenwirkungen, 238
– pharmakologische Eigenschaften, 239
– Struktur, 234
– therapeutischer Einsatz, 238
Trimetaphan, 815
Trimetazidin, 798
Trimethadion, 492
– Geschichte, 492
– pharmakokinetische Eigenschaften, 493
– pharmakologische, 493
– Plasmaspiegel, 493
– Struktur-Wirkungsbeziehung, 493
– Toxizität, 493
Trimethaphan, 128
– bei Hypertonie, 814
– Muskelrelaxation, 197
– Struktur, 203
– therapeutischer Einsatz, 204
– Wirkmechanismen, 142
Trimethobenzamid, 960
Trimethoprim-Sulfamethoxazol (TMP-SMX), 1052
– antibakterielles Spektrum, 1085
– Chemie, 1085
– Nebenwirkungen, 1067
– Resistenz, 1085
– Resorption, Metabolismus und Exkretion, 1085
– therapeutischer Einsatz, 1055-1064
– – bei Akne, 1630-1631
– – bei Brucellose, 1087
– – bei gastrointestinalen Infektionen, 1087
– – bei Harnwegsinfektionen, 1086
– – bei Nocardiose, 1087
– – bei Pneumozystose, 1022
– – Infektionen des Respirationstrakts, 1087
– – mit Rifampin, 1055-1064
– – Ophthalmologie, 1657
– – prophylaktisch, 1087
– – Protozoeninfektion, 981-986
– Wirkmechanismus, 1085
Trimetrexat,
– Struktur, 1265
– therapeutischer Einsatz, 1055-1064
Trimipramin, 446

- Struktur, Dosierung und Nebenwirkungen, 447-449
Trimoprostil, 627
Tripamid, 717
- Struktur, 718
Tripelennamincitrat, 606
Tripelennaminhydrochlorid, 606
trizyklische Antidepressiva, 445
- bei hyperkinetischem Syndrom, 233
- Medikamenteninteraktionen, 458
- Obstipation, 945
- Opioide, 553
- Struktur und Dosierung, 447-449
- therapeutischer Einsatz, 460
- Toleranz und physische Abhängigkeit, 456
- Toxizität und Nebenwirkungen, 162
- und Arrhhythmien 855, 883
- und SIADH, 744
- Vasopressinsekretion und, 737-738
- zur Migräneprophylaxe, 515
trockenes Auge, Befeuchtungsmittel, 1665-1666
Troleandomycin, 16
Tropicamid, 165
Tropin, 157
Tropisetron, 958
Tropolon, 144
Troponin, 792
- und Kalzium, 1546
Trousseausches Zeichen, 1545
Trypanosomiasis,
- brucei, Medikamente bei, 981-986
- cruzi, Medikamente bei, 981-986
- Eflornithin, 1013
- Melarsoprol, 1015
- Nifurtimox, 1020
- Suramin, 1024
Trypanosomiasis afrikanische, Chemotherapie bei, 981-986, 1010, 1014
- Melarsoprol, 1015
- Pentamidin, 1021
- Suramin, 1024
- Tolnaftat, 1207
Tryptophan,
- Medikamenteninteraktionen, 458-459
- Pyridoxin und, 1586
Tryptophanhydroxylase, 260
Tuberkulose,
- Fieber bei, 1076-1077
- Medikamente bei, 1055-1064
- - Amikacin, 1185
- - Aminosalicylsäure, 1184
- - Capreomycin, 1185
- - Cycloserin, 1185
- - Ethambutol, 1181
- - Ethionamid, 1183
- - Isoniazid, 1175
- - Kanamycin, 1185
- - Kombinationstherapie, 1175
- - Probleme, 1186

- - Prophylaxe, 1187
- - Pyrazinamid, 1183
- - Resistenz, 1186
- - sechsmonatige und neunmonatige Therapieblöcke, 1175
- - Second-line-Therapie, 1185
- - Streptomycin, 1182
- - Therapie der 1. Wahl, 1176
- - Multidrug-Resistenz, 1052
- - Chinolone bei, 1090
- - Streptomycin bei, 1136
- und AIDS, 1175
Tubocurarin, 39, 128, 1055-1064
- Ganglienblockade, 196
- Histaminfreisetzung, 196-197
- pharmakologische Eigenschaften, 192
- Struktur, 191
- und ACh, 125
- Wirkmechanismus, 142
- ZNS, 194-196
tubuloglomeruläre Rückkopplung, 707
Tubulusnekrosen akute (ATN), osmotische Diuretika bei, 716
Tumornekrosefaktor,
- alpha, 296
- beta, 1313
- und Entzündung, 634
- und Fieber, 636
Turner-Syndrom, Östrogene bei, 1445-1446
Tybamate bei Angsterkrankungen, 438
typhoides Fieber, Medikamente bei, 1055-1064
- Chloramphenicol, 1154-1155
- - Resistenz, 1153
- Trimethoprim-Sulfamethoxazol, 1087
Typhus, Fieber bei, 1055-1064
- Tetracycline, 1149-1150
Tyramin, 141
- Struktur, 210
- und MAO-Hemmer, 212
- Wirkmechanismus, 141
Tyrosin, 34, 129-130

U

U50,488, 504
U69,593, 609
UDP-Glukuronosyltransferase, 13
Überempfindlichkeitsreaktionen, 76
- Adrenalin bei, 217
- Asthma und, 677
- CD4 Zellen und, 1311
- durch Antipsychotika, 430-432
- durch Cephalosporine, 1119
- durch Penicillin, 1109-1110
- verzögerte, 76
- vom Soforttyp, 76, 604
Übererregbarkeit (Erethismus), 1681
Ulcus duodeni, siehe auch peptische Ulzera, 931

- H. Pylori und, 937
- Pirenzepin bei, 167
Ulkus,
- buruli, Clofazimin bei, 1191-1192
- duodenal, 931
- korneale, siehe Keratitis.,
- peptisches, siehe peptisches Ulkus,
- ventriculi, H_2-Rezeptor-Antagonisten bei, 934
ulzerative Kolitis,
- Glukokortikoide bei, 1504
- Vitamin K und, 1609
Umverteilung von Medikamenten, 11
Umweltfaktoren und Biotransformation von Medikamenten, 15
Umweltgifte, nicht-metallische, 1697
- Fungizide, 1717
- Herbizide, 1715
- Insektizide, 1709
- Lösungsmittel und Dämpfe, 1703-1704
- Luftverschmutzung, 1697
- Pestizide, 1709
- Rauch, 1713
- Rodentizide, 1714
und asthmatische Entzündung, 679
Undecylensäure, 1197
Urämie, siehe auch bei Niereninsuffizienz,
- Hyperlipidämie und, 907
Urapidil, 240
Urethan, 376
Urethritis,
- Chlamydien, Medikamente bei, 1055-1064
- Tetracycline bei, 1149-1150
- Ureaplasma, Medikamente bei, 1055-1064
Uridin, Fluorouracil und, 1269-1270
Urikosurika, 669
- Benzbromaron, 672
- paradoxe Effekte, 670
- Probenecid, 670
- Sulfinpyrazon, 671
Urinazidifizierung,
- Phosphate und, 1549
- zur Giftexkretion, 83
Urokinase, 1373
urologische Maßnahmen, Antibiotikaprophylaxe bei, 1074-1075
Ursodeoxycholsäure, 962
- Struktur, 962
Ursodiol, 962
Urtikaria, 76
- Antihistaminika bei, 1632-1633
- H_1-Rezeptor-Antagonisten bei, 607-608
- H_2-Rezeptor-Antagonisten bei, 935
- pigmentosa, PUVA bei, 1636
- vasculitis, Dapson bei, 1628-1629
Uterusmotilität,

– Geburt, 967
– Inhibitoren,
– – bei Frühgeburten, 974
– – β$_2$-adrenerge Agonisten, 974
– – Magnesiumsulfat, 974
– – Oxytocin-Antagonisten, 975
– – Prostaglandinsynthetase Inhibitoren, 975
– klinische Anwendung, 972
– – Ergot und Ergotalkaloide, 506
– – Oxytocin, 968
– – Prostaglandine, 870
– physiologische und anatomische Aspekte, 967
– Stimulatoren,
– und therapeutischer Abort, 973
– zur Verstärkung der Wehentätigkeit, 971
UVB-Strahlung, 1626
– und PUVA, 1626
Uveitis,
– Ciclosporin bei, 1317
– Immunmodulation, 1667-1668
– Kortikosteroide bei, 1660
– Überträgerstoffe des autonomen Nervensystems bei, 1660

V

Vaccinia, 97
Vacciniaviren, Gentherapie und, 97
Vaginalsoor (Candidiasis), Medikamente bei, 1055-1064
Vaginitis, Östrogene und, 1444
Valaciclovir, 1213
– dermatologische Anwendungen, 1632-1633
Valproat, siehe Valproinsäure.
Valproinsäure, siehe auch Antiepileptika, 491
– Benzodiazepine, 385
– Chemie, 491
– in der Schwangerschaft, 499
– Medikamenteninteraktionen, 17, 487, 490
– pharmakokinetische Eigenschaften, 491
– pharmakologische Effekte, 491
– Plasmaspiegel, 492
– therapeutischer Einsatz,
– – bei Anfällen, 491
– – bei Manie, 464-470
– Toxizität, 492
– Wirkmechanismus, 491
Vancomycin, 1051
– Aminoglykoside und, 1134
– antibakterielle Aktivität, 1165-1166
– bei Staphylokokkeninfektionen, 1105-1106
– Chemie, 1165-1166
– Geschichte und Herkunft, 1165-1166
– Nebenwirkungen, 1168

– Resorption, Verteilung und Exkretion, 1166
– therapeutischer Einsatz, 1055-1064
– Wirkmechanismus und Resistenz, 1166
Vapiprost, 625
Varicella-zoster.Virus (VZV),
– Aciclovir, 1215
– Herpes zoster ophthalmicus, 1654-1656
– Konjunktivitis, 1654-1656
– Medikamente bei,
– Sorivudin, 1223
– Valaciclovir, 1217
Vascular endothelial growth factor (VEGF) und myokardiale Ischämie, 799
Vaskulitis,
– Autioimmunvaskulitis, Gentherapie bei, 102-103
– Glukokortikoide bei, 1624
– leukozytoklastische,
– – Dapson bei, 1628-1629
– – kutane, Colchicin bei, 1639
– – zytotoxische und immunsuppressive Wirkstoffe bei, 1627
– nekrotisierende Alkylanzien bei, 1628-1629
– urtikarielle, Dapson bei, 1628-1629
Vasoactive intestinal peptide (VIP), 114
– Diarrhoe durch, 946
– Vasopressinsekretion und, 737-738
Vasodilatatoren,
– bei Herzinsuffizienz, 850
– – Nachlastsenkung, 851
– – Therapieprinzipien, 850
– – Vorlastsenkung, 850
– bei Hypertonie, 804
– – hämodynamische Effekte bei Langzeit-Anwendung, 805
Vasopressin, 289
– ACTH und, 1487
– Anatomie, 734
– antidiuretische Wirkung gegenüber, pharmakologische Modifikation von, 741
– Ausblick, 747
– Chlorpromazin und, 424-425
– durch pharmakologische Wirkstoffe, 737-738
– Effektormechanismen, 289
– Evolution, 735
– Hormone und Neurotransmitter, 737-738
– Hyperosmolalität, 736
– Hypotonie, 737-738
– Hypovolämie und, 737-738
– kardiovaskuläre Effekte, 742
– Medikamenteninteraktionen, 746
– Pharmakologie von, 737-738
– Physiologie, 734

– Regulation der Sekretion, 736
– renale Wirkungen von, 741
– Rezeptoren, 289
– – Agonisten, 734
– – Antagonisten, 736
– – V$_1$-Rezeptor-Effektor-Kopplung, 739
– – V$_1$-Rezeptor-mediierte therapeutische Effekte, 745
– – V$_2$-Rezeptor-Effektor-Kopplung, 739
– – V$_2$-Rezeptor-mediierte therapeutische Effekte, 745
– Synthese, 736
– therapeutischer Einsatz, 744
– Toxizität, Nebenwirkungen und Kontraindikationen, 746
– Transport und Speicherung, 734
– und Blutgerinnung, 742
– und Diabetes insipidus, 743
– – nephrogener, 743
– – zentraler, 743
– und Nephronfunktion, 915
– und SIADH, 744
– ZNS-Effekte, 742
Vasopressinrezeptor-Agonisten, 734
Vasopressinrezeptor-Antagonisten, 289
– natürliche Peptide, 735
– synthetische Peptide, 735
Vastatine, 911
Vecuronium, 190
– Ganglienblocker, 196
– pharmakologische Eigenschaften, 192
– Resorption, Metabolismus und Exkretion, 198
Vektoren, virale in der Gentherapie, 91
– Adeno-assoziiertes Virus (AAV), 95
– Adenoviren, 94-95
– Herpes-simplex-Virus-1, 97
– Retroviren, 91
– Vergleich der Eigenschaften, 98-99
Venenthrombose, 1361
– Medikamente bei, 1375
– Prävention, 1375
– Therapie, 1375
Venenthrombose, tiefe am Bein,
– Medikamente bei, 1375
– Salicylate bei, 645-646
Venlafaxin,
– Resorption, Metabolismus und Exkretion, 454-456
– Struktur, Dosierung und Nebenwirkungen, 447-449
– ZNS-Effekte, 450
ventrikuläre Arrhythmien,
– Amiodaron bei, 889
– Bretylium bei, 876
– Chinidin, 897
– Disopyramid bei, 892
– durch Phenytoin induzierte, 895
– Flecainid, 893
– Lidocain, 876

- Procainamid, 876
- Propafenon, 897
- Sotalol, 899
- Tocainid, 895

ventrikuläre Depolarisationen, vorzeitige, Therapie von, 876

ventrikuläre Fibrillationen, 874
- EKG, 877
- medikamenteninduzierte, 872
- Therapie, 875

ventrikuläre Tachykardie,
- EKG, 877
- medikamenteninduzierte, 872
- polymorphe H_1-Antagonisten und, 606
- Therapie, 876

Verapamil, 789, 883
- Digoxin, 842
- Dosierung, 886-887
- Kontraindikationen, 885
- Medikamenteninteraktionen, 56-58
- Nebenwirkungen, 795
- Obstipation durch, 945
- Pharmakokinetik, 886-887
- Resorption, Metabolismus und Exkretion, 795
- therapeutischer Einsatz,
- – antiarrhythmisch, 876
- – bei Angina, 795-796
- – bei Herzinsuffizienz, 856-857
- – bei Hypertonie, 827
- – bei Manie, 464-470
- – zur Migräneprophylaxe, 516

Vergiftung
- Antagonismus oder chemische Inaktivierung von Giften, 83
- biliäre Exkretion, 83
- Biotransformation, 82
- chemische Inaktivierung bei, 81
- chemische Resorption, 81
- Dialyse, 83
- Erbrechen bei, 80
- gesteigerte Exkretion, 82
- Inzidenz einer akuten Vergiftung, 78
- Magenspülung bei, 81
- Prävention und Behandlung, 78-79
- Purgation bei, 82
- renale Exkretion, 83

Verhalten, 5-HT und, 267

Verhornung,
- Störungen, Retinoide bei, 1583
- Vitamin-A-Mangel und, 1601

Vernebler (bei Asthma), 682

Verrucae, siehe Warzen.

Verteilung von Medikamenten,
- Einkompartimentmodell, 21
- im Steady state, 22
- klinische Aspekte, 21
- Mulikomapartimentvolumen von, 22
- plazentaler Transfer, 12
- Rate, 22
- Reservoire, 10
- Umverteilung, 12
- Volumina, 19, 21-23, AII-2, AII-3
- ZNS und Liquor, 10

Verteilungsvolumen, 19, AII-2, AII-3, AII-5
- Ein-Kompartimentmodell, 21
- Halbwertszeit, Clearance und, 23
- im Gleichgewichtszustand, 22
- Multikompartimentmodell, 22

Vesamicol, 141

Vesnarinon bei Herzinsuffizienz, 858-859

Vibrio cholerae, Medikamente bei, 1055-1064
- Chinolone, 1090
- Tetracyclin, 1150-1151

Vidarabin, 1052
- Nebenwirkungen, 1223
- Ophthalmologie, 1656
- Resorption, Verteilung und Exkretion, 1223
- therapeutischer Einsatz, 1224
- Wirkmechanismus und Resistenz, 1223

Vigabatrin, 496
- bei Manie, 464-470

Vinblastin, 1279-1280
- Dermatologie, 1628-1629
- Struktur, 1279
- therapeutischer Einsatz, 1280
- Toxizität, 1280
- zelluläre Effekte, 666-667

Vinca-Alkaloide,
- bei neoplastischen Erkrankungen, 1247-1249
- Chemie, 1279
- Geschichte, 1279
- Myelosuppression, 1279
- neurologische Toxizität, 1280
- Resistenz, 1280
- Resorption, Metabolismus und Exkretion, 1280
- Struktur-Wirkungsbeziehung, 1279
- und SIADH, 744
- Vinblastin, 1280
- Vincristin, 1280
- Vinorelbin, 1280
- Wirkmechanismus, 1280
- Wirkort, 1246
- zelluläre Effekte, 666-667
- zytotoxische Effekte, 1280

Vincristin, 1247-1249
- MOPP-Schema, 1258
- Struktur, 1280
- therapeutischer Einsatz, 1280
- Toxizität, 1280
- Vasopressinsekretion und, 737-738
- zelluläre Effekte, 666-667

Vindesin, 1280

Vinorelbin, 1280
- Struktur, 1279

VIPome, 1537

Virostatika, 1213
- Amantadin, 1229
- Antiherpetika, 1213
- antiretrovirale Substanzen, 1213, 1224
- Ausblick, 1236
- azyklische Nukleosidphosphonate, 1236
- dermatologische Anwendungen, 1632-1633
- in der Augenheilkunde, 1654-1656
- in der Entwicklung befindliche Substanzen, 1235-1236
- Interferone, 1231
- Lamivudin, 1235-1236
- Nomenklatur und Darreichungsformen, 1213
- Proteasehemmer, 1235-1236
- Reverse-Transkriptase-Hemmer, nicht-nukleosidische, 1235-1236
- Ribavirin, 1234
- Rimantadin, 1229
- Wirkorte, 1212

Visus, Vitamin A und, 1599

viszerale afferente Neurone, 113

Vitamin A, 1597
- Bedarf und Quellen, 1575
- Bioassay und Einheiten, 1606
- Chemie und Terminologie, 1597
- Geschichte, 1597
- Hypervitaminose, 1602
- Mangelsymptome, 1602
- – gastrointestinal, 1602
- – Haut, 1602
- – Knochen, 1602
- – okulär, 1602
- – urogenital, 1602
- physiologische Funktionen und pharmakologische Wirkungen, 1599
- Resorption, Metabolismus und Exkretion, 1603
- – Carotenoide, 1605
- – Etretinat, 1606
- – Isotretinoin, 1605
- – Retinoinsäure, 1605
- – Retinol, 1603
- – retinolbindendes Protein, 1603
- therapeutischer Einsatz, 1606
- – Dermatologie, 1606
- – Ersatz, 1606
- – Onkologie, 1606
- und Epithelzellen, 1600
- und Immunfunktion, 1601
- und Karzinogenese, 1601
- und Sehzyklus, 1600
- Wirkmechanismus, 1600

Vitamin A_1 (Retinol), 1598

Vitamin A_2, 1598

Vitamin-B-Komplex, 1579
- Biotin, 1588
- Carnitin, 1591
- Cholin, 1589
- Inositol, 1590
- Nikotinsäure, 1583
- Pantothensäure, 1587

– Pyridoxin, 1585
– Riboflavin, 1582
– Thiamin, 1579
Vitamin B₁, siehe Thiamin.,
Vitamin B₁₂, 1347
– Chemie, 1349
– Folsäure und, 1348
– Mangel, 1348
– – okuläre Manifestationen, 1665-1666
– metabolische Funktionen, 1349
– natürliche Quellen, 1350
– Resorption, Verteilung und Exkretion, 1351
– täglicher Bedarf, 1350
– Therapie, 1352
– – bei akuter Anämie, 1352
– – Langzeit-Anwendung, 1353
Vitamin B2, siehe Riboflavin.
Vitamin B6, siehe Pyridoxin.
Vitamin C, siehe Ascorbinsäure.
Vitamin D, 1543
– 1-Hydroxylierung und 25-OHD, 1554
– 25-Hydroxylierung, 1554
– Chemie und Vorkommen, 1554
– Geschichte, 1554
– Hypervitaminosen, 1558
– – und Hyperkalzämie, 1547
– Mangel, Zeichen und Symptome, 1558
– menschlicher Bedarf und Einheiten, 1559
– metabolische Aktivierung, 1554
– modifizierte Formen, 1559
– Photobiogenese und Stoffwechselwege, 1555
– physiologische Funktionen Wirkmechanismus und pharmakologische Eigenschaften, 1557
– renale Retention von Kalzium und Phosphat, 1557
– Resorption, Metabolismus und Exkretion, 1558
– therapeutischer Einsatz, 1559
– – bei erhärungsbedingter Rachitis, 1560-1561
– – bei Hypoparathyreoidismus, 1553
– – bei metabolisch bedingter Rachitis, 1560-1561
– – bei Osteomalazie, 1560-1561
– – bei Osteoporose, 1560-1561
– – verschiedene, 1560-1561
– und intestinale Kalziumaufnahme, 1557
– und Mobilisation ossärer Mineralien, 1557
Vitamin-D-abhängige Rachitis, 1560-1561
Vitamin-D-Rezeptor, 36
Vitamin D₁, 1554
Vitamin D₂, 1554
– Struktur, 1556

Vitamin D₃, 1555
– Struktur, 1556
Vitamin E,
Vitamin E, 522-523
– Bedarf, 1575
– Chemie, 1610
– Geschichte, 1610
– Mangel, 1610
– Nachweis und Einheiten, 1612
– okuläre Manifestationen, 1665-1666
– physiologische Funktionen und pharmakologische Wirkungen, 1610
– Resorption, Metabolismus und Exkretion, 1611-1612
– therapeutischer Einsatz, 1612
Vitamin E und, 1610
Vitamin K, 1606
– Bedarf, 1575
– Chemie und Vorkommen, 1607
– Geschichte, 1606
– inadäquate Einnahme, 1608
– inadäquate Resorption, 1609
– inadäquate Utilisation, 1609
– Mangel, 1608-1609
– Nachweis und Einheiten, 1608-1609
– okuläre Manifestationen, 1665-1666
– orale Antikoagulanzien und, 1369
– physiologische Funktionen und pharmakologische Wirkungen, 1607
– Resorption, Metabolismus und Exkretion, 1608-1609
– therapeutischer Einsatz, 1608-1609
– Toxizität, 1608-1609
– und medikamenteinduzierte Hypoprothrombinämie, 1609
Vitamin K1 (Phytonadion), 1607
Vitamin K2 (Menaquinon), 1607
Vitamin K3 (Menadion), 1607
Vitamin M, siehe Folinsäure.
Vitamine, 1573
– Einnahmebereich, 1577
– fettlösliche, 1597
– – empfohlene Einnahmemengen, 1575
– – Vitamin A, 1597
– – Vitamin E, 1610
– – Vitamin K, 1606
– Jod und, 1426
– Rolle als Therapeutika, 1578
– Übersicht, 1573
– und Ophthalmologie, 1665-1666
– wasserlösliche, 1575
– – Ascorbinsäure (Vitamin C), 1592
– – empfohlene Einnahmemengen, 1575
– – Stoffwechselwege, 1580
– – Vitamin-B-Komplex, 1579
Vitiligo, PUVA bei, 1636
VLB, siehe Vinblastin.
VLDL (very low density lipoproteins), 904
– Charakteristika, 904

VM-26, siehe Teniposid.
Vorhoferregung, verfrühte, Therapie, 876
Vorhofflattern,
– EKG, 877
– Management, 876
– Pharmaka bei, 881
– – Chinidin, 897
– – Disopyramid, 892
Vorhofflimmern, 874
– EKG, 877
– Management, 876
– Pharmaka bei, 881
– – Amiodaron, 890
– – Chinidin, 897
– – Digitalis, 891
– – Disopyramid, 892
– – Flecainid, 893
– – Procainamid, 876
– – Propafenon, 897
– – Sotalol, 899
Vorhoftachykardie,
– medikamenteninduziert, 872
– Therapie, 876
Vorhoftachykardie, multifokale,
– durch Medikamente induziert, 872
VP-16-213. siehe Etoposid.

W

Wachstumsfaktoren, Peptide, 287
Wachstumsfaktoren, 1574
Wachstumshormone, 1386
– Exzeßsyndrome,
– – Dopamin-Agonisten bei, 1390
– – Somatostatin und Analoga bei, 1390
– – Wirkstoffe bei, 1390
– Mangelsyndrome, siehe unter Wachstumretardierung.
– molekulare und zelluläre Grundlagen, 1387
– physiologische Effekte, 1387
– Sekretion, 1386
– therapeutischer Einsatz, 1388
– Wirkstoffe bei, 1388
– – IGF-1 bei, 1388
– – Substiutionstherapie, 1388
Wachstumsretardierung,
– Androgentherapie bei, 1476
– Kortikosteroide bei, 1500
Wahnerkrankungen, 413
Warfarin, 1367
– als Rodentizid, 1714
– bei Herzklappenersatz, 1378
– bei venösen Thrombosen, 1375
– bei Vorhofflimmern, 1377
– bei zerebrovaskulären Erkrankungen, 1379
– in der Schwangerschaft, 1371
– Laborkontrollen in der Therapie, 1371
– Medikamenteninteraktionen, 17

- – NSAR, 640
- – Salicylate, 645-646
- pharmakologische Eigenschaften, 1396
- Resorption, 1369
- Struktur, 1367
- therapeutischer Einsatz,
- Toxizität, 1369-1370
- Verteilung, 1369
- Vitamin K1 als Antidot, 1369-1370
- Wirkmechanismen, 1368

Warzen,
- anogenitale, 1638
- Bleomycin, 1628-1629
- Condylomata acuminata, Interferon bei, 1233
- Fluorouracil, 1628-1629
- Medikamente bei, 1638

Wasser, gastrointestinaler Flux, 947
Wasserdampf, 371
- Applikation, 371
- Gebrauch, 371

Wechselwirkungen von Wirkstoffen, additive, 76

Wegenersche Granulomatose,
- Alkylanzien bei, 1628-1629
- Cyclophosphamid bei, 1259
- Glukokortikoide und, 1503
- Immunmodulation, 1668
- Methotrexat bei, 1263

Wehen,
- Frühgeburt,
- PAF und, 629
- Ritodrin, 223
- Stimulatoren, 971
- Tokolyse, 972

Weichteilinfektionen, Chinolone bei, 1090
Wernicke Enzephalopathie, 1581
- Thiamin bei, 1581
Wilms Tumor, Chemotherapie bei, 1247-1249
WIN 64388, 610
Windpocken, siehe Varicella zoster.
Wirkort eines Medikamentes, 1246
Wirksamkeit, maximale, klinische, 52
Wirkstoffbezeichnung von Medikamenten, 67-68
Wismutpräparate,
- bei Helicobacter pylori, 938
- Nebenwirkungen, 938
- Resorption, Metabolismus und Exkretion, 938

Wismutsubcitrat bei Helicobacter pylori, 937
Wismutsubsalicylat, 938
- Anwendung als Antidiarrhoikum, 954-955
- Nebenwirkungen, 938
- Resorption, Metabolismus und Exkretion, 938

Wolff-Chaikoff-Effekt, 1425

Wolff-Parkinson-White (WPW) Syndrom, 873
- Therapie, 876
WR-2721 (Amifostin), 1257-1258
WR-6026 bei Leishmaniose, 1010
Wunden, Antibiotikaprophylaxe bei, 1074-1075
Wurmerkrankungen, Chemotherapie bei, 981-986
- Benzimidazole, 1035
- Praziquantel, 1043-1044
Wurminfektion, Chemotherapie bei, 981-986
- Benzimidazole, 1034

X

Xanthine, 691
xanthinhaltige Getränke, 697
Xeroderma pigmentosum, Retinoide bei, 1627
Xerophthalmie, 1667
Xerostomie,
- Cholinester bei, 153
- Pilocarpin bei, 155
Xylocain (Lidocainhydrochlorid), 353
Xylometazolinhydrochlorid, 230

Y

Yersinia enterocolitica, Medikamente bei, 1055-1064
Yersinia pestis, Medikamente bei, 1055-1064
- Streptomycin, 1136
YM617, 240
Yohimbin, 135
- Struktur, 234

Z

Zacroprid, 956
Zahnfluorose, 1565
Zahnverfärbungen durch Tetracycline, 1067
Zalcitabin, 1213
- Chemie und antivirale Aktivität, 1229
- Kombinationstherapie, 1225-1226
- Metabolismus und Pharmakokinetik, 1225
- Nebenwirkungen, 1229
- therapeutischer Einsatz, 1229
- Wirkmechanismus und Resistenz, 1229
Zaprinast, 860
ZDV, siehe Zidovudin.
Zellmembranen, 3
- und Arneimittelaufnahme, 3
zelluläre Wirkorte von Medikamenten, 32
zelluläres Medikamentereservoir, 11

zentrales Nervensystem (ZNS), siehe auch Gehirn, 277
- Anatomie, 277
- biochemische Kommunikation, integrative, 281
- Blut-Hirn-Schranke, 281
- degenerative Erkrankungen, siehe auch neurodegenerative Erkrankungen, 521
- – Inzidenz, 521
- Intoxikation, Symptome, 80
- muscarinerge Rezeptor-Antagonisten bei Erkrankungen, 167
- Neurohormone, 287
- Neuromediatoren, 287
- Neuromodulatoren, 287
- Neurotransmitter, 285
- – 5-Hydroxytryptamin, 294
- – Acetylcholin, 292
- – Adrenalin, 294
- – Aminosäuren, 290
- – Aspartat, 291
- – diffusible Mediatoren, 296
- – Dopamin, 292
- – GABA, 290
- – Glutamat, 291
- – Histamin, 295
- – Katecholamine, 292
- – Noradrenalin, 293
- – Peptide, 295
- – Purine, 296
- – Zytokine, 297
- neurotrophe Faktoren, 287
- Organisationsprinzipien, 277
- Reaktionen auf Gewebeschädigung (Reparatur und Plastizität), 281
- supportive Zellen, 279
- synaptische Beziehungen, 279
- Verteilung von Medikamenten, 9
- Vitamin-E-Mangel und, 1610
- Wirkungen, 297
- – Depressiva, unspezifische, 297
- – Konvergenz, Synergismus und Antagonismus, 299
- – Organisation, 299
- – Stimulanzien, unspezifische, 297
- Zellbiologie der Neurone, 279
- zelluläre Organisation, 278
- zentrale Transmitter, Identifikation, 282

zerebrovaskuläre Erkrankungen, siehe auch Atherosklerose,
- Medikamente bei, 1378
Zervixkarzinom, 1247-1249
- Chemotherapie bei, 1247-1249, 1259, 1272
- orale Kontrazeptiva und, 1458-1459
- Vitamin A bei, 1606
Zidovudin (Azidothymidin; AZT), 1224
- Chemie und antivirale Aktivität, 1224

- Kombinationstherapie, 1225-1226
- Medikamenteninteraktionen, 1225-1226
- – Ganciclovir, 1220-1221
- Nebenwirkungen, 1280
- prophylaktische Anwendung, 1225-1226
- Resorption, Verteilung und Exkretion, 1225
- therapeutischer Einsatz, 1055-1064
- Wirkmechanismus und Resistenz, 1225

Zieldosis einer Therapie, 25-26
Zileuton, 621
- Struktur, 662
Zineb, 1717
Zink,
- okuläre Manifestationen bei Mangelzuständen, 1667
- täglicher Bedarf, 1575
Ziram, 1717
Zirrhose, siehe auch biliäre Lebererkrankungen und Biotransformation von Medikamenten, 16
Zollinger-Ellison-Syndrom,
- H_2-Rezeptor-Antagonisten bei, 934
- Lansoprazol bei, 937
- Omeprazol bei, 937
Zolpidem, 376, 385
- Struktur, 385
- therapeutischer Einsatz, 385
Zolmitriptan, 516

Zopiclon, 400
Zotapin, 439-440
Zuclomiphen, 1446
Zwangserkrankungen, Antidepressiva bei, 460
Zwergwüchsigkeit, Androgene bei, 1477
Zyanid, 1713
- aus Nitroprussid, 823, 855
- Entgiftung, 82
Zyanose, 368
Zykloplegie, 1649
- muskarinerge Antagonisten und, 166
Zymogene, 1362
- Struktur von Proteasen des Gerinnungssystems, 1362
Zystische Fibrose, siehe auch Mukoviszidose,
- Amilorid bei, 726
- Gentherapie bei, 86
- Vitamin K und, 1609
Zystische Hydatiden, Benzimidazole bei, 1035
Zystizerkose, siehe auch Wurmerkrankungen, 1033
Zytokine, siehe auch bei den einzelnen Zytokinen,
- Entzündung und, 634, 679
- Fieber und, 636
- Gentherapie und, 104-105
- Glukokortikoide und, 1495
- Immunstimulation, zur, 1325
- – Interferon alfa, 1325

- – Interleukin-2, 1325
- neuronale Erregungsübertragung und, 296
Zytostatika, 1247-1249
- Alkylanzien, 1247-1249
- Antibiotika, 1247-1249
- Antimetaboliten, 1247-1249
- antimitotische Wirkstoffe, 1247-1249, 1279
- Ausblick, 1299
- Biological response modifiers, 1247-1249, 1298
- Einstellen eines konstanten effizienten Wirkspiegels, 1250
- Enzyme, 1247-1249
- Epipodoxophyllotoxine, 1247-1249, 1282
- Hormone und verwandte Wirkstoffe, 1247-1249, 1295
- Platinkomplexe, 1247-1249, 1290
zytotoxische Medikamente, 1319-1320
- Azathioprin, 1320
- Cyclophosphamid, 1322
- dermatologische Anwendungen,
- – Alkylanzien, 1628-1629
- – Antimalariamittel, 1629-1630
- – Antimetabolite, 1627
- – Ciclosporin, 1628-1629
- – Dapson, 1628-1629
- – Sulfasalazin, 1628-1629
- – Vinblastin, 1628-1629
- Mycophenolatmofetil, 1321